FUNDAMENTOS de Enfermagem

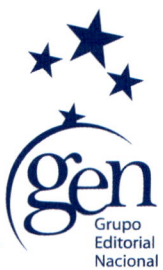

O GEN | Grupo Editorial Nacional – maior plataforma editorial brasileira no segmento científico, técnico e profissional – publica conteúdos nas áreas de ciências da saúde, exatas, humanas, jurídicas e sociais aplicadas, além de prover serviços direcionados à educação continuada e à preparação para concursos.

As editoras que integram o GEN, das mais respeitadas no mercado editorial, construíram catálogos inigualáveis, com obras decisivas para a formação acadêmica e o aperfeiçoamento de várias gerações de profissionais e estudantes, tendo se tornado sinônimo de qualidade e seriedade.

A missão do GEN e dos núcleos de conteúdo que o compõem é prover a melhor informação científica e distribuí-la de maneira flexível e conveniente, a preços justos, gerando benefícios e servindo a autores, docentes, livreiros, funcionários, colaboradores e acionistas.

Nosso comportamento ético incondicional e nossa responsabilidade social e ambiental são reforçados pela natureza educacional de nossa atividade e dão sustentabilidade ao crescimento contínuo e à rentabilidade do grupo.

FUNDAMENTOS de Enfermagem

Patricia A. Potter, RN, MSN, PhD, FAAN
Formerly, Director of Research, Patient Care Services,
Barnes-Jewish Hospital, St. Louis, Missouri.

Anne Griffin Perry, RN, MSN, EdD, FAAN
Professor Emerita, School of Nursing, Southern Illinois University –
Edwardsville, Edwardsville, Illinois.

Patricia A. Stockert, RN, BSN, MS, PhD
Formerly, President, College of Nursing, Saint Francis Medical
Center College of Nursing, Peoria, Illinois.

Amy M. Hall, RN, BSN, MS, PhD, CNE
Professor and Dean, School of Nursing, Franciscan Missionaries of
Our Lady University, Baton Rouge, Louisiana.

Editora de seção
Wendy R. Ostendorf, RN, MS, EdD, CNE
Contributing Faculty, Masters of Science in Nursing,
Walden University, Minneapolis, Minnesota.

Revisão Técnica
Ivone Evangelista Cabral
Doutora em Enfermagem pela Universidade Federal do Rio de Janeiro (UFRJ).
Pós-Doutorado em Mental Health and Transcultural Psychiatry pela McGill University. Professora Adjunta da
Faculdade de Enfermagem da Universidade do Estado do Rio de Janeiro (UERJ). Professora Titular de Enfermagem (aposentada)
e Colaboradora Voluntária da Escola de Enfermagem Anna Nery/Programa de Pós-Graduação em Enfermagem na UFRJ.
Pesquisadora Produtividade em Pesquisa do Conselho Nacional de Desenvolvimento Científico e Tecnológico (CNPq).

Tradução
Andrea Delcorso

11ª edição

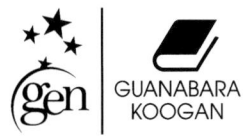

- As autoras deste livro e a editora empenharam seus melhores esforços para assegurar que as informações e os procedimentos apresentados no texto estejam em acordo com os padrões aceitos à época da publicação. Entretanto, tendo em conta a evolução das ciências, as atualizações legislativas, as mudanças regulamentares governamentais e o constante fluxo de novas informações sobre os temas que constam do livro, recomendamos enfaticamente que os leitores consultem sempre outras fontes fidedignas, de modo a se certificarem de que as informações contidas no texto estão corretas e de que não houve alterações nas recomendações ou na legislação regulamentadora.

- Data do fechamento do livro: 29/02/2024

- As autoras e a editora se empenharam para citar adequadamente e dar o devido crédito a todos os detentores de direitos autorais de qualquer material utilizado neste livro, dispondo-se a possíveis acertos posteriores caso, inadvertida e involuntariamente, a identificação de algum deles tenha sido omitida.

- **Atendimento ao cliente: (11) 5080-0751 | faleconosco@grupogen.com.br**

- Traduzido de:
FUNDAMENTALS OF NURSING, ELEVENTH EDITION
Copyright © 2023 by Elsevier, Inc.
All rights reserved.
Previous editions copyrighted 2021, 2017, 2013, 2009, 2005, 2001, 1997, 1993, 1989, 1985.

    This edition of *Fundamentals of Nursing,* 11th edition, by Patricia A. Potter, Anne Griffin Perry, Patricia A. Stockert, and Amy M. Hall, is published by arrangement with Elsevier Inc.
    ISBN: 978-0-323-81034-0
    Esta edição de *Fundamentals of Nursing,* 11ª edição, de Patricia A. Potter, Anne Griffin Perry, Patricia A. Stockert e Amy A. Hall, é publicada por acordo com a Elsevier Inc.

- Direitos exclusivos para a língua portuguesa
Copyright © 2024 by
GEN | Grupo Editorial Nacional
Publicado pelo selo Editora Guanabara Koogan Ltda.
Travessa do Ouvidor, 11
Rio de Janeiro – RJ – CEP 20040-040
www.grupogen.com.br

- Reservados todos os direitos. É proibida a duplicação ou reprodução deste volume, no todo ou em parte, em quaisquer formas ou por quaisquer meios (eletrônico, mecânico, gravação, fotocópia, distribuição pela Internet ou outros), sem permissão, por escrito, do GEN | Grupo Editorial Nacional Participações S/A.

- Capa: Bruno Sales

- Editoração eletrônica: R.O. Moura

> **Nota**
> Esta obra foi produzida por GEN – Grupo Editorial Nacional sob sua exclusiva responsabilidade. Médicos e pesquisadores devem sempre fundamentar-se em sua experiência e no próprio conhecimento para avaliar e empregar quaisquer informações, métodos, substâncias ou experimentos descritos nesta publicação. Devido ao rápido avanço nas ciências médicas, particularmente, os diagnósticos e a posologia de medicamentos precisam ser verificados de maneira independente. Para todos os efeitos legais, a Elsevier, os autores, os editores ou colaboradores relacionados a esta obra não assumem responsabilidade por qualquer dano ou prejuízo causado a pessoas ou propriedades envolvendo responsabilidade pelo produto, negligência ou outros, ou advindos de qualquer uso ou aplicação de quaisquer métodos, produtos, instruções ou ideias contidos no conteúdo aqui publicado.

- Ficha catalográfica

CIP-BRASIL. CATALOGAÇÃO NA PUBLICAÇÃO
SINDICATO NACIONAL DOS EDITORES DE LIVROS, RJ

F977
11. ed

Fundamentos de enfermagem / Patricia A. Potter ... [et al.] ; editor de seção Wendy R. Ostendorf ; revisão técnica Ivone Evangelista Cabral ; tradução Andrea Delcorso. - 11. ed. - Rio de Janeiro : Guanabara Koogan, 2024.
   28 cm.

Tradução de: Fundamentals of nursing
Inclui bibliografia e índice
Inclui glossário
ISBN 978-85-9515-994-5

1. Enfermagem. I. Potter, Patricia A. II. Ostendorf, Wendy R. III. Cabral, Ivone Evangelista. IV. Delcorso, Andrea. V. Título.

23-87295
CDD: 610.73
CDU: 616-083

Meri Gleice Rodrigues de Souza - Bibliotecária - CRB-7/6439

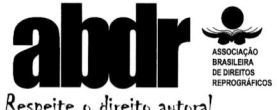

Gostaríamos de dedicar esta 11ª edição de *Fundamentos de Enfermagem* a três grupos de pessoas incrivelmente inspiradoras: os profissionais, os professores e os estudantes de enfermagem. Enfermeiros zelosos e dedicados cuidaram de milhares de pessoas hospitalizadas com covid-19 durante a pandemia. Tem sido uma época desafiadora para cuidar dos pacientes, e todos têm enfrentado esse desafio, prestando cuidados seguros, de modo competente e com alta qualidade, além de apoio e conforto aos pacientes nos momentos mais difíceis de suas vidas. Durante a pandemia, os professores de enfermagem enfrentaram o desafio de continuar ensinando os estudantes, os quais não estavam em sala de aula. Foram criteriosos e criativos em suas abordagens, bem como adotaram maneiras virtuais e não tradicionais de transmitir os conteúdos, determinados a preparar os futuros enfermeiros para ingressar na profissão. Os estudantes aderiram a esse estilo não tradicional de aprendizado e continuaram seguindo em frente com sua educação para que pudessem se unir à mão de obra de enfermagem.

Agradecemos a todos os profissionais, professores e estudantes de enfermagem por continuarem enfrentando e superando os desafios imprevistos da pandemia de covid-19. Temos orgulho de compartilhar a profissão com todos vocês!

Patricia A. Potter
Anne Griffin Perry
Patricia A. Stockert
Amy M. Hall
Wendy R. Ostendorf

Colaboradores de edições anteriores

Jeanette Adams, PhD, MSN, APRN, CRNI

Michelle Aebersold, PhD, RN

Paulette M. Archer, RN, EdD

Myra. A. Aud, PhD, RN

Katherine N. Ayzengart, MSN, RN

Marjorie Baier, PhD, RN

Sylvia K. Baird, RN, BSN, MM

Karen Balakas, PhD, RN, CNE

Brenda Battle, RN, BSN, MBA

Kimberly Diane Baxter, DNP, APRN, FNP-BC

Sharon Ferguson Beasley, PhD, MSN, RN, CNE

Lois Bentler-Lampe, RN, MS

Janice Boundy, RN, PhD

Jessica L. Bower, DNP, MSN, RN

Karen Britt, DNP, RN-BC, CNE

Anna Brock, PhD, MSN, MEd, BSN

Sheryl Buckner, RN-BC, MS, CNE

Jeri Burger, PhD, RN

Linda Cason, MSN, RN-BC, NE-BC, CNRN

Pamela L. Cherry, RN, BSN, MSN, DNSc

Janice C. Colwell, RN, MS, CWOCN, FAAN

Rhonda W. Comrie, PhD, RN, CNE, AE-C

Maureen F. Cooney, DNP, FNP-BC

Eileen Costantinou, MSN, RN

Cheryl A. Crowe, RN, MS

Ruth M. Curchoe, RN, MSN, CIC

Sarah Delgado, MSN, RN, ACNP

Marinetta DeMoss, RN, MSN

Bronwyn Doyle, PhD, RN, CNE

Alice E. Dupler, MSN, JD, RN, CNP, Esq.

Christine R. Durbin, PhD, JD, RN

Margaret Ecker, RN, MS

Martha Keene Elkin, RN, MS, IBCLC

Antoinette Falker, DNP, RN, CMSRN, CBN, GCNS-BC

Jane Fellows, MSN, CWOCN-AP

Linda Felver, PhD, RN

Susan Fetzer, BA, BSN, MSN, MBA, PhD

Victoria N. Folse, PhD, APRN, PMHCNS-BC, LCPC

Leah W. Frederick, MS, RN CIC

Kay Gaehle, PhD, MSN

Lorri A. Graham, DNP-L, RN

Carla Armstead Harmon, PhD (Curriculum & Instruction), MSN, BSN

Susan Hendricks, EdD, MSN, RN, CNE

Maureen Hermann, BSN, MSN, DNP, RN

Mimi Hirshberg, RN, MSN

Tara Hulsey, BSN, MSN, PhD

Lenetra Jefferson, PhD, MSN, BSN, LMT

Noël Marie Kerr, PhD

Steve Kilkus, RN, MSN

Judith Ann Kilpatrick, RN, DNSc

Shari Kist, PhD, RN, CNE

Lori Klingman, MSN, RN

Mary Koithan, PhD, MSN, BSN

Karen Korem, RN-BC, MA

Gayle L. Kruse, RN, ACHPN, GCNS-BC

Anahid Kulwicki, RN, DNS, FAAN

Jerrilee LaMar, PhD, RN, CNE

Joyce Larson, PhD, MS, RN

Kristine M. L'Ecuyer, RN, MSN, CCNS

Kathryn Lever, MSN, WHNP-BC

Ruth Ludwick, BSN, MSN, PhD, RNC

Annette G. Lueckenotte, MS, RN, BC, GNP GCNS

Frank Lyerla, PhD, RN

Deborah Marshall, MSN

Barbara Maxwell, RN, BSN, MS, MSN, CNS

Erin H. McCalley, RN, BSN, MS, CCRN, CCNS

Emily McClung, MSN, RN, PhD

Angela McConachie, FNP, DNP

Judith A. McCutchan, RN, ASN, BSN, MSN, PhD

Emily McKenna, APN, CNS

Theresa Miller, PhD, MSN, MHA, RN

Elaine K. Neel, RN, BSN, MSN

Patricia A. O'Connor, RN, MSN, CNE

Wendy Ostendorf, RN, MS, EdD, CNE

Dula Pacquiao, BSN, MA, EdD

Nancy C. Panthofer, RN, MSN

Jill Parsons, PhD, RN

Elaine U. Polan, RNC, BSN, MS

Beverly J. Reynolds, RN, EdD, CNE

Kristine Rose, BSN, MSN

Patsy L. Ruchala, DNSc, RN

Debbie Sanazaro, RN, MSN, GNP

Lynette Savage, BS, BSN, MS, PhD

Marilyn Schallom, RN, MSN, CCRN, CCNS

Carrie Sona, RN, MSN, CCRN, ACNS, CCNS

Matthew R. Sorenson, PhD, APN, ANP-C

Angela Renee Starkweather, PhD, ACNP-BC, FAAN

Marshelle Thobaben, RN, MS, PHN, APNP, FNP

Donna L. Thompson, MSN, CRNP, FNP-BC, CCCN-AP

Jelena Todic, MSW, LCSW

Ann B. Tritak, EdD, MA, BSN, RN

Shellye A. Vardaman, PhD

Janis Waite, RN, MSN, EdD

Mary Ann Wehmer, RN, MSN, CNOR

Pamela Becker Weilitz, RN, MSN(R), BC, ANP, M-SCNS

Joan Domigan Wentz, BSN, MSN

Katherine West, BSN, MSEd, CIC

Terry L. Wood, PhD, RN, CNE

Carolyn J. Wright Boon, MSN, BSN

Rita Wunderlich, PhD, RN

Valerie Yancey, PhD, RN

Prefácio

A profissão de enfermagem está sempre reagindo a mudanças dinâmicas e desafios contínuos. Atualmente, enfermeiros necessitam de uma extensa base de conhecimento para saber como utilizar julgamentos clínicos fundamentados por meio da aplicação do pensamento crítico e das melhores evidências práticas, de modo a garantir os desfechos mais promissores para seus pacientes. O papel do enfermeiro inclui assumir a liderança na preservação da prática de enfermagem e demonstrar sua contribuição para os cuidados de saúde da nossa nação. Os profissionais do futuro, portanto, precisam se tornar clínicos competentes, utilizando julgamento clínico adequado, além de pensadores críticos, defensores e educadores dos pacientes em um amplo espectro de serviços de atendimento.

A 11ª edição de *Fundamentos de Enfermagem* foi revisada de modo a preparar os estudantes de hoje para os desafios de amanhã. Este livro é destinado a principiantes nos estudos de todos os tipos de cursos de Enfermagem. Sua cobertura abrangente apresenta conceitos, procedimentos e técnicas fundamentais para a prática de enfermagem, além de sólido alicerce para áreas de estudo mais avançadas.

Além disso, o livro oferece uma abordagem contemporânea em relação à prática de enfermagem, discutindo todo o escopo dos cuidados básicos, agudos e restaurativos. No intuito de continuar informando e instilando conhecimento nos estudantes sobre as complexidades da prática de enfermagem, os autores desenvolveram um novo modelo das seções *Pensamento Crítico* e *Julgamento Clínico*, que incorpora os principais temas e conceitos do National Council of State Boards of Nursing Clinical Judgment Measurement Model (NCSBN-CJMM). Esse modelo foi incluído em todos os capítulos de abordagem clínica, junto com estudos de casos e exemplos de aplicações clínicas. Os estudantes verão, ao longo do texto, como o julgamento clínico é exclusivo para cada paciente e sua respectiva condição clínica.

Esta nova edição continua abordando uma série de questões práticas importantes, dando ênfase a cuidados centrados no paciente, sensibilidade e diversidade cultural, práticas baseadas em evidências e globalização dos cuidados de saúde. Prática baseada em evidência é uma das iniciativas mais importantes dos cuidados de saúde atualmente; afinal, mais foco na aplicação de evidências atuais ao cuidado dos pacientes ajuda os estudantes a entenderem como os achados das pesquisas mais recentes devem guiar sua tomada de decisões clínicas. As evidências atuais são apresentadas nas referências de cada capítulo.

Elementos especiais

Desenvolvemos cuidadosamente a 11ª edição tendo em mente o estudante. Criamos este livro para dar aos novos alunos boas-vindas à enfermagem, exprimir nosso amor pela profissão e promover o aprendizado e a compreensão. Entre os principais recursos da obra, estão os seguintes:

- **Exemplos clínicos** que ajudam os estudantes a compreender como o julgamento clínico é exercido
- Os estudantes irão apreciar o **estilo claro e envolvente de leitura**. A narrativa dirige-se diretamente ao leitor, fazendo com que o livro seja mais uma ferramenta educacional ativa do que uma referência passiva. Os estudantes perceberão que mesmo conceitos técnicos e teóricos complexos são apresentados em linguagem de fácil compreensão
- Cobertura **abrangente** e legibilidade de todos os conteúdos fundamentais de enfermagem
- O **projeto gráfico atraente e funcional** chamará a atenção dos alunos, hoje tão visuais. Cada boxe especial é consistentemente codificado por cor para que os estudantes possam prontamente identificar informações importantes
- Centenas de **fotografias e ilustrações grandes, claras e totalmente coloridas** reforçam e esclarecem os principais conceitos e técnicas
- O formato da seção *Processo de enfermagem* proporciona uma estrutura organizacional consistente para os capítulos de abordagem clínica
- **Seções didáticas de apoio** para ajudar os estudantes a identificar, revisar e aplicar importantes conteúdos em cada capítulo incluem *Objetivos*, *Termos-chave*, *Pontos-chave*, *Para refletir* e *Questões de revisão*
- Os boxes *Pense nisso* entremeados ao longo dos capítulos estimulam os estudantes a considerarem uma experiência clínica recente com base no assunto que está sendo discutido no texto
- As *Questões de revisão* foram atualizadas em cada capítulo e incluem vários exercícios de múltipla escolha. As respostas são fornecidas ao fim do capítulo
- **Educação em saúde e cuidados agudos e contínuos** são abordados de modo a discutir a prática atual em diversos contextos
- Conteúdos sobre **promoção de saúde/bem-estar** são utilizados de maneira consistente ao longo de todo o livro
- **Aspectos culturais do cuidado, foco em idosos** e **educação do paciente** são enfatizados ao longo dos capítulos, além de serem destacados em boxes especiais
- A **prática baseada em evidências** é consistentemente utilizada, incluindo o boxe *Prática baseada em evidências* relevante ao conteúdo abordado em cada capítulo. Ele inclui um breve resumo da evidência relacionada com uma questão PICOT e as devidas ações de enfermagem
- O boxe *Diretrizes para o procedimento* fornece instruções passo a passo otimizadas para a realização de procedimentos básicos
- **Mapas conceituais** incluídos nos capítulos de abordagem clínica apresentam a associação entre múltiplos diagnósticos de enfermagem para um paciente com determinado diagnóstico médico, além das relações entre as intervenções de enfermagem
- O boxe *Plano de cuidados de enfermagem* orienta os estudantes sobre como conduzir um histórico de enfermagem, analisar as características definidoras para selecionar os diagnósticos e então determinar os resultados esperados do cuidado. Os planos incluem as classificações *Nursing Interventions Classification* (NIC) e *Nursing Outcomes Classification* (NOC) para deixar os estudantes familiarizados com essa importante nomenclatura. A seção de avaliação dos planos mostra como identificar se os resultados do cuidado foram alcançados
- **Mais de 55 procedimentos de enfermagem** são apresentados, com passos e justificativas fundamentados por pesquisas atuais baseadas em evidências
- **Princípios de delegação** orientam as circunstâncias em que é adequado delegar tarefas aos auxiliares de enfermagem
- O método de **ensino de retorno** (*teach-back*) é incluído na seção de avaliação de cada procedimento e nos boxes *Educação em saúde*
- **Resultados inesperados e intervenções relacionadas** são destacados entre os procedimentos de enfermagem, para ajudar os estudantes a prever e reagir apropriadamente a possíveis problemas enfrentados durante a realização de procedimentos.

Novidades nesta edição

- Unidade revisada de Julgamento Clínico na Prática de Enfermagem. Esta unidade integra um modelo para Julgamento Clínico que incorpora elementos e conceitos do Modelo de Avaliação de Julgamento Clínico do National Council of State Boards of Nursing (NCSBN-CJMM) e Next-Generation NCLEX® para preparar os estudantes a como tomar as decisões clínicas corretas para os pacientes. O modelo fornece uma base para os capítulos de processos de enfermagem e é aplicado em todos os capítulos clínicos
- Uma novidade nos capítulos de abordagem clínica é a inclusão de um **estudo de caso** em cada capítulo. Dentro da seção *Processo de enfermagem*, esses relatos demonstram como o histórico de enfermagem revela pistas de dados importantes e como o enfermeiro os analisa para identificar diagnósticos corretos e adequados, detectar e priorizar os resultados do cuidado, e selecionar intervenções de enfermagem individualizadas. Por fim, esses estudos de caso demonstram como o enfermeiro avalia os resultados do cuidado ao paciente
- Maior ênfase nos **princípios de delegação**. O objetivo é ajudar os estudantes a entender a importância profissional de delegar corretamente um procedimento aos devidos auxiliares e de realizar quaisquer ações de enfermagem relacionadas antes ou depois da delegação
- **Pontos de julgamento clínico** estão incluídos nos boxes *Diretrizes para o procedimento*, a fim de alertar o estudante quanto às pesquisas atuais ou às devidas adaptações específicas a cada paciente em determinada técnica ou procedimento
- O boxe ***Prática baseada em evidências*** foi atualizado para refletir pontos e tendências apresentados nas pesquisas mais recentes
- A seção ***Para refletir*** utiliza o estudo de caso do capítulo para ajudar os estudantes a refletir sobre suas experiências clínicas e simuladas e compreendê-las melhor à medida que evoluem em seus primeiros cursos de enfermagem
- O método de **ensino de retorno** (***teach-back***) foi incorporado ao item *Avaliação* do boxe *Educação em saúde*.

Agradecimentos

Acreditamos que esta 11ª edição de *Fundamentos de Enfermagem* continua preparando o estudante para ser capaz de trabalhar no desafiador ambiente de cuidados de saúde. A colaboração nesse projeto possibilita que sejamos criativos, visionários e conscienciosos a respeito das necessidades de aprendizado dos estudantes. Cada edição é uma nova aventura para a equipe de autores, na medida em que tentamos escrever o melhor livro de todos para enfermeiros iniciantes. Cada um de nós deseja agradecer às seguintes pessoas por seu profissionalismo, apoio e comprometimento com os detalhes:

- Ao corpo editorial e de produção da Elsevier, incluindo:
  - Tamara Myers, diretora de educação tradicional, por sua visão, organização e energia, bem como por seu profissionalismo e suporte, que nos ajudaram a desenvolver um conteúdo que oferecesse abordagem de ponta em relação a *design*, organização e apresentação. Sua competência está em motivar e apoiar uma equipe de redatores a ser criativa e inovadora, mantendo, ao mesmo tempo, as características de um livro de excelente qualidade
  - Tina Kaemmerer, nossa especialista sênior em desenvolvimento de conteúdo, por sua dedicação em manter a equipe de redatores organizada e focada, e por realizar um considerável trabalho nos bastidores para garantir a exatidão e a consistência na maneira de apresentar os conteúdos no livro. Ela tem uma disposição sem limites e está sempre pronta a ir além do necessário
  - Jodi Willard, gerente de projetos sênior, por continuamente operar milagres. Ela é uma editora de produção incrível e talentosa, que tem paciência, bom humor e atenção aos detalhes. É uma honra trabalhar com Jodi devido a seu profissionalismo e sua capacidade de coordenar os diversos aspectos da conclusão de um produto final bem projetado
- Aos nossos colaboradores e revisores clínicos e docentes, que compartilharam suas *expertises* e seus conhecimentos sobre a prática de enfermagem e as atuais tendências em cuidados de saúde, ajudando-nos a oferecer informações pertinentes, corretas e atualizadas. Suas contribuições nos possibilitaram desenvolver um conteúdo que incorporasse elevados padrões de prática de enfermagem profissional por meio do texto impresso
- Um reconhecimento especial aos nossos colegas profissionais do Barnes-Jewish Hospital, Southern Illinois University – Edwardsville, Saint Francis Medical Center College of Nursing e Franciscan Missionaries of Our Lady University.

Acreditamos que *Fundamentos de Enfermagem*, agora em sua 11ª edição, seja um livro-texto que informa e auxilia a formatar os padrões de excelência na prática de enfermagem. A excelência na área pertence a todos nós, e estamos felizes em ter a oportunidade de continuar o trabalho que amamos.

Patricia A. Potter
Anne Griffin Perry
Patricia A. Stockert
Amy M. Hall
Wendy R. Ostendorf

Sumário

Parte 1 Enfermagem e o Ambiente de Cuidado de Saúde

1. Enfermagem Atual, 1
2. Sistema de Saúde, 16
3. Prática de Enfermagem Baseada na Comunidade, 37
4. Fundamentos Teóricos da Prática de Enfermagem, 49
5. Prática Baseada em Evidências, 62

Parte 2 Cuidado ao Longo da Vida

6. Saúde e Bem-Estar, 83
7. O Cuidar na Prática de Enfermagem, 98
8. Cuidado de Pacientes com Enfermidades Crônicas, 111
9. Competência Cultural, 127
10. Dinâmica Familiar, 142
11. Teorias de Desenvolvimento, 157
12. Da Concepção à Adolescência, 166
13. Adultos Jovens e de Meia-Idade, 186
14. Idosos, 203

Parte 3 Julgamento Clínico na Prática de Enfermagem

15. Pensamento Crítico e Julgamento Clínico, 229
16. Histórico de Enfermagem, 247
17. Análise e Diagnóstico de Enfermagem, 266
18. Planejamento e Identificação dos Resultados no Cuidado de Enfermagem, 282
19. Implementação de Cuidados de Enfermagem, 301
20. Avaliação de Enfermagem, 319
21. Gerenciamento dos Cuidados de Enfermagem, 331

Parte 4 Padrões de Prática Profissional de Enfermagem

22. Ética e Valores, 347
23. Implicações Legais do Exercício Profissional de Enfermagem, 359
24. Comunicação, 378
25. Educação em Saúde do Paciente, 400
26. Informática e Documentação, 426

Parte 5 Fundamentos para a Prática de Enfermagem

27. Segurança do Paciente e Qualidade, 447
28. Prevenção e Controle de Infecções, 496
29. Sinais Vitais, 548
30. Avaliação de Saúde e Exame Físico, 603
31. Administração de Medicamentos, 685
32. Terapias ou Práticas Integrativas e Complementares de Saúde, 780

Parte 6 Base Psicossocial para a Prática de Enfermagem

33. Autoconceito, 797
34. Sexualidade, 817
35. Saúde Espiritual, 839
36. Perda e Luto, 861
37. Estresse e Enfrentamento, 887

Parte 7 Base Fisiológica para a Prática de Enfermagem

38. Atividade e Exercício, 907
39. Imobilidade, 959
40. Higiene, 1005
41. Oxigenação, 1066
42. Equilíbrio Hidreletrolítico e Ácido-Básico, 1143
43. Sono, 1213
44. Manejo da Dor, 1240
45. Nutrição, 1286
46. Eliminação Urinária, 1348
47. Eliminação Intestinal, 1402
48. Integridade da Pele e Cuidado de Feridas, 1447
49. Alterações Sensoriais, 1527
50. Cuidados de Enfermagem no Perioperatório, 1553

Glossário, 1609

Índice Alfabético, 1627

FUNDAMENTOS de Enfermagem

PARTE 1 — Enfermagem e o Ambiente de Cuidado de Saúde

1

Enfermagem Atual

Objetivos

- Explicar como os padrões de prática de enfermagem afetam o cuidado de enfermagem
- Discutir o desenvolvimento das funções da enfermagem profissional
- Discutir os papéis e as oportunidades da carreira de enfermagem
- Discutir a influência das mudanças sociais, históricas, políticas e econômicas sobre a prática profissional de enfermagem
- Discutir como os avanços na ciência de enfermagem e da prática baseada em evidências melhoram o cuidado do paciente
- Comparar e contrastar os programas de educação profissional disponíveis para a formação de profissionais da enfermagem
- Explicar como as organizações profissionais de enfermagem afetam tanto os padrões de prática profissional quanto os de cuidado.

Termos-chave

American Nurses Association (ANA)
Bacharel de enfermagem (enfermeiro)
Código de ética
Cuidador profissional
Defensor do paciente
Educação continuada
Educação em serviço
Enfermagem
Enfermeiro administrador
Enfermeiro anestesista (EA)
Enfermeiro clínico especialista (ECE)
Enfermeiro educador
Enfermeiro gestor de caso
Enfermeiro obstétrico (EO)
Enfermeiro pesquisador
Enfermeiros de prática avançada (EPA)
Genômica
International Council of Nurses (ICN)
Organização profissional
Quality and Safety Education for Nurses (QSEN)

A enfermagem é uma arte e uma ciência. Como arte, a enfermagem envolve o aprendizado sobre como prestar cuidados com compaixão, interesse e respeito pela dignidade e individualidade de cada paciente. Ela evolui conforme se adquire mais experiência e se verifica como os pacientes reagem às suas ações. Como ciência, a prática de enfermagem é fundamentada em um volume de conhecimentos e práticas baseadas em evidências que estão em constante mudança, com novas descobertas e inovações. Por meio da integração da arte e da ciência da enfermagem, a qualidade do cuidado oferecido atende os padrões mais elevados e beneficia os pacientes e suas famílias. Seu cuidado reflete as necessidades multidimensionais de seus pacientes, assim como as necessidades e os valores da sociedade e dos padrões de práticas profissionais.

A enfermagem oferece recompensas pessoais e profissionais todos os dias. Este capítulo apresenta uma visão contemporânea da evolução da enfermagem e da prática de enfermagem, além das influências históricas, práticas, sociais e políticas sobre a disciplina da enfermagem.

Enfermagem como profissão

O paciente é o centro de sua prática. Dependendo do contexto e da situação, os pacientes podem ser indivíduos, famílias e/ou comunidades. Os pacientes apresentam uma grande variedade de necessidades de cuidados de saúde, conhecimentos, experiências, vulnerabilidades e expectativas, mas é isso que faz da enfermagem tanto um desafio quanto uma satisfação. Fazer a diferença na vida dos pacientes é gratificante (p. ex., ajudar uma nova mãe a aprender habilidades parentais, encontrar modos para manter a independência de idosos em seus lares, auxiliar cuidadores da família a controlar sintomas durante os cuidados de fim de vida).

A enfermagem não é uma simples coleção de habilidades específicas e você não é simplesmente uma pessoa treinada para realizar tarefas específicas. A enfermagem é uma profissão. Nenhum fator isolado serve para diferenciar um emprego de uma profissão de modo absoluto, mas a diferença é importante em termos de como você atua na prática. Para agir de modo profissional, você aplicará o pensamento crítico (ver Capítulo 15) no gerenciamento dos cuidados centrados no paciente e baseados em evidências de alta qualidade de maneira segura, prudente e bem informada. Você é responsável e presta contas a si mesmo, a seus pacientes e a seus colegas.

Existem várias oportunidades disponíveis na carreira de enfermagem, incluindo prática clínica, educação, pesquisa, gestão, administração e até mesmo empreendedorismo. Como estudante, é importante entender o alcance da prática profissional de enfermagem e a sua influência na vida de seus pacientes, suas famílias e suas comunidades.

Os grupos que defendem os cuidados de saúde reconhecem a importância que o papel da enfermagem profissional de alta qualidade desempenha nos cuidados de saúde de uma nação. Um desses programas é o *Future of Nursing: Campaign for Action* (Futuro da Enfermagem: Campanha pela Ação) da Robert Wood Johnson Foundation (RWJF) (RWJF, 2014). Esse programa foi uma campanha multifacetada para transformar os cuidados de saúde por meio da enfermagem e uma resposta à publicação *The Future of Nursing*, do Institute of Medicine (IOM, 2010).

Uma nova iniciativa da RWJF (2017), *Catalysts for Change: Harnessing the Power of Nurses to Build Population Health in the 21st Century* (Catalisadores da Mudança: Utilizando o Poder dos Enfermeiros para Desenvolver a Saúde da População no Século XXI), reforça o fato de que os enfermeiros possuem formação profissional para considerar as questões dos cuidados de saúde em um contexto mais amplo, e, como resultado, os enfermeiros identificam fatores externos aos cuidados de saúde que afetam o nível de saúde de uma pessoa. Essas iniciativas preparam a força de trabalho profissional para atender às necessidades de promoção da saúde, prevenção de doenças e cuidados complexos da população em um sistema de saúde em constante mudança.

Ciência e arte da prática de enfermagem

Uma vez que a enfermagem é uma arte e uma ciência, a prática de enfermagem requer uma combinação de conhecimentos atualizados e padrões de prática com uma abordagem perspicaz e humana às necessidades de cuidados de saúde dos pacientes. Seu cuidado deve refletir as necessidades e os valores da sociedade e os padrões de cuidados profissionais e desempenho, atender às necessidades de cada paciente e integrar as descobertas baseadas em evidências a fim de prestar o nível mais elevado de cuidado. Por exemplo, ao cuidar de um paciente com uma lesão por pressão, você utiliza diretrizes, práticas baseadas em evidências de organizações profissionais, como a Wound, Ostomy, and Continence Nurses Society (WOCN), para individualizar as intervenções de cuidados com lesões.

A competência clínica requer tempo e comprometimento. Segundo Benner (1984), um enfermeiro competente passa por cinco níveis de proficiência enquanto adquire e desenvolve habilidades de enfermagem generalistas ou especializadas (Boxe 1.1). A prática de enfermagem clínica competente é um comprometimento com julgamento clínico sólido, que envolve a aplicação de conhecimento, ética, práticas baseadas em evidências e experiência clínica. Sua capacidade de interpretar situações clínicas e tomar decisões complexas é o alicerce dos cuidados de enfermagem e a base para o progresso da prática de enfermagem e o desenvolvimento da ciência de enfermagem (Benner et al., 1997, 2010).

O pensamento crítico aplicado ao julgamento clínico ajuda a adquirir e a interpretar o conhecimento científico, a integrar os conhecimentos a partir de experiências clínicas e a tornar-se um aprendiz ao longo da vida (ver Capítulo 15). Integre as competências de pensamento crítico à sua prática. Isso inclui a incorporação dos conhecimentos de ciências básicas e enfermagem, a aplicação dos conhecimentos a partir de experiências passadas e atuais, considerando os fatores ambientais, a aplicação de atitudes de pensamento crítico e a implementação de padrões intelectuais e profissionais. Quando você presta um cuidado bem pensado, com compaixão e interesse, você proporciona o melhor da ciência e da arte dos cuidados de enfermagem a cada paciente (ver Capítulo 7).

Abrangência ou escopo e padrões de prática

Ao prestar cuidados, é essencial oferecer um serviço especificado de acordo com os padrões de prática e seguir o código de ética.[1] A prática profissional inclui o conhecimento de ciências sociais e comportamentais, ciências biológicas e fisiológicas e teorias de enfermagem. Além disso, a prática de enfermagem incorpora valores éticos e sociais, autonomia profissional e um senso de compromisso e comunidade (**American Nurses Association [ANA]**, 2021). A seguinte definição

---

Boxe 1.1 Benner: de iniciante a especialista

- **Recém-graduado**: estudante de enfermagem iniciante ou qualquer enfermeiro que entre em uma situação na qual não tenha um nível de experiência anterior (p. ex., enfermeiro com experiência em centro cirúrgico decide exercer a profissão em cuidado domiciliar). O estudante aprende por meio de um conjunto específico de regras ou procedimentos, que costumam ser graduais e lineares
- **Iniciante avançado**: enfermeiro que já teve algum nível de experiência com a situação. Essa experiência pode ter ocorrido apenas por observação, mas ele é capaz de identificar aspectos significativos ou princípios dos cuidados de enfermagem
- **Competente**: enfermeiro que ocupa a mesma posição clínica por 2 a 3 anos. Ele compreende a organização e os cuidados específicos necessários para os tipos de pacientes (p. ex., pacientes cirúrgicos, oncológicos ou ortopédicos). Além disso, é um profissional competente, capaz de antecipar os cuidados de enfermagem e estabelecer metas a longo prazo. Nessa fase, o enfermeiro geralmente já teve experiência com todos os tipos de habilidades psicomotoras requeridas para esse grupo específico de pacientes
- **Proficiente**: enfermeiro com mais de 2 a 3 anos de experiência na mesma posição clínica. Ele percebe a situação clínica do paciente como um todo, é capaz de avaliar por completo uma situação e consegue transferir com facilidade o conhecimento obtido em múltiplas experiências anteriores para uma situação. Esse profissional enfoca o gerenciamento do cuidado, em vez do gerenciamento e realização de procedimentos
- **Especialista**: enfermeiro com experiência diversificada, que tem uma percepção intuitiva de um problema clínico existente ou possível. Ele é capaz de se concentrar no problema e enfocar várias dimensões da situação. Além disso, tem a capacidade de identificar problemas centrados no paciente e problemas relacionados ao sistema de saúde, ou ainda as necessidades de profissionais recém-graduados.

De Benner P: *From novice to expert: excellence and power in clinical nursing practice*, Menlo Park, CA, 1984, Addison-Wesley.

---

da ANA ilustra o compromisso constante dos profissionais de enfermagem na prestação de cuidados que promovam o bem-estar dos seus pacientes e da comunidade (ANA, 2021):

> *Enfermagem* abrange a arte e a ciência do cuidado e se concentra na proteção, promoção e melhoria da saúde e capacidades; prevenção de doenças e lesões; facilitação da cura; e alívio do sofrimento por meio da presença humanizada. A Enfermagem é o diagnóstico, o tratamento da resposta humana e a defesa dos cuidados de indivíduos, famílias, grupos, comunidades e populações em reconhecimento da conexão de toda a humanidade.

O **International Council of Nurses (ICN)** tem outra definição (ICN, 2021):

> *A enfermagem engloba o cuidado autônomo e cooperativo de indivíduos de todas as idades, famílias, grupos e comunidades, doentes ou saudáveis, em todos os cenários. A enfermagem inclui a promoção da saúde; a prevenção de doenças; e o cuidado de pessoas doentes, incapacitadas e em processo de morte (moribundo). Defesa dos direitos, promoção de um ambiente seguro, pesquisa, participação na estruturação de políticas de saúde, no gerenciamento de pacientes e sistemas de saúde e educação também são papéis fundamentais da enfermagem.*

Essas duas definições confirmam a proeminência e a importância da enfermagem na prestação de cuidados seguros e centrados no paciente à comunidade global.

---

[1] N.R.T.: No Brasil, o Código de Ética dos Profissionais de Enfermagem (Resolução Cofen nº 564/2017) inclui princípios, direitos, responsabilidades, deveres e proibições relacionados com a conduta ética a ser assumida pelos profissionais que compõem a categoria de enfermagem. O Código aplica-se aos profissionais de enfermagem (enfermeiros, técnicos, auxiliares, obstetrizes e parteiras), bem como aos atendentes de enfermagem que continuam atuando na prática profissional (Fonte: Resolução Cofen nº 564/2017. Disponível em: http://www.cofen.gov.br/resolucao-cofen-no-5642017_59145.html).

A ANA desenvolve, revisa e mantém o escopo da declaração sobre os padrões que se aplicam à prática de todos os enfermeiros profissionais (ANA, 2021). É importante conhecer e aplicar esses padrões à sua prática (Boxe 1.2). A maioria das faculdades de enfermagem e dos ambientes de prática tem cópias publicadas de abrangência/escopo e os padrões da prática de enfermagem. A abrangência ou o escopo e os padrões de prática orientam enfermeiros para fazer contribuições significativas e visíveis que melhorem a saúde e o bem-estar de todos os indivíduos, comunidades e populações (ANA, 2021).

Padrões da prática profissional de enfermagem. Os padrões da prática profissional de enfermagem contêm declarações autorizadas relacionadas aos deveres que são esperados de todos os enfermeiros, que devem ser realizados com competência, independentemente da função ocupada, da população, da especialidade, do cenário de cuidados ou dos focos do enfermeiro de prática avançada (EPA) (ANA, 2021). Os Padrões de Práticas de Enfermagem Profissional descrevem um nível de enfermagem qualificado demonstrado por um modelo de pensamento crítico conhecido como o processo de enfermagem: histórico de enfermagem, diagnóstico, identificação dos resultados, planejamento, implementação e avaliação (ANA, 2021). O processo de enfermagem é o modelo usado para a tomada de decisões clínicas e inclui todas as ações significativas realizadas por enfermeiros durante o cuidado dos pacientes (ver Parte 3).

Padrões de desempenho profissional. Os padrões de desempenho profissional da ANA (Boxe 1.3) descrevem o nível de competência para o comportamento no papel da enfermagem. Todos os profissionais devem se envolver em atividades que reflitam seu nível de instrução, experiência e posição (ANA, 2021). Os padrões determinam um nível de desempenho para garantir aos pacientes o recebimento de cuidados de alta qualidade, o que supõe que os enfermeiros saibam exatamente o que é necessário para prestar cuidados de enfermagem. Os padrões são utilizados como medida para determinar se os cuidados de enfermagem atendem aos padrões.

Código de ética. O código de ética da enfermagem é uma declaração dos ideais filosóficos de certo e errado, que definem os princípios adotados para prestar cuidados a seus pacientes. É importante

> **Boxe 1.2** Padrões de prática de enfermagem da American Nurses Association (ANA)
>
> 1. **Histórico de enfermagem**: o enfermeiro coleta os dados pertinentes e informações relativas à saúde ou à situação do usuário do sistema de saúde.
> 2. **Diagnóstico**: o enfermeiro analisa os dados do histórico de enfermagem para determinar os diagnósticos, problemas e questões reais ou possíveis.
> 3. **Identificação dos resultados**: o enfermeiro identifica os resultados esperados em um plano individualizado para o usuário do sistema de saúde ou a situação.
> 4. **Planejamento**: o enfermeiro desenvolve um plano que engloba estratégias para alcançar resultados esperados.
> 5. **Implementação**: o enfermeiro implementa o plano elaborado.
>   5a. **Coordenação dos cuidados**: o enfermeiro coordena a prestação de cuidados.
>   5b. **Educação em saúde e promoção da saúde**: o enfermeiro emprega estratégias para ensinar e promover a saúde e o bem-estar.
> 6. **Avaliação**: o enfermeiro avalia a evolução do usuário até o alcance dos objetivos e resultados.
>
> Copyright © American Nurses Association: *Nursing scope and standards of practice*, ed 4, Silver Springs, MD, 2021, The Association. Reproduzido com autorização. Todos os direitos reservados.

> **Boxe 1.3** Padrões de desempenho profissional recomendados pela American Nurses Association (ANA)
>
> 1. **Ética**: o enfermeiro integra a ética em todos os aspectos da prática.
> 2. **Defesa**: o enfermeiro demonstra ser um defensor (advocacia) em todas as funções que ocupa e cenários de prática.
> 3. **Prática respeitosa e com equidade**: o enfermeiro atua com humildade e inclusão cultural.
> 4. **Comunicação**: o enfermeiro comunica-se de modo eficiente em todas as áreas de prática profissional.
> 5. **Colaboração**: o enfermeiro colabora com o usuário do sistema de saúde e outras partes interessadas.
> 6. **Liderança**: o enfermeiro lidera dentro do cenário da prática profissional e na profissão.
> 7. **Educação**: o enfermeiro busca conhecimentos e competências que reflitam a prática de enfermagem atual e promovam o pensamento futuro.
> 8. **Pesquisa acadêmica**: o enfermeiro integra pesquisa, evidências e resultados à prática.
> 9. **Qualidade da prática**: o enfermeiro contribui para a prática de enfermagem de qualidade.
> 10. **Avaliação da prática profissional**: o enfermeiro avalia a sua própria prática e a prática de enfermagem de profissionais de enfermagem.
> 11. **Administração de recursos**: o enfermeiro utiliza os recursos apropriados para planejar, prestar e assegurar a sustentabilidade dos serviços de enfermagem baseados em evidências com segurança, eficiência, responsabilidade social e sem desperdício.
> 12. **Saúde ambiental**: o enfermeiro atua de maneira que promova a segurança e a saúde ambiental.
>
> Copyright© American Nurses Association: *Nursing scope and standards of practice*, ed 4, Silver Springs, MD, 2021, The Association. Reproduzido com autorização. Todos os direitos reservados.

incorporar também seus próprios valores e ética à sua prática. Ao incorporar esses valores, explore que tipo de enfermeiro você é e como atua dentro da disciplina (ANA, 2021; Fowler, 2015). Pergunte-se como sua ética, seus valores e sua prática se comparam aos padrões estabelecidos. A ANA disponibiliza várias publicações que abordam a ética e os direitos humanos em enfermagem. O *Code of Ethics for Nurses with Interpretive Statements* (ANA, 2015) relaciona as nove disposições sucintas e as declarações interpretativas que estabelecem a estrutura ética para a prática da enfermagem em todas as funções, níveis e cenários de práticas. O Capítulo 22 apresenta uma revisão do código de ética de enfermagem e dos princípios éticos para a prática diária.

Responsabilidades e papéis profissionais

Os enfermeiros prestam cuidado e proporcionam conforto aos pacientes em todos os ambientes de cuidados de saúde. A preocupação em atender às necessidades de seus pacientes permanece a mesma, independentemente de o foco dos cuidados estar na promoção da saúde e prevenção de doença, no manejo de doenças e sintomas, no suporte familiar e nos cuidados de fim de vida. Como enfermeiro, você é responsável por adquirir e manter conhecimentos e habilidades específicas para uma variedade de papéis e responsabilidades profissionais.

Autonomia e responsabilidade. A autonomia é um elemento essencial do enfermeiro, que consiste em iniciar intervenções de enfermagem independentes de prescrições médicas. Embora a profissão de enfermagem regule a responsabilidade por meio de auditorias e padrões de prática profissional de enfermagem, também é necessário desenvolver um compromisso pessoal com a responsabilidade profissional.

Por exemplo, você implementa de modo independente exercícios de tosse e respiração profunda para remover as secreções pulmonares e promover a oxigenação em um paciente submetido a uma cirurgia recente de grande porte. Enquanto você cuida desse paciente, surge uma complicação. Você percebe que o paciente apresenta febre e há secreção amarelo-esverdeada na ferida cirúrgica. Você colabora com outros profissionais da saúde para desenvolver o melhor plano de tratamento para a infecção da ferida cirúrgica do paciente. Quanto maior a autonomia, maiores a responsabilidade e a responsabilização.

Responsabilização significa que você assume a responsabilidade profissional e legal pelo tipo e pela qualidade dos cuidados de enfermagem prestados. Isso inclui ações de enfermagem dependentes, independentes e interdependentes (ver Capítulo 18). Você deve buscar a atualização e a competência em conhecimentos científicos e de enfermagem e habilidades técnicas.

Cuidador profissional. Na condição de **cuidador profissional**, você ajuda os pacientes a manter e recuperar a saúde, lidar com doenças e sintomas a fim de obter um nível máximo de função e independência ao longo do processo de cura. Você presta cuidados de enfermagem baseados em evidências para promover a cura, usando habilidades físicas e interpessoais. A cura envolve mais que melhorar o bem-estar físico. Você apoia os pacientes ao oferecer medidas que restabeleçam seu bem-estar emocional, espiritual e social. No papel de cuidador, você vai ajudar o paciente e a família a definirem resultados e a atingi-los com os menores custos possíveis financeiro, de tempo e energia.

Advocacia em saúde. Como **defensor do paciente**, você protege os direitos humanos e legais de seus pacientes e presta assistência em defesa desses direitos, se houver necessidade. Como defensor, você atua no melhor interesse de seus pacientes, como proteger seus cuidados contra erros, sugerir cuidados alternativos, garantir os direitos de pacientes receberem cuidados de saúde, e viabilizar as preferências pessoais e culturais deles (Abbasinia et al., 2019; Kowalski, 2016). Por exemplo, você fornece informações adicionais para ajudar um paciente a decidir se deve ou não aceitar um tratamento ou encontra um intérprete para auxiliar os familiares a expressar suas preocupações. Algumas vezes é necessário defender os direitos dos pacientes para tomar decisões sobre os cuidados de saúde de um modo geral, manifestando-se contra políticas ou ações que ponham os pacientes em perigo ou entrem em conflito com seus direitos (Takenouchi, 2018). Além disso, ao exercitar a advocacia em saúde, garante que a autonomia e a autodeterminação dos pacientes sejam respeitadas (Gerber, 2018). A defesa de um paciente é árdua e muitas vezes traz desafios emocionais específicos para os profissionais da saúde, especialmente ao prestar cuidados paliativos de alta qualidade ou de fim de vida ou cuidar de pacientes com doenças crônicas incapacitantes (Takenouchi, 2018; O'Mahony et al., 2017). Na posição de defensor ou advogado do paciente, é importante perceber os próprios estressores pessoais e identificar maneiras de lidar com esses estressores (ver Capítulo 37).

Educador. O seu valor como agente de educação do paciente é importante para a saúde e para a recuperação dos pacientes. Sua capacidade de ensinar efetivamente melhora o conhecimento e as habilidades dos pacientes, suas atividades de autocuidado e capacidade de tomar decisões informadas (Flanders, 2018). Na qualidade de educador, você identifica a capacidade e a habilidade dos pacientes em aprender, explica conceitos e fatos relacionados à saúde, descreve as razões das atividades de cuidados, demonstra procedimentos de autocuidados, reforça a aprendizagem ou o comportamento do paciente e avalia o progresso da aprendizagem do paciente. Parte da educação em saúde ao paciente é espontânea e informal. Por exemplo, durante uma conversa casual, você responde a perguntas sobre as razões para a infusão intravenosa, uma questão de saúde, como o abandono do tabagismo, ou alterações de estilo de vida necessárias. Outras atividades de ensino são planejadas, mais formais e individualizadas, por exemplo, ensinar o paciente a autoadministrar injeções de insulina. Avalie os estilos de aprendizagem e as necessidades de seu paciente e do familiar cuidador e desenvolva um plano de educação que atenda os objetivos de autoadministração do seu paciente e inclua métodos de ensino adequados às necessidades do paciente e da família (Pinchera et al., 2018) (ver Capítulo 25).

Comunicador. Uma comunicação eficaz é fundamental para a relação enfermeiro-paciente. Ela permite que você conheça seus pacientes, incluindo suas preferências, pontos fortes, pontos fracos e necessidades. A comunicação de alta qualidade é essencial em todos os papéis e atividades de enfermagem (ver Capítulo 24). Em sua rotina, você se comunica com pacientes e famílias, outros enfermeiros e profissionais da saúde, recursos pessoais e comunitários. Estratégias de comunicação eficazes são fundamentais para prestar cuidados de excelência, coordenar e gerenciar o cuidado do paciente, auxiliar na reabilitação dos pacientes, defender os direitos dos pacientes, auxiliar os pacientes e suas famílias na tomada de decisão e desenvolver educação em saúde ao paciente (Christian, 2017).

Gerente/gestor. O ambiente de cuidados de saúde atual é dinâmico e complexo. Enfermeiros gerentes ou gestores direcionam grupos ou enfermeiros ao estabelecerem um ambiente de cuidados e de segurança colaborativos centrados no paciente, baseados em evidências de qualidade, com resultados positivos para o paciente. O gerente ou gestor coordena as atividades dos membros de uma equipe de enfermagem durante a prestação de cuidados de enfermagem e tem a responsabilidade pessoal, política e orçamentária por uma unidade ou agência de enfermagem específica. O gerente adota estilos de liderança apropriados para criar um ambiente de enfermagem que reflita a missão e os valores da organização de saúde para os pacientes e a equipe (ver Capítulo 21).

Desenvolvimento da carreira

As inovações nos cuidados de saúde, a expansão dos sistemas de saúde e ambientes de prática e as crescentes necessidades dos pacientes criaram novos papéis para a enfermagem. Hoje a maioria dos enfermeiros atua em ambientes hospitalares, seguidos por cuidados comunitários, ambulatoriais, domiciliares e ambientes de cuidados de reabilitação/cuidados prolongados.

A enfermagem oferece a oportunidade de firmar um compromisso com o aprendizado vitalício e o desenvolvimento da carreira. Em vista das crescentes oportunidades educacionais para enfermeiros, do crescimento da enfermagem como profissão e da maior preocupação com o enriquecimento do trabalho, a profissão de enfermagem oferece diferentes oportunidades de carreira. Seu percurso na carreira é ilimitado. É provável que você mude seus papéis na carreira mais de uma vez. Aproveite as diferentes oportunidades profissionais e de prática clínica. Alguns exemplos dessas oportunidades de carreira incluem EPAs, enfermeiros pesquisadores, enfermeiros gerenciadores de risco, enfermeiros de melhoria da qualidade, consultores e empreendedores.

Clínico. A maioria dos enfermeiros presta cuidados diretos ("põem a mão na massa") aos pacientes, em ambientes de cuidados agudos. Entretanto, conforme as mudanças dos serviços de saúde e das práticas de reembolso avançam, há aumento das atividades de cuidados diretos realizadas no ambiente domiciliar e maior necessidade de atividades de promoção da saúde na comunidade, cuidados de reabilitação e cuidados em fim de vida.

No hospital, você pode optar pela atuação em um serviço médico-cirúrgico ou pode se concentrar em uma área especializada específica, como pediatria, cuidado intensivo ou cuidado de emergência. A maioria das áreas de especialidade requer alguma experiência em enfermagem médico-cirúrgica e educação em serviço ou continuada adicional. Muitos enfermeiros de terapia intensiva e de serviços de emergência precisam ter uma certificação em suporte cardíaco avançado de vida e cuidados intensivos, enfermagem de emergência ou enfermagem traumatológica. Durante a formação como profissional de cuidados agudos, você aprende uma série de procedimentos técnicos práticos, as justificativas para esses procedimentos e como garantir uma implementação segura. A evolução na carreira promove o amadurecimento das habilidades clínicas e do processo de tomada de decisão clínica.

Em ambientes de cuidados em comunidades e domiciliares, as habilidades clínicas dos enfermeiros incluem habilidades técnicas. Contudo, porque nesses contextos normalmente os profissionais de enfermagem têm mais contato com os pacientes e familiares ao longo do tempo, *expertise* em comunicação e habilidades de avaliação é crucial para o desenvolvimento clínico. Enfermeiros que atuam em comunidades e em atendimentos domiciliares têm a vantagem de obter mais informações sobre como os pacientes vivem e trabalham no dia a dia e de, portanto, aplicar habilidades clínicas para a promoção da melhora da saúde a longo prazo.

Enfermeiros de prática avançada (EPA). Os **enfermeiros de prática avançada (EPA)** atuam de modo mais independente. Um EPA tem formação de Mestrado ou Doutorado Profissional de Enfermagem (DPE), formação avançada em fisiopatologia, farmacologia e exame físico, além de certificação e competência em uma área de prática especializada (American Association of Colleges of Nursing [AACN], 2021a). O Modelo de Consenso para Regulamentação do EPA: graduação, credenciamento, certificação e educação fornece diretrizes para que os estados dos EUA adotem uniformidade na regulação dos papéis do EPA (National Council of State Boards of Nursing [NCSBN], 2021). O modelo aborda os padrões inconsistentes na educação, regulamentação e prática de EPA, que limitavam a mobilidade de EPA de um estado americano para outro (Doherty et al., 2018). O modelo de consenso identificou que o título de EPA é destinado a enfermeiros com conhecimentos avançados em nível de pós-graduação e preparação para uma das quatro funções: *Nurse Practitioner* (enfermeiro com especialidade clínica), enfermeiro gestor de casos, EO e EA. A preparação educacional para as quatro funções ocorre em pelo menos uma das seis populações a seguir: adultos-gerontologia, pediatria, neonatologia, saúde da mulher/relacionada a gênero, familiar/individual ao longo da vida e psiquiatria e saúde mental (NCSBN, 2021).

Esses papéis práticos avançados proporcionam outras oportunidades para os enfermeiros e ampliam as oportunidades dos pacientes de receberem atendimento profissional de saúde, onde muitos dos quais são carentes. No entanto, antes de progredir para um cargo prático avançado, é importante que o enfermeiro recém-formado obtenha sólida experiência clínica à beira do leito. Essa prática clínica ajuda o recém-formado a adquirir mais conhecimentos sobre os processos das doenças e como o corpo reage às mesmas. O enfermeiro ganha *expertise* e confiança em habilidades básicas e complexas. Consequentemente, os novos graduados refinam sua análise crítica e têm oportunidades de tomarem decisões clínicas consistentes. A aquisição de conhecimentos e habilidades, o refinamento do pensamento crítico e as oportunidades de se tomar decisões clínicas são uma preparação essencial para a teoria e a prática em um cargo avançado (Faraz, 2017).

Enfermeiro clínico especialista (ECE). O **enfermeiro clínico especialista (ECE)** é um EPA com pós-graduação (mestrado ou doutorado) em enfermagem e competência clínica em uma área de atuação especializada (National Association of Clinical Nurse Specialists [NACNS], 2019). A especialidade pode ser identificada por uma população (p. ex., geriatria), um ambiente (p. ex., terapia intensiva), especialização em uma doença (p. ex., oncologia, diabetes), tipo de cuidados (p. ex., reabilitação) ou tipo de problema (p. ex., dor) (NACNS, 2019). Os enfermeiros clínicos especialistas definem diagnóstico, tratamento e realizam o manejo contínuo dos pacientes em todos os ambientes de cuidados de saúde (Figura 1.1). Também fornecem experiência e apoio a enfermeiros que cuidam dos pacientes à beira do leito, ajudam a determinar alterações da prática em toda uma organização e garantem o uso das práticas e cuidados baseados em evidências para obter os melhores resultados possíveis para os pacientes (Wallace et al., 2019; NACNS, 2019).

Enfermeiro gestor de caso. O **enfermeiro gestor de caso** é um EPA que possui formação específica (mestrado ou doutorado) em enfermagem. O EPA presta serviços de saúde primária, aguda e especializada a pacientes de todas as idades e em todos os tipos de contextos de cuidados de saúde. Esses cuidados incluem histórico de enfermagem, diagnóstico, planejamento e tratamento, monitoramento contínuo do estado de saúde, avaliação de tratamentos e educação em saúde (American Association of Nurse Practitioners [AANP], 2021). Alguns EPAs cuidam de pacientes com doenças agudas em ambiente hospitalares, incluindo unidades de terapia intensiva. Outros EPAs prestam cuidados abrangentes em ambientes ambulatoriais e gerenciam diretamente os cuidados clínicos e de enfermagem de pacientes saudáveis ou que vivem com condições crônicas. É importante examinar os regulamentos estaduais relativos à prática avançada. Alguns estados exigem que o EPA estabeleça um acordo de cuidador colaborativo com uma agência ou um médico/grupo de médicos para tratar um grupo específico de pacientes; outros estados não fazem essas exigências.

Enfermeiro obstétrico (EO). Nos EUA, um **enfermeiro obstétrico (EO)** corresponde àquele com formação em obstetrícia, pós-graduação (mestrado ou doutorado) em enfermagem, e é certificado pelo American College of Nurse-Midwives (ACNM). A abrangência da atuação em obstetrícia foi definida pelo ACNM (2012) e engloba toda a variedade de cuidados primários de saúde para mulheres a partir da adolescência e para além da menopausa. Esses serviços incluem atenção primária, serviços ginecológicos e de planejamento familiar, cuidados preconcepção, cuidados durante a gestação, o parto e o puerpério, cuidado do recém-nascido normal durante os primeiros 28 dias de vida e tratamento de infecções sexualmente transmissíveis (IST) dos parceiros do sexo masculino (ACNM, 2012). O enfermeiro obstétrico conduz exames físicos; prescreve medicamentos, incluindo substâncias controladas e métodos contraceptivos; interna, gerencia e dá alta às pacientes; solicita e interpreta exames laboratoriais e testes diagnósticos; e prescreve o uso de dispositivos médicos.

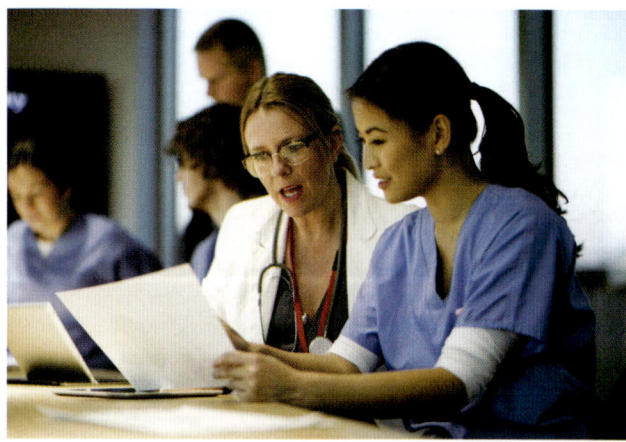

Figura 1.1 Enfermeiro clínico especialista em consulta sobre um caso complexo de um paciente. (Fonte: iStock.com/Sturti.)

Enfermeiro anestesista (EA).
O **enfermeiro anestesista (EA)** é um EPA com formação profissional avançada em um programa de acreditação de enfermeiros anestesistas. Antes de se inscrever em um programa de formação de enfermagem anestesista, o enfermeiro deve ter pelo menos 1 ano de experiência em terapia intensiva ou serviço de emergência. Os enfermeiros anestesistas atuam de modo autônomo ou em colaboração com diversos profissionais da saúde na equipe interdisciplinar para prestar serviços de alta qualidade de anestesia e controle da dor, holísticos e baseados em evidências (American Association of Nurse Anesthetists [AANA], 2020). Os EAs atuam sob orientação e supervisão de anestesiologista, um médico com conhecimento avançado em anestesia cirúrgica.[2]

Enfermeiro educador.
O **enfermeiro educador** trabalha principalmente em escolas de enfermagem, departamentos de desenvolvimento de equipes em serviços de saúde (educação continuada) e departamentos de educação em saúde para pacientes. Eles devem ter experiência na prática clínica para obterem habilidades práticas e conhecimentos teóricos.

Um membro do corpo docente em um programa de enfermagem ensina os alunos a se tornarem enfermeiros profissionais. Os membros do corpo docente de enfermagem têm a responsabilidade de ensinar a prática de enfermagem atual, tendências, teorias e habilidades necessárias em sala de aula, laboratórios e ambientes clínicos. O desenvolvimento da docência é essencial para o aperfeiçoamento e a manutenção das habilidades do corpo docente além de prepará-los para se adaptar a novos métodos de ensino e aprendizagem (Monsivais e Robbins, 2020). O corpo docente de enfermagem possui pós-graduação, como mestrado em enfermagem ou um doutorado em enfermagem ou em um campo relacionado. Em geral, os docentes contam com uma especialização clínica, administrativa ou de pesquisa específica e experiência clínica avançada.

Os enfermeiros docentes nos departamentos de desenvolvimento de equipes em organizações de saúde oferecem programas de educação continuada para enfermeiros dentro dos serviços. Esses programas incluem a orientação do pessoal novo, cursos de cuidados críticos em enfermagem, assistência para a obtenção de competência em habilidades clínicas, treinamento de segurança e instruções sobre novos equipamentos ou procedimentos. Esses educadores em enfermagem muitas vezes participam do desenvolvimento de políticas e procedimentos de enfermagem.

O foco primário do enfermeiro educador no departamento de educação em saúde para pacientes de uma instituição, como uma clínica para tratamento de feridas, é ensinar e treinar os pacientes e suas famílias sobre o modo de lidar com sua própria doença ou incapacidade, fazer escolhas positivas ou mudar comportamentos para promover sua saúde e melhorar seus resultados de saúde (Flanders, 2018). Os profissionais docentes geralmente são especializados e têm alguma certificação, e atendem apenas uma população específica de pacientes. Um exemplo é o enfermeiro educador em diabetes (EED), que trabalha com os pacientes e os seus cuidadores para melhorar o autocontrole do diabetes e reduzir a taxa de hospitalizações ou complicações relacionadas à doença (Wilson et al., 2019).

Enfermeiro administrador ou gerente.
O **enfermeiro administrador** ou gerente de enfermagem é responsável pela gestão da equipe de enfermagem em uma organização ou serviço de saúde. A administração em enfermagem começa com cargos como coordenadores de cuidados clínicos e gerentes de enfermagem assistentes. A experiência e a educação adicional algumas vezes levam a posições de gestão intermediária, como enfermeiro gestor de uma área específica de cuidado do paciente ou supervisor interno ou a uma posição administrativa gerencial alta, como diretor associado ou diretor de serviços de enfermagem. A American Organization of Nurse Executives (AONE) (2015) destacou cinco competências que detalham as habilidades, os conhecimentos e as capacidades que governam a prática de líderes de enfermagem atuando na área administrativa ou executiva. Entre elas estão a comunicação e a gestão de relacionamentos; o conhecimento do ambiente de cuidado de saúde; a liderança; o profissionalismo; e as habilidades e os princípios de negócios.

Em geral, os cargos de enfermeiro gestor requerem formação mínima de bacharel em enfermagem, e a posição na diretoria executiva em enfermagem geralmente exige curso de mestrado. As exigências variarão de acordo com a organização. As posições de diretor executivo de enfermagem e vice-presidente em grandes organizações de saúde com frequência exigem formação de doutorado. Muitas vezes, os enfermeiros administradores têm graus de estudo avançados, como mestrado em administração de enfermagem, administração hospitalar (MAH), saúde pública (MSP) ou gestão de negócios (MBA).

Nas organizações de saúde atuais, os diretores assumem a responsabilidade por mais de um serviço de enfermagem daquela instituição. Muitas vezes administram um serviço ou uma linha de produtos específicos, como medicina ou cardiologia. Vice-presidentes de enfermagem ou diretores executivos de enfermagem geralmente são responsáveis por todas as funções clínicas no hospital (p. ex., farmácia, cuidados respiratórios e reabilitação). Isso pode incluir todo o pessoal de apoio que fornece e promove serviços para os pacientes. O enfermeiro administrador deve ter competência em negócios e gestão e compreender todos os aspectos da enfermagem e do cuidado do paciente. As funções administrativas incluem orçamento, recrutamento de pessoal, planejamento estratégico de programas e serviços, avaliação e desenvolvimento de funcionários.

Enfermeiro pesquisador.
O **enfermeiro pesquisador** conduz a prática baseada em evidências, melhoria de desempenho e desenvolve pesquisas com o objetivo de melhorar os cuidados de enfermagem, definir com mais detalhes e expandir a abrangência da prática de enfermagem (ver Capítulo 5). Essa profissional costuma trabalhar em um ambiente acadêmico, hospital ou uma agência independente de serviços profissionais ou comunitários. Em geral, pesquisadores acadêmicos buscam uma área específica de pesquisa com a qual se identificaram e desenvolveram no decorrer de suas experiências. Os pesquisadores hospitalares geralmente fazem pesquisas em assuntos prioritários ou de interesse para o órgão. Pesquisadores em órgãos de

---

[2] N.R.T.: No Brasil, um documento conjunto elaborado pelo Conselho Federal de Enfermagem (COFEN) e a Organização Pan-americana de Saúde (OPAS) define Enfermeiro de Prática Avançada (EPA) como aquele profissional de enfermagem que possui qualificação de pós-graduação e compõe uma equipe interprofissional dos serviços de saúde, contribuindo para a gestão de cuidados de pacientes/usuários com doenças "agudas leves e crônicas diagnosticadas", em conformidade com diretrizes de protocolos ou guias clínicos previamente estabelecidos. O exercício profissional é ampliado e diferenciado, com maior grau de autonomia na tomada de decisões, no diagnóstico e no tratamento dos transtornos do paciente. Os campos de atuação da EPA são:

- O *nurse practitioner* (expressão em inglês não traduzida para o português brasileiro): é definido como "enfermeiro com formação de mestrado que atenderiam aos usuários fornecendo o diagnóstico de doenças agudas, leves e crônicas" (OPAS/OMS, 2018). Presta cuidados aos usuários, incluindo a definição de diagnóstico de doenças agudas leves e crônicas
- Enfermeiro gestor de casos: participa das redes de atenção à saúde, conecta e integra o cuidado ao usuário entre os níveis da atenção
- EPA especialista em obstetrícia: presta cuidados às gestantes.

A prática avançada do enfermeiro anestesista não faz parte do campo de atuação da prática de enfermagem no Brasil. (Fonte: Organização Pan-americana da Saúde. Ampliação do papel dos enfermeiros na atenção primária à saúde. Washington, D.C.: OPAS; 2018. Disponível em: https://iris.paho.org/bitstream/handle/10665.2/34960/9789275720035_por.pdf?sequence=6. Acesso em: 7 fev. 2022.)

serviços comunitários conduzem pesquisas baseadas no foco do serviço daquele órgão. A exigência educacional preferível é o curso de doutorado, ou no mínimo de mestrado em enfermagem.

> **Pense nisso**
>
> Ao analisar os papéis e as responsabilidades dos enfermeiros e as opções de carreira, pense em suas metas pessoais em termos de formação acadêmica e carreira. Elabore um plano que possa ser modificado enquanto você avança em seu programa acadêmico de enfermagem.

Influências históricas

Enfermeiros responderam e sempre responderão às necessidades de seus pacientes. Em tempos de guerra, responderam atendendo às necessidades dos feridos em zonas de combate e hospitais militares, tanto nos EUA quanto no exterior. Quando as comunidades enfrentam crises sanitárias como desastres naturais, surtos de doenças ou recursos insuficientes para a saúde pública, os enfermeiros estabelecem programas de imunização e triagem nas comunidades, clínicas para tratamento e atividades de promoção da saúde. Nossos pacientes são mais vulneráveis quando estão feridos, doentes ou morrendo.

Atualmente, os enfermeiros permanecem ativos para determinar as melhores práticas em uma variedade de áreas como prevenção de lesões por pressão, manejo de cuidados de feridas, controle da dor, manejo nutricional e cuidados de indivíduos durante todo o período de vida. Enfermeiros pesquisadores lideram a expansão do conhecimento em enfermagem e outras disciplinas da área da saúde. Seu trabalho garante que os enfermeiros tenham as melhores evidências disponíveis para respaldar sua atuação (ver Capítulo 5).

O conhecimento da história da profissão de enfermagem aumenta a compreensão sobre as origens sociais e intelectuais da disciplina. Embora não seja prático descrever todos os aspectos históricos da enfermagem profissional, os próximos parágrafos descrevem alguns dos líderes e marcos mais importantes na enfermagem.

Florence Nightingale

Em *Notas sobre Enfermagem: o que é e o que não é*, Florence Nightingale estabeleceu a primeira filosofia de enfermagem com base na manutenção e restauração da saúde (Nightingale, 1860). Ela entendia o papel da enfermagem como o de "encarregar-se da saúde de uma pessoa" com base no conhecimento de "como deixar o corpo em determinado estado para que ele não adoeça ou se recupere da doença" (Nightingale, 1860). No mesmo ano, ela desenvolveu o primeiro programa organizado para treinamento de enfermeiros, a Nightingale Training School for Nurses no St. Thomas' Hospital, em Londres.

Nightingale foi a primeira enfermeira epidemiologista. Suas análises estatísticas estabeleceram a conexão entre o saneamento inadequado com a incidência de cólera e disenteria. Foi voluntária durante a guerra da Crimeia em 1853 e percorria os hospitais de campanha à noite, carregando sua lanterna; por isso, era conhecida como "a dama da lâmpada". As condições sanitárias, nutricionais e básicas nos hospitais de campanha eram deficientes e coube a ela garantir a qualidade das instalações de saneamento. Como resultado de suas ações, a taxa de mortalidade no Hospital de Campanha em Scutari, Turquia, foi reduzida de 42,7% para 2,2% em 6 meses (Donahue, 2011).

Da guerra civil norte-americana ao início do século XX

A Guerra Civil nos EUA (1860-65) estimulou o crescimento da enfermagem no país. Clara Barton, fundadora da Cruz Vermelha Americana, cuidava dos soldados nos campos de batalha, limpando suas feridas, atendendo suas necessidades básicas e confortando-os no fim da vida. Dorothea Lynde Dix, Mary Ann Ball (Mother Bickerdyke) e Harriet Tubman também influenciaram a enfermagem durante a Guerra Civil (Donahue, 2011). Dix e Bickerdyke organizavam hospitais e ambulâncias, indicavam enfermeiros, cuidavam de soldados feridos e supervisionavam e regulavam os suprimentos para as tropas. Tubman foi ativa no movimento *Underground Railroad* e ajudou a libertar mais de 300 escravos (Donahue, 2011).

A primeira enfermeira afro-americana com formação profissional foi Mary Mahoney. Ela estava preocupada com as relações entre culturas e raças. Como uma renomada líder na enfermagem, trouxe a percepção de diversidade cultural e respeito pelo indivíduo, independentemente da origem, raça, cor ou religião.

Isabel Hampton Robb ajudou a fundar a Nurse's Associated Alumnae of the United States and Canada em 1896. Essa organização se transformou na ANA em 1911. Ela foi autora de muitos livros sobre enfermagem e uma das fundadoras da revista *American Journal of Nursing*.

A enfermagem nos hospitais se expandiu no fim do século XIX. Entretanto, a enfermagem na comunidade não aumentou de modo expressivo até 1893, quando Lillian Wald e Mary Brewster inauguraram o Henry Street Settlement, que priorizava as necessidades de saúde dos pobres que viviam nos cortiços da cidade de Nova York (Donahue, 2011).

Século XX

No início do século XX, surgiu um movimento voltado para o desenvolvimento de um conjunto definido de conhecimentos e prática de enfermagem com base na ciência e em pesquisas. Os enfermeiros começaram a ampliar seus papéis. Mary Adelaide Nutting, que se tornou a primeira professora universitária de enfermagem na Columbia Teachers College em 1906, foi fundamental para levar o ensino da enfermagem às universidades (Donahue, 2011).

O Magnet Recognition Program® designa organizações em todo o mundo nas quais lideranças de enfermagem bem-sucedidas alinham seus objetivos estratégicos de enfermagem para melhorar os resultados dos pacientes. O programa oferece um roteiro para a excelência em enfermagem, o que beneficia toda uma organização. Para os enfermeiros, ele significa educação e desenvolvimento em cada fase da carreira, que leva a maior autonomia à beira do leito. Para os pacientes, significa o melhor cuidado possível, prestado por enfermeiros que têm todo o apoio necessário para que sejam a melhor versão de si mesmos como profissionais. Em 1994, o University of Washington Medical Center, em Seattle, foi a primeira organização designada pelo programa Magnet® como American Nurses Credentialing Center (ANCC) (ANCC, n.d.).

Conforme a educação em enfermagem se desenvolveu, a prática de enfermagem também se expandiu, e foram criados o Corpo de Enfermagem do Exército e o da Marinha. Por volta da década de 1920, a especialização em enfermagem começou a surgir. A segunda metade do século testemunhou a criação de organizações de especialidades em enfermagem, como American Association of Critical Care Nurses, Association of peri-Operating Room Nurses (AORN), Infusion Nurses Society (INS) e Emergency Nurses Association (ENA). Em 1990, a ANA estabeleceu o Center for Ethics and Human Rights, que oferece um fórum para abordar questões complexas relacionadas a ética e direitos humanos enfrentadas pelos enfermeiros e desenvolve atividades e programas para aumentar a competência ética dos enfermeiros (Fowler, 2015).

Século XXI

Hoje a profissão enfrenta múltiplos desafios. Os enfermeiros estão revisando a prática de enfermagem e os currículos das escolas para atender às necessidades em constante mudança da sociedade, incluindo o envelhecimento da população, a diversidade cultural, o bioterrorismo, as infecções emergentes e o gerenciamento de desastres. Os avanços em tecnologia e informática (ver Capítulo 26), o alto nível de precisão do cuidado de pacientes hospitalizados e a alta precoce dos serviços de saúde exigem que os enfermeiros em todos os ambientes/cenários tenham uma base de conhecimentos sólida e atualizada para sua atuação. Além disso, a enfermagem e a RWJF estão assumindo um papel de liderança no desenvolvimento de normas e políticas para cuidados em fim de vida por meio da *Last Acts Campaign* (ver Capítulo 36). O End-of-Life Nursing Education Consortium (ELNEC) é uma iniciativa nacional e internacional de educação para melhorar os cuidados paliativos, oferecidos de maneira colaborativa pela AACN e pelo City of Hope Medical Center. Os programas educacionais abrangem os cuidados e as práticas de fim de vida nos currículos de enfermagem e nos programas profissionais de educação continuada para enfermeiros em exercício profissional (AACN, 2021b).

Influências contemporâneas

Várias forças externas afetam a enfermagem, incluindo necessidades de autocuidado para enfermeiros, reforma do sistema de saúde e aumento dos custos dos cuidados de saúde, mudanças demográficas da população, direitos humanos e números crescentes de indivíduos sem acesso a serviço de saúde.

Importância do autocuidado para enfermeiros

A enfermagem é uma carreira dinâmica e gratificante. Contudo, também apresenta demandas e desafios físicos e emocionais. Não é possível proporcionar cuidados compassivos, com envolvimento total, a outras pessoas quando você se sente exaurido ou não está cuidando de si. Você e seus colegas têm muitas necessidades de autocuidados que devem ser atendidas para permitir a atuação como profissionais saudáveis.

Em sua experiência educacional e em sua carreira, você vai vivenciar o luto e a perda. Muitas vezes, mesmo antes de ter a oportunidade de se recuperar de uma situação emocionalmente desgastante, você encontrará outra história humana difícil. Os enfermeiros em ambientes de cuidados agudos com frequência testemunham o sofrimento concentrado e prolongado, o que provoca sentimentos de frustração, raiva, culpa, tristeza ou ansiedade (Hairong et al., 2021). O surto de 2020 da doença por coronavírus 2019 (covid-19) demonstrou o estresse psicológico sofrido pelos enfermeiros da linha de frente. Os estudantes de enfermagem não estão imunes. Eles relatam uma sensação inicial de hesitação e desconforto em seus primeiros encontros com um paciente moribundo e identificam sentimentos de tristeza e ansiedade.

A exposição frequente, intensa ou prolongada ao luto e à perda acarreta um risco de desenvolvimento de fadiga compassiva nos enfermeiros. *Fadiga compassiva ou fadiga por compaixão* é um termo usado para descrever um estado de *burnout* e estresse traumático secundário (Graystone, 2020; Potter et al., 2013a). Ela ocorre sem aviso e muitas vezes é o resultado da dedicação e do alto gasto de energia e compaixão a indivíduos que estão sofrendo durante um período prolongado, geralmente sem observar melhores resultados para o paciente (Hairong et al., 2021). O estresse traumático secundário é o trauma vivenciado pelos profissionais da saúde quando observam e cuidam de pessoas que sofrem traumas. Os exemplos incluem um enfermeiro oncológico que cuida de pacientes submetidos a cirurgia e quimioterapia de longa duração para câncer ou um marido que testemunha a deterioração da esposa ao longo dos anos em decorrência da doença de Alzheimer.

O *burnout* é uma condição que ocorre quando as demandas percebidas superam os recursos percebidos (Graystone, 2020; Potter et al., 2013a; Potter et al., 2013b). É um estado de exaustão física e mental que afeta os profissionais da saúde com frequência devido à natureza de seu ambiente de trabalho. Com o tempo, a entrega pessoal em ambientes de cuidados geralmente intensos algumas vezes provoca a exaustão emocional, deixando o enfermeiro irritável, inquieto e incapaz de manter a concentração e o envolvimento com os pacientes. Em geral ocorre em situações em que há ausência de suporte social, pressões organizacionais que influenciam a constituição da equipe e a incapacidade de o enfermeiro praticar o autocuidado.

A fadiga por compaixão tipicamente provoca sentimentos de desesperança, diminuição da capacidade de sentir prazer em atividades apreciadas no passado, um estado de hipervigilância e ansiedade. A fadiga por compaixão afeta negativamente a saúde e o bem-estar dos enfermeiros e a qualidade dos cuidados prestados aos pacientes. Também afeta as organizações e os serviços de saúde, pois os enfermeiros sofrem alterações no desempenho profissional e em sua vida pessoal; isso pode causar-lhes o desejo de abandonar a profissão ou sua especialidade. Pode resultar em alta rotatividade de profissionais da enfermagem. Além disso, esses fatores afetam a satisfação dos pacientes ou a capacidade de o serviço manter uma equipe atenciosa e competente (Graystone, 2020).

É necessário que os serviços de saúde identifiquem programas de reconhecimento precoce da fadiga por compaixão e desenvolvam intervenções que ajudem os profissionais de enfermagem a lidar com ela. Intervenções imediatas e criação de ambientes de trabalho nos quais esses profissionais se sintam apoiados pelos colegas de trabalho e a administração melhoram a retenção dos profissionais de enfermagem e as taxas de satisfação no trabalho (Graystone, 2020). Programas institucionais que ofereçam aos enfermeiros as oportunidades de validar suas experiências e falar sobre os desafios do tipo de cuidados prestados as ajudam a lidar com a fadiga por compaixão e suas implicações para os cuidados de enfermagem (Wenzel e Brysiewicz, 2017).

A fadiga por compaixão pode contribuir para o que é descrito como *violência lateral* (ver Capítulo 24). A violência lateral às vezes ocorre nas interações de enfermeiros e inclui comportamentos como retenção de informações, comentários maliciosos e expressões não verbais de desaprovação, como levantar as sobrancelhas ou fazer caretas. Recém-formados e enfermeiros recém-contratados em uma unidade têm maior probabilidade de enfrentar problemas de violência lateral ou horizontal (Sanner-Stiehr e Ward-Smith, 2017).

Todos os enfermeiros precisam ter habilidades de resiliência para lidar melhor com os estressores que contribuem para a fadiga por compaixão e a violência lateral. O gerenciamento do estresse e dos conflitos, o estabelecimento de conexões com os colegas para compartilhar histórias difíceis, a prática do autocuidado e a manutenção de um equilíbrio apropriado entre o trabalho e a vida pessoal constituem técnicas úteis para manejo do estresse quando lidamos com situações difíceis e contribuem para um cuidado seguro e eficiente (ver Capítulo 37) (Cooper et al., 2020).

Reforma do sistema de saúde e custos

A reforma do sistema de saúde afeta não apenas o modo como os serviços de saúde são pagos, mas também como são fornecidos. Haverá maior ênfase na promoção da saúde, na prevenção de doenças e no manejo de doenças no futuro. Mais serviços ocorrerão em ambientes de cuidados comunitários. No entanto, os hospitais continuarão a gerir o cuidado de pacientes com doenças graves. Como resultado, serão necessários mais enfermeiros para a atuação em centros de cuidados na comunidade, domicílio dos pacientes, escolas e centros para idosos. Isso exigirá que os enfermeiros estejam aptos para avaliar recursos, lacunas no serviço e adaptação dos pacientes no retorno à comunidade. A enfermagem deve responder a essas mudanças avaliando os recursos, melhorando o recrutamento e os modelos de gestão nos hospitais, alterando a educação em enfermagem, ajudando os pacientes a se adaptarem aos novos métodos de oferta de cuidados de saúde e no retorno seguro dos pacientes a seus lares.

A disparada nos custos dos serviços de saúde apresenta desafios à profissão, ao consumidor e ao sistema de prestação de cuidados de saúde. A enfermagem tem a responsabilidade de prestar cuidados da melhor qualidade aos pacientes de um modo eficiente e economicamente realista, inclusive seguindo protocolos estabelecidos, efetuando a alta oportuna e bem planejada de um ambiente de cuidados para o paciente e utilizando suprimentos e equipamentos de modo criterioso. O desafio é usar os cuidados de saúde e os recursos do paciente com sabedoria. O Capítulo 2 resume os motivos da elevação dos custos dos cuidados de saúde e suas implicações para a enfermagem.

Mudanças demográficas

O U.S. Census Bureau (2015) prevê que a década de 2030 será transformadora, com a expectativa de que a população cresça em um ritmo mais lento, envelheça de modo considerável e torne-se mais racial e etnicamente diversificada. Essas mudanças vão exigir a expansão dos recursos de saúde. As projeções populacionais do U.S. Census Bureau preveem que, em 2030, todos os indivíduos da geração *baby boomer* (explosão do nascimento de bebês) terão mais de 65 anos. Isso ampliará o tamanho da população mais velha de tal modo que um em cada cinco residentes estará em idade de aposentadoria. Também é previsto que, até 2044, mais da metade da população dos EUA faça parte de um grupo minoritário (Census Bureau., 2015). Para atender de maneira efetiva a todas as necessidades de cuidados de saúde das populações minoritárias e mais velhas cada vez maiores, devem ocorrer mudanças no modo como o cuidado é oferecido, especialmente na saúde pública. A população ainda está se transferindo das áreas rurais para os centros urbanos, e mais pessoas estão vivendo com doenças crônicas e de longa duração. Não apenas o contexto ambulatorial está se expandindo, mas cada vez mais pessoas desejam receber cuidados ambulatoriais e comunitários e permanecer em seus lares ou na comunidade (ver Capítulos 2 e 3).

Falta de acesso a serviços de saúde

A enfermagem tem um longo histórico de defesa e atendimento das necessidades de pessoas sem acesso aos serviços de saúde (Porter-O'Grady, 2018). Desemprego, subemprego e empregos com baixa remuneração, doenças mentais, falta de moradia e elevação dos custos dos cuidados de saúde contribuem para o aumento das populações sem acesso a serviço de saúde. Cuidar dessa população é um desafio global; fatores sociais, políticos, econômicos e o letramento em saúde (*health literacy*) afetam tanto o acesso aos cuidados quanto aos recursos relacionados aos cuidados de saúde (Kaphingst et al., 2016).

Além disso, o número de pacientes sem acesso a atendimento que precisam de cuidados paliativos domiciliares vem aumentando. Esse é um grupo de pacientes que não apresenta melhora da condição física, porém com um aumento das necessidades de cuidados de saúde. As pessoas com pouco letramento em saúde têm menor probabilidade de participar da tomada de decisão relativa a seus cuidados porque não entendem as informações sobre saúde que são fornecidas, nem compreendem as consequências da indecisão (Seo et al., 2016).

Tendências da enfermagem

A enfermagem é uma profissão dinâmica que cresce e evolui de acordo com mudanças da sociedade e do estilo de vida, mudanças de prioridades e tecnologias nos cuidados de saúde e mudanças dos próprios enfermeiros. As filosofias e definições de enfermagem da atualidade têm um foco holístico, que aborda as necessidades da pessoa como um todo em todas as dimensões, na saúde e na doença, e em interação com a família e a comunidade. Além disso, ainda existe uma crescente conscientização de segurança do paciente em todos os contextos de cuidados.

Prática baseada em evidências

Uma responsabilidade essencial do enfermeiro é tomar decisões clínicas consistentes. Isso se aplica à obtenção da visão de cada paciente (o que você consegue aprender sobre o paciente), a identificação dos problemas de saúde, e o conhecimento de quais medidas devem ser tomadas. O julgamento clínico é influenciado pelo elemento do conhecimento de pensamento crítico (ver Capítulo 15). O conhecimento ajuda a moldar o julgamento clínico. Conhecimento baseado em evidência é um elemento fundamental desse processo.

Nos dias de hoje, o público em geral é mais bem informado sobre suas necessidades de cuidados de saúde, custo dos serviços de saúde, melhores práticas e incidência de erros médicos nas instituições de saúde. Sua prática atual e futura deve ser baseada em evidências atuais. Isso significa que você não deve confiar apenas em informações adquiridas durante a sua formação, o conhecimento prático, as suas experiências ou as políticas e os procedimentos dos serviços de saúde (ver Capítulo 5). Isso significa que você sempre precisa buscar as melhores evidências científicas e aplicá-las aos problemas recorrentes de assistência à saúde do paciente. A prestação de serviços e o reembolso por cuidados de enfermagem baseados em evidências são essenciais (Melnyk e Gallagher-Ford, 2018). Os serviços de saúde devem mostrar a cada parte interessada nos cuidados de saúde (p. ex., pacientes, seguradoras e organizações governamentais) seu compromisso em controlar os custos de cuidados com a saúde, reduzir os erros nos cuidados de saúde e melhorar a segurança dos pacientes com a implementação de práticas baseadas em evidências (National Quality Forum [NQF], 2021). Além disso, muitos hospitais estão obtendo o Magnet Recognition®, um programa de certificação hospitalar extenso que reconhece a excelência na prática de enfermagem e a implementação e a disseminação de práticas e estratégias de enfermagem baseadas em evidências bem-sucedidas (ANCC, n.d.).

Educação de qualidade e segura para enfermeiros

O objetivo geral do projeto **Quality and Safety Education for Nurses (QSEN)** – Educação de Qualidade e Segura para Enfermeiros – é cumprir o desafio de preparar os futuros enfermeiros de práticas avançadas para que tenham os conhecimentos, habilidades e atitudes (CHAs) necessários para aprimorar continuamente a qualidade e a segurança dos sistemas de cuidado de saúde nos quais trabalham (QSEN, 2020a). Para alcançar esse objetivo, o IOM e o painel do QSEN definiram as competências de qualidade e segurança para enfermeiros e as metas propostas para os CHAs desenvolvidos para programas de pré-licenciatura (Tabela 1.1). Para cada competência existem CHAs-alvo para programas pré-licenciatura e programas de graduação (QSEN, 2020a; QSEN, 2020b).

À medida que você for ganhando experiência na prática clínica, você encontrará situações nas quais seu pensamento crítico e seu conhecimento irão ajudá-lo a fazer a diferença para a melhora do cuidado do paciente. Quer essa diferença seja fornecer evidência para a implementação do cuidado à beira do leito, identificar um problema de segurança ou estudar as informações do paciente para identificar tendências de resultados, cada uma dessas situações requer competência em cuidados centrados no paciente, segurança ou informática. Embora não esteja dentro do escopo deste livro apresentar a iniciativa QSEN em sua integralidade, capítulos clínicos subsequentes lhes proporcionarão a oportunidade de abordar como criar competências em uma ou mais dessas áreas.

Impacto das tecnologias de informação emergentes

As tecnologias de informação afetam diretamente a prática de enfermagem. Essas tecnologias proporcionam ferramentas mais precisas e não invasivas, ajudam a implementar automaticamente práticas baseadas em evidências, reúnem e determinam tendências em dados de resultados de pacientes e utilizam sistemas de apoio à decisão clínica. O prontuário eletrônico do paciente (PEP) é um método eficiente para documentar e gerenciar as informações dos cuidados de saúde (ver Capítulo 26). A prescrição eletrônica (PE), ao permitir que os profissionais da saúde insiram diretamente pedidos ou prescrições médicas, é uma iniciativa fundamental para a segurança do paciente, sobretudo na área de prescrição de medicamentos e administração (Crespo et al., 2018).

Tabela 1.1 Educação de qualidade e segura para enfermeiros.

Competência	Definição com exemplos
Cuidados centrados no paciente	Reconhecer o paciente ou seu representante como uma fonte de controle e um parceiro integral para prestar cuidados compassivos e coordenados, baseados no respeito por preferências, valores e necessidades do paciente. *Exemplos: Envolver a família e os amigos nos cuidados. Integrar um entendimento do paciente, da família, das preferências da comunidade e dos valores. Fornecer cuidados centrados no paciente com sensibilidade e respeito à diversidade da experiência humana*
Trabalho em equipe e colaborativo	Atuar de modo efetivo nas equipes de enfermagem e interdisciplinar, incentivar a comunicação aberta, o respeito mútuo e a tomada de decisão compartilhada para obter cuidados de alta qualidade para o paciente. *Exemplos: Reconhecer as contribuições de outros indivíduos e grupos que auxiliem o paciente/família a alcançar os objetivos de saúde. Discutir estratégias eficazes de comunicação e resolução de conflitos. Participar da elaboração de sistemas para favorecer o trabalho em equipe efetivo*
Prática baseada em evidências	Integrar as melhores evidências atuais à experiência clínica e às preferências e aos valores do paciente/familiares para prestar cuidados de saúde ótimos. *Exemplos: Demonstrar conhecimento dos métodos científicos básicos. Avaliar os pontos fortes e fracos das bases científicas para a prática. Reconhecer a importância da leitura regular de periódicos relevantes*
Melhoria da qualidade	Usar dados para monitorar os resultados dos processos de cuidados e usar métodos de aprimoramento para projetar e testar mudanças, visando à melhoria contínua da qualidade e segurança dos sistemas de saúde. *Exemplos: Usar ferramentas como fluxogramas e diagramas para esclarecer o processo de cuidados. Compreender de que modo as variações indesejáveis dos resultados afetam os cuidados. Identificar lacunas entre as práticas locais e a melhor prática*
Segurança	Minimizar o risco de dano aos pacientes e profissionais por meio da eficiência do sistema e desempenho individual. *Exemplos: Examinar os fatores humanos e outros princípios básicos de projetos de segurança, bem como práticas inseguras usadas no cotidiano (como soluções alternativas ou abreviações perigosas). Valorizar o próprio papel para a prevenção de erros*
Informática	Usar a informação e a tecnologia para comunicar, gerenciar o conhecimento, mitigar erros e respaldar a tomada de decisões. *Exemplos: Navegar por um prontuário eletrônico. Resguardar a confidencialidade de informações de saúde protegidas em prontuários eletrônicos*

Adaptada de QSEN Institute: *QSEN competencies*, 2020a, https://qsen.org/competencies/pre-licensure-ksas/. Acesso em: abril 2021.

As tecnologias de informação emergentes auxiliarão em comunicação, prestação dos cuidados e desenvolvimento de relações com os pacientes. Teleconsultas, consultas eletrônicas e dispositivos que permitam que os pacientem comuniquem informações de saúde relevantes por telefone são exemplos de tecnologias que abrem novos caminhos para a oferta de cuidados. Aprenda como essas ferramentas eletrônicas funcionam para poder ensinar os pacientes a usá-las. Prática baseada em evidências, sistemas de apoio à decisão clínica e raciocínio baseado em cuidados representam métodos para aumentar a aquisição e a distribuição de informações.

As inovações tecnológicas ajudam os familiares cuidadores a monitorar e controlar os ambientes domiciliares de idosos, permitem que idosos permaneçam em seus lares, conectados a seus sistemas de suporte, e ajudam no apoio a decisões e coordenação dos cuidados (Andruszkiewicz e Fike, 2015-2016). Além disso, há um aumento na disponibilidade e no uso das funções de teleconsulta e telemedicina para prestar cuidados centrados no paciente em populações urbanas e rurais, em todas as faixas etárias, para pacientes com doenças agudas e crônicas, e para pacientes e familiares nos cuidados e apoio em fim de vida (Smaradottir e Fensli, 2018).

Genômica

A genética é o estudo da hereditariedade, a maneira como os traços são passados de uma geração para outra. Os genes carregam as instruções para a produção de proteínas, que, por sua vez, orientam as atividades das células e funções do organismo que influenciam traços como a cor dos cabelos ou dos olhos e a suscetibilidade a doença. **Genômica** é um termo mais recente que descreve o estudo de todos os genes de uma pessoa e as interações desses genes entre si e com o ambiente do indivíduo (Centers for Disease Control and Prevention [CDC], 2021).

As informações genômicas combinadas com a tecnologia têm o potencial de melhorar os resultados de saúde, a qualidade e a segurança e reduzir os custos dos cuidados (McCormick e Calzone, 2016). Essas informações permitem que os profissionais da saúde determinem de que modo as alterações genômicas contribuem para as condições do paciente e influenciam as decisões terapêuticas (Sharoff, 2016). Por exemplo, quando uma pessoa tem um câncer de cólon antes dos 50 anos, é provável que outros membros de sua família corram o risco de desenvolver esse tipo de câncer. O aconselhamento e os testes genômicos podem determinar o estado familiar. O conhecimento dessa informação é importante para os membros da família que precisarão realizar uma colonoscopia antes dos 50 anos e repetir as colonoscopias com maior frequência que um paciente que não apresente esse risco. Os enfermeiros ajudam a avaliar e a interpretar os resultados de teste genômico, identificam os fatores de risco dos pacientes e os aconselham sobre o que esses achados genômicos podem significar para eles e suas famílias. Quando você utilizar e compreender a genômica, lembre-se de aplicar as informações dos testes genômicos de maneira confidencial, ética e culturalmente adequada para ajudar os profissionais da saúde e os pacientes e os seus familiares a tomarem decisões informadas com relação ao cuidado (Tluczek et al., 2019).

Percepção pública ou visibilidade da enfermagem

A enfermagem é uma profissão essencial da área da saúde. Como profissionais da saúde da linha de frente, os enfermeiros atuam em todos os ambientes de cuidados e constituem o maior número de profissionais da saúde. São essenciais para prestar cuidados competentes, especializados e bem-informados, melhorar o estado da saúde pública e garantir cuidados eficientes, seguros e de alta qualidade (ANA, 2021).

Os usuários do sistema de saúde estão mais informados que nunca; com a internet, os usuários têm acesso a mais informações sobre o sistema de saúde e os tratamentos. Por exemplo, *Hospital Compare* é um *site* voltado ao usuário que permite que as pessoas selecionem múltiplos hospitais e comparem diretamente informações de medidas de desempenho em doenças específicas, como infarto do miocárdio, insuficiência cardíaca, pneumonia e cirurgia (Centers for Medicare and Medicaid Services [CMS], n.d.). Essas informações podem ajudar os usuários a tomar decisões conscientes sobre seus cuidados de saúde.

Os usuários também podem acessar o site do *Hospital Consumer Assessment of Healthcare Providers and Systems* (HCAHPS) para obter informações sobre cuidados hospitalares do ponto de vista de pacientes. O CMS e a Agency for Healthcare Research and Quality (AHRQ) desenvolveram a Pesquisa HCAHPS, também conhecida por Hospital CAHPS®, como um instrumento padronizado de pesquisa e metodologia de coleta de dados para avaliar as perspectivas dos pacientes sobre cuidados hospitalares (CMS, 2020). A maioria dos hospitais coleta informações sobre a satisfação dos pacientes; o HCAHPS oferece uma pesquisa que ajuda os usuários a obter comparações válidas sob o ponto de vista dos pacientes em todos os hospitais. Essas informações têm a intenção de permitir que os usuários façam comparações diretas para respaldar suas escolhas (HCAHPS, 2021).

> **Pense nisso**
>
> Muitas vezes, o enfermeiro é o primeiro profissional da saúde que um paciente encontra no pronto-socorro ou após a internação em um hospital. Pense no tipo de impressão que você deseja causar em termos de compaixão, competência e profissionalismo.

Impacto da enfermagem sobre o ambiente político e as políticas de saúde

O poder ou a influência política é a capacidade de influenciar ou persuadir um indivíduo que tenha um cargo governamental a exercer o poder daquele cargo de modo a obter um resultado desejado. O envolvimento dos enfermeiros na política vem recebendo maior ênfase em currículos de enfermagem, organizações profissionais, política de saúde pública e ambientes de cuidados. As organizações profissionais de enfermagem e os State Boards of Nursing empregam lobistas para pressionar as câmaras estaduais e federais a aprovar leis que melhorem a qualidade dos cuidados de saúde (Mason et al., 2020).

A ANA trabalha para melhorar os padrões de saúde e a disponibilidade dos serviços de saúde para todas as pessoas, promove padrões elevados na enfermagem, estimula e favorece o desenvolvimento profissional dos enfermeiros e o progresso em seu bem-estar geral e econômico. Os objetivos da ANA não são limitados por questões de nacionalidade, raça, credo, estilo de vida, cor, gênero ou idade.

Você pode influenciar as decisões políticas em todos os níveis de governo. Um modo de envolvimento é a participação em esforços locais e nacionais (Mason et al., 2020). Esses esforços são cruciais para exercer a influência dos enfermeiros no início do processo político. Os enfermeiros podem ajudar a criar um futuro brilhante, tornando-se estudantes dedicados às necessidades sociais, ativistas para influenciar políticas que atendam a essas necessidades, contribuir generosamente com tempo e dinheiro para as organizações de enfermagem e candidatar-se a trabalhar por um cuidado de saúde universal (Mason et al., 2020).

Formação de enfermagem

Para se formar como enfermeiro, é necessária uma quantidade significativa de educação formal. As questões relacionadas à padronização da educação em enfermagem e à entrada na prática ainda são muito controversas, muitas vezes dificultando a escolha de programas de enfermagem por parte dos indivíduos. Existem vários programas educacionais de graduação para pessoas que pretendem se tornar enfermeiros profissionais. Além disso, a educação de enfermeiros em nível de pós-graduação e a educação continuada em serviço estão disponíveis para enfermeiros.

Graduação

Atualmente nos EUA, o modo mais frequente para se formar em **bacharel de enfermagem (enfermeiro)** consiste em um programa de graduação, em nível de associado ou de bacharelado. Graduados nesses dois tipos de programa são elegíveis para prestar o exame *National Council Licensure Examination for Registered Nurses* (NCLEX-RN®) para o exercício profissional como enfermeiros no estado onde atuarão.

O programa de associado nos EUA dura 2 anos e geralmente é oferecido por uma universidade ou uma faculdade. Esse programa enfoca as ciências básicas e os cursos clínicos e teóricos relacionados à prática da enfermagem. Um técnico de enfermagem que possui formação de grau técnico pode subsequentemente avançar para obter um diploma de bacharel. Cada universidade determina os cursos adicionais, e um programa de Bacharelado em Ciências da Enfermagem (BSN) para se formar como enfermeiro pode ter uma duração de 12 a 18 meses, de acordo com o histórico escolar do nível técnico.

O grau de bacharel em geral inclui 4 anos de estudo em uma faculdade ou universidade. Ele enfoca ciências básicas, cursos clínicos e teóricos e cursos nas áreas de ciências sociais, artes e ciências humanas para respaldar a teoria da enfermagem. No Canadá, o grau de Bacharel em Ciências de Enfermagem (BScN) ou Bacharel em Enfermagem (BN) é equivalente ao grau de BSN nos EUA. O documento *The Essentials: Core Competencies for Professional Nursing Education* (AACN, 2021a) engloba 10 Domínios para o enfermeiro com grau de bacharel e orienta o corpo docente em termos de estrutura e avaliação do currículo (Boxe 1.4). As normas publicadas pelas organizações que realizam o credenciamento de programas de enfermagem especificam que as competências essenciais para enfermeiros profissionais devem estar no currículo de enfermagem. Além disso, uma das recomendações do IOM era que 80% dos enfermeiros estivessem preparados com grau de bacharel em enfermagem até 2020 (IOM, 2010) (ver Capítulo 2).[3]

Pós-graduação

Depois de obter o grau de bacharelado em enfermagem, é possível buscar a educação em nível de pós-graduação, levando a um grau de mestre ou doutor em várias áreas de pós-graduação, incluindo enfermagem. Outros campos incluem saúde pública, epidemiologia e informática. *The Essentials: Core Competencies for Professional Nursing Education* (AACN, 2021a) fornece diretrizes para elaborar e avaliar currículos de graduação de enfermagem e define as competências baseadas em conhecimentos robustos da ciência e da teoria da enfermagem; conhecimento avançado nas ciências básicas; e prática clínica baseada em pesquisas. Um mestrado em enfermagem é importante para as funções de enfermeiro educador, enfermeiro administrador e futuro enfermeiro pesquisador, e é um requisito mínimo para EPA.

---

[3]N.R.T.: No Brasil, as Diretrizes Curriculares de Enfermagem orientam a elaboração do Projeto Pedagógico de Curso de Enfermagem. A Resolução da Câmara de Educação Superior do Conselho Nacional de Educação (Res. CNE/CES nº 3), de 7 de novembro de 2001, que instituiu as Diretrizes Curriculares Nacionais do Curso de Graduação em Enfermagem, em vigor, definiu princípios, fundamentos, condições e procedimentos da formação de enfermeiros para aplicação em âmbito nacional. Além disso, essas diretrizes determinam a organização, o desenvolvimento e a avaliação dos projetos pedagógicos de cursos a serem implementados em instituições de Ensino Superior. (Fonte: Conselho Nacional de Educação, Câmara de Educação Superior, Resolução CNE/CES nº 3, de 7 de novembro de 2001, institui as Diretrizes Curriculares Nacionais do Curso de Graduação em Enfermagem. Disponível em: http://portal.mec.gov.br/cne/arquivos/pdf/CES03.pdf.)

> **Boxe 1.4** Domínios Essenciais da American Association of Colleges of Nursing (AACN) (2021)
>
> Domínio 1: Conhecimentos das Práticas de Enfermagem
> Domínio 2: Cuidado Centrado na Pessoa
> Domínio 3: Saúde da População
> Domínio 4: Formação Acadêmica da Prática de Enfermagem
> Domínio 5: Qualidade e Segurança
> Domínio 6: Parcerias Interprofissionais
> Domínio 7: Prática Baseada em Sistemas
> Domínio 8: Informática e Tecnologias da Saúde
> Domínio 9: Profissionalismo
> Domínio 10: Desenvolvimento Pessoal, Profissional e Liderança
>
> De American Association of Colleges of Nursing (AACN): *The essentials: core competencies for professional nursing education*, 2021a, https://www.aacnnursing.org/Education-Resources/AACNEssentials. Acesso em abril de 2021.

Doutorado. Os programas profissionais de doutorado em enfermagem (diploma de Doutor em Ciência da Enfermagem [DSN]) preparam os pós-graduandos para a aplicação das descobertas de pesquisa à enfermagem clínica. Outros programas de doutorado preparam os enfermeiros para pesquisas mais rigorosas e desenvolvimento de teorias e titulam com o grau orientado para pesquisa de Doutor em Filosofia (PhD) da enfermagem. O doutorado profissional (DP) é o nível de prática final que oferece preparação avançada para os EPAs. DP é um doutorado com foco na prática. Outras matérias incluem saúde pública, epidemiologia e informática. O documento *The Essentials: Core Competencies for Professional Nursing Education* (AACN, 2021a) oferece orientações para estruturação e avaliação de currículos de graduação em enfermagem, habilidades para obter conhecimentos expandidos por meio de formulação e interpretações da prática baseada em evidências.

A necessidade de enfermeiros com titulação de doutorado vem aumentando. A expansão dos papéis clínicos e a demanda contínua por docentes e administradores de enfermagem com boa formação, enfermeiros administradores e EPAs em ambientes clínicos e novas áreas de especialidades em enfermagem, como informática em enfermagem, são apenas alguns motivos para o aumento do número de enfermeiros com doutorado.

Educação continuada ou permanente e educação em serviço

A enfermagem é uma profissão baseada em conhecimento, tomada de decisões clínicas e competência tecnológica; todas são qualidades exigidas e esperadas para atender às necessidades dos usuários do sistema de saúde. A educação continuada ou permanente atualiza seus conhecimentos sobre as pesquisas e o desenvolvimento da prática mais recentes, ajuda na especialização em uma área de prática em particular e ensina novas habilidades e técnicas, que são fatores cruciais para melhorar os cuidados do paciente (Wellings et al., 2017). A **educação continuada** envolve programas educacionais oferecidos por universidades, hospitais, associações de enfermagem, organizações profissionais de enfermagem, instituições de ensino e serviços de saúde. Um exemplo seria um programa para cuidado de idosos com demência oferecido por uma universidade ou um programa sobre práticas seguras na administração de medicamento oferecido por um hospital. Embora muitos desses programas sejam conduzidos presencialmente, na forma de palestras, seminários ou treinamento de habilidades, há um crescimento do aprendizado virtual e programas de simulação móveis, especialmente em subespecialidades da enfermagem, como oncologia, que requerem uma educação continuada de enfermagem ou que atendam às necessidades educacionais de enfermeiros em áreas rurais (das Graças Silva Matsubara e De Domenico, 2016; Smith et al., 2020). Muitos estados exigem um número determinado de horas de educação continuada como parte da renovação da licença. Em alguns casos, há exigências de educação continuada em tópicos específicos como bioterrorismo e manejo da dor.

Os programas de **educação em serviço** consistem em programas de ensino ou treinamento fornecidos por um órgão ou instituição de saúde. Um programa em serviço é conduzido na instituição e é projetado para aumentar conhecimentos, habilidades e competências de enfermeiros e outros profissionais da saúde empregados pela instituição. Com frequência os programas de educação em serviço enfocam novas tecnologias, como o modo de usar corretamente as seringas de segurança mais modernas. Muitos programas de educação em serviço são projetados para suprir competências exigidas por uma organização. Por exemplo, um hospital pode oferecer um programa de educação em serviço sobre os princípios de segurança na administração de quimioterápico ou um programa sobre competência cultural.

Prática de enfermagem

Você terá a oportunidade de atuar em uma variedade de ambientes, em muitas funções dentro desses ambientes e com profissionais de outras áreas da saúde. Os padrões de prática da ANA, os padrões de desempenho e o código de ética para os profissionais de enfermagem fazem parte do reconhecimento público da importância da prática de enfermagem no setor de saúde e as implicações das tendências nos cuidados de saúde para a prática de enfermagem. As legislações de regulamentação do exercício profissional (nacional, estaduais e municipais) sobre a prática de enfermagem estabelecem a regulamentação legal e específica para a prática, e as organizações profissionais estabelecem padrões de prática como critérios para a implementação dos cuidados de enfermagem.

Legislação da prática de enfermagem

Nos EUA, o State Board of Nursing supervisiona a legislação do exercício profissional (LEP) em cada estado. A LEP regula o escopo da prática de enfermagem no estado e protege a saúde pública, a segurança e o bem-estar. Isso inclui a proteção do público contra enfermeiros não qualificados e de prática insegura. Embora cada estado tenha sua própria LEP definindo o escopo da prática de enfermagem, a maioria das LEPs é semelhante. A definição de prática de enfermagem publicada pela ANA é representativa da abrangência da prática de enfermagem definida na maioria dos estados. Na última década, muitos estados revisaram suas LEPs de modo a refletir o crescimento da autonomia da enfermagem, os requisitos mínimos para a formação, as exigências de certificação, a expansão dos papéis e da abrangência de atuação de EPAs.

Registro e certificação

Registro. Nos EUA, todos os States Boards of Nursing exigem que os candidatos a enfermeiros sejam aprovados no NCLEX-RN®. Independentemente da preparação educacional, o exame para obtenção do registro profissional é o mesmo em todos os estados dos EUA. Isso permite uma padronização da base de conhecimento mínima para enfermeiros. Outros requisitos para o registro, como verificação de antecedentes criminais, variam de um estado para outro.

Certificação. Após a aprovação no NCLEX-RN®, um enfermeiro pode preferir obter uma certificação em alguma área específica da prática de enfermagem. As exigências mínimas de prática e/ou formação são estabelecidas com base na certificação específica. As organizações de enfermagem nacionais como a ANA têm muitos tipos de certificação para o progresso na carreira, como certificação em enfermagem médico-cirúrgica ou geriátrica. Após a aprovação no exame inicial, a certificação é mantida por meio de educação continuada e de um número definido de horas de prática clínica ou administrativa.

Organizações profissionais de enfermagem

Uma **organização profissional** lida com questões relevantes àqueles que praticam a profissão. Além das organizações educacionais já discutidas, existem várias organizações de especialidades de enfermagem. Por exemplo, algumas organizações profissionais enfocam áreas específicas, como terapia intensiva, prática avançada, enfermagem materno-infantil, oncologia e pesquisa em enfermagem. Essas organizações tentam melhorar os padrões de prática, ampliar os papéis da enfermagem e promover o bem-estar dos enfermeiros nas áreas de especialidade. Além disso, as organizações profissionais apresentam programas educacionais e publicam periódicos.

Como estudante, você precisa participar de organizações como a National Student Nurses' Association (NSNA) nos EUA e a Canadian Nursing Students' Association (CNSA) no Canadá. Essas organizações consideram questões de importância para estudantes de enfermagem, como o desenvolvimento da carreira e a preparação para o registro profissional. Muitas vezes, a NSNA colabora com as organizações profissionais em atividades e programas.

Pontos-chave

- Padrões de enfermagem oferecem as diretrizes para implementação e avaliação do cuidado de enfermagem
- Mudanças na sociedade, como a reforma do sistema de saúde, a mudança dos padrões demográficos, o aumento da população sem acesso a serviço de saúde e o aumento do consumismo, afetam a prática de enfermagem
- Um enfermeiro pode seguir múltiplos caminhos em sua carreira profissional, como prática avançada, docência, pesquisa e administração, para progredir dentro da disciplina
- Os enfermeiros estão cada vez mais cientes do papel da política e sua influência no sistema de saúde. Como resultado, os enfermeiros estão mais cientes da influência da profissão sobre as políticas e as práticas de saúde
- Os avanços da base de conhecimento científico da enfermagem e a aplicação da prática baseada em evidências melhoraram os cuidados e os resultados dos pacientes
- Embora os programas de ensino de enfermagem estejam disponíveis para a formação profissional de enfermeiros, todos os programas devem aderir aos padrões educacionais estabelecidos por uma organização profissional de enfermagem
- As organizações profissionais de enfermagem têm impacto nos padrões e acreditação da instituição de ensino, na prática especializada, no consumo do serviço de saúde e na defesa do paciente.

Para refletir

- Ao refletir sobre uma recente experiência clínica, quais competências QSEN em conhecimento, habilidades ou atitudes você utilizou quando cuidava de um paciente?
- Qual é o impacto que a prática baseada em evidências e as tecnologias emergentes causam no cuidado centrado no paciente de alta qualidade?
- Você faz parte do comitê de segurança dos pacientes em seu hospital. Sua tarefa é identificar dois recursos relacionados à segurança. Um recurso deve estar relacionado a enfermeiros individualmente; o segundo, à prática e ao ambiente de trabalho.

Questões de revisão

1. Você está preparando uma apresentação para seus colegas de turma sobre a reunião para coordenação dos cuidados clínicos de um paciente com câncer terminal. Como parte de sua preparação, você pede que seus colegas leiam o Código de Ética dos Profissionais de Enfermagem. Seu professor pergunta à turma por que esse documento é importante. Que afirmação descreve melhor esse código?
   a. Melhora os autocuidados de saúde.
   b. Protege a confidencialidade dos pacientes.
   c. Garante cuidados idênticos a todos os pacientes.
   d. Define os princípios de certo e errado ao prestar cuidado ao paciente.
2. Um enfermeiro está cuidando de um paciente com doença pulmonar em estágio terminal. O paciente deseja ir para casa usando oxigênio e manter-se confortável. A família quer que o paciente seja submetido a um novo procedimento cirúrgico. O enfermeiro explica os riscos e benefícios da cirurgia à família e conversa com eles sobre o desejo do paciente. Em relação ao paciente, o enfermeiro está agindo como:
   a. Educador.
   b. Defensor.
   c. Cuidador profissional.
   d. Comunicador.
3. O enfermeiro passa algum tempo com um paciente e sua família repassando um procedimento para troca de curativo da ferida do paciente. O cônjuge do paciente demonstra como trocar o curativo. O enfermeiro está atuando em qual papel profissional?
   a. Educador.
   b. Defensor.
   c. Cuidador profissional.
   d. Comunicador.
4. O exame para obtenção do registro profissional de enfermeiro é o mesmo em todos os estados dos EUA. Esse exame:
   a. Garante cuidados de enfermagem seguros para todos os pacientes.
   b. Garante cuidados de enfermagem padronizados para todos os pacientes.
   c. Fornece o padrão mínimo de conhecimento para a prática do enfermeiro.
   d. Garante uma educação padronizada entre todos os programas de graduação.
5. A enfermagem contemporânea exige que o enfermeiro tenha conhecimentos e habilidades para uma variedade de papéis e responsabilidades profissionais. Quais das opções a seguir constituem exemplos desses papéis e responsabilidades? (Selecione todas as aplicáveis.)
   a. Cuidador.
   b. Autonomia.
   c. Defensor do paciente.
   d. Promoção da saúde.
   e. Aconselhador genético.
6. Faça a correspondência entre a especialidade de prática avançada e a afirmação relativa à função.

1. Enfermeiro clínico especialista	a. Fornece cuidados independentes, incluindo serviços obstétricos e ginecológicos.
2. Enfermeiro anestesista	b. Competência clínica em uma área de prática especializada, como cuidados de adultos com diabetes.
3. Enfermeiro gestor de casos	c. Presta cuidados abrangentes, geralmente em um contexto de atenção primária, gerenciando diretamente o cuidado clínico de pacientes saudáveis ou que vivem com condições crônicas.
4. Enfermeiro obstétrico	d. Planeja e aplica anestesia e controle de dor nos pacientes durante toda a vida.

7. A reforma do sistema de saúde vai alterar a ênfase dos cuidados. Qual desses modelos é esperado com a reforma do sistema de saúde?
    a. Mudança de um modelo de doenças agudas para promoção da saúde e prevenção de doenças.
    b. Mudança de um modelo de prevenção de doenças para promoção da saúde.
    c. Mudança de cuidados hospitalares para cuidados na comunidade.
    d. Mudança de um modelo de doença aguda para um modelo de manejo de doenças.
8. O gerente de enfermagem se reúne com a equipe de enfermeiros registrados sobre um aumento de infecções do trato urinário em pacientes com cateter de Foley. A equipe trabalha em conjunto para revisar a literatura sobre infecções de trato urinário associadas a cateter (ITUACs), identifica os pacientes em risco e estabelece novas práticas de cuidados de cateteres. Esse é um exemplo de qual competência da Educação de Qualidade e Segura para Enfermeiros (QSEN)?
    a. Cuidados centrados no paciente.
    b. Segurança.
    c. Trabalho em equipe e colaboração.
    d. Melhoria da qualidade.
9. Um enfermeiro de terapia intensiva está usando uma nova intervenção baseada em pesquisas para posicionar os pacientes de modo correto nos ventiladores, com o objetivo de reduzir a ocorrência de pneumonia causada pelo acúmulo de secreções respiratórias. Este é um exemplo de qual competência de QSEN?
    a. Cuidados centrados no paciente.
    b. Prática baseada em evidências.
    c. Trabalho em equipe e colaboração.
    d. Melhoria da qualidade.
10. Os enfermeiros de uma enfermaria de cuidados agudos percebem que houve um aumento no número de pacientes com lesões por pressão. Um enfermeiro consultor decide comparar dois tipos de tratamento. O primeiro é o procedimento usado atualmente para avaliar o risco de lesão por pressão. O segundo emprega um novo instrumento de avaliação para identificar pacientes de risco. Com base nessa informação, a enfermeiro consultor é um exemplo de que carreira?
    a. Enfermeiro clínico especialista.
    b. Enfermeiro administrador.
    c. Enfermeiro educador ou docente.
    d. Enfermeiro pesquisador.

Respostas: **1.** d; **2.** b; **3.** a; **4.** c; **5.** a, b, c, d; **6.** 1b, 2d, 3c, 4a; **7.** a; **8.** d; **9.** b; **10.** d.

Referências bibliográficas

American Association of Colleges of Nursing (AACN): *The essentials: core competencies for professional nursing education,* 2021a, https://www.aacnnursing.org/Education-Resources/AACN-Essentials. Accessed April 2021.

American Association of Colleges of Nursing (AACN): *End-of-Life Education Consortium (ELNEC) Fact Sheet,* 2021b, https://www.aacnnursing.org/Portals/42/ELNEC/PDF/ELNEC-Fact-Sheet.pdf. Accessed April 2021.

American Association of Nurse Anesthetists (AANA): Scope of nurse anesthesia practice, 2020, https://www.aana.com/docs/default-source/practice-aana-com-web-documents-(all)/professional-practice-manual/scope-of-nurse-anesthesia-practice.pdf?sfvrsn5250049b1_6. Accessed April 2021.

American College of Nurse Midwives (ACNM): *Definition of Midwifery and scope of practice of certified nurse-midwives and certified midwives,* 2012, https://www.midwife.org/acnm/files/ACNMLibraryData/UPLOADFILENAME/000000000266/Definition%20of%20Midwifery%20and%20Scope%20of%20Practice%20of%20CNMs%20and%20CMs%20Feb%202012.pdf. Accessed April 2021.

American Association of Nurse Practitioners (AANP): *What is a Nurse Practitioner (NP)?* https://www.aanp.org/about/all-about-nps/whats-a-nurse-practitioner, 2021. Accessed April 2021.

American Nurses Association (ANA): *Code of ethics for nurses with interpretive statements,* Silver Spring, MD, 2015, The Association. Available at: https://www.nursingworld.org/practice-policy/nursing-excellence/ethics/code-of-ethics-for-nurses/coe-view-only/. Accessed April 2021.

American Nurses Association (ANA): *Nursing: Scope and Standards of Practice,* 4th edition. Silver Spring, MD, 2021, The Association.

American Nurses Credentialing Center (ANCC): *Facts about the magnet recognition program,* n.d., https://www.nursingworld.org/globalassets/organizational-programs/magnet/magnet-factsheet.pdf. Accessed April 2021.

American Organization of Nurse Executives. *AONE Nurse Executive Competencies.* Chicago, IL, 2015, Author. https://www.aonl.org/sites/default/files/aone/nec.pdf. Accessed April 2021.

Benner P: *From novice to expert: excellence and power in clinical nursing practice,* Menlo Park, CA, 1984, Addison-Wesley.

Benner P, et al: The social fabric of nursing knowledge, *Am J Nurs* 97(7):16, 1997.

Benner P, et al: *Educating nurses: a call for radical transformation,* Stanford, CA, 2010, Carnegie Foundation for the Advancement of Teaching.

Centers for Disease Control and Prevention (CDC): *Genomics and health topics,* 2021, https://www.cdc.gov/genomics/disease/genomic_diseases.htm. Accessed April 2021.

Centers for Medicare and Medicaid Services (CMS): *Find & compare nursing homes, hospitals & other providers near you,* n.d., https://www.medicare.gov/care-compare/?providerType5Hospital&redirect5true. Accessed April 2021.

Centers for Medicare and Medicaid Services (CMS): *Hospital CAHPS (HCAHPS),* 2020, https://www.cms.gov/Research-Statistics-Data-and-Systems/Research/CAHPS/HCAHPS1. Accessed April 2021.

Donahue MP: *Nursing: the finest art—an illustrated history,* ed 3, St Louis, 2011, Mosby.

Doherty CL et al: The consensus model: What current and future NPs need to know, *American Nurse Today* 13(12), 2018, https://www.americannursetoday.com/consensus-model-nps/. Accessed April 2021.

Flanders SA: Effective patient education: evidence and common sense, *MedSurg Nursing,* 27(1): 55, 2018.

Fowler DM: *Guide to the Code of Ethics for nurses with interpretive statements: development, interpretation and application, second edition,* Silver Spring, MD, 2015, The Association.

Gerber L: Understanding the nurse's role as a patient advocate. *Nursing* 2018, 48(4): 55, 2018.

Graystone R: Prevent compassion fatigue and burnout with a magnet culture, *JONA* 49(5): 231, 2020.

Hospital Consumer Assessment of Healthcare Providers and Systems (HCAHPS): *CAHPS® Hospital Survey,* 2021, https://hcahpsonline.org/. Accessed April 2021.

Institute of Medicine (IOM): *The future of nursing: leading change, advancing health,* Washington DC, 2010, National Academies Press.

International Council of Nurses (ICN): *Nursing definitions,* 2021, https://www.icn.ch/nursing-policy/nursing-definitions. Accessed April 2021.

Kowalski K: Professional behavior in nursing, *J Contin Educ Nurs* 47(4):158, 2016.

McCormick KA, Calzone KA: The impact of genomics on health outcomes, quality, and safety, *Nurs Manage* 47(4):23, 2016.

Mason DJ, et al: *Policy & politics in nursing and health care,* ed 8, St. Louis, 2020, Elsevier.

Monsivais DB, Robbins LK: Better together: faculty development for quality improvement in the nurse educator role, *Teach Learn Nurs,* 15(1): 7, 2020.

National Association of Clinical Nurse Specialists (NACNS): *Statement on CNS practice and education* ed 3, Reston, VA, 2019, The Association.

National Council of State Boards of Nursing (NCSBN): *APRN Consensus Model for APRN Regulation: Licensure, Accreditation, Certification and Education,* 2021, https://www.ncsbn.org/aprn-consensus.htm, accessed April 2021.

National Quality Forum (NQF): *A strategic plan for achieving the care we need,* 2021, https://www.qualityforum.org/A_Strategic_Plan_for_Achieving_The_Care_We_Need.aspx. Accessed April 2021.

Nightingale F: *Notes on nursing: what it is and what it is not,* London, 1860, Harrison and Sons.

Porter-O'Grady T: Bringing nursing to the homeless and underserved, *Nurs Admin Q,* 42(2): 115, 2018.

QSEN Institute: *QSEN Competencies,* 2020a, http://qsen.org/competencies/pre-licensure-ksas/. Accessed April 2021.

QSEN Institute: *Graduate QSEN Competencies,* 2020b, https://qsen.org/competencies/graduate-ksas/. Accessed April 2021.

Robert Wood Johnson Foundation (RWJF). *Catalysts for change: Harnessing the power of nurses to build population health in the 21st century,* 2017, https://www.rwjf.org/en/library/research/2017/09/catalysts-for-change--harnessing-the-power-of-nurses-to-build-population-health.html Accessed April 2021.

Robert Wood Johnson Foundation (RWJF). *Campaign for action is chalking up successes that will improve patient care,* 2014, https://www.rwjf.org/en/library/articles-and-news/2014/06/campaign-for-action-is-chalking-up-successes-that-will-improve-p.html Accessed April 2021.

Sanner-Stiehr, Ward-Smith P: Lateral violence in nursing: Implication and strategies for nurse educators, *J Prof Nurs,* 33(2): 113, 2017.

Sharoff L: Holistic nursing in the genetic/genomic era, *J Holist Nurs* 34(2):146, 2016.

Smith SD et al: Adapting a nurse-managed mobile simulation program to meet rural health nursing continuing education needs, *J Cont Educ Nurs,* 51(2): 82, 2020.

Takenouchi S: Empowering nursing through end-of-life nursing education in Asia: Nurses as advocates for patients' dignity, *Asia Pac J Oncol Nurs,* 5(1): 9, 2018.

Tluczek A et al: How American Nurses Association Code of Ethics informs genetic/genomic nursing, *Nursing Ethics,* 26(5): 1505, 2019.

U.S. Census Bureau, Population Division: *Projections of the size and composition of the US Population,* 2014-2060, released 2015, https://www.census.gov/library/publications/2015/demo/p25-1143.html. Accessed April 2021.

Wallace I et al: The impact of clinical nurse specialists in the decision making in cancer multidisciplinary team meetings: A qualitative study, *European J Onc Nurs,* 43:1, 2019.

Wilson M et al: Impact of nurse champion on quality of care and outcomes in type 2 diabetes patients, *Int J Evid Based HealthC,* 17(1): 3, 2019.

Referências de pesquisa

Abbasinia M et al: Patient advocacy in nursing: a concept analysis, *Nursing Ethics* 27(1): 141, 2019.

Andruszkiewicz G, Fike K: Emerging technology trends and products: how tech innovations are easing the burden of family caregiving, *Generations* 39(4):64, 2015–2016.

Christian BJ: Translational research-effective communication and teaching strategies for improving the quality of pediatric nursing care for hospitalized children and their families, *J Ped Nurs,* 34: 90, 2017.

Cooper AL et al: Nurse resilience: a concept analysis, *Int J Mental Health Nurs,* 29:553, 2020, https://doi.org/10.1111/inm.12721.

Crespo A et al: Improving the safety and quality of systemic treatment regimens in computerized prescriber order entry systems. *J Oncol Pract,* 14(6): e393, 2018.

das Gracas Silva Malsubara M; De Domenico EBL: Virtual learning environment in continuing education in nursing in Oncology: an experimental study, *J of Cancer Education* 31(4): 804, 2016.

Faraz A: Novice nurse practitioner workforce transition and turnover intention in primary care. *J Am Assoc Nurs Pract,* 29:26, 2017.

Hairong Y et al: Predictors of compassion fatigue, burnout, and compassion satisfaction among emergency nurses: a cross-sectional survey. *International Emergency Nursing,* 55(2021):100961, 2021, Available at: https://www.sciencedirect.com/science/article/pii/S1755599X20301336, 2021. Accessed April 2021.

Kaphingst KA et al: Relationships between health literacy and genomics-related knowledge, self-efficacy, perceived importance, and communication in a medically underserved population, *J Health Comm* 21:58, 2016.

Melnyk BM, Gallagher-Ford L: Outcomes from the first Helene Fuld Health Trust National Institute for Evidence-Based Practice in Nursing and Health Care Invitational Expert Forum, *Worldviews Evid Based Nurs* 15(1): 5, 2018,

O'Mahony J et al: Hospice palliative care volunteers a program and patient/family advocates, *Am J Hosp Palliat Med,* 34(9): 844, 2017.

Pinchera B et al: Best practices for patient self-management: implications for nurse educators, patient educators, and program developers, *J Cont Ed Nurs,* 49(9): 432, 2018.

Potter PA, et al: Developing a systemic program for compassion fatigue, *Nurs Adm Q* 37(4):326, 2013a.

Potter PA, et al: Evaluation of a compassion fatigue resilience program for oncology nurses, *Oncol Nurs Forum* 40(2):180, 2013b.

Seo J, et al: Effect of health literacy on decision-making preferences among medically underserved patients, *Med Decis Making* 36:550, 2016.

Smaradottir B, Fensli R: Evaluation of a telemedicine service run with a patient-centered model, *Stud Health Technol Inform,* 251:297, 2018.

Wellings CA et al: Evaluating continuing nursing education: a qualitative study of intention to change practice and perceived barriers to knowledge translation, *J Nurs Prof Dev,*33(6): 281, 2017.

Wenzel D, Brysiewicz P: Integrative review of facility interventions to manage compassion fatigue in oncology nurses, *Oncol Nurs Forum,* 44(3): E124, 2017.

2

Sistema de Saúde

Objetivos

- Discutir as características de um sistema de saúde integrado
- Resumir o escopo dos seis níveis de cuidados de saúde
- Discutir o papel dos enfermeiros em vários ambientes de cuidados de saúde
- Explicar a relação entre os níveis de cuidados de saúde e níveis de prevenção
- Examinar os tipos de ambientes nos quais os profissionais fornecem os cuidados de saúde primários, secundários e terciários
- Discutir os fatores que afetam o acesso de uma pessoa aos cuidados de saúde
- Resumir a importância do planejamento de alta
- Identificar barreiras para o planejamento efetivo da alta
- Explicar como o conceito de "Pagamento por Valor" é utilizado para recompensar financeiramente os hospitais
- Explicar as abordagens que podem ser usadas pelos enfermeiros para melhorar a satisfação dos pacientes
- Discutir como a escassez em enfermagem está afetando a profissão
- Explicar o conceito de cuidado centrado no paciente
- Explicar os efeitos das disparidades nos cuidados de saúde sobre a saúde de uma comunidade.

Termos-chave

Atenção primária
Atenção secundária
Atenção terciária
Centros de convivência diária para adultos
Conjunto mínimo de dados (CMD)
Cuidado centrado no paciente
Cuidado de descanso
Cuidado domiciliar
Cuidados agudos
Cuidados de recuperação

Cuidados paliativos
Desigualdades em saúde
Equidade no cuidado de saúde
Grupo de diagnósticos relacionados (DRG)
Hospice
Instituição de cuidados prolongados ou instituição de longa permanência (ILP)
Instituição de enfermagem especializada

Lei de cuidados financiáveis
Medicaid
Medicare
Planejamento de alta
Reabilitação
Resultados sensíveis à enfermagem
Sistema de pagamento prospectivo das internações hospitalares (SPP)
Telemedicina
Vida assistida

O sistema de saúde nos EUA é complexo e está em constante mudança. Na última década, os esforços estavam concentrados na redução de custos dos serviços de saúde, com melhoria simultânea do acesso ao sistema de saúde e da garantia de resultados de alta qualidade. No entanto, nos primeiros 6 meses de 2020, aproximadamente 30 milhões de norte-americanos não tinham seguro saúde (Assistant Secretary for Planning and Evaluation [ASPE], 2021). Em 2018, as despesas com serviços de saúde nos EUA totalizaram 17,7% do produto interno bruto, correspondendo em média a USD 11.172 por pessoa (Centers for Medicare and Medical Services [CMS], 2019a). Existe uma variedade de serviços disponíveis com profissionais da saúde de diversas especialidades, mas com frequência é difícil para pessoas com cobertura limitada de seguros de saúde e recursos econômicos terem acesso a eles. Milhões de norte-americanos têm um seguro de saúde, mas não procuram os cuidados de saúde preventivos ou necessários devido ao alto custo das despesas compartilhadas (Himmelstein et al., 2018). Pacientes não segurados ou que não procuram cuidados de saúde prontamente representam um desafio aos prestadores de cuidados de saúde porque têm maior probabilidade de ignorar ou adiar o tratamento de doenças agudas e crônicas e morrer prematuramente (Young e Kroth, 2018).

Você terá mais sucesso em sua carreira se entender o funcionamento do sistema de saúde e os papéis desempenhados pelos enfermeiros. A enfermagem é uma atividade de prestação de cuidados. Os valores da profissão estão embasados na noção de ajudar as pessoas a recuperar, manter ou melhorar a saúde, prevenir doenças e encontrar conforto e dignidade ao fim da vida.

A prática da enfermagem está mudando. A American Nurses Association (ANA) afirma: "A enfermagem promove a saúde, o bem-estar, o conforto, a dignidade e a humanidade para todos os indivíduos, famílias, grupos, comunidades e populações. O foco da enfermagem no consumidor ou no usuário de serviços de saúde é intensificado por meio da colaboração interprofissional, do compartilhamento de conhecimento, da descoberta científica e das abordagens integrativas de saúde e de justiça social" (ANA, 2021). Buerhaus et al. (2017) identificaram quatro desafios que a enfermagem enfrentará nos anos seguintes. O primeiro é o envelhecimento da geração *Baby Boomer*, que sofrerá um aumento de suas necessidades de saúde e, portanto, necessitará de mais serviços e cuidados de enfermagem cada vez mais complexos. O segundo é a carência e a distribuição desproporcional de médicos, sobretudo os da atenção primária, o que aumenta o cuidado de saúde que os enfermeiros proporcionarão. O terceiro é o ritmo acelerado de aposentadorias de enfermeiros e o envelhecimento da mão de obra de enfermagem, o que resulta na perda dos conhecimentos e habilidades de profissionais mais experientes em todas as áreas de atuação. O quarto é a incerteza das reformas do sistema de saúde a cada troca de governo eleito, o que resulta em mudanças nos papéis dos enfermeiros no sistema de saúde. É fundamental preparar esses profissionais para o enfrentamento desses e de outros desafios do sistema de saúde atual e para que trabalhem no sentido de melhorar o acesso e manter a qualidade e a segurança, ao mesmo tempo buscar a diminuição dos custos dos cuidados de saúde que geram uma barreira ao bem-estar ideal. Desenvolver julgamento clínico por meio do uso de pensamento crítico é importante para proporcionar cuidado seguro e de alta qualidade para o paciente em um ambiente de saúde desafiador.

Níveis de cuidados de saúde tradicionais

O sistema de saúde norte-americano tem seis níveis de cuidados nos quais os profissionais da saúde oferecem serviços: cuidados de prevenção, atenção primária, atenção secundária, atenção terciária, reabilitação e cuidados contínuos. Os níveis de cuidados descrevem a abrangência dos serviços e contextos fornecidos pelos profissionais da saúde aos pacientes em todos os estágios da saúde e da doença. É importante entender como o setor da saúde está organizado e presta serviços para pacientes e famílias dentro desses seis níveis de cuidados (Boxe 2.1).

Cada nível de cuidado apresenta diferentes exigências e oportunidades para um enfermeiro. Por exemplo, em seu papel no contexto de atenção primária, estará extensivamente envolvido na avaliação dos pacientes. Espera-se que identifique alterações em condições crônicas ou o desenvolvimento de novas condições agudas. Você instruirá os pacientes sobre como executar as atividades de cuidados pessoais (p. ex., ensinará mães recentes a cuidar de seus bebês, ou adultos jovens a usar inaladores). No contexto de cuidados contínuos, aplicará os princípios da enfermagem gerontológica para ajudar na adaptação dos pacientes às mudanças permanentes de saúde para que possam manter-se ativos e engajados.

Níveis de cuidado não são níveis de prevenção (ver Capítulo 6). Os níveis de prevenção descrevem o foco das atividades relacionadas à saúde em um ambiente de cuidados. Estas incluem promoção da saúde e prevenção de doenças (prevenção primária), cura ou manejo de doenças (prevenção secundária) e redução das complicações (prevenção terciária). Por exemplo, em um nível de atenção terciária, como uma unidade de terapia intensiva (UTI), o enfermeiro realiza a prevenção primária ao evitar pneumonia por meio do reposicionamento frequente de um paciente, a prevenção secundária ao administrar antibióticos no horário para tratar a pneumonia e a prevenção terciária ao avaliar o paciente com frequência para detectar sinais de intolerância ao antibiótico.

Em todos os níveis de cuidado, enfermeiros e outros profissionais da saúde oferecem uma variedade de serviços voltados à prevenção. Por exemplo, um enfermeiro que trabalha em um hospital de cuidados agudos especializados (secundários/terciários) monitora a recuperação de um paciente após uma cirurgia cardíaca aberta, ao mesmo tempo que fornece informações para promoção da saúde ao paciente e ao familiar cuidador em relação a dieta e exercícios.

A reforma do sistema de saúde provocou mudanças específicas em cada nível de cuidado. Por exemplo, atualmente o setor da saúde enfatiza mais o bem-estar. Portanto, o setor direciona mais recursos para a atenção primária e os cuidados preventivos. A atenção ao bem-estar enfoca a saúde das populações e suas comunidades, em vez de simplesmente curar a doença de um indivíduo. Na atenção ao bem-estar, os enfermeiros podem liderar comunidades e sistemas de saúde, e coordenar recursos para atender melhor às populações.

Cuidados integrados em saúde

O cuidado integrado em saúde (CIS) surgiu como parte do movimento de reforma do sistema de saúde norte-americano em resposta aos cuidados de saúde fragmentados, custosos e de qualidade variável encontrados nos EUA na época. Um sistema de CIS é "uma rede de organizações em cuidados em saúde que trabalha em conjunto para fornecer um *continuum* de serviços de saúde a uma população definida com a intenção de obter resultados mais bem alinhados dos recursos, melhoria da qualidade e controle de custos (Al-Saddique, 2018). Os CISs foram desenvolvidos com um foco primário na melhoria da qualidade dos cuidados de saúde e na diminuição dos custos gerais dos cuidados. O objetivo da priorização da saúde da

---

Boxe 2.1 Exemplos de serviços de cuidados de saúde

Cuidados preventivos
- Triagens de pressão arterial, colesterol, tabagismo e câncer em adultos
- Triagens pediátricas para audição, visão, autismo e transtornos do desenvolvimento
- Triagem de adultos de maior risco para HIV
- Visitas para promover o bem-estar
- Imunizações
- Aconselhamento dietético
- Aconselhamento em saúde mental e prevenção de crises
- Legislação comunitária (cintos de segurança, assentos infantis para carro, capacetes para ciclistas)

Atenção primária (promoção da saúde)
- Diagnóstico e tratamento de doenças comuns
- Manejo contínuo de problemas de saúde crônicos
- Cuidados pré-natais
- Puericultura
- Planejamento familiar
- *Patient-Centered Medical Home Care* (atendimento médico domiciliar centrado no paciente)

Atenção secundária (cuidados agudos)
- Atendimentos de urgência, atendimento hospitalar de emergência
- Cuidados clínicos e cirúrgicos agudos, cuidados ambulatoriais, cirurgia ambulatorial, hospital
- Procedimentos radiológicos

Atenção terciária
- Alto nível de especialização: terapia intensiva, instituições de internação psiquiátrica
- Atendimento de especialidades (como neurologia, cardiologia, reumatologia, dermatologia, oncologia)

Cuidados de recuperação
- Programas de reabilitação (p. ex., cardiovascular, pulmonar, ortopédica)
- Medicina esportiva
- Programas para lesão da medula espinal
- Cuidado domiciliar

Cuidados contínuos
- Cuidados prolongados, vida assistida, centros de enfermagem
- Centros de convivência diária para idosos e pacientes psiquiátricos

população é diminuir os custos dos cuidados de saúde por meio do manejo eficiente de pacientes com problemas crônicos. Um exemplo de CIS é o desenvolvimento das Accountable Care Organizations (ACOs) em resposta à reforma do sistema de saúde, com os objetivos pretendidos de melhorar a qualidade e diminuir os custos dos cuidados de saúde (McWilliams et al., 2016).

Não existe um único modelo de sistema de saúde integrado. Basicamente, existem dois tipos de CIS: uma estrutura organizacional que acompanha os imperativos econômicos (como a combinação do financiamento com todos os prestadores, de hospitais, clínicas e médicos ao cuidado domiciliar e instituições de cuidados prolongados) e uma estrutura que favorece uma abordagem de prestação de cuidados organizados (coordenação das atividades e serviços para os cuidados em um funcionamento fluido) (Al-Saddique, 2018).

O modelo *Patient-Centered Medical Home* (atendimento médico domiciliar centrado no paciente) é um exemplo de CIS. O modelo *Patient-Centered Medical Home* fortalece a relação médico-paciente com cuidados coordenados, individualizados e voltados para metas. Nessa abordagem, o profissional de atenção primária do paciente é o coordenador/gestor que mobiliza as habilidades e o conhecimento de profissionais da saúde de vários serviços. Esses profissionais incluem enfermeiros, médicos assistentes, nutricionistas, assistentes sociais, farmacêuticos, profissionais que atuam em *hospice* e outros cuidadores. Os membros da equipe de cuidados no *Patient-Centered Medical Home* são conectados pela tecnologia de informação, prontuários eletrônicos (PEs) e melhores sistemas de práticas para garantir que os pacientes recebam cuidados do modo que quiserem e quando e onde precisarem.

A centralização no paciente é um princípio unificador. Isso descreve uma parceria ativa contínua com um médico ou enfermeiro clínico de atenção primária pessoal que lidera uma equipe de profissionais dedicados a fornecer cuidados proativos, preventivos e crônicos durante todos os estágios da vida do paciente (American Academy of Family Physicians, 2020).

Serviços de saúde preventivos e atenção primária

O foco da **atenção primária** é a melhoria dos resultados em saúde para toda a população ao promover visitas de saúde regulares, educação em saúde, nutrição adequada, cuidado materno-infantil, planejamento familiar, imunizações e controle de doenças. A Organização Mundial da Saúde (OMS) (WHO, 2021) observa que a maioria das necessidades de saúde de uma pessoa durante sua vida pode ser atendida por serviços de atenção primária. A atenção primária requer a colaboração entre os profissionais da saúde, líderes dos serviços de saúde e membros da comunidade. Em ambientes nos quais os pacientes recebem cuidados preventivos e primários, como escolas, consultórios médicos e clínicas de saúde ocupacional (saúde do trabalhador), a promoção da saúde é um tema importante (Tabela 2.1). Os programas de promoção da saúde têm o objetivo de reduzir a incidência de doenças, minimizar complicações e a necessidade de usar recursos de saúde mais dispendiosos. Em contraste, os cuidados preventivos são mais orientados para doenças e priorizam a redução e o controle de fatores de risco de doenças por meio de atividades como imunização e programas de saúde ocupacional. O Capítulo 3 apresenta uma discussão mais completa sobre a atenção primária na comunidade.

Tabela 2.1 Serviços preventivos e atenção primária.

Tipo de serviço	Objetivo	Programas e serviços disponíveis
Saúde escolar	Programas abrangentes integram os princípios de promoção da saúde ao currículo escolar. Os serviços enfatizam gestão do programa, colaboração interdisciplinar e princípios de saúde comunitária. As pesquisas mostram uma relação entre os resultados de saúde dos jovens e seu sucesso acadêmico (CDC, 2021)	Educação em saúde Educação física e atividade física Ambiente e serviços de nutrição Serviços de saúde Ambiente físico Condições sociais e emocionais Aconselhamento, serviços psicológicos e serviço social Bem-estar do trabalhador Engajamento familiar Envolvimento da comunidade
Saúde ocupacional	O local de trabalho é um ambiente importante para a oferta de programas abrangentes de proteção da saúde, promoção da saúde e prevenção de doenças e acidentes. Indivíduos empregados em período integral nos EUA passam em média mais de 1/3 do dia, 5 dias por semana, no local de trabalho (CDC, 2015). O objetivo é aumentar a produtividade do trabalhador, reduzir o absenteísmo, reduzir os riscos à saúde e reduzir o uso de cuidados médicos dispendiosos	Vigilância ambiental Criação de políticas empresariais que promovam comportamentos saudáveis, como uma política de proibição de cigarro no *campus* Ambiente de trabalho: oferecer alimentos saudáveis em máquinas de venda ou refeitórios Avaliação física e triagem de saúde Atividades de educação em saúde Controle de doenças de transmissíveis Aconselhamento
Consultórios médicos	Oferecer atenção primária, diagnosticar e tratar doenças agudas e crônicas. Os profissionais estão começando a enfocar mais as práticas de promoção da saúde. Os enfermeiros clínicos avançados estabelecem uma parceria com o médico para o manejo de uma população de pacientes	Exame físico de rotina Triagem de saúde e avaliação de risco Diagnósticos Manejo de doenças Serviços de prevenção: triagens para diabetes e osteoporose, programas de combate ao tabagismo e imunização Aconselhamento para bem-estar

Tabela 2.1 Serviços preventivos e atenção primária. (*Continuação*)

Tipo de serviço	Objetivo	Programas e serviços disponíveis
Clínicas gerenciadas por enfermeiros	Clínicas ou centros gerenciados por enfermeiros oferecem serviços de enfermagem com foco na promoção da saúde e educação em saúde, avaliação e manejo de doenças crônicas e apoio ao autocuidado e aos cuidadores. Muitas vezes as clínicas estão associadas a uma escola, faculdade, departamento de enfermagem, centro de saúde com qualificação federal ou agência de saúde independente sem fins lucrativos	Centros de convivência diária Local de educação clínica para outros profissionais da saúde em formação Serviços de prevenção: triagens para diabetes, programas de combate ao tabagismo e imunização Exames físicos, avaliações cardiovasculares Avaliação de riscos à saúde Aconselhamento para bem-estar Preparação para emprego Gestão de cuidados agudos e crônicos
Serviço de enfermagem pastoral e comunitário	Os enfermeiros prestam serviços de saúde aos pacientes (p. ex., idosos ou pacientes impossibilitados de saírem de suas casas) em suas próprias comunidades religiosas. Oferecem serviços que não estão disponíveis no sistema de saúde tradicional	Compras/transporte Assistência temporária Aconselhamento Saúde espiritual: equilíbrio entre a saúde física e mental para alcançar o bem-estar geral
Centros comunitários	Fornecem serviços de atenção primária e suporte abrangentes e de menor custo que promovem acesso aos cuidados de saúde. Com frequência oferecem serviços a uma população específica de pacientes (como puericultura, saúde mental, diabetes) em comunidades pouco atendidas. Algumas vezes estão afiliados a um hospital, escolas médicas, igreja ou outra organização da comunidade. O cuidado oferecido pelos centros comunitários é culturalmente apropriado e fornecido nos idiomas falados por muitas pessoas dessas comunidades	Avaliação física e triagem de saúde Educação nutricional Serviços de tradução Cuidado odontológico Serviços de saúde mental Coordenação de cuidados e gerenciamento de casos Cuidados especializados (como ortopedia, cardiologia ou podologia) Manejo de doenças Educação em saúde

Atenção secundária e terciária

O motivo tradicional para a utilização dos serviços de saúde (como um hospital) é para o diagnóstico e tratamento de doenças. Quando a natureza ou a gravidade de uma condição faz com que a atenção primária seja insuficiente, a atenção secundária e a terciária podem ser necessárias. A diferença entre a atenção secundária e a terciária baseia-se na complexidade das necessidades clínicas do paciente. A **atenção secundária** é fornecida por um especialista ou uma instituição após o encaminhamento por um profissional de atenção primária. Ela requer conhecimentos, habilidades ou equipamentos mais especializados do que os médicos ou enfermeiros clínicos da atenção primária são capazes de oferecer. Por exemplo, um indivíduo procura um cardiologista devido a um aumento da falta de ar com a atividade.

A **atenção terciária** é um cuidado especializado que se baseia em pareceres consultivos, geralmente fornecidos após o encaminhamento do pessoal clínico no nível secundário. Por exemplo, um cirurgião cardíaco atende o paciente encaminhado pelo cardiologista para uma possível cirurgia de revascularização do miocárdio. Contudo, as mudanças no reembolso de custos médicos, a melhor tecnologia e os tratamentos menos invasivos em geral permitem que cuidados secundários e terciários estejam disponíveis no nível de atenção primária. Por exemplo, mais cirurgiões realizam cirurgias simples em centros cirúrgicos ambulatoriais ou em salas anexas ao consultório. Entretanto, se um paciente desenvolver um problema que o cirurgião ou o profissional de atenção primária não possa tratar e/ou se houver a necessidade de cuidados intensivos, o paciente precisará de um especialista médico, geralmente levando à hospitalização. Os cuidados em atenção secundária e terciária (também chamados **cuidados agudos**) costumam ser caros, especialmente se o paciente tiver esperado o desenvolvimento de sintomas para buscar um tratamento. A demora no tratamento ou diagnóstico de doenças crônicas pode provocar incapacidade, diminuição da qualidade de vida e aumento do custo dos cuidados de saúde (Young e Kroth, 2018).

Hospitais. Os hospitais fornecem serviços abrangentes de atenção secundária e terciária a pacientes com doenças agudas. Em 2018, mais de 36 milhões de pacientes foram internados em hospitais registrados na American Hospital Association (AHA, 2020a). Mesmo levando em conta que alguns pacientes são internados várias vezes durante o período de um ano, uma grande porcentagem da população dos EUA recebe cuidados hospitalares todos os anos.

Os hospitais variam em relação aos serviços oferecidos. A maioria dos pequenos hospitais rurais oferece serviços de internação de modo geral, mas contam com serviços limitados para emergências e diagnóstico. Os Hospitais de Acesso a Cuidados Críticos (HACC) são exceções. Em comparação, os centros médicos urbanos maiores oferecem um leque de serviços diagnósticos modernos, atendimento de traumatismos e emergências, intervenções cirúrgicas, UTIs, serviços de internação e centros de reabilitação. Os hospitais maiores contratam profissionais de diversas especialidades, como enfermagem, serviços sociais, terapia respiratória, fisioterapia, terapia ocupacional e fonoaudiologia. A maioria dos pacientes que precisam desses serviços apresenta episódios agudos de doença. Pensamento crítico e julgamento clínico são necessários para avaliar os problemas passíveis de mudanças dos pacientes com rapidez e intervir de maneira segura e precisa. Isso é difícil quando você é responsável por muitos pacientes. O emprego de julgamento clínico permite que você organize melhor o cuidado ao paciente e realize uma série de intervenções de enfermagem com segurança e eficiência, bem como reconheça quando as necessidades de seus pacientes mudam e já não condizem com o nível de cuidados oferecidos no local onde estão sendo tratados. Você também deve ser capaz de planejar e coordenar os cuidados com outros profissionais da saúde de modo ágil e competente.

Os hospitais utilizam diretrizes da prática baseada em evidências e protocolos clínicos (ver Capítulo 5) no atendimento aos pacientes. As práticas baseadas em evidências atuais garantem um cuidado seguro, eficaz e de última geração. Ao longo de todo o processo de enfermagem, o julgamento clínico requer a avaliação contínua: se os pacientes alcançam os resultados, para que os planos de cuidados sejam revisados conforme necessário para atender os objetivos dos pacientes.

De acordo com a AHA (2020b), a principal missão dos hospitais em todo o país é prestar os cuidados certos, no momento certo e no ambiente certo. Para cumprir essa missão, os hospitais apoiam integralmente as iniciativas de qualidade e segurança. Um exemplo de iniciativa de qualidade é a satisfação dos pacientes. É difícil obter a satisfação dos pacientes em um ambiente estressante, como uma ala de internação hospitalar. Os pacientes esperam receber um tratamento cortês e respeitoso e serem envolvidos nas decisões sobre os cuidados diários (Santana et al., 2019). Os hospitais vêm adotando modelos de cuidados centrados no paciente que priorizam o cuidado sensível a preferências, necessidades e valores do paciente individual e de sua família e garantem que as decisões clínicas sejam orientadas pelos valores do paciente (Santana et al., 2019). Em um modelo de cuidados centrados no paciente, os enfermeiros trabalham em parceria com os pacientes e as famílias no processo de tomada de decisões inicial (Santana et al., 2019). Como enfermeiro, você tem um papel crucial para conhecer as necessidades e expectativas do paciente desde o início para estabelecer parcerias terapêuticas efetivas. Ao tratar a relação enfermeiro-paciente com respeito e dignidade, a prestação dos cuidados de enfermagem é melhor, o que aumenta a satisfação dos pacientes.

Terapia intensiva. Uma UTI ou unidade de cuidados críticos (UCC) é uma unidade hospitalar na qual os pacientes recebem monitoramento constante e cuidados de enfermagem intensivos. O estado de um paciente em condições críticas pode mudar em minutos, por isso os profissionais da saúde devem ter conhecimentos e habilidades especializados. As UTIs contam com tecnologias avançadas, como monitores cardíacos computadorizados e ventiladores mecânicos avançados. Embora muitos desses aparelhos estejam presentes em unidades de enfermagem regulares, os pacientes hospitalizados em UTIs são monitorados e mantidos com múltiplos aparelhos. Uma UTI é o local mais caro para prestação de cuidados de saúde porque geralmente cada enfermeiro cuida de apenas um ou dois pacientes por vez e por causa de todos os tratamentos e procedimentos exigidos pelos pacientes de UTI.

Instituições de saúde mental. De acordo com a National Alliance on Mental Illness (NAMI) (2021), aproximadamente um a cada cinco adultos nos EUA apresenta doenças mentais em determinado ano, com 1 em cada 20 adultos experienciando doenças mentais graves, como depressão, esquizofrenia ou transtorno bipolar. Talvez o mais preocupante seja o relato de que apenas 44,8% dos adultos com uma condição mental nos EUA tenham recebido serviços de saúde mental em 2019 (NAMI, 2021). Pacientes que apresentam problemas emocionais e comportamentais, como depressão, transtornos do humor, comportamento violento e transtornos alimentares, necessitam de aconselhamento de tratamento em instituições psiquiátricas. Os grandes cortes de recursos governamentais com saúde mental não relacionados ao Medicaid em 2011 fizeram com que os estados precisassem cortar serviços de saúde mental vitais para dezenas de milhares de jovens e adultos que vivem com as doenças mentais mais graves. Esses serviços incluem cuidados psiquiátricos comunitários e hospitalares, habitação e acesso a medicamentos (NAMI, 2011). Essa redução nas agências e nos serviços de saúde mental continua a ter consequências atuais, como a perda de renda decorrente de perda de dias de trabalho, altas taxas de suicídio e altas taxas de abandono escolar (NAMI, 2021). As pessoas com doenças mentais graves têm maior probabilidade de sofrer de doenças crônicas e, como resultado, morrem antes que as outras, em grande parte de condições médicas passíveis de tratamento (NAMI, 2021).

As instituições psiquiátricas existentes estão localizadas em hospitais, clínicas ambulatoriais independentes e hospitais de saúde mental da rede privada. Elas oferecem serviços de internação e tratamento ambulatorial, de acordo com a gravidade do problema do paciente. Os pacientes entram nas instituições de saúde mental de modo voluntário ou involuntário. Na internação voluntária, o paciente ou o seu responsável legal preenche uma requisição para a admissão na clínica de saúde mental com a possibilidade de solicitar sua liberação a qualquer momento. Uma internação involuntária é feita sem a permissão do paciente caso essa pessoa requeira tratamento psiquiátrico, não consiga satisfazer suas próprias necessidades básicas, ou represente um perigo para si e para os outros. Durante uma internação involuntária, os pacientes continuam tendo o direito de consentimento informado, de se recusar a tomar as medicações e de permanecer sem contenções injustificadas (Varcarolis e Fosbre, 2021). Os pacientes hospitalizados geralmente permanecem por um período curto, destinado a obter sua estabilização antes da transferência para centros de tratamento ambulatorial. Pacientes com doença mental recebem um plano de tratamento interdisciplinar abrangente, que envolve os pacientes e suas famílias. Médicos, profissionais de enfermagem, serviço social e terapia ocupacional desenvolvem juntos um plano de tratamento que permita que os pacientes sejam mais funcionais em suas comunidades. Os pacientes geralmente são encaminhados para acompanhamento em clínicas ou para aconselhamento durante a alta após uma internação.

Hospitais rurais. A falta de acesso aos cuidados de saúde em áreas rurais é um problema sério de saúde pública. Apenas cerca de 13% dos médicos atuam na zona rural norte-americana, mas quase 20% da população dos EUA vive nessas áreas (National Rural Health Association [NRHA], 2020). Os norte-americanos rurais enfrentam uma combinação específica de fatores que criam desigualdades em saúde não encontradas nas áreas urbanas, incluindo: (1) fatores econômicos (a população rural americana tem maior probabilidade de viver abaixo do nível de pobreza); (2) diferenças culturais e sociais; (3) deficiências educacionais; (4) falta de reconhecimento por parte dos legisladores; (5) vida isolada em regiões rurais remotas (NRHA, 2020).

Muitos hospitais rurais decretaram falência e fecharam. Para abordar esse problema, a Balanced Budget Act de 1997 mudou a designação de alguns hospitais rurais para Critical Access Hospital (CAH) quando determinados critérios fossem cumpridos (CMS Medical Learning Network [MLN], 2019). Um CAH fica localizado em um estado que estabeleceu um plano de saúde rural a partir de fevereiro de 2018, está localizado em uma área rural (a cerca de 55 quilômetros de outro hospital ou CAH), oferece serviços de emergência 24 horas por dia, 7 dias por semana, com no máximo 25 leitos de internação, e relata uma média de duração de estadia de 96 horas ou menos para cuidados temporários a pacientes que exijam estabilização antes da transferência para um hospital maior. CAHs podem operar uma unidade de reabilitação e/ou cuidados psiquiátricos distintos, cada uma delas com até 10 leitos. Médicos, enfermeiros de prática avançada ou médicos assistentes compõem o quadro de profissionais de um CAH. O CAH oferece internação a pessoas com doenças agudas ou ferimentos antes de sua transferência para centros de atendimento mais bem equipados. Serviços radiológicos e laboratoriais básicos também estão disponíveis. Para melhorar o atendimento de pacientes que vivem em áreas rurais, espera-se que os hospitais rurais (HealthIT.gov, 2017):

- Melhorem o acesso aos serviços, incluindo serviços de urgência, e atendam às necessidades de saúde não satisfeitas em comunidades rurais isoladas
- Envolvam as comunidades rurais no desenvolvimento de sistemas de saúde rurais
- Desenvolvam sistemas cooperativos em comunidades rurais, como centros de cuidados de saúde rurais
- Criem protocolos para coordenar a transição de cuidados com alinhamento aos sistemas de saúde urbanos
- Sejam especialistas e coordenadores de profissionais da saúde, pacientes e funcionários no ambiente de cuidados de saúde.

A reforma do sistema de saúde permitiu que os sistemas de saúde urbanos se ramificassem e estabelecessem afiliações ou fusões com os hospitais rurais. Os hospitais rurais e CAHs fornecem uma base de referência para os centros médicos maiores de atenção terciária. Os enfermeiros que trabalham em hospitais ou clínicas rurais muitas vezes atuam de modo independente, sem um médico. Esses enfermeiros devem demonstrar competência em avaliação física, julgamento clínico e tomada de decisões e cuidados de emergência. Enfermeiros de prática avançada (como enfermeiros clínicos [*nurse practitioner*] e enfermeiros clínicos especialistas) utilizam protocolos médicos e estabelecem acordos de colaboração com os médicos da equipe.

Os pagadores pelos cuidados de saúde, como CMS e seguradoras privadas, esperam que os pacientes hospitalizados sejam tratados e recebam alta dentro de um período de tempo razoavelmente previsível. Os reembolsos são afetados pela qualidade e rapidez dos cuidados. Os enfermeiros devem empregar os recursos de modo eficiente e eficaz para ajudar na recuperação e no retorno dos pacientes para casa. Por exemplo, um enfermeiro colabora com membros da equipe de saúde interdisciplinar, como gerentes de caso, profissionais de prática avançada, como enfermeiros clínicos, fisioterapeutas, médicos e assistentes sociais, para planejar uma transição rápida, porém realista, para outro nível dos cuidados de saúde. Esse processo é conhecido como *planejamento de alta*.

Planejamento de alta. O **planejamento de alta** é um processo interdisciplinar coordenado que desenvolve um plano para a continuação dos cuidados após um paciente deixar um serviço de saúde. Estudos mostraram que os pacientes tendem a receber alta dos hospitais "mais cedo e mais doentes". Isso pode provocar eventos adversos durante o período pós-alta imediato (Aicher et al., 2019; Meek et al., 2018). Esses problemas incluem erros na prescrição de medicamentos, comunicação inadequada entre os profissionais do hospital e dos serviços de atenção primária, reinternação no serviço de saúde e falta de coordenação com os serviços de saúde da comunidade. O foco do planejamento de alta é garantir a transição do paciente para o ambiente no qual suas necessidades de cuidados de saúde possam ser atendidas de modo apropriado.

Com a ênfase de duração de estadia reduzida nos hospitais, *o planejamento de alta com coordenação dos serviços deve começar no momento em que o paciente é internado em um hospital*. Como enfermeiro, você tem um papel importante no planejamento de alta: tomar conhecimento do plano de cuidados de um paciente (desenvolvido pela equipe interdisciplinar) assim que possível, informar o paciente e a família sobre esse plano, incentivar sua participação, concretizar o plano e avaliar o progresso (Figura 2.1). O planejamento de alta para os pacientes e seus cuidadores envolve os seguintes elementos (CMS, 2019b):

- Determinar o destino pós-hospitalar adequado para um paciente. Um gerente de caso ou assistente social geralmente seleciona esse ambiente de acordo com as necessidades do paciente, capacidade de autocuidados, seguro e local de residência
- Identificar as necessidades do paciente para uma transição suave e segura do hospital de cuidados agudos/serviço pós-cuidados agudos para seu destino de alta. Enfermeiros, terapeutas, profissionais da saúde e nutricionistas em geral identificam essas necessidades
- Iniciar o processo de atender às necessidades do paciente ainda durante a hospitalização, com abordagens como protocolos de mobilidade precoce, educação em saúde e novos regimes medicamentosos.

Com um plano de alta bem desenvolvido, um paciente tem menor probabilidade de apresentar complicações inevitáveis ou doenças e lesões não relacionadas e será capaz de continuar avançando até os objetivos do plano de cuidados após a alta (CMS, 2019b). Como enfermeiro, você participa do planejamento de alta, prevê e identifica as necessidades contínuas de cada paciente antes do momento real da alta e coordena os esforços para chegar a um plano de alta adequado.

O CMS não requer um planejamento de alta para pacientes ambulatoriais, incluindo aqueles que comparecem a um serviço de emergência e não são internados em um hospital. Ao mesmo tempo, os hospitais podem ajudar alguns pacientes ambulatoriais (como pacientes no pronto-socorro ou em cirurgias realizadas no mesmo dia) oferecendo alguns serviços de planejamento de alta (CMS, 2019b). Um modelo de planejamento de alta orientado pela enfermagem, que inclua educação no momento da alta e acompanhamento após a alta, pode ajudar a reduzir as taxas de reinternação hospitalar (Dizon e Reinking, 2017; Meek et al., 2018). O Boxe 2.2 descreve modelos de planejamento de alta que enfocam o paciente e seu familiar cuidador.

Alguns pacientes têm maior necessidade de um planejamento de alta devido a seus riscos relacionados à saúde. Por exemplo, alguns pacientes têm pouco letramento em saúde, recursos financeiros ou suporte familiar limitados; outros apresentam incapacidades de longa duração ou doença crônica, e alguns idosos às vezes apresentam comprometimentos cognitivos e/ou auditivos que afetam sua atenção às instruções de alta. Também existem barreiras a um planejamento de alta efetivo, incluindo uma comunicação ineficiente (entre os

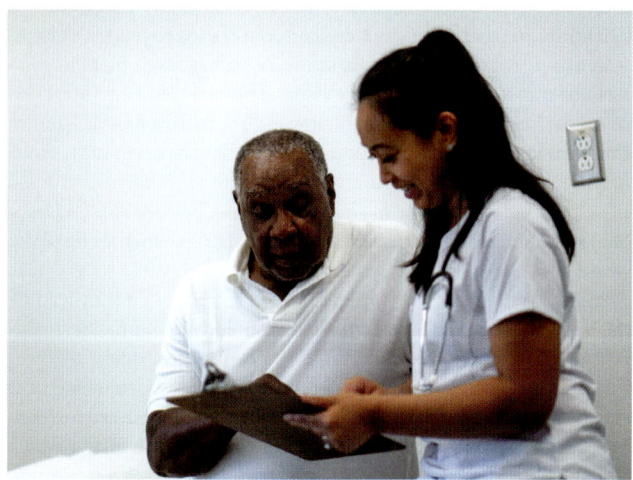

Figura 2.1 Realização da educação em saúde no momento da alta para diminuir a reinternação hospitalar. (Copyright © FatCamera/iStock/Getty Images.)

> **Boxe 2.2** Modelos de planejamento de alta
>
> **"Programa de transição de cuidados" de Coleman (Coleman et al., 2006)**
> Enfatiza o papel de um orientador da transição ao gerenciar/facilitar a alta de um paciente para o domicílio ou centro de reabilitação. O modelo é baseado em quatro pilares: (1) automanejo da medicação; (2) registro centrado no paciente; (3) acompanhamento; (4) indicadores de agravamento da condição clínica. Cada pilar conta com intervenções diferentes, dependendo do estágio da hospitalização.
>
> **"Modelo de cuidados de transição" de Naylor (Naylor et al., 2009)**
> Enfatiza um planejamento de alta abrangente e acompanhamento para idosos com doenças crônicas. O modelo inclui seis componentes principais: (1) avaliação intra-hospitalar e desenvolvimento do plano de alta por um enfermeiro especializado em cuidados de transição/enfermeiro de prática avançada/enfermeiro gerontológico; (2) preparação da alta por uma equipe de cuidado interdisciplinar; (3) participação do paciente (comunicação entre a equipe de enfermagem e o paciente) no processo, tomada de decisão, planejamento de alta e educação em saúde para alta; (4) continuidade dos cuidados e comunicação entre os profissionais da saúde; (5) avaliação pré-alta; (6) acompanhamento pós-alta.
>
> **Modelo de cuidados de alta intensidade (modelo GRACE)**
> A equipe interprofissional é dirigida pela dupla formada por *um* enfermeiro clínico *e* um assistente social. Outros membros da equipe incluem um farmacêutico, um especialista em geriatria, e um profissional de saúde mental. Essa equipe trabalha em conjunto para respaldar o médico de atenção primária e, seguindo os protocolos de melhores práticas, abordar as condições de saúde do paciente de modo integral. O foco consiste em ajudar os pacientes a gerenciar suas condições de saúde, coordenar seus cuidados e obter uma saúde ótima (Blue Cross Blue Shield of Michigan, n.d.; Center for Consumer Engagement in Health Innovation, 2018). Dessa forma, a meta de um paciente é atingida contando com a conveniência e segurança do lar do próprio paciente (Counsell, 2015).

profissionais da saúde; entre o profissional da saúde e o paciente), falta de clareza sobre o papel de cada membro da equipe de saúde (responsabilidade e acompanhamento) e escassez de recursos (p. ex., serviços de reabilitação e casas de repouso) (Abu et al., 2018; Shinall et al., 2019). Você pode reduzir as barreiras ao planejamento de alta se comunicar o plano de cuidados com clareza aos pacientes, às famílias e aos membros da equipe de saúde. As passagens de plantão, relatório de transferência de turno e visitas à beira do leito em intervalos de 1 hora são maneiras de manter todos os profissionais da saúde e pacientes informados (ver Capítulo 24). Tenha clareza em suas comunicações verbais, assim como nos registros no prontuário eletrônico (EHR, do inglês *electronic health record*) (ver Capítulo 26). Esclareça qualquer confusão de papéis para garantir que os elementos do plano sejam levados a cabo.

As instruções de alta preparam os pacientes para a transição de um hospital para o nível de cuidado seguinte (como domicílio, reabilitação ou cuidado prolongado). Os enfermeiros podem oferecer informações úteis e relevantes que preparam os pacientes e seus familiares cuidadores para os cuidados pós-alta. Para desenvolver as instruções de alta, você deve entender o momento adequado para a alta, envolver o paciente e o familiar cuidador (quando permitido pelo paciente) no processo e conhecer o plano de cuidados da equipe de saúde. Os pacientes não conseguem aprender quando estão sentindo dor, náuseas, confusão ou outros sintomas incapacitantes.

Os familiares cuidadores podem ser recursos excelentes quando o paciente desejar sua ajuda. Sempre inclua os pacientes e os familiares cuidadores nas decisões relativas ao destino de alta do paciente.

Forneça as instruções de alta o mais cedo possível; assim, você e os outros membros da equipe de saúde podem reforçar as informações várias vezes para melhorar o aprendizado. Por exemplo, quando um paciente estiver recebendo cuidados de acordo com um protocolo padrão, é fácil prever o tratamento e a previsão de alta do paciente. Quando o paciente apresentar várias complicações, o plano de cuidados e a previsão da data de alta podem não estar claros. Comece a explicar as instruções de alta assim que tomar conhecimento do plano de cuidados. Os seguintes tópicos são necessários nas instruções de alta (The Joint Commission [TJC], 2020): medicamentos no momento da alta, cuidados de acompanhamento (se necessário), lista de todos os medicamentos alterados e/ou descontinuados, necessidades dietéticas e exames ou procedimentos de acompanhamento.

Alguns pacientes assumem um papel passivo quando recebem instruções. Podem ficar satisfeitos quando um enfermeiro, um médico ou um terapeuta apresenta uma explicação rápida e termina perguntando apenas: "Alguma dúvida?" Com frequência, isso leva o paciente a responder "não" automaticamente. Talvez esse paciente nunca tenha sido convidado a participar de modo ativo no plano de cuidados. Uma abordagem centrada no paciente faz mais que isso. Por exemplo, o profissional da saúde *convida* o paciente a participar: "Quero ter certeza de que ajudei você a entender tudo o que precisa saber sobre sua doença. É comum os pacientes terem dúvidas porque suas situações podem ser complicadas. Você poderia me dizer o que não entendeu? Assim, posso ajudar a esclarecer" ou "Você compreende quais medicamentos foram substituídos ou descontinuados?". O método de ensino de retorno (ver Capítulo 25) ajuda a garantir que um paciente tenha entendido as instruções. Ensino de retorno é uma intervenção educativa em saúde baseada em evidências que promove engajamento do paciente, segurança do paciente, adesão e qualidade (Agency for Healthcare Research and Quality [AHRQ], 2020). Instruções de alta completas garantem que os pacientes saibam o que fazer quando chegarem a sua casa, como realizar os cuidados e o que fazer quando surgirem problemas.

Com frequência, o planejamento de alta leva a encaminhamentos a outros profissionais da saúde, especialmente quando há planos para tratamentos específicos (como fisioterapia) (ver Capítulo 18). Seguem algumas dicas para um encaminhamento bem-sucedido:

- Envolva o paciente e o familiar cuidador no processo de encaminhamento, incluindo a seleção do profissional da saúde. Explique o motivo para o encaminhamento, o serviço que será fornecido e de que modo será realizado
- Faça o encaminhamento assim que possível
- Forneça o máximo possível de informações sobre o paciente ao profissional que receberá o encaminhamento. Isso pode evitar a duplicação desnecessária de avaliações (p. ex., sinais vitais ou estado de dor atual) e a omissão de informações importantes
- O profissional da saúde, como um fisioterapeuta, assistente social, nutricionista ou radiologista, fará recomendações para o tratamento do paciente. Conheça essas recomendações e incorpore-as ao plano de tratamento assim que possível.

Cuidados de recuperação

Muitas vezes, pacientes em recuperação de uma doença ou incapacidade aguda ou crônica precisam de serviços adicionais a fim de voltar ao nível de funcionamento anterior ou atingir um novo nível de funcionamento limitado por sua doença ou incapacidade. Os **cuidados de recuperação** têm como objetivo ajudar os indivíduos a recuperar o estado funcional máximo e melhorar a qualidade de vida por meio da promoção de independência e autocuidado. Com a ênfase na alta hospitalar precoce, os pacientes geralmente requerem algum nível de cuidados de recuperação. Por exemplo, alguns pacientes requerem cuidados contínuos da ferida e manejo da atividade e exercícios até que apresentem recuperação pós-cirúrgica da força e/ou das funções suficiente para retomarem as atividades normais de vida diária de modo independente.

A intensidade dos cuidados oferecidos em um número de contextos de recuperação aumentou porque os pacientes estão recebendo alta dos hospitais mais cedo. Com frequência, os pacientes em um contexto domiciliar ou de recuperação ainda recebem fluidos intravenosos (IV) (ver Capítulo 42), controle agressivo da dor (ver Capítulo 44) ou nutrição enteral (ver Capítulo 45). A equipe de saúde que atua na recuperação do paciente é interdisciplinar e inclui o paciente e a família ou outras pessoas significativas. Nos contextos de recuperação, os enfermeiros reconhecem que o sucesso depende da colaboração eficiente e precoce dos pacientes e suas famílias. Os pacientes e suas famílias precisam entender com clareza as metas de recuperação física, a justificativa para qualquer limitação física, assim como a finalidade e os possíveis riscos associados às terapias. É mais provável que os pacientes e suas famílias sigam os planos de tratamento e obtenham um funcionamento ótimo quando estão envolvidos nos cuidados.

Cuidado domiciliar. Cuidado domiciliar (*home care*) ou internação domiciliar é a prestação de serviços e equipamentos profissionais e paraprofissionais na área médica aos pacientes e familiares em seus lares para manutenção da saúde, educação, prevenção de doenças, diagnóstico e tratamento de doenças, reabilitação e cuidados paliativos. Esse atendimento consiste em cuidados especializados clinicamente necessários (enfermagem, fisioterapia, terapia ocupacional e fonoaudiologia) prescritos por um profissional da saúde e prestados em tempo parcial (CMS, 2020a). Um serviço de cuidado domiciliar também coordena o acesso e o fornecimento de equipamentos de saúde domiciliar ou equipamentos médicos duráveis, que constituem um produto médico adaptado para uso domiciliar.

Os enfermeiros de cuidados domiciliares respondem por um quantitativo de casos de pacientes e oferecem cuidados de enfermagem altamente individualizados. Ajudam na adaptação dos pacientes a muitas limitações físicas permanentes ou temporárias para que os pacientes possam assumir uma rotina doméstica diária que seja a mais normal possível. O cuidado domiciliar requer uma base de conhecimentos robusta em muitas áreas, como dinâmica familiar (ver Capítulo 10), competência cultural (ver Capítulo 9), valores espirituais (ver Capítulo 35) e princípios de comunicação (ver Capítulo 24). Os enfermeiros de serviços domiciliares também devem ter competência em avaliações (ver Capítulo 30). Os enfermeiros que trabalham em agências de cuidado domiciliar certificadas pelo Medicare conduzem avaliações completas específicas para o paciente no início dos cuidados, em acompanhamentos de 60 dias, no momento da alta e também antes e depois de uma internação (Research Data Assistance Center [ResDac], 2020). Essa avaliação completa, OASIS (do inglês *Outcome and Assessment Information Set* [Conjunto de Informações de Avaliação e Resultados]), inclui um grupo de itens padronizados centrais para a avaliação de um paciente adulto em cuidado domiciliar. O OASIS estabelece a base para mensuração dos resultados do paciente e melhora dos cuidados em saúde para fins de qualidade baseada em resultados. Os itens de dados no OASIS incluem informações sociodemográficas do ambiente doméstico do paciente e cuidadores informais, do sistema de suporte, estado de saúde, estados funcional e psicossocial e utilização dos serviços de saúde (p. ex., cuidado emergente, internações hospitalares) (ResDac, 2020). A ferramenta de avaliação OASIS foi projetada para reunir os dados necessários para medir tanto os resultados quanto os fatores de risco dos pacientes no ambiente domiciliar.

A saúde domiciliar prioriza como objetivo ajudar pacientes e familiares a conquistar sua independência. O cuidado domiciliar aborda a recuperação e a estabilização de uma doença. Além disso, o cuidado domiciliar identifica problemas relacionados a estilo de vida, segurança, ambiente, dinâmica familiar e práticas de saúde. As agências de cuidado domiciliar fornecem serviços profissionais muito especializados e intermitentes, como o cuidado de feridas, administração de nutrição parenteral e enteral, administração de medicamentos e hemoterapia e serviços auxiliares para cuidado domiciliar. A frequência desses serviços baseia-se na necessidade do paciente e pode variar de algumas vezes por semana a 1 ou 2 vezes/dia com uma frequência de até 7 dias por semana.

As agências de cuidado domiciliar aprovadas costumam receber reembolso de programas governamentais pelos serviços (como **Medicare** e **Medicaid** nos EUA), seguros particulares e pagadores do setor privado. O governo regulamenta de modo rigoroso o reembolso por serviços de cuidado domiciliar. Uma agência não pode simplesmente cobrar o que quiser por um serviço e esperar o recebimento dessa quantia. Os programas governamentais determinam o valor do reembolso para a maioria dos serviços profissionais.

Reabilitação. A OMS define **reabilitação** como o processo destinado a permitir que pessoas com incapacidades atinjam e mantenham níveis ótimos de função física, sensorial, intelectual, psicológica e social. A reabilitação proporciona às pessoas com incapacidades as ferramentas necessárias para obter independência e autodeterminação (WHO, 2020). Os pacientes precisam de reabilitação após uma doença física ou mental, cirurgia que afetou a função musculoesquelética, lesão ou dependência de substâncias químicas. No passado, a reabilitação era oferecida principalmente a pacientes com doenças ou lesões do sistema nervoso ou musculoesquelético, porém o escopo ampliado dos serviços atualmente também inclui programas de reabilitação cardiovascular, neurológica, musculoesquelética, pulmonar e em saúde mental. O objetivo desses serviços de reabilitação especializados é ajudar os pacientes e as famílias a se adaptarem às mudanças necessárias no estilo de vida e aprenderem a lidar com as limitações da doença. Por exemplo, um centro de reabilitação de usuários de drogas ajuda os pacientes a se libertarem da dependência da droga e retornarem à comunidade.

Os serviços de reabilitação após cuidados agudos incluem fisioterapia, terapia ocupacional, fonoaudiologia e serviço social. Em uma situação ideal, a reabilitação começa no momento em que o paciente entra no serviço de saúde para tratamento. Por exemplo, alguns programas ortopédicos atuais fazem os pacientes realizarem exercícios de fisioterapia antes de um reparo articular de grande porte para otimizar sua recuperação após a cirurgia. No início, a reabilitação em geral prioriza a prevenção de complicações relacionadas a uma doença ou lesão, por exemplo, promover a mobilidade precoce em pacientes após uma cirurgia. À medida que a condição do paciente se estabiliza, a reabilitação ajuda a maximizar seu funcionamento e nível de independência, muitas vezes avalia a necessidade de dispositivos auxiliares, como andadores ou bengalas ou abordagens adaptativas para a realização de autocuidado.

Os ambientes de reabilitação incluem unidades de reabilitação dentro dos centros de cuidados agudos, serviços ambulatoriais independentes e o domicílio. Pacientes com incapacidades graves podem não conseguir realizar as atividades da vida diária de modo independente. Um exemplo seria um paciente que sofreu um acidente vascular encefálico (AVE) ou uma lesão da medula espinal. Esses pacientes podem se beneficiar da reabilitação a longo prazo para atingir seu potencial máximo.

Os pacientes que utilizam os serviços de reabilitação em um contexto ambulatorial recebem tratamento em consultas durante a semana, mas vivem em suas casas. Às vezes, serviços de reabilitação específicos também são usados no domicílio para ajudar o paciente.

Instituições de cuidados prolongados. Uma **instituição de cuidados prolongados ou instituição de longa permanência (ILP)** fornece cuidados médicos, de enfermagem ou custodiais de nível intermediário a pacientes em recuperação de uma doença aguda ou com doenças crônicas ou incapacidades. As instituições de cuidados prolongados incluem unidades de cuidados intermediários e de enfermagem especializada. Algumas incluem cuidados de longa duração e instituições de vida assistida. No passado, as instituições de cuidados prolongados cuidavam basicamente de idosos; atualmente, em virtude do foco das altas hospitalares mais rápidas, existe maior necessidade de ambientes de cuidados intermediários para pacientes de todas as idades. Por exemplo, os profissionais da saúde transferem um paciente jovem com um traumatismo cranioencefálico resultante de um acidente automobilístico para uma instituição de cuidados prolongados para cuidados de reabilitação ou suporte até que a alta para o domicílio seja uma opção realista e segura.

Um serviço de cuidados intermediários ou **instituição de enfermagem especializada** oferece cuidados especializados por uma equipe de enfermagem devidamente registrada. Em geral, isso inclui a administração de fluidos IV, cuidado de feridas, manejo de ventilador de uso em longo prazo e reabilitação física. Os pacientes recebem cuidados de suporte amplos até que possam voltar à comunidade ou seguir para uma casa de repouso. As instituições de cuidados prolongados fornecem cobertura de enfermagem 24 horas por dia. Os enfermeiros que trabalham em uma instituição de enfermagem especializada precisam ter uma competência em enfermagem semelhante à dos enfermeiros que trabalham em ambientes de internação para cuidados agudos, além da formação em princípios de enfermagem gerontológica (ver Capítulo 14).

Cuidados contínuos

O cuidado contínuo descreve uma variedade de serviços de saúde, pessoais e sociais fornecidos durante um período prolongado. Esses serviços são voltados para pessoas que têm deficiências, que nunca tiveram independência funcional ou que têm uma doença terminal. A necessidade de serviços de saúde contínuos está crescendo nos EUA. As pessoas estão vivendo mais tempo, e muitas pessoas com necessidade de cuidados contínuos não têm parentes próximos que possam cuidar delas. O declínio do número de filhos escolhido pelas famílias, o envelhecimento dos familiares cuidadores e as crescentes taxas de divórcio e novos casamentos complicam esse problema.

Os cuidados contínuos estão disponíveis em contextos institucionais (p. ex., centros de enfermagem ou casas de repouso, lares comunitários e comunidades para aposentados), na comunidade (p. ex., centros de convivência diária para adultos e idosos) ou no domicílio (p. ex., cuidado domiciliar, entrega domiciliar de refeições e cuidados de *hospice*) (Meiner e Yeager, 2019). Outra alternativa para o paciente que não precisa de cuidados de enfermagem, mas requer algum grau de assistência para manter a independência, são os serviços de cuidadores de idosos. Esses serviços oferecem companhia, auxílio nas atividades da vida diária e preparação de alimentos.

Centros ou instituições de enfermagem. A linguagem usada para cuidados de longa duração é confusa e muda constantemente. *Casa de repouso* era anteriormente o nome para o termo dominante para cuidados em longo prazo (Meiner e Yeager, 2019). Com a Omnibus Budget Reconciliation Act de 1987, *instituição de enfermagem* tornou-se o termo para casas de repouso e outras instituições que forneciam cuidados de longa duração. Atualmente, *centro de enfermagem* é o termo mais adequado. Um centro de enfermagem geralmente fornece cuidados intermediários e custodiais 24 horas por dia, como serviços de enfermagem, reabilitação, nutricionais, recreativos, sociais e religiosos para residentes de qualquer idade com doenças crônicas ou debilitantes. Os serviços de centro de enfermagem fornecidos pelas casas de repouso certificadas pelo Medicaid incluem:

- Enfermagem especializada
- Reabilitação
- Cuidados em longo prazo (Medicaid.gov, n.d.).

Esses três serviços incluem enfermagem profissional durante 24 horas, reabilitação, serviço social relacionado à área médica e serviços farmacêuticos. Além disso, há serviços nutricionais individualizados para as necessidades de cada residente, um programa de atividades de orientação profissional para atender aos interesses e às necessidades para o bem-estar de cada residente, serviços odontológicos de emergência, serviços de hotelaria em relação ao quarto e ao leito, itens e serviços de higiene pessoal de rotina. Uma instituição de enfermagem especializada deve cuidar de seus residentes de modo e em um ambiente que promovam a manutenção ou a melhoria da qualidade de vida de cada residente (Legal Information Institute, n.d.).

A maioria das pessoas que vivem em centros de enfermagem é idosa. Um centro de enfermagem pode ser o lar temporário ou permanente de um residente, com um ambiente o mais acolhedor possível. Os residentes recebem uma abordagem planejada, sistemática e interdisciplinar para ajudá-los a atingir e manter seu nível mais elevado de funcionamento.

Os centros de enfermagem devem obedecer à Omnibus Budget Reconciliation Act de 1987 e suas exigências mínimas para instituições de enfermagem para que recebam o pagamento de Medicare e Medicaid. Os regulamentos governamentais exigem que os membros da equipe nos centros de enfermagem avaliem cada residente de um modo abrangente e que o planejamento dos cuidados seja decidido dentro de um prazo determinado. A capacidade funcional de um residente (como a capacidade de realizar as atividades de vida diária e atividades instrumentais de vida diária) e o bem-estar físico e psicossocial a longo prazo são priorizados.

Uma instituição de enfermagem deve preencher um Instrumento de Avaliação do Residente (RAI, do inglês *Resident Assessment Instrument*) para cada residente. O RAI ajuda a equipe de enfermagem a reunir informações definitivas sobre os pontos fortes e as necessidades de um residente, que então serão abordados em um plano de cuidado individualizado (CMS, 2019). O RAI tem três componentes: o **conjunto mínimo de dados (CMD)** versão 3.0, o processo de Avaliação da Área de Cuidados (CAA, do inglês *Care Area Assessment*) e as diretrizes de utilização do RAI (Boxe 2.3). Os componentes do RAI geram informações sobre o estado funcional do residente, seus pontos fortes, pontos fracos e suas preferências, além de oferecer orientação sobre as avaliações subsequentes após a identificação de problemas (CMS, 2019). O CMD Versão 3.0 constitui uma visão geral inicial das necessidades de cuidados de um residente. É uma avaliação preliminar para identificar possíveis problemas, pontos fortes e preferências do residente. As CAAs são desencadeadas por respostas a itens individuais do CMD que revelam as necessidades de avaliação adicional. As respostas a esses itens identificam problemas, conhecidos como "áreas de cuidados acionadas", que estabelecem uma ligação crítica entre o CMD e as decisões relativas ao planejamento dos cuidados. As CAAs permitem que as instituições identifiquem e utilizem ferramentas fundamentadas nos padrões de prática clínica atuais, como pesquisas baseadas em evidências ou endossadas por especialistas, diretrizes de prática clínica e recursos.

As informações obtidas com a utilização do RAI fornecem uma base de dados nacional para instituições de enfermagem, que permite que os formuladores de políticas entendam melhor as necessidades de saúde da população que recebe cuidados de longa duração. O CMD e as CAAs constituem um recurso valioso para os enfermeiros no momento de selecionar as intervenções que atendam melhor às necessidades de saúde dessa população em crescimento.

Boxe 2.3 Componentes do instrumento de avaliação do residente (RAI, do inglês *resident assessment instrument*)

Conjunto mínimo de dados (CMD)

É um conjunto central de elementos de triagem, estado clínico e funcional, incluindo definições comuns e categorias de codificação, que constitui a base para uma avaliação mais completa de todos os residentes em casas de repouso certificadas pelo Medicare ou Medicaid. Esses elementos incluem:
- Informações de identificação
- Audição, comunicação e visão
- Padrões de cognição
- Humor
- Comportamento
- Preferências por rotinas e atividades habituais
- Estado funcional
- Habilidades e objetivos funcionais
- Continência urinária e fecal
- Diagnóstico ativo
- Condições de saúde
- Estado deglutição/nutricional
- Estado oral/odontológico
- Condições da pele
- Medicações
- Tratamentos especiais, procedimentos e programas
- Restrições e alarmes
- Participação na avaliação e definição de objetivos
- Resumo da avaliação da área de cuidados (CAA, do inglês *care area assessment*)

Processo de avaliação da área de cuidados (CAA)

Esse processo é projetado para ajudar o avaliador a interpretar de modo sistemático as informações registradas no CMD. Quando uma área é acionada, os profissionais da casa de repouso utilizam recursos clínicos baseados em evidências atuais para conduzir uma avaliação do possível problema e determinar um plano de cuidados para ele. O processo de CAA ajuda os profissionais clínicos a enfocar os aspectos essenciais:
- Os gatilhos de áreas de cuidados (CATs, *care area triggers*) são respostas específicas do residente para um elemento do CMD ou uma combinação destes. Os gatilhos identificam residentes que apresentam ou correm o risco de desenvolver problemas funcionais específicos e exigem avaliação subsequente
- A avaliação da área de cuidados é a investigação subsequente das áreas acionadas para determinar se os CATs requerem intervenções e planejamento de cuidados
- O resumo do CAA fornece a localização da documentação das áreas de cuidados que foram acionadas a partir do CMD e as decisões tomadas durante o processo de CAA em relação ao prosseguimento ou não do planejamento de cuidados.

Diretrizes de utilização

As diretrizes de utilização fornecem instruções sobre quando e como usar o RAI.

Adaptado de Centers for Medicare and Medicaid Services (CMS): *Long-Term Care Facility Resident Assessment Instrument 3.0 User's Manual Version 1.17.1*, 2019. https://downloads.cms.gov/files/mds-3.0-rai-manual-v1.17.1_october_2019.pdf. Acesso em: jul. 2021.

Vida assistida. Vida assistida é um dos setores de crescimento mais rápido nos EUA. Existem aproximadamente 30 mil instituições de vida assistida com aproximadamente 1 milhão de leitos licenciados que abrigam mais de 800 mil pessoas nos EUA (National Center for Assisted Living [NCAL], 2020). A **vida assistida** oferece um contexto de cuidados em longo prazo atraente, com um ambiente mais parecido com um lar e maior autonomia dos residentes. Os residentes precisam de algum auxílio nas atividades de vida diária, mas permanecem relativamente independentes em um ambiente parcialmente protegido. Um grupo de residentes vive em conjunto, mas cada residente tem seu próprio quarto e compartilha as áreas destinadas a refeições e atividades sociais. As pessoas costumam manter todos os seus pertences pessoais em suas residências.

As residências de vida assistida variam de edifícios semelhantes a hotéis com centenas de unidades a lares comunitários modestos que alojam alguns poucos idosos. A vida assistida proporciona independência, segurança e privacidade ao mesmo tempo (Touhy e Jett, 2018). Esses ambientes promovem saúde física e psicossocial (Figura 2.2). Os serviços em um centro de vida assistida incluem lavanderia, assistência com refeições e cuidados pessoais, supervisão durante 24 horas e serviços domésticos (NCAL, 2020). Alguns centros prestam assistência para administração de medicamentos. Nem sempre os serviços de enfermagem estão diretamente disponíveis, embora enfermeiros de cuidados domiciliares possam visitar os pacientes em residências de vida assistida. Infelizmente, a maioria dos residentes das residências de vida assistida paga como particulares por esses serviços. A taxa mensal mediana nos EUA corresponde a USD 4.000 para uma unidade privada (NCAL, 2020). Sem um teto governamental para as taxas e pouca regulação, a vida assistida nem sempre é uma opção para indivíduos com recursos financeiros limitados.

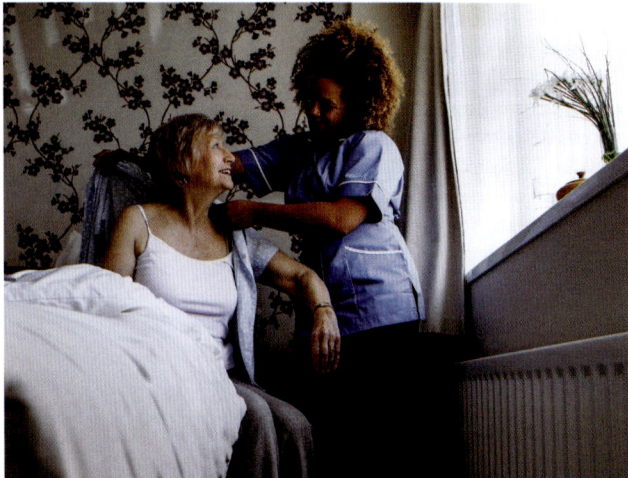

Figura 2.2 A prestação de serviços de enfermagem em instituições de vida assistida promove saúde física e psicossocial. (Copyright © DGLimages/iStock/Thinkstock.)

Cuidado de descanso (ou *respite care*). O cuidado de familiares em casa gera enormes sobrecargas físicas e emocionais para os cuidadores adultos. Esse é o caso especialmente quando o parente que precisa de assistência apresenta limitações físicas ou cognitivas. Em geral, o cuidador é um adulto que não tem apenas a responsabilidade de cuidar de um ente querido (como cônjuge, pai, mãe ou irmão), mas muitas vezes mantém um emprego em período integral, cuida de uma família e também administra as rotinas da vida diária.

O **cuidado de descanso** ou *respite care* é um serviço que oferece alívio em curto prazo, fornece um novo ambiente ou tempo de descanso aos familiares cuidadores que atendem doentes, pacientes incapacitados ou idosos frágeis (Alzheimer's Association, 2021). Recomende os serviços de cuidado de descanso ao cuidador de seu paciente sempre que indicado. O cuidado de descanso pode ser oferecido no domicílio por um amigo, outro parente ou um voluntário; um serviço remunerado; ou em um ambiente de cuidados em ILP para adultos ou uma casa de repouso (Alzheimer's Association, 2021). As pesquisas mostram que os familiares cuidadores devem confiar no serviço de cuidado de descanso e percebem que os maiores benefícios para aqueles que recebem os cuidados são a interação social e atividade significativa, com melhora resultante no bem-estar (Whitmore e Snethen, 2018).

Centros de convivência diária para adultos.

Os **centros de convivência diária para adultos** oferecem uma variedade de serviços de saúde e sociais a populações específicas de pacientes que vivem sozinhos ou com a família na comunidade. Os serviços oferecidos durante o dia permitem que os familiares mantenham seu estilo de vida e emprego e ainda forneçam cuidado domiciliar a seus parentes (Meiner e Yeager, 2019). Esses centros de convivência diária estão associados a um hospital ou a uma casa de repouso, ou existem como centros independentes. Com frequência os pacientes necessitam de serviços de saúde contínuos, mas não hospitalização (p. ex., fisioterapia, refeições, atividades recreativas ou aconselhamento), enquanto suas famílias ou pessoal de suporte trabalham. Os pacientes que costumam usar os centros de convivência diária para adultos são fisicamente frágeis, apresentam comprometimento cognitivo, ou ambos, e requerem algum grau de supervisão, mas não um cuidado contínuo (Meiner e Yeager, 2019).

Os centros costumam operar nos dias de semana durante o horário comercial e geralmente cobram por diária. Os centros de convivência diária para adultos permitem que os pacientes mantenham maior independência morando em casa, possivelmente reduzindo os custos dos cuidados de saúde ao evitar ou adiar a internação de um idoso em um centro de enfermagem. Os enfermeiros que trabalham em centros de convivência diária proporcionam a continuidade dos cuidados fornecidos no domicílio e nos centros de convivência diária. Por exemplo, os enfermeiros garantem que os pacientes continuem a tomar os medicamentos prescritos e administram tratamentos específicos. O conhecimento das necessidades e dos recursos da comunidade é essencial para fornecer o suporte adequado ao paciente (Touhy e Jett, 2018).

Cuidados paliativos e *hospice*.

Cuidados paliativos referem-se a uma abordagem de cuidados holística, centrada no paciente e na família, com o objetivo de melhorar a qualidade de vida de pacientes e famílias que estejam vivenciando problemas relacionados a doenças com risco de morte. Os cuidados paliativos são fornecidos ao longo do *continuum* da doença, com um foco na identificação e no tratamento precoces de problemas físicos, psicossociais e espirituais, alívio da dor e do sofrimento, continuidade dos cuidados e auxílio para que pacientes e famílias tomem decisões conscientes (National Hospice and Palliative Care Organization [NHPCO], 2021; Parola et al., 2018). Os cuidados paliativos podem ser fornecidos em qualquer contexto de cuidados de saúde. Alguns serviços de saúde contam com unidades dedicadas a cuidados paliativos para cuidar de pacientes com problemas de saúde complexos. A chave para a oferta de cuidados paliativos é a relação enfermeiro-paciente e enfermeiro-família. Com o paciente, o enfermeiro desenvolve uma relação singular, enquanto com a família ou um parceiro é formada uma relação de apoio (Parola et al., 2018).

Um *hospice* é um sistema de cuidados centrados na família que permite que os pacientes vivam com conforto, independência e dignidade, ao mesmo tempo que alivia a dor de uma doença terminal. Um paciente que inicia cuidados de *hospice* está com uma doença em fase terminal, e o paciente, a família e o profissional da saúde concordam que nenhum tratamento adicional poderá reverter o processo mórbido. Os cuidados de *hospice* são fornecidos no ambiente que melhor atender às necessidades de cada paciente e família, como o domicílio do paciente ou casas de repouso, instituições de vida assistida, serviços de *hospice* independentes e hospitais. O foco do serviço de *hospice* é o cuidado de suporte, não um tratamento curativo (ver Capítulo 36). O serviço de *hospice* beneficia as famílias e os pacientes com qualquer doença na fase terminal, como miocardiopatia, esclerose múltipla, síndrome da imunodeficiência adquirida (AIDS) e câncer. Os membros da equipe de *hospice* estão disponíveis 24 horas por dia, 7 dias por semana, para responder a questões ou visitas a qualquer momento em que houver necessidade de suporte. Os membros da equipe colaboram para prestar cuidados que garantam a morte com dignidade. Os serviços continuam sem interrupção, mesmo se houver mudança no ambiente de cuidados de um paciente.

Os cuidados paliativos e de *hospice* são semelhantes no sentido de que ambos enfocam o controle de sintomas e a garantia do conforto do paciente. Esses dois métodos de prestação de cuidados são gerenciados por uma equipe interdisciplinar que trabalha junto ao profissional de atenção primária do paciente para desenvolver e manter um plano de cuidado individualizado e voltado ao paciente (Pawlow et al., 2018). Um membro essencial da equipe interdisciplinar é o enfermeiro de prática avançada (EPA). Para atender à crescente demanda por EPAs nos cuidados paliativos e de *hospice*, deve haver uma integração das competências centrais à formação de EPAs, o desenvolvimento de oportunidades de educação clínica em cuidados paliativos e *hospice* e a educação continuada em cuidados paliativos e *hospice* para EPAs atuantes (Pawlow et al., 2018).

Questões relacionadas a cuidados de saúde prestados por enfermeiros

O clima atual nos cuidados de saúde influencia tanto os profissionais da saúde quanto os usuários. Por serem profissionais que prestam cuidados aos pacientes, os enfermeiros são os mais qualificados para efetuar mudanças no sistema de saúde e devem ter uma participação integral e efetiva em todos os aspectos dos cuidados. Os serviços de saúde da atualidade estão trabalhando com afinco para melhorar a experiência e o engajamento dos pacientes, ao mesmo tempo que oferecem cuidados de alta qualidade, melhorando os resultados e controlando os custos (Considine, 2018). No sistema de saúde atual, os resultados dos indicadores de satisfação dos pacientes e qualidade dos cuidados, como as taxas de infecção, estão vinculados aos pagamentos pelos cuidados de saúde (McCay et al., 2018). À medida que você enfrenta desafios na manutenção da qualidade dos cuidados de saúde e ao mesmo tempo na redução dos custos, você precisa desenvolver julgamento clínico, aplicar o processo de enfermagem e pensar de modo crítico ao tomar as decisões clínicas necessárias para cada situação do paciente. Mais do que nunca, também é importante colaborar com outros profissionais da saúde para delinear e entregar novos métodos de prestação de cuidados ao paciente.

Custos e qualidade dos cuidados de saúde

No momento atual, é impossível separar duas iniciativas que confrontam as instituições de saúde: gerenciamento dos custos e obtenção de um cuidado do paciente de alta qualidade. Os pagadores dos serviços de saúde (Tabela 2.2) (como Medicare, Medicaid e seguradoras privadas) vêm tentando administrar e abordar os custos dos

Tabela 2.2 Pagadores por cuidados de saúde comuns nos EUA.

Entre os modelos atuais para pagamento de cuidados de saúde, a qualidade é um componente essencial. A maioria dos acordos de reembolso dos custos de serviços de saúde vincula o pagamento final à obtenção de medidas fundamentais de qualidade.

Pagamento por serviço	• O modelo de pagamento por cuidados de saúde mais tradicional • Requer que os pacientes ou pagadores remunerem o profissional da saúde por cada serviço prestado • Não há incentivo à implementação de estratégias de cuidados preventivos, prevenção de hospitalização ou quaisquer outras medidas de economia de custos.
Pagamento por coordenação	• Coordena o cuidado entre o profissional de atenção primária e especialistas • A coordenação dos cuidados entre vários prestadores pode ajudar os pacientes e suas famílias na gestão de um plano de cuidado unificado e pode contribuir para reduzir a redundância em exames e procedimentos caros.
Pagamento por desempenho (P4P)	• Sinônimo de reembolso baseado em valor • Os profissionais da saúde são compensados apenas se atingirem determinadas medidas de qualidade e eficiência • As medidas de qualidade de referência vinculam diretamente o reembolso dos médicos à qualidade do cuidado fornecido.
Pagamento por pacotes (*bundles*) ou por episódio de cuidado	• Remunera os profissionais da saúde por episódios de cuidado específicos, como uma internação hospitalar • Incentiva a eficiência e a qualidade do cuidado porque apenas um valor monetário definido será pago por todo o episódio de cuidado.
Programas de economia compartilhada do tipo *upside sharing* (Centers for Medicare and Medicaid Services [CMS] ou comercial)	• Fornece incentivos aos profissionais que tratam de populações de pacientes específicas • Uma porcentagem de qualquer economia obtida é repassada ao profissional • O modelo do tipo *upside sharing* exclusivo é mais comum em *Accountable Care Organizations* (Organizações Responsáveis por Atendimentos) do Medicare Shared Savings Program (MSSP), mas todos os participantes do MSSP devem passar para um modelo de *downside sharing* após 3 anos.
Programas de economia compartilhada do tipo *downside sharing* (CMS ou comercial)	• Inclui o potencial de compartilhamento de ganhos do modelo *upside*, mas também o risco do modelo *downside* de compartilhamento dos custos excessivos da prestação de serviços de saúde entre o profissional e o pagador • Uma vez que os profissionais assumem maior risco com esse modelo, na maioria dos casos o potencial de oportunidade *upside* é maior que em um programa totalmente *upside*.
Capitação parcial ou integral	• Os pacientes recebem um pagamento mensal por membro (PMPM) conforme idade, raça, sexo, estilo de vida, história médica e modelo de benefício • As taxas de pagamento estão vinculadas ao uso esperado, independentemente de ocorrer maior ou menor utilização pelo paciente • Como nos modelos de pagamento em pacotes, os profissionais da saúde têm um incentivo para ajudar os pacientes a evitar procedimentos e testes dispendiosos de modo a maximizar sua compensação • Apenas alguns tipos ou categorias de serviços são remunerados por capitação.

De American Academy of Pediatrics: *Getting paid: alternative payment models*, 2020, https://www.aap.org/en-us/professional-resources/practice-transformation/getting-paid/Pages/Payment-Models.aspx. Acesso em: jun. 2020; American Hospital Association: *Current and emerging payment models*, 2020, https://www.aha.org/advocacy/current-and-emerging-payment-models. Acesso em: jun. 2020; e Brookings: *The beginner's guide to new healthcare payment models*, 2014. https://www.brookings.edu/blog/usc-brookings-schaeffer-on-health-policy/2014/07/23/thebeginners-guide-to-new-health-care-payment-models/. Acesso em: jun. 2020.) *CMS*, Centers for Medicare and Medicaid Services; *MSSP*, Medicare Shared Savings Program.

cuidados de saúde há muitos anos. A Social Security Act estabeleceu um sistema de pagamento pelos custos operacionais de internações em hospitais de cuidados agudos conforme a Parte A de Medicare (seguro hospitalar) com base em valores definidos prospectivamente (CMS, 2020c). Esse sistema de pagamento é chamado de **Sistema de Pagamento Prospectivo das Internações Hospitalares (SPP)**. De acordo com o SPP, cada caso de paciente é classificado em um **grupo de diagnósticos relacionados** (**DRG**, do inglês *diagnosis-related group*). Uma ponderação para remuneração é atribuída a cada DRG, com base nos recursos médios usados para tratar pacientes no Medicare naquele DRG (CMS, 2020c). Independentemente do valor gasto pelo hospital para tratar um paciente, o pagamento estabelecido para o DRG será o valor recebido pelo hospital. Os grupos de pagamento DRG ainda são usados, mas atualmente muitos pagadores exigem que sejam seguidos padrões de cuidados baseados em evidências para reduzir ainda mais os custos dos cuidados de saúde.

O Congresso norte-americano criou o Centro de Inovação dos CMS para testar "modelos de remuneração e prestação de serviços inovadores para reduzir as despesas do programa [...] e ao mesmo tempo preservar ou melhorar a qualidade do atendimento" para os beneficiários do Medicare, Medicaid ou Children's Health Insurance Program (CHIP) (CMS, 2021). O Centro de Inovação estabelece as seguintes prioridades: testar novos modelos de remuneração e prestação de serviços, inclusive Quality Payment Program Advanced Alternative Payment Models, avaliar os resultados e promover as melhores práticas e envolver uma grande variedade de partes interessadas no desenvolvimento de modelos adicionais para teste. Um exemplo de uma iniciativa respaldada pelo Centro de Inovação é a criação das ACOs do Medicare. As ACOs são grupos de médicos, hospitais e outros profissionais da saúde que se unem voluntariamente para oferecer cuidados coordenados de alta qualidade a seus beneficiários de pagamento por serviço (FFS, do inglês *fee-for-service*) do Medicare e reduzem custos desnecessários (CMS, 2020d). Em 2015, 424 ACOs participavam do CMS Shared Savings Program (CMS, 2020d).

A **Lei de Cuidados Financiáveis** vincula o pagamento a organizações que oferecem planos Medicare Advantage às classificações de qualidade da cobertura oferecida. Se os hospitais tiverem um desempenho ruim nas pontuações de qualidade, receberão uma remuneração mais baixa pelos serviços. As medidas de resultados de qualidade incluem a satisfação dos pacientes e o manejo mais eficiente dos cuidados, por meio de redução das complicações e reinternações e melhor coordenação dos cuidados. Exemplos de reformas que incentivam ou "remuneram por valor", projetadas para criar um sistema de saúde que atenda melhor à população norte-americana (CMS, 2015), incluem os seguintes:

- *Compra hospitalar baseada em valor (do procedimento)*: esse programa vincula uma parte dos pagamentos aos hospitais pelo Medicare (1,5% do pagamento operacional de base por DRG) por internações para cuidados agudos a seu desempenho em medidas importantes de qualidade. A Avaliação do Paciente Hospitalar dos Profissionais e Sistemas de Saúde (HCAHPS, do inglês *Hospital Consumer Assessment of Healthcare Providers and Systems*) é o instrumento padronizado de pesquisa e metodologia de coleta de dados exigido pelo CMS para medir as percepções dos pacientes sobre o cuidado hospitalar. A HCAHPS é uma medida de satisfação dos pacientes que estabelece um padrão nacional para coleta ou divulgação pública das percepções dos pacientes e permite que os usuários façam comparações válidas entre todos os hospitais (HCAHPS, 2021). As pesquisas mostram que os hospitais que apresentam maior porcentagem de médicos atuantes conectam os serviços para melhor coordenação dos cuidados, resultando em maiores pontuações de desempenho (Spaulding et al., 2018)
- *Programa de redução de reinternações hospitalares*: esse programa do CMS reduz os pagamentos do Medicare a hospitais com um número excessivo de reinternações de pacientes dentro de 30 dias após a alta hospitalar. Foi projetado para incentivar a segurança dos pacientes e a qualidade dos cuidados. As condições regulamentadas por esse programa incluem infarto do miocárdio, insuficiência cardíaca e pneumonia, com queda de reinternação de 18,4 para 17,5% (National Quality Forum, 2021a). Os enfermeiros constituem uma parte crucial das equipes interdisciplinares. Esses membros da equipe colaboraram para projetar tratamentos e protocolos de instruções de alta com o objetivo de diminuir reinternações desnecessárias de pacientes
- *Pagamentos por pacotes (bundles) para melhoria dos cuidados*: algumas organizações de saúde estão testando se os pagamentos por pacotes (um pagamento único para todos os serviços realizados para tratar um paciente) em um episódio de cuidados específico (internação em hospital de cuidados agudos) podem coordenar melhor os cuidados para pacientes de Medicare e reduzir os custos do Medicare. Um pagamento por pacote inclui remuneração por serviços médicos, radiológicos e terapêuticos. Essa iniciativa enfoca a melhoria dos cuidados para condições específicas. Os pagamentos por pacotes de serviços, por exemplo, uma cirurgia de derivação coronariana, é um modo de incentivar os médicos e os hospitais a coordenar melhor o cuidado durante a hospitalização e após a alta (CMS, 2020b). As instituições de saúde firmam acordos de remuneração que incluem a responsabilidade pelos aspectos financeiros e pelo desempenho em um episódio de cuidados
- *Programa de redução de condições adquiridas no hospital (CAH)*: esse programa foi desenvolvido pelo CMS para incentivar os hospitais a melhorar a qualidade dos cuidados de saúde e a segurança dos pacientes. Como componentes do programa, hospitais que apresentem uma alta incidência de CAHs em pacientes, como desenvolvimento de lesões por pressão, infecções do trato urinário associadas a cateter (ITUACs), bacteriemia associada a um acesso vascular central (BAAVC), infecções de ferida cirúrgica e infecção por *Clostridium difficile* (ICD), sofrem uma redução ou suspensão do financiamento do CMS para tratamento dessas CAHs (CMS, 2018). Esse programa economiza aproximadamente USD 350 milhões por ano para o CMS (CMS, 2020e). Devido à redução do financiamento, os hospitais estão concentrando seus esforços na melhoria da qualidade na redução e prevenção dessas CAHs.

Satisfação dos pacientes. A satisfação dos pacientes é de responsabilidade de todos os profissionais da saúde. Isso é mais importante que nunca porque as medidas de satisfação dos pacientes estão ligadas à remuneração do hospital. As percepções do paciente em relação à qualidade dos cuidados foram incorporadas à avaliação da qualidade. Como resultado, as organizações de saúde transformaram a experiência do paciente e os cuidados centrados no paciente nos principais componentes de suas missões em cuidados de saúde (Cody e Williams-Reed, 2018; Niederhauser e Wolf, 2018). Na atualidade, os hospitais relatam mensalmente as pontuações de satisfação dos pacientes para as unidades de cuidados. Todos os membros da equipe de cuidados ajudam a identificar as tendências em termos da satisfação e determinar modos de melhorar a qualidade dos cuidados. Os hospitais e outros serviços de saúde utilizam uma variedade de instrumentos para medir a satisfação dos pacientes (NEJM Catalyst, 2018). Os instrumentos são oferecidos por prestadores privados. Geralmente não são publicados, e sua confiabilidade e validade são incertos:

- Instrumentos públicos e padronizados, como questionários de satisfação dos pacientes (p. ex., PSQ-18) e planos de avaliação de saúde pelo usuário (p. ex., HCAHPS), têm a vantagem de uma boa confiabilidade e validade, mas as questões de pesquisa têm um alcance limitado
- Instrumentos desenvolvidos internamente são derivados principalmente de questões extraídas de outros instrumentos.

A HCAHPS é amplamente usada por hospitais para coletar e divulgar dados da satisfação do paciente para fins de comparação (HCAHPS, 2021). A pesquisa HCAHPS tem 29 itens, incluindo 19 que abrangem aspectos críticos da experiência hospitalar (p. ex., comunicação com os médicos, comunicação com os enfermeiros, receptividade da equipe hospitalar, manejo da dor, comunicação relativa a medicamentos, informações de alta, limpeza do ambiente hospitalar, silêncio no ambiente hospitalar, transição dos cuidados e disposição para recomendar o hospital. Os 10 itens restantes encaminham os pacientes às devidas questões relacionadas à doença e ao procedimento específico, ajustam variados pacientes entre os hospitais, e corroboram relatórios legalmente obrigatórios (HCAHPS, 2021).

Foram conduzidas muitas pesquisas para identificar os fatores que, na percepção dos pacientes, afetam sua satisfação, incluindo técnicas de comunicação relacional, *rounds* (visitas à beira do leito) a cada hora, padrões da equipe de enfermagem e troca de plantão à beira do leito (Cody et al., 2018; Persolja, 2018; Dilts Skaggs et al., 2018). Um fator comum entre os estudos são as habilidades interpessoais, em especial a cortesia e o respeito dos profissionais da saúde. Isso se soma às habilidades de comunicação para fornecer explicações e informações claras, que influenciam mais as percepções do paciente que outras habilidades técnicas (George et al., 2018; Pattison et al., 2017).

Escassez de enfermagem

A American Association of Colleges of Nursing (AACN) advertiu sobre uma escassez de enfermeiros, com a expectativa de uma intensificação dessa situação com o envelhecimento dos adultos da geração *baby boomer* e o aumento da necessidade de cuidados de saúde (AACN, 2020).

O problema é agravado pelo fato de que as faculdades de enfermagem no país estão apresentando dificuldades para expandir sua capacidade e atender à crescente demanda de enfermeiros. Além disso, os enfermeiros mais velhos estão se aposentando da força de trabalho. A AACN observou indicadores de escassez importantes:

- As projeções de emprego do Bureau of Labor Statistics (BLS) para 2018-28 mostram a enfermagem profissional entre as principais ocupações em termos de crescimento de emprego até 2028 (BLS, n.d.). Espera-se que a força de trabalho de enfermeiros profissionais cresça 12% (um aumento de 371.500) nos EUA até 2028. O Bureau também previu a necessidade de 203.700 enfermeiros para a reposição na força de trabalho, chegando a um número total de vagas para enfermeiros de 3,4 milhões em 2026 (AACN, 2020)
- O relatório do Institute of Medicine (IOM) de 2010 *The future of nursing: leading change, advancing health* (*O futuro da enfermagem: liderando as mudanças, promovendo a saúde*) preconizou um aumento da porcentagem de enfermeiros com grau de bacharelado para 80% e uma duplicação do número de enfermeiros com doutorado. A força de trabalho de enfermagem atual está longe dessas recomendações, com apenas 56% dos enfermeiros profissionais preparados em nível de bacharelado ou pós-graduação (IOM, 2010; AACN, 2020).

A escassez afeta todos os aspectos da enfermagem, incluindo os cuidados dos pacientes, gerenciamento e educação em enfermagem, mas também representa desafios e oportunidades para a profissão. Muitos recursos financeiros são investidos em estratégias de recrutamento e retenção de mão de obra de enfermagem mais qualificada, que aplica o pensamento crítico, que é motivada e dedicada. Há uma correlação positiva entre o cuidado direto do paciente realizado por um enfermeiro e os resultados positivos dos pacientes, menores índices de complicações, e um retorno mais rápido do paciente à sua condição funcional ideal (Boxe 2.4) (Aiken, 2017; Twigg et al., 2019). As pesquisas também correlacionam equipes insuficientes à omissão de avaliações de enfermagem e à omissão de cuidados de enfermagem. Em pacientes no pós-operatório cuja situação se altera rapidamente, estas omissões de avaliações e cuidados resultam em resultados ruins para os pacientes (Ball et al., 2018).

Organizações profissionais de enfermagem preveem que o número de enfermeiros continuará diminuindo (AACN, 2020). Com menos enfermeiros disponíveis, é importante que você aprenda a usar seu tempo de contato com o paciente de forma eficiente e profissional. Gestão de tempo, comunicação terapêutica, educação do paciente e implementação compassiva de procedimentos à beira do leito são apenas algumas das habilidades essenciais de que você necessita. É importante que seus pacientes deixem o ambiente de cuidado de saúde com uma imagem positiva da enfermagem e com a sensação de que eles receberam atendimento de alta qualidade. Seus pacientes nunca devem sentir que receberam cuidados apressados ou incompletos. Eles precisam sentir que eram importantes e que foram envolvidos nas decisões e que suas necessidades foram satisfeitas. Se determinado aspecto do cuidado do paciente requer 15 minutos de contato, demora o mesmo tempo para realizar um cuidado organizado e compassivo que quando você realiza apressadamente seus cuidados de enfermagem.

A escassez de pessoal de enfermagem abre grandes oportunidades para todos os enfermeiros. Se você prosseguir em sua educação e observar as tendências dos cuidados de saúde, conseguirá encontrar um emprego em qualquer posição profissional que desejar.

Competências

As competências dos profissionais da saúde constituem uma ferramenta excelente para medir o grau de adequação dos enfermeiros na prática de enfermagem e servem como um guia para o desenvolvimento de uma carreira profissional em enfermagem. O projeto Educação de

Boxe 2.4 Prática baseada em evidências

Impacto da equipe de enfermagem e resultados dos pacientes

Questão PICOT: Qual é o impacto nos resultados dos pacientes em hospitais com equipes de enfermagem adequadas em relação a hospitais com menores equipes de enfermagem?

Resumo das evidências

Existe um número cada vez maior de pesquisas que demonstram que a equipe de enfermagem afeta os resultados dos pacientes, a sobrevida dos pacientes e a ocorrência de eventos adversos. Uma revisão sistemática quantitativa revelou que combinações de equipes de enfermagem de nível superior estavam associadas a melhores resultados dos pacientes. Exemplos dos resultados afetados pela composição das equipes de enfermagem incluem tempo de hospitalização (TdH), incidência de lesões por pressão, pneumonia, sepse, infecções do trato urinário associadas a cateter (ITUACs), taxa de mortalidade em 30 dias, infecção e infarto agudo do miocárdio (Twigg et al., 2019). Pacientes que sofrem um ataque cardíaco dentro do hospital apresentaram maior probabilidade de sobreviver quando havia menor proporção de pacientes por enfermeiro (Twigg et al., 2019). A combinação de uma equipe de enfermagem de nível superior com uma intervenção baseada em evidência, como *bundle* de sepse, resulta em menor índice de mortalidade e menor tempo de hospitalização (Lasater et al., 2021).

Também foi verificado que uma equipe de enfermagem de nível superior estava significativamente associada a resultados sensíveis para a enfermagem, como menos quedas e melhores avaliações de risco de lesões por pressão (Burnes Bolton et al., 2017; Brooks Carthon et al., 2018). Quando a equipe de enfermagem é insuficiente, resultando em mais pacientes sendo atendidos por cada enfermeiro, há um aumento da ocorrência de erros de medicação, lapsos de cuidados, formações de lesões por pressão e quedas com ferimentos (ANA, 2019; Griffiths et al., 2018). Estudos revelaram que a composição de uma equipe de enfermagem com mais qualificação profissional resulta em menor mortalidade de pacientes hospitalizados, menor tempo de hospitalização, menores incidências de reinternações e maior satisfação dos pacientes (Aiken et al., 2021; McHugh et al., 2021). Estudos que demonstram o impacto positivo da maior proporção de enfermeiros por pacientes sobre os resultados proporcionam evidências aos gerentes de enfermagem que corroboram a contratação de enfermeiros com maior qualificação profissional.

Aplicação na prática de enfermagem
- Considere a proporção de enfermeiros por pacientes e a composição da equipe ao buscar emprego em um hospital ou unidade (Aiken et al., 2017; Lasater et al., 2021).
- Níveis adequados de profissionais de enfermagem ajudam a melhorar o ambiente de trabalho, resultando em maior segurança dos pacientes e melhor qualidade do cuidado (AHRQ, 2019; McHugh et al., 2021; Sloane et al., 2018).
- Unidades de internação em que há maior risco de quedas devido à população de pacientes ou doenças necessitam de uma equipe maior de enfermeiros (Burnes Bolton et al., 2017).
- Embora pesquisas corroborem o impacto econômico das equipes de enfermagem e melhores resultados sensíveis à enfermagem e outros resultados de pacientes, é preciso realizar pesquisas contínuas sobre o impacto do dimensionamento das equipes de enfermagem (Lasater et al., 2021; Twigg et al., 2019).

qualidade e segura para enfermeiros (QSEN, do inglês *quality and safety education for nurses*) estabeleceu competências de qualidade e segurança para que os enfermeiros tenham o conhecimento, as habilidades e as atitudes exigidas para enfrentar os desafios nos sistemas de saúde atuais (QSEN, 2020). As competências centrais de enfermagem da iniciativa Massachusetts Nurse of the Future foram desenvolvidas pelo Massachusetts Department of Higher Education e pela Massachusetts Organization of Nurse Executives (agora parte da Organization of Nurse Leaders) para identificar conhecimentos, atitudes e habilidades para 10 competências consideradas essenciais para os enfermeiros profissionais no futuro (Boxe 2.5) (Massachusetts Department of Higher Education Nursing Initiative [MDHENI], 2016). Um usuário do sistema de saúde espera que os padrões de cuidados e prática de enfermagem em qualquer contexto de cuidados de saúde sejam apropriados, seguros e eficientes. As organizações de saúde garantem os cuidados de alta qualidade estabelecendo políticas, procedimentos e protocolos baseados em evidências que seguem as normas nacionais de credenciamento. Sua responsabilidade é seguir as políticas e os procedimentos e conhecer os padrões de prática mais atuais. A competência contínua é sua responsabilidade. Você também é responsável por obter a educação continuada necessária, seguir um código de ética estabelecido e conquistar certificações em áreas de especialidade.

Cuidados centrados no paciente

Em um relatório de referência, *Crossing the quality chasm (Cruzando o abismo da qualidade)*, o IOM definiu o **cuidado centrado no paciente** como um "cuidado que respeita e é sensível a preferências, necessidades e valores individuais do paciente e [garante] que os valores do paciente orientem todas as decisões clínicas" (IOM, 2001). Os hospitais em todo o país implementaram estratégias de cuidados centrados no paciente, especificamente modelos de prestação de cuidados (ver Capítulo 21). O cuidado centrado no paciente é um componente da experiência integral do paciente, que inclui todas as interações que ocorrem em um ambiente de cuidados de saúde. A experiência global do paciente é influenciada pela cultura do ambiente de cuidados e pelas percepções do paciente (Wolf, 2017).

O cuidado centrado no paciente é muito mais que uma simples "individualização" do cuidado do paciente. Um componente crucial dos cuidados centrados no paciente é a parceria entre o enfermeiro, o paciente e o cuidador da família para identificar os cuidados de saúde necessários para o paciente no contexto de seu estilo de vida e coordenar toda a equipe de cuidados de saúde de modo a envolver o paciente e a família no processo de cuidados e em decisões associadas. Essa é uma mudança importante no modo como o cuidado é prestado, empoderando o paciente e a família para que participem do plano de cuidados e os envolva em um diálogo sobre a experiência do paciente (Niederhauser e Wolf, 2018). A seguir são descritos os oito princípios de cuidados centrados na pessoa do Picker Institute (Picker, 2021), baseados nas opiniões de pacientes, famílias e especialistas em serviços de saúde:

1. Acesso rápido a aconselhamento de saúde confiável.
2. Tratamento eficaz oferecido por profissionais de confiança.
3. Continuidade do cuidado e transições tranquilas.
4. Envolvimento e apoio para familiares e cuidadores.
5. Informações claras, comunicação e suporte para autocuidado.
6. Envolvimento nas decisões e respeito pelas preferências.
7. Apoio emocional, empatia e respeito.
8. Atenção às necessidades físicas e ambientais.

> **Pense nisso**
>
> Após concluir sua experiência clínica designada, realize uma autoavaliação examinando como você utiliza os princípios de cuidados centrados no paciente. Identifique áreas que podem ser melhoradas para sua próxima tarefa clínica.

Programa de Reconhecimento Magnet®

O American Nurses Credentialing Center (ANCC) estabeleceu o Programa de Reconhecimento Magnet® para reconhecer as organizações de cuidados de saúde que atingem a excelência na prática de enfermagem (ANCC, 2020). As organizações de cuidados de saúde que se candidatam ao *status* Magnet® devem demonstrar alta qualidade no cuidado do paciente, excelência em enfermagem e inovações na prática profissional. O ambiente de trabalho profissional deve permitir que os enfermeiros atuem com uma sensação de empoderamento e autonomia para fornecer cuidados de enfermagem de alta qualidade. O modelo Magnet® tem cinco componentes, que são afetados por questões globais enfrentadas pela enfermagem nos dias de hoje (ANCC, 2020). Os cinco componentes são: (1) liderança transformadora; (2) empoderamento estrutural; (3) prática profissional exemplar; (4) novos conhecimentos, inovação e melhorias; (5) resultados de qualidade empíricos (Boxe 2.6). Nos hospitais Magnet®, a cultura organizacional é voltada para o engajamento dos profissionais de enfermagem, utilização de práticas baseadas em evidência para fornecer cuidados de alta qualidade, compromisso com a melhoria da qualidade, orientação estratégica clara, governança compartilhada e confiança na liderança (Fischer e Nichols, 2019; Lavenberg et al., 2019). A revisão por pares é usada com frequência como um mecanismo para aumentar a responsabilidade pessoal e estimular o crescimento profissional (Roberts e Cronin, 2017). O *status* Magnet® exige que os enfermeiros reúnam dados sobre indicadores de qualidade ou resultados sensíveis à enfermagem específicos e comparem seus resultados com uma base de dados nacional, estadual ou regional para demonstrar a qualidade do cuidado. Pesquisas mostram que os resultados de pacientes para indicadores sensíveis à enfermagem, como quedas de pacientes, ITUACs e infecções sanguíneas associadas a cateter venoso central (ISACV) são significativamente melhores em organizações Magnet® do que em organizações não Magnet® (Fischer e Nichols, 2019). Um fator contribuinte para isto pode ser os níveis mais elevados de liderança transformacional encontrados em gestores de enfermagem das organizações Magnet® (Fischer e Nichols, 2019).

Boxe 2.5 Competências dos enfermeiros profissionais

Competências QSEN
- Cuidados centrados no paciente
- Trabalho em equipe e colaboração
- Prática baseada em evidências (PBE)
- Melhoria da qualidade (MQ)
- Segurança
- Informática.

Competências centrais de enfermagem da iniciativa Massachusetts Nurse of the Future
- Cuidados centrados no paciente
- Profissionalismo
- Liderança
- Prática baseada em sistemas
- Informática e tecnologia
- Comunicação
- Trabalho em equipe e colaboração
- Segurança
- Melhoria da qualidade
- Prática baseada em evidência (PBE).

De Massachusetts Department of Higher Education Nursing Initiative (MDHENI): *Massachusetts Nurse of the Future Nursing Core Competencies© REGISTERED NURSE*, 2016. https://www.mass.edu/nahi/documents/NOFRNCompetencies_updated _March2016.pdf. Acesso em: abr. 2021; e Quality Safety Education for Nursing (QSEN): *QSEN competencies*, 2020. http://qsen.org/competencies/pre-licensureksas/. Acesso em: abr. 2021.

Boxe 2.6 Modelo e forças de magnetismo

Componentes do Modelo Magnet®	Forças de magnetismo
Liderança transformadora – os líderes de enfermagem criam uma visão para o futuro e os sistemas e recursos para alcançar essa visão	• Qualidade da liderança em enfermagem • Estilo de gestão
Empoderamento estrutural – estruturas e processos proporcionam um ambiente inovador onde ocorrem o desenvolvimento e o empoderamento da equipe, e a prática profissional floresce	• Estrutura organizacional • Políticas e programas de pessoal • Comunidade e organização de saúde • Imagem da enfermagem • Desenvolvimento profissional
Prática profissional exemplar – uma prática profissional sólida é estabelecida e as conquistas da prática são demonstradas	• Modelos de cuidados profissionais • Consultoria e recursos • Autonomia • Enfermeiros como professores • Relações interdisciplinares
Novos conhecimentos, inovações e melhorias – as contribuições para a profissão ocorrem na forma de novos modelos de cuidados, uso do conhecimento existente, geração de novos conhecimentos e contribuições para a ciência da enfermagem	• Melhoria da qualidade
Resultados de qualidade empíricos – o foco está na estrutura, nos processos e na demonstração de resultados positivos em termos da clínica, do pessoal, dos pacientes e da organização	• Qualidade dos cuidados

Adaptado de American Nurses Credentialing Center (ANCC): *Magnet Model—creating a magnet culture*, 2020, https://www.nursingworld.org/organizational-programs/magnet/magnet-model/. Acesso em: 1º jun. 2020.

Resultados sensíveis à enfermagem. Resultados sensíveis à enfermagem são resultados de pacientes e características do pessoal de enfermagem que apresentam uma relação direta com os cuidados de enfermagem, como alterações da experiência do paciente em termos de sintomas, estado funcional, segurança, sofrimento psicológico, satisfação do enfermeiro com o cargo, total de horas diárias de enfermagem por paciente e custos. Como enfermeiro, você assume a responsabilidade pessoal e final pela obtenção desses resultados e aceitação das consequências. A mensuração e o monitoramento dos resultados sensíveis à enfermagem revelam as intervenções que melhoram os resultados para os pacientes. Os enfermeiros e os serviços de saúde utilizam os resultados sensíveis à enfermagem para melhorar a carga de trabalho da enfermagem, aumentar a segurança para o paciente e desenvolver políticas robustas relacionadas à prática de enfermagem e aos cuidados de saúde. A ANA desenvolveu o Banco de Dados Nacional de Indicadores de Qualidade em Enfermagem (National Database of Nursing Quality Indicators, NDNQI) para medir e avaliar os resultados sensíveis à enfermagem com o objetivo de melhorar a segurança para o paciente e a qualidade dos cuidados (NDNQI, n.d.). O NDNQI divulga os relatórios trimestrais sobre os resultados de enfermagem em nível da unidade. Isso fornece uma base de dados para comparação do desempenho individual de hospitais ao desempenho da enfermagem em caráter nacional. A avaliação dos resultados do paciente e as características do pessoal de enfermagem mantêm sua importância para a enfermagem e o sistema de prestação de serviços de saúde. O Capítulo 5 descreve as abordagens para mensuração dos resultados.

Tecnologia nos cuidados de saúde

Os avanços tecnológicos afetam as organizações de cuidados de saúde de modo contínuo e alteram a maneira como os enfermeiros fornecem cuidados baseados em evidências aos pacientes. As tecnologias emergentes que vão mudar a prática da enfermagem incluem genética e genômica, ferramentas menos invasivas e mais precisas para diagnóstico e tratamento, impressão tridimensional, robótica, biometria, EHRs (ver Capítulo 26) e sistemas computadorizados para prescrição médica/profissional da saúde e suporte à decisão clínica. A tecnologia facilita seu trabalho de muitas maneiras, mas ela não substitui a tomada de julgamento e decisão clínicos. Por exemplo, ao lidar com uma bomba de infusão IV inteligente, você deve monitorar a infusão para garantir que o dispositivo proceda à administração de modo programado e sem complicações, apesar de seus vários ajustes automáticos. Um dispositivo de infusão mantém uma velocidade constante, mas é preciso confirmar que a velocidade seja calculada corretamente. Um dispositivo de infusão dispara um alarme se a velocidade de infusão diminuir, mas não indica por que a infusão desacelerou. Você deve verificar por que o alarme soou e utilizar julgamento clínico para determinar o problema e como resolvê-lo. A tecnologia jamais substitui a perícia, a observação crítica e o julgamento clínico de um enfermeiro.

A robótica é uma tecnologia emergente que afetará bastante o modo como a prática de enfermagem ocorrerá no futuro. Estima-se que o uso da robótica aumentará por causa da escassez da força de trabalho, do crescimento da população idosa e da necessidade de cuidados de maior qualidade que não estejam sujeitos às limitações humanas (Backonja et al., 2018; Hauser e Shaw, 2020). A maioria das aplicações da robótica está limitada a serviços alimentares, distribuição de medicamentos, controle de infecção, cirurgia e até mesmo o diagnóstico de pacientes. Contudo, uma área com um enorme potencial de efeito na enfermagem é o uso de robôs como prestadores diretos de cuidados. Robôs para cuidados diários fornecem apoio a idosos e indivíduos com incapacidades em atividades como preparar e servir refeições e nas tarefas de cuidados diários, como recuperar itens (Kyarini et al., 2021; Sefcik et al., 2018). Além disso, robôs operados por exoesqueletos são usados para ajudar pacientes paralisados a ficarem em pé, com o objetivo de reduzir a morbidade e otimizar a fisioterapia em pacientes com comprometimento das extremidades (Kyarini et al., 2021). As implicações para a enfermagem são consideráveis. Robôs de telenfermagem são um componente de um sistema de telenfermagem no qual um robô está fisicamente presente com o paciente e há uma interligação com outros enfermeiros ou outros profissionais da saúde que se encontram em uma localidade diferente (Hauser e Shaw, 2020). O robô de telenfermagem permite uma comunicação em via dupla, tem a capacidade de se movimentar entre pacientes ou salas, é capaz de coletar dados diagnósticos e de avaliação, realiza a coleta de dados com acurácia e precisão, e é capaz de usar ferramentas e instrumentos de saúde desenvolvidos para humanos ou para robôs (Hauser e Shaw, 2020; Kyarini et al., 2021). O uso de robôs no cuidado da saúde e para a realização de tarefas de enfermagem apresenta desafios (Kyarini et al., 2021). O custo dos robôs é alto para os sistemas de saúde, e ainda há preocupações quanto à maturidade e à disponibilidade de tecnologia (Kyarini et al., 2021). Foram levantadas questões de privacidade do paciente devido às câmeras presentes nos robôs. Ainda há a questão de quão dispostos os pacientes estarão a aceitar cuidados realizados por um robô (Kyarini et al., 2021). A enfermagem deve estar na linha de frente ao decidir de que modo a robótica será utilizada, para agir em defesa dos pacientes e das famílias e garantir que os padrões de cuidados profissionais sejam executados.

A telemedicina é uma tecnologia que depende de vídeo interativo; utiliza as informações médicas reunidas e analisadas em um local (como um hospital, o domicílio, uma clínica ou um serviço de atendimento de urgência) e transmite recomendações de tratamento a outro local para melhorar o estado clínico de um paciente (American Telemedicine Association, 2020). Existem vários aplicativos e serviços que empregam vídeo bidirecional, *smartphones*, ferramentas *wireless* e outras formas de tecnologia de telecomunicação. Os benefícios da telemedicina incluem a oferta de serviços que atendam à demanda do paciente, maior acesso aos cuidados e diminuição dos custos (American Telemedicine Association, 2020). Entretanto, a variação nas políticas federais e estaduais relativas ao uso da telemedicina e reembolso representa um obstáculo à adoção mais ampla dessa prática emergente (Young e Kroth, 2018).

Os enfermeiros devem atuar na avaliação e implementação dos novos avanços tecnológicos. A tecnologia é usada para melhorar a eficiência dos cuidados de enfermagem, aumentar a segurança e melhorar os resultados para os pacientes. Acima de tudo, é essencial lembrar que o foco dos cuidados de enfermagem não é o aparelho ou a tecnologia, é o paciente. Portanto, você deve atendê-los constantemente e estabelecer uma conexão com seus pacientes, garantindo que sua dignidade e seus direitos sejam preservados em todos os níveis de cuidado.

Desigualdades em saúde

Desigualdades em saúde são as diferenças nos resultados e nas dimensões dos cuidados de saúde, incluindo acesso, qualidade e equidade, entre os grupos populacionais (Almgren, 2018; Kneipp et al., 2018). As desigualdades podem estar relacionadas a muitas variáveis, como raça, etnia, gênero, local, incapacidade ou determinantes sociais (Artiga et al., 2020). Determinantes sociais afetam substancialmente as disparidades na saúde. São as condições nos ambientes em que as pessoas nascem, vivem, aprendem, trabalham, brincam, rezam e envelhecem que afetam os resultados e os riscos de saúde, funcionamento e de qualidade de vida (ODPHP, n.d.). A inciativa *Healthy People 2030* identifica cinco categorias de determinantes sociais: estabilidade econômica, acesso e qualidade da educação, acesso e qualidade do cuidado de saúde, ambiente da região e moradia, e contexto social e comunitário (Office of Disease Prevention and Health Promotion, ODPHP, n.d.). Disparidades no estado de saúde, em particular em comunidades nas quais a maioria tenha piores condições de saúde, afetarão a produtividade e a vulnerabilidade de uma população. O National Quality Forum (2021b) relatou que as desigualdades em saúde estão ligadas aos seguintes determinantes sociais: recursos inadequados, pouca comunicação entre o paciente e o profissional, ausência de um cuidado culturalmente competente (ver Capítulo 9) e acesso inadequado a serviços de tradução para os pacientes imigrantes, entre outros fatores

(Boxe 2.7) (Figura 2.3). O sistema de saúde e os vários profissionais que atendem os pacientes devem abordar esses fatores e reduzir seu efeito na saúde do paciente para que todos os pacientes recebam os cuidados necessários. Uma estratégia consiste em estabelecer e respaldar políticas que tenham uma influência positiva nas condições sociais e econômicas e favorecer mudanças do comportamento individual (p. ex., seguir dietas saudáveis e aderir aos regimes medicamentosos).

A iniciativa *Healthy People 2030* (ODPHP, n.d.) visa promover a saúde da nação e criar uma sociedade na qual todas as pessoas ao longo da vida possam alcançar seu potencial máximo de saúde e bem-estar. Uma importante meta é eliminar as disparidades na saúde, alcançar **equidade no cuidado de saúde**, e alcançar o letramento em educação em saúde para melhorar a saúde e o bem-estar da nação. Os enfermeiros atuam em uma grande variedade de contextos que requerem a percepção dos determinantes sociais de saúde que contribuem para as desigualdades em saúde (ver Capítulo 9). Os determinantes sociais de saúde afetam a saúde, o funcionamento geral e a qualidade de vida de uma pessoa (Kneipp et al., 2018). Os enfermeiros têm um papel central na promoção do acesso aos cuidados de saúde e no oferecimento de

---

Boxe 2.7 Exemplos de determinantes sociais de saúde

- Moradia, transporte e bairros seguros
- Racismo, discriminação e violência
- Educação, oportunidades de emprego e renda
- Acesso a alimentos nutritivos e oportunidades de atividades físicas
- Poluição do ar e das águas
- Linguagem e habilidades de formação

Adaptado de Office of Disease Prevention and Health Promotion. Social determinants of health. *Healthy People 2030*, n.d., U.S. Department of Health and Human Services. https://health.gov/healthypeople/objectivesand-data/social-determinants-health. Acesso em: jul. 2021.

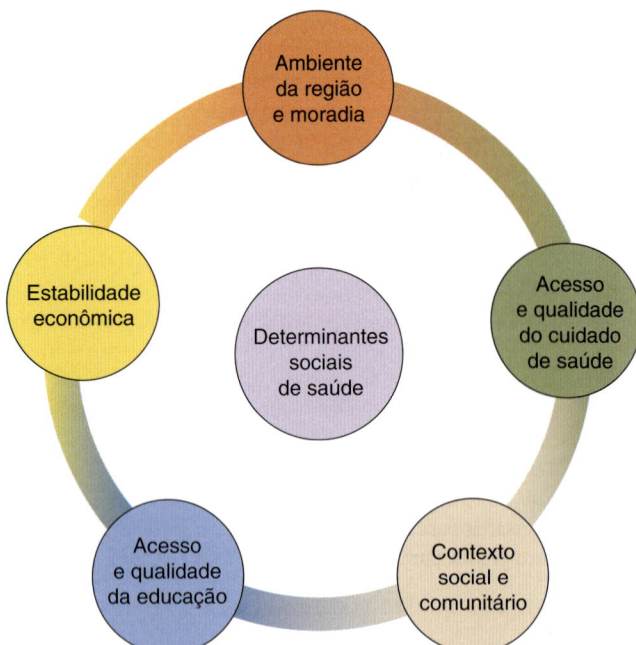

Figura 2.3 Determinantes sociais de saúde. (De Office of Disease Prevention and Health Promotion [ODPHP]: Social determinants of health. *Healthy People 2030*. n.d., U.S. Department of Health and Human Services. https://www.healthypeople.gov/2020/topics-objectives/topic/social-determinants-of-health.)

instrução apropriada aos pacientes e famílias para promover desenvolvimento saudável, comportamentos saudáveis e bem-estar de todos os indivíduos durante toda a vida.

> **Pense nisso**
>
> Discuta com seu grupo clínico os determinantes sociais de saúde que afetam a comunidade designada para a vivência de suas experiências clínicas. Como eles criaram desigualdades em saúde na comunidade?

Futuro dos cuidados de saúde

Uma discussão sobre o sistema de saúde atual estaria incompleta sem discutir a questão das mudanças. O sistema atual está em um estado de constante mudança e reformas, dificultando prever o futuro, mas também criando oportunidades para melhorias (Young e Kroth, 2018). A questão definitiva, ao reprojetar e fornecer cuidados de saúde, é garantir a saúde e o bem-estar das populações que são atendidas pelas instituições de cuidados. A previsão é que, no futuro, o modelo de cuidados em saúde seja centrado no consumidor (Batra et al., 2019). Young e Kroth (2018) relataram que o sistema de saúde dos EUA é um paradoxo – sucessos extremos e avanços tecnológicos são contrabalançados por limitação do acesso, altos custos e problemas de qualidade. Um exemplo de como o cenário do cuidado de saúde está mudando é o surgimento e a dependência cada vez maior das tecnologias e da saúde digital (Batra et al., 2019; Larsen, 2020). Nos últimos anos, temos observado o uso crescente de telessaúde e cuidados digitais, e a previsão é que ambos continuem crescendo nos próximos 5 anos (Heller, 2019). **Telemedicina**, muitas vezes chamada telessaúde, se trata do uso de informações eletrônicas e tecnologias de telecomunicações (p. ex., utilização de ferramentas de videoconferência em nuvem) para prestar atendimento quando o paciente e o profissional da saúde não estão juntos no mesmo local ao mesmo tempo (Telehealth.hhs.gov, 2021). Só o que precisa é ter acesso à internet. Tecnologia digital (p. ex., computadores e aplicativos de internet, câmeras de vídeo e dispositivos móveis, como *smartphones* e *tablets* eletrônicos) proporciona aos pacientes o primeiro acesso que eles terão ao atendimento de saúde e com um profissional da saúde, criando uma "porta de entrada digital" (Larsen, 2020). O uso da tecnologia digital reduzirá a frequência de visitas aos consultórios que ocorre hoje e otimizará o cuidado dos pacientes (Larsen, 2020). Além disso, permitirá que os profissionais da saúde monitorem continuamente os pacientes crônicos ou os indivíduos com problemas graves de saúde de maneira que as intervenções possam ser implementadas na primeira indicação dos problemas. Inteligência artificial (IA) será mais utilizada para auxiliar no tratamento de doenças por meio da detecção precoce e do maior conhecimento da progressão da doença (Batra et al., 2019). A tecnologia também ajudará a diminuirá os custos do cuidado de saúde e removerá a barreira da geografia e do acesso a serviços (Batra et al., 2019). As organizações de saúde estão implementando tecnologias novas e aperfeiçoadas que estão alterando o modo como os serviços são prestados, reduzindo custos desnecessários e melhorando o acesso aos cuidados e à qualidade de cuidados ao paciente. A enfermagem profissional é importante no futuro da prestação de cuidados de saúde. As soluções necessárias para melhorar a qualidade dos cuidados de saúde dependem em grande parte da participação ativa da enfermagem.

Pontos-chave

- Um sistema integrado de atendimento de saúde consiste em uma rede de serviços de saúde que trabalham juntos para prestar um contínuo de cuidados de saúde coordenados para um grupo definido de pessoas para melhorar a qualidade do cuidado e controlar os custos da atenção à saúde
- Cada um dos seis níveis dos cuidados de saúde descrevem os tipos dos serviços e contextos em que os cuidados de saúde são oferecidos aos pacientes em todos os estágios da saúde e da doença
- Cada nível do cuidado apresenta diferentes requisitos e oportunidades para o enfermeiro. No contexto dos cuidados primários, os enfermeiros estão extensivamente envolvidos na avaliação do paciente, enquanto em contextos de cuidados restaurativos, eles sabem que o sucesso depende de uma parceria eficaz e precoce com seus pacientes e familiares no planejamento e prestação dos cuidados
- Níveis de prevenção não são a mesma coisa que níveis de cuidado. Níveis de prevenção descrevem o foco das atividades relacionadas à saúde em um ambiente de cuidados, como promoção da saúde e prevenção de doenças (prevenção primária) e cura ou controle de doenças (prevenção secundária)
- Profissionais da saúde prestam atendimento aos pacientes em diferentes ambientes. Por exemplo, a atenção primária é realizada em ambientes comunitários, enquanto os hospitais prestam atendimento secundário e terciário abrangente aos pacientes que estão com doenças agudas
- O acesso aos cuidados de saúde é influenciado pelo acesso aos hospitais, clínicas e consultórios médicos; disponibilidade de transporte; facilidade na marcação de consultas; disponibilidade de consultas (quando necessário); acessibilidade de serviços especializados (por encaminhamento); e instruções claras fornecidas sobre quando e como obter encaminhamentos
- O acesso de norte-americanos aos cuidados de saúde em zonas rurais é afetado por fatores econômicos (norte-americanos em zonas rurais têm maior probabilidade de viver abaixo do nível de pobreza), diferenças culturais e sociais, deficiências educacionais, falta de reconhecimento do problema pelos legisladores e vida isolada em áreas rurais remotas
- O planejamento de alta começa no momento da internação em um serviço de saúde e ajuda a determinar o melhor lugar para onde o paciente deve se dirigir após a alta hospitalar. Além disso, cria uma transição tranquila do paciente de um ambiente de cuidado agudo ou pós-agudo para seu próximo ambiente
- Os obstáculos para um planejamento de alta efetivo incluem comunicação ineficiente, ausência de clareza de papéis entre os membros da equipe de saúde e falta de recursos
- "Pagamento por Valor" vincula o reembolso à qualidade; se os hospitais não têm um bom desempenho nos escores de qualidade, eles recebem pagamentos menores de reembolso pelos serviços prestados
- Os enfermeiros promovem a satisfação dos pacientes ao prestar cuidados centrados no paciente e na família e pôr em prática boas habilidades interpessoais, incluindo cortesia, respeito e boas habilidades de comunicação
- A escassez de pessoal de enfermagem é um problema de saúde que afeta todos os aspectos de enfermagem (p. ex., cuidados ao paciente, administração de enfermagem, ensino de enfermagem) e cria amplas oportunidades para os enfermeiros. O aprofundamento da educação e o acompanhamento das tendências dos cuidados de saúde abrem opções profissionais para os enfermeiros
- Cuidado centrado no paciente é o cuidado que está focado nas preferências, necessidades e valores do paciente, e que o envolve no processo de tomada de decisão clínica. Esse tipo de cuidado é baseado no estilo de vida do paciente e é coordenado com a equipe de saúde de modo que o paciente seja envolvido no processo do cuidado
- Os determinantes sociais de saúde contribuem para as desigualdades em saúde, ao criar diferenças no estado de saúde de diferentes grupos de pessoas em uma comunidade. As disparidades no estado de saúde, em particular em uma comunidade na qual a maioria tenha pouca saúde, afetarão a produtividade e a vulnerabilidade de uma população.

Para refletir

- Investigue se a unidade clínica para a qual você foi designado exibe dados de satisfação dos pacientes na unidade. Em caso positivo, examine os dados e identifique áreas em que você, como estudante, possa atuar para ajudar a melhorar a satisfação dos pacientes. Discuta com seu grupo clínico
- Selecione uma das competências dos enfermeiros profissionais identificadas no Boxe 2.5. Desenvolva um plano para melhorar seus conhecimentos, suas habilidades e atitudes para a competência durante sua futura experiência clínica
- Discuta com seu grupo clínico as alterações dos cuidados de saúde que ocorreram nos últimos 5 anos. Como essas alterações afetaram o modo como você pratica a enfermagem hoje?

Questões de revisão

1. Qual atividade realizada pelo enfermeiro está relacionada à manutenção da competência na prática de enfermagem?
   a. Perguntar a outro enfermeiro como alterar as configurações em uma bomba de medicação.
   b. Comparecer às reuniões de equipe da unidade com regularidade.
   c. Participar como membro do conselho de enfermagem profissional.
   d. Frequentar um curso de revisão como preparação para um exame de certificação.

2. Quais das seguintes opções são exemplos de participação dos enfermeiros em atividades de atenção primária? (Selecione todas as aplicáveis.)
   a. Fornecer educação pré-natal sobre nutrição a uma gestante durante o primeiro trimestre.
   b. Avaliar o estado nutricional de idosos que comparecem ao centro comunitário para o almoço.
   c. Trabalhar com os pacientes em um programa de reabilitação cardíaca.
   d. Realizar cuidados de ferida a um paciente em domicílio.
   e. Ministrar uma aula aos pais na escola primária local sobre a importância das imunizações.

3. Qual das seguintes afirmações sobre o reconhecimento do *status* Magnet® de um hospital é verdadeira?
   a. A enfermagem é dirigida por um gerente Magnet® que toma as decisões para as unidades de enfermagem.
   b. Os enfermeiros em hospitais Magnet® tomam todas as decisões nas unidades clínicas.
   c. Magnet® é um termo usado para descrever hospitais que são capazes de contratar os enfermeiros que forem necessários.
   d. Magnet® é uma designação especial para hospitais que atingem a excelência na prática de enfermagem.

4. O enfermeiro está trabalhando em um ambiente de cuidados terciários. Qual atividade ele realiza ao prestar cuidados em serviço terciário?
   a. Conduzir triagens de pressão arterial em idosos em um banco de alimentos local.
   b. Administrar vacinas contra influenza em idosos no centro sênior local.
   c. Inserir um cateter permanente em um paciente em uma unidade médico-cirúrgica.
   d. Realizar aspiração endotraqueal para um paciente em ventilação na UTI.

5. Um enfermeiro está prestando cuidados de recuperação a um paciente após uma hospitalização prolongada decorrente de uma doença aguda. Qual dos seguintes é o resultado mais apropriado para os cuidados de recuperação do paciente?
   a. O paciente ser capaz de andar 60 metros sem sentir falta de ar.
   b. Ocorrer cicatrização da ferida sem sinais de infeção.
   c. O paciente expressar preocupações relacionadas com o retorno ao lar.
   d. O paciente identificar estratégias para melhorar os hábitos de sono.

6. Quais das seguintes opções descrevem as características de um sistema de saúde integrado? (Selecione todas as aplicáveis.)
   a. O foco é holístico.
   b. Os hospitais participantes seguem o mesmo modelo de prestação de cuidados de saúde.
   c. O sistema coordena um *continuum* de serviços.
   d. O foco dos profissionais da saúde é encontrar a cura para os pacientes.
   e. Os membros da equipe de saúde conectam-se eletronicamente para usar o prontuário eletrônico e compartilhar o registro dos cuidados do paciente.

7. Um enfermeiro de saúde escolar está acompanhando um aluno de 9 anos que apresenta problemas de comportamento em sala de aula. O estudante é voluntarioso e não segue as instruções do professor. O enfermeiro planeja uma reunião com a família do aluno para saber mais sobre os determinantes sociais de saúde que podem estar afetando a criança. Quais dos seguintes determinantes sociais potenciais deveriam ser analisados pelo enfermeiro? (Selecione todas as aplicáveis.)
   a. A localização do assento do aluno na sala de aula.
   b. O nível de apoio oferecido pelos pais quando o aluno realiza o dever de casa.
   c. O nível de violência na vizinhança da família.
   d. A idade na qual a criança começou a ter problemas de comportamento.
   e. Os valores culturais da família em relação à educação.

8. Um enfermeiro é designado para cuidar de uma paciente de 82 anos que será transferida do hospital para um centro de reabilitação. A paciente e o marido dela escolheram o centro de reabilitação mais próximo à casa deles. O enfermeiro descobre que a paciente receberá alta em 3 dias e decide fazer o encaminhamento no dia da alta. O enfermeiro revê as recomendações para fisioterapia e aplica as informações às estratégias para prevenção de quedas no hospital. Que ação no planejamento de alta não foi abordada corretamente pelo enfermeiro?
   a. Envolvimento da paciente e da família no encaminhamento.
   b. Momento do encaminhamento.
   c. Incorporação de recomendações de disciplinas no encaminhamento ao plano de cuidados.
   d. Determinação da data de alta.

9. Quais das seguintes opções constituem obstáculos comuns a um planejamento de alta eficiente? (Selecione todas as aplicáveis.)
   a. Comunicação ineficaz entre os profissionais.
   b. Ausência de clareza de papel entre os membros da equipe de saúde.
   c. Número de leitos hospitalares para gerenciar o volume de pacientes.
   d. Incapacidades de longa duração do paciente.
   e. Formação cultural do paciente.

10. Um enfermeiro recém-contratado por um hospital da comunidade aprende sobre as *rounds* ou rondas intencionais a cada hora durante a orientação. Quais das seguintes opções representam resultados baseados em evidências das rondas intencionais? (Selecione todas as aplicáveis.)
    a. Redução dos requisitos de pessoal de enfermagem.
    b. Maior satisfação dos pacientes.
    c. Redução de quedas de pacientes.
    d. Aumento dos custos.
    e. Redução da utilização do sistema de chamada ao enfermeiro pelo paciente.

Respostas: 1. d; **2.** a, b, e; **3.** d; **4.** d; **5.** a; **6.** a, c, e; **7.** b, c, e; **8.** b; **9.** a, b; **10.** b, c, e.

Referências bibliográficas

Agency for Healthcare Research and Quality (AHRQ): *Nursing and patient safety*, 2019, https://www.psnet.ahrq.gov/primer/nursing-and-patient-safety. Accessed September 5, 2020.

Agency for Healthcare Research and Quality (AHRQ): *Teach-Back: Intervention. Quick Start Guide Full Page*. March 2020. Agency for Healthcare Research and Quality, Rockville, MD. https://www.ahrq.gov/health-literacy/quality-resources/tools/literacy-toolkit/healthlittoolkit2-tool5.html Accessed June 2020.

Almgren G: *Health career politics, policy, and services: a social justice analysis*, New York, 2018, Springer Publishing.

Al-Saddique A: Integrated delivery systems (IDSs) as a means of reducing costs and improving healthcare delivery, *J Healthcare Comm* 3(1):19, 2018.

Alzheimer's Association: *Alzheimer's and dementia caregiver center: respite care*, https://www.alz.org/care/alzheimers-dementia-caregiver-respite.asp, 2021. Accessed April 2021.

American Academy of Family Physicians.: *The medical home*,. https://www.aafp.org/practice-management/transformation/pcmh.html, 2020. Accessed July 2020.

American Association of Colleges of Nursing (AACN): *Nursing shortage fact sheet*, https://www.aacnnursing.org/Portals/42/News/Factsheets/Nursing-Shortage-Factsheet.pdf 2020. Accessed April 2021.

American Hospital Association.: *Fast facts on US hospitals*, 2020, https://www.aha.org/statistics/fast-facts-us-hospitals, 2020a, accessed July 2020.

American Hospital Association.: *Quality and patient safety*, 2020b. https://www.aha.org/advocacy/quality-and-patient-safety. Accessed July 2020.

American Nurses Association (ANA): *Scope and standards of practice*, ed 4, Silver Spring, MD, 2021, American Nurses Association.

American Nurses Association: *Safe staffing literature review*, 2019, https://www.nursingworld.org/~49ebbb/globalassets/practiceandpolicy/work-environment/nurse-staffing/safe-staffing-literature-review.pdf. Accessed September 5, 2020.

American Nurses Credentialing Center (ANCC).: *Magnet model– creating a magnet culture*, https://www.nursingworld.org/organizational-programs/magnet/magnet-model/, 2020. Accessed June 1, 2020.

American Telemedicine Association: *Telehealth basics*: Telehealth: Defining 21st Century Care. https://www.americantelemed.org/resource/why-telemedicine/, 2021. Accessed April 2021.

Artiga S et al: *Disparities in health and health care: five key questions and answers*, Henry J. Kaiser Family Foundation, 2020. https://www.kff.org/disparities-policy/issue-brief/disparities-in-health-and-health-care-five-key-questions-and-answers/. Accessed July 2020.

Assistant Secretary for Planning and Evaluation (ASPE): *Trends in the U.S. uninsured population, 2010-2020, Issue Brief*, February 2021, https://aspe.hhs.gov/system/files/pdf/265041/trends-in-the-us-uninsured.pdf. Accessed April 10, 2021.

Batra N et al.: *Forces of change: the future of health*, 2019, https://www2.deloitte.com/us/en/insights/industry/health-care/forces-of-change-health-care.html. Accessed August 6, 2020.

Blue Cross Blue Shield of Michigan (BCBS): *High intensity care model*, n.d., https://micmt-cares.org/sites/default/files/2020-02/HICM%20Self-Study%20Module_v8.pdf, Accessed August 6, 2020.

Buerhaus PI et al.: Four challenges facing the nursing workforce in the United States, *J Nurse Regulation* 8(2):40, 2017.

Bureau of Labor Statistics: *Occupational outlook handbook: Registered nurses*, n.d., https://www.bls.gov/ooh/healthcare/registered-nurses.htm. Accessed May 2020.

Center for Community Engagement in Health Innovation: *Care That Works: Geriatric Resources for Assessment and Care of Elders (GRACE)*: 2018, https://www.healthinnovation.org/resources/publications/document/Care-That-Works-GRACE_4_5_18.pdf?1522963914. Accessed August 6, 2020.

Centers for Disease Control and Prevention (CDC): *Workplace health promotion: health outcomes measures*, http://www.cdc.gov/workplacehealthpromotion/model/evaluation/outcomes.html, 2015. Accessed July 2020.

Centers for Disease Control and Prevention (CDC): *Whole school, whole community, whole child (WSCC)*. http://www.cdc.gov/healthyschools/wscc/index.htm, 2021. Accessed April 2021.

Centers for Medicare and Medicaid Services (CMS): *Better care, smarter spending, healthier people: improving our health care delivery system*, 2015, https://www.cms.gov/newsroom/fact-sheets/better-care-smarter-spending-healthier-people-improving-our-health-care-delivery-system-0. Accessed September 5, 2020.

Centers for Medicare and Medicaid Services (CMS): *Long-term care facility Resident Assessment Instrument 3.0 user's manual version 1.17.1*, 2019. https://downloads.cms.gov/files/mds-3.0-rai-manual-v1.17.1_october_2019.pdf. Accessed July 2021.

Centers for Medicare and Medicaid Services (CMS): *National Health Expenditures 2018 Highlights*, 2019a, https://www.cms.gov/files/document/highlights.pdf. Accessed August 5, 2020.

Centers for Medicare and Medicaid Services (CMS): *Your discharge planning checklist*, https://www.medicare.gov/pubs/pdf/11376-discharge-planning-checklist.pdf, 2019b. Accessed June 2020.

Centers for Medicare and Medicaid Services (CMS): *Home Health Quality Initiative*,. https://www.cms.gov/Medicare/Quality-Initiatives-Patient-Assessment-Instruments/HomeHealthQualityInits/index.html?redirect=/HomeHealthQualityInits/, 2020a. Accessed June 2020.

Centers for Medicare and Medicaid Services (CMS): *Bundled payments for care improvements: general information*, https://innovation.cms.gov/initiatives/bundled-payments/, 2020b. Accessed June 2020.

Centers for Medicare and Medicaid Services (CMS): *Acute inpatient PPS*, https://www.cms.gov/Medicare/Medicare-Fee-for-Service-Payment/AcuteInpatientPPS, 2020c. Accessed August 6, 2020.

Centers for Medicare and Medicaid Services (CMS): *Shared savings programs*. https://www.cms.gov/Medicare/Medicare-Fee-For-Service-Payment/sharedsavingsprogram/index.html, 2020d. Accessed August 6, 2020.

Centers for Medicare and Medicaid Services (CMS): *Hospital-acquired condition (HAC) reduction program*, https://www.cms.gov/Medicare/Quality-Initiatives-Patient-Assessment-Instruments/Value-Based-Programs/HAC/Hospital-Acquired-Conditions.html, 2020e. Accessed June 2020.

Centers for Medicare and Medicaid Services (CMS): *About the CMS Innovation Center*,. https://innovation.cms.gov/about/index.html, 2021. Accessed April 2021.

Centers for Medicare and Medicaid Services Medicare Learning Network (CMS MLN): *Critical access hospital*, https://www.cms.gov/Outreach-and-Education/Medicare-Learning-Network-MLN/MLNProducts/downloads/CritAccessHospfctsht.pdf, 2019. Accessed July 2020.

Considine J: *Better patient experience hinges on improving financial journey*, https://www.hcinnovationgroup.com/home/article/13010171/better-patient-experience-hinges-on-improving-financial-journey, 2018. Accessed August 6, 2020.

Counsell S: *10 key components of a post-discharge care model*,. http://www.beckershospitalreview.com/quality/10-key-components-of-a-post-discharge-care-model.html, 2015. Accessed April 2021.

George S et al.: Commit to sit to improve nurse communication. *Crit Care Nurse* 38(2):83, 2018.

Hauser K, Shaw R: *How medical robots will help treat patients in future outbreaks*, 2020, https://spectrum.ieee.org/automaton/robotics/medical-robots/medical-robots-future-outbreak-response. Accessed July 2021.

HealthIT.gov.: *Benefits for critical access hospitals and other small rural hospitals*, https://www.healthit.gov/topic/health-it-initiatives/benefits-critical-access-hospitals-and-other-small-rural-hospitals, 2017. Accessed June 2020.

Heller B: *The future of healthcare: 3 predictions for the next five years*, 2019, https://hitconsultant.net/2019/12/02/the-future-of-healthcare-3-predictions-for-the-next-five-years/. Accessed August 6, 2020.

Himmelstein DU et al.: The ongoing U.S. health care crisis: a data update, *Int J Health Serv* 48(2):209, 2018.

Hospital Consumer Assessment of Healthcare Providers and Systems (HCAHPS).: *HCAHPS Hospital Survey*, http://www.hcahpsonline.org, 2021. Accessed April 2021.

Institute of Medicine (IOM).: *Crossing the quality chasm: a new health system for the 21st century*, Washington DC, 2001, National Academies Press.

Institute of Medicine (IOM).: *The future of nursing: leading change, advancing health*, Washington DC, 2010, National Academies Press.

Larsen M: *The future of healthcare starts with a 'digital front door'*, 2020, https://healthtechmagazine.net/article/2020/06/future-healthcare-starts-digital-front-door. Accessed August 6, 2020.

Legal Information Institute.: *42 U.S. Code § 1395i–3. Requirements for, and assuring quality of care in, skilled nursing facilities*,. https://www.law.cornell.edu/uscode/text/42/1395i-3, n.d. Accessed June 2020.

Massachusetts Department of Higher Education Nursing Initiative (MDHENI): *Massachusetts nurse of the future nursing core competencies© registered nurse*, https://www.mass.edu/nahi/documents/NOFRNCompetencies_updated_March2016.pdf, 2016. Accessed June 2020.

Medicaid.gov.: *Nursing facilities*,. https://www.medicaid.gov/medicaid/ltss/institutional/nursing/index.html, n.d. Accessed June 2020.

Meek KL et al.: Outsourcing an effective postdischarge call program: a collaborative approach. *Nurs Admin Q* 42(2):175, 2018.

Meiner SE, Yeager JJ: *Gerontologic nursing*, ed 6, St Louis, 2019, Mosby.

National Alliance on Mental Illness (NAMI).: *Mental health by the numbers*, https://www.nami.org/mhstats. 2021. Accessed June 2021.

National Alliance on Mental Illness (NAMI).: *NAMI describes state mental health cuts in congressional briefing; comprehensive report expected soon*, https://www.nami.org/Press-Media/Press-Releases/2011/NAMI-Describes-State-Mental-Health-Cuts-in-Congres, 2011. Accessed June 2020.

National Center for Assisted Living (NCAL): *Facts and figures*, https://www.ahcancal.org/ncal/facts/Pages/default.aspx 2020. Accessed August 6, 2020.

National Database of Nursing Quality Indicators (NDNQI): *How is NDNQI used?* n.d., https://nursingandndnqi.weebly.com/how-is-ndnqi-used.html. Accessed August 6, 2020.

National Hospice and Palliative Care Organization (NHPCO): *An Explanation of Palliative Care*, 2021. shttps://www.nhpco.org/palliative-care-overview/explanation-of-palliative-care/. Accessed April 12, 2021.

National Quality Forum.: *Home vs. Hospital: national efforts to reduce readmissions are helping more patients heal at home*, 2021a. http://www.qualityforum.org/Readmissions_-_Home_vs_Hospitals.aspx. Accessed April 2021.

National Quality Forum; *Disparities*, 2021b. http://www.qualityforum.org/Topics/Disparities.aspx. Accessed April 2021.

National Rural Health Association (NRHA).: *About Rural Health Care,*. https://www.ruralhealthweb.org/about-nrha/about-rural-health-care, 2020. Accessed June 2020.

NEJM Catalyst: *Patient satisfaction surveys*, 2018, https://catalyst.nejm.org/doi/full/10.1056/CAT.18.0288. Accessed August 6, 2020.

Niederhauser V, Wolf J: Patient experience: a call to action for nurse leadership. *Nurs Adm Q* 42(3):211, 2018.

Office of Disease Prevention and Health Promotion (ODPHP): Social determinants of health, *Healthy People 2030*. n.d., U.S. Department of Health and Human Services. https://health.gov/healthypeople/objectives-and-data/social-determinants-health. Accessed April 2021.

Picker: *Principles of person centred care*, 2021, https://www.picker.org/about-us/picker-principles-of-person-centred-care/. Accessed July 2021.

Quality and Safety Education for Nurses (QSEN): *QSEN competencies*, http://qsen.org/competencies/pre-licensure-ksas/, 2020. Accessed June 2020.

Research Data Assistance Center: *The home health outcome and assessment information set (OASIS)*, https://www.resdac.org/cms-data/files/oasis, 2020. Accessed June 2020.

The Joint Commission (TJC): *2020 Comprehensive accreditation manual for hospitals*, Oakbrook Terrace, IL, 2020, The Commission.

Touhy TA, Jett K: *Ebersole & Hess' Gerontological nursing & healthy aging*, ed 5, St Louis, 2018, Elsevier.

Varcolis EM, Fosbre CD: *Essentials of psychiatric-mental health nursing: a communication approach to evidence-based care*, 4e, St. Louis, 2021, Elsevier.

Wolf JA: Critical considerations for the future of patient experience., *J Healthc Manag* 62(1):9, 2017.

World Health Organization (WHO): *Health topics: rehabilitation,*. https://www.who.int/health-topics/rehabilitation#tab=tab_1 2020. Accessed July 2020.

World Health Organization (WHO): *Primary health care*, 2021, https://www.who.int/health-topics/primary-health-care#tab=tab_1 2021. Accessed April 2021.

Young KM, Kroth PJ: *Sultz & Young's Health care USA: understanding its organization and delivery*, ed 9, Sudbury, 2018, Jones & Bartlett.

Referências de pesquisa

Abu HO et al.: Are we "missing the big picture" in transitions of care? Perspectives of healthcare providers managing patients with unplanned hospitalization. *Appl Nurs Res* 44: 60, 2018.

Aicher BO et al.: Reduced length of stay and 30-day readmission rate on an inpatient vascular surgery service *J Vasc Nurs* 37(2):78, 2019.

Aiken LH et al.: Nursing skill mix in European hospitals: cross-sectional study of the association with mortality, patient ratings, and quality of care. *BMJ Qual Saf* 26:559, 2017.

Aiken LH et al.: Hospital nurse staffing and patient outcomes in Chile: a multilevel cross-sectional study, *Lancet Glob Health* published online July 2, 2021. http://dx.doi.org/10.1016/S2214-109X(21)00209-6.

Backonja U et al.: Comfort and attitudes towards robots among young, middle aged, and older adults: a cross-sectional study. *J Nurs Scholarsh* 50(6): 623, 2018.

Ball JE et al.: Post-operative mortality, missed care and nurse staffing in nine countries: a cross-sectional study. *Int J Nurs Stud* 78:10, 2018.

Brooks Carthon JM, et al: Association of nurse engagement and nurse staffing on patient safety. *Journal of Nurs Care Quality* 34(1):40, 2018.

Burnes Bolton L et al.: Mandated nurse staffing ratios in California: a comparison of staffing and nursing-sensitive outcomes pre- and post regulation, policy. *Polit Nurs Pract* 8(4):238, 2017.

Cody SE, et al.: Making a connection: family experiences with bedside rounds in the intensive care unit. *Crit Care Nurse* 38(3):18, 2018.

Cody R, Williams-Reed J: Intentional nurse manager rounding and patient satisfaction. *Nurs Manage* 49(4):16, 2018.

Coleman EA, et al.: The care transitions intervention: results of a randomized controlled trial. *Arch Intern Med* 166(17):1822–1828, 2006.

Dilts Skaggs MK, et al.: Using the evidence-based practice service nursing bundle to increase patient satisfaction. *J Emerg Nurs* 44(1):37, 2018.

Dizon ML, Reinking C: Reducing readmissions: nurse-driven interventions in the transition of care from the hospital. *Worldviews Evid Based Nurs* 14(6):432, 2017.

Fischer JP, Nichols C: Leadership practices and patient outcomes in Magnet® vs non-Magnet hospitals. *JONA* 49(10):S50, 2019.

Griffiths P, et al: The association between nurse staffing and omissions in nursing care: A systematic review. *Journal of Adv Nurs*. 74(7):1474, 2018.

Kneipp SM, et al.: Trends in health disparities, health inequity, and social determinants of health research: a 17-year analysis of NINR, NCI, NHLBI and NIMHD funding. *Nurs Res* 67(3):231, 2018.

Kyarini M et al.: A survey of robots in healthcare, *Technologies* 9(8):1, 2021.

Lasater KT et al.: Evaluation of hospital nurse-to-patient staffing ratios and sepsis bundles on patient outcomes, *Am J Inf Control* 49:868, 2021.

Lavenberg JG et al.: Impact of a hospital evidence-based practice center (EPC) on nursing policy and practice. *Worldviews Evid Based Nurs* 16(1): 4, 2019.

McCay R, et al.: Nurse leadership style, nurse satisfaction, and patient satisfaction: a systematic review. *J Nurs Care Qual* 33(4):361, 2018.

McHugh MD, et al.: Effects of nurse-to-patient ratio legislation on nurse staffing and patient mortality, readmissions, and length of stay: a prospective study in a panel of hospitals. *Lancet* 397:1905, 2021.

McWilliams JM et al: Early performance of accountable care organizations in Medicare. *New Engl J Med* 374(24):2357, 2016.

Naylor MD, et al.: Translating research into practice: transitional care for older adults. *J Eval Clin Pract* 15(6):1164, 2009.

Parola V, et al.: Caring in palliative care: a phenomenological study of nurses' lived experiences. *J Hosp Palliat Nurs* 20(2):180, 2018.

Pattison KH, et al.: Patient perceptions of sitting versus standing for nurse leader rounding. *J Nurs Care Qual* 32(1):1, 2017.

Pawlow P, et al.: The hospice and palliative care advanced practice registered nurse workforce: results of a national study. *J Hosp Palliat Nurs* 20(4):349, 2018.

Persolja M: The effect of nurse staffing patterns on patient satisfaction and needs: a cross-sectional study. *J Nurs Manag* 26(7):858, 2018.

Roberts H, Cronin SN: A descriptive study of nursing peer-review programs in US Magnet® hospitals. *J Nurs Adm* 47(4):226, 2017.

Santana MJ et al: Measuring patient-centred system performance: a scoping review of patient-centred care quality indicators, *BMJ Open*. 2019;9:e023596. doi:10.1136/bmjopen-2018-023596, 2019.

Sefcik JS et al.: Stakeholders' perceptions sought to inform the development of a low-cost mobile robot for older adults: a qualitative descriptive study. *Clin Nurs Res* 27(1): 61, 2018.

Shinall MC et al: Facility placement as a barrier to hospice for older adult patients discharged from a palliative care unit. *Am J Hosp Palliat Care* 36(2):93, 2019.

Sloane DM, et al: Effect of changes in hospital nursing resources on improvements in patient safety and quality of care: a panel study. *Medical Care* 56(12):1001, 2018.

Spaulding A, et al.: The impact of hospitalists on value-based purchasing program scores. *J Healthc Manag* 63(4):e43, 2018.

Telehealth.hhs.gov: What is telehealth? 2021, https://telehealth.hhs.gov/patients/understanding-telehealth/ Accessed April 12, 2021.

Twigg DE et al.: A quantitative systematic review of the association between nurse skill mix and nursing-sensitive patient outcomes in the acute care setting. *J Adv Nurs* 75:3404, 2019.

Whitmore KE, Snethen J: Respite care services for children with special healthcare needs: parental perceptions. *J Spec Pediatr Nurs* 23(3): e12217, 2018.

Prática de Enfermagem Baseada na Comunidade

Objetivos

- Explicar a relação entre saúde pública e enfermagem em saúde da comunidade
- Contrastar enfermagem orientada para a comunidade com enfermagem baseada na comunidade
- Discutir o papel do enfermeiro em saúde da comunidade
- Discutir o papel do enfermeiro em prática baseada na comunidade
- Identificar as características de pacientes de populações vulneráveis que influenciam a abordagem de cuidado do enfermeiro baseado na comunidade
- Explicar as competências importantes para o sucesso na prática de enfermagem baseada na comunidade
- Discutir como a saúde global impacta a da comunidade
- Identificar elementos de uma avaliação da comunidade.

Termos-chave

Centros de enfermagem comunitários
Desigualdades em saúde
Determinantes sociais de saúde
Enfermagem baseada na comunidade
Enfermagem em saúde da comunidade
Enfermagem em saúde pública
Enfermagem orientada para a comunidade
População
Populações vulneráveis
Taxas de incidência

O cuidado baseado na comunidade enfoca a promoção da saúde, a prevenção de doenças e os cuidados de recuperação. Alguns pacientes recebem alta de ambientes de cuidados agudos e necessitam de cuidados contínuos fora dos ambientes tradicionais. Os pacientes também precisam de cuidados preventivos, como imunizações, triagens, educação em saúde sobre o estilo de vida e aconselhamento. A prestação de cuidados de saúde mudou muito nas últimas décadas e produziu a necessidade crescente de oferecer os serviços de saúde nos locais onde as pessoas vivem, trabalham, socializam-se e aprendem. Um modo de alcançar essa meta é o uso de um modelo de cuidados de saúde baseados na comunidade, que é uma abordagem cooperativa e centrada no paciente para prestar cuidados de saúde culturalmente apropriados dentro de uma comunidade (Centers for Medicare & Medicaid Services [CMS], 2019). Uma comunidade saudável inclui elementos que mantêm uma alta qualidade de vida e produtividade, como acesso aos serviços de saúde, cuidados preventivos, nutrição, segurança, atividade física, saúde oral e qualidade ambiental (Office of Disease Prevention and Health Promotion [ODPHP], n.d.c). A inclusão de intervenções que abordem tanto a saúde mental quanto física é essencial para os programas de saúde na comunidade (CDC, 2018). Os enfermeiros influenciam diretamente a saúde e o bem-estar dos pacientes todos os dias e podem estimular mudanças do estilo de vida dentro das comunidades (American Nurses Association [ANA], n.d.). À medida que surgem mais parcerias para cuidados de saúde baseados na comunidade, os enfermeiros assumem uma posição estratégica para desempenhar um papel importante na oferta de cuidados de saúde e melhorar a saúde da comunidade.

O foco na promoção da saúde e prevenção de doenças continua sendo essencial para a prática holística da enfermagem profissional. Historicamente, os enfermeiros estabelecem e atendem as necessidades de saúde pública de seus pacientes. Em contextos de saúde na comunidade, eles permanecem como líderes na obtenção dos julgamentos clínicos necessários para fornecer aos pacientes serviços de saúde pública e comunitária. A enfermagem em saúde da comunidade e a enfermagem de comunidade são componentes de um sistema de prestação de cuidados de saúde que melhoram a saúde do público em geral.

Cuidado de saúde baseado na comunidade

Independentemente do local onde ocorre a prática de enfermagem, é necessário compreender o foco dos cuidados de saúde baseados na comunidade. Os cuidados de saúde baseados na comunidade constituem um modelo de cuidados que atinge todas as pessoas em uma comunidade (incluindo as pobres e sem cobertura de seguro), prioriza a atenção primária em vez de cuidados institucionalizados ou agudos e proporciona à comunidade conhecimentos sobre saúde e promoção da saúde e modelos de cuidados. Os cuidados de saúde baseados na comunidade ocorrem fora das instituições de saúde tradicionais, como hospitais. Oferecem serviços a indivíduos e famílias em ambientes não tradicionais, como clínicas ambulatoriais, centros de *hospice* comunitários, centros para a terceira idade, paróquias e escolas. Esses ambientes permitem que as pessoas que não têm acesso ao cuidado em outras áreas recebam o cuidado necessário. A oferta de cuidados necessários para manter e restaurar a saúde diminui a vulnerabilidade em populações de risco.

Os desafios atuais nos cuidados de saúde baseados na comunidade são numerosos. Aspectos políticos, determinantes sociais de saúde, aumento das desigualdades em saúde e fatores econômicos influenciam os problemas de saúde pública e os serviços de saúde subsequentes. Alguns desses problemas consistem em ausência de seguros de saúde adequados, doenças crônicas (p. ex., doenças cardíacas e diabetes), abuso de substâncias, aumento das infecções sexualmente transmissíveis e imunização insuficiente de lactentes e crianças (ODPHP, n.d.c). As lideranças atuais no sistema de saúde devem se comprometer com as reformas, prestar atenção à promoção da saúde e prevenção de doenças, bem como oferecer serviços de saúde a todas as comunidades.

Muitos programas de saúde na comunidade tentam diminuir as desigualdades com a abordagem de maneiras para melhorar a qualidade dos cuidados, o acesso aos cuidados e os custos (ODPHP, n.d.c).

Alcance de populações e comunidades saudáveis

O Serviço de Saúde Pública do U.S. Department of Health and Human Services criou um programa para melhorar o estado de saúde geral das pessoas que vivem no país. A *Healthy People Initiative* (Iniciativa Pessoas Saudáveis) foi criada para estabelecer metas contínuas de cuidados de saúde para a população dos EUA (ver Capítulo 6) de modo a atender às diferentes demandas de saúde pública e aproveitar oportunidades para atingir suas metas. A saúde da nação é rastreada, e as metas são atualizadas a cada 10 anos, com base nos dados coletados durante a avaliação do programa e nas tendências nacionais em saúde. *Healthy People* tornou-se uma iniciativa de engajamento público de base ampla, com milhares de cidadãos ajudando a moldá-la em cada passo do caminho. As metas gerais da *Healthy People 2030* são aumentar a expectativa e a qualidade de vida, atingir a alfabetização e alcançar a equidade em saúde, bem como eliminar as desigualdades em saúde por meio de melhor oferta de serviços de saúde (ODPHP, n.d.b). A melhoria da oferta de cuidados de saúde envolve três componentes centrais: avaliação, desenvolvimento e implementação de políticas de saúde pública e melhor acesso aos cuidados.

A avaliação das necessidades de saúde de indivíduos, famílias e comunidades é o primeiro componente. A avaliação inclui uma coleta de dados sistemática sobre a população, o monitoramento do estado de saúde da população e o acesso às informações disponíveis sobre a saúde da comunidade (Stanhope e Lancaster, 2018). Um exemplo de avaliação da comunidade inclui a coleta de informações sobre **taxas de incidência**, como a identificação e o relato de novas infecções ou doenças, como as taxas para influenza ou covid-19, a determinação das taxas de gravidez em adolescentes e o relato do número de acidentes automobilísticos causados por motoristas adolescentes. Uma avaliação abrangente da comunidade orienta o desenvolvimento e a manutenção de programas de saúde comunitária voltados para o controle de infecções, educação sexual para adolescentes ou modos de reduzir as distrações para motoristas adolescentes.

O segundo componente da melhoria do fornecimento de cuidados de saúde é a política. Os profissionais da saúde assumem a liderança para desenvolver políticas públicas que favoreçam a saúde da população (Stanhope e Lancaster, 2018). Políticas fortes são determinadas pela avaliação da comunidade. Por exemplo, a avaliação do nível de envenenamento por chumbo em crianças novas muitas vezes resulta em um programa de saneamento para reduzir a incidência de envenenamento por chumbo. Esse foi o caso em Flint, Michigan. Os enfermeiros foram imprescindíveis como gerentes de caso para crianças expostas ao chumbo, mas também lideraram os esforços de saúde pública para peticionar e educar sobre a filtração da água e reduzir com sucesso os níveis de chumbo (Gomez et al., 2018). Os enfermeiros também têm um papel importante como porta-vozes e educadores sobre a epidemia de opioides na nação. Programas rigorosos de monitoramento das prescrições, bem como encaminhamentos e a implementação de tratamentos para abuso de substâncias ou alívio da dor baseados em evidências, podem reduzir o abuso de opioides (Becker e Starrels, 2020). A identificação de práticas baseadas em evidências para ajudar as pessoas a lidarem com doenças crônicas em casa e na comunidade aborda as necessidades dos enfermeiros e de seus pacientes (Coffin, 2020; Croft et al., 2018).

O último componente da melhor oferta de cuidados de saúde é o acesso aos cuidados. O melhor acesso aos cuidados garante que os serviços de saúde comunitários essenciais estejam disponíveis e acessíveis a todos os membros da comunidade (Stanhope e Lancaster, 2018). A cobertura de seguro, a disponibilidade geográfica dos cuidados e o desenvolvimento de relações com profissionais da saúde são essenciais para estabelecer o acesso a atividades de promoção e manutenção da saúde que atinjam toda a comunidade (ODPHP, n.d.c). Exemplos incluem programas de atendimento pré-natal e programas com foco na prevenção de doenças, proteção da saúde e promoção da saúde. A pirâmide de serviços de saúde de cinco níveis é um exemplo de como fornecer serviços comunitários dentro de serviços de saúde existentes em uma comunidade (Figura 3.1). Nesse modelo de serviços de saúde concentrados na população, as metas de prevenção de doença, proteção e promoção da saúde fornecem uma base para serviços de saúde primários, secundários e terciários.

Nem sempre uma comunidade rural conta com um hospital para atender às necessidades de cuidados agudos de seus cidadãos. Contudo, a comunidade pode ter recursos para fornecer imunizações infantis, vacinas contra gripe e serviços preventivos de atenção primária e ser capaz de enfocar problemas de desenvolvimento infantil e segurança das crianças. Por exemplo, um enfermeiro que conduz uma avaliação da comunidade identifica os serviços disponíveis para atender às necessidades de gestantes, reduzir o tabagismo entre adolescentes e fornecer suporte nutricional a idosos. Além disso, o enfermeiro também identifica as lacunas nos cuidados de saúde para a comunidade. Os programas comunitários proporcionam os serviços necessários e são eficazes para melhorar a saúde da comunidade, garantindo que seus membros conheçam os recursos disponíveis.

Os serviços de saúde pública visam à obtenção de um ambiente saudável para todos os indivíduos. Os profissionais da saúde aplicam esses princípios a indivíduos, famílias e comunidades onde vivem. A enfermagem desempenha um papel em todos os níveis da pirâmide dos serviços de saúde. Usando os princípios de saúde pública, é possível entender melhor os tipos de ambientes onde os pacientes vivem e as intervenções necessárias para ajudar a mantê-los saudáveis.

Determinantes sociais de saúde

A saúde é determinada, em parte, por: acesso a oportunidades sociais e econômicas. Estas incluem recursos e sistemas de suporte disponíveis nos lares, bairros e comunidades; qualidade do ensino escolar; segurança dos locais de trabalho; limpeza da água, alimentos e ar; e natureza das interações e dos relacionamentos sociais.

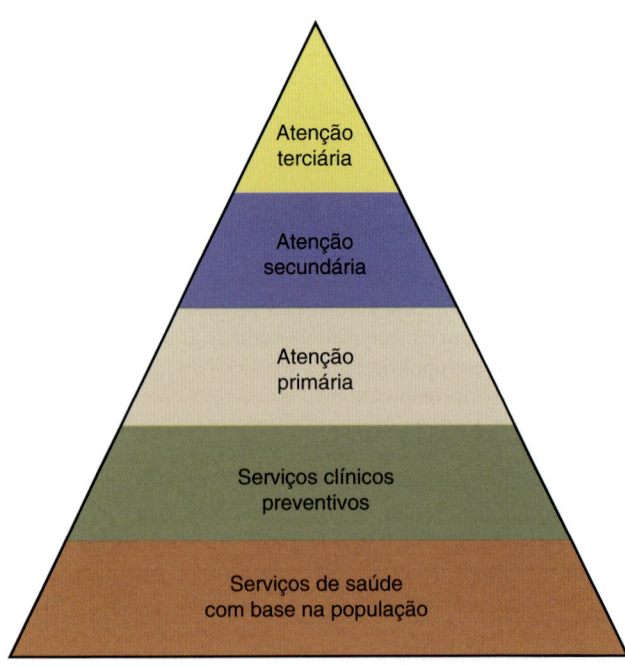

Figura 3.1 Pirâmide dos serviços de saúde. (Cortesia de U.S. Public Health Service: For a healthy nation: return on investments in public health, Washington DC, 2008, USDHHS.)

A saúde começa em lares, escolas, locais de trabalho, bairros e comunidades. A pesquisa indica que nos cuidar, manter uma boa alimentação, permanecer ativos, não fumar, receber imunizações e exames de triagem recomendados e consultar um prestador de saúde quando estamos doentes influenciam nossa saúde. Entretanto, também existem determinantes sociais. Os **determinantes sociais de saúde** são fatores biológicos, socioeconômicos, psicossociais, comportamentais ou sociais que contribuem para o estado de saúde atual de uma pessoa (CDC, 2019a). A iniciativa *Healthy People 2030* relaciona cinco determinantes da saúde que estão agrupados em cinco domínios: estabilidade econômica; acesso e qualidade da educação; acesso e qualidade do cuidado de saúde; ambiente do bairro e moradia; e contexto social e comunitário (ODPHP, n.d.d). Independentemente de afetarem uma única família ou a comunidade, esses fatores causam um impacto sobre a saúde geral e o bem-estar da comunidade (ver Capítulo 2).

Desigualdades em saúde

As desigualdades em saúde afetam de modo negativo os grupos de pessoas que sistematicamente enfrentam obstáculos sociais ou econômicos à saúde. Esses obstáculos têm origem em características historicamente ligadas à discriminação ou exclusão, como raça ou etnia, religião, *status* socioeconômico, gênero, saúde mental, orientação sexual ou localização geográfica. Outras características incluem incapacidades cognitivas, sensoriais ou físicas.

As **desigualdades em saúde** são diferenças preveníveis na capacidade de uma população obter uma saúde ótima. Existe desigualdade se os resultados de saúde variam conforme a população. As populações podem sofrer desvantagens em termos do ônus de doenças, ferimentos, violência ou das oportunidades de obter uma saúde ótima, em decorrência de recursos sociais, políticos, econômicos ou ambientais (ODPHP, n.d.e). A desigualdade é multifatorial, inclui pobreza, ameaças ambientais, acesso inadequado aos cuidados de saúde, fatores individuais e comportamentais e desigualdades educacionais (ODPHP, n.d.e).

> **Pense nisso**
>
> Considere a comunidade na qual seu programa de enfermagem está inserido. Quais são algumas das desigualdades em saúde presentes nessa comunidade?

Enfermagem orientada para a comunidade

Com frequência os termos *enfermagem em saúde da comunidade* e *enfermagem em saúde pública* são usados de modo intercambiável e abrangem o termo genérico *enfermagem orientada para a comunidade*. **Enfermagem em saúde da comunidade** é a prática de enfermagem na comunidade, com o foco primário nos cuidados de saúde de indivíduos, famílias e grupos dentro de suas comunidades. O objetivo é preservar, proteger, promover ou manter a saúde (Stanhope e Lancaster, 2018). A ênfase desses cuidados de enfermagem está na melhoria da qualidade da saúde e de vida em uma comunidade. **Enfermagem em saúde pública** é uma especialidade da enfermagem que requer a compreensão das necessidades de uma **população**, ou um grupo de indivíduos que tenham uma ou mais características pessoais ou ambientais em comum (Stanhope e Lancaster, 2020). Exemplos de populações incluem lactentes de alto risco, idosos ou grupos étnicos, como os nativos americanos. Um enfermeiro de saúde pública entende os fatores que influenciam a promoção e a manutenção da saúde, as tendências e os padrões que influenciam a incidência de doenças nas populações, os fatores ambientais que contribuem para a saúde e a doença, bem como os processos políticos que afetam as políticas públicas. Por exemplo, um enfermeiro de saúde pública utiliza dados sobre a maior incidência de ferimentos nos parques de recreação para defender uma política que utilize materiais capazes de absorver o impacto em vez de concreto em novos parques públicos.

O enfermeiro de saúde na comunidade também pode prestar cuidados diretos a subpopulações dentro de uma comunidade. Muitas vezes, essas subpopulações apresentam um foco clínico no qual o enfermeiro tem experiência. Por exemplo, um gerente de caso acompanha idosos em recuperação de acidente vascular encefálico (AVE) e observa a necessidade de serviços de reabilitação baseados na comunidade ou um enfermeiro clínico administra imunizações a pacientes com o objetivo de lidar com doenças comunicáveis na comunidade. Ao focalizar as subpopulações, um enfermeiro de saúde na comunidade cuida da comunidade e considera um indivíduo ou uma família como um único membro de um grupo de risco. Em resumo, o foco da **enfermagem orientada para a comunidade** é a promoção da saúde, prevenção de doenças e melhoria da qualidade de vida da população (Stanhope e Lancaster, 2018).

Os enfermeiros de saúde pública possuem o título de Bacharel em Enfermagem e prática clínica em enfermagem em saúde pública. Um especialista em saúde pública tem um nível de formação de pós-graduação com foco em ciências de saúde pública (ANA, 2014). A competência como enfermeiro de saúde na comunidade requer a capacidade de empregar intervenções que incluam o contexto social e político mais amplo da comunidade (Stanhope e Lancaster, 2020). As exigências educacionais para enfermeiros iniciantes na prática de enfermagem em saúde na comunidade não são tão claras quanto as descritas para enfermeiros de saúde pública. Nem todas as instituições empregadoras exigem formação avançada. Contudo, enfermeiros com pós-graduação em enfermagem que atuem em contextos comunitários são considerados enfermeiros especialistas em saúde da comunidade, independentemente de sua experiência em saúde pública (Stanhope e Lancaster, 2020).

Prática de enfermagem em saúde da comunidade

A prática de enfermagem em saúde da comunidade requer um conjunto específico de habilidades e conhecimentos. No sistema de saúde, os enfermeiros que se especializam na prática em saúde da comunidade costumam ter formação avançada em enfermagem, porém um enfermeiro generalista com bacharelado também é capaz de formular e aplicar avaliações e intervenções com foco na população. O enfermeiro especializado em saúde da comunidade compreende as necessidades de uma população ou comunidade por meio da experiência com famílias individuais ou populações, incluindo o trabalho com suas questões sociais e relativas aos cuidados de saúde. Nesse contexto, o julgamento crítico envolve a aplicação do conhecimento dos princípios de saúde pública, enfermagem em saúde da comunidade, teoria dos sistemas familiares, comunicação de princípios e pensamento crítico para encontrar os melhores métodos para estabelecer parcerias com as famílias.

A prática de enfermagem em saúde da comunidade bem-sucedida abrange o desenvolvimento de relações com a comunidade e a sensibilidade às mudanças dentro da comunidade. Por exemplo, quando ocorre um aumento da incidência de avós que assumem as responsabilidades pelo cuidado de uma criança, o enfermeiro em saúde da comunidade torna-se uma parte ativa da comunidade, estabelece um programa educacional em cooperação com as escolas locais para oferecer assistência e apoio aos avós nessa função de cuidadores. O enfermeiro conhece os membros da comunidade, assim como suas necessidades e recursos, e colabora com os líderes da comunidade para implementar programas eficientes de promoção da saúde e prevenção de doenças. Isso requer o trabalho com sistemas altamente resistentes (p. ex., o sistema de bem-estar social), a fim de estimular melhor resposta às necessidades da população. As habilidades de defesa do paciente, comunicação das preocupações das pessoas e idealização de novos sistemas em cooperação com os sistemas existentes ajudam a tornar eficiente a prática de enfermagem na comunidade.

Enfermagem baseada na comunidade

Os cuidados de **enfermagem baseada na comunidade** ocorrem em ambientes da comunidade como o domicílio ou uma clínica, onde os enfermeiros enfocam as necessidades de um indivíduo ou de uma família. Isso inclui segurança e cuidados agudos e crônicos de indivíduos e famílias, aumentando sua capacidade de autocuidado e promovendo autonomia na tomada de decisões (Stanhope e Lancaster, 2018). Os enfermeiros baseados na comunidade tendem a cuidar de doenças no ambiente da comunidade (Stanhope e Lancaster, 2018). Esse tipo de enfermagem requer julgamento clínico e a tomada de decisões para o paciente individual e a família – com a avaliação do estado de saúde, aplicação crítica de conhecimento e análise de pistas, diagnóstico de problemas de saúde, planejamento dos cuidados, implementação de intervenções e avaliação dos resultados dos cuidados. Uma vez que os enfermeiros prestam cuidados diretos no local onde os pacientes moram, trabalham e têm atividades de lazer, é importante priorizar as perspectivas dos membros da comunidade ao planejar os cuidados (Stanhope e Lancaster, 2018). Esse é um exemplo de cuidado centrado na população no qual a comunidade é o cliente.

Os **centros de enfermagem comunitários** funcionam como o primeiro nível de contato entre os membros de uma comunidade e o sistema de saúde (Figura 3.2). Em condições ideais, os serviços de saúde são fornecidos perto do local de moradia, trabalho e socialização dos pacientes. Essa abordagem ajuda a reduzir os custos dos cuidados de saúde para os pacientes e o estresse associado ao ônus financeiro dos cuidados. Além disso, esses centros oferecem acesso direto a enfermeiros e serviços de saúde abrangentes centrados no paciente e incorporam com facilidade o paciente e sua família ou amigos a um plano de cuidados. Os centros de enfermagem comunitários geralmente cuidam das pessoas mais vulneráveis da população (Stanhope e Lancaster, 2018).

Tendo o indivíduo e a família como pacientes, o contexto da enfermagem baseada na comunidade é o cuidado centrado na família e na comunidade. Esse foco requer uma base sólida de conhecimentos em teoria dos sistemas familiares (ver Capítulo 10), princípios de comunicação (ver Capítulo 24), dinâmica de grupo e diversidade cultural (ver Capítulo 9). Os enfermeiros criam parcerias com seus pacientes e famílias para permitir que, em última análise, assumam a responsabilidade pelas decisões relativas a seus cuidados de saúde.

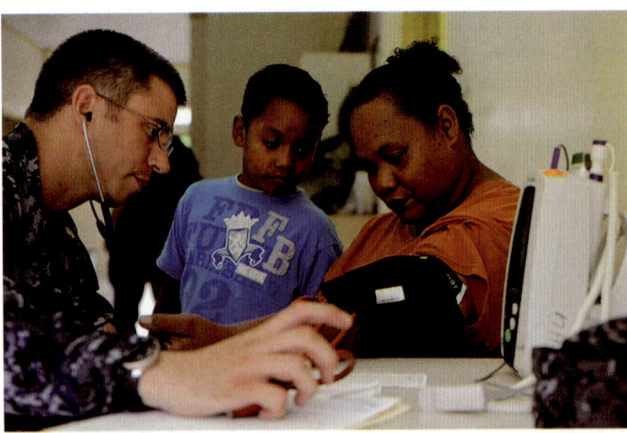

Figura 3.2 Paciente e família recebendo cuidados em um centro comunitário. (Cortesia de Mass Communication Specialist 2nd Class Daniel Viramontes.)

Impacto da saúde global na saúde da comunidade

Ao atuar como enfermeiro de saúde comunitária, considere o impacto da saúde global naquela comunidade. A saúde global foca em conhecer a saúde dentro de um contexto interprofissional e internacional. Seus objetivos são melhorar a saúde e a equidade dos cuidados de saúde para populações de todo o mundo (Torres-Alzate, 2019). A Organização Mundial da Saúde (OMS) trabalha ao redor do mundo para promover a saúde e atender populações vulneráveis (WHO, 2020). A OMS foi criada como uma organização internacional em 1948 e é composta por membros de 150 países. A organização atua como autoridade orientadora e coordenadora da saúde internacional. Os três focos da OMS são a cobertura universal de saúde, emergências médicas, e saúde e bem-estar (WHO, 2020). Os problemas de saúde global identificados pela OMS da próxima década impactam sua comunidade. Exemplos de prioridades nos problemas de saúde global para a OMS incluem: acesso equitativo a vacinas seguras e eficazes, poluição do ar e mudanças climáticas, doenças infecciosas, igualdade nos cuidados de saúde, medicamentos acessíveis e disponíveis para todos, carência de profissionais da saúde, uso de novas tecnologias para divulgação de informações corretas, e tratamento de água e saneamento (Brooks, 2020).

A saúde da comunidade, nos EUA, pode ser afetada por eventos que ocorrem em qualquer lugar do mundo. Globalmente, houve um aumento da incidência de doença cardíaca, derrames e diabetes, bem como de doenças infecciosas, como HIV, tuberculose, hepatite viral e malária (Brooks, 2020; ODPHP, n.d.a). O aumento do número de viagens internacionais, de áreas urbanas densamente povoadas e as mudanças climáticas têm contribuído para o crescimento de infecções emergentes e pandemias. Infecções emergentes são infecções que não eram previamente conhecidas ou doenças infecciosas que são impossíveis de controlar (Johns Hopkins Medicine, 2020; ODPHP, n.d.a). Exemplos de infecções emergentes que causaram epidemias ou pandemias que impactaram a saúde em todo o mundo incluem: vírus Ebola, influenza (H1N1), síndrome respiratória aguda grave (SARS), vírus do oeste do Nilo, vírus da Zika, dengue, e o novo coronavírus (covid-19) (Bloom e Cadarette, 2019; Johns Hopkins Medicine, 2020). Essas infecções emergentes não apenas afetam a saúde da comunidade, como também ameaçam as funções econômica e social da comunidade. Infecções emergentes podem resultar em transtornos econômicos e sociais devido ao fechamento de escolas, empresas, igrejas e serviços comerciais e públicos em uma comunidade para desacelerar a disseminação de doenças (Stanhope e Lancaster, 2020). Geralmente, os sistemas de saúde são sobrecarregados com o tratamento de pacientes, pode haver uma escassez de suprimentos médicos e medicamentos, e os custos de tratamento das infecções ficam mais altos (Stanhope e Lancaster, 2020). Durante uma pandemia, também se observa perda de renda dos indivíduos e empresas, além de aumento da mortalidade (Bloom e Cadarette, 2019). Os prejuízos financeiros e as vidas perdidas, com o isolamento social que pode ocorrer, podem levar as pessoas a sofrerem mais problemas de saúde mental, como depressão.

Os enfermeiros estão na linha de frente tanto da saúde comunitária quanto global. Durante épocas de crise, como em uma pandemia, os enfermeiros desempenham papéis fundamentais como cuidadores dos pacientes, educadores em medidas de saneamento (sobretudo higiene das mãos) e prevenção e disseminação de doenças, e gestores de equipamentos e suprimentos para cuidado dos pacientes e proteção pessoal (Jordan, 2020). Os enfermeiros também estão envolvidos em prevenção e detecção precoce de doenças e enfermidades (Corless et al., 2018). Durante épocas de infecções emergentes e pandemias, os enfermeiros têm a responsabilidade ética de cuidarem de si mesmos bem como dos seus pacientes (ANA, 2020). Os enfermeiros atuam como elo entre os pacientes e a equipe de saúde no tratamento e na prevenção da disseminação de doenças durante uma pandemia (Anzalone, 2020). Durante uma crise, enfermeiros, sobretudo os que atuam na saúde pública, são membros importantes das equipes comunitárias, trabalhando na investigação de casos, educando os pacientes, utilizando a telemedicina ou fazendo visitas domiciliares, e proporcionando cuidados diretos ao paciente dentro da comunidade (Edmonds et al., 2020).

Populações vulneráveis

Os enfermeiros atendem pacientes de diferentes culturas e origens, com várias condições de saúde. As alterações do sistema de saúde transformaram os grupos de alto risco nos principais pacientes. Por exemplo, é improvável que você visite mães e bebês de baixo risco. Em vez disso, é mais provável que você atenda mães adolescentes ou mães com dependência de drogas ilícitas. **Populações vulneráveis** são grupos de pacientes que apresentam maior probabilidade de desenvolver problemas de saúde em decorrência de maiores riscos à saúde, os quais têm acesso limitado aos serviços de saúde ou dependem de outras pessoas para seus cuidados. As populações vulneráveis incluem os indivíduos que vivem na pobreza, idosos, pessoas com deficiência, sem-teto, imigrantes, indivíduos em relacionamentos abusivos, pessoas que vivem com abuso de substâncias e doenças mentais. Essas vulnerabilidades costumam estar associadas a determinantes sociais de saúde dos indivíduos/comunidades ou desigualdades individuais em saúde.

A enfermagem em saúde pública e de comunidade e os profissionais da atenção primária compartilham a responsabilidade pelos cuidados de saúde para promoção da saúde, triagem, detecção precoce e prevenção de doenças nas populações vulneráveis. Esses pacientes têm grandes necessidades de saúde que deixam de ser atendidas ou são ignoradas, ou então requerem um cuidado maior que o oferecido em ambientes ambulatoriais ou hospitalares. Muitas vezes, indivíduos e famílias em situação de vulnerabilidade pertencem a mais de um desses grupos. Além disso, a vulnerabilidade nos cuidados de saúde afeta todas as faixas etárias (Stanhope e Lancaster, 2020).

Os pacientes vulneráveis geralmente vêm de diversas culturas, têm diferentes crenças e valores, enfrentam barreiras de linguagem e alfabetização ou contam com poucas fontes de suporte social. Essas necessidades diversas representam um desafio ao cuidar de pacientes com condições de saúde agudas e crônicas cada vez mais complexas. Para fornecer cuidados competentes a populações vulneráveis, é necessário avaliar esses pacientes com exatidão (Boxe 3.1), incluindo crenças, valores e práticas culturais do paciente e da família, para tomar decisões sobre suas necessidades específicas e as intervenções que terão mais sucesso para melhorar seu estado de saúde (ver Capítulo 9). É importante não julgar ou avaliar crenças e valores relativos à saúde de seu paciente em termos da sua própria cultura, crenças e valores. As práticas de comunicação e valorização são cruciais para aprender as percepções dos pacientes de seus problemas e em seguida planejar estratégias de cuidados de saúde significativas, culturalmente adequadas e efetivas.

As barreiras ao acesso e o uso dos serviços em geral provocam resultados de saúde adversos nas populações vulneráveis (ODPHP, n.d.e). Em razão desses resultados mais desfavoráveis, as populações vulneráveis têm vida mais curta e maiores taxas de morbidade. Os membros dos grupos vulneráveis com frequência apresentam múltiplos fatores de risco, que produzem efeitos cumulativos de fatores de risco individuais. É essencial que os enfermeiros que atuam nas comunidades avaliem os membros das populações vulneráveis levando em conta os vários estressores que afetam a vida de seus pacientes. Também é importante conhecer os pontos fortes e os recursos dos pacientes para lidar com os estressores. Uma avaliação completa das populações vulneráveis permite que o enfermeiro de comunidade idealize intervenções no contexto da comunidade do paciente (Stanhope e Lancaster, 2020).

Boxe 3.1 Diretrizes para a avaliação de membros de grupos populacionais vulneráveis

Preparação do terreno
- Crie um ambiente confortável e não ameaçador
- Obtenha informações sobre a cultura do paciente para entender práticas, crenças e valores que afetam os cuidados de saúde do paciente
- Se o paciente falar um idioma diferente, use um intérprete profissional e observe o comportamento não verbal para realizar uma avaliação culturalmente competente (ver Capítulo 9)
- Perceba que, com frequência, os pacientes têm outras prioridades além de seus cuidados de saúde (p. ex., problemas financeiros, legais ou sociais). Peça aos pacientes para explorar esses assuntos com você. Se um paciente precisar de assistência financeira, consulte uma assistente social. Se houver questões legais, proporcione um recurso ao paciente. Não tente fornecer aconselhamento financeiro ou legal por conta própria.

Histórico de enfermagem de um indivíduo ou de uma família
- Obtenha um histórico organizado da condição de saúde do paciente e os impactos na vida diária
- Colete dados que enfoquem as necessidades específicas da população vulnerável com a qual você está trabalhando. Contudo, seja flexível para não ignorar informações de saúde importantes. Por exemplo, ao atender uma mãe adolescente, obtenha um histórico nutricional tanto da mãe quanto do bebê. Conheça as necessidades de desenvolvimento da mãe jovem e escute também suas necessidades sociais
- Identifique as necessidades de desenvolvimento e cuidados de saúde. Lembre-se de que o objetivo é coletar informações suficientes para prestar cuidados centrados na família
- Identifique quaisquer riscos ao sistema imunológico do paciente. Isso é especialmente importante para pacientes vulneráveis que não tenham moradia e durmam em abrigos.

Exame físico e avaliação domiciliar
- Realize uma avaliação física e/ou domiciliar completa. Colete apenas dados relevantes para prestar os cuidados ao paciente e à família
- Esteja alerta a sinais de abuso físico, abuso de substâncias ou negligência (p. ex., roupas inadequadas, baixo peso)
- Ao avaliar o domicílio de um paciente, observe: há um suprimento de água e encanamento adequados? Qual é a condição dos serviços públicos? Alimentos em geral e os perecíveis estão armazenados de modo apropriado? Há sinais de insetos ou roedores? A tinta das paredes está descascando? As janelas e portas são adequadas? Há manchas no teto que evidenciem um vazamento no telhado? Qual é a temperatura? O local é confortável? Como é o ambiente externo: há casas/terrenos desocupados nas cercanias? Há um cruzamento movimentado? Qual é o nível de criminalidade?

Adaptado de Stanhope M, Lancaster J: *Public health nursing: population-centered health care in the community*, ed 10, St Louis, 2020, Elsevier.

População de imigrantes. O CDC (2016) prevê um aumento contínuo na população de imigrantes. Esse crescimento gera muitas necessidades sociais e de cuidados de saúde. Os problemas sociais envolvidos com a imigração algumas vezes incluem pobreza, aculturação, educação, moradia e emprego. Algumas populações de imigrantes enfrentam vários problemas de saúde que devem ser abordados por cidades, municípios e estados. Essas necessidades de cuidados de saúde representam questões legais e políticas significativas. Para alguns imigrantes, o acesso aos cuidados de saúde é limitado por conta de barreiras linguísticas e/ou ausência de benefícios, recursos e transportes.

Muitas vezes, as populações de imigrantes apresentam maiores taxas de hipertensão, diabetes melito e doenças infecciosas, resultados menos satisfatórios dos cuidados e expectativa de vida mais curta (Stanhope e Lancaster, 2018).

Com frequência os pacientes de populações de imigrantes adotam práticas de cura não tradicionais (ver Capítulo 9). Embora muitas dessas práticas de cura sejam efetivas e complementem os tratamentos tradicionais, é importante saber como essas terapias atuam no organismo e entender as crenças do paciente em relação a essas práticas de cura.

Algumas populações de imigrantes deixaram seus lares por conta de opressão, guerras ou desastres naturais. Você deve ter sensibilidade em relação a esses estressores físicos e psicológicos e identificar os recursos apropriados para ajudar seus pacientes a satisfazer suas necessidades de saúde (Stanhope e Lancaster, 2018).

Efeitos da pobreza e da falta de moradia. É mais provável que as pessoas que vivem na pobreza sofram com desigualdades em saúde porque têm probabilidade de viver em ambientes perigosos, trabalhar em serviços de alto risco, ingerir dietas menos nutritivas, lidar com múltiplos estressores em sua vida, não contar com transporte adequado e não ter moradia fixa. Pacientes sem residência fixa têm ainda menos recursos que os pobres. Geralmente estão desempregados, não têm a vantagem de um abrigo permanente e precisam lidar continuamente com a necessidade de encontrar alimento e um lugar para dormir à noite. Problemas de saúde crônicos tendem a se agravar por causa da má nutrição e da impossibilidade de armazenar alimentos nutritivos. Além disso, pessoas sem moradia fixa costumam enfrentar obstáculos para ter acesso a cuidados de saúde, fazendo com que busquem atendimento nos serviços de emergência (American Public Health Association [APHA], 2017).

> **Pense nisso**
>
> Quais recursos de saúde estão disponíveis para ajudar as pessoas sem moradia e as que vivem na pobreza em sua comunidade? Como você pode participar do fornecimento de cuidados de saúde a esses grupos vulneráveis?

Pacientes vítimas de abuso. O abuso físico, emocional e sexual e o abandono são problemas de saúde pública que afetam com frequência idosos, mulheres e crianças. Os fatores de risco para relações abusivas incluem problemas de saúde mental, abuso de substâncias, estressores socioeconômicos, falta de compreensão do desenvolvimento infantil ou de habilidades de criação e relacionamentos familiares disfuncionais (CDC, 2020). Um estudo recente revelou maiores incidência e gravidade de violência física por parceiro íntimo (VPI) durante a pandemia de covid-19 com relação aos 3 anos anteriores (Gosangi et al., 2021). Em alguns casos, os fatores de risco podem estar ausentes. Ao lidar com pacientes de risco ou que tenham sofrido abuso, é importante fornecer proteção. Quando houver suspeita de abuso, realize a entrevista em um momento em que o paciente tenha privacidade e o indivíduo suspeito de ser o abusador não esteja presente. Pacientes que sofrem abuso podem temer uma retaliação se discutirem seus problemas com um profissional da saúde. Os enfermeiros usam técnicas de comunicação terapêutica que reforçam que o abuso não é culpa da vítima e devem relatar obrigatoriamente casos de abuso que envolvam idosos acima de 65 anos, crianças abaixo de 18 anos e indivíduos com deficiências.

Pacientes com doença mental. Pacientes com doenças mentais graves, como esquizofrenia ou transtorno bipolar, podem apresentar diversos problemas de saúde e socioeconômicos. Muitos pacientes com doenças mentais graves não têm moradia ou vivem na pobreza e não conseguem manter o emprego ou cuidar de si mesmos diariamente (SAMHSA, 2020). Os pacientes que sofrem de uma doença mental geralmente precisam de tratamento medicamentoso, aconselhamento, alojamento e assistência vocacional. Além disso, apresentam maior risco de abuso e agressão. Pacientes com doenças mentais já não são hospitalizados de modo rotineiro em instituições psiquiátricas de longa permanência. Em vez disso, são oferecidos recursos dentro da comunidade. Embora possam existir redes de serviços abrangentes na comunidade, muitos pacientes ainda permanecem sem tratamento ou recebem um tratamento insuficiente devido à incapacidade de lidar com o sistema de saúde (Stanhope e Lancaster, 2018).

Idosos. A população de idosos vem aumentando, o que provoca aumentos simultâneos no número de pacientes que sofrem de doenças crônicas e maior demanda por serviços de saúde. Faça um esforço para entender o que a saúde significa para um idoso e os achados que podem ser esperados na avaliação; veja a promoção da saúde em idosos em um contexto mais amplo (ver Capítulo 14). Ajude os idosos e suas famílias a entenderem as etapas que os idosos devem adotar para manter a saúde e melhorar o nível de funcionamento por meio da atividade física (CDC, 2019b). Planeje intervenções comunitárias apropriadas que ofereçam uma oportunidade de melhorar o estilo de vida e a qualidade de vida de idosos (Tabela 3.1).

Competência em enfermagem baseada na comunidade

Um enfermeiro da prática baseada na comunidade precisa de uma variedade de habilidades e talentos para ser bem-sucedido. Além de auxiliar os pacientes com suas necessidades de cuidados de saúde e desenvolver relações na comunidade, o enfermeiro baseado na comunidade precisa ter habilidades para promoção da saúde e prevenção de doenças. Os enfermeiros utilizam o processo de enfermagem e o pensamento crítico (ver Parte 3) para fazer os julgamentos clínicos e tomar as decisões necessárias para garantir cuidados de enfermagem individualizados. A prática clínica de estudantes em um ambiente de cuidados baseados na comunidade provavelmente ocorre em parceria com um enfermeiro da comunidade.

Cuidador profissional. Acima de tudo, o enfermeiro é um cuidador (ver Capítulo 1). No contexto comunitário, maneja e cuida da saúde dos pacientes e das famílias na comunidade.

O enfermeiro usa um método de pensamento crítico para aplicar o processo de enfermagem (ver Parte 3) e garantir cuidados de enfermagem individualizados e adequados para os pacientes e suas famílias. Historicamente, a puericultura e os cuidados na infância eram parte da prática de enfermagem baseada na comunidade. Os serviços comunitários de cuidados na infância estão aumentando para atender a mudanças do sistema de saúde, alterações da economia, falta de moradia e aumento do número de pessoas sem cobertura de seguro médico. Os enfermeiros baseados na comunidade estão assumindo serviços de saúde infantil mais complexos e ampliados para populações de pacientes cada vez mais diversificadas (ODPHP, n.d.f).

Além disso, o enfermeiro baseado na comunidade deve individualizar o cuidado no contexto da comunidade de um paciente para aumentar a probabilidade de sucesso a longo prazo. Junto do paciente e da família, é desenvolvida uma parceria nos cuidados para reconhecer as necessidades de cuidados de saúde reais e possíveis, bem como identificar os recursos necessários para a comunidade. Por exemplo, se um paciente for inserido em um programa de exercícios, você poderá recomendar um parque ou uma área de recreação seguros onde o paciente possa se exercitar. A prática baseada na comunidade competente constrói comunidades saudáveis seguras, com elementos que permitam às pessoas obterem e manterem alta qualidade de vida.

Tabela 3.1 Principais problemas de saúde em idosos e papéis e intervenções da enfermagem baseada na comunidade.

Problema	Papéis e intervenções da enfermagem baseada na comunidade
Hipertensão	Monitorar a pressão arterial e o peso; orientar sobre nutrição e medicamentos anti-hipertensivos; ensinar técnicas de gerenciamento de estresse; promover um bom equilíbrio entre repouso e atividade; estabelecer programas de triagem para pressão arterial; avaliar o estilo de vida atual do paciente e promover alterações do estilo de vida; promover modificações dietéticas usando técnicas como um diário de dieta
Câncer	Obter o histórico de saúde; promover o autoexame mensal das mamas e intervalos de triagem recomendados para exames de citologia cervical (Papanicolaou) e mamografias para mulheres idosas; promover a triagem colorretal; promover exames físicos regulares; incentivar os fumantes a deixar de fumar; corrigir conceitos errôneos sobre os processos de envelhecimento; fornecer suporte emocional e cuidados de qualidade durante procedimentos diagnósticos e terapêuticos
Artrite	Ensinar sobre o gerenciamento de atividades, redução do estresse sobre as articulações afetadas, disponibilidade de acessórios mecânicos e repouso adequado; promover gerenciamento do estresse; aconselhar e auxiliar a família para melhorar a comunicação, negociação de papéis e uso dos recursos da comunidade
Comprometimento visual (p. ex., perda da acuidade visual, distúrbios palpebrais, opacidade do cristalino)	Fornecer suporte em um ambiente bem iluminado e sem luzes ofuscantes; usar auxílios impressos com letras grandes e bem espaçadas; ajudar adultos a limpar os óculos; ajudar a providenciar exames visuais e obter as próteses necessárias
Comprometimento auditivo (p. ex., presbiacusia)	Falar com clareza em um volume e ritmo moderados, de frente para a audiência, durante atividades de educação em saúde; ajudar a providenciar exames auditivos e obter as próteses necessárias; ensinar como cuidar de aparelhos auditivos
Comprometimento cognitivo	Obter o histórico de enfermagem completo; corrigir causas subjacentes do comprometimento (se possível); proporcionar um ambiente protegido; promover atividades que reforcem a realidade; ajudar na higiene pessoal, nutrição e hidratação; fornecer apoio emocional à família; recomendar os recursos da comunidade aplicáveis, como centros de cuidados diários para adultos, assistência para cuidado domiciliar e serviços domésticos
Demência	Manter um alto nível de funcionamento, proteção e segurança; estimular a dignidade humana; demonstrar ao cuidador principal da família as técnicas para vestir, alimentar e manter hábitos de higiene do adulto; oferecer encorajamento frequente e suporte emocional ao cuidador; agir como defensor do paciente ao lidar com a assistência temporária para descanso do cuidador e grupos de apoio; proteger os direitos do paciente; apoiar o cuidador para manter a saúde física e mental dos familiares e prevenir o desgaste do papel de cuidador; manter a estabilidade familiar; recomendar serviços financeiros, se necessário
Problemas odontológicos	Realizar uma avaliação oral e encaminhar ao dentista quando necessário; enfatizar a escovação regular e o uso de fio dental, nutrição adequada e exames odontológicos; incentivar pacientes com dentaduras a usá-las e cuidar delas; apaziguar os medos relacionados ao dentista; ajudar a obter acesso a serviços financeiros (se necessário) e recursos para tratamento odontológico
Abuso de álcool e substâncias	Obter um histórico sobre o uso de fármacos; orientar sobre o armazenamento seguro e os riscos de medicamentos, interações de medicamentos com outros fármacos, álcool e alimentos; fornecer informações gerais sobre o medicamento (p. ex., nome do medicamento, finalidade, efeitos colaterais, posologia); orientar os adultos sobre técnicas de pré-separação (usando recipientes pequenos com uma dose de medicamento e um rótulo indicando o horário específico para administração do medicamento). Aconselhar os adultos sobre o abuso de substâncias; promover o gerenciamento do estresse para evitar a necessidade de álcool ou drogas; providenciar e monitorar uma desintoxicação, se apropriado. Proporcionar recursos da comunidade para o tratamento de abuso de substâncias
Infecções sexualmente transmissíveis	Realizar uma avaliação de risco sexual completa, e compartilhar conhecimentos sobre fatores de risco e suscetibilidade ao vírus da imunodeficiência humana/síndrome da imunodeficiência adquirida (HIV/AIDS). Educar sobre práticas sexuais seguras, como abstinência ou uso de preservativos e, quando necessário, encaminhar para testes de HIV e outras infecções, e imunização contra HPV

AIDS, síndrome da imunodeficiência adquirida; *HIV*, vírus da imunodeficiência humana; *HPV*, papilomavírus humano. (De Centers for Disease Control and Prevention (CDC): Promoting health for older adults, https://www.cdc.gov/chronicdisease/resources/publications/factsheets/promoting-health-for-older-adults.htm, 2019b; Stanhope M, Lancaster J: *Public health nursing: population-centered health care in the community.* ed 10, St Louis, 2020, Elsevier; National Institute on Aging: Health information, n.d., https://www.nia.nih.gov/health. Acesso em: 28 jun. 2020.)

Gerente de caso. Na prática comunitária, a gerência de caso é uma competência importante (ver Capítulo 2). Gerentes de caso estabelecem um plano de cuidados adequado de acordo com o histórico de enfermagem de pacientes e famílias e coordenam os recursos e serviços necessários para o bem-estar do paciente ao longo de um *continuum* de cuidados. Em geral, um gerente de caso na comunidade assume a responsabilidade pela administração dos casos de vários pacientes. O maior desafio consiste em coordenar as atividades de múltiplos prestadores de serviços e pagadores em diferentes contextos durante os cuidados contínuos de um paciente. Um gerente de caso eficiente acaba conhecendo obstáculos, limites e até mesmo oportunidades existentes na comunidade que influenciam a capacidade de encontrar soluções para as necessidades de saúde dos pacientes.

Agente de mudança. Um enfermeiro baseado na comunidade também é um agente de mudança. Isso envolve a identificação e a implementação de abordagens novas e mais eficazes aos problemas. A atuação como agente de mudança ocorre dentro de um sistema familiar ou em uma função de mediador de problemas na comunidade de um paciente. O enfermeiro identifica qualquer número de problemas (p. ex., qualidade dos serviços de creche na comunidade, disponibilidade de serviços de centros de cuidados diários para idosos ou situação da violência no bairro). Como agente de mudança, você contribui com o empoderamento dos indivíduos e suas famílias para resolver problemas com criatividade ou torna-se um instrumento para gerar mudanças em uma instituição de saúde. Por exemplo, se o paciente tiver dificuldade para manter consultas regulares, você deve determinar o motivo. Talvez a clínica seja muito distante ou de difícil acesso, ou talvez o horário de atendimento seja incompatível com os recursos de transporte do paciente. Você trabalha com o paciente para resolver o problema e ajuda a identificar um local alternativo, como uma clínica de enfermagem que seja mais próxima e tenha horários mais convenientes.

Para efetuar mudanças, deve-se reunir e analisar os fatos antes de implementar programas para ajudar as pessoas a realizarem mudanças que melhorem sua saúde. Isso requer uma grande familiaridade com a própria comunidade. Muitas comunidades resistem às mudanças, preferindo fornecer serviços do modo já estabelecido. Antes de analisar os fatos, muitas vezes é necessário lidar com o conflito entre os profissionais da saúde, esclarecer suas funções e identificar com clareza as necessidades dos pacientes. Se a comunidade tiver um histórico de resolução de problemas insatisfatória, você deve priorizar o desenvolvimento das capacidades de resolução de problemas (Stanhope e Lancaster, 2018).

Defensor do paciente. A defesa do paciente é importante na prática comunitária, principalmente por causa da complexidade que envolve o acesso aos serviços de saúde. Muitas vezes os pacientes precisam de alguém para ajudá-los a entender o sistema e identificar onde buscar os serviços, como chegar às pessoas com a autoridade apropriada, quais serviços podem ser solicitados e como dar andamento às informações recebidas. Na função de defensor do paciente, deve-se garantir que os pacientes recebam as informações necessárias para tomarem decisões esclarecidas ao escolher e utilizar os serviços de maneira adequada. Além disso, é importante apoiar e às vezes defender as decisões dos pacientes.

Colaborador. A prática de enfermagem baseada na comunidade exige a competência em comunicação e trabalho com os pacientes, suas famílias e outros membros da equipe de saúde. A colaboração, ou o trabalho em um esforço combinado com todos os envolvidos na oferta dos cuidados, é necessária para o desenvolvimento de um plano mutuamente aceitável que atinja metas em comum (Stanhope e Lancaster, 2020). Por exemplo, quando seu paciente com câncer terminal recebe alta para o domicílio, você colabora com a equipe do serviço de *hospice*, assistentes sociais e cuidados pastorais, para iniciar um plano de suporte a cuidados multidisciplinares de fim de vida para o paciente em casa e apoio à família. Para que a colaboração seja eficaz, deve haver confiança e respeito mútuos pelas funções, capacidades e contribuições de cada profissional.

Conselheiro. Um conselheiro eficiente deve conhecer os recursos da comunidade de um paciente (p. ex., clínicas de saúde mental, serviços de creche, serviços de cuidado de descanso [*respite care*]). Um conselheiro ajuda os pacientes a identificar e esclarecer os problemas de saúde, assim como escolher as linhas de conduta adequadas para resolver esses problemas. A entrevista motivacional costuma ser bastante útil (ver Capítulo 24). Por exemplo, um enfermeiro em um programa de assistência a funcionários ou um abrigo para mulheres muitas vezes assume o papel de conselheiro junto aos pacientes. Um conselheiro tem a responsabilidade de fornecer informações, ouvir com objetividade e ser solidário, atencioso e confiável. Você não deve tomar decisões, e sim ajudar seus pacientes a chegar às decisões que serão melhores para eles (Stanhope e Lancaster, 2020). Muitas vezes os pacientes e as famílias precisam de ajuda para identificar e esclarecer os problemas de saúde em primeiro lugar. Por exemplo, o paciente que relata repetidas vezes um problema para seguir uma dieta prescrita porque não consegue arcar com o custo de alimentos nutritivos ou tem familiares que não favorecem hábitos alimentares saudáveis. Você conversa com o paciente sobre os fatores que dificultam ou facilitam a resolução do problema, identifica uma série de soluções e em seguida discute as soluções que teriam maior probabilidade de sucesso. Você também incentiva o paciente a tomar decisões e expressa sua confiança na escolha dele.

Educador. A educação em saúde do paciente costuma ser uma prioridade na enfermagem baseada na comunidade. Familiarize-se com as organizações de serviços comunitários que oferecem suporte educacional a uma grande variedade de grupos de indivíduos e pacientes. Aulas de pré-natal, puericultura, segurança infantil e triagem de câncer são apenas alguns dos programas de educação em saúde fornecidos em uma comunidade.

Quando o objetivo é ajudar seus pacientes a assumir a responsabilidade pelos próprios cuidados de saúde, o papel de educador tem maior importância (Stanhope e Lancaster, 2020). Os pacientes e as famílias precisam conquistar habilidades e conhecimentos para cuidarem de si mesmos. Avalie as necessidades educacionais e a aptidão para aprender sobre seu paciente no contexto do indivíduo, dos sistemas com os quais ele interage (p. ex., família, negócios e escola) e dos recursos disponíveis para suporte. Adapte suas habilidades pedagógicas de modo a orientar um paciente no ambiente doméstico e tornar o processo de aprendizado mais significativo. A enfermagem baseada na comunidade oferece a oportunidade de acompanhar os pacientes ao longo do tempo. O planejamento de uma devolutiva para demonstração das habilidades, usando telefonemas de acompanhamento, e o encaminhamento a grupos de apoio e autoajuda na comunidade fornecem uma oportunidade para manter a continuidade do ensino e reforçar temas educacionais importantes e comportamentos aprendidos (ver Capítulo 25).

Epidemiologista. Como enfermeiro baseado na comunidade, você aplica os princípios da epidemiologia, a ciência que trata da incidência, distribuição e possível controle de doenças e outros problemas de saúde. Seus contatos com famílias, grupos da comunidade, como escolas e estabelecimentos comerciais e órgãos de saúde, deixam você em uma posição única para iniciar atividades epidemiológicas, como detecção de casos, educação em saúde e rastreamento das taxas de incidência de uma doença. Por exemplo, o funcionário da cantina na escola local recebe um diagnóstico de tuberculose ativa. O enfermeiro de saúde baseado na comunidade ajuda a descobrir onde pode ter ocorrido exposição à tuberculose, como a residência do funcionário, o local de trabalho ou a comunidade.

Os enfermeiros epidemiologistas são responsáveis pela vigilância da comunidade (p. ex., rastreamento da incidência de níveis de chumbo elevados em crianças e identificação de crescimento nas taxas de mortalidade fetal e infantil, aumento das gestações em adolescentes, presença de doenças infecciosas ou transmissíveis e surtos de piolhos). Os enfermeiros epidemiologistas protegem o nível de saúde da comunidade, desenvolvem sensibilidade às mudanças no estado de saúde da comunidade e ajudam a identificar a causa dessas mudanças.

Avaliação da comunidade

Ao atuar em um ambiente comunitário, é necessário aprender como avaliar a comunidade de um modo geral. A realização de avaliação comunitária requer julgamento clínico e pensamento crítico para poder analisar as múltiplas fontes de dados coletados (Stanhope e Lancaster, 2020). A avaliação da comunidade consiste na coleta sistemática de dados sobre a população, com o monitoramento do estado de saúde da população e a disponibilização de informações sobre a saúde da comunidade (Stanhope e Lancaster, 2020). Esse é o ambiente onde os pacientes residem, trabalham, divertem-se e aprendem. Sem uma compreensão adequada desse ambiente, qualquer tentativa de promover a saúde de um paciente e desencadear as mudanças necessárias tem pouca probabilidade de dar certo. A comunidade tem três componentes: estrutura ou local, pessoas e sistemas sociais. Para desenvolver uma avaliação da comunidade completa, examine com cuidado cada um desses três componentes para identificar as demandas de políticas de saúde, programas de saúde e serviços de saúde necessários (Boxe 3.2).

Durante a avaliação da estrutura ou do local, você percorre a vizinhança ou a comunidade e observa sua configuração, a localização dos serviços e os pontos de encontro dos moradores. Ao avaliar o ambiente físico, procure possíveis riscos ambientais no ar, na água ou no solo, assim como questões de segurança, como edifícios abandonados, ausência de calçadas ou vias públicas em más condições de conservação. Os dados demográficos da população podem ser obtidos pelo acesso a dados estatísticos sobre a comunidade em *sites* confiáveis, um departamento de saúde pública local, ou uma biblioteca pública.

As informações sobre os sistemas sociais existentes, como escolas ou órgãos de saúde, são obtidas por meio de visitas a vários *sites* e do conhecimento de seus serviços.

Quando você tiver uma boa compreensão da comunidade, todas as avaliações de pacientes individuais poderão ser feitas e contrastadas com esse pano de fundo. Por exemplo, ao avaliar a segurança na residência de um paciente, pense no seguinte: o paciente tem travas seguras nas portas? As janelas estão seguras e intactas? A iluminação nas passagens e entradas é operacional? Ao avaliar um paciente, é importante conhecer o nível de violência na comunidade e os recursos disponíveis quando houver necessidade de ajuda. Sempre avalie um indivíduo no contexto da comunidade.

> **Pense nisso**
>
> Realize uma avaliação da comunidade na área geográfica do entorno de sua escola de enfermagem. Quais são os dados demográficos da população? Quais sistemas sociais existem na comunidade?

Transformação da saúde dos pacientes

Na prática baseada na comunidade, os enfermeiros cuidam de pacientes de várias origens e em diferentes ambientes. Com o tempo, é relativamente fácil se familiarizar com os recursos disponíveis em um ambiente de ação comunitária. Com a prática, você também aprende a identificar as necessidades específicas de pacientes individuais. Do mesmo modo, você reúne os recursos necessários para melhorar a continuidade dos cuidados de um paciente. Ao colaborar com os pacientes e seus profissionais da saúde, você presta cuidados centrados no paciente e ajuda a reduzir a duplicidade nos serviços de saúde. Por exemplo, ao cuidar de um paciente com uma ferida em cicatrização, você coordena os serviços de cuidados da ferida e ajuda o paciente e a família dele a localizar materiais de curativo mais baratos.

Você deve promover e proteger a saúde dos pacientes no contexto da comunidade usando uma abordagem de prática baseada em evidências sempre que possível. Por exemplo, os enfermeiros podem ajudar a reduzir as desigualdades em saúde relacionadas à obesidade infantil em populações de minorias raciais/étnicas por meio do engajamento da comunidade (Frerichs et al., 2018; Luesse et al., 2018; Otterbach et al., 2018) (Boxe 3.3). Frerichs et al. (2018) investigaram o efeito de uma abordagem comunitária baseada em evidências no desenvolvimento de estratégias para ajudar a reduzir os fatores de risco para obesidade entre grupos minoritários. As evidências mostraram que o envolvimento da comunidade em iniciativas cooperativas obteve uma alta taxa de sucesso na redução da obesidade entre crianças de minorias raciais/étnicas.

Ao realizar cuidados de enfermagem baseados na comunidade, é importante considerar o quanto você entende a vida de seus pacientes. Comece estabelecendo relações sólidas e atenciosas com os pacientes e suas famílias (ver Capítulo 7). Quando você ganhar experiência e aceitação da família do paciente, será possível orientar, aconselhar e ensinar com eficiência e compreender o que realmente faz com que seu paciente seja único. As atividades rotineiras da vida familiar constituem as variáveis que influenciam seu modo de adaptar as intervenções de enfermagem. A hora do dia em que o paciente sai para o trabalho, a disponibilidade do cônjuge e dos pais do paciente para cuidar de crianças e os valores familiares que modelam suas ideias sobre saúde são apenas alguns exemplos dos vários fatores que devem ser considerados na prática comunitária. Assim que adquirir um quadro da vida do paciente, você idealizará intervenções centradas no paciente para promover a saúde e prevenir doenças no contexto da prática baseada na comunidade.

Boxe 3.2 Avaliação da comunidade

Estrutura
- Nome da comunidade ou do bairro
- Limites geográficos
- Serviços de emergência
- Água e saneamento
- Moradia
- Situação econômica (p. ex., renda domiciliar média, número de moradores que recebem benefícios públicos)
- Transporte
- Segurança.

População
- Distribuição por faixa etária
- Distribuição por sexo
- Tendências de crescimento
- Densidade
- Nível de escolaridade
- Grupos étnicos predominantes
- Grupos religiosos predominantes.

Sistema social
- Sistema educacional
- Governo
- Sistema de comunicação
- Sistema de bem-estar social
- Programas de voluntariado
- Sistema de saúde.

Boxe 3.3 Prática baseada em evidências

Promoção do envolvimento da comunidade para redução da obesidade infantil em populações de minorias raciais/étnicas

Questão PICOT: As intervenções na comunidade para famílias afetam as taxas de obesidade infantil em populações diversas?

Resumo das evidências

A obesidade é mais prevalente em crianças de populações etnicamente diversas nos EUA (Isong et al., 2018; Klish e Skelton, 2020). As pesquisas constataram que existem fatores de risco genéticos, epigenéticos, biológicos, sociais e ambientais associados à obesidade em crianças (Isong et al., 2018; Klish e Skelton, 2020). As evidências atuais mostram ligações entre a obesidade infantil e a etnia, a ausência de atividade física, o maior tempo em frente a uma tela de televisão ou de aparelhos eletrônicos, a nutrição, o sono e a condição socioeconômica, assim como o tabagismo materno e a amamentação (Isong et al., 2018; Klish e Skelton, 2020). A obesidade infantil tem consequências físicas, mentais e sociais que perduram por toda a vida (Klish e Skelton, 2020; Otterbach et al., 2018).

As evidências mostram que intervenções precoces têm mais sucesso para diminuir as desigualdades raciais/étnicas relacionadas à obesidade infantil (Isong et al., 2018). As percepções de obesidade dos adultos devem estar alinhadas com as intervenções para que se tenha êxito (Perreault e Apovian, 2020). As evidências mostram que, quando os cuidadores consideram as intervenções úteis, as crianças têm mais sucesso na adesão a intervenções que abordem a obesidade (Skelton, 2020). Pedir a uma criança que adote alterações no estilo de vida sem o apoio e o modelo dos adultos não traz resultados positivos (Skelton, 2020; Stanhope e Lancaster, 2018; Trude et al., 2018).

O engajamento da comunidade em programas para obesidade infantil pode incluir seminários na comunidade e recursos de mídia para incentivar o comparecimento e a adesão da comunidade (Luesse et al., 2018). As iniciativas cooperativas com o envolvimento da comunidade têm altas taxas de sucesso na redução da obesidade entre crianças, em especial naquelas pertencentes a uma variedade de grupos raciais e étnicos (Frerichs et al., 2018). As políticas públicas devem garantir que as pessoas de comunidades carentes tenham acesso a opções alimentares saudáveis, assim como a melhores áreas socioambientais (Stanhope e Lancaster, 2018). É importante assegurar que as famílias tenham acesso aos alimentos recomendados para garantir que as opções saudáveis possam ser feitas (Frerichs et al., 2018; Luesse et al., 2018). As comunidades também podem ajudar a lidar com os aspectos socioambientais associados à obesidade, como parques subutilizados (Frerichs et al., 2018). Com parcerias comunitárias para colaboração, é possível reduzir a obesidade infantil em uma população de minoria racial/étnica.

Aplicação na prática de enfermagem

- Entender os fatores de risco modificáveis para obesidade e projetar intervenções eficazes voltadas para a redução dos fatores de risco (Isong et al., 2018).
- As intervenções devem incluir recomendações relacionadas à dieta e à atividade física (Skelton, 2020). As informações nutricionais devem incluir dados referentes tanto ao ambiente escolar quanto doméstico (Luesse et al., 2018).
- Incluir intervenções e comunicações adequadas para a cultura e a linguagem, especialmente ao cuidar de pacientes originários de populações etnicamente diversas (Luesse et al., 2018)
- Envolver jovens de comunidades de minorias raciais e étnicas como líderes por meio de um programa de soluções de prevenção de obesidade é uma possível estratégia para a mobilização de apoio para o tratamento de obesidade infantil (Frerichs et al., 2018).

Pontos-chave

- Os termos *enfermagem em saúde da comunidade* e *enfermagem em saúde pública* são usados de modo intercambiável e são englobados pelo termo geral *enfermagem orientada para a comunidade*
- O foco da enfermagem orientada para a comunidade é a promoção da saúde, a prevenção de doenças e a melhoria da qualidade de vida da população, enquanto o foco da enfermagem baseada na comunidade é prestar cuidado direto no adoecimento de indivíduos e famílias no contexto comunitário
- Os enfermeiros desempenham um papel fundamental na saúde comunitária durante uma pandemia por meio da identificação de casos, prevenção de doença/disseminação de doença, educação, cuidado direto do paciente e gerenciamento de suprimentos e equipamentos
- Populações vulneráveis são grupos de pacientes que têm maior probabilidade de desenvolver problemas de saúde como resultado de riscos à saúde excessivos, que podem ter um acesso limitado aos serviços de saúde ou dependem de outras pessoas para os cuidados. Indivíduos que vivem na pobreza, idosos, pessoas sem moradia, populações de imigrantes, indivíduos em relações abusivas, pessoas com transtornos de abuso de substâncias e pessoas com doenças mentais graves são exemplos de populações vulneráveis
- O enfermeiro baseado na comunidade deve contar com habilidades de promoção da saúde, prevenção de doenças e desenvolvimento de relacionamentos para preencher os papéis de cuidador, gerente de caso, agente de mudança, defensor do paciente, colaborador, conselheiro, educador e epidemiologista
- A avaliação da comunidade consiste na coleta sistemática de dados sobre a população, monitoramento do estado de saúde da população e disponibilização de informações sobre a saúde da comunidade. A avaliação da comunidade inclui a estrutura, a população e o sistema social.

Para refletir

- Qual população na comunidade você encontra com maior frequência em seu ambiente clínico? Quais avaliações, habilidades ou tarefas de enfermagem você consegue realizar com essa população?
- Utilizando as principais informações que você reuniu durante a avaliação da comunidade, analise a prontidão e a preparação da sua comunidade para uma crise de saúde comunitária. Quais são os pontos fortes da sua comunidade? Quais são as áreas que precisam melhorar?
- Identifique as principais informações aprendidas em seu ambiente clínico, que você possa levar consigo em sua prática de enfermagem no futuro. De que modo as pessoas com quem você trabalhou inspiraram a melhoria de seus conhecimentos, prática e habilidades de enfermagem?

Questões de revisão

1. O enfermeiro de saúde pública está trabalhando com a secretaria de saúde local da cidade/região durante uma pandemia que criou uma crise na comunidade. Quais são suas responsabilidades profissionais durante a pandemia? (Selecione todas as aplicáveis.)
   a. Educar o público sobre prevenção de doenças.
   b. Atuar como elo entre os pacientes e os serviços e profissionais de saúde.
   c. Investigar os casos à medida que forem surgindo.
   d. Monitorar tendências do surto da doença.
   e. Auxiliar nos testes para identificação da doença.

2. Um enfermeiro de saúde na comunidade está trabalhando em uma clínica com foco em asma e alergias. Qual é o foco primário do enfermeiro no contexto dessa clínica? (Selecione todas as aplicáveis.)
   a. Diminuir a incidência de crises de asma na comunidade.
   b. Aumentar a capacidade dos pacientes para manejo da asma.
   c. Tratar a asma aguda em um hospital.
   d. Oferecer programas educacionais sobre asma para professores nas escolas locais.
   e. Fornecer imunizações programadas às pessoas que comparecerem à clínica.
3. O enfermeiro que cuida de uma comunidade de refugiados identifica que as crianças contam com vacinação inadequada e a comunidade não tem conhecimento dos recursos disponíveis. O enfermeiro avalia a comunidade e determina que existe um posto de saúde em um raio de 8 km. O enfermeiro reúne-se com os líderes da comunidade e explica a necessidade de imunizações, a localização da clínica e o processo de acesso aos recursos para cuidados de saúde. Qual das seguintes práticas o enfermeiro está fornecendo? (Selecione todas as aplicáveis.)
   a. Aumento do conhecimento sobre recursos da comunidade para as crianças.
   b. Educação da comunidade sobre promoção da saúde e prevenção de doenças.
   c. Promoção da autonomia na tomada de decisões sobre as práticas de saúde.
   d. Melhoria dos cuidados de saúde para as crianças da comunidade.
   e. Participação em atividades de desenvolvimento profissional para manter a competência em enfermagem.
4. Que fator faz com que as populações vulneráveis tenham maior probabilidade de desenvolver problemas de saúde?
   a. Capacidade de usar os recursos disponíveis para encontrar uma moradia.
   b. Transporte adequado ao mercado e a clínicas da comunidade.
   c. Disponibilidade de outras pessoas que ajudem a prestar cuidados.
   d. Acesso limitado aos serviços de saúde.
5. Muitas casas antigas em um bairro estão passando por uma grande reforma. Quando foram construídas, uma tinta à base de chumbo foi usada para pintar as casas. A clínica comunitária no bairro está iniciando um programa para triagem de chumbo. Essa atividade é baseada em qual determinante social de saúde?[1]
6. Um enfermeiro de saúde comunitária conduz uma avaliação da comunidade focalizada em comportamentos saudáveis na adolescência. O enfermeiro identifica que um grande número de adolescentes fuma. O planejamento de um programa para eliminar o hábito de fumar no centro de jovens da comunidade é um exemplo de qual papel de enfermagem?
   a. Epidemiologista.
   b. Conselheiro.
   c. Colaborador.
   d. Gerente de caso.
7. Um enfermeiro em uma clínica de saúde comunitária analisa os resultados da triagem dos alunos da escola local durante o ano acadêmico mais recente. O enfermeiro descobre um aumento de 10% no número de testes cutâneos para tuberculose positivos em comparação ao ano anterior. O enfermeiro entra em contato com o enfermeiro de saúde escolar e com o diretor do departamento de saúde. Juntos, começam a expandir suas avaliações a todos os alunos e funcionários da área da escola. O enfermeiro baseado na comunidade está atuando em qual papel de enfermagem? (Selecione todas as aplicáveis.)
   a. Epidemiologista.
   b. Conselheiro.
   c. Colaborador.
   d. Gerente de caso.
   e. Cuidador.
8. Um aluno de enfermagem está fazendo uma apresentação a um grupo de outros alunos de enfermagem sobre as necessidades dos pacientes com doenças mentais na comunidade. Qual afirmação do aluno indica que o professor de enfermagem precisa fornecer ensino adicional?
   a. "Muitos pacientes com doença mental não têm um lar permanente."
   b. "O desemprego é um problema comumente enfrentado por pessoas com uma doença mental."
   c. "A maioria dos pacientes com doenças mentais vive em instituições de cuidados prolongados."
   d. "Com frequência, pacientes com doenças mentais apresentam maior risco de abuso e agressão."
9. O enfermeiro em uma nova clínica comunitária recebe uma solicitação de avaliação da comunidade. Indique a ordem das etapas para a realização dessa avaliação.
   a. Estrutura ou local.
   b. Sistemas sociais.
   c. População.
10. Um enfermeiro de saúde pública está trabalhando com a secretaria municipal de saúde em uma força-tarefa para integrar por completo as metas da *Healthy People 2030*. A maior parte da população de imigrantes não conta com um profissional de atenção primária nem participa de atividades de promoção da saúde; a taxa de desemprego na comunidade é de 25%. Como o enfermeiro determina as metas que precisam ser incluídas ou atualizadas? (Selecione todas as aplicáveis.)
    a. Avaliação de recursos de cuidados de saúde na comunidade.
    b. Avaliação de programas de saúde oferecidos pela secretaria municipal de saúde.
    c. Comparação dos recursos e programas existentes com as metas da *Healthy People 2030*.
    d. Início de novos programas para cumprir as metas da *Healthy People 2030*.
    e. Implementação de sessões de ensino nas escolas com foco nas necessidades nutricionais das crianças.

Respostas: 1. a, b, c, d, e; **2.** a, b, d; **3.** a, b, d; **4.** d; **5.** Ambiente físico; **6.** b; **7.** a, c; **8.** c; **9.** a, c, b; **10.** a, b, c.

---

[1] N.R.T.: Pergunta aberta a ser respondida pelo aluno. Não há opção disponível.

Referências bibliográficas

American Nurses' Association (ANA): *Nurses, ethics, and the response to the COVID-19 pandemic*, 2020, https://www.nursingworld.org/~495c6c/globalassets/practiceandpolicy/work-environment/healthsafety/coronavirus/nurses-ethics-and-the-response-to-the-covid-19-pandemic.pdf. Accessed May 16, 2020.

American Nurses Association (ANA): *Standards of public health nursing practice*, ed 2, Washington, DC, 2014, The Association.

American Nurses Association (ANA): *Public health nursing*, n.d. https://www.nursingworld.org/practice-policy/workforce/public-health-nursing/. Accessed June 28, 2020.

American Public Health Association (APHA): *APHA policy statement 20178: housing and homelessness as a public health issue*, 2017, https://www.apha.org/policies-and-advocacy/public-health-policy-statements/policy-database/2018/01/18/housing-and-homelessness-as-a-public-health-issue. Accessed June 28, 2020.

Anzalone C: *The role of nurses in the COVID-19 pandemic*, 2020, http://www.buffalo.edu/ubnow/stories/2020/04/qa-sands-nurses-covid.html. Accessed May 16, 2020.

Bloom DE, Cadarette D: *Infectious Disease Threats in the Twenty-First Century: Strengthening the Global Response*, 2019, https://www.frontiersin.org/articles/10.3389/fimmu.2019.00549/full. Accessed May 3, 2020.

Brooks M: *WHO Names Top 13 Global Health Challenges for the New Decade*, 2020, https://www.medscape.com/viewarticle/923799. Accessed May 3, 2020.

Centers for Disease Control and Prevention (CDC): *Child abuse and neglect: risk and protective factors*. https://www.cdc.gov/violenceprevention/childabuseandneglect/riskprotectivefactors.html, 2020. Accessed June 28, 2020.

Centers for Disease Control and Prevention (CDC): *Social determinants of health: know what affects health*, 2019a, http://www.cdc.gov/socialdeterminants/faqs/index.htm, 2019a. Accessed June 28, 2020.

Centers for Disease Control and Prevention (CDC): *Promoting health for older adults*, https://www.cdc.gov/chronicdisease/resources/publications/factsheets/promoting-health-for-older-adults.htm, 2019b. Accessed August 9, 2020.

Centers for Disease Control and Prevention (CDC): *Health-related quality of life*, 2018, https://www.cdc.gov/hrqol/wellbeing.htm. Accessed June 28, 2020.

Centers for Disease Control and Prevention (CDC): *Immigrant and refugee health*, 2016, https://www.cdc.gov/immigrantrefugeehealth/. Accessed June 28, 2020.

Centers for Medicare and Medicaid Services (CMS): Home- and community-based services. https://www.cms.gov/Outreach-and-Education/American-Indian-Alaska-Native/AIAN/LTSS-TA-Center/info/hcbs.html, 2019. Accessed June 28, 2020.

Corless IB et al.: Expanding nursing's role in responding to global pandemics 5/14/2018, *Nurs Outlook* 66:412, 2018.

Croft JB et al.: Urban-rural county and state differences in chronic obstructive pulmonary disease — United States. *MMWR* 67(7):205, February 23, 2018. https://www.cdc.gov/mmwr/volumes/67/wr/mm6707a1.htm?s_cid=mm6707a1_w/.

Edmonds JK et al.: A call to action for public health nurses during the COVID-19 pandemic, *Publ Hlth Nurs* 37:323, 2020.

Gomez H et al: Blood lead levels of children in Flint, Michigan: 2006-2016, *The Journal of Pediatrics* 197, 158-201, 2018.

Johns Hopkins Medicine: *Emerging Infectious Diseases*, 2020, https://www.hopkinsmedicine.org/health/conditions-and-diseases/emerging-infectious-diseases. Accessed May 3, 2020.

Jordan A: *On the front lines: the role of nurses during a pandemic*, 2020, https://www.provocollege.edu/blog/on-the-front-lines-the-role-of-nurses-during-a-pandemic/. Accessed May 16, 2020.

Office of Disease Prevention and Health Promotion (ODPHP): *Global health*. n.d.a, U.S. Department of Health and Human Services. https://health.gov/healthypeople/objectives-and-data/browse-objectives/global-health. Accessed April 11, 2021.

Office of Disease Prevention and Health Promotion (ODPHP): *Healthy People 2030 Framework*. n.d.b, U.S. Department of Health and Human Services. https://www.healthypeople.gov/2020/About-Healthy-People/Development-Healthy-People-2030/Framework. Accessed April 11, 2021.

Office of Disease Prevention and Health Promotion (ODPHP): Leading health indicators. *Healthy People 2030*. n.d.c, U.S. Department of Health and Human Services. https://health.gov/healthypeople/objectives-and-data/leading-health-indicators. Accessed April 11, 2021.

Office of Disease Prevention and Health Promotion (ODPHP): Social determinants of health. *Healthy People 2030*. n.d.d, U.S. Department of Health and Human Services. https://health.gov/healthypeople/objectives-and-data/social-determinants-health. Accessed April 11, 2021.

Office of Disease Prevention and Health Promotion (ODPHP): Health care access and quality. *Healthy People 2030*. n.d.e, U.S. Department of Health and Human Services. https://health.gov/healthypeople/objectives-and-data/browse-objectives/health-care-access-and-quality. Accessed April 11, 2021.

Office of Disease Prevention and Health Promotion (ODPHP): Children. *Healthy People 2030*. n.d.f, U.S. Department of Health and Human Services. https://health.gov/healthypeople/objectives-and-data/browse-objectives/children. Accessed April 11, 2021.

The Substance Abuse and Mental Health Services Administration (SAMHSA): Housing and shelter, https://www.samhsa.gov/homelessness-programs-resources/hpr-resources/housing-shelter, 2020.

Stanhope M, Lancaster J: *Foundations for population health in community/public health nursing*, ed 5, St Louis, 2018, Elsevier.

Stanhope M, Lancaster J: *Public health nursing: population-centered health care in the community*, ed 10, St. Louis, 2020, Elsevier.

World Health Organization (WHO): *What we do*, 2020, https://www.who.int/about/what-we-do. Accessed May 3, 2020.

Referências de pesquisa

Becker W, Starrels J: Prescription drug misuse: Epidemiology, prevention, identification, and management, *UpToDate*, 2020, https://www.uptodate.com/contents/prescription-drug-misuse-epidemiology-prevention-identification-and-management. Accessed July 4, 2020.

Coffin P: Prevention of lethal opioid overdose in the community, *UpToDate*, 2020, https://www.uptodate.com/contents/prevention-of-lethal-opioid-overdose-in-the-community. Accessed July 4, 2020.

Frerichs L et al.: Development of a systems science curriculum to engage rural African American teens in understanding and addressing childhood obesity prevention, *Health Educ Behav* 45(3):423–434, 2018.

Gosangi B et al: Exacerbation of physical intimate partner violence during COVID-19 pandemic, *Radiology* Jan;298(1):E38–E45, 2021. Epub 2020 Aug 13.

Isong IA et al.: Racial and ethnic disparities in early childhood obesity, *Pediatrics* 141(1):1–11, 2018.

Klish W, Skelton J: Definition, epidemiology, and etiology of obesity in children and adolescents, *UpToDate*, 2020, https://www.uptodate.com/contents/definition-epidemiology-and-etiology-of-obesity-in-children-and-adolescents. Accessed July 4, 2020.

Luesse HB et al.: Challenges and facilitators to promoting a healthy food environment and communicating effectively with parents to improve food behaviors of school children, *Matern Child Health J* 22(7):958–967, 2018.

Otterbach L et al.: Community-based childhood obesity prevention intervention for parents improves health behaviors and food parenting practices among Hispanic, low-income parents, *BMC Obesity* 5:11, 2018.

Perreault L, Apovian C: Obesity in adults: Overview of management, *UpToDate*, 2020, https://www.uptodate.com/contents/obesity-in-adults-overview-of-management. Accessed July 4, 2020.

Skelton J: Management of childhood obesity in the primary care setting, *UpToDate*, 2020, https://www.uptodate.com/contents/management-of-childhood-obesity-in-the-primary-care-setting. Accessed July 4, 2020.

Torres-Alzate H: Nursing global health competencies framework, *Nursing Education Perspectives* 40(5): 295, 2019.

Trude ACB et al.: A youth-leader program in Baltimore City recreation centers: lessons learned and applications, *Health Promot Pract* 19(1):75–85, 2018.

Fundamentos Teóricos da Prática de Enfermagem

Objetivos

- Explicar como a teoria é utilizada na prática de enfermagem
- Analisar os componentes de uma teoria
- Propor exemplos de quatro conceitos incluídos no metaparadigma da enfermagem
- Resumir a evolução da teoria de enfermagem
- Discutir os tipos de teorias de enfermagem
- Descrever a prática de enfermagem baseada em teorias
- Analisar uma seleção de teorias compartilhadas com outras disciplinas
- Determinar como aplicar diferentes teorias de enfermagem em diversas situações do paciente
- Aplicar o Modelo de Julgamento Clínico do National Council of State Boards of Nursing (NCSBN) ao fazer julgamentos clínicos quando fornecer cuidados de enfermagem
- Elaborar sobre o uso de teorias na pesquisa em enfermagem.

Termos-chave

Ambiente/situação
Conceitos
Conteúdo
Domínio
Enfermagem
Entrada
Estrutura conceitual
Feedback
Fenômeno
Grandes teorias
Metaparadigma da enfermagem
Metateoria
Paradigma
Pessoa
Pressupostos
Saída
Saúde
Teoria
Teoria compartilhada
Teoria de enfermagem
Teorias da prática
Teorias de médio alcance
Teorias descritivas
Teorias prescritivas

A prestação de cuidados de enfermagem centrados no paciente representa uma expectativa para todos os enfermeiros. Conforme progredir em seu programa de enfermagem, você aprenderá a aplicar o conhecimento de enfermagem, ciências sociais físicas e comportamentais, ética e políticas de saúde. A prática de enfermagem baseada em teorias ajuda a projetar e implementar intervenções de enfermagem baseadas em evidências que abordem as respostas de indivíduos e cuidadores da família a problemas de saúde. Alguns enfermeiros consideram difícil entender a teoria de enfermagem. Contudo, com maior conhecimento sobre as teorias, você descobrirá que as teorias de enfermagem ajudam a descrever, explicar, prever e/ou prescrever medidas para cuidados de enfermagem.

As dúvidas comuns que os enfermeiros expressam sobre as teorias incluem: o que é uma teoria? Como as teorias de enfermagem são criadas? Por que a teoria é importante para a profissão de enfermagem? Este capítulo responde a essas questões e ajuda a entender como usar a teoria em sua prática de enfermagem.

Imagine que você está construindo uma casa. Você precisa terminar o alicerce antes de começar a levantar as paredes. Sem um alicerce sólido, a casa vai desmoronar. A mesma coisa acontece com a prática de enfermagem. A teoria funciona como o alicerce para os cuidados de enfermagem. Os enfermeiros usam a teoria todos os dias, mas sem sempre percebem isso. Por exemplo, quando um enfermeiro garante que o quarto de um paciente esteja arrumado, sem ruído excessivo e sem roupas de cama sujas, está usando a teoria ambiental de Florence Nightingale para promover a cura e o conforto. Um enfermeiro utiliza a teoria do alcance de metas de Imogene King quando incentiva os pacientes a definirem resultados para sua recuperação. A teoria de déficit de autocuidado de Dorothea Orem é utilizada ao alimentar um paciente ou dar banho nele até que ele possa realizar essas atividades de modo independente. Embora o termo *teoria* possa parecer intimidador, você perceberá que ela é uma parte regular da prática de enfermagem diária.

O esforço científico usado para desenvolver as teorias amplia o conhecimento científico da profissão. As teorias oferecem um embasamento sólido para justificar como e por que os enfermeiros realizam intervenções específicas e prever os comportamentos e a evolução dos pacientes. A *expertise* da enfermagem é o resultado do conhecimento, da experiência e do julgamento clínicos. O conhecimento em enfermagem aprimora a prática de enfermagem ao vincular a teoria e a pesquisa. Teoria, pesquisa e prática são unidas em uma relação interativa contínua (Figura 4.1). Os enfermeiros desenvolvem teorias

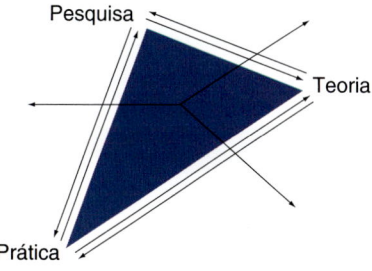

Figura 4.1 Relação cíclica entre teoria, pesquisa e prática. (De LoBiondo-Wood G, Haber J: *Nursing research: methods for critical appraisal for evidence-based practice,* ed 9, St Louis, 2018, Elsevier.)

para explicar as relações entre variáveis. As teorias podem ser testadas por meio de raciocínio crítico, descrição de experiências pessoais e uso na prática. Ao longo desse processo, muitas vezes surgem novas informações que indicam a necessidade de revisar uma teoria, e o ciclo se repete (Meleis, 2018). Ao longo de sua carreira na enfermagem, você deve refletir e aprender com a experiência para crescer profissionalmente e usar teorias bem desenvolvidas como base para sua abordagem aos cuidados do paciente.

Teoria

O que é uma teoria? Uma **teoria** ajuda a explicar um evento com a definição de ideias ou conceitos, explicação das relações entre os conceitos e previsão dos resultados (McEwen e Wills, 2019). No caso da enfermagem, as teorias têm a finalidade de explicar um fenômeno como autocuidado ou cuidado.

A **metateoria** é uma área de estudo que examina as relações de vários componentes que constituem o conhecimento de uma disciplina. Ela inclui componentes filosóficos, teóricos e empíricos e fornece uma visão geral ampla da disciplina. A metateoria é usada para formular teorias e conceitos teóricos (Reed e Shearer, 2018).

Uma **teoria de enfermagem** conceitualiza um aspecto da enfermagem para descrever, explicar, prever ou prescrever cuidados de enfermagem (Meleis, 2018). As teorias oferecem uma estrutura para a avaliação da situação de seus pacientes. Ajudam a reconhecer e analisar pistas que emergem de dados. Por exemplo, quando a teoria de Orem é usada na prática, os dados são avaliados e interpretados para determinar as necessidades, os déficits e as capacidades de autocuidados dos pacientes no manejo de sua doença. A teoria de Orem orienta então o desenvolvimento de intervenções de enfermagem centradas no paciente.

A enfermagem é uma ciência e uma arte. A *ciência* da enfermagem é baseada em dados de pesquisas atuais, enquanto a *arte* da enfermagem tem origem na experiência do enfermeiro e na relação única de cuidados que ele desenvolve com um paciente (Chinn e Kramer, 2018). A teoria de enfermagem ajuda a identificar o foco, os meios e os objetivos da prática. As teorias de enfermagem aumentam a comunicação e a responsabilidade pessoal pelo cuidado do paciente (Meleis, 2018).

Componentes de uma teoria

Uma teoria contém um conjunto de conceitos, definições e pressupostos ou proposições que explicam um fenômeno. Ela explica como esses elementos estão relacionados de modo único ao fenômeno (Figura 4.2). Esses componentes proporcionam uma base de conhecimento para que os enfermeiros direcionem e forneçam a prática de enfermagem cuidadosa. Os pesquisadores testam as teorias e, como resultado, adquirem uma perspectiva mais clara e a compreensão de todas as partes de um fenômeno.

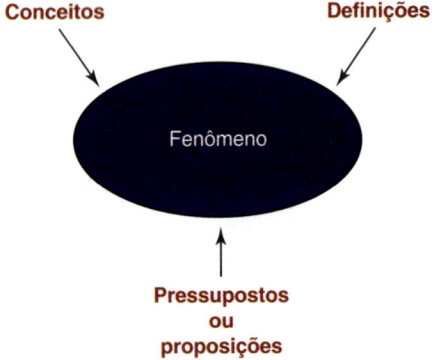

Figura 4.2 Componentes de uma teoria de enfermagem.

Fenômeno. As teorias de enfermagem enfocam os fenômenos de enfermagem e cuidados de enfermagem. **Fenômeno** é o termo, a descrição ou o rótulo usado para descrever uma ideia ou respostas sobre um evento, uma situação, um processo, um grupo de eventos ou um grupo de situações (Meleis, 2018). Os fenômenos podem ser temporários ou permanentes. Exemplos de fenômenos de enfermagem incluem cuidados, autocuidado e respostas do paciente ao estresse.

Conceitos. Uma teoria também consiste em conceitos inter-relacionados que ajudam a descrever ou rotular os fenômenos. Um conceito é um pensamento ou uma ideia da realidade, que é expresso em palavras ou frases para ajudar a descrever ou explicar um fenômeno específico (Smith e Liehr, 2018). Os **conceitos** podem ser abstratos, como as emoções, ou concretos, como objetos físicos (Chinn e Kramer, 2018). Por exemplo, na teoria das transições de Meleis et al., os conceitos abstratos incluem a tolerância e a adaptação, enquanto Nightingale descreveu conceitos concretos como as condições físicas e os ambientes de cuidados de saúde (Meleis, 2018). As teorias empregam os conceitos para comunicar um significado.

Definições. Os teóricos utilizam as definições para comunicar o significado geral dos conceitos de uma teoria. As definições podem ser *teóricas/conceituais* ou *operacionais*. As definições teóricas ou conceituais simplesmente definem um conceito, de um modo semelhante ao que pode ser encontrado em um dicionário, de acordo com o ponto de vista do teórico (Meleis, 2018; McEwen e Wills, 2019). As definições operacionais declaram como os conceitos são medidos (Chinn e Kramer, 2018). Por exemplo, um conceito de enfermagem define dor *conceitualmente* como um desconforto físico e *operacionalmente* como o relato do paciente de um escore de 3 ou mais em uma escala de dor de 0 a 10.

Pressupostos. **Pressupostos** são as afirmações "aceitas sem discussão" que explicam a natureza de conceitos, definições, finalidades, relações e estrutura de uma teoria. Os pressupostos são aceitos como *verdades* e são baseados em valores e crenças (Meleis, 2018). Por exemplo, a teoria do cuidado transpessoal de Watson tem o pressuposto de que uma intenção consciente de cuidar promove a cura e a integralidade (Alligood, 2018).

Domínio da enfermagem

Um **domínio** é a perspectiva ou o território de uma profissão ou disciplina (Meleis, 2018). Ele apresenta o tema, os conceitos centrais, os valores e as crenças, os fenômenos de interesse e os problemas centrais de uma disciplina. O domínio da enfermagem fornece tanto o aspecto prático quanto o teórico da disciplina. Ele consiste no conhecimento da prática de enfermagem e do histórico de enfermagem, da teoria de enfermagem, educação e pesquisa. O domínio da enfermagem proporciona uma perspectiva abrangente que permite a identificação e o tratamento das necessidades dos pacientes em todos os contextos de saúde.

Um **paradigma** é um padrão de crenças usado para descrever o domínio de uma disciplina. Ele relaciona conceitos, teorias, crenças, valores e pressupostos aceitos e aplicados pela disciplina (McEwen e Wills, 2019). O termo **estrutura conceitual** é usado muitas vezes como um sinônimo de paradigma. Uma estrutura conceitual fornece um modo de organizar os principais conceitos e visualizar a relação entre os fenômenos. Diferentes estruturas oferecem modos alternativos para observar o assunto de uma disciplina e representam o ponto de vista do autor. Por exemplo, todos os grandes teóricos abordam conceitos semelhantes em suas respectivas teorias, mas cada teórico define e descreve os conceitos de um modo diferente, de acordo com suas próprias ideias e experiências (Schmidt e Brown, 2019).

O **metaparadigma da enfermagem** permite que os enfermeiros compreendam e expliquem o que *é* enfermagem, o que a enfermagem *faz* e *por que* enfermeiros fazem o que fazem (Peterson e Bredow, 2017). O metaparadigma da enfermagem inclui os quatro conceitos de pessoa (ou seres humanos), saúde, ambiente/situação e enfermagem. A **pessoa** é quem recebe os cuidados de enfermagem e inclui pacientes individuais, grupos, famílias e comunidades. A pessoa é central para os cuidados de enfermagem fornecidos. Uma vez que as necessidades de cada pessoa com frequência são complexas, é importante fornecer cuidados individualizados e centrados no paciente. **Saúde** tem significados diferentes para cada paciente, ambiente clínico e profissão da área da saúde (ver Capítulo 6). É um estado que as pessoas definem em relação a seus próprios valores, sua personalidade e seu estilo de vida. A saúde é dinâmica e sofre mudanças contínuas. O desafio da enfermagem é fornecer o melhor cuidado possível de acordo com o nível de saúde do paciente e as necessidades de saúde no momento da prestação dos cuidados.

Ambiente/situação inclui todas as condições que possam afetar os pacientes e os ambientes onde eles buscam seus cuidados de saúde. Ocorre uma interação contínua do paciente com o ambiente. Essa interação tem efeitos positivos e negativos sobre o nível de saúde e as necessidades de uma pessoa. Fatores no lar, na escola, no local de trabalho ou na comunidade influenciam o nível dessas necessidades. Por exemplo, uma adolescente com diabetes melito tipo 1 precisa adaptar seu plano de tratamento para ajustá-lo às atividades físicas da escola, às demandas de um emprego de meio período e aos momentos de eventos sociais, como seu baile de formatura.

A **enfermagem** inclui o "cuidado de indivíduos de todas as idades, famílias, grupos e comunidades, doentes ou saudáveis, em todos os ambientes. A enfermagem inclui a promoção da saúde, a prevenção de doenças e o cuidado de pessoas doentes, com deficiência e em processo de morrer" (International Council of Nurses, 2021). O alcance da enfermagem é extenso. Por exemplo, um enfermeiro não diagnostica uma condição médica de um paciente como insuficiência cardíaca. No entanto, um enfermeiro avalia a resposta de um paciente à diminuição da tolerância à atividade em virtude da doença e desenvolve *diagnósticos de enfermagem* de fadiga, intolerância à atividade e enfrentamento ineficaz (ver Capítulo 17). Com base nesses diagnósticos de enfermagem, o enfermeiro cria um plano de cuidado centrado no paciente baseado em evidências para cada problema de saúde do paciente (ver Capítulo 18). Use pensamento crítico e julgamento clínico para integrar conhecimento, experiência, atitudes e padrões ao plano de cuidados individualizado de cada um de seus pacientes (ver Capítulo 15).

Evolução da teoria de enfermagem

Como as teorias são criadas? As teorias de enfermagem muitas vezes são desenvolvidas a partir de teorias anteriores. Florence Nightingale geralmente é considerada como a primeira teórica da enfermagem; sua teoria foi fundamentada em sua crença de que a enfermagem pode melhorar o ambiente do paciente para facilitar a recuperação e prevenir complicações. Na época de Nightingale, os enfermeiros aprendiam a observar a condição de cada paciente e relatavam as alterações ao médico; dessa forma, teve início o estado da enfermagem subserviente ao médico – um sinal da era vitoriana na qual Nightingale vivia (Chinn e Kramer, 2018).

A enfermagem começou a efetuar a transição de uma vocação para uma profissão no século XX, o que levou os enfermeiros norte-americanos a padronizar a educação em enfermagem em programas de certificação e incentivou os enfermeiros a buscar graus acadêmicos. O primeiro encontro nacional de enfermeiros ocorreu na Feira Mundial em Chicago em 1893, e a primeira edição do *American Journal of Nursing* (AJN) foi publicada em 1900. A "era do currículo" de enfermagem estendeu-se da década de 1900 à de 1940. Durante esse período, a educação em enfermagem expandiu-se além dos cursos básicos de anatomia e fisiologia, passando a incluir cursos em ciências sociais, farmacologia e "arte da enfermagem" que abordavam ações, habilidades e procedimentos de enfermagem (Alligood, 2018).

A "era da pesquisa" englobou as décadas de 1950, 1960 e 1970, quando os enfermeiros passaram a se envolver cada vez mais na condução de estudos e compartilhar seus achados. Os primeiros estudos de pesquisa tinham um foco psicossocial, antropológico ou educacional. Os enfermeiros estudavam suas próprias atitudes, suas relações com outras disciplinas e suas funções em contextos profissionais e políticos. No início, a pesquisa em enfermagem não explorava questões clínicas baseadas no modelo de pesquisa médica porque a disciplina estava tentando mostrar sua diferenciação da medicina. Ao mesmo tempo, houve o início da "era da pós-graduação" e foram desenvolvidas as versões iniciais de teorias de enfermagem que ofereciam mais estrutura à pesquisa em enfermagem. Os teóricos renomados durante esse período incluíam Johnson, King, Levine, Neuman, Orem, Rogers e Roy (Alligood, 2018).

A era da *teoria*, que abrangeu as décadas de 1980 e 1990, contribuiu de modo significativo para o desenvolvimento do conhecimento, e o metaparadigma da enfermagem foi proposto por Fawcett. Essa era resultou na publicação de diversos periódicos de enfermagem, no desenvolvimento de conferências de enfermagem e na oferta de mais programas de doutorado em enfermagem (Alligood, 2018).

O século XXI é considerado a era da *utilização da teoria*. Hoje os enfermeiros se esforçam para fornecer a prática baseada em evidências (PBE), que é derivada de teoria, pesquisa e experiência. O foco da PBE é o cuidado de saúde de qualidade, seguro, abrangente e individualizado (ver Capítulo 5). As *grandes* teorias originais serviram como trampolim para o desenvolvimento das teorias de *médio alcance* mais modernas que, por meio de testes em estudos de pesquisa, forneceram "evidências" para a PBE e promoveram a transformação da pesquisa em prática. O uso da teoria é coerente com as metas nacionais atuais para cuidados de saúde de qualidade (Alligood, 2018).

As teorias de enfermagem sofreram alterações ao longo do tempo em resposta às mudanças da sociedade e do mundo. O ambiente de guerra foi um fator primário no desenvolvimento da teoria de Nightingale. Na outra extremidade do espectro de enfermagem, a introdução dos "campos de energia" por Rogers foi desenvolvida durante a década de 1980, quando o advento do programa de ônibus espacial trouxe um fascínio pelo espaço (Meleis, 2018).

Os teóricos desenvolveram suas teorias com base em suas experiências pessoais em educação em enfermagem e prática de enfermagem, bem como o conhecimento obtido nas disciplinas de filosofia, sociologia, psicologia e antropologia. Muitos teóricos de enfermagem revisaram suas teorias ao longo do tempo para mantê-las atualizadas em relação às mudanças nos cuidados de saúde. Essa evolução mostra que as teorias não são estagnadas; pelo contrário, são dinâmicas e sensíveis às variações do ambiente em que vivemos (McEwen e Wills, 2019).

Tipos de teoria

As teorias específicas de uma disciplina ajudam a diferenciar a disciplina de outras profissões. Antes do desenvolvimento das teorias de enfermagem, a enfermagem era considerada uma ocupação voltada para tarefas, que funcionava sob a orientação de médicos (McEwen e Wills, 2019). "Os principais empregos da teoria consistem em fornecer percepções sobre situações da prática de enfermagem e orientar a pesquisa" e proporcionar uma orientação ou explicar por que os enfermeiros fazem o que fazem (Meleis, 2018). As teorias têm diferentes finalidades e algumas vezes são classificadas pelos níveis de abstração (grandes teorias *versus* teorias de médio alcance *versus* teorias da prática) ou os objetivos da teoria (descritiva ou prescritiva).

Por exemplo, uma teoria descritiva descreve um fenômeno, como o luto ou o cuidado, e identifica condições ou fatores que predizem quando o fenômeno pode ocorrer. A teoria prescritiva detalha as intervenções de enfermagem para um fenômeno específico e o resultado esperado das intervenções. O Boxe 4.1 resume os objetivos dos modelos teóricos de enfermagem.

As **grandes teorias** são abstratas, de escopo abrangente e complexas; portanto, requerem esclarecimento adicional por meio de pesquisas para que possam ser aplicadas à prática de enfermagem. Uma grande teoria não fornece orientações para intervenções de enfermagem *específicas*. Em vez disso, oferece um arcabouço estrutural para ideias gerais e globais sobre a enfermagem. As grandes teorias pretendem responder à questão: "O que é enfermagem?" e enfocam a *totalidade* da enfermagem em vez de um tipo de enfermagem *específico*. Os grandes teóricos desenvolveram seus trabalhos com base na própria experiência e a época em que viveram, o que ajuda a explicar por que há tanta variação entre as teorias. As grandes teorias abordam os componentes do metaparadigma da enfermagem de pessoa, enfermagem, saúde e ambiente. Por exemplo, na teoria do alcance de metas de Imogene King, o foco da enfermagem é a interação entre os seres humanos e o ambiente com o objetivo final da saúde (Meleis, 2018).

As **teorias de médio alcance** têm um escopo mais limitado e são menos abstratas. Abordam um fenômeno específico e refletem a prática (administração, clínica ou ensino). Enquanto as grandes teorias adotam uma perspectiva panorâmica da enfermagem, as teorias de médio alcance expandem conceitos ou fenômenos específicos em um campo da enfermagem em particular, como incerteza, incontinência, suporte social, qualidade de vida e cuidados (Peterson e Bredow, 2017; Smith e Liehr, 2018). Por exemplo, a teoria do conforto de Kolcaba encoraja os enfermeiros a atender às necessidades de conforto dos pacientes nos planos físico, psicoespiritual, ambiental e sociocultural (Schmidt e Brown, 2019). Como muitas teorias de médio alcance, a teoria de Kolcaba foi baseada nas obras de um grande teórico – neste caso, Nightingale. As teorias de médio alcance algumas vezes também são desenvolvidas a partir de pesquisas, prática de enfermagem ou teorias de outras disciplinas (McEwen e Wills, 2019).

As **teorias da prática**, também conhecidas como teorias de situações específicas, trazem a teoria para o atendimento ao lado do leito. Com escopo e foco estritos, essas teorias orientam os cuidados de enfermagem de uma população de pacientes *específica* em um momento *específico* (Meleis, 2018). Um exemplo de teoria da prática seria um protocolo de manejo da dor para pacientes em recuperação de cirurgia cardíaca. As teorias da prática são menos abstratas e geralmente são mais fáceis de entender e aplicar que as grandes teorias e as de médio alcance (Meleis, 2018). A Figura 4.3 demonstra o nível de abstração de cada categoria de teorias: grande, de médio alcance e da prática.

As **teorias descritivas** representam o primeiro nível de desenvolvimento de uma teoria. Descrevem fenômenos e identificam as circunstâncias nas quais os fenômenos ocorrem (Meleis, 2018). Por exemplo, as teorias do crescimento e desenvolvimento descrevem os processos de amadurecimento de um indivíduo em várias idades (ver Capítulo 11). As teorias descritivas não orientam atividades de enfermagem específicas nem tentam produzir mudanças, mas, em vez disso, ajudam a explicar as avaliações de pacientes.

As **teorias prescritivas** abordam as intervenções de enfermagem para um fenômeno, orientam mudanças da prática e preveem as consequências. Os enfermeiros usam as teorias prescritivas para prever os resultados de intervenções de enfermagem (McEwen e Wills, 2019). As teorias prescritivas orientam as ações de enfermagem em direção a uma meta explícita. A teoria prescritiva de Wiedenbach da arte da ajuda na enfermagem transmite o objetivo da enfermagem por meio de três componentes: motivação de um paciente, facilitação dos esforços para superar obstáculos e desenvolvimento de ações de enfermagem baseadas na situação imediata (Meleis, 2018).

> **Pense nisso**
>
> Pense em seu dia clínico mais recente. Considere que tipo(s) de teorias de enfermagem você usou ao cuidar de seu paciente.

Prática de enfermagem baseada em teorias

Por que a teoria é importante para a profissão de enfermagem? O conhecimento de enfermagem é derivado das ciências básicas e de enfermagem, experiência, estética, atitudes dos enfermeiros e padrões de prática. Conforme a enfermagem continua a crescer como uma profissão orientada para a prática, surge a necessidade de novos conhecimentos para prescrever intervenções específicas que melhorem os resultados dos pacientes. As teorias de enfermagem e os conceitos relacionados continuam a evoluir. Florence Nightingale falou com muita convicção sobre a "natureza da enfermagem como uma profissão que requer conhecimentos diferentes do conhecimento médico" (Nightingale, 1860). O objetivo geral do conhecimento de enfermagem é explicar a prática da enfermagem de um modo diferente e separado da prática da medicina, psicologia e outras disciplinas da área de saúde. A teoria gera conhecimentos de enfermagem para uso na prática, respaldando assim a PBE (ver Capítulo 5). A integração da teoria à pratica promove a oferta de cuidados coordenados e, portanto, serve como base para a enfermagem (McEwen e Wills, 2019).

O processo de enfermagem é usado em ambientes clínicos para determinar as necessidades individuais dos pacientes (ver Parte 3).

> **Boxe 4.1 Objetivos dos modelos teóricos de enfermagem**
>
> - Identificar o domínio e os objetivos da enfermagem
> - Fornecer conhecimentos para melhorar a administração, prática, educação e pesquisa em enfermagem
> - Orientar as pesquisas para expandir a base de conhecimento da enfermagem
> - Identificar técnicas e ferramentas de pesquisa usadas para validar as intervenções de enfermagem
> - Desenvolver planos curriculares para a educação em enfermagem
> - Estabelecer critérios para medir a qualidade dos cuidados, educação e pesquisa em enfermagem
> - Orientar o desenvolvimento de um sistema de prestação de cuidados de enfermagem
> - Proporcionar uma estrutura sistemática e justificativa para as atividades de enfermagem.

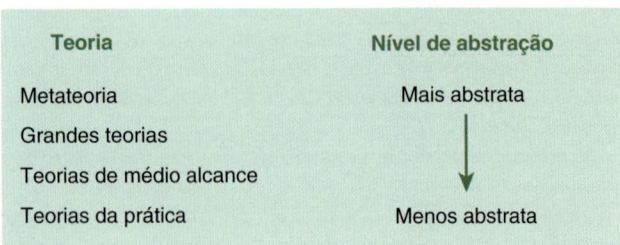

Figura 4.3 Correlação entre a categoria da teoria e o nível de abstração. (De McEwen M, Wills EM: *Theoretical basis for nursing*, ed 5, Philadelphia, 2019, Wolters Kluwer Health.)

Capítulo 4 Fundamentos Teóricos da Prática de Enfermagem

Embora o processo de enfermagem seja um aspecto central da profissão, ele não constitui uma teoria. Ele proporciona um processo sistemático para a oferta de cuidados de enfermagem, não o componente de conhecimento da disciplina. Contudo, os enfermeiros utilizam a teoria para obter instruções sobre como *usar* o processo de enfermagem. Por exemplo, a teoria do cuidado influencia o que os enfermeiros devem avaliar, como determinar as necessidades do paciente, como planejar o cuidado, como selecionar intervenções de enfermagem individualizadas baseadas em evidências e como avaliar os resultados do paciente.

Teorias compartilhadas

Para atuar nos sistemas de saúde atuais, os enfermeiros precisam de uma base de conhecimentos robusta originada da enfermagem e de outras disciplinas, como ciências biomédicas, sociológicas e comportamentais. Uma **teoria compartilhada**, também conhecida como teoria *emprestada* ou *interdisciplinar*, explica um fenômeno específico da disciplina que desenvolveu a teoria (McEwen e Wills, 2019). Por exemplo, a teoria do desenvolvimento cognitivo de Piaget ajuda a explicar como as crianças pensam, raciocinam e percebem o mundo (ver Capítulo 11). O conhecimento e o uso dessa teoria ajudam os enfermeiros pediátricos a planejar intervenções terapêuticas lúdicas apropriadas para crianças muito novas ou em idade escolar que estejam experienciando doenças crônicas. A teoria da aprendizagem de adultos de Knowles ajuda um enfermeiro a planejar e fornecer educação em saúde apropriada no momento da alta a um paciente em recuperação de uma cirurgia.

Várias teorias de enfermagem são baseadas em teorias de sistemas. O processo de enfermagem é um sistema (Figura 4.4). Como em todos os sistemas, o processo de enfermagem tem um propósito ou objetivo específico (ver Parte 3). O objetivo do processo de enfermagem é organizar e fornecer cuidados centrados no paciente. Como um sistema, o processo de enfermagem conta com os seguintes componentes: entrada, saída, *feedback* e conteúdo. A **entrada** para o processo de enfermagem consiste nos dados ou informações obtidas no histórico de enfermagem de um paciente. A **saída** é o produto final de um sistema; no caso do processo de enfermagem, consiste em observar se o estado de saúde do paciente melhora, declina ou permanece estável como resultado dos cuidados de enfermagem.

O *feedback* serve para informar um sistema sobre seu modo de funcionamento. Por exemplo, no processo de enfermagem os resultados refletem as respostas do paciente às intervenções de enfermagem. Os resultados fazem parte do sistema de *feedback* para refinar o plano de cuidados. Outras formas de *feedback* no processo de enfermagem incluem respostas de familiares e consulta a outros prestadores de saúde.

O **conteúdo** é o produto e a informação obtidos no sistema. Por exemplo, pacientes com comprometimento da mobilidade no leito precisam de cuidados cutâneos e intervenções comuns (p. ex., higiene e mudanças de posição programadas) que são efetivas para reduzir o risco de lesões por pressão. A Tabela 4.1 apresenta uma visão geral de uma seleção de outras teorias compartilhadas que são usadas com frequência na prática de enfermagem.

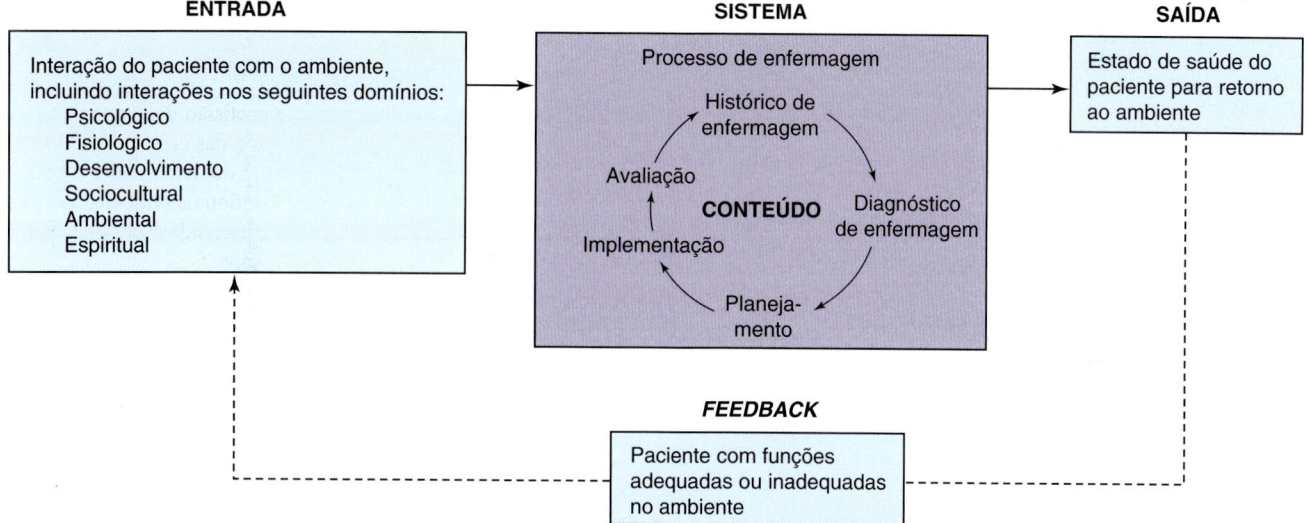

Figura 4.4 O processo de enfermagem é um sistema.

Tabela 4.1 Visão geral de uma seleção de teorias compartilhadas.

Categorias das teorias	Foco	Aplicação na enfermagem
Necessidades humanas	A necessidade motiva o comportamento humano. A hierarquia de Maslow das necessidades humanas básicas inclui cinco níveis de prioridade (p. ex., fisiológica, segurança e proteção, amor e senso de pertencimento, autoestima e autorrealização) (ver Capítulo 6, Figura 6.3).	As necessidades fisiológicas e de segurança básicas, em geral, são as prioridades do paciente, em especial se ele depende de outras pessoas para a satisfação dessas necessidades. Quando um paciente não apresenta necessidades físicas ou de segurança emergentes, o enfermeiro atribui uma alta prioridade a suas necessidades psicológicas, socioculturais, de desenvolvimento ou espirituais. Os pacientes que entram no sistema de saúde, em geral, apresentam necessidades não satisfeitas. Um paciente com dor após uma cirurgia (necessidade básica) não está pronto para a educação em saúde voltada para a alta (necessidade de nível mais elevado) até que a dor seja aliviada. A hierarquia das necessidades representa um modo de planejar os cuidados individualizados do paciente (McEwen e Wills, 2019).

(continua)

Tabela 4.1 Visão geral de uma seleção de teorias compartilhadas. (Continuação)

Categorias das teorias	Foco	Aplicação na enfermagem
Estresse/adaptação	Os seres humanos respondem a ameaças reais ou percebidas por meio de adaptação para manter a função e a vida.	Os pacientes demonstram um padrão de reação ao estresse semelhante, mediado por respostas fisiológicas e psicológicas. A falta de adaptação ao estresse pode provocar exaustão e declínio da saúde. Os enfermeiros devem compreender as reações do corpo e da mente ao estresse e intervir para ajudar os pacientes a desenvolver métodos de enfrentamento/adaptação para prevenir ou controlar doenças e enfermidades (Alligood, 2018).
Desenvolvimento	Os seres humanos têm um padrão comum de crescimento e desenvolvimento.	O crescimento e o desenvolvimento humanos são processos ordenados e previsíveis que começam com a concepção e continuam até a morte. Várias teorias adequadamente testadas descrevem e predizem o comportamento e o desenvolvimento nas diversas fases da vida (McEwen e Wills, 2019).
Biomédica	A teoria explica as causas da doença; princípios relacionados à fisiologia.	Os enfermeiros devem conhecer teorias dos campos da biologia, medicina, saúde pública, fisiologia e farmacologia para fornecer um cuidado holístico ao paciente, promover a saúde e prevenir doenças (McEwen e Wills, 2019).
Psicossocial	A teoria explica e/ou prevê as respostas humanas nos domínios fisiológico, psicológico, sociocultural, do desenvolvimento e espiritual.	A enfermagem é uma disciplina diversificada que tenta atender às necessidades holísticas dos pacientes. O Capítulo 9 discute modelos para compreender a diversidade cultural e implementar os cuidados de modo a atender às várias necessidades dos pacientes. O Capítulo 10 descreve a teoria dos sistemas familiares e como atender às necessidades da família quando esta representa o paciente ou o cuidador. O Capítulo 36 discute vários modelos de luto e mostra como ajudar os pacientes em situações de perda, morte e luto.
Educacional	A teoria explica o processo de ensino-aprendizagem, examinando princípios comportamentais, cognitivos e da aprendizagem em adultos.	Os enfermeiros ensinam a pacientes, famílias, grupos da comunidade e membros da equipe de cuidados de saúde. Uma compreensão básica das diferentes teorias de ensino-aprendizagem é crucial para esse aspecto da função profissional da enfermagem (Butts e Rich, 2018).
Liderança/gestão	A teoria promove organização, mudança, poder/empoderamento, motivação, gerenciamento de conflitos e tomada de decisões.	Muitas vezes os enfermeiros assumem posições de liderança no âmbito dos cuidados de saúde e, desse modo, espera-se que administrem indivíduos e grupos com eficiência para promover mudanças e melhorar a qualidade dos cuidados e os resultados (McEwen e Wills, 2019).

Teorias de enfermagem selecionadas

As definições e teorias de enfermagem podem ajudar a compreender a prática da enfermagem. As próximas seções descrevem teorias selecionadas e seus conceitos. Consulte na Tabela 4.2 uma revisão de outras grandes teorias de enfermagem e de médio alcance.

Teoria ambiental de Nightingale

Conhecida como a fundadora da enfermagem moderna, Florence Nightingale tem o crédito de ter desenvolvido a primeira teoria de enfermagem. O foco da grande teoria de Nightingale é o ambiente do paciente que, na opinião dela, deveria ser melhorado pelos enfermeiros (p. ex., ventilação, iluminação, diminuição do ruído, higiene, nutrição) para que a natureza fosse capaz de restaurar a saúde de um paciente (McEwen e Wills, 2019). Por meio da observação e coleta de dados, ela relacionou o estado de saúde do paciente aos fatores ambientais e iniciou as melhorias das condições sanitárias e de higiene durante a guerra da Crimeia. Nightingale ensinou e usou o processo de enfermagem, observando que a "observação [avaliação] vital [...] não tem a intenção de acumular informações variadas ou fatos curiosos, mas de salvar a vida e aumentar a saúde e o conforto" (Nightingale, 1860).

Teoria interpessoal de Peplau

Hildegard Peplau é considerada a mãe da enfermagem psiquiátrica; o foco de sua teoria de médio alcance inclui as relações interpessoais entre o enfermeiro, o paciente e a família do paciente, bem como o desenvolvimento da relação enfermeiro-paciente (McEwen e Wills, 2019). De acordo com Peplau, os enfermeiros ajudam os pacientes a reduzir a ansiedade transformando-a em ações construtivas (McEwen e Wills, 2019). Os enfermeiros desenvolvem com os pacientes relações terapêuticas cheias de respeito, empatia e sem julgamentos críticos (Hagerty et al., 2017). As seguintes fases caracterizam a relação interpessoal enfermeiro-paciente: pré-orientação (coleta dos dados), orientação (definição da questão), fase de trabalho (atividade terapêutica) e resolução (término da relação). Ao desenvolver uma relação enfermeiro-paciente, o enfermeiro serve como uma fonte de recursos, conselheiro e substituto. Por exemplo, quando um paciente procura ajuda, o enfermeiro e o paciente primeiro discutem a natureza de quaisquer problemas, e o enfermeiro explica os serviços disponíveis. Conforme a relação enfermeiro-paciente se desenvolve, o enfermeiro e o paciente definem de comum acordo os problemas e as possíveis soluções. Algumas vezes, quando as necessidades originais do paciente são resolvidas, surgem novas necessidades. Essa teoria de médio alcance é útil para estabelecer uma comunicação eficiente entre o enfermeiro e o paciente ao obter um histórico de enfermagem, fornecer educação em saúde ao paciente ou aconselhar os pacientes e suas famílias (ver Capítulo 24).

Teoria de déficit de autocuidado de Orem

A teoria de enfermagem de déficit de autocuidado de Dorothea Orem é usada como rotina na prática de enfermagem (Alligood, 2018). Ao aplicar essa grande teoria, o enfermeiro avalia continuamente a capacidade de um paciente realizar atividades de autocuidados e intervém

Tabela 4.2 Visão geral de uma seleção de grandes teorias de enfermagem e teorias de médio alcance.

Categoria da teoria	Teórico	Foco	Aplicação
Grande teoria	Henderson	Princípios e prática da enfermagem	Os enfermeiros auxiliam os pacientes em 14 atividades (p. ex., respiração, ingestão de alimentos/líquidos, eliminação, movimentação/posicionamento, sono/repouso, vestir-se, temperatura corporal, higiene, segurança, comunicação, diversão, socialização, prática da fé, aprendizagem) até que os pacientes consigam satisfazer essas necessidades por conta própria ou ajudam os pacientes a ter uma morte tranquila (Butts e Rich, 2018; McEwen e Wills, 2019).
	Johnson	Sistema comportamental	Os enfermeiros percebem os pacientes como seres mais importantes que sua doença; um paciente é visto como uma coleção de subsistemas que formam um sistema comportamental geral, com um foco na satisfação dos impulsos básicos de realização, afiliação, agressão/proteção, dependência, eliminação, ingestão, sexo e restauração. O objetivo da enfermagem é ajudar o paciente a conquistar/manter o equilíbrio, a função e a estabilidade em cada subsistema (Butts e Rich, 2018).
	Neuman	Sistemas	Os enfermeiros veem um paciente como um sistema aberto (físico, psicológico, sociocultural, desenvolvimento e espiritual) que está em constante troca energética com os ambientes interno e externo. Os enfermeiros ajudam um paciente (indivíduo, grupo, família ou comunidade) a lidar com *estressores* intrapessoais, interpessoais e extrapessoais que podem romper a linha de defesa do paciente e causar doenças. O papel da enfermagem é estabilizar um paciente ou uma situação, e o foco está no *bem-estar* e na *prevenção* da doença (McEwen e Wills, 2019).
	Abdellah	Cuidados centrados no paciente	Os enfermeiros abordam 21 "problemas de enfermagem" para atender às necessidades físicas, psicológicas e sociais dos pacientes e devem se esforçar para *conhecer* cada paciente. Os enfermeiros usam os conhecimentos construídos a partir de experiências prévias para determinar um plano de cuidado geral e então personalizar esse plano para o paciente e fornecer *cuidados centrados no paciente*. Um enfermeiro também envolve a família do paciente no plano de cuidado quando apropriado (McEwen e Wills, 2019).
	King	Alcance de metas	Os enfermeiros veem um paciente como um sistema pessoal único que está em constante interação/transação com outros sistemas (p. ex., enfermeiro, família, amigos); os enfermeiros ajudam os pacientes a participar ativamente de seus cuidados ao trabalhar *com* eles para estabelecer metas para a obtenção, restauração ou manutenção da saúde (McEwen e Wills, 2019).
	Roy	Adaptação	Os enfermeiros ajudam um paciente a enfrentar ou adaptar-se a mudanças nos domínios fisiológico, autoconceito, função de papel e interdependência (Alligood, 2018).
	Watson	Cuidado	O cuidado é um componente fundamental da prática profissional de enfermagem e é baseado em 10 *fatores de cuidados* (ver Capítulo 7). A finalidade da enfermagem é entender as inter-relações de saúde, doença e comportamento humano, em vez de enfocar o modelo de doença-cura. O cuidado ocorre quando um enfermeiro e um paciente se envolvem em uma *relação transpessoal* que facilita a capacidade de autocura do paciente (Alligood, 2018).

(*continua*)

Tabela 4.2 Visão geral de uma seleção de grandes teorias de enfermagem e teorias de médio alcance. (*Continuação*)

Categoria da teoria	Teórico	Foco	Aplicação
	Rogers/Parse/Newman	Seres unitários/tornar-se humano/expansão da consciência	Os enfermeiros veem o paciente como um campo de energia único e dinâmico em constante troca energética com o ambiente; o foco dos cuidados de enfermagem consiste em ajudar os pacientes a usar o *próprio* potencial para identificar e alterar ritmos/padrões pessoais (p. ex., comer, respirar, dormir) para promover e manter a saúde. Os enfermeiros entendem que os pacientes são responsáveis por sua própria saúde e que a saúde tem origem no modo como os pacientes vivem suas vidas de acordo com seus próprios valores; o papel do enfermeiro é estar realmente *presente* com os pacientes, aceitar a visão da realidade deles e, ao mesmo tempo, orientá-los a fazer escolhas relacionadas à saúde deles, de acordo com seu sistema de crenças (McEwen e Wills, 2019).
Teoria de médio alcance	Benner	Aquisição de habilidades	Os enfermeiros progridem por meio de cinco estágios de aquisição de habilidades: iniciante, iniciante avançado, competente, proficiente e especialista (Butts e Rich, 2018).
	Kolcaba	Conforto	Os enfermeiros facilitam comportamentos que busquem a saúde dos pacientes, esforçando-se para aliviar o sofrimento físico, emocional, social, ambiental e/ou espiritual (McEwen e Wills, 2019).
	Pender	Promoção da saúde	Os enfermeiros compreendem que as características, experiências e crenças pessoais dos pacientes afetam a motivação deles para adotar comportamentos saudáveis (ver Capítulo 6) (McEwen e Wills, 2019).
	American Association of Critical-Care Nurses	Sinergia	A compatibilidade entre as competências do enfermeiro e as necessidades do paciente no ambiente de cuidados intensivos melhora os resultados para o paciente (McEwen e Wills, 2019).
	Meleis, Sawyer, Im, Messias e Schumacher	Transições	Os pacientes são mais vulneráveis durante as mudanças no estado de saúde e doença. Os enfermeiros podem favorecer *transições* saudáveis por meio do desenvolvimento de intervenções de enfermagem específicas para cada paciente – por exemplo, a transição de um paciente da vida no próprio lar para uma casa de repouso em decorrência de um declínio da saúde (Alligood, 2018).

quando necessário para garantir que os pacientes tenham suas necessidades físicas, psicológicas, sociológicas e de desenvolvimento atendidas. De acordo com Orem, pessoas que participam das atividades de autocuidado têm maior probabilidade de melhorar seus resultados de saúde (Rutledge et al., 2019; Rezaeean et al., 2020). Os cuidados de enfermagem passam a ser necessários quando os pacientes não conseguem satisfazer suas necessidades biológicas, psicológicas, de desenvolvimento ou sociais. Os enfermeiros avaliam continuamente e determinam por que os pacientes não conseguem satisfazer essas necessidades, identificam metas para ajudá-los, intervêm para ajudar na execução de autocuidado e avaliam que extensão de autocuidado podem realizar. Por exemplo, um paciente pode precisar de um enfermeiro para fornecer um banho e/ou ajudar na alimentação durante uma doença aguda, mas, com a melhora da condição do paciente, o enfermeiro encoraja o paciente a começar a realizar essas atividades de modo independente.

> **Pense nisso**
>
> Considere a teoria de enfermagem de déficit do autocuidado de Orem. Como você pode aplicar essa teoria para promover a recuperação de seu paciente?

Teoria do cuidado cultural de Leininger

Já na década de 1950, Madeleine Leininger reconheceu a necessidade de enfocar a cultura na enfermagem, pois ela previu que a enfermagem e os cuidados de saúde se tornariam mais globais. Ela mesclou sua formação em antropologia com a enfermagem para formar sua teoria de médio alcance de diversidade cultural e universalidade do cuidado (Alligood, 2018). O cuidado humano varia entre as culturas em termos de suas expressões, processos e padrões. Fatores da estrutura social, como a política, a cultura e as tradições de um paciente são forças significativas que afetam e influenciam os padrões de saúde e doença do paciente. Pense na diversidade de pacientes e suas necessidades de cuidados de enfermagem (ver Capítulo 9). O principal conceito da teoria de Leininger é a diversidade cultural, e o objetivo dos cuidados de enfermagem é proporcionar cuidados de enfermagem culturalmente específicos a um paciente (Alligood, 2018). Para fornecer cuidados a pacientes de culturas específicas, os enfermeiros integram suas tradições, seus valores e suas crenças culturais com segurança a um plano de cuidado. A teoria de Leininger reconhece a importância da cultura e sua influência em tudo que envolve um paciente, incluindo as crenças relacionadas à saúde, o papel da família e da comunidade e as práticas alimentares (Alligood, 2018).

Por exemplo, algumas culturas acreditam que o líder da comunidade deve estar presente durante decisões sobre os cuidados de saúde. Como resultado, a equipe de saúde precisa reagendar o momento das rondas de modo a incluir o líder da comunidade. Além disso, a expressão dos sintomas também difere entre as culturas. Um paciente pode ser estoico e não se queixar de dor, enquanto uma pessoa de uma cultura diferente pode vocalizar muito sua dor. Nos dois casos, o enfermeiro deve incorporar com habilidade as práticas culturais do paciente à avaliação do nível de dor (p. ex., com a pergunta: "A dor está piorando ou continua igual?").

Modelo de Julgamento Clínico do National Council of State Boards of Nursing

Enfermeiros devem utilizar o julgamento clínico para tomar decisões conscientes no momento da prestação do cuidado do paciente. O Modelo de Julgamento Clínico do National Council of State Boards of Nursing (NCSBN) foi desenvolvido para ajudar a orientar os educadores em enfermagem na avaliação das habilidades dos estudantes de enfermagem de fazer os julgamentos clínicos necessários na prestação de cuidados de enfermagem qualificados (Dickison et al., 2019). Tomando por base outras teorias de enfermagem relacionadas com o pensamento crítico, julgamento clínico e tomada de decisões (ver Capítulo 6), o Modelo de Julgamento Clínico do NCSBN possui múltiplos níveis que ajudam a explicar o processo cognitivo que um enfermeiro utiliza para fazer julgamentos clínicos para guiar o seu cuidado (Figura 4.5). Os níveis 3 e 4 descrevem o processo cognitivo que os enfermeiros utilizam para tomar decisões no nível 2. Se o paciente não responder positivamente ao cuidado de enfermagem, o enfermeiro retorna ao processo cognitivo dos níveis 3 e 4 novamente. O julgamento clínico de enfermagem no nível 1 impacta as decisões clínicas tomadas pelo enfermeiro com base nas necessidades do paciente no nível 0. Enfermeiros e estudantes de enfermagem repetem os seis passos incluídos no nível 3. Sua competência melhora com o tempo à medida que seu grau de experiência em enfermagem e sua exposição clínica aumentam. O nível 4 consiste em fatores individuais e ambientais que, ao serem combinados com o nível 3, informam o julgamento clínico do enfermeiro.

Estudantes de enfermagem podem utilizar esse modelo para aprender como pensar como um enfermeiro e tomar decisões clínicas seguras para influenciar positivamente o cuidado e os resultados dos pacientes. O curso de graduação em enfermagem pode utilizar esse modelo para ensinar os estudantes de enfermagem a tomarem decisões complexas e a realizarem o cuidado seguro em um ambiente de cuidado de saúde em constante transformação. Além disso, o NCSBN planeja utilizar esse modelo para criar o exame Next Generation NCLEX (NGN), no qual todos os graduandos em enfermagem precisam passar nos EUA para obter autorização para atuar como enfermeiro (NCSBN, 2021).

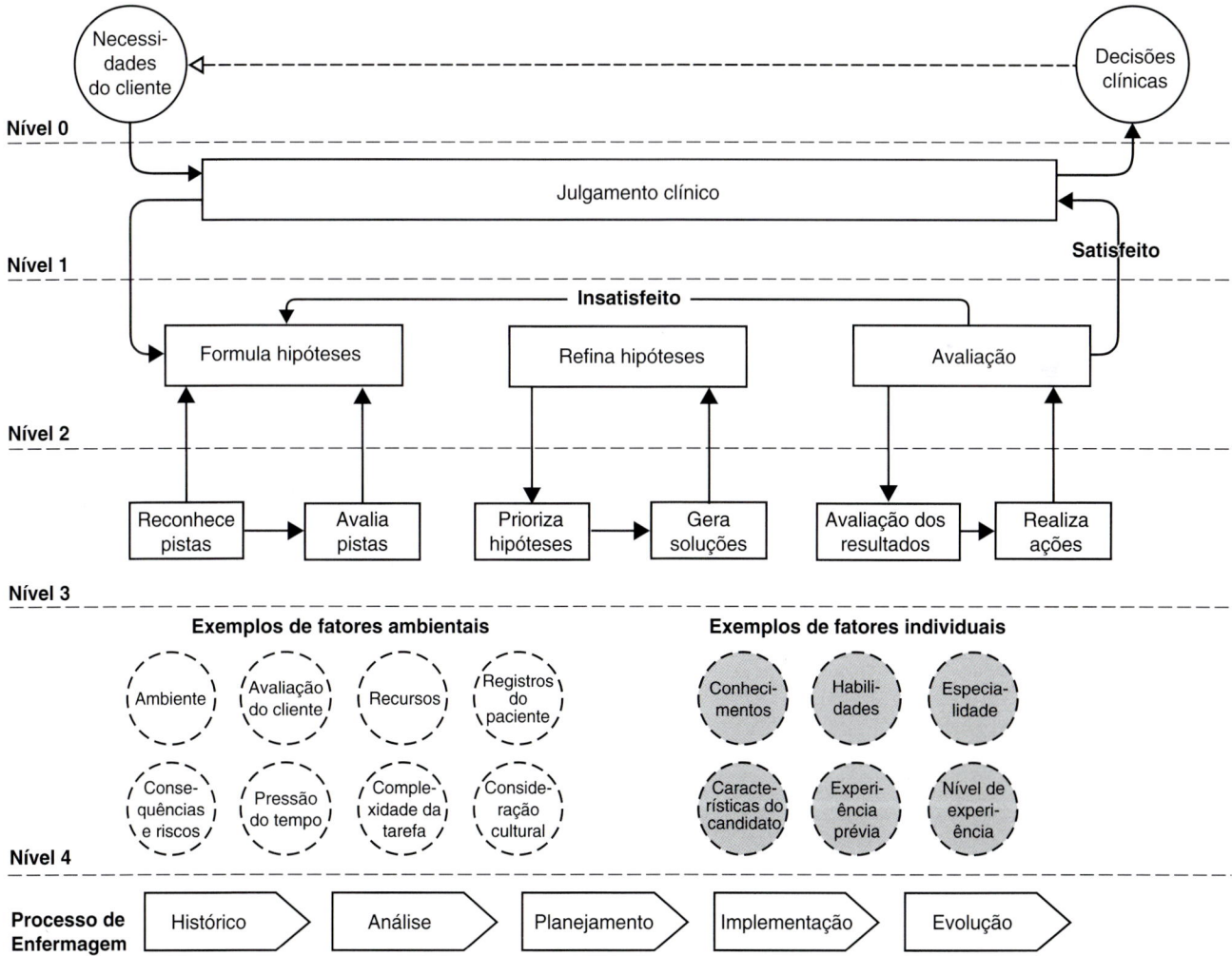

Figura 4.5 Modelo de Julgamento Clínico do National Council of State Boards of Nursing (NCSBN). (De NCSBN: The NGN Clinical Judgment Measurement Model and Action Model, 2019, https://www.ncsbn.org/13444.htm. Accessed February 21, 2021.)

Ligação entre teoria e desenvolvimento de conhecimento e pesquisa em enfermagem

A enfermagem tem seu próprio corpo de conhecimentos que é teórico e experimental. O conhecimento em enfermagem é adquirido pelo aprendizado, pela observação e pela reflexão em suas experiências clínicas. O conhecimento experimental ou clínico, muitas vezes referido como a *arte* da enfermagem, é formado pela experiência clínica dos enfermeiros. O conhecimento teórico estimula o pensamento mais profundo e cria uma ampla compreensão da ciência e da prática de enfermagem (Alligood, 2018). Os dois tipos de conhecimento são necessários para proporcionar cuidados de enfermagem seguros e abrangentes.

As teorias de enfermagem orientam a prática de enfermagem (McEwen e Wills, 2019). Quando se usa a prática de enfermagem baseada em teorias, os princípios de uma teoria são aplicados para fornecer intervenções de enfermagem. As grandes teorias ajudam a moldar e definir a prática, as teorias de médio alcance continuam a promover o avanço dos conhecimentos de enfermagem por meio da pesquisa em enfermagem, e as teorias da prática ajudam a oferecer cuidados específicos para indivíduos e grupos de diversas populações e situações (Peterson e Bredow, 2017).

A pesquisa valida, rejeita, respalda e/ou modifica a teoria, enquanto a teoria estimula os enfermeiros cientistas a explorar questões importantes na prática de enfermagem (McEwen e Wills, 2019; Meleis, 2018). A relação entre teoria de enfermagem e pesquisa em enfermagem estabelece a base do conhecimento científico, que é então aplicada à prática. Os enfermeiros entendem melhor o uso adequado de uma teoria para melhorar o cuidado do paciente enquanto mais pesquisas são conduzidas. Com frequência, as relações entre os componentes de uma teoria ajudam a identificar questões para pesquisa e determinar o desenho geral de um estudo. Por exemplo, enfermeiros pesquisadores empregaram a teoria interpessoal de Peplau como estrutura em um projeto para melhorar a comunicação dentro uma equipe de cuidados de saúde. O objetivo do projeto era melhorar o trabalho em equipe e a comunicação em uma equipe de saúde (Holtmann, 2018). A Tabela 4.3 apresenta alguns exemplos de como as teorias são utilizadas na pesquisa de enfermagem. Os enfermeiros analisam as descobertas das pesquisas baseadas em teorias para determinar se a teoria pode ser usada na prática.

Algumas vezes, a pesquisa é usada para desenvolver novas teorias (Meleis, 2018). A pesquisa *geradora de teoria* emprega a lógica para explorar as relações entre fenômenos (McEwen e Wills, 2019). Na pesquisa geradora de teoria, um pesquisador realiza observações (*sem* ideias preconcebidas) para ver um fenômeno de um novo modo. As teorias de médio alcance geralmente são desenvolvidas desse modo. Por exemplo, a teoria de médio alcance da tristeza crônica surgiu a partir das observações iniciais de um pesquisador de períodos cíclicos de tristeza em pais de crianças com deficiência cognitiva ou de desenvolvimento (Batchelor e Duke, 2019).

A pesquisa para *teste de teoria* determina com que exatidão a teoria descreve um fenômeno de enfermagem. O teste desenvolve as evidências para descrever ou prever os resultados do paciente. Um pesquisador tem *alguma* ideia preconcebida sobre o modo como os pacientes descrevem um fenômeno ou respondem a ele e gera questões de pesquisa ou hipóteses para testar os pressupostos da teoria. Nenhum estudo testa *todos* os componentes de uma teoria; os pesquisadores testam a teoria por meio de várias atividades de pesquisa. Por exemplo, pesquisadores de enfermagem estudaram a teoria de conforto de médio alcance de Kolcaba ao investigar como a percepção de conforto vivenciada por idosos em uma instalação de cuidados prolongados influenciou seus sentimentos de bem-estar (Gaibor et al., 2021).

As pesquisas destinadas a gerar ou testar uma teoria refinam a base de conhecimentos da enfermagem. Por sua vez, os enfermeiros incorporam as intervenções fundamentadas em pesquisa à prática baseada em teoria (Boxe 4.2). Conforme as atividades de pesquisa continuam, não apenas ocorre uma ampliação do conhecimento e da ciência da enfermagem, mas também os pacientes recebem cuidados de enfermagem baseados em evidências de alta qualidade (ver Capítulo 5). Como uma arte, a enfermagem depende do conhecimento obtido com a prática e a reflexão sobre experiências passadas. O "enfermeiro especialista" traduz a arte e a ciência da enfermagem para o domínio do *cuidado criativo,* que dá um passo a mais no sentido de individualizar o cuidado para as necessidades específicas de cada paciente. Por exemplo, um enfermeiro fornece um cuidado criativo quando faz arranjos para que um paciente hospitalizado receba a visita de um animal de estimação muito querido ou encontra um modo de respeitar o desejo de um paciente de morrer em casa.

Tabela 4.3 Teorias usadas na prática e na pesquisa de enfermagem.

Teoria	Exemplo dos principais conceitos usados em pesquisa	Exemplo do uso em pesquisa
Teoria do conforto de Kolcaba	Aumento do conforto	A teoria de Kolcaba foi utilizada para compreender melhor como a percepção de conforto dos idosos está relacionada com sentimentos de bem-estar (Gaibor et al., 2021).
Modelo de sinergia da AACN	Competências da enfermagem, fatores ambientais, características do paciente	Foi constatado que o julgamento clínico e a duração do transporte influenciam a segurança do paciente durante o transporte de terapia intensiva (Swickard et al., 2018).
Teoria da incerteza na doença de Mishel	Avaliação e manejo da incerteza	Os resultados do estudo indicaram que adultos jovens com doença cardíaca congênita apresentam um risco de transtorno de estresse pós-traumático e estresse de longa duração em razão da incerteza crônica (Moreland e Santacroce, 2018).
Teoria das transições de Meleis et al.	Enfermagem terapêutica (avaliação da prontidão, preparação para transição, suplementação de papel), consciência plena	Um programa de transição baseado na consciência plena foi aplicado a mães com ruptura prematura de membranas para medir a aceitação da gravidez, a prontidão para dar à luz, o apego materno e a competência no papel da maternidade (Korukcu e Kukulu, 2017).

AACN, American Association of Critical-Care Nurses.

A teoria é o alicerce da enfermagem; ela define nossa profissão específica, diferenciando-a das outras disciplinas. A teoria fornece uma base para a pesquisa e a prática e serve como guia para a prestação de um cuidado seguro, abrangente e individualizado, que é a marca registrada da enfermagem. Enquanto avançar em sua educação e prática de enfermagem, você usará a teoria de vários modos. Tenha em mente que essas teorias não se aplicam apenas ao cuidado do paciente, mas também são úteis na comunicação com outros membros da equipe de saúde.

> **Pense nisso**
>
> Analise o programa do curso de enfermagem que você frequenta para determinar as teorias que estão refletidas no programa e no currículo de enfermagem.

Boxe 4.2 Prática baseada em evidências

Prática baseada na teoria do manejo de pais de primeira viagem

Questão PICOT: Em pacientes que estão vivenciando sua primeira gravidez, como a aplicação da teoria das transições de Meleis influencia uma transição saudável para a parentalidade, em comparação à ausência de aplicação de uma teoria específica?

Resumo das evidências

A transição para a parentalidade é um período transformador da vida e muitas vezes desafiador. A transição bem-sucedida para o papel parental pode ser realizada com a obtenção de confiança, planejamento para o parto e desenvolvimento de um sistema de suporte sólido (Barimani et al., 2017; Korukcu e Kukulu, 2017). De acordo com a teoria das transições de Meleis et al., uma transição é necessária quando a realidade de uma pessoa é interrompida, causando a necessidade de uma mudança e da formação de uma nova realidade (Fitzpatrick e Tzouvara, 2019). A teoria das transições pode ser aplicada a vários tipos de transições: desenvolvimento, saúde-doença, situacional e organizacional. Os enfermeiros podem ajudar os futuros pais fornecendo apoio profissional durante o período pré-natal. Os futuros pais vão precisar de informações sobre os planos para o parto, rotinas de alimentação, consultas para a mãe e a criança, bem como testes de rotina antes do parto (Barimani et al., 2017). É importante que os pais sejam envolvidos em todas as decisões e que o enfermeiro entenda e atenda às necessidades psicossociais dos pais, principalmente se estiverem passando por um aborto espontâneo ou se seu filho nasceu com uma condição grave de saúde, como doença cardíaca congênita (Elliott et al., 2021). As ações de enfermagem baseadas na teoria de Meleis et al. podem ajudar os pacientes a lidar com as transições da vida (Elliott et al., 2021; Hua et al., 2021).

Aplicação na prática de enfermagem

- Garantir que os futuros pais tenham conhecimentos sobre o acesso a cuidados de saúde no período pré-natal (Barimani et al., 2017)
- Ajudar os pacientes a identificar grupos de apoio na comunidade, permitindo que os futuros pais compartilhem conhecimentos e emoções com outros (Barimani et al., 2017)
- Fornecer educação aos novos pais, com tópicos que abordem as expectativas, comportamentos de enfrentamento e mudanças nos relacionamentos para facilitar transições bem-sucedidas (Elliott et al., 2021)
- Reconhecer que o nível de autoconfiança de pais de primeira viagem pode mudar durante a gravidez (Barimani et al., 2017; Korukcu e Kukulu, 2017).

Pontos-chave

- Os enfermeiros podem usar teoria para descrever, explicar, predizer ou prescrever cuidados de enfermagem
- Os componentes de uma teoria fornecem uma base de conhecimento para que os enfermeiros orientem e prestem cuidados de enfermagem
- O metaparadigma inclui os quatro conceitos de pessoa, saúde, ambiente/situação e enfermagem, o que permite que os enfermeiros compreendam o que é enfermagem, o que a enfermagem faz, e por que fazem o que fazem
- As teorias são dinâmicas e respondem ao ambiente mutável onde vivemos
- Os tipos de teorias de enfermagem incluem as grandes teorias, as teorias de médio alcance, as teorias da prática e as teorias descritivas e prescritivas
- A integração da teoria à prática leva à prestação de cuidados coordenados
- Os enfermeiros precisam de uma base de conhecimento científico sólido em enfermagem e em outras disciplinas, como ciências biomédicas, sociológicas e comportamentais
- Grandes teorias de enfermagem e teorias de médio alcance podem ajudar a entender a prática da enfermagem
- O Modelo de Julgamento Clínico do National Council of State Boards of Nursing se baseia em outras teorias de enfermagem e pode ser utilizado para guiar seu pensamento crítico, julgamento clínico e tomada de decisão durante o planejamento e a realização do cuidado do paciente
- A relação entre teoria e pesquisa constrói a base de conhecimentos científicos da enfermagem, que mais tarde é aplicada na prática.

Para refletir

- Pense em um paciente que tenha estado sob seus cuidados recentemente durante uma experiência clínica ou simulada. Descreva como você aplicou ou poderia ter aplicado a teoria ambiental de Nightingale enquanto cuidava desse paciente
- Pense em um paciente com uma condição de saúde crônica que tenha estado sob seus cuidados recentemente durante uma experiência clínica ou simulada. Explique como você aplicaria o Modelo de Julgamento Clínico do National Council of State Boards of Nursing (NCSBN) ao plano de cuidados do paciente, de modo a ajudar esse paciente a prevenir complicações e promover o controle da doença
- Pense em um paciente que tenha estado sob seus cuidados em uma experiência clínica ou simulada recente, que tenha precisado de um cuidado total. Descreva como você aplicaria a teoria do déficit de autocuidado de Orem para esse paciente.

Questões de revisão

1. Os componentes do metaparadigma da enfermagem incluem:
   a. Pessoa, saúde, ambiente e teoria.
   b. Saúde, teoria, conceitos e ambiente.
   c. Enfermeiros, médicos, saúde e necessidades do paciente.
   d. Pessoa, saúde, ambiente e enfermagem.
2. A teoria é essencial para a prática de enfermagem porque: (Selecione todas as aplicáveis.)
   a. Contribui para o conhecimento em enfermagem.
   b. Prevê os comportamentos dos pacientes nas situações.
   c. Fornece um meio de avaliar os sinais vitais do paciente.
   d. Orienta a prática de enfermagem.
   e. Formula a legislação de cuidados de saúde.
   f. Explica as relações entre conceitos.

3. Um enfermeiro garante que o quarto de cada paciente esteja limpo, bem ventilado e arrumado, sem ruído excessivo e sem extremos de temperatura. O enfermeiro está empregando o trabalho de qual teórico nesse exemplo?
   a. Henderson.
   b. Orem.
   c. King.
   d. Nightingale.
4. Um enfermeiro está cuidando de um paciente internado na unidade de neurologia com um diagnóstico de acidente vascular encefálico (AVE) e fraqueza no lado direito. O enfermeiro assume a responsabilidade pelo banho e pela alimentação do paciente até que ele possa começar a realizar essas atividades. O enfermeiro nessa situação está aplicando a teoria desenvolvida por:
   a. Johnson.
   b. Orem.
   c. Roy.
   d. Peplau.
5. Faça a correspondência entre os tipos de teoria e a descrição apropriada.
   ___ 1. Teoria de médio alcance
   ___ 2. Teoria compartilhada
   ___ 3. Grande teoria
   ___ 4. Teoria da prática
   a. Muito abstrata; tenta descrever a enfermagem em um contexto global.
   b. Específica para uma situação em particular; leva a teoria para o cuidado à beira do leito.
   c. Aplica a teoria de outras disciplinas à prática de enfermagem.
   d. Aborda um fenômeno específico e reflete a prática.
6. Faça a correspondência entre as seguintes descrições e o grande teórico apropriado.
   ___ 1. King
   ___ 2. Henderson
   ___ 3. Orem
   ___ 4. Neuman
   a. Baseada na teoria que enfoca o *bem-estar* e a *prevenção* de doenças.
   b. Baseada na crença de que as pessoas que participam das atividades de autocuidado têm maior probabilidade de melhorar seus resultados de saúde.
   c. Baseada em 14 atividades, a crença de que o enfermeiro deve auxiliar os pacientes a satisfazer suas necessidades até que consigam fazer isso de modo independente.
   d. Baseada na crença de que os enfermeiros devem trabalhar com os pacientes para desenvolver as metas do cuidado.
7. Quais das seguintes afirmações relacionadas à prática de enfermagem baseada em teorias estão corretas? (Selecione todas as aplicáveis.)
   a. A teoria de enfermagem diferencia a enfermagem de outras disciplinas.
   b. As teorias de enfermagem são padronizadas e não mudam com o tempo.
   c. A integração da teoria à prática promove a prestação de cuidados coordenados.
   d. O conhecimento em enfermagem é gerado pela teoria.
   e. A teoria do processo de enfermagem é usada para planejar o cuidado do paciente.
   f. A prática baseada em evidências (PBE) é o resultado de pesquisas para teste de teorias.
8. Um enfermeiro está cuidando de um paciente que recentemente perdeu uma perna em um acidente automobilístico. O enfermeiro pode ajudar melhor o paciente a enfrentar essa situação aplicando qual das seguintes teorias?
   a. Roy.
   b. Watson.
   c. Johnson.
   d. Benner.
9. Usando a hierarquia das necessidades de Maslow, identifique a prioridade para um paciente que esteja apresentando dor torácica e dificuldade para respirar.
   a. Autorrealização.
   b. Ar, água e nutrição.
   c. Segurança.
   d. Necessidades de estima e autoestima.
10. Um enfermeiro está analisando dados gerados durante uma avaliação de paciente para determinar o melhor plano de cuidado. Qual nível do Modelo de Julgamento Clínico do NCSBN melhor descreve o processo cognitivo que está sendo utilizado pelo enfermeiro nesse momento?
    a. Nível 0.
    b. Nível 1.
    c. Nível 2.
    d. Nível 3.
    e. Nível 4.

Respostas: 1. d; **2.** a, b, d, f; **3.** d; **4.** b; **5.** 1d, 2c, 3a, 4b; **6.** 1d, 2c, 3b, 4a; **7.** a, c, d, f; **8.** a; **9.** b; **10.** d.

Referências bibliográficas

Alligood MR: *Nursing theorists and their work*, ed 9, St Louis, 2018, Elsevier.

Batchelor LL, Duke, G: Chronic sorrow in parents with chronically ill children, *Pediatric Nursing*, 45(4), 163, 183, 2019.

Butts JB, Rich KL: *Philosophies and theories for advanced nursing practice*, ed 3, Burlington, MA, 2018, Jones & Bartlett Learning.

Chinn PL, Kramer MK: *Knowledge development in nursing: theory and process*, ed 10, St Louis, 2018, Elsevier.

Dickison P et al: Integrating the National Council of State Boards of Nursing Clinical Judgment Model into Nursing Educational Frameworks, *Journal of Nursing Education*, 58(2):72, 2019.

International Council of Nurses.: *Who we are: definition of nursing*, ©2018, International Council of Nurses, 2021. https://www.icn.ch/nursing-policy/nursing-definitions. Accessed February 21, 2021.

McEwen M, Wills EM: *Theoretical basis for nursing*, ed 5, Philadelphia,, 2019, Wolters Kluwer Health.

Meleis AI: *Theoretical nursing: development & progress*, ed 6, Philadelphia, 2018, Wolters Kluwer.

National Council of State Boards of Nursing (NCSBN): Next generation NCLEX project, 2021, https://www.ncsbn.org/next-generation-nclex.htm. Accessed February 21, 2021.

Nightingale F: *Notes on nursing: what it is and what it is not*, London, 1860, Harrison & Sons.

Peterson SJ, Bredow TS: *Middle range theories: application to nursing research and practice*, ed 4, Philadelphia, 2017, Wolters Kluwer.

Reed PG, Shearer NBC: *Nursing knowledge and theory innovation: advancing the science of practice*, ed 2, New York, 2018, Springer.

Schmidt NA, Brown JM: *Evidence-based practice for nurses: appraisal and application of research*, ed 4, Burlington, MA, 2019, Jones and Bartlett.

Smith MJ, Liehr PR: *Middle range theory for nursing*, ed 4, New York, 2018, Springer.

Referências de pesquisa

Barimani M et al.: Facilitating and inhibiting factors in transition to parenthood – ways in which health professionals can support parents, *Scand J Caring Sci* 31(3):537, 2017.

Elliott M et al: Defining a new normal: a qualitative exploration of the parent experience during the single ventricle congenital heart disease interstage period, *J Adv Nurs* 77(5):2437, 2021.

Gaibor DM et al.: Stories of the elderly in relation to Katharine Kolcaba's Theory (Chillanes-Ecuador). *J Adv Pharm Edu Res* 11(1):48, 2021. Available at: https://japer.in/storage/models/article/JFVPzYs0La6sVQL-S38exY5cCA4siLPl7EbP8tlsBD2Shy0UbRYcuCw2mhlMV/stories-of-the-elderly-in-relation-to-katharine-kolcabas-theory.pdf. Accessed February 21, 2021.

Fitzpatrick JM, Tzouvara F: Facilitators and inhibitors of transition for older people who have relocated to a long-term care facility: a systematic review, *Health & Social Care in the Community* 27(3):e57, 2019.

Hagerty TA et al.: Peplau's theory of interpersonal relations: an alternative factor structure for patient experience data? *Nurs Sci Q* 30(2):160, 2017.

Holtmann M: Does the utilization of interactive learning during TeamSTEPPS SBAR, CUS, and debriefing tool sessions increase the perceptions of teamwork and communication in the hospital setting? (Doctoral project), Retrieved from *ProQuest Dissertations & Theses Global*, 2018 (Order No. 10792142).

Hua W et al.: Understanding preparation for preterm infant discharge from parents' and healthcare providers' perspectives: challenges and opportunities. *J Adv Nurs* 77(3):1379, 2021.

Korukcu O, Kukulu K: The effect of the mindfulness-based transition to motherhood program in pregnant women with preterm premature rupture of membranes, *Health Care for Women International* 38(7):765, 2017.

Moreland P, Santacroce SJ: Illness uncertainty and posttraumatic stress in young adults with congenital heart disease, *J Cardiovasc Nurs* 33(4):356, 2018.

Rezaeean S et al.: The effect of prenatal self-care based on Orem's theory on preterm birth occurrence in women at risk for preterm birth, *Iran J Nurs Midwifery Res* 25(3): 242, 2020. Available at: https://www.ncbi.nlm.nih.gov/pmc/articles/PMC7299423/. Accessed on February 21, 2021.

Rutledge P et al.: The relationship between family support, self-care, and health outcomes in selected African-American females with type 2 diabetes, *The Journal of the National Black Nurses Association*, 30(2):1, 2019. Available at: https://www.researchgate.net/profile/Zina-Mcgee/publication/342278555_The_Relationship_Between_Family_Support_Self-Care_and_Health_Outcomes_in_Selected_African-American_Females_with_Type_2_Diabetes/links/5eeb9c2292851ce9e7ed2a09/The-Relationship-Between-Family-Support-Self-Care-and-Health-Outcomes-in-Selected-African-American-Females-with-Type-2-Diabetes.pdf. Accessed February 21, 2021.

Swickard S et al.: Patient safety events during critical care transport, *Air Med J* 37(4):253, 2018.

5

Prática Baseada em Evidências

Objetivos

- Discutir os benefícios da prática baseada em evidências (PBE)
- Explicar a relação entre PBE e julgamento clínico
- Explicar as etapas da PBE
- Desenvolver uma questão PICOT
- Resumir os níveis de evidências disponíveis na literatura
- Discutir como os enfermeiros aplicam as evidências na prática
- Discutir as etapas do processo de pesquisa
- Resumir as características dos métodos de pesquisa quantitativa
- Resumir as características dos métodos de pesquisa qualitativa
- Elaborar como a pesquisa em enfermagem melhora a prática de enfermagem
- Explicar o propósito da pesquisa de transferência para a prática em enfermagem
- Discutir como a melhoria do desempenho (MD) afeta os cuidados de saúde
- Comparar as similaridades e diferenças entre PBE, pesquisa e melhoria do desempenho.

Termos-chave

Confiabilidade
Confidencialidade
Consentimento livre e esclarecido
Dados empíricos
Erro de amostragem
Erros ativos
Erros latentes
Estudo experimental

Evento sentinela
Hipóteses
Melhoria do desempenho (MD)
Método científico
Pesquisa em enfermagem
Pesquisa para avaliação
Pesquisa qualitativa em enfermagem
Pesquisa quantitativa em enfermagem

Possibilidade de generalização
Prática baseada em evidências (PBE)
Questão PICOT
Raciocínio indutivo
Revisão por pares
Validade
Variáveis
Viés

Muitos enfermeiros praticam a enfermagem de acordo com o que aprenderam na faculdade, suas experiências na prática e as políticas e os procedimentos (P&Ps) de sua instituição de saúde. Essas abordagens da prática isolada não garantem que a prática de enfermagem seja sempre baseada em informações científicas atualizadas. Às vezes P&Ps, por exemplo, são baseadas na tradição e não nas evidências atuais. Uma abundância de novas informações científicas relacionadas à prática da enfermagem e aos problemas dos cuidados de saúde que os enfermeiros encontram está sendo desenvolvida diariamente. A prática de enfermagem está em uma "era da responsabilidade", na qual os cuidados de enfermagem afetam a qualidade, a segurança e o custo dos cuidados de saúde. As pessoas são mais informadas sobre sua própria saúde e a incidência de erros médicos dentro das agências de cuidados de saúde, que devem mostrar a cada parte interessada no cuidado de saúde (p. ex., pacientes, seguradoras, agências governamentais) seu compromisso em reduzir os erros nos cuidados e melhorar a segurança, estabelecendo práticas seguras baseadas em evidências (National Quality Forum, 2020). O *Nursing: Scope and Standards for Practice* (2021), da American Nurses Association (ANA), descreve que o conhecimento e a investigação acadêmica ocorrem em um contínuo de aprendizado para a prática baseada em evidência para a pesquisa. O Padrão 14 do desempenho profissional afirma que "enfermeiros qualificados integram conhecimento, evidências e achados de pesquisa na prática". (ANA, 2021). Os enfermeiros e outros profissionais da saúde já não podem aceitar as práticas tradicionais e atuar nas condições atuais. Os enfermeiros precisam entender melhor o raciocínio científico por trás, por que algumas abordagens de cuidados de saúde são usadas e quais funcionam ou não. Isso envolve a aplicação da evidência científica mais atual e relevante disponível.

As prioridades de pesquisa identificadas por enfermeiros administradores incluem a força de trabalho da enfermagem e o fluxo de trabalho, comunicação, colaboração interprofissional, satisfação do paciente e familiares, prevenção de infecções adquiridas no hospital, melhores desfechos dos pacientes e segurança do paciente (Sun e Prufeta, 2019). A prática baseada em evidências (PBE) orienta os julgamentos clínicos dos enfermeiros para que possam tomar decisões clínicas eficientes, oportunas e adequadas.

Cathy e Tom são dois enfermeiros que trabalham na unidade de terapia intensiva (UTI) cirúrgica. São membros do comitê interdisciplinar de prática da unidade (CPU) que se reúne todos os meses para discutir questões sobre a prática e a qualidade dos indicadores para a unidade. Cathy observa que o relatório de qualidade mensal mostra um aumento da incidência de infecções da corrente sanguínea associadas a cateter de acesso central (ICSCAC) em cada um dos últimos 3 meses. Pacientes com cateteres venosos centrais (CVCs) que são usados para administrar líquidos e medicamentos estão sendo infectados, mas por quê? Tom questiona se o problema estaria relacionado ao tipo de curativo colocado sobre os cateteres ou ao modo como os locais são limpos antes da inserção.

A ocorrência de ICSCAC é considerada um "condição adquirida no hospital" (CAH), uma condição que (1) tem alto custo ou alto volume, ou ambos, (b) resulta na designação de um caso a um grupo relacionado com o diagnóstico (GRD) que recebe pagamentos mais altos quando se apresenta como secundário, e (c) poderia ter sido razoavelmente prevenida por meio da aplicação de diretrizes baseadas em evidências (Centers for Medicare and Medicaid Services [CMS], 2020a). Todas as condições classificadas como CAHs são monitoradas pelos hospitais como parâmetros de qualidade, pois os pagamentos aos hospitais que figuram entre os 25% de pior desempenho de todos os hospitais com relação aos parâmetros de qualidade CAH são ajustados (CMS, 2020b). Assim, como as infecções sanguíneas associadas ao cateter venoso (ISACV) são consideradas uma CAH, o hospital recebe reembolso menor do Medicare e de outros pagadores. É importante que o CPU encontre maneiras para prevenir a ocorrência de ICSCAC. O CPU decide explorar essas questões como parte de seu processo de PBE. O primeiro passo é desenvolver uma questão clínica para pesquisar a literatura científica de modo eficiente. Tom se oferece para fazer o levantamento com o auxílio da biblioteca do hospital. O objetivo é determinar quais evidências estão disponíveis para que o comitê possa tomar uma decisão esclarecida sobre as normas necessárias para reduzir ICSCAC em seus pacientes.

Necessidade da prática baseada em evidências

A prática de enfermagem envolve a aplicação de pensamento crítico na realização de julgamentos clínicos que orientam o processo de decisão dos enfermeiros (ver Parte 3). O conhecimento científico é um elemento integrante do pensamento crítico, já que ele guia como os enfermeiros interpretam as informações sobre os pacientes, identificam problemas e selecionam as intervenções de enfermagem. A **prática baseada em evidências (PBE)** é um método de resolução de problemas na prática clínica que combina o uso intencional e sistemático das melhores evidências em combinação com a experiência clínica, as preferências e os valores do paciente e os recursos de cuidados de saúde disponíveis para tomar decisões sobre o cuidado do paciente (Figura 5.1) (Melnyk e Fineout-Overholt, 2019). Em termos mais simples, a PBE envolve a abordagem de problemas clínicos pelo enfermeiro, ao examinar o melhor conhecimento e evidências científicas

e clínicas que estão disponíveis para tratar ou manejar os problemas do paciente e implementar mudanças na prática. Os estudos de pesquisas mostram que a PBE melhora a experiência e a satisfação do paciente, diminui os custos, fortalece os profissionais clínicos e melhora os resultados para os pacientes (Melnyk e Fineout-Overholt, 2019; Skaggs et al., 2018). O uso das competências de PBE por enfermeiros e enfermeiros de prática avançada aumenta ainda mais a qualidade e a congruência dos cuidados de saúde (Melnyk et al., 2017).

Os enfermeiros enfrentam decisões clínicas importantes regularmente ao cuidar dos pacientes (p. ex., de que informação de avaliação adicional eu preciso? Por que uso a abordagem nessa política para cuidar do paciente? É necessária uma alteração na prática? Existe algum modo de melhorar os resultados para o paciente?). A implementação de processos ou práticas de saúde que sabidamente funcionam (com base em evidências) de um modo confiável constitui uma característica do "cuidado de qualidade" e de decisões clínicas efetivas, oportunas e apropriadas (Chiwaula et al., 2018). A implementação de novos conhecimentos na prática de enfermagem requer uma abordagem sistemática que aplica as evidências para melhorar as práticas clínicas, educacionais e administrativas. A PBE é uma das competências de "Educação de qualidade e segura para enfermeiros" (QSEN). A meta global da iniciativa QSEN é preparar os enfermeiros em programas de graduação e pós-graduação com conhecimentos, habilidades e atitudes necessários para melhorar de modo contínuo a qualidade e a segurança dos sistemas de saúde onde trabalharem (QSEN, 2020). Na sequência, Melnyk et al. (2017) desenvolveram e validaram 12 competências de PBE consideradas essenciais para enfermeiros profissionais e outras 11 competências essenciais para enfermeiros de prática avançada. Essas competências de PBE são fundamentais para proporcionar um cuidado de alta qualidade.

Existem muitas fontes de conhecimento baseado em evidências. Um livro-texto incorpora as evidências às informações, diretrizes para prática e procedimentos ali incluídos. Há artigos disponíveis na literatura de enfermagem e de saúde sobre quase todos os tópicos referentes à prática de enfermagem, seja em periódicos, seja na internet. Embora a base científica da prática de enfermagem tenha se expandido, algumas práticas de cuidados de enfermagem não dispõem de

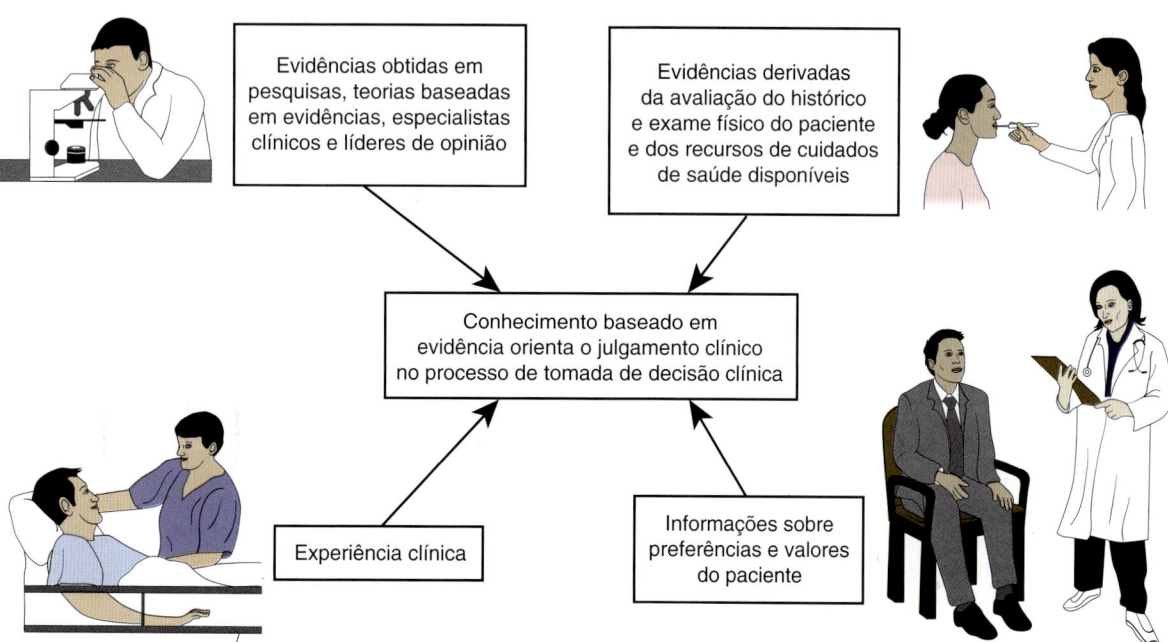

Figura 5.1 Modelo para tomada de decisões clínicas baseada em evidências.

pesquisas adequadas para orientar as decisões práticas. O desafio é obter as melhores informações possíveis, as mais relevantes, atuais e precisas, quando forem necessárias para o cuidado do paciente.

As melhores evidências científicas têm origem em estudos de pesquisa bem desenhados e conduzidos de forma sistemática, encontrados em revistas científicas com revisão por pares. Em geral, os pesquisadores são capazes de concluir se um novo tratamento ou uma nova abordagem realmente fazem diferença na conclusão de um estudo de pesquisa. Infelizmente, grande parte dessas evidências nunca chega ao atendimento à beira do leito. Embora mais unidades de cuidados de saúde tenham adotado a PBE, ainda existem enfermeiros que não têm um acesso fácil a bases de dados para literatura científica. Em vez disso, costumam cuidar dos pacientes com base na tradição ou conveniência.

Lembre-se de que o conhecimento derivado de evidência científica orienta os julgamentos clínicos dos enfermeiros. Mesmo quando são usadas as melhores evidências disponíveis, a aplicação das evidências e os resultados diferem com base em saúde física e psicológica, valores e crenças em saúde, preferências em cuidados de saúde, preocupações e/ou expectativas dos pacientes. A aplicação correta da PBE também envolve a prática profissional de enfermagem ética e responsável. Um enfermeiro utiliza seu pensamento crítico para determinar qual evidência é adequada e está relacionada à situação clínica dos pacientes (ver Capítulo 15). Por exemplo, um único artigo de pesquisa com adultos mostra que o uso do toque terapêutico é eficaz para reduzir as percepções de dor abdominal pós-cirúrgica nos pacientes. Contudo, se seus pacientes têm crenças culturais que desencorajam o uso do toque, provavelmente você precisa procurar uma terapia baseada em evidências diferente, que seja aceita pelos pacientes. Com a sua experiência clínica somada a valores e preferências dos pacientes, você garante que as evidências disponíveis sejam aplicadas na prática de um modo seguro e adequado.

Etapas da prática baseada em evidências

A PBE é um processo sistemático de resolução de problemas que facilita a obtenção das melhores práticas. Ao seguir uma abordagem passo a passo de modo constante, você terá a garantia de obter as evidências mais robustas disponíveis para aplicação no cuidado do paciente. Há sete etapas na PBE, numeradas de 0 a 6 (Melnyk e Fineout-Overholt, 2019):

0. Cultivar um espírito inquisidor em uma cultura e um ambiente de PBE.
1. Formular uma questão clínica no formato PICOT.
2. Pesquisar as melhores e mais relevantes evidências.
3. Avaliar as evidências reunidas de modo crítico.
4. Integrar as melhores evidências à sua experiência clínica e a preferências e valores do paciente para tomar a melhor decisão clínica.
5. Avaliar os resultados das mudanças da prática com base em evidências.
6. Comunicar os resultados da decisão ou mudanças na PBE.

Cultivar um espírito inquisidor. As mudanças nos cuidados de saúde costumam ocorrer com lentidão por causa das múltiplas barreiras que muitas vezes impedem a implementação da PBE. Para ser um agente de mudança efetivo e promover um ótimo cuidado do paciente, é necessário ter um espírito inquisidor incansável. O questionamento constante das práticas atuais e a crença no valor da PBE levam ao uso constante da PBE na prática de enfermagem clínica. Para que uma agência de saúde tenha sucesso na implementação e manutenção de mudanças da PBE, deve haver uma cultura que incentive e apoie um espírito inquisidor (Melnyk e Fineout-Overholt, 2019).

As agências de saúde que promovem e favorecem a PBE demonstram uma cultura na qual os enfermeiros são encorajados a questionar a prática e identificar mentores de PBE para orientar outros enfermeiros no processo. Essas agências contam com uma infraestrutura que favorece o questionamento e fornece ferramentas para apoiar a PBE, P&Ps baseados em evidências, líderes de enfermagem que valorizam a PBE, integração das competências de PBE às avaliações de desempenho e planos de carreira clínica e programas de reconhecimento de enfermeiros por seu trabalho na PBE (Caramanica e Spiva, 2018; Melnyk et al., 2018a). Como enfermeiro, você precisa obter os conhecimentos e as habilidades associadas à PBE e manter o compromisso de fornecer o melhor cuidado possível aos pacientes e a suas famílias.

Formular uma questão clínica no formato PICOT. Sempre pense em sua prática quando estiver cuidando dos pacientes. Questione o que não faz sentido para você e o que precisa de esclarecimentos. Pense em um problema ou uma área de interesse que consome muito tempo, gera muitos custos ou é ilógico. Esses pensamentos fazem parte de um espírito inquisidor contínuo para a melhor prática. Todos os dias, os enfermeiros se deparam com eventos ou situações que podem ser aperfeiçoados com melhores evidências.

Há diferentes abordagens para identificar problemas que requerem soluções baseadas em evidências. Um gatilho focado em um problema é algo que você enfrenta ao cuidar dos pacientes ou uma tendência observada em uma unidade de enfermagem. *Por exemplo, Cathy e Tom identificaram no relatório indicador de qualidade que a tendência de ICSCAC tinha aumentado em cada um dos 3 meses anteriores.* Os dados reunidos em um ambiente de cuidados de saúde permitem um exame das tendências clínicas e geram questões. A maioria dos hospitais mantém registros mensais dos principais indicadores de qualidade ou desempenho, como erros de medicação ou taxas de infecção. Todos os hospitais com a designação Magnet® mantêm a National Database of Nursing Quality Indicators (NDNQI) (Base de Dados Nacional dos Indicadores da Qualidade em Enfermagem (American Nurses Credentialing Center [ANCC], n.d.; NDNQI, n.d.). A base de dados contém informações sobre quedas, incidência de lesões por pressão e satisfação do corpo de enfermeiros. Dados de qualidade e gerenciamento de risco não fornecem evidências para encontrar uma solução para um problema (Speroni et al., 2020). Em vez disso, informam sobre a natureza ou a gravidade dos problemas, o que permite a formulação subsequente de questões práticas. Outros exemplos de gatilhos focados em problemas incluem um paciente que sofre um ferimento após uma queda ou um paciente que desenvolve uma lesão por pressão em Estágio 3 após uma cirurgia.

Um gatilho focado no conhecimento é uma questão relacionada a novas informações sobre um tópico. Por exemplo: "Quais são as evidências atuais existentes para melhorar o manejo da dor em pacientes com enxaqueca?" Fontes importantes desse tipo de informação são as normas e diretrizes de prática disponíveis em órgãos nacionais, como a Agency for Healthcare Research and Quality (AHRQ), a American Pain Society (APS) ou a American Association of Critical-Care Nurses (AACN). Outras fontes de gatilhos focados no conhecimento incluem publicações de pesquisas recentes e enfermeiros especialistas em uma organização.

Às vezes os dados coletados em um contexto do cuidado de saúde são usados para examinar as tendências clínicas durante o desenvolvimento das questões clínicas. Por exemplo, a maioria dos hospitais mantém registros mensais dos principais indicadores de qualidade, como erros de medicação ou taxas de infecção. Os dados de qualidade e gerenciamento de risco podem ser usados para ajudar a entender a natureza ou a gravidade de problemas, o que então permite a formulação de questões práticas. No fim, as questões que você formula levam às evidências para uma resposta.

Após identificar uma área de interesse, você pode formular dois tipos de questão: uma questão básica (*background*) ou uma questão clínica propriamente dita (*foreground*). Uma questão básica busca informações gerais sobre um problema clínico e deve ser respondida antes que se possa formular uma questão clínica capaz de ser pesquisada e respondida (Melnyk e Fineout-Overholt, 2019). Por exemplo: qual é o melhor modo de reduzir a perambulação de pacientes com demência? A questão pode levar a uma variedade de referências, algumas até mesmo irrelevantes, descrevendo abordagens para reduzir a perambulação. Mas geralmente a informação básica é importante para ajudar a formular uma questão clínica mais específica. Uma questão clínica propriamente dita enfoca o conhecimento específico derivado de uma questão básica (Melnyk e Fineout-Overholt, 2019). Por exemplo, uma questão clínica poderia ser: em pacientes com demência, o uso de técnicas para redução do estresse reduz a perambulação? A formulação de uma questão clínica usando um formato PICOT é muito específica e ajuda a encontrar as evidências corretas para responder à questão com algum grau de certeza. Ao formular uma questão e, na sequência, pesquisar a literatura científica, você não quer ler cem artigos para encontrar aqueles poucos que serão mais úteis. Você quer ser capaz de ler os seis melhores artigos que abordem especificamente sua questão prática. Melnyk et al. (2017) sugerem o uso de um formato PICOT para declarar uma questão clínica. O Boxe 5.1 resume os cinco elementos de uma **questão PICOT**. Quanto mais focada é a sua questão, mais fácil fica a pesquisa de evidências na literatura científica. *Por exemplo, Cathy e Tom inicialmente buscaram a literatura com uma questão geral: "Que fatores causam ICSCAC em CVCs?". Logo ficaram frustrados, quando encontraram numerosos artigos sobre diferentes fatores que influenciam ICSCAC em CVCs. Eles pesquisaram a literatura e decidiram enunciar duas questões PICOT focadas: (1) "O uso de clorexidina a 2% (I) em comparação ao álcool (C) para limpeza dos locais de inserção do cateter central em pacientes hospitalizados (P) afeta a incidência de ICSCAC (O) dentro de 6 meses (T)?" (2) "O uso de técnicas de barreira estéril durante a inserção do cateter (I) em comparação ao uso apenas de luvas estéreis (C) afeta a incidência de ICSCAC (O) em pacientes submetidos a cirurgia (P) durante sua hospitalização (T)?"*

Boxe 5.1 Desenvolvimento de uma questão PICOT

P = População de pacientes de interesse
  Identifique os pacientes por idade, gênero, etnia e doença ou problema de saúde.
I = Intervenção ou área de interesse
  Qual intervenção é útil para utilização na prática (p. ex., um tratamento, exame diagnóstico, fator prognóstico)? Que área de interesse influencia um resultado desejado (p. ex., um tratamento complementar, entrevista motivacional)?
C = Comparação da intervenção ou área de interesse
  Qual é o padrão usual de cuidados ou a intervenção atual usada na prática?
O = Resultado (do inglês, *outcome*)
  Que resultado você gostaria de obter ou observar como resultado de uma intervenção (p. ex., mudança do comportamento do paciente, achado físico ou percepção do paciente)?
  Faça uma afirmação de desempenho não direcional. Por exemplo: "O uso de clorexidina afeta a incidência de *ISACV*?" em vez de "O uso de clorexidina reduz a incidência de *ISACV*?" Um resultado direcional pode limitar os artigos em sua busca.
T = Tempo
  Quanto tempo é necessário para que uma intervenção produza um resultado (p. ex., a quantidade de tempo necessário para alterar a qualidade de vida ou o comportamento do paciente)?

A formatação adequada da questão permite a identificação das palavras-chave que são usadas ao conduzir a pesquisa da literatura. Observe que uma questão PBE bem elaborada não precisa obedecer à sequência de *P, I, C, O* e *T*. Por exemplo, uma intervenção específica (I), comparação (C) e tempo (T) não são usados em todas as questões. O objetivo é formular uma questão que contenha o máximo possível de elementos PICOT. Por exemplo, aqui está uma questão significativa que contém apenas um P e um O: como pacientes com fibrose cística (P) percebem sua qualidade de vida (O)? O formato PICOT permite que sejam formuladas questões focadas na intervenção. Em questões não focadas em intervenção, o significado da letra I pode ser uma área de interesse, em vez de uma intervenção (Melnyk e Fineout-Overholt, 2019). Por exemplo, o uso de tratamentos complementares (I) em comparação a analgésicos (C) afeta a dor (O) em pacientes com osteoartrite (P)?

As questões formuladas usando o maior número possível de elementos em um formato PICOT ajudam a identificar as lacunas de conhecimento em uma situação clínica. Questões bem elaboradas permitem a identificação das evidências necessárias para orientar a prática clínica. Lembre-se: não se satisfaça com as rotinas clínicas. Sempre questione e utilize o pensamento crítico para considerar melhores modos de fornecer o cuidado do paciente.

Pesquisar as melhores evidências. Assim que tiver uma questão PICOT clara e concisa, você estará pronto para pesquisar as evidências científicas. Uma variedade de fontes fornece as evidências necessárias para responder à sua questão, bem como manuais de políticas e procedimentos de uma agência, dados de melhoria da qualidade, diretrizes existentes de prática clínica e artigos de periódicos. Não hesite em pedir ajuda para encontrar as evidências adequadas. Os principais recursos incluem o corpo docente de enfermagem, bibliotecários, enfermeiros de prática avançada, educadores da equipe, gerentes de risco e enfermeiros encarregados do controle de infecção.

Ao usar a literatura científica para evidências, procure o auxílio de um bibliotecário médico que conheça as diversas bases de dados disponíveis *online* (Tabela 5.1). As bases de dados contêm vastas coleções de estudos científicos publicados, incluindo pesquisas com revisão por pares. Um artigo com **revisão por pares** é analisado em termos de exatidão, validade e rigor, aprovado para publicação por especialistas antes da publicação. MEDLINE e Cumulative Index to Nursing and Allied Health Literature (CINAHL) estão entre as bases de dados *online* mais relevantes para conhecimento científico em cuidados de saúde (Melnyk e Fineout-Overholt, 2019). Algumas bases de dados estão disponíveis por intermédio de fornecedores, com um custo, outras são gratuitas e algumas oferecem as duas opções. Para estudantes, o acesso normalmente é fornecido pelas instituições de ensino. Um dos fornecedores mais comuns é OVID, que oferece várias bases de dados diferentes. Também há bases de dados disponíveis sem custos na internet. Cochrane Database of Systematic Reviews é uma fonte valiosa de evidências de alta qualidade, que inclui o texto completo de revisões sistemáticas atualizadas regularmente e protocolos para revisões em andamento no momento. Grupos de revisão colaborativos preparam e mantêm as revisões. Os protocolos fornecem a fundamentação, os objetivos e os métodos das revisões em progresso (Melnyk e Fineout-Overholt, 2019).

Peça ajuda de um bibliotecário para identificar as bases de dados e palavras-chave que fornecerão as melhores evidências para responder a sua questão PICOT. Ao conduzir uma pesquisa, é necessário inserir e manipular diferentes palavras-chave até conseguir a combinação de termos que forneça os melhores artigos para responder à questão. Geralmente são necessárias várias pesquisas para encontrar os artigos mais adequados. *Por exemplo, a primeira questão PICOT de Cathy e Tom inclui as palavras-chave "infecção da corrente sanguínea associada*

Tabela 5.1 Bases de dados e fontes de literatura científica para pesquisa.

Bases de dados	Fontes
AHRQ	Agency for Healthcare Research and Quality; inclui diretrizes clínicas preexistentes e resumos de evidências http://www.ahrq.gov O National Guideline Clearinghouse™ foi encerrado em 16 de julho de 2018, pois a verba federal por meio da AHRQ não estava mais disponível para financiá-lo
CINAHL	Cumulative Index to Nursing and Allied Health Literature; inclui estudos sobre enfermagem, profissões da área da saúde e biomedicina https://www.ebscohost.com/nursing/products/cinahl-databases/cinahl-complete
MEDLINE	Inclui estudos nas áreas de medicina, enfermagem, odontologia, psiquiatria, medicina veterinária e profissões da área da saúde https://www.nlm.nih.gov/bsd/medline.html
EMBASE	Estudos biomédicos e farmacêuticos http://www.embase.com
PsycINFO	Psicologia e disciplinas da área de saúde relacionadas http://www.apa.org/psycinfo/
Cochrane Database of Systematic Reviews	Texto completo de revisões sistemáticas atualizadas regularmente, preparadas por Cochrane Collaboration; inclui revisões concluídas e protocolos https://www.cochrane.org/search/site/systematic%20reviews
PubMed	Biblioteca de ciências da saúde na National Library of Medicine; oferece acesso gratuito a artigos de periódicos https://www.ncbi.nlm.nih.gov/pubmed/
World Views on Evidence-Based Nursing	Revista eletrônica com artigos que fornecem síntese da pesquisa e bibliografia comentada para referências selecionadas

ao cateter", "pacientes cirúrgicos", "clorexidina" e "álcool". As palavras-chave selecionadas, com frequência, têm um significado para um autor e um significado muito diferente para outro. Seja paciente e persistente e continue tentando diferentes palavras e combinações de palavras até encontrar a evidência de que precisa.

É importante usar a hierarquia das evidências disponível, conforme retratado na Figura 5.2. O nível de rigor ou o grau de confiança nas evidências (p. ex., nos achados de um estudo) diminuem conforme se desce na pirâmide. Como estudante de enfermagem, não é possível ser um especialista em todos os aspectos dos tipos de estudos que compreendem os primeiros seis níveis da pirâmide, mas você pode aprender o suficiente sobre os tipos de estudos para ajudar a saber quais apresentam as melhores evidências científicas. No topo da pirâmide estão as revisões sistemáticas ou metanálises, que representam os resumos mais avançados de um pesquisador individual ou um painel de especialistas. As metanálises e as revisões sistemáticas trazem as respostas perfeitas às questões PICOT porque resumem de um modo rigoroso as evidências atuais sobre um tópico ou intervenção específicos.

Durante uma metanálise ou uma revisão sistemática, um pesquisador formula uma questão PICOT, examina o nível de evidência mais elevado disponível (p. ex., estudos randomizados controlados [ERCs]) para uma área de estudo bem definida, resume o conhecimento atual sobre a área de estudo e relata se a evidência atual respalda uma alteração da prática ou se há necessidade de mais estudos. A principal diferença é que na metanálise o pesquisador utiliza a estatística para demonstrar o efeito de uma intervenção sobre um resultado. Em uma revisão sistemática, não há o uso da estatística para tirar conclusões sobre a evidência. Na Cochrane Library, todos os registros incluem informações sobre metanálises e revisões sistemáticas. Se você usar MEDLINE ou CINAHL, digite um termo como *metanálise, revisões sistemáticas ou medicina baseada em evidências* para obter revisões científicas sobre sua questão PICOT.

Um ERC representa o nível mais elevado de pesquisa experimental. Em um ERC, um pesquisador testa uma intervenção (p. ex., método para cuidado do local de acesso intravenoso [IV] ou educação em saúde do paciente) em comparação ao padrão de cuidados usual. Os pesquisadores alocam de modo aleatório os participantes de um experimento em um grupo de controle ou de tratamento. Em outras palavras, todos os participantes têm uma chance igual de estar em qualquer um dos grupos. O grupo de tratamento recebe a intervenção experimental e o grupo de controle recebe o padrão de cuidados usual. Os pesquisadores medem os dois grupos em relação aos mesmos resultados e, em seguida, realizam testes estatísticos para verificar se a intervenção experimental produziu uma diferença significativa. Quando um ERC é concluído, o pesquisador tem evidências para mostrar se a intervenção produz melhores resultados que o padrão de cuidados.

Um único ERC não é tão conclusivo como uma revisão de vários ERCs sobre a mesma questão. Entretanto, um único ERC que teste a intervenção incluída em sua questão produz evidências úteis. Se um ERC não estiver disponível sobre sua questão, use os resultados de outros estudos de pesquisa, como estudos descritivos ou qualitativos, para responder à sua questão PICOT. Os especialistas clínicos podem estar na base da pirâmide de evidência, mas não pense que especialistas clínicos constituem fontes de evidência insatisfatórias. Os especialistas clínicos usam as evidências com frequência enquanto desenvolvem suas próprias práticas e representam ricas fontes de informação para problemas clínicos.

> **Pense nisso**
>
> Formule uma questão PICOT relacionada a alguma situação que você tenha encontrado durante uma experiência clínica recente. Identifique as palavras-chave que você utilizaria para pesquisar evidências nas bases de dados e na literatura.

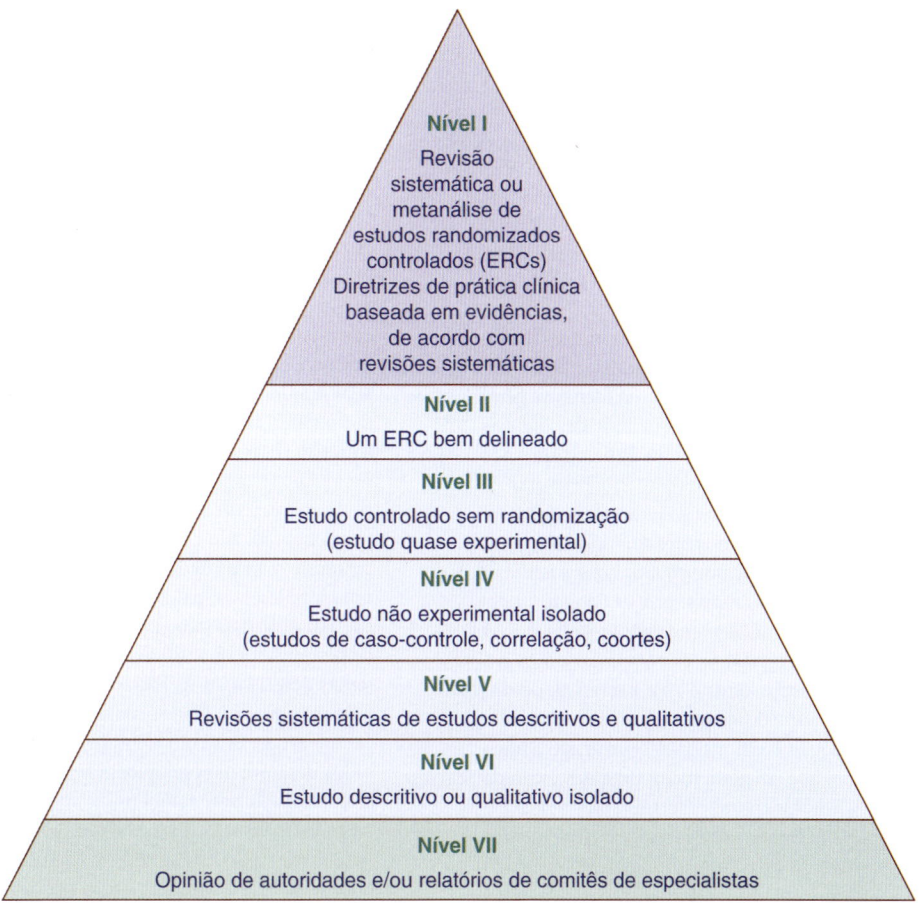

Figura 5.2 Níveis de evidência. (De LoBiondo-Wood G, Haber J: *Nursing research*, ed 10, St Louis, 2022, Elsevier.)

Avaliar as evidências de modo crítico. Com a ajuda do bibliotecário do hospital, *Tom pesquisou três bases de dados: PubMed, CINAHL e Cochrane Database of Systematic Reviews. Ele encontrou um resumo de revisão sistemática sobre curativos do cateter de acesso central na base de dados Cochrane. Um artigo do respeitado* New England Journal of Medicine *relatava um estudo de pesquisa que demonstrou uma redução de ICSCAC após o uso de várias intervenções em conjunto (incluindo o uso de clorexidina e precauções de barreira). Cathy ajudou pesquisando diretrizes clínicas sobre cateteres de acesso central no site do Centers for Disease Control and Prevention (CDC). Assim que obtiveram o texto integral de todos os artigos (não apenas os resumos), Cathy e Tom distribuíram todos aos membros de seu CPU para uma análise e avaliação crítica.*

A revisão e a análise crítica das evidências disponíveis requerem uma abordagem sistemática. Ao avaliar as evidências disponíveis, você deve determinar o valor, a viabilidade e a utilidade das evidências para a efetivação de uma mudança na prática (Mitchell e Freise, 2020). Existem muitos guias de avaliação crítica disponíveis para uso por enfermeiros para analisar as evidências em um formato estruturado (Buccheri e Sharifi, 2017). Examine cada fonte de evidência (artigo, diretriz clínica, resumo de especialistas) a fim de determinar o valor, a viabilidade e a utilidade da evidência antes de efetuar uma mudança da prática. Isso exige que você examine com cuidado cada fonte de evidência para determinar seu valor científico e a robustez dos métodos de estudo (quando apropriado), identificar o nível de evidência de cada fonte, resumir suas descobertas e determinar se a evidência é conclusiva em relação a sua questão prática (Buccheri e Sharifi, 2017). *O comitê CPU da UTI examina os resumos das evidências de cada um dos artigos e diretrizes clínicas sobre ICSCAC. O comitê decide se há*

evidências convincentes para uso de clorexidina em vez de álcool na limpeza dos locais de cateter. A equipe também determina se o uso de precauções de barreira durante a inserção do cateter faz diferença em termos das taxas de infecção.

Leva algum tempo até desenvolver as habilidades necessárias para efetuar uma avaliação crítica das evidências como um especialista. Ao ler um artigo, não desista dele por causa das estatísticas e da linguagem técnica. Para determinar seu valor na prática, considere:

- Qual é o nível da evidência?
- Até que grau o estudo foi bem conduzido (no caso de pesquisas)?
- Qual é a utilidade dos achados para a prática?

Conheça os elementos de um artigo ao examinar cada um. Leia cada artigo com atenção para decidir se o estudo foi bem conduzido. Enquanto estiver lendo um estudo científico, resuma os elementos principais. Muitos comitês de PBE utilizam guias de avaliação ou listas de verificação úteis para avaliar os estudos (Buccheri e Sharifi, 2017). Um guia oferece questões sobre os elementos essenciais da pesquisa (p. ex., objetivo, tamanho da amostra, contexto, método de estudo). É importante conhecer os elementos dos artigos científicos para decidir seu valor e sua relevância para sua questão PICOT (Buccheri e Sharifi, 2017). Artigos baseados em evidências incluem os seguintes elementos:

- *Resumo*: é um sumário que informa rapidamente se o artigo é baseado em pesquisa ou na clínica. Um resumo descreve brevemente o objetivo do artigo. Também inclui os principais temas ou achados e as implicações para a prática de enfermagem
- *Introdução*: contém mais informações sobre o objetivo do artigo. Em geral há uma breve evidência de suporte para explicar por que o tópico é importante. Juntos, o resumo e a introdução ajudam a

decidir se você quer continuar a ler o artigo inteiro. Você saberá se o tópico do artigo é semelhante à sua questão PICOT ou apresenta uma relação próxima o suficiente para fornecer informações úteis. Se você decidir que um artigo provavelmente vai ajudar a responder a sua questão, continue a ler os próximos elementos do artigo

- *Revisão da literatura ou fundamentação*: um bom autor oferece uma fundamentação detalhada do nível das informações científicas ou clínicas sobre o tópico de interesse. A revisão envolve leitura, análise e sintetização de artigos acadêmicos sobre o assunto da pesquisa. Então, oferece uma argumentação sobre o que se sabe e o que não se sabe, de modo a oferecer um argumento sobre o motivo que levou o autor a conduzir um estudo ou relatório sobre um tópico clínico. Essa seção do artigo é valiosa. Mesmo que o artigo em si não aborde sua questão PICOT do modo desejado, a revisão da literatura geral pode conduzir a artigos mais úteis e ampliar sua base de conhecimentos em enfermagem. Depois de ler a revisão da literatura, você deve ter uma boa ideia de como as pesquisas anteriores levaram à questão de pesquisa. *Por exemplo, um artigo encontrado por Tom descrevia um estudo projetado para testar os efeitos de práticas assépticas em ICSCAC. Esse artigo examinava a literatura que descreve a natureza da ICSCAC e os pacientes que correm maior risco, os tipos de fatores com uma contribuição para ICSCAC demonstrada previamente na literatura e intervenções anteriores usadas para a prevenção de ICSCAC*
- *Narrativa do manuscrito*: a "seção central", ou narrativa, de um artigo difere de acordo com o tipo de artigo baseado em evidências em questão (Melnyk e Fineout-Overholt, 2019). Um artigo clínico descreve um tópico clínico, que em geral inclui uma descrição da população de pacientes, a natureza de determinada doença ou alteração de saúde, como os pacientes são afetados e os tratamentos de enfermagem apropriados. Às vezes, um autor escreve um artigo clínico para explicar como usar um tratamento ou uma nova tecnologia. Um artigo de pesquisa contém várias subseções dentro da narrativa, incluindo as seguintes:
  - *Declaração do objetivo*: explica o foco ou a intenção de um estudo. Inclui questões de pesquisa ou **hipóteses** – previsões sobre a relação ou diferenças entre as **variáveis** do estudo (conceitos, características ou traços que variam em um participante ou entre eles). *Um exemplo de uma questão de pesquisa é: o uso de clorexidina a 2% em comparação a iodopovidona reduz ICSCAC em pacientes com CVCs? Com essa questão, o autor estuda as variáveis (independentes) de soluções de clorexidina e iodopovidona conforme afetam o resultado (variável dependente) de ICSCAC nos pacientes. Em contraste, a hipótese pode declarar: clorexidina a 2% para cuidado do local reduz a incidência de ICSCAC em pacientes com CVCs*
  - *Métodos ou desenho*: explica como um estudo de pesquisa foi organizado e conduzido para responder à questão de pesquisa ou testar a hipótese (uma explicação proposta para um fenômeno que pode ser testado). Essa seção explica o tipo de estudo conduzido (p. ex., ERC, estudo de caso-controle ou estudo qualitativo) e o número de indivíduos que participaram do estudo. Na pesquisa de cuidados de saúde, os participantes com frequência incluem pacientes, familiares ou a equipe de cuidados de saúde. A seção de métodos pode ser confusa às vezes porque explica detalhes sobre o modo como o pesquisador projetou o estudo para obter os resultados mais precisos possíveis. Use o corpo docente de sua instituição como recurso para ajudar a interpretar essa seção
  - *Análise*: explica como os dados coletados em um estudo são analisados. Se foram coletados dados quantitativos, como medidas físicas e pontuações em questionários, os resultados estatísticos do estudo são explicados. A estatística pode ser confusa. Concentre-se em descobrir se o pesquisador encontrou diferenças entre os grupos ou se foi encontrada uma associação entre as diferentes variáveis. Por exemplo, se um pesquisador estivesse testando uma nova estratégia para prevenção de quedas, a estratégia reduziu mais as quedas que a abordagem de cuidado padrão? O pesquisador relata estatisticamente um "valor de p". O valor de p (em geral estabelecido em 0,05) é um nível de probabilidade que informa se a diferença entre dois grupos apresenta uma relação provável com a intervenção ou se a diferença ocorreu simplesmente por acaso (Lobiondo-Wood e Haber, 2018). Quando a estatística mostra um valor menor que o valor de p ($p < 0,05$), o resultado provavelmente foi produzido pela intervenção (probabilidade menor que 5% de ter ocorrido por acaso). Se um estudo envolve a coleta de informações qualitativas como entrevistas gravadas ou questionários de resposta livre, a análise descreve os principais temas refletidos nos dados. A seção de análise ajuda a determinar se um estudo foi conduzido de modo que permita a confiança nos resultados e em seu uso para orientar a prática (Lobiondo-Wood e Haber, 2018)
  - *Resultados ou conclusões*: os artigos clínicos e de pesquisa contam com uma seção de resumo. Em um artigo clínico, o autor explica as implicações clínicas do tópico apresentado. Em um artigo de pesquisa, o autor detalha os resultados do estudo e explica se uma hipótese é respaldada ou como uma questão de pesquisa é respondida. Essa seção inclui uma análise estatística, se o estudo de pesquisa for quantitativo. Um estudo qualitativo resume os temas descritivos e as ideias originadas na análise dos dados pelo pesquisador. Não se deixe assustar pela análise estatística em um artigo. Leia com atenção e faça estas perguntas: o pesquisador descreve os resultados? Os resultados são significativos? Um autor eficiente também discutirá as limitações do estudo nessa seção. As informações sobre as limitações são importantes para ajudar a decidir se você deseja usar a evidência com seus pacientes. Peça a um membro do corpo docente ou um especialista que ajude a interpretar os resultados estatísticos
  - *Implicações clínicas*: um artigo de pesquisa inclui uma seção que explica se os achados do estudo têm implicações clínicas. O pesquisador explica a possibilidade de generalização ou como aplicar as descobertas em um contexto da prática para o tipo de indivíduos estudados.

Depois de analisar criticamente cada artigo para sua questão PICOT, combine os achados de todos os artigos para determinar o estado da evidência. Se você tiver usado um guia de avaliação crítica para cada artigo, resuma as informações de todos os formulários em uma tabela de avaliação final. Quando terminar a tabela de avaliação, use o pensamento crítico para considerar o rigor científico ou a robustez das evidências combinadas e de que modo respondem a sua área de interesse. Examine as evidências tendo em mente as preocupações, os valores, as preferências dos pacientes e os recursos de cuidados de saúde disponíveis. Sua revisão dos artigos oferece uma conclusão das evidências combinadas sobre sua questão PICOT. Como um novo enfermeiro, você aprenderá a julgar se deve usar a evidência para um paciente em particular ou um grupo de pacientes que apresentem situações de cuidados de saúde complexas (Melnyk e Fineout-Overholt, 2019). Eticamente é importante considerar evidências que tragam benefícios aos pacientes e não causem prejuízos.

Após a avaliação de todos os artigos, o CPU no estudo de caso concentra-se na revisão sistemática, no estudo de pesquisa e nas diretrizes clínicas do CDC, como os recursos que oferecem mais informações sobre o uso de clorexidina e outras intervenções para prevenção de ICSCAC. O comitê trabalha em conjunto discutindo suas conclusões, examina os resultados das tabelas de avaliação final e aplica sua experiência clínica. Considera os tipos de pacientes que encontram na UTI e determina se as evidências são robustas o suficiente para o uso na prática. O artigo de revisão sistemática (evidência de nível I) não aborda o uso de clorexidina, mas conclui que não houve uma vantagem definitiva dos curativos IV transparentes em relação à gaze para prevenção de ICSCAC. Apesar de constituírem uma evidência de nível VII, as diretrizes clínicas do CDC contêm recomendações classificadas de acordo com a robustez dos dados científicos existentes e sua aplicabilidade. As diretrizes do CDC relatam que a pesquisa não demonstrou uma diferença entre os curativos transparentes e de gaze como causa de infecção da corrente sanguínea (ICS) e recomenda com veemência o uso de clorexidina para cuidado do local de acesso IV e o uso de barreiras estéreis durante a inserção do cateter. O estudo de coorte (evidência de nível IV) mostrou uma redução significativa de ICSCAC em UTIs que empregaram um conjunto de intervenções, incluindo higiene rigorosa das mãos, cuidado do local com clorexidina e barreiras estéreis. Os dados de todos os estudos foram aplicáveis a pacientes adultos em estado crítico. O comitê recomenda a adoção de mudanças da prática de modo a incluir clorexidina no cuidado do local, precauções de barreira estéril para inserção do cateter e reforço de medidas rigorosas de higiene das mãos durante todas as formas de cuidado do cateter de acesso central.

Integrar a evidência. Se você decidir que as evidências são robustas e podem ser aplicadas a seus pacientes e à situação clínica, comece a identificar como incorporá-las à prática. Quando a evidência é de natureza qualitativa ou traz dados sobre as diretrizes de avaliação, você identifica maneiras como pode utilizar a evidência para avaliar as condições do paciente. Por exemplo, a evidência disponível sobre as causas comuns de quedas entre idosos é incluída na maioria das ferramentas de avaliação de risco de queda baseadas em evidências. Se a evidência se aplica a uma intervenção, seu primeiro passo é simplesmente aplicar a pesquisa ao plano de cuidados para um paciente (ver Capítulo 18). Utilize as evidências encontradas como justificativa para a intervenção que você pretende tentar. Por exemplo, você aprende sobre uma técnica para dar banho em idosos que estejam confusos e decide usar a técnica em sua próxima tarefa clínica. Se constatar que a técnica de banho funciona com seus próprios pacientes, você pode começar a trabalhar com um grupo de outros estudantes ou enfermeiros para rever a política e os procedimentos de banho nos pacientes ou desenvolver um novo protocolo clínico.

Ao trabalhar como parte de um comitê hospitalar ou uma força-tarefa, algumas vezes a PBE ocorre em maior escala. O engajamento envolve a união de todas as partes interessadas (indivíduos que tenham interesse ou preocupação em relação à mudança da prática) para explicar por que as intervenções baseadas em evidências são importantes. Por exemplo, os administradores querem saber se a mudança da prática melhora os resultados para os pacientes e reduz custos. Os enfermeiros da equipe querem saber se a mudança da prática melhora os resultados para os pacientes e como afeta o modo de proporcionar os cuidados. Os profissionais da saúde também querem saber como a mudança da prática afeta seu modo de fornecer cuidados. Várias agências utilizam mentores em PBE que atuam como líderes informais para influenciar a equipe em nível de unidade (John Hopkins, 2018). O mentor deve ser alguém dentro da organização que tenha os conhecimentos e habilidades para avançar uma iniciativa de PBE, possa oferecer o melhor suporte e tenha o máximo em jogo para ver que a PBE é bem sucedida (John Hopkins, 2018). Um exemplo de um mentor eficaz é um enfermeiro de práticas avançadas ou preceptor de unidade.

Ao integrar evidência, é importante considerar o contexto em que você deseja aplicar as evidências e pedir que as partes interessadas apoiem a mudança. Para integrar uma evidência à prática, deve ocorrer a educação de todas as pessoas envolvidas na mudança da prática. Isso requer abordagens como seminários para ensino, boletins informativos e discussões contínuas durante reuniões de equipe e do CPU. A chave para uma integração de evidência bem-sucedida é aumentar a adesão por meio do envolvimento do máximo de funcionários possível para defender o processo de PBE focando em um problema que seja importante para eles (John Hopkins, 2018).

A execução real de uma mudança da prática requer planejamento, especialmente se ocorrer em larga escala e envolver mais de uma unidade de enfermagem ou área de trabalho. A equipe de implementação de uma mudança na prática deve trabalhar em grande proximidade com os profissionais que vão adotar a nova prática para prever o que será necessário para que a mudança tenha sucesso. Por exemplo, pode haver necessidade de novas formas de documentação, diferentes tipos de suprimentos ou uma mudança no modo de comunicar as informações entre as disciplinas. Muitas vezes é melhor testar uma nova mudança da prática conduzindo um teste-piloto de 3 meses antes da implementação em larga escala. Um teste-piloto é um estudo de pesquisa em pequena escala ou um estudo que inclua um projeto de melhoria da qualidade ou do desempenho (MD). Os resultados do teste-piloto informam se a mudança da prática pode ser implementada com facilidade e se ela provoca os resultados desejados. A adesão da enfermagem é importante para o sucesso do projeto-piloto e sustentar a mudança. Os enfermeiros terão maior probabilidade de usar as práticas baseadas em evidências se perceberem que as práticas são úteis e relevantes e se seu ambiente de trabalho for favorável e promover a comunicação (Jun et al., 2020; Mathieson et al., 2018).

Uma abordagem comum usada para integrar evidências à prática consiste em incorporar as novas evidências em P&Ps. Um aspecto central de um ambiente de prática que favoreça o uso das melhores evidências é a exigência de que as P&Ps de prática clínica sejam baseados em evidências (Dols et al., 2017). Tradicionalmente, as políticas eram revistas anualmente ou a intervalos menores no geral para atualização. Atualmente, as políticas e os protocolos são atualizados quando novas evidências justificam uma revisão (Dols et al., 2017). As atualizações se destinam a compartilhar as evidências mais recentes e facilitar a adesão da equipe às novas práticas. Muitas agências envolvem o corpo de enfermagem e enfermeiros de prática avançada preparados para pesquisa da análise de artigos científicos relevantes a P&P e na tomada de decisões apropriadas. P&Ps são ferramentas importantes para ajudar os enfermeiros nos hospitais a usar evidências em sua prática diária e promover resultados positivos para os pacientes (Harvey et al., 2020).

Após examinar as evidências sobre ICSCAC, o comitê CPU decide rever os P&Ps para inserção e manutenção de cateteres de acesso central. Cathy e Tom recomendam que o comitê realize sessões durante o serviço para instruir toda a equipe sobre o novo P&P. Uma breve explicação da mudança também é incluída no boletim mensal da unidade. O conjunto de intervenções (higiene das mãos, uso de clorexidina e precauções de barreira completas) é implementado após a equipe ter a oportunidade de fazer perguntas sobre o novo protocolo em reuniões de equipe. A UTI implementa o novo P&P, enquanto o comitê CPU monitora os relatos mensais de ICSCAC para determinar se há alteração das taxas de infecção. Além disso, o CPU realiza auditorias das práticas da equipe para garantir que as novas intervenções estejam sendo seguidas de modo regular e que a mudança da prática seja mantida.

Avaliar os resultados da decisão ou alteração da prática. Depois de aplicar as evidências à prática, a etapa seguinte consiste em avaliar o resultado. Como a intervenção funciona? Qual foi a eficiência da decisão clínica para o paciente ou ambiente de prática? Às vezes a avaliação é muito simples, como, por exemplo, determinar se os resultados esperados para uma intervenção foram obtidos (ver Capítulos 18 e 20). Por exemplo, após o uso de um curativo IV transparente, há deslocamento da linha de acesso IV ou o paciente desenvolve flebite como complicação? Ao usar um novo método de ensino pré-operatório, os pacientes aprendem o que esperar após a cirurgia?

Quando uma alteração da PBE ocorre em maior escala, a avaliação é mais formal. *Por exemplo, as evidências de fatores que reduzem a incidência de ICSCAC levam a UTI a adotar o novo P&P para cuidado de cateteres de acesso central. Para avaliar o procedimento, os membros do comitê de PBE rastreiam os resultados de incidência de ICSCAC durante um período de tempo antes e após a alteração da prática (p. ex., 3 a 6 meses).*

São necessárias medidas pré-intervenção e pós-intervenção para determinar a mudança. Nesse caso, a medida de ICSCAC é colhida mensalmente pelo hospital. Além disso, a equipe coleta dados para descrever tanto os pacientes que desenvolvem ICSCAC quanto aqueles que não apresentam a condição. Essa informação comparativa é importante para determinar os efeitos do protocolo e se há necessidade de modificações.

Ao avaliar uma mudança da PBE, determine se a mudança foi eficaz, se há necessidade de modificações na mudança ou se a mudança deve ser descontinuada. Podem ocorrer eventos ou resultados que não eram esperados. *Por exemplo, as alterações efetuadas no protocolo, desenvolvidas por Cathy e Tom, poderiam provocar um aumento dos casos de ICSCAC. Se isso não for determinado durante a avaliação, a prática continuará e os pacientes sofrerão.* Nunca implemente uma mudança da prática sem avaliar seus efeitos.

Comunicar os resultados da decisão sobre a PBE. Após a implementação de uma mudança da PBE, é importante comunicar os resultados. Se a intervenção baseada em evidências for implementada para um paciente, você e o paciente determinarão a eficácia daquela intervenção. Quando a mudança da prática ocorrer no nível da unidade de enfermagem, o primeiro grupo a discutir os resultados da alteração costuma ser a equipe clínica da unidade. Reuniões na unidade e ferramentas de gestão visual, como uma tabela de Gemba para coletar questões relacionadas ao processo, constituem estratégias eficazes para comunicar alterações e práticas da PBE (Bourgault et al., 2018). Para otimizar o desenvolvimento profissional e promover resultados positivos para os pacientes além do nível da unidade, compartilhe os resultados com vários grupos de enfermeiros ou outros profissionais da saúde, como o conselho de prática de enfermagem, o conselho de PBE ou o conselho de pesquisa (Carter e Rivera, 2018). Profissionais clínicos apreciam e gostam de ver os resultados das mudanças da prática. Além disso, é mais provável que a mudança da prática seja sustentável e continue em vigor se a equipe puder ver os benefícios de uma alteração da PBE. Uma boa maneira de compartilhar essa informação na unidade de enfermagem consiste em uma apresentação de pôster para a equipe da unidade.

Como enfermeiro profissional, é crucial contribuir para o conhecimento crescente da prática de enfermagem. Muitas vezes os enfermeiros comunicam os resultados das alterações da PBE durante as visitas clínicas e em conferências e congressos profissionais. O envolvimento em organizações profissionais permite que apresentem as alterações da PBE em resumos científicos, apresentações em pôster ou até mesmo apresentações em pódio.

> **Pense nisso**
>
> Na unidade clínica designada a você para cuidado do paciente, converse com dois enfermeiros sobre as estratégias mais eficazes que utilizam para comunicar mudanças da PBE à equipe de enfermagem.

Sustentar o uso do conhecimento. Manter a alteração em prática como resultado do processo de PBE é um desafio. As agências de cuidados de saúde são bombardeadas por mudanças das agências governamentais e de certificação, iniciativas administrativas internas e demandas contínuas da prestação de cuidados seguros e eficientes ao paciente. Para que uma PBE se torne totalmente adotada e integrada em uma instituição, a percepção de que a mudança de prática melhorará a qualidade do cuidado e fará a diferença nas vidas dos pacientes deve ser sentida por todos os funcionários (John Hopkins, 2018). Quando uma nova mudança da prática é introduzida, é importante que seja incorporada à cultura e ao ambiente de prática da organização. É importante que as agências de cuidados de saúde utilizem estratégias dirigidas para sustentar o uso de decisões e alterações da PBE (Boxe 5.2).

Boxe 5.2 Prática baseada em evidências

Estratégias para manter o uso da prática baseada em evidências pelos enfermeiros

Questão PICOT: o uso de estratégias dirigidas resulta em implementação e sustentação do uso da PBE pelos enfermeiros?

Resumo das evidências

A implementação e a sustentação do uso da PBE pelos enfermeiros ainda constituem um desafio. Para ter sucesso na implementação e manutenção das PBEs, as unidades dentro das instituições de saúde precisam desenvolver culturas focadas em colaboração, desenvolvimento humano, empoderamento das equipes e promoção de relacionamentos interpessoais (Jun et al., 2020; Yoo et al., 2019). É essencial que os líderes da instituição tenham uma visão clara, demonstrem um envolvimento ativo e uma modelagem de comportamentos de PBE, apoiem os esforços da equipe em utilizar PBE e ofereçam mentoria a outros membros da equipe de enfermagem (Tucker e Melnyk, 2019). Enfermeiros que trabalham em unidades nas quais os líderes tenham uma visão clara e utilizem estratégias integradas e atividades de PBE apresentem níveis mais altos de continuidade de uso das práticas de PBE (Caramanica e Spiva, 2018; Harvey et al., 2020). A formação de um Instituto regional de PBE ou uma Colaboração em Pesquisa e Prática Clínica bem como grupos de trabalho de PBE dentro de conselhos de governança em enfermagem foram consideradas estratégias direcionadas eficazes para envolver os enfermeiros em PBE (Ecoff et al., 2020; Migliore et al., 2020). Os enfermeiros têm maior interesse e disposição para adotar práticas inovadoras quando contam com líderes de enfermagem que proporcionam uma comunicação contínua em relação a pesquisa e PBE (Tucker e Melnyk, 2019). Pesquisas revelaram que enfermeiros que tinham certificados em especialidades eram mais propensos a usar PBE ao realizar cuidados de enfermagem (Jun et al., 2020). Mentorias acadêmicas do corpo docente em enfermagem por meio de parcerias acadêmicas ou de enfermeiros de prática avançada e participação em clubes de periódicos ajudam os enfermeiros a desenvolver habilidades para a PBE (Carter e Rivera, 2018; Fritz, 2017). Programas de bolsas de estudo em PBE aumentaram o conhecimento dos enfermeiros sobre a PBE, assim como a implementação da PBE (Friesen et al., 2017; Kim et al., 2017). Ferramentas de gestão visual, como tabelas de Gemba (um quadro visual que inclui um método para capturar as questões do processo identificadas por enfermeiros) e reuniões incentivam uma cultura de PBE (Bourgault et al., 2018). As abordagens dirigidas ajudam os enfermeiros a se envolverem na PBE em sua prática.

Aplicação na prática de enfermagem

- Ter familiaridade com a visão do líder de enfermagem em relação às estratégias e atividades de PBE na agência de cuidados de saúde (Melnyk et al., 2018a; Tucker e Melnyk, 2019)
- Formar uma equipe de PBE ou um clube de periódicos com outros enfermeiros para ajudar a criar uma cultura de questionamento em sua instituição (Fritz, 2017)
- Juntar-se a outros enfermeiros da região para apoiar uns aos outros em relação às PBEs (Ecoff et al., 2020)
- Considerar obter a certificação de uma especialidade de enfermagem (Jun et al., 2020)
- Ficar atento a comunicações estratégicas da liderança sobre pesquisa, oportunidades educacionais em PBE e melhorias em sua instituição (Melnyk et al., 2018a; Yoo et al., 2019)
- Estabelecer parcerias com um professor de enfermagem ou um enfermeiro de prática avançada que possa atuar como mentor durante o desenvolvimento de suas habilidades em PBE (Carter e Rivera, 2018; Melnyk et al., 2018b)
- Como estudante, estabelecer uma parceria com um enfermeiro da unidade para pesquisar a literatura com o objetivo de responder a uma questão sobre melhoria da prática e compartilhar suas descobertas com os outros enfermeiros.

Com frequência os hospitais maiores ou sistemas de saúde contratam enfermeiros pesquisadores ou enfermeiros cientistas para gerenciar e desenvolver ainda mais os programas de PBE e pesquisa em enfermagem naquela instituição (Carter e Rivera, 2018). A mentoria e a modelagem de PBE por enfermeiros de prática avançada facilitam a implementação da PBE em ambientes clínicos (Melnyk et al., 2018b). *Após a UTI ter adotado o novo P&P para cuidado de cateteres de acesso central, o comitê exibe a medida de resultado mensal de ICSCAC no quadro de avisos da sala de conferência para que toda a equipe veja. Os membros do CPU conduzem auditorias ocasionais para garantir que os processos de uso de clorexidina e barreiras estéreis estejam sendo seguidos pelos membros da equipe. Quando a incidência de ICSCAC começa a subir novamente, o comitê CPU discute os resultados e analisa as causas para a situação de cada paciente.* A tradução de novos conhecimentos para a prática requer uma liderança transformacional de enfermagem (ver Capítulo 21) que proporcione os recursos para o desenvolvimento da educação em PBE com o objetivo de aumentar o conhecimento de PBE dos enfermeiros, como um conjunto de ferramentas para padronização das práticas de enfermagem, participação em equipes interdisciplinares de PBE e modelagem de papel de comportamentos de PBE (Harvey et al., 2020; Tucker and Melnyk, 2019)

Método científico

Quando não há evidência para justificar uma mudança relacionada à prática, educativa ou administrativa, a próxima opção é realizar uma pesquisa – o processo de criação de novos conhecimentos. Por exemplo, ao conduzir uma PBE, você pode verificar uma carência de conhecimento que deixa sua questão PICOT sem resposta. Quando isso acontece, a melhor maneira de responder sua questão PICOT é conduzir um estudo.

O **método científico** é a base de todas as pesquisas, uma metodologia objetiva para a investigação científica que resulta em interpretações não enviesadas do fenômeno em estudo e no refinamento do conhecimento. É um processo que, quando realizado de maneira formal e rigorosa, rende um novo conhecimento fundamental para uma ciência, seja ela de enfermagem, psicologia ou medicina. O método científico é um processo sistemático e gradual. Quando realizado corretamente, sabe-se se um estudo promove a **validade**, a **confiabilidade** e a **possibilidade de generalização** dos achados. Assim, quando um trabalho de pesquisa em enfermagem é feito corretamente, você sabe se os achados se aplicam a pacientes semelhantes sob cuidados (possibilidade de generalização) e se os mesmos resultados ocorrerão quando o estudo for repetido sob as mesmas condições (confiabilidade). Os achados são considerados válidos quando um estudo segue todos os passos do método científico sem viés.

Os pesquisadores de enfermagem utilizam o método científico para entender, explicar ou controlar um fenômeno da enfermagem (Lobiondo-Wood e Haber, 2018). Procedimentos sistemáticos e ordenados reduzem a possibilidade de erro. Embora a possibilidade de erro sempre exista, o método científico minimiza a possibilidade de que um **viés** ou uma opinião do pesquisador influencie os resultados de um estudo e, como consequência, o conhecimento obtido. A pesquisa utilizando o método científico inclui os seguintes passos:

1. *Fazer uma observação.* O pesquisador identifica uma área de problema ou área de interesse do estudo.
2. *Fazer perguntas sobre a observação e reunir informações.* O pesquisador conduz uma revisão abrangente da literatura na área de interesse.
3. *Analisar a literatura e formular uma pergunta de pesquisa ou hipótese* – uma explicação proposta para um fenômeno que pode ser testada, geralmente envolvendo uma previsão baseada naquela pergunta ou hipótese.
4. *Conduzir um estudo utilizando rigor científico.* Testar a pergunta ou a hipótese e previsão em um experimento (quantitativo ou qualitativo) que possa ser reproduzido. O tipo do estudo é guiado pela pergunta da pesquisa. Por exemplo: "O uso de clorexidina reduz a incidência de ISACV?" é um estudo quantitativo envolvendo análise estatística. "Quais são as percepções dos enfermeiros sobre sua própria tristeza ao cuidar de pacientes de covid-19?" é uma pergunta de pesquisa que é mais bem estudada qualitativamente. Os pesquisadores reúnem **dados empíricos** por meio de observações e avaliações (p. ex., pesquisas, dados fisiológicos, observações) e usam os dados para revelar novos conhecimentos.
5. *Analisar os dados e tirar conclusões.* Aceitar ou rejeitar a pergunta/hipótese ou modificar a hipótese, se necessário.

O objetivo de qualquer estudo conduzido com base no método científico é aplicar o conhecimento obtido em um estudo a um grupo mais amplo de pacientes. À medida que você revisa os passos do método científico, você notará sua similaridade com o processo de enfermagem (Tabela 5.2). Conhecer o método científico permite que você compreenda como os pesquisadores realizam a pesquisa objetivamente, para obter e testar o conhecimento. O método é útil para orientar a pesquisa, mas muitos dos elementos do método científico também se aplicam a como se conduzem projetos de PBE: formular perguntas, fazer buscas na literatura e realizar um teste-piloto.

Tipos de trabalhos de pesquisa

Uma pergunta de pesquisa ou hipótese guia o método utilizado por um pesquisador para responder à pergunta. Ao mesmo tempo, um pesquisador deve considerar a população a ser representada (p. ex., pacientes com câncer, estudantes de enfermagem, pacientes com depressão) em um estudo, o acesso à população, os métodos de coleta de dados e o cenário onde o estudo deve ser realizado. Se o tipo correto de estudo não for selecionado, os resultados podem ser muito limitados ou inúteis. Se a literatura for escassa em relação a uma pergunta de pesquisa, o pesquisador inicialmente adotará uma abordagem exploratória, e não será excessivamente ambicioso para tentar um estudo experimental formal. Um exemplo é a pesquisa sobre prevenção de quedas. Em vez de testar prematuramente uma intervenção proposta para reduzir as quedas, os primeiros pesquisadores realizaram inicialmente estudos para identificar quais fatores estão associados às quedas. Uma vez que esses fatores foram identificados, novos estudos foram desenvolvidos para criar ferramentas de avaliação de risco de queda. Então, os pesquisadores utilizaram as ferramentas para identificar pacientes de alto risco e testar intervenções voltadas à eliminação dos riscos. Escolher o método correto de pesquisa é fundamental para eventualmente revelar conhecimentos novos e relevantes (Boxe 5.3).

Pesquisa quantitativa. A **pesquisa quantitativa em enfermagem** confia em métodos que medem e quantificam com precisão as variáveis do estudo. Dois exemplos de pesquisa quantitativa são: (1) um estudo para abordar um novo tratamento para dor, que mede a intensidade da dor autorrelatada dos participantes de modo quantitativo e (2) um estudo que testa diferentes formas de curativos cirúrgicos para medir a extensão da cicatrização da ferida. A pesquisa quantitativa representa o exame preciso, sistemático e objetivo de conceitos específicos. Seu foco está nos dados numéricos, na análise estatística e nos controles para eliminação do viés nos achados (Lobiondo-Wood e Haber, 2018). Existem muitos métodos quantitativos. Alguns são usados com maior frequência e incluem a pesquisa experimental, não experimental, levantamento e pesquisa para avaliação.

Pesquisa experimental. Um ERC é um verdadeiro **estudo experimental** que controla as condições de forma rigorosa para eliminar o viés, com o objetivo de generalizar os resultados do estudo a grupos de indivíduos semelhantes. Os pesquisadores testam uma intervenção

Tabela 5.2 Comparação das etapas do processo de enfermagem ao processo do método científico.

Processo de enfermagem	Processo de pesquisa utilizando o método científico
Avaliação	Observar e fazer perguntas. Identificar a área de interesse ou um problema clínico • Revisar a literatura • Formular uma estrutura teórica • Refletir sobre a prática pessoal e/ou discutir questões clínicas com especialistas para definir melhor o problema.
Diagnóstico	Desenvolver questão(ões) de pesquisa/hipóteses.
Planejamento	Determinar como o estudo será conduzido • Selecionar o desenho/metodologia de pesquisa • Identificar um plano para recrutar a amostra, levando em conta população, número e alocação para os grupos • Identificar as variáveis do estudo: intervenções específicas (variável independente) e resultados (variáveis dependentes) • Selecionar os métodos para coleta de dados • Selecionar a abordagem para mensuração dos resultados: questionários, levantamentos, medidas fisiológicas, entrevistas, observações • Formular um plano para analisar os dados: métodos estatísticos para responder às questões de pesquisa/hipóteses.
Implementação	Conduzir o estudo • Obter as aprovações necessárias • Recrutar e incluir os participantes • Implementar o protocolo de estudo/reunir dados.
Avaliação	Analisar os resultados do estudo e formar conclusões • Analisar a metodologia de estudo continuamente. O estudo está sendo realizado de modo coerente? Todos os pesquisadores estão seguindo o protocolo de estudo? • Interpretar os dados demográficos da população de estudo • Analisar os dados para responder a cada questão de pesquisa/hipótese • Interpretar os resultados, incluindo as conclusões, limitações. Comunicar os achados • Formular recomendações para pesquisas subsequentes • Determinar as implicações para a enfermagem • Divulgar os achados: apresentações, publicações, necessidade de estudos adicionais, modo de aplicar os achados na prática.

Boxe 5.3 Tipos de pesquisa

- **Pesquisa exploratória**: estudo inicial não experimental projetado para desenvolver ou refinar as dimensões dos fenômenos (fatos ou eventos) ou desenvolver ou refinar uma hipótese sobre as relações entre os fenômenos. Exemplo: um estudo-piloto testando os benefícios de um novo programa de exercícios para idosos com demência
- **Pesquisa para avaliação**: uma forma de pesquisa quantitativa. Um estudo que testa como um programa, uma prática ou uma política está funcionando. Quando os programas não são bem sucedidos, a pesquisa de avaliação identifica os problemas com o programa e as oportunidades de mudança ou obstáculos para a implementação do programa. Exemplo: um estudo que mede os resultados de uma campanha de informação destinada a melhorar a capacidade de os pais seguirem o cronograma de imunização para os filhos
- **Pesquisa descritiva**: um estudo que mede as características de pessoas, situações ou grupos e a frequência com que determinados eventos ou características ocorrem. Exemplo: um estudo para examinar o viés de EPs em relação ao cuidado de pacientes obesos
- **Pesquisa histórica**: pesquisa descritiva projetada para estabelecer fatos e relações que envolvam eventos passados. Exemplo: um estudo que examina os fatores sociais que levaram à aceitação dos enfermeiros de prática avançada pelos pacientes
- **Pesquisa experimental**: um estudo no qual o investigador controla as variáveis do estudo e distribui os participantes aleatoriamente para diferentes condições, com o objetivo de testar a variável. Exemplo: um ERC que compara clorexidina com iodopovidona para redução da incidência de flebite no local de acesso IV
- **Pesquisa de correlação**: um estudo não experimental que explora as inter-relações das variáveis de interesse, sem qualquer intervenção ativa pelo pesquisador. Exemplo: um estudo que examina a relação entre o nível educacional de EPs e sua satisfação na função de enfermagem.

EPs, enfermeiros profissionais; *ERC*, estudo randomizado controlado; *IV*, intravenoso.

(p. ex., um novo medicamento, terapia ou método educacional) em comparação ao padrão de cuidados usual. Distribuem os participantes semelhantes aleatoriamente para um grupo de controle ou de tratamento. Quando um ERC é concluído, o pesquisador espera saber se a intervenção produz melhores resultados que o padrão de cuidados.

Os estudos controlados sem randomização testam intervenções, mas os pesquisadores não têm a distribuição aleatória dos participantes para grupos de controle (grupo sem intervenção) ou de tratamento (grupo que recebe a intervenção experimental). Portanto, existe um viés no modo como o estudo é conduzido. Alguns achados são distorcidos por causa da maneira como o estudo foi delineado. Quando testa uma intervenção, um pesquisador quer ter a maior certeza possível de que a intervenção seja o motivo dos resultados desejados. Em um estudo não randomizado controlado, o modo como os participantes terminam no grupo de controle ou tratamento algumas vezes influencia os resultados. Por exemplo, considere um estudo no qual há mais idosos que sofrem queda em um grupo em comparação a outro. Isso poderia influenciar os resultados. Isso sugere que a intervenção testada possivelmente não era o único fator que afetava os resultados do estudo. Uma crítica cuidadosa permite que você determine se um viés está presente em um estudo e o efeito, se houver, que o viés teve sobre os resultados.

Embora os ERCs investiguem causa e efeito e sejam excelentes para testar tratamentos medicamentosos ou médicos, nem sempre essa abordagem é a melhor para testar intervenções de enfermagem. A natureza dos cuidados de enfermagem leva os enfermeiros pesquisadores a formular questões que nem sempre são respondidas da forma mais adequada por um ERC. Por exemplo, os enfermeiros ajudam pacientes com problemas como deficiências no conhecimento e manejo de sintomas. Quando os pesquisadores tentam planejar um ERC, com frequência surgem questões éticas se o grupo de controle não receber a nova intervenção terapêutica. Além disso, aprender a entender como os pacientes vivenciam os problemas de saúde é algo que nem sempre pode ser abordado por um ERC. Por isso, estudos descritivos não experimentais costumam ser usados na pesquisa em enfermagem.

Pesquisa não experimental. Estudos descritivos não experimentais descrevem, explicam ou preveem fenômenos (um fato, evento ou ocorrência observáveis). Dois exemplos incluem: (1) um estudo para examinar os fatores que levam os adolescentes à decisão de fumar cigarros e (2) um estudo para determinar os fatores que levam a quedas de pacientes com demência no ambiente hospitalar.

Em um estudo de caso-controle, os pesquisadores estudam um grupo de participantes com determinada condição (p. ex., asma) e ao mesmo tempo outro grupo de participantes que não tenham essa condição. Um estudo de caso-controle determina se existe uma associação entre uma ou mais variáveis preditivas e a condição (Melnyk e Fineout-Overholt, 2019). Por exemplo, existe uma associação entre variáveis preditivas, como histórico familiar ou exposição ambiental a poeira e a incidência de asma? Com frequência, um estudo de caso-controle é conduzido de modo retrospectivo, ou seja, após o fato. Os pesquisadores se voltam para o passado e examinam os dados disponíveis sobre os dois grupos de participantes para entender quais variáveis explicam a condição. Esses estudos envolvem um pequeno número de participantes, o que cria um risco de viés. Às vezes os indivíduos nos dois grupos diferem em relação a outras variáveis (p. ex., nível de estresse ou histórico de alergias por contato) que também influenciam a incidência da condição, mais que as variáveis estudadas, o que pode dificultar a interpretação dos resultados do estudo.

Estudos de correlação descrevem a relação entre duas variáveis (p. ex., idade de adolescentes e se os adolescentes fumam). O pesquisador determina se as duas variáveis estão correlacionadas ou associadas entre si e em que extensão.

Muitas vezes, os pesquisadores utilizam os achados de estudos descritivos para desenvolver estudos que testem intervenções. Por exemplo, se um pesquisador determinar que adolescentes de 15 anos ou mais tendem a fumar, o investigador pode testar mais tarde se a participação em um programa para adolescentes sobre tabagismo é eficaz para ajudar os adolescentes a deixar de fumar.

Levantamentos. A pesquisa quantitativa muitas vezes utiliza levantamentos ou questionários para obter informações sobre a frequência, a distribuição e a inter-relação de variáveis entre os participantes de um estudo (Lobiondo-Wood e Haber, 2018). Um exemplo é um levantamento projetado para medir as percepções dos enfermeiros sobre a disposição dos médicos para colaboração na prática. Os levantamentos obtêm informações sobre as práticas, percepções, educação, experiência, opiniões e outras características das pessoas. A função mais básica de um levantamento é a descrição. Os levantamentos reúnem uma grande quantidade de dados para descrever a população e o tópico de estudo. Na pesquisa por levantamento, é importante que uma parte da população amostrada seja grande o suficiente para manter o **erro de amostragem** (a amostra não representa toda a população sob o estudo) em um valor mínimo.

Pesquisa qualitativa.
A **pesquisa qualitativa em enfermagem** estuda fenômenos difíceis de quantificar ou classificar, como as percepções de doença dos pacientes ou a qualidade de vida. Esse método de pesquisa descreve as informações obtidas em um formato não numérico. Em geral, os dados são reunidos durante as entrevistas por meio de gravação de cada participante. Então as gravações são transcritas em transcritos escritos, servindo como dados para interpretação. O objetivo dos pesquisadores qualitativos é compreender as experiências dos pacientes com os problemas de saúde e os contextos em que as experiências ocorrem. Os pacientes contam seus históricos e compartilham suas experiências nesses estudos. Os achados têm profundidade porque os pacientes costumam ser descritivos em relação ao que escolhem compartilhar. Exemplos de estudos qualitativos incluem: (1) percepções dos pacientes em relação ao atendimento dos enfermeiros em uma unidade de cuidados paliativos e (2) percepções de estresse por familiares de pacientes em estado crítico. Pesquisa qualitativa também pode envolver enfermeiros ou outros profissionais da saúde em um esforço para compreender suas percepções das questões que afetam a prestação do cuidado de saúde.

A pesquisa qualitativa envolve o **raciocínio indutivo** para desenvolver generalizações ou teorias a partir de observações específicas ou entrevistas (Lobiondo-Wood e Haber, 2018). Por exemplo, um enfermeiro realiza entrevistas extensas com sobreviventes de câncer e então resume os temas comuns das entrevistas para induzir as características da qualidade de vida dos sobreviventes de câncer. A pesquisa qualitativa envolve a descoberta e a compreensão de características comportamentais ou fenômenos importantes.

Existem vários métodos diferentes de pesquisa qualitativa, que incluem etnografia, fenomenologia e teoria fundamentada. Cada um deles é baseado em uma visão filosófica ou metodológica de como coletar, resumir e analisar dados qualitativos.

Pesquisa em enfermagem

O National Institute of Nursing Research (NINR) é o instituto de pesquisa em enfermagem do National Institutes of Health (NIH). O NINR promove a realização de pesquisas clínicas e básicas e treinamento de pesquisa em saúde e doenças, que englobam e integram as ciências comportamentais e biológicas e que desenvolvem a base científica para a prática clínica (NIH, 2020). O instituto contava com um orçamento em 2020 de US$ 92 milhões para o financiamento de projetos de pesquisa (U.S. Department of Health and Human Services, USDHHS, 2020) nos EUA. As quatro áreas de pesquisa científica promovidas pelo NINR incluem ciência dos sintomas, bem-estar, autocontrole de condições crônicas, e cuidados em fim de vida e paliativos. Várias outras organizações de enfermagem profissionais pesquisaram prioridades ou agendas para direcionar o tipo de estudos que elas promovem ou conduzem. Por exemplo, a Oncology Nursing Society (ONS) tem três prioridades de pesquisa: (a) ciência dos sintomas, (b) disparidades na saúde, e (c) cuidados paliativos e psicossociais em oncologia. Quer um enfermeiro esteja conduzindo um estudo vinculado a uma organização profissional ou mais independentemente dentro de um grande centro de atendimento de saúde, a pesquisa em enfermagem objetiva algum aspecto do escopo da prática da enfermagem (ver Capítulo 1). A pesquisa em enfermagem aborda questões importantes para a disciplina de enfermagem.

A pesquisa em enfermagem melhora a saúde e o bem-estar das pessoas pouco atendidas (NINR, n.d.). A **pesquisa em enfermagem** constitui um modo de identificar novos conhecimentos que podem melhorar a prática de enfermagem, a educação profissional e a prática, bem como o emprego dos recursos de enfermagem e cuidados de saúde com eficiência. A pesquisa de enfermagem rigorosa fornece uma base científica para a prática de enfermagem (clínica, educacional e administrativa) e valida a eficácia de intervenções de enfermagem. Por exemplo, a pesquisa em enfermagem com foco educacional pode melhorar a educação e a prática profissional ao revelar novas abordagens educacionais que possam melhorar os resultados. De uma perspectiva administrativa, a pesquisa de enfermagem pode ajudar os enfermeiros a utilizar os recursos de um modo eficiente (p. ex., como usar melhor os recursos humanos determinando a melhor combinação prática de enfermeiros e pessoal de apoio em uma unidade de enfermagem). A base de conhecimento científico da enfermagem continua a crescer, e é esse conhecimento que guia o julgamento clínico quando enfermeiros introduzem uma variedade de experiências práticas. A pesquisa de enfermagem gera evidências que os enfermeiros podem usar para fornecer cuidados seguros e eficientes aos pacientes.

Pesquisa de transferência para a prática

A pesquisa de transferência para a prática enfoca os "testes de intervenções para implementação visando melhorar a captação e o uso das evidências para melhorar os resultados para os pacientes e a saúde da população" (Titler, 2018). Também é chamada de ciência de implementação. A finalidade dos estudos na pesquisa de transferência para a prática é testar estratégias de implementação em configurações do mundo real para determinar quais estratégias funcionam melhor para promover o uso da PBE (Titler, 2018; Naylor, 2018). Nos testes de estratégias, a pesquisa de transferência para a prática ajuda a desvendar quais estratégias funcionam para quem, em quais contextos e por quê. Ao conduzir uma pesquisa de transferência para a prática, os enfermeiros podem melhorar e sustentar o uso das melhores evidências na prática diária, com o objetivo de melhorar a entrega do cuidado do paciente, a saúde da população e os resultados de saúde (Titler, 2018). Por exemplo, a Dra. Mary Naylor tem conduzido extensivas pesquisas desde 1994 no desenvolvimento do Modelo de Cuidado Transicional (Naylor et al., 1994). A despeito do fato de vários estudos terem demonstrado sua eficácia, as agências de saúde não adotaram o modelo em ampla escala (Naylor, 2018). O modelo se destina a prevenir complicações de saúde e reospitalizações de pacientes idosos cronicamente doentes fornecendo aos mesmos um planejamento abrangente de alta e seguimento domiciliar, coordenados por um "Enfermeiro de Cuidado Transicional" de nível de mestrado, capacitado em cuidar de pessoas com condições crônicas (Social Programs That Work, 2018). Uma abordagem de pesquisa translacional testaria o modelo de Naylor para determinar qual a melhor forma de implementar o modelo naquela determinada agência.

A pesquisa de transferência ocorre ao longo de um *continuum* dinâmico que progride por cinco fases: da pesquisa básica até a aplicação dos achados de pesquisa em uma variedade de contextos. As cinco fases incluem:

- Estudos pré-clínicos e em animais – pesquisa de ciência básica
- Estudos clínicos de fase 1 – testam a segurança e a eficácia em um pequeno grupo de participantes humanos
- Estudos clínicos de fases 2 e 3 – testam a segurança e a eficácia em um grupo maior de participantes humanos e comparam a um tratamento padrão
- Estudos clínicos de fase 4 e pesquisa de resultados – transferência para a prática
- Pesquisa de resultados na população de fase 5 – transferência para a comunidade (Titler, 2018).

A pesquisa de transferência para a prática é diferente de PBE. Na pesquisa de transferência para a prática, um estudo de pesquisa testa as estratégias usadas para implementar e manter a PBE, enquanto a PBE enfoca o uso da melhor evidência na prática. A pesquisa de transferência formula uma questão de pesquisa e uma hipótese. Em seguida, uma variedade de desenhos e métodos de pesquisa é usada para responder à questão de pesquisa e testar a hipótese, revelando o que é mais eficaz na implementação de evidências. Enfermeiros com doutorado têm um papel central na condução de pesquisas de transferência para a prática voltada à melhoria dos resultados de saúde (Trautman et al., 2018).

Pesquisa de resultados

No sistema de saúde atual, é imprescindível entender os resultados das práticas de cuidados de saúde. A pesquisa de resultados ajuda os pacientes, profissionais da saúde e aqueles envolvidos em políticas de cuidados de saúde a tomar decisões esclarecidas com base nas evidências atuais (Patient-Centered Outcomes Research Institute [PCORI], 2020). A pesquisa de resultados geralmente enfoca benefícios, riscos, custos e efeitos holísticos de um tratamento aos pacientes. Por exemplo, os pesquisadores conduzem uma pesquisa de resultados quando estudam os efeitos no manejo da doença de Parkinson em pacientes usando videoconferência e telemedicina para ampliar o acesso aos cuidados de saúde.

Os resultados dos cuidados prestados são os efeitos observáveis ou mensuráveis das intervenções de cuidados de saúde (Melnyk e Fineout-Overholt, 2019). Assim como os resultados esperados desenvolvidos em um plano de cuidados (ver Capítulo 18), o resultado do cuidado prestado enfoca os destinatários do serviço (p. ex., paciente, família ou comunidade) e não os provedores (p. ex., enfermeiro ou médico). Por exemplo, o resultado de um programa de educação em diabetes é a capacidade de autoadministração de insulina pelos pacientes, não o sucesso dos enfermeiros ao ensinar pacientes diabéticos a administrar insulina.

Algumas vezes os enfermeiros têm dificuldade para definir com clareza ou selecionar resultados mensuráveis. Os componentes de um resultado incluem o resultado propriamente dito, como ele é observado (o indicador), suas características críticas (como ele é medido) e seu intervalo de parâmetros (Melnyk e Fineout-Overholt, 2019). Por exemplo, as agências de saúde costumam identificar a satisfação dos pacientes como um resultado quando introduzem novos serviços (p. ex., um novo modelo de fornecimento dos cuidados ou uma clínica ambulatorial). A satisfação dos pacientes geralmente é medida pelas respostas dos pacientes a um instrumento de satisfação, que pede que os pacientes classifiquem sua satisfação com diferentes aspectos da experiência, como cuidados de enfermagem, atendimento médico, serviços de apoio e ambiente. Os pacientes preenchem o instrumento, respondendo em uma escala (parâmetro) projetada para medir seu grau de satisfação (p. ex., uma escala de 1 a 5). A pontuação combinada no instrumento produz uma medida da satisfação dos pacientes, um resultado que a instituição e a equipe de cuidados de saúde podem acompanhar ao longo do tempo.

Os indicadores sensíveis à enfermagem são resultados influenciados de modo direto pela prática de enfermagem (Grove e Gray, 2019) (ver Capítulo 18). Embora seja importante pesquisar os efeitos dos cuidados de enfermagem sobre indicadores sensíveis à enfermagem, alguns pesquisadores escolhem resultados que não medem um efeito direto dos cuidados de enfermagem, como duração da permanência, mortalidade, qualidade de vida e satisfação dos pacientes. Os pesquisadores precisam selecionar resultados apropriados ao projetar seus estudos. Por exemplo, se um enfermeiro pesquisador pretende medir o sucesso de um protocolo iniciado pela enfermagem para controle dos níveis de glicose sanguínea em pacientes em estado crítico, é improvável que o pesquisador meça a mortalidade porque ela é muito ampla e suscetível a vários fatores que estão fora do controle do protocolo iniciado pela enfermagem (p. ex., seleção dos tratamentos médicos, caráter agudo da doença dos pacientes). Em vez disso, o enfermeiro pesquisador terá uma ideia melhor sobre os efeitos do protocolo se medir as faixas de glicose sanguínea dos pacientes como resultado. O pesquisador obtém os níveis de glicose sanguínea dos pacientes informados no protocolo, comparando-os a uma faixa desejada que representa um bom controle da glicose sanguínea.

Condução de pesquisa em enfermagem

Nesse momento da sua carreira, você não estará conduzindo pesquisas formais. No entanto, você poderá observar enfermeiros realizando pesquisas em sua instituição de saúde. É importante que você compreenda como o método científico é utilizado no processo de condução de um trabalho de pesquisa em enfermagem e como ele potencialmente gera novos conhecimentos.

A pesquisa em enfermagem permite que você estude as questões e problemas da área em maior profundidade dentro do contexto. A aplicação do método científico na pesquisa de enfermagem começa ao se fazer uma observação. Isso geralmente ocorrerá dentro do contexto da prática de um enfermeiro. Por exemplo, um enfermeiro observa que muitos pacientes cirúrgicos em um serviço de enfermagem recentemente sofreram mais náusea e íleo paralítico logo após cirurgia de cólon. O enfermeiro pode recorrer à literatura para obter uma visão mais ampla do problema, ou às vezes ideias sobre observações vêm dos colegas, como após reuniões profissionais. Mas uma pergunta de pesquisa clara e concisa é necessária para prosseguir com a pesquisa de modo que um novo conhecimento possa ser identificado. No exemplo, o enfermeiro revisa a literatura sobre estudos destinados a reduzir o íleo e a náusea pós-operatórios após cirurgia de cólon. Ela especificamente procura por intervenções de enfermagem que foram utilizadas. Após ler a literatura disponível, dois estudos em particular atraem seu interesse, então, ele formula a seguinte pergunta de pesquisa: "Mascar chicletes de hortelã no pós-operatório reduz o íleo pós-operatório de pacientes submetidos a cirurgia de cólon?" Observe que uma pergunta de pesquisa bem elaborada assume várias características de uma questão PICOT. O enfermeiro consulta um enfermeiro pesquisador no departamento de enfermagem, que recomenda começar com um estudo simples e realisticamente bem desenhado. O enfermeiro decide conduzir um estudo-piloto experimental na unidade de enfermagem para determinar se mascar uma goma de hortelã após a cirurgia de cólon reduz a incidência de íleo pós-operatório e náusea. O enfermeiro testará um grupo de 30 pacientes que mascam chiclete em comparação a 30 pacientes que não recebem a goma de mascar. Ele analisará todos os 60 indivíduos quanto à incidência de náusea e íleo paralítico no pós-operatório. O enfermeiro analisa a literatura relevante para determinar o que se sabe sobre o uso de goma de mascar de hortelã e seu efeito sobre a motilidade intestinal e náusea após uma cirurgia abdominal. Há algum risco de dar a goma de mascar aos pacientes? Qual é a melhor maneira de mensurar a náusea e o íleo? O enfermeiro observa que, embora muitos pacientes relatem problemas relacionados à náusea e ao retorno da função intestinal, os dois estudos que ele encontrou não formam uma conclusão quanto aos efeitos da goma de mascar nesses dois resultados.

Após a identificação da questão da pesquisa e posterior revisão da literatura, o enfermeiro monta uma equipe de pesquisa para projetar o estudo. A equipe de pesquisa inclui um enfermeiro da unidade, um enfermeiro clínico especialista, o enfermeiro pesquisador do hospital, um cirurgião gastrintestinal e um estatístico. A amostra do estudo inclui 60 pacientes que sofreram ressecções de cólon eletivas. Os indivíduos são excluídos se precisarem realizar a cirurgia por causa de uma situação de emergência. Após obter a aprovação do comitê de ética em pesquisa (CEP) do hospital, a equipe de pesquisa aborda os pacientes com cirurgia marcada para obter seu consentimento por escrito. Os que concordam em participar do estudo são então aleatoriamente designados para um de dois grupos (experimental ou controle), o que significa que os participantes terão uma chance de 50% de ficar em cada grupo. A amostragem continua até que 30 indivíduos sejam designados a cada grupo. O grupo de controle recebe o cuidado pós-operatório padrão. Os participantes do grupo experimental ou grupo de tratamento recebem cuidado pós-operatório padrão e a goma que devem mascar durante 5 minutos, 3 vezes/dia até a alta hospitalar. A equipe de pesquisa seleciona os instrumentos adequados para medir a náusea pós-operatória (escala de autorrelato). Os dados de avaliação dos pacientes, incluindo quando os enfermeiros auscultam pela primeira vez os ruídos intestinais e quando ocorre a primeira eliminação de flatos e a primeira evacuação dos pacientes após a cirurgia, são coletados como resultados para redução do íleo.

Antes de conduzir qualquer estudo com seres humanos, o pesquisador deve obter aprovações junto ao comitê de pesquisa em seres humanos ou do CEP da instituição. Um CEP inclui cientistas e leigos que analisam todos os estudos conduzidos na instituição para garantir que os princípios éticos, incluindo os direitos dos participantes, sejam seguidos. O **consentimento livre e esclarecido** significa que os participantes da pesquisa (1) receberam informações integrais e completas sobre a finalidade, os procedimentos, a coleta de dados, os possíveis riscos e benefícios do estudo e métodos de tratamento alternativos; (2) são capazes de entender totalmente a pesquisa e as implicações da participação; (3) têm o poder de livre escolha para consentir voluntariamente ou recusar a participação na pesquisa; (4) compreendem que o pesquisador manterá a confidencialidade ou o anonimato. A **confidencialidade** garante que qualquer informação fornecida por um participante não seja relatada de qualquer modo que identifique o indivíduo e não esteja acessível a pessoas fora da equipe de pesquisa.

Quando o estudo com goma de hortelã começa, os enfermeiros da unidade coletam os dados indicados no protocolo de estudo. Quando todos os dados de todos os pacientes no estudo tiverem sido colhidos, a equipe analisa os dados do instrumento de autorrelato de náusea e a revisão de prontuários sobre a função intestinal dos dois grupos estudados. Com a ajuda do estatístico, a análise dos resultados determina se os pacientes que mascaram a goma de hortelã apresentaram menos náusea e um retorno mais rápido da função intestinal que os pacientes que receberam cuidados de enfermagem padrão. O enfermeiro sabe que os resultados desse estudo podem promover avanços nos cuidados de enfermagem pós-operatórios para a unidade de enfermagem.

Os pesquisadores sempre devem considerar as limitações do estudo. As limitações são fatores que afetam os achados do estudo, como uma amostra de participantes pequena, um contexto específico em que o estudo foi conduzido ou a ausência de grupos culturais ou grupos etários representativos no estudo. A equipe de pesquisa nesse exemplo conduziu um estudo-piloto porque havia poucos dados disponíveis sobre os benefícios da goma de mascar após cirurgia abdominal. O tamanho da amostra incluiu apenas 30 pacientes em cada grupo e foi difícil colher todos os dados dos prontuários dos pacientes devido a inconstâncias na documentação. Portanto a possibilidade de generalização dos resultados do estudo a outros pacientes submetidos a cirurgia abdominal é limitada. Essas limitações ajudam a equipe a decidir como refinar ou adaptar o estudo para investigação subsequente no futuro.

Um pesquisador também aborda as implicações para a prática de enfermagem. Em última análise, isso ajuda outros pesquisadores, profissionais clínicos, educadores e administradores a aplicar os achados de um estudo na prática. No fim do estudo sobre a goma de mascar, a equipe de pesquisa recomenda que os pacientes submetidos a ressecções eletivas do cólon tenham a oportunidade de mascar uma goma de hortelã após a cirurgia. Os cirurgiões da unidade concordam com a alteração da prática. A equipe decide conduzir outro estudo maior para investigar essa intervenção em pacientes submetidos a outros tipos de operações abdominais para ampliar a possibilidade de generalização dos resultados. Além disso, a equipe sugere uma maneira de introduzir de modo concreto a goma de mascar após cirurgia em outras unidades cirúrgicas.

Melhoria do desempenho

A **melhoria do desempenho (MD)** é uma abordagem formal para análise dos processos relacionados aos cuidados de saúde em um nível local. *Local* refere-se à análise de processos exclusivos do serviço de enfermagem, instituição de saúde ou sistema de saúde. Melhoria de desempenho (MD) não é um processo que permite a generalização de achados em outros contextos. MD é uma abordagem que as organizações utilizam para aprender como os processos (p. ex., processo de alta, entrega de medicação às unidades de cuidado do paciente, marcação de procedimentos radiológicos) podem ser alterados para proporcionar um atendimento de melhor qualidade, melhor experiência para o paciente e menos custos ("objetivo triplo") (Song e Tucker, 2016).

A MD não envolve a introdução de novas práticas, como acontece com a PBE, mas, ao contrário, envolve uma análise de como as intervenções existentes em um processo funcionam. As organizações de cuidados de saúde promovem esforços de rotina para melhorar os processos de cuidado do paciente e os resultados, particularmente em relação à redução de erros médicos e ao aumento da segurança do paciente. MD é o esforço contínuo e constante para obter melhorias mensuráveis de eficiência, efetividade, desempenho, responsabilidade, resultados e outros indicadores de qualidade de serviços ou processos (Green et al., 2018).

Cada organização de cuidados de saúde reúne e relata dados sobre múltiplas medidas de resultados em desempenho e saúde para determinar a qualidade do cuidado. Quando os achados, como tendências mensais, sugerem possíveis problemas, uma organização institui uma iniciativa formal de MD. Em muitos casos a mesma tendência dos dados de MD revela problemas que levam a projetos de PBE. Os projetos de MD geralmente ocorrem com maior rapidez que um projeto de PBE ou de pesquisa. Uma organização analisa e avalia os dados de desempenho atuais para resolver problemas do sistema (p. ex., entrega de suprimentos, cronograma de consultas), problemas de pessoal (p. ex., número de funcionários, protocolos de comunicação) ou problemas clínicos (p. ex., taxas de infecção na incisão cirúrgica, lesões de pacientes decorrentes de quedas). Quando as equipes interdisciplinares participam das atividades de MD, podem ou não utilizar achados de pesquisas para desenvolver estratégias; entretanto, uma abordagem baseada em evidências é aconselhável ao lidar com problemas clínicos.

Programas de melhoria do desempenho

Um programa de MD bem organizado enfoca os processos ou sistemas que mostram uma contribuição significativa para os resultados de uma organização específica e como manter melhorias mensuráveis ao longo do tempo. As agências precisam de uma abordagem sistemática, que atinja a organização por completo, para garantir que todos apoiem uma filosofia de MD contínua. Isso começa com a cultura organizacional, em que todos os funcionários entendem sua responsabilidade em relação à manutenção e à melhoria da qualidade (Connelly, 2018). Geralmente, em cuidados de saúde, muitas pessoas estão envolvidas em processos de cuidados individuais. Por exemplo, a entrega de medicação envolve o profissional da saúde que prescreve os medicamentos, o secretário que comunica as novas prescrições realizadas, o farmacêutico que prepara a dosagem, o transportador que entrega a medicação e o enfermeiro que prepara e administra os medicamentos. Quando uma agência identifica a necessidade de melhorar o processo de administração da medicação, todas as profissões envolvidas na administração da medicação devem participar do processo de MD. Uma vez que a maioria dos processos em cuidados de saúde é interdisciplinar, todos os membros da equipe de cuidados de saúde colaboram nas atividades de MD. Como membro da equipe de enfermagem, você participa ao reconhecer tendências na prática, identificar problemas recorrentes e iniciar oportunidades para melhorar os cuidados.

O processo de MD começa no nível do corpo de funcionários, em que todas as disciplinas são envolvidas na identificação de problemas. Isso requer que os membros da equipe conheçam os resultados medidos pela organização e as normas ou diretrizes de prática que definem a qualidade. Comitês de MD nas unidades examinam os dados de qualidade e as atividades ou os serviços considerados mais importantes para oferecer cuidados de alta qualidade aos pacientes. Um modo de identificar a melhor oportunidade para melhorar a qualidade consiste em considerar atividades de alto volume (mais que 50% da atividade de uma unidade), alto risco (possibilidade de traumatismo ou morte) e áreas problemáticas para pacientes, para a equipe ou para a instituição. Por exemplo, em uma unidade de enfermagem ortopédica, o volume de cirurgias do quadril é elevado, adultos com mais de 80 anos apresentam mais complicações pós-operatórias e os familiares estão insatisfeitos com o controle da dor dos pacientes. Qualquer um desses fatores poderia ser o foco de um projeto de MD.

Outra abordagem à MD consiste na utilização das metas anuais de segurança dos pacientes de The Joint Commission (TJC) (TJC, 2021), que oferecem um foco excelente para iniciativas de MD (ver Capítulo 27). Algumas vezes, um problema é apresentado a um comitê na forma de um **evento sentinela**, uma ocorrência inesperada que envolve morte ou uma lesão física ou psicológica grave de um paciente. Após um evento sentinela, a unidade conduz uma análise de causa raiz (RCA, do inglês *root cause analysis*). A meta da RCA é examinar todas as informações e identificar como o evento ocorreu por meio da identificação de **erros ativos** (*i. e.*, atos realizados pelo pessoal) e o motivo de sua ocorrência, pela identificação e análise de **erros latentes** (*i. e.*, a organização ou etapas do processo). Assim que um comitê define o problema, ele aplica um modelo formal de MD para explorar e resolver preocupações de qualidade. Existem vários modelos para MD (Tabela 5.3). Hoje as organizações de cuidados de saúde estão mudando a cultura organizacional atual no sentido do conceito de uma "cultura justa". Em uma cultura justa, a organização valoriza o relato de erros e enfoca os processos que levaram ao erro. Uma cultura justa também valoriza o pensamento crítico e as habilidades de resolução de problemas dos enfermeiros, assim como seu trabalho para melhorar os processos de cuidado dos pacientes (Paradiso e Sweeney, 2019).

Quando os achados dos estudos de MD são finalmente combinados com PBE, cria-se uma base para a excelência no cuidado e resultados dos pacientes. Sempre que um comitê de MD faz uma mudança na PBE, é importante monitorar os resultados e então comunicá-los às equipes de todos os devidos departamentos. É improvável que mudanças nas práticas durem quando os comitês de MD falham em relatar os achados e os resultados das intervenções (Nilsen et al., 2017). Discussões regulares sobre as atividades relacionadas à MD por meio de reuniões de equipes e memorandos são boas estratégias de comunicação. Estudos de MD revelam com frequência informações que motivam mudanças em toda a organização. Uma organização deve ser responsável por reagir ao problema com os recursos apropriados. Revisões de Padrões de Práticas (P&Ps), modificação dos padrões de cuidado e implementação de novos serviços de apoio são exemplos de maneiras de uma organização reagir.

Tabela 5.3 Exemplos de modelos de melhoria do desempenho.

Modelo de melhoria do desempenho	Descrição breve
Balanced scorecard	Uma estrutura multidimensional para gerenciamento de estratégia pela associação de objetivos, iniciativas, metas e medidas de desempenho nas principais perspectivas da organização.
Análise de causa raiz (RCA, do inglês *root cause analysis*)	Um método estruturado usado para analisar eventos adversos graves. Um princípio central da RCA é a identificação de problemas subjacentes que aumentem a probabilidade de erros, ao mesmo tempo evitando a armadilha de enfocar os erros cometidos por indivíduos.
Seis sigma	Uma metodologia disciplinada para melhoria do processo que emprega um vasto conjunto de ferramentas com base em uma análise dos dados rigorosa para identificar fontes de variação do desempenho e modos para reduzi-las.
Planejar-Fazer-Verificar-Agir (PDSA, do inglês *Plan-Do-Study-Act*)	Um método de aprendizagem por experiência que envolve a análise de um problema de qualidade e o teste de uma mudança, com o desenvolvimento de um plano para testar a mudança (Planejar), a realização do teste (Fazer), a observação e o aprendizado com as consequências (Verificar) e a determinação das modificações que devem ser feitas no teste (Agir).

Relação entre prática baseada em evidências, pesquisa e melhoria do desempenho

PBE, pesquisa e melhoria do desempenho (MD) estão estreitamente inter-relacionadas (Figura 5.3) e existem ao longo de um *continuum* de estudos acadêmicos na clínica (Carter et al., 2017). Os três processos exigem o uso das melhores evidências para fornecer o cuidado da maior qualidade ao paciente. Como enfermeiro, você tem a responsabilidade profissional de conhecer as diferenças e os processos que devem ser selecionados ao enfrentar problemas clínicos ou quando há o desejo de melhorar o cuidado do paciente. Embora todos esses processos sejam usados na prática de enfermagem, é importante conhecer as semelhanças e as diferenças entre eles (Carter et al., 2017) (Tabela 5.4). Ao implementar um projeto de PBE, é importante examinar primeiro as evidências de literatura de pesquisa adequada, bem como dados de MD, quando disponíveis. Essas informações ajudam a entender melhor a extensão de um problema na prática e em sua organização. Os dados de MD informam sobre a maneira como os processos funcionam em uma organização; portanto, oferecem informações sobre o modo de eventualmente efetuar mudanças na PBE. Às vezes a PBE e a MD revelam problemas que criam oportunidades para pesquisa.

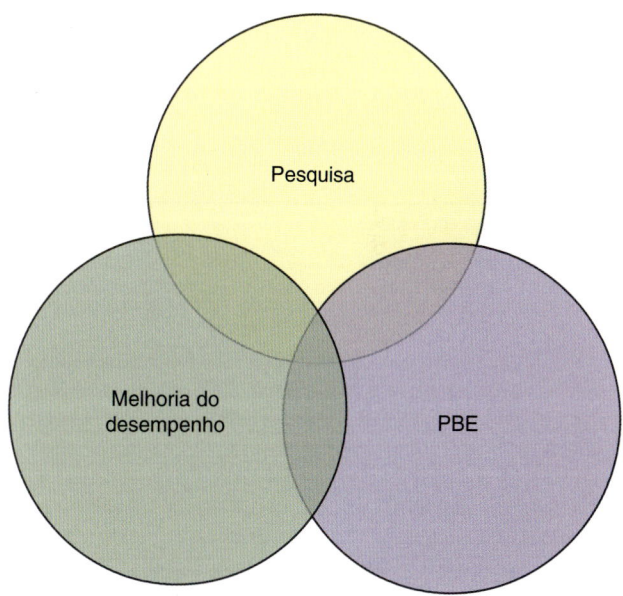

Figura 5.3 Sobreposição das relações entre pesquisa, prática baseada em evidências (PBE) e melhoria do desempenho.

Tabela 5.4 Semelhanças e diferenças entre prática baseada em evidências, pesquisa e melhoria do desempenho.

	Prática baseada em evidências	Pesquisa	Melhoria do desempenho
Finalidade	Uso de informações derivadas de pesquisas, especialistas profissionais, experiência pessoal e preferências do paciente para determinar intervenções de enfermagem seguras e eficientes com o objetivo de melhorar os resultados para os pacientes	O questionamento sistemático responde a questões, resolve problemas e contribui para uma base de conhecimentos da enfermagem generalizável; pode ou não melhorar o cuidado do paciente	Melhora os processos de trabalho locais para melhorar os resultados para os pacientes e a eficiência dos sistemas de saúde; os resultados normalmente não podem ser generalizados
Foco	Implementação de evidências já conhecidas na prática	São gerados novos conhecimentos para encontrar respostas a questões desconhecidas sobre a prática de enfermagem	Mede os efeitos da prática e/ou mudança da prática em uma população de pacientes específica

(continua)

Tabela 5.4 Semelhanças e diferenças entre prática baseada em evidências, pesquisa e melhoria do desempenho. (*Continuação*)

	Prática baseada em evidências	Pesquisa	Melhoria do desempenho
Fontes de dados	Múltiplos estudos de pesquisa, opinião de especialistas, experiência pessoal, pacientes	Os indivíduos ou participantes têm características predefinidas que os incluem ou excluem do estudo; o pesquisador coleta e analisa os dados dos participantes	Dados de prontuários de pacientes ou pacientes em uma área específica como uma unidade de cuidado do paciente ou internados em um hospital particular
Quem conduz a atividade?	Enfermeiros atuantes e possivelmente outros membros da equipe de cuidados de saúde	Pesquisadores que podem ou não ser empregados da instituição de saúde, em geral, não fazem parte da equipe clínica de cuidados de saúde	Funcionários de uma instituição de saúde, como enfermeiros, médicos e farmacêuticos
A atividade faz parte da prática clínica regular?	Sim	Não	Sim
A aprovação do CEP é necessária?	Às vezes	Sim	Às vezes
Fontes de financiamento	Interno, da instituição de saúde	O financiamento geralmente é externo, como um subsídio governamental. Contudo, organizações de cuidados de saúde maiores muitas vezes contam com subsídios internos disponíveis em suas fundações	Interno, da instituição de saúde

CEP, Comitê de Ética em Pesquisa.

A seguir há um exemplo de como os três processos se fundem para melhorar a prática de enfermagem:

Uma unidade de enfermagem vem apresentando diminuição da satisfação dos pacientes com o manejo da dor nos últimos meses. Os dados MD identificam fatores associados ao manejo da dor na unidade (p. ex., tipos de analgésicos tipicamente prescritos, relatos de alívio da dor pelos pacientes após a administração de analgésicos). Uma análise minuciosa dos dados de MD faz com que uma equipe de enfermeiros de MD baseada na unidade conduza uma revisão da literatura e implemente as melhores evidências disponíveis para melhorar seu protocolo de manejo da dor para o tipo de pacientes na unidade. A equipe implementa um protocolo de manejo da dor revisado e avalia seus resultados. Apesar da implementação do protocolo de manejo da dor revisado, os dados de satisfação dos pacientes permanecem abaixo do desejado. Portanto, a equipe decide conduzir um estudo de pesquisa para investigar com maior profundidade esse problema clínico e melhorar o cuidado do paciente. O estudo focará o fator que os pacientes percebem como o que mais provavelmente influencia sua percepção de controle da dor.

Pontos-chave

- A PBE orienta os enfermeiros para a solução de problemas clínicos ao buscar as melhores evidências científicas e clínicas disponíveis para tratar ou manejar os problemas e implementar as mudanças na prática
- Use PBE e julgamento clínico e considere os valores e preferências do paciente para garantir que você forneça cuidado competente, seguro e centrado no paciente
- As etapas da PBE incluem cultivar um espírito inquisidor, formular uma questão clínica no formato PICOT, pesquisar as melhores e mais relevantes evidências, avaliar as evidências de modo crítico, integrar as melhores evidências, avaliar os resultados da mudança da prática e comunicar os resultados da mudança
- Uma questão PICOT bem desenvolvida, com os componentes de população (P), intervenção (I), comparação (C), resultado (O) e tempo (T), guiará sua pesquisa de evidências na literatura científica
- A revisão sistemática ou metanálise de ensaios clínicos randomizados (ECRs) e as diretrizes de prática clínica baseadas em revisões sistemáticas oferecem o nível mais elevado de evidência a ser incluído ao conduzir uma revisão da literatura; opiniões são o nível mais inferior de evidência que se pode usar em uma revisão da literatura
- Os enfermeiros aplicam a evidência na prática por meio da aplicação direta ou uso da evidência no cuidado do paciente ou utilizando a evidência para fazer uma mudança de prática em escala mais larga
- O processo de pesquisa é uma série ordenada de seis etapas que permitem que o pesquisador avance da identificação do problema para o desenvolvimento de uma pergunta de pesquisa em uma instituição de saúde, por meio do desenvolvimento do estudo com coleta e análise de dados, para encontrar uma resposta para a pergunta da pesquisa e compartilhar os achados
- Métodos quantitativos de pesquisa incluem pesquisa experimental, não experimental, inquéritos e de avaliação. Esses métodos são semelhantes pelo fato de serem metodologias sistemáticas e objetivas que utilizam dados numéricos e análises estatísticas para examinar as variáveis de um estudo e responder à pergunta da pesquisa
- Métodos qualitativos de pesquisa incluem a fenomenologia, a etnografia e a teoria fundamentada. Esses métodos utilizam dados não numéricos reunidos por meio de entrevistas ou observações para entender as experiências dos pacientes com problemas de saúde e os contextos nos quais as experiências ocorrem
- A pesquisa de enfermagem é um processo sistemático que formula e responde a questões para gerar conhecimento e fornecer uma base científica para a prática de enfermagem

- A pesquisa translacional em enfermagem é conduzida para promover o uso de prática baseada em evidência testando-se as estratégias de implementação em contextos de vida real para determinar quais estratégias funcionam melhor entre grupos diversos de pacientes
- Melhoria do desempenho (MD) é uma abordagem formal utilizada para estudar os processos ou sistemas que contribuem para os resultados de uma organização. A MD também foca em como obter e manter melhorias mensuráveis ao longo do tempo
- PBE, pesquisa e melhoria de desempenho (MD) estão intimamente ligadas, porém são processos distintos que utilizam a melhor evidência. A PBE usa literatura de pesquisa e dados de MD quando disponíveis para fornecer evidências para a mudança de práticas, e PBE e MD podem levar a oportunidades de pesquisa.

Para refletir

- Reflita sobre as decisões que você tomou durante seu dia clínico. Descreva como você usou a PBE para guiar seu julgamento clínico na tomada de uma das decisões clínicas relacionadas a seu paciente
- Pense nos cuidados de enfermagem que você forneceu hoje a seus pacientes na unidade clínica. Que questões vieram à sua mente sobre as práticas que você estava realizando? Formule uma dessas questões no formato PICOT
- Após formular uma questão PICOT, pesquise a literatura e encontre dois ou três estudos de pesquisa sobre o tema. Qual é o estado atual das evidências relacionadas à sua questão?

Questões de revisão

1. Faça a correspondência dos elementos PICOT usando a questão: "O uso da visualização guiada, em comparação ao cuidado padrão, afeta a dor pós-operatória em adolescentes hospitalizados?"

    ___ (P) Paciente/população   A. Adolescentes que estão recebendo cuidado padrão
    ___ (I) Intervenção
    ___ (C) Comparação   B. Dor pós-operatória
    ___ (O) Resultado   C. Adolescentes hospitalizados
                                                   D. Visualização guiada

2. Coloque as etapas do processo de PBE na ordem correta.
    a. Avaliação crítica das evidências reunidas.
    b. Formulação da questão clínica no formato PICOT.
    c. Avaliação dos resultados da decisão ou mudança da prática.
    d. Pesquisa das evidências melhores e mais relevantes.
    e. Cultivo de um espírito inquisidor.
    f. Integração das evidências.
    g. Comunicação dos resultados da mudança da PBE.

3. Um enfermeiro está lendo um artigo de pesquisa que discute uma nova prática para diminuir a incidência de infecções do trato urinário associadas a cateter. Uma seção do artigo descreve quem foi estudado e como os dados foram colhidos para responder às questões e hipóteses de pesquisa. Que seção do artigo de pesquisa está sendo lida no momento?
    a. Revisão da literatura
    b. Análise dos dados
    c. Métodos
    d. Implicações para a prática

4. Um enfermeiro implementa uma mudança da PBE que ensina aos pacientes a importância de tomar sua medicação para diabetes corretamente e no horário regular usando vídeos transmitidos na internet. O enfermeiro mede o resultado comportamental dos pacientes resultante da mudança da prática ao usar que tipo de medida?
    a. Medida do peso do paciente
    b. Gráfico de auditoria das sessões de ensino
    c. Observação dos pacientes enquanto assistem aos vídeos
    d. Verificação da glicose sanguínea dos pacientes

5. Um paciente na UTI apresenta um evento sentinela relacionado ao cuidado do cateter de acesso central que provocou uma lesão grave. Que modelo de MD a unidade deve usar para identificar os erros que causaram o evento sentinela?
    a. Seis Sigma
    b. Análise de causa raiz
    c. PDSA
    d. *Balanced scorecard*

6. O enfermeiro identifica quais das seguintes opções como medidas de resultados? (Selecione todas as aplicáveis.)
    a. Um enfermeiro ensina a um paciente como administrar uma injeção e então observa o paciente realizar uma demonstração devolutiva.
    b. Um enfermeiro implementa um novo protocolo para manejo da dor e verifica os prontuários dos pacientes para confirmar se as intervenções estão sendo realizadas.
    c. Uma unidade de enfermagem adota um conjunto de estratégias para reduzir lesões por pressão e os membros do CPU utilizam a observação direta da pele para medir a incidência de lesões por pressão.
    d. Uma unidade de enfermagem implementa um novo protocolo de prevenção de quedas e verifica os dados de desempenho mensais sobre a incidência de quedas na unidade.
    e. Uma unidade de enfermagem implementa um programa de rondas para observação dos pacientes e o enfermeiro encarregado observa o pessoal de assistência para verificar se a ronda está sendo realizada a cada hora para visitar os pacientes.

7. Os enfermeiros em uma unidade médica observaram um aumento do número de lesões por pressão desenvolvidas em seus pacientes. Os enfermeiros decidem iniciar um projeto de MD usando o modelo PDSA. Qual das seguintes opções é um exemplo da etapa "Planejar" desse modelo?
    a. Orientar os pacientes sobre a prática de rondas da unidade a cada hora para ver os pacientes.
    b. Examinar a incidência de lesões por pressão nos pacientes atendidos usando o protocolo.
    c. Com base nos achados em pacientes que desenvolveram lesões, implementar um protocolo de cuidados cutâneos baseado em evidências em todas as unidades.
    d. Reunir-se com todas as disciplinas para desenvolver uma abordagem interdisciplinar para redução das lesões por pressão.

8. Um enfermeiro está usando a competência QSEN de PBE enquanto trabalha com o conselho da unidade para iniciar uma mudança relacionada ao manejo da dor. Quais comportamentos demonstram que o enfermeiro está praticando comportamentos associados à PBE? (Selecione todas as aplicáveis.)
    a. Iniciar um plano de autodesenvolvimento como membro da equipe.
    b. Ler pesquisas originais relacionadas ao manejo da dor.
    c. Demonstrar o uso eficiente de estratégias para reduzir o risco de lesão a si próprio ou a terceiros.
    d. Valorizar a PBE como um aspecto crucial para o desenvolvimento de diretrizes para manejo da dor na unidade.
    e. Descrever ao conselho da unidade as fontes confiáveis para localização de diretrizes clínicas.
    f. Aplicar tecnologia e ferramentas de gestão da informação para promover processos de cuidado seguros.

9. Os enfermeiros em uma clínica comunitária estão conduzindo um projeto de PBE focado na melhoria dos resultados em crianças com asma. A questão PICOT formulada pelos enfermeiros é: "Em crianças em idade escolar, o uso de um módulo de educação com

jogos eletrônicos em comparação a um livro educativo afeta o uso de inaladores?" Nessa questão, qual opção representa o "O"?
  a. Crianças em idade escolar
  b. Livro educativo
  c. Uso de inaladores
  d. Educação com jogos eletrônicos
10. Um investigador de uma pesquisa de enfermagem está explicando ao paciente como será realizada a pesquisa. O paciente está interessado em participar da pesquisa. O enfermeiro pesquisador revisa o termo de consentimento livre e esclarecido com o paciente. Ele pergunta ao enfermeiro por que precisa assinar o consentimento para participar do estudo. Qual(is) é(são) a(s) melhor(es) resposta(s) para a pergunta do paciente? (Selecione todas as aplicáveis.)

  a. "O Termo de Consentimento Livre e Esclarecido (TCLE) informa sobre todos os procedimentos da pesquisa."
  b. "Revisando o TCLE com você, posso ter certeza de que você compreendeu o estudo e o que sua participação significa para você."
  c. "O TCLE oferece detalhes sobre as limitações do estudo."
  d. "O TCLE significa que você voluntariamente concordou em participar da pesquisa."
  e. "O TCLE explica como os dados coletados de você serão mantidos em confidencialidade durante e após o estudo."

Respostas: 1. C, D, A, B; **2.** e, b, d, a, f, c, g; **3.** c; **4.** d; **5.** b; **6.** a, c, d; **7.** d; **8.** b, d, e; **9.** c; **10.** a, b, d, e

Referências bibliográficas

American Nurses Association (ANA). *Nursing: scope and standards of nursing practice*, ed 4, Washington, DC, 2021, American Nurses Publishing.

American Nurses Credentialing Center (ANCC): *Why become Magnet?* n.d., https://www.nursingworld.org/organizational-programs/magnet/about-magnet/why-become-magnet/. Accessed September 16, 2020.

Carter EJ et al.: Clarifying the conundrum: evidence-based practice, quality improvement, or research? *J Nurs Adm* 47(5):266, 2017.

Centers for Medicare and Medicaid (CMS): *Hospital acquired conditions*, 2020a, https://www.cms.gov/Medicare/Medicare-Fee-for-Service-Payment/HospitalAcqCond/Hospital-Acquired_Conditions, Accessed September 17, 2020.

Centers for Medicare and Medicaid (CMS): *Hospital-Acquired Condition Reduction Program (HACRP)*, 2020b, https://www.cms.gov/Medicare/Medicare-Fee-for-Service-Payment/AcuteInpatientPPS/HAC-Reduction-Program" https://www.cms.gov/Medicare/Medicare-Fee-for-Service-Payment/AcuteInpatientPPS/HAC-Reduction-Program Accessed September 17, 2020.

Connelly LM: Overview of quality improvement, *Med Surg Nurs* 27(2):125, 2018.

Dols JD et al: Developing Policies and Protocols in the Age of Evidence-Based Practice, *J Contin Educ Nurs*, 48(2):87, 2017.

Green R et al.: The CFO's role in accelerating systemwide performance improvement: finance leaders can leverage their operational expertise to serve as catalysts for comprehensive performance improvement: a systematic approach to increasing overall value, *Healthc Financl Manage* 72(6):48, 2018.

Grove SK, Gray JR: *Understanding nursing research: building an evidence-based practice*, ed 7, St. Louis, 2019, Elsevier.

Johns Hopkins: *Johns Hopkins nursing evidence-based model & guidelines*, ed 3, Indianapolis, IN, 2018, Sigma Theta Tau International. https://sigma.nursingrepository.org/bitstream/handle/10755/623549/Free Download_JohnsHopkinsEBPModelGuidelines-3rdEdition_DangDearholt.pdf;jsessionid=3148E-A4AC5A18445D0C8EBBE7116A7A5?sequence=1. Accessed September 17, 2020.

Lobiondo-Wood G, Haber J: *Nursing research: methods and critical appraisal for evidence-based practice*, ed 9, St Louis, 2018, Elsevier.

Melnyk BM et al.: *Implementing the evidence-based practice competencies in healthcare: a practical guide for improving quality, safety, & outcomes*, Indianapolis, IN, 2017, Sigma Theta Tau International.

Melnyk BM, Fineout-Overholt E: *Evidence-based practice in nursing and healthcare: a guide to best practice*, ed 4, Philadelphia, 2019, Lippincott Williams & Wilkins.

Mitchell SA, Freise CR: *Decision rules for summative evaluation of a body of evidence*, 2020. https://www.ons.org/explore-resources/pep/decision-rules-summative-evaluation-body-evidence. Accessed September 17, 2020.

National Database of Nursing Quality Indicators (NDNQI): *Benefits of NDNQI: what is in it for you?* n.d., https://nursingandndnqi.weebly.com/benefits-of-ndnqi.html. Accessed September 16, 2020.

National Institutes of Health: *National Institute of Nursing research (NINR)*, 2020, https://www.nih.gov/about-nih/what-we-do/nih-almanac/national-institute-nursing-research-ninr#:~:text=It%20is%20organized%20around%20four,areas%20of%20NINR's%20research%20programs. Accessed September 17, 2020.

National Institute of Nursing Research (NINR): *The National Institute of Nursing Research*, n.d., http://www.ninr.nih.gov. Accessed September 17, 2020.

National Quality Forum (NQF): *NQF's strategic direction 2016-2019: lead, prioritize, and collaborate for better healthcare measurement*, http://www.qualityforum.org/NQF_Strategic_Direction_2016-2019.aspx, 2020. Accessed September 16, 2020.

Naylor, M.D.: Overview and Summary: Translational Research: From Knowledge to Practice. *OJIN: Online J Issues Nurs* 23(2), 2018.

Nilsen P et al.: Implementation of evidence-based practice from a learning perspective, *Worldviews Evid Based Nurs* 14(3):192, 2017.

Patient-Centered Outcomes Research Institute (PCORI): *PCORI*. 2020, http://www.pcori.org/. Accessed September 17, 2020.

Quality and Safety Education for Nurses (QSEN) Institute: *QSEN Competencies*, 2020, http://qsen.org/competencies/pre-licensure-ksas/. Accessed September 17, 2020.

Social Programs That Work: *Social Programs That Work Review—Evidence Summary for the Transitional Care Model, Laura and John Arnold Foundation*, 2017. https://evidencebasedprograms.org/document/the-transitional-care-model-evidence-summary/ Accessed September 17, 2020.

Song H, Tucker A: Performance Improvement in Health Care Organizations, *Foundations and Trends in Technology, Information and Operations Management*, 9(3-4): 153, 2016.

The Joint Commission (TJC): 2021 *National Patient Safety Goals*, Oakbrook Terrace, IL, 2021, The Commission. https://www.jointcommission.org/standards/national-patient-safety-goals/. Accessed April 14, 2021.

Titler MG: Translation research in practice: an introduction. *Online J Issues Nurs* 23(2):1, 2018.

Trautman DE et al.: Advancing scholarship through translational research: the role of PhD and DNP prepared nurses *Online J Issues Nurs* 23(2):1, 2018.

Tucker S, Melnyk BM: A leader's guide to implementing evidence-based practice: Lead the way to healthcare quality and safety, *American Nurse Today* 14 (6): 6, 2019.

U.S. Department of Health and Human Services: National Institutes of Health – NINR, 2020 budget, https://www.ninr.nih.gov/sites/files/docs/NINR-Budget-FY-2020-508c.pdf. Accessed September 17, 2020.

Referências de pesquisa

Bourgault AM et al.: Using Gemba boards to facilitate evidence-based practice in critical care. *Crit Care Nurse* 38(3):e1, 2018.

Buccheri RK, Sharifi C: Critical appraisal tools and reporting guidelines for evidence-based practice. *Worldviews Evid-Based Nurs* 14(6):463, 2017.

Caramanica L, Spiva L: Exploring nurse manager support of evidence-based practice: clinical nurse perceptions. *JONA* 48(5):272, 2018.

Carter EJ, Rivera RR: Targeted interventions to advance a culture of inquiry at a large multicampus hospital among nurses. *JONA* 48(1):18, 2018.

Chiwaula CH et al.: Evidence-based practice: a concept analysis. *Health Syst Policy Res* 5(3): 75, 2018.

Ecoff L et al.: Design, implementation and evaluation of a regional evidence-based practice institute. *Applied Nursing Research* 55: 151300, 2020.

Friesen MA et al.: Findings from a pilot study: bringing evidence-based practice to the bedside. *Worldviews Evid Based Nurs* 14(1):22, 2017.

Fritz E: Interventions to increase use of evidence-based practice by ambulatory care nurses. *AAACN ViewPoint* 4, 2017. July/August.

Harvey G et al.: Leadership for evidence-based practice- enforcing or enabling implementation? *Collegian* 27:57, 2020.

Jun J et al.: Does unit culture matter? The association between unit culture and the use of evidence-based practice among hospital nurses. *Applied Nursing Research* 53: 151251, 2020.

Kim SC et al.: Benefits of a regional evidence-based practice fellowship program: a test of the ARCC model. *Worldviews Evid Based Nurs* 14(2):90, 2017.

Mathieson A et al.: Strategies, facilitators and barriers to implementation of evidence-based practice in community nursing: a systematic mixed-studies review and qualitative synthesis. *Primary Health Care Research & Development* 20(e6): 1, 2018.

Melnyk BM et al.: Outcomes from the first Helene Fuld Health Trust National Institute for Evidence-Based Practice in Nursing and Healthcare Invitational Expert Forum. *Worldviews Evid Based Nurs* 15(1):5, 2018a.

Melnyk BM et al.: The first U.S. study on nurses' evidence-based practice competencies indicates major deficits that threaten healthcare quality, safety, and patient outcomes. *Worldviews Evid Based Nurs* 15(1):16, 2018b.

Migliore L et al.: Clinical research and practice collaborative: an evidence-based nursing clinical inquiry expansion. *Military Medicine* 185(S2):35, 2020.

Naylor, MD., et al: Comprehensive Discharge Planning for the Hospitalized Elderly: A Randomized Clinical Trial. *Annals of Internal Medicine*, 120: 999, 1994.

Paradiso L, Sweeney N: Just culture: it's more than policy. *Nurs Manage* 50(6):38. 2019.

Skaggs MKD et al.: Using evidence-based practice service nursing bundle to increase patient satisfaction. *J Emerg Nurs* 44(1): 37, 2018.

Speroni KG et al.: Use of evidence-based practice models and research findings in Magnet-designated hospitals across the United States: national survey results. *Worldviews Evid Based Nurs* 17(2):98, 2020.

Sun C, Prufeta P: Using a Delphi Survey to develop clinical nursing research priorities among nursing management. *JONA* 49(3): 156, 2019.

Yoo JY et al: Clinical nurses' beliefs, knowledge, organizational readiness and level of implementation of evidence-based practice: The first step to creating an evidence-based practice culture. *PLoS ONE* 14(12): e0226742, 2019.

PARTE 2 — Cuidado ao Longo da Vida

6

Saúde e Bem-Estar

Objetivos

- Explicar como *Healthy People* (Pessoas Saudáveis) orienta as metas de saúde pública para os norte-americanos
- Discutir como as pessoas definem saúde
- Discutir as crenças em saúde, a promoção da saúde, as necessidades humanas básicas e os modelos holísticos de saúde para entender a relação entre as atitudes dos pacientes relativas à saúde e suas práticas de saúde
- Identificar as variáveis que influenciam a saúde, as crenças em saúde e as práticas de saúde
- Discutir a promoção da saúde, a educação em saúde e as atividades de prevenção de doenças
- Comparar os três níveis de prevenção
- Comparar e diferenciar os fatores de risco modificáveis e não modificáveis que ameaçam a saúde
- Discutir o papel do enfermeiro na modificação de fatores de risco e na mudança de comportamentos de saúde
- Analisar as variáveis que influenciam o comportamento do enfermo
- Discutir o efeito das doenças nos pacientes e nas famílias.

Termos-chave

Comportamento do enfermo
Doença aguda
Doença crônica
Educação em saúde
Enfermidade[1]

Fator de risco
Modelo de crenças em saúde
Modelo holístico de saúde
Prevenção de doenças
Prevenção primária

Prevenção secundária
Prevenção terciária
Promoção da saúde
Saúde

A função do papel exclusivo dos enfermeiros é cuidar, advogar e educar para ajudar indivíduos, famílias, comunidades e populações a conquistar seus níveis mais altos de saúde em todos os contextos de saúde. Os enfermeiros usam seus conhecimentos, habilidades de avaliação e julgamento clínico para identificar fatores de risco existentes e possíveis que predisponham indivíduos ou grupos a doenças. Além disso, os enfermeiros usam estratégias para ajudar os pacientes a modificar seus fatores de risco ou limitar os efeitos das doenças.

As pessoas reagem de maneira diferente às próprias doenças ou às dos membros da família. Quando os enfermeiros utilizam julgamento clínico para compreender como os pacientes reagem à doença, eles podem melhor ajudar os pacientes e suas famílias a manter o nível mais alto de funcionamento, resultando em redução dos custos dos cuidados de saúde. Portanto, é importante que você analise os dados de avaliação para identificar como ajudar seus pacientes a fazer mudanças com o objetivo de melhorar sua saúde e seu bem-estar.

Healthy People (Pessoas Saudáveis)

A iniciativa *Healthy People* fornece objetivos nacionais baseados em evidências, em um período de 10 anos, para promoção da saúde e prevenção de doenças. *Healthy People* estipula objetivos para ajudar os EUA a aumentar seu foco na promoção da saúde e prevenção de doenças (em vez do tratamento das doenças) e incentiva a cooperação entre as pessoas, comunidades e outros serviços públicos, privados e organizações sem fins lucrativos para melhorar a saúde (Office of Disease Prevention and Health Promotion [ODPHP], n.s.). Com várias citações na mídia, revistas profissionais e conferências de saúde, a iniciativa *Healthy People* enfatiza como a saúde das comunidades afeta o estado de saúde geral da nação. Em razão de sua abordagem interdisciplinar, tem inspirado programas de promoção da saúde em todo o país desde sua primeira publicação em 1979.

A publicação atual, *Healthy People 2030*, promove uma sociedade em que todas as pessoas possam alcançar uma vida longa e saudável. *Healthy People 2030* identifica os principais indicadores de saúde (LHIs, do inglês *leading health indicators*) (p. ex., insegurança alimentar doméstica e fome; homicídios; suicídios; crianças e adolescentes com obesidade), que representam questões de saúde de alta prioridade nos EUA. Embora os EUA tenham efetuado grandes progressos em termos de LHIs, o país ainda está aquém de outros países desenvolvidos nas principais medidas de saúde e bem-estar, incluindo expectativa de

---

[1] N.R.T.: As expressões em inglês *illness* e *disease* apresentam significados distintos. Eisenberg (1977) definiu *disease* literalmente como doença, que significa lidar com a patologia, foco em que os médicos são preparados para identificar e controlar. Já *illness* (enfermidade) é o que interessa aos pacientes, posto que envolve o impacto da doença (física) sobre o funcionamento, os relacionamentos e as interações sociais. Fonte: Eisenberg, L. (1977). Disease and illness: distinctions between professional and popular ideas of sickness. Culture, Medicine and Psychiatry, 1, 9-23.

vida, mortalidade infantil e obesidade (ODPHP, n.s.). O *site Healthy People 2030* fornece dados sobre os LHIs para explicar as desigualdades em saúde existentes (ODPHP, n.s.).

Definição de saúde

A Organização Mundial da Saúde (OMS) define **saúde** como um "estado de completo bem-estar físico, mental e social, não apenas a ausência de doença ou enfermidade" (WHO, 1947, 2021a). A saúde é um estado que as pessoas definem em relação a seus próprios valores, personalidade e estilo de vida. Cada indivíduo tem um conceito pessoal de saúde. A saúde é a concretização do potencial humano inerente e adquirido por meio de comportamentos dirigidos para metas, autocuidados competentes e relações satisfatórias com outras pessoas (Pender et al., 2015; Murdaugh et al., 2019). As pessoas se ajustam conforme a necessidade para manter a integridade estrutural e a harmonia com o ambiente.

Pessoas que estão livres de doenças não são necessariamente saudáveis (Pender, 1996). A saúde é influenciada pela cultura e pelo estilo de vida de uma pessoa (Murdaugh et al., 2019). A cultura influencia nossos valores, como definimos saúde, o que acreditamos sobre doenças, onde buscamos cuidados de saúde, e a preferência pelos tratamentos. Ela também influencia os tipos de atividades de promoção de saúde que as pessoas praticam. Às vezes as pessoas definem sua saúde pelas circunstâncias em sua vida e não por sua condição física. As condições de vida podem ter efeitos positivos ou negativos sobre a saúde, muito antes que uma doença se torne evidente (Murdaugh et al., 2019). As condições de vida incluem variáveis socioeconômicas, como ambiente, dieta, práticas ou escolhas de estilo de vida, e muitas outras variáveis fisiológicas e psicológicas.

As percepções individuais e as definições de saúde mudam com a idade e são afetadas pelas crenças das pessoas. Por exemplo, alguns idosos definem saúde pelas práticas de saúde empregadas regularmente, enquanto outros definem sua saúde como a ausência de doença e de incapacidade, a manutenção do funcionamento físico e cognitivo e a existência de conexões com outras pessoas (Griffith et al., 2018). Assim, você deve considerar a pessoa de modo integral, incluindo o ambiente, para individualizar os cuidados de enfermagem e melhorar a saúde de um paciente.

Modelos de saúde e doença

Os modelos ajudam a explicar conceitos ou ideais complexos, como saúde e doença. Os modelos ajudam a entender as relações entre esses conceitos e as atitudes dos pacientes em relação à saúde e aos comportamentos de saúde.

As crenças em saúde são as ideias, convicções e atitudes de uma pessoa sobre saúde e doença. Elas podem ser baseadas na realidade ou em falsas expectativas, fatos ou informações equivocadas, senso comum ou mitos ou boas ou más experiências. Uma vez que as crenças em saúde influenciam o comportamento de saúde, podem exercer um efeito positivo ou negativo no nível de saúde de um paciente. Os comportamentos de saúde positivos mantêm, obtêm ou recuperam a saúde e previnem doenças. Comportamentos de saúde positivos comuns incluem imunizações, exames agendados (p. ex., colonoscopia, mamografia), padrões de sono apropriados, exercícios adequados, gerenciamento de estresse e nutrição. Comportamentos de saúde negativos incluem práticas nocivas à saúde, como tabagismo, uso abusivo de drogas ilícitas ou álcool, comportamentos sexuais arriscados, dieta inadequada e recusa a tomar os medicamentos necessários.

Os enfermeiros empregam vários modelos de saúde para entender as atitudes específicas e os valores dos pacientes em relação à saúde e à doença com o objetivo de proporcionar cuidados de saúde eficientes.

Esses modelos possibilitam uma compreensão e a previsão dos comportamentos de saúde dos pacientes, incluindo o modo como utilizam os serviços de saúde e seguem o tratamento recomendado. Os modelos de saúde positivos enfocam os pontos fortes, resiliência, recursos, potencial e capacidades de um indivíduo, e não a doença ou patologia (Murdaugh et al., 2019).

Seu julgamento clínico ajudará a identificar o modelo a ser utilizado ao criar planos de cuidados individualizados eficazes para restaurar ou promover a saúde de um paciente. Lembre-se de que cada paciente tem uma visão única de saúde e bem-estar. O sistema de crenças individuais de uma pessoa influencia a capacidade de realizar alterações duradouras no estado de saúde. Não faça julgamentos quando seus pacientes tiverem ideias e crenças diferentes das suas.

Modelo de crenças em saúde

O **modelo de crenças em saúde** (Figura 6.1) aborda a relação entre as crenças e os comportamentos de uma pessoa (Rosenstoch, 1974; Becker e Maiman, 1975). O primeiro componente desse modelo envolve a percepção de suscetibilidade a uma doença de um indivíduo. Por exemplo, um paciente cujo histórico familiar inclui um dos pais e dois irmãos falecidos por infarto do miocárdio (IM) reconhece a associação familiar para doença arterial coronariana e percebe um risco pessoal de doença cardíaca.

O segundo componente é a percepção do indivíduo da gravidade da doença. Essa percepção é influenciada e modificada por variáveis demográficas e psicossociais, ameaças percebidas da doença e estímulos para ação (p. ex., campanhas em mídia de massa e conselhos de familiares, amigos e profissionais médicos). Por exemplo, um paciente pode não perceber sua doença cardíaca como uma condição grave, o que pode afetar o autocuidado.

O terceiro componente é a probabilidade de uma pessoa adotar uma ação preventiva. Esse componente é produzido pela percepção da pessoa dos benefícios e barreiras à ação. As ações preventivas incluem alterações do estilo de vida, maior adesão a tratamentos médicos ou procura de orientação ou tratamento médico. A percepção de suscetibilidade à doença do paciente e a percepção da gravidade de uma doença ajudam a determinar a probabilidade de que o paciente adote comportamentos saudáveis. O emprego desse modelo ajuda a entender os fatores que influenciam as percepções, crenças e comportamentos dos pacientes para planejar os cuidados e ajudar de modo mais eficiente os pacientes a manter ou restaurar a saúde e prevenir doenças.

Modelo de promoção da saúde

O modelo de promoção da saúde (MPS) (Pender, 1982; Murdaugh et al., 2019) define saúde como um estado dinâmico positivo, não apenas a ausência de doença (Figura 6.2). A promoção da saúde aumenta o nível de bem-estar do paciente. O MPS descreve a natureza multidimensional das pessoas quando interagem em seu ambiente para buscar a saúde (Murdaugh et al., 2019). O modelo enfoca as três áreas a seguir: (1) características e experiências individuais; (2) cognições específicas do comportamento e emoções; e (3) resultado comportamental, no qual o paciente assume um compromisso de mudança ou altera seu comportamento. Cada pessoa tem características e experiências pessoais únicas que afetam suas ações subsequentes. As variáveis para cognições específicas do comportamento e emoções influenciam a motivação do paciente para mudar ou adotar comportamentos saudáveis. Quando se aplica esse modelo, você ajuda um paciente a modificar essas variáveis por meio das intervenções de enfermagem. Os comportamentos promotores da saúde produzem melhor saúde, maior capacidade funcional e melhor qualidade de vida em todos os estágios do desenvolvimento (Murdaugh et al., 2019).

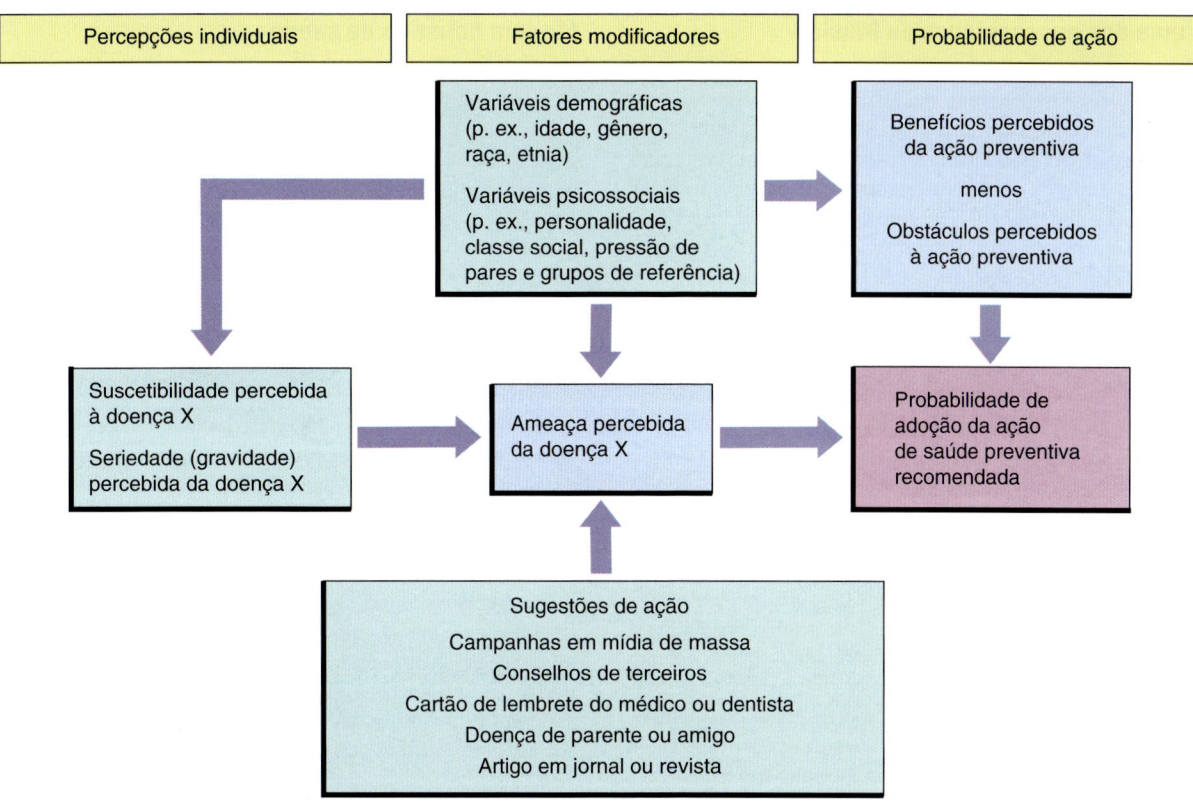

Figura 6.1 Modelo de crenças em saúde. (De Becker M, Maiman L: Sociobehavioral determinants of compliance with health and medical care recommendations, *Med Care* 13[1]:10, 1975.)

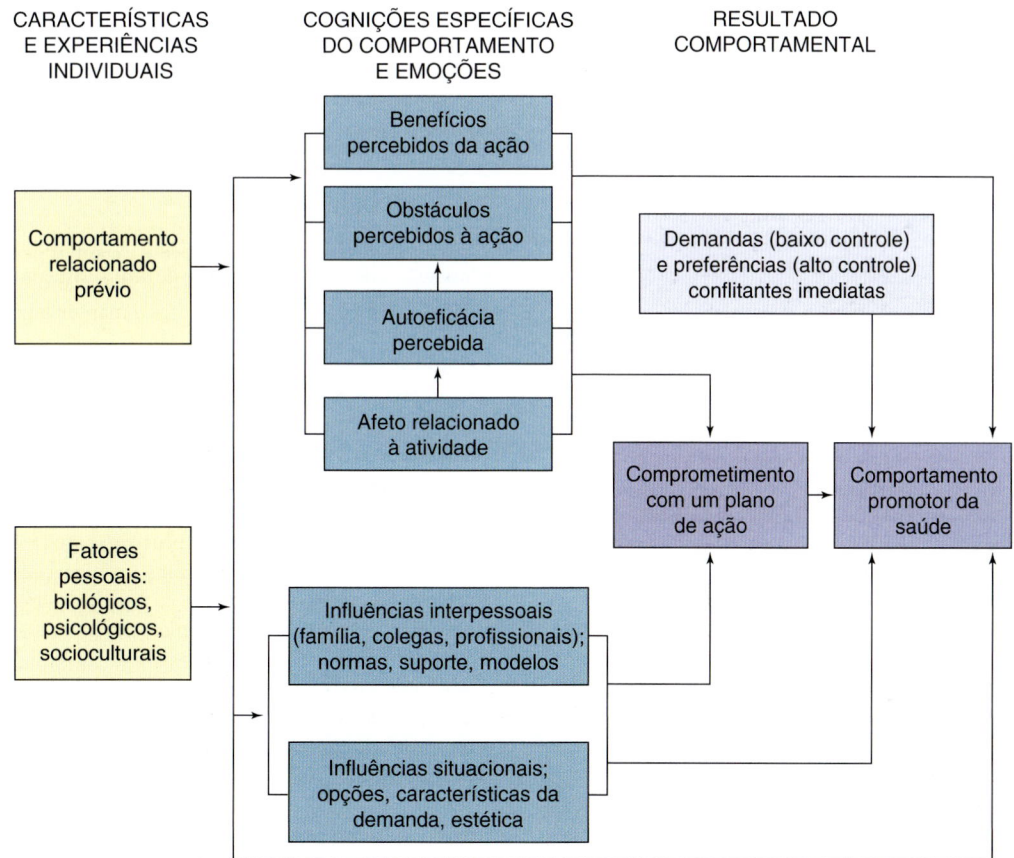

Figura 6.2 Modelo de promoção da saúde (revisado). (De Pender NJ, et al.: *Health promotion in nursing practice*, ed 5, Upper Saddle River, NJ, 2006, Prentice Hall.)

Hierarquia das necessidades de Maslow

Os enfermeiros utilizam a hierarquia das necessidades de Maslow para entender as inter-relações das necessidades humanas básicas (Figura 6.3). As necessidades humanas básicas (p. ex., alimento, água, segurança e amor) são fundamentais para a sobrevivência e a saúde do ser humano. Embora cada pessoa tenha necessidades específicas, todas as pessoas compartilham as necessidades humanas básicas, e a extensão com que as pessoas satisfazem suas necessidades básicas é um fator importante para determinar seu nível de saúde.

De acordo com esse modelo, algumas necessidades humanas são mais básicas que outras e algumas precisam ser satisfeitas antes das outras (p. ex., as necessidades fisiológicas precisam ser satisfeitas antes das necessidades de amor e pertencimento). A autorrealização é a expressão mais elevada do potencial de um indivíduo e permite uma autodescoberta contínua. O modelo de Maslow considera as experiências individuais, que são sempre únicas para aquele indivíduo (Touhy e Jett, 2020).

A hierarquia de Maslow fornece uma base para os enfermeiros cuidarem de pacientes de todas as idades em todos os contextos de saúde. Contudo, ao aplicar o modelo, foque seu cuidado nas necessidades do paciente em vez da adesão estrita à hierarquia. Não é realista esperar sempre que as necessidades básicas de um paciente ocorram na ordem hierárquica fixa. Em todos os casos, uma necessidade fisiológica emergente assume a precedência sobre uma necessidade de nível mais elevado. Em outras situações, a segurança psicológica ou física tem prioridade. Por exemplo, em um incêndio na residência, o medo de lesão e morte tem prioridade sobre questões de autoestima. Como outro exemplo, enquanto você está cuidando de uma paciente após uma mastectomia parcial, você antecipa que sua necessidade prioritária será o controle da dor, com base na hierarquia de Maslow. No entanto, após concluir sua avaliação e analisar suas pistas, você percebe que embora ela precise controlar a dor, sua maior necessidade no momento é nas áreas de amor, de pertencimento e autoestima. Embora seja importante refletir sobre sua experiência, não suponha as necessidades de um paciente simplesmente porque outros reagiram de determinado modo. Aplique a hierarquia de Maslow individualmente a cada paciente. Para proporcionar cuidados mais eficientes, é necessário entender as relações entre as diferentes necessidades e os fatores que determinam as prioridades para cada paciente.

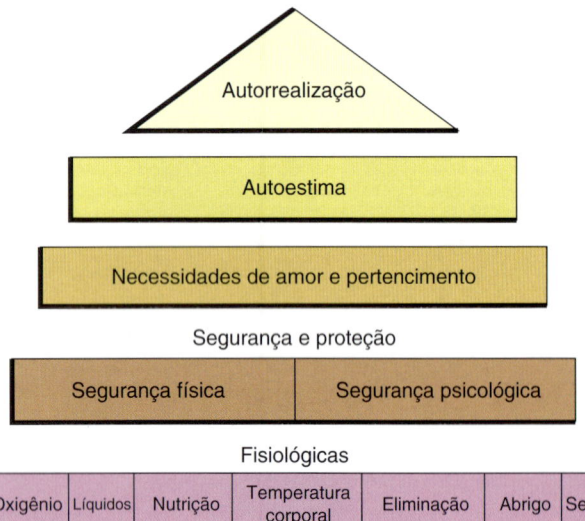

Figura 6.3 Hierarquia das necessidades de Maslow. (Adaptada de Maslow AH: *Motivation and personality*, ed 3, Upper Saddle River, NJ, 1970, Prentice Hall.)

Modelo holístico de saúde

A relação entre corpo, mente e espírito afeta a saúde geral de uma pessoa. O **modelo holístico de saúde** na enfermagem promove um nível de saúde ideal para o paciente levando em conta as interações dinâmicas entre os aspectos emocionais, espirituais, sociais, culturais e físicos do bem-estar de um indivíduo (LaVela et al., 2017). Seus pacientes ocupam o centro dos cuidados e você reconhece que eles são os especialistas definitivos no que se refere à própria saúde. A experiência subjetiva de um paciente é relevante para manter a saúde ou ajudar na cura. O modelo holístico de saúde dá aos pacientes o poder para se envolverem na própria recuperação e assumirem parte da responsabilidade pela manutenção da saúde (Edelman e Kudzma, 2018).

O modelo holístico de saúde apoia como nossas escolhas afetam intensamente nossa saúde. Algumas das intervenções holísticas mais usadas incluem meditação, musicoterapia, reminiscência, terapia de relaxamento, toque terapêutico e imagem orientada (ver Capítulo 32). Essas estratégias holísticas, que podem ser usadas em todos os estágios da saúde e doença, integram a expansão do papel da enfermagem.

Os enfermeiros utilizam terapias holísticas isoladas ou em conjunto com a medicina convencional. Por exemplo, o uso da reminiscência algumas vezes ajuda a aliviar a ansiedade em pacientes idosos que sofrem de perda da memória. A meditação às vezes ajuda os pacientes a lidar com efeitos colaterais difíceis da quimioterapia. Ajudar seus pacientes a entender as diferentes terapias holísticas permite-lhes que possam fazer escolhas para melhorar a saúde.

Variáveis que influenciam a saúde, as crenças e as práticas de saúde

Muitas variáveis influenciam a saúde, as crenças e as práticas de saúde de um paciente. As variáveis internas e externas influenciam como uma pessoa pensa e age. As crenças em saúde costumam influenciar os comportamentos de saúde ou as práticas de saúde, que afetam o nível de saúde dos pacientes de modos positivos ou negativos. A compreensão dos efeitos dessas variáveis, bem como experiências prévias, possibilita o planejamento e a prestação de cuidados individualizados.

Variáveis internas

As variáveis internas incluem o estágio de desenvolvimento da pessoa, a formação intelectual, a percepção de funcionamento e fatores emocionais e espirituais.

Estágio do desenvolvimento. As percepções de saúde, doença e comportamentos de saúde de uma pessoa mudam com o tempo (ver Capítulo 11). Quando se considera o estágio de crescimento e desenvolvimento do paciente, é mais fácil prever a resposta do paciente a uma doença real ou à ameaça de uma doença futura. Medo e ansiedade são comuns em crianças que estão doentes, especialmente se as ideias sobre doença, hospitalização ou procedimentos forem baseadas em informações ausentes ou pouco claras. O desenvolvimento emocional também pode influenciar as crenças pessoais sobre assuntos relacionados à saúde. Por exemplo, as técnicas de ensino usadas sobre a necessidade de manter a atividade física para um adolescente são diferentes das utilizadas para um adulto. Algumas vezes o estágio do desenvolvimento da pessoa difere de sua idade cronológica. Você deve adaptar os cuidados de enfermagem conforme o estágio do desenvolvimento do paciente e sua capacidade de participar dos autocuidados.

Formação intelectual. As crenças de uma pessoa em relação à saúde são moldadas, em parte, pela base educacional, pelas tradições e pelas experiências, as quais influenciam o conhecimento ou as informações errôneas sobre as funções corporais e doenças. Essas variáveis influenciam o modo como o paciente entende a saúde. Além disso, as capacidades cognitivas moldam a *maneira* de pensar da pessoa, incluindo a capacidade de entender os fatores envolvidos na doença e aplicar o conhecimento sobre saúde e doença às práticas de saúde pessoais. A capacidade cognitiva também está relacionada ao estágio do desenvolvimento de uma pessoa. Considere a formação intelectual de seu paciente ao realizar educação em saúde (Edelman e Kudzma, 2018).

Percepção do funcionamento. As percepções do funcionamento físico afetam as crenças e práticas de saúde das pessoas. Ao avaliar o nível de saúde do paciente, reúna dados subjetivos sobre o modo como o paciente percebe o funcionamento físico, como nível de fadiga, falta de ar ou dor. Em seguida, obtenha dados objetivos sobre o funcionamento atual, como pressão arterial, medidas de altura e ausculta pulmonar. A análise dessas informações permite um planejamento e a implementação de abordagens individualizadas para melhorar a capacidade de funcionamento de uma pessoa (p. ex., autocuidados, mobilidade) de maneira mais bem-sucedida.

Fatores emocionais. O grau de estresse, depressão ou medo do paciente influencia as crenças e práticas de saúde. O modo como as pessoas lidam com o estresse em cada fase da vida influencia sua reação à doença. Uma pessoa geralmente muito calma pode apresentar pouca resposta emocional durante a doença, enquanto outro indivíduo pode ser incapaz de lidar com a ameaça da doença no aspecto emocional e pode exagerar ou negar a presença de sintomas e não adotar uma ação terapêutica (ver Capítulo 37).

Fatores espirituais. A espiritualidade reflete-se no modo como as pessoas vivem a vida. Ela afeta os valores e as crenças de uma pessoa, as relações estabelecidas com a família e os amigos e a capacidade de encontrar esperança e sentido na vida. A espiritualidade age como um tema integrador na vida das pessoas e muitas vezes gera a motivação para a participação em atividades de promoção da saúde (Lindell et al., 2019; Dadipoor et al., 2020). As práticas religiosas representam um modo de exercício da espiritualidade. Algumas religiões restringem o uso de determinadas formas de tratamento médico. Por exemplo, há algumas religiões e crenças que desencorajam os adeptos a receberem transfusões de sangue. Você precisa entender as crenças espirituais dos pacientes para incorporá-las de modo eficiente aos cuidados de enfermagem (ver Capítulo 35).

Variáveis externas

As variáveis externas que influenciam as crenças e práticas de saúde de uma pessoa incluem práticas familiares, fatores psicossociais e socioeconômicos e bagagem cultural.

Papel e práticas familiares. Os papéis e a organização de uma família influenciam o modo como cada membro da família define saúde e doença e valoriza as práticas de saúde. As percepções das famílias sobre a gravidade das doenças e seu histórico de comportamentos de cuidados preventivos (ou a falta deles) influenciam o modo de pensar dos pacientes em relação à saúde. Por exemplo, uma criança cujos pais acreditam na importância de atividade física e uma alimentação saudável pode continuar a praticar essas crenças em saúde, enquanto pais com conceitos errôneos e percepções pouco saudáveis sobre a qualidade da dieta com frequência contribuem para hábitos alimentares que levam à obesidade em seus filhos (Ontai et al., 2019; Russell et al., 2016).

Determinantes sociais de saúde (DSS). A saúde é determinada pelas circunstâncias e pelo ambiente de uma pessoa. Fatores externos, como o local de moradia do indivíduo, a qualidade do ambiente, a renda, o nível educacional e as relações com outras pessoas, exercem um impacto considerável na saúde de um paciente. Os DSS incluem uma variedade de fatores sociais, comerciais, culturais, econômicos, ambientais e políticos que afetam as desigualdades em saúde. Isso se refere às condições em que as pessoas nascem, crescem, vivem, trabalham e envelhecem (WHO, 2021b). Há cinco categorias de DSS: estabilidade econômica, acesso à educação de qualidade, acesso aos cuidados de saúde de qualidade, contexto social e comunitário, e vizinhança e ambiente de moradia (ODPHP, n.s.). Exemplos de DSS incluem pobreza, insegurança alimentar, falta de atenção primária à saúde em uma comunidade, cultura, exposição à violência e acesso a áreas verdes (Schroeder et al., 2018).

> **Pense nisso**
>
> O que é insegurança alimentar e como isso afeta a saúde da sua comunidade?

Os DSS, em especial aqueles relacionados à estabilidade econômica, em geral afetam o nível de saúde de um paciente ao aumentar o risco de doença, afetar a capacidade de encontrar uma moradia acessível e segura e influenciar como ou em que ponto o paciente entra no sistema de saúde (Schroeder et al., 2018). A adesão de uma pessoa a um tratamento destinado a manter ou melhorar a saúde também é afetada pela situação econômica. Por exemplo, um paciente pode priorizar a alimentação e o abrigo em detrimento de medicamentos, tratamentos e alimentos com dietas especiais se ele precisar pagar contas altas por serviços obrigatórios, cuidar de uma família grande e tiver baixa renda.

Cultura. A cultura, um contexto social e comunitário, influencia as crenças, os valores e os costumes do paciente. Ela influencia a abordagem aos sistemas de saúde, práticas de saúde pessoais e a relação enfermeiro-paciente. A origem cultural também influencia as crenças de um indivíduo sobre as causas da doença e remédios ou práticas para a restauração da saúde (Boxe 6.1). Se você não estiver consciente de seus próprios padrões culturais de comportamento e linguagem, terá dificuldade para interagir com seus pacientes, bem como reconhecer e entender os comportamentos e as crenças deles. As intervenções de enfermagem eficientes incorporam os fatores culturais ao plano de cuidados de um paciente, família ou comunidade (Leh e Saoud, 2020; Schroeder et al., 2018) (ver Capítulo 9).

Promoção da saúde, bem-estar e prevenção de doenças

A saúde pública enfoca a promoção da saúde, o bem-estar e a prevenção de doenças (ver Capítulo 3). Educação em saúde, legislação e políticas ajudam indivíduos, grupos e comunidades a melhorar sua saúde, diminuir a incidência de doenças e de incapacidade e melhorar a qualidade de vida.

As políticas e leis de saúde afetam todas as pessoas em uma comunidade, estado ou país, mesmo que as pessoas afetadas pelas leis ou políticas não tenham ciência disso. Por exemplo, por causa da crise atual de opioides, todos os 50 estados norte-americanos aprovaram leis que facilitam a disponibilidade e a dispensação de naloxona, em especial a algumas pessoas, como profissionais socorristas e profissionais da saúde que cuidam de pessoas com dependência de opioides. A maioria dos estados permite que os profissionais da saúde prescrevam naloxona sem um exame do paciente que precisa dela para que indivíduos qualificados possam administrar naloxona em uma emergência (The Network for Public Health Law, 2021). Outros programas de promoção da saúde oferecem orientações sobre manejo da dor e melhoram o acesso ao tratamento de abuso de substâncias.

Boxe 6.1 Aspectos culturais do cuidado

Crenças culturais em saúde

As crenças culturais moldam as opiniões dos pacientes sobre a saúde, como eles tratam e previnem doenças e suas preferências de cuidados (Galbraith-Gyan et al., 2019). As crenças em saúde costumam variar dentro de um grupo cultural; portanto, é importante avaliar as crenças em saúde de cada paciente e não estereotipar um paciente com base em suas origens culturais (Gerend et al., 2021). As crenças culturais em saúde influenciam as respostas dos indivíduos à saúde e à doença, como contato visual, resposta à dor e ao manejo da dor, uso do toque, percepção e tratamento da doença mental e comportamentos no papel de enfermo (Giger e Haddad, 2021). O reconhecimento das crenças em saúde dos pacientes ajuda a prestar cuidados de enfermagem culturalmente competentes que levem em conta as necessidades físicas, psicológicas, sociais, emocionais e espirituais de cada paciente.

Implicações para os cuidados centrados no paciente
- Perceber o efeito da cultura sobre a opinião e a compreensão da doença de um paciente (Giger e Haddad, 2021)
- Entender tradições, valores e crenças do paciente e como essas dimensões podem afetar suas percepções sobre a prevenção e o tratamento de doenças (Galbraith-Gyan et al., 2019)
- Não estereotipar os pacientes com base em sua cultura, e não supor que eles adotarão todas as crenças e práticas culturais (Giger e Haddad, 2021)
- Reconhecer as percepções culturais únicas dos pacientes em relação à causa de uma doença e suas atitudes e crenças sobre a prevenção de doenças ao ensinar o paciente sobre doença e opções terapêuticas (Galbraith-Gyan et al., 2019)
- Conhecer sua própria origem cultural e reconhecer preconceitos que levem a estereótipos e discriminação (Geiger e Haddad, 2021; Lekas et al., 2020).

Os conceitos de promoção da saúde, educação em saúde e prevenção de doenças estão estreitamente relacionados e às vezes se sobrepõem. Todos são voltados para o futuro; as diferenças entre eles envolvem motivações e metas. A **promoção da saúde** ajuda os indivíduos a manter ou melhorar a saúde atual. Ela motiva as pessoas a se envolverem em atividades saudáveis, como uma rotina de exercícios e nutrição adequada para atingir níveis de saúde mais estáveis. A **educação em saúde** inclui o fornecimento de informações sobre tópicos como percepção física, gerenciamento de estresse e responsabilidade pessoal para permitir que as pessoas melhorem sua saúde. A educação em saúde ajuda as pessoas a desenvolver maior compreensão de sua saúde e como lidar melhor com os riscos à saúde. As atividades de **prevenção de doenças,** como programas de imunização e triagens de pressão arterial, protegem as pessoas de riscos reais ou possíveis à saúde. Também ajudam as pessoas a evitar um declínio no nível de saúde ou na capacidade de funcionamento.

As atividades de promoção da saúde, em geral, são classificadas como passivas ou ativas. As pessoas obtêm ganhos com as estratégias passivas (as atividades de outras pessoas) sem agir por conta própria. A adição de flúor à água potável municipal e a fortificação do leite homogeneizado com vitamina D são exemplos de estratégias de promoção da saúde passivas. Em contraste, há o envolvimento pessoal dos indivíduos com as estratégias de promoção da saúde ativas. Por exemplo, programas de redução do peso e abandono do hábito de fumar requerem o envolvimento ativo dos pacientes em medidas para melhorar seus níveis de bem-estar atuais e, ao mesmo tempo, diminuir o risco de doença.

A promoção da saúde é um processo para ajudar as pessoas a conquistar o controle e melhorar sua saúde e enfoca uma grande variedade de intervenções socioeconômicas e ambientais (WHO, 2021c). Um indivíduo assume a responsabilidade por sua saúde e seu bem-estar, fazendo escolhas apropriadas de estilo de vida. As escolhas de estilo de vida são importantes porque afetam a qualidade de vida e o bem-estar das pessoas. A adoção de escolhas de estilo de vida positivas e a renúncia a escolhas de estilo de vida negativas também desempenham um papel na prevenção de doenças.

Alguns programas de promoção da saúde ajudam os indivíduos a mudar seu estilo de vida desenvolvendo hábitos mais saudáveis que afetem sua saúde global. Outros programas são voltados para a prevenção de problemas específicos dos cuidados de saúde. Por exemplo, grupos de apoio ajudam as pessoas com infecção pelo vírus da imunodeficiência humana (HIV). Programas de exercícios encorajam os participantes a se exercitar com regularidade para reduzir o risco de doença cardíaca. Programas de redução do estresse ensinam os participantes a lidar com estressores e reduzir o risco de várias doenças, como infecções, doenças gastrintestinais e doenças cardíacas.

As doenças, especialmente as crônicas, aumentam os custos dos cuidados de saúde. O melhor autogerenciamento e a oferta de serviços de prevenção ajudam a reduzir as necessidades e os custos dos cuidados de saúde e melhoram a saúde em geral. O uso de uma abordagem holística reconhece que muitos fatores afetam a saúde de uma pessoa e ajudam a aumentar o bem-estar em todas as dimensões (Boxe 6.2).

Alguns programas de promoção da saúde, educação para o bem-estar e prevenção de doenças são operados por instituições de cuidados de saúde; outros são operados de modo independente. Muitas empresas têm atividades de promoção da saúde no local de trabalho para os funcionários. Do mesmo modo, universidades e centros comunitários oferecem programas de promoção da saúde e prevenção de doenças. Esses programas costumam incluir enfermeiros que fornecem cuidados diretos, atuam como consultores ou encaminham os pacientes a esses serviços. O objetivo dessas atividades é melhorar o nível de saúde dos pacientes por meio de serviços de saúde preventivos, proteção ambiental e educação em saúde. Exemplos dos tópicos e objetivos de saúde definidos pela iniciativa *Healthy People 2030* incluem atividade física, saúde de adolescentes, tabagismo, uso abusivo de substâncias, infecções sexualmente transmissíveis; saúde mental e transtornos mentais, prevenção de acidentes e violência, saúde ambiental, imunização e doenças infecciosas, acesso aos serviços de saúde e saúde dos LGBTQ+ (ODPHP, n.s.). Uma lista completa dos tópicos e objetivos está disponível no *site* da *Healthy People* (https://health.gov/healthypeople). Esses objetivos e tópicos mostram a importância da promoção da saúde, do bem-estar e da prevenção de doenças e incentivam todos a participar da melhoria da saúde.

Três níveis de prevenção

Os cuidados de enfermagem orientados para promoção da saúde, bem-estar e prevenção de doenças são descritos em termos de atividades de saúde nos níveis primário, secundário e terciário (Tabela 6.1). Como enfermeiro, você atenderá pacientes nos três níveis.

Prevenção primária. A **prevenção primária** é a prevenção verdadeira. Seu objetivo é reduzir a incidência de doenças. Muitos programas de prevenção primária são financiados pelo governo (p. ex., programas de imunização com financiamento federal). A prevenção primária inclui programas de educação em saúde, programas nutricionais e atividades de aptidão física. Ela inclui todos os esforços de promoção da saúde e atividades educacionais para o bem-estar voltados para a manutenção ou a melhoria da saúde geral de indivíduos, famílias e comunidades (Edelman e Kudzma, 2018). Exemplos de prevenção primária incluem a promoção de proteção auricular em contextos ocupacionais e a educação para reduzir fatores de risco para doença cardíaca.

Capítulo 6 Saúde e Bem-Estar

> **Boxe 6.2** Prática baseada em evidências
>
> ### Estratégias de promoção da saúde
>
> **Questão PICOT:** as abordagens holísticas utilizadas com populações vulneráveis promovem a saúde de modo efetivo em adultos e ajudam os indivíduos a efetuar mudanças no estilo de vida?
>
> #### Resumo das evidências
>
> Os enfermeiros utilizam uma variedade de estratégias holísticas para melhorar a promoção da saúde dos indivíduos. As estratégias holísticas enfocam o corpo, a mente e o espírito de uma pessoa e levam em conta sua cultura, espiritualidade e fé. As pesquisas mostram que o uso de abordagens culturalmente apropriadas que incluam a fé de uma pessoa ou ofereçam suporte social são eficazes para ajudar os indivíduos a mudar seu estilo de vida (D'Alonzo et al., 2018; Brown et al., 2019).
>
> Por exemplo, programas de promoção da saúde que incluem suporte espiritual e social em uma comunidade religiosa afro-americana são eficazes para ajudar as pessoas a adotar comportamentos saudáveis, como exercício e escolhas alimentares saudáveis para reduzir o risco de desenvolvimento de diabetes tipo 2 (Kitzman et al., 2021; Brown et al., 2019). Programas de promoção da saúde que utilizam *promotores*, líderes da comunidade latina com treinamento, para fornecer intervenções de promoção da saúde baseadas em evidências e educação culturalmente adequadas e incluem o suporte social também melhoram os resultados de saúde. Um estudo constatou que o uso de *promotores* para oferecer educação personalizada para os pacientes para ajudar os funcionários latinos em serviços ou empregos de trabalho braçal a navegar pelo sistema de saúde foi bastante eficaz para melhorar os índices de triagem de câncer de mama, colo do útero e colorretal (Warner et al., 2019). Outro programa utilizou *promotores* para promover atividades de prevenção de obesidade, como opções de alimentos saudáveis e exercícios para mulheres hispânicas residentes de comunidades rurais. A educação culturalmente sensível aos pacientes combinada com o suporte emocional e social dos *promotores* resultou na adoção de estilos de vida mais saudáveis (Sanchez et al., 2021).
>
> #### Aplicação na prática de enfermagem
> - Usar modelos de papel de culturas semelhantes, quando possível, para encorajar os indivíduos a praticar a promoção da saúde e mudanças no estilo de vida (D'Alonzo et al., 2018; Sanchez et al., 2021; Warner et al., 2019)
> - Fornecer intervenções baseadas em evidências que incluam a crença religiosa da pessoa e oferecer suporte social ao ajudar os indivíduos a fazer mudanças no estilo de vida (Kitzman et al., 2021; Brown et al., 2019)
> - Trabalhar com igrejas e outras organizações religiosas ao implementar estratégias de promoção da saúde na comunidade (Kitzman et al., 2021; Brown et al., 2019)

Prevenção secundária. A **prevenção secundária** enfoca a prevenção de disseminação da doença, enfermidade ou infecção após sua ocorrência. As atividades são dirigidas para o diagnóstico e intervenção imediata, a fim de reduzir a gravidade e permitir que o paciente retorne a um nível de saúde normal o mais cedo possível (Edelman e Kudzma, 2018). Os exemplos incluem a identificação de pessoas que apresentam um novo caso de uma doença ou o acompanhamento de pessoas que foram expostas a uma doença, mas ainda não a desenvolveram. Inclui técnicas de triagem e tratamento da doença nos estágios iniciais para limitar a incapacidade, evitando ou adiando as consequências da doença avançada. As atividades de triagem podem levar a intervenções de prevenção primária. Por exemplo, um enfermeiro avalia um paciente obeso em relação a diabetes melito. Após obter mais informações com o paciente, o enfermeiro fornece a educação em saúde sobre atividade física e prevenção de hipertensão.

Prevenção terciária. A **prevenção terciária** ocorre quando um defeito ou uma incapacidade é permanente e irreversível. Ela envolve a redução ao mínimo dos efeitos a longo prazo da doença ou incapacidade por meio de intervenções voltadas à prevenção de complicações e deterioração (Edelman e Kudzma, 2018). As atividades são dirigidas para a reabilitação em vez de diagnóstico e tratamento. Por exemplo, um paciente com uma lesão da medula espinal inicia a reabilitação para aprender a usar uma cadeira de rodas e realizar as atividades da vida diária de modo independente. Os cuidados nesse nível ajudam os pacientes a obter o maior nível de funcionamento possível, apesar das limitações causadas pela doença ou do comprometimento.

Fatores de risco

Um **fator de risco** é qualquer atributo, qualidade, situação ambiental ou traço que aumenta a vulnerabilidade de um indivíduo ou de um grupo a uma enfermidade ou a um acidente. Comprometimento da marcha, redução da visão e fraqueza das extremidades inferiores são exemplos de fatores de risco para quedas. Fatores e comportamentos de risco, modificação de fatores de risco e modificação comportamental são componentes da promoção da saúde, do bem-estar e da prevenção de doenças. Enfermeiros em todas as áreas da prática têm oportunidades para reduzir os fatores de risco dos pacientes para promover a saúde e diminuir os riscos de doença ou lesão.

Os fatores de risco não causam doenças ou acidentes. Em vez disso, aumentam a possibilidade de que o indivíduo, a comunidade ou a população apresentem uma doença ou disfunção. Os fatores de risco desempenham um papel importante no modo como se identifica o estado de saúde de um paciente. Muitas vezes também influenciam

Tabela 6.1 Três níveis de prevenção.

Prevenção primária		Prevenção secundária		Prevenção terciária
Promoção da saúde	Proteção específica	Diagnóstico precoce e tratamento imediato	Limitação de incapacidade	Restauração e reabilitação
Educação em saúde Nutrição adequada conforme o estágio do desenvolvimento Fornecimento de moradia, recreação e condições de trabalho adequadas Aconselhamento conjugal, educação sexual e triagem genética	Administrar imunizações Atenção à higiene pessoal Uso de saneamento ambiental Proteção contra riscos ocupacionais Proteção contra acidentes e carcinógenos	Levantamentos para triagem individual e em massa Exames dirigidos para curar e prevenir doenças, evitar a disseminação de doenças transmissíveis, prevenir complicações, limitar a incapacidade e prevenir a morte	Tratamento adequado para interromper o processo de morbidade e prevenir complicações subsequentes Fornecimento de instalações para limitar a incapacidade e prevenir a morte	Oferecer treinamento e educação para retorno ao nível mais elevado de funcionamento Ajudar pessoas com incapacidades a encontrar trabalho e acomodá-las no local de trabalho

Adaptada de Edelman C, Kudzma E: *Health promotion throughout the life span*, ed 9, St Louis, 2018, Mosby.

as crenças e práticas de saúde se a pessoa estiver ciente de sua presença. As pessoas podem modificar alguns de seus fatores de risco, enquanto outros fatores de risco não permitem modificações.

Fatores de risco não modificáveis

Os fatores de risco não modificáveis, como idade, gênero, genética e histórico familiar, não podem ser alterados. A compreensão dos fatores de risco não modificáveis é usada por parte dos enfermeiros com os dados de avaliação e preferências de seus pacientes (p. ex., fase do desenvolvimento, vida social, acesso a transporte, e motivação) para selecionar estratégias apropriadas de prevenção secundária. Por exemplo, a idade de uma pessoa aumenta sua suscetibilidade a algumas doenças e alguns acidentes. Bebês prematuros e recém-nascidos são mais suscetíveis a infecções. Crianças correm risco de morte acidental por afogamento e aspiração. Conforme a pessoa envelhece, o risco de doença cardíaca e de muitos tipos de câncer aumenta. Os fatores de risco relacionados à idade muitas vezes apresentam uma associação próxima com outros fatores de risco, como histórico familiar e hábitos pessoais. Oriente seus pacientes sobre a importância de triagens regulares agendadas de acordo com a idade. Várias organizações profissionais e órgãos federais desenvolvem e atualizam recomendações para triagens de saúde, imunizações e aconselhamento. O Boxe 6.3 apresenta os modos de favorecer a promoção da saúde em idosos.

Às vezes, o gênero afeta os fatores de risco de uma pessoa. Por exemplo, o risco de asma é maior em homens que em mulheres. No entanto, após a puberdade, o número de mulheres com asma torna-se mais prevalente e grave (Fuseini and Newcomb, 2017). Os homens apresentam maior risco de doença cardiovascular (DCV) que mulheres na pré-menopausa. Todavia, após a menopausa, o risco de DCV é semelhante para homens e mulheres (The North American Menopause Society, 2021).

Boxe 6.3 Foco em idosos

Promoção da saúde

- Basear a promoção da saúde em idosos nos fatores de risco comuns, condições de saúde crônicas e necessidades de promoção da saúde, incluindo doença cardíaca, câncer, bronquite crônica, acidente vascular encefálico (AVE), diabetes melito, demência, prestação de cuidados e prevenção de ferimentos (https://health.gov/healthypeople/objectives-and-data/browse-objectives/older-adults/evidence-based-resources, ODPHP, n.s.)
- Considerar o ambiente social do idoso e fortalecer o suporte social para promover a saúde e proporcionar acesso aos recursos (Touhy e Jett, 2020)
- A prevenção de ferimentos é uma estratégia fundamental para promover e melhorar a saúde (Touhy e Jett, 2020)
- Avaliação de polifarmácia, que é comum em idosos. Polifarmácia está associada a quedas, confusão, resultados adversos e maior tempo de hospitalizações (Mizokami et al., 2019)
- Promover programas de promoção da saúde holísticos, como programas de exercícios na comunidade e programas que estimulem a criatividade, como criação de arte ou comédia improvisada, para melhorar o bem-estar, diminuir o isolamento social e aumentar a independência (Cantu e Fleuriet, 2018; Morse et al., 2018; Seo e Chao, 2018)
- Avaliar cada idoso atendido com atenção para determinar vários fatores que afetam a saúde. Cada indivíduo é único. As evidências atuais mostram que fatores como a vida social de um idoso, acesso ao transporte, conhecimento dos serviços locais, mobilidade, percepções de idade, motivação pessoal e confiança percebida na capacidade de efetuar mudanças efetivas podem influenciar os comportamentos promotores de saúde e a qualidade de vida (Frost et al., 2018; Hong et al., 2018).

O histórico familiar e a genética representam outros fatores de risco para algumas doenças. Alguns tipos de câncer, como câncer de mama, ovário e cólon, parecem ter uma ligação genética. Esses pacientes podem se beneficiar do aconselhamento genético. Uma pessoa com um histórico familiar de diabetes melito ou DCV apresenta maior risco de desenvolver essas doenças. Às vezes é difícil determinar se a ligação familiar à doença está relacionada a genética, escolhas de estilo de vida, exposições ambientais ou uma combinação desses fatores. Por exemplo, você está cuidando de uma paciente obesa que desenvolve hipertensão. Os pais dela são hipertensos e o marido fuma. É difícil determinar quais fatores de risco – estilo de vida, genética ou toxinas ambientais – contribuíram para a hipertensão ou se houve uma combinação de todos eles. Nesse exemplo, você deve introduzir estratégias de promoção da saúde dirigidas para os fatores de risco modificáveis relacionados à obesidade, como aconselhamento nutricional e exercícios.

Fatores de risco modificáveis

Alguns fatores de risco, como práticas de estilo de vida e comportamentos, podem ser modificados. Os fatores de risco comportamentais modificáveis incluem tabagismo, consumo de álcool, dieta não saudável, obesidade, inatividade física e repouso e sono insuficientes. Esses fatores de risco expõem as pessoas a risco para certas doenças crônicas, como diabetes e doenças cardíacas (Ryan et al., 2020). Há fatores de risco que expõem uma pessoa a um risco de desenvolvimento de doenças específicas. Por exemplo, banhos de sol em excesso aumentam o risco de câncer de pele, e o tabagismo também aumenta o risco de doenças pulmonares, incluindo câncer.

Controle inadequado de hipertensão e níveis elevados de lipídios e glicose são riscos adicionais modificáveis (CDC, 2021). Os fatores de risco modificáveis para pessoas de 10 a 24 anos incluem comportamentos que provocam ferimentos não intencionais (p. ex., intimidação, trocar mensagens de texto enquanto dirige, dirigir sob a influência de drogas ou álcool); porte de armas, uso de tabaco, produtos de tabaco sem fumaça, álcool ou drogas ilícitas, comportamentos sexuais que levam à gravidez indesejada e infecções sexualmente transmissíveis, escolhas alimentares pouco saudáveis e sedentarismo (Kann et al., 2018).

As escolhas comportamentais de estilo de vida também podem ser modificadas. As escolhas de estilo de vida podem provocar problemas de saúde que causam um impacto significativo no sistema de saúde, na economia e nas comunidades. Por isso, é importante entender o efeito dos comportamentos de estilo de vida sobre o estado de saúde. Por exemplo, um adolescente que faz escolhas nutricionais que levam à obesidade tem muita probabilidade de fazer escolhas nutricionais semelhantes quando adulto. As escolhas de estilo de vida afetam os pacientes durante toda a vida. Portanto, é importante entender a relação entre crescimento e desenvolvimento e comportamentos de estilo de vida e as preferências e o estado de saúde do seu paciente.

O estresse é um fator de risco relacionado ao estilo de vida se for intenso ou prolongado, ou se a pessoa não for capaz de lidar com os eventos de vida de modo adequado. O estresse ameaça tanto a saúde mental (estresse emocional) quanto o bem-estar físico (estresse fisiológico). O estresse também interfere nas atividades de promoção da saúde e na capacidade de implementar as modificações de estilo de vida necessárias. Alguns estressores emocionais são produzidos por eventos da vida, como divórcio, gravidez, morte do cônjuge ou de um parente e instabilidades financeiras. Por exemplo, estressores relacionados ao emprego sobrecarregam as habilidades cognitivas e a capacidade de tomada de decisão de uma pessoa, levando ao "esgotamento mental" ou "*burnout*" (ver Capítulos 1 e 37). O estresse também ameaça o bem-estar físico e está associado a enfermidades como doença cardíaca, câncer e distúrbios gastrintestinais (Chiang et al., 2018). Avalie sempre os estressores como parte de uma análise completa dos fatores de risco dos pacientes.

Ambiente

O lugar onde vivemos e as condições dessa área (ar, água e solo) determinam o modo como vivemos, o que comemos, os agentes patológicos aos quais somos expostos, nossos fatores de risco, nosso estado de saúde e nossa capacidade de adaptação. O ambiente físico onde uma pessoa vive ou trabalha pode aumentar a probabilidade de ocorrência de algumas doenças. Por exemplo, a probabilidade de desenvolvimento de alguns tipos de câncer e outras doenças é maior quando pessoas estão expostas a determinados compostos químicos no trabalho ou quando as pessoas moram perto de locais de descarte de resíduos tóxicos. A exposição ambiental raramente ocorre uma única vez, em um local e com origem em uma única fonte porque estamos em constante interação com o ambiente (Edelman e Kudzma, 2018).

Identificação de fatores de risco e mudança dos comportamentos de saúde

A entrevista e as habilidades de avaliação do seu paciente ajudarão a identificar os fatores de risco modificáveis e não modificáveis de seus pacientes. Os formulários de avaliação dos riscos à saúde ajudam a identificar as ameaças à saúde com base na presença de vários fatores de risco (Edelman e Kudzma, 2018). Utilize os dados de uma ferramenta de avaliação de riscos à saúde para identificar riscos modificáveis e então aplicar o conhecimento sobre a motivação do paciente e suas preferências culturais para elaborar as abordagens educativas. Essas abordagens ajudam os pacientes a entender o que eles podem modificar, controlar, ou até mesmo eliminar para aumentar sua saúde. Identifique os recursos na comunidade se um paciente precisar efetuar alterações no estilo de vida para reduzir os riscos à saúde (Murdaugh et al., 2019).

Após a identificação dos fatores de risco de um paciente, medidas de educação em saúde e aconselhamento apropriadas e relevantes são implementadas para ajudar a pessoa a mudar ou adotar comportamentos para manter ou melhorar o estado de saúde (Edelman e Kudzma, 2018). A modificação de fatores de risco, promoção da saúde, atividades de prevenção de doenças ou qualquer programa que tente alterar comportamentos de estilo de vida não saudáveis constituem estratégias para o bem-estar. Pergunte aos pacientes quais alterações eles acham que deveriam ou estão dispostos a fazer. Geralmente os pacientes não mudam seus comportamentos se não perceberem a necessidade e não estiverem motivados a mudar.

Algumas vezes os pacientes precisam acabar com comportamentos prejudiciais à saúde (p. ex., tabagismo ou abuso de álcool), enquanto em outras ocasiões os pacientes devem adotar comportamentos saudáveis (p. ex., dieta saudável ou exercícios) (Murdaugh et al., 2019). A mudança de comportamentos de saúde, especialmente hábitos de estilo de vida de longa duração, é difícil. O uso de um modelo de promoção da saúde para identificar comportamentos de risco e estabelecer o processo de mudança ajuda a motivar os pacientes e facilita as mudanças de comportamentos de saúde (Edelman e Kudzma, 2018). Utilize diretrizes e recomendações baseadas em evidências para ajudar os pacientes a efetuar mudanças nos comportamentos de saúde.

Você poderá ajudar seus pacientes com mais eficiência nessas mudanças difíceis se entender o processo de mudança. As evidências atuais sustentam que muitas pessoas passam por uma sequência de cinco estágios quando fazem uma mudança, descritos pelo modelo transteórico de mudança (Tabela 6.2) (pro-change Behavior Systems, Inc., 2018; Martinasek et al., 2021). Esses estágios variam de nenhuma intenção de mudar (pré-contemplação) à manutenção do comportamento alterado (estágio de manutenção) (DiClemente e Prochaska, 1998). A mudança não é um processo linear. Muitas vezes as pessoas têm recaídas e repetem o ciclo pelos estágios (pro-change Behavior Systems, Inc., 2018). Quando ocorre uma recaída, a pessoa volta ao estágio de contemplação ou pré-contemplação antes de tentar a mudança outra vez. Ajude seus pacientes a entender que a recaída é um processo de aprendizado; eles podem aplicar as lições aprendidas com a recaída na próxima tentativa de mudar. É importante entender o que acontece nos vários estágios do processo de mudança para posicionar a implementação das intervenções (estratégias de bem-estar) nos momentos adequados e oferecer a assistência apropriada em cada estágio.

Quando um indivíduo identifica um estágio de mudança, o processo de mudança facilita a movimentação pelos estágios. Para obter maior eficiência, escolha intervenções de enfermagem correspondentes ao estágio da mudança. A maioria dos programas de mudança de comportamento é projetada (e tem maior possibilidade de sucesso) para pessoas prontas a agir em relação a seus problemas nos comportamentos de saúde. As alterações só serão mantidas ao longo do tempo se forem integradas ao estilo de vida geral do indivíduo (Boxe 6.4). A manutenção de estilo de vida saudável pode evitar hospitalizações e possivelmente reduzir o custo dos cuidados de saúde.

Tabela 6.2 Modelo transteórico de mudança: estágios da mudança de comportamentos de saúde.

Estágio	Definição	Achados na avaliação
Pré-contemplação	Não há intenção de efetuar mudanças nos próximos 6 meses	O paciente não percebe, não tem interesse ou subestima o problema. Pode manter uma postura defensiva. "Não há nada que realmente precise ser mudado."
Contemplação	Considera uma mudança dentro dos próximos 6 meses	Pode mostrar ambivalência sobre a mudança ou pensa em fazer uma mudança. "Tenho um problema e acho que preciso fazer algo a respeito."
Preparação	Faz pequenas mudanças como preparação para uma mudança no próximo mês	Pode ter tentado realizar mudanças no passado, mas sem sucesso. O paciente acredita que as vantagens superam as desvantagens da mudança de comportamento. "Comecei a correr uma vez, mas não continuei. Acho que eu poderia tentar de novo daqui a algumas semanas."
Ação	Há envolvimento ativo em estratégias para mudar o comportamento; dura até 6 meses	Comprometido com a mudança. Os hábitos anteriores podem se tornar obstáculos à mudança. "Estou mesmo me esforçando para deixar de fumar."
Estágio de manutenção	A mudança é mantida ao longo do tempo; começa 6 meses após o início da ação e continua indefinidamente	As mudanças são integradas ao estilo de vida do paciente e comportamentos são adotados para prevenir recaídas. "Preciso evitar pessoas que fumem para não correr a tentação de começar a fumar outra vez."

> **Boxe 6.4** Educação em saúde
>
> **Mudanças do estilo de vida**
>
> **Objetivo**
> - O paciente utilizará mudança comportamental para reduzir os riscos à saúde ao melhorar a dieta e se exercitar de 150 minutos (2 horas e 30 minutos) a 300 minutos (5 horas) por semana (exercício de intensidade moderada).
>
> **Estratégias de ensino**
> - Praticar a escuta ativa e estabelecer uma relação com o paciente
> - Começar determinando quais informações o paciente conhece sobre os riscos à saúde relacionados a um estilo de vida desfavorável
> - Perguntar que obstáculos o paciente percebe com as modificações da dieta e dos exercícios
> - Ajudar o paciente a estabelecer metas para mudança utilizando um padrão como *The Physical Activity Guidelines for Americans* dos EUA (U.S. Department of Health and Human Services, 2018)
> - Colaborar com o paciente para selecionar áreas seguras para se exercitar e para estabelecer prazos para a modificação de hábitos de estilo de vida relacionados a alimentação e exercícios
> - Reforçar o processo de mudança
> - Pedir que o paciente mantenha um registro das principais mudanças comportamentais (Chan et al., 2020)
> - Garantir que os materiais educativos sejam adaptados para atender às necessidade de saúde do paciente, fáceis de compreender e culturalmente apropriados (Abboud et al., 2017; Bai et al., 2020)
> - Incluir os familiares e entes queridos para apoiar as mudanças do estilo de vida (Khanom et al., 2020).
>
> **Avaliação**
> Usar os princípios de ensino de retorno para avaliar a aprendizagem do paciente/cuidador da família:
> - "Por favor, diga-me o que você lembra sobre nossa conversa na semana passada sobre reduzir riscos e sobre mudanças de estilo de vida" (O'Brien e Meyer, 2020)
> - "Conte-me como foi seu registro diário essa semana. Mostre-me o que você registrou de suas atividades e alimentação" (Chan et al., 2020)
> - "Quantos minutos você se exercitou na semana passada?".

Enfermidade

Doença e enfermidade são conceitos diferentes. Uma condição médica que cause angústia para uma pessoa na forma de seus sintomas é chamada de *doença*. É um termo genérico que inclui todos os transtornos, infecções, deficiências e deformidades que podem afetar os seres humanos. A **enfermidade** é um estado no qual ocorre diminuição ou comprometimento do funcionamento físico, emocional, intelectual, social, de desenvolvimento ou espiritual de um indivíduo. É uma sensação de saúde debilitada. Uma pessoa pode se sentir doente na presença ou na ausência de uma doença, como câncer ou esclerose múltipla. Um paciente com leucemia mantém sua função usual, enquanto outro com a mesma doença sente-se fisicamente bem, mas apresenta um grande sofrimento emocional e espiritual. Uma pessoa pode se sentir doente mesmo quando não há condição médica subjacente. Além disso, muitos pacientes que têm uma doença sentem-se saudáveis. Às vezes uma enfermidade (p. ex., sentir o impacto da doença) motiva as pessoas a adotarem comportamentos saudáveis. Embora seja necessário conhecer as diferentes doenças, você também precisa entender a enfermidade, que inclui os efeitos holísticos das doenças e tratamentos sobre o funcionamento e o bem-estar do seu paciente.

Doenças agudas e crônicas

Doenças agudas e crônicas têm o potencial de afetar muitas dimensões do funcionamento. Uma **doença aguda**, em geral, é reversível e tem curta duração. Os sintomas surgem de modo abrupto, são intensos e desaparecem após um período relativamente curto. Uma **doença crônica**, em geral, dura mais de 6 meses, é irreversível e afeta o funcionamento em um ou mais sistemas. Os pacientes muitas vezes oscilam entre o funcionamento máximo e recidivas graves que podem ameaçar a vida. Uma pessoa que vive com uma doença crônica é como uma pessoa com incapacidade, no sentido de que ambas apresentam graus variáveis de limitações funcionais (Larsen, 2019).

Doenças crônicas e incapacidades continuam sendo um dos principais problemas de saúde nos EUA. Enfrentar e viver com uma doença crônica costuma ser complexo e devastador. Metade dos adultos nos EUA tem uma doença crônica e um a cada quatro adultos tem dois ou mais problemas de saúde crônicos (CDC, 2021). Muitas doenças crônicas estão relacionadas a quatro comportamentos de saúde modificáveis: sedentarismo, nutrição inadequada, tabagismo e exposição passiva à fumaça e uso excessivo de álcool (Ryan et al., 2020; CDC, 2021). Uma função importante da enfermagem consiste em educar os pacientes sobre como gerenciar suas doenças ou incapacidades para ajudar os pacientes a reduzir a ocorrência ou atenuar a intensidade dos sintomas.

Pacientes com doenças crônicas e suas famílias devem se ajustar e se adaptar aos efeitos de suas doenças. As percepções de um indivíduo de sua doença e seus sintomas influenciam o tipo de resposta de enfrentamento que ele utiliza. Em resposta a uma doença crônica, um indivíduo desenvolve uma carreira da enfermidade. A carreira da enfermidade é flexível e muda em resposta às alterações da saúde, interações com profissionais da saúde, alterações psicológicas relacionadas ao luto e estresse relacionado à doença (Larsen, 2019).

A natureza da doença, aguda ou crônica, também afeta o comportamento de enfermidade do paciente. É provável que pacientes com doenças agudas procurem cuidados de saúde e sigam o tratamento. Em contrapartida, um paciente com uma doença crônica cujos sintomas não são curados, mas apenas parcialmente aliviados, pode não ter motivação para aderir ao plano de tratamento. Alguns pacientes com doenças crônicas passam a apresentar um envolvimento menos ativo em seus cuidados, sentem maior frustração e aderem aos cuidados com menor facilidade. Uma vez que os enfermeiros costumam passar mais tempo com pacientes que vivem com uma doença crônica que outros profissionais da saúde, estão em uma posição única para ajudar esses pacientes a superar problemas relacionados a comportamentos do enfermo. As habilidades de enfrentamento de um paciente e seu *locus* de controle (o grau em que as pessoas acreditam que controlam o que acontece com elas) são outras variáveis internas que afetam o modo como um paciente se comporta quando está doente (ver Capítulo 37).

Comportamento do enfermo

As pessoas acometidas por uma doença, em geral, agem de um modo que os sociólogos clínicos chamam de **comportamento do enfermo**. As pessoas, muitas vezes, adotam reações cognitivas, afetivas e comportamentais a suas doenças, influenciadas por fatores socioculturais e psicológicos. O trabalho clássico de Mechanic (1995) descobriu que os comportamentos do enfermo afetam o modo como as pessoas monitoram seus corpos, definem e interpretam seus sintomas, adotam medidas corretivas e utilizam os recursos de saúde. Histórico pessoal, situações sociais, normas sociais e experiências passadas influem nos comportamentos do enfermo (Larsen, 2019). O modo como as pessoas reagem varia muito; os comportamentos do enfermo muitas vezes são usados para lidar com as adversidades da vida (Mechanic, 1995).

Em outras palavras, se as pessoas percebem que adoeceram, os comportamentos do enfermo tornam-se mecanismos de enfrentamento. Por exemplo, os comportamentos do enfermo podem fazer com que um paciente seja liberado de papéis, expectativas sociais ou responsabilidades.

A natureza da doença também afeta o comportamento desse paciente. É provável que pacientes com enfermidades agudas procurem cuidados de saúde. Entretanto, pacientes com uma doença crônica cujos sintomas são aliviados apenas parcialmente podem passar a apresentar um envolvimento menos ativo em seus cuidados, sentir maior frustração e ter dificuldade para aderir a seu plano de tratamento.

Variáveis que influenciam a doença e os comportamentos do enfermo

Muitas variáveis influenciam a resposta de uma pessoa à doença e os comportamentos resultantes do enfermo. Estressores físicos, como um ambiente de vida desfavorável, estresse profissional, exposição à poluição do ar e vida em um ambiente não seguro, afetam a saúde. A hereditariedade e práticas individuais, como hábitos alimentares inadequados ou falta de exercícios regulares, também influenciam a saúde e os comportamentos do enfermo. As influências de fatores emocionais, intelectuais, sociais, de desenvolvimento e espirituais geralmente afetam a probabilidade de buscar cuidados de saúde, a adesão ao tratamento e os resultados de saúde. Embora os comportamentos dos pacientes com relação às doenças possam parecer inseguros ou ineficazes por seu ponto de vista de enfermeiro, eles podem acreditar que são úteis (Mathar et al., 2020). Planeje cuidados individualizados com base na compreensão das variáveis que afetam seus pacientes e seus comportamentos para ajudar os pacientes a lidar com suas enfermidades em vários estágios. O objetivo é promover um funcionamento ótimo em todas as dimensões durante uma doença.

Variáveis internas. As variáveis internas consistem nas percepções do paciente em relação aos sintomas e à natureza de uma doença. As habilidades de enfrentamento do paciente e seu *locus* de controle (o grau em que as pessoas acreditam que controlam o que acontece com elas) são outras variáveis internas que afetam o modo como um paciente se comporta quando está doente (ver Capítulo 37). Se os pacientes acreditam que os sintomas de suas doenças prejudicam sua rotina normal, é mais provável que procurem assistência do que se não percebem os sintomas como prejudiciais. Também é mais provável que os pacientes procurem auxílio se acreditarem que os sintomas são graves ou ameaçam a vida (Gorbani et al., 2020). Um paciente que desperta no meio da noite com uma dor torácica excruciante e considera esse sintoma grave e capaz de ameaçar a vida é motivado a buscar auxílio. Contudo, essa percepção também pode ter o efeito oposto. Outro paciente com os mesmos sintomas pode se tornar amedrontado, reagir com negação e não procurar assistência médica.

Variáveis externas. As variáveis externas que influenciam os comportamentos do enfermo incluem visibilidade dos sintomas, grupo social, formação cultural, variáveis econômicas, acesso ao sistema de saúde e suporte social. A visibilidade dos sintomas de um indivíduo afeta a imagem corporal e os comportamentos do enfermo. Um paciente com um sintoma visível (p. ex., febre alta) em geral tem maior probabilidade de buscar ajuda que um paciente sem sintomas visíveis (p. ex., sintomas associados ao câncer de ovário, como fadiga e distensão abdominal).

Os grupos sociais dos pacientes podem ajudá-los a aceitar ou negar a ameaça de sua doença. Família, amigos e colegas de trabalho influenciam os comportamentos do enfermo. Com frequência os pacientes exibem uma reação positiva ao suporte social ao praticarem comportamentos de saúde positivos. A família e a formação cultural da pessoa ensinam-lhe como ser saudável, reconhecer a doença e ser doente. Por exemplo, as práticas dietéticas, influenciadas pela família e por crenças espirituais, religiosas e culturais, contribuem para o desenvolvimento de uma doença e de sua manutenção (Giger e Haddad, 2021).

As variáveis econômicas são DSS que influenciam o modo como um paciente reage a uma doença. As dificuldades financeiras com frequência levam à demora no tratamento e afetam a capacidade de um paciente ou da família realizar tratamentos e terapias indicados (Horner, 2020). O acesso dos pacientes ao sistema de saúde está estreitamente relacionado a fatores econômicos (Henderson et al., 2020). O sistema de saúde é um sistema socioeconômico no qual os pacientes entram, interagem e saem. Para muitos pacientes, a entrada no sistema é complexa ou confusa. Alguns pacientes procuram cuidados médicos não emergenciais em um pronto-socorro porque não sabem como obter serviços de saúde de outro modo ou não têm acesso aos cuidados. A proximidade física dos pacientes com uma instituição de saúde muitas vezes influencia a rapidez com que entram no sistema após a decisão de buscar cuidados.

Impacto da enfermidade sobre o paciente e a família

A enfermidade nunca é um evento de vida isolado. O paciente e a família lidam com mudanças resultantes da doença, da enfermidade e do tratamento. Cada paciente demonstra uma resposta única, exigindo a individualização das intervenções de enfermagem. O paciente e a família costumam vivenciar alterações comportamentais e emocionais e mudanças nos papéis, na imagem corporal, no autoconceito e na dinâmica familiar.

Alterações comportamentais e emocionais. Em geral, as doenças de curta duração sem risco à vida requerem poucas alterações no funcionamento de um paciente ou da família. Por exemplo, um pai resfriado não tem energia nem paciência para passar seu tempo com atividades familiares. Fica irritável e prefere não interagir com a família. Essa é uma alteração comportamental, mas a alteração é sutil e não dura muito tempo. Algumas pessoas podem até considerar que essa alteração representa uma resposta normal.

Doenças que são potencialmente fatais ou crônicas, como esclerose lateral amiotrófica (ELA) ou enfisema, levam a uma percepção mais extensiva da doença, como alterações emocionais e comportamentais de ansiedade, choque, negação, raiva e isolamento. As necessidades dos pacientes e familiares, bem como o modo de funcionamento das famílias, mudam com o tempo (Cox et al., 2020). Avalie cuidadosamente as reações do paciente e da família ao estresse da doença e enfermidade e analise dicas para desenvolver intervenções para ajudar um paciente e a família no enfrentamento e na adaptação ao estresse deles.

Impacto sobre a imagem corporal. A imagem corporal é o conceito subjetivo da aparência física (ver Capítulo 33). Algumas doenças e enfermidades (p. ex., câncer e obesidade) resultam em alterações da aparência física. As reações do paciente e da família são diferentes e em geral dependem do tipo de alteração (p. ex., perda de um membro ou de um órgão), de sua capacidade de adaptação, da velocidade de ocorrência das mudanças e dos serviços de suporte disponíveis.

Com uma alteração profunda da imagem corporal, por exemplo, após a amputação de uma perna ou uma mastectomia, o paciente geralmente se ajusta vivenciando as fases do processo de luto (ver Capítulo 36). No início, o paciente está em choque com o resultado da mudança ou da iminência de mudança. Quando o paciente e a família reconhecem a realidade da mudança, ficam ansiosos e com frequência se isolam, recusando-se a discutir o assunto. O isolamento é um mecanismo adaptativo de enfrentamento que ajuda no ajustamento do paciente. Conforme o paciente e a família reconhecem a mudança, começam a aceitar a perda gradualmente. Durante a reabilitação, o paciente se prepara para aprender como se adaptar à imagem corporal alterada.

Impacto sobre o autoconceito. O autoconceito é uma autoimagem mental de todos os aspectos de sua personalidade. O autoconceito depende, em parte, da imagem corporal e dos papéis, mas também inclui outros aspectos da psicologia e da espiritualidade (ver Capítulos 33 e 35). O efeito de uma doença ou enfermidade sobre o autoconceito de um paciente ou membro da família costuma ser mais complexo e menos fácil de observar que as mudanças de papel.

O autoconceito é importante nas relações com outros membros da família. Por exemplo, um paciente com uma mudança do autoconceito (p. ex., sentir que é um fracasso) decorrente da enfermidade pode deixar de atender às expectativas da família, provocando tensão ou conflitos. Como resultado, os familiares mudam suas interações com o paciente. Ao fornecer cuidados, observe as mudanças do autoconceito de um paciente (ou do autoconceito de um membro da família) e desenvolva um plano de cuidados para facilitar o ajuste às alterações resultantes da enfermidade.

Impacto sobre os papéis familiares. As pessoas têm muitos papéis na vida, como arrimos de família, tomadoras de decisão, profissionais, filhos, irmãos ou pais. A inversão de papéis é comum quando um membro da família é diagnosticado com uma doença ou adoece (ver Capítulo 10). Se um dos pais adoece e não consegue realizar as atividades usuais, com frequência um filho adulto assume muitas das responsabilidades do pai ou da mãe e essencialmente torna-se o pai dos pais. Essa inversão da situação usual às vezes provoca estresse, responsabilidades conflitantes para o filho adulto ou conflitos diretos relacionados à tomada de decisão (Guerrero e Mendez-Luck, 2019; Gelman e Rhames, 2020).

Um indivíduo e a família, em geral, ajustam-se com maior facilidade a mudanças sutis de curta duração. Na maioria dos casos, eles sabem que a mudança de papel é temporária e não exigirá um ajuste prolongado. Entretanto, alterações a longo prazo requerem um processo de ajustamento semelhante ao processo de luto (ver Capítulo 36). Muitas vezes o paciente e a família precisam de aconselhamento específico e orientação para ajudá-los a lidar com as mudanças de papel.

> **Pense nisso**
>
> Pense em um paciente ou membro da família que tenha apresentado uma mudança recente do estado de saúde. Como essa mudança afetou a família do indivíduo?

Impacto sobre a dinâmica familiar. A dinâmica familiar é o processo pelo qual uma família funciona, toma decisões, oferece apoio aos membros individuais e lida com as mudanças e os desafios corriqueiros. A dinâmica familiar geralmente muda em razão dos efeitos das doenças e enfermidades (Agerskov et al., 2020; Gelman e Rhames, 2020). Por exemplo, uma mãe solteira sofre um ferimento grave em um acidente automobilístico. O irmão dela assume uma parte de seus papéis e suas responsabilidades, como levar e buscar as crianças na escola. Embora a paciente e seu irmão sejam muito próximos, a família vivencia alguma tensão com a mudança de papéis e responsabilidades. Toda a família deve ser incluída, quando apropriado, para ajudar os pacientes e suas famílias a obter o nível máximo de funcionamento e bem-estar (ver Capítulo 10).

Cuidar de si

Para conseguir proporcionar cuidados competentes, de qualidade e seguros, os enfermeiros precisam cuidar de si mesmos para garantir que continuem saudáveis. Os enfermeiros são particularmente suscetíveis ao desenvolvimento da fadiga por compaixão, que é uma combinação de estresse traumático secundário (ETS) e *burnout* (ver Capítulo 1). O ETS surge em decorrência das relações que os enfermeiros desenvolvem com seus pacientes e suas famílias, especialmente aquelas em que os profissionais testemunham o sofrimento frequente. O *burnout* deriva de uma falta de recursos crônica (p. ex., equipe, tempo) que resulta em conflitos ou na insatisfação profissional do enfermeiro no ambiente de trabalho (Kelly e Lefton, 2017). A fadiga por compaixão afeta com frequência a saúde do enfermeiro, muitas vezes provoca um declínio da saúde, alterações nos padrões de sono e alimentação, esgotamento emocional, irritabilidade, inquietação, comprometimento da capacidade de manter o foco e envolver-se com os pacientes, sensação de desesperança, incapacidade de sentir prazer com as atividades e ansiedade (Henson, 2017; Kurosaka e Payton, 2020). No local de trabalho, os efeitos da fadiga por compaixão costumam se manifestar por diminuição do desempenho, redução da capacidade de sentir empatia, despersonalização do paciente, julgamento inadequado, absenteísmo crônico, altas taxas de rotatividade e conflitos entre enfermeiros (Henson, 2017; Sullivan et al., 2019). É importante o envolvimento dos enfermeiros em estratégias pessoais e profissionais para ajudar a combater a fadiga por compaixão e promover a resiliência (Kurosaka e Payton, 2020).

As estratégias pessoais enfocam os comportamentos para promoção da saúde e escolhas de estilo de vida saudável. Para combater ETS e *burnout*, é necessário ingerir uma dieta nutritiva, manter o sono adequado e regular, participar de atividades regulares de exercícios e relaxamento, estabelecer um bom equilíbrio entre trabalho e família e participar de atividades regulares não relacionadas ao trabalho (Kelly e Lefton, 2017; Mendes, 2017). Outras estratégias que podem ajudar a prevenir ou lidar com ETS e *burnout* incluem desenvolver habilidades de enfrentamento, permitir-se um tempo pessoal para elaborar o luto pela perda de pacientes e manter o foco em sua saúde espiritual (Kim e Yeom, 2018). Outra estratégia consiste em encontrar um mentor ou um enfermeiro experiente que entenda o estresse do serviço e possa ajudá-lo a identificar as estratégias de enfrentamento (Doré et al., 2017).

Um número cada vez maior de instituições e organizações de saúde oferece programas educacionais e recursos para enfermeiros com o intuito de ajudar a diminuir a fadiga por compaixão e aumentar a resiliência (Kelly e Lefton, 2017; Sullivan et al., 2019). Esses programas ensinam os enfermeiros sobre a fadiga por compaixão e seus efeitos negativos e fornecem recursos e ferramentas que os enfermeiros podem usar para prevenir ou lidar com ETS e *burnout* (Kurosaka and Payton, 2020). Por exemplo, a participação em sessões de discussão ou um grupo de apoio para fadiga por compaixão permite que os enfermeiros identifiquem os estressores e trabalhem como um grupo para desenvolver estratégias de enfrentamento saudáveis (Schmidt e Haglund, 2017; Doré et al., 2017). As instituições de saúde também precisam fornecer recursos aos enfermeiros, como um profissional da saúde mental para auxiliar no manejo do ETS e *burnout*.

Pontos-chave

- A iniciativa *Healthy People* identifica os principais indicadores de saúde que representam questões de saúde de alta prioridade nos EUA
- As definições de saúde variam entre os indivíduos de acordo com suas crenças em saúde, idade de desenvolvimento e nível de funcionamento

- Vários modelos de saúde, nos quais as pessoas são participantes ativas, explicam as relações entre crenças em saúde, comportamentos de saúde, promoção da saúde e bem-estar individual
- As variáveis internas, como o estágio do desenvolvimento e a espiritualidade de uma pessoa, e fatores externos, como papéis familiares e DSS, influenciam a saúde, as crenças em saúde e as práticas de saúde de uma pessoa
- As atividades de promoção da saúde ajudam a manter ou melhorar a saúde, a educação em saúde ajuda as pessoas a entender melhor sua saúde e os riscos à saúde e as atividades de prevenção de doenças protegem contra as ameaças à saúde
- A prevenção primária reduz a incidência de doenças, a prevenção secundária previne a disseminação da doença quando ela ocorre e a prevenção terciária minimiza os efeitos da doença ou incapacidade
- O conhecimento dos diferentes tipos de fatores de risco é usado para selecionar estratégias de prevenção secundária apropriadas para os pacientes. Fatores de risco não modificáveis, como idade e histórico familiar, não podem ser alterados, enquanto é possível alterar os fatores de risco modificáveis, como tabagismo e níveis de atividade
- A redução dos fatores de risco e a melhoria da saúde geralmente exigem uma mudança dos comportamentos de saúde
- Os comportamentos do enfermo são diferentes reações que as pessoas manifestam quando adoecem. Variáveis como as percepções da enfermidade, o tipo de enfermidade ou doença e a visibilidade dos sintomas afetam o comportamento de uma pessoa
- A enfermidade exerce muitos efeitos em um paciente e sua família, incluindo alterações do comportamento e das emoções, papéis e dinâmica familiar, imagem corporal e autoconceito
- O uso de estratégias pessoais e profissionais voltadas para o autocuidado pessoal pode ajudar a diminuir ou prevenir a fadiga por compaixão.

Para refletir

- A compreensão dos fatores de risco de uma pessoa ajuda a determinar as intervenções apropriadas de educação em saúde e promoção da saúde. Pense em um paciente que você tenha atendido recentemente ou algum conhecido, como um amigo ou parente. Quais são os problemas de saúde reais e/ou possíveis dessa pessoa? Quais fatores de risco contribuem para esses problemas de saúde? Os fatores de risco são modificáveis ou não modificáveis? Quais intervenções de educação em saúde ou promoção da saúde poderiam ser implementadas para limitar o efeito desses fatores de risco?
- Entreviste um paciente ou um conhecido que esteja tentando mudar um comportamento de saúde. Qual mudança de comportamento a pessoa está tentando fazer? Em que estágio de mudança a pessoa está no momento, de acordo com o modelo transteórico de mudança (Tabela 6.2)? Quando essa pessoa passar para o estágio de manutenção, o que você pode fazer para ajudá-la a se preparar para possíveis recaídas?
- Pense em sua própria saúde, assim como em suas crenças e seus valores. Como você define saúde? Você se considera saudável? Quais comportamentos de saúde você gostaria de mudar ou implementar neste momento para melhorar sua saúde? Desenvolva um plano para efetuar uma mudança em seu comportamento para melhorar sua saúde. Quais obstáculos podem impedir a implementação do seu plano? Se você implementasse esse plano, como sua saúde poderia melhorar? Lembre-se de considerar sua saúde de um modo holístico ao refletir sobre suas respostas.

Questões de revisão

1. Um paciente recebeu alta há 1 semana após um AVE e no momento está participando de sessões de reabilitação fornecidas por enfermeiros, fisioterapeutas e nutricionistas em um contexto ambulatorial. De que nível de prevenção o paciente está participando?
   a. Prevenção primária.
   b. Prevenção secundária.
   c. Prevenção terciária.
   d. Prevenção transteórica.
2. De acordo com o modelo transteórico de mudança, qual é a resposta mais adequada a um paciente que diz: "Eu? Deixar de fumar? Eu fumo desde os 16 anos!"
   a. "Tudo bem. Algumas pessoas que fumam têm uma vida longa."
   b. "OK. Quero que você diminua o número de cigarros que fuma, um por dia, e voltamos a nos ver em 1 mês."
   c. "Em sua opinião, qual seria a principal razão para que deixar de fumar seja difícil para você?"
   d. "Eu gostaria que você frequentasse atividades de educação em saúde antitabagismo nesta semana e usasse os adesivos de reposição de nicotina conforme as instruções."
3. Um enfermeiro que trabalha em uma unidade de internação declara: "Estou tendo dificuldade para dormir e como sem parar quando chego a minha casa. Quando chego ao trabalho, só consigo pensar que não vejo a hora de o meu turno acabar. Eu queria me sentir feliz outra vez. Quais seriam as melhores respostas do enfermeiro administrador? (Selecione todas as aplicáveis.)
   a. "Tenho certeza de que é só uma fase que você está passando. Aguente firme. Logo você vai se sentir melhor."
   b. "Conheço vários enfermeiros que se sentem assim de vez em quando. Conte sobre os pacientes que você atendeu recentemente. Você achou difícil cuidar deles?"
   c. "Você pode tomar difenidramina vendida sem prescrição para ajudá-lo a dormir à noite."
   d. "Descreva como você usa seu tempo quando não está trabalhando."
   e. "O hospital criou recentemente um grupo no qual os enfermeiros se reúnem para falar de seus sentimentos. Você gostaria que eu enviasse um *e-mail* com os horários para você?"
4. Um paciente foi demitido de seu emprego no setor de construção e tem muitas contas para pagar. Ele está passando por um divórcio depois de um casamento de 15 anos e reza todos os dias para conseguir atravessar esse período difícil. O paciente não tem um profissional de atenção primária porque nunca ficou doente e seus pais nunca o levavam ao médico durante a infância. Quais variáveis externas influenciam as práticas de saúde do paciente? (Selecione todas as aplicáveis.)
   a. Dificuldade para pagar as contas.
   b. Rezar todos os dias.
   c. Idade do paciente (46 anos).
   d. Estresse causado pelo divórcio e pela perda do emprego.
   e. Prática familiar de não consultar um profissional da saúde como rotina.
5. Um enfermeiro está conduzindo uma visita domiciliar com uma mãe recente e seus três filhos. Enquanto está na casa, o enfermeiro pesa cada membro da família e examina seu diário de alimentação de 3 dias. Verifica a pressão arterial da mãe e incentiva a mãe a levar as crianças para uma caminhada de 30 minutos todos os dias. O enfermeiro está abordando qual nível de necessidade, de acordo com a hierarquia das necessidades de Maslow?
   a. Fisiológica.
   b. Segurança e proteção.
   c. Amor e pertencimento.
   d. Autorrealização.

6. Ao cuidar dos pacientes, um enfermeiro pergunta como rotina se eles tomam vitaminas ou fitoterápicos, encoraja os familiares a trazer músicas de que os pacientes gostem para ajudá-los a relaxar e rezar com os pacientes com frequência se isso for importante para eles. O enfermeiro está praticando qual modelo?
   a. Holístico.
   b. Crenças em saúde.
   c. Transteórico.
   d. Promoção da saúde.
7. Usando o modelo transteórico de mudança, coloque em ordem as etapas que o paciente atravessa para efetuar uma mudança do estilo de vida relacionada à atividade física.
   a. O indivíduo reconhece que está fora de forma quando sua filha pede que caminhe com ela após a escola.
   b. Oito meses depois de começar a caminhar, o indivíduo participa com sua esposa de uma corrida local de 5 km.
   c. O indivíduo fica irritado quando o médico lhe diz que ele precisa aumentar sua atividade para perder 15 kg.
   d. O indivíduo caminha de 3 a 5 quilômetros, 5 noites por semana, com sua esposa.
   e. O indivíduo visita a loja de artigos esportivos local para comprar um par de tênis e obter orientações sobre um plano de caminhada.
8. Quais das seguintes opções são sintomas do ETS e *burnout* que afetam os enfermeiros com frequência? (Selecione todas as aplicáveis.)
   a. Participação regular em um clube do livro.
   b. Falta de interesse em exercícios.
   c. Dificuldade para dormir.
   d. Falta de vontade de ir para o trabalho.
   e. Ansiedade durante o trabalho.
9. Como parte de um programa comunitário de enfermagem baseado na igreja, um enfermeiro está desenvolvendo um programa de promoção da saúde sobre o autoexame das mamas para um grupo de mulheres. Qual declaração feita por uma das participantes está relacionada à percepção correta da sua suscetibilidade a uma enfermidade?
   a. "Tenho uma plaquinha pendurada na porta do meu banheiro para me lembrar de fazer o autoexame todos os meses."
   b. "Como minha mãe morreu de câncer de mama, sei que tenho maior risco de desenvolver câncer de mama."
   c. "Já que só tenho 25 anos, o risco de câncer de mama para mim é muito baixo."
   d. "Participo todos os anos de nossa caminhada/corrida local para levantar fundos para a pesquisa do câncer de mama."

Respostas: 1. c; 2. c; 3. b, d, e; 4. a, e; 5. a; 6. a; 7. c, a, e, d, b; 8. b, c, d, e; 9. b.

Referências bibliográficas

Becker M, Maiman L: Sociobehavioral determinants of compliance with health and medical care recommendations, *Med Care* 13(1):10, 1975.

Centers for Disease Control and Prevention (CDC): *National center for chronic disease prevention and health promotion*, https://www.cdc.gov/chronicdisease/, 2021. Accessed February 21, 2021.

DiClemente C, Prochaska J: Toward a comprehensive transtheoretical model of change. In Miller WR, Heather N, editors: *Treating addictive behaviors*. New York, 1998, Plenum Press.

Edelman C, Kudzma E: *Health promotion throughout the life span*, ed 9, St Louis, 2018, Mosby.

Fuseini H, Newcomb DC: Mechanisms driving gender differences in asthma, *Curr Allergy Asthma Rep* 17(3):19, 2017.

Giger JN, Haddad LG: *Transcultural nursing: assessment and intervention*, ed 8, St Louis, 2021, Mosby.

Henson JS: When compassion is lost, *Medsurg Nurs* 26(2):139, 2017.

Kurosaka A, Payton J: Prevention strategies to cope with nurse burnout in nephrology settings, *Nephrol Nurs J* 47(6):539-563, 2020.

Larsen PD: *Lubkin's chronic illness: impact and intervention*, ed 10, Boston, 2019, Jones & Bartlett.

Lekas HM et al.: Rethinking cultural competence: shifting to cultural humility, *Health Serv Insights* 13:1, 2020.

Lindell JM et al.: Developing healthy habits: a faith-based interdisciplinary action framework, *Nurse Leader* 17(6):498-504, 2019.

Mechanic D: Sociological dimensions of illness behavior, *Soc Sci Med* 41(9):1207, 1995.

Mendes A: How to address compassion fatigue in the community nurse, *Br J Community Nurs* 22(9):458, 2017.

Murdaugh CL et al.: *Health promotion in nursing practice*, ed 8, New York, 2019, Pearson.

Office of Disease Prevention and Health Promotion (ODPHP): *Healthy People 2030*. n.d., https://health.gov/healthypeople, n.d. U.S. Department of Health and Human Services. Accessed February 21, 2021.

Pender NJ: *Health promotion and nursing practice*, Norwalk, Conn, 1982, Appleton-Century-Crofts.

Pender NJ: Health promotion and nursing practice, ed 3, Stamford, C., 1996, Appleton & Lange.

Pender NJ et al.: *Health promotion in nursing practice*, ed 7, Upper Saddle River, NJ, 2015, Prentice Hall.

pro-change Behavior Systems: Inc.: the transtheoretical model, https://www.prochange.com/transtheoretical-model-of-behavior-change, 2018. Accessed February 22, 2021.

Rosenstoch I: Historical origin of the health belief model, *Health Educ Monogr* 2:334, 1974.

Schmidt M, Haglund K: Debrief in emergency departments to improve compassion fatigue and promote resiliency, *J Trauma Nurs* 24(5):317, 2017.

Schroeder K et al.: Addressing the social determinants of health: a call to action for school nurses, *J Sch Nurs* 34(3):182, 2018.

The Network for Public Health Law: *Drug overdose prevention and harm reduction*, 2021, https://www.networkforphl.org/resources/topics/substance-use-prevention-and-harm-reduction/#resources-5f0df313e5733. Accessed February 21, 2021.

The North American Menopause Society: *Keeping your heart healthy at menopause*, 2021, https://www.menopause.org/for-women/menopauseflashes/bone-health-and-heart-health/keeping-your-heart-healthy-at-menopause. Accessed February 21, 2021

Touhy TA, Jett K: *Ebersole and Hess' toward healthy aging: human needs and nursing response*, ed 10, St Louis, 2020, Mosby.

U.S. Department of Health and Human Services (USDHHS): *Physical activity guidelines for Americans*, ed 2, 2018 Office of Disease Prevention and Health Promotion.

World Health Organization Interim Commission (WHO): *Chronicle of WHO*, Geneva, 1947, The Organization.

World Health Organization (WHO): *Constitution*, http://www.who.int/about/mission/en/, 2021a. Accessed February 21, 2021.

World Health Organization (WHO): *Social determinants of health*, http://www.who.int/social_determinants/en/, 2021b. Accessed February 21, 2021.

World Health Organization (WHO): *Health promotion*, http://www.who.int/topics/health_promotion/en/, 2021c. Accessed February 21, 2021.

Referências de pesquisa

Abboud S et al: Cervical cancer screening among Arab women in the United States: an integrative review. *ONF* 44(1):E20, 2017.

Agerskov H et al: The significance of relationships and dynamics in families with a child with end-stage kidney disease: a qualitative study, *J Clin Nurs* 29(5/6):987, 2020.

Bai Y et al.: Effectiveness of tailored communication intervention in increasing colonoscopy screening rates amongst first-degree relatives of individuals with colorectal cancer: a systematic review and meta-analysis, *Int J Nurs Stud* 101:103397, 2020. Doi: 10.1016/j.ijnurstu.2019.103397

Brown CW et al.: Perceptions and practices of diabetes prevention among African Americans participating in a faith-based community health program, *J Community Health*, 44(4):694, 2019.

Cantu AG, Fleuriet KJ: "Making the ordinary more extraordinary": exploring creativity as a health promotion practice among older adults in a community-based professionally taught arts program, *J Holistic Nurs* 39(9):123, 2018.

Chan K et al.: A school-based programme promoting healthy eating, *Health Educ J* 79(3):277, 2020.

Chiang JJ et al.: Affective reactivity to daily stress and 20-year mortality risk in adults with chronic illness:

findings from the national study of daily experiences, *Health Psychol* 37(2):170, 2018.

Cox ED et al: Reliability and validity of PROMIS® pediatric family relationships short form in children 8-17 years of age with chronic disease, *Qual Life Res* 29(1):191, 2020.

Dadipoor S et al.: Explaining the determinants of hookah smoking cessation among southern Iranian women: a qualitative study, *J Subst Use*, 25(5): 469, 2020.

D'Alonzo KT et al.: Outcomes of a culturally tailored partially randomized patient preference controlled trial to increase physical activity among low-income immigrant Latinas, *J Transcult Nurs* 29(4):335, 2018.

Doré C et al.: Perspectives on burnout and empowerment among hemodialysis nurses and the current burnout intervention trends: a literature review, *CANNT J* 27(4):16, 2017.

Frost R et al: Identifying acceptable components for home-based health promotion services for older people with mid frailty: a qualitative study, *Health Soc Care Community* 26(3):393, 2018.

Galbraith-Gyan KV et al.: HPV vaccine acceptance among African-American mothers and their daughters: an inquiry grounded in culture, *Ethn Health* 24(3): 323, 2019.

Gelman C, Rhames K: "I have to be both mother and father": the impact of young-onset dementia on the partner's parenting and the children's experience, *Dementia* 19(3):676, 2020.

Gerend M et al.: Acculturation and health beliefs: interactions between host and heritage culture underlie Latina/o caregivers' beliefs about HPV vaccination, *J Immigr Minor Health* 23(1):113, 2021.

Gorbani F et al.: Predictive performance of Pender's Health Promotion Model for hypertension control in Iranian patients, *Vasc Health Risk Manag* 16:299, 2020.

Griffith D et al.: "Health is the ability to manage yourself without help": how older African American men define health and successful aging, *J Gerontol B Psychol Sci Soc Sci* 73(2):240, 2018.

Guerrero LR & Mendez-Luck CA: Overcoming a bad day: a qualitative look into the dementia caregiving experiences of Mexican-origin women in East Los Angeles, *J Cross Cult Gerontol* 34(4):373, 2019.

Henderson LM Et al.: The role of social determinants of health in self-reported access to health care among women undergoing screening mammography, *J Womens Health* 29(11):1437, 2020.

Hong M et al.: Social networks, health promoting behavior and health related quality of life in older Korean adults, *Nurs Health Sci* 20(1):79, 2018.

Horner SD: Examining social determinants of health in childhood asthma management, *Clin Nurse Spec* 34(5):222, 2020.

Kelly LA, Lefton C: Effect of meaningful recognition on critical care nurses' compassion fatigue, *Am J Crit Care* 26(6):438, 2017.

Khanom A et al: Parent recommendations to support physical activity for families with young children: results of interviews in deprived and affluent communities in South Wales (United Kingdom), *Health Expect* 23(2):284, 2020.

Kann L et al.: Youth risk behavior surveillance—United States, 2017, *MMWR Surveill* 67(No. SS-8):1, 2018. https://www.cdc.gov/mmwr/volumes/67/ss/ss6708a1.htm#suggestedcitation. Accessed February 21, 2021.

Kim HS, Yeom H: The association between spiritual well-being and burnout in intensive care nurses: a descriptive study, *Intensive Crit Care Nurs* 46(92), 2018.

Kitzman H et al.: Better me within randomized trial: faith-based diabetes prevention program for weight loss in African American women, *Am J Health Promot* 35(2):202, 2021.

LaVela SL et al.: Relational empathy and holistic care in persons with spinal cord injuries, *J Spinal Cord Med* 40(1):30, 2017.

Leh SK, Saoud S: Using community-based participatory research to explore health care perceptions of a select group of Arab Americans, *J Transcult Nurs* 31(5): 444, 2020.

Martinasek M et al: Predictors of vaping behavior change in young adults using the Transtheoretical Model: a multi-country study, Tob Use Insights 14:1, 2021.

Mathar H et al.: Self-reported illness behaviour related to chronic obstructive pulmonary disease and rehabilitation: a theory-guided qualitative study, *Scand J Caring Sci* 34(2):484, 2020.

Mizokami F et al: Clinical medication review type III of polypharmacy reduced unplanned hospitalizations in older adults: A meta-analysis of randomized clinical trials, *Geriatr Gerontol Int* 19: 1275, 2019.

Morse LA et al.: Humor doesn't retire: improvisation as a health-promoting intervention for older adult, *Arch Gerontol Geriatr* 75(1), 2018.

O'Brien T & Meyer, T: A feasibility study for teaching older kidney transplant recipients how to wear and use an activity tracker to promote daily physical activity, *Nephrol Nurs* 47(1):47–51, 2020, https://doi.org/10.37526/1526-744X.2020.47.1.47

Ontai LL et al.: Parent food-related behaviors and family-based dietary and activity environments: associations with BMI z-scores in low-income preschoolers, Child Obes, 2019, https://doi.org/10.1089/chi.2019.0105

Russell CG et al.: Effects of parent and child behaviours on overweight and obesity in infants and young children from disadvantaged backgrounds: systematic review with narrative synthesis, *BMC Public Health* 16(151), 2016, available at: https://bmcpublichealth.biomedcentral.com/articles/10.1186/s12889-016-2801-y. Accessed February 21, 2021.

Ryan N et al: Smoking, drinking, diet, and physical activity-modifiable lifestyle risk factors and their associations with age to first chronic disease, *Intl J Epidemiol* 49(1): 113, 2020.

Sanchez JI et al.: Eat Healthy, Be Active Community Workshops implemented with rural Hispanic women. *BMC Womens Health* 21(1): 1, 2021.

Seo JY, Chao YY: Effects of exercise interventions on depressive symptoms among community-dwelling older adults in the United States: a systematic review, *J Gerontol Nurs* 44(3):31, 2018.

Sullivan CE et al.: Reducing compassion fatigue in inpatient pediatric oncology nurses, *Oncol Nurs Forum* 46(3):338, 2019.

Warner EL et al.: A workplace-based intervention to improve awareness, knowledge, and utilization of breast, cervical, and colorectal cancer screenings among Latino service and manual labor employees in Utah, *J Community Health* 44(2): 256, 2019.

7

O Cuidar[1] na Prática de Enfermagem

Objetivos

- Analisar como o cuidar afeta a relação enfermeiro-paciente
- Comparar e distinguir as teorias de cuidado
- Discutir as evidências sobre as percepções dos pacientes sobre o cuidar
- Explicar como a ética de cuidado influencia o julgamento clínico dos enfermeiros
- Discutir o papel que o cuidar exerce na relação enfermeiro-paciente
- Identificar modos de expressão do cuidar por meio da presença e do toque
- Examinar o benefício terapêutico de escutar os pacientes
- Explicar a relação entre conhecer um paciente e tomar decisões clínicas
- Explicar a relação entre compaixão e cuidado.

Termos-chave

Compaixão
Conforto
Cuidar

Ética do cuidado
Presença
Transcultural

Transformador

Os princípios do cuidar são fundamentais para a relação entre enfermeiro e paciente e para a prática da enfermagem já que os enfermeiros realizam o cuidado dos pacientes e familiares tanto na saúde quanto na doença (Romero-Martin et al., 2019). Cuidar é uma atividade complexa e multifacetada. É mais importante no ambiente de cuidados de saúde caótico e tecnológico, em que a produtividade e a eficiência podem interferir na capacidade dos enfermeiros de serem profissionais atenciosos e compassivos (Young et al., 2019; Letourneau et al., 2017). As demandas ambientais, pressões e limitações do tempo no ambiente de cuidados de saúde ameaçam as oportunidades para que os enfermeiros estabeleçam relações terapêuticas e conexões interpessoais com os pacientes e os familiares cuidadores (Percy e Richardson, 2018; Adams, 2016).

É importante manter uma abordagem de cuidado centrado no paciente em todos os aspectos da enfermagem clínica, independentemente de esse cuidado enfocar o manejo da dor, o ensino de autocuidado, a administração de medicamentos ou a realização de medidas básicas de higiene. As relações de cuidado exigem sinceridade, escuta, respeito e aceitação. Apesar dos desafios nos cuidados de saúde, o cuidado centrado no paciente é essencial para transformar a prestação do cuidado de saúde e melhorar os resultados dos pacientes (Grant et al., 2019; Ortiz, 2018). As organizações profissionais também destacam a importância do cuidado nos serviços de saúde e de manter o comprometimento do enfermeiro com o cuidado à beira do leito do paciente (RWJF, 2014). A American Organization of Nurse Executives (AONE, 2010) descreve o cuidar e o conhecimento como central na enfermagem, em que o cuidar é um componente fundamental da contribuição do enfermeiro para a experiência de um paciente (Figura 7.1).

A prática de enfermagem competente valoriza e adota as práticas de cuidar e o conhecimento especializado (Grant et al., 2019; Benner et al., 2010). Sua *expertise* de cuidar virá com a experiência na prática clínica. Quando você envolve os pacientes de maneira atenciosa e

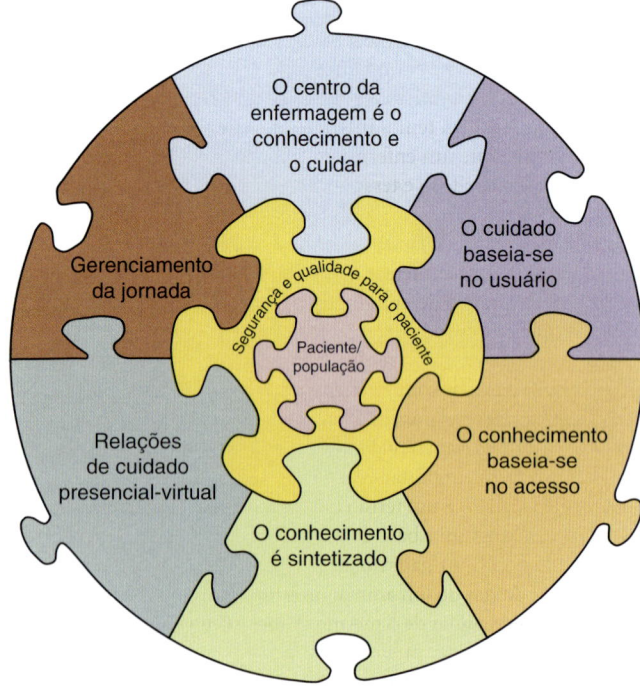

Figura 7.1 Princípios de orientação da American Organization of Nurse Executives (AONE) para o papel dos enfermeiros no futuro da prestação de cuidados ao paciente. (Copyright© 2015 por American Organization of Nurse Executives [AONE]. Todos os direitos reservados.)

---

[1] N.R.T.: As expressões em inglês *caring* e *care* têm significados diferentes, que se complementam para compreender o sentido do fazer da Enfermagem como ciência, profissão e trabalho. Ao longo deste capítulo, o termo *caring* foi traduzido como "cuidar" para designar o fenômeno da enfermagem; e *care*, como "cuidado", representando os atos de cuidar.

compassiva, o ganho terapêutico de cuidar contribui muito para o seu julgamento clínico e para a saúde e o bem-estar de seus pacientes. Sua compaixão cria uma abertura com os pacientes que então optam por compartilhar com você mais sobre suas experiências com a doença. Esse conhecimento possibilita fazer julgamentos clínicos e tomar decisões melhores com relação às necessidades dos pacientes. Pense em uma ocasião em que você esteve doente ou apresentou um problema que exigiu uma intervenção do cuidado de saúde. Em seguida, considere os dois cenários a seguir e selecione a situação que, em sua opinião, demonstra de modo mais efetivo o sentido do cuidar:

- Um enfermeiro entra no quarto do paciente, cumprimentando-o de modo caloroso enquanto toca o ombro do paciente levemente, faz contato visual, senta-se por alguns minutos e faz perguntas sobre os pensamentos e as preocupações do paciente, ouve a história do paciente, verifica a infusão venosa (IV) pendurada no suporte, examina o paciente rapidamente e então verifica o resumo de sinais vitais na tela do monitor ao lado do leito antes de sair do quarto
- Um segundo enfermeiro entra no quarto do paciente, verifica a infusão IV pendurada no suporte de soro, checa o resumo de sinais vitais na tela de monitor ao lado do leito, cumprimenta o paciente, mas nunca se senta ou toca o paciente. O enfermeiro estabelece contato visual de cima para baixo enquanto o paciente está deitado no leito, faz algumas perguntas rápidas sobre os sintomas do paciente e sai.

Esses dois cenários demoram aproximadamente o mesmo tempo de trabalho do enfermeiro, mas podem ser percebidos de maneira diferente por um paciente e impactar a satisfação do mesmo. Nos momentos de doença ou quando uma pessoa procura a orientação profissional de um enfermeiro, o cuidar é essencial para ajudar um indivíduo a alcançar os melhores resultados.

Perspectivas teóricas do cuidar

Cuidar é um fenômeno universal que influencia os modos como as pessoas pensam, sentem-se e comportam-se em relação à outra. Desde Florence Nightingale, os enfermeiros estudam o cuidar usando uma variedade de perspectivas filosóficas e éticas. Alguns acadêmicos de enfermagem desenvolveram teorias sobre o cuidar por causa de sua importância para a prática de enfermagem. Este capítulo não detalha todas as teorias, mas tem a intenção de ajudar a entender como o cuidar permite que um enfermeiro trabalhe com todos os pacientes de um modo respeitoso e terapêutico.

Cuidar é a essência

A Dra. Patricia Benner oferece aos enfermeiros uma compreensão rica e holística da prática de enfermagem e do cuidado por meio de sua pesquisa, que envolve a interpretação de histórias de enfermeiros experientes. Após ouvir as histórias dos enfermeiros e analisar seu significado, ela descreveu o cuidar como a essência da prática de enfermagem excelente. As histórias revelaram os comportamentos e as decisões dos enfermeiros que expressavam o cuidado. Cuidar significa que pessoas, eventos, projetos e coisas são importantes para as pessoas (Benner e Wrubel, 1989; Benner et al., 2010). É um termo que expressa estar conectado.

O cuidar constitui a base de uma grande variedade de interações, do amor materno ou paterno até a amizade, de importar-se com o trabalho até cuidar de um animal de estimação, cuidar e ter interesse pelos pacientes e cuidar de si mesmo (Hines e Gaughan, 2017). "Cuidar cria possibilidades." A preocupação pessoal com outra pessoa, um evento ou alguma coisa fornece motivação e orientação para o cuidado. Por meio do cuidar, os enfermeiros ajudam os pacientes a se recuperarem de uma enfermidade, extrair algum sentido dessa enfermidade e manter ou restabelecer a conexão. Pesquisas mostram que os estudantes de enfermagem identificam cuidado e **compaixão** como

intervenções que são componentes essenciais do cuidado de enfermagem e que precisam ser ensinadas e praticadas no início da educação em enfermagem e enfatizadas em todas as situações de prática clínica (Atar e Asti, 2020; Labraque et al., 2017).

Nem todos os pacientes são iguais. Cada pessoa traz consigo um conjunto único de experiências, valores e perspectivas culturais para um encontro de cuidados de saúde. Cuidar é específico e relacional para cada encontro enfermeiro-paciente. Conforme adquirem mais experiência, os enfermeiros geralmente aprendem que cuidar ajuda a manter o foco nos pacientes que atendem. Cuidar melhora a capacidade do enfermeiro de conhecer um paciente, reconhecer seus problemas e encontrar e implementar soluções individualizadas (Romero-Martin et al., 2019; Young et al., 2019).

Uma vez que a enfermidade representa a experiência humana de perda ou disfunção, qualquer tratamento ou intervenção administrado sem considerar seu significado para um indivíduo tem pouca probabilidade de ser efetivo. Desenvolva uma relação de cuidar com seus pacientes e ouça suas histórias para entender por completo o significado e o impacto de sua condição e proporcionar cuidados centrados no paciente.

O cuidar transcultural de Leininger

Madeleine Leininger (1991) oferece uma visão **transcultural** do cuidar. Ela descreve o conceito de cuidado como o domínio que diferencia a enfermagem de outras disciplinas na área da saúde (ver Capítulo 4). O cuidado é uma necessidade humana essencial. O cuidado, diferentemente da cura, ajuda um indivíduo ou grupo a melhorar uma condição humana. Atos de cuidar são atividades, processos e decisões acolhedoras e competentes que ajudam as pessoas de um modo empático, compassivo e solidário. Um ato de cuidar depende de necessidades, problemas e valores de um paciente.

Os enfermeiros precisam entender e aplicar os comportamentos culturais do cuidar (Leininger, 1991). Embora o cuidar humano seja um fenômeno universal, as expressões, os processos e os padrões de cuidados variam entre pessoas de diferentes culturas (Boxe 7.1).

Boxe 7.1 Aspectos culturais do cuidado

Comportamentos dos enfermeiros no cuidar

Cuidar inclui conhecer os valores e as crenças culturais do seu paciente, respeitar a privacidade, a diversidade e as necessidades individuais e interagir e escutar o paciente e a família (Colman, 2019). Ter um senso de como é viver no mundo do paciente é fundamental. Para proporcionar cuidados centrados no paciente culturalmente sensíveis, você deve entender e respeitar o impacto de crenças e valores culturais do paciente em relação à condição de saúde, aos tratamentos e aos hábitos de autocuidado.

Implicações para os cuidados centrados no paciente

- Levantar um histórico de enfermagem baseado na cultura deixando que os pacientes contem suas histórias e os ouvindo (ver Capítulo 9)
- Conhecer e esclarecer as crenças, atitudes e práticas culturais do paciente em relação aos cuidados de saúde, práticas de cuidar e cuidados em fim de vida (Zolnierek, 2014; Colman, 2019)
- Determinar se um membro da família ou do grupo cultural de um paciente constitui o melhor recurso para orientar o uso de práticas de cuidar, como a presença ou o toque (Merritt et al., 2019; Marion et al., 2017)
- Encorajar o paciente e o familiar cuidador, se apropriado, a compartilhar seu ponto de vista sobre o impacto pessoal da enfermidade/trauma do paciente (Mohammadipour et al., 2017)
- Conhecer as práticas culturais do paciente (como toque, envolvimento da família) ou crenças que impactam a incerteza associada a diagnósticos, tratamentos e resultados dos cuidados (Markey et al., 2018)

O cuidar é muito pessoal; por isso, sua expressão é diferente para cada paciente. Para o cuidar ser efetivo, os enfermeiros precisam aprender comportamentos e termos culturalmente específicos que reflitam o cuidado humano em diferentes culturas para identificar e atender às necessidades de todos os pacientes (ver Capítulo 9). Como enfermeiros, cuidamos de pacientes de algumas "subculturas" que têm necessidades específicas (p. ex., pessoas com doenças crônicas, incapacidades físicas, problemas no desenvolvimento, pobres ou moradores em situação de rua).

O cuidar transpessoal de Watson

De acordo com Jean Watson, cuidar é o foco central da enfermagem e é essencial para manter as raízes éticas e filosóficas da profissão (Dey, 2016). O sistema de saúde em transformação, a crescente pressão econômica por produtividade e a escassez de profissionais da saúde aumentam o risco de prestar cuidado desumanizado. Os pacientes e suas famílias esperam dos enfermeiros uma interação humana de alta qualidade; precisam de conversas com seus enfermeiros e seus cuidadores que sejam significativas e abordem suas necessidades (da Rocha Rodrigues e Sechaud, 2019; Sitzman, 2017). Infelizmente, muitas conversas entre pacientes e enfermeiros são breves e desconectadas. Muitas nem são "conversas" reais, mas simplesmente um enfermeiro que relata informações a um paciente e sua família. A teoria de cuidar de Watson é um modelo holístico que favorece a intenção consciente de um enfermeiro promover a cura e a totalidade (Watson, 2008, 2010). Ela integra os processos de cuidados humanos a ambientes curativos, incorpora processos geradores e receptores de vida dos cuidados humanos e da cura aos enfermeiros e seus pacientes (Watson Caring Science Institute [WCSI], 2021). A teoria descreve uma consciência que permite o levantamento de questões sobre o que significa ser um enfermeiro, estar doente e promover cuidados e cura. A teoria de cuidar transpessoal rejeita a orientação para a doença na abordagem à saúde e *coloca o cuidado antes da cura* (Watson, 2008). Um enfermeiro que adota o modo de cuidar transpessoal procura fontes mais profundas de cura interna para proteger, aumentar e preservar a dignidade, a humanidade, a totalidade e a harmonia interna de uma pessoa.

A criação de ambientes de cuidar-curar no sistema de saúde tecnológico atual é crucial para estabelecer e manter a relação enfermeiro-paciente (Sitzman, 2017). O modelo de Watson enfatiza a relação de cuidar entre o enfermeiro e o paciente com foco nos comportamentos *carativos* (Tabela 7.1). Um enfermeiro comunica a situação de cuidar-curar a um paciente por meio da sua consciência profissional. Isso ocorre durante um único momento de cuidar entre o enfermeiro e o paciente, quando se estabelece uma conexão. O modelo é **transformador** porque a relação influencia tanto o enfermeiro quanto o paciente, para melhor ou para pior (Watson, 2008, 2010). A consciência de cuidar-curar promove a cura. A aplicação do modelo de cuidar de Watson na prática otimiza a prática de cuidar dos enfermeiros (Boxe 7.2).

Teoria de cuidar de Swanson

Kristen Swanson (1991) estudou pacientes e profissionais cuidadores para desenvolver uma teoria do cuidar para a prática de enfermagem. Essa teoria do cuidar foi desenvolvida a partir de três estudos perinatais que envolveram entrevistas com mulheres que tinham sofrido aborto, pais e profissionais da saúde em uma unidade de terapia intensiva neonatal e mães em situações de risco social que receberam

Tabela 7.1 Dez fatores *carativos* de Watson.

Fator *carativo*	Exemplo prático
Formar um sistema de valores humanitários-altruístas	Usar a bondade afetiva para se estender. Usar uma revelação pessoal de modo adequado para promover uma aliança terapêutica com seu paciente (p. ex., compartilhar uma experiência pessoal em comum com seu paciente, como a experiência de criar um filho, uma enfermidade ou a experiência com um dos pais que precise de assistência)
Instilar fé-esperança	Proporcionar uma conexão com o paciente que ofereça um propósito e uma direção ao tentar encontrar o sentido da enfermidade
Cultivar a sensibilidade a si próprio e aos outros	Aprender a aceitar a si próprio e os outros por seu potencial pleno. Um enfermeiro do cuidar amadurece até atingir a autorrealização
Desenvolver uma relação de cuidar de ajuda, confiável e humana	Aprender a desenvolver e manter relações de cuidar atenciosas, confiáveis e autênticas por meio da comunicação efetiva com seus pacientes
Promover e expressar sentimentos positivos e negativos	Apoiar e aceitar os sentimentos dos pacientes. Ao estabelecer uma conexão com os pacientes, você mostra a disposição de assumir riscos ao compartilhar na relação
Usar processos criativos para resolução de problemas e cuidados	Aplicar o pensamento crítico no processo de enfermagem para fazer sistematicamente julgamentos clínicos sólidos
Promover o ensino-aprendizado transpessoal	Aprender ao mesmo tempo que ensina o paciente a adquirir habilidades de autocuidado. O paciente assume a responsabilidade pelo aprendizado
Proporcionar um ambiente mental, físico, social e espiritual solidário, protetor e/ou corretivo	Criar um ambiente de cura em todos os níveis, físicos e não físicos. Isso promove totalidade, beleza, conforto, dignidade e paz
Atender às necessidades humanas	Ajudar intencionalmente os pacientes a satisfazerem as necessidades básicas com uma consciência de cuidar
Aceitar as forças existenciais-fenomenológicas-espirituais	Aceitar as forças espirituais para ter melhor entendimento de si mesmo e do paciente

De Watson J: *The philosophy and science of caring*, Boulder, CO, 2008, University Press of Colorado.

Boxe 7.2 Prática baseada em evidências

Otimização do cuidar

Questão PICOT: as práticas curativas dos enfermeiros afetam a satisfação entre pacientes adultos em cuidados prolongados e hospitalizados?

Resumo das evidências

Os pesquisadores identificaram uma forte relação positiva entre os comportamentos de cuidar dos enfermeiros e a satisfação dos pacientes. Os pacientes sentem que o cuidado deles é individualizado quando os enfermeiros escutam suas histórias e preocupações e, como resultado, eles relatam maior satisfação (Brewer e Watson, 2015). Enquanto a promoção de ambientes atenciosos, compassivos, acolhedores e terapêuticos aumenta a satisfação do paciente, esses fatores também aumentam a satisfação dos enfermeiros com seu trabalho (Nightingale et al., 2018). As evidências mostram que a satisfação do paciente e do familiar cuidador aumenta quando os enfermeiros demonstram comportamentos de cuidar ao atender solicitações específicas dos pacientes ou comunicar por que essas solicitações não podem ser atendidas de imediato (Wyant et al., 2017). As práticas de cuidar na enfermagem também melhoram o estado funcional dos pacientes, a autoeficácia, o enfrentamento e o autocuidado (Su et al., 2020; Ortiz, 2018). Por fim, os modelos de cuidados centrados no paciente enfatizam que as intervenções de cuidar promovem a defesa do paciente e predizem a satisfação do paciente (Compton et al., 2018).

Aplicação na prática de enfermagem

- Usar as práticas de cuidar de escuta, presença e conexão para estabelecer parcerias com o paciente e a família durante sua doença. Usar essas práticas com humildade, amor, bondade e compaixão (Nightingale et al., 2018)
- Perguntar aos pacientes se têm dúvidas sobre a enfermidade, o tratamento ou necessidades de cuidado domiciliar (Compton et al., 2018)
- Conhecer o paciente possibilita a criação de uma parceria com o paciente e o familiar cuidador para obter informações cruciais de cuidados de saúde; entender as prioridades de cuidados de saúde, as expectativas e os temores do paciente; explorar o significado da enfermidade; e, quando necessário, ajudar na tomada de decisão de fim de vida (Compton et al., 2018)
- Estar e fazer para um paciente são componentes da presença, seja em uma interação individual dedicada, seja o sentar-se em silêncio com um paciente (Mohammadipour et al., 2017). A presença muitas vezes ajuda a obter informações importantes para os cuidados de saúde de um paciente e reduz o medo e a ansiedade
- As práticas de cuidar em enfermagem beneficiam a enfermagem e a equipe ao reduzir o estresse no local de trabalho e aumentar a satisfação profissional (Wei et al., 2019; Nightingale et al., 2018).

Tabela 7.2 Teoria do cuidar de Swanson.

Processo de cuidado	Definição	Subdimensões
Conhecer	Esforçar-se para entender um evento que tenha um significado na vida de outra pessoa	Evitar suposições Centralizar na pessoa que está sendo cuidada Avaliar meticulosamente Buscar indícios para esclarecer o evento Envolver a si mesmo ou ambos
Estar com	Estar emocionalmente presente para a outra pessoa	Estar ali Transmitir capacidade Compartilhar os sentimentos Não sobrecarregar
Fazer para	Fazer para o outro o que faria para si mesmo, se possível	Confortar Prever Realizar com habilidade Proteger Preservar a dignidade
Capacitar	Facilitar a passagem da outra pessoa pelas transições da vida (p. ex., nascimento, morte) e eventos não familiares	Informar/explicar Apoiar/permitir Enfocar Gerar alternativas Validar/fornecer *feedback*
Manter a crença	Manter a fé na capacidade da outra pessoa de passar por um evento ou uma transição e enfrentar o futuro com um sentido	Acreditar/estimar Manter uma atitude esperançosa Oferecer um otimismo realista "Seguir até o fim"

Adaptada de Swanson KM: Empirical development of a middle-range theory of caring, *Nurs Res*, 40(3):161, 1991.

---

intervenções de saúde pública de longa duração (Swanson, 1999). Após analisar as histórias e as descrições dos três grupos, Swanson desenvolveu uma teoria do cuidar que inclui cinco processos do cuidar (Tabela 7.2). Swanson (1991) define cuidar como um modo acolhedor de se relacionar com um indivíduo (*i. e.*, quando uma pessoa tem um senso pessoal de comprometimento e responsabilidade). A teoria orienta os enfermeiros no desenvolvimento de intervenções de cuidado que melhorem a satisfação do paciente[2] (Ray e Stargardt, 2020). Em um estudo envolvendo mulheres em trabalho de parto, o cuidar foi mostrado como um fenômeno de enfermagem central que não era exclusivo da prática de enfermagem; ele melhorou a satisfação e os resultados dos pacientes (Ortega Barco e de Rodriguez, 2018). Ensinar estudantes e novos enfermeiros a usar os cinco processos de cuidar de Swanson ajuda esses novos profissionais a adquirir confiança ao proporcionar cuidados centrados no paciente (Moffa, 2015).

Resumo das perspectivas teóricas

As teorias do cuidar traduzidas em comportamentos são úteis quando enfermeiros avaliam as percepções de um paciente de ser cuidado em um ambiente multicultural. Uma pesquisa feita por Labraque et al. (2017) observa que há pontos em comum, como interação ou comunicação humana, mutualidade, apreciação da singularidade de cada indivíduo e melhoria no bem-estar dos pacientes e famílias. O cuidar é relacional e, em um ambiente de cuidados de saúde, o enfermeiro e o paciente iniciam uma relação que consiste em muito mais que uma pessoa simplesmente realizando tarefas para outra. Em uma relação de cuidar, surge uma situação mútua de dar e receber conforme o enfermeiro e o paciente começam a conhecer e se importar um com o outro (da Rocha Rodrigues e Sechaud, 2019; Su et al., 2020).

O cuidar muitas vezes é invisível, quando um enfermeiro e um paciente estabelecem uma relação de respeito mútuo, preocupação e apoio. A empatia e a compaixão de um enfermeiro tornam-se uma parte natural de todos os encontros com um paciente. Contudo, fica

---

[2] N.R.T.: Os termos "efetivo" (*effective*) e "eficácia" (*efficacy*) foram adotados ao longo do texto para designar, respectivamente, intervenção e resultado ou efeito da intervenção. (Fonte: Burches E, Burches M. Efficacy, effectiveness and efficiency in the health care: the need for an agreement to clarify its meaning. Int Arch Public Health Community Med, 2020; 4:035. doi.org/10.23937/2643-4512/1710035.)

óbvio quando o cuidar está ausente. Por exemplo, um enfermeiro que demonstra desinteresse ou prefere evitar o pedido de ajuda de um paciente rapidamente transmite uma atitude de descuidar. Benner e Wrubel (1989) relatam a história de um enfermeiro clínico especialista que aprendeu com o paciente que o cuidar é tudo: "Eu achava que estava ensinando muito a ele, mas na verdade ele me ensinou. Um dia ele me disse (provavelmente após eu ter transmitido alguma informação técnica bem intencionada sobre sua doença): 'Você está fazendo um bom trabalho, mas cada vez que você entra por aquela porta, posso ver que está saindo'." Nessa história, o paciente percebeu que o enfermeiro simplesmente estava cumprindo as sequências de ensino e pouco se importava com ele. Os pacientes logo percebem quando os enfermeiros não conseguem se relacionar com eles.

Após ganhar experiência clínica, continue sua prática de cuidar de seus pacientes, e os familiares cuidadores sentirão seu comprometimento e sua disposição para iniciar uma relação que lhe permita entender suas experiências com a enfermidade (Monsen et al., 2017). Em um estudo de pacientes com câncer de mama metastático, as pacientes relataram que a abordagem centrada no paciente foi fundamental para o autogerenciamento de suas terapias oncológicas. As pacientes também notaram que uma parceria com o enfermeiro não apenas mantinha a adesão às terapias como também aumentava a capacidade das pacientes de lidar com os sintomas e efeitos colaterais (Komatsu et al., 2016; Yagasaki e Komatsu, 2013).

Um aspecto do cuidar é a capacitação, ou seja, um enfermeiro e um paciente trabalham juntos para identificar alternativas nas abordagens de cuidados e recursos. O enfermeiro se torna um defensor do paciente (ver Capítulo 1). Considere um enfermeiro que trabalha com um paciente recém-diagnosticado com diabetes melito. O enfermeiro capacita o paciente ao auxiliá-lo, ao identificar um estilo de vida que incorpore estratégias individualizadas para o autocontrole do diabetes, como horário de administração da medicação, identificação de exercícios que o paciente possa fazer e recomendação quanto às alterações da dieta que o paciente está disposto a fazer.

Outro tema comum do cuidar é a compreensão do contexto da vida e da doença de uma pessoa. É difícil demonstrar o cuidar por outra pessoa sem entender quem ela é e percepção da pessoa da enfermidade. Faça as seguintes perguntas a seus pacientes para entender suas percepções: como sua enfermidade foi reconhecida pela primeira vez? Como você se sente em relação a ela? Como ela afeta o que você faz todos os dias? Conhecer o contexto da enfermidade do paciente ajuda a escolher e individualizar as intervenções centradas no paciente que realmente poderão ajudá-lo. Essa abordagem tem mais sucesso que a simples seleção de intervenções de acordo com os sintomas ou o processo patológico do paciente.

Percepções dos pacientes sobre o cuidar

As teorias de cuidar ajudam os enfermeiros a entender os comportamentos e os processos que caracterizam o cuidar. Os pesquisadores exploraram os comportamentos de cuidar dos enfermeiros conforme a percepção dos pacientes (Tabela 7.3). Suas descobertas enfatizam o que os pacientes esperam de seus cuidadores; portanto, fornecem orientações úteis para a prática. Os pacientes continuam a valorizar a eficiência dos enfermeiros na realização de suas tarefas, mas claramente os pacientes valorizam a dimensão afetiva dos cuidados de enfermagem, que refletem a arte da enfermagem.

É necessário entender as percepções dos pacientes de cuidados e a associação entre essas percepções e a satisfação deles quanto aos cuidados (ver Capítulo 2). Os usuários do sistema de saúde podem pesquisar *online* informações específicas sobre instituições de saúde em relação a suas classificações por pacientes em diversas áreas de desempenho. A ferramenta de avaliação do cuidar (CAT, do inglês *caring assessment tool*) foi desenvolvida para medir o cuidar do ponto de vista do paciente (Duffy et al., 2007). Essa ferramenta e outras avaliações de cuidar ajudam os profissionais iniciantes a entender os tipos de comportamento que os pacientes no hospital identificam como cuidar (Boxe 7.3). Quando os pacientes sentem que os profissionais da saúde são sensíveis, simpáticos, compassivos e interessados

Tabela 7.3 Comparação entre os resultados de pesquisas que exploraram comportamentos do cuidar de enfermeiros (conforme a percepção dos pacientes).

Comportamentos do cuidar de enfermeiros: a percepção de pacientes com câncer no momento da alta após a cirurgia (Compton et al., 2018)	Conhecimento das histórias dos pacientes (Ragan e Kanter, 2017; Engle, 2010; Frank, 1998)	Necessidade da presença da enfermagem no autogerenciamento de câncer metastático (Komatsu et al., 2016; Yagasaki e Komatsu, 2013)
A CAT (ver Boxe 7.3) foi usada para determinar as percepções dos pacientes em relação aos comportamentos de cuidar dos enfermeiros no momento da alta. Para os pacientes, foi importante que os enfermeiros considerassem o impacto específico da enfermidade sobre o paciente e o familiar cuidador. Os pacientes perceberam que os enfermeiros sabiam o que era importante para eles. Comportamentos de cuidar, como conhecimento, escuta e estar presente, contribuíram para a satisfação dos pacientes. O respeito por valores, crenças e escolhas de cuidados de saúde dos pacientes, por exemplo, explicar as alternativas, lutar pelos recursos e aceitar as decisões do paciente, foi essencial	Aprender e conhecer a história do paciente são elementos essenciais do cuidar na prática de enfermagem. Escuta e presença ajudam os enfermeiros a conhecer os pacientes. A compreensão da história de um paciente estabelece uma relação enfermeiro-paciente e mantém a prática de cuidar. Para escutar realmente a história de um paciente, comece refinando suas habilidades de escuta e reserve um tempo para "sentar e fazer contato visual" enquanto ouve. Conhecer o paciente e sua história é crucial para obter informações clínicas e pessoais para que o enfermeiro possa conhecer e entender melhor a história de saúde do paciente e suas expectativas em relação ao cuidado, identificar e corrigir informações ausentes e planejar os cuidados centrados no paciente	A presença da enfermagem contribui para conhecer o paciente. Muitas vezes, a enfermidade e os tratamentos causam grandes mudanças no estilo de vida de um paciente. A presença da enfermagem para ajudar os pacientes que gerenciam suas terapias para o câncer, incluindo o recebimento de quimioterapia oral, é tão importante quanto identificar os pacientes com risco de não adesão. A presença da enfermagem proporciona apoio emocional e baseado no conhecimento para pacientes novos ou que estejam recebendo quimioterapia oral adicional. Como resultado desse apoio baseado em conhecimento, os pacientes adquirem confiança no autogerenciamento e no manejo dos sintomas e efeitos colaterais do tratamento (Komatsu et al., 2016)

CAT, ferramenta de avaliação de cuidar.

Boxe 7.3 Fatores e itens que constituem a ferramenta de avaliação do cuidar (CAT)

Cada item começa com: "Desde que sou um paciente aqui, o(s) enfermeiro(s)":

Resolução de problemas mútuos
- Ajudam a entender como estou pensando
- Perguntam minha opinião sobre o andamento do tratamento
- Ajudam a explorar modos alternativos para lidar com a situação
- Perguntam o que eu sei
- Ajudam a entender que perguntas devo fazer.

Tranquilização atenciosa
- Estão disponíveis
- Parecem interessados
- Estimulam a ter esperança
- Ajudam-me a acreditar em mim mesmo(a)
- Preveem minhas necessidades.

Respeito humano
- Escutam o que digo
- Aceitam-me
- Tratam-me com delicadeza
- Respeitam-me
- Prestam atenção em mim.

Maneira encorajadora
- Apoiam minhas crenças
- Incentivam-me a fazer perguntas
- Ajudam a ver algo de bom
- Incentivam-me a prosseguir
- Ajudam-me a lidar com sentimentos ruins.

Consideração de significados únicos
- Estão preocupados com o modo como vejo as coisas
- Sabem o que é importante para mim
- Percebem meus sentimentos íntimos
- Demostram respeito por coisas que têm significado.

Ambiente de cura
- Verificam como estou
- Prestam atenção em mim quando falo
- Fazem com que eu me sinta confortável
- Respeitam minha privacidade
- Tratam meu corpo com cuidado.

Necessidades de afiliação
- Atendem à minha família
- Conversam francamente com minha família
- Permitem o envolvimento da minha família.

Necessidades humanas básicas
- Garantem que eu receba alimentação
- Ajudam com necessidades de rotina de sono
- Ajudam a diminuir minha preocupação.

Adaptado de Duffy JR et al.: Dimensions of caring: psychometric evaluation of the Caring Assessment Tool, *Adv Nurs Sci* 30(3):235, 2007.

---

neles como pessoas, geralmente tornam-se parceiros ativos no plano de cuidados. Suliman et al. (2009) estudaram o impacto da teoria do cuidar de Watson como uma estrutura de avaliação em um ambiente multicultural. Os pacientes no estudo indicaram não ter detectado qualquer viés cultural quando percebiam o cuidar dos enfermeiros. Em um momento em que as instituições de saúde tentam melhorar a satisfação dos pacientes, a criação de um ambiente do cuidar é uma meta necessária e vantajosa. A satisfação dos pacientes com os cuidados de enfermagem é um fator importante na decisão do paciente de retornar a uma instituição de saúde específica.

Quando iniciar sua prática clínica, determine como colocam em prática seus comportamentos de cuidar e considere as melhores maneiras de proporcionar o cuidar e como os pacientes participam dessa ação. Identifique o que seu paciente espera. Estabeleça uma relação enfermeiro-paciente para aprender o que é importante para seus pacientes (Ackerman, 2019). Por exemplo, você está cuidando de uma paciente que teve câncer de mama há 2 anos. Ela precisa de outra biopsia de mama, está com medo do resultado e tem muitas perguntas. Em vez de descrever com detalhes por que o procedimento é necessário, busque o auxílio de um enfermeiro oncologista. Conhecer seus pacientes ajuda a selecionar as abordagens do cuidar mais adequadas às suas necessidades.

Ética do cuidado

O cuidar constitui uma interação de um enfermeiro com o paciente em uma atmosfera de respeito mútuo e confiança. Nesse ambiente de colaboração, o enfermeiro oferece incentivo, esperança, apoio e compaixão para ajudar a obter os resultados desejados. Esse é um pacto profissional e ético da enfermagem com seu público. É também um padrão aplicado no processo de pensamento crítico para julgamento clínico (ver Capítulo 15). A ciência de cuidar fornece uma base disciplinar para a prestação de cuidados centrados no paciente. O Capítulo 22 explora a importância da ética na enfermagem profissional. O termo *ética* refere-se aos ideais de comportamento certo e errado. Em qualquer encontro com um paciente, o enfermeiro precisa saber qual comportamento é eticamente apropriado. Os enfermeiros não tomam decisões profissionais baseadas apenas em princípios intelectuais ou analíticos. Em vez disso, uma ética do cuidado posiciona o cuidar no centro da tomada de decisão.

A **ética do cuidado** diz respeito às relações entre as pessoas e ao caráter e à atitude de um enfermeiro em relação a outras pessoas. Os enfermeiros que atuam com uma ética de cuidado são sensíveis a desigualdades nas relações que levam ao abuso de poder de uma pessoa sobre outra – intencional ou não. Em ambientes de cuidados de saúde, os pacientes e as famílias em geral estão em uma condição de desigualdade diante dos profissionais em decorrência da doença do paciente, falta de informação, regressão causada pela dor e pelo sofrimento e circunstâncias não familiares. A ética do cuidado posiciona o enfermeiro como o defensor do paciente, influencia o julgamento clínico do enfermeiro e auxilia a orientar a decisão clínica quanto aos dilemas éticos ao prestar atenção às relações e priorizar a personalidade única de cada paciente.

> **Pense nisso**
>
> Um paciente requer muitos cuidados físicos e emocionais e utiliza o sistema de chamada da enfermagem com frequência. Os profissionais alternam-se para responder ao chamado do sistema, dizendo: "Acabei de responder" ou "É sua vez". Pense como esses comentários e ações afetam a ética do cuidado. Como você transmitiria seus pensamentos à equipe de cuidados de saúde?

Cuidar na prática de enfermagem

É impossível determinar quando um enfermeiro se torna uma profissional do cuidar. Ao encontrar pacientes em vários estados de saúde e doença na prática, você aumenta sua capacidade de cuidar e desenvolver comportamentos de cuidar. Aprendemos com nossos pacientes quando estamos dispostos a estar abertos e estabelecer relacionamentos que transmitam atenção. Nossos pacientes contam que um simples toque, uma simples frase (p. ex., "Estou aqui") ou uma promessa de permanecer à beira do leito representam o cuidar e a compaixão (Engle, 2010).

O cuidar é um daqueles comportamentos humanos que podemos dar e receber. Como enfermeiro, é importante avaliar tanto suas necessidades quanto seus comportamentos de cuidar. Reconheça a importância do autocuidado para os enfermeiros (ver Capítulos 1 e 6). Não é possível cuidar com engajamento total e compassivo quando o profissional se sente esgotado. Reserve algum tempo para reconhecer os estressores e procurar colegas, parentes e amigos para ajudar a lidar com isso. Use o comportamento de cuidar para se aproximar de seus colegas e cuidar deles também. Por exemplo, trabalhe junto com seus colegas para criar uma cultura em que eles sejam apoiados quando expressarem tensão e estresse relacionados com aumentos dos níveis de cuidado dos pacientes, relacionamentos profissionais difíceis, e cuidados de fim de vida (Frankenfield et al., 2018; Monsen et al., 2017). Tanto ao realizar quanto ao receber cuidados, o valor do cuidar na prática de enfermagem beneficia seus pacientes, seus colegas e sua instituição de saúde.

Proporcionar a presença

A prática de enfermagem e a satisfação dos pacientes melhoram quando a "presença da enfermagem" faz parte da cultura de cuidados de saúde (Mohammadipour et al., 2017; Yagasaki e Komatsu, 2013). A **presença** é um encontro interpessoal que transmite proximidade e o sentido do cuidar. Presença envolve "estar ali" e "estar com". "Estar ali" não se refere apenas à presença física; também inclui comunicação e compreensão. Um enfermeiro que está presente em uma relação enfermeiro-paciente está disponível e responsivo às necessidades expressas por um paciente. A presença da enfermagem é a conexão entre o enfermeiro e um paciente (Hansbrough e Georges, 2019; Plessis, 2016).

A presença é um processo interpessoal caracterizado por sensibilidade, holismo, intimidade, vulnerabilidade e adaptação a circunstâncias específicas. Ela aumenta o bem-estar mental de enfermeiros e pacientes e o bem-estar físico nos pacientes. A relação interpessoal de "estar ali" requer que o enfermeiro preste atenção aos pontos de vista do paciente e do familiar cuidador. Isso é traduzido como a verdadeira arte de cuidar que afeta a cura e o bem-estar do enfermeiro e do paciente (Mohammadipour et al., 2017). Os enfermeiros usam a presença em conjunto com outras intervenções, como o estabelecimento da relação enfermeiro-paciente, a aplicação de medidas de conforto, realização de educação em saúde ao paciente e escuta (Plessis, 2016). Os resultados da presença da enfermagem incluem o alívio do sofrimento, uma diminuição da sensação de isolamento e vulnerabilidade e crescimento pessoal.

O estabelecimento da presença fortalece sua capacidade de proporcionar cuidados centrados no paciente que sejam efetivos. A presença também é valiosa durante as rondas centradas no paciente e na família, durante as quais os enfermeiros oferecem sua presença para ajudar os pacientes a obter resultados positivos, diminuir a intensidade de sentimentos indesejáveis, tranquilizar e orientar os familiares cuidadores. Como resultado, os pacientes costumam ficar mais satisfeitos com os cuidados de enfermagem e o sistema de saúde em geral (Hansbrough e Georges, 2019).

"Estar com" implica um ato de doação pessoal do enfermeiro, o que significa estar disponível e à disposição do paciente. Se um paciente aceita o enfermeiro, ele permite que o enfermeiro veja, compartilhe e toque em sua vulnerabilidade e em seu sofrimento. A presença humana de uma pessoa nunca deixa de afetar o outro (Watson, 2010). O enfermeiro entra no mundo do paciente, e o paciente consegue identificar sentimentos e soluções, enxergar novas direções e fazer escolhas.

Quando um enfermeiro está presente, ocorre uma ação conjunta do contato visual, linguagem corporal, tom de voz, escuta e uma atitude positiva e encorajadora para criar franqueza e compreensão. O estar presente aumenta a capacidade de um enfermeiro aprender com os pacientes, incluindo suas esperanças, seus sonhos, sua necessidade de apoio e suas expectativas do cuidado. Aprender com um paciente fortalece a capacidade de um enfermeiro proporcionar cuidados de enfermagem adequados e apropriados.

É especialmente importante estabelecer a presença e o cuidar quando os pacientes vivenciam eventos ou situações estressantes. A espera pelo laudo médico com os resultados de exames, a preparação para um procedimento desconhecido e o planejamento da volta ao lar após uma enfermidade grave são apenas alguns exemplos de eventos no decorrer da doença de uma pessoa que podem gerar imprevisibilidade e dependência dos profissionais da saúde. A presença e o cuidar do enfermeiro ajudam a amenizar a ansiedade e o medo relacionados a situações estressantes. A tranquilização e as explicações minuciosas sobre um procedimento, a permanência ao lado do paciente e a orientação do paciente durante a experiência transmitem uma presença que é preciosa para o bem-estar do paciente.

Toque

Os pacientes enfrentam situações embaraçosas, assustadoras e dolorosas. Qualquer que seja o sentimento ou sintoma, eles esperam que os enfermeiros forneçam conforto. O uso do toque é uma abordagem de **conforto** que se estende aos pacientes para comunicar interesse e apoio (Hanley et al., 2017).

O toque é relacional e produz uma conexão entre o enfermeiro e o paciente. Inclui o toque com contato e sem contato. O toque com contato envolve o contato pele a pele óbvio e é orientado para a tarefa, de cuidar ou proteger (Hanley et al., 2017). Antes de aplicar qualquer toque, conheça as práticas culturais e as experiências passadas do paciente. Para algumas pessoas, um simples toque no braço pode ser considerado invasivo e, para algumas vítimas de abuso, um simples toque pode ser percebido como uma ameaça.

Os enfermeiros usam o toque orientado para a tarefa ao realizar uma tarefa ou um procedimento. A execução habilidosa e delicada de um procedimento de enfermagem transmite segurança e um sentido de competência. Um enfermeiro experiente aprende que qualquer procedimento é mais eficaz quando é explicado e administrado com cuidado, levando em conta qualquer preocupação do paciente. Por exemplo, se um paciente estiver ansioso com a realização de um procedimento, como a inserção de um tubo nasogástrico, ofereça conforto explicando por completo o procedimento e o que o paciente vai sentir. Em seguida, execute o procedimento com segurança, habilidade e sucesso. Isso é realizado enquanto você prepara os suprimentos, posiciona o paciente, manipula e insere o tubo nasogástrico com delicadeza. Durante o procedimento converse calmamente com o paciente para proporcionar tranquilidade e apoio.

O toque do cuidar é uma forma de comunicação não verbal que influencia de modo efetivo o conforto e a segurança do paciente, aumenta a autoestima, a confiança dos cuidadores e melhora o bem-estar mental. Isso é expresso na maneira como você segura a mão de um paciente, aplica uma massagem nas costas ou posiciona um paciente com delicadeza. Ao usar um toque de cuidar, você se conecta física e emocionalmente ao paciente.

O toque protetor é uma forma de toque que protege o enfermeiro e/ou o paciente. Um paciente pode entendê-lo de um modo positivo ou negativo. A forma mais óbvia de toque protetor ocorre na prevenção de um acidente (p. ex., segurar e amparar um paciente para evitar uma queda). O toque protetor também pode proteger emocionalmente o enfermeiro. Um enfermeiro se afasta ou se distancia de um paciente que é incapaz de tolerar o sofrimento ou precisa escapar de uma situação que esteja causando tensão. Usado desse modo, o toque protetor desperta sentimentos negativos em um paciente.

Toque terapêutico (TT) é uma terapia holística baseada em evidência, é também uma prática alternativa e complementar cientificamente reconhecida (Bagci e Yucel, 2020). Foi desenvolvida e aperfeiçoada pela Profª. Dra. a Enfermeira Dolores Krieger, e incorpora o uso intencional e compassivo do toque para ajudar os pacientes a encontrarem o seu equilíbrio interior (Therapeutic Touch Internal Association, 2019). Os praticantes de TT focam na recuperação ao direcionar suas mãos nos corpos dos pacientes. Essa terapia complementar é efetiva para controlar a ansiedade, dor, demência e outras condições de saúde física e mental (Bagci e Yucel, 2020) (ver Capítulo 32).

Uma vez que o toque transmite muitas mensagens, deve ser usado com critério. O toque em si é uma preocupação quando ultrapassa os limites culturais do paciente ou do enfermeiro (Benner et al., 2010). Estudos etnográficos sugerem que as culturas diferem na extensão em que elas valorizam o toque físico e em relação à sua aceitabilidade em diferentes tipos de relacionamentos sociais (Burleson et al., 2018). Os pacientes geralmente permitem o toque orientado para a tarefa porque a maioria dos indivíduos dá licença a médicos e enfermeiros para entrarem em seu espaço pessoal ao proporcionar cuidados (Boxe 7.1). Entretanto, é importante informar aos pacientes quando houver a intenção de aplicar o toque. Saiba e entenda se os pacientes aceitam o toque e como interpretam suas intenções.

Escuta

A escuta é necessária ao estabelecer interações significativas com os pacientes. É um ato planejado e deliberado em que o ouvinte está presente e envolvido com o paciente sem julgamentos e com aceitação. Você "assimila" o que um paciente diz, interpreta e compreende o que o paciente expressa e, então, devolve essa compreensão ao paciente. O ato de escutar o significado do que um paciente fala ajuda a criar uma relação mútua. A verdadeira escuta promove o conhecimento e a resposta ao que realmente importa para um paciente e a família. A escuta, especialmente ao prestar cuidados de fim de vida, ajuda um paciente e o familiar cuidador a abordar suas preocupações e preferências com dignidade (Harstade et al., 2018).

Qualquer enfermidade crítica ou crônica afeta todas as escolhas de vida e decisões de um paciente e às vezes a identidade do indivíduo. A possibilidade de contar a história sobre a enfermidade e seu significado ajuda o paciente a romper com esse sofrimento (Borasio e Tamches, 2018; Harstade et al., 2018). As preocupações pessoais que fazem parte da história da enfermidade/doença de um paciente determinam o que está em jogo para o paciente. Cuidar por meio da escuta permite que você participe da vida do paciente.

Para escutar de um modo real, é necessário encontrar um silêncio interno e ouvir com a mente aberta. Permaneça intencionalmente em silêncio e concentre-se no que o paciente tem a dizer. Ofereça aos pacientes sua atenção integral, concentrada, enquanto contam suas histórias. Quando uma pessoa escolhe contar sua história, isso envolve a busca de outro ser humano (Borasio e Tamches, 2018). Contar a história implica uma relação que só se desenvolve se o profissional clínico também compartilhar sua história. Alguns profissionais não reconhecem sua própria necessidade de ser conhecido como parte de uma relação clínica (Frank, 1998). Se um profissional não reconhece essa necessidade, não há uma relação recíproca, apenas uma interação.

Com a escuta ativa, você começa realmente a conhecer seus pacientes e o que é importante para eles. Às vezes é difícil aprender a ouvir um paciente. É fácil se distrair com as tarefas atuais, colegas que gritam instruções ou outros pacientes à espera de que suas necessidades sejam atendidas. Entretanto, o tempo usado para escutar de modo efetivo vale a pena, tanto pela informação obtida quanto pelo fortalecimento da relação enfermeiro-paciente (Engle, 2010). A escuta refere-se a prestar atenção às palavras e ao tom de voz de um indivíduo e entrar no quadro de referência do indivíduo (ver Capítulo 24). Ao observar as expressões e a linguagem corporal de um paciente, você encontra indícios para ajudar o paciente a explorar modos de encontrar uma paz maior.

Conhecer o paciente

Conhecer o paciente é uma parte importante da prática de enfermagem. É um processo complexo que ocorre ao longo do tempo conforme um enfermeiro cuida de vários pacientes e se desenvolve dentro de um contexto da relação enfermeiro-paciente. Conhecer o paciente está ligado à satisfação dos pacientes e a resultados de sucesso nos cuidados (Johansson e Martensson, 2019; Ray e Stargardt., 2020). Conhecer o paciente é um conhecer em profundidade o padrão de resposta do paciente dentro de uma situação clínica e o conhecimento do paciente como pessoa (Tanner et al., 1993). Conhecer um paciente está associado à experiência do enfermeiro com o cuidar dos pacientes, experiência em uma área clínica específica, e senso de proximidade com os pacientes (ver Capítulo 15). Conhecer prepara os enfermeiros a reconhecerem os problemas dos pacientes e a fazerem os julgamentos clínicos apropriados.

Um dos cinco processos do cuidar descritos por Swanson (1991) é conhecer o paciente. O conhecimento surge a partir de relações de cuidar repetidas entre um enfermeiro e pacientes, em que o enfermeiro está envolvido em uma avaliação contínua, tentando entender e interpretar as necessidades de cada paciente em todas as dimensões (Johansson e Martensson, 2019).

Conhecer o paciente está no centro da tomada de decisões clínicas e cuidados centrados no paciente. Ao cuidar, você desenvolve uma compreensão que ajuda a conhecer melhor o paciente como um indivíduo único, o que ajuda você a analisar melhor as dicas, identificar os principais problemas relacionados à saúde do seu paciente, e realizar o cuidado de enfermagem individualizado e baseado em evidências. Conhecer o paciente requer que você identifique como a doença, o tratamento ou a reabilitação afetam o paciente e o familiar cuidador (Johansson e Martensson, 2019).

Dois elementos que facilitam o ato de conhecer são a continuidade do cuidado e a experiência clínica. O melhor jeito de demonstrar conhecimento é quando o enfermeiro trabalha com um paciente durante um tempo para compreender o significado de um evento, como uma doença ou uma perda de função ou de um ente querido (Burgos, 2019). Quando o cuidado do paciente é fragmentado, os enfermeiros têm poucos encontros com os pacientes. Isso dificulta reconhecer e conhecer os padrões do paciente e compreender como eles estão reagindo à doença e ao tratamento. Também determina conhecer as preferências de cuidados de um paciente, comprometendo os cuidados centrados no paciente (Ray e Stargardt, 2010). O processo de conhecer desenvolve-se ao longo do tempo conforme o enfermeiro aprende as condições clínicas em uma especialidade e os comportamentos e respostas fisiológicas do paciente. O conhecimento íntimo ajuda o enfermeiro a reagir ao que realmente importa para o paciente. Conhecer um paciente proporciona informações à equipe de saúde para que sejam fornecidas intervenções de equipe centradas no paciente que melhorem a satisfação e os resultados dos pacientes (Shippe et al., 2018). Portanto, o enfermeiro inicia uma relação de cuidar com o paciente que revela informações e indícios que facilitam o pensamento crítico e os julgamentos clínicos (ver Capítulo 15).

Os fatores que contribuem para o processo de conhecer os pacientes incluem tempo, continuidade do cuidado, trabalho em equipe dos profissionais de enfermagem, confiança e experiência. Os obstáculos ao conhecimento de um paciente com frequência estão relacionados à estrutura organizacional de uma instituição e às restrições econômicas. Alterações organizacionais que diminuam o tempo de que os enfermeiros dispõem para passar com seus pacientes afetam a relação enfermeiro-paciente. A diminuição da permanência hospitalar também reduz as interações dos enfermeiros com seus pacientes (Zolnierek, 2014).

Muitos resultados ruins surgem quando não se conhece um paciente. Por exemplo, no ambiente de cuidados agudos, não conhecer os pacientes contribui para o risco e a ocorrência de quedas. Um enfermeiro é menos capaz de reconhecer riscos comuns de quedas e identificar quais riscos se aplicam a um paciente específico. Quando não conhece os pacientes, eles e suas famílias não compreendem as complexidades do tratamento e sua participação nos cuidados (Johansson e Martensson, 2019; Zolnierek, 2014). Além disso, os pacientes não entendem adequadamente as instruções de alta e podem administrar seus medicamentos em casa de modo incorreto. Uma relação de cuidar enfermeiro-paciente ajuda a conhecer melhor cada paciente como um indivíduo único e escolher as intervenções de enfermagem mais apropriadas e efetivas (WCSI, 2021).

Combinar uma relação de cuidar com o conhecimento e a experiência fornece uma rica fonte de significado quando o estado clínico de um paciente muda. Enfermeiros experientes desenvolvem a capacidade de detectar alterações da condição dos pacientes quase sem esforço; essa é uma parte de conhecer os pacientes (Ragan e Kanter, 2017; Benner et al., 2010). A tomada de decisões clínicas e julgamento clínico, talvez as responsabilidades mais importantes de um enfermeiro profissional, envolve vários aspectos do processo de conhecer um paciente: respostas aos tratamentos, rotinas e hábitos, recursos de enfrentamento, capacidades e resistência física, tipologia e características corporais. Enfermeiros experientes conhecem fatos adicionais sobre seus pacientes, como experiências, comportamentos, sentimentos e percepções (Benner et al., 2010). Seus pacientes experimentarão maior satisfação e melhores resultados de saúde quando você tomar decisões clínicas dentro do contexto de conhecer bem os pacientes (Chen et al., 2018). Quando o cuidado é baseado no conhecimento de um paciente, ele sente que o cuidado é personalizado, confortador, solidário e curativo.

É importante para um enfermeiro recém-graduado reconhecer que conhecer um paciente envolve mais que simplesmente reunir dados sobre os sinais clínicos e a condição de um paciente. O sucesso ao conhecer um paciente se desenvolve ao longo do tempo com os que apresentam problemas de saúde semelhantes. Porém, começa com o cuidar, permitindo que você inicie um processo social que inclui a interação com membros da equipe de saúde; e, resulta em uma relação enfermeiro-paciente profunda na qual o paciente passa a se sentir conhecido por você (Ragan e Kanter, 2017; Zolnierek, 2014).

O cuidar espiritual

Um indivíduo conquista a saúde espiritual depois de encontrar um equilíbrio entre valores, metas e sistemas de crença pessoais e os de outras pessoas (ver Capítulo 35). As crenças e expectativas de um indivíduo afetam o bem-estar físico.

As pesquisas mostram que os enfermeiros que desenvolvem práticas de cuidar espirituais no início do desenvolvimento de sua carreira são capazes de identificar métodos para incorporar essas práticas de cuidados de rotina e não percebem variáveis, como falta de tempo suficiente ou quantidade elevada de pacientes sob sua responsabilidade, como barreiras. O estabelecimento de uma relação de cuidar com um paciente envolve a interconexão do enfermeiro com o paciente. Essa interconexão é o motivo pelo qual Watson (2008, 2010) descreve a relação de cuidar em um sentido espiritual. A espiritualidade oferece um sentido de conexão: intrapessoal (conexão consigo mesmo), interpessoal (conexão com os outros e com o ambiente) e transpessoal (conexão com o invisível, Deus ou um poder superior). Em uma relação de cuidar, o paciente e o enfermeiro passam a se conhecer um ao outro, de modo que ambos prosseguem para uma relação de cura com (Brewer e Watson, 2015; WCSI, 2020):

- Mobilização da esperança para o paciente e o enfermeiro
- Descoberta de uma interpretação ou compreensão da doença, sintomas ou emoções que seja aceitável para o paciente
- Assistência ao paciente para a utilização de recursos sociais, emocionais ou espirituais
- Reconhecimento de que as relações de cuidar permitem nossa conexão, de ser humano para ser humano, de espírito para espírito.

Alívio dos sintomas e do sofrimento

Aliviar sintomas como dor, náuseas e sofrimento é mais que administrar analgésicos, reposicionar um paciente, limpar uma ferida ou proporcionar cuidados no fim da vida (ver Capítulo 36). A redução dos sintomas e do sofrimento requer ações de cuidar centradas no paciente que proporcionem conforto, dignidade, respeito e paz ao paciente e ofereçam medidas de conforto e apoio à família e aos amigos (Baillie et al., 2018).

Por meio da avaliação habilidosa e precisa dos sintomas de um paciente, os cuidados centrados no paciente melhoram o nível de conforto de um paciente. Você pode empregar múltiplas intervenções para alívio da dor (ver Capítulo 44), náuseas e fadiga. No entanto, conhecer um paciente e o significado dos sintomas do paciente orienta seus cuidados (Baillie et al., 2018). Atitudes que transmitam calma, a presença do cuidar, o tocar um paciente ou escutá-lo ajudam a identificar e entender o significado do desconforto de seu paciente. A presença do cuidar ajuda você e seu paciente a definir resultados desejados para alívio dos sintomas.

O sofrimento humano é multifacetado, afetando um paciente física, emocional, social e espiritualmente. Também afeta os familiares cuidadores do paciente e outros familiares (Given e Reinhard, 2017). Você pode começar a trabalhar com uma família jovem cujo recém-nascido apresenta múltiplas dificuldades de desenvolvimento. Do mesmo modo, você pode trabalhar com uma família que fornece cuidados domiciliares para um pai com demência. Nesses dois exemplos, o sofrimento emocional das famílias inclui raiva, culpa, medo ou luto. Você não pode consertar isso, mas pode proporcionar conforto por meio da escuta e de uma presença de cuidar e sem julgamentos. Os pacientes e suas famílias sentem-se confortados por ser alguém que escuta como modo de cuidar.

Cuidado familiar

Cada pessoa tem sua experiência de vida por meio das relações com os outros (ver Capítulo 10). Por isso, cuidar de um indivíduo inclui a família dessa pessoa. Como enfermeiro, é importante conhecer a família e os familiares cuidadores de um modo tão completo quanto seu conhecimento do paciente (Given e Reinhard, 2017). A família que fornece apoio e cuidado para um paciente é um recurso importante (Figura 7.2). Muitas vezes, o sucesso nas intervenções de enfermagem depende da disposição da família para compartilhar informações sobre o paciente, se aceitam e compreendem os tratamentos, se as intervenções são adequadas a suas práticas diárias e se apoiam e fornecem os tratamentos recomendados.

As famílias de pacientes com câncer percebem que muitos comportamentos de cuidar do enfermeiro são úteis (Boxe 7.4). É crucial que o enfermeiro garanta o bem-estar e a segurança do paciente e ajude os membros da família a serem participantes ativos. Embora sejam específicos para famílias de pacientes com câncer, esses comportamentos oferecem diretrizes úteis para desenvolver uma relação de cuidar com todas as famílias. Comece uma relação aprendendo como é composta a família do paciente e os papéis de cada membro em sua vida (ver Capítulo 10). Mostrar a uma família que você se importa e

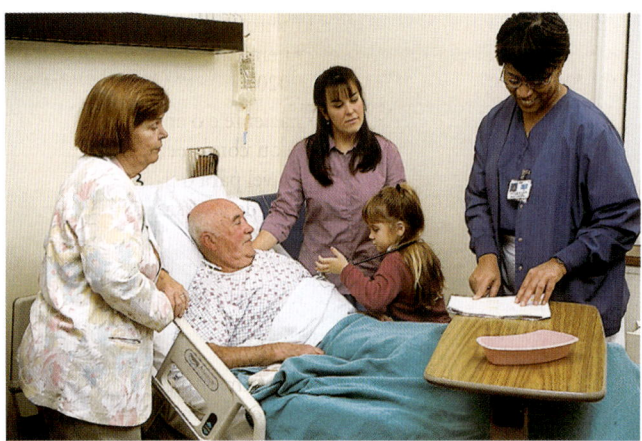

Figura 7.2 Enfermeira abordando as necessidades de saúde de um paciente com a família.

Boxe 7.4 Comportamentos de cuidar do enfermeiro conforme percebido pelas famílias dos pacientes com câncer

- Oferecer informações honestas, claras e corretas
- Ouvir as preocupações, queixas e temores do paciente e da família
- Ajudar a família na implementação de diretrizes avançadas
- Defender as preferências de cuidados do paciente e as decisões relacionadas ao fim de vida
- Envolver a família no cuidado e ensinar a família como manter o conforto físico do seu parente
- Informar o paciente e a família sobre os tipos de serviços de enfermagem e as pessoas que podem entrar na área de cuidados pessoais
- Proporcionar conforto (p. ex., oferecer cobertores quentes, massagear as costas de um paciente)
- Ler para o paciente passagens de textos religiosos, de seus livros favoritos, cartões ou cartas
- Garantir ao paciente que os serviços de enfermagem estão disponíveis
- Ajudar os pacientes a fazer o máximo possível para si mesmos

Adaptado de Maroon AM: Ethical palliative family nursing care: a new concept of caring for patients and families, *JONA's Healthc Law Ethics Regul* 14(4):115, 2012; Lusk JM, Fater K: A concept analysis of patient-centered care, *Nurs Forum* 48(2):89, 2013.

---

se preocupa com o paciente cria uma abertura que permite o desenvolvimento de uma relação. O cuidar para a família leva em conta o contexto da enfermidade do paciente e o estresse que ela provoca em todos os membros.

> **Pense nisso**
>
> Pense em uma situação clínica ou pessoal na qual você precisou oferecer um cuidar de apoio. Identifique os comportamentos de cuidar que aplicou. Reflita sobre sua interação. O que foi adequado e útil? O que você poderia ter feito melhor?

O desafio de cuidar

O conceito de cuidar motiva as pessoas a se tornarem enfermeiros. Quando os enfermeiros se comprometem a serem cuidadores profissionais de pessoas, eles encontram sentido e propósito em sua vida (Benner et al., 2010). Os enfermeiros atingem um senso de satisfação quando sabem que fizeram diferença nas vidas dos pacientes.

O sistema de saúde atual apresenta muitos desafios para os enfermeiros oferecerem um cuidar orientado por um plano de cuidados centrado no paciente (Percy e Richardson, 2018; Adams, 2016). Os enfermeiros dispõem de menos tempo para passar com os pacientes, fazendo com que seja muito mais difícil conhecê-los. A dependência da tecnologia e estratégias de cuidados de saúde custo-efetivas, assim como os esforços para padronizar e refinar os processos de trabalho, subvertem a natureza do cuidar. Os enfermeiros muitas vezes experimentam fadiga por compaixão quando se sentem divididos entre o modelo de cuidar humanizado e o modelo biomédico orientado para a tarefa, as demandas institucionais e as restrições de tempo (Letourneau et al., 2017). A fadiga por compaixão afeta de maneira negativa a saúde e a eficiência dos cuidadores de saúde e, como consequência, o cuidado do paciente (Cavanagh et al., 2020).

A American Nurses Association (ANA), a National League for Nursing (NLN), a American Organization of Nurse Executives (AONE) e a American Association of Colleges of Nursing (AACN) recomendam estratégias para reverter a escassez de enfermagem atual (Capítulo 1). Várias dessas estratégias têm o potencial de melhorar a força de trabalho e criar ambientes de trabalho que permitam que os enfermeiros demonstrem mais comportamentos de cuidar. Além disso, a iniciativa *Future of Nursing: Campaign for Action* (*Futuro da Enfermagem: Campanha pela Ação*), da Robert Wood Johnson Foundation, identifica métodos para melhorar o cuidado e a satisfação do paciente, assim como a satisfação profissional dos enfermeiros. O foco dessa campanha consiste em aumentar o tempo que os enfermeiros passam com os pacientes e suas famílias. As estratégias incluem maior ênfase na melhoria do ambiente de trabalho para facilitar maior interação enfermeiro-paciente, melhoria do recrutamento da equipe de enfermagem, maior autonomia para os enfermeiros em relação à sua prática e promoção de mais requisitos e oportunidades educacionais (RWJF, 2014).

Os cuidados de saúde precisam demonstrar maior compaixão para fazer uma diferença positiva. Os enfermeiros têm um papel importante para transformar o ato de cuidar em uma parte integral da prestação de serviços de saúde. Isso começa quando as instituições incluem o cuidar como parte da filosofia e do ambiente de trabalho e incorporam os conceitos de cuidar aos padrões de cuidados de enfermagem e às diretrizes de conduta profissional.

Por fim, os enfermeiros devem comprometer-se com o cuidar e estar dispostos a estabelecer as relações necessárias com os pacientes e as famílias para prestar cuidados de enfermagem pessoais, competentes, compassivos e significativos. "Coerentemente com a sabedoria e a visão de Nightingale, a enfermagem é uma jornada do cuidar e do curar para toda a vida, tentando entender e preservar a totalidade da existência humana e oferecer um cuidar humano compassivo, fundamentado em conhecimentos…" (Watson, 2009).

Pontos-chave

- O cuidar envolve um processo mútuo de dar e receber e é específico e relacional para cada encontro enfermeiro-paciente
- Os enfermeiros utilizam uma variedade de teorias do cuidar para realizar o cuidado de uma maneira respeitosa e terapêutica para os pacientes e familiares cuidadores
- As evidências atuais enfatizam o que os pacientes percebem dos profissionais e fornecem diretrizes úteis para a prática
- A ética de cuidado coloca o enfermeiro na posição de defensor do paciente, influencia o julgamento clínico do enfermeiro, e ajuda a guiar o processo de tomada de decisão clínica no que diz respeito aos dilemas éticos participando de relacionamentos e dando prioridade à pessoalidade exclusiva de cada paciente

- O cuidar é parte integrante da capacidade de um enfermeiro de estabelecer relacionamentos interpessoais com os pacientes de maneira respeitosa e terapêutica
- A presença é uma interação interpessoal que transmite proximidade e um sentido de cuidar e envolve "estar ali" e "estar com" os pacientes ou os familiares cuidadores
- O toque expressa o cuidar por meio do toque orientado para a tarefa, de cuidar e protetor
- A escuta é uma habilidade terapêutica que inclui a interpretação, a compreensão e o respeito pelo que um paciente ou familiar cuidador está dizendo e a expressão dessa compreensão e respeito
- Conhecer um paciente é central no processo empregado pelo enfermeiro para tomar decisões clínicas sobre os cuidados centrados no paciente
- Manter a compaixão em todos os aspectos dos cuidados de enfermagem contribui para a saúde e o bem-estar dos pacientes e melhora a satisfação do paciente e do enfermeiro.

Para refletir

Linda Miller é uma enfermeira recém-formada que foi designada para cuidar de Mary Kline, uma mulher casada de 48 anos que tem câncer de cólon. Ela está no primeiro dia de pós-operatório com colocação de uma colostomia temporária. Durante a consulta pré-operatória, o cirurgião de Mary indicou que não achava que seria necessária a colostomia, mas ele disse à Mary que, em algumas situações, é tomada a decisão durante a cirurgia de criar uma colostomia temporária. Mary ficou surpresa e triste ao saber que depois da cirurgia ela precisaria de colostomia temporária.

- Linda precisa fazer o histórico e a avaliação física da Sra. Kline. Quais comportamentos do cuidar Linda deve utilizar durante a entrevista?
- Durante a entrevista, a Sra. Kline cai no choro. Linda começa a sair do quarto para dar privacidade à Sra. Kline, mas esta pede para Linda "ficar e só ficar sentada do meu lado". Ela está pedindo a presença de Linda.
Reflita e descreva a importância da presença de Linda para a Sra. Kline
- A Sra. Kline quer conversar sobre o seu câncer. Ela expressa que está preocupada que sua filha possa herdar o risco de desenvolver câncer de cólon. Quais habilidades de audição Linda deve utilizar? Reflita e descreva a importância de cada uma dessas habilidades de escuta para o cuidar da Sra. Kline.

Questões de revisão

1. Um enfermeiro encontra a esposa do paciente, que está chorosa e preocupada. Seu marido acabou de ser transferido do quarto para o centro cirúrgico para uma cirurgia cardiovascular complexa. O enfermeiro traz um copo de água para a esposa e a encoraja a falar sobre seus medos. Ele permanece no quarto ouvindo em silêncio. Quais comportamentos do cuidar o profissional está demonstrando? (Selecione todas as aplicáveis.)
   a. Toque
   b. Ouvir
   c. Conhecer
   d. Presença
   e. Cuidado espiritual
2. Um enfermeiro precisa utilizar julgamento clínico antes de planejar e implementar quaisquer intervenções de toque. O que o enfermeiro precisa saber sobre o uso do toque? (Selecione todas as aplicáveis.)
   a. Algumas culturas podem ter restrições específicas sobre o toque não relacionado a procedimentos.
   b. O toque é um modo de comunicação não verbal.
   c. O toque reduz apenas a dor física.
   d. O toque pode influenciar com sucesso o nível de conforto do paciente.
   e. Nunca há problemas com o uso do toque a qualquer momento.
3. Uma mulher jovem comparece a uma clínica pela primeira vez para um exame ginecológico. Ela pergunta sobre o procedimento, quem estará com ela no quarto e se ela tem que retirar toda a roupa. Qual comportamento de enfermagem se aplica ao processo de cuidar de Swanson de "conhecer" o paciente?
   a. Compartilhar os sentimentos sobre a importância de realizar exames ginecológicos regulares.
   b. Explicar os fatores de risco do câncer do colo uterino.
   c. Perceber que a paciente sente vergonha e manter sua privacidade durante o exame.
   d. Perguntar à paciente o que significa realizar um exame vaginal.
4. Um paciente está com medo de uma cirurgia futura e de um possível diagnóstico de câncer. Ele fala sobre seu amor pela Bíblia com o enfermeiro, que recomenda um versículo favorito. Um colega diz ao enfermeiro do paciente que não há lugar para o cuidar espiritual na enfermagem. Qual é a melhor resposta do enfermeiro do paciente?
   a. "Você está certo; o cuidado espiritual deve ficar a cargo de um profissional pastoral."
   b. "Você está certo; a religião é uma decisão pessoal."
   c. "Os enfermeiros devem explicar suas próprias crenças religiosas aos pacientes."
   d. "As conexões entre espírito, corpo e mente podem afetar a saúde."
5. Quais das seguintes opções representam estratégias para a criação de ambientes de trabalho que favoreçam as intervenções de cuidar em enfermagem? (Selecione todas as aplicáveis.)
   a. Aumentar o suporte tecnológico.
   b. Melhorar a flexibilidade para agendamento.
   c. Fornecer oportunidades para discutir as práticas de cuidado.
   d. Promover a autonomia da prática.
   e. Incentivar maior contribuição dos profissionais da saúde em relação às funções da enfermagem.
6. Um enfermeiro está cuidando de um paciente recém-diagnosticado com câncer testicular. Ele pede ajuda ao enfermeiro para encontrar o sentido do câncer, confirmando crenças sobre a vida. Este é um exemplo de:
   a. Instilar esperança e fé.
   b. Formar um sistema de valores humanístico-altruístas.
   c. Cuidado cultural.
   d. Estar com.
7. Um exemplo de comportamento de cuidar em enfermagem que as famílias de pacientes que estão com doenças agudas consideram importante para o bem-estar dos pacientes é:
   a. Tomar as decisões relacionadas aos cuidados de saúde pelos pacientes.
   b. Fazer com que os membros da família realizem toda a higiene pessoal de um paciente.
   c. Introduzir as percepções do enfermeiro sobre o nível de cuidado fornecido.
   d. Pedir permissão antes de realizar um procedimento em um paciente.
8. Um enfermeiro está cuidando de um paciente que acabou de ser transferido da unidade de terapia intensiva e ainda tem um longo período de hospitalização pela frente. Devido à complexidade do cuidado e do número de cuidadores para esse paciente, os membros da família se afastaram de seu ente querido e não fazem parte da equipe de cuidado. Quais intervenções demonstrariam cuidar ao ajudar os membros da família? (Selecione todas as aplicáveis.)

a. Ajudar a família a se tornar participante ativa no cuidado.
b. Isentar os membros da família de assistir aos cuidados pessoais do paciente.
c. Permitir que a família ofereça opiniões sobre decisões relacionadas aos cuidados de saúde para o paciente.
d. Fornecer à família oportunidades para discutir sobre preocupações com a equipe de saúde.
e. Planejar um período sem interrupção para que a família e o paciente estejam juntos.

9. Um enfermeiro em um serviço de *hospice* está sentado à beira do leito de um paciente do sexo masculino nos estágios finais de câncer. Ele e seus pais tomaram a decisão de transferi-lo para casa, onde eles o ajudariam nos estágios finais da doença. A família participa dos cuidados, mas ultimamente o enfermeiro vem aumentando o tempo gasto com a família. Sempre que o enfermeiro entra no quarto ou se aproxima do paciente para prestar cuidados, ele toca seu ombro e afirma: "Eu sou o enfermeiro, e estou aqui por você." Esse é um exemplo de que tipo de toque?
   a. Toque de cuidar.
   b. Toque protetor.
   c. Toque orientado para a tarefa.
   d. Toque interpessoal.

10. Faça a correspondência entre os seguintes comportamentos de cuidar com uma ação de enfermagem.
    1. Conhecer
    2. Estar com
    3. Fazer para
    4. Manter a crença

    a. Encorajar o paciente ou a família a utilizar recursos e confiar em decisões anteriores que ajudaram a resolver problemas.
    b. Pedir para que o paciente fale sobre o que a perda de um ente querido significa para ele e para a sua família.
    c. Dizer a uma família que você compreende a revolta com os efeitos colaterais da quimioterapia.
    d. Dar a oportunidade para que o paciente pratique sua religião específica como ele mesmo faria.

Respostas: 1. b, d; **2.** a, b, d; **3.** c; **4.** d; **5.** b, c, d; **6.** a; **7.** d; **8.** a, d, e; **9.** a; **10.** 1b, 2c, 3d, 4a.

Referências bibliográficas

Adams LY: The conundrum of caring in nursing, *Int J Caring Sci* 9(1):1, 2016.

American Organization of Nurse Executives (AONE): Guiding principles for the role of the nurse in future health care delivery, 2004, 2010, https://www.aonl.org/sites/default/files/aone/role-nurse-future-patient-care.pdf. Accessed May 2021.

Benner P, Wrubel J: *The primacy of caring: stress and coping in health and illness*, Menlo Park, CA, 1989, Addison Wesley.

Benner P, et al.: *Educating nurses: a call for radical transformation*, Stanford, CA, 2010, Carnegie Foundation for the Advancement of Teaching.

Borasio GD, Tamches E: Guest editorial: assessment measures in palliative care: the risk of inflation and the importance of listening to the patient's story, *Palliat Support Care* 12(1), 1, 2018.

Brewer BB, Watson J: Evaluation of authentic human caring professional practices, *JONA* 45(12):622, 2015.

Burgos G: Congruence between nurses' caring behaviors and patient's perceptions of being cared for during disaster responses, *Int J Human Caring* 23(1): 80, 2019.

Colman DE: Evidence based nursing practice, the challenges of health care and diversity, *J Hosp Libr* 19(4): 330, 2019.

Engle M: *I'm here: compassionate communication in patient care*, Orlando, FL, 2010, Phillips Press.

Frank AW: Just listening narrative and deep illness, *Fam Syst Health* 16(3):197, 1998.

Given BA, Reinhard SC: Caregiving at the end of life: the challenges for family caregivers, *Generations J Am Soc Aging* 41(1):50, 2017.

Grant SM et al: Advancing the practice of patient and family-centered care: the central role of nursing leadership, *Nurse Leader*, 17(4): 325, 2019.

Hanley MA, et al.: A practice-based theory of healing through therapeutic touch, *J Hol Nurs* 35(4):369, 2017.

Leininger MM: *Culture care diversity and universality: a theory of nursing, Pub No 15-2402*, New York, 1991, National League for Nursing Press.

Letourneau D, et al.: Humanizing nursing care: an analysis of caring theories through the lens of humanism, *International J Human Caring* 21(1):33, 2017.

Marion L, et al.: Implementing the new ANA standard 8: culturally congruent practice, *Online J Issues Nurs* 22(1):1, 2017.

Markey K, et al.: Understanding nurses' concerns when caring for patients from diverse cultural and ethnic backgrounds, *J Clin Nurs* 27(1/2):e259, 2018.

Moffa C: Caring for novice nurses applying Swanson's Theory of Caring, *Int J Human Caring* 19(1):63, 2015.

Merritt LS et al: International service-learning for nurse practitioner students Enhancing clinical practice skills and cultural competence, *J Nurs Educ* 58(9): 548, 2019

Ortiz MR: Patient-centered care: nursing, knowledge and policy, *Nurse Sci Q* 31(3):291, 2018.

Percy M, Richardson C: Introducing nursing practice to student nurses: how can we promote care compassion and empathy, *Nurse Educ Pract* 29:200, 2018.

Plessis E: Caring presence in practice: facilitating an appreciative discourse in nursing, *Int Nurs Rev* 63(3):377, 2016.

Ragan SL, Kanter E: Learning the patient's story, *Semin Oncol Nurs* 33(5):467, 2017.

Ray J, Stargardt D: Linking hospital consumer assessment of healthcare providers and systems to Swanson Caring Theory: a diagnostic model for improvement, *JONA* 50(4): 216, 2020.

Robert Wood Johnson Foundation (RWJF): *Future of nursing: campaign for action is chalking up successes that will improve patient care*, http://www.rwjf.org/en/about-rwjf/newsroom/newsroom-content/2014/06/campaign-for-action-is-chalking-up-successes-that-will-improve-p.html, 2014. Accessed May 2021.

Therapeutic Touch Internal (TTI) Association : How did therapeutic touch begin?, 2019, https://therapeutictouch.org/about-us/how-did-therapeutic-touch-being/. Accessed May 2021.

Watson Caring Science Institute (WCSI): *Caring science & human caring theory*, 2021, https://www.watsoncaringscience.org/jean-bio/caring-science-theory/. Accessed May 2021.

Watson J: *The philosophy and science of caring*, Boulder, 2008, University Press of Colorado.

Watson J: Caring science and human caring theory: transforming personal and professional practices of nursing and health care, *J Health Human Serv Adm* 31(4):466, 2009.

Watson J: Caring science and the next decade of holistic healing: transforming self and system from the inside out, *Am Holist Nurses Assoc* 30(2):14, 2010.

Referências de pesquisa

Ackerman L: Caring Science Education: Measuring nurse's caring behaviors, *Intl J Caring Sci.* 12(1): 572, 2019.

Atar NY, Asti T: Attitudes and behaviors of nursing students towards nurse-patient interaction, *Intl J Caring Sci* 13(1): 411, 2020.

Bagci H, Yucel SC: A systematic review of the studies about therapeutic touch after the year 2000, *Intl J Caring Sci*, 132(1): 231, 2020.

Baillie J et al.: Symptom management, nutrition and hydration at end-of-life: a qualitative exploration of patients', carers' and health professionals' experiences and further research questions, *BMC Palliat Care* 17(1):1, 2018.

Burleson MH et al: Perceived cultural acceptability and comfort with affectionate touch: Differences between Mexican Americans and European Americans, *J Soc Pers Relation* 36(3): 1000, 2018.

Cavanagh N et al: Compassion fatigue in healthcare providers: a systematic review and meta-analysis, *Nursing Ethics*, 27(3): 640, 2020.

Chen SY et al: Caring behaviours directly and indirectly affecting nursing student's critical thinking, *Scand J Caring Sci* 32: 197, 2018.

Compton EK et al.: Nurses' caring behaviors, *Clin J Oncol Nurs* 22(2):169, 2018.

da Rocha Rodrigues MG, Sechaud L: Caring models in geriatric rehabilitation: an integrative review, *Holistic Nursing Practice* 33(4): 237, 2019

Dey MM: Relationship of hospitalized elders' perceptions of nurse caring behaviors, type of care unit, satisfaction with nursing care, and health outcome of functional status, *Int J Hum Caring* 20(3):134, 2016.

Duffy JR, et al.: Dimensions of caring: psychometric evaluation of the caring assessment tool, *Adv Nurs Sci* 30(3):235, 2007.

Frankenfield R et al: Caring for staff, *Clin J Onc Nurs* 22(5): 570, 2018.

Hansbrough WB, Georges JM: Validation of the presence of nursing scale using data triangulation, *Nurs Res* 68(6): 439, 2019.

Harstade CW, et al.: Dignity-conserving care actions in palliative care: an integrative review of Swedish research, *Scand J Caring Sci* 32(1):8, 2018.

Hines MW, Gaughan J: Advanced holistic nursing practice narratives, *J Holist Nurs* 35(4):328, 2017.

Johansson B, Martensson KB: Ways of strategies to knowing the patient described by nursing students, *Burs Educ in Prac* 38: 120, 2019.

Komatsu H et al: Effects of a nurse-led medication self-management programme in cancer patients: protocol for a mixed-method randomized controlled trial, *BMC Nursing*, 15(9): 1, 2016.

Labraque LJ, et al.: Nursing students' perception of their own caring behaviors: a multicountry study, *Int J Nurs Knowl* 28(4):225, 2017.

Mohammadipour F, et al.: An exploratory study on the concept of nursing presence from the perspective of patients admitted to hospitals, *J Clin Nurs* 26(23/24):4313, 2017.

Monsen K, et al.: We can be more caring: a theory for enhancing the experience of being caring as an integral component of prelicensure nursing education, *Int J Hum Caring* 21(1):9, 2017.

Murali KP: End of life Decision-Making: Watson's theory of human caring, *Nurs Sci Q* 33(1): 73, 2020.

Nightingale S, et al.: The impact of emotional intelligence in health care professionals on caring behaviour towards patients in clinical and long-term care settings: findings from an integrative review, *Int J Nurs Stud* 80:106, 2018.

Ortega Barco MA, de Rodriguez LM: Evaluation of the nursing care offered during the parturition process. Controlled clinical trial of an intervention based on Swanson's theory of caring versus conventional care, *Nurs Res Educ* 36(1):e05, 2018.

Romero-Martin M et al: Systematic review of the nature of nursing care described by using the Caring Behaviours Inventory, *J Clin Nurs* 28: 3734, 2019.

Shippe ND, et al.: Effect of a whole-person model of care on patient experience in patients with complex chronic illness in late life, *Am J Hosp Palliat Care* 35(1):104, 2018.

Sitzman K: Evolution of Watson's human caring science in the digital age, *Int J Human Caring* 21(1):46, 2017.

Su JJ et al: Defining compassionate nursing care, *Nursing Ethics* 27(2): 480, 2020.

Suliman WA et al.: Applying Watson's nursing theory to assess patient perceptions of being cared for in a multicultural environment, *J Nurs Res* 17(4):293, 2009.

Swanson KM: Empirical development of a middle-range theory of caring, *Nurs Res* 40(3):161, 1991.

Swanson KM: Effects of caring, measurement, and time on miscarriage impact and women's well-being, *Nurs Res* 48(6):288, 1999.

Tanner CA, et al. The phenomenology of knowing the patient. *J Nurs Scholarsh* 25:273, 1993.

Wei H et al: The current intervention studies based on Watson's theory of human caring: a systematic review, *Int J of Human Caring*, 23(1): 4, 2019

Wyant RA et al.: Show your stuff and watch your tone: nurses' caring behaviors, *Am J Crit Care* 26(2):111, 2017.

Yagasaki K, Komatsu H: The need for a nursing presence in oral chemotherapy, *Clin J Oncol Nurs* 17(5):512, 2013.

Young K et al: Nurses' experiences of learning to care in practice environments: a qualitative study, *Nurs Educ in Practice* 38: 132, 2019.

Zolnierek CD: An integrative review of knowing the patient. *J Nurs Scholarsh* 46(1):3, 2014.

8

Cuidado de Pacientes com Enfermidades Crônicas

Objetivos

- Explicar as características da doença crônica
- Sumarizar as maneiras de reduzir o impacto financeiro das enfermidades crônicas para os indivíduos e para a sociedade
- Identificar fatores genéticos e ambientais assim como sua influência no desenvolvimento de enfermidades crônicas
- Explicar como as escolhas de estilo de vida e os fatores de risco contribuem para a possibilidade de desenvolvimento de uma enfermidade crônica
- Discutir as limitações físicas que os pacientes com enfermidades crônicas frequentemente experimentam
- Explicar os efeitos psicossociais que a vida com uma enfermidade crônica exerce sobre os pacientes e suas famílias
- Identificar como diferenças no crescimento e no desenvolvimento afetam as necessidades dos pacientes que têm enfermidades crônicas e as dos seus familiares
- Prever as necessidades dos familiares cuidadores de pacientes com doença crônica
- Explicar os componentes do modelo de atenção nas doenças crônicas e a importância do autocontrole nesse modelo
- Discutir como os enfermeiros aperfeiçoam as habilidades dos pacientes de autogerenciamento de doenças crônicas
- Explicar o papel do enfermeiro na prevenção de enfermidades crônicas por meio de triagem, educação sobre estilo de vida saudável e políticas públicas.

Termos-chave

Aconselhamento genético
Adesão
Autocontrole
Comportamentos de risco

Doença crônica
Enfermidade crônica
Herança multifatorial
Incidência

Modelo de atenção nas doenças crônicas
Mutação genética

Com os avanços da tecnologia e dos tratamentos médicos, muitas pessoas estão vivendo mais tempo com uma ou mais doenças crônicas que afetam sua vida diária. A maior prevalência de pessoas que vivem mais, com várias doenças crônicas complexas, atinge os pacientes, as famílias, as comunidades e o sistema de saúde. As doenças crônicas afetam os aspectos físicos, psicossociais e econômicos da vida de um paciente e sua família. Também podem ocorrer mudanças nas interações e nos relacionamentos com outras pessoas. Às vezes, a doença torna-se parte da identidade de uma pessoa. Por exemplo, um paciente pode ser referido como "o diabético" ou "o paciente com câncer", em vez de como "um paciente que vive com diabetes melito" ou "uma pessoa com diagnóstico de câncer".

Para cuidar de pacientes que vivem com doenças crônicas, é necessário entender não apenas as implicações físicas e psicológicas, mas também o impacto econômico. Em sua atuação para prevenção de doenças, conheça os fatores de risco que contribuem para a incidência de doenças crônicas. O modelo de atenção nas doenças crônicas fornece uma estrutura para orientar o julgamento clínico e a tomada de decisão no cuidado do paciente. Os papéis dos enfermeiros no cuidado de pessoas com doenças crônicas incluem prevenção, detecção precoce e ajuda para identificar estratégias eficazes centradas no paciente para que a enfermidade crônica seja controlada.

Prevalência e custos das doenças crônicas

Embora sejam conceitos separados, os termos "doença crônica" e "enfermidade crônica" costumam ser usados de modo intercambiável. Uma **doença crônica** é uma condição fisiopatológica que dura mais de 1 ano, requer cuidados médicos contínuos e com frequência limita as atividades comuns da vida diária de uma pessoa em decorrência dos sintomas da doença ou das atividades de autocuidado necessárias para o controle da doença (CDC, 2021a). **Enfermidade crônica** refere-se às experiências subjetivas do paciente e sua família e às respostas a uma doença crônica (Meiner e Yeager, 2019).

Estima-se que 6 a cada 10 adultos nos EUA tenham pelo menos uma doença crônica. Além disso, 4 a cada 10 adultos apresentam duas ou mais condições crônicas (CDC, 2021a). A cada diagnóstico adicional de uma doença crônica, o ônus da doença para o indivíduo aumenta; isso é traduzido em despesas adicionais, como múltiplos medicamentos e visitas adicionais a profissionais da saúde. A vida com uma ou mais doenças crônicas muitas vezes cria a necessidade de alterações ainda maiores nas atividades diárias dos pacientes. A Tabela 8.1 ilustra as doenças crônicas comuns, apresentadas por sistema orgânico. Embora não seja uma lista completa, ela representa as doenças crônicas mais comumente encontradas nos EUA (CDC, 2021a).

O ônus financeiro causado pelo tratamento das doenças crônicas é assombroso (Tabela 8.2). Os Centers for Disease Control and Prevention (CDC) (2021b) estimam que 90% dos 3,8 trilhões de dólares gastos em cuidados de saúde nos EUA sejam usados para o tratamento de pessoas com doenças crônicas e de saúde mental. A prevenção de doenças e o melhor manejo dos sintomas podem reduzir muito esses custos e têm o potencial de economizar bilhões de dólares em cuidados de saúde a cada ano (CDC, 2021b). Por exemplo, as pessoas com diabetes melito gastam em média USD 16.750 ao ano para tratar sua doença, um valor 2,3 vezes maior que os gastos em cuidados de saúde de pessoas sem diabetes melito tipo 2 (CDC, 2018a). O diabetes melito tipo 2 muitas vezes pode ser prevenido ou controlado efetivamente com modificações do estilo de vida (p. ex., alterações alimentares e exercícios regulares).

Tabela 8.1 Exemplos de doenças crônicas por sistema orgânico.

Sistema orgânico	Exemplos de doenças
Cardíaco	Hipertensão Insuficiência cardíaca Doença arterial coronariana
Digestório	Cirrose hepática Colite ulcerativa Obesidade
Endócrino	Diabetes melito
Pulmonar	Bronquite crônica Enfisema Asma Alergias
Musculoesquelético	Artrite Osteoporose
Neurológico/psiquiátrico	Doença de Alzheimer AVE Doença de Parkinson Lesão da medula espinal Lúpus sistêmico Epilepsia Depressão Transtorno bipolar Esclerose múltipla
Renal	Insuficiência renal
Câncer	Colorretal, mama, colo uterino, pele, ginecológico
Metabólico	Obesidade, síndrome metabólica

AVE, acidente vascular encefálico.

Tabela 8.2 Custo anual dos cuidados nas doenças crônicas.

Doença crônica	Custo anual dos cuidados médicos nos EUA
Tratamento do câncer (NCI, n.d.)	USD 174 bilhões
Diabetes melito (ADA, 2021)	USD 327 bilhões
Demência (AIM, 2020)	USD 305 bilhões
Doença cardíaca e AVE (CDC, 2021b)	USD 214 bilhões
Obesidade (CDC, 2021b)	USD 147 bilhões
Artrite (CDC, 2020a)	USD 140 bilhões

AVE, acidente vascular encefálico.

> **Pense nisso**
> Quais doenças crônicas são mais prevalentes em sua comunidade? Quais podem ser prevenidas? Qual é o efeito da prevenção de doenças crônicas sobre o valor gasto em dólares com os cuidados de saúde em sua comunidade?

Natureza multifatorial da doença crônica

Vários fatores entram em jogo para descrever como as pessoas desenvolvem uma doença crônica e os sintomas e comprometimentos resultantes. Cada paciente apresenta uma situação específica para a maneira como fatores genéticos, ambientais e de estilo de vida contribuem para o desenvolvimento de uma doença. Os quadros físicos e psicológicos de pacientes com a mesma doença crônica têm características em comum, mas também diferenças importantes que afetam os cuidados de enfermagem. A compreensão da inter-relação dos fatores que contribuem para desenvolver uma doença crônica permite melhor suporte aos pacientes que sofrem de doenças crônicas. Esse conhecimento prepara você para prever criticamente o que avaliar e que possíveis intervenções poderiam ser aplicadas quando estiver fazendo julgamentos clínicos sobre o cuidado do paciente.

Fatores genéticos

Os distúrbios genéticos autossômicos ocorrem quando há uma **mutação genética** ou anormalidade no material genético herdado. Algumas mutações genéticas causam doenças crônicas hereditárias. Os distúrbios são divididos em duas categorias: autossômicos dominantes e autossômicos recessivos. Os distúrbios autossômicos dominantes, como coreia de Huntington, hipercolesterolemia familiar e neurofibromatose, ocorrem quando um dos pais de uma pessoa apresenta o distúrbio genético dominante ou quando ocorre uma nova mutação em um gene (NIH, 2020a). Cada criança nascida de um pai que tem o distúrbio dominante apresenta um risco de 50% de apresentar o distúrbio.

Os distúrbios autossômicos recessivos, como fibrose cística e anemia falciforme, ocorrem com maior frequência quando o pai e a mãe apresentam o distúrbio genético recessivo. Embora os pais tenham a doença genética, não manifestam a doença. Quando o pai e a mãe têm um distúrbio recessivo, cada filho tem um risco de 25% de apresentar a doença. Os distúrbios genéticos autossômicos recessivos representam uma pequena porcentagem das pessoas com doenças crônicas.

Influência da genética. Embora quase todas as doenças tenham um componente genético, a maioria não é o resultado de uma única causa genética (NIH, 2021). A **herança multifatorial**, que inclui uma combinação de fatores genéticos, elementos ambientais e opções de estilo de vida, aumenta o risco de desenvolvimento da maioria das doenças crônicas (NIH, 2021; Rappaport, 2016) (Figura 8.1). Os fatores genéticos não são modificáveis. As pessoas nascem com o material genético dos pais. A simples herança de uma mutação gênica para uma doença como diabetes melito, câncer ou hipertensão não garante que uma pessoa desenvolverá a doença. A herança multifatorial explica por que uma pessoa que carrega o material genético para desenvolvimento de uma doença crônica pode ou não acabar recebendo um diagnóstico da doença (NIH, 2021).

Histórico familiar. A identificação da ocorrência de uma doença crônica em uma família em várias gerações é o ponto de partida para determinar o risco de doença de uma pessoa. Ao examinar a história familiar de uma doença, os fatores importantes que devem ser considerados incluem um exame multigeracional para verificar os padrões da mesma doença, a idade de início da doença e a frequência geracional do distúrbio. Se um padrão de doença robusto for identificado em uma história familiar, o **aconselhamento genético** pode estar indicado. Os conselheiros genéticos esclarecem o risco de desenvolvimento de uma doença com base na história familiar, respondem a questões sobre o processo, recomendam testes de triagem para o distúrbio, se

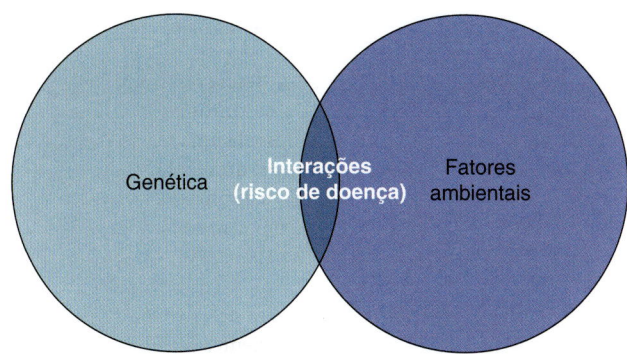

Figura 8.1 Herança multifatorial: interação de fatores que promovem doenças crônicas. (Adaptada de https://www.genetics.edu.au/publications-and-resources/facts-sheets/fact-sheet-11-environmental-and-genetic-interactions/view. Acesso em: 25 fev. 2021.)

necessário, discutem os testes genéticos disponíveis e recomendam mudanças do estilo de vida que possam diminuir o risco de desenvolvimento da doença (NIH, 2020b).

Triagem genética. A ciência da triagem genética está em desenvolvimento e evolução para as doenças crônicas. Há testes genéticos disponíveis para mais de 2 mil condições raras e comuns (NIH, 2020c). Existem diferentes tipos de testes genéticos, incluindo (1) testes diagnósticos (identificam uma condição ou doença genética que provoque uma doença no momento ou no futuro), (2) testes genéticos preditivos e pré-sintomáticos (detectam variações genéticas que aumentam a possibilidade de uma pessoa desenvolver doenças específicas), (3) testes de carreador (informam as pessoas se elas "carregam" uma alteração que pode causar uma doença) e (4) testes pré-natais (oferecidos durante a gravidez para ajudar a identificar fetos que tenham determinadas doenças) (NIH, 2020c). Esses são apenas alguns exemplos. Os testes diagnósticos estão disponíveis para indivíduos com alto risco de desenvolvimento de determinados tipos de câncer de mama e de cólon (Office of Disease Prevention and Health Promotion [ODPHP], n.d.). Mulheres com um forte histórico familiar de câncer de mama, ovariano, tubário ou peritoneal podem se beneficiar de testes genéticos para uma mutação *BRCA1* ou *BRCA2* (U.S. Preventive Services Task Force, 2019). Uma triagem positiva para a mutação genética *BRCA1* ou *BRCA2* indica que existe uma mutação genética no DNA da mulher, que causa maior risco de desenvolvimento de um desses tipos de câncer. Isso não significa que a mulher desenvolverá um desses tipos de câncer. Contudo, os resultados do teste ajudam a mulher a tomar decisões esclarecidas sobre seus cuidados de saúde e tratamento com base em dados científicos. O conhecimento da presença de uma mutação *BRCA1* ou *BRCA2* pode orientar decisões sobre mudanças do estilo de vida, frequência de triagem para esses tipos de câncer ou tratamento preventivo precoce, como uma cirurgia antes do desenvolvimento de um câncer.

Pessoas com diagnóstico de câncer do cólon podem apresentar uma forma hereditária de câncer do cólon chamada síndrome de Lynch (ASCO, 2020). Os pesquisadores estimam que 1 a cada 300 pessoas tenham o gene associado à síndrome de Lynch (ASCO, 2020). Uma vez que a síndrome de Lynch é uma das síndromes cancerosas hereditárias mais comuns e a detecção precoce melhora a sobrevida, a triagem genética para esse tipo de câncer do cólon deve ser oferecida a parentes de primeiro grau para informá-los sobre o possível risco de desenvolvimento desse tipo de câncer. Se a triagem de um membro da família for positiva, uma triagem mais frequente para essa doença aumenta a possibilidade de detecção e tratamento precoces para diminuir a mortalidade por essa forma de câncer do cólon (ASCO, 2020).

Outros tipos de câncer ligados à síndrome de Lynch incluem câncer do endométrio, ovário, intestino delgado, pâncreas, próstata, trato urinário, fígado, rim e ductos biliares. Os enfermeiros devem implementar educação em saúde das pessoas sobre as triagens de câncer recomendadas para pacientes diagnosticados com a síndrome de Lynch (Novinson et al., 2019).

> **Pense nisso**
>
> Se tivesse um parente próximo diagnosticado com a síndrome de Lynch, você gostaria de realizar um teste genético? Quais são os motivos para querer um teste e o que impediria que ele fosse realizado?

As informações genéticas também são usadas para orientar o tratamento de várias doenças crônicas, incluindo diversos tipos de câncer. Os profissionais da saúde usam as informações sobre o teste para selecionar medicamentos para o tratamento do câncer com base na eficácia desses medicamentos ao tratar grupos de pacientes com o mesmo tipo de neoplasia. Para alguns tipos de câncer (p. ex., pulmão, cólon, melanoma, mama, ovário), a escolha da medicação muitas vezes é baseada nas características genéticas das células cancerosas do paciente (Cleveland Clinic, 2017). A aplicação do conhecimento de como a genética afeta as pessoas com doenças como câncer, diabetes melito, hipertensão e cardiopatia continuará a ser o foco de pesquisas e tratamento das doenças no futuro.

Fatores ambientais

Ambientes insalubres são a causa de mais de 12 milhões de mortes no mundo todo (ODPHP, n.d.). A exposição contínua a elementos tóxicos no ambiente aumenta o risco de doenças crônicas como doenças respiratórias, cardíacas e alguns tipos de câncer (ODPHP, n.d.). A exposição ambiental causa efeitos de saúde a longo prazo, que estão associados a custos significativos. Por exemplo, estima-se que nos Estados Unidos o custo da exposição infantil ao chumbo seja de US$ 84 bilhões por ano com base na redução da produtividade, maior necessidade de atendimento de saúde, assistência social e mortalidade prematura associada a envenenamento por chumbo (Altarum, 2019). Reconhece-se que as estimativas de custos de qualquer doença ambiental em crianças são provavelmente baixas, pois é difícil determinar as perdas sociais a longo prazo para crianças com comprometimentos cognitivos como perda de QI (Grandjean e Bellanger, 2017).

Os pesquisadores estão descobrindo que fatores ambientais, variando do estresse do dia a dia à exposição a vários agentes químicos, podem alterar o DNA de um indivíduo. A interação de toxinas ambientais e predisposição genética provavelmente é mais forte que o risco genético isolado. Iniciativas de saúde pública se concentram em reconhecer os riscos individuais, realizar a avaliação química de toxinas, redução da exposição, remediação, monitoramento e prevenção. Como enfermeiro, seu papel na redução da exposição ambiental a toxinas envolve a avaliação de risco e a educação do paciente. Os pacientes são expostos a toxinas ambientais, como água contaminada, pesticidas, asbestos, mofo, metais pesados, contaminação alimentar em casa e no local de trabalho. Ao identificar a exposição e informar pacientes individuais sobre o local e o modo como estão sendo contaminados, é possível permitir que eles evitem contaminações químicas subsequentes ou participem de atividades de promoção de saúde apropriadas (Yelton et al., 2020).

Estilo de vida e fatores de risco

Muitos fatores de risco aumentam a possibilidade de desenvolvimento de doenças crônicas em indivíduos, famílias ou comunidades. Alguns fatores de risco podem ser modificados, enquanto outros, não (ver Capítulo 6). Os fatores de risco modificáveis mais comuns são escolhas de estilo de vida ou **comportamentos de risco** que contribuem para o desenvolvimento de enfermidades crônicas (p. ex., tabagismo, exposição a fumo passivo, nutrição inadequada e consumo excessivo de álcool) (CDC, 2029a). O sedentarismo e a obesidade estão associados a doenças cardíacas, obesidade, diabetes melito e alguns tipos de câncer (CDC, 2020b). Estima-se que 117 bilhões de dólares em custos de cuidados de saúde sejam gastos todos os anos como consequência de pessoas que escolhem um estilo de vida sedentário (USDHHS, 2015). O Capítulo 38 discute as recomendações atuais para atividade física diária para adultos.

Tabagismo. O hábito de fumar cigarros ou a exposição prolongada à fumaça de modo passivo é a principal causa de morte prevenível nos EUA (USDHHS, 2020). Dezesseis tipos diferentes de câncer foram relacionados ao tabagismo, incluindo câncer de pulmão, boca e garganta, bexiga, estômago e fígado (Cancer Council, 2020). O tabagismo também está relacionado a doenças pulmonares e cardiovasculares. Embora os adolescentes tenham menor probabilidade de fumar cigarros, o uso de cigarros eletrônicos, ou e-cigarros, está em ascensão entre adolescentes do ensino fundamental e médio (CDC, 2020c; ver Capítulo 12). Os cigarros eletrônicos contêm nicotina e outros compostos químicos que causam efeitos negativos na saúde da pessoa (CDC 2020sc). Se os jovens não começassem a fumar ou se todos os fumantes deixassem de fumar, estima-se que seria possível economizar 170 bilhões de dólares por ano em custos médicos (USDHHS, 2020).

Efeitos do álcool. Os efeitos do álcool sobre a saúde estão diretamente associados ao padrão de consumo, tipo e quantidade de álcool consumido (WHO, 2021a). O abuso de álcool aumenta o risco de efeitos negativos em termos sociais e de saúde. O uso excessivo de álcool está associado a 1 em cada 10 mortes de adultos trabalhadores e custa aproximadamente 249 bilhões de dólares por ano nos EUA quando perda da produtividade, despesas com cuidados de saúde, aplicação da lei e outros custos associados ao sistema de justiça criminal também são considerados (USDHHS, 2016). O consumo excessivo de álcool durante um longo período provoca um aumento das doenças crônicas, incluindo doença cardíaca, doença hepática e vários tipos de câncer.

Nutrição. As taxas de doenças crônicas relacionadas à dieta vêm aumentando, em parte, por causa das mudanças nos comportamentos de estilo de vida. Um histórico de padrões inadequados de alimentação e atividade física tem um efeito cumulativo e contribui para importantes problemas de saúde relacionados à nutrição e à atividade física enfrentados atualmente pela população dos EUA (health.gov, 2015). O CDC relata que cerca de metade de todos os adultos nos EUA apresenta uma ou mais doenças crônicas preveníveis e muitas estão relacionadas com a inatividade física e com padrões alimentares de baixa qualidade. Essas doenças incluem doença cardiovascular, hipertensão arterial, diabetes melito tipo 2, alguns tipos de câncer e saúde óssea precária (health.gov, 2015). O consumo nutricional inadequado está relacionado a vários problemas, incluindo limitação dos recursos financeiros, pouco acesso a mercados que vendam alimentos de alta qualidade, limitação do transporte e compreensão limitada dos componentes de uma dieta saudável (ver Capítulo 45). Mais de dois terços dos adultos e quase um terço das crianças e jovens estão acima do peso ou são obesos, o que destaca a enorme dimensão desse problema de saúde pública (health.gov, 2015). A Tabela 8.3 descreve as estratégias educacionais que podem ser aplicadas para reduzir os riscos à saúde decorrentes de uma nutrição inadequada.

Tabela 8.3 Estratégias de prevenção de doenças crônicas.

Doença	Estratégia
Obesidade	O aumento da atividade física, aliado à redução da ingestão de alimentos com alto teor de gordura e de alimentos e bebidas com alto teor de açúcar, pode prevenir um ganho de peso não saudável
Diabetes melito tipo 2	O aumento da atividade física e a manutenção de um peso saudável têm um papel crucial na prevenção e no tratamento do diabetes melito
Doença cardiovascular	A redução do consumo de gorduras saturadas e *trans*, a ingestão em quantidades suficientes de ácidos poli-insaturados (ômega-3 e ômega-6), frutas e vegetais, a redução do consumo de sal, a atividade física e o controle do peso podem reduzir o risco de doença cardiovascular
Câncer	A manutenção de um peso saudável reduz o risco de câncer esofágico, colorretal, de mama, endométrio e de rim. A limitação da ingestão de álcool reduz o risco de câncer da boca, garganta, esôfago, fígado e mama. Uma ingestão adequada de frutas e vegetais reduz ainda mais os riscos de cânceres da cavidade oral, esofágico, gástrico e colorretal
Osteoporose e fraturas ósseas	A ingestão adequada de cálcio (500 mg/dia ou mais) e vitamina D em populações com altas taxas de osteoporose ajuda a reduzir o risco de fraturas. A exposição ao sol e a atividade física para fortalecer ossos e músculos também ajudam a diminuir o risco
Doença dentária	A limitação da quantidade e da frequência de consumo de açúcar e o maior uso de flúor podem prevenir cáries

Adaptada de World Health Organization: *Diet, nutrition and the prevention of chronic diseases: report of the joint WHO/FAO expert consultation.* WHO Technical Report Series, No. 916 (TRS 916), https://www.who.int/dietphysicalactivity/publications/trs916/summary/en/, 2021. Acesso em: 24 fev. 2021.

Efeitos físicos das enfermidades crônicas

Os efeitos físicos e as limitações da enfermidade crônica variam muito, dependendo do processo patológico e dos tratamentos necessários. É essencial determinar as necessidades físicas individuais e prestar cuidados centrados no paciente. Por exemplo, um sobrevivente de câncer pode ter efeitos colaterais residuais da quimioterapia e radioterapia, como neuropatia periférica (Knoerl et al., 2018), toxicidade cardíaca ou pulmonar (Kourie e Klastersky, 2017) ou comprometimento cognitivo, o chamado *chemobrain* ou névoa cerebral, que podem durar anos (American Cancer Society, 2021a). Uma pessoa com enfisema pode depender de oxigênio e apresentar alterações físicas crônicas, como baqueteamento dos dedos ou tórax em barril. Outros sintomas físicos comuns incluem desnutrição como resultado da dificuldade de mastigar e digerir os alimentos e diminuição da mobilidade física decorrente da reserva de oxigênio inadequada (Mete et al., 2018).

Uma pessoa com insuficiência cardíaca pode precisar tomar dois medicamentos todos os dias e ingerir uma dieta sem adição de sal. Outra pessoa com insuficiência cardíaca pode ser dependente de oxigênio e estar confinada ao lar, receber medicação intravenosa (IV) contínua para aumentar a atividade da bomba cardíaca, tomar oito medicamentos orais por dia e ingerir uma dieta com 1 grama de sódio devido à gravidade da doença cardíaca. Embora essas duas pessoas tenham o mesmo diagnóstico, existem grandes variações em relação às necessidades de autocuidado.

Necessidades psicossociais de pacientes com enfermidade crônica

A experiência do paciente com enfermidade crônica engloba mais que os sintomas físicos produzidos pelos efeitos da enfermidade sobre os diferentes sistemas orgânicos. A resposta emocional à vida com uma ou mais enfermidades crônicas varia ainda mais que a resposta física de um paciente. As respostas emocionais afetam o modo como a pessoa percebe e enfrenta a enfermidade, assim como o grau de bem-estar percebido.

A enfermidade crônica tem efeitos econômicos, funcionais, ocupacionais, psicológicos, sexuais, sociais e espirituais sobre os pacientes e as famílias (Chang e Johnson, 2018). Cada pessoa com uma enfermidade crônica tem uma representação única da enfermidade (Heid et al., 2018). Por exemplo, uma mulher que percebe a presença de um nódulo na mama poderia imediatamente pensar que tem câncer de mama. Esse pensamento pode estimular outros relacionados a sofrimento, tratamento a longo prazo e resultados incertos, e, por fim, resultar em ansiedade e medo. Representações de enfermidade são as respostas às alterações corporais e funcionais que decorrem de uma enfermidade e afetam a capacidade de autocontrole pelo paciente (Leventhal et al., 2016). Para tomar as decisões clínicas necessárias para o cuidado centrado no paciente, você deve aprender como avaliar criticamente a experiência individual de cada paciente com uma enfermidade crônica. A informação o ajudará a aplicar o pensamento crítico e o julgamento clínico da maneira como você planeja e aplica os cuidados centrados no paciente.

Os cuidados psicossociais de enfermagem de pacientes com enfermidades crônicas são muito complexos e envolvem vários aspectos da vida deles. Muitas vezes os pacientes apresentam enfermidades físicas e mentais ao mesmo tempo. Os medicamentos usados para tratar as enfermidades físicas podem afetar a saúde mental do paciente. Do mesmo modo, medicamentos usados para tratar enfermidades mentais afetam a saúde física do paciente (Parrish, 2018).

Seu papel para ajudar os pacientes a administrar e enfrentar os efeitos psicossociais de uma enfermidade crônica depende, em parte, dos sentimentos de seus pacientes, das relações deles com outras pessoas e da capacidade deles de acesso aos recursos. É essencial desenvolver uma relação terapêutica com os pacientes para ajudá-los a administrar e discutir seus sentimentos em relação à enfermidade crônica.

Depressão. Pacientes que vivem com uma enfermidade crônica, com frequência, apresentam depressão relacionada à frustração, ao medo do futuro e à perda do controle sobre a própria vida (Lorig et al., 2020). Pacientes que vivem com enfermidades crônicas correm maior risco de depressão em comparação a pessoas saudáveis (Parrish, 2018). Pacientes que apresentam depressão com uma enfermidade crônica também costumam expressar maiores níveis de dor, fadiga e isolamento social e afastar-se das atividades diárias, o que pode impactar toda a família (Corvin et al., 2017; Parrish, 2018). Pode ser difícil lidar com a depressão associada a uma enfermidade crônica e ela pode ter um efeito negativo sobre a capacidade do paciente em aderir a um plano de tratamento (Corvin et al., 2017).

Isolamento social. O isolamento social, em geral, ocorre quando uma enfermidade ou incapacidade progride ou torna-se mais grave. Um estudo revelou que pessoas que não têm conexões sociais experimentam riscos de saúde semelhantes aos que sofrem com transtornos de abuso de álcool ou que fumam 15 cigarros por dia. Além disso, o estudo verificou que a solidão e o isolamento social são duas vezes mais prejudiciais para a saúde física e mental do que a obesidade (Holt-Lunstad et al., 2015). Algumas pessoas começam a se afastar conforme suas doenças passam a ser mais difíceis de controlar, apresentam maior impacto sobre sua capacidade de funcionamento ou incluem sintomas que o paciente considera embaraçosos. O controle dos sintomas de uma enfermidade crônica às vezes torna-se tão devastador que o indivíduo prefere reduzir as interações sociais com outras pessoas. Para algumas pessoas, é mais fácil ficar em casa, onde o ambiente é mais controlável (Meiner e Yeager, 2019). A pandemia de covid-19 ofereceu um exemplo à população mundial sobre como é ficar socialmente isolado por um período prolongado.

Em outros casos, os amigos e a família podem se afastar do indivíduo que vive com uma enfermidade crônica. Às vezes os amigos se cansam de ouvir sobre a experiência do paciente com uma enfermidade crônica. As limitações físicas e psicossociais criadas por uma enfermidade podem deixar os amigos e parentes desconfortáveis. Algumas enfermidades (p. ex., HIV/AIDS, hepatite) carregam consigo um estigma que muitas vezes leva o portador ao isolamento social. Independentemente da causa do isolamento, é essencial avaliar esses pacientes com atenção em relação ao isolamento social e à solidão e para garantir que suas necessidades de intimidade sejam atendidas (Meiner e Yeager, 2019; Garcia-Sanjuan et al., 2018).

Solidão. Embora seja natural sentir-se só eventualmente, as pessoas que sentem solidão de maneira regular enfrentam riscos significativos para a saúde. Dados do censo recente nos EUA demonstram que mais de 1/4 da população mora sozinha – o maior índice já registrado na história (Novotny, 2019). Além disso, mais da metade da população não é casada, e os índices de casamento e de número de filhos por residência caíram desde o último censo (Novotny, 2019). Adicione solidão a uma doença crônica, e os efeitos podem ser desastrosos.

No caso de pacientes com doenças crônicas, suas crenças sobre os benefícios do tratamento geralmente estão relacionadas com o grau de solidão que eles estão vivenciando. As pessoas que acreditam no tratamento e em seus benefícios relatam menos solidão que aquelas que questionam os benefícios do tratamento (Tuncay et al., 2018).

Por exemplo, imagine que você está cuidando de duas mulheres de 75 anos com insuficiência cardíaca. Uma mora sozinha na área rural e tem pouca interação com sua família e amigos; a outra é casada, tem um cachorro e mora em um bairro onde ela formou sua família e tem um relacionamento bem próximo com os amigos. A mulher que mora sozinha se sente só com frequência. Ela conta que tem dificuldade para controlar sua dieta de sódio reduzido e não acredita que suas medicações para a insuficiência cardíaca estejam efetivamente controlando a doença. Ela alega que não consegue caminhar ou se exercitar porque não é seguro para ela ficar fora de casa sozinha. Além disso, ela lida com a solidão ingerindo alimentos com alto teor de sódio e gordura e se culpa por seus problemas de saúde. Já a mulher que é casada diz ser próxima de sua família e tem vários amigos. Ela encontra outras mulheres do bairro quando passeia com seu cachorro pelo menos de 3 a 4 vezes/semana. Ela não tem dificuldade em aderir ao plano de tratamento e tem um panorama positivo com relação ao seu futuro.

As pessoas com enfermidades crônicas utilizam vários pontos fortes e estratégias pessoais para lidar com os efeitos psicossociais da enfermidade crônica (Kristjansdottir, 2018). Os pontos fortes internos incluem ser persistente, manter uma perspectiva positiva, ser amável e afetuoso, ter emoções positivas, ser gentil consigo mesmo, reconciliar-se com a situação e ter coragem, conhecimento e discernimento. Os pontos fortes externos incluem o apoio da família, dos amigos, colegas e profissionais da saúde. As estratégias de autocontrole incluem permanecer ativo, planejar e priorizar, reduzir o estresse, estabelecer metas e buscar conhecimento e ajuda. Incentive os pacientes que enfrentam enfermidades crônicas a pensar em pontos fortes pessoais que possam ser usados para ajudá-los a lidar com os efeitos da enfermidade e seu tratamento. Ajude-os a encontrar atividades regulares das quais eles gostem de participar (p. ex., ver propriedades à venda, trabalhar como voluntário na cozinha de uma ação local de doação de alimentos). Se os seus pacientes moram em áreas remotas, ajude-os a identificar outras maneiras de se conectar com as pessoas, como utilizar chamadas de vídeos ou outras tecnologias, para se comunicar regularmente com outras pessoas, ou programar horários regulares de visitas aos familiares e amigos.

Considerações sobre o crescimento e o desenvolvimento

Pacientes que sofrem de doenças crônicas na infância, com frequência, apresentam depressão e ansiedade na idade adulta (Secinti et al., 2017). Uma vez que o risco de problemas mentais em crianças com enfermidades crônicas pode persistir na vida adulta, sua avaliação inicial desses problemas é fundamental. Seus achados o orientarão sobre como fazer os julgamentos clínicos necessários para abordar as necessidades de saúde mental como parte de um plano de tratamento de uma enfermidade crônica para a criança.

Enfermidades crônicas graves em crianças muitas vezes têm um efeito negativo sobre a frequência escolar, assim como o envolvimento social com outras crianças; como consequência, as crianças com enfermidades crônicas correm um risco maior de não atingir seu potencial na escola (Lum et al., 2017). Algumas crianças com enfermidades crônicas apresentam relações menos satisfatórias com os professores e há um risco maior de reprovações e níveis menores de desempenho escolar (Lum et al., 2017). Os irmãos dessas crianças costumam ter experiências semelhantes, perdendo mais dias de aula e apresentando mudanças em suas interações com colegas e professores (Gan et al., 2017). A enfermidade crônica também afeta muito os pais das crianças, criando respostas psicossociais intensas, como tristeza crônica, fadiga e depressão (Coughlin e Sethares, 2017). Garanta uma abordagem centrada na família quando estiver cuidando de crianças e famílias afetadas por enfermidades crônicas (ver Capítulo 10). Tenha empatia e compaixão ao realizar os cuidados centrados na família. Ajude as crianças e suas famílias a entender que as emoções que estão vivenciando por causa da enfermidade crônica são normais (Coughlin e Sethares, 2017). O envolvimento de equipes interdisciplinares ajuda a garantir que as necessidades holísticas das crianças afetadas por enfermidades crônicas e suas famílias sejam satisfeitas (Apple, 2017).

Ao cuidar de idosos com uma enfermidade crônica, o foco do cuidado em geral está no controle dos sintomas, na manutenção do conforto e prevenção de crise (Meiner e Yeager, 2019). Cada paciente idoso é único e a presença de uma ou mais enfermidades crônicas cria a necessidade de uma avaliação individualizada e de um julgamento clínico crítico para planejar e implementar os cuidados centrados no paciente. Idosos com enfermidades crônicas muitas vezes sentem-se impotentes e deprimidos por conta de alterações em sua imagem corporal, mudanças na capacidade de autocuidado ou sentimentos de perda associados à doença (Meiner e Yeager, 2019). A presença de mais enfermidades crônicas costuma estar associada à existência de mais limitações funcionais e mais sintomas depressivos (Han, 2018). Idosos que têm uma percepção negativa do envelhecimento costumam apresentar mais sintomas depressivos relacionados às enfermidades crônicas que aqueles com uma visão positiva do envelhecimento (Han, 2018).

Portanto, é necessário avaliar a presença de sintomas depressivos em pacientes idosos com enfermidades crônicas, além da percepção do paciente em relação ao envelhecimento, com o intuito de estabelecer uma base para discussão de possíveis estratégias de enfrentamento (Han, 2018). A utilização do seu julgamento clínico para desenvolver e implementar intervenções que maximizem a capacidade funcional do paciente também pode melhorar o enfrentamento. Quando necessário, consulte os membros da equipe de saúde interdisciplinar, como fisioterapeutas e terapeutas ocupacionais, para aumentar as habilidades do paciente e diminuir as limitações funcionais.

Familiares cuidadores

Os avanços no tratamento das doenças fizeram com que mais pessoas vivam por mais tempo com enfermidades crônicas. Como resultado, mais de um a cada seis norte-americanos que trabalham em período integral ou meio período cuidam de parentes ou amigos que vivem com enfermidades crônicas ou incapacidades (Family Caregiver Alliance, 2016a). Os familiares cuidadores devem aprender como realizar novas tarefas e assumir novas responsabilidades que muitas vezes consomem tempo, além de serem emocional, psicossocial, econômica e fisicamente exaustivas.

As pessoas que assumem o papel de familiar cuidador estão em risco de sobrecarga. Os familiares cuidadores realizam uma quantidade considerável de cuidados diretos e indiretos a seus parentes; como resultado, muitas vezes não conseguem abordar suas próprias preocupações pessoais e relacionadas à saúde (Family Caregiver Alliance, 2016b). Em geral recebem pouca ajuda de outras pessoas, o que pode provocar ansiedade e maior ônus para o cuidador (Moss et al., 2019). Os familiares cuidadores relatam que sua saúde pessoal piora com o tempo. Cônjuges relatam o impacto maior em sua saúde (Family Caregiver Alliance, 2016b). Apesar desses achados, alguns estudos populacionais demonstraram que muitos cuidadores não reportam altos níveis de pressão, lidam muito bem com o cuidar, reportam vários benefícios psicológicos obtidos com isso, e podem até mesmo experimentar uma saúde melhor e menor mortalidade devido à sua experiência de cuidar de alguém (APA, 2015).

Os fatores que colocam os familiares cuidadores em risco maior de resultados de saúde desfavoráveis para o cuidador incluem a realização de cuidados por mais de 1 ano, idade maior ou igual a 65 anos, cuidar de um parente com necessidades significativas, dispor de recursos insuficientes (conhecimento, habilidades, apoio social, descanso e serviços comunitários), cuidar de alguém com doença de Alzheimer ou outra forma de demência e morar com a pessoa que está sendo cuidada (Family Caregiver Alliance, 2016b; APA, 2015).

Uma vez que as enfermidades crônicas duram muito tempo e com frequência sua evolução é desconhecida, a incerteza relacionada à doença contribui para o estresse do cuidador da família. A experiência do cuidador da família está relacionada às características da enfermidade crônica (Meiner e Yeager, 2019). Por exemplo, o familiar cuidador pode relatar estresse quando um paciente com alterações cognitivas já não reconhece os seus familiares. Outro familiar cuidador pode sentir maior dificuldade no enfrentamento e no manejo dos cuidados quando um paciente com câncer apresenta uma recidiva e requer cuidados mais intensos. O cuidado contínuo de um parente com enfermidade crônica é física e emocionalmente desgastante. Quando um familiar cuidador é o cônjuge do paciente, a relação conjugal pode ser muito afetada.

É essencial cuidar do familiar cuidador (ver Capítulos 7 e 10). Deve-se avaliar o nível da saúde do familiar cuidador e as responsabilidade relacionadas à oferta de cuidado. Desenvolver uma relação terapêutica com os cuidadores familiares de seus pacientes permitirá que você aprenda mais detalhes sobre as experiências deles com os cuidados. Avalie os efeitos físicos, psicossociais e financeiros da enfermidade crônica sobre o paciente e o familiar cuidador e garanta que os dois membros da díade de cuidados tenham acesso aos recursos e serviços comunitários apropriados, incluindo assistência temporária para descanso (*respite care*) do cuidador, serviço social e aconselhamento. Implemente educação em saúde ao paciente, quando necessário (ver Capítulo 25), e inclua o paciente e o familiar cuidador como parte da equipe de saúde interdisciplinar (Ates et al., 2018).

Modelo de atenção nas doenças crônicas

O **modelo de atenção nas doenças crônicas** fornece uma estrutura para orientar a prestação de cuidados de saúde a pacientes que vivem com enfermidades crônicas. Esse modelo considera a natureza complexa dos fatores que afetam as necessidades de cuidados das pessoas com doenças crônicas. O modelo de atenção nas doenças crônicas (Figura 8.2) ilustra como a comunidade e os sistemas de saúde interagem para influenciar os resultados do paciente. O componente comunitário enfoca a disponibilidade de recursos e políticas que tenham o potencial de afetar a saúde. Um método eficaz para melhorar as práticas preventivas de saúde inclui mudanças de políticas públicas. Exemplos dessas medidas incluem legislação para eliminação do tabagismo, taxação de bebidas alcoólicas ou regulamentos para eliminar as gorduras *trans* em alimentos industrializados (Capewell e Capewell, 2018). Essas mudanças de políticas têm um grande potencial de otimizar as medidas preventivas de saúde e diminuir comportamentos de alto risco associados à **incidência** (novos casos) de doenças crônicas. Você deve conhecer esse tipo de legislação que prioriza a diminuição da exposição aos obstáculos à saúde por meio de políticas públicas e mudanças legislativas.

O componente do sistema de saúde enfoca o modo como os profissionais podem utilizar melhor os recursos do sistema e proporcionar cuidados baseados em evidências para melhorar os resultados dos pacientes. O uso do modelo de atenção nas doenças crônicas pode aprimorar a coordenação do cuidado interdisciplinar planejado, melhorar o acompanhamento dos pacientes e educar os pacientes e as famílias sobre o modo de controle da doença do paciente. Os seis elementos essenciais no modelo de atenção nas doenças crônicas incluem (2006-2021 Improving Chronic Illness Care, n.d.):

1. *Comunidade*: ajuda a desenvolver parcerias que aumentem a eficiência dos programas de controle das enfermidades crônicas. As parcerias comunitárias entre os sistemas de saúde e as agências locais, estaduais e nacionais ajudam a preencher as lacunas existentes em diferentes serviços e melhorar o cuidado do paciente.
2. *Suporte ao autocontrole*: coloca o paciente no centro do controle da doença. O suporte ao autocontrole requer que profissionais colaborem com os pacientes, o que, em última análise, permite que os pacientes assumam a responsabilidade e o controle de suas enfermidades crônicas.
3. *Sistema de saúde*: deve tentar melhorar constantemente o controle das enfermidades crônicas e priorizar a segurança e a qualidade dos cuidados.
4. *Modelo do sistema de prestação*: adota os cuidados baseados em evidências centrados no paciente, de natureza preventiva, e ocorre em uma variedade de cenários de cuidados agudos, ambulatoriais e comunitários.
5. *Apoio à tomada de decisão*: adotado pelos profissionais da saúde para implementar diretrizes baseadas em evidências, orientar a educação em saúde dos pacientes e incentivar os pacientes a participarem de seus cuidados.
6. *Sistemas de informação clínica*: mantêm e compartilham informações sobre saúde dos pacientes entre profissionais e pacientes para garantir uma comunicação eficiente e a qualidade no cuidado do paciente.

As pesquisas respaldam o uso do modelo de atenção nas doenças crônicas em ambientes de atenção primária. Llewellyn (2019) relatou que os obstáculos e os facilitadores na implementação desse modelo para gerir os cuidados primários de pacientes com doença renal crônica enfocaram a prontidão e o clima da organização. O foco foi colocado na necessidade de redefinição do sistema; uso de voluntários; conhecimento da equipe de saúde sobre diretrizes baseadas em evidências na triagem e no manejo de doença dos pacientes; atitudes dos profissionais da saúde, incluindo confiança nos tratamentos administrados; e restrições econômicas. Quando as organizações eram capazes de redefinir seus sistemas, os programas utilizaram equipes regulares e não se basearam em voluntários para a prestação do cuidado, os membros da equipe de saúde eram capacitados e prestativos e os programas eram devidamente financiados, a implementação do modelo de atenção nas doenças crônicas na prestação de cuidados primários foi exitoso. Reynolds et al. (2018) identificaram as intervenções para manejo de doenças crônicas na atenção primária que tiveram mais sucesso ao gerar resultados positivos para os pacientes e controle da doença. Em sua revisão sistemática, quase metade dos estudos demonstrou

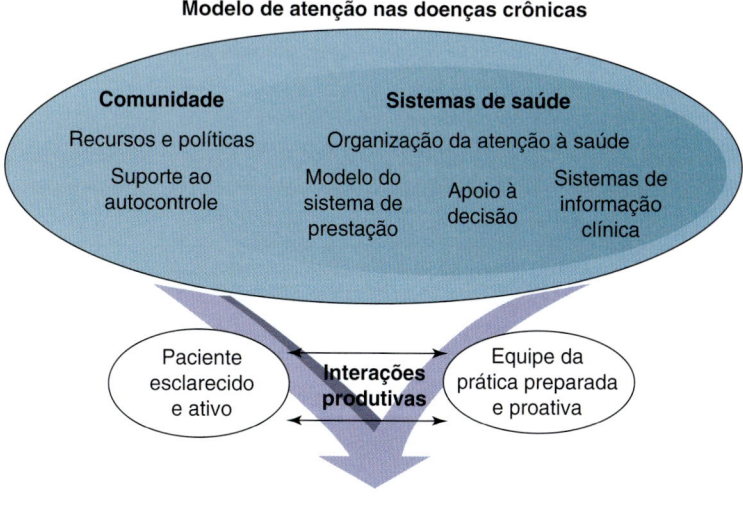

Figura 8.2 Modelo de atenção nas doenças crônicas. (© 1996-2018 The MacColl Center. O programa Improving Chronic Illness Care é promovido por The Robert Wood Johnson Foundation, com orientação e assistência técnica fornecidas pelo Group Health's MacColl Center for Health Care Innovation. http://www.improvingchroniccare.org/index.php?p=The_Chronic_Care_Model&s=2. Acesso em: 25 fev. 2021.)

que o *suporte ao autocontrole* foi o elemento mais eficaz do modelo para melhorar os resultados dos pacientes, como melhor controle de diabetes melito tipo 2 e melhor qualidade de vida em pacientes com artrite ou doença pulmonar obstrutiva crônica (DPOC).

Implicações para a enfermagem

O ônus excessivo da doença crônica e bilhões de dólares em cuidados de saúde poderiam ser poupados todos os anos se as doenças crônicas fossem prevenidas (CDC, 2020a). Os cuidados de enfermagem de pacientes que vivem com enfermidades crônicas são complexos. É importante promover um estilo de vida saudável e detectar os riscos de doença crônica precocemente (Figura 8.3). Primeiro, é necessária uma avaliação minuciosa dos pacientes, analisar seus achados e formar os julgamentos clínicos necessários para identificar problemas relevantes e planejar o cuidado adequado. Isso se aplica a todos os pacientes em risco de desenvolver doenças crônicas ou que tenham sido diagnosticados com uma doença crônica. É essencial ajudar os pacientes e seus familiares cuidadores a desenvolver um plano de tratamento de sua doença, além de realizar educação em saúde com o paciente.

Avaliação de pacientes com enfermidades crônicas

É importante avaliar o efeito de uma doença crônica sobre seus pacientes. Quando desenvolver o histórico de enfermagem (ver Capítulos 16 e 30), incentive seus pacientes a contar suas histórias sobre a doença crônica e como ela afeta os diferentes aspectos da vida deles

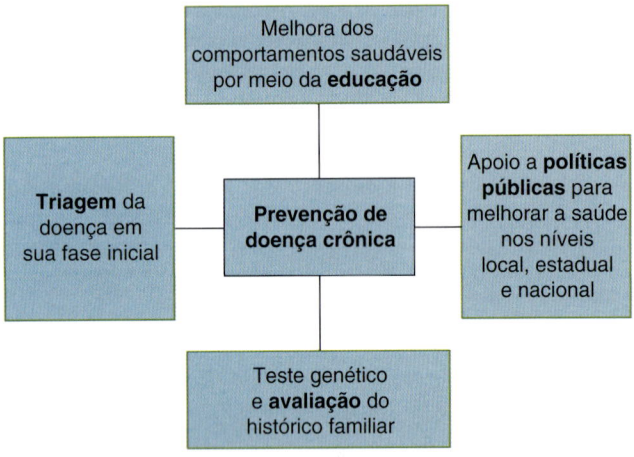

Figura 8.3 Papel do enfermeiro na prevenção de doenças crônicas.

(Tamura-Lis, 2017). As histórias contadas pelos pacientes fornecem detalhes contextuais e permitem que você os conheça melhor. Ao explorar o histórico clínico e terapêutico do paciente, faça perguntas abertas, como: "Como isso surgiu?" em vez de questões fechadas que requerem um simples sim ou não como resposta (Tabela 8.4). Deixe os pacientes levarem você a uma jornada para explicar a condição deles. Você pode perguntar: "Como sua doença está afetando você agora" ou "Quais são os maiores problemas que você está enfrentando neste momento?". Seu conhecimento sobre os efeitos físicos da doença crônica juntamente com sua avaliação da experiência do próprio paciente proporcionará dados necessários para resumir o problema e para a identificação do diagnóstico de enfermagem (ver Capítulo 16). Incentive seu paciente a contar histórias que também ajudem a entender melhor os aspectos psicossociais da doença. Mostre respeito e atenção em sua abordagem para encorajar uma comunicação franca por parte do paciente (Tamura-Lis, 2017).

Adesão. Quando os pacientes não conseguem aderir ao plano de tratamento, eles normalmente apresentam maior número de hospitalizações, resultados de saúde insatisfatórios e maiores morbidade e mortalidade. A falta de adesão também aumenta substancialmente as despesas de saúde. Estimativas atuais dos custos diretos anuais de saúde associados à falta de adesão às medicações variam de US$ 100 bilhões a US$ 300 bilhões nos Estados Unidos (Neiman et al., 2017). Aumentar a adesão é uma prioridade de enfermagem e requer uma abordagem interprofissional (Giddens, 2022; Neiman et al., 2017) (Boxe 8.1).

Existe uma grande variação de um paciente para outro em relação à adesão ao controle de uma enfermidade crônica e aos efeitos do tratamento na vida deles. A **adesão** depende do número e do tipo de enfermidade crônica, da gravidade e da duração da doença e da complexidade do plano de tratamento. Os pacientes apresentam sintomas físicos diferentes e tratamentos farmacológicos e não farmacológicos diferentes, e tudo isso afeta a capacidade de um paciente aderir ao plano de tratamento. O modo como um paciente com enfermidade crônica e/ou sua família gerenciam o plano de tratamento é complexo.

A adesão é avaliada questionando os pacientes sobre como tomam seus medicamentos regulares, seguem os planos de dieta ou realizam exercícios de rotina. Peça aos pacientes que mantenham um diário e depois verifique as anotações deles para validar a adesão. Outro modo para determinar se um paciente sabe planejar uma refeição saudável consiste em pedir que ele crie exemplos de menus. Os familiares cuidadores também podem ajudar a relatar a adesão. Existem ferramentas de avaliação disponíveis para medir a adesão.

Tabela 8.4 Exemplos de questões de avaliação para pacientes que vivem com enfermidades crônicas.

Categoria	Exemplos de questões
Sintomas	Fale sobre os sintomas que você está apresentando por causa de sua doença e do tratamento Descreva qualquer dor ou desconforto que esteja sentindo Às vezes as pessoas com enfermidades crônicas têm alterações no padrão de sono, apetite ou da capacidade de enfrentamento. Descreva qualquer alteração desse tipo que você esteja apresentando Fale sobre quaisquer problemas que esteja encontrando para seguir seu plano de tratamento em casa
Problemas psicossociais	Como seus familiares reagem agora que você tem uma enfermidade crônica? Quais respostas dos familiares a sua enfermidade crônica preocupam você? Como a doença afetou o modo como você se vê? Se você tiver apresentado alterações sexuais por causa da enfermidade, quais estratégias você tentou para melhorar as coisas? Essas estratégias funcionaram? Descreva qualquer problema que você tenha para arcar com os custos do tratamento prescrito pelo seu profissional da saúde

Capítulo 8 Cuidado de Pacientes com Enfermidades Crônicas

> **Boxe 8.1** Prática baseada em evidências
>
> *Estratégias para melhorar a adesão*
>
> **Questão PICOT:** as intervenções interdisciplinares promovem a adesão aos planos de tratamento em pacientes com enfermidade crônica?
>
> **Resumo das evidências**
>
> As doenças crônicas exigem que os pacientes e as famílias tomem várias decisões importantes sobre sua saúde todos os dias. Todavia, o sistema de saúde norte-americano faz pouco para favorecer o autocontrole das doenças. Os pacientes e os profissionais muitas vezes expressam frustração com a abordagem de controle da doença crônica, em especial por causa das muitas barreiras encontradas por pessoas de populações pouco atendidas (Lin et al., 2020).
>
> As evidências atuais justificam o uso de intervenções interdisciplinares para melhorar a adesão no controle da doença crônica. Por exemplo, os educadores em saúde com treinamento avançado em ciências do comportamento, os quais mantenham relações positivas contínuas com os pacientes, são eficientes para melhorar a adesão de pacientes com asma e DPOC (George, 2018). O Patient-Care Medical Home – PCMH (atenção domiciliar do paciente) é um modelo de prestação de cuidados ao paciente no qual um profissional de atenção primária facilita e coordena o cuidado interdisciplinar do paciente para garantir que os pacientes recebam cuidados culturalmente apropriados quando e onde precisarem. Embora os pacientes com doenças crônicas que utilizam um PCMH reconhecido pelo National Committee for Quality Assurance (NCQA) experimentem com frequência melhor tratamento de doenças crônicas, o acesso limitado aos cuidados culmina em piores desfechos entre os pacientes pertencentes às minorias raciais (Swietek et al., 2020). Além do cuidado interdisciplinar, o suporte social da família, amigos e pacientes vivendo a mesma condição é um componente essencial para a adesão (Amey et al., 2020).
>
> **Aplicação na prática de enfermagem**
> - Avaliar a atenção dos pacientes que tenham dificuldade para aderir ao plano de tratamento para determinar os fatores que estão impedindo o sucesso. Por exemplo, perguntar: "Que barreiras financeiras, se houver, estão interferindo na sua capacidade de gerenciar a doença?" "Quantos medicamentos você toma por dia e quando você os toma?" "Descreva o papel da sua família para ajudar você a lidar com a doença" (George, 2018; Amey et al., 2020)
> - Avaliar a compreensão dos pacientes com relação a doenças crônicas e a motivações e habilidades para mudança de comportamento, e fornecer educação em saúde destinada ao paciente para ajudá-los a controlar melhor as enfermidades e aderir à medicação (Yazdanpanah et al., 2019)
> - Trabalhar com a equipe de saúde interdisciplinar na continuidade do cuidado para aumentar a adesão ao tratamento da doença crônica. Por exemplo, fazer visitas clínicas ambulatoriais que incluam educação em saúde; capacitar os pacientes para tratarem dos seus desafios médicos, físicos, emocionais e sociais; e utilizar sessões com pequenos grupos presenciais lideradas por pacientes com as mesmas condições pode ser útil para ajudar os pacientes a aderirem aos planos de tratamento. Explorar incentivos para encorajar a participação, como transporte gratuito e prêmios de rifas, pode proporcionar motivação para os pacientes que têm problemas relacionados aos determinantes sociais da saúde (Lin et al., 2020).

Entrevista motivacional é uma técnica educativa de aconselhamento que foca nos objetivos do paciente e os ajuda com sentimentos ambivalentes e inseguranças (p. ex., falta de adesão) para encontrar a motivação interna necessária para a mudança de comportamento (Psychology Today, 2021) (ver Capítulo 25). Utilize essa abordagem como orientação, esclareça os pontos fortes e as metas do paciente, ouça suas preocupações, eleve sua confiança na capacidade de mudar e, eventualmente, colabore com eles em um plano de mudança de comportamento (Souders, 2021).

Algumas ferramentas de avaliação mensuram a adesão. Um questionário padrão denominado Adherence in Chronic Diseases Scale (ACDS) avalia o nível de adesão às recomendações de tratamento em adultos criticamente doentes (Kosobucka et al., 2018). A ferramenta foi originalmente desenvolvida e validada em pacientes com doença arterial coronariana (DAC) (Kubica et al., 2017). O ACDS inclui sete perguntas que focam basicamente na capacidade do paciente gerenciar bem o regime de medicação.

Controle dos sintomas. O controle dos sintomas é um problema contínuo para muitos pacientes com doenças crônicas. Reflita sobre seus conhecimentos sobre as doenças crônicas e as experiências clínicas anteriores, para explorar os sintomas apresentados pelo paciente enquanto você conduz um exame físico (ver Capítulo 30). Peça aos pacientes que descrevam os sintomas que os afetam mais. Por exemplo, se um paciente estiver sentindo dor decorrente de uma neuropatia periférica causada por um tratamento de câncer, pergunte se a dor está afetando seu sono e avalie a marcha e a sensibilidade do paciente. Explore cada sintoma identificado pelo paciente para obter um quadro completo do estado de saúde dele. Alguns pacientes relutam em descrever ou relatar seus sintomas. Seja paciente e, quando identificar um sintoma, explore em que grau ele afeta o paciente no momento.

A análise do prontuário do paciente revela o tipo e a natureza da enfermidade crônica que o aflige. Realize o exame físico por sistemas orgânicos mais provavelmente afetados para complementar o que descobriu sobre os sintomas. Por exemplo, se um paciente afirmar que está tendo dificuldade para respirar, algo que afeta a capacidade de realizar autocuidado, examine o tórax, avaliando os sons pulmonares e o grau de expansão.

Tabagismo. Avalie os pacientes para determinar o uso de produtos à base de tabaco, incluindo cigarros eletrônicos. Investigue o número de vezes que o paciente fuma por dia e há quanto tempo ele fuma. Avalie também se ele mora em um ambiente em que há tabagismo passivo. A sua avaliação inclui o nível de conhecimento do paciente sobre os riscos do tabagismo e os benefícios de abandonar o hábito, bem como se ele está disposto a parar de fumar.

> **Pense nisso**
>
> Visite o *site* da Organização Mundial da Saúde e veja as sugestões de políticas globais para diminuir o uso de tabaco (https://www.who.int/healthtopics/tobacco). Como você pode usar essas diretrizes ao educar um paciente em relação a deixar de fumar?

Consumo de álcool. Avalie a quantidade de álcool que os pacientes bebem em 1 dia típico e em 1 semana típica. Suspeite de abuso de álcool se o paciente relatar um consumo diário excessivo de álcool (mais de quatro doses de bebida alcoólica para homens ou mais de três doses ao dia para mulheres) ou um consumo total de álcool excessivo (mais de 14 doses de bebida alcoólica por semana para homens e mais de sete doses por semana para mulheres) (CDC, 2020d). Com frequência, os pacientes relutam em relatar a quantidade de álcool que ingerem. O Teste de Identificação de Transtornos do Uso de Álcool (Alcohol Use Disorders Identification Test, ou AUDIT) é uma ferramenta de triagem de 10 itens desenvolvida pela Organização Mundial da Saúde (OMS) para avaliar o consumo de álcool, os comportamentos de consumo de bebidas alcoólicas e problemas relacionados ao álcool (Babor et al., 2019). A ferramenta foi testada em termos de seu sucesso na identificação de pacientes que têm problemas com a bebida. Há tanto uma versão do AUDIT administrada pelo médico quanto uma versão de autorrelato disponíveis.

Estilo de vida. As doenças crônicas afetam todos os aspectos da vida de um paciente. Sempre explore as necessidades psicológicas, sociais, espirituais (ver Capítulo 35) e sexuais (ver Capítulo 34) dos pacientes. Se não conseguir identificar todas as necessidades de seu paciente na avaliação inicial, incorpore questões para uma avaliação mais detalhada enquanto você estabelece uma relação e continua a cuidar do paciente. Aprender como o paciente administra o tratamento em casa é um dos modos mais úteis para saber como uma doença afeta as rotinas de estilo de vida. Converse sobre a vida diária do paciente e determine em que grau a enfermidade crônica afeta a capacidade dele de realizar atividades de autocuidado, comparecer a atividades sociais, participar das refeições e obter um sono adequado. Observe as interações do paciente com os membros da família e os amigos.

Promoção da saúde e prevenção de doenças

Como enfermeiro, é importante ter um envolvimento ativo na promoção da saúde e prevenção de doenças (ver Capítulo 6). A sua abordagem com relação à educação do paciente será influenciada pela motivação, prontidão e capacidade do paciente de aprender, além do ambiente em que o aprendizado ocorrerá (ver Capítulo 25). A educação em saúde oferece aos pacientes as informações necessárias para que entendam os efeitos de seus comportamentos de estilo de vida sobre a saúde, realizem mudanças comportamentais positivas e adotem um estilo de vida saudável. Mesmo quando os pacientes recebem o diagnóstico de uma doença crônica, a promoção da saúde é importante. Entenda a natureza da doença do paciente, assim como os efeitos do tratamento em curto e longo prazos, para orientar os tópicos selecionados para ensino e as intervenções de triagem usadas.

Aplique o pensamento crítico à sua abordagem de educação em saúde. Reflita sobre os padrões, como recomendações específicas baseadas em evidências, que foquem em tópicos como atividade física recomendada diariamente (ver Capítulo 38), escolhas alimentares e dietéticas (ver Capítulo 45), tabagismo e consumo de álcool, para ajudar os pacientes a entender como prevenir o desenvolvimento de doença crônica. Utilize recursos como o Plano de Ação Global para Prevenção e Controle de Doenças Crônicas não Transmissíveis da Organização Mundial da Saúde 2013-2020 (WHO, 2020) para ajudar a entender melhor como as pessoas podem ter uma vida mais saudável e orientar suas intervenções (Figura 8.4).

Use as diretrizes de atividade física para adultos, crianças e idosos para fornecer metas de atividade ideais para todos os grupos etários (ODPHP, 2018; USDHHS, 2018; ver Capítulo 38). Discuta a importância da intensidade e da frequência do exercício. Incentive os pacientes de todas as faixas etárias a praticar pelo menos de 150 minutos (2 horas e 30 minutos) a 300 minutos (5 horas) por semana de atividade física aeróbica de intensidade leve a moderada, ou de 75 minutos (1 hora e 15 minutos) a 150 minutos (2 horas e 30 minutos) por semana de atividade física aeróbica de intensidade vigorosa, ou uma combinação equivalente de atividade aeróbica de intensidade moderada a vigorosa. Esses objetivos podem ser difíceis de alcançar para pacientes com doenças crônicas. O USDHHS (2018) recomenda que idosos com condições crônicas devem se consultar com um profissional da saúde para saber como suas condições afetam sua capacidade de praticar atividades físicas regularmente com segurança. Quando os idosos não conseguem fazer 150 minutos de atividade aeróbica de intensidade moderada por semana devido a condições crônicas, eles devem se manter fisicamente ativos até o ponto em que sua capacidade e condição permitam. As pessoas com doenças crônicas precisam participar da mesma quantidade de atividade e fortalecimento muscular que as pessoas saudáveis sempre que possível (ODPHP, 2018).

Aliado ao exercício de rotina, ajude os pacientes a fazer escolhas alimentares que incluam a ingestão adequada de nutrientes para promover a saúde e prevenir a obesidade (ver Capítulo 45). Escolhas alimentares saudáveis, que incluem uma variedade de frutas e vegetais, grãos, laticínios desnatados ou com baixo teor de gordura, proteínas e óleos em um nível calórico adequado, proporcionam uma ingestão nutricional equilibrada (ODPHP, 2020). O controle da ingestão de

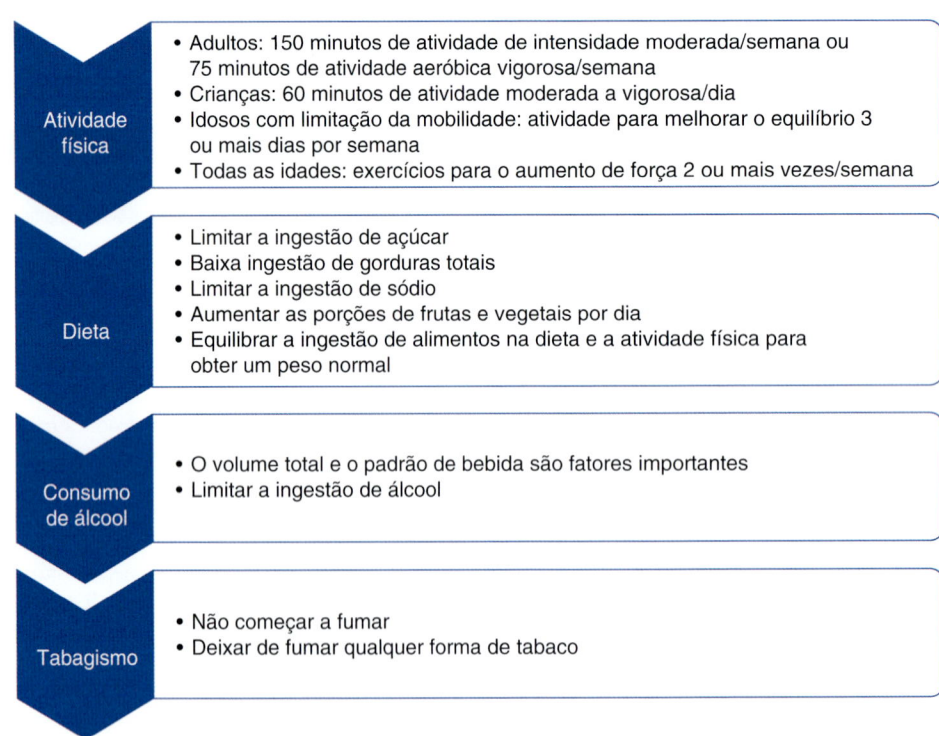

Figura 8.4 Recomendações para prevenção de enfermidades crônicas não transmissíveis da Organização Mundial da Saúde. (Dados de: https://www.who.int/ncds/prevention/en/.) Acesso em: 25 fev. 2021.

açúcar, sódio, gordura e álcool ajuda no controle do peso. Consulte diretrizes nutricionais baseadas em evidências, como as *Dietary Guidelines for Americans* (Diretrizes Dietéticas para Norte-Americanos), disponível em: https://health.gov/our-work/food-nutrition, para ajudar a orientar a educação do paciente.

Oriente os pacientes sobre os riscos relacionados ao consumo de qualquer tipo de tabaco ou produto fumígeno que contenha nicotina devido à possibilidade de desenvolvimento de doenças (WHO, 2021b). Oriente-os sobre os benefícios da cessação do tabagismo e sobre maneiras de parar de fumar para promover a saúde. Encaminhe os pacientes a recursos como a American Lung Association (www.lung.org), que conta com um recurso *online* para ajudar na cessação do tabagismo chamado "Freedom from Smoking (Livre-se do Fumo)". Esse *site* oferece encorajamento e ideias de como parar de fumar, bem como informações sobre por que e como parar.

Encaminhe os pacientes, forneça informações e suporte sobre consumo de álcool, quando adequado. Por exemplo, o CDC (2020d) e o National Institute on Alcohol Abuse and Alcoholism (NIAAA, n.d.) oferecem informações *online* sobre como calcular a ingestão de álcool e como parar de beber, bem como recursos disponíveis caso os pacientes consumam álcool em excesso.

Triagem de doenças

Há uma variedade de métodos para a detecção de doenças em sua forma mais inicial. Quando elas são detectadas precocemente, o tratamento pode ser iniciado e, muitas vezes, é possível modificar as consequências da doença. Introduza medidas de triagem simples em crianças, como a aferição da pressão arterial e triagem de altura e peso para reunir informações básicas de saúde. Incentive todos os pacientes a medir sua pressão arterial com regularidade. Uma pessoa hipertensa, em geral, não apresenta sintomas (American Heart Association, 2021). Sem uma triagem de pressão arterial de rotina, um paciente pode apresentar hipertensão não diagnosticada e, sem tratamento, pode terminar com uma doença cardíaca, renal ou cardiovascular. Quanto mais cedo a hipertensão arterial for reconhecida em uma triagem, mais cedo o tratamento pode ser instituído, e as doenças podem ser prevenidas.

Use os dados de avaliação dos riscos à saúde para estimular seus pacientes a realizarem as triagens apropriadas para doenças como o câncer de mama, cólon, colo uterino e próstata (ver Capítulo 30). A triagem de rotina nos intervalos recomendados leva à detecção precoce; desse modo, se um desses tipos de câncer estiver presente, o tratamento precoce com um bom prognóstico é possível (American Cancer Society, 2021b). Reforce para os pacientes a necessidade de participar desses processos de triagem como rotina.

Você também pode atuar como um recurso para fornecer informações básicas sobre a triagem genética e seus benefícios com base no histórico familiar da doença crônica. O aconselhamento genético é uma área da prática especializada. Encaminhe seus pacientes a fontes de informação confiáveis, como o *site* Genetics Home Reference, disponível em: https://ghr.nlm.nih.gov/(NIH, 2020d), e a geneticistas para aconselhamento especializado, quando isto for indicado, para garantir que os pacientes recebam informações detalhadas e corretas sobre o efeito da genética em sua saúde.

Educação do paciente e autocontrole da doença crônica

A educação do paciente e o **autocontrole** da doença enfocam as mudanças que uma pessoa com doença crônica deve fazer em sua vida para viver bem com uma doença (Lorig et al., 2003). Viver com enfermidades crônicas exige que os pacientes implementem tarefas de autocuidado difíceis enquanto aprendem sobre sua doença, como lidar com sintomas e emoções e como fazer mudanças no estilo de vida para lidar com suas doenças. Os pacientes apresentam maior risco de hospitalização ou reinternação quando não conseguem controlar sua doença crônica em casa. Os enfermeiros têm um papel fundamental na educação do paciente para melhorar o cuidado domiciliar. Quando os pacientes dispõem de ferramentas para gerenciar suas doenças e incorporar comportamentos saudáveis à sua vida diária, geralmente apresentam menos complicações e melhor qualidade de vida (CDC, 2018b).

Use seu julgamento clínico para identificar e fornecer educação em saúde apropriada e individualizada para ajudar os pacientes a entender a enfermidade e o tratamento da doença. Siga os princípios da educação em saúde (ver Capítulo 25) para ajudar os pacientes a entender o tratamento, os medicamentos, a dieta, as atividades e os sintomas que devem ser relatados ao profissional da saúde. Enfatize as consequências observadas quando os planos de tratamento não são seguidos. Prepare os pacientes para implementar as atividades de autocuidado necessárias e ajude-os a fazer as mudanças apropriadas em seu comportamento. Garanta que os pacientes recebam as informações essenciais, a partir do momento em que você os encontrar pela primeira vez. Inclua os familiares cuidadores, quando apropriado. A ferramenta de letramento em saúde Universal Precautions Toolkit (*kit* de ferramentas de precauções universais para letramento em saúde) da AHRQ (2020) fornece uma série de recursos baseados em evidências que podem ser implementados para ajudar a simplificar a comunicação com o paciente com o intuito de reduzir comunicações errôneas, facilitar a navegação pelo sistema de saúde e auxiliar os pacientes a melhorar sua saúde.

Garanta que os pacientes e seus cuidadores entendam as informações fornecidas. Apenas 12% dos adultos nos EUA têm as habilidades de letramento em saúde necessárias para gerenciar as necessidades complexas relacionadas à saúde (AHRQ, 2020). Use o método de ensino de retorno para garantir que os pacientes compreendam essas informações antes da alta de um ambiente de cuidados agudos, antes da saída de uma clínica ambulatorial ou no fim das visitas de cuidado domiciliar (AHRQ, 2020).

Inclua a equipe de saúde interdisciplinar durante a educação em saúde do paciente. Os membros da equipe interdisciplinar incluem enfermeiros, farmacêuticos, nutricionistas e outros profissionais da saúde (Figura 8.5). Em conjunto, a equipe explica e reforça as mudanças de comportamentos de saúde necessárias para controlar uma enfermidade crônica.

Promoção da adesão

Embora sejam frequentemente investigadas, as intervenções designadas para promover a adesão ao plano de tratamento não são bem compreendidas e muitas vezes não geram mudanças sustentáveis ao

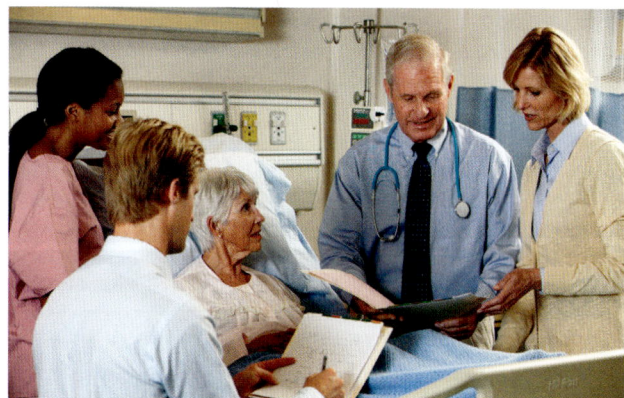

Figura 8.5 Os pacientes podem interagir com vários membros da equipe de saúde. (iStock.com/monkeybusinessimages.)

longo do tempo (Neiman et al., 2017; Meiner e Yeager, 2019). Muitos fatores afetam a adesão, incluindo a gravidade e a duração da doença, o plano de tratamento, a condição socioeconômica, as características do paciente (p. ex., motivação, crenças pessoais em saúde, doença e plano de tratamento, letramento em saúde, saúde mental) e características do sistema de saúde (p. ex., relação com profissionais da saúde, acessibilidade) (George, 2018; Yazdanpanah et al., 2019).

Sua avaliação inicial fornece informações sobre os sentimentos do paciente em relação à saúde, ao desejo e à habilidade de mudar o comportamento (quando a mudança é necessária) e às metas pessoais para melhorar a saúde. A entrevista motivacional é muito útil para determinar o que motiva os pacientes a efetuar uma mudança. Você pode aconselhar e auxiliar seus pacientes por meio da educação em saúde (ver Capítulo 25), orientação, envio de lembretes sobre o tratamento (p. ex., mensagens de texto para a administração de medicamentos), auxílio aos pacientes para que estabeleçam rotinas, simplificação dos planos de tratamento, atuação como defensor dos pacientes e tomada de decisão compartilhada entre os pacientes e os profissionais da saúde (George, 2018; SMRC, 2021). O acompanhamento contínuo é especialmente importante quando os resultados para os seus pacientes forem centrados em mudanças de comportamento duradouras.

Educação para o autocontrole

Os programas de educação em autocontrole fornecem intervenções baseadas em evidências para ajudar pacientes com doenças crônicas a gerenciar suas doenças e os sintomas relacionados. O Programa de Recursos para Autocontrole de Doenças Crônicas (CDSMRP, do inglês *Chronic Disease Self-Management Resource Program*) desenvolvido por Kate Lorig é um programa que vem demonstrando de modo constante melhores resultados para pacientes e profissionais da saúde ao oferecer seminários altamente interativos para pequenos grupos que são facilitados por líderes muito bem treinados que têm seus próprios problemas de saúde (SMRC, 2021). As reuniões dos pequenos grupos de participantes duram 2,5 horas e ocorrem 1 vez/semana, durante 6 semanas, em uma variedade de ambientes da comunidade, como igrejas, bibliotecas, clínicas e hospitais. Os seminários fornecem informações específicas sobre a doença e incluem elementos de planejamento de ação, tomada de decisão e resolução de problemas. Os participantes identificam metas pessoais e mudanças de comportamento de acordo com suas necessidades e preferências (SMRC, 2021). As evidências atuais mostram que esses programas ajudam os pacientes a apresentar melhor saúde em geral e a utilizar menos recursos de saúde (Lorig et al., 2016; Cutler et al., 2018).

Encaminhe os pacientes, em especial aqueles que vivem com múltiplas doenças crônicas, e seus cuidadores a CDSMRPs sempre que possível. Passe algum tempo com os pacientes para motivar e promover mudanças comportamentais positivas neles, além de fornecer-lhes educação sobre o manejo da doença. Coloque seus pacientes no centro do controle da doença crônica para otimizar a tomada de decisão por parte deles e motivá-los a mudanças (Cutler et al., 2018). Fornecer estratégias sobre como lidar com fadiga, dor, isolamento, treinamento de marcha, controle da medicação e comunicação eficiente com a família, os amigos e profissionais da saúde ajuda a engajar os pacientes nas mudanças de estilo de vida para sua saúde (Soderlung, 2018).

Existem muitas aulas e ferramentas disponíveis para o controle de doenças crônicas que complementam as informações do paciente e o suporte fornecido por CDSMRPs (SMRC, 2021). Direcione os pacientes a páginas eletrônicas específicas sobre a doença, páginas que ofereçam materiais confiáveis para educação do paciente e guias sobre a doença crônica, para incentivar a manutenção da saúde por meio de um autocontrole constante (Tabela 8.5). Algumas ferramentas gratuitas fornecidas nessas páginas ajudam você e outros profissionais da saúde a entender melhor os cuidados e tratamentos baseados em evidências atuais, enquanto outras ferramentas são específicas para os pacientes. As ferramentas para pacientes incluem informações sobre cada doença e os princípios para seu controle (p. ex., quando procurar atendimento médico, como monitorar a pressão arterial e informações sobre a dieta). A página da American Heart Association oferece um mecanismo de acompanhamento digital com lembretes para os pacientes, indicando quando monitorar a pressão arterial e uma autoavaliação dos sintomas de insuficiência cardíaca, incluindo sinais de advertência indicativos de deterioração da saúde e quando buscar atendimento médico.

Tabela 8.5 Seleção de páginas eletrônicas sobre controle de enfermidades crônicas.

Enfermidade(s) crônica(s)	Organização e *site*
Insuficiência cardíaca AVE Hipertensão	American Heart Association: www.heart.org National Heart, Lung and Blood Institute: https://www.nhlbi.nih.gov/
Câncer	American Cancer Society: www.cancer.org
Enfisema Asma Câncer de pulmão	American Lung Association: www.lung.org
Diabetes melito	American Diabetes Association: www.diabetes.org

AVE, acidente vascular encefálico.

Políticas públicas

Os enfermeiros têm a responsabilidade de proteger o público. Desse modo, eles precisam conhecer e apoiar as leis que enfocam o controle de fatores ambientais externos que contribuem para o desenvolvimento de doenças crônicas. A responsabilidade da enfermagem consiste no conhecimento e no apoio a políticas públicas que diminuam o ônus da doença. Leia publicações e páginas eletrônicas de organizações de renome sobre as políticas atuais para promoção de saúde, como a American Cancer Society (2021c). Por exemplo, seu apoio a uma lei antitabagismo que proíba que pessoas fumem em espaços públicos, como bares e restaurantes, protege todas as pessoas que trabalham e frequentam esses espaços, limitando a exposição delas, de forma passiva, ao fumo.

Você encontrará muitos pacientes que vivem com doenças crônicas. Aplique seu pensamento crítico e julgamento clínico sólido para promover a saúde educando os pacientes sobre os principais fatores de risco que aumentam a possibilidade de desenvolvimento de uma doença crônica. Promova a saúde e incentive os pacientes a se envolverem em triagens para detecção precoce de doenças com o intuito de identificar possíveis problemas e intervir antes que ocorra um dano permanente à saúde. Ajudar os pacientes a entender como suas escolhas de estilo de vida afetam sua saúde pode diminuir a ocorrência de enfermidades crônicas por meio de exercícios, escolhas alimentares saudáveis, abandono do hábito de fumar, controle do consumo de álcool e manutenção de um peso saudável. A compreensão do modo como as enfermidades crônicas afetam os pacientes e suas famílias ajuda a desenvolver um plano de cuidados centrado no paciente adequado para promover resultados ótimos para o paciente.

Capítulo 8 Cuidado de Pacientes com Enfermidades Crônicas

Pontos-chave

- Uma doença crônica é uma condição fisiopatológica que dura mais de 1 ano, requer cuidado médico contínuo e com frequência limita as atividades usuais da vida diária de uma pessoa
- Prevenir doenças por meio de triagem e educação e controlar sintomas de enfermidades crônicas pode economizar bilhões de dólares gastos anualmente com cuidados de saúde
- Cada paciente tem uma interação exclusiva de fatores genéticos, ambientais e de estilo de vida que influenciam o desenvolvimento de enfermidades crônicas. Isso explica por que uma pessoa portadora de material genético para desenvolvimento de uma enfermidade crônica pode ou não eventualmente ser diagnosticada com a doença
- Má alimentação e uso de tabaco ou álcool são fatores que aumentam o risco de uma pessoa, família ou comunidade desenvolver enfermidades crônicas
- Pacientes com a mesma enfermidade crônica geralmente têm sintomas diferentes que afetam sua capacidade funcional. Por exemplo, pacientes que sobrevivem ao câncer podem sofrer de neuropatia periférica, toxicidade cardíaca ou pulmonar, e/ou debilitação cognitiva
- Depressão, solidão e isolamento social podem influenciar negativamente a capacidade de um paciente de enfrentar uma enfermidade crônica
- Independentemente da idade do paciente, enfermidades crônicas afetam toda a família. Em geral, elas interferem na frequência escolar e limitam o sucesso educacional, enquanto idosos sofrem de depressão relacionada a limitações funcionais prejudicadas
- Familiares cuidadores realizam uma parte significativa do cuidado direto e indireto do paciente e de seus familiares; consequentemente, eles normalmente não conseguem tratar de suas próprias questões pessoais e de saúde. Assim, em geral sofrem efeitos físicos, psicossociais e financeiros das enfermidades crônicas
- O modelo de atenção nas doenças crônicas tem seis elementos que enfatizam a importância do autocontrole e fornecem uma estrutura para ajudar os membros da equipe de saúde a entender como os recursos da comunidade e os sistemas de saúde afetam os resultados dos pacientes
- Os enfermeiros utilizam dados de histórico de enfermagem, inclusive pedindo que os pacientes contem histórias sobre suas doenças crônicas, para ajudá-los a fazer mudanças no estilo de vida e aprender como controlar suas enfermidades por meio do autocontrole da doença
- A detecção de fatores de risco e o rastreio precoce de uma enfermidade crônica antes do início de uma doença oferece oportunidades de intervenção precoce para preveni-la ou retardar o seu início
- A educação sobre comportamentos de estilo de vida saudáveis fornece a uma oportunidade para ajudar as pessoas a identificar as mudanças necessárias em sua vida a fim de prevenir doenças
- Programas eficazes que ajudam os pacientes no autocontrole de suas enfermidades crônicas fornecem informações específicas sobre a doença e ajudam os pacientes a tomar decisões sobre seus cuidados
- O auxílio para que pacientes entendam sobre como lidar com os diferentes sintomas relacionados a uma doença crônica e seu tratamento e sobre como se comunicar com a família, os amigos e profissionais da saúde ajuda os pacientes a fazer as mudanças de estilo de vida exigidas pela enfermidade
- Os enfermeiros precisam estar atentos e defender as políticas públicas que promovam a saúde

Para refletir

- Pense em um paciente que você tenha atendido recentemente na prática clínica. Quais opções por estilo de vida esse paciente fez que afetaram os fatores de risco de desenvolvimento de uma doença crônica? Que orientação quanto a essas escolhas de estilo de vida você deu ou poderia ter dado ao paciente para melhorar a saúde dele?
- Identifique alguém que você, por sua experiência clínica ou pessoal, conheça e que seja um familiar cuidador. Que habilidades o familiar cuidador precisou aprender? Que efeitos físicos, psicossociais ou financeiros o familiar cuidador está sofrendo com relação à experiência de cuidar do paciente?
- Avalie a capacidade de um paciente recente para aderir ao plano de tratamento para o controle de uma doença crônica. Que fatores afetam sua capacidade de seguir o plano de tratamento? Que intervenções poderiam aumentar a adesão do paciente ao plano?

Questões de revisão

1. Um sistema de saúde atualizou seu prontuário eletrônico em todos os seus ambientes de prática para otimizar o cuidado do paciente e a comunicação entre os profissionais da saúde. Esse é um exemplo de qual componente do modelo de atenção nas doenças crônicas?
   a. Sistemas de saúde.
   b. Respaldo à decisão.
   c. Sistemas de informação clínica.
   d. Comunidade.
2. Um enfermeiro está fornecendo educação em saúde a um paciente com diabetes melito tipo 2. Que alternativas a seguir o enfermeiro deve incluir em suas orientações para explicar por que o diabetes melito tipo 2 é considerado uma doença crônica? (Selecione todas as aplicáveis.)
   a. O diabetes melito tipo 2 dura por toda a vida de uma pessoa.
   b. Mutações genéticas determinam o tratamento do diabetes melito tipo 2.
   c. Pessoas com diabetes melito tipo 2 precisam modificar algumas de suas atividades diárias.
   d. Diabetes melito tipo 2 ocorre em idosos.
   e. Pessoas com diabetes melito tipo 2 necessitam de cuidados médicos contínuos.
3. Entre os cuidadores da família relacionados a seguir, qual deles um enfermeiro pode esperar que apresente maior risco de resultados de saúde desfavoráveis?
   a. Uma filha de 20 anos que cuida da mãe, que precisa de ajuda para preparar sua medicação 1 vez/semana.
   b. A esposa de um paciente de 68 anos que está apresentando um agravamento da demência.
   c. Um pai de 32 anos, cujo filho tem uma infeção de ouvido.
   d. Um casal que divide as responsabilidades pelos cuidados de um pai que recentemente foi diagnosticado com hipertensão e DAC.
4. Um enfermeiro que atua em saúde escolar está planejando uma feira de saúde para crianças da primeira, segunda e terceira séries, para promover comportamentos saudáveis. A triagem de saúde mais apropriada nesse grupo etário seria: (Selecione todas as aplicáveis.)
   a. Fornecer informações sobre a ingestão de frutas e verduras.
   b. Medir a pressão arterial das crianças.
   c. Registrar a altura e o peso das crianças em um gráfico de crescimento.
   d. Perguntar aos alunos sobre seu histórico familiar de câncer.
   e. Ensinar os alunos sobre os riscos para fumantes passivos.

5. Um enfermeiro está compartilhando informações sobre promoção da saúde em uma feira de saúde a pacientes do sexo feminino diagnosticadas com câncer. Que informação o enfermeiro deve incluir? (Selecione todas as aplicáveis.)
   a. Recomendação para que evitem bebidas alcoólicas, para prevenir abuso de álcool.
   b. Informações do serviço de saúde local sobre aulas para deixar de fumar.
   c. Necessidade de evitar atividades físicas enquanto estiverem recebendo o tratamento para o câncer, para reduzir a fadiga.
   d. Estratégias para conversar com a família e os amigos sobre o diagnóstico de câncer e os efeitos colaterais do tratamento.
   e. Como as necessidades nutricionais podem mudar de acordo com o diagnóstico de câncer e seu tratamento.
6. Um enfermeiro está cuidando de uma família na qual existe um forte histórico familiar de câncer de mama. Um dos membros da família diz: "Tenho medo de fazer um teste genético. Se ele for positivo, saberei que tenho um câncer." Qual seria a melhor resposta do enfermeiro?
   a. "Isso vai ajudar a diagnosticar o câncer cedo, se você tiver."
   b. "Se os resultados forem positivos, isso significa que você tem um risco maior de câncer de mama, não que você tem um câncer."
   c. "Se isso vai causar tanta preocupação, não faça o teste."
   d. "Tenho certeza de que você ficará bem. Você é uma mulher saudável."
7. Um paciente diz ao enfermeiro: "Meu médico disse que preciso perder peso, fazer exercícios, parar de fumar e comer melhor. Não estou doente. Por que ele me diria isso?" A melhor resposta do enfermeiro seria:
   a. "Como eu não estava presente para ouvir a conversa, não tenho certeza."
   b. "Todas essas coisas são comportamentos bons para você e sua família. Por que não fazer uma tentativa?"
   c. "Acho que ele está tentando fazer você pensar em maneiras para ser mais saudável. Todas essas coisas ajudam a prevenir problemas de saúde no futuro."
   d. "Uma dieta equilibrada e saudável e exercícios regulares ajudam a perder peso. Sei que parar de fumar é mesmo muito difícil."
8. Dois enfermeiros estão revisando um programa de educação de autocontrole para ajudar os pacientes a controlar melhor sua asma. Quais estratégias são as mais importantes para a inclusão no programa? (Selecione todas as aplicáveis.)
   a. Pedir aos pacientes que façam uma lista dos medicamentos prescritos e descrevam qualquer problema que tenham com a medicação.
   b. Criar um conjunto de metas em comum que pacientes tentarão atingir como um grupo.
   c. Procurar líderes de grupo que sejam profissionais da saúde respeitados pela comunidade.
   d. Fornecer informações sobre como equilibrar as atividades durante o dia.
   e. Pedir aos pacientes que discutam como outras pessoas da família reagem a eles agora que sofrem de asma.
9. Durante uma visita domiciliar, um paciente declara: "Estou muito incomodado com minha insuficiência cardíaca. Não posso mais sair para almoçar com meus amigos, não tenho energia nem quero conversar pelo telefone. Tudo o que faço é pensar como essa doença mudou minha vida e quanto tempo ainda tenho para viver." Como o enfermeiro deve responder? (Selecione todas as aplicáveis.)
   a. "Vamos falar sobre sair para almoçar. O que está causando essa hesitação em almoçar com seus amigos?"
   b. "Conte sobre os tipos de atividade que você praticava antes de saber que tinha insuficiência cardíaca."
   c. "Você vai se acostumar com todas essas coisas no futuro. Está indo bem."
   d. "Minha mãe tem insuficiência cardíaca e ela se ajustou às alterações da dieta, atividade e medicação."
   e. "Como a insuficiência cardíaca afetou seu nível de energia?"
10. Quais atividades de enfermagem ajudariam o paciente a autogerenciar/controlar a artrite reumatoide? (Selecione todas as aplicáveis.)
    a. Avaliar as crenças do paciente sobre artrite reumatoide e seus efeitos nos níveis de atividade.
    b. Apresentar um panorama geral sobre os diferentes tipos de artrite.
    c. Estabelecer objetivos a longo prazo para o paciente.
    d. Encaminhar o paciente a um grupo de apoio que ajude pessoas com artrite reumatoide a lidar com sua doença.
    e. Encorajar o paciente a aguardar 2 meses antes de ligar para o consultório e agendar uma consulta de seguimento.

Respostas: 1. c; **2.** a, c, e; **3.** b; **4.** b, c; **5.** b, d, e; **6.** b; **7.** c; **8.** a, d, e; **9.** a, b, e; **10.** a, d.

Referências bibliográficas

Agency for Healthcare Research and Quality (AHRQ): AHRQ health literacy universal precautions toolkit, ed 2. https://www.ahrq.gov/professionals/quality-patient-safety/quality-resources/tools/literacy-toolkit/index.html, 2020. Accessed February 23, 2021.

Altarum: New online tool calculates the cost and economic benefits of preventing childhood lead exposure in the United States, 2019, https://altarum.org/news/new-online-tool-calculates-cost-and-economic-benefits-preventing-childhood-lead-exposure-united. Accessed February 24, 2021.

Alzheimer's impact movement (AIM): Fact sheet, http://act.alz.org/site/DocServer/2012_Costs_Fact_Sheet_version_2.pdf?docID57161, 2020. Accessed February 23, 2021.

American Cancer Society: Changes in mood or thinking, https://www.cancer.org/treatment/treatments-and-side-effects/physical-side-effects/changes-in-mood-or-thinking.html, 2021a. Accessed February 23, 2021.

American Cancer Society: Stay healthy, https://www.cancer.org/healthy.html, 2021b. Accessed February 23, 2021.

American Cancer Society: Help pass laws to defeat cancer, https://www.cancer.org/involved/volunteer/advocate.html, 2021c. Accessed February 23, 2021.

American Diabetes Association (ADA): The cost of diabetes, https://www.diabetes.org/resources/statistics/cost-diabetes, 2021. Accessed February 23, 2021.

American Heart Association: Why high blood pressure is a "silent killer," 2021, American Heart Association. https://www.heart.org/en/health-topics/high-blood-pressure/why-high-blood-pressure-is-a-silent-killer. Accessed February 23, 2021.

American Psychological Association (APA): Mental and physical health effects of family caregiving, 2015 https://www.apa.org/pi/about/publications/caregivers/faq/health-effects. Accessed February 23, 2021.

American Society of Clinical Oncology (ASCO): Lynch syndrome, https://www.cancer.net/cancer-types/lynch-syndrome, 2020. Accessed June 30, 2020.

Cancer Council: 16 cancers caused by smoking, https://www.cancercouncil.com.au/blog/there-are-16-cancers-that-can-be-caused-by-smoking/, 2020. Accessed February 23, 2021.

Capewell S, Capewell A: An effectiveness hierarchy of preventive interventions: neglected paradigm or self-evident truth? *J Public Health* 40(2):350, 2018. https://doi.org/10.1093/pubmed/fdx055.

Centers for Disease Control and Prevention (CDC): How type 2 diabetes affects your workforce, https://www.cdc.gov/diabetes/prevention/how-type2-affects-workforce.htm?CDC_AA_refVal5https%3A%2F%2F, 2018a. Accessed February 23, 2021.

Centers for Disease Control and Prevention (CDC): Self-management education: learn more. Feel better, https://www.cdc.gov/learnmorefeelbetter/index.htm, 2018b. Accessed February 23, 2021.

Centers for Disease Control and Prevention (CDC): The cost of arthritis in US adults, https://www.cdc.gov/arthritis/data_statistics/cost.htm, 2020a. Accessed February 23, 2021.

Centers for Disease Control and Prevention (CDC): Overweight and obesity, https://www.cdc.gov/obesity/index.html, 2020b. Accessed February 23, 2021.

Centers for Disease Control and Prevention (CDC): Quick facts on the risks of e-cigarettes for kids, teens, and young adults, https://www.cdc.gov/tobacco/basic_information/e-cigarettes/Quick-Facts-on-the-Risks-of-E-cigarettes-for-Kids-Teens-and-Young-Adults.html, 2020c. Accessed February 23, 2021.

Centers for Disease Control and Prevention (CDC): Alcohol and public health, https://www.cdc.gov/alcohol/index.htm, 2020d. Accessed February 23, 2021.

Centers for Disease Control and Prevention (CDC): National center for chronic disease prevention and health promotion: about chronic diseases, http://www.cdc.gov/chronicdisease/about/index.htm, 2021a. Accessed February 23, 2021.

Centers for Disease Control and Prevention (CDC): Health and economic costs of chronic diseases, https://www.cdc.gov/chronicdisease/about/costs/index.htm, 2021b. Accessed February 23, 2021.

Chang E, Johnson A: *Living with chronic illness and disability: principles for nursing practice*, ed 3, Chatswood, NSW, 2018, Elsevier Australia.

Cleveland Clinic: How genetic testing can make your cancer treatment more effective, https://health.clevelandclinic.org/how-genetic-testing-can-make-your-cancer-treatment-more-effective/, 2017. Accessed February 23, 2021.

Family Caregiver Alliance: Caregiver statistics: health, technology, and caregiving resources, https://www.caregiver.org/caregiver-statistics-health-technology-and-caregiving-resources, 2016a. Accessed February 23, 2021.

Family Caregiver Alliance: Caregiver statistics: work and caregiving, https://www.caregiver.org/caregiver-statistics-work-and-caregiving, 2016b. Accessed February 23, 2021.

Giddens J: *Concepts for nursing practice*, ed 3, St Louis, 2022, Elsevier.

Grandjean P, Bellanger M: Calculation of the disease burden associated with environmental chemical exposures: application of toxicological information in health economic estimation, *Environ Health* 6(1):123, 2017.

health.gov: 2015-2020 Dietary Guidelines, 2015, https://health.gov/dietaryguidelines/2015/guidelines/introduction/nutrition-and-health-are-closely-related/. Accessed February 23, 2021.

2006-2021 Improving Chronic Illness Care: *The chronic care model*, n.d., http://www.improvingchroniccare.org/index.php?p5The_Chronic_Care_Model&s52. Accessed May 9, 2021.

Leventhal H et al.: Modelling management of chronic illness in everyday life: a common-sense approach. *Psychol Topics* 25(1):18, 2016.

Lorig K et al: Self-management education: history, definition, outcomes, and mechanisms, Ann Behav Med 26(1):1, 2003.

Lorig K et al.: *Living a healthy life with chronic conditions*, ed 5, Boulder, CO, 2020, Bull Publishing.

Meiner SE, Yeager JJ: *Gerontologic nursing*, ed 6, St Louis, 2019, Elsevier.

Moss K et al.: Identifying and addressing family caregiver anxiety, *J Hosp Palliat Nurs* 21(1):14, 2019.

National Cancer Institute (NCI): Cancer prevalence and cost of care projections, n.d., https://costprojections.cancer.gov/. Accessed February 23, 2021.

National Institute on Alcohol Abuse and Alcoholism (NIAAA): Rethinking drinking: alcohol and your health, n.d., https://www.rethinkingdrinking.niaaa.nih.gov/. Accessed February 23, 2021.

National Institutes of Health (NIH): What are the different ways in which a genetic condition can be inherited? https://ghr.nlm.nih.gov/primer/inheritance/inheritancepatterns, 2020a. Accessed February 23, 2021.

National Institutes of Health (NIH): What is a genetic consultation? https://ghr.nlm.nih.gov/primer/consult/consultation, 2020b. Accessed February 24, 2021.

National Institutes of Health (NIH): What is genetic testing? https://ghr.nlm.nih.gov/primer/testing/genetictesting, 2020c. Accessed February 23, 2021.

National Institutes of Health (NIH): Genetics home reference, https://ghr.nlm.nih.gov/, 2020d. Accessed February 23, 2021.

National Institutes of Health (NIH): What are complex or multifactorial disorders? https://ghr.nlm.nih.gov/primer/mutationsanddisorders/complexdisorders, 2021. Accessed February 23, 2021.

Novotny A: The risks of social isolation, *Am Psychological Assoc*, 50(5): 2019. https://www.apa.org/monitor/2019/05/ce-corner-isolation. Accessed February 23, 2021.

Office of Disease Prevention and Health Promotion [ODPHP]: *Healthy People 2030*, n.d., US Department of Health and Human Services. https://health.gov/healthypeople. Accessed February 23, 2021.

Office of Disease Prevention and Health Promotion (ODPHP): Physical activity: current guidelines, https://health.gov/paguidelines/second-edition/, 2018. Accessed February 23, 2021.

Office of Disease Prevention and Health Promotion (ODPHP): Food & Nutrition, https://health.gov/our-work/food-nutrition, 2020. Accessed February 23, 2021.

Parrish E: Comorbidity of mental illness and chronic physical illness: a diagnostic and treatment conundrum, *Perspect Psychiatr Care* 54(3):339, 2018.

Psychology Today: Motivational Interviewing, 2021 https://www.psychologytoday.com/us/therapy-types/motivational-interviewing. Accessed February 23, 2021.

Self-Management Resource Center (SMRC): Help your community take charge of its health, https://www.selfmanagementresource.com/, 2021. Accessed February 23, 2021.

Souders B: 17 Motivational Interviewing Questions and Skills, Positive Psychology.com, 2021, https://positivepsychology.com/motivational-interviewing/. Accessed February 23, 2021.

Tamura-Lis W: Reminiscing — a tool for excellent elder care and improved quality of life. *Urol Nurs* 37(3):151, 2017.

US Department of Health and Human Services (USDHHS): Step it up! the surgeon general's call to action to promote walking and walkable communities, https://www.hhs.gov/surgeongeneral/reports-and-publications/physical-activity-nutrition/index.html, 2015. Accessed February 23, 2021.

US Department of Health and Human Services (USDHHS): Facing addiction in America: the surgeon general's report on alcohol, drugs, and health, https://www.hhs.gov/surgeongeneral/reports-and-publications/addiction/index.html, 2016. Accessed February 23, 2021.

US Department of Health and Human Services (USDHHS): Physical activity guidelines for Americans, ed 2, 2018. https://health.gov/paguidelines/second-edition/pdf/Physical_Activity_Guidelines_2nd_edition.pdf. Accessed February 23, 2021.

US Preventive Services Task Force: BRCA-related cancer: risk assessment, genetic counseling, and genetic testing, 2019, https://www.uspreventiveservicestaskforce.org/Page/Document/UpdateSummaryFinal/brca-related-cancer-risk-assessment-genetic-counseling-and-genetic-testing?ds51&s5cancer, Accessed February 23, 2021.

US Department of Health and Human Services (USDHHS): Smoking cessation: a report of the surgeon general, https://www.hhs.gov/surgeongeneral/reports-and-publications/tobacco/index.html, 2020. Accessed February 23, 2021.

World Health Organization (WHO): Global action plan for the prevention and control of chronic noncommunicable diseases 2013-2030, 2020. https://www.iapb.org/news/consultation-on-ncd-action-plan-and-global-coordination-mechanism/. Accessed July 5 2021.

World Health Organization (WHO): Alcohol, https://www.who.int/health-topics/alcohol#tab5overview, 2021a. Accessed February 23, 2021.

World Health Organization (WHO): Tobacco, https://www.who.int/health-topics/tobacco, 2021b. Accessed February 23, 2021.

Referências de pesquisa

Apple RW: Children and adolescents coping with chronic illness and disability, *Int J Child Adolesc Health* 10(4):495, 2017.

Arney JB et al.: The value of peer support for self-management of diabetes among veterans in the Empowering patients in chronic care intervention, *Diabetic Med* 37(5):805, 2020.

Ates M, et al.: Educational needs of caregivers of patients hospitalized in a neurology clinic: results of questionnaire, *Int J Caring Sci* 11(2):968, 2018.

Babor TF, et al.: AUDIT: the alcohol use disorders identification test guidelines for use in primary care, ed 2, Geneva, 2019, World Health Organization.

Coughlin MB, Sethares KA: Chronic sorrow in parents of children with a chronic illness or disability: an integrative literature review, *J Pediatr Nurs* 37:108, 2017.

Corvin J, et al.: Translating research into practice: employing community-based mixed methods approaches to address chronic disease and depression among Latinos, *J Behav Health Serv Res* 44(4):574, 2017.

Cutler S, et al.: Effectiveness of group self-management interventions for persons with chronic conditions: a systematic review, *Medsurg Nurs* 27(6):359, 2018.

Gan LL, et al.: School experiences of siblings of children with chronic illness: a systematic literature review, *J Pediatr Nurs* 33:23, 2017.

Garcia-Sanjuan S, et al.: Understanding life experiences of people affected by Crohn's disease in Spain. A phenomenological approach, *Scand J Caring Sci* 32(1):354, 2018.

George M: Adherence in asthma and COPD: new strategies for an old problem, *Respir Care* 63(6):818, 2018.

Han J: Chronic illnesses and depressive symptoms among older people: functional limitations as a mediator and self-perceptions of aging as a moderator. *J Aging Health* 30(8):1188, 2018, http://dx.doi.org/10.1177/0898264317711609. Accessed February 23, 2021.

Heid A, et al.: Illness representations of multiple chronic conditions and self-management behaviors in older adults: a pilot study, *Int J Aging Hum Dev* 87(1):90, 2018, http://dx.doi.org/10.1177/0091415018771327. Accessed February 23, 2021.

Holt-Lunstad J et al: Loneliness and Social isolation as risk factors for mortality: a meta-analytic review, *Perspectives on Psychological Science*, 10(2), 2015. https://journals.sagepub.com/doi/10.1177/1745691614568352. Accessed February 23, 2021.

Knoerl R et al.: Estimating the frequency, severity, and clustering of SPADE symptoms in chronic painful chemotherapy-induced peripheral neuropathy, *Pain Manag Nurs* 19(4):354, 2018.

Kosobucka A, et al.: Adherence to treatment assessed with the Adherence in Chronic Diseases Scale in patients after myocardial infarction, *Patient Prefer Adherence* 12:333–340, 2018.

Kourie HR, Klastersky JA: Physical long-term side-effects in young adult cancer survivors: germ cell tumors model, *Curr Opin Oncol* 29(4):229, 2017.

Kristjansdottir O, et al.: Personal strengths reported by people with chronic illness: a qualitative study, *Health Expect* 21(4):787, 2018.

Kubica A et al.: The Adherence in Chronic Diseases Scale: a new tool to monitor implementation of a treatment plan, *Folia Cardiol* 12:19, 2017.

Lin AM et al.: Factors associated with participation in the Chronic Disease Self-Management Program: findings from the SUCCEED Trial, Stroke 51(10):2910, 2020. Available at https://www.ahajournals.org/doi/10.1161/STROKEAHA.119.028022. Accessed May 16, 2021.

Llewellyn S: The Chronic Care Model, kidney disease, and primary care: a scoping review, *Nephrol Nurs J* 46(3): 301-328, 2019.

Lorig K, et al.: Benefits of diabetes self-management for health plan members: a 6-month translation study, *J Med Internet Res* 18(6):1, 2016.

Lum A, et al.: Understanding the school experiences of children and adolescents with serious chronic illness: a systematic meta-review, *Child Care Health Dev* 43(5):645, 2017.

Mete B et al.: Prevalence of malnutrition in COPD and its relationship with the parameters related to disease severity, *Int J Chron Obstruct Pulmon Dis* 13: 3307–3312, 2018.

Neiman AB et al.: CDC grand rounds: improving medication adherence for chronic disease management — innovations and opportunities, *MMWR* 66(45):1248, 2017.

Novinson D et al.: Increasing awareness of uterine cancer risks and symptoms by using campaign materials from Inside Knowledge: Get the Facts About Gynecologic Cancer, *J Cancer Educ* 34:1190-1197, 2019.

Rappaport S: Genetic factors are not the major causes of chronic diseases, *PLoS One* 11(4):e0154387, 2016. https://www.ncbi.nlm.nih.gov/pmc/articles/PMC4841510/. Accessed February 23, 2021.

Reynolds R, et al.: A systematic review of chronic disease management interventions in primary care, *BMC Fam Pract* 19(1):11, 2018.

Secinti E et al.: Research review: childhood chronic physical illness and adult emotional health: a systematic review and meta-analysis, *J Child Psychol Psychiatry* 58(7):753, 2017, http://dx.doi.org/10.1111/jcpp.12727. Accessed February 23, 2021.

Soderlung PD: Effectiveness of motivational interviewing for improving physical activity self-management for adults with type 2 diabetes: a review, *Chronic Illn* 14(1):54, 2018.

Swietek KE et al.: Effect of the patient-centered medical home on racial disparities in quality of care, *J Gen Intern Med* 35(8):2304-2313, 2020. Available at: https://link.springer.com/content/pdf/10.1007/s11606-020-05729-x.pdf Accessed May 16, 2021.

Tuncay F et al.: Effects of loneliness on illness perception in persons with a chronic disease, *J Clin Nurs* 27(7–8):e1494, 2018, http://dx.doi.org/10.1111/jocn.14273. Accessed February 23, 2021.

Yazdanpanah Y et al.: Effect of an educational program based on Health Belief Model on medication adherence in elderly patients with hypertension, *Evid Based Care J* 9(1):52, 2019.

Yelton B et al.: How do African-American community members' perceptions about environmental risks of breast cancer compare with the current state of the science? *J Cancer Educ* 2020, https://doi.org/10.1007/s13187-020-01748-8.

9

Competência Cultural

Objetivos

- Explicar a relação entre consciência e encontro cultural no modelo de competência cultural
- Identificar o principal conceito no modelo que guia a competência cultural
- Explicar o papel que a habilidade cultural desempenha na avaliação de enfermagem
- Comparar as influências sociais e culturais na saúde e na doença
- Discutir as desigualdades em saúde e os determinantes sociais que as afetam
- Explicar como os sistemas de saúde podem contribuir para as disparidades na saúde
- Resumir os papéis desempenhados pela comunicação e pelo autoexame no desenvolvimento da competência cultural
- Explicar as abordagens para a condução de um histórico de enfermagem cultural e exame físico
- Elaborar como o método de ensino de retorno ajuda um paciente com limitação no letramento em saúde
- Explicar os princípios que devem ser aplicados quando se utiliza um intérprete.

Termos-chave

Aculturação
Assimilação
Avaliação cultural
Competência cultural
Competência linguística
Conhecimento cultural
Consciência cultural
Cuidado culturalmente congruente
Cultura
Desejo cultural
Desigualdade em saúde
Determinantes sociais da saúde
Encontro cultural
Estereótipo
Grupos marginalizados
Habilidade cultural
Identidade étnica
Identidade racial
Interseccionalidade
Letramento em saúde
Medidas fundamentais
Opressão
Respeito cultural
Viés inconsciente/implícito
Visão de mundo êmica
Visão de mundo ética

O termo **cultura** refere-se a crenças aprendidas e compartilhadas, valores, normas e tradições de um grupo específico, que orientam o pensamento, as decisões e ações (Giger e Haddad, 2021). Cultura também se refere a maneiras de se relacionar, linguagem e modo de falar, a práticas de trabalho e estilo de vida, a relacionamentos sociais, valores, crenças religiosas e rituais, bem como à expressão de pensamentos e emoções (Ball et al., 2019; Giddens, 2021). A cultura é um comportamento aprendido, porém está em constante mudança em resposta a influências ambientais, biológicas, políticas e sociais.

Cada um de nós tem algum tipo de viés determinado pela cultura. Alguns vieses podem ser referidos como um **viés inconsciente** ou um **viés implícito**. O viés inconsciente é aquele que não percebemos e ocorre fora de nosso controle, que é influenciado pela formação pessoal, pelo ambiente cultural e por experiências pessoais. O viés inconsciente costuma levar uma pessoa a fazer julgamentos e avaliações rápidos de pessoas e situações. Um viés implícito é semelhante; entretanto, temos consciência de que o viés está presente. Somos responsáveis pelo viés implícito e devemos reconhecer e perceber nossas ações porque elas afetam o comportamento, as decisões e os cuidados prestados centrados no paciente. É possível ter um viés dirigido a um indivíduo com base na cultura, como um viés relacionado a um grupo étnico, raça, gênero, etnicidade, nação, religião, classe social ou partido político. Quando você apresenta um viés dirigido a um paciente individual ou a um grupo de pacientes, é muito difícil prestar cuidados transculturais centrados no paciente.

O **cuidado culturalmente congruente** ou cuidado transcultural enfatiza a necessidade de proporcionar cuidados de acordo com crenças, práticas e valores culturais do indivíduo; portanto, a comunicação eficiente é uma habilidade crucial em um cuidado culturalmente competente e ajuda a envolver um paciente e a família em um diálogo respeitoso, centrado no paciente (Betancourt et al., 2020). Uma abordagem centrada no paciente para a prestação de cuidados transculturais requer que você aborde seu próprio viés implícito, tenha respeito e seja sensível às preferências, necessidades e valores individuais dos pacientes e garanta que os valores do paciente orientem todas as decisões sobre o cuidado clínico (Institute for Health Improvement [IHI], 2020a).

Este capítulo explica a importância da **competência cultural** e sua relação com os cuidados centrados no paciente. Competência cultural significa que o cuidado profissional deve ser culturalmente sensível, culturalmente adequado e culturalmente competente para atender às necessidades multifacetadas de cuidados de saúde de cada pessoa, família e comunidade (Spector, 2017). Crenças, valores e práticas culturais são aprendidos desde o nascimento, primeiro no lar e mais tarde na igreja ou em outros locais de congregação de pessoas, e então em ambientes educacionais e outros contextos sociais. Esse aprendizado cultural aplica-se tanto a você quanto a seus pacientes. O processo de competência cultural na prestação de serviços de saúde é um "modelo de cuidado culturalmente consciente no qual um profissional da saúde demonstra um esforço contínuo para conquistar a capacidade e a disponibilidade para trabalhar de modo efetivo no contexto cultural de um cliente" (família, indivíduo ou comunidade) (Transcultural C.A.R.E. Associates, 2020). É um processo para se tornar culturalmente competente, não para ser culturalmente competente (Transcultural C.A.R.E. Associates, 2020). A meta do cuidado cultural é utilizar os achados de pesquisas para proporcionar cuidados culturalmente específicos que sejam seguros e benéficos para o bem-estar da população diversa (Betancourt et al., 2020).

A mudança demográfica da população norte-americana cria desafios para o sistema de saúde e os profissionais da saúde. Até o ano de 2060, o U.S. Census Bureau (2020) prevê que ocorrerá o seguinte:

- Espera-se que a porcentagem de grupos de minorias raciais e étnicas nos EUA aumente para 32% da população geral
- O grupo étnico racial de crescimento mais rápido nos EUA é composto de pessoas descendentes de duas ou mais raças e, segundo as projeções, esse grupo deve crescer 200% até 2060
- O próximo crescimento mais rápido é a população asiática, com projeção de duplicação, seguida pela população hispânica
- A população de 65 anos ou mais aumentará de 49 milhões em 2016 para 95 milhões até o ano de 2060.

A desigualdade de renda entre negros e caucasianos é demonstrada pelo fato de que os negros ficam atrás dos brancos em termos de propriedade de imóveis, patrimônio familiar e renda mediana. Além disso, os Centers for Disease Control and Prevention (CDC) (2021) destacam estudos que mostram que adultos que relatam uma saúde pior também apresentam maior limitação da alfabetização, habilidades aritméticas e letramento em saúde. Um volume de evidências cada vez maior mostra que indivíduos com habilidades e confiança para assumir um envolvimento ativo em seus cuidados de saúde obtêm melhores resultados. Embora as taxas de mortalidade geral tenham declinado nos EUA nos últimos 50 anos, pessoas com menor escolaridade e aquelas que vivem na pobreza ainda exibem maior mortalidade pelas mesmas condições que pessoas com melhor educação e economicamente favorecidas (Ball et al., 2019). Essa estatística revela exemplos de determinantes sociais de saúde e fatores culturais que influenciam o sistema de saúde e por que é tão difícil administrar questões como o acesso a recursos de saúde, adesão dos pacientes aos tratamentos médicos, satisfação dos pacientes e resultados dos cuidados de saúde.

A Joint Commission (TJC), o National Quality Forum (NQF) e a National Commission on Quality Assurance (NCQA) são algumas organizações influentes que responderam a essas complexidades dos cuidados de saúde com a implementação de novas normas que enfocam a competência cultural, o letramento em saúde e os cuidados centrados no paciente e na família. Essas normas reconhecem que a valorização das necessidades únicas de cada paciente melhora a segurança em geral e a qualidade do cuidado.

Visão de mundo

As realidades históricas e sociais moldam a visão de mundo de um indivíduo ou de um grupo, o que determina como as pessoas percebem as outras, como interagem e se relacionam com a realidade e como processam as informações (Betancourt et al., 2020). A visão de mundo é um conjunto de suposições que começa a se desenvolver durante a infância e orienta o modo como uma pessoa vê, analisa, vivencia e interpreta o mundo (Betancourt et al., 2020). Ela cria uma lente através da qual enxergamos todas as experiências de vida por meio de nossa visão repleta de nuances únicas. Nossa visão de mundo evolui durante o processo vitalício de interação com família, colegas, comunidades, organizações, mídia e instituições (Figura 9.1). É importante que você defenda os direitos dos pacientes com base em suas visões de mundo.

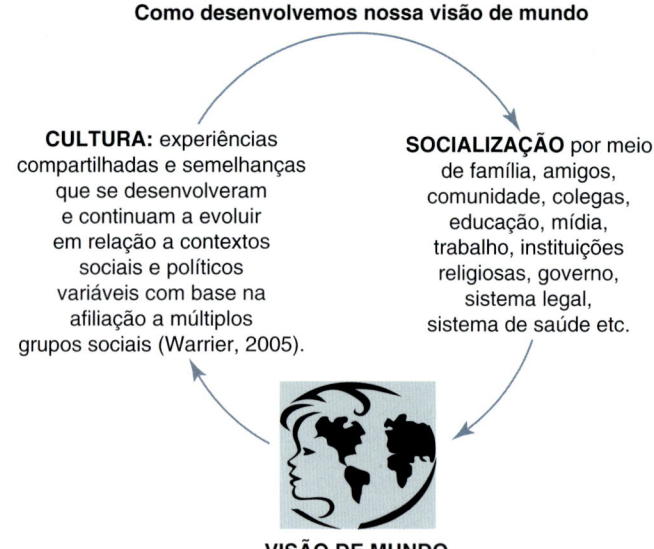

Figura 9.1 Como desenvolvemos nossa visão de mundo. (Copyright © 2011 Barnes-Jewish Hospital Center for Diversity and Cultural Competence.)

Isso requer uma avaliação meticulosa e contínua, flexibilidade e planejamento na parceria com cada paciente para garantir que o cuidado seja seguro, eficaz e culturalmente sensível.

Em qualquer encontro intercultural há uma perspectiva interna ao grupo (**visão de mundo êmica**) e uma perspectiva externa (**visão de mundo ética**). Por exemplo, uma mulher coreana solicita sopa de algas marinhas como primeira refeição após dar à luz. Esse pedido deixa o enfermeiro confuso. Ele tem uma visão de mundo êmica em relação ao cuidado pós-parto profissional, mas é um estranho em relação à cultura coreana. Por isso, o enfermeiro não conhece o significado da refeição para a paciente. Inversamente, a paciente coreana tem uma visão de mundo ética sobre o cuidado pós-parto profissional na América e supõe que a sopa de algas marinhas esteja disponível no hospital. Algas marinhas podem ser bastante caras e não estar prontamente disponíveis nas instituições de saúde, de modo que o enfermeiro poderia oferecer outros vegetais substitutos, como a couve (Giger e Haddad, 2021). O conflito surge quando os profissionais da saúde interpretam os comportamentos dos pacientes pela lente de sua própria visão de mundo, em vez de tentar descobrir a visão de mundo que determina o comportamento dos pacientes.

Um **estereótipo** é uma crença pressuposta em relação a um grupo em particular (Giger e Haddad, 2021). É fácil criar estereótipo de vários grupos culturais após a leitura de informações gerais sobre seus valores étnicos, práticas e crenças. Evite estereótipos ou generalizações infundadas sobre qualquer grupo específico. Evitar estereótipos impede uma avaliação incorreta de um paciente (Narayan, 2019). Em vez disso, aborde cada pessoa de modo individual e faça perguntas para entender melhor os pontos de vista e as necessidades do paciente.

Desigualdades em saúde

Em 2001, um relatório do Institute of Medicine definiu cuidado de saúde de qualidade como um cuidado que seja seguro, efetivo, centrado no paciente, oportuno, eficiente e igualitário ou justo (IOM, 2001). Embora o sistema de saúde norte-americano tenha melhorado na maioria desses quesitos, o sistema ainda não enfatiza a equidade nos cuidados (IHI, 2020a; 2020b). Como resultado, muitas desigualdades em saúde persistem. A iniciativa *Healthy People 2030* define

desigualdade em saúde como "um tipo específico de diferença na saúde que está estreitamente relacionado a uma desvantagem social, econômica e/ou ambiental" (Office of Disease Prevention and Health Promotion [ODPHP], 2021) (Boxe 9.1). Um estado de saúde desfavorável, fatores de risco para doença, resultados de saúde insatisfatórios e acesso limitado a cuidados de saúde são tipos de desigualdades que, com frequência, estão inter-relacionadas e são influenciadas pelas condições e pelo contexto social em que as pessoas vivem (CDC, 2019).

Os **determinantes sociais da saúde** são as condições em que as pessoas nascem, crescem, vivem, trabalham e envelhecem que afetam o funcionamento da saúde e os resultados de qualidade de vida (WHO, 2020; ODPHP, n.d.). A iniciativa *Healthy People 2030* identifica cinco categorias de determinantes sociais: estabilidade econômica, acesso e qualidade da educação, acesso e qualidade do cuidado de saúde, ambiente regional e condição de moradia, e contexto social e comunitário (ODPHP, n.d.). De acordo com a Organização Mundial da Saúde (OMS) (WHO, 2020), os determinantes sociais da saúde são os principais responsáveis pelas desigualdades em saúde observadas nos e entre os países. Exemplos de determinantes sociais específicos da saúde incluem fatores como idade, raça, etnia, condição socioeconômica, acesso a alimentos nutritivos, recursos de transporte, religião, orientação sexual, nível educacional, grau de alfabetização, incapacidade (física e cognitiva) e localização geográfica (p. ex., acesso aos cuidados de saúde) (CDC, 2019). É importante entender como os fatores culturais dos pacientes e seus determinantes sociais da saúde influenciam as desigualdades em saúde. Também é necessário compreender as implicações disso sobre o modo como os cuidados centrados no paciente são fornecidos. De acordo com o U.S. Department of Health and Human Services (USDHHS, n.d.), as desigualdades em saúde são um problema de saúde pública por causa dos efeitos adversos nas comunidades.

O National Healthcare Quality and Disparities Report (Relatório sobre Qualidade e Desigualdades dos Cuidados de Saúde Nacionais) de 2018 da Agency for Healthcare Research and Quality (AHRQ) (2020a) oferece alguns dados promissores em relação ao acesso e à qualidade dos cuidados de saúde. O relatório indicou que o acesso aos cuidados de saúde não demonstrou melhora expressiva (2000–2017); contudo, as taxas de norte-americanos sem cobertura de seguro diminuíram durante o período de 2010 a 2017. A qualidade dos cuidados de saúde em geral melhorou de 2000 a 2014 e 2017, mas o ritmo de melhora variou. Em geral, algumas desigualdades diminuíram, mas as desigualdades ainda persistem, em especial nas populações pobres e sem seguro de saúde. Em quase todas as medidas de qualidade de acesso, as pessoas que vivem em contexto de pobreza recebem cuidados de saúde piores quando comparadas àquelas com renda mais elevada. As populações negras e hispânicas contam com um pior acesso aos cuidados em comparação a caucasianas; entretanto, foram observadas melhoras no número de norte-americanos com fonte usual de cuidados médicos constantes. A qualidade dos cuidados de saúde em geral melhorou até 2017 com base em medidas de qualidade, como a segurança dos pacientes, vida saudável, tratamento eficaz e tendências na coordenação dos cuidados (AHRQ, 2020a).

Além da desigualdade entre os grupos culturais, as pessoas pertencentes a **grupos marginalizados** têm maior probabilidade de apresentar resultados de saúde desfavoráveis e morrem mais cedo por causa de uma complexa interação dos seus comportamentos individuais, o ambiente das comunidades onde vivem, as políticas e práticas de cuidados e sistemas governamentais e os cuidados clínicos recebidos (United Health Foundation, 2019). Exemplos de grupos marginalizados incluem pessoas que são LGBTQ+, pessoas não brancas, pessoas com deficiências físicas ou mentais e pessoas sem educação superior. A marginalização deixa ou mantém a pessoa em uma posição de impotência ou pouca importância dentro de uma sociedade ou de um grupo. A limitação do acesso aos cuidados de saúde é um determinante social da saúde que contribui para as desigualdades em saúde. O acesso à atenção primária é um indicador importante do acesso mais amplo aos serviços de saúde. Um paciente que visita um profissional de atenção primária com regularidade tem maior probabilidade de receber cuidados preventivos adequados que um paciente que não disponha desse acesso. A enfermagem encontra uma variedade de pessoas de diferentes culturas; portanto, a percepção da marginalização é crítica.

Algumas vezes, os sistemas de saúde e os profissionais da saúde contribuem de modo significativo para o problema da desigualdade em saúde. As desigualdades foram relacionadas a recursos inadequados, pouca comunicação entre o paciente e o profissional, falta de cuidados culturalmente competentes e acesso inadequado a serviços linguísticos (National Quality Forum [NQF], 2021). Populações com uma cultura diferente da cultura do profissional da saúde tendem a encontrar

---

Boxe 9.1 Exemplos de desigualdades em saúde

- Um entre seis adultos nativos norte-americanos e nativos do Alasca de 45 anos ou mais já sofreu um declínio cognitivo incluindo confusão frequente e perda de memória
- A prevalência da doença de Alzheimer e demência é maior entre as minorias sociais
- Existem apenas 33 unidades de habitação pública economicamente viáveis e adequadas para cada 100 pessoas identificadas com renda muito baixa
- Adultos em condições de pouca segurança alimentar têm maior risco de desenvolver doença cardiovascular
- Jovens afro-americanos vivem com condições comuns ou morrem com essas condições quando em idades avançadas
- Afro-americanos de 18 a 49 anos têm o dobro de probabilidade de morrer de doença cardíaca em relação a brancos, e afro-americanos de 35 a 64 anos são 50% mais propensos a terem hipertensão do que os brancos
- Aproximadamente 1 entre 7 crianças de 2 a 8 anos tem algum transtorno mental, comportamental ou de desenvolvimento, como ansiedade, problemas de aprendizagem ou déficit de atenção/transtorno de hiperatividade
- Crianças diagnosticadas com transtornos mentais, comportamentais ou de desenvolvimento vivem em áreas rurais e enfrentam maiores problemas pessoais e financeiros do que as que vivem em áreas urbanizadas
- Aproximadamente 1 em cada 3 adultos norte-americanos é diagnosticado com hipertensão. Afro-americanos têm índices mais elevados do que os brancos ou hispânicos e tendem a desenvolver hipertensão mais precocemente
- Doença cardíaca é considerada a principal causa de morte entre nativos norte-americanos e nativos do Alasca
- Norte-americanos que vivem em áreas ruais apresentam maior risco de morte por doença cardíaca, câncer, lesões não intencionais, doença crônica do trato respiratório e derrame do que os norte-americanos de áreas urbanas
- Habitantes de áreas rurais são mais propensos a fumar, ter sobrepeso e a não seguir as recomendações de atividades físicas do que os residentes de áreas urbanas
- Nativos norte-americanos e nativos do Alasca têm risco duas vezes maior de desenvolver diabetes
- Tabagismo é o principal fator de risco para câncer de pulmão, e homens afro-americanos têm os maiores índices de câncer de pulmão nos Estados Unidos

Adaptado de Centers for Disease Control and Prevention (CDC): CDC health disparities, https://www.cdc.gov/publichealthgateway/didyouknow/topic/healthdisparities.html, 2019.

menor acesso aos cuidados, o que leva a resultados de saúde desfavoráveis para o paciente (Betancourt et al., 2020). Para promover um tratamento igualitário para todos os pacientes que entram no sistema de saúde, devemos abordar de modo consciente o impacto das desigualdades em saúde (NQF, 2021).

Considere este exemplo: *A sra. Millman é uma mulher afro-americana de 27 anos. Ela tem sobrepeso e recebeu um diagnóstico de diabetes tipo 2 há 2 anos e agora precisa de insulina para controlar a glicemia. Ela perdeu sua moradia depois de perder o emprego e o seguro de saúde. No momento está vivendo em um alojamento fornecido por um abrigo do bairro. A sra. Millman foi internada no hospital com uma glicemia de 322 mg/dℓ (a faixa normal desejada vai de 80 a 130 mg/dℓ) e hemoglobina A1c de 11% (a meta para a sra. Millman corresponde a 7% ou menos). Hannah, uma estudante de enfermagem, é designada para cuidar da sra. Millman. Depois de ler o prontuário, Hannah percebe que a sra. Millman compareceu ao pronto-socorro 3 vezes nos últimos 6 meses pelo mesmo motivo. Os profissionais da saúde que atenderam a sra. Millman no passado registraram que ela verbalizava uma compreensão de como controlar o diabetes, mas tem dificuldade para seguir seu plano de tratamento. Hannah ensina a sra. Millman que é importante administrar a insulina do modo prescrito. Ela também explica como fazer escolhas alimentares mais saudáveis. Enquanto Hannah ministra a educação em saúde à paciente, a sra. Millman concorda com a cabeça. Hannah dá uma oportunidade para que a sra. Millman faça perguntas, mas ela diz que não tem nenhuma.*

No estudo de caso, a sra. Millman tem vários determinantes sociais que afetam seu estado de saúde e sua capacidade de controlar o diabetes: a condição socioeconômica (desemprego e ausência de um seguro de saúde, falta de moradia, recursos financeiros limitados ou ausentes), ausência de acesso à atenção primária (utiliza o pronto-socorro), sexo feminino e um problema de letramento em saúde questionável indicado por sua reação neutra às orientações de Hannah, que precisa considerar todos esses fatores para fornecer à sra. Millman um plano de cuidados culturalmente mais competente.

> **Pense nisso**
>
> Pense na comunidade onde seu curso de enfermagem está localizado. Que desigualdades em saúde estão presentes na comunidade que você atende? Como essas desigualdades afetam os cuidados de saúde da população?

Interseccionalidade

Interseccionalidade é um modelo teórico de pesquisa e política para estudar a complexidade da vida e as experiências das pessoas (Allana et al., 2020). O modelo examina como a marginalização afeta a saúde das pessoas e o acesso aos cuidados. Ele serve para descrever forças, fatores e estruturas de poder que moldam e influenciam a vida. A interseccionalidade é um modo de entender e analisar nosso mundo complexo ao examinar a experiência humana (Allana et al., 2020). Cada um de nós está na intersecção de duas categorias: privilégio e opressão. A **opressão** é um sistema formal e informal de vantagens e desvantagens vinculadas à inclusão em grupos sociais e reforçadas por normas sociais, vieses, interações e crenças (The MSW@USC, 2020). A opressão ocorre como experiências individuais e grupais. Por exemplo, a paciente vítima de opressão tem acesso limitado a recursos como cuidados de saúde, moradia, educação, emprego e serviços jurídicos. Em contraste, um paciente com privilégios não tem dificuldade no acesso a esses recursos. Os indivíduos que apoiam a teoria da interseccionalidade acreditam que devemos determinar o quanto somos privilegiados e oprimidos para conhecer a nós mesmos, as pessoas ao nosso redor e as escolhas que fazemos. Aprender sobre uma cultura inclui se familiarizar com a tradição das pessoas e entender como a discriminação, o preconceito e a opressão podem influenciar as crenças mantidas na vida cotidiana. Então, como profissionais da saúde, somos mais capazes de identificar a natureza ou a fonte dos problemas de um paciente em relação aos cuidados de saúde e encontrar melhores soluções. Os grupos sociais afetam a vida diária, moldam a visão de mundo, controlam o acesso aos recursos e, em última análise, determinam os resultados de saúde. Independentemente de viver em uma comunidade não privilegiada ou em uma comunidade com acesso a poder social e recursos, todos são afetados pelo sistema de opressão. A compreensão dos diferentes níveis de opressão e em que ponto você se situa ajuda a desenvolver a competência cultural (Figura 9.2).

Para aplicar o modelo da interseccionalidade à prática diária de enfermagem, pense nos seguintes pacientes que foram diagnosticados com diabetes tipo 2: uma mulher hispânica de 25 anos sem residência fixa; um enfermeiro afro-americano aposentado de 85 anos, da zona rural do Alabama; uma executiva latina de 32 anos que vive em San Francisco, é lésbica e católica; e uma mulher imigrante da Europa Oriental sem documentação que tem um filho de 3 anos com déficit

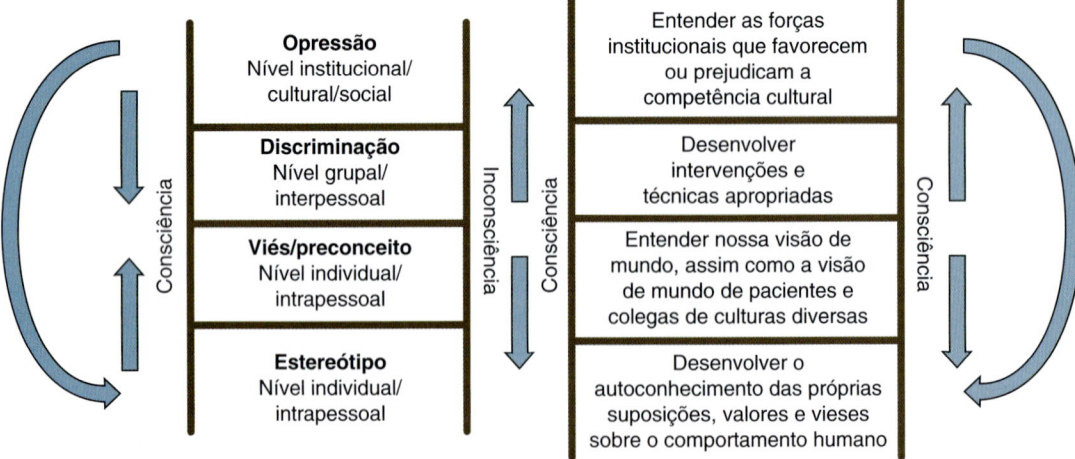

Figura 9.2 Hierarquias de opressão e competência cultural. Cada nível da hierarquia de competência cultural oferece uma resposta à hierarquia da opressão. Devido à extensão e à complexidade dos sistemas de opressão, os indivíduos e as organizações sobem e descem pelas duas hierarquias simultaneamente. (© 2011 Barnes-Jewish Hospital Center for Diversity and Cultural Competence.)

de desenvolvimento. Como as experiências de cada um desses pacientes podem ser comparadas às experiências de outros norte-americanos? Como suas experiências com o sistema de saúde diferem? Como a idade afeta sua perspectiva? Como essas respostas seriam diferentes se você estivesse analisando a vida deles há 15 ou 35 anos? Que tipo de julgamento clínico poderia ser necessário para individualizar os cuidados desses pacientes? Provavelmente esses cenários vão estimular uma enorme variedade de respostas. A ideia de interseccionalidade favorece uma visão ampla da cultura ao permitir a consideração de uma multiplicidade de experiências no contexto de poder, privilégio e opressão.

Identidade racial, étnica e cultural

A competência cultural é "um processo dinâmico, fluido e contínuo no qual um indivíduo, sistema ou instituição de saúde encontra estratégias de cuidado úteis e significativas com base no conhecimento da herança cultural, crenças, atitudes e comportamentos das pessoas às quais prestam os cuidados" (Giger e Haddad, 2021). É difícil atingir a competência cultural, mas ela começa com o desenvolvimento contínuo de uma pessoa, enquanto ela começa a ter consciência sobre identidade racial, étnica e cultural individual. Essa consciência prepara o profissional para entender melhor os pacientes no contexto de suas próprias identidades raciais, étnicas e culturais.

Um enfermeiro aconselha e conforta os pacientes para ajudá-los a entender melhor seus problemas de saúde (p. ex., adesão à medicação, capacidade de seguir restrições dietéticas, conhecimento de fatores de risco) e aumentar sua disposição para estabelecer uma parceria para fazer mudanças de comportamento importantes, quando necessário. Pense em seu próprio sentido de identificação com raça e etnia no contexto de sua família, comunidade e história cultural (Substance Abuse and Mental Health Services Administration [SAMHSA], 2020). Aqui estão duas definições clássicas. A **identidade racial** é a base na identificação pessoal do indivíduo com um ou mais grupos sociais que compartilham uma herança comum com um grupo racial em particular (U.S. Census Bureau, 2020). Identidade racial e a **identidade étnica** são componentes do autoconceito que situa o foco em fazer parte de um grupo cultural. Embora a identidade racial e a étnica demonstrem as diferenças entre raças e etnias, elas têm uma história, valores e vínculos compartilhados. Pesquisas tratam com frequência as identidades raciais e étnicas de maneira intercambiável (Woo et al., 2019).

Essas definições ajudam a entender de que modo os indivíduos negociam suas próprias culturas e outras diferentes na vida (SAMHSA, 2020). É importante examinar sua própria identidade racial, étnica e cultural para reconhecer e entender melhor o comportamento normal e anormal. Se não conseguir realizar esse autoexame, você terá maior probabilidade de prejulgar os pacientes e avaliar incorretamente seus problemas de saúde. Um autoexame permite que você compreenda os fatores culturais que moldam as experiências de vida, os problemas nos cuidados de saúde e o comportamento do paciente e como um paciente pode perceber esses problemas, confirmando assim a crença de que a consciência cultural é essencial para a cura e o desenvolvimento da confiança na relação enfermeiro-paciente (Conway-Klassen e Maness, 2017; SAMHSA, 2020).

Além do autoexame da identidade racial, étnica e cultural, também é necessário entender o processo de adaptação quando ocorre a transição. O processo de **aculturação** ocorre quando um indivíduo ou um grupo chega de uma cultura e desenvolve traços de outra cultura (Betancourt et al., 2020; Spector, 2017). Nessa transição, haverá a adaptação a novas culturas, tradições, costumes e idioma. Isso pode causar estresse quando os valores da cultura que opera a transição diferem dos traços aceitos pela outra. **Assimilação** é o processo no qual o indivíduo se adapta aos valores culturais dos anfitriões e já não tem preferência pelos componentes da cultura de origem (Frazer et al., 2017; Spector, 2017).

O National Institutes of Health (2018) recentemente cunhou os termos **respeito cultural** em contraste com "competência cultural". De modo semelhante à competência cultural, o respeito cultural é crucial para reduzir as desigualdades em saúde e melhorar o acesso a cuidados de saúde de alta qualidade que demonstrem respeito e sensibilidade às necessidades dos pacientes de grupos diversos. Com o número crescente de populações diversas de pacientes, a implementação dos cuidados com respeito cultural é essencial e beneficia os usuários, as partes interessadas e as comunidades, produzindo resultados de saúde seguros e positivos.

Doença e enfermidade

As pessoas têm reações diferentes às doenças com base em sua perspectiva cultural. A cultura influencia nossas ideias sobre o modo específico como as pessoas definem doença e enfermidade. A compreensão da diferença entre doença e enfermidade permite que você busque a competência cultural continuamente ao cuidar do paciente. Enfermidade (*illness*) é o modo como os indivíduos e as famílias reagem a uma enfermidade, enquanto doença (*disease*) é um mau funcionamento de processos biológicos ou psicológicos. A maioria dos profissionais da saúde nos EUA aprende basicamente a tratar de doenças, enquanto a maioria das pessoas busca cuidados de saúde devido a sua experiência com uma enfermidade. Por exemplo, um paciente pode apresentar uma combinação de sintomas que, com base na experiência anterior com parentes e crenças sobre a enfermidade, acredita que sejam intratáveis, enquanto o médico do paciente acredita que um tratamento agressivo pode oferecer a cura. Essas perspectivas diferentes entre os pacientes e seus profissionais da saúde com frequência deixam os pacientes e profissionais frustrados, o que promove uma falta de confiança, a não adesão do paciente aos planos de tratamento e resultados de saúde desfavoráveis. Proporcionar cuidados seguros e de qualidade a todos os pacientes significa levar em conta tanto a doença quanto a enfermidade (Office of Minority Health [OMH], n.d.).

A cultura afeta como um indivíduo define o significado de enfermidade (ver Capítulo 6). Algumas enfermidades (p. ex., vírus da imunodeficiência humana [HIV], transtorno bipolar, câncer ou demência) são imbuídas de um significado que nem sempre é baseado na natureza física da condição. O estigma cultural pode afetar os pacientes diagnosticados de um modo negativo. Isso pode provocar a ausência de detecção precoce, triagem ou diagnóstico devido à influência da interpretação cultural e menor conscientização. Todas as enfermidades são construídas socialmente pelas experiências das pessoas – especificamente, como os indivíduos passam a entender e viver com elas (Shiri et al., 2018). Isso ocorre em particular com as doenças crônicas. Os pacientes aprendem os efeitos de sua doença e como se adaptar para ter uma vida mais normal possível.

A cultura também fornece o contexto no qual uma pessoa interage com familiares, colegas, membros da comunidade e instituições (p. ex., educacionais, religiosas, mídia, cuidados de saúde, jurídicas). Portanto, a cultura e as experiências de vida moldam a visão de mundo de uma pessoa em relação à saúde, à enfermidade e aos cuidados de saúde.

Medidas fundamentais

Os Centers for Medicare & Medicaid Services (CMS), planos de seguro comerciais, The Joint Commission (TJC), planos administrados pelo Medicare e Medicaid, organizações de médicos e outros profissionais da saúde e usuários trabalharam em conjunto na *Core Quality Measures Collaborative* para identificar um conjunto de medidas fundamentais destinadas a responsabilizar os profissionais da saúde por considerar as perspectivas culturais específicas dos pacientes para fornecer cuidados seguros de qualidade (CMS, 2020). As **medidas fundamentais** constituem um conjunto de padrões de cuidados baseados em evidências e definidos por pesquisas científicas (CMS, 2020; TJC, 2020). As medidas fundamentais são indicadores de qualidade básicos que ajudam as instituições de saúde a melhorar o desempenho, aumentar a responsabilidade final e reduzir os custos. As medidas são aplicáveis a todos os pacientes. As medidas fundamentais devem ser significativas para pacientes, usuários e médicos, ao mesmo tempo que reduzem a variabilidade na seleção de medidas de resultados, volume de cobranças financeiras e custos (CMS, 2020). Há dois conjuntos de medidas essenciais: um para adultos e outro para crianças (CMS, 2020).

Além de melhorar o padrão de cuidados, as medidas fundamentais pretendem reduzir as desigualdades em saúde. Quando os hospitais têm a responsabilidade de cumprir as medidas de qualidade fundamentais, todos devem ser tratados de modo igual, independentemente das condições culturais e socioeconômicas, porque o padrão de cuidados se aplica a todos. Por exemplo, uma medida fundamental em ginecologia e obstetrícia requer que as mulheres realizem triagens para câncer de mama (CMS, 2020). Em outro exemplo, pacientes com insuficiência cardíaca devem receber tratamento com betabloqueadores para disfunção sistólica do ventrículo esquerdo (CMS, 2020).

Modelo de competência cultural

O desenvolvimento contínuo da competência cultural se manifesta como sua capacidade de interagir de modo efetivo com pessoas de diferentes culturas e identificar a necessidade de demonstrar respeito e sensibilidade às práticas de crenças em saúde ou necessidades linguísticas de uma população diversa (SAMHSA, 2020). A competência cultural é um processo do desenvolvimento automotivado que evolui ao longo da vida conforme os indivíduos se envolvem com outros e aprendem com suas experiências (SAMHSA, 2020). Devemos encarar a competência cultural como uma jornada, não como um destino. O modelo de competência cultural de Campinha-Bacote conta com cinco construtos inter-relacionados (Transcultural C.A.R.E. Associates, 2020): consciência cultural, conhecimento cultural, habilidade cultural, encontros culturais e desejo cultural. Os cinco construtos fornecem uma estrutura para a prática culturalmente competente.

- **Consciência cultural** é o processo de conduzir um autoexame dos próprios vieses em relação a outras culturas e a exploração profunda da própria bagagem cultural e profissional. Também envolve a percepção da existência do racismo documentado e outros "ismos" na prestação de cuidados de saúde
- **Conhecimento cultural** é o processo no qual um profissional da saúde procura e obtém uma base educacional sólida sobre grupos culturalmente diversos. Ao adquirir esse conhecimento, os profissionais da saúde devem enfocar a integração de três questões específicas: crenças relacionadas à saúde e a valores culturais, práticas de cuidados e incidência e prevalência de doenças
- **Habilidade cultural** é a capacidade de conduzir a avaliação cultural de um paciente para colher dados culturais relevantes sobre seu problema de apresentação, além de conduzir corretamente uma avaliação física de base cultural
- **Encontro cultural** é um processo que incentiva os profissionais da saúde a buscar um envolvimento direto em interações culturais pessoais e outros tipos de encontro com pacientes de origens culturalmente diversas. O encontro cultural tem o objetivo de modificar uma crença existente do profissional da saúde sobre um grupo cultural e prevenir a possível criação de estereótipos
- **Desejo cultural** é a motivação para o profissional da saúde "querer desejar" (e não "precisar") envolver-se no processo de desenvolvimento de consciência cultural, conhecimento cultural e habilidade cultural ao buscar encontros culturais.

Ao fornecer cuidados culturalmente competentes, você elimina lacunas culturais para proporcionar um cuidado significativo e solidário a todos os pacientes. O cuidado transcultural é culturalmente congruente quando se adapta aos padrões de vida, valores e sistema de significados de uma pessoa. Esses padrões e significados são gerados pelas próprias pessoas, e não por critérios tendenciosos predeterminados. Por exemplo, na faculdade de enfermagem você recebe a tarefa de cuidar de uma paciente que observa crenças muçulmanas. Você percebe o desconforto da mulher com vários profissionais da saúde do sexo masculino e imagina se esse desconforto estaria relacionado às crenças religiosas da paciente. Enquanto se prepara para a avaliação clínica, você descobre que os muçulmanos diferem em relação à sua adesão à tradição, mas a modéstia constitui uma ética importante no islamismo referente à interação dos sexos. Desse modo, você diz à paciente: "Sei que, para muitas de nossas pacientes muçulmanas, a modéstia é muito importante. Quero respeitar suas crenças; existe alguma maneira de fazer com que você se sinta mais confortável?" Você não supõe que a informação seja automaticamente aplicável a essa paciente. Em vez disso, combina seu conhecimento sobre um grupo cultural com uma atitude solícita e flexível para proporcionar um cuidado centrado no paciente de qualidade e culturalmente congruente. Existe uma grande diversidade dentro dos próprios grupos culturais e raciais; o conhecimento fornece uma linha de base geral que constitui um ótimo ponto de partida para gerar um resultado positivo para o paciente com base em suas necessidades individuais de cuidados de saúde (Giger e Haddad, 2021).

Consciência e conhecimento cultural

A consciência cultural requer um autoexame dos próprios vieses em relação a outras culturas e uma exploração profunda da própria formação cultural e profissional (Campinha-Bacote, 2002; Younas, 2020). O autoexame ajuda a entender sua própria visão de mundo sobre sua percepção e seu envolvimento com os pacientes. Antes de começar a avaliar as culturas, raças e etnias de seus pacientes e usar essas informações para fornecer os cuidados, examine e compreenda sua própria história cultural, herança racial e étnica e valores e crenças culturais (Younas, 2020). Cada indivíduo é construído a partir de uma base cultural única, que pode influenciar suas opiniões, percepções, crenças, vieses ou ideias, formando assim uma única identidade individual (Giger e Haddad, 2021). Quando você cuida de um paciente em um cenário de cuidado de saúde, suas crenças e seus valores culturais se encontram com os do paciente, de modo que cada um pode ter uma perspectiva diferente sobre saúde, doença, tratamento e expectativas com relação ao cuidado (Degrie et al., 2017). Os enfermeiros que entendem a si mesmos, os seus próprios grupos culturais e as suas percepções estão mais bem equipados para respeitar pacientes com sistemas de crenças diferentes. Estar aberto para entender as crenças do paciente e estabelecer uma parceria é mais importante que saber tudo sobre a cultura específica do paciente (Ball et al., 2019). Por exemplo, você está fornecendo orientações de alta detalhadas ao paciente e observa que ele evita o contato visual. Ao perceber esse fato, pode interpretá-lo como desrespeito ou desinteresse quando, na verdade, a falta de contato visual do paciente é um sinal de respeito, pois algumas culturas acreditam que a falta de contato visual deve ser esperada na presença de uma autoridade. Desenvolver uma consciência cultural é o primeiro passo na capacidade de uma pessoa proporcionar cuidados centrados no paciente positivos.

Há uma recomendação de que você comece a desenvolver a consciência cultural não apenas se perguntando se apresenta algum viés, mas também questionando se existem "ismos" em seu local de trabalho (Transcultural C.A.R.E. Associates, 2020). Por exemplo, existem práticas de discriminação relacionadas à idade no modo como é feito o tratamento para dor em idosos (p. ex., tratamento insuficiente)? Preste atenção a essas práticas para que possa adotar estratégias de cuidados que minimizem os vieses.

Os profissionais da saúde obtêm o conhecimento cultural quando reservam algum tempo para entender melhor as populações que atendem e obter conhecimentos culturais específicos em relação à procura de ajuda, tratamento e recuperação (SAMHSA, 2020). Conhecimento cultural significa aprender ou receber ensinamentos sobre crenças e valores de outras culturas e grupos étnicos diversos (Transcultural C.A.R.E. Associates, 2020). O profissional da saúde deve enfocar essas questões específicas: (1) crenças relacionadas à saúde e a valores culturais, (2) incidência e prevalência de doenças e (3) eficácia do tratamento (Transcultural C.A.R.E. Associates, 2020). A incidência e a prevalência de doenças diferem entre os grupos étnicos. São necessários dados epidemiológicos para orientar o tratamento (Campinha-Bacote, 2002). A eficácia do tratamento é uma etapa crucial para a prestação de cuidados a populações culturalmente diversas.

As crenças relacionadas à saúde e os valores culturais de uma pessoa explicam como uma enfermidade é interpretada por um paciente e orientam as práticas de saúde conduzidas durante o cuidado do paciente. Por exemplo, algumas culturas acreditam na importância do equilíbrio e da harmonia para permanecer saudável. Alguns aspectos desse conceito são evidentes entre as crenças de muitos grupos hispânicos, nativos americanos, asiáticos e do Oriente Médio (Ball et al., 2019). O Boxe 9.2 resume o equilíbrio naturalista ou holístico que na crença de muitas pessoas pode ser obtido com o uso de alimentos e medicamentos "quentes" e "frios". No entanto, pessoas de diferentes culturas definem "quente" e "frio" de modos distintos. Por exemplo, pessoas de ascendência chinesa muitas vezes respeitam o conceito filosófico de *yin* (frio) e *yang* (quente). Para restaurar (tratar) uma perturbação do equilíbrio, é necessário usar os opostos (p. ex., um remédio "quente" para um problema "frio", e vice-versa). Se você conhecer os riscos de doença de uma cultura específica, poderá enfocar seu histórico de enfermagem de um modo mais adequado durante sua avaliação. Se descobrir que um indivíduo acredita no equilíbrio entre "quente" e "frio" ao escolher determinados alimentos na dieta, apoie as práticas do paciente e adapte essas informações ao plano alimentar do paciente.

Não crie vieses ou estereótipos inadequados ao avaliar a cultura de um paciente. É fácil criar estereótipos de vários grupos culturais após a leitura de informações gerais sobre seus valores étnicos, práticas e crenças. Evite estereótipos ou generalizações infundadas sobre qualquer grupo em particular que venham a impedir que seja feita uma avaliação correta das características únicas e da visão de mundo de um indivíduo. Em vez disso, aborde cada paciente individualmente e faça perguntas para entender melhor as perspectivas e necessidades dele. Os estereótipos surgem em duas fases cognitivas. Na primeira fase, ocorre a ativação de um estereótipo quando um indivíduo é categorizado em um grupo social. Quando isso acontece, vêm à mente crenças e preconceitos sobre como são os membros daquele grupo específico (Ball et al., 2019). Por fim, as visões estereotipadas ocorrem de modo inconsciente e automático. Na segunda fase, as pessoas usam essas crenças e esses sentimentos ativados quando interagem com os indivíduos (Ball et al., 2019). As pesquisas mostram que os profissionais da saúde ativam esses estereótipos ou vieses inconscientes de modo rotineiro quando se comunicam e fornecem cuidados a membros das minorias (Betancourt et al., 2020). Como resultado, os diagnósticos e tratamentos dos pacientes podem ser baseados no viés, mesmo sem intenção ou percepção do profissional.

> **Pense nisso**
>
> Pense em um paciente que você tenha atendido recentemente. Como as crenças relacionadas à saúde e os valores culturais do paciente afetaram as decisões tomadas em relação às preocupações de saúde pessoais?

Contar histórias

Um modo de começar a entender a perspectiva cultural de um paciente é contar histórias. As histórias transmitem a cultura, combinando a experiência pessoal com os aspectos comuns a todas as experiências humanas (Yan et al., 2020). Quando você incentiva um paciente a contar

Boxe 9.2 Equilíbrio entre "quente" e "frio"

Condições frias	Tratamentos quentes	Condições quentes	Tratamentos frios
Câncer	**Alimentos**	Constipação intestinal	**Alimentos**
Resfriado, gripe	Carne	Diarreia	Água de cevada
Dor de ouvido	Cereais	Febre	Frango
Cefaleia	Pimentas	Infecção	Laticínios (leite engarrafado)
Dor articular	Chocolate	Problemas renais	Vegetais frescos
Menstruação	Ovos	Erupção cutânea	Frutas tropicais
Pneumonia	Bebidas alcoólicas	Dor de garganta	Mel
Cólicas abdominais	Cebola	Úlcera	**Medicamentos e ervas**
	Medicamentos e ervas		Bicarbonato de sódio
	Anis		Leite de magnésia
	Ácido acetilsalicílico		Água de flor de laranjeira
	Óleo de rícino		Sálvia
	Canela		
	Alho		
	Raiz de gengibre		
	Ferro		
	Penicilina		
	Tabaco		

Adaptado de Ball JW et al.: *Seidel's guide to physical examination*, ed 9, St Louis, 2019, Elsevier; Giger JN, Haddad LG: *Transcultural nursing: assessment and intervention*, ed 8, St Louis, 2021, Elsevier.

uma história ou quando você conta sua própria história, inclua mensagens importantes em uma estrutura que as torne memoráveis para você e seu paciente. Contar histórias envolve o enfermeiro e o paciente de um modo que amplia sua compreensão relacional. Use a atividade de contar histórias para explorar questões pertinentes sobre os cuidados de saúde; por exemplo, peça aos pacientes que descrevam experiências cirúrgicas prévias, problemas na criação dos filhos ou abordagens usadas na autoadministração de medicamentos. Uma história ajuda a identificar os problemas reais que afetam o estado de saúde do paciente e encontrar modos culturalmente adequados para intervir (Boxe 9.3).

Boxe 9.3 Prática baseada em evidências

Uso da prática de contar histórias e envolvimento do paciente nos cuidados de saúde

Questão PICOT: o uso da atividade de contar histórias entre pacientes adultos e pediátricos, em comparação às técnicas de avaliação padrão, afeta o envolvimento do paciente na seleção das intervenções de cuidados de saúde?

Resumo das evidências

A capacidade de um paciente entender as complexidades de muitas questões de saúde e conseguir se envolver na tomada de decisão requer uma capacidade de discutir e esclarecer questões confusas. A atividade de contar histórias permite que os pacientes reflitam sobre sua experiência de doença e deem sentido a ela (Hardy e Sumner, 2018; Yan et al., 2020). Contar histórias melhora o automanejo da doença crônica (p. ex., câncer, diabetes). Um estudo recente envolveu pacientes que contavam histórias sobre seus diagnósticos de câncer de mama (Yan et al., 2020). As informações compartilhadas permitiram que os profissionais clínicos iniciassem intervenções baseadas na experiência dos pacientes com problemas de saúde. Quando os pacientes conseguem expressar suas experiências, ocorre uma negociação com os profissionais da saúde que leva a um plano de cuidado mútuo.

As histórias digitais também são muito usadas, especialmente com pacientes pediátricos. Histórias contadas fornecem a crianças e adolescentes com câncer uma plataforma para ver o sentido e compartilhar sua experiência com o câncer (Hauer, 2020). A tecnologia pode ter um impacto considerável para proporcionar respeito, confiança e justiça no cuidado do paciente (Hardy e Sumner, 2018). O ato de contar uma história é valioso, permite que um paciente inicie o processo de reflexão para uma compreensão de si mesmo e do processo de doença (Hardy e Sumner, 2018; Hauer, 2020; Yan et al., 2020).

Aplicação na prática de enfermagem
- Crie um ambiente seguro, atencioso e livre de julgamentos ao usar a atividade de contar histórias (Hardy e Sumner, 2018; Hauer, 2020; Yan et al., 2020)
- A atividade de contar histórias deve ser centrada no participante; os pacientes devem ter um controle substancial sobre quando e como contar uma história (Yan et al., 2020)
- Use a atividade de contar histórias para esclarecer questões ao realizar uma avaliação cultural
- Ao pedir a um paciente para descrever maiores preocupações sobre um problema de saúde, encoraje-o a usar a atividade de contar histórias para estruturar o contexto dessas preocupações
- Conte suas próprias histórias sobre experiências com pacientes (respeitando a confidencialidade e permanecendo profissional) para ajudar a explicar procedimentos ou planos de tratamento
- Medidas cognitivas comportamentais, como contar histórias, podem ser terapêuticas para crianças (Yan et al., 2020)
- Contar histórias permite a expressão de emoções e ensinamentos transmitidos pelos profissionais da saúde (Hauer, 2020)
- Contar histórias empodera os pacientes no sentido de utilizarem sua própria voz e confrontarem preocupações de saúde (Yan et al., 2020)

Visão de mundo de profissionais e pacientes

Os cuidados de saúde têm sua própria cultura de hierarquias, poder, valores, crenças e práticas. A maioria dos profissionais da saúde educados conforme a tradição ocidental é imersa na cultura da ciência e biomedicina por meio do estudo em seus cursos e experiência profissional. Como consequência, muitas vezes têm uma visão de mundo diferente de seus pacientes. Como enfermeiro, você deve supor que todos os encontros com pacientes serão interculturais.

Os pacientes e todos os profissionais da saúde trazem sua visão de mundo ao processo de cuidados. A analogia do *iceberg* é uma ferramenta que ajuda a visualizar os aspectos visíveis e invisíveis de sua própria visão de mundo (Figura 9.3). Do mesmo modo que a maior parte de um *iceberg* fica abaixo da superfície da água, a maioria dos aspectos da visão de mundo de uma pessoa está fora de sua consciência e é invisível para aqueles que estão ao seu redor. Por exemplo, uma paciente que se interna voluntariamente no hospital por causa de uma condição médica grave que requer cirurgia pode recusar a cirurgia por motivos religiosos. No modo de ver da paciente, ela veio ao hospital para receber ajuda e eliminar a dor e a infecção causadas por sua enfermidade. Ao mesmo tempo, ela acredita que precisa recorrer a Deus para uma decisão que envolva a remoção de uma parte do corpo. O profissional da saúde da paciente supõe que ela esteja no hospital para receber tratamento para uma doença grave e que esteja disposta a aceitar todo e qualquer tratamento para curar a enfermidade. As crenças religiosas enraizadas da paciente sobre a remoção de uma parte do corpo não ficam óbvias com a avaliação da preferência religiosa. Portanto, o enfermeiro deve conduzir uma **avaliação cultural** completa para entender como os valores religiosos da paciente afetam sua disposição para receber cuidados (Boxe 9.4). Esses valores enraizados estarão localizados "abaixo do *iceberg*". O comportamento observado (no caso, ir ao hospital) é um sinal visível da visão de mundo da pessoa, mas as crenças, as atitudes, os conhecimentos e as experiências que orientam o comportamento dela não são visíveis para os outros. O conflito surge quando os profissionais da saúde interpretam os comportamentos dos pacientes usando sua própria visão de mundo, em vez de tentar descobrir a visão de mundo que orienta o comportamento dos pacientes.

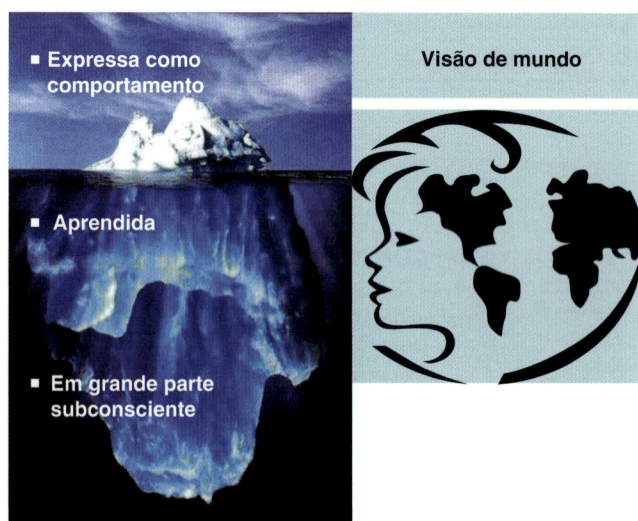

Figura 9.3 Tanto o enfermeiro quanto o paciente agem de acordo com suas próprias visões de mundo. Esse modelo foi adaptado de Campinha-Bacote et al. (2005) Iceberg Analogy. Ele incorpora o modelo explanatório de Kleinman (1980). (Copyright © 2011 Barnes-Jewish Hospital Center for Diversity and Cultural Competence.)

Boxe 9.4 Guia para avaliação cultural: aspectos da compreensão

Crenças e práticas de saúde
- Como o paciente define saúde e enfermidade? Como são expressos os sentimentos que envolvem dor, fadiga e a enfermidade em geral?
- Métodos específicos são usados para o tratamento da enfermidade?
- Qual é a atitude em relação a medidas de saúde preventivas como imunizações?
- A modéstia impõe restrições que devem ser respeitadas (p. ex., restrições relativas à exposição de partes do corpo, abordagem de saúde sexual)?
- Quais são as atitudes em relação à doença mental, dor, doença crônica, presença de incapacidades, morte e ao morrer?
- Há alguma pessoa na família responsável pelas decisões relacionadas à saúde?
- O paciente prefere um profissional da saúde do mesmo gênero, idade e origem étnica e racial?

Influências baseadas na fé e rituais especiais
- Existe uma fé ou religião seguida pelo paciente?
- Existe uma pessoa significativa que o paciente procura para orientação?
- Que eventos, rituais e cerimônias são importantes no ciclo de vida de nascimento, puberdade, casamento e morte?

Linguagem e comunicação
- Que idioma é falado em casa?
- O quanto o paciente entende o idioma falado e escrito no país onde vive?
- Há sinais especiais que demonstrem respeito ou desrespeito?
- O toque é uma forma de comunicação aceitável?

Estilos de criação dos filhos e regras familiares
- Quem toma as decisões na família?
- Qual é a composição da família? Quantas gerações são consideradas para o estabelecimento de uma família separada?
- Quais são o papel e a atitude em relação às crianças na família?
- Quando as crianças precisam ser disciplinadas ou punidas e como isso é feito?
- Os familiares demonstram afeto físico entre si e em relação às crianças?
- Quais são os grandes eventos importantes para a família e como são celebrados?

Fontes de apoio além da família
- Existem organizações étnicas que possam influenciar a abordagem ao paciente nos cuidados de saúde?
- Existem indivíduos na rede social do paciente que influenciam a percepção de saúde e doença?
- Existe um grupo cultural específico com o qual o paciente se identifica?

Práticas alimentares
- O que a família gosta de comer? Todos na família têm gostos semelhantes em relação à comida?
- Quem é responsável pela preparação dos alimentos?
- Há alimentos proibidos pela cultura ou alguns alimentos são exigidos pela cultura em observação a um ritual ou cerimônia?
- Como o alimento é preparado e ingerido?
- Há períodos de jejum obrigatório?

Adaptado de Ball JW et al.: *Seidel's guide to physical examination*, ed 9, St Louis, 2019, Elsevier.

Habilidade cultural

A obtenção de um histórico de enfermagem de base cultural, a realização de uma avaliação física de base cultural e o uso do método ensino de retorno com linguagem simples são habilidades culturais que demandam prática e exigem a aplicação de sua consciência e conhecimento cultural (Boxe 9.5).

Boxe 9.5 Modelo de avaliação transcultural

- Indivíduo é culturalmente único
- Comunicação
  - Qualidade da voz
  - Pronúncia e enunciação
  - Uso do silêncio
  - Uso de comunicação não verbal
  - Toque
- Espaço
  - Grau de conforto
  - Distância em conversas
  - Definição de espaço
- Organização social
  - Estado normal de saúde
  - Estado civil
  - Número de filhos
  - Pais vivos ou falecidos
- Tempo
  - Orientação com relação ao tempo
  - Visão de tempo
  - Reação fisioquímica ao tempo
- Controle ambiental
  - Lócus de controle
  - Orientação em relação a valor
- Variações biológicas
  - Avaliação física
- Avaliação de enfermagem
  - Observar a assimilação cultural
  - Incorporar dados no plano de cuidado de enfermagem

Adaptado de Giger JN, Haddad LG: Transcultural nursing: assessment and intervention, ed 8, St Louis, 2021, Elsevier.

Leva algum tempo para obter um histórico de enfermagem de base cultural completo. Se você trabalhar em um contexto de saúde domiciliar, enfermagem de saúde na escola ou clínica de saúde, conseguirá obter mais informações a cada visita do paciente. Em um ambiente de cuidados agudos, você deve concentrar sua avaliação nos domínios mais relevantes para a condição do paciente e o plano de tratamento futuro. Por exemplo, se você souber que um paciente vai precisar de educação pós-operatória extensa, será importante avaliar o idioma do paciente e da família, os papéis familiares e as práticas de saúde.

Obtenção do histórico do paciente

Comece a avaliação do paciente tendo em mente que existem diferenças culturais. É importante captar exatamente o que o paciente quer dizer e saber exatamente o que o paciente acha que você quer dizer em palavras e ações (Ball et al., 2019). Não faça suposições. Ouça com atenção, deixe os pacientes contarem suas histórias, repita as declarações com outras palavras para maior clareza e valide quaisquer suposições que tenha feito sobre a condição ou as necessidades de saúde com o próprio paciente. Certifique-se de entender as necessidades e as expectativas do paciente (Degrie et al., 2017). Durante a avaliação, o paciente pode hesitar em expressar suas crenças e seus medos, uma hesitação que pode ser superada por meio de um questionamento respeitoso e livre de julgamentos (Boxe 9.4). Peça ao paciente que ajude a definir a programação da visita, para ajudar a entender melhor suas necessidades.

A avaliação cultural é invasiva e demorada e requer uma relação de confiança entre os participantes. Cada encontro com o paciente é um processo dinâmico que ajuda a formar um relacionamento de cuidado significativo com ele (Degrie et al., 2017). Mal-entendidos decorrentes da comunicação inadequada entre um profissional da saúde e o paciente são obstáculos ao acesso a cuidados de saúde (Betancourt et al., 2020). Os mal-entendidos ocorrem como resultados de diferenças de linguagem na comunicação entre os participantes e diferenças na interpretação dos comportamentos do outro. A **competência linguística** é a capacidade de manter uma comunicação eficiente e transmitir informações de um modo que seja entendido com facilidade por diversas audiências. As habilidades de comunicação transcultural são usadas para interpretar o comportamento de um paciente e adotar um comportamento culturalmente congruente.

As normas nacionais para serviços cultural e linguisticamente apropriados (CLAS, do inglês *Culturally and Linguistically Appropriate Services*) têm o objetivo de promover a equidade em saúde, melhorar a qualidade e ajudar a eliminar as desigualdades em saúde ao estabelecer um modelo para ajudar os indivíduos e as organizações de cuidados de saúde na implementação de serviços cultural e linguisticamente adequados (Office of Minority Health [OMH], n.d.). As normas CLAS incluem normas para comunicação e assistência linguística. São aplicáveis quando você cuida de pacientes com proficiência limitada, por exemplo, em inglês, e/ou outras necessidades de comunicação. Mal-entendidos e dificuldades na comunicação geralmente levam a problemas de relacionamento durante o cuidado e podem impactar os resultados dos pacientes (Betancourt et al., 2020; Degrie et al., 2017). Todas as organizações de cuidados de saúde nos EUA devem cumprir as seguintes exigências:

- Fornecer recursos para assistência linguística (p. ex., intérpretes com treinamento clínico, tradutores qualificados, dispositivos de telecomunicação para surdos) a indivíduos com proficiência limitada no idioma do país onde vivem (inglês, nos EUA) e/ou outras necessidades de comunicação, sem custos, para facilitar o acesso oportuno a todos os cuidados e serviços de saúde
- Informar todos os indivíduos sobre a disponibilidade de serviços de assistência linguística com clareza e em seu idioma preferido, verbalmente e por escrito
- Garantir a competência dos indivíduos que fornecem a assistência linguística; não utilizar indivíduos sem treinamento e/ou menores de idade como intérpretes
- Fornecer materiais impressos e de multimídia de fácil compreensão e sinalização nos idiomas usados com frequência pelas populações na área de serviço.

No início da avaliação cultural, há algumas questões básicas que podem ajudar a explorar a cultura de um paciente (Ball et al., 2019):

- Que nome você dá ao seu problema?
- Em sua opinião, o que o causou isso?
- Por que você acha que isso começou naquele momento?
- O que a doença provoca em você?
- Quanto tempo você acha que ela vai durar?
- De que modo este problema é diferente daquele que você apresentou há 1 mês?
- Qual é a diferença entre o que estamos fazendo e o que você acha que deveríamos fazer por você?
- Por que você nos procurou para tratamento?
- Que benefício você espera com o tratamento?
- Como você geralmente lida com um problema de saúde?

Cada questão requer uma resposta aberta, permitindo que você obtenha detalhes importantes sobre percepções, valores e atitudes dos pacientes. Uma questão também pode levar a uma história útil. A resposta de um paciente a uma questão pode permitir que você explore a formação cultural do paciente de um modo mais minucioso.

Depois de perceber que a sr.ta Millman precisa de ajuda para entender melhor os tipos de alimentos que são apropriados em uma dieta para diabéticos, Hannah concentra sua avaliação em algumas questões básicas.

"Como você acha que os alimentos que come afetam seu diabetes? O que o diabetes causa em você se o seu açúcar no sangue ficar muito alto? Que benefícios você terá se comer alimentos saudáveis? Conte o que você come em 1 dia normalmente."

A cultura influencia o modo como os sentimentos são expressos verbal e não verbalmente (Degrie et al., 2017). A comunicação verbal e não verbal é um núcleo importante de todos os encontros para cuidados de saúde (Betancourt et al., 2020). Toque, expressões faciais, contato ocular, movimentos e postura corporal têm significados variáveis. As questões no Boxe 9.4 podem ajudar a conseguir mais dados em situações específicas e evitar mal-entendidos e dificuldades de comunicação (Ball et al., 2019).

Avaliação do letramento em saúde

O **letramento em saúde** é o grau em que as pessoas têm a capacidade de obter, processar e compreender as informações básicas de saúde e os serviços necessários para tomar decisões de saúde adequadas (AHRQ, 2020b). De acordo com o IOM, 90 milhões de adultos norte-americanos apresentam um letramento em saúde limitado, 20 milhões de norte-americanos falam mal o inglês e 10 milhões não falam o idioma (NIH, n.d.). Um letramento em saúde limitado pode ser um problema para qualquer um. É importante entender que até as pessoas com bons níveis de alfabetização acham difícil entender as informações sobre cuidados de saúde. Os pacientes e familiares em geral não entendem o vocabulário médico e os conceitos básicos em saúde e medicina, como o funcionamento do organismo ou como utilizar o sistema de saúde. Durante sua avaliação, esteja alerta a comportamentos do paciente que possam refletir uma deficiência do letramento, como dificuldade para preencher formulários de registro ou históricos de saúde, não comparecimento para acompanhamento, fazer poucas perguntas durante um exame físico e responder com um simples "sim" quando se pergunta se as explicações foram entendidas. Use ferramentas para avaliação do letramento em saúde para determinar o nível do letramento em saúde de um paciente (AHRQ, 2020b). Exemplos dessas ferramentas incluem:[1]

- Avaliação Breve do Letramento em Saúde – o Short Assessment of Health Literacy – Spanish and English (SAHL-S&E) é um instrumento que consiste em testes comparáveis em inglês e espanhol, com boa confiabilidade e validade nos dois idiomas (Lee et al., 2010)
- Rapid Estimate of Adult Literacy in Medicine – Short Form (REALM-SF) é um teste de reconhecimento de palavras baseado em sete itens para fornecer aos profissionais clínicos uma avaliação rápida e válida do letramento em saúde de um paciente (Arozullah et al., 2007). O REALM-SF foi validado e submetido a testes de campo em diversos contextos de pesquisa.

A avaliação do nível de letramento em saúde de um paciente é especialmente importante para planejar abordagens educacionais apropriadas para o paciente (AHRQ, 2020b) (ver Capítulo 25).

Avaliação física com base cultural

Ao realizar uma avaliação física, esta será orientada pelo seu conhecimento sobre um paciente (ver Capítulo 30). Por exemplo, se você sabe que um paciente tem diabetes há muitos anos, deve enfocar o exame vascular periférico e neurológico devido à incidência comum de problemas circulatórios e neuropatia periférica em pacientes diabéticos.

---

[1] N.R.T.: No Brasil, está disponível uma versão do Test of Functional Health Literacy in Adults (TOFHLA), adaptado transculturalmente para o português brasileiro, com o nome de Teste de Letramento em Saúde, por Maragno et al. (2019). (Fonte: Maragno, C.A.D. Teste de letramento em saúde em português para adultos. Revista Brasileira de Epidemiologia [online]. 2019, v. 22 [Acesso em: 27 mar. 2022], e190025. https://doi.org/10.1590/1980-549720190025.)

Se um paciente utiliza um inalador para asma, deve realizar uma avaliação mais detalhada dos pulmões em comparação ao que faria para um paciente saudável durante um exame de rotina. Utilize o julgamento clínico ao realizar uma avaliação física baseada na cultura, aplicando metodicamente o pensamento crítico ao antecipar possíveis áreas de preocupação.

Do mesmo modo, você aprende a prever os achados físicos com base nas práticas de saúde culturais de um paciente e a distinguir as características físicas de um grupo étnico ou racial. Os indivíduos de um grupo cultural podem diferir biologicamente de outros grupos culturais de muitas maneiras (Giger e Haddad, 2021). Por exemplo, as manchas mongólicas azuladas são marcas de nascimento de pigmentação escura que podem aparecer pouco depois do nascimento nas nádegas, região dorsal, braços ou pernas de pessoas de pele escura e não devem ser confundidas com contusões e sinais de abuso. Outro exemplo inclui algumas práticas de acupressão, usadas com frequência por algumas subculturas asiáticas para liberar o excesso de força do organismo e restaurar o equilíbrio (Ball et al., 2019). As práticas deixam sinais e marcas na pele que podem ser erroneamente interpretadas como sinais de abuso ou doença. Portanto, é sempre importante perguntar aos pacientes sobre práticas e remédios caseiros. Outro exemplo de antecipação dos achados consiste em pensar em anemia falciforme quando exames de sangue revelam valores laboratoriais indicativos de anemia em um paciente de ascendência africana. Com maior conhecimento dos diferentes grupos étnicos em sua área de atuação, você reconhecerá com mais facilidade as características físicas das condições específicas desses grupos.

Ensino de *feedback* e linguagem simples

A competência linguística requer a aplicação dos princípios do letramento em saúde para fornecer serviços linguísticos orais e escritos facilmente disponíveis e culturalmente apropriados a pacientes e famílias com proficiência limitada no idioma do país onde vivem (em inglês, por exemplo) (AHRQ, 2019). O duplo desafio de cuidar de pacientes com letramento em saúde limitado e diferenças culturais provavelmente aumentará com a expansão de uma população cada vez mais diversa e mais velha. As evidências sugerem que profissionais da saúde atentos a essas duas questões ajudam a reduzir os erros médicos e melhorar a adesão, a comunicação entre o profissional e o paciente e a família e os resultados dos cuidados nos níveis individual e populacional (Betancourt et al., 2020). Uma comunicação clara é essencial para proporcionar cuidados de saúde de qualidade e seguros de modo efetivo, porém a maioria dos pacientes enfrenta dificuldades consideráveis durante a comunicação com os profissionais da saúde.

O uso de uma linguagem simples para se comunicar com os pacientes facilita a leitura, a compreensão e a utilização de qualquer informação fornecida. A linguagem simples é uma linguagem gramaticalmente correta que inclui uma estrutura de sentenças completas e o uso correto das palavras (National Institutes of Health [NIH], n.d.). As diretrizes federais para linguagem simples (Federal Plain Language Guidelines) (PlainLanguage.gov, 2011) fornecem orientações para melhorar a comunicação por meio da escrita. A comunicação clara é uma prioridade na prestação de cuidados ao paciente. A educação por escrito deve ser baseada nas necessidades específicas do paciente. Sugestões para a redação em linguagem simples podem ser encontradas no *site* PlainLanguage.gov: https://www.plainlanguage.gov/guidelines/. O fornecimento de instruções claras aos pacientes e materiais educativos escritos em linguagem simples transmite ao aprendiz exatamente o que ele precisa saber sem o uso de palavras ou expressões desnecessárias.

Use o método de ensino de *feedback* após qualquer orientação ao paciente para confirmar que você explicou o que o paciente precisa saber de uma maneira que o paciente compreenda (Figura 9.4).

A técnica de ensino de *feedback* constitui um processo contínuo de pedir um retorno aos pacientes por meio de explicação ou demonstração e apresentar as informações de um novo modo até que você se sinta confiante de que houve uma comunicação clara e o paciente entendeu por completo as informações apresentadas (Boxe 9.6). Quando um cuidador da família for o destinatário das orientações, use o método

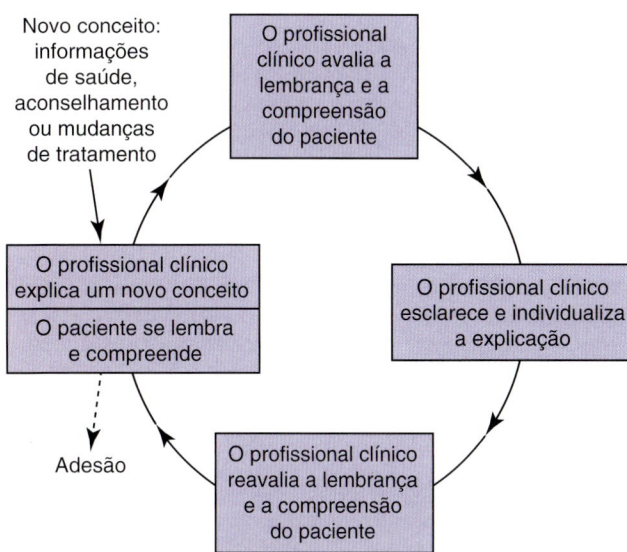

Figura 9.4 Uso da técnica de ensino de *feedback* para fechar o ciclo. (De U.S. Health Resources and Services Administration.)

Boxe 9.6 Educação em saúde

Adesão à medicação e à nutrição

Hannah sabe que é importante que a sra. Millman entenda seus problemas de saúde e os tratamentos prescritos. Desse modo, Hannah planeja usar a técnica de ensino de retorno para garantir que a sra. Millman entenda como lidar com seu diabetes de um modo efetivo.

Objetivo

No fim da sessão de ensino, a sra. Millman será capaz de:
- Descrever como ela planeja fazer opções alimentares saudáveis no abrigo e no comércio do bairro.

Estratégias de ensino
- Criar um ambiente livre de vergonha, demonstrando uma atitude geral de solicitude
- Usar linguagem não médica e definir todos os termos médicos em linguagem simples
- Sentar-se, em vez de permanecer em pé, e falar devagar
- Usar figuras, modelos e folhetos escritos para ajudar a sra. Millman a lembrar-se melhor das informações relevantes
- Pedir que a sra. Millman prepare um plano de refeições.

Avaliação

Usar os princípios de ensino de *feedback* para avaliar o aprendizado do paciente/cuidador da família:
- Diga duas estratégias que você vai usar para fazer escolhas alimentares saudáveis quando fizer compras no mercado do bairro
- Discutimos muitas informações hoje sobre as mudanças que você planeja fazer em sua dieta. Em suas próprias palavras, relembre o que conversamos. Conte como você vai fazer para seguir sua dieta.

de ensino de *feedback* para confirmar seu aprendizado. O ensino de *feedback* também é usado para identificar explicações e estratégias de comunicação que os pacientes costumam entender (AHRQ, 2020b).

Quando usar a técnica ensino de *feedback*, não pergunte a um paciente "Você entendeu?" ou "tem alguma dúvida?". Em vez disso, faça perguntas abertas e confirme a compreensão do paciente. Alguns exemplos:

- "Falei sobre muitas informações que precisam ser lembradas (p. ex., sobre sua insulina). Por favor, explique-as para mim (p. ex., como ela afeta o açúcar no sangue) para eu ter certeza de que passei as informações que você deseja e precisa para se cuidar bem"
- "O que você vai dizer a seu cônjuge (companheiro/filho) sobre as mudanças que fizemos em sua medicação hoje?"
- "Discutimos muitas informações hoje sobre como podemos mudar sua dieta e quero ter certeza de que expliquei tudo com clareza. Em suas próprias palavras, reveja o que nós conversamos. Como você vai seguir essa dieta em casa?"

A técnica de ensino de *feedback* não tem a intenção de testar o paciente, e sim confirmar a clareza de sua comunicação (AHRQ, 2020b). Muitos pacientes se sentem envergonhados por sua incapacidade de organizar as informações de saúde ou orientações. Ao considerar o ensino de *feedback* como um teste de suas habilidades de comunicação, você assume a responsabilidade pelo sucesso ou pelo fracasso da interação e cria um ambiente livre de vergonha para os pacientes. A seguir, algumas sugestões úteis que devem ser consideradas ao tentar o método de ensino de *feedback* (AHRQ, 2020b).

- Planeje sua abordagem. Pense como você vai pedir que o paciente repita a explicação sem deixá-lo envergonhado. Lembre-se de que algumas situações são inapropriadas para o método de ensino de retorno
- Use folhetos, figuras e modelos para reforçar o ensino
- "Divida e verifique." Não espere o fim da consulta para iniciar o ensino de *feedback*. Divida as informações em pequenos segmentos e faça o paciente ou cuidador da família ensiná-los de volta. Repita o processo várias vezes durante uma consulta
- Esclareça e verifique outra vez. Se o ensino de *feedback* revelar um mal-entendido, explique novamente usando uma abordagem diferente. Peça aos pacientes que expliquem mais uma vez até que consigam descrever as informações de forma correta em suas próprias palavras. Se eles repetirem as palavras que você usou, podem não ter entendido
- Comece devagar e use o método de ensino de *feedback* com regularidade. Pratique. Vai demorar algum tempo, mas, assim que fizer parte de sua rotina, o ensino de *feedback* pode ser aplicado sem constrangimento
- Use o método demonstrativo (mostre para mim). Após a prescrição de novos medicamentos ou mudanças da dose, as pesquisas mostram que, mesmo quando os pacientes dizem corretamente quando e a quantidade de medicamento que devem usar, a maioria comete erros quando se pede que demonstrem a dose
- Esclareça. Se um paciente não conseguir lembrar ou repetir suas instruções com exatidão, esclareça as informações e peça ao paciente que ensine outra vez (Boxe 9.6).

Embora leve algum tempo para se acostumar ao método ensino de *feedback*, os estudos mostram que sua realização não é mais demorada assim que ele for incorporado à sua rotina (AHRQ, 2020b). O Boxe 9.6 apresenta um exemplo de como Hannah utilizou algumas dessas estratégias para ensinar à sra. Millman como administrar sua dieta.

Trabalho com intérpretes

As normas nacionais CLAS (OMH, n.d.) garantem que tradutores (textos escritos) e intérpretes (comunicação verbal) qualificados sejam fornecidos a pacientes com proficiência limitada em inglês (nos EUA).

As normas CLAS exigem que os pacientes sejam notificados verbalmente e por escrito sobre seu direito a receber assistência linguística. Se uma unidade de saúde não tiver acesso rápido a um intérprete, uma opção mais viável consiste em usar um serviço telefônico que ofereça um intérprete treinado de plantão, conectado por telefone (Betancourt et al., 2020). Garanta que os intérpretes sejam competentes em termos médicos e compreendam as questões de confidencialidade e imparcialidade. Não use os familiares do paciente como intérpretes para você ou outros profissionais da saúde. Os membros da família podem incluir suas próprias percepções ou opiniões na tradução, o que pode reduzir muito a exatidão das informações traduzidas (Betancourt et al., 2020). Ao iniciar a entrevista com um paciente na presença de um intérprete, você deve falar na primeira pessoa (afirmações usando o pronome "eu"), e não na terceira pessoa (p. ex., "diga a ela", "ele disse"), e fale diretamente com o paciente, já que o intérprete funciona como um participante imperceptível na conversa. Faça o intérprete sentar-se perto ou um pouco atrás do paciente. Olhe para o paciente, em vez de olhar para o intérprete, e use sentenças curtas; em seguida, espere que o intérprete as transmita (Betancourt et al., 2020). Evite o uso de jargão, acrônimos e piadas; as tentativas de humor geralmente se perdem na interpretação. Peça *feedback* e esclarecimentos do paciente em intervalos regulares. Observe os comportamentos verbais e não verbais do paciente. No fim da conversa, agradeça ao paciente e ao intérprete.

Encontro cultural

Sempre que você interagir diretamente com pacientes de diversas origens culturais, essa interação será um encontro cultural e terá dois objetivos (Campinha-Bacote, 2007; Betancourt et al., 2020). Um objetivo é comunicar-se de um modo que produza uma grande variedade de respostas e enviar e receber uma comunicação verbal e não verbal correta e adequada em cada contexto cultural diferente. O outro objetivo é manter uma interação contínua com pacientes de formações culturais diversas para validar, refinar ou modificar valores, crenças e práticas existentes em relação a um grupo cultural.

Desejo cultural

O envolvimento com pessoas que percebemos como "diferentes" de nós pode ser ameaçador e difícil. Em geral, requer mais esforço e paciência que o envolvimento com pacientes que tenham mais semelhanças conosco. O desejo cultural refere-se à presença de uma motivação para envolvimento com os pacientes para que você possa entendê-los por um ponto de vista cultural. Este é o construto central e fundamental da competência cultural, pois é o desejo do enfermeiro que desencadeia todo o processo de competência cultural (Transcultural C.A.R.E. Associates, 2020). O desejo cultural envolve o conceito de cuidado (ver Capítulo 7). O estabelecimento de uma relação de cuidado com um paciente requer que você entre na visão de mundo do paciente. O desejo cultural inclui uma paixão genuína por manter uma abertura e flexibilidade em relação a outras pessoas, aceitar as diferenças e ampliar as semelhanças e a disposição de aprender com outras pessoas na condição de informantes culturais (Transcultural C.A.R.E. Associates, 2020).

Você atenderá pacientes que podem exibir comportamentos que estejam em conflito direto com seus próprios valores (p. ex., aborto, abuso de substâncias, abuso conjugal). Por exemplo, você recebe uma solicitação para cuidar de um jovem do sexo masculino pertencente a uma gangue cujas crenças sobre violência e respeito à vida estão em conflito direto com as suas. Mesmo assim, você atende esse paciente sem fazer julgamentos e com respeito. A disposição para praticar o desejo cultural exige o respeito e a aceitação de todos os seres humanos.

O modelo LEARN (Campinha-Bacote, 2003; Ladha et al., 2018) pode ajudar nesse processo. O mnemônico *LEARN* representa o processo de escuta (*listening*), explicação (*explanation*), reconhecimento (*acknowledging*), recomendação (*recommending*) e negociação (*negotiating*):

- *Ouça* a percepção do problema pelo paciente. Não faça julgamentos e use comentários encorajadores como "conte mais" ou "entendo o que você está dizendo"
- *Explique* sua percepção do problema
- *Reconheça* não apenas as diferenças entre as duas percepções do problema, mas também as semelhanças. Reconheça as diferenças, mas use as semelhanças como base
- As *recomendações* devem envolver o paciente
- *Negocie* um plano de tratamento, levando em conta que é benéfico incorporar aspectos selecionados da cultura do paciente ao plano.

A aplicação do auxílio mnemônico LEARN ajuda a refletir em cada encontro com um paciente. Você reconhece que cada paciente é único, mas você tem a responsabilidade de entender o verdadeiro significado de "único" para que possa envolver os pacientes em uma abordagem de cuidados centrados no paciente.

Pontos-chave

- A consciência cultural envolve um autoexame da dinâmica de vieses pessoais, estereótipos, valores e crenças relacionados a pessoas diferentes da própria tradição, enquanto o encontro cultural implica interação direta com pacientes de uma população diferente da sua
- O desejo cultural é o construto central e fundamental da competência cultural. Seu desejo de envolvimento com pacientes que apresentem diferenças culturais desencadeará todo o processo de competência cultural
- Habilidade cultural é a capacidade de conduzir uma avaliação de um paciente para coletar dados culturais relevantes sobre o problema apresentado por ele, bem como conduzir corretamente uma avaliação física baseada na cultura do paciente
- A cultura e as experiências de vida de uma pessoa moldam a visão de mundo da pessoa em relação à saúde, à enfermidade e a cuidados de saúde
- A cultura está em constante transformação em resposta às influências sociais, como práticas de estilo de vida, relacionamentos sociais e preconceitos
- Saúde inadequada, fatores de risco para doenças, resultados de saúde desfavoráveis e acesso limitado aos cuidados de saúde são tipos de desigualdades em saúde evitáveis e que muitas vezes estão inter-relacionadas e são influenciadas pelas condições e pelo contexto social da vida das pessoas
- As desigualdades no acesso a cuidados de saúde de qualidade, cuidados de saúde preventivos e educação em saúde contribuem para a saúde insatisfatória da população
- Os determinantes sociais da saúde são definidos pelas condições nas quais as pessoas nascem, crescem, vivem, trabalham e envelhecem. Determinantes sociais incluem estabilidade econômica, acesso e qualidade da educação, acesso e qualidade do cuidado de saúde, ambiente regional, condição de moradia, contexto social e comunitário
- Os sistemas e os profissionais da saúde contribuem para o problema das desigualdades em saúde como resultado de recursos inadequados, pouca comunicação entre o paciente e o profissional, ausência de cuidados culturalmente competentes, fragmentação do sistema e acesso inadequado a serviços linguísticos
- O conhecimento cultural e a condução de um autoexame permitem que profissionais da saúde entendam os fatores culturais que moldam as experiências de vida dos pacientes, assim como os problemas destes com relação aos cuidados de saúde, seus comportamentos e o modo como eles podem perceber esses problemas, enquanto é construída uma relação positiva enfermeiro-paciente
- O respeito cultural é crucial para reduzir as desigualdades em saúde e melhorar o acesso a cuidados de alta qualidade que demonstrem respeito e sensibilidade às necessidades de um paciente de um grupo diverso
- Evite a formação de vieses ou estereótipos inadequados ao avaliar as necessidades do paciente. Aborde cada pessoa individualmente e faça perguntas para entender melhor o ponto de vista e as necessidades do paciente
- A competência cultural e uma habilidade cultural contínuas são necessárias para que um enfermeiro realize uma avaliação cultural e proporcione cuidados de enfermagem culturalmente apropriados para cada paciente, independentemente de suas origens culturais
- O conhecimento sobre o paciente orienta a avaliação física e o profissional da saúde deve aprender a prever os achados físicos com base nas práticas de saúde culturais do paciente e nas características físicas de um grupo étnico ou racial
- O método de ensino de retorno envolve um processo contínuo de fazer perguntas abertas aos pacientes para obter uma retroalimentação (*feedback*) por meio de explicações ou demonstrações até que o profissional da saúde esteja confiante na capacidade de um paciente compreender e aplicar o novo conteúdo educacional com segurança
- Competência linguística é a capacidade de manter uma comunicação eficiente e transmitir informações de um modo que seja entendido com facilidade por diversas audiências
- A comunicação eficiente é uma habilidade essencial para cuidados culturalmente competentes e ajuda a envolver um paciente e sua família em um diálogo respeitoso centrado no paciente. Tradutores (texto escrito) e intérpretes (comunicação verbal) qualificados e/ou o uso de agentes culturais (mediadores) são opções empregadas para auxiliar nas necessidades linguísticas relacionadas a uma comunicação eficiente.

Para refletir

- Pense em um paciente que você tenha atendido há pouco tempo na unidade de saúde. Como o conhecimento da cultura de seu paciente afetou seus cuidados de enfermagem?
- Discorra sobre alguns determinantes sociais da saúde que você tenha identificado enquanto conduzia a avaliação do paciente. Como eles afetaram a saúde do paciente?
- Analise sua abordagem pessoal à educação em saúde ao trabalhar com um paciente que tenha uma origem cultural diferente da sua. Lembre-se de que o método de ensino de *feedback* é uma ferramenta valiosa para uso por todos os profissionais da saúde com cada paciente. Na condição de profissional da saúde, você realizou as seguintes ações:
  - Usar um tom de voz e uma atitude atenciosos
  - Manifestar uma linguagem corporal confortável, fazer contato visual e sentar-se no nível do paciente
  - Formular perguntas abertas
  - Assumir a responsabilidade de garantir que as instruções fossem claras e tivessem sido compreendidas
  - Usar materiais impressos de fácil leitura para respaldar o aprendizado
  - Observar a resposta do paciente ao método de ensino de retorno.

Questões de revisão

1. O enfermeiro está atendendo todos esses pacientes na clínica de saúde da comunidade. Ele identifica qual(is) paciente(s) entre os que sofrem uma desigualdade em saúde? (Selecione todas as aplicáveis.)
   a. Um paciente que tenha uma preferência sexual homossexual.
   b. Um paciente que não consegue ter acesso a serviços de atenção primária.
   c. Um paciente que vive com esquizofrenia crônica.
   d. Uma família que depende do transporte público.
   e. Um paciente com um histórico de hipertensão.

2. Uma mulher de 35 anos tem uma cobertura de Medicaid para si mesma e para seus dois filhos jovens. Ela perdeu uma consulta na clínica local para realização de uma mamografia anual porque não tinha transporte. Ela realiza triagens anuais porque sua mãe teve câncer de mama. Quais das seguintes opções representam os determinantes sociais da saúde dessa mulher? (Selecione todas as aplicáveis.)
   a. Seguro Medicaid.
   b. Triagem anual.
   c. Histórico materno de câncer de mama.
   d. Falta de transporte.
   e. Idade da mulher.

3. Durante a avaliação de enfermagem, um paciente exibe vários comportamentos. Que comportamento sugere que o paciente possa ter um problema com o letramento em saúde?
   a. O paciente tem dificuldade para preencher um formulário de registro no consultório médico.
   b. O paciente solicita informações por escrito sobre um tópico de saúde.
   c. O paciente fala espanhol como idioma principal.
   d. O paciente declara não ter familiaridade com um medicamento recentemente prescrito.

4. Um enfermeiro deseja se comunicar com uma mulher jovem que é sérvia e tem experiência limitada com a permanência em um hospital. O profissional em enfermagem tem 10 anos de experiência no atendimento de mulheres sérvias. A paciente foi internada em decorrência de uma complicação grave da gravidez. Aplique o modelo LEARN e faça a correspondência entre os comportamentos do enfermeiro e cada etapa do modelo.
   ___ 1. L   a. O enfermeiro observa que aprendeu que os pais podem visitar as mães a qualquer momento tanto na Sérvia quanto nos EUA.
   ___ 2. E   b. O enfermeiro compartilha sua percepção das experiências da mulher como paciente.
   ___ 3. A   c. O enfermeiro pergunta à paciente como ela poderá manter o repouso no leito quando voltar para casa.
   ___ 4. R   d. O enfermeiro é atencioso com a paciente e ouve sua história sobre os hospitais na Sérvia.
   ___ 5. N   e. O enfermeiro envolve a paciente em uma discussão sobre as opções de tratamento para sua condição.

5. Os serviços de saúde devem fornecer quais das seguintes opções, com base nas leis federais de direitos civis? (Selecione todas as aplicáveis.)
   a. Fornecer serviços de assistência linguística sem custos em todos os pontos de contato.
   b. Fornecer recursos e serviços auxiliares, como intérpretes, escreventes e serviços de transcrição computadorizados.
   c. Usar os familiares dos pacientes como intérpretes em tópicos difíceis.
   d. Garantir que os intérpretes tenham competência em termos médicos.
   e. Fornecer assistência linguística a todos os pacientes que tenham limitações para falar o idioma do país onde vivem (inglês, por exemplo) ou sejam surdos.

6. Um enfermeiro que trabalha em uma grande clínica de saúde ocupacional sabe que muitos dos funcionários em sua empresa são marginalizados e correm o risco de resultados de saúde desfavoráveis. Quais dos seguintes indivíduos têm maior probabilidade de serem marginalizados?
   a. As esposas dos funcionários.
   b. Os supervisores de departamento da empresa.
   c. Funcionários com educação até o ensino médio.
   d. Funcionários empregados há menos de 1 ano na empresa.

7. Uma mãe está preocupada com sintomas gripais do filho. Na avaliação de saúde, você descobre que a mãe utiliza alimentos "quentes" e "frios" para tratar doenças. É esperado que a mãe utilize qual dos seguintes alimentos para tratar a criança?
   a. Frango.
   b. Iogurte.
   c. Frutas frescas.
   d. Ovos.

8. Qual explicação fornecida por um enfermeiro representa o significado mais correto de "proporcionar um cuidado culturalmente congruente"?
   a. Ele se adapta aos padrões de vida valorizados e ao conjunto de significados do paciente.
   b. Ele consiste em um conjunto de valores igual ao do membro da equipe de cuidados de saúde que fornece os cuidados diários.
   c. Ele sustenta que o próprio modo de vida de uma pessoa é superior ao de outras.
   d. Ele redireciona o paciente para um conjunto de valores mais socialmente esperado.

9. Quais afirmações de um estudante de enfermagem sobre a técnica de ensino de *feedback* mostram compreensão sobre a técnica? (Selecione todas as aplicáveis.)
   a. "Depois de ensinar um paciente a usar um inalador, preciso usar a técnica de ensino de *feedback* para testar a habilidade do meu paciente em utilizar o inalador da maneira correta."
   b. "A técnica de ensino de *feedback* consiste em um processo contínuo de pedir a retroalimentação (retorno) dos pacientes."
   c. "O uso da técnica de ensino de *feedback* vai me ajudar a identificar as explicações e estratégias de comunicação que meus pacientes entendem com maior frequência."
   d. "O uso de figuras, desenhos e modelos pode aumentar a eficácia da técnica de ensino de *feedback*."
   e. "Quando estou ensinando algo a meu paciente, utilizo linguagem simples para deixar o material mais fácil de ser entendido por ele."

10. Faça a correspondência entre os conceitos culturais à esquerda e as definições corretas à direita.
    ___ 1. Visão de mundo ética   a. Fator que molda a maneira como as pessoas percebem as outras e como se relacionam com a realidade.
    ___ 2. Visão de mundo   b. A perspectiva interna em um encontro intercultural.
    ___ 3. Desejo cultural   c. Um modelo de política que descreve os fatores e as estruturas de poder que moldam e influenciam a vida.
    ___ 4. Interseccionalidade   d. Uma perspectiva externa em um encontro intercultural.
    ___ 5. Visão de mundo êmica   e. A motivação de um profissional de saúde com "desejo" de se envolver na competência cultural.

Respostas: **1.** a, b, c; **2.** a, d, e; **3.** a; **4.** 1d, 2b, 3a, 4e, 5c; **5.** a, b, d, e; **6.** c; **7.** d; **8.** a; **9.** a, b, c, d, e; **10.** 1d, 2a, 3e, 4c, 5b.

Referências bibliográficas

Agency for Healthcare Research and Quality (AHRQ): *What is cultural and linguistic competence*, http://www.ahrq.gov/professionals/systems/primary-care/cultural-competence-mco/cultcompdef.html, 2019. Accessed June 1, 2020.

Agency for Healthcare Research and Quality (AHRQ): *2018 National healthcare quality and disparities report*, https://www.ahrq.gov/research/findings/nhqrdr/nhqdr18/index.html, 2020a. Accessed July 1, 2020.

Agency for Healthcare Research and Quality (AHRQ): *Health Literacy Universal Precautions Toolkit 2nd edition*, September 2020b. Agency for Healthcare Research and Quality, Rockville, MD. https://www.ahrq.gov/health-literacy/quality-resources/tools/literacy-toolkit/healthlittoolkit2-tool5.html. Accessed April 15, 2021.

Ball JW et al.: *Seidel's guide to physical examination*, ed 9, St Louis, 2019, Elsevier.

Campinha-Bacote J: *The process of cultural competence in the delivery of healthcare services: the journey continues*, ed 5, Cincinnati, OH, 2007, Transcultural C.A.R.E. Associates.

Centers for Disease Control and Prevention (CDC): *Health literacy: Evidence Reviews and Research Summaries*, https://www.cdc.gov/healthliteracy/researchevaluate/evidence-research.html, 2021. Accessed April 13, 2021.

Centers for Disease Control and Prevention (CDC): *Reaching for health equity*, https://www.cdc.gov/healthequity/features/reach-health-equity/index.html, 2019. Accessed July 1, 2020.

Centers for Medicare & Medicaid (CMS): *Core measures*, https://www.cms.gov/Medicare/Quality-Initiatives-Patient-Assessment-Instruments/QualityMeasures/Core-Measures.html, 2020. Accessed July 2, 2020.

Giddens JF: *Concepts for nursing practice*, ed 3, St Louis, 2021, Elsevier..

Giger JN, Haddad LG: *Transcultural nursing: assessment and intervention*, ed 8, St Louis, 2021, Elsevier.

Institute for Health Improvement (IHI): *Across the Chasm: Six Aims for Changing the Health Care System*, http://www.ihi.org/resources/Pages/ImprovementStories/AcrosstheChasmSixAimsforChangingtheHealthCare-System.aspx, 2020a.

Institute for Health Improvement (IHI): *Across the Chasm Aim 6: Health Care Must Be Equitable*, http://www.ihi.org/resources/Pages/ImprovementStories/HealthCareMustBeEquitable.aspx, 2020b.

Institute of Medicine (IOM): *Crossing the quality chasm: a new health system for the 21st century*, Washington DC, 2001, National Academy of Sciences, National Academies Press.

Narayan M: Addressing Implicit Bias in Nursing: A Review, *AJN* 119(7): 37, 2019.

National Institutes of Health (NIH): (n.d.): Clear communication. https://www.nih.gov/institutes-nih/nih-office-director/office-communications-public-liaison/clear-communication, Accessed July 2, 2020.

National Quality Forum (NQF): *Disparities*, http://www.qualityforum.org/Topics/Disparities.aspx, 2021. Accessed April 13, 2021.

Office of Disease Prevention and Health Promotion (ODPHP): *Healthy People 2030 questions and answers*. 2021, U.S. Department of Health and Human Services. https://health.gov/our-work/healthy-people/healthy-people-2030/questions-answers#q9. Accessed April 17, 2021.

Office of Disease Prevention and Health Promotion (ODPHP): Social determinants of health. *Healthy People 2030*. n.d., U.S. Department of Health and Human Services. https://health.gov/healthypeople/objectives-and-data/social-determinants-health. Accessed April 2021.

Office of Minority Health (OMH), U.S. Department of Health and Human Services (USDHHH): (n.d.): National standards for culturally and linguistically appropriate services (CLAS) in health and health care. https://www.thinkculturalhealth.hhs.gov/assets/pdfs/EnhancedNationalCLASStandards.pdf. Accessed July 2, 2020.

Office of Disease Prevention and Health Promotion (ODPHP): Disparities. https://www.healthypeople.gov/2020/about/foundation-health-measures/Disparities, 2020. Accessed July 1, 2020.

PlainLanguage.gov: *Federal plain language guidelines*, https://www.plainlanguage.gov/media/FederalPLGuidelines.pdf, 2011. Accessed July 2, 2020.

Spector R: *Cultural diversity in health and illness*, ed 9, Stamford, CT, 2017, Appleton Lange.

Substance Abuse and Mental Health Services Administration (SAMHSA): *Cultural competence*, https://www.samhsa.gov/section-223/cultural-competency, 2020. Accessed July 2, 2020.

The Joint Commission (TJC): *Measures*, http://www.jointcommission.org/core_measure_sets.aspx, 2020. Accessed July 2, 2020.

The MSW@USC: Diversity toolkit: a guide to discussing identity, power, and privilege, University of Southern California, 2020. https://msw.usc.edu/mswusc-blog/diversity-workshop-guide-to-discussing-identity-power-and-privilege/. Accessed April 14, 2021.

Transcultural C.A.R.E. Associates: The process of cultural competemility in delivery of healthcare services, http://transculturalcare.net/the-process-of-cultural-competence-in-the-delivery-of-healthcare-services/, 2020. Accessed July 1, 2020.

United Health Foundation: *America's health rankings: 2019 annual report*, 2019. https://www.americashealthrankings.org/learn/reports/2019-annual-report. Accessed April 13, 2021.

U.S. Census Bureau: *Demographic turning points for the United States population projection for 2020-2060*, https://www.census.gov/content/dam/Census/library/publications/2015/demo/p25-1143.pdf, 2020. Accessed July 1, 2020.

U.S. Department of Health and Human Services (USDHHS), Office of Minority Health (OMH): (n.d.).: Think cultural health: national standards for culturally and linguistically appropriate services (CLAS) in health and health care. https://www.thinkculturalhealth.hhs.gov/assets/pdfs/EnhancedNationalCLASStandards.pdf Accessed January 2019.

World Health Organization: *Social determinants of health*, http://www.who.int/social_determinants/sdh_definition/en/, 2020. Accessed July 1, 2020.

Younas A: Self-awareness: A tool for providing culturally competent care, *Nursing* 50(2):61, 2020.

Referências de pesquisa

Arozullah AM et al.: Development and validation of a short-form, rapid estimate of adult literacy in medicine, *Med Care* 45:1026, 2007.

Allana S et al.: Intersectionality in Heart failure self-care ignorance is not an option. *Journal of Cardiovascular Nursing* 35(3): 231, 2020.

Betancourt J et al.: Cross-cultural care and communication, *UpToDate*, 2020, https://www.uptodate.com/contents/cross-cultural-care-and-communication. Accessed July 1, 2020.

Campinha-Bacote J: The process of cultural competence in the delivery of health care services: a model of care, *J Transcult Nurs* 13:181, 2002.

Campinha-Bacote J: Many faces: addressing diversity in health care, *Online J Issues Nurs* 8(1), 2003. http://ojin.nursingworld.org/MainMenuCategories/ANAMarketplace/ANAPeriodicals/OJIN/TableofContents/Volume82003/No1Jan2003/AddressingDiversityinHealthCare.html. Accessed August 9, 2020.

Conway-Klaassen J, Maness L: Critical conversations: cultural awareness, sensitivity, and competency, *Clin Lab Sci* 38(1):34, 2017.

Degrie L et al.: How do ethnic minority patients experience the intercultural care encounter in hospitals? A systematic review of qualitative research, *BMC Medical Ethics* 18(2):1, 2017.

Frazer AL et al.: Acculturation dissonance, acculturation strategy, depressive symptoms, and delinquency in Latina/o adolescents, *Child Youth Care Forum* 46:19, 2017.

Hardy P, Sumner T: *Cultivating compassion: how digital storytelling is transforming health care*, ed 2, Cham, Switzerland, 2018, Palgrave MacMillan/Springer.

Hauer J: Pediatric palliative care, *UpToDate*, 2020, https://www.uptodate.com/contents/pediatric-palliative-care. Accessed July 2, 2020.

Ladha T et al.: Cross-cultural communication: Tools for working with families and children. *Paediatr Child Health* 23(1): 66, 2018.

Lee SD et al.: Short assessment of health literacy – Spanish and English: a comparable test of health literacy for Spanish and English speakers, *Health Serv Res* 45(4):1105, 2010.

Shiri FH et al.: Explaining the meaning of cancer stigma from the point of view of Iranian stakeholders: a qualitative study, *Int J Cancer Manag* 11(7):e1, 2018.

Woo B et al.: The role of racial/ethnic identity in the association between racial discrimination and psychiatric disorders: A buffer or exacerbator? *Population Health* 7:100378, 2019.

Yan A et al., Engaging young African American women breast cancer survivors: A novel storytelling approach to identify patient-centred research priorities, *Health Expectations* 23(2):473, 2020.

10

Dinâmica Familiar

Objetivos

- Discutir como o termo *família* reflete a diversidade familiar
- Examinar as tendências atuais que afetam as famílias norte-americanas
- Discutir o papel das famílias e de seus membros como cuidadores
- Discutir os fatores que afetam as conformações familiares e seu impacto sobre a saúde de uma família
- Explicar como a relação entre estrutura familiar e padrões de funcionamento afeta a saúde dos indivíduos em uma família e da família como um todo
- Comparar os cuidados de enfermagem que consideram a família como contexto, a família como paciente e a família como sistema e explicar como essas diferentes perspectivas influenciam a prática de enfermagem
- Discutir os fatores que promovem ou prejudicam a saúde da família
- Utilizar o seu julgamento clínico e o processo de enfermagem para atender às necessidades de saúde da família
- Discutir os aspectos essenciais de uma avaliação familiar
- Planejar cuidados centrados na família
- Planejar as intervenções individualizadas, centradas na família, para ajudar uma família a melhorar seu estado de saúde
- Avaliar a efetividade dos cuidados centrados na família.

Termos-chave

Conformações familiares
Dinâmica familiar
Diversidade familiar
Estabilidade familiar
Família
Família como contexto
Família como paciente
Família como sistema
Família cuidadora
Fortaleza familiar
Função familiar
Resiliência familiar

Família

As famílias são importantes. São compostas por grupos de pessoas que têm conexões emocionais entre si e funcionam como uma unidade. Contudo, o conceito, a estrutura e a função de uma unidade familiar mudam ao longo do tempo. As famílias enfrentam muitos desafios, incluindo os efeitos da saúde e da doença, gravidez e criação dos filhos, alterações da estrutura e dinâmica familiar e cuidados com os membros mais idosos na família. As características ou atributos familiares, como estabilidade, resiliência e diversidade ajudam na adaptação das famílias a esses desafios.

A **estabilidade familiar** é um sistema de sustentação e estrutura dentro da família que ultrapassa as paredes da residência. Por exemplo, casamentos podem terminar em divórcio ou morte, e pode ocorrer um novo casamento, ou os filhos podem sair de casa quando adultos, mas, no fim, a "família" passa por longos períodos e mudanças inevitáveis no estilo de vida.

A **resiliência familiar** é a capacidade de uma família de lidar com estressores esperados e inesperados. A capacidade de adaptação da família a mudanças de papéis e estrutura, marcos de desenvolvimento dos membros da família e crises demonstra a resiliência. Por exemplo, uma família é resiliente quando o responsável pelo sustento da casa perde o emprego e outro membro da família assume esse papel. Uma família sobrevive e prospera em razão dos desafios encontrados com estressores.

Diversidade familiar é o aspecto único de cada unidade familiar. Por exemplo, enquanto uma família vivencia o casamento e tem filhos mais tarde na vida, outra família pode incluir pais com filhos pequenos e avós morando na casa. Cada pessoa em uma unidade familiar tem necessidades específicas, pontos fortes e considerações importantes relativas ao desenvolvimento (ver Capítulo 11).

Ao cuidar dos pacientes e de suas famílias, você tem a responsabilidade de entender a **dinâmica familiar**, as interações dos membros da família que são afetados por sua constituição (configuração), estrutura, função e capacidades de resolução de problemas e enfrentamento. Use esse conhecimento para ampliar os pontos fortes e os recursos do paciente e da família (Duhamel, 2017; Umbersome e Thomeer, 2020). As rápidas mudanças no sistema de saúde promovem a alta precoce de pacientes de ambientes de cuidados agudos e a indicação para visita domiciliar. A vida em família em meio a uma doença é complexa; as funções familiares, a comunicação e os papéis são alterados (Gross, 2020; Kokonya e Fitzsimons, 2018).

O objetivo dos cuidados de enfermagem centrados na família é abordar as necessidades de saúde integrais da família como unidade e defender, promover, apoiar e proporcionar o bem-estar e a saúde do paciente e dos membros individuais da família (Coats et al., 2018; Orchard et al., 2017). Para planejar e implementar o cuidado de enfermagem centrado na família, você precisa utilizar pensamento crítico e julgamento clínico para garantir que seja prestado um cuidado individualizado e centrado na família para atender às necessidades dela.

Conceito de família

O termo *família* sugere uma imagem visual de adultos e crianças vivendo juntos de modo satisfatório e harmonioso (Figura 10.1). Para alguns, esse termo suscita uma imagem diferente, por exemplo, um progenitor solteiro e crianças vivendo com um dos avós. As famílias

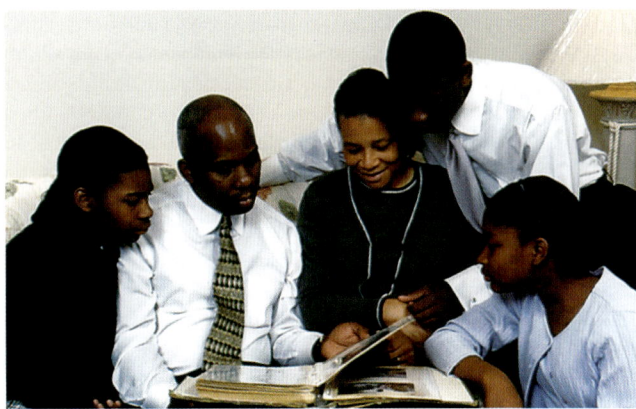

Figura 10.1 As comemorações e tradições familiares fortalecem o papel da família.

> **Boxe 10.1** Conformações familiares
>
> **Família nuclear**
> Uma família nuclear consiste em dois adultos (e algumas vezes um ou mais filhos).
>
> **Família ampliada**
> Uma família ampliada inclui os parentes (tias, tios, avós e primos) além da família nuclear.
>
> **Família monoparental**
> Uma família monoparental é formada quando um dos pais deixa a família nuclear em decorrência de morte, divórcio ou abandono, ou quando uma pessoa solteira decide ter ou adotar um filho.
>
> **Família mista**
> Uma família mista é formada quando os pais trazem filhos de casamentos anteriores ou outras relações parentais para uma nova situação de vida conjunta.
>
> **Família alternativa**
> As relações incluem moradias com múltiplos adultos, avós que cuidam dos netos, grupos comuns com crianças, indivíduos "sem família" (adultos que vivem sozinhos) e parceiros que moram juntos.

representam mais que um grupo de indivíduos, e uma família é mais do que a soma de seus membros individuais (Kaakinen et al., 2018). As famílias são tão diversas quanto os indivíduos que as compõem. Os pacientes têm valores profundamente enraizados sobre suas famílias, que merecem respeito (Gross, 2020).

As relações específicas entre pacientes, famílias e profissionais da saúde estão no centro dos cuidados do paciente e da família (Delbanco e Gerteis, 2020). Infelizmente, com muita frequência essas relações são definidas e moldadas pelas crenças dos profissionais da saúde, e não pelas necessidades dos pacientes e familiares cuidadores. O enfermeiro deve avaliar e compreender como os pacientes definem suas famílias e como percebem o estado geral das relações entre os membros. Pense em uma **família** como um conjunto de relacionamentos que o paciente identifica como família ou uma rede de indivíduos que influenciam as vidas uns dos outros, independentemente de haver vínculos biológicos ou legais verdadeiros.

Definição: o que é uma família?

A definição de *família* inicialmente parece ser uma tarefa simples. Entretanto, diferentes definições provocam debates acalorados entre cientistas sociais que estudam a dinâmica das famílias e legisladores que estipulam políticas públicas que afetam as famílias. A definição de família é importante e afeta quem é incluído nas apólices de seguro de saúde, quem tem acesso aos registros escolares das crianças, quem apresenta as declarações conjuntas de impostos e quem é elegível para benefícios de licença médica ou programas de assistência popular.

Uma família é o que o indivíduo acredita que ela seja. Inclui um grupo de pessoas em interação que estão ligadas por biologia ou compromissos duradouros e costumam socializar umas com as outras (Kaakinen et al., 2018). Para alguns pacientes, a família inclui apenas as pessoas relacionadas por casamento, nascimento ou adoção. Para outros, tios, tias, amigos íntimos e animais de estimação fazem parte da família. É importante entender que as famílias assumem muitas formas e têm diversas orientações culturais e étnicas. Não existem duas famílias iguais; cada uma tem seus próprios pontos fortes, pontos fracos, recursos e desafios. Você deve cuidar tanto da família quanto do paciente. Gerenciadores de enfermagem eficientes percebem com clareza que cuidar das famílias é crucial para a missão de suas instituições de saúde e para a saúde da nação (Orchard et al., 2017).

Conformações familiares e tendências atuais

Conformações familiares são padrões de pessoas consideradas incluídas em uma família pelos seus membros (Boxe 10.1). Embora todas as famílias tenham algumas coisas em comum, cada conformação familiar tem desafios e pontos fortes específicos. Mantenha a mente aberta sobre as pessoas que constituem uma família para estabelecer uma relação terapêutica com as famílias e garantir a compreensão de seus recursos e preocupações.

As famílias estão em constante mudança. Em algumas situações, as pessoas se casam mais tarde ou adiam o momento da maternidade ou paternidade. Algumas escolhem ter filhos, enquanto outras preferem não os ter. Cerca de 49% das pessoas com 15 anos ou mais são casadas (U.S. Census Bureau, 2019). Todavia, o número de pessoas que vivem sozinhas está aumentando muito: aproximadamente 28% dos domicílios abrigam apenas uma pessoa (U.S. Census Bureau, 2019). O cálculo das taxas de divórcio nos EUA é complicado e impreciso. Entretanto, a maioria dos estudiosos acredita que aproximadamente 50% dos casamentos terminem em divórcio (American Psychological Association [APA], 2020). O divórcio está se tornando menos comum em adultos mais jovens, mas dobrou em adultos de 50 anos ou mais desde a década de 1990 (Farris e Bourque, 2020). Os novos casamentos, em geral, produzem famílias mistas com um conjunto complexo de relações entre todos os membros.

Os papéis conjugais também estão muito mais complexos, pois cada vez mais as famílias contam com dois provedores assalariados. Cerca de 70% das mães com filhos abaixo de 18 anos estão na força de trabalho, e as mães são a principal ou única fonte de renda em aproximadamente 40% dos lares (Catalyst, 2020; U.S. Bureau of Labor Statistics, 2018). O equilíbrio entre o emprego e a vida familiar cria uma série de desafios em termos dos cuidados com os filhos e trabalho doméstico para os pais.

O número de famílias monoparentais parece estar se estabilizando. Aproximadamente 27% das crianças com menos de 18 anos vive com um dos pais. Embora as mães liderem a maioria das famílias monoparentais, o número de crianças que vivem com o pai ou com outros parentes está aumentando (U.S. Census Bureau, 2019).

Embora tenha havido uma queda de 7% nos nascimentos nos EUA em mulheres com menos de 20 anos, a gravidez em adolescentes ainda continua sendo uma preocupação (Martin et al., 2019). A maioria das mães adolescentes continua a morar com a família. Uma gravidez na adolescência tem consequências a longo prazo para a mãe. Mães adolescentes podem passar por problemas relacionados com o nascimento, bem-estar psicológico, falta de conhecimento de como cuidar de um bebê, falta de apoio social, educação pessoal e dificuldades econômicas (Erfina et al., 2019). A tarefa esmagadora de ter um filho na adolescência muitas vezes produz um grande estresse nas relações e nos recursos familiares. Também surgem estressores para os pais adolescentes quando suas parceiras engravidam (Chacko, 2020). Os pais adolescentes, em geral, dispõem de sistemas de suporte mais inadequados e menos recursos para ensiná-los como exercer a função de pai. A paternidade na adolescência está associada a condição socioeconômica mais baixa, menor nível de conquistas educacionais e menos oportunidades de emprego (Chacko, 2020). Filhos de pais adolescentes são mais propensos a ter transtornos de saúde e cognição, desempenho acadêmico insatisfatório, e de serem vítimas de abuso ou negligência. Além disso, há maior probabilidade de que as filhas meninas tenham gestações na adolescência e os meninos têm maior propensão a serem presos (Chacko, 2020). Com frequência, pais e mães adolescentes lutam com as tarefas normais de desenvolvimento e identidade, mas devem aceitar um papel de pai ou mãe para o qual não estão preparados física, emocional, social e/ou financeiramente.

Em 2015 a Suprema Corte dos EUA publicou uma deliberação inovadora que determinou os casamentos do mesmo sexo constitucionais. Desde essa deliberação, o número de casamentos do mesmo sexo continua a aumentar, e a maioria dos casais do mesmo sexo que vivem juntos (61%) está casada (Masci et al., 2019). Indivíduos em relações homossexuais tornaram-se mais enfáticos em relação a seus direitos legais. O apoio público ao casamento do mesmo sexo cresceu rapidamente nos últimos 10 anos (61%) (Masci et al., 2019).

O grupo etário de crescimento mais rápido na América é o de indivíduos de 65 anos ou mais (Mather et al., 2019). Em 2016, 49,2 milhões de norte-americanos tinham 65 anos ou mais. Esse número aumentou em 33% desde 2006 e espera-se que praticamente dobre para 98 milhões de pessoas em 2060 (Administration for Community Living [ACL] and Administration on Aging [AoA], 2018). Esse fenômeno, muitas vezes referido como "grisalhamento dos EUA", continua a afetar o ciclo de vida familiar, em especial a "geração sanduíche" – composta dos filhos dos idosos. Esses indivíduos, que geralmente estão na meia-idade, devem atender às próprias necessidades além daquelas de seus filhos e seus familiares idosos. Esse equilíbrio de necessidades muitas vezes ocorre à custa do próprio bem-estar e de recursos.

Um maior número de avós está criando os netos (U.S. Census Bureau, 2019). Essa nova responsabilidade parental é o resultado de vários fatores sociais, como serviço militar, desemprego, gravidez na adolescência, abuso de substâncias e divórcio, que resultam em uma situação monoparental.

Algumas tendências positivas surgiram entre a população idosa, incluindo aumento dos níveis de educação, maior expectativa de vida, menor hiato de gênero na expectativa de vida e queda nos níveis de pobreza (Mather et al., 2019).

Fatores que influenciam as conformações familiares

As famílias enfrentam muitas dificuldades hoje, incluindo as mudanças de estruturas e papéis relacionados à variação das condições econômicas da sociedade. Algumas famílias vivenciam os desafios relacionados a doenças crônicas e envelhecimento de seus membros. A função de família cuidadora, pobreza, falta de moradia e a violência doméstica criam dificuldades para as famílias.

Família cuidadora. O aumento do número de pessoas que vivem com doenças crônicas ou incapacidades e da população de idosos criou uma maior necessidade de **família cuidadora** (Family Caregiver Alliance [FCA], 2019). Os familiares cuidadores constituem uma parte crucial da equipe de saúde porque fornecem a maior parte dos cuidados físicos e emocionais a pacientes que desejam permanecer em suas casas (FCA, 2019). Em 2015, aproximadamente 43,5 milhões de familiares cuidadores forneceram cuidados não remunerados a um adulto ou uma criança. Cerca de 34,2 milhões deles cuidavam de um parente com idade igual ou superior a 50 anos (FCA, 2019). Mais de um a cada seis norte-americanos que trabalham em tempo integral ou parcial atuam como familiares cuidadores (FCA, 2016). A maioria dos familiares cuidadores que têm empregos reorganiza seu horário de trabalho, diminui as horas trabalhadas ou solicita uma licença não remunerada para atender às necessidades de cuidados do parente (FCA, 2016). Cônjuges na faixa de 60 ou 70 anos representam os principais cuidadores um do outro. Os cuidadores idosos têm necessidades especiais (Boxe 10.2).

O cuidado de um parente frágil ou com enfermidade crônica é um processo contínuo no qual as famílias devem continuar a redefinir seus relacionamentos e papéis (DePasquale et al., 2018). O cuidado prestado pelo familiar cuidador ocorre dentro do contexto da família e exige mais que uma simples série de tarefas. Ele engloba múltiplos processos cognitivos, comportamentais e interpessoais. As atividades de cuidados incluem encontrar recursos, proporcionar cuidado pessoal (banho, alimentação ou higiene geral), monitorar complicações ou efeitos colaterais de uma doença ou tratamento e realizar atividades instrumentais da vida diária (compras ou arrumação da casa). Os familiares cuidadores também fornecem suporte emocional contínuo a seus entes queridos, tomando decisões sobre as opções de cuidados, atuando como defensores do paciente, monitorando as finanças e mantendo a integridade da unidade familiar. Tanto no caso de um marido que cuida da esposa quanto de um filho que cuida de um dos pais, o cuidado é um processo interativo. A dinâmica interpessoal dos membros da família influencia a qualidade final do cuidado oferecido.

Cuidar de um familiar pode ser positivo e recompensador, mas também pode gerar sobrecarga e desgaste para o cuidador. As exigências físicas e emocionais são elevadas. A doença de um paciente provoca alterações da estrutura e dos papéis familiares. Muitas vezes os familiares cuidadores não se sentem preparados para assumir as demandas dos cuidados de seus entes queridos. Os cuidadores vivenciam experiências e sentimentos mistos. Familiares cuidadores geralmente perdem um pouco de sua liberdade social, econômica e física, o que pode afetar tanto sua saúde mental quanto emocional (Mathias, 2019).

Boxe 10.2 Foco em idosos

Preocupações do familiar cuidador

- Muitas vezes as famílias precisam de ajuda para determinar os papéis do familiar cuidador para seus vários membros (p. ex., fornecer suporte financeiro adicional, designar alguém para obter mantimentos e medicamentos, fornecer cuidados físicos diretos)
- Cuidadores relatam perda de renda e da economia familiar quando um membro deixa de trabalhar para cuidar de um familiar (Meyer, 2020)
- A saúde mental do cuidador está frequentemente em risco, e os cuidadores relatam um aumento dos sintomas de depressão, isolamento e relacionados ao estresse (Meyer, 2020)
- A saúde pessoal dos cuidadores está em risco, já que há um aumento de omissão de exames de rotina e do tratamento de enfermidades crônicas (Meyer, 2020)
- Idosos fazem uso da força espiritual para tomar decisões de fim de vida e enfrentar as mudanças de vida (Moss et al., 2018; Puchalski et al., 2020)
- Redes sociais, apoio da família e amigos podem ajudar a mediar o estresse sofrido pelos cuidadores (Marcum et al., 2020)
- Educação e apoio individualizados para o cuidador são essenciais. A colaboração interprofissional permite que o cuidador seja melhor orientado, melhore sua comunicação e enfrentamento (Off et al., 2019)

Além disso, às vezes os cuidadores não consideram suas necessidades de saúde pessoais como uma prioridade e perdem consultas de atenção primária de rotina, triagens e cuidados odontológicos (Meyer, 2020).

Pobreza. Embora a taxa de pobreza nos EUA venha diminuindo desde 2014, o impacto da pobreza sobre as famílias é profundo (Semega et al., 2020). Famílias monoparentais do sexo feminino e famílias com indivíduos sem grau de parentesco são especialmente vulneráveis (Semega et al., 2020). As crianças continuam a representar o grupo etário mais pobre nos EUA; as mais pobres são as crianças mais jovens e as crianças pretas (Cree et al., 2018). Indivíduos e famílias que vivem na pobreza têm maior probabilidade de não contar com uma cobertura de seguro (Cree et al., 2018).

Embora a Affordable Care Act (ACA) tenha melhorado o acesso a seguros de saúde economicamente viáveis, a dificuldade para ter acesso aos cuidados de saúde apropriados continua, em especial para indivíduos e famílias que estejam no nível de pobreza ou próximo a ele (Centers for Disease Control and Prevention [CDC], 2019). Ao cuidar de famílias que vivem na pobreza, seja sensível à necessidade delas de independência e ajude-as a obter os recursos financeiros e de cuidados de saúde adequados. Por exemplo, ajude uma família informando-a sobre os recursos da comunidade para ela obter assistência com alimentação, contas de energia, cuidados odontológicos e médicos e suprimentos escolares.

Falta de moradia. A falta de moradia é um problema de saúde pública importante que afeta o funcionamento, a saúde e o bem-estar da família e de seus membros (Children's Defense Fund [CDF], 2020). A falta de moradia crônica é vivenciada por pessoas que precisam de abrigos públicos para suas necessidades de alojamento a longo prazo. Em contraste, indivíduos que apresentam uma situação episódica e transitória de falta de moradia precisam de abrigo para uma estadia por um breve período (National Coalition for the Homeless, 2019). As pessoas sem moradia tendem a ser mais jovens, em razão de algum evento catastrófico que exija a procura de abrigo.

Adultos em situação de rua enfrentam muitos riscos à saúde. Apresentam maior probabilidade de problemas de saúde mental e crônicos (U.S. Interagency Council on Homelessness, 2018). A exposição a intempéries, estado nutricional inadequado e pouco acesso a cuidados de saúde afetam a saúde das pessoas em situação de rua. Também estão vulneráveis a violência física e emocional, ferimentos e trauma.

A pobreza, a violência doméstica, o menor suporte governamental a famílias com crianças dependentes e a falta de alojamento economicamente acessível contribuem para a falta de moradia das famílias (National Coalition for the Homeless, 2019). A saúde das crianças em famílias de desabrigados, em geral, é razoável ou ruim, e elas apresentam maiores taxas de asma, infecções de ouvido, problemas estomacais, doença mental, pouca saúde dentária e documentação inadequada de imunizações. Com frequência o pronto-socorro passa a ser seu único acesso a cuidados de saúde.

Crianças sem moradia enfrentam obstáculos, como o cumprimento da exigência de residência para escolas públicas e a impossibilidade de obter seus registros anteriores ao se matricular e frequentar uma nova escola. Muitas vezes não contam com a supervisão de um adulto para ajudá-las com as tarefas escolares e outras questões relacionadas à escola. Como resultado, exibem maior probabilidade de abandono escolar, desenvolvimento de comportamentos de risco e baixa empregabilidade no futuro (Barnes et al., 2018; National Alliance to End Homelessness, 2020). A falta de moradia aumenta o risco de desenvolvimento de problemas de saúde, psicológicos e socioeconômicos a longo prazo, representando um grande desafio para toda a sociedade (Barnes et al., 2018; National Alliance to End Homelessness, 2020) (ver Capítulo 3).

Violência doméstica. A violência doméstica inclui não apenas as relações íntimas entre cônjuges, parceiros e namorados, mas também o abuso familiar de idosos e infantil. Os abusos emocional, físico e sexual ocorrem em todas as relações sociais (Futures Without Violence, 2021; Weil, 2020).

Os fatores associados à violência familiar são complexos e incluem estresse, pobreza, isolamento social, psicopatologia e comportamento familiar aprendido. Outros fatores, como abuso de álcool e drogas ilícitas, gravidez, orientação sexual e doença mental, aumentam a incidência de abuso em uma família (Futures Without Violence, 2021; Weil, 2020). Embora algumas vezes o abuso termine quando uma pessoa deixa o ambiente familiar, as consequências negativas físicas e emocionais costumam persistir a longo prazo. Uma das consequências inclui a passagem de uma situação abusiva para outra. Por exemplo, uma filha vê o casamento como solução para deixar o lar abusivo dos pais e acaba se casando com uma pessoa que dá continuidade ao abuso no casamento (Futures Without Violence, 2021; Weil, 2020).

Estrutura

A estrutura é baseada na composição contínua da família e no padrão de relacionamentos, que muitas vezes são numerosos e complexos (Kaakinen et al., 2018). Cada família tem uma estrutura e um modo de funcionamento únicos. Por exemplo, um membro da família pode se relacionar com o cônjuge, filhos, empregador e colegas de trabalho. Cada uma dessas relações traz diferentes demandas, papéis e expectativas. As múltiplas relações e suas expectativas são fontes frequentes de estresse pessoal e familiar (ver Capítulo 37).

A estrutura amplia ou subtrai da família a capacidade de responder aos estressores esperados e inesperados da vida diária. Algumas vezes, estruturas rígidas ou flexíveis demais ameaçam o funcionamento familiar. Estruturas rígidas especificam quem deve realizar as diferentes tarefas e limitam o número de pessoas de fora da família imediata que podem assumir essas tarefas. Por exemplo, em uma família com uma estrutura rígida, a mãe é a única pessoa aceitável para fornecer apoio emocional aos filhos e/ou realizar todas as tarefas domésticas. O pai é a única pessoa aceitável para fornecer o suporte financeiro, executar a manutenção dos veículos, trabalhar no jardim e fazer todos os reparos domésticos. Uma alteração no estado de saúde da pessoa responsável por uma tarefa produz uma carga sobre uma família rígida porque nenhuma outra pessoa estará disponível, disposta, experiente ou será considerada aceitável para assumir a tarefa. Uma estrutura familiar extremamente flexível também gera problemas para a família. Às vezes a ausência de estabilidade impede que os outros membros da família ajam em um momento de crise ou mudança rápida.

Função

A **função familiar** é o que uma família faz, por exemplo, como ela interage para socializar os membros mais jovens, coopera para satisfazer as necessidades econômicas e relaciona-se com a sociedade de modo mais amplo. A função familiar envolve os processos utilizados por uma família para atingir suas metas (Figura 10.2). Alguns processos incluem a comunicação entre os membros da família, definição de metas, resolução de conflitos, prestação de cuidados, criação e uso de recursos internos e externos. Embora os membros da família tentem atingir as metas familiares várias vezes durante seu desenvolvimento, eles precisam de apoio emocional e psicossocial durante toda a vida para ter sucesso.

Enfermagem de família

A enfermagem de família considera que todas as pessoas, independentemente da idade, sejam membros de algum tipo de conformação familiar. O objetivo da enfermagem de família é ajudar uma família

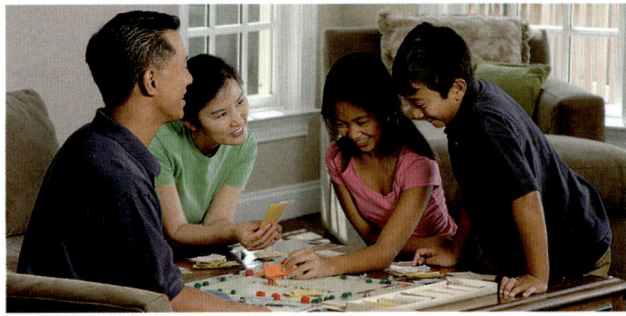

Figura 10.2 Atividades recreativas em família fortalecem o funcionamento familiar. (Cortesia de Bill Branson, National Cancer Institute.)

e seus membros individuais a atingir e manter a saúde máxima ao longo e além da experiência de doença. A enfermagem de família é o foco em todos os contextos da prática e é importante em todos os ambientes de cuidados de saúde.

Existem diferentes abordagens para a prática de enfermagem de família. Os fins deste capítulo, a prática de enfermagem de família tem três níveis de abordagem: (1) **família como contexto**, (2) **família como paciente** e (3) **família como sistema**. A família como sistema inclui conceitos relacionais e transacionais. Todas as abordagens reconhecem que os cuidados centrados no paciente para um membro influenciam todos os membros e afetam o funcionamento familiar. As famílias estão continuamente em mudança. Como resultado, a necessidade de suporte familiar muda com o tempo, e é importante entender que a família é mais complexa que uma simples combinação de seus membros individuais.

Família como contexto

Quando se considera a família como contexto, o foco primário é a saúde e o desenvolvimento de um membro individual existente em um ambiente familiar específico. Embora o foco esteja na saúde de um membro individual da família, você também deve avaliar em que grau a família fornece as necessidades básicas do indivíduo. As necessidades variam de acordo com o nível de desenvolvimento e da situação do indivíduo. Considere a capacidade da família para ajudar seu paciente a satisfazer suas necessidades físicas e psicológicas quando considerar a família como contexto.

Família como paciente

Quando você considera a família como paciente, necessidades, processos e relacionamentos da família (p. ex., criação dos filhos ou papel de familiar cuidador) constituem o foco primário dos cuidados de enfermagem. Seu histórico de enfermagem prioriza os padrões familiares *versus* as características dos membros individuais. Utilize o pensamento crítico e o julgamento clínico para concentrar-se em padrões e processos que sejam compatíveis com a obtenção e a manutenção da saúde familiar e individual. Por exemplo, no caso dos familiares cuidadores, determine quem são os cuidadores, seus diferentes papéis e como interagem para atender às necessidades do paciente. Planeje os cuidados de modo a atender às necessidades variáveis do paciente e da família. Em geral, uma abordagem interdisciplinar é necessária para lidar com problemas familiares demasiadamente complexos. Conheça os limites da prática de enfermagem e faça encaminhamentos quando necessários.

Família como sistema

Apesar das distinções teóricas e práticas entre a família como contexto e a família como paciente, elas não precisam ser mutuamente exclusivas. Ao cuidar de uma família como sistema, você cuida de cada membro da família (família como contexto) e da unidade familiar (família como paciente), usando todos os recursos ambientais, sociais, psicológicos e comunitários disponíveis.

A seguinte situação clínica ilustra os três níveis de abordagem ao cuidado familiar.

Você está prestando cuidados do fim de vida para David Daniels, que tem 35 anos e é um programador de computador. David e sua esposa, Lisa, têm três filhos em idade escolar. David expressou o desejo de morrer em casa. Lisa está em licença de seu emprego para ajudar David durante esse período. Tanto Lisa quanto David são filhos únicos. Os pais de David já faleceram, mas a mãe de Lisa está comprometida em ficar com a família para ajudar Lisa e David.

Considerando essa *família como contexto*, você enfoca primeiro o paciente (David) como um indivíduo. Você avalia e atende às necessidades de David no fim da vida, como conforto, higiene e nutrição, assim como suas necessidades sociais e emocionais. Você determina como David está lidando com a consciência de que sua vida está chegando ao fim e como ele sente que isso afetará sua família. Ao considerar a *família como paciente*, você avalia e atende às necessidades da esposa e dos filhos de David. Determina em que grau as necessidades básicas da família, como atividade normal, conforto e nutrição, estão sendo atendidas e se eles dispõem de recursos para suporte emocional e social. Você determina a necessidade de descanso da família (especialmente de Lisa) e o estágio de enfrentamento (o filho mais velho demonstra muita raiva e medo). Você determina as demandas que afetam David e a família, como a sobrevivência econômica e o bem-estar das crianças. Além disso, você avalia continuamente os recursos disponíveis na família, como tempo, habilidades de enfrentamento e nível de energia para a assistência a David durante o fim de vida.

Quando considera a *família como um sistema*, você usa elementos das perspectivas de contexto e paciente e determina os recursos disponíveis para o sistema familiar. Usando o conhecimento da família como contexto, paciente e sistema, as decisões sobre os cuidados são individualizadas de acordo com sua avaliação da família e o julgamento clínico. Por exemplo, com base nos dados da avaliação, você determina que a família não está se alimentando de modo adequado. Você também determina que Lisa está apresentando mais estresse, não está dormindo bem e tenta "fazer tudo" em relação às atividades escolares dos filhos e após a escola. Além disso, Lisa não quer se afastar do leito de David quando os membros de sua igreja chegam para ajudar. Você reconhece que essa família está sob um tremendo estresse e suas necessidades básicas, como nutrição, repouso e atividades escolares, não estão sendo atendidas de modo adequado. Como resultado, você determina que (1) a família precisa de ajuda com as refeições, (2) Lisa precisa de tempo para descansar e (3) a igreja da família está ansiosa para ajudar nos cuidados de rotina de David. Com base nesses dados, você convoca uma reunião familiar e prepara um cronograma dividido entre Lisa, sua mãe e dois membros próximos da igreja para permitir que Lisa tenha algum tempo longe do leito de David. Durante a reunião, David e Lisa determinam quando será esse momento. Com o envolvimento da igreja, os seus membros começam a comprar mantimentos e preparar todas as refeições para a família. Além disso, outros membros da igreja também ajudam com as atividades escolares e pós-escolares das crianças.

Família e saúde

Embora as famílias norte-americanas existam dentro da mesma cultura dos EUA, existem diferenças culturais e uma grande variação entre os membros individuais da família em termos de experiências, crenças e valores. Quando uma família é vítima de um baixo preparo educacional, pobreza e menor suporte social, esses fatores se somam, ampliando seu efeito sobre a saúde e o bem-estar da família.

A estabilidade econômica aumenta o acesso de uma família a cuidados de saúde adequados, cria mais oportunidades de educação, favorece uma boa nutrição e diminui o estresse (National Coalition for the Homeless, 2019).

A família representa o contexto social primário onde ocorrem a promoção da saúde e a prevenção de doenças. Crenças, valores e práticas de uma família exercem uma forte influência na estrutura e função familiares. Também afetam os padrões de comunicação, os papéis e as práticas de promoção da saúde da família. Intervenções centradas na família culturalmente apropriadas e educação em saúde podem melhorar o funcionamento familiar e o autocuidado (Giger e Haddad, 2021).

Algumas famílias não valorizam muito a boa saúde. Na verdade, práticas nocivas são aceitas por algumas famílias. Por exemplo, algumas famílias utilizam o consumo de alimentos altamente calóricos como um modo aceitável para lidar com o estresse. Às vezes, um membro da família transmite mensagens ambíguas sobre a saúde. Por exemplo, um pai decide fumar enquanto diz aos filhos que fumar é ruim para eles. O ambiente familiar é crucial porque o comportamento de saúde reforçado no início da vida tem uma forte influência nas práticas de saúde futuras. Além disso, o ambiente familiar é um fator fundamental para o ajuste de um indivíduo a uma crise.

Atributos das famílias saudáveis.
A família é uma unidade dinâmica; ela é exposta a ameaças, forças, mudanças e desafios. Algumas famílias são resistentes a crises, enquanto outras são propensas a elas. Uma família resistente a crises, ou eficiente, combina a necessidade de estabilidade com a necessidade de crescimento e mudança. Esse tipo de família tem uma estrutura flexível que permite que seus diferentes membros realizem tarefas e aceita ajuda de fora do sistema familiar. A estrutura é flexível o suficiente para permitir a adaptabilidade, mas não a ponto de comprometer a coesão e a sensação de estabilidade familiar. Uma família eficiente controla o ambiente e influencia os ambientes imediatos do lar, da vizinhança e da escola. Uma família ineficiente, ou propensa a crises, não tem ou acredita que não tenha controle sobre seu ambiente.

A fortaleza e a resiliência moderam o estresse da família e, desse modo, afetam sua saúde. A **fortaleza familiar** inclui as forças internas e a estabilidade da unidade familiar. Resistência psicológica tem uma relação direta com a qualidade de vida, incluindo características que proporcionam uma fonte de resistência contra eventos estressantes. Resistência é demonstrada com um empenho em encontrar significado e conhecimento de que os eventos da vida são controláveis e previsíveis. Situações desafiadoras são consideradas como uma oportunidade de crescimento (Kandi e Zeinali, 2017). A resiliência familiar é demonstrada quando há um alto nível de espiritualidade, satisfação com a vida, baixos níveis de depressão e a capacidade de superar as dificuldades da vida e os estressores (Wakhid et al., 2020). Os recursos (p. ex., renda adequada, educação) e as técnicas (p. ex., recursos de enfrentamento) usados por uma família ou pelos seus membros para manter o equilíbrio ou o nível de saúde ajudam a entender o nível de resiliência de uma família.

Fatores genéticos.
Os fatores genéticos refletem a suscetibilidade hereditária ou genética a uma doença na família que podem ou não provocar o desenvolvimento real da doença. O escopo da genômica em cuidados de enfermagem é amplo e engloba a avaliação do risco, gerenciamento de risco, aconselhamento e opções terapêuticas e decisões sobre o tratamento. As aplicações clínicas dos conhecimentos de genética e genômica para a enfermagem têm implicações no cuidado de indivíduos, famílias, comunidades e populações ao longo da vida (National Institutes of Health [NIH], 2020; Raby et al., 2020).

Algumas vezes a identificação de fatores genéticos e o aconselhamento genético ajudam os membros da família a decidir se desejam realizar testes para detectar a presença de uma doença e/ou ter filhos. Algumas famílias preferem não ter filhos; outras preferem não conhecer os riscos genéticos e ter filhos; outras ainda preferem conhecer o risco e então determinar se terão filhos ou não. Algumas dessas doenças (p. ex., doença cardíaca ou renal) são gerenciáveis. Na presença de riscos genéticos para determinados tipos de câncer, como alguns cânceres de mama, uma mulher pode escolher uma mastectomia bilateral profilática para reduzir o risco de desenvolver a doença. Famílias com doenças neurológicas genéticas, como a doença de Huntington, podem preferir não ter filhos. Quando as famílias conhecem esses riscos, elas podem tomar decisões esclarecidas sobre seu estilo de vida e comportamentos de saúde, manter maior vigilância para reconhecer mudanças em sua saúde e, em alguns casos, procurar uma intervenção médica mais cedo.

Presença de enfermidades, doenças agudas ou crônicas ou traumatismo.
Qualquer doença aguda ou crônica influencia toda a família nos aspectos econômico, emocional, social e funcional. Doenças e enfermidades também afetam os recursos da família para tomada de decisões e enfrentamento (ver Capítulo 6). A hospitalização de um membro é estressante para toda a família. Os ambientes dos serviços de saúde são estranhos, os médicos e enfermeiros são desconhecidos, a compreensão ou interpretação da linguagem médica é difícil e os familiares geralmente são separados uns dos outros.

Durante uma crise de saúde aguda que exija hospitalização, os membros da família muitas vezes são deixados em salas de espera, aguardando para receber informações sobre seu ente querido. Pode haver mal-entendidos na comunicação entre os familiares por conta do medo e da preocupação. Conflitos familiares anteriores podem ressurgir, enquanto outros são suprimidos. As equipes interdisciplinares, em geral, são úteis para atender às necessidades das famílias que estão passando por problemas agudos de saúde.

As enfermidades e doenças crônicas apresentam desafios contínuos para as famílias. Com frequência os padrões familiares e interações, papéis, atividades sociais, cronogramas profissionais e domésticos, recursos econômicos e outras necessidades e funções da família precisam ser reorganizados em torno da enfermidade crônica ou deficiência (ver Capítulo 8).

O traumatismo é súbito, não planejado e às vezes ameaça a vida. Os membros da família geralmente têm dificuldade para lidar com os desafios de um evento grave que produza um risco à vida. Por exemplo, com frequência precisam lidar com estressores associados a um parente hospitalizado em um ambiente de terapia intensiva, ansiedade, depressão, ônus econômico e o impacto do traumatismo sobre o funcionamento familiar e a tomada de decisão (Newcomb e Hymes, 2017). A sensação de impotência dos membros da família torna-os muito vulneráveis e menos capazes de tomar decisões importantes sobre a saúde da família.

Ao implementar um modelo de cuidados centrados na família para pacientes acometidos por enfermidades, doenças agudas ou crônicas ou traumatismo, os familiares e representantes com poder para tomar decisões tornam-se parceiros ativos no processo de tomada de decisão e nos cuidados. O envolvimento da família durante o encaminhamento de um laudo de um profissional para outro, por exemplo, oferece uma oportunidade para incluir o paciente e a família na discussão do plano de cuidados atual e a longo prazo (Bigani e Correia, 2018). Quando possível, os pacientes e os familiares cuidadores querem participar de decisões compartilhadas sobre as opções de tratamento e como lidar com sintomas em curso (Sebern, 2018). A incorporação das crenças culturais, valores e padrões de comunicação do paciente e da família é essencial para proporcionar cuidados centrados no paciente/família individualizados (Giger e Haddad, 2020).

Ao atender os familiares, atue como defensor do paciente e da família e responda as perguntas deles com honestidade (Gross, 2020; Newcomb e Hymes, 2017). Quando não souber a resposta, encontre alguém que saiba. Garanta que a família conheça todos os membros da equipe de saúde. Forneça uma tranquilização realista; falsas esperanças destroem a confiança entre enfermeiro-paciente e afetam o ajustamento da família às "más notícias" (Schultz et al., 2017). Quando um paciente estiver hospitalizado, verifique se a família está confortável. Você pode trazer algo para beber ou comer, fornecer um cobertor ou encorajá-los a fazer uma refeição. Às vezes dizer à família que você vai ficar ao lado do ente querido enquanto estiverem fora é o que precisam para se sentirem confortáveis para sair.

Cuidados em fim de vida. Você encontrará famílias com um membro em estado terminal. Embora as pessoas associem doença terminal com câncer, muitas doenças têm aspectos terminais (p. ex., insuficiência cardíaca, doenças pulmonares e renais e doenças neuromusculares). Embora alguns familiares possam estar preparados para a morte de seu ente querido, sua necessidade de informação, apoio, tranquilização e presença é grande (ver Capítulo 36). Use a sua presença para desenvolver uma relação terapêutica com o paciente e a família (ver Capítulo 7). Use também a comunicação terapêutica para melhorar as relações dos membros da família entre si e promover a tomada de decisão compartilhada (Brooks et al., 2017; Gross, 2020). Quanto mais você souber sobre a família de seu paciente, como interagem entre si, seus pontos fortes e seus pontos fracos, melhor. Cada família aborda e enfrenta as decisões relacionadas ao fim da vida de um modo diferente. Incentive o paciente e a família a tomar decisões sobre os cuidados (p. ex., controle da dor ou medidas de conforto não farmacológicas preferidas) e tratamentos específicos. Ajude a família a estabelecer o cuidado domiciliar, se desejarem, e faça encaminhamentos a serviços de cuidados paliativos e outros recursos apropriados, incluindo suporte ao luto. Forneça informações sobre o processo de morrer e garanta que os membros da família saibam o que fazer no momento da morte. Se você estiver presente no momento da morte, seja sensível às necessidades da família (p. ex., permita privacidade e tempo suficiente para se despedirem).

Cuidados centrados na família e o processo de enfermagem

Os enfermeiros interagem com as famílias em uma variedade de contextos comunitários e clínicos. Aplique o processo de enfermagem e use o pensamento crítico e o julgamento clínico para desenvolver e implementar cuidados de enfermagem centrados na família. A abordagem ao processo de enfermagem é a mesma, independentemente de seu foco estar na família como contexto, no paciente ou no sistema. Ao cuidar de famílias, use o mesmo processo que empregaria com pacientes individuais, mas incorpore também as necessidades e preferências da família. O processo de enfermagem é usado para cuidar de um indivíduo dentro de uma família (p. ex., a família como contexto) ou da família como um todo (p. ex., a família como paciente). Quando começar a cuidar de famílias, utilize essas abordagens para organizar uma abordagem centrada na família ao processo de enfermagem:

1. Avalie todos os indivíduos dentro do contexto familiar.
2. Avalie a família como paciente.
3. Avalie a família como um sistema.

Avaliação ou histórico de enfermagem sobre a família

O uso de uma abordagem centrada na família permite que seja estabelecida uma relação de trabalho com o paciente e a família. Uma avaliação completa fornece um quadro geral das necessidades do paciente como membro da família e também das necessidades da família. Se sua avaliação estiver completa, ela garante que as necessidades do paciente e da família sejam identificadas corretamente e possibilita que sejam estabelecidos resultados mútuos e intervenções de cuidados de saúde.

Muitas vezes você participará da resolução de conflitos entre os membros da família, para que cada membro seja capaz de confrontar e resolver os problemas de um modo saudável. Faça perguntas de avaliação para ajudar a família a identificar recursos externos e internos, quando necessário. Por exemplo, que pessoa na família sai para comprar mantimentos enquanto o paciente não pode dirigir? Existem membros da igreja que podem fornecer assistência temporária para descanso do cuidador? Seu objetivo final é ajudar a família a atingir um ponto de funcionamento ideal, levando em conta seus recursos, suas capacidades e seu desejo de se tornar mais saudável.

Seu papel é essencial para ajudar no ajustamento das famílias a doenças agudas, crônicas e terminais; entretanto, antes, você deve entender a unidade familiar e o que a doença do paciente significa para os membros da família e o funcionamento familiar. Você também precisa entender como a doença afeta a estrutura familiar e o apoio necessário para a família (Kaakinen et al., 2018). Embora a família como um todo seja diferente de seus membros individuais, a medida da saúde da família é mais que um resumo da saúde de todos os membros. A conformação, estrutura, função e saúde da família são áreas específicas da avaliação familiar. Várias ferramentas e vários modelos culturalmente sensíveis avaliam ou medem a dinâmica familiar (Giddens, 2021). O Boxe 10.3 apresenta exemplos de questões para avaliação familiar baseados no Modelo de Avaliação Familiar de Calgary (Baldwin, 2020; Shajani e Snell, 2019).

Boxe 10.3 Questões para avaliação da família

Estrutura familiar
Determina os membros da família, as relações entre os membros e o contexto da família
- Quem são os membros da sua família? Qual é o parentesco deles com você?
- Quem mora com você?
- Alguém deixou sua casa recentemente?
- Existe alguma pessoa que não more com você, mas seja considerada parte da família?

Avaliação do desenvolvimento
Determina como as famílias se adaptam durante mudanças previsíveis e imprevisíveis e em tempos difíceis
- Que transições/mudanças (p. ex., morte recente, divórcio, filhos que saem/voltam para casa, novos nascimentos) houve em sua família nos últimos tempos?
- Algum membro da família está apresentando problemas (p. ex., dificuldade na escola, doenças agudas ou crônicas) que estejam afetando sua família no momento?
- De que aspectos da sua família você gosta mais?
- Que planos você ou sua família têm estabelecido para cuidar de familiares com problemas de saúde?

Funcionamento familiar
Aborda como os indivíduos se comportam em relação uns aos outros; inclui aspectos instrumentais, que são atividades rotineiras (p. ex., preparo de refeições, lavagem de roupas), e aspectos expressivos (p. ex., comunicação, resolução de problemas, papéis, influência e poder, crenças)
- Descreva um problema recente e como foi resolvido pela família
- Quem é a pessoa que cuida das crianças ou idosos?
- Que estratégias de enfrentamento são usadas na família (p. ex., exercício, evitação, comer em excesso, discussões)?
- Quais são as crenças da família em relação à saúde/doença, a cuidados em fim de vida e a diretrizes antecipadas?
- O que sua família significa para você?
- Como sua família comemora feriados, aniversários e casamentos?
- Como os membros da família lidam com a própria saúde? Como fazem para cuidar de um familiar doente?
- Quando alguém está doente, quem é o cuidador? É sempre mesma pessoa?

Enquanto realiza sua avaliação, considere o conhecimento sobre a doença do paciente e seu possível impacto na família. Como o tempo é limitado em muitos ambientes de prática, é fundamental entender a importância do papel que a família tem nas decisões sobre o tratamento e a recuperação de um paciente. Esse fator afeta a abrangência da avaliação conduzida. Comece a avaliação familiar determinando a definição de família do paciente e sua atitude em relação a ela. O conceito de família de uma pessoa é muito individual. A definição do paciente influencia até que ponto você é capaz de incorporar a família aos cuidados de enfermagem. Quando for óbvio que a família é importante para o paciente, determine a conformação familiar e seus membros, perguntando quem o paciente considera como família ou com quem compartilha sentimentos fortes. Se o paciente não conseguir expressar um conceito de família, pergunte com quem ele vive, passa o tempo e troca confidências e então pergunte se ele considera que essas pessoas fazem parte da família ou são como uma família. Para avaliar em maior profundidade a estrutura familiar, faça perguntas que determinem a estrutura de poder e o padrão de papéis e tarefas (p. ex., "Quem decide onde passar as férias?" "Como as tarefas são divididas em sua família?" "Quem corta a grama?" "Quem costuma preparar as refeições?").

Avalie as funções familiares, como a capacidade de oferecer suporte emocional aos membros, a capacidade de enfrentar problemas de saúde ou situações atuais e a adequação de sua definição de metas. Determine também se a família dispõe de recursos econômicos suficientes e se a rede social dela é extensa o bastante para fornecer apoio.

Aspectos culturais. Reconheça sempre e respeite a origem cultural de uma família durante sua avaliação (ver Capítulo 9). A cultura é uma variável importante na avaliação de uma família porque raça, etnia, linguagem e normas afetam a estrutura, a função, as crenças em saúde, os valores e o modo como a família percebe eventos (Boxe 10.4). Uma avaliação familiar abrangente e culturalmente sensível é crucial para analisar pistas e entender a vida familiar, as preferências da família, as mudanças atuais na vida familiar e as metas e expectativas gerais e para planejar os cuidados centrados na família.

O pensamento crítico e o julgamento clínico são requisitos para chegar a conclusões sobre as necessidades das famílias com base na origem cultural. É importante desenvolver o julgamento clínico por meio do pensamento crítico para proporcionar um cuidado centrado na família seguro e de alta qualidade (ver Capítulo 15). É imperativo lembrar que as generalizações categóricas costumam ser enganadoras. Generalizações excessivas em termos das características de grupos raciais e étnicos não produzem maior compreensão de uma família culturalmente diversa. As famílias de culturas diferentes variam de modos consideráveis e significativos; no entanto, deixar de examinar as semelhanças leva a suposições incorretas e estereótipos (Giger e Haddad, 2021).

O conhecimento da cultura da família e do significado dessa cultura para a estrutura e o funcionamento familiar, práticas de saúde e celebrações em família ajuda a projetar os cuidados centrados na família (ver Capítulo 9). Para determinar a influência da cultura sobre uma família, pergunte ao paciente sobre sua origem cultural. Em seguida, faça perguntas sobre as práticas culturais. Por exemplo: "Que tipo de alimentos vocês comem?"; "Quem cuida dos membros doentes da família?"; "Você ou alguém na família já foi hospitalizado?"; "Os familiares ficaram no hospital?"; "Você utiliza alguma prática de saúde da sua cultura, como acupuntura ou meditação?"; "Qual é o papel dos avós na criação de seus filhos?".

Uma avaliação familiar abrangente e culturalmente sensível é fundamental para entender a vida familiar, as preferências da família, as alterações atuais ocorridas e as metas e expectativas gerais da família. Esses dados fornecem a base para os cuidados de enfermagem centrados na família (Sousza et al., 2017).

Boxe 10.4 Aspectos culturais do cuidado

Enfermagem de família

As famílias têm perspectivas e características únicas e exibem diferenças em termos de valores, crenças e filosofias. A herança cultural de uma família ou de seus membros afeta as práticas religiosas, de criação dos filhos e de cuidados de saúde, atividades recreativas e preferências nutricionais. Demonstre sensibilidade cultural e respeito ao cuidar de pacientes de todas as culturas. Incorpore as preferências culturais individualizadas ao seu plano de cuidados para que ele seja culturalmente congruente. Planeje seus cuidados de modo a integrar as preferências da família, os valores pessoais, os padrões de vida e as crenças do paciente e da família aos tratamentos prescritos.

Implicações para os cuidados centrados no paciente

- Considere as necessidades da família e compreenda suas crenças, seus valores, costumes, preferências e papéis ao planejar os cuidados. A percepção de eventos e seu impacto na família varia entre os grupos culturais. Por exemplo, o cuidado da avó pode ter muita importância para a família ampliada
- Valores, práticas e papéis nos cuidados à família variam entre as culturas, assim como as percepções do ônus associado ao cuidador da família (Konerding et al., 2018)
- Algumas vezes a estrutura familiar inclui múltiplas gerações vivendo juntas. O suporte intergeracional e padrões de organização da vida em geral estão relacionados à origem cultural (Cohen e Passel, 2018)
- Em algumas culturas, colocar os idosos em casas de repouso é um sinal de desrespeito, mesmo que o parente idoso apresente uma demência grave (Giger e Haddad, 2021)
- A modéstia é um forte valor em muitas culturas. Algumas mulheres trazem parentes do sexo feminino para as visitas de saúde, e uma profissional da saúde do sexo feminino deve examinar a mulher
- Diante de uma doença crítica ou terminal, algumas culturas chegam em grupos para orar com a família ao lado do leito do paciente (Giger e Haddad, 2021)
- As crenças em saúde diferem entre as várias culturas; essas diferenças afetam as decisões da família e seus membros sobre quando e onde buscar ajuda.

Planejamento de alta. O planejamento de alta começa no início dos cuidados e inclui a família. Você é responsável pela avaliação exata de quem prestará os cuidados e o que será necessário para o cuidado em casa após a alta. Considere como as limitações físicas e/ou cognitivas do paciente afetarão as atividades da vida diária e o impacto que isso terá na família. Por exemplo, se um paciente idoso receber alta para casa após uma cirurgia e a esposa do paciente não conseguir realizar as trocas de curativo, você deve descobrir se alguma outra pessoa na família ou dentro do sistema de apoio dele teria disponibilidade e capacidade para fazer isso. Se não, você deve providenciar um encaminhamento para cuidado domiciliar. Se o paciente também precisar de exercícios e treinamento de força, você deve consultar o profissional assistente para recomendar encaminhamento para a fisioterapia.

Pense nisso

Pense em uma família que você conheça que esteja passando por uma transição da vida no momento. Que perguntas você poderia fazer para avaliar as necessidades atuais dessa família?

Diagnósticos de enfermagem para famílias

Após avaliar as necessidades e a situação do paciente e da família, você deve identificar os diagnósticos de enfermagem. Vários diagnósticos positivos e negativos podem ser usados no atendimento às famílias. Alguns exemplos de diagnósticos de enfermagem aplicáveis ao cuidado familiar são:

- *Tensão do papel do cuidador*
- *Enfrentamento familiar comprometido*
- *Risco de tensão do papel do cuidador*
- *Processo familiar disfuncional*
- *Risco de vínculo prejudicado*
- *Disposição para processos familiares melhorados*
- *Conhecimento da família sobre a doença*

Os diagnósticos de enfermagem relacionados à família, em geral, enfocam a capacidade de enfrentamento da situação atual pela família. O uso apropriado dos recursos ajuda uma família a lidar com eventos inesperados que ameaçam a saúde e a estabilidade. Os diagnósticos de enfermagem costumam se concentrar nas alterações dos processos ou papéis familiares. Por exemplo, um homem casado e com quatro filhos se envolve em um acidente automobilístico. Ele sofre múltiplas fraturas das extremidades inferiores e na pelve e não suportará peso durante 6 a 8 semanas após a alta. Portanto, ele não pode trabalhar nem desempenhar muitas das atividades que realiza normalmente (p. ex., cortar a grama, levar as crianças à escola). Sua esposa está se sentindo sobrecarregada enquanto desenvolve um plano para atender a todas as necessidades da família, que incluem as necessidades de reabilitação do marido. Com base nesses dados, você determina que *processo familiar disfuncional em relação à imobilidade e a alterações temporárias nos papéis familiares* é um diagnóstico de enfermagem apropriado para essa família. Geralmente, sua avaliação identificará múltiplos diagnósticos de enfermagem inter-relacionados para a família.

Planejamento dos cuidados centrados na família

Depois de identificar os diagnósticos de enfermagem relevantes, trabalhe com os pacientes e suas famílias para desenvolver planos de cuidados que todos os membros entendam com clareza e concordem em seguir. Os resultados estabelecidos precisam ser concretos e realistas, compatíveis com o estágio do desenvolvimento dos familiares (ver Capítulo 11) e aceitáveis para os membros da família e seu estilo de vida.

Ao oferecer alternativas para as atividades de cuidados e pedir ideias e sugestões dos familiares, você ajuda a incluí-los no processo de tomada de decisão e atender melhor às necessidades do paciente (Stockwell-Smith et al., 2018). Por exemplo, oferecer opções relacionadas ao modo de preparar uma dieta com baixo teor de gordura ou como reorganizar a mobília do quarto para acomodar a incapacidade de um de seus membros dá à família a oportunidade de expressar suas preferências, fazer escolhas e, em última análise, sentir que ela contribuiu. A colaboração com outras disciplinas, como fisioterapia e serviço social, aumenta a probabilidade de uma abordagem abrangente das necessidades de saúde da família e garante melhor continuidade dos cuidados. O uso de outras disciplinas é particularmente importante quando há necessidade de planejar a alta de uma instituição de saúde para casa ou para uma unidade de cuidados prolongados.

Implementação dos cuidados centrados na família

Os cuidados de enfermagem centrados na família são fornecidos em vários contextos de cuidados de saúde, seja em promoção da saúde, cuidados agudos de recuperação ou contínuos. É importante desenvolver intervenções de enfermagem individualizadas para atender às necessidades dos pacientes e suas famílias.

Promoção da saúde. Embora muitas pessoas aprendam os comportamentos de saúde em suas famílias, tradicionalmente o foco primário da promoção da saúde está nos indivíduos. Na implementação da enfermagem de família, as intervenções de promoção da saúde são projetadas para melhorar ou manter o bem-estar físico, social, emocional e espiritual da unidade familiar e seus membros (Duhamel, 2017). Algumas vezes os comportamentos de promoção da saúde precisam ser relacionados ao estágio do desenvolvimento dos membros da família (p. ex., cuidados pré-natais adequados no caso de gravidez na família ou adesão aos esquemas de imunização em famílias com crianças). Suas intervenções devem permitir que os membros individuais e a família como um todo atinjam níveis ideais de bem-estar.

Independentemente de você prestar cuidados à família como contexto, paciente ou sistema, as intervenções de enfermagem baseadas em evidências aumentam a capacidade dos familiares de fornecer cuidados, eliminar as barreiras aos cuidados de saúde e realizar tarefas que a família não esteja conseguindo naquele momento (Boxe 10.5). Ajude a família a resolver problemas e expresse um senso de aceitação e cuidado, ouvindo as preocupações e sugestões dos familiares com atenção.

Um dos papéis que você deve adotar é o de educador (Figura 10.3). A educação em saúde é um processo no qual o enfermeiro e o paciente compartilham informações (ver Capítulo 25). Algumas vezes é possível reconhecer as necessidades de informação da família/paciente por questionamento direto, mas os métodos para reconhecimento dessas necessidades em geral são sutis. Por exemplo, você reconhece que um novo pai tem medo de limpar o coto umbilical do filho recém-nascido ou que uma mulher idosa não está usando sua bengala ou andador de modo seguro. É necessária uma comunicação respeitosa. Muitas vezes, você detecta necessidades sutis de informação dizendo: "Percebi que você está tentando não tocar o coto umbilical. Vejo isso com frequência." Ou "você usa a bengala do jeito que eu fazia antes de aprender um modo para não cair ou tropeçar nela. Posso mostrar para você?" Quando você demonstra confiança e habilidade, em vez de dar a impressão de ser uma autoridade no assunto, seu paciente abaixa as defesas, tornando-se mais disposto a ouvir sem se sentir constrangido. Você também reconhecerá as necessidades de aprendizado do paciente e da família com base na condição de saúde do paciente e suas limitações físicas e mentais. Como educador, seu foco pode ser o cuidador da família com o intuito de preparar aquela pessoa para gerenciar as habilidades e os processos necessários para lidar com as necessidades do paciente em casa.

> **Pense nisso**
>
> Pense em uma ocasião em que você tenha fornecido educação em saúde a uma família para ajudá-la a lidar com uma doença. Como você usou ou poderia ter usado o método de ensino de *feedback* para avaliar a eficácia de seus ensinamentos?

Uma abordagem para atingir resultados e promover a saúde consiste em usar os pontos fortes da família. Nem sempre as famílias enxergam seus pontos fortes. Ajude-as a usar seus pontos fortes para melhorar sua saúde e atingir os resultados. Os pontos fortes da família podem incluir uma comunicação clara, adaptabilidade, práticas saudáveis para criação dos filhos e apoio e afeto entre os membros da família. Existem outros pontos fortes na forma de utilização de uma crise para o crescimento, um compromisso um com o outro e com a unidade familiar, uma sensação de bem-estar e coesão e espiritualidade. Ajude a família a se concentrar em seus pontos fortes, em vez de nos problemas e pontos fracos. Por exemplo, ressalte que o casamento de 30 anos de um casal já passou por muitas crises e transições. Portanto, é provável que os cônjuges consigam se adaptar ao desafio mais recente.

Boxe 10.5 Prática baseada em evidências

Educação sobre cuidados para o familiar cuidador

Questão PICOT: intervenções de enfermagem individualizadas, projetadas para os familiares cuidadores, reduzem o ônus para o cuidador e aumentam seu bem-estar?

Resumo das evidências

Quando um membro da família apresenta uma doença aguda ou crônica ou sofre um traumatismo que altera a função física ou cognitiva, com frequência esse é um evento transformador importante da vida que afeta todos os familiares. A família enfrenta muitas mudanças na dinâmica familiar, interações sociais, compromissos financeiros e sistemas de suporte emocional (Newcomb e Hymes, 2017; Twaddle e McCormick, 2020). As incapacidades físicas e alterações do estado mental de um paciente afetam o cuidador e outros membros da família (Weisman de Mamani et al., 2018). Como resultado, os familiares relatam estresse e *burnout* relacionados às demandas contínuas do papel de cuidador (Moriarty et al., 2018). Níveis mais baixos de ônus para o cuidador estão associados a melhor saúde mental dos cuidadores (Weisman de Mamani et al., 2018). A capacidade de enfrentamento do cuidador, especialmente durante hospitalizações, costuma ser influenciada pela comunicação com os profissionais, acesso ao paciente e presença de uma equipe que ajude a explicar os problemas e o plano de tratamento do paciente (Newcomb e Hymes, 2017). Intervenções individualizadas para as necessidades do cuidador reduzem o ônus para o cuidador e melhoram sua capacidade de enfrentamento e qualidade de vida (Bekdemir e Ilhan, 2019; Weisman de Mamani et al., 2018).

Aplicação na prática de enfermagem

- Ensine os familiares cuidadores a enfocar o momento presente usando intervenções baseadas na consciência plena (p. ex., meditação, exercícios de respiração e imagem orientada) para reduzir o ônus ao cuidador e melhorar a saúde mental. As evidências atuais mostram que a consciência plena costuma ser útil, especialmente em cuidadores de pacientes com condições a longo prazo (Hicken et al., 2017; Parkinson et al., 2019; Weisman de Mamani et al., 2018)
- Avalie com atenção a saúde mental do cuidador. Incentive os cuidadores a falar sobre seus sentimentos em relação às responsabilidades do cuidado e ajude a moldar suas percepções de um modo que melhore sua saúde mental (Weisman de Mamani et al., 2018). Por exemplo, se um cuidador declarar: "Sinto-me encurralado quando tenho que dar banho em minha mãe", estimule-o a enquadrar essa situação de um modo mais adaptativo, como: "Agora tenho a oportunidade de cuidar de alguém que costumava cuidar de mim"
- Incentive os familiares cuidadores a manter o envolvimento nos cuidados do paciente durante hospitalizações (p. ex., encorajar a mobilização, auxiliar nas refeições, discutir a educação em saúde do paciente) (Newcomb e Hymes, 2017)
- Ensine aos cuidadores de pacientes com demência diferentes modos de enfrentar e redirecionar os distúrbios comportamentais associados à demência para ajudar a reduzir o ônus e o sofrimento do cuidador (Press e Alexander, 2020). Além disso, ajudar os cuidadores a "encontrar um equilíbrio" entre as necessidades de cuidados conflitantes reduz o estresse e a tensão do papel (Hsin-Yun et al., 2021)
- Conheça e avalie as implicações culturais de diferentes doenças físicas e mentais e seus efeitos sobre o cuidador. Por exemplo, uma doença mental como a esquizofrenia algumas vezes é acompanhada por um estigma social e isolamento em algumas culturas. Encaminhe os cuidadores a grupos de apoio para incentivá-los a compartilhar seus sentimentos e suas experiências com outras pessoas que estejam em situações semelhantes e ajude os membros da família a manter uma comunicação eficiente uns com os outros para evitar conflitos (Allen, 2020)
- Avalie o efeito (p. ex., físico, mental, financeiro) da incapacidade de um paciente sobre a família. Forneça suporte e orientação em saúde ao paciente voltados para as necessidades do paciente e do cuidador. Por exemplo, alguns familiares cuidadores de veteranos com transtorno de estresse pós-traumático (TEPT) e/ou lesão encefálica traumática (LET) apresentam maiores problemas financeiros e sintomas depressivos. Fornecer suporte emocional e auxílio para que as famílias identifiquem recursos financeiros pode reduzir o ônus para o cuidador e melhorar o enfrentamento em TEPT e LET (Moriarty et al., 2018)
- Use tecnologias assistidas por telefone ou internet baseadas nas preferências do cuidador da família para fornecer apoio e educação do paciente quando o cuidador tiver dificuldade para receber um suporte efetivo por causa das limitações geográficas (p. ex., em áreas rurais) (Allen, 2020; Hicken et al., 2017).

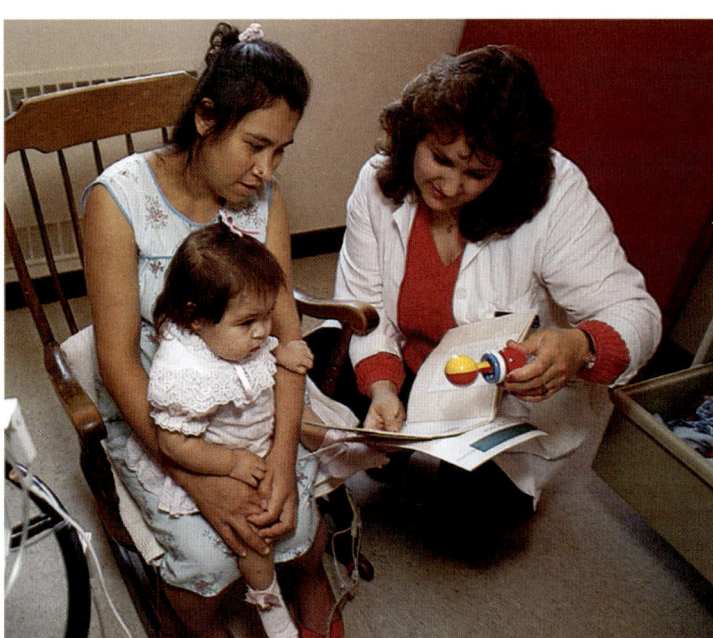

Figura 10.3 Enfermeira ministrando educação em saúde à família. (De Hockenberry MJ, Wilson D, Rodgers CC: *Wong's nursing care of infants and children*, ed 11, St Louis, 2019, Mosby.)

Encaminhe as famílias para programas de promoção da saúde voltados para a otimização desses pontos fortes, se necessário. Por exemplo, algumas comunidades oferecem atividades de condicionamento físico de baixo custo para crianças e suas famílias com o propósito de reduzir o risco de obesidade.

Cuidados agudos. A família deve constituir um foco central dos cuidados de enfermagem no contexto de cuidados agudos. É crucial enfatizar as necessidades da família no contexto do ambiente de prestação de cuidados agudos atual. O complexo sistema de saúde requer astúcia, uso inteligente do tempo e uma antecipação do tipo de intervenções necessárias para apoiar as necessidades da família e do paciente até o momento da alta, inclusive. O modelo de sinergia reconhece a importância da relação entre o enfermeiro, o paciente e a família para criar um ambiente de cura (Byrum et al., 2020; Fournier, 2017). De acordo com esse modelo, ao cuidar de pacientes com doenças agudas e suas famílias, você deve integrar conhecimento profissional, habilidades, experiências e atitudes para atender às necessidades dos pacientes e suas famílias. Considere os fatores ambientais que afetam a família ao planejar os cuidados. As necessidades e as características do paciente e da família determinam as intervenções de enfermagem. Quando existe sinergia entre o paciente, a família e o enfermeiro, ocorrem resultados ótimos para o paciente.

Inclua os familiares cuidadores nos cuidados do paciente durante a internação para prepará-los melhor para seu papel e reduzir o estresse após a alta (Alper et al., 2020). Uma vez que as permanências no hospital são mais breves, é importante educar e incentivar as famílias a assumirem um papel ativo nos cuidados durante a internação. Por exemplo, se você estiver cuidando de um paciente que irá para casa (alta) com múltiplos medicamentos, incluindo uma injeção subcutânea, informe o paciente e a família sobre a medicação e a administração de injeções durante a permanência do paciente no hospital.

Uma área crescente em cuidados agudos para os familiares cuidadores são os cuidados em fim de vida. Ajude os familiares em seus papéis de cuidadores a fim de permitir que participem da tomada de decisões, garantindo uma comunicação clara entre a família e a equipe de saúde e favorecendo a resiliência familiar (Harman et al., 2020; Stajduhar et al., 2017). Ajude os familiares cuidadores a encontrar equipamentos e recursos comunitários para os cuidados domiciliares e permita que forneçam aspectos específicos dos cuidados que precisarão realizar em casa. A preparação dos familiares para a alta ajuda a transformar os cuidados em uma experiência significativa tanto para o cuidador quanto para o paciente nos ambientes de cuidados de saúde.

Planejamento de alta. O planejamento da alta com a família é importante durante a fase de cuidados agudos de uma doença. Uma relação aberta com o paciente e com a família leva a um plano de cuidados centrados na família no momento da alta, incluindo a coordenação dos recursos na comunidade e no lar do paciente (Gaskin, 2018). Por exemplo, quando um paciente que precisa de antibioticoterapia intravenosa (IV) em casa recebe alta, o cuidador da família precisa saber como cuidar do cateter central de inserção periférica (PICC, do inglês *peripherally inserted central catheter*), como administrar o antibiótico IV, como reconhecer complicações e quando entrar em contato com o enfermeiro de saúde domiciliar. Confirme que o cuidador da família esteja preparado para a alta e saiba onde obter os suprimentos necessários.

Comunicação. Um ambiente de cuidados agudos envolve múltiplos profissionais da saúde, por isso uma comunicação clara é essencial. É importante que a equipe de saúde utilize técnicas de comunicação construtivas, fáceis de entender e coerentes que orientem as expectativas da família (Stajduhar et al., 2017). Além disso, uma comunicação clara da equipe de saúde ajuda a esclarecer a terminologia médica e permite que a família entenda as questões relacionadas aos cuidados de saúde, os tipos de decisão e os possíveis resultados dos cuidados (ver Capítulo 24). Use uma linguagem clara e simples ao comunicar-se e forneça intérpretes profissionais se o paciente ou a família não falar inglês.

Ajude a família a identificar métodos para manter linhas de comunicação abertas com você e com a equipe de saúde interdisciplinar para prever as necessidades do paciente e familiares. Por exemplo, ao cuidar de uma paciente com câncer de ovário, como você usaria as práticas de cuidados para ajudar o marido a informar os familiares sobre a evolução e o plano de cuidados da paciente? Identifique quem toma as decisões na família e procure sempre o responsável pela tomada de decisões. Em algumas situações, o responsável pela tomada de decisões também precisa de auxílio para desenvolver um método para comunicar as decisões com clareza. Nessa era eletrônica, algumas famílias utilizam *blogs* ou mídia social como modo de fornecer informações constantes. Ajude a família a determinar se essa é a melhor abordagem para suas necessidades e sua estrutura.

Cuidados de recuperação e contínuos. Em ambientes de cuidados de recuperação e cuidados contínuos, o desafio na enfermagem familiar é manter as capacidades funcionais do paciente no contexto da família. Isso inclui a presença de enfermeiros especializados em cuidado domiciliar para ajudar os pacientes a permanecer em suas casas após lesões, doenças ou enfermidades agudas, cirurgia ou exacerbação de uma doença ou enfermidade crônica. Também é necessário encontrar maneiras de melhorar a vida de indivíduos com enfermidades crônicas ou deficiências e suas famílias. Trabalhe com o paciente e a família para fornecer informações dirigidas no momento certo, orientações práticas e instruções que ajudem o cuidador da família a entender o cuidado específico necessário para o paciente em casa (Alper et al., 2020; Macleod et al., 2017).

Quando houver uma mudança no estado funcional de um paciente, garanta que o ambiente doméstico possa acomodar os pontos fortes e as limitações do paciente. Faça um encaminhamento para cuidados domiciliares. O paciente também pode precisar de cuidados interdisciplinares, como terapia ocupacional ou fisioterapia. A comunicação clara, concisa e precisa com o enfermeiro de cuidados domiciliares ajuda a manter a continuidade dos cuidados e facilita a transição do hospital para casa. Ensine aos familiares como eles podem participar dos cuidados contínuos e fazer alterações no ambiente doméstico para ajudar o paciente a conseguir o maior grau de autossuficiência possível.

Família cuidadora. Ajude os familiares cuidadores mostrando a eles como executar aspectos específicos dos cuidados físicos (p. ex., trocas de curativo), ajudando-os a encontrar materiais para o cuidado domiciliar (p. ex., oxigenoterapia) e identificando outros recursos na comunidade (p. ex., serviços de assistência temporária para o descanso [*respite*] do cuidador, centros de reabilitação). A preparação dos membros da família para as atividades de cuidados e responsabilidades ajuda a transformar o cuidado em uma experiência significativa tanto para o cuidador quanto para o paciente.

Quando os familiares se tornam cuidadores, com frequência sua relação com o receptor de cuidados muda. Sempre que um indivíduo se torna dependente de outro familiar para os cuidados, um estresse considerável afeta tanto o cuidador quanto quem recebe os cuidados (Kaakinen et al., 2018). Portanto, você tem um papel central para ajudar o familiar cuidador e o paciente a desenvolverem habilidades de comunicação e resolução de problemas com o objetivo de respaldar as relações necessárias para um cuidado de sucesso (Zhang, 2018).

Sem uma preparação adequada e o apoio dos profissionais da saúde, o cuidado coloca a família em risco. A resiliência dos cuidadores durante momentos de estresse pode depender do compromisso mútuo, das habilidades de comunicação e da capacidade de resolver problemas e tomar decisões juntos (Meyer, 2020). Se sua avaliação revelar que a relação entre os possíveis cuidadores e receptores dos cuidados não é favorável, conecte o paciente e a família com serviços da comunidade que forneçam os cuidados necessários para o paciente.

O apoio ao cuidador da família ocorre de muitas formas. Por exemplo, ouvir as histórias do cuidador e ajudá-lo a atender as demandas contínuas do seu estilo de vida usual (p. ex., trabalho, criação dos filhos). Estabeleça um cronograma de cuidados que permita a participação de todos os membros da família, ajude os pacientes a identificar os familiares que podem compartilhar a carga imposta pelos cuidados e incentive parentes distantes a comunicar seu apoio. Oriente o familiar cuidador a proporcionar cuidados físicos a seu parente. Reconheça que essa pessoa também tem suas próprias necessidades físicas e emocionais. Oriente-os a satisfazer suas necessidades (Boxe 10.6) e estabeleça períodos de descanso apropriados, permitindo que tenham tempo para cuidar de si mesmos (Schaffer et al., 2017; Twaddle e McCormick, 2020).

Boxe 10.6 Educação em saúde

Família cuidadora: estresse do cuidador

Objetivo
- O paciente/família aplicam duas intervenções para reduzir o desgaste no papel de cuidador.

Estratégias de ensino
- Explicar a todos os familiares cuidadores os sinais e sintomas de desgaste no papel de cuidador, como:
  - Mudanças no apetite/peso, sono ou atividades de lazer do cuidador
  - Isolamento social, irritabilidade, raiva ou alterações no nível de saúde geral do cuidador
  - Perda de interesse na aparência pessoal
- Conversar sobre as situações em que o desgaste do cuidador pode se intensificar (p. ex., piora do estado de saúde ou necessidade de hospitalização do paciente)
- Descrever a importância de estabelecer esquemas alternativos com a família para que o cuidador primário possa descansar
- Fornecer informações sobre os recursos da comunidade para transporte, assistência temporária e grupos de apoio
- Oferecer uma oportunidade de fazer perguntas e, se possível, um número de telefone para dúvidas e assistência
- Fornecer as informações de contato do profissional da saúde do paciente aos familiares e orientá-los a telefonar se o cuidador tiver problemas de saúde, parecer exausto demais ou se observarem mudanças nas interações do cuidador e atenção às atividades normais.

Avaliação
Use os princípios do ensino de retorno para avaliar o aprendizado do paciente/familiar cuidador:
- "Quero ter certeza de que expliquei os efeitos de ser um familiar cuidador para que você possa reconhecê-los quando estiver sob estresse. Descreva dois ou três efeitos que o papel de familiar cuidador pode exercer em você"
- "Algumas famílias que já atendi têm dificuldade para lidar com todas as responsabilidades presentes quando cuidam de um parente. Você pode me explicar o que planeja fazer para se sentir menos sobrecarregado ou oprimido?"
- "Pode surgir um momento em que você precise ligar para o profissional da saúde da sua mãe. Onde você planeja guardar as informações de contato do profissional da saúde? Quais situações você imagina que possam acontecer para exigir o contato com o profissional da saúde?"

Conecte os familiares cuidadores aos recursos da comunidade. Programas de âmbito nacional, como a Family Caregiver Alliance (https://www.caregiver.org/), Alzheimer's Association (https://www.alz.org/) e Caregiver Action Network (https://caregiveraction.org/), fornecem informações e serviços que podem ajudar a melhorar a vida dos cuidadores e os cuidados que proporcionam a seus entes queridos.

Os recursos da comunidade são organizações que podem oferecer os serviços necessários ou assistência temporária para permitir que esse cuidador passe algum tempo longe do receptor dos cuidados. Exemplos de serviços benéficos para as famílias incluem grupos de apoio a cuidadores, serviços de alojamento e transporte, serviços alimentares e nutricionais, limpeza doméstica, serviços jurídicos e financeiros, cuidado domiciliar, *hospice* e recursos de saúde mental. Antes de encaminhar uma família a um recurso da comunidade, é fundamental entender a dinâmica familiar e o seu desejo de suporte. Algumas vezes os familiares cuidadores resistem à oferta de ajuda, sentindo-se obrigados a ser a única fonte de suporte para o receptor de cuidados. Seja sensível às relações familiares e ajude os cuidadores a entender a normalidade das demandas do cuidado. Com os recursos apropriados, os familiares cuidadores são capazes de adquirir as habilidades e os conhecimentos necessários para cuidar de seus entes queridos com eficiência no ambiente do lar, ao mesmo tempo que mantêm relações pessoais ricas e gratificantes.

Avaliação dos resultados do cuidado em família

Perspectiva do paciente e da família. É importante obter o ponto de vista da família sobre os cuidados de enfermagem fornecidos e confirmar se as expectativas e os resultados familiares foram atingidos. Se seu cuidado não tiver satisfeito as expectativas da família, determine o que acreditam que esteja faltando. Considere os resultados em curto e longo prazo. A família considera que o paciente tenha recebido um controle da dor adequado? A família sente que sabe o que fazer se surgirem problemas em casa? A família percebe formação adequada e apoio da equipe de saúde? A avaliação é contínua e ajuda a decidir quando é necessário modificar suas intervenções ou fazer encaminhamentos a outros membros da equipe de saúde.

Resultados para o paciente e a família. A avaliação é centrada no paciente e na família. Ao cuidar de uma família como contexto, verifique se as necessidades do paciente e da família foram atendidas. Compare a resposta do paciente e da família com os resultados estabelecidos no plano de cuidados do paciente.

Quando a família for o paciente, sua medida da saúde da família passa a ser mais que a avaliação da saúde de todos os membros. O foco continua sendo o resultado estabelecido com base nos diagnósticos de enfermagem centrados na família. Por exemplo, você avalia a mudança do funcionamento familiar e a satisfação com o novo nível de funcionamento para determinar se uma família está obtendo os resultados.

Quando estiver cuidando de uma família como sistema, sua avaliação prioriza os efeitos das intervenções sobre a família como um todo, incluindo membros da família ampliada. Por exemplo, ao cuidar de um idoso que esteja recebendo quimioterapia devido ao diagnóstico de um novo câncer, avalie como os deslocamentos frequentes até a clínica de oncologia e o diagnóstico de câncer afetam o paciente, o cônjuge, os filhos e os netos.

A avaliação é um processo contínuo. Utilize pensamento crítico, julgamento clínico e tomada de decisões clínicas para avaliar a resposta de uma família às intervenções. Muitas vezes o paciente e/ou a família não sabem como proporcionar melhores cuidados. Por exemplo, uma família acredita que as alterações alimentares para um paciente que esteja apresentando anorexia e náuseas decorrentes da quimioterapia estejam sendo efetivas. Avalie o estado nutricional do paciente (p. ex., valores laboratoriais, peso, turgor cutâneo) e explique à família quais dados da avaliação mostram a eficácia das alterações alimentares. Ajuste a alimentação do paciente, se houver indicação.

Pontos-chave

- As famílias são tão diversas quanto os indivíduos que as compõem. Alguns membros da família têm crenças e tradições diferentes, mesmo dentro da mesma geração
- As famílias enfrentam muitos desafios, incluindo as mudanças de estruturas e papéis, em especial quando há alterações das leis, situação econômica e composição demográfica da sociedade
- O cuidado na família é um processo interativo que ocorre no contexto das relações entre seus membros. Com frequência os familiares cuidadores são cônjuges idosos ou filhos adultos que tentam trabalhar em período integral e cuidar dos parentes idosos
- Muitos fatores afetam as conformações familiares e a saúde de uma família, incluindo a maior necessidade de cuidadores nas famílias, pobreza, falta de moradia e violência doméstica
- A estrutura e o funcionamento familiar exercem uma influência considerável na saúde, necessidades de saúde e capacidade de resposta da família a problemas de saúde
- A decisão de considerar a família como um contexto importante para um membro individual ou considerar uma unidade familiar como um paciente ou como um sistema depende da situação e das necessidades da família
- A família representa o contexto social primário onde ocorrem a promoção da saúde e a prevenção de doenças. Os membros da família influenciam as crenças, as práticas e o estado de saúde uns dos outros
- O conceito de família é muito individual; enfoque o processo de enfermagem e os cuidados de enfermagem na atitude e nas crenças de um paciente em relação à família, em vez da definição tradicional de família
- Ao prestar cuidados centrados na família, você usa julgamento clínico e avalia, analisa e reflete continuamente sobre as necessidades e metas de cuidados de saúde variáveis dos pacientes e suas famílias
- O resultado da enfermagem familiar é ajudar uma família e seus membros a atingir e manter a saúde máxima durante e após a experiência de doença
- Independentemente de cuidar de um paciente considerando a família como contexto, paciente ou sistema, direcione suas intervenções de enfermagem para o aumento da capacidade de funcionamento e desempenho dos familiares, a remoção de obstáculos aos cuidados de saúde e a realização daquilo que a família não consegue fazer sozinha
- A avaliação dos cuidados de enfermagem nas famílias está centrada no paciente e na família. Compare as respostas reais aos cuidados com os resultados estabelecidos no plano de cuidados e reveja o plano quando necessário.

Para refletir

- Pense em um paciente para o qual você prestou cuidados recentemente. Descreva a família do paciente e sua estrutura. Que efeito essa estrutura tem sobre a saúde do paciente?
- Entreviste um colega sobre sua família. Como as crenças e os valores da família de seu colega afetam a estrutura, o funcionamento, as práticas de saúde e as celebrações familiares?
- Pense em um paciente que você tenha atendido que tivesse um cuidador na família. Quais responsabilidades o cuidador da família assumiu pelo paciente? Descreva como o cuidador da família lidou com esse papel. Quais estressores relacionados a essa função o cuidador apresentou?

Questões de revisão

1. Uma família inclui uma mãe, um padrasto, duas filhas biológicas adolescentes da mãe e uma filha biológica do pai. A filha por parte de pai acaba de voltar para casa após perder o emprego em outra cidade. A família está transformando um escritório em um quarto e está no processo de distribuição das tarefas domésticas. O histórico de enfermagem revela que todos os membros acreditam que a família é capaz de se ajustar às alterações do estilo de vida. Esse é um exemplo de:
   a. Diversidade familiar.
   b. Estabilidade familiar.
   c. Resiliência familiar.
   d. Configuração familiar.
2. Uma mãe e seus dois filhos não têm moradia e entram em uma clínica de saúde gratuita. Quais afirmações descrevem os efeitos da falta de moradia sobre essa família? (Selecione todas as aplicáveis.)
   a. As crianças têm estabilidade em sua educação.
   b. Os membros da família podem ter sintomas de desnutrição, como anemia.
   c. A família apresenta um baixo risco de sofrer violência.
   d. As crianças correm maior risco de desenvolvimento de infecções no ouvido.
   e. Todos os membros da família podem ter problemas de saúde mental.
3. Um enfermeiro está cuidando de um paciente de 66 anos que vive sozinho e está recebendo quimioterapia e radioterapia para um diagnóstico recente de câncer. Ele não consegue cuidar de si mesmo devido à dor intensa e fadiga. O paciente se muda para a casa do seu irmão de 68 anos para que ele possa ajudar em seus cuidados. Quais achados da avaliação indicam que essa situação de cuidado na família terá sucesso? (Selecione todas as aplicáveis.)
   a. Tanto o paciente quanto o irmão frequentam a igreja juntos com regularidade.
   b. Os irmãos estão vivendo juntos e gostam do mesmo tipo de alimentos.
   c. Outros irmãos vivem na mesma cidade e estão dispostos a ajudar.
   d. O paciente e seu irmão têm uma rede de amigos próximos.
   e. O paciente sofre de transtorno obsessivo-compulsivo e tem dificuldade para se desfazer de seus pertences.
4. Uma família está enfrentando a perda de emprego do pai, que é a principal fonte de renda, e a mudança para uma nova cidade onde há um novo emprego. Os filhos precisarão mudar de escola e a esposa deve desistir do emprego de que gosta. Quais das seguintes opções contribuem para a fortaleza dessa família? (Selecione todas as aplicáveis.)
   a. Reuniões familiares.
   b. Papéis familiares estabelecidos.
   c. Nova vizinhança.
   d. Disposição para mudar em momentos de estresse.
   e. Orientação de vida passiva.
5. Uma paciente recém-divorciada diz: "Apesar de estar bastante assustada com o que acontecerá comigo e com os meus filhos, sei que o divórcio não é incomum nos dias de hoje." Qual termo o enfermeiro deve usar no prontuário da paciente para descrever a característica demonstrada nessa declaração?
   a. Resiliência.
   b. Cuidados em fim de vida.
   c. Funcionamento familiar.
   d. Cultura familiar.

6. Um enfermeiro em um serviço de *hospice* atende uma família que está proporcionando cuidados em fim de vida à sua avó, que tem um câncer de mama terminal. O enfermeiro prioriza o manejo de sintomas para a avó e a assistência para que a família desenvolva habilidades de enfrentamento. Essa abordagem é um exemplo de:
   a. Família como contexto.
   b. Família como paciente.
   c. Família como sistema.
   d. Família como estrutura.

7. Uma criança de 7 anos foi diagnosticada recentemente com asma. O enfermeiro está ministrando educação em saúde à criança e aos pais sobre o tratamento e o manejo da asma e as mudanças que devem fazer no ambiente doméstico para promover a saúde. Qual afirmação dos pais requer um acompanhamento do enfermeiro?
   a. "Marcamos um horário para conversar com o enfermeiro da escola sobre a mudança na saúde de nossa filha."
   b. "Esquecemos de administrar a medicação de nossa filha antes de ela se deitar, por isso fizemos uma lista de seus medicamentos para nos ajudar a lembrar."
   c. "Organizamos um esquema para verificar como ela está antes e depois da escola."
   d. "Não estamos passando tempo com nossos pais porque estamos muito ocupados cuidando de nossa filha."

8. Uma família composta por um avô, dois adultos e três crianças em idade escolar imigrou recentemente para os EUA. Eles comparecem a um centro comunitário para estabelecer seus cuidados de saúde. Quais das seguintes perguntas o enfermeiro deve fazer para avaliar o funcionamento familiar? (Selecione todas as aplicáveis.)
   a. "O que sua família faz para manter os membros saudáveis?"
   b. "Como sua família costuma tomar decisões?"
   c. "Que serviços de saúde estão disponíveis em seu bairro?"
   d. "Quais rituais ou celebrações são importantes para sua família?"
   e. "Ocorrem muitos crimes em seu bairro?"
   f. "Quantos parques existem em sua comunidade?"

9. Um casal tem três filhos. O filho mais novo acaba de se formar na faculdade e está de mudança para iniciar um emprego em uma cidade diferente. Os outros dois filhos saíram de casa há vários anos. Os pais de ambos os cônjuges são idosos e estão começando a precisar de ajuda para manter sua casa. Quais questões de avaliação ajudarão o enfermeiro a determinar o funcionamento familiar? (Selecione todas as aplicáveis.)
   a. "Que transições ou mudanças na família vocês estão enfrentando no momento?"
   b. "Seus filhos estão apresentando algum problema que afete sua família nesse momento?"
   c. "Descreva um conflito familiar recente e como foi resolvido pela família."
   d. "Quais estratégias de enfrentamento vocês costumam usar como família?"
   e. "Quem ajuda a cuidar de seus pais?"

10. Durante uma visita a uma clínica familiar, um enfermeiro orienta uma mãe sobre vacinações, uso de assentos para carros e segurança doméstica para um bebê e uma criança que já aprendeu a andar. Que tipo de intervenção de enfermagem é essa?
   a. Recuperação.
   b. Promoção da saúde.
   c. Cuidados agudos.
   d. Crescimento e desenvolvimento.

Respostas: 1. c; **2.** b, d, e; **3.** a, c, d; **4.** a, b, d; **5.** a; **6.** b; **7.** d; **8.** a, b, d; **9.** c, d, e; **10.** b.

Referências bibliográficas

Administration for Community Living (ACL) and Administration on Aging (AoA): *2017 profile of older Americans*, https://www.acl.gov/sites/default/files/Aging%20and%20Disability%20in%20America/2017OlderAmericansProfile.pdf, 2018. Accessed August 13, 2020.

Allen L: Palliative care for patients with advanced heart failure: Decision support, symptom management, and psychosocial assistance, *UpToDate*, https://www.uptodate.com/contents/palliative-care-for-patients-with-advanced-heart-failure-indications-and-strategies, 2020. Accessed August 13, 2020.

Alper E et al: Hospital discharge and readmission, *UpToDate*, https://www.uptodate.com/contents/hospital-discharge-and-readmission, 2020. Accessed August 13, 2020.

American Psychological Association (APA): *Marriage & divorce*. https://www.apa.org/topics/divorce/. 2020. Accessed August 2020.

Baldwin L: *Nursing skills for children and young people's mental health*, ed 1, Cham, Switzerland, 2020, Springer.

Catalyst: *Woman in the workforce – Global*. https://www.catalyst.org/research/women-in-the-workforce-global/, 2020. Accessed August 13, 2020.

Centers for Disease Control (CDC): 2019 health, United States, 2018 – Data finder. https://www.cdc.gov/nchs/hus/contents2018.htm?search=Access_to_health_care, 2019. Accessed August 2020.

Chacko M: Pregnancy in adolescents, *UpToDate*, https://www.uptodate.com/contents/pregnancy-in-adolescents, 2020. Accessed August 13, 2020.

Children's Defense Fund (CDF): *The state of America's children® 2020*, https://www.childrensdefense.org/the-state-of-americas-children-2020/ 2020. Accessed August 2020.

Cohen D, Passel JS: *A record 64 million Americans live in multigenerational households*, Pew Research Center, 2018. http://www.pewresearch.org/fact-tank/2018/04/05/a-record-64-million-americans-live-in-multigenerational-households/. Accessed August 13, 2020.

Cree R et al: Health care, family, and community factors associated with mental, behavioral, and developmental disorders and poverty among children aged 2-8 years—United States, 2016. *MMWR Morb Mortal Wkly Rep*, 67: 1377, 2018.

Delbanco T, Gerteis M: A patient-centered view of the clinician-patient relationship, *UpToDate*, https://www.uptodate.com/contents/a-patient-centered-view-of-the-clinician-patient-relationship. 2020. Accessed August 13, 2020.

Duhamel F: Translating knowledge from a family systems approach to clinical practice: insights from knowledge translation research experiences, *J Fam Nurs* 23(4):461, 2017.

Family Caregiver Alliance (FCA): *Caregiver statistics: demographics*, https://www.caregiver.org/caregiver-statistics-demographics, 2019. Accessed August 2020.

Family Caregiver Alliance (FCA): *Caregiver statistics: work and caregiving*, https://www.caregiver.org/caregiver-statistics-work-and-caregiving, 2016. Accessed August 2020.

Farris D; Bourque A: *International handbook on the demography of marriage and the family*. (ed 1). Cham, Switzerland, 2020, Springer.

Fournier AL: Creating a sacred space in the intensive care unit at the end of life, *DCCN* 36(2):110, 2017.

Futures Without Violence: *Futures without violence*, http://www.futureswithoutviolence.org/, 2021. Accessed April 19, 2021.

Giddens JF: *Concepts for nursing practice*, ed 3, St Louis, 2021, Elsevier.

Giger J, Haddad L: *Transcultural nursing: Assessment and intervention*, ed 8, St Louis, 2021, Elsevier.

Gross S: Managing family dynamics when caring for older adults. *Nursing2020* 50(4): 57, 2020.

Harman S et al: Palliative care: The last hours and days of life, *UpToDate*, https://www.uptodate.com/contents/palliative-care-the-last-hours-and-days-of-life, 2020. Accessed August 13, 2020.

Kaakinen JR et al.: *Family health care nursing: theory, practice, and research*, ed 6, Philadelphia, 2018, FA Davis.

Martin JA et al.: Births in the United States, *NCHS Data Brief* 346, 2019. https://www.cdc.gov/nchs/products/databriefs/db346.htm. Accessed August 2020.

Mathias D: Improving patient safety by easing caregiver burden, *Nursing2019* 49(1): 63, 2019.

Masci D et al.: *5 facts about same-sex marriage*, https://www.pewresearch.org/fact-tank/2019/06/24/same-sex-marriage/, 2019. Accessed August 2020.

Mather M et al.: *Fact sheet: Aging in the United States*. Washington: DC, Population Reference Bureau, 2019. https://www.prb.org/aging-unitedstates-fact-sheet/ Accessed April 19, 2021.

Meyer F: Psychosocial issues in advanced illness, *UpToDate*, https://www.uptodate.com/contents/psychosocial-issues-in-advanced-illness, 2020. Accessed August 13, 2020.

National Alliance to End Homelessness: *Children and families*, https://endhomelessness.org/homelessness-in-america/who-experiences-homelessness/children-and-families/, 2020. Accessed August 2020.

National Coalition for the Homeless: family homelessness, 2019, https://nationalhomeless.org/issues/families/. Accessed August 2020.

National Institutes of Health (NIH): *What does it mean to have a genetic predisposition to a disease?*, https://ghr.nlm.nih.gov/primer/mutationsanddisorders/predisposition, 2020. Accessed April 2020.

Orchard CA et al.: Collaborative leadership, part 2: the role of the nurse leader in interprofessional team-based practice – shifting from task- to collaborative patient-/family-focused care, *Nurs Leadersh* 30(2):26, 2017.

Puchalski C et al.: Overview of spirituality in palliative care, *UpToDate*, https://www.uptodate.com/contents/overview-of-spirituality-in-palliative-care, 2020. Accessed August 13, 2020.

Raby B et al: Genetic counseling: Family history interpretation and risk assessment, *UpToDate*, https://www.uptodate.com/contents/genetic-counseling-family-history-interpretation-and-risk-assessment, 2020. Accessed August 13, 2020.

Shajani Z, Snell D: *Wright & Leahy's Nurses and families: a guide to family assessment and intervention,* ed 7, Philadelphia, 2019, FA Davis.

Semega J et al: *Income and Poverty in the United States: 2018 Current Population Reports*, 2020, https://www.census.gov/content/dam/Census/library/publications/2019/demo/p60-266.pdf. Accessed August 14, 2020.

Twaddle M. McCormick E: Palliative care delivery in the home, *UpToDate*, https://www.uptodate.com/contents/palliative-care-delivery-in-the-home, 2020. Accessed August 13, 2020.

U.S. Bureau of Labor Statistics: *Woman in the labor force: a data book*. 2018. Accessed April 19, 2021.

U.S. Census Bureau.: *America's families & living arrangements*, https://www.census.gov/data/tables/2019/demo/families/cps-2019.html. 2019. Accessed April 19, 2021.

U.S. Interagency Council on Homelessness.: *Ending family homelessness*, https://www.usich.gov/goals/families, 2018. Accessed April 19, 2021.

Weil A: Intimate partner violence: Epidemiology and health consequences, *UpToDate*, https://www.uptodate.com/contents/intimate-partner-violence-epidemiology-and-health-consequences, 2020. Accessed August 13, 2020.

Referências de pesquisa

Barnes AJ et al.: Emotional health among youth experiencing family homelessness, *Pediatrics* 141(4):e20171767, 2018.

Bekdemir, A, Ilhan, N.: Predictors of caregiver burden in caregivers of bedridden patients. *The Journal of Nursing Research*, 27(3): e24, 2019.

Bigani DK, Correia AM: On the same page: nurse, patient, and family perceptions of change-of-shift bedside report, *J Pediatr Nurs* 41:84, 2018.

Brooks LA et al.: Communication and decision-making about end-of-life care in the intensive care unit, *Am J Crit Care* 26(4):336, 2017.

Byrum D et al: Developing a synergy model patient acuity tool for admission, discharge and transfer. *American Journal of Critical Care* 29(1): 61, 2020.

Coats H et al.: Nurses' reflections on benefits and challenges of implementing family-centered care in pediatric intensive care units. *Am J Crit Care* 27(1):52, 2018.

DePasquale N.et al.: The family time squeeze: perceived family time adequacy buffers work strain in certified nursing assistants with multiple caregiving roles, *Gerontol* 58(3):546, 2018.

Erfina E et al: Adolescent mothers' experience of transition to motherhood: An integrative review, *International Journal of Nursing Science* 6(2019): 221, 2019.

Gaskin KL: Patterns of transition experience for parents going home from hospital with their infant after first stage surgery for complex congenital heart disease, *J Pediatr Nurs* 41:e23, 2018.

Hicken B et al.: Supporting caregivers of rural veterans electronically (SCORE), *J Rural Health* 33:305, 2017.

Hsin-Yun L et al: Finding a balance in family caregiving for people with dementia: a correlational longitudinal study, *J Adv Nurs* 77(5): 2278, 2021.

Kandi N, Zeinali A: Relationship between personality characteristics, internal locus of control, psychological hardiness and nurses' quality of life, *J Res Dev Nurs Midwifery* 4(1):8, 2017.

Kokonya A, Fitzsimons F: Transition to long-term care: preparing older adults and their families. *Medsurg Nurs* 27(3):143, 2018.

Konerding U et al.: Investigating burden of informal caregivers in England, Finland and Greece: an analysis with the short form of the Burden Scale for Family Caregivers (BSFC-s), *Aging Ment Health* 22(2):280, 2018.

Macleod A et al.: "There isn't an easy way of finding the help that's available." Barriers and facilitators of service use among dementia family caregivers: a qualitative study, *Int Psychogeriatr* 29(5):765, 2017.

Marcum C et al Primary caregivers in a network context, *J Gerontol B Psychol Sci Soc Sci* 75(1): 125, 2020.

Moriarty J et al.: Exploration of factors related to depressive symptomatology in family members of military veterans with traumatic brain injury, *J Fam Nurs* 24(2):184, 2018.

Moss KO et al.: Understanding end-of-life decision-making terminology among African American older adults, *J Gerontol Nurs* 44(2):33, 2018.

Newcomb AB, Hymes RA: Life interrupted: the trauma caregiver experience, *J Trauma Nurs* 24(2):125, 2017.

Off, C et al: Interprofessional caregiver education, training, and wellness in the context of a cohort model for aphasia rehabilitation, *Topics in Language Disorders* 39(1): 5, 2019.

Parkinson, B et al.: Mindfulness for people with long-term conditions and their family caregivers: A systematic review. *Complementary Therapies in Clinical Practice* 34: 76, 2019.

Press D, Alexander M: Safety and societal issues related to dementia. *UpToDate*, https://www.uptodate.com/contents/safety-and-societal-issues-related-to-dementia, 2020. Accessed August 13, 2020.

Schaffer K et al.: Mental and physical health correlates among family caregivers of patients with newly-diagnosed incurable cancer: a hierarchical linear regression analysis. *Support Care Cancer* 25(3):965, 2017.

Schultz RE et al.: Is there hope? Is she there? How families and clinicians experience acute brain injury. *J Palliat Med* 20(2):170, 2017.

Sebern MD: Does an intervention designed to improve self-management, social support and awareness of palliative-care address needs of persons with heart failure, family caregivers and clinicians? *J Clin Nurs* 27(3/4):e643, 2018.

Sousza F et al.: Calgary family assessment model applied in riverside context. *J Nurs UFPE* 11(12):4798, 2017.

Stajduhar K et al.: Bereaved family members' perceptions of the quality of end-of-life care across four types of inpatient care settings. *BMC Palliat Care* 16(1): 59, 2017.

Stockwell-Smith G et al.: Hospital discharge processes involving older adults living with dementia: an integrated literature review. *J Clin Nurs* 27(5/6):e712, 2018.

Umbersome D; Thomeer M: Family matters: Research on family ties and health, 2010 to 2020. *Journal of Marriage and Family* 82: 404, 2020.

Wakhid A et al: Family resilience in the field of nursing: A concept analysis, *Advances in Health Sciences Research* 20: 242, 2020.

Weisman de Mamani A et al.: The interplay among mindfulness, caregiver burden, and mental health in family members of individuals with dementia. *Prof Psychol Res Pract* 49(2):116, 2018.

Zhang Y: Family functioning in the context of an adult family member with illness: a concept analysis. *J Clin Nurs* 27(15/16):3205, 2018.

11

Teorias de Desenvolvimento

Objetivos

- Discutir os fundamentos teóricos do crescimento e desenvolvimento
- Comparar as teorias de desenvolvimento
- Aplicar as teorias de desenvolvimento durante a avaliação de pacientes e identificar diagnósticos de enfermagem no cuidado de pacientes ao longo da vida
- Explicar como os enfermeiros usam as teorias de desenvolvimento para identificar as necessidades dos pacientes e orientar o atendimento a eles.

Termos-chave

Modelo psicanalítico de desenvolvimento da personalidade de Freud
Raciocínio convencional
Raciocínio pós-convencional
Temperamento
Teoria de desenvolvimento cognitivo de Piaget
Teoria de desenvolvimento moral de Kohlberg
Teoria de desenvolvimento psicossocial de Erikson

A compreensão do crescimento e desenvolvimento normais ajuda os enfermeiros a prever, detectar e prevenir desvios dos padrões esperados nos pacientes que podem afetar a saúde deles. O crescimento engloba as alterações físicas que ocorrem do período pré-natal até a idade adulta mais avançada e demonstra progresso e deterioração. Desenvolvimento refere-se às mudanças biológicas, cognitivas e socioemocionais que têm início na concepção e continuam por toda a vida. O desenvolvimento é dinâmico e inclui o progresso. Contudo, em alguns processos mórbidos, o desenvolvimento pode sofrer retardo ou regressão.

Os indivíduos exibem padrões únicos de crescimento e desenvolvimento. A capacidade de avançar a cada fase do desenvolvimento influencia a saúde geral do indivíduo. O sucesso ou fracasso em uma fase afeta a capacidade de concluir as fases subsequentes. Se os indivíduos apresentarem fracassos repetitivos no desenvolvimento, algumas vezes surgem inadequações. Entretanto, quando o indivíduo vivencia sucesso repetido, a saúde é promovida. Por exemplo, uma criança que não anda aos 20 meses demonstra um retardo na habilidade motora grossa que atrasa a exploração e a manipulação do ambiente. Em contraste, uma criança que anda aos 10 meses é capaz de explorar e encontrar estímulos no ambiente.

Ao cuidar dos pacientes, é importante adotar uma perspectiva de desenvolvimento humano no ciclo de vida que considere todos os estágios do desenvolvimento. Tradicionalmente, o desenvolvimento focava a infância; no entanto, a compreensão do crescimento e do desenvolvimento durante todo o ciclo de vida fornece uma base de conhecimento que ajuda a planejar as perguntas para triagem e histórico de saúde, a promoção e a manutenção da saúde, e a educação em saúde dos pacientes.

Teorias de desenvolvimento

As teorias de desenvolvimento oferecem uma estrutura para identificar as necessidades normais de desenvolvimento de um paciente e se existem problemas. Por exemplo, o conhecimento da teoria de desenvolvimento psicossocial de Erikson (1963) permite o reconhecimento da importância do desenvolvimento da confiança básica durante a infância. A confiança estabelece a base para todas as relações futuras sendo, portanto, um conceito que apoia qualquer intervenção de enfermagem. Teorias de desenvolvimento ajudam os enfermeiros a usar o julgamento clínico para avaliar corretamente a reação de uma pessoa a uma enfermidade e a desenvolver um plano de tratamento individualizado. A compreensão da tarefa ou necessidade específica de cada estágio de desenvolvimento orienta os profissionais na seleção de intervenções apropriadas.

O desenvolvimento humano é um processo dinâmico e complexo que não pode ser explicado por uma única teoria. Este capítulo apresenta as teorias de desenvolvimento biofísico, psicanalítico/psicossocial, cognitivo e moral. Os Capítulos 25 e 35 abordam as áreas da teoria da aprendizagem para a educação em saúde e desenvolvimento espiritual.

Teorias de desenvolvimento biofísico

O desenvolvimento biofísico é o modo como nosso corpo físico cresce e muda. Os profissionais da saúde comparam as mudanças que ocorrem durante o crescimento de um recém-nascido a normas estabelecidas. Como o corpo físico envelhece? Quais são os gatilhos que fazem um corpo avançar das características físicas da infância, passando pela adolescência, até as alterações físicas da idade adulta?

Teoria de desenvolvimento de Gesell. O conceito fundamental da teoria de desenvolvimento de Gesell é que o padrão de crescimento de cada criança é único e orientado pela atividade genética (Gesell, 1948). Ele observou que o padrão de amadurecimento obedece a uma sequência evolutiva fixa. O desenvolvimento sequencial é evidente nos fetos, em que existe uma ordem específica de desenvolvimento dos sistemas orgânicos. Hoje sabemos que o crescimento humano ocorre de modo cefalocaudal e proximodistal. O padrão cefalocaudal descreve a sequência na qual o crescimento ocorre com maior rapidez no topo (p. ex., a cabeça e o encéfalo têm um desenvolvimento mais rápido que a coordenação de braços e pernas). O padrão de crescimento proximodistal começa no centro do corpo e segue na direção das extremidades (p. ex., os sistemas orgânicos no tronco se desenvolvem antes dos braços e das pernas). Os genes orientam a sequência do desenvolvimento, mas este também é influenciado por fatores ambientais, resultando em alterações do desenvolvimento. Por exemplo, os genes orientam a velocidade de crescimento em altura para um indivíduo, mas esse crescimento será maximizado somente se as condições ambientais forem adequadas. Uma nutrição inadequada ou doença crônica, com frequência, afetam a velocidade de crescimento e produzem uma estatura mais baixa, independentemente do mapeamento genético da pessoa. Todavia, a nutrição adequada e a ausência de doença não conseguem fazer com que se atinja uma estatura além daquela determinada pela hereditariedade.

Teoria psicanalítica/psicossocial

As teorias de desenvolvimento psicanalítico/psicossocial descrevem o desenvolvimento humano pelas perspectivas de personalidade, pensamento e comportamento (Tabela 11.1). A teoria psicanalítica explica o desenvolvimento como um processo basicamente inconsciente e influenciado pela emoção. Os teóricos da psicanálise sustentam que os conflitos inconscientes influenciam o desenvolvimento por estágios universais vivenciados por todos os indivíduos (Berger, 2020).

Sigmund Freud. O **modelo psicanalítico de desenvolvimento da personalidade de Freud** afirma que os indivíduos passam por cinco estágios de desenvolvimento psicossexual e que cada estágio é caracterizado pelo prazer sexual em partes do corpo: a boca, o ânus e os genitais. Freud acreditava que a personalidade do adulto é o resultado do modo como o indivíduo resolve os conflitos entre essas fontes de prazer e as exigências da realidade (Santrock, 2018).

Estágio 1: oral (do nascimento até 12 a 18 meses). No início, a sucção e a satisfação oral não apenas são essenciais para a vida, mas também são extremamente agradáveis por si sós. No fim desse estágio, o lactente começa a perceber que a mãe/o pai é algo separado de si próprio. A interrupção da disponibilidade física ou emocional de um dois pais (p. ex., vínculo inadequado ou doença crônica) pode afetar o desenvolvimento do lactente.

Estágio 2: anal (12 a 18 meses até 3 anos). O foco do prazer muda para a região anal. As crianças se tornam cada vez mais cientes das sensações prazerosas nessa região do corpo, com interesse nos produtos de seus esforços. Por meio do processo de treinamento de controle da micção/evacuação, a criança retarda a gratificação para atender às expectativas dos pais e da sociedade.

Estágio 3: fálico ou edipiano (3 a 6 anos). Os órgãos genitais são o foco de prazer durante esse estágio. O menino se interessa pelo pênis; a menina se torna ciente da ausência do órgão, o que é conhecido como *inveja do pênis*. Esse é um momento de exploração e imaginação em que a criança fantasia sobre o genitor do sexo oposto como seu primeiro interesse amoroso, o chamado *complexo de Édipo* ou *de Electra*. No fim desse estágio, a criança tenta reduzir esse conflito identificando-se com o genitor do mesmo sexo para conseguir reconhecimento e aceitação.

Tabela 11.1 Comparação entre as principais teorias de desenvolvimento.

Estágio de desenvolvimento/idade	Freud (desenvolvimento psicossexual)	Erikson (desenvolvimento psicossocial)	Piaget (desenvolvimento cognitivo/moral)	Kohlberg (desenvolvimento do raciocínio moral)
Bebê (nascimento a 18 meses)	Estágio oral	Confiança versus desconfiança Capacidade de confiar nos outros	Período sensorimotor Progride da atividade reflexa para ações repetitivas simples	
Início da infância/crianças novas (18 meses a 3 anos)	Estágio anal	Autonomia versus vergonha e dúvida Autocontrole e independência	Período pré-operacional – pensamento usando símbolos Egocentrismo	Nível pré-convencional Orientação para punição-obediência
Pré-escolar (3 a 5 anos)	Estágio fálico	Iniciativa versus culpa Forte imaginação	Uso de símbolos Egocentrismo	Nível pré-convencional Pré-moral Orientação instrumental
Infância média (6 a 12 anos)	Estágio de latência	Industriosidade versus inferioridade Envolvimento em tarefas e atividades	Período de operações concretas Pensamento lógico	Nível convencional Orientação do tipo bom menino/boa menina
Adolescência (12 a 19 anos)	Estágio genital	Identidade versus confusão de papéis Maturidade sexual, "Quem sou eu?"	Período de operações formais Pensamento abstrato	Nível pós-convencional Orientação para contrato social
Adulto jovem		Intimidade versus isolamento Afiliação versus amor		
Adulto		Geratividade versus autoabsorção e estagnação		
Idoso		Integridade versus desespero		

Estágio 4: latência (6 a 12 anos). Freud acreditava que, nesse estágio, as crianças reprimem e canalizam os impulsos sexuais do estágio edipiano anterior em atividades produtivas que sejam socialmente aceitáveis. No mundo educacional e social da criança, há muito o que aprender e realizar.

Estágio 5: genital (puberdade até a vida adulta). Nesse estágio final, os impulsos sexuais ressurgem e são dirigidos para um indivíduo fora do círculo familiar. Os conflitos prévios não resolvidos vêm à tona durante a adolescência. Quando o indivíduo resolve os conflitos, torna-se capaz de ter uma relação sexual adulta e madura.

Freud acreditava que os componentes da personalidade humana se desenvolvem em estágios e regulam o comportamento. Esses componentes são o id, o ego e o superego. O id (i. e., os impulsos instintivos básicos voltados para a obtenção do prazer) é a parte mais primitiva da personalidade e tem origem no lactente. O lactente não consegue tolerar demoras; suas necessidades devem ser satisfeitas imediatamente. O ego representa o componente da realidade mediando os conflitos entre o ambiente e as forças do id. Ele ajuda as pessoas a julgar a realidade de um modo correto, a regular os impulsos e a tomar boas decisões. Muitas vezes o ego é referido como o senso de *self* da pessoa. O terceiro componente, o superego, executa ações de regulação, restrição e proibição. Muitas vezes referido como a consciência, o superego é influenciado pelas normas das forças sociais externas (p. ex., pais ou professores).

Alguns críticos de Freud argumentam que ele baseou sua análise do desenvolvimento da personalidade em determinantes biológicos e ignorou a influência da cultura e da experiência. Outros acreditam que pressupostos básicos de Freud, como o complexo de Édipo, não são aplicáveis a diferentes culturas. Os psicanalistas atuais acreditam que o papel do pensamento consciente é muito maior do que Freud imaginava (Santrock, 2019).

Erik Erikson. Freud teve uma forte influência em seus seguidores psicanalistas, incluindo Erik Erikson (1902–1994), que construiu uma teoria de desenvolvimento que diferia da teoria de Freud em um aspecto principal: os estágios de Erikson enfatizam a relação da pessoa com a família e a cultura, em vez de os impulsos sexuais (Berger, 2020).

De acordo com a **teoria de desenvolvimento psicossocial de Erikson**, os indivíduos devem realizar uma tarefa específica antes de superar com sucesso um estágio e progredir para o seguinte. Cada tarefa é estruturada com conflitos opostos, e as tarefas, depois de superadas, são confrontadas e testadas outras vezes durante novas situações ou em momentos de conflito (Hockenberry et al., 2019).

Confiança versus desconfiança (do nascimento a 12 a 18 meses). O estabelecimento de um senso de confiança básica é essencial para o desenvolvimento de uma personalidade saudável. A resolução efetiva desse estágio pelo bebê requer uma pessoa cuidadora constante que esteja disponível para atender às necessidades dele. Com essa confiança básica nos pais, o bebê é capaz de confiar em si mesmo, em outras pessoas e no mundo (Hockenberry et al., 2019). A formação da confiança resulta em fé e otimismo. O uso da orientação antecipada pelo enfermeiro ajuda os pais a lidar com a hospitalização de um lactente e os comportamentos do bebê após a alta para casa.

Autonomia versus senso de vergonha e dúvida (18 meses a 3 anos). Nesse estágio, uma criança em crescimento tem mais competência em algumas atividades básicas de autocuidados, incluindo andar, comer e usar a toalete. Essa independência recém-descoberta é o resultado do amadurecimento e da imitação. Uma criança que começa a caminhar desenvolve autonomia fazendo escolhas. As escolhas típicas nesse grupo etário incluem atividades referentes a relacionamentos, desejos e brinquedos. Também há uma oportunidade de aprender que os pais e a sociedade têm expectativas sobre essas escolhas. A limitação das escolhas e/ou a aplicação de punições duras provocam sentimentos de vergonha e dúvida. Uma criança nova que supera esse estágio com sucesso obtém autocontrole e força de vontade. Um enfermeiro demonstra uma orientação empática que oferece apoio à compreensão das dificuldades desse estágio. As escolhas disponíveis para a criança devem ser simples e seguras.

Iniciativa versus culpa (3 a 6 anos). As crianças gostam de brincar de faz de conta e de tentar novos papéis. A fantasia e a imaginação permitem que explorem ainda mais o ambiente. Além disso, nesse mesmo período, elas estão desenvolvendo seu superego, ou sua consciência. Com frequência, ocorrem conflitos entre o desejo de exploração da criança e os limites impostos ao comportamento dela. Às vezes, esses conflitos provocam sentimentos de frustração e culpa nela. A culpa também ocorre se as respostas do cuidador da criança forem muito duras. Pré-escolares aprendem a manter um senso de iniciativa sem uma imposição na liberdade dos outros. A resolução bem-sucedida desse estágio fornece direção e propósito. Ensinar a criança a controlar seus impulsos e a ter comportamentos cooperativos ajuda a família a evitar os riscos de uma mudança no crescimento e desenvolvimento. As crianças em idade pré-escolar se envolvem, com frequência, em animismo, uma característica do desenvolvimento que faz com que tratem bonecas ou bichos de pelúcia como se tivessem pensamentos e sentimentos. A ludoterapia também é instrumental para ajudar a criança a lidar de modo efetivo com as ameaças inerentes relacionadas a uma hospitalização ou doença crônica.

> **Pense nisso**
>
> Você está observando um grupo de crianças de 4 a 5 anos em uma brinquedoteca hospitalar e percebe que algumas dessas crianças estão aplicando curativos no bicho de pelúcia. Pense em como poderia planejar uma atividade lúdica que possa ajudar essas crianças a lidar com a hospitalização.

Industriosidade (diligência) versus inferioridade (6 a 12 anos). As crianças em idade escolar estão ansiosas para se dedicar ao aprendizado de habilidades e ferramentas socialmente produtivas. Elas aprendem a trabalhar e brincar com seus pares. Desabrocham com realizações e elogios. Mas sem um apoio adequado para aprender novas habilidades ou se as habilidades forem muito difíceis, elas desenvolvem uma sensação de inadequação e inferioridade. As crianças nessa idade precisam ser capazes de vivenciar realizações reais para desenvolver um senso de competência (ver Capítulo 12). Erikson acreditava que as atitudes de um adulto em relação ao trabalho podem ser rastreadas a uma realização bem-sucedida dessa tarefa (Erikson, 1963). Durante a hospitalização, é importante que as crianças em idade escolar entendam as rotinas e participem, quando possível, do tratamento (Hockenberry et al., 2019). Por exemplo, algumas crianças gostam de manter um diário de sua ingestão e eliminação.

Identidade versus confusão de papéis (puberdade). As alterações fisiológicas dramáticas associadas ao amadurecimento sexual marcam esse estágio. Existe uma grande preocupação com a aparência e a imagem corporal. Esse estágio, no qual o desenvolvimento da identidade tem início com o objetivo de se obter alguma perspectiva ou direção, responde à questão: "Quem sou eu?" A aquisição de um senso de identidade é essencial para a tomada de decisão do adulto, como a escolha de uma carreira ou um parceiro conjugal. Cada adolescente se move de um modo único pela sociedade, como um membro interdependente. Nosso ambiente continua a mudar em um ritmo rápido, que vem como novas demandas sociais e desafios, oportunidades e conflitos que impactam a identidade emergente do adolescente e a separação da família. Erikson defendia que o domínio bem-sucedido desse estágio produziria devoção e fidelidade aos outros e aos próprios ideais (Hockenberry et al., 2019).

O adolescente não percebe a vulnerabilidade associada a comportamentos de risco de um modo constante (Fortenberry, 2020). Essa invulnerabilidade percebida contribui para a adoção de comportamentos de risco (Warner, 2018). Os enfermeiros têm a oportunidade de fornecer educação e orientação antecipatória aos pais sobre as mudanças e os desafios e riscos para adolescentes. Quando estes forem hospitalizados, ajude-os a lidar com a doença fornecendo informações suficientes para ajudá-los a tomar decisões sobre seu plano de tratamento (ver Capítulo 12).

Intimidade versus isolamento (adulto jovem). Os adultos jovens, que já desenvolveram um senso de identidade, aprofundam sua capacidade de amar outras pessoas e de cuidar delas. Procuram amizades significativas e uma relação íntima com outra pessoa. Erikson descreveu a intimidade como a descoberta do *self* (eu) e, depois, perdê-lo em outra pessoa (Santrock, 2019). Se o adulto jovem for incapaz de estabelecer companheirismo e intimidade, ocorre o isolamento por causa do medo rejeição e desapontamento (Berger, 2020). Os enfermeiros devem entender que, durante a hospitalização, a necessidade de intimidade de um adulto jovem continua presente; por isso, adultos jovens se beneficiam do apoio dos parceiros ou companheiros durante esse período.

Geratividade versus autoabsorção e estagnação (meia-idade). Após o desenvolvimento de uma relação íntima, o foco do adulto está no suporte às futuras gerações. A capacidade de expandir o próprio envolvimento pessoal e social é crucial nesse estágio de desenvolvimento. Os adultos de meia-idade têm sucesso nesse estágio quando contribuem para as futuras gerações por meio de parentalidade, ensino, mentoria e envolvimento na comunidade. A obtenção da geratividade resulta no cuidado de outras pessoas como ponto forte básico. A incapacidade de desempenhar um papel no desenvolvimento da próxima geração provoca estagnação (Santrock, 2019). Os enfermeiros ajudam adultos com doenças físicas a escolher modos criativos de promover o desenvolvimento social. Os indivíduos na meia-idade podem encontrar um senso de realização por meio do trabalho voluntário em uma escola local, hospital ou igreja.

Integridade versus desespero (idade avançada). Muitos adultos mais velhos reveem sua vida com um senso de satisfação, mesmo com seus inevitáveis enganos. Outros se consideram um fracasso, com a vida marcada pelo desespero e arrependimento. Muitas vezes os idosos realizam uma avaliação retrospectiva de sua vida. Interpretam sua vida como um todo significativo ou se arrependem pelas metas que não atingiram (Berger, 2020). Uma vez que o processo de envelhecimento produz perdas físicas e sociais, alguns adultos também perdem o *status* e a funcionalidade (p. ex., em decorrência da aposentadoria ou doença). Os sentimentos de integridade podem ser intensificados quando os idosos são incentivados a refletir sobre suas relações significativas, como relações com alto poder, familiares ou a comunidade (Shropshire, 2020; Touhy e Jett, 2020). Essas lutas externas se somam a lutas internas, como a busca do sentido da vida. O encontro desses desafios cria um potencial para o crescimento e a força básica da sabedoria (Figura 11.1).

Os enfermeiros ocupam posições de influência em suas comunidades para ajudar as pessoas a se sentirem valorizadas, apreciadas e necessárias. Erikson afirmou: "Crianças saudáveis não temem a vida, se os seus pais tiverem integridade suficiente para não temer a morte" (Erikson, 1963). Embora Erikson acreditasse que os problemas na vida adulta fossem o resultado do fracasso na resolução de estágios anteriores, sua ênfase nas relações familiares e na cultura oferece uma visão ampla do desenvolvimento em todo o ciclo de vida. Como enfermeiro, você usará esse conhecimento sobre o desenvolvimento ao prestar cuidados em qualquer contexto de saúde.

Teorias relacionadas ao temperamento. Temperamento é um estilo de comportamento que afeta as interações emocionais de um indivíduo com outras pessoas. Os traços de temperamento

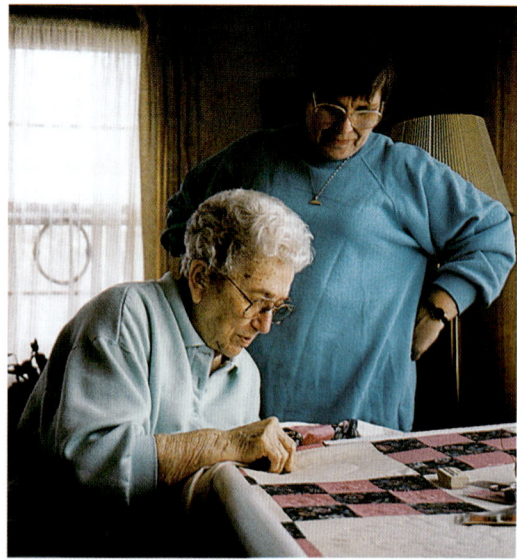

Figura 11.1 A costura mantém a idosa ativa.

identificados em um bebê podem continuar a influenciar o comportamento da criança até o fim do ensino fundamental (Hockenberry et al., 2019). Muitas vezes existe uma ligação próxima entre personalidade e temperamento, e os indivíduos exibem algumas características que perduram até a idade adulta. As diferenças individuais demonstradas pelas crianças em suas respostas ao ambiente exercem uma influência significativa nas maneiras como os outros respondem a elas e às suas necessidades. O conhecimento do temperamento ajuda os pais a entender os filhos e pode ajudar as crianças a entender e a modificar suas respostas (Hockenberry et al., 2019).

A maioria das crianças manifesta um destes três traços gerais de temperamento – fácil, de aquecimento lento e difícil (Hockenberry et al., 2019):

- *Criança de temperamento fácil* – calma e equilibrada. Essa criança tem hábitos regulares e previsíveis. Uma criança fácil é aberta e adaptável a mudanças e exibe um humor de intensidade leve a moderada e tipicamente positivo
- *Criança de aquecimento lento* – geralmente demonstra desconforto quando introduzida a novas situações e precisa de tempo para se ajustar a um novo ambiente, figuras de autoridade e expectativas. Essas crianças respondem com lágrimas, queixas somáticas ou outras manobras para evitar a situação (p. ex., queixam-se de dor de estômago para evitar a escola)
- *Criança de temperamento difícil* – muito distraída, ativa, irritável e de hábitos irregulares. Essa criança pode se beneficiar da "prática", ou *role-playing*, para ter sucesso com novas habilidades, situações ou ambientes.

O conhecimento do temperamento e como ele afeta a relação entre os pais e a criança é fundamental ao fornecer orientação antecipada aos pais. Com o nascimento de um segundo filho, a maioria dos pais percebe que as estratégias que funcionavam bem com o primeiro filho deixam de funcionar. O enfermeiro individualiza o aconselhamento para melhorar muito a qualidade das interações entre pais e filhos (Hockenberry et al., 2019).

Perspectivas sobre o desenvolvimento adulto

Os estudos iniciais sobre o desenvolvimento enfocaram apenas a infância; contudo, atualmente sabemos que, embora as mudanças ocorram mais devagar, as pessoas continuam a desenvolver novas habilidades e a adaptar-se a mudanças no ambiente.

Uma abordagem de todo o ciclo da vida explica os múltiplos eventos de vida que ocorrem na idade adulta. A abordagem dos eventos de vida contemporânea leva em conta as variações que ocorrem para cada indivíduo. Essa visão considera as circunstâncias pessoais do indivíduo (saúde e suporte familiar), a percepção e o ajuste da pessoa às mudanças e o contexto social atual e histórico em que o indivíduo vive. O aumento da expectativa de vida popularizou a abordagem do ciclo de vida ao desenvolvimento (Santrock, 2018). O desenvolvimento no ciclo da vida é processual, multidimensional, multidirecional e contextual. O desenvolvimento é uma interação de fatores biológicos, socioculturais e individuais (Touhy e Jett, 2020).

Teoria de desenvolvimento cognitivo

As teorias psicanalíticas/psicossociais enfocam o pensamento inconsciente e as emoções de um indivíduo; as teorias cognitivas destacam como as pessoas aprendem a pensar e entender seu mundo. Como no desenvolvimento da personalidade, os teóricos cognitivos exploraram tanto a infância quanto a idade adulta. Algumas teorias enfatizam as mudanças qualitativas do pensamento; outras são expandidas para incluir dimensões sociais, culturais e comportamentais.

Jean Piaget. Jean Piaget estava mais interessado no desenvolvimento da organização intelectual das crianças: como pensam, raciocinam e percebem o mundo (Piaget, 1952). A **teoria de desenvolvimento cognitivo de Piaget** inclui quatro períodos relacionados à idade e que demonstram categorias específicas de conhecimento e compreensão (ver Capítulo 12). Ele construiu sua teoria após anos de observação de crianças enquanto elas exploravam, manipulavam e tentavam entender o mundo em que viviam. Piaget acreditava que os indivíduos passam de um estágio para outro buscando o equilíbrio cognitivo ou um estado de equilíbrio mental e constroem estruturas mentais para ajudar sua adaptação ao mundo (Santrock, 2019). Em cada um desses períodos primários de desenvolvimento cognitivo existem estágios específicos (Tabela 11.1).

Período I: sensorimotor (nascimento a 2 anos). Os bebês desenvolvem um esquema ou padrão de ação para lidar com o ambiente (Boxe 11.1). Esses esquemas incluem bater, olhar, segurar ou chutar. Os esquemas se tornam atividades autoiniciadas (p. ex., depois de aprender que a sucção provoca um resultado agradável, um lactente generaliza a ação para chupar dedos, cobertor ou roupas). A realização efetiva leva a maior exploração. Durante esse estágio, as crianças aprendem sobre elas mesmas e sobre o seu ambiente por meio de ações motoras e reflexas. Elas aprendem que são separadas do ambiente e quais aspectos do ambiente (p. ex., os pais ou um brinquedo favorito) continuam a existir mesmo que esses itens não possam ser sempre vistos. Piaget chamou essa compreensão de que os objetos continuam a existir mesmo quando não podem ser vistos, ouvidos ou tocados de *permanência do objeto* e considerava que essa seria uma das conquistas mais importantes da criança.

Período II: pré-operacional (2 a 7 anos). Durante esse período, as crianças aprendem a pensar com o uso de símbolos e imagens mentais. Elas demonstram "egocentrismo" pelo fato de observarem os objetos e as pessoas por um único ponto de vista, o próprio. Acreditam que todos vivenciam o mundo exatamente como elas. No início desse estágio, as crianças demonstram "animismo", no qual personificam os objetos. Elas acreditam que objetos inanimados têm pensamentos, desejos e sentimentos semelhantes à vida real. Seu pensamento é muito influenciado pela fantasia e pelo pensamento mágico. As crianças nesse estágio têm dificuldade para conceitualizar o tempo. A brincadeira se torna o principal meio para promover seu desenvolvimento cognitivo e aprender sobre o mundo (Figura 11.2). Reconheça que a brincadeira ajuda a criança a entender os eventos que estão acontecendo. A terapia mediada pelo brincar ou brinquedo terapêutico é uma intervenção de enfermagem que ajuda a criança a elaborar procedimentos invasivos e intrusivos que podem ocorrer durante uma hospitalização. Além disso, o brinquedo terapêutico ajuda uma criança doente a manter o curso do seu desenvolvimento.

Período III: operações concretas (7 a 11 anos). As crianças nesse estágio são capazes de realizar operações mentais. Por exemplo, a criança pensa sobre uma ação que foi realizada fisicamente antes e

---

Boxe 11.1 Prática baseada em evidências

Aplicação da teoria de desenvolvimento ao cuidado de lactentes

Questão PICOT: em lactentes hospitalizados, uma mudança nas atitudes do profissional da saúde produz melhor qualidade e duração do sono do bebê?

Resumo das evidências

Há uma cultura nos serviços de saúde que dá ao sono baixíssima prioridade (Shimko, 2019). Evidências mostram que todos os pacientes, incluindo bebês e crianças que são hospitalizados, não dormem um sono essencial de qualidade mínima (Crawford et al., 2019; Owens, 2020). Cuidados de enfermagem de rotina, luzes, ruídos e o ambiente frequentemente interrompem o sono do paciente no ambiente de cuidado de saúde. Crawford et al. (2019) verificaram que a equipe de enfermagem em um hospital pediátrico geralmente interrompia o sono para avaliações de rotina, incluindo sinais vitais e pesagens, durante a noite, enquanto as crianças estavam dormindo. Usar o julgamento clínico para aplicar os princípios da teoria de desenvolvimento e reconhecer a importância do envolvimento dos pais e as atitudes do profissional da saúde em relação à qualidade do sono infantil podem levar a maior conscientização e acelerar mudanças no ambiente que melhorem a qualidade do sono dos pacientes (Crawford et al., 2019; Owens, 2020).

Aplicação na prática de enfermagem

- Oriente os pais sobre o valor do sono e como os padrões de sono infantil evoluem ao longo do tempo (Shimko, 2019)
- Explique aos pais como eles podem ajudar seu bebê a desenvolver técnicas de autoconforto que permitam que o bebê durma melhor durante a noite (Shimko, 2019)
- Limite as interrupções do sono o máximo possível, já que bebês precisam de 16 a 18 h de sono por dia (Shimko, 2019; Wise e Glaze, 2020)
- Seja flexível em todas as atividades de cuidado, incluindo rondas interprofissionais (Shimko, 2019)
- Como profissional da saúde, esteja aberto à necessidade de mudar suas percepções e crenças pessoais sobre o sono (Shimko, 2019)

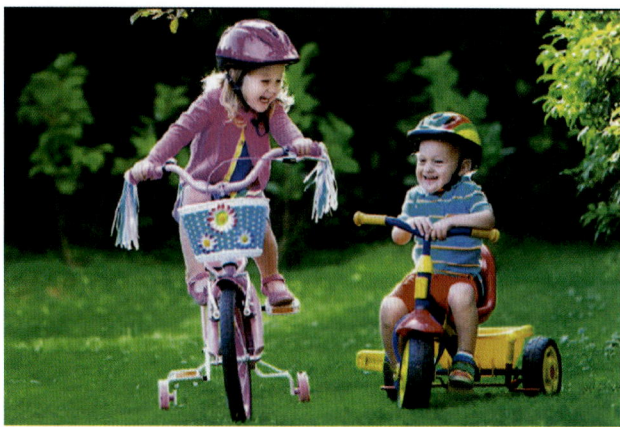

Figura 11.2 Brincar é importante para o desenvolvimento de uma criança.

consegue descrever um processo sem realmente realizá-lo. Nesse período, as crianças são capazes de coordenar duas perspectivas concretas em um pensamento social e científico; assim, conseguem perceber a diferença entre seu ponto de vista e o de um amigo. A reversibilidade é uma das características básicas do pensamento operacional concreto. As crianças são capazes de visualizar mentalmente uma série de etapas e reverter as etapas para voltar ao ponto de partida. A capacidade de classificar os objetos mentalmente de acordo com suas dimensões quantitativas, conhecida como *serialização*, é obtida. Elas são capazes de organizar ou classificar os objetos por comprimento, peso ou outras características. Outra conquista importante desse estágio é a *conservação*, ou seja, a capacidade de perceber que objetos ou quantidades permanecem os mesmos com a mudança da aparência física (Santrock, 2018).

Período IV: operações formais (11 anos à idade adulta). A transição do pensamento operacional concreto para formal ocorre em estágios durante os quais existe a prevalência do pensamento egocêntrico. Esse egocentrismo faz com que adolescentes demonstrem sentimentos e comportamentos caracterizados pela autoconsciência: uma crença de que suas ações e aparência estão sendo escrutinizadas constantemente (uma "audiência imaginária"), seus pensamentos e sentimentos são únicos (a "fábula pessoal") e são invulneráveis (Santrock, 2018). Com frequência, esses sentimentos de invulnerabilidade levam a comportamentos de risco, em particular no início da adolescência. Quando os adolescentes compartilham experiências com seus pares, aprendem que muitos de seus pensamentos e sentimentos são compartilhados por quase todos, o que os ajuda a entender que não são tão diferentes. Conforme amadurecem, seu pensamento se desloca para temas abstratos e teóricos. Eles têm a capacidade de raciocinar com relação a possibilidades.

> **Pense nisso**
>
> Quais ações de enfermagem baseadas na teoria de desenvolvimento você poderia usar para promover o bem-estar emocional de um adolescente?

Piaget observou que alguns aspectos do desempenho objetivo emergem mais cedo e que outras capacidades cognitivas podem surgir mais tarde na vida. Muitos adultos não atingem o pensamento operacional formal e permanecem no estágio concreto, enquanto outros apresentam um desenvolvimento cognitivo que vai além dos estágios propostos por Piaget (Santrock, 2018). A avaliação da capacidade cognitiva é crucial para oferecer educação em saúde aos pacientes e às famílias.

Pesquisas sobre o desenvolvimento cognitivo do adulto.
As pesquisas sobre o desenvolvimento cognitivo na vida adulta começaram na década de 1970 e continuam ainda hoje. Elas sustentam que nem sempre os adultos chegam a uma resposta para um problema, mas com frequência aceitam várias possíveis soluções. Os adultos também incorporam emoções, lógica, viabilidade e flexibilidade quando tomam decisões. Com base nessas observações, os teóricos do desenvolvimento propuseram um quinto estágio de desenvolvimento cognitivo chamado de *pensamento pós-formal*. Nesse estágio, os adultos demonstram sua capacidade de reconhecer que as respostas variam de uma situação para outra e que as soluções devem ser sensatas. Também nesse estágio ocorre uma luta com a identidade e "encontrar a si mesmo" (Sinnott, 2017; Sinnott et al., 2020).

Um dos primeiros a desenvolver uma teoria cognitiva em adultos foi William Perry (1913–1998), que estudou universitários e descobriu que a continuidade do desenvolvimento cognitivo envolvia um aumento da flexibilidade cognitiva. Quando os adolescentes conseguiram passar de uma posição de aceitar apenas uma resposta à percepção de que explicações alternativas podem estar corretas, dependendo do ponto de vista da pessoa, houve uma alteração cognitiva importante. Os adultos mudam a forma de usar o conhecimento, e a ênfase passa da obtenção de conhecimentos ou habilidades para o uso dos conhecimentos com o objetivo de alcançar metas.

Teoria de desenvolvimento moral

Desenvolvimento moral se refere a alterações dos pensamentos, emoções e comportamentos de uma pessoa que influenciam suas crenças sobre o que é certo ou errado. O conceito engloba as dimensões *interpessoais* e *intrapessoais* em termos da determinação de como interagimos com os outros (Santrock, 2018). Embora vários teóricos psicossociais e cognitivos tenham abordado o desenvolvimento moral em suas respectivas teorias, as teorias de Piaget e de Kohlberg são as mais conhecidas (Tabela 11.1).

Teoria de desenvolvimento moral de Kohlberg. A **teoria de desenvolvimento moral de Kohlberg** expande a teoria cognitiva de Piaget. Kohlberg entrevistou crianças, adolescentes e adultos e constatou que o raciocínio moral se desenvolve em estágios. Com base no exame das respostas a uma série de dilemas morais, ele identificou seis estágios do desenvolvimento moral pertencentes a três níveis (Kohlberg, 1981). É importante observar que a teoria de Kohlberg é aplicável dos 4 anos até a vida adulta. Crianças com menos de 4 anos não compreendem a moralidade.

Nível I: raciocínio pré-convencional. Raciocínio pré-convencional é o nível pré-moral, em que o pensamento cognitivo é limitado e o pensamento de um indivíduo é basicamente egocêntrico. Nesse estágio, o pensamento é baseado de modo predominante em gostos e prazeres. O estágio progride para a orientação do comportamento pela punição. A razão moral para a ação da pessoa, o "porquê", no fim está relacionada à sua crença sobre as consequências que poderiam ocorrer. Essas consequências surgem na forma de punição ou recompensa. Nesse nível a criança vê a doença como uma punição por ela brigar com os irmãos ou desobedecer aos pais. Os enfermeiros devem estar cientes desse pensamento egocêntrico e reforçar que a criança não adoeceu por causa de algo que fez.

Estágio 1: orientação para punição e obediência. Nesse primeiro estágio, a resposta da criança a um dilema moral ocorre em termos de obediência absoluta à autoridade e a regras. Uma criança nesse estágio pensa: "Preciso seguir as regras ou serei punida". Evitar uma punição ou a obediência inquestionável à autoridade são as motivações características para o comportamento. As consequências físicas orientam as escolhas certas ou erradas. Se a criança for apanhada, o comportamento deve ser errado; se ela escapar, deve ser certo.

Estágio 2: orientação relativista instrumental. Nesse estágio a criança reconhece que existe mais de uma visão correta; um professor tem um ponto de vista diferente dos pais da criança. A decisão de fazer algo moralmente correto é baseada na satisfação das próprias necessidades e, algumas vezes, nas necessidades dos outros. A criança percebe a punição não como prova de estar errada (como no estágio 1), mas como algo que deseja evitar. As crianças nesse estágio seguem as regras dos pais de estar em casa na hora do jantar porque não querem ficar confinadas em seu quarto pelo resto da noite se chegarem atrasadas.

Nível II: raciocínio convencional. No nível II, **raciocínio convencional**, a pessoa considera o raciocínio moral com base na internalização pessoal das expectativas da sociedade e de outras pessoas. A pessoa deseja cumprir as expectativas da família, grupo ou nação, assim como desenvolver lealdade e manter ativamente, apoiar e justificar a ordem. A tomada de decisão moral nesse nível passa de "o que eu ganho com isso?" para "como isso afeta meu relacionamento com outras pessoas?" A ênfase está nas regras sociais e em uma abordagem centrada na comunidade (Berger, 2020). Os enfermeiros observam isso quando um membro da família toma decisões, por seus entes queridos, relacionadas ao fim da vida. Cada membro individualmente, em geral, tem dificuldade com esse tipo de dilema moral. O apoio ao luto envolve a compreensão do nível de tomada de decisão moral de cada membro da família (ver Capítulo 36).

Estágio 3: orientação do tipo bom menino/boa menina. O indivíduo deseja receber aprovação e manter as expectativas do seu grupo imediato. "Ser bom" é importante e definido como a existência de motivações positivas, demonstração de preocupação com os outros e manutenção de relações mútuas por meio de confiança, lealdade, respeito e gratidão. A aprovação é recebida por "ser bom". Por exemplo, uma pessoa nesse estágio fica na escola após o horário e faz diversas tarefas para receber a aprovação do professor.

Estágio 4: orientação para a manutenção da sociedade. No estágio 4 os indivíduos expandem seu foco da relação com os outros para preocupações sociais. As decisões morais consideram as perspectivas da sociedade. O comportamento correto consiste em fazer seu dever, mostrar respeito pela autoridade e manter a ordem social. Adolescentes que têm padrões morais fortes preferem não ir a uma festa na qual sabem que haverá cerveja não porque têm medo de serem flagrados, mas porque sabem que isso não está certo.

Nível III: raciocínio pós-convencional. A pessoa encontra um equilíbrio entre direitos humanos e obrigações básicas e regras e regulamentos sociais no nível do **raciocínio pós-convencional**. Os indivíduos abandonam as decisões morais com base na autoridade ou conformidade a grupos para definir seus próprios valores e princípios morais. Nesse estágio, os indivíduos começam a analisar como seria uma sociedade ideal. Os princípios morais e ideais ganham proeminência nesse nível (Berger, 2020).

Estágio 5: orientação para contrato social. Ao atingir o estágio 5, um indivíduo segue as leis sociais, mas reconhece a possibilidade de mudança da lei para melhorar a sociedade. O indivíduo também reconhece que diferentes grupos sociais têm valores distintos, mas acredita que todas as pessoas racionais concordariam com direitos básicos, como a liberdade e a vida. Os indivíduos nesse estágio fazem um esforço mais independente para determinar o que a sociedade *deveria* valorizar, em vez do que a sociedade valoriza como um grupo.

Estágio 6: orientação para o princípio da ética universal. O estágio 6 define o que é "certo" pela decisão da consciência, de acordo com os princípios éticos escolhidos pelo próprio indivíduo. Esses princípios são abstratos, como a Regra de Ouro, e apelam à integridade lógica, universalidade e coerência (Kohlberg, 1981). Por exemplo, o princípio de justiça requer que o indivíduo trate todos de maneira imparcial, respeitando a dignidade básica de todas as pessoas, e leva o indivíduo a basear suas decisões no respeito igual a todos. A desobediência civil é um modo de diferenciar o estágio 5 do estágio 6. O estágio 5 enfatiza os direitos básicos, o processo demográfico e o cumprimento das leis sem questionamento, enquanto o estágio 6 define os princípios pelos quais os acordos serão mais justos. Por exemplo, uma pessoa no estágio 5 segue uma lei, mesmo que ela não seja justa para determinado grupo racial. Um indivíduo no estágio 6 pode não seguir a lei se ela não parecer justa para o grupo racial.

Críticos de Kohlberg. Kohlberg construiu um modo sistemático de examinar o desenvolvimento moral e é reconhecido como um líder das teorias de desenvolvimento moral. Entretanto, os críticos de seu trabalho levantam questões sobre sua escolha de participantes na pesquisa. Por exemplo, a maioria dos participantes estudados por Kohlberg consistia em indivíduos do sexo masculino educados de acordo com as tradições filosóficas ocidentais. As pesquisas que tentaram respaldar a teoria de Kohlberg de que o desenvolvimento moral e a evolução social progrediram simultaneamente utilizaram os estágios do valor moral como estrutura básica. Os resultados indicam que, durante os estágios 1 e 2, o investimento era em si mesmo, e não nos outros; o estágio 3 estava relacionado ao investimento na família e nos amigos; o estágio 4 estava relacionado ao investimento em todos os outros, exceto em si mesmo; no estágio 5, há um retorno de investimento na família; e, no estágio 6, um retorno de investimento em todos os outros, exceto em si mesmo (Mathes, 2019).

Kohlberg também foi criticado por seu viés de idade e gênero (Gilligan, 2016). Carol Gilligan critica Kohlberg por seus vieses de gênero. Ela acredita que Kohlberg desenvolveu sua teoria com base em uma perspectiva de justiça que enfocava os direitos dos indivíduos. Em contraste, a pesquisa de Gilligan examinou o desenvolvimento moral do ponto de vista de cuidados que considerava as pessoas em suas comunicações interpessoais, relacionamentos e preocupação com os outros (Gilligan, 2016; Santrock, 2018). Outros pesquisadores examinaram a teoria de Gilligan em estudos com crianças e não encontraram evidências que respaldassem diferenças entre os gêneros (Santrock, 2018).

Raciocínio moral e a prática de enfermagem. Os enfermeiros precisam reconhecer seu próprio raciocínio moral e avaliar como isso impacta o cuidado de enfermagem que exercem. O reconhecimento do próprio nível de desenvolvimento moral é essencial para separar suas crenças daquelas de outras pessoas ao ajudar os pacientes em seu processo de tomada de decisões morais. Também é importante reconhecer o nível de raciocínio moral e ético usado por outros membros da equipe de saúde e sua influência sobre o plano de cuidados de um paciente.

> **Pense nisso**
>
> Um enfermeiro que acredita que todos os pacientes merecem o mesmo nível de cuidados está cuidando de uma pessoa em situação de rua. O gerente de caso, que é responsável pela alocação de recursos, queixa-se da quantidade de recursos gastos. Que tipos de frustração moral o enfermeiro sente e como isso pode afetar a prática de enfermagem?

Idealmente todos os membros da equipe de saúde devem estar no mesmo nível, a fim de criar um resultado unificado. As pesquisas indicam que os enfermeiros sentem frustração quando se deparam com obstáculos para fazer o que é certo em vez da confusão sobre qual seria a coisa certa (Rainer et al., 2018).

O conhecimento das teorias do desenvolvimento e o pensamento crítico são essenciais para avaliar como e por que as pessoas reagem de determinado modo. Como se vê pelo conjunto variado de teorias incluídas neste capítulo, a complexidade do desenvolvimento humano é evidente. Nenhuma teoria isolada descreve com sucesso todos os meandros do crescimento e desenvolvimento humanos. Os enfermeiros de hoje devem conhecer várias perspectivas teóricas ao trabalhar com pacientes.

A avaliação de um paciente requer uma coleta de dados minuciosa e completa, e uma análise e interpretação dos dados, para chegar a conclusões precisas sobre as necessidades de desenvolvimento de um paciente. A identificação precisa dos diagnósticos de enfermagem depende de sua capacidade de considerar as teorias de desenvolvimento e aplicar o julgamento clínico durante a análise dos dados. Os comportamentos do desenvolvimento normal são comparados aos projetados pela teoria de desenvolvimento. Exemplos de diagnósticos de enfermagem aplicáveis a pacientes com problemas de desenvolvimento incluem *desenvolvimento prejudicado (lactente, criança, adolescente, adulto), risco de desenvolvimento atrasado* e *risco de crescimento desproporcional*.

O crescimento e o desenvolvimento, considerados pela perspectiva de todo o ciclo de vida, são multidimensionais. As teorias incluídas constituem a base para a observação significativa dos padrões de crescimento e desenvolvimento de um indivíduo. São diretrizes para a compreensão de processos humanos importantes e permitem que os enfermeiros comecem a prever as respostas humanas e reconhecer os desvios da norma.

Pontos-chave

- O desenvolvimento é dinâmico e complexo. Ele não se limita à infância e adolescência; as pessoas crescem e desenvolvem-se durante toda a vida
- As teorias de desenvolvimento explicam e preveem o comportamento humano, mas abordam o crescimento e desenvolvimento humano a partir de diferentes perspectivas (p. ex., cognitiva, social, física). Por exemplo, a teoria de Gesell se baseia em mudanças genéticas e físicas que ocorrem enquanto a pessoa envelhece, enquanto a teoria de Erikson considera as tarefas psicossociais que a pessoa precisa cumprir antes de progredir para o próximo estágio do desenvolvimento
- Você compara os comportamentos de desenvolvimento esperados aos previstos pela teoria de desenvolvimento para ajudá-lo a avaliar e a compreender as respostas cognitivas e as capacidades físicas de seus pacientes
- As teorias de desenvolvimento fornecem *insights* importantes para a compreensão dos processos humanos, ajudam os enfermeiros a prever as respostas humanas e os desvios da norma e orientam a seleção de intervenções de enfermagem apropriadas.

Para refletir

- Pense na experiência de um paciente que você tenha encontrado recentemente e descreva como praticou o raciocínio moral, ao proporcionar cuidados
- Como o estágio de desenvolvimento de um paciente afetou o cuidado fornecido por você durante uma experiência clínica?
- Pense em dois de seus pacientes e compare seus estágios de desenvolvimento cognitivo. Descreva como você adaptou seus cuidados de enfermagem.

Questões de revisão

1. Um enfermeiro está ciente de que pré-escolares muitas vezes exibem uma característica de desenvolvimento que faz com que tratem bonecas ou bichos de pelúcia como se estes tivessem pensamentos e sentimentos. Isso é um exemplo de:
   a. Raciocínio lógico.
   b. Egocentrismo.
   c. Pensamento concreto.
   d. Animismo.
2. Um menino de 9 anos tem dificuldade para fazer amigos na escola e ser escolhido para jogar nos times. Também tem dificuldade para fazer seus deveres de casa e, como resultado, recebe pouco *feedback* positivo dos pais e professores. De acordo com a teoria de Erikson, o fracasso nesse estágio de desenvolvimento produz: (Selecione todas as aplicáveis.)
   a. Sentimentos de inadequação.
   b. Um sentimento de culpa.
   c. Um senso de *self* inadequado.
   d. Sentimentos de inferioridade.
   e. Desconfiança.
3. Um enfermeiro ensina aos pais como conseguir que seus filhos aprendam o controle dos impulsos e a ter comportamentos cooperativos. Isso ocorreria durante qual dos estágios de desenvolvimento de Erikson?
   a. Confiança *versus* desconfiança.
   b. Iniciativa *versus* culpa.
   c. Industriosidade *versus* inferioridade.
   d. Autonomia *versus* senso de culpa e dúvida.
4. Aos 3 meses, Ryan tinha um trem de brinquedo; quando sua visão do trem estava bloqueada, ele não procurava o brinquedo. Agora que tem 9 meses, ele procura o trem, refletindo a presença de:
   a. Permanência do objeto.
   b. Brincadeira sensorimotora.
   c. Esquemas.
   d. Pensamento mágico.
5. Ao preparar uma criança de 4 anos para um procedimento, que método é mais apropriado, em termos de desenvolvimento, para uso pelo enfermeiro?
   a. Deixar a criança ver outra criança realizando o mesmo procedimento.
   b. Mostrar à criança figuras do que acontecerá.
   c. Conversar com a criança em termos simples sobre o que vai acontecer.
   d. Preparar a criança por meio de brincadeiras com uma boneca e um equipamento hospitalar de brinquedo.
6. Um enfermeiro está cuidando de um homem que se aposentou recentemente e parece isolado. Ele diz que está "entediado com a vida". O enfermeiro ajuda esse indivíduo a encontrar sentido na vida ao:
   a. Encorajá-lo a refletir sobre seus relacionamentos com outras pessoas.
   b. Incentivá-lo a mudar-se para outra cidade.
   c. Explicar a necessidade de simplificar a vida.
   d. Incentivá-lo a adotar um novo animal de estimação.
7. De acordo com a teoria cognitiva de Piaget, uma criança de 12 anos tem mais probabilidade de envolver-se em quais das atividades a seguir? (Selecione todas as aplicáveis.)
   a. Usar blocos de construção para determinar como as casas são construídas.
   b. Escrever uma história sobre um palhaço que deseja deixar o circo.
   c. Desenhar a família usando bonecos palito.
   d. Escrever um ensaio sobre o patriotismo.
   e. Sair com o melhor amigo.
8. Elizabeth, que pratica sexo sem proteção com o namorado, comenta com as amigas: "Ficaram sabendo da Kate? Ela faz tanta bobagem. Ouvi dizer que estava grávida. Isso jamais aconteceria comigo!" Esse é um exemplo de qual característica da adolescência?
   a. Audiência imaginária.
   b. Síndrome da falsa crença.
   c. Fábula pessoal.
   d. Senso de invulnerabilidade.
9. Quais das seguintes opções são exemplos de forma de raciocínio convencional no desenvolvimento cognitivo? (Selecione todas as respostas aplicáveis.)
   a. Uma mulher de 35 anos está conversando com você sobre seu diagnóstico recente de uma doença crônica. Ela está preocupada com as opções de tratamento em relação à sua capacidade de continuar cuidando da família. Enquanto considera as opções e alternativas, ela incorpora informações, seus valores e suas emoções para decidir a opção que será a melhor para ela.
   b. Um pai jovem está pensando se deve ou não retomar os estudos para uma pós-graduação. Ele leva em conta o impacto que o comprometimento do tempo possa ter sobre as necessidades da esposa e do filho recém-nascido.
   c. Uma menina adolescente é encorajada pelos colegas a furtar em uma loja. Ela decide não participar dessa atividade com os colegas porque tem medo de ser flagrada.
   d. A mãe de dois filhos está infeliz com seu empregador. Ela não conseguiu garantir um emprego alternativo, mas decide pedir demissão do emprego atual.
   e. Um homem jovem dirige regularmente acima do limite de velocidade porque acha que é um excelente motorista e não vai se envolver em um acidente automobilístico.

10. Dave conta que está feliz e satisfeito com sua vida. O que sabemos sobre ele?
    a. Ele está em um dos períodos de desenvolvimento mais tardios, preocupado em rever sua vida.
    b. Ele é atípico, já que a maioria das pessoas em qualquer estágio do desenvolvimento relata uma insatisfação importante com a vida.
    c. Ele está em um dos períodos de desenvolvimento iniciais, preocupado em estabelecer uma carreira e satisfazer relacionamentos a longo prazo.
    d. É difícil determinar o estágio do desenvolvimento de Dave, já que em geral a maioria das pessoas relata satisfação com a vida em todos os estágios.

Respostas: 1. d; **2.** a, d; **3.** b; **4.** a; **5.** d; **6.** a; **7.** b, e; **8.** d; **9.** a, b; **10.** d.

Referências bibliográficas

Berger KS: *The developing person: through the life span*, ed 11, New York, 2020, Worth.

Erikson E: *Childhood and society*, New York, 1963, Norton.

Gesell A: *Studies in child development*, New York, 1948, Harper.

Gilligan C: *In a different voice: Psychological theory and women's development.* Cambridge, Mass: Harvard University Press, 2016.

Hockenberry MJ, Wilson D: *Wong's nursing care of infants and children*, ed 11, St Louis, 2019, Mosby.

Kohlberg L: *The philosophy of moral development: moral stages and the idea of justice*, San Francisco, 1981, Harper & Row.

Piaget J: *The origins of intelligence in children*, New York, 1952, International Universities Press.

Santrock JW: *A topical approach to life span development*, ed 7, New York, 2018, McGraw-Hill.

Santrock JW: *Life span development*, ed 17, New York, 2019, McGraw-Hill.

Touhy TA, Jett K: *Ebersole and Hess' toward healthy aging: human needs and nursing response*, ed 10, St. Louis, 2020, Elsevier.

Referências de pesquisa

Crawford S et al.: Quality of sleep in a pediatric hospital: a descriptive study based on an assessment of interruptions, perceptions, and the environment. *Journal of Nursing Administration*, 49(5): 273-279, 2019.

Fortenberry J: Sexually transmitted infections: Issues specific to adolescents, *UpToDate*, 2020, https://www.uptodate.com/contents/sexually-transmitted-infections-issues-specific-to-adolescents. Accessed April 27, 2021.

Mathes EW: An evolutionary perspective on Kohlberg's theory of moral development. *Curr Psychol*, 2019.

Owens J: Behavioral sleep problems in children, *UpToDate*, https://www.uptodate.com/contents/behavioral-sleep-problems-in-children, 2020. Accessed April 27, 2021.

Rainer J et al.: Ethical dilemmas in nursing: an integrative review, *J Clin Nurs* 27(19/20):3446, 2018.

Shimko A: Sleep in infancy: A concept analysis, *Journal of Pediatric Nursing*, 47:100, 2019.

Shropshire M: Reminiscence intervention for community-dwelling older adults without dementia: a literature review. *Br. J Nurs*, 25(1): 40, 2020.

Sinnott J et al.: Relating flow, mindfulness, cognitive flexibility, and postformal thought: two studies. *J Adult Dev* 27, 1–11, 2020.

Sinnott J: *Identity flexibility in adulthood: perspectives in adult development*, New York, 2017, Springer International Publishing.

Warner TD: Adolescent sexual risk taking: the distribution of youth behaviors and perceived peer attitudes across neighborhood contexts, *J Adolesc Health* 62:226, 2018.

Wise M. Glaze D: Sleep physiology in children, *UpToDate*, https://www.uptodate.com/contents/sleep-physiology-in-children, 2020. Accessed April 27, 2021.

12

Da Concepção à Adolescência

Objetivos

- Relacionar os modos de promover a saúde durante a gravidez
- Discutir as alterações físicas e psicossociais comuns durante a transição de uma criança da vida intrauterina para a extrauterina
- Comparar as mudanças físicas e o crescimento da concepção até a adolescência
- Descrever o desenvolvimento cognitivo e psicossocial do nascimento até a adolescência
- Explicar o papel do brincar no desenvolvimento de uma criança
- Desenvolver maneiras por meio das quais um enfermeiro pode ajudar os pais nas necessidades de desenvolvimento de seus filhos.

Termos-chave

Adolescência
Apego
Escore de Apgar
Estágio embrionário
Estágio fetal
Estágio pré-embrionário
Fase de lactente
Feto
Início da infância
Período de idade escolar
Período neonatal
Período pré-escolar
Puberdade

Estágios do crescimento e desenvolvimento

O crescimento e o desenvolvimento humanos são processos contínuos e complexos, comumente divididos em estágios organizados por faixa etária. Embora essa divisão cronológica seja um tanto arbitrária, é baseada no momento e na sequência de aquisição das tarefas do desenvolvimento pelas crianças em cada estágio. Este capítulo enfoca as alterações físicas, psicossociais e cognitivas, assim como os riscos à saúde e preocupações com a promoção da saúde relevantes a cada estágio de crescimento e desenvolvimento.

Seleção de uma estrutura de desenvolvimento para a enfermagem

O uso de uma abordagem centrada na família que incorpore conhecimentos sobre estágios e teorias do desenvolvimento (ver Capítulo 11) fornece uma estrutura para a avaliação adequada e o planejamento de cuidados que atendam às necessidades da criança e da família. Essa abordagem incentiva o cuidado organizado pelo nível de funcionamento atual da criança para motivar a auto-orientação e a promoção da saúde. Por exemplo, os enfermeiros encorajam as crianças novas a fazer escolhas simples e alimentar-se sozinhas para promover o desenvolvimento da autonomia. Os enfermeiros reconhecem que os adolescentes estão desenvolvendo a independência e, por isso, devem sentir que têm poder para participar de decisões relativas a seus planos de cuidados.

Vida intrauterina

Do momento da concepção até o nascimento, o desenvolvimento humano prossegue em uma velocidade rápida e previsível. Durante a gestação, ou o período pré-natal, o embrião cresce de uma única célula até um ser fisiológico complexo. Todos os principais sistemas orgânicos se desenvolvem intraútero e alguns deles funcionam antes do nascimento.

Uma gravidez completa a termo dura em média 38 a 40 semanas e costuma ser dividida em fases iguais de 3 meses, chamadas de *trimestres*. Começando no dia da fertilização, os primeiros 14 dias são referidos como o **estágio pré-embrionário**, seguido pelo **estágio embrionário**, que dura do dia 15 até a oitava semana. Esses dois estágios são seguidos pelo **estágio fetal**, que se estende do fim da oitava semana até o nascimento (Murray et al., 2019).

O desenvolvimento da placenta começa na terceira semana do estágio embrionário, produzindo hormônios essenciais que ajudam a manter a gestação. A placenta age como os pulmões, rins e trato gastrintestinal do feto e órgão endócrino. Uma vez que a placenta é extremamente porosa, materiais nocivos, como vírus, compostos químicos e medicamentos, também passam da mãe para a criança. Esses agentes são conhecidos como *teratógenos* e podem causar um desenvolvimento anormal das estruturas do embrião. O efeito dos teratógenos sobre o **feto** depende do estágio do desenvolvimento no qual ocorre a exposição, da suscetibilidade genética individual e da extensão da exposição. O estágio embrionário é o mais vulnerável, pois todos os órgãos do corpo são formados até a oitava semana de gestação. Algumas infecções maternas podem atravessar a barreira placentária e exercer uma influência negativa na saúde da mãe, do feto ou de ambos. É importante educar as mulheres sobre fontes preveníveis de teratógenos e ajudá-las a fazer escolhas saudáveis de estilo de vida antes e durante a gravidez.

Promoção da saúde durante a gravidez

Mulheres que têm uma nutrição inadequada antes da gravidez e continuam a consumir nutrientes e calorias inadequados durante a gestação podem não conseguir atender às necessidades nutricionais do feto. Um aumento do peso nem sempre indica um aumento dos nutrientes. Além disso, o padrão de ganho de peso é importante para o crescimento dos tecidos na mãe e no feto. Em mulheres com um peso normal para a altura, o ganho de peso recomendado durante a gestação corresponde a 11 a 15 kg ao longo dos três trimestres (Murray et al., 2019).

O enfermeiro ocupa uma posição fundamental para fornecer ensinamentos importantes sobre nutrição às mulheres antes da concepção e durante toda a gravidez.

A gravidez representa um desafio do desenvolvimento, incluindo estados fisiológicos, cognitivos e emocionais, que são acompanhados por estresse e ansiedade (ver Capítulo 13). A gestante logo adotará um papel de maternidade, e as relações familiares mudarão, independentemente de haver ou não um parceiro envolvido. A gravidez pode ser um período de conflito ou apoio; a dinâmica familiar afeta o desenvolvimento fetal. As reações dos pais à gravidez mudam ao longo do período gestacional. Escute com atenção as preocupações expressadas pela mãe e por seu parceiro e ofereça suporte a cada trimestre.

Algumas vezes, a idade da mulher tem efeito sobre a fertilidade, na saúde do feto e na saúde materna. Conforme as mulheres envelhecem, o risco de defeitos cromossômicos e desafios de fertilidade aumentam. Gestantes adolescentes muitas vezes procuram cuidados pré-natais em um estágio mais avançado da gravidez ou não chegam a buscar cuidados pré-natais por uma série de motivos (Murray et al., 2019). Os bebês de mães adolescentes apresentam maior risco de prematuridade e baixo peso ao nascimento (menos de 2,5 kg) (Chacko, 2021; Murray et al., 2019).

O crescimento fetal e as alterações hormonais durante a gravidez costumam causar desconforto à gestante. Preocupações comuns incluem problemas como náusea e vômito, sensibilidade das mamas, frequência urinária, pirose, constipação intestinal, edema nos tornozelos e dor nas costas. Preveja sempre esses desconfortos e forneça educação em saúde para autocuidados durante toda a gestação. Uma discussão das causas fisiológicas desses desconfortos, com a oferta de sugestões para um tratamento seguro, pode ser muito útil para as gestantes e contribuir para a saúde em geral durante a gravidez (Murray et al., 2019).

Ao avaliar uma mulher grávida, inclua questões sobre o uso de tratamentos complementares e alternativos. Alguns tratamentos, como suplementos fitoterápicos, podem ser prejudiciais durante a gravidez (Murray et al., 2019). Você pode promover a saúde materna e fetal fornecendo informações corretas e completas sobre comportamentos de saúde que favoreçam evoluções positivas para a gravidez e o parto.

Transição da vida intrauterina para a extrauterina

A transição da vida intrauterina para a extrauterina requer alterações fisiológicas profundas no recém-nascido e ocorre durante as primeiras 24 horas de vida. A avaliação do recém-nascido durante esse período é essencial para garantir que a transição ocorra conforme esperado. A idade gestacional, o desenvolvimento e a exposição a medicamentos depressores antes do trabalho de parto ou durante esse período podem influenciar o ajustamento ao ambiente externo do recém-nascido.

Alterações físicas

Uma avaliação imediata da condição do recém-nascido ocorre ao nascimento para determinar o funcionamento fisiológico dos principais sistemas orgânicos. A ferramenta de avaliação mais utilizada é o **escore de Apgar**. A frequência cardíaca, o esforço respiratório, o tônus muscular, a irritabilidade reflexa e a cor são classificados para determinar o estado geral do recém-nascido. O teste de Apgar em geral é conduzido 1 e 5 minutos após o nascimento e, às vezes, é repetido até que a condição do recém-nascido esteja estabilizada. A alteração fisiológica mais extrema ocorre quando o recém-nascido deixa a circulação uterina e desenvolve uma função circulatória e respiratória independente.

As intervenções de enfermagem ao nascimento incluem manutenção das vias respiratórias abertas, estabilização e manutenção da temperatura corporal e proteção do recém-nascido contra infecções. A remoção das secreções nasofaríngeas e orofaríngeas, usando sucção ou uma seringa de bulbo, garante a patência das vias respiratórias. Os recém-nascidos são suscetíveis à perda de calor e ao estresse por frio. Uma vez que a hipotermia aumenta a necessidade de oxigênio, é essencial estabilizar e manter a temperatura corporal do recém-nascido. Um recém-nascido saudável pode ser colocado em um berço aquecido, diretamente sobre o abdome da mãe ou ser coberto por mantas quentes com capuz. A prevenção de infecções é uma consideração importante no cuidado de um recém-nascido, cujo sistema imunológico é imaturo. Uma boa técnica de lavagem das mãos é o fator mais importante para proteger um recém-nascido contra infeção. É possível ajudar a prevenir infecções orientando os pais e os visitantes a lavar as mãos antes de tocar no bebê.

Alterações psicossociais

Após a avaliação física imediata e a aplicação das pulseiras de identificação, o enfermeiro promove o contato precoce entre a mãe e a criança para estimular o **apego** dos pais com a criança. A maioria dos recém-nascidos saudáveis está desperta e alerta durante a primeira hora após o nascimento. Esse é um bom momento para iniciar a interação entre os pais e a criança. O contato pele a pele e a amamentação são técnicas iniciais para promover o vínculo (McKee-Garrett, 2021). Se o contato imediato não for possível, incorpore-o ao plano de cuidados assim que for viável, o que significa levar o recém-nascido a um dos pais que esteja doente ou levar os pais até uma criança que esteja doente ou seja prematura. O apego começa durante a gravidez e continua por muitos meses após o nascimento (Hockenberry et al., 2019).

Recém-nascidos

O **período neonatal** corresponde aos primeiros 28 dias de vida. Durante esse estágio, o funcionamento físico do recém-nascido é, em sua maior parte, reflexo, e a estabilização dos principais sistemas orgânicos é a tarefa primária do organismo. O comportamento influencia muito a interação de bebê, ambiente e pais/cuidadores. Por exemplo, um bebê de 2 semanas pode sorrir espontaneamente e olhar para o rosto dos pais, desencadeando neles uma resposta positiva. Alternativamente, o recém-nascido pode chorar, o que em geral é uma resposta reflexa a uma necessidade não satisfeita, como fome, fadiga ou desconforto (Hockenberry et al., 2019). Se o recém-nascido chorar por sentir fome, o enfermeiro pode aconselhar os pais a alimentar a criança por demanda, em vez de seguir um esquema rígido. Os enfermeiros devem usar seus conhecimentos sobre crescimento e desenvolvimento para planejar os cuidados para os pais e o recém-nascido.

Alterações físicas

Realize uma avaliação de enfermagem completa assim que a função fisiológica do recém-nascido estiver estável, em geral dentro de algumas horas após o nascimento. Nesse momento, meça a altura, o peso, os perímetros cefálico e torácico, a temperatura, o pulso e as respirações, e observe o aspecto geral, funções corporais, capacidades sensoriais, reflexos e respostas (McKee-Garrett, 2020). Após uma avaliação física completa, determine a idade gestacional e as interações do recém-nascido com os pais indicativas de um apego efetivo (Hockenberry et al., 2019).

O recém-nascido médio pesa 2,7 a 4 kg, mede 48 a 53 cm de comprimento e apresenta um perímetro cefálico de 33 a 35 cm. Os recém-nascidos perdem até 10% do peso ao nascimento nos primeiros dias de vida, principalmente por causa de perdas de fluidos pela respiração, micção, evacuação e baixa ingestão de líquidos (McKee-Garrett, 2021). Em geral, eles recuperam o peso até a segunda semana de vida, e um padrão gradual de aumento de peso, altura e perímetro cefálico é evidente. Uma mensuração precisa assim que possível após o nascimento fornece uma linha de base para comparações futuras (Murray et al., 2019).

As características físicas normais do recém-nascido incluem a presença contínua de lanugem (pelo sedoso e fino) na pele do dorso, cianose das mãos e dos pés nas primeiras 24 horas e o abdome mole e protuberante. A cor da pele varia de acordo com a herança racial e genética e muda gradualmente durante o primeiro ano de vida. A moldagem, ou sobreposição, dos ossos moles do crânio permite o ajuste da cabeça fetal a vários diâmetros da pelve materna e é uma ocorrência comum em partos vaginais. Os ossos voltam a se ajustar em alguns dias, produzindo um aspecto arredondado da cabeça. As suturas e as fontanelas costumam ser palpáveis ao nascimento. A Figura 12.1 mostra o formato da fontanela anterior, em losango, e o formato da fontanela posterior, em triângulo, entre os ossos não fundidos do crânio. A fontanela anterior geralmente fecha por volta de 12 a 18 meses, enquanto a fontanela posterior fecha no fim do segundo ou terceiro mês.

Avalie a função neurológica observando o nível de atividade, estado de alerta, irritabilidade e resposta a estímulos do recém-nascido e a presença e intensidade dos reflexos. Os reflexos normais incluem piscar em resposta a luzes fortes, susto em resposta a ruídos altos e/ou movimentos súbitos, sucção, reflexo fundamental, preensão, bocejo, tosse, espirro, deglutição, preensão palmar, preensão plantar e Babinski. A avaliação desses reflexos é vital porque o recém-nascido depende em grande parte dos reflexos para sobrevivência e resposta a seu ambiente. A Figura 12.2 mostra o reflexo tônico cervical no recém-nascido.

As características comportamentais normais do recém-nascido incluem período de sucção, choro, sono e atividade. Os movimentos em geral são esporádicos, mas são simétricos e envolvem as quatro extremidades. A posição fetal relativamente fletida da vida intrauterina continua enquanto o recém-nascido tenta manter uma sensação de envolvimento seguro. Os recém-nascidos normalmente observam o rosto do cuidador, exibem um sorriso reflexo não social e respondem a estímulos sensoriais, em particular o rosto e a voz do cuidador e o toque.

Alterações cognitivas

O desenvolvimento cognitivo começa com o comportamento inato, reflexos e funções sensoriais. Os recém-nascidos iniciam atividades reflexas, desenvolvem comportamentos e aprendem seus desejos (Kotagal, 2020). Ao nascer, os recém-nascidos são capazes de focalizar objetos a cerca de 20 a 30 cm de seus rostos e perceber formas. Respondem a rostos humanos, padrões contrastantes em preto e branco e cores vivas (Murray et al., 2019). Ensine aos pais a importância de fornecer estímulos sensoriais, como conversar com a criança e segurá-la para que ela veja o rosto do pai ou da mãe. Isso permite que os recém-nascidos busquem ou recebam estímulos, otimizando a aprendizagem e promovendo o desenvolvimento cognitivo.

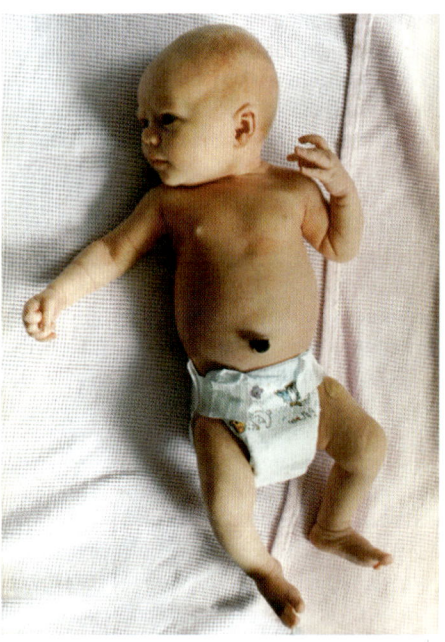

Figura 12.2 Reflexo tônico cervical. Os recém-nascidos assumem essa postura em posição supina. (De Hockenberry MJ et al.: *Wong's nursing care of infants and children*, ed 11, St Louis, 2019, Elsevier.)

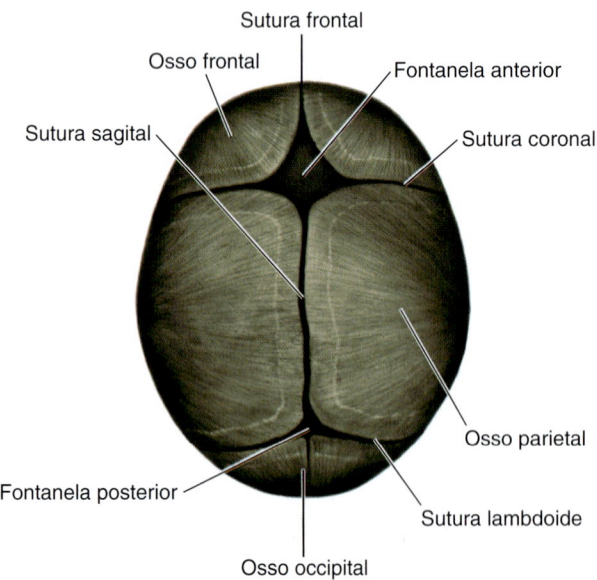

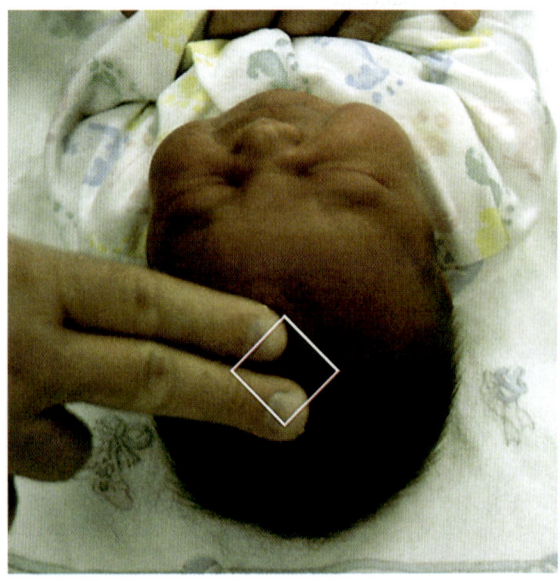

Figura 12.1 Fontanelas e linhas de sutura. (De Hockenberry MJ et al.: *Wong's nursing care of infants and children*, ed 11, St Louis, 2019, Elsevier.)

O choro é um modo de comunicação dos recém-nascidos para demonstrar sinais aos pais. Algumas crianças choram porque as fraldas estão molhadas, ou quando sentem fome ou querem ser seguradas. Outras choram apenas para fazer barulho ou porque precisam de uma mudança de posição ou atividade. O choro pode frustrar os pais se eles não conseguirem ver uma causa aparente. Com a ajuda do enfermeiro, os pais aprendem a reconhecer os padrões de choro do recém-nascido e a tomar a medida apropriada, quando necessário.

Alterações psicossociais

Durante o primeiro mês de vida, a maioria dos pais e recém-nascidos normalmente desenvolve um forte vínculo que aumenta até um apego profundo. As atividades de alimentação, higiene e conforto consomem grande parte do tempo de vigília dos recém-nascidos. Essas interações estabelecem uma base para a formação de um apego profundo. Desde cedo, os pais podem permitir que irmãos participem de aspectos do cuidado do recém-nascido apropriados para a idade (Murray et al., 2019). O envolvimento da família, inclusive dos irmãos, ajuda a favorecer o crescimento e o desenvolvimento e promove uma atitude de cuidado (Figura 12.3).

Se os pais ou as crianças apresentam complicações de saúde após o nascimento, isso pode comprometer o processo de apego. Os indícios comportamentais desses recém-nascidos às vezes são fracos ou ausentes, e o cuidado pode ser menos satisfatório mutuamente. Quando os pais estão cansados ou doentes, às vezes eles têm dificuldade para interpretar e responder a seus recém-nascidos. As crianças prematuras e aquelas que nascem com anormalidades congênitas, com frequência, são mais débeis para responder aos sinais dos pais e exigem cuidados de enfermagem de suporte especiais. Por exemplo, crianças que nascem com defeitos cardíacos cansam-se com facilidade durante as mamadas. Os enfermeiros podem facilitar o apego dos pais apontando as qualidades e as respostas positivas do recém-nascido e reconhecendo como a separação pode ser difícil para os pais e o recém-nascido.

Promoção da saúde

Triagem. Os testes de triagem em recém-nascidos são administrados antes que as crianças deixem a instituição de saúde, para identificar condições graves ou com risco à vida antes que os sintomas se manifestem. Os resultados dos testes de triagem são enviados diretamente ao pediatra. Se um teste de triagem sugerir um problema, o profissional da saúde da criança geralmente realiza o acompanhamento com outros exames e pode encaminhar a criança a um especialista para tratamento, se necessário. Alguns exames de sangue ajudam a detectar erros inatos do metabolismo (EIMs). Estes são distúrbios genéticos causados pela ausência ou deficiência de uma substância essencial para o metabolismo celular, em geral uma enzima, que produz uma anormalidade no metabolismo de uma proteína, carboidrato ou gordura. Embora os EIMs sejam raros, a triagem neonatal é realizada para detectar fenilcetonúria (PKU), hipotireoidismo, galactosemia e outras doenças, para permitir um tratamento adequado para prevenir retardo mental e outros problemas de saúde (McKee-Garrett, 2021).

Estudos indicam que a perda auditiva é a anormalidade congênita mais comum em recém-nascidos. A American Academy of Pediatrics (AAP) recomenda a triagem universal da audição de recém-nascidos antes da alta ou no primeiro mês de vida. A detecção precoce de dificuldades auditivas permite o tratamento precoce e pode prevenir ou diminuir atrasos do desenvolvimento, em especial aqueles relacionados à comunicação (McKee-Garrett, 2021; Murray et al., 2019).

Assentos infantis para carros.[1] Um componente essencial da educação em saúde no momento da alta é o uso de um assento infantil para carros aprovado no país para o transporte do recém-nascido da instituição de saúde ou centro obstétrico para casa. Ferimentos automobilísticos representam uma das principais causas de morte em crianças nos EUA. Muitas dessas mortes ocorrem quando a criança não está fixada adequadamente (Hockenberry et al., 2019). Os pais precisam aprender como colocar os cintos de restrição na criança e instalar o assento no carro. Todos os bebês e crianças pequenas devem viajar no carro em um assento infantil virado para o vidro traseiro até que completem 2 anos ou atinjam o maior peso ou altura permitidos pelo fabricante do assento (AAP, 2021a). É extremamente perigoso colocar um bebê no banco da frente, em um assento voltado para o vidro traseiro em qualquer veículo que tenha um *airbag* no lado do passageiro. Os enfermeiros têm a responsabilidade de ensinar como usar um assento para carro antes da alta da instituição de saúde.

Sono e berços.[2] Segundo as recomendações da AAP (2020a), os lactentes devem ser posicionados para dormir de costas, sobre uma superfície firme, para diminuir o risco da síndrome da morte súbita do lactente (SMSL) (McKee-Garrett, 2021). Os recém-nascidos estabelecem seu ciclo de sono-atividade individual, e os pais desenvolvem

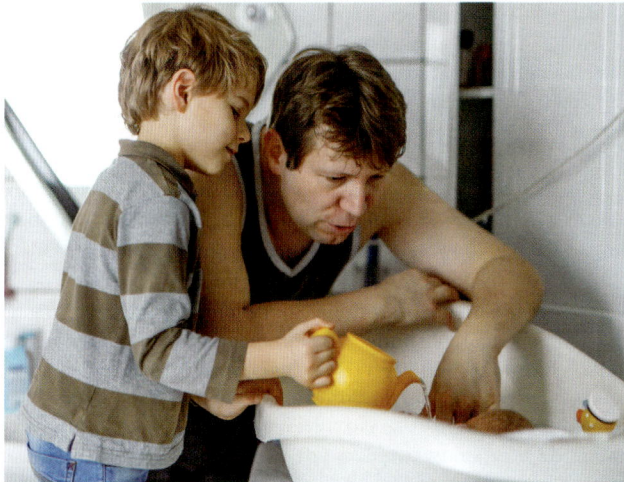

Figura 12.3 Os irmãos devem ser envolvidos no cuidado do recém-nascido. (Copyright © romrodinka/iStock/Thinkstock.)

---

[1] N.R.T.: No Brasil, o transporte de crianças menores de 10 anos em veículos automotores é regulamentado pela Resolução nº 819, de 17 de março de 2021, que dispõe sobre o transporte de crianças com menos de 10 anos e 1,45 m de altura no dispositivo de retenção adequado, em banco traseiro do veículo. O uso individual de um dispositivo de retenção adequado à idade, ao peso e à estatura; ou seja, o bebê-conforto até 1 ano ou até 13 kg; a cadeirinha de 2 a 4 anos ou peso de 9 a 18 kg; o assento elevado de 4 a 7 anos e meio ou até 1,45 m de altura e peso entre 15 e 36 kg. O transporte com o cinto de segurança do veículo pode ser feito para aquelas crianças com idades entre 7 anos e meio e 10 anos ou estatura acima de 1,45 m. Destaca-se que "é vedado o transporte de crianças com até 7 anos e meio em dispositivo de retenção posicionado em sentido contrário ao da marcha do veículo (inciso I do art. 4º), sendo "permitido o transporte de crianças com até 7 anos e meio, em dispositivo de retenção posicionado no sentido de marcha do veículo, desde que não possua bandeja, ou acessório equivalente, incorporado ao dispositivo de retenção (inciso II do art. 4º). (Fonte: Resolução CONATRAN nº 819, de 17 de março de 2021. Disponível em: https://www.gov.br/infraestrutura/pt-br/assuntos/transito/conteudo-contran/resolucoes/Resolucao8192021.pdf.).

[2] N.R.T.: No Brasil, o *Caderno da Atenção Básica do Ministério da Saúde* (Brasil, 2012) recomenda que os profissionais da saúde, especialmente da atenção primária à saúde, alertem pais e cuidadores sobre a posição de dormir de crianças no primeiro ano de vida, sobretudo nos primeiros 6 meses, para evitar o risco de morte súbita. Para prevenir casos de morte súbita do lactente, posicionar a criança na posição supina ("barriga para cima"), e não lateral ou ventralmente. A cama ou o berço devem ter colchão firme, com lençóis ou cobertores ajustados e sem objetos macios em volta da criança. (Fonte: BRASIL. Ministério da Saúde. *Cadernos de Atenção Básica*, nº 33. Brasília (DF): Ministério de Saúde, 2012, p. 71. Disponível em: https://bvsms.saude.gov.br/bvs/publicacoes/saude_crianca_crescimento_desenvolvimento.pdf.)

uma sensibilidade aos sinais da criança. O compartilhamento da cama para dormir (coleito) (ver Capítulo 43) está associado a maior risco de SMSL (McKee-Garrett, 2021). As precauções para reduzir o risco de SMSL incluem posicionamento adequado, remover animais de pelúcia, roupas de cama moles, almofadas de berço ou travesseiros e evitar o aquecimento excessivo do bebê. Os indivíduos devem evitar o fumo durante a gravidez e perto do bebê porque isso provoca maior risco de SMSL (Moon, 2020). Os enfermeiros desempenham um papel importante na educação dos pais sobre as práticas de sono seguro para lactentes.

As normas de segurança federais atualmente proíbem a fabricação ou venda de berços com laterais móveis e exigem estrados e grades mais duráveis (AAP, 2020a). Os novos berços vendidos nos EUA devem cumprir essas normas governamentais de segurança. Berços não seguros que não satisfaçam as normas de segurança devem ser desmontados e descartados (AAP, 2020a). Os pais também devem inspecionar berços antigos para garantir que o espaçamento entre as grades não seja maior que 6 cm. O estrado deve encaixar sem folgas, e brinquedos ou móbiles devem ser fixados no berço com firmeza, sem cordões ou faixas penduradas. Oriente os pais a remover os móbiles assim que a criança conseguir alcançá-los (Hockenberry et al., 2019). Os pais precisam educar os avós e outros cuidadores sobre a necessidade de ter berços e roupas de cama seguros.

Lactentes

Na **fase de lactente**, o período de 1 mês a 1 ano de vida, o crescimento físico e as mudanças ocorrem com rapidez. Esse é o único período distinguido por alterações físicas tão dramáticas e um desenvolvimento pronunciado. Os avanços no desenvolvimento psicossocial são auxiliados pela progressão do comportamento reflexo para outro mais intencional. A interação do lactente com o ambiente torna-se maior e mais significativo para a criança. Nesse primeiro ano de vida, é possível observar com facilidade o potencial de adaptação dos lactentes porque as alterações do crescimento e desenvolvimento ocorrem muito rápido.

Alterações físicas

O crescimento estável e proporcional de um lactente é mais importante que os valores de crescimento absoluto. As tabelas de medidas do crescimento normal relacionadas com a idade e o gênero permitem uma comparação do crescimento com as normas para a idade da criança. Para lactentes nascidos prematuramente, as normas são ajustadas de acordo com a idade gestacional. O registro das medidas ao longo do tempo constitui o melhor modo de monitorar o crescimento e identificar problemas. O tamanho aumenta com rapidez durante o primeiro ano de vida; o peso ao nascimento duplica em aproximadamente 5 meses e triplica até os 12 meses. A altura aumenta em média 2,5 cm durante cada um dos primeiros 6 meses e cerca de 1,2 cm a cada mês até os 12 meses (Hockenberry et al., 2019).

Durante o primeiro ano, a visão e a audição do lactente continuam a se desenvolver. Ocorre uma estabilização dos padrões de função corporal, evidenciada por rotinas previsíveis de sono, eliminação e alimentação. Alguns reflexos que estavam presentes no recém-nascido, como piscar, bocejar e tossir, permanecem durante toda a vida, enquanto outros, como os reflexos de preensão, primitivos, de sucção e o de Moro ou do sobressalto, desaparecem após alguns meses.

O desenvolvimento motor prossegue em um padrão cefalocaudal (da cabeça aos pés) e proximodistal (do centro para a periferia), assim como a mielinização dos nervos (Hockenberry et al., 2019). As habilidades motoras grossas envolvem a atividade dos grandes músculos e em geral são monitoradas com atenção pelos pais, que relatam com facilidade os marcos recém-adquiridos. Os recém-nascidos conseguem sustentar a cabeça apenas por alguns instantes, mas aos 4 meses a maioria dos lactentes já sustenta a cabeça. O mesmo desenvolvimento rápido é evidente quando os lactentes aprendem a sentar, ficar em pé e andar. As habilidades motoras finas envolvem pequenos movimentos do corpo e são mais difíceis de obter que as habilidades motoras grossas. O amadurecimento da coordenação olho-mão ocorre ao longo dos primeiros 2 anos de vida, quando os lactentes evoluem de segurar um chocalho brevemente aos 2 meses para desenhar um arco com um lápis aos 24 meses. O desenvolvimento segue um ritmo variável para cada indivíduo, mas em geral segue o mesmo padrão e ocorre dentro do mesmo período de tempo (Tabela 12.1).

Alterações cognitivas

O complexo desenvolvimento do encéfalo durante o primeiro ano é demonstrado pela mudança dos comportamentos do lactente. Quando recebe estimulação por meio dos sentidos de visão, audição e tato, o encéfalo em desenvolvimento interpreta os estímulos. Desse modo um lactente aprende pela experimentação e manipulação do ambiente. O desenvolvimento das habilidades motoras e a maior mobilidade expandem o ambiente da criança e, com o desenvolvimento das habilidades visuais e auditivas, intensifica o desenvolvimento cognitivo. Por esse motivo, Piaget (1952) chamou esse primeiro estágio de desenvolvimento cognitivo, que se estende até próximo ao terceiro aniversário, do período sensorimotor (ver Capítulo 11). Nesse estágio do desenvolvimento cognitivo, os lactentes exploram o mundo usando os sentidos. Aprendem por experimentação e por tentativa e erro. Sacodem e arremessam objetos e colocam as coisas na boca. Por volta de 7 a 9 meses, começam a perceber que as coisas ainda existem, mesmo que já não possam ser vistas. Isso é conhecido como permanência do objeto e é um marco importante do desenvolvimento porque demonstra que a memória está começando a se desenvolver.

Os lactentes precisam ter oportunidades para desenvolver e usar os sentidos. Avalie a conveniência e a adequação dessas oportunidades, em especial quando a criança estiver doente ou machucada. Você deve fornecer alternativas a ela. Por exemplo, lactentes doentes ou hospitalizados às vezes não têm energia para interagir com o ambiente; assim, a velocidade de seu desenvolvimento cognitivo diminui. Os lactentes precisam ser estimulados de acordo com seu temperamento, sua energia e idade. O enfermeiro pode estimular um lactente alimentado por sonda oferecendo uma chupeta e conversando com a criança, maximizando assim seu desenvolvimento ao mesmo tempo que conserva a energia.

Linguagem. A fala é um aspecto importante da cognição, que se desenvolve durante o primeiro ano. Os lactentes progridem de choro, arrulhos e risadas para a imitação de sons, compreensão do significado de comandos simples e repetição de palavras com conhecimento de seu significado. De acordo com Piaget, isso demonstra que o lactente está exibindo algumas habilidades simbólicas. Com 1 ano, os lactentes não apenas reconhecem o próprio nome, mas também são capazes de dizer três a cinco palavras e entender quase 100 palavras (Hockenberry et al., 2019). Como enfermeiro, você pode promover o desenvolvimento da linguagem incentivando os pais a dizer o nome dos objetos que estejam prendendo a atenção da criança. Você também deve avaliar o desenvolvimento da linguagem do lactente para identificar atrasos ou possíveis anormalidades do desenvolvimento.

Alterações psicossociais

Separação e individuação. Durante o primeiro ano, os lactentes começam a se diferenciar dos outros como seres separados capazes de agir por conta própria. No início, os lactentes não percebem os limites de si mesmos; contudo, por meio de experiências repetidas com o ambiente, aprendem onde eles terminam e o mundo externo começa. Quando determinam seus limites físicos, começam a responder a outras pessoas (Figura 12.4).

Tabela 12.1 Desenvolvimento motor grosso e fino em lactentes.

Idade	Habilidade motora grossa	Habilidade motora fina
Nascimento a 1 mês	A ausência de sustentação da cabeça persiste Não consegue sentar-se com as costas eretas Presença de reflexos primitivos	Preensão reflexa
2 a 4 meses	Em decúbito ventral, levanta a cabeça e o tórax e apoia o peso nos antebraços Com apoio, consegue sentar-se com as costas eretas e bom controle da cabeça Consegue virar de decúbito dorsal para lateral	Segura um chocalho por curtos períodos, mas não consegue apanhá-lo se for derrubado Observa e brinca com as mãos Consegue levar objetos à boca
4 a 6 meses	Vira de decúbito ventral para dorsal, aos 5 meses, e de volta a decúbito ventral, aos 6 meses Consegue apoiar boa parte do próprio peso quando levantado para ficar em pé Sustenta a cabeça quando é levantado para se sentar	Segura objetos à vontade e pode deixá-los cair para apanhar outro objeto Puxa os pés na direção da boca para explorar Consegue segurar a mamadeira
6 a 8 meses	Senta-se sozinho sem apoio Apoia o peso total sobre os pés e consegue segurar nos móveis quando está em pé	Bate os objetos uns nos outros Transfere objetos de uma das mãos para a outra
8 a 10 meses	Arrasta-se ou engatinha sobre as mãos e os joelhos Levanta-se sozinho e fica em pé	Apanha objetos pequenos Começa a usar a preensão em pinça Demonstra preferência por uma das mãos
10 a 12 meses	Anda segurando nos móveis Fica em pé sozinho por curtos períodos Pode tentar dar os primeiros passos sozinho	Consegue colocar os objetos em recipientes Consegue virar as páginas de um livro (mais de uma página por vez)

Adaptada de Hockenberry MJ et al.: *Wong's nursing care of infants and children*, ed 11, St Louis, 2019, Elsevier.

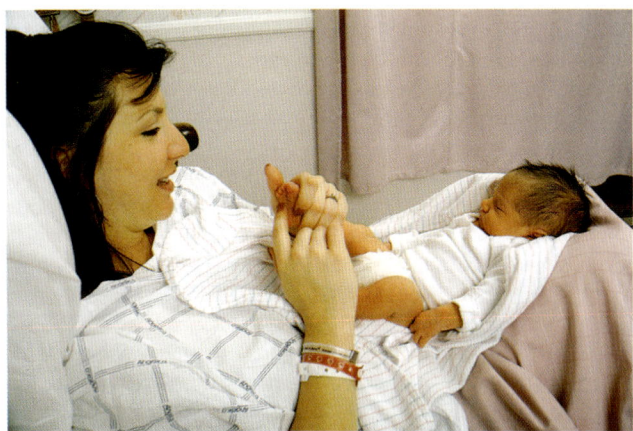

Figura 12.4 Sorrir e conversar com um lactente estimula a criação de vínculo. (De Murray SS, McKinney ES: *Foundations of maternal-newborn and women's health nursing*, ed 6, St Louis, 2014, Saunders.)

Lactentes de 2 e 3 meses começam a sorrir como resposta, em vez de como um reflexo. Do mesmo modo, reconhecem diferenças nas pessoas conforme suas capacidades sensoriais e cognitivas melhoram. Aos 8 meses, a maioria dos lactentes consegue diferenciar um estranho de uma pessoa conhecida e responde de modos diferentes aos dois. Um apego próximo com os cuidadores primários, na maioria das vezes os pais, costuma ocorrer nessa idade. Os lactentes procuram essas pessoas para apoio e conforto durante os momentos de estresse. A capacidade de distinguir outras pessoas de si próprio permite ao lactente que interaja e socialize mais em seu ambiente. Por exemplo, aos 9 meses os lactentes brincam com jogos sociais simples como "bate-palminha" e "esconde-aparece". Jogos interativos mais complexos, como esconder e procurar objetos, são possíveis na idade de 1 ano.

Erikson (1963) descreveu a crise de desenvolvimento psicossocial para um lactente como confiança *versus* desconfiança. Durante essa fase a qualidade das interações pais-lactente determina o desenvolvimento de confiança ou desconfiança. O lactente aprende a confiar em si mesmo, nos outros e no mundo por meio da relação entre os pais e a criança e o cuidado que recebe (Hockenberry et al., 2019). Nesse período, o temperamento ou estilo comportamental do lactente torna-se aparente e influencia as interações dos pais com a criança. Você pode ajudar os pais a entender o temperamento do lactente e a determinar as práticas de criação mais adequadas.

Avalie a disponibilidade e a adequação das experiências que contribuem para o desenvolvimento psicossocial. Com frequência, crianças que estão hospitalizadas têm dificuldade para estabelecer os limites físicos em decorrência de intrusões corporais e sensações dolorosas repetidas. Ações para limitar essas experiências negativas e proporcionar sensações agradáveis constituem intervenções que promovem o desenvolvimento psicossocial inicial. Separações prolongadas dos pais complicam o processo de apego e aumentam o número de cuidadores com os quais o lactente deve interagir. Nem sempre os pais podem estar presentes para fornecer cuidados durante uma hospitalização. Quando os pais não estiverem presentes, tente limitar o número de cuidadores diferentes que têm contato com a criança e siga as instruções de cuidados dos pais. Essas intervenções favorecem o desenvolvimento contínuo da confiança pelo lactente.

Brincar. Brincar é importante para o desenvolvimento das habilidades cognitivas, sociais e motoras. Grande parte das brincadeiras do lactente tem um caráter solitário e exploratório enquanto os lactentes usam os sentidos para observar e examinar os próprios corpos e objetos de interesse a seu redor. Os adultos facilitam o aprendizado dos lactentes planejando atividades que promovam o desenvolvimento dos marcos e fornecendo brinquedos seguros para a exploração dos lactentes com a boca e a manipulação com as mãos, como chocalhos, blocos de madeira, anéis de plástico para empilhar, animais de pelúcia compressíveis e caixas de atividades.

Riscos à saúde

Prevenção de lesão. Lesões não intencionais decorrentes de todos os tipos de acidentes, como acidentes automobilísticos, sufocação, quedas ou envenenamento, representam uma causa de morte importante em crianças de 6 a 12 meses (Kochanek et al., 2019). A compreensão das principais conquistas do desenvolvimento durante esse período permite o planejamento para prevenção de lesões. Conforme a criança exibe ganhos no desenvolvimento motor e torna-se cada vez mais curiosa em relação ao ambiente, a vigilância e a supervisão constantes são cruciais para a prevenção de lesões.

Maus-tratos infantis. Os maus-tratos infantis incluem abuso físico ou negligência intencional, abuso ou negligência emocional e abuso sexual de crianças, geralmente praticados por adultos (Boos, 2020; Hockenberry et al., 2019). Mais crianças sofrem de negligência que de qualquer outro tipo de maus-tratos. Crianças de qualquer idade podem ser maltratadas, porém as mais jovens são as mais vulneráveis. Além disso, muitas crianças experienciam mais de um tipo de maus-tratos. Não existe um perfil único para as vítimas de maus-tratos, e os sinais e sintomas variam (Boxe 12.1).

Uma combinação de sinais e sintomas ou um padrão de lesão devem levantar suspeitas. De acordo com a lei, os enfermeiros devem fazer notificações obrigatórias e relatar qualquer suspeita de maus-tratos infantis às autoridades. Crianças hospitalizadas por maus-tratos têm as mesmas necessidades para o desenvolvimento que as outras crianças de sua idade (Boos, 2020; Hockenberry et al., 2019).

Promoção da saúde

Nutrição. A qualidade e a quantidade da nutrição têm uma influência profunda no crescimento e desenvolvimento de um lactente. Muitas mulheres já selecionam um método de alimentação bem antes do nascimento do lactente; outras têm dúvidas mais adiante na gravidez. Os enfermeiros ocupam uma posição única para ajudar os pais a selecionar e fornecer à criança uma dieta adequada em termos de nutrição. Compreenda que fatores, como apoio, cultura, demandas de papel e experiências prévias, influenciam os métodos de alimentação (Hockenberry et al., 2019).

A amamentação é recomendada para a nutrição do lactente porque o leite materno contém os nutrientes essenciais de proteínas, gorduras, carboidratos e imunoglobulinas que reforçam a capacidade de resistir a infecções. Tanto a AAP quanto o US Department of Health and Human Services (USDHHS) recomendam o leite humano no primeiro ano de vida (Hockenberry et al., 2019). Entretanto, se a amamentação não for possível ou se a mãe não desejar adotá-la, uma alternativa aceitável consiste em uma fórmula comercial reforçada com ferro. Os avanços recentes na preparação de fórmulas infantis incluem a adição de nucleotídeos e ácidos graxos de cadeia longa, que amplificam a função imunológica e fortalecem o desenvolvimento do encéfalo. O uso do leite de vaca integral, leite de vaca a 2% ou produtos lácteos alternativos antes de 12 meses não é recomendado (Duryea, 2020). Além disso, crianças com idade inferior a 4 meses não devem receber líquidos suplementares além de leite materno ou fórmula, em especial água ou suco (Hockenberry et al., 2019).

O lactente com 1 mês de vida consome em média aproximadamente 510 a 600 gramas de leite materno ou fórmula por dia. Essa quantidade aumenta discretamente durante os primeiros 6 meses e diminui após a introdução de alimentos sólidos. A quantidade de fórmula por mamada e o número de mamadas variam entre os lactentes. A adição de alimentos sólidos não é recomendada antes de 6 meses porque, em termos de desenvolvimento, os lactentes não estão prontos para alimentos sólidos antes dos 6 meses. O sistema gastrintestinal não é maduro o suficiente para lidar com esses nutrientes complexos, e os lactentes são expostos a antígenos alimentares que produzem alergias a proteínas alimentares. Para identificar as sensibilidades alimentares, um alimento deve ser introduzido e consumido por aproximadamente 1 semana antes da introdução do alimento seguinte. Isso permite uma identificação mais fácil do alimento causador da reação. O uso de sucos de frutas e bebidas não nutritivas, como aquelas com sabores de fruta ou refrigerantes, deve ser evitado porque não fornecem calorias suficientes e apropriadas durante esse período (Duryea, 2020; Hockenberry et al., 2019).

Suplementação. A necessidade de suplementos dietéticos de vitaminas e minerais depende da dieta do lactente. Lactentes a termo nascem com alguns depósitos de ferro. O lactente amamentado absorve uma quantidade adequada de ferro do leite materno durante os primeiros 4 a 6 meses de vida. Após 6 meses, um cereal enriquecido com ferro, em geral, constitui uma fonte suplementar adequada. Uma vez que o ferro nas fórmulas é absorvido com menor facilidade que no leite materno, os lactentes alimentados com fórmula devem receber uma fórmula enriquecida com ferro durante o primeiro ano.

O fluoreto é um mineral essencial necessário para o desenvolvimento de dentes saudáveis. Para garantir uma ingestão adequada, o fluoreto costuma ser adicionado à água potável, ao creme dental e à fórmula infantil. O leite humano não contém concentrações adequadas de fluoreto; contudo, a suplementação em lactentes amamentados com menos de 6 meses em geral não é necessária. Em áreas onde a fluoretação da água for inadequada, a suplementação de fluoreto pode ser indicada. Uma preocupação recente é o uso de tratamentos médicos complementares e alternativos que podem ser seguros ou não para crianças. Pergunte sobre o uso desses produtos para ajudar os pais a determinar se o produto é realmente saudável para a criança (Hockenberry et al., 2019).

Imunizações. O uso disseminado de imunizações provocou um declínio dramático das doenças infecciosas nos últimos 50 anos; portanto, é um fator importante na promoção da saúde durante a infância.

Boxe 12.1 Sinais de advertência de abuso

- Evidências físicas de abuso ou negligência ao longo do tempo, incluindo lesões e visitas ao pronto-socorro anteriores
- Histórias conflitantes ou que mudam sobre o acidente ou o traumatismo
- Demora em buscar tratamento
- Atribuição da culpa pela lesão a uma criança, um irmão ou outra pessoa
- História incompatível com o padrão ou o grau da lesão
- História incompatível com o desenvolvimento para a idade da criança (p. ex., um lactente de 6 meses com queimaduras porque ligou a água quente)
- Queixa inicial não associada aos sinais e sintomas presentes (p. ex., levar a criança à clínica por causa de um resfriado quando há evidências de trauma físico)
- Resposta inapropriada da criança, especialmente uma criança mais velha (p. ex., não querer ser tocada, olhar para o cuidador antes de responder a qualquer pergunta)
- Relatos anteriores de abuso na família
- Visitas frequentes ao pronto-socorro ou à clínica em várias instituições.

Adaptado de Boos S: *Physical child abuse: recognition, UpToDate*, 2020. https://www.uptodate.com/contents/physical-child-abuserecognition; e Hockenberry MJ et al.: *Wong's nursing care of infants and children*, ed. 11, St Louis, 2019, Elsevier.

Embora a maioria das imunizações possa ser administrada a pessoas de qualquer idade, recomenda-se que a administração da série primária comece logo após o nascimento e seja concluída no início da infância. As vacinas estão entre os fármacos mais seguros e mais confiáveis. Efeitos colaterais podem ocorrer algumas vezes, mas reações graves são raras. Os pais precisam de orientação sobre a importância das imunizações e os efeitos colaterais comuns, como febre baixa e sensibilidade no local da injeção. O esquema de imunização recomendado muda com o desenvolvimento de novas vacinas e os avanços no campo da imunologia. É importante manter-se informado sobre as políticas atuais e encaminhar os pais ao profissional da saúde de referência para determinar o esquema de seus filhos. A AAP mantém o esquema mais atualizado em seu *site* (AAP, 2021b).[3] As pesquisas documentam que os lactentes sentem dor em procedimentos invasivos. É importante conhecer medidas como sucção não nutritiva ou enrolamento para reduzir ou eliminar a dor em procedimentos como uma imunização (Azarmnejad et al., 2017; Drutz, 2020).

Sono. Os padrões de sono variam entre os lactentes. Muitos trocam a noite pelo dia até 3 a 4 meses. Embora os lactentes novos possam dormir durante o dia, aos 6 meses a maioria dos lactentes demonstra padrões de sono noturnos, dormindo entre 9 e 11 horas à noite. A maioria dos lactentes tira uma ou duas sonecas por dia até o fim do primeiro ano. Muitos pais têm preocupações com os padrões de sono da criança, especialmente se houver dificuldades como recusa a dormir ou despertar frequente durante a noite. Avalie o problema individual com cuidado antes de sugerir intervenções para abordar a preocupação dos pais.

Crianças de 1 a 3 anos

O **início da infância** é o período dos 12 aos 36 meses em que as crianças desfrutam da crescente independência impulsionada por maior mobilidade física e capacidades cognitivas. As crianças dessa idade percebem cada vez mais suas capacidades de controle e ficam satisfeitas com esforços bem-sucedidos com a nova habilidade. Esse sucesso leva a tentativas repetidas de controlar o ambiente. As tentativas de controle fracassadas produzem um comportamento negativo e crises de birra. Esses comportamentos são mais comuns quando os pais interrompem a ação independente inicial. Os pais citam esses comportamentos como os mais problemáticos no início da infância e às vezes expressam frustração com as tentativas de estabelecer limites constantes e firmes e, ao mesmo tempo, incentivar a independência. Os enfermeiros e os pais devem limitar as oportunidades para uma resposta "não", conhecida como negativismo. Por exemplo, não pergunte à criança: "Quer tomar seu remédio agora?". Em vez disso, diga à criança que está na hora de tomar o remédio e ofereça uma opção de água ou suco para acompanhar.

Alterações físicas

A criança no início da infância cresce em média 7,5 cm em altura, principalmente pelo alongamento das pernas, e ganha cerca de 1,8 a 2,7 kg a cada ano (Hockenberry et al., 2019). O desenvolvimento rápido das habilidades motoras permite que a criança participe de atividades de autocuidado, como alimentar-se, vestir-se e usar o sanitário. No início a criança anda em uma posição ereta, com postura e marcha ampla, abdome protruso e os braços estendidos lateralmente para manter o equilíbrio. Logo a criança começa o manejo de subir escadas, usando um corrimão ou a parede para manter o equilíbrio enquanto sobe, colocando os dois pés no mesmo degrau antes de continuar. O sucesso proporciona a coragem para tentar descer as escadas da mesma maneira, em pé. As habilidades de locomoção em pouco tempo incluem correr, pular, ficar sobre uma das pernas por vários segundos e chutar uma bola. A maioria das crianças anda de triciclo e corre por volta do terceiro aniversário.

As capacidades motoras finas progridem de rabiscos espontâneos para o desenho correto de círculos e cruzes. Aos 3 anos, a criança geralmente é capaz de empilhar uma pequena torre de blocos. As crianças nessa fase aprendem a segurar um giz de cera com os dedos, em vez de com os punhos, e conseguem imitar traços verticais e horizontais. São capazes de alimentar-se com uma colher sem girá-la e beber de um copo sem derramar. As crianças dessa faixa etária conseguem virar as páginas de um livro, uma de cada vez, e giram maçanetas com facilidade (Hockenberry et al., 2019).

Alterações cognitivas

As crianças novas aumentam sua capacidade de se lembrar de eventos e começam a enunciar os pensamentos em palavras por volta dos 2 anos. Reconhecem que são indivíduos separados de suas mães, mas são incapazes de considerar o ponto de vista de outra pessoa. O raciocínio das crianças nessa fase é baseado em sua própria experiência de um evento. Elas usam símbolos para representar objetos, lugares e pessoas. As crianças demonstram essa função quando imitam o comportamento de alguém que tenham visto antes (p. ex., fazer de conta que se barbeiam como o pai), fingem que um objeto é outro (p. ex., usam um dedo como arma) e empregam a linguagem para substituir objetos ausentes (p. ex., pedem a mamadeira).

Linguagem. Aos 18 meses, a criança utiliza cerca de 10 palavras. Uma criança de 24 meses tem um vocabulário de até 300 palavras e em geral consegue falar em sentenças de duas palavras, embora a capacidade de entender a fala seja muito maior que o número de palavras adquirido (Hockenberry et al., 2019). De acordo com Piaget, o estágio pré-operacional do desenvolvimento começa no início da infância. As crianças começam a pensar nas coisas de um modo mais simbólico à medida que seu vocabulário se desenvolve (Piaget, 1952). "Quem é esse?" e "O que é isso?" são perguntas típicas que elas fazem durante esse período. Expressões verbais como "eu faço" e "é meu" demonstram o uso de pronomes e o desejo de independência e controle da criança de 2 anos. Por volta de 36 meses, a criança consegue usar sentenças simples, seguir algumas regras gramaticais e aprende a usar cinco ou seis novas palavras a cada dia. Os pais favorecem o desenvolvimento da linguagem conversando e lendo para seus filhos. Ler para os filhos ajuda a expandir o vocabulário, o conhecimento e a imaginação. Atividades de tela, como televisão (TV), *tablets* ou *smartphones*, não devem ser usadas para substituir a interação pais-criança, pois já foi demonstrado que isso retarda o desenvolvimento da linguagem (Hockenberry et al., 2019; Sices e Augustyn, 2020).

Alterações psicossociais

De acordo com Erikson (1963), um senso de autonomia emerge no início da infância. As crianças lutam por independência usando seus músculos em desenvolvimento para fazer tudo sozinhas e conquistar o domínio de suas funções corporais. Suas vontades fortes com frequência são manifestadas em comportamentos negativos quando os cuidadores tentam direcionar suas ações. As crises de birra ocorrem quando as restrições dos pais deixam as crianças frustradas. Os pais devem proporcionar uma independência gradual aos filhos, permitindo que façam atividades que não causem danos a si próprios ou aos outros. Por exemplo, crianças de 1 a 3 anos que queiram aprender

---

[3] N.R.T.: Para as recomendações sobre o calendário vacinal na infância, mantido pelo Programa Nacional de Imunizações, consulte a página do Ministério da Saúde e das Secretarias Estaduais e Municipais de Saúde.

a segurar o seu próprio copo em geral têm benefícios com o uso de copos de duas alças e bicos e babadores de plástico com bolsos para coletar o leite derramado durante o processo de aprendizagem.

Brincar. Durante o estágio pré-operacional do desenvolvimento, a imaginação das crianças aumenta e elas começam a discernir a diferença entre passado e futuro, embora ainda não compreendam conceitos mais complexos como causa e efeito (Piaget, 1952). Socialmente, as crianças mantêm um forte apego por seus pais e temem a separação deles. Em sua presença sentem-se seguras e sua curiosidade é evidente na exploração do ambiente. As crianças continuam envolvidas em brincadeiras solitárias no início da infância, mas também começam a participar de brincadeiras paralelas, ou seja, brincar *ao lado*, mas não *com* outra criança. Brincar expande o desenvolvimento cognitivo e psicossocial da criança. É sempre importante considerar a segurança de um brinquedo e avaliar se ele favorece o desenvolvimento da criança.

Riscos à saúde

A recém-desenvolvida capacidade de locomoção e a curiosidade insaciável das crianças pequenas faz com que corram riscos de ferimentos. As crianças nessa idade precisam de supervisão atenta em todos os momentos, em particular quando o ambiente não é preparado para a segurança de crianças.

Envenenamentos ocorrem com frequência porque as crianças por volta de 2 anos estão interessadas em colocar qualquer objeto ou substância na boca para aprender mais sobre eles. Pais prudentes removem ou trancam todos os possíveis venenos, incluindo plantas, materiais de limpeza e medicamentos. Essas ações dos pais criam um ambiente mais seguro para o comportamento exploratório. O envenenamento por chumbo continua sendo um grave risco à saúde nos EUA. As crianças podem ingerir ou inalar chumbo, em geral derivado de lascas de tinta à base de chumbo em casas antigas (Hockenberry et al., 2019).

A falta de percepção do perigo da água pelas crianças novas e suas habilidades de caminhada recentes fazem do afogamento uma importante causa de morte acidental nessa faixa etária. A definição de limites é extremamente importante para a segurança das crianças. Acidentes automobilísticos constituem uma causa de morte expressiva nas crianças com 1 a 3 anos (Kochanek et al., 2019). Algumas dessas mortes ocorrem porque as crianças não estavam com cinto de segurança contentor ou os cuidadores não seguiram as orientações de segurança sobre assento infantil na contenção das crianças (AAP, 2021a; Hockenberry et al., 2019).

Crianças novas que adoecem e necessitam de hospitalização experimentam estresse pela separação dos pais. Os enfermeiros incentivam os pais a permanecer com o filho o máximo possível e a participar ativamente dos cuidados. A criação de um ambiente que apoie os pais ajuda muito a conquistar a confiança e a cooperação da criança. O estabelecimento de uma relação de confiança com os pais em geral leva à aceitação do tratamento pela criança.

Promoção da saúde

Nutrição. A obesidade infantil e doenças crônicas associadas representam uma fonte de preocupação para todos os profissionais da saúde. As crianças estabelecem hábitos alimentares ao longo da vida, iniciando na infância, e ocorre maior ênfase nas escolhas alimentares. Suas necessidades nutricionais são satisfeitas cada vez mais com a ingestão de alimentos sólidos. A criança saudável requer uma ingestão diária equilibrada de pão e cereais, vegetais, frutas, laticínios e proteínas. Uma vez que o consumo de mais de um litro de leite por dia normalmente diminui o apetite da criança por esses alimentos sólidos essenciais e causa uma ingestão inadequada de ferro, aconselhe os pais a limitar a ingestão de leite a 2 a 3 xícaras por dia. Não se deve oferecer leite desnatado ou semidesnatado a crianças antes dos 2 anos porque elas precisam da gordura para um crescimento físico e intelectual satisfatório (Duryea, 2020; Hockenberry et al., 2019).

A hora das refeições tem uma importância psicossocial e física. Se os pais tiverem dificuldade para controlar a ingestão alimentar das crianças, podem surgir comportamentos problemáticos e conflitos. Muitas vezes as crianças nessa idade manifestam "preferências alimentares", o desejo de comer repetidamente um alimento. Incentive os pais a oferecer uma variedade de alimentos nutritivos nas refeições, em vez de se sentirem incomodados com esse comportamento, e a fornecer apenas lanches nutritivos entre as refeições. A oferta de pequenas porções a essas crianças permite que elas comam sozinhas e satisfaçam sua necessidade de independência e controle. Porções pequenas e razoáveis permitem que as crianças comam toda a refeição.

Treinamento de uso do sanitário. O aumento das habilidades locomotoras, a capacidade de despir-se e o desenvolvimento do controle dos esfíncteres permitem o treinamento de uso do sanitário se a criança tiver desenvolvido as capacidades de linguagem e cognitivas necessárias. O auxílio para que os pais reconheçam os padrões de urgência de micção e evacuação da criança é crucial para determinar se ela está pronta para o treino. Para o sucesso no treinamento de uso do sanitário, a criança também deve estar motivada a aguardar para agradar aos pais, em vez de ceder à urgência para satisfazer a si mesma (Hockenberry et al., 2019). Lembre os pais de que a paciência, a presença constante e uma atitude calma, além da preparação da criança, são essenciais para um treinamento de uso do sanitário bem-sucedido.

Pré-escolares

O **período pré-escolar** refere-se ao intervalo entre 3 e 5 anos. As crianças refinam o controle de seus corpos e aguardam com ansiedade o início da educação formal. Muitas pessoas consideram que esses são os anos mais fascinantes na criação dos filhos porque as crianças são menos negativas, expõem seus pensamentos com maior precisão e exibem interação e comunicação mais efetivas. O desenvolvimento físico ocorre em um ritmo mais lento que o desenvolvimento cognitivo e psicossocial.

Alterações físicas

Vários aspectos do desenvolvimento físico continuam a se estabilizar nos anos pré-escolares. As crianças exibem um ganho ponderal anual médio de aproximadamente 2 a 3 kg e crescem de 6,5 a 9 cm por ano, chegando a uma média de 110 cm de altura por volta do quinto aniversário. O alongamento das pernas produz uma aparência mais delgada, e existem poucas diferenças entre os sexos (Hockenberry et al., 2019).

A coordenação motora grossa e fina melhora no período pré-escolar, o que é evidenciado pela capacidade de correr bem, subir e descer escadas com facilidade e aprender a saltar. Aos 5 anos, as crianças em geral saltam alternando os pés, pulam corda e começam a patinar e a nadar. A melhoria das habilidades motoras finas permite manipulações delicadas. Aprendem a copiar cruzes e quadrados. Triângulos e losangos em geral são dominados entre 5 e 6 anos (Hockenberry et al., 2019). Os rabiscos e desenhos ajudam a desenvolver as habilidades motoras finas e a coordenação mão-olho necessárias para escrever letras e números.

As crianças precisam de oportunidades para aprender e praticar as novas habilidades físicas. Os cuidados de enfermagem de crianças saudáveis e doentes incluem uma avaliação da disponibilidade dessas oportunidades. Embora as crianças com doenças agudas tenham benefícios com o repouso e a exclusão das atividades diárias usuais, crianças com condições crônicas ou hospitalizadas por longos períodos necessitam de exposição contínua a oportunidades de desenvolvimento.

Os pais e os enfermeiros incorporam essas oportunidades às experiências diárias das crianças, dependendo de suas capacidades, necessidades e nível de energia.

Alterações cognitivas

O desenvolvimento cognitivo dos pré-escolares continua à medida que realizam tarefas de desenvolvimento que os preparam para a educação escolar. Grande parte de seu desenvolvimento envolve brincadeiras imaginativas e interações com as pessoas. Embora comecem a reconhecer o ponto de vista do outro, mantêm uma comunicação egocêntrica e acreditam que os outros pensam como elas. As crianças apresentam maior interação social, conforme ilustrado pela criança de 5 anos que oferece um curativo adesivo a outra com um corte no dedo.

Os pré-escolares começam a perceber as relações de causa e efeito, como se observa pela afirmação: "O sol se põe porque as pessoas querem ir para a cama." O início do pensamento causal também é evidente em pré-escolares. Por exemplo, se dois eventos estiverem relacionados no tempo ou no espaço, as crianças estabelecem um vínculo causal entre eles. Por exemplo, uma criança hospitalizada pensa: "Chorei ontem à noite, por isso o enfermeiro me deu uma injeção." Quando as crianças se aproximam dos 5 anos, começam a usar ou aprender a usar as regras para entender o efeito causal. Começam então a raciocinar do geral para o particular. Isso estabelece a base para o pensamento lógico mais formal. A criança agora pensa: "Recebo uma injeção 2 vezes/dia, por isso recebi uma ontem à noite." As crianças nesse estágio também acreditam que objetos inanimados têm qualidades semelhantes à vida e são capazes de ações, o que é observado em comentários como: "As árvores choram quando seus galhos quebram."

O conhecimento do mundo dos pré-escolares ainda exibe uma ligação íntima com as experiências concretas (percebidas pelos sentidos). Mesmo seu mundo cheio de fantasia é baseado em sua percepção da realidade. Os pré-escolares acreditam que, se uma regra for quebrada, a punição é imediata. Nessa idade, acreditam que uma punição é conectada a um ato de modo automático e ainda não percebem que ela é mediada socialmente (Hockenberry et al., 2019).

O maior medo nesse grupo etário parece ser o dano corporal. Isso fica evidente com o medo que as crianças sentem do escuro, de animais, trovoadas e da equipe médica. Esse medo muitas vezes interfere na sua disposição para permitir intervenções de enfermagem, como a medida de sinais vitais. Os pré-escolares cooperam se puderem ajudar o enfermeiro a medir a pressão arterial de um dos pais ou a manipular o material usado pelo enfermeiro.

Linguagem. O vocabulário dos pré-escolares continua a aumentar com rapidez; aos 5 anos as crianças contam com 2.100 palavras em média, que usam para definir objetos familiares, identificar cores e expressar seus desejos e suas frustrações. Combinam de quatro a cinco palavras em sentenças e usam pronomes, preposições, adjetivos e verbos. A linguagem é mais social, e os pré-escolares com frequência perguntam "por quê?" e fazem a mesma pergunta repetidas vezes até conseguir uma resposta. Palavras com semelhanças fonéticas, como *paço* e *passo* ou *ralar* e *ralhar*, causam confusão a crianças pré-escolares. Evite essas palavras ao prepará-las para procedimentos, e avalie sua compreensão das explicações.

Alterações psicossociais

O mundo dos pré-escolares se expande além da família para a vizinhança, onde encontram outras crianças e adultos. Sua curiosidade e crescente iniciativa levam à exploração ativa do ambiente, ao desenvolvimento de novas habilidades e a novas amizades. Os pré-escolares têm energia de sobra, e isso permite que planejem e tentem muitas atividades que estão além de suas capacidades, como despejar o leite de uma garrafa em sua tigela de cereal. A culpa surge nas crianças quando ultrapassam os limites de suas capacidades e pensam que não se comportaram do modo correto. Os pré-escolares também exibem pensamento mágico e acreditam que algo acontecerá simplesmente por terem pensado nisso. Crianças que, em um momento de raiva, desejam que o irmão esteja morto sentem culpa se esse irmão adoecer. As crianças precisam aprender que "desejar" que algo aconteça não fará isso ocorrer. Erikson (1963) recomenda que os pais ajudem as crianças a encontrar um equilíbrio saudável entre a iniciativa e a culpa, permitindo que façam coisas por conta própria ao mesmo tempo que estabelecem limites firmes e fornecem orientação.

As fontes de estresse em pré-escolares podem incluir alterações nos arranjos para os cuidados, início da escola, nascimento de um irmão, problemas conjugais dos pais, mudança para uma nova casa ou uma doença. Nesses momentos de estresse, algumas vezes os pré-escolares retomam comportamentos como urinar na cama e sugar o polegar e querem ser alimentados, vestidos e ficar no colo dos pais. Garanta aos pais que esses são comportamentos de enfrentamento normais das crianças. Proporcione experiências em que essas crianças consigam se sobressair. Esses sucessos ajudam no retorno a seu nível de funcionamento independente anterior. Conforme as habilidades de linguagem se desenvolvem, incentive as crianças a falar sobre seus sentimentos. Brincar também é um modo excelente para pré-escolares descarregarem a frustração ou raiva e constitui um modo socialmente aceitável para lidar com o estresse.

Brincar. A brincadeira dos pré-escolares torna-se mais social após o terceiro aniversário, quando passa de brincadeira paralela para associativa. As crianças que brincam juntas envolvem-se em atividades semelhantes ou idênticas; porém, não há uma divisão de trabalho nem organização ou regras rígidas. Aos 3 anos, a maioria das crianças consegue brincar com outra de um modo cooperativo, fazer algo ou interpretar papéis designados como mãe e criança. Aos 4 anos, as crianças brincam em grupos de dois ou três e, aos 5 anos, o grupo tem um líder temporário para cada atividade.

Durante o estágio pré-operacional do crescimento e desenvolvimento, a criança começa a brincar de faz de conta (Piaget, 1952). A brincadeira de faz de conta permite que as crianças aprendam a entender o ponto de vista alheio, desenvolvam habilidades de resolução de problemas sociais e sejam mais criativas. Algumas crianças têm amigos imaginários. Esses amigos têm muitas finalidades, são um sinal de saúde e permitem que a criança diferencie a realidade da fantasia (Hockenberry et al., 2019).

TV, vídeos, jogos eletrônicos e programas de computador também ajudam a promover o desenvolvimento e o aprendizado de habilidades básicas. No entanto, devem representar apenas uma parte do total de atividades lúdicas da criança. A AAP (2020b) aconselha no máximo 1 hora por dia de programas de TV educativos e não violentos, que devem ser assistidos também pelos pais ou outros adultos responsáveis em casa. A limitação do tempo de TV permite que as crianças tenham mais tempo para leitura, atividade física e socialização com outras (Hockenberry et al., 2019).

Riscos à saúde

Conforme ocorre o desenvolvimento das habilidades motoras finas e grossas e a criança apresenta maior coordenação e melhor equilíbrio, as quedas deixam de ser um grande problema. Muitas diretrizes para prevenção de lesões/acidentes em crianças pequenas também se aplicam a pré-escolares. As crianças precisam aprender sobre segurança, e os pais devem continuar supervisionando as atividades delas com atenção.

As crianças nessa idade costumam ser grandes imitadoras; por isso, o exemplo dos pais é importante. Por exemplo, um pai que usa capacete ao andar de bicicleta estabelece um modelo adequado para o pré-escolar.

Promoção da saúde

Poucas pesquisas exploraram a percepção dos pré-escolares sobre a própria saúde. As crenças dos pais sobre saúde, as sensações corporais das crianças e sua capacidade de realizar as atividades diárias usuais ajudam a desenvolver atitudes em relação à saúde. Os pré-escolares, em geral, são razoavelmente independentes para tomar banho, trocar de roupa e comer. Alterações nessa independência influenciam seus sentimentos sobre a própria saúde.

Nutrição. As exigências nutricionais para pré-escolares variam pouco em relação às crianças mais novas. A ingestão média diária corresponde a 1.800 calorias. Muitas vezes os pais se preocupam com a quantidade de alimentos consumida pela criança, e essa é uma preocupação relevante por causa do problema da obesidade infantil. Todavia, a qualidade do alimento é mais importante do que a quantidade na maioria das situações. Os pré-escolares consomem cerca de metade das porções médias dos adultos. Hábitos alimentares intransigentes são característicos aos 4 anos; entretanto, pré-escolares envolvidos na preparação das refeições têm maior probabilidade de tentar alimentos novos (Hockenberry et al., 2019).

Sono. Os pré-escolares dormem em média 12 horas à noite e tiram sonecas raras. As perturbações do sono são comuns durante essa fase (Hockenberry et al., 2019). Os distúrbios variam de dificuldade para adormecer a pesadelos ou prolongamento da hora de dormir com longos rituais. Com frequência as crianças nesse grupo etário cheio de brincadeiras tiveram uma enorme quantidade de atividades e estimulação. Ajudá-los a diminuir o ritmo antes da hora de dormir em geral promove melhores hábitos de sono.

Visão. A triagem visual costuma começar na idade pré-escolar e deve ser realizada em intervalos regulares. Um dos testes mais importantes tem o objetivo de determinar a presença de visão não binocular ou estrabismo. A detecção e o tratamento precoces do estrabismo devem ocorrer até os 6 anos para prevenir a ambliopia (Hockenberry et al., 2019).

> **Pense nisso**
>
> Os enfermeiros devem ser cuidadosos para reconhecer os próprios vieses e suposições ao cuidar de crianças e famílias. Como você pode evitar a imposição de suas crenças e de seu sistema de valores sobre as famílias das crianças atendidas?

Crianças em idade escolar e adolescentes

As alterações do desenvolvimento entre 6 e 18 anos são diversas e abrangem todas as áreas do crescimento e desenvolvimento. As crianças desenvolvem, expandem, refinam e sincronizam as habilidades físicas, psicossociais, cognitivas e morais para que o indivíduo possa se tornar um membro aceito e produtivo da sociedade. O ambiente no qual o indivíduo desenvolve suas habilidades também é ampliado e diversificado. Em vez dos limites da família e de amigos próximos, o ambiente agora inclui escola, comunidade e igreja. Usando uma avaliação específica para a idade, você deve rever as expectativas de desenvolvimento apropriadas para cada grupo etário. É possível promover a saúde ajudando as crianças e os adolescentes a atingir um equilíbrio necessário no desenvolvimento.

Crianças em idade escolar

Durante esse "período intermediário" da infância, de 6 a aproximadamente 12 anos, é estabelecida a base para os papéis adultos no trabalho, na recreação e interação social. A puberdade marca o fim desse período intermediário e o início da adolescência. As crianças fazem grandes progressos no desenvolvimento durante esses anos enquanto desenvolvem competências nas habilidades físicas, cognitivas e psicossociais.

A experiência escolar ou educacional expande o mundo da criança e representa a transição de uma vida relativamente de um brincar livre para outra de um brincar estruturado, aprendizado e trabalho. A escola e o lar influenciam o crescimento e o desenvolvimento, exigindo ajustes por parte dos pais e da criança. A criança aprende a lidar com as regras e expectativas apresentadas pela escola e pelos colegas. Os pais aprendem a deixar o filho tomar decisões, aceitar responsabilidades e aprender com as experiências de vida.

Alterações físicas

A velocidade de crescimento durante o período escolar é lenta e constante, uma calma relativa antes do estirão de crescimento da adolescência. A criança em idade escolar parece mais delgada que os pré-escolares, como resultado das alterações na distribuição e espessura da gordura. Muitas crianças dobram de peso durante esses anos de infância média, e a maioria das meninas ultrapassa os meninos em termos de altura e peso no fim dos anos de escola (Hockenberry et al., 2019).

As crianças em idade escolar tornam-se mais graciosas durante esse período porque a coordenação dos grandes músculos melhora e a força duplica. A maioria das crianças pratica as habilidades motoras grossas básicas, como correr, pular, equilibrar, arremessar e agarrar durante jogos, resultando no refinamento da função neuromuscular e das habilidades. As diferenças individuais na velocidade de domínio dessas habilidades e conquista da habilidade tornam-se aparentes durante a participação em atividades e jogos.

As habilidades motoras finas melhoram, permitindo a proficiência em uma variedade de atividades, incluindo caligrafia, desenho e jogos. A maioria das crianças de 6 anos consegue segurar um lápis e escrever letras e palavras; aos 12 anos, a criança é capaz de fazer desenhos detalhados e escrever sentenças em um roteiro. Pintura, desenho, jogos de computador e modelagem permitem que as crianças pratiquem e aprimorem as habilidades recém-refinadas. As melhores capacidades motoras finas das crianças na infância média permitem que se tornem muito independentes para tomar banho, vestir-se e cuidar de outras necessidades pessoais. Elas desenvolvem fortes preferências pessoais em relação ao modo como essas necessidades são satisfeitas. Uma doença e a hospitalização ameaçam o controle das crianças nessas áreas. Por isso, sempre que possível, é importante permitir que elas participem dos cuidados e mantenham o máximo de independência possível. Por exemplo, as crianças podem ajudar a decidir o tipo de líquidos e ajudar a manter um registro de sua ingestão.

Com a progressão do crescimento esquelético, a aparência corporal e a postura da criança mudam. Antes, a postura dela era arqueada, com uma discreta lordose e o abdome proeminente. A postura de uma criança em idade escolar é mais ereta. Embora a U.S. Preventive Services Task Force (2018) não recomende a triagem para escoliose, a curvatura lateral da coluna, outros grupos profissionais, incluindo a American Academy of Pediatrics e a American Academy of Orthopaedic Surgeons, recomendam a triagem duas vezes para meninas (com 10 a 12 anos) e uma para os meninos (com 13 a 14). O tratamento precoce da escoliose pode limitar o progresso da curvatura e seus efeitos resultantes.

O formato dos olhos muda em razão do crescimento esquelético. Isso melhora a acuidade visual e alcança a visão 20/20 normal do adulto. A triagem de problemas visuais e auditivos é mais fácil e os resultados são mais confiáveis porque as crianças em idade escolar entendem e cooperam melhor com as instruções dos testes. O enfermeiro de saúde escolar geralmente avalia o crescimento e o estado visual e auditivo das crianças em idade escolar e encaminha aquelas com possíveis desvios a um profissional da saúde, como o médico de família ou o pediatra.

Alterações cognitivas

De acordo com Piaget, as crianças iniciam a transição para o estágio operacional concreto do crescimento e desenvolvimento por volta dos 7 anos, quando começam a demonstrar um pensamento lógico e mais concreto. Tornam-se menos egocêntricas e começam a entender que seus pensamentos e sentimentos podem não ser compartilhados pelos outros (Piaget, 1952). As alterações cognitivas fornecem à criança em idade escolar a capacidade de pensar de maneira lógica sobre o aqui e agora e entender como as coisas se relacionam entre si. Agora são capazes de usar suas capacidades de pensamento desenvolvidas para vivenciar eventos sem precisar atuar neles (Hockenberry et al., 2019). Seus pensamentos já não são dominados por suas percepções; portanto, sua capacidade de entender o mundo aumenta muito.

As crianças em idade escolar são capazes de se concentrar em mais de um aspecto de uma situação. Começam a entender que nem sempre os outros enxergam as coisas do mesmo modo que elas e começam a entender outros pontos de vista. Agora têm a capacidade de reconhecer que a magnitude ou a quantidade de uma substância permanece a mesma, mesmo quando houver uma mudança de seu formato ou aparência. Por exemplo, duas bolas de argila de tamanhos iguais contêm a mesma quantidade de argila, mesmo que uma seja achatada e a outra continue na forma de uma bola.

A criança nova é capaz de separar objetos em grupos de acordo com a forma ou cor, enquanto a criança em idade escolar entende que o mesmo elemento pode existir em duas categorias ao mesmo tempo. Com frequência as crianças em idade escolar fazem coleção de cartões de time (beisebol, futebol etc.) ou de animais de pelúcia, o que demonstra essa nova habilidade cognitiva. Parte da diversão nas coleções é a organização e reorganização dos itens da coleção (Hockenberry et al., 2019).

Desenvolvimento da linguagem. A expansão da linguagem é rápida durante a infância média. As crianças utilizam melhor a linguagem e ampliam o conhecimento estrutural. Tornam-se mais atentas às regras de sintaxe, às regras usadas para ligar as palavras em frases e sentenças. Também identificam generalizações e exceções às regras, aceitam a linguagem como um meio para representação do mundo de um modo subjetivo e percebem que as palavras têm significados arbitrários, em vez de absolutos. As crianças começam a pensar na linguagem, o que permite que apreciem piadas e enigmas. Não é tão provável que usem a interpretação literal de uma palavra, mas raciocinam sobre seu significado em um contexto (Hockenberry et al., 2019).

Alterações psicossociais

Erikson (1963) identifica a tarefa de desenvolvimento das crianças em idade escolar como produtividade *versus* inferioridade. Nesse período as crianças lutam para adquirir a competência e as habilidades necessárias para o funcionamento como adultos. Crianças em idade escolar que recebem um reconhecimento positivo pelo sucesso têm uma sensação de valor. Aquelas que enfrentam o fracasso costumam ter uma sensação de mediocridade ou desmerecimento, que muitas vezes provoca isolamento da escola e dos colegas.

As crianças em idade escolar passam a definir a si próprias com base em características internas, mais do que nas externas. Começam a definir seu autoconceito e a desenvolver a autoestima por meio de uma autoavaliação contínua. A interação com os colegas permite que definam suas próprias realizações em relação aos outros, enquanto trabalham para desenvolver uma autoimagem positiva (Hockenberry et al., 2019).

De acordo com Piaget, por volta dos 11 anos as crianças podem começar a entrar no quarto e último estágio de desenvolvimento intelectual, de operações formais. Nesse estágio, começam a refletir sobre relações abstratas. Conseguem formular hipóteses e considerar diferentes possibilidades. Piaget acreditava que esse era o último estágio do desenvolvimento cognitivo e a continuação do desenvolvimento intelectual em adolescentes e adultos dependia do acúmulo de conhecimentos (Piaget, 1952).

Relações com pares. As conquistas grupais e pessoais tornam-se importantes para a criança em idade escolar. O sucesso em atividades físicas e cognitivas é importante. Brincar envolve colegas e a busca de metas grupais. Embora as atividades solitárias não sejam eliminadas, estas são ofuscadas pelas brincadeiras em grupo. Aprender a contribuir, colaborar, fazer parte de um time e trabalhar de modo cooperativo por uma meta comum torna-se uma medida de sucesso (Figura 12.5).

A criança em idade escolar prefere amigos do mesmo sexo. A influência dos pares torna-se muito diversa nesse estágio do desenvolvimento; clubes e grupos de colegas ganham proeminência. Muitas vezes as crianças em idade escolar têm "melhores amigos" com quem compartilham segredos e buscam interações diárias. A identidade grupal aumenta à medida que a criança se aproxima da adolescência.

Identidade sexual. Freud descreveu a infância média como o período de latência porque ele acreditava que nesse período as crianças teriam pouco interesse em sua sexualidade. Na verdade, porém, as crianças são curiosas sobre a própria sexualidade. A curiosidade das crianças em relação a revistas para adultos ou ao significado de termos sexualmente explícitos é um exemplo de seu interesse sexual. Esse é o momento para a educação sexual, incluindo tópicos sobre maturação sexual, reprodução e relacionamentos (Hockenberry et al., 2019).

Estresse. As crianças de hoje sentem mais estresse que nas gerações anteriores. O estresse tem origem nas expectativas dos pais e colegas, no ambiente escolar e na violência na família, escola ou comunidade.

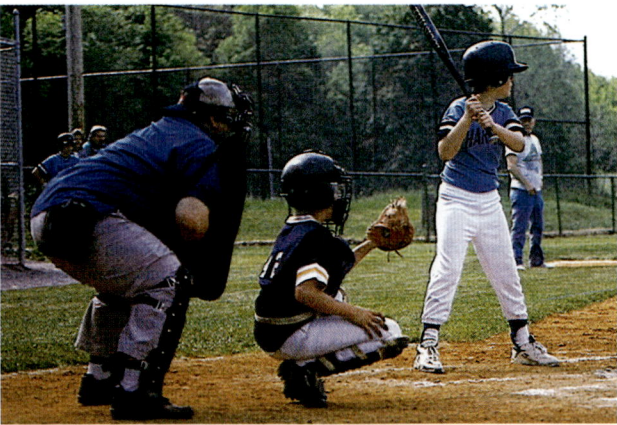

Figura 12.5 As crianças em idade escolar sentem-se realizadas quando atuam e jogam com colegas. (De Hockenberry MJ et al.: *Wong's nursing care of infants and children*, ed 11, St Louis, 2019, Elsevier.)

Algumas crianças em idade escolar cuidam de si mesmas antes ou depois da escola sem a supervisão de um adulto. Algumas vezes as crianças que ficam sozinhas em casa sentem maior estresse e correm maior risco de lesões e comportamentos inseguros (Hockenberry et al., 2019). Um enfermeiro ajuda a criança a lidar com o estresse auxiliando os pais e a criança a identificar possíveis estressores e projetando intervenções para minimizar o estresse e a resposta da criança a ele. Técnicas de respiração profunda, visualização positiva e relaxamento progressivo dos grupos musculares são intervenções que podem ser aprendidas pela maioria das crianças (ver Capítulo 37). Inclua os pais, a criança e os professores na intervenção para obter o máximo de sucesso.

Ensino virtual

O ensino virtual ou *online* está se tornando uma opção para crianças que, por diversos motivos, não podem frequentar um ambiente educacional presencial tradicional. O ensino a distância foi adaptado de várias formas, incluindo novos formatos de aulas. Os estudantes precisarão trabalhar de maneira mais independente e devem ser envolvidos no desenvolvimento dessas atividades (Paracha et al., 2020).

O planejamento cuidadoso do envolvimento dos alunos para a disponibilização de ensino integrado deve se tornar padrão para o desenvolvimento do ambiente virtual. Essa nova plataforma oferece oportunidade de aprendizagem com benefícios reais para os alunos (Basilaia e Kvavadze, 2020).

Para reduzir a distância social que uma plataforma de ensino *online* cria, a educação deve criar e implementar serviços inovadores para atender às necessidades das crianças à medida que o distanciamento social se torna uma realidade. Esses formatos e tecnologias digitais precisam ser desenvolvidos e utilizados para amparar o crescimento e o desenvolvimento das crianças (Ve, 2020).

Riscos à saúde

Acidentes e ferimentos constituem um problema de saúde importante que afeta as crianças em idade escolar (Hockenberry et al., 2019). Elas são expostas a vários ambientes e menor supervisão, mas suas habilidades cognitivas e motoras já desenvolvidas as tornam menos propensas a sofrer lesões não intencionais. Algumas crianças em idade escolar costumam correr riscos e tentar atividades que estão além de suas capacidades. Lesões por acidentes automobilísticos, na condição de passageiro ou pedestre, estão entre as mais comuns nesse grupo etário (Centers for Disease Control and Prevention [CDC], 2020a).

As infecções representam a maioria de todas as doenças na infância. Há uma alta correlação entre pobreza e prevalência de doenças. O acesso à atenção primária, com frequência, é muito limitado, e as medidas de promoção da saúde e preventivas são mínimas. Os enfermeiros de saúde escolar desempenham um papel de destaque para proporcionar acesso de modo a atender às necessidades de saúde das crianças, fornecendo educação em saúde e cuidados diretos a crianças no ambiente escolar.

Promoção da saúde

Percepções. Durante a idade escolar, a identidade e o autoconceito tornam-se mais fortes e mais individualizados. A percepção de bem-estar é baseada em fatos facilmente observáveis, como a presença ou ausência de doença e a adequação da alimentação ou do sono. A capacidade funcional constitui o padrão pelo qual a saúde pessoal e de outras pessoas é julgada. As crianças têm consciência de seu corpo e ficam envergonhadas e sensíveis em relação à exposição. Garanta sempre a privacidade ao oferecer explicações sobre procedimentos comuns.

Educação em saúde. Educação em saúde na idade escolar é primordial para estabelecer comportamentos para uma vida adulta saudável. A promoção de boas práticas de saúde é uma responsabilidade da enfermagem e uma educação em saúde eficiente deve ser apropriada para o desenvolvimento. Programas voltados para a educação em saúde são organizados e conduzidos com frequência nas escolas. Uma educação em saúde eficiente ensina as crianças sobre seus corpos e de que modo escolhas, como nutrição e exercícios de rotina, afetam sua saúde (Hockenberry et al., 2019).

Manutenção da saúde. Os pais precisam reconhecer a importância das consultas anuais de manutenção da saúde para imunizações, triagens e cuidados odontológicos. Quando a criança em idade escolar atinge 10 anos, os pais devem começar as discussões preparatórias para as futuras alterações da puberdade. Os tópicos incluem informações introdutórias sobre menstruação, relações sexuais, reprodução e infecções sexualmente transmissíveis (ISTs). O papilomavírus humano (HPV) é um vírus disseminado que afeta quase 79 milhões de norte-americanos, em sua maior parte na adolescência ou no início da segunda década de vida (CDC, 2021a). Em muitos indivíduos, o HPV é eliminado espontaneamente, mas em outros pode causar consequências significativas. As mulheres podem desenvolver câncer de colo uterino, vagina e vulva, além de verrugas genitais, e os homens podem desenvolver verrugas genitais. Uma vez que não é possível determinar quem desenvolverá uma doença ou não em decorrência do vírus, o CDC (2021a) recomenda a vacinação de rotina contra o HPV para meninas e meninos, com administração da primeira dose entre 11 e 12 anos. Para as crianças que perderem essa janela recomendada, a vacinação ainda é recomendada até os 26 anos.

Segurança. Uma vez que acidentes constituem a principal causa de morte e lesão no **período de idade escolar**, a segurança é uma consideração prioritária na educação em saúde (Hockenberry et al., 2019). Nessa idade, incentive as crianças a assumir a responsabilidade pela própria segurança, por exemplo, usando capacetes ao andar de bicicleta e cinto de segurança em veículos automotivos.

Nutrição. O crescimento em geral é mais lento durante o período de idade escolar em comparação aos lactentes e adolescentes. As crianças em idade escolar estão desenvolvendo padrões alimentares independentes da supervisão dos pais. A disponibilidade de lanches e *fast-food* torna a escolha de opções saudáveis cada vez mais difícil para as crianças. A prevalência de obesidade é de 18,4% em crianças de 6 a 11 anos e de 20,6% entre adolescentes de 12 a 19 anos (CDC, 2021b). A obesidade infantil passou a ser um problema de saúde proeminente, provocando maiores riscos de hipertensão, diabetes, doença cardíaca coronariana, esteatose, complicações pulmonares como a apneia do sono, problemas musculoesqueléticos, dislipidemia e possíveis problemas psicológicos (Hockenberry et al., 2019). Os enfermeiros devem promover hábitos de estilo de vida saudáveis, incluindo nutrição e exercícios. As crianças em idade escolar precisam participar de programas educacionais que permitam o planejamento, a seleção e a preparação de refeições e lanches saudáveis. As crianças necessitam de teor calórico adequado em suas refeições e lanches para o crescimento durante a infância, acompanhado pela atividade física para manter o desenvolvimento motor grosso.

Adolescentes

A **adolescência** é o período no qual o indivíduo efetua a transição da infância para a idade adulta, em geral entre 13 e 20 anos. O termo *adolescente* costuma ser usado em referência ao amadurecimento psicológico do indivíduo, enquanto **puberdade** refere-se ao ponto em que a reprodução se torna possível. As alterações hormonais da puberdade provocam mudanças na aparência dos jovens, e o desenvolvimento cognitivo leva à capacidade de levantar hipóteses e lidar com abstrações. São necessários ajustes e adaptações para lidar com essas alterações simultâneas e tentar estabelecer um senso de identidade maduro.

A compreensão do desenvolvimento ajuda os adolescentes e os pais a prever e enfrentar os estresses da adolescência. As atividades de enfermagem, em particular a educação, promovem um desenvolvimento saudável. Essas atividades ocorrem em vários contextos e podem ser preparadas para os adolescentes, os pais ou ambos. Por exemplo, um enfermeiro realiza seminários em uma instituição de ensino médio para oferecer sugestões práticas a um grande grupo de estudantes, abordando resolução de problemas de interesse, como tratamento da acne ou decisões responsáveis sobre o uso de álcool e drogas ilícitas. Do mesmo modo, um programa de educação em grupo para pais sobre como lidar com adolescentes promove a compreensão dos pais sobre o desenvolvimento na adolescência.

Alterações físicas

As alterações físicas ocorrem com rapidez na adolescência. A maturação sexual ocorre com o desenvolvimento das características sexuais primárias e secundárias. As quatro principais alterações físicas são:

1. Aumento da velocidade de crescimento do esqueleto, músculos e vísceras.
2. Alterações específicas para os sexos, como as mudanças na largura do ombro e quadril.
3. Alteração na distribuição de músculos e gordura.
4. Desenvolvimento do sistema reprodutor e das características sexuais secundárias.

Existe uma enorme variação entre os sexos e no mesmo sexo em relação ao momento das alterações físicas associadas à puberdade. As meninas em geral apresentam alterações pré-puberais 1 a 2 anos antes dos meninos (Hockenberry et al., 2019). As taxas de ganho de altura e peso em geral são proporcionais, e a sequência de alterações puberais do crescimento é igual na maioria dos indivíduos.

As alterações hormonais no organismo geram mudanças quando o corpo produz os hormônios liberadores de gonadotrofinas que estimulam a produção de estrogênios nas células ovarianas e de testosterona nas células testiculares. Esses hormônios contribuem para o desenvolvimento das características sexuais secundárias, como crescimento de pelos e mudanças da voz, e têm um papel essencial na reprodução. A mudança nas concentrações desses hormônios também está ligada à acne e ao odor corporal. A compreensão dessas alterações hormonais permite que você tranquilize os adolescentes e oriente-os sobre as necessidades de cuidados corporais.

Para os adolescentes, é extremamente importante ser como seus pares (Figura 12.6). É difícil para eles aceitar qualquer desvio no momento de suas alterações físicas. É importante fornecer apoio emocional para aqueles que apresentam uma puberdade precoce ou tardia. Mesmo adolescentes cujas alterações físicas ocorrem nos momentos normais buscam confirmação e tranquilização sobre sua normalidade.

A altura e o peso aumentam durante a adolescência, com a velocidade máxima de altura ocorrendo aproximadamente aos 12 anos nas meninas e 14 anos nos meninos. A altura das meninas aumenta de 5 a 20 cm e o peso de 7 a 25 kg. As meninas crescem menos de 5 centímetros após a menarca (o início da menstruação), atingindo sua altura final por volta de 16 a 17 anos. A altura dos meninos aumenta aproximadamente 10 a 30 cm e o peso aumenta de 7 a 30 kg. Os meninos continuam a ganhar altura até os 18 a 20 anos (Hockenberry et al., 2019).

Embora existam diferenças individuais e relacionadas ao sexo, o crescimento segue um padrão semelhante nos dois sexos. As curvas de crescimento pessoal ajudam os enfermeiros a avaliar o desenvolvimento físico. Entretanto, a manutenção do progresso do indivíduo ao longo da curva é mais importante que a comparação com a norma.

Alterações cognitivas

O adolescente desenvolve a capacidade de determinar e classificar as possibilidades, resolver problemas e tomar decisões por meio de operações lógicas. O adolescente pensa de modo abstrato e lida com problemas hipotéticos de modo prático. Quando confrontado com um problema, o adolescente considera uma variedade infinita de causas e soluções. Pela primeira vez o jovem vai além das propriedades físicas ou concretas de uma situação e utiliza o poder do raciocínio para compreender os aspectos abstratos. As crianças em idade escolar pensam no que é, enquanto os adolescentes conseguem imaginar o que poderia ser.

Os adolescentes conseguem pensar em termos de futuro, e não apenas nos eventos atuais. Essas capacidades recém-desenvolvidas permitem que o indivíduo tenha maior percepção e habilidade ao jogar *videogames*, jogos de computador ou de tabuleiro que exijam pensamento abstrato e raciocínio dedutivo sobre muitas estratégias possíveis. Um adolescente resolve problemas que exijam a manipulação simultânea de vários conceitos abstratos. O desenvolvimento dessa capacidade é importante na busca de uma identidade. Por exemplo, as habilidades cognitivas recém-adquiridas permitem que o adolescente defina comportamentos de papel sexual apropriados, eficientes e confortáveis e considere seu impacto sobre os colegas, a família e a sociedade. O nível mais elevado da função cognitiva torna o adolescente receptivo a informações mais detalhadas e diversificadas sobre sexualidade e comportamentos sexuais. Por exemplo, a educação sexual inclui uma explicação das alterações sexuais fisiológicas e medidas contraceptivas.

Os adolescentes também desenvolvem a capacidade de compreender como as ideias ou ações de um indivíduo influenciam outras pessoas. Embora os adolescentes sejam capazes de pensar tão bem quanto adultos, ainda não têm experiências nas quais se basear. É comum que os adolescentes considerem seus pais muito conservadores ou materialistas. Nesse momento, os adolescentes acreditam que são únicos e constituem a exceção, originando comportamentos que os levam a correr riscos. Em outras palavras, eles pensam que são invencíveis. Por exemplo, os adolescentes podem acreditar que são capazes de dirigir em alta velocidade sem sofrer um acidente ou podem argumentar que cigarros eletrônicos não afetarão a sua saúde.

Habilidades de linguagem. O desenvolvimento da linguagem está relativamente completo na adolescência, embora o vocabulário continue a se expandir. O foco primário passa a ser nas habilidades de comunicação que o adolescente usa com eficiência em várias situações. Os adolescentes precisam comunicar pensamentos, sentimentos e fatos aos colegas, pais, professores e outras figuras de autoridade.

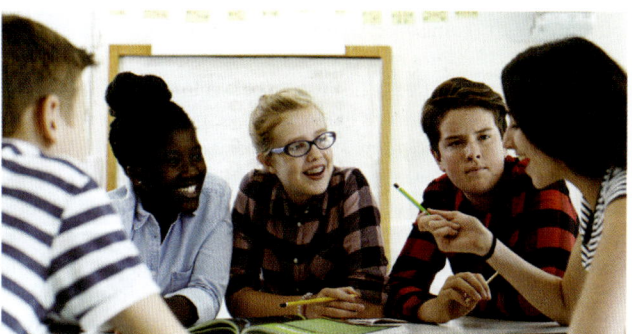

Figura 12.6 As interações com colegas ajudam a aumentar a autoestima durante a puberdade. (Copyright © MachineHeadz/iStock/Thinkstock.)

As habilidades usadas nessas diversas situações de comunicação variam. Os adolescentes escolhem as pessoas com as quais vão se comunicar, decidem a mensagem exata e escolhem o modo de transmiti-la. Por exemplo, o modo como os adolescentes contam aos pais que tiraram notas baixas não é o mesmo usado para contar aos amigos. As boas habilidades de comunicação são cruciais para os adolescentes superarem a pressão dos pares e comportamentos não saudáveis. A seguir, algumas estratégias para se comunicar com adolescentes (Hockenberry et al., 2019):

- Forneça um ambiente privativo e não ameaçador. Quando os adolescentes tiverem mais autonomia, as entrevistas devem ser conduzidas sem a presença dos pais
- Garanta a confidencialidade e explique as limitações da confidencialidade, como a divulgação de abuso ou ideação suicida
- Não faça julgamentos e demonstre um interesse genuíno no ponto de vista do adolescente
- Formule perguntas abertas (ver Capítulo 24)
- Comece com assuntos menos difíceis e então passe para temas mais delicados. Perguntas sobre sexo, drogas ilícitas ou a escola abrem os canais para uma discussão mais profunda.

Alterações psicossociais

A busca da identidade pessoal é a principal tarefa do desenvolvimento psicossocial na adolescência. Os adolescentes estabelecem relações próximas com seus pares ou permanecem socialmente isolados. Erikson (1963) considera que a confusão de identidade (ou papel) constitui o principal perigo desse estágio e sugere que o comportamento pouco amigável e a intolerância a diferenças observados no comportamento adolescente sejam defesas contra a confusão de identidade (Erikson, 1968). Os adolescentes aumentam sua independência emocional dos pais (Hockenberry et al., 2019). Além disso, desenvolvem seus próprios sistemas éticos com base nos valores pessoais. Começam a fazer escolhas relativas à vocação, à educação futura e ao estilo de vida. Os vários componentes da identidade total evoluem com essas tarefas e constituem uma identidade pessoal adulta que é única para aquele indivíduo.

Identidade sexual. As alterações físicas da puberdade intensificam a obtenção da identidade sexual (ver Capítulo 34). A evidência física de maturidade encoraja o desenvolvimento de comportamentos masculinos e femininos. Os adolescentes dependem desses indícios físicos porque desejam uma garantia de sua masculinidade ou feminilidade e não querem ser diferentes dos colegas. Além disso, o desenvolvimento da identidade sexual envolve a identificação da orientação sexual. No fim da adolescência, a maioria dos indivíduos se identifica como heterossexual, e um pequeno número se identifica como bissexual ou homossexual.

Identidade grupal dos pares. Os adolescentes buscam uma identidade grupal porque precisam de autoestima e aceitação. A similaridade no modo de se vestir ou falar é comum em grupos de adolescentes. Os grupos de pares fornecem ao adolescente uma sensação de pertencimento, aprovação e a oportunidade de aprender um comportamento aceitável. A popularidade com colegas do sexo oposto e do mesmo sexo é importante. Grupos de colegas que forneçam suporte podem ter uma influência positiva nas escolhas de saúde; a seleção de um grupo de pares inadequado pode levar a decisões desfavoráveis e resultados de saúde negativos. Os enfermeiros devem incentivar os pais a conversar com seus adolescentes e fornecer supervisão para promover a seleção de grupos positivos.

Identidade familiar. Os adolescentes começam a valorizar mais as relações com os colegas do que com os pais. Embora a independência financeira não seja a norma para adolescentes na sociedade norte-americana, muitos trabalham em meio período, usando os rendimentos para promover sua independência. Quando não conseguem um emprego de meio período por causa dos estudos, atividades escolares e outros fatores, os pais podem fixar mesadas para roupas e outros gastos, estimulando os adolescentes a desenvolver habilidades de tomada de decisão e manejo do orçamento.

Alguns adolescentes e famílias têm maior dificuldade durante esse período que em outros. Os adolescentes precisam fazer escolhas, agir com independência e sofrer as consequências de suas ações. Os enfermeiros ajudam as famílias a pensar em modos adequados de incentivar a independência do adolescente e ao mesmo tempo manter a estrutura familiar.

Identidade de saúde. Outro componente da identidade pessoal é a percepção da saúde. Esse componente é de interesse para os profissionais da saúde especificamente. Adolescentes saudáveis avaliam sua própria saúde de acordo com sensações de bem-estar, capacidade de funcionar normalmente e ausência de sintomas (Hockenberry et al., 2019). Muitas vezes também incluem comportamentos para manutenção da saúde e promoção da saúde como preocupações importantes.

Os adolescentes tentam novos papéis, começam a estabilizar sua identidade e adquirem valores e comportamentos que darão origem a seu estilo de vida quando adultos. As mudanças rápidas durante esse período fazem com que os programas de promoção da saúde sejam ainda mais cruciais. Os adolescentes conseguem identificar comportamentos como tabagismo e abuso de substâncias como ameaças à saúde em termos gerais, mas com frequência tendem a subestimar o efeito das possíveis consequências negativas de suas próprias ações. As estratégias de promoção da saúde devem focalizar não apenas a redução de comportamentos de risco, mas também a maximização de fatores de proteção, como enfrentamento e adaptação (Hockenberry et al., 2019).

Riscos à saúde

Acidentes. Nos EUA, lesão não intencional representa a principal causa de morte em adolescentes. Acidentes automobilísticos são a causa de morte mais comum (USDHHS, 2018). Os adolescentes correm um risco especial devido à falta de experiência ao dirigir e à adoção de comportamentos de risco, como dirigir em alta velocidade, beber e dirigir, ou viajar como passageiro com um motorista sob influência de substâncias (CDC, 2020b; Hockenberry et al., 2019). A maioria das mortes por ferimentos ocorre com rapazes. Outras causas frequentes de morte acidental em adolescentes são afogamento e uso de armas de fogo. Os adolescentes pensam que são invencíveis, o que provoca comportamentos de risco. O uso de álcool precede muitos ferimentos, e os adolescentes continuam a ser tanto vítimas quanto perpetradores da violência. Um objetivo da iniciativa *Healthy People 2030* tem como foco a prevenção da violência (p. ex., reduzindo a proporção de escolas públicas em que ocorrem eventos violentos) (Office of Disease Prevention and Health Promotion [ODPHP], n.d.).

Violência e homicídio. O homicídio é a segunda principal causa de morte em adolescentes nos EUA e é a principal causa de morte em adolescentes afro-americanos (Hockenberry et al., 2019). O Youth Risk Behavior Surveillance System (Sistema de Vigilância de Comportamento de Risco em Jovens) relatou que, em 2019, mais de 7% dos alunos foram ameaçados ou feridos com armas (p. ex., arma de fogo, porrete ou faca) dentro da escola (CDC, 2020c). Os adolescentes têm maior probabilidade de serem mortos por um conhecido ou membro de uma gangue e, na maioria das vezes, por arma de fogo. Uma vez que a existência de uma arma na casa eleva o risco de homicídio e suicídio em adolescentes, inclua a avaliação da presença de armas na residência e converse sobre a segurança relacionada a armas durante o aconselhamento das famílias (Hockenberry et al., 2019).

A violência entre adolescentes tornou-se uma preocupação nacional. Tiroteios em escolas são cada vez mais comuns e contribuem para o estresse na infância e adolescência. A violência inclui agressões físicas e brigas, ameaças e intimidação, assédio ou violência sexual, tráfico de pessoas (Boxe 12.2), *bullying* ou roubo. Os enfermeiros que trabalham com adolescentes devem estar cientes do potencial de violência escolar e incluir questões de triagem ao prestar cuidados de saúde, independentemente do contexto.

> **Pense nisso**
>
> A violência escolar e os tiroteios nas escolas estão aumentando nos EUA. Reflita sobre o que você sabe sobre o desenvolvimento dos adolescentes. Como os enfermeiros podem intervir nesse grupo etário para diminuir a prevalência desse fenômeno?

Suicídio. É uma causa importante de morte na adolescência. Nos últimos 30 anos, as taxas de suicídio triplicaram entre as crianças de 11 a 14 anos e dobraram entre as crianças de 15 a 19 anos (Kennebeck e Bonin, 2019). Depressão e isolamento social costumam preceder uma tentativa de suicídio, mas o suicídio provavelmente é o resultado de uma combinação de vários fatores. Os enfermeiros devem ser capazes de identificar os fatores associados à depressão e ao risco de suicídio em adolescentes e os eventos precipitantes. Pesquise as seguintes mudanças de comportamento:

- Diminuição do rendimento escolar
- Isolamento
- Perda de iniciativa
- Solidão, tristeza e choro
- Distúrbios do apetite e do sono
- Verbalização de ideação suicida.

Se sua avaliação indicar depressão ou risco de suicídio, faça encaminhamentos imediatos a profissionais da saúde mental. A orientação ajuda os adolescentes a enfocar os aspectos positivos da vida e fortalecer suas capacidades de enfrentamento.

Uso abusivo de substâncias. O abuso de substâncias é uma preocupação para todos que trabalham com adolescentes. Muitas vezes os adolescentes acreditam que substâncias que alteram o humor criam uma sensação de bem-estar ou melhoram o nível de desempenho. Todos os adolescentes correm risco de uso experimental ou recreativo de substâncias (Hockenberry et al., 2019). O abuso de opioides em estudantes do ensino médio diminuiu consideravelmente nos últimos 10 anos, e o uso diário de marijuana entre alunos do 3º ano do ensino médio (secundário, nos EUA) é de 6,4% (National Institute on Drug Abuse [NIDA], 2019).

O tabagismo continua sendo um problema de saúde entre os adolescentes. O uso de cigarros entre alunos do ensino médio diminuiu de 15,8%, em 2011, para 5,8%, em 2019, enquanto o uso de cigarros eletrônicos aumentou de 1,5%, em 2011, para 27,5%, em 2019 (CDC, 2020d). Esse aumento enorme levou aos novos regulamentos da Food and Drug Administration (FDA), dos Estados Unidos, para reduzir a venda de cigarros eletrônicos a jovens (FDA, 2020). Embora os cigarros eletrônicos possam ser menos nocivos que os cigarros tradicionais, eles não devem ser considerados seguros, pois podem prejudicar o desenvolvimento encefálico dos adolescentes e aumentar a presença de compostos químicos cancerígenos no organismo (CDC, 2020e). Além disso, a inalação desses vapores foi associada a problemas pulmonares graves, provavelmente relacionados a uma irritação ou reações alérgicas a contaminantes (Shmerling, 2019). O maior uso de cigarros eletrônicos e a inalação de vapores não reduz a dependência ou os efeitos sobre a saúde do uso de nicotina (CDC, 2020d). Os enfermeiros devem educar os adolescentes sobre o abandono do hábito de fumar e os riscos à segurança associados ao tabagismo e ao uso de substâncias e álcool.

Boxe 12.2 Prática baseada em evidências

Programas educacionais para abordar o tráfico sexual de crianças

Questão PICOT: para crianças e adolescentes vítimas do tráfico sexual, programas de educação sobre os sinais e fatores de risco de vitimização do tráfico sexual para profissionais da saúde e notificação obrigatória melhoram a identificação e intervenção precoces?

Resumo das evidências

Os programas educacionais sobre tráfico sexual para profissionais da saúde são essenciais para identificar as vítimas e intervir de modo apropriado (Bauer et al., 2019). O tráfico sexual de menores é um tipo de tráfico de pessoas que envolve crimes de natureza sexual cometidos contra crianças e adolescentes. Essa exploração ocorre quando alguém emprega poder, fraude ou coerção para forçar outra pessoa a cometer um ato sexual, como prostituição, apresentações em estabelecimentos de cunho sexual, como clubes de *strip-tease*, sexo para sobrevivência no qual o menor realiza atos sexuais em troca de dinheiro, comida, abrigo ou outras necessidades, pornografia e turismo sexual, como o comércio de noivas por correio ou casamento em idade precoce (Tracy e Macias-Konstantopoulos, 2021; Ulibarri et al., 2017). Uma vez que as crianças que são submetidas ao tráfico, com frequência, não contam que são vítimas e não existe um sistema de coleta de dados uniforme para rastrear o tráfico sexual de menores, a prevalência é basicamente desconhecida (Bauer et al., 2019; Hartinger-Saunders et al., 2017; Tracy e Macias-Konstantopoulos, 2021).

Traficantes encontram suas vítimas por meio de redes sociais, clubes, bares, escolas e na internet (sharedhope International, 2021). As vítimas do tráfico sexual vêm de todas as origens demográficas, mas geralmente compartilham alguns fatores de risco que as tornam vulneráveis à exploração. Os fatores de risco comuns incluem um histórico de abuso ou abandono, violência ou disfunção familiar, pobreza, abuso de substâncias, problemas de saúde mental, fuga do lar/falta de moradia e identificação pessoal como homossexual, bissexual, transgênero, *queer* ou em questionamento (Greenbaum, 2017; Tracy e Macias-Konstantopoulos, 2021).

Muitas vítimas de tráfico sexual são "aprisionadas e controladas por meio de agressão, ameaças, falsas promessas, uma sensação percebida de proteção, isolamento, vergonha e dívidas" (CDC, 2021c); mesmo assim, muitas não reconhecem que estão sujeitas a tráfico, não se identificam como vítimas (Perkins e Ruiz, 2017) e podem até mesmo proteger o abusador (Hartinger-Saunders et al., 2017). Os problemas de saúde comuns em vítimas de tráfico sexual incluem infecções sexualmente transmissíveis (ISTs), HIV/AIDS, gravidez, lesão física, transtorno de estresse pós-traumático e depressão (Bauer et al., 2019; Greenbaum, 2017; Tracy e Macias-Konstantopoulos, 2021).

Aplicação na prática de enfermagem

- Desenvolva programas educacionais que ajudem os profissionais da saúde a identificar as vítimas do tráfico sexual, incluindo como separar com segurança a possível vítima do traficante e o conhecimento de recursos imediatos para proteger a vítima (Bauer et al., 2019)
- Garanta que os notificadores obrigatórios, que incluem os profissionais da enfermagem, possam reconhecer os sinais de vitimização e saber como intervir (Powell et al., 2017)
- Faça uma lista de verificação de "Indicador de tráfico sexual" e ensine os profissionais da saúde a usá-la (Bauer et al., 2019)
- Use um programa educacional sobre tráfico humano padronizado, baseado em evidências com métricas de resultados do paciente com o objetivo de educar outros profissionais da saúde e quem faz a notificação obrigatória para que reconheçam os fatores de risco e sinais de vitimização pelo tráfico sexual (Hartinger-Saunders et al., 2017; Powell et al., 2017)
- Utilize uma estrutura para ajudar os profissionais da saúde a identificar vítimas, avaliar sua segurança, e conectá-las a recursos (Tracy e Macias-Konstantopoulos, 2021)
- Coordene os cuidados e individualize as intervenções para sobreviventes do tráfico sexual (Twigg, 2017)
- Conduza ou participe de pesquisas sobre o melhor modo de educar os profissionais da saúde sobre o tráfico sexual (Powell et al., 2017)

Transtornos alimentares. Os transtornos alimentares incluem anorexia nervosa, bulimia nervosa e transtorno de compulsão alimentar. A maior incidência dos transtornos alimentares ocorre em jovens de 15 a 19 anos, por isso a triagem nutricional de rotina deve fazer parte dos cuidados de saúde prestados a todos os adolescentes. As áreas que devem ser incluídas na avaliação são: histórico alimentar atual e pregresso, registros alimentares, hábitos alimentares, atitudes, crenças em saúde e fatores socioeconômicos e psicossociais (Hockenberry et al., 2019). Um fator psicossocial importante é a avaliação da percepção do adolescente a respeito da imagem corporal e autoestima ou qualquer fonte de depressão (Laporta-Herrero et al., 2018).

A anorexia nervosa é mais comum nas meninas e consiste em uma síndrome clínica com componentes físicos e psicossociais de ansiedade e depressão. As pessoas com anorexia nervosa sentem um medo intenso de ganhar peso e recusam-se a manter seu peso corporal no valor mínimo normal para sua idade e altura. Com o tempo, essa condição afeta a função fisiológica e psicossocial e a qualidade de vida (Klein e Attia, 2019).

A bulimia nervosa é mais identificada com compulsão alimentar e comportamentos para prevenir o ganho de peso. Ao contrário da anorexia, a bulimia ocorre em uma faixa de peso normal; portanto, sua detecção é muito mais difícil. Os comportamentos de indivíduos com transtornos alimentares incluem vômito autoinduzido, abuso de laxantes e outros medicamentos e excesso de exercícios. É importante colher um histórico dietético minucioso porque, se não detectados e tratados, esses distúrbios acarretam morbidade e mortalidade significativas (Hockenberry et al., 2019).

Infecções sexualmente transmissíveis. As ISTs afetam milhões de adolescentes sexualmente ativos todos os anos. Essa alta incidência torna imperativo que os adolescentes sexualmente ativos sejam submetidos a triagens para ISTs, mesmo que não apresentem sintomas. O exame físico anual de um adolescente sexualmente ativo inclui um histórico sexual completo e o exame cuidadoso da genitália para que ISTs não deixem de ser detectadas. Mantenha uma atitude proativa usando o processo de entrevista para identificar os fatores de risco do adolescente e forneça educação em saúde para prevenir ISTs, incluindo o vírus da imunodeficiência humana (HIV) e HPV, e gravidez indesejada (Hockenberry et al., 2019). Como já discutido para as crianças em idade escolar, a imunização para infecção por HPV deve ser considerada nessa época se ainda não tiver sido administrada.

Gravidez. Os EUA têm a maior taxa anual de gestações e partos em adolescentes em comparação a outras nações industrializadas (Hockenberry et al., 2019). As taxas de partos em adolescentes continuam a declinar devido a melhoras no uso de contraceptivos, uso de contracepção reversível de longa ação e práticas de sexo seguro (Lindberg et al., 2018). Contudo, a gravidez em adolescentes ainda é um grande desafio social. A gravidez em adolescentes ocorre em todas as classes socioeconômicas, escolas públicas e particulares, em todas as origens étnicas e religiosas e em todas as partes do país. As adolescentes grávidas requerem uma atenção especial com relação à nutrição, à supervisão de saúde e ao apoio psicológico. As mães adolescentes também precisam de ajuda para planejar o futuro e obter serviços de creche adequados para seus filhos.

Promoção da saúde

Educação em saúde. Os programas de saúde comunitários e escolares para adolescentes enfocam a promoção da saúde e a prevenção de doenças. Os enfermeiros devem ser sensíveis aos indícios emocionais dos adolescentes antes de iniciar a educação em saúde para saber quando o adolescente está pronto para discutir as preocupações. Além disso, as conversas com adolescentes devem ser privadas e confidenciais. Os adolescentes definem a saúde de um modo muito semelhante aos adultos e procuram oportunidades para alcançar seu potencial físico, mental e emocional. Grande número de clínicas foi desenvolvido e implementado nas escolas para responder às necessidades dos adolescentes. A probabilidade de que os adolescentes usem esses serviços de saúde é muito maior se encontrarem profissionais atenciosos e respeitosos (Hockenberry et al., 2019).

Os enfermeiros têm um papel importante na prevenção de ferimentos e mortes acidentais. Por exemplo, uma discussão sobre as alternativas a dirigir ou acompanhar um motorista sob a influência de álcool ou drogas ilícitas vai prepará-los para considerar as alternativas quando surgir uma ocasião como esta. Como enfermeiro, identifique os adolescentes com risco de abuso, forneça educação para prevenir acidentes relacionados ao abuso de substâncias e forneça os recursos àqueles que necessitam de cuidados de saúde mental.

Adolescentes de grupos minoritários. Adolescentes afro-americanos, hispânicos, latinos, asiáticos, nativos americanos e nativos do Alasca representam o segmento de crescimento mais acelerado na população dos EUA. Os adolescentes de grupos minoritários apresentam maior porcentagem de problemas de saúde e obstáculos aos cuidados de saúde (Hockenberry et al., 2019). As questões preocupantes em relação a esses adolescentes que vivem em um ambiente de alto risco incluem trauma na infância, *cyberbullying*, morte relacionada à violência, lesões não intencionais, dificuldades de aprendizado ou emocionais e maiores taxas de gravidez em adolescentes e ISTs (Larson et al., 2017). A pobreza é um fator importante que afeta de modo negativo a vida de muitos adolescentes de grupos minoritários. A limitação do acesso aos serviços de saúde é comum (Duarte et al., 2018). Os enfermeiros são capazes de fazer contribuições importantes para a melhoria do acesso a cuidados de saúde apropriados para adolescentes. Com o conhecimento sobre várias culturas e os desafios enfrentados pelos adolescentes de grupos minoritários e em risco, os enfermeiros atuam como defensores para garantir o acesso aos serviços pertinentes.

Adolescentes homossexuais e bissexuais. A orientação sexual refere-se aos padrões de atração sexual e emocional a pessoas do mesmo sexo, do sexo oposto ou tanto homens quanto mulheres. Embora a maioria dos adolescentes se identifique como heterossexuais, muitos se identificam como homossexuais ou bissexuais. É amplamente conhecido que, embora alguns adolescentes participem de atividades sexuais com o mesmo sexo, eles não se tornam necessariamente homossexuais quando adultos (Hockenberry et al., 2019). Adolescentes que acreditam ter uma orientação homossexual ou bissexual muitas vezes tentam manter esse fato escondido para evitar qualquer estigma associado, vitimização ou *bullying*. Isso aumenta sua vulnerabilidade à depressão e ao suicídio. Se um adolescente decidir revelar sua orientação sexual a você, ajude-o a considerar como conversar com a família ou os amigos e construir um plano de segurança antes de contar à família ou aos amigos, caso não demonstrem respostas de apoio (Hockenberry et al., 2019).

Pontos-chave

- Os enfermeiros promovem a saúde das gestantes abordando as exigências nutricionais, alterações físicas e necessidades psicossociais
- Ao nascimento, os recém-nascidos desenvolvem um funcionamento circulatório e respiratório independente
- A promoção do apego entre os pais e a criança deve começar imediatamente após o nascimento

- As alterações físicas incluem o amadurecimento dos sistemas orgânicos, desenvolvimento motor fino e grosso e crescimento físico. Essas mudanças ocorrem em um padrão regular e são monitoradas para identificar preocupações relacionadas ao desenvolvimento
- O desenvolvimento cognitivo e psicossocial ao longo da infância é rápido e uma grande quantidade de fatores pode estimular ou prejudicar o desenvolvimento de uma criança
- Brincar oferece oportunidades para o desenvolvimento das habilidades cognitivas, sociais e motoras. O brincar evolui de solitário para interativo ao longo da infância
- Usando a orientação antecipada, os enfermeiros podem preparar os pais para reduzir os riscos à saúde de seus filhos e promover a conquista das tarefas do desenvolvimento.

Para refletir

- Considerando o que você sabe sobre o desenvolvimento infantil, como sua abordagem para avaliação da função cognitiva seria diferente se a criança estivesse na idade escolar em comparação a um adolescente?
- Qual orientação antecipada você poderia fornecer a uma família para minimizar os riscos à saúde para seu filho em idade pré-escolar?
- O suporte familiar, incluindo auxílio financeiro e o cuidado da criança, para a mãe adolescente aumenta de modo significativo a probabilidade de que ela complete sua educação e esteja apta para o mercado de trabalho. Como você pode favorecer essas metas para a mãe adolescente que não conta com um suporte familiar suficiente?

Questões de revisão

1. Quais das seguintes opções devem ser incluídas na educação em saúde para uma paciente grávida? (Selecione todas as aplicáveis.)
   a. A exposição do feto a álcool, drogas ou tabaco pode provocar um desenvolvimento anormal.
   b. As necessidades nutricionais aumentam durante a gravidez, e o consumo de alimentos saudáveis é importante.
   c. Tratamentos complementares e alternativos devem ser sempre evitados durante a gravidez.
   d. Forneça educação sobre autocuidado para reduzir os desconfortos comuns da gravidez, como náuseas.
   e. Recomende aulas pré-natais com o intuito de preparar a mãe para o processo do parto.
2. Uma mãe traz seu lactente de 6 meses para uma consulta de puericultura. Qual de suas afirmações indica a necessidade de ensino adicional?
   a. "Posso começar a administrar leite integral aproximadamente aos 12 meses."
   b. "Posso continuar a amamentar por mais 6 meses."
   c. "Ofereço muito suco de frutas para aumentar a ingestão de vitaminas."
   d. "Posso começar a oferecer alimentos sólidos agora, introduzindo um alimento de cada vez."
3. Um enfermeiro está orientando a mãe de um lactente jovem sobre a prevenção da SMSL. Quais das seguintes afirmações indicam que o ensino foi eficaz? (Selecione todas as aplicáveis.)
   a. "Vou deixar o bebê dormir na cama comigo, para que eu possa observá-lo."
   b. "Vou remover os bichos de pelúcia e travesseiros do berço."
   c. "Vou colocar meu bebê de costas para dormir."
   d. "Vou garantir que o quarto do bebê esteja fresco."
   e. "Vou manter um protetor de berço na cama para prevenir correntes de ar."
4. Coloque as habilidades na ordem de desenvolvimento motor grosso esperada para um lactente, começando com a habilidade mais precoce.
   a. Consegue levantar a cabeça da mesa em 45°, quando em decúbito ventral.
   b. Levanta-se para ficar em pé.
   c. Senta-se com as costas eretas sem apoio.
   d. Vira de decúbito dorsal para ventral.
   e. Vira de decúbito ventral para dorsal.
5. Os pais estão preocupados com o negativismo de seu filho pequeno. Para evitar uma resposta negativa, qual das seguintes opções representa o melhor modo de chamar a criança para almoçar demonstrado pelo enfermeiro?
   a. "Você gostaria de almoçar agora?"
   b. "Quer se sentar à mesa grande para comer?"
   c. "Quando você gostaria de almoçar com seus amigos?"
   d. "Você prefere fatias de maçã ou suco de maçã com seu sanduíche?"
6. À medida que a educação tem passado do ambiente tradicional presencial para um ambiente de ensino a distância, qual seria o impacto mais significativo nas crianças em idade escolar?
   a. Esses formatos não têm nenhum impacto significativo nas crianças.
   b. Crianças em idade escolar não precisam ser envolvidas no desenvolvimento desse tipo de ensino.
   c. Esses formatos são fáceis para as crianças usarem e para os pais ajudarem.
   d. A necessidade de independência aumenta quando se trabalha nesse formato.
7. Você está cuidando de uma criança de 4 anos que está hospitalizada em decorrência de uma infeção. Ela diz que está doente porque foi "má". Qual é a interpretação mais correta desse comentário?
   a. Indica uma resposta mal-adaptativa ao estresse.
   b. Representa seu desenvolvimento cognitivo.
   c. Sugere uma disciplina excessiva em casa.
   d. Indica seu desenvolvimento da sensação de inferioridade.
8. Em um exame de puericultura, a mãe comenta que sua filha pequena come pouco na hora das refeições, senta-se à mesa apenas por um breve período e pede lanches o tempo todo. Quais das seguintes opções o enfermeiro deve recomendar? (Selecione todas as aplicáveis.)
   a. Fornecer lanches nutritivos para uma dieta saudável.
   b. Oferecer recompensas se a criança comer na hora das refeições.
   c. Evitar lanches para que ela tenha fome na hora das refeições.
   d. Oferecer porções pequenas para que ela possa comer enquanto caminha.
   e. Explicar a ela por que é importante comer na hora das refeições.
9. Uma paciente de 15 anos conta ao enfermeiro que ela é sexualmente ativa. Qual seria a melhor ação do enfermeiro?
   a. Entrar em contato com os pais e alertá-los sobre a necessidade de contraceptivos para a filha.
   b. Explicar que relações sexuais não são apropriadas para seu grupo etário.
   c. Orientá-la sobre as práticas de sexo seguro e minimização dos riscos à saúde.
   d. Pedir que ela e o parceiro compareçam à clínica para testes de IST.

10. Um lactente de 4 meses não se sente bem há 2 dias. Que número na imagem identifica a região na cabeça do lactente onde o enfermeiro pode avaliar uma desidratação?
   a. 1.
   b. 2.
   c. 3.
   d. 4.
   e. 5.

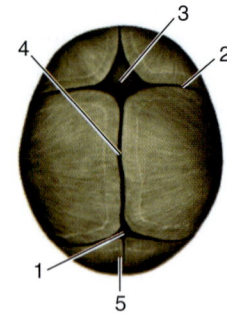

Respostas: 1. a, b, d, e; **2.** c; **3.** b, c, d; **4.** a, e, d, c, b; **5.** d; **6.** d; **7.** b; **8.** a, d; **9.** c; **10.** c.

Referências bibliográficas

American Academy of Pediatrics (AAP): *Make baby's room safe: Parent checklist*, https://www.healthychildren.org/English/safety-prevention/at-home/Pages/Make-Babys-Room-Safe.aspx, 2020a. Accessed April 30, 2021.

American Academy of Pediatrics (AAP): *How to make a family media use plan*, https://www.healthychildren.org/English/family-life/Media/Pages/How-to-Make-a-Family-Media-Use-Plan.aspx, 2020b. Accessed April 30, 2021.

American Academy of Pediatrics (AAP): *Car seats: information for families*, https://www.healthychildren.org/English/safety-prevention/on-the-go/Pages/Car-Safety-Seats-Information-for-Families.aspx, 2021a. Accessed April 30, 2021.

American Academy of Pediatrics (AAP): *Immunization schedules*, https://www.aap.org/en-us/advocacy-and-policy/aap-health-initiatives/immunizations/Pages/Immunization-Schedule.aspx, 2021b. Accessed April 30, 2021.

Bauer R et al.: What health providers should know about human sex trafficking. *Medsurg Nursing* 28(6):347, 2019.

Centers for Disease Control and Prevention (CDC): *Road traffic injuries and deaths – a global problem*. https://www.cdc.gov/injury/features/global-road-safety/index.html, 2020a, Accessed April 29, 2021.

Centers for Disease Control and Prevention (CDC): *Keep teen drivers safe*. https://www.cdc.gov/injury/features/teen-drivers/index.html, 2020b. Accessed April 30, 2021.

Centers for Disease Control and Prevention (CDC): *Preventing school violence*. https://www.cdc.gov/violenceprevention/youthviolence/schoolviolence/fastfact.html, 2020c. Accessed April 30, 2021.

Centers for Disease Control and Prevention (CDC): *Youth and tobacco use*, https://www.cdc.gov/tobacco/data_statistics/fact_sheets/youth_data/tobacco_use/index.htm, 2020d. Accessed April 30, 2021.

Centers for Disease Control and Prevention (CDC): *Electronic cigarettes*, https://www.cdc.gov/tobacco/basic_information/e-cigarettes/index.htm, 2020e. Accessed April 30, 2021.

Centers for Disease Control and Prevention (CDC): *Genital HPV infection: Fact sheet*. https://www.cdc.gov/std/hpv/stdfact-hpv.htm, 2021a. Accessed April 30, 2021.

Centers for Disease Control and Prevention (CDC): *Childhood obesity facts*. https://www.cdc.gov/obesity/data/childhood.html, 2021b. Accessed April 30, 2021.

Center for Disease Control and Prevention (CDC): *Sex trafficking*, https://www.cdc.gov/violenceprevention/sexualviolence/trafficking.html, 2021c. Accessed April 30, 2021.

Erikson EH: *Childhood and society*, ed 2, New York, 1963, Norton.

Erikson EH: *Identity: youth and crises*, New York, 1968, Norton.

Hockenberry M et al.: *Wong's nursing care of infants and children*, ed 11, St Louis, 2019, Elsevier.

Kotagal S: Neurologic examination of the newborn, *UpToDate*, https://www.uptodate.com/contents/neurologic-examination-of-the-newborn, 2020.

McKee-Garrett T: Assessment of the newborn infant, *UpToDate*, https://www.uptodate.com/contents/assessment-of-the-newborn-infant, 2020.

McKee-Garrett T: Overview of the routine management of the healthy newborn infant, *UpToDate*, https://www.uptodate.com/contents/overview-of-the-routine-management-of-the-healthy-newborn-infant?search5Overview%20of%20the%20routine%20management%20of%20the%20healthy%20newborn%20infant&source5search_result&selectedTitle51~150&usage_type5default&display_rank51, 2021. Accessed April 30, 2021.

Moon R: *How to keep your sleeping baby safe: AAP policy explained*, American Academy of Pediatrics (AAP). https://www.healthychildren.org/English/ages-stages/baby/sleep/Pages/A-Parents-Guide-to-Safe-Sleep.aspx, 2020. Accessed April 30, 2021.

Murray SS et al.: *Foundations of maternal-newborn and women's health nursing*, ed 7, Philadelphia, 2019, Saunders.

National Institute on Drug Abuse: *Monitoring the future 2019 survey results: Overall findings*. https://www.drugabuse.gov/drug-topics/trends-statistics/infographics/monitoring-future-2019-survey-results-overall-findings, 2019. Accessed April 20, 2021.

Office of Disease Prevention and Health Promotion (ODPHP): Adolescents. *Healthy People 2030*, n.d., U.S. Department of Health and Human Services. https://health.gov/healthypeople/objectives-and-data/browse-objectives/adolescents. Accessed April 30, 2021.

Piaget J: *The origins of intelligence in children*, New York, 1952, International Universities Press.

sharedhope International: *What is sex trafficking?*, https://sharedhope.org/the-problem/what-is-sex-trafficking/, 2021. Accessed April 30, 2021.

Shmerling RH: *Can vaping damage your lungs? What we do (and don't) know*, Harvard Health Publishing. http://www.health.harvard.edu/blog/can-vaping-damage-your-lungs-what-we-do-and-dont-know-2019090417734, 2019. Accessed April 30, 2021.

U.S. Department of Health and Human Services (USDHHS): *National vital statistics reports* 67(No. 5), 26. https://www.cdc.gov/nchs/data/nvsr/nvsr67/nvsr67_05.pdf, 2018.

U.S. Food and Drug Administration (FDA). *Vaporizers, E-cigarettes, and other electronic nicotine delivery systems (ENDS)*. https://www.fda.gov/tobacco-products/products-ingredients-components/vaporizers-e-cigarettes-and-other-electronic-nicotine-delivery-systems-ends, 2020. Accessed April 30, 2021.

U.S. Preventive Services Task Force Recommendation Statement (USPS): Screening for adolescent idiopathic scoliosis. *JAMA* 319(2):165-172, 2018. Available at: https://jamanetwork.com/journals/jama/fullarticle/2668355. Accessed April 29, 2021.

Referências de pesquisa

Azarmnejad E et al.: The effectiveness of familiar auditory stimulus on hospitalized neonates' physiologic responses to procedural pain. *Int J Nurs Practr* 23:e12527, 2017.

Basilaia G, Kvavadze D: Transition to online education in schools during a SARS-CoV-2 Coronavirus (COVID-19) pandemic in Georgia, *Pedagogical Research* 5(4), em0060, 2020.

Boos S: Physical child abuse: Recognition, *UpToDate*, https://www.uptodate.com/contents/physical-child-abuse-recognition, 2020.

Chacko M: Pregnancy in adolescents, *UpToDate*, https://www.uptodate.com/contents/pregnancy-in-adolescents, 2021. Accessed April 30, 2021.

Drutz J: Standard immunizations for children and adolescents: Overview, *UpToDate*, https://www.uptodate.com/contents/standard-immunizations-for-children-and-adolescents-overview, 2020. Accessed April 30, 2021.

Duryea T: Dietary recommendations for toddlers, preschool, and school-age children, *UpToDate*, https://www.uptodate.com/contents/dietary-recommendations-for-toddlers-preschool-and-school-age-children, 2020. Accessed April 30, 2021.

Duarte C et al.: Correlation of minority status, cyberbullying, and mental health: a cross-sectional study of 1031 adolescents. *J Child Adolesc Trauma* 11(1):39, 2018.

Greenbaum VJ: Child sex trafficking in the United States: challenges for the healthcare provider. *PLoS Med* 14(11): e1002439, 2017.

Hartinger-Saunders RM et al.: Mandated reporters' perceptions of and encounters with domestic minor sex trafficking of adolescent females in the United States. *Am J Orthopsychiatry* 87(3):195, 2017.

Kennebeck S, Bonin L: Suicidal behavior in children and adolescents: Epidemiology and risk factors, *UpToDate*, https://www.uptodate.com/contents/suicidal-behavior-in-children-and-adolescents-epidemiology-and-risk-factors/print, 2019. Accessed April 30, 2021.

Klein D, Attia E: Anorexia nervosa in adults: Clinical features, course of illness, assessment, and diagnosis, *UpToDate*, https://www.uptodate.com/contents/anorexia-nervosa-in-adults-clinical-features-course-of-illness-assessment-and-diagnosis, 2019. Accessed April 30, 2021.

Kochanek KD et al.: *Deaths-final data for 2017*, National Vital Statistics Report 68(9). https://www.cdc.gov/nchs/data/nvsr/nvsr68/nvsr68_09-508.pdf, 2019. Accessed April 30, 2021.

Laporta-Herrero I et al.: Body dissatisfaction in adolescents with eating disorders. *Eat Weight Disord* 23(3):339, 2018.

Larson S et al.: Chronic childhood trauma, mental health, academic achievement, and school-based health center mental health services. *J School Health* 87(9):675, 2017.

Lindberg LD et al.: Changing patterns of contraceptive use and the decline in rates of pregnancy and birth among U.S. adolescents 2007-2014. *J Adolescent Health* 63(2):253, 2018.

Paracha, S et al: Design, development and evaluation of a virtual environment with children for moral, social & emotional learning. *International Journal of Virtual and Personal Learning Environments*, 10(2), 2020.

Perkins EB, Ruiz C: Domestic minor sex trafficking in a rural state: interviews with adjudicated female juveniles. *Child Adolesc Soc Work J* 34(2):171, 2017.

Powell C et al.: Training U.S. health care professionals on human trafficking: where do we go from here? *Med Educ Online* 22(1): 1267980, 2017.

Sices L, Augustyn: Expressive language delay ("late talking") in young children, *UpToDate*, https://www.uptodate.com/contents/expressive-language-delay-late-talking-in-young-children/print 2020. Accessed April 30, 2021.

Tracy E, Macias-Konstantopoulos W: Human trafficking: Identification and evaluation in the health care setting, *UpToDate*, https://www.uptodate.com/contents/human-trafficking-identification-and-evaluation-in-the-health-care-setting, 2021. Accessed April 30, 2021.

Twigg NM: Comprehensive care model for sex trafficking survivors. *J Nurs Scholarsh* 49(3):259, 2017.

Ulibarri MD et al.: Introduction to special section: research, treatment, and policy regarding trafficking and sexual exploitation of children and adolescents. *J Child Adol Trauma* 10(2):147, 2017.

Ve J: Pediatric mental and behavioral health in the period of quarantine and social distancing with COVID-19. *JMIR Pediatr Parent* 3(2):e19867, 2020.

13

Adultos Jovens e de Meia-Idade

Objetivos

- Comparar adultez jovem e adultez emergente
- Identificar os principais eventos da vida de adultos jovens e de meia-idade e da família com filhos
- Descrever as tarefas de desenvolvimento do adulto jovem, da família com filhos e do adulto de meia-idade
- Discutir a importância do casamento e da família na vida de adultos jovens e de meia-idade
- Identificar as alterações físicas normais em adultos jovens e de meia-idade
- Explorar os efeitos causados pela pobreza no desenvolvimento de adultos jovens e de meia-idade
- Discutir as alterações cognitivas e psicossociais que ocorrem durante a vida de adultos jovens e de meia-idade
- Explicar as preocupações de saúde do adulto jovem, da família com filhos e do adulto de meia-idade
- Discutir a violência de parceiros íntimos (VPI).

Termos-chave

Adultez emergente
Climatério masculino
Contrações de Braxton Hicks
Cuidado pré-natal
Doula
Geração sanduíche
Infertilidade
Lactação
Menopausa
Puerpério

As fases de adulto jovem e de meia-idade são períodos do desenvolvimento que trazem desafios, recompensas e crises. Os desafios, em geral, incluem as demandas do trabalho e da criação de famílias e outras crises, como o cuidado de pais idosos ou a possibilidade de perda do emprego em um ambiente econômico mutável. As obras clássicas de Erikson (1963, 1982) descrevem as fases da vida adulta jovem e de meia-idade e as tarefas de desenvolvimento relacionadas (ver Capítulo 11). Trabalhos mais recentes identificaram a adultez emergente como uma fase de desenvolvimento adicional no adulto jovem.

Confrontados com uma estrutura social muito diferente das normas tradicionais de muitos anos atrás, homens e mulheres estão assumindo papéis diferentes na sociedade atual. Os homens tradicionalmente eram os provedores primários da família. Hoje muitas mulheres desenvolvem carreiras e fazem uma contribuição significativa para a renda familiar. As mulheres constituem metade da força de trabalho. Participam ou são a única fonte de renda em metade das famílias com crianças nos EUA. Contudo, em média, as mulheres ganham menos que os homens em quase todas as ocupações. A diferença salarial é ainda maior para mulheres de grupos minoritários e aquelas em níveis socioeconômicos mais baixos (Institute for Women's Policy Research [IWPR], n.d.).

As teorias do desenvolvimento ajudam a explicar os eventos da vida e as tarefas de desenvolvimento dos adultos jovens e de meia-idade (ver Capítulo 11). Os pacientes representam desafios para os enfermeiros que, muitas vezes, também são adultos jovens ou de meia-idade lidando com as demandas de seu respectivo período do desenvolvimento. Os enfermeiros devem reconhecer as necessidades de seus pacientes, mesmo que não estejam vivenciando as mesmas dificuldades e eventos.

Adultos jovens

A vida adulta jovem é o período entre o fim da adolescência e a idade próxima aos 30 anos (Edelman e Kudzma, 2021). Nas últimas décadas, pesquisadores identificaram a fase de desenvolvimento da **adultez emergente**, que ocorre do fim da adolescência até por volta de 20 anos (Fioretti et al., 2017). Esse estágio de desenvolvimento é separado do período de adulto jovem e da adolescência estendida. É um período em que as pessoas enfrentam grandes transições e decisões de vida com o intuito de se tornarem independentes (Butterbaugh et al., 2020). Difere da fase de adulto jovem porque a maioria dos jovens na casa dos 20 anos ainda não efetuou as transições historicamente associadas ao *status* de adulto, em especial o casamento e a parentalidade. Nesse estágio, os adultos jovens enfrentam as tarefas de desenvolvimento da identidade, quem desejam ser e como atingir suas metas (Layland et al., 2018).

Estima-se que em 2018 os adultos jovens de 20 a 34 anos constituíam aproximadamente 20% da população (U.S. Census Bureau, 2021). Eles tendem a se adaptar bem a novas experiências e são mais diversos em termos étnicos e raciais que as gerações anteriores. Cada vez mais os adultos jovens se afastam de suas famílias de origem, estabelecem metas de carreira e decidem se preferem casar ou permanecer solteiros ou se desejam constituir uma família. A exceção está entre adultos jovens que vivem na pobreza. O número de jovens (de 18 a 24 anos) que vivem na pobreza aumentou ao longo das últimas décadas, e os adultos jovens estão entre as faixas etárias mais propensas à pobreza desde o início da Grande Recessão (Berkeley Public Policy, 2019). Essa faixa etária precisa de apoio adicional quando considera entrar para a faculdade e ter seu primeiro emprego.

De acordo com o Pew Research Center (2020), os adultos emergentes da atualidade são a primeira geração "sempre conectada" da história, sendo a tecnologia digital e as mídias sociais os principais aspectos de suas vidas. No entanto, há uma questão relacionada com risco/benefício em estar "sempre conectado". As pessoas adquirem informações rapidamente; entretanto, as mídias sociais são, às vezes, usadas para preencher o tédio, o que pode aumentar o risco de uma pessoa se sentir socialmente isolada e desconectada (Stockdale e Coyne, 2020).

Alterações físicas

O crescimento físico do adulto jovem geralmente está completo aos 20 anos. As exceções são as gestantes ou lactantes. As alterações físicas, cognitivas e psicossociais e as preocupações de saúde das gestantes e das famílias com filhos são enormes.

Os adultos jovens costumam ser bastante ativos, apresentam doenças graves com menor frequência que as pessoas em grupos etários mais velhos, tendem a ignorar os sintomas e muitas vezes adiam a procura de cuidados de saúde. A força física comumente atinge o auge e as características físicas dos adultos jovens começam a mudar com a aproximação da meia-idade. Alterações físicas de peso e massa muscular, em geral, ocorrem como resultado de dieta, exercícios e padrões de estilo de vida. Os achados nas avaliações habitualmente estão dentro dos limites normais, exceto na presença de uma doença.

Alterações cognitivas

Os hábitos de pensamento crítico aumentam de modo estável durante a vida adulta jovem. As experiências na educação formal e informal, experiências de vida em geral e oportunidades ocupacionais aumentam dramaticamente as habilidades motoras, conceituais e de resolução de problemas do indivíduo. O adulto jovem criado em contexto de pobreza terá funções cognitivas diferentes. A pobreza na infância, com o tempo, está relacionada com déficits na memória adulta e maior sofrimento psicológico, incluindo um senso de desamparo e níveis elevados de estresse psicológico crônico (Evans, 2016). Crianças mais pobres enfrentam diversos estressores psicossociais (p. ex., instabilidade familiar) e físicos (p. ex., moradia precária) incontroláveis que podem comprometer seu senso de domínio ou de autoeficácia, deixando as crianças que têm condição socioeconômica inferior (SEI) vulneráveis ao desamparo (Evans, 2016).

A identificação de uma direção ocupacional é uma tarefa fundamental para adultos jovens. Quando as pessoas conhecem suas habilidades, seus talentos e suas características de personalidade, a preparação educacional e as opções ocupacionais são mais fáceis e mais satisfatórias. Alguns adultos jovens buscam uma educação além do ensino secundário para atingir suas metas ocupacionais. A educação pós-secundária, que inclui o treinamento vocacional (p. ex., marcenaria, soldagem) e graduações em faculdades ou universidades (p. ex., bacharelado, licenciatura e pós-graduação), com frequência, constitui a exigência educacional para entrada em muitas das ocupações de crescimento mais rápido nos Estados Unidos (US Bureau of Labor Statistics, 2020).

A compreensão de como os adultos aprendem ajuda os enfermeiros a desenvolver planos educacionais para os pacientes (ver Capítulo 25). Os adultos entram na situação de ensino-aprendizagem com um histórico de experiências de vida únicas, incluindo enfermidade e lesões. Sua adesão a regimes como medicamentos, tratamentos ou alterações do estilo de vida, como deixar de fumar, envolve processos de tomada de decisão. Para determinar a quantidade de informações de que um indivíduo necessita para tomar decisões sobre um tratamento prescrito, considere os fatores que possam afetar a adesão ao regime, incluindo nível educacional, hábitos de estilo de vida, fatores socioeconômicos e a motivação e o desejo de aprender.

Uma vez que os adultos jovens mantêm uma evolução e um ajuste contínuos a mudanças em seus lares, locais de trabalho e vida social, seus processos de tomada de decisão precisam ser flexíveis. Quanto maior for a segurança dos adultos jovens em seus papéis, serão mais flexíveis e abertos a mudanças. As pessoas inseguras tendem a ser mais rígidas ao tomar decisões (Edelman e Kudzma, 2021).

Alterações psicossociais

A saúde emocional do adulto jovem está relacionada à capacidade de abordar e resolver as tarefas pessoais e sociais. Muitas vezes o adulto jovem fica dividido entre o desejo de prolongar alguma liberdade da adolescência e assumir os compromissos da vida adulta. Entretanto, algumas tendências são relativamente previsíveis. Entre 23 e 28 anos, a pessoa refina sua autopercepção e capacidade de intimidade. De 29 a 34 anos, a pessoa direciona uma enorme quantidade de energia para a realização e o controle do mundo ao seu redor. O período de 35 a 40 anos representa um momento de intensa reavaliação das metas de vida e relacionamentos. Algumas vezes, como resultado dessa reavaliação, as pessoas fazem mudanças nas áreas pessoal, social e ocupacional.

Os fatores culturais, como etnia, pobreza, língua e relações sociais, exercem uma influência sociológica e psicológica na vida de um adulto jovem e esses fatores representam desafios para os cuidados de enfermagem (ver Capítulo 9). Cada pessoa adota definições individualizadas de saúde e doença e os comportamentos necessários para permanecerem saudáveis. Os enfermeiros e outros profissionais da saúde trazem consigo práticas distintas para a prevenção e o tratamento de enfermidades. O pouco conhecimento sobre a autopercepção ou crenças do paciente em relação à saúde e à enfermidade podem gerar um conflito entre o enfermeiro e o paciente.

As mudanças nas expectativas de papel tradicionais para homens e mulheres adultos jovens produzem desafios nos cuidados de enfermagem. Por exemplo, com frequência os adultos jovens têm dificuldades para equilibrar as demandas profissionais, relacionamentos pessoais, necessidades da família e socialização (Szkody e McKinney, 2019; Brough et al., 2018). Desse modo, a luta para equilibrar esses fatores constitui uma possível fonte de estresse nessa faixa etária, o que pode afetar os recursos de enfrentamento, comportamentos de promoção da saúde e nível de saúde (Amnie, 2018).

A saúde não é a simples ausência de doença; também envolve o bem-estar em todas as dimensões humanas (ver Capítulo 6). Por meio da educação em saúde do paciente, o enfermeiro proporciona aos adultos jovens o acesso a recursos para promoção da saúde e encaminhamentos apropriados para melhorar as habilidades de enfrentamento e os comportamentos de saúde. O adulto jovem precisa tomar decisões referentes a carreira, casamento e parentalidade. Embora cada pessoa tome essas decisões com base em fatores individuais, o enfermeiro deve entender os princípios gerais envolvidos nesses aspectos do desenvolvimento psicossocial quando avaliar o estado psicossocial de um adulto jovem.

Estilo de vida. Um histórico familiar de doença cardiovascular, renal, endócrina ou neoplásica aumenta o risco de doença de um adulto jovem. Além disso, os adultos jovens, em particular homens jovens, têm maior probabilidade de participar de certos estilos de vida que os expõem a comportamentos de risco, como práticas perigosas ao dirigir, tabagismo, abuso de substâncias, exposição excessiva ao sol, uso de álcool compulsivo e maior atividade sexual sem proteção (Masiero et al., 2018). Seu papel na promoção da saúde é identificar fatores específicos que possam ser modificados e fornecer ao paciente educação em prática específica para o gênero e a cultura e respaldo para a redução de comportamentos de estilo de vida insalubres (Siren e Casier, 2019). Essas alterações do estilo de vida podem incluir uma dieta saudável, ingestão limitada de álcool, modificações em práticas de exercícios, uso de cinto de segurança e redução de práticas sexuais de risco.

Uma avaliação do estilo de vida pessoal (ver Capítulo 6) ajuda os enfermeiros e os pacientes a identificar hábitos que aumentem o risco de doenças cardíacas, malignas, pulmonares, renais ou outras condições crônicas. A avaliação inclui a satisfação geral com a vida, passatempos e interesses, hábitos como dieta, padrão de sono, exercícios, hábitos sexuais e uso de cafeína, tabaco, álcool e drogas ilícitas, condição de moradia e animais de estimação, questões econômicas, incluindo o tipo de seguro de saúde, ambiente ocupacional, incluindo o tipo de trabalho e exposição a substâncias nocivas, e estresse físico ou mental. Os registros militares, incluindo as datas e a região geográfica de alocação, também podem ser úteis para avaliar os fatores de risco em um adulto jovem. O estresse prolongado decorrente de escolhas de estilo de vida aumenta o desgaste das capacidades adaptativas do organismo, e enfermidades relacionadas ao estresse, como úlceras, transtornos emocionais e infecções, podem ocorrer em algumas ocasiões (ver Capítulo 37).

Carreira. Um emprego bem-sucedido é importante na vida da maioria dos adultos jovens. Em geral, adultos jovens com nível superior têm empregos com salários mais altos. Uma boa carreira ajuda a garantir a segurança econômica, mas também leva a realizações, amizades, atividades sociais, apoio e respeito dos colegas de trabalho. Pessoas que estão desempregadas ou cujas rendas estão abaixo da linha da pobreza enfrentam ameaças graves a seu bem-estar.

Um adulto comum abaixo de 35 anos tem uma dívida média de USD 67.400. A maior porcentagem desse débito é com financiamento de educação. Uma família comum da geração milênio deve USD 14.800 em empréstimos estudantis (Renzulli, 2020). Portanto, muitos adultos jovens escolhem uma família com duas carreiras, o que traz benefícios e responsabilidades. Além de aumentar a base financeira familiar, a pessoa que trabalha fora de casa pode expandir amizades, atividades e interesses. No entanto, também há estresse em famílias com duas carreiras. Esses estressores são resultantes da transferência de emprego de um dos parceiros para uma nova cidade, maior gasto de energia física, mental ou emocional, demandas da criação dos filhos ou necessidades familiares. Quando os parceiros compartilham as decisões e as responsabilidades, os estressores relacionados a uma família com duas carreiras diminuem. Por exemplo, algumas famílias podem decidir limitar as despesas com recreação e, em vez disso, contratar alguém para fazer os serviços domésticos de rotina.

Sexualidade. O desenvolvimento das características sexuais secundárias ocorre durante a adolescência (ver Capítulo 12). O desenvolvimento físico é acompanhado pelo amadurecimento sexual. O adulto jovem geralmente apresenta maturidade emocional para complementar a capacidade física e, desse modo, é capaz de desenvolver relacionamentos sexuais maduros e estabelecer a intimidade. Adultos jovens que fracassam na tarefa de desenvolvimento de integração pessoal algumas vezes desenvolvem relacionamentos superficiais e estereotipados (Varcarolis e Dixon, 2020).

O aspecto psicodinâmico da atividade sexual é tão importante quanto o tipo ou a frequência de relações sexuais para os adultos jovens (ver Capítulo 34). Para manter o bem-estar total, incentive os adultos jovens a avaliar sua atividade sexual e praticar o sexo seguro. Ajude-os a perceber que suas necessidades e preocupações sexuais são normais e podem mudar com o tempo (Shaw e Rogge, 2017). Quando necessário, ajude a identificar comportamentos sexuais de risco, como sexo sem proteção ou múltiplos parceiros sexuais. Garanta que esses jovens tenham acesso a informações precisas sobre contracepção e prevenção de infecções sexualmente transmissíveis (ISTs).

Ciclo gestacional. Concepção, gravidez, parto e **puerpério** constituem as principais fases do ciclo gestacional. As alterações durante essas fases são complexas. As aulas de cuidados na gestação podem preparar as gestantes, seus parceiros e outras pessoas da rede de suporte para a participação no processo do parto (Figura 13.1). Alguns serviços de saúde oferecem suporte profissional ao trabalho de parto ou uma **doula** leiga, uma pessoa de apoio que está presente durante o parto para auxiliar mulheres que não tenham outra fonte de suporte. O estresse vivenciado por muitas mulheres após o parto pode ter um impacto considerável sobre a saúde pós-parto das mulheres.

Tipos de família. Muitos adultos jovens vivem como solteiros e vivenciam a oportunidade de estar por conta própria. Aqueles que se casam ou estabelecem parcerias duradouras encontram várias mudanças ao assumir novas responsabilidades. Por exemplo, muitos casais escolhem ter filhos (Figura 13.2). Alguns adultos jovens escolhem estilos de vida alternativos e surgem diferentes conformações familiares (ver Capítulo 10).

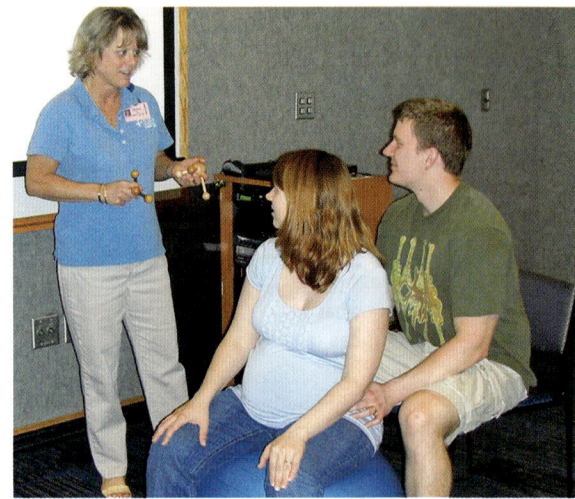

Figura 13.1 Enfermeira ministrando uma aula de Lamaze para adultos jovens durante a gestação.

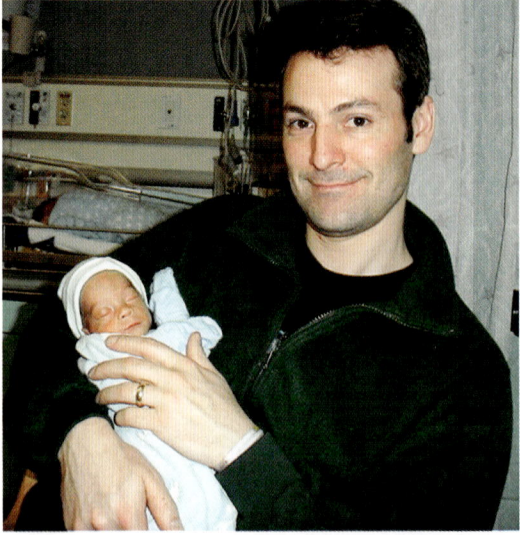

Figura 13.2 O afeto entre pais e a criança é importante na adaptação de um recém-nascido. (De Hockenberry MJ et al.: *Wong's nursing care of infants and children*, ed 11, St Louis, 2019, Mosby.)

Solteiros. A pressão social para o casamento mudou e alguns adultos jovens podem preferir adiar projetos de casamento até uma idade próxima aos 30 anos ou não se casar. Para adultos jovens que continuam solteiros, os pais e irmãos tornam-se o núcleo da família. Alguns consideram os amigos íntimos e associados como "família". Uma causa para o aumento da população de solteiros é a expansão das oportunidades de carreira para as mulheres. As mulheres entram no mercado de trabalho com maior potencial de carreira e têm mais oportunidades de independência financeira. A maioria dos indivíduos solteiros decide viver junto fora de um casamento e ter filhos biológicos ou por adoção. Do mesmo modo, muitos casais casados elegem a separação ou o divórcio se julgarem que sua situação conjugal é insatisfatória.

Parentalidade. O conhecimento sobre a sexualidade e a disponibilidade de contracepção ajudam as pessoas a decidir quando e se desejam iniciar uma família. Algumas vezes as pressões sociais estimulam os adultos jovens a ter filhos. As considerações econômicas com frequência entram no processo de tomada de decisão por causa das despesas com a criação de filhos. Mulheres que vivem na pobreza geralmente não podem pagar por contraceptivos e não sabem como prevenir gestações. O estado de saúde geral e a idade também são considerados nas decisões relacionadas à parentalidade.

Estruturas familiares alternativas e criação de filhos. As mudanças nas normas e nos valores relativos à vida familiar nos EUA revelaram desvios básicos nas atitudes sobre a estrutura familiar (ver Capítulo 10). A tendência de maior aceitação da coabitação sem casamento é um fator para os maiores números de lactentes nascidos de mulheres solteiras. Além disso, cerca de 6 milhões de crianças e adultos norte-americanos têm pais homossexuais (lésbicas e *gays*), bissexuais, transgêneros, *queer*, intersexuais ou assexuais (LGBTQIA+). Aproximadamente 131 mil famílias com casais do mesmo sexo incluem crianças com menos de 18 anos (Rossi, 2018; Bos et al., 2018). A American Academy of Pediatrics (AAP), reconhecendo as necessidades de pais e mães homossexuais e seus filhos, publicou uma declaração de políticas apoiando a adoção de crianças e o papel parental de pais/mães do mesmo sexo (AAP, 2013). Quando os pais demonstram carinho, apoio e uma resposta positiva à orientação de gênero de seu filho(a), os resultados na saúde parecem ser melhores (Forcier e Olson-Kennedy, 2020).

Saúde emocional. Os adultos jovens precisam contar com recursos físicos e emocionais e sistemas de suporte para cumprir os diversos desafios, tarefas e responsabilidades que enfrentam. Durante a avaliação psicossocial de adultos jovens, procure sinais de saúde emocional que favoreçam o amadurecimento efetivo nesse estágio do desenvolvimento (p. ex., satisfação com o crescimento e desenvolvimento pessoal, satisfação com os relacionamentos e obtenção de objetivos a longo prazo relacionados a educação, emprego, moradia e relacionamentos).

Riscos à saúde

Os fatores de risco à saúde em adultos jovens têm origem na comunidade, em padrões de estilo de vida e no histórico familiar. Os hábitos de estilo de vida que ativam a resposta de estresse (ver Capítulo 37) aumentam o risco de doença. O consumo de drogas, cigarros e práticas sexuais de risco colocam os adultos jovens em risco de enfermidades ou deficiências durante as fases da meia-idade e da velhice. Os adultos jovens podem demonstrar um viés otimista relacionado a comportamentos específicos, como tabagismo e consumo de álcool. Quando esse viés otimista está presente, os adultos jovens não percebem que os riscos à saúde associados a câncer e doenças cardíacas e pulmonares crônicas afetam seu nível de saúde (Masiero et al., 2018).

Nesse grupo etário, o tabagismo é um fator de risco bem documentado para doenças pulmonares, cardíacas e vasculares subsequentes em fumantes e indivíduos que estão expostos ao fumo passivo. O uso de cigarros eletrônicos ou dispositivos para inalação de substâncias como tabaco ou *cannabis* acarreta um potencial de desenvolvimento de riscos à saúde ao longo do tempo por causa da inalação de poluentes (Sommerfeld et al., 2018). A nicotina presente no tabaco é um vasoconstritor que atua nas artérias coronárias, aumentando o risco de angina, infarto do miocárdio e doença arterial coronariana. A nicotina também causa vasoconstrição periférica e provoca problemas vasculares.

Histórico familiar. Um histórico familiar de doença às vezes acarreta para um adulto jovem o risco de desenvolvimento da condição na meia-idade ou mais tarde. Por exemplo, um jovem cujos pai e avô paternos sofreram um infarto do miocárdio (ataque cardíaco) por volta de 50 anos apresenta um risco de infarto do miocárdio no futuro. A presença de doenças crônicas, como diabetes melito ou alguns tipos de câncer na família, aumenta o risco de desenvolvimento das doenças nos familiares (ver Capítulo 8). Exames físicos e triagens regulares são importantes porque algumas condições como hipertensão arterial, glicemia elevada e altos níveis de colesterol podem ser assintomáticas nos estágios iniciais. Além disso, a American Cancer Society (2021) recomenda, agora, a triagem de rotina de câncer colorretal aos 45 anos para adultos com risco médio e a triagem ainda mais cedo para indivíduos com um histórico familiar de câncer colorretal. A ciência genômica e as tecnologias resultantes identificam as pessoas com risco de doenças por meio da triagem genética. A compreensão do papel genômico na saúde dos indivíduos e famílias permite que os profissionais clínicos aconselhem melhor os adultos jovens sobre seus cuidados de saúde atuais e futuros.

Morte violenta e lesões. A violência é uma causa comum de mortalidade e morbidade na população adulta jovem (Ertl et al., 2019). Os fatores que predispõem os indivíduos a violência, lesão ou morte incluem pobreza, desintegração familiar, abuso e abandono infantil, uso de opioides e outras drogas ilícitas (tráfico ou uso ilegal), exposição repetida à violência e facilidade de acesso a armas. É importante realizar uma avaliação psicossocial minuciosa, incluindo fatores como padrões comportamentais, histórico de abuso físico, educação, histórico laboral, uso de substâncias e sistemas de suporte social, para detectar os fatores de risco pessoais e ambientais para violência. Morte e lesão decorrem principalmente de agressões físicas, acidentes automobilísticos ou de outros tipos e tentativas de suicídio em adultos jovens (Ertl et al., 2019).

Violência de parceiro íntimo (VPI). A VPI, antigamente referida como violência doméstica, é um problema de saúde pública global. A VPI inclui violência física e sexual, perseguição insistente e agressão psicológica. Ela segue um *continuum* de um episódio isolado que poderia ter impacto duradouro sobre a vítima até o espancamento contínuo crônico (Centers for Disease Control and Prevention [CDC], 2019a). Anualmente, nos EUA, aproximadamente 4,8 milhões de mulheres vivenciam agressões físicas e estupros relacionados a parceiros íntimos e os homens são vítimas de aproximadamente 2,9 milhões de agressões físicas relacionadas a parceiros íntimos (Roberts et al., 2018). As lesões físicas decorrentes de VPI variam de pequenos cortes e contusões a fraturas ósseas, hemorragia interna, traumatismo cefálico e morte. A VPI está ligada a comportamentos de saúde prejudiciais, como tabagismo, abuso de álcool, uso de drogas ilícitas e atividade sexual de risco. Os fatores de risco sugestivos de perpetração de VPI que devem ser pesquisados em uma avaliação incluem uso de drogas ilícitas ou álcool, em especial embriaguez, desemprego, baixa autoestima, jogos de azar, traços de personalidade antissocial ou limítrofe, desejo de poder e controle nos relacionamentos e ser uma vítima de abuso físico ou psicológico anterior (Roberts et al., 2018; CDC, 2019a). Existe maior risco de violência na idade reprodutiva e uma gestante corre maior risco de ser vítima de VPI que uma mulher não grávida. As mulheres que sofrem VPI podem ter maior probabilidade de adiar os cuidados pré-natais e correm maior risco de vários resultados de saúde desfavoráveis para a mãe e a criança, como baixo ganho de peso materno, infecções, hipertensão arterial, sangramento vaginal e nascimento de um lactente pré-termo ou de baixo peso ao nascimento (Ferdos et al., 2018).

Uso abusivo de drogas. Esse é um problema social que contribui direta ou indiretamente para a mortalidade e morbidade em adultos jovens. Inclui álcool, drogas ilícitas e maconha. Adultos jovens sob a influência de substâncias algumas vezes envolvem-se em acidentes automobilísticos que, com frequência, provocam lesões graves, incapacidade permanente ou morte a todos os envolvidos no acidente.

A dependência de drogas estimulantes ou depressoras às vezes pode provocar a morte. A superdosagem de uma droga estimulante (*upper*) sobrecarrega os sistemas cardiovascular e nervoso a ponto de causar a morte. O uso de depressores (*downers*) pode produzir uma superdosagem acidental ou intencional e morte.

Há uma crise atual de abuso de opioides que afeta os adultos jovens e muitas vezes decorre do uso excessivo de opioides prescritos. Esse abuso é o resultado da necessidade de consumir doses regulares e cada vez maiores de um fármaco para obter uma sensação agradável ou evitar uma sensação ruim. O abuso pode causar várias consequências agudas e tóxicas (Becker e Starrels, 2021; Beneitz e Gil-Alegre, 2017). A dependência é uma doença que afeta o indivíduo, a família e os amigos; por isso, é importante recomendar que a família e os amigos participem do processo de tratamento (Becker e Starrels, 2021; Kelly et al., 2017).

É difícil diagnosticar o abuso de substâncias, em particular nos estágios iniciais. Questões desprovidas de julgamento sobre o uso de substâncias lícitas (medicamentos prescritos, tabaco e álcool), drogas ilícitas leves (maconha e diazepam) e drogas mais problemáticas (cocaína ou heroína) fazem parte de qualquer avaliação de saúde de rotina. O National Institute on Drug Abuse (NIDA, s.d.) recomenda que uma conversa sobre o abuso de substâncias seja iniciada usando essas questões:

No último ano, quantas vezes você usou o seguinte:
- Álcool (para homens, cinco doses ou mais de bebida por dia; para mulheres, quatro doses ou mais de bebida por dia)?
- Produtos à base de tabaco?
- Medicamentos prescritos por motivos não médicos?
- Drogas ilícitas?

Se o teste de triagem sugerir risco para um paciente, existem testes *online* disponíveis para avaliação subsequente, incluindo o NIDA-Teste de Triagem para Envolvimento com Álcool, Tabagismo e Substâncias Modificado (NM-ASSIST, do inglês *NIDA-Modified Alcohol, Smoking, and Substance Involvement Screening Test*) (NIDA, s.d.). Esclareça que, como enfermeiro, sua função é transmitir as recomendações de saúde. Recomende o abandono do hábito antes do surgimento de problemas (ou mais problemas). Incentive os pacientes a conversar com os profissionais da saúde sobre os motivos médicos específicos para abandonar o uso (NIDA, s.d.).

Maconha é uma das drogas viciantes mais comumente usadas nos Estados Unidos, com uma estimativa de mais de 37 milhões de usuários em 2017. O uso de maconha pode ter uma ampla gama de efeitos para a saúde corporal e cerebral (CDC, 2018). Ela afeta as partes do cérebro responsáveis por memória, aprendizado, atenção, tomada de decisões, coordenação, emoções e tempo de reação (CDC, 2018). Pessoas que fumam maconha durante a adolescência podem ter retardos de desenvolvimento que afetam o cérebro. A maconha também afeta mulheres grávidas, aumentando o risco de o bebê ter problemas de desenvolvimento. Oriente os pacientes sobre os riscos de usar maconha e forneça aos que têm vício em maconha as informações sobre opções de tratamento.

A cafeína é um estimulante legal de ocorrência natural, encontrado com facilidade em uma variedade de alimentos e bebidas e medicamentos vendidos sem prescrição, como comprimidos para resfriado ou alergia e preparações analgésicas. A cafeína estimula a liberação de catecolaminas que, por sua vez, estimulam o sistema nervoso central; também aumenta a secreção ácida no estômago, a frequência cardíaca e a taxa metabólica basal. Isso altera a pressão arterial, aumenta a diurese e relaxa a musculatura lisa. O consumo de grandes quantidades de cafeína provoca inquietação, ansiedade, irritabilidade, agitação, tremor muscular, perturbações sensoriais, palpitações, náusea ou vômito e diarreia em alguns indivíduos.

Tráfico humano. Um problema social importante é o número de adolescentes e adultos jovens que foge de casa ou não tem moradia. Muitos correm o risco de envolvimento em atividades ilegais e perigosas para sobreviver, incluindo o tráfico humano (Ashe-Goins, 2018). O Escritório das Nações Unidas sobre Drogas e Crime (s.d.) define o tráfico humano como recrutamento, transporte, transferência, alojamento ou recebimento de uma pessoa sob ameaça ou uso da força para fins de exploração. Os enfermeiros em vários ambientes, como prontos-socorros, clínicas e serviços de saúde pública, representam uma das primeiras linhas de profissionais da saúde que podem identificar vítimas de tráfico humano e identificar recursos de cuidados de saúde e sociais para uma vida segura (Ashe-Goins, 2018; Tracy e Macias-Konstantopoulos, 2021). Embora o tráfico humano em geral seja um crime oculto e seja difícil obter estatísticas exatas, as estimativas indicam que mais de 80% das vítimas do tráfico são do sexo feminino e 50% são crianças.

Gestações não planejadas. Uma gravidez não planejada gera estresse, que pode provocar resultados de saúde adversos para a mãe, a criança e a família. Com frequência os adultos jovens têm metas educacionais e de carreira que têm precedência sobre o desenvolvimento de uma família. A interferência nessas metas costuma afetar os relacionamentos futuros e a relação entre os pais e a criança.

A determinação dos fatores situacionais que afetam a evolução e o resultado de uma gravidez não planejada é importante. A exploração de problemas, como finanças, carreira e acomodações de vida, sistemas de suporte familiar, possíveis distúrbios na parentalidade, depressão e mecanismos de tolerância, é importante durante a avaliação de uma mulher com uma gravidez indesejada.

Infecções sexualmente transmissíveis. As ISTs representam um importante problema de saúde em adultos jovens. Exemplos de ISTs incluem sífilis, clamídia, gonorreia, herpes genital, papilomavírus humano (HPV) e síndrome da imunodeficiência adquirida (AIDS). As ISTs têm efeitos físicos imediatos, como secreções genitais, desconforto e infecção. Também provocam distúrbios crônicos, câncer, infertilidade ou até mesmo a morte. Continuam a ser um problema de saúde pública significativo para pessoas sexualmente ativas; mais da metade de todas as novas infecções ocorrem em homens e mulheres com menos de 24 anos (US Department of Health and Human Services [USDHHS], 2019). Alguns adultos jovens com ISTs também sofrem de VPI. A US Preventive Services Task Force elaborou recomendações para as pessoas que sofrem de ISTs e VPI. Existem vacinas seguras e eficazes disponíveis para algumas ISTs. Por exemplo, o HPV, que pode causar vários tipos de câncer, pode ser prevenido pela vacinação com Gardasil® ou Cervarix®, que são vacinas aprovadas pela Food and Drug Administration (FDA) para a prevenção do HPV. Quando os jovens iniciam relacionamentos de cunho sexual, é importante que os profissionais da saúde reconheçam a normalidade desses relacionamentos e avaliem os tipos de atividade sexual praticados por pacientes adultos jovens para determinar os testes de triagem e as medidas preventivas apropriadas (Hockenberry et al., 2019). Como rotina, pesquise também VPI e encaminhe os pacientes a recursos adequados da comunidade.

Fatores ambientais ou ocupacionais. Um fator de risco ambiental ou ocupacional comum consiste na exposição ocupacional a riscos ou agentes causadores de doenças e câncer (Tabela 13.1). Os exemplos incluem doenças pulmonares, como a silicose, produzida pela inalação de talco e pó de silício, e o enfisema causado pela inalação de fumaça. O câncer resultante de exposição ocupacional pode envolver pulmão, fígado, encéfalo, sangue ou pele. Como parte de avaliação de rotina, inclua questões sobre a exposição ocupacional a materiais nocivos e, em seguida, as precauções de segurança a serem tomadas pelo paciente.

Preocupações de saúde

Promoção da saúde. A chave para a promoção da saúde em adultos jovens é a educação. Se não corrigidas, escolhas de estilo de vida desde cedo levam a enfermidades sérias ou incapacidades em jovens adultos ou de meia-idade. Por exemplo, adultos jovens são geneticamente suscetíveis a algumas doenças crônicas, como diabetes melito e hipercolesterolemia familiar (Huether et al., 2020). Conhecer os riscos associados ao histórico familiar é importante para motivar a pessoa a tomar precauções. Várias formas de câncer estão se tornando mais comuns em adultos jovens e de meia-idade. As tendências de câncer em adultos jovens refletem as recentes mudanças nas exposições carcinogênicas bem como a epidemia de obesidade nos Estados Unidos (Sung et al., 2019). De 1995 a 2014, a incidência aumentou significativamente de 6 para 12 tipos de cânceres relacionados à obesidade (mieloma múltiplo, câncer colorretal, de corpo uterino, bexiga, rim e pâncreas) em adultos jovens (de 25 a 49 anos), com aumentos mais acentuados em gerações sucessivamente mais jovens (Sung et al., 2019). Incentive os adultos a realizar um autoexame mensal da pele, mamas ou genitais masculinos (ver Capítulo 30). O câncer de mama é o câncer mais comum entre as mulheres de 15 a 39 anos, com um crescimento estável da incidência (Young Survival Coalition, 2021). Quando o câncer de mama se desenvolve em mulheres jovens, elas enfrentam desafios específicos (Young Survival Coalition, 2021).

- Possibilidade de menopausa precoce e preocupações com a imagem corporal e disfunção sexual
- Possíveis problemas de fertilidade (p. ex., riscos associados à gestação após diagnóstico e tratamento)
- Necessidade, em algumas ocasiões, de equilibrar a criação dos filhos pequenos enquanto lida com o tratamento e os subsequentes efeitos colaterais
- Enfrentamento de questões psicossociais (p. ex., ansiedade, depressão).

Tabela 13.1 Riscos/exposições ocupacionais associados a doenças e câncer.

Categoria profissional	Risco/exposição ocupacional	Condição/câncer relacionado ao trabalho
Anestesistas	Gases anestésicos	Efeitos reprodutivos, câncer
Carpinteiros	Pó de madeira, preservativos para madeira, adesivos	Câncer nasofaríngeo, dermatite[b]
Cimentadores	Pó de cimento, metais	Dermatite, bronquite[c]
Isoladores	Asbestos, vidro fibroso	Asbestose, câncer de pulmão, mesotelioma[a]
Operadores de britadeiras	Vibração	Fenômeno de Raynaud
Trabalhadores agrícolas	Pesticidas, agentes infecciosos, gases, luz solar	Envenenamento por pesticidas, "pulmão de fazendeiro", câncer de pele
Trabalhadores de ambientes hospitalares	Agentes infecciosos, produtos de limpeza, luvas de látex, radiação	Infecções, alergias ao látex, lesões não intencionais
Trabalhadores de lavanderia a seco	Solventes	Doença hepática,[c] dermatite[b]
Trabalhadores de tinturaria	Corantes, metais, solventes	Câncer de bexiga, dermatite[b]
Trabalhadores do setor automotivo	Asbestos, plásticos, chumbo, solventes	Asbestose,[a] dermatite[b]
Torneiros	Pó metálico, óleos de corte	Doença pulmonar, câncer[c]
Usuários de computador em escritórios	Movimento repetitivo do punho em computadores, esforço ocular	Tendinite, síndrome do túnel do carpo, tenossinovite[d]
Vidraceiros	Calor, solventes, pó de metal	Catarata

[a]Singh R, et al.: Assessment of the future mesothelioma disease burden from past exposure to asbestos in ship recycling yards in India. *Int J Hyg Environmental Health*, 225:113478, 2020. [b]Gaskin, S et al.: What do occupational hygienists really know about skin exposure? *Ann Work Expo Health*. 65(2): 219, 2021. [c]Lytras T, et al.: Cumulative occupational exposures and lung-function decline in two large general population cohorts. *Ann Am Thorac Soc. 18*(2):238, 2021. [d]Dabbagh A, et al.: Diagnosing carpal tunnel syndrome: Diagnostic test accuracy of scales, questionnaires, and hand symptom diagrams – a systematic review. *J Orthop Sports Phys Ther*. 50(11):622, 2020.

Seu papel na educação em saúde é extremamente importante para ensinar a todas as pacientes sobre seus riscos de câncer, autoexames disponíveis e as recomendações atuais para triagem (ver Capítulo 30). A exposição prolongada de adolescentes e adultos jovens aos raios ultravioleta do sol aumenta o risco de desenvolvimento de câncer de pele mais tarde na vida. A doença de Crohn, uma doença inflamatória crônica do intestino delgado, na maioria das vezes ocorre entre 15 e 35 anos. Muitos adultos jovens têm uma concepção errada em relação à transmissão e ao tratamento de ISTs. Incentive os parceiros a conhecerem o histórico e as práticas sexuais um do outro. Esteja alerta para ISTs quando os pacientes comparecerem à clínica com queixas de problemas urológicos ou ginecológicos (ver Capítulo 34). Avalie os adultos jovens em termos de conhecimento e utilização de práticas de sexo seguro e autoexame genital.

Saúde psicossocial. As preocupações relativas à saúde psicossocial do adulto jovem com frequência estão relacionadas ao emprego (dinheiro e estabilidade profissional) e a estressores familiares. O estresse tem seu valor porque motiva um paciente a mudar. Entretanto, se o estresse for prolongado e o paciente não conseguir se adaptar ao estressor, surgem problemas de saúde (ver Capítulo 37). Alguns transtornos mentais, como depressão, também começam nessa faixa etária. Essas condições podem se manifestar em adultos jovens, mas os sintomas e o tratamento, em geral, continuam até a meia-idade ou depois (Varcarolis e Dixon, 2020).

Estresse profissional. O estresse profissional é prevalente em ambientes de trabalho devido a questões de relacionamento, falta de recursos para realizar o trabalho e limitações de tempo. A maioria dos adultos jovens é capaz de lidar com as crises do dia a dia (Figura 13.3). O estresse situacional pode ocorrer quando um novo chefe chega ao local de trabalho ou um prazo final está próximo. O estresse profissional afeta os comportamentos de saúde e ocorrem maior uso de tabaco e álcool, hábitos alimentares inadequados, comprometimento do sono e falta de exercício (Wang et al., 2018). Uma vez que os indivíduos têm percepções diferentes sobre os empregos, os tipos de estressores profissionais, as estratégias de enfrentamento e as mudanças nos comportamentos de saúde variam de um paciente para outro (Boxe 13.1). Sua avaliação de um adulto jovem deve incluir uma descrição do trabalho usual realizado, alterações nas demandas do cargo, alterações no sono ou nos hábitos alimentares e evidências de maior irritabilidade ou nervosismo.

Boxe 13.1 Prática baseada em evidências

Avaliação de estresse profissional no local de trabalho

Questão PICOT: os comportamentos de promoção da saúde afetam o estresse profissional no local de trabalho em adultos jovens?

Resumo das evidências

Estresse profissional é uma resposta a desafios emocionais ou físicos quando a capacidade dos trabalhadores não corresponde às demandas de seus trabalhos (Park e Jang, 2019). É um fator importante que afeta a saúde da população trabalhadora. Além disso, os estressores profissionais no local de trabalho afetam os relacionamentos pessoais, inclusive em casa e na família. Do mesmo modo, estressores referentes a relacionamentos, casa e família podem afetar os estressores no local de trabalho e então o desempenho e a satisfação com o emprego (Padkapayeva et al., 2018). Comportamentos de promoção da saúde inadequados podem diminuir a capacidade de uma pessoa lidar com esses estressores. Contudo, as pesquisas mostram que a incorporação de comportamentos de promoção da saúde positivos e constantes, como ginástica laboral e programas de meditação, pode melhorar a percepção dos estressores e o desempenho profissional (Wang et al., 2018; Padkapayeva et al., 2018). Em profissões da área da saúde, em especial na profissão de enfermagem, os estressores no local de trabalho estão associados a uma alta rotatividade de enfermeiros e queixas psicossomáticas (Williams et al., 2018).

Aplicação na prática de enfermagem

- Pergunte aos pacientes sobre possíveis estressores relacionados ao emprego e se esses estressores têm qualquer impacto sobre o equilíbrio entre o trabalho e a vida pessoal (Conroy e Tabbenhoff, 2018; Padkapayeva et al., 2018)
- Avalie os comportamentos de promoção da saúde usuais e mais recentes do paciente (p. ex., dieta, sono, hábitos de exercícios) (Williams et al., 2018)
- Ajude os pacientes a identificar e usar estratégias de enfrentamento pessoais (Brough et al., 2018)
- Ajude os pacientes a identificar fontes de suporte social e do empregador (Brough et al., 2018; Conroy e Tabbenhoff, 2018)
- Estabeleça parcerias com os pacientes para identificar alterações positivas realistas nos comportamentos de promoção da saúde (Park e Jang, 2019; Williams et al., 2018)
- Intervenções para reduzir o estresse devem ser voltadas a educação e promoção do bem-estar e da saúde em geral (Kellogg, 2021).

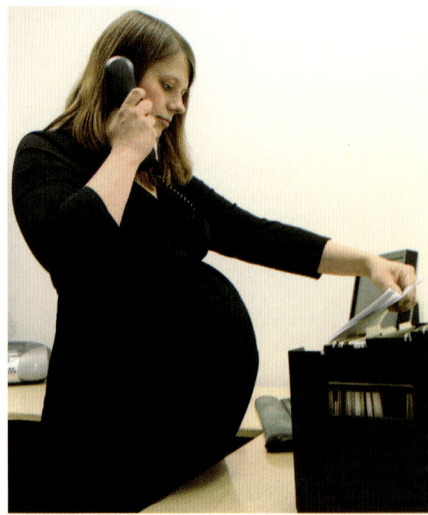

Figura 13.3 A capacidade de lidar com os desafios cotidianos no trabalho minimiza o estresse.

Pense nisso

Um de seus colegas teve um dia difícil ontem na clínica e está tendo dificuldade para participar dos exercícios práticos de procedimentos de enfermeiro. Durante o intervalo, ele confidencia que os enfermeiros da unidade não o ajudam a encontrar nenhum equipamento/material e tudo o que ele conseguiu fazer na noite anterior foi pensar em quanto a unidade parece ser "estressante". Quais perguntas você faria ao seu colega para entender melhor o estresse que ele está vivenciando? Quais recursos estão disponíveis que poderiam ajudá-lo a gerenciar melhor seu estresse?

Estresse familiar. Em razão da multiplicidade de relações e estruturas mutáveis nas famílias de adultos jovens emergentes, com frequência o estresse é elevado (ver Capítulo 10). Os estressores situacionais na família ocorrem durante eventos como nascimentos, mortes, doenças, casamentos ou divórcio e perda de emprego. Nos EUA, aproximadamente 23% das famílias com filhos de menos de 18 anos são famílias de pais solteiros (Pew Research Center, 2019). O estresse está relacionado a inúmeras variáveis, incluindo as jornadas de carreira e os estressores profissionais para os dois parceiros ou o progenitor solteiro, e pode provocar disfunção na família do adulto jovem (Padkapayeva et al., 2018). Quando um paciente procura cuidados de saúde e apresenta sintomas relacionados ao estresse, é necessário avaliar a dinâmica familiar e a ocorrência de quaisquer eventos transformadores de vida.

Cada membro da família tem determinados papéis ou cargos previsíveis. Esses papéis permitem o funcionamento da família e sua participação efetiva na sociedade. Quando sofrem alterações como resultado de uma doença, em geral ocorre uma crise situacional. Avalie os fatores ambientais e familiares, incluindo sistemas de suporte e mecanismos de enfrentamento normalmente usados pelos membros da família.

Infertilidade. De acordo com a American Society for Reproductive Medicine (2021), a **infertilidade** é o resultado de uma doença (interrupção, término ou distúrbio das funções corporais, sistemas ou órgãos) do sistema reprodutor masculino ou feminino que impede a concepção de uma criança ou a capacidade de levar uma gestação até o parto. A avaliação de infertilidade começa após um casal ter mantido relações sexuais sem proteção durante cerca de 12 meses com impossibilidade de concepção. Estima-se que 10 a 15% dos casais em idade reprodutiva sejam inférteis e muitos são adultos jovens. No entanto, aproximadamente metade dos casais avaliados e tratados em clínicas de infertilidade consegue engravidar. Para alguns casais inférteis, o profissional de enfermagem é o primeiro recurso que identificam. A avaliação de enfermagem de um casal que esteja vivenciando a infertilidade inclui os históricos completos dos parceiros dos sexos masculino e feminino para determinar fatores que tenham afetado a fertilidade e achados físicos pertinentes (ver Capítulo 30). A prática de enfermagem avançada costuma conduzir essas avaliações.

Obesidade. A obesidade é um problema de saúde importante. Aproximadamente 16% dos adultos emergentes apresentam um risco de ganho de peso significativo, produzindo um risco de problemas de saúde mais tarde na vida, incluindo doenças cardiovasculares, diabetes tipo 2, apneia obstrutiva do sono, certos tipos de câncer e osteoartrite (Johnson e Annesi, 2018). Adultos jovens têm 50% de chance de ter obesidade na meia-idade (CDC, 2021a). O CDC (2021a) também verificou que, ao combinar dados de 2017 a 2019, adultos negros não hispânicos tinham a maior prevalência de obesidade autorreportada (39,8%), seguidos por adultos hispânicos (33,8%) e adultos brancos não hispânicos (29,9%). Em alguns casos, a obesidade está relacionada a tendências genéticas. Porém, está significativamente ligada a comportamentos como inatividade física, padrões alimentares insatisfatórios, uso de medicamentos, educação e habilidades, e marketing e promoção de alimentos (CDC, 2021b). Por exemplo, em adultos jovens a obesidade é influenciada pelo consumo de *fast-food* e ingestão excessiva de açúcar em refrigerantes, aumento do tamanho das porções e um declínio estável da atividade física (Hockenberry et al., 2019). Esses fatores são ainda mais complicados pelas características familiares, como o estilo de educação dos filhos, o estilo de vida dos pais e fatores ambientais, como políticas escolares e características demográficas. A avaliação da dieta (p. ex., tipos de comida, número e tamanho de refeições, histórico de ganho de peso) e da atividade física de adultos jovens pela enfermagem é uma parte importante da coleta de dados.

Exercício. Pessoas de todas as idades, dos sexos masculino e feminino, têm benefícios com a atividade física regular (ver Capítulo 38); contudo, muitos adultos jovens passam mais tempo com a tecnologia e menos tempo envolvidos em atividades físicas. As atuais diretrizes da American Heart Association (2018) indicam que os adultos devem fazer no mínimo 2,5 horas de exercícios de intensidade moderada por semana. No entanto, um estudo recente sugere que intensificar os exercícios para até 5 horas por semana pode proteger contra hipertensão na meia-idade, principalmente se mantidos durante os 30, 40 e 50 anos da pessoa (University of California San Francisco, 2021). O exercício em adultos jovens é importante para prevenir ou diminuir a obesidade e as condições de saúde crônicas relacionadas (Berger, 2018). Realize uma avaliação musculoesquelética minuciosa e obtenha o histórico de exercícios (ver Capítulo 38) para desenvolver um plano de exercícios realista. Ajude os pacientes a explorar maneiras de se exercitar regularmente segundo sua agenda de atividades diárias.

Gestação e família durante a gravidez. Uma tarefa de desenvolvimento para muitos casais adultos jovens é a decisão de iniciar uma família. Embora as alterações fisiológicas da gravidez e do parto ocorram apenas na mulher, as alterações cognitivas e psicossociais e preocupações de saúde afetam toda a família que espera um filho, incluindo o pai, os irmãos e os avós da criança. Famílias monoparentais jovens tendem a ser particularmente vulneráveis, tanto em termos econômicos quanto sociais.

Cuidados pré-natais. Mulheres que estejam prevendo uma gravidez obtêm benefícios com boas práticas de saúde antes da concepção, incluindo uma dieta balanceada, ácido fólico, exercícios, avaliações odontológicas, cuidados pré-natais, abstinência de álcool e abandono do tabagismo, assim que a concepção ocorrer. Porém, mulheres que vivem na pobreza ou em áreas rurais geralmente não têm acesso a cuidados pré-natais. Os Centers for Medicare and Medicaid Services (CMS, s.d.) descrevem a falta de acesso a serviços de saúde materna de alta qualidade em comunidades rurais como consequência de fechamento de hospitais e serviços de obstetrícia, carência de mão de obra e desafios para o acesso à saúde em decorrência dos determinantes sociais da saúde que contribuem para as desigualdades nos cuidados de saúde materna e de seus bebês em áreas rurais. Esses desafios ao acesso à saúde podem resultar em uma série de resultados negativos para a mãe, incluindo partos prematuros, baixo peso ao nascer, mortalidade materna, morbidade materna grave e maior risco de depressão pós-parto (CMS, s.d.). Todas as gestantes merecem receber cuidados pré-natais de qualidade.

O **cuidado pré-natal** consiste no exame de rotina da gestante por um obstetra ou um enfermeiro de prática avançada, como um enfermeiro clínico ou enfermeiro obstétrico. Os cuidados pré-natais incluem uma avaliação física meticulosa da gestante em intervalos regulares programados, o fornecimento de informações sobre ISTs, outras infecções vaginais e infecções urinárias que tenham um efeito adverso sobre o feto e aconselhamento sobre padrões de exercícios, dieta e cuidados com a criança. Os cuidados pré-natais regulares abordam as preocupações de saúde que possam surgir durante a gravidez.

Alterações fisiológicas. As alterações fisiológicas e as necessidades da gestante variam em cada trimestre. Familiarize-se com elas, suas causas e as implicações para a enfermagem, de modo que possa informar melhor seus pacientes. Todas as mulheres apresentam algumas alterações fisiológicas no primeiro trimestre. Por exemplo, costumam apresentar enjoo matinal, aumento e sensibilidade das mamas e fadiga. Durante o segundo trimestre, o crescimento do útero e do feto produz alguns dos sinais físicos da gravidez. No terceiro trimestre ocorre um aumento das **contrações de Braxton Hicks** (contrações breves e irregulares), fadiga e frequência urinária.

Puerpério. O período pós-parto é o tempo compreendido entre o parto até aproximadamente 6 semanas depois. Nesse período, o corpo da mulher retorna a seu estado físico não gravídico. Determine o conhecimento da mulher e a capacidade de cuidar de si mesma e do recém-nascido. A avaliação das habilidades parentais e das interações da mãe com o lactente é particularmente importante. O processo de **lactação**, ou aleitamento materno, oferece muitas vantagens à nova mãe e ao lactente. Para a mãe sem experiência, a amamentação pode ser uma fonte de ansiedade e frustração. Esteja alerta aos sinais de que a mãe precisa de informações e assistência (p. ex., o lactente amamentado não consegue "pegar" a mama da mãe ou apresenta baixo ganho de peso).

Necessidade de educação. Toda a família durante a gravidez necessita de educação em saúde sobre gestação, trabalho de parto, parto, aleitamento e integração do recém-nascido à estrutura familiar. A educação pré-natal promove a manutenção de estilos de vida saudáveis durante a gestação, ajudando as grávidas a controlar o estresse, ter uma alimentação saudável, evitar produtos químicos e situações prejudiciais, reconhecer sinais e sintomas de alerta que significam que algo pode estar errado em sua gestação, e preparar-se para o parto e para a experiência do nascimento (March of Dimes, 2021).

Alterações psicossociais. Do mesmo modo que as alterações fisiológicas da gravidez, as alterações psicossociais ocorrem em vários momentos durante os 9 meses de gestação e no puerpério. A Tabela 13.2 resume as principais categorias de alterações psicossociais e suas implicações para as intervenções de enfermagem.

Preocupações de saúde. A gestante e seu parceiro têm muitas questões relacionadas à saúde. Por exemplo, desejam saber se a gestação e o bebê serão normais e se terão recursos para cuidar do lactente de um modo adequado. Os cuidados pré-natais efetivos têm o potencial de identificar riscos e problemas na gravidez e atender à maioria das necessidades de saúde emocional e física da gestante. Em algumas mulheres, pode ocorrer depressão pós-parto. É importante orientar a mãe e os familiares sobre os sinais comuns, como tristeza avassaladora, oscilações do humor, perturbação do sono, isolamento e dificuldade para estabelecer um vínculo com o lactente (National Institute of Mental Health [NIMH], n.d.).

Cuidados intensivos

Os adultos jovens geralmente necessitam de cuidados intensivos em decorrência de acidentes, abuso de substâncias, exposição a riscos ambientais e ocupacionais, doenças relacionadas ao estresse, infecções respiratórias, gastroenterite, gripe, infecções urinárias e cirurgias de pequeno porte. Uma doença aguda sem gravidade provoca uma ruptura nas atividades de vida dos adultos jovens e pode aumentar o estresse em um estilo de vida já frenético. A ausência de seguro-saúde ou uma cobertura inadequada, dependência e limitações acarretadas pelos regimes terapêuticos também aumentam a frustração. Para proporcionar a sensação de manter o controle sobre suas escolhas nos cuidados de saúde, é importante manter os adultos jovens informados sobre seu estado de saúde e envolvê-los nas decisões relativas aos cuidados.

Recuperação e cuidados contínuos

A necessidade de recuperação e cuidados contínuos em um adulto jovem costuma ser o resultado de acidentes automobilísticos, trauma decorrente de violência ou doenças crônicas que afetam a população de adultos jovens, como esclerose múltipla, artrite reumatoide, AIDS e câncer. Em geral, outras doenças crônicas, como hipertensão, doença arterial coronariana e diabetes, podem não ser reconhecidas até mais tarde na vida. Quando presente, uma doença crônica ou incapacidade ameaça a independência do adulto jovem e causa uma necessidade de mudar as metas pessoais, familiares e de carreira. As intervenções de enfermagem para um adulto jovem que esteja enfrentando uma enfermidade crônica ou incapacidade podem precisar priorizar os problemas relacionados à sensação de identidade, estabelecimento da independência, reorganização dos relacionamentos íntimos e estrutura familiar (ver Capítulo 8).

Adultos de meia-idade

O U.S. Census Bureau (2021) relata que, aproximadamente, 37% da população consiste em adultos de meia-idade (35 a 64 anos). Na meia-idade, o indivíduo pode fazer contribuições duradouras por meio de seu envolvimento com outras pessoas. Nesse período, com frequência as realizações pessoais e de carreira já foram conquistadas (ver Capítulo 11). Muitos adultos de meia-idade encontram a alegria em ajudar seus filhos e outros jovens a se transformarem em adultos produtivos

Tabela 13.2 Principais alterações psicossociais durante a gravidez.

Categoria	Implicações para a enfermagem
Imagem corporal	O enjoo matinal e a fadiga contribuem para uma imagem corporal desfavorável. O aumento do tamanho das mamas algumas vezes faz a mulher se sentir mais feminina e atraente. Incentive a mulher a reservar mais tempo para a higiene e cuidados pessoais, tentando novos penteados e maquiagem. A mulher começa a "mostrar" que está grávida durante o segundo trimestre e começa a planejar seu guarda-roupa para a maternidade. A mulher tem uma sensação geral de bem-estar quando sente os movimentos do bebê e ouve os batimentos cardíacos. A mulher sente-se grande, desajeitada e pouco atraente durante o terceiro trimestre, quando o feto cresce com maior rapidez.
Mudanças de papel	Os dois parceiros pensam a respeito e têm sentimentos de incerteza sobre as mudanças de papel iminentes. Os parceiros têm sentimentos ambivalentes sobre a ideia de serem pais e preocupam-se com sua capacidade para isso.
Sexualidade	Deve-se assegurar à mulher que a atividade sexual não prejudicará o feto. O desejo sexual da mulher é influenciado pela imagem corporal. Algumas vezes a mulher deseja ficar aconchegada e abraçar, em vez de manter relações sexuais.
Mecanismos de enfrentamento	Deve-se assegurar à mulher que o parto e a criação dos filhos são experiências naturais e positivas, mas também são estressantes. Quando indicado, ajude-a a lidar com estressores específicos, como encontrar uma nova moradia, preparar o quarto do bebê ou participar de aulas preparatórias para o parto.
Estresse durante o puerpério	A mulher volta exausta do hospital para casa e não está familiarizada com o cuidado do lactente. A mulher apresenta desconforto físico ou sentimentos de ansiedade ou depressão. A mulher pode apresentar sentimentos de culpa subsequentes, ansiedade ou possivelmente uma sensação de liberdade ou alívio se precisar voltar ao trabalho logo após o parto.

e responsáveis (Figura 13.4). Também começam a ajudar os pais idosos ao mesmo tempo que são responsáveis por seus próprios filhos, enquadrando-se na **geração sanduíche**. O uso do tempo de lazer de modo gratificante e criativo é um desafio que, se satisfatório, permite que os adultos de meia-idade se preparem para a aposentadoria. Porém, esse é o quadro de um adulto de meia-idade com boa renda e alto nível de escolaridade. O National Center for Children in Poverty revelou que crianças que crescem em famílias pobres têm uma propensão muito maior de serem pobres no início da vida adulta, e afro-americanos têm mais probabilidade do que os brancos de serem pobres no início da vida adulta e na meia-idade (Saporta Report, 2021). Além disso, mulheres solteiras chefes de família com filhos são mais propensas a viver em pobreza geracional. Assim sendo, nem todos os adultos de meia-idade têm vidas produtivas e enriquecedoras. Estima-se que cerca de 40% dos americanos de classe média apresentem risco de empobrecerem com a aposentadoria devido a reduções de renda, patrimônio, e aumentos dos custos de saúde (CNBC, 2021). Consequentemente, muitos adultos de meia-idade planejam trabalhar além da idade tradicional de aposentadoria.

Durante a meia-idade, homens e mulheres se ajustam às inevitáveis alterações biológicas. Como na adolescência, os adultos de meia-idade usam uma quantidade considerável de energia para adaptar o autoconceito e a imagem corporal às realidades fisiológicas e mudanças da aparência física. Uma autoestima elevada, uma imagem corporal favorável e uma atitude positiva em relação às alterações fisiológicas estão presentes quando os adultos de meia-idade realizam exercícios físicos, consomem dietas equilibradas, obtêm um sono adequado e seguem boas práticas de higiene que promovam organismos vigorosos e saudáveis.

Alterações físicas

As principais alterações fisiológicas ocorrem entre 40 e 65 anos. Por isso, é importante avaliar o estado de saúde geral do adulto de meia-idade. Uma avaliação abrangente oferece uma orientação para recomendações de promoção da saúde e planejamento e implementação de qualquer intervenção aguda necessária. As alterações mais visíveis durante a meia-idade são os cabelos grisalhos, a presença de rugas na pele e o alargamento da cintura. Diminuição da audição e acuidade visual costumam ser evidentes durante esse período. Muitas vezes essas alterações fisiológicas durante a meia-idade têm um impacto sobre o autoconceito e a imagem corporal. A Tabela 13.3 resume os achados anormais que devem ser considerados durante a condução de um exame físico (ver Capítulo 30). As alterações fisiológicas mais importantes na meia-idade são a menopausa nas mulheres e o climatério masculino nos homens.

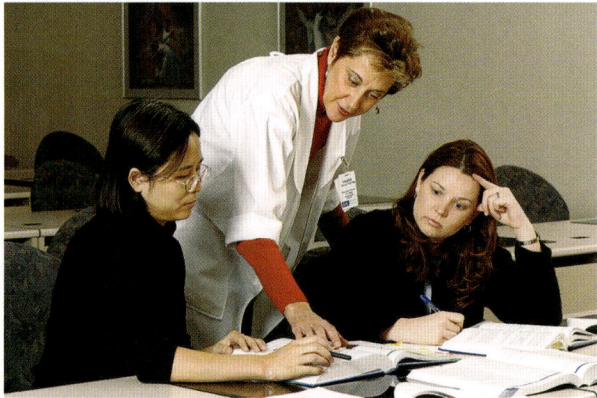

Figura 13.4 Os adultos de meia-idade gostam de ajudar os jovens a se transformarem em adultos produtivos e responsáveis.

Perimenopausa e menopausa. A menstruação e a ovulação ocorrem em um ritmo cíclico nas mulheres, da adolescência até a meia-idade. A perimenopausa é o período no qual ocorre um declínio da função ovariana, resultando na diminuição do número de óvulos e irregularidade dos ciclos menstruais; em geral dura de 1 a 3 anos. A **menopausa** é a interrupção desse ciclo, basicamente por causa da incapacidade de manutenção da estimulação periódica do sistema endócrino pelo sistema neuro-hormonal. Os ovários já não produzem estrogênios e progesterona, e os níveis sanguíneos desses hormônios diminuem de modo acentuado. A menopausa usualmente ocorre entre 45 e 60 anos (ver Capítulo 34). Cerca de 10% das mulheres não apresenta outros sintomas de menopausa além do fim da menstruação, 70 a 80% percebem as alterações, mas não apresentam problemas e em aproximadamente 10% as alterações são intensas o suficiente para interferir nas atividades da vida diária.

Climatério masculino. O **climatério masculino** ou andropausa ocorre em homens no fim dos 40 anos ou início dos 50 (ver Capítulo 34). A diminuição dos níveis de androgênios causa o climatério. Durante esse período e depois, um homem ainda é capaz de produzir espermatozoides férteis e gerar uma criança. Todavia, a ereção peniana é menos firme, a ejaculação é menos frequente e o período refratário é mais longo.

Alterações cognitivas

Alterações da função cognitiva são raras na meia-idade, exceto por doença ou trauma. Alguns adultos de meia-idade entram em programas educacionais ou vocacionais para se preparar com novas habilidades e informações para entrar no mercado de trabalho ou mudar de emprego. A exceção, novamente, se trata daqueles que vivem na pobreza. Adultos de baixa renda sofrem com escassez de recursos, instabilidade ambiental e baixa condição social subjetiva. Esses fatores foram considerados gatilhos para uma mudança regulatória em relação ao presente e ao ajuste das habilidades cognitivas (Sheehy-Skeffington, 2020). O adulto de meia-idade pobre pode focar mais as necessidades imediatas e as decisões a curto prazo, desta forma impedindo que a pessoa alcance objetivos de vida em mais longo prazo.

Alterações psicossociais

As alterações psicossociais na meia-idade costumam envolver eventos esperados, como a saída dos filhos de casa ou mudanças contínuas no emprego ou na carreira, e eventos inesperados, como a separação do parceiro ou a morte do parceiro ou de um amigo íntimo. É necessário avaliar as principais mudanças da vida e o impacto dessas mudanças sobre a condição de saúde física e emocional do adulto de meia-idade. A avaliação deve incluir os fatores psicossociais individuais como mecanismos de enfrentamento, condição de trabalho e fontes de suporte social.

Na meia-idade, quando os filhos saem de casa, a família entra no estágio pós-parental. As demandas de tempo e financeiras dos pais normalmente diminuem e o casal enfrenta a tarefa de redefinir seu próprio relacionamento. Durante esse período muitos adultos de meia-idade podem adotar estilos de vida mais saudáveis. A avaliação das necessidades de promoção da saúde para um adulto de meia-idade inclui exames de triagem regulares, quantidade de repouso, atividades de lazer, ingestão de nutrientes e exercícios regulares. Avalie também o uso de tabaco, álcool ou drogas ilícitas. Avalie o ambiente social do adulto de meia-idade, incluindo preocupações relacionadas a relacionamentos, comunicação e relacionamento com os filhos, netos e pais idosos e preocupações relacionadas aos cuidados dos pais ou de um cônjuge doente.

Tabela 13.3 Achados anormais no exame físico de adultos de meia-idade.

Sistema orgânico	Achados na avaliação
Tegumentar	Pele muito delgada Pele áspera, descamativa, seca Lesões
Cabelos e couro cabeludo	Perda de cabelos excessiva generalizada ou em áreas irregulares Descamação excessiva
Cabeça e pescoço	Crânio e ossos da face grandes e espessos Assimetria no movimento da cabeça e/ou do pescoço Rebaixamento em um lado da face
Olhos	Redução da visão periférica Posição assimétrica do reflexo luminoso Queda da pálpebra superior (ptose) Vermelhidão ou crostas ao redor das pálpebras
Orelhas	Secreção de qualquer tipo Vermelhidão e tumefação dos meatos acústicos
Nariz, seios paranasais e garganta	Sensibilidade nasal Oclusão da narina Edema e coloração rosa-pálida ou cinza-azulada na mucosa nasal Seios paranasais dolorosos à palpação ou percussão Movimento assimétrico ou perda de movimento da úvula Vermelhidão ou aumento das tonsilas
Tórax e pulmões	Expansão torácica assimétrica Frêmito assimétrico, hiper-ressonância, diminuição ou ausência de sons respiratórios Ruídos pulmonares adventícios, como crepitação e sibilos
Sistema cardiovascular	Pulsação desigual, pulsos fracos, pulsos vigorosos ou variações da intensidade do pulso de um batimento para outro Bradicardia ou taquicardia Hipertensão Hipotensão
Mamas – femininas	Aumento recente do tamanho de uma das mamas Textura alterada da pele ou aspecto de casca de laranja Vermelhidão ou dor nas mamas
Mamas – masculinas	Aumento mole e gorduroso do tecido mamário
Abdome	Contusões, áreas locais de alteração da cor, coloração violácea, pele pálida e tensa Distensão abdominal generalizada Ruídos intestinais hipoativos, hiperativos, diminuídos ou ausentes
Genitália feminina	Lábios assimétricos Tumefação, dor ou secreção das glândulas de Bartholin Diminuição do tônus da musculatura vaginal Aumento do colo uterino ou projeção para a vagina Áreas avermelhadas ou lesões na vagina
Genitália masculina	Erupção cutânea, lesões ou nódulos na pele do corpo do pênis Secreção peniana Aumento do saco escrotal Protuberâncias aparentes no anel inguinal superficial ou no canal femoral quando o paciente faz força para baixo
Sistema musculoesquelético	Apoio assimétrico do peso Diminuição da amplitude de movimento articular; edema, vermelhidão ou aumento de articulações; articulações dolorosas Diminuição da força contra uma resistência
Sistema neurológico	Letargia Respostas motoras inadequadas Respostas anormais do sistema sensorial: incapacidade de sentir determinados aromas, perda de campos visuais, incapacidade de sentir e identificar corretamente estímulos faciais, ausência do reflexo do vômito

Transição de carreira. As mudanças de carreira ocorrem por opção ou como resultado de mudanças no local de trabalho ou na sociedade. Um exemplo mais recente é o efeito da pandemia de covid-19, que resultou em suspensão das atividades profissionais temporariamente ou permanentemente para uma estimativa de 20,5 milhões de norte-americanos (Cunningham, 2021). Nas últimas décadas, os adultos de meia-idade trocam de ocupação com maior frequência por vários motivos, incluindo limitação da possibilidade de ascensão, diminuição da disponibilidade de empregos e a busca por uma ocupação mais desafiadora. Em alguns casos, corte de pessoal, avanços tecnológicos ou outras mudanças forçam os adultos de meia-idade a procurar novos empregos. Essas mudanças, em particular quando imprevistas, causam estresse que afeta a saúde, os relacionamentos familiares, o autoconceito e outras dimensões (ver Capítulo 37).

Sexualidade. Após a saída do último filho de casa, muitos casais redefinem seus relacionamentos e descobrem maior satisfação conjugal e sexual. O início da menopausa e do climatério masculino ou andropausa afeta a saúde sexual dos adultos de meia-idade. Algumas mulheres podem desejar maior atividade sexual porque a gravidez já não é possível. Homens e mulheres de meia-idade conseguem manter relações sexuais satisfatórias (ver Capítulo 34 para alterações físicas).

Outros fatores que influenciam a sexualidade durante esse período incluem estresse profissional, declínio da saúde de um ou ambos os parceiros e efeitos de alguns medicamentos prescritos. Por exemplo, os agentes anti-hipertensivos têm efeitos colaterais que influenciam o desejo ou a função sexual. Medicamentos anti-hipertensivos, diuréticos e betabloqueadores podem causar disfunção erétil (DE) nos homens (Burcham e Rosenthal, 2019). Algumas vezes, os dois parceiros apresentam disfunções sexuais causadas pelo estresse relacionado às alterações sexuais ou um conflito entre suas necessidades sexuais e a autopercepção e atitudes ou expectativas sociais.

Fatores psicossociais familiares. Os fatores psicossociais que envolvem a família incluem o estresse da vida de solteiro, alterações conjugais e de relacionamento, transição da família quando os filhos ou parceiros adultos saem de casa e o cuidado dos pais idosos.

Solteiros. Muitos adultos acima de 35 anos, nos EUA, nunca se casaram (U.S. Census Bureau, 2021). Muitos têm formação universitária e abraçam a filosofia de escolha e liberdade, adiamento do casamento e parentalidade tardia. Alguns adultos de meia-idade preferem permanecer solteiros, mas também optam por ter filhos biológicos ou por adoção. Muitos adultos de meia-idade solteiros não têm parentes, mas compartilham uma relação semelhante à familiar com amigos íntimos ou colegas de trabalho. Como consequência, alguns solteiros de meia-idade podem se sentir isolados durante as festas "familiares" tradicionais, como Ação de Graças e Natal. Em momentos de doença, adultos de meia-idade que preferem ficar solteiros e sem filhos dependem de outros parentes ou amigos, aumentando as demandas de cuidados de membros da família que também têm outras responsabilidades. A avaliação de enfermagem de solteiros de meia-idade deve ser detalhada e incluir os fatores psicossociais, a definição de família do indivíduo e os sistemas de suporte disponíveis.

Mudanças conjugais. As mudanças conjugais que ocorrem na meia-idade incluem morte do cônjuge ou parceiro, separação, divórcio e opção de casar novamente ou permanecer solteiro. Um paciente viúvo, separado ou divorciado passa por um período de luto e perda no qual é necessária a adaptação à mudança do estado conjugal. O luto normal avança e retrocede por uma série de fases e a resolução do luto muitas vezes demora 1 ano ou mais. Avalie o nível de enfrentamento do luto e da perda associados às mudanças da vida no adulto de meia-idade (ver Capítulo 36).

Transições familiares. A saída do último filho de casa também é um estressor. Muitos pais recebem bem a liberdade das responsabilidades relacionadas à criação dos filhos, enquanto outros se sentem solitários ou sem direção. A *síndrome do ninho vazio* é o termo usado para descrever a tristeza e a solidão que ocorrem quando os filhos saem de casa. Em algum momento, os pais precisam reavaliar seu casamento, tentar resolver conflitos e planejar o futuro. Em algumas ocasiões essa fase de reajustamento leva a conflitos conjugais, separação e divórcio (ver Capítulo 10).

Cuidado com os pais idosos. A maior expectativa de vida nos EUA e Canadá provocou um aumento do número de idosos na população. Muitos adultos de meia-idade ficam divididos entre a responsabilidade de cuidar dos filhos dependentes e os cuidados de pais idosos e doentes. Eles fazem parte da geração sanduíche.

Mais frequentemente, essa responsabilidade de tomar conta dos pais e/ou sogros é assumida pela mulher da família (Evans et al., 2019). Os desafios de cuidar de alguém são estressantes, às vezes forçando o cuidador a escolher entre as necessidades da família nuclear e as necessidades dos pais e/ou sogros.

Muitas vezes o adulto de meia-idade e os pais idosos exibem prioridades conflitantes no relacionamento quando os idosos lutam para permanecer independentes, por exemplo, mantendo o próprio espaço ou finanças. A negociação e as concessões ajudam a definir e resolver os problemas. Ao encontrar um familiar cuidador, reserve algum tempo para identificar as necessidades de saúde dos dois grupos e ajude a família multigeracional a determinar os recursos de saúde e comunitários disponíveis enquanto tomam decisões e fazem planos (Liu e Huang, 2018).

Avalie as relações familiares para determinar as percepções de responsabilidade, a disposição e a lealdade percebida dos membros em relação aos cuidados com familiares idosos (Ellington et al., 2018). Determine as necessidades de saúde física e emocional do cuidador e incorpore essas necessidades no plano de cuidado do paciente (Evans et al., 2019).

> **Pense nisso**
>
> Você está cuidando de um casal de meia-idade que decidiu trazer a mãe viúva da esposa, que sofre de câncer de mama metastático em estágio 4, para oferecer cuidados em fim de vida em casa. Para ajudar a unidade familiar nas fases iniciais dos cuidados, determine quais informações você precisa ter, como as expectativas da família em relação aos cuidados, os recursos disponíveis para a família, outros recursos que podem ser necessários e como a família/o casal resolve os problemas.

Preocupações de saúde

Promoção da saúde e redução do estresse. Por apresentarem alterações fisiológicas e enfrentarem determinadas realidades em relação à saúde, as percepções e os comportamentos de saúde dos adultos de meia-idade em geral são fatores importantes para a manutenção da saúde. É importante que mantenham um condicionamento físico regular enquanto envelhecem. Exercícios de rotina, 20 a 30 minutos 5 ou 6 vezes/semana, promovem a saúde (ver Capítulo 38). Por exemplo, existe uma associação entre atividade, condicionamento cardiopulmonar e resultados de saúde a longo prazo, especialmente no que diz respeito à doença cardiovascular (Benck et al., 2018). Em mulheres e homens com risco de osteoporose, a atividade física semanal em nível regular a moderado ajuda a manter a saúde dos ossos (Huether et al., 2020).

O estresse ao longo da vida constitui uma preocupação de saúde. O mundo complexo da atualidade deixa os indivíduos mais propensos a doenças relacionadas ao estresse, como ataque cardíaco e hipertensão (ver Capítulo 37). Quando os adultos procuram cuidados de saúde, os enfermeiros em ambulatórios e ambientes de saúde domiciliar idealizam programas de gerenciamento de estresse individualizados e culturalmente apropriados que enfocam o bem-estar e orientam os pacientes a avaliar seus comportamentos de saúde, estilo de vida e ambiente (Amnie, 2018; Madva, 2018).

Trabalhe com o paciente para identificar métodos para prevenção de situações estressantes, como habituação, evitação de mudanças, bloqueio de tempo, gerenciamento do tempo e modificação ambiental (p. ex., instalação de rampas, remoção de obstáculos). Em seguida, ajude o paciente a aumentar a resistência ao estresse (p. ex., aumento da autoestima, melhoria da assertividade, redirecionamento de metas alternativas e reorientação da avaliação cognitiva). Por fim, ajude os pacientes a aprender como evitar a resposta fisiológica ao estresse. Incentive o uso de técnicas de relaxamento, visualização, ioga, meditação e *biofeedback* para recondicionar a resposta do paciente ao estresse (ver Capítulo 37).

Obesidade. A obesidade é uma preocupação de saúde crescente e dispendiosa para adultos de meia-idade. É uma doença complicada e multifatorial, de origem genética, comportamental, socioeconômica e ambiental. A obesidade reduz a qualidade de vida e aumenta o risco de muitas doenças crônicas graves e morte prematura. As consequências de saúde provocadas pela obesidade incluem hipertensão arterial, elevação do colesterol sanguíneo, diabetes tipo 2, doença cardíaca coronariana, osteoartrite e apneia obstrutiva do sono. O *Healthy People 2030* (Office of Disease Prevention and Health Promotion, s.d.) tem como objetivo ajudar as pessoas a praticar atividades físicas suficientes e a consumir as quantidades recomendadas de alimentos saudáveis, como frutas, vegetais e grãos integrais para reduzir a obesidade, reduzir o risco de doenças crônicas e melhorar sua saúde.

Formação de hábitos de saúde positivos. Hábitos de saúde positivos ajudam a manter uma função ótima e reduzem o risco de enfermidades crônicas. Alguns hábitos promovem a saúde (p. ex., exercícios, escovação dos dentes e uso de fio dental diariamente) ou previnem doenças. A ingestão de cálcio e vitamina D não é mais uma prática rotineira para mulheres de meia-idade. Novos dados comprovam que estes suplementos são recomendados quando da presença de deficiência de vitamina D. O uso rotineiro destes suplementos não reduz o risco de fraturas (American Bone Health, 2020).

Durante a avaliação, obtenha dados sobre os comportamentos de saúde do paciente. Descubra o que é importante para um paciente em relação à manutenção da saúde. Em seguida, determine quais comportamentos são positivos ou negativos. Exemplos de comportamentos de saúde positivos incluem exercício regular (ver Capítulo 38), adesão a hábitos alimentares saudáveis, evitar o consumo excessivo de álcool, participação em triagens e exames diagnósticos de rotina para prevenção de doenças e promoção da saúde (p. ex., triagem laboratorial do colesterol sérico, mamografia) e alterações do estilo de vida para reduzir o estresse. Outros hábitos envolvem fatores de risco para a saúde (p. ex., tabagismo ou consumo de alimentos com pouco ou nenhum valor nutricional).

Para ajudar os pacientes a criar hábitos de saúde positivos, o enfermeiro deve atuar como professor e facilitador. As informações sobre o funcionamento do organismo e como criar e mudar hábitos em relação às próprias metas ampliam os níveis de conhecimento dos pacientes sobre o possível impacto do comportamento sobre a saúde (Amnie, 2018). Ofereça um reforço positivo (como elogios e recompensas) para comportamentos e decisões voltados à saúde. Esse reforço aumenta a probabilidade de que o comportamento seja repetido.

Ajude os adultos de meia-idade a considerar fatores como prevenção de ISTs, prevenção do abuso de opioides e substâncias, e prevenção de acidentes em termos de diminuição dos riscos à saúde.

Por exemplo, informe os pacientes sobre as causas de transmissão de ISTs e os seus sintomas. Discuta os métodos de proteção durante a atividade sexual com o paciente de um modo franco, sem julgamentos, e reforce a importância da prática de sexo seguro (ver Capítulo 34).

A mudança de maus hábitos de saúde é difícil; reconheça que existem obstáculos à mudança (Boxe 13.2). Ajude os pacientes a reconhecer e modificar hábitos não seguros e possíveis risco à saúde. É necessário estabelecer uma parceria com os pacientes e as famílias para minimizar ou eliminar essas barreiras.

Letramento em saúde. O letramento em saúde é definido como as habilidades cognitivas e sociais que determinam a motivação e a capacidade de indivíduos terem acesso, entenderem e utilizarem as informações de modo a promover e manter uma boa saúde (ver Capítulo 25). O letramento em saúde é essencial para assumir a responsabilidade pela própria saúde. Um menor letramento em saúde pode afetar a capacidade de compreender informações de saúde básicas fornecidas por escrito ou ler um rótulo de medicamento corretamente (CDC, 2019b). Existe uma relação entre o letramento em saúde e a adesão aos comportamentos de promoção da saúde (p. ex., tomar as medicações corretamente, se exercitar), especialmente em pacientes com enfermidades crônicas como diabetes. Portanto, é importante melhorar o letramento em saúde dos pacientes e ao mesmo tempo oferecer educação em saúde ao paciente para melhorar os resultados de saúde (Chahardah-Cherik et al., 2018).

Pessoas que têm o português como segundo idioma correm o risco de um baixo letramento em saúde e podem não conseguir conduzir o autogerenciamento de sua saúde com modificação de fatores de risco relacionados ao estilo de vida para prevenir o desenvolvimento de enfermidades crônicas (Nierengarten, 2018; Fernandez-Gutierrez et al., 2018). Um intérprete profissional pode ser necessário para garantir a compreensão das informações de saúde.

Saúde psicossocial

Ansiedade. A ansiedade é um fenômeno crucial do amadurecimento relacionado a mudanças, conflitos e percepção de controle do ambiente. Com frequência os adultos sentem ansiedade em resposta a alterações fisiológicas e psicossociais da meia-idade. Essa ansiedade motiva o adulto a repensar as metas de vida e, assim, pode estimular a produtividade. Entretanto, em alguns adultos, a ansiedade precipita doenças psicossomáticas e uma preocupação com a morte. Nesse caso o adulto de meia-idade considera que a vida já passou da metade ou mais e pensa em termos do tempo restante para viver (Varcarolis e Dixon, 2020).

Obviamente, uma doença que põe em risco a vida, uma transição conjugal, a perda de um cônjuge ou parceiro ou um estressor profissional aumentam a ansiedade do paciente e da família. Utilize técnicas de intervenção de crise ou gerenciamento do estresse para ajudar o paciente em sua adaptação às mudanças da meia-idade (ver Capítulo 37).

Boxe 13.2 Obstáculos às mudanças

Obstáculos externos
- Falta de serviços
- Falta de recursos e materiais
- Suporte social limitado
- Falta de motivação
- Pouco acesso aos cuidados

Obstáculos internos
- Falta de conhecimento
- Habilidades ou motivação insuficientes para mudar os hábitos de saúde
- Ausência de definição de metas em curto e longo prazo

Depressão. A depressão é um transtorno do humor que se manifesta de muitos modos. Embora a idade de início mais frequente ocorra entre 14 e 44 anos, é comum em adultos na meia-idade e existem muitas causas. Os fatores de risco para depressão incluem um histórico familiar de depressão, sexo feminino, ser membro da comunidade LGBTQIA+, falta de suporte social, doença crônica e eventos estressantes negativos (Varcarolis e Dixon, 2020). Indivíduos com enfermidades crônicas ou cuidadores de parentes com enfermidades crônicas e de longa duração apresentam maior nível de depressão (Madva, 2018). Os sintomas variam de acordo com o indivíduo e podem incluir humor deprimido, perda de interesse nas atividades, comprometimento da concentração ou sentimentos de inutilidade ou culpa. Os sintomas também podem ser inespecíficos, como dor nas costas, ganho ou perda de peso, constipação intestinal, cefaleias ou fadiga. O abuso de álcool ou outras substâncias piora ainda mais a depressão.

A avaliação de enfermagem de um adulto de meia-idade com depressão depende do ambiente de atendimento. Uma coleta de dados focada, abordando o histórico individual e familiar de depressão, alterações do humor, alterações cognitivas, alterações comportamentais e sociais, bem como alterações físicas, é ideal. Existe uma variedade de ferramentas úteis e válidas para a triagem de depressão. Hospitais e outras instituições de saúde costumam ter uma ferramenta de triagem de depressão preferida. Qualquer que seja a usada, certifique-se de coletar os dados de avaliação tanto do paciente quanto da família. Os dados da família são particularmente importantes, dependendo do nível de depressão apresentado pelo adulto de meia-idade (Varcarolis e Dixon, 2020).

Demência de início precoce. A demência de início precoce (DIP), ou "demência pré-senil", define todas as condições relacionadas à demência antes dos 65 anos (Elhusein et al., 2020). A depressão e a ansiedade são proeminentes. Conforme a DIP progride, há agravamento da agitação, apatia e irritabilidade. A DIP tem consequências psicológicas devastadoras, afeta as pessoas durante seus anos produtivos e de lazer, bem como as responsabilidades familiares. Os pacientes e as famílias precisam de auxílio para manter a independência na tomada de decisão e nas atividades (Brosch e Farlow, 2020; Sakamoto et al., 2017).

Programas de saúde na comunidade. Os programas de saúde na comunidade, em clínicas, grupos de autoajuda e serviços de atenção primária oferecem serviços para prevenção de doenças, promoção da saúde e detecção de doenças nos estágios iniciais. Os enfermeiros fazem contribuições inestimáveis à saúde da comunidade assumindo uma participação ativa no planejamento de programas de triagem e ensino e grupos de apoio para adultos de meia-idade (ver Capítulo 3).

Os programas de educação em saúde promovem mudanças no comportamento e estilo de vida. Na condição de educador em saúde, ofereça informações que permitam que os pacientes tomem decisões esclarecidas sobre as práticas de saúde no contexto de promoção da saúde. Garanta que os programas educacionais sejam culturalmente adequados e use linguagem simples (Williams et al., 2018). As mudanças para práticas de saúde mais positivas durante a juventude e a meia-idade levam a menor número de problemas de saúde ou menos complicações em uma idade avançada. Durante o aconselhamento sobre a saúde, colabore com os pacientes para projetar um plano de ação que aborde sua saúde e seu bem-estar. Por meio de uma resolução de problemas objetiva, é possível ajudar o paciente a crescer e mudar (Edelman e Kudzma, 2021).

Cuidados agudos. As doenças e condições agudas enfrentadas na meia-idade são semelhantes às de adultos jovens. No entanto, ferimentos e doenças agudas na meia-idade requerem um período de recuperação mais longo porque os processos de cura tornam-se mais lentos. Além disso, há maior probabilidade de que se transformem em condições crônicas. Para adultos de meia-idade na geração sanduíche, os níveis de estresse também aumentam enquanto equilibram as responsabilidades relacionadas a emprego, vida familiar, cuidados dos filhos e cuidados dos pais idosos enquanto se recuperam de um ferimento ou uma doença aguda.

Recuperação e cuidados contínuos. As enfermidades crônicas afetam os papéis e as responsabilidades dos adultos de meia-idade. Alguns resultados da enfermidade crônica consistem em tensão nos relacionamentos familiares, modificações das atividades familiares, aumento das tarefas de cuidados de saúde, maior estresse financeiro, necessidade de adaptação da moradia, isolamento social, preocupações médicas e luto. O grau de incapacidade e a percepção do paciente em relação à enfermidade e à incapacidade determinam a extensão das alterações do estilo de vida. Alguns exemplos dos problemas enfrentados por pacientes que desenvolvem uma enfermidade crônica debilitante na vida adulta incluem inversão de papéis, alterações do comportamento sexual e alterações da autoimagem. Além do estado de saúde atual de um adulto de meia-idade que apresenta uma enfermidade crônica, você deve avaliar a base de conhecimentos do paciente e da família. Essa avaliação inclui a evolução clínica da doença e o prognóstico para o paciente. É necessário determinar os mecanismos de enfrentamento do paciente e da família. Além disso, você precisa avaliar a adesão ao tratamento e aos regimes de reabilitação, avaliar a necessidades de serviços na comunidade e sociais e fazer os encaminhamentos apropriados.

Pontos-chave

- Adultez emergente é um estágio singular do desenvolvimento que ocorre entre o início da vida adulta e o fim da adolescência no qual as pessoas enfrentam grandes transições e decisões de vida no intuito de se tornarem independentes
- Adultez emergente difere do início da vida adulta, pois a maioria dos jovens ainda não fez as transições historicamente associadas à condição de adulto, principalmente casamento e paternidade. Nesse estágio, os adultos jovens se deparam com as tarefas de desenvolvimento da identidade, quem eles querem ser, e como alcançar seus objetivos
- O adulto jovem que realiza a tarefa de desenvolvimento de integração pessoal tem maturidade emocional para complementar a capacidade física e, portanto, está apto a desenvolver relacionamentos sexuais maduros e estabelecer intimidade
- Adultos que vivem na pobreza desde a infância geralmente apresentam risco de sofrimento psicológico e habilidades cognitivas prejudicadas, o que afeta sua capacidade de tomar decisões a longo prazo e prejudica ainda mais seu acesso aos recursos de cuidado de saúde
- As adultas jovens estão em um período estável de desenvolvimento físico normal, que inclui as alterações relacionadas à gravidez
- O desenvolvimento cognitivo continua durante toda a juventude e a meia-idade
- Alterações cognitivas na meia-idade geralmente estão relacionadas a doenças agudas ou trauma físico
- Hábitos de pensamento crítico, como habilidades conceituais e resolução de problemas, normalmente se expandem constantemente ao longo do início da vida adulta
- A saúde emocional dos adultos jovens e de meia-idade está correlacionada à capacidade de abordar e resolver problemas pessoais e sociais
- Um histórico familiar de doença às vezes coloca um adulto jovem em risco de desenvolver tal doença na meia-idade ou na velhice

- As alterações psicossociais e as preocupações de saúde durante a gravidez e o período pós-parto afetam os pais, os irmãos e muitas vezes a família ampliada
- As mudanças psicossociais dos adultos de meia-idade costumam incluir transição de carreira, sexualidade, mudanças conjugais, transição familiar e cuidado dos pais idosos
- As preocupações de saúde de um adulto jovem normalmente estão relacionadas a hábitos de promoção de saúde e questões de fertilidade e gravidez
- As preocupações de saúde dos adultos de meia-idade geralmente envolvem enfermidades relacionadas ao estresse, adoção de hábitos de saúde positivos e aspectos do letramento em saúde
- VPI, antigamente chamada de violência doméstica, é um problema de saúde pública global. Ela existe desde um único episódio de violência até espancamentos contínuos.

Para refletir

- Pense em seus próprios hábitos de saúde
  - Como você poderia melhorá-los? Selecione um que você gostaria de melhorar
  - Que informações seriam necessárias para que você consiga mudar esse hábito específico?
- Uma amiga menciona que a avó paterna e o tio são sobreviventes de câncer de mama. O pai dela não acha que tenha risco e não informou o clínico geral sobre o histórico familiar. O que você precisa fazer ao preparar-se para ter uma conversa com sua amiga e ajudá-la a obter mais informações e pensar criticamente sobre estratégias para ajudar o pai a perceber a necessidade de informar seu clínico geral e fazer algum exame?
- Você está tomando um café com uma amiga e nota hematomas em seu pescoço e em ambos os punhos. Ela lhe contou que seu namorado tem um temperamento difícil e diz que ela está sempre errada. Quais são os fatores de risco a verificar em uma avaliação que sugere perpetração de violência de parceiro íntimo? Como você procederia para obter mais informações e ajudar sua amiga?

Questões de revisão

1. Um enfermeiro está realizando a avaliação de uma paciente do sexo feminino de 27 anos. Quais questões avaliam melhor os aspectos psicossociais da saúde dessa jovem? (Selecione todas as aplicáveis.)
   a. Você se sente segura em casa e no trabalho?
   b. Quantas frutas e vegetais você consome habitualmente por dia?
   c. Descreva sua relação com sua família.
   d. Você recebeu a vacina para prevenção de HPV?
   e. Quais são suas metas de carreira a longo prazo?
2. Um paciente de 36 anos recém-diagnosticado com diabetes tipo 1 conta que está frustrado com o tempo que demora para preparar as refeições e monitorar sua glicemia. Também está tendo dificuldade para entender seu esquema de insulina. Quais das seguintes sugestões seriam mais apropriadas? (Selecione todas as aplicáveis.)
   a. Fornecer ao paciente materiais educativos de fácil leitura.
   b. Encaminhar esse paciente a um grupo de apoio para diabetes.
   c. Encaminhar o paciente ao endocrinologista.
   d. Sugerir que o paciente marque uma consulta com um nutricionista.
   e. Sugerir modos de modificar seu cronograma.
3. Ao avaliar a base de conhecimentos relacionados à saúde tanto do paciente de meia-idade com a enfermidade quanto da família, a avaliação deve incluir quais das opções a seguir? (Selecione todas as aplicáveis.)
   a. Evolução clínica da doença.
   b. Prognóstico do paciente.
   c. Mecanismos de enfrentamento do paciente e da família.
   d. Condição socioeconômica.
   e. Necessidade de serviços na comunidade e sociais.
4. Uma mulher de 50 anos apresenta níveis elevados de colesterol sérico que aumentam o risco de doença cardiovascular. O profissional de enfermagem ajuda essa paciente a controlar esse fator de risco ao avaliar as tendências alimentares atuais da paciente e descrever alterações da dieta para reduzir o risco de ela desenvolva doença cardiovascular. Essa atividade de enfermagem é uma forma de:
   a. Encaminhamento.
   b. Aconselhamento.
   c. Educação em saúde.
   d. Técnica de gerenciamento de estresse.
5. Você está cuidando de uma paciente jovem que vive, atualmente, em situação de rua. Você acredita que ela esteja sofrendo VPI. Sua avaliação da paciente revela vários fatores socioeconômicos. Quais deles estão relacionados à VPI? (Selecione todas as aplicáveis.)
   a. Histórico de fumar maconha.
   b. Renda abaixo do nível da pobreza.
   c. Divórcio recente.
   d. Nível de ensino médio.
   e. Desemprego.
6. Um enfermeiro de saúde domiciliar está cuidando de uma mulher de 48 anos com diabetes melito tipo 2 recentemente diagnosticado. O médico receitou metformina de liberação imediata (IR, do inglês *immediate-release*) 3 vezes/dia. A mulher mora sozinha, mas tem uma irmã que mora a apenas 8 km de distância. O médico solicita que a paciente meça sua glicemia todos os dias durante todo o mês. Quais das opções seguintes mostram a capacidade do enfermeiro de minimizar barreiras comuns à mudança de hábitos ao ajudar essa paciente a controlar seu diabetes? (Selecione todas as aplicáveis.)
   a. Encoraja a paciente a fazer um exame oftalmológico.
   b. Fornece uma brochura com linguagem simples que explica as implicações a longo prazo do diabetes tipo 2.
   c. Diz à paciente para sempre tomar a metformina nos mesmos horários todos os dias.
   d. Informa a paciente sobre a disponibilidade de um grupo de apoio em sua comunidade.
   e. Recomenda que a irmã da paciente se envolva com o aprendizado sobre medicação e monitoramento da glicose.
7. Um paciente de 48 anos, em consulta com o clínico geral, se apresenta com fadiga e perda recente de peso. É a primeira consulta do paciente na clínica em 2 anos. O paciente tem histórico familiar de câncer e doença cardíaca. Durante a avaliação, o enfermeiro descobre que o paciente tem dois empregos e trabalha de 12 a 14 horas todos os dias da semana. O paciente consome de três a quatro doses de bebida alcoólica por dia, se alimenta de *fast-foods* ou alimentos industrializados no trabalho, dorme somente de 4 a 6 horas por noite, e não se exercita com frequência. O paciente toma um agente anti-inflamatório não esteroide (AINE) diariamente para dor no joelho. Qual das seguintes opções coloca o paciente em risco para o desenvolvimento de futuras doenças crônicas na vida? (Selecione todas as aplicáveis.)
   a. Trabalhar 10 a 12 horas por dia.
   b. Comer calorias em excesso e comidas gordurosas.
   c. Não se exercitar regularmente.
   d. Tomar analgésico diariamente.
   e. Consumir álcool em excesso.

8. Uma mulher obesa de 45 anos diz ao enfermeiro que deseja perder peso. Que achados na avaliação podem ser fatores que contribuem para a obesidade nessa mulher? (Selecione todas as aplicáveis.)
   a. A mulher trabalha em um cargo executivo que tem muitas demandas.
   b. A mulher diz que tem pouco tempo para preparar as refeições em casa e come fora no mínimo quatro noites por semana.
   c. A mulher realiza exercícios na academia da empresa às 5 horas, 3 vezes/semana.
   d. A mulher diz que tenta comer alimentos "com baixo colesterol" para ajudar a perder peso.
   e. A mulher diz que tira férias todos os anos.
9. Uma executiva de 34 anos tem um emprego com prazos frequentes. Ela percebe que, quando os prazos se aproximam, tende a ingerir alimentos com alto teor de gordura e alto teor de carboidratos. Também explica que sofre de cefaleias e dores de estômago frequentes durante esses períodos. Após as informações de educação em saúde fornecidas pelo enfermeiro, a executiva decide tentar a prática de ioga. Nesse cenário a ioga é melhor descrita como qual dos procedimentos seguintes:
   a. Encaminhamento ambulatorial.
   b. Técnica de aconselhamento.
   c. Atividade de promoção da saúde.
   d. Técnica de gerenciamento de estresse.
10. Um enfermeiro está avaliando um paciente do sexo masculino de 24 anos. Após a avaliação, ele observa que o histórico familiar não é notável em termos de doenças crônicas e seus achados físicos e laboratoriais estão dentro dos limites normais. De acordo com esses achados, as intervenções de enfermagem são dirigidas para atividades relacionadas a quais dos seguintes aconselhamentos? (Selecione todas as aplicáveis.)
    a. Orientação para que o paciente retorne em 2 anos.
    b. Orientação sobre prevenção secundária.
    c. Orientação sobre atividades de promoção da saúde.
    d. Orientação sobre triagens de rotina.
    e. Orientação sobre as vacinações adequadas.

Respostas: 1. a, c, e; **2.** a, b, d, e; **3.** a, b, d, e; **4.** c; **5.** a, c, d, e; **6.** b, d, e; **7.** b, c, e; **8.** a, b; **9.** d; **10.** c, d, e.

Referências bibliográficas

American Academy of Pediatrics (AAP): Policy statement: promoting the well-being of children whose parents are gay or lesbian, *Pediatrics* 141(4):827, 2013.

American Bone Health: *Guidelines on calcium and vitamin d supplements*, 2020, https://americanbonehealth.org/nutrition/guidelines-calcium-vitamin-d-supplementation/. Accessed August 2020.

American Cancer Society: *Guideline for colorectal cancer screening*, 2021, https://www.cancer.org/cancer/colon-rectal-cancer/detection-diagnosis-staging/acs-recommendations.html. Accessed April 22, 2021.

American Heart Association (AHA): American Heart Association recommendations for physical activity in adults, 2018, http://www.heart.org/HEARTORG/GettingHealthy/PhysicalActivity/FitnessBasics/American-Heart-Association-Recommendations-for-Physical-Activity-in-Adults_UCM_307976_Article.jsp#.VkjC8aSFOpo" http://www.heart.org/HEARTORG/GettingHealthy/PhysicalActivity/FitnessBasics/American-Heart-Association-Recommendations-for-Physical-Activity-in-Adults_UCM_307976_Article.jsp#.VkjC8aSFOpo. Accessed April 2021.

American Society for Reproductive Medicine: *Infertility*, 2021 https://www.asrm.org/topics/topics-index/infertility/. Accessed April 2021.

Ashe-Goins FE: Human trafficking: implications for nurses, *S C Nurse* 25(2):15, 2018.

Berger N: Young adult cancer: influence of the obesity pandemic, *Obesity* 26(4):641, 2018.

Berkeley Public Policy: Poverty among young adults is on the rise, June 2019, https://gspp.berkeley.edu/faculty-and-impact/news/recent-news/poverty-among-young-adults-is-on-the-rise#:~:text=The%20number%20of%20young%20people%20(ages%2018-24)%20living,Institute%20for%20the%20Future%20of%20Young%20Americans%20(BIFYA). Accessed April 2021.

Brosch J, Farlow M: Early-onset dementia in adults, *UpToDate*, 2020, https://www.uptodate.com/contents/early-onset-dementia-in-adults.

Burcham JR, Rosenthal LD: *Lehne's pharmacology for nursing care*, ed 10, St Louis, 2019, Elsevier.

Butterbaugh SM et al.: My money and me: attaining financial independence in emerging adulthood through a conceptual model of identity capital theory, *Contemporary Family Therapy* 42:33, 2020.

Centers for Disease Control and Prevention (CDC): Marijuana and public health: *Health effects*, 2018, https://www.cdc.gov/marijuana/health-effects.html. Accessed April 2021.

Centers for Disease Control and Prevention (CDC): *Preventing intimate partner violence*, 2019a, https://www.cdc.gov/violenceprevention/intimatepartnerviolence/fastfact.html. Accessed August 2020.

Centers for Disease Control and Prevention (CDC): *What is health literacy*, 2019b, https://www.cdc.gov/healthliteracy/learn/index.html. Accessed August 2020.

Centers for Disease Control and Prevention (CDC): *Overweight and obesity: adult obesity prevalence maps*, 2021a, https://www.cdc.gov/obesity/data/prevalence-maps.html. Accessed April, 2021.

Centers for Disease Control and Prevention (CDC): *Overweight and obesity: adult obesity causes & consequences*, 2021b, https://www.cdc.gov/obesity/adult/causes.html. Accessed April 2021.

Centers for Medicare and Medicaid (CMS) *Services: Improving access to maternal health care in rural communities: issue brief*, n.d., https://www.cms.gov/About-CMS/Agency-Information/OMH/equity-initiatives/rural-health/09032019-Maternal-Health-Care-in-Rural-Communities.pdf. Accessed April, 2021.

CNBC: *40% of the American middle class face poverty in retirement, study concludes*, 2021, https://www.cnbc.com/2018/10/12/40percent-of-american-middle-class-face-poverty-in-retirement-study-says.html. Accessed April 2021.

Conroy J, Tabbenhoff B: Workplace stress: name it, reframe it, tame it, *Virginia Nurses Today* 26(1):6, 2018.

Cunningham J: *The pandemic's effect on the economy and workers, national conference of state legislatures*, 2021, https://www.ncsl.org/research/labor-and-employment/the-pandemic-s-effect-on-the-economy-and-workers637463008.aspx. Accessed April 2021.

Edelman C, Kudzma EC: *Health promotion throughout the life span*, ed 10, St Louis, 2021, Elsevier.

Ellington L et al.: Supporting home hospice family caregivers: insights from different perspectives. *Palliat Support Care* 16(2):209, 2018.

Erikson E: *Childhood society*, ed 2, New York, 1963, WW Norton.

Erikson E: *The lifecycle completed: a review*, New York, 1982, WW Norton.

Fioretti C et al.: The role of this listener on the emotional valence of personal memories in emerging adulthood, *J Adult Dev* 24:252, 2017.

Hockenberry MJ et al: *Wong's nursing care of infants and children*, ed 11, St Louis, 2019, Mosby.

Huether S, et al: *Understanding pathophysiology*, ed 7, St Louis, 2020, Mosby.

Institute for Women's Policy Research (IWPR): *Pay equity and discrimination*, n.d., https://iwpr.org/equal-pay-about/. Accessed April 2021.

March of Dimes: *Prenatal education and outreach*, 2021, https://www.marchofdimes.org/mission/prenatal-education-and-outreach.aspx. Accessed April 2021.

National Institute on Drug Abuse: *Talking to patients about their drug use*, n.d., https://www.drugabuse.gov/nidamed-medical-health-professionals/about-addiction-performance-project/addiction-performance-project/talking-to-patients-about-their-drug-use. Accessed August 2020.

National Institute of Mental Health (NIMH): *Postpartum depression*, n.d., https://www.nimh.nih.gov/health/publications/postpartum-depression-facts/index.shtml. Accessed August 2020.

Nierengarten MB: Health literacy: a challenge in diverse populations, 2018, *Contemp Pediatr* 35(1):19, 2018.

Office of Disease Prevention and Health Promotion: Nutrition and healthy eating. *Healthy People 2030*, n.d., U.S. Department of Health and Human Services. https://health.gov/healthypeople/objectives-and-data/browse-objectives/nutrition-and-healthy-eating. Accessed April, 2021.

Pew Research Center: *U.S. has highest rate of children living in single-parent households*, 2019, https://www.pewresearch.org/fact-tank/2019/12/12/u-s-children-more-likely-than-children-in-other-countries-to-live-with-just-one-parent/ Accessed April 2021.

Pew Research Center.: *Social media fact sheet*, https://www.pewresearch.org/internet/fact-sheet/social-media/ 2020. Accessed August 2020.

Renzulli KA: This is how much debt the average American has now—at every age, *Money*, 2020. http://time.com/money/5233033/average-debt-every-age/. Accessed August 2020.

Rossi N: Commentary on same-sex and different-sex parent households and child health outcomes: additional sources of same-sex parenting stress to consider, *J Dev Behav Pediatrics* 39(2):180, 2018.

Saporta Report: *The effects of generational poverty, sheltering arms*, February 10, 2021, https://saportareport.com/the-effects-of-generational-poverty/thought-leadership/sheltering-arms/ Accessed April 2021.

Sheehy-Skeffington J: The effects of low socioeconomic status on decision-making processes, *Curr Opin Psychol*, 33:183-188, 2020.

Tracy E, Macias-Konstantopoulos W: Human trafficking: Identification and evaluation in the health care setting, *UpToDate*, 2021, https://www.uptodate.com/contents/human-trafficking-identification-and-evaluation-in-the-health-care-setting. Accessed April 2021.

United Nations Office on Drugs and Crime: *Human trafficking FAQs*, n.d. www.unodc.org/unodc/en/human-trafficking/faqs.html. Accessed August 2020.

U.S. Bureau of Labor Statistics: *Bureau of Labor Statistics: occupational outlook handbook,* 2020. www.bls.gov/ooh. Accessed April 2021.

U.S. Census Bureau.: *U.S. Census Bureau Releases 2014-2018 ACS 5-Year Estimates*, Revised 2021. https://www.census.gov/programs-surveys/acs/news/updates/2019.html. Accessed April 2021.

U.S. Department of Health and Human Services (USDHHS): *Centers for disease control and prevention (CDC): sexually transmitted disease surveillance 2018*, 2019, https://www.cdc.gov/std/stats18/STDSurveillance2018-FUll-report.pdf. Accessed August 2020.

University of California San Francisco (UCSF): *Want to be robust at 40-plus? meeting minimum exercise guidelines won't cut it,* 2021, https://www.ucsf.edu/news/2021/04/420281/want-be-robust-40-plus-meeting-minimum-exercise-guidelines-wont-cut-it Accessed April 2021.

Varcarolis EM, Dixon C: *Essentials of psychiatric mental health nursing,* 4 ed, St Louis, 2020, Elsevier.

Young Survival Coalition: *Breast cancer statistics in young adults*, 2021, https://www.youngsurvival.org/learn/about-breast-cancer/statistics. Accessed April 2021.

Referências de pesquisa

Amnie A: An investigation of predictors of self-efficacy to cope with stress and implications for health education practice, *Am J Health Educ* 49(3):155, 2018.

Becker W, Starrels J: Prescription drug misuse: Epidemiology, prevention, identification, and management, *UpToDate*, 2021, https://www.uptodate.com/contents/prescription-drug-misuse-epidemiology-prevention-identification-and-management. Accessed April 2021.

Beneitz MC, Gil-Alegre ME: Opioid addiction: social problems associated and implications of both current and possible future treatments, including polymeric therapeutics for giving up the habit of opioid consumption, *BioMed Res Int* 1, 2017.

Benck L et al.: Association between cardiorespiratory fitness and lung health from young adulthood to middle age, *Am J of Resp and Crit Care Med* 195(9):1236, 2018.

Bos HM et al.: A population-based comparison of female and male same-sex parent and different-sex parent households, *Family Process* 57(1): 148, 2018.

Brough P et al.: Job support, coping, and control: assessment of simultaneous impacts within the occupational stress process, *J Occup Health Psych* 23(2):188, 2018.

Chahardah-Cherik S et al.: The relationship between health literacy and health promoting behaviors in patient with type 2 diabetes, *Int J Community Based Nurs Midwifery* 6(1):65, 2018.

Elhusein B et al.: Early-onset dementia: diagnostic challenges, *BMJ Case Reports*, 13(1): 2020.

Ertl A et al.: Surveillance for violent deaths-national violent death reporting system, 32 states, 2016, *Morbidity and Mortality Weekly Report (MMWR)*, 68 (9): 1, 2019, https://www.cdc.gov/mmwr/volumes/68/ss/ss6809a1.htm. Accessed August 2020.

Evans GW: Childhood poverty and adult psychological well-being, *Proc Natl Acad Sci U S A* 113 (52):14949-14952, 2016.

Evans K et al.: The impact of within and between role experiences on role balance outcomes for working sandwich generation women, *Scand J Occup Ther*, 26(3): 184, 2019.

Ferdos J et al.: Association between intimate partner violence during pregnancy and maternal pregnancy complications among recently delivered women in Bangladesh, *Aggress Behav* 44(3):294, 2018.

Forcier M, Olson-Kennedy J: Lesbian, gay, bisexual, and other sexual minoritized youth: Epidemiology and health concerns, *UpToDate*, 2020, https://www.uptodate.com/contents/lesbian-gay-bisexual-and-other-sexual-minoritized-youth-epidemiology-and-health-concerns.

Fernandez-Gutierrez M et al.: Health literacy interventions for immigrant populations: a systematic review, *Int Nurs Rev* 65(1):54, 2018.

Johnson PH, Annesi JJ: Factors related to weight gain/loss among emerging adults with obesity, *Am J Health Behav* 42(3):3, 2018.

Kellogg, MB: Secondary traumatic stress in nursing, *Adv Nurs Sci* 44(2), 157, 2021.

Kelly JF et al.: Coping with the enduring unpredictability of opioid addiction: an investigation of a novel family-focused peer-support organization, *J Subst Abus Treat* 77:193, 2017.

Layland EK et al.: Freedom to explore the self: how emerging adults use leisure to develop identity, *J Positive Psychol* 13(1):78, 2018.

Liu HY, Huang KH: The relationship between family functioning and caregiving appraisal of dementia family caregivers: caregiving self-efficacy as a mediator, *Aging Ment Health* 22(4):558, 2018.

Madva EN: Magnitude and sources of distress in mid-life adults with chronic medical illness: an exploratory mixed-methods analysis, *Psychol Health Med* 23(5):555, 2018.

Masiero M et al.: Optimistic bias in young adults for cancer, cardiovascular and respiratory diseases: a pilot study on smokers and drinkers, *J Health Psych* 23(5):645, 2018.

Padkapayeva K et al.: Gender/sex differences in the relationship between psychosocial work exposures and work and life stress, *Ann Work Expo Health* 62(4):416, 2018.

Park S, Jang MK: Associations between workplace exercise interventions and job stress reduction, *Workplace & Safety*, 67(12); 592, 2019.

Roberts A et al.: Gambling and physical intimate partner violence: results from the national epidemiologic survey on alcohol and related conditions (NESARC), *Am J Addict* 27(1):7, 2018.

Sakamoto et al.: "I'm still here": Personhood and the early-onset dementia experience, *J Geron Nurs* 43(5):12, 2017.

Shaw A, Rogge RD: Symbolic meanings of sex in relationships: developing the meanings of sexual behavior inventory, *Psychol Assess* 29(10):1221, 2017.

Siren A; Casier F: Socio-economic and lifestyle determinants of giving practical support to adult children in the era of changing late life. *Aging and Society* 39(9): 1933, 2019.

Sommerfeld D et al.: Hypersensitivity pneumonitis and acute respiratory distress syndrome from e-cigarette use, *Pediatrics* 164(6):1, 2018.

Stockdale LA, Coyne SM: Bored and online: reasons for using social media, problematic social networking site use, and behavioral outcomes across the transition from adolescence to emerging adulthood, *J Adolesc* 79: 173, 2020.

Sung H et al: Emerging cancer trends among young adults in the USA: analysis of a population-based cancer registry, *Lancet Public Health*, 4(3):e137-e147, 2019.

Szkody E, McKinney C: Indirect effects of social support on psychological health through self-esteem in emerging adulthood, *J Fam Issue* 40(17): 2439, 2019.

Wang S et al.: Job stress in young adults is associated with a range of poorer health behaviors in the childhood determinants of adult health (CDAH) study, *J Occup Environ Med* 60(3):e117, 2018.

Williams HL et al.: Do health promotion, behaviors affect levels of job satisfaction and job stress for nurses in an acute care hospital? *J Nurs Adm* 48(6):342, 2018.

14

Idosos

Objetivos

- Identificar como os mitos e estereótipos comuns relacionados aos idosos podem afetar os cuidados de enfermagem
- Discutir como um profissional de enfermagem aplica julgamento clínico ao interpretar sinais e sintomas em idosos
- Explorar as tarefas de desenvolvimento comuns aos idosos e as implicações de enfermagem associadas
- Identificar o impacto das alterações fisiológicas comuns do envelhecimento
- Distinguir entre *delirium*, demência e depressão
- Discutir questões relacionadas às alterações psicossociais do envelhecimento
- Explicar os aspectos multifacetados de maus-tratos a idosos
- Examinar preocupações de saúde dos idosos
- Planejar as intervenções de enfermagem relacionadas às alterações fisiológicas, cognitivas e psicossociais do envelhecimento.

Termos-chave

Delirium
Demência
Depressão
Enfermagem gerontológica

Etarismo
Gerontologia
Maus-tratos a idosos
Orientação para a realidade

Reminiscência
Terapia de validação

As pessoas com 65 anos estão no limite inferior da classificação que a sociedade percebe como "idoso", segundo a demografia e as políticas sociais. Contudo, muitos idosos que se sentem bem consideram estar na "meia-idade" após entrarem na sétima década de vida. Com frequência a idade cronológica tem pouca relação com a realidade do envelhecimento para um idoso. Cada pessoa envelhece à sua própria maneira. Cada idoso é único. A enfermagem deve abordar cada pessoa como um indivíduo.

O número de idosos nos EUA está crescendo rapidamente. Em 2017, havia 50,9 milhões de adultos com idade superior a 65 anos naquele país, representando 15,6% da população ou um a cada sete norte-americanos (Administration on Aging [AOA], 2018). Parte desse aumento é causada pelo aumento da expectativa de vida média. A projeção é que o número de norte-americanos acima de 65 anos praticamente dobre, chegando a 95 milhões até 2060 (Population Reference Bureau, 2021). A diversidade racial e étnica da população acima de 65 anos também está aumentando. Entre 2014 e 2060, espera-se que o segmento caucasiano não hispânico da população diminua de 77 para 55% (Population Reference Bureau, 2021). O profissional de enfermagem deve considerar a diversidade cultural um princípio importante para aplicar ao cuidar de idosos. O envelhecimento da geração dos *baby-boomers* e o crescimento do segmento populacional acima de 85 anos contribuem para o aumento projetado no número de idosos. Os *baby-boomers* nasceram entre 1946 e 1964. Os primeiros representantes dessa geração chegaram aos 65 anos em 2011. Os programas sociais e de cuidados de saúde continuam tentando se adaptar para atender às necessidades desse crescente segmento da população. O desafio consiste em obter novos conhecimentos e habilidades para oferecer cuidados culturalmente sensíveis e linguisticamente adequados (ver Capítulo 9).

Variabilidade entre idosos

Os cuidados de enfermagem de idosos apresentam desafios especiais em razão das variações em sua saúde fisiológica, cognitiva e psicossocial. Os idosos também exibem uma enorme variação da capacidade funcional. A maioria dos idosos é ativa e está envolvida em suas comunidades. Um número menor perdeu a capacidade de cuidar de si mesmo, apresenta confusão ou isolamento, ou é incapaz de tomar decisões relativas a suas necessidades. A maioria dos idosos não vive em ambientes institucionais. Em 2018, 59% dos idosos não institucionalizados viviam com um cônjuge/parceiro (42% das mulheres idosas, 72% dos homens idosos), 28% viviam sozinhos (9,3 milhões de mulheres; 4,5 milhões de homens), e apenas 3,1% de todos os idosos residiam em instituições, principalmente em casas de repouso. Como seria esperado, a porcentagem daqueles que vivem nessas instituições aumenta com a idade. Apenas 1% do grupo etário de 65 a 74 anos vive em uma casa de repouso, em comparação a 9% dos indivíduos de 85 anos ou mais (AOA, 2018).

Os aspectos físico e psicossocial do envelhecimento estão estreitamente relacionados. A menor capacidade de resposta ao estresse, a experiência de múltiplas perdas e as alterações físicas associadas ao envelhecimento normal causam um alto risco de enfermidade e deterioração funcional à pessoa. A maioria dos idosos mantém a independência funcional apesar da maior prevalência de doenças crônicas. A avaliação de enfermagem fornece indícios valiosos dos efeitos de uma enfermidade ou da doença sobre o estado funcional do paciente. As condições crônicas aumentam a complexidade da avaliação e dos cuidados de idosos. A maioria dos idosos apresenta pelo menos uma condição crônica, e muitos sofrem de múltiplas condições. Embora a interação desses fatores físicos e psicossociais possa ser grave, não suponha que todos os idosos apresentem sinais, sintomas ou comportamentos representativos de doença e declínio ou que esses sejam os únicos fatores que devam ser avaliados. Também é necessário identificar os pontos fortes e as capacidades do idoso durante uma avaliação e estimular a independência como parte de seu plano de cuidados (Touhy e Jett, 2020).

Mitos e estereótipos

Apesar das pesquisas contínuas no campo da **gerontologia**, mitos e estereótipos sobre os idosos persistem entre leigos e profissionais da saúde. Trata-se de falsas percepções sobre as características físicas e psicossociais e estilo de vida dos idosos. Quando os profissionais da saúde se prendem a estereótipos negativos sobre o envelhecimento, suas ações muitas vezes têm efeitos negativos sobre a qualidade do cuidado do paciente. Algumas pessoas creem no estereótipo de que os idosos são doentes, deficientes e fisicamente não atraentes. Outros acreditam que os idosos são esquecidos, confusos, rígidos, entediados, pouco amigáveis e não conseguem entender e aprender novas informações. Mesmo assim, os especialistas no campo da gerontologia percebem que os centenários, o grupo mais velho entre os idosos, têm uma visão otimista da vida, boas memórias, vastos contatos sociais e interesses e tolerância a outras pessoas. Embora as alterações visuais ou auditivas e a redução da energia e da resistência às vezes afetem o processo de aprendizagem, os idosos aprendem durante toda a vida.

Os estereótipos relacionados ao estilo de vida, em geral, incluem ideias equivocadas sobre os arranjos de vida e as finanças. Os conceitos errôneos sobre o estado financeiro variam de crenças de que muitos são ricos a crenças de que muitos são pobres. De acordo com o U.S. Census Bureau, apenas 8,1% das pessoas acima de 65 anos apresentam uma renda abaixo do nível de pobreza. As mulheres idosas relatam uma renda significativamente menor que a dos homens. Os benefícios de Seguro Social constituem a principal fonte de renda para a maioria dos idosos (U.S. Census Bureau, 2020).

Em uma sociedade que valoriza a aparência física, a energia e a juventude, esses mitos e estereótipos levam à depreciação dos idosos. Algumas pessoas associam o valor à produtividade; por isso, acreditam que os idosos se tornam inválidos depois que deixam a força de trabalho. Outros consideram que os conhecimentos e a experiência de idosos sejam muito ultrapassados para que tenham algum valor atual. Essas ideias revelam o **etarismo**, que é a discriminação contra as pessoas por conta do aumento da idade, assim como pessoas que são racistas e sexistas discriminam outras por causa da cor da pele e do gênero. De acordo com especialistas no campo da gerontologia, o etarismo enfraquece a autoconfiança dos idosos, limita seu acesso aos cuidados e distorce a compreensão dos cuidadores sobre as características únicas de cada idoso. Os profissionais de enfermagem devem promover uma percepção positiva do processo de envelhecimento ao estabelecer relações terapêuticas e valorizar as experiências dos idosos.

As leis atuais proíbem a discriminação por idade. O poder econômico e político dos idosos desafia as ideias do etarismo. Os idosos constituem uma proporção significativa da economia de consumo. Como eleitores e ativistas em várias questões, eles têm uma influência importante na formação de políticas públicas. Sua participação em aspectos eleitorais acrescenta uma perspectiva única a questões sociais, econômicas e tecnológicas porque vivenciaram quase um século de desenvolvimento. Alguns idosos viveram ou nasceram durante a Grande Depressão de 1929. Também vivenciaram uma guerra mundial e as guerras da Coreia, do Vietnã e do Iraque e, agora, a guerra contra o terrorismo. Os idosos acompanharam as enormes mudanças tecnológicas. As mudanças nos cuidados de saúde também afetam os idosos, pois a era da medicina de família abriu caminho para a era da especialização e gerenciamento de cuidados. Após testemunharem as iniciativas governamentais que estabeleceram o sistema de Seguro Social, Medicare e Medicaid, os idosos atualmente vivem com as alterações impostas pela reforma do sistema de saúde.

A implicação para os profissionais de enfermagem é evitar estereótipos ao conduzir avaliações de pacientes. É importante fazer uso de julgamento clínico de uma forma que avalie objetivamente as condições funcionais, fisiológicas, psicossociais e emocionais do paciente, comparar esses achados com o estado normal do paciente e, então, decidir se existem problemas de saúde. Evitar estereótipos também influenciará as intervenções que você seleciona para promover resultados saudáveis para o paciente.

Atitudes da enfermagem em relação aos idosos

É importante avaliar suas próprias atitudes em relação a idosos, seu próprio envelhecimento e o envelhecimento de sua família, amigos e pacientes. As atitudes dos enfermeiros têm origem nas suas experiências pessoais com idosos, educação, experiências profissionais e atitudes de colegas e instituições empregadoras. Considerando o número crescente de idosos em ambientes de cuidados de saúde, o estabelecimento de atitudes positivas em relação a eles e a obtenção de conhecimentos especializados sobre o envelhecimento e as necessidades de saúde de idosos são prioritários para a enfermagem. As atitudes positivas são baseadas, em parte, em uma representação realista das características e necessidades de saúde de idosos. É crucial que os idosos sejam respeitados e estejam ativamente envolvidos nas decisões e atividades relacionadas aos cuidados. No passado, ambientes institucionais, como hospitais e casas de repouso, costumavam tratar os idosos como objetos, e não como pessoas dignas e independentes. Chegou a hora de os enfermeiros reconhecerem e abordarem o etarismo, questionando as atitudes negativas e os estereótipos prevalecentes e reforçando as realidades do envelhecimento, ao cuidar de idosos em todos os contextos.

> **Pense nisso**
>
> Pense como você se sente em relação ao cuidado de idosos. Reflita sobre as experiências positivas e negativas que já teve com idosos e como isso pode afetar seus cuidados de enfermagem de idosos.

Tarefas de desenvolvimento para os idosos

As teorias do envelhecimento têm uma ligação próxima com o conceito das tarefas de desenvolvimento apropriadas para os diferentes estágios da vida (ver Capítulo 11). Embora dois indivíduos não envelheçam do mesmo modo, em termos biológicos ou psicossociais, existem tarefas de desenvolvimento comuns para os idosos que estão associadas a graus variáveis de mudança e perda (Boxe 14.1). As mudanças mais comuns incluem alterações do estado de saúde, perda de entes queridos, menor sensação de utilidade e diminuição da socialização, renda e vida independente. O modo como os idosos se ajustam a essas mudanças é muito individual. Para alguns, a adaptação e o ajustamento são relativamente fáceis. Para outros, o enfrentamento das mudanças trazidas pelo envelhecimento requer o auxílio da família, dos amigos e profissionais da saúde. Seja sensível ao efeito das perdas sobre os idosos e suas famílias e esteja preparado para oferecer apoio.

Os idosos aprendem a se ajustar às alterações físicas que acompanham o envelhecimento. A extensão e o momento dessas mudanças variam de acordo com o indivíduo, mas, conforme os sistemas orgânicos envelhecem, ocorrem alterações no aspecto e na função. Essas alterações não estão associadas a uma doença, elas são normais.

> **Boxe 14.1** Tarefas de desenvolvimento para idosos
>
> - Ajustamento às alterações da saúde e força física
> - Ajustamento à aposentadoria e à renda reduzida ou fixa
> - Ajustamento à morte de um cônjuge, filhos, irmãos, amigos
> - Aceitação de si mesmo como uma pessoa idosa
> - Manutenção de arranjos de vida satisfatórios
> - Redefinição dos relacionamentos com os filhos adultos e irmãos
> - Manutenção da qualidade de vida.

Entretanto, a presença de doença às vezes modifica o momento das mudanças ou seu impacto sobre a vida diária. A seção sobre alterações fisiológicas descreve as alterações estruturais e funcionais do envelhecimento.

Alguns idosos, tanto homens quanto mulheres, acham difícil aceitar o envelhecimento. Isso fica aparente quando mentem ao perguntarem sua idade, adotam estilos mais joviais de vestimenta ou tentam esconder as evidências físicas do envelhecimento com cosméticos. Outros negam o envelhecimento de modo possivelmente problemático. Por exemplo, alguns idosos negam os declínios funcionais e recusam-se a pedir ajuda com as tarefas, colocando sua segurança em grande risco. Outros evitam lugares e atividades projetados para seu benefício, como centros para terceira idade e atividades de promoção da saúde para idosos e, como resultado, deixam de receber os benefícios oferecidos por esses programas. A aceitação do envelhecimento pessoal não significa um recolhimento à inatividade, mas requer um exame realista dos pontos fortes e das limitações.

A aposentadoria traz desafios, como o ajuste à perda do papel ocupacional e da interação diária com os colegas de profissão. Alguns são capazes de receber a aposentadoria como um momento de buscar novos interesses e passatempos, realizar serviços voluntários nas comunidades, continuar sua educação ou iniciar novas carreiras. Para outros, os planos de aposentadoria incluem uma troca de residência, com mudança para outra cidade ou estado, ou um tipo diferente de moradia na mesma área. Outros motivos, além da aposentadoria, também causam mudanças de residência. Por exemplo, algumas vezes os comprometimentos físicos exigem a relocação para uma casa térrea menor ou para uma casa de repouso. A mudança nos arranjos de vida para um idoso geralmente requer um período prolongado de ajustamento, durante o qual o auxílio e o apoio de profissionais da saúde, amigos e familiares são necessários.

Nem todos os idosos conseguem usufruir de uma aposentadoria. Para pessoas de 65 anos ou mais, a taxa de pobreza em 2018 era de 9,7%, representando 5,1 milhões de indivíduos em situação de pobreza (U.S. Census Bureau, 2020). Esses idosos podem continuar trabalhando bem além dos 65 anos ou causar mais ônus para as famílias que fornecem cuidado e suporte.

Muitos idosos enfrentam dificuldades com a morte do cônjuge, amigo próximo ou parceiro. Em 2018, 32% de todas as mulheres idosas eram viúvas e 11% dos homens idosos eram viúvos (AOA, 2018). Talvez também precisem lidar com a morte dos filhos adultos, netos e amigos de longa data. Essas mortes representam perdas e lembretes de sua própria morte. Muitas vezes é difícil aceitar isso. Ajudando os idosos durante o processo de luto (ver Capítulo 36), você pode ajudá-los a resolver algumas dessas questões.

A redefinição dos relacionamentos com os filhos continua enquanto os idosos enfrentam os desafios do envelhecimento. Às vezes surgem várias questões, incluindo o controle da tomada de decisão, dependência, conflito, culpa e perda. O modo como essas questões se manifestam nas situações e como são resolvidas depende, em parte, do relacionamento entre os idosos e seus filhos adultos no passado.

Quando os filhos adultos passam a ser os cuidadores dos pais, devem tentar equilibrar as demandas de seus próprios filhos e carreiras com as várias dificuldades do cuidado da família. Enquanto os filhos adultos e os pais idosos negociam os aspectos das mudanças de papéis, os profissionais de enfermagem estão em uma posição que lhes permite atuar como conselheiros para toda a família. Ajudar os idosos a manter sua qualidade de vida, em geral, é uma prioridade. O que define qualidade de vida é específico para cada pessoa.

Serviços de saúde com base na comunidade e institucionais

Você encontrará pacientes idosos em uma grande variedade de ambientes de saúde na comunidade e institucionais. Fora do contexto hospitalar de cuidados agudos, os profissionais de enfermagem atendem idosos em clínicas, lares e apartamentos privados, comunidades para aposentados, centros de convivência para idosos, residências de vida assistida e comunidades de residências para idosos (instituições de cuidados prolongados ou longa permanência, cuidados intermediários e de enfermagem especializada). O Capítulo 2 descreve esses ambientes e os serviços oferecidos em detalhes.

A escolha, em meio às opções de cuidados para idosos, pode ser uma tarefa esmagadora. Os enfermeiros e assistentes sociais podem ajudar os idosos e suas famílias fornecendo informações e respondendo perguntas enquanto analisam as opções de cuidados. Sua assistência é especialmente valiosa quando os pacientes e as famílias precisam decidir sobre a transferência para uma casa de repouso ou uma instituição de longa permanência (ILP). Alguns familiares cuidadores consideram a instalação em uma casa de repouso com serviço de enfermagem quando o cuidado domiciliar se torna cada vez mais difícil ou quando a convalescença (recuperação) de uma hospitalização requer mais assistência do que a família é capaz de fornecer. Embora a decisão de internação em uma casa de repouso com serviço de enfermagem nunca seja definitiva e o residente desse tipo de instituição algumas vezes receba alta para casa ou vá para outro ambiente de cuidados menos agudos, muitos idosos veem a casa de repouso como sua residência final. Os resultados de inspeções estaduais e federais das casas de repouso com serviço de enfermagem estão disponíveis para o público no próprio local, *online* e nas agências de inspeção. O melhor modo para avaliar a qualidade de uma casa de repouso com serviço de enfermagem consiste na visita e inspeção do centro pelo paciente e pela família pessoalmente. Os Centers for Medicare and Medicaid (CMS, 2019; *site* http://www.Medicare.gov/NHcompare) fornecem um excelente recurso para conhecer a classificação de qualidade de uma casa de repouso com serviço de enfermagem com base em inspeções sanitárias, composição da equipe e medidas de qualidade (Boxe 14.2). O *site* também oferece uma lista de verificação para esses locais (https://www.medicare.gov/NursingHomeCompare/checklist.pdf).

Avaliação das necessidades de idosos

A **enfermagem gerontológica** envolve a prestação de cuidados que abordam metas mutuamente estabelecidas pelo idoso, pela família e pelos membros da equipe de saúde. Uma avaliação abrangente, envolvendo o julgamento clínico que analise os pontos fortes, as limitações e os recursos dos pacientes, fornece uma linha de base para o estado de saúde e funcional de um idoso. Julgamento clínico sólido que leve à tomada de decisões clínicas para selecionar diagnósticos e intervenções de enfermagem apropriados designados para manter ou melhorar as capacidades físicas e a atividade (ver Capítulo 38) e criar ambientes para o bem-estar psicossocial e espiritual (ver Capítulo 35). Para efetuar uma avaliação minuciosa, envolva ativamente o idoso e proporcione tempo suficiente, permitindo que compartilhe informações

Boxe 14.2 Foco em idosos

Seleção de uma casa de repouso com serviço de enfermagem ou uma residência de idosos

Uma etapa importante do processo de seleção de uma casa de repouso com serviço de enfermagem consiste na visitação do paciente e de qualquer familiar cuidador. Uma casa de repouso de qualidade tem as seguintes características:

- É um lar, um lugar onde as pessoas vivem. Os residentes são encorajados a personalizar seus quartos. A privacidade é respeitada
- Nos EUA, tem um certificado do Medicare e Medicaid
- Conta com uma equipe adequada e qualificada, aprovada em verificações de antecedentes criminais
- Não parece um hospital; porém, a casa de repouso com serviço de enfermagem proporciona cuidados de qualidade. Além da assistência em atividades básicas da vida diária, como tomar banho, vestir-se, alimentação, higiene oral e uso de toalete, a equipe ajuda regularmente os residentes em atividades sociais e recreativas
- Oferece alimentos de qualidade e opções quanto ao horário das refeições
- Recebe bem as famílias quando visitam a casa. A equipe sempre incentiva o envolvimento familiar, se as famílias desejarem fornecer informações, fazer perguntas, participar do planejamento dos cuidados ou ajudar em atividades sociais ou nos cuidados físicos
- É limpo. Não há odores pervasivos. O ambiente transmite a sensação de "casa"
- Mantém uma comunicação ativa da equipe para o paciente e a família
- Atende com rapidez às solicitações dos residentes. A equipe apresenta um envolvimento ativo na assistência aos residentes. O foco está na pessoa e não na tarefa

Adaptado de Centers for Medicare & Medicaid Services (CMS): *Your guide to choosing a nursing home or other long-term care*, Baltimore, MD, 2019, CMS, https://www.medicare.gov/Pubs/pdf/02174-Nursing-Home-Other-Long-Term-Services.pdf. Acesso em: jul. 2020.

---

importantes sobre sua saúde pregressa e atual. O cuidado de idosos muitas vezes exige estratégias criativas que maximizem o potencial dos idosos.

A avaliação de enfermagem leva em conta três pontos principais para garantir uma abordagem específica para a idade: (1) a inter-relação entre os aspectos físicos e psicossociais do envelhecimento, (2) os efeitos de doenças e incapacidades sobre o estado funcional atual do paciente e (3) a personalização da avaliação de enfermagem para um idoso (Yeager, 2019c). Uma avaliação abrangente de um idoso demora mais que a avaliação de um adulto jovem em decorrência da vida e do histórico de saúde mais longos e da possível complexidade do histórico. Durante o exame físico, permita períodos de repouso se houver necessidade ou conduza a avaliação em várias sessões se o paciente apresentar pouca energia ou uma resistência limitada. Examine com atenção os medicamentos prescritos e adquiridos sem necessidade de receita junto a cada paciente.

As alterações sensoriais associadas ao envelhecimento podem afetar a abordagem de coleta de dados. Por exemplo, sua escolha de técnicas de comunicação depende se o idoso tem um comprometimento visual ou auditivo. Se o idoso não conseguir compreender seus estímulos visuais ou auditivos quando você lhe pergunta questões ou o examina, os dados de sua avaliação provavelmente serão imprecisos ou enganadores, levando-o a acreditar que o idoso está confuso.

Déficits de memória, se presentes, podem afetar a exatidão e a integridade de sua avaliação. Algumas vezes são necessárias informações de um membro da família ou de outro cuidador para complementar as lembranças do idoso sobre eventos médicos pregressos e informações sobre os hábitos de cuidados atuais, adesão à medicação, alergias e imunizações. Tenha tato ao envolver outras pessoas na entrevista de avaliação. A pessoa adicional deve complementar as respostas do idoso com seu consentimento, mas o idoso continua sendo a fonte primária de informação sempre que possível.

Em todos os aspectos de uma avaliação, você tem a responsabilidade de fazer julgamentos clínicos cuidadosos sobre como reconhecer e interpretar os sinais e sintomas de doenças e valores laboratoriais dos pacientes. Historicamente, os pesquisadores usavam populações mais jovens para estabelecer sinais e normas padrão para condições de doença. No entanto, os sinais e sintomas clássicos de doenças às vezes estão ausentes, diminuídos ou são atípicos em idosos (Touhy e Jett, 2020). Isso é observado especialmente em casos de infecção bacteriana, dor, infarto agudo do miocárdio e insuficiência cardíaca. O mascaramento da doença pode ser causado por alterações relacionadas à idade nos sistemas orgânicos e mecanismos homeostáticos, perda progressiva das reservas fisiológicas e funcionais, ou por condições agudas ou crônicas coexistentes. Como resultado, um idoso com uma infecção do trato urinário (ITU) algumas vezes manifesta incontinência, quedas e apenas uma discreta elevação da temperatura corporal (dentro dos limites normais) em vez de apresentar febre, disúria, frequência ou urgência. Alguns idosos com pneumonia apresentam taquicardia, taquipneia e confusão, com diminuição do apetite e do funcionamento, sem os sintomas mais comuns de febre e tosse produtiva. Em vez de uma dor torácica em aperto e diaforese, alguns idosos apresentam dispneia de início súbito, muitas vezes acompanhada por ansiedade e confusão, durante um infarto do miocárdio. As variações das normas usuais para valores laboratoriais às vezes são causadas por alterações relacionadas à idade nas funções cardíaca, pulmonar, renal e metabólica. Sua capacidade de fazer julgamentos clínicos consistentes requer a aplicação de conhecimento sobre o que é comum em idosos, seus achados e características definidoras referentes a determinado paciente, e princípios para tomar decisões sem preconceitos em relação à idade.

É importante reconhecer os indicadores precoces de doença aguda em idosos. A estrutura SPICES de Fulmer (2019) (Boxe 14.3) pode ser usada para orientar a avaliação de um idoso. O Boxe 14.4 apresenta exemplos específicos para o contexto de apresentações alternativas de enfermidades. Um princípio fundamental na prestação de cuidados de enfermagem adequados à idade é a detecção oportuna desses sinais cardinais de enfermidade para que o tratamento precoce possa ser iniciado. Alterações do estado mental costumam ocorrer como resultado de doença e questões psicológicas. Algumas alterações mentais muitas vezes estão relacionadas a fármacos, causadas por toxicidade ou eventos adversos de medicamentos.

Quedas são complexas e com frequência causam lesões que transformam a vida (ver Capítulo 27). Às vezes são dispendiosas, afetam o estado funcional, o nível de independência e podem representar um evento comum para um idoso. É necessário investigar com atenção cada queda para descobrir o evento precipitante e se ela foi o resultado

Boxe 14.3 Ferramenta SPICES para a avaliação geral de idosos

S (*sleep*): transtornos do sono
P (*problems*): problemas para comer ou na alimentação
I (*incontinence*): incontinência
C (*confusion*): confusão
E (*evidence*): evidência de quedas
S (*skin*): deterioração do estado da pele

Utilize julgamento clínico para conduzir uma avaliação mais aprofundada quando um idoso demonstrar alterações em qualquer uma dessas áreas (Fulmer, 2019).

Boxe 14.4 Exemplos de apresentações diferentes de doenças em idosos que ocorrem em vários contextos de cuidados de saúde

Hospital
- Confusão não é inevitável. Pesquise uma enfermidade aguda, presença de febre, eventos neurológicos, novos medicamentos ou a presença de fatores de risco para *delirium*
- Muitos idosos hospitalizados apresentam desidratação crônica exacerbada pela enfermidade aguda (Touhy e Jetty, 2020)
- Nem todos os idosos apresentam febre com uma infecção. Em vez disso, os sintomas incluem aumento da frequência respiratória, quedas, incontinência ou confusão (Yeager, 2019c).

Casa de repouso com serviço de enfermagem
- Com frequência o tratamento da dor em idosos pelos profissionais da saúde é insuficiente, em especial naqueles com demência. Procure indícios não verbais da presença de dor, como expressões faciais ou resistência aos cuidados (Alderman, 2019)
- O declínio da capacidade funcional (mesmo que seja pequeno, como a incapacidade de sentar-se em uma cadeira com as costas eretas) é um sinal de uma nova enfermidade
- Residentes com menos massa muscular – tanto os indivíduos frágeis quanto os obesos – apresentam maior risco de toxicidade por medicamentos que se ligam a proteínas, como fenitoína e varfarina (Yeager, 2019b)
- Uma incontinência urinária e/ou fecal recente muitas vezes é um sinal de início de nova enfermidade.

Cuidado ambulatorial
- Fadiga ou diminuição da capacidade de realizar as atividades usuais é um sinal frequente de anemia, problemas da tireoide, depressão ou problemas neurológicos ou cardíacos (Yeager, 2019c)
- Problemas gastrintestinais graves em idosos nem sempre apresentam os mesmos sintomas agudos observados em pacientes mais jovens. Pergunte sobre constipação intestinal, cólicas e alterações do hábito intestinal
- Idosos que relatam um aumento de dispneia e confusão, em especial aqueles com histórico cardíaco, devem ir ao pronto-socorro porque essas são as manifestações mais comuns de infarto do miocárdio nessa população (Yeager, 2019c)
- Depressão é comum em idosos com enfermidades crônicas. Pesquise uma falta de interesse em atividades anteriores, perdas pessoais significativas ou mudanças nos papéis ou na vida doméstica.

Cuidado domiciliar
- Investigue todas as quedas, com foco no equilíbrio, força das extremidades inferiores, marcha e problemas neurológicos (p. ex., perda de sensibilidade)
- Monitore os idosos com doença cardíaca em estágio terminal para detectar perda do apetite como sintoma inicial de insuficiência cardíaca iminente (Yeager, 2019c)
- Interações medicamentosas e entre medicamentos e alimentos são comuns em pacientes idosos que consultem mais de um profissional da saúde e utilizem muitos medicamentos. Procure sinais de interações (Yeager, 2019b).

de causas ambientais (p. ex., superfície de uma calçada, condição do dispositivo de assistência) ou o sintoma de uma enfermidade de início recente (p. ex., tontura, marcha fraca). Uma queda pode ser o único sintoma de novos problemas nos sistemas corporais cardíaco, respiratório, musculoesquelético, neurológico, urológico e sensorial.

A desidratação é comum em idosos por causa da menor ingestão oral relacionada a uma redução da resposta de sede e menor quantidade de água livre como consequência da diminuição da massa muscular. Além disso, os idosos podem reduzir a ingestão para evitar visitas adicionais ao banheiro. Isso é observado especialmente em indivíduos com algum comprometimento da mobilidade. Quando vômito e diarreia acompanham o início de uma enfermidade aguda, o idoso corre o risco de uma desidratação ainda mais profunda. A diminuição do apetite é um sintoma comum no início de pneumonia, insuficiência cardíaca e ITU.

A perda da capacidade funcional pode ser sutil e ocorrer ao longo do tempo ou pode ser súbita, dependendo da causa subjacente. Doença tireoidiana, infecção, condições cardíacas ou pulmonares, perturbações metabólicas e anemia são causas comuns de declínio funcional. O enfermeiro está em posição de reconhecer até mesmo alterações sutis na condição de um idoso. Seu papel é essencial para identificação, encaminhamento e tratamento precoces de problemas de saúde.

Alterações fisiológicas

A percepção de bem-estar define a qualidade de vida. A compreensão das percepções de um idoso sobre o estado de saúde é essencial para uma avaliação correta e o desenvolvimento de intervenções clinicamente relevantes. Em geral, o conceito de saúde dos idosos depende das percepções pessoais sobre a capacidade funcional. Portanto, idosos envolvidos nas atividades de vida diária (AVDs) geralmente se consideram saudáveis, enquanto aqueles que apresentam comprometimentos físicos, emocionais ou sociais que limitem suas atividades veem a si mesmos como enfermos.

Existem alterações fisiológicas associadas ao envelhecimento normal (Tabela 14.1). Essas alterações não são patológicas por si sós, mas podem deixar os idosos mais vulneráveis a condições clínicas e doenças comuns (Touhy e Jett, 2020). Alguns idosos apresentam todas essas alterações, enquanto outros exibem apenas algumas. O corpo muda continuamente com a idade e os efeitos específicos sobre um idoso em particular depende da saúde, do estilo de vida, de estressores e de condições ambientais. Você deve entender essas alterações normais e mais comuns para proporcionar cuidados apropriados aos idosos e ajudar na adaptação às alterações associadas.

Investigação geral. Uma investigação geral começa durante o encontro inicial da enfermagem com o paciente e inclui uma pesquisa rápida, mas cuidadosa, da cabeça aos pés do idoso, documentada em uma breve descrição (ver Capítulo 30). A inspeção inicial pode revelar algumas alterações universais do envelhecimento (p. ex., rugas faciais, cabelos grisalhos, perda de massa corporal nas extremidades, aumento da massa corporal no tronco). Nesse momento, também é importante observar a amplitude de movimento articular geral conforme o paciente entra na área de exame, estado dos cuidados pessoais e habilidades de comunicação.

Sistema tegumentar. Com o envelhecimento, a pele perde a resistência e a umidade. A camada epitelial se torna mais delgada, e as fibras elásticas de colágeno se tornam mais curtas e rígidas. As rugas da face e do pescoço refletem padrões de vitalidade da atividade muscular e expressões faciais, a atração da gravidade sobre o tecido e a diminuição da elasticidade. Manchas e lesões costumam estar presentes na pele. É necessário descartar qualquer lesão pré-maligna ou maligna ao examinar as lesões cutâneas: melanoma, carcinoma basocelular e carcinoma espinocelular (ver Capítulo 30). Ao avaliar a pele, pergunte aos pacientes sobre suas práticas de higiene. Idosos não precisam tomar banho todos os dias; portanto, a pele também pode estar ressecada por excesso de banho. Recomende o uso de hidratantes para manter a pele mais hidratada.

Cabeça e pescoço. Os traços faciais de um idoso, às vezes, tornam-se mais acentuados em razão da perda de gordura subcutânea e de elasticidade da pele. Os traços faciais podem parecer assimétricos em

Tabela 14.1 Resumo das alterações fisiológicas comuns no envelhecimento.

Sistema	Alterações comuns
Tegumentar	Perda da elasticidade cutânea com perda de gordura nas extremidades, alterações da pigmentação, atrofia glandular (oleosidade, hidratação, glândulas sudoríparas), adelgaçamento dos pelos e cabelos, com cabelos se tornando grisalhos-brancos (pelo facial: diminuição em homens, aumento nas mulheres), crescimento mais lento das unhas, atrofia das arteríolas epidérmicas
Respiratório	Diminuição do reflexo de tosse e da atividade ciliar, aumento do diâmetro anteroposterior do tórax, aumento da rigidez da parede torácica, menor número de alvéolos, aumento da resistência das vias respiratórias
Cardiovascular	Espessamento das paredes dos vasos sanguíneos, estreitamento do lúmen dos vasos, perda da elasticidade dos vasos, menor débito cardíaco, diminuição do número de fibras musculares cardíacas, diminuição da elasticidade e calcificação das valvas cardíacas, diminuição da sensibilidade dos barorreceptores, diminuição da eficiência das válvulas venosas, aumento da pressão vascular pulmonar, aumento da pressão arterial sistólica, diminuição da circulação periférica
Gastrintestinal	Doença periodontal, diminuição de saliva, secreções gástricas e enzimas pancreáticas, alterações da musculatura lisa com diminuição do peristaltismo e da motilidade do intestino delgado, atrofia gástrica, menor produção de fator intrínseco, aumento do pH gástrico, perda da musculatura lisa no estômago, hemorroidas, prolapso retal, comprometimento da sensação retal
Musculoesquelético	Diminuição da massa e força muscular, descalcificação dos ossos, alterações degenerativas nas articulações, desidratação dos discos intervertebrais, aumento do tecido adiposo
Neurológico	Degeneração das células nervosas, diminuição de neurotransmissores, diminuição da velocidade de condução dos impulsos
Sensorial	
Visão	Diminuição da acomodação da visão próxima/distante (presbiopia), dificuldade de ajuste a mudanças de claro para escuro, amarelecimento do cristalino, alteração da percepção de cores, aumento da sensibilidade a ofuscamento, pupilas menores
Audição	Perda da acuidade para tons de alta frequência (presbiacusia), espessamento da membrana timpânica, esclerose da orelha interna, acúmulo de cera (cerume)
Paladar	Com frequência diminuído, em geral com menor número de papilas gustativas
Olfato	Com frequência diminuído
Tato	Diminuição dos receptores cutâneos
Propriocepção	Menor percepção da posição do corpo no espaço
Geniturinário	Menor número de néfrons, redução de 50% no fluxo sanguíneo renal por volta de 80 anos, diminuição da capacidade vesical Masculino – aumento da próstata Feminino – redução do tônus do esfíncter
Reprodutivo	Masculino – diminuição da contagem de espermatozoides, testículos menores, ereções menos firmes e de desenvolvimento lento Feminino – diminuição da produção de estrogênios, degeneração dos ovários, atrofia da vagina, útero e mamas, ressecamento da mucosa vaginal
Endócrino	Geral – alterações da produção de hormônios com menor capacidade de resposta ao estresse Tireoide – diminuição das secreções Cortisol, glicocorticoides – aumento de hormônios anti-inflamatórios Pâncreas – aumento de fibrose, diminuição da secreção de enzimas e hormônios, menor sensibilidade à insulina
Imunológico	Diminuição do tamanho e volume do timo Diminuição da função das células T Menor elevação da temperatura central

Adaptada de Touhy T, Jett K: *Toward Healthy Aging*, ed 10, St Louis, 2020, Elsevier.

decorrência da ausência de dentes ou do encaixe inadequado de uma dentadura. Além disso, as alterações comuns da voz incluem elevação do tom e perda da força e do alcance.

A acuidade visual declina com a idade. Com frequência é resultado de uma lesão da retina, diminuição do tamanho das pupilas, desenvolvimento de opacidades no cristalino ou perda da elasticidade do cristalino. A presbiopia, um declínio progressivo da capacidade de acomodação dos olhos da visão próxima para distante, é comum. Há necessidade de mais luz ambiente para tarefas como leitura e outras AVDs. Ao avaliar os idosos, considere que eles apresentam maior sensibilidade aos efeitos do ofuscamento. As pupilas são menores e exibem uma reação mais lenta. Os objetos não parecem iluminados, e os idosos podem ter dificuldades quando passam de ambientes claros para escuros. As alterações de cores na visão e a alteração da cor do cristalino dificultam a distinção entre nuances de azul e verde e entre tons pastel. Cores escuras, como azul e preto, parecem iguais.

O Capítulo 49 revisa as doenças oculares de idosos, os sintomas associados a procurar e as intervenções de enfermagem para ajudar os pacientes a se adaptarem às alterações visuais.

As alterações auditivas em geral são sutis com o envelhecimento. Na maioria das vezes os idosos ignoram os primeiros sinais de perda auditiva até que amigos e parentes façam comentários sobre as tentativas de compensação, como aumentar o volume da televisão, pedir para que as pessoas repitam afirmações ou evitar conversas sociais. Uma alteração comum da acuidade auditiva relacionada à idade é a presbiacusia. Esta afeta os ossos da orelha média e, assim, a capacidade de ouvir sons agudos e a fala durante conversas, e geralmente é bilateral, afetando mais homens que mulheres. Durante um exame, você avalia se o paciente consegue responder suas perguntas ou se pede para que você as repita frequentemente. Antes de supor que um paciente tem presbiacusia, inspecione o meato auditivo externo para pesquisar a presença de cerume. A impactação de cerume, uma causa comum de redução da acuidade auditiva, é fácil de tratar.

Quando a pessoa tiver um comprometimento auditivo, dirija-se a uma área tranquila para reduzir os ruídos de fundo, fique de frente para o paciente e fale diretamente, com tom claro e mais grave. Ao cuidar de pessoas com comprometimentos visuais, sente-se ou mantenha-se em pé, no nível do olhar, e face a face com elas. Faça com que elas usem seus dispositivos de assistência, como óculos e aparelhos auditivos durante a avaliação. O Capítulo 49 detalha técnicas que devem ser usadas ao se comunicar com idosos que tenham déficits sensoriais.

A secreção salivar é reduzida e as papilas gustativas sofrem atrofia e perdem a sensibilidade. Um idoso é menos capaz de diferenciar sabores salgados, doces, azedos e amargos. O sentido do olfato também diminui, reduzindo ainda mais o paladar. Com frequência, condições de saúde, tratamentos e/ou medicamentos alteram o paladar. Algumas vezes é muito difícil promover uma nutrição ideal em um paciente idoso por causa da perda do olfato e de alterações do paladar.

Tórax e pulmões. Em razão das alterações do sistema musculoesquelético, às vezes ocorrem mudanças na configuração do tórax. A força dos músculos respiratórios começa a diminuir, e o diâmetro anteroposterior do tórax aumenta. As alterações vertebrais causadas por osteoporose produzem uma cifose dorsal, a curvatura da coluna vertebral torácica. A calcificação das cartilagens costais causa diminuição da mobilidade das costelas. Há um aumento gradual da rigidez da parede torácica. Ao auscultar os pulmões, pode-se perceber que a expansão pulmonar está diminuída e que o paciente tem menor capacidade de tossir profundamente. Na presença de cifose ou doença pulmonar obstrutiva crônica (DPOC), os sons respiratórios tornam-se distantes. Como resultado, um idoso é mais suscetível a pneumonia e outras infecções bacterianas ou virais.

Sistema cardíaco e vascular. A redução da força contrátil do miocárdio provoca diminuição do débito cardíaco. A diminuição é significativa quando um idoso apresenta ansiedade, agitação, doença ou atividade extenuante. O corpo compensa a diminuição do débito cardíaco aumentando a frequência cardíaca durante o exercício. Contudo, após o exercício, pode demorar mais tempo até a frequência cardíaca de um idoso voltar ao nível basal se a pessoa não praticar exercícios regulares ou apresentar uma doença cardíaca subjacente. A pressão arterial sistólica e/ou diastólica algumas vezes está anormalmente elevada. Embora seja uma condição crônica comum, a hipertensão não constitui uma alteração normal do envelhecimento e predispõe os idosos a insuficiência cardíaca, acidente vascular encefálico (AVE), insuficiência renal, doença cardíaca coronariana e doença vascular periférica.

Com frequência os pulsos periféricos ainda são palpáveis, porém mais fracos, nas extremidades inferiores. Algumas vezes os idosos relatam que suas extremidades inferiores são frias, em particular à noite. Alterações dos pulsos periféricos nas extremidades superiores são menos comuns.

Mamas. Quando a produção de estrogênios diminui, os ductos lactíferos das mamas são substituídos por gordura, deixando o tecido mamário menos firme. A diminuição da massa muscular, do tônus e da elasticidade produz mamas menores em mulheres idosas. A atrofia do tecido glandular associada a mais depósitos de gordura resulta em mamas discretamente menores, menos densas e menos nodulares. A ginecomastia, o aumento das mamas em homens, geralmente é o resultado de efeitos colaterais de medicamentos, alterações hormonais ou obesidade.

Sistema gastrintestinal e abdome. O envelhecimento provoca um aumento da quantidade de tecido adiposo no tronco e abdome. Por conta da diminuição do tônus e da elasticidade muscular, o abdome se torna mais protuberante. As alterações da função gastrintestinal incluem um peristaltismo mais lento, observado ao auscultar os sons intestinais reduzidos, e alterações das secreções. Um idoso manifesta essas alterações pela menor tolerância a determinados alimentos e pela presença de desconforto decorrente de um retardo do esvaziamento gástrico. As alterações no tubo gastrintestinal inferior podem ser refletidas por constipação intestinal, flatulência ou diarreia.

Sistema reprodutor. As mudanças da estrutura e função do sistema reprodutor ocorrem como resultado de alterações hormonais. As mulheres apresentam redução da sensibilidade dos ovários aos hormônios hipofisários e diminuição resultante dos níveis de estrogênios e progesterona. Na mulher, isso pode resultar em diminuição de libido. As alterações hormonais podem também provocar ressecamento da mucosa vaginal, causando irritação e dor durante a relação sexual e o exame vaginal. Durante um exame vaginal, a mulher pode ter dificuldade de assumir a posição de decúbito dorsal devido a rigidez musculoesquelética. Leve o tempo necessário para o posicionamento e use um espéculo vaginal pequeno e bem lubrificado para o exame.

A testosterona diminui com a idade e às vezes leva à diminuição da libido. Os homens idosos também apresentam ereção menos firme e ejaculação menos vigorosa (Touhy e Jett, 2020). A espermatogênese começa a declinar durante a quarta década de vida e continua até a nona.

Uma atividade sexual menos frequente muitas vezes é o resultado de doença, morte de um parceiro sexual ou menor socialização. Porém, homens e mulheres continuam tendo desejo, pensamentos e ações sexuais durante todas as décadas da vida. Em um recente levantamento da University of Michigan/American Association of Retired Persons (AARP) envolvendo mais de mil indivíduos, metade dos homens de 65 a 80 anos que foram entrevistados disseram que estavam extremamente ou muito interessados em sexo, em comparação a 12% das mulheres da mesma faixa etária. Além disso, apenas 31% das mulheres eram sexualmente ativas em comparação a 51% dos homens (AARP, 2018). Fatores de risco para infecções sexualmente transmissíveis (ISTs) em populações de idosos incluem (1) alterações sexuais normais associadas ao envelhecimento (p. ex., tempo maior para obter uma ereção, menor lubrificação vaginal, reduções dos hormônios sexuais), (2) alterações psicossociais (p. ex., perda de um parceiro ou cônjuge e reinserção em experiências de namoro), e (3) comportamentos sexuais de risco, incluindo uso eventual ou inexistente de preservativos (Johnson, 2013). O rastreio de ISTs em idosos deve ocorrer independentemente da idade com base em diretrizes como as dos Centers for Disease Control and Prevention (Johnson, 2013).

Sistema urinário. A hipertrofia da próstata é observada com frequência em homens idosos. Essa hipertrofia aumenta o volume da glândula e exerce pressão no colo da bexiga. Como resultado, há retenção, frequência, incontinência urinária e ITU. Além disso, a hipertrofia prostática produz uma dificuldade para iniciar a micção e manter o jato urinário, mas nem sempre indica malignidade. Todavia, quando os homens desenvolvem sintomas de hipertrofia prostática, é importante que essa condição seja avaliada por um profissional da saúde para diferenciar a hipertrofia prostática benigna (HPB) do câncer de próstata. O câncer de próstata é a segunda principal causa de morte por câncer em homens nos EUA, atrás do câncer de pulmão. A American Cancer Society estima que 1 em cada 8 homens receberá um diagnóstico de câncer de próstata e 1 a cada 41 morrerá em decorrência dessa doença (ACS, 2021).

A incontinência urinária é uma condição anormal e geralmente embaraçosa. As mulheres idosas, em particular aquelas que tiveram filhos, apresentam incontinência de esforço, uma liberação involuntária da urina que ocorre ao tossir, rir, espirrar ou levantar um objeto. Isso é resultado de um enfraquecimento dos músculos do períneo e da bexiga. Outros tipos de incontinência urinária são a incontinência de urgência, paradoxal, funcional e mista (ver Capítulo 46). Os fatores de risco para incontinência urinária incluem idade, menopausa, diabetes, histerectomia, AVE e obesidade. É importante que a incontinência masculina também seja avaliada porque os homens podem apresentar incontinência, mas às vezes relutam em falar sobre ela com os profissionais da saúde porque pensam que é uma "doença de mulher". Incontinência não é incomum para homens submetidos à remoção de próstatas aumentadas.

Sistema musculoesquelético. Com o envelhecimento, as fibras musculares tornam-se menores. A força muscular diminui de modo proporcional ao declínio da massa muscular. A massa muscular começa a diminuir quando os indivíduos chega à casa dos 50 anos; quando chegam aos 80, a massa muscular normalmente corresponde a cerca de 30 a 40% daquela observada aos 30 anos (Touhy e Jett, 2020). Após os 30 anos, a densidade óssea e a massa óssea começam a diminuir em homens e mulheres. Idosos que praticam exercícios regulares não perdem tanta massa muscular e óssea ou tônus muscular quanto aqueles que são inativos. A osteoporose, uma condição comum, é um importante risco de saúde pública quando os indivíduos sofrem fraturas resultantes de quedas ou outras lesões (National Osteoporosis Foundation, 2021). Mulheres na pós-menopausa apresentam maior taxa de desmineralização óssea que os homens idosos e perdem 20% ou mais de sua densidade óssea (National Osteoporosis Foundation, 2021). Mulheres que mantêm uma ingestão de cálcio e vitamina D ao longo da vida e durante a menopausa apresentam menor desmineralização óssea que mulheres com baixa ingestão de cálcio. Homens idosos com nutrição inadequada e diminuição da mobilidade também correm risco de desmineralização óssea.

Sistema neurológico. A diminuição do número e tamanho dos neurônios no sistema nervoso começa na metade da segunda década de vida. Os neurotransmissores, substâncias químicas que potencializam ou inibem a transmissão dos impulsos nervosos, mudam com o envelhecimento como resultado da diminuição dos neurônios. Todos os reflexos voluntários são mais lentos e muitas vezes os indivíduos apresentam menor capacidade de responder a múltiplos estímulos. Além disso, os idosos relatam alterações frequentes na qualidade e quantidade do sono (ver Capítulo 43), incluindo dificuldade para adormecer, dificuldade para continuar dormindo, dificuldade para adormecer novamente após despertar durante a noite, despertar muito cedo pela manhã e cochilos excessivos durante o dia. Acredita-se que esses problemas sejam causados por alterações relacionadas à idade no ciclo sono-vigília.

Alterações funcionais

A função física é um processo dinâmico. Ela muda conforme os indivíduos interagem com seus ambientes. O estado funcional em idosos inclui as AVDs cotidianas que envolvem atividades nos domínios físico, psicológico, cognitivo e social. Muitas vezes um declínio da função está ligado a uma doença ou enfermidade e ao grau de cronicidade. Todavia, em última análise, é a complexa relação entre todos esses fatores que influencia as capacidades funcionais e o bem-estar geral de um idoso.

Tenha em mente que os idosos podem ter dificuldade para aceitar as mudanças que ocorrem em todas as áreas da vida que, por sua vez, têm um efeito profundo sobre o estado funcional. Alguns negam as alterações e continuam a esperar o mesmo desempenho pessoal, independente da idade. Inversamente, alguns enfatizam demais essas mudanças e limitam de modo prematuro as atividades e o envolvimento na vida. O medo de tornar-se dependente é avassalador para um idoso que esteja apresentando um declínio funcional como resultado do envelhecimento. Oriente os idosos a promoverem uma compreensão das alterações relacionadas à idade, ajustes apropriados no estilo de vida e estratégias de enfrentamento efetivas. Os fatores que promovem o nível mais elevado de função incluem uma dieta saudável e bem balanceada, atividade física regular adequada e ritmada, visitas regulares a um profissional da saúde, participação regular em atividades significativas, uso de técnicas de gerenciamento de estresse e abstenção de álcool, tabaco ou drogas ilícitas.

O estado funcional em idosos refere-se à capacidade e ao desempenho seguro das AVDs e atividades instrumentais de vida diária (AIVDs). Este é um indicador de saúde ou enfermidade sensível para idosos. AVDs (como tomar banho, vestir-se e usar o banheiro) e AIVDs (como a capacidade de preencher um cheque, fazer compras, preparar refeições ou telefonar) são essenciais para a vida independente; por isso, avalie com atenção se um idoso realiza essas tarefas e o quanto a enfermidade mudou ou ameaça mudar a maneira como essas tarefas são concluídas. Terapeutas ocupacionais e fisioterapeutas são os melhores recursos para uma avaliação abrangente de um comprometimento funcional. Uma alteração súbita da função, evidenciada por um declínio ou uma mudança da capacidade de um idoso realizar uma AVD isolada ou uma combinação delas, costuma ser um sinal de doença aguda (p. ex., pneumonia, ITU ou desequilíbrio eletrolítico) ou agravamento de um problema crônico (p. ex., diabetes ou doença cardiovascular) (Touhy e Jett, 2020). Uma coleção *online* de ferramentas de avaliação funcional mais usadas com idosos está disponível no *site* do Hartford Institute for Geriatric Nursing, https://consultgeri.org/. Quando você identificar um declínio no estado funcional de um paciente, concentre suas intervenções de enfermagem na manutenção, restauração e maximização do estado funcional do idoso para manter a independência e, ao mesmo tempo, preservar a segurança e a dignidade.

Alterações cognitivas

Um equívoco comum sobre o envelhecimento é a ideia de que os comprometimentos cognitivos são disseminados entre os idosos. Por causa desse conceito equivocado, os idosos muitas vezes temem que estejam apresentando, ou venham a apresentar, um comprometimento cognitivo. O esquecimento como uma consequência esperada do envelhecimento é um mito. Algumas alterações estruturais e fisiológicas no encéfalo estão associadas a um comprometimento cognitivo. Uma redução do número de células encefálicas, depósito de lipofuscina e amiloide nas células e alterações dos níveis de neurotransmissores ocorrem em idosos com e sem comprometimento cognitivo. Sintomas de comprometimento cognitivo, como desorientação, perda das habilidades de linguagem, perda da capacidade de cálculo e julgamento inadequado, *não são* alterações normais do envelhecimento e exigem uma avaliação mais detalhada dos pacientes para pesquisar as causas subjacentes. Existem formulários padronizados para determinar o estado mental de um paciente, incluindo o Miniexame do Estado Mental-2 (MEEM-2), o Mini-Cog® e o teste do desenho do relógio (TDR) (Touhy e Jett, 2020).

As três condições comuns que afetam a cognição são o **delirium**, a **demência** e a **depressão** (Tabela 14.2). A distinção entre essas três condições é difícil. Uma avaliação atenta e meticulosa dos idosos com alterações cognitivas deve ser realizada para diferenciá-las entre si. Selecione intervenções de enfermagem apropriadas que sejam específicas para a causa do comprometimento cognitivo.

Delirium. O *delirium*, ou estado confusional agudo, é uma alteração aguda da atenção e consciência que se desenvolve em um espaço de tempo relativamente curto e está associado a outros déficits cognitivos, como déficit de memória, desorientação ou transtornos perceptuais (Ali e Cascella, 2021). É um comprometimento cognitivo potencialmente reversível (Touhy e Jett, 2020). Em geral, tem uma causa fisiológica. *Delirium* é um fenômeno comum, que ocorre em 20 a 70% dos pacientes hospitalizados (Ali e Cascella, 2021). O *delirium* tem causas fisiológicas, incluindo desequilíbrios eletrolíticos, dor não tratada, infecção, anoxia cerebral, estar em ventilação mecânica, hipoglicemia, efeitos de medicamentos, tumores, hematomas subdurais e infarto ou hemorragia cerebrovascular. A condição pode ser associada a múltiplas causas. A forma mais comum de *delirium*, o *delirium* hiperativo, é caracterizado por agitação, inquietação, labilidade emocional e elementos psicóticos, como alucinações e ilusões que geralmente interferem na prestação do cuidado (Ali e Cascella, 2021).

Delirium de início recente deve desencadear a avaliação de sinais e sintomas de infecções, como pneumonia e ITU. O *delirium* também pode ser causado por fatores ambientais, como privação ou hiperestimulação sensorial, ambientes não familiares, ou privação do sono, ou fatores psicossociais, como sofrimento emocional. Embora o *delirium* ocorra em qualquer contexto, um idoso em um ambiente de cuidados agudos apresenta um risco especial em razão dos fatores predisponentes (fisiológicos, psicossociais e ambientais) associados a condições clínicas subjacentes. A demência é um fator de risco adicional que aumenta muito o risco de *delirium*; é possível que *delirium* e demência ocorram ao mesmo tempo. A presença de *delirium* é uma emergência médica e requer avaliação e intervenção imediatas. Os profissionais de enfermagem permanecem à beira do leito 24 horas por dia podem reconhecer o desenvolvimento do *delirium* e relatá-lo. O comprometimento cognitivo costuma ser revertido assim que os profissionais da saúde identificam e tratam a causa do *delirium*.

Demência. A demência é um comprometimento generalizado da função intelectual que interfere no funcionamento social e ocupacional. Esse é um termo genérico que inclui doença de Alzheimer (o tipo mais comum), doença por corpos de Lewy, demência frontotemporal e demência vascular (Alzheimer's Association, 2021). A deterioração da função cognitiva provoca um declínio da capacidade de realizar as AVDs básicas e AIVDs. Ao contrário do *delirium*, a demência é caracterizada por um declínio gradual, progressivo e irreversível da função cerebral (Touhy e Jett, 2020). Por causa da semelhança de alguns comportamentos entre *delirium* e demência, é necessária uma avaliação cuidadosa para descartar a presença de *delirium* sempre que houver suspeita de demência.

Tabela 14.2 Comparação dos aspectos clínicos de *delirium*, demência e depressão.

Aspecto clínico	Delirium	Demência	Depressão
Início	Súbito/abrupto; depende da causa	Insidioso/lento e muitas vezes não é reconhecida	Acontece com as principais mudanças da vida; muitas vezes abrupta, mas pode ser gradual
Evolução	Breve, flutuações diárias nos sintomas; pior à noite, no escuro e ao despertar	Longa, sem efeitos diurnos; progressão lenta ao longo do tempo; alguns déficits com maior estresse	Efeitos diurnos, tipicamente pior pela manhã; flutuações situacionais, porém menos que no *delirium*
Progressão	Abrupta	Lenta ao longo de meses e anos	Variável; rápida ou lenta, mas regular
Duração	Horas a menos de 1 mês; mais longa se não for reconhecido e tratado	Meses a anos	Variável; pode ser crônica
Consciência	Reduzida/alterada	Consciente	Consciente
Alerta	Flutuação; letárgico ou hipervigilante	Geralmente normal	Normal
Atenção	Comprometida; flutuação; falta de atenção	Geralmente normal	Comprometimento mínimo
Orientação	Geralmente comprometida; a intensidade varia	Geralmente normal em relação a pessoa, mas não em relação a lugar ou tempo	Geralmente normal
Comportamento psicomotor	Variável; hipoativo, hiperativo ou misto	Normal; alguns apresentam apraxia	Variável; retardo ou agitação psicomotora
Discurso	Com frequência incoerente; pode chamar repetidamente ou com a mesma frase	Dificuldade para encontrar as palavras; perseveração	Pode ser lento
Afeto	Variável, mas pode parecer perturbado, assustado	Resposta lenta; pode haver labilidade	Indiferente

Adaptada de Touhy T, Jett K: *Toward Healthy Aging*, ed 10, St Louis, 2020, Elsevier.

O gerenciamento pela enfermagem de idosos com qualquer forma de demência sempre leva em conta a segurança e as necessidades físicas e psicossociais do idoso e da família. Essas necessidades mudam à medida que a natureza progressiva da demência provoca maior deterioração cognitiva (Fazio et al., 2018). Para atender às necessidades dos idosos, individualize os cuidados de enfermagem de modo a melhorar a qualidade de vida e maximizar o desempenho funcional, melhorando a cognição, o humor e o comportamento. As pessoas com demência podem exibir comportamentos, como vagar, que podem ser inseguros e colocá-las em risco de quedas ou outras lesões (ver Capítulo 27). Esses comportamentos constituem a expressão de uma necessidade não satisfeita, como fome, dor, ansiedade ou necessidade de urinar ou defecar. Portanto, o enfermeiro deve considerar o significado por trás das ações da pessoa. As medidas não farmacológicas devem ser usadas primeiro, antes da administração de medicamentos que possam causar sedação ou outros efeitos indesejáveis. O Boxe 14.5 apresenta os princípios gerais de enfermagem para o cuidado de idosos com demência. É possível encontrar suporte e educação sobre a doença de Alzheimer para pacientes, famílias e profissionais no *site* da Alzheimer's Association (www.alz.org).[1]

---

[1]N.R.T.: No Brasil, a Associação Brasileira de Alzheimer (https://abraz.org.br/2020/) está em funcionamento desde 1991 e tem sua sede no estado de São Paulo.

Boxe 14.5 Recomendações práticas no cuidado da demência

Cuidado centrado no indivíduo
- Conhecer a pessoa como indivíduo. A avaliação deve incluir o histórico social e profissional pregresso, instrução, valores, interesses e preferências
- Reconhecer e aceitar a realidade da pessoa. Não tentar reorientá-la. Em vez disso, reconhecer que o comportamento da pessoa é uma forma de comunicação
- Favorecer oportunidades para interações significativas. Quando se conhecem as preferências da pessoa, é mais provável que as interações sejam eficientes e satisfaçam as necessidades do indivíduo. Promover a interação social quando possível
- Desenvolver relações autênticas e atenciosas. Concentrar-se mais na interação do que na tarefa que deve ser realizada
- Manter uma comunidade de suporte para a pessoa com demência, a família e a equipe.

Detecção e diagnóstico de demência
- Fornecer informações sobre a saúde do cérebro e distúrbios relacionados, junto de encaminhamentos a especialistas no tratamento da demência
- Abordar as preocupações dos familiares e outros profissionais da saúde sobre as alterações cognitivas
- Após um diagnóstico de demência, proporcionar apoio e educação em saúde à pessoa e aos familiares, incluindo encaminhamentos para serviços apropriados e grupos de apoio.

Avaliação centrada no indivíduo e planejamento dos cuidados
- Garantir que sejam conduzidas avaliações regulares contínuas das pessoas com demência. Essa é uma oportunidade para oferecer apoio e educação à pessoa, à família e aos cuidadores
- Envolver várias disciplinas ao desenvolver um plano de cuidados
- Avaliar o plano de cuidados regularmente em termos da relevância e exatidão
- Incentivar o planejamento de cuidados avançados para otimizar o bem-estar físico, psicossocial e financeiro.

Tratamento médico
- Utilizar uma abordagem holística e tratar as comorbidades
- Incentivar o uso de intervenções não farmacológicas para sintomas comportamentais e psicológicos comuns
- As medidas farmacológicas devem ser usadas com cautela e apenas após a tentativa de medidas não farmacológicas. Minimizar a polifarmácia, diminuindo o risco de interações medicamentosas e reações adversas.

Educação e suporte a indivíduos diagnosticados com demência e suas famílias
- Fornecer educação e apoio no início da doença para permitir uma preparação melhor para os eventos futuros
- Incentivar as famílias e os cuidadores a trabalhar juntos
- A programação educacional deve ser culturalmente sensível
- Usar a tecnologia para chegar às famílias. Uma tecnologia de vídeo bidirecional, como Zoom®, Skype® ou FaceTime®, pode ser usada para aumentar o envolvimento familiar.

Manejo dos sintomas comportamentais e psicológicos de demência
- Identificar os gatilhos sociais e ambientais dos sintomas comportamentais negativos. Os sintomas são respostas individualizadas ao processo mórbido da demência e podem variar muito
- Introduzir práticas não farmacológicas personalizadas para as necessidades do indivíduo, que incluem:
  - Práticas sensoriais: aromaterapia, massagem, estimulação multissensorial e fototerapia
  - Práticas psicossociais: terapia de validação, terapia de reminiscência, musicoterapia, terapia com animais domésticos e atividades significativas
  - Protocolos de cuidados estruturados (banho e cuidados orais)
- Mão em Mão é um curso de treinamento para profissionais que realizam cuidados diretos, abordando estratégias seguras e eficientes no cuidar de pessoas com demência.

Suporte às atividades de vida diária
- Permitir que os indivíduos estejam envolvidos em seus cuidados no limite permitido por suas capacidades cognitivas, com foco na preservação da dignidade pessoal
- Oferecer opções limitadas com instruções simples
- Proporcionar dignidade e respeito no processo de uso do sanitário, mantendo uma sintonia com os sinais indicativos de necessidade de urinar/defecar. Conduzir cuidados de toalete para indivíduos continentes com regularidade
- Promover a ingestão de refeições nutritivas e considerar as preferências alimentares. Uma atmosfera doméstica tranquila favorece a ingestão nutricional adequada. Para alguns indivíduos, pode ser mais fácil manipular pequenas porções com as mãos, em vez de usar utensílios para a alimentação
- Monitorar e promover a ingestão de líquidos
- Incentivar a atividade física. Garantir que o ambiente seja seguro para mobilidade e utilizar figuras ou indícios para ajudar a pessoa a encontrar o caminho
- Garantir que dispositivos auxiliares (próteses auditivas, óculos, dentaduras) estejam funcionando e sejam usados adequadamente.

Recomendações para a composição da equipe
- Fornecer uma orientação minuciosa com foco no cuidado de indivíduos diagnosticados com demência
- Fornecer uma equipe constante, de modo que os membros da equipe possam aprender mais sobre a pessoa e para que esta e a família do entorno possam se relacionar com os membros da equipe
- Incentivar os pacientes, as famílias e a equipe a desenvolver e manter relações de cuidados profissionais.

> **Boxe 14.5** Recomendações práticas no cuidado da demência *(Continuação)*
>
> **Fornecimento de um ambiente acolhedor e terapêutico**
> - Promover a segurança, o conforto e a dignidade
> - Permitir escolhas aos indivíduos com demência para promover uma independência segura.
>
> **Transição de cuidados**
> - Preparar as pessoas com demência e as famílias para a transição de cuidados habituais, discutindo os riscos e benefícios da transferência para um novo ambiente (p. ex., instituição de cuidados, hospital)
>
> - Promover uma comunicação oportuna e eficiente em todos os ambientes de cuidados. A utilização de relatórios de transferência disponíveis no prontuário eletrônico pode melhorar a qualidade e a agilidade do compartilhamento de informações.

Adaptado de Fazio S et al.: Alzheimer's Association dementia care practice recommendations, *Gerontologist* 58(S1):S1-S9, 2018; Press D, Alexander M: Treatment of dementia, *UpToDate*, 2020, https://www.uptodate.com/contents/treatment-of-dementia.

Depressão. Algumas vezes os idosos apresentam depressão mais tarde na vida, mas isso não é uma parte normal do envelhecimento. A depressão é o comprometimento mais comum, e também o menos detectado e menos tratado, na idade avançada. Às vezes está presente e é exacerbada em pacientes com outros problemas de saúde, como AVE, diabetes, demência, doença de Parkinson, doença cardíaca, câncer e doenças dolorosas, como a artrite. A perda de um ente querido ou a internação em uma casa de repouso com serviço de enfermagem às vezes causam depressão. Mendoza (2020) explica a natureza da depressão em idosos:

> Um dos principais fatores é a solidão. Neste ponto da vida, a pessoa provavelmente terá sofrido várias perdas: família, cônjuge, amigos, animais de estimação, bem como ter vivido mais do que seus próprios médicos. Em algum ponto, não resta mais ninguém que os conheça há tempos. Muitos dos amigos com quem costumavam conversar ou encontrar, se ainda estão vivos, podem ter seus próprios problemas de transporte, saúde, estado funcional ou memória. Deixar de dirigir automóveis pode ter um profundo impacto nos idosos. Eles se tornam mais dependentes e precisam contar com outras pessoas para levá-los aos lugares onde querem ir.

A Escala de Depressão Geriátrica é uma ferramenta de triagem de fácil utilização que pode ser usada em associação a uma entrevista com o idoso (Touhy e Jett, 2020). A depressão clínica pode ser tratada com medicação, psicoterapia ou uma combinação das duas. Algumas vezes a eletroconvulsoterapia (ECT) é usada para o tratamento de depressão resistente, quando medicamentos e psicoterapia não ajudam. É especialmente importante observar que as tentativas de suicídio em idosos costumam ter sucesso. As taxas de suicídio em todos os grupos etários vêm aumentando nos últimos anos; mas estatísticas do National Council on Aging afirmam que pessoas de 85 anos ou mais apresentam o índice mais alto de suicídio do que qualquer outra faixa etária (Mendoza, 2020).

Alterações psicossociais

Conforme já discutido, as alterações psicossociais que ocorrem durante o envelhecimento envolvem as transições da vida. Uma das transições da vida é a perda, incluindo a aposentadoria e mudanças financeiras associadas, mudanças de papéis e relacionamentos, alterações do estado de saúde e da capacidade funcional, alterações da rede social da pessoa e mudança de moradia. O ônus da perda é grande quando ficamos mais velhos. Um estudo da Massey University (2019) revelou que, no caso de idosos que vivem na pobreza, a perda é um fator contribuinte gradativo para a diminuição da saúde. O estudo identificou desvantagem na infância – mensurada em termos de ocupação dos pais, qualidade de moradia, acesso a recursos como roupas e livros, e superlotação residencial – como um fator que está diretamente relacionado aos níveis de saúde física, mental e social na idade avançada. Se a desvantagem na infância leva a uma limitação da renda e do bem-estar com o tempo, as desvantagens econômicas na vida adulta afetam a saúde dos idosos (Massey University, 2019).

É importante avaliar tanto a natureza das alterações psicossociais que ocorrem em idosos como resultado das transições de vida quanto as perdas associadas e o bem-estar econômico dos indivíduos. Durante a avaliação, pergunte como o idoso se sente sobre si mesmo, sobre sua relação com outras pessoas e sobre sua relação com o envelhecimento e pergunte que métodos e habilidades de enfrentamento são benéficos. As áreas que devem ser abordadas durante a avaliação incluem família, relacionamentos íntimos, mudanças de papel atuais e no passado, finanças, moradia, redes sociais, atividades, acesso a transporte e a cuidados de saúde, hábitos de bem-estar e espiritualidade. Os tópicos específicos relacionados a essas áreas incluem aposentadoria, isolamento social, sexualidade, moradia e ambiente e morte.

Aposentadoria. Muitas pessoas associam erroneamente a aposentadoria à passividade e à reclusão. Na verdade, esse é um estágio da vida caracterizado por transições e mudanças de papéis e pode ocupar 30 anos ou mais da vida de uma pessoa. Essa transição exige o abandono de alguns hábitos e estruturas e o desenvolvimento de novos (Touhy e Jett, 2020). Os estresses psicossociais da aposentadoria, em geral, estão relacionados a mudanças de papel com um cônjuge ou na família, à perda do papel profissional e ao isolamento social. A ameaça ao bem-estar econômico também é um importante estressor, sendo que muitos idosos têm uma vida financeira inadequada. Muitos idosos retardam a aposentadoria devido a mudanças nos últimos anos relativas aos planos de pensão e idade para começar a receber os benefícios de Seguridade Social (Yoe, 2019). A idade de aposentadoria varia, mas, independentemente de ocorrer aos 55, 65 ou 75 anos, é um dos principais pontos de mudança na vida.

O planejamento significativo da aposentadoria é fundamental, já que a população continua a envelhecer. A aposentadoria afeta mais do que apenas o aposentado. Também afeta o cônjuge, os filhos adultos e até mesmo os netos. Quando o cônjuge ainda trabalha, a pessoa aposentada passa mais tempo sozinha. Por exemplo, um cônjuge ainda empregado pode ter novas ideias sobre a quantidade de trabalho doméstico esperado do aposentado. Os problemas surgem quando os planos da pessoa aposentada entram em conflito com as responsabilidades profissionais do cônjuge que trabalha. Os papéis do aposentado e do cônjuge que trabalha precisam ser esclarecidos. Alguns filhos adultos esperam que a pessoa aposentada cuide sempre dos netos, esquecendo que esse é o momento para o aposentado buscar outros interesses pessoais.

A perda do papel profissional tem um efeito importante em algumas pessoas aposentadas. Quando uma parte tão grande da vida gira em torno do emprego e das relações pessoais no trabalho, a perda da função profissional pode ser devastadora. A identidade pessoal, com frequência, está enraizada no papel profissional e, com a aposentadoria, os indivíduos precisam construir uma nova identidade. Os indivíduos também perdem a estrutura imposta na vida diária quando já não têm um horário de trabalho. As trocas sociais e o suporte interpessoal que ocorrem no local de trabalho são perdidos. No ajuste à aposentadoria, o idoso deve desenvolver um cronograma pessoal significativo e uma rede social de suporte.

Os fatores que influenciam a satisfação do aposentado com a vida são o estado de saúde e uma renda suficiente. As expectativas pré-aposentadoria positivas também contribuem para a satisfação na aposentadoria. Você pode ajudar a preparar o idoso e a família para a aposentadoria conversando sobre várias áreas essenciais, incluindo as relações com o cônjuge e os filhos, atividades significativas e interesses, construção de redes sociais, questões relacionadas à renda, promoção e manutenção da saúde e planejamento a longo prazo, incluindo testamentos e diretivas antecipadas de vontade. Essas informações devem ser consideradas como parte da avaliação psicossocial e fornecem contexto a outras preocupações expressas pelo idoso.

Isolamento social. Muitos idosos vivem em isolamento social. Algumas vezes o isolamento é uma escolha, o resultado do desejo de não interagir com os outros, ou é uma função de perda de apoio social. Idosos que enfrentam o isolamento social tornam-se vulneráveis a suas consequências em razão da ausência de suporte de outros adultos. O comprometimento da função sensorial, comprometimento funcional, doença crônica, redução da mobilidade e alterações cognitivas contribuem para a menor interação com outras pessoas e produzem um risco de isolamento do idoso.

Avalie o potencial de isolamento social dos pacientes identificando sua rede social, acesso a transporte, disposição e desejo de interagir com outras pessoas. Considere se a depressão está ligada ao isolamento social. Use seus achados para ajudar um idoso solitário a reconstruir redes sociais e reverter os padrões de isolamento. Muitas comunidades têm programas de extensão projetados para fazer contato com idosos isolados. Programas de extensão como telefonemas diários de voluntários ou passeios sociais planejados também atendem às necessidades de socialização. Várias organizações recebem idosos como voluntários e oferecem uma oportunidade para prestarem serviços ao mesmo tempo que satisfazem suas necessidades de socialização ou outras demandas. Igrejas, universidades, centros comunitários e bibliotecas oferecem uma variedade de programas para idosos que aumentam a oportunidade de encontrar pessoas com interesses e necessidades semelhantes.

Sexualidade. Todos os idosos, saudáveis ou frágeis, precisam expressar sua necessidade de intimidade e sentimentos sexuais. A sexualidade envolve amor, calor, trocas e toque, não apenas a relação sexual em si. Ela tem um papel importante para ajudar a manter a autoestima do idoso. Para ajudar um idoso a obter ou manter a saúde sexual, é necessário entender as alterações físicas na resposta sexual de uma pessoa (ver Capítulo 34). Você deve garantir a privacidade para qualquer discussão relativa à sexualidade e manter uma atitude acrítica. Faça perguntas abertas para pesquisar as informações e preocupações relacionadas ao sexo e à sexualidade. Inclua informações sobre a prevenção de infecções sexualmente transmissíveis. A sexualidade e a necessidade de expressar sentimentos de cunho sexual permanecem durante toda a vida do ser humano.

Ao considerar a necessidade de expressão sexual de um idoso, não ignore a importante necessidade de tocar e ser tocado. O toque é uma expressão aberta com muitos significados e é uma parte importante da intimidade (Yeager, 2019a). O toque complementa os métodos sexuais tradicionais ou serve como uma expressão sexual alternativa quando a relação sexual física não é desejada nem possível. O conhecimento das necessidades sexuais do idoso permite que essas informações sejam incorporadas ao plano de cuidados de enfermagem. As preferências sexuais dos idosos são tão diversas quanto as da população mais jovem. Obviamente nem todos os idosos são heterossexuais; estão surgindo pesquisas sobre indivíduos idosos homossexuais (lésbicas e *gays*), bissexuais e transgêneros e suas necessidades de cuidados de saúde. Muitas vezes os enfermeiros descobrem que são chamados para ajudar outros profissionais da saúde a entender as necessidades sexuais de idosos. Nem todos os enfermeiros se sentem à vontade para aconselhar pacientes idosos sobre a saúde sexual e necessidades relacionadas à intimidade. Esteja preparado para encaminhar os idosos a um aconselhamento profissional apropriado.

Moradia e ambiente. A capacidade de vida independente dos idosos influencia as opções de moradia. Em outros casos, idosos que vivem na pobreza têm escolhas limitadas por moradia. É difícil prever quais serviços serão necessários para um idoso ao longo de vários anos, especialmente antes do desenvolvimento de problemas de saúde significativos. Por exemplo, uma casa térrea sem degraus externos é uma escolha prudente para um idoso com artrite grave já submetido a uma cirurgia de substituição da articulação, com previsão da necessidade de cirurgias futuras. Existe uma enorme variedade de opções de moradia, com inúmeras variações. As opções podem ser assoberbantes para os idosos e suas famílias.

Envelhecer no lugar, envelhecer em casa, é um conceito que vem ganhando popularidade. Sua intenção é promover o envelhecimento satisfatório ao permitir que o idoso permaneça em um lugar, enquanto são fornecidos serviços suplementares necessários (National Institutes of Health, 2017). Algumas iniciativas de envelhecer no lugar envolvem organizações formais, enquanto outras contam com uma organização mais livre. O envelhecer no lugar requer que o idoso preveja os serviços de saúde e pessoais que serão necessários e como ter acesso a esses serviços, além de criar um ambiente físico seguro que seja acessível no caso de um comprometimento da mobilidade. Alguns idosos escolhem morar com parentes. Outros preferem suas próprias casas ou outras opções de moradia perto das famílias. As comunidades de lazer ou para aposentados, embora caras, oferecem oportunidades de vida e socialização aos idosos em um ambiente unigeracional. Moradias subsidiadas pelo governo federal, quando disponíveis, oferecem apartamentos com arranjos comunitários, sociais e, em alguns casos, serviços alimentares.

Durante a avaliação da moradia e do ambiente de um paciente utilize julgamento clínico sólido para avaliar os recursos atuais para promover a segurança, a independência e a capacidade funcional do paciente. Aprenda o que é importante para que o indivíduo se sinta seguro. Isto é importante, já que um estudo recente demonstrou que a percepção de se sentir menos seguro na vizinhança estava significativamente associada a níveis elevados de sintomas depressivos; contudo, perceber maior senso de pertencimento a uma comunidade atenuava a depressão (Gonyea et al., 2018). A avaliação da segurança física em um ambiente do idoso inclui os riscos no ambiente e a capacidade de um idoso reconhecer e responder aos riscos (ver Capítulo 27). A segurança no banheiro é central para um ambiente aceitável. O banheiro deve ter:

- Barras de apoio para auxiliar na movimentação que possam ser alcançadas em caso de queda (possível ou real)
- Superfícies antiderrapantes no chão e na banheira/área do chuveiro
- Suprimentos necessários de fácil alcance
- Obstáculos mínimos (tapetes, móveis, equipamentos)
- Iluminação adequada, especialmente à noite.

Outras considerações incluem livrar-se da desorganização do ambiente e remover tapetes para a diminuição o risco de quedas. A iluminação deve ser adequada, em particular nas passagens e escadas. Aquecedores de água não devem ser ajustados a uma temperatura maior que 48°C. Detectores de fumaça e monóxido de carbono devem ser instalados e as baterias devem ser trocadas regularmente (Health in Aging, 2020).

A moradia e o ambiente podem favorecer ou prejudicar o funcionamento físico e social, aumentar ou deter a energia de uma pessoa e complementar ou piorar as alterações físicas existentes, como problemas visuais e auditivos. Por exemplo, os idosos têm maior facilidade para enxergar as cores vermelha, laranja e amarela na mobília. Pisos encerados e brilhantes podem parecer molhados. Garanta que os batentes das portas e dos rodapés tenham uma cor apropriada que faça contraste com a cor da parede para melhorar a percepção dos limites das salas e quartos, lembrando que muitas vezes os idosos têm dificuldade para distinguir tons pastel e diferenciar verde de azul. As passagens que levam à casa devem ser planas, regulares e devem estar em um bom estado de conservação; as escadas devem ter uma cor contrastante na borda do degrau para que o idoso saiba onde a escada termina. O idoso tem dificuldade para tolerar o reflexo de pisos muito polidos, acessórios metálicos ou janelas.

Os móveis devem ser confortáveis e seguros. Os idosos precisam examinar os móveis com cuidado em relação a tamanho, conforto e função antes de comprá-los. A mobília deve oferecer um apoio adequado para as costas e permitir que a pessoa sente e levante da cadeira ou do sofá com facilidade e segurança. Teste o conforto das cadeiras da sala de jantar ou da cozinha durante as refeições e quanto à altura em relação à mesa. Muitos idosos sentem que a presença de braços nas cadeiras faz com que se sentar e levantar seja mais fácil. Muitas vezes os idosos preferem se transferir de uma cadeira de rodas para outra cadeira durante as refeições porque alguns estilos de cadeiras de rodas não permitem uma proximidade suficiente da mesa para a pessoa comer com conforto. A elevação da mesa para liberar os braços da cadeira de rodas permite que o idoso se aproxime da mesa, mas ela fica muito alta para que a alimentação seja confortável. Para que seja mais fácil e seguro sair da cama, garanta que a altura da cama permita que os pés do idoso fiquem firmes no solo quando sentado à beira da cama.

Morte. A experiência de perda com a morte de parentes e amigos faz parte da vida das pessoas (ver Capítulo 36). Isso inclui a perda das gerações mais antigas das famílias e às vezes, infelizmente, a perda de um filho. Contudo, a morte de um cônjuge ou companheiro é a perda que mais afeta a vida das pessoas idosas. Não suponha que um idoso esteja confortável com a morte. Você tem um papel essencial para ajudar os idosos a entender e a lidar com a perda.

As evidências atuais sustentam que os idosos exibem uma variedade de atitudes e crenças sobre a morte, mas o temor da própria morte é incomum. Em vez disso, estão preocupados com o medo de ser um fardo, sofrer, terminar sozinhos ou com o uso de medidas para prolongar a vida (Bub, 2019). O estereótipo de que a morte de um idoso é uma bênção não se aplica a todos os idosos. Mesmo quando a morte se aproxima, muitos idosos ainda têm assuntos inacabados e estão despreparados para ela. Nem sempre as famílias e os amigos estão prontos para deixar seus companheiros idosos partirem. Com frequência os idosos e seus parentes ou amigos procuram o enfermeiro para auxiliá-los. Portanto, você precisa conhecer o processo de luto (ver Capítulo 36), ter excelentes habilidades de comunicação (ver Capítulo 24), compreender os aspectos legais e o planejamento de cuidados em diretivas avançadas (ver Capítulo 23), ter familiaridade com os recursos da comunidade e estar ciente dos próprios sentimentos, limitações e pontos fortes no que se refere ao cuidado dos indivíduos que enfrentam a morte.

> **Pense nisso**
>
> Pense em como você começaria uma conversa com um idoso sobre os cuidados em fim de vida, com o intuito de determinar os desejos/objetivos em relação aos cuidados da pessoa.

Abordagem às preocupações de saúde de idosos

À medida que a população envelhece e a expectativa de vida aumenta, a ênfase em promoção da saúde, manutenção da saúde e prevenção de doenças também cresce (ver Capítulo 6). Os idosos estão ficando mais entusiasmados e motivados em relação a estilos de vida saudáveis (AOA, 2018). Vários programas e projetos nacionais abordam as práticas preventivas na população idosa. A iniciativa nacional *Healthy People 2030* (Office of Disease Prevention and Health Promotion, s.d.) tem o objetivo central de melhorar a saúde e o bem-estar dos idosos. Mais especificamente, o *Healthy People 2030* cita os seguintes objetivos para idosos:

- Saúde geral (melhorar a atividade física para idosos com problemas de saúde física ou cognitiva, reduzir o índice de lesões por pressão durante a hospitalização, reduzir internações entre idosos com diabetes)
- Demências (maior conscientização e prevenção de hospitalizações)
- Doenças alimentares (reduzir infecções causadas por *Listeria*, reduzir o índice de internações devido a infecções do trato urinário)
- Prevenção de ferimentos (reduzir mortes relacionadas a quedas, reduzir a proporção de idosos que usam medicamentos inadequados, reduzir as visitas ao serviço de emergência devido a quedas)
- Condições orais (reduzir a proporção de idosos com cáries radiculares, perda de todos os dentes e periodontite moderada e grave)
- Osteoporose (reduzir as fraturas de quadril entre idosos, aumentar o rastreio de osteoporose, aumentar a proporção de idosos tratados de osteoporose após fraturas)
- Doença respiratória (reduzir o índice de internações por pneumonia e asma)
- Transtornos sensoriais ou de comunicação (reduzir a perda de visão por degeneração macular relacionada à idade).

Os desafios em engajar os idosos na promoção da saúde e prevenção de doenças são complexos e afetam também os profissionais da saúde. As experiências de cuidados de saúde no passado, a motivação pessoal, as crenças em saúde, a cultura, o letramento em saúde e os fatores não relacionados à saúde, como transporte e finanças, muitas vezes criam barreiras para os idosos. Os interesses e desejos dos idosos devem ser considerados durante o planejamento das atividades de promoção da saúde, bem como ao realizar intervenções no cuidado agudo e restaurativo (Campbell et al., 2018). Os obstáculos para profissionais da saúde incluem crenças e atitudes sobre os serviços e programas que devem ser oferecidos, sua eficácia, a inexistência de diretrizes coerentes e a ausência de uma abordagem coordenada. Seu papel consiste em concentrar as intervenções na manutenção e promoção da função e da qualidade de vida dos pacientes. Você pode favorecer o empoderamento dos idosos para tomar as próprias decisões sobre os cuidados de saúde e obter seu nível ótimo de saúde, funcionamento e qualidade de vida (Davis, 2019). Mantenha a mente sempre aberta para reconhecer as preocupações dos idosos para que você possa ajustar um plano de cuidados de modo coerente.

Necessidades de aprendizagem

O manejo das complexidades das doenças crônicas e alterações cognitivas e sensoriais que podem estar associadas ao envelhecimento aumenta as dificuldades da educação em saúde para idosos. Ao avaliar os diferentes problemas físicos, cognitivos, funcionais e psicossociais dos idosos, é importante determinar também as necessidades de aprendizagem associadas. Por exemplo, durante uma avaliação cognitiva e psicossocial, você obtém informações que indicam a capacidade de um paciente seguir o plano de tratamento recomendado. Ao avaliar o histórico de medicação do paciente, peça a ele que descreva quando toma os medicamentos em casa e a dose. Se um paciente apresentar lentidão nas respostas ou no tempo de reação durante a realização de atividades físicas, é necessário considerar essas limitações durante o ensino de novas habilidades psicomotoras. Durante a avaliação, considere com atenção as necessidades de aprendizagem e a capacidade de aprendizado do paciente.

Educação em saúde de idosos

O letramento inadequado em saúde afeta um número excessivo de idosos nos EUA, causando pouca compreensão das informações de saúde e subsequente não adesão, o que provoca resultados negativos (Cutilli et al., 2018). A Organização Mundial da Saúde (2021) define o letramento em saúde como a capacidade de indivíduos "terem acesso, compreenderem e utilizarem as informações de modo que promovam e mantenham uma boa saúde" para si mesmos, suas famílias e suas comunidades. Os idosos esperam que a educação em saúde realizada seja relevante para sua própria situação (Touhy e Jetty, 2020). É importante saber como adaptar as estratégias de educação em saúde de rotina do paciente com base em sua avaliação para atender efetivamente às necessidades de aprendizagem específicas dos idosos (Boxe 14.6). Quando os pacientes não recebem as informações corretas e necessárias em uma sessão educacional, podem se voltar para outras fontes, como *sites* da internet não confiáveis, parentes ou amigos. As informações dessas fontes podem ser incompletas ou incorretas. Você tem a obrigação de fornecer informações atuais e relevantes de modo que atenda às necessidades do idoso.

Boxe 14.6 Educação em saúde

Adaptação do ensino para idosos com limitações do letramento em saúde

Objetivo
- O paciente implementará comportamentos para atender às necessidades de cuidados de saúde específicas (p. ex., segurança no lar, cuidado de feridas ou autogerenciamento de condições crônicas).

Estratégias de ensino
- Garantir que o paciente esteja pronto para aprender. Preste atenção a sinais de dor e fadiga
- Criar um ambiente confortável (p. ex., assentos, temperatura)
- Adaptar os materiais didáticos para cultura, linguagem e letramento em saúde
- Priorizar informações concretas sobre o tópico e estabelecer relações com experiências passadas, quando apropriado
- Usar materiais impressos com letras grandes e pretas em um papel branco ou creme
- Usar uma linguagem clara e concisa; evitar termos médicos
- Usar figuras, demonstrações, vídeos e outros métodos para reforçar a linguagem falada
- Dar tempo ao paciente para que ele processe as informações e faça perguntas.

Avaliação
Usar os princípios de ensino de retorno para avaliar o aprendizado do paciente/familiar cuidador:
- Explique três maneiras para melhorar a segurança de sua casa
- Mostre-me como trocar o curativo da sua ferida
- Mostre-me todos os medicamentos que devem ser tomados pela manhã.

Promoção e manutenção da saúde: preocupações fisiológicas

Os pacientes terão diferentes níveis de interesse, motivação e capacidade de participar em atividades de promoção da saúde. Isto é parcialmente o resultado da manifestação da doença bem como da presença contínua de riscos à sua saúde. Seu principal papel na promoção e manutenção da saúde é a educação em saúde para garantir um autocuidado de qualidade na presença de doenças e a aquisição de comportamentos que minimizem os riscos para a saúde.

Use uma abordagem individualizada no cuidado de seus pacientes, levando em conta as crenças dele sobre a importância de manter a saúde e continuar independente. O Federal Interagency Forum on Aging-Related Statistics (2020) observou que 24% das mulheres e 20% dos homens de 65 anos ou mais relataram uma limitação funcional (*i. e.*, dificuldade de audição, visão, cognição, deambulação, autocuidado ou comunicação). As dificuldades de mobilidade representaram a limitação relatada com maior frequência. Algumas dessas incapacidades são relativamente pouco importantes, mas outras fazem com que as pessoas precisem de assistência para satisfazer necessidades pessoais importantes. A incidência de incapacidade aumenta com a idade. As limitações das AVDs restringem a capacidade de vida independente. As limitações de AVDs relatadas com maior frequência incluem andar, tomar banho, deitar-se ou sentar e levantar da cama ou da cadeira, vestir-se, usar o banheiro e comer. O Healthy Aging in Action é um recurso para promover um envelhecimento saudável e melhorar a saúde e o bem-estar mais adiante na vida, desenvolvido pela National Prevention, pela Health Promotion e pelo Public Health Council (2018). Os programas de promoção da saúde baseados em evidências recebem destaque, incluindo segurança, serviços e envolvimento na comunidade, serviços de saúde preventivos e prevenção de quedas. As medidas gerais de saúde preventivas que devem ser recomendadas a idosos incluem:

- Consultas regulares de atenção primária e odontológica, avaliação da visão e audição (se o paciente tiver um aparelho auditivo)
- Participação nas atividades de triagem recomendadas conforme a idade (p. ex., pressão arterial, mamografia, depressão, visão e audição, densidade óssea, colonoscopia)
- Imunização contra gripe sazonal, tétano, difteria e coqueluche, herpes-zóster e doença pneumocócica
- Exercícios regulares, abandono de tabagismo e gerenciamento de estresse
- Obtenção e manutenção do peso pretendido
- Consumo de uma dieta balanceada, com baixo teor de gordura, ou adesão a uma dieta específica (p. ex., dieta para diabético, dieta hipossódica)
- Uso moderado de álcool
- Socialização
- Bons hábitos de lavagem das mãos.

Os indivíduos que morrem de gripes são predominantemente idosos. Os profissionais recomendam com veemência a imunização anual de todos os idosos contra gripe, com ênfase especial nos residentes de instituições de longa permanência, casas de repouso ou instituições residenciais ou de cuidados prolongados. Outras vacinações, como aquelas contra pneumonia ou herpes-zóster, são recomendadas com frequência. Além disso, nem todos os idosos mantêm um esquema atualizado de doses de reforço e alguns nunca receberam as primeiras séries de injeções imunizantes. Pergunte aos pacientes sobre o estado atual de todas as suas imunizações, forneça informações sobre imunizações recomendadas e providencie para que recebam as imunizações necessárias.

Muitos idosos têm interesse em sua própria saúde e são capazes de assumir a responsabilidade por sua vida. Eles desejam manter ou melhorar a saúde, manter a independência e prevenir incapacidades (Figura 14.1).

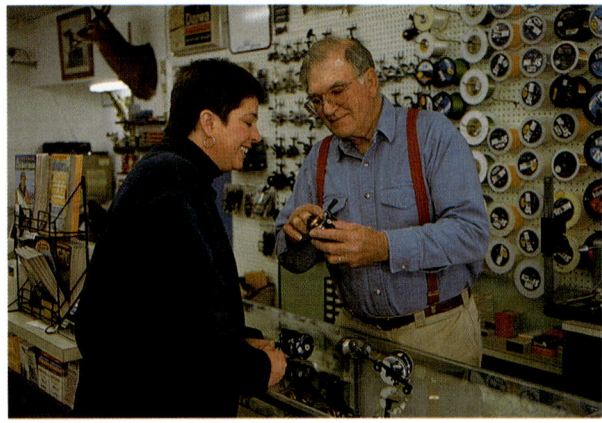

Figura 14.1 Este idoso trabalha meio período em uma loja de artigos esportivos.

As triagens iniciais estabelecem os dados basais para determinar o bem-estar, identificar as necessidades de saúde e projetar programas de manutenção da saúde. Após as sessões de triagem iniciais, compartilhe com os idosos informações sobre nutrição, exercícios, medicamentos, gerenciamento de estresse e segurança. Você também pode fornecer informações sobre condições específicas, como hipertensão, artrite e diabetes, e sobre procedimentos de autocuidados, como cuidados com os pés e a pele. Ao fornecer informações sobre promoção da saúde e autocuidados, é possível melhorar de modo significativo a saúde e o bem-estar dos idosos.

Doença cardíaca. A doença cardíaca e o câncer são as principais causas de morte em idosos (Kochanek et al., 2019). Os distúrbios cardiovasculares comuns são a hipertensão e a doença arterial coronariana. A hipertensão é um assassino silencioso porque os idosos, em especial os afro-americanos, muitas vezes não sabem que sua pressão arterial está elevada (ver Capítulo 29). O fato de que a hipertensão é comum não faz com que seja normal ou inofensiva. Apenas metade das pessoas diagnosticadas com hipertensão mantém a condição sob controle. O tratamento está ligado a uma redução da incidência de infarto do miocárdio, doença renal crônica, AVE e insuficiência cardíaca. Na doença arterial coronariana, o bloqueio parcial ou completo de uma ou mais artérias coronárias provoca isquemia miocárdica e infarto do miocárdio. Os fatores de risco para hipertensão e doença arterial coronariana incluem tabagismo, obesidade, falta de exercício e estresse. Fatores de risco adicionais para doença arterial coronariana incluem hipertensão, hiperlipidemia e diabetes melito (American Heart Association, 2016).

As intervenções de enfermagem para a prevenção de hipertensão e doença arterial coronariana incluem educação em saúde sobre redução do peso, exercícios, alterações dietéticas, restrição da ingestão de sal e gordura, gerenciamento de estresse e abandono do tabagismo. Outros tópicos da educação em saúde incluem informações sobre o gerenciamento da medicação, monitoramento da pressão arterial e sintomas indicativos da necessidade de cuidados de emergência.

Câncer. Os profissionais de enfermagem orientam idosos sobre os riscos de câncer e sobre a importância do rastreamento para detecção precoce (p. ex., autoexames de mama e testículos) e de fazer opções de estilo de vida saudáveis (p. ex., consumindo alimentação com baixo teor de gorduras e evitando fumar). Também é importante orientar os idosos sobre os sinais de câncer e encorajar o relato imediato de lesões cutâneas que não cicatrizam, sangramento inesperado, alteração do hábito intestinal, tosse persistente, nódulo na mama ou em outra parte do corpo, mudanças em uma pinta, dificuldade de deglutição e perda de peso inexplicada.

Doença pulmonar crônica. A doença pulmonar crônica, especificamente a DPOC, é a terceira principal causa de morte em indivíduos de 65 anos ou mais (USA Facts, 2020). Mais mulheres que homens morrem por DPOC (American Lung Association, 2021a). A lesão pulmonar decorrente de inalantes como fumaça de tabaco, exposição passiva ao fumo e vapores de corantes de cabelos, produtos para unhas artificiais e tintas pode provocar DPOC, causando bloqueio do fluxo aéreo e dificuldade respiratória (American Lung Association, 2021a). Porque a fumaça de cigarro e a exposição ao fumo passivo são os principais fatores no desenvolvimento e na progressão da DPOC, é importante informar os pacientes sobre os programas para abandono do tabagismo. Além disso, dependendo da gravidade da doença existente do paciente, você deve ensinar exercícios adequados de respiração, como usar inaladores e técnicas para remoção de muco das vias respiratórias (ver Capítulo 41). O treinamento supervisionado de exercícios é um componente importante dos programas de reabilitação pulmonar e constitui uma intervenção segura e eficaz bem estabelecida para melhorar a capacidade física e a qualidade de vida dos pacientes (American Lung Association, 2021b).

AVE. São a quarta principal causa de morte nos EUA e ocorrem como isquemia cerebral (suprimento sanguíneo inadequado para áreas do encéfalo, causado por bloqueio arterial) ou hemorragia cerebral (sangramento subaracnóideo ou intercerebral). Os fatores de risco incluem hipertensão, hiperlipidemia, diabetes melito, histórico de ataques isquêmicos transitórios e histórico familiar de doença cardiovascular (American Stroke Association, 2021). Os AVEs, com frequência, comprometem as capacidades funcionais da pessoa devido à paralisia ou ao comprometimento da fala, causando perda de independência. Isso geralmente leva à necessidade do auxílio constante dos familiares cuidadores, ou os pacientes são colocados em instituições de longa permanência ou em casas de repouso. A abrangência das intervenções de enfermagem varia do ensino de estratégias de redução do risco a idosos até a orientação do familiar cuidador sobre sinais de advertência de AVE e modos para apoiar um paciente durante a recuperação e a reabilitação.

Tabagismo. O cigarro é um fator de risco para as quatro causas mais comuns de morte em idosos: doença cardíaca, câncer, doença pulmonar e AVE (American Heart Association, 2016; American Stroke Association, 2021). O tabagismo é a causa de doença e morte mais prevenível nos EUA. Deixar de fumar constitui uma estratégia de promoção da saúde para idosos, assim como para adultos mais jovens. Além de reduzir o risco, às vezes estabiliza condições existentes, como DPOC e doença arterial coronariana. Deixar de fumar após os 50 anos de idade reduz o risco de morte prematura em 50% em comparação a indivíduos que continuam a fumar (NCI, 2017). Os programas para abandono do tabagismo incluem aconselhamento individual, grupal e telefônico e o uso de nicotina (goma de mascar e adesivos) ou medicamentos não baseados em nicotina. Se um paciente se recusar a deixar de fumar, sugira pelo menos uma redução da quantidade. Um estudo recente com homens coreanos revelou que a força de vontade e várias comorbidades estavam relacionadas ao sucesso da cessação do tabagismo em grupos de meia-idade e de idosos (Kim et al., 2021). Se um paciente estiver aberto para cessar o tabagismo, estabeleça uma data para a interrupção ou redução e uma visita de acompanhamento com o idoso para discutir a tentativa de abandono do cigarro. Nas visitas de acompanhamento, ofereça encorajamento e assistência para modificar o plano, conforme a necessidade. Se possível, inclua membros da família no plano.

Uso abusivo de álcool. Os estudos sobre abuso de álcool em idosos relatam dois padrões: um padrão vitalício de consumo intenso de bebidas e um padrão de consumo intenso que começa mais tarde na vida (Lewis et al., 2018). Consumo de álcool, hábitos de beber de alto risco e transtornos de alcoolismo aumentaram entre a população norte-americana e em praticamente todos os grupos sociodemográficos, sobretudo entre mulheres e idosos (Science Daily, 2017). O National Council on Alcohol and Drug Dependence reporta que até 11% das internações hospitalares de idosos se devem a problemas relacionados a drogas e álcool (Aging.Com, 2021). Aproximadamente 10 a 15% das pessoas só começam a beber intensivamente depois de uma idade avançada (Aging.Com, 2021). As causas do uso excessivo de álcool citadas com frequência incluem doença crônica, depressão, solidão, pobreza, ser membro de um grupo social minoritário e ausência de suporte social.

O transtorno de uso de álcool (TUA) e o uso de álcool de início tardio, em geral, são pouco identificados em idosos (Rosen et al., 2019). Os sinais de abuso de álcool em idosos incluem estresse, perda de papel/identidade, perda de uma pessoa querida, incentivo/aprovação dos amigos, múltiplos problemas de saúde crônicos e coexistência de demência ou depressão (Emiliussen et al., 2017; Tetrault e O'Connor, 2020). A suspeita de abuso de álcool aumenta quando há um histórico de quedas e acidentes repetidos, isolamento social, episódios recorrentes de perda de memória e confusão, não cumprimento das obrigações domésticas e profissionais, histórico de omissão de refeições ou medicamentos e dificuldade para gerenciar as tarefas domésticas e as finanças. Avaliar e intervir efetivamente no abuso de álcool por um idoso requer julgamento clínico consistente no que diz respeito ao melhor momento para a avaliação desse problema, a ferramenta correta de avaliação e a coordenação de intervenções envolvendo o paciente, a família e os recursos de saúde (Rosen et al., 2019). Ferramentas de triagem e recursos disponíveis para abuso de álcool entre idosos incluem a *NIDA Drug Use Screening Tool: Quick Screen* e o guia *Helping Patients Who Drink Too Much: A Clinician's Guide* (NIAAA). O acesso a estas ferramentas e recursos pode ser encontrado no site do National Institute on Drug Abuse (https://www.drugabuse.gov/nidamed-medical-health-professionals/screening-tools-resources/chart-screening-tools [NIDA, 2021]). Quando houver suspeita de abuso de álcool por um idoso, deve-se perceber que existem várias opções de tratamento disponíveis. O tratamento inclui abordagens específicas para a idade que reconheçam o estresse enfrentado por um idoso e incentive o envolvimento em atividades que combinem com interesses e aumentem o sentimento de valor pessoal. A identificação e o tratamento de uma depressão concomitante também são importantes. A sequência de intervenções varia de uma simples orientação sobre os riscos a programas de tratamento formais que incluam farmacoterapia, psicoterapia e reabilitação (Rosen et al., 2019).

Nutrição. Hábitos alimentares ao longo da vida e fatores situacionais influenciam o modo como os idosos obtêm uma boa nutrição. Esses hábitos são baseados em tradição, costumes culturais e preferências. As crenças religiosas influenciam a escolha e a preparação dos alimentos. Os fatores situacionais que afetam a nutrição incluem o acesso a mercados, finanças, capacidade física e cognitiva para a preparação da comida e um local para guardar os alimentos e preparar refeições. Os níveis de atividade e condições clínicas dos idosos afetam suas necessidades nutricionais. Além disso, condições como demência, dentição inadequada ou dentaduras mal ajustadas, disfagia e doenças cardiopulmonares, gastrintestinais, renais ou hepáticas afetam a nutrição. A nutrição saudável para idosos inclui uma ingestão calórica apropriada e consumo limitado de gorduras, sal, açúcares refinados e álcool. Ao cuidar de idosos com demência e outras condições crônicas, monitore o peso e a ingestão de alimentos como rotina; forneça refeições pequenas e frequentes e sirva alimentos fáceis de comer, como porções que possam ser manuseadas (p. ex., frango desfiado, sanduíches, vegetais e frutas picadas), forneça assistência na alimentação e ofereça suplementos alimentares que o paciente aprecie e sejam fáceis de deglutir (Brook, 2018). Consulte um nutricionista ao planejar intervenções nutricionais para seus pacientes.

Algumas vezes a ingestão proteica é menor que a recomendada, quando os idosos contam com poucos recursos financeiros ou acesso limitado a mercados. A ingestão de gordura e sódio algumas vezes é maior que a usual porque os idosos podem ter acesso somente a refeições congeladas rápidas e convenientes ou eles substituem refeições preparadas em casa por refeições em lanchonetes de *fast-food*. Refeições caseiras fritas ou preparadas com ingredientes enlatados também têm um alto teor de gordura e sódio. Alguns idosos usam sal e açúcar extra ao cozinhar ou à mesa para compensar a diminuição do paladar. Refeições entregues em casa, como Refeição sobre Rodas (Meals on Wheels), constituem uma excelente fonte de nutrição para idosos. Os serviços mais recentes de pedidos *online* e entrega em domicílio podem melhorar o acesso a fontes de alimentos de qualidade, mas podem exigir a assistência dos familiares para efetuar um pedido adequado. Esses serviços podem ser onerosos.

Problemas odontológicos. Problemas odontológicos com os dentes naturais e dentaduras são comuns em idosos. Cáries, gengivite, dentes quebrados ou ausentes e dentaduras mal ajustadas ou ausentes afetam a adequação nutricional, causam dor e provocam infecção. A perda de peso pode contribuir para um ajuste inadequado de dentaduras. As dentaduras constituem um problema frequente porque o custo não é coberto pelo Medicare e elas são bastante caras. Ajude a prevenir a doença dentária e gengival por meio da educação sobre a rotina de cuidados dentários (ver Capítulo 40).

Exercício. Os idosos precisam manter a atividade e exercícios físicos. Os principais benefícios do exercício incluem a melhora e a manutenção da função física e o fortalecimento muscular, bem como a promoção de uma sensação de maiores bem-estar e qualidade de vida (Qi et al., 2020; Kaushal et al., 2018). O exercício diário regular, como caminhadas, desenvolve a resistência, aumenta o tônus muscular, melhora a flexibilidade, fortalece os ossos, reduz o estresse e contribui para a perda de peso. Há algumas evidências de um efeito protetor do exercício sobre a cognição e a saúde encefálica (Tyndall et al., 2018). O Department of Health and Human Services (2020) dos EUA publicou o documento *Physical Activity Guidelines for Americans* (Diretrizes de Atividades Físicas para os Americanos) que incluem as seguintes orientações para idosos:

- Participar de atividades físicas multicomponentes que incluam treinamento de equilíbrio e atividades de musculação como parte da atividade física semanal
- Determinar o nível de esforço da atividade física em relação ao nível de condicionamento (p. ex., saber qual a frequência cardíaca-alvo)
- Quando da existência de condições crônicas, saber se e como essas condições afetam a capacidade de praticar atividades físicas com segurança
- Quando não for possível fazer 150 minutos de atividade aeróbica de intensidade moderada por semana devido a condições crônicas, o idoso deve ser tão fisicamente ativo quanto suas capacidades e condições permitirem.

Muitos fatores influenciam a disposição de um indivíduo para participar de um programa de exercícios. O Capítulo 38 descreve em detalhe as barreiras comuns para atividade e exercício. Colabore com um profissional da saúde do paciente antes do início de um programa de exercício para garantir que não haja contraindicações médicas.

Os programas de exercícios para idosos sedentários que não se exercitam regularmente devem ter início conservador e progressão lenta. O programa de exercícios deve ser adequado à capacidade física do idoso e ao mesmo tempo agradável, a fim de aumentar a probabilidade de continuidade do programa. O desenvolvimento do hábito de praticar exercícios de rotina é benéfico pelos efeitos fisiológicos, mas também melhora o humor e a qualidade de vida, bem como ajuda a incorporar a atividade ao estilo de vida de uma pessoa (Kendrick et al., 2018). Caminhar é um tipo de exercício apreciado por muitos idosos (Figura 14.2). A caminhada e outros exercícios de baixo impacto, como pedalar uma bicicleta ergométrica ou hidroginástica em uma piscina, protegem o sistema musculoesquelético e as articulações. Inclua exercícios na rotina diária do idoso. Por exemplo, faça o idoso realizar movimentos circulares com os braços e as pernas enquanto assiste à televisão.

As considerações de segurança para o exercício incluem o uso de calçados que ofereçam apoio e roupas apropriadas, beber água antes e depois do exercício, evitar exercícios em ambientes externos em temperaturas extremas e realizar os exercícios com um parceiro. Oriente os idosos a interromper o exercício e buscar ajuda se apresentarem dor ou opressão torácica, falta de ar, tontura ou atordoamento, dor articular ou palpitações durante o exercício.

Quedas. Há múltiplos riscos de queda na população idosa. O Capítulo 27 descreve em detalhe os fatores que contribuem para quedas e as preocupações de segurança para muitos idosos. Quedas representam a principal causa de lesão fatal e constituem a causa mais comum de internação hospitalar por traumatismo não fatal (National Council on Aging, n.d.). Quando uma queda ocorre em um idoso, ela pode levar a outros eventos transformadores da vida, como fratura do quadril, fratura da coluna ou traumatismo cefálico e a internação em uma casa de repouso com serviço de enfermagem. As lesões relacionadas a quedas muitas vezes estão associadas às condições médicas preexistentes de uma pessoa, como osteoporose e tendências hemorrágicas. Idosos hospitalizados exigem atenção adicional para diminuição do risco de quedas (ver Capítulo 27). Idosos que já sofreram uma queda muitas vezes desenvolvem um medo de cair que, por sua vez, faz com que andem de um modo menos natural ou limitem suas atividades, provocando redução da mobilidade, aptidão física e independência (Pirrie et al., 2020). Atividades e exercícios de rotina podem ajudar a reduzir o risco de quedas (Roller et al., 2018; Kaushal et al., 2018).

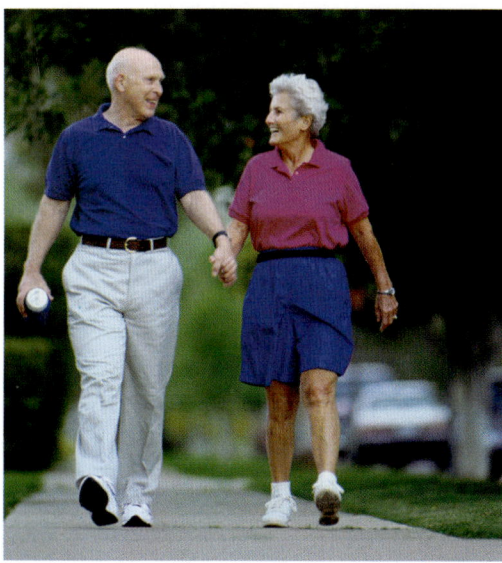

Figura 14.2 Este casal gosta de caminhar junto.

Comprometimentos sensoriais. Em razão dos comprometimentos sensoriais comuns apresentados por idosos, a promoção da função sensorial existente ajuda a garantir que os pacientes vivam em ambientes seguros. Sempre que você realizar atividades de cuidados, garanta que esses pacientes usem dispositivos auxiliares, como aparelhos auditivos ou óculos, para que possam participar integralmente dos cuidados. O Capítulo 49 descreve em detalhes as intervenções de enfermagem usadas para manter e melhorar a função sensorial.

Dor. A dor é um sintoma e uma sensação de sofrimento, alertando a pessoa de que algo está errado. Ela é prevalente na população idosa e pode ser aguda ou crônica. As consequências da dor persistente incluem depressão, perda de apetite, dificuldades de sono, alterações da marcha e mobilidade e diminuição da socialização. Muitos fatores interferem no manejo da dor, como influências culturais sobre o significado e a expressão da dor em idosos, temores relacionados ao uso de analgésicos e o problema da avaliação da dor em idosos com comprometimento cognitivo. Os enfermeiros que cuidam de idosos devem preconizar um manejo da dor apropriado e eficaz (ver Capítulo 44). Mais uma vez, a meta da enfermagem no manejo da dor em idosos é maximizar e manter a função e melhorar a qualidade de vida.

Uso de medicação. Um dos maiores desafios para os idosos é o uso seguro de medicação. As categorias de medicamentos, como analgésicos, anticoagulantes, antidepressivos, anti-histamínicos, anti-hipertensivos, sedativo-hipnóticos e relaxantes musculares, criam uma elevada probabilidade de efeitos adversos em idosos. Eles correm o risco de efeitos adversos de medicamentos em virtude de alterações relacionadas à idade na absorção, na distribuição, no metabolismo e na excreção dos fármacos, coletivamente referidos como o processo de farmacocinética (ver Capítulo 31). Algumas vezes os medicamentos interagem entre si, ampliando ou anulando o efeito do outro medicamento. Exemplos de efeitos adversos incluem confusão, comprometimento do equilíbrio, tontura, náusea e vômito. Por causa desses efeitos, alguns idosos não se dispõem a tomar os medicamentos; outros não aderem ao esquema posológico prescrito ou tentam se automedicar com fitoterápicos e medicamentos vendidos sem prescrição.

A polifarmácia, o uso simultâneo de muitos medicamentos, aumenta o risco de efeitos adversos de medicamentos (Boxe 14.7). Embora em geral a polifarmácia reflita prescrições inadequadas, o uso simultâneo de vários medicamentos muitas vezes é necessário quando um idoso apresenta múltiplas condições agudas e crônicas (Andrew et al., 2018; Rochon, 2021). Por exemplo, o paciente pode receber um ou mais medicamentos para hipertensão, diabetes e artrite. O papel do enfermeiro é garantir o maior benefício terapêutico com o menor dano, colaborando com os farmacêuticos e outros profissionais da saúde e orientando os pacientes sobre o uso seguro da medicação. Você deve questionar a eficácia e a segurança de combinações de medicamentos prescritos. Atue na defesa do idoso para prevenir reações adversas. Os idosos utilizam medicamentos de venda livre ou fitoterápicos com frequência. A mistura de medicamentos de venda livre ou fitoterápicos com os medicamentos prescritos pode causar reações adversas graves.

Para alguns idosos, o manejo seguro da medicação é complexo e muitas vezes torna-se avassalador, especialmente na presença de uma limitação do letramento em saúde. Alguns indivíduos tomam os medicamentos incorretamente porque não entendem as orientações para administração, complicando assim a avaliação da ação e os efeitos colaterais do medicamento. Medicamentos que precisam ser administrados mais de 1 ou 2 vezes/dia são preocupantes porque o paciente pode não se lembrar de tomá-los no horário indicado. O enfermeiro ocupa uma posição adequada para ajudar os pacientes idosos a realizar essa importante atividade de autocuidados (ver Capítulo 31).

> ### Boxe 14.7 Prática baseada em evidências
>
> *Polifarmácia em idosos*
>
> **Questão PICOT:** o uso de um programa estruturado de controle de medicação em comparação ao controle médico individual tradicional afeta a incidência de polifarmácia entre idosos?
>
> **Resumo das evidências**
>
> Polifarmácia é comum entre idosos com múltiplas comorbidades. Está associada a resultados adversos, como reações adversas a medicamentos, quedas, maior tempo de permanência no hospital, reinternação logo após a alta e morte (Mizokami et al., 2019; Rochon, 2021). Um fator de risco comum associado à polifarmácia inclui pacientes com câncer e outras formas de dor crônica que usam opioides para controlar a dor (Yokota et al., 2019). Um grande número de idosos que moram em residências comunitárias têm dúvidas quanto às posologias de seus medicamentos, principalmente sobre os efeitos colaterais dos medicamentos e horários de administrá-los (Mizokami et al., 2019; Rochon, 2021). Contudo, essas dúvidas geralmente ficam sem resposta. Muitos pacientes também relatam problemas práticos basicamente relacionados à posologia e a lembrar-se de instruções que não foram dadas por escrito.
>
> Pesquisas revelaram que programas formais de controle de medicação envolvendo um farmacêutico e o médico eram benéficos. Em um estudo, pacientes que estavam recebendo atendimento domiciliar e que tinham problemas relacionados à medicação (incluindo medicamentos de alto risco, que afetam os sistemas nervoso, cardíaco e metabólico) receberam consulta formal. Esse grupo apresentou reduções significativas de prescrição de medicamentos potencialmente inapropriados e de antipsicóticos (Lenander et al., 2018). Um estudo em uma casa de repouso comparou o número e a adequação das medicações antes e depois da implementação do programa Care by Design, que utilizou uma abordagem de equipe interprofissional e um médico dedicado para cada unidade para idosos (Andrew et al., 2018). Embora a polifarmácia tenha permanecido alta, uma redução estatisticamente significativa da polifarmácia foi obtida. Além disso, o número de medicações identificadas pelos critérios Beers da American Geriatric Society foi reduzido; no entanto, a redução não foi estatisticamente significativa (Andrew et al., 2018). Um estudo hospitalar utilizou uma equipe interprofissional para avaliar a adequação das medicações (Van der Linden et al., 2018). Os resultados demonstraram que os idosos recebiam alta com menos medicamentos do que eles tomavam antes da internação.
>
> **Aplicação na prática de enfermagem**
>
> - Duas ferramentas são úteis para orientar a prescrição de medicamentos para idosos:
>   - Os Critérios de Beers para Uso de Medicação Potencialmente Inapropriada em Idosos (American Geriatrics Society, 2020) ajudam os profissionais da saúde a reconhecer medicamentos potencialmente inapropriados
>   - As ferramentas Screening Tool of Older Person's Prescriptions e Screening Tool to Alert Doctors to Right Treatment (STOPP-START) verificam interações medicamentosas e prescrições potencialmente inapropriadas para idosos (O'Mahony, 2020; Rochon, 2021). A STOPP-START melhora os desfechos clínicos de idosos com múltiplas comorbidades
> - Idosos devem manter uma listagem precisa de todos os medicamentos que tomam. Suplementos à base de ervas, vitaminas e medicamentos adquiridos sem prescrição devem ser incluídos, juntamente com os medicamentos prescritos (Rochon, 2021)
> - Se o idoso se consulta com vários médicos (especialistas), deve haver um médico que supervisione o regime de medicamentos em geral do paciente
> - Idosos podem se beneficiar de educação contínua sobre o uso adequado de medicamentos e seus possíveis efeitos adversos (Rochon, 2021)
> - O uso de uma abordagem sistemática em relação à análise da medicação demonstrou reduzir o número de medicamentos prescritos, incluindo medicamentos potencialmente inapropriados (Andrew et al., 2018; Lenander et al., 2018)
> - Uma série de programas de computador e aplicativos pode auxiliar a identificar medicamentos inapropriados. Esses programas não são eficazes, a menos que a lista de medicamentos esteja correta.

O custo dos medicamentos prescritos muitas vezes é proibitivo. O Medicare Prescription Drug Benefit, Medicare Part D não é um plano único, mas uma designação de muitos planos aprovados pelos Centers for Medicare and Medicaid Services (CMS, n.d.). Embora seja acompanhado por um fator dependente dedutível conforme o número e as despesas com os medicamentos prescritos, esse benefício é de grande ajuda para os idosos. Aja em defesa de pacientes que precisam de determinados medicamentos, trabalhando junto a farmácias ou indústrias farmacêuticas para fornecer a medicação necessária com menor custo. Muitas vezes, um medicamento genérico menos caro fornece o efeito desejado.

Colabore com os idosos para rever sua medicação e garantir o uso seguro e adequado de todos os medicamentos. Ensine aos idosos os nomes de todos os medicamentos que eles estiverem tomando, quando e como devem ser tomados e os efeitos desejados e indesejáveis (Lenander et al., 2018; Rochon, 2021). Organizadores de comprimidos, cartelas e calendários de medicação ajudam os idosos a manter o controle de suas doses. Explique como evitar os efeitos adversos e/ou interações dos medicamentos e como estabelecer e seguir um padrão de autoadministração apropriado. As estratégias para reduzir o risco de efeitos adversos dos medicamentos incluem a revisão da medicação com os idosos em cada visita à clínica ou em domicílio, um exame das possíveis interações com alimentos ou outros medicamentos, a simplificação e a individuação dos regimes medicamentosos, o aproveitamento de cada oportunidade para informar os idosos e seus cuidadores sobre todos os aspectos do uso da medicação e incentivar os idosos a questionar os profissionais da saúde sobre todos os medicamentos prescritos ou vendidos sem prescrição (Van der Linden et al., 2018).

O uso de medicamentos para o tratamento de confusão deve ser ponderado com cautela. Os sedativos e tranquilizantes prescritos em algumas ocasiões para idosos que apresentam confusão aguda, com frequência, causam ou exacerbam a confusão e aumentam os riscos de quedas ou outras lesões. Monitore com atenção os pacientes que recebem esses medicamentos, levando em conta as alterações dos sistemas orgânicos relacionadas à idade que afetam a atividade farmacocinética. Quando a confusão tiver uma causa fisiológica (como uma infecção), os profissionais da saúde devem tratar a causa e não o comportamento confusional. Quando os episódios de confusão variam de acordo com a hora do dia ou estão relacionados a fatores ambientais, use medidas não farmacológicas criativas, como deixar o ambiente mais expressivo, fornecer uma iluminação adequada, encorajar o uso de dispositivos auxiliares ou até mesmo chamar amigos ou familiares para que os idosos se acalmem ao ouvir suas vozes.

Promoção e manutenção da saúde: preocupações psicossociais

As intervenções para suporte à saúde psicossocial de idosos lembram as de grupos etários de meia-idade. Entretanto, os idosos enfrentam preocupações únicas e há algumas intervenções mais cruciais para idosos que apresentem isolamento social, comprometimento cognitivo, ou estresse relacionado a aposentadoria, mudança de residência ou a proximidade da morte.

Maus-tratos a idosos. Os **maus-tratos a idosos** são complexos, multifacetados e englobam uma grande variedade de abusos. São encontrados em todas as áreas da prática de enfermagem e contextos socioeconômicos. O abuso de idosos é definido como um ato intencional ou a omissão de uma ação que cause ou crie um risco de lesão em um idoso (Halphen, 2021). Sua capacidade de pesquisar e avaliar essa condição é essencial para a segurança, a saúde e o bem-estar dos idosos. Os tipos de maus-tratos a idosos incluem abuso físico, abuso emocional, exploração financeira, abuso sexual e abandono (intencional e não intencional) (Tabela 14.3). O Departamento de Justiça dos Estados Unidos (U.S. Department of Justice – DOJ) reporta que pelo menos 10% dos adultos de 65 anos ou mais sofrem alguma forma de maus-tratos a idosos em determinado ano, sendo que alguns idosos sofrem simultaneamente mais de um tipo de abuso (DOJ, s.d.). Além disso, idosos em ambientes rurais são mais propensos a exibir alguns dos fatores de risco associados a maus-tratos de idosos, mais comumente demência (DOJ, s.d.).

A maioria dos perpetradores de abuso a idosos são os familiares cuidadores, o que complica ainda mais a identificação dos casos de abuso por causa da negação, do medo de relato e recusa de serviços comunitários (Rosen et al., 2018). As maiores taxas de maus-tratos a idosos ocorrem quando há maior dependência do cuidador por conta de comprometimentos funcionais e cognitivos. Os idosos vulneráveis podem não pedir ajuda por medo de retaliação posterior, medo da internação em uma casa de repouso ou porque foram isolados por completo de outras pessoas.

Os maus-tratos a idosos passaram a ser o foco de organizações nacionais e internacionais, políticas públicas e sociais e pesquisas. Estabelecido pela Administration on Aging nos EUA, o Centro Nacional para Abuso de Idosos (National Center for Elder Abuse; https://ncea.acl.gov/) é um centro de recursos dedicado à prevenção de maus-tratos a idosos. A Elder Justice Act de 2009 é considerada a lei mais completa já aprovada para abordar e combater os maus-tratos a idosos, fornecendo financiamento federal aos Adult Protective Services (APS) (Serviços de Proteção de Adultos). Na maioria dos estados, os assistentes sociais do APS são os primeiros profissionais a responder a relatos de abuso, abandono e exploração de adultos vulneráveis. Os serviços incluem recebimento de relatos de abuso, exploração ou abandono de adultos, investigação desses relatos, gerenciamento do caso, monitoramento e avaliação. Além de assistentes sociais, o APS providencia assistência médica, social, econômica, legal e serviços de moradia, além da aplicação da lei ou outros recursos de proteção de emergência e apoio (National Center on Elder Abuse, s.d.).

Você ocupa uma posição única para investigar suspeitas de maus-tratos a idosos e avaliar sinais físicos e emocionais de abuso. Uma parte necessária de sua avaliação consiste em realizar a entrevista e a avaliação com privacidade e longe do cuidador. A recusa do cuidador em deixar o quarto ou a área para que você possa fazer perguntas em caráter confidencial definitivamente representa um "sinal de alerta". As leis estaduais diferem quanto ao relato e à investigação de maus-tratos a idosos. Portanto, se você suspeitar que um idoso esteja sofrendo maus-tratos, notifique seu supervisor, que fará o encaminhamento aos canais de relato apropriados. Você tem a responsabilidade de conhecer as normas de relato em sua jurisdição (Touhy e Jett, 2020). O auxílio dos assistentes sociais é um recurso excelente nesses casos.

Comunicação terapêutica. Os pacientes aceitam e respeitam os profissionais de enfermagem que atendem a suas expectativas de conhecimento e competência sólidos e que se comunicam de modo eficiente sobre a preocupação com o bem-estar de um idoso. Contudo, você não pode simplesmente entrar no ambiente de um idoso e estabelecer uma relação terapêutica de imediato. Primeiro, você deve ter conhecimentos e habilidade em técnicas de comunicação (ver Capítulo 24). Sentar-se e relacionar-se olho no olho com o idoso ajuda muito a estabelecer uma relação terapêutica. Deixe os idosos contarem suas histórias; o resultado será o acesso a informações valiosas que permitem que você crie uma abordagem de cuidado mais centrado no paciente.

Toque. O toque é uma ferramenta terapêutica que pode ser usada para ajudar a confortar os idosos. Ele fornece estimulação sensorial, induz o relaxamento, proporciona conforto físico e emocional, transmite calor e comunica interesse. Essa é uma expressão física poderosa de um relacionamento. Além disso, o toque suave é uma técnica usada ao realizar qualquer tipo de procedimento que exija contato físico ou ao reposicionar e movimentar um paciente.

Tabela 14.3 Maus-tratos a idosos: tipos, descrição e exemplos.

Tipo	Descrição	Exemplos
Abuso físico	Ocorre quando os idosos experienciam adoecimento, dor ou lesões como resultado de força física ou ameaça de lesão física	Bater, empurrar, estapear, chutar, queimar
Abuso psicossocial ou emocional	Comportamentos verbais e não verbais que provocam sofrimento mental, angústia, medo e aflição	Humilhação ou desrespeito, ameaças verbais ou não verbais, assédio, isolamento geográfico ou interpessoal
Abuso financeiro	Apropriação ilegal, má utilização ou ocultação de dinheiro, benefícios, propriedade ou bens pertencentes a uma pessoa idosa	Usar o dinheiro do idoso, seus benefícios, pertences, propriedade ou patrimônio em benefício de outra pessoa que não o idoso
Abuso sexual	Contato ou atividade sexual não consensual de qualquer tipo; coerção de um idoso a testemunhar comportamentos sexuais	Contato sexual ou penetração indesejados, ou atos sem contato, como assédio sexual
Abandono	Recusa ou omissão de indivíduos responsáveis por atender às necessidades básicas	Recusa ou omissão em proporcionar as necessidades básicas, como alimentação, água, vestuário, higiene e cuidados médicos

Adaptada de Centers for Disease Control and Prevention (CDC), *Preventing elder abuse*, 2020, https://www.cdc.gov/violenceprevention/elderabuse/fastfact.html. Acesso em: maio 2021.

Muitas vezes os idosos são privados do toque quando estão separados da família ou dos amigos. Um idoso isolado, dependente ou enfermo, que tenha medo da morte, ou sem autoestima tem maior necessidade do toque. A privação do toque pode ser reconhecida por comportamentos simples, como um idoso que segura a mão do enfermeiro ou fica próximo a ele. Infelizmente, às vezes os homens idosos são erroneamente acusados de investidas sexuais quando tentam tocar outras pessoas. Quando usar o toque, preste atenção às variações culturais e preferências individuais (ver Capítulos 7 e 9). Use o toque para transmitir respeito e sensibilidade. Não o use de um modo condescendente, por exemplo, dando tapinhas na cabeça do idoso. Ao fazer contato com um idoso, não se surpreenda se ele retribuir.

Orientação para a realidade. A **orientação para a realidade** é uma técnica de comunicação que aumenta a percepção do idoso em relação à pessoa, ao local e ao tempo. Os objetivos da orientação para a realidade incluem a restauração de um senso de realidade, melhora do nível de consciência, promoção da socialização, aumento do funcionamento independente e minimização de confusão, desorientação e regressão física. Embora as técnicas de orientação para a realidade sejam usadas em qualquer ambiente de cuidados de saúde, elas são especialmente úteis no contexto de cuidados agudos. O idoso que vivencia uma mudança no ambiente, cirurgia, doença ou estresse emocional corre o risco de ficar desorientado (Chiu et al., 2018). Alterações ambientais, como luzes intensas, ruídos não familiares e ausência de janelas em unidades especializadas do hospital, com frequência provocam desorientação e confusão. A ausência dos familiares cuidadores também causa desorientação. O uso de anestésicos, sedativos, tranquilizantes, analgésicos e contenção física em pacientes idosos aumenta a desorientação. Você deve prever e monitorar a ocorrência de desorientação e confusão como possíveis consequências da hospitalização, mudança de local, cirurgia, perda ou doença e incorporar intervenções baseadas na orientação para a realidade ao plano de cuidados.

Os princípios da orientação para a realidade oferecem diretrizes úteis para comunicação com indivíduos que manifestem uma confusão aguda. Os principais elementos da orientação para a realidade incluem lembretes frequentes de pessoa, tempo e local, a utilização de auxílios ambientais familiares, como relógios, calendários e pertences pessoais, e a estabilidade do ambiente, da rotina e da equipe (Chiu et al., 2018).

Terapia de validação. A **terapia de validação** representa uma abordagem alternativa à comunicação com um idoso que esteja confuso. Enquanto a orientação para a realidade insiste que o idoso confuso concorde com as afirmações de tempo, lugar e pessoa, a terapia de validação aceita a descrição de tempo e lugar declarada pelo idoso. Não questione as declarações e os comportamentos do idoso nem discuta com ele. Em vez disso, o foco é o aspecto emocional da conversa, que representa uma necessidade interna ou um sentimento (Scales, 2018). Por exemplo, um paciente insiste que aquele dia na verdade é uma data diferente por causa de um alto grau de ansiedade. Os cuidadores devem perceber a angústia que o indivíduo está sentindo. A validação não envolve o reforço das percepções errôneas do idoso; ela reflete a sensibilidade a significados ocultos nas declarações e nos comportamentos. Ao ouvir com sensibilidade e validar o que o paciente está expressando, você transmite respeito, tranquilização e compreensão. Validar ou respeitar os sentimentos dos idosos no momento e lugar que são reais para eles é mais importante que insistir no tempo e lugar literalmente corretos.

Reminiscência. A **reminiscência** é um método ou uma técnica para relembrar as memórias do passado (Shropshire, 2020). Muitos idosos gostam de compartilhar as experiências passadas contando histórias. Como terapia, a reminiscência utiliza as recordações do passado para trazer sentido e entendimento ao presente e resolver conflitos atuais.

Um olhar retrospectivo das resoluções positivas de problemas faz o idoso lembrar as estratégias de enfrentamento usadas com sucesso no passado. A reminiscência também é um modo de expressar a identidade pessoal. A reflexão sobre conquistas passadas favorece a autoestima (Scales, 2018). Para alguns idosos, o processo de examinar os eventos passados revela novos significados para esses eventos.

Durante o processo de avaliação, use a reminiscência para avaliar autoestima, função cognitiva, humor, conflitos não resolvidos, capacidade de enfrentamento e expectativas para o futuro. Por exemplo, faça o paciente falar sobre uma perda anterior para avaliar a capacidade de enfrentamento. Você também pode ter lembranças durante as atividades de cuidados diretos. Não se apressar e fazer perguntas sobre as experiências passadas, ouvindo com atenção, transmite a um idoso sua atitude de respeito e interesse.

Além de seu uso em situações individuais, a reminiscência também é eficaz como terapia de grupo para idosos, para reduzir sintomas depressivos (Shropshire, 2020; Siverova e Buzgova, 2018). Você começa com a organização do grupo e a seleção de estratégias para iniciar uma conversa. Por exemplo, você pede que o grupo discuta atividades familiares ou memórias de infância, adaptando as perguntas ao tamanho, à estrutura, ao processo, às metas e atividades do grupo com o intuito de atender às necessidades de seus membros.

Intervenções sobre a imagem corporal. O modo como os idosos se apresentam influencia a imagem corporal e os sentimentos de isolamento (ver Capítulo 33). Algumas características físicas da idade avançada, como cabelos grisalhos de aspecto distinto, são socialmente desejáveis. Outros aspectos, como as rugas no rosto que demonstram o caráter ou as mãos enrugadas que mostram uma vida de trabalho duro, também são impressionantes.

As consequências da doença e do envelhecimento que ameaçam a imagem corporal dos idosos incluem procedimentos diagnósticos invasivos, dor, cirurgia, perda da sensação em uma parte do corpo, alterações cutâneas e incontinência. O uso de dispositivos, como dentaduras, aparelhos auditivos, membros artificiais, cateteres de demora, dispositivos de ostomia e sondas de alimentação enteral, também afeta a imagem corporal.

Considere a importância que um idoso percebe sobre apresentar uma imagem socialmente aceitável. Determine também como o paciente acha que a condição de saúde afeta a capacidade de manter-se limpo e arrumado. Quando os idosos sofrem de doenças agudas ou crônicas, a dependência física relacionada dificulta a manutenção da imagem corporal. É necessário pouco esforço para ajudar idosos a ajustar suas rotinas de banho e ajudá-los a pentear seus cabelos, limpar a dentadura, fazer a barba ou trocar de roupa. Eles geralmente não escolheram ter uma aparência desagradável. Preste atenção a odores no ambiente. Com frequência, odores criados por urina e algumas doenças estão presentes. Ao controlar os odores, você pode prevenir que os visitantes encurtem sua permanência ou sequer compareçam.

Idosos e ambiente de cuidados agudos

Idosos no contexto de cuidados agudos precisam de atenção especial para ajudá-los em seu ajustamento ao ambiente de cuidados agudos e satisfazer suas necessidades básicas. O ambiente de cuidados agudos acarreta maior risco de eventos adversos, como *delirium*, desidratação, desnutrição, infecções adquiridas no hospital (IAHs), incontinência urinária e quedas. O risco de *delirium* aumenta quando idosos hospitalizados enfrentam imobilização, privação do sono, infecção, desidratação, dor, comprometimento sensorial, interações medicamentosas, anestesia e hipoxia. As causas não médicas de *delirium* incluem ambientes não familiares, equipe não familiar, repouso no leito, separação dos sistemas de suporte e estresse. Consulte a abordagem sobre *delirium*, demência e depressão no início do capítulo para ajudar a distinguir entre essas três condições. O comprometimento visual ou auditivo contribui para a confusão e interfere nas tentativas de reorientar o idoso.

Quando a prevenção do *delirium* falha, o gerenciamento de enfermagem começa com a identificação e seu tratamento da causa. As intervenções de suporte incluem o incentivo às visitas da família, fornecimento de indicações para a memória (relógios, calendários e crachás com o nome) e a compensação de déficits sensoriais. As técnicas de orientação para a realidade costumam ser úteis.

Os idosos apresentam maior risco de desidratação e desnutrição durante a hospitalização por causa de procedimentos padrão, como limitar alimentos e líquidos durante a preparação para exames diagnósticos e medicamentos que diminuem o apetite. O risco de desidratação e desnutrição aumenta quando os idosos não conseguem alcançar as bebidas ou se alimentar sozinhos enquanto estão no leito ou conectados a equipamento médico. As intervenções incluem fazer o paciente levantar-se da cama, oferecer bebidas e lanches com frequência e incluir os alimentos e bebidas favoritos no plano de dieta.

O maior risco de IAHs em idosos está associado a uma diminuição da resposta do sistema imunológico relacionada à idade avançada, além de outras condições crônicas que tornam os idosos mais suscetíveis a procedimentos e dispositivos invasivos. As IAHs mais comuns são as infecções da corrente sanguínea associadas a acesso vascular, ITU associada a cateter, infecção do local cirúrgico e pneumonia associada ao ventilador (PAV) (CDC, 2021). A principal medida preventiva é a higiene das mãos combinada a uma política de isolamento adequada e procedimentos para prevenir e controlar a transmissão de infecções (Capítulo 28).

Idosos hospitalizados correm o risco de apresentar incontinência urinária (transitória). As causas de incontinência incluem *delirium*, ITUs não tratadas, medicamentos, restrição da mobilidade ou necessidade de assistência para ir ao banheiro. As intervenções individualizadas para diminuir a incontinência incluem planejar oportunidades de micção e modificação do ambiente para facilitar o acesso ao banheiro. É importante evitar a cateterização urinária de longa duração (ver Capítulo 46).

O maior risco de erosão cutânea e desenvolvimento de lesões por pressão está relacionado às alterações da pele na idade avançada e situações que ocorrem no ambiente de cuidados agudos, como imobilidade, incontinência e desnutrição. Os principais pontos na prevenção da erosão cutânea são o uso de um colchão apropriado para o risco de erosão cutânea com posicionamento adequado, redução das forças de cisalhamento e fricção, fornecimento de cuidados cutâneos meticulosos e controle de umidade e fornecimento de suporte nutricional (ver Capítulo 48).

Os idosos em ambientes de cuidados agudos também apresentam maior risco de sofrer quedas e lesões. A causa de uma queda geralmente é multifatorial e composta por fatores intrínsecos ou extrínsecos (ver Capítulo 27). Os medicamentos sedativos e hipnóticos aumentam a instabilidade. A fraqueza dos membros inferiores, fadiga geral e perda do condicionamento fazem com que o paciente tenha dificuldade para sair da cama. Após sair da cama, muitas vezes o paciente está instável, zonzo e propenso a quedas. Medicamentos que causam hipotensão ortostática também aumentam o risco de quedas porque a pressão arterial diminui rapidamente quando um idoso levanta do leito ou de uma cadeira. O aumento do débito urinário decorrente de diuréticos aumenta o risco de quedas ao aumentar o número de tentativas de levantar-se da cama para urinar. Peças de equipamentos, como fios de monitores, tubulação intravenosa, cateteres urinários e outros dispositivos médicos, tornam-se obstáculos à deambulação segura. O comprometimento visual impede que o idoso enxergue objetos nos quais ele possa tropeçar, como cestos de lixo.

Um ambiente seguro para idosos é um ambiente sem obstáculos. Deve-se envidar todos os esforços para evitar o uso de limitações físicas. Ver Capítulo 27 para uma discussão detalhada de intervenções para reduzir quedas no ambiente do serviço de saúde.

Idosos e cuidados de recuperação

Cuidados de recuperação referem-se a dois tipos de cuidados contínuos: a continuação da recuperação de uma doença aguda ou cirurgia que começou em um ambiente de cuidados agudos e o suporte a condições crônicas que afetam o funcionamento cotidiano. Os dois tipos de cuidados de recuperação ocorrem em lares particulares e ambientes de cuidados de longa duração.

As intervenções durante a convalescença de uma doença aguda ou cirurgia são voltadas para a recuperação ou melhoria do nível de independência prévio dos pacientes nas AVDs. Mantenha as intervenções que começaram no contexto de cuidados agudos e modifique-as mais tarde conforme o progresso da convalescença. Para conseguir essa continuidade, garanta que as informações de alta fornecidas pelo serviço de cuidados agudos incluam dados sobre as intervenções contínuas necessárias (p. ex., rotinas de exercícios, rotinas de cuidados com a ferida, esquemas de medicação e monitoramento da glicemia). As intervenções também devem abordar a restauração das relações interpessoais e atividades no seu nível anterior ou no nível desejado pelo idoso. Quando os cuidados de recuperação envolvem condições crônicas, os objetivos dos cuidados incluem a estabilização da condição crônica e maximização da independência nas AVDs.

As intervenções que promovem a independência nas AVDs abordam a capacidade física e cognitiva da pessoa e a segurança. A capacidade física para a realização de AVDs requer força, flexibilidade e equilíbrio. Faça acomodações para comprometimentos da visão, da audição e do tato (ver Capítulo 49). A capacidade cognitiva para a realização de AVDs requer a habilidade de reconhecer, julgar e lembrar. Comprometimentos cognitivos, como a demência, interferem na realização segura de AVDs, embora um idoso ainda seja fisicamente capaz de executar as atividades. Adapte as intervenções para promover a independência nas AVDs de modo a atender às necessidades e ao estilo de vida do idoso. Embora a segurança seja primordial, o idoso deve ser capaz de executar as AVDs com um nível de risco aceitável. Peça a colaboração de um terapeuta ocupacional, que é treinado para selecionar o tipo correto de dispositivos auxiliares para os pacientes.

Promova a capacidade de realização de AIVDs pelo idoso, como usar o telefone, lavar as roupas, fazer compras, limpar a casa ou o apartamento, lidar com dinheiro, pagar as contas e dirigir automóvel. Para uma vida independente em casa ou em um apartamento, os idosos devem ser capazes de realizar as AIVDs, contratar serviços de trabalhadores externos ou contar com uma rede de apoio de parentes e amigos que ajudem rotineiramente com essas tarefas. Os terapeutas ocupacionais representam um recurso importante para ajudar na adaptação das pessoas na presença de dificuldades para a realização de AIVDs. Além disso, pode ser adequado deixar o familiar cuidador assumir mais responsabilidades pela realização de AIVDs para os pacientes.

As medidas dos cuidados de recuperação enfocam atividades que permitam que os idosos se mantenham funcionais e seguros em seus ambientes de vida. Colabore com um idoso e os familiares cuidadores, quando necessário, para estabelecer as prioridades do cuidado, determinar os resultados esperados e selecionar as intervenções apropriadas. A colaboração promove a compreensão do paciente sobre os cuidados e minimiza conflitos. A consideração das experiências de vida, valores e padrões socioculturais do idoso serve como base para o planejamento do cuidado individual. Quando o estado cognitivo de um idoso impedir sua participação nas decisões sobre os cuidados de saúde, inclua os cuidadores da família. A família e os amigos são fontes de dados muito ricas porque já conheciam o idoso antes do comprometimento. Com frequência eles fornecem explicações sobre os comportamentos do idoso e sugerem métodos de manejo. Uma avaliação e um planejamento criteriosos levam a intervenções de cuidados que incorporam técnicas para abordar as alterações normais do envelhecimento, um nível ótimo de conforto e enfrentamento e a promoção de independência nas atividades de autocuidados.

Pontos-chave

- Os profissionais de enfermagem precisam aprender a ignorar falsos estereótipos sobre as características físicas e psicossociais dos idosos, como incapacidades físicas, pouca memória, incapacidade de aprender novas informações e, em vez disso, avaliar metodicamente o estado funcional, fisiológico, psicossocial e emocional de cada paciente
- Pelo fato de sinais e sintomas clássicos de doenças às vezes estarem ausentes, reduzidos ou atípicos em idosos, o julgamento clínico consistente requer que o enfermeiro preveja as alterações fisiológicas relacionadas à idade nos idosos ao interpretar achados reais da avaliação. Há tarefas de desenvolvimento comuns para idosos que estão associadas a diversos graus de alteração e perda (p. ex., manter satisfatoriamente o ambiente domiciliar, perda de pessoas importantes) que os enfermeiros devem levar em consideração ao avaliar o impacto de uma doença para o paciente
- Os profissionais de enfermagem colaboram com os idosos para ajudá-los a conquistar suas tarefas de desenvolvimento de um modo saudável
- Alterações fisiológicas comuns associadas ao envelhecimento normal (p. ex., perda de elasticidade da pele, menor reflexo de tosse, menor débito cardíaco) não são patológicas em si, mas podem deixar os idosos mais vulneráveis a condições clínicas e doenças comuns
- É importante diferenciar as alterações normais do envelhecimento das manifestações de doenças
- *Delirium*, demência e depressão compartilham alguns sintomas em comum, mas um diagnóstico exato é essencial para o manejo apropriado
- Devido às mudanças psicossociais que ocorrem durante a transição da vida adulta para a velhice, os profissionais de enfermagem aprendem a avaliar a dinâmica familiar, a qualidade dos relacionamentos, as mudanças passadas e presentes de funções, as finanças, a habitação, as redes sociais, as atividades, a saúde e o bem-estar, e a espiritualidade
- O abuso de idosos abrange uma ampla gama de abusos que são mais comumente realizados por cuidadores familiares, o que dificulta identificá-los por causa da negação, o medo de relatar e a recusa de serviços comunitários
- Como existem diferentes tipos de maus-tratos a idosos, os enfermeiros devem estar alerta a indícios de maus-tratos e relatá-los de modo pertinente
- Idosos podem ter várias preocupações de saúde, mas eles se empolgam e sentem-se motivados em relação a estilos de vida saudáveis. O enfermeiro é responsável por educar os pacientes sobre como prevenir ou controlar melhor uma doença crônica e reduzir os riscos para a saúde
- O objetivo das intervenções de enfermagem para idosos é priorizar a manutenção do funcionamento máximo e da independência.

Para refletir

Pense em um paciente idoso, em um idoso da sua própria família ou um amigo, e faça as seguintes perguntas a você mesmo:

- Descreva como esse indivíduo se adaptou ao processo de envelhecimento. Quais são as alterações funcionais ou físicas? Quais são os pontos fortes e limitações? Há alguma dúvida de sua parte sobre como eles estão se adaptando ao processo de envelhecimento?
- Que preocupações de segurança você teria em relação a essa pessoa? O atual ambiente domiciliar é seguro? Quais são as preocupações de segurança ambiental e de saúde existentes?
- Como você adaptou suas estratégias de comunicação para essa pessoa? Isso foi eficiente? Como poderia melhorar suas estratégias de comunicação?

Questões de revisão

1. Um membro da família de uma paciente está pensando em levar a mãe para uma casa de repouso com serviço de enfermagem. O enfermeiro conversou com a família antes e sabe que essa é uma decisão difícil. Quais dos seguintes critérios o enfermeiro deve recomendar para a escolha de uma casa de repouso com serviço de enfermagem? (Selecione todas as aplicáveis.)
   a. O centro deve ser limpo e os quartos devem parecer com um quarto de hospital.
   b. Uma equipe adequada está disponível em todos os turnos.
   c. Há atividades sociais disponíveis para todos os residentes.
   d. O centro fornece três refeições ao dia com menu e esquema de porções fixos.
   e. A equipe incentiva o envolvimento da família no planejamento dos cuidados e na assistência aos cuidados físicos.
2. Um enfermeiro conduz a avaliação de um novo paciente que deu entrada na clínica médica. O paciente tem 82 anos e sofre de osteoartrite há 10 anos e de diabetes melito há 20 anos. Está alerta, mas se distrai com facilidade durante a avaliação. Ele se mudou recentemente para um novo apartamento, e seu cão de estimação morreu há apenas 2 meses. É mais provável que ele esteja apresentando:
   a. Demência.
   b. Depressão.
   c. *Delirium*.
   d. Ansiedade.
3. Um enfermeiro está obtendo, com a filha de uma paciente recém-internada que está confusa e agitada, o histórico de saúde desta. A filha relata que a mãe foi diagnosticada com a doença de Alzheimer há 1 ano, mas ficou extremamente confusa na noite passada e estava alucinando. A filha não conseguia acalmar a mãe, que pensou que ela fosse uma estranha. Com base nesse histórico, o enfermeiro suspeita que a paciente esteja apresentando:
   a. Envelhecimento normal.
   b. *Delirium*.
   c. Depressão.
   d. Agravamento da demência.
4. Um homem de 78 anos está fazendo exames pré-operatórios e preparativos para sua cirurgia daqui a 1 semana. Sua esposa está com ele, e inicialmente ambos parecem ansiosos. Ele será submetido a uma ressecção de cólon devido a um câncer de cólon e terá uma colostomia permanente. O enfermeiro sabe que a idade e a condição de desenvolvimento do paciente afetarão a forma como a avaliação será conduzida. O enfermeiro pretende fornecer um banco de dados que seja útil à enfermagem do hospital, então aplica julgamento clínico adequadamente por meio de quais das seguintes atitudes: (Selecione todas as aplicáveis.)
   a. Enquanto examina o paciente, o enfermeiro observa que as alterações físicas de menos sons intestinais, boca seca e elasticidade reduzida da pele são alterações físicas provavelmente relacionadas ao câncer.
   b. Quando o paciente tem dificuldade de se lembrar dos medicamentos atuais, o enfermeiro pede informações complementares à esposa.
   c. O enfermeiro prevê o efeito da colostomia no funcionamento e pergunta ao paciente como ele vê sua vida com a colostomia.

d. Enquanto coleta o histórico da doença do paciente, o enfermeiro imagina que ele apresenta os sinais clássicos de fadiga e perda de peso inexplicável.
e. Sabendo que pacientes idosos têm menos interesse em intimidade sexual, o enfermeiro não pergunta sobre o impacto que o paciente imagina que sua cirurgia terá em sua função sexual.

5. Um enfermeiro avalia uma mulher de 76 anos na clínica ambulatorial. A paciente conta que recentemente começou a perceber um ofuscamento com as luzes em sua casa. Sua visão está turva, e ela não consegue jogar cartas com as amigas, ler ou fazer seus bordados. Quais das intervenções de enfermagem a seguir são apropriadas? (Selecione todas as aplicáveis.)
    a. Encaminhá-la a um oftalmologista.
    b. Sugerir livros e baralhos com letras grandes.
    c. Tranquilizá-la de que as alterações visuais fazem parte do envelhecimento normal.
    d. Sugerir lâmpadas de baixa potência para diminuir o ofuscamento.
    e. Avaliar seu ambiente doméstico em relação à segurança.

6. Um paciente de 63 anos está se aposentando de seu emprego em uma empresa de contabilidade, na qual ocupou um cargo de gerência nos últimos 20 anos. O paciente estava na mesma empresa havia 42 anos e era um funcionário dedicado. Sua esposa é dona de casa. Ela criou os cinco filhos, cuida de seus netos quando necessário e participa de diversos comitês da igreja. Quais são as principais preocupações psicossociais para esse paciente? (Selecione todas as aplicáveis.)
    a. A perda do papel profissional.
    b. O risco de isolamento social.
    c. Determinar se a esposa precisará começar a trabalhar.
    d. O modo como a esposa pode, agora, esperar ajuda nas tarefas domésticas e no cuidado dos netos.
    e. A idade que o paciente escolheu para se aposentar.

7. Um enfermeiro está avaliando uma idosa que foi levada ao pronto-socorro após uma queda e a fratura do punho. A paciente vive com o filho, é muito magra e despenteada, apresenta uma lesão por pressão em estágio 3 na região coccígea e contusões antigas nas extremidades, além das contusões novas decorrentes da queda. Ela transfere todas as questões ao cuidador, que é seu filho e acompanhou a paciente até o hospital. Qual é o próximo passo do enfermeiro?
    a. Chamar o serviço social para iniciar a internação em uma casa de repouso.
    b. Pedir que o filho saia do quarto para que ele possa concluir a avaliação.
    c. Chamar o serviço de proteção a adultos porque há suspeita de maus-tratos a idosos.
    d. Avaliar o estado cognitivo da paciente.

8. Um enfermeiro está participando de um evento de saúde e bem-estar no centro comunitário local. Uma mulher se aproxima com o pai e conta que está preocupada porque seu pai viúvo vem apresentando um comprometimento funcional cada vez maior e talvez precise ir morar com ela. O enfermeiro pergunta sobre sua capacidade de realizar as atividades da vida diária (AVDs), fazendo quais das seguintes perguntas? (Selecione todas as aplicáveis.)
    a. Você ainda dirige?
    b. Descreva quaisquer problemas que você tenha para sentar-se ou levantar-se do vaso sanitário.
    c. Com que frequência você toma banho durante a semana e como toma banho?
    d. Calcule aproximadamente quanto tempo você passa se exercitando por dia.
    e. Conte-me como você faz compras de mercado.

9. Uma filha está começando a assumir a responsabilidade de tomar conta de seu pai viúvo, de 90 anos. Ele tem hipertensão, doença arterial coronariana e diabetes melito tipo 2. Serviços de saúde domiciliares estão programados para 1 vez/semana. Durante a primeira visita, a filha expressa preocupação sobre todos os medicamentos que foram prescritos a seu pai por diferentes médicos e que ele comprou em diferentes farmácias. A filha afirma que seu pai não consegue, de fato, dizer qual medicamento serve para o quê ou quando ele deve tomá-los. A partir dessas informações iniciais, o enfermeiro suspeita de polifarmácia. Quais dados de avaliação de medicação são necessários? (Selecione todas as aplicáveis.)
    a. Revisar todas as prescrições de medicamentos.
    b. Fazer a correspondência das prescrições com os frascos de medicamento do paciente ou embalagens tipo *blister* de dose unitária.
    c. Identificar o envolvimento do cuidador para ajudar na administração dos medicamentos.
    d. Identificar e excluir medicamentos duplicados.
    e. Obter uma listagem de qualquer medicamento adquirido sem prescrição.

10. Um enfermeiro está cuidando de uma paciente de 76 anos, do sexo feminino, no ambiente domiciliar. Ela acaba de perder seu marido para a covid-19 e tem quatro filhos que moram nas redondezas. A paciente era professora e se aposentou há apenas 2 anos. O enfermeiro aplica seu conhecimento das mudanças de desenvolvimento e da natureza da perda em idosos ao avaliar quais das seguintes situações? (Selecione todas as aplicáveis.)
    a. A natureza de seus relacionamentos com seus filhos adultos.
    b. O número total de medicamentos que a paciente está tomando, incluindo medicamentos adquiridos sem prescrição médica.
    c. A percepção da paciente em relação à necessidade de ajuda por parte da família com atividades que seu marido fazia.
    d. O impacto da morte de seu marido em sua renda mensal.
    e. A atual condição física funcional da paciente.

Respostas: 1. b, c, e; 2. b; 3. b; 4. b, c; 5. a, b, e; 6. a, d; 7. b; 8. b, c; 9. a, b, c, e; 10. a, c, d, e.

Referências bibliográficas

Administration on Aging (AOA): *2017 profile of older Americans*, https://www.acl.gov/sites/default/files/Aging%20and%20Disability%20in%20America/2017OlderAmericansProfile.pdf, 2018. Accessed April 2021.

Aging.com: *Alcohol abuse amongst the elderly: a complete guide*, 2021, https://aging.com/alcohol-abuse-amongst-the-elderly-a-complete-guide/. Accessed May 2021.

American Association of Retired Persons (AARP): *Healthy living: two-thirds of older adults are interested in sex, poll says*, 2018, https://www.aarp.org/health/healthy-living/info-2018/older-sex-sexual-health-survey.html. Accessed April 2021.

Alderman J: Pain. In Meiner S, Yeager JJ, editors: *Gerontologic nursing*, ed 6, St. Louis, 2019, Elsevier.

Ali M, Cascella M: *ICU delirium*, StatPearls, 2021 Jan 16, PubMed.Gov, https://pubmed.ncbi.nlm.nih.gov/32644706/ Accessed May 2021.

Alzheimer's Association: *Types of dementia*, 2021, https://www.alz.org/alzheimers-dementia/what-is-dementia/types-of-dementia. Accessed May 2021.

American Cancer Society (ACS): *Key Statistics for prostate cancer*, 2021, https://www.cancer.org/cancer/prostate-cancer/about/key-statistics.html. Accessed April 2021.

American Heart Association: *Understand YOUR risks to prevent a heart attack*, 2016, https://www.heart.org/en/health-topics/heart-attack/understand-your-risks-to-prevent-a-heart-attack. Accessed June 2020.

American Lung Association: *Learn about COPD*, 2021a, https://www.lung.org/lung-health-diseases/lung-disease-lookup/copd/learn-about-copd. Accessed May 2021.

American Lung Association: *Physical activity and COPD*, 2021b, http://www.lung.org/lung-health-and-diseases/lung-disease-lookup/copd/living-with-copd/physical-activity.html. Accessed June 2020.

American Stroke Association: *Stroke risk factors,* 2021, https://www.stroke.org/en/about-stroke/stroke-risk-factors. Accessed May 2021.

Brook S: Nutritional consideration in older adults, *Br J Community Nursing* 23(9):449, 2018.

Bub L: Loss and end-of-life issues. In Meiner S, Yeager JJ, editors: *Gerontologic nursing,* ed 6, St. Louis, 2019, Elsevier.

Centers for Disease Control and Prevention (CDC): *Healthcare infection control practices advisory committee (HICPAC),* 2021. https://www.cdc.gov/hicpac/index.html. Accessed May 2021.

Centers for Medicare and Medicaid Services (CMS): *Drug coverage—Part D,* (n.d.). http://www.medicare.gov/part-d/index.html. Accessed June 2020.

Centers for Medicare & Medicaid Services (CMS): *Your guide to choosing a nursing home or other long-term care,* Baltimore, MD, 2019, CMS. https://www.medicare.gov/Pubs/pdf/02174-Nursing-Home-Other-Long-Term-Services.pdf. Accessed June 2020.

Davis A: Health promotion and illness/disability prevention. In Meiner S, Yeager JJ, editors: *Gerontologic nursing,* ed 6, St. Louis, 2019, Elsevier.

Fazio S, et al: Alzheimer's Association dementia care practice recommendations, *Gerontologist* 58(S1):S1, 2018.

Federal Interagency Forum on Aging-Related Statistics: *Older Americans 2020: key indicators of well-being,* 2020, https://agingstats.gov/docs/LatestReport/OA20_508_10142020.pdf. Accessed July 2021.

Fulmer T: *Fulmer SPICES: an overall assessment tool for older adults,* https://hign.org/sites/default/files/2020-06/Try_This_General_Assessment_1.pdf, 2019. Accessed July 2020.

Health in Aging: *home safety tips for older adults,* 2020, http://www.healthinaging.org/resources/resource:home-safety-tips-for-older-adults/. Accessed July 2020.

Johnson BK: Sexually transmitted infections and older adults, *J Gerontol Nurs* Nov;39(11):53, 2013.

Kochanek KD: Deaths: Final data for 2017. *National Vital Statistics Reports:* 68(9): 1, 2019, https://www.cdc.gov/nchs/data/nvsr/nvsr68/nvsr68_09-508.pdf. Accessed June 2020.

Massey University: Lifetime effects of poverty take toll in older age, *Medical Press,* August 15, 2019, https://medicalxpress.com/news/2019-08-lifetime-effects-poverty-toll-older.html. Accessed May 2021.

Mendoza MA: Why do the elderly commit suicide? *Psychology Today,* 2020, https://www.psychologytoday.com/us/blog/understanding-grief/202001/why-do-the-elderly-commit-suicide. Accessed May 2021.

National Cancer Institute (NCI): *US National Cancer Institute fact sheet: harms of smoking and health benefits of quitting.* 2017, http://www.cancer.gov/cancertopics/factsheet/Tobacco/cessation. Accessed June 2020.

National Center on Elder Abuse: *Adult protective services,* n.d. https://ncea.acl.gov/What-We-Do/Practice/Intervention-Partners/APS.aspx. Accessed June 2020.

National Council on Aging: *Falls free initiative,* n.d. https://www.ncoa.org/healthy-aging/falls-prevention/falls-free-initiative/. Accessed June 2020.

National Institutes of Health (NIH), National Institute on Aging: *Aging in place: growing old at home,* https://www.nia.nih.gov/health/aging-place-growing-old-home, 2017.

National Institute on Drug Abuse (NIDA): Screening and Assessment Tools Chart, 2021, https://www.drugabuse.gov/nidamed-medical-health-professionals/screening-tools-resources/chart-screening-tools. Accessed July 2021.

National Osteoporosis Foundation: *Bone health basics: get the facts,* https://www.nof.org/preventing-fractures/general-facts/, 2021. Accessed May, 2021.

National Prevention, Health Promotion, and Public Health Council (National Prevention Council): *Healthy aging in action: Advancing the national prevention strategy,* https://www.cdc.gov/aging/pdf/healthy-aging-in-action508.pdf, 2018. Accessed August 2021.

Office of Disease Prevention and Health Promotion: Older adults. *Healthy People 2030.* n.d, U.S. Department of Health and Human Services. https://health.gov/healthypeople/objectives-and-data/browse-objectives/older-adults. Accessed May 2021.

Population Reference Bureau: Fact sheet: *Aging in the United States,* https://www.prb.org/aging-unitedstates-fact-sheet/, 2021. Accessed April 2021.

Science Daily: Increases in alcohol use, especially among women, other groups, *The JAMA Network Journals,* August 2017 https://www.sciencedaily.com/releases/2017/08/170809140254.htm.

Touhy T, Jett K, editors: *Toward healthy aging,* ed 10, St Louis, 2020, Elsevier.

USA Facts: Accidents, cancer and deaths of despair: see how age and location influence US death rates. 2020. https://usafacts.org/articles/americans-causes-of-death-by-age-cdc-data/, Accessed May 2021.

US Census Bureau: *Income and poverty in the United States: 2018,* 2020, https://www.census.gov/content/dam/Census/library/publications/2019/demo/p60-266.pdf. Accessed July 2020.

US Department of Health and Human Services (USDHHS): *Physical activity guidelines for Americans,* 2nd ed, 2020, Office of Disease Prevention and Health Promotion. https://health.gov/paguidelines/second-edition/. Accessed July 12, 2020.

US Department of Justice (DOJ): *Elder abuse statistics,* n.d., https://www.justice.gov/file/1098056/download Accessed May 2021.

World Health Organization: *Health promotion: health literacy: the Mandate for health literacy,* 2021, http://www.who.int/healthpromotion/conferences/9gchp/health-literacy/en/. Accessed May, 2021.

Yeager JJ: Sexuality and aging. In Meiner S, Yeager JJ, editors: *Gerontologic nursing,* ed 6, St. Louis, 2019a, Elsevier.

Yeager JJ: Drugs and aging. In Meiner S, Yeager JJ, editors: *Gerontologic nursing,* ed 6, St. Louis, 2019b, Elsevier.

Yeager JJ: Assessment of the older adult. In Meiner S, Yeager JJ, editors: *Gerontologic nursing,* ed 6, St. Louis, 2019c, Elsevier.

Yoe J: *Why are older people working longer?* U.S. Bureau of Labor Statistics, Monthly Labor Review, July 2019, https://www.bls.gov/opub/mlr/2019/beyond-bls/why-are-older-people-working-longer.htm. Accessed May 2021.

Referências de pesquisa

American Geriatrics Society.: American geriatrics society 2019 updated AGS Beers criteria for potentially inappropriate medication use in older adults, *Am Fam Physician* 101(1): 56, 2020.

Andrew MK et al.: Polypharmacy and use of potentially inappropriate medications in long-term care facilities: does coordinated primary care make a difference, *Int J Pharm Pract* 26:318, 2018.

Campbell J et al.: Assessing statewide need for older adult health promotion services: the Oklahoma experience. *J Soc Serv Res* 44(2):119, 2018.

Chiu HY et al.: Reality orientation therapy benefits cognition in older people with dementia: a meta-analysis, *Int J Nurs Stud* 86:20, 2018.

Cutilli C et al.: Health literacy, health disparities, and sources of health information in U.S. older adults, *Orthop Nurs* 37(1):54, 2018.

Emiliussen J et al.: Identifying risk factors for late-onset (50+) alcohol use disorder and heavy drinking: a systematic review, *Subst Use Misuse* 52(12):1575, 2017.

Gonyea JG et al: Perceptions of neighborhood safety and depressive symptoms among older minority urban subsidized housing residents: the mediating effect of sense of community belonging, *Aging Ment Health,* 22(12):1564, 2018.

Halphen J: Elder abuse, self-neglect, and related phenomena, neglect, and financial exploitation, *UpToDate,* 2021, https://www.uptodate.com/contents/elder-mistreatment-abuse-neglect-and-financial-exploitation.

Kaushal N et al.: The effects of multi-component exercise training on cognitive functioning and health-related quality of life in older adults, *Int J Behav Med* 25(6):617, 2018.

Kendrick D et al.: Keeping active: maintenance of physical activity after exercise programmes for older adults, *Publish Health* 164:118, 2018.

Kim Y et al: Factors associated with successful smoking cessation according to age group: findings of an 11-year Korea national survey *Int J Environ Res Public Health,* 7:18(4):1576, 2021.

Lenander C et al.: Effects of medication reviews on use of potentially inappropriate medications in elderly patients; a cross-sectional study in Swedish primary care, *BMC Health Serv Res* 18:616, 2018.

Lewis B et al.: Drinking patterns and adherence to "low-risk" guidelines among community-residing older adults, *Drug Alcohol Depend* 187(1): 285, 2018.

Mizokami F et al: Clinical medication review type III of polypharmacy reduced unplanned hospitalizations in older adults: A meta-analysis of randomized clinical trials, *Geriatr Gerontol Int,* 19: 1275, 2019.

O'Mahony D: STOPP/START criteria for potentially inappropriate medications/potential prescribing omissions in older people: origin and progress, *Expert Review of Clinical Pharmacology,* 13(1): 15, 2020.

Pirrie M et al: Risk of fall and fear of falling in older adults residing in public housing in Ontario, Canada: findings from a multisite observational study, *BMC Geriatrics,* 20(11): 1, 2020.

Qi M et al: Tai Chi combined with resistance training for adults aged 50 years and older: a systemic review: *J Geriatr Phys Ther,* 43(1): 32, 2020.

Rochon P: Drug prescribing for older adults, *UpToDate,* 2021, https://www.uptodate.com/contents/drug-prescribing-for-older-adults. Accessed May 2021.

Roller M et al.: Pilates reformer exercises for fall risk reduction in older adults: a randomized controlled trial, *J Bodyw Mov Ther* 22:983, 2018.

Rosen D et al: Baby boomer's substance abuse and researcher indifference, *J Gerontological Social Work,* 62(1): 16, 2019.

Rosen T et al.: Improving quality of care in hospitals for victims of elder mistreatment: development of the vulnerable elder protection team, *Joint Comm J Qual Patient Saf* 44(3):164, 2018.

Scales K et al.: Evidence-based nonpharmacological practices to address behavioral and psychological symptoms of dementia, *Gerontol* 58(S1): S88–S102, 2018.

Shropshire M: Reminiscence intervention for community-dwelling older adults without dementia: a literature review. *Br. J Nurs,* 25(1): 40, 2020.

Siverova J, Buzgova R: The effect of reminiscence therapy on quality of life, attitudes to ageing, and depressive symptoms in institutionalized elderly with cognitive impairment: a quasi-experimental study, *Int J Ment Health Nurs* 27(5):1430, 2018.

Tetrault J, O'Connor P: Risky drinking and alcohol use disorder: Epidemiology, pathogenesis, clinical manifestations, course, assessment, and diagnosis, *UpToDate*, 2020, https://www.uptodate.com/contents/risky-drinking-and-alcohol-use-disorder-epidemiology-pathogenesis-clinical-manifestations-course-assessment-and-diagnosis.

Tyndall A et al.: Protective effects of exercise on cognition and brain health in older adults. *Exerc Sport Sci Rev* 46(4):215, 2018.

Van der Linden L, et al.: Medication review versus usual care to improve drug therapies in older inpatients not admitted to geriatric wards: a quasi-experimental study (RASP-IGCT), *BMC Geriatr* 18(155), 2018.

Yokota I et al: Risk for polypharmacy in elderly, *Palliative Medicine* 36(7): 598, 2019.

PARTE 3 Julgamento Clínico na Prática de Enfermagem

15

Pensamento Crítico e Julgamento Clínico

Objetivos

- Explicar a relação entre pensamento crítico e julgamento clínico na prática de enfermagem
- Interpretar o valor da aplicação do modelo de julgamento clínico na prática da enfermagem
- Examinar os componentes de pensamento crítico na tomada de decisões clínicas
- Comparar as diferenças entre resolução de problemas básicos e fundamentação diagnóstica
- Explicar as diferenças nos níveis de pensamento crítico
- Analisar os benefícios de experiências clínicas que contribuem para o pensamento crítico
- Aplicar atitudes de pensamento crítico durante a avaliação da condição de um paciente
- Explicar quando usar padrões intelectuais
- Avaliar a capacidade de tomar decisões clínicas corretas.

Termos-chave

Conhecimento baseado em evidências
Conhecimento do paciente
Inferência
Intuição
Julgamento clínico
Pensamento crítico
Processo de enfermagem
Raciocínio dedutivo
Raciocínio diagnóstico
Raciocínio indutivo
Reflexão
Resolução de problemas
Tomada de decisão clínica

Pare por um momento. O que passa pela sua cabeça quando você se depara com um problema? O que você pensa antes de tomar uma decisão? Dependendo da natureza do problema ou tipo de decisão, você pode pensar em experiências anteriores, refletir sobre seu conhecimento a respeito do problema, ou considerar o tempo que você tem e o desejo de ser assertivo, ou você pode reagir por intuição. Esses fatores e outros envolvem o pensamento crítico necessário para fazer um julgamento e decidir.

A enfermagem tem a função de reconhecer as necessidades dos pacientes relacionadas à saúde, formar julgamentos clínicos sobre essas necessidades utilizando pensamento crítico e tomar decisões oportunas sobre quando e como agir. A ação pode envolver a coleta de mais dados sobre os problemas do paciente, consulta a outros profissionais da saúde ou realização de uma intervenção para controlar ou aliviar o problema. Profissionais de enfermagem aplicam o pensamento crítico rotineiramente ao tomar decisões e fazer julgamentos clínicos necessários para obter desfechos ideais para os pacientes.

Diariamente você pensa de forma crítica sem perceber. Se seu computador mostra um alerta de erro ou se seu telefone móvel não abre um aplicativo desejado, você considera as ações que exerceu antes do erro, considera possíveis causas do problema e corrige com um clique de comando ou reinicia o aparelho. Se você decide levar seu cão para um passeio e, ao chegar até a porta, percebe que está chovendo, você opta por vestir sua capa de chuva. Esses exemplos simples demonstram como você utiliza pensamento crítico ao tomar decisões diárias.

Para um profissional de enfermagem, o pensamento crítico torna-se mais complicado. Você cuida de pacientes com problemas complexos de saúde que podem se modificar em minutos. O pensamento crítico torna-se enraizado em sua prática diária, já que envolve conhecer o máximo sobre cada paciente e organizar a informação em padrões a fim de identificar problemas, reconhecer mudanças e tomar decisões de cuidados clínicos adequadas sob pressão. O pensamento crítico e o julgamento clínico são processos essenciais para intervenções de enfermagem seguras, eficientes e habilidosas (Papathanasiou et al., 2014). O pensamento crítico saudável prepara-o para enfrentar, todos os dias, experiências e problemas novos envolvendo o cuidado com um paciente com a mente aberta, autoconfiança e questionamento contínuo. Trata-se de um processo dominado somente com experiência, compromisso e curiosidade ativa em aprender.

Julgamento clínico na prática de enfermagem

As necessidades de saúde de um paciente iniciam o processo de julgamento clínico e de tomada de decisão clínica (Dickison et al., 2019). Enfermeiros são responsáveis por tomar decisões clínicas precisas e adequadas que garantam que os pacientes recebam intervenções seguras, apropriadas, eficientes e no tempo correto. O **julgamento clínico** é definido pelo National Council of State Boards of Nursing (NCSBN) como o resultado observado do pensamento crítico e da tomada de decisão (NCSBN, 2019). Outra definição de julgamento clínico é uma conclusão acerca de necessidades ou problemas de saúde do paciente que leva a tomar uma atitude ou evitar agir, utilizar ou modificar abordagens padrão, ou criar novas abordagens com base na resposta do paciente (Tanner, 2006). É um processo que utiliza conhecimento, experiência e pensamento crítico de enfermagem para observar e avaliar as situações que se apresentam, identificar uma preocupação prioritária para o paciente e gerar as melhores soluções baseadas em evidências possíveis para tomar as decisões necessárias e proporcionar cuidado seguro para o paciente (NCSBN, 2019). A **tomada de decisão clínica** separa os enfermeiros dos outros profissionais técnicos de enfermagem de nível médio e outros assistentes. Por exemplo, um enfermeiro observa alterações na condição do paciente, coleta e analisa dados acerca dessas alterações, reconhece e identifica novos e potenciais problemas, planeja estratégias de enfermagem e age imediatamente quando a condição do paciente se agrava. Enfermeiros orientam os membros da equipe de enfermagem para realizar aspectos básicos de cuidado com base nas necessidades do paciente. Os outros membros da equipe de enfermagem não têm o conhecimento ou a experiência para analisar por que ou quando as condições clínicas do paciente se alteram, bem como quais estratégias são necessárias. A boa tomada de decisão clínica requer que se utilize julgamento clínico na investigação e análise de todos os aspectos de um problema clínico e, em seguida, aplique o conhecimento científico e de enfermagem para selecionar o melhor curso de ação.

A Dra. Christine Tanner (2006) descreveu um modelo de julgamento clínico em enfermagem baseado em pesquisas. O modelo incluiu as seguintes conclusões:

- Julgamentos clínicos são mais influenciados pela experiência e pelo conhecimento de um enfermeiro do que pelos dados objetivos sobre a situação em questão. A experiência (como o tempo que passou anteriormente cuidando de pacientes, realizando um procedimento) é crucial para saber como interpretar tais dados
- O julgamento clínico saudável baseia-se em parte no "**conhecimento do paciente**" e no padrão típico de respostas do paciente, bem como em envolver-se com as preocupações dos pacientes
- Julgamentos clínicos são influenciados pelo contexto de situações clínicas e cultura do cenário de cuidado do paciente
- Enfermeiros utilizam uma gama de abordagens racionais combinadas, como resolução de problemas e reflexão, a fim de compreender os problemas do paciente e criar um plano de cuidado individualizado
- A maioria dos pacientes tem problemas de saúde para os quais não existem soluções em livros. Cada problema de saúde de um paciente é único, um produto de saúde física, estilo de vida, cultura, relação com família e amigos, ambiente de vida e experiências do paciente. Portanto, como enfermeiro, você nem sempre tem uma imagem clara das necessidades de um paciente e ações adequadas a serem tomadas quando o conhecer. Você deverá aprender a questionar, imaginar e explorar diferentes perspectivas e interpretações, a fim de encontrar uma solução que beneficie o paciente. Com a experiência, você aprende a buscar novo conhecimento de maneira criativa, agir rapidamente diante de uma mudança de eventos e tomar boas decisões para o bem-estar do paciente.

Modelo de julgamento clínico

Julgamentos clínicos realizados por meio de pensamento crítico e de tomada de decisões consistentes estão no âmago da competência da enfermagem profissional. A Figura 15.1 oferece um modelo de julgamento clínico que é integrado ao longo de todo este livro. Modelos ajudam a explicar conceitos. Pensamento crítico na enfermagem é algo complexo; esse modelo explica as diversas variáveis envolvidas quando você toma decisões e faz julgamentos clínicos sobre seus pacientes. O modelo usado neste livro incorpora pesquisas baseadas em trabalhos anteriores feitos por estudiosos de enfermagem, pesquisadores e pela NCSBN (Kataoka-Yahiro e Saylor, 1994; Miller e Malcolm, 1990; Paul, 1993; NCSBN, 2019).

Ao iniciar sua educação profissional em enfermagem saiba que, com tempo, conhecimento e experiências adequadas, você ganhará competência em ser capaz de aplicar o modelo de julgamento clínico. O modelo não é apresentado para que você tente aplicar cada elemento ou componente em cada situação dos pacientes, mas contém os elementos que permitem que você tome as decisões clínicas que sejam adequadas para cada paciente e cada tipo de situação. Cada paciente apresenta uma situação única para a aplicação do modelo. Por exemplo, ao cuidar de um paciente com problemas respiratórios devido a pneumonia, você aplicará conhecimentos sobre respiração e oxigenação e sobre a doença pneumonia; auscultando os sons pulmonares, refletirá sobre os critérios de necessidade de aspiração das vias respiratórias do paciente e considerará os dados coletados após entrevistá-lo para oferecer cuidados centrados no paciente, aliviando a ansiedade relacionada à falta de ar. Por outro lado, quando você cuidar de um paciente que tem problemas respiratórios devido a fratura de costelas, aplicará conhecimento sobre ventilação, oxigenação e dor associada a fraturas,

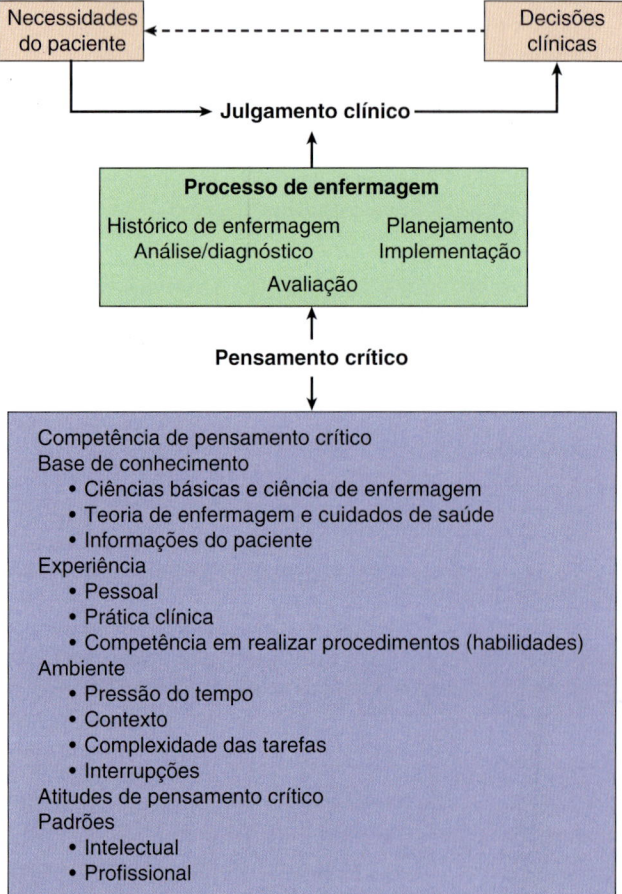

Figura 15.1 Modelo de julgamento clínico para enfermagem. (Redesenhada de Kataoka-Yahiro M, Saylor C: A critical thinking model for nursing judgment, *J Nurs Educ* 33:351, 1994; Glaser E: *An experiment in the development of critical thinking*, New York, 1941, Bureau of Publications, Teachers College, Columbia University; Miller M, Malcolm N: Critical thinking in the nursing curriculum, *Nurs Health Care* 11:67, 1990; Paul RW: The art of redesigning instruction. In Willsen J, Blinker AJA, editors: *Critical thinking: how to prepare students for a rapidly changing world*, Santa Rosa, CA, 1993, Foundation for Critical Thinking; Perry W: *Forms of intellectual and ethical development in the college years: a scheme*, New York, 1979, Holt, Rinehart, & Winston; e National Council State Boards of Nursing [NCSBN]: Next Generation NCLEX News: Clinical Judgment Measurement Model, Winter 2019. https://www.ncsbn.org/NGN_Winter19.pdf. Acesso em 2 de março de 2020.)

examinará a excursão torácica, considerará abordagens de alívio da dor e revisará os dados coletados após entrevistar o paciente para oferecer cuidados centrados nele para a promoção de alívio da dor.

O modelo de julgamento clínico oferece uma valiosa abordagem conceitual para compreender a natureza da prática de enfermagem. Quando você começa a trabalhar como enfermeiro, considere conscientemente o modelo e como pode aplicá-lo a cada paciente de quem você cuida. Uma vez que você se torne um enfermeiro experiente, sua aplicação dos elementos do modelo será espontânea, intencional e eficaz para melhorar os resultados do paciente.

Pensamento crítico

Sr. Lawson é um paciente de 68 anos que sofreu ontem uma cirurgia abdominal para ressecção do cólon e remoção de um tumor. A enfermeira, Tonya, encontra o paciente deitado em posição supina na cama com os braços apertados sobre o abdome. Sua expressão facial está tensa. Tonya verifica a ferida do paciente, observando a condição do curativo. Ela nota que ele estremece conforme ela deposita gentilmente as mãos ao redor da ferida para palpá-la. Ela pergunta ao Sr. Lawson quando foi a última vez que ele se deitou de lado, ao que ele responde: "Nenhuma vez desde ontem à noite." Tonya também diz: "mostre-me onde você sente dor." O paciente aponta para a incisão e diz: "Dói muito para me mexer." Tonya avalia o Sr. Lawson com uma escala de dor. Ela classifica sua dor com escore 7 de 0 a 10. Tonya consulta o prontuário eletrônico e verifica que a última vez que o paciente tomou um analgésico foi há 5 horas. Tonya considera a informação que observou e coletou para determinar que o problema prioritário do paciente é dor, além de mobilidade reduzida. Ela decide agir administrando um analgésico cuja prescrição determina administração a cada 4 horas, se houver necessidade e, obtendo ajuda dos auxiliares, coloca o paciente em uma posição mais confortável.

Nesse exemplo de caso, Tonya começa buscando seus conhecimentos sobre cirurgia abdominal e os efeitos no cólon quando um tumor é removido. Ela reconhece que existe um problema ao coletar e avaliar as informações (p. ex., dados clínicos, observação do comportamento do paciente, prontuário do paciente), ao analisar as informações sobre o problema (p. ex., antecipado ou imprevisto, quais pistas formam os padrões?), ao interpretar as informações (ao revisar pressupostos e evidências, ao reconhecer os padrões) e ao extrair conclusões especificamente sobre o problema (diagnóstico) para que possa agir adequadamente.

Ao usar pensamento crítico, Tonya considera o que é importante na situação clínica (com base no conhecimento e na experiência), imagina e explora alternativas (o que avaliar em seguida), considera princípios éticos (a escolha do paciente sobre o controle da dor), identifica os problemas do paciente (dor e mobilidade) e toma decisões informadas sobre o cuidado do paciente. Tonya forma um julgamento clínico aplicando **pensamento crítico**, a capacidade de pensar de maneira sistemática e lógica com abertura para questionamento e refletir sobre o processo de raciocínio. Essa abordagem sistemática permite que ela tome as decisões clínicas adequadas para o cuidado do paciente. O objetivo do pensamento crítico é a habilidade de focar problemas importantes em qualquer situação clínica, bem como tomar decisões que produzam os resultados desejados pelo paciente, como redução da dor e melhora de mobilidade para o paciente de Tonya. Tonya aprendeu, primeiro, a importância da mobilidade precoce após uma cirurgia quando leu na literatura científica geral e de enfermagem o conceito de mobilidade e falta de condicionamento. Ela também aprendeu que a dor diminui a mobilidade quando cuidou de outros pacientes. Quando a imobilidade é prolongada, os pacientes se tornam suscetíveis a complicações como trombose venosa profunda e pneumonia. Aplicando esse conhecimento, Tonya decide implementar medidas de alívio da dor primeiro para que o paciente possa ganhar mais mobilidade.

Pensadores críticos questionam, são honestos ao encarar seus preconceitos pessoais e examinam as informações para encontrar respostas e significados profundos a fim de entender seus pacientes (Chan, 2013). Quando competências essenciais de pensamento crítico são aplicadas, a natureza complexa e contínua da tomada de decisão e julgamento clínico se torna clara (Tabela 15.1). O pensamento crítico é uma forma de pensar sobre situações clínicas por meio de perguntas como:

- Por que o paciente está com essa condição?
- Como a condição normalmente afeta um paciente física e psicologicamente?
- Os sinais e sintomas demonstrados pelo paciente são o que eu esperaria para essa condição ou situação?
- Há sinais e sintomas associados à piora da condição?
- O que eu realmente sei sobre a situação desse paciente?
- De que outras formas eu poderia coletar dados para ajudar minha compreensão mais ampla do problema?
- Preciso de mais informações?
- Quais são as opções de cuidado que eu tenho?

Tabela 15.1 Habilidades de pensamento crítico e julgamento clínico.

Habilidade	Aplicações na prática de enfermagem
Interpretação	Seja metódico na coleta de dados dos pacientes. Aplique raciocínio ao procurar pelo surgimento de padrões. Classifique os dados (p. ex., diagnósticos em enfermagem [ver Capítulo 17]). Reúna dados adicionais e esclareça quaisquer dados dos quais não tenha certeza.
Análise	Tenha a mente aberta conforme analisa informações sobre um paciente. Não faça suposições descuidadas. Os dados revelam um problema ou uma tendência que você acredita ser verdadeira, ou existem outras opções?
Inferência	Busque o significado e a significância dos achados. Há relação entre os achados? Os dados acerca do paciente ajudam você a ver que existe um problema?
Avaliação	Olhe para todas as situações de forma objetiva. Utilize critérios objetivos (p. ex., resultados esperados, características de dor, objetivos de aprendizagem) a fim de determinar os resultados da ação em enfermagem. Reflita sobre seu próprio comportamento.
Explicação	Dê suporte a seus achados e suas conclusões. Utilize conhecimento e experiência para escolher estratégias a serem usadas no cuidado com os pacientes.
Autorregulação	Reflita sobre suas experiências. Seja responsável por conectar suas ações a resultados. Identifique as formas como pode melhorar seu próprio desempenho. O que fará você acreditar que teve sucesso?

Adaptada de Facione P: Critical thinking: a statement of expert consensus for purposes of educational assessment and instruction. *The Delphi report: research findings and recommendations prepared for the American Philosophical Association*, ERIC Doc No. ED 315, Washington, DC, 1990, ERIC; Tanner CA: Thinking like a nurse: a research-based model of clinical judgment in nursing, *J Nurs Educ* 45(6):204, 2006.

Ao realizar julgamentos clínicos precisos, os enfermeiros se baseiam em um processo de pensamento crítico que envolve receptividade, questionamentos contínuos e perseverança, combinados com uma disposição de verificar a situação única de cada paciente e determinar quais suposições identificadas são verdadeiras e relevantes. O **processo de enfermagem** é descrito pela American Nurses Association (ANA) como a estrutura utilizada pelos enfermeiros para aplicar pensamento crítico na prática da enfermagem para tomada de decisões clínicas (ANA, 2021). A ANA descreve o processo em seis passos: histórico de enfermagem, diagnóstico, identificação do desfecho/resultado, planejamento, implementação e avaliação (ANA, 2021). Para fins deste livro-texto, os passos de planejamento e identificação do resultado são combinados (Figura 15.2). Seis habilidades cognitivas interagem, permitindo que os enfermeiros apliquem o processo de enfermagem na tomada de decisão clínica (Dickison et al., 2019). As seis habilidades cognitivas são: reconhecer as pistas, analisá-las, priorizar problemas/diagnósticos, gerar soluções, tomar providências e avaliar os resultados (NCSBN, 2019).

O propósito do processo de enfermagem é diagnosticar e tratar as reações humanas (p. ex., sintomas do paciente, necessidade de conhecimento) em relação aos problemas de saúde dos pacientes. Ele abrange ações significativas tomadas pelos enfermeiros e forma a base do processo de tomada de decisão clínica destes (ANA, 2021). O uso do processo permite que os enfermeiros ajudem os pacientes a alcançar reultados de comum acordo para melhorar a saúde. O formato do processo de enfermagem é exclusivo à disciplina de enfermagem e fornece uma linguagem e processo comuns para os enfermeiros "refletirem sobre" os problemas clínicos dos pacientes (Kataoka-Yahiro e Saylor, 1994). O processo de enfermagem requer que o enfermeiro use competências de pensamento crítico gerais e específicas.

Competências do pensamento crítico

As competências do pensamento crítico são processos cognitivos que um enfermeiro utiliza para fazer julgamentos acerca do cuidado clínico de pacientes (Kataoka-Yahiro e Saylor, 1994). Incluem pensamento crítico geral, pensamento crítico específico em situações clínicas e pensamento crítico específico em enfermagem. Os processos de pensamento crítico geral não são específicos da enfermagem. Eles abrangem método científico, resolução de problemas e tomada de decisões. Competências de pensamento crítico específico incluem raciocínio diagnóstico e tomada de decisão clínica. Já a competência de pensamento crítico específico em enfermagem constitui o processo de enfermagem, que envolve cada uma das competências de pensamento crítico específico. Detalhes sobre a realização de cada passo do processo de enfermagem são fornecidos nos Capítulos 16 a 20.

Pensamento crítico geral

Método científico. O método científico é uma forma metódica de resolver problemas utilizando o raciocínio. Trata-se de uma abordagem sistemática e organizada de coleta de dados e resolução de problemas. Pesquisadores em saúde, incluindo na área de enfermagem, utilizam o método científico ao testar perguntas de pesquisa (ver Capítulo 5). O método científico tem cinco passos:

1. Identificar o problema.
2. Coletar dados.
3. Formular uma pergunta ou hipótese.
4. Testar a pergunta ou hipótese.
5. Avaliar os resultados do teste ou estudo.

A Tabela 15.2 oferece um exemplo da resolução de um problema da prática de enfermagem aplicando o método científico em uma pesquisa de estudo.

Resolução de problemas. Pacientes rotineiramente apresentam problemas para a prática de enfermagem. Por exemplo, um enfermeiro domiciliar fica sabendo que uma paciente tem dificuldade de tomar sua medicação regularmente. A paciente não consegue descrever que medicações tomou nos últimos 3 dias. Os frascos de medicação estão lacrados e cheios. O enfermeiro deve descobrir o motivo de a paciente não seguir seu cronograma de medicação. Ele sabe que, desde que recebeu alta do hospital, a paciente recebeu prescrição de cinco medicações. A paciente relata ao enfermeiro que também toma regularmente medicações sem prescrição. Quando o enfermeiro pede para ver as medicações tomadas pela manhã, nota que a paciente tem dificuldade de ler os rótulos dos remédios. A paciente pode descrever as medicações que deve tomar, mas não tem certeza dos momentos de administração. O enfermeiro reconhece um problema e recomenda que a farmácia reformule os rótulos das medicações com letras maiores. Ademais, ele demonstra à paciente exemplos de estojos organizadores de comprimidos para que a paciente distribua seus remédios por hora do dia por um período de 7 dias.

Um problema é um estado de perturbação. A **resolução de problemas** eficaz requer que você obtenha informação esclarecedora da natureza do problema, que sejam sugeridas soluções possíveis e se tente aplicar a resolução ao longo do tempo para avaliar sua eficácia. No caso do cuidado com uma paciente, a resolução é uma ação para um problema. Ela deve ser consistentemente eficaz, de modo que a paciente possa voltar a uma condição ou situação estável. Quando o problema reincide, torna-se necessário tentar diferentes opções. Com base no exemplo prévio, durante uma visita de retorno, o enfermeiro percebe que a paciente organizou suas medicações corretamente e é capaz de ler os rótulos sem dificuldade. O enfermeiro obteve informação que esclareceu corretamente a causa do problema da paciente e testou uma solução que se provou bem-sucedida. Solucionar um problema em uma situação aumenta a experiência prática de um enfermeiro, o que lhe permite aplicar esse conhecimento em situações de pacientes futuros (Papathanasiou et al., 2014).

Intuição é uma abordagem de resolução de problemas que se baseia no sentimento interno de uma pessoa. É a capacidade de compreender algo imediatamente, sem a necessidade de raciocínio consciente. O pensamento intuitivo é comumente invocado para tarefas de decisão bem estruturadas e familiares, enquanto o pensamento analítico é desencadeado por tarefas de decisão mal estruturadas e desconhecidas (Dickison et al., 2019). Por exemplo, pensamos automaticamente quando realizamos rotinas cotidianas, mas precisamos pensar

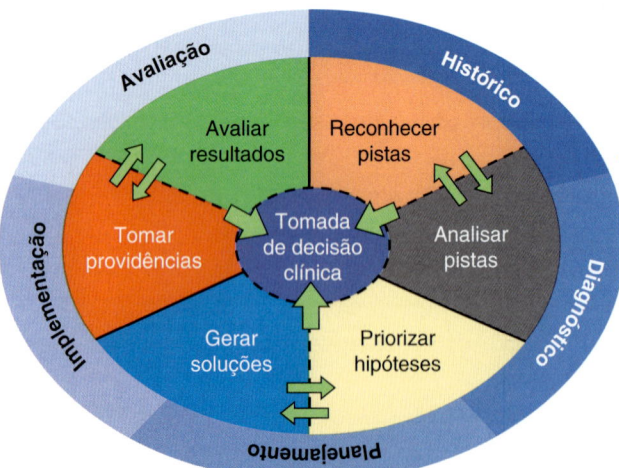

Figura 15.2 Processo de enfermagem em cinco passos. (Copyright © NCSBN. Todos os direitos reservados.)

Tabela 15.2 Como utilizar o método científico para resolver problemas na prática de enfermagem.

Problema clínico: A incidência de uma infecção associada a serviços de saúde (IAS), a infecção por *Clostridium difficile*, aumentou em uma unidade hospitalar de clínica geral. A equipe de enfermagem do comitê de prática da unidade, um especialista em controle de infecções e um enfermeiro clínico especialista se reuniram para discutir fatores que possam estar contribuindo com o problema. Notam que o uso de antissépticos para as mãos tem sido irregular por parte de visitantes. Um membro da equipe questiona se o uso de higienizadores de mão seria a melhor abordagem para esse tipo de infecção.

Identificar o problema	A incidência de *C. difficile* aumentou entre pacientes de uma unidade clínica geral
Coletar dados	Membros da equipe revisam a literatura sobre a natureza da infecção por *C. difficile* e recomendação da técnica de antissepsia das mãos para prevenir a infecção Membros da equipe pesquisam a literatura em busca de estudos que tenham investigado práticas de higienização das mãos por parte de visitantes de pacientes hospitalizados Membros da equipe revisam relatos de melhora de desempenho a fim de monitorar a ocorrência de *C. difficile* na unidade O especialista em controle de infecções é solicitado a discutir as tendências da incidência de *C. difficile* dentro do hospital
Formular uma pergunta para pesquisar o problema	O uso por parte de visitantes de um antisséptico para mãos à base de clorexidina reduz a incidência da infecção por *C. difficile* em pacientes clínicos comparado à lavagem das mãos com água e sabão?
Responder à pergunta	O enfermeiro especialista e uma pequena equipe de funcionários desenvolvem um estudo de 4 meses aprovado pela direção de pesquisas do hospital Os visitantes dos pacientes são solicitados a utilizar um gel à base de clorexidina nas mãos antes de entrar ou sair dos quartos dos pacientes Visitantes passam, então, a utilizar a lavagem com água e sabão nos últimos 2 meses do estudo O especialista em controle de infecções pesquisa a incidência de infecção por *C. difficile* pelos próximos 4 meses do estudo
Avaliar os resultados do estudo. O estudo responde à pergunta da pesquisa?	A incidência de infecção por *C. difficile* é comparada entre os períodos de 2 meses de utilização de cada método de higiene das mãos

conscientemente sobre novas tarefas ou tarefas que impõem desafios à sua realização. A intuição é geralmente percebida como uma forma de adivinhação; portanto, inadequada para tomar decisões de enfermagem. No entanto, outros consideram a intuição uma abordagem legítima para fazer julgamentos clínicos. Tanner (2006) explicou que enfermeiros menos experientes, inclusive estudantes de enfermagem, podem confiar mais intensamente no raciocínio analítico, enquanto enfermeiros experientes são mais propensos a usar o pensamento intuitivo com base em suas experiências clínicas com diversos pacientes. Enfermeiros experientes percebem "sinais de alerta" quando algo vai mal com um paciente, quando algo simplesmente não parece certo. Talvez eles já tenham visto o problema anteriormente (como uma ferida que está se separando e formando uma secreção amarela), ou eles sabem prever um problema devido à sua base de conhecimento. Reagir intuitivamente permite agir rapidamente, mas essa reação deve ser complementada por raciocínio e julgamento ponderado para garantir que a reação correta tenha ocorrido. Intuição não é recomendada para enfermeiros recém-graduados, pois seu nível cognitivo e experiência clínica estão incompletos e não permitem decisões intuitivas válidas (Papathanasiou et al., 2014).

Tomada de decisão. Quando você enfrenta um problema e decide um curso de ação a partir de diversas opções, você está tomando uma decisão. A tomada de decisão básica caminha lado a lado com a solução e resolução de problemas. Seguir um conjunto de critérios ajuda você a tomar uma decisão detalhada e meticulosa. Os critérios podem ser pessoais, baseados em uma política organizacional, ou padronizados, no caso da enfermagem, com base em um padrão profissional (p. ex., padrão ético, padrão de confidencialidade).

Por exemplo, uma pessoa toma uma decisão quando escolhe um profissional da saúde. O indivíduo deve primeiro reconhecer e definir o problema (necessidade de um profissional da saúde) e avaliar todas as opções (p. ex., considerar um profissional recomendado ou escolher um cujo consultório seja próximo de sua casa). A pessoa pesa cada opção de acordo com um conjunto de critérios pessoais (experiência, familiaridade, reputação, localização), testa possíveis opções (fala diretamente com profissionais da saúde diferentes), considera as consequências da decisão (examina prós e contras da seleção de um profissional em detrimento de outro) e toma uma decisão final. Embora o conjunto de critérios obedeça a uma sequência de passos, a tomada de decisão envolve um movimento para a frente e para trás enquanto se consideram todos os critérios. Esse processo leva a conclusões bem-informadas apoiadas por evidência e razão.

Pensamento crítico específico

Raciocínio diagnóstico. Quando Tonya reuniu informações sobre o desconforto e a limitação de mobilidade do Sr. Lawson nesse caso, deu-se início ao **raciocínio diagnóstico**, uma forma de tomada de decisão que envolve ter capacidade de compreender e pensar durante problemas clínicos, reunir informações sobre o problema, analisar pistas ou dicas individuais, entender o significado da evidência e saber quando há informação suficiente (padrão de dados) para fazer um diagnóstico preciso (Resnick, 2016). Assim que um diagnóstico é feito, deve-se considerar diferentes causas do problema e, então, decidir sobre as intervenções que melhor atendam às necessidades do paciente (Resnick, 2016). É necessário reconhecimento preciso do problema (p. ex., diagnósticos de enfermagem, problema colaborativo) antes da escolha de soluções e implementação da ação. A National Academies of Sciences, Engineering, and Medicine (2015) relata que o diagnóstico correto é um aspecto-chave dos cuidados em saúde, pois explica o(s) problema(s) de saúde de um paciente e informa subsequentes decisões de cuidado de saúde. Ele requer que você atribua significado aos comportamentos e sinais e sintomas físicos apresentados por um paciente. *Por exemplo, Tonya entra no quarto do Sr. Lawson e percebe que ele está agitado e com falta de ar, e ele diz a ela: "estou com uma dor horrível no peito." O que uma alteração como esta pode indicar?* O raciocínio diagnóstico inicia-se quando você interage com um paciente ou realiza observação física ou comportamental. Um enfermeiro especializado vê o contexto da situação do paciente (p. ex., o Sr. Lawson acabou de passar por uma cirurgia importante; estava imóvel; e tem risco de estagnação de sangue em extremidades, o que pode causar formação de coágulos na circulação e a ruptura e o deslocamento até o pulmão). O enfermeiro observa padrões e temas (p. ex., sintomas que incluem falta de ar, dor torácica aguda, tosse que produz muco rosado e frequência cardíaca irregular) e forma um julgamento clínico com rapidez (p. ex., um coágulo pode ter se deslocado e se dirigido até a circulação pulmonar, o que requer resposta médica imediata). A informação que um enfermeiro coleta e analisa leva ao diagnóstico da condição de um paciente (p. ex., diagnóstico de enfermagem de *Troca de Gases Prejudicada*). Enfermeiros não estabelecem diagnósticos clínicos, mas avaliam e monitoram cada paciente cuidadosamente, bem como comparam seus sinais e sintomas com sinais e sintomas comuns a um diagnóstico clínico (p. ex., no caso do Sr. Lawson, uma embolia pulmonar). Enfermeiros pensam de maneira crítica para formular diagnósticos de enfermagem (ver Capítulo 17). Por meio do raciocínio, enfermeiros compreendem a natureza de um problema e a resposta do paciente com a avaliação dos dados e a análise para permitir a seleção de terapias apropriadas.

Muitas vezes, você não consegue estabelecer um diagnóstico preciso durante seu primeiro encontro com um paciente. Em alguns casos, você sente que existe um problema, mas não possui dados suficientes para realizar um diagnóstico específico. Algumas condições físicas dos pacientes limitam sua capacidade de lhe relatar os sintomas. Outros preferem não compartilhar informações importantes e íntimas durante a avaliação inicial. Alguns comportamentos e respostas físicas de pacientes tornam-se observáveis somente sob condições que não estão presentes na avaliação inicial. Como você interpreta essa informação faz parte do pensamento crítico e do julgamento clínico. Quando houver incerteza sobre um diagnóstico, continue coletando dados. Analise de forma crítica situações clínicas que se alteram até que possa determinar a situação peculiar do paciente. Quaisquer conclusões diagnósticas que você fizer vão ajudar outros profissionais da saúde a identificar a natureza do problema mais rapidamente e selecionar as terapias médicas adequadas.

Tomada de decisão clínica. Quando você está diante de um problema envolvendo um paciente e necessita escolher um curso de ação entre muitas opções, está realizando tomada de decisões clínicas. A tomada de decisão clínica foca a resolução dos problemas do paciente, como um diagnóstico de enfermagem (ver Capítulo 17 e Figura 15.1). Quando você aborda um problema clínico, como um paciente com mobilidade diminuída que desenvolve uma área de vermelhidão sobre o quadril, você toma a decisão clínica que identifica o problema de um paciente (comprometimento da integridade da pele na forma de uma lesão mecânica por pressão) e, por meio do julgamento clínico, escolhe as melhores intervenções de enfermagem (p. ex., cuidados com a pele, superfícies especiais na cama e mudança de posição programada). Enfermeiros tomam decisões clínicas o tempo todo a fim de melhorar a saúde do paciente ou manter o bem-estar, reduzindo a gravidade do problema ou resolvendo-o completamente.

A tomada de decisão clínica efetiva requer raciocínio indutivo e dedutivo, bem como elaboração de inferências válidas. Um enfermeiro enfrenta um problema ou situação por meio de análise crítica de dados a fim de determinar informações e ideias importantes e, em seguida, descarta dados desnecessários até um momento futuro (Papathanasiou et al., 2014). Acompanhar uma sequência de questões ou critérios acerca dos dados ajuda enfermeiros a tomar decisões detalhadas e cuidadosas (Boxe 15.1). O questionamento socrático é uma técnica para realizar observação sob a superfície, reconhecer e examinar pressuposições, buscar inconsistências, examinar múltiplos pontos de vista e vieses e diferenciar o que se sabe do que apenas se acredita ser (Papathanasiou et al., 2014). Esses tipos de questões são comuns quando um enfermeiro termina seu turno de plantão ou revisa o histórico e progresso de um paciente.

Após responder às questões de tomada de decisão, você começa a formar inferências e extrair conclusões. Um conjunto de fatos avaliativos (p. ex., achados clínicos objetivos, resultados de testes diagnósticos) e observações acerca de um paciente o leva a começar a fazer generalizações e, então, a realizar um raciocínio indutivo. Vistos em conjunto, fatos e observações sugerem uma interpretação particular. O **raciocínio indutivo** caminha da revisão de elementos de dados específicos até a realização de uma **inferência** ao formar uma conclusão sobre as partes relacionadas da evidência. Também é considerada a experiência prévia com a evidência. Por exemplo, um enfermeiro que observa um paciente com fraqueza nas extremidades inferiores, deambulação instável e histórico prévio de queda considera pacientes anteriores dos quais cuidou e conclui que esse paciente específico tem risco de queda. Em contrapartida, o **raciocínio dedutivo** caminha do geral até o específico. Um enfermeiro começará a analisar os fatos e as observações de um ponto de vista conceitual, como priorização das necessidades de acordo com o modelo de promoção da saúde de Nola Pender (ver Capítulo 6). Depois de coletar os dados baseados na visão conceitual, o enfermeiro forma uma inferência e eventualmente interpreta a condição do paciente com relação àquela visão conceitual (Papathanasiou et al., 2014).

A tomada de decisão habilidosa ocorre por meio do **conhecimento do paciente** (Zolnierek, 2014). Conhecer o paciente significa conhecer profundamente os padrões de resposta do paciente em uma situação clínica, bem como conhecê-lo como pessoa (Tanner et al., 1993). Verificou-se que isso também se aplica a outras disciplinas de saúde

---

Boxe 15.1 Questões de tomada de decisão clínica

Questões sobre um problema
- O problema está claro e compreensível?
- O problema é importante ou uma prioridade no cuidado com o paciente?
- O que o problema significa para o paciente?

Questões sobre sua perspectiva
- Você está olhando para o problema com base na visão de _____? Por quê?
- Como alguém com visão oposta poderia ver o problema?
- Como sua visão se compara à visão do paciente?

Questões sobre pressuposições
- Você está pressupondo _____. Como isso afeta sua análise do problema? Isso influencia você?
- O que você poderia pressupor em vez disso? Há outra opção?

Questões sobre evidências
- Que evidência (dados sobre o paciente, evidência científica sobre o tipo de problema) dá suporte à sua pressuposição?
- Existe uma razão para duvidar da evidência? Ela se aplica a essa situação específica?
- Que evidência adicional é necessária?

além da enfermagem (McCullough et al., 2016). Embora os enfermeiros utilizem experiências clínicas e interações prévias como fontes-chave de conhecimento, tais fontes são limitadas para enfermeiros com menos experiência e em situações nas quais a capacidade de interação do paciente possa estar afetada pelos fatores de desenvolvimento ou culturais. Ainda assim, é preciso conhecer seus pacientes a fim de desenvolver sua especialidade clínica. Conhecer um paciente envolve dois componentes: compreensão do enfermeiro acerca de um paciente específico e a subsequente seleção de intervenções. Relaciona-se com a experiência do enfermeiro com o cuidado de pacientes, tempo decorrido em uma área clínica específica e seu senso de proximidade com pacientes (ver Capítulo 7). Por exemplo, um enfermeiro experiente que trabalhou em uma unidade de cirurgia geral por muitos anos cuidou de um paciente nos últimos 2 dias. O enfermeiro está familiarizado com a forma de progresso físico e mental do paciente. Quando o paciente começa a experimentar uma mudança (p. ex., discreta queda da pressão arterial, tornar-se menos responsivo), o enfermeiro sabe que algo está errado, suspeita de uma hemorragia interna e realiza uma ação. De acordo com a experiência clínica e o conhecimento sobre o paciente, o enfermeiro experiente pode tomar uma decisão clínica e agir mais rapidamente do que se pode esperar de um enfermeiro novo.

Conhecer o paciente oferece ao enfermeiro uma "imagem panorâmica" e "conhecer a pessoa como um todo", de modo que decisões centradas no paciente possam ser tomadas para proteger os pacientes do sofrimento. Um aspecto crítico de conhecer pacientes e, portanto, ter capacidade de tomar decisões adequadas no momento correto é dedicar um tempo ao estabelecimento de uma relação com os pacientes (Zolnierek, 2014). Formar relações desenvolve sua capacidade de tomar decisões clínicas e melhora sua capacidade de conhecer seus pacientes. Siga estas dicas:

- Dedique tempo suficiente durante a avaliação inicial e acompanhamento a fim de observar o comportamento do paciente e mensurar achados físicos e psicossociais que melhorem seu conhecimento sobre seus pacientes. Determine o que é importante para eles e estabeleça uma conexão emocional positiva. Pacientes percebem tempo significativo como um tempo que envolve a conversa pessoal em vez da conversa técnica
- Conheça tendências e padrões normativos da condição clínica do paciente ao longo do tempo, de modo que você possa identificar quando um paciente requer uma mudança em seu plano de tratamento (Kelley et al., 2013)
- Conheça os comportamentos típicos do paciente, sua rotina e preferências domiciliares, a fim de ajudar sua conduta com a estadia do paciente no hospital ou internação (Kelley et al., 2013). Isso permite que você ajuste e preste cuidado centrado no paciente de maneira individualizada
- Ao conversar com os pacientes, ouça suas versões das experiências com a doença, observe-os e compreenda como respondem caracteristicamente (Tanner, 2006)
- Verifique consistentemente os pacientes, avaliando e monitorando problemas que possam ajudar você a identificar como as alterações clínicas se desenvolvem com o tempo
- Peça para que o mesmo paciente seja designado a você por dias consecutivos. Uma relação enfermeiro-paciente se desenvolve a partir do conhecimento de um paciente e da construção de um alicerce para conexão no primeiro dia de atendimento, até um aprofundamento da compreensão acerca do paciente e conseguir reconhecer as mudanças clínicas nos dias subsequentes
- Envolver os pacientes em conversações e ter capacidade de cuidar deles com o tempo (p. ex., dias ou retornos) desenvolve o conhecimento e a relação enfermeiro-paciente (Zolnierek, 2014).

Tomar decisões clínicas precisas centradas no paciente exige que você priorize suas intervenções de enfermagem (ver Capítulo 18). Não assuma que determinadas situações de saúde produzam prioridades automáticas. Por exemplo, espera-se que um paciente que passou por uma cirurgia experimente certo nível de dor pós-operatória, que muitas vezes se torna uma prioridade de cuidado. Todavia, se o mesmo paciente tem ansiedade grave que aumenta a percepção da dor, você precisa focalizar formas de aliviar a ansiedade antes que medidas de alívio da dor possam ser eficazes.

A tomada de decisão clínica é complicada, especialmente quando os enfermeiros trabalham em espaços nos quais são responsáveis por muitos pacientes em ambientes que demandam pressa e são imprevisíveis. Para priorizar os problemas do paciente nessas situações, utilize critérios de decisão que incluam fatores como a condição clínica do paciente, uma verificação das vantagens e desvantagens de cada opção, a hierarquia de necessidades de Maslow (ver Capítulo 6), riscos envolvidos nos atrasos do tratamento, fatores ambientais (tempo e recursos disponíveis da equipe para delegação) e expectativas de cuidado do paciente, a fim de determinar quais pacientes têm maior prioridade. Por exemplo, um paciente que sofre queda brusca da pressão arterial juntamente com alteração de consciência requer sua atenção imediata, diferentemente de um paciente que necessita que você colete uma amostra de urina ou precise de sua ajuda para andar pelo corredor. O pensamento crítico na tomada de decisões permite que você atenda o paciente cuja condição se altera rapidamente e delegue a coleta de amostras e deambulação para os profissionais da saúde (PS). Para que você lide com a ampla variedade de problemas associados a grupos de pacientes, faz-se crítica a tomada de decisão clínica habilidosa e prioritária (Boxe 15.2).

> **Pense nisso**
>
> Considere um paciente que foi designado a você recentemente. Com base nas necessidades individuais e problemas de saúde desse paciente, que informação baseada em evidências você poderia buscar para fornecer cuidado de enfermagem com base em evidências?

> **Boxe 15.2 Tomada de decisão clínica para grupos de pacientes**
>
> - Identifique os diagnósticos de enfermagem e problemas colaborativos de cada paciente (ver Capítulo 17)
> - Analise os diagnósticos/problemas e decida quais são mais urgentes com base nas necessidades básicas do paciente, estado alterado ou instável e complexidade do problema (ver Capítulo 18)
> - Considere o tempo necessário para cuidar de pacientes cujos problemas têm alta prioridade (p. ex., você tem tempo de refazer um acesso intravenoso [AV] crítico quando precisa medicar um paciente diferente?)
> - Considere os recursos que você possui para manejar cada problema, profissionais designados a auxiliar você, outros profissionais da saúde (PS) e membros da família do paciente
> - Envolva os pacientes e/ou seus familiares como tomadores de decisões e participantes do cuidado
> - Decida como combinar atividades para resolver mais de um problema do paciente por vez
> - Decida quais ou se algum procedimento de cuidado deve ser delegado a um PS, para que você possa passar seu tempo com atividades que requerem conhecimento de enfermagem profissional
> - Discuta casos complexos com outros membros da equipe de saúde. Isso garante transição suave ao longo da experiência de um paciente com cuidados de saúde.

Níveis de pensamento crítico

Sua capacidade, como enfermeiro, de desenvolver e aplicar o pensamento crítico nos julgamentos clínicos evolui com o tempo. Os três níveis de pensamento crítico descrevem como o pensamento crítico se desenvolve (Boxe 15.3).

Pensamento crítico básico

Estudantes de enfermagem iniciantes orientam-se por tarefas. Por exemplo, eles estão focados em demonstrar procedimentos (habilidades) e organizar atividades de cuidado de enfermagem em vez de transmitir habilidade no contexto das situações clínicas específicas de seus pacientes. No nível básico do pensamento crítico, o estudante acredita que os especialistas tenham todas as respostas corretas para cada problema. O pensamento é um ato concreto baseado em um conjunto de regras ou princípios. Por exemplo, como estudante de enfermagem, você utiliza um manual de procedimentos hospitalares para confirmar como trocar um curativo de um acesso venoso (AV). Você seguirá o procedimento passo a passo sem ajustá-lo para as necessidades peculiares do paciente (p. ex., posicionamento para minimizar a dor ou restrições de mobilidade do paciente). Sua inexperiência não permite prever como individualizar o procedimento quando surgirem problemas. Um pensador crítico básico aprende a aceitar as opiniões e os valores diversos de especialistas (p. ex., professores e preceptores). Todavia, a inexperiência, pouca competência e atitude inflexível restringem a capacidade de um indivíduo de alcançar o próximo nível de pensamento crítico (Erickson, 2017).

Pensamento crítico complexo

Pensadores críticos complexos começam a confiar menos em especialistas e mais em suas próprias decisões. Por exemplo, ao ensinar um paciente a utilizar um inalador, você reconhece que seu paciente não consegue atingir a dose correta. Em vez de procurar um manual e repetir a mesma abordagem, você se adapta, oferece um inalador que o paciente consiga ativar e orienta o paciente a coordenar melhor sua inspiração com o fornecimento de uma dose da medicação. Você analisa a situação clínica (p. ex., fraqueza das mãos do paciente) e examina escolhas de forma mais independente. O pensamento crítico combinado à criatividade permite que os enfermeiros se tornem mais flexíveis e encontrem soluções mais originais para problemas específicos quando as intervenções tradicionais não são eficazes (Papathanasiou et al., 2014).

Quando Tonya entra no quarto do Sr. Lawson e percebe que ele está agitado e com falta de ar, e ele diz a ela: "estou com uma dor horrível no peito", ela pensa criticamente. Ela imagina se haveria outra coisa além da incisão abdominal que estivesse causando o desconforto do Sr. Lawson. Ela pergunta ao Sr. Lawson: "A dor que você sente agora é diferente da dor de antes da medicação?" O paciente relata que a dor parece mais cortante, em seu peito. Tonya rapidamente afere vários sinais vitais. Sua frequência cardíaca, que era 88 e regular há 1 hora, agora é igual a 102 e irregular. Tonya chama a equipe médica e a informa sobre as alterações na condição do Sr. Lawson.

Tonya foi criativa. Em vez de supor que a dor persistente do Sr. Lawson fosse decorrente de sua incisão, ela reuniu mais dados e reconheceu que o paciente possivelmente estivesse sofrendo com uma condição potencialmente ameaçadora à vida, uma embolia pulmonar.

No pensamento crítico complexo, cada solução tem seus benefícios e riscos, que devem ser ponderados antes de tomar uma decisão final. Existem opções. Pensar torna-se mais inovador.

Comprometimento

O terceiro nível do pensamento crítico é o comprometimento (Kataoka-Yahiro e Saylor, 1994). Nesse nível, você antecipa o momento de fazer escolhas sem ajuda de outros e aceita a responsabilidade pelas decisões tomadas. Como enfermeiro, você faz mais do que apenas considerar alternativas complexas apresentadas por um problema. No nível do comprometimento, você escolhe uma ação ou crença baseada nas alternativas disponíveis e a apoia. Como você assume a responsabilidade pela decisão, considera os resultados da decisão e determina se é adequada.

Componentes do pensamento crítico no modelo de julgamento clínico

O modelo de julgamento crítico apresentado neste texto define o resultado do pensamento crítico por meio da aplicação do processo de enfermagem como julgamento clínico. As necessidades do paciente iniciam o processo de julgamento clínico, e as decisões clínicas concluem o processo (Dickison et al., 2019). O modelo é relevante para os problemas de saúde dos pacientes em uma variedade de cenários de cuidados de saúde. O modelo inclui seis componentes de pensamento crítico no julgamento de enfermagem: competência do pensamento clínico (p. ex., raciocínio diagnóstico e capacidade de tomada de decisão clínica), conhecimento, experiência, ambiente, atitudes e padrões. A combinação dos seis componentes orienta a elaboração de julgamentos clínicos sólidos necessários para a tomada de decisões clínicas relevantes e apropriadas (Boxe 15.4). Ao longo deste texto, o modelo ajudará você a aplicar o pensamento crítico enquanto usa o processo de enfermagem. O gráfico ilustrativo do modelo nos capítulos dos cuidados clínicos demonstra como aplicar o pensamento crítico no histórico de um paciente, planejamento e realização de intervenções e avaliação dos resultados. A aplicação dos elementos do modelo ajudará você a se tornar um profissional mais confiante e eficiente.

Boxe 15.3 Níveis de pensamento crítico

Básico
- Respostas para problemas complexos são percebidas como certas ou erradas (p. ex., quando uma solução intravenosa [IV] não está sendo infundida corretamente, a velocidade deve ser regulada corretamente)
- Uma única solução normalmente resolve cada problema (p. ex., ajustar a velocidade de infusão em vez de tentar posicionar o braço do paciente para prevenir que o cateter dobre)
- Esse é um passo inicial do desenvolvimento do pensamento crítico.

Complexo
- Toma decisões clínicas de maneira mais independente
- A criatividade permite que os enfermeiros gerem várias ideias rapidamente, sejam capazes de mudar seus pontos de vista, e criem soluções originais para os problemas
- As habilidades de pensamento e a iniciativa de buscar além da opinião de especialistas começam a mudar
- Aprende que soluções alternativas e talvez conflitantes podem existir
- Considera diferentes opções para procedimentos rotineiros
- Coleta informações adicionais e utiliza uma variedade de abordagens diferentes para a mesma terapia.

Compromisso
- É capaz de considerar uma gama mais ampla de alternativas clínicas para a situação de um paciente
- Reconhece que às vezes a ação certa é a decisão de não agir ou postergar uma ação até um momento posterior com base na experiência e conhecimento
- É capaz de aplicar todos os elementos do modelo de julgamento clínico quase que automaticamente.

> **Boxe 15.4 Componentes do pensamento crítico em enfermagem**
>
> I. Competência de pensamento crítico
> II. Base de conhecimento específico
>   A. Informações do paciente
>   B. Ciências básicas e ciência de enfermagem
>   C. Teoria de enfermagem e cuidados de saúde
> III. Experiência
>   A. Pessoal
>   B. Prática clínica
>   C. Competência em realizar procedimentos (habilidades)
> IV. Ambiente
>   Pressão do tempo, contexto, tarefa, complexidade, interrupções
> V. Atitudes para pensamento crítico
>   Confiança, independência, justiça, responsabilidade, assumir riscos, disciplina, perseverança, criatividade, curiosidade, integridade intelectual, humildade
> VI. Padrões para o pensamento crítico
>   A. Padrões intelectuais
>   Clareza, precisão, especificidade, correção, relevância, plausibilidade, consistência, raciocínio lógico, profundidade, pensamento amplo, completude, significatividade, adequação e justeza
>   B. Padrões profissionais
>   1. Padrões de prática
>   2. Critérios éticos para o julgamento de enfermagem
>   3. Critérios para avaliação
>   4. Responsabilidade profissional

Adaptado de Kataoka-Yahiro M, Saylor C: A critical thinking model for nursing judgment, *J Nurs Educ* 33(8):351, 1994; de Paul RW: The art of redesigning instruction. In Willsen J, Blinker AJA, editors: *Critical thinking: how to prepare students for a rapidly changing world*, Santa Rosa, CA, 1993, Foundation for Critical Thinking; de National Council of State Boards of Nursing (NCSBN): *Next Generation NCLEX News: Clinical Judgment Measurement Model*, Winter 2019. https://www.ncsbn.org/NGN_Winter19.pdf.

Competência

As competências do pensamento crítico discutidas anteriormente são processos cognitivos essenciais que orientam os enfermeiros na aplicação do processo de enfermagem ao fazer julgamentos clínicos precisos. Há uma competência adicional: a capacidade de aplicar habilidades de enfermagem (p. ex., procedimentos de manipulação do paciente, técnicas de exame físico) de maneira proficiente (ver Capítulo 19). Quando você ainda é um pensador crítico básico, aplicará suas habilidades e realizará os procedimentos cuidadosamente e com cautela seguindo as políticas e os procedimentos. Pode distrair-se ao aplicar suas habilidades, dificultando seu foco, como enfermeiro iniciante, em aplicar o processo de enfermagem de maneira individualizada e sistemática. Quando você se torna mais hábil a reunir dados centrados no paciente, a identificar os problemas dos pacientes e a planejar intervenções de enfermagem apropriadas, você evoluiu para um pensador crítico complexo. Nesse ponto, as habilidades de enfermagem se tornam como uma segunda natureza e são adaptadas às necessidades exclusivas de cada paciente. Você desenvolverá a competência à medida que continuar praticando e aplicando habilidades de enfermagem.

Base de conhecimento

A base de conhecimento de um enfermeiro varia de acordo com a experiência educacional, que inclui educação básica em enfermagem, cursos de educação continuada e titulações acadêmicas adicionais. Um enfermeiro também constrói o conhecimento lendo a literatura de enfermagem (especialmente literatura baseada em pesquisa), de forma a manter conhecimento atualizado sobre a ciência e teoria em enfermagem. **Conhecimento baseado em evidências**, ou conhecimento baseado em pesquisa ou *expertise* clínica, faz com que os enfermeiros sejam pensadores críticos mais bem informados (ver Capítulo 5). Pensar criticamente e aprender sobre conceitos científicos prepara você para antecipar e identificar melhor os problemas do paciente por meio da compreensão acerca de sua origem e natureza.

A base de conhecimento de um enfermeiro inclui informação e teoria advindas das ciências básicas, ciências humanas, ciências comportamentais e ciência de enfermagem. Os enfermeiros aplicam esse conhecimento de maneira diferente de outras disciplinas de saúde, pois pensam de forma holística nos problemas dos pacientes. Por exemplo, uma ampla base de conhecimento em enfermagem oferece uma visão física, psicológica, social, moral, ética e cultural acerca dos pacientes e suas necessidades de saúde. A profundidade e extensão do conhecimento científico influencia a capacidade de um enfermeiro de pensar de forma crítica sobre problemas de enfermagem.

> **Pense nisso**
>
> Peça a um enfermeiro que trabalha em uma das instituições de saúde em que há clínicos para passar um momento conversando com você sobre o processo de conhecer pacientes. Pergunte ao enfermeiro o que ele faz para conhecer os pacientes. Discuta também as barreiras que dificultam o conhecimento dos pacientes.

A fonte mais essencial de conhecimento que um enfermeiro aplica no pensamento crítico são os dados do paciente. O Capítulo 16 explora em profundidade o escopo e a abrangência das informações dos pacientes necessárias para compreender integralmente a condição clínica dele e sua situação de vida. Dados do paciente incluem:

- Observações do comportamento e sinais clínicos
- Exame físico direto
- Entrevistas com o paciente e familiares cuidadores
- Recursos de prontuários do paciente
- Informações diagnósticas.

Um pensador crítico complexo ou comprometido reúne um banco de dados completo, mas também adequado, centrado no paciente. Isso significa que o enfermeiro não coleta os dados do paciente simplesmente com base em categorias pré-selecionadas encontradas em um formulário de avaliação de prontuário. Em vez disso, o enfermeiro aplica conhecimento científico para prever quais dados de histórico são necessários para determinado paciente. Por exemplo, se é sabido que um paciente tem diabetes melito, o enfermeiro aplicará conhecimento sobre os efeitos desse distúrbio metabólico e acompanhará mais atentamente os sinais e sintomas clínicos atuais ou esperados do paciente. Um paciente com diabetes melito apresenta risco de desenvolver problemas circulatórios, então, o enfermeiro avalia os pulsos periféricos e a condição de qualquer ferida existente (está cicatrizando?). Um paciente com diabetes melito também tem risco de sofrer alterações visuais; portanto, um exame mais extensivo da visão é necessário em comparação a um paciente sem riscos visuais conhecidos.

Os dados do paciente guiam o enfermeiro durante o histórico de enfermagem. Cada informação levanta questões sobre a natureza do problema do paciente e quais dados adicionais são necessários. Também cria um quadro daquela pessoa e do que torna esse indivíduo único. O pensamento crítico aplica conhecimento para, eventualmente, identificar corretamente os problemas e promover uma abordagem de cuidado centrado no paciente.

Tonya diplomou-se em licenciatura e deu aulas no ensino médio por 1 ano. Atualmente, está cursando o segundo ano do curso de Enfermagem. Tonya também faz aulas adicionais para aprofundar sua educação, incluindo cursos em bioética e saúde coletiva. Sua experiência em enfermagem permitiu que desenvolvesse conhecimento acerca de uma variedade de procedimentos cirúrgicos, efeitos de diferentes medicações e respostas físicas e psicológicas que os pacientes tipicamente demonstram ao tratamento.

Experiência

A enfermagem é uma disciplina prática. Experiências de aprendizagem clínica são necessárias para adquirir habilidades para tomar decisões e julgamento clínico e para adquirir competência na realização de procedimentos (habilidades) de enfermagem. Em situações clínicas, você aprende observando, sentindo, conversando com pacientes e familiares, fornecendo cuidados individualizados e refletindo ativamente sobre todas as experiências. A experiência clínica é o laboratório para desenvolver e testar abordagens que você adapta ou revisa seguramente para que estejam adequadas ao contexto, às qualidades singulares do paciente e experiências adquiridas cuidando de pacientes anteriores. A pesquisa tem demonstrado que um ambiente clínico seguro que encoraje a livre discussão e expressão de pensamentos promove o pensamento crítico (Chan, 2013). Com experiência, você começa a compreender situações clínicas, antecipa e reconhece as pistas dos dados de saúde dos pacientes e interpreta-os como relevantes ou irrelevantes. Conforme vai adquirindo experiência, você identifica e cria seu próprio conjunto de casos com padrões identificáveis e resultados típicos que podem proporcionar uma base de conhecimento valiosa ao lidar com uma situação atual (National Health Service [NHS], n.d.). A experiência com procedimentos ou habilidades de enfermagem ensina você a como adaptar uma habilidade sem sacrificar os princípios de segurança. Saiba valorizar todas as experiências com pacientes. Cada experiência é um degrau na construção do conhecimento, na obtenção de habilidades e na inspiração de pensamentos inovadores.

Quando Tonya estava terminando seu último ano do curso de enfermagem, trabalhou como profissional da saúde em uma casa de repouso. Ela passou um tempo considerável interagindo com pacientes idosos e proporcionando cuidados de enfermagem básicos. Cada paciente lhe possibilitou experiências de aprendizagem valiosas, as quais ela aplicou em seu trabalho com outros pacientes como enfermeira. Especificamente, Tonya desenvolveu boas habilidades de levantamento de dados, compreendeu a importância da família na saúde de um indivíduo e aprendeu a ser uma defensora de seus pacientes. Também aprendeu que idosos precisam de mais tempo para atividades como comer e tomar banho; portanto, Tonya adaptou essas habilidades técnicas.

Ambiente

Fatores ambientais (p. ex., complexidade da tarefa, pressão do tempo, ambiente de trabalho e interrupções) influenciam a tomada de decisão clínica (Muntean, 2012). O pensamento crítico não ocorre em vão. Os enfermeiros processam os dados dos pacientes, o conhecimento aplicável às situações deles e, então, fazem julgamentos criticamente, tudo dentro do contexto das condições dos pacientes e de fatores ambientais. Complexidade de tarefas é um exemplo. Um paciente com múltiplos problemas de saúde e/ou que requer diversos procedimentos de enfermagem realizados em um curto período de tempo ameaça a tomada de decisão clínica. A complexidade da tarefa afeta a apresentação de dicas ou dados do paciente, o que indiretamente afeta a pessoa que toma decisão (Muntean, 2012). Se um enfermeiro se sente pressionado pelo tempo porque outro paciente precisa de sua atenção ou porque um procedimento está atrasado (p. ex., medicação), a atenção em tomar uma decisão clara é prejudicada. Conforme a condição clínica do paciente muda, enfermeiros especialistas são capazes de reconhecer a alteração mais rapidamente, considerar o conhecimento relacionado à situação, julgar se a informação é adequada e participar tomando uma decisão clara. Um enfermeiro especialista considerará os riscos e as consequências caso não sejam tomadas providências para melhorar o curso clínico do paciente. Quanto mais complexo for o paciente e quanto maior a frequência da apresentação das alterações, mais desafiador é ser um pensador crítico efetivo.

Prontidão em tomar decisões afeta os resultados do paciente. Um estudo envolvendo pacientes hospitalizados demonstrou que 60% das paradas cardíacas sofridas por pacientes hospitalizados poderiam ter sido prevenidas. Praticamente metade desses casos mostravam sinais clínicos de deterioração registrados nas 24 horas anteriores, mas não foram tratados (conforme citado em Muntean, 2012). Ao tomar uma decisão clínica, você deve agir de maneira oportuna quando verifica um padrão de dado sugerindo um problema que requer ação imediata. Um enfermeiro aprende a dinâmica da equipe de um ambiente do serviço de saúde, incluindo como e quando se comunicar, quem são os líderes da equipe, e as expectativas que a equipe tem para manejar os problemas. Se um ambiente de cuidado de saúde encoraja a autonomia também é um fator. O paciente será prejudicado se você hesitar e não agir em relação a suas conclusões diagnósticas ou julgamentos.

Dicas para pensamento crítico dentro do contexto do ambiente de cuidado de saúde incluem (NHS, s.d.):

- Usar os dados que você coletou para obter ajuda, apoio e aconselhamento de colegas e da equipe interprofissional mais ampla
- Conhecer suas próprias limitações e quando precisa de ajuda
- Colaborar com os colegas, ouvir e respeitar suas ideias
- Fazer julgamentos e priorizar esses julgamentos com base no paciente atual e não se distrair com outros pacientes ou tarefas naquele momento
- Identificar uma pessoa que sirva como exemplo, que você considere um competente tomador de decisões. Observe e pergunte a essa pessoa como ele(a) toma as decisões: como seu exemplo encontra as informações necessárias, faz julgamentos e decide em relação a um curso de ação?

Atitudes para o pensamento crítico

O quinto componente de pensamento crítico são as atitudes. Paul (1993) descreveu 11 atitudes que definem as características centrais de um pensador crítico e como um pensador de sucesso aborda um problema (Boxe 15.4). Em uma declaração de consenso acerca do pensamento crítico em enfermagem, um painel internacional de especialistas definiu atitudes adicionais que incluíram a perspectiva contextual, flexibilidade e mente aberta (Scheffer e Rubenfeld, 2000). Papathanasiou et al. (2014) também descreveram a coragem espiritual como uma atitude de pensamento crítico.

O Sr. Lawson está demonstrando ansiedade. Sua falta de ar continua e Tonya informa a ele que a equipe médica está a caminho para confirmar a natureza desse problema respiratório. Tonya demonstrará curiosidade ao buscar mais informações. Tonya também usará disciplina em formular questões e conduzir uma avaliação meticulosa a fim de encontrar a fonte da ansiedade do paciente.

Atitudes de questionamento envolvem a capacidade de reconhecer que existem problemas, considerar o contexto desses problemas e reconhecer que existe necessidade de evidências para sustentar o que você acredita ser verdade. Atitudes de pensamento crítico são diretrizes para abordar um problema e tomar a decisão correta. Exemplos de como essas atitudes guiam a tomada de decisão são: saber quando você precisa de mais informação, quando a informação é errônea e reconhecer os limites de seu próprio conhecimento. A Tabela 15.3 resume o uso de atitudes de pensamento crítico na prática de enfermagem.

Tabela 15.3 Atitudes de pensamento crítico e aplicações na prática de enfermagem.

Atitude de pensamento crítico	Aplicação na prática
Autoconfiança	O enfermeiro, ao ganhar mais experiência em raciocinar e tomar decisões, não hesita em discordar e se comprometer, atuando como exemplo para os colegas (Papathanasiou et al., 2014). Fale com convicção a um paciente quando começar uma intervenção. Não deixe um paciente pensar que você não é capaz de realizar o cuidado de forma segura. Esteja sempre bem preparado antes de realizar uma atividade de enfermagem. Encoraje o paciente a fazer perguntas
Pensar de maneira independente	À medida que você adquire novo conhecimento e experiências, examine suas crenças sob novas evidências (Papathanasiou et al., 2014). Tenha a mente aberta sobre diferentes intervenções. Leia a literatura científica, especialmente quando existirem diferentes visões sobre um mesmo assunto. Converse com outros enfermeiros e compartilhe ideias sobre intervenções de enfermagem
Justiça	Ouça os dois lados de uma discussão. Se um paciente ou um membro da família reclamar de um colega, ouça a história e fale com esse colega também. Se um membro da equipe considerar um paciente não cooperativo, assuma o cuidado com esse paciente com abertura e desejo de atender às necessidades do paciente
Responsabilidade e autoridade	Busque ajuda se não tiver certeza de como realizar uma habilidade de enfermagem. Refira-se a um manual de política e procedimentos para revisar os passos de uma tarefa. Relate quaisquer problemas imediatamente. Siga os padrões de prática durante seu trabalho
Correr riscos	Se seu conhecimento levar você a questionar a prescrição de um profissional da saúde, faça-o. Esteja disposto a recomendar abordagens alternativas de cuidado de enfermagem quando os colegas tiverem pouco sucesso com os pacientes, especialmente se suas ideias estiverem embasadas por evidência científica
Disciplina	Seja meticuloso com tudo o que fizer. Utilize critérios científicos e baseados na prática para atividades como anamnese e avaliação. Use o tempo para ser detalhista e administre seu tempo de modo eficiente
Perseverança	Tenha cautela com qualquer resposta fácil que evite situações desconfortáveis. Se seus colegas lhe fornecerem uma informação sobre um paciente e parecer que alguns fatos estão faltando, esclareça a informação ou converse diretamente com o paciente. Se problemas do mesmo tipo continuarem acontecendo em um setor de enfermagem, reúna os colegas, procure um padrão e encontre uma solução
Criatividade	Procure diferentes abordagens se as intervenções não estiverem funcionando para um paciente. Por exemplo, um paciente com dor pode necessitar de uma posição diferente ou técnica de distração. Quando apropriado, envolva a família do paciente na adaptação de suas abordagens a métodos de cuidados domiciliares
Curiosidade	Sempre pergunte por quê. Esteja disposto a desafiar a tradição. Um sinal clínico ou sintoma muitas vezes indica uma variedade de problemas. Explore e aprenda mais sobre um paciente para realizar julgamentos clínicos adequados
Integridade	Reconheça quando suas opiniões entram em conflito com as de um paciente; revise sua posição e decida a melhor forma de proceder para atingir resultados que satisfaçam a todos. Não comprometa padrões de enfermagem ou honestidade ao prestar cuidados de enfermagem
Humildade	Reconheça quando você necessita de mais informação para tomar uma decisão. Quando você ainda for novo em uma divisão clínica, peça uma orientação na área. Peça ajuda sobre as abordagens de cuidado para enfermeiros que trabalham regularmente na área

Autoconfiança. A autoconfiança é a confiança em si próprio, em sua própria habilidade psicomotora e de julgamento, sua posse de conhecimento e capacidade de pensar de maneira crítica. Quando você tem autoconfiança, você tem certeza da execução de uma tarefa ou de um objetivo, como a realização de um procedimento ou a elaboração de um diagnóstico. A autoconfiança cresce com a experiência em reconhecer suas forças e limitações. Você muda o foco de suas próprias necessidades (p. ex., lembrar o significado de um dado coletado ou como realizar um procedimento) para as necessidades do paciente. Quando você não tem autoconfiança em saber se um paciente sofre uma mudança clínica ou quando vai realizar algo que exige habilidade de enfermagem, você sente ansiedade por não saber o que fazer e pode hesitar em tomar uma decisão necessária. Esteja sempre atento quanto à extensão e aos limites de seu conhecimento. Se você questionar o significado de uma situação clínica e não souber se a informação que tem é importante, discuta com o preceptor de enfermagem primeiro. Jamais realize um procedimento a menos que você tenha base de conhecimento e se sinta confiante para fazê-lo. A segurança do paciente é a prioridade. Quando você tem confiança, seus pacientes reconhecem isto pela forma com que se comunica e realiza os cuidados de enfermagem. Confiança gera confiança entre você e seus pacientes.

Pensar de maneira independente. À medida que adquire novo conhecimento, você aprende a considerar uma ampla variedade de ideias e conceitos antes de fazer um julgamento. Você não se limita por aquilo que aprende no curso, mas mantém a mente aberta a novos conceitos e intervenções (Papathanasiou et al., 2014). Isso não significa que você ignore as ideias de outras pessoas. Na verdade, você aprende a considerar todos os lados de uma situação. Um pensador crítico não aceita as ideias de outra pessoa sem antes questioná-las. Ao pensar de maneira independente, você desafia a forma como outros pensam e busca respostas racionais e lógicas para problemas. Você levanta importantes questões sobre sua prática. Por exemplo, por que um tipo de curativo para ferida cirúrgica é preferível a outro, ou por que os pacientes de sua unidade de enfermagem sofrem quedas? Quando os enfermeiros fazem perguntas e buscam evidências por trás de problemas clínicos, estão pensando de forma independente. Trata-se de um importante aspecto da prática baseada em evidências (ver Capítulo 5).

Justiça. Um pensador crítico lida com situações de forma justa. Isso significa que você não toma decisões de forma parcial. Por exemplo, independentemente de como se sente sobre a obesidade, não permite que atitudes pessoais influenciem a forma como você cuida de um paciente com sobrepeso. Olhe para uma situação de forma objetiva e considere todos os pontos de vista, a fim de compreender completamente a situação antes de tomar uma decisão. Ter imaginação ajuda a desenvolver uma atitude justa. Imaginar como seria estar na situação de seu paciente ajuda você a vê-lo com outros olhos e compreender sua complexidade.

Responsabilidade e autoridade. Reponsabilidade é saber que você tem autoridade sobre suas decisões, ações e pensamento crítico. Ao cuidar de pacientes, você é responsável por realizar cuidado de enfermagem de forma correta com base nos padrões de prática. Padrões de prática representam o nível mínimo de desempenho aceito a fim de garantir cuidado de alta qualidade. Por exemplo, você não toma atalhos (soluções provisórias) na hora de medicar um paciente (p. ex., pular uma etapa – falhar na identificação de um paciente, preparar doses de medicação para vários pacientes ao mesmo tempo). Enfermeiros profissionais são responsáveis por realizar terapias de enfermagem de maneira competente e tomar decisões clínicas sobre pacientes. Como enfermeiro, você deve responder e responsabilizar-se por suas decisões, pelos resultados de suas ações, bem como conhecer os limites e o escopo de sua prática.

Correr riscos. As pessoas frequentemente associam riscos a perigo. Dirigir 50 km/h acima do limite é um risco que pode resultar em lesão ao motorista e a algum pedestre sem sorte. Entretanto, correr um risco nem sempre provoca um resultado negativo. É desejável correr riscos, particularmente quando o resultado é positivo. Um pensador crítico assume riscos ao tentar formas diferentes de resolver problemas. A disposição para correr riscos, sem causar danos ao paciente, vem de experiências com problemas clínicos semelhantes. Tentar diferentes abordagens para motivar o paciente a comer, envolver mais os pacientes dependentes nas atividades de higiene pessoal ou usar abordagens não farmacológicas para alívio da dor podem causar riscos, mas também podem ser altamente benéficas. Ao assumir um risco, siga diretrizes de segurança, analise quaisquer perigos potenciais ao paciente, envolva-o em quaisquer decisões e aja de forma bem pensada, lógica e cuidadosa.

Disciplina. O pensador disciplinado deixa passar poucos detalhes ao avaliar o paciente, ao considerar opções de cuidados e recursos ou a tomar decisões sobre as intervenções de enfermagem. *Por exemplo, o Sr. Lawson está vivenciando dor na incisão e no peito. Em vez de perguntar ao paciente somente: "Quão grave é sua dor em uma escala de 0 a 10?", Tonya sabe a necessidade de fazer perguntas mais específicas sobre a característica da dor (p. ex., "O que piora sua dor?" "Mostre-me exatamente onde dói?" "Como você descreveria a dor?"). Ser disciplinado ajuda a identificar problemas de forma mais precisa e selecionar as intervenções mais adequadas.*

Perseverança. O pensador crítico tem determinação para encontrar soluções eficientes para os problemas com os cuidados dos pacientes. Isso é especificamente importante quando os problemas permanecem sem solução ou quando reincidem. Aprenda o máximo possível sobre um problema antes de decidir sobre as várias abordagens de cuidado. Perseverar significa continuar buscando mais fontes até encontrar uma abordagem de sucesso. Isso frequentemente requer criatividade. Por exemplo, um paciente incapaz de falar após uma cirurgia na faringe representa um desafio com a comunicação efetiva para um enfermeiro. A perseverança leva o enfermeiro a tentar diferentes abordagens de comunicação (p. ex., quadros de mensagem ou alarmes) até que encontre um método eficaz. Um pensador crítico que persevera não se satisfaz com esforço mínimo, mas trabalha para atingir o maior nível de qualidade de cuidado.

Criatividade. A criatividade envolve o pensamento original. Isso significa que você encontra soluções fora dos padrões de cuidado sem deixar de seguir padrões de prática. A criatividade motiva você a pensar em opções e abordagens únicas. Problemas clínicos do paciente, sistemas de suporte especiais, cultura e ambiente de convívio são exemplos de fatores que podem tornar um simples procedimento de enfermagem mais complicado. Por exemplo, um enfermeiro de cuidado domiciliar deve encontrar uma forma de ajudar uma paciente adulta com artrite a aumentar a mobilidade do quadril em casa. A paciente tem dificuldade para se abaixar e levantar da cadeira por causa da dor e amplitude de movimento limitada nos joelhos. O enfermeiro utiliza blocos de madeira para elevar o apoio de pernas da cadeira para que a paciente possa se sentar e levantar com menos desconforto, ao mesmo tempo que se certifica de que a cadeira está segura para o uso.

Curiosidade. A pergunta preferida do pensador crítico é "por quê?". À medida que reúne e analisa a informação do paciente, surgem dados que nem sempre estão claros. Ter curiosidade (perguntar-se "e se?") motiva você a perguntar além (p. ex., questionar familiares ou o profissional da saúde, revisar a literatura científica) e investigar uma situação clínica de modo a obter toda a informação necessária para tomar uma decisão.

Integridade. Pensadores críticos questionam e testam seu próprio conhecimento e suas crenças. Sua integridade pessoal como enfermeiro desenvolve a confiança de seus colegas. Enfermeiros enfrentam muitos dilemas ou problemas durante a prática clínica diária e todos cometem erros ocasionalmente. Uma pessoa íntegra é honesta e tem disposição para admitir erros ou inconsistências em seu próprio comportamento, suas ideias e crenças. Um enfermeiro sempre tenta seguir os mais elevados padrões de prática.

Humildade e autoconsciência. É importante admitir quaisquer limitações que você tenha em seu conhecimento e sua habilidade. Pensadores críticos admitem o que não sabem e buscam o conhecimento necessário para tomar as decisões corretas. É comum um enfermeiro ser especialista em uma área clínica, porém iniciante em outra, pois o conhecimento de todas as áreas da enfermagem é ilimitado. Se você não admitir sua incapacidade de lidar com algum problema prático, comprometerá a segurança e o bem-estar do paciente. Permaneça sempre autoconsciente esclarecendo internamente seus preconceitos, inclinações, pontos fortes e limitações. Reconheça quando o pensamento está sendo afetado por suas emoções ou interesses pessoais. Você deve repensar situações, aprender mais e utilizar a informação nova para formar opiniões, extrair conclusões e agir.

O Sr. Lawson continua sentindo dor no peito e falta de ar. Enquanto Tonya aguarda a equipe médica chegar, ela sabe que é responsável pelo bem-estar do Sr. Lawson até que possa ser iniciado o tratamento. Tonya age de maneira independente mantendo o Sr. Lawson confortável na cadeira (a fim de evitar movimento que poderia piorar a condição), explicando os passos que estão sendo tomados pela equipe de saúde e reunindo dados adicionais. Ela demonstra disciplina na avaliação da condição do Sr. Lawson: revisando sinais vitais, observando sua ferida e incisão abdominal e conversando com o paciente para aliviar a ansiedade e para observar se há uma alteração de consciência. Tonya sabe que não pode realizar um diagnóstico médico. Quando o médico chegar, ela relatará objetivamente o que ocorreu com o Sr. Lawson quando se sentou na cadeira, os sintomas demonstrados e como os sintomas se alteraram.

Padrões para o pensamento crítico

O sexto componente de pensamento crítico inclui padrões intelectuais e profissionais (Kataoka-Yahiro e Saylor, 1994).

Padrões intelectuais. Paul (1993) identificou padrões intelectuais (Boxe 15.5) que são universais ao pensamento crítico. Um padrão intelectual é uma diretriz ou um princípio de pensamento racional. Você aplica tais padrões durante todas as etapas do processo de enfermagem. Por exemplo, quando você considerar o problema de um paciente, aplique os padrões intelectuais de precisão, acurácia e consistência de mensuração para garantir que possui todos os dados necessários para tomar decisões clínicas corretas. Durante o planejamento, aplique padrões, como lógica e significado, para que o plano de cuidado tenha significado e relevância às necessidades do paciente. O uso rotineiro dos padrões intelectuais na prática clínica impede que você realize o pensamento crítico de forma prejudicial.

O médico responsável solicita exame de imagem dos pulmões e radiografia torácica, e mantém o Sr. Lawson acamado. Exames de sangue também são solicitados antes de iniciar terapia com anticoagulante no paciente (a fim de prevenir formação adicional de coágulos). Tonya pergunta ao médico se há riscos a serem considerados com relação à ferida do Sr. Lawson caso ele viesse a receber um anticoagulante (pergunta relevante). Ela também pergunta se pode fornecer medicação analgésica adicional nesse momento, a fim de manejar a dor da incisão cirúrgica durante os procedimentos de radiografia (decisão lógica). Por aplicar padrões intelectuais, Tonya é uma parceira competente no manejo do paciente, demonstrando sua capacidade de antecipar possíveis problemas clínicos.

Padrões profissionais. Padrões profissionais de pensamento crítico dizem respeito a critérios para julgamentos em enfermagem, critérios baseados em evidências utilizados para avaliação e critérios de responsabilidade profissional (Paul, 1993). Padrões de prática profissionais melhoram a evolução dos pacientes e mantêm alto nível de qualidade no cuidado de enfermagem. Utilizar evidências científicas disponíveis e diretrizes de melhores práticas encontradas em padrões profissionais faz parte do processo de tomada de decisão (NHS, n.d.).

A excelência na prática de enfermagem reflete padrões éticos (ver Capítulo 22). Ter capacidade para focalizar os valores e as crenças do paciente ajuda a tomar decisões clínicas justas, respeitosas com as escolhas do paciente e benéficas a seu bem-estar. Pensadores críticos mantêm um senso de autoconhecimento por meio da consciência de suas próprias crenças, valores e sentimentos, bem como das múltiplas perspectivas apresentadas por pacientes, membros da família e colegas em situações clínicas. O pensamento crítico também requer o uso de critérios baseados em evidências para realizar julgamentos clínicos. Tais critérios, às vezes, são cientificamente embasados em achados de pesquisas (ver Capítulo 5) ou prática baseada em padrões desenvolvidos por especialistas clínicos e iniciativas de melhoria de desempenho institucionais. Os exemplos são as diretrizes de prática clínica desenvolvidas por serviços clínicos individuais e organizações nacionais como a American Association of Critical-Care Nurses (AACN) ou a Oncology Nursing Society (ONS). Uma diretriz de prática clínica inclui padrões para o tratamento de condições específicas, como acidentes vasculares encefálicos, trombose venosa profunda e lesões por pressão. Outros exemplos são os critérios clínicos utilizados para categorizar condições clínicas, como aqueles para classificar lesões por pressão (ver Capítulo 48) e flebites (ver Capítulo 42). Critérios de avaliação baseados em evidências determinam os requisitos mínimos necessários para garantir cuidado adequado e de alta qualidade.

Os padrões de responsabilidade profissional que um enfermeiro procura atingir são os padrões citados pela legislação do exercício profissional, diretrizes de prática institucionais e padrões de prática de organizações profissionais (p. ex., Padrões de Desempenho Profissional da ANA [ver Capítulo 1]). Esses padrões elevam a exigência de responsabilidades que um enfermeiro assume para garantir cuidado de saúde de alta qualidade ao público.

Avaliação de julgamentos clínicos

Ao tomar decisões clínicas relacionadas aos pacientes, os enfermeiros consideram conscientemente se seus julgamentos foram precisos e se as decisões corretas e adequadas foram tomadas. Essa é uma forma de autoavaliação. A avaliação também é um passo do processo de enfermagem (ver Capítulo 20) que metodicamente determina se as abordagens de cuidado de enfermagem foram bem-sucedidas em levar aos resultados desejados ou esperados do paciente. Ambos os processos de avaliação andam de mãos dadas no desenvolvimento de sólidas habilidades de julgamento clínico.

Reflexão

Reflexão é como uma reprise instantânea. Não é intuitivo. Envolve visualizar propositalmente uma situação e dedicar um tempo para analisar honestamente tudo o que você se lembra dela. A reflexão ajuda a pessoa a aprender sobre situações e experiências da vida que proporcionam uma forma importante de aprendizado (Galutira, 2018). Essa reflexão permite que você obtenha novos conhecimentos e levante questões sobre sua prática. A reflexão pode ter um impacto em resultados positivos, como desenvolvimento pessoal e profissional,

---

Boxe 15.5 Padrões intelectuais

- Clareza – simples e inteligível (p. ex., clareza na forma de se comunicar)
- Precisão – exato e específico (p. ex., focando um problema e sua possível solução)
- Especificidade – menciona, descreve ou define em detalhes
- Correção – verdadeiro e livre de erros; vai direto aos fatos (objetivos e subjetivos)
- Relevância – essencial e crucial para uma situação (p. ex., mudança no estado clínico do paciente)
- Plausibilidade – razoável ou provável
- Consistência – expressa crenças ou valores consistentes
- Lógica – desenvolve um raciocínio do que se acredita em determinada instância até as conclusões que seguem
- Profundidade – contém complexidades e múltiplas relações
- Amplitude – cobre múltiplos pontos de vista (p. ex., paciente e família)
- Completude – pensa e avalia exaustivamente
- Significativo – focando no que é importante, e não no trivial
- Adequação (para o fim) – satisfatório em qualidade ou quantidade

melhor qualidade de vida, e melhores resultados dos pacientes (Galutira, 2018). Quando você está envolvido no cuidado dos pacientes, o raciocínio reflexivo melhora a precisão da realização de conclusões diagnósticas (ver Capítulo 17). A reflexão anda de mãos dadas com o julgamento clínico pois ser eficaz envolve descrição, análise crítica, síntese e avaliação (Galutira, 2018). Reunir informações sobre um paciente, refletir sobre o significado de seus achados e explorar o possível significado desses achados melhora sua capacidade de resolver problemas. A reflexão reduz suposições no processo de tomada de decisão. Seja sempre cauteloso ao usar a reflexão. Basear-se demais nela pode bloquear o pensamento e não permitir que você veja novas evidências ou aspectos sutis de situações que você não tenha encontrado. O Boxe 15.6 apresenta uma lista modelo para uso de reflexão em sua prática.

O diário de reflexão é uma ferramenta para desenvolver habilidades de autoavaliação ao esclarecer conscientemente conceitos usados na prática de enfermagem (Raterink, 2016). Pode envolver dedicar um tempo para pensar de forma consciente em uma atividade ou experiência, ou pode envolver manter um registro pessoal de suas experiências clínicas em um diário pessoal. Lembre-se de manter as anotações de seu diário confidenciais para que, caso alguém o leia, a identidade dos pacientes permaneça protegida. Retornar ao diário após cada experiência clínica lhe dá a chance de relembrar percepções que você teve durante o cuidado com o paciente e desenvolver melhor a capacidade de aplicar a teoria na prática. Com frequência, reflexões são realizadas sobre erros; porém, refletir sobre acertos também pode ser recompensador e útil na construção da autoconfiança em sua prática (Kiron et al., 2017). Manter um diário também melhora suas habilidades de observação e descrição. A habilidade de escrita melhora à medida que você descreve de maneira clara conceitos aplicados na prática (p. ex., sofrimento, esperança, impotência). Eis alguns exemplos de perguntas para se fazer em um diário:

- O que aprendi com essa experiência?
- Eu respondi adequadamente nessa situação? Se não, como deveria ter respondido?
- Quais são as consequências de minhas ações? Quem elas afetaram e de que maneira?
- Como eu poderia agir de maneira diferente no futuro?
- Eu estava trabalhando com práticas tradicionais ou baseadas em evidências?

Boxe 15.6 Modelo de reflexão

REFLECT (refletir): este modelo pode ser usado individualmente ou como processo compartilhado por outras pessoas.

R – Recorde os eventos. Reveja os fatos sobre uma situação e descreva o que aconteceu.

E – Examine suas respostas. Pense sobre ou discuta seus pensamentos e ações no momento da situação.

**F – **Reconheça sentimentos (*feelings*): identifique quaisquer sentimentos que você tenha tido durante a situação.

**L – **Aprenda (*learn*) com a experiência: reveja e destaque o que você aprendeu com a situação – por exemplo, as respostas de seu paciente e suas ações.

E – Explore opções: pense sobre ou discuta suas opções em situações semelhantes no futuro.

C – Crie um plano de ação: crie um plano de como agir em situações semelhantes futuras.

T – **Estabeleça um **tempo: estabeleça um tempo para que seu plano de ação seja concluído.

Adaptado de Barksby J, et al.: A new model of reflection for clinical practice, *Nurs Times* 111(34/35):21-23, 2015.

Reunir-se com colegas

Uma forma de desenvolver e avaliar seu pensamento crítico é reunir-se regularmente com colegas, outros estudantes ou enfermeiros, membros da instituição ou preceptores, a fim de discutir e examinar experiências de trabalho e validar decisões. Conectar-se com outros ajuda você a descobrir que não precisa saber tudo, pois tem o apoio de outros colegas. Disposição para aprender na prática e honestidade para se responsabilizar por uma situação ou experiência clínica são importantes. Além disso, as pessoas com quem você compartilha a reflexão devem ser de confiança e acessíveis (Galutira, 2018). Quando os enfermeiros têm um meio formal de discussão de suas experiências, o diálogo permite questionamentos, diferentes pontos de vista e compartilhamento de experiências. Quando os profissionais podem discutir suas práticas, esse processo valida as boas práticas e oferece desafios e críticas construtivas.

Uma discussão sobre incidentes críticos – eventos atuais ou alegados, situações que criam um risco significativo de danos substanciais ou graves a um paciente em um ambiente clínico – tem valor inestimável no desenvolvimento do pensamento crítico (LaMartina e Ward-Smith, 2014). Várias instituições de saúde conduzem reuniões de segurança após um incidente crítico (p. ex., queda de um paciente) a fim de aprender com o incidente, e identificar e monitorar tendências e padrões subjacentes para permitir a detecção precoce e a prevenção dos mesmos no futuro.

Mapa de conceito

Como enfermeiro, você cuidará de pacientes com múltiplos diagnósticos de enfermagem e/ou problemas colaborativos. Um mapa de conceito é uma representação visual dos problemas do paciente e intervenções que demonstram relação entre si. Trata-se de uma imagem não linear de um paciente utilizada para planejamento detalhado de seu cuidado. A pesquisa demonstra que, comparados a métodos educacionais tradicionais, mapas de conceitos podem melhorar a capacidade de pensamento crítico dos estudantes mensurada com vários testes e escalas de pensamento crítico (Yue et al., 2017). Todavia, são necessários mais estudos de alta qualidade para confirmar esses achados.

Mapas de conceitos ajudam você a sintetizar dados relevantes acerca de um paciente, incluindo dados de anamnese, diagnósticos de enfermagem, necessidades de saúde, intervenções de enfermagem e medidas de avaliação. Ao desenhar um mapa de conceito, você aprende a organizar ou conectar informações de maneira peculiar, de forma que informações diferentes que você tem sobre um paciente começam a formar padrões e conceitos com maior sentido. Você começa a obter uma visão mais holística do paciente. Quando você enxerga a relação entre vários diagnósticos e dados que os corroboram, compreende melhor a situação clínica do paciente. Amostras de mapas de conceitos podem ser encontradas nos capítulos clínicos deste livro-texto (Partes 5 e 6).

Síntese do pensamento crítico

O pensamento crítico é um processo de raciocínio por meio do qual você aplica cognitivamente e analisa seus pensamentos, suas ações e seu conhecimento para efetuar julgamentos clínicos sólidos. Como enfermeiro iniciante, você aprenderá os passos do processo de enfermagem e começará a incorporar os elementos do pensamento crítico em suas experiências clínicas (Figura 15.3). Os dois processos são interdependentes na realização dos julgamentos clínicos necessários para tomar decisões clínicas adequadas. Como estudante, você usará uma variedade de abordagens destinadas a aprimorar suas competências de pensamento crítico (Boxe 15.7). Como um recurso adicional, este texto fornece um modelo para demonstrar quão importante é o pensamento crítico na prática de enfermagem.

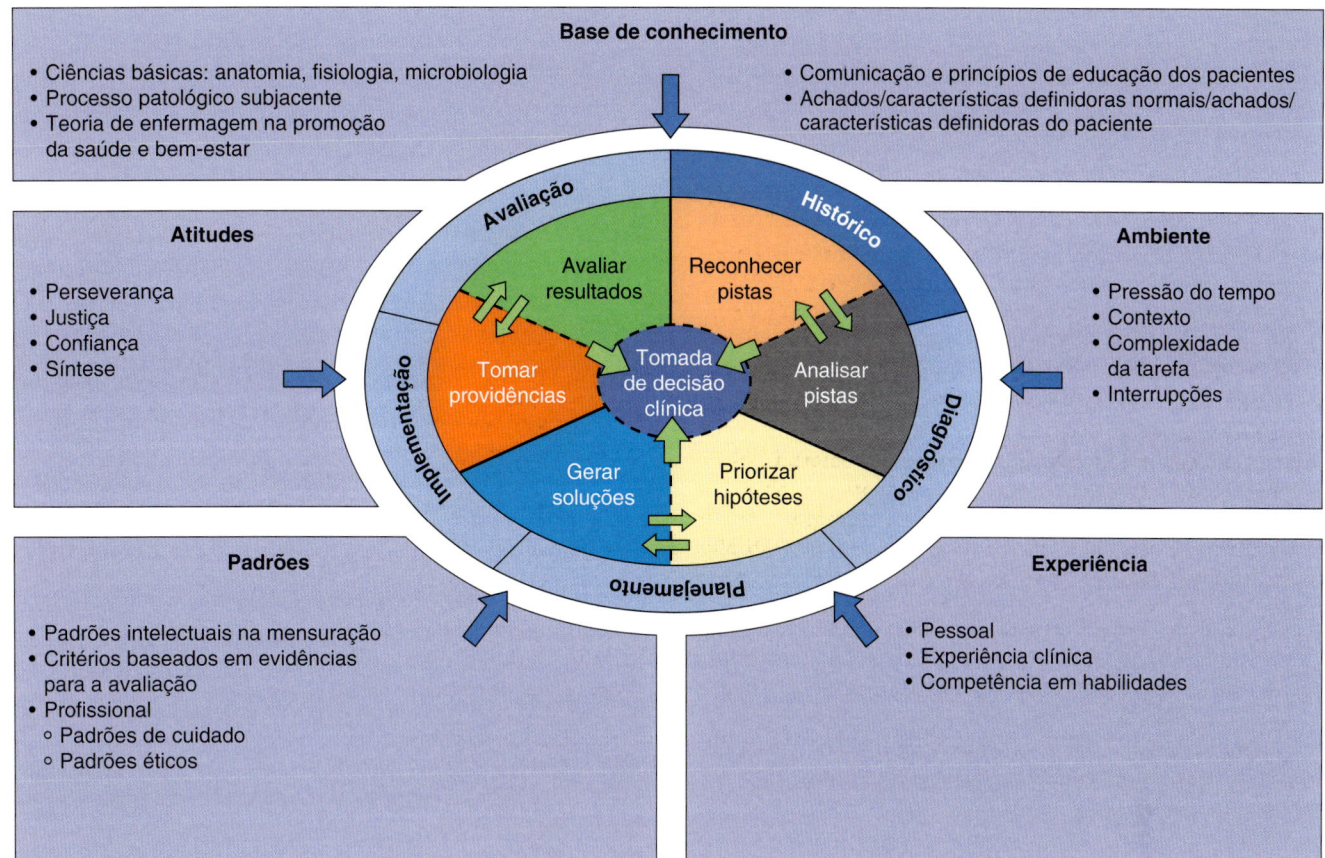

Figura 15.3 Síntese do pensamento crítico com o processo de enfermagem. (Copyright do Modelo de Medida de Julgamento Clínico © NCSBN. Todos os direitos reservados.)

Boxe 15.7 Prática baseada em evidências

Aprendizagem baseada em problema

Questão PICOT: a aprendizagem baseada em problema (ABP) comparada ao ensino didático tradicional melhora o pensamento crítico de estudantes universitários de enfermagem?

Resumo das evidências

Os programas de educação em enfermagem devem garantir que seus alunos desenvolvam pensamento crítico a fim de proporcionar cuidado de alta qualidade aos pacientes. A capacidade de profissionais da saúde recém-formados pensarem criticamente e intervirem efetivamente é essencial para prevenir riscos para a segurança do paciente (Carvalho et al., 2017). Pesquisas investigando abordagens de ensino para aperfeiçoamento do pensamento crítico de estudantes de enfermagem utilizaram ferramentas de pensamento crítico e modelos conceituais como elementos de verificação. Uma revisão sistemática dos estudos examinando essas abordagens de ensino revelou que ABP, incluindo o uso de estudos de casos, relatos de casos com informações integradas de pacientes reais, mapas conceituais, simulações repetidas (não únicas), e redação reflexiva podem melhorar os comportamentos de pensamento crítico (Carvalho et al., 2017). Contudo, os estudos demonstraram uma associação frágil entre ABP e mensuração do pensamento crítico devido a como os estudos foram desenhados. Estudos examinando maneiras de aprimorar o pensamento crítico dos estudantes não foram rigorosos, pois não avaliaram os estudantes ao longo do tempo. Um ensaio clínico recente recomendou que ABP combinada com uma nova abordagem, o Modelo de Aprendizagem Ativa para Pensamento Crítico (Active Learning Model for Critical Thinking – ALMCT), fosse realizada durante um período prolongado de tempo (Carbojim et al., 2018). O ALMCT é um conjunto de perguntas que explora e aprofunda os significados, correlações e busca por resultados por meio de questionamentos na prática clínica ou em um caso clínico.

Aplicação na prática de enfermagem
- Desenvolva mapas conceituais para uso em pacientes clínicos e discuta as inter-relações dos passos do processo de enfermagem com os colegas
- Utilize diários reflexivos após experiências clínicas e antes de cuidar de tipos semelhantes de pacientes
- Compartilhe estudos de casos clínicos com os colegas e verifique como o pensamento crítico foi aplicado.

Pontos-chave

- Um modelo de julgamento clínico contém os elementos que permitem que você tome as decisões clínicas corretas em todos os tipos de situações de pacientes
- Julgamento clínico é um resultado observado que utiliza conhecimento e experiência de enfermagem para observar e avaliar as situações que se apresentam, identificar uma preocupação prioritária do paciente e gerar as melhores soluções baseadas em evidências possíveis para tomar as decisões necessárias à prestação de cuidado seguro do paciente

- Na busca por fazer julgamentos clínicos consistentes, os enfermeiros se baseiam em um processo de pensamento crítico (o processo de enfermagem) que envolve receptividade, questionamento contínuo e perseverança
- A solução efetiva de problemas requer que você obtenha informação que esclareça a natureza de um problema, sugira possíveis soluções e tente uma solução ao longo do tempo comparada com o raciocínio diagnóstico, uma maneira de tomar decisões que envolve ser capaz de compreender e refletir sobre os problemas clínicos, analisar dicas individuais, entender a evidência e saber quando há informação suficiente para produzir um diagnóstico correto
- Para priorizar os problemas dos pacientes em situações clínicas, use critérios de decisão que incluam a condição clínica do paciente, uma análise das vantagens e desvantagens de cada opção, a hierarquia de necessidades de Maslow, os riscos envolvidos em atrasos de tratamentos, fatores ambientais e expectativas dos pacientes em relação ao cuidado
- Um pensador crítico básico é orientado à tarefa, enquanto um pensador crítico complexo utiliza a experiência para prever como individualizar um procedimento de enfermagem quando surgem problemas
- O conhecimento é um componente do pensamento crítico que prepara você para antecipar e identificar melhor os problemas do paciente, compreendendo sua origem e natureza
- Com a experiência, você começa a conhecer as situações clínicas, antecipar e reconhecer dicas de informações de saúde dos pacientes e interpretar os padrões de dados como relevantes ou irrelevantes
- Durante o cuidado clínico dos pacientes, aplique atitudes de pensamento crítico para abordar um problema, saber quando você necessita de mais informações, saber quando a informação é enganosa e reconhecer seus próprios limites de conhecimento
- Padrões intelectuais são diretrizes ou princípios de pensamento racional a serem aplicados durante todos os passos do processo de enfermagem
- Após tomar uma decisão clínica, use reflexão para considerar o significado de seus sentimentos e para explorar o possível significado desses achados na resolução de um problema do paciente.

Para refletir

Um enfermeiro atende uma chamada do quarto de um dos pacientes designados a ele, e encontra o paciente no chão. Sabe-se que o paciente tem câncer de pulmão estágio III e que está recebendo quimioterapia. O enfermeiro sabe, por meio de informações coletadas em prontuários eletrônicos no início do turno, que o paciente está com uma baixa contagem de plaquetas e que tem histórico de osteoporose. O paciente está alerta e orientado, com sinais vitais estáveis. O enfermeiro fica ao lado do paciente e faz as seguintes avaliações:

- A solução IV ainda está sendo infundida no antebraço esquerdo
- O paciente está deitado do lado direito com o quadril flexionado
- O paciente consegue dizer que dia é hoje, hora e onde está atualmente
- As respirações são de 26 incursões por minuto
- O paciente relata dor no quadril direito como nível 8 em uma escala de 0 a 10
- Há um corte de 2,5 cm na mão direita do paciente, que está sangrando
- O paciente diz: "eu não bati a cabeça quando escorreguei e caí"
- A frequência cardíaca é de 92 bpm
- A pressão arterial está em 142/88 mmHg
- O paciente relata estar sentindo falta de ar
  1. Qual informação de avaliação nessa situação de paciente é a mais importante e de preocupação imediata para o enfermeiro?
  2. Identifique os três tipos de perguntas de pensamento crítico que o enfermeiro deve fazer nesta situação clínica.
  3. Conhecendo o diagnóstico de câncer de pulmão nesse paciente, quais abordagens o enfermeiro poderia usar para formar uma relação com esse paciente que pudesse acabar levando à tomada da decisão clínica apropriada?

Questões de revisão

1. Um enfermeiro entra no quarto de um paciente no início de um turno para avaliar sua condição após uma transfusão sanguínea. O enfermeiro também cuidou do paciente no dia anterior. O paciente tem diversos problemas que gostaria de compartilhar com o enfermeiro, que disponibiliza um tempo para explorá-los um a um. O enfermeiro também avalia o paciente e não encontra sinais ou sintomas de uma reação à transfusão de sangue. O enfermeiro observou o paciente no dia anterior e percebeu uma mudança de comportamento – uma relutância em sair da cama e deambular. Quais das ações a seguir melhoram a capacidade do enfermeiro de tomar decisões clínicas sobre esse paciente? (Selecione todas as aplicáveis.)
   a. Trabalhar no mesmo turno todos os dias.
   b. Dispor de tempo para a coleta de dados do paciente.
   c. Conhecer as diretrizes de protocolo de mobilidade precoce.
   d. Cuidar do paciente em dias consecutivos.
   e. Conhecer o padrão de comportamento do paciente acerca da deambulação.
2. Relacione os conceitos de um pensador crítico à esquerda com a aplicação de cada termo à direita.

Conceitos para pensadores críticos

___ 1. Busca da verdade
___ 2. Mente aberta
___ 3. Capacidade de análise
___ 4. Sistematicidade

Aplicação do termo

a. Antecipar como um paciente pode responder a um tratamento.
b. Organizar a coleta de dados com base nas prioridades do paciente.
c. Ser objetivo ao fazer perguntas ao paciente.
d. Ser tolerante com as visões e crenças do paciente.

3. Um enfermeiro viu muitos pacientes com câncer sofrerem com o manejo da dor por terem medo de desenvolver vício no tratamento. O controle da dor é uma prioridade do cuidado com o paciente com câncer. Ao ajudar pacientes a focarem seus valores e suas crenças sobre o controle da dor, um enfermeiro pode tomar decisões clínicas melhores. Isso é um exemplo de:
   a. Criatividade.
   b. Justiça.
   c. Raciocínio clínico.
   d. Aplicação de critérios éticos.
4. O modelo REFLECT (REFLITA) pode melhorar a aprendizagem após fornecer cuidados a pacientes. Coloque as etapas desse modelo na ordem correta:
   a. Relembre seus pensamentos e suas ações no momento de uma situação.
   b. Revise o conhecimento adquirido com a experiência.
   c. Revise os fatos envolvidos na situação.
   d. Determine um cronograma para completar seu plano de ação.
   e. Considere as opções para o manejo de situações similares no futuro.
   f. Relembre quaisquer sentimentos você teve no momento em que a situação ocorreu.
   g. Trace um plano para situações futuras.

5. Um elemento da tomada de decisão clínica é conhecer o paciente. Quais das seguintes atividades afetam a capacidade de um enfermeiro conhecer melhor seus pacientes? (Selecione todas as aplicáveis.)
   a. Cuidar de grupos similares de pacientes ao longo do tempo.
   b. Ler práticas baseadas em evidências apropriadas aos pacientes.
   c. Aprender como os pacientes caracteristicamente respondem às suas situações clínicas.
   d. Observar os pacientes.
   e. Engajar-se com os pacientes que experimentam doenças.
6. Um enfermeiro está preparando medicações para um paciente. Ele confere o nome da medicação no rótulo com o nome da medicação prescrita pelo profissional de cuidados de saúde. À beira do leito, o enfermeiro também confere o nome do paciente com o nome que consta na medicação prescrita. Quais critérios de atitude de pensamento crítico estão sendo seguidos?
   a. Responsabilidade.
   b. Humildade.
   c. Precisão.
   d. Justiça.
7. Um enfermeiro cuida de um paciente com uma ferida crônica que não cicatriza. O enfermeiro conversa com um especialista em cuidados com feridas a fim de encontrar abordagens alternativas às prescritas pelo clínico para realizar curativos na ferida. Ambos decidem que, em razão da alergia do paciente ao esparadrapo, utilizarão um curativo hipoalergênico. O enfermeiro obtém uma prescrição do clínico para o novo curativo. Após 2 dias, houve melhora da ferida. De que padrões de pensamento crítico essa situação seria exemplo? (Selecione todas as aplicáveis.)
   a. Clareza.
   b. Amplitude.
   c. Relevância.
   d. Correr riscos.
   e. Criatividade.
8. Um enfermeiro foi designado para cuidar de uma mulher que está esperando o primeiro filho. O enfermeiro se organiza e planeja obter dados sobre a paciente aplicando o modelo de promoção da saúde de Pender, incluindo as características e experiências da paciente e suas influências ocasionais. Ele planeja observar o comportamento da paciente e considera suas questões psicossociais. Esses dados oferecerão uma compreensão clara para ajudar o enfermeiro a identificar as necessidades da paciente. Esse seria um exemplo de qual dos seguintes conceitos? (Selecione todas as aplicáveis.)
   a. Raciocínio diagnóstico.
   b. Raciocínio dedutivo.
   c. Raciocínio indutivo.
   d. Histórico (ou coleta de dados).
   e. Resolução de problemas.
9. Um enfermeiro está cuidando de um paciente com dor mal controlada. O paciente tem histórico de abuso de opioides. Durante o dia, o paciente fez vários pedidos por medicação para dor. Para tomar uma decisão clínica eficaz acerca desse paciente, o enfermeiro precisa realizar perguntas relacionadas aos dados disponíveis sobre o paciente para que possa tomar uma decisão meticulosa e cuidadosa. O enfermeiro pergunta a si mesmo: "Como minha visão sobre a tolerância do paciente à dor pode ser comparada com a do paciente e isso poderia se tornar um problema?" Isso constitui um exemplo de:
   a. Uma questão de pressuposições.
   b. Uma questão de evidência.
   c. Uma questão de procedimento.
   d. Uma questão de perspectiva.
10. Um enfermeiro está administrando uma medicação a um paciente e nota a dosagem. Pela experiência do enfermeiro a dosagem é maior do que normalmente se administra. Quais dos seguintes passos o enfermeiro deve seguir para assegurar um resultado seguro para o paciente? (Selecione todas as aplicáveis.)
    a. Aguardar até o fim do turno quando há tempo para checar a dosagem com a referência da farmácia.
    b. Reconhecer como a equipe de enfermagem comunica problemas e consultar o enfermeiro responsável.
    c. Suspender a aplicação e conferir imediatamente com o profissional da saúde que prescreveu a medicação.
    d. Avaliar o conhecimento do paciente quanto à dose de rotina para essa medicação.
    e. Administrar a medicação e monitorar atentamente a reação do paciente.

Respostas: 1. b, d, e; **2.** 1c, 2d, 3a, 4b; **3.** d; **4.** c, a, f, b, e, g, d; **5.** a, c, d, e; **6.** a; **7.** c, d, e; **8.** b, d; **9.** d; **10.** b, c, d.

Referências bibliográficas

American Nurses Association (ANA): Nursing Scope and Standards of Practice, American Nurses Association. *Nursing: Scope and Standards of Practice* (4th ed.) Silver Spring, MD, 2021, ANA.

Dickison P et al.: Integrating the National Council of State Boards of Nursing Clinical Judgment Model into nursing educational frameworks, *J Nurs Educ* 58(2):72, 2019.

Erickson K: *The importance of critical thinking skills in nursing*, 2017, https://www.rasmussen.edu/degrees/nursing/blog/understanding-why-nurses-need-critical-thinking-skills/, Accessed August 20, 2020.

Galutira GD: Theory of reflective practice in nursing, *Int J Nurs Sci*, 8 (3): 51-56, 2018.

National Academies of Sciences, Engineering, and Medicine: *Improving Diagnosis in Health Care*. Washington, DC, 2015, The National Academies Press.

Kataoka-Yahiro M, Saylor C: A critical thinking model for nursing judgment, *J Nurs Educ* 33(8):351, 1994.

Kiron K, et al.: Reflective practice in health care and how to reflect effectively, *Int J Surg Oncol* 2(6):e20, 2017.

Miller M, Malcolm N: Critical thinking in the nursing curriculum, *Nurs Health Care* 11:67, 1990.

Muntean WJ: Nursing Clinical Decision-Making: A Literature Review, 2012, https://pdfs.semanticscholar.org/ba14/b0d8ef4006ebdd03b73bd62355001f436ee2.pdf?_ga52.168855393.1787090792.1583439127-756289411.1583439127. Accessed August 20, 2020.

National Health Service (NHS): *Effective practitioner: Clinical decision making*, nd, http://www.effectivepractitioner.nes.scot.nhs.uk/media/254840/clinical%20decision%20making.pdf. Accessed August 20, 2020.

National Council of State Boards of Nursing (NCSBN): *Next Generation NCLEX News: Clinical Judgment Measurement Model*, Winter 2019, https://www.ncsbn.org/NGN_Winter19.pdf. Accessed August 20, 2020.

Paul RW: The art of redesigning instruction. In Willsen J, Blinker AJA, editors: *Critical thinking: how to prepare students for a rapidly changing world*, Santa Rosa, CA, 1993, Foundation for Critical Thinking.

Papathanasiou IV, et al.: Critical thinking: the development of an essential skill for nursing students, *Acta Informatica Med* 22(4):283, 2014.

Raterink G: Reflective journaling for critical thinking development in advanced practice registered nurse students, *J Nurs Educ* 55(2):101, 2016.

Resnick B: Improving care through diagnostic reasoning, *Geriatric Nurs* 37(2):91, 2016.

Referências de pesquisa

Carbojim FDC, et al: Educational intervention to improve critical thinking for undergraduate nursing students: A randomized clinical trial, *Nurse Educ Pract.* 33:121, 2018.

Carvalho DPSRP et al: Strategies used for the promotion of critical thinking in nursing undergraduate education: A systematic review, *Nurse Education Today,* 57(2017):103, 2017.

Chan ZC: A systematic review of critical thinking in nursing education, *Nurse Educ Today* 33(2013):236, 2013.

Kelley T, et al.: Information needed to support knowing the patient, *ANS Adv Nurs Sci* 36(4):351, 2013.

LaMartina K, Ward-Smith P: Developing critical thinking skills in undergraduate nursing students: the potential for strategic management simulations, *J Nurs Educ Pract* 4(9):155, 2014.

McCullough MB et al: Knowing the patient: A qualitative study on care-taking and the clinical pharmacist-patient relationship, *Research in Social and Administrative Pharmacy,* 12(1): 78, 2016.

Scheffer B, Rubenfeld M: A consensus statement on critical thinking in nursing, *J Nurs Educ* 39:352, 2000.

Tanner CA: Thinking like a nurse: a research-based model of clinical judgment in nursing, *J Nurs Educ* 45(6):204, 2006.

Tanner CA, et al.: The phenomenology of knowing the patient, *J Nurs Scholarsh* 25:273, 1993.

Yue M, et al.: The effectiveness of concept mapping on development of critical thinking in nursing education: a systematic review and meta-analysis, *Nurs Edu Today* 52:87, 2017.

Zolnierek CD: An integrative review of knowing the patient, *J Nurs Scholarsh* 46(1):3, 2014.

16 Histórico de Enfermagem

Objetivos

- Explicar as relações entre histórico, tomada de decisão clínica e julgamento clínico
- Discutir como os dois passos envolvidos no histórico de enfermagem são usados na prática
- Diferenciar os tipos de históricos de enfermagem utilizados na prática
- Examinar os componentes do pensamento crítico no histórico de enfermagem
- Analisar situações práticas para determinar o tipo de histórico de enfermagem a ser usado
- Explicar como a experiência na utilização de habilidades de enfermagem influencia a avaliação do paciente
- Examinar como o uso de atitudes de pensamento crítico e padrões profissionais produzem um banco de dados de histórico abrangente
- Explicar a importância de desenvolver uma relação enfermeiro-paciente ao obter uma avaliação do paciente
- Aplicar técnicas de comunicação ao conduzir uma entrevista com o paciente
- Demonstrar profissionalismo durante o levantamento do histórico
- Explicar o processo de avaliação.

Termos-chave

Avaliação
Dados objetivos
Dados subjetivos
Histórico de enfermagem e saúde
Inferência
Perguntas abertas
Perguntas fechadas
Pista
Processo de enfermagem
Resposta de retorno (*back channeling*)
Revisão dos sistemas (RDS)
Validação

O julgamento clínico é necessário para que você tome decisões clínicas informadas e oportunas na prática da enfermagem e no cuidado do paciente (ver Capítulo 15). Desenvolvidos pela American Nurses Association (ANA), os passos do **processo de enfermagem** (histórico de enfermagem, análise e diagnóstico, identificação de resultado, planejamento, implementação e avaliação) (Figura 16.1) constituem o cerne da prática de enfermagem que todos os enfermeiros, seja qual for seu papel e a população a quem servem, devem realizar de maneira competente (ANA, n.d.). O processo não é linear; antes, é um processo contínuo que evolui à medida que você cuida de um paciente.

Enfermeiros fazem julgamentos clínicos que combinam conhecimento sensível ao contexto com sua experiência em tomar decisões como parte de seu trabalho (Dickison, 2019). É o conhecimento sensível ao contexto ou situação do paciente que o enfermeiro coleta durante o histórico. O primeiro passo do processo de enfermagem, a **avaliação** (ver Figura 16.1), envolve a coleta do máximo de informações possível sobre um paciente, sua família ou comunidade. Um histórico completo e abrangente permite que você ordene os dados (**pistas**), reconheça padrões e faça julgamentos que permitam que você identifique os tipos de problemas de saúde pelos quais seu paciente está passando. Sua avaliação inicial de um paciente é fundamental para identificar ou confirmar o mais rapidamente possível os problemas de saúde dele, mas o histórico de enfermagem é contínuo. Você atualizará seu histórico do paciente à medida que continuar cuidando dele.

O processo de enfermagem possibilita aos enfermeiros prestar cuidados holísticos centrados no paciente (ANA, n.d.). O Quality and

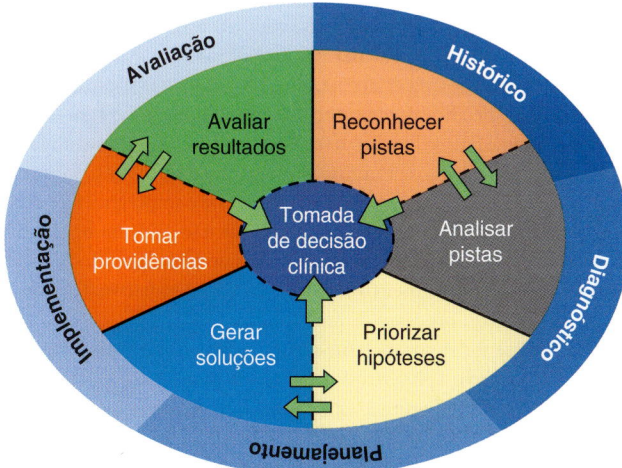

Figura 16.1 Modelo de julgamento clínico. (Copyright © NCSBN. Todos os direitos reservados.)

Safety Education for Nurses Institute (QSEN) define o cuidado centrado no paciente como o reconhecimento do paciente, ou da pessoa por ele selecionada, como parceiro total na prestação de cuidado compassivo e coordenado com relação a preferências, valores e necessidades do paciente (QSEN, 2020). Você aprenderá a usar o primeiro passo essencial do processo de enfermagem, o histórico de enfermagem, para conhecer o máximo possível sobre a condição e os problemas de saúde de cada paciente, tornando-se parceiro dos pacientes e da família deles em uma relação terapêutica.

Considere o estudo de caso introduzido no Capítulo 15. O Sr. Lawson está apresentando sintomas de ansiedade após ter sido acamado enquanto aguardava os resultados de um exame diagnóstico. Tonya, sua enfermeira, continua monitorando o estado respiratório do paciente e aplica oxigênio, de acordo com o prescrito. Enquanto monitora o estado físico do Sr. Lawson e mede seus sinais vitais, Tonya sabe que sinais de ansiedade incluem ficar olhando ao redor, pouco contato visual, inquietação e expressão de nervosismo do paciente. Ela também sabe, por seu conhecimento de fisiopatologia, que a dor (dor no peito e dor no sítio cirúrgico) pode piorar com a ansiedade. Além disso, ansiedade é um sinal precoce de embolia pulmonar. Tonya reconhece que precisa de mais informações sobre a agitação do paciente. Ela demonstra curiosidade e disciplina ao buscar mais informações, fazendo várias perguntas ao Sr. Lawson para saber mais sobre ele e sobre a natureza específica de suas preocupações. Uma área de questionamento será se o Sr. Lawson conta com um sistema de apoio.

O processo de enfermagem envolve raciocínio científico e é essencial para o julgamento clínico. Praticar os cinco passos do processo garante um método rigoroso, sistemático e dinâmico de abordar o paciente. No estudo de caso que envolve Tonya e o Sr. Lawson, ela coletará informações a fim de compreender completamente a condição do Sr. Lawson, utilizando técnicas de observação de comportamento, exame físico e entrevista. Ter uma base de dados precisa e completa sobre um paciente permite que você elabore um julgamento clínico em forma de diagnóstico de enfermagem (ver Capítulo 17) e tome as decisões necessárias para planejar (ver Capítulo 18) e implementar intervenções de enfermagem relevantes e adequadas (ver Capítulo 19). Seu histórico de enfermagem também fornece padrões para a avaliação posterior dos resultados do cuidado (ver Capítulo 20). Cada vez que interage com um paciente, você aplica o processo de enfermagem, usando pensamento crítico.

Pensamento crítico no histórico de enfermagem

Pense sobre o que você faz quando estuda ou considera um problema. Por exemplo, por que meu filho ou meu cônjuge age assim? Você coleta dados acerca do problema. No caso de membros da família que se comportam de forma diferente, você considera o comportamento prévio deles, especificamente como estão se comportando agora (tom de voz, maneiras, o que lhe dizem) e, talvez, como esse comportamento afeta outros membros da família. Você avalia a informação. Reúne o máximo de informação possível na tentativa de compreender a natureza real do problema (p. ex., meu familiar não se sente bem, está bravo ou acabou de receber notícias ruins no trabalho). A coleta, a revisão e o reconhecimento dos padrões de dados constituem o primeiro passo do processo de enfermagem.

Para que se torne competente na aplicação do processo de enfermagem, você deve aplicar todos os componentes do pensamento crítico no histórico (Figura 16.2). A aplicação de pensamento crítico permite que você seja ponderado e sistemático na coleta de dados acerca de seus pacientes. O histórico potencialmente inclui uma ampla base de dados. A extensão de qualquer histórico é baseada em seu julgamento, desencadeada por como o paciente está reagindo (apresentando sinais e sintomas), se a condição do paciente é urgente, e o tempo que você tem para reunir dados. O histórico é situacional. Por exemplo, Tonya avaliou pela primeira vez o estado pós-operatório do Sr. Lawson quando ela o conheceu, sabendo que o *status* da recuperação pós-operatória dele, incluindo a dor pós-operatória, era uma prioridade. Mas, à medida que a condição do Sr. Lawson se modificou, Tonya reconheceu os sinais e sintomas que estavam se desenvolvendo e avaliou os indicadores clínicos de uma possível embolia pulmonar, reconhecendo que a oxigenação era a nova prioridade.

Os dados que você coleta revelam o estado atual e o passado de seu paciente, o estado funcional e os padrões atuais e os passados de lidar com situações (Carpenito, 2017). O histórico de enfermagem envolve duas etapas:

- Coleta de informação de uma fonte primária (paciente) e fontes secundárias (p. ex., familiar cuidador, outros membros da família ou amigos, profissionais da saúde, registro do paciente)
- Interpretação e validação dos dados, a fim de determinar se são necessários mais dados ou se a base de dados está completa.

No estudo de caso, Tonya coleta informações de sua fonte primária de dados, o Sr. Lawson, por meio de observação e perguntas. Os exames diagnósticos mostram uma pequena embolia pulmonar, e o médico prescreve oxigênio e um anticoagulante. Uma vez que Tonya garante que a respiração do Sr. Lawson esteja estável, ela pede que o paciente lhe conte o motivo de sua inquietação, que continua. Ele responde dizendo: "Eu não sabia o que estava acontecendo comigo. Eu fiquei com medo quando não conseguia mais recuperar meu fôlego." Tonya observa o Sr. Lawson olhando para frente e para trás, fechando os olhos para evitar contato visual. Ela explica a finalidade do oxigênio e do anticoagulante e, então, pergunta: "Tem mais alguma coisa o deixando inquieto?" E o Sr. Lawson responde: "Sinto-me só, sem ter certeza do que está acontecendo comigo." Tonya também quer saber como o Sr. Lawson normalmente lida com o estresse e pergunta se ele conta com o apoio de sua família. Ele responde: "Minha esposa é meu apoio. Ela está trabalhando, mas virá aqui esta tarde, espero." Tonya planeja tentar encontrar a esposa dele e obter dados adicionais relevantes mais tarde, perto do fim de seu turno. Sua avaliação se concentrará em reunir o máximo de informações possível sobre a inquietação do Sr. Lawson, o que poderia, finalmente, levá-la a identificar de forma clara e precisa o problema do paciente.

Se você trabalha em um ambiente hospitalar, em geral cuida de mais de um paciente por vez, e a condição de qualquer um desses pacientes pode mudar bruscamente. As condições de seus pacientes também se alteram nos ambientes domiciliar e comunitário. Algumas vezes, as mudanças são agudas. Contudo, com mais frequência, elas são sutis e desenvolvem-se com o tempo. Uma base de dados obtida de um paciente se modifica sempre que a condição do paciente se altera.

No caso do Sr. Lawson, sua condição cirúrgica ainda é uma prioridade. Tonya implementou estratégias de controle da dor logo depois de começar a cuidar dele, para ajudá-lo a ter mais mobilidade, de forma que a recuperação pudesse prosseguir. Naquele momento, o plano de recuperação dele envolvia deambulação precoce. Até o episódio de falta de ar e novamente de dor no peito, a dor dele na incisão cirúrgica foi classificada como nível 4, em uma escada de 0 a 10. O paciente descreve a dor como aguda quando mais a percebe. Tonya observa que o Sr. Lawson continua protegendo a incisão, colocando sua mão sobre a ferida quando se vira na cama. Com o paciente em estado de agitação, ela, agora, pede que ele avalie sua dor na incisão. Ele responde: "Ah, acho que 5 ou 6. Simplesmente dói tudo." Tonya inspeciona a incisão, observando a aparência e se há qualquer secreção; ela palpa a área para verificar o grau de sensibilidade do paciente. Suas prioridades são avaliar o progresso cirúrgico do paciente, seu estado respiratório, sua dor e inquietação.

Enquanto coleta dados acerca de um paciente, você sintetiza conhecimento relevante, relembra experiências clínicas prévias, considera a influência de fatores ambientais em sua avaliação, aplica padrões e atitudes de pensamento crítico e utiliza padrões profissionais de prática a fim de direcionar sua avaliação de maneira significativa e relevante (ver Figura 16.2). Você aplica conhecimento oriundo das ciências físicas, biológicas e sociais para fazer perguntas relevantes, coletar histórico e realizar um exame físico. A habilidade de tomar decisões clínicas requer uma ampla base de conhecimento e acesso a fontes

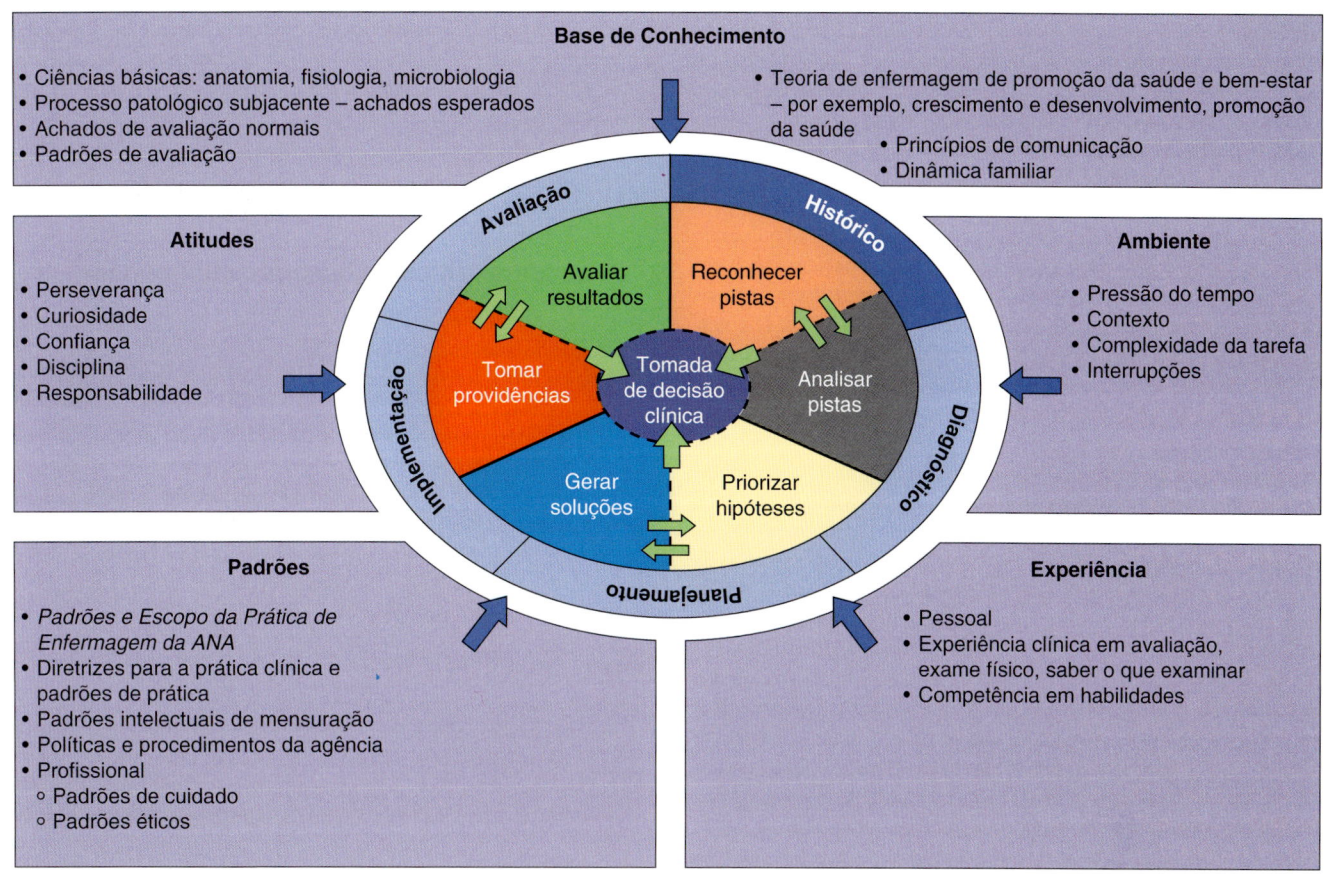

Figura 16.2 Pensamento crítico no histórico de enfermagem de pacientes. (Copyright do Modelo de Medida de Julgamento Clínico © NCSBN. Todos os direitos reservados.)

confiáveis de informação, além de trabalho em um ambiente encorajador (Bjørk e Hamilton, 2011). Seu objetivo principal no histórico de enfermagem é reunir toda a informação necessária para detectar as necessidades de saúde do paciente.

Tonya sabe que o Sr. Lawson foi submetido a uma colectomia para remover parte do cólon por causa de um câncer. Ela se lembra de informações sobre seu conhecimento científico de como uma colectomia altera a função gastrintestinal. Esse conhecimento a levou a aferir o estado gastrintestinal do Sr. Lawson, incluindo motilidade intestinal, e perguntar-lhe se estava eliminando flatos. Pelo fato de a colectomia envolver cirurgia abdominal de grande porte, há risco de formação de coágulos sanguíneos nas pernas (trombose venosa) após a cirurgia. Esses coágulos de sangue podem causar embolia pulmonar, uma condição clínica urgente. Tonya também avalia a circulação em suas pernas palpando os pulsos e verificando a temperatura da pele.

Tipos de histórico de enfermagem

Históricos de enfermagem requerem acurácia e meticulosidade na coleta de dados. Existem dois tipos de histórico de enfermagem:

- Entrevista centrada no paciente (conduzida durante um histórico de enfermagem)
- Coletas de dados periódicas (conduzidas durante o contato constante com pacientes).

Cada tipo é tipicamente suplementado usando exame físico (conduzido durante um histórico de enfermagem inicial e a qualquer momento em que o paciente demonstre um sintoma).

Cada tipo de coleta de dados pode ser completo ou focado no problema. Utilize a entrevista centrada no paciente ao conduzir um histórico de enfermagem completo (i. e., coleta de dados detalhada das necessidades físicas, psicossociais, culturais, espirituais e de estilo de vida do paciente). Em geral, você inclui categorias de informação acerca do histórico do paciente que seguem um formato de base de dados estruturada de acordo com um padrão ou prática aceita. Alguns exemplos incluem os padrões de saúde funcionais de Marjory Gordon (Gordon, 1994), o modelo de promoção da saúde de Nola Pender (Pender, 2015) e o Conjunto de Dados Mínimos para Cuidado a Longo Prazo (Long Term Care Minimum Data Set) (Centers for Medicare and Medicaid Services [CMS], 2012) para residentes em instituições de cuidado prolongado. Uma teoria ou um padrão de prática fornece categorias de informação para você analisar. O modelo de Pender está delineado no Capítulo 6. Os 11 padrões de saúde funcionais de Gordon incluem percepção e manejo, metabólico-nutricional, eliminação, atividade-exercício, sono-repouso, cognitivo-perceptivo, concepção de si mesmo, papel-relacionamento, sexualidade-reprodução, superação-tolerância ao estresse e valores-crenças. Uma instituição de saúde normalmente se apoia no modelo de histórico de enfermagem incluído no registro eletrônico de saúde (RES) ou prontuário eletrônico como estrutura de organização de dados coletados. Entretanto, a estrutura do RES costuma ser controlada pela medicina. Estruturas desenvolvidas com base em teorias de enfermagem são mais holísticas e centradas no paciente, proporcionando uma avaliação mais abrangente deste. Para fazer um histórico de enfermagem mais centrado no paciente, concentre-se no que é importante para ele. *Tonya planeja avaliar mais profundamente o padrão de tolerância ao lidar com o estresse do Sr. Lawson ao utilizar as perguntas incluídas no formulário de coleta de dados do RES de sua instituição (p. ex., comportamentos de enfrentamento e sua eficácia). Uma enfermeira que cuidou do Sr. Lawson no turno anterior confirmou que o paciente continuava preocupado com* sua recuperação. Tonya quer saber mais sobre o que o paciente conhece acerca da recuperação de uma cirurgia e como o Sr. Lawson acha que isto o está afetando. Como ele normalmente lida com isso? Para fazer com que o histórico seja centrado no paciente, Tonya sabe que a resposta dele guiará sua decisão de como avaliar os recursos de enfrentamento e determinar o tipo de informação a oferecer para promover o enfrentamento.

Coletas periódicas de dados focadas no problema realizadas durante turnos ou no gerenciamento de cuidado de um paciente incluem triagens rápidas com finalidade de descartar ou acompanhar problemas desses pacientes. Por exemplo, um enfermeiro do serviço de emergência utiliza a abordagem de vias respiratórias (*airway*), respiração (*breathing*), circulação (*circulation*), incapacidade (*disability*) e exposição (*exposure*) (ABCDE) em todas as emergências clínicas para avaliação imediata e tratamento de pacientes traumatizados ou com doenças críticas (AusMed, 2020). É uma rápida avaliação à beira do leito de um paciente cuja condição esteja se deteriorando ou esteja criticamente doente. Essa abordagem de exame rápido permite que enfermeiros avaliem funções fisiológicas críticas e tomem decisões de tratamento rápidas. Outro exemplo seria um enfermeiro que realiza uma triagem rápida de um paciente que demonstra dor incisional. O exame foca a dor incisional do paciente, que é o problema primário.

Outro tipo de abordagem focada no problema inicia-se com um paciente que apresenta uma situação e área problemática específicas (esperada ou não), como dor incisional ou compreensão limitada acerca de recuperação pós-operatória. Você faz perguntas de acompanhamento do paciente a fim de esclarecer e expandir sua coleta de dados, para compreender melhor a abrangência da natureza do problema. Em seguida, realiza um exame físico focado nas mesmas áreas do problema, com o intuito de confirmar suas observações. *Por exemplo, Tonya foca os sintomas do Sr. Lawson durante as primeiras 48 h após a cirurgia, na cicatrização esperada e nos sinais de potenciais complicações. Ela inspeciona a condição da ferida cirúrgica do paciente buscando sinais de cicatrização na incisão. Sua avaliação também foca no estado cardiorrespiratório do paciente, incluindo sons pulmonares, sinais vitais e na descrição do paciente de sua respiração, pois uma embolia pulmonar apresenta grandes riscos. Ela também examina a circulação nas extremidades inferiores dele. Mais tarde, Tonya expande seu exame a fim de determinar como o Sr. Lawson está se ajustando emocionalmente à cirurgia, à complicação atual de possível embolia pulmonar e a seu diagnóstico de câncer.* A Tabela 16.1 oferece um exemplo de uma avaliação focada no problema.

O exame físico pode ser um problema específico ou uma revisão completa dos principais sistemas do organismo (ver Capítulo 30) e fornece dados objetivos acerca do estado clínico do paciente. Partes de um exame físico são comumente incluídas no histórico de enfermagem (p. ex., altura e peso, inspeção da pele, ruídos pulmonares). Você também utiliza técnicas de exame físico para validar suas observações atuais e reunir mais informações. No caso de Tonya, ela inspeciona a linha de sutura e observa uma inflamação normal, mas então palpa a linha da incisão para verificar se há sensibilidade. Sintomas dos pacientes, como dor ou falta de ar, orientam você a examinar diversas funções do organismo (falta de ar: ruídos pulmonares e movimentos torácicos; náusea: borborigmos intestinais, distensão abdominal).

Pensamento crítico no histórico de enfermagem

Pensamento crítico na avaliação da condição de um paciente envolve a aplicação de todos os componentes do pensamento crítico (Figura 16.3). Todas estas fontes fornecem dados que interagem de uma maneira que conte uma história, a história de saúde do paciente. Como enfermeiro, seu papel é interpretar a história. *Por exemplo, o conhecimento científico de Tonya sobre colectomia e cirurgia geral a orienta no que diz respeito ao que esperar (sinais de cicatrização normal) e fontes de dados a usar (observação e exame do paciente, observações da evolução no prontuário do paciente) na avaliação da condição pós-operatória do paciente. Tonya usa os dados para começar a interpretar se a história do Sr. Lawson é de cicatrização normal ou complicação inesperada.*

Dados científicos e teoria

Consultar seu livro e a literatura recente de enfermagem, medicina e farmacologia sobre a doença de um paciente ou tratamentos fornece informações atualizadas que ajudam você a identificar e antecipar as necessidades do paciente e implementar intervenções baseadas em evidências (ver Capítulo 19). O conhecimento direciona sua avaliação.

Competência de pensamento crítico
Base de conhecimento
- Ciência básica e de enfermagem
- Teoria de enfermagem e de cuidado de saúde
- Dados do paciente

Experiência
- Pessoal
- Prática clínica
- Competência em habilidades

Ambiente
- Pressão do tempo
- Contexto
- Complexidade da tarefa
- Interrupções

Atitudes de pensamento crítico
Padrões
- Intelectual
- Profissional

Figura 16.3 Componentes de avaliação do pensamento crítico.

Tabela 16.1 Exemplo de coleta de dados focada no problema do paciente: dor.

Problema e fatores associados	Questões para coleta de dados	Exame físico
Natureza da dor	Descreva sua dor Conte-me como a dor afeta sua vida cotidiana	Observe sinais não verbais (p. ex., franze o semblante de dor, choro)
Fatores precipitantes que causam dor	O que piora sua dor durante o dia? Sua dor está associada ao movimento? Algo mais?	Observe se o paciente demonstra sinais não verbais de dor durante o movimento (p. ex., posicionamento, deglutição, deambulação)
Gravidade da dor	Classifique sua dor em uma escala de 0 a 10	Inspecione se há desconforto na área Palpe para verificar se há presença de área de sensibilidade

Quando você conhece a natureza científica (p. ex., fisiologia, fisiopatologia) de uma condição de doença, você se torna consciente dos comportamentos do paciente e de quais sistemas corporais avaliar. O uso de conhecimento científico e teórico aumenta sua consciência sobre os sinais e sintomas esperados, opções de tratamento e padrões estabelecidos de prática terapêutica. Certifique-se sempre de consultar a literatura baseada em evidências mais atual disponível (ver Capítulo 5).

Dados do paciente

Um paciente é a principal e melhor fonte de informação de um enfermeiro. Pacientes conscientes, alertas e capazes de responder a perguntas de forma adequada fornecem a informação mais precisa. Já os pacientes com alterações cognitivas, como indivíduos desatentos ou que se distraem facilmente, diagnosticados com demência ou com sintomas psicológicos, como ansiedade ou medo, podem ser fontes menos confiáveis. Quando um paciente não é uma fonte confiável, você pode procurar a família dele. É preferível que o indivíduo identifique um familiar cuidador. Um paciente com conhecimento de saúde limitado tem dificuldade de obter, processar e compreender informação básica de saúde, incluindo as perguntas formuladas durante a coleta de um histórico de enfermagem (Agency for Healthcare Research and Quality [AHRQ], 2020). Um paciente com conhecimento de saúde limitado nem sempre compreenderá algumas das perguntas que você utiliza durante a coleta de dados, especialmente quando faz uso de termos mais clínicos ou quando você não fala o mesmo idioma do paciente.

Você não conseguirá informações precisas se o paciente não compreender as perguntas. A AHRQ (2020) oferece ferramentas de avaliação do nível de letramento em saúde, incluindo a Avaliação Simplificada do Grau de Letramento em Saúde (Short Assessment of Health Literacy) em espanhol e inglês, o formulário da Estimativa Breve do Grau de Letramento de Adultos sobre Medicina (Rapid Estimate of Adult Literacy in Medicine) e a Avaliação Simplificada do Grau de Letramento em Saúde para Adultos Espanhóis (Short Assessment of Health Literacy for Spanish Adults) (Boxe 16.1).

Idosos normalmente demandam mais tempo para a realização do histórico de enfermagem do que pacientes mais jovens caso a audição ou a função cognitiva deles esteja comprometida. Contudo, a idade fisiológica pode não ser a mesma da idade cronológica. É importante reconhecer que nem todos os idosos passam pelas mesmas mudanças e as mudanças ocorrem em tempos diferentes (Ball et al., 2019). Alguns idosos apresentam alterações sensoriais (visuais e auditivas) que dificultam ainda mais a comunicação. Utilize questões curtas (porém imparciais), mantenha sua linguagem simplificada e ouça cuidadosamente seu paciente (Ball et al., 2019) (Boxe 16.2). Consulte membros da família, quando apropriado, para preencher quaisquer lacunas de informação. Esteja sempre atento, engajado e demonstre presença cuidadosa com seus pacientes (ver Capítulo 7). Os pacientes são mais propensos a revelar completamente a natureza de seus problemas de saúde quando você demonstra interesse, evita distrações por atividades do entorno e mantém sua atenção nas preocupações deles.

Boxe 16.1 Prática baseada em evidências

Avaliação do grau de letramento em saúde

Questão PICOT: em adultos hospitalizados, o uso de ferramentas de avaliação formais identifica pacientes com grau de letramento em saúde (LS) limitado comparado a perguntas básicas de triagem?

Resumo das evidências

LS é essencial para que os pacientes gerenciem sua própria saúde. O LS em "precauções universais" envolve presumir que todos os pacientes têm dificuldade para entender as informações de saúde e acessar os serviços de saúde, requerendo, portanto, a apresentação das informações de saúde a todos de uma forma clara e de fácil compreensão (AHRQ, 2020). No entanto, para aqueles com LS limitado, é crucial que os profissionais da saúde identifiquem os pacientes em risco para que se possam utilizar estratégias de aprimoramento da comunicação (p. ex., rever medicações, usar diagramas ou programas baseados em vídeo) (Louis et al., 2017).

Diversos instrumentos estão disponíveis para avaliar o grau de LS. Embora registrem de forma abrangente o LS e mensurem muitos fatores a ele associados, nem sempre são úteis na prática clínica, especialmente quando o tempo é limitado (Altin et al., 2014). Dois instrumentos comumente utilizados incluem a Breve Estimativa do Grau de Letramento de Adultos sobre Medicina Revisado (Rapid Estimate of Adult Literacy in Medicine – REALM-R) e o Teste Curto do Grau de Letramento Funcional em Saúde para Adultos (Short Test of Functional Health Literacy in Adults – S-TOFHLA) (Louis et al., 2017). A REALM-R inclui oito termos médicos e o S-TOFHLA inclui 36 itens. Os instrumentos foram validados para uso em hospitais, mas são complexos e/ou menos prováveis de serem usados amplamente em contextos clínicos devido à sua longa duração de administração (S-TOFHLA), à necessidade de um administrador treinado – pois ambas as ferramentas são graduadas e temporizadas –, e sua natureza "semelhante a teste" (ambas) (Louis et al., 2017). Uma alternativa é o Breve Rastreio de Letramento em Saúde (Brief Health Literacy Screen – BHLS) (Chew et al., 2008). É, possivelmente, uma ferramenta ideal de rastreio de LS, especialmente para pacientes hospitalizados, que é verbalmente administrado para evitar problemas de visualização ou processamento de materiais escritos (Louis et al., 2017).

Um estudo envolvendo 260 adultos hospitalizados envolveu o rastreio de LS usando cada uma das três ferramentas de rastreio de LS (Louis et al., 2017). O estudo demonstrou que se os pacientes forem identificados como em risco de baixo LS em qualquer uma das ferramentas, é adequado que os médicos clínicos direcionem os devidos recursos de educação e aconselhamento. Cada ferramenta verifica diferentes aspectos do LS; o S-TOFHLA verifica a compreensão de textos relacionados a LS, enquanto que a REALM-R mensura a fluência do vocabulário médico (Louis et al., 2017). O BHLS é uma avaliação autorrelatada que mensura o LS autopercebido dos pacientes e sua capacidade de navegar pelo sistema de saúde, o que pode não ter uma boa correlação com o verdadeiro LS. No entanto, os pesquisadores recomendam o BHLS como clinicamente viável, com uma alta especificidade de detecção de LS (Louis et al., 2017).

Aplicação na prática de enfermagem

- Utilize as ferramentas de avaliação do grau de letramento disponíveis em sua instituição de saúde com todos os seus pacientes
    - As perguntas do BHLS incluem: (1) "Com que frequência você tem problemas para entender sua condição clínica devido a dificuldades de compreender as informações escritas?" (2) "Qual seu grau de confiança ao preencher formulários sobre saúde sozinho(a)?" e (3) "Com que frequência alguém o ajuda a ler os materiais do hospital?"
- Siga precauções universais de grau de letramento em saúde (AHRQ, 2020)
- Evite o uso de jargões médicos
- Simplifique a informação ou as instruções em passos menores e concretos
- Limite o foco de uma consulta (como um histórico de enfermagem) a três pontos-chave que sejam relevantes para o paciente e para o problema específico dele
- Avalie a compreensão do paciente acerca de qualquer letramento ao usar o método "ensinar de volta" ou "explique-me"
- Certifique-se de que todo material informativo impresso sobre saúde esteja redigido no nível de leitura de quinta a sexta séries do ensino fundamental ou menos

> **Boxe 16.2** Foco em idosos
>
> *Abordagens para examinar idosos*
>
> - Ouça com paciência; idosos são uma rica fonte de sabedoria e experiência
> - Permita pausas e dê tempo para que os pacientes contem sua história
> - Reconheça as alterações normais do envelhecimento (ver Capítulo 14). Os sintomas dos idosos frequentemente estão silenciados ou menos evidentes, vagos ou inespecíficos comparados aos de adultos mais jovens
> - Alguns pacientes podem não relatar sintomas porque os atribuem à idade ou porque acreditam que nada pode ser feito por eles (Ball et al., 2019)
> - Se um paciente tem audição limitada ou déficit visual, utilize a comunicação não verbal ao conduzir sua entrevista (ver Capítulo 49):
>   - **Olhar direcionado ao paciente:** mantenha contato visual com o paciente. Isso permite que você ou o paciente que esteja falando verifique se a informação foi compreendida. É um sinal de disposição para iniciar a interação com o paciente. O contato visual demonstra interesse no que o outro está dizendo
>   - **Sinal afirmativo com a cabeça:** tem importante função social. Regula a interação (especialmente quando pessoas alternam a fala), dá suporte à linguagem falada e permite comentários durante a interação
>   - **Sorriso:** um sinal positivo que indica bom humor, gentileza e presença. Sorrisos ajudam a estabelecer a relação inicial enfermeiro-paciente
>   - **Inclinação para a frente:** demonstra estado de alerta, atenção e presença. Durante uma interação, também sugere interesse na outra pessoa

Tipos de dados de paciente. Há dois tipos principais de dados de paciente: subjetivos e objetivos. **Dados subjetivos** são as descrições verbais dos pacientes sobre os seus problemas de saúde reunidos durante as entrevistas (informais e formais). Os dados subjetivos incluem sentimentos, percepções e sintomas autorrelatados pelo paciente. Por exemplo, o autorrelato do Sr. Lawson sobre a dor na área em que sua incisão sofreu uma discreta deiscência constitui um exemplo de dado subjetivo. Somente os pacientes fornecem dados subjetivos relevantes à sua condição de saúde. Os dados, muitas vezes, refletem alterações fisiológicas, sociais ou psicológicas. Você explora alterações fisiológicas por meio do exame físico objetivo dos sistemas do organismo.

Dados objetivos são achados que resultam da observação do comportamento do paciente e dos sinais clínicos, bem como da mensuração direta, incluindo o que você vê, ouve e toca (Ball et al., 2019). Alguns exemplos de dados objetivos incluem inspeção da condição de uma ferida, observação de como um paciente caminha, mensuração da pressão arterial (PA) e descrição específica de um comportamento observado (convulsão). Dados objetivos são mensurados com base em um padrão aceito, como a escala Celsius ou Fahrenheit de um termômetro, centímetros ou metros de uma fita métrica ou uma escala de dor. Quando coletar dados objetivos, aplique padrões intelectuais de pensamento crítico (p. ex., clareza, precisão e consistência) para que possa interpretar corretamente seus achados.

Familiares cuidadores e pessoas significativas. Familiares cuidadores, outros membros da família e pessoas significativas para o paciente são grandes fontes de informação sobre bebês e crianças, adultos criticamente enfermos e pacientes com déficits intelectuais ou comprometimento cognitivo. No caso de doença grave ou situação de emergência, membros da família são, muitas vezes, sua única fonte de informação. A família e as pessoas significativas para o paciente também são fontes secundárias de informação para pacientes alertas e responsivos. Eles confirmam achados ou identificam padrões importantes de saúde (p. ex., se um paciente toma regularmente sua medicação ou se dorme bem e como um paciente normalmente lida com as dificuldades). Inclua a família no histórico de enfermagem quando apropriado. Nem sempre os pacientes desejam questionamento ou o envolvimento de suas famílias. Em algumas culturas, incluí-la não é apropriado. Algumas instituições de saúde solicitam a permissão verbal ou escrita por parte do paciente para coletar dados com membros da família. Um cônjuge ou amigo próximo que participa durante a coleta de dados pode fornecer outra perspectiva sobre os problemas ou necessidades de saúde do paciente e, mais importante, perceber quando ocorreram mudanças na condição dele. Membros da família são frequentemente bem informados em razão de sua experiência de convívio com o paciente e observação de como a saúde deste afeta as atividades cotidianas. Podem realizar importantes observações acerca das necessidades que irão influenciar a forma como você realiza o cuidado (p. ex., como o paciente ingere a refeição, como faz escolhas ou cuida da higiene).

Antes de encerrar seu turno, Tonya tem a oportunidade de encontrar a Sra. Lawson. Ela pergunta ao Sr. Lawson se pode informar sua esposa sobre sua condição atual. O Sr. Lawson concorda. Tonya diz: "Para começar, Sra. Lawson, diga-me o que a senhora sabe sobre a atual condição de seu marido." A Sra. Lawson responde: "Bom, eu sei que o médico nos disse que o tumor era maligno, mas ele acha que removeu tudo. Estávamos esperando que ele fosse para casa em 2 ou 3 dias." Tonya explica que: "Seu marido teve uma dor no peito esta manhã e fizemos alguns exames. Você precisa conversar com o médico dele, mas estamos dando oxigênio e medicação para prevenir que ele tenha mais problemas respiratórios. Ele está estável neste momento. Seu marido contou-me que ele sente só, e ele anda agitado." O Sr. Lawson diz: Sim, senti sua falta." Tonya acrescenta: "Diga-me como seu marido normalmente lida com estresse ou incertezas. Qualquer coisa que você nos disser pode nos ajudar a cuidar dele."

Equipe de profissionais da saúde. Você vai se comunicar frequentemente com outros membros da equipe de saúde ao coletar informações sobre pacientes. Em ambientes de cuidados emergenciais, o relato *hand-off* é um método para que os enfermeiros comuniquem a informação mais recente sobre pacientes para outros enfermeiros ou profissionais da saúde em trocas de turno (ver Capítulo 26). Tais relatos *hand-off* são definidos pela The Joint Commission (TJC) como transferência e aceitação de responsabilidade por pacientes obtida por meio de comunicação efetiva. Trata-se de um processo de transmissão de informação específica do paciente em tempo real de um profissional a outro ou de uma equipe de profissionais a outra a fim de garantir continuidade e segurança nos cuidados com o paciente (TJC, 2017a; TJC, 2017b). Transferências também ocorrem quando os pacientes são transferidos de uma unidade ou área de cuidado para outra. A comunicação efetiva nas transferências pode melhorar a percepção dos profissionais da saúde acerca da precisão e da completude dos dados de avaliação do paciente, e dos tipos de intervenções realizadas neles durante um turno ou nível de cuidado anterior. Em geral, quando enfermeiros e outros profissionais da saúde consultam uns aos outros sobre a condição de um paciente, cada um contribui com as informações de avaliação deste. A informação precisa do relato *hand-off* é vital para que você seja capaz de avaliar e compreender as necessidades de saúde mais recentes do paciente.

Prontuários do paciente. São uma fonte valiosa para avaliação do paciente. Prontuários contêm o histórico médico do paciente, resumos de avaliações em andamento e atividades de cuidados, resultados de exames laboratoriais e diagnósticos, achados físicos atuais e plano de tratamento do médico responsável. Em alguns casos, prontuários também contêm registros para consulta. Existem instituições de saúde que mantêm prontuários eletrônicos do paciente com registro de todos os retornos e consultas dos pacientes dentro de um sistema, incluindo registros ambulatoriais ou hospitalares. Os dados dos prontuários eletrônicos oferecem informações objetivas e subjetivas basais e continuadas acerca da resposta do paciente a doenças, bem como seu progresso até a data atual. Ver Capítulos 23 e 26 no que se refere à Regra de Privacidade da Lei de Portabilidade e Responsabilidade de Planos de Saúde (Health Insurance Portability and Accountability Act [HIPAA]) de 1996 para a proteção das informações de saúde dos pacientes. A informação contida no prontuário de um paciente é confidencial. O prontuário é uma ferramenta valiosa para verificar a consistência e as similaridades de suas próprias observações e mensurações.

Dados diagnósticos. Uma fonte adicional de dados dos pacientes são os resultados de exames diagnósticos. Exames de sangue, exames radiológicos, procedimentos endoscópicos e análises de amostras são alguns exemplos. Esses dados são valiosos para confirmar achados observacionais (p. ex., se uma amostra de urina tem aparência turva, uma amostra de urina examinada por um teste de cultura pode indicar se há infecção). Os dados também podem direcionar os enfermeiros a explorar a condição de um paciente mais completamente (p. ex., se uma radiografia do tórax sugere congestão pulmonar, o enfermeiro auscultará os sons pulmonares para determinar a extensão da congestão).

Alguns pacientes coletam e monitoram dados laboratoriais em domicílio. Por exemplo, pacientes com diabetes melito normalmente mensuram a glicemia diariamente e aqueles com asma mensuram o volume expiratório forçado. Pergunte aos pacientes sobre seus resultados de rotina a fim de determinar sua resposta à enfermidade e obter informações acerca dos efeitos das medidas terapêuticas. Compare dados laboratoriais com as normas estabelecidas para determinado teste, grupo etário e sexo.

> **Pense nisso**
>
> Da próxima vez que você avaliar um paciente, considere os dados que obteve e identifique qual informação é subjetiva e qual é objetiva. A informação que você coletou está completa? Se não, como você poderia obter informação adicional?

Relação enfermeiro-paciente no histórico de enfermagem

A comunicação efetiva é o alicerce do desenvolvimento de relações centradas no paciente que permitem a estes contar sua história e aos enfermeiros compreender seus pacientes e suas experiências relatadas (Kourkouta e Papathanasiou, 2014). Requer habilidades de comunicação terapêutica e a sincera intenção de compreender o que preocupa um paciente (ver Capítulo 24). Apenas compreender um paciente não é suficiente; o enfermeiro também precisa assimilar a ideia de que a mensagem seja compreensível e que a história do paciente seja aceitável (Kourkouta e Papathanasiou, 2014). A confiança é crucial para alcançar relações centradas no paciente e é necessária para garantir que você seja capaz de conhecer a informação que precisa para cuidar dele.

Em geral, é preciso aprender muitas informações acerca de um paciente. Independentemente da urgência de uma situação ou cenário, comece passando um tempo de qualidade presente com um paciente, mesmo que sejam alguns minutos. Isso pode ser difícil quando você enfrenta interrupções, cuida de outros pacientes, outras visitas domiciliares ou seu tempo é limitado pela instituição de saúde. É preciso tempo de qualidade na admissão de um paciente a uma unidade hospitalar, durante rondas em um plantão ou turno, no momento do retorno ao domicílio ou clínica ou durante uma consulta do paciente. A conexão com pacientes demonstrando interesse em seus problemas e queixas ajuda você a coletar uma base de dados relevante. Pesquisas mostram que ouvir a versão dos pacientes de experiências com saúde e doenças, observá-los e compreender como normalmente respondem desenvolve um tipo de conhecimento que apoia julgamentos clínicos sólidos (Tanner, 2006). O Capítulo 24 revisa como estabelecer uma relação enfermeiro-paciente e habilidades de comunicação efetivas.

Entrevista centrada no paciente

Ao conduzir o histórico de enfermagem de um paciente, você utiliza uma combinação de habilidades de entrevistar e de observar. A entrevista centrada no paciente baseia-se na relação e conversa organizada com foco em conhecer as queixas e necessidades do paciente. As necessidades do paciente são o que desencadeia o processo de julgamento clínico por meio do processo de enfermagem (ver Capítulo 15). A entrevista se destina a encorajar os pacientes a discutir suas necessidades a partir de seus pontos de vista e foco nas áreas problemáticas prioritárias. Uma entrevista pode demorar menos de um minuto ou vários minutos. Para reunir informações precisas sob a perspectiva de seu paciente, você deve se esforçar para ver o mundo de cada paciente como ele o vê (Ball et al., 2019). A entrevista empática centrada no paciente fortalece a autoestima dele e diminui os sentimentos de desamparo durante o evento de uma doença ou enfermidade. Pesquisas demonstram que os profissionais de cuidados de saúde que utilizam boas habilidades de entrevistador melhoram a detecção de problemas, acurácia diagnóstica, satisfação dos pacientes, adaptação deles ao estresse e doença, sua memória sobre informações, adesão a terapias e desfechos de saúde (Keifenheim et al., 2015). A entrevista mais extensa centrada no paciente é utilizada durante a obtenção do histórico de enfermagem. Os objetivos primários ao iniciar o histórico de enfermagem consistem em descobrir detalhes sobre as queixas de um paciente, explorar suas expectativas com a consulta e demonstrar interesse legítimo e parceria.

Preparação da entrevista

Antes de começar uma entrevista extensa (p. ex., para o histórico de enfermagem), esteja preparado. Revise o prontuário clínico do paciente, quando disponível. Se sua entrevista for realizada no momento de admissão do paciente, haverá pouca informação no prontuário, exceto por algum diagnóstico admissional e queixa principal desse paciente. Em outros casos, revise os registros prévios ou anotações de outros enfermeiros. Foram identificados problemas que permanecem como parte do plano de tratamento desse paciente? Alguns desses problemas requerem esclarecimento ou acompanhamento? O diagnóstico admissional do paciente, ou outros diagnósticos sugerem pontos de questionamento? Por exemplo, ao cuidar de um paciente com histórico de doença crônica pulmonar, inclua perguntas sobre o estado respiratório do paciente, efeitos de sintomas da doença sobre o estilo de vida e aceitação e compreensão do paciente sobre doenças crônicas.

Para entrevistas curtas em andamento, foque as prioridades do paciente. Por exemplo, a informação obtida durante o relatório de transferência no início de uma troca de plantão ajuda a delinear as questões clínicas necessárias para investigar os problemas mais urgentes do paciente.

Habilidades de comunicação. O Capítulo 24 explora em profundidade a gama de habilidades de comunicação disponíveis para uso durante as interações com os pacientes. O Boxe 16.3 resume as habilidades de entrevista eficazes para usar com pacientes durante as entrevistas de avaliação.

Boxe 16.3 Habilidades de entrevista durante a avaliação do paciente

Cortesia
- Cumprimente os pacientes pelo nome que preferem ser chamados. Pergunte: "A senhora prefere que eu a chame de Sra. Silver ou por seu primeiro nome?" Não há problema em dar um aperto de mão
- Apresente-se e explique seu papel no primeiro encontro. Por exemplo: "Meu nome é Júlia e serei sua enfermeira hoje. Gostaria de fazer algumas perguntas sobre como se sente agora. Tudo bem?"
- Garanta ao paciente que a informação compartilhada permanecerá confidencial entre os membros da equipe de saúde
- Conheça e esteja ciente de quem são os visitantes do quarto do paciente, aprenda seus nomes e papéis
- Sente-se ao lado do paciente e não se esforce para sair do quarto tão cedo
- Peça permissão ao paciente para conduzir uma coleta de dados na presença de um visitante
- Tente reduzir o tempo de uso do computador para inserir anotações; lembre-se de palavras-chave e anote depois.

Conforto
- Proporcione o conforto necessário ao paciente antes de iniciar uma entrevista. Quando os pacientes apresentarem sintomas, faça perguntas curtas e com maior foco
- Mantenha privacidade. Feche cortinas ou portas e mantenha temperatura adequada no quarto
- Selecione um local tranquilo para a entrevista, livre de interrupções. Não responda mensagens de seu celular ou aplicativos durante uma entrevista, exceto em caso de emergência. Se possível, reserve 10 a 15 min se não tiver outras atividades planejadas
- Evite cansar o paciente. Você não precisa completar a entrevista em uma única sessão.

Conexão
- Deixe uma boa primeira impressão. Não olhe para uma tela de computador ou atenda a um telefone celular ao preencher dados; os pacientes percebem quando você não lhes dá atenção ou não tem interesse
- Excesso de formalidade pode inibir um paciente, mas ser muito informal pode não despertar confiança. Não seja descuidado com sua escolha de palavras; o que pode lhe parecer inofensivo pode ser muito importante para um paciente que está ansioso para compreender o que você diz
- Inicie com perguntas abertas que incentivam os pacientes a contar sua história (p. ex., "Como você se sente?", "Que pontos você gostaria de discutir?")
- Permita que os pacientes descrevam completamente seus sintomas sem interrupção
- Não domine a discussão ou assuma que sabe a natureza dos problemas do paciente. Ouça e seja atencioso
- Seja observador. Note o tom de voz de um paciente, sua postura e seu nível de energia em sua fala
- Respeite o silêncio, seja flexível e tenha a mente aberta. Deixe que as necessidades, queixas ou questões do paciente orientem suas questões seguintes. Problemas de saúde podem ter causas múltiplas; não se apresse para conclusões tão rápido.

Confirmação
- No fim da entrevista, peça ao paciente para resumir a discussão, para que não restem dúvidas. Esteja aberto a um maior esclarecimento ou discussão. Termine perguntando se há algo a mais que o paciente queira comentar
- Se houver questões para as quais você não tenha resposta, deixe que o paciente saiba que retornará com prosseguimento quando possível.

Adaptado de: Ball JW et al.: *Seidel's guide to physical examination: an interprofessional approach*, ed 9, St Louis, 2019, Elsevier.

Fases da entrevista no histórico de enfermagem

Quando iniciar uma entrevista formal centrada no paciente com o propósito de coletar dados para o histórico de enfermagem, você passará pelas três fases tradicionais: (1) orientação ou determinação de uma agenda ou pauta da entrevista; (2) fase de trabalho – coleta de dados; e (3) término da coleta de dados (ver Capítulo 24). Sua capacidade de concluir qualquer uma das fases dependerá do tempo que você tem disponível e de se a condição do paciente mudar ou declinar durante a entrevista.

Orientação e determinação de uma agenda ou pauta da entrevista.
Comece se apresentando. Explique por que está coletando dados e que manterá a confidencialidade de todas as informações. É importante determinar uma agenda ou pauta da entrevista e explicar como vai coletar a informação sobre as principais queixas ou problemas do paciente (p. ex., fazer perguntas e realizar exame físico). Dê foco a objetivos, preferências e queixas do paciente, e não em sua agenda pessoal. Trata-se de um momento para assegurar que seu paciente se sinta confortável para falar e se tornar um parceiro ativo nas decisões sobre seu cuidado. O profissionalismo e a competência que você demonstra nessa fase fortalecem a relação enfermeiro-paciente.

Tonya está realizando uma entrevista de acompanhamento na manhã seguinte, no 3º dia de pós-operatório. O Sr. Lawson permanece estável desde a tarde anterior. Ele poderá se sentar em uma cadeira hoje. Ele ainda está recebendo oxigênio e medicação intravenosa (IV) para reduzir o risco de desenvolvimento de outra embolia pulmonar. Contudo, suas respirações estão estáveis e sua saturação está normal. À medida que ele continua se recuperando da cirurgia, Tonya decide saber mais sobre a situação do Sr. Lawson em casa. Ela explica: "Sr. Lawson, parece que seu médico quer que o senhor fique mais alguns dias no hospital até que se estabilize, quando então será liberado para casa. É importante que nós saibamos mais sobre como o senhor se cuida em casa. O senhor está confortável? Posso usar alguns minutos para conversar sobre sua alta agora?" O Sr. Lawson responde: "Sim, sinto-me um pouco melhor e tenho algumas perguntas para lhe fazer." Tonya responde: "Ótimo. Comecemos por aí."

Fase de trabalho – coleta de dados de avaliação.
Se você estiver conduzindo um histórico de enfermagem completo ou obtendo informação de acompanhamento, a fase de trabalho envolve obter informações precisas, relevantes e completas acerca da condição de um paciente. Iniciar uma entrevista com perguntas abertas permite que os pacientes descrevam suas queixas e seus problemas de maneira clara. Por exemplo, inicie solicitando que os pacientes expliquem as razões de procurar cuidados médicos ou descrevam seus sintomas ou queixas psicológicas. Peça-lhes para descrever o que sabem sobre seus problemas de saúde ou suas expectativas com o atendimento. Ouça com atenção e resuma pontos-chave para validar sua compreensão acerca do paciente. Encoraje-o a contar uma história completa (ver Capítulo 24). Não apresse sua opinião sobre o que o paciente lhe relata. Quando um paciente descrever um sintoma, como tontura ou fraqueza, esclareça o que o paciente quer dizer. Por exemplo, diga: "Descreva como se sente quando tem tontura". Tenha disposição para aguardar que o paciente responda, não importa quanto tempo demore (Muhrer, 2014). Se você, ao contrário, fizer perguntas diretas (p. ex., "O quarto gira?", "Você sente que vai desmaiar?", no caso de tontura), a maioria dos pacientes vai dizer "sim"; contudo, isso pode não revelar o real problema, mas é importante porque os sintomas muitas vezes

refletem distúrbios múltiplos. A tontura pode indicar que o paciente tem um problema na orelha interna, doença cardiovascular, distúrbio de ansiedade ou problema neurológico. Se você não ouvir e obter uma descrição completa dos sintomas e os efeitos deles no paciente, você não identificará o verdadeiro problema.

As pistas verbais que um paciente expressa vão ajudá-lo a se manter focado, de forma que você possa direcionar adequadamente sua coleta de dados. Não apresse o paciente. A entrevista inicial é mais extensa. Reúna informação sobre as queixas do paciente e complete todas as seções relevantes do histórico de enfermagem. Entrevistas de acompanhamento, que ocorrem a cada vez que você interage com seu paciente, não necessitam ser tão extensas. Organize seu tempo com o paciente e dê foco às áreas prioritárias que serão avaliadas. A entrevista de acompanhamento também permite que você atualize o estado e as queixas do paciente, priorize alterações identificadas previamente e revise novos problemas.

Tonya: "Sr. Lawson, o senhor disse que tinha algumas perguntas. Poderia me dizer quais são?"

Sr. Lawson: "Bem, só quero saber o que está acontecendo. Meu médico me disse que eu não poderia levantar nada pesado por um tempo e não tenho certeza se entendi. Agora que eu estou tomando esse novo medicamento, preciso fazer algo diferente?"

Tonya percebe que o Sr. Lawson está tendo um pouco de dificuldade de estabelecer contato visual e que ele continua agitado. Ela se concentra na pergunta dele. "Vamos começar com sua pergunta sobre peso. Diga-me o que entendeu."

Sr. Lawson: "Bom, suponho que signifique coisas grandes, mas eu não pretendo mover móveis ou fazer serviços pela casa até eu melhorar."

Tonya: "Conte-me que tipos de coisa o senhor normalmente levanta em casa e aproximadamente quanto pesam."

Sr. Lawson: "Bem, quando meus netos vêm me visitar, eles gostam de pedir colo. Temos um cãozinho Schnauzer, mas ele sobe sozinho na poltrona comigo. Minha esposa faz as compras da casa, mas sou eu que descarrego o carro."

Tonya: "Algo mais?"

Sr. Lawson: "Hum, de vez em quando carrego o cesto de roupas até o andar de baixo."

Tonya: "Certo. E sobre seus medicamentos, sim, você precisa saber que tipo de problemas procurar quando estiver em casa. E você precisará cuidar de sua incisão. Poderia me dizer quais são os sinais de infecção?"

Sr. Lawson: "Não tenho certeza se sei, mas acho que seria uma dor maior. É comum ter infecção?"

Tonya: "Não, mas o senhor e sua esposa precisam conhecer os sinais para que, caso algo aconteça quando voltar para casa, vocês possam saber e ligar para o seu médico rapidamente. Seu médico ou enfermeiro conversou com o senhor sobre os cuidados com a incisão?"

Sr. Lawson: "Não, eles não mencionaram nada ainda sobre isso."

Tonya: "Certo. Vou lhe explicar tudo o que o senhor precisa saber e garantir que o senhor tenha compreendido. O senhor acha que aprende melhor lendo informações ou ouvindo explicações?"

Sr. Lawson: "Acho que aprendo das duas formas."

Tonya: "Ok, tem mais alguma coisa que o senhor queira discutir?"

Sr. Lawson: "Não. É muita coisa para assimilar. Não consigo não me preocupar."

A entrevista de Tonya foca as perguntas e comportamentos do paciente e como as perguntas se aplicam à informação que ele precisará saber para voltar para casa e assumir os próprios cuidados.

Fase de término. Você resume sua discussão com um paciente e verifica a acurácia da informação que coletou durante a fase de término de uma entrevista. Deixe seu paciente ciente de quando a entrevista está prestes a terminar. Por exemplo, diga: "Tenho somente mais duas perguntas. Terminaremos em alguns minutos." Isso ajuda o paciente a manter a atenção direta sem se distrair imaginando quando a entrevista terminará. Essa abordagem também dá uma oportunidade ao paciente de fazer perguntas adicionais. Termine a entrevista de maneira amigável, informando o paciente quando você voltará para lhe oferecer mais cuidados.

Tonya: "Você me deu uma boa ideia de quais tópicos precisamos abordar e os planos que precisamos elaborar para deixá-lo pronto para voltar à sua casa. Incluiremos sua esposa nessas decisões, tudo bem?"

Sr. Lawson: "Sim, com certeza. Ela sempre me ajuda quando preciso."

Tonya: "Voltarei aqui após checar outros dois pacientes, tudo bem?"

Sr. Lawson: "Sim, você está sendo muito útil."

Técnicas de entrevista. Você utilizará comunicação terapêutica durante toda a entrevista de histórico de enfermagem. Essas dicas de entrevista são técnicas de comunicação especiais que ajudam você a explorar melhor a história do paciente. Durante uma entrevista, você quer direcionar o fluxo da discussão de tal maneira que os pacientes tenham a oportunidade de descrever livremente seus problemas de saúde e permitir que você obtenha uma imagem detalhada de suas necessidades. Como o relato do paciente vai conter informação subjetiva, valide dados subjetivos mais tarde com a informação objetiva. Por exemplo, se um paciente relatar dificuldade para respirar, depois você vai avaliar também a frequência respiratória desse paciente e auscultar seus pulmões durante o exame físico.

Observação. A observação é poderosa. Observe o comportamento verbal e não verbal do paciente, como contato visual, linguagem corporal e posição, ou tom de voz. Enquanto observa o comportamento não verbal, a aparência e a interação do paciente com seu entorno, determine se os dados que você obteve correspondem ao que o paciente afirma verbalmente. Suas observações levam você a buscar informação objetiva adicional, a fim de tirar conclusões detalhadas e precisas. Os pacientes também são observadores durante as entrevistas. Se você estabelecer confiança, o paciente vai se sentir confortável em perguntar-lhe sobre o ambiente de cuidados de saúde, tratamentos planejados e exames diagnósticos, a fim de ser seu parceiro na tomada de decisões e planejar os objetivos do cuidado.

Um aspecto importante da observação inclui o nível funcional do paciente: seus aspectos físicos, de desenvolvimento, psicológicos e sociais da vida cotidiana. Quando observa o nível funcional de um paciente, você observa o que ele faz quando come, cuida da higiene ou toma uma decisão sobre preparar uma medicação. Observar o paciente realizando uma função é uma avaliação mais precisa do que simplesmente questionar se a pessoa pode ou não realizar a função.

Perguntas abertas. Durante uma entrevista centrada no paciente, procure conhecer, nas palavras do próprio paciente, quaisquer queixas ou problemas, causas percebidas para esses problemas e quaisquer objetivos de saúde. **Perguntas abertas** evocam a história peculiar de um paciente. Uma pergunta aberta confere ao paciente a habilidade para decidir quanta informação divulgar (Ball et al., 2019) – por exemplo: "Conte-me mais sobre...", ou "Quais suas queixas sobre isso?" Essa abordagem não leva a uma resposta específica. Você está explorando com o paciente. O uso de perguntas abertas estimula os pacientes a descrever uma situação em mais do que apenas uma ou duas palavras, permite que relatem ativamente seu estado de saúde. A pergunta aberta demonstra que você quer ouvir os pensamentos e sentimentos do paciente. Ouça com atenção e não interrompa o paciente. Quando você o interrompe, deixa de obter informação completa e também pode criar discórdia acerca da visão do paciente, o que não é terapêutico.

Perguntas fechadas diretas. À medida que obtém informação de um paciente sobre um tópico, você então realizará **perguntas fechadas** para buscar dados específicos sobre um problema. Perguntas diretas não são ideais quando você precisa que o paciente seja detalhista na descrição de um problema de saúde. Todavia, essa técnica de investigação revela detalhes necessários para identificar problemas específicos do paciente de forma precisa e mais completa. Por exemplo, um paciente relata que tem sentido indigestão por vários dias e percebe um pouco de diarreia e perda de apetite. A explicação do paciente para a causa relaciona-se a uma série de viagens recentes que modificaram seus hábitos alimentares. O enfermeiro foca os sintomas que o paciente identifica e o problema geral da indigestão realizando perguntas fechadas que limitam as respostas a uma ou duas palavras como "sim", "não" ou um número, uma frequência de um sintoma. Por exemplo, o enfermeiro pergunta: "Com que frequência ocorre a diarreia?" e "Você sente dor ou cólica?". Essa técnica requer respostas curtas e esclarece informações anteriores a fim de fornecer uma base de dados mais completa. As perguntas não encorajam os pacientes a fornecer voluntariamente mais informação do que o necessário.

Perguntas tendenciosas. Esse tipo de pergunta de entrevista é arriscado porque pode limitar a informação fornecida pelo paciente àquilo que ele acredita que você quer saber (Ball et al., 2019). Dois exemplos de pergunta tendenciosa são: (1) "Parece que isso está incomodando bastante, não é?" e (2) "Não foi tão difícil assim, você concorda?" Ao perguntar sobre a frequência de um sintoma ou problema, permita que o paciente defina o que é "frequente". Não lhe pergunte: "Não aconteceu com tanta frequência, né?". O paciente poderá não compreender o que você está perguntando e lhe dizer isso (Ball et al., 2019).

Resposta de retorno ou back channeling. Reforce seu interesse no que o paciente tem a dizer usando contato visual e atenção. Utilize também o recurso de **resposta de retorno *(back channeling)***, que consiste na atenção ativa, utilizando expressões como "certo", "prossiga", "hum-hum" em meio à fala do interlocutor. Essa técnica demonstra que você ouviu o que foi dito pelo paciente, tem interesse em conhecer a história completa e está encorajando o paciente a fornecer mais detalhes.

Sondagem. Conforme os pacientes relatam suas histórias, encoraje a descrição completa sem tentar controlar a direção de uma história. Isso requer que você sonde o paciente com mais perguntas abertas, como: "Há algo mais que possa me contar?" ou "O que mais o está incomodando?" A cada vez que um paciente oferecer mais detalhes, sonde novamente até que o paciente não tenha mais nada a dizer e tenha lhe fornecido a descrição completa. Sempre observe. Se o paciente se cansar ou ficar desconfortável, saiba o momento de adiar a entrevista para mais tarde.

Experiência do enfermeiro

A experiência fornece uma base para cada encontro clínico com um paciente. Assim como um pintor cria um fundo para os detalhes de uma pintura, o enfermeiro usa suas experiências históricas para pôr em perspectiva a situação clínica de cada paciente. A experiência pessoal desempenha um papel. Durante o histórico de enfermagem, considere sua própria experiência com situações de pacientes como suas perdas, fadiga, perda de um ente querido ou emprego, ou ansiedade pelo desconhecido. Suas experiências e percepções pessoais podem ajudá-lo a entender a situação de um paciente, desde que você não permita que essa experiência influencie seus achados. Reflita sobre sua experiência pessoal para ajudá-lo a explorar a situação de um paciente.

Sua experiência em cuidar de pacientes constitui uma das mais importantes fontes de dados. Por meio da experiência clínica, você observa o comportamento de outros pacientes, seus sinais físicos e sintomas; procura tendências, reconhece alterações clínicas e identifica sinais; e aprende os tipos de perguntas a formular, escolhendo as que forneçam a informação mais útil. Essa experiência desenvolve sua capacidade de conhecer os pacientes, reconhecendo o padrão de respostas demonstrado por pacientes similares e fazendo julgamentos clínicos apropriados (ver Capítulo 7).

Como enfermeiro iniciante, utilize um método sistemático e analítico para avaliação. Enfermeiros recém-graduados usualmente aplicam o processo de enfermagem de um modo mais linear. Eles tendem a focar somente dados e não considerar o contexto inteiro da situação de um paciente. Enfermeiros recém-graduados ainda não tiveram esse tipo de experiência para colocar a situação de cada paciente em contexto. (Por exemplo, depois de Tonya cuidar de mais pacientes submetidos a colectomia, ela pode usar essa experiência como contexto para futuros pacientes.) Todavia, à medida que adquire mais prática clínica, você se tornará mais habilidoso em reunir todos dados do seu paciente. Você realizará conexões mentais com dados adquiridos de experiências prévias. Isso permitirá que você use adequadamente sua intuição para formar julgamentos e tomar decisões eficazes e centradas nas decisões do paciente. Essa intuição é um sentimento de conhecer algo sem uso consciente da razão, porém constitui uma parte crítica da tomada de decisão (Muntean, 2012). A experiência prática e a oportunidade de tomar decisões clínicas fortalecem seu pensamento crítico.

Experiência com habilidades de enfermagem também é importante para um histórico preciso. Isto inclui competência em realizar uma avaliação e um exame físico. Quando tem a oportunidade de realizar uma habilidade repetidamente, você aprende o que é necessário para adaptar uma habilidade sem prejuízos aos princípios de segurança. Esse conhecimento baseado em experiência é especialmente útil para permitir que você preveja as avaliações necessárias e os passos preparatórios que permitirão a realização de uma habilidade com competência. Seja minucioso ao avaliar um paciente antes de realizar qualquer procedimento de enfermagem, incluindo fatores de risco que afetam a maneira pela qual a habilidade será realizada, o conhecimento do paciente sobre a habilidade, e as características do paciente que poderiam influenciar o resultado da habilidade.

Ambiente no histórico de enfermagem

Diversos fatores ambientais afetam a adequação de uma avaliação. Considere estes fatores como parte de seu pensamento crítico na realização do histórico de enfermagem.

Contexto

Sempre considere o contexto em que você realiza um histórico de enfermagem. Um serviço de emergência é uma unidade de atendimento que requer pensamento rápido e organizado enquanto você prioriza as necessidades físicas e psicológicas de um paciente. A gravidade da condição de cada paciente orienta seu histórico. Um contexto de cuidado domiciliar permite que você avalie uma gama de condições (social, financeira, cultural) que afetam o estado de saúde de um paciente em casa. O contexto de uma unidade de enfermagem hospitalar afeta seu histórico dependendo de como os quartos dos pacientes são projetados, os procedimentos para as atividades de enfermagem e os recursos para funcionários. Considere esses fatores ao iniciar o histórico com um paciente. Por exemplo, você pode optar por delegar uma tarefa aos auxiliares para que possa realizar um histórico de internação de um novo paciente.

Pressão de tempo

O tempo sempre parece ser limitado em um contexto de cuidado de saúde. Os enfermeiros são desafiados com múltiplas responsabilidades. No entanto, a menos que tempo suficiente seja gasto na avaliação do paciente, você será incapaz de identificar as necessidades dele de forma precisa. Se você aprende a valorizar o histórico de enfermagem, encontrará tempo para coletar dados essenciais do paciente. Como membro de uma equipe de enfermagem, você será orientado sobre o pessoal e o funcionamento da unidade e ficará ciente da atividade de enfermagem de um turno para efetivamente controlar o tempo (Naya, 2018).

Por exemplo, você organizará seu tempo para avaliar cada paciente com base em quando os relatórios de *hand-off* ocorrem, quando procedimentos padrão (p. ex., administração de medicação) são programados, e quando determinados pacientes precisam sair da unidade para um procedimento. Use cada encontro com o paciente como um momento de realizar o histórico e de focar nas prioridades dele. Algumas dicas para usar controle do tempo para um histórico de enfermagem incluem (Naya, 2018):

- Listar as atividades de cuidado que precisam ser feitas, incluindo o histórico
- Priorizar estas atividades
- Estimar o tempo necessário para cada atividade
- Usar o tempo de forma consciente
- Usar o tempo cautelosamente para atividades não programadas, e aprender a dizer "não".

Complexidade de tarefa

Seja a condição física de um paciente, os vários procedimentos a serem realizados, ou ambos, a complexidade das tarefas afeta sua capacidade de realizar históricos de enfermagem de alta qualidade. Novamente, sua capacidade de priorizar as necessidades dos pacientes permitirá que você gerencie a complexidade de tarefas. Por exemplo, considere um paciente com diabetes melito que apresenta risco de infecção e problemas circulatórios devido à natureza da doença. O paciente dá entrada no hospital para o mesmo procedimento que o Sr. Lawson, mas, ao contrário do Sr. Lawson, este paciente desenvolve uma infecção na ferida cirúrgica, tem mais de uma linha IV para medicações e tem os mesmos riscos cardiopulmonares pós-cirúrgicos caso o paciente permaneça sem mobilização. Além disso, o paciente sentirá a dor da ferida cirúrgica. O enfermeiro antecipa quais prioridades abordar observando com perspicácia o paciente, reconhecendo alterações clínicas rapidamente, e conhecendo os tipos de avaliações a serem realizadas para cada tipo de problema cirúrgico real ou potencial. Neste caso, o enfermeiro sabe checar a ferida cirúrgica frequentemente, bem como o estado de dor do paciente. A avaliação da resposta do paciente à mobilização precoce também se tornará importante.

Interrupções

Pesquisas demonstram que interrupções ocorrem frequentemente durante a preparação e a administração de medicações à beira-leito, e essas interrupções foram associadas a falhas de procedimento e erros clínicos (Freitas et al. 2019; Johnson et al., 2017). Erros de medicação são apenas uma das formas de eventos adversos que ocorrem em contextos hospitalares. Interrupções também afetam as atividades de histórico. Quando o enfermeiro entra no quarto de um paciente para administrar um medicamento, uma avaliação é realizada para garantir a segurança e a precisão da administração. Você deve evitar interrupções para pensar criticamente em antecipação e durante um encontro com o paciente (p. ex., administração de medicação, deambulação inicial, educação). Faça uma pausa e evite atender telefonemas ou responder perguntas de outras pessoas enquanto você realiza uma avaliação necessária em um paciente. Sua atenção integral permite que observe sinais mais sutis da condição de um paciente e ajuda você a focar nas prioridades que selecionou em uma avaliação.

Atitudes de pensamento crítico para o histórico de enfermagem

Um histórico completo de um paciente é baseado na capacidade de os enfermeiros aplicarem todas as atitudes de pensamento crítico. *No estudo de caso envolvendo o Sr. Lawson, por exemplo, Tonya tem certeza de sua capacidade de cuidar do Sr. Lawson devido a sua experiência com pacientes cirúrgicos. Ela aplicou pensamento independente quando reconheceu que o Sr. Lawson estava desenvolvendo sinais e sintomas que sugeriam um problema respiratório importante e os relatou ao médico. Tonya demonstrou disciplina na condução das avaliações necessárias e demonstrou curiosidade ao explorar o conhecimento e as preocupações do Sr. Lawson a respeito da alta.*

Padrões no histórico de enfermagem

Padrões intelectuais guiam a maneira pela qual um enfermeiro conduz um histórico de enfermagem. Por exemplo, quando um enfermeiro cuida de um paciente de 72 anos e nota marcha instável, o enfermeiro deve reconhecer imediatamente que essa marcha instável é um fator de risco de queda. O enfermeiro tenta ser preciso e específico fazendo o paciente realizar o teste de Levantar e Ir Cronometrado (um teste clínico de equilíbrio baseado em evidências) e observa conforme o paciente caminha uma distância curta pelo corredor (ver Capítulo 38). Além disso, o enfermeiro avalia a visão do paciente para detectar problemas visuais que poderiam contribuir para limitações na deambulação. O enfermeiro aplica relevância no histórico avaliando o histórico anterior de quedas do paciente e a condição do seu ambiente domiciliar. Conforme você conduz um histórico, reflita sobre os padrões intelectuais para guiar a coleta de dados.

Padrões profissionais de prática ou diretrizes clínicas também influenciam o histórico. Por exemplo, a Infusion Nurses Society conta com critérios baseados em evidências para sinais de flebite (inflamação de uma veia). Um enfermeiro que cuida de um paciente com uma linha IV usa esses critérios padrão ao avaliar o paciente, observando a cor da pele no ponto do acesso IV, verificando a temperatura da pele e inspecionando se há secreções no ponto IV. Padrões são úteis para comparar seus achados/características definidoras atuais com o que o padrão determina como normal ou anormal.

> **Pense nisso**
>
> Antes de sua próxima tarefa clínica, considere a forma de planejar a entrevista centrada no paciente. De que maneiras você poderia se conectar mais rápido com um paciente? Que perguntas seriam apropriadas com base na situação de saúde do paciente?

Formato do histórico de enfermagem e saúde

Você já aprendeu como o pensamento crítico se aplica à etapa de avaliação do processo de enfermagem para formar julgamentos clínicos necessários às decisões clínicas. O **histórico de enfermagem e saúde** é um método formal utilizado para coletar dados de um paciente. O formato, o conteúdo necessário e a extensão de um histórico de enfermagem e saúde varia de acordo com o contexto de cuidado de saúde. Entretanto, o histórico normalmente contém categorias de informações similares, qualquer que seja o contexto e o programa de prontuário ou formulário eletrônico. A maioria dos formulários de histórico de saúde (eletrônicos e manuais) tem uma estrutura. Todavia, com base na informação que você adquire conforme conduz a entrevista centrada no paciente, você passa a conhecer componentes do histórico que precisa explorar e requerem maiores detalhes. À medida que você adquire mais experiência, você aprende a refinar e ampliar suas questões conforme necessário para identificar corretamente as necessidades peculiares do paciente. As prioridades de seu paciente e a quantidade de tempo que você tem disponível determinam quão completo será o histórico. Um histórico completo abrange todas as dimensões da saúde (Figura 16.4).

Considerações culturais

Obter um histórico de enfermagem requer competência cultural (ver Capítulo 9). Esta envolve autoconhecimento, prática reflexiva e conhecimento acerca da experiência cultural central do paciente. É crucial que você adapte cada avaliação às peculiaridades de cada paciente. A humildade cultural requer que você reconheça as limitações de seu próprio conhecimento e perspectiva cultural, ficando aberto a novas perspectivas (Ball et al., 2019). Sem humildade, você corre o risco de ser parcial e interpretar de forma errônea seus achados.

Demonstre respeito pelos pacientes e compreenda suas necessidades e diferenças individuais; não imponha suas próprias atitudes, tendências e crenças. Ter curiosidade genuína acerca das crenças e dos valores do paciente estabelece um alicerce para confiança e uma forte relação enfermeiro-paciente (Ball et al., 2019). Para fins de esclarecimento, explique a intenção de quaisquer perguntas que você tiver. Evite estereótipos; as suposições vinculadas a estereótipos (p. ex., pacientes obesos não se exercitam regularmente) podem levar à coleta de informação imprecisa. Baseie-se no conhecimento adquirido com a coleta de dados e faça perguntas de forma construtiva e sondando seu paciente, permitindo que você conheça verdadeiramente quem ele é (Boxe 16.4).

Profissionalismo na obtenção do histórico

A maioria das instituições de saúde utiliza programas de computador para inserir dados no prontuário eletrônico dos pacientes. Em muitos casos, há computadores à beira do leito dos pacientes. A fim de demonstrar profissionalismo e uma abordagem zelosa durante a entrevista, olhe para o paciente, não para a tela do computador. Utilize o computador se precisar, mas em uma posição que não distraia você do foco em seu paciente (Ball et al., 2019). Em estudo observacional envolvendo médicos e pacientes durante consultas de rotina, menos da metade (48%) dos pacientes cujos médicos utilizavam e focavam muito o computador durante a consulta classificou o atendimento recebido como excelente em pesquisas de experiência do paciente (Ratanawongsa et al., 2016). O mesmo estudo demonstrou que o uso intenso de computadores por médicos foi associado a diferenças de comunicação significativas, especificamente menos engajamento do paciente e conexão mais negativa. Não deixe que um programa de

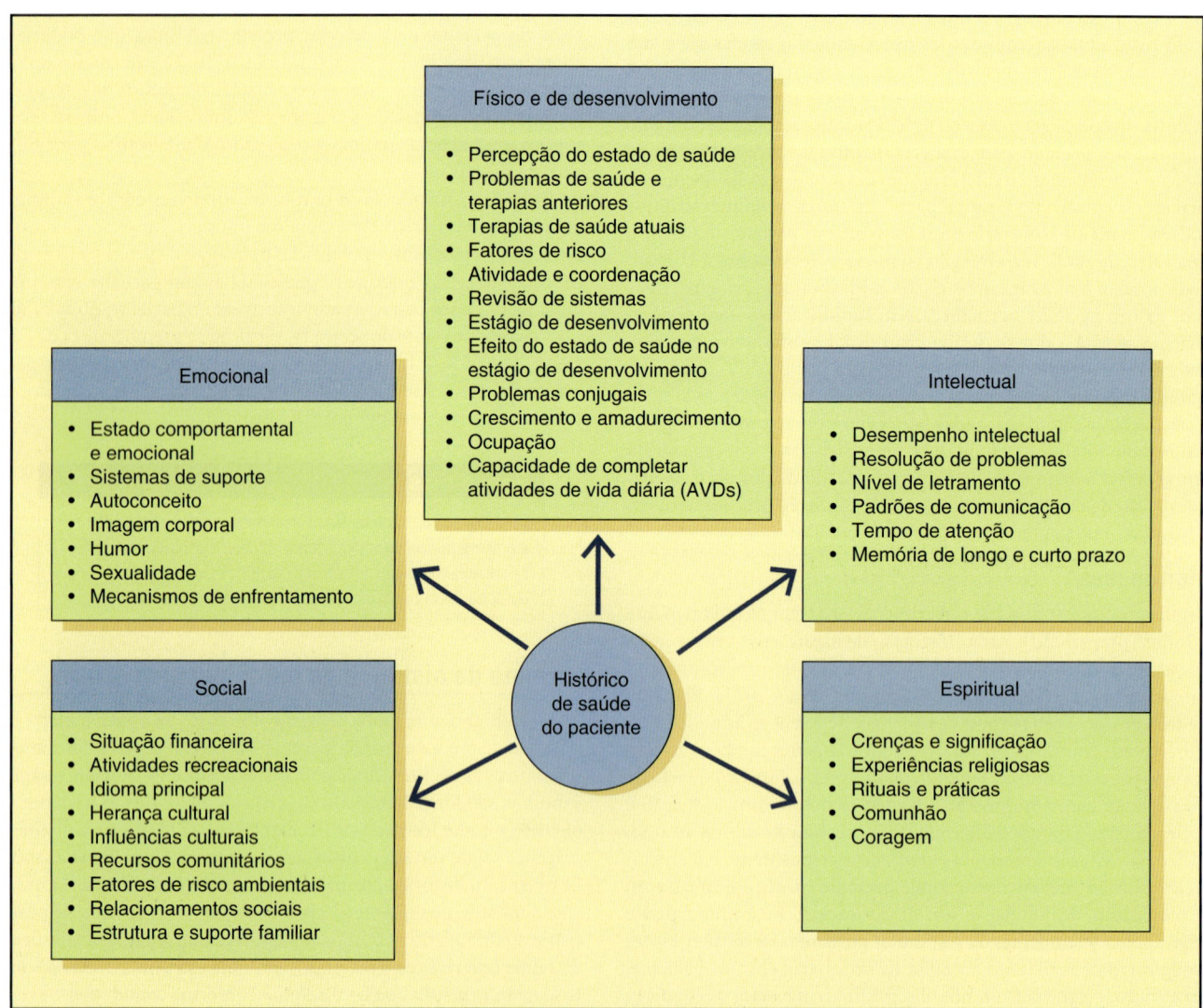

Figura 16.4 Dimensões da coleta de dados sobre o histórico de saúde.

Boxe 16.4 Aspectos culturais do cuidado

Como desenvolver uma abordagem centrada no paciente

A fim de explorar a doença ou o problema de saúde de um paciente com sucesso, utilize uma abordagem centrada no paciente. Evidencie valores, preferências e necessidades expressas pelo paciente como parte da entrevista clínica (QSEN, 2020). Certifique-se de realizar uma entrevista inclusiva. Quando os pacientes desejarem envolver membros da família, remova quaisquer obstáculos a manter tais membros presentes (QSEN, 2020). Utilize um intérprete profissional quando houver diferença de idioma.

Implicações para os cuidados centrados no paciente
- Ao conversar sobre a doença de um paciente, tente compreendê-la "pela visão do paciente"
  - O que você acha que há de errado com você?
  - O que mais preocupa você sobre sua doença?
  - Como você define saúde e doença? Como se sente sobre dor, sua doença ou morte?
- Ao conversar sobre tratamentos, valorize o conhecimento do paciente sobre sua própria saúde e sintomas
  - O que deveríamos fazer para controlar ou eliminar seu problema?
  - Que tipos de tratamento você utiliza em casa?
  - Que benefícios você espera com o tratamento planejado?
- Conheça as fontes de apoio do paciente (Ball et al., 2019)
  - Quem toma decisões na sua família?
  - Qual a composição de sua família? Quantas gerações são parte de sua família?
  - Existem pessoas na rede social do paciente que podem influenciar sua percepção de saúde e doença?
  - Existe algum grupo cultural particular com o qual o paciente se identifica?

computador guie sua avaliação. Peça aos pacientes para descreverem por que vieram à consulta, ouça, proceda em um ritmo razoável e faça perguntas abertas (Ball et al., 2019).

Componentes do histórico de enfermagem e saúde

O histórico de enfermagem contém vários componentes comuns. Lembre-se de aplicar o pensamento crítico em cada situação exclusiva dos pacientes para garantir que o histórico reúna informações centradas neles.

Informação biográfica. A informação biográfica é composta de dados demográficos factuais que incluem idade, sexo, endereço, informação de plano de saúde, ocupação, situação no trabalho, situação conjugal e fontes de referência do paciente.

Queixa principal ou motivo da consulta. A queixa principal consiste em uma breve afirmação sobre o motivo que levou um paciente (em suas próprias palavras) a uma consulta de saúde (Ball et al., 2019). Trata-se de uma informação que oferece o foco de exploração das queixas e dos problemas do paciente. Quando você aprende quais são as principais queixas do paciente, você as compara com os achados de sua avaliação e exame físico. Muitas vezes, você aprende mais coisas. Pergunte por que o paciente procurou atendimento (p. ex., "Sr. Richard, conte-me o que traz o senhor à clínica hoje"). Após conhecer a queixa principal, você obtém dados mais completos e realiza uma sondagem da descrição completa do estado de saúde do paciente. Anote a resposta do paciente entre aspas, a fim de indicar a afirmação subjetiva. À medida que você explora o motivo que levou seu paciente até a consulta, você conhece o histórico cronológico e sequencial de seus problemas.

Expectativas do paciente. É importante avaliar quais são as expectativas de seu paciente com os profissionais da saúde (p. ex., ser diagnosticado corretamente, obter alívio da dor ou ser tratado para uma doença). A satisfação do paciente pode ser percebida como ruim quando suas expectativas não são atendidas (ver Capítulo 2). Os pacientes, em geral, esperam receber informações sobre seus tratamentos, prognóstico e plano de cuidado para seu retorno ao lar (casos ambulatoriais ou internações). Ademais, esperam alívio da dor ou de outros sintomas e ver a expressão de cuidado por parte da equipe de saúde. Após avaliação inicial das expectativas do paciente, use-as para avaliar posteriormente se elas mudaram ou se foram atendidas após o atendimento.

Doença ou queixas de saúde atuais. Se um paciente apresenta uma enfermidade ou sintoma, obtenha dados essenciais e relevantes sobre sua natureza e curso. Vá devagar procurando o contexto da enfermidade ou dos problemas atuais, atribuindo-lhes uma estrutura cronológica e sequencial (Ball et al., 2019). Aplique padrões intelectuais de pensamento crítico (ver Capítulo 15) e utilize o acrônimo PQRST para guiar sua avaliação:

P – Provocação (por fatores agravantes e atenuantes): como chegou a esse ponto? Quais poderiam ser as causas do sintoma? O que piora ou melhora o sintoma? Alguma atividade (p. ex., exercício, sono) afeta o sintoma?

Q – Qualidade: como é o sintoma? (peça ao paciente para explicar com suas próprias palavras). Se o paciente tiver dificuldade para descrever os sintomas, ofereça ideias (p. ex., "A dor é cortante? Profunda?" ou "Você sente tontura, vertigem, perde o equilíbrio?"). O que a enfermidade ou o sintoma significam para o paciente?

R – Região: onde se localiza o sintoma? Está em um só lugar? Irradia para outro lugar? Peça ao paciente para fornecer a informação mais precisa possível.

S – Severidade ou gravidade: peça ao paciente para classificar a gravidade do sintoma em uma escala de 0 a 10 (sendo 0 a ausência de sintoma e 10 a pior intensidade). Isso fornece a você uma base de comparação para o acompanhamento.

T – Tempo: avalie o início e a duração dos sintomas. Quando o sintoma foi sentido pela primeira vez? Ele desaparece e reaparece? Se sim, com que frequência ou por quanto tempo? Em qual período do dia ou em quais dias da semana ele ocorre?

Avalie também se o paciente tem outros sintomas associados ao sintoma primário. Por exemplo, a dor é acompanhada de náusea? O paciente sente dor com a falta de ar?

História de saúde pregressa. Uma história pregressa oferece uma visão holística sobre as experiências de saúde de um paciente e seus hábitos de saúde atuais (ver Figura 16.4). Avalie se um paciente já passou por hospitalização, traumatismo ou cirurgia. Alguma doença ou lesão limitou suas capacidades funcionais? Inclua o histórico completo de medicações (incluindo medicações passadas e atuais prescritas, e medicações de venda livre ou quaisquer suplementos fitoterápicos) (ver Capítulo 32). Determine se um paciente tem histórico de alergias, incluindo reações alérgicas a alimentos, látex, fármacos ou agentes de contato (p. ex., sabão). Perguntar aos pacientes se já tiveram problemas com medicações ou alimentos esclarece a reação específica e se o paciente necessitou de tratamento. Caso o paciente tenha alguma alergia, anote qual é sua reação específica e o tratamento em seu formulário de avaliação e forneça a etiqueta de identificação especial. Pergunte também se o paciente já precisou de transfusão de hemocomponentes e se teve alguma reação.

A história pregressa também inclui uma descrição dos hábitos, do estado emocional e do padrão de estilo de vida do paciente. Avaliar o consumo de álcool, tabaco, cafeína e drogas recreativas (p. ex., metanfetamina ou cocaína) determina o risco de doenças que envolvem fígado, pulmões, coração ou sistema nervoso. É fundamental obter informações acerca do tipo de hábito, frequência e duração de uso. Também é importante avaliar padrões de superação (ver Capítulo 37), sono (ver Capítulo 43), exercícios (ver Capítulo 38) e nutrição (ver Capítulo 45) durante o planejamento do cuidado de enfermagem. Seu objetivo é adequar o máximo possível os padrões de estilo de vida saudável do paciente com as intervenções do plano de cuidado.

História familiar. A história familiar inclui dados acerca de parentes imediatos e de sangue. Seu objetivo é determinar se um paciente tem risco de doenças de natureza genética ou familiar, bem como identificar áreas de promoção de saúde e prevenção de doenças (ver Capítulo 6). A história familiar completa e precisa guia sua avaliação de risco e recomendações para estratégias de prevenção orientadas pelo risco (Orlando et al., 2013). Existem triagens clínicas e diretrizes de tratamento para pacientes e familiares com base nos fatores de risco para condições como câncer de mama e ovários, câncer de cólon, trombose venosa, doença cardiovascular, doença cerebrovascular e condições neurológicas hereditárias. Por exemplo, uma paciente com forte histórico familiar de câncer de mama será aconselhada a realizar mamografias frequentes e suas filhas serão aconselhadas a realizar aconselhamento genético.

O histórico familiar do paciente também revela informações acerca de sua estrutura familiar, interação, apoio e função, que são úteis ao planejamento do cuidado, como no caso da necessidade de um cuidador (ver Capítulo 10). *No estudo de caso, Tonya avaliou o nível de apoio que a Sra. Lawson tem disposição para fornecer. A Sra. Lawson informa que é casada com o Sr. Lawson há 32 anos e afirma: "Sinto que posso fazer o que for preciso por ele." Fisicamente, sou afortunada; tenho saúde. Sei que pode não gostar das restrições que lhe foram impostas, mas vamos resolver isso juntos." A avaliação de Tonya demonstra um padrão de apoio por parte da Sra. Lawson, que é capaz de ajudar seu marido a se ajustar às limitações de atividades quando voltar para casa. A avaliação de Tonya a permite incluir a Sra. Lawson nas instruções para o paciente.* Se a família de um paciente não lhe dá apoio, não a envolva nos cuidados. Relações familiares estressantes algumas vezes representam obstáculos importantes quando você tenta ajudar seus pacientes com problemas que envolvem perdas, autoconceito, saúde espiritual e relações pessoais.

História psicossocial. A história psicossocial fornece informação acerca do sistema de suporte do paciente, que pode incluir um cônjuge ou parceiro, filhos, outros membros da família e amigos. A história também inclui informações sobre se um paciente vivenciou uma perda recente e as formas com que o paciente e seus familiares normalmente lidam com o estresse (ver Capítulos 36 e 37). Os comportamentos que os pacientes utilizam em casa para lidar com o estresse, como caminhar, ler ou conversar com um amigo, também podem ser utilizados como intervenções de enfermagem, caso o paciente sofra estresse durante os cuidados.

Saúde espiritual. Experiências e eventos de vida moldam a espiritualidade de um indivíduo. A dimensão espiritual representa a totalidade do ser e é difícil de ser avaliada rapidamente (ver Capítulo 35). Revise com os pacientes suas crenças sobre a vida, sua fonte de orientação para agir diante das crenças e sua relação com a família no exercício de sua fé. Avalie também rituais e práticas religiosas que os pacientes utilizem para expressar sua espiritualidade. Os pacientes podem solicitar disponibilidade de tais práticas durante seu atendimento de saúde.

Revisão dos sistemas. A **revisão dos sistemas (RDS)** envolve a coleta sistemática de informação subjetiva de pacientes acerca da presença ou ausência de problemas de saúde em cada sistema orgânico (Ball et al., 2019). Durante a RDS, pergunte ao paciente sobre o funcionamento normal de cada sistema do organismo e alterações percebidas. Você tem maior probabilidade de conduzir uma revisão completa de todos os sistemas durante um atendimento no serviço de saúde ou consulta domiciliar que não seja de emergência. A revisão focada no problema é comum em situações de emergência em cuidados agudos. Ao utilizar um formulário estruturado de atendimento, você provavelmente não incluirá todas as questões de cada sistema orgânico sempre que coleta uma história. Quando um paciente mencionar quaisquer sinais ou sintomas inesperados, explore mais profundamente o(s) sistema(s) acometido(s). Os sistemas priorizados para avaliação por você dependem da condição do paciente e da urgência em iniciar os cuidados.

Juntamente com a RDS, você conduz um exame físico (ver Capítulo 30) para explorar mais profundamente e confirmar as informações do paciente. Uma história precisa auxilia no foco do exame físico, tornando-o mais produtivo e eficiente. À medida que adquire experiência, você aprende a buscar mais dados, desafiar quaisquer interpretações que fez com base apenas na história e persistir para obter dados de avaliação mais precisos e completos.

Observação do comportamento do paciente. Durante um histórico de enfermagem e exame físico, observe cuidadosamente o comportamento verbal e não verbal do paciente e o estado funcional. Essa informação aprofunda sua base de dados objetiva. Você determina se os dados obtidos por meio da observação correspondem àquilo que é comunicado verbalmente pelo paciente. Por exemplo, um paciente relata não se preocupar com um exame diagnóstico que vai fazer; entretanto, demonstra pouco contato visual, tremores e inquietação, que sugerem ansiedade e conflito de informações verbais e não verbais. As observações orientam você a obter informações objetivas adicionais para fazer julgamentos clínicos sobre a condição de um paciente.

Documentação ou registro dos dados

Registre os resultados do histórico e exame físico de maneira clara e concisa, utilizando terminologia adequada. Essa informação se torna um dado basal para os profissionais da saúde identificarem os diagnósticos de enfermagem e problemas de saúde do paciente, planejar e implementar os cuidados e avaliar a resposta do paciente às intervenções. Formulários padronizados, especialmente eletrônicos, facilitam o registro dos dados à medida que o paciente responde a perguntas. É necessário um registro cronologicamente claro e conciso para uso por outros profissionais da saúde (ver Capítulo 26). Se você não registrar um achado ou problema suspeito, ele será perdido e não ficará disponível para outros profissionais que cuidam do paciente. Se a informação não for específica, o leitor ficará somente com impressões gerais. Observar e registrar o estado do paciente constitui responsabilidade legal e profissional de todos os enfermeiros. A legislação do exercício profissional de todos os estados dos EUA e a Declaração de Política Social da Enfermagem da ANA (Nursing's Social Policy Statement da American Nurses Association, [ANA, 2010]) determinam que a coleta de dados e os registros sejam precisos e representam funções independentes essenciais ao papel do enfermeiro.

O Capítulo 26 revisa as regras básicas para a documentação precisa e concisa de um histórico de enfermagem. Ao registrar informações, preste atenção aos fatos e seja o mais descritivo possível, aplicando padrões intelectuais para a medição.

Processo do histórico de enfermagem

Durante o passo de histórico do processo de enfermagem, você coleta dados, reconhecendo e confirmando pistas que começam a formar um quadro dos problemas e necessidades de saúde do paciente. *No estudo de caso, Tonya faz rondas perto do fim do terceiro dia de pós-operatório do Sr. Lawson. Tonya inspeciona a ferida cirúrgica do paciente e nota separação da ferida entre duas suturas na parte inferior da incisão. Há uma pequena quantidade de secreção serosa. A área está inflamada, e Tonya pergunta ao paciente se a incisão está dolorida quando ela a palpa delicadamente. O Sr. Lawson diz: "Ai, aqui está dolorido. Acho que estourei esse ponto quando tossi ontem à noite." Ele também avalia sua dor atualmente como nível 4. Tonya checa os sinais vitais do paciente e observa que sua temperatura está em 37,5°C, ligeiramente acima de sua temperatura média, de 37,2°C, sua frequência cardíaca é de 88 bpm e regular, e sua PA é de 110/78 mmHg. Tonya também inspeciona o ponto de acesso IV no antebraço esquerdo do paciente. Está intacto, e não há sinais de flebite. Tonya reporta os achados de sua avaliação ao médico do paciente.* Considere os processos de pensamento de Tonya conforme ela reage às pistas de dados do histórico:

- Separação da ferida entre duas suturas – pista originária no dado
  - Conhecimento – uma ferida aberta é uma possível fonte de infecção
- Pequena quantidade de secreção serosa, incisão inflamada, dor presente – pistas originárias de dados
  - Conhecimento – sinais de infecção no sítio cirúrgico (padrões clínicos) incluem inflamação, dor, e aparência anormal da secreção
- Temperatura corporal ligeiramente acima da temperatura normal do paciente – os dados confirmam indicação inicial de infecção
- A inspeção do ponto IV não mostra sinais de flebite – os dados são critérios padrão para descartar a ocorrência de flebite
  - Conhecimento – qualquer ferida aberta como um ponto de acesso IV pode levar a infecção
- Sinais vitais normais, nível 4 de dor, igual ao da avaliação anterior – os dados demonstram estabilidade.

Você precisa refletir sobre seu conhecimento e experiência e antecipar fontes de dados quando o paciente descreve um problema ou preocupação atual em relação a um sinal ou sintoma físico. Sua reflexão ponderada o ajudará a reunir um histórico relevante, focado em problemas, abrangente e minucioso. Tonya usa as informações que vai coletando para adaptar sua abordagem em relação ao histórico. Conforme coleta os dados, começa a diferenciar dados importantes e prioritários dos demais coletados. Ela interpreta dados de maneira crítica a fim de determinar se há achados anormais. Seu raciocínio clínico permite que faça observações adicionais. As pistas constituem sinais e sintomas que um enfermeiro obtém por meio da observação e mensuração. Você começa a agrupar pistas que se relacionam, faz inferências e identifica padrões emergentes. *No caso do Sr. Lawson, Tonya avalia as pistas que sugerem um problema com a cicatrização da ferida e uma infecção potencial.* A **inferência** clínica constitui parte do processo de tomada de decisão clínica que ocorre antes de determinar quais são os problemas do paciente. Trata-se da interpretação das pistas e coleta contínua de mais dados, o que envolve julgamento clínico (Figura 16.5). À medida que observa padrões nos sinais e sintomas do paciente, você pode confirmar um padrão adicionando mais dados, ou rejeitar um padrão com base em um achado diferente. Eventualmente, você interpretará os dados para identificar potenciais problemas e diagnósticos de enfermagem com base nos dados do paciente (ver Capítulo 17).

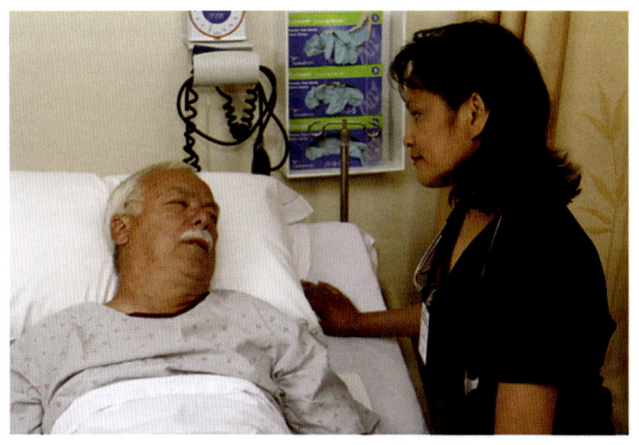

O paciente do sexo masculino parece desconfortável na cama

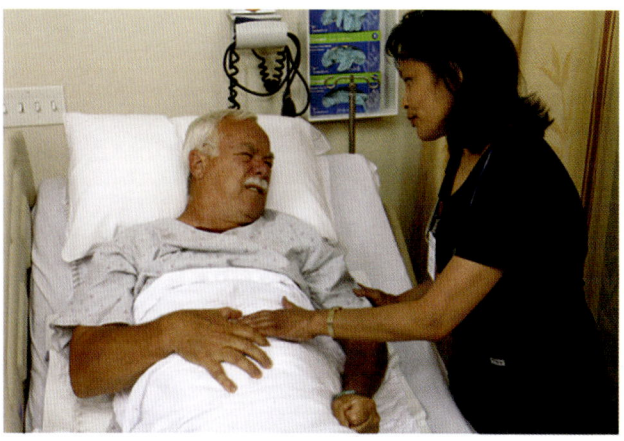

O paciente apresenta desconforto na região da cirurgia

Pistas
- Deita-se imóvel com os braços laterais; tenso
- Afirma que não se virou há algum tempo
- Relata dor escore 7 em escala de 0 a 10

Inferências
- Dor grave
- A dor limita a capacidade do paciente de se mover e mudar de posição

Figura 16.5 Uso de pistas para formar inferências.

Para examinar bem um paciente, você antecipa de maneira crítica, o que significa que pensa continuamente sobre os dados obtidos e decide se são necessários mais dados. Lembre-se de apoiar-se sempre em sinais e sintomas antes de fazer uma inferência. Suas inferências orientam você a fazer mais perguntas. Quando você pergunta algo ou faz uma observação a um paciente, padrões são formados e a informação se ramifica para uma série adicional de perguntas ou observações (Figura 16.6). Saber realizar uma sondagem e elaborar perguntas utilizando técnicas de comunicação e entrevista é uma habilidade de avaliação que aumenta com a experiência. Você aprende a decidir quais perguntas são relevantes para uma situação e realiza interpretação precisa dos dados com base nas inferências e na experiência.

Validação. Antes de completar a interpretação de dados, valide a informação que coletou, a fim de evitar fazer inferências incorretas. A **validação** da coleta de dados é a comparação dos dados com outra fonte, com o intuito de determinar a acurácia dos dados. Por exemplo, Tonya observou uma área aberta inflamada da incisão cirúrgica do paciente e então a validou medindo a temperatura corporal do paciente. Fazer uma inferência inicial não é errado, mas surgem problemas se você não valida a inferência com mensurações ou fazendo perguntas ao paciente. Compare os dados com aqueles do prontuário do paciente e consulte outros enfermeiros ou membros da equipe de saúde para validar seus achados do exame físico e a observação do comportamento do paciente. Às vezes, membros da família ou amigos também podem validar sua informação.

A validação abre portas para obtenção de mais dados, pois envolve esclarecimento de dados vagos ou incertos. Ocasionalmente, você precisará reavaliar áreas que já havia examinado do histórico ou obter dados adicionais do exame físico. Analise continuamente os dados a fim de fazer interpretações concisas, precisas e significativas. O pensamento crítico aplicado à coleta de dados permite que você compreenda os problemas do paciente de maneira completa, julgue cuidadosamente a extensão de tais problemas e descubra possíveis relações entre problemas.

Mapa conceitual

A maioria dos pacientes apresenta mais do que apenas um problema de saúde. Um mapa de conceito é uma representação visual que permite mostrar graficamente as conexões entre os diversos problemas de saúde de um paciente. O mapa de conceito é uma estratégia que desenvolve habilidades de julgamento clínico, incluindo pensamento crítico, auxiliando o educando a compreender as relações existentes entre os problemas do paciente. Educadores reportam relatos dos alunos de que as atividades de mapa de conceito os levaram a desenvolver melhores habilidades de pensamento crítico e a fazer julgamentos que conduziram a melhores decisões clínicas (Khrais, 2017; Yue et al., 2017). Mapas de conceito incentivam a reflexão e ajudam os alunos a avaliar padrões de pensamento crítico e enxergar as razões para os cuidados de enfermagem. No caso do histórico, eles permitem que o estudante identifique prontamente padrões de dados e veja como pistas de dados comuns podem estar relacionadas a mais de um problema de saúde. Seu primeiro passo na construção do mapa de conceito é organizar os dados coletados. Juntar as pistas em grupos que formam padrões ajuda você com o próximo passo do processo de enfermagem: o diagnóstico de enfermagem (ver Capítulo 17). Por meio do mapa de conceito, você obtém uma perspectiva holística das necessidades de cuidados do paciente, que, em última análise, levam você a tomar melhores decisões clínicas. A Figura 16.7 demonstra o primeiro passo do mapa de conceito que Tonya desenvolve para o Sr. Lawson como resultado de seu histórico de enfermagem. *Tonya começa a identificar pistas que refletem os padrões dos problemas de cuidados de saúde do Sr. Lawson. Como resultado de seu histórico de enfermagem, Tonya observa padrões em desenvolvimento de desconforto constante na incisão, risco de desenvolvimento de infecção, resposta ansiosa do paciente à sua condição e necessidade de instrução sobre cuidados pós-operatórios.* O próximo passo (ver Capítulo 17) é identificar diagnósticos de enfermagem específicos para planejar as intervenções adequadas de enfermagem.

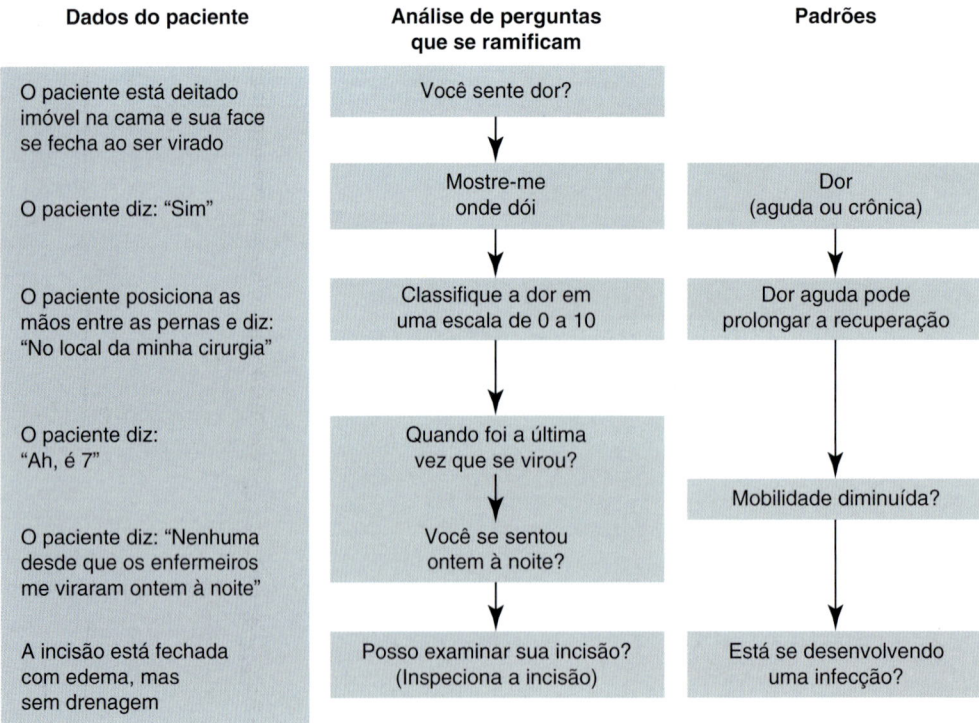

Figura 16.6 Exemplos da lógica de ramificação para selecionar perguntas adicionais na coleta de dados.

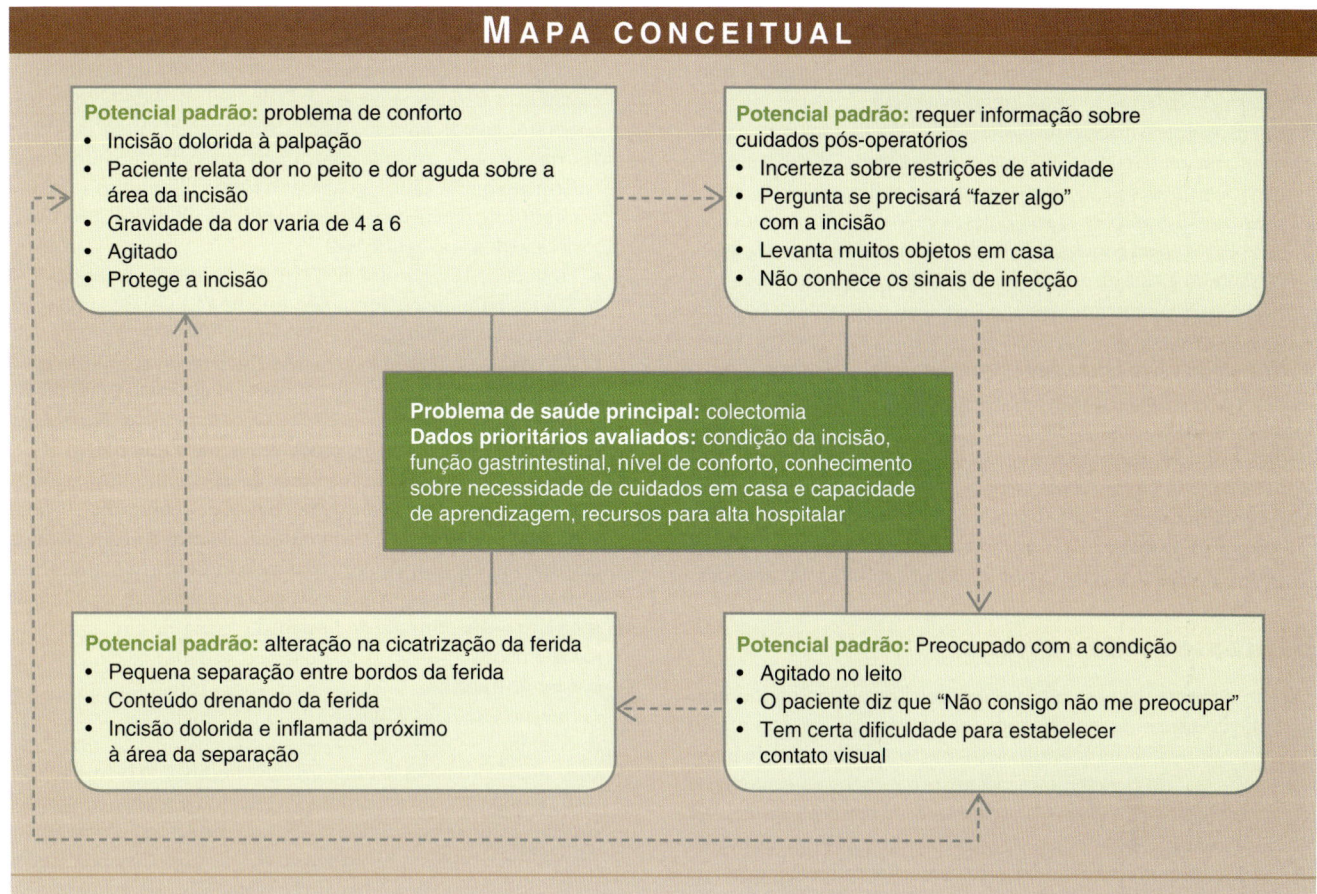

Figura 16.7 Mapa conceitual para o Sr. Lawson: padrões dos dados do histórico de enfermagem.

Pontos-chave

- Competência no processo de avaliação envolve a aplicação de todos os componentes do pensamento crítico de forma que você seja deliberado e sistemático na coleta de dados que permitem fazer julgamentos clínicos precisos para seus pacientes
- O histórico de enfermagem inclui dois passos: (1) a coleta de informações do maior número de fontes possível; e (2) a interpretação e validação dos dados para determinar se mais dados são necessários ou se a base de dados está completa para fazer julgamento clínico sobre os pacientes
- Enfermeiros conduzem diferentes tipos de avaliações baseados na condição e situação clínica de um paciente. Entrevistas centradas no paciente são conduzidas durante a coleta do histórico de enfermagem; avaliações periódicas são feitas durante o decorrer do cuidado do paciente; e exame físico é uma habilidade específica utilizada para suplementar um dos dois primeiros tipos
- Os componentes do pensamento crítico guiam o histórico; com os enfermeiros aplicando conhecimento e teorias para direcionar a coleta de dados do paciente, considere fatores ambientais e relacionados ao tempo e então utilize atitudes e padrões de pensamento crítico para fazer julgamentos clínicos sobre as necessidades dos pacientes
- O tipo de avaliação que você conduz é baseado em seu julgamento, desencadeado pela maneira como o paciente está reagindo (apresentando sinais e sintomas), se a condição do paciente é urgente, e o tempo de que você dispõe para coletar dados
- Use o conhecimento obtido por meio de sua experiência para determinar quando você precisa adaptar uma habilidade com base nos dados de histórico de seu paciente
- Padrões profissionais e diretrizes clínicas oferecem um roteiro para o que avaliar em situações clínicas específicas
- Atitudes de pensamento crítico promovem a exploração de todas as fontes de dados em detalhes para garantir um banco de dados abrangente do paciente
- Uma entrevista centrada no paciente é baseada no relacionamento e se trata de uma conversa organizada focada em conhecer as preocupações e necessidades de um paciente
- Em cada fase de uma entrevista de histórico de enfermagem, os enfermeiros usam princípios de comunicação e técnicas de entrevista que promovem a autoexpressão do paciente e encorajam uma discussão abrangente dos problemas e preocupações do paciente
- Demonstre profissionalismo e uma abordagem cuidadosa durante uma entrevista, olhando para o paciente, não para as categorias de dados em uma tela do computador
- O processo de histórico de enfermagem envolve a coleta minuciosa de dados baseada em pensamento crítico e na interpretação e validação dos dados para garantir que julgamentos clínicos informados e precisos possam ser feitos.

Para refletir

- Um enfermeiro está entrevistando um paciente para saber mais sobre a artrite dele. O enfermeiro pergunta: "Você me disse que toma um anti-inflamatório para sua artrite. Conte-me como a artrite o afeta." O paciente responde: "Tenho rigidez pela manhã e sinto realmente muita dor." O enfermeiro pergunta: "Quais articulações são afetadas?" O paciente responde: "Minhas mãos; as duas mãos." O enfermeiro diz: "O que mais?" E o paciente conta:

"Minha mão direita parece ser a pior; às vezes fica bem rígida." O enfermeiro responde novamente: "Tem mais alguma coisa que você queira me contar?" Descreva as técnicas de entrevista utilizadas pelo enfermeiro nesse exemplo de caso
- Um paciente tem diabetes melito há 3 anos. Durante uma visita clínica, o enfermeiro descobre que o paciente está tendo dificuldade para descrever opções de alimentos saudáveis, incluindo os tamanhos adequados das porções. Quais fontes de dados do paciente poderiam ser coletadas para começar a entender a natureza desse problema?
- Durante uma visita de atendimento domiciliar, um paciente compartilha com o enfermeiro: "Tem uma ferida no meu pé. Você pode dar uma olhada?" O enfermeiro examina o pé do paciente e observa um corte de 2,5 cm na planta do pé esquerdo; a área está levemente inflamada. O enfermeiro pergunta: "Quando você notou a ferida? Diga-me o que você acha que causou isto." O paciente não tem certeza, mas diz: "Às vezes ando pela casa descalço. Talvez eu tenha pisado em algo." O enfermeiro explora ainda mais: "Se você tivesse que dar uma nota para sua dor no pé de 0 a 10, sendo 0 nenhuma dor e 10 a pior dor, como você a avaliaria?" Discuta os elementos do acrônimo PQRST para avaliação do sintoma que o enfermeiro aplicou nesta situação.

Questões de revisão

1. Um enfermeiro de atendimento domiciliar está visitando uma mulher hispânica de 62 anos diagnosticada com diabetes melito tipo 2 de manifestação adulta após um período de 2 dias de internação em um hospital local. O médico prescreveu tratamento domiciliar com a inclusão da paciente em um protocolo de diabetes para educação sobre diabetes melito e uma nova medicação e aconselhamento nutricional. A paciente vive com seu marido de 73 anos, que tem demência progressiva. Sua filha vem vê-los todos os dias, faz compras de mercado e ajuda na manutenção da casa. O enfermeiro conduz um histórico inicial para reunir informações sobre a condição da paciente. Quais das seguintes pistas de dados se combinam para revelar um possível problema de saúde? (Selecione todas as aplicáveis.)
    a. Primeira vez que foi hospitalizada.
    b. Incapacidade de descrever o que é diabetes.
    c. Toma anti-inflamatório para artrite.
    d. Tem letramento em saúde limitado.
    e. O marido é capaz de tomar banho sozinho.
    f. Paciente incapaz de identificar as fontes de alimentos na dieta prescrita.
    g. A paciente tem visão reduzida e usa óculos.
    h. A paciente recebeu uma prescrição de medicamento hipoglicêmico oral.
2. Combine a avaliação de enfermagem à esquerda com o tipo de histórico à direita.

    ___ 1. Avaliação conduzida no início do plantão do enfermeiro
    ___ 2. Revisão da queixa principal do paciente
    ___ 3. Coleta de um histórico completo no momento da admissão de um paciente no hospital
    ___ 4. Coleta de um conjunto de dados mínimos para cuidados a longo prazo durante a admissão de um idoso em um lar de idosos

    A. Focado no problema
    B. Completo ou total

3. Um enfermeiro inicia uma breve entrevista com um paciente que veio ao serviço de saúde por causa de uma rouquidão por ele relatada, inflamação da garganta e congestão torácica. O enfermeiro observa que o paciente apresenta postura curvada para a frente e está usando os músculos intercostais para respirar. O enfermeiro ausculta os pulmões do paciente e ouve estertores no lobo inferior esquerdo. A frequência respiratória do paciente é de 22 incursões respiratórias por minuto (irpm), comparada a uma média de 16 irpm durante consulta clínica prévia. O paciente informa ao enfermeiro que "é difícil recuperar o fôlego". Quais dos seguintes conjuntos de dados constituem exemplos de dados subjetivos? (Selecione todas as aplicáveis.)
    a. Frequência respiratória de 22 irpm e congestão torácica.
    b. Ruídos pulmonares revelando estertores e uso dos músculos intercostais para respirar.
    c. Afirmação do paciente de que "é difícil recuperar o fôlego".
    d. Postura curvada para a frente e frequência respiratória prévia de 16 irpm.
    e. Relato do paciente de garganta inflamada e rouquidão.
4. O enfermeiro formula uma série de perguntas ao paciente: "Descreva para mim quanto exercício você faz por dia", "Como você tolera o exercício?", "A quantidade de exercício que você faz por dia é a mesma, menor ou maior do que fazia há 1 ano?" Essa série de perguntas ocorreria mais provavelmente em que fase de uma entrevista centrada no paciente?
    a. Orientação.
    b. Fase de trabalho.
    c. Interpretação dos dados.
    d. Término.
5. Um enfermeiro observa um paciente caminhando pelo corredor com deambulação descoordenada. Quando o paciente retorna à cama, o enfermeiro verifica a força de cada perna do paciente. Em seguida, aplica a informação obtida para suspeitar que o paciente tenha um problema de mobilidade. Essa conclusão constitui um exemplo de:
    a. Reflexão.
    b. Inferência clínica.
    c. Pista.
    d. Validação.
6. Um enfermeiro inspeciona uma lesão por pressão na região sacral de um paciente e nota que a ferida tem 6 cm de diâmetro com sinais de inflamação. O enfermeiro, delicadamente, aplica pressão ao redor da lesão, e o paciente afirma sentir dor. O enfermeiro pede que o paciente avalie o nível da dor em uma escala de 0 a 10. Uma avaliação final inclui revisar o prontuário eletrônico para saber com que frequência o paciente foi mudado de posição nas últimas 12 horas.

    Preencha as lacunas a seguir para identificar os seguintes conceitos: atividade de histórico de enfermagem ou pista. O enfermeiro inspeciona (a. _____) uma lesão por pressão na região sacral de um paciente e nota que a ferida tem 6 cm de diâmetro (b. _____) com inflamação (c. _____). O enfermeiro, delicadamente, aplica pressão (d. _____) ao redor da lesão, e o paciente afirma sentir dor (e. _____). O enfermeiro pede que o paciente avalie o nível da dor em uma escala (f. _____) de 0 a 10. Uma avaliação final inclui revisar o prontuário eletrônico (g. _____) para saber com que frequência o paciente foi mudado de posição nas últimas 12 horas.

7. Ao preparar-se para coletar um histórico de enfermagem de um paciente admitido para cirurgia eletiva, qual dos dados a seguir faz parte da revisão de doença atual no histórico de saúde do paciente?
    a. Medicação atual.
    b. Expectativa do paciente com a cirurgia planejada.
    c. Revisão do sistema de suporte familiar do paciente.
    d. História de alergias.
    e. Explicação do paciente acerca de qual poderia ser a causa dos sintomas que requerem cirurgia.

8. Um enfermeiro está conduzindo uma entrevista centrada no paciente. Das afirmativas a seguir, coloque na ordem correta, iniciando com aquela que seria a primeira fala do enfermeiro.
   a. "Você disse que perdeu peso. Conte-me quanto peso perdeu no último mês."
   b. "Meu nome é Terry. Serei responsável por cuidar de você hoje."
   c. "Não tenho mais perguntas. Há algo mais que você gostaria de me perguntar?"
   d. "Conte-me o que trouxe você ao hospital."
   e. "Então, para resumir, você perdeu cerca de 3 kg no último mês e seu apetite tem estado ruim, correto?"
9. Quais das seguintes abordagens são recomendadas ao coletar dados de um paciente do sexo masculino de 82 anos que chega à clínica da atenção primária pela primeira vez? (Selecione todas as aplicáveis.)
   a. Reconheça alterações normais associadas ao envelhecimento.
   b. Evite contato visual direto.
   c. Incline-se para a frente e sorria enquanto faz perguntas.
   d. Permita pausas enquanto o paciente relata sua história.
   e. Utilize a lista de perguntas do formulário de avaliação clínica para completar todos os dados.

Respostas: 1. b, d, f, g; **2.** 1A, 2A, 3B, 4B; **3.** c, e; **4.** b; **5.** b; **6.** a. atividade de histórico de enfermagem; b. pista; c. pista; d. atividade de histórico de enfermagem; e. pista; f. atividade de histórico de enfermagem; g. atividade de histórico de enfermagem; **7.** e; **8.** b, d, a, e, c; **9.** a, c, d.

Referências bibliográficas

Agency for Healthcare Research and Quality (AHRQ): *AHRQ Health Literacy Universal Precautions Toolkit*, 2020, https://www.ahrq.gov/health-literacy/quality-resources/tools/literacy-toolkit/index.html. Accessed May 11, 2021.

American Nurses Association (ANA): *Nursing's social policy statement: the essence of the profession*, ed 3, Washington, DC, 2010, The Association.

American Nurses Association (ANA): *The nursing process*, n.d., https://www.nursingworld.org/practice-policy/workforce/what-is-nursing/the-nursing-process. Accessed May 11, 2021.

AusMed: *How to assess a deteriorating/critically ill patient (ABCDE assessment)*, 2020, https://www.ausmed.com/cpd/articles/abcde-assessment. Accessed May 11, 2021.

Ball JW et al.: *Seidel's guide to physical examination: an interprofessional approach*, ed 9, St. Louis, 2019, Elsevier.

Bjørk IT, Hamilton GA: *Clinical decision making of nurses working in hospital settings*, 2011, https://www.hindawi.com/journals/nrp/2011/524918/, Article ID 524918. Accessed May 11, 2021.

Carpenito LJ: *Nursing diagnosis: application to clinical practice*, ed 15, Philadelphia, 2017, Lippincott Williams & Wilkins.

Centers for Medicare and Medicaid Services (CMS): *Minimum data set 3.0 Public Reports*, 2012, https://www.cms.gov/Research-Statistics-Data-and-Systems/Computer-Data-and-Systems/Minimum-Data-Set-3-0-Public-Reports. Accessed May 11, 2021.

Dickison P, et al: Integrating the National Council of State Boards of Nursing Clinical Judgment Model into nursing educational frameworks, *J Nurs Educ* 58 (2): 72-78, 2019.

Gordon M: *Nursing diagnosis: process and application*, ed 3, St. Louis, 1994, Mosby.

Kourkouta L, Papathanasiou IV: Communication in nursing practice, *Mater Sociomed* 26(1):65, 2014.

Muhrer JC: History and physical diagnosis. *Nurse Pract* 39(4):30, 2014.

Naya SG: Time management in nursing: hour of need, *International Journal of Caring Sciences*, 11(3):1997, 2018.

Pender NJ et al.: *Health promotion in nursing practice*, ed 7, Upper Saddle River, NJ, 2015, Pearson.

Quality and Safety Education for Nurses Institute (QSEN): *QSEN Competencies*, 2020, https://qsen.org/competencies/pre-licensure-ksas/. Accessed May 11, 2021.

The Joint Commission (TJC): *Sentinel Event Alert: Inadequate hand-off communication*, Issue 58, September 12, 2017a, https://www.jointcommission.org/assets/1/18/SEA_58_Hand_off_Comms_9_6_17_FINAL_(1).pdf. Accessed May 11, 2021.

The Joint Commission: *Eight tips for high quality handoffs*, 2017b, https://www.jointcommission.org/-/media/tjc/documents/resources/patient-safety-topics/sentinel-event/sea_8_steps_hand_off_infographic_2018pdf.pdf?db=web&hash=F4BCE57E34ED03DF76411EB9E302038E. Accessed May 11, 2021.

Referências de pesquisa

Altin SV et al.: The evolution of health literacy assessment tools: a systematic review. *BMC Public Health* 14:1207, 2014.

Chew LD: Validation of screening questions for limited health literacy in a large VA outpatient population. *J Gen Internal Medicine*. 23(5):561, 2008.

Freitas W, et al: Distractions and interruptions in medication preparation and administration in inpatient units, *Rev Eletr Enferm* 21:1207, 2019.

Johnson M et al: The impact of interruptions on medication errors in hospitals: an observational study of nurses, *J Nurs Manag*, 2017, Wiley online library, https://onlinelibrary.wiley.com/doi/abs/10.1111/jonm.12486. Accessed May 29, 2021.

Keifenheim KE et al.: Teaching history taking to medical students: a systematic review. *BMC Med Educ* 15:159, 2015.

Khrais H: The outcomes of integrating concept mapping in nursing education: an integrative review, *Open Journal of Nursing*, 07(11):1335, 2017

Louis A et al.: Screening hospitalized patients for low health literacy—beyond the REALM of possibility?, *Health Educ Behav* 44(3): 360, 2017.

Muntean WJ: Nursing clinical-decision making, a literature review. *National Council of State Boards of Nursing*, 2012. Available at https://www.ncsbn.org/Clinical_Judgment_Lit_Review_Executive_Summary.pdf. Accessed May 11, 2021.

Orlando LA et al.: Development and validation of a primary care-based family health history and decision support program (MeTree). *N C Med J* 74(4):287, 2013.

Ratanawongsa N et al.: Association between clinician computer use and communication with patients in safety-net clinics. *JAMA Internal Med* 176(1):125, 2016.

Tanner CA: Thinking like a nurse: a research-based model of clinical judgment in nursing. *J Nurs Educ* 45(6):204, 2006.

Yue M et al.: The effectiveness of concept mapping on development of critical thinking in nursing education: A systematic review and meta-analysis, *Nurse Education Today,* 52:87, 2017.

17

Análise e Diagnóstico de Enfermagem

Objetivos

- Explicar como a elaboração de um diagnóstico de enfermagem é um fator no julgamento clínico
- Comparar um diagnóstico de enfermagem com um diagnóstico médico e problema colaborativo
- Discutir a importância de contar com uma linguagem padronizada de diagnósticos de enfermagem
- Aplicar pensamento crítico no processo de raciocínio diagnóstico
- Explicar a diferença entre os padrões de obtenção e interpretação de dados
- Descrever os componentes de uma declaração de diagnóstico de enfermagem
- Criticar os diferentes elementos de um diagnóstico de enfermagem negativo ou com foco no problema *versus* um diagnóstico de risco de enfermagem
- Explicar como o pensamento crítico se aplica à priorização dos diagnósticos de enfermagem
- Formular corretamente uma afirmação diagnóstica de enfermagem
- Identificar fontes de erros diagnósticos em enfermagem.

Termos-chave

Classificação Internacional para a Prática de Enfermagem (CIPE®)
Diagnóstico clínico
Diagnóstico de enfermagem
Diagnósticos de risco de enfermagem
Grupos de dados
NANDA Internacional (NANDA-I)
Problema colaborativo

No Capítulo 16, você aprendeu que, quando o histórico de enfermagem de um paciente é feito de forma crítica e sistemática, o processo produz um banco de dados abrangente. Seu conhecimento e experiência desempenham um papel na realização de julgamentos clínicos sobre os tipos e fontes de dados a coletar, a profundidade das informações a serem exploradas, e o início do reconhecimento de pistas e padrões de dados. Você reconhece as pistas à medida que analisa dados significativos de diferentes fontes para identificar padrões importantes (Silvestri, 2019). Então, por que você precisa ser capaz de identificar padrões nos dados do histórico de seu paciente? Como a identificação de padrões beneficia um paciente? Padrões de dados levam você a reconhecer problemas do paciente na forma de diagnósticos de enfermagem, o segundo passo do processo de enfermagem (Figura 17.1). A American Nurses Association afirma que "a enfermagem integra a arte e a ciência do cuidado e está focada na proteção, promoção e otimização de saúde e funcionamento humano, prevenção de enfermidades e lesões, facilitação da cicatrização e alívio do sofrimento por meio da presença compassiva. Enfermagem é o diagnóstico e tratamento das respostas humanas e defesa do cuidado de indivíduos, famílias, grupos, comunidades e populações no reconhecimento da conexão de toda a humanidade" (ANA, 2021). Uma palavra-chave nessa definição é *diagnóstico*. Um diagnóstico de enfermagem ocorre quando um enfermeiro aplica todos os elementos de pensamento crítico na realização de julgamento clínico que leva a identificar problemas relacionados à saúde ou o potencial para um paciente desenvolver problemas, com base nos dados de um paciente. O real problema de saúde do paciente permanecerá sem identificação e sem tratamento, a não ser que um enfermeiro identifique ou diagnostique corretamente a natureza da doença ou condição de saúde desse paciente. Durante o histórico de enfermagem, o enfermeiro constantemente organiza os dados utilizando raciocínio cognitivo para determinar o

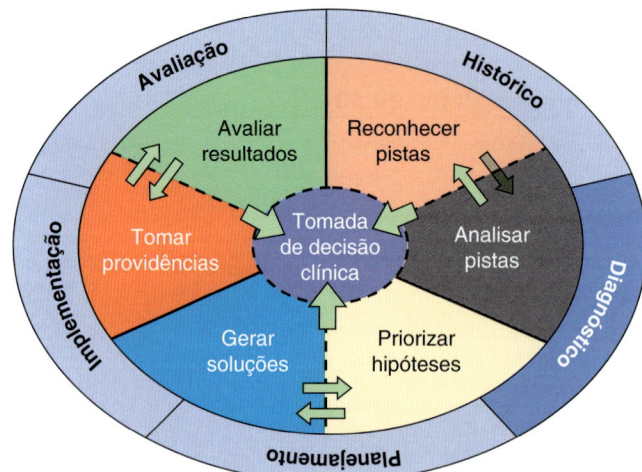

Figura 17.1 Processo de enfermagem – Análise/diagnóstico. (Copyright © NCSBN. Todos os direitos reservados.)

que os dados significam. Ao aplicar o processo de enfermagem pergunte-se: "quais são os padrões de dados que apontam em direção a um problema ou fenômeno claro?" Esse uso deliberado de pensamento crítico fará com que diagnostique com precisão as respostas de um paciente à enfermidade.

Tipos de diagnóstico

Ao realizar um diagnóstico, necessita-se de um nome ou termo claro que seja familiar a todos os profissionais da saúde envolvidos no cuidado com o paciente, a fim de compreender suas necessidades.

Considere um paciente que está respirando rapidamente. Esse paciente poderia respirar assim por estar irado, ou pode haver um motivo fisiológico causador dessa respiração rápida. Os termos *ira* ou *dificuldade respiratória* levam enfermeiros a considerar áreas similares de problemas: ira é emocional e comportamental *versus* dificuldade respiratória, que é respiratória ou ventilatória em natureza. O emprego de termos padronizados proporciona clareza diagnóstica de forma que todos os membros da equipe de saúde consigam entender os problemas do paciente e possam se comunicar efetivamente sobre eles. O emprego do diagnóstico de enfermagem recebe suporte de tecnologias de cuidados em saúde. Por exemplo, a maioria dos registros eletrônicos de saúde (RES) contém terminologias padrão que enfermeiros e outros profissionais da saúde utilizam para comunicar a condição de um paciente e o impacto de várias terapias a toda a equipe interprofissional. Na prática de enfermagem, existem três tipos de diagnósticos ou afirmações relativas a problemas que os enfermeiros devem reconhecer e administrar.

Diagnósticos clínicos

Profissionais clínicos começaram a utilizar diagnósticos médicos para descrever os sinais e sintomas de muitas doenças há milhares de anos. Atualmente, quando médicos ou enfermeiros identificam e confirmam diagnósticos clínicos comuns, como artrite reumatoide ou diabetes melito, conhecem seus significados, implicações e abordagens padrão de tratamento. O **diagnóstico clínico** é a identificação da condição de uma doença com base em uma avaliação específica de sinais e sintomas físicos, histórico clínico do paciente e resultados de exames e procedimentos diagnósticos (Tabela 17.1). Diagnóstico clínico é a linguagem que os profissionais da saúde (p. ex., médicos, enfermeiros de práticas avançadas) utilizam para comunicar os problemas de saúde de um paciente e seus respectivos tratamentos e reações. Médicos e enfermeiros de prática avançada, como enfermeiros e obstetrizes, têm licença nos Estados Unidos para tratar doenças e condições descritas em termos diagnósticos clínicos. Por exemplo, no caso do diabetes melito, profissionais da saúde solicitam várias medicações e exames, como hemoglobina A_{1c} (HbA_{1c}), a fim de monitorar a glicemia do paciente. Os enfermeiros educam os pacientes sobre medicações para diabetes e controle alimentar.

Diagnóstico de enfermagem

Um **diagnóstico de enfermagem** é um julgamento clínico realizado por um enfermeiro para descrever a resposta ou vulnerabilidade de um paciente a condições de saúde ou eventos de vida que podem ser tratados por um enfermeiro (NANDA-I, 2018). Trata-se de um rótulo que classifica a resposta de um indivíduo, família ou comunidade a uma enfermidade, de forma que todos os enfermeiros, tanto aqueles na prática clínica regular como também em práticas avançadas, compreendam as necessidades específicas de cuidado do paciente. Os enfermeiros prescrevem e tratam *respostas* de pacientes e grupos a situações que incluem cinco categorias (Carpenito, 2017): fisiopatológica (p. ex., infarto do miocárdio, transtorno de personalidade limítrofe), relacionada ao tratamento (p. ex., terapia anticoagulante, diálise), pessoal (p. ex., morte, divórcio), ambiental (p. ex., escola superlotada, barreiras de segurança em casa) e maturacional (p. ex., pressão por colegas, paternidade e maternidade). Assim como profissionais da saúde realizam diagnósticos clínicos, enfermeiros identificam o diagnóstico de enfermagem ao analisar dados de exames e reconhecer padrões de dados coletados associados a um problema específico (Tabela 17.1). Enfermeiros não podem tratar diagnósticos clínicos; não podem solicitar um exame de HbA_{1c} ou insulina. A exceção, obviamente, se trata dos enfermeiros de prática avançada. Enfermeiros tratam a resposta de seus pacientes a condições de saúde. Um paciente com artrite reumatoide apresenta dor e alterações de mobilidade. Enfermeiros intervêm para minimizar e controlar a dor (p. ex., aplicar calor ou frio em uma área lesionada) e melhorar a mobilidade (p. ex., implementar protocolos de mobilidade precoce). Diagnósticos de enfermagem como *Dor Aguda* ou *Intolerância à Atividade* fornecem direcionamento claro para o tipo de intervenções de enfermagem (ver Capítulo 19) que enfermeiros possuem licença para fornecer de maneira independente.

Problemas colaborativos

Um **problema colaborativo** é aquele que requer intervenções tanto clínicas quanto de enfermagem para ser tratado (Carpenito, 2017). Enfermeiros trabalham com outros profissionais da saúde para manejar certos tipos de problemas colaborativos. Isso envolve a utilização de intervenções prescritas por médicos, recomendadas por terapeutas e intervenções de enfermagem a fim de minimizar complicações desses eventos (Carpenito, 2017). Por exemplo, no caso de um paciente atendido em uma clínica com uma ferida infeccionada na perna, o profissional da saúde lhe prescreve antibióticos, o enfermeiro monitora o paciente para febre e cuida de sua ferida, o nutricionista recomenda a dieta adequada com alto teor proteico e o paciente colabora aprendendo a higienizar as mãos e cuidar de sua ferida. Já no caso de um paciente paralisado por causa de uma lesão de medula espinal, o enfermeiro emprega técnicas de posicionamento e transferência adequadas para sua segurança e o fisioterapeuta recomenda exercícios para as extremidades do paciente.

Tabela 17.1 Comparação de um diagnóstico clínico e um diagnóstico de enfermagem a achados diagnósticos e achados/características definidores.

Diagnóstico clínico	Achados diagnósticos	Rótulo do diagnóstico de enfermagem	Características definidoras
Pneumonia	Ruídos pulmonares anormais: estertores Radiografia torácica mostrando infiltrados Dor torácica com tosse produtiva Confusão Falta de ar Cultura de sangue positiva para pneumococos	*Função Sistema Respiratório Prejudicado – Troca de Gases Prejudicada* (ICN, 2019)	Padrão respiratório anormal Taquicardia Ortopneia Hipercapnia Diaforese Tosse produtiva Inquietação Confusão Dispneia

Nem todas as complicações fisiológicas são problemas colaborativos. Se um enfermeiro pode prevenir o estabelecimento de uma complicação ou fornecer o tratamento primário para ela, o diagnóstico é de enfermagem (Carpenito, 2017). Por exemplo:

Enfermeiros podem prevenir	**Diagnóstico de enfermagem (ICN, 2019)**
Lesões por pressão	*Risco de Lesão por Pressão*
Aspiração	*Risco de Aspiração*
Enfermeiros podem tratar	**Diagnóstico de enfermagem**
Lesões por pressão estágio I ou II	*Integridade Tissular Prejudicada*
Deglutição prejudicada	*Deglutição Prejudicada*
Enfermeiros não podem prevenir	**Problemas colaborativos**
Convulsões	Convulsões
Hemorragia	Hemorragia

A colaboração interprofissional no manejo de problemas dos pacientes baseia-se na suposição de que, quando profissionais da saúde de diversas disciplinas e pacientes se comunicam e consideram as perspectivas peculiares de cada um, manejam melhor os múltiplos fatores que influenciam a saúde de indivíduos, famílias e comunidades (Sullivan et al., 2015). É um processo que amplia o acesso a intervenções de saúde e melhora a coordenação entre as disciplinas, com foco em mais envolvimento dos indivíduos e suas famílias na tomada de decisão (World Health Professions Alliance, 2019). Equipes sólidas de colaboração interprofissional permitem que os membros adotem protocolos de cuidado de pacientes baseados em equipes e centrados no paciente (Moss et al., 2016).

> **Pense nisso**
>
> Revise o prontuário eletrônico de um paciente para o qual você foi designado para prestar cuidados. Observe a lista de todos os problemas de saúde identificados. Organize-os por diagnósticos de enfermagem, diagnósticos médicos e problemas colaborativos.

Terminologias para diagnósticos de enfermagem

Enfermeiros trabalham em diversos cenários, mesmo quando apenas em uma instituição de saúde, como um hospital. Terminologias comuns permitem que você comunique informações sobre problemas de pacientes de formas significativas que possam ser compreendidas em todas as disciplinas e cenários de cuidados. Diagnósticos de enfermagem padronizam a terminologia da enfermagem. Isso permite que os enfermeiros, especificamente, identifiquem e discutam problemas dos pacientes, projetem o plano de cuidado com os desfechos associados, e reconheçam as potenciais intervenções adequadas. O uso de termos diagnósticos padronizados de enfermagem contribui para uma comunicação efetiva da equipe de saúde. Cuidados de saúde comunicados com palavras inespecíficas e sem clareza causam inconsistências em razão das diferenças na nomeação das necessidades dos pacientes (diagnósticos de enfermagem), intervenções de enfermagem associadas e resultados esperados de tratamento entre profissionais, equipes ou instituições (Rabelo-Silva et al., 2016).

A terminologia padrão é um componente-chave de prontuários eletrônicos (ver Capítulo 26). Há terminologias de interface padrão reconhecidas pela American Association of Nurses em prontuários eletrônicos (Office of the National Coordinator for Health Information Technology, 2017). Essas terminologias são conceitos usados pelos enfermeiros para descrever e registrar o cuidado dos pacientes (Boxe 17.1). Um sistema de terminologia padrão utilizado em todo o mundo é a **Classificação Internacional para a Prática de Enfermagem (CIPE®)**, desenvolvida pelo Conselho Internacional de Enfermeiros (International Council of Nurses) (ICN, 2019). O ICN é uma federação de mais de 130 associações nacionais de enfermeiros (*national nurses associations* [NNAs]), que representam mais de 20 milhões de enfermeiros de todo o mundo (ICN, 2020).

> **Boxe 17.1** Terminologias-padrão de enfermagem reconhecidas pela ANA
>
> **Terminologias de interface**
> 1. Sistema de Classificação de Cuidados Clínicos (CCC)
> 2. Classificação Internacional de Práticas de Enfermagem (CIPE)
> 3. North American Nurses Association International (NANDA-I)
> 4. Sistema de Classificação de Intervenções de Enfermagem (Nursing Interventions Classification System [NIC])
> 5. Classificação de Desfechos ou Resultados de Enfermagem (Nursing Outcomes Classification [NOC])
> 6. Sistema Omaha
> 7. Conjunto de Dados de Enfermagem Perioperatória (Perioperative Nursing Data Set [PNDS])
> 8. Códigos ABC
>
> Adaptado de: Office of the National Coordinator for Health Information Technology: Standard Nursing Terminologies: A Landscape Analysis, 15 de maio de 2017, https://www.healthit.gov/sites/default/files/snt_final_05302017.pdf. Acesso em: 15 maio 2021.

É comum uma instituição de saúde trabalhar com empresas de RES para criar uma linguagem padrão ou um conjunto de terminologias peculiar à instituição. Por vezes, essas terminologias se baseiam somente em diagnósticos clínicos e opiniões ou conhecimento da equipe de funcionários da instituição de saúde. A terminologia de diagnósticos de enfermagem pode ou não ser integrada. Quando não, depende de um enfermeiro identificar especificamente os diagnósticos de enfermagem relevantes do paciente, pois dizem respeito à condição de saúde de um paciente.

O sistema de classificação e taxonomia de diagnósticos de enfermagem da **NANDA Internacional (NANDA-I)** foi desenvolvido em 1982, quando educadores de enfermagem reconheceram que era necessário analisar e agrupar dados avaliativos em padrões, para que fossem interpretados antes que enfermeiros pudessem fechar diagnósticos de enfermagem precisos (NANDA-I, n.d.). Em pouco tempo, o diagnóstico tornou-se parte dos cinco passos do processo de enfermagem. O sistema de classificação diagnóstica da NANDA-I cresceu para 244 diagnósticos na atualidade (NANDA-I, 2018). Você não pode planejar e intervir de maneira correta para os pacientes se não conhece os problemas ou condições de saúde deles. A terminologia da NANDA-I é um sistema que fornece afirmações diagnósticas padronizadas e formais (incluindo definições, características que definem e fatores de risco associados). O sistema tem como objetivo chegar aos seguintes resultados (NANDA-I, 2018):

- Fornecer uma definição precisa das respostas de um paciente humano a problemas de saúde e processos de vida
- Desenvolver, refinar e disseminar terminologia baseada em evidências que representa julgamentos clínicos feitos por enfermeiros profissionais
- Permitir que enfermeiros comuniquem (p. ex., verbalmente ou de forma escrita) um plano de cuidados a outros enfermeiros ou outros profissionais da saúde e ao público
- Apoiar o desenvolvimento de conhecimento de enfermagem por meio de pesquisas

- Contribuir com o desenvolvimento da informática e de padrões de informação
- Documentar cuidados para reembolso de serviços de enfermagem.

Muitos desses resultados descrevem os propósitos do sistema da CIPE®. O ICN desenvolveu a Classificação Internacional para a Prática de Enfermagem como um sistema unificado de linguagem de enfermagem para dar suporte à documentação padronizada de enfermagem à beira do leito de um paciente ou no ambulatório (ICN, 2019). Trata-se de uma terminologia referencial compreensível ampla que pode se adaptar a múltiplos propósitos (p. ex., documentação, categorias de pesquisa, diretrizes de prática) em diferentes países e funciona como recurso primário para descrever práticas de enfermagem (Rabelo-Silva et al., 2016). A Organização Mundial da Saúde (OMS) reconhece a CIPE® para classificação de dados de pacientes e atividade clínica no domínio da enfermagem e seu uso na tomada de decisões para a melhora do estado de saúde dos pacientes e da prestação do cuidado de saúde (WHO, 2017).

CIPE® é uma classificação de fenômenos de enfermagem (diagnósticos), ações ou intervenções e desfechos que descrevem a prática de enfermagem. O sistema da CIPE® atualmente utiliza um modelo que tem sete eixos (Boxe 17.2). Com a terminologia multiaxial, termos de diferentes eixos são combinados para criar um conceito (Garcia e Nobrega, 2009; ICN, 2018). Por exemplo, o termo "dor" (do Eixo de Foco da Prática de Enfermagem da CIPE®) pode ser combinado com "crônica" (do Eixo de Duração da CIPE®) para criar o diagnóstico "dor crônica". Enfermeiros e outros funcionários do hospital podem utilizar a informação da base de dados da CIPE® para planejar e manejar cuidados de enfermagem, previsões financeiras, análise de desfechos de pacientes e desenvolvimento de políticas de saúde (ICN, 2019).

Além de melhorar a comunicação entre profissionais da saúde, o emprego de terminologia de enfermagem padronizada cria uma base de conhecimento científico para a enfermagem. Avanços na disciplina de enfermagem envolvem o desenvolvimento de interconexões de teoria, pesquisa e prática de enfermagem. O uso de um sistema de terminologia claro e bem estabelecido como diagnósticos de enfermagem forma a base dos sistemas de classificação dos cuidados de enfermagem. Esses sistemas de classificação ajudam enfermeiros a reconhecer fenômenos, tomar decisões corretas e realizar atividades de pesquisa em cenários clínicos que desenvolvem novo conhecimento na profissão de enfermagem (Mynaříková e Žiaková, 2014).

Existem semelhanças na linguagem da NANDA-I e da CIPE®. A taxonomia ou modelo da CIPE® refere-se a diagnósticos de enfermagem, ao passo que a NANDA-I oficialmente se refere a rótulos diagnósticos. Os dois sistemas de classificação têm muitos rótulos iguais para certos diagnósticos, embora também haja bastante variação de rótulos que descrevem respostas similares a condições de saúde.

Pensamento crítico na análise e no diagnóstico de enfermagem

Dispor de um banco de dados completo e preciso dos pacientes permite que você faça julgamentos clínicos na forma de um diagnóstico de enfermagem e então inicie os passos necessários para planejar (ver Capítulo 18) e implementar intervenções de enfermagem relevantes e adequadas (ver Capítulo 19). A competência no julgamento clínico se baseia no pensamento crítico. A aplicação de conhecimento e experiência, a consideração dos fatores ambientais e o emprego de atitudes de pensamento crítico e padrões intelectuais e profissionais melhoram a análise e a acurácia do diagnóstico (Figura 17.2).

Ao praticar a enfermagem, é importante conhecer o sistema de classificação de diagnósticos de enfermagem utilizado em seu programa de enfermagem e instituição de ensino. Você também precisa familiarizar-se com definições, fatores relacionados ou causais e características ou achados que definem e se aplicam a cada diagnóstico. É impossível memorizar a informação necessária para cada tipo de diagnóstico de enfermagem, seja qual for o sistema que você utilizar. Portanto, você precisa saber como acessar essa informação facilmente no seu local de trabalho. Fontes de informação sobre diagnósticos de enfermagem incluem faculdades, enfermeiros experientes, equipe clínica, sistemas de documentação e diretrizes de prática.

O raciocínio diagnóstico analisa pistas conectando dados à apresentação clínica de um paciente (Dickison et al., 2019). Sua análise consiste na explicação lógica de um julgamento clínico ao utilizar os dados de coleta do paciente para chegar a um diagnóstico de enfermagem. Você coleta um conjunto completo de dados, valida sua informação, analisa o significado dos dados procurando por padrões, considera se eles são esperados ou não e, então, adiciona mais dados se perceber falta de informações. Em seguida, interpreta os dados identificando conjuntos ou padrões que levam à identificação de diagnósticos de enfermagem e outros problemas (Figura 17.3). O processo de diagnóstico começa com a coleta de dados e inclui a tomada de decisão. Como enfermeiro, sua capacidade de reconhecer e analisar pistas, priorizar diagnósticos de enfermagem e gerar soluções para os pacientes tomando por base evidências e suas experiências pessoais com pacientes evoluirá e se desenvolverá (Dickison et al., 2019).

Agrupamento de dados e identificação de padrões

*No Capítulo 16, Tonya ainda estava cuidando do Sr. Lawson no 3º dia de pós-operatório. Ele não precisa mais de oxigênio suplementar e não teve mais dor no peito. Tonya inspeciona a ferida cirúrgica do paciente e nota uma **separação da ferida entre duas suturas** na parte inferior da incisão. Ela usa essa pista para se concentrar melhor na ferida, encontrando uma **pequena quantidade de secreção serosa** e observando que **a área está inflamada**. Tonya considera se a secreção e a inflamação seriam esperadas ou inesperadas. Seu conhecimento sobre cicatrização normal de feridas diz que secreção serosa é normal, assim como uma inflamação leve. Mas ela usa sua curiosidade e considera sinais padrão de infecção para reunir mais dados. Tonya pergunta ao paciente se a incisão está dolorida enquanto a apalpa delicadamente.*

Boxe 17.2 Sete eixos da CIPE® com definições

- **Foco:** área de atenção relevante à enfermagem (p. ex., dor, situação de rua, eliminação, expectativa de vida, conhecimento)
- **Julgamento:** opinião ou determinação clínica relacionada ao foco da prática de enfermagem (p. ex., nível diminuindo, risco aumentado, interrompido, anormal)
- **Cliente:** sujeito a quem se refere um diagnóstico e que recebe uma intervenção (p. ex., neonato, cuidador, família, comunidade)
- **Ação:** processo intencional aplicado ou realizado por um cliente (p. ex., educação, alteração, administração, monitoramento)
- **Meios:** forma ou método de realizar uma intervenção (p. ex., bandagem, técnica de treinamento da bexiga)
- **Localização:** orientação anatômica ou espacial de um diagnóstico ou intervenção (p. ex., posterior, abdome, escola, centro de saúde da comunidade)
- **Tempo:** ponto, período, instante, intervalo ou duração de uma ocorrência (p. ex., admissão, nascimento, crônico)

Adaptado de Garcia TR, Nobrega MML: The International Classification for Nursing Practice: participation of Brazilian nurses in the Project of the International Council of Nurses, *Acta Paul Enferm* 22 (Especial – 70 Anos):875, 2009; International Council of Nurses (ICN): Technical Implementation Guide, International Council of Nurses, Geneva, Switzerland, 2018.

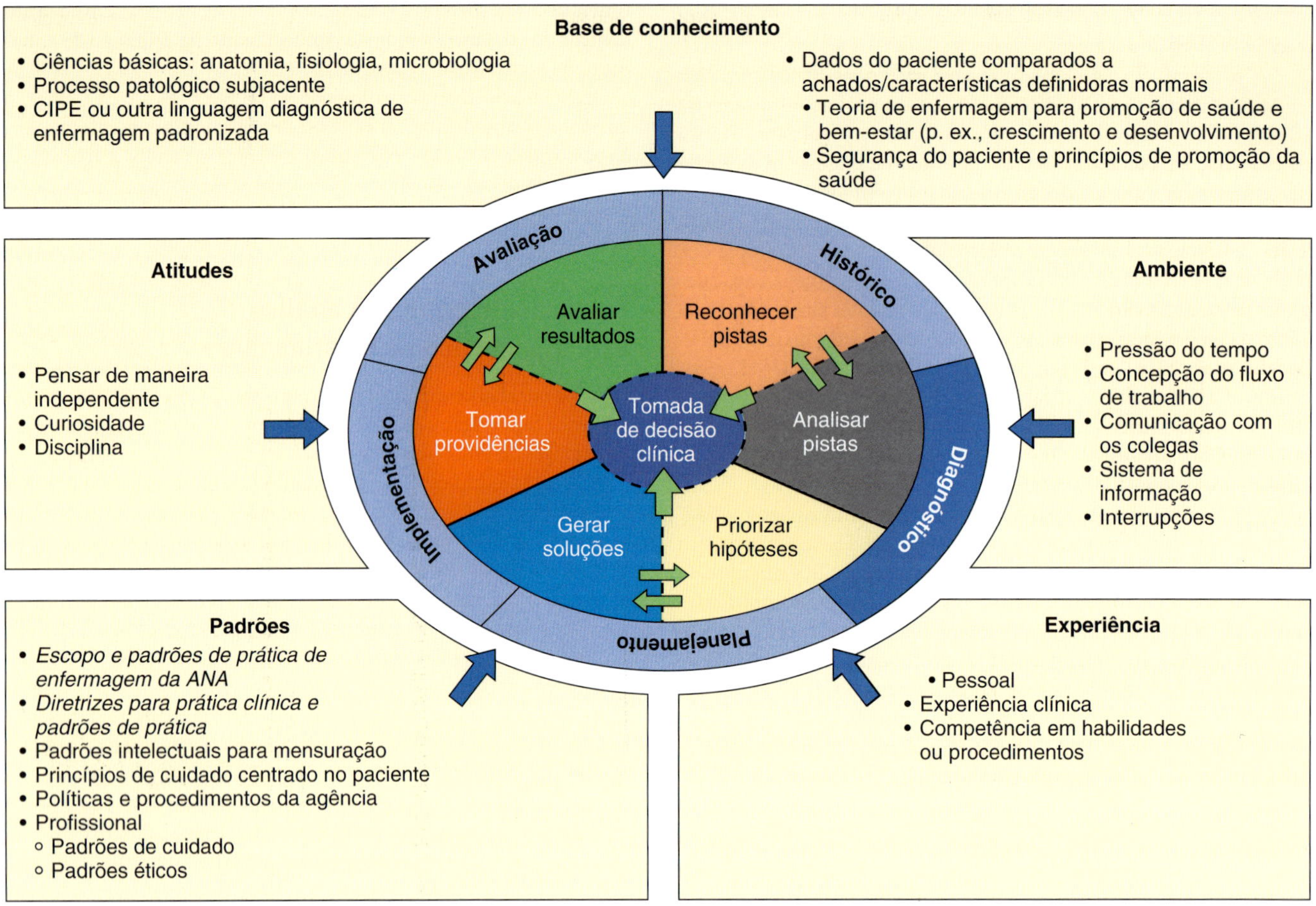

Base de conhecimento
• Ciências básicas: anatomia, fisiologia, microbiologia
• Processo patológico subjacente
• CIPE ou outra linguagem diagnóstica de enfermagem padronizada
• Dados do paciente comparados a achados/características definidoras normais
• Teoria de enfermagem para promoção de saúde e bem-estar (p. ex., crescimento e desenvolvimento)
• Segurança do paciente e princípios de promoção da saúde
Atitudes
• Pensar de maneira independente
• Curiosidade
• Disciplina
Ambiente
• Pressão do tempo
• Concepção do fluxo de trabalho
• Comunicação com os colegas
• Sistema de informação
• Interrupções
Avaliação
Histórico
Diagnóstico
Planejamento
Implementação
Avaliar resultados
Reconhecer pistas
Analisar pistas
Priorizar hipóteses
Gerar soluções
Tomar providências
Tomada de decisão clínica
Padrões
• Escopo e padrões de prática de enfermagem da ANA
• Diretrizes para prática clínica e padrões de prática
• Padrões intelectuais para mensuração
• Princípios de cuidado centrado no paciente
• Políticas e procedimentos da agência
• Profissional
◦ Padrões de cuidado
◦ Padrões éticos
Experiência
• Pessoal
• Experiência clínica
• Competência em habilidades ou procedimentos

Figura 17.2 Pensamento crítico na análise e no diagnóstico. (Copyright do Modelo de Medida de Julgamento Clínico © NCSBN. Todos os direitos reservados.)

Avalie o estado de saúde do paciente
• Paciente, família e recursos de saúde fornecem informações para compor a base de dados
• Esclareça informações inconsistentes ou imprecisas
• Utilize pensamento crítico para guiar e direcionar a linha de questionamento e avaliação a fim de revelar uma base de dados detalhada e relevante
Valide os dados com outras fontes
São necessários dados adicionais?
Sim
Não
Reavalie
Analise e interprete o significado dos dados
Procure por padrões de agrupamento de dados
• Agrupe sinais e sintomas
• Classifique e organize
Dados esperados?
Não
Sim
Reavalie
Identifique os fatores relacionados do histórico de enfermagem
Formule diagnósticos de enfermagem e problemas colaborativos

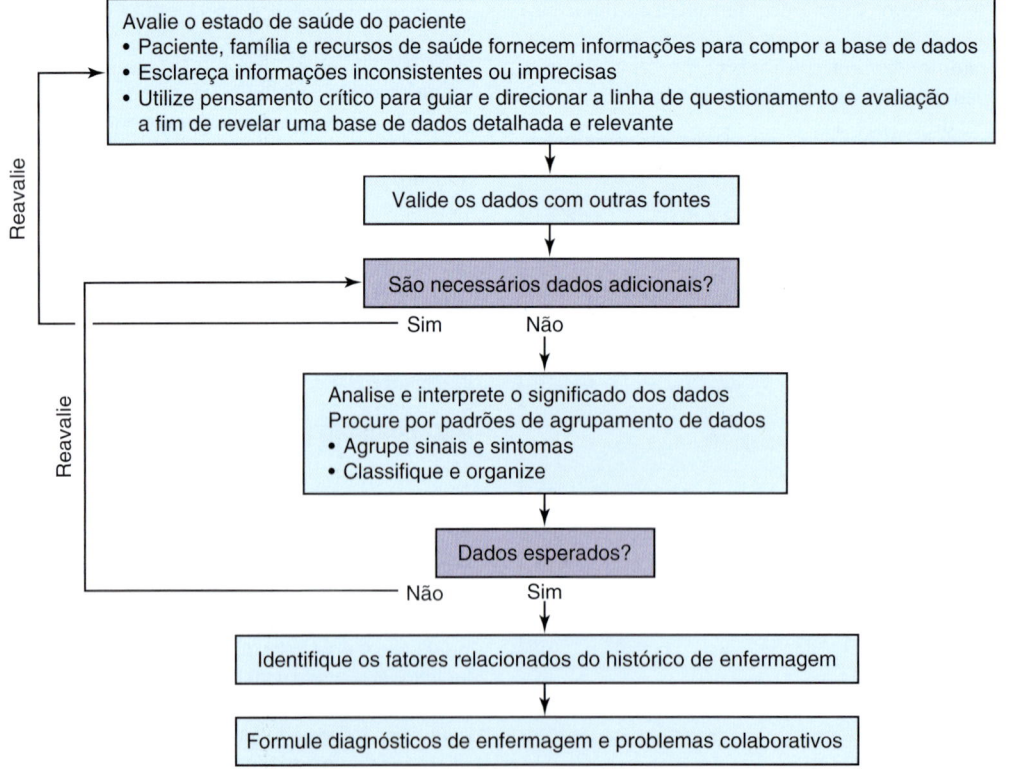

Figura 17.3 Processo do diagnóstico de enfermagem.

O Sr. Lawson diz: "Ai, **aqui está dolorido**. Acho que estourei esse ponto quando tossi ontem à noite". Ele também classifica sua **dor nesse momento como de nível 5**. Tonya sabe que, comparando ao dia anterior, a classificação de dor em nível 5 do Sr. Lawson era ligeiramente mais alta do que quando ela estava cuidando dele no 2º dia de pós-operatório. Ela continuará usando essa linha de base para determinar se a dor do Sr. Lawson está aumentando ou não. O conhecimento de Tonya sobre risco de infecção (como uma ruptura da integridade da pele) a leva a checar os sinais vitais do paciente; ela observa que sua **temperatura está em 37,5°C, ligeiramente acima da sua temperatura média de 37,2°C**. Tonya está agrupando as pistas que começam a formar um padrão, levando-a a monitorar o paciente mais atentamente quanto ao desenvolvimento de sinais de infecção.

A revisão e análise dos dados coletados consistem em organizar de forma crítica todos os dados acerca de um paciente em padrões significativos, também denominados **grupos de dados** ou conjuntos de achados de avaliação/características definidoras. Um conjunto de achados de avaliação constitui um grupo de elementos de dados, sinais ou sintomas obtidos durante um exame. Cada elemento de dado é um sinal objetivo ou subjetivo, sintoma ou fator de risco que conduz você a elaborar uma conclusão diagnóstica. À medida que analisa os dados, você começa a perceber elementos que oferecem pistas para um tipo de problema de saúde. Por exemplo, um paciente com falta de ar que caminha somente 30 metros e já perde o fôlego e apresenta aumento da frequência respiratória sugere um padrão de problema respiratório. Um paciente que relata não ter familiares imediatos, que não inicia uma conversação e perdeu recentemente a visão demonstra padrão de problema de enfrentamento. São esses padrões, ou grupos de dados, que começam a dar forma a uma descrição ou rótulo mais formal.

Ao procurar um padrão, compare os dados do paciente com a informação compatível com padrões de saúde normais (p. ex., cicatrização de uma ferida). Utilize normas aceitáveis como base de comparação e julgamento, normas como valores de exames laboratoriais, sinais vitais, padrões profissionais e limites fisiológicos normais. Determine também se os sinais e sintomas agrupados são esperados para um determinado paciente (p. ex., considere a condição e o histórico atuais) e se estão situados dentro da faixa de resposta saudável. Separe dados que não estão dentro de normas saudáveis para permitir identificação correta de um padrão.

Durante a avaliação do paciente, você obtém pontos de dados individuais intencionalmente ou não. A avaliação intencional inclui coleta deliberada de dados por meio de exame físico ou anamnese durante um histórico de enfermagem. Já a avaliação não intencional diz respeito a notar pontos de dados importantes sem que se pretendesse coletá-los (NANDA-I, 2018). Por exemplo, *muito embora Tonya tenha planejado inspecionar a ferida do Sr. Lawson, um ponto de dado não intencional é a separação das bordas da ferida cirúrgica*. Outro exemplo seria observar um paciente fazer uma expressão aflita e comprimir uma parte do corpo enquanto você o vira e reposiciona na cama.

Encontrar um grupo de dados ajuda você a pensar menos em dados individuais e focar no reconhecimento de padrões. Sua capacidade de reconhecer um padrão ou grupo vem com o conhecimento, a experiência clínica e prática intencional. No início, você não percebe algumas sutilezas que existem ao observar ou examinar pacientes. Por exemplo, a primeira vez que você olha para a ferida cirúrgica de um paciente, você nota o comprimento da incisão e a coloração geral da pele ao redor da incisão, porém pode não perceber um ponto de sutura individual que se soltou, ou um pequeno edema que se formou na extremidade da incisão.

Ao agrupar dados, você verifica que alguns são mais demográficos (p. ex., idade do paciente, gênero) e não necessariamente se enquadram em um padrão com outros dados. Você também encontra dados que se relacionam com a causa ou natureza do problema do paciente (p. ex., histórico de acidente vascular encefálico, pouca adesão à terapia). Um achado específico de seu exame poderá se aplicar a um ou mais padrões de dados (p. ex., mover um membro lentamente pode revelar problema de mobilidade ou também de conforto). À medida que você reconhece elementos de dados, você os agrupa em padrões de maneira lógica para que, durante a interpretação, você revele os diagnósticos de enfermagem que descrevem como um paciente responde a uma condição de saúde ou processo de vida. Sempre aplique a atitude de pensamento crítico de ser curioso para garantir que você tenha dados completos.

Quando dados revelam fatores de risco (*i. e.*, fatores que aumentam a vulnerabilidade do paciente a um evento prejudicial), você reconhece padrões, faz comparações com dados esperados para um diagnóstico de risco e seleciona o diagnóstico de enfermagem de risco adequado.

Durante sua avaliação, Tonya obteve informações que sugeriram que o Sr. Lawson possivelmente apresentava um problema de cicatrização de ferida: bordas separadas, secreção (que pode promover crescimento de microrganismos), dor no local da incisão e febre baixa. Os dados acerca do Sr. Lawson são pistas que formam o padrão de possível risco de infecção. A seleção de diagnóstico específico para essa área de problema permitirá que Tonya desenvolva um plano de cuidados relevante e apropriado.

Interpretação dos dados

A interpretação dos dados significa rotular o padrão ou grupo de dados para identificar claramente a resposta de um paciente a um problema de saúde. A seleção de um diagnóstico não pode ser casual ou simplesmente intuitiva. É necessário pensamento crítico. Sua interpretação dos grupos ou padrões de dados leva à seleção de diversos diagnósticos de enfermagem que se aplicam a seu paciente. É importante ser disciplinado ao comparar os dados em grupo com os padrões de dados de um diagnóstico para chegar a uma conclusão razoável sobre a resposta de um paciente a um problema de saúde.

No caso da classificação da NANDA-I, os padrões de sugestão de dados constituem características definidoras ou fatores de risco (NANDA-I, 2018) utilizados para formar um diagnóstico de enfermagem. Quando se utiliza a CIPE® como sistema de diagnóstico, a instituição na qual você trabalha estabelece critérios ou padrões para achados de exames e fatores de risco que formam o padrão de um diagnóstico de enfermagem (Figura 17.4). Enfermeiros que utilizam a CIPE® em seu local de trabalho contribuem com o desenvolvimento de conjuntos relevantes de declarações de diagnóstico, desfecho e intervenção para diversas prioridades de saúde e situações de promoção de saúde (Coenen et al., 2012). Usuários da CIPE® criaram catálogos de subgrupos de registros de enfermagem para fenômenos de saúde específicos (diagnósticos de saúde como dor), doenças (p. ex., HIV/Aids, depressão), especialidades de cuidados (p. ex., cuidados paliativos) e situações de cuidados (p. ex., enfermaria neonatal). Esses catálogos são utilizados para desenvolver sistemas de informações de saúde (Rabelo-Silva et al., 2016).

Independentemente do sistema diagnóstico utilizado, você deve comparar seus dados com os achados avaliativos padronizados para diagnósticos específicos a fim de selecionar o diagnóstico que se enquadra a seu paciente. O reconhecimento de dados em grupo ou padrão lógico revela os diagnósticos de enfermagem, como um paciente responde a uma condição de saúde ou processo de vida.

Tonya possui um conjunto de dados abrangente sobre o Sr. Lawson. No Capítulo 16, ela identificou que o Sr. Lawson tem conhecimento limitado sobre quais serão suas restrições ao retornar para casa. Ele não tinha certeza de quais eram os sinais de infecção, e fez várias perguntas sobre seu plano de cuidado. Tonya agrupa os dados que obteve do Sr. Lawson, analisa-os e reconhece padrões de um problema de conhecimento.

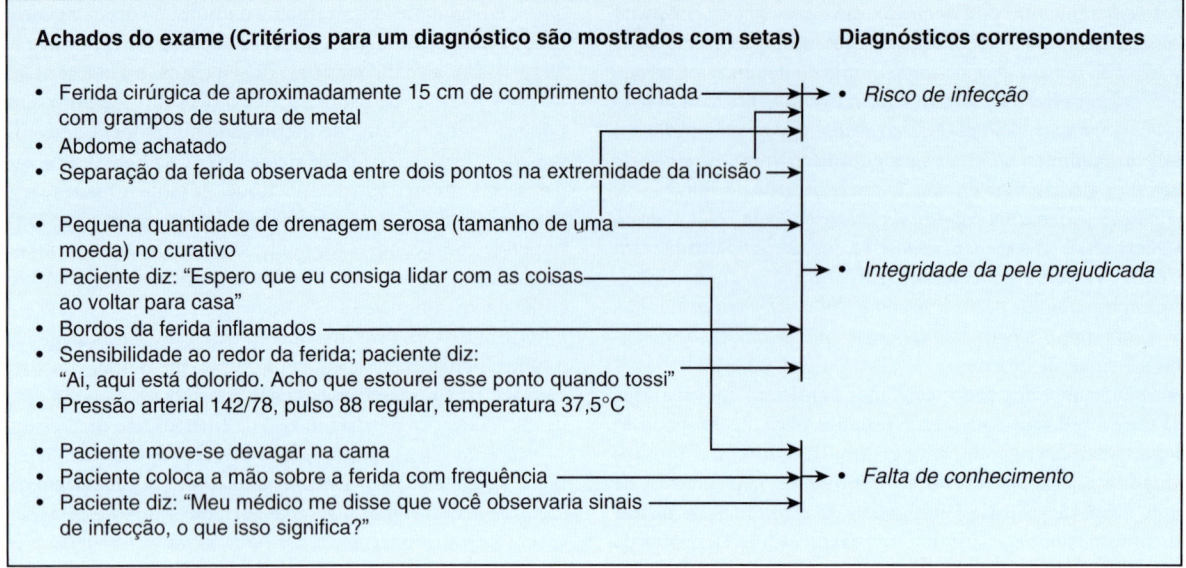

Figura 17.4 Achados do histórico de enfermagem com os diagnósticos correspondentes.

Como Tonya considera o pedido do Sr. Lawson por informações, existem diferentes diagnósticos de enfermagem para problemas relacionados a conhecimento, incluindo **Falta de Conhecimento, Disposição para Conhecimento Melhorado** e **Conhecimento Adequado**. Saber as diferenças entre esses diagnósticos e identificar quais se aplicam é resultado de uma cuidadosa interpretação de dados. A **Falta de Conhecimento** sugere que o paciente tenha conhecimento insuficiente acerca de um tópico ou área de interesse. **Disposição para Conhecimento Melhorado** sugere que o paciente está motivado ou aberto para aprender informações adicionais, ao passo que **Conhecimento Adequado** sugere que o indivíduo tenha conhecimento sobre um tópico, mas necessita de informações adicionais ou reforço a fim de fortalecer sua compreensão. A colectomia do Sr. Lawson é sua primeira experiência com uma cirurgia extensa. Suas perguntas anteriores sobre levantar-se e cuidar de sua incisão sugerem que ele tenha conhecimento limitado sobre cuidados pós-operatórios.

Trabalhar com pacientes similares ao longo de um período de tempo ajuda você a reconhecer padrões de achados de exames; entretanto, é importante lembrar que cada paciente é único e requer abordagem diagnóstica individualizada. Pode ser um desafio selecionar um diagnóstico quando os achados para dois diagnósticos distintos forem parecidos. Por exemplo, ter conhecimento insuficiente sobre preparar um cronograma de medicações e ser incapaz de identificar o motivo de uma medicação podem ser ambos considerados achados para os diagnósticos de *Falta de Conhecimento* (ICNP, 2019) ou *Capacidade para Manejar (Controlar) o Regime Medicamentoso Prejudicada* (ICNP, 2019). É preciso explorar mais a fundo para saber se o problema de um paciente diz respeito somente a conhecimento ou se o paciente apresenta limitações físicas que impedem de seguir uma rotina de medicações. Lembre-se, à medida que você coleta dados e observa grupos ou padrões, confirme-os com fontes de referência para o sistema diagnóstico que você utiliza. É crucial selecionar o diagnóstico correto para as respostas de um paciente a cada problema de saúde. Tonya identificou anteriormente que o Sr. Lawson estava com **Dor Aguda** em sua incisão cirúrgica, e que ele apresenta **Risco de Infecção**. Agora, ela faz o julgamento clínico de que o diagnóstico de enfermagem **Falta de Conhecimento** também se aplica a seu paciente. Ela também considerará qualquer dado remanescente para determinar se o Sr. Lawson tem outros diagnósticos. Há dados suficientes para corroborar um problema contínuo relacionado à respiração ou à ansiedade?

Fatores ambientais

Assim como no caso do histórico de enfermagem (ver Capítulo 16), fatores ambientais afetam sua capacidade de interpretar criticamente os dados e identificar corretamente os diagnósticos de enfermagem. Comunicar diagnósticos clínicos de forma correta e oportuna aos pacientes demonstrou ser um componente importante da prestação de cuidados de alta qualidade; erros de diagnóstico ameaçam a qualidade do cuidado (Committee on Diagnostic Error in Health Care, 2015). O mesmo é verdadeiro para a comunicação de diagnósticos de enfermagem para outros profissionais da saúde e pacientes; os pacientes precisam entender seus problemas de saúde. Vários desafios podem ocorrer com as tarefas e fluxo de trabalho que são necessários para formular um diagnóstico. Esses desafios incluem problemas com a informação (quantidade, precisão, integralidade, adequação), problemas de comunicação (pacientes e equipe de saúde), complexidade da tarefa (múltiplas áreas problemáticas do paciente), falta de consciência situacional, concepção insatisfatória do fluxo de trabalho (processo de internação ou transferência), interrupções e ineficiências (Committee on Diagnostic Error in Health Care, 2015). Mantenha-se consciente sobre o processo de identificar diagnósticos de enfermagem dedicando um tempo para fazer os julgamentos necessários e transmitir a informação a outros colegas da área de saúde de maneira oportuna.

Tipos de declarações de diagnósticos de enfermagem

A NANDA-I classifica diagnósticos de enfermagem em três tipos: com foco no problema, diagnóstico de risco e promoção da saúde (NANDA-I, 2018). A CIPE® categoriza diagnósticos de enfermagem como positivos ou negativos com resultados associados. O foco dos diagnósticos de ambas as classificações é parecido. Diagnósticos de enfermagem com foco no problema ou diagnósticos negativos identificam uma resposta humana indesejável a problemas ou queixas existentes de um paciente. Exemplos incluem *Dor Aguda* ou *Retenção Urinária* (NANDA-I, 2018) ou *Dor Aguda* e *Eliminação Urinária Prejudicada* (ICN, 2019). **Diagnósticos risco de enfermagem** aplicam-se quando um paciente tem maior potencial ou vulnerabilidade para desenvolver um problema ou uma complicação (NANDA-I, 2018). No sistema ICN, um diagnóstico de risco se enquadra na categoria de diagnósticos negativos de enfermagem. Exemplos incluem *Risco de Queda* (ICN, 2019) e *Risco de Pressão Arterial Instável* (NANDA-I, 2018).

Os diagnósticos de enfermagem de promoção da saúde e diagnósticos positivos identificam o desejo ou a motivação de melhorar o estado de saúde por meio de mudança comportamental positiva. Exemplos incluem *Disposição para Relacionamento Melhorado* e *Disposição para Poder Melhorado* (NANDA-I, 2018) e *Apoio Familiar Positivo* (ICN, 2019). Embora muitos diagnósticos de enfermagem sejam utilizados para identificar problemas experimentados por pacientes individuais, você aplica alguns desses diagnósticos a famílias, grupos de indivíduos e comunidades.

Como formular a afirmação diagnóstica

O modo como você formula uma afirmação diagnóstica de enfermagem afeta como você comunica os problemas de um paciente a outros membros da equipe de saúde, quais intervenções escolhe e como avalia os resultados dos pacientes. É essencial ter clareza e precisão. Ao formular um diagnóstico de enfermagem, cada tipo requer um formato diferente. No sistema NANDA-I, declarações diagnósticas com foco no problema têm três partes: um rótulo diagnóstico, fatores relacionados e principais características definidoras (NANDA-I, 2018). Diagnósticos de enfermagem de risco têm dois segmentos: um diagnóstico e os fatores de risco associados precedidos pela frase *conforme evidenciado por* (NANDA-I, 2018). Já diagnósticos de promoção da saúde são redigidos também com duas seções: o rótulo diagnóstico e as características definidoras ou achados de exames. Sem a utilização do formato correto do diagnóstico de enfermagem, o rótulo será menos significativo e poderá ser facilmente confundido (NANDA-I, 2018).

Os mesmos formatos podem ser utilizados para diagnósticos da CIPE®. Entretanto, selecionar inicialmente um diagnóstico de enfermagem no sistema da CIPE requer que o enfermeiro selecione ao menos um termo de dois eixos, a saber, o eixo "foco" e o eixo "julgamento" (Rabelo-Silva et al., 2016). Foco é a área de relevância à prática de enfermagem, por exemplo, estado fisiológico ou conhecimento, ao passo que julgamento refere-se à opinião clínica relacionada ao foco escolhido, por exemplo, nível diminuído, risco ou aumentado. Se você utilizar os diagnósticos da CIPE®, escolha entre achados de exames que formam um padrão para um diagnóstico específico. Depois, você também pode incluir um fator relacionado dos dados obtidos.

Componentes

- **Rótulo diagnóstico ou diagnóstico** – um rótulo diagnóstico ou diagnóstico é o nome dado a um diagnóstico de enfermagem aprovado por NANDA-I, CIPE® ou qualquer outro sistema utilizado por sua instituição. O sistema da NANDA-I oferece definições para cada diagnóstico descrevendo as características da resposta humana identificada
- **Fatores relacionados** – a resposta de um paciente a um problema de saúde relaciona-se a um conjunto de condições que causaram ou influenciaram essa resposta. Fatores relacionados são etiologias, circunstâncias, fatos ou influências que tenham relação com o diagnóstico de enfermagem (NANDA-I, 2018)

  Tonya utiliza uma abordagem de pensamento crítico para identificar o diagnóstico correto que se aplica à situação do Sr. Lawson. Ela seleciona **Falta de Conhecimento** *como diagnóstico de enfermagem porque essa é a primeira experiência cirúrgica do Sr. Lawson; portanto, ele desconhece a rotina pós-operatória. Ele tem questionamentos sobre o que ocorrerá depois da cirurgia. Tonya esclarece mais a afirmação como* **Falta de Conhecimento sobre cuidados pós-operatórios***. Em seguida, seleciona o fator relacionado como inexperiência do paciente. Ela formula o diagnóstico formal como* **Falta de Conhecimento sobre cuidados pós-operatórios relacionada à inexperiência com cirurgias***. Esse enunciado direcionará outros enfermeiros a conhecer a abrangência necessária de educação do paciente.*

Revise criteriosamente os dados de exames para identificar o fator relacionado que se aplica ao paciente. O valor de ter um fator relacionado em uma afirmação diagnóstica é que ele direciona os tipos de intervenção adequados aos cuidados com o paciente. Por exemplo, o diagnóstico de enfermagem *Problema de Peso Corporal: sobrepeso* da CIPE®, poderia levar um enfermeiro a identificar qualquer número de intervenções como exercícios, consulta com um nutricionista para uma dieta de baixas calorias, ou aconselhamento do paciente sobre controle de peso e saúde. Entretanto, uma declaração diagnóstica mais clara como *Problema de Peso Corporal: abaixo do peso devido a náusea e ingestão nutricional inadequada* pede por intervenções envolvendo o ajuste do tipo de dieta (p. ex., mudar de alimentos sólidos para líquidos), controle do ambiente do paciente na hora da alimentação eliminando odores nocivos e administração de antieméticos prescritos (intervenção colaborativa).

Os fatores relacionados para diagnósticos da NANDA-I foram categorizados em quatro grupos: fisiopatológicos (biológicos ou psicológicos), relacionados ao tratamento, situacionais (ambientais ou pessoais) e maturacionais (Carpenito, 2017). Já o sistema da CIPE® não definiu conjuntos de possíveis fatores relacionados para diagnósticos de enfermagem. A inclusão de um fator relacionado não tem a pretensão de criar uma afirmação de causa e efeito. Na realidade, ele indica que a etiologia identificada nos dados de avaliação contribui com ou está associada ao diagnóstico do paciente (Figura 17.5). Diagnósticos de risco não têm fatores relacionados pois você identifica uma vulnerabilidade em um paciente para um problema potencial; não existe ainda um problema (NANDA-I, 2018)

- **Características definidoras** – outro componente de um diagnóstico é opcional: a lista das características definidoras. É possível adicionar maior clareza a uma afirmação diagnóstica quando você lista as principais características definidoras ou achados de exames utilizados para selecionar um diagnóstico.

Destacar as principais características definidoras de um paciente oferece a você uma diretriz para avaliar a eficácia das terapias aplicadas nos cuidados de enfermagem. Por exemplo, no diagnóstico

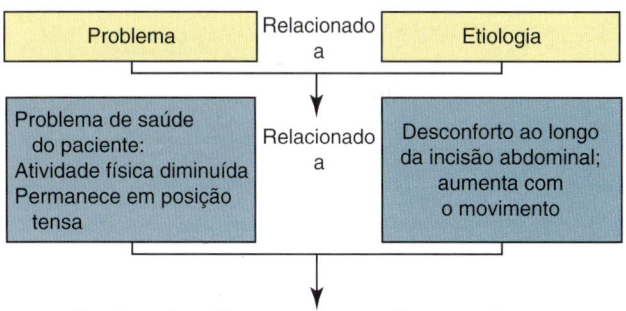

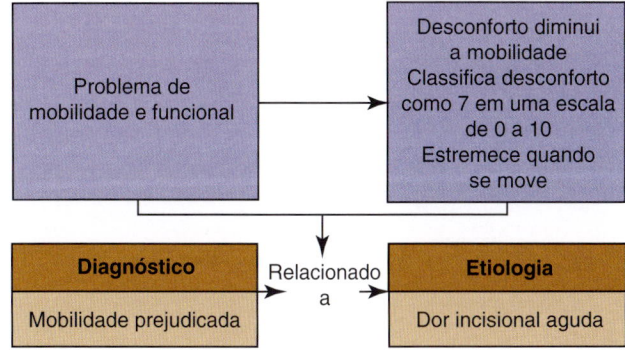

Figura 17.5 Relação entre um diagnóstico e um fator relacionado ou etiologia.

Problema de Peso Corporal: abaixo do peso devido a náusea e ingestão nutricional inadequada, a adição da frase: "*conforme evidenciado por perda de 4,5 kg em 1 mês e dor oral*" oferece mais informações para planejar cuidados de enfermagem. Os resultados para um paciente com esse problema incluem o ganho de peso mensal almejado e o relato do paciente acerca da cessação ou diminuição da dor oral (ver Capítulo 20).

No caso do Sr. Lawson, Tonya provê a clareza do diagnóstico redigindo a afirmação diagnóstica final em seu plano de cuidados: **"Falta de Conhecimento sobre cuidados pós-operatórios relacionada à inexperiência com cirurgias, conforme evidenciado por questionamentos frequentes sobre rotina pós-operatória".**

É necessária uma afirmação diagnóstica completa e precisa para que se possa realizar o cuidado centrado no paciente de forma adequada. A Tabela 17.2 demonstra mais exemplos dos benefícios da clareza diagnóstica.

Validade diagnóstica

Antes de finalizar um diagnóstico, refira-se à lista oficial da CIPE®, da NANDA-I ou do sistema de classificação utilizado na instituição de saúde para garantir acurácia da afirmação diagnóstica. Isso é essencial para uma comunicação clara com todos os membros da equipe de saúde. Deve-se utilizar terminologia diagnóstica padrão em qualquer registro de saúde eletrônico que empregue diagnóstico de enfermagem. Diagnósticos de enfermagem precisos constituem a base para o desenvolvimento de um plano de cuidados efetivo e personalizado (Yoost e Crawford, 2020).

Priorização

As experiências dos enfermeiros com a prática clínica servem para guiar suas ações e melhorar seu julgamento clínico (Dickison et al., 2019). Uma importante forma de julgamento é a priorização dos diagnósticos de enfermagem. Silvestri (2019) descreve um importante aspecto do julgamento clínico quando os enfermeiros ordenam suas hipóteses sobre os pacientes, priorizando suas preocupações e os diagnósticos de enfermagem dos pacientes. Quando você inicia a prática de enfermagem, a priorização dos diagnósticos resulta da consideração das necessidades básicas do paciente, fazendo generalizações sobre o que parece ser mais importante e confiando nos pacientes e outros cuidadores para corroborar uma prioridade. No entanto, à medida que você desenvolve suas habilidades clínicas, sua experiência e conhecimento sobre os diversos problemas de saúde dos pacientes permitem que seja mais crítico ao interpretar quais diagnósticos são prioritários. Você é capaz de ver um paciente de forma mais holística e reconhecer como os problemas de saúde de um paciente estão inter-relacionados.

No caso do Sr. Lawson, Tonya identificou **Falta de Conhecimento, Risco de Infecção, Ansiedade e Dor Aguda** *como diagnósticos relevantes. Qual deles é prioritário? Tonya sabe que, a menos que a dor e a ansiedade do paciente sejam aliviadas, ele não responderá a intervenções associadas a orientações. Mas lembre-se de que o Sr. Lawson também apresentou um problema respiratório, sendo que os exames diagnósticos revelaram uma embolia pulmonar. Nas últimas 24 horas, o estado respiratório do paciente estabilizou, sem embolias adicionais. Tonya opta por não selecionar um diagnóstico de enfermagem relacionado ao problema respiratório, mas continuará monitorando o paciente. A dor e a ansiedade do paciente estão relacionadas, e sua ansiedade está relacionada à falta de conhecimento e capacidade de aprender. A forma com que os diagnósticos do Sr. Lawson afetam uns aos outros exigirá que Tonya priorize criticamente, geralmente baseada nos sintomas progressivos do paciente com o objetivo de promover a recuperação cirúrgica dele.*

O processo de enfermagem é dinâmico. À medida que a condição do paciente muda, existem diferentes prioridades e geralmente diagnósticos de enfermagem novos ou resolvidos. Assim, aplicar constantemente o pensamento crítico ao processo de diagnóstico de enfermagem é essencial; isso envolve a aplicação de conhecimento e experiência, reconhecimento das pistas que refletem mudanças, melhor exploração das pistas e interpretação de novos dados, e formação de julgamentos consistentes.

Tabela 17.2 Comparação de intervenções para diagnósticos de enfermagem com diferentes fatores relacionados.

Diagnósticos de enfermagem	Fator relacionado	Achados do exame	Intervenções
Paciente A			
Ansiedade	Incerteza sobre cirurgia	Paciente pergunta: "Que tipo de dor eu terei?" Inquieto e incapaz de dormir	Forneça instrução detalhada sobre cirurgia, processo de recuperação e cuidados pós-operatórios esperados. Planeje um tempo formal para que o paciente faça perguntas
Mobilidade Prejudicada	Dor aguda	Dor classificada como 7 em uma escala de 0 a 10. Limita o movimento da perna direita	Administre um analgésico 30 min antes do exercício planejado. Instrua o paciente sobre como fazer uma tala no local da dor durante a atividade
Paciente B			
Ansiedade	Perda do emprego	Demitido há 1 mês. Fonte principal de renda familiar	Consulte assistente social para obter orientação de emprego. Encoraje atividades de promoção da saúde (p. ex., exercícios, atividades sociais de rotina)
Mobilidade Prejudicada	Lesão musculoesquelética	Fraqueza na perna direita. Extensão da perna direita diminuída	Realize exercícios de amplitude de movimento ativa na perna direita a cada 2 h. Instrua o paciente sobre marcha de 3 pontos com muleta

Erro diagnóstico

Erros de diagnóstico cometidos por profissionais da saúde podem causar prejuízo para os pacientes ao impedir ou retardar o tratamento adequado ou proporcionar tratamento desnecessário ou perigoso (Committee on Diagnostic Error in Health Care, 2015). Erros podem ocorrer no processo de diagnóstico de enfermagem durante a coleta de dados, análise dos grupos ou padrões de dados e interpretação para escolher uma declaração de diagnóstico de enfermagem. A precisão é um elemento de pensamento crítico na seleção de um diagnóstico de enfermagem. Não pule nenhum dos passos do processo de diagnóstico de enfermagem e tenha certeza de completar cada passo.

Erros na coleta de dados. Durante o histórico de enfermagem (ver Capítulo 16), aplique consistentemente o pensamento crítico na coleta de dados do paciente. Tenha atitudes de pensamento crítico e padrões intelectuais enquanto estiver coletando dados para evitar a obtenção de informações incorretas ou a falta de informações. Explore o problema de saúde do paciente minuciosamente, reunindo informações sobre os sinais e sintomas apresentados, assim como quaisquer achados que você possa esperar pela condição do paciente. Esteja disposto a confirmar um achado com outro enfermeiro. Se você achar que estão faltando dados ou que precisa de mais, considere outras perguntas que poderia fazer ao paciente ou sua família. Pergunte-se o exame físico que realizou foi cuidadoso e relevante em relação aos sintomas relatados pelo paciente. Você explorou os sinais e sintomas com base no que você sabe sobre a condição de saúde do paciente? Seja minucioso na coleta de dados e valide os achados físicos mensuráveis e objetivos para dar suporte aos dados subjetivos. Por exemplo, quando um paciente relata "dificuldade para respirar", você também ausculta ruídos pulmonares, avalia a frequência respiratória e mensura a excursão torácica (ver Capítulo 30). Evidências recentes demonstram que é comum ocorrer a identificação insuficiente das características definidoras/achados de exame ou fatores relacionados durante a realização de diagnósticos (Mynaříková e Žiaková, 2014).

Erros no agrupamento dos dados. Ocorrem erros quando você agrupa dados de forma prematura, incorreta ou não os agrupa. O agrupamento prematuro ocorre quando você realiza um diagnóstico de enfermagem antes de haver reunido todos os dados do paciente. Por exemplo, uma paciente relata apresentar incontinência ocasional e frequência urinária. Você agrupa os dados disponíveis e começa a identificar uma alteração na micção. O agrupamento incorreto ocorre quando você tenta fechar um diagnóstico com um conjunto limitado de sinais e sintomas coletados. Nesse exemplo, a avaliação adicional revela que a paciente tem incontinência urinária em pequenos volumes que ocorre com tosse ou exercícios. A paciente não sofre perda de urina à noite. O grupo completo de dados ajuda você a focar particularmente em um tipo específico de problema de incontinência (p. ex., esforço *versus* incontinência funcional). Antes de analisar seus dados de exames para identificar grupos ou padrões, valide a acurácia e completude dos dados mais uma vez. Você pode fazê-lo reavaliando um sintoma específico, confirmando dados do prontuário do paciente ou consultando outro enfermeiro. Quando não conseguir validar seus dados, deixe que isso sirva de alerta de que pode haver uma relação imprecisa entre os elementos dos dados clínicos e o diagnóstico de enfermagem que você está tentando selecionar.

Erros na análise e na interpretação dos dados. Durante a análise e a interpretação, tenha o cuidado de considerar quaisquer elementos conflituosos em seus dados e determine se são suficientes para formar um diagnóstico. Lembre-se de que um único sintoma não é suficiente para selecionar um diagnóstico de enfermagem. Por exemplo, um paciente que está tremendo como resultado de dor, náusea ou até medo, todos diagnósticos de enfermagem válidos.

No exemplo da paciente com sintomas de frequência urinária e incontinência ocasional de pequenos volumes associada ao exercício e tosse, é necessária uma revisão dos achados do histórico em busca de diagnósticos de alteração urinária associados. Os achados identificados para esse caso encaixam-se nos critérios para *Incontinência Urinária de Esforço*. A paciente não perde urina durante a noite nem relata vontade constante de urinar, tornando inadequado o diagnóstico de enfermagem *Incontinência Urinária de Urgência*. Você aprende a organizar os dados coletados e combiná-los com achados de histórico padrão de diagnósticos para selecionar o diagnóstico de enfermagem adequado. A interpretação é precisa depois da revisão cuidadosa dos diagnósticos de enfermagem com achados similares, a fim de selecionar o que melhor se encaixa na condição de seu paciente.

Erros na declaração do diagnóstico. O raciocínio clínico sólido garante que você faça o julgamento necessário para identificar um diagnóstico de enfermagem preciso. O processo, então, leva à seleção de intervenções de enfermagem individualizadas, específicas e efetivas (Capítulo 19). A seleção bem-sucedida das intervenções de enfermagem depende, também, de encontrar os fatores etiológicos relacionados ou fatores de risco corretos para determinado diagnóstico de enfermagem. A declaração de diagnóstico precisa com achados relevantes guia você e o paciente a selecionar resultados adequados (ver Capítulo 18). Infelizmente, pesquisas demonstram que enfermeiros nem sempre são metódicos no modo como formulam diagnósticos de enfermagem (Boxe 17.3). Você pode diminuir erros em declarações de diagnósticos selecionando uma linguagem adequada, concisa e precisa. Certifique-se de que a etiologia ou fator relacionado esteja dentro do escopo da prática de enfermagem de diagnóstico e tratamento. As diretrizes a seguir ajudarão você a diminuir os erros diagnósticos:

- Identifique a resposta de um paciente a um problema de saúde, não um diagnóstico clínico (Carpenito, 2017). Um diagnóstico clínico requer intervenções médicas; portanto, não é adequado incluir o diagnóstico clínico de seu paciente na declaração de diagnóstico de enfermagem. Por exemplo, em vez do diagnóstico de hipertensão, selecione o diagnóstico de enfermagem *Pressão Arterial Instável* (ICN, 2019)
- Identifique uma declaração de diagnóstico em vez de um sintoma. Identifique diagnósticos de enfermagem com base em um grupo de achados, não num único sinal ou sintoma. Um achado é insuficiente para identificar um diagnóstico. Por exemplo, a dispneia sozinha não conduz a um diagnóstico. Um padrão de dispneia, excursão torácica diminuída e taquipneia constituem achados para o diagnóstico *Ventilação Espontânea Prejudicada*
- Identifique um fator relacionado ou fator de risco tratável por meio de intervenção de enfermagem. Um teste diagnóstico ou uma condição crônica não constituem etiologias tratáveis com intervenções de enfermagem. Um paciente com costelas fraturadas provavelmente apresenta dor à inspiração, excursão torácica prejudicada e respiração lenta e superficial. Uma radiografia de tórax poderá demonstrar alvéolos colapsados na área afetada. O diagnóstico de enfermagem "*Ventilação Espontânea Prejudicada relacionada a respirações superficiais*" seria incorreto. Não existem intervenções que diretamente tornem a respiração menos superficial. O diagnóstico correto seria "*Ventilação Espontânea Prejudicada relacionada a dor torácica por causa da fratura de costela, evidenciada por excursão diminuída e dispneia*". Intervenções de enfermagem direcionadas ao alívio da dor melhoram a respiração
- Identifique um problema causado pela resposta a um tratamento ou exame diagnóstico, em vez de identificar o tratamento ou exame propriamente dito. Os pacientes experimentam muitas respostas a testes diagnósticos e tratamentos médicos. Tais respostas são o foco dos cuidados de enfermagem. O paciente que apresenta dor

Boxe 17.3 Prática baseada em evidências

Fontes de erro e frequência de diagnósticos de enfermagem utilizados na prática clínica

Questão PICOT: qual o nível de acurácia na formulação de afirmações diagnósticas entre enfermeiros?

Resumo das evidências

Dois estudos separados, conduzidos internacionalmente, examinaram os erros que ocorreram mais frequentemente em diagnósticos de enfermagem e a frequência dos diagnósticos de enfermagem utilizados na prática (Mynaříková e Žiaková, 2014; Johnson et al., 2018). As revisões de literatura incluíram pesquisas formais (Johnson et al., 2018), bem como revisões de especialistas e textos educacionais (Mynaříková e Žiaková, 2014). O uso de linguagem de enfermagem padrão e de sistemas de classificação de diagnósticos de enfermagem tem demonstrado consistentemente ser um elemento essencial que estrutura a documentação de enfermagem e o plano de cuidado de enfermagem (Johnson et al., 2018). Um estudo encontrou deficiências na formação de conclusões diagnósticas. Isso incluía identificação de elementos diagnósticos (p. ex., achados de avaliação ou fatores relacionados). Nesse mesmo estudo, os pesquisadores observaram que os diagnósticos de enfermagem são muito frequentemente determinados com base em dados irrelevantes ou inválidos (Mynaříková e Žiaková, 2014). Estudos que investigaram a documentação de diagnósticos de enfermagem em uma ampla variedade de cenários observaram que diagnósticos pertencentes à disfunção de funções orgânicas foram mais comumente identificados, ao passo que diagnósticos da área psicossocial foram identificados com menor frequência (Mynaříková e Žiaková, 2014). Como enfermeiros utilizam mais comumente os mesmos diagnósticos de enfermagem para diagnósticos ou condições médicas, podem acabar se sentindo menos confortáveis para identificar diagnósticos mentais, sociais e espirituais. Por exemplo, sempre que um paciente é submetido a uma cirurgia de substituição ou artroplastia total do quadril, os enfermeiros identificam dor aguda e mobilidade prejudicada, independentemente do que outros dados possam indicar.

Aplicação na prática de enfermagem

- Utilize pensamento crítico para melhorar a precisão dos diagnósticos de enfermagem (Johnson et al., 2018)
- Como a acurácia na seleção de diagnósticos de enfermagem requer pensamento crítico, arrume tempo para analisar seus dados cuidadosamente, formando uma declaração (Mynaříková e Žiaková, 2014)
- Evite identificar fatores relacionados irreversíveis, que não possam ser modificados com intervenções de enfermagem
- Não assuma que um paciente tenha um diagnóstico de enfermagem com base em um diagnóstico médico. Baseie a seleção de seu diagnóstico nos dados completos específicos do paciente
- Concentre-se na precisão das inserções de dados de enfermagem. Particularmente, examine precisão, conteúdo e até que ponto anotações e diagnósticos de enfermagem foram baseados no histórico de enfermagem (Johnson et al., 2018).

- Identifique os problemas de um paciente em vez de seus próprios problemas com os cuidados de enfermagem. Diagnósticos de enfermagem devem ser centrados no paciente e formam a base do cuidado direcionado a uma meta. Considere um paciente que está recebendo uma infusão intravenosa (IV) periférica. O diagnóstico "*Potenciais Complicações da Terapia Intravenosa relacionadas a acesso vascular ruim*" indica problema de enfermagem na manutenção da infusão. Já o diagnóstico "*Risco de Infecção evidenciado por edema do sítio IV, dor no local e infusão mais lenta*" direciona a atenção adequadamente às necessidades potenciais do paciente
- Identifique o problema de um paciente em vez de uma intervenção de enfermagem. Você planeja intervenções após identificar um diagnóstico de enfermagem. A intervenção "Oferecer comadre frequentemente em razão de incontinência" não é uma afirmação diagnóstica. Com dados de avaliação adequados, a afirmação diagnóstica correta seria "*Diarreia relacionada a uma intolerância alimentar evidenciada por três evacuações diárias e fezes amolecidas*". O diagnóstico correto resultará mais provavelmente na seleção de intervenções adequadas para resolver o problema do paciente
- Identifique a necessidade de um paciente em vez de uma meta de cuidado. Metas são estabelecidas durante a etapa de planejamento do processo de enfermagem (ver Capítulo 18). Metas baseadas na identificação precisa dos problemas de um paciente servem como base à determinação da resolução desses problemas. Modifique a afirmação: "O paciente necessita de dieta com alto teor proteico relacionada à potencial alteração nutricional" para "*Nutrição Desequilibrada: Menor do que as Necessidades Corporais relacionada à deglutição prejudicada, evidenciada pela incapacidade de ingerir alimentos sólidos e boca dolorida*"
- Faça julgamentos profissionais em vez de preconceituosos. Baseie os diagnósticos de enfermagem em dados subjetivos e objetivos do paciente, não inclua suas crenças e seus valores pessoais. Remova seu julgamento de "*Integridade da Pele Prejudicada relacionada a maus hábitos de higiene*" para uma afirmação diagnóstica como "*Integridade da Pele Prejudicada relacionada a conhecimento inadequado sobre cuidado perineal, evidenciado pela incapacidade de higienizar o períneo e incapacidade de explicar técnicas de higienização*"
- Evite afirmações legalmente desaconselháveis na declaração de diagnóstico (Carpenito, 2017). Declarações que implicam culpa, negligência ou procedimentos condenáveis (ver Capítulo 23) têm o potencial de resultar em processos judiciais. A afirmação "*Dor Aguda relacionada a medicação insuficiente*" implica prescrição inadequada por um médico. A identificação correta do problema seria "*Dor Aguda relacionada a conhecimento insuficiente sobre cronograma de analgesia, evidenciado por relato pessoal da intensidade da dor e incapacidade de descrever plano de dosagem*"
- Identifique o problema e a etiologia a fim de evitar uma afirmação redundante. Afirmações redundantes são vagas e não direcionam o cuidado de enfermagem. Modifique a afirmação "*Ventilação Espontânea Prejudicada relacionada à respiração superficial*" a fim de identificar o real problema do paciente e sua causa: "*Ventilação Espontânea Prejudicada relacionada à dor incisional, evidenciada por imobilidade e aumento da frequência respiratória*"
- Identifique apenas um problema do paciente em uma afirmação diagnóstica. Cada problema tem resultados esperados diferentes (ver Capítulo 18). Ocorre confusão durante o planejamento do cuidado se você inclui múltiplos problemas em um único diagnóstico de enfermagem. Isso também pode resultar na escolha de um número insuficiente de intervenções ou intervenções incorretas. Por exemplo, "*Dor e Ansiedade relacionadas à dificuldade de deambular*" são dois diagnósticos combinados em uma declaração diagnóstica. Dois diagnósticos distintos para "*Dor*" e "*Ansiedade*" são mais precisos. É permitido incluir múltiplas etiologias que

torácica e está agendado para um cateterismo cardíaco possivelmente apresente diagnóstico de enfermagem de "*Ansiedade relacionada à falta de conhecimento sobre exames cardíacos, evidenciada pela incapacidade de descrever o cateterismo cardíaco após questionamento repetitivo*". Um diagnóstico incorreto seria "*Ansiedade relacionada a cateterismo cardíaco*"

- Identifique a resposta de um paciente a um equipamento, não identifique o equipamento propriamente dito. Pacientes muitas vezes não estão familiarizados com a tecnologia médica e seu uso. O diagnóstico "*Falta de Conhecimento sobre a necessidade de monitoramento cardíaco relacionada à inexperiência*" é preciso, comparado à afirmação "*Falta de Conhecimento relacionada ao monitoramento cardíaco*" contribuem para um único problema, como no caso de "*Pesar Complicado relacionado ao diagnóstico de doença terminal e mudança de papel na família*".

> **Pense nisso**
> Compartilhe o resumo de achados de exames de um paciente de quem você cuidou com um colega estudante. Compare os diagnósticos de enfermagem que você fez com os de seu colega. Discuta as similaridades e as diferenças.

Uso do diagnóstico de enfermagem na prática

Os pacientes, em geral, apresentam diversos problemas de saúde, que podem causar diversos tipos de respostas humanas. Por exemplo, um diagnóstico clínico de acidente vascular encefálico normalmente resulta na alteração das respostas humanas, incluindo alterações de mobilidade, fala, processos mentais, comportamento de enfrentamento e suporte familiar. Portanto, um único diagnóstico de enfermagem como mobilidade alterada não é suficiente para desenvolver de fato uma abordagem completa de cuidados centrados no paciente. Os achados que você obtém em seu exame muitas vezes se aplicam a um ou mais diagnósticos de enfermagem. *Vimos isso no caso de Tonya e do Sr. Lawson.* O paciente apresenta diagnósticos de enfermagem de *Falta de Conhecimento, Ansiedade, Dor Aguda* e *Risco de Infeção*. A interpretação meticulosa dos achados possibilita obter uma imagem mais ampla das diversas respostas de um paciente e como elas são relatadas. Uma forma de comunicar a relação entre os múltiplos diagnósticos de enfermagem de um paciente é por meio de um mapa conceitual, uma ferramenta que pode ser útil em suas situações práticas iniciais.

Mapa conceitual

No Capítulos 15 e 16, você aprendeu como um mapa conceitual oferece uma visão gráfica das conexões entre as múltiplas respostas de um paciente a problemas de saúde. É um desafio priorizar e focar todos os diagnósticos de enfermagem de um paciente. O desafio aumenta quando você cuida de muitos pacientes em uma rotina clínica. O mapa conceitual ajuda você a pensar criticamente sobre os diagnósticos de um paciente e como eles se relacionam entre si. Muitos educadores utilizam mapas conceituais para ajudar estudantes a desenvolver o pensamento crítico durante a prática clínica (Khrais, 2017; Aein e Aliakbari, 2017). Mapas conceituais organizam e ligam dados sobre os múltiplos diagnósticos de um paciente de maneira lógica. Representam graficamente as conexões entre conceitos (p. ex., diagnósticos de enfermagem, achados de exame e intervenções) que se relacionam a um objeto central (os problemas de saúde primários do paciente). Na Figura 17.6, as linhas tracejadas entre diagnósticos de enfermagem demonstram que um diagnóstico está diretamente relacionado a outro.

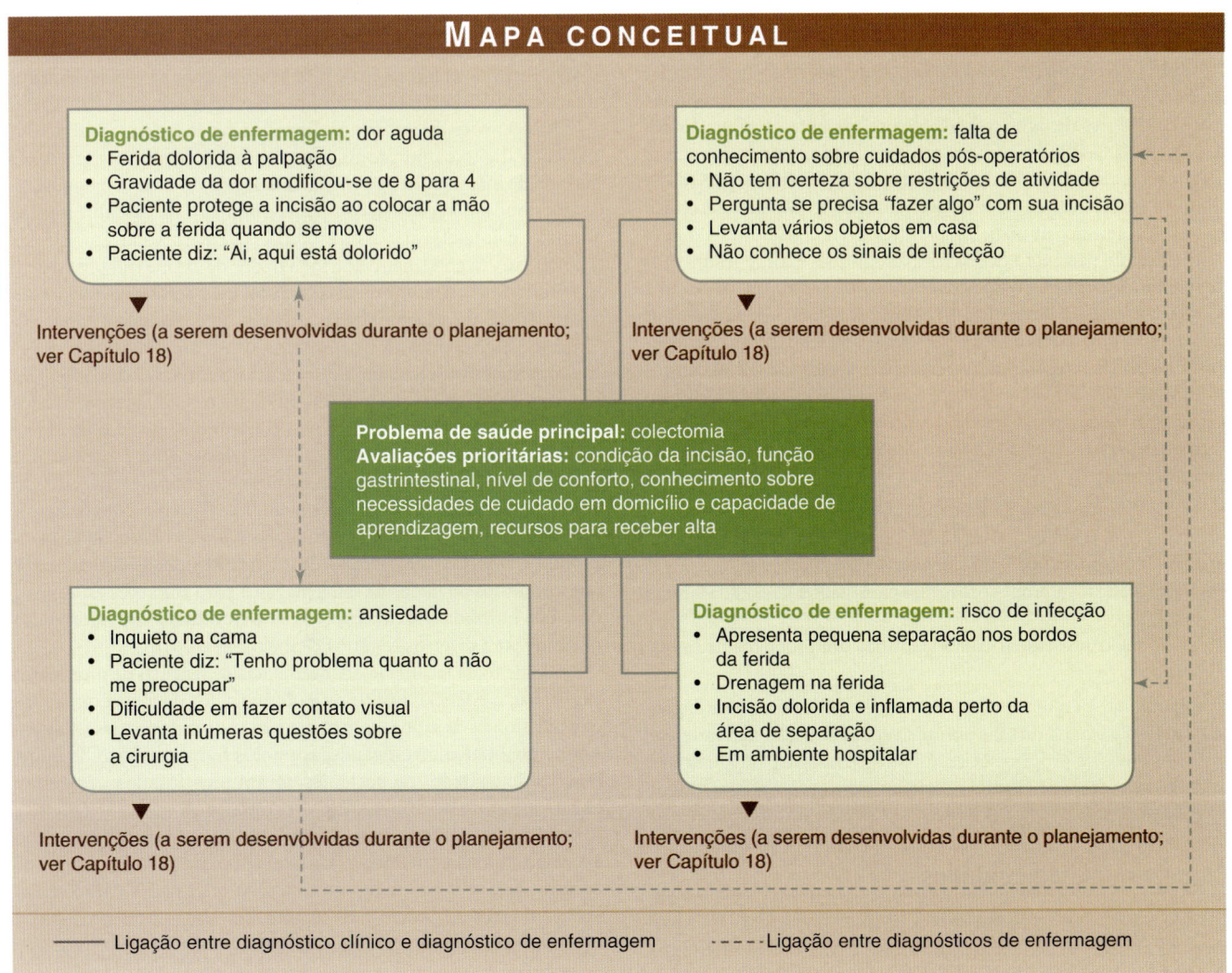

Figura 17.6 Mapa conceitual para o Sr. Lawson: diagnósticos de enfermagem identificados.

Mapas de conceitos desenvolvem habilidades que proporcionam a enfermeiros experiência na solução de problemas de maneira flexível, individualizada e específica para a situação de cada paciente (Aein e Aliakbari, 2017).

Uma vantagem do mapa de conceito é seu foco centralizado no paciente, em vez da doença ou alteração de saúde, ainda que os problemas de saúde do paciente sejam centrais. Esse foco mais holístico encoraja enfermeiros a se concentrar nos problemas de saúde e diagnósticos de enfermagem específicos dos pacientes em vez de utilizar uma única abordagem para todos os pacientes com problemas similares.

Relevância cultural em diagnósticos

Quando você for selecionar diagnósticos de enfermagem, considere a diversidade cultural de seus pacientes, incluindo etnia, valores, crenças, linguagem e práticas de saúde (ver Capítulo 9). Isso inclui conhecer as diferenças culturais que afetam a forma como pacientes definem saúde e enfermidade, bem como suas preferências ou escolhas de tratamento. Por exemplo, Lai et al. (2013) exploraram como diagnósticos de enfermagem afetam a qualidade da enfermagem profissional pela perspectiva de enfermeiros de Taiwan. Seu trabalho demonstrou que alguns diagnósticos de enfermagem foram difíceis de aplicar considerando as crenças culturais de cuidados de saúde tradicionais chineses, que enfatiza a harmonia e o equilíbrio holístico. É importante conhecer a si próprio, considerar a cultura de seu paciente e praticar competência cultural a fim de identificar precisamente os problemas de saúde de um paciente e fornecer cuidados de enfermagem centrados nele. Isso requer validação de como identificar o diagnóstico de um paciente com ele mesmo.

Considere o exemplo do diagnóstico de enfermagem da CIPE® *Atitude do Cuidador Conflituosa*, em que existem diferenças de opinião entre cuidadores da família acerca de um paciente próximo do fim da vida. Seria fácil aplicar seu próprio viés cultural ao selecionar esse diagnóstico, dependendo de suas crenças, experiências passadas e conforto em orientar cuidadores acerca da morte. Também seria fácil aplicar o diagnóstico de maneira inadequada sem considerar os valores e as crenças do paciente e de sua família. Atitudes e comportamentos de familiares e cuidadores em relação aos pacientes, assim como a relação com eles, podem afetar significativamente a dignidade dos pacientes (Guo e Jacelon, 2014). A seleção inadequada de um diagnóstico de enfermagem com base em seus próprios valores ou crenças pode resultar na implementação de intervenções que um paciente ou seu familiar cuidador não estejam dispostos a aceitar. Considere essas perguntas para realizar diagnósticos de enfermagem culturalmente competentes:

- Como esse problema de saúde afetou você e sua família?
- O que você acredita que irá ajudar ou resolver o problema?
- O que mais preocupa você a respeito desse problema?
- Quais práticas culturais você realiza para manter você e sua família bem?
- Deixe-me compartilhar como identifico um problema de saúde. Você concorda?

Quando faz perguntas como essas, você utiliza uma abordagem centrada no paciente que lhe permite ver sua situação de saúde por meio dos olhos do próprio paciente. Isso é necessário para identificar os dados relevantes de exames relacionados aos problemas de saúde do paciente.

Planejamento de cuidados

O diagnóstico de enfermagem fornece um método padrão e universal para enfermeiros se comunicarem entre si e com outras disciplinas de saúde. Isso melhora a colaboração interprofissional (ver Capítulo 18). Diagnósticos direcionam o processo de planejamento e a seleção de intervenções de enfermagem no sentido de atingir os resultados desejados para os pacientes. Assim como um diagnóstico clínico de diabetes melito leva um médico a prescrever uma dieta com baixo teor de carboidratos e medicação para controlar a glicemia, o diagnóstico de enfermagem *Manutenção ineficaz da Saúde* leva o enfermeiro a desenvolver intervenções educacionais e de suporte social adequadas. No Capítulo 18, você aprenderá como a combinação de declarações de diagnósticos de enfermagem com os sistemas de NIC e NOC facilita o processo de planejamento de cuidados centrados no paciente. O plano de cuidados (ver Capítulo 18) é um mapa para a oferta de cuidados de enfermagem e demonstra sua responsabilidade pelo cuidado com o paciente. Por meio de diagnósticos de enfermagem precisos, seu plano de cuidado subsequente comunica as respostas de um paciente aos problemas de saúde com todos os profissionais da saúde, garantindo cuidado de alta qualidade.

Documentação e informática

É essencial ter acurácia e consistência na forma como a informação é compartilhada entre profissionais da saúde. Ferramentas apropriadas, como os prontuários eletrônicos, são necessárias para garantir continuidade, segurança e qualidade dos cuidados do paciente ao melhorar a comunicação interprofissional (Elliot et al., 2018; Keenan et al., 2013). A utilização de formatos padronizados em prontuários eletrônicos permite que enfermeiros e outros profissionais da saúde compartilhem informações acerca dos cuidados fornecidos para manter a vida, permitir a recuperação e promover a saúde. O uso de terminologia padrão e familiar em um prontuário eletrônico ajuda o enfermeiro a selecionar diagnósticos de enfermagem e intervenções durante o planejamento dos cuidados do paciente e comunicar os colegas de cuidados de saúde.

Quando você identificar os diagnósticos de enfermagem de um paciente, digite-os no prontuário eletrônico de sua instituição. O sistema de informação institucional demonstra como o diagnóstico se distribui nos registros, como em um plano de cuidado formal, formulário de tarefas diárias ou evoluções de enfermagem. Em sistemas avançados, um enfermeiro adiciona dados de exames no prontuário eletrônico e o programa organiza os dados em padrões que melhoram a capacidade de selecionar diagnósticos de enfermagem precisos. Uma vez selecionados os diagnósticos, o sistema direciona o enfermeiro às opções de resultado e intervenção a serem selecionados para o paciente específico, permitindo cuidado individualizado. Muitos prontuários eletrônicos mais novos contêm diagnósticos de enfermagem que incluem diagnósticos, fatores relacionados, características definidoras, Classificações de Intervenção em Enfermagem (NIC, do inglês *Nursing Interventions Classification*) e Classificações de Resultados em Enfermagem (NOC, do inglês *Nursing Outcomes Classification*) da NANDA-I (NANDA-I, 2018). A CIPE® desenvolve catálogos (subconjuntos de dados de enfermagem) para situações específicas de saúde utilizadas no desenvolvimento de sistemas de informação de saúde para diversos cenários (Rabelo-Silva, 2016).

A despeito da facilidade e conveniência de sistemas de prontuário eletrônico, é essencial inserir os dados corretos de forma que todos os profissionais da saúde tenham um banco de dados preciso. Em um estudo qualitativo investigando os pontos fracos no fluxo de informações de cuidados de pacientes, foram identificados três temas: (1) variação na documentação e comunicação dos enfermeiros; (2) ausência de uma supervisão centralizada do cuidado no prontuário eletrônico, ou seja, facilmente acessível por parte de toda a equipe de cuidados; e (3) raridade de comunicação interdisciplinar (Keenan et al., 2013). Para resolver essas fragilidades, siga essas dicas:

1. Comunique os diagnósticos de um paciente de forma precisa e oportuna no prontuário eletrônico e documente os dados do histórico de enfermagem confirmando o diagnóstico.

2. Ao receber informações de outro enfermeiro durante um relatório de *hand-off*, confirme os diagnósticos do paciente; posteriormente, no fim de seu turno, comunique o progresso do paciente.
3. Colabore com todos os profissionais da saúde envolvidos no cuidado de um paciente e use os diagnósticos de enfermagem para comunicar os problemas dele.
4. Documente informações prioritárias, como o atual plano de cuidados (ver Capítulo 18), e deixe essas informações acessíveis para todos os membros da equipe de cuidados de saúde (Keenan et al., 2013).

Pontos-chave

- Um diagnóstico de enfermagem é um julgamento clínico baseado em análise crítica e na interpretação de pistas de dados que classifica a reação de um indivíduo, família ou comunidade a uma enfermidade
- Diagnósticos de enfermagem fornecem uma direção clara para os tipos de intervenções de enfermagem que enfermeiros são licenciados para fornecer de maneira independente
- Enfermeiros não podem tratar diagnósticos médicos; na realidade, tratam a resposta dos pacientes às condições médicas de saúde. A exceção a essa regra são os enfermeiros de prática avançada. Enfermeiros tratam das reações dos pacientes às condições de saúde
- Enfermeiros intervêm em colaboração com profissionais de outras áreas da saúde no manejo de problemas colaborativos
- O uso de terminologia padronizada para os diagnósticos de enfermagem fornece clareza diagnóstica e comunicação interprofissional efetiva, permitindo que enfermeiros formulem diagnósticos de enfermagem e as intervenções associadas, bem como avaliem os resultados do cuidado de enfermagem
- A aplicação de conhecimento e experiência clínica, a consideração de fatores ambientais e o uso de atitudes de pensamento crítico e padrões intelectuais e profissionais aumentam a precisão diagnóstica
- O processo de raciocínio do diagnóstico de enfermagem envolve a análise de dados coletados de um paciente para reconhecimento de padrões e validação das pistas disponíveis. A interpretação lógica dos dados requer o desenvolvimento de um julgamento clínico para a seleção de um diagnóstico de enfermagem correto
- Os componentes de uma declaração de diagnóstico de enfermagem incluem um rótulo diagnóstico ou um diagnóstico, fatores relacionados ou etiologias (para diagnósticos com foco em problemas e diagnósticos negativos) e, como opção, achados/características definidoras importantes
- A análise de dados envolve organizar todos os elementos dos dados do paciente de forma crítica, formando padrões significativos, também denominados grupos de dados ou conjuntos de achados/características definidoras
- Um diagnóstico de enfermagem com foco no problema ou um diagnóstico negativo identifica uma reação humana indesejada real aos problemas de saúde existentes, enquanto um diagnóstico de risco de enfermagem identifica quando há maior possibilidade ou vulnerabilidade de um paciente desenvolver um problema ou complicação
- Uma forma importante de julgamento clínico é a priorização dos diagnósticos de enfermagem, demonstrada quando os enfermeiros aplicam sua experiência e conhecimento sobre os diversos problemas de saúde dos pacientes para interpretar criticamente qual diagnóstico é prioritário
- À medida que reconhece elementos de dados de um exame, você os agrupa em padrões significativos de uma maneira lógica que, durante a interpretação dos dados, identifique claramente os diagnósticos de enfermagem

- Identifique os diagnósticos de enfermagem a partir de um agrupamento de achados/características definidoras e não simplesmente a partir de um único sintoma
- Podem ocorrer erros no processo de diagnóstico de enfermagem durante a coleta de dados, análise de dados, agrupamento ou formação de padrão e interpretação para a escolha de uma afirmação diagnóstica de enfermagem.

Para refletir

Após completar uma avaliação de um paciente em uma área clínica ou em uma simulação de aula prática, revise seus dados e aplique o pensamento crítico.

- Que padrões de pistas de dados aparecem logicamente juntos conforme você analisa toda a informação do paciente?
- Como seu conhecimento sobre a condição do paciente influenciou suas atividades de histórico de enfermagem? O que você poderia ter feito de diferente para obter mais informações?
- À medida que você olha para a formação das pistas em cada padrão, existem casos nos quais uma pista individual se encaixa em mais de um padrão? O que isso sugere?

Questões de revisão

1. Um enfermeiro conduz uma avaliação em uma mulher de 42 anos em uma clínica. A mulher é casada e mora em um condomínio com seu marido. Ela relata estar urinando com frequência e sentir dor ao urinar. O enfermeiro pergunta se ela precisa ir ao banheiro durante a noite, e a paciente responde: "Sim." A paciente apresentou um episódio de diarreia há 1 semana. Ela pesa 136 kg. O enfermeiro documenta os achados/características definidoras relacionados a seguir. Quais dos achados do exame necessitam ser priorizados no acompanhamento pelo enfermeiro? (Selecione todas as aplicáveis.)
   a. A paciente não tem histórico de doença crônica.
   b. A paciente urina à noite.
   c. A paciente relata dificuldade em se limpar após urinar ou defecar.
   d. A temperatura corporal é de 38°C.
   e. Histórico recente de ganho de peso.
   f. Conhecimento sobre cuidado perineal.
   g. Última motilidade intestinal normal há 2 dias.
   h. Frequência de evacuação na diarreia.
2. O histórico realizado por um enfermeiro revela que a paciente urina frequentemente e sente dor ao urinar. Sua temperatura corporal é de 38°C. O enfermeiro pergunta se ela precisa ir ao banheiro à noite, e ela responde que sim. Quando questionada sobre a frequência das idas ao banheiro, a paciente responde: "Aproximadamente três vezes por noite." O enfermeiro pergunta se ter de urinar no meio da noite é algo recente ou normal para a paciente. A paciente explica que "Normalmente, vou uma vez por noite e só." O enfermeiro então pergunta: "Quando você sente necessidade de ir ao banheiro, você consegue chegar ao vaso sanitário em tempo?" A paciente diz: "Ah, sim, consigo." E o enfermeiro pergunta: "E você teve algum escape de urina?" A paciente nega a ocorrência de escapes. Quando questionada sobre a presença de dor nas costas ou no abdome, a paciente nega desconforto. O enfermeiro, então, coleta uma amostra de urina da paciente e inspeciona o aspecto, observando que ela está turva e com odor fétido. Quais dos seguintes diagnósticos de enfermagem são indicados pelas pistas neste histórico de enfermagem da paciente?
   1. *Função renal prejudicada.*
   2. *Eliminação urinária prejudicada.*
   3. *Incontinência urinária de urgência.*
   4. *Incontinência urinária total.*

3. Um estudante de enfermagem está trabalhando com um membro da faculdade para identificar um diagnóstico de enfermagem para um paciente. O estudante avaliou que o paciente está sendo submetido a radioterapia abdominal, apresenta fezes líquidas e sua pele está limpa e intacta. O estudante seleciona o diagnóstico de enfermagem *Integridade da Pele Prejudicada*. O membro da faculdade explica que o estudante cometeu um erro diagnóstico por qual das seguintes razões?
   a. Agrupamento de dados incorreto.
   b. Diagnóstico incorreto.
   c. A condição é um problema colaborativo.
   d. Término prematuro da avaliação.
4. Um enfermeiro avalia uma mulher de 42 anos em uma clínica. A mulher é casada e mora em um condomínio com seu marido. Ela relata estar urinando com frequência e sentir dor ao urinar. O enfermeiro pergunta se ela precisa ir ao banheiro durante a noite, e a paciente responde: "Sim, em geral duas ou mais vezes." A paciente apresentou um episódio de diarreia há 1 semana. Ela pesa 136 kg e relata ter dificuldade para se higienizar após urinar ou evacuar. Quais das seguintes alternativas demonstram achados que se agrupam para indicar o diagnóstico de enfermagem *Eliminação Urinária Prejudicada*? (Selecione todas as aplicáveis.)
   a. Idade de 42 anos.
   b. Disúria.
   c. Dificuldade para realizar higiene perineal.
   d. Noctúria.
   e. Episódio de diarreia.
   f. Pesa 136 kg.
   g. Micção frequente.
5. Revise os seguintes diagnósticos de enfermagem e identifique quais estão afirmados corretamente. (Selecione todas as aplicáveis.)
   a. Oferecer cuidados de pele frequentes devido a *Integridade da Pele Prejudicada*.
   b. *Risco de Infecção*.
   c. *Dor Crônica relacionada à osteoartrite evidenciada por redução de amplitude articular do quadril*.
   d. *Intolerância à Atividade relacionada a mau condicionamento físico evidenciada por dispneia de esforço*.
   e. *Falta de Conhecimento relacionada à cirurgia a* laser.
6. Um enfermeiro de cuidados domiciliares realiza uma avaliação de segurança residencial. Os dados revelam que o paciente tem 71 anos e catarata bilateral que está causando visão turva e sensibilidade a luzes fortes. O paciente está se recuperando de um acidente vascular encefálico que causou fraqueza em sua perna esquerda, com marcha instável. Conversando com o paciente, o enfermeiro descobre que ele mora sozinho e caiu no banheiro há 4 meses. Os cômodos da casa estão em más condições. O enfermeiro identifica os diagnósticos de enfermagem de *Visão prejudicada, Mobilidade prejudicada* e *Risco de queda*. Qual diagnóstico é a prioridade para o enfermeiro? Explique.
7. Um enfermeiro é designado para um novo paciente atendido na unidade de saúde. O enfermeiro coleta um histórico de enfermagem e realiza a anamnese do paciente. Coloque os seguintes passos na ordem correta da formulação de um diagnóstico de enfermagem.
   a. Considere o contexto do problema de saúde do paciente e selecione um fator relacionado.
   b. Revise os achados do exame, denotando pistas clínicas objetivas e subjetivas.
   c. Agrupe pistas que formam um padrão.
   d. Reúna os dados completos do paciente sobre seus problemas de saúde.
   e. Identifique o diagnóstico de enfermagem.
   f. Considere se os dados são esperados ou não esperados com base no problema.
8. Um enfermeiro realiza a anamnese e conduz um exame físico em um paciente, os quais incluem os seguintes achados: amplitude de movimento reduzida de quadril, força na perna esquerda e dificuldade de se virar na cama sem ajuda. Esse conjunto de dados é um exemplo de:
   a. Conjunto de dados colaborativos.
   b. Rótulo diagnóstico.
   c. Fatores relacionados.
   d. Grupo de dados.
   e. Conjunto de dados validado.
9. Um enfermeiro revisa dados obtidos acerca da resposta de um paciente ao diagnóstico de câncer. O enfermeiro nota que o paciente está inquieto, evita o contato visual, apresenta pressão arterial aumentada e expressa uma sensação de desamparo. O enfermeiro compara o padrão de seus achados para *Ansiedade* com os de *Medo* e seleciona *Ansiedade* como diagnóstico correto. Esse é um exemplo de enfermeiro tentando evitar um erro em quais dos seguintes tópicos? (Selecione todas as aplicáveis.)
   a. Coleta de dados.
   b. Agrupamento de dados.
   c. Interpretação de dados.
   d. Formulação de afirmação diagnóstica.
   e. Determinação do resultado.

Respostas: 1. b, c, d, e, f, h; **2.** b; **3.** b; **4.** b, d, g; **5.** b, d; **6.** Risco de Queda; **7.** d, b, c, f, a, e; **8.** d; **9.** b, c, d.

Referências bibliográficas

American Nursing Association (ANA): *Nursing scope and standards of practice*, ed 4, Washington DC, 2021, American Nurses Association.

Carpenito LJ: *Nursing diagnosis: application to clinical practice*, ed 15, Philadelphia, 2017, Wolters Kluwer.

Committee on Diagnostic Error in Health Care; Board on Health Care Services; Institute of Medicine; The National Academies of Sciences, Engineering, and Medicine; Balogh EP, Miller BT, Ball JR, editors. Washington, DC, 2015, National Academies Press (US). 2015 Dec 29.

Dickison P et al.: Integrating the National Council of State Boards of Nursing Clinical Judgment Model into nursing educational frameworks, *J Nurs Educ*. 58(2):72, 2019.

Elliot L et al: Standardizing documentation: a place for everything, *MEDSURG Nursing*. 27(1):32, 2018.

Garcia TR, Nobrega MML: The International Classification for Nursing Practice: participation of Brazilian nurses in the project of the International Council of Nurses, *Acta Paul Enferm* 22(Especial - 70 Anos):875, 2009.

International Council of Nurses (ICN): *Technical Implementation Guide*, International Council of Nurses, Geneva, Switzerland, 2018.

International Council of Nurses (ICN): *Nursing diagnosis and outcome statements – international classification for nursing practice catalogue*, ICN – International Council of Nurses, Geneva, Switzerland, 2019.

International Council of Nurses (ICN): *Who we are*, 2020, https://www.icn.ch/. Accessed May 15, 2021.

Mynaříková E, Žiaková K: The use of nursing diagnoses in clinical practice, *Cent Eur J Nurs Midw* 5(3):117, 2014.

North American Nursing Diagnosis International (NANDA-I): *NANDA international history, momentum and connections*, nd, http://nanda.host4kb.com/article/AA-00240/0/1980-1989.html. Accessed May 15, 2021.

North American Nursing Diagnosis International (NANDA-I): In Herdman TH, Kamitsuru S, editors: *Nursing diagnoses: definitions and classification 2018-2020*, ed 11, 2018. New York, Thieme.

Office of the National Coordinator for Health Information Technology: *Standard nursing terminologies: a landscape analysis,* May 15, 2017, https://www.healthit.gov/sites/default/files/snt_final_05302017.pdf. Accessed May 15, 2021.

Silvestri LA: *White Paper: higher-cognitive-level test questions: a starting point for creating Next-Generation NCLEX® (NGN) test items*, Elsevier, 2019. https://evolve.elsevier.com/education/expertise/next-generation-nclex/higher-cognitive-level-test-questions-a-starting-point-for-creating-next-generation-nclex-ngn-test-items/. Accessed May 15, 2021.

World Health Organization (WHO): *International Classification for Nursing Practice (ICNP)*, 2017, https://www.who.int/standards/classifications/other-classifications/international-classification-for-nursing-practice. Accessed May 15, 2021.

World Health Professions Alliance: *Interprofessional collaborative practice*, 2019, https://www.whpa.org/activities/interprofessional-collaborative-practice. Accessed May 15, 2021.

Yoost B, Crawford L: *Fundamentals of nursing: active learning for collaborative practice*, ed 2, St Louis, 2020, Elsevier.

Referências de pesquisa

Aein F, Aliakbari F: Effectiveness of concept mapping and traditional linear nursing care plans on critical thinking skills in clinical pediatric nursing course, *J Educ Health Promot* 6:13, 2017.

Coenen A et al.: ICNP catalogues for supporting nursing content in electronic health records, *Stud Health Technol Inform* 180:1075, 2012.

Guo Q, Jacelon CS: An integrative review of dignity in end-of-life care, *Palliat Med* 28(7):931, 2014.

Johnson L et al: A systematic literature review of accuracy in nursing care plans and using standardised nursing language, *Collegian*, 25:355, 2018.

Keenan Gl et al: Challenges to nurses' efforts of retrieving, documenting, and communicating patient care information, *J Am Med Inform Assoc* 20(2):245, 2013.

Khrais H: The outcomes of integrating concept mapping in nursing education: an integrative review, *Open J Nurs* 7(11):1335, 2017.

Lai W, et al.: Does one size fit all? Exploring the cultural applicability of NANDA-I nursing diagnoses to Chinese nursing practice. *J Transcult Nurs* 24(1):43, 2013.

Moss E et al.: Registered nurses as interprofessional collaborative partners: creating value-based outcomes, *OJIN*, 21(3), 2016. https://ojin.nursingworld.org/MainMenuCategories/ANAMarketplace/ANAPeriodicals/OJIN/TableofContents/Vol-21-2016/No3-Sept-2016/Registered-Nurses-as-Interprofessional-Collaborative-Partners.html. Accessed May 15, 2021.

Rabelo-Silva ER et al.: Advanced nursing process quality: comparing the international classification for nursing practice (ICNP) with the NANDA international (NANDA-I) and nursing interventions classification (NIC), *J Clin Nurs* 26(3–4):379, 2016.

Sullivan M, et al.: Interprofessional collaboration and education, *AJN* 115(3):47, 2015.

18

Planejamento e Identificação dos Resultados no Cuidado de Enfermagem

Objetivos

- Explicar como o julgamento clínico integra o processo de planejamento
- Explicar a relação entre planejamento e diagnóstico de enfermagem
- Examinar como o pensamento crítico influencia o planejamento do cuidado de enfermagem
- Identificar fatores que influenciam a priorização na seleção de diagnósticos de enfermagem para pacientes
- Examinar a relevância dos resultados para uma seleção de diagnósticos de enfermagem
- Discutir critérios utilizados na definição de prioridades
- Utilizar o modelo SMART para redigir os enunciados do resultado
- Explicar os fatores a considerar ao selecionar intervenções para determinado diagnóstico ou problema do paciente
- Discutir as diferenças entre intervenções de enfermagem independentes e dependentes
- Explicar como a consulta é conduzida em um contexto clínico
- Explicar o processo de colaboração interprofissional.

Termos-chave

Classificação das intervenções de enfermagem
Classificação dos resultados de enfermagem
Colaboração interprofissional
Conhecimento científico
Consulta
Definição de prioridades
Intervenções colaborativas
Intervenções de enfermagem dependentes
Intervenções de enfermagem independentes
Planejamento
Plano de cuidado de enfermagem
Plano de cuidado interprofissional
Resultado
Resultado do paciente influenciado pelo enfermeiro

Quão bem você planeja? Após revisar os produtos alimentícios de seu armário de cozinha, você elabora uma lista e planeja as refeições ao longo do curso da semana? Como progenitor, você colabora com seu parceiro, após considerar as atividades semanais, o que planeja fazer no fim de semana? Como você planeja suas despesas para o mês? O planejamento é o processo de identificação de um problema (p. ex., produtos alimentícios em falta no armário) e elaboração ou execução de um plano de ação que é frequentemente orientado por um resultado. Você seleciona alimentos que precisa ter no armário, planeja a ida ao mercado e, então, escolhe e prepara os produtos alimentícios que foram comprados para criar uma alimentação desejável e saudável.

Planejamento de cuidados de enfermagem é muito mais complicado do que se preparar para uma ida ao mercado, pois envolve o uso de pensamento crítico e tomada de decisões baseando-se em julgamentos clínicos: analisar os diagnósticos de enfermagem do paciente e outros problemas colaborativos, priorizar os diagnósticos de enfermagem e problemas, definir resultados para guiar o plano de cuidados e selecionar intervenções relevantes para o cuidado do paciente (Ignatavicius, 2019). O julgamento é a base da tomada de decisões clínicas corretas (ou adequadas) quando da priorização dos diagnósticos e resultados para depois selecionar as intervenções.

No Capítulo 17 você aprendeu o processo para identificar diagnósticos de enfermagem relevantes e apropriados. Após analisar e interpretar os dados de histórico de enfermagem do paciente para identificar diagnósticos de enfermagem relevantes, a identificação dos resultados e o planejamento se tornam os passos seguintes do processo de enfermagem (Figura 18.1). Assim que você identifica um diagnóstico

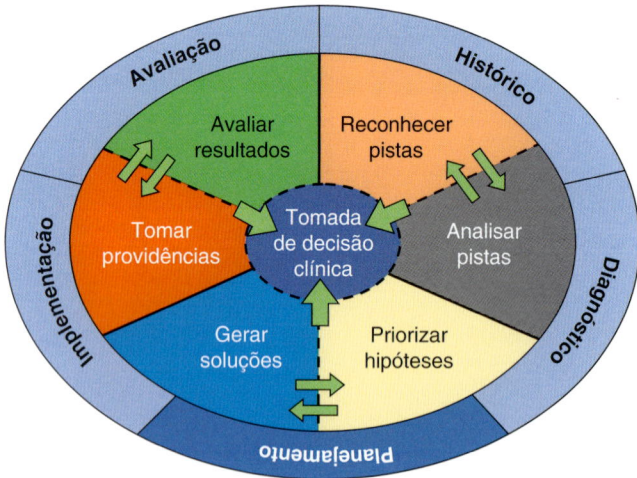

Figura 18.1 Processo de enfermagem: planejamento. (Copyright © NCSBN. Todos os direitos reservados.)

ou problema, você planeja um curso de ação para resolvê-lo e utiliza julgamento clínico na elaboração do planejamento para gerar soluções para o cuidado de um paciente.

Tonya tem conduzido avaliações contínuas do estado de saúde do Sr. Lawson ao longo dos últimos 3 dias e identificou quatro diagnósticos de enfermagem: **Dor Aguda** *relacionada ao traumatismo da incisão cirúrgica,* **Falta de Conhecimento** *sobre cuidados pós-operatórios* relacionada à inexperiência com cirurgias, **Ansiedade** e **Risco de Infecção**. Tonya é responsável pelo planejamento dos cuidados do Sr. Lawson após identificação dos diagnósticos de enfermagem relevantes. Os cuidados que ela planeja vão continuar a ser implementados e atualizados durante a internação hospitalar do Sr. Lawson por outros enfermeiros envolvidos no caso. Se Tonya planejar bem, as intervenções individualizadas que ela selecionar em colaboração com o Sr. e a Sra. Lawson vão preparar o paciente para recuperação e uma transição tranquila hospital-casa. A colaboração com o paciente e sua esposa é crítica para que o plano de cuidados seja bem-sucedido.

Pensamento crítico no planejamento

O julgamento clínico durante o planejamento envolve o uso dos seis componentes do pensamento crítico para orientar os enfermeiros na tomada de decisões clínicas relevantes e apropriadas (Figura 18.2). Para enfermeiros experientes, o planejamento, incluindo a identificação de resultados, é um processo consciente que ocorre rapidamente quando os enfermeiros estão familiarizados com os diagnósticos dos pacientes e têm experiência em observar como eles reagem às intervenções. A previsão do que ocorre no planejamento é praticamente automática, mas o planejamento deve ser centrado em cada paciente individualmente. O pensamento crítico oferece uma maneira metódica para evitar a formação de planos de cuidado rotineiros em vez de criar um plano individualizado, centrado no paciente, desenvolvido com envolvimento dele e focado em melhorar o seu bem-estar. Você desenvolverá habilidades de planejamento à medida que suas experiências no cuidado dos pacientes aumentarem e conforme adquirir competência no uso do processo de enfermagem.

Conhecimento

Para planejar o cuidado de um paciente, você deve aplicar conhecimento científico sobre a condição clínica dele, o que você sabe sobre o paciente pelo histórico de enfermagem, e o conhecimento de enfermagem para melhorar sua capacidade de reconhecer as prioridades do cuidado (Figura 18.2). Use seu conhecimento das funções de outras disciplinas de saúde e os recursos comunitários e familiares disponíveis para formar um plano que seja abrangente e adequado a todos os problemas de saúde do paciente. Um componente fundamental de qualquer plano de cuidado de paciente é a educação dele ou dos familiares cuidadores, que requer conhecimento do processo de ensino e aprendizagem (ver Capítulo 25) e da dinâmica familiar (ver Capítulo 10).

No estudo de caso envolvendo o Sr. Lawson, Tonya incorporará o que ela sabe sobre colectomia, o curso pós-operatório previsto após uma cirurgia abdominal de grande porte e a patologia da embolia pulmonar ao selecionar as intervenções de enfermagem. Reconhecer as reações pós-operatórias comuns como dor, cicatrização da ferida e retorno à mobilidade, darão mais informações a ela para priorização dos cuidados prestados. Tonya aplicará princípios de educação de paciente para a seleção das melhores abordagens de envolvimento do Sr. e da Sra. Lawson nas orientações pós-operatórias.

Ambiente

Fatores ambientais no contexto do cuidado de saúde afetarão o tempo e a eficácia de qualquer plano de cuidado (Figura 18.2). Por exemplo, em um contexto hospitalar, o modelo de prestação de cuidado (ver Capítulo 21), o fluxo de trabalho rotineiro de uma enfermaria, níveis da equipe, disponibilidade de recursos materiais e interrupções de

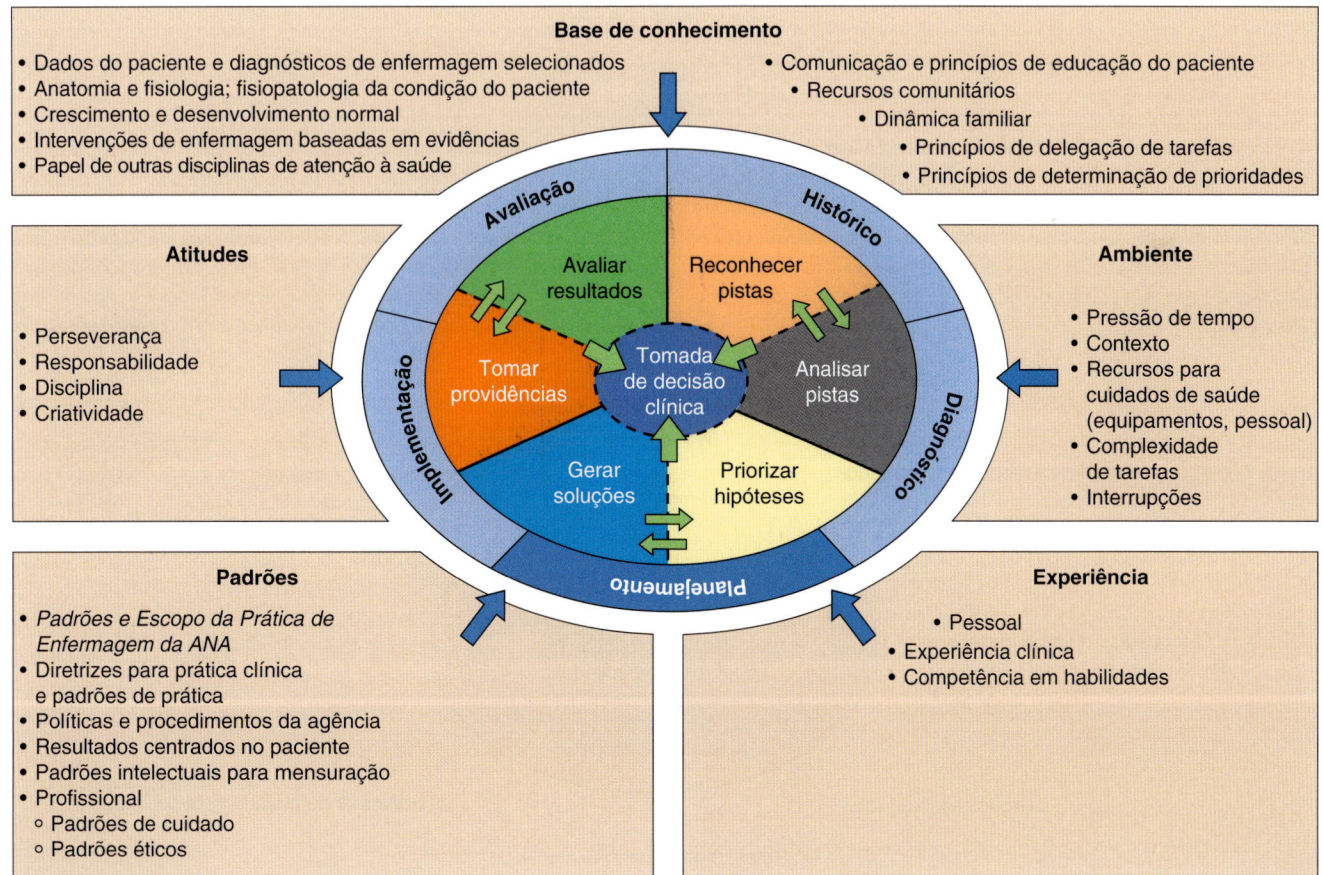

Figura 18.2 Pensamento crítico no planejamento. (Copyright do Modelo de Medida de Julgamento Clínico © NCSBN. Todos os direitos reservados.)

outros profissionais da saúde afetam a determinação minuto a minuto das prioridades de cuidado do paciente. No contexto de cuidado domiciliar, o número de visitas agendadas para o dia e a disponibilidade dos familiares cuidadores e recursos na residência de cada paciente afetam as prioridades dos pacientes. Considere todos esses fatores em um plano de cuidado. Por exemplo, se a prioridade de um paciente é mobilidade precoce após uma cirurgia de artroplastia de quadril, a enfermaria conta com um fisioterapeuta para auxiliar na deambulação regular dos pacientes?

Experiência

Sua experiência clínica afetará a capacidade de prever e reconhecer quando os problemas e prioridades do paciente mudam. O julgamento se aprimora testemunhando como os pacientes reagem ao cuidado (Figura 18.2). Intervenções escolhidas para um plano de cuidado geralmente incluem habilidades de enfermagem ou procedimentos. Sua competência em realizar essas habilidades afetará os desfechos do paciente. Quando sua experiência for limitada em relação ao tipo de problema do paciente/diagnóstico de enfermagem ou às intervenções que foram recomendadas pelos médicos e colegas da enfermagem, esteja disposto a pedir ajuda.

Padrões

Conhecimento baseado em evidência relacionado a um diagnóstico de enfermagem específico ou problema colaborativo se traduz em padrões de cuidado aplicados no cuidado do paciente. Por exemplo, a Infusion Nurses Society tem padrões de prática que você utilizará ao planejar intervenções para pacientes que recebem terapia intravenosa (Gorski et al., 2021). Você utiliza esses padrões específicos quando faz o curativo do acesso venoso e verifica uma infusão para evitar complicações fisiológicas (ver Capítulo 42). Diretrizes clínicas são comumente desenvolvidas pela instituição de saúde – diretrizes como mobilidade precoce (ver Capítulo 38), prevenção de infecções de corrente sanguínea relacionadas a cateter (ver Capítulo 42) e precauções contra broncoaspiração (ver Capítulo 45).

Você incorpora essas diretrizes como intervenções em seu plano de cuidado. Padrões éticos são fundamentais, principalmente quando você toma decisões que envolvem o paciente e o familiar cuidador no planejamento. Os pacientes têm autonomia para tomar decisões sobre seu cuidado? As intervenções são escolhidas de acordo com os melhores interesses do paciente? Cuidado ético é essencial em qualquer plano de cuidado.

Atitudes

O plano de cuidado mais eficaz normalmente é criativo no que diz respeito a incorporar o que se sabe sobre o paciente e intervenções individualizadas. O plano de cuidado criativo é mais eficaz quando centrado no paciente. Quando você estabelece um plano de cuidado, ele é compartilhado com todos os profissionais da saúde. Você é responsável por garantir que o plano seja relevante e adequado e aplica a atitude de pensamento crítico de disciplina para certificar-se de que seu plano seja abrangente e baseado em evidências.

Estabelecimento de prioridades

Quando iniciar a prática de enfermagem, você cuidará de muitos pacientes que são influenciados por múltiplos fatores (Figura 18.3). Desse modo, é importante colaborar com pacientes, familiares cuidadores (quando possível) e membros da equipe de saúde, a fim de determinar a urgência de diagnósticos ou problemas de enfermagem identificados para cada paciente. Você prioriza os diagnósticos do paciente (Ackley et al., 2020) com base na urgência deles. A **definição de prioridades** é a ordenação dos diagnósticos de enfermagem ou problemas do paciente com o intuito de estabelecer a ordem preferencial na qual você implementará as intervenções de enfermagem. À medida que as condições, diagnósticos e problemas de seus pacientes mudam, a ordem na qual você precisa implementar suas intervenções também muda. As prioridades dos pacientes às vezes mudam em questão de minutos. Cada vez que você começa a cuidar de um paciente, como no começo de um turno no hospital ou durante uma visita clínica, reveja quais diagnósticos são prioritários. A avaliação contínua do paciente é fundamental para determinar o estado dos diagnósticos de enfermagem dele.

Por exemplo, Tonya cuida do Sr. Lawson constantemente. **Risco de Infecção** *se torna uma prioridade quando sinais ou sintomas começam a revelar uma piora da condição da ferida do paciente.* **Dor** *é uma prioridade quando interfere na capacidade do paciente de se informar sobre a cirurgia e quando aumenta a ansiedade dele. Se a condição da ferida do paciente piorar e a dor também estiver aumentando, Tonya precisa reavaliar a situação e determinar qual diagnóstico se torna prioritário.*

Em geral, diagnósticos com foco no problema ou negativos têm prioridade sobre os diagnósticos de bem-estar, diagnósticos de risco e diagnósticos de promoção da saúde. Necessidades e problemas de cuidados agudos a curto prazo normalmente têm prioridade sobre

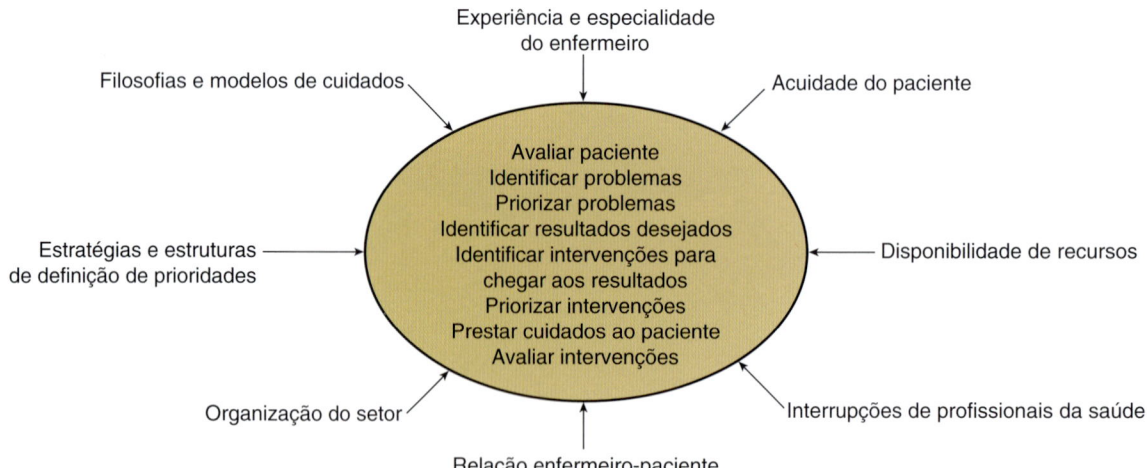

Figura 18.3 Modelo de definição de prioridades. (Adaptada de Hendry C, Walker A: Priority setting in clinical nursing practice, *J Adv Nurs* 47[4]:427, 2004.)

necessidades crônicas a longo prazo (NCLEX, n.d.). A definição de prioridades não se trata de uma lista de tarefas de cuidados. Por exemplo, quando você inicia um dia em um contexto clínico, as prioridades de seu paciente não são baseadas em uma lista de atividades de cuidado registradas no prontuário dele, mas sim devem ser baseadas na atual condição do paciente e dos resultados desejados. Utilize seu conhecimento de enfermagem e científico para reconhecer padrões de dados com base em sua avaliação do paciente; então, permita que certos gatilhos de conhecimento guiem você a quais diagnósticos requerem intervenção e quando é preciso agir (Ackley et al., 2020). Isso requer que você identifique os sintomas do paciente que têm relação com sua doença, compreenda qual padrão de sintomas requer ação e o tempo necessário para a intervenção efetiva. Alguns conhecimentos disparadores incluem fisiopatologia ou informações farmacológicas, experiências passadas com outros pacientes que tiveram problemas similares e o que você conhece sobre o paciente de quem está cuidando agora.

No caso do Sr. Lawson, Tonya estava inicialmente focada em sua recuperação pós-operatória, mas quando ele desenvolveu dor no peito e dificuldade para respirar, o gatilho (sinais de alerta causados por possível embolia pulmonar, uma complicação cirúrgica) exigiu que ela tomasse uma atitude imediata.

Quando você cuida de um ou diversos pacientes, precisa lidar com alguns aspectos de cuidados antes de outros. Ao ordenar os diagnósticos de enfermagem por importância e com monitoramento constante dos sinais e sintomas que se alteram nos problemas de seu paciente, você cuida das necessidades mais importantes de cada paciente e organiza melhor as atividades de cuidados vigentes. As prioridades ajudam você a antecipar e sequenciar intervenções de enfermagem.

Por exemplo, se houver um momento em que o Sr. Lawson sente mais dor e apresenta sinais de ansiedade ao mesmo tempo, Tonya anotará a gravidade da dor e suas características, e a natureza e foco da ansiedade do paciente. Considerando a influência que cada problema tem sobre o outro, Tonya decidirá se oferecer uma intervenção farmacológica é uma prioridade maior do que intervir com medidas de redução de estresse para diminuir a ansiedade do paciente.

Você estabelece prioridades em colaboração com os médicos, seus pacientes, familiares cuidadores (quando adequado). Geralmente, o médico identificará um problema médico, por exemplo, que você não previu e que requer ação imediata. Você também selecionará aquelas prioridades que foram acordadas mutuamente com o paciente com base na urgência de problemas, na segurança e desejos dele, na natureza do tratamento indicado e relações entre diagnósticos. Você estabelece prioridades na relação segundo a importância clínica constante dos diagnósticos e problemas do paciente.

Métodos de priorização

À medida que você começa seu exercício profissional, outra maneira útil de pensar nos diagnósticos de enfermagem e problemas de seu paciente é classificá-los como de alta, intermediária ou baixa importância. Diagnósticos de enfermagem que, quando não tratados, resultam em dano a um paciente (p. ex., aquelas necessidades fisiológicas relacionadas ao estado das vias respiratórias, à circulação, à segurança e à dor) têm maior prioridade. Priorize diagnósticos de enfermagem considerando primeiro as necessidades imediatas do paciente com base no sistema ABC (*airway* – vias respiratórias; *breathing* – respiração; *circulation* – circulação) (Ackley et al., 2020). A maior prioridade também pode ser determinada com a utilização da hierarquia de necessidades de Maslow (ver Capítulo 6). Por exemplo, *Risco de Violência* e *Troca de Gases Prejudicada* constituem exemplos de diagnósticos de enfermagem de alta prioridade que direcionam para segurança, oxigenação e circulação adequadas. Todavia, sempre é importante considerar a situação singular de cada paciente. Evite classificar apenas um diagnóstico de enfermagem como alta prioridade.

Considere o caso do Sr. Lawson. Entre seus diagnósticos de enfermagem, **Dor Aguda** *foi uma prioridade inicial. Tonya sabia que precisava aliviar a dor aguda do Sr. Lawson para promover a recuperação pós-operatória. Controle da dor também era um fator, já que a dor pode interferir na capacidade do paciente de seguir uma orientação. Agora que a dor do Sr. Lawson está razoavelmente bem controlada,* **Falta de Conhecimento** *passa a ser uma prioridade maior, pois o paciente expressou desejo de aprender e a necessidade urgente de prepará-lo adequadamente para a alta hospitalar programada.*

Diagnósticos de enfermagem de prioridade intermediária não são emergenciais e não representam ameaça à vida. No caso do Sr. Lawson, o **Risco de Infecção** constitui um diagnóstico de prioridade intermediária, a menos que chegue o momento em que a condição de sua ferida piore. A equipe de enfermagem continuará monitorando a cicatrização de sua ferida e é importante que o Sr. e a Sra. Lawson conheçam os sinais de infecção e compreendam o que observar quando o paciente voltar para casa. Nesse caso, ao longo do período de hospitalização do paciente, é necessária a orientação individualizada e específica a ser fornecida por todos os membros da equipe de saúde sobre a prevenção de infecções.

Diagnósticos de enfermagem de prioridade baixa nem sempre se relacionam diretamente com uma enfermidade específica ou prognóstico, embora ainda afetem o futuro bem-estar do paciente. Muitos desses diagnósticos focam as necessidades de cuidados de saúde do paciente a longo prazo.

O Sr. Lawson compartilha uma preocupação com Tonya: "Preocupo-me com ter que retornar ao trabalho no tempo certo." Ao orientar o paciente, Tonya observou que ele era capaz de atender ao que ela precisava dizer. Entretanto, Tonya sabe que ainda não compreendeu totalmente as preocupações do Sr. Lawson sobre retorno ao trabalho. Ela precisa avaliá-lo completamente, de modo que um diagnóstico de enfermagem como **Ansiedade** *tenha prioridade baixa nessa ocasião. Contudo, se a ansiedade do paciente for deixada sem cuidado, poderá se tornar um problema de prioridade alta, caso interfira em sua capacidade de aprender e compreender as informações da alta hospitalar.*

Parte de sua definição de prioridades envolve cuidado ético (ver Capítulo 22). Quando questões éticas confundirem as prioridades, mantenha diálogo aberto com seu paciente, membros da família e outros profissionais da saúde. Por exemplo, ao cuidar de pacientes com câncer, discuta com eles a situação e compreenda suas expectativas, a responsabilidade profissional que você tem em protegê-los contra males e conheça o plano de cuidado terapêutico ou paliativo de seus profissionais da saúde. Essas considerações éticas auxiliarão a selecionar quais diagnósticos são mais importantes. Por exemplo, a prioridade de um paciente terminal de *Ansiedade Relacionada à Morte* pode prevalecer em relação a *Dor Aguda*, muito embora o alívio da dor possa trazer relaxamento para o paciente. O paciente pode desejar que o enfermeiro suspenda a medicação até que o paciente possa expressar qualquer medo aberta e claramente.

Prioridades na prática

Muitos fatores no ambiente de cuidados de saúde afetam sua capacidade de definir prioridades (Figura 18.3). Os enfermeiros precisam ter um plano de ação para gerenciar seu tempo de maneira eficiente, evitar interrupções desnecessárias e evitar ajudar outros quando isso puder potencialmente prejudicar as prioridades de cuidados de seus pacientes (NCLEX, n.d.). Lembre-se de que colegas lhe pedirão ajuda quando os pacientes deles precisarem de atenção imediata. Isto faz parte do trabalho em equipe, mas, se você está começando a atender à necessidade prioritária de seu próprio paciente quando um colega o aborda, será preciso decidir se consegue ajudar seu colega ou se outra pessoa, como outro enfermeiro, um técnico ou auxiliar precisa ser chamado para ajudar.

No trabalho com a equipe de enfermagem, aborde o propósito da hospitalização de cada paciente, como espera que o paciente se apresente no fim do turno de trabalho, o plano para atingir os resultados desejados e como você e a equipe trabalharão juntos para cuidar dele. Embora vocês concordem com as prioridades no início do turno, é provável que as prioridades dos seus pacientes mudem muitas vezes antes do próximo turno. Essas mudanças de prioridades costumam acontecer em virtude das mudanças nas necessidades de seus pacientes, assim como das suas atribuições com os pacientes que lhe foram designados tendo em vista altas, transferências e novas admissões.

Os mesmos fatores que influenciam sua capacidade de priorizar diagnósticos de enfermagem e planejamento de cuidados para grupos de pacientes a cada minuto também afetam sua capacidade de priorizar ações de enfermagem. A natureza do trabalho de enfermagem desafia você a cuidar das prioridades de um paciente ao mesmo tempo que cuida de vários outros. O processo de enfermagem não é linear. Muitas vezes, você completa uma avaliação e identifica diagnósticos de enfermagem para um paciente, deixa o quarto para realizar uma intervenção em um segundo paciente e segue para avaliar o cuidado de um terceiro. Os enfermeiros exercem "turnos cognitivos" (*i. e.*, mudanças no foco de atenção de um paciente a outro durante a condução do processo de enfermagem). Essa mudança de atenção ocorre em resposta às alterações das necessidades dos pacientes, novos procedimentos solicitados ou interação com processos do ambiente de trabalho (p. ex., luzes e alarmes de chamada). Por causa dessas mudanças cognitivas, torna-se importante que você mantenha sua organização e conheça as prioridades de seus pacientes. Trabalhe com base no seu plano de cuidados, utilize as prioridades dos pacientes para organizar a ordem das intervenções que realizará e dos cuidados com a documentação.

Julgamento clínico na identificação de resultados

Um único paciente, geralmente, tem múltiplos diagnósticos de enfermagem e problemas colaborativos. Além disso, os pacientes terão diagnósticos clínicos que ditam uma variedade de intervenções que você deve administrar a cada um. Portanto, pode ser desafiador focar consistentemente nos desfechos/resultados que você espera alcançar com um paciente. Um **resultado** é o efeito que um serviço ou intervenção(ões) de saúde causa(m) no estado de saúde de um paciente. A mensuração do resultado é um fator primordial para que as agências de cuidados de saúde mensurem seu nível de qualidade de atendimento.

Uma vez que você priorizou os diagnósticos de enfermagem de um paciente, faça as perguntas a seguir para ajudar a identificar resultados relevantes.

- O paciente está de acordo como os resultados que você espera alcançar?
- Qual é o melhor modo de abordar e resolver o diagnóstico de enfermagem ou o problema?
- O que meu paciente precisa alcançar (física, psicológica, social e espiritualmente)?
- Como saberei quando meu paciente atingiu um resultado? (Como meço a realização de resultado?)

Levantar essas questões leva você a selecionar resultados relevantes. Resultados esperados são afirmações específicas acerca do comportamento ou de respostas fisiológicas do paciente que você pretende alcançar como um resultado de suas intervenções. Os resultados servem a dois propósitos: definir uma direção clara para a seleção e emprego das intervenções de enfermagem e definir medidas específicas para avaliar a eficácia de atingir resultados.

No caso do Sr. Lawson, *para o diagnóstico de enfermagem de* **Risco de Infecção**, *Tonya pretende manter o paciente livre de infecções, prevenindo uma infecção na ferida durante sua hospitalização. Tonya se pergunta: "O que meu paciente precisa alcançar?" Para se certificar de que o Sr. Lawson esteja livre de infecção, Tonya seleciona os resultados esperados para o paciente se manter livre de febre, sem drenagem na ferida e com os bordos da ferida em processo de cicatrização no momento da alta hospitalar. As medidas usadas para avaliar os resultados do Sr. Lawson incluirão a medição contínua da temperatura corporal e a inspeção da ferida. Tonya também considera "Qual é a melhor abordagem para tratar e resolver o* **Risco de Infecção**?" *Com base no diagnóstico e desfechos, Tonya seleciona práticas de higienização e proteção da ferida e de atendimento às necessidades nutricionais do paciente.*

Os resultados esperados são limitados pelo tempo, são formas mensuráveis de determinar se um paciente está progredindo em direção à resolução de um diagnóstico ou problema de enfermagem (Tabela 18.1). A seleção de resultados esperados e suas intervenções associadas requer consideração de sua experiência prévia com pacientes que apresentaram problemas similares e quaisquer padrões estabelecidos para o manejo de problemas clínicos. Um resultado precisa atender a padrões intelectuais estabelecidos por ser relevante às necessidades do paciente, por ser específico, singular, observável,

Tabela 18.1 Exemplos de resultados esperados para o Sr. Lawson.

Diagnósticos de enfermagem	Resultados esperados
Dor Aguda relacionada ao traumatismo da incisão cirúrgica	O Sr. Lawson relata dor em nível 3 ou menos até a alta
	O Sr. Lawson caminha até a cadeira sem aumentar a dor em 24 h
Falta de Conhecimento sobre cuidados pós-operatórios relacionada à inexperiência com cirurgias	O Sr. Lawson descreve restrições de atividade a serem seguidas até a alta em 48 h
	O Sr. Lawson demonstra como higienizar a ferida cirúrgica até o dia da alta
	O Sr. Lawson descreve três riscos de infecção em 24 h
Risco de Infecção	O Sr. Lawson está sem febre na alta
	A ferida do Sr. Lawson não demonstra drenagem purulenta até a alta
	A ferida do Sr. Lawson se fecha no local da separação da incisão até a alta
Ansiedade relacionada à incerteza sobre a recuperação	O Sr. Lawson verbaliza se sentir menos ansioso em retornar para casa depois da cirurgia por ocasião da alta hospitalar
	O Sr. Lawson demonstra redução de inquietação

Capítulo 18 Planejamento e Identificação dos Resultados no Cuidado de Enfermagem

mensurável e limitado pelo tempo. Você também emprega atitudes de pensamento crítico ao selecionar as intervenções que têm a maior probabilidade de sucesso.

Tonya sabe que com um diagnóstico de enfermagem de **Falta de Conhecimento**, o Sr. e a Sra. Lawson precisarão de orientações apropriadas. Ela também sabe que, baseado em seus conhecimentos dos riscos associados ao tipo de cirurgia do Sr. Lawson, ele e sua esposa precisarão de informações sobre cuidado da ferida, restrições de atividades e quaisquer medicações que ele venha a tomar. O tipo de orientação necessária para resolver o diagnóstico de **Falta de Conhecimento** envolve informar o paciente sobre os riscos e como evitá-los. Para que Tonya e seus colegas da equipe de saúde saibam se o Sr. Lawson entendeu como reduzir seus riscos pós-operatórios o paciente deve alcançar resultados esperados. Resultados esperados para resolver a falta de conhecimento do Sr. Lawson devem incluir:

- O Sr. Lawson descreve as restrições de atividades que deve seguir após a alta em 48 horas
- O Sr. Lawson demonstra como higienizar a ferida cirúrgica até o dia da alta
- O Sr. Lawson descreve três riscos de infecção em 24 horas.

Tonya planeja utilizar o método "explicar de volta" após orientar para determinar se o desfecho foi alcançado (ver Capítulo 20). Nesse caso, ela gostaria que o Sr. Lawson aprendesse três sinais diferentes de infecção da ferida: drenagem, febre e aumento da sensibilidade ao seu redor.

Às vezes, alcançar um resultado leva à resolução de mais de um diagnóstico de enfermagem. Por exemplo, considere um paciente que tenha sofrido fraturas traumáticas em ambos os braços após um acidente de automóvel. O paciente tem flexão limitada nos cotovelos bilateralmente e dificuldade de fazer movimento de rotação nos antebraços. O paciente não consegue levar um talher à boca para comer. O paciente tem os diagnósticos de enfermagem de *Mobilidade Física Prejudicada* e *Déficit no Autocuidado para Alimentação*. Quando o resultado de "O paciente obterá mais flexão no cotovelo (45°)" for alcançado, isso ajudará na resolução de ambos os diagnósticos.

Um desfecho centrado no paciente reflete o nível mais alto possível de bem-estar e independência funcional de um paciente. É realista e baseado nas necessidades individuais, capacidades e recursos do paciente. Um desfecho centrado no paciente reflete um comportamento específico dele, e não suas próprias metas ou a realização de intervenções de enfermagem. Por exemplo, um paciente com uma lesão por pressão com o diagnóstico de *Integridade da Pele Prejudicada* tem um resultado de "O diâmetro da lesão por pressão será reduzido até a alta." O resultado não é "Curativo de hidrogel aplicado na lesão por pressão".

Resultados influenciados pelo enfermeiro

Todos os profissionais da saúde contribuem para que sejam atingidos os resultados. Contudo, os enfermeiros monitoram e manejam as condições dos pacientes e diagnosticam problemas que podem ser tratados com intervenções de enfermagem. O raciocínio clínico e a tomada de decisão de enfermeiros constituem partes cruciais do cuidado de qualidade (Moorhead et al., 2018). Portanto, é essencial mensurar os resultados dos pacientes que são influenciados pelos cuidados de enfermagem. Um **resultado do paciente influenciado pelo enfermeiro** é um comportamento ou percepção mensurável de um paciente, família ou comunidade avaliado em resposta a intervenções de enfermagem (Moorhead et al., 2018). Resultados influenciados pelo enfermeiro são uma maneira válida e confiável de promover cuidados de enfermagem de qualidade e avaliação de desempenho em contextos de cuidados de saúde. Isto inclui a avaliação da melhoria da prática clínica de enfermagem (Heslop e Lu, 2014; Graystone, 2018). A literatura identifica resultados influenciados pelo enfermeiro dentro de três subcategorias: segurança, percepção relacionada ao paciente, uso do serviço de saúde pelo paciente (Heslop e Lu, 2014). Em um estudo semelhante, Liu et al. (2014) identificaram as características dos resultados de paciente influenciados por enfermeiros, as quais incluem: (1) estado funcional do paciente (mantido ou melhorado), (2) segurança do paciente (protegida ou intacta) e (3) satisfação do paciente (relato do paciente de conforto e satisfação). Exemplos de desfechos influenciados pelo enfermeiro são relacionados no Boxe 18.1. Em comparação, resultados clínicos são influenciados principalmente por intervenções médicas. Exemplos incluem mortalidade de pacientes, infecção de feridas cirúrgicas e readmissões hospitalares. Para que a profissão de enfermagem se torne participante integral em pesquisas clínicas, desenvolvimento de políticas e colaboração interprofissional, os enfermeiros necessitam identificar e mensurar os resultados de seus pacientes que são influenciados por suas intervenções.

Classificação dos resultados de enfermagem

Um recurso valioso na seleção de resultados para um paciente é a **Classificação dos Resultados de Enfermagem** (NOC, *Nursing Outcomes Classification*), que combina resultados aos diagnósticos de enfermagem da NANDA Internacional (NANDA-I) (Moorhead et al., 2018). Esse recurso é uma opção que você pode utilizar ao selecionar resultados para seus pacientes. Para cada diagnóstico de enfermagem, existem múltiplos resultados baseados em evidências. Os resultados têm rótulos que descrevem o foco do cuidado de enfermagem e incluem indicadores utilizados para avaliar o sucesso das intervenções de enfermagem. Os indicadores para cada resultado da NOC permitem mensuração em qualquer ponto de uma escala de cinco pontos de Likert que vai do mais negativo ao mais positivo (Moorhead et al., 2018). O sistema de classificação adiciona objetividade ao avaliar o progresso do paciente. O uso da NOC oferece consistência na avaliação dos efeitos das intervenções de enfermagem ao longo do tempo e em diversos cenários de cuidados de saúde. O emprego de uma linguagem comum para resultados permite que os enfermeiros planejem cuidados eficazes aos pacientes e proporciona um método padronizado para mensurar se as intervenções estão sendo bem-sucedidas.

O que a NOC descreve como resultado, como nível de ansiedade, apetite ou conforto físico, é um termo bastante abstrato que, na prática clínica real, aproxima-se da afirmação de uma meta. Por exemplo, na terminologia da NOC, o resultado para o diagnóstico de enfermagem de *Dor Aguda* é descrito como "controle da dor" ou "alívio da dor", que seria a meta definida para o Sr. Lawson. Os indicadores de resultado da NOC são os mesmos que a maioria dos clínicos define como resultados esperados. No exemplo do controle da dor, os resultados esperados incluem gravidade do sintoma, mensurada na escala de dor. A Tabela 18.2 apresenta mais exemplos de como utilizar a terminologia da NOC para identificar os indicadores de resultado, conforme se relacionam aos diagnósticos de enfermagem.

> **Boxe 18.1** Exemplos de resultados influenciados pelo enfermeiro
>
> - Prevalência de lesão por pressão
> - Prevalência de quedas
> - Quedas com ferimentos
> - Prevalência de contenção (somente colete e membro)
> - Infecção do trato urinário associada a cateter para pacientes de unidade de terapia intensiva (UTI)
> - Índice de infecção de corrente sanguínea relacionada a cateter central para pacientes de UTI e berçário de alto risco (BAR)
> - Pneumonia associada a ventilação mecânica para pacientes de UTI e BAR
> - Satisfação do paciente
> - Nível de controle da dor percebido pelo paciente
> - Adesão do paciente

Tabela 18.2 Exemplos de diagnósticos de enfermagem e ligações sugeridas com a Classificação dos Resultados de Enfermagem (NOC, *Nursing Outcomes Classification*).

Diagnóstico de enfermagem	Exemplos de resultados da NOC (considerar como metas gerais)	Indicadores de resultado (resultados esperados)
Integridade da Membrana mucosa oral prejudicada	Saúde oral	Conhecimento sobre controle de infecções Autocuidado com higiene oral
	Integridade tissular	Hidratação Gravidade da infecção
Intolerância à atividade	Tolerância à atividade	Saturação de oxigênio com a atividade Frequência de pulso com a atividade Frequência respiratória com a atividade
	Estado de autocuidado	Toma banho sozinho Veste-se sozinho Prepara alimento e líquidos para se alimentar

Adaptada de Moorhead S et al.: *Nursing Outcomes Classification (NOC): measurement of health outcomes*, ed 6, St Louis, 2018, Elsevier.

Como redigir resultados esperados

Os resultados esperados selecionados para um diagnóstico de enfermagem direcionam seus cuidados de enfermagem. Uma declaração de resultados devidamente redigida determina as respostas desejadas fisiológicas, psicológicas, sociais, de desenvolvimento ou espirituais esperadas, que indicam a resolução dos problemas de saúde de um paciente. Utilize o acrônimo SMART (**S**pecific – específico, **M**easurable – mensurável, **A**ttainable – atingível, **R**ealistic – realista, **T**imed – tempo definido) para redigir afirmações de resultados (Ackley et al., 2020).

1. **Específico** – resultados refletem um comportamento ou resposta específicos do paciente. Para um paciente com mobilidade prejudicada, uma declaração de resultados seria: "O paciente deambula no corredor 3 vezes/dia até dia 22/4". Um erro comum seria redigir uma intervenção: "Levar o paciente para deambular no corredor."

   Um resultado específico refere-se a apenas um comportamento ou resposta. Por exemplo, um resultado incorreto seria: "Os pulmões do paciente estarão limpos à ausculta e a frequência respiratória será de 24 respirações/minuto até dia 22/8." Como você avaliará o resultado para determinar que os pulmões estão limpos, mas a frequência respiratória está em 28 incursões respiratórias/minuto? Você não conseguiria defini-lo. É preferível que cada resultado seja determinado separadamente. Um foco em um único resultado permite que você decida quando é necessário modificar seu plano de cuidados.

2. **Mensurável** – você deve ser capaz de mensurar ou observar quando ocorre mudança no estado de um paciente. Mudanças podem ocorrer nos achados fisiológicos e no conhecimento, percepções e comportamentos do paciente. Exemplos como "A temperatura corporal permanecerá abaixo de 37°C" e "O pulso apical permanecerá entre 60 e 100 bpm" permitem que você mensure objetivamente as mudanças no estado do paciente. A declaração do resultado "A dor do paciente é menor que 4 em uma escala de 0 a 10 em 48 horas" permite que você mensure a percepção do paciente quanto à intensidade da dor de maneira objetiva utilizando uma escala de dor. Não utilize qualificadores vagos, como "normal", "aceitável" ou "estável" na declaração ou enunciado do resultado esperado. Termos vagos resultam em adivinhação na determinação da resposta do paciente aos cuidados. Termos que descrevem qualidade, quantidade, frequência, comprimento ou peso permitem que você avalie precisamente os resultados.

3. **Alcançável** – resultados são mais alcançáveis quando você os define mutuamente com o paciente. Isso garante que você e seu paciente concordam na direção e nos limites de tempo dos cuidados. Como defensor do paciente, você deve aplicar padrões de prática, conhecimento baseado em evidências, princípios de segurança e necessidades humanas básicas ao ajudá-lo a definir resultados. Utilize também seu conhecimento e sua experiência com as respostas típicas dos pacientes a intervenções clínicas. Sempre considere os desejos dos pacientes de se recuperarem, bem como sua condição física e psicológica na definição de resultados.

   Por exemplo, o Sr. Lawson expressou interesse em saber o que esperar após a cirurgia. Dessa forma, Tonya estabeleceu um desfecho mútuo para o Sr. Lawson de "Descrever três riscos de infecção em 24 horas". Alcançar esse desfecho preparará o Sr. Lawson para monitorar a cicatrização de sua ferida depois da alta. O desfecho adicional do Sr. Lawson de demonstrar como higienizar a ferida cirúrgica até a alta prepara o paciente para o autocuidado e prevenção de infecções. Além disso, a auto-higienização da ferida é algo que o paciente pode realizar.

4. **Realista** – defina resultados esperados realistas e relevantes para os pacientes. Considere as preferências e necessidades de um paciente, bem como os recursos da instituição de saúde, da família e do paciente. Tenha ciência do potencial fisiológico, emocional, cognitivo e sociocultural do paciente e dos custos econômicos e recursos disponíveis para atingir os resultados esperados no tempo certo. Por exemplo, as crenças culturais do paciente se refletem nos resultados definidos por você? O paciente tem algum familiar para ajudá-lo com uma intervenção em casa? Você define resultados realistas dentro das limitações e capacidades de um paciente. Por exemplo, um resultado inicial para um paciente com diagnóstico de *Déficit no Autocuidado para Higiene* seria: "O paciente lavará as mãos e o rosto em 72 horas." Sua avaliação e colaboração com a terapia ocupacional determinam se o resultado é realista para o nível de fraqueza desse paciente. A definição de resultados realistas muitas vezes exige que você os comunique aos profissionais de outros setores que forem assumir a responsabilidade pelos cuidados com o paciente (p. ex., saúde domiciliar, reabilitação).

5. **Definição de tempo** – defina o tempo para atingir cada resultado. Isso ajuda a equipe de saúde a colaborar entre si na resolução dos problemas do paciente. Resultados temporais são roteiros para a recuperação.

Por exemplo, *o resultado de "O Sr. Lawson caminhará até a cadeira sem aumento da dor em 24 horas", e o segundo resultado: "O Sr. Lawson relata dor de nível 3 ou menos até a alta" oferece à equipe de cuidados de saúde um cronograma para controlar e diminuir a dor do paciente enquanto ele estiver hospitalizado. No momento da alta, a avaliação dos resultados esperados (p. ex., escore de dor, sinais de expressão de sofrimento, nível de mobilidade) demonstra se o diagnóstico de* **Dor Aguda** *foi resolvido.*

Sempre trabalhe em colaboração com os pacientes para definir metas realistas com tempo definido razoável. O tempo também ajuda você e o paciente a determinar se está havendo progresso no tempo adequado. Se não, você deve revisar o plano de cuidados. A definição do tempo também promove a responsabilidade na prestação e no controle dos cuidados de enfermagem.

Prioridade dos resultados/desfechos

Os processos de pensamento crítico que você usa para priorizar os resultados são os mesmos que você usa para priorizar os diagnósticos de enfermagem de um paciente. Embora a priorização de desfechos possa parecer simples quando você tem cronogramas evolutivos para alcance de um conjunto de desfechos, ela se torna mais difícil quando não há prazo predefinido para o resultado. A definição de prioridades inclui determinar quais intervenções de enfermagem você planeja utilizar com um paciente e a ordem na qual necessita implementá-las.

Por exemplo, enquanto Tonya considera o diagnóstico de **Dor Aguda** *para o Sr. Lawson, ela inclui em seu plano de cuidados as seguintes opções: administração de um analgésico a intervalos regulares, reposicionamento a cada 2 horas e ensino de exercícios de relaxamento. A cada novo encontro clínico com o paciente, Tonya aplica o pensamento crítico para priorizar qual intervenção será utilizada primeiro. Tonya sabe que um certo grau de alívio da dor é necessário antes que um paciente possa executar exercícios de relaxamento. Quando está no quarto do paciente, ela pode decidir virar e reposicionar o Sr. Lawson primeiro e depois preparar o analgésico. Todavia, se o Sr. Lawson relata que sua dor está em nível alto e ele sente muito desconforto para ser virado, Tonya escolhe obter e administrar o analgésico como primeira prioridade. Mais tarde, com a dor do Sr. Lawson mais controlada, ela considera se os exercícios de relaxamento são apropriados.*

Envolva os pacientes na definição de prioridades sempre que possível (Figura 18.4). Inclua os familiares cuidadores quando apropriado. O cuidado centrado no paciente requer que você conheça preferências, valores e necessidades expressos por um paciente. Algumas vezes, as prioridades de um paciente são diferentes das suas.

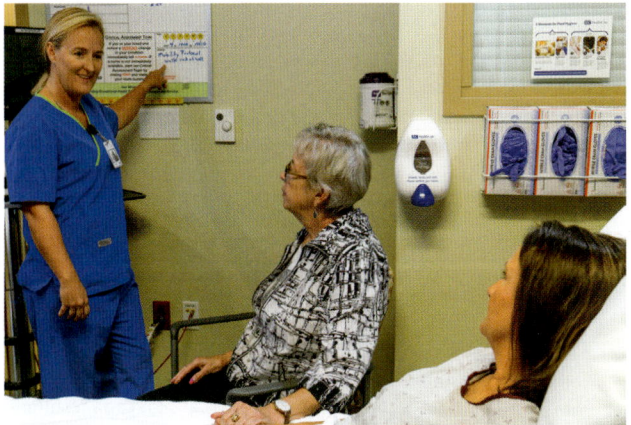

Figura 18.4 Definição de resultado colaborativo com a paciente e um membro da família.

Resolva essas diferenças por meio de comunicação aberta. Consultar e conhecer as preocupações de um paciente não exclui a responsabilidade que você tem de agir em benefício dos melhores interesses dele. Sempre defina prioridades com base em um bom julgamento de enfermagem.

Papel da equipe de saúde na definição de metas

A colaboração interprofissional é um processo complexo formado entre duas ou mais pessoas de diversos campos profissionais, a fim de atingir resultados comuns para um paciente (Mahdizadeh et al., 2015). Muitos fatores têm criado maior necessidade de equipes interprofissionais. Por exemplo, o envelhecimento da população resultou em um número maior de pessoas com doenças crônicas, múltiplas e complexas. Os membros da equipe de saúde precisam ter habilidades avançadas e conhecimento especializado para prestar cuidados abrangentes a esses pacientes (Nancarrow et al., 2013). O relatório de 2003 do Institute of Medicine intitulado *Health Professions Education: A Bridge to Quality* (Educação em Profissões da Saúde: uma ponte para a qualidade) identificou cinco competências que os profissionais da saúde precisam adquirir para reduzir erros; três delas são cooperação, comunicação e coordenação (Jakubowski e Perron, 2018). Colaboração interprofissional é mais do que um grupo de profissionais da saúde se reunindo para discutir sobre um paciente. O processo envolve todos os profissionais da saúde trabalhando juntos e ao mesmo tempo, respeitando a *expertise* de outras disciplinas, e estando cientes dos papéis e responsabilidades profissionais dos outros membros da equipe (Jakubowski e Perron, 2018).

Os elementos que precisam ser organizados antes que a colaboração interprofissional tenha sucesso são educação interprofissional, consciência do papel de cada membro da equipe, habilidades de relação interpessoal, intervenção deliberada e suporte da equipe interprofissional (Jakubowski e Perron, 2018). Nancarrow et al. (2013) acrescentam que também são necessárias características de liderança e gerenciamento positivas, estruturas comunicacionais, recompensas pessoais, recursos e procedimentos adequados, conjunto de habilidades adequadas e clareza de visão. O cuidado interprofissional em equipe envolve prestação de cuidados por grupos geralmente pequenos, criados propositalmente, que são reconhecidos por outros e por si próprios com identidade coletiva e responsabilidade compartilhada por um grupo de pacientes (p. ex., equipe de resposta rápida, equipe de cuidados paliativos) (Interprofessional Education Collaborative, 2016). Áreas clínicas que comumente contam com equipes interprofissionais são as unidades de cuidados críticos e de reabilitação.

Os enfermeiros exercem um papel-chave na colaboração interprofissional, especialmente em comunicar as necessidades dos pacientes a todos os membros da equipe de saúde, esclarecer prioridades e garantir continuidade de cuidados. Quando a colaboração interprofissional funciona bem, melhoram os resultados dos cuidados com os pacientes, a segurança deles, a satisfação de profissionais da saúde e do enfermeiro, o controle de custos e a redução de erros clínicos (Mahdizadeh et al., 2015).

Planejamento de intervenções de enfermagem

Intervenções de enfermagem são quaisquer tratamentos ou ações baseados no julgamento clínico e conhecimento que os enfermeiros realizam para alcançar resultados dos pacientes (Butcher et al., 2018) (ver Capítulo 19). Cada um dos capítulos clínicos deste livro descreve as intervenções de enfermagem disponíveis para uma variedade de problemas de saúde (Partes 5 e 7). Educação do paciente (ver Capítulo 25) é uma forma de intervenção de enfermagem adequada para todos os pacientes.

Julgamento clínico é essencial para selecionar as intervenções de enfermagem adequadas para o plano de cuidados do paciente. Quando utiliza o pensamento crítico durante o planejamento, você pode tomar as decisões clínicas necessárias para escolher as intervenções de enfermagem mais adequadas ao diagnóstico de enfermagem e aos problemas colaborativos do paciente. A escolha de intervenções de enfermagem adequadas exige a aplicação de seu conhecimento de enfermagem e da melhor evidência científica para os problemas de saúde de um paciente. Práticas baseadas em evidências são respaldadas em pesquisas e têm demonstrado eficácia em problemas clínicos selecionados. Use evidência que esteja disponível na forma de diretrizes ou protocolos clínicos ou evidências encontradas na literatura para determinar as intervenções mais adequadas para seus pacientes.

Além da melhor evidência disponível, você também aplica seu conhecimento do que aprendeu sobre seus pacientes e suas preferências para selecionar as intervenções. A avaliação do paciente revela dados que identificam os fatores relacionados ou os fatores de risco associados aos diagnósticos de enfermagem. Esses mesmos fatores relacionados ou fatores de risco são os indicadores para a escolha das intervenções. Por exemplo, um diagnóstico de enfermagem de *Socialização prejudicada relacionada a comprometimento auditivo* requererá intervenções de enfermagem bem diferentes daquelas indicadas para *Socialização prejudicada relacionada a problemas de mobilidade*, muito embora o diagnóstico principal seja o mesmo. A aplicação de seu conhecimento sobre um paciente aumenta sua capacidade de escolher intervenções relevantes. Você usa, então, atitudes de pensamento crítico para considerar como realizará as intervenções, como em que momento realizar uma intervenção, ou envolvendo criativamente outros recursos.

Um outro fator de pensamento crítico na seleção das intervenções de enfermagem é a experiência. Quando um enfermeiro adquiriu experiência no cuidado de pacientes com diagnósticos de enfermagem ou problemas semelhantes e viu que essas intervenções foram bem-sucedidas, elas serão utilizadas novamente quando a situação apropriada surgir. Um enfermeiro adquire *expertise* em desenvolver o plano de cuidados aprendendo como certas intervenções alcançam determinados resultados por meio da modificação ou remoção de fatores relacionados e fatores de risco. Um enfermeiro experiente também sabe como adaptar intervenções historicamente comprovadas quando um paciente apresenta características ou problemas exclusivos.

Tonya utiliza prática baseada em evidências para identificar uma questão PICOT para ajudá-la a selecionar as intervenções de orientação que melhorariam o conhecimento do Sr. e da Sra. Lawson acerca do controle de infecções. Ela escolhe um programa disponível na TV do hospital sobre controle de infecções, que o casal pode assistir em seu quarto no hospital. Tonya aplica o conhecimento adquirido de sua busca da questão PICOT na literatura e escolhe a estratégia de auxílio visual baseado em evidência. Ela planeja que o casal assista ao programa de TV quando a Sra. Lawson vier visitá-lo. Tonya também escolhe intervenções com base no que aprendeu sobre os fatores relacionados às necessidades de aprendizado do Sr. Lawson, que nunca passou por cuidados pós-operatórios, está enfrentando restrições às quais não estava acostumado, e a condição de sua incisão provavelmente requer cuidados em casa. Tonya vai planejar ensinar tópicos que abordem os riscos pós-operatórios de uma forma que seja relevante para o Sr. Lawson e sua rotina usual. Ela aprendeu que o paciente gosta de levar seu cão para passear, gosta de fazer a manutenção da casa e praticar jardinagem. Algumas dessas atividades serão limitadas ou proibidas até que o paciente se recupere, e ela deve abordá-las durante a orientação.

Tipos de intervenção

Durante o planejamento, você seleciona intervenções destinadas a ajudar os pacientes a passar de seus atuais níveis de saúde para o nível descrito nos resultados esperados para cada diagnóstico de enfermagem.

Intervenções de enfermagem incluem medidas diretas e indiretas de cuidado que você fornece a pacientes individuais, famílias ou comunidade (Butcher et al., 2018). Medidas diretas de cuidado são tratamentos ou procedimentos realizados por meio da interação com pacientes envolvendo o toque das mãos. Exemplos incluem dar banho, cuidar de feridas e inserir um cateter intravenoso (IV). Já medidas indiretas são tratamentos ou procedimentos realizados longe dos pacientes, mas em benefício deles (Butcher et al., 2018). Exemplos incluem controle do ambiente do paciente e consulta. Além disso, as intervenções de enfermagem são classificadas como: iniciadas pelo enfermeiro, iniciadas pelo médico, e iniciadas por outros profissionais da saúde (p. ex., farmacêuticos, fisioterapeutas respiratórios) (Butcher et al., 2018). Alguns pacientes requerem uma combinação das três classificações.

Intervenções iniciadas pelo enfermeiro são **intervenções de enfermagem independentes** iniciadas por um enfermeiro em resposta a um diagnóstico de enfermagem sem supervisão, direção ou solicitação por parte de outros. Exemplos incluem cuidado direto, como posicionar pacientes para prevenir a formação de lesões por pressão, iniciar protocolos de mobilidade precoce, oferecer orientação para pacientes lidarem com o estresse ou orientar pacientes acerca dos efeitos adversos de medicações. Intervenções iniciadas por enfermeiros são ações autônomas baseadas em **conhecimento científico**. Essas intervenções beneficiam um paciente de uma forma já prevista, relacionada aos diagnósticos de enfermagem e resultados do paciente (Butcher et al., 2018). Cada estado dos Estados Unidos tem sua própria legislação do exercício profissional de enfermagem que define o escopo legal da prática de enfermagem (ver Capítulo 23). Segundo tais legislações, na maioria dos estados, intervenções de enfermagem independentes pertencem a atividades de vida diária, educação e promoção de saúde e aconselhamento. *Tonya seleciona as seguintes intervenções de enfermagem independentes para o Sr. Lawson com o intuito de resolver sua dor aguda: posicionamento, terapia de relaxamento e promoção de exercícios.*

Intervenções iniciadas pelo profissional da saúde constituem **intervenções de enfermagem dependentes** que requerem um formulário de solicitação por um profissional da saúde. Tais intervenções baseiam-se nas indicações de médicos ou enfermeiros de prática avançada para tratar ou controlar um diagnóstico clínico. O enfermeiro de prática avançada, que exerce sua profissão dentro de acordos colaborativos com médicos ou tem autorização legal independente segundo a regulamentação estadual, pode redigir pedidos para intervenções dependentes. Como enfermeiro, você intervém pondo em prática as solicitações escritas ou verbais do médico responsável. Exemplos de tais intervenções incluem administrar uma medicação, implementar um procedimento invasivo (p. ex., inserção de uma sonda de Foley, iniciar uma infusão IV) e preparar um paciente para um exame diagnóstico.

Já as intervenções iniciadas por outros constituem **intervenções colaborativas** ou interdependentes que requerem conhecimento, habilidade e experiência combinada de múltiplos profissionais da saúde. Em geral, quando planeja os cuidados de um paciente, você revisa as intervenções necessárias e determina se será necessária a colaboração com outras disciplinas da saúde (p. ex., assistência social, reabilitação, farmácia). A seleção de tais intervenções resulta de uma reunião interprofissional com os membros da equipe de saúde de um paciente. O Capítulo 19 explica as responsabilidades de enfermagem em profundidade para os diferentes tipos de intervenção.

No caso do Sr. Lawson, Tonya planeja intervenções independentes para continuar a administrar a dor dele e começa a ensiná-lo sobre atividades de cuidados pós-operatórios. Entre as intervenções dependentes planejadas por Tonya, estão a implementação da administração de um analgésico prescrito e cuidados com a ferida cirúrgica. Já com relação à intervenção iniciada por outros, há a colaboração do coordenador de alta, que ajudará o Sr. e a Sra. Lawson a planejar seu retorno para casa, bem como do serviço de saúde domiciliar, que garante que o casal receba visitas domiciliares.

Capítulo 18 Planejamento e Identificação dos Resultados no Cuidado de Enfermagem

Ao preparar intervenções iniciadas por outros profissionais da saúde, não implemente as terapias automaticamente. Determine primeiro se são adequadas a cada paciente. Você faz isto consultando os manuais de políticas e procedimentos do serviço ou perguntando a um colega enfermeiro que tenha mais experiência. Todo enfermeiro enfrenta uma solicitação inadequada ou incorreta em algum momento. O enfermeiro com conhecimento e experiência clínica reconhece um erro e busca corrigi-lo. A capacidade de reconhecer terapias incorretas é particularmente importante quando se administram medicações (ver Capítulo 31) ou procedimentos. Ocorrem erros na redação de pedidos ou transcrição desses pedidos em formulários de registro ou na tela de computadores. Esclarecer erros constitui uma prática de enfermagem competente que protege o paciente e os membros da equipe de saúde. Quando você tiver dúvida, esclareça qualquer pedido. Quando você leva adiante uma intervenção incorreta ou inadequada, o erro recai tanto sobre você quanto sobre a pessoa que escreveu ou transcreveu a solicitação original. Você é legalmente responsável por quaisquer complicações resultantes do erro (ver Capítulo 23).

> **Pense nisso**
>
> Considere que Tonya tem intervenções independentes, dependentes e colaborativas para realizar no Sr. Lawson. Como isso afetaria a determinação de prioridades de cuidados ao paciente?

Seleção de intervenções

Durante o planejamento, não selecione intervenções de forma aleatória com base em um rótulo diagnóstico. Por exemplo, você não utiliza as mesmas intervenções com todos os pacientes que têm um diagnóstico de *Ansiedade*. O tratamento da *Ansiedade relacionada à incerteza sobre recuperação cirúrgica* é muito diferente do tratamento da *Ansiedade relacionada à ameaça de perder o emprego*. Ao selecionar intervenções, considere seis importantes fatores: (1) resultados desejados, (2) características do diagnóstico de enfermagem, (3) conhecimento embasado em pesquisa para determinar a intervenção, (4) viabilidade de realizar a intervenção, (5) aceitação do paciente e (6) sua própria competência (Butcher et al., 2018) (Boxe 18.2).

Ao desenvolver um plano de cuidados, revise fontes como a literatura científica, protocolos ou diretrizes padrão, a NOC e a **Classificação das Intervenções de Enfermagem** (NIC, do inglês *Nursing Interventions Classification*), políticas ou manuais de procedimentos, outros profissionais da saúde ou livros. Conforme você seleciona intervenções, revise as necessidades, prioridades e experiências prévias de seu paciente, a fim de selecionar intervenções com o melhor potencial de atingir os resultados esperados.

NIC. Assim como a padronização da NOC, o Projeto de Intervenção de Iowa desenvolveu um conjunto de intervenções de enfermagem que fornece um nível de padronização com o intuito de melhorar a comunicação dos cuidados de enfermagem em todos os cenários de

---

Boxe 18.2 Como escolher intervenções de enfermagem

Resultados desejados
- Resultados servem como critérios para o julgamento da eficácia das intervenções
- A NOC está ligada aos diagnósticos de enfermagem da NANDA Internacional e diagnósticos da CIPE® de mesmo rótulo
- Resultados da NOC também estão ligados à NIC (Moorhead et al., 2018). Utilize esses recursos para desenvolver seu plano de cuidados.

Características do diagnóstico de enfermagem
- Escolha intervenções com o intuito de modificar o fator etiológico (relacionado a) ou causas do diagnóstico. **Exemplo**: *Dor Aguda* relacionada ao traumatismo da incisão cirúrgica – escolha intervenções para o Sr. Lawson que aliviem o edema e o estresse sobre o sítio de incisão (medidas de posicionamento e virar-se no leito) e que diminuam a recepção da dor (analgesia)
- Quando um fator etiológico não puder ser mudado, direcione as intervenções ao tratamento dos sinais e sintomas (p. ex., características definidoras para um diagnóstico) **Exemplo**: *Falta de Conhecimento* sobre cuidados pós-operatórios relacionada a inexperiência com cirurgias e alta iminente com necessidade de autocuidado – escolha intervenções que forneçam informações para responder às dúvidas do Sr. e da Sra. Lawson (p. ex., procedimentos de recuperação, cuidados com a ferida) e prepará-los para monitorar o progresso do sr. Lawson em casa
- Para diagnósticos de risco, direcione as intervenções à alteração ou à eliminação dos fatores de risco do diagnóstico. **Exemplo**: *Risco de Infecção* requer intervenções para manter a área da incisão do Sr. Lawson limpa e livre de traumatismos adicionais, juntamente com a manutenção de boa nutrição.

Embasamento em pesquisa
- Familiarize-se com a evidência de pesquisas disponíveis sobre uma intervenção e utilize-as para o grupo ou cenário adequado do paciente (ver Capítulo 5)
- Evidências de pesquisas que dão suporte a uma intervenção indicam a eficácia do uso dessa intervenção em determinados tipos de pacientes
- Quando não houver pesquisas disponíveis, utilize princípios científicos (p. ex., controle de infecções, aprendizagem) ou consulte um especialista clínico sobre seu paciente.

Viabilidade
- Uma intervenção específica tem o potencial de interagir com outras intervenções realizadas pelo enfermeiro ou demais profissionais da saúde; esclareça se a intervenção específica é apropriada
- Conheça e se envolva na totalidade do plano de cuidados de um paciente para estar ciente das intervenções que podem ser realizadas conforme as limitações dele
- Considere os custos de uma intervenção e o tempo necessário à sua implementação (considerando a condição do paciente). **Exemplo**: se você estiver planejando conduzir um paciente até uma cadeira 3 vezes/dia, haverá funcionários disponíveis para auxiliar na tarefa? O paciente está enfraquecido?

Aceitação pelo paciente
- Quando possível, ofereça ao paciente a escolha das intervenções, a fim de ajudá-lo a atingir as metas definidas
- Promova escolhas informadas, instrua os pacientes sobre cada intervenção e como devem participar
- Considere os valores, as crenças e a cultura do paciente para realizar uma abordagem centrada no paciente durante a seleção de intervenções.

Competência do enfermeiro
- O enfermeiro entende a base científica da intervenção?
- O enfermeiro tem as habilidades psicossociais e psicomotoras necessárias para completar a intervenção?
- O enfermeiro pode exercer sua função dentro do cenário específico, a fim de utilizar os recursos de saúde de maneira eficiente?

Adaptado de Butcher GM et al.: *Nursing interventions classification (NIC)*, ed 7, St Louis, 2018, Elsevier.

cuidados, bem como comparar os resultados obtidos (Butcher et al., 2018). O modelo da NIC inclui três níveis para facilitar seu uso: domínios, classes e intervenções. Os sete domínios constituem o maior nível (nível 1) do modelo, utilizando termos amplos (p. ex., segurança e fisiológico basal) a fim de organizar as classes e intervenções mais específicas (Tabela 18.3). O segundo nível do modelo inclui 30 classes ou grupos de intervenções relacionadas, que oferecem categorias clínicas úteis para pesquisa durante a seleção de intervenções. Um exemplo de uma classe é a *Promoção do Conforto Físico*. O terceiro nível do modelo inclui as 565 intervenções, definidas como qualquer tratamento baseado em julgamento clínico e conhecimento, realizado por um enfermeiro com o intuito de melhorar o resultado dos pacientes (Butcher et al., 2018) (Boxe 18.3). As intervenções podem ser utilizadas com diversas classificações diagnósticas, incluindo as da NANDA, CIPE® e outras (Butcher et al., 2018). Cada intervenção inclui uma variedade de atividades de enfermagem possíveis de serem escolhidas (Boxe 18.4) e quais o enfermeiro comumente utiliza em um plano de cuidados. Por exemplo, se um paciente tem um diagnóstico de enfermagem de *Dor Aguda*, a classe de intervenções que você aplicaria é *Promoção do Conforto Físico*. Essa classe inclui 18 intervenções, como aromaterapia e estimulação cutânea. Cada classe contém diversas atividades. A intervenção *Controle da Dor: Aguda* contém 20 atividades de enfermagem recomendadas, como garantir que o paciente receba analgesia imediata ou emprego de uma combinação de analgésicos. A NIC é um recurso valioso na seleção das intervenções e atividades adequadas para seu paciente. Trata-se de uma ferramenta em evolução e orientada pela prática. A classificação é completa, incluindo intervenções independentes e colaborativas. Permanece sua a decisão de determinar quais intervenções e atividades se adaptam melhor às necessidades e à situação individuais de seu paciente.

Tabela 18.3 Exemplos da taxonomia da Classificação das Intervenções de Enfermagem (NIC, *Nursing Interventions Classification*) – domínios 1 a 4 e classes de intervenções associadas.

Domínio 1	Domínio 2	Domínio 3	Domínio 4
Nível 1 Domínios			
1. Fisiológico: basal Cuidados que dão suporte ao funcionamento físico	**2. Fisiológico: complexo** Cuidados que dão suporte à regulação da homeostasia	**3. Comportamental** Cuidados que dão suporte ao funcionamento psicossocial e facilitam mudanças no estilo de vida	**4. Segurança** Cuidados que dão suporte à proteção contra danos
Nível 2 Classes			
A *Controle da atividade e do exercício:* intervenções para organizar ou auxiliar a atividade física e a conservação e o gasto de energia B *Controle da eliminação:* intervenções para estabelecer e manter padrões regulares de eliminação intestinal e urinária e controlar complicações resultantes de padrões alterados C *Controle da imobilidade:* intervenções para controlar a restrição de movimentos do corpo e suas sequelas D *Apoio nutricional:* intervenções para modificar ou manter a condição nutricional E *Promoção do conforto físico:* intervenções para promover o conforto, utilizando técnicas motoras F *Facilitação do autocuidado:* intervenções para proporcionar ou auxiliar as atividades de rotina diária da vida	G *Controle eletrolítico e ácido-básico:* intervenções para regular o equilíbrio de eletrólitos/ácido-básico e prevenir complicações H *Controle de medicamentos:* intervenções para facilitar os efeitos desejados de agentes farmacológicos I *Controle neurológico:* intervenções para otimizar a função neurológica J *Cuidados perioperatórios:* intervenções para proporcionar cuidados antes, durante e imediatamente após uma cirurgia K *Controle respiratório:* intervenções para promover a desobstrução das vias respiratórias e a troca gasosa L *Controle de pele/feridas:* intervenções para manter ou recuperar a integridade tissular M *Termorregulação:* intervenções para manter a temperatura corporal dentro de uma faixa normal N *Controle da perfusão tissular:* intervenções para otimizar a circulação de sangue e líquidos aos tecidos	O *Terapia comportamental:* intervenções para reforçar ou promover comportamentos desejáveis, ou alterar comportamentos indesejáveis P *Terapia cognitiva:* intervenções para reforçar ou promover funcionamento cognitivo desejável, ou alterar funcionamento cognitivo indesejável Q *Melhora da comunicação:* intervenções para facilitar o envio e a recepção de mensagens verbais e não verbais R *Assistência no enfrentamento:* intervenções para auxiliar o outro a contar com seus pontos positivos, adaptar-se a uma mudança de função ou atingir um nível elevado de funcionamento S *Educação do paciente:* intervenções para facilitar a aprendizagem T *Promoção do conforto psicológico:* intervenções para promover conforto utilizando técnicas psicológicas	U *Controle na crise:* intervenções para oferecer ajuda imediata e a curto prazo em crises psicológicas e fisiológicas V *Controle de risco:* intervenções para iniciar atividades de redução de riscos e manter o monitoramento de riscos ao longo do tempo

De Butcher GM et al.: *Nursing interventions classification (NIC)*, ed 7, St Louis, 2018, Elsevier.

Capítulo 18 Planejamento e Identificação dos Resultados no Cuidado de Enfermagem

> **Boxe 18.3** Exemplo de intervenções para a promoção do conforto físico
>
> **Classe: Promoção do conforto físico (nível 2)**
> - Intervenções para promover o conforto, utilizando técnicas motoras
>
> **Intervenções (exemplos)**
> - Aromaterapia
> - Estimulação cutânea
> - Aplicação de compressa quente/fria
> - Controle da náuseas
> - Controle da dor
> - Relaxamento muscular progressivo
>
> **Exemplos de diagnósticos de enfermagem ligados**
> - Dor Aguda
> - Dor Crônica

De Butcher GM et al.: *Nursing interventions classification (NIC)*, ed 7, St Louis, 2018, Elsevier.

> **Boxe 18.4** Exemplo de uma intervenção e atividades de enfermagem associadas
>
> **Intervenção – controle do ambiente: conforto**
> *Exemplos de atividades*
> - Desenvolver um ambiente calmo e de apoio
> - Providenciar um quarto individual para oferecer silêncio e repouso se for essa a preferência do paciente
> - Ajustar a temperatura do quarto ao nível mais confortável para o indivíduo
> - Fornecer ambiente seguro e limpo
> - Determinar fontes de desconforto: curativo úmido, posição de sondas, roupa de cama amassada
> - Posicionar o paciente para facilitar o conforto
> - Fornecer atenção imediata a luzes de chamada, que deverão estar sempre à mão.

De Butcher GM et al.: *Nursing interventions classification (NIC)*, ed 7, St Louis, 2018, Elsevier.

Sistemas de planejamento da assistência de enfermagem

Existem sistemas para desenvolver e comunicar o plano de cuidados do enfermeiro para outros profissionais de enfermagem ou colaborativos. O uso de tecnologia e sistemas de informações está relacionado à qualidade e à segurança dos cuidados do paciente (QSEN, 2020). Cada um dos sistemas disponíveis dentro de instituições de saúde promove a continuidade e o emprego de boas práticas nos cuidados com pacientes.

Utilização de plano de cuidados em instituições de saúde

Em qualquer cenário de cuidados de saúde, os enfermeiros são responsáveis por desenvolver um plano de cuidados de enfermagem para cada paciente. Esse plano pode assumir diversas formas (p. ex., plano de cuidados eletrônicos individuais e plano de cuidados institucionais). Com o crescimento dos prontuários eletrônicos nas instituições de saúde, os sistemas de documentação passaram a incluir programas de computador para a criação de planos de enfermagem individualizados e padronizados. Tais programas utilizam linguagem padronizada de enfermagem, incluindo linguagem de diagnósticos de enfermagem (p. ex., NANDA ou CIPE) e as taxonomias da NOC e da NIC, permitindo que os enfermeiros identifiquem claramente um plano utilizando diagnósticos, resultados e intervenções de enfermagem adequados. Planos padronizados foram desenvolvidos, em geral, pelos especialistas clínicos de uma instituição de saúde com base na experiência clínica e evidência científica. Planos de cuidados padronizados geralmente incorporam protocolos clínicos ou diretrizes que se baseiam em condições clínicas ou cirúrgicas comuns (p. ex., prevenção de trombose venosa profunda). Eles delineiam o cuidado de enfermagem que deve ser prestado a pacientes com essas condições. Uma linguagem ou sistema padronizado permite que os enfermeiros e outros profissionais da saúde identifiquem rapidamente as necessidades e a situação dos pacientes. A padronização ajuda a prevenir erros e omissões na prestação do cuidado como a redução ou duplicações de esforços na sua realização, e promove consistência e continuidade da prestação do cuidado. No entanto, qualquer esforço para padronizar o cuidado deve começar com melhores práticas e com a opção dos enfermeiros de customizar cada plano às necessidades exclusivas de cada paciente.

Um **plano de cuidado de enfermagem** inclui diagnósticos, resultados esperados, intervenções de enfermagem individualizadas e uma seção para achados de exames (ver Capítulo 20). O plano promove a continuidade dos cuidados e melhor comunicação, pois informa a todos os profissionais da saúde as necessidades do paciente e as intervenções, reduzindo o risco de medidas incompletas, incorretas ou inadequadas. Os enfermeiros revisam o plano quando muda o estado do paciente. Mesmo que os planos de cuidados padronizados impressos e eletrônicos sigam um formato padrão, pode-se individualizar cada plano segundo as necessidades peculiares de cada paciente. O plano fornece a todos os enfermeiros um documento central que delineia os diagnósticos/problemas de um paciente, plano de cuidados para cada diagnóstico/problema e os resultados para monitoramento e avaliação do progresso do paciente. O plano de cuidados comunica as prioridades dos cuidados de enfermagem aos enfermeiros e outros profissionais da saúde. Também identifica e coordena recursos para a prestação de cuidados. Por exemplo, em um plano de cuidados, você lista os materiais específicos necessários para realizar uma troca de curativo, ou nomes de especialistas clínicos que vão cuidar de um paciente.

Em hospitais e ambientes comunitários, os pacientes recebem cuidados de mais de um enfermeiro, profissional da saúde ou outros. Por essa razão, mais instituições têm desenvolvido o **plano de cuidado interprofissional**, que inclui contribuições de todas as disciplinas envolvidas nos cuidados (Boxe 18.5). O plano interprofissional foca as prioridades do paciente e melhora a coordenação de todas as terapias, bem como comunicação entre todas as disciplinas.

O plano de cuidados de enfermagem apresentado a seguir constitui um exemplo de um plano desenvolvido para o Sr. Lawson, utilizando o formato padrão encontrado ao longo deste texto.

Como um plano de cuidados inclui os resultados de um paciente, ele é uma parte importante do planejamento da alta. Portanto, você deve envolver a família no planejamento de cuidados e o paciente deve estar de acordo. A família frequentemente constitui um recurso de auxílio para o que o paciente atinja os resultados de cuidados. Ademais, atender a algumas necessidades da família pode melhorar o nível de bem-estar do paciente. O planejamento da alta é especialmente importante para um paciente com incapacidade ou lesão que não existia antes da hospitalização. Como resultado, esse paciente necessita de reabilitação a longo prazo na comunidade e, frequentemente, de cuidados domiciliares. Cirurgias ambulatoriais e alta precoce requerem que você inicie o planejamento da alta a partir do momento em que o paciente entra na instituição de saúde. O plano de cuidados completo é o desenho da ação de enfermagem.

Boxe 18.5 Prática baseada em evidências

Colaboração interprofissional e qualidade do cuidado

Questão PICOT: como a colaboração interprofissional entre os trabalhadores da saúde influencia a qualidade do cuidado do paciente?

Resumo das evidências

Os enfermeiros desempenham funções essenciais trabalhando junto com outros profissionais da saúde e na promoção de colaboração interprofissional por meio de suas habilidades de comunicação e liderança positiva (Karam et al., 2018). Uma colaboração interprofissional efetiva melhora o acesso às intervenções de saúde e a coordenação entre as disciplinas de saúde. Também intensifica o envolvimento na tomada de decisões para as pessoas e seus familiares (World Health Professions Alliance, 2019). A comunicação desempenha um papel fundamental, sendo o processo central mediante o qual a colaboração acontece. Pelo fato de os enfermeiros trabalharem com uma variedade de profissionais da saúde, a capacidade de gerar colaboração interprofissional requer a construção de confiança, respeito mútuo pelos profissionais e indivíduos, e esclarecimento das funções profissionais (Karam et al., 2018). Foi comprovado que a colaboração interprofissional melhora os ambientes de trabalho e a qualidade do cuidado prestado aos pacientes (Karam et al., 2018).

Aplicação na prática de enfermagem

- Ao entrar em uma colaboração interprofissional, negociação de funções é fundamental. Esclareça qual é a sua função nos resultados estabelecidos pela equipe interprofissional
- Estabeleça linhas de comunicação claras e continuidade entre as disciplinas. A comunicação possibilita a negociação e o desenvolvimento de funções em cooperação com outras pessoas e promove relacionamentos entre as pessoas da equipe
- Ao desenvolver um plano de cuidados para um paciente, defenda um consenso, um entendimento implícito de como os membros da equipe devem trabalhar juntos para alcançar os resultados do paciente
- Um efeito adverso do uso de tecnologia da informação é o encorajamento de práticas de trabalho paralelas com menos colaboração presencial (Reeves et al., 2014). Use relatórios de *hand-off*, comunicação ISBAR (acrônimo para: identificação, situação, base, avaliação e recomendação) oportuna, e inserção de informações relevantes e concisas no registro de cuidado de saúde com os membros da equipe interprofissional.

Plano de cuidados de enfermagem

Ansiedade

HISTÓRICO DE ENFERMAGEM

Atividades do histórico de enfermagem	Achados do histórico de enfermagem[a]
Peça ao paciente que esclareça as preocupações que tem sobre sua recuperação da cirurgia.	O paciente **relata preocupação** com sua ferida não cicatrizar e o impedir de retornar ao trabalho em 6 semanas. Tem dificuldade de explicar o que se deve esperar durante a recuperação.
Avalie a função cognitiva do paciente.	O paciente **não presta atenção** à explicação sobre os fatores de risco de infecção e demonstra **pouco contato visual** ao discutir a condição.
Observe os comportamentos do paciente durante a discussão.	O paciente parece **irritável** e demonstra **tensão facial** ao discutir o processo de recuperação da cirurgia.

[a]**Achados do histórico de enfermagem** estão destacados em **negrito**.

Diagnóstico de enfermagem: ansiedade relacionada à incerteza sobre a recuperação e a capacidade de retornar ao trabalho

PLANEJAMENTO

Resultados esperados (NOC)[b]

Nível de ansiedade

O paciente demonstra menos tensão facial durante discussões sobre recuperação da cirurgia em 24 h.
O paciente mantém a atenção durante a orientação sobre cuidados com a ferida dentro de 24 h.

[b]Rótulos de classificação de resultados de Moorhead S et al.: *Nursing outcomes classification (NOC)*, ed 6, St Louis, 2018, Elsevier.

INTERVENÇÕES (NIC)[c]	JUSTIFICATIVAS
Redução da ansiedade Utilize uma abordagem calma e tranquilizadora ao explicar as expectativas da recuperação; ouça atentamente às perguntas do paciente. Encoraje o paciente a exprimir suas preocupações. Trabalhe em colaboração com um profissional da saúde para fornecer informação sobre cuidados com a ferida, progressão normal da cicatrização e sinais de má cicatrização, pois esses fatores afetam as expectativas do paciente sobre ser capaz de retornar ao trabalho. Ensine ao paciente exercícios de relaxamento (relaxamento facial e corporal total).	Para que os pacientes sejam capazes de expressar suas preocupações e dúvidas, devem ver os enfermeiros como não ameaçadores, confiáveis e dispostos a estabelecer uma conexão humana (Varcarolis e Fosbre, 2021). Fornecer informação acerca dos processos de recuperação da cirurgia ajuda os pacientes a lidar com sintomas de ansiedade (Johnson, 2019). Uma revisão de literatura envolvendo pacientes submetidos a cirurgia abdominal de grande porte revelou que pacientes que utilizaram terapia de relaxamento (relaxamento facial e corporal total) podem ter alívio significativamente maior da dor do que aqueles que não usaram o relaxamento (Ju et al., 2019).

[c]Rótulos de classificação de resultados de Bulechek GM et al., editors *Nursing interventions classification (NIC)*, ed 7, St. Louis, 2018, Elsevier.

Capítulo 18 Planejamento e Identificação dos Resultados no Cuidado de Enfermagem

Plano de cuidados de enfermagem (Continuação)

Ansiedade

AVALIAÇÃO	
Atividade de avaliação	**Resposta do paciente**
Observe o comportamento verbal e não verbal do Sr. Lawson durante a sessão de orientação.	O Sr. Lawson pode prestar atenção à discussão sobre sua recuperação e demonstra bom contato visual.
	Faz perguntas relevantes e é capaz de realizar relaxamento.
Peça ao Sr. Lawson para descrever como se espera que sua ferida cicatrize nas próximas 2 semanas.	O paciente é capaz de descrever a inflamação normal, o aspecto e a sensação da ferida durante a cicatrização, bem como sinais de infecção.

Planos de cuidados de estudantes

Planos de cuidados de estudantes ajudam você a aprender sobre solução de problemas utilizando o processo de enfermagem, habilidades de comunicação escrita e habilidades organizacionais para cuidados de enfermagem. Mais importante, o plano de cuidados de estudantes ajuda você a aplicar o conhecimento adquirido na literatura científica e na sala de aula em uma situação prática. Estudantes, em geral, escrevem um plano para cada diagnóstico de enfermagem, utilizando um formato de tabela com colunas para achados, resultados esperados, intervenções de enfermagem com justificativas e critérios de avaliação dos resultados. Assim como os planos de cuidados da instituição de saúde, os planos de cuidados de estudantes focam em apoiar as intervenções para que os estudantes possam aprender o embasamento científico de sua prática. Cada instituição de ensino utiliza um formato diferente para esses planos. Com frequência, o formato utilizado assemelha-se ao formato empregado pela instituição de saúde que disponibiliza experiências clínicas aos estudantes. As questões a seguir ajudam você a completar um plano de cuidados de estudantes:

- *Qual* é a intervenção. Está baseada em evidências e ligada a um resultado?
- *Quando* cada intervenção deve ser implementada?
- *Como* a intervenção deve ser realizada para o paciente específico?
- *Quem* deve ser envolvido em cada aspecto da intervenção? É necessária colaboração interprofissional?

Cada justificativa científica que você utilizar para dar suporte a uma intervenção de enfermagem precisa incluir uma referência, quando possível, para documentar a fonte da literatura específica. Isso reforça a importância da prática de enfermagem baseada em evidências. Também é importante que cada intervenção seja específica e peculiar à situação do paciente. O planejamento de intervenções de enfermagem inespecíficas resulta em cuidados de enfermagem incompletos ou imprecisos, falta de continuidade entre cuidadores e mau uso de recursos. Omissões comuns feitas por enfermeiros durante a redação das intervenções de enfermagem incluem ação, frequência, quantidade, método ou profissional que vai executar a ação (ver Capítulo 19). Esses erros ocorrem quando os enfermeiros não estão familiarizados com o processo de planejamento. Na coluna do plano de cuidados que lista os resultados, avalie se seu resultado foi atingido completamente ou apenas parcialmente. Utilize a coluna de avaliação para documentar se o plano requer revisão ou quando os resultados foram atingidos, indicando quando um diagnóstico de enfermagem já não é mais relevante para o planejamento dos cuidados do paciente (ver Capítulo 20).

Planos de cuidados para ambientes comunitários

O planejamento de cuidados para pacientes em ambientes comunitários (p. ex., unidades básicas de saúde ou em domicílio) aplica os mesmos princípios da prática de enfermagem do plano de cuidados para pacientes hospitalizados. Todavia, em ambientes comunitários, você preenche uma avaliação da comunidade, domicílio ou família mais completa. A unidade paciente/família precisa fornecer a maior parte dos cuidados de forma independente. Você desenvolve um plano para (1) orientar o paciente e o membro da família designado como cuidador acerca das técnicas de cuidados e precauções necessários, (2) ensinar o paciente e o cuidador a integrar os cuidados às atividades da família e (3) orientar o paciente e o familiar cuidador a assumir a maior parte dos cuidados ao longo do tempo. Finalmente, o plano inclui a avaliação do enfermeiro e do paciente/familiar cuidador acerca dos resultados esperados.

Hand-off (comunicação de informações)

Parte do planejamento envolve a comunicação de informações essenciais (com a responsabilidade e autoridade) de um enfermeiro a outro durante o compartilhamento de informações sobre os cuidados (p. ex., fim de um plantão ou turno, durante a transferência de um paciente para outro setor, alta do paciente para outro local). O relatório de *hand-off* é um processo realizado em tempo real que oferece ao profissional da saúde que aceita assumir os cuidados de um paciente uma oportunidade de fazer perguntas, com o intuito de esclarecer e confirmar necessidades importantes durante a comunicação da informação. A qualidade das informações *hand-off* permite que os enfermeiros reconheçam rapidamente as alterações no estado do paciente e antecipem riscos. Fazer relatórios de *hand-off* à beira do leito do paciente, permitindo que ele contribua com suas informações, afeta positivamente a segurança do paciente, a satisfação dele e a satisfação do enfermeiro (McAllen et al., 2018). Um plano de cuidados de enfermagem formulado corretamente facilita o relatório de *hand-off* durante a comunicação de um enfermeiro com outro. Você aprende a focar o relatório nos cuidados de enfermagem do paciente, incluindo coleta de exames que precisam de acompanhamento, estado atual dos tratamentos e resultados esperados do paciente. Durante o relato *hand-off*, sempre forneça informações precisas, atuais e pertinentes o próximo enfermeiro que assumir os cuidados ao paciente. O Capítulo 26 oferece mais informações sobre o relatório de *hand-off*.

Mapa conceitual

Como os enfermeiros cuidam de pacientes com múltiplos problemas de saúde e diagnósticos de enfermagem relacionados, muitas vezes não é realista ter um plano de cuidados do estudante para cada diagnóstico de enfermagem. Ademais, planos de cuidado geralmente não permitem que você demonstre as associações entre diferentes diagnósticos e intervenções de enfermagem. Um mapa de conceito é uma representação visual de todos os diagnósticos de enfermagem de um paciente (incluindo achados de exames como suporte) que lhe permite delinear as intervenções para cada um. Um mapa de conceito é um recurso de trabalho que torna os diagnósticos de um paciente mais significativos porque demonstra as conexões cognitivas que você estabeleceu entre achados, diagnósticos e intervenções.

O uso de mapas demonstrou-se capaz de melhorar a autorreflexão e o pensamento crítico (Daley et al., 2016). O mapa mostra as relações que existem no processo de enfermagem (*i. e.*, como as intervenções se aplicam, muitas vezes, a mais de um diagnóstico de enfermagem). Mapas de conceitos agrupam e categorizam conceitos de enfermagem para lhe fornecer uma visão holística das necessidades de cuidados do paciente.

No Capítulo 17, você aprendeu a adicionar rótulos diagnósticos de enfermagem a um mapa de conceito. Ao planejar os cuidados destinados a cada diagnóstico de enfermagem, analise as relações entre os diagnósticos. Desenhe linhas tracejadas entre diagnósticos de enfermagem para indicar a relação entre eles. É importante que você faça associações significativas entre um conceito e outro. As ligações devem ser precisas, significativas e completas, para que você possa explicar por que os diagnósticos de enfermagem se relacionam.

A *Figura 18.5 mostra a evolução do mapa de conceito do Sr. Lawson, com Tonya incorporando as intervenções planejadas para todos os quatro diagnósticos de enfermagem.*

Liste as intervenções de enfermagem necessárias para atingir resultados mensuráveis para cada diagnóstico de enfermagem tanto diretamente no mapa como em um documento separado. Esse passo corresponde à fase de planejamento do processo de enfermagem. Ao cuidar de um paciente, utilize o mapa para escrever as respostas do paciente a cada atividade de enfermagem. Anote também suas impressões clínicas sobre o progresso do paciente em direção aos resultados esperados, bem como a eficácia das intervenções de enfermagem. Mantenha o mapa de conceito com você durante todo o dia clínico. Ao revisar o plano, faça anotações e adicione ou exclua intervenções de enfermagem. Utilize a informação registrada no mapa para documentar os cuidados com o paciente. Pensadores críticos aprendem

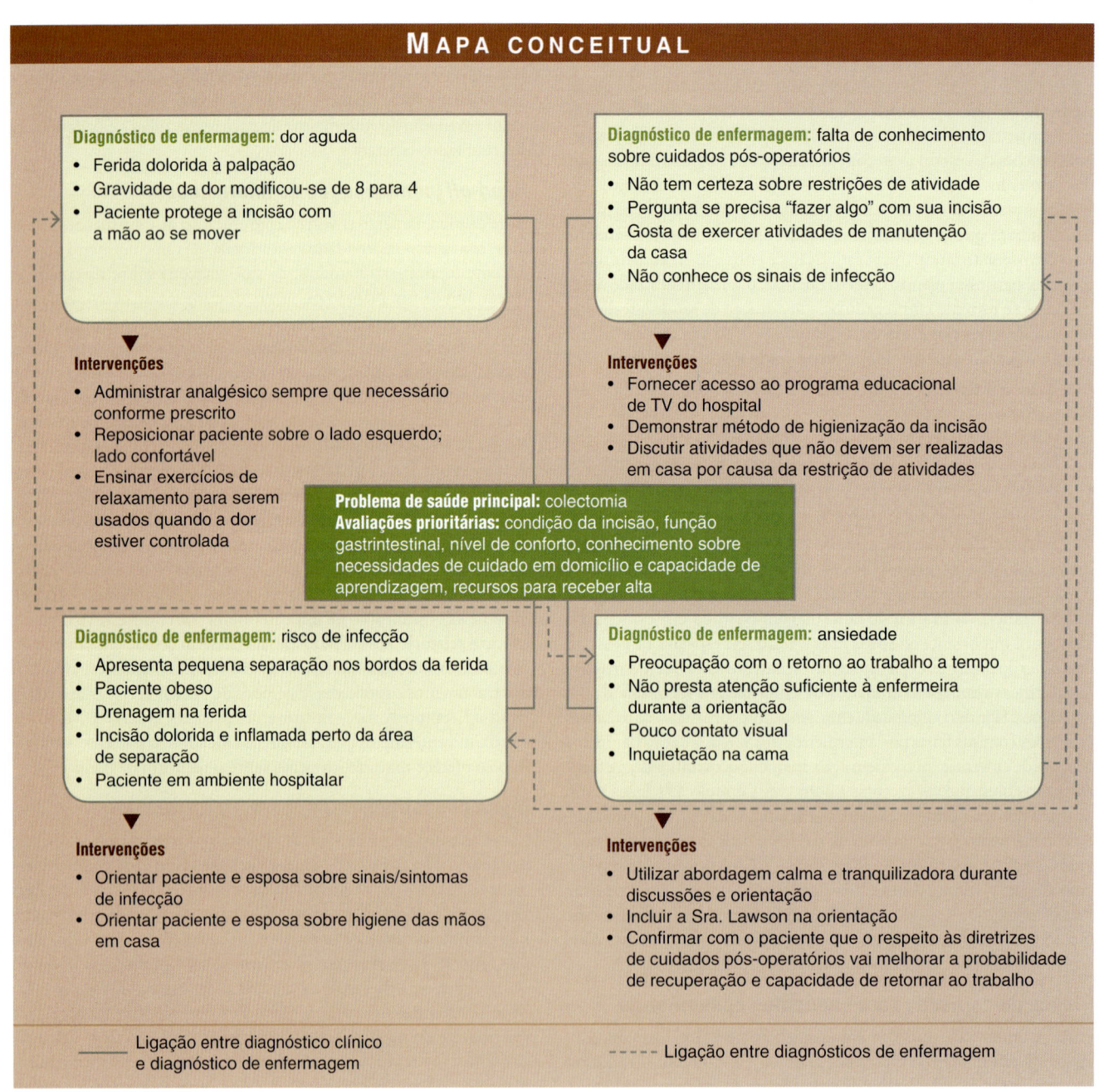

Figura 18.5 Mapa conceitual para o Sr. Lawson: planejamento.

organizando e relacionando conceitos cognitivos. Mapas conceituais ajudam você a aprender as inter-relações que existem entre diagnósticos de enfermagem, a fim de criar um significado único e organizar a informação coletada.

Caminhos críticos

Muitos hospitais empregam protocolos de caminhos críticos e recuperação otimizada após cirurgia (ROC) a fim de diminuir as variações na prática clínica, padronizar os cuidados baseados em evidências, diminuir a duração da permanência hospitalar do paciente e melhorar resultados de pacientes. O protocolo ROC incorpora práticas baseadas em evidências e inclui um plano completo para a estada do paciente por meio do processo cirúrgico, desde os exames pré-operatórios até seus cuidados pós-operatórios (Woolfrey et al., 2018). Por exemplo, um protocolo ROC determina períodos de tempo para quando os pacientes devem progredir com melhora da mobilidade, dietas avançadas, tipos específicos de medicações e interrupção de terapias (como infusão IV, sonda de Foley). Um caminho constitui outra ferramenta de manejo clínico que fornece uma trajetória [roteiro] para as melhores práticas com base na experiência dos médicos e diretrizes clínicas moldadas por equipes interprofissionais (Hipp et al., 2016). Tradicionalmente, caminhos críticos e protocolos ROC foram desenvolvidos para condições clínicas e cirúrgicas que ocorrem com frequência e se demonstraram eficientes e relativamente previsíveis (p. ex., artroplastia total do quadril, dor lombar, cuidados paliativos, diabetes melito). Embora caminhos e protocolos de recuperação ofereçam uma abordagem a um fluxo de trabalho consistente, ainda é imperativo individualizar os cuidados do paciente. Existe um risco de caminhos clínicos contribuírem com a fragmentação dos cuidados se os profissionais clínicos derem foco à doença em vez de dar foco à pessoa como um todo (Beaulieu, 2013). Também é importante lembrar que nem todo paciente se encaixa em um itinerário de cuidado; o julgamento clínico leva vantagem em relação a um caminho de cuidado (Lawrence, 2016). Itinerários clínicos ou protocolos ROC precisam ser atualizados rotineiramente à medida que surgem novas evidências.

> **Pense nisso**
>
> Considere três formas com as quais o uso de um caminho crítico possa melhorar a qualidade de um relatório de *hand-off*.

Consulta com outros profissionais da saúde

Você consulta outros membros da equipe de saúde quando enfrenta problemas na prestação de cuidados de enfermagem ou colaborativos, bem como em intervenções dependentes. A consulta é crucial quando você necessita de ajuda assistencial ou experiência clínica para um problema específico, a fim de garantir que seu paciente receba intervenções clínicas ou conhecimento adequados (Stevens et al., 2015). Consulta é uma ferramenta comum entre médicos quando os pacientes que estão hospitalizados requerem cuidados especializados (p. ex., neurologistas ou infectologistas) (Stevens et al., 2020). Consultas podem ocorrer a qualquer momento, embora ocorram mais frequentemente durante o planejamento e a implementação. Nesses momentos, você tem maiores chances de identificar um problema que requer conhecimento, habilidades ou recursos adicionais. Uma forma de consulta inicial é o emprego da abordagem ISBAR, um mecanismo para estruturar conversações, especialmente críticas, que requer atenção e ação imediatas por parte de um profissional clínico (ver Capítulo 26). O acrônimo ISBAR significa *I*dentificação, *S*ituação, *B*ase, *A*valiação e *R*ecomendação (IHI, 2020).

Consultas requerem que você esteja ciente de suas forças e limitações como membro de uma equipe. Durante uma **consulta**, você busca a experiência de um especialista, como seu professor, um profissional da saúde ou um enfermeiro especializado, a fim de identificar formas de lidar com problemas específicos do manejo de pacientes ou planejamento e implementação de terapias. Os enfermeiros consultam, com frequência, nutricionistas registrados, fisioterapeutas e farmacêuticos. O processo de consulta oferece novas perspectivas e recomendações específicas para o plano de cuidados de um paciente e difere da colaboração interprofissional por ser um evento de ocorrência única. Contudo, profissionais da saúde que são consultados sobre o cuidado de um paciente costumam se tornar um membro colaborativo da equipe interprofissional.

Um enfermeiro experiente também é uma fonte de consulta valiosa quando você se depara com uma situação diferente com um paciente, como um procedimento novo ou um conjunto de sintomas que você não consegue identificar. Na enfermagem clínica, consultas ajudam a resolver problemas na prestação de cuidados de enfermagem. Por exemplo, estudantes de enfermagem consultam especialistas para aprender técnicas de cuidados com feridas, ou um enfermeiro de saúde domiciliar para aprender a ajudar um paciente a se adaptar com restrições em casa, ou um professor para aprender recursos de ensino. Os enfermeiros são consultados por sua experiência clínica, habilidades de orientação de pacientes ou de orientação de outros funcionários. Esteja preparado antes de fazer uma consulta, pois consultas se baseiam na abordagem de solução de problemas e constituem um estímulo para mudança.

Quando consultar

Consultas ocorrem quando você identifica um problema que você ou a equipe interprofissional não conseguem resolver. Esse processo aumenta seu conhecimento sobre os problemas de um paciente e ajuda você a aprender habilidades e uso de recursos adicionais. Um bom momento para consultar outro profissional é quando o problema exato continua sem esclarecimento. Uma consulta objetiva envolve chegar a uma situação clínica e avaliar e identificar mais claramente a natureza de um problema, seja o paciente, a equipe ou equipamentos. Você consulta mais frequentemente profissionais da saúde que trabalham em sua área clínica. Contudo, às vezes consulta outros profissionais por telefone (Boxe 18.6).

> **Boxe 18.6** Dicas para consultas por telefone
>
> - Tenha em mãos a informação de que precisa (p. ex., anotações do prontuário, formulários de medicação, resumos recentes de outros enfermeiros) *antes* de realizar a ligação
> - Avalie o paciente você mesmo antes da ligação. Por exemplo, ao consultar outros profissionais da saúde, eles confiarão muito na sua avaliação para lhe fornecer orientação adequada
> - Refira-se tanto ao histórico clínico quanto à perspectiva do paciente, incluindo seu contexto social e cultural
> - Forneça um diagnóstico ou uma interpretação do problema do paciente com uma explicação ou um resumo. Utilizar a abordagem ISBAR no relato pode ser útil (ver Capítulo 26)
> - Compreenda por que está fazendo uma consulta e pense em algumas soluções possíveis. Sua experiência em cuidar do paciente permite que você faça sugestões úteis
>
> De Maison D: Effective communications are more important than ever: a health care provider's perspective, *J Home Care Hospice Professional* 24(3):178, 2006; Males T: In the dark: risks of telephone consultations, *Sessional GP* 4(2):2012, http://www.medicalprotection.org/docs/default-source/pdfs/uk-sessional-gp/oct-2012.pdf. Acesso em: 23 maio 2021.

Como consultar

Inicie com sua própria compreensão sobre os problemas clínicos do paciente. A lista a seguir contém passos importantes a serem seguidos no processo de consulta.

- Identifique a área geral do problema
- Escolha o profissional adequado para solucionar o problema, como outro enfermeiro ou assistente social
- Forneça informações e recursos relevantes sobre a área do problema. Resuma o problema, métodos utilizados para resolvê-lo até o momento e resultados desses métodos. Compartilhe informações do prontuário do paciente, conversas com outros enfermeiros e com a família do paciente
- Não prejudique ou influencie quem você consulta. A parcialidade bloqueia a resolução do problema. Evite enviesar a consulta não sobrecarregando quem você consulta com conclusões subjetivas ou emocionais sobre o paciente e o problema
- Esteja disponível para discutir os achados e as recomendações de quem você consulta. Proporcione uma atmosfera confortável para que o profissional e o paciente se conheçam. Contudo, isso não significa que você vai deixar o ambiente. Um erro comum é depositar todo o problema sobre o outro profissional. Quem você consulta não vai assumir o problema, apenas ajudar você a resolvê-lo. Solicite a consulta quando ambos estiverem disponíveis para discutir a situação do paciente com o mínimo de interrupções ou distrações
- Incorpore as recomendações obtidas na consulta em seu plano de cuidados. Dê sempre um retorno a quem você consulta com relação ao resultado das recomendações.

Pontos-chave

- O julgamento clínico durante o planejamento envolve o uso dos seis componentes do pensamento crítico para orientar enfermeiros na tomada de decisões clínicas relevantes e apropriadas necessárias para o cuidado centrado no paciente
- Após identificar os diagnósticos de enfermagem e problemas colaborativos de um paciente, você inicia o planejamento, que envolve definir prioridades com base nos diagnósticos e problemas dele; depois identifica os resultados esperados e seleciona intervenções de enfermagem para cada diagnóstico
- O pensamento crítico oferece uma abordagem metódica para individualização do plano de cuidados; ele inclui a aplicação do conhecimento sobre um paciente e a condição clínica dele, experiência com outros pacientes, e conhecimento de atitudes e padrões. O plano de cuidados deve ser desenvolvido com o envolvimento do paciente e deve focar na melhoria do bem-estar dele
- Fatores ambientais no contexto do cuidado de saúde impactam o tempo e a eficiência de qualquer plano de cuidado
- Colaboração com os pacientes e familiares cuidadores, bem como com membros da equipe de saúde, auxilia na determinação da prioridade ou urgência de diagnósticos de enfermagem ou problemas identificados
- A determinação de se um resultado é relevante para um diagnóstico de enfermagem envolve questionar qual é a melhor abordagem para tratar e resolver o diagnóstico de enfermagem e do que o paciente precisa para alcançá-lo (fisicamente, psicologicamente, socialmente e espiritualmente)
- A priorização dos diagnósticos de enfermagem ocorre quando você usa conhecimento de enfermagem e conhecimento científico para reconhecer os padrões de dados de um histórico de paciente, e permite que certos gatilhos de conhecimento o levem a compreender quais diagnósticos requerem intervenção mais imediata e quando você precisa agir
- Uma maneira útil de priorizar é pensar nos diagnósticos de enfermagem e problemas do seu paciente como de importância alta, intermediária ou baixa
- A classificação dos diagnósticos de enfermagem em ordem de importância e o monitoramento constante de sinais e sintomas que se alteram nos problemas dos pacientes permitem que você cuide das necessidades mais importantes de cada paciente e organize melhor suas atividades de cuidado constante
- Resultados devem ser mensuráveis, de forma que você possa mensurar ou observar se ocorreu mudança no estado fisiológico de um paciente ou em seu conhecimento, suas percepções e seu comportamento
- Um resultado bem redigido estabelece a resposta desejada que indica resolução dos problemas de saúde do paciente. Utilizando o acrônimo SMART, cada resultado deve ser e**S**pecífico, **M**ensurável, **A**lcançável, **R**ealista e no **T**empo adequado
- A escolha de intervenções de enfermagem adequadas requer a aplicação de conhecimento de enfermagem e evidências científicas sobre os problemas de saúde de um paciente, achados/características definidoras do paciente e experiência em cuidar de pacientes com diagnósticos de enfermagem semelhantes
- Intervenções iniciadas por enfermeiros independentes são ações autônomas com embasamento científico
- Intervenções de enfermagem dependentes requerem uma solicitação de um profissional da saúde para serem realizadas
- Você inicia uma consulta quando seu paciente está passando por um problema que você não pode resolver de forma independente como enfermeiro ou quando você necessita de orientação de outro profissional da saúde para prestar cuidados de qualidade
- A colaboração interprofissional envolve o trabalho conjunto de todos os profissionais da saúde para o alcance de resultados comuns de um paciente, com os colaboradores respeitando a *expertise* de outras disciplinas e estando cientes dos papéis e responsabilidades profissionais dos outros membros da equipe.

Para refletir

Converse com um enfermeiro para cuidar de um de seus pacientes esta semana. Se possível, peça ao enfermeiro um breve resumo das necessidades dos pacientes e do cuidado de enfermagem prestado. Após sua conversa, considere as seguintes questões.

- Qual foi o diagnóstico de enfermagem ou problema de saúde prioritário para o paciente cuidado por esse enfermeiro?
- Uma dessas prioridades sofreu modificação conforme o enfermeiro prestava cuidados? Se sim, por quê?
- Que atividades independentes e dependentes o enfermeiro implementou?

Questões de revisão

1. A definição de prioridades para os diagnósticos de enfermagem ou problemas de saúde de um paciente constitui um importante passo do planejamento de cuidados de enfermagem. Quais das seguintes afirmações descrevem elementos a serem considerados no planejamento? (Selecione todas as aplicáveis.)
    a. A definição de prioridades estabelece uma ordem de preferência para intervenções de enfermagem.
    b. Na maioria dos casos, problemas de bem-estar têm prioridade sobre diagnósticos focados no problema.
    c. O reconhecimento de padrões de sintomas ajuda a compreender quando planejar intervenções.
    d. Necessidades crônicas a longo prazo requerem prioridade sobre problemas a curto prazo.
    e. A definição de prioridades envolve criar uma lista de tarefas de cuidados.

Capítulo 18 Planejamento e Identificação dos Resultados no Cuidado de Enfermagem

2. Combine os elementos para a identificação correta das declarações de resultados com os termos do acrônimo SMART a seguir.

   ___ 1. Específico (*Specific*)
   ___ 2. Mensurável (*Measurable*)
   ___ 3. Atingível (*Attainable*)
   ___ 4. Realista (*Realistic*)
   ___ 5. Tempo definido (*Timed*)

   a. Defina um resultado mutuamente com o qual o paciente concorde.
   b. Defina um resultado que um paciente possa atingir com base em recursos psicológicos, emocionais, econômicos e socioculturais.
   c. Certifique-se de que cada resultado se refira apenas a um comportamento ou uma resposta do paciente.
   d. Inclua quando o resultado deve ser atingido.
   e. Utilize um termo na afirmação do resultado que permita observação de mudança no estado do paciente.

3. Um estudante de enfermagem está preparando um *hand-off* para o enfermeiro que assumirá os cuidados do paciente. O estudante de enfermagem explica: "Fiz com que ele deambulasse duas vezes durante o plantão; ele tolerou caminhar até o fim do corredor e de volta nas duas vezes sem falta de ar. A frequência cardíaca estava 88 e regular após o exercício. O paciente disse que dormiu melhor na noite passada após fechar a porta e lhe dar chance de ter um sono sem interrupções. Troquei o curativo do acesso venoso (AV) e iniciei um novo frasco de solução glicofisiológica 5% (metade de glicose 5% e soro fisiológico 0,9%)." Que intervenção seria uma intervenção independente?
   a. Preparar um *hand-off* na troca de um plantão.
   b. Melhorar a higiene para o paciente dormir.
   c. Administrar terapia IV.
   d. Aferir sinais vitais.

4. Um enfermeiro foi designado para cuidar de seis pacientes no início do plantão noturno. O enfermeiro fica sabendo que seu setor terá um enfermeiro a menos porque um dos enfermeiros telefonou dizendo que estava doente. Um membro da equipe de enfermagem de outra área está vindo ao setor para auxiliar. Como o setor requer rondas de todos os pacientes por hora, o enfermeiro inicia suas rondas com um paciente que recentemente pediu uma medicação para dor. Ele é interrompido por outro enfermeiro, que pede ajuda com outro paciente. Quais fatores, nesse cenário, afetam a capacidade de definir prioridades? (Selecione todas as aplicáveis.)
   a. Política de condução de rondas por hora.
   b. Nível de funcionários.
   c. Interrupção pelo colega enfermeiro da equipe.
   d. Tipo de unidade hospitalar.
   e. Competência do membro da equipe de enfermagem.

5. Um estudante de enfermagem está preparando um *hand-off* para um enfermeiro que vai assumir os cuidados com o paciente no fim do turno. O estudante afirma: "O paciente teve um bom dia. Sua infusão venosa está sendo realizada a 124 mℓ/hora com solução glicofisiológica (metade de solução glicosada 5% em soro fisiológico) no braço esquerdo. O acesso venoso está íntegro e não há queixas de dor. Fiz com que ele deambulasse duas vezes durante o plantão; ele caminhou até a sala de visitas e de volta sem falta de ar, com frequência respiratória 14 e frequência cardíaca 88 após retornar para a cadeira. Ele utiliza seu andador sem dificuldade e apresenta deambulação normal. O paciente comeu ¾ de seu jantar sem queixas gastrintestinais." Quais dos resultados esperados que visam melhorar a tolerância desse paciente ao exercício foram discutidos no *hand-off*? (Selecione todas as aplicáveis.)
   a. Local do acesso venoso sem dor.
   b. Deambulou duas vezes durante o plantão.
   c. Utiliza andador para deambular.
   d. Deambulou até a sala de visitas.
   e. Ausência de falta de ar.
   f. Tolerou a refeição do jantar.
   g. O paciente teve um dia bom.
   h. Sinais vitais depois da deambulação.

6. Um enfermeiro de uma unidade hospitalar está preparando o *hand-off* de um paciente que vai receber alta para ser cuidado por um enfermeiro de saúde domiciliar. Combine as atividades da esquerda com as categorias de *hand-off* à direita.

   Atividades
   ___ 1. Utilize uma *checklist* padrão para o relatório.
   ___ 2. Incentive questões e esclarecimentos.
   ___ 3. Ofereça informações específicas sobre como diminuir os riscos do paciente.
   ___ 4. Forneça o *hand-off* no término do plantão quando outros enfermeiros solicitam informação.
   ___ 5. Explique como a alta do paciente foi adiada por conta de número insuficiente de funcionários.
   ___ 6. Organize o tempo preparando antecipadamente o que será relatado.

   Categorias
   a. Estratégia para transferência efetiva.
   b. Estratégia para transferência ineficaz.

7. Um paciente diagnosticado com câncer de cólon está realizando quimioterapia há 6 semanas. O paciente visita o centro ambulatorial de terapia infusional 2 vezes/semana para receber o tratamento. O enfermeiro designado a esse paciente está tendo dificuldade para utilizar o acesso venoso do cateter Porth-a-Cath® do paciente empregado na quimioterapia. Apesar das tentativas de esvaziar a porta, ela está obstruída. Isso também ocorreu 2 semanas atrás. Que passos devem ser seguidos pelo enfermeiro para realizar uma consulta com um membro da equipe de terapia IV? (Selecione todas as aplicáveis.)
   a. Pedir ao enfermeiro da equipe de terapia IV para vir ao centro de infusão quando o enfermeiro começar a cuidar de um segundo paciente.
   b. Identificar especificamente o problema de obstrução do acesso venoso no Porth-a-Cath® e tentar fazer um *flush* a fim de resolver o problema.
   c. Explicar ao enfermeiro de terapia IV a frequência com que o cateter Porth-a-Cath® obstruiu anteriormente.
   d. Informar ao enfermeiro de terapia IV que o problema provavelmente se relaciona ao médico que inseriu o cateter Porth-a-Cath®.
   e. Descrever ao enfermeiro de terapia IV o tipo e a condição do cateter Porth-a-Cath® utilizado atualmente.

8. Um enfermeiro avalia uma paciente de 78 anos que pesa 108,9 kg e está parcialmente imobilizada devido a um acidente vascular encefálico. O enfermeiro vira a paciente e observa que a pele na região do sacro está muito vermelha e ela não tem sensibilidade na área. A paciente apresentou incontinência fecal intermitente nos últimos 2 dias. O enfermeiro identifica o diagnóstico de enfermagem *Risco de Integridade da Pele Prejudicada*. Quais dos seguintes resultados são adequados para essa paciente?
   a. A paciente será virada a cada duas horas dentro de 24 horas.
   b. A paciente apresentará fezes normais dentro de 48 horas.
   c. A capacidade da paciente de se virar no leito melhorará.
   d. O eritema da pele estará leve a ausente dentro de 48 horas.

9. Um paciente de 82 anos que reside em uma residência de idosos apresenta os três diagnósticos a seguir: *Risco de Queda, Mobilidade Física Prejudicada relacionada à dor* e *Nutrição desequilibrada: menor do que as necessidades corporais relacionada à capacidade reduzida de se alimentar*. A equipe de enfermagem identificou diversos resultados de cuidados. Combine os diagnósticos à esquerda com os resultados apropriados à direita.

   Diagnósticos
   ___ 1. *Risco de Queda*
   ___ 2. *Mobilidade Física Prejudicada relacionada à dor*
   ___ 3. *Nutrição desequilibrada: menor do que as necessidades corporais relacionada à capacidade reduzida de se alimentar*

   Resultados
   a. O paciente expressa menos sinais não verbais de desconforto ao caminhar em 24 h.
   b. O paciente aumenta a ingestão de calorias para 2.500 calorias por dia.
   c. O paciente caminha 6 metros utilizando um andador em 24 h.
   d. O paciente identifica as barreiras a serem removidas na residência em 1 semana.

10. Um estudante está participando de uma conferência pós-clínica com os outros estudantes do grupo clínico e um preceptor. O estudante diz: "Minha paciente tem dois diagnósticos de enfermagem que escolhi focar: o *Risco de Integridade da Pele Prejudicada e Falta de Conhecimento sobre restrições alimentares de diabéticos*. Não observei nenhuma área de pressão nesta manhã. Devido a seu peso (100 kg), mudei sua posição a cada 2 horas, e ela foi colocada em uma superfície de alívio de pressão. Discutimos como o diabetes melito afeta sua circulação. Durante o dia, seu exame de glicemia estava normal. Discutimos sobre sua dieta durante o almoço. Ela elaborou um cardápio por 1 dia com opções de alimentos adequados para sua dieta. Antes de terminar meu turno, conversei com seu médico sobre a prescrição de medicamento da paciente; sua glicemia estava bem mais alta do que o desejado." Quais dos seguintes resultados podem ser identificados pelo resumo do estudante como um resultado influenciado pela enfermagem?
    a. Exame de glicemia normal.
    b. Discussão sobre restrições alimentares.
    c. Uso de mudanças de posição e alívio da pressão.
    d. Elaboração de cardápio com opções de alimentos adequados para a dieta.
    e. Glicemia elevada.
    f. Discussão sobre a influência do diabetes na circulação.

Respostas: 1. a, c; **2.** 1c, 2e, 3a, 4b, 5d; **3.** c; **4.** b, c, e; **5.** d, e, h; **6.** 1a, 2a, 3a, 4b, 5b, 6a; **7.** b, c, e; **8.** d; **9.** 1d; 2a e c, 3b; **10.** d.

Referências bibliográficas

Ackley BJ et al: *Nursing diagnosis handbook*, ed 12, St Louis, 2020, Elsevier.

Beaulieu M: Clinical pathways: Unique contribution of family medicine, *Can Fam Physician* 59(6): 705, 2013.

Butcher GM, et al: *Nursing Interventions Classification (NIC)*, ed 7, St Louis, 2018, Elsevier.

Daley BJ et al.: Concept maps in nursing education: a historical literature review and research directions, *J Nurs Educ* 55(11):631, 2016.

Gorski LA et al.: Infusion therapy standards of practice, 8e, *J Infusion Nurs* 44(1S):SI, 2021.

Graystone R: The importance of nurse sensitive outcome measurement, *JONA* 48(11): 533, 2018.

Hipp R. et al. A primer on clinical pathways, *Hosp Pharm* 51(5): 416, 2016.

Ignatavicius D: White Paper: *Using case studies to develop clinical judgment and ensure Next Generation NCLEX® (NGN) success*, St. Louis, 2019, Elsevier.

Institute for Healthcare Improvement (IHI): ISBAR trip tick, 2020 http://www.ihi.org/resources/Pages/Tools/ISBARTripTick.aspx. Accessed May 23, 2021.

Interprofessional Education Collaborative: *Core competencies for interprofessional collaborative practice: 2016 update*, Washington, DC, 2016, https://nebula.wsimg.com/2f68a39520b03336b41038c370497473?AccessKeyId=DC06780E69ED19E2B3A5&disposition=0&alloworigin=1. Accessed May 23, 2021.

Jakubowski TL, Perron TJ: *Reflections on nursing leadership: Interprofessional collaboration improves healthcare*, Sigma, 2018, https://www.reflectionsonnursingleadership.org/features/more-features/interprofessional-collaboration-improves-healthcare. Accessed May 23, 2021.

Johnson, J: Depression after surgery: What you need to know, *Medical News Today* 2019, https://www.medicalnewstoday.com/articles/317616. Accessed May 23, 2021.

Lawrence, L: Finding the care path of least resistance: weighing the risks and rewards of standardizing care, *ASH Clinical News*, 2016, https://www.ashclinicalnews.org/spotlight/finding-the-care-path-of-least-resistance-weighing-the-risks-and-rewards-of-standardizing-care/. Accessed May 23, 2021.

Moorhead S, et al.: *Nursing outcomes classification*, ed 6, St Louis, 2018, Elsevier.

Nancarrow SA, et al.: Ten principles of good interprofessional team work, *Hum Resour Health* 11:19, 2013.

NCLEX: *Establishing Priorities: NCLEX RN*, Registered Nursing.org, n.d., https://www.registerednursing.org/nclex/establishing-priorities/. Accessed May 23, 2021.

QSEN Institute: *QSEN Competencies-patient-centered care*, 2020, https://qsen.org/competencies/pre-licensure-ksas. Accessed May 23, 2021.

Stevens JP et al: Variation in inpatient consultation among older adults in the United States, *J Gen Intern Med* 30(7): 992, 2015.

Stevens JP et al: Association of variation in consultant use among hospitalist physicians with outcomes among medicare beneficiaries, *JAMA Netw* Open, 3(2):e1921750, 2020. https://jamanetwork.com/journals/jamanetworkopen/fullarticle/2761552. Accessed May 23, 2021.

Varcarolis EM, Fosbre CD: *Essentials of psychiatric mental health nursing: a communication approach to evidence-based care*, ed 4, St Louis, 2021, Elsevier.

World Health Professions Alliance: *Interprofessional collaborative practice*, 2019, https://www.whpa.org/activities/interprofessional-collaborative-practice. Accessed May 23, 2021.

Referências de pesquisa

Heslop L, Lu S: Nursing-sensitive indicators: a concept analysis, *J Adv Nurs* 70(11): 2469, 2014.

Ju W et al: Efficacy of relaxation therapy as an effective nursing intervention for post-operative pain relief in patients undergoing abdominal surgery: A systematic review and meta-analysis, *Exp Ther Med* 18(4): 2909, 2019.

Karam M et al: Comparing interprofessional and interorganizational collaboration in healthcare: A systematic review of the qualitative research, *Int J Nurs Stud* 79: 70, 2018.

Liu Y et al.: Patient outcomes in the field of nursing: A concept analysis, *Int J Nurs Sci* 1(1):69, 2014.

Mahdizadeh M. et al: Clinical interprofessional collaboration models and frameworks from similarities to differences: a systematic review, *Global J Health Sci* 7(6): 170, 2015.

McAllen ER et al: Moving shift report to the bedside: an evidence-based quality improvement project, *OJIN*, 23(2), May 2018, https://ojin.nursingworld.org/MainMenuCategories/ANAMarketplace/ANAPeriodicals/OJIN/TableofContents/Vol-23-2018/No2-May-2018/Articles-Previous-Topics/Moving-Shift-Report-to-the-Bedside.html. Accessed May 23, 2021.

Reeves S et al: Interprofessional collaboration and family member involvement in intensive care units: emerging themes from a multi-sited ethnography, *J Interprof Care* 29 (3): 230, 2014.

Woolfrey MR et al.: Optimisation of enhanced rapid recovery after surgery (ERAS) for total joint arthroplasty: A Canadian community hospital perspective, *Orthop Proceed* Vol 98B, No. Supp 20, published online Feb 2018, https://online.boneandjoint.org.uk/doi/abs/10.1302/1358-992X.98BSUPP_20.COA2016-060. Accessed May 23, 2021.

19

Implementação de Cuidados de Enfermagem

Objetivos

- Explicar como as intervenções de enfermagem estão relacionadas ao escopo da prática de enfermagem
- Explicar os fatores a serem considerados para determinar se as intervenções em enfermagem são centradas no paciente
- Explicar os benefícios e as limitações de intervenções de enfermagem padronizadas
- Explorar as implicações para o uso de *bundles* ou pacotes de cuidados
- Explicar como o pensamento crítico influencia no papel do enfermeiro no processo de implementação
- Discutir as maneiras pelas quais o enfermeiro antecipa e previne complicações
- Explicar como equilibrar as prioridades organizacionais e do paciente no gerenciamento do tempo
- Explorar as três habilidades de implementação e sua relação com intervenções de enfermagem diretas e indiretas
- Criticar os fatores que influenciam as intervenções de aprendizado eficazes
- Descrever como comunicar com eficácia as intervenções de enfermagem.

Termos-chave

Aconselhamento
Adesão do paciente
Atividades da vida diária (AVDs)
Atividades instrumentais da vida diária (AIVDs)
Cuidado direto

Cuidado indireto
Diretrizes de práticas clínicas
Escopo da prática de enfermagem
Implementação
Intervenção de enfermagem
Medidas de salvamento

Pacote ou *bundle* de cuidados
Planos de cuidado interprofissional
Prescrição permanente
Reação adversa

Você conheceu Tonya e o Sr. Lawson no Capítulo 15. *O Sr. Lawson é um paciente de 68 anos que foi submetido a uma cirurgia abdominal para uma colectomia e espera receber alta nos próximos 2 dias. Sua enfermeira, Tonya, vem desenvolvendo um plano de cuidados durante o tempo que cuidou do Sr. Lawson. O plano evoluiu para quatro diagnósticos de enfermagem diferentes:* **Dor Aguda, Ansiedade, Falta de Conhecimento** *e* **Risco de Infecção**. *O Sr. Lawson teve uma embolia pulmonar, um problema de saúde agudo, no dia seguinte à cirurgia. Desde então, sua saúde se estabilizou, e agora, no dia 4, ele já consegue caminhar novamente. Ele está tomando medicamento (anticoagulante) para prevenir mais episódios de embolia. O paciente expressou interesse em aprender sobre suas restrições de atividades pós-operatórias e tem se mostrado capaz de cuidar de sua incisão, que apresenta uma pequena separação. O Sr. Lawson diz a Tonya que está preocupado com a cicatrização de sua ferida e que está pronto para retornar ao trabalho após a cirurgia. Tonya e os demais membros da equipe de enfermagem vêm aplicando consistentemente o processo de enfermagem. Após analisar os dados dos exames, Tonya identificou o diagnóstico de* **Ansiedade** *enquanto planejava a instrução de alta do Sr. e da Sra. Lawson. Durante a implementação, Tonya e seus colegas da equipe fazem intervenções planejadas com a finalidade de atingir os resultados esperados identificados no plano de cuidados do Sr. Lawson.* O pensamento crítico, combinado com a tomada de decisão, faz parte do processo de julgamento clínico, que é importante para a implementação bem-sucedida de intervenções de enfermagem.

O processo de enfermagem não é linear. Como enfermeiro, seu cuidado geralmente muda rapidamente entre os estágios do processo de enfermagem (p. ex., da implementação para o histórico e depois para análise e diagnóstico e de volta até a implementação), com base no estado do paciente e das necessidades atuais. Por exemplo, um enfermeiro em um hospital que tem estado com um paciente há várias horas reunirá dados de histórico de enfermagem durante todos os contatos com o paciente, repriorizará os diagnósticos de enfermagem à medida que o paciente evolui, reavaliará o paciente de acordo com a necessidade, implementará uma intervenção planejada, avaliará a resposta do paciente (ver Capítulo 20), considerará outras intervenções planejadas e, então, continuará a implementação. Esse exemplo mostra como um enfermeiro aplica julgamento clínico continuamente e passa à etapa do processo de enfermagem mais apropriada naquele momento. Os enfermeiros iniciam esse processo cognitivo sempre que cuidam de um paciente. O processo é ainda mais complexo quando cuidam de muitos pacientes.

Os enfermeiros aplicam pensamento crítico para realizar as intervenções de enfermagem utilizando bom julgamento clínico durante a **implementação,** que é o próximo passo do processo de enfermagem (Figura 19.1). O passo da implementação inicia-se após o desenvolvimento de um plano de cuidados para o paciente. Uma **intervenção de enfermagem** é qualquer tratamento baseado em julgamento e conhecimento clínico realizado a fim de melhorar os resultados dos pacientes (Butcher et al., 2018). Intervenções de enfermagem incluem medidas de cuidados diretos e indiretos, as quais podem ser iniciadas por enfermeiros, profissionais da saúde ou outros (ver Capítulo 18). Idealmente, os enfermeiros escolhem intervenções baseadas em evidências (ver Capítulo 5), utilizando as abordagens mais atuais e cientificamente embasadas para prestar cuidados centrados no paciente.

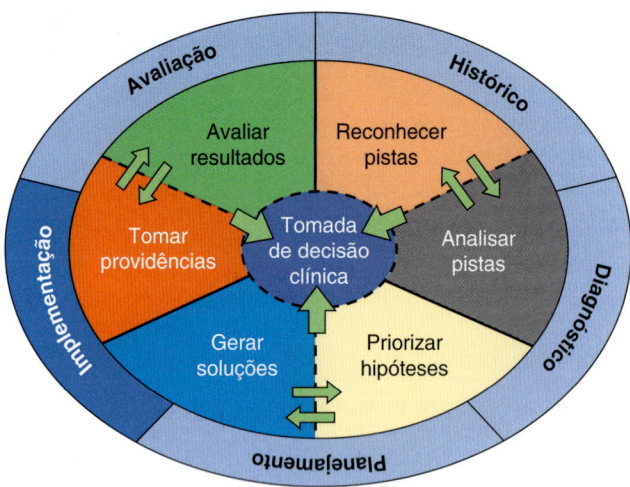

Figura 19.1 Processo de enfermagem: implementação. (Copyright © NCSBN. Todos os direitos reservados.)

Dentro do **escopo da prática de enfermagem**, a American Nurses Association (ANA) descreve o que um enfermeiro tem licença para realizar: "A enfermagem é a proteção, promoção e otimização da saúde e capacidades; prevenção de doenças e lesões; facilitação da cura; alívio do sofrimento por meio do diagnóstico e tratamento da resposta humana; e defesa dos cuidados com indivíduos, famílias, grupos, comunidades e populações." O escopo da prática profissional identifica a natureza e intenção das intervenções de enfermagem para os pacientes, descritas por Benner (1984) como os domínios da prática (Boxe 19.1). Como o escopo da prática, domínios de enfermagem e intervenções de enfermagem estão relacionados? Eis um exemplo. *Para Tonya promover o estado de saúde do Sr. Lawson (escopo da prática), ela assume uma função de educadora-treinadora (domínio da prática) realizando sessões individuais de educação do paciente utilizando um programa de vídeo na TV (cuidado direto).*

Os desafios e complexidades dentro dos serviços de saúde tornam difícil para os enfermeiros realizar integralmente o escopo e domínios da prática (ver Capítulo 2). Os enfermeiros precisam ter habilidades organizacionais eficazes e manter competências em cuidados de enfermagem avançados. Além disso, os enfermeiros precisam gerenciar

Intervenções de **cuidado direto** consistem em tratamentos realizados pelo enfermeiro por meio de interações com pacientes ou um grupo de pacientes (Butcher et al., 2018). Por exemplo, um paciente recebe uma intervenção direta na forma de administração de medicamento, inserção de sonda urinária, orientação para alta ou aconselhamento durante um momento de luto. Já as intervenções de **cuidado indireto** são tratamentos realizados longe do paciente, porém em seu benefício ou de um grupo de pacientes (p. ex., manejo do ambiente de um paciente, como controle da segurança e infecção), bem como documentação e colaboração interprofissional (Butcher et al., 2018) (Figura 19.2).

> **Boxe 19.1 Domínios da prática de enfermagem**
>
> - O papel da ajuda
> - A função de ensinar-treinar
> - A função de diagnosticar e monitorar os pacientes
> - A gestão eficaz de situações que se alteram rapidamente
> - Administrar e monitorar intervenções e regimes terapêuticos
> - Monitorar e garantir a qualidade das práticas de cuidados de saúde
> - Competências organizacionais e de papel no trabalho.
>
> De Benner P: *From novice to expert*, Menlo Park, CA, 1984, Addison Wesley.

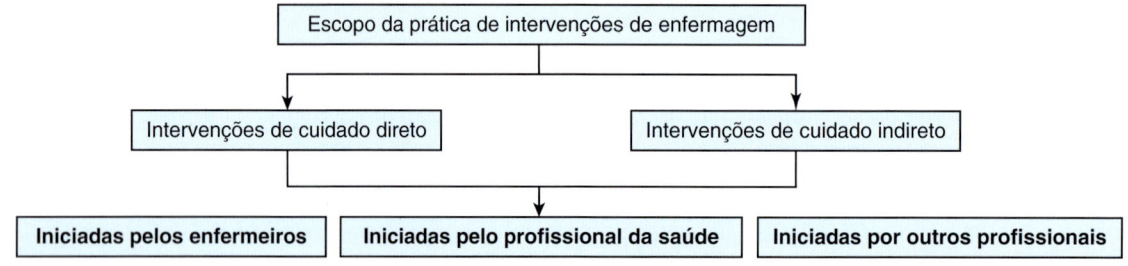

Figura 19.2 Escopo da prática de intervenções de enfermagem.

conflitos e defender efetivamente os pacientes em relacionamentos interprofissionais desafiadores; portanto, é importante que a implementação seja centrada no paciente. A enfermagem é uma arte e uma ciência. Não é simplesmente uma profissão baseada em tarefas. Você deve aprender a intervir em nome dos pacientes dentro do contexto de suas situações exclusivas. Considere esses fatores durante a implementação:

- Quem é o paciente?
- Como as atitudes, valores, preferência e herança cultural de um paciente afetam a forma de você cuidar dele?
- O que uma doença significa a um paciente e à família?
- Qual situação clínica requer sua intervenção primeiro (quais são as prioridades)?
- Como um paciente sente as intervenções que você realiza?
- De que maneira você dá o melhor suporte ou demonstra se importar enquanto realiza a intervenção?

As respostas a essas perguntas permitem que você preste cuidados de maneira compassiva e efetiva com os melhores resultados para seus pacientes.

Intervenções de enfermagem padrão

Embora seja fundamental implementar intervenções exclusivas centradas no paciente individualmente, muitos sistemas de saúde desenvolvem conjuntos de intervenções padrão destinados aos problemas de saúde mais comuns. Equipes clínicas especializadas normalmente colaboram para a análise de evidências científicas e práticas clínicas atuais para elaborar intervenções padrão como protocolos clínicos, diretrizes de práticas clínicas, caminhos ou itinerários críticos (ver Capítulo 18), e protocolos de otimização da recuperação pós-operatória (ERAS, do inglês *early recovery after surgery*). Intervenções padrão permitem que os enfermeiros prestem cuidado clínico mais eficiente no sentido de melhorar os resultados dos pacientes. Muitas instituições de saúde incorporam esses tipos de padrão em sistemas de documentação de informações de saúde. O emprego de intervenções padrão captura informações sobre os cuidados de pacientes que podem ser compartilhadas entre disciplinas e cenários de cuidados, facilitando a mensuração da qualidade dos cuidados fornecidos e apoiando pesquisas e análises em andamento (MBL Technologies, 2017).

Como enfermeiro, você é responsável por individualizar intervenções padronizadas com base nas necessidades e preferências de seus pacientes. A ANA define padrões de prática profissional de enfermagem, enquanto a Educação de Qualidade e Segura para Enfermeiros (Quality and Safety Education for Nurses [QSEN]) define competências de habilidades (QSEN, 2020). Tais padrões constituem declarações autoritativas sobre os deveres que todo enfermeiro deve realizar com competência, independentemente de seu papel, da população que é atendida ou de sua especialidade (ANA, 2021) (ver Capítulo 1).

Diretrizes e protocolos de prática clínica

O Institute of Medicine (IOM, 2011) define **diretrizes de práticas clínicas** como "recomendações, que visam otimizar o cuidado dos pacientes, que são informadas por uma revisão sistemática de evidência e uma avaliação dos benefícios e prejuízos das opções de cuidados alternativos". Diretrizes são desenvolvidas para problemas de saúde ou condições frequentemente recorrentes dos pacientes (p. ex., prevenção de lesões por pressão, prevenção de trombose venosa profunda [TVP], infecção de corrente sanguínea associada a cateter venoso central e manejo pós-operatório de cirurgias). Diretrizes clínicas têm duas partes (Shekelle, 2020).

- A base é uma revisão sistemática das atuais evidências de pesquisa referentes a uma questão clínica, com foco na robustez da evidência na qual a tomada de decisão clínica para tal condição é baseada
- Um conjunto de recomendações, envolvendo tanto a evidência e os julgamentos de valor quanto os benefícios e perigos das opções de cuidado alternativas. Diretrizes dizem respeito a como os pacientes com aquela condição devem ser manejados, sendo que tudo mais permanece igual.

Médicos de uma instituição de saúde revisam formalmente a literatura científica e seus próprios padrões de práticas a fim de desenvolver diretrizes e protocolos direcionados a melhorar o padrão de cuidados de sua instituição. Por exemplo, um hospital desenvolve um protocolo clínico de avaliação rápida a fim de melhorar a identificação e o tratamento precoce de pacientes com suspeita de acidente vascular encefálico ou sepse. Algumas diretrizes clínicas são desenvolvidas, em escala nacional, por organizações profissionais de saúde. No caso das diretrizes clínicas de enfermagem, a Association of Critical Care Nurses, a Oncology Nursing Society e o University of Iowa Hartford Center desenvolvem diretrizes de prática baseada em evidências (PBE) para suas especialidades. Diretrizes clínicas bem estabelecidas como as desenvolvidas pela Infusion Nurses Society (Gorski et al., 2021) são rotineiramente revisadas e atualizadas.

Uma forma de diretriz clínica é o **pacote ou *bundle* de cuidados**, um grupo de intervenções relacionadas a um processo de doença ou uma condição de saúde. As intervenções, quando implementadas em conjunto, resultam em melhores resultados aos pacientes quando comparadas às intervenções implementadas individualmente. Pacotes de cuidados são projetados para melhorar a qualidade dos cuidados ao mesmo tempo que previnem as complicações mais comuns associadas às condições ou aos diagnósticos clínicos neles contidos. No entanto, há dúvidas quanto à eficácia dos pacotes de cuidados nos resultados do paciente (Boxe 19.2). Você vai implementar intervenções de pacotes de cuidados durante suas experiências clínicas.

Enfermeiros de prática avançada, que fornecem cuidados fundamentais a pacientes de diversas situações clínicas, frequentemente seguem protocolos de diagnóstico e de tratamento em suas intervenções. Um acordo colaborativo com o médico identifica protocolos para as condições clínicas que esses enfermeiros têm autorização para tratar, como o paciente com hipertensão sob controle, bem como os tipos de tratamento que têm autorização para administrar, como medicações anti-hipertensivas. Esses protocolos variam mediante acordo com o médico assistente e os enfermeiros de prática avançada. Tais enfermeiros também podem agir de maneira independente, desenvolvendo e aplicando protocolos clínicos que delineiam intervenções de enfermagem independentes.

Prescrições permanentes

Uma **prescrição permanente** é um documento pré-impresso que contém prescrições médicas para terapias de rotina, diretrizes de monitoramento e/ou procedimentos diagnósticos para pacientes específicos com problemas clínicos identificados. Uma prescrição permanente direciona os cuidados de pacientes em situação clínica específica. Profissionais da saúde com licença para prescrever medicamentos ou médicos responsáveis pelo paciente, no momento da implementação, aprovam e assinam as prescrições permanentes. Essas prescrições refletem as preferências de tratamento do profissional da saúde e são comuns em situações críticas e outros cenários de cuidados agudos especializados nos quais as necessidades dos pacientes se alteram rapidamente e requerem atenção imediata. Um exemplo de prescrição permanente seria a especificação de algumas medicações como diltiazem e amiodarona para ritmo cardíaco irregular. Após avaliar um paciente e identificar um ritmo irregular, os enfermeiros de cuidados críticos administram a medicação especificada sem notificar primeiro um profissional da saúde, pois a prescrição permanente

Boxe 19.2 Prática baseada em evidências

Emprego de pacotes ou **bundles** *de cuidados*

Questão PICOT: o uso de pacotes ou *bundles* de cuidados melhora os resultados de recuperação de pacientes hospitalizados quando comparado às práticas padrão?

Resumo das evidências

Pacote de cuidados é um conjunto de intervenções baseadas em evidências, realizadas de forma coletiva, com o objetivo de melhorar a qualidade dos cuidados com os pacientes (Lavallée et al., 2017). Pacotes comuns incluem os utilizados para prevenção da trombose venosa profunda, pneumonia associada a ventilação e infecção em sítio cirúrgico (ISC). Uma revisão de literatura sobre a redução da ISC envolveu o uso de intervenções centrais, como administração de antibióticos, remoção correta de pelos, controle glicêmico e controle da temperatura. A incidência de ISC nos grupos dos pacotes foi de 7% comparada a 15,1% no grupo de cuidados padrão. A pesquisa demonstrou que os pacotes de cuidados cirúrgicos ajudaram a diminuir o risco de ISC quando comparados ao cuidado padrão (Tanner et al., 2015). Em uma revisão de estudos realizada para melhorar o manejo da doença pulmonar obstrutiva crônica, descobriu-se que o uso de pacotes de alta reduziu as readmissões hospitalares, embora não tenha havido evidência suficiente de que tenham influenciado a mortalidade a longo prazo ou a qualidade de vida (Ospina et al., 2017). Pacotes de cuidados estão se tornando mais comuns em ambientes de cuidados agudos e demonstram benefícios promissores. Contudo, a equipe clínica nem sempre realiza todas as intervenções contidas em um pacote (Juknevicius et al., 2012; Kallet, 2019). Os benefícios gerais dos pacotes de cuidados incluem a simplificação de decisões clínicas, redução das omissões de intervenções e redução dos erros na tomada de decisão clínica. Lavallée et al. (2017) analisaram 37 estudos envolvendo o uso de pacotes de cuidados e relataram que o efeito dos pacotes nos resultados dos pacientes é incerto, havendo necessidade de mais pesquisas.

Aplicação na prática de enfermagem

As seguintes recomendações aplicam-se à implementação de pacotes de cuidados (Camporota e Brett, 2011).
- Realize todo o conjunto de intervenções do pacote de cuidados
- Utilize julgamento clínico ao colocar em prática diretrizes de um pacote de cuidados
- Se as intervenções de um paciente forem cientificamente adequadas, realize-as. Porém, se houver conflito com a evidência, empregue uma abordagem crítica de senso comum
- O uso consistente de pacotes de cuidados para práticas de rotina e comuns é provavelmente benéfico e é improvável que cause dano significativo a pacientes
- O equilíbrio ideal entre intervenções de pacotes de cuidados versus cuidados individualizados varia entre instituições, dependendo da equipe e disponibilidade de novas pesquisas.

Classificação das Intervenções de Enfermagem

O sistema da Classificação das Intervenções de Enfermagem (NIC, do inglês *Nursing Interventions Classification*) desenvolvido pela University of Iowa diferencia a prática de enfermagem da prática de outras disciplinas de saúde (Boxe 19.3) oferecendo uma linguagem que os enfermeiros possam utilizar para identificar tratamentos por eles realizados, organizar essa informação em estruturas compreensíveis e proporcionar uma linguagem de comunicação com pacientes, famílias, comunidades e todos os profissionais da saúde (Butcher et al., 2018). As intervenções da NIC oferecem um nível de padronização que melhora a comunicação do cuidado de enfermagem e compara os resultados entre instituições. Muitos sistemas de informação em saúde incorporam o sistema da NIC. Utilizando esse sistema, você aprende as intervenções comumente recomendadas para diversos diagnósticos de enfermagem. O Capítulo 18 descreve o sistema NIC com maiores detalhes.

Padrões de prática

A evidência de um alto padrão de cuidados prestados a pacientes se manifesta quando os enfermeiros aplicam os Padrões de Prática Profissional de Enfermagem (Standards of Professional Nursing Practice) da ANA (ANA, 2021) nas próprias práticas (ver Capítulo 1). Os padrões são revisados formal e regularmente. Os mais recentes incluem competências para o estabelecimento de relações profissionais e de cuidado, utilizando intervenções e tecnologias baseadas em evidências, prestando cuidado holístico ético ao longo de toda a vida de diversos grupos e utilizando recursos e sistemas da comunidade. Esses padrões enfatizam a implementação de um plano em tempo adequado que segue metas de segurança do paciente (ANA, 2021).

Educação de Qualidade e Segura para Enfermeiros

O Quality and Safety Education for Nurses (QSEN) estabeleceu um padrão de competências de conhecimento, habilidades e atitudes (CHAs) para a preparação de futuros enfermeiros (QSEN, 2020). A meta do QSEN é preparar enfermeiros para que possam melhorar continuamente a qualidade e a segurança dos sistemas de cuidados de saúde dentro de seu local de trabalho. Exemplos de habilidades QSEN incluem prestação de cuidado centrado no paciente com sensibilidade e respeito pela diversidade da experiência humana, iniciação de tratamentos efetivos para alívio da dor e sofrimento e participação no desenvolvimento de consensos ou resolução de conflitos no contexto de cuidados com pacientes (QSEN, 2020).

Boxe 19.3 Propósitos da Classificação de Intervenções de Enfermagem (NIC)

1. Padronize a linguagem utilizada por enfermeiros para descrever os conjuntos de ações na prestação de cuidados aos pacientes.
2. Expanda o conhecimento de enfermagem sobre conexões entre diagnósticos, tratamentos e resultados de enfermagem.
3. Desenvolva uma linguagem de enfermagem para *software* de sistemas de informação de saúde.
4. Realize um conjunto de intervenções padrão para a pesquisa de efetividade, mensuração de produtividade e avaliação de competência.
5. Estabeleça uma ligação com os sistemas de classificação de outros profissionais da saúde.

De Butcher HK et al.: *Nursing interventions classification (NIC)*, ed 7, St Louis, 2018, Elsevier.

---

já engloba a ação dos enfermeiros. Prescrições permanentes também são muito comuns em ambientes comunitários, nos quais os enfermeiros enfrentam situações que não permitem contato imediato com um profissional da saúde. Prescrições permanentes conferem proteção legal ao enfermeiro, para que intervenha adequadamente em benefício dos interesses de pacientes com necessidades que se alteram rapidamente.

Pense nisso

O que você percebe como uma limitação das prescrições padrão em comparação com diretrizes de prática clínica?

Pensamento crítico na implementação

A realização de intervenções de enfermagem para um paciente envolve pensamento crítico, julgamento clínico e tomada de decisão clínica. Habilidades de raciocínio clínico potentes levam à tomada de decisão necessária para realizar as intervenções de enfermagem adequadas para os diagnósticos de enfermagem específicos de um paciente. Você aprende a implementar cuidados de enfermagem aplicando conhecimento adequado, experiência, fatores ambientais, atitudes e padrões de cuidados (Figura 19.3). Realizar intervenções de enfermagem é complexo. Baseie suas intervenções em seu próprio conhecimento científico e sobre o que sabe a respeito de um paciente, além do contexto social da instituição em que você trabalha. Informações comunicadas por meio de relações interprofissionais de enfermeiros com outros profissionais da saúde contribuem com julgamentos clínicos na compreensão dos problemas de um paciente e realização efetiva da intervenção. Considere o contexto da prestação de cuidados de cada paciente e as diversas intervenções disponíveis de modo a tomar as decisões clínicas necessárias para prestar cuidados apropriados a cada situação clínica. O pensamento crítico permite que você considere a complexidade das intervenções, prioridades que se alteram, abordagens alternativas e a quantidade de tempo disponível para a ação (Tabela 19.1). Esteja sempre bem preparado antes de realizar qualquer intervenção.

O uso e a aplicação do processo de enfermagem por Tonya continuou à medida que ela cuidava do Sr. Lawson. Ela inicialmente identificou **Dor Aguda** e **Risco de Infecção** como principais diagnósticos de enfermagem. Enquanto cuidava do Sr. Lawson, Tonya percebeu um comportamento que sugeria **Ansiedade** e confirmou sua avaliação com dados adicionais. O Sr. Lawson teve uma embolia pulmonar aguda, exigindo que Tonya avaliasse e interviesse de imediato. Contudo, pela condição ter se estabilizado, Tonya optou por não identificar um diagnóstico de enfermagem relacionado àquela condição. Ela continua monitorando os sinais vitais do paciente e administrando o anticoagulante (função dependente). Tonya sabe que o paciente está prestes a receber alta. O diagnóstico de **Falta de Conhecimento** sobre cuidados pós-operatórios relacionada à inexperiência com cirurgias se tornou uma prioridade. Os diagnósticos são inter-relacionados de forma que, algumas vezes, uma intervenção planejada (p. ex., promover exercícios de relaxamento) trata ou modifica mais do que um problema de saúde do paciente (ansiedade e dor aguda). Tonya aplica pensamento crítico e utiliza seu tempo com o Sr. Lawson de forma sábia antecipando suas prioridades e aplicando o conhecimento que tem sobre seus problemas de saúde e suas intervenções planejadas, de modo a implementar estratégias de cuidado de maneira habilidosa.

Aplique o que você aprendeu durante experiências clínicas anteriores para selecionar e implementar intervenções. Considere quais intervenções funcionaram e quais foram menos bem-sucedidas. O que você fez quando uma intervenção foi menos bem-sucedida? Com experiência, você se torna mais proficiente em antecipar o que esperar de cada situação clínica e como modificar sua abordagem. Por exemplo, às vezes é necessário adaptar as intervenções quando você cuida de idosos. Seu conhecimento sobre as mudanças pelas quais os idosos passam devido ao envelhecimento físico afetará como você realiza as intervenções. A necessidade de adaptação também é verdadeira quando os pacientes têm problemas característicos comuns, como restrições de mobilidade, sintomas (p. ex., dor, náusea) e limitações de letramento em saúde.

Conheça os padrões de prática profissionais e institucionais, os quais oferecem diretrizes para seleção, frequência e tempo de intervenções e se podem ser delegadas. Tenha ciência também da condição

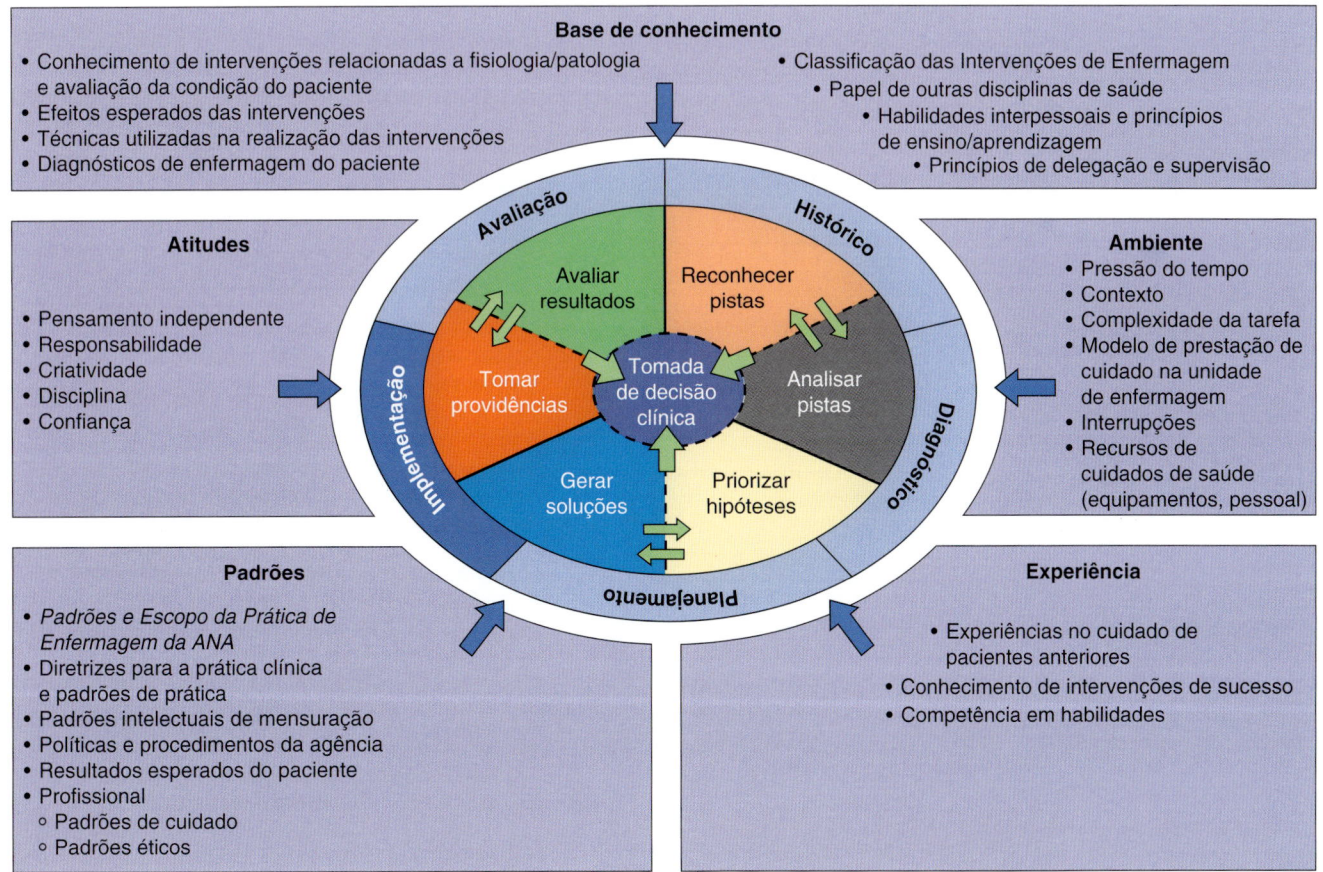

Figura 19.3 Pensamento crítico na implementação. (Copyright do Modelo de Medida de Julgamento Clínico © NCSBN. Todos os direitos reservados.)

Tabela 19.1 Elementos do pensamento crítico na implementação do cuidado de enfermagem.

Elemento de pensamento crítico	Intervenção	Exemplo clínico
Conhecimento		
Anatomia	Realização de procedimento invasivo (p. ex., inserção de cateter IV)	Aplicação de conhecimentos de anatomia (p. ex., distribuição das veias no braço) para a identificação de uma veia usada para acesso venoso
Fisiopatologia	Realização de procedimento invasivo (p. ex., aspiração traqueal)	Aplicação de conhecimentos de patologia de doenças pulmonares (p. ex., pneumonia) para determinação da frequência de aspiração
Diretriz clínica	Seleção de uma gama de intervenções definidas pela diretriz	Aplicação de elementos de *bundle* clínico para prevenção de infecção de corrente sanguínea associada a cateter venoso central, higienização do acesso IV e prevenção de ruptura do sistema venoso estéril
Princípios de comunicação	Orientar durante um procedimento	Explicar ao paciente de maneira calma cada passo da inserção da sonda nasogástrica
Princípios de ensino	Fornecer explicações descrevendo a finalidade e as implicações de uma intervenção no autocuidado	Administrar uma medicação recentemente prescrita com uma explicação de sua finalidade e implicações para a autoadministração segura, inclusive monitoramento de efeitos
Princípios de delegação	Organizar múltiplas intervenções para um paciente (p. ex., sinais vitais, troca de curativos estéreis, deambulação precoce para pacientes pós-operatórios)	Selecionar a tarefa correta e considerar se o paciente está estável (ver Capítulo 21); organizar para que os auxiliares ajudem o enfermeiro na deambulação do paciente pela primeira vez
Experiência		
Experiência na administração da mesma intervenção em uma variedade de pacientes com as mesmas características (p. ex., pacientes obesos, idosos, pacientes com dor)	Adaptar a intervenção à(s) limitação(ões) do paciente causada(s) por característica	Ao colocar e tirar um urinol, tomar cuidado adicional ao sustentar as nádegas do paciente idoso de forma que o urinol não cause cisalhamento ou atrito em sua pele frágil
Competência em habilidades	Realizar um novo procedimento praticado apenas como simulação no laboratório	Refletir sobre sua competência e conhecimento sobre o procedimento; obter recursos (p. ex., enfermeiros experientes)
Ambiente		
Complexidade das tarefas e interrupções	Administrar a intervenção em um momento em que não haja nenhuma outra prioridade de pacientes e com a atenção necessária para precisão	Preparar a medicação em uma zona livre de interrupções perto da área de preparação de medicamentos; desligar temporariamente o *pager* (ver Capítulo 31)
Contexto do cuidado de saúde	Adaptar a intervenção às condições existentes dentro do contexto	Usar assepsia cirúrgica para a troca de curativos de pacientes hospitalizados; ensinar ao familiar cuidador a técnica de limpeza para troca de curativo em casa de modo que ele possa fazê-lo
Atitudes		
Criatividade	Adaptar a intervenção à limitação física do paciente	Paciente com mobilidade reduzida das mãos: consultar-se com o terapeuta ocupacional e usar dispositivos de assistência para autoalimentação
Confiança	Preparar o paciente para as intervenções	Refletir primeiro sobre o que você sabe a respeito do motivo de o paciente estar recebendo essa intervenção e, então, usar orientações claras, confiantes e tranquilas de como o paciente pode participar e os motivos para os principais passos
Padrões		
Padrão intelectual na medição	Adaptar a intervenção de acordo com as mudanças no estado do paciente (relevância)	Embora o paciente esteja deambulando, verificar se há sinais de hipotensão ou marcha instável; ajustar e sentar o paciente em uma cadeira quando se desenvolverem sintomas
	Aplicar a intervenção objetivando um resultado esperado	O paciente tem falta de conhecimento sobre risco de infecção. Dar uma explicação para os principais motivos de ele estar em risco; não generalizar

variável de um paciente e como isso impacta na seleção de intervenções. Quais avaliações você deve conduzir e quais achados deve esperar após cuidar de pacientes com condições similares. Uma vez ajustada uma intervenção, determine a resposta de um paciente com base em uma avaliação constante (ver Capítulo 20). Mantenha habilidades de organização e manejo do tempo a fim de prestar cuidados seguros e eficazes aos pacientes (ver Capítulo 21).

Exercite o julgamento clínico, usando pensamento crítico e tomada de decisão, ao realizar cada intervenção: **pense antes de agir**. Considere os recursos disponíveis e o cronograma de atividades da instituição de saúde, os quais muitas vezes influenciam quando e como uma intervenção será completada. Você é responsável por dominar o conhecimento e a competência clínica necessários para realizar intervenções em seus pacientes de maneira segura e eficaz. Observe as dicas a seguir para tomar decisões durante a implementação:

- Revise o conjunto de todas as intervenções possíveis para o problema de um paciente (p. ex., *para a dor do Sr. Lawson, Tonya considerou administração de analgésico, posicionamento e imobilização, relaxamento progressivo e outras abordagens não farmacológicas*)
- Revise todas as consequências possíveis associadas a cada ação de enfermagem possível (p. ex., *Tonya considera que o analgésico vai aliviar a dor; ter efeito curto ou insuficiente; ou causar uma reação adversa, incluindo sedação e aumento do risco de queda*)
- Determine a probabilidade de todas as consequências possíveis (p. ex., *se a dor do Sr. Lawson continuar diminuindo com a analgesia e o posicionamento sem efeitos adversos, é provável que as intervenções continuem a ser bem-sucedidas; todavia, se o paciente continuar muito ansioso, sua dor pode não se manter aliviada e Tonya pode precisar considerar uma alternativa*)
- Julgue o valor da consequência ao paciente (p. ex., *se a administração de um analgésico for eficaz, o Sr. Lawson provavelmente ficará menos ansioso e mais responsivo a orientações e aconselhamentos pós-operatórios sobre sua ansiedade*).

Enquanto você estiver realizando uma intervenção de enfermagem, aplique padrões intelectuais, os quais servem como diretrizes para o pensamento racional e ação responsável (ver Capítulo 15). *Por exemplo, antes de Tonya começar a ensinar o Sr. Lawson, ela considera como tornar suas instruções relevantes, claras, lógicas e completas, a fim de promover a aprendizagem do paciente.* Um pensador crítico aplica atitudes de pensamento crítico durante uma intervenção (Tabela 19.1). A confiança em realizar intervenções desenvolve a confiança dos pacientes. A criatividade e a autodisciplina são atitudes que guiam você na revisão, modificação e implementação de intervenções. Como estudante iniciante de enfermagem, sob supervisão do docente ou de enfermeiros experientes, revise as políticas e os procedimentos institucionais, a fim de obter orientação no processo de tomada de decisão para a implementação.

Processo de implementação

Muitas ações que realizamos ocorrem automaticamente, sem pensar muito, como ligar o carro e engatar a marcha para dirigir, preparar as crianças para dormir, ou alimentar os animais de estimação. À medida que as tarefas vão ficando mais complicadas, mais esforço consciente é necessário para ser eficaz. A implementação de intervenções de enfermagem é complexa. A preparação para a implementação garante cuidados de enfermagem mais eficientes, seguros e eficazes. Os pacientes geralmente sofrem eventos adversos (ver Capítulo 27) quando os enfermeiros não os preparam adequadamente para a implementação. A Agency for Healthcare Research and Quality (AHRQ) identifica três categorias de eventos adversos (AHRQ, 2019).

- Eventos adversos preveníveis: os que ocorrem devido a erro ou falha em aplicar uma estratégia aceita para prevenção
- Eventos adversos modificáveis: aqueles que, embora não sejam evitáveis, poderiam ser menos danosos se o cuidado tivesse sido diferente
- Eventos adversos devido a negligência: aqueles que ocorrem devido a cuidados abaixo do padrão esperado pelos clínicos.

Os eventos adversos podem ser evitados ou minimizados por meio da preparação e implementação adequadas de qualquer intervenção. Realize estas cinco atividades preparatórias: (1) reavalie o paciente antes de um procedimento, (2) revise o plano de cuidado de enfermagem e considere se é necessária uma revisão das intervenções com base na atual condição do paciente, (3) organize os recursos necessários e sua prestação de cuidado (principalmente quando cuida de muitos pacientes), (4) antecipe e previna complicações com base no que você sabe sobre o paciente e (5) implemente a(s) intervenção(ões) corretamente.

Tonya visita o Sr. Lawson para iniciar as orientações sobre a alta. A esposa está presente e o Sr. Lawson relata que sua dor incisional está no nível 3. Ele faz contato visual. Tonya aufere a pressão arterial (que está dentro do parâmetro normal) e o ajuda a se sentar em uma cadeira. Ela prepara o programa de instrução na TV educacional do hospital e os panfletos educativos de práticas baseadas em evidências que quer utilizar para apresentar as informações sobre o controle de infecções, cuidados com a ferida e restrições de atividades em casa. Como o Sr. Lawson ainda tem preocupações sobre o retorno ao trabalho, Tonya quer incorporar a discussão sobre cuidados com a ferida na recuperação pós-operatória esperada. Tonya vê a oportunidade de usar o desejo do Sr. Lawson de retornar ao trabalho como forma de aumentar sua probabilidade de adesão às restrições pós-operatórias. Se a Sra. Lawson compreender como pode ajudar o marido na recuperação, desfechos positivos podem ser atingidos.

Reavaliação do paciente

A avaliação é um processo contínuo que ocorre cada vez que você interage com um paciente. Envolve a coleta de novos dados. A reavaliação não é o mesmo que repetir uma avaliação anterior para avaliar cuidados ou determinar a resposta de um paciente a uma intervenção (ver Capítulo 20). Na realidade, trata-se da coleta de informação adicional com o intuito de garantir que o plano de cuidados permaneça completo, atual e adequado. Quando você coleta novos dados sobre um paciente, às vezes você identifica um novo diagnóstico de enfermagem ou determina que podem ser necessárias intervenções adicionais não apenas para o novo diagnóstico, como também para os já existentes. A criação de um mapa conceitual ajuda você a compreender melhor a relação entre diferentes diagnósticos de enfermagem e as intervenções adequadas para os cuidados com um paciente (Figura 19.4). Durante a fase inicial da implementação, reavalie o paciente a fim de confirmar que você escolheu as intervenções adequadas. A reavaliação ajuda você a decidir se as ações de enfermagem propostas continuam adequadas para o nível de bem-estar do paciente. *Por exemplo, Tonya começa a conversar com o Sr. e a Sra. Lawson sobre cuidados com a ferida e restrições de atividade. A Sra. Lawson compartilha a informação de que o chefe do marido ligou para saber como ele estava. Tonya nota que o Sr. Lawson começa a demonstrar mais ansiedade; conforme Tonya explica as restrições sobre levantar pesos, o paciente é incapaz de explicar de volta (repetir a informação) sobre o que pode e não pode fazer. Tonya decide redirecionar a discussão. Ela diz ao Sr. Lawson: "Vamos conversar sobre seu retorno ao trabalho. Conte-me mais sobre quando esperam que o senhor retorne e o que envolve seu trabalho." Tonya percebe que, para ser eficiente com sua orientação, ela necessita de um ouvinte atento. Obter mais detalhes sobre o trabalho do paciente o ajudará a expressar suas preocupações, ao mesmo tempo que permitirá a Tonya explicar como as restrições de atividade se encaixam nas atividades diárias.*

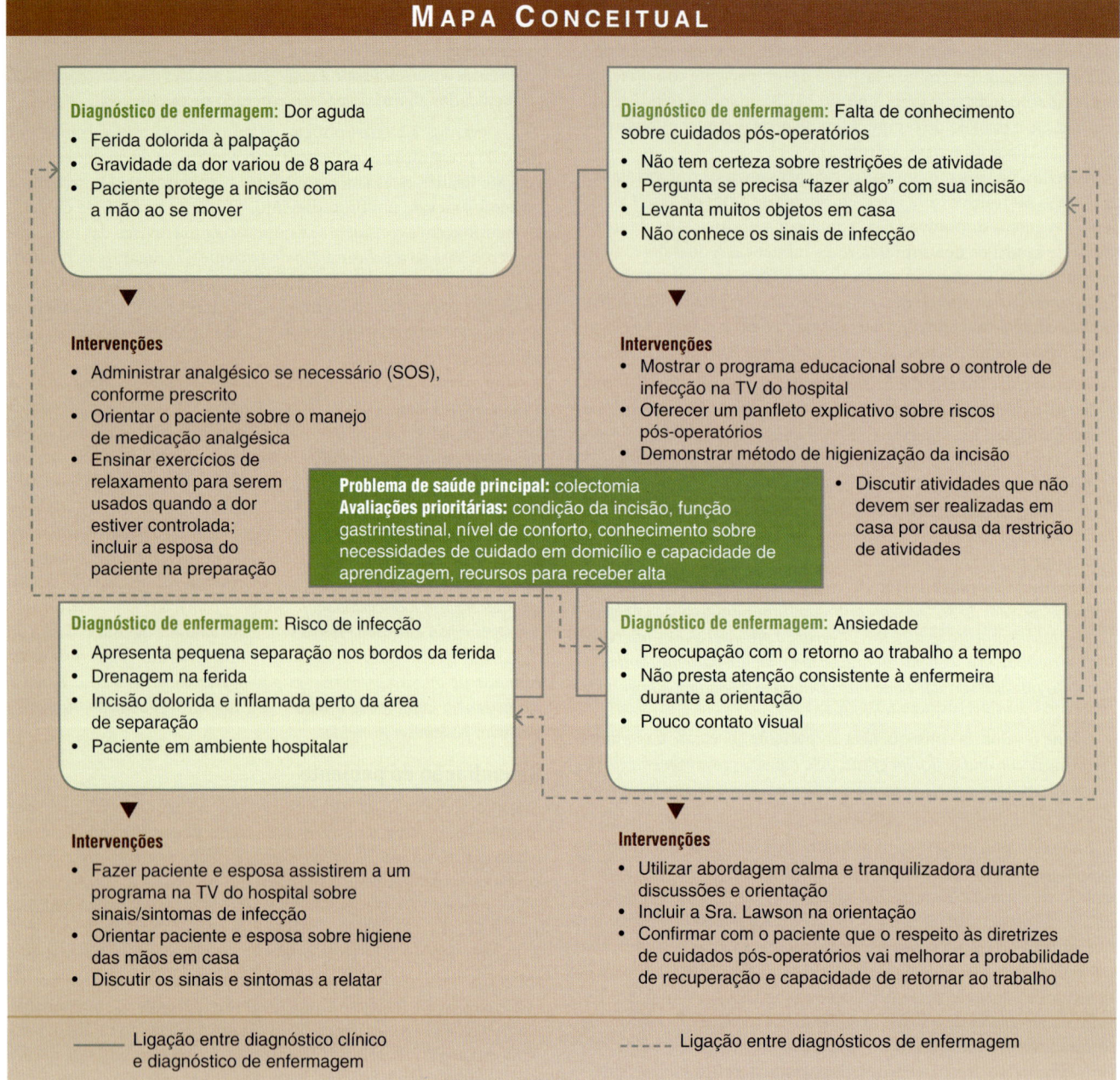

Figura 19.4 Mapa de conceito ou conceitual para o Sr. Lawson: implementação.

Análise e revisão de plano de cuidados de enfermagem existente

Após a reavaliação do paciente e determinação da necessidade ou não de adicionar itens ou modificar o plano de cuidados, você analisa e revisa seu plano. Um plano de cuidados desatualizado, incompleto ou incorreto compromete a qualidade dos cuidados de enfermagem. Revisões parecidas podem ser realizadas quando você obtém dados de avaliação (ver Capítulo 20) para determinar se as intervenções selecionadas previamente foram bem-sucedidas ou se os resultados foram atingidos. A análise e a revisão do plano permitem que você realize intervenções mais adequadas e em tempo correto para atender melhor às necessidades do paciente. A modificação de um plano de cuidados já existente inclui quatro passos:

1. Revise os dados da coluna do histórico de enfermagem para que demonstrem o estado atual do paciente. Inclua a data de quaisquer dados novos para informar outros membros da equipe de saúde sobre o momento em que ocorreu a mudança.
2. Revise os diagnósticos de enfermagem e resultados. Adicione quaisquer novos diagnósticos identificados e selecione os resultados adequados. Para os diagnósticos já existentes, revise os fatores relacionados ou fatores de risco, resultados do paciente e intervenções prioritárias, conforme necessário. Indique a data das revisões.
3. Selecione ou revise intervenções específicas que correspondam aos novos diagnósticos de enfermagem ou que sejam necessárias para diagnósticos existentes. Certifique-se de que as revisões reflitam o estado atual do paciente.
4. Escolha os métodos de avaliação que serão empregados para determinar se o paciente atingiu seus resultados esperados.

Enquanto Tonya continua preparando o Sr. Lawson para a alta, ela avalia o estado de sua dor. A dor foi bem controlada com o uso de analgésicos na frequência correta e com o relaxamento. Tonya reavalia se o Sr. Lawson já fez uso de analgésicos em casa e o que funciona melhor para o paciente. Na consulta médica e preparação para a alta, o médico decide descontinuar o uso frequente do analgésico e prescrever um para uso somente em caso de necessidade (SOS). Tonya planeja explicar ao Sr. e à Sra. Lawson qual a melhor forma para tomar a medicação se necessário (ver Capítulo 25). Tonya também decide incluir a Sra. Lawson nas orientações para facilitar os exercícios de relaxamento do Sr. Lawson.

Preparo para a implementação

Fatores ambientais desempenham um papel importantíssimo na implementação. Considere criticamente esses fatores para a implementação segura e apropriada das atividades de cuidado de enfermagem. Uma maneira de fazer isto é organizar o tempo e os recursos. Certifique-se sempre de que seu paciente esteja física e psicologicamente pronto para quaisquer intervenções ou procedimentos.

Gerenciamento do tempo. A prestação de cuidados centrados no paciente constitui o foco de sua prática de enfermagem. Você atuará em ambientes de trabalho que fazem parte do contexto sociocultural de uma organização de saúde (ver Capítulo 21). Trata-se de ambientes movimentados, nos quais você assumirá dois papéis: o de prestador de cuidados aos pacientes e o de trabalhador no serviço de saúde. Nesse papel duplo, você precisa ter ciência das metas institucionais de controle de eficiência e custos. Contudo, precisa também prestar cuidados atenciosos, seguros, eficientes e em tempo correto a seus pacientes. Sua capacidade de manejar os cuidados de maneira oportuna demonstra atenção e preocupação com seus pacientes. Cuidados indevidos com pacientes acontecem quando você tem pressa, sofre interrupções ou é desorganizado. O tempo dedicado aos cuidados de enfermagem tem três componentes: físico (quantidade de tempo consumido para completar atividades de enfermagem), psicológico (o que os pacientes sob os cuidados de enfermagem experienciam e como é essa experiência) e sociológico (sequência de eventos dentro das atividades diárias de um ambiente prático) (Jones, 2010). Todos os componentes do tempo ocorrem no contexto de uma organização e seus recursos disponíveis. Como um novo enfermeiro, compreenda que as decisões tomadas por você sobre como gerenciar seu tempo, prioridades e sequência sempre são interpretadas pelos pacientes de quem você cuida (Jones, 2010). Tenha ciência dos fatores que afetam o tempo com os pacientes e aplique princípios de gerenciamento de tempo (ver Capítulo 21).

Tonya decide que está na hora de examinar a ferida cirúrgica do Sr. Lawson. Ela quer maximizar seu tempo disponível com ele. Primeiro, ela checa seu nível de conforto; ele está tranquilo na cama, e relata dor de nível 4. Tonya encoraja o Sr. Lawson a começar seu exercício de relaxamento enquanto ela inspeciona a ferida. Com o intuito de usar seu tempo eficientemente, Tonya descreve a característica da ferida (sem sinais de piora) e discute as restrições de atividades necessárias em casa para prevenir outras separações das bordas da ferida. Ela também menciona os sinais comuns de infecção no que envolve a ferida do Sr. Lawson: aumento de secreção, secreção de coloração amarela ou verde, e aumento da dor ou desconforto. Ela incorpora elementos de instrução enquanto verifica o estado da ferida.

Materiais. Grande parte dos procedimentos de enfermagem requer algum tipo de material ou equipamento. Antes de realizar uma intervenção, decida quais materiais você precisa e determine sua disponibilidade. O equipamento está funcionando para garantir uso seguro e você sabe como utilizá-lo? Coloque os materiais em um local conveniente para permitir fácil acesso durante um procedimento. Mantenha materiais extras em caso de erros ou contratempos, mas não os abra até que precise deles. Isso controla os custos de saúde, permitindo que você seja um membro responsável do ponto de vista fiscal dentro da equipe de saúde. Após o procedimento, devolva quaisquer materiais não utilizados para os locais de estocagem.

> **Pense nisso**
>
> Pense em um procedimento que você realizou recentemente em uma aula prática ou com um paciente. Você gerenciou bem seu tempo ao preparar-se para esse procedimento? O que você poderia ter feito diferente?

Pessoal. Modelos de prática de cuidados de enfermagem determinam como o pessoal se organiza para prestar cuidados a pacientes, como enfermeiros, pessoal de nível médio (técnicos e auxiliares de enfermagem) e enfermeiros em funções especiais (p. ex., especialistas). O modelo de prática normalmente reflete como os profissionais de enfermagem exemplificam a cultura daquela organização, como enfermagem principal ou líder, governança compartilhada ou cuidados centrados no paciente. Valores comuns compartilhados entre os vários modelos incluem a autonomia de enfermagem; o empoderamento; a colaboração; a prática baseada em evidências; e os cuidados custo-eficazes e de qualidade. Um modelo de prática determina o papel e a responsabilidade do enfermeiro com os pacientes e outros membros da equipe de enfermagem. Por exemplo, um modelo de prática influenciará se auxiliares são designados aos pacientes ou aos enfermeiros, dois modelos com desafios bastante diferentes. Quando são designados auxiliares para os enfermeiros, cada auxiliar conhece o enfermeiro com quem deve trabalhar. Quando os auxiliares são designados aos pacientes, o auxiliar terá de se reportar a mais de um enfermeiro, o que geralmente dificulta a comunicação e o estabelecimento de prioridades. O Capítulo 21 oferece detalhes sobre os diversos modelos de cuidados.

Seja qual for o modelo de prática, você será responsável, como enfermeiro, por decidir quando realizar uma intervenção, quando delegá-la a um membro da equipe não licenciado ou quando pedir ajuda a outro enfermeiro. Não tome decisões sobre delegação baseadas apenas nas intervenções de que seus pacientes necessitam. Sua constante avaliação de cada paciente, das prioridades de cuidados (ver Capítulo 18), da complexidade das intervenções e das atividades que ocorrem no ambiente de trabalho direcionam sua decisão sobre a delegação. Nos EUA, você tem o dever legal de seguir as diretrizes de delegação e delegar somente intervenções que se enquadrem nas habilidades e treinamento do membro da equipe a quem você delega, segundo o Decreto de Prática de Enfermagem (Nurse Practice Act) de cada estado norte-americano.

A equipe de cuidados com o paciente deve trabalhar em conjunto conforme as necessidades dele demandam. Se um paciente lhe fizer um pedido, como o uso de uma comadre ou ajuda para se alimentar, ajude o paciente se tiver tempo, em vez de tentar localizar um auxiliar técnico/auxiliar de enfermagem que esteja em outro quarto. A equipe de enfermagem respeita colegas que demonstram iniciativa, colaboração e comunicação com os outros de forma sempre recíproca conforme há mudanças de necessidades do paciente. Quando as intervenções forem complexas ou fisicamente dificultosas, você necessitará da ajuda de seus colegas. Por exemplo, um enfermeiro será mais eficiente na troca de curativo de uma ferida grande quando outro profissional ajuda com o posicionamento do paciente ou providenciando materiais.

Ambiente. O ambiente de cuidado de um paciente, especialmente em hospitais, unidades de reabilitação e instituições de cuidados especializados, necessita ser seguro e propício para a implementação de terapias. A segurança do paciente é sua preocupação primordial.

Você pode tornar o ambiente mais seguro removendo objetos, móveis ou equipamentos excessivos e desnecessários, criando caminhos livres para que os pacientes deambulem e garantindo que os itens pessoais dos pacientes estejam facilmente acessíveis enquanto eles estiverem acamados. Se um paciente apresenta déficit sensorial, incapacidade física ou alguma alteração no nível de consciência, é especialmente importante arrumar o ambiente no sentido de prevenir lesões. Por exemplo, forneça os dispositivos de auxílio do paciente (p. ex., andador ou óculos), rearranje a mobília e os equipamentos quando for levá-lo para deambular ou verifique se a temperatura da água não está muito quente antes de um banho. Os pacientes beneficiam-se mais das intervenções de enfermagem quando seu entorno é compatível com as atividades de cuidado. Por exemplo, quando você precisar expor partes do corpo de um paciente, faça-o de forma privada fechando portas ou cortinas, para que ele fique mais à vontade. Peça a visitantes para saírem até que você termine os cuidados. Reduza distrações durante orientações, a fim de melhorar a oportunidade de aprendizagem de seu paciente.

O ambiente influencia a capacidade de os enfermeiros realizarem intervenções e a habilidade do paciente de se curar e recuperar. Hospitais e outros ambientes de cuidados de saúde têm utilizado modelagens baseadas em evidências para criar ambientes que promovem a cura. O desenho baseado em evidência (DBE) utiliza as pesquisas mais sólidas existentes para construir os quartos de pacientes, melhorar a iluminação e a qualidade do ar, reduzir ruídos, planejar sistemas de localização e orientações sobre distâncias percorridas a pé, promover higiene das mãos, incorporar a natureza e acomodar as necessidades das famílias (Huisman et al., 2012; O'Callaghan e Philip, 2019). O conceito está sendo aplicado com a construção e renovação de hospitais e outras instituições. A forma como é estruturada a enfermaria tem impacto tanto em pacientes quanto em profissionais da saúde. Por exemplo, um hospital com modelagem bem estruturada pode contribuir para que pacientes atinjam resultados ao reduzir erros, melhorar o controle de infecção e segurança, oferecer mais privacidade e proporcionar melhor sono e conforto (O'Callaghan e Philip, 2019) (Boxe 19.4).

> **Boxe 19.4** Fatores do ambiente físico que promovem a cura do paciente
>
> - Padronização dos quartos de pacientes e equipamentos para tornar as tarefas de rotina mais simples, diminuindo a incidência de erros
> - Melhora da iluminação nas áreas em que são armazenadas as medicações
> - Qualidade do ar efetiva com sistemas de filtração de ar melhorados
> - Características do quarto e banheiro do paciente que diminuam quedas: piso antiderrapante, portas com abertura adequada, posição correta de apoios e acessórios, altura correta do vaso sanitário e móveis, quartos com um só leito, superfícies fáceis de limpar, torneiras automáticas nas pias e cantos arredondados nos quartos (para facilitar a limpeza)
> - Sistemas de autossuporte, como controle da posição do leito, controle da temperatura, das luzes (incluindo variadores de luminosidade), do som (música e televisão) e controle sobre a luz natural
> - O uso de quartos adaptáveis à acuidade, que limitam a necessidade de transferir o paciente dentro do hospital quando suas condições pioram
> - Privacidade e quartos individuais
> - Descentralização do posto de enfermagem e das salas de suprimentos para permitir que os enfermeiros passem menos tempo andando e mais tempo no tratamento dos pacientes
>
> Adaptado de Henriksen K, et al.: The role of the physical environment in crossing the quality chasm, *Jt Comm J Qual Patient Saf* 33(11 Suppl): 68-80, 2007; Agency for Healthcare Research and Quality: *TransformingHospitals*, 2017, https://www.ahrq.gov/patient-safety/settings/hospital/resource/transform.html. Acesso em: 16 jun. 2021.

Paciente. Certifique-se de que seus pacientes estejam física e psicologicamente confortáveis antes de implementar seus cuidados. Sintomas físicos, como náusea, tontura, fadiga ou dor, interferem na concentração total do paciente e sua capacidade de cooperar. Ofereça medidas de conforto antes de iniciar as intervenções, a fim de ajudar pacientes a participar mais integralmente. Se você precisar que um paciente esteja alerta, administre uma dose de analgésico forte o suficiente para aliviar o desconforto sem prejudicar as faculdades mentais (p. ex., capacidade de seguir uma instrução e de se comunicar). Se um paciente estiver fatigado, adie a deambulação ou transfira o paciente para uma cadeira até que haja uma chance de descansar. Considere também o nível de resistência do paciente e planeje somente a quantidade de atividade que ele é capaz de tolerar confortavelmente.

Ter consciência acerca das necessidades psicossociais de um paciente ajuda você a criar um clima emocional favorável. *Não apresse seus cuidados.* Alguns pacientes se sentem mais encorajados tendo uma pessoa importante presente para lhe dar motivação e apoio moral. Outras estratégias incluem planejar tempo suficiente ou múltiplas oportunidades para que o paciente espaireça e extravase sentimentos e ansiedades. O preparo adequado permite que o paciente obtenha o benefício máximo de cada intervenção.

Antecipação e prevenção de complicações

Riscos aos pacientes advêm tanto de doenças quanto de tratamentos. A experiência e o conhecimento que você tem da condição do paciente e dos fatores de risco permitem que observe e reconheça esses riscos, adapte sua escolha de intervenções para cada situação, avalie o benefício relativo da intervenção *versus* o risco e então adote medidas de prevenção de riscos. O pensamento crítico é fundamental para prevenir complicações. Por exemplo, um paciente com paralisia preexistente do lado esquerdo após um acidente vascular encefálico tem risco de desenvolver lesão por pressão após cirurgia ortopédica que necessite de tração e repouso. Já um paciente obeso com diabetes melito que foi submetido a uma extensa cirurgia abdominal tem risco de má cicatrização. Enfermeiros muitas vezes são os primeiros a detectar e documentar alterações nas condições de pacientes. Enfermeiros experientes aprendem a antecipar alterações mesmo antes de confirmar o desenvolvimento de sinais diagnósticos de complicações.

Seu conhecimento acerca da fisiopatologia e sua experiência com pacientes anteriores ajudam você a identificar possíveis complicações. Uma avaliação meticulosa revela o nível de risco do paciente. A evidência ou o embasamento científico de como as intervenções (p. ex., dispositivos de alívio de pressão, reposicionamento ou manejo de feridas) previnem ou minimizam complicações ajuda você a selecionar as medidas preventivas mais adequadas. Por exemplo, se um paciente obeso está com dor pós-operatória não controlada, o risco de desenvolvimento de lesão por pressão aumenta, pois esse paciente não permitirá ou não conseguirá trocar de posição com frequência. Os enfermeiros antecipam quando a dor de um paciente vai aumentar, administram os analgésicos prescritos e consultam um especialista em cuidado de feridas sobre os melhores dispositivos para alívio da pressão a serem utilizados para eliminar a pressão sobre a pele e os tecidos subjacentes.

Alguns procedimentos de enfermagem trazem riscos. Tenha ciência de potenciais complicações e tome precauções com base nas condições de seus pacientes. Por exemplo, um paciente com cateter de Foley tem risco de infecção. Nesse caso, a implementação das diretrizes de cuidados para infecção de trato urinário (ITU) inferior associada à sondagem diminui o risco de infecção (ver Capítulo 46). A administração de medicamentos orais para pacientes com disfagia aumenta seu risco de broncoaspiração. Administrar as medicações utilizando uma via diferente pode ser uma opção melhor (ver Capítulo 31).

Identificação de áreas de assistência. Algumas situações de cuidados com pacientes requerem que você busque pessoal de apoio adicional, conhecimento ou habilidades de enfermagem. Antes de iniciar os cuidados, revise o plano a fim de determinar se precisa de assistência e de que tipo de ajuda necessita. Algumas vezes, você necessita de assistência para realizar um procedimento, proporcionar conforto ou preparar um paciente para um exame. Não utilize atalhos se a assistência não estiver imediatamente disponível, a fim de evitar lesões em você ou em seu paciente. Por exemplo, quando você cuida de um paciente com sobrepeso e imóvel, você necessita de mais pessoas e equipamentos de transferência para virar e posicionar o paciente com segurança. Saiba determinar antecipadamente o número de pessoas necessário. Discuta sua necessidade de assistência com outros enfermeiros e técnico/auxiliar de enfermagem.

Você necessita de conhecimento e habilidades adicionais em situações com as quais esteja pouco familiarizado ou tenha menos experiência. Por exemplo, busque conhecimento adicional ao ter acesso a um papel ou manual de procedimento antes de realizar um procedimento novo. Em razão do constante crescimento da tecnologia em saúde, você pode não ter as habilidades motoras necessárias para utilizar um equipamento novo para um procedimento. Quando se depara com a administração de uma terapia ou operação de um equipamento que não é familiar para você, acompanhe as seguintes etapas:

1. Busque a informação necessária sobre um procedimento. Verifique a literatura científica para informações baseadas em evidências, revise manuais (p. ex., formulários ou manuais de procedimentos do hospital), ou consulte especialistas (p. ex., farmacêuticos, enfermeiros especialistas).
2. Prepare todo o equipamento necessário para que o procedimento seja organizado.
3. Considere as consequências de realizar o procedimento em cada paciente específico.
4. Peça a outro enfermeiro que já tenha completado o procedimento corretamente e com segurança para acompanha-lo e orientá-lo.

A solicitação de assistência ocorre com frequência em todos os tipos de prática de enfermagem. Trata-se de um processo de aprendizado que continua ao longo das experiências educacionais e até durante o desenvolvimento profissional. Uma dica é verbalizar ao docente ou enfermeiro contratado os passos que você seguirá antes de realizar um procedimento, a fim de melhorar sua autoconfiança e garantir sua precisão.

Habilidades de implementação

A prática de enfermagem requer habilidades cognitivas, interpessoais e psicomotoras para a implementação de intervenções de enfermagem diretas e indiretas. Você aplica as habilidades apropriadas para o procedimento que realizará. Às vezes isso requer uma combinação de habilidades e bom julgamento. Por exemplo, um enfermeiro está cuidando de um paciente a quem foi prescrito um novo regime de medicação. O enfermeiro deve aplicar o que ele sabe sobre adesão e habilidades interpessoais que mais ajudem o paciente a estar disposto a aderir. O resultado que planeja alcançar com um paciente influencia as habilidades que você usa.

Habilidades cognitivas. Julgamento clínico utilizando o pensamento crítico envolve habilidades cognitivas. Durante a implementação, você as aplica para garantir que nenhuma ação de enfermagem será automática, mas, sim, cuidadosa e centrada no paciente. Considere com cuidado cada situação clínica, interprete a informação que observar, decida se é necessário mais informação e antecipe a resposta do paciente para individualizar as intervenções de forma adequada. Uma habilidade cognitiva envolve respostas fisiológicas e psicológicas normais e anormais, permitindo que você se adapte a habilidades quando necessário e monitore de maneira adequada os pacientes quando da realização das intervenções. Conheça também a evidência da ciência de enfermagem a fim de garantir o oferecimento de intervenções de enfermagem atuais e relevantes.

Habilidades de comunicação interpessoal. A comunicação interpessoal é essencial para qualquer intervenção de enfermagem (ver Capítulo 24). Aplique habilidades de comunicação interpessoal desenvolvendo uma relação de confiança, expressando preocupação e se comunicando claramente com seus pacientes e familiares. Ouvir é especialmente importante. Os pacientes querem que suas histórias sejam ouvidas. Geralmente, eles compartilham informações que não apenas são úteis para o histórico de enfermagem, como também para saber a maneira de aplicar melhor uma intervenção. A boa comunicação interpessoal mantém os pacientes informados e engajados na tomada de decisões, fornece orientação individualizada e dá suporte a pacientes com necessidades emocionais desafiadoras.

O uso adequado de habilidades interpessoais permite que você seja perceptivo com a comunicação verbal e não verbal de seus pacientes, compreenda suas necessidades e desejos e melhore sua própria capacidade de selecionar corretamente as intervenções relevantes. Como membro de uma equipe de saúde, comunique os problemas e necessidades dos pacientes de forma clara, inteligente e oportuna.

Habilidades psicomotoras. Requerem integração entre atividades cognitivas e motoras. Por exemplo, ao administrar uma injeção, você precisa compreender a anatomia e farmacologia (cognitiva) e utilizar boa coordenação motora e precisão para administrar a injeção corretamente (motora). Com tempo e prática, você adquire habilidades de maneira correta, tranquila e com autoconfiança. Isso é crítico ao estabelecimento da confiança do paciente. Você é responsável por adquirir habilidades psicomotoras por meio de sua experiência em aulas práticas, uso de tecnologias instrucionais interativas ou por meio do cuidado direto de pacientes. Ao executar uma nova habilidade, avalie seu nível de competência e obtenha os recursos necessários para garantir que seus pacientes recebam tratamento seguro.

Cuidado direto

Enfermeiros prestam muitos cuidados, tratamentos ou procedimentos diretos realizados por meio da interação direta com pacientes. A forma como um enfermeiro implementa tais habilidades afeta o sucesso de qualquer cuidado direto. Permaneça sempre atento à condição clínica de um paciente, a suas experiências prévias e às expectativas e visão cultural do paciente ao realizar intervenções. Todas as medidas de cuidado direto requerem prática competente e segura. Demonstre uma abordagem cuidadosa ao prestar cuidado direto.

Atividades da vida diária

As **atividades da vida diária (AVDs)** são medidas de cuidado direto geralmente realizadas durante um dia normal; incluem deambulação, ir ao banheiro, alimentar-se, vestir-se, tomar banho, cuidar de objetos pessoais, mobilidade funcional (deitar-se ou levantar-se da cama ou entrar e sair de uma banheira) e arrumar-se (Lyon, 2020). A necessidade de assistência para realizar AVDs por parte do paciente pode ser temporária, permanente ou reabilitativa. Por exemplo, um paciente com mobilidade física prejudicada por causa de gesso nos dois braços necessita temporariamente de assistência para comer e tomar banho. Um paciente com demência pode necessitar inicialmente de treino para completar tarefas, mas com o tempo precisará de assistência direta (Boxe 19.5). Um paciente com lesão de medula cervical irreversível que esteja paralisado tem necessidade permanente de

> **Boxe 19.5 Assistência a pacientes com demência na realização de atividades da vida diária**
>
> - Pacientes com demência precoce podem necessitar ser lembrados para tomar banho ou se arrumar
> - Esteja presente caso pacientes tenham problemas. Por exemplo, certifique-se de que o paciente esteja se ensaboando e enxaguando corretamente, ou ingerindo uma refeição completa; caso contrário, você pode precisar alertá-los para fazê-lo
> - À medida que a demência progride, o paciente pode necessitar ser lembrado de tarefas específicas em um banho (como ensaboar-se, enxaguar-se) na sequência correta. Os objetos de banheiro necessários podem precisar ser preparados por você (recipiente com água em temperatura correta, material para barbear-se acessível, toalha e roupas limpas)
> - Os pacientes podem necessitar de ajuda para algumas ações, como passar o sabonete nas costas, lavar os dedos dos pés, passar xampu no cabelo. A ajuda pode ser fornecida guiando o pulso do paciente ou segurando seu cotovelo para guiar o braço. Os pacientes, muitas vezes, conseguem realizar a tarefa se você ajudar no início
> - Conforme a demência progride, os pacientes necessitam de ajuda com tarefas mais difíceis, como amarrar cadarços ou inserir aparelhos auditivos
> - Após alguns dias, você poderá encontrar o paciente olhando para itens do banheiro de maneira confusa. A quantidade de assistência necessária aumentará
> - O paciente também pode perder interesse em fazer qualquer coisa
> - Conforme a demência progride, o paciente se tornará mais dependente, necessitando de banho no leito.
>
> Adaptado de *Dementia care notes: helping with activities of daily living, 2020*, https://dementiacarenotes.in/caregivers/toolkit/adl/. Acesso em: 16 jun. 2021.

assistência integral. Quando pacientes têm dificuldade de realizar AVDs ou precisam aprender novas formas para realizar atividades de autocuidado, terapeutas ocupacionais e fisioterapeutas têm papel fundamental na reabilitação para restaurar a função das AVDs.

Quando os pacientes sentem fadiga, limitação de mobilidade, confusão ou dor, provavelmente é necessária assistência com AVDs. Por exemplo, um paciente com falta de ar evita alimentar-se em razão da fadiga associada. Ajude-o preparando refeições, oferecendo-se para cortar alimentos e planejando refeições menores e mais frequentes, a fim de manter a nutrição. Lembre-se de sempre respeitar os desejos e as preferências dos pacientes. Pacientes de algumas culturas preferem receber assistência com AVDs de membros da família. Se um paciente estiver estável e alerta, será apropriado permitir que a família ajude nos cuidados. A maioria dos pacientes deseja permanecer independente na execução de suas necessidades básicas. Permita que o paciente participe até o nível possível. Envolvê-los no planejamento e na determinação do tempo e tipo de intervenções aumenta a autoestima e disposição dos pacientes para se tornarem mais independentes.

Atividades instrumentais da vida diária

Doenças ou incapacidades às vezes alteram a capacidade do paciente de ser independente na sociedade. **Atividades instrumentais da vida diária (AIVDs)** referem-se a atividades que dão suporte à vida diária e são orientadas à interação com o ambiente (p. ex., fazer compras, cuidar de animais de estimação, realizar a manutenção da casa, preparar refeições, limpar a casa, preencher cheques e tomar medicações) (Lyon, 2020). AIVDs geralmente são mais complexas que AVDs e são manejadas por terapeutas ocupacionais. Todavia, enfermeiros de saúde domiciliar e instituições de saúde comunitária muitas vezes auxiliam pacientes a adaptar formas de realizar tais atividades (fornecendo dispositivos de assistência ou desenvolvendo sistemas de organização da medicação). Familiares e amigos frequentemente servem como importantes fontes de ajuda aos pacientes e encontrar maneiras criativas para fazer isso. Em cuidados agudos, é importante antecipar como as doenças dos pacientes afetam sua capacidade de realizar AIVDs, para que você possa fazer o encaminhamento adequado e garantir que os pacientes tenham os recursos necessários em casa.

Técnicas de cuidado físico

Técnicas de cuidado físico envolvem a administração segura e competente de procedimentos de enfermagem (p. ex., virar e posicionar o paciente, inserir uma sonda de alimentação, administrar medicações, inserir um cateter intravenoso e proporcionar medidas de conforto) envolvendo cuidados manuais. O conhecimento e as habilidades específicos necessários para a realização desses procedimentos serão apresentados nos capítulos subsequentes deste livro. Todas as técnicas de cuidado físico requerem que você se proteja e proteja seus pacientes de lesões, utilize técnicas seguras de manuseio, empregue práticas adequadas de controle de infecções, mantenha organização e siga diretrizes de prática aplicáveis.

Você é responsável por dominar o conhecimento sobre o procedimento em si, frequência padrão, riscos associados e avaliações necessárias antes, durante e após a realização de um procedimento. Seu julgamento clínico aplica o que você sabe sobre um procedimento com o que sabe sobre cada paciente. Permaneça sempre ciente da condição do paciente e considere como ele respondeu ao procedimento no passado. Saiba como o procedimento afeta o paciente e quais resultados esperados você e ele almejam. Por exemplo, se há indicação para o paciente deambular, discuta até onde você gostaria que ele caminhasse e se há oportunidade de se sentar ou parar para descansar. Peça ao paciente para lhe informar se ocorrer falta de ar.

Em um hospital, você realiza muitos procedimentos por dia e com frequência pela primeira vez. Antes de realizar um procedimento novo, avalie a situação e suas competências pessoais, a fim de determinar se precisa de assistência, de novo conhecimento ou de novas habilidades. Realizar qualquer procedimento corretamente demanda pensamento crítico e tomada cuidadosa de decisão.

Medidas de salvamento

As **medidas de salvamento** são técnicas de cuidado físico utilizadas quando o estado fisiológico ou psicológico de um paciente está ameaçado (ver Capítulo 41). O propósito de tais medidas é restaurar a homeostase fisiológica ou psicológica. São medidas que incluem administração de medicações de emergência, instituição de reanimação cardiopulmonar, intervenção para proteger um paciente que está confuso ou violento e obtenção de aconselhamento imediato de um centro de tratamento de crises para um paciente com ansiedade grave ou suicida. Se um enfermeiro enfrentar uma situação que requeira medidas de emergência, as ações de enfermagem adequadas são permanecer com o paciente, manter suporte e pedir a outro membro da equipe para buscar um profissional experiente.

Aconselhamento

O **aconselhamento** é um método de cuidado direto que ajuda pacientes a utilizar processos de resolução de problemas e controle de estresse, facilitando as relações interpessoais. Como enfermeiro, você aconselha pacientes a aceitar as mudanças atuais ou iminentes que resultam do estresse (ver Capítulo 37). Por exemplo, quando os pacientes compartilham um problema com você, seu papel é discutir suas preocupações e então direcioná-los aos devidos recursos (p. ex., assistente social, psicólogo, cuidado pastoral) para ajudá-los a resolver o problema. Técnicas de aconselhamento são um recurso especialmente útil quando você está cuidando de pacientes que estão enfrentando doença terminal ou crônica.

O aconselhamento pode envolver o provimento de suporte emocional, intelectual, espiritual e psicológico. Os enfermeiros podem fornecer aconselhamento aos pacientes e famílias que apresentam dificuldades de adaptação normais e se encontram chateados ou frustrados, mas não são necessariamente incapazes do ponto de vista psicológico. Um exemplo seria o estresse enfrentado por uma mulher jovem cuidando de sua mãe idosa. Familiares cuidadores necessitam de assistência para se ajustar às demandas físicas e emocionais da prestação de cuidados. Algumas vezes, necessitam saber que os cuidados temporários estão disponíveis (*i. e.*, uma folga na prestação de cuidados). Os pacientes que recebem os cuidados também necessitam de assistência para se ajustar às suas incapacidades. Pacientes com diagnósticos psiquiátricos requerem terapia prescrita por enfermeiros especializados em saúde mental ou de assistentes sociais, psiquiatras ou psicólogos.

Muitas técnicas de aconselhamento buscam melhorar o desenvolvimento cognitivo, maturacional, experiencial e emocional dos pacientes. O aconselhamento encoraja indivíduos a examinar as alternativas disponíveis e decidir quais escolhas são úteis e adequadas. Quando os pacientes conseguem examinar alternativas, desenvolvem um sentido de controle e são capazes de manejar melhor seu estresse.

Ensino

A orientação constitui ponto-chave do cuidado centrado no paciente (ver Capítulo 25). Planos de ensino são essenciais para todos os pacientes, especialmente quando eles necessitam gerenciar problemas de saúde que enfrentam pela primeira vez. O aconselhamento alinha-se estreitamente com a orientação. Ambos envolvem boas habilidades interpessoais, a fim de produzir uma mudança no conhecimento e comportamento de um paciente. O aconselhamento resulta no desenvolvimento de novas atitudes, comportamentos e sentimentos, ao passo que o ensino é focado no aumento de conhecimento ou aquisição de habilidades psicomotoras.

Quando você orientar pacientes, respeite o conhecimento que já têm sobre seu próprio problema de saúde e sintomas, suas rotinas diárias, a diversidade de sua experiência humana, seus valores e suas preferências sobre como aprender e a importância de tomar decisões em conjunto. Como educador, você apresenta princípios de cuidados de saúde, procedimentos e técnicas que informam pacientes sobre seu estado de saúde de uma maneira que possam adaptar o que aprenderem a suas rotinas diárias em casa e alcançar o autocuidado. A ênfase na orientação de pacientes tem aumentado em cuidados agudos desde 2006, quando a pesquisa padrão da Avaliação de Consumidores Hospitalares de Sistemas e Profissionais da Saúde (Hospital Consumer Assessment of Healthcare Providers and Systems, HCAHPS) começou a ser utilizada nos EUA em hospitais de todo o país, a fim de mensurar as perspectivas de pacientes em cuidados hospitalares (HCAHPS, 2020). Os resultados da pesquisa constituem atualmente um padrão de mensuração e comparação da qualidade de hospitais. Hospitais enfatizam a importância de enfermeiros abordarem os tópicos contidos na pesquisa, incluindo a orientação de pacientes para preparação para alta hospitalar.

A iniciativa da HCAHPS enfatiza a importância da orientação do paciente. Contudo, lembre-se: ensinar é o processo constante de manter pacientes informados. Os pacientes querem saber por que você faz o que faz. Ao realizar um procedimento, inclua seu paciente e explique o procedimento, por que está sendo realizado, quais são os resultados esperados e quais serão os problemas investigados posteriormente. Encoraje os pacientes a fazer perguntas. Eis um exemplo da incorporação do ensino em seu trabalho diário:

> Ao iniciar uma infusão venosa (IV), explique o que há na bolsa de soro, quanto tempo a bolsa deve durar, quais sensações são percebidas pelo paciente se houver sinais de inflamação no local do acesso venoso, o fato de haver um pequeno cateter flexível no braço, bem como quaisquer potenciais efeitos adversos da medicação contida na bolsa. Em seguida, explique como a medicação afetará o estado e o progresso de saúde do paciente.

Ocorre ensino em todos os ambientes de cuidados de saúde (Figura 19.5). Como enfermeiro, você é responsável pela qualidade da orientação que compartilha. O Capítulo 25 fornece uma visão geral detalhada de princípios e práticas de orientação de pacientes. Observe as seguintes dicas de orientação básica de pacientes (Nurse Journal, 2020):

- Delegue mais responsabilidades para dar suporte à equipe, de modo que possa focar a orientação do paciente
- Comece cada encontro após a admissão de um paciente com orientações
- Corrija qualquer informação equivocada com base no que o paciente já sabe
- Forneça a informação adotando termos leigos. Utilize atividades visuais sempre que possível. As pessoas lembram-se do que veem com maior facilidade do que aquilo que ouvem ou leem
- Questione a compreensão que os pacientes têm dos cuidados e planeje a próxima lição. Faz parte do processo de enfermagem
- Utilize a demonstração de retorno ao administrar cuidados. Envolva o paciente desde o primeiro tratamento
- Peça aos pacientes para lhe dizerem como explicariam (passo a passo) sua doença ou seu tratamento a seus cônjuges, parceiros(as) ou amigos
- Repita tanto quanto necessário e desenvolva o ensino a cada oportunidade ao longo de uma hospitalização ou internação
- Forneça aos pacientes informações sobre sinais e sintomas a serem relatados a seus profissionais da saúde e certifique-se de que saibam fazê-lo prontamente, sem esperar que ocorra outra crise.

Conheça seu paciente; tenha ciência dos fatores culturais e sociais que influenciam a disposição e a capacidade de um paciente para aprender. Também é importante conhecer o nível de letramento do paciente em assuntos de saúde (ver Capítulo 25). Não suponha que os pacientes entendem suas doenças. Se parecerem desconfortáveis ou recusarem um tratamento, apenas pergunte quais são suas preocupações. Isso lhe dá a chance de prestar-lhes orientação adicional e corrigir déficits de conhecimento.

Controle de reações adversas

Uma **reação adversa** consiste em um efeito danoso ou não intencional de uma medicação, exame diagnóstico ou intervenção terapêutica (ver Capítulo 31). Reações adversas podem resultar de qualquer intervenção

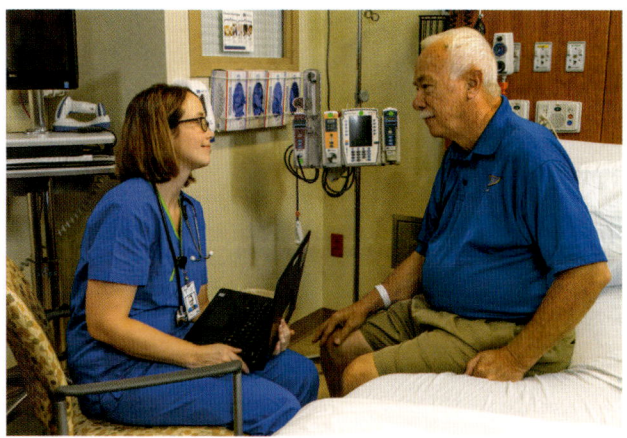

Figura 19.5 Enfermeira compartilhando orientações de alta.

de enfermagem; portanto, aprenda a antecipar e conhecer quais reações podem ser esperadas. Ações de enfermagem que controlam reações adversas diminuem ou combatem a reação. Por exemplo, ao aplicar compressas de calor úmidas, você sabe que a reação adversa possível são queimaduras na pele do paciente, a não ser que você a proteja. Avalie primeiro a condição da área onde planeja aplicar a compressa. Após a aplicação, inspecione a área a cada 5 minutos para verificar qualquer reação adversa, como vermelhidão excessiva da pele por causa do calor ou maceração por causa da umidade (ver Capítulo 48). Tomar as precauções corretas pode prevenir reações adversas.

Como profissional da saúde, ao completar diretamente uma intervenção de saúde, como a administração de uma medicação, saiba sempre qual é o potencial de efeito adverso do fármaco. Após administrar uma medicação, avalie o paciente para efeitos adversos. Esteja ciente também dos fármacos que contrapõem os efeitos adversos. Por exemplo, um paciente tem hipersensibilidade desconhecida à penicilina e desenvolve erupções cutâneas após três doses. Você anota a reação, interrompe a administração do fármaco e consulta um profissional da saúde. Em seguida, administra a dose prescrita de difenidramina, um anti-histamínico com efeito antipruriginoso, a fim de reduzir a resposta alérgica e aliviar o prurido.

Durante o cuidado de pacientes submetidos a exames diagnósticos, você necessita compreender o exame e quaisquer potenciais efeitos adversos. Embora tais efeitos sejam incomuns, podem ocorrer. É importante que você reconheça os sinais e sintomas de uma reação adversa e intervenha no momento correto.

Intervenções preventivas

Intervenções de enfermagem preventivas promovem a saúde e previnem doenças com o intuito de evitar a necessidade de cuidados agudos ou reabilitação (ver Capítulo 2). Alterações no sistema de cuidados de saúde têm dado maior ênfase na promoção da saúde e prevenção de doenças. A prevenção primária direcionada à promoção da saúde inclui programas de educação em bem-estar, imunizações e atividades físicas e nutricionais. Já a prevenção secundária é focada em pessoas com problemas de saúde ou doenças com risco de desenvolver complicações ou condições em estado de piora. Inclui exames de saúde e tratamento de estágios iniciais de doenças. Por fim, a prevenção terciária envolve minimizar os efeitos de doenças ou incapacidades a longo prazo, incluindo medidas de reabilitação.

Cuidado indireto

Medidas de cuidado indireto consistem em tratamentos ou procedimentos realizados longe dos pacientes, porém em benefício deles (Butcher et al., 2018). Exemplos incluem intervenções que controlam o ambiente do paciente e ações colaborativas interprofissionais que dão suporte à eficácia de intervenções diretas (Butcher et al., 2018) (Boxe 19.6). Enfermeiros passam muito tempo em atividades de cuidado indireto. A comunicação de informações sobre pacientes (p. ex., *hand-off*, rondas por hora e consultas) é crítica, garantindo que as atividades de cuidados diretos sejam planejadas, coordenadas e realizadas com os recursos adequados. A delegação de cuidados à equipe de enfermagem é outra atividade de cuidado indireto (ver Capítulo 21). Quando realizada corretamente, a delegação garante que o profissional realize as tarefas corretas, de modo que o enfermeiro e a equipe de enfermagem trabalhem juntos de maneira eficiente em benefício de um paciente.

Comunicação das intervenções de enfermagem

Qualquer intervenção que você realize em um paciente deve ser comunicada em formato eletrônico, escrito ou oral (ver Capítulo 26). Prontuários eletrônicos ou impressos dispõem de seções para intervenções individualizadas que fazem parte do plano de cuidados de enfermagem (ver Capítulo 18) e do prontuário permanente do paciente. O registro em geral inclui uma breve descrição dos achados de exames pertinentes, intervenções específicas e resposta do paciente. Um prontuário eletrônico ou impresso valida o fato de que você realizou um procedimento e fornece informação valiosa a cuidadores subsequentes sobre as abordagens necessárias para prestar cuidados bem-sucedidos. Algumas instituições têm **planos de cuidado interprofissional** (*i. e.*, planos que representam as contribuições de todas as disciplinas no cuidado ao paciente). Você insere intervenções de enfermagem no plano, documenta o tratamento e a resposta do paciente.

A comunicação efetiva e o bom trabalho em equipe diminuem erros médicos e previnem resultados adversos (ECRI Institute, 2019). A comunicação errada é frequentemente a causa-base da maioria dos eventos adversos ou sentinelas que ocorrem em organizações dos serviços de saúde. A comunicação com outros profissionais da saúde necessita ser oportuna, precisa e relevante à situação clínica do paciente. Quando ineficiente ou incompleta, geralmente resulta em profissionais desinformados, intervenções duplicadas desnecessariamente, procedimentos atrasados ou tarefas não realizadas. O Capítulo 26 explica a abordagem para a comunicação *hand-off* correta. Tenha sempre clareza, concisão e precisão ao comunicar intervenções de enfermagem.

Delegação, supervisão e avaliação do trabalho de outros membros da equipe

Um enfermeiro que desenvolve um plano de cuidado para um paciente nem sempre realiza pessoalmente todas as intervenções de enfermagem. Algumas atividades são coordenadas e delegadas a outros membros da equipe de saúde, incluindo outros enfermeiros ou técnicos/auxiliares de enfermagem. Delegação é o processo pelo qual um enfermeiro determina que uma outra pessoa deverá realizar as tarefas e atividades de enfermagem (ANA e National Council of State Boards of Nursing [NCSBN], n.d.). Lembre-se de que enfermeiros delegam tarefas de cuidados, mas não o processo de enfermagem. Os enfermeiros mantêm a responsabilidade pela prestação de cuidados básicos de enfermagem (ANA e National Council of State Boards of Nursing [NCBSN], n.d.). Você pode delegar intervenções não invasivas e repetitivas a técnicos/auxiliares de enfermagem. Tais atividades incluem cuidados com a pele, habilidades de transferência e mobilidade, higiene e sinais vitais para pacientes estáveis. Evidências demonstram que, quanto melhor a comunicação

---

Boxe 19.6 Exemplos de atividades de cuidado indireto

- Documentação (eletrônica ou escrita)
- O ato de delegar atividades de cuidados a técnicos/auxiliares de enfermagem
- Transcrição de prescrições médicas
- Controle de infecções (p. ex., manejo e estocagem corretos de materiais, uso de isolamento protetor)
- Manejo da segurança do ambiente (p. ex., deixar os quartos dos pacientes seguros)
- Consultas telefônicas com provedores de cuidados de saúde
- *Hand-off* para outros membros da equipe de saúde
- Coleta, rotulagem e transporte de amostras biológicas
- Transporte de pacientes a áreas de procedimentos e outras enfermarias

De Butcher HK et al.: *Nursing interventions classification (NIC)*, ed 7, St Louis, 2018, Elsevier.

e a relação colaborativa entre um enfermeiro e a pessoa a quem a tarefa é delegada, melhor o resultado do processo de delegação (National Council of State Boards of Nursing, 2016). A delegação requer julgamento clínico e responsabilidade pelo cuidado com o paciente. A frequência e a forma como as atividades de cuidado de enfermagem são delegadas muitas vezes dependem do modelo de cuidados do serviço de enfermagem.

A delegação permite que você utilize seu tempo de maneira mais sábia e obtenha ajuda de outros profissionais. Quando você delega tarefas a técnico/auxiliar de enfermagem, você é responsável por garantir que cada tarefa seja adequadamente atribuída e esse profissional complete cada uma segundo os padrões de cuidados. Isso requer supervisão constante a fim de garantir que o profissional realize a tarefa no tempo correto sem dificuldade. Você deve se certificar de que quaisquer ações delegadas sejam completadas corretamente, documentadas e avaliadas. Você delega intervenções de cuidado direto apenas a profissional da equipe de enfermagem com competência para tal. O Capítulo 21 descreve os princípios a serem seguidos durante a delegação.

Como atingir os resultados do paciente

Você implementa intervenções de modo a atingir os resultados do paciente (ver Capítulo 18). Na maioria das situações clínicas, precisa-se de múltiplas intervenções para atingir os resultados selecionados. Ademais, as condições dos pacientes frequentemente se alteram em questão de minutos. Portanto, é importante aplicar, criteriosamente, princípios de coordenação de cuidados, como bom manejo do tempo, habilidades organizacionais e uso correto de recursos, a fim de garantir que você forneça as intervenções de maneira eficaz e atenda aos resultados desejados (ver Capítulo 21). A definição de prioridades é crucial para uma implementação bem-sucedida. Priorizar diagnósticos de enfermagem e resultados (ver Capítulos 17 e 18) ajuda você a antecipar e ordenar as intervenções de enfermagem quando um paciente tem múltiplos diagnósticos de enfermagem e problemas colaborativos.

Outra forma de auxiliar pacientes a atingirem seus objetivos é fornecer intervenções que os ajudem a aderir a seu plano de tratamento. A **adesão do paciente** significa que pacientes e familiares investem seu tempo para manter os tratamentos necessários. Kardas et al. (2013) explicam que a adesão é complicada, pois, no caso da adesão a uma medicação, inclui a disposição do paciente para implementar um regime (tomar um fármaco diariamente) e sua persistência (continuidade do tratamento) em manter a medicação. Pesquisas demonstram que fatores relacionados à terapia (p. ex., frequência, potência do tratamento) e fatores relacionados à doença (p. ex., duração) basicamente não demonstraram impactar a adesão, embora a análise de idade tenha revelado que a adesão é menor em populações muito jovens ou muito idosas (Gast e Mathes, 2019).

Se o paciente decide aderir ao tratamento, isso tem relação, em parte, com as crenças de saúde dele e os valores e percepções sobre o tratamento. Quando um tratamento é visto como benéfico e faz diferença na qualidade de vida do paciente, é mais provável que ocorra a adesão. A maior parte da pesquisa sobre adesão de pacientes foca-se no manejo da medicação e da doença crônica. Estudos sobre manejo de medicações sugerem que a presença de suporte social e da família, bem como uso de regimes de tratamento simples, impacta positivamente na adesão. Em contrapartida, fatores socioeconômicos, como desemprego, pobreza, falta de cobertura medicamentosa/prescrição adequada e o alto custo das medicações, contribuem com a não adesão (Kardas et al., 2013; Gast e Mathes, 2019). Curiosamente, em vários estudos, a educação isoladamente não demonstrou afetar positivamente a adesão, mas quando a educação é centrada no paciente e direcionada à situação exclusiva dele, há um impacto (Heiney et al., 2019). Intervenções que melhoram a adesão demonstraram-se de natureza técnica (p. ex., simplificação do regime medicamentoso e embalagem, organizadores de comprimidos) e comportamental (p. ex., lembretes). Técnicas de entrevista motivacionais e múltiplas abordagens (p. ex., combinar instrução com estratégias de comunicação específica) também se mostraram efetivas em melhorar a adesão (Kardas et al., 2013; Heiney et al., 2019).

Quando Tonya apresenta as informações para o Sr. Lawson sobre por que são necessárias as restrições pós-operatórias para a cicatrização da ferida, ela faz mais do que dar ao paciente uma simples lista de "o que não fazer". Em vez disso, ela explica a relação entre as restrições pós-operatórias e o padrão pessoal de atividades cotidianas do Sr. Lawson. Ela vincula a orientação ao que ela aprendeu sobre o paciente durante o histórico de enfermagem (ver Capítulo 16). Ela explica que se ele tentar tirar as compras do porta-malas ou pegar um neto no colo, o estresse do levantar peso pode fazer com que sua ferida abra ainda mais. Dessa forma, as restrições são mais significativas e relevantes para o Sr. Lawson.

A fim de garantir que os pacientes tenham uma transição tranquila entre diferentes ambientes de cuidados de saúde (p. ex., do hospital para casa e clínica, do hospital para uma instituição de reabilitação ou do hospital para ambientes de vida assistida), é importante introduzir intervenções que os pacientes tenham disposição e capacidade para seguir. Os primeiros passos na promoção de uma transição tranquila de um cenário a outro ou para casa são o planejamento adequado e oportuno da alta e instrução colaborativa do paciente e sua família. Individualize seus cuidados e leve em consideração os vários fatores que influenciam as crenças do paciente em saúde (ver Capítulo 6). Você é responsável por realizar intervenções de forma a refletir sua compreensão acerca das crenças de saúde, do padrão de estilo de vida e de padrões de bem-estar do paciente. Além disso, o reforço do sucesso com o plano de tratamento encoraja o paciente a seguir o plano de cuidados.

Pontos-chave

- O escopo da prática profissional de enfermagem identifica a natureza e a intenção das maneiras com que os enfermeiros intervêm, o que inclui os domínios da prática, sendo que cada domínio inclui intervenções de enfermagem diretas e indiretas
- Ao tomar decisões a respeito de se uma intervenção é centrada no paciente, considere quem é o paciente; como atitudes, valores, preferências e herança cultural do paciente poderiam afetar a forma de você cuidar dele, qual situação clínica é prioridade e como você poderia ajudar melhor ou demonstrar carinho com sua intervenção
- Intervenções de enfermagem padrão, como as constantes em diretrizes e protocolos de prática, permitem que os enfermeiros realizem intervenções baseadas em evidências para melhorar os resultados dos pacientes; no entanto, intervenções padrão devem ser individualizadas de acordo com as necessidades e o estado clínico exclusivos de cada paciente
- Um pacote (ou *bundle*) de cuidado é um grupo de intervenções relacionadas a uma condição patológica que, quando implementadas em conjunto, resultam em melhores resultados para o paciente ao prevenir as complicações mais comumente associadas à sua condição; contudo, a equipe clínica deve realizar com consistência todas as intervenções de um *bundle*
- Considere o contexto no qual você presta cuidado a cada paciente e as várias intervenções disponíveis para tomar as decisões clínicas necessárias ao cuidado adequado em cada situação clínica

- O pensamento crítico permite considerar a complexidade das intervenções, mudança de prioridades, abordagens alternativas e quantidade de tempo disponível para a ação
- Seu conhecimento de fisiopatologia e a experiência com pacientes anteriores ajudam a identificar potenciais complicações que possam ocorrer. A evidência ou o fundamento científico de como as intervenções previnem ou minimizam complicações ajuda você a selecionar as medidas preventivas mais apropriadas
- Sua experiência e conhecimento sobre a condição e os fatores de risco de um paciente permitem que você observe e reconheça os riscos, adapte sua escolha de intervenções a cada situação, avalie o benefício da intervenção em relação ao risco e tome medidas de prevenção de riscos
- Ao implementar o cuidado do paciente, você deve considerar as metas de eficiência e controle de custos da organização, ao mesmo tempo focando em prestar com competência o cuidado oportuno, atencioso, seguro e centrado no paciente
- A capacidade de manejar o cuidado de maneira oportuna transmite carinho e preocupação com seus pacientes
- Uma habilidade cognitiva envolve conhecer as justificativas para as intervenções terapêuticas e conhecer as reações fisiológicas e psicológicas normais e anormais, permitindo que você adapte as habilidades quando necessário e monitore devidamente os pacientes à medida que as intervenções são realizadas
- Uma habilidade psicomotora, como aspirar uma via respiratória ou inserir um cateter intravenoso, é uma integração de atividades cognitivas e motoras que precisam ser realizadas com competência
- Todas as três habilidades de implementação são utilizadas em conjunto para proporcionar medidas de cuidado direto e indireto com sucesso
- A educação efetiva do paciente requer que você apresente os princípios de saúde, os procedimentos e técnicas de forma que os pacientes possam adaptar o que eles aprenderam às suas rotinas diárias pessoais em casa para realizar o autocuidado
- Quando você estiver orientando os pacientes, respeite o conhecimento prévio deles e seus próprios sinais e estado de saúde, suas rotinas diárias, a diversidade de suas experiências humanas, seus valores e preferências de aprendizagem, e a importância de tomar decisões compartilhadas
- Comunicação oportuna, relevante e precisa com outros profissionais da saúde previne equívocos, duplicações de intervenções, atrasos em procedimentos e tarefas não concluídas.

Para refletir

Após sua próxima experiência clínica, revise as intervenções realizadas por você para seu(s) paciente(s). Foque aquelas que foram mais difíceis para você.

- Descreva como você aplicou o conhecimento científico e o que você sabia sobre o paciente na realização dessas intervenções
- De que forma você adaptou suas intervenções ao ambiente de cuidado do paciente e gerenciamento do tempo?
- Quais habilidades de enfermagem você aplicou em sua implementação de cuidados com o paciente?

Questões de revisão

1. Uma paciente de 80 anos é internada no hospital pelo serviço de pronto atendimento com dor torácica aguda. O exame inicial mostra que a paciente teve um infarto do miocárdio. Seus sinais vitais atuais são: PA de 156/90; FC 88; respirações 20; não tem febre. A paciente tem osteoartrite, causando dor crônica em ambos os joelhos. Ela também tem glaucoma. A paciente é da Bósnia e está nos Estados Unidos há 3 anos. Ela precisa de um intérprete profissional à beira do leito quando as explicações do tratamento são dadas. Quais dos seguintes fatores poderiam requerer a adaptação da sua forma de auxiliar essa paciente com a deambulação? (Selecione todas as aplicáveis.)
   a. A paciente é da Bósnia.
   b. Teve recentemente um infarto do miocárdio.
   c. Frequência respiratória: 20.
   d. Osteoartrite em ambos os joelhos.
   e. Precisa de um intérprete.
   f. A paciente está afebril.

2. Um enfermeiro foi designado para cuidar de cinco pacientes, incluindo um que foi admitido recentemente e um que está retornando de um procedimento diagnóstico. Está no horário de uma refeição. Os outros três pacientes estão estáveis, mas um solicitou um analgésico. O enfermeiro está trabalhando com os membros da equipe de enfermagem (técnicos/auxiliares de enfermagem). Quais das seguintes alternativas constituem ações de delegação adequadas por parte do enfermeiro? (Selecione todas as aplicáveis.)
   a. O enfermeiro envia seu auxiliar para aferir uma série de sinais vitais do paciente que está retornando do procedimento diagnóstico.
   b. O enfermeiro envia um membro da equipe de enfermagem ao paciente que está com dor para reposicioná-lo e oferecer medidas de conforto até que ele possa trazer um analgésico prescrito para ele.
   c. O enfermeiro envia um membro da equipe de enfermagem para trazer as bandejas de refeição aos pacientes.
   d. O enfermeiro envia um membro da equipe de enfermagem para obter um histórico de enfermagem do paciente que foi admitido recentemente, sobre suas medicações.
   e. O enfermeiro envia um membro da equipe de enfermagem para ajudar um dos pacientes estáveis a se sentar em uma cadeira para a refeição.

3. Um enfermeiro está cuidando de um paciente com dor. O paciente tem duas prescrições de medicação SOS e está utilizando compressas frias sobre o local da cirurgia para alívio da dor. A última vez que ele recebeu analgesia foi há 4 horas e está agendado para uma sessão de fisioterapia em 2 horas. Quais das seguintes alternativas demonstram boas tomadas de decisão clínica durante as intervenções? (Selecione todas as aplicáveis.)
   a. O enfermeiro revisa as opções para alívio da dor do paciente.
   b. O enfermeiro reavalia se a medicação SOS, prescrita para a cada 4 a 6 horas e fornecida há 4 horas, está sendo eficaz e se há necessidade de outro tipo de medicação.
   c. O enfermeiro revisa a política e o procedimento para aplicação de compressa fria.
   d. O enfermeiro considera como o paciente poderá reagir se a medicação analgésica for suspensa até uma hora antes da fisioterapia.
   e. O enfermeiro delega que um membro da equipe de enfermagem prepare a medicação do paciente.

4. Um enfermeiro trabalhando no turno da noite está com cinco pacientes e tem uma equipe de enfermagem. Um dos pacientes acabou de retornar de uma cirurgia, um foi admitido recentemente e outro solicitou medicação para dor. O paciente que retornou da cirurgia há alguns minutos apresenta um grande curativo abdominal, ainda está recebendo oxigênio via cateter nasal e está com um acesso venoso. Um dos outros pacientes acaba de chamar para pedir ajuda com uma bandeja de refeição. Outro está estável e repousando confortavelmente. Qual paciente será a maior prioridade do enfermeiro nesse momento?
   a. Paciente com dor.
   b. Paciente admitido recentemente.
   c. Paciente que retornou da cirurgia.
   d. Paciente solicitando ajuda com a bandeja de refeição.

5. O enfermeiro está cuidando de um paciente com obstrução abdominal. Ele irriga a sonda nasogástrica do paciente e relata a quantidade de fluido aspirado do estômago dele ao médico. O paciente tem uma linha de infusão IV; o enfermeiro troca o curativo transparente sobre o acesso venoso e orienta o paciente a relatar qualquer dor no local. Qual dessas intervenções é uma medida de cuidado indireto?
   a. Irrigação da sonda nasogástrica.
   b. Troca do curativo transparente.
   c. Instruir o paciente a relatar dor no acesso venoso.
   d. Relatar a quantidade de fluido aspirado.
6. Qual princípio é mais importante de ser seguido por um enfermeiro ao utilizar uma diretriz de prática clínica para um paciente sob seus cuidados?
   a. Conhecer a fonte da diretriz.
   b. Revisar a evidência utilizada para desenvolver a diretriz.
   c. Individualizar como aplicar a diretriz clínica em um paciente.
   d. Explicar a um paciente o propósito da diretriz.
7. O enfermeiro está visitando um paciente que reside sozinho em casa. Ao conversar com o familiar cuidador do paciente, o enfermeiro fica sabendo que o paciente tem pulado doses do medicamento e atualmente se automedica. O enfermeiro quer realizar intervenções para melhorar a adesão do paciente. Quais das seguintes opções afeta a forma com que o enfermeiro toma decisões clínicas sobre como ajudar o paciente a melhorar a adesão? (Selecione todas as aplicáveis.)
   a. Revisar o entendimento do familiar cuidador quanto à finalidade das medicações.
   b. Determinar o valor que o paciente atribui às medicações.
   c. Revisar o número de medicações e o horário de tomar cada uma.
   d. Determinar as percepções de consequências do paciente associadas às medicações específicas puladas.
   e. Revisar as ações terapêuticas das medicações.
8. Um enfermeiro entra no quarto de um paciente e descobre que ele estava com incontinência fecal de consistência líquida. Como o paciente apresenta uma vermelhidão recorrente na região perineal, o enfermeiro preocupa-se com o risco de desenvolvimento de lesão por pressão. O enfermeiro limpa o paciente, inspeciona sua pele e aplica uma pomada na região. O enfermeiro consulta um enfermeiro especialista em feridas e estomias para obter as medidas de cuidados de pele recomendadas. Quais das seguintes alternativas descrevem corretamente as ações do enfermeiro? (Selecione todas as aplicáveis.)
   a. A aplicação de uma barreira de pele é uma medida de cuidado dependente.
   b. A solicitação de um enfermeiro especialista em cuidados de feridas e estomias é uma medida de cuidado indireto.
   c. A limpeza da pele é uma medida de cuidado direto.
   d. A aplicação da pomada é uma atividade instrumental da vida diária.
   e. A inspeção da pele é uma atividade de cuidado direto.
9. Quais medidas um enfermeiro deve seguir quando lhe pedirem para realizar um procedimento que não lhe seja familiar? (Selecione todas as aplicáveis.)
   a. Verificar a literatura científica ou política e procedimento.
   b. Determinar se há necessidade de assistência adicional.
   c. Preparar todo o equipamento necessário.
   d. Delegar o procedimento a um enfermeiro mais experiente.
   e. Considerar todas as consequências possíveis do procedimento.
10. Um enfermeiro está consultando outro sobre os cuidados com um paciente que apresenta lesão por pressão estágio 2. Os dois decidem revisar as diretrizes de práticas clínicas do hospital para cuidados com lesões por pressão. O uso de uma diretriz de prática clínica atinge quais das seguintes alternativas? (Selecione todas as aplicáveis.)
    a. Permite que enfermeiros ajam mais rápida e adequadamente.
    b. Define um nível de excelência clínica para a prática.
    c. Elimina a necessidade de criar um plano de cuidados individualizado para o paciente.
    d. Incorpora intervenções baseadas em evidências para lesão por pressão estágio 2.
    e. Fornece informações sobre cuidados aos pacientes no prontuário eletrônico.

Respostas: 1. b, d, e; **2.** b, c, e; **3.** a, b, d; **4.** c; **5.** d; **6.** c; **7.** b, d; **8.** b, c; **9.** a, b, c, e; **10.** a, b, d.

Referências bibliográficas

Agency for Healthcare Research and Quality (AHRQ): *Patient safety network—adverse events, near misses, and errors*, 2019, https://psnet.ahrq.gov/primer/adverse-events-near-misses-and-errors. Accessed May 28, 2021.

American Nurses Association (ANA): *Scope and standards of practice: nursing*, ed 4, Silver Spring, MD, 2021, American Nurses Association.

American Nurses Association (ANA): *Scope of practice*, n.d., https://www.nursingworld.org/practice-policy/scope-of-practice/. Accessed May 28, 2021.

American Nurses Association (ANA) and National Council of state Boards of nursing (NCSBN): *Joint statement on delegation*, n.d., https://www.ncsbn.org/Delegation_joint_statement_NCSBN-ANA.pdf. Accessed May 28, 2021.

Butcher HK et al., et al.: *Nursing interventions classification (NIC)*, ed 7, St Louis, 2018, Elsevier.

ECRI Institute: *Top 10 patient safety concerns for 2019*, MiraMed's Healthcare Spotlight, 2019, https://www.miramedgs.com/blog/top-10-patient-safety-concerns-for-2019-ecri-institute.html#:~:text=%20Top%2010%20Patient%20Safety%20Concerns%20for%202019%3A,concerns%20about%20mobile%20health..%20Although%20mobile...%20More%20. Accessed May 28, 2021.

Hospital Consumer Assessment of Healthcare Providers and Systems (HCAHPS): *HCAHPS*, 2020, https://www.surveyvitals.com/start/hcahps?gclid=EAIaIQobChMI5deBqMCw3AIVBrbACh34_w6VEAAYASAAEgIh7vD_BwE. Accessed May 28, 2021.

Jones TL: A holistic framework for nursing time: implications for theory, practice and research, *Nurs Forum* 45(3):185, 2010.

Lyon S: *Occupational therapy: what to know about ADLs and IADLS*, VeryWell Health, 2020, https://www.verywellhealth.com/what-are-adls-and-iadls-2510011. Accessed May 28, 2021.

MBL Technologies.: *Standard nursing terminologies: a landscape analysis*, 2017, https://www.healthit.gov/sites/default/files/snt_final_05302017.pdf. Accessed May 28, 2021.

National Council of State Boards of Nursing: National Guidelines for Nursing Delegation, *J Nurs Regulation* 7(1):5, 2016.

Nurse Journal: *Tips to improve patient education*, 2020. https://nursejournal.org/community/tips-to-improve-patient-education/, accessed May 28, 2021.

Quality Safety Education for Nurses (QSEN): *QSEN competencies*, 2020, http://qsen.org/competencies/pre-licensure-ksas/. Accessed May 28, 2021.

Shekelle P: Overview of clinical practice guidelines, *Up to Date*, 2020. https://www.uptodate.com/contents/overview-of-clinical-practice-guidelines. Accessed May 28, 2021.

Referências de pesquisa

Benner P: *From novice to expert*, Menlo Park, CA, 1984, Addison-Wesley.

Camporota L, Brett S: Care bundles: implementing evidence or common sense? *Crit Care* 15(3):159, 2011.

Gast A, Mathes T: Medication adherence influencing factors—an (updated) overview of systematic reviews, Systematic Reviews volume 8, Article number: 112, 2019, https://systematicreviewsjournal.biomedcentral.com/articles/10.1186/s13643-019-1014-8. Accessed May 29, 2021.

Gorski LA et al.: Infusion therapy standards of practice, 8th ed, *J Infusion Nurs* 44(1S):S1, 2021.

Heiney SP et al.: A systematic review of interventions to improve adherence to endocrine therapy, *Breast Cancer Res Treat* 173(3):499, 2019.

Huisman ERCM et al.: Healing environment: a review of the impact of physical environmental factors on users, *Build Environ* 58:70, 2012.

Institute of Medicine: *Consensus report—Clinical practice guidelines we can trust,* March 23, 2011, https://pubmed.ncbi.nlm.nih.gov/24983061/ Accessed May 28, 2021.

Juknevicius G et al.: Implementation of evidence-based care bundles in the ICU, *Crit Care* 16(Suppl 1):524, 2012.

Kallet RH: Ventilator bundles in transition: from prevention of ventilator-associated pneumonia to prevention of ventilator-associated events, *Respiratory Care* 64 (8) 994, 2019.

Kardas P al., et al.: Determinants of patient adherence: a review of systematic reviews, *Front Pharmacol*, 2013, https://doi.org/10.3389/fphar.2013.00091.

Lavallée JF: The effects of care bundles on patient outcomes: a systematic review and meta-analysis, *Implement Sci* 12:142, 2017.

O'Callaghan N, et al.: Evidence-based design for neonatal units: a systematic review, *Maternal Health, Neonatology and Perinatology*, 5(6) (2019), https://mhnpjournal.biomedcentral.com/articles/10.1186/s40748-019-0101-0. Accessed May 28, 2021.

Ospina M et al.: A systematic review of the effectiveness of discharge care bundles for patients with COPD, *Thorax* 72:31, 2017.

Tanner J et al.: Do surgical care bundles reduce the risk of surgical site infections in patients undergoing colorectal surgery? A systematic review and cohort meta-analysis of 8,515 patients, *Surgery* 158(1):66, 2015.

Avaliação de Enfermagem

Objetivos

- Examinar a relação entre pensamento crítico, julgamento clínico e avaliação do cuidado de enfermagem
- Debater sobre como cada padrão de pensamento crítico influencia o processo de avaliação
- Explicar a diferença entre medidas de avaliação e medidas do histórico de enfermagem
- Explicar a importância do emprego de medidas corretas de avaliação
- Analisar a relação entre desfechos/resultados esperados e medidas de avaliação ao empregar a avaliação de enfermagem
- Explicar como a avaliação revela erros ou omissões no cuidado
- Discutir o processo para determinar a necessidade de revisar um plano de cuidados do paciente.

Termos-chave

Avaliação de enfermagem
Medidas de avaliação

A **avaliação de enfermagem** é a etapa final crucial do processo de enfermagem, que determina se a condição de um paciente ou seu bem-estar melhoraram após as intervenções de enfermagem realizadas (Figura 20.1). Nos capítulos anteriores discutimos como você deve aplicar o processo de enfermagem para fazer julgamentos clínicos que permitam a prestação de cuidados apropriados e baseados em evidências para cada paciente. A avaliação faz parte do processo, no qual os enfermeiros utilizam habilidades de exame físico, observação e comunicação para determinar como um paciente responde às intervenções realizadas no plano de cuidados.

Pense em algumas das formas por meio das quais você realiza a avaliação em suas atividades diárias. Considere o cuidado de seu cão ou gato de estimação. Seu animal de estimação deixa de gostar da ração dele, fato que você "avalia" ao notar que sobra alimento em sua tigela. Você "planeja" uma abordagem verificando novas opções de rações para animais e determinando qual delas experimentar em seguida. Você então compra uma nova ração, que dá a seu animal (intervenção) em sua próxima refeição. Você "avalia" o resultado de sua "intervenção" observando se ele come toda a comida sem problemas. A avaliação do cuidado de enfermagem, embora mais complexa, é basicamente o mesmo processo. Você realiza atividades dentro do contexto de mensurações depois que uma intervenção é realizada para avaliar sua eficácia.

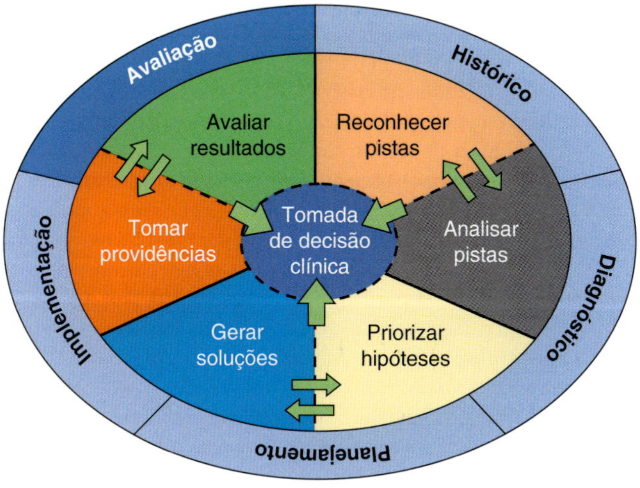

É imperativo que os enfermeiros monitorem constantemente o progresso clínico de seus pacientes. O pensamento crítico durante a prática de enfermagem fortalece seu desempenho clínico e reflete sua capacidade de resolver os problemas de saúde dos pacientes (Shu-Yuan et al., 2013). A avaliação monitora o progresso de cada um dos pacientes. Os desfechos ou resultados identificados durante o planejamento são as condições que você mensura ao determinar se as intervenções realizadas afetaram o estado do paciente, da família ou da comunidade. Os resultados esperados constituem critérios para julgar, por meio de avaliação, o sucesso dos cuidados fornecidos. Os enfermeiros são responsáveis por avaliar o efeito da prática de enfermagem sobre os resultados de pacientes nas áreas de promoção da saúde, prevenção de lesões, acidentes e doenças, e alívio do sofrimento (Jones, 2016). A avaliação do resultado constitui parte de toda a avaliação da qualidade dos cuidados de uma instituição, a fim de determinar quais práticas clínicas e padrões de cuidados de enfermagem são efetivos.

Julgamento clínico e pensamento crítico na avaliação

Julgamento clínico é o processo cognitivo construído ao longo de cada passo do processo de enfermagem. Há pouco benefício em simplesmente realizar intervenções de enfermagem nos pacientes a menos que você saiba se as intervenções foram suficientes ou benéficas. Avaliação é o meio para conhecer o estado de saúde atual de um paciente. Uma revisão de literatura que examinou indicadores do

Figura 20.1 Processo de enfermagem: avaliação. (Copyright © NCSBN. Todos os direitos reservados.)

pensamento crítico identificou quatro ações que refletem quando um enfermeiro demonstra competência na realização de uma avaliação (Shu-Yuan et al., 2013):

- Examina os resultados do cuidado de acordo com os dados clínicos coletados
- Compara os efeitos ou desfechos alcançados com os resultados esperados
- Reconhece erros ou omissões
- Compreende a situação do paciente, reflete sobre ela e corrige erros.

A comparação contínua de seus dados de histórico de enfermagem originais com repetidas medições de verificação (dados de avaliação) obtidos após uma intervenção o informa sobre o estado de um paciente. Considere este exemplo: um paciente que se apresenta a um profissional da saúde com tosse, febre e radiografia torácica demonstrando consolidação pulmonar é diagnosticado com pneumonia. Após completar um ciclo de antibioticoterapia, o médico repete a radiografia torácica e observa se houve melhora da tosse e diminuição da temperatura corporal (duas avaliações originais), a fim de determinar se a pneumonia foi resolvida. O enfermeiro segue um processo semelhante. Quando um enfermeiro cuida de um paciente com diagnóstico de integridade da pele prejudicada e realiza manejo de ferida, incluindo aplicação de compressa quente, muitos passos estão envolvidos. O enfermeiro primeiro avalia o aspecto da ferida, determina sua gravidade, aplica a compressa apropriada e retorna mais tarde para inspecionar novamente, com o intuito de verificar se a condição melhorou. Esses cenários representam o que ocorre durante o processo de avaliação: o *enfermeiro aplica medidas de avaliação (p. ex., nova inspeção da ferida) para determinar se um paciente atingiu os resultados esperados (p. ex., diminuição da drenagem da ferida em 3 dias), não se as intervenções de enfermagem foram concluídas.* Os desfechos esperados estabelecidos durante o planejamento (ver Capítulo 18) constituem padrões de comparação para julgar se a cicatrização da ferida ocorreu.

Reflita sobre o estudo de caso com o Sr. Lawson e Tonya nos capítulos anteriores desta unidade. O Sr. Lawson continua a melhorar depois de sua colectomia. Ele voltará para casa em cerca de duas horas. Tonya organiza seus cuidados para que possa passar o tempo necessário avaliando os desfechos de seu plano de cuidados. O Sr. Lawson tomou duas doses da medicação SOS oral analgésica prescrita para sua dor nas últimas 8 horas. Após 30 minutos da última dose, relatou dor de nível 3 em uma escala de 0 a 10. O paciente afirma: "Agora só sinto dor quando me movo muito rápido." Essa classificação de dor tem sido consistente nas últimas 24 horas. A Sra. Lawson está no quarto, então Tonya usa o tempo para inspecionar e avaliar a ferida do Sr. Lawson, descreve o que vê e pede que o casal lhe explique os sinais de infecção e como fazer o manejo da ferida em casa. Tonya fornece-lhes o folheto de orientações de alta que faz parte dos cuidados padrão de seu setor. Ela pede ao Sr. Lawson que lhe explique os tipos de atividade que ele precisa evitar nas primeiras 2 semanas após chegar em casa.

Conhecimento

Conhecimento é um elemento do pensamento crítico essencial para a avaliação (Figura 20.2). Quando um enfermeiro cuida de um paciente, a mente dele funciona como um banco de dados. O enfermeiro, constantemente, ordena o conhecimento relacionado à doença do paciente ou seu estado psicológico, os sinais e sintomas associados, os diagnósticos de enfermagem e problemas colaborativos associados à condição do paciente, e as intervenções realizadas de acordo com o plano de cuidados. Após a implementação, os cchados/características definidoras originais do paciente, os desfechos esperados e quais medidas usar para avaliar o cuidado são considerados. O julgamento clínico é constante, à medida que o enfermeiro aplica conhecimento para poder reconhecer quando os pacientes estão evoluindo, quando os problemas estão piorando, e quando repensar como revisar a abordagem de cuidado.

Experiência

Um enfermeiro se torna mais especialista em avaliação após testemunhar os efeitos de intervenções anteriores e depois de testemunhar mudanças físicas. Por exemplo, com experiência, um enfermeiro reconhece a aparência física da pele mediante o desenvolvimento de uma lesão por pressão, observa as várias respostas não verbais de dor, e observa com o tempo como a capacidade do paciente de deambular melhora. Um paciente cuja condição física piora ou deteriora, passa de um estado clínico para um estado clínico pior, o que aumenta o risco de o paciente ter diversos problemas (Massey et al., 2017). Pelo fato de os enfermeiros permanecerem mais tempo à beira do leito dos pacientes do que outros profissionais da saúde, reconhecer mudanças é fundamental. *No estudo de caso, Tonya reconheceu os sinais e sintomas físicos de uma embolia pulmonar, demonstrados pelo Sr. Lawson, 24 horas após a cirurgia. Sua capacidade de reconhecer os sintomas resultou de seu conhecimento e experiência.*

Em uma análise de pesquisa, Massey et al. (2017) identificaram os três principais temas para reconhecer deterioração de um paciente: elaborar o histórico de enfermagem, conhecer o paciente e estar orientado. Conhecer o paciente, que deriva de experiência em cuidar de pacientes semelhantes ou do mesmo paciente com o tempo, dá ao enfermeiro familiaridade sobre o paciente e uma atenção mais aguçada às mudanças sutis de seu estado (Massey et al., 2017). Os enfermeiros reconhecem a deterioração de um paciente baseados no conhecimento integral da história clínica e atual condição dos pacientes e em sua experiência clínica. Além disso, enfermeiros com mais tempo de formação clínica e treinamento em habilidades parecem saber perceber melhor as mudanças clínicas (Massey et al., 2017).

Padrões e atitudes para avaliação

A American Nurses Association (ANA, 2021) define padrões de prática de enfermagem profissional (ver Capítulo 1), que incluem padrões para a etapa de avaliação do processo de enfermagem. As competências na avaliação de enfermagem incluem ser sistemático e utilizar avaliações baseadas em critérios, em colaboração com pacientes e profissionais da saúde, utilizando dados contínuos do histórico de enfermagem para revisar o plano e comunicar os resultados aos pacientes e familiares. Os padrões também focam a realização de intervenções de enfermagem com responsabilidade e adequadamente, a fim de minimizar tratamentos injustificados ou indesejados (ANA, 2021).

Os padrões baseados em critérios utilizados na avaliação incluem os resultados esperados, identificados durante o planejamento (ver Capítulo 18). Esses desfechos são baseados em um diagnóstico de enfermagem específico do paciente e nos achados/características definidoras utilizados para formar o diagnóstico. *Por exemplo, no caso do Sr. Lawson, um nível autorrelatado inicial de dor nível 7, o ato de cobrir a incisão com as mãos e sua indisposição de se movimentar na cama eram pistas de avaliação que levaram ao diagnóstico de* **Dor Aguda**. *Os resultados para o diagnóstico se concentraram na remoção ou no alívio das pistas de avaliação (p. ex., o paciente avaliará a dor como nível 4 ou menos em uma escala de 0 a 10, não protege a incisão com as mãos e se movimenta livremente na cama). Portanto, os desfechos eram os padrões das medidas avaliativas a serem usadas para determinar a evolução do Sr. Lawson. Tonya usa as seguintes medidas para determinar se a dor do Sr. Lawson foi aliviada: pede que o paciente avalie seu nível de dor e observa os movimentos físicos e a respiração.*

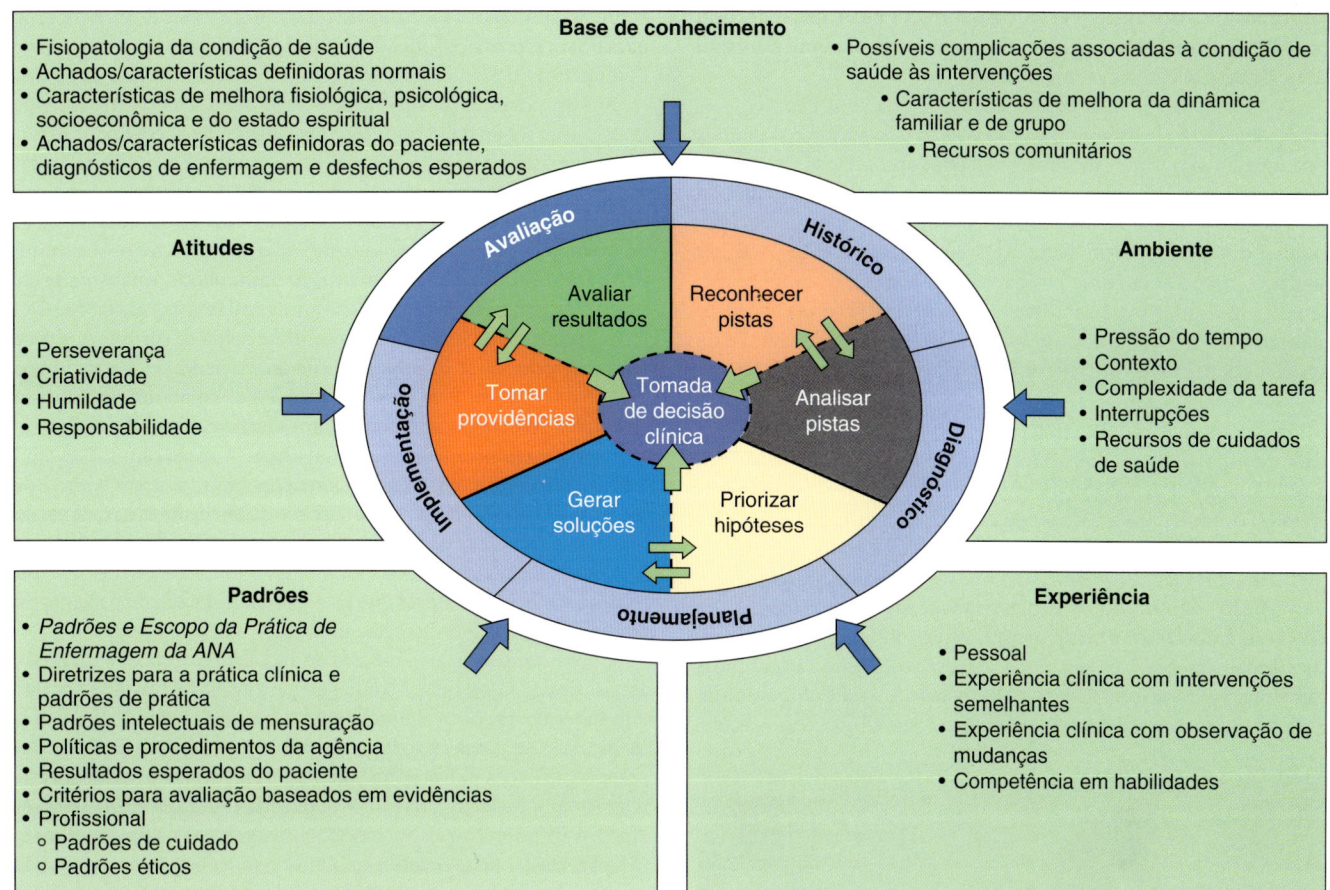

Figura 20.2 Pensamento crítico e avaliação. (Copyright do Modelo de Medida de Julgamento Clínico © NCSBN. Todos os direitos reservados.)

Padrões de avaliação também são, geralmente, os resultados desenvolvidos a partir de diretrizes clínicas e protocolos bem estabelecidos. Um exemplo é The International Clinical Practice Guideline para estágios de lesão por pressão (EPUAP/NPIAP/PPPIA, 2019). Se é identificada uma lesão por pressão em um paciente, uma vez estadiada, os critérios para o estadiamento (p. ex., aparência, presença de secreção, e tamanho da ferida) se tornam os resultados que o enfermeiro usa para tratar a lesão por pressão e avaliar a resposta ao tratamento. O enfermeiro direciona as intervenções para os desfechos de reduzir a secreção e fechar as bordas da ferida, critérios do sistema de estadiamento. Medidas avaliativas incluem inspeção da lesão por pressão quanto à presença de secreção e medida do diâmetro da ferida.

Atitudes de pensamento crítico e padrões intelectuais de medição são importantes para garantir uma avaliação minuciosa e precisa. Por exemplo, a atitude de humildade é importante quando você não tem certeza de contar com as informações adequadas para decidir se o paciente alcançou ou não o desfecho. Você é responsável por avaliar a eficácia de seu cuidado, o que é especialmente importante quando você administra intervenções críticas, como medicações, hemoderivados e líquidos intravenosos. Clareza, precisão, acurácia e significância são apenas alguns dos padrões intelectuais que tornam as medidas avaliativas abrangentes.

Ambiente

Assim como em todos os passos do processo de enfermagem, fatores ambientais podem promover ou prejudicar a capacidade de um enfermeiro avaliar o cuidado. Você precisa dedicar um tempo para participar do processo de avaliação. Realizar intervenções de forma automática, sem voltar para avaliar os resultados de seu paciente, é prática irresponsável. Use os mesmos princípios de controle ambiental discutidos nos capítulos anteriores. Minimize distrações, antecipe a necessidade de avaliação e como isto se encaixa nas outras atividades de cuidado, e seja minucioso quando a avaliação for complexa. Finalmente, use os recursos disponíveis. Você poderá precisar de ajuda de um enfermeiro mais experiente para avaliar as respostas do paciente, especialmente se você estiver percebendo qualquer tipo de piora da condição que você ainda não tinha visto.

Processo de avaliação

O processo de avaliação é meticuloso e complexo. Requer mais do que apenas uma rápida checagem para ver se o paciente está estável ou sem maiores problemas. Em vez disso, utilize uma abordagem metódica para determinar se a implementação de enfermagem influenciou o progresso ou a condição de um paciente de maneira eficaz.

Exame dos resultados

A avaliação ocorre sempre que você tem contato com um paciente. Trata-se de um processo constante que inclui uma comparação de antes e depois de uma intervenção ou uma comparação depois de uma intervenção com um padrão estabelecido. Por exemplo, após avaliar os comportamentos de um paciente que apresenta ansiedade, você oferece aconselhamento e suporte instrucional, depois compara os comportamentos, em sua avaliação inicial, com os demonstrados após o término das intervenções. Depois que um paciente é submetido a uma aspiração traqueal, compare sua saturação de oxigênio após aspiração com o nível anterior ao procedimento e com a saturação que você antecipou (p. ex., saturação de oxigênio de, pelo menos, 95%) para saber sobre a eficácia do procedimento e sobre a resposta do paciente à sua intervenção.

Após realizar sua intervenção, você examina continuamente os resultados coletando dados subjetivos e objetivos do paciente, da família e de membros da equipe de saúde (conforme apropriado). Ao mesmo tempo, reflete sobre seu conhecimento acerca da condição atual do paciente, de seu tratamento e de recursos disponíveis para a recuperação. Ao refletir também sobre experiências prévias com pacientes similares, você fica em uma posição melhor para saber como avaliar seu paciente e pode antecipar o que vai avaliar. Você necessita ter mente aberta, boas habilidades de observação e uma perspectiva neutra para avaliar os desfechos do paciente de forma eficaz (Shu-Yuan et al., 2013).

Medidas de avaliação. Embora você possa mensurar ou observar dados dos pacientes da mesma forma durante as etapas do histórico de enfermagem e a avaliação de enfermagem, a primeira etapa identifica quais problemas existem e se existem, ao passo que a segunda etapa determina se os problemas identificados durante o histórico permaneceram iguais, melhoraram ou sofreram alteração. **Medidas de avaliação** são similares e frequentemente idênticas às técnicas de obtenção do histórico de enfermagem (p. ex., observações, mensurações fisiológicas, uso de escalas, entrevista) que você utilizou ao examinar inicialmente um paciente (Figura 20.3). Todavia, as medidas da avaliação e do histórico de enfermagem diferem de quando você as executa.

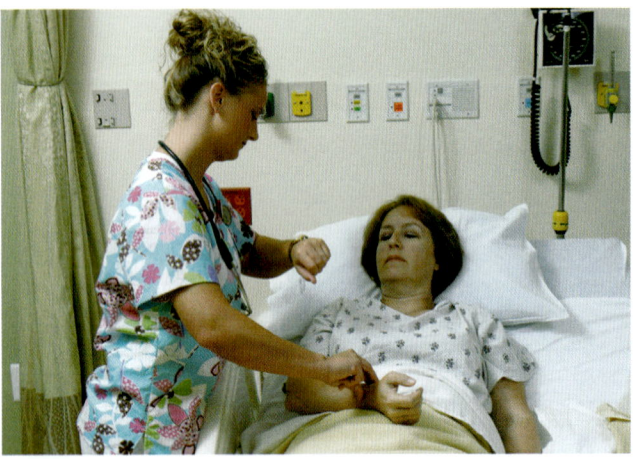

Figura 20.3 Medidas de avaliação. Enfermeira avalia os sinais vitais da paciente.

Medidas de avaliação são realizadas após intervenções de enfermagem, quando você toma decisões sobre o estado e o progresso de um paciente (Tabela 20.1).

Em muitas situações clínicas, é importante coletar medidas de avaliação ao longo do tempo. Você procura tendências a fim de determinar se existe um padrão de melhora ou mudança. Uma única observação de uma lesão por pressão não é suficiente para determinar se a lesão cicatrizou. É importante observar consistência na mudança. Por exemplo, ao longo de um período de 3 dias, a lesão por pressão de um paciente diminuiu gradualmente de tamanho, a quantidade de drenagem reduziu e a vermelhidão ou a inflamação se resolveu? O reconhecimento de um padrão de melhora ou piora permite que você raciocine e decida se os problemas de um paciente (expressos como diagnósticos de enfermagem ou problemas colaborativos) foram resolvidos. Isso é especialmente importante no cuidado domiciliar ou em casas de repouso. Pode demorar semanas ou mesmo meses para ser possível determinar se as intervenções levaram a um padrão de melhora. Por exemplo, ao avaliar o risco de queda de um paciente ao longo do tempo, esse paciente, a família ou a equipe de saúde tiveram sucesso em reduzir os riscos domiciliares, como eliminação de barreiras na casa, remoção de fatores que prejudicassem a visão do paciente ou orientações sobre o uso correto de dispositivos de assistência?

É importante utilizar a medida de avaliação correta. Por exemplo, escalas de dor são válidas e confiáveis para avaliar a gravidade da dor (ver Capítulo 44) e sua alteração com o tempo. O sistema de estadiamento da lesão por pressão tem critérios específicos para estadiar com precisão as lesões por pressão (ver Capítulo 48) que permite identificar se uma lesão tratada sofreu alteração (EPUAP/NPIAP/PPPIA, 2019). A Infusion Nurses Society (INS) (Gorski et al., 2021) tem critérios para avaliar flebite e infiltração no acesso venoso. O uso da medida correta aumenta a probabilidade de identificar precisamente uma alteração, quando existir, na condição de um paciente.

Ser capaz de avaliar mudanças comportamentais é mais difícil. A informação sobre comportamento (p. ex., tomar medicações corretamente, seguir uma dieta, perceber menos sentimento de luto) frequentemente se apoia no autorrelato do paciente. Um exemplo de medida comportamental seria qualquer pesquisa ou entrevista que avalie a capacidade de o paciente realizar o autocuidado e atingir o autocontrole. O autorrelato é uma medida das percepções ou crenças do próprio paciente e pode não refletir verdadeiramente a ocorrência ou não de uma mudança. Sua disposição para utilizar o autorrelato do paciente como medida do desfecho de seu comportamento ou percepção será refletida na confiança do paciente. Ao empregar o autorrelato do paciente, é importante que ele compreenda as questões propostas e o porquê de sua resposta verbal ser importante para quantificar a mudança comportamental.

Tabela 20.1 Medidas de avaliação na determinação do alcance de resultados esperados.

Condição do paciente	Medidas de avaliação	Resultados esperados
A lesão por pressão do paciente está no estágio 2 sobre o cóccix, tem 4 cm de diâmetro e apresenta drenagem serosa	Inspecione cor, condição e localização da lesão por pressão Mensure o diâmetro da lesão por pressão diariamente Note o odor e a coloração do conteúdo drenado da lesão	Eritema reduzirá em 2 dias Diâmetro da lesão diminuirá 3 cm em 1 semana Lesão sem drenagem em 2 dias
Após a cirurgia, o paciente recebe indicação para iniciar o protocolo de deambulação precoce. Frequência cardíaca de base 88/min, frequência respiratória em 18, PA 136/82	Mensure o pulso radial do paciente após deambulação e compare com o basal e com a frequência cardíaca máxima segura (frequência cardíaca máxima prevista pela idade = 208 − [0,7 × idade]) Avalie a frequência respiratória durante o exercício Observe se o paciente tem dispneia ou falta de ar durante o exercício	Pulso permanece abaixo do previsto para a idade durante o exercício Frequência de pulso retorna à basal de repouso em 10 min após o exercício Frequência de pulso permanece na faixa de duas respirações diferente da frequência basal Paciente nega falta de ar

Pacientes e familiares cuidadores precisam aprender a autogerenciar suas doenças e melhorar a sua qualidade de vida. O autogerenciamento minimiza o impacto de doenças crônicas ou doenças agudas súbitas sobre a saúde física e o funcionamento de um paciente. O autogerenciamento também permite que os pacientes enfrentem os efeitos psicológicos de uma doença. *No caso do Sr. Lawson, Tonya planejou e implementou intervenções educativas destinadas a melhorar a capacidade de o paciente adotar os comportamentos necessários para o autocuidado, especificamente seguindo as restrições de atividades e realizando o manejo correto de sua ferida. Tonya avaliou o que o Sr. Lawson era capaz de explicar ou demonstrar para determinar se ele cumpriu com o resultado esperado.* Existem indicadores relevantes, objetivos adequados de autocontrole, incluindo o conhecimento (informação relevante à situação de um paciente), independência (em áreas da saúde e bem-estar, bem como outras áreas que os pacientes tenham confiança em gerenciar *e também* serem independentes de outras pessoas), habilidades (*i. e.*, capacidade de gerenciar o estresse e tomar decisões), marcadores biopsicossociais de saúde (*i. e.*, qualidade de vida) e redes sociais positivas (Borger et al., 2015) (Tabela 20.2).

Classificação de Resultados de Enfermagem. No Capítulo 18, discutiu-se a utilização da Nursing Outcomes Classification (NOC) para identificar resultados. A classificação é uma linguagem padronizada de enfermagem (LPE) para os resultados utilizados na etapa de avaliação do processo de enfermagem (Boxe 20.1). Os benefícios da NOC incluem (Moorhead et al., 2018):

- Fornecer um meio para que enfermeiros e outros profissionais da saúde avaliem o estado de pacientes, famílias ou comunidades
- Fornecer um sistema de mensuração de resultados utilizando LPE para todos os ambientes de cuidados de saúde, especialidades e pacientes durante toda a vida
- Oferecer um meio de quantificar a mudança no estado do paciente após realização de intervenções de enfermagem e monitorar o progresso dos pacientes.

O sistema da NOC inclui 540 resultados, cada qual com um conjunto de indicadores de avaliação que descrevem estados, percepções ou comportamentos específicos relacionados ao desfecho. Cada indicador é medido utilizando-se escalas de mensuração do tipo Likert (Moorhead et al., 2018) (Tabela 20.3). As categorias de resultados são definidas de forma bem ampla, ao passo que os indicadores (o mesmo que os

Tabela 20.2 Avaliação do autocuidado.

Indicador avaliativo	Exemplos de medidas
Autoeficácia	Escala de autoeficácia geral (AEG); escalas de autoeficácia específicas de doenças (p. ex., artrite, diabetes melito, doenças cardíacas); escala de autoeficácia por adesão à medicação
Comportamento de saúde	Adesão à administração de medicação (p. ex., contagem de comprimidos, número de injeções); habilidade psicomotora demonstrada (p. ex., trocar de roupas, autoaplicação de injeção); adesão à consulta médica de retorno
Estado de saúde física	Indicadores clínicos (p. ex., tolerância a exercício, controle de pressão arterial, controle de glicemia [HbA_{1c}])
Utilização do serviço de saúde	Readmissão ao hospital em 30 dias; admissão ao serviço de emergência
Qualidade de vida	Escalas de qualidade de vida (p. ex., doença crônica, câncer, dor crônica)
Indicadores psicológicos	Escala de estresse percebido, autocontrole ou outras investigações ou escalas validadas (p. ex., pesquisa de Conflito de Impulsividade Adolescente)

Boxe 20.1 Prática baseada em evidências

Melhoria do plano de cuidados utilizando linguagem padronizada de enfermagem

Questão PICOT: o uso de linguagem padronizada de enfermagem (LPE) melhora a acurácia do plano de cuidados de enfermagem para pacientes adultos em comparação com a não utilização da LPE?

Resumo das evidências

Uma das características essenciais de um plano de cuidados de enfermagem de qualidade é a acurácia. O conteúdo do plano de cuidados de enfermagem deve ser completo, o que se define por "documentação de acordo com as diferentes etapas do processo de enfermagem", e preciso, que diz respeito exatamente à maneira que os dados descrevem a situação de um paciente (Thoroddsen et al., 2013). Por exemplo, descrever a dor de um paciente como moderada é menos preciso do que anotar a classificação dada pelo paciente. Um plano de cuidados de enfermagem deve conter diagnósticos de enfermagem precisos baseados nos dados coletados do paciente.

Um estudo internacional envolvendo uma revisão sistemática de pesquisas examinou o impacto da LPE sobre a documentação dos planos de cuidados (Johnson et al., 2018). Enfermeiros utilizam a LPE em prontuários eletrônicos para rotular os julgamentos clínicos que faziam durante um histórico de enfermagem. A revisão dos artigos concluiu que o pensamento crítico melhorou a acurácia dos diagnósticos de enfermagem quando os enfermeiros utilizaram a LPE (Johnson et al., 2018). Em um estudo separado envolvendo o uso de um programa de educação permanente em LPE, verificou-se que os enfermeiros que concluíam o programa demonstravam melhora na documentação de diagnósticos de enfermagem reais com os sinais, sintomas e etiologias. Os enfermeiros também eram mais bem-sucedidos ao identificar os diagnósticos de risco e seus fatores de risco (Iyanuoluwa et al., 2018).

Aplicação na prática de enfermagem

- O uso consistente de uma LPE melhora a qualidade da coleta de dados, que permite a profissionais da saúde e instituições de saúde avaliar a implementação dos cuidados de enfermagem
- A precisão do plano de cuidados de enfermagem depende de acurácia, conteúdo e grau de embasamento nos dados (Johnson et al., 2018)
- Em alguns prontuários eletrônicos, é crescente a dificuldade de descrever o cuidado de enfermagem que é instituído quando não se utiliza uma LPE (Johnson et al., 2018)
- O uso de uma LPE torna a documentação dos cuidados de enfermagem mais eficiente e facilita a comunicação desses cuidados entre disciplinas de saúde e instituições de saúde (Johnson et al., 2018).

Tabela 20.3 Exemplos de resultados e indicadores da Classificação de Resultados de Enfermagem (NOC).

Resultados da NOC	Indicadores (exemplos)
Nível de ansiedade	Nível de inquietude Produtividade diminuída Nível de ansiedade verbalizada
Conhecimento: procedimentos de tratamento	Descrição dos procedimentos de tratamento Segue restrições relacionadas ao procedimento Uso correto de equipamento
Controle de riscos: aspiração brônquica	Limpa a dentadura diariamente Seleciona alimentos com base na capacidade de deglutição
Sono	Horas de sono Padrão de sono

Adaptada de Moorhead S et al.: *Nursing outcomes classification (NOC)*, ed 6, St Louis, 2018, Elsevier.

resultados esperados) são mais específicos e mensuráveis. Por exemplo, a categoria de resultado "Estado de Conforto: Físico" inclui indicadores, como "controle de sintoma", "bem-estar físico" e "ingestão de líquidos". São utilizadas escalas Likert de cinco pontos, com todos os indicadores, para demonstrar a variabilidade do estado, o comportamento ou a percepção que pacientes descrevem durante a mensuração dos resultados. Por exemplo, o desfecho *Marcha* é mensurado em uma escala de "gravemente comprometida a não comprometida", ao passo que o resultado *Conhecimento: Prevenção de Queda* é mensurado em uma escala de "nenhum conhecimento a conhecimento extenso". O sistema da NOC foi desenvolvido para ser utilizado com os diagnósticos de enfermagem da NANDA-I (ver Capítulo 17) e com a Classificação de Intervenções de Enfermagem (Nursing Interventions Classification, NIC) (ver Capítulo 19). Todavia, os indicadores de resultados são totalmente adequados também para uso com os diagnósticos da Classificação Internacional para a Prática de Enfermagem (CIPE®).

Comparação do efeito obtido com resultados. Um plano de cuidados de enfermagem inclui desfechos sensíveis à enfermagem mutuamente estabelecidos e com relevância para o estado de saúde de um paciente. No Capítulo 18, você aprendeu que um resultado sensível à enfermagem é um estado, comportamento ou percepção mensurados ao longo de um período constante em resposta a uma intervenção de enfermagem (Moorhead et al., 2018). Durante a avaliação, você realiza medidas de avaliação que permitem comparar dados de exames clínicos, medidas de comportamento do paciente e medidas autorrelatadas pelo paciente obtidas antes da implementação com medidas obtidas após a realização dos cuidados de enfermagem. Em seguida, você decide se os resultados dos cuidados correspondem aos resultados esperados para um paciente. O pensamento crítico direciona você para a análise dos achados da avaliação (Figura 20.4). A condição do paciente melhorou ou piorou? O paciente é capaz de progredir ou existem fatores físicos que impedem sua recuperação? A motivação desse paciente ou sua disposição para buscar comportamentos mais saudáveis influencia a resposta às terapias?

No caso do Sr. Lawson, o diagnóstico de enfermagem **Ansiedade relacionada à incerteza sobre a capacidade de retornar ao trabalho** tem três resultados estabelecidos (ver Capítulo 18).

- O paciente apresenta menos tensão facial durante a conversa sobre recuperação da cirurgia em 24 horas
- O paciente mantém a atenção durante as orientações de cuidados com a ferida em 24 horas
- O paciente é capaz de descrever, até a alta, como as restrições de atividades promovem a cicatrização da ferida.

Tonya planejou e implementou os cuidados de enfermagem para preparar o Sr. Lawson para uma recuperação pós-operatória tranquila. Ela intervém no sentido de minimizar a ansiedade do paciente e fornece orientações sobre as restrições de atividades, para que ele aceite aderir ao plano de tratamento. O objetivo é obter a adesão, para que o retorno ao trabalho seja realista. Tonya utiliza medidas de avaliação, incluindo a observação do comportamento do paciente durante a orientação e o autorrelato do paciente sobre o que ele compreende a respeito da cicatrização normal da ferida. Se o plano de cuidados de Tonya for bem-sucedido, o fator relacionado "incerteza sobre capacidade de retornar ao trabalho" terá sido controlado. Tonya saberá que, como o Sr. Lawson foi

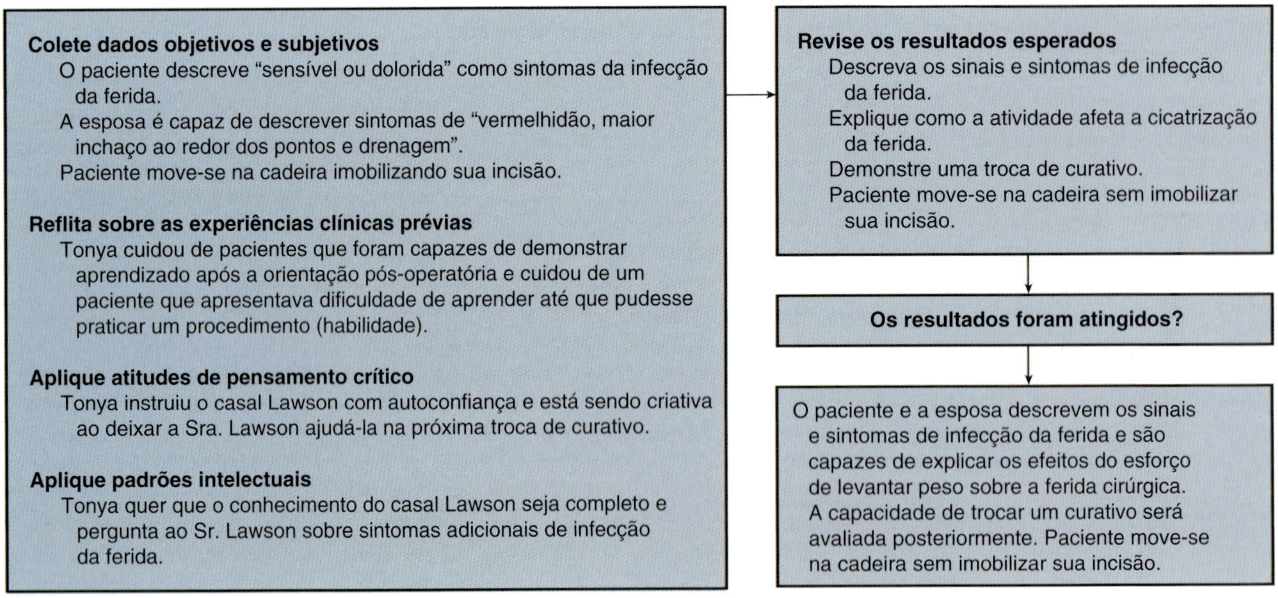

Colete dados objetivos e subjetivos
O paciente descreve "sensível ou dolorida" como sintomas da infecção da ferida.
A esposa é capaz de descrever sintomas de "vermelhidão, maior inchaço ao redor dos pontos e drenagem".
Paciente move-se na cadeira imobilizando sua incisão.

Reflita sobre as experiências clínicas prévias
Tonya cuidou de pacientes que foram capazes de demonstrar aprendizado após a orientação pós-operatória e cuidou de um paciente que apresentava dificuldade de aprender até que pudesse praticar um procedimento (habilidade).

Aplique atitudes de pensamento crítico
Tonya instruiu o casal Lawson com autoconfiança e está sendo criativa ao deixar a Sra. Lawson ajudá-la na próxima troca de curativo.

Aplique padrões intelectuais
Tonya quer que o conhecimento do casal Lawson seja completo e pergunta ao Sr. Lawson sobre sintomas adicionais de infecção da ferida.

↓

Revise os resultados esperados
Descreva os sinais e sintomas de infecção da ferida.
Explique como a atividade afeta a cicatrização da ferida.
Demonstre uma troca de curativo.
Paciente move-se na cadeira sem imobilizar sua incisão.

↓

Os resultados foram atingidos?

↓

O paciente e a esposa descrevem os sinais e sintomas de infecção da ferida e são capazes de explicar os efeitos do esforço de levantar peso sobre a ferida cirúrgica. A capacidade de trocar um curativo será avaliada posteriormente. Paciente move-se na cadeira sem imobilizar sua incisão.

Figura 20.4 Pensamento crítico e processo de avaliação.

capaz de prestar atenção durante a orientação e explicar como a adesão às restrições de atividades promoverá a cicatrização da ferida, uma de suas fontes de ansiedade terá diminuído.

> **Pense nisso**
> Que medidas de avaliação e resultados você poderia antecipar para um paciente com o diagnóstico de enfermagem *Risco de Quedas*?

Interpretação e resumo dos achados. A condição clínica de um paciente frequentemente muda durante uma enfermidade aguda. Em contrapartida, a enfermidade crônica resulta em mudanças lentas e sutis, embora possam ocorrer exacerbações agudas. Quando compara os efeitos atingidos após as intervenções com os resultados, você interpreta ou aprende a reconhecer evidências relevantes sobre a condição de um paciente, até mesmo evidências que por vezes não correspondem às expectativas clínicas. Ao aplicar seu conhecimento e sua experiência clínica, você aprende a reconhecer complicações ou respostas adversas a doenças e tratamentos, além dos desfechos esperados.

A primeira linha de defesa de um enfermeiro é o monitoramento cuidadoso e a detecção precoce de problemas. Sempre faça julgamentos clínicos com base em suas observações do que está ocorrendo com um paciente específico, não somente no que ocorre com pacientes em geral. Como uma mudança no estado nem sempre é evidente, obtenha medidas de avaliação detalhadas e específicas do paciente. Faça sua avaliação com base em sua compreensão do comportamento, do estado físico e das reações de cada paciente aos profissionais da saúde. O julgamento clínico perceptivo envolve interpretação e resumo das medidas de avaliação, a fim de determinar se o estado do paciente apresenta melhora. A comparação entre os achados esperados e reais permite que você interprete e julgue a condição de um paciente e se ocorreram as mudanças previstas (Tabela 20.4). Siga os passos para avaliar de forma objetiva o nível de sucesso de seu paciente para atingir os desfechos esperados com os cuidados:

1. Examine os critérios dos desfechos para identificar o comportamento ou a resposta que se deseja do paciente.
2. Avalie o comportamento ou a resposta real do paciente.
3. Compare os critérios estabelecidos dos desfechos com o comportamento ou a resposta real observada.
4. Julgue o grau de concordância entre os critérios dos desfechos e o comportamento ou a resposta real.
5. Caso não exista concordância (ou exista apenas concordância parcial) entre os critérios dos desfechos e o comportamento ou resposta real, qual seria o motivo para essa discordância? Por que não são correspondentes? Qual sua próxima ação?

É mais fácil realizar a avaliação após cuidar de um paciente por um longo período de tempo ou ter cuidado de mais de um paciente com um problema semelhante. Você se torna capaz de realizar comparações mais sutis de respostas e comportamentos do paciente. Quando você não cuida de um paciente por um tempo maior, sua avaliação melhora referindo-se a experiências prévias ou colegas que estão familiarizados com esse paciente, a fim de confirmar seus achados.

Reconhecimento de erros ou resultados não atingidos

Durante a avaliação de enfermagem, o reconhecimento dos erros ou resultados não atingidos requer que você mantenha a mente aberta, seja paciente e autoconfiante e realize a autorreflexão (Shu-Yuan et al., 2013). Você não pode supor que suas abordagens de tratamento sejam bem-sucedidas. Você precisa aplicar habilidades de observação, padrões intelectuais de pensamento crítico (ver Capítulo 15), conhecimento e reflexão para reconhecer os resultados reais de seus cuidados. A reflexão é um esforço consciente no sentido de pensar sobre suas intervenções e desfechos, considerar o que foi positivo ou desafiador e como o plano de cuidados pode ser revisado ou realizado de modo diferente no futuro. Geralmente ocorre na presença de um evento-gatilho, que envolve um colapso na prática. Por exemplo, um enfermeiro observa como um paciente reage a um tratamento (p. ex., exercício, posicionamento ou orientação) e percebe que a abordagem está sendo ineficiente. Quando um enfermeiro revisa a evolução de um paciente e identifica que as intervenções planejadas não foram realizadas ou não foram completadas, isso é um exemplo de "perda de cuidados" (Ball e Griffiths, 2018). A reflexão permite que um enfermeiro reconheça como um paciente está respondendo e ajuste suas intervenções de acordo. O enfermeiro modifica a frequência de uma intervenção, como é realizada ou seleciona uma nova intervenção com base na resposta do paciente.

Muitas vezes, a avaliação revela pacientes com necessidades que não foram atendidas. Pacientes com o mesmo problema de saúde não são tratados da mesma forma. Se você erroneamente trata os pacientes da mesma maneira, às vezes você cometerá erros de julgamento. O uso sistemático da avaliação fornece um meio para detectar tais erros. A incorporação consistente da avaliação em sua prática minimiza erros e garante que o plano de cuidados do paciente seja adequado e relevante, modificado conforme as necessidades específicas do paciente sejam atendidas ou não.

Correção de erros

Também fazem parte da avaliação de enfermagem a reflexão e subsequente aprendizagem clínica. O que um enfermeiro obtém ao cuidar de pacientes e avaliar cuidadosamente os desfechos de seus cuidados contribui mais tarde com o desenvolvimento contínuo de seu conhecimento clínico e a capacidade de realizar julgamentos clínicos sobre

Tabela 20.4 Exemplos de avaliação objetiva do cumprimento de resultados

Resultados	Resposta do paciente	Achados da avaliação
O paciente demonstra higiene correta das mãos até 16/12 O paciente descreve o material necessário para o curativo até 17/12 O paciente demonstra troca de curativo até 18/12	O paciente utilizou corretamente o gel antisséptico para higienizar as mãos em 16/12 O paciente aplicou gaze limpa corretamente e fixou a incisão com esparadrapo de forma segura em 18/12	O paciente demonstra progressão em direção aos resultados e atingiu o comportamento desejado
Apresenta tosse improdutiva até 29/11 Os pulmões estarão limpos à auscultação até 30/11 A frequência respiratória será de 20/min até 30/11	O paciente tossiu frequentemente e de forma produtiva no dia 29/11 após a inalação Pulmões limpos à auscultação no dia 30/11 Frequência respiratória em 18/min em 29/11	O paciente necessitará de terapia com inalador contínua A condição está melhorando

pacientes futuros (Tanner, 2006). Esse processo ajuda a corrigir e prevenir erros. O raciocínio reflexivo melhora a acurácia das decisões clínicas e conclusões diagnósticas de enfermagem. Isso significa que, quando você coleta medidas de avaliação de um paciente, a reflexão sobre os achados e a exploração sobre o que eles significam melhoram sua própria capacidade de resolver problemas. A reflexão diminui a probabilidade de seu raciocínio ser baseado em suposições ou adivinhações e aumenta a probabilidade de ser baseado em pensamento crítico objetivo.

> **Pense nisso**
>
> Pense em uma experiência de aula prática ou um encontro recente com um paciente. Qual foi sua abordagem e quão bem-sucedido você foi? Cometeu algum erro? O que você poderia ter feito de forma diferente para atingir um resultado desejado?

Revisão do plano de cuidados

Os resultados de uma avaliação ajudam você a decidir se vai continuar, interromper ou revisar seu plano de cuidados. O paciente e, por vezes, membros da família lhe dizem como as intervenções ajudaram ou não (Ackley et al., 2020). Essa informação complementa as medidas de avaliação que você coletou. Se o seu paciente atingir com sucesso um resultado, mantenha seu tratamento conforme planejado ou interrompa essa parte do plano de cuidados, caso não seja mais necessária. Por exemplo, no caso de um paciente que atingiu o nível desejado de exercício, você ainda mantém um regime de exercícios. Já no caso de um paciente capaz de demonstrar conhecimento sobre um tópico após a orientação, não será necessária orientação adicional.

Normalmente, uma mudança na condição, necessidades ou capacidades do paciente faz com que o plano de cuidado precise ser alterado. Isto requer que você continue com as intervenções conforme planejado ou com maior/menor frequência, ou você optará por adicionar intervenções com foco nos fatores que afetam o alcance dos resultados. Por exemplo, ao ensinar um paciente a autoadministrar insulina, o enfermeiro descobre que o paciente desenvolveu um novo problema, um tremor associado a um efeito colateral de um medicamento. O paciente não consegue extrair a medicação com a seringa ou injetar a agulha com segurança. Consequentemente, os resultados originais de "O paciente prepara corretamente a insulina na seringa" e "O paciente administra a injeção de insulina independentemente" não são mais adequados, pois não podem ser alcançados. O enfermeiro introduz novas intervenções (instruir um membro da família a preparar e administrar a insulina) e revisa os resultados – "O familiar cuidador prepara corretamente a insulina na seringa" e "O familiar cuidador administra corretamente a injeção de insulina".

Quando existem resultados que não foram alcançados ou quando você determina que talvez exista um novo problema, é necessária uma reavaliação completa do paciente envolvendo os fatores relacionados a um diagnóstico de enfermagem e etiologia para que se possa modificar o plano. Se os resultados não houverem sido atingidos, poderá ser útil considerar o acrônimo SMART discutido no Capítulo 18 (Ackley et al., 2020). Por exemplo, os resultados foram específicos? Foram mensuráveis? Com frequência, você modifica ou adiciona diagnósticos de enfermagem ou problemas colaborativos com suas metas e resultados esperados adequados. Em seguida, seleciona intervenções e redefine as prioridades de cuidados. A reavaliação garante que sua base de dados esteja precisa e atual. Também revela quaisquer ligações que faltam ser observadas (*i. e.*, uma informação crítica que passou despercebida e acabou interferindo no cumprimento da meta). Você organiza, valida e agrupa todos os dados novos para analisar e interpretar diferenças em comparação com os dados originais (ver Capítulo 16).

Um passo importante do pensamento crítico durante a avaliação é saber como um paciente está progredindo e como os problemas se resolvem ou pioram.

Tonya avalia a compreensão do Sr. Lawson acerca da maneira como as restrições de atividades auxiliam sua recuperação utilizando o "explicar de volta" (ver Capítulo 25). Tonya diz: "Quero saber quão bem o senhor compreende suas restrições de atividades. Descreva para mim, em suas próprias palavras, as restrições que seu médico lhe explicou." O paciente responde: "Meu médico não quer que eu levante pesos. Poderia afetar a cicatrização de minha ferida e a minha volta ao trabalho." Conforme Tonya escuta o casal Lawson discutindo seu retorno para casa, a Sra. Lawson comenta: "Será ótimo meu marido poder ver os netos logo. Ele é muito próximo deles. Adora brincar com o netinho de 3 anos." Tonya utiliza a medida de avaliação do autorrelato durante o "explicar de volta" para determinar o que o Sr. e a Sra. Lawson compreendem sobre suas restrições de atividades. Ela verificou anteriormente que o paciente gosta de brincar com seus netos e pegá-los no colo. Ela revisa sua orientação para enfatizar como pegar crianças no colo não é uma atividade que o Sr. Lawson possa fazer por várias semanas. Ela adapta suas intervenções, tornando sua abordagem mais completa.

Interrupção de um plano de cuidados. Depois que você determina que seu paciente atendeu aos resultados esperados, confirme sua avaliação com o paciente quando possível. Se você e seu paciente concordarem, você vai interromper essa parte do plano de cuidados. A documentação da interrupção de um plano de cuidados garante que outros enfermeiros não deem continuidade desnecessária às intervenções para essa parte do plano. A continuidade dos cuidados leva em consideração que os cuidados prestados aos pacientes sejam relevantes e oportunos. Você desperdiça tempo e energia quando não comunica os resultados alcançados aos outros enfermeiros.

Redefinição de diagnósticos. Após a reavaliação, determine quais diagnósticos de enfermagem ainda são precisos para a situação de um paciente. Considere com critério quaisquer novas dicas de avaliação ou alterações nas anteriores e pergunte-se se você selecionou o diagnóstico correto e se o fator ou risco relacionado é preciso e atual. Em seguida, revise a lista de problemas a fim de verificar se o estado atual do paciente foi modificado. Algumas vezes, você forma um diagnóstico novo ou modifica a priorização dos diagnósticos. Você baseia seus cuidados de enfermagem em uma lista precisa de diagnósticos de enfermagem. A acurácia é mais importante do que o número de diagnósticos selecionados. À medida que a condição de um paciente se modifica, os diagnósticos também se alteram.

Revisão dos resultados esperados. Ao revisar um plano de cuidados, reveja os resultados esperados para definir alterações necessárias. Por exemplo, o tempo delineado para os resultados precisa ser revisado? Sua reavaliação revela algum desfecho que não é realista? Será necessária uma medida mais específica para determinar o cumprimento de um desfecho? Examine a adequação dos resultados para quaisquer diagnósticos de enfermagem que não foram modificados e saiba que uma mudança em um problema de saúde, muitas vezes, afeta os resultados de outros. *No caso do Sr. Lawson, se sua ansiedade piorar novamente, Tonya teria que revisar o plano para manejo da ansiedade do Sr. Lawson e também considerar se sua seleção de estratégias de ensino necessita ser modificada.* É importante determinar cada desfecho esperado de forma realista para o problema, etiologia e tempo disponível.

Revisão das intervenções. A avaliação das intervenções examina dois fatores: a adequação da intervenção selecionada e sua aplicação correta. A adequação baseia-se nos padrões de cuidados de enfermagem com um problema de saúde de um paciente (ver Capítulo 19). Padrões de cuidados (*i. e.*, intervenções padrão, diretrizes clínicas, pacotes/*blundle* de cuidados) constituem o nível mínimo aceito com o intuito de garantir cuidados de alta qualidade aos pacientes. Padrões de cuidados definem os tipos de terapia tipicamente administrados a pacientes com problemas ou necessidades definidos. Por exemplo, se um paciente que realiza quimioterapia para leucemia tiver o diagnóstico de enfermagem *Dor Aguda relacionada à inflamação da mucosa oral devido à mucosite*, o padrão de cuidados estabelecido pelo serviço de enfermagem para o problema inclui medidas de controle da dor, diretrizes de cuidados com a cavidade oral e dietoterapia. Instituições profissionais como a Oncology Nursing Society e a Association of Critical Care Nurses geralmente têm diretrizes clínicas como padrões de cuidados para problemas de saúde selecionados. O enfermeiro revisa o padrão de cuidados e decide quais intervenções foram escolhidas, bem como se são necessárias intervenções adicionais para atingir os desfechos esperados.

O aumento ou a diminuição da frequência de uma intervenção é outra abordagem para garantir melhores resultados para o paciente. Você ajusta a frequência das intervenções com base na resposta real de um paciente à terapia e em sua experiência prévia com pacientes similares. Por exemplo, se um paciente continuar a apresentar ruídos pulmonares congestionados, você aumenta a frequência dos exercícios para tosse e respiração profunda, a fim de remover secreções, e adiciona posicionamento que garanta a desobstrução das vias respiratórias (ver Capítulo 41).

Durante a avaliação, você percebe que algumas intervenções planejadas foram designadas para um nível de cuidados de enfermagem inadequado. Se você precisar modificar esse nível, substitua por um verbo de ação diferente, como *auxiliar* no lugar de *fornecer* ou *demonstrar* no lugar de *orientar*. Por exemplo, ajudar um paciente a deambular requer que você o auxilie durante a deambulação, ao passo que fornecer um dispositivo de assistência (p. ex., uma bengala ou andador) sugere que o paciente seja mais independente. Ademais, a demonstração requer que você mostre ao paciente como uma tarefa é executada em vez de apenas explicar a ele como executá-la. Algumas vezes, o nível de cuidados é adequado, porém as intervenções são inadequadas em razão de uma mudança no resultado esperado. Nesse exemplo, interrompa as intervenções e planeje intervenções novas.

Faça alterações no plano de cuidados quando a resposta do paciente não for favorável. Considere a natureza da resposta do paciente e consulte outros membros da equipe de saúde para fazer as mudanças adequadas nas intervenções. Enfermeiros experientes, com frequência, são boas fontes de consulta e podem fornecer *insights* valiosos. Apenas alterar um plano de cuidados pode não ser suficiente. Implemente o novo plano e reavalie a resposta do paciente às ações de enfermagem. *A avaliação é contínua, ocorre ao longo de cada etapa do processo de enfermagem.*

Documentação dos resultados

A documentação e o registro constituem partes importantes da avaliação de enfermagem pois é crucial compartilhar informações acerca do progresso e estado atual de um paciente com a equipe de saúde. A informação correta precisa estar presente no prontuário do paciente e ser compartilhada durante a comunicação da transferência em andamento para que enfermeiros e demais membros da equipe de saúde saibam se um paciente está progredindo e possam tomar decisões clínicas. Por exemplo, são necessários resultados registrados de maneira clara para diagnósticos de enfermagem novos ou revisados, de forma que todos os membros tenham ciência do plano de cuidados revisado. Em situações nas quais um mesmo enfermeiro não é a pessoa que vai prestar cuidados durante todo o período de internação de um paciente, torna-se muito importante manter um registro meticuloso e consistente sobre o progresso do paciente em direção aos desfechos esperados.

O emprego de uma linguagem diagnóstica de enfermagem e da NIC e NOC tem se tornado mais comum em registros eletrônicos de saúde, melhorando qualidade, consistência e acurácia das informações registradas. Ademais, sistemas eletrônicos promovem ligações que facilitam a interpretação de pistas relacionadas ao momento em que as intervenções resultaram nos resultados esperados. Ao registrar a resposta de um paciente às suas intervenções, descreva estas últimas, as medidas de avaliação utilizadas, resultados atingidos e a continuação do plano de cuidados. *Eis um exemplo de registro de avaliação dos cuidados realizada por Tonya:*

> *14:30: realizada orientação do paciente sobre a importância da higienização das mãos e necessidade de observar sua ferida cirúrgica diariamente para sinais de vermelhidão ou drenagem na incisão. Abordaram-se os meios para diminuir o estresse na linha de sutura evitando levantar pesos acima de 9 kg, incluindo seus netos. Solicitou-se ao paciente que descrevesse quando seria necessário telefonar para o médico sobre a ferida. O paciente e a esposa foram capazes de identificar sinais de infecção e ocorrência de dor como razões para notificar o médico. A esposa conseguiu demonstrar técnica correta de lavagem das mãos. O paciente conseguiu verbalizar vários exemplos de objetos que não pode erguer (netos, compras, lixo). Forneceu-se informação adicional na forma de folheto com destaque para os passos do manejo de ferida. Será recomendada ao serviço domiciliar a necessidade de observar o paciente e a esposa realizando o manejo da ferida em casa.*

Seu registro deve apresentar um argumento claro dos dados de avaliação sobre como está sendo o progresso do paciente. Um dos padrões da ANA para a avaliação de enfermagem é compartilhar os resultados dos cuidados com os pacientes e suas famílias de acordo com leis federais e estaduais (ANA, 2021). Mantenha tanto pacientes quanto familiares informados sobre o progresso dos pacientes. Tenha ciência das diretrizes de sua instituição acerca do tipo de informação clínica (p. ex., achados diagnósticos, resultados de tratamento) que deve ser comunicada.

Colaboração e avaliação da eficácia das intervenções

Um aspecto importante da avaliação é a colaboração. O cuidado centrado no paciente só é atingido quando um paciente e sua família estão ativamente envolvidos no processo de avaliação. Isso requer que você considere o que é importante para seus pacientes, incluindo valores, preferências e necessidades expressas. Quando você identifica resultados na parceria com seus pacientes, estes se tornam um importante recurso para informar se os desfechos estão sendo atingidos. Os pacientes podem compartilhar sua perspectiva ou se uma intervenção foi bem-sucedida. Por exemplo, um paciente sabe informar melhor se a dor diminuiu ou se a respiração está mais fácil. O mesmo é verdadeiro para a família, que muitas vezes reconhece alterações no comportamento do paciente (como no padrão de sono) mais rápido que você, por causa da familiaridade com ele.

É essencial que os enfermeiros trabalhem em colaboração próxima com todos os membros da equipe de saúde durante a avaliação. A colaboração de sucesso envolve interações em que profissionais trabalham juntos e compartilham responsabilidade e interdependência para atingir os resultados dos pacientes. Membros da equipe de saúde que contribuem com os cuidados aos pacientes também são informados sobre os achados de avaliação. A comunicação aberta e frequente com a equipe melhora a probabilidade de se manter informado acerca das respostas de um paciente.

A avaliação adequada determina a eficácia das intervenções de enfermagem. Isso inclui avaliar se cada paciente atingiu um nível de bem-estar ou recuperação estabelecido pela equipe de saúde e pelo próprio paciente nos resultados do plano de cuidados. Ademais, é importante avaliar se você atendeu às expectativas do paciente com os cuidados. Comece perguntando-lhes sobre suas percepções de cuidados, com perguntas como: "Você está recebendo o tipo de alívio de dor que esperava?", "Você recebeu informação suficiente para trocar seu curativo quando voltar para casa?" e "Qual é sua necessidade mais importante antes de voltar para casa?". A avaliação das expectativas do paciente determina seu nível de satisfação com os cuidados e fortalece a parceria dele com você.

Avaliação do cuidado de saúde

Os Centers for Medicaid and Medicare (CMS) não reembolsam instituições de cuidados de saúde pelos gastos com o tratamento de desfechos adversos como embolia gasosa, incompatibilidade sanguínea ou lesões por pressão estágios 3 e 4. A ocorrência desses desfechos pode ser potencialmente fatal aos pacientes. Existem 11 desfechos adversos passíveis de prevenção identificados pelos CMS; quatro deles (lesões por pressão graves, quedas e traumatismo, infecções de trato urinário associadas ao cateter [ITUAC] e infecções de corrente sanguínea associadas a acessos venosos centrais [ICSAVC]) constituem desfechos sensíveis à enfermagem que podem potencialmente ser diminuídos com cuidados de enfermagem maiores e melhores (Burston et al., 2014; Sung-Heui, 2016). Esses desfechos sensíveis à enfermagem são problemas de saúde significativos porque aumentam a dor e o sofrimento dos pacientes, além de prolongar internações e aumentar os custos dos cuidados de saúde (Burston et al., 2014). O National Database of Nursing Quality Indicators (NDNQI) é o único programa de mensuração voluntária de qualidade de enfermagem. Ele fornece aos hospitais relatórios da qualidade do desempenho da unidade, permitindo a comparação de percentis de desempenho estaduais, nacionais e regionais nos Estados Unidos. O NDNQI reúne dados sobre diversos resultados influenciados por enfermeiros (Boxe 20.2). Os hospitais que alcançam o selo do Magnet Status são obrigados a coletar e relatar dados ao NDNQI.

Como enfermeiro, você implementa diretrizes clínicas, pacotes de cuidados e outras intervenções baseadas em evidências com o intuito de prevenir tais resultados. Instituições de saúde coletam dados mensais sobre as taxas de resultados evitáveis sensíveis à enfermagem.

Todas as enfermarias que internam pacientes avaliam regularmente seu progresso para diminuir tais resultados e implementar esforços de melhora constante da qualidade (ver Capítulo 5). Um enfermeiro pode ser muito eficiente para modificar esses resultados evitáveis por meio do fornecimento de cuidados centrados no paciente e da condução de avaliações constantes da eficácia das intervenções. Aprender o que é eficaz para pacientes individuais desenvolve seu conhecimento sobre abordagens práticas e baseadas em evidências para melhorar a qualidade dos cuidados.

Pontos-chave

- O pensamento crítico e o julgamento clínico são componentes integrais da avaliação de enfermagem, conforme evidenciado por: (1) exame dos resultados dos cuidados segundo os dados clínicos coletados; (2) comparação dos efeitos atingidos com os resultados esperados; (3) reconhecimento de erros ou omissões; (4) compreensão acerca da situação de um paciente, participação na autorreflexão e correção de erros
- Um enfermeiro aplica conhecimento sobre o estado clínico de um paciente, sinais e sintomas de condições de saúde, e os efeitos previstos de intervenções para fazer o julgamento necessário para determinar se os pacientes estão progredindo ou se os problemas estão piorando
- *Expertise* na avaliação se baseia na experiência, exigindo que o enfermeiro tenha testemunhado os efeitos de intervenções anteriores e mudanças clínicas para, então, avaliar as decisões que foram tomadas
- Os padrões que se baseiam em critérios utilizados na avaliação são os desfechos esperados que foram estabelecidos durante o planejamento
- Atitudes de pensamento crítico e padrões intelectuais para medição são importantes para garantir uma avaliação minuciosa e precisa
- Embora você possa mensurar ou observar os dados do paciente de maneira parecida durante o histórico de enfermagem e a avaliação, um histórico de enfermagem identifica quais problemas existem, se existem, ao passo que as medidas avaliação determinam se os problemas identificados durante o histórico permaneceram os mesmos, se melhoraram ou se, por outro lado, sofreram modificação
- Ao usar a medida de avaliação correta, o desfecho esperado, identificado durante o planejamento, permite estabelecer de forma mais precisa se houve uma mudança na condição de um paciente
- Os padrões para avaliação são, geralmente, resultados desenvolvidos a partir de diretrizes clínicas e protocolos bem estabelecidos
- Durante a fase da avaliação do processo de enfermagem, você realiza medidas de avaliação para comparar dados do histórico de enfermagem, do comportamento do paciente e dados de autorrelatos do paciente antes da implementação com os dados reunidos após a administração dos cuidados de enfermagem, a fim de determinar se os resultados dos cuidados correspondem aos desfechos esperados para o paciente
- O processo de avaliação envolve o emprego de habilidades de observação, pensamento crítico, conhecimento e reflexão para reconhecer erros ou omissões, de forma que possam ser realizados ajustes às intervenções na revisão do plano de cuidados
- A condução da avaliação de enfermagem envolve revisão das medidas de avaliação a fim de determinar se atingiu os resultados com sucesso, para que decisões possam ser tomadas no sentido de continuar, interromper ou revisar o plano de cuidados
- Quando os pacientes não atingem os resultados, você realiza uma reavaliação e identifica os fatores que interferiram com o não cumprimento das metas, que em geral envolvem uma mudança nas condições, necessidades ou capacidades dos pacientes

---

Boxe 20.2 Resultados influenciados por enfermeiros no NDNQI

- Infecções do trato urinário associadas a cateter
- Infecções da corrente sanguínea associadas a cateter venoso central
- Quedas de pacientes (hospitalares e ambulatoriais)
- Quedas de pacientes com ferimentos
- Índice de lesões por pressão
- Ciclos de avaliação de dor/intervenção/reavaliação concluídos
- Índice de infiltração venosa periférica
- Prevalência de contenção física
- Índices de pneumonia associada à ventilação mecânica
- Índices de agressão de pacientes psiquiátricos

Adaptado de Lockhart L: *Measuring nursing's impact*, Nursing Made Incredibly Easy!: 16(2):55, 2018. https://journals.lww.com/nursingmadeincrediblyeasy/fulltext/2018/03000/measuring_nursing_s_impact.12.aspx; accessed May 30, 2021; National Database of Nursing Quality Indicators (NDNQI): *NDNQI Nursing-Sensitive Indicators*, 2010. https://nursingandndnqi.weebly.com/ndnqi-indicators.html; acessed May 30, 2021.

Para refletir

Tonya organiza-se de modo que possa ter tempo para avaliar os resultados de seu plano de cuidados. O Sr. Lawson tem o diagnóstico de enfermagem *Dor Aguda relacionada ao traumatismo da incisão cirúrgica*. O paciente tomou duas doses SOS do analgésico oral prescrito para sua dor nas últimas 8 horas. Trinta minutos após a última dose, o Sr. Lawson relatou dor de nível 3 em uma escala de 0 a 10. Ele diz: "Agora só percebo a dor quando me movo muito rápido." A dor foi avaliada em 3 nas últimas 24 horas. Um resultado para a meta do paciente de obter alívio da dor é que seu escore de dor seja igual ou menor que 4. A Sra. Lawson está no quarto, então Tonya usa o tempo para fornecer ao casal um folheto com orientações de alta, o qual faz parte do padrão de cuidados de seu setor. Ela pede ao Sr. Lawson que lhe explique os tipos de atividade que ele precisa evitar nas 2 primeiras semanas após chegar em casa.

- Descreva o tipo de medida de avaliação utilizada por Tonya ao pedir que o Sr. Lawson lhe explicasse os tipos de atividades que deveria evitar. Quais são as limitações de utilizar esse tipo de medida de avaliação?
- Explique como Tonya pode determinar se o diagnóstico de enfermagem de *Dor Aguda* do paciente foi resolvido. Descreva como isso afeta as demais prioridades de Tonya
- Explique como a avaliação de Tonya sobre a capacidade de aprendizagem do paciente sobre restrição de atividades pode ser centrada no paciente.

Questões de revisão

1. Um enfermeiro está cuidando de um paciente de 58 anos que teve um acidente vascular encefálico, causando perda de função da perna esquerda e redução de movimentos em mão e braço esquerdos. O paciente está alerta e é capaz de seguir instruções. O lado dominante do paciente é o esquerdo. Enquanto observa o paciente tentando se alimentar, o enfermeiro nota que ele não consegue usar os talheres facilmente com a mão direita. O paciente consegue levantar um copo com a mão direita, mas tem dificuldade para abrir embalagens de alimentos. Devido à fraqueza do lado esquerdo, o paciente tem limitações de mastigação. O enfermeiro identifica um diagnóstico de enfermagem de *Déficit no Autocuidado para Alimentação*. Quais dos seguintes são desfechos adequados influenciados pelo enfermeiro para esse paciente?
   a. É fornecido ao paciente um dispositivo de auxílio para canhotos.
   b. A amplitude de movimento do braço esquerdo é de 20 graus de flexão.
   c. O paciente abre a embalagem de alimento.
   d. O paciente recebe uma dieta leve.
   e. O paciente pega o alimento com o talher.
   f. O paciente é capaz de mastigar o alimento.
2. Um enfermeiro que trabalhou em uma unidade cardiológica semi-intensiva por 4 anos recebe um novo paciente da unidade de terapia intensiva após um período de internação de 3 dias devido a um infarto do miocárdio (IM). O enfermeiro sabe que o paciente tem risco de sofrer um novo IM, de insuficiência cardíaca, arritmias ou acidente vascular encefálico. O paciente apresenta sinais vitais estáveis na chegada à nova unidade: pulso de 82 e regular, pressão arterial (PA) entre 120 e 130 por 80 a 90, e nega ter dor no peito. O enfermeiro checa o acesso IV do paciente em relação ao funcionamento, posiciona-o confortavelmente e explica a ele que virão checá-lo frequentemente. Sessenta minutos depois da avaliação inicial, o enfermeiro responde a um chamado do paciente. Ele diz: "Não estou me sentindo bem." Quais das seguintes são as medidas avaliativas que o enfermeiro deve realizar nessa situação?
   a. Medição da PA.
   b. Pedir ao paciente que relate o local e a intensidade da dor.
   c. Pedir que o paciente mexa os braços e as pernas.
   d. Medição do ritmo da frequência cardíaca.
   e. Perguntar ao paciente sobre os riscos após um IM.
   f. Perguntar ao paciente: "O que você quer dizer com não estou me sentindo bem?"
3. Um enfermeiro admite um paciente de 32 anos para tratamento de asma aguda. O paciente apresenta dificuldade respiratória, frequência respiratória de 28 respirações por minuto e ruídos pulmonares com sibilo bilateral. O enfermeiro deixa o paciente confortável e inicia a infusão intravenosa prescrita para administrar uma medicação que vai relaxar as vias respiratórias dele. O paciente relata ao enfermeiro, após a primeira medicação infundida: "Sinto que consigo respirar melhor." O enfermeiro ausculta seus pulmões e nota redução do sibilo com frequência respiratória de 22 por minuto. Quais das seguintes alternativas é uma medida de avaliação? (Selecione todas as aplicáveis.)
   a. Pedir ao paciente para respirar profundamente durante a auscultação.
   b. Contar as respirações por minuto.
   c. Pedir ao paciente para descrever como sente sua respiração.
   d. Iniciar a infusão intravenosa.
   e. Auscultar os ruídos pulmonares.
4. Um paciente apresenta dificuldade respiratória, frequência respiratória de 28 respirações por minuto e ruídos pulmonares com sibilo bilateral. O enfermeiro inicia a infusão intravenosa prescrita para administrar uma medicação que vai relaxar as vias respiratórias do paciente. Quando o enfermeiro pergunta como o paciente se sente, ele responde: "Sinto que consigo respirar melhor." O enfermeiro ausculta seus pulmões e nota redução do sibilo com frequência respiratória de 22 por minuto. Qual das seguintes medidas de avaliação é subjetiva?
   a. Contar as respirações por minuto.
   b. Pedir ao paciente para descrever como sente sua respiração.
   c. Observar o padrão respiratório.
   d. Auscultar os ruídos pulmonares.
   e. Pedir ao paciente que explique a finalidade da infusão IV.
5. Quais das seguintes afirmações descrevem corretamente o processo de avaliação? (Selecione todas as aplicáveis.)
   a. A avaliação envolve reflexão sobre a abordagem de cuidados.
   b. A avaliação envolve determinação da execução completa de uma intervenção de enfermagem.
   c. A avaliação envolve tomar decisões clínicas.
   d. A avaliação requer uso de habilidades do histórico de enfermagem.
   e. A avaliação é realizada somente quando a condição de um paciente se modifica.
6. Um enfermeiro em uma clínica comunitária está cuidando de uma jovem adolescente com diabetes melito tipo 1 há vários meses. O resultado esperado para essa paciente é atingir o autocontrole da administração de insulina na alta hospitalar. Identifique as medidas de avaliação adequadas para o autocontrole dessa paciente. (Selecione todas as aplicáveis.)
   a. Qualidade de vida.
   b. Satisfação da paciente.
   c. Retornos à clínica.
   d. Adesão à autoadministração de insulina.
   e. Descrição dos efeitos adversos das medicações.
   f. Relato do paciente do nível de glicose no sangue.
7. Um enfermeiro tem cuidado de uma paciente por 2 dias consecutivos. Durante esse tempo, a paciente ficou com um cateter intravenoso (IV) no antebraço direito. Ao fim do turno no segundo dia, o enfermeiro inspeciona o local do cateter, investiga um eritema

e pergunta se a paciente tem sensibilidade aumentada à palpação no local. O enfermeiro revisa no prontuário o registro de 24 horas antes e vê que não havia eritema nem sensibilidade. Quais das atividades a seguir refletem a capacidade de o enfermeiro realizar a avaliação da paciente? (Selecione todas as aplicáveis.)
   a. Comparação da resposta da paciente com a resposta prévia.
   b. Exame dos resultados de dados clínicos.
   c. Reconhecimento de um erro.
   d. Autorreflexão.
   e. Verificação no prontuário quando o acesso foi inserido.
8. Enquanto recebe um relatório de *hand-off* (transferência), um enfermeiro pergunta como a condição de infecção grave de um paciente mudou desde ontem. A enfermeira que terminou o plantão relata que o paciente tem dois diagnósticos de enfermagem prioritários – desequilíbrio de líquidos e febre. O enfermeiro que inicia o plantão começa seus cuidados mensurando a temperatura corporal do paciente, inspecionando a condição de sua pele e revisando ganhos e perdas de líquidos, além de verificar anotações resumidas que descrevem o progresso do paciente desde o dia anterior. O enfermeiro pede a um membro da equipe de enfermagem para mensurar os ganhos e as perdas de líquidos durante o plantão. Quais indicadores de pensamento crítico refletem a capacidade desse enfermeiro realizar a avaliação? (Selecione todas as aplicáveis.)
   a. Verificar as anotações resumidas.
   b. Perguntar à enfermeira anterior sobre a condição do paciente.
   c. Designar ao membro da equipe de enfermagem a mensuração de ganhos e perdas de líquidos.
   d. Comparar os resultados atuais com os resultados definidos para as metas do paciente.
   e. Refletir sobre o progresso do paciente.
9. Um enfermeiro, na sala de recuperação, está monitorando uma paciente que foi submetida à substituição do joelho esquerdo. A paciente chegou à recuperação há 1 hora. O enfermeiro observa que a paciente está inquieta, virando-se com frequência e gemendo; sua frequência cardíaca é 92, comparada a 76 imediatamente no pós-operatório. A pressão arterial está estável desde a chegada à sala de recuperação. O enfermeiro revisa as prescrições médicas para a terapia analgésica e nota que a dose pós-operatória de um analgésico prescrito ainda não foi administrada. Qual dos seguintes fatores tem maior probabilidade de fazer o enfermeiro refletir sobre a condição da paciente?
   a. A paciente está se recuperando normalmente.
   b. O enfermeiro observa sintomas de inquietude.
   c. A tendência da pressão arterial da paciente.
   d. O atraso na administração do analgésico.
10. Um enfermeiro entra no quarto de um paciente e inicia uma conversa. Durante esse tempo, ele avalia como o paciente está tolerando um novo plano de dieta. O enfermeiro decide, também, avaliar as expectativas do paciente com os cuidados. Qual das alternativas a seguir é adequada para avaliar as expectativas do paciente com os cuidados?
   a. Classifique os episódios de náuseas em uma escala de 0 a 10.
   b. O enfermeiro pesa o paciente.
   c. O enfermeiro pergunta: "Você acredita ter recebido a informação necessária para seguir sua dieta?"
   d. O enfermeiro diz: "Conte-me quatro alimentos diferentes incluídos em sua dieta?"

Respostas: 1. c, e, f; **2.** a, b; d, f; **3.** b, c, e; **4.** b; **5.** a, c, d; **6.** a, c, d, e; **7.** a, b; **8.** a, b, d, e; **9.** d; **10.** c.

Referências bibliográficas

Ackley BJ et al.: *Nursing diagnosis handbook*, ed 12, St Louis, 2020, Elsevier.

American Nurses Association (ANA): *Scope and standards of practice: nursing*, ed 4, Silver Spring, MD, 2021, American Nurses Association.

Ball J, Griffiths P: *Missed nursing care: a key measure for patient safety*, Agency for Healthcare Research and Quality Patient Safety Network, 2018, https://psnet.ahrq.gov/perspective/missed-nursing-care-key-measure-patient-safety. Accessed May 30, 2021.

Burston S et al.: Nurse-sensitive indicators suitable to reflect nursing care quality: a review and discussion of issues, *J Clin Nurs* 23(13/14):1785, 2014.

Jones T: Outcome measurement in nursing: imperatives, ideals, history, and challenges, *Online J Issues Nurs* 21(2):1, 2016.

Moorhead S et al.: *Nursing outcomes classification (NOC)*, ed 6, St Louis, 2018, Elsevier.

Referências de pesquisa

Boger E et al.: Self-management and self-management support outcomes: a systematic review and mixed research synthesis of stakeholder views, *PLoS One* 10(7):e0130990, 2015.

European Pressure Ulcer Advisory Panel (EPUAP) and National Pressure injury Advisory Panel (NPIAP) and Pan Pacific Pressure Injury Alliance (PPPIA): *Treatment of pressure ulcers/injuries: quick reference guide*, Emily Haesler (ED). EPUAP/NPIAP/PPPIA, 2019.

Gorski LA et al.: Infusion therapy standards of practice, 8e, *J Infusion Nurs* 44(1S):S1, 2021.

Iyanuoluwa O A et al: Effect of standardized nursing language continuing education programme on nurses' documentation of care at University College Hospital, Ibadan, *Nurs Open* 5(1):37, 2018.

Johnson L et al.: A systematic literature review of accuracy in nursing care plans and using standardised nursing language, *Collegian* 25(3):355, 2018.

Massey D et al: What factors influence ward nurses' recognition of and response to patient deterioration? An integrative review of the literature, *Nurs Open* 4(1):6, 2017.

National Pressure Injury Advisory Panel (NPIAP): *NPIAP position statement on staging—2017 clarifications*, 2017, https://cdn.ymaws.com/npiap.com/resource/resmgr/npuap-position-statement-on-.pdf. Accessed October 31, 2020.

Shu-Yuan C, et al.: Identifying critical thinking indicators and critical thinker attributes in nursing practice, *J Nurs Res* 21(3):204, 2013.

Sung-Heui B: The Centers for Medicare & Medicaid services reimbursement policy and nursing-sensitive adverse patient outcomes, *Nurs Econ* 34(4):161, 2016.

Tanner CA: Thinking like a nurse: a research-based model of clinical judgment in nursing, *J Nurs Educ* 45(6):204, 2006.

Thoroddsen A et al.: Accuracy, completeness and comprehensiveness of information on pressure ulcers recorded in the patient record, *Scand J Caring Sci* 27:84, 2013.

21

Gerenciamento dos Cuidados de Enfermagem

Objetivos

- Explicar as características e os traços de um líder transformacional
- Comparar os tipos de modelo de cuidados de enfermagem
- Identificar os elementos dos cuidados centrados no paciente e na família
- Discutir como um gerente de enfermagem apoia o envolvimento de funcionários em um modelo de tomada de decisão descentralizada
- Distinguir os elementos do processo de tomada de decisão
- Criar um plano para desenvolver suas próprias habilidades de liderança
- Discutir as habilidades necessárias para coordenar os cuidados dos pacientes de maneira eficaz
- Identificar métodos baseados em evidências que garantam uma comunicação precisa na formação de equipes
- Discutir princípios a serem seguidos na delegação correta das atividades de cuidados com pacientes
- Desenvolver um plano para manter a competência e expandir o conhecimento ao longo da carreira profissional de enfermagem.

Termos-chave

Atribuições
Autonomia
Autoridade
Cuidado centrado no paciente e na família
Delegação
Gerenciamento de caso
Governança compartilhada
Liderança transformacional
Responsabilidade

É importante que você adquira o conhecimento e as competências necessárias para ser capaz de atuar como enfermeiro. Nos EUA, o National Council of State Boards of Nursing (NCSBN, 2021) desenvolve exames de proficiência para o registro profissional de enfermeiros, a fim de garantir que possam exercer a enfermagem com segurança. Embora as leis que regulamentam a prática de enfermagem (nos EUA) e os padrões da enfermagem profissionais sejam variáveis, espera-se que você possua certo conhecimento, competências e habilidades ao iniciar a profissão de enfermagem (Tabela 21.1). Sempre que você exercer a prática de enfermagem, utilize o pensamento crítico e o julgamento clínico sólido para implementar padrões profissionais de cuidados: empregue os recursos de cuidados de saúde adequadamente, utilize o tempo de maneira produtiva, determine prioridades, trabalhe em colaboração com a equipe de saúde e aplique habilidades de liderança. É desafiador prestar cuidados de enfermagem dentro de um sistema de saúde, em razão das mudanças que influenciam os profissionais da saúde, os pacientes e as organizações (ver Capítulo 2). Todavia, a mudança oferece oportunidades. À medida que você desenvolve o conhecimento e as habilidades para se tornar um enfermeiro, você aprende o que é necessário para gerenciar os pacientes de maneira eficiente e a tomar iniciativas para se tornar um líder entre seus colegas.

Como desenvolver uma equipe de enfermagem

Enfermeiros que trabalham em instituições e unidades de saúde com culturas que promovem autonomia, qualidade e colaboração demonstram maior satisfação e menores níveis de angústia (Hiler et al., 2018; Shimp, 2017). Enfermeiros profissionais são auto-orientados e, com liderança e motivação adequadas, trabalham juntos para resolver problemas complexos. Sua educação e seu compromisso com a prática de enfermagem dentro de padrões e diretrizes ajudam você a se tornar parte de uma equipe de enfermagem forte e coesa que valoriza a tutoria, a integridade e o trabalho em equipe. Uma equipe forte trabalha em conjunto para atingir os melhores resultados para os pacientes. O desenvolvimento eficaz de uma equipe requer construção e treinamento em grupo, confiança, comunicação e um ambiente de trabalho que facilite a colaboração (Huber, 2018). Unidades de cuidados nas quais o trabalho em equipe é mais forte estão associadas à melhora da segurança dos pacientes e do bem-estar de enfermeiros (Rosen et al., 2018). Níveis mais fortes de trabalho em equipe resultam em índices mais altos de satisfação no trabalho entre enfermeiros (Kaiser e Westers, 2018).

Um ambiente de trabalho que promove o empoderamento extrai o melhor dos seus profissionais, pois concentra-se em sistemas de cuidados eficientes, apoia a assunção de riscos e inovação, foca resultados e recompensas e oferece oportunidades de crescimento e avanço profissional. O desenvolvimento de uma equipe de enfermagem com empoderamento é iniciado com um enfermeiro executivo, que é com frequência um enfermeiro-chefe. A posição de executivo dentro da instituição é crucial para unir a direção estratégica com os valores filosóficos e as metas de enfermagem. Trata-se de um líder clínico e empresarial que visa à maximização da qualidade dos cuidados e do custo-benefício, mantendo as relações e a satisfação profissional de sua equipe. Talvez a sua responsabilidade mais importante seja a de estabelecer uma filosofia para a enfermagem que permita aos gerentes e aos funcionários promover cuidados de enfermagem de qualidade.

Gerentes de enfermagem exercem um papel fundamental no desenvolvimento de equipes de sucesso que trabalham em conjunto (Huber,

Tabela 21.1 Conhecimento, competências e habilidades de enfermeiros iniciantes ou recém-graduados.

Conhecimento	Competências	Habilidades
Processo de enfermagem • Etapas	Pensamento crítico • Considera diferentes soluções e conclusões de cuidado de saúde, ou abordagens de problemas	Compreensão verbal • Escuta e compreende as informações e ideias expressas
Responsabilidades profissionais • Princípios éticos • Escopo da prática • Relatório de erros e acompanhamento	Comunicação terapêutica • Adapta-se ao estilo de comunicação de uma pessoa e demonstra sensibilidade ao desenvolver um relacionamento com os outros	Confiabilidade • É confiável, capaz de desempenhar suas atribuições e responsável • É pontual
Documentação • Terminologia médico-científica e abreviações • Informações a serem registradas	Documentação • Registro de maneira clara e concisa • Segue documentação, padrões e políticas de registro	Expressão escrita • Emprega palavras adequadas por escrito para que os outros entendam
Foco no histórico • Tipos de históricos • Avaliação de eficácia	Foco no histórico • Seleciona o tipo adequado de histórico de enfermagem com base nos problemas, sintomas ou diagnósticos do paciente	Expressão verbal • Utiliza as palavras adequadas ao falar • Fala de uma forma que outras pessoas conseguem entender
Plano de cuidados • Métodos • Mudanças nas condições do paciente	Julgamento clínico • Reconhece pistas • Toma providências • Avalia resultados	Organização de tarefas e informações • Implementa as ações em uma ordem que segue as políticas e procedimentos • Estabelece prioridades adequadamente
Avaliação das necessidades dos pacientes • Métodos • Tópicos	Escuta ativa • Dá toda a atenção, repete o que ouviu para esclarecer a informação • Faz perguntas pertinentes	Autossuficiência • Trabalha independentemente, com pouca ajuda dos outros • Procura auxílio de maneira apropriada
Educação de paciente, família e cuidador • Técnicas de ensino • Avaliação da eficácia	Educação do paciente • Ajuda os pacientes a interpretar informações de saúde • Fornece informações em um nível no qual os pacientes possam compreender	Clareza na fala • Comunica-se com clareza • Garante que os outros possam entender o que foi dito
Verificação de sinais vitais • Técnicas e tipos • Valores normais e anormais • Intervenções baseadas nos valores do paciente	Monitoramento do paciente • Reconhece mudanças na condição do paciente • Prevê complicações ou resultados adversos	Confiança social • Demonstra autoconfiança ao trabalhar com outras pessoas
Cuidado centrado no paciente • Princípios holísticos • Integração do cuidado incluindo pacientes, familiares e cuidadores	Resolução de problemas • Desenvolve e avalia intervenções • Resolve problemas complexos	Compreensão escrita • Lê e compreende as informações e ideias expressadas por escrito
	Comunicação profissional • Comunica-se de maneira clara e concisa • Utiliza estilos de comunicação apropriados baseados na situação	

Adaptada de National Council of State Boards of Nursing (NCSBN): *Next-Generation NCLEX Project*, 2021, https://www.ncsbn.org/nextgeneration-nclex.htm; e National Council of State Boards of Nursing (NCSBN): *Strategic Practice Analysis: Executive Summary*, 2018, https://www.ncsbn.org/18-Strategic-Practice-Analysis.pdf; Acesso em: 5 abr. 2021.

2018; James, 2018; Kivland, 2018) (Boxe 21.1). O enfermeiro executivo que utiliza **liderança transformacional** é focado em mudança e inovação por meio do desenvolvimento de uma equipe, serve como orientador para os funcionários, desenvolve e apoia moralmente os demais enfermeiros (Grace, 2018; Huber, 2018). Líderes transformacionais passam tempo na unidade compartilhando ideias com os demais funcionários, empoderando o time, dando suporte a oportunidades de melhorias, demonstrando admiração e reconhecimento aos membros da equipe por um trabalho bem-feito e atribuindo-lhes responsabilidade.

Juntos, um gerente e a equipe de enfermagem compartilham uma filosofia de cuidados para sua unidade de trabalho que inclui os valores da equipe profissional e preocupações com o modo como veem e cuidam dos pacientes. Por exemplo, uma filosofia se refere ao propósito da unidade de enfermagem, como seus membros trabalham com pacientes e famílias, bem como os padrões de cuidados da unidade de trabalho. A seleção do modelo de cuidados de enfermagem e de uma estrutura de gerenciamento que dá suporte à prática profissional de enfermagem é essencial para a filosofia dos cuidados.

Capítulo 21 Gerenciamento dos Cuidados de Enfermagem

Boxe 21.1 Características de líderes eficientes

- Desenvolvem confiança interpessoal e garantem comunicação eficiente com indivíduos e equipes
- Têm ciência dos pontos fortes e fracos pessoais, permitindo a exposição de vulnerabilidades
- Tomam a iniciativa e sustentam a motivação, sobretudo durante momentos de incerteza
- Buscam múltiplas perspectivas e opiniões a fim de gerar novas opiniões e soluções durante a resolução de problemas
- Recuperam-se de percalços com positividade
- Compreendem o que podem ou não modificar
- Agendam tempo e espaço com regularidade para refletir, recarregar e reformular
- Assumem responsabilidade por decisões
- Demonstram cuidado, compreensão e empatia pelos outros
- Motivam e empoderam os outros
- Identificam a necessidade de mudar e apoiar a mudança de maneira eficiente
- Utilizam adequadamente diferentes estilos de liderança (p. ex., transformacional, autêntica, baseada em valores).

Adaptado de James AH: Action learning can support leadership development for undergraduate and postgraduate nurses, *Br J Nurs* 27(15):876, 2018; Kivland C: Successfully managing emotions and behavior: emotional intelligence matters more than ever to your leadership career, *Healthc Exec* 33(1):68, 2018; Huber DL: *Leadership & nursing care management*, ed 6, St Louis, 2018, Elsevier.

Boxe 21.2 Prática baseada em evidências

Engajamento de enfermeiros no trabalho

Questão PICOT: líderes de enfermagem que utilizam estratégias de liderança transformacional ou baseada no relacionamento criam ambientes de trabalho mais saudáveis e melhoram os resultados de pacientes?

Resumo das evidências

Criar ambientes de trabalho saudáveis e melhorar os resultados de pacientes consistem em abordagens que requerem liderança eficiente em todos os níveis de uma instituição, desde o executivo até o gerente e a equipe de enfermagem. Líderes eficientes empregam liderança transformacional ou baseada no relacionamento com frequência, a fim de criar ambientes de trabalho que promovam melhores desfechos a pacientes e enfermeiros (Alilyyani et al., 2018; Boamah et al., 2018).

Enfermeiros que participam de programas de desenvolvimento de liderança profissional melhoram as habilidades de colaboração e comunicação, o que resulta em um ambiente de trabalho mais saudável e melhores resultados de pacientes (Lacey et al., 2017). O foco na liderança transformacional ou baseada no relacionamento recebe apoio de evidências atuais. Por exemplo, a liderança autêntica é baseada no relacionamento, que é capaz de melhorar o ambiente de trabalho (p. ex., satisfação com o trabalho, saúde e bem-estar de membros da equipe) e desfechos de pacientes (Alilyyani et al., 2018). Líderes autênticos escolhem um estilo de liderança que seja compatível com sua personalidade. Dedicam-se a seu próprio crescimento e constroem relações fortes com outras pessoas. Seja qual for a estratégia de liderança utilizada, líderes clínicos fortes que encorajam a colaboração e a interação regular entre enfermeiros experientes da mesma instituição de saúde ou de outros serviços constroem ambientes que têm impacto positivo sobre os desfechos de pacientes, sobre a qualidade dos cuidados e sobre a cultura do ambiente de trabalho (Haines et al., 2018; Wei et al., 2020).

Aplicação na prática de enfermagem

- Construa relações positivas com colegas de sua unidade de enfermagem (Nelson-Brantley, 2018; Wei et al., 2020) e colegas que trabalham em outras instituições de saúde (Haines et al., 2018)
- Participe de eventos profissionais para estimular seu crescimento pessoal e profissional, bem como desenvolver suas habilidades de liderança e comunicação (Lacey et al., 2017; Boamah et al., 2018)
- Tenha engajamento com iniciativas de sua instituição focadas na redução de condições adquiridas no hospital (p. ex., quedas, lesões por pressão, infecções de trato urinário associadas a cateter urinário) (Lacey et al., 2017)
- Respeite as contribuições de todos os membros da equipe de saúde e estabeleça um compromisso consciente para produzir impacto positivo em seu ambiente de trabalho todos os dias (Alilyyani et al., 2018; Boamah et al., 2018).

O estilo de liderança de uma gerente de enfermagem afeta o ambiente de trabalho e os resultados dos pacientes. Líderes contemporâneos compartilham uma visão que orienta a equipe até uma meta comum. Como enfermeiros dispõem de conhecimento especializado, necessitam de líderes que valorizem e apoiem a obtenção de novos conhecimentos (Huber, 2018). Gerentes de enfermagem que empregam estilos de liderança interativos e baseados no relacionamento criam um ambiente de trabalho positivo que promove a interação e gera estabilidade para criar a energia necessária à adaptação e ao crescimento da equipe com um ambiente de cuidados de saúde em constante mudança (Huber, 2018).

Um estilo contemporâneo de liderança baseada no relacionamento é a liderança servil. Líderes servis escolhem servir os outros antes de decidirem se tornar líderes. Sua prioridade é colocar as necessidades dos outros em primeiro lugar e promover o crescimento pessoal e a autonomia, garantindo que sejam atendidas as prioridades mais importantes de cada um de seus funcionários (Huber, 2018; Tatsumi, 2019). Líderes servis de enfermagem trabalham estreitamente com sua equipe para compreender as forças e fraquezas de cada membro, criam equipes com base nessa compreensão e garantem que os enfermeiros da unidade trabalhem nas posições que mais valorizem suas potencialidades (Tatsumi, 2019). Líderes servis também praticam a humildade. Compreendem que, embora possuam muito conhecimento, não possuem todas as respostas. Permanecem modestos e calmos e dão os créditos aos membros da equipe pelos sucessos (Tatsumi, 2019). Líderes de enfermagem eficientes empregam diversas estratégias baseadas em evidências a fim de criar ambientes de trabalho saudáveis e conduzir suas equipes por meio de mudanças (Boxe 21.2).

Programa de reconhecimento Magnet®

Uma forma de criar um ambiente de trabalho com empoderamento é o emprego do Programa de reconhecimento Magnet® (ver Capítulo 2). O Magnet Recognition Program's Pathway to Excellence Framework® baseia-se em seis padrões cruciais para criar um ambiente positivo para a prática da enfermagem (American Nurses Credentialing Center [ANCC], n.d.):

- Tomada de decisão compartilhada
- Liderança
- Segurança
- Qualidade
- Bem-estar
- Desenvolvimento profissional.

Hospitais certificados pelo Magnet® apresentam cultura transformada com ambiente de prática dinâmico, autônomo, colaborativo e positivo para enfermeiros. A cultura é focada nas preocupações dos pacientes. Em geral, um hospital Magnet® conta com sistemas de promoção clínica e programas de prática baseados em pesquisas e evidências. Os enfermeiros têm autonomia profissional e controle sobre o ambiente de sua prática (Hume e Hall, 2020). Tais hospitais empoderam a equipe de enfermagem para realizar mudanças e ser inovadora (Nelson-Brantley et al., 2018). Conselhos profissionais de enfermagem no nível institucional e da unidade ajudam a criar um modelo de empoderamento. Essa cultura e o empoderamento são combinados para produzir uma forte relação colaborativa entre os membros da equipe e melhorar os resultados de qualidade para os pacientes (ANCC, n.d.; Hume e Hall, 2020).

Modelos de prestação de cuidados de enfermagem

Um modelo de prestação de cuidados de enfermagem permite ajudar os pacientes a atingir seus resultados desejados. Trata-se de modelos que contêm componentes comuns da relação enfermeiro-paciente, tomada de decisão clínica, métodos para atribuição de pacientes e do trabalho, comunicação interprofissional e gerenciamento do ambiente de cuidado (Huber, 2018).

Dois modelos clássicos de enfermagem utilizados para prestar cuidados a pacientes em algumas instituições de saúde são o trabalho em equipe da enfermagem e o da enfermagem principal. Na enfermagem em equipe, os cuidados são prestados por um grupo de pessoas lideradas por um enfermeiro. A equipe frequentemente inclui outros enfermeiros, técnicos em enfermagem e auxiliares. Para obter sucesso, esse modelo requer liderança, colaboração e comunicação eficientes (Huber, 2018).

Na enfermagem básica, um enfermeiro assume a responsabilidade por um grupo de pacientes desde admissão até a alta. A mesma pessoa cuida dos mesmos pacientes ao longo de toda a hospitalização. Quando não é o turno desse enfermeiro na unidade, são deixadas orientações (p. ex., no plano de cuidados) para que outros enfermeiros possam segui-las. O modelo tornou-se mais popular nas décadas de 1970 e 1980, à medida que os hospitais começaram a contratar mais enfermeiros. Hoje em dia, já não é tão praticado em razão do alto custo de um modelo com quadro de funcionários composto inteiramente por enfermeiros (Huber, 2018). O cuidado integral com pacientes assemelha-se à enfermagem básica. Nesse modelo, um enfermeiro é responsável por todos os aspectos de cuidados de um ou mais pacientes durante um turno, trabalhando diretamente com os pacientes, suas famílias e membros da equipe de saúde.

Modelos mais comuns na atualidade incluem cuidados centrados no paciente e na família e gerenciamento de caso. O **cuidado centrado no paciente e na família** promove parcerias mútuas entre pacientes, familiares e membros da equipe de saúde para planejar, implementar e avaliar a enfermagem e a saúde. No centro desses cuidados ficam o paciente ou membro da família, como fonte de controle e parceria integral na prestação dos cuidados (QSEN Institute, 2020). Um enfermeiro é o líder que avalia as necessidades do paciente, identifica resultados mútuos, monitora o paciente para mudanças clínicas e direciona os cuidados. O Institute for Patient-and Family-Centered Care identificou quatro conceitos centrais para o cuidado centrado no paciente (IPFCC, n.d.):

1. *Dignidade e respeito*: garantir que os cuidados sejam prestados com base em conhecimento, valores, crenças e cultura do paciente e da família.
2. *Compartilhamento de informação*: os profissionais da saúde comunicam e compartilham informações para que os pacientes e familiares recebam a informação no tempo correto, de maneira completa e precisa para participar efetivamente dos cuidados e tomadas de decisões.
3. *Participação*: pacientes e familiares são encorajados e apoiados a participar dos cuidados e das tomadas de decisões.
4. *Colaboração*: demonstrada pela colaboração entre líderes dos cuidados e pacientes e famílias no desenvolvimento, na implementação e na avaliação de políticas, bem como programas, com os pacientes completamente engajados em seus cuidados de saúde.

Enfermeiros apoiam e promovem o engajamento e o empoderamento dos pacientes ao utilizarem uma comunicação centrada no paciente e na família, relatórios de turnos à beira do leito e rondas interprofissionais centrados no paciente e na família (IPFCC, n.d.; Bigani e Correia, 2018).

O **gerenciamento de caso** coordena e conecta serviços de saúde em todos os níveis de cuidados com pacientes e famílias ao mesmo tempo que racionaliza custos e mantém a qualidade (ver Capítulo 2). O sistema de gerenciamento de caso tem o foco de atingir os resultados de pacientes dentro de períodos de tempo eficientes com os recursos disponíveis (Huber, 2018). Gerenciadores de caso trabalham com os pacientes e as famílias para identificar questões e transpor obstáculos no sentido de ajudá-los a se tornar mais saudáveis (ACMA, n.d.). Evidências recentes demonstram que gerenciadores de caso ligam e coordenam serviços de saúde com pacientes e familiares ao mesmo tempo que atingem resultados com custo-benefício de qualidade (Brown et al., 2017). Gerenciadores de caso supervisionam, individualmente ou como parte de uma equipe, o gerenciamento de pacientes com problemas médicos e de enfermagem complexos (p. ex., diabetes melito ou traumatismo cranioencefálico) em todos os níveis de cuidados. Em muitos casos, são enfermeiros de prática avançada que, por meio de intervenções específicas, ajudam a melhorar os resultados de pacientes, otimizar a segurança por facilitarem transferências de cuidados, diminuir o tempo de internação e reduzir os custos dos cuidados de saúde. São responsáveis pelo gerenciamento de custos e da qualidade.

Por exemplo, o gerenciador de caso coordena os cuidados agudos de um paciente no hospital e acompanha seu caso após a alta, em domicílio, reabilitação ou em cuidados prolongados. Tais profissionais não fornecem cuidados diretos. Na realidade, trabalham em colaboração com os profissionais que prestam cuidado direto e coordenam ativamente o planejamento da alta de pacientes, garantindo que os serviços e recursos necessários estejam disponíveis (p. ex., cuidadores domiciliares, fisioterapia) e fazendo escolhas custo-efetivas (p. ex., seleção de equipamentos médicos ou instituições de longa permanência). A comunicação constante com os membros da equipe facilita a transição do paciente para casa ou outro ambiente de cuidado de saúde.

Tomada de decisão

A tomada de decisão é uma habilidade crucial para um líder e gerente efetivo (Huber, 2018). Um enfermeiro executivo apoia os gerentes de enfermagem promovendo uma estrutura de governança de enfermagem que incorpore políticas e procedimentos para a tomada de decisão necessária ao cumprimento de metas institucionais. Um gerente de enfermagem habilidoso direciona e dá suporte a um grupo de funcionários para aplicar a filosofia de enfermagem de sua instituição. Portanto, é necessário um enfermeiro executivo comprometido, gerentes excelentes e funcionários empoderados a fim de desenvolver um ambiente de trabalho enriquecedor. O Boxe 21.3 destaca as diversas responsabilidades dos gerentes de enfermagem.

A descentralização constitui um componente do nível hierárquico de tomada de decisão encontrado em instituições de saúde. Essa abordagem de gerenciamento permite que as decisões sejam realizadas no nível da equipe de funcionários. A estrutura descentralizada utilizada atualmente em instituições de saúde é a **governança compartilhada** (Huber, 2018). Trata-se de uma estrutura que cria um ambiente no qual gerentes e funcionários são mais ativamente envolvidos na tomada de decisões que moldam a identidade e determinam o sucesso da instituição de saúde. Trabalhar em uma estrutura descentralizada tem o potencial de promover maior esforço colaborativo, aumentar a competência e motivação da equipe e promover maior sensação de conquista e satisfação profissional (Huber, 2018; Olender et al., 2020).

> **Boxe 21.3** Responsabilidades do gerente de enfermagem
>
> - Trabalhar em colaboração com os funcionários para estabelecer metas anuais para a unidade e desenvolver os sistemas necessários ao cumprimento das metas (p. ex., métodos de designação, atividades de melhora da qualidade, métodos de orientação de pacientes)
> - Monitorar padrões de prática profissional de enfermagem na unidade
> - Desenvolver um plano contínuo de desenvolvimento da equipe, incluindo novos funcionários
> - Recrutar novos funcionários (entrevistas e contratação)
> - Conduzir avaliações de rotina dos funcionários
> - Servir como um modelo positivo para clientes (pacientes, famílias e demais membros da equipe de saúde)
> - Submeter cronogramas aos funcionários da unidade
> - Advogar pela equipe de funcionários junto à administração da instituição
> - Conduzir rondas regulares e resolver problemas ou queixas de pacientes ou familiares
> - Estabelecer, monitorar e implementar um plano de melhora de qualidade (MQ) para a unidade
> - Revisar e recomendar novos equipamentos para a unidade
> - Conduzir reuniões de funcionários regularmente
> - Fazer rondas com os profissionais da saúde
> - Estabelecer e apoiar comitês internos e interprofissionais.

Instituições progressistas conquistam mais quando os funcionários de todos os níveis são empoderados e se envolvem ativamente na tomada de decisões. Como resultado, o papel do gerente de enfermagem é essencial no gerenciamento de unidades ou grupos eficientes. Para que a governança compartilhada funcione, gerentes movem a tomada de decisões para o nível mais baixo possível. Em uma unidade de enfermagem, é importante que todos os membros da equipe de enfermagem (enfermeiros, técnicos de enfermagem especialistas), membros da equipe de enfermagem e secretários estejam engajados e forneçam opiniões sobre questões de prática e operações da unidade. Todos precisam ser mantidos bem-informados acerca das iniciativas da unidade e da instituição. Dar à equipe uma oportunidade de participar de atividades de resolução de problemas relativos aos cuidados diretos com pacientes e atividades da unidade promove maior nível de engajamento de funcionários – fator-chave na promoção do trabalho em equipe e colaboração em um ambiente de trabalho saudável (Olender et al., 2020). Elementos importantes do processo de tomada de decisão incluem atribuições, autonomia, autoridade e responsabilidade.

As **atribuições** dizem respeito aos deveres e às atividades que você foi contratado para realizar. A descrição de um cargo delineia suas atribuições como enfermeiro profissional e o nível esperado de sua participação em uma unidade de enfermagem.

Atribuições refletem posse e obrigação. Um indivíduo que gerencia funcionários distribui atribuições e seus funcionários as aceitam. Gerentes necessitam garantir que os funcionários compreendam claramente suas atribuições, particularmente diante de mudanças. Por exemplo, quando hospitais participam de um rearranjo do processo de trabalho, seus modelos de prestação de cuidados mudam substancialmente. O gerente é responsável por definir claramente o papel de um enfermeiro no novo modelo de cuidados. Se a unidade utilizar a tomada de decisão descentralizada, a equipe de enfermagem necessita estar engajada na definição do novo papel desse enfermeiro. Cada enfermeiro da equipe é responsável por saber como se comunicar com todos os membros da equipe e o processo para tomar decisões em uma unidade movimentada de enfermagem. Por exemplo, enfermeiros têm como atribuição completar um histórico de enfermagem para todos os pacientes admitidos e desenvolver um plano de cuidados que seja acessível a todos os membros da equipe (ver Capítulos 16 a 20). Conforme a equipe implementa o plano de cuidados, o enfermeiro avalia se o plano está sendo bem-sucedido. Essa responsabilidade se torna uma ética de trabalho para esse enfermeiro na prestação de cuidados de excelência.

A **autonomia** diz respeito à liberdade de escolha e responsabilidade por tais escolhas. A autonomia compatível com o escopo da prática profissional de enfermagem maximiza a eficiência de enfermeiros (Huber, 2018). Com autonomia clínica, você toma decisões independentes sobre os cuidados com pacientes, planeja tais cuidados dentro do escopo da prática profissional e implementa intervenções de enfermagem independentes (ver Capítulo 19). Outro tipo de autonomia para enfermeiros é a autonomia no trabalho. Nessa, um enfermeiro toma decisões independentes sobre o trabalho da unidade, como agendamentos ou governança da unidade. A autonomia não é absoluta, ocorre em graus diferentes. Por exemplo, você tem autonomia para desenvolver e implementar um plano de instrução de alta com base nas necessidades específicas de seus pacientes e familiares cuidadores. Todavia, se sua unidade não emprega o agendamento independente, você não tem autonomia para desenvolver tal plano.

A **autoridade** refere-se à capacidade legal de realizar uma tarefa (Huber, 2018). Confere a enfermeiros o poder de tomar decisões finais e prestar instruções relacionadas a essas decisões. Você utiliza a autoridade para determinar se a colaboração foi bem-sucedida. Por exemplo, ao gerenciar os cuidados de um paciente, você descobre que um dos membros da equipe de saúde, o nutricionista, não seguiu completamente o plano de orientação de alta. Você tem autoridade para conversar com o nutricionista para entender por que as recomendações do plano de cuidados não foram implementadas, bem como revisar o plano estabelecido a fim de garantir que a orientação recomendada ao paciente esteja completa.

Por fim, a **responsabilidade** refere-se a indivíduos serem capazes de responder por suas ações. Envolve acompanhamento e análise reflexiva das decisões, além da avaliação de sua eficácia. Significa que, como enfermeiro, você assume a responsabilidade de oferecer cuidado de excelência aos pacientes seguindo padrões de prática, políticas e procedimentos institucionais. Assume a responsabilidade pelos resultados de ações, julgamentos clínicos e omissões na prestação dos cuidados do paciente. Você não é responsável por todos os resultados dos cuidados, mas por aquilo que realiza (i. e., execução do processo de enfermagem, realização de procedimentos de enfermagem corretamente, comunicação eficiente com colegas da equipe e atualização sobre questões de prática de enfermagem). Você algumas vezes delega atribuições, porém permanece responsável pelos cuidados delegados. Por exemplo, você delega a aferição dos sinais vitais de seu paciente para um auxiliar ou técnico de enfermagem. Você é responsável por saber quais são os sinais vitais normais do paciente, por reconhecer quando não estiverem na faixa normal e por fornecer cuidados apropriados (p. ex., verificar a temperatura e administrar paracetamol conforme prescrito quando a temperatura do paciente estiver elevada).

O sucesso dos membros de uma unidade de enfermagem se apoia em quatro elementos da tomada de decisão: atribuições, autonomia, autoridade e responsabilidade. Um gerente de enfermagem eficiente define expectativas para a equipe sobre como as decisões são tomadas. Membros da equipe de enfermagem necessitam sentir-se confortáveis para expressar diferenças de opiniões e formas desafiadoras de funcionamento da equipe. Por fim, a governança compartilhada ajuda a equipe de uma unidade de enfermagem a implementar sua filosofia e visão de cuidados de enfermagem profissionais.

Envolvimento da equipe. Quando uma unidade de enfermagem utiliza a liderança transformacional ou baseada no relacionamento e a tomada de decisões descentralizada, todos os membros da equipe participam ativamente das atividades da unidade (Figura 21.1). Como o ambiente de trabalho promove a participação, todos os membros se beneficiam do conhecimento, da experiência e das habilidades de todo o grupo de trabalho. Quando a equipe aprende o valor da busca por conhecimento e contribuições de colegas, todos obtêm melhores resultados dos cuidados com pacientes. Reconhecer o trabalho excepcional de enfermeiros com pacientes ajuda a reforçar esses comportamentos, criando ambiente de trabalho saudável e diminuindo a incidência da síndrome de *burnout* (Kelly e Lefton, 2017; Wei et al., 2020). Ambientes de trabalho saudáveis contam com enfermeiros com habilidades comunicacionais, promovem a verdadeira colaboração entre membros da equipe de saúde, encorajam tomada de decisões eficientes, mantêm nível adequado de membros da equipe para atender às necessidades de pacientes, reconhecem enfermeiros de maneira significativa e têm um líder de enfermagem autêntico (AACN, n.d.). A liderança autêntica resulta em maior empoderamento de enfermeiros, melhores cultura e clima, aumento da implementação de práticas baseadas em evidências, melhor trabalho em equipe entre enfermeiros e médicos, maior clareza do papel de cada membro e diminuição de conflitos e ambiguidades (Baek et al., 2019; Shirey et al., 2019). O gerente de enfermagem apoia o envolvimento da equipe em uma ampla variedade de abordagens:

1. **Estabelecimento da prática de enfermagem por meio de comitês de solução de problemas ou conselhos profissionais de governança compartilhada.** Comitês estabelecem e mantêm padrões de cuidados para a prática de enfermagem em sua unidade. A governança compartilhada é um processo dinâmico que promove a tomada de decisões, responsabilidade e empoderamento de enfermeiros, permitindo-lhes realizar mudanças significativas e sustentáveis nos cuidados com pacientes (Huber, 2018; Porter-O'Grady, 2019). Os comitês revisam questões de cuidados clínicos constantes, identificam problemas, aplicam práticas baseadas em evidências no estabelecimento de padrões de cuidados, desenvolvem políticas e procedimentos, implementam novas abordagens de prática, resolvem questões relacionadas à satisfação de pacientes ou desenvolvem novas ferramentas de documentação. É importante que comitês equilibrem o foco entre os resultados de pacientes e questões de trabalho, a fim de garantir cuidados de qualidade na unidade. A qualidade dos cuidados melhora quando enfermeiros controlam sua própria prática. O comitê estabelece métodos para garantir que toda a equipe possa opinar nas questões da prática. Gerentes nem sempre participam de comitês, mas recebem relatórios regulares sobre seu progresso. A natureza do trabalho na unidade de enfermagem determina quais serão os membros do comitê. Às vezes, membros de outras disciplinas (p. ex., farmácia, terapia respiratória ou nutrição clínica) participam de comitês de prática ou de conselhos de governança compartilhada.

2. **Colaboração interprofissional entre enfermeiros e profissionais da saúde.** A colaboração interprofissional entre enfermeiros e profissionais da saúde (p. ex., médicos, fisioterapeutas, terapeutas respiratórios) é crítica na prestação de cuidados de qualidade e com segurança, e criação de uma cultura de trabalho positiva aos profissionais (McBeth et al., 2017; Interprofessional Education Collaborative [IPEC], 2016). A colaboração interprofissional envolve trazer várias disciplinas para trabalhar em conjunto com pacientes e famílias na prestação de cuidados de qualidade (IPEC, 2016). Envolve, ainda, os diferentes pontos de vista de todos os profissionais no sentido de identificar, esclarecer e resolver problemas complexos de pacientes em conjunto, fornecendo-lhes cuidados coesos e integrais (Goldsbery, 2018). Enfermeiros exercem um papel único dentro da equipe e são, muitas vezes, vistos como líderes, pois são responsáveis pela coordenação da comunicação e cuidados com pacientes (QSEN Institute, 2020). O sucesso da colaboração interprofissional requer comunicação aberta, cooperação, confiança, respeito mútuo e compreensão acerca dos papéis e atribuições de cada membro da equipe (QSEN Institute, 2020; IPEC, 2016). O IPEC (2016) identificou quatro competências necessárias por profissionais da saúde para serem membros eficientes da equipe na colaboração interprofissional. Essas competências são desenvolvidas por meio da educação interprofissional (Homeyer et al., 2018). Tais competências para a colaboração interpessoal efetiva incluem:
   - *Valores/ética para a prática interprofissional*: trabalhar com indivíduos de outras profissões no sentido de manter um clima de respeito mútuo e valores compartilhados
   - *Papéis/responsabilidades*: utilizar o conhecimento sobre o próprio papel e de outros profissionais para examinar e intervir nas necessidades de cuidados de saúde de pacientes, bem como promover e melhorar a saúde de populações
   - *Comunicação interprofissional*: comunicar-se com pacientes, famílias, comunidades e profissionais da saúde e outros campos de maneira responsiva e responsável que dê suporte à abordagem em equipe, a fim de promover e manter a saúde, prevenir e tratar doenças
   - *Equipes e trabalho em equipe*: aplicar valores de construção de relacionamentos e princípios de dinâmica em equipe a fim de desempenhar diversos papéis com eficiência no planejamento, prestação e avaliação de cuidados centrados no paciente ou em populações, bem como programas de saúde populacional e políticas seguras, oportunas, eficientes, eficazes e justas.

3. **Rondas interprofissionais.** Muitas instituições que focam os cuidados centrados no paciente e na família conduzem rondas interprofissionais a fim de encorajar o envolvimento do paciente e de sua família no planejamento dos cuidados e melhorar a coordenação dos cuidados e a comunicação entre membros da equipe de saúde (Bigani e Correia, 2018). Durante as rondas, membros da equipe encontram-se e compartilham entre si informações sobre pacientes, respondem perguntas dos outros membros da equipe, discutem o progresso clínico dos pacientes e planejam sua alta, além de trazerem o foco de todos aos mesmos resultados e às mesmas metas para os pacientes

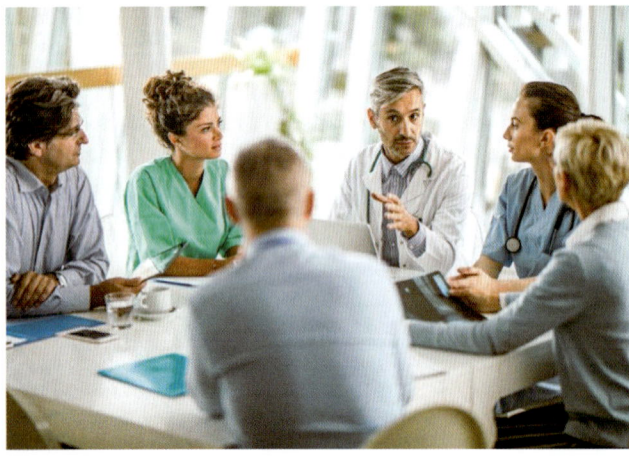

Figura 21.1 Equipe trabalhando de maneira colaborativa em questões práticas. (Copyright © iStock/skynesher).

(Prystajecky et al., 2017; McBeth, 2017). Rondas interprofissionais melhoram a tomada de decisões, satisfação de enfermeiros no trabalho e qualidade dos cuidados (Ashcraft et al., 2017). Para que rondas sejam bem-sucedidas, os membros da equipe de saúde necessitam ser flexíveis e abertos a ideias, questões e sugestões de outrem.

4. **Comunicação entre funcionários**. O maior desafio de um gerente, sobretudo quando o grupo de trabalho é grande, é a comunicação. É difícil ter certeza de que todos os membros da equipe recebam informações consistentes, claras, precisas e oportunas. A falta de comunicação sobre mudanças planejadas muitas vezes leva à falta de confiança entre membros da equipe. Contudo, o gerente não pode assumir responsabilidade integral por toda a comunicação. Um gerente eficiente utiliza várias abordagens para comunicar rápida e precisamente toda a sua equipe. Por exemplo, muitos gerentes distribuem *newsletters* quinzenais ou mensais com atividades contínuas da unidade ou instituição. Em geral, atas de reuniões de comitês ficam armazenadas em locais acessíveis para que toda a equipe possa lê-las, ou podem ser enviadas por *e-mail*. Quando a equipe precisa discutir questões importantes sobre as intervenções realizadas na unidade, o gerente conduz reuniões. Se a unidade possuir comitês de melhora da prática ou de qualidade, cada membro do comitê tem a responsabilidade de comunicar-se diretamente com determinado número de membros da equipe. Portanto, todos os membros acabam sendo contatados e têm a oportunidade de opinar sobre a informação.

5. **Educação da equipe**. Uma equipe de enfermagem profissional necessita de conhecimento sempre crescente. É impossível ter conhecimento sobre tendências atuais de medicina e enfermagem sem educação continuada ou permanente. Uma gerente de enfermagem é responsável por disponibilizar oportunidades de aprendizagem, para que membros da equipe permaneçam competentes em sua prática e empoderados na tomada de decisões clínicas. Isso envolve planejar programas internos, enviar membros da equipe para aulas de educação permanente e conferências profissionais e fazer a equipe apresentar estudos de caso ou tópicos de prática baseada em evidências, bem como buscar oportunidades educacionais, modificando informações sobre sua população de pacientes.

Habilidades de liderança para estudantes de enfermagem

É importante que você se prepare para papéis de liderança a partir do momento em que decidir se tornar enfermeiro. Comece sendo um membro confiável, respeitoso e competente de equipe. Como estudante de enfermagem, você tem atribuições e é responsável pelos cuidados que fornece a seus pacientes. Isso se traduz em estar preparado com o conhecimento necessário para fazer julgamentos clínicos sólidos. Aprenda a consultar os professores e a equipe de enfermagem a fim de obter direcionamento e *feedback*. Utilize seu pensamento crítico para aprender com seus erros, trabalhar próximo a enfermeiros e tentar melhorar seu desempenho durante cada interação com um paciente. Julgamento clínico aplicado com o uso de processo de enfermagem permite que você tome decisões clínicas apropriadas (ver Capítulo 15). Tais decisões são focadas no atendimento das necessidades dos pacientes e consideram suas preferências e alternativas para seus problemas, a compreensão do embasamento da realização das intervenções de enfermagem realizadas e a avaliação da eficácia de seus cuidados. Experiências clínicas desenvolvem seu julgamento clínico e pensamento crítico (Benner et al., 2010). Habilidades de liderança importantes incluem a coordenação dos cuidados clínicos, comunicação em equipe, delegação e construção do conhecimento.

> **Pense nisso**
>
> Pense no que você aprendeu até agora sobre o desenvolvimento de liderança. Crie um plano pessoal para ajudá-lo a desenvolver suas próprias habilidades de liderança.

Coordenação dos cuidados clínicos

Você adquire conhecimento e habilidades necessárias para que possa prestar cuidados a pacientes de maneira competente e segura. A maioria dos estudantes de enfermagem inicia cuidando de um paciente. No entanto, à medida que suas habilidades de julgamento e raciocínio clínico e de tomar decisões clínicas melhoram, você cuidará de grupos de pacientes e de pacientes com necessidades mais complexas. A fim de coordenar os cuidados clínicos de maneira segura e eficaz, você precisa aprender como reconhecer e analisar as dicas do histórico de enfermagem do seu paciente, gerar soluções para ele, tomar decisões clínicas, definir prioridades, delegar de maneira segura, adquirir habilidades organizacionais, utilizar recursos, gerenciar o tempo e avaliar os resultados de seus pacientes (Dickison et al., 2019). A coordenação dos cuidados clínicos requer que você utilize reflexão e raciocínio crítico com julgamento clínico (Benner et al., 2010). São passos iniciais importantes do desenvolvimento de uma relação de cuidados com os pacientes. Utilize uma abordagem de pensamento crítico, aplicando seu conhecimento e sua experiência prévios ao processo de tomada de decisões (ver Capítulo 15).

Julgamento clínico. Você usará julgamento clínico e tomará decisões clínicas aplicando o processo de enfermagem (ver Capítulos 16 a 20). Você inicia os cuidados com um paciente conduzindo um histórico de enfermagem focado e abrangente para que conheça seu paciente e possa realizar julgamentos clínicos precisos (ver Capítulo 16). Conhecer o paciente significa mais do que reunir dados formais de histórico de enfermagem. O conhecimento se desenvolve com o tempo, depois de cuidar de pacientes com padrões semelhantes de respostas a uma doença e sendo capaz de prever problemas de saúde. Seu contato inicial com um paciente constitui um importante primeiro passo no desenvolvimento de uma relação de cuidados. Encorajar pacientes a compartilhar suas histórias sobre seus problemas é muito útil (p. ex., diga: "Conte-me com o que você vem lidando…" ou "Você poderia compartilhar comigo qual foi seu maior problema desde que ficou doente?"). Após obter um histórico de enfermagem completo e analisar as pistas oferecidas pelos dados para identificar os diagnósticos e problemas de enfermagem, você desenvolve um plano de cuidados, implementa intervenções de enfermagem e avalia os resultados dos pacientes. O processo requer a tomada de decisões clínicas com a utilização de uma abordagem de pensamento crítico (Dickison et al., 2019) (ver Capítulo 15).

O julgamento clínico sólido garante cuidados de enfermagem terapêuticos, sobretudo quando a condição de um paciente se modifica. É importante ser meticuloso. Aprenda a atender e ouvir o paciente, procurar quaisquer pistas (óbvias ou sutis) que indiquem um padrão nos achados e direcione sua avaliação para explorar mais profundamente esse padrão. Nunca hesite em pedir ajuda quando a condição de um paciente se alterar.

Definição de prioridades. Após formar uma ideia das necessidades totais de um paciente, você define prioridades decidindo quais necessidades ou problemas requerem atenção prioritária (ver Capítulo 18). A definição das prioridades não é uma ordenação de uma lista de tarefas, mas, sim, um método para organizar seus cuidados. O reconhecimento das pistas fundamentado em sua base de dados do histórico de enfermagem e seu conhecimento ajudam você a compreender quais diagnósticos requerem intervenção e qual o tempo disponível para intervir de forma eficiente (Ackley e Ladwig, 2020). É importante definir prioridades sempre que você prestar cuidados a pacientes, pois isso lhe permite identificar as questões mais importantes, bem como a relação entre os problemas do paciente, além de evitar atrasos na implementação de ações que possam levar a complicações graves para um paciente. Quando um paciente apresenta um problema fisiológico ou psicológico grave, a prioridade é clara. Você precisa agir imediatamente para estabilizar a condição do paciente.

Enfermeiros priorizam cuidados de maneiras diferentes. Se você utiliza a hierarquia de necessidades de Maslow, você atende a necessidades como oxigênio, alimento, água, sono e eliminação em primeiro lugar. Uma vez atendidas essas necessidades fisiológicas, você ajuda os pacientes a atender às necessidades de nível mais alto, como segurança, pertencimento, autoestima e atualização pessoal. A fim de priorizar seus cuidados, avalie e pese cada tarefa refletindo sobre as três questões a seguir:

- Essa é uma situação que representa ameaça à vida? Esse ou outro paciente estará em perigo se essa tarefa não for realizada imediatamente ou se for deixada para depois?
- Essa tarefa é essencial à segurança do paciente ou da equipe?
- Essa tarefa é essencial ao plano de cuidados do paciente?

Ao priorizar cuidados, você precisa compreender a "visão panorâmica" dos problemas e dos resultados esperados de seu paciente. Uma vez que já conheça todos os problemas, determine as relações entre eles. Lembre-se de que a definição de prioridades é um processo dinâmico que sofre mudanças frequentemente (Alfaro-Lefevre, 2020). Dê prioridade sempre à segurança do paciente, da família e do cuidador (p. ex., prevenção de queda, administração segura de medicação e necessidade de orientar o paciente). Utilize os passos a seguir para classificar problemas em três níveis de prioridade e ajudar você a definir suas prioridades (Alfaro-Lefevre, 2020):

1. Atribua alta prioridade a problemas de primeiro nível utilizando o sistema *ABC + VL* (***a***irway – vias respiratórias; ***b***reathing – respiração; ***c***ardiac and circulation – problemas cardíacos e circulatórios; ***v***ital signs – sinais vitais; ***l***ife-threatening – valores laboratoriais que ameaçam a vida) e atenda a essas necessidades imediatamente.
2. Em seguida, atenda aos problemas de segundo nível, que vêm imediatamente após o primeiro e incluem situações como mudança de estado mental, questões médicas não tratadas, dor aguda, problemas de eliminação agudos, resultados laboratoriais anormais e riscos.
3. Depois, atenda aos problemas de terceiro nível, os que não se encaixam nos dois primeiros níveis, como questões a longo prazo no manejo da saúde, repouso e enfrentamento familiar.

Muitos pacientes apresentam problemas de todos os três níveis, o que exige julgamento cuidadoso de sua parte ao escolher seu curso de ação. Necessidades de alta prioridade demandam atenção imediata. Quando um paciente apresenta necessidades com prioridades diferentes, pode ser útil focar nas necessidades básicas. Por exemplo, um paciente que retorna ao quarto depois de ter deambulado pelo corredor e está com falta de ar. O funcionário do serviço de nutrição chega ao quarto para trazer uma bandeja de refeição. Em vez de ajudá-lo imediatamente com a refeição, você o posiciona de maneira confortável no leito, oferece medidas básicas de higiene e em seguida avalia a falta de ar. O paciente tem maiores chances de se interessar na refeição após ficar mais confortável. Ele também estará mais receptivo a qualquer orientação que venha a oferecer.

Eventualmente, você precisará atender às necessidades prioritárias de um grupo de pacientes. Isso significa que você precisa conhecer as prioridades de cada paciente do grupo, avaliar suas necessidades tão logo seja possível e atender às de alta prioridade primeiro. Utilize a informação da troca de plantão, o relatório de transferência de responsabilidade (*hand-off*), o sistema de classificação do paciente com condição aguda e as informações do prontuário a fim de determinar quais pacientes você atenderá primeiro. Com o tempo, você aprenderá a classificar espontaneamente as necessidades dos pacientes em ordem de prioridade ou urgência. As prioridades não permanecem estáveis, sofrem mudanças à medida que a condição de um paciente se altera. É importante pensar nos recursos disponíveis, ser flexível para reconhecer quais prioridades necessitam de mudança frequente e considerar como utilizar o tempo de maneira sábia.

Você também define prioridades com base nas expectativas do paciente. Em alguns casos, você estabelece um excelente plano de cuidados; entretanto, se ele resistir a certas terapias ou discordar de sua abordagem, seus cuidados não serão eficazes ou seguros. Tenha consideração e trabalhe juntamente com o paciente e o cuidador da família ao definir prioridades, de modo a estabelecer confiança e cooperação.

> **Pense nisso**
>
> Pense em um paciente de quem você cuidou recentemente. Como você priorizou os cuidados prestados? As medidas tomadas se mostraram eficazes e eficientes? O que você poderia ter feito de maneira diferente para melhorar sua priorização?

Habilidades organizacionais. A implementação de um plano de cuidados exige que você seja efetivo e eficiente. O emprego efetivo do tempo significa fazer as coisas certas (escolher as ações corretas), ao passo que o uso eficiente do tempo significa fazer as coisas de maneira correta (executar corretamente as ações). Aprenda a se tornar eficiente combinando várias atividades de enfermagem (*i. e.*, executando mais do que uma atividade por vez). Por exemplo, durante a administração de uma medicação ou coleta de uma amostra, combine comunicação terapêutica, intervenções educativas e histórico de enfermagem e avaliação. Estabeleça e fortaleça sempre as relações com os pacientes e aproveite qualquer contato com um paciente como uma oportunidade de transmitir informações importantes. A interação com o paciente lhe dá a chance de demonstrar cuidado e interesse. Atenda sempre a comportamentos e respostas do paciente às terapias a fim de avaliar se problemas novos estão se desenvolvendo e avalie também suas respostas às intervenções.

É mais fácil prestar cuidados a pacientes quando se é organizado. Um enfermeiro organizado aborda qualquer procedimento com todo o equipamento disponível necessário e se certifica de que o paciente também esteja preparado. Se o paciente estiver confortável e bem-informado, o procedimento provavelmente ocorrerá de maneira tranquila. Algumas vezes, você precisa de ajuda de colegas para realizar ou completar um procedimento. Mantenha a área de trabalho organizada e complete os passos preliminares antes de solicitar ajuda de seus colegas.

Embora você planeje e forneça cuidados com base nas prioridades estabelecidas dos pacientes, podem ocorrer eventos que interferem em seus planos. Por exemplo, quando você está prestes a iniciar o banho de um paciente, um técnico de raios X entra no quarto para realizar um exame radiográfico. Após o exame, um técnico de laboratório chega para colher uma amostra de sangue. Nesse caso, suas prioridades entram em conflito com as prioridades de outros profissionais da saúde. É importante manter sempre as necessidades do paciente no centro das atenções. Se o paciente apresentou sintomas que demandaram uma radiografia torácica e exames laboratoriais, é importante garantir que os exames diagnósticos sejam realizados. Em outro exemplo, um paciente está esperando a visita da família, e a radiografia torácica foi solicitada por rotina. A condição do paciente está estável e o técnico de raios X tem disposição para retornar mais tarde para realizar o exame. Nesse caso, atender à necessidade de higiene e conforto do paciente para receber a família tem maior prioridade.

Utilização de recursos. O uso correto dos recursos constitui um importante aspecto da coordenação de cuidados clínicos. Recursos incluem membros da equipe de saúde. Em qualquer situação, a prestação de cuidados é mais tranquila quando os membros da equipe trabalham em conjunto. Nunca hesite em pedir ajuda, sobretudo quando houver uma oportunidade de tornar procedimentos ou atividades mais confortáveis e seguros aos pacientes. Por exemplo, é comum precisar de ajuda para virar, posicionar e deambular os pacientes quando eles apresentam mobilidade limitada. Pedir ajuda a uma colega, como um auxiliar ou técnico de enfermagem para lhe entregar equipamentos e materiais durante procedimentos complicados, como a inserção de um cateter ou troca de curativo, torna tais procedimentos mais eficientes. Ademais, você precisa reconhecer suas limitações pessoais e utilizar recursos profissionais para assistência. Por exemplo, você coleta um histórico de enfermagem de um paciente e encontra sinais e sintomas clínicos relevantes, porém não tem familiaridade com a condição física. Consulte um enfermeiro experiente para confirmar os achados e garantir que você tome o curso correto de ação para o paciente. Líderes conhecem as próprias limitações e buscam colegas profissionais para orientação e suporte.

Gerenciamento do tempo. Internações curtas, altas precoces, cirurgias ambulatoriais e aumento da complexidade das necessidades de pacientes produzem estresse para enfermeiros que trabalham atendendo às necessidades de pacientes em hospitais (Huber, 2018). Uma maneira de administrar esse estresse é utilizar habilidades de gerenciamento de tempo. Trata-se de habilidades que envolvem aprender como, onde e quando utilizar seu tempo. Como você tem uma quantidade de tempo limitada com os pacientes, é essencial manter-se orientado pelas metas e fazer bom uso desse tempo. Gerenciar a si próprio leva a um melhor gerenciamento do tempo e reduz o risco da síndrome de *burnout* (de Oliveira, 2019). O gerenciamento efetivo do tempo inclui estar preparado, ser organizado e gerenciar as prioridades.

Faça uso eficiente e efetivo do tempo permanecendo com o foco nos resultados de seus pacientes. No entanto, você também precisa aprender como estabelecer metas pessoais dentro de cronogramas realistas. Por exemplo, você está cuidando de dois pacientes em uma unidade cirúrgica movimentada. Um deles foi submetido a uma cirurgia no dia anterior e o outro receberá alta no dia seguinte. Os resultados do primeiro paciente estão centrados em restaurar a função fisiológica prejudicada por causa da cirurgia. Já os do outro paciente focam na preparação adequada para assumir seus cuidados em casa. Ao revisar as terapias necessárias para os dois casos, você aprende a organizar seu tempo para que complete seus cuidados e seus pacientes atinjam seus resultados. Antecipe quando os cuidados serão interrompidos para a administração de medicação e exames diagnósticos e determine o melhor momento para terapias planejadas, como trocas de curativo, orientação e deambulação de pacientes. Delegar tarefas é outra forma de melhorar o gerenciamento do tempo.

Uma habilidade útil para gerenciar o tempo envolve criar uma lista de tarefas. Quando você começa a trabalhar com pacientes, é útil listar a sequência de atividades de enfermagem que você precisa executar. O relatório de transferência de responsabilidade (*hand-off*) da troca de turno ajuda você a priorizar atividades com base no que aprendeu sobre a condição de um paciente e os cuidados prestados antes de sua chegada à unidade.

Considere atividades que apresentam limite de tempo específico para atendimento às necessidades dos pacientes, como administração de uma medicação para dor antes de um procedimento agendado ou instruir pacientes antes de sua alta médica. Você também analisa os itens da lista que são agendados por políticas institucionais ou pela rotina (p. ex., medicação ou trocas de cateter intravenoso [IV]). Note quais atividades necessitam ser realizadas no horário correto e quais você pode realizar quando lhe for conveniente. Você precisa administrar uma medicação dentro de um cronograma específico, mas também pode realizar outras atividades no quarto do paciente. Finalmente, estipule a quantidade de tempo necessária para completar muitas atividades. Atividades que requerem assistência de outros membros da equipe geralmente demandam mais tempo porque você precisa planejar dentro do cronograma alheio.

O bom gerenciamento do tempo também envolve definir metas para ajudar você a completar uma tarefa antes de iniciar outra. Você sempre presta cuidados a um grupo de pacientes, indo e vindo entre um e outro conforme as necessidades e prioridades se alteram. Se possível, complete uma atividade iniciada com um paciente antes de passar para outro. Os cuidados serão menos fragmentados e você terá melhor capacidade de foco naquilo que estiver fazendo para cada um deles. Como resultado, você será menos suscetível a erros. O gerenciamento do tempo exige que você antecipe as atividades do dia e combine-as quando possível. Quando você realiza um bom gerenciamento do tempo, você foca na organização e definição de prioridades. Outras estratégias incluem manter sua área de trabalho limpa e arrumada, além de tentar diminuir as interrupções durante a execução de tarefas. O Boxe 21.4 resume os princípios de gerenciamento do tempo.

Avaliação. A avaliação é um dos aspectos mais importantes da coordenação de cuidados clínicos (ver Capítulo 20). Você avalia constantemente a condição e o progresso de um paciente em direção a um resultado esperado. Trata-se de um processo constante. Não ocorre apenas no fim de uma atividade. Após examinar as necessidades de um paciente e implementar intervenções para os seus problemas, avalie imediatamente se as intervenções foram eficazes e qual foi a resposta do paciente. O processo de avaliação compara o resultado real do paciente com os resultados que eram esperados. Por exemplo, você examina uma lesão ulcerativa no pé de um paciente com diabetes

---

Boxe 21.4 Princípios de gerenciamento do tempo

- **Definição de metas**: revise os resultados de um paciente e os cuidados que precisam ser realizados no dia, bem como quaisquer metas que você tiver para atividades como finalizar uma documentação, participar de uma conferência, apresentar um relatório de transferência ou preparar medicações para administração.
- **Análise do tempo**: reflita sobre como você utiliza seu tempo. Ao cuidar de pacientes, tenha noção de como o seu tempo é gerenciado em diferentes atividades. Isso ajuda a se tornar mais consciente de quão organizado você realmente é e em quais áreas necessita melhorar.
- **Definição de prioridades**: defina as prioridades estabelecidas para pacientes dentro de limites de tempo. Por exemplo, determinar o melhor momento para sessões educativas, planejar deambulação e proporcionar momentos de repouso com base no que você conhece sobre a condição de um paciente. Por exemplo, se ele estiver com náusea ou dor, não será um bom momento para uma sessão educativa.
- **Controle de interrupções**: todos precisam de tempo para socializar ou discutir questões com colegas. Todavia, não deixe que isso interrompa atividades importantes de cuidados com pacientes, como administração de medicações (ver Capítulo 31), tratamentos prescritos ou sessões educativas. Aproveite o tempo de relatórios, refeições ou reuniões de equipe. Ademais, planeje tempo para ajudar seus colegas, de forma a complementar o cronograma de cuidados com seus pacientes.
- **Avaliação**: no fim de cada dia, reserve tempo para pensar e refletir sobre como você utilizou efetivamente seu tempo. Se tiver dificuldade, discuta com o professor ou um membro mais experiente de sua equipe.

melito a fim de determinar se a cicatrização progrediu desde a última consulta clínica. Quando os resultados esperados não são atingidos, a avaliação revela a necessidade de manter terapias vigentes por maior período, revisar abordagens de cuidados ou introduzir novas terapias. Conforme você cuida de um paciente ao longo do dia, antecipe o retorno à beira do leito para avaliar seus cuidados (p. ex., 30 minutos após a administração de uma medicação oral, 15 minutos após início de uma infusão IV, ou 60 minutos após discutir as orientações de alta com um paciente e o familiar cuidador).

O foco na evolução de um paciente reduz a chance de você se distrair com as tarefas de cuidados. É comum supor que manter o foco em atividades planejadas garante que você prestará os cuidados adequadamente. Todavia, a orientação da tarefa não garante resultados positivos. Aprenda que o cerne das boas habilidades organizacionais é a constante verificação da condição de um paciente e seu progresso em direção ao melhor nível de saúde.

Comunicação em equipe

A comunicação efetiva é crucial a todas as equipes (QSEN Institute, 2020). Como parte de uma equipe de cuidados de saúde, você é responsável por utilizar comunicação profissional aberta. Seja qual for a situação, um ambiente de trabalho enriquecedor é aquele no qual os membros da equipe respeitam as ideias dos outros, compartilham informações e mantêm uns aos outros informados (Kaiser e Westers, 2018).

Alguns serviços de saúde utilizam princípios de trabalho em equipe baseados em evidências para melhorar a comunicação, o trabalho em equipe e a segurança dos pacientes. O sistema TeamSTEPPS® fornece treinamento para toda a equipe de saúde no sentido de orientar a comunicação, aumentar a consciência da equipe e eliminar barreiras à segurança de pacientes (AHRQ, 2019). Utilize os princípios do TeamSTEPPS® para promover a comunicação profissional e o trabalho em equipe no local de trabalho (Boxe 21.5).

Estratégias que visam melhorar a comunicação com profissionais da saúde incluem referir-se ao colega pelo nome, manter o prontuário do paciente disponível ao discutir questões de pacientes, focar-se no problema do paciente, ser profissional e assertivo, sem ser agressivo ou propenso ao confronto. Uma maneira de incentivar a boa comunicação em equipe é compreender os papéis e as atribuições de todos os seus membros (AHRQ, 2019). Um enfermeiro profissional trata os colegas com respeito, ouve suas ideias sem interrupção, explora as formas de pensar dos demais membros da equipe, é honesto e direto ao se comunicar. Parte da boa comunicação consiste em esclarecer o que outros estão dizendo ou desenvolvendo com base nas ideias dos seus colegas. Uma equipe efetiva sabe que pode contar com todos os seus membros quando surgem necessidades.

O compartilhamento das expectativas sobre o quê, quando e como comunicar constitui um passo à frente no estabelecimento de uma equipe de trabalho forte (AHRQ, 2019). Exemplos de estratégias de comunicação em equipe incluem resumos ou discussões breves entre membros da equipe, rondas em grupo com pacientes, chamadas para compartilhar informações cruciais, como sinais vitais, a todos os membros ao mesmo tempo, e checagens, a fim de reiterar o que uma pessoa disse e verificar a compreensão da informação. A regra do duplo desafio permite a dupla verbalização de questões de segurança. Alguns ambientes de cuidados com pacientes empregam ferramentas diferentes para comunicar uma mudança na condição de um paciente. Por exemplo, alguns empregam a Ferramenta CUS, que significa "estou preocupado (*Concerned*), estou desconfortável (*Uncomfortable*) e este é um assunto de segurança (*Safety*)" (AHRQ, 2019). Outra ferramenta frequentemente empregada por instituições de saúde para compartilhar informações é a Situation-Background-Assessment-Recommendation (SBAR) (Boxe 21.6; ver Capítulo 27) (AHRQ, 2019). Ao utilizar comunicação por meio eletrônico, é importante comunicar a informação adequada à pessoa certa, mantendo sempre a privacidade e confidencialidade do paciente.

Delegação

A arte da delegação efetiva é uma habilidade que você precisa observar e praticar para melhorar suas próprias habilidades de gerenciamento. A *delegação* é o processo de transferir parte de suas atribuições para outro profissional qualificado em uma situação específica (NCSBN e ANA, 2019). A Lei de Prática Profissional de Enfermagem (Nurse Practice Act) dos EUA, com princípios das declarações de autoridade, responsabilidade e atribuições, fornece a base para a delegação correta. Delegar corretamente resulta na obtenção de qualidade, cuidados seguros, maiores eficiência e produtividade, membros da equipe de enfermagem empoderados e desenvolvimento de habilidades (Yoder-Wise, 2019). Por exemplo, pedir a um membro da equipe para colher uma amostra enquanto você administra adequadamente a medicação analgésica de um paciente impede o atraso no alívio da dor.

Boxe 21.5 Princípios-chave do TeamSTEPPS®

Estrutura da equipe: identifique as partes complexas do sistema de cuidados de saúde que necessitam trabalhar em conjunto de maneira efetiva para promover a segurança dos pacientes.

Comunicação: utilize processos estruturados para trocar informações de forma clara e precisa entre membros da equipe de saúde.

Liderança: certifique-se de que todos os membros da equipe de saúde compreendam as decisões da equipe, recebam informação sobre mudanças e contem com os recursos necessários para executar seu trabalho.

Monitoramento da situação: avalie ativamente qualquer situação a fim de coletar informações, melhorar sua compreensão ou manter consciência no apoio ao funcionamento da equipe.

Apoio mútuo: compreenda as responsabilidades e a carga de trabalho de todos os membros da equipe para que você possa antecipar e apoiar suas necessidades.

Adaptado de Pocket Guide: TeamSTEPPS. Content last reviewed January 2020. Agency for Healthcare Research and Quality, Rockville, MD. https://www.ahrq.gov/teamstepps/instructor/essentials/pocketguide.html. Accessed April 5, 2021.

Boxe 21.6 SBAR como ferramenta de comunicação

Estudo de caso: Você administrou um comprimido de 5 mg de cloridrato de oxicodona e 400 mg de ibuprofeno por via oral (VO) a um paciente há 30 minutos para dor pós-operatória. Você retorna ao quarto do paciente para avaliar a eficácia da medicação 30 minutos depois. O paciente classifica sua dor como 8 em uma escala de 0 a 10. Você utiliza a SBAR para contatar o profissional da saúde responsável.

Situação: o paciente classificou sua dor como 8 em uma escala de 0 a 10. Recebeu medicação analgésica há 30 minutos.

Histórico geral: o paciente foi submetido a uma cirurgia de substituição da articulação do joelho e retornou da sala de recuperação pós-anestésica há 6 horas. Recebeu prescrição de um comprimido de cloridrato de oxicodona 5 mg e ibuprofeno 400 mg VO a cada 6 horas. É a primeira medicação analgésica que recebeu desde que foi admitido na unidade.

Histórico de enfermagem: a atual prescrição realizada para o paciente não está controlando suficientemente a dor. O paciente não quer se sentar ou se mover por causa da dor.

Recomendação: pode ser útil solicitar alteração da medicação analgésica prescrita ao paciente.

A delegação também enriquece o trabalho, pois você demonstra confiança em colegas ao delegar tarefas e lhes mostra que são importantes na prestação de cuidados (Riisgaard et al., 2017). A delegação bem-sucedida é importante para a qualidade da relação que você estabelece com todos os membros da equipe, incluindo enfermeiros e auxiliares/técnicos de enfermagem (Lyman et al., 2017). Delegar uma tarefa que você não gosta de realizar ou não faria cria sentimentos negativos e relações de trabalho ruins. Por exemplo, se um paciente solicita ser colocado sobre uma comadre e não existem outros procedimentos urgentes, ajude o paciente em vez de sair do quarto para procurar outro enfermeiro ou auxiliar/técnico de enfermagem. Lembre-se de que, embora a delegação da tarefa transfira uma atribuição e autoridade a outra pessoa, você permanece responsável por ela.

Como enfermeiro, você é responsável por prestar cuidados a pacientes e delegar atividades de cuidados a outras pessoas (Huber, 2018). Utilize os cinco elementos corretos da delegação a fim de garantir que você permaneça dentro do escopo legal de prática de um enfermeiro (Boxe 21.7). Nunca delegue raciocínio clínico, julgamento de enfermagem (p. ex., etapas do processo de enfermagem como histórico, diagnóstico, planejamento, intervenção e avaliação, ou orientação de pacientes) e tomada de decisão crítica a auxiliares/técnicos de enfermagem (NCSBN e ANA, 2019). Lembre-se de que, quando você delega uma função a outro membro da equipe de saúde, você delega tarefas, não pacientes. Embora enfermeiros possam gerenciar a maior parte dos cuidados de pacientes por conta própria, não atribua todo o cuidado dos pacientes a auxiliares/técnicos de enfermagem. Uma maneira de delegar de forma segura é conduzir rondas com enfermeiros e auxiliares/técnicos de enfermagem que foram designados para trabalhar com você. Auxiliares de enfermagem atendem a necessidades básicas dos pacientes (p. ex., higiene, auxílio com alimentação, deambulação), ao passo que técnicos de enfermagem podem prestar cuidados básicos diretos (p. ex., observar e relatar alterações clínicas, realizar manejo de feridas e atividades de vida diária). Você delega cuidados com base em achados de seu histórico de enfermagem e definição de prioridades.

Como líder da equipe de enfermagem, você deve prestar orientações claras, priorizar as necessidades e terapias de pacientes de maneira eficiente e fornecer *feedback* significativo e oportuno à equipe. Não delegue automaticamente uma tarefa simplesmente por ser uma tarefa; delegue-a porque é apropriada para ser realizada por auxiliares e técnicos. Por exemplo, como enfermeiro, você será sempre responsável pela avaliação do estado atual de um paciente; porém, se o ele estiver estável, você poderá delegar a administração de medicações (com exceção das IV na maior parte dos casos) a um técnico de enfermagem e a aferição de sinais vitais a um auxiliar de enfermagem.

A delegação efetiva inicia-se com o conhecimento acerca de quais habilidades você pode delegar. Para isso, você precisa estar familiarizado com a legislação de seu estado, políticas e procedimentos institucionais e descrições dos cargos do serviço de saúde para técnicos e auxiliares. Esses padrões definem o nível de formação profissional e competência necessário a toda a equipe e contêm diretrizes específicas sobre quais tarefas ou atividades você pode delegar. A descrição de um cargo identifica o nível de instrução necessário, bem como tipos de tarefas que podem ser realizadas por técnicos e auxiliares de enfermagem, sob supervisão direta. Políticas institucionais definem o treinamento necessário para auxiliares. Procedimentos institucionais detalham quem tem qualificação para realizar determinado procedimento de enfermagem, se é necessária supervisão da atividade e qual o tipo de relatório exigido.

Como enfermeiro, você não pode delegar sem considerar as implicações de fazê-lo. Examine o paciente e determine um plano de cuidados antes de identificar quais tarefas outra pessoa pode realizar. Determine quanta supervisão será necessária. Por exemplo, você está trabalhando com um auxiliar recentemente contratado. Ao decidir quais tarefas serão delegadas ao auxiliar, determine se o paciente apresenta algum fator complicador que torne necessária sua assistência. Pergunte ao auxiliar: "É a primeira vez que você vai executar essa tarefa?", "Você já cuidou de pacientes com necessidades parecidas?" e "Você teve chance de aprender a fazer isso durante seu curso?" Se você decidir que é possível delegar a tarefa, precisa avaliar se seu auxiliar a realizou adequadamente e se os resultados desejados foram atingidos após o término da tarefa.

A delegação adequada requer comunicação constante (*i. e.*, enviar mensagens claras e ser capaz de ouvir, para que todos os participantes compreendam as expectativas com relação aos cuidados do paciente) (Huber, 2018). Forneça instruções claras e os desfechos desejados ao delegar tarefas. Concentre suas instruções no procedimento em si e nas necessidades peculiares do paciente. Você também deve comunicar quando e qual informação será relatada, como observações esperadas e preocupações específicas dos pacientes (NCSBN e ANA, 2019). A comunicação é uma via de mão dupla na delegação. Portanto, crie uma relação de confiança para que a equipe na qual você trabalha (p. ex., técnicos e auxiliares) se sinta confortável e seja capaz de fazer perguntas e esclarecer suas expectativas (NCSBN e ANA, 2019). Cuidados seguros aos pacientes são promovidos com comunicação eficiente, compartilhamento de tomada de decisões e de conhecimento (Okoli et al., 2020). À medida que se torna mais familiarizado com a competência de um membro da equipe, você adquire confiança e ele passa a requerer menos instruções. Sempre esclareça as necessidades específicas dos pacientes.

Boxe 21.7 Os cinco elementos corretos da delegação

Tarefa correta
As tarefas corretas a serem delegadas são aquelas incluídas na descrição do trabalho de quem as recebe ou em políticas e procedimentos da instituição de saúde. Políticas e procedimentos necessitam descrever expectativas, limites e a competência necessária para cada atividade.

Circunstância correta
Considere o estado do paciente. O paciente necessita estar estável para que você delegue as tarefas. O profissional que recebe a tarefa deve relatar alterações na condição do paciente a um enfermeiro. Este, por sua vez, deve reavaliar a situação do paciente e a adequação da delegação quando a condição do paciente sofrer nova alteração.

Pessoa correta
Enfermeiros, empregadores e profissionais a quem tarefas são delegadas são todos responsáveis por garantir que estes últimos tenham o conhecimento e as habilidades necessários para realizar a atividade.

Orientações e comunicação corretas
Forneça uma descrição clara e concisa da tarefa, incluindo objetivos, limites e expectativas. A comunicação necessita ser contínua entre quem delega e quem recebe a tarefa. O profissional que recebe a tarefa é responsável por fazer perguntas a fim de esclarecer a informação.

Supervisão e avaliação corretas
Realize monitoramento, avaliação e intervenção adequada conforme necessário e forneça *feedback*. O enfermeiro deve acompanhar quem recebeu a tarefa delegada no fim da atividade para avaliar os resultados do paciente, ter disponibilidade e prontidão para intervir quando apropriado e garantir documentação adequada.

Adaptado de National Council of States Boards of Nursing and American Nurses Association (NCSBN & ANA): *National guidelines for nursing delegation*, 2019, https://www.ncsbn.org/NGND-PosPaper_06.pdf. Accessed April, 5 2021.

Ao delegar os cuidados com pacientes, você deve avaliar o desempenho do outro membro da equipe, o cumprimento dos resultados do paciente, o processo de comunicação utilizado e quaisquer problemas ou preocupações que tenham ocorrido (NCSBN e ANA, 2019). Por exemplo, quando um auxiliar recém-contratado realiza corretamente uma tarefa e faz um bom trabalho, é essencial que receba elogio e reconhecimento. Se o desempenho de um membro da equipe for insatisfatório, ofereça *feedback* construtivo e apropriado. Ofereça sempre *feedback* específico com relação a quaisquer erros ou maneiras melhores de lidar com uma situação. Fazê-lo de forma privada demonstra profissionalismo e preserva a dignidade do outro membro da equipe. Ao oferecer *feedback*, dê maior foco àquilo que pode ser modificado, escolha somente um assunto por vez e forneça detalhes específicos. Quando o desempenho de um membro da equipe não atinge suas expectativas, pode ser resultado de treinamento inadequado ou atribuição de tarefas em excesso. Nesse caso, revise o procedimento e ofereça demonstração ou mesmo recomendação de treinamento adicional com o serviço de educação permanente da instituição de saúde. Se muitas tarefas estão sendo delegadas, pode ser um problema de prática de enfermagem. Toda a equipe precisa discutir a adequação da delegação em sua unidade. Algumas vezes, a equipe necessita de ajuda para aprender a definir prioridades. E, por vezes, você descobre que está delegando de maneira excessiva. É sua responsabilidade completar a documentação da tarefa delegada. A seguir, algumas dicas sobre como delegar tarefas adequadamente ao pessoal auxiliar (Yoder-Wise, 2019; NCSBN e ANA, 2019):

- *Avalie o conhecimento e as habilidades do indivíduo a quem você está delegando*: avalie o conhecimento e as habilidades por meio de perguntas abertas, a fim de estimular a conversação e obter detalhes sobre o que a pessoa sabe (p. ex., "Como você aplica o manguito ao mensurar a pressão arterial?" ou "Conte-me como você prepara a sonda antes de realizar um enema")
- *Corresponda suas tarefas às habilidades da outra pessoa*: saiba quais tarefas e habilidades estão incluídas no programa de treinamento para auxiliares e técnicos do serviço de saúde. Determine se os auxiliares já aprenderam as habilidades de pensamento crítico, como reconhecer quando um paciente está em perigo ou compreender a diferença entre achados clínicos normais e alterados que necessitam ser relatados
- *Comunicar-se claramente*: sempre forneça orientação clara ao descrever uma tarefa, seu resultado esperado e o prazo para ser completada. Nunca dê instruções por meio de outro membro da equipe. Faça com que os auxiliares sintam que fazem parte da equipe. Inicie seus pedidos de ajuda com *por favor* e termine com *obrigado*. Por exemplo: "Por favor, gostaria que você me ajudasse a levantar o Sr. Floyd para a deambulação antes do almoço. Verifique a pressão arterial antes de ele se levantar e anote em seu prontuário. Obrigado pela ajuda." Peça a seu auxiliar para relatar a você após completar a tarefa
- *Ouvir atentamente*: ouça a resposta do auxiliar após lhe prestar instruções. Ele se sente confortável em fazer perguntas ou solicitar esclarecimento? Ele compreende seu pedido? Peça sugestões para o cuidado com o paciente e ouça a sua resposta. Fique atento, sobretudo, se o auxiliar estiver ajudando outro enfermeiro. Ajude-o a definir prioridades
- *Forneça feedback*: sempre forneça *feedback* ao auxiliar com relação ao seu desempenho, seja qual for o resultado. Deixe que ele saiba quando um trabalho foi bem-feito. Um "obrigado" aumenta a probabilidade da pessoa ajudar novamente no futuro. Se o resultado foi indesejável, encontre um ambiente privado para discutir o que ocorreu, erros de comunicação e como obter melhor resultado no futuro.

Construção do conhecimento

Como enfermeiro profissional e responsável, você deve buscar aprendizagem continuada e manter sua competência (Kaulback, 2020), pois ela permitirá que você forneça continuamente cuidados seguros, efetivos e de qualidade. Um líder reconhece que sempre há algo novo para aprender. Existem oportunidades para aprendizado em cada interação com pacientes, cada encontro com um colega de profissão e cada reunião ou aula em que profissionais da saúde se encontram para discutir questões críticas de cuidados. As pessoas sempre têm experiências e conhecimentos diferentes para compartilhar. Ouça as contribuições dos outros e valorize a informação compartilhada. Busque programas internos, *workshops*, conferências profissionais, leituras profissionais e cursos para melhorar sua qualificação; assim você obterá informação inovadora e atualizada sobre o mundo da saúde que está em constante mudança. Para ser um enfermeiro competente e seguro, você precisa buscar ativamente oportunidades de aprendizado, formal e informal, bem como respeitar e interagir integralmente com colegas de profissão.

Pontos-chave

- Um líder transformacional desenvolve equipes eficientes na unidade de enfermagem, empodera seus membros, comunica-se efetivamente com a equipe, orienta e dá suporte à equipe de enfermagem na tomada de decisão compartilhada
- Modelos de prestação de cuidados de enfermagem variam de acordo com a responsabilidade e autonomia do enfermeiro na coordenação dos cuidados e papéis de outros membros da equipe na assistência com esses cuidados
- O cuidado centrado no paciente e na família é composto por conceitos centrais de respeito e dignidade, compartilhamento de informação, participação de membros da família e colaboração
- A governança compartilhada, um tipo de modelo descentralizado de tomada de decisão, empodera a equipe de enfermagem a tomar decisões sobre como praticam e fornecem cuidados a pacientes
- Elementos importantes da enfermagem profissional e do processo de tomada de decisão incluem as atribuições (atividades que você realiza), autonomia (liberdade de escolha), autoridade (capacidade legal de realizar uma tarefa) e responsabilidade (responder por suas ações)
- Estudantes de enfermagem e enfermeiros desenvolvem suas próprias habilidades de liderança cumprindo atribuições e sendo responsáveis, pensando de maneira crítica, refletindo sobre seus erros e aprendendo com eles e sendo um membro engajado da equipe de cuidados de saúde
- Você utilizará uma variedade de habilidades para coordenar os cuidados do paciente. Por exemplo, para priorizar seus cuidados, avalie e pondere sobre cada tarefa refletindo sobre se o paciente está em uma situação que representa perigo para a vida, se sua tarefa é essencial à segurança dele ou de sua equipe e se a tarefa é essencial ao plano de cuidados do paciente
- Utilize estratégias de comunicação baseadas em evidências, como a SBAR e a ferramenta CUS para comunicar precisamente os problemas de seus pacientes a outros membros da equipe de saúde
- A delegação correta requer habilidade de comunicação eficiente e é capaz de melhorar a produtividade e enriquecer o trabalho. O emprego dos cinco elementos corretos da delegação ajuda você a delegar cuidados adequadamente
- Você precisa manter sua competência e expandir seus conhecimentos ao longo de sua carreira de diversas maneiras, inclusive aprendendo com outras pessoas, participando de workshops e congressos profissionais e aproveitando oportunidades de educação formal e informal.

Capítulo 21 Gerenciamento dos Cuidados de Enfermagem

Para refletir

- Reflita sobre uma experiência clínica recente. Que modelo de prestação de cuidados de enfermagem foi utilizado nesse caso? Com base nas metas desse modelo de prestação de cuidados de enfermagem, ele foi efetivo? Que desafios você acredita que a equipe pode enfrentar com esse modelo?
- Descreva como você empregou julgamento clínico para priorizar os cuidados para um paciente ou grupo de pacientes recentemente durante uma simulação ou experiência clínica. Quais fatores influenciaram suas decisões? Quão efetivos foram seus cuidados e as decisões que tomou? Refletindo sobre a experiência, há algo que você faria de forma diferente? Explique sua resposta
- Reflita sobre uma experiência clínica. Quais são alguns exemplos de trabalho em equipe e colaboração que você testemunhou? Você observou alguma situação em que a equipe de saúde não trabalhou bem em conjunto? Se sim, o que você acredita ter sido a causa dessa situação e o que poderia ser feito para melhorar o ambiente de trabalho e reduzir conflitos para melhorar os cuidados com pacientes? Que efeito a falta de trabalho em equipe teve sobre o paciente?

Questões de revisão

1. Às 13 horas o enfermeiro disse ao técnico de enfermagem: "Você fez um bom trabalho transferindo o Sr. Harvey da cama para a cadeira às 8 horas e 30 minutos da manhã. Vi que você anotou quanto tempo ele ficou nela, assim como que o Sr. Harvey não estava calçando sapato tampouco chinelo antiderrapante. Por segurança, da próxima vez que transferir um paciente para uma cadeira, certifique-se de que ele esteja calçando chinelo ou sapato. Por favor, leve o Sr. Harvey para a sua cadeira novamente às 15 horas para deambular." Quais características de *feedback* positivo o enfermeiro utilizou ao falar com o técnico de enfermagem? (Selecione todas as aplicáveis.)
    a. *Feedback* fornecido imediatamente.
    b. *Feedback* focado em um assunto.
    c. *Feedback* com detalhes concretos.
    d. *Feedback* identifica formas de melhorar.
    e. *Feedback* foca-se em pontos que podem ser mudados.
    f. *Feedback* específico somente sobre o que foi realizado incorretamente.
2. Um enfermeiro recebeu um relatório de troca de turno sobre esses quatro pacientes e começa a realizar suas rondas. Em qual paciente ele precisa focar prioritariamente?
    a. Um paciente que foi submetido a uma cirurgia abdominal há 2 dias e está solicitando medicação analgésica.
    b. Uma paciente admitida ontem com fibrilação atrial que agora apresenta nível reduzido de consciência.
    c. Um paciente com ferida apresentando drenagem que necessita de instrução antes de receber alta no início da tarde.
    d. Uma paciente que será submetida a uma cirurgia de mastectomia daqui a 3 horas e tem uma dúvida sobre a cirurgia.
3. Um enfermeiro pede a um auxiliar que ajude o paciente do quarto 418 a deambular até o banheiro imediatamente. Ele informa ao auxiliar que o paciente necessita da ajuda de uma pessoa e de um andador. Informa também que o oxigênio do paciente pode ser removido durante a ida ao banheiro, mas é preciso verificar se o fluxômetro está em 2 ℓ assim que for recolocado. O enfermeiro também instrui o auxiliar para certificar-se de que as proteções do leito estejam para cima e o alarme seja reconectado assim que o paciente retornar ao leito. Quais dos seguintes componentes dos "cinco elementos corretos da delegação" foram empregados pelo enfermeiro? (Selecione todas as aplicáveis.)
    a. Tarefa correta.
    b. Circunstância correta.
    c. Pessoa correta.
    d. Orientações e comunicação corretas.
    e. Supervisão e avaliação corretas.
4. Durante a administração de medicamentos, um enfermeiro percebe que não foi fornecida uma dose prescrita de uma medicação. Ele preenche um relatório de ocorrência e notifica o responsável pelo paciente. Quais das alternativas a seguir está sendo praticada?
    a. Autoridade.
    b. Atribuições.
    c. Responsabilidade.
    d. Tomada de decisão.
5. Que tarefa é apropriada para ser delegada a um técnico de enfermagem por um enfermeiro?
    a. Determinar se o paciente entende o preparo pré-operatório exigido antes da cirurgia da manhã.
    b. Administrar o antibiótico prescrito ao paciente antes da cirurgia.
    c. Colher a assinatura do paciente no termo de consentimento da cirurgia.
    d. Ajudar o paciente a ir ao banheiro antes de ir para a sala de cirurgia.
6. Um enfermeiro realiza os quatro passos a seguir ao delegar uma tarefa a um auxiliar. Coloque os passos na ordem correta de delegação adequada.
    a. Você tem alguma dúvida sobre como levar o Sr. Malone para deambular?
    b. Antes de levá-lo para deambular até o fim do corredor e de volta, por favor anote sua frequência de pulso.
    c. Dentro dos próximos 30 minutos, por favor auxilie o Sr. Malone no quarto 418 com sua deambulação da tarde.
    d. Eu me certificarei de verificar com você em aproximadamente 40 minutos como foi a deambulação do paciente.
7. Qual exemplo demonstra um enfermeiro realizando a tarefa de avaliação?
    a. O enfermeiro explica os efeitos adversos da nova medicação para pressão arterial prescrita para o paciente.
    b. O enfermeiro pede ao paciente para classificar sua dor de 0 a 10 antes de administrar um analgésico.
    c. Após completar uma sessão educativa o enfermeiro observa o paciente preparando e injetando uma dose de insulina.
    d. O enfermeiro troca o curativo da úlcera da perna de um paciente utilizando técnica asséptica.
8. O gerente de enfermagem do setor cirúrgico recebeu o prêmio de liderança em enfermagem por causa da prática da liderança transformacional. Quais das alternativas a seguir são características ou traços da liderança transformacional demonstrados pelo vencedor? (Selecione todas as aplicáveis.)
    a. O gerente de enfermagem realiza rondas regulares da equipe para obter opiniões sobre decisões do setor.
    b. O gerente de enfermagem envia notas de agradecimento à equipe em reconhecimento por trabalho bem-feito.
    c. O gerente de enfermagem envia memorandos à equipe sobre decisões tomadas sobre as políticas do setor.
    d. O gerente de enfermagem tem uma "caixa de ideias inovadoras" e encoraja a equipe a apresentar ideias para melhorar o setor.
    e. O gerente de enfermagem desenvolve uma filosofia de cuidados para a equipe.

9. Um enfermeiro recém-formado está sendo orientado em um setor cirúrgico por um enfermeiro experiente. Que ação completada pelo enfermeiro recém-graduado requer intervenção por parte do enfermeiro experiente? (Selecione todas as aplicáveis.)
   a. O enfermeiro recém-graduado para de documentar uma troca de curativo para buscar água para um paciente.
   b. O enfermeiroa recém-graduado pegou as medicações para dois pacientes ao mesmo tempo.
   c. O enfermeiro recém-graduado pede a um auxiliar para ajudá-lo a transferir um paciente do leito para a cadeira de rodas antes da alta.
   d. O enfermeiro recém-graduado orienta um paciente sobre medicação analgésica durante a administração do analgésico no paciente.
   e. O enfermeiro recém-graduado reúne todo o equipamento necessário para iniciar um novo acesso venoso antes de entrar no quarto de um paciente.
10. JoAnn, uma enfermeira, chama o médico de um paciente para relatar um problema que a sua paciente, a Sra. Ducote, está apresentando durante uma transfusão sanguínea. A instituição de saúde utiliza o sistema SBAR para relatar problemas de pacientes. Coloque as afirmações em ordem correta de acordo com o sistema.
   a. Acho que ela precisaria da prescrição de um diurético. Você poderia ir vê-la logo? O que mais você gostaria que eu fizesse nesse momento?
   b. Aqui é a JoAnn. Estou cuidando da Srta. Ducote. Ela está respirando com dificuldade e sua frequência cardíaca está mais alta agora do que estava 1 hora atrás. Ela está recebendo a segunda unidade de sua transfusão de sangue. Ela diz estar com dificuldade para inspirar.
   c. A Sra. Ducote foi submetida a uma cirurgia ontem para remover um tumor no cólon. Sua hemoglobina era de 9,6 gramas/dℓ, e seu hematócrito era de 33,6% durante a manhã. A primeira unidade de concentrado de hemácias foi infundida durante 90 minutos, e, agora, faltam 30 minutos para ela receber a segunda unidade de sangue. Ela disse que toma 20 mg de furosemida todas as manhãs em casa. Atualmente, ela não tem receita para furosemida.
   d. A paciente nega dor e seus sinais vitais são os seguintes: pressão arterial 150/98 mmHg; pulso 118, frequência respiratória 28 e temperatura 37,1°C. Penso que ela está exibindo sinais de sobrecarga de volume de fluidos.

Respostas: 1. b, c, d, e; **2.** b; **3.** a, b, c, d; **4.** c; **5.** d; **6.** c, b, d, a; **7.** c; **8.** a, b, d; **9.** a, b; **10.** b, c, d, a.

Referências bibliográficas

Ackley BJ, Ladwig G: *Nursing diagnosis handbook*, ed 12, St Louis, 2020, Elsevier.

Agency for Healthcare Research and Quality (AHRQ): *About TeamSTEPPS®*, https://www.ahrq.gov/teamstepps/about-teamstepps/index.html, 2019. Accessed April 5, 2021.

Alfaro-Lefevre R: *Critical thinking, clinical reasoning, and clinical judgment: a practical approach*, ed 7, St Louis, 2020, Saunders.

American Association of Critical Care Nurses (AACN): *Healthy work environments*, n.d., https://www.aacn.org/nursing-excellence/healthy-work-environments. Accessed April 5, 2021.

American Case Management Association (ACMA): What is case management? n.d., https://www.acmaweb.org/section.aspx?sID=136. Accessed April 5, 2021.

American Nurses Credentialing Center (ANCC): Magnet Recognition Program ®, n.d., https://www.nursingworld.org/organizational-programs/magnet/. Accessed April 5, 2021.

Ashcraft S et al: Interprofessional clinical rounding: effects on processes and outcomes of care, *Journal for Healthcare Quality* 39(2):85-94, doi: 10.1097/JHQ.0000000000000039, 2021.

Benner P et al.: *Educating nurses: a call for radical transformation*, San Francisco, CA, 2010, Josey-Bass.

Dickison P et al: Integrating the National Council of State Boards of Nursing Clinical Judgment Model into nursing educational frameworks, *J Nurs Educ* 58(2):72-78, 2019.

Goldsberry JW: Advanced practice nurses leading the way: interprofessional collaboration, *Nurse Educ Today* 65(1), 2018.

Grace P: Enhancing nurse moral agency: the leadership promise of doctor of nursing practice preparation, *Online J Issues Nurs* 23(1):1, 2018.

Huber DL: *Leadership and nursing care management*, ed 6, St Louis, 2018, Saunders.

Hume L, Hall M: Sustaining a positive practice environment after Pathway to Excellence® designation, *Nursing Management* 51(2):6-9, 2020, doi: 10.1097/01.NUMA.0000651208.47176.91 Available at https://journals.lww.com/nursingmanagement/Fulltext/2020/02000/Sustaining_a_positive_practice_environment_after.2.aspx. Accessed April 5, 2021.

Institute for Patient and Family Centered Care (IPFCC): Patient- and family-centered care, n.d., http://www.ipfcc.org/about/pfcc.html. Accessed April 5, 2021.

Interprofessional Education Collaborative (IPEC): *Core competencies for interprofessional collaborative practice: 2016 update*, Washington, DC: Interprofessional Education Collaborative, 2016, https://www.ipecollaborative.org/ipec-core-competencies. Accessed April 5, 2021.

James AH: Action learning can support leadership development for undergraduate and postgraduate nurses, *Br J Nurs* 27(15):876, 2018.

Kivland C: Successfully managing emotions and behavior: emotional intelligence matters more than ever to your leadership career, *Healthc Exec* 33(1):68, 2018.

National Council of State Boards of Nursing (NCSBN): *NCSBN: leading regulatory excellence*, https://www.ncsbn.org/index.htm, 2021. Accessed April 5, 2021.

National Council of States Boards of Nursing and American Nurses Association (NCSBN & ANA): *National guidelines for nursing delegation*, 2019, https://www.ncsbn.org/NGND-PosPaper_06.pdf. Accessed April 5, 2021.

Porter-O'Grady T: Principles for sustaining shared/professional governance in nursing, *Nursing Management* 50(1):36, 2019. Available at: https://journals.lww.com/nursingmanagement/FullText/2019/01000/Principles_for_sustaining_shared_professional.8.aspx. Accessed April 5, 2021.

QSEN Institute: *QSEN competencies*, http://qsen.org/competencies/pre-licensure-ksas/, 2020. Accessed April 5, 2021.

Tatsumi CL: The nurse as servant leaders: guiding others in caring advocacy, *Beginnings* 39(4):6-14, 2019.

Yoder-Wise PS: *Leading and managing in nursing*, ed 7, St Louis, 2019, Elsevier.

Referências de pesquisa

Alilyyani B et al.: Antecedents, mediators, and outcomes of authentic leadership in healthcare: a systematic review, *Int J Nurs Stud* 83:34, 2018.

Baek H et al: Authentic leadership, job satisfaction and organizational commitment: the moderating effect of nurse tenure, *J Nurs Manage* 27(8): 1655, 2019.

Bigani DK, Correia AM: On the same page: nurse, patient, and family perceptions of change-of-shift bedside report, *J Pediatr Nurs* 41:84, 2018.

Boamah SA et al.: Effect of transformational leadership on job satisfaction and patient safety outcomes, *Nurs Outlook* 66(2):180, 2018.

Brown K et al.: Grandparents raising grandchildren with disabilities: assessing health status, home environment and impact of a family support case management model, *Int Public Health* 9(2):181, 2017.

de Oliveira SM et al: Prevention actions of burnout syndrome in nurses: an integrating literature review, *Clin Pract Epidemiol Ment Health,* 15:64, 2019.

Haines MM et al: Improving the quality of healthcare: a cross-sectional study of the features of successful clinical networks. *Public Health Research & Practice*, 2018, https://doi.org/10.17061/phrp28011803. Available at: https://www.phrp.com.au/issues/december-2018-volume-28-issue-4/improving-the-quality-of-healthcare-a-cross-sectional-study-of-the-features-of-successful-clinical-networks/. Accessed April 5, 2021.

Hiler CA et al.: Predictors of moral distress in a US sample of critical care nurses, *Am J Crit Care* 27(1): 59, 2018.

Homeyer S et al.: Effects of interprofessional education for medical and nursing students: enablers, barriers and expectations for optimizing future interprofessional collaboration—a qualitative study, *BMC Nurs* 17(13), doi: 10.1186/s12912-018-0279-x. eCollection, 2018.

Kaiser JA, Westers JB: Nursing teamwork in a health system: a multisite study. *J Nurs Manage* 26(5):555, 2018.

Kaulback MK: Correlating self-directed learning abilities to lifelong learning orientation in baccalaureate nursing students, *Nurse Educator* 45(6):347-351, 2020 –doi: 10.1097/NNE.0000000000000803, available at: https://journals.lww.com/nurseeducatoronline/Citation/2020/11000/Correlating_Self_directed_Learning_Abilities_to.25.aspx. Accessed April 5, 2021.

Kelly LA, Lefton C: Effect of meaningful recognition on critical care nurses' compassion fatigue, *Am J Crit Care* 26(6):438, 2017.

Lacey SR et al: Driving organizational change from the bedside: the AACN Clinical Scene Investigator Academy, *Crit Care Nurse* 37(4):e12, 2017.

Lyman B et al.: Organizational learning in a cardiac intensive care unit, *DCCN* 36(2):78, 2017.

McBeth CL et al: Interprofessional huddle: one children's hospital's approach to improving patient flow, *Pediatr Nurs* 43(2):71, 2017.

Nelson-Brantley HV et al.: Nurse executives leading change to improve critical access hospital outcomes: a literature review with research-informed recommendations, *Online J Rural Nurs Health Care* 18(1):148, 2018.

Okoli C et al.: Shared decision making between patients and healthcare providers and its association with favorable health outcomes among people living with HIV, *AIDS Behav*, 2020, https://doi.org/10.1007/s10461-020-02973-4. Accessed April 5, 2021.

Olender, L et al.: The impact of interprofessional shared governance and a caring professional practice model on staff's self-report of caring, workplace engagement, and workplace empowerment over time, *JONA: The Journal of Nursing Administration* 50(1):52-58, 2020, doi: 10.1097/NNA.0000000000000839. Available at: https://journals.lww.com/jonajournal/Abstract/2020/01000/The_Impact_of_Interprofessional_Shared_Governance.12.aspx. Accessed April 5, 2021.

Prystajecky M et al: A case study of healthcare providers' goals during interprofessional rounds, *J Interprof Care* 31(4):463, 2017.

Riisgaard H et al: Associations between degrees of task delegation and job satisfaction of general practitioners and their staff: a cross-sectional study, *BMC Health Serv Res* 17:44, 2017.

Rosen MA et al.: Teamwork in healthcare: key discoveries enabling safer, high-quality care, *Am Psychol* 73(4): 433-450, 2018.

Shimp KM: Systematic review of turnover/retention and staff perception of staffing and resource adequacy related to staffing, *Nurs Econ* 35(5):239, 2017.

Shirey M et al.: Integration of authentic leadership lens for building high performing interprofessional collaborative practice teams, *Nurs Admin Q* 43(2): 101-112, 2019.

Wei H et al.: The impact of nurse leadership styles on nurse burnout: a systematic literature review, *Nurse Leader* 18(5):439-450, 2020.

PARTE 4 — Padrões de Prática Profissional de Enfermagem

22

Ética e Valores

Objetivos

- Discutir o papel da ética na enfermagem profissional
- Utilizar esclarecimento de valores ao aplicar a ética em sua prática
- Explicar os princípios e abordagens comumente utilizados nas discussões de ética em cuidados de saúde
- Comparar e contrastar a diferença entre um dilema ético e aflição moral
- Aplicar a abordagem em etapas para análise de problemas éticos
- Discutir questões éticas contemporâneas enfrentadas por profissionais de enfermagem.

Termos-chave

Advocacia
Autonomia
Beneficência
Bioética
Casuística
Código de ética
Confidencialidade
Deontologia
Ética
Ética do cuidado
Ética feminista
Fidelidade
Justiça
Moral
Não maleficência
Responsabilidade
Utilitarismo
Valor

A **ética** é o estudo do que é certo e errado em nossa conduta. Diz respeito sobre as nossas obrigações com indivíduos, grupos e com a sociedade. Ações éticas refletem um compromisso com padrões que indivíduos, profissões e sociedades se esforçam para atingir. Quando é necessário tomar decisões sobre cuidados de saúde, podem ocorrer discordâncias compreensíveis entre profissionais da saúde, famílias, pacientes, amigos e pessoas da comunidade. Pode ser difícil definir a ação correta que será determinada, particularmente se houver conflito entre valores, crenças e percepções individuais. Este capítulo descreve conceitos que ajudarão você a compreender o papel da ética em sua vida profissional e promover a resolução quando problemas éticos se desenvolverem. Utilize suas habilidades de pensamento crítico e julgamento clínico no processo de tomada de decisões éticas quando estiver lidando com problemas éticos com pacientes e familiares.

Termos básicos da ética em saúde

Questões éticas são diferentes de questões legais. Essas últimas são resolvidas por meio de leis, que são em geral concretas e determinadas publicamente. Infringir uma lei resulta em uma consequência pública, como uma multa por excesso de velocidade, ou prisão por roubo. Todavia, a ética apresenta base mais ampla de interesse do que as leis, e se refere mais a questões de comportamento e caráter. Os termos *ética* e *moral* são algumas vezes intercambiáveis. Em geral, a **moral** está relacionada ao julgamento sobre o comportamento com base em crenças específicas, ao passo que a ética está ligada ao estudo dos ideais de comportamento certo e errado.

Os valores exercem um importante papel na compreensão da ética. Um **valor** é uma crença pessoal profundamente enraizada do significado atribuído por alguém a uma ideia, um costume ou um objeto. Os valores de um indivíduo refletem influências culturais e sociais. Por exemplo, uma pessoa que trabalha no ambiente rural pode valorizar seu ambiente de maneira diferente do que uma pessoa que visita áreas rurais para fins de recreação. Códigos de ética crescem por meio de valores compartilhados, negociados e discutidos ao longo do tempo em grupos religiosos, étnicos ou de trabalho. Quando você adentra a profissão da enfermagem, você atravessa um processo similar de assimilação de valores compartilhados. A clareza sobre os valores e o próprio ponto de vista guiarão você na tomada de decisões éticas eficazes.

O estudo da **bioética** representa um ramo da ética dentro da área de cuidados de saúde. Esse estudo cresceu nos últimos 50 anos, iniciando-se com a emergência de tecnologias relacionadas com transplante de órgãos. Quando pesquisadores aperfeiçoaram procedimentos de transplante de rins no início da década de 1970, havia um número limitado de rins disponíveis para transplante comparado com o número de pacientes que necessitavam do transplante. Essa falta de recursos se tornou uma preocupação ética imediata. A comunidade de cuidados de saúde dos EUA começou a tratar do assunto por meio de discussões éticas em grupos locais e nacionais.

Mudanças na tecnologia da medicina continuam exigindo que sociedades enfrentem questões éticas difíceis. Por que deveríamos realizar testes genéticos para doenças que não têm cura? Como deveríamos definir a qualidade de vida? Quem deveria decidir? Como os escassos recursos dos cuidados de saúde são alocados e por quem?

No estudo da bioética, profissionais da saúde concordam em negociar essas questões difíceis e importantes referindo-se a um conjunto comum de princípios éticos.

A compreensão acerca dos conceitos comuns do discurso da ética ajudará você a participar de maneira empática de discussões com outros e também ajudará a dar forma aos seus próprios pensamentos sobre ética. A aplicação dos conceitos é fundamental ao desenvolvimento de habilidades na tomada de decisão ética. Durante o processo de tomada de decisão ética, você aplicará conceitos de autonomia, beneficência, não maleficência, justiça e fidelidade.

Autonomia

A **autonomia** refere-se a ser livre de controle externo. Em cuidados de saúde, o conceito está relacionado com o respeito pela autonomia dos pacientes e pode ser aplicado ao respeito institucional pela autonomia dos profissionais da saúde. O compromisso com o respeito pela autonomia dos outros constitui princípio fundamental da prática ética.

O respeito pela autonomia dos pacientes diz respeito ao compromisso de incluí-los nas decisões acerca de todos os aspectos dos cuidados (Burkhardt e Alvita, 2021). Trata-se de um fator-chave dos cuidados centrados no paciente que, por meio do respeito à autonomia do paciente, você reconhece e protege a sua independência. O respeito à autonomia reflete uma visão que se distancia dos cuidados paternais com pacientes, nos quais profissionais da saúde tomavam todas as decisões. No geral, é demonstrado respeito pela autonomia do paciente por meio do processo de consentimento informado. Em vez de a equipe de saúde tomar decisões sobre os cuidados com os pacientes, o papel da equipe é informar os pacientes acerca dos riscos e dos benefícios das opções de tratamento para, em seguida, com o paciente, determinar um plano de cuidados que corresponda às suas metas e valores. Em muitos casos (p. ex., cirurgias e procedimentos diagnósticos), o consentimento do paciente é documentado por meio de sua assinatura.

Outra maneira de demonstração de respeito à autonomia dos pacientes é por meio da explicação de procedimentos pelos enfermeiros, como aferição da pressão arterial e administração de medicações. Os profissionais também demonstram respeito pela autonomia dos pacientes ao oferecer suporte quando eles têm dúvidas sobre procedimentos e garantindo que obtenham a informação solicitada. Ademais, suas conversas com pacientes e familiares podem ajudá-los a articular suas preferências, valores e metas. Esclarecer o que lhes é importante constitui um passo crucial na tomada de decisões autônoma sobre cuidados de saúde.

O respeito à autonomia profissional refere-se à relação entre membros da equipe de saúde e instituições onde trabalham. O que acontece quando se solicita a um profissional da saúde que realize tarefas que entram em conflito com uma crença religiosa ou pessoal? As instituições de saúde têm desenvolvido políticas que incluem o respeito dos profissionais da saúde, encontrando uma maneira de repassar obrigações quando ocorrem conflitos dessa natureza. Todavia, o repasse das obrigações é conduzido para proteger os pacientes do abandono e não permitir que os cuidados sejam comprometidos. O que acontece quando um empregado específico tem problemas com políticas ou práticas de uma instituição e acredita que determinada prática não é segura? Os empregados podem ter dificuldade em relatar a informação por receio de potencial retaliação. Algumas instituições de saúde contam com um sistema anônimo para esses casos. Políticas de proteção a denúncias proíbem a retaliação contra empregados que reportam legitimamente questões de segurança clínica. Essa proteção representa a expressão de respeito à autonomia profissional.

> **Pense nisso**
> Considere decisões que você tomou sobre as atividades que realiza ou pessoas de quem é amigo(a). Essas decisões refletem escolhas autônomas ou existem fatores externos à sua preferência que as influenciam?

Beneficência

A **beneficência** refere-se à execução de ações positivas para ajudar os outros (Burkhardt e Alvita, 2021). O conceito de beneficência é fundamental à prática de enfermagem e medicina. A concordância em agir pela beneficência implica que os interesses dos pacientes são mais importantes que o interesse pessoal e que a prática de enfermagem é sobretudo um serviço prestado aos outros, mesmo durante questões mais detalhistas do trabalho diário.

Não maleficência

Maleficência diz respeito a fazer mal ou causar dano. Já a **não maleficência** diz respeito a evitar fazer mal ou causar dano. Em cuidados de saúde, a prática ética envolve não somente buscar fazer o bem, como também um compromisso igual a não fazer o mal (Burkhardt e Alvita, 2021). O profissional da saúde tenta equilibrar os riscos e benefícios dos cuidados, esforçando-se ao mesmo tempo para causar o menor dano possível. O procedimento de transplante de medula óssea pode oferecer uma chance de cura; porém, o processo envolve períodos de sofrimento e pode não ser possível garantir resultado positivo. Decisões sobre o melhor curso de ação podem ser difíceis e incertas, precisamente porque os enfermeiros concordam em evitar danos ao mesmo tempo que se comprometem a promover benefícios.

Justiça

A **justiça** diz respeito à equidade e à distribuição de recursos (Burkhardt e Alvita, 2021). O termo é frequentemente utilizado em discussões sobre o acesso aos cuidados de saúde, incluindo a distribuição justa de serviços e recursos escassos. Dentre as questões que citam o conceito de justiça, têm-se discussões sobre planos de saúde, localização de hospitais e serviços e transplantes de órgãos. O termo em si está aberto a interpretações, visto que as pessoas veem justiça de maneiras diferentes. O conceito de justiça significa que os recursos de saúde devam estar disponíveis a quem os mereceu? Ou deveriam ser distribuídos igualitariamente? Indivíduos com maior necessidade de recursos deveriam receber mais do que outros? Especialmente à medida que os custos de cuidados de saúde continuam subindo, a questão da justiça permanece um ponto crítico da discussão sobre uma reforma nos cuidados de saúde e o acesso aos mesmos.

A expressão *cultura justa* refere-se à promoção da discussão aberta sem medo de recriminação sempre que ocorrerem ou quase ocorrerem erros, em especial envolvendo eventos adversos. A culpa é protelada inicialmente, para que questões do sistema e outros elementos possam ser investigados por sua contribuição com o erro. Membros da equipe de saúde tornam-se participantes mais ricamente informados por meio do apoio à discussão aberta sobre erros, capazes de desenvolver novos sistemas que previnem danos.

Fidelidade

A **fidelidade** refere-se à lealdade ou concordância em cumprir promessas (Doherty, 2020). Como enfermeiro, você tem a obrigação de ser fiel aos pacientes de quem cuida, à instituição de saúde onde trabalha e a si mesmo. Se você examinar um paciente com dor e oferecer um plano para controlá-la, o padrão da fidelidade encorajará você a iniciar as intervenções de enfermagem tão logo quanto possível e monitorar a resposta do paciente. A fidelidade é honrada quando nos esforçamos para prestar cuidados de excelência a todos os pacientes, incluindo aqueles cujos valores diferem dos nossos. Reconhecemos o dever profissional de aplicar as mesmas habilidades e conhecimento ao cuidado de pacientes e famílias, independentemente de sua história, estilo de vida ou escolhas passadas e presentes. Quando nossa necessidade de exercer autonomia nos leva a nos retirarmos de um tratamento ou uma situação particular, a fidelidade demanda que não abandonemos o paciente e, sim, que encontremos um profissional igualmente qualificado para prestar cuidados que não podemos realizar.

Nosso dever de sermos fiéis à instituição de saúde que nos emprega significa que seguimos as políticas e procedimentos determinados ou, no caso de políticas ou procedimentos inadequados, buscamos corrigi-los e melhorar o padrão dos cuidados prestados pela instituição de saúde. Por fim, a fidelidade a si mesmo é honrada quando atendemos às nossas próprias necessidades de suporte emocional, orientação ou educação continuada. Honrar o compromisso consigo mesmo é essencial na prestação de cuidados seguros e eficazes aos pacientes.

Código de ética de enfermagem

Um **código de ética** é um conjunto de princípios direcionadores aceitos por todos os membros de uma profissão. Trata-se de uma declaração coletiva sobre as expectativas e padrões de comportamento do grupo. A American Nurses Association (ANA) estabeleceu o primeiro Código de Ética de Enfermagem em 1950 e o revisa periodicamente. O código descreve a obrigação do profissional de enfermagem com o paciente, seu papel como membro da equipe de saúde e suas obrigações com a profissão e a sociedade (ANA, 2015). Alguns dos princípios-chave do código incluem advocacia, atribuições, responsabilidade e confidencialidade.[1]

Advocacia

A **advocacia** diz respeito à aplicação das habilidades e do conhecimento em benefício de outra pessoa. Advogados recebem esse nome porque utilizam o seu conhecimento para atender aos interesses de seus clientes. Como enfermeiro, você advoga em favor da saúde, segurança e direitos dos pacientes, incluindo o direito de privacidade e de recusar tratamento (Harding et al., 2020). Uma relação especial com o paciente proporciona ao profissional da saúde conhecimento específico e prático, além da oportunidade de contribuir com a compreensão do ponto de vista do paciente.

Atribuições

O termo *atribuições* diz respeito às obrigações profissionais que devem ser seguidas. Como enfermeiro, são-lhes atribuídas ações, cuidados que você oferece e tarefas que você delega a outrem. Suas atribuições também envolvem manter a competência em prestar cuidados e buscar orientação quando tiver incerteza sobre suas habilidades e conhecimento. Você também demonstra conhecer suas atribuições aplicando as políticas e os procedimentos do seu local de trabalho nos cuidados que implementa.

Responsabilidade

A **responsabilidade** diz respeito a responder por suas próprias ações. Você deve garantir que suas ações profissionais sejam explicáveis aos seus pacientes e ao seu empregador. Nos EUA, instituições de saúde também exercem responsabilidade monitorando a adesão individual e institucional a padrões nacionais estabelecidos por organizações como The Joint Commission (TJC). TJC estabelece diretrizes nacionais a fim de garantir segurança aos pacientes e ao ambiente de trabalho por meio de práticas de enfermagem consistentes e efetivas (TJC, 2019). A ANA promove a tomada de decisão ética por meio da definição de padrões de comunicação interprofissional colaborativa (ANA, 2015).

Confidencialidade

Pacientes têm o direito de manter confidencial sua informação de saúde privada. A **confidencialidade** refere-se à obrigação da equipe de saúde de respeitar a privacidade dos pacientes. Trata-se de um aspecto fundamental da relação de confiança entre um enfermeiro e um paciente (Doherty, 2020). A legislação federal estadunidense conhecida como Health Insurance Portability and Accountability Act de 1996 (HIPAA) exige confidencialidade e proteção da informação de saúde pessoal de pacientes. A legislação define os direitos e privilégios de pacientes com relação à proteção de sua privacidade e estabelece multas para violações (USDHHS, 2017). Na prática, você não pode compartilhar informação acerca da condição médica de um paciente ou informações pessoais com ninguém que não esteja envolvido nos cuidados desse paciente. A HIPAA denomina isso de "direito de saber" e regula a comunicação da informação de pacientes contida em prontuários (ver Capítulo 26).

Valores

A enfermagem é um trabalho que interfere na intimidade do paciente. Sua prática requer que você esteja em contato com os pacientes fisicamente, emocionalmente, psicologicamente e espiritualmente. Na maioria dos demais relacionamentos íntimos, você decide entrar no relacionamento antecipando que alguns dos seus valores se alinharão com os da outra pessoa. Porém, como enfermeiro, você concorda com a prestação de cuidados com base apenas nas necessidades dos pacientes pelos seus serviços. Os conceitos éticos de beneficência e fidelidade moldam a prática de cuidados de saúde e a distinguem de relações humanas comuns, como a amizade, o casamento e a relação empregado-empregador. Por sua própria natureza, relações em cuidados de saúde muitas vezes ocorrem na presença de conflitos de valores.

Um valor é uma crença profundamente enraizada do significado de uma ideia, um costume ou um objeto que afeta escolhas e comportamentos. Ainda que valores reflitam influências culturais e sociais, eles podem mudar com o tempo à medida que indivíduos se tornam parte de diferentes grupos. Por exemplo, você tem valores pessoais adquiridos de sua família, educação e outras experiências. Depois, como enfermeiro, você desenvolve valores profissionais como membro da profissão de enfermagem e da equipe de saúde. Reconhecer seus próprios valores é como enxergar a bolha em que se vive. Na maior parte do tempo, vemos o mundo por meio das lentes de nossos valores,

---

[1] N.R.T.: A Resolução do Conselho Federal de Enfermagem (Cofen) nº 564/2017 aprovou o novo Código de Ética dos Profissionais de Enfermagem (CEPE), que se aplica a enfermeiros, técnicos de enfermagem, auxiliares de enfermagem, obstetrizes e parteiras, bem como aos atendentes de enfermagem. Destacam-se como princípios fundamentais orientadores de conduta profissional a definição de Enfermagem como "uma ciência, arte e uma prática social, indispensável à organização e ao funcionamento dos serviços de saúde". O profissional de enfermagem é responsável pela promoção e pela restauração da saúde, a prevenção de agravos e doenças e o alívio do sofrimento. É o profissional que proporciona cuidados à pessoa, à família e à coletividade, cabendo ao enfermeiro organizar ações e intervenções de modo autônomo, ou em colaboração com outros profissionais da área. Esses princípios fundamentais reafirmam que o "respeito aos direitos humanos é inerente ao exercício da profissão, o que inclui os direitos da pessoa à vida, à saúde, à liberdade, à igualdade, à segurança pessoal, à livre escolha, à dignidade e a ser tratada sem distinção de classe social, geração, etnia, cor, crença religiosa, cultura, incapacidade, deficiência, doença, identidade de gênero, orientação sexual, nacionalidade, convicção política, raça ou condição social". (Fonte: Resolução Cofen nº 564/2017 aprova o novo Código de Ética dos Profissionais de Enfermagem (CEPE). Publicado no D.O.U. de nº 233, de 6 de dezembro de 2017, p. 157. Disponível em http://www.cofen.gov.br/wp-content/uploads/2017/12/Resolu%C3%A7%C3%A3o-564-17.pdf.)

sem que os percebamos. Valores são intrínsecos à nossa visão de mundo. Aprender a apreciá-los como sua própria perspectiva individual é o primeiro passo para trabalhar com outros profissionais da saúde, pacientes e famílias cujos valores sejam diferentes de maneira eficaz.

Esclarecimento dos valores

Dilemas éticos quase sempre acontecem na presença de conflitos de valores. A fim de resolver tais conflitos, é preciso distinguir valores de fatos e opiniões. Fatos são apoiados por dados objetivos, ao passo que opiniões são visões ou ideias não necessariamente baseadas em fatos. Algumas vezes, as pessoas têm valores tão intensos que os consideram fatos. Contudo, quando expressam uma forte reação emocional, isso em geral sinaliza que seus valores foram ameaçados. As pessoas podem ser tão passionais sobre valores que chegam a fazer julgamentos que intensificam conflitos. O esclarecimento dos valores – seus próprios, dos seus pacientes e colegas de trabalho – constitui aspecto importante e efetivo do discurso ético.

Analise o exercício de valores culturais do Boxe 22.1. Os valores do exercício foram formulados em termos neutros para que você possa perceber como valores diferentes não necessitam da indicação "certo" ou "errado". Por exemplo, para algumas pessoas, é importante permanecer em silêncio e estoico na presença de dor intensa, ao passo que para outras é importante conversar sobre a dor para compreendê-la e controlá-la. Identificar valores como algo diverso de fatos pode ajudar você a compreender as pessoas mesmo quando existem diferenças que os separam.

Abordagens à ética

Historicamente, a ética dos cuidados de saúde constituía-se de uma busca por padrões fixos que determinariam as ações corretas. Com o tempo, cresceu para um campo de estudo mais flexível e repleto de opiniões diferentes e esforços significativos para compreender interações humanas. A revisão a seguir apresenta algumas das abordagens filosóficas sobre ética que você poderá encontrar durante discussões em ambientes de cuidados de saúde. Trata-se de abordagens que podem ser adotadas intencionalmente para ajudar você a interpretar e a tratar problemas éticos em sua prática. *A fim de ilustrar como funcionam essas abordagens, considere uma situação na qual um enfermeiro está cuidando de uma idosa, Stella, que tem demência, e cujo filho, David, não segue a política de visitação da unidade, a qual exige que ele deixe o leito da mãe por meia hora durante a troca de plantão.*

Deontologia

A deontologia propõe um sistema de ética que talvez seja mais familiar do que para profissionais da área da saúde. O termo **deontologia** define ações como certas ou erradas com base em sua adesão a normas e princípios, como fidelidade a promessas, confiabilidade e justiça (Burkhardt e Alvita, 2021). Em vez de olhar para as consequências das ações a fim de determinar se são certas ou erradas, a deontologia examina uma situação para existência de um certo ou errado essencial. *Na situação de Stella e David, o enfermeiro que aplica a abordagem deontológica poderá ver como ação correta buscar ajuda para reforçar a política de visitação. Sua fidelidade à instituição de saúde apoia o dever de reforçar as normas. Abrir uma exceção para David quando outros membros da família seguem as regras seria uma injustiça.*

A deontologia requer compreensão mútua sobre justiça, autonomia e bondade. Contudo, ela ainda deixa margem para o surgimento de confusão. O princípio do respeito pela autonomia pode ser complicado ao lidar com crianças e pacientes, como Stella, que podem não ser capazes de verbalizar suas preferências. *Se Stella afirmasse claramente que desejava a presença de David o tempo todo, o respeito por sua autonomia poderia servir de princípio direcionador. Nesse caso, o enfermeiro deveria advogar em favor de uma exceção à política de visitação.* O compromisso com o respeito por quão "correta" é a autonomia serve como princípio direcionador da deontologia, embora a adesão ao princípio em si nem sempre forneça respostas claras para situações complicadas.

Utilitarismo

Um sistema de ética utilitário propõe que o valor de algo pode ser determinado por sua utilidade. Essa filosofia recebe, por vezes, o nome de consequencialismo, pois sua principal ênfase reside no resultado

---

Boxe 22.1 Exercício de valores culturais

A coluna à direita contém afirmações que descrevem uma opinião; já a coluna da esquerda apresenta afirmações que descrevem a opinião contrária. Nenhuma das afirmações está correta nem incorreta. Trata-se de opiniões, não necessariamente fatos. Se pessoas de diversas culturas recebessem esse questionário, algumas concordariam fortemente com as crenças à direita e outras com as opiniões à esquerda. Leia cada afirmação e reflita sobre os seus próprios valores e opiniões. Circule 1 se você concorda fortemente com a afirmação da esquerda e 2 se concorda moderadamente. Circule 4 se concorda fortemente com a opinião da direita e 3 se concorda moderadamente.

Afirmação	Escore	Afirmação
Preparar-se para o futuro é uma atividade importante e reflete maturidade.	1 2 3 4	A vida tem um curso predestinado. O indivíduo deve seguir esse curso.
Respostas vagas são desonestas e confusas.	1 2 3 4	Respostas vagas são algumas vezes preferíveis porque evitam constrangimento e confronto.
A pontualidade e a eficiência são características de uma pessoa inteligente e preocupada.	1 2 3 4	A pontualidade não é tão importante quanto manter uma atmosfera relaxada, aproveitar o momento e estar com a família e amigos.
Quando sentir dor grave é importante permanecer forte e não se queixar tanto.	1 2 3 4	Quando sentir dor grave é melhor falar sobre o desconforto e expressar a frustração.
É egoísta e insensato aceitar um presente de alguém que você não conhece bem.	1 2 3 4	É uma ofensa recusar um presente que lhe é oferecido.
Chamar as pessoas pelo primeiro nome demonstra amistosidade.	1 2 3 4	Chamar as pessoas pelo primeiro nome é desrespeitoso.
Perguntas diretas geralmente são a melhor forma de obter informação.	1 2 3 4	Perguntas diretas são grosseiras e podem causar constrangimento.
O contato visual direto demonstra interesse.	1 2 3 4	O contato visual direto é intrusivo.
No fim das contas, a independência do indivíduo deve vir antes das necessidades da família.	1 2 3 4	As necessidades do indivíduo sempre são menos importantes que as necessidades da família.

Adaptado de Renwick GW, Rhinesmith SH: An exercise in cultural analysis for managers, Chicago, 1995, Intercultural Press.

ou consequência da ação. Obter o bem maior para o maior número de pessoas é o princípio direcionador para se determinar a ação correta do sistema utilitário (Burkhardt e Alvita, 2021). Assim como a deontologia, o **utilitarismo** apoia-se na aplicação de determinado princípio (*i. e.*, medidas de "bom" e "melhor"). A diferença entre utilitarismo e deontologia é o foco nos resultados. O utilitarismo mede o efeito que uma ação terá, ao passo que a deontologia analisa a ação em si e julga se é correta pelas regras ou princípios nela contidas.

No caso de Stella e David, um enfermeiro que aplica o utilitarismo pode determinar que a solução do problema da visita de David deve ser realizada de forma a criar o menor risco de perturbação dos demais pacientes e empregados da unidade. O enfermeiro interpreta que o maior bem para o maior número de pessoas é a ausência de conflito e, portanto, negocia uma exceção à política de visitação. Embora violar a política seja inaceitável em uma abordagem deontológica porque a ação em si não é boa, no utilitarismo, se o resultado de interação pacífica com o filho for bom, a ação em si será correta.

Assim como na deontologia, a abordagem utilitária tem falhas, sobretudo porque pode ser levada longe demais. Será que os fins sempre justificam os meios? Um clássico exemplo na área da saúde é a ideia de remover órgãos de uma pessoa perfeitamente saudável para salvar as vidas de sete outras pessoas que aguardam transplantes. Sete pessoas são mais que uma pessoa, então o resultado é bom, mas isso torna boa a ação de matar uma pessoa? Ademais, as pessoas têm definições conflitantes sobre "bem maior". Como na deontologia, o utilitarismo serve como guia, mas não garante a concordância.

Casuística

A **casuística**, ou raciocínio baseado em casos, distancia-se dos princípios convencionais da ética como forma de determinar as melhores ações, focando-se nos detalhes da situação. Pessoas que utilizam essa abordagem à ética encontram casos precedentes similares e determinam o curso de ação com base no que foi feito para manejar a situação prévia (Bleyer, 2020). *Um enfermeiro que aplique essa abordagem no caso de Stella e David consideraria situações passadas em que familiares foram autorizados a permanecer à beira do leito mesmo durante trocas de plantão, ou situações nas quais familiares realizaram pedido similar, mas tiveram que seguir as políticas da unidade. Um passo-chave na aplicação dessa abordagem é comparar os detalhes da situação de Stella e David, como o prognóstico da paciente e a capacidade de David de contribuir com os cuidados, a fim de determinar qual situação prévia mais se aproxima do caso.* Uma fraqueza da abordagem de casuística é que encontrar um caso precedente similar pode ser desafiador, particularmente em situações complexas com características peculiares.

Ética feminista

Ao perceberem as limitações da deontologia e do utilitarismo, pesquisadores que focaram nas diferenças entre homens e mulheres, especialmente no ponto de vista das mulheres, desenvolveram uma crítica às filosofias éticas convencionais. Denominada **ética feminista**, essa visão defende que o cuidado natural para com outras pessoas é a base do comportamento moral; ela enfatiza os relacionamentos respeitosos e um forte senso de responsabilidade (Fromme, 2020). Aqueles com perspectiva feminista tendem a se concentrar mais nas soluções práticas do que na teoria e fazer questionamentos sobre as pessoas envolvidas e suas relações, em vez de analisar princípios subjacentes.

Para Stella e David, um enfermeiro que utilizasse a abordagem feminista poderia procurar uma desigualdade de poder e buscar uma ação que a resolvesse. A presença de David à beira do leito é intimidadora para Stella? Os membros da equipe estão tentando reforçar a política supondo uma posição de poder não justificado sobre David? Essas questões, que podem não vir à tona em uma abordagem tradicional, ajudam a determinar a ação correta a partir de uma perspectiva ética feminista.

Críticos da ética feminista manifestam preocupação com a falta de apelo a princípios éticos tradicionais. Sem orientação de conceitos como autonomia e beneficência, segundo tais críticos, as soluções para questões éticas dependerão muito de julgamentos subjetivos.

Ética do cuidado

A **ética do cuidado** oferece uma visão alternativa ao utilitarismo e à deontologia. Assim como a ética feminista, a ética focada no cuidado enfatiza a compreensão das relações, narrativas pessoais e contexto dentro do qual emergem problemas éticos. Diferentemente da ética feminista, a ética do cuidado enfatiza o papel de quem toma decisões na situação. Com a deontologia e o utilitarismo, a tomada de decisão é desvinculada e objetiva, reunindo fatos, identificando princípios ou prevendo desfechos. Já na ética do cuidado, os enfermeiros participam de consultorias de ética clínica, na qual a defesa dos pacientes é uma prioridade absoluta (Atkinson et al., 2020). Essa filosofia muitas vezes é compatível com enfermeiros que, em suas experiências pessoais com pacientes, tomam muitas decisões éticas enquanto estão engajados em relações de cuidado.

Um enfermeiro que utilizasse a abordagem da ética do cuidado com Stella e David primeiro aprenderia mais sobre as relações envolvidas na situação atual para, depois, identificar o curso de ação que lhe dê o melhor suporte. Stella e David têm uma relação mútua e o enfermeiro que cuida de Stella também tem uma relação com cada um. Que ação, ao permitir que David fique ou pedir que saia, terá o melhor impacto sobre essas relações? Haveria ações adicionais, como ouvir os motivos de David para querer ficar, que possam ter impacto positivo nessas relações?

Ponto de vista da enfermagem

Todos os pacientes em sistemas de saúde interagem com enfermeiros em algum momento e de formas que são peculiares à enfermagem. No geral, enfermeiros se engajam com pacientes por períodos de tempo maiores do que profissionais da saúde de outras disciplinas. Enfermeiros envolvem-se em atos físicos íntimos como dar banho, alimentar e realizar procedimentos especiais. Como resultado, os pacientes e familiares podem se sentir mais confortáveis em revelar informações ou fazer perguntas que não compartilhariam com outros profissionais da saúde. Detalhes sobre a vida familiar, informações sobre estilos de enfrentamento, preferências pessoais e detalhes sobre medos e inseguranças têm maior probabilidade de vir à tona durante o curso das intervenções de enfermagem. A capacidade de moldar os cuidados com base nesse conhecimento especial fornece uma contribuição indispensável aos cuidados do paciente.

Atualmente, o cuidado dos pacientes envolve colaboração com outras disciplinas. Terapeutas, médicos, cirurgiões, assistentes sociais e farmacêuticos são alguns dos membros da equipe interprofissional que cuidarão de pacientes com você e trarão seus próprios pontos de vista. Ademais, gerentes e administradores de muitas bases profissionais contribuem com o discurso ético oferecendo seu conhecimento sobre sistemas, distribuição de recursos, possibilidades e limitações financeiras (Figura 22.1).

> **Pense nisso**
>
> Considere um momento em que você discordou de um membro da família ou amigo de um paciente sobre a ação correta para uma situação. Que fatores ajudaram ou impediram você de expressar honestamente seu próprio ponto de vista? Como foi ouvir a perspectiva da outra pessoa?

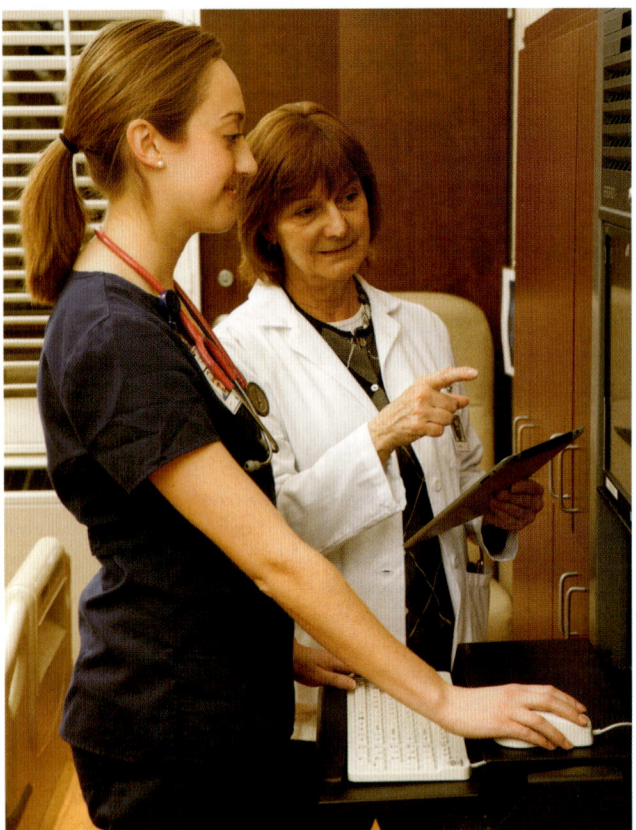

Figura 22.1 Enfermeiros colaboram com outros profissionais da saúde para tomar decisões éticas.

Tipos de problemas éticos

Dois problemas éticos comuns encontrados por enfermeiros são os dilemas éticos e aflições morais (Burkhardt e Alvita, 2021). Por exemplo, pense em uma situação na qual um estudante de enfermagem trabalhando com idosos descobre que uma paciente se recusa a tomar sua medicação da manhã. "Não vou tomar nenhum remédio até que você me dê meu hormônio." A paciente tem muitos problemas médicos, mas nenhum dos medicamentos matinais se enquadra na descrição de "hormônio". Ao relatar a questão a outro membro da equipe de saúde, ele é orientado: "Por que você não entra lá com um dos comprimidos que ela precisa e diz a ela que é o hormônio? Assim, ela irá cooperar com você."

Dilema ético. O estudante imediatamente se sente em conflito com esse conselho. Se ele seguir a sugestão, poderá completar a tarefa de administrar as medicações, que é uma tarefa em benefício da paciente e que poderia ser justificada pelo princípio da beneficência. Ao mesmo tempo, ele se sente desconfortável em mentir para a paciente. A mentira viola a autonomia da paciente, uma traição de sua confiança. Essa interpretação da situação constitui um clássico exemplo de dilema ético. O estudante não pode executar as duas opções – seguir o conselho de mentir para que a paciente obtenha o benefício das medicações *e* ser verdadeiro em identificar os medicamentos para a paciente. Um problema ético recebe o nome de dilema quando dois cursos de ação opostos podem ambos ser justificados por princípios éticos (Burkhardt e Alvita, 2021).

Aflição moral. Agora, imagine a mesma situação com uma mudança em alguns detalhes. A pessoa consultada pelo estudante de enfermagem é o médico do paciente e o conselho de mentir sobre as medicações parece ao estudante uma direção específica – não tanto uma sugestão, mas uma ordem. Ao mesmo tempo, imagine que nesse momento durante o dia clínico, não há ninguém que o estudante possa procurar para obter ajuda. Ele foi orientado por seus instrutores clínicos sobre a necessidade de ser mais eficiente em completar tarefas e as medicações deveriam ter sido fornecidas há 30 minutos. Dada a pressão do tempo e a fonte da orientação, o estudante pode se sentir compelido a mentir para a paciente. Contudo, se o estudante sentir, com base em seus valores, que a ação é moralmente incorreta? Agora, ele tem risco de sofrer aflição moral, um tipo diferente de problema ético. Na aflição moral, em vez de opções de ação, o enfermeiro sente necessidade de executar uma ação específica enquanto acredita que a ação é errada (Burkhardt e Alvita, 2021).

A distinção entre dilemas éticos e aflições morais é importante para se alcançar a resolução. Quando o problema é um dilema, com duas opções contrárias porém justificáveis, muitas vezes a aplicação do processo de enfermagem incluirá identificação de mais opções. Por exemplo, o estudante pode ser capaz de conseguir administrar a medicação à paciente sem mentir se construir confiança com a paciente passando tempo com ela. Já na aflição moral, como o exemplo demonstra, o ambiente frequentemente contribui com o problema. Discuta situações que gerem aflição moral com outras pessoas assim que as identificar. Recursos adicionais, como colegas de enfermagem, gerentes e demais profissionais da saúde, podem trabalhar em conjunto para resolver os fatores que contribuem com a aflição moral (Boxe 22.2).

Processo de análise de um problema ético

A resolução de um problema ético assemelha-se ao processo de enfermagem por sua abordagem metódica a uma questão clínica. Todavia, ela difere do processo de enfermagem por necessitar de negociação das diferenças de opiniões e clareza sobre situações para as quais pode não haver uma única resposta correta. É possível encontrar clareza e consenso quando os seguintes elementos permanecem essenciais ao processo: presunção de boa-fé por parte de todos os participantes, adesão estrita à confidencialidade, tomada de decisões centrada no paciente e participação bem-vinda de familiares e cuidadores primários.

Problemas éticos envolvem valores e obrigações, por isso, podem gerar também emoções problemáticas. O processo de análise de um problema ético começa com o reconhecimento de que ele existe (Doherty, 2020). Algumas vezes, problemas de comunicação são parecidos com os éticos e, por isso, destinar um tempo para falar abertamente e ouvir outras pessoas permite chegar a uma solução. Você colhe informação pertinente necessária sobre o caso, incluindo avaliações clínicas recentes, pontos de vista de colegas, valores e perspectivas do paciente e família envolvida. O exame dos seus valores pessoais nesse momento ajudará a diferenciar fatos de opiniões, o que constitui parte importante do processo. Uma vez reunida a informação e identificados os elementos éticos, a discussão será facilitada com o desenvolvimento de uma afirmação sobre o problema. O próximo passo, de listar todos os possíveis cursos de ação, requer certa criatividade e é mais bem executado em uma conversa com outras pessoas. Decidir por uma ação e implementá-la por vezes exige coragem. O último passo é uma avaliação do resultado (Doherty, 2020) (Boxe 22.3).

Se o processo envolver uma reunião familiar ou mudanças no plano de tratamento, documente toda a informação relevante no prontuário do paciente. Algumas instituições utilizam um formulário especial de consulta ética para estruturar a documentação. Contudo, quando a questão ética não afeta diretamente os cuidados com o paciente, você pode documentá-la em atas de reuniões ou em um e-mail aos envolvidos na discussão.

Boxe 22.2 Prática baseada em evidências

Aflição moral

Questão PICOT: estratégias que desenvolvem resiliência moral reduzem a aflição moral entre enfermeiros de cuidados agudos?

Resumo das evidências

A aflição moral descreve uma angústia sentida quando uma pessoa é incapaz de agir de acordo com valores profundamente enraizados. A evidência indica que as causas dessa aflição entre enfermeiros de cuidados críticos incluem preocupações sobre qualidade de vida dos pacientes, não ter voz na documentação, dificuldade em atuar no papel de defensores, ambiguidade entre as diretrizes de cuidados e limitação da formação, tentar implementar valores pessoais na prestação do cuidado, problemas de comunicação por falta de implementação da política de informação completa com o paciente e a família, e o conflito de papel entre os objetivos do cuidado e os obstáculos para a prestação do cuidado (Burton et al., 2020). Enfermeiros precisam ter ciência sobre a aflição moral, pois isso é crucial para o desenvolvimento de estratégias que promovam a resiliência moral (Burton et al., 2020). Embora muitos estudos documentem a existência da aflição moral e a sua associação com aspectos do ambiente de trabalho, intervenções que resolvem a aflição moral fazem parte de uma área de pesquisa ainda em evolução (Burton et al., 2020). Estratégias para solucionar a aflição moral consideram não somente o indivíduo que vive o problema, como também o ambiente de trabalho. As instituições de saúde muitas vezes oferecem serviços como recursos éticos ou um serviço de resolução de aflição moral para solucionar especificamente as necessidades de enfermeiros. Sonya et al. (2020) descreveram um Serviço de Consulta para Aflição Moral (*Moral Distress Consult Service*) acessível a todas as unidades hospitalares que ajuda a solucionar questões sutis ou persistentes causadoras de aflição moral. A American Association of Critical-Care Nurses (AACN) desenvolveu os Padrões para Estabelecer e Sustentar Ambientes de Trabalho Saudáveis (*Standards for Establishing and Sustaining Healthy Work Environments*) e uma Ferramenta de Avaliação que equipes de saúde podem utilizar para identificar e solucionar lacunas (AACN, 2016). A resiliência moral é a capacidade de crescer e adquirir autoconfiança a partir de problemas éticos adversos e complexos (Rushton, 2017). Embora sejam necessários mais estudos, a atenção deliberada ao desenvolvimento da resiliência moral entre enfermeiros pode reduzir sua suscetibilidade à aflição moral.

Aplicação à prática de enfermagem

- Desenvolva e pratique a comunicação habilidosa. Aprender a conversar com colegas, pacientes e familiares de maneira profissional que transmita um desejo de compartilhar sua própria visão e abertura à visão dos outros pode ajudar a prevenir conflitos e reduzir a aflição moral
- Identifique os recursos disponíveis que ajudam a diminuir a aflição moral. Descubra se o seu local de trabalho conta com uma comissão de ética ou outro recurso que ofereça suporte e como você deve consultar esse recurso
- Encontre um orientador ou um líder em sua unidade com habilidade particular no exame de problemas éticos para ajudá-lo a processar situações éticas
- Crie uma cultura de resiliência moral com suporte e educação formal e informal direcionados para os funcionários (Burton et al., 2020)
- Colabore com os administradores de saúde no que diz respeito a maneiras de melhor compreender, reconhecer e gerenciar fatores do paciente e do enfermeiro relacionados à aflição moral (Burton et al., 2020)
- Crie programas educativos que auxiliem os enfermeiros sobre como reagir em situações de estresse (Burton et al., 2020)
- Promova educação permanente com os membros da equipe sobre como usar suas vozes para comunicar-se construtivamente e de maneira confiante sobre situações moralmente desafiadoras (Burton et al., 2020)
- Avalie os programas existentes, incluindo suporte oportuno, estabelecimento de ética em saúde e treinamento em resiliência moral (Burton et al., 2020)

Boxe 22.3 Passos-chave na resolução de um dilema ético

Passo 1: Pergunte: Isso constitui um problema ético?
Passo 2: Obtenha informação relevante sobre o caso. Perspectivas do paciente, família, instituição de saúde e sociais são importantes fontes de informação relevante.
Passo 3: Identifique os elementos éticos da situação esclarecendo valores e reconhecendo os princípios envolvidos. Distinga fato, opinião e valores.
Passo 4: Nomeie o problema. Nem sempre é fácil selecionar uma afirmação clara e simples sobre o problema, mas isso garantirá a efetividade do plano final e facilitará a sua discussão.
Passo 5: Identifique possíveis cursos de ação. Procure outros para colher pontos de vista e seja criativo para identificar diferentes opiniões.
Passo 6: Crie e implemente um plano de ação. Obtenha suporte de outros e identifique uma ação alternativa caso a ação escolhida não atinja a solução.
Passo 7: Avalie o plano de ação a fim de determinar a necessidade de ação adicional ou se as lições aprendidas nessa experiência poderão ser aplicadas no futuro.

A fim de revisar o processo de tomada de decisão ética, considere a seguinte situação:

Você está cuidando de Miguel, um jovem de 18 anos com diabetes melito tipo 1. Outro enfermeiro lhe informa que os pais do paciente são encorajadores, envolvidos e têm conhecimento sobre a condição do filho, mas Miguel está mais nervoso e pouco interessado na instrução sobre diabetes. Você entra no quarto e observa que um amigo da escola de Miguel foi visitá-lo e levou doces e outros lanches que contradizem a dieta prescrita para o paciente. Qual a melhor ação a ser tomada?

Passo 1. Pergunte: Isso constitui um problema ético?

Embora sentir incerteza sobre como responder algo possa ser indicativo de um problema ético, nem toda incerteza envolve valores e obrigações. Algumas incertezas podem ser resolvidas por meio de orientação ou pela obtenção de mais informações. Você pode ter em mãos um problema ético quando emoções fortes são deflagradas ou quando se encontra em uma situação na qual a ação que tomará demonstrará seus valores pessoais ou profissionais. Se o problema for um dilema ético, você provavelmente se sentirá em conflito entre cursos de ação contrários, os quais parecem ambos corretos de alguma maneira e incorretos de outra. Já a aflição moral se manifesta frequentemente na forma de braveza ou frustração (Burton et al., 2017).

Neste caso, somente mais informação clínica não resolverá o problema; você sabe que a saúde de Miguel pode ser prejudicada se ele comer todos os doces e lanches que seus amigos lhe trouxeram. Você pode ficar nervoso porque Miguel está ameaçando a própria saúde, como membro da equipe de saúde, você sente a obrigação de protegê-lo. Ao mesmo tempo, pode também valorizar a autonomia de Miguel; ele é tecnicamente um adulto e tem o direito de selecionar sua dieta, contanto que esteja informado sobre os riscos e benefícios. Se você se sentir compelido a permitir que ele desfrute dos lanches que seu amigo lhe trouxe e ao mesmo tempo sentir que é errado fazê-lo, a situação poderá se tornar uma aflição moral. Pode haver um dilema ético porque duas ações contrárias – tentar impedir Miguel de comer os lanches ou deixá-lo – podem ser ambas justificadas. A situação é um problema ético.

Passo 2. Obtenha informação relevante ao caso.

A resolução de problemas éticos pode advir de diferentes fontes. Informações úteis podem incluir dados clínicos sobre o estado de saúde do paciente, literatura acerca de sua doença e informações sobre sua base religiosa, cultural e familiar. Uma estratégia-chave na coleta de informações é realizar perguntas abertas e tomar tempo para ouvir as respostas. Como sua interpretação da situação se baseia em seus próprios valores, é necessária interação focada para ouvir as perspectivas de outros.

Uma revisão do prontuário de Miguel demonstrou que seu diabetes está mal controlado. Há uma nota do programa educacional sobre diabetes do hospital indicando que Miguel e seus pais receberam informação sobre a dieta diabética e pareceram compreendê-la. Há também uma nota da assistente social, preocupada com a possibilidade de Miguel ter problemas para aceitar o diagnóstico.

Passo 3. Identifique os elementos éticos do problema e analise os valores.

Parte da meta é identificar precisamente sua própria perspectiva e, outra igualmente crítica, é desenvolver respeito pelas perspectivas alheias. Avalie se os princípios discutidos anteriormente dão suporte a um curso de ação particular. Tome um momento para analisar se há relações envolvidas que necessitam de suporte ou que poderiam ser afetadas adversamente pelas ações para solucionar o problema.

Reflita sobre seus próprios valores. Você deve garantir que Miguel gerencie seu diabetes porque você valoriza sua saúde. Ao mesmo tempo, você reconhece que, como um adolescente, ele deseja a liberdade de fazer suas próprias escolhas, sem a restrição de sua doença. Você o valoriza como pessoa e reconhece que, além de seus problemas de saúde física, Miguel tem necessidades de desenvolvimento. A beneficência, obrigação de fazer o bem, dá suporte a sua busca pela ação que será melhor para Miguel. O conceito de autonomia apoia ações que respeitam o direito de Miguel de realizar suas escolhas, ao passo que a fidelidade à equipe de saúde apoia ações que aderem ao atual plano de cuidados.

Passo 4. Nomeie o problema.

Esse passo é mais difícil do que parece e muitas vezes ocorre da melhor maneira quando você envolve outras pessoas – seja um amigo, outro enfermeiro ou a equipe de saúde. Embora seja possível desenvolver uma afirmação que descreva especificamente o problema por conta própria, falar em voz alta encoraja você a utilizar a linguagem correta e lhe permite obter *feedback* de outras pessoas. Conforme você verá no Passo 5, é possível que necessite de colaboração também em outros passos e, portanto, identificar alguém para falar neste passo pode facilitar uma resolução mais rápida.

Após revisar o prontuário médico de Miguel, você encontra um colega que tem alguns minutos disponíveis para ouvir sua história. Conforme você conversa com ele, você diz: "Por um lado, quero entrar lá e tirar aquela comida dele porque ele não deveria comê-la e eu sei que ele sabe disso. Por outro lado, vejo que ele pode estar tentando demonstrar independência de seus pais e fazer coisas que adolescentes fazem." Você chega à conclusão de que está diante de um dilema ético entre agir com beneficência para proteger a saúde de Miguel e respeitar sua autonomia.

Passo 5. Identifique possíveis cursos de ação.

Em um dilema, há dois cursos de ação que podem ser justificados, mas que são contrários e, portanto, pode ser útil pensar em outras opiniões. Nesse ponto, é importante conhecer seus recursos. Pergunte a si mesmo quais são as opiniões e quem está disponível para lhe oferecer ajuda. Como muitos aspectos de cuidados de saúde, a ética é mais bem gerenciada em equipe, não isoladamente. Conhecer os recursos disponíveis que ajudam você com problemas éticos é semelhante a conhecer os recursos para questões clínicas. O Boxe 22.4 apresenta alguns dos recursos a serem considerados.

Conforme conversa com seu colega, você identifica a opção de assumir uma atitude firme com Miguel e remover o alimento, bem como a opção de evitar seu quarto e fingir que não sabe sobre seu comportamento. Seu colega aponta outra opção, que seria perguntar a Miguel sobre seu comportamento de forma gentil, não punitiva ou ameaçadora. Você também considera chamar o médico de Miguel para conversar com o paciente, chamar os pais e pedir que intervenham ou retirar o amigo de Miguel do quarto e explicar que ele precisa ir embora e levar os alimentos porque está comprometendo os cuidados de Miguel.

Passo 6. Crie e implemente um plano de ação e execute-o.

Por meio do processo de articulação do problema e listagem das opções, torna-se claro o curso de ação que melhor se enquadra no caso. Em vez de determinar uma única ação, pode ser útil selecionar o que fazer primeiro e depois como prosseguir caso o primeiro passo seja ineficaz em atingir a resolução. Por exemplo, se durante a identificação das opções de ação você decidir chamar um recurso particular para ajudar, como um gerente, você também pode decidir que, caso o gerente valide o problema, você prosseguirá com a consulta à comissão de ética do hospital.

Esse passo requer coragem. Como a ética lida com valores e obrigações, podem ocorrer emoções negativas, como medo ou raiva.

Boxe 22.4 Recursos para solucionar problemas éticos

Colegas de enfermagem – para ouvir o problema, oferecer ações alternativas e ajudar você a articular o problema. Dar e receber suporte de outros enfermeiros promove um ambiente de trabalho positivo.

Líderes de enfermagem – podem incluir um orientador, enfermeiro responsável, gerente de enfermagem, professor ou enfermeiro de prática avançada. Todos podem ter enfrentado e gerenciado situações similares e ter orientações a lhe oferecer. Também podem acessar outros recursos do hospital.

Membros da equipe interprofissional – incluem médicos, assistentes sociais, terapeutas, farmacêuticos e padres ou pastores. Todos podem ter interação com o paciente ou conhecer a situação que você enfrenta. Ouvir outra perspectiva pode ajudar você a identificar o problema e considerar soluções.

Serviços de consultoria – podem incluir comissões de ética e especialistas em cuidados paliativos. Comissões de ética frequentemente reúnem membros da equipe com pontos de vista divergentes e facilitam a conversação produtiva. Serviços de consulta de cuidados paliativos constituem um recurso presente em algumas instituições para o gerenciamento de pacientes gravemente enfermos.

Organizações profissionais – frequentemente determinam padrões para a prática de enfermagem e oferecem recursos digitais para ajudar você a desenvolver conhecimento e habilidades em análise ética.

Conselhos de enfermagem – podem ajudar a solucionar questões sobre o escopo e as competências da prática.

Sempre que possível, dê enfoque ao resultado desejado, que é a resolução do problema ético, para ajudar você a executar o plano.

Você decide seguir o conselho de seu colega e ir até o quarto para conversar com Miguel. Se isso não funcionar, você recorrerá a outros membros da equipe de saúde. Seu colega ajuda você a planejar as palavras que utilizará. Apesar do nervosismo, você entra no quarto e diz a Miguel: "Não quero impedir você de desfrutar da visita de seu amigo, mas estou preocupada com os lanches que ele trouxe. Sei que você foi orientado sobre sua dieta. Podemos falar a respeito?"

Miguel dá de ombros e diz: "Na verdade não me importo." Você então pergunta: "Bem, com o que você se importa?" Miguel parece surpreso. Seu amigo sorri e cita o nome de um jogo de computador de que Miguel gosta. "É com isso que Miguel se importa", diz o amigo. Inicia-se uma conversa entre você, Miguel e o amigo e, pela primeira vez, Miguel parece alegre em vez de mal-humorado e bravo. Após a conversa, você pergunta a Miguel se seu amigo pode levar com ele os lanches quando for embora, dizendo: "Parece que você tem coisas melhores a fazer do que ficar no hospital e esses lanches não o ajudarão a sair daqui." Miguel assente com a cabeça e ajuda você a guardar os alimentos de volta na sacola do amigo.

Passo 7. Avalie o plano de ação.

Nesse passo, você decide se é necessária ação adicional ou se foi obtida a resolução. Se a avaliação demonstrar que o problema foi resolvido, certifique-se de considerar quais aspectos de suas ações e de outras pessoas tornaram isso possível. São lições para serem aplicadas no futuro. Caso a situação não se tenha resolvido, será necessária ação adicional.

Ao avaliar o resultado com Miguel, você percebe que passar alguns minutos a mais aprendendo sobre ele facilitou a negociação para devolver os lanches. Ele passou a confiar em você devido ao interesse que você demonstrou nele como pessoa; isso é frequentemente mais eficiente do que a orientação que indica ao paciente o que ele pode ou não fazer. Trata-se de uma estratégia que você pode aplicar no futuro.

Comissões de ética

A maioria dos hospitais tem comissão de ética para ensinar e processar problemas e dilemas éticos. A comissão inclui indivíduos de diferentes disciplinas e com diferentes bases, os quais dão suporte a instituições de saúde com três funções principais: disponibilizar consultas de ética clínica, desenvolver e/ou revisar políticas pertinentes à ética clínica e à política hospitalar (p. ex., diretivas avançadas, manutenção ou interrupção de tratamentos de sustentação da vida, termos de consentimento informado, aquisição de órgãos) e facilitar a instrução sobre problemas pontuais em ética clínica. Na maior parte das instituições, qualquer pessoa que busque orientação ética, incluindo enfermeiros, médicos, outros profissionais da saúde, pacientes e membros da família, podem requerer acesso a uma comissão de ética.

Comissões de ética convocam com frequência reuniões com os membros da equipe, paciente e familiares envolvidos na situação. Quando você participar de uma reunião da comissão de ética, certifique-se de articular seu ponto de vista pessoal e ao mesmo tempo demonstrar respeito pelos pontos de vista dos demais participantes. A reunião bem-sucedida é aquela na qual todas as perspectivas são ouvidas. Algumas vezes, resultam em um consenso sobre um curso de ação específico; outras vezes, terminam sem um plano claro, mas com compreensão melhorada sobre as perspectivas alheias.

Você também pode processar problemas éticos em contextos que não o de comissões. Enfermeiros fornecem *insights* sobre problemas éticos em conferências familiares, reuniões com os empregados ou mesmo pessoalmente em encontros com um indivíduo. Como membro de uma comunidade de cuidados de saúde, seja qual for seu ambiente de trabalho, você pode reduzir o risco de aflição moral promovendo o discurso mesmo diante de discordâncias ou confusões profundas. Você verá que é útil presumir que todos os participantes dessas conversações desejam o bem, mesmo quando têm ideias diferentes sobre o que isso significa.

Problemas éticos em cuidados de saúde

Problemas éticos mudam à medida que a sociedade e as tecnologias avançam, embora permaneçam alguns denominadores comuns: o processo básico utilizado para abordar os problemas e sua responsabilidade em lidar com eles. A seção a seguir descreve algumas das diversas fontes atuais de questões éticas.

Mídias sociais

O acesso a redes sociais baseadas na internet, como o *Facebook, Twitter, Snapchat, YouTube* e *Instagram*, pode apresentar desafios éticos para enfermeiros. Por um lado, mídias sociais podem constituir uma fonte de suporte de informação sobre cuidados com pacientes ou atividades de enfermagem profissional e podem funcionar como suporte emocional diante de dificuldades no trabalho. Elas também podem ser uma fonte de suporte aos pacientes, para se conectarem com amigos e entes queridos que não possam estar fisicamente presentes. Por outro lado, é grande o risco de perda da privacidade do paciente com as mídias sociais (NCSBN, 2018). A postagem de uma informação ou fotos sobre pacientes, mesmo sem identificadores específicos, constitui violação de confidencialidade.

As interações de profissionais da saúde e pacientes em mídias sociais também são problemáticas. A "amizade" online com um paciente gera um risco de obscurecer sua capacidade de permanecer objetivo em suas percepções clínicas. Isso ultrapassa um limite profissional entre paciente e profissional da saúde, e pode tornar a relação mais pessoal. A natureza pública das interações online ainda gera um risco adicional de que outros enfermeiros reconheçam a natureza de sua relação com um paciente e saibam mais do que deveriam sobre a saúde desse indivíduo (NCSBN, 2018). Políticas de trabalho podem ajudar a responder questões sobre quando e onde é adequado utilizar mídias sociais. Ademais, a ANA (s. d.) desenvolveu uma página online com princípios para orientar enfermeiros sobre o uso de mídias sociais (ver https://www.nursingworld.org/social/).[2]

---

[2]N.R.T.: No Brasil, a Resolução do Conselho Federal de Enfermagem (Cofen) nº 554/2017 estabelece critérios que orientam as práticas de uso e o comportamento dos profissionais de enfermagem, nas mídias sociais, entre outros tipos de comunicação em massa. A Resolução define mídia social como canais de relacionamento na internet nos quais existem diferentes possibilidades de interação e participação entre os usuários. É vedado ao profissional de enfermagem (enfermeiro, técnico e auxiliar de enfermagem, parteira), mídia social, a saber: permitir que seu nome circule em qualquer mídia, inclusive na internet, em matérias desprovidas de rigor científico; expor a figura do paciente como forma de divulgar técnica, método ou resultado de tratamento, salvo mediante autorização expressa; oferecer consultoria a pacientes e familiares por mídia social, como substituição da consulta de enfermagem presencial; garantir, prometer ou insinuar bons resultados do tratamento de qualquer natureza, para o qual não haja comprovação científica; divulgação de imagens sensacionalistas envolvendo profissionais, pacientes e instituições; difamar a imagem de profissionais da saúde, instituições e entidades de classe; expor a imagem de pacientes em redes sociais e grupos sociais tais como o WhatsApp®, pacientes vulneráveis e legalmente incapaz, imagens de exames de pacientes com identificação. (Fonte: Resolução Cofen nº 554/2017, que estabelece critérios norteadores das práticas de uso e de comportamento dos profissionais de enfermagem em [...] mídias sociais. Publicada no DOU, nº 145, de 31 de julho de 2017. Disponível em http://www.cofen.gov.br/wp-content/uploads/2017/07/Resolu%C3%A7%C3%A3o-554-2017-2.pdf).

Qualidade de vida

A qualidade de vida é algo profundamente pessoal. Pesquisadores em cuidados de saúde utilizam medidas de qualidade de vida para definir cientificamente o valor e os benefícios de intervenções médicas. Qualquer intervenção cria um fardo para o paciente e sua família, que pode ser atenuado pelo benefício proporcionado pelos cuidados. Vacinas para gripe, por exemplo, causam dor, mas a natureza a curto prazo desse fardo é atenuada pelo grande benefício de potencialmente evitar a infecção pelo vírus da gripe ou disseminá-la, que são experiências de baixa qualidade. Uma intervenção mais complexa, como um protocolo de quimioterapia de 6 meses, cria um fardo maior e impacta a qualidade de vida do paciente em grau maior. O impacto será aceitável se o resultado do tratamento for o retorno da qualidade de vida, com base na definição do paciente. No caso de o tratamento não ter a probabilidade de resultar em uma qualidade de vida que o paciente acredite ser aceitável, considera-se um plano de cuidados diferente.

Medidas objetivas de qualidade de vida podem incluir a idade do paciente, sua capacidade de viver de maneira independente ou a capacidade de contribuir com a sociedade de forma vantajosa. Já medidas subjetivas envolvem pedir que os pacientes identifiquem suas prioridades, do que gostam e o que é mais importante para eles. Cientistas vêm incorporando não somente a observação, como também o autorrelato de pacientes sobre qualidade de vida e outros desfechos, que recebem o nome de Desfechos Relatados pelo Paciente (*Patient-Reported Outcomes*). Como enfermeiro, você pode facilitar conversações sobre opções de tratamento encorajando pacientes a articular sua definição de qualidade de vida.

> **Pense nisso**
>
> O que é mais importante para você e, consequentemente, deveria ser incluído em sua própria definição de qualidade de vida? Que papéis, relacionamentos ou atividades são mais significativos para você?

Cuidados em fim de vida

Prestar cuidados a pacientes com idade muito avançada e pacientes com doenças graves que podem estar se aproximando do fim de vida representa uma constante fonte de problemas éticos. Embora todo mundo concorde ser desejável uma "boa morte", há muitas opiniões diversas sobre o que seria a "boa morte". Ademais, pacientes e familiares podem ter metas para o fim de vida, como controle de dor adequado ou estar com a família, porém esperar que isso ocorra mais tarde e não agora. Predições sobre resultados de saúde nem sempre são precisas e, portanto, profissionais da saúde podem ter dificuldade em transmitir aos pacientes com doenças graves que sua vida está terminando. Como os pontos de vista sobre morte fazem parte de crenças espirituais e culturais profundamente enraizadas, conflitos sobre os cuidados em fim de vida são comuns em cuidados de saúde. Tais conflitos podem ocorrer entre os membros da equipe de saúde ou entre pacientes, famílias e a equipe (Fromme, 2020).

O termo *fútil* diz respeito a algo para o qual não há esperança ou que não tem propósito útil. Em discussões de cuidados de saúde, esse termo se aplica a intervenções que não têm probabilidade de produzir benefício para um paciente (Fromme, 2020). Por exemplo, se um paciente está morrendo por uma condição para a qual haja pouca ou nenhuma esperança de recuperação, qualquer intervenção que não seja controle dos sintomas e medidas de conforto será vista como fútil. Nessa situação, o acordo em rotular como fútil uma intervenção pode ajudar os membros da equipe de saúde, famílias e pacientes a buscar medidas de cuidados paliativos como abordagens mais construtivas à situação (ver Capítulo 36).

Acesso a cuidados de saúde

O acesso a cuidados de saúde constitui um problema ético de justiça (Burkhardt e Alvita, 2021). As questões: "Cuidados de saúde constituem um direito de todos?" e "Como podemos dividir melhor os recursos de cuidados de saúde que temos?" envolvem justiça. Nos EUA, o custo de cuidados é tal que poucos podem pagar pelos serviços, exceto quando têm plano de saúde. Em alguns casos, planos de saúde são fornecidos como benefício de um emprego. Aqueles que não têm plano de saúde vinculado a um empregador podem se qualificar para fazer parte dos programas estaduais americanos Medicaid com base na necessidade de Medicare, um programa federal estadunidense de plano de saúde disponível para todos os indivíduos a partir de 65 anos. Devido ao conflito de opiniões sobre o que é justo e seu efeito sobre a população, o acesso a cuidados de saúde permanece um assunto controverso.

Embora a natureza da cobertura de planos de saúde seja variável, a maioria permite que um indivíduo acesse alguns cuidados preventivos básicos e serviços urgentes mais caros quando ocorrem mudanças inesperadas na saúde. No fim do século XX, à medida que os custos dos cuidados de saúde aumentaram dramaticamente, o número de indivíduos com plano de saúde diminuiu. Em 2010, a Affordable Care Act (ACA) foi publicada para desenvolver normas que controlassem custos e melhorassem a disponibilidade de planos de saúde. Essa legislação facilitou o acesso a cuidados para milhões de indivíduos que antes não o tinham nos EUA. Segundo um relatório de 2017 do National Health Center for Health Statistics, que faz parte do U.S. Department of Health and Human Services, o número de pessoas estadunidenses sem plano de saúde diminuiu em 18 milhões entre 2010 e 2018 (Cohen et al., 2019). A ACA também ofereceu mudanças no pagamento de serviços com finalidade de recompensar práticas que reduzam danos e promovam resultados de qualidade. O objetivo dessa parte da legislação foi expandir o acesso a serviços de saúde preventivos menos onerosos e, assim, reduzir a incidência de doenças crônicas onerosas. A forma como estadunidenses acessam cuidados de saúde ainda continuará evoluindo. Ter conhecimento sobre cuidados acessíveis em sua comunidade como forma de garantir resultados saudáveis constitui uma parte importante de seu papel como advogado de seus pacientes e refletirá em seu compromisso ético com a justiça (Boxe 22.5).

Boxe 22.5 Aspectos culturais do cuidado

Acesso a cuidados de saúde custeáveis nos EUA

Desde a implementação da Affordable Care Act, mais residentes dos EUA adquiriram acesso a cuidados, como nunca. Contudo, segundo o National Healthcare Quality and Disparities Report (QDR), pessoas de cor, minorias étnicas e residentes de baixa renda são desproporcionalmente representados entre indivíduos com problemas de acesso. Relatórios do QDR revelaram que a falta de plano de saúde é o fator que mais contribui com a má qualidade de cuidados de saúde (AHRQ, 2020).

Implicações para os cuidados centrados no paciente

- Questões de justiça e distribuição igualitária de recursos ajudam a embasar a discussão sobre acesso a cuidados e seu efeito sobre resultados de cuidados de saúde
- Resultados de saúde se correlacionam diretamente com o acesso aos cuidados de saúde
- Conheça e respeite as práticas culturais dos pacientes com relação à promoção da saúde e às necessidades de cuidados de saúde (ver Capítulo 9)
- Identifique os recursos culturais adequados aos pacientes e famílias em suas comunidades.

A coragem e a inteligência para agir tanto como advogado ou defensor dos interesses dos pacientes e como membro profissional da comunidade de cuidados de saúde advêm de um esforço comprometido com aprender e compreender princípios éticos. Como enfermeiro profissional, você fornece um ponto de vista único sobre os pacientes, os sistemas que lhes dão suporte e as instituições que os desenvolvem. Você tem a obrigação e o privilégio de articular esse ponto de vista. É necessário aprender a identificar e a discutir problemas éticos para exercitar esse privilégio. A revisão e consideração de diversos princípios éticos ajudam você a formar pontos de vista pessoais, os quais são uma habilidade necessária à negociação de situações éticas difíceis.

Pontos-chave

- Aprender e aplicar a linguagem da ética é um elemento essencial da prática de enfermagem
- Compreender seus próprios valores e encorajar pacientes, famílias e colegas a esclarecer os valores deles promove discussão produtiva sobre problemas éticos
- Aplicam-se conceitos fundamentais como autonomia, justiça, fidelidade e beneficência à tomada de decisão ética
- Abordagens à ética incluem deontologia, utilitarismo e uma perspectiva baseada no relacionamento
- Em um dilema ético, enfermeiros enfrentam dois cursos igualmente justificáveis de ação, ao passo que, na aflição moral, enfermeiros sentem-se incapazes de executar a ação correta
- O emprego de uma abordagem sistemática similar ao processo de enfermagem promove a resolução de problemas éticos. Embora problemas éticos específicos enfrentados por enfermeiros evoluam e se modifiquem com o tempo, valores e obrigações permanecem constantes
- Embora questões éticas geralmente mudem com as transformações tecnológicas e da sociedade, questões éticas comuns relativas à prática da enfermagem incluem o uso de redes sociais como profissional de enfermagem, determinação dos ônus e bônus do tratamento para a qualidade de vida do paciente, prestar cuidados de fim de vida e desafios relacionados ao acesso dos pacientes ao cuidado de saúde.

Para refletir

- Você acredita que existam situações nas quais manter a confidencialidade e não divulgar informações privadas não sejam as ações corretas? Discuta por quê
- Pense sobre sua primeira impressão com um paciente no início do dia, ao conhecê-lo pela primeira vez. Como essa impressão mudou ao longo de um plantão inteiro cuidando do paciente? Como você acha que essa mudança de perspectiva se relaciona com suas obrigações éticas como enfermeiro?
- Que perguntas você faria a um paciente se quisesse compreender melhor seu ponto de vista sobre qualidade de vida?

Questões de revisão

1. Um enfermeiro está cuidando de um paciente que necessita de um transplante de fígado para sobreviver. Esse paciente está sem trabalhar há muitos meses, não tem plano de saúde e não pode pagar pelo procedimento. Qual das seguintes afirmações toca nos elementos éticos desse caso?
   a. A equipe de saúde deve selecionar um plano que considere o princípio da justiça, pois diz respeito à distribuição de recursos de saúde.
   b. O paciente deve se voluntariar para um estudo clínico de uma nova tecnologia que possa exercer o papel do fígado, assim como a diálise trata a doença renal.
   c. O assistente social deve procurar incluir o paciente no Medicaid, visto que muitos estados oferecem cobertura expandida.
   d. Deve-se realizar uma reunião familiar para que os detalhes do mau prognóstico do paciente sejam esclarecidos à sua família, permitindo-lhe adotar uma abordagem paliativa.
2. Ao designar um plano para o controle da dor de um paciente após uma cirurgia, um enfermeiro avalia que a prioridade do paciente é ficar livre de dor o máximo possível. O enfermeiro e o paciente trabalham juntos para identificar um plano de controle da dor. O enfermeiro revisa continuamente o plano com o paciente para garantir que a prioridade dele seja atendida. Se as ações do enfermeiro forem direcionadas por respeito pela autonomia, qual aspecto dessa situação o demonstraria melhor essa ação?
   a. Avaliar a dor do paciente em uma escala numérica a cada 2 horas.
   b. Pedir que o paciente estabeleça uma meta para o controle da dor.
   c. Utilizar medidas alternativas, como distração ou reposicionamento, a fim de aliviar a dor.
   d. Monitorar o paciente para sedação excessiva como efeito adverso de sua medicação para dor.
3. A aplicação da deontologia nem sempre resolve problemas éticos. Qual das seguintes afirmações explica melhor uma das limitações da deontologia?
   a. A ênfase no relacionamento parece desconfortável a tomadores de decisão que desejam mais estrutura na hora de decidir a melhor ação.
   b. O foco único nos desequilíbrios de poder não se aplica a todas as situações nas quais ocorrem problemas éticos.
   c. Em uma comunidade diversa, pode ser difícil chegar a um consenso sobre quais princípios ou regras são mais importantes.
   d. O foco nas consequências em vez de quão "boa" é uma ação deixa tomadores de decisões desconfortáveis.
4. A *ética do cuidado* sugere que dilemas éticos podem ser resolvidos por meio da atenção aos relacionamentos. Como isso difere de outras abordagens a problemas éticos? (Selecione todas as aplicáveis.) Ética do cuidado
   a. dá atenção ao contexto em que ocorrem os cuidados.
   b. é utilizada somente por enfermeiros porque faz parte do Código de Ética de Enfermagem.
   c. requer compreensão dos relacionamentos entre as partes envolvidas.
   d. considera o relacionamento do tomador de decisões com as demais partes envolvidas.
   e. é uma abordagem que sugere maior compromisso com os cuidados com pacientes.
   f. considera o tomador de decisão em uma posição desvinculada, fora do problema ético.
5. As alternativas a seguir constituem passos do processo para ajudar a resolver um problema ético. Qual a melhor ordem para esses passos a fim de chegar a uma solução?
   a. Listar todas as ações possíveis que poderiam ser realizadas para resolver o problema.
   b. Articular uma afirmação sobre o problema ou dilema que você está tentando resolver.
   c. Desenvolver e implementar um plano para abordar o problema.
   d. Reunir toda a informação relevante com relação aos aspectos clínicos, sociais e espirituais do problema.
   e. Reservar tempo para esclarecer valores e identificar os elementos éticos, como princípios e relações-chave envolvidos.
   f. Reconhecer que o problema requer ética.
6. Quais usos de redes sociais podem ser implementados com os pacientes e familiares sem violar a confidencialidade? (Selecione todas as aplicáveis.)
   a. Redes sociais podem ser utilizadas para fornecer informações de apoio.

b. Resultados como de radiografias podem facilmente ser enviados por meio de redes sociais.
c. Familiares e amigos que não podem estar presentes podem se conectar com o paciente.
d. Todas as informações de saúde podem ser compartilhadas pelas redes sociais.
e. Redes sociais jamais devem ser usadas com pacientes e familiares.

7. A resolução de um problema ético envolve discussão com o paciente, sua família e participantes de disciplinas de saúde adequadas. Qual afirmação descreve melhor o papel do enfermeiro na resolução de problemas éticos?
    a. Articular o ponto de vista peculiar do enfermeiro, incluindo conhecimento baseado em observações clínicas e psicossociais.
    b. Estudar a literatura de pesquisas atuais sobre possíveis intervenções clínicas disponíveis para o paciente em questão.
    c. Manter um ponto de vista, porém saber que o respeito pela autoridade dos administradores e médicos precede opiniões pessoais.
    d. Permitir ao paciente e ao médico tempo privado para resolver o dilema com base nos princípios éticos.

8. Que afirmações refletem a dificuldade que pode ocorrer para se chegar a um consenso sobre a definição comum do termo *qualidade* no contexto da qualidade de vida? (Selecione todas as aplicáveis.)
    a. Valores da comunidade influenciam definições de qualidade e estão sujeitos a mudança com o tempo.
    b. Experiências individuais influenciam percepções de qualidade de formas diferentes, dificultando a chegada a um consenso.
    c. O valor de elementos como habilidades cognitivas, capacidade de realizar trabalho significativo e relação com a família é difícil de ser quantificado por meio de medidas objetivas.
    d. É difícil aplicar análise estatística quando o resultado não pode ser quantificado.
    e. Se uma pessoa tem um emprego ou não, isso é uma medida objetiva, mas não exerce papel na compreensão da qualidade de vida.

9. Quais afirmações aplicam adequadamente um princípio ético para justificar o acesso aos cuidados de saúde? (Selecione todas as aplicáveis.)
    a. O acesso a cuidados de saúde reflete o compromisso da sociedade com princípios de beneficência e justiça.
    b. Se a baixa renda afetar o acesso aos cuidados de saúde, o respeito pela autonomia estará comprometido.
    c. O acesso a cuidados de saúde é um privilégio nos EUA, não um direito.
    d. O baixo acesso a cuidados de saúde custeáveis causa dano eticamente problemático, pois a não maleficência é um princípio básico da ética em cuidados de saúde.
    e. Se um novo fármaco é descoberto e promove cura de uma doença, porém com alto custo por paciente, o princípio da justiça sugerirá que o fármaco deva ser disponibilizado àqueles que podem pagar por ele.

10. Combine as ações a seguir (**1** a **4**) com os termos (**a** a **d**) listados:
    ___ 1. Você vê um prontuário médico aberto no computador e o fecha para que ninguém mais possa lê-lo, sem acesso permitido.
    ___ 2. Você administra uma medicação cardíaca de uma dose por dia no horário errado, mas ninguém fica sabendo. Contudo, você informa o profissional que prescreveu e o enfermeiro-chefe e segue o procedimento institucional.
    ___ 3. Um paciente em fim de vida quer voltar para casa para morrer, mas sua família quer todo cuidado possível. O enfermeiro contata o profissional da saúde responsável sobre o pedido do paciente.
    ___ 4. Você diz ao seu paciente que retornará em 30 minutos para administrar a próxima medicação analgésica dele.

    a. Advocacia
    b. Atribuições
    c. Responsabilidade
    d. Confidencialidade

Respostas: 1. a; **2.** b; **3.** c; **4.** a, c, d; **5.** f, d, e, b, a, c; **6.** a, c; **7.** a; **8.** a, b, d; **9.** a, b, d; **10.** 1d, 2c, 3a, 4b.

Referências bibliográficas

Agency for Healthcare Research and Quality (AHRQ): *2018 National Healthcare Quality and Disparities Report*, 2020. https://www.ahrq.gov/research/findings/nhqrdr/nhqdr18/index.html. Accessed April 24, 2021.

American Nurses Association (ANA): *Responsibility for nursing judgments, decisions, and actions. guide to the code of ethics for nurses with interpretive statements: development, interpretation, and application*, 2015. https://www.nursingworld.org/nurses-books/guide-to-the-code-of-ethics-for-nurses-with-interpretive-statements-develo/. Accessed April 25, 2021.

Burkhardt M, Alvita N: *Ethical competence in nursing practice: competencies, skills and decision making*, New York, 2021, Springer Publishing Company.

Cohen RA, et al: *Health insurance coverage: early release of estimates from the National Health Interview Survey*, 2019. https://www.cdc.gov/nchs/data/nhis/earlyrelease/insur201905.pdf. Accessed August 16, 2020.

Doherty RF: *Ethical dimensions in the health professions*, ed 7, St Louis, 2020, Elsevier.

Harding M, et al: *Lewis's medical-surgical nursing: Assessment and management of clinical problems*, ed 11, Philadelphia, 2020, Elsevier.

Fromme E: *Ethical issues in palliative care*, UpToDate, 2020. https://www.uptodate.com/contents/ethical-issues-in-palliative-care/print. Accessed August 16, 2020.

National Council of State Boards of Nursing (NCSBN): *A nurse's guide to the use of social media*, 2018. https://www.ncsbn.org/NCSBN_SocialMedia.pdf. Accessed August 16, 2020.

The Joint Commission (TJC): *2021 National Patient Safety Goals*, Oakbrook Terrace, IL, 2021, The Commission. https://www.jointcommission.org/standards/national-patient-safety-goals/. Accessed April 22, 2021.

US Department of Health and Human Services (USDHHS): *HIPAA for professionals*, 2021. https://www.hhs.gov/hipaa/for-professionals/index.html. Accessed August 25, 2021.

Referências de pesquisa

American Association of Critical-Care Nurses: *AACN standards for establishing and sustaining healthy work environments*, ed 2, Aliso Viejo, CA, 2016, The Association.

Atkinson S, et al: Patient rights at the end of life: the ethics of aid-in-dying, *Prof Case Manag* 25(2):77, 2020.

Bleyer B: Casuistry: on a method of ethical judgement in patient care, *HEC Forum* 32:211, 2020.

Burton M, et al: Moral distress: defined and described by neonatal and pediatric critical care nurses in a quaternary care free-standing pediatric hospital. *Dimens Crit Care Nurs* 39(2):101, 2020.

Sonya D, et al: Addressing moral distress in critical care nurses: a systemized literature review of intervention studies, *Connect: The World of Critical Care Nursing* 13(2), 2020.

23
Implicações Legais do Exercício Profissional de Enfermagem[1]

Objetivos

- Comparar os efeitos jurídicos constitucionais, estatutários, civis e criminais do exercício profissional de enfermagem
- Descrever como os padrões de cuidados de enfermagem configuram o exercício profissional de enfermagem
- Discutir como a legislação federal promove a segurança dos pacientes e modela o exercício profissional de enfermagem
- Explicar como as leis e normas estaduais modelam o exercício profissional de enfermagem
- Resumir as diretrizes que modelam a prática dos enfermeiros no local de trabalho
- Determinar as ações de enfermagem mais comumente associadas à imperícia profissional de enfermagem
- Definir padrão de prova necessário para estabelecer o que é negligência em enfermagem
- Discutir como a gestão de riscos, a melhoria de desempenho (MD) e a melhoria da qualidade (MQ) reduzem o risco jurídico de negligência e imperícia de um enfermeiro
- Identificar medidas proativas que os enfermeiros podem realizar para ajudar a diminuir riscos legais no local de trabalho.

Termos-chave

Calúnia
Código administrativo
Código civil
Consentimento informado
Defesa profissional
Delegação em enfermagem
Delitos
Delitos intencionais
Delitos não intencionais
Delitos quase intencionais
Difamação
Escopo da prática de enfermagem
Gerenciamento de risco
Imperícia
Imprudência
Injúria
Jurisprudência
Legislação criminal
Lei comum
Lei constitucional
Lei do exercício profissional de enfermagem
Lei estatutária
Negligência
Padrão de prova
Padrões de cuidados de enfermagem
Procuração durável para decisões em cuidados de saúde (PDDCS)
Relatório de ocorrência
Violência

A prática de enfermagem segura e competente baseada em evidências exige conhecimento sobre as legislações, regulamentos e políticas que ajudam a delinear o sistema de cuidados de saúde e o exercício profissional de enfermagem. Nos EUA, tais informações incluem a Lei do Exercício Profissional da Enfermagem, escopo e padrões de cuidados de enfermagem, e o código de ética de enfermagem. A compreensão acerca de onde você se enquadra no sistema de saúde requer habilidade de julgamento clínico. A sociedade espera receber cuidados de saúde seguros, especialmente por parte da enfermagem, em geral percebida como a profissão mais ética e confiável (Gaines, 2021). À medida em que os cuidados de pacientes se tornam mais complexos e inovações e tecnologias de cuidados surgem, os princípios de negligência, imprudência e falha profissional precisam ser aplicados a situações novas e desafiadoras. Portanto, é preciso conhecer a legislação que regulamenta a prática de enfermagem, a fim de prestar cuidados baseados em evidências que mantenham os pacientes no centro da tomada de decisões.

Limites legais da enfermagem

Fontes legais

Muitos tipos de legislações governam a prática de enfermagem, incluindo a lei constitucional, a estatutária, a comum, o código administrativo e a jurisprudência. O conhecimento acerca dessas fontes legais mantém sua prática informada e identifica por que é importante prestar cuidados aos clientes com base em evidências.

A **lei constitucional** deriva da constituição federal e estadual. Por exemplo, nos EUA, todo cidadão tem o direito constitucional de recusar tratamento (Furrow et al., 2018). Como enfermeiro, deve-se conhecer os direitos de seus pacientes de recusar tratamento mesmo quando não se concorda com suas decisões.

A **lei estatutária**, nos EUA, deriva de estatutos publicados pelo Congresso e de leis estaduais. Trata-se de leis civis ou criminais. O **código civil** trabalha com os direitos dos indivíduos e proporciona tratamento justo e equitativo diante de violações ou ofensas (Furrow et al., 2018; Pozgar, 2020). A **Lei do Exercício Profissional de Enfermagem** dos EUA é formada por regulamentações estaduais civis que definem a enfermagem e os padrões que devem ser seguidos nos estados. As regulamentações do exercício profissional da enfermagem

---

[1] N.R.T.: Este capítulo se refere à legislação estadunidense. Alguns atos considerados legais naquele país, como aborto e suicídio assistido, são *ilegais* no Brasil.

de cada estado definem o escopo de prática do enfermeiro, as exigências educacionais necessárias para ser um enfermeiro e como obter o registro para exercer a prática de enfermagem em seu estado (Oyeleye, 2019; Pozgar, 2020). Essa lei também distingue a enfermagem de outras profissões da área da saúde (p. ex., medicina, psicologia e outros profissionais de práticas integrativas e complementares).

A **legislação criminal** protege a sociedade e determina punição para crimes, definidos por legislações municipais, estaduais e federais (Furrow et al., 2018). Em geral, ações que violam leis criminais são definidas como contravenções ou crimes. O crime de maus-tratos contra adultos vulneráveis constitui um exemplo de lei estatutária criminal. Crimes de maus-tratos classificam-se como contravenções ou crimes de ofensa, dependendo da gravidade do dano causado a um paciente vulnerável.

O **código administrativo** define mais claramente as expectativas das leis civis e criminais. Por exemplo, uma lei estatutária civil define que você tem o dever de cuidar de seus pacientes. Em geral, isso implica observar, examinar, diagnosticar, planejar, intervir e avaliar os cuidados com pacientes. Prestar cuidados atualizados e baseados em evidências é essencial para atender aos deveres e normas estatutárias de enfermagem. Códigos administrativos também descrevem o processo de relato de condutas incompetentes ou antiéticas ao Conselho Estadual de Enfermagem ou Comissão de Ética de Enfermagem. Um enfermeiro que não relata condutas antiéticas ou incompetentes viola uma lei administrativa. Enfermeiros podem relatar violações para o Conselho Estadual de Enfermagem ou para a Comissão de Ética de Enfermagem. Em contrapartida, estatutos de crimes de maus-tratos têm normas que determinam a intenção da pessoa que comete o crime. O grau de ofensa normalmente distingue se os maus-tratos foram intencionais, se o indivíduo sabia ou deveria saber que resultaria em danos, ou se não considerou a possibilidade. Enfermeiros acusados de violação de códigos administrativos geralmente sabiam ou deveriam saber que suas ações poderiam resultar em dano ao paciente.

A **lei comum** origina-se de decisões tomadas na ausência da lei. Por exemplo, o direito à privacidade está implícito na Constituição dos EUA. Portanto, a confidencialidade de pacientes surgiu como lei comum. Antes da publicação de múltiplas leis relacionadas, o direito de um paciente à confidencialidade, que impede que enfermeiros e profissionais da saúde compartilhem suas informações com outros não envolvidos em seus cuidados, ficou implícito por uma lei comum (Furrow et al., 2018; Busch, 2019; McGuirre et al., 2019).

A **jurisprudência** descreve decisões tomadas em casos judiciais que foram resolvidos em tribunais. Após apresentação de um caso a um juiz ou júri, elabora-se um relatório sobre o problema, fatos, evidências e voto subsequentemente aplicado para resolver o problema. Por exemplo, em *Jefferson v. Mercy Hospital and Medical Center* (2018), o guardião do patrimônio da Sra. Turner alegou que seus profissionais da saúde não atenderam a padrões de prática ao cuidar de uma traqueostomia necessária para auxiliar sua respiração. Como consequência, ela foi a óbito. No julgamento, o júri chegou ao consenso de indenização de U$ 22 milhões. Após um recurso e longa análise, o tribunal votou a favor do patrimônio por U$ 7 milhões devido a danos anteriores, mas negou o pedido por danos futuros no valor de U$ 15 milhões.

Escopo e padrões de enfermagem

O **escopo da prática de enfermagem** define a enfermagem e reflete os valores da profissão. Já os **padrões de cuidados de enfermagem** refletem o conhecimento e a habilidade que os enfermeiros em geral têm e empregam para trabalhar dentro do escopo da profissão (Furrow et al., 2018; American Nurses Association [ANA], 2021) (ver Capítulo 1).

Os padrões de cuidados de enfermagem derivam de regulamentações da área da saúde, em diretrizes de boas práticas, artigos técnicos redigidos por organizações, conhecimento de enfermagem baseado em evidências e organizações de defesa do cidadão.

A ANA e as organizações de especialidade em enfermagem desenvolvem os padrões de prática, o código de ética de enfermagem e as políticas de cuidado. Por exemplo, o escopo da prática de enfermagem e os 17 padrões da prática que descrevem o que enfermeiros realizam são publicados pela ANA (2021). Nesses documentos, explica-se o que é enfermagem e quais responsabilidades e expectativas acompanham um enfermeiro. São definidos o escopo, a função e o papel do enfermeiro na prática e é oferecido um guia de prática. Algumas vezes, são utilizados como padrões quando são movidas ações judiciais contra enfermeiros.

Políticas institucionais e procedimentos de enfermagem baseiam-se no escopo e nos padrões da prática de enfermagem (ANA, 2021). Tais documentos devem refletir boas práticas atuais e a evidência que dá suporte aos processos para os procedimentos e as políticas neles descritos. The Joint Commission (TJC) (2019) exige políticas e procedimentos de enfermagem impressos acessíveis em todas as unidades de enfermagem. As políticas institucionais e procedimentos devem estar em conformidade com leis estaduais e federais, bem como padrões comunitários (TJC, 2021a; Furrow et al., 2018).

Por exemplo, o relatório de *hand-off* (comunicação à beira do leito) é um tipo de boa prática em ambientes de cuidados de saúde porque coloca os pacientes no centro da tomada de decisões e enfatiza a importância da comunicação clara com eles e suas famílias, e com a equipe de saúde. Nos EUA, quando um hospital estabelece políticas e procedimentos para implementar relatórios de comunicação à beira do leito, o enfermeiro que fará a transferência dos cuidados de um paciente a outro, o enfermeiro que recebe o relatório e o paciente devem estar envolvidos no processo. Se enfermeiros decidirem conduzir o relatório sem incluir o paciente, não seguirão as políticas e procedimentos. Desse modo, podem pôr-se em risco de responder a um processo, especialmente se ocorrer dano ao paciente devido ao desrespeito às políticas institucionais. Portanto, é importante conhecer o escopo e os padrões da prática de enfermagem, bem como as políticas e procedimentos institucionais que normatizam sua implementação.

Estatutos federais que modelam a prática de enfermagem

Use seu conhecimento sobre estatutos e regulamentos federais para ajudá-lo a guiar seu julgamento clínico no exercício profissional da enfermagem. Normalmente, os estatutos e regulamentos estão ligados ao reembolso do sistema Medicare e Medicaid, e esses contratos com frequência são expandidos quando os estados publicam leis que aumentam a aplicação do estatuto federal para outras situações. Portanto, você precisa considerar os estatutos federais no contexto de como eles são implementados em cada estado. Em última análise, os estatutos e regulamentos influenciam o contexto dos locais de serviços de saúde nos quais você atua, orientando as decisões que você toma no cuidado dos pacientes (Dickison et al., 2019). Por exemplo, a Lei de Reconciliação Coletiva (Omnibus Reconciliation Act) de 1987, dos EUA, definiu que residentes de instituições de longa permanência tenham direitos que incluem, embora não se limitem a, serem capazes de votar, receberem visitas com privacidade, receberem notificação de alta com 30 dias de antecedência antes de deixarem a instituição e serem capazes de participar de reuniões para desenvolver seu plano de cuidados. Muitos estados subsequentemente publicaram leis para conferir esses mesmos direitos a pacientes de casas de repouso, instituições de vida assistida e asilos. Portanto, se você estiver cuidando de pacientes em um serviço de internação prolongada em um estado que garanta os direitos deles, você precisa incluir seus pacientes e suas preferências no planejamento de seu cuidado (Figura 23.1) e garantir que eles tenham a oportunidade de decidir.

Lei de Proteção ao Paciente e Cuidados Acessíveis

A Lei de Proteção ao Paciente e Cuidados Acessíveis (Patient Protection and Affordable Care Act [PPACA]) dos EUA foi publicada em 2010. Seu nome foi posteriormente modificado para Lei de Cuidados Acessíveis (Affordable Care Act, ACA). A ACA caracteriza-se por quatro temas implícitos na prática de enfermagem: (1) direitos e proteção do consumidor, (2) cobertura acessível de cuidados de saúde, (3) maior acesso a cuidados e (4) qualidade dos cuidados que atendam às necessidades dos pacientes. A ACA já foi questionada em tribunais muitas vezes desde sua publicação. Exemplos de problemas discutidos em processos judiciais envolvendo a ACA incluem inclusão obrigatória em planos de saúde e elegibilidade de pacientes com condição preexistente para obter plano de saúde.

Uma nova Declaração dos Direitos de Pacientes (Patient's Bill of Rights) desenvolvida pela ACA proíbe a recusa na oferta de cuidados de saúde a pacientes devido a condições preexistentes, limites nos cuidados para essas condições e/ou erro acidental de documentação quando um paciente adoece (PPACA, 2010). A ACA tem como propósito diminuir os custos gerais de cuidados de saúde (1) fornecendo créditos de impostos, (2) aumentando a responsabilidade de empresas de planos de saúde por modalidades *premium* e aumentos de taxas, e (3) aumentando o número de opções disponíveis para que os pacientes selecionem planos que atendam às suas necessidades. Ademais, a ACA aumentou o acesso a cuidados de saúde. Pacientes atualmente recebem serviços preventivos recomendados, como exames para triagem de câncer, pressão arterial e diabetes, sem precisarem pagar por coparticipação ou franquias. A ACA alterou, também, a cobertura do sistema Medicare para populações vulneráveis, melhorando o acesso a cuidados e prescrições, reduzindo os custos de medicações, prolongando o prazo do Fundo de Garantia do Medicare (Medicare Trust Fund) até 2024 e resolvendo questões de fraude e abusos nas práticas de cobrança (U.S. Department of Health and Human Services [USDHHS], 2021).

A ACA diminuiu o número de estadunidenses sem plano de saúde de mais de 44 milhões em 2013, antes do início da cobertura da lei, para menos de 27 milhões em 2016. Já em 2017, todavia, o número de pessoas sem plano de saúde começou a aumentar novamente. Em 2019, 28,9 milhões de pessoas não idosas não tinham plano de saúde (KFF, 2020), mas esse número continua sendo substancialmente menor em comparação a 2010 (KFF, 2020). O alto custo dos planos e a falta de acesso a cobertura médica por meio de empregadores são as principais razões para o aumento. Outros adultos não são elegíveis a assistência financeira para cobertura de saúde, especialmente indivíduos que residem em estados que não promoveram expansão dos cuidados do Medicaid. Em geral, a população sem plano de saúde constitui-se de famílias de baixa renda (principalmente abaixo de 200% do parâmetro federal para definição do nível de pobreza), e de adultos de menos de 65 anos. Pessoas não brancas têm maior risco de ficar sem plano de saúde quando comparadas a pessoas brancas não hispânicas (KFF, 2020).

A ACA tem um caráter político e é frequentemente questionada. Assim, como todos os estatutos, a ACA tem potencial para mudar. Por exemplo, os Centers for Medicare and Medicaid Services (CMS, 2019) propuseram mudanças na legislação a fim de aumentar a acessibilidade à cobertura, permitindo que indivíduos escolham fazer parte de Planos de Saúde Qualificados (QHPs, do inglês Qualified Health Plans), que não abrangem serviços de interrupção da gestação, e proporcionando maior flexibilidade em como indivíduos aderem a QHPs. Em 2019, a 5ª Comarca do Tribunal de Recursos dos EUA determinou que a exigência de que todos os estadunidenses tivessem plano de saúde era inconstitucional (Caffrey, 2019). A Suprema Corte, no entanto, manteve a constitucionalidade da ACA no segundo semestre de 2021 (California et al. v. Texas et al., 2021).

É especialmente importante que os enfermeiros nos EUA tenham conhecimento factual atualizado, expressem suas opiniões para os devidos legisladores sobre questões que afetam o cuidado da saúde e forneçam a informação correta a pacientes que buscam orientação sobre seus cuidados de saúde. Os enfermeiros geralmente estão no centro dessas decisões com seus pacientes. Ao ajudá-los a tomar decisões sobre seus cuidados, é crucial que elas sejam clinicamente saudáveis, baseadas em preferências, valores e crenças dos pacientes.

Lei de Tratamento Médico Emergencial e Trabalho de Parto Ativo

A Lei de Tratamento Médico Emergencial e Trabalho de Parto Ativo (Emergency Medical Treatment and Active Labor Act, EMTALA) (1986) proíbe a transferência de pacientes de hospitais privados a públicos sem triagem e estabilização adequadas. Ela tem como objetivo prevenir o processo conhecido como despejo de pacientes. Essa legislação garante haja triagem clínica quando pacientes chegam à emergência do hospital. Os profissionais da saúde devem examinar todos os pacientes que chegam ao hospital e não podem liberá-los e nem os transferir até que sua condição esteja estável. Exceções incluem casos em que um paciente solicita transferência ou liberação por escrito após receber informação sobre os benefícios e riscos da transferência, ou quando o médico se certifica de que os benefícios da transferência superem os riscos.

Lei de Portabilidade e Responsabilidade de Plano de Saúde

A Lei de Portabilidade e Responsabilidade de Plano de Saúde (Health Insurance Portability and Accountability Act) (HIPAA, 1996) dos EUA confere direitos a pacientes e protege os profissionais da saúde. Também inclui padrões sobre responsabilidade no ambiente de cuidados de saúde e, principalmente, estabelece os direitos dos pacientes com relação à privacidade de sua informação e seus registros de cuidados de saúde.

A HIPAA estabeleceu o direito de o paciente consentir o uso e divulgação de informações de saúde protegidas (ISP), inspecionar e copiar seu prontuário e corrigir informações incorretas ou incompletas (Privacy Rights Clearinghouse, 2014). A lei limita quem pode acessar o prontuário do paciente e estabelece a base para questões de privacidade e confidencialidade, tidas como direitos básicos no sistema de saúde dos EUA. A privacidade é o direito do paciente de não divulgar informações pessoais.

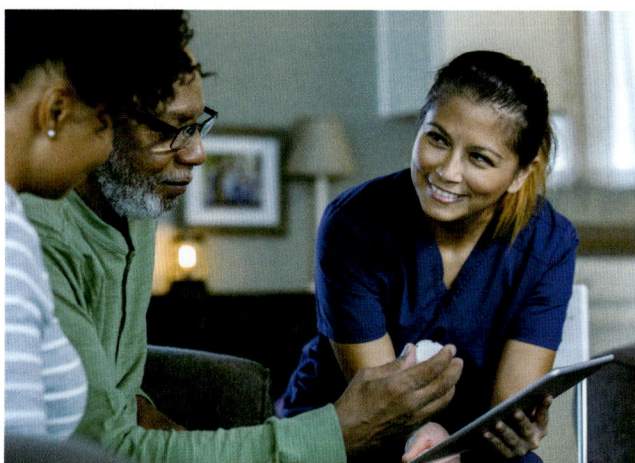

Figura 23.1 Os enfermeiros garantem o exercício dos direitos dos pacientes ao incluí-los, com os familiares cuidadores, no planejamento do cuidado. (Copyright © iStock.)

Já a confidencialidade protege a informação privada do paciente uma vez que tenha sido divulgada em ambientes de cuidados de saúde. Enfermeiros ajudam instituições de saúde a proteger os direitos dos pacientes à privacidade e à confidencialidade. Embora a HIPAA não exija medidas extremas, como quartos com isolamento acústico nos hospitais, isso não significa que enfermeiros e profissionais da saúde não precisem evitar discutir casos em áreas públicas (p. ex., corredores, elevadores, cafeterias) e proporcionar níveis razoáveis de privacidade ao se comunicarem com pacientes e sobre pacientes. Portanto, os profissionais precisam estar especialmente atentos para garantir que os pacientes tenham a privacidade que é seu direito por lei. Por exemplo, nos EUA, quadros de aviso utilizados em quartos ou enfermarias de hospitais para informações sobre pacientes não podem conter informações que revelem sua condição.

Os CMS também têm padrões de proteção da privacidade da informação sobre cuidados de saúde para hospitais e profissionais da saúde que participam de seus serviços (CMS, 2020; Furrow et al., 2018). Esses padrões exigem que hospitais e profissionais da saúde informem aos pacientes seus direitos relacionados com decisões sobre seus cuidados, queixas relacionadas com o gerenciamento dos cuidados, liberdade e segurança pessoal, confidencialidade, acesso a seus próprios prontuários e liberdade de restrições físicas e químicas que não sejam clinicamente necessárias. Ademais, muitas leis estatais permitem que pacientes acessem seus prontuários. Exceções aplicam-se a anotações psicoterapêuticas ou quando um profissional da saúde determina que o acesso resultaria em dano ao paciente ou outrem (Privacy Rights Clearinghouse, 2014).

Lei de Tecnologia de Informação em Saúde

A Lei de Tecnologia de Informação em Saúde Clínica e Economia em Saúde (Health Information Technology for Economic and Clinical Health Act) (HITECH Act, 2009) foi publicada com a HIPAA em resposta a novas tecnologias e mídias sociais. A HITECH expande os princípios estendidos pela HIPAA, especialmente quando ocorre violação da segurança de informação sobre a saúde da pessoa (ISP). Sob a HITECH, os enfermeiros garantem que a ISP de pacientes não seja inadvertidamente transmitida em mídias sociais e que dados protegidos não sejam divulgados mais do que o permitido pelos pacientes (Boxe 23.1). *A boa prática, independentemente do consentimento do paciente, é nunca divulgar informações de pacientes em mídias sociais.* Dados eletrônicos são acessíveis, ainda que se garanta o contrário. Nos EUA, penalidades civis e criminais podem ser aplicadas a enfermeiros e instituições que violam a HIPAA ou a HITECH. Reporte violações de confidencialidade de pacientes a seu supervisor.

Lei de Proteção de Americanos com Deficiências

A Lei de Proteção de Americanos com Deficiências (ADA, do inglês Americans With Disabilities Act), de 1990, juntamente à emenda de 2008, é um estatuto de direito civil que protege os direitos de pessoas com deficiências físicas ou mentais (American Disabilities Act National Network [ADANN], 2021). A ADA proíbe a discriminação e garante oportunidades iguais para pessoas com deficiência em ter acesso a emprego, serviços governamentais estaduais e locais, acomodações públicas, instituições comerciais e transporte. Sua aplicação compete ao Office of Equal Employment Opportunity.

Conforme definido pelo estatuto e pela Suprema Corte dos EUA, define-se uma deficiência por uma condição mental ou física que limite significativamente uma atividade de vida principal, incluindo visão, audição, fala, deambulação, respiração, realização de tarefas manuais, aprendizagem, autocuidado e/ou trabalho. Empregadores devem fornecer condições de trabalho razoáveis a profissionais ou candidatos qualificados para uma vaga de emprego. Essas condições permitem que o indivíduo realize as funções essenciais de um trabalho (ADANN, 2021). Considere o caso de Bryan, um enfermeiro que tem uma deficiência auditiva e que pode precisar de dispositivos adaptativos para trabalhar com segurança. De acordo com a ADA, Bryan não é obrigado a informar sobre sua deficiência auditiva. Porém, ele pode fazer tal escolha. De acordo com as disposições da ADA, o empregador de Bryan deve considerar suas necessidades e fornecer dispositivos adaptativos razoáveis, como um estetoscópio especial que permita a amplificação dos sons, para permitir que ele atue de forma segura.

Embora a ADA proteja os trabalhadores da área da saúde com deficiências no local de trabalho, muitos casos levaram à obrigatoriedade de profissionais da saúde informarem quando vivem com o vírus da imunodeficiência humana (HIV-positivo). Contudo, profissionais da saúde não podem discriminar pacientes que sejam HIV-positivos (Furrow et al., 2018).

Lei de Paridade de Saúde Mental e Adição

A Lei de Paridade de Saúde Mental e Adição (MHPAEA, do inglês Mental Health Parity and Addiction Equity Act), de 1996, foi originalmente aprovada em 1996, com emendas aprovadas em 2008. Então, a legislação foi reformada pela Lei de Reconciliação de Cuidados de Saúde e Educação (Health Care and Education Reconciliation Act) de 2010, tornando-se parte da ACA (CMS, n.d.). A MHPAEA exige que empresas de planos de saúde privados forneçam cobertura para o tratamento de transtornos mentais e transtorno de uso de substâncias (TUS), assim como o fazem para cobertura de saúde. A ACA estendeu essas exigências a planos de saúde de pequenos grupos e saúde individual (U.S. Department of Treasury, 2013). A lei exige paridade (estado ou condição de ser igualitário) na cobertura de 10 serviços

---

> **Boxe 23.1** Prática baseada em evidências
>
> *Mídias sociais e responsabilidade legal*
>
> **Questão PICOT:** os enfermeiros que utilizam mídias sociais como parte de sua prática profissional têm maior risco de reponsabilidade legal comparados a enfermeiros que não fazem seu uso?
>
> **Resumo das evidências**
>
> As mídias sociais são utilizadas hoje em dia para alcançar milhões de pacientes, colegas e parceiros. Trata-se de ferramentas úteis para comunicação interprofissional, promover a colaboração, disseminar e compartilhar informações e promover a educação. Enfermeiros são responsáveis por compreender o uso, implicações, políticas e diretrizes associadas ao uso de mídias sociais (NCSBN, 2018; Reinbeck e Antonacci, 2019). O National Council of State Boards of Nursing (NCSBN018) e a International Nurse Regulators Collaborative (INRC) identificaram os comportamentos de enfermeiros para uso correto de mídias sociais. Enfermeiros que seguem as atuais diretrizes e regulamentações profissionais podem utilizar mídias sociais para melhorar sua prática sem aumentar seu risco de responsabilidade legal (NCSBN, 2018; Reinbeck e Antonacci, 2019).
>
> **Aplicação na prática de enfermagem**
> - Compreenda os riscos e benefícios do uso de mídias sociais (NCSBN, 2018)
> - Mantenha limites profissionais (NCSBN, 2018)
> - Apresente uma imagem profissional em todas as interações em mídias sociais (Reinbeck e Antonacci, 2019)
> - Mantenha a privacidade e confidencialidade das informações dos pacientes (NCSBN, 2018)
> - Compreenda as implicações de identificar-se como enfermeiro (NCSBN, 2018)
> - Conheça as regulamentações estaduais e políticas institucionais que regem o uso de mídias sociais (NCSBN, 2018)

específicos, incluindo saúde mental, saúde comportamental e TUS. Empresas não podem discriminar nem negar cobertura a pacientes com doença mental ou TUS devido a condições preexistentes.

A Mental Health and Substance Use Disorder Parity Task Force facilita a coordenação de serviços entre agências federais e garante que consumidores recebam os cuidados e tratamentos de que necessitam. A força-tarefa melhorou a consciência sobre os benefícios a transtornos mentais e TUS proporcionados pela paridade. Por exemplo, a fim de aumentar a transparência, a força-tarefa ajudou as partes interessadas (p. ex., empresas, agências reguladoras e consumidores) a compreender o que significa equidade em relação ao tratamento de doenças mentais e TUS. Também fornece recursos com intuito de garantir que a cobertura seja consistente com a intenção do MHPAEA (https://www.hhs.gov/programs/topic-sites/mental-health-parity/index.html).

Os pacientes são admitidos voluntariamente ou involuntariamente em uma unidade de saúde mental ou de TUS. A admissão involuntária geralmente ocorre quando os pacientes representam um perigo para si (p. ex., pacientes suicidas) ou para outros. Em geral, um profissional de saúde mental (PSM) toma essa decisão na sala de emergência. Em alguns estados dos EUA, pacientes com TUS também podem ser internados em centro de tratamento por um profissional de TUS se representarem perigo para si ou para outros. De qualquer modo, o profissional que examinou o paciente, um guardião indicado pela justiça, um membro da família ou outra parte interessada pode pedir que o tribunal determine se há necessidade de internação mais prolongada para proteger o paciente de continuar lesionando a si mesmo ou a outros. Um juiz pode determinar que o paciente seja hospitalizado por 21 dias adicionais para tratamento. De uma perspectiva legal, isso é visto como a suspensão dos direitos constitucionais do paciente. Enfermeiros devem documentar claramente e precisamente os comportamentos dos pacientes. A justiça revisará essa evidência ao tomar decisões (Furrow et al., 2018; Barr et al., 2019). Na constituição, o direito de ir e vir constituem a base da cidadania nos EUA. Ao suspender esse direito protegido constitucionalmente, é preciso deixar claro que deixar de fazê-lo resultaria em dano significativo ou fatal.

Quando pacientes tentam cometer suicídio dentro de instituições de saúde, geralmente se alega que enfermeiros fracassaram em prestar cuidado individualizado adequado, supervisionar corretamente o paciente e aderir às políticas e aos procedimentos existentes para manter o paciente seguro. Ao cuidar de pacientes com doenças mentais e TUS, considere o escopo e os padrões de cuidados de enfermagem, bem como as legislações específicas e as normas a elas associadas. Você também precisa conhecer as políticas e os procedimentos de sua instituição ao cuidar de pacientes em perigo. Integre esse conhecimento para proporcionar enfermagem baseada em evidências e garantir que sua documentação reflita os cuidados prestados por você.

Lei de Autodeterminação do Paciente

A Lei de Autodeterminação do Paciente (PSDA, do inglês Patient Self-Determination Act), de 1991, exige que as instituições de saúde forneçam informação impressa a pacientes com relação a seus direitos de tomar decisões sobre seus cuidados, incluindo o direito de recusar tratamento e formular diretivas antecipadas de vontade. O prontuário do paciente deve indicar se ele/ela assinou uma diretiva antecipada de vontade e incluir uma cópia da diretiva, caso disponível. Pacientes também devem receber informação sobre tais diretivas.

Uma diretiva antecipada de vontade é um documento desenvolvido pelo paciente para orientar outras pessoas sobre tarefas a serem realizadas antes, durante e após sua morte. A diretiva inclui, no mínimo, uma declaração de vontade do paciente sobre a conduta diante de uma parada respiratória ou cardíaca, bem como uma cópia da **procuração durável para decisões em cuidados de saúde (PDDCS)**. Instruções pertinentes aos cuidados antes ou durante uma parada cardíaca ou respiratória devem ser assinadas por um médico ou enfermeiro. Exceto quando especificado pela lei estadual, o documento deve ser tratado como norma; pode direcionar se deverão ser implementadas medidas de salvamento da vida, como reanimação cardiopulmonar (RCP) ou somente medidas de conforto.

A maioria das PDDCSs inicia-se com uma declaração de que o indivíduo designado pode tomar decisões quando o paciente se tornar incapacitado. Isso significa que os pacientes não podem ser ignorados – eles mantêm sua capacidade e direito de tomar suas próprias decisões sempre que puderem. Isso vale para seu domicílio, atendimento de emergência ou internação. A capacidade de decisão é a capacidade do paciente de fazer escolhas sobre seus cuidados. O profissional da saúde, trabalhando em conjunto com a informação obtida de enfermeiros e membros da família, pode determinar a capacidade de o paciente tomar decisão. O poder da procuração em cuidados de saúde não pode ser solicitado e decisões não podem ser tomadas em lugar do paciente até que um profissional da saúde defina que ele já não tem mais capacidade de tomar suas decisões. O exame que define o início da PDDCS deve constar no prontuário do paciente.

Quando um médico ou enfermeiro é incapaz de determinar a capacidade do paciente, ou quando não há consenso sobre o assunto, a justiça conduz uma audiência em nome do paciente. Assim como em audiências de internação involuntária, realiza-se um pedido para que a justiça negue a um cidadão dos EUA seu direito constitucional de tomar decisões, o que, em essência, remove todos os seus direitos e privilégios de cidadão. Quando se determina que um paciente não é competente, indica-se um tutor para tomar decisões com relação aos cuidados que ele irá ou não receber. Nenhuma outra pessoa, incluindo familiares ou profissional da saúde, tem o poder de passar por cima das decisões do tutor. Para isso, a pessoa necessita retornar à justiça e explicar por que a decisão do tutor não deve ser honrada. Portanto, sob a PSDA e estatutos específicos de cada estado dos EUA, diretivas antecipadas de vontade que incluem uma PDDCS e normas para realizar ou não a reanimação de um paciente necessitam ser claras e estar em conformidade com a lei. Cuidados de enfermagem são individualizados e baseados nas orientações do paciente e no estado em que reside quando a diretiva foi implementada. A capacidade da PDDCS de tomar decisões pelo paciente cessa no momento do óbito. Portanto, é importante que os pacientes e seus familiares planejem os cuidados pós-óbito antecipadamente assim que possível.

Testamentos vitais também incluem informações sobre as preferências de um paciente com relação aos cuidados em fim de vida (Furrow et al., 2018; Touhy e Jett, 2018). Alguns incluem requerimentos médicos sobre a manutenção da vida, como o uso de sondas de alimentação enteral. Outros contêm informações sobre iniciar ou não a RCP ou cessar a ventilação. É importante ler cuidadosamente documentos com o título "testamento vital" (Diretivas Antecipadas de Vontade). Tais documentos baseiam-se em valores de consentimento informado, autonomia do paciente sobre decisões de fim de vida, falar a verdade e ter controle sobre o processo da morte. O paciente deve ser capaz de tomar decisões acerca de seu próprio tratamento ao desenvolver um testamento vital. Muitos recursos encontram-se disponíveis para ajudar na criação de um testamento vital. Por exemplo, Five Wishes (cinco vontades) é uma organização que auxilia pacientes a redigir suas diretivas antecipadas respondendo a cinco perguntas (https://fivewishes.org/). As perguntas ajudam os pacientes a identificar uma PDDCS, o tipo de tratamento médico que desejam ou não desejam, medidas de conforto que desejam receber, como querem ser tratados por outros a seu redor e o que desejam que seus entes queridos saibam. A oferta dessa informação e o auxílio a pacientes para registrar seus desejos tem efeito recompensador para o paciente, empoderador para seus entes queridos e sensibilizador para os enfermeiros que os ajudam.

Pacientes tomam decisões difíceis quando redigem um testamento vital. Por vezes, famílias e amigos têm dificuldade de compreender e aceitar tais decisões. A doutrina ética da autonomia, que tem sido sustentada judicialmente, garante ao paciente o direito de recusar tratamento médico. Por exemplo, o tribunal manteve o direito de um paciente de recusar tratamento médico no caso *Bouvia v. Superior Court* (1986) nos EUA. Também já foi mantido o direito de um paciente legalmente competente de recusar tratamento por motivos religiosos. A Suprema Corte dos EUA declarou no caso *Cruzan v. Director of Missouri Department of Health* (1990) que a constituição dos EUA conferia a uma pessoa competente protegida constitucionalmente o direito de recusar a hidratação e a nutrição que salvariam sua vida. No caso de Terri Schiavo (*Schindler & Schindler v. Schiavo*, 2003), o marido de Terri, que era seu tutor legal, argumentou que sua esposa não desejaria prolongar sua vida artificialmente. Seus pais discordaram e quiseram que fossem mantidas nutrição e hidratação artificiais. A justiça estadunidense denotou que era compreensível que pais que criaram e nutriram uma filha desde a concepção não perderiam a esperança de que houvesse ainda algum nível de função cognitiva. Todavia, após mais de 10 anos, a justiça confirmou a decisão judicial inicial de tutoria para permitir que o marido de Terri Schiavo tomasse decisões clínicas em seu lugar já que seus desejos não eram conhecidos anteriormente.

Em casos que envolvem o direito de um paciente de recusar ou interromper um tratamento médico, a justiça pesa o interesse do paciente contra o interesse do estado de proteger a vida, preservar a ética médica, prevenir o suicídio e proteger terceiras partes inocentes (em geral, crianças). Embora a justiça não force adultos a serem submetidos a tratamentos recusados por motivos religiosos, em geral deferem pedidos de hospitais e profissionais da saúde para tratar filhos de pais ou grupos que negam consentimento a tratamento de seus filhos pequenos por motivos religiosos. Isso tem base na doutrina legal estadunidense de *parens patriae*, na qual o Estado ou o governo toma decisões em nome daqueles que não são capazes de tomar decisões por si próprios.

Além de recusas de tratamentos por parte de pacientes, enfermeiros frequentemente se deparam com ordens de não reanimar (ONR). O estado de Nova Iorque foi o primeiro a desenvolver a legislação, com base nas recomendações da New York State Task Force on Life and the Law em 1986. Essas recomendações, que foram efetivadas em 1988, permitem que adultos competentes autorizem uma ONR (Golden, 1988). É necessária uma documentação demonstrando que o profissional da saúde consultou o paciente e/ou sua família antes de registrar uma ONR no prontuário (Furrow et al., 2018; Touhy e Jett, 2022). As condições dos pacientes se alteram, de forma que pacientes têm o direito de mudar de ideia. O profissional da saúde necessita revisar ONRs com o paciente periodicamente para se certificar de que o documento reflita sua vontade atual.

Quando pacientes elaboram testamentos vitais ou diretivas antecipadas de vontade nos EUA, é preciso lembrar que a ordem de "não reanimar" não significa "não cuidar". Embora o paciente tenha escolhido recusar a RCP e outras medidas (especificadas na ONR) no caso de parada cardiopulmonar, deve-se prestar cuidados e atender às necessidades dele. Profissionais da saúde devem fazer todos os esforços necessários para reanimar pacientes que sofreram parada e que não têm ONR. Alguns estados dos EUA oferecem protocolos de Cuidados de Conforto na Ordem de Não Reanimar (*DNR Comfort Care*) e de Cuidados de Conforto na Ordem de Não Reanimar na Parada Cardíaca (*DNR Comfort Care Arrest*), que listam ações a serem tomadas quando profissionais da saúde realizarem RCP.

A RCP consiste em um tratamento de emergência realizado sem o consentimento do paciente (ver Capítulo 41). Profissionais da saúde realizam a RCP quando necessário, exceto no caso de haver uma ONR no prontuário do paciente. Os estatutos assumem que todos os pacientes desejam reanimação, exceto quando especificado em uma ONR em seu prontuário. Legalmente, pacientes adultos e capazes autorizam uma ONR verbalmente ou por escrito após receber as informações adequadas pelo profissional da saúde. Familiarize-se com os protocolos de ONR de seu país ou estado.

> **Pense nisso**
>
> Você está cuidando de um paciente com doença terminal que tem uma ONR, embora seu prontuário não indique um registro de que o médico discutiu o assunto com o paciente antes de redigir a ordem. Como você agiria se o paciente sofresse uma parada cardíaca? Como sua resposta mudaria se o paciente tivesse 8 ou 80 anos?

Lei de Uniformização na Doação de Órgãos

A Lei de Uniformização da Doação de Órgãos (UAGA, do inglês Uniform Anatomical Gift Act), de 2006, foi aprovada inicialmente em 1968 e revisada em 1987 e 2006. A UAGA fornece a base para o sistema de doação de órgãos dos EUA. Os princípios éticos que regem a doação de órgãos são a autonomia do paciente, a autonomia individual e a confiança pública. Um indivíduo com idade mínima de 18 anos pode realizar doação de órgãos (definida como "doação de todo ou parte do corpo humano efetivada no momento da ou após a morte"). Doadores realizam a doação por escrito. Em muitos estados dos EUA, adultos assinam o verso de sua carteira de motorista indicando consentimento para doação de órgãos.

Na maioria dos estados, a legislação do Requerimento regulamenta que, no momento da admissão hospitalar, um profissional da saúde qualificado deve perguntar a todos os pacientes com idade acima de 18 anos se ele ou ela é doador(a) de órgãos ou tecidos. No caso de resposta afirmativa, o profissional da saúde obtém uma via assinada do documento. Já no caso de resposta negativa, o profissional discute a opção sobre aceitar ou recusar a doação de órgãos e insere essa documentação no prontuário do paciente. Na maioria dos estados, existe uma lei que requer que, no momento do óbito, um profissional qualificado solicite a um membro da família do paciente considerar a doação de órgãos ou tecidos como possibilidade (National Organ Transplant Act, 1984). Os indivíduos são abordados na seguinte ordem: (1) cônjuge, (2) filho ou filha adultos, (3) pai ou mãe, (4) irmão ou irmã adultos, (5) avô ou avó e (6) tutor legal. O profissional da saúde que registra o óbito não está envolvido na remoção ou transplante de órgãos (ver Capítulo 36).

A Lei Nacional de Transplante de Órgãos (National Organ Transplant Act, 1984) dos EUA proíbe a compra e a venda de órgãos (Korobkin, 2017). Ela fornece imunidade civil e criminal ao hospital e profissional da saúde que realizam o trâmite de acordo com os termos da Lei e também protege o patrimônio do doador de qualquer responsabilidade por lesões ou danos resultantes do uso do material doado. Transplantes de órgãos são extremamente onerosos. Pacientes com doença renal em fase terminal são elegíveis para a cobertura de transplante renal por meio do Medicare. Algumas vezes, planos de saúde privados custeiam transplantes de órgãos. A United Network for Organ Sharing (UNOS) mantém um contrato com o governo federal dos EUA e define políticas e diretrizes para a aquisição de órgãos. A UNOS modificou recentemente a política relacionada com a elegibilidade para transplante. O paciente com necessidade mais urgente terá prioridade com qualquer órgão de um doador compatível dentro de um raio de 240 km (Luthi, 2018). Esse processo continuará com a prioridade sendo transferida às pessoas mais doentes. Leis mais antigas baseadas na proximidade geográfica diminuíam o acesso a muitos pacientes criticamente enfermos. A geografia continua sendo um fator, embora a prioridade atual seja a necessidade dos pacientes (Luthi, 2018). Familiarize-se com seu papel como enfermeiro definido pelas políticas e procedimentos de sua instituição relacionados com a doação de órgãos.

Lei de Reconciliação Orçamentária Coletiva (1986)

A Lei de Reconciliação Orçamentária Coletiva (OBRA, do inglês Omnibus Budget Reconciliation Act), de 1986, alterou significativamente a forma como os cuidados de saúde são prestados a idosos. A legislação focava-se nos direitos dos pacientes, qualidade de vida, qualidade dos cuidados e ambiente físico em que viviam. Uma mudança focou-se no uso de contenções com intenção de alterar o comportamento do idoso.

A OBRA (1987) trata da aplicação tanto de contenção física quanto química (ver Capítulo 14). A definição legal de contenção é qualquer método manual, dispositivo físico ou mecânico, ou material ou equipamento que imobilize ou diminua a capacidade do paciente de se movimentar livremente, sendo a contenção química obtida com uso de medicação (p. ex., antipsicóticos) para alterar o comportamento de um paciente (CMS, 2020). A utilização de contenções já foi associada a complicações graves e até morte. CMS (2008), ANA (2012) e TJC (2121b) definem padrões para diminuir o uso de todos os tipos de contenções em ambientes de cuidados de saúde. Nos EUA, todos os pacientes têm direito constitucional de não serem submetidos a isolamento e contenções físicas ou químicas, exceto em ocasiões raras, para garantir segurança aos pacientes, funcionários e outras situações emergenciais.

A aplicação de contenção física ou a administração de contenção química devem ser utilizadas como último recurso, não como primeira intervenção quando um paciente não é colaborativo, ou está agressivo e combativo. O Capítulo 27 descreve intervenções para promover um ambiente livre de contenções e as condições que permitem a solicitação de contenção. Você deve conhecer os procedimentos legais e baseados em evidências atuais relacionados tanto com o uso de contenções quanto com sua interrupção. Também é crucial conhecer quem pode solicitar legalmente o uso de contenções, quais exames são necessários e por quanto tempo podem ser utilizadas. Você tem a obrigação de monitorar continuamente pacientes contidos ou isolados a fim de garantir sua segurança. É necessária a presença de um médico, enfermeiro, ou um assistente treinado em contenções e isolamento para avaliar o paciente frente a frente uma hora ou menos após aplicação da contenção (CMS, 2020).

Contenções podem ser utilizadas (1) apenas para garantir segurança física do paciente ou outros pacientes, (2) quando intervenções menos restritivas não tiverem sucesso e (3) somente mediante solicitação escrita por um profissional da saúde (CMS, 2018). As normas também descrevem a documentação do uso de contenção e as avaliações de acompanhamento. A responsabilidade legal por uso indevido de contenção pode incluir alegações de aprisionamento ilegítimo e/ou dano associado a lesões durante o uso de contenção (Pozgar, 2020). Saber quando e como utilizar contenções é crucial (ver Capítulo 27).

Legislações estaduais que interferem na prática de enfermagem

Leis estatais direcionam como os cuidados de saúde serão fornecidos e regulam e licenciam instituições e profissionais da saúde para prestar cuidados aos cidadãos dentro do estado. Portanto, quando ocorre dano a pacientes, processos judiciais de má prática profissional são iniciados, primariamente sob leis estaduais, ações são movidas contra instituições para deixarem de operar e acusações são realizadas contra o registro de enfermeiros quando se determina que contribuíram com o dano. Às vezes, estatutos federais afetam as leis estaduais. No caso *Gibbons v. Ogden* (1824), a Suprema Corte dos EUA estabeleceu que as normas e licenças de questões locais pertenciam aos estados por meio de poderes atribuídos pela constituição federal. Licenças de enfermeiros são emitidas e aplicadas pelos estados.

Lei do Exercício Profissional de Enfermagem

A Lei do Exercício Profissional de Enfermagem consiste em uma regulamentação que protege cidadãos, responsabiliza enfermeiros e garante cuidados consistentes com a melhor prática dentro do escopo e padrões da enfermagem. A criação de um Conselho Estadual de Enfermagem, por vezes denominado Comissão de Enfermagem, nos EUA, faz parte da legislação. Os membros de Conselhos e as suas responsabilidades estão descritas no documento e nas normas que mais claramente delineiam suas atribuições. Os Conselhos Estaduais de Enfermagem dos EUA instruem o público e os enfermeiros à medida que a profissão se modifica. Por exemplo, posicionamentos escritos (pareceres técnicos), para esclarecer sobre a administração de sedação consciente por enfermeiros, podem ser compartilhados com partes interessadas quando as legislações são revisadas ou questionadas. Conselhos estaduais regulam e disseminam informação relacionada com a prática de enfermagem.

Um Conselho Estadual de Enfermagem ou uma Comissão de Enfermagem registra todos os profissionais de enfermagem no estado em que exercem sua prática. As exigências para obter o registro variam entre estados. Para aplicar o exame aos profissionais dos EUA, os estados utilizam os National Council Licensure Examinations (NCLEX®). Legalmente, o registro para praticar enfermagem é considerado um privilégio, não um direito. O registro permite que pessoas ofereçam habilidades especiais ao público e fornece diretrizes legais para a proteção dele.

O Acordo de Licença de Enfermagem (NLC, do inglês Nurse Licensure Compact) permite que enfermeiros atuem em múltiplos estados com uma única licença. Não é necessária licença individual para cada estado (National Council of State Boards of Nursing [NCSBN], 2021). A posse do NLC permite que enfermeiros forneçam cuidados via telemedicina quando trabalham em um estado e o paciente está em outro. Também facilita os cuidados para enfermeiros que cruzam fronteiras estaduais para prestar assistência durante emergências. À medida que a legislação da prática muda, mais estados estão participando do processo do NLC (NCSBN, s. d.).

O Conselho Estadual de Enfermagem investiga, suspende e/ou cassa uma licença quando a conduta de um enfermeiro viola a Lei do Exercício Profissional da Enfermagem. Por exemplo, um enfermeiro que administra erroneamente uma medicação que resulte em dano permanente a um paciente pode sofrer restrição do registro profissional. Se isso ocorrer com um enfermeiro que tem o registro de NLC, outros estados também poderão investigar e agir em suas jurisdições, mesmo quando o evento ocorreu em outra. Ações realizadas em outros estados podem ser menos graves, mais graves ou iguais à ação do estado original onde ocorreu a violação. Em parte, isso demonstra a importância de ter um seguro de responsabilidade legal.

Embora um registro seja considerado um privilégio, também constitui um meio pelo qual o indivíduo consegue seu emprego. Desse modo, quando são aplicadas penalidades contra o registro de um enfermeiro, podem ser acionados estatutos de direito ao emprego para proteger a capacidade do indivíduo de trabalhar. Portanto, ações destinadas a restrição, suspensão e/ou cassação podem ser assustadoras para um enfermeiro que deseja continuar atuando.

O Conselho Estadual de Enfermagem deve notificar e seguir um devido processo legal antes de cassar ou suspender o registro. Notificar significa tomar medidas para informar o enfermeiro de que existe uma acusação que será investigada pelo Conselho. Também significa que serão feitos esforços razoáveis para informá-lo sobre data, horário e local onde será movida a ação para restringir, suspender ou cassar seu registro. O devido processo legal significa que o estado deve informar o enfermeiro sobre as alegações e a investigação, incluindo quem será solicitado a fornecer informações sobre tais alegações. Quando há pedido de anonimato, o nome do reclamante é revelado somente sob ordem judicial. Enfermeiros devem comparecer e responder a alegações durante audiências. Também podem e devem requerer um advogado para representá-los e defendê-los na audiência. Nos EUA, as audiências para suspensão ou cassação de registro não são conduzidas em tribunais, mas sim por um grupo de profissionais. A maioria dos estados norte-americanos fornece revisão administrativa e judicial desses casos depois que os enfermeiros esgotam todas as outras formas de recurso. Ações e decisões tomadas por Conselhos Estaduais de Enfermagem são publicadas e ficam acessíveis a todas as instituições de saúde e ao público. Após se esgotarem os recursos administrativos, enfermeiros podem levar seus casos a julgamento para revisão das ações tomadas pelo Conselho em seus respectivos estados.

A **defesa profissional** é onerosa no caso de enfermeiros não terem seguro para cobrir os custos de manutenção do registro. Enfermeiros muitas vezes pensam que seu seguro pessoal ou o do empregador incluirá custos de defesa e manutenção da licença. Na maioria dos casos, isso não é verdade. O seguro de defesa profissional é um contrato entre um enfermeiro e uma companhia de seguro. Quando é realizada uma reclamação ao Conselho Estadual de Enfermagem dos EUA, inicia-se uma ação que pode resultar em restrição, suspensão ou cassação do registro para exercer a enfermagem. No caso de um enfermeiro que tenha seguro, realiza-se uma notificação à companhia seguradora. Em resposta, a companhia indicará um advogado para representar o enfermeiro na interação com o Conselho. O seguro cobrirá os custos da representação durante resposta a alegações que estão sendo investigadas.

Leis de cuidados de saúde e consentimento informado

Leis de cuidados de saúde em cada estado dos EUA descrevem e definem os padrões mínimos de cuidados que serão fornecidos dentro de sua região geográfica. As leis e as normas a elas associadas inter-relacionam-se com outras leis que regem a prática de enfermagem, como as expectativas relacionadas com o consentimento informado.

O termo de consentimento informado do paciente é necessário em sua admissão a uma instituição de saúde, na realização de procedimentos invasivos como inserção de acesso intravenoso central, em cirurgias, em alguns programas de tratamento, como quimioterapia, e na participação em pesquisas científicas (Furrow et al., 2018). Leis estaduais designam indivíduos legalmente capazes de consentir tratamentos médicos (Medical Patient Rights Act, 1994). Enfermeiros precisam conhecer a lei de seu estado e se familiarizar com as políticas e procedimentos de sua instituição empregadora sobre consentimento (Boxe 23.2). Empregam-se considerações especiais no caso de pacientes surdos, analfabetos ou que falam idioma estrangeiro. Um intérprete profissional necessita estar presente pessoalmente ou de forma remota para explicar o termo de consentimento. Um membro da família ou conhecido que fale a língua do paciente não é qualificado para interpretar informações de saúde. Faça os esforços necessários para ajudar o paciente a fazer uma escolha informada.

Ademais, leis de cuidados padrões de saúde foram emendadas para incluir mais orientações específicas a fim de garantir que os pacientes recebam a informação que uma pessoa comum normalmente necessitaria saber para consentir cuidados médicos. O **consentimento informado** é o acordo por parte do paciente para ser submetido a um procedimento médico após ser completamente informado sobre os riscos, benefícios, alternativas e consequências da recusa (Furrow et al., 2018; Pozgar, 2016). Requer explicação por parte de um profissional da saúde em termos que o paciente possa compreender para que ele possa realizar uma escolha informada (Cruzan, 1990; Furrow et al., 2018). O insucesso na obtenção do consentimento em situações outras que não emergências pode resultar em alegação de agressão.

O consentimento informado constitui parte da relação profissional de saúde-paciente. Ele deve ser obtido e testemunhado quando o paciente não estiver sob a influência de medicações, como opioides. Na maioria das situações, a obtenção do consentimento informado do paciente não é responsabilidade de enfermeiros. O responsável por realizar o procedimento é quem deve obter consentimento.

Elementos-chave do consentimento informado incluem (Furrow et al., 2018):

1. O paciente receber explicação sobre o procedimento ou tratamento
2. O paciente ser informado sobre os nomes e qualificações das pessoas envolvidas na realização e assistência do procedimento
3. O paciente receber descrição de danos graves, incluindo morte, que possam resultar do procedimento, bem como dor e/ou desconfortos previstos

---

Boxe 23.2 Diretrizes estatutárias para consentimento legal de tratamentos médicos nos EUA

Indivíduos que consentem tratamentos médicos são governados por leis estaduais, mas em geral incluem:

I. Adultos
A. Qualquer indivíduo competente de 18 anos ou mais, para si próprio
B. Qualquer um dos pais, para menores não emancipados
C. Qualquer tutor, para seu tutelado
D. Qualquer adulto, para o tratamento de irmão ou irmã menor (em caso de emergência, quando os pais não estiverem presentes)
E. Qualquer um dos avós, para neto menor (em caso de emergência, quando os pais não estiverem presentes).

II. Menores
A. Em geral, menores não podem consentir tratamento médico sem um dos pais. Contudo, menores emancipados podem fazê-lo. Tais casos incluem:
  1. Menores designados emancipados por ordem judicial
  2. Menores casados, divorciados ou viúvos
  3. Menores em serviço militar ativo
B. Menores não emancipados podem consentir tratamento médico em condições médicas específicas:
  1. Gestação e condições relacionadas (muitos estados estadunidenses diferem na caracterização de menor gestante como emancipada ou não emancipada. É preciso conhecer as regras de seu estado nesse caso)
  2. Mãe menor por seu filho custodiado
  3. Informação e tratamento de infecção sexualmente transmissível (IST)
  4. Tratamento de abuso de substâncias
  5. Tratamento ambulatorial e/ou internação temporária por saúde mental
C. A questão acerca de menores emancipados ou não emancipados não exclui o dever do profissional da saúde de tentar obter consentimento informado significativo.

Capítulo 23   Implicações Legais do Exercício Profissional de Enfermagem

4. O paciente receber explicação sobre terapias alternativas ao procedimento ou tratamento proposto, e os riscos de não fazer nada
5. O paciente saber que tem o direito de recusar o procedimento ou tratamento sem interromper outros cuidados de suporte
6. O paciente saber que pode recusar o procedimento ou tratamento mesmo após seu início.

Enfermeiros testemunham o consentimento; contudo, não o obtêm para procedimentos realizados por outros (Furrow et al., 2018). A assinatura do enfermeiro como testemunha do consentimento significa que o paciente o forneceu voluntariamente, aparenta ser capaz de fornecê-lo e assinou o termo na presença do enfermeiro. Se você suspeitar de que o paciente não compreendeu ou não forneceu consentimento voluntariamente e/ou com a informação necessária, notifique o profissional da saúde e seu supervisor. Para garantir um consentimento válido, contate o dirigente médico quando necessário. Se um paciente recusar um tratamento, certifique-se de que a documentação da recusa tenha sido escrita, assinada e testemunhada. Estudantes de enfermagem não podem nem devem, sob nenhuma circunstância, ser responsabilizados por ou solicitados a testemunhar a assinatura de termos de consentimento devido à natureza legal do documento.

Pais são, em geral, os tutores legais de pacientes pediátricos e aqueles que normalmente assinam termos de consentimento para tratamento. Ocasionalmente, um dos pais ou um tutor pode recusar tratamento para uma criança. Por exemplo, você está cuidando de uma criança cujos pais não aceitam a vacina contra sarampo, caxumba e rubéola (tríplice viral). A justiça poderá intervir em nome da criança. Em geral, a justiça considera, em último caso, a segurança da criança e seu bem-estar como fatores mais importantes. Sob essas circunstâncias, a vacinação pode ser exigida judicialmente sob a doutrina *parens patriae*, em benefício da criança e daqueles que podem ser expostos à doença caso a criança não vacinada seja exposta e desenvolva sarampo.

Em alguns casos, a obtenção do consentimento informado é difícil. Por exemplo, se um paciente está inconsciente, você precisa obter consentimento de um indivíduo legalmente autorizado a fornecê-lo em nome do paciente. Algumas vezes, pacientes têm pessoas legalmente designadas para tomar decisões por meio de poder especial de procurações ou procedimentos de tutoria judicial. Em emergências, quando não é possível obter consentimento do paciente ou de uma pessoa autorizada, o profissional da saúde pode realizar um procedimento necessário ao benefício do paciente ou para salvar uma vida sem responsabilidade legal de não obter consentimento. Nesses casos, a justiça assume que o paciente desejaria receber tratamento.

Pacientes com doenças mentais ou TUSs também necessitam fornecer consentimento. Tais pacientes têm o direito de recusar tratamento até que um tribunal determine legalmente que são incompetentes para decidir por si próprios. O consentimento informado constitui um aspecto dos estatutos de cuidados de saúde. As implicações relacionadas sofrem influência de muitos estatutos.

Leis do bom samaritano

As leis do bom samaritano encorajam profissionais da saúde a prestar assistência em emergências (Furrow et al., 2018). Tais leis limitam a responsabilidade e oferecem imunidade legal para enfermeiros que ajudam em locais de acidentes. Por exemplo, se você parar no local de um acidente automobilístico e prestar cuidados de emergência apropriados, como aplicação de pressão para interromper hemorragias, você agirá dentro de padrões aceitos, mesmo sem o equipamento adequado. Se o paciente subsequentemente desenvolver complicações devido às suas ações, você tem imunidade da responsabilidade legal se agiu sem negligência grosseira (Furrow et al., 2018; Good Samaritan Act, 1997). Embora as leis do bom samaritano forneçam imunidade a enfermeiros que exercem ações razoáveis para salvar uma vida, caso você realize um procedimento que ultrapasse o escopo de sua prática e para o qual você não tem treinamento, você se torna legalmente responsável pela lesão que possa resultar da ação. Você somente deve prestar cuidados que sejam consistentes com seu nível de conhecimento e experiência. Ademais, uma vez que tenha se comprometido em prestar cuidados de emergência a um paciente, deve permanecer com esse paciente até que possa transferi-lo seguramente a alguém que possa lhe prestar os cuidados necessários, como socorristas, paramédicos ou funcionários do departamento de emergência. Se você deixar o paciente sem a transferência adequada a um profissional competente, você terá responsabilidade legal pelo abandono e quaisquer lesões sofridas pelo paciente após a sua saída (Furrow et al., 2018; Pozgar, 2020).

Leis de saúde pública

As leis de saúde pública afetam indivíduos, populações e comunidades. Podem ser estatutos federais ou estaduais com o intuito de melhorar a saúde das pessoas. Legislações estaduais publicam estatutos sob códigos de saúde, os quais descrevem as exigências para relatar doenças comunicáveis, imunização escolar e outras condições, para promover a saúde e diminuir riscos em comunidades. Os Centers for Disease Control and Prevention (CDC; http://www.CDC.gov) e a Occupational Safety and Health Administration (OHSA; http://www.osha.gov) dos EUA fornecem diretrizes em nível nacional para segurança e saúde de comunidades e ambientes de trabalho. Leis trabalhistas públicas protegem populações, advogam em favor dos direitos das pessoas, regulam cuidados e financiamentos em saúde e garantem responsabilidade profissional por cuidados fornecidos.

Enfermeiros têm o dever legal de prestar cuidados no sentido de proteger a saúde pública (ver Capítulo 3). Essas leis incluem a denúncia de suspeita de abuso e negligência de crianças, adultos idosos ou vítimas de violência doméstica; notificação de doenças comunicáveis; garantia de que os pacientes da comunidade receberam as imunizações recomendadas; e notificação de outros problemas relacionados com a saúde a fim de proteger a saúde pública. Na maioria dos estados dos EUA, enfermeiros são notificadores obrigatórios de abuso ou negligência de pacientes quando houver suspeita razoável de que um indivíduo esteja em perigo. Em muitos estados, a **negligência** diz respeito a um padrão de conduta de pessoas cujo dever é prestar cuidado que mantenha a saúde física e/ou mental de uma criança ou adulto vulnerável (Adigun et al., 2020). Também pode consistir em uma ação pontual que seja clara e represente perigo à saúde, ao bem-estar ou à segurança de outros. A negligência nem sempre se relaciona somente com dano intencional a um paciente por parte de um enfermeiro; na realidade, diz respeito a esse enfermeiro saber ou dever saber que haveria negligência sob tais circunstâncias. Abuso significa ação ou inação voluntária que causa lesão, confinamento, intimidação ou punição de uma criança ou adulto. Em situações de negligência ou abuso, o padrão de prova a ser denunciado é que um enfermeiro tem suspeita razoável de que a pessoa está sob risco de dano. Enfermeiros devem colocar a saúde e a segurança dos pacientes acima dos cuidadores ao tomar decisões de realizar denúncias. Profissionais da saúde que não denunciam situações nas quais suspeitam de abuso ou negligência podem ser legalmente responsabilizados em ações civis ou criminais. Alguns Conselhos Estaduais de Enfermagem estadunidenses atualmente exigem educação continuada sobre abuso e negligência para renovação do registro ou antes da obtê-lo.

Interrupção da gestação

Em 1973, no caso *Roe v. Wade*, a Suprema Corte dos EUA determinou que há um direito fundamental à privacidade, que inclui a decisão da mulher de interromper uma gestação.[2] A corte decidiu que, durante o primeiro trimestre, uma mulher poderia interromper sua gestação sem regulação estatal porque o risco de mortalidade natural por aborto é inferior ao risco durante o parto. Durante o segundo trimestre, há interesse estatal em proteger a saúde materna e são aplicadas regulamentações sobre o procedimento de aborto e a instituição onde ele é realizado. Já no terceiro trimestre, quando o feto se torna viável, o interesse estatal é proteger o feto; portanto, é proibido interromper a gestação, exceto quando necessário para salvar a mãe.

No caso *Webster v. Reproductive Health Services* (1989), a corte restringiu significativamente o caso *Roe v. Wade*. Alguns estados estadunidenses exigem testes de viabilidade antes de conduzir abortos. Outros exigem o consentimento dos pais nos casos de menores de idade, ou decisão judicial confirmando que a menor é madura e pode fornecer consentimento para si, ao passo que outros estados não exigem consentimento dos pais. Recentemente, alguns estados publicaram leis de "batimento cardíaco", que afirmam que a gestação não pode ser interrompida após detecção de um batimento cardíaco. Portanto, é crucial conhecer as leis de seu estado relativas à interrupção da gestação antes de trabalhar em locais que realizem essa prática.

Morte digna ou suicídio assistido

Prestar cuidados de fim de vida no mundo atual é algo desafiador para profissionais da saúde, visto que as pessoas estão vivendo mais (ver Capítulo 36). A Lei da Morte Digna do Oregon (Oregon Death with Dignity Act) (1994) foi o primeiro estatuto que definiu juridicamente a "morte digna", por vezes denominada suicídio assistido, nos EUA. O estatuto determinou que um indivíduo competente com doença terminal pode realizar um pedido oral ou escrito para terminar sua vida de forma humanizada e digna. Define-se doença terminal como uma doença incurável e irreversível que foi confirmada pela medicina e que irá, por julgamento médico razoável, produzir a morte dentro de 6 meses.

A ANA (2019a) acredita que a participação de enfermeiros no suicídio assistido viola o código de ética da enfermagem. A American Association of Colleges of Nursing (AACN) historicamente apoiou a ordem do International Council of Nurses de garantir fim pacífico à vida do indivíduo. As posições dessas duas organizações não são consideradas contraditórias e exigem que enfermeiros abordem o fim de vida de um paciente com compaixão para ouvir às suas expressões de medo e tentar controlar sua dor durante seus últimos meses de vida. Você precisa conhecer as leis de seu estado e garantir que sua prática seja realizada dentro das exigências da lei.

Lei de Determinação Uniforme do Óbito

Muitos problemas legais permeiam o evento do óbito, incluindo uma definição básica do ponto preciso em que uma pessoa está morta perante a lei. As definições variam, nos EUA, segundo leis estaduais. Existem dois padrões para a determinação de óbito. O padrão cardiopulmonar requer cessação irreversível das funções circulatória e respiratória. O padrão encefálico total exige cessação irreversível de todas as funções do encéfalo, incluindo do tronco encefálico. A maioria dos estados tem estatutos com linguagem similar à proposta pela Lei de Determinação Uniforme do Óbito (National Conference of Commissioners on Uniform State Laws, 1980). A lei afirma que profissionais da saúde podem utilizar tanto um quanto outro padrão para determinar o óbito. Tenha ciência das definições legais de seu estado, pois você precisa documentar informações relevantes quando o paciente estiver sob seus cuidados. Enfermeiros têm obrigação legal específica de tratar os restos mortais dos pacientes com dignidade (ver Capítulo 36). O manejo inadequado causa dano emocional à família do indivíduo falecido.

Diretrizes para profissionais de enfermagem

Estatutos, políticas e procedimentos institucionais ajudam a proteger os profissionais da saúde e pacientes. Eles promovem a segurança no local de trabalho e influenciam o exercício profissional de enfermagem, as designações de pacientes e como você delega o cuidado de enfermagem. Essas leis e políticas também oferecem diretrizes para estudantes de enfermagem. Você precisa estar ciente de leis, políticas e procedimentos que afetam o exercício da sua profissão, e deve segui-los ao planejar o cuidado dos pacientes.

Relação pessoal de enfermagem:número de pacientes

É necessário um dimensionamento adequado entre funcionários e pacientes a fim de garantir segurança e satisfação dos pacientes com os cuidados recebidos. A relação entre pessoal de enfermagem e pacientes é determinada de diferentes maneiras. Problemas legais ocorrem quando não há enfermeiros suficientes para prestar cuidados competentes ou quando os enfermeiros existentes trabalham por períodos excessivos. No caso *Spires v. Hospital Corporation of America* (2006), alegaram-se maus cuidados devido à equipe de enfermagem insuficiente, resultando na morte de um paciente. O processo enfatizou a potencial gravidade da falta de funcionários e a importância de enfermeiros reivindicarem direitos trabalhistas.

Muitos estados norte-americanos exigem que comitês de segurança de pessoal de enfermagem em locais de cuidados agudos determinem o número de funcionários da instituição com base nas necessidades dos pacientes admitidos. Embora tais comitês trabalhem no sentido de determinar as necessidades adequadas da equipe de funcionários, empregadores têm erroneamente solicitado recomendações orçamentárias aos comitês para remunerar seus funcionários. Na Califórnia, a lei exige relações fixas entre pessoal de enfermagem e pacientes em cuidados agudos. O debate sobre dimensionamento de pessoal ocorre atualmente em todo o país e exige atenção especial por parte de todos os enfermeiros (ANA, n.d.b).

Transferência de enfermeiros

Enfermeiros dos EUA são algumas vezes designados para trabalhar em uma unidade onde normalmente não cuidam de pacientes. Nessa prática, os enfermeiros trabalham temporariamente em outra área por não haver pessoal suficiente para o número de pacientes com quadro agudo e mais necessidades naquele momento. Se você for transferido a outra área, deverá informar seu supervisor caso não tenha a formação ou experiência necessárias para cuidar dos pacientes designados a você. Deve-se solicitar orientação na unidade. Supervisores são responsáveis por designar trabalhos que o enfermeiro possa gerenciar com segurança. Antes de aceitar o trabalho, conheça as políticas da instituição relacionadas com transferências e compreenda o que será esperado no cargo (ANA, n.d.a).

Abandono de pacientes

Ocorre abandono de pacientes quando um enfermeiro se recusa a prestar cuidados para um paciente após haver estabelecido já uma relação com esse paciente. Antes de estabelecer a relação, o enfermeiro pode recusar a atribuição quando (1) não tem o conhecimento ou habilidade necessários para prestar cuidados competentes; (2) os cuidados esperados excedem a Lei do Exercício Profissional de Enfermagem em seu estado; (3) a saúde da enfermeira gestante ou a de seu bebê são diretamente ameaçadas pelo tipo de atribuição; (4) a orientação da unidade não foi completada e há risco para a

---

[2] N.R.T.: Houve a reversão da decisão de *Roe v. Wade* em 2022. Ver https://www.conjur.com.br/2022-jul-05/opiniao-revogacao-roe-vs-wade-direito-aborto.

segurança; (5) o enfermeiro afirma claramente e documenta objeção consciente com base em questões morais, éticas ou religiosas; ou (6) o julgamento clínico do enfermeiro está prejudicado como resultado de fadiga, representando risco para a segurança do paciente (ANA, 2021; ANA, 2015; Nurses Service Organization [NSO], 2017).

Ao recusar uma atribuição, é importante explicar ao seu supervisor imediato as razões específicas da recusa e determinar se existem alternativas, como nova atribuição, quando possível. Documente em suas observações pessoais os detalhes do evento, para quem você reportou o evento, as ações que tomou para garantir que os pacientes permanecessem seguros e que você não os abandonou.

Delegação em enfermagem

Nos EUA, alguns Conselhos Estaduais ou Comissões de Enfermagem definem especificamente as responsabilidades dos técnicos em enfermagem, enfermeiros em geral e de práticas avançadas, e desenvolvem posicionamentos e diretrizes para ajudá-los a delegar com segurança (NCSBN, 2016; NCSBN e ANA, 2019). O processo de delegação em enfermagem é definido na Lei do Exercício Profissional de Enfermagem; as normas variam entre diferentes estados dos EUA. Em geral, a **delegação em enfermagem** diz respeito a um enfermeiro orientar, observar e verificar se um profissional de enfermagem de nível médio (p. ex., um técnico de enfermagem ou auxiliar de enfermagem) pode realizar uma tarefa específica que é normalmente feita por um enfermeiro (ver Capítulo 21). Muitas exigências garantem a segurança do paciente durante a delegação de cuidados. O enfermeiro que delega a função é responsável por se comunicar claramente, supervisionar os cuidados recebidos pelo paciente e reavaliar periodicamente se a tarefa delegada continua sendo adequada (Figura 23.2). Tarefas delegadas podem incluir cuidados de higiene, assistência em deambulação, sinais vitais, ou monitoramento da glicose no sangue. Os enfermeiros podem, normalmente, delegar a administração de medicamentos aos técnicos em enfermagem. É importante conhecer as exigências da delegação, incluindo requisitos educacionais e de experiência do cuidador, e papel e responsabilidades do enfermeiro que delega a função. Nos EUA, os enfermeiros normalmente podem delegar tarefas a técnicos e auxiliares de enfermagem ou outros profissionais que trabalham com a equipe de enfermagem (CNAs, nos EUA). As tarefas delegadas geralmente envolvem cuidados básicos dos pacientes (p. ex., ajudar na deambulação, atender às necessidades de higiene dos pacientes e verificar sinais vitais).

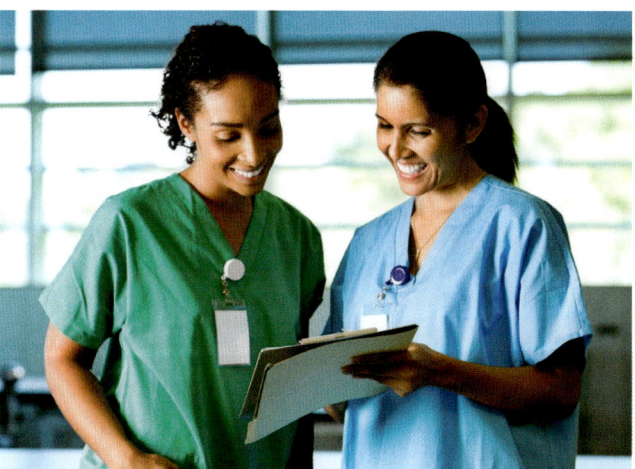

Figura 23.2 Os enfermeiros devem se comunicar claramente e supervisionar o cuidado delegado a profissional de enfermagem de nível médio. (Copyright © iStock.)

Estudantes de enfermagem

Estudantes de enfermagem são responsáveis por suas ações quando elas excedem o escopo da prática e causam dano aos pacientes. Independentemente da intenção, espera-se que estudantes saibam o que podem ou não fazer ao prestar cuidados aos pacientes. Se um estudante causar dano a um paciente como resultado direto da falta de ação, ele, seu professor, o hospital ou instituição de saúde e a universidade ou instituição acadêmica geralmente compartilharão a responsabilidade legal pela ação incorreta. Estudantes de enfermagem não devem jamais ser designados a realizar tarefas para as quais não têm preparo e seus professores devem supervisioná-los cuidadosamente quando aprenderem novas habilidades. Embora estudantes de enfermagem não sejam funcionários do hospital, monitorar suas ações é responsabilidade da instituição. Espera-se que suas ações nos cuidados com pacientes sejam realizadas do mesmo modo que enfermeiros profissionais as fariam. Membros da unidade acadêmica em geral são responsáveis por orientar e observar estudantes, embora, em algumas situações, enfermeiros sirvam como orientadores e compartilhem dessas responsabilidades. Todo curso de enfermagem deve fornecer instruções claras sobre orientação e responsabilidade acadêmica. É igualmente importante que orientadores tenham conhecimento de leis estatais aplicáveis a estudantes e instituições acadêmicas durante a supervisão de estudantes.

Estudantes de enfermagem devem realizar somente tarefas que lhes forem delegadas e aquelas descritas para o cargo que sejam contratados por instituições de saúde (p. ex., auxiliares de enfermagem, técnicos de enfermagem). Por exemplo, se um estudante que também trabalha como técnico aprendeu a administrar medicações por via intramuscular (IM) em uma aula, não poderá fazê-lo em sua função de técnico, exceto quando isso for permitido pela Lei do Exercício Profissional de Enfermagem e pela descrição de seu cargo. Se um enfermeiro designar trabalho a um estudante sem conhecimento de sua capacidade de executá-lo com segurança conforme descrito em seu cargo, ele será legalmente responsável. Um estudante de enfermagem contratado por uma instituição como ajudante de um enfermeiro deve recusar a realização de tarefas que não estejam incluídas em sua descrição de cargo ou nas políticas da instituição. Estudantes de enfermagem também devem se recusar a realizar tarefas para as quais não estejam preparados para completar com segurança, informando a situação para a supervisão para que a tarefa possa ser atribuída a um profissional adequado. A segurança dos pacientes é essencial. Estudantes de enfermagem devem certificar-se de que suas ações atendam ao escopo da prática de enfermagem exigida deles. Suas ações devem atender aos padrões de prática exigidos para cuidados seguros quer os estudantes estejam na faculdade, na comunidade ou em uma instituição de cuidados de saúde. Embora você tenha aprendido uma tarefa de enfermagem, isso não significa que você possa realizá-la com segurança em um paciente. Prefira errar por excesso de cautela. Não ultrapasse seu escopo de prática, quer você seja alguém que está ajudando, um auxiliar, um técnico de enfermagem ou de qualquer outro cargo.

> **Pense nisso**
>
> Considere seu papel como estudante de enfermagem, conforme definido na Lei do Exercício Profissional de Enfermagem de seu estado. O que você deve fazer quando trabalha em um hospital? Em seu estado, é diferente trabalhar em uma instituição de longa permanência ou em casa de repouso? E se você trabalhar em uma casa de repouso? O que você pode fazer em um local que não pode fazer no outro?

Implicações legais e redução de riscos jurídicos

Alguns pacientes ou suas famílias, especialmente aqueles que vivem resultados negativos, acreditam que os cuidados fornecidos por enfermeiros falharam em se enquadrar no escopo da prática de enfermagem ou em atender aos padrões da prática. Em alguns desses casos, pacientes ou familiares denunciam delitos ou movem ações judiciais, alegando que os enfermeiros sabiam ou deveriam saber que seu comportamento foi inferior ao que um enfermeiro minimamente prudente faria em circunstâncias similares.

Delitos

Delitos são atos ilegais civis ou omissões de cuidado contra uma pessoa ou uma propriedade. Classificam-se como intencionais, quase intencionais ou não intencionais.

Delitos intencionais são atos deliberados contra uma pessoa ou sua propriedade que podem resultar em ações tanto civis, quanto criminais. Agressões são ameaças intencionais a outras pessoas que as inflingem medo de contato danoso, iminente ou indesejado (Furrow et al., 2018). Não é necessário contato físico para que tenha ocorrido agressão. Por exemplo, se um enfermeiro ameaça realizar uma injeção em um paciente ou contê-lo para uma radiografia diante de recusa ao procedimento por parte dele, a ação do enfermeiro constituirá em uma agressão. Da mesma forma, ocorre agressão quando um paciente ameaça um enfermeiro. Já a **violência** consiste em qualquer contato físico não consentido ou sem justificação legal (Furrow et al., 2018). O contato pode ser danoso ao paciente e causar lesão ou ser ofensivo à dignidade pessoal do paciente. No exemplo do enfermeiro que ameaça dar a injeção a um paciente sem seu consentimento, se a injeção for realizada, constituirá uma violência. Também ocorre violência quando o profissional da saúde realiza um procedimento que ultrapassa o escopo do consentimento fornecido pelo paciente. Por exemplo, se um paciente consentir uma apendicectomia e o cirurgião realizar uma tonsilectomia, terá ocorrido violência. O componente-chave é o consentimento do paciente. Ocorre falsa prisão quando o enfermeiro restringe um paciente em um local confinado, impedindo sua capacidade de se mover livremente em uma cama, cadeira, quarto ou outra área na qual o paciente deseje ficar (Furrow et al., 2018; Yeung et al., 2019).

Delitos quase intencionais. Os **delitos quase intencionais** atos nos quais uma pessoa pode não ter a intenção de causar dano a outra, mas o faz. Em geral, a pessoa invade a privacidade da outra ou de alguma forma difama o caráter de alguém. Delitos quase intencionais são alegados quando alguém deveria saber que ocorreria dano a outra pessoa como resultado de suas ações.

A invasão de privacidade geralmente se dá quando ocorre vazamento de informações de cuidados de saúde de um paciente a uma pessoa não autorizada, como um membro da imprensa, seu empregador, a família do paciente ou online. Os padrões de privacidade da HIPAA e da HITECH têm trabalhado a conscientização sobre a necessidade de promoção da confidencialidade e privacidade por parte de profissionais da saúde. A informação que consta no prontuário de um paciente é uma comunicação confidencial que pode ser compartilhada somente com profissionais da saúde com finalidade de fornecer tratamento. Isso inclui comunicação eletrônica por e-mail, texto ou outros meios. Todas as comunicações se tornam parte do prontuário médico e devem ser consideradas confidenciais. Não podem ser divulgadas sem permissão do paciente. Indivíduos que insistem em receber informações sem o consentimento dos pacientes devem ser relatados imediatamente à supervisão. Não faz parte do escopo da prática de enfermagem determinar quando uma informação deve ou não ser divulgada.

A **difamação** de caráter é a publicação de afirmações falsas que resultam em dano à reputação de uma pessoa. **Calúnia** pode ocorrer de forma verbal, quando uma pessoa fala um fato falso sobre outra. Por exemplo, se um enfermeiro disser erroneamente às pessoas que um paciente tem gonorreia e essa divulgação afetar os negócios do paciente, ele será legalmente responsabilizado por caluniá-lo. A **injúria** é a difamação feita de forma escrita (p. ex., registrar informações falsas no prontuário do paciente), podendo afetar a honra e o decoro (Furrow et al., 2018; Philo et al., 2019-2020).

Delitos não intencionais. Os **delitos não intencionais** quando uma pessoa sofre dano por outra que sabia ou deveria saber que suas ações foram inferiores ao escopo e padrão aceitos na prática de enfermagem.

A **imprudência** é a conduta realizada abaixo do padrão geralmente aceito de cuidado prudente com uma pessoa (Furrow et al., 2018). Qualquer pessoa, incluindo fora da área médica, pode ser acusada de imprudência. Enfermeiros agem com imprudência quando rompem seu dever de cuidar de um paciente e isso resulta em dano físico a ele. Um enfermeiro adequadamente prudente, sob circunstâncias similares, teria fornecido cuidados diferentes. A lei estadunidense estabelece o padrão de cuidados para proteger outros contra perigo excessivo (Furrow et al., 2018). Atos imprudentes, como pendurar um frasco de solução intravenosa incorreto para um paciente ou aplicar uma compressa quente que possa causar uma queimadura, geralmente resultam em ações disciplinares pelo Conselho Estadual de Enfermagem e processos judiciais por imprudência contra o enfermeiro ou seu empregador. A maioria dos processos alega imprudência.

A **imperícia** é um tipo de imprudência. Um indivíduo responsabilizado legalmente por imperícia necessita ser um profissional. Alguns critérios são necessários para estabelecer a imperícia em enfermagem: (1) o enfermeiro (acusado) tinha um dever de prestar cuidados com o paciente (reclamante), (2) o enfermeiro não executou o que era seu dever, (3) o paciente sofreu dano em consequência do não cumprimento do dever; e (4) pagamentos de indenizações são permitidos sob leis estaduais para "tornar a pessoa inteira" aos olhos da justiça. Ainda que enfermeiros não tenham a intenção de causar danos nos pacientes, alguns destes movem ações de imperícia contra enfermeiros que não atenderam aos padrões de cuidados adequados. A maioria dessas ações ocorre em situações hospitalares. Causas comuns de acusações de imperícia contra enfermeiros incluem não seguir padrões de cuidados (p. ex., não implementar um protocolo de lesão por pressão ou prevenção de queda), não comunicar informações importantes a outro profissional da saúde, não documentar adequadamente informações de saúde, não avaliar nem monitorar um paciente e delegar de tarefas de enfermagem inadequadamente.

A maioria das instituições de saúde utiliza tecnologias de administração de medicações, como códigos de barra, a fim de tentar diminuir erros (ver Capítulo 31). Todavia, ignorar ou contornar salvaguardas planejadas contribui para causar danos significativos aos pacientes. É crucial que você siga sempre as políticas e procedimentos de seu local de trabalho e nunca passe por cima de sistemas de proteção planejados para promover cuidados seguros aos pacientes.

A imperícia é um tipo de negligência. Ela pode algumas vezes envolver falha em checar a identificação correta de um paciente antes da administração de sangue, resultando na administração ao paciente errado. Também envolve a administração de medicações a um paciente, mesmo que seu prontuário contenha documentação que indique alergia à medicação. Em geral, tribunais definem a imperícia de enfermagem como falha em empregar determinado grau de habilidade ou conhecimento geralmente necessário sob as mesmas circunstâncias ou circunstâncias similares por membros da profissão de enfermagem (Furrow et al., 2018).

Outra área com potencial risco está associada ao uso de dispositivos de monitoramento eletrônico. Nem todo monitor é confiável o tempo todo. Portanto, não se deve depender completamente de monitores. Avalie continuamente um paciente para determinar a precisão do monitoramento eletrônico. Engenheiros biomédicos verificam equipamentos para garantir seu funcionamento adequado e que nenhum paciente sofrerá eletrocussão.

A melhor forma de enfermeiros evitarem a imperícia é seguir padrões de cuidados baseados em evidências, prestar os cuidados de maneira competente e comunicar-se oportunamente com outros profissionais da saúde. Você também evita a imperícia desenvolvendo um relatório de cuidados com seus pacientes e por meio da documentação de exames, intervenções e avaliação dos cuidados. Produza e atue com seu espírito questionador para prestar os melhores cuidados juntamente com as preferências e valores de seus pacientes. Conheça e siga as políticas e procedimentos da instituição onde trabalha. Tenha sensibilidade com os riscos e fontes comuns de lesão aos pacientes, como lesões por pressão, quedas e erros em medicações. Finalmente, comunique-se com seus pacientes; explique todos os exames, medicações e tratamentos em linguagem que eles entendam; registre a compreensão do paciente sobre a educação em saúde oferecida; e ouça suas preocupações sobre tratamentos. Você é responsável por relatar quaisquer alterações significativas na condição de seu paciente no tempo correto ao profissional da saúde e por documentar tais alterações no prontuário eletrônico do paciente (PEP) (ver Capítulo 26). A documentação honesta no tempo correto é importante para comunicar informações necessárias entre membros da equipe de saúde e necessita ser precisa (Furrow et al., 2018). No prontuário eletrônico certifique-se de que o histórico de enfermagem esteja completo e condiga com os que foram completados anteriormente. Conduza seu próprio histórico em vez de copiar históricos anteriores que existam no prontuário, a fim de garantir precisão da informação. Investigue e não ignore salvaguardas existentes em cada programa para alertar você sobre questões como tarjas pretas no momento de administrar medicações. Notifique outros membros da equipe no tempo correto sempre que ocorrerem alterações na condição dos pacientes. Se sofrer acusação de imperícia, você precisa conhecer seus direitos e o processo legal (Boxe 23.3). Trabalhe com a equipe jurídica de sua instituição de saúde e certifique-se de se defender.

A instituição deve manter a documentação do paciente de acordo com estatutos específicos e regulamentações de acreditação. A evolução de enfermagem é uma parte importante dessa documentação pois ela contém as evidências significativas necessárias para compreender os cuidados recebidos por um paciente. Se tais registros se perderem, estiverem incompletos ou forem alterados, deve-se assumir que houve dano ao paciente causado por cuidado negligente. Ademais, registros incompletos ou ilegíveis tornam o profissional da saúde menos crível. Determine as alterações das condições do paciente documentadas por funcionários prévios e documente no momento correto as respostas a essas alterações. Além disso, é essencial fornecer e documentar a tomada de decisão dos pacientes; o paciente é o tomador de decisões primário, seja qual for a situação, quando são fornecidos cuidados de saúde. Os prontuários eletrônicos registram cada vez que uma pessoa os acessa. Assim, há um registro eletrônico sempre que um prontuário é visualizado, documentado ou alterado. Prontuários eletrônicos podem ser recuperados e comparados com versões que existiam em tempo real de um momento a outro. Ao realizar um registro tardio em um prontuário eletrônico, é essencial que a nota acrescentada seja indicada como adicional; nunca delete e reinsira linguagem diferente representando a mesma data e horário de um dado previamente deletado. Independentemente de sua intenção, o registro poderá ser considerado alterado com intuito de proteger a instituição e omitir informação do tribunal com relação aos cuidados recebidos ou não pelo paciente.

> **Boxe 23.3** Anatomia de um processo judicial nos EUA
>
> O processo judicial varia devido a diferenças nas leis estaduais e normas processuais civis. Contudo, os processos normalmente seguem um procedimento semelhante.
>
> - Uma ação civil começa com uma denúncia que é acompanhada por intimações. A denúncia é elaborada por um advogado e destaca o que o enfermeiro réu fez de errado e, devido à suposta negligência, como o reclamante foi lesado e o que o ele acredita que deve ocorrer devido à negligência (p. ex., pagar uma indenização)
> - O réu (enfermeiro) deve responder dentro de um prazo determinado (p. ex., 3 semanas). Na resposta, o enfermeiro admite ou nega cada alegação da petição e indica se há alguma reclamação contra o autor
> - As partes envolvidas no processo trocam documentos e informações durante a **probatória**. O período probatório pode durar meses ou anos, dependendo do estado. Nesta fase, a probatória ocorre de três formas diferentes:
>   - **Interrogatórios:** questões escritas que exigem resposta sob juramento. O representante do reclamante solicita uma lista de possíveis testemunhas, especialistas e profissionais da saúde que o reclamante viu antes ou após o evento
>   - **Pedidos de provas:** as partes requerem documentos relevantes, imagens ou materiais relacionados, como registro médico do tratamento antes e após o evento; políticas e procedimentos da instituição; e todos os e-mails, mensagens de texto e outras comunicações via redes sociais sobre o incidente
>   - **Depoimentos:** questões são apresentadas às partes, testemunhas e testemunhas especialistas sob juramento para obter toda a informação relevante e não privilegiada sobre o caso. Especialistas estabelecem os elementos do caso e padrões de cuidados aplicáveis
> - As contrapartes se reunirão após a fase probatória para discutir a possibilidade de resolver o caso antes de ir a julgamento. Um árbitro, que deve ser uma terceira pessoa imparcial, pode ser usado nesse processo. O tribunal normalmente não é envolvido nesse tipo de acordo. Se as partes não chegarem a uma resolução ou acordo, o caso vai a julgamento
> - Durante o **julgamento**, os advogados de ambos os lados apresentam evidências e argumentos. O reclamante e o réu fazem declarações de abertura e o reclamante apresenta provas que sustentam o caso. A defesa pode interrogar ou contrainterrogar cada testemunha. Depois que o reclamante encerra o caso, a defesa pode apresentar evidências e testemunhas para contradizer o caso do reclamante. Se até o fim do julgamento as partes não chegarem a um acordo, o juiz ou o júri determinará a resolução
> - Qualquer uma das partes pode **apelar** da decisão para uma instância superior.
>
> Adaptado de Bookman K, Zane, RD: Surviving a medicalmal practice lawsuit, *Emerg Med Clin North Am* 38(2):539-548, 2020; FindLaw: *What to expect – a lawsuit chronology*, 2016. https://www.findlaw.com/litigation/filing-a-lawsuit/what-to-expect-a-lawsuit-chronology.html. Accessed April 17, 2021.

Padrão de prova

O **padrão de prova** diz respeito ao que o enfermeiro adequadamente prudente faria em circunstâncias similares na zona geográfica onde ocorreu a violação alegada. A imperícia resulta de um cuidado de enfermagem inferior ao padrão estabelecido. Em um processo judicial por imperícia, normalmente se requer que o enfermeiro tenha uma norma (ou seja, a Lei do Exercício Profissional de Enfermagem, no caso dos EUA), que essa norma tenha sido violada (ou seja, as normas de enfermagem), que tenha ocorrido dano físico (ou seja, testemunhos e registros) e que naquele estado (dos EUA) seja permitida a concessão de indenização ou compensação monetária. O padrão de prova, nesse caso, consiste no grau de violação de uma norma de cuidados, demonstrada pelas evidências, que resultou em dano ao paciente (Bookman e Zane, 2020; Frank e Danks, 2019).

Durante um processo de imperícia, a conduta do enfermeiro em questão é comparada com padrões de cuidados de enfermagem (ou seja, Escopo e Padrões de Cuidados de Enfermagem [ANA, 2021; ANA 2015]) a fim de determinar se ele agiu como qualquer enfermeiro prudente agiria sob as mesmas circunstâncias ou circunstâncias similares (Furrow et al., 2018; Philo et al., 2019-2020). Por exemplo, se um paciente sofrer queimadura com a aplicação de uma compressa quente, determina-se que houve negligência avaliando-se se aquele enfermeiro seguiu o procedimento correto de aplicação da compressa. Se o procedimento não foi respeitado, realiza-se a avaliação da política. Se não houver política, isso poderá refletir um problema sistemático, visto que os enfermeiros não receberam a informação sobre conhecimento atual baseado em evidências para guiá-los na aplicação correta de compressas quentes. Há maior possibilidade de que pacientes tenham risco de queimadura, ou já a tenham sofrido, devido à aplicação errônea de compressas quentes. Também foram violados o escopo e os padrões de prática da enfermagem. Consequentemente, o processo judicial envolveria mais do que apenas uma falha em seguir um procedimento. As políticas e os procedimentos que norteiam sua prática precisam ser atualizados regularmente pelo departamento de enfermagem e refletir as evidências das boas práticas atuais. Quando você respeita as políticas e os procedimentos de sua instituição, você garante que seus cuidados sejam similares aos de outros enfermeiros prudentes sob as mesmas circunstâncias ou circunstâncias similares.

Seguro contra imperícia

O seguro de responsabilidade profissional é um contrato entre uma seguradora e um enfermeiro ou empregador. Ele tem como propósito cobrir os custos no caso de um paciente processar o empregador ou o enfermeiro. O seguro fornece defesa a ambos em um processo judicial, cobrindo custos, advogados, acordos e demais taxas relacionadas com a representação do enfermeiro. Também cobre os custos do paciente; entretanto, não cobre custos quando a reclamação é submetida ao conselho profissional. Trata-se de ações diferentes com diferentes leis pertinentes. Portanto, sugere-se que enfermeiros tenham ambos os seguros ou uma apólice que especificamente inclua ambas as ações. Também é recomendado que enfermeiros tenham seu próprio seguro de responsabilidade pessoal. Confiar no seguro de seu empregador geralmente se demonstra inadequado.

Instituições de saúde têm seguros com intenção de obter auxílio financeiro quando houver alegação de que um paciente tenha sofrido danos permanentes em uma de suas unidades. Como funcionários ou agentes da instituição, enfermeiros têm suas ações de cuidado com pacientes analisadas. É importante lembrar que, nesses casos, o advogado representa o empregador, não o enfermeiro. O seguro institucional envolve enfermeiros somente quando trabalham dentro do escopo de seu cargo.

Especialistas de enfermagem

Quando um caso que envolve cuidado de enfermagem é protocolado, um especialista em enfermagem normalmente atestará os padrões de cuidados de enfermagem aplicados a um caso específico (Boxe 23.4). Um especialista tem formação e experiência em reclamações alegadas por pacientes, descrevendo precisamente o escopo e os padrões de prática necessários a enfermeiros em circunstâncias similares (Grant e Ballard, 2018). Por exemplo, quando um paciente sofre um traumatismo devido a uma queda, um enfermeiro experiente em gerenciamento de risco e prevenção de quedas é chamado para ser consultado como especialista no caso. Ele deve determinar que não existem conflitos de interesses antes de aceitar o caso. Por exemplo, o especialista não pode trabalhar para o empregador de nenhuma das partes. Ele revisará todas as evidências antes de opinar, incluindo leis e regulamentos relevantes, políticas e procedimentos, prontuários, outros relatórios de especialistas e depoimentos.

Depoimentos são entrevistas conduzidas por advogados que realizam perguntas a indivíduos sob juramento para fornecer respostas honestas e completas. As entrevistas são transcritas por um escrivão de justiça presente durante as sessões. Por exemplo, o advogado de defesa irá obter um depoimento do enfermeiro especialista. Durante o depoimento, esse enfermeiro responderá às perguntas do advogado. O escrivão registrará a sessão por escrito ou a gravará em áudio ou vídeo. Dentro de 2 semanas, o documento do depoimento será fornecido a todas as partes para correções. Após concluído o depoimento, o documento finalizado será incluído no registro do caso (Furrow et al., 2018). Especialistas baseiam sua opinião em padrões de prática existentes estabelecidos pela Lei do Exercício Profissional de Enfermagem, leis federais e estatais, padrões de TJC, organizações profissionais, políticas e procedimentos institucionais, descrições de cargos e literatura atual baseada em evidências. Ao revisar um caso, o especialista em enfermagem determina se o enfermeiro em questão atendeu aos mesmos padrões de outros que trabalham em ambientes similares sob circunstâncias similares; eles não tomam decisões jurídicas. Enfermeiros especialistas, como enfermeiros de casos críticos, especialistas em feridas, ou enfermeiros de centros cirúrgicos, têm padrões de cuidados e habilidades especiais. Alegar desconhecimento da lei ou dos padrões de cuidados não constitui defesa contra imperícia (Furrow et al., 2018). Todos os enfermeiros têm a obrigação de conhecer evidências válidas, confiáveis e verossímeis aplicáveis à sua prática e a situações nas quais trabalham, incluindo os padrões atuais de cuidados e as políticas e os procedimentos institucionais (ANA, 2021; TJC, 2021c).

Um dos primeiros e mais importantes casos para se discutir a responsabilidade legal de enfermeiros nos EUA foi o *Darling v. Charleston Community Memorial Hospital* (1965). O caso envolveu um rapaz de 18 anos com uma fratura na perna. O médico do serviço de emergência não acompanhou a aplicação do gesso que teve um acolchoamento insuficiente. Os dedos do pé do rapaz tornaram-se edemaciados e sem circulação periférica e ele sofreu diminuição da sensibilidade. Ele avisou a equipe de enfermagem sobre a redução de sensibilidade várias vezes. Embora os enfermeiros tenham reconhecido os sintomas e sinais de circulação prejudicada, todos falharam em relatar a seu supervisor que o médico não respondeu a seus chamados sobre as necessidades do paciente. O rapaz teve gangrena e sua perna foi amputada. Embora o médico tenha sido responsabilizado legalmente por aplicar o gesso de maneira incorreta, a equipe de enfermagem também foi responsabilizada por falhar em seguir os padrões de cuidados de monitorar e relatar os sintomas do paciente. Ainda que tenham tentado contatar o médico, o júri e os juízes subsequentes determinaram que, quando o médico falhou em responder, a equipe de enfermagem deveria ter agido em nome da segurança do paciente, seguido a cadeia de comando e obtido assistência do enfermeiro-chefe, do supervisor de enfermagem e do médico-chefe do setor para garantir que o paciente recebesse os cuidados adequados. Quase todos os estados dos EUA utilizam esse caso de Illinois como precedente legal.

Como reduzir riscos jurídicos

Instituições de saúde, enfermeiros, médicos e outros profissionais da saúde precisam tomar as devidas medidas para reduzir seus riscos jurídicos. Além de estarem cientes das providências tomadas por seu empregador no nível institucional, é importante que você continue envolvido na profissão da enfermagem para reduzir seu risco jurídico pessoal.

Gerenciamento de risco e melhora de desempenho/qualidade

Gerenciamento de risco e melhora de desempenho (MD) e qualidade (MQ) são programas que ajudam a diminuir o risco legal de imperícia, negligência e imprudência de enfermeiros, pois auxiliam na identificação de potenciais perigos e os eliminam antes que ocorram.

Boxe 23.4 Prova de negligência e imprudência

- O enfermeiro tinha o dever de cuidar do paciente
- O enfermeiro não cumpriu ou rompeu seu dever (falhou em empregar determinado grau de habilidade e aprendizagem normalmente empregados sob as mesmas circunstâncias ou circunstâncias similares da profissão)
- O paciente sofreu lesão física devido ao não cumprimento do dever por parte do enfermeiro
- A lesão do paciente resultou em danos indenizáveis que podem ser qualificados como tratamento médico, perda salarial, dor e sofrimento.

Fontes comuns de negligência e imprudência

Tenha ciência das seguintes ações comuns de negligência e imprudência que resultam em processos judiciais contra hospitais e enfermeiros nos EUA.

- Falha em seguir o padrão de cuidado
- Falha de comunicação (p. ex., não notificar o médico sobre dados anormais de avaliação ou mudanças significativas no estado de um paciente)
- Falha em documentar o cuidado e a avaliação do cuidado prestado ao paciente
- Falha em avaliar e/ou monitorar, incluindo a definição de um diagnóstico de enfermagem
- Falha em agir como defensor do paciente
- Falha em delegar e supervisionar o cuidado devidamente
- Falha em iniciar a cadeia de comando (p. ex., falha em abordar uma preocupação sobre a conduta de um membro da equipe que influi negativamente na segurança ou no bem-estar do paciente)
- Falha em gerenciar e manter um sistema de informação hospitalar adequado
- Falha em administrar medicações corretamente (p. ex., não seguir os sete certos da administração de medicamentos; falha em administrar uma injeção intramuscular corretamente)
- Falha em seguir políticas e procedimentos (p. ex., falha na implementação de protocolo de prevenção de quedas).

O **gerenciamento de risco** envolve muitos componentes, incluindo identificar possíveis riscos, analisá-los, agir para diminuí-los e avaliar os passos tomados para reduzi-los (TJC, 2021c). A MD e a MQ enfatizam o desempenho humano, os processos de trabalho e a estrutura organizacional (Auton, 2018; Health Catalyst Editors, 2019). Os programas também promovem um ambiente de "cultura justa" que incentiva a divulgação honesta da resolução do sistema a fim de prevenir a ocorrência ou recorrência de circunstâncias preocupantes. Procedimentos de MD, MQ e gerenciamento de risco são essenciais, e exigem documentação da informação a fim de facilitar a resolução de problemas relacionados com cuidados.

Enfermeiros geralmente assumem o papel de gerenciadores de risco. Por exemplo, cirurgiões apoiam-se em enfermeiros do centro cirúrgico para comparar o termo de consentimento com o sítio cirúrgico indicado e preparado, a fim de verificar a acurácia. O Protocolo Universal da TJC dos EUA ajuda a prevenir erros de pacientes sendo submetidos a cirurgias incorretas ou sofrendo cirurgias no local incorreto (TJC, 2021c). O protocolo exige pausas obrigatórias antes de iniciar cada cirurgia. Enfermeiros são responsáveis por implementar o protocolo sempre que uma cirurgia invasiva for realizada, independentemente do contexto (ver Capítulo 50).

A segurança dos pacientes e a melhora dos cuidados constituem metas de MD, MQ e gerenciamento de risco (TJC, 2021c). Grupos profissionais como o Institute of Medicine dos EUA focam-se na segurança de pacientes como principal meta. *Eventos sentinela* constituem erros preveníveis, incluindo quedas, infecções de trato urinário por uso indevido de sondas e lesões por pressão (Agency for Healthcare Research and Quality [AHRQ], 2019). O governo federal dos EUA e as companhias de planos de saúde desenvolveram políticas para negar o reembolso por eventos sentinela (AHRQ, 2019) (ver Capítulo 27). Todos os ambientes de cuidados ambulatoriais conduzem monitoramento mensal de rotina sobre a incidência de eventos sentinela e a equipe de saúde procura manter padrões para prevenir tais eventos. Quando as tendências demonstram aumento na incidência de eventos sentinela, são implementadas rapidamente atividades de MD e MQ. Conheça as políticas e procedimentos de sua instituição para ajudar a desenvolver um sistema e uma cultura de segurança para os pacientes.

Uma ferramenta empregada no gerenciamento de risco é o **relatório de ocorrência** ou incidência. O relatório fornece uma base de dados para determinar os desvios do padrão de cuidados, identificar as medidas corretivas para prevenir a reincidência e alertar o gerenciador de risco sobre potencial reclamação. Exemplos de relatórios de ocorrência incluem quedas ou lesões de pacientes ou visitantes; falha em seguir ordens do profissional da saúde, queixa significativa realizada pelo paciente, família e/ou profissional de outro departamento do hospital; erro na realização da técnica ou procedimento; e mau funcionamento de um dispositivo ou aparelho. O profissional da saúde mais diretamente envolvido na ocorrência preenche o relatório. Instituições geralmente têm diretrizes específicas para orientar profissionais da saúde acerca de como elaborar relatórios. Eles são confidenciais e ficam armazenados em separado do prontuário médico. Contudo, podem ser revelados por ordem judicial durante um procedimento legal. Gerenciadores de risco trabalham com enfermeiros no fornecimento de cuidados seguros e na determinação de como prevenir a reincidência de situações em que um paciente seja potencialmente ou factualmente lesionado.

Envolvimento profissional

Como enfermeiro profissional, é importante implementar ações em sua própria prática que ajudem a reduzir seu risco jurídico. Desenvolva e use seu julgamento clínico para identificar necessidades dos pacientes e tomar decisões clínicas sólidas. Esteja presente para seus pacientes. Avalie-os cuidadosamente, use pensamento crítico para analisar pistas e identificar padrões e necessidades. Responda às necessidades dos pacientes de maneira oportuna. Eduque corretamente os pacientes e verifique se eles entenderam suas orientações. Certifique-se de que seus pacientes entendam seus planos de tratamento e que tenham tido a oportunidade de dar seu consentimento informado quando necessário. Documente claramente e oportunamente, e alerte o médico quando o estado de saúde de seu paciente se alterar. Evite postar informações sobre seus pacientes ou sobre seu local de trabalho em redes sociais. Esclareça ordens médicas dúbias, implemente e siga as políticas de sua instituição, e diga quando estiver preocupado com a segurança de um paciente. Muitos fatores ambientais (p. ex., recursos, observações dos pacientes, complexidade das tarefas, considerações culturais) e individuais (p. ex., conhecimento, habilidades, nível de experiência) entram em jogo quando se cuida de pacientes com necessidades complexas de saúde. Use seu conhecimento desses fatores, juntamente com raciocínio analítico e não analítico, para desenvolver conclusões corretas que sejam baseadas em evidências e que, mais provavelmente, culminarão em resultados positivos para os pacientes (Dickison et al., 2019).

Também é essencial permanecer ciente de problemas correntes em cuidados de saúde. Envolva-se nas organizações e comitês profissionais que definem padrões de cuidados para a prática de enfermagem. Se as leis, normas, regulamentos ou políticas atuais que regem a prática de enfermagem não forem baseados em evidências, advogue no sentido de garantir que o escopo de sua prática de enfermagem esteja definido precisamente. Tenha disponibilidade para representar a enfermagem e a perspectiva do paciente na comunidade. A voz da enfermagem é poderosa e eficiente quando o foco organizacional é a proteção e o bem-estar do público sob cuidados de enfermeiros.

Pontos-chave

- A lei constitucional dá aos pacientes o direito a recusar tratamento e a Lei do Exercício Profissional de Enfermagem de seu estado, uma lei estatutária, define o escopo da prática de enfermagem nos EUA e os padrões que devem ser atendidos naquele estado para garantir a prática de enfermagem segura e competente baseada em evidências
- O escopo e os padrões de prática do exercício profissional da enfermagem, criados por várias organizações profissionais e instituições de saúde, definem a enfermagem e refletem responsabilidades, conhecimento e habilidades normalmente esperados dos enfermeiros
- Estatutos federais (nos EUA) são normalmente vinculados ao reembolso do Medicare e Medicaid e são destinados a melhorar a segurança dos pacientes, influenciando intensamente o exercício profissional da enfermagem. Por exemplo, a Lei de Autodeterminação do Paciente (Patient Self-Determination Act, PSDA) é um estatuto federal que exige que instituições de saúde forneçam informação aos pacientes relacionadas com seus direitos de tomar decisões informadas sobre seus cuidados, incluindo o direito de desenvolver uma diretiva antecipada de vontade
- Leis estaduais de saúde destacam quais indivíduos podem conceder consentimento informado para que um paciente seja submetido a procedimentos invasivos ou participar de um projeto de pesquisa
- Cada estado tem leis diferentes que afetam o cuidado no início e de fim de vida que nem sempre se alinham aos padrões de prática de enfermagem. Por exemplo, embora alguns estados tenham leis que permitem o suicídio assistido, a American Nurses Association (ANA) acredita que ajudar os pacientes a dar fim à vida vai contra o código de ética da enfermagem
- Uma variedade de diretrizes conforma o exercício profissional da enfermagem no local de trabalho e aborda questões como dimensionamento de pacientes para enfermeiros, serviços de enfermagem, delegação e supervisão de estudantes de enfermagem nas instituições de internação
- Piora de lesões por pressão, falha em contatar o médico quando ocorrem alterações na condição do paciente e erros em medicações geralmente resultam em reclamações de imprudência ou imperícia contra enfermeiros
- Quando o desempenho de um enfermeiro é questionado, o padrão de prova em enfermagem é normalmente o que um enfermeiro adequadamente prudente faria sob circunstâncias similares na área geográfica na qual a suposta violação ocorreu
- Atividades de gerenciamento de riscos, melhoria do desempenho (MD) e melhoria de qualidade (MQ) aumentam a segurança dos pacientes e reduzem o risco jurídico dos enfermeiros ao identificar possíveis questões de segurança, implementar ações para prevenir danos ao paciente e avaliar os efeitos delas nos resultados dos pacientes
- É importante conhecer a Lei do Exercício Profissional de Enfermagem do estado onde atua nos EUA, implementar e seguir as políticas e procedimentos institucionais, delegar corretamente os cuidados e seguir as diretrizes de pessoal e delegação a fim de diminuir seu risco legal durante a prática de enfermagem.

Para refletir

Você está trabalhando em uma clínica onde conhece uma mulher casada de 34 anos que tem dois filhos pequenos. A paciente veio ao atendimento devido a uma sensação de dormência e formigamento na perna direita. Durante os 6 meses seguintes, ela apresenta níveis glicêmicos criticamente altos, não toma sua medicação e seu médico tem estado muito preocupado. Ela continua com a dormência e o formigamento, que migram por sua perna direita, quadril e pé direito. O médico solicita exames da perna e coluna inferior. Cada exame retorna com resultado negativo. A paciente continua com dor, dormência e formigamento, que passam a acometer pescoço, costas e pernas. Durante sua visita mais recente, o médico solicitou um exame da coluna torácica e joelho direito. Uma semana depois, a paciente envia um e-mail ao médico dizendo que, embora o exame do joelho tenha sido concluído, ninguém a contatou sobre o outro exame. O enfermeiro verifica o prontuário e responde: "Desculpe... Eu me esqueci... Vou solicitar agora." No dia seguinte, a paciente aparece inesperadamente na clínica e você a observa claudicando até o balcão e gaguejando para falar, pedindo para lhe ver. Você e o recepcionista imediatamente a colocam em uma cadeira de rodas. Após ser examinada, ela é admitida no hospital e diagnosticada com hemorragia na coluna vertebral. A paciente sofreu uma lesão irreparável na coluna e ficará tetraplégica pelo resto de sua vida.

- Que padrões de prática se aplicam nesse caso? Essa situação estabelece negligência? Especificamente, quais são o dever, o não cumprimento do dever, a lesão permanente e os danos desse caso?
- Qual padrão de prova se aplicaria à situação para determinar se o enfermeiro é responsável legal pelo dano ocorrido à paciente? Discuta cada lado deste caso
- Usando seu julgamento clínico para guiá-lo (ver Capítulo 15), identifique quais fatores ambientais e individuais levaram ao resultado insatisfatório da paciente. Quais achados/características definidoras foram despercebidos ou deixaram de ser relatados? Quais ações poderiam ter sido tomadas pelo enfermeiro ou outro profissional da saúde que pudesse ter prevenido a ocorrência da situação?

Questões de revisão

1. Um enfermeiro está planejando os cuidados para um paciente que será submetido a uma cirurgia. Quem é o responsável por informar o paciente sobre a cirurgia, juntamente com os possíveis riscos, complicações e benefícios?
   a. Um membro da família.
   b. O cirurgião.
   c. O enfermeiro.
   d. O chefe de enfermagem.
2. Uma mulher sofreu graves traumatismos que ameaçam sua vida, está irresponsiva e apresenta hemorragia após um acidente automobilístico. Foram prescritas 2 unidades de concentrados de hemácias para tratar a anemia da paciente. O marido recusa autorizar o enfermeiro a fornecer o sangue a sua esposa por questões religiosas. Qual é a responsabilidade do enfermeiro?
   a. Obter uma ordem judicial para fornecer o sangue.
   b. Convencer o marido a permitir administração do sangue.
   c. Chamar o segurança para remover o marido do hospital.
   d. Reunir mais informações sobre as preferências da paciente e determinar se o marido tem poder legal para decidir sobre os cuidados da paciente.
3. Um enfermeiro envia uma mensagem de texto a outro que está chegando: "O Sr. Kodro do quarto 3348-1 se recusou a tomar seu cloridrato de sertralina da manhã porque ele disse que estava se sentindo melhor." O que o próximo enfermeiro deve fazer? (Selecione todas as aplicáveis.)
   a. Incluir essa informação no quadro que está na parede ao lado do leito.
   b. Informar o enfermeiro que enviou a mensagem que isso constitui uma violação do HIPAA.
   c. Informar o supervisor de enfermagem.
   d. Encaminhar a mensagem ao enfermeiro-chefe.
   e. Agradecer o enfermeiro por enviar a informação.

4. Quais das seguintes ações, caso realizadas por um enfermeiro, poderia resultar tanto em processos criminais, quanto administrativos? (Selecione todas as aplicáveis.)
   a. Revisar o prontuário eletrônico de um membro da família que também é paciente no hospital em outra unidade.
   b. Recusar-se a fornecer informação sobre cuidados de saúde ao filho de um idoso.
   c. Denunciar suspeita de abuso e negligência de crianças.
   d. Aplicar contenção física sem uma solicitação escrita.
   e. Completar um relatório de ocorrência na unidade.
5. Um enfermeiro recebeu um relatório à beira do leito na troca de plantão com o enfermeiro da noite e o paciente. O estudante de enfermagem designado ao paciente pede para revisar o prontuário. O enfermeiro lista os diagnósticos médicos do paciente no quadro de mensagens dos quartos dos pacientes. Mais tarde nesse dia, o enfermeiro discute o plano de cuidados de um paciente que está morrendo com a família desse paciente. Qual dessas ações descreve uma violação da Lei de Portabilidade e Responsabilidade de Plano de Saúde (Health Insurance Portability and Accountability Act) (HIPAA)?
   a. Discutir as condições do paciente à beira do leito na troca de plantão.
   b. Permitir que o estudante de enfermagem revise o prontuário do paciente antes de lhe prestar cuidados em sua vivência clínica.
   c. Publicar a informação médica do paciente no quadro de mensagens do quarto.
   d. Liberar a informação sobre doença terminal do paciente à família quando o paciente deu permissão para compartilhar a informação.
6. Um paciente está em tração esquelética e tem um gesso na perna devido a uma fratura de fêmur. O paciente está percebendo redução da sensibilidade e frio nos dedos do pé da perna afetada. O enfermeiro observa que os dedos do paciente estão pálidos e frios, mas se esquece de documentar e relatar ao médico porque um de seus outros pacientes sofreu uma parada cardíaca naquele momento. Dois dias depois, o paciente em tração esquelética apresenta aumento de temperatura e é preparado para uma cirurgia de amputação da perna abaixo do joelho. Quais das seguintes afirmações sobre romper um dever profissional pode ser aplicada a essa situação? (Selecione todas as aplicáveis.)
   a. Falha em documentar uma mudança nos dados do exame.
   b. Falha em orientar para a alta.
   c. Falha em fornecer instruções ao paciente sobre cuidados com o gesso.
   d. Falha em utilizar equipamento médico adequado prescrito para o monitoramento do paciente.
   e. Falha em notificar um profissional da saúde sobre a mudança na condição do paciente.
7. Um homem que vive em situação de rua chega à emergência buscando cuidados de saúde. O profissional indica que o paciente necessita ser transferido ao hospital municipal para ser atendido antes de examinar o paciente. Essa ação mais provavelmente constitui violação de quais das seguintes leis dos EUA?
   a. A Lei de Portabilidade e Responsabilidade de Plano de Saúde (Health Insurance Portability and Accountability Act, HIPAA)
   b. A Lei de Proteção de Americanos com Deficiências (Americans With Disabilities Act, ADA)
   c. A Lei de Autodeterminação do Paciente (Patient Self-Determination Act, PSDA)
   d. A Lei de Tratamento Médico Emergencial e Trabalho de Parto Ativo (Emergency Medical Treatment and Active Labor Act, EMTALA).
8. Um enfermeiro de saúde domiciliar percebe hematomas significativos em cabeça, braços, abdome e pernas de um paciente de 2 anos. A mãe da criança descreve que seu filho cai com frequência. Qual é a melhor ação de enfermagem a ser tomada nesse caso?
   a. Documentar os achados e tratar o paciente.
   b. Orientar a mãe sobre manejo seguro da criança de 2 anos.
   c. Contatar um serviço de atendimento de abuso infantil.
   d. Discutir a situação com um colega.
9. Quais das seguintes afirmações indica que um novo estudante de enfermagem compreende as formas de se envolver profissionalmente? (Selecione todas as aplicáveis.)
   a. "Estou pensando em entrar para o comitê de saúde de minha igreja."
   b. "Preciso ler jornais, assistir a programas de notícias e pesquisar a internet para informações sobre saúde."
   c. "Vou entrar para comitês de enfermagem no hospital após terminar meu estágio e compreender melhor os problemas que afetam a enfermagem."
   d. "Enfermeiros não têm muita voz na legislação em Washington, DC devido à escassez de profissionais de enfermagem."
   e. "Vou voltar à faculdade assim que terminar meu estágio."
10. Você está trabalhando em uma enfermaria e observa vários outros enfermeiros que não estão seguindo a política da instituição para preparar e administrar medicamentos. Quando você pede para que eles expliquem por que estão fazendo isso, eles dizem que a nova tecnologia de administração de medicamentos instalada na unidade demanda tempo demais para usar; portanto, eles estão usando alternativas para que as medicações de seus pacientes sejam administradas nos horários corretos. Qual é a melhor ação de enfermagem a se tomar primeiro?
    a. Discutir a situação com o gerente de enfermagem.
    b. Chamar um colega que trabalha em outra instituição para falar sobre o problema.
    c. Procurar uma vaga em uma enfermaria diferente.
    d. Não dizer nada e começar a trabalhar.

Respostas: 1. b; **2.** d; **3.** b, c; **4.** a, d; **5.** c; **6.** a, e; **7.** d; **8.** c; **9.** a, b, c; **10.** a.

Referências bibliográficas

Adigun OO, et al: *Abuse and neglect*, 2020. https://www.ncbi.nlm.nih.gov/books/NBK436015/. Accessed April 17, 2021.

Agency for Healthcare Research and Quality (AHRQ): *Never events*, U.S. Department of Health and Human Services, 2019. https://psnet.ahrq.gov/primers/primer/3/Never-Events. Accessed April 18, 2021.

American Disabilities Act National Network (ADANN): *What is the American with Disabilities Act (ADA)?* 2021. https://adata.org/learn-about-ada. Accessed April 17, 2021.

American Nurses Association (ANA): *Position statement: reduction of patient restraint and seclusion in health care settings*, Silver Spring, MD, 2012, Author. https://www.nursingworld.org/practice-policy/nursing-excellence/official-position-statements/id/reduction-of-patient-restraint-and-seclusion-in-health-care-settings/. Accessed April 18, 2021.

American Nurses Association (ANA): *Nursing: scope and standards of practice*, ed 4, Silver Spring, MD, 2021, The Association.

American Nurses Association (ANA): *Position Statement: risk and responsibility in providing nursing care*, Silver Spring, MD, 2015, The Association. https://www.nursingworld.org/~4af23e/globalassets/docs/ana/ethics/riskandresponsibilitypositionstatement2015.pdf. Accessed April 16, 2021.

American Nurses Association Ethics Advisory Board: ANA Position Statement: The nurse's role when a patient requests medical aid in dying, *OJIN Online J Issue Nurs* 24(3), 2019. https://ojin.nursingworld.org/MainMenuCategories/ANAMarketplace/

ANAPeriodicals/OJIN/Columns/ANA-Position-Statements/Nurses-Role-Medical-Aid-in-Dying.html. Accessed November 2021.

American Nurses Association (ANA): *Nurse staffing,* n.d.a. https://www.nursingworld.org/practice-policy/advocacy/state/nurse-staffing/. Accessed April 17, 2021.

American Nurses Association (ANA): *Position statement: questions to ask about safe staffing before accepting employment*, Silver Spring, MD, n.d.b. https://www.nursingworld.org/practice-policy/workforce/questions-to-ask-about-safe-staffing-before-accepting-employment/. Accessed April 17, 2021.

Auton G: *A new framework for healthcare performance improvement,* 2018, https://www.hfma.org/topics/article/61619.html. Accessed April 18, 2021.

Barr L, et al: Promoting positive and safe care in forensic mental health inpatient settings: evaluating critical factors that assist nurses to reduce the use of restrictive practices, *Int J Ment Health Nurs* 28(4):888, 2019.

Bookman K, Zane, RD: Surviving a medical malpractice lawsuit, *Emerg Med Clin North Am* 38(2):539–548, 2020.

Busch C: Implementing personalized law: personalized disclosures in consumer law and data privacy law, *Univ Chic Law Rev* 86(2):309, 2019. https://www.jstor.org/stable/26590557. Accessed April 16, 2021.

Caffrey M: Federal appeals court strikes down ACA individual mandate, *AJMC*, December 18, 2019. https://www.ajmc.com/newsroom/federal-appeals-court-strikes-down-aca-individual-mandate. Accessed April 17, 2021.

California et al., v. Texas et al. No. 19-840, June 17, 2021. https://www.supremecourt.gov/opinions/20pdf/19-840_6jfm.pdf. Accessed September 7, 2021.

Centers for Medicare and Medicaid Services (CMS): *Revisions to Medicare conditions of participation,* 482. Bethesda, MD, 2008, U.S. Department of Health and Human Services, p 13.

Centers for Medicare and Medicaid Services (CMS): *Patient Protection and Affordable Care Act; HHS notice of benefit and Payment parameters for 2020,* 2019. https://www.federalregister.gov/documents/2019/01/24/2019-00077/patient-protection-and-affordable-care-act-hhs-notice-of-benefit-and-payment-parameters-for-2020. Accessed April 17, 2021

Centers for Medicare and Medicaid Services (CMS): *State operations manual appendix a—survey protocol, regulations and interpretive guidelines for hospitals,* 2020. https://www.cms.gov/Regulations-and-Guidance/Guidance/Manuals/downloads/som107ap_a_hospitals.pdf. Accessed April 17, 2021.

Centers for Medicare and Medicaid Services (CMS): *The Mental Health Parity and Addiction Equity Act (MHPAEA),* n.d. https://www.cms.gov/CCIIO/Programs-and-Initiatives/Other-Insurance-Protections/mhpaea_factsheet. Accessed April 18, 2021.

Dickison P, et al: Integrating the National Council of State Boards of Nursing clinical judgment model into nursing educational frameworks, *J Nurs Educ* 58(2):72, 2019.

Furrow BR, et al: *Health law: cases, materials and problems,* ed 8, St. Paul, MN, 2018, West Academic Publishing.

Frank L, Danks J: Perianesthesia nursing malpractice: reducing the risk of litigation, *J Perianesth Nurs* 34(3):463, 2019.

Gaines K: *Nurses ranked most trusted profession 19 years in a row,* 2021. https://nurse.org/articles/nursing-ranked-most-honest-profession/. Accessed May 15, 2021.

Grant PD, Ballard DC: *Law for nurse leaders,* ed 2, Springer Publishing Company, 2018, New York, NY, https://books.google.com/books?hl=en&lr=&id=RXQkDwAAQBAJ&oi=fnd&pg=PA51&dq=nursing+malpractice+and+\negligence&ots=y2nBWdu0yy&sig=YiIL022FE8A8v6TQ7ZwhGtcEk7w#v=onepage&q=nursing%20malpractice%20and%20negligence&f=false. Accessed April 18, 2021.

Golden S: Do not resuscitate orders: a matter of life and death in New York, *J Contemp Health Law Policy* 4(1):449, 1988.

Health Catalyst Editors: *The top six examples of quality improvement in healthcare,* 2019. https://www.healthcatalyst.com/insights/top-examples-quality-improvement-healthcare. Accessed April 18, 2021.

Henry J, Kaiser Family Foundation (KFF): *Key facts about the uninsured population,* 2020. https://www.kff.org/uninsured/fact-sheet/key-facts-about-the-uninsured-population/. Accessed April 17, 2021.

Korobkin R: Property rights and the control of human biospecimens. In Lynch HF, et al., editors: *Specimen science: ethics and policy implications,* Cambridge, MA, 2017, The MIT Press.

Luthi S: *U. S. Organ transplant rules get an overhaul,* Modern Healthcare, December 7, 2018. https://www.modernhealthcare.com/article/20181207/NEWS/181209931/u-s-organ-transplant-rules-get-an-overhaul. Accessed April 17, 2021.

McGuire AL, et al: Who owns the data in a medical information commons? *J Law Med Ethics* 47(1):62, 2019.

National Council of State Boards of Nursing (NCSBN): *White paper: national guidelines for nursing delegation,* 2016. https://www.ncsbn.org/NCSBN_Delegation_Guidelines.pdf. Accessed April 18, 2021.

National Council of State Boards of Nursing (NCSBN): *White paper: a nurse's guide to the use of social media,* 2018. https://www.ncsbn.org/NCSBN_SocialMedia.pdf. Accessed April 17, 2021.

National Council of State Boards of Nursing (NCSBN) and American Nurses Association (ANA): *National guidelines for nursing delegation,* 2019. https://www.ncsbn.org/NGND-PosPaper_06.pdf. Accessed April 18, 2021.

National Council of State Boards of Nursing (NCSBN): *Nurse Licensure Compact (NLC),* 2021. https://www.ncsbn.org/nurse-licensure-compact.htm. Accessed April 17, 2021.

Nurses Service Organization (NSO): *When to refuse an assignment,* 2017. Affinity Insurance Services. https://www.nso.com/Learning/Artifacts/Articles/when-to-refuse-an-assignment. Accessed April 17, 2021.

Oyeleye OA: The nursing licensure compact and its disciplinary provisions: what nurses should know, *Online J Issues Nurs* 24(2), 2019. http://dx.doi.org/10.3912/OJIN.Vol24No02PPT09.

Philo H, et al: *Lawyers desk reference,* ed 10, Eagan, MN, 2019-2020, Thomson Reuters.

Pozgar GD: *Legal and ethical issues for health professionals,* ed 5, Burlington, MA, 2020, Jones & Bartlett Publishing.

Privacy Rights Clearinghouse: *The HIPAA privacy rule: patients' rights,* 2014, https://www.privacyrights.org/consumer-guides/hipaa-privacy-rule-patients-rights. Accessed April 17, 2021.

Reinbeck D, Antonacci J: Tech notes. How nurses can use social media to their advantage, *Nursing* 49(5):61, 2019.

The Joint Commission (TJC): *Comprehensive accreditation manual for hospitals: the official handbook,* Oak Brook Terrace, IL, 2021a, The Joint Commission.

The Joint Commission (TJC): *Restraint and seclusion—enclosure beds, side rails and mitts. Is an enclosure bed, side rails or hand mitts a restraint?* 2021b. https://www.jointcommission.org/en/standards/standard-faqs/critical-access-hospital/provision-of-care-treatment-and-services-pc/000001668/. Accessed April 17, 2021.

The Joint Commission (TJC): *2021 National patient safety goals,* Oakbrook Terrace, IL, 2021c, The Commission. https://www.jointcommission.org/en/standards/national-patient-safety-goals/. Accessed April 16, 2021.

Touhy TA, Jett F: *Ebersole and Hess' gerontological nursing and healthy aging,* ed 6, St Louis, 2022, Elsevier.

U.S. Department of Health and Human Services (USDHHS): *About the Affordable Care Act,* 2021, https://www.hhs.gov/healthcare/about-the-aca/index.html. Accessed April 17, 2021.

U.S. Department of the Treasury: Final rules under the Paul Wellstone and Pete Domenici Mental Health Parity and Addiction Equity Act (MHPAEA) of 2008; technical amendment to external review for multi-state plan program; final rule, *Federal Register* Document number 2013-27086, 2013. https://www.federalregister.gov/documents/2013/11/13/2013-27086/final-rules-under-the-paul-wellstone-and-pete-domenici-mental-health-parity-and-addiction-equity-act. Accessed April 17, 2021.

Yeung AS, et al: *Capacity assessment and involuntary commitment in psychiatric and medical settings: clinical, legal and cultural considerations,* 2019. https://www.ncbi.nlm.nih.gov/pubmed/31265769. Accessed April 17, 2021.

Estatutos

Americans with Disabilities Act (ADA), 42 USC §§121.010-12213 (1990)

Emergency Medical Treatment and Active Labor Act (EMTALA), 42 USC §1395 (dd) (1986)

Good Samaritan Act, IL Compiled Statutes, 745 ILCS 49/ (1997)

Health Insurance Portability and Accountability Act of 1996 (HIPAA), Public Law No. 104 (1996)

Health Information Technology for Economic and Clinical Health Act (HITECH Act) 45 C.F.R. § 164.304.n8

Health Information Technology for Economic and Clinical Health Act (HITECH Act), Pub. L. No. 111-5, 123 Stat. 115 (Feb. 17, 2009), § 13401(a) (codified at 42 U.S.C. § 17931(a); 45 C.F.R. § 160.103)

Medical Patient Rights Act, IL Compiled Statutes, 410 ILCS 50 (1994)

Mental Health Parity Act of 1996, 29 USC §1885 (1996)

National Conference of Commissioners on Uniform State Laws. (1980). *Amendments to Uniform Brain Death Act, Uniform Determination of Death Act.* Chicago, 1980, Author.

National Organ Transplant Act.: *Public Law* 98, 1984

Omnibus Budget Reconciliation Act of 1986 (Federal Nursing Home Reform Act). Retrieved from https://www.govtrack.us/congress/bills/99/hr5300. Accessed July 30, 2020

Oregon Death With Dignity Act, Ore Rev Stat §§127.800-127.897 (1994)

Patient Protection and Affordable Care Act (PPACA), 42 USC 18001 (2010)

Patient Self-Determination Act, 42 CFR 417 (1991)

Uniform Anatomical Gift Act (2006)

Casos

Bouvia v Superior Court, 225 Cal Rptr 297 (1986)

Cruzan v Director of Missouri Department of Health, 497 U.S. 261 (1990)

Darling v Charleston Community Memorial Hospital, 33 Ill 2d 326 (Ill 1965)

Gibbons v Ogden, 22 U.S. 1, 6 L. Ed. 23, 1824 U.S. LEXUS 370 – Supreme Court, 1824

Jefferson v Mercy Hospital and Medical Center, 2018 IL App (1st) https://cases.justia.com/illinois/court-of-appeals-first-appellate-district/2018-1-16-2219.pdf?ts=1517965779. Accessed April 16, 2021

Roe v Wade, 410 U.S. 113 (1973)

Schindler R, Schindler M, Appellants v: Michael Schiavo, as guardian of the person of Theresa Marie Schiavo, appellee, https://scholar.google.com/scholar_case?case=14050841824849133847&q=Terri+Schiavo&hl=en&as_sdt=4,10,60&as_ylo=2000&as_yhi=2019. Accessed April 17, 2021

Spires v Hospital Corporation of America, 28 U.S.C. §1391(b) Kansas (2006), W. L. 1642701 (2006)

Webster v Reproductive Health Services, 492 U.S. 490 (1989)

24 Comunicação

Objetivos

- Identificar meios de aplicar o pensamento crítico e o julgamento clínico ao processo de comunicação
- Resumir as abordagens em comunicação que refletem zelo
- Explicar os cinco níveis da comunicação com pacientes
- Resumir as características do modelo transacional circular de comunicação
- Explicar as características do processo de comunicação verbal
- Identificar aspectos-chave do processo de comunicação não verbal
- Identificar as abordagens de comunicação de enfermeiros dentro das quatro fases da relação de ajuda enfermeiro-paciente
- Identificar os resultados desejados do relacionamento entre enfermeiros e membros da equipe de saúde
- Descrever as abordagens de avaliação centradas no paciente a serem usadas ao cuidar de pacientes com várias necessidades
- Adotar técnicas eficazes de comunicação para melhorar as avaliações de idosos
- Demonstrar comunicação terapêutica ao interagir com pacientes
- Identificar oportunidades de melhorar a comunicação com pacientes durante os cuidados
- Implementar medidas de cuidados de enfermagem para pacientes com necessidades especiais de comunicação
- Avaliar a eficácia de sua comunicação com outras pessoas.

Termos-chave

Ambiente
Assertividade
Autonomia
Canais
Complementar
Comunicação
Comunicação terapêutica
Emissor
Empatia
Entrevista motivacional
Escuta ativa
Estereótipos
Feedback
Mensagem
Modelo transacional circular
Perguntas abertas
Perguntas fechadas
Receptor
Referente
Simétrica
Variáveis interpessoais
Vieses de percepção
Violência lateral

Comunicação e prática de enfermagem

A **comunicação** é um processo de aprendizado para toda a vida. Enfermeiros geralmente são incluídos nas jornadas íntimas de seus pacientes e familiares desde o milagre do nascimento até o mistério da morte. Como enfermeiro, seu objetivo é se comunicar com seus pacientes e famílias por meio do desenvolvimento de relações significativas e assistenciais. Dentro dessas relações, você aplica pensamento crítico e julgamento clínico para coletar dados importantes, analisa a natureza dos problemas de saúde do paciente, fornece instrução e orientação, e interage intencionalmente durante intervenções de enfermagem. O uso de comunicação terapêutica promove o crescimento pessoal e ajuda pacientes a atingirem seus objetivos de saúde. Não obstante a complexidade da tecnologia e as demandas múltiplas pelo tempo de enfermeiros, o que faz toda a diferença na qualidade dos cuidados prestados é o momento íntimo da comunicação entre um enfermeiro e um paciente. A comunicação é essencial durante o estabelecimento de relacionamento enfermeiro-paciente e fornecimento de cuidado de alta qualidade centrado no paciente.

A segurança dos pacientes também exige comunicação eficaz entre membros da equipe de saúde à medida que os pacientes são transferidos de um profissional a outro ou de um setor a outro. Habilidades de comunicação eficaz entre a equipe promovem relacionamentos profissionais que melhoram os resultados dos pacientes, aumentam sua satisfação e reduzem o risco de erros (Sethi e Rani, 2017). Essas habilidades são essenciais para garantir segurança e níveis ideais de cuidados a pacientes (Koosey et al., 2020). Uma comunicação competente mantém um relacionamento efetivo dentro da esfera da prática profissional e atende a padrões legais, éticos e clínicos de cuidados. A qualidade e o comportamento da comunicação terapêutica descritos neste capítulo caracterizam o profissionalismo em relacionamento de cuidados.

Comunicação e relacionamento interpessoais

Relações de cuidado formadas por um enfermeiro e demais indivíduos afetados por sua prática constituem o cerne da enfermagem (ver Capítulo 7). Todo comportamento comunica e toda comunicação influencia o comportamento. Enfermeiros demonstram cuidado estando com, fazendo por e promovendo o bem-estar dos pacientes (Lillykutty e Samson, 2018). As seguintes ações de enfermagem são exemplos que refletem cuidados:

- Ser sensível e dar suporte a si e a outros
- Estar presente e encorajar a expressão de sentimentos positivos e negativos
- Desenvolver relações promotoras de cura
- Instigar fé e esperança

- Promover o ensino e aprendizagem interpessoal
- Promover a defesa dos pacientes
- Atender a necessidades de cuidado de maneira apoiadora
- Respeitar e permitir a expressão espiritual.

Ser capaz de se relacionar com outras pessoas é importante para a comunicação interpessoal. Isso inclui a habilidade de tomar iniciativa no estabelecimento e na manutenção da comunicação, ser autêntico (dono de si) e responder adequadamente a outras pessoas. A comunicação interpessoal eficiente também requer um senso de mutualidade (*i. e.*, acreditar que a relação enfermeiro-paciente é uma parceria e que ambos participam de forma igualitária). Enfermeiros reconhecem e aceitam que as pessoas são complexas e ambíguas. Com frequência, comunica-se mais do que parece à primeira vista e as respostas dos pacientes nem sempre são o que se espera. Cada paciente é um indivíduo único, com necessidades de comunicação específicas. Enfermeiros aprendem a acatar uma visão holística e de não julgamento sobre as pessoas, compreendendo a necessidade de comunicação e interação humana eficientes e de apoio. É possível conquistar muito quando os pacientes e enfermeiros trabalham juntos. A comunicação centrada no paciente e na família, como a que envolve pacientes em conversações sobre transições de cuidados, contribui com uma cultura de segurança (Sandström et al., 2019). Quando essas conversas ocorrem à beira do leito, é essencial providenciar privacidade.

A comunicação terapêutica ocorre dentro de uma relação enfermeiro-paciente promotora de cura (Arnold e Boggs, 2020). Como qualquer agente terapêutico potente, a comunicação do enfermeiro pode resultar tanto em dano quanto benefício. Cada nuance de postura, cada pequena expressão e gesto, cada palavra selecionada e cada atitude mantida – todos têm potencial de ferir ou curar, afetando os outros por meio da transmissão de energia humana. Saber que a intenção e o comportamento influenciam diretamente a saúde confere a enfermeiros a responsabilidade de não causar dano àqueles que foram confiados a seus cuidados. Respeite o poder potencial da comunicação e não a utilize de forma inconsequente para ferir, manipular ou coagir outras pessoas. A comunicação habilidosa empodera os outros para que expressem o que acreditam e façam suas escolhas; trata-se de aspectos essenciais ao processo de cura individual. Enfermeiros têm incríveis oportunidades de trazer coisas boas para si, seus pacientes e seus colegas por meio da comunicação terapêutica.

Desenvolvimento de habilidades de comunicação

Adquirir experiência em comunicação requer compreensão acerca do processo de comunicação e reflexão sobre as experiências de comunicação individuais como enfermeiro. Enfermeiros que desenvolvem seu pensamento crítico e julgamento clínico são os melhores comunicadores. Eles formam relações terapêuticas utilizando seu conhecimento sobre a cultura e de experiências anteriores para coletar informações relevantes e completas sobre seus pacientes. Esses enfermeiros recorrem ao conhecimento teórico sobre comunicação e o integram ao conhecimento previamente adquirido por meio da experiência clínica pessoal. Eles interpretam mensagens recebidas de outros com intuito de obter novas informações, corrigir informações erradas, analisar achados para fazer julgamentos clínicos e planejar o cuidado centrado no paciente que promova o conhecimento do paciente (Arnold e Boggs 2020; Dickison et al., 2019).

Atitudes de pensamento crítico e padrões éticos de cuidados, quando aplicados corretamente, levam a decisões clínicas que promovem a comunicação efetiva. Quando você considerar os problemas de um paciente, é importante aplicar habilidades de pensamento ao longo do processo de enfermagem e fazer julgamentos clínicos que melhorem a comunicação em todos os aspectos do cuidado do paciente (Arnold e Boggs, 2020; Dickison et al., 2019). Por exemplo, a curiosidade motiva enfermeiros a se comunicarem e aprenderem mais sobre uma pessoa. Pacientes são mais propensos a se comunicarem com enfermeiros que lhes expressam interesse. As atitudes de pensamento crítico de perseverança e criatividade motivam um enfermeiro a avaliar os pacientes mais minuciosamente, identificar as necessidades de cuidado de saúde, e comunicar e identificar soluções inovadoras. A atitude de autoconfiança é importante porque o enfermeiro que transmite confiança e conforto ao se comunicar estabelece mais rápido uma relação de cuidado interpessoal. Ademais, a atitude independente e o conhecimento do ambiente encorajam enfermeiros a se comunicarem com colegas e compartilharem ideias sobre intervenções de enfermagem. A integridade permite que enfermeiros reconheçam quando suas opiniões entram em conflito com as de outros (p. ex., pacientes, colegas de trabalho), revisem a posição dos envolvidos e decidam como se comunicar para chegar a decisões mutuamente benéficas. Também é muito importante para enfermeiros se comunicarem de maneira responsável e pedir ajuda quando têm dúvidas ou desconfortos sobre algum aspecto dos cuidados com pacientes. É necessária atitude humilde para reconhecer quando você precisa se comunicar melhor e intervir com pacientes, especialmente com relação às suas necessidades culturais (Borden, 2018).

Compreender a comunicação humana dentro de relações interpessoais é desafiador. Cada indivíduo baseia as suas percepções sobre a informação recebida nos cinco sentidos – visão, audição, paladar, tato e olfato (Arnold e Boggs, 2020). A cultura, as experiências e a educação do indivíduo também influenciam sua percepção. O pensamento crítico aplicado durante qualquer interação com pacientes ajuda a superar **vieses de percepção** ou **estereótipos** que interferem com a percepção e interpretação precisas das mensagens de outros. É a interpretação correta das mensagens que leva à formulação de questões importantes, seu devido esclarecimento e, em última análise, às decisões clínicas corretas para os pacientes. As pessoas muitas vezes supõem erroneamente que compreendem a cultura de um indivíduo. Tendem a distorcer ou ignorar informações que vão contra suas expectativas, preconceitos ou estereótipos (Borden, 2018). Estando atento e pensando de maneira crítica sobre os hábitos de comunicação pessoal, você aprende a controlar essas tendências e se torna mais eficiente em relações interpessoais, o que o ajudará a fazer julgamentos clínicos sólidos.

Você adquire mais competência no processo de enfermagem à medida que suas habilidades de comunicação se desenvolvem. E aprende a integrá-las no processo à medida que colabora com pacientes, familiares cuidadores e membros da equipe de saúde para atingir resultados de cuidado (Boxe 24.1). Utilize as habilidades de comunicação para coletar, analisar e interpretar informações e completar cada passo do processo de enfermagem. Embora o processo de enfermagem seja um método confiável de cuidados com pacientes, ele requer comunicação interpessoal efetiva e julgamento clínico consistente (ver Capítulo 15).

Os pacientes muitas vezes experimentam altos níveis de ansiedade quando estão doentes ou recebendo tratamento. Enfermeiros utilizam habilidades de autopercepção, motivação, empatia e socialização para desenvolver relações terapêuticas assistenciais com os pacientes (Arnold e Boggs, 2020). As emoções dos pacientes podem influenciar negativamente seu comportamento de autocuidado. Quando você compreende as percepções e motivações de um paciente, pode ajudá-lo a conseguir mudanças de comportamento saudáveis.

A natureza do processo de comunicação requer que você decida constantemente o que, quando, onde, por que e como transmitir uma mensagem. A tomada de decisão do enfermeiro é sempre contextual (*i. e.*, as características peculiares de cada situação influenciam a natureza das decisões tomadas). Por exemplo, a explicação sobre a importância de seguir uma dieta prescrita ao paciente com uma condição recém-diagnosticada difere da explicação a um paciente que escolhe não seguir dietas repetidas vezes. Técnicas de comunicação eficientes

> **Boxe 24.1** Comunicação ao longo do processo de enfermagem
>
> **Histórico de enfermagem**
> - Entrevista verbal e obtenção da anamnese
> - Observação visual e intuitiva do comportamento não verbal
> - Coleta de dados visual, tátil e auditiva durante o exame físico
> - Revisão de prontuários impressos, exames diagnósticos e literatura.
>
> **Análise e diagnóstico de enfermagem**
> - Análise e interpretação dos achados do histórico de enfermagem
> - Identificação e validação das necessidades e prioridades de cuidados de saúde por meio de abordagem verbal com o paciente
> - Documentação do diagnóstico de enfermagem.
>
> **Planejamento de enfermagem e identificação de resultados**
> - Sessões de planejamento interpessoais ou pequeno grupo de equipes de saúde
> - Colaboração interpessoal com o paciente e sua família a fim de determinar resultados esperados e métodos de implementação
> - Documentação escrita dos resultados esperados
> - Encaminhamento escrito ou verbal a membros da equipe de saúde.
>
> **Implementação**
> - Delegação, discussão e colaboração interprofissional com a equipe de saúde
> - Atividades de ensino de saúde verbais, visuais, auditivas e táteis
> - Fornecimento de suporte por meio de técnicas de comunicação terapêutica
> - Documentação escrita da resposta do paciente às intervenções de enfermagem no prontuário médico.
>
> **Avaliação de enfermagem**
> - Aquisição de *feedback* verbal e não verbal
> - Comparação dos resultados reais e esperados
> - Identificação de fatores que afetaram os resultados
> - Modificação e atualização do plano de cuidados
> - Explicação verbal e/ou escrita da revisão do plano de cuidados ao paciente.

> **Boxe 24.2** Situações desafiadoras na comunicação
>
> - Pessoas que falam e/ou compreendem pouco o idioma
> - Pessoas quietas, introspectivas ou que têm dificuldade de expressar sentimentos ou necessidades
> - Pessoas tristes e deprimidas
> - Pessoas que necessitam de assistência com deficiências (necessidades especiais) visuais ou de fala
> - Pessoas que se irritam ou são confrontadoras e que não ouvem as explicações
> - Pessoas não cooperativas que não toleram ser chamadas para ajudar os outros
> - Pessoas muito loquazes ou solitárias que querem alguém com elas o tempo todo
> - Pessoas exigentes que esperam que os outros atendam às suas exigências
> - Pessoas amedrontadas, ansiosas e com dificuldade de enfrentamento
> - Pessoas que vivem com transtornos cognitivos, como demência, ou estão confusas e desorientadas
> - Pessoas lisonjeiras ou com comportamento inadequado do ponto de vista sexual.

são fáceis de aprender, embora sua aplicação seja difícil. Decidir quais técnicas se enquadram melhor a cada situação única de enfermagem é desafiador pois requer pensamento crítico para decidir-se entre as técnicas apropriadas e inapropriadas. Comunicar-se com pacientes e famílias sobre doenças como câncer ou planejamento de cuidados avançados pode ser estressante. Enfermeiros podem vivenciar luto e fadiga relacionados com exaustão emocional ao discutir tais tópicos, especialmente quando desenvolveram laço afetivo com os pacientes e familiares (Sullivan et al., 2019). Todavia, a discussão desses tópicos importantes e sensíveis pode melhorar a qualidade de vida de pacientes e membros da família.

Ao longo deste capítulo, breves exemplos clínicos orientarão você a aprender como utilizar efetivamente técnicas de comunicação. Situações que desafiam suas habilidades de tomada de decisões e que demandam uso cuidadoso das técnicas terapêuticas envolvem muitos comportamentos humanos, descritos no Boxe 24.2. Como a melhor forma de adquirir e desenvolver habilidades de comunicação eficazes é a prática, será útil discutir e simular essas situações antes de vivê-las na rotina clínica. A comunicação efetiva e a colaboração são cruciais para o sucesso.

Níveis de comunicação

Enfermeiros empregam diferentes níveis de comunicação em seu papel profissional. O enfermeiro competente utiliza diversas técnicas em cada nível.

A comunicação intrapessoal é uma forma poderosa de comunicação utilizada por você como profissional. Esse nível de comunicação também recebe o nome de *autodiálogo*. Os pensamentos e as comunicações internas dos indivíduos influenciam fortemente suas percepções, sentimentos, comportamento e autoestima. Tenha sempre ciência da natureza e do conteúdo de seus pensamentos. O autodiálogo positivo fornece um ensaio mental para tarefas ou situações difíceis para que você possa lidar com elas de maneira mais eficiente e com maior confiança (Arnold e Boggs, 2016). Você utiliza a comunicação intrapessoal para desenvolver autopercepção e autoestima positiva com intuito de melhorar sua autoexpressão. O autodiálogo positivo pode diminuir distorções cognitivas que levam à diminuição da autoestima e impactam sua capacidade de trabalhar com pacientes. Transformar frases como "Tenho medo de trabalhar com este tipo de paciente" em "Esta é minha oportunidade de aprender sobre este paciente e posso pedir ajuda quando necessário" constitui um exemplo de autodiálogo positivo.

A comunicação interpessoal é a interação frente a frente do enfermeiro com outra pessoa. Ela ocorre pessoalmente ou via texto ou outro formato eletrônico. Trata-se do nível mais frequentemente utilizado em situações de enfermagem e constitui o cerne da prática de enfermagem. Ocorre dentro de um contexto social e inclui todos os símbolos e pistas utilizados para transmitir e receber significados. Como o significado reside nas pessoas e não nas palavras, as mensagens recebidas às vezes podem ser diferentes das mensagens tencionadas. Enfermeiros trabalham com pessoas de opiniões, experiências, valores e crenças diferentes dos seus. Portanto, é importante validar ou negociar mutuamente o significado entre os participantes da interação interpessoal. Por exemplo, quando você usa o método de ensino de retorno, você interage com o paciente fazendo perguntas para verificar a compreensão e esclarecer erros de interpretação ao fornecer informações sobre uma preocupação de saúde (ver Capítulo 25). Esse método verifica quão bem você explicou a informação ao paciente; ele não testa o conhecimento de seu paciente (Agency for Healthcare Research and Quality [AHRQ], 2020). A comunicação interpessoal significativa resulta em troca de ideias, resolução de problemas, expressão de sentimentos, tomada de decisões, alcance de resultados, construção de equipes e crescimento pessoal.

A comunicação em pequeno grupo é a interação que ocorre na reunião com um número pequeno de pessoas. Esse tipo de comunicação é geralmente orientado a resultados e requer compreensão acerca da dinâmica do grupo. Quando enfermeiros trabalham em comitês com profissionais de enfermagem ou participantes de outras áreas, e participam de conferências sobre cuidados com pacientes, utilizam o processo de comunicação em pequeno grupo. Nessas situações, a comunicação deve ser organizada, concisa e completa. Todas as áreas participantes devem ser incentivadas a contribuir e fornecer *feedback*. Boas habilidades de comunicação ajudam cada participante a atender melhor às necessidades do paciente e promover um ambiente de cuidados mais seguro.

A comunicação pública é a interação com um público ouvinte. Enfermeiros muitas vezes fornecem informações a grupos sobre tópicos de saúde, apresentam trabalhos acadêmicos a colegas em conferências ou lideram discussões em sala de aula com colegas estudantes. A comunicação pública exige adaptações especiais de contato visual, gestos, inflexão de voz e uso de mídias para comunicar mensagens de maneira efetiva. A boa comunicação pública aumenta o conhecimento do interlocutor sobre tópicos em saúde, problemas de saúde e outros assuntos importantes à profissão de enfermagem.

Por fim, a comunicação eletrônica diz respeito ao uso de tecnologia para criar relações contínuas com pacientes e sua equipe de saúde. A transmissão segura de mensagens oferece uma oportunidade para a comunicação frequente e oportuna com médicos ou enfermeiros de pacientes por meio de um portal eletrônico. O portal permite que os pacientes permaneçam engajados e informados, embora a natureza empática da relação terapêutica com a equipe de saúde possa ser mais difícil (Brandt et al., 2018). É importante seguir diretrizes de comunicação profissional ao se comunicar eletronicamente com os pacientes. Por exemplo, evite usar textos escritos inteiramente em letras maiúsculas, use uma linguagem que o paciente entenda e certifique-se de assinar suas mensagens com suas credenciais profissionais (Crossley et al., 2020; Manfrida et al., 2017).

Elementos do processo de comunicação

A comunicação é um processo contínuo e em constante mudança à medida que você interage com alguém. Você muda, as pessoas com quem você se comunica mudam e seu ambiente também muda constantemente. As situações de enfermagem apresentam vários aspectos singulares que influenciam a natureza da comunicação e dos relacionamentos interpessoais como a condição de um paciente, quando é urgente, o tempo disponível para a interação, e a percepção exclusiva do próprio paciente sobre aquela situação. Como profissional, você utilizará pensamento crítico para focar cada aspecto da comunicação de forma que suas interações sejam intencionais e eficazes.

Modelo transacional circular

O **modelo transacional circular** inclui diversos elementos: referente, emissor e receptor, mensagem, canais, contexto ou ambiente no qual o processo de comunicação ocorre, *feedback*, e variáveis interpessoais (Figura 24.1). Nesse modelo, cada pessoa da interação funciona tanto como falante, quanto ouvinte, podendo simultaneamente emitir e receber mensagens. Ambas as partes veem as percepções, atitudes e potenciais reações à mensagem emitida. A comunicação é um processo contínuo e uma atividade interativa. O *feedback* do receptor ou o ambiente permitem que os comunicadores corrijam ou validem a comunicação. Esse modelo também descreve a relação entre comunicadores como **complementar** e **simétrica**. Relações complementares funcionam com uma pessoa mantendo posição mais alta sobre a outra. Já relações simétricas são mais igualitárias. Ocorre relação complementar quando um enfermeiro instrui um paciente sobre uma nova medicação ou terapia. Um grupo de pacientes discutindo seus planos após a alta constitui exemplo de relação simétrica (Arnold e Boggs, 2020).

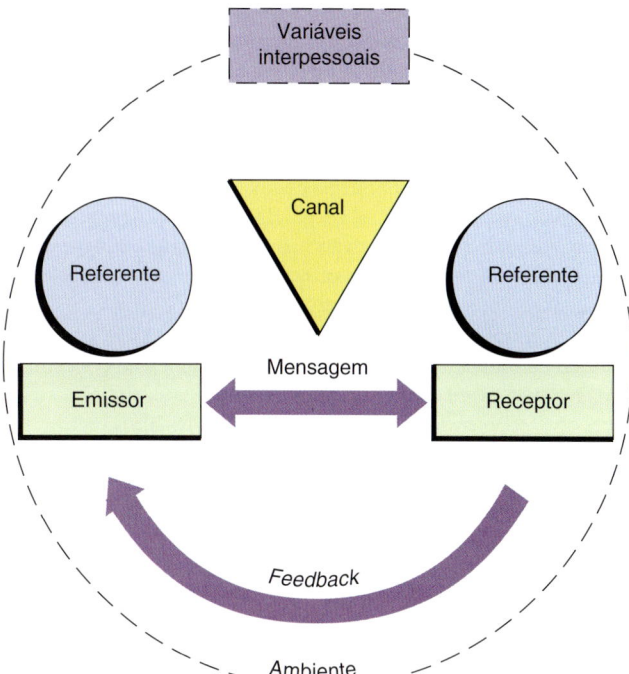

Figura 24.1 Modelo de comunicação transacional circular.

Referente. O **referente** motiva uma pessoa a se comunicar com outra. Em ambientes de cuidados de saúde, sons, sensações, percepções e ideias são exemplos de deixas que iniciam o processo de comunicação. Conhecer um estímulo ou referente que inicia a comunicação permite desenvolver e organizar mensagens de maneira mais eficiente. Por exemplo, o pedido de ajuda de um paciente devido à dificuldade de respirar causa uma resposta diferente do que um pedido de medicamento para dor.

Emissor e receptor. O **emissor** é a pessoa que codifica e envia a mensagem, ao passo que o **receptor** é quem recebe e decodifica a mensagem. O emissor coloca a mensagem em símbolos verbais e não verbais que o receptor possa compreender (Arnold e Boggs, 2020). A mensagem do emissor funciona como referente para o receptor. A comunicação transacional envolve o papel de emissor e receptor de forma intercambiável entre enfermeiro e paciente. O processo de decodificação inclui a interpretação do significado dos símbolos por parte do receptor. É importante empregar a escuta ativa para decodificar precisamente e compreender uma mensagem. Quanto mais coisas o emissor e o receptor tiverem em comum e quanto mais próxima sua relação, mais provável que percebam precisamente o significado um do outro e respondam de acordo (Arnold e Boggs, 2020). Estabelecer uma relação terapêutica com o paciente garante comunicação mais eficiente, o que melhora seu julgamento clínico e sua tomada de decisões.

Mensagem. A **mensagem** é o conteúdo da comunicação. Contém expressões verbais e não verbais de pensamentos e sentimentos. Mensagens eficientes são claras, diretas, oportunas e transmitidas em linguagem compreensível. Os indivíduos com transtornos cognitivos (p. ex., confusão, demência) ou obstáculos de comunicação podem necessitar de dispositivos de assistência (p. ex., aparelhos auditivos, intérpretes ou imagens) para esclarecer as informações para compreensão das mensagens enviadas e recebidas. Percepções pessoais também podem distorcer a interpretação de um receptor em relação à mensagem. Como enfermeiro, você emite mensagens efetivas expressando-se de forma clara, direta, calma e familiar com o paciente. Você é quem determina a necessidade de esclarecimento ao paciente ouvinte, procurando pistas não verbais que lhe sugiram confusão ou má compreensão. A comunicação se torna difícil quando os participantes têm níveis diferentes de escolaridade, letramento em saúde e experiência. Por exemplo, frases como "Sua incisão está cicatrizando bem, sem drenagem purulenta" têm o mesmo significado de "As bordas de sua ferida estão próximas e, por eu não estar vendo nenhuma drenagem, não há sinais de infecção", mas a segunda é mais fácil de ser compreendida. Você também pode enviar mensagens escritas. Independentemente de como você se comunica, certifique-se de que seus pacientes consigam compreender o significado de sua comunicação.

Canais. Os indivíduos utilizam canais de comunicação para emitir e receber mensagens por meio dos sentidos de visão, audição e tato. Expressões faciais enviam mensagens visuais. Palavras faladas percorrem canais auditivos. Já o toque emprega canais táteis. Os indivíduos em geral compreendem mais claramente uma mensagem quando o emissor utiliza mais sinais para enviá-la.

Feedback. O *feedback* é a mensagem recebida por um emissor a partir do receptor. Indica até que ponto o receptor compreendeu o significado da mensagem do emissor. Ocorre *feedback* continuamente entre emissor e receptor. Um emissor busca *feedback* verbal e não verbal para avaliar a resposta do receptor e a eficácia da mensagem comunicada. O tipo de *feedback* fornecido por um emissor ou receptor depende de fatores como seu passado, experiências prévias, educação, atitudes, crenças culturais e autoestima. Para uma comunicação bem-sucedida, o emissor e o receptor precisam estar sensíveis e abertos às mensagens um do outro, esclarecê-las e modificar seu comportamento conforme necessário.

Variáveis interpessoais. Variáveis interpessoais são fatores que influenciam a comunicação, pertinentes tanto ao emissor, quanto ao receptor. A percepção confere visão pessoal única da realidade formada pela cultura, pelas expectativas e pelas experiências dos indivíduos. Cada pessoa sente, interpreta e compreende uma mensagem de forma diferente. Um enfermeiro diz: "Você não tem falado muito desde que sua família foi embora. Há algo em que esteja pensando?" Um paciente pode perceber a pergunta como atenciosa e preocupada; outro como uma invasão de privacidade que diminui sua disposição para conversar. Humildade cultural permite que você reconheça que você não entende completamente a cultura de seu paciente e explore variáveis interpessoais como nível acadêmico e de desenvolvimento, passado sociocultural, valores e crenças, emoções, sexo, estado de saúde física e papéis e relacionamentos que afetam como um paciente se comunica. Variáveis interpessoais associadas à enfermidade do paciente, como dor, ansiedade e efeitos de medicações, também afetam a comunicação entre enfermeiro e paciente.

Ambiente. O ambiente é o cenário da interação emissor-receptor. Um cenário de comunicação eficaz fornece conforto e segurança físicos e emocionais aos participantes. Barulhos, extremos de temperatura, distrações e falta de privacidade ou de espaço geram confusão, tensão e desconforto. Distrações do ambiente são comuns em instituições de saúde e interferem com as mensagens que são transmitidas às pessoas. Você deve controlar o ambiente o máximo possível a fim de criar condições favoráveis à comunicação efetiva.

Tipos de comunicação

Mensagens são transmitidas verbal e não verbalmente, concreta e simbolicamente. Conforme as pessoas se comunicam, expressam-se utilizando palavras, movimentos, inflexões de voz, expressões faciais e uso do espaço. Esses elementos atuam em harmonia, para melhorar a mensagem, ou entram em conflito, deixando-a contraditória e confusa.

Comunicação verbal

A comunicação verbal emprega palavras faladas ou escritas. A linguagem verbal é um código que transmite significado por meio de uma combinação de palavras. Os aspectos mais importantes da comunicação verbal são apresentados nos parágrafos subsequentes.

Vocabulário. A comunicação não será bem-sucedida se emissores e receptores não puderem traduzir as palavras e frases um do outro. Quando você cuida de um paciente que fala outra língua, precisa de um intérprete profissional. Mesmo falantes da mesma língua utilizam variações subculturais de certas palavras (p. ex., *passeio* pode significar uma saída para andar pela cidade para uma pessoa de determinada região do Brasil, mas significa calçada em outras). Jargões médicos (terminologia técnica utilizada por profissionais da saúde) soam como idioma estrangeiro para pacientes que não estão familiarizados com o ambiente de cuidados de saúde. Limitar o emprego de jargões médicos a conversas com outros membros da equipe de saúde melhora a comunicação. Crianças têm vocabulário mais limitado que adultos e geralmente utilizam palavras especiais para descrever funções do organismo ou um brinquedo favorito. Adolescentes geralmente utilizam termos de uma forma peculiar que não é familiar para adultos.

Significados denotativo e conotativo. Algumas palavras têm significados diversos. Indivíduos que empregam linguagem comum compartilham de significado denotativo: *futebol* tem o mesmo significado para todos os falantes do português brasileiro, mas *parar* indica parada cardiorrespiratória para profissionais da saúde. O significado conotativo é a tonalidade ou interpretação do significado de uma palavra, influenciada por pensamentos, sentimentos ou ideias que as pessoas têm do mundo. Por exemplo, profissionais da saúde informam uma família de que um ente querido está em condição grave e a família acredita que ele poderá morrer em pouco tempo; porém, para enfermeiros, *grave* somente descreve a natureza da condição. É preciso selecionar com cuidado suas palavras, evitando uso de termos que possam ser facilmente mal interpretados, especialmente ao explicar a condição médica ou o tratamento de um paciente, e obter *feedback* em relação ao que o paciente ou a família compreendeu. Mesmo uma frase tão utilizada como "Vou avaliar seus sinais vitais" pode não ser familiar a um adulto ou ser assustadora para uma criança. "Vou checar sua pressão arterial, frequência cardíaca e temperatura" pode ser mais adequado.

Ritmo. A conversa é mais bem-sucedida com ritmo adequado. Fale moderadamente devagar e com dicção clara. Falar rápido, utilizar pausas constrangedoras ou falar muito devagar deliberadamente transmite mensagens não planejadas. Pausas longas e mudanças rápidas de assunto passam a impressão de que você está omitindo a verdade. Pense antes de falar e desenvolva consciência do ritmo de sua fala.

Entonação. O tom de voz afeta drasticamente o significado de uma mensagem. Dependendo da entonação, mesmo uma simples pergunta ou afirmação pode exprimir entusiasmo, raiva, preocupação ou indiferença. Tenha consciência de seu tom de voz a fim de evitar transmitir mensagens se intenção. Por exemplo, a comunicação é inibida se um paciente interpretar seu tom de voz protetor como condescendente. Da mesma forma, um colega de trabalho pode sentir sua desconfiança a partir de uma resposta paternalista. O tom de voz do paciente fornece informação sobre seu estado emocional ou nível de energia.

Clareza e brevidade. A comunicação efetiva é simples e direta. Para algumas populações, como idosos, poucas palavras resultam em menos confusão. Fale devagar, com boa dicção e utilize exemplos breves para tornar as explicações mais fáceis de compreender. Repetir as partes importantes da mensagem também ajuda a deixar a comunicação mais clara. Expressões como "tudo bem" ou "Ok?" no fim de cada frase não determinam a clareza. Utilize frases e palavras que expressem ideias simples e diretas. Por exemplo, "Onde dói?" é muito melhor que "Gostaria que você me descrevesse a localização de seu desconforto".

Momento e relevância. O momento correto é crítico à comunicação. Ainda que uma mensagem seja clara, expressá-la no momento errado impede que seja eficiente. Por exemplo, você não inicia orientações de rotina quando um paciente está com dor grave ou angústia emocional. Frequentemente, o melhor momento para a interação é quando o paciente demonstra interesse em se comunicar. Se as mensagens forem relevantes ou importantes à situação vigente, serão mais eficientes. Quando um paciente está prestes a ser submetido a uma cirurgia de emergência, discutir os riscos do tabagismo é menos relevante que explicar os procedimentos pré-operatórios ou esclarecer os medos do paciente. Passar tempo frente a frente com pacientes durante avaliações, administração de medicações ou realização de procedimentos oferece uma ótima oportunidade de conversar e oferecer apoio ou orientação. Pacientes relatam maiores satisfação, compreensão e sensação de segurança quando os enfermeiros e a equipe de saúde interprofissional participam das rondas à beira do leito e comunicam informações sobre planos de cuidados (Real et al., 2020).

Comunicação não verbal

A comunicação não verbal inclui os cinco sentidos e tudo que não envolver a fala ou escrita. Aspectos não verbais da comunicação como tom de voz, contato visual e posição corporal são muitas vezes tão importantes quanto a mensagem verbal (Lorié, 2017). Portanto, a comunicação não verbal é motivada inconscientemente e indica o significado planejado pelo indivíduo mais precisamente que suas palavras faladas (Varcarolis e Fosbre, 2021). Quando há incongruência entre a comunicação verbal e não verbal, o receptor geralmente "ouve" a mensagem não verbal mais do que a principal mensagem.

Toda comunicação não verbal é importante, mas sua interpretação é muitas vezes problemática. A história sociocultural é um fator crucial que influencia o significado do comportamento não verbal. Nos EUA, com suas comunidades culturais diversas, mensagens não verbais entre pessoas de culturas diferentes são facilmente mal interpretadas. Avaliar e responder mensagens não verbais adequadamente é importante para se obter um histórico de enfermagem preciso e para a avaliação do cuidado de enfermagem.

Aparência pessoal. A aparência pessoal inclui características físicas, expressão facial e forma de se vestir e se arrumar. Tais fatores constituem poderosos meios de comunicação não verbal para pacientes e equipe de saúde. No ambiente de cuidados de saúde, pesquisas demonstram que os pacientes preferem que enfermeiros de uma instituição vistam todos um único uniforme e que utilizem crachá demonstrando seu cargo (Pawlowski et al., 2019). Muitas instituições de saúde restringem quantos acessórios você pode usar e se determinados tipos de tatuagem necessitam ser cobertas. Por questões de higiene, enfermeiros que têm cabelos longos devem prendê-los e todos devem manter as unhas curtas e limpas. Lembre-se, primeiras impressões baseiam-se muito na aparência. Enfermeiros aprendem a desenvolver uma impressão geral da saúde e estado emocional de pacientes por meio da aparência e pacientes desenvolvem uma impressão geral do profissionalismo e cuidados dos enfermeiros da mesma forma.

Postura e marcha. A postura e a marcha (padrão ou jeito de andar) podem ser formas de autoexpressão. A maneira como as pessoas se sentam, ficam de pé e se movem reflete atitudes, emoções, autopercepção e estado de saúde. Por exemplo, uma postura ereta e uma marcha rápida e significativa comunicam senso de bem-estar e autoconfiança. Inclinar-se para frente demonstra atenção. Uma postura corcunda e lenta com marcha irregular indica depressão, doença ou fadiga.

Expressão facial. A face é a parte mais expressiva do corpo. Expressões faciais transmitem emoções como surpresa, medo, raiva, alegria e tristeza. Algumas pessoas têm rosto inexpressivo ou afetação desinteressada que revela pouco sobre o que pensam ou sentem. Uma afetação inadequada é uma expressão facial que não corresponde ao conteúdo da mensagem verbal (p. ex., sorrir ao descrever uma situação triste). As pessoas algumas vezes não percebem as mensagens que suas expressões faciais transmitem. Por exemplo, um enfermeiro franze o rosto ao se concentrar realizando um procedimento e o paciente interpreta como braveza ou reprovação. Pacientes observam atentamente enfermeiros. Considere o impacto que sua expressão facial poderia ter em uma pessoa que pergunta "Eu vou morrer?". Qualquer pequena mudança nos olhos, lábios ou músculos da face revela seus sentimentos. Embora seja difícil controlar todas as expressões faciais, tente evitar demonstrar choque, desgosto, desânimo ou outras reações desconcertantes na presença de um paciente.

Contato visual. Contato visual é um aspecto fundamental da comunicação não verbal e da interação social (Jongerius et al., 2020). As pessoas sinalizam prontidão para a comunicação por meio dele. Manter contato visual durante uma conversa demonstra respeito, atenção e disposição para ouvir. Também permite que as pessoas observem de perto umas às outras. As experiências das pessoas com contato visual podem ser influenciadas por vários fatores, como presença de uma terceira pessoa, distância do rosto da outra pessoa ou acuidade visual do perceptor (Jongerius et al., 2020). A falta de contato visual por vezes indica ansiedade, estado defensivo, desconforto ou falta de confiança na comunicação. Todavia, pessoas de algumas culturas consideram o contato visual intrusivo, ameaçador ou ofensivo e minimizam ou evitam seu uso (ver Capítulo 9). Considere sempre a cultura e as preferências pessoais do indivíduo ao interpretar o significado do contato visual. O movimento dos olhos comunica sentimentos e emoções. Olhar para uma pessoa por sobre o nariz estabelece autoridade, ao passo que interagir no mesmo nível visual indica equidade na relação. Manter o olhar ao mesmo nível de uma pessoa brava ajuda a estabelecer autonomia sobre a situação ou preocupação.

Gestos. Gestos enfatizam, pontuam e esclarecem a palavra falada. Gestos isolados têm significados específicos ou criam mensagens com outras pistas de comunicação. Um dedo apontado para uma pessoa comunica muitos significados, porém, se acompanhado de um rosto franzido e voz firme, pode se tornar uma acusação ou ameaça. Apontar para uma área de dor muitas vezes é mais preciso que descrever sua localização.

Sons. Sons como suspiros, gemidos, grunhidos ou choros também comunicam sentimentos e pensamentos. Combinados a outras comunicações não verbais, os sons ajudam a esclarecer mensagens. Sons permitem muitas interpretações. Por exemplo, gemer pode transmitir prazer ou sofrimento e chorar pode comunicar alegria, tristeza ou raiva. Valide as mensagens não verbais com os pacientes a fim de interpretá-las de forma precisa. Por exemplo: "Notei que você franze o rosto conforme se move. Você está sentindo dor?"

Territorialidade e espaço pessoal. A territorialidade é a necessidade de ganhar, manter e defender o próprio direito a espaço. O território é importante porque fornece sensação de privacidade, identidade, segurança e controle às pessoas. Algumas vezes é dividido e tornado visível a outros, como uma cerca ao redor de um quintal ou uma cortina ao redor de um leito no quarto do hospital. O espaço pessoal é invisível, individual e acompanha cada pessoa. Durante a interação interpessoal, as pessoas mantêm diversas distâncias entre si, dependendo de sua cultura, natureza de sua relação e situação. Quando o espaço pessoal é ameaçado, as pessoas respondem de maneira defensiva e se comunicam com menor eficiência. As situações determinam se a distância interpessoal entre enfermeiros e pacientes está adequada. O Boxe 24.3 fornece exemplos de ações de enfermagem dentro de zonas de comunicação (Varcarolis e Fosbre, 2021). Enfermeiros frequentemente invadem o território e o espaço pessoal dos pacientes devido à natureza da prestação de cuidados. Você precisa transmitir autoconfiança, gentileza e respeito pela privacidade, especialmente quando suas ações exigem contato íntimo ou envolvem a zona vulnerável de um paciente.

Metacomunicação. Metacomunicação é um termo amplo que se refere a todos os fatores que influenciam a comunicação. Conhecer tais fatores ajuda as pessoas a compreender melhor o que está sendo comunicado (Arnold e Boggs, 2020). Por exemplo, um enfermeiro observa um jovem paciente retraindo seu próprio corpo e dizendo com voz ríspida "Fazer uma cirurgia não é nada demais". O enfermeiro responde: "Gostaria de saber mais sobre como se sente." Ter consciência do tom da resposta verbal e do comportamento não verbal resulta em maior exploração dos sentimentos e preocupações do paciente.

Relações profissionais de enfermagem

Sua aplicação de conhecimento, compreensão do comportamento e comunicação humana e seu comprometimento com a ética criam relações profissionais. Manter uma filosofia baseada no cuidado e respeito pelos outros ajuda você a ter maior sucesso no estabelecimento de relações dessa natureza.

Relações de confiança enfermeiro-paciente

Relacionamentos terapêuticos atenciosos constituem o alicerce da prática de enfermagem clínica. Nessas relações, você assume o papel de um profissional que se importa com cada paciente e suas necessidades de saúde, respostas humanas e padrões de vida peculiares. Relações terapêuticas promovem clima psicológico para mudança positiva e crescimento, como a capacidade dos pacientes de atingir resultados de saúde (Arnold e Boggs, 2020). As metas da relação terapêutica focam-se em fazer com que o paciente atinja crescimento pessoal ideal relacionado com identidade, capacidade de formar relações e satisfazer suas necessidades e metas pessoais (Varcarolis e Fosbre, 2021). Há um período de tempo específico, abordagem orientada por uma meta e alta expectativa de que tudo o que você discutir com o paciente permaneça confidencial entre apenas membros da equipe de saúde envolvida. Você deve estabelecer, direcionar e assumir a responsabilidade pela interação, colocando o paciente como prioridade acima de suas necessidades pessoais. Sua aceitação do paciente sem julgamento é uma característica importante da relação. A aceitação transmite disposição para ouvir uma mensagem ou compreender sentimentos. Não significa que você concorde sempre com a outra pessoa ou aprove as decisões ou ações do paciente. A relação de confiança entre você e seu paciente não ocorre por acaso; você a constrói com habilidade e confiança.

Existe uma progressão natural de quatro fases orientadas por metas que caracterizam a relação enfermeiro-paciente (Boxe 24.4). A relação muitas vezes se inicia antes de você conhecer um paciente e continua até que a relação de cuidados termine. Mesmo interações breves utilizam uma versão abreviada das fases pré-interação, de orientação, trabalho e término (Varcarolis e Fosbre, 2021). Por exemplo, um estudante de enfermagem pode coletar informações de um paciente para se preparar antecipadamente para os cuidados, conhecer o paciente e estabelecer confiança, atingir resultados de saúde por meio do processo de enfermagem e se despedir no fim do dia.

A socialização é um importante componente inicial da comunicação interpessoal. Ajuda as pessoas a se conhecerem e relaxarem. É fácil, superficial e não é profundamente pessoal, ao passo que a relação terapêutica é muitas vezes mais intensa, difícil e desconfortável. Enfermeiros muitas vezes empregam a conversação social para estabelecer um alicerce para uma relação mais próxima: "Olá, Sr. Simpson, eu soube que é seu aniversário hoje. Posso perguntar quantos anos o senhor tem?" Um estilo de comunicação amigável, informal e caloroso estabelece confiança, embora você necessite ir além da conversação social para falar de problemas ou preocupações que afetam a saúde do paciente. Durante a conversação social, alguns pacientes fazem perguntas pessoais, como sobre sua família ou onde você reside. Estudantes muitas vezes não sabem se é adequado revelar essas informações. Enfermeiros habilidosos utilizam o julgamento sobre o que compartilhar e fornecem pouca informação ou desviam tais perguntas com gentileza bem-humorada para redirecionar o foco da conversa ao paciente.

Na relação terapêutica, pode ser útil encorajar pacientes a compartilhar histórias pessoais. Compartilhar histórias é uma estratégia que recebe o nome de *interação narrativa*. Ao ouvir histórias, você

Boxe 24.3 Zonas de espaço pessoal

Zonas de espaço pessoal

Distância íntima (0 a 45 cm)
- Segurar um bebê que está chorando
- Realizar exame físico
- Dar banho, arrumar, vestir, alimentar e levar um paciente ao banheiro
- Trocar o curativo cirúrgico do paciente.

Distância pessoal (45 cm a 1 m)
- Sentar-se à beira do leito do paciente
- Obter uma anamnese de enfermagem do paciente
- Ensinar um paciente individual.

Distância social (1 a 3,7 m)
- Fornecer orientações a visitantes no corredor
- Perguntar, da entrada do quarto do paciente, se famílias necessitam de ajuda
- Fornecer relatório verbal a um grupo de enfermeiros.

Distância pública (3,7 m ou mais)
- Fazer uma apresentação em um fórum da comunidade
- Dar uma palestra a uma turma de estudantes
- Testemunhar em uma audiência judicial.

Zonas de toque especiais

Zona social (permissão não necessária)
- Mãos, braços, ombros, costas.

Zona de consentimento (permissão necessária)
- Boca, pulsos, pés.

Zona vulnerável (cuidados especiais necessários)
- Face, pescoço, parte frontal do corpo.

Zona íntima (permissão e grande sensibilidade necessárias)
- Genitália, reto.

> **Boxe 24.4** Fases da relação de ajuda
>
> **Fase pré-interação**
> *Antes de conhecer um paciente:*
> - Revise os dados disponíveis, incluindo o histórico médico e de enfermagem (p. ex., capacidade de comunicação do paciente, patologia de quaisquer mecanismos de fala, medicamentos que afetam o humor, relatos de problemas anteriores de comportamento)
> - Converse com outros cuidadores que tenham informação sobre o paciente
> - Antecipe preocupações ou problemas de saúde que possam surgir
> - Identifique um local e ambiente que promova interação confortável e privada
> - Planeje tempo suficiente para a interação inicial.
>
> **Fase de orientação**
> *Quando você e o paciente se encontram e começam a se conhecer:*
> - Estabeleça o tom da relação adotando um jeito de agir caloroso, empático e afetuoso. Sente-se ao lado do paciente, se possível
> - Reconheça que a relação inicial é com frequência superficial, incerta e provisória
> - Tenha ciência de que o paciente irá testar sua competência e compromisso
> - Fale para o paciente quando esperar a finalização do relacionamento
> - Observe atentamente o paciente e tenha ciência de que será observado por ele
> - Comece a fazer inferências e forme julgamentos sobre as mensagens e comportamentos do paciente
> - Avalie o estado de saúde do paciente
> - Priorize os problemas do paciente e identifique suas metas
> - Esclareça o seu próprio papel e o do paciente
> - Forme acordos com o paciente que especifiquem quem fará o quê.
>
> **Fase de trabalho**
> *Quando você e um paciente trabalham juntos para resolver problemas e atingir metas:*
> - Encoraje e ajude o paciente a expressar sentimentos sobre sua saúde
> - Encoraje e ajude o paciente com a autoinvestigação
> - Forneça informação necessária para a compreensão e modificação de comportamento
> - Colabore com o paciente para determinar resultados individualizados
> - Aja para atingir os resultados definidos com o paciente
> - Utilize habilidades de comunicação terapêutica para facilitar interações de sucesso
> - Utilize revelações pessoais e confrontos de forma adequada.
>
> **Fase de término**
> *Durante o término da relação:*
> - Lembre o paciente de que o término está próximo
> - Avalie o alcance dos resultados esperados com o paciente
> - Recorde a relação com o paciente
> - Separe-se do paciente cedendo a responsabilidade por seus cuidados
> - Obtenha transição a outros cuidadores tranquila para o paciente, conforme necessário.

começa a aprender o contexto das vidas alheias e o que é significativo para as pessoas pela perspectiva delas. Por exemplo, um enfermeiro ouve a percepção de uma paciente sobre o que significa recusar um tratamento medicamentoso para câncer de mama e depois consegue articular melhor os desejos da paciente. Disponibilizar tempo adequado para ouvir histórias de pacientes causa impacto positivo na experiência de cuidados dos próprios pacientes (Sethi e Rani, 2017). Tal informação não é normalmente revelada com um formulário de histórico padrão que estimula apenas respostas breves.

Como enfermeiro, você também pode contar histórias para melhorar a comunicação. Contar boas histórias transmite mensagens importantes que você quer enviar e facilita a memorização dos pacientes. Contar histórias de maneira significativa traz informações factuais com uma perspectiva de interesse humano que elicita emoções individuais, como o desejo de um paciente de melhorar ou um sentimento de esperança. Tenha o cuidado de não divulgar informações confidenciais ao contar uma história para ilustrar um assunto. Emoções têm papel significativo em ajudar adultos a aprender a capacidade de acatar novas ideias.

Entrevista motivacional

A **entrevista motivacional** (EM) é uma técnica que encoraja pacientes a compartilhar seus pensamentos, objetivos, crenças, medos e preocupações com objetivo de modificar seu comportamento. A EM proporciona um meio de trabalhar com pacientes que podem não parecer prontos para realizar mudanças de comportamento consideradas necessárias por seus profissionais da saúde. Você pode utilizar a técnica para despertar uma mudança no discurso, o que está ligado a melhores resultados de pacientes (Brown et al., 2018; Magil et al., 2019). Por exemplo, um entrevistador pode utilizar informações sobre as metas pessoais relacionadas com a manutenção da saúde de um paciente para promover sua adesão a uma nova medicação ou plano de exercícios, ou adotar um programa de moderação de álcool. É importante incorporar o que o paciente quer ou considera ser importante para conseguir mudar com sucesso. A entrevista é realizada com abordagem de não julgamento e comunicação guiada. Ao utilizar a EM, enfermeiros tentam compreender as motivações e valores dos pacientes utilizando abordagem empática e de escuta ativa. O enfermeiro identifica diferenças entre as metas e comportamentos de saúde de um paciente e seu estado de saúde atual. O paciente recebe apoio mesmo quando passa por uma fase de resistência e ambivalência. A comunicação então se foca em reconhecer as forças do paciente e apoiar essas forças para conseguir mudanças positivas. Isso pode resultar em melhoras muito notáveis nos resultados de saúde e na satisfação dos pacientes (Newman-Casey et al., 2020).

Relações enfermeiro-família

Muitas situações de enfermagem, especialmente na comunidade e em ambientes domiciliares, exigem que você forme relações de confiança com todos os membros da família. Os mesmos princípios que regem relações de ajuda um para um também se aplicam a quando o paciente é toda uma unidade familiar, embora a comunicação com as famílias necessite de compreensão adicional sobre as complexidades de sua dinâmica, necessidades e relações (ver Capítulo 10).

Relações enfermeiro-equipe de enfermagem

Uma comunicação eficaz com outros membros da equipe de saúde afeta os resultados e a segurança do paciente, e o ambiente de trabalho (Hannawa, 2018). Problemas ocorrem quando a comunicação é inconsistente, imprecisa, inoportuna e incompleta. As transferências de pacientes de uma enfermaria para outra ou de um profissional para outro são situações nas quais erros de comunicação podem facilmente ocorrer. A fim de solucionar o risco, profissionais da saúde fornecem relatórios de transferência detalhados no fim de plantões ou turnos, ou quando os pacientes são liberados de uma unidade para outra ou de ambientes de cuidados agudos para cuidados prolongados para garantir uma transição tranquila e segura dos cuidados dos pacientes (Gettis et al., 2019; Streelman e Staffileno, 2021). Procedimentos e formulários de alta ou transferência padronizados reduzem o risco de erros durante as transições de pacientes. Também é adequado realizar acompanhamento periódico após uma alta ou transferência.

O acrônimo SACCAI é uma forma de auxiliar enfermeiros a se comunicar de maneira eficiente. Significa *S*uficiência, *A*curácia, *C*lareza, *C*ontextualização e *A*daptação *I*nterpessoal. Por exemplo, considere uma situação na qual um enfermeiro responsável está se preparando para uma troca de turno em uma unidade hospitalar de reabilitação. Ele está se preparando para atualizar um enfermeiro recém-formado que trabalha na unidade há 4 semanas. O enfermeiro responsável está passando as informações sobre a condição e o plano de cuidado de um homem de 72 anos que sofreu um acidente vascular encefálico (AVE) há 1 semana e que o deixou com fraqueza do lado direito e leve afasia. O relatório do enfermeiro responsável deve conter o seguinte:

- Suficiência: detalhes suficientes que expliquem a atual condição do paciente, o que ocorreu durante o turno anterior e os planos para o próximo turno
- Acurácia: uma análise da progressão física do paciente e de sua capacidade de se comunicar na presença da afasia. Quaisquer comportamentos pertinentes à motivação do paciente relacionados com a reabilitação devem ser descritos objetivamente, bem como quaisquer fatores relacionados com a idade do paciente que impactem o cuidado
- Clareza: o relatório deve ser conciso, com as informações essenciais necessárias para continuar o cuidado do paciente sem riscos de erros ou duplicação de atividades de cuidado
- Contextualização e adaptação interpessoal: o enfermeiro responsável utiliza a típica abordagem de troca de turno à beira do leito para se comunicar com o novo enfermeiro, ajustar as explicações para o nível de experiência dele, e encorajá-lo a fazer quaisquer perguntas de esclarecimento.

O emprego de uma linguagem comum como a técnica SBAR para comunicar informações críticas é outro método para melhorar a percepção da comunicação e informação sobre pacientes entre profissionais da saúde (Institute for Healthcare Improvement [IHI], 2021; Stewart, 2017). Trata-se de uma ferramenta popular que padroniza a comunicação entre profissionais da saúde. O acrônimo SBAR significa *S*ituação, informações de *B*ase (antecedentes), *A*valiação e *R*ecomendação (IHI, 2021). Algumas organizações adicionam um passo de *I*dentificação (ISBAR) ao processo. Esse passo é utilizado quando os profissionais da saúde não se conhecem ativamente. Começa com uma introdução, uma descrição de sua localização e seu papel no cuidado do paciente (IHI, 2021). O uso dessas técnicas de fácil memorização transmite informações relevantes de forma estruturada e no tempo certo (Marquis e Huston, 2017). Evidências identificam ações de enfermagem que aumentam a eficácia da interação dos enfermeiros e a comunicação interprofissional (Boxe 24.5).

Violência lateral. Cuidados de enfermagem profissional exigem que enfermeiros interajam com membros da equipe de enfermagem e profissionais da saúde interprofissionais. A comunicação deve se focar na construção da equipe, facilitação de processos em grupo, colaboração, consultoria, delegação, supervisão, liderança e gerenciamento (ver Capítulo 21). Interações sociais, informacionais e terapêuticas ajudam os membros da equipe a desenvolver ânimo, atingir metas e fortalecer relações de trabalho. A **violência lateral** ou *bullying* no trabalho entre colegas ocorre algumas vezes incluindo comportamentos como omissão de informações, críticas excessivas, acusações ou depreciações, críticas sem soluções, exclusão e uso de expressões não verbais de reprovação, como erguer sobrancelhas ou fazer caretas. A violência lateral afeta negativamente o ambiente de trabalho, resultando em insatisfação no emprego, diminuição do senso de valor, trabalho em equipe ruim, pouca retenção de enfermeiros qualificados e abandono da profissão por parte de enfermeiros. Enfermeiros recém-graduados são especialmente suscetíveis ao

---

Boxe 24.5 Prática baseada em evidências

Relatório de transferência à beira do leito de enfermeiro para enfermeiro

Questão PICOT: no ambiente hospitalar, quais são os resultados da prática de relatório de *hand-off* padronizado à beira do leito durante transições do cuidado dos pacientes em comparação aos relatórios de *hand-off* não padronizados?

Resumo das evidências

Muitos dos eventos adversos que ocorrem durante a hospitalização podem ser prevenidos com um relatório de *hand-off* completo e eficaz realizado por enfermeiros e outros profissionais da saúde bem-treinados (Simonovic et al., 2019; Sun et al., 2020; Tortosa-Alted et al., 2021). O relatório de *hand-off* de enfermeiro para enfermeiro à beira do leito do paciente é utilizado como ferramenta para melhorar a segurança do paciente e a continuidade do cuidado para promover resultados positivos (Kim et al., 2021). Uma revisão integrativa recente de estudos avaliando a eficácia do relatório de *hand-off* à beira do leito demonstrou que ele reduzia a incidência de quedas de pacientes, lesão por pressão e erros de medicação, além de melhorar a comunicação (Hada e Coyer, 2021). O relatório à beira do leito é mais eficaz quando diretrizes, padrões e expectativas são estabelecidos e seguidos por todos os funcionários do hospital (Kim et al., 2021; Tortosa-Alted et al., 2021). A qualidade do relatório de *hand-off* à beira do leito é geralmente influenciada pelo nível de educação do enfermeiro, tempo de trabalho dele naquele hospital e aceitação do procedimento de relatório de *hand-off*, bem como do ambiente no qual o relatório é feito (Kim et al., 2021; Tortosa-Alted et al., 2021).

Aplicação à prática de enfermagem

- Enfermeiros que não se comunicam completa e precisamente durante relatórios de transferência entre enfermeiros causam erros de comunicação que podem levar a erros nos cuidados dos pacientes (Kim et al., 2021)
- O uso de relatório de turno de enfermeiro para enfermeiro à beira do leito ajuda a proporcionar continuidade do cuidado (Kim et al., 2021).
- Para utilizar bem o relatório de *hand-off* à beira do leito, enfermeiros e outros funcionários do hospital precisam receber treinamento e instruções em abordagens padronizadas para a intervenção (Kim et al., 2021; Tortosa-Alted et al., 2021).
- Certifique-se de que o relatório de *hand-off* ocorra à beira do leito do paciente e que o ambiente seja propício ao processo. Por exemplo, certifique-se de que o ambiente seja calmo, tranquilo, respeitoso, garanta a privacidade do paciente e dê oportunidade para que os pacientes e familiares cuidadores participem durante o relatório (Tortosa-Alted et al., 2021; Simonovic et al., 2019).

---

comportamento de *bullying* (Bambi et al., 2019). A violência lateral pode ser um precursor da fadiga por compaixão, que ocorre quando trabalhadores da área da saúde percebem uma ameaça durante interações com colegas e reagem emocionalmente em vez de se comunicar de maneira profissional.

A violência lateral interfere na comunicação eficiente entre membros da equipe de saúde, prejudica a segurança do paciente e interfere no alcance dos resultados desejados dos pacientes (Bambi et al., 2019). A intimidação diminui a probabilidade de um enfermeiro relatar um iminente acidente, questionar um pedido ou agir para melhorar a qualidade dos cuidados com pacientes. É preciso tolerância zero à violência lateral. Desenvolva habilidades de gerenciamento de conflitos e comunicação assertiva para interromper a disseminação da violência lateral no ambiente de trabalho. Solicitar a inclusão de uma mentoria pode ajudar enfermeiros recém-graduadas a aprender a lidar com perpetradores de *bullying*. A mentoria também pode representar suporte pessoal para enfermeiros e servir de exemplo para o serviço (Frederick, 2014). Enfermeiros que sofrem violência lateral também podem utilizar técnicas adicionais como:

- Abordar calmamente o comportamento logo quando ocorre
- Descrever como o comportamento afeta seu funcionamento
- Pedir que o abuso seja cessado
- Notificar o gerente de enfermagem para obter suporte para a situação
- Evitar fofocas sobre a situação ou sobre a pessoa com outros funcionários
- Planejar ações a serem tomadas no futuro
- Documentar os incidentes detalhadamente em suas notas pessoais, não nos prontuários de pacientes.

Relações enfermeiro-comunidade

Muitos enfermeiros formam relações com grupos comunitários ao participarem de organizações locais, voluntariarem-se para exercer serviços à comunidade ou por se tornarem politicamente ativos. Como enfermeiro, aprenda a estabelecer relações com sua comunidade para ser um agente de mudança efetiva. Fornecer informações claras e precisas ao público é a melhor forma de prevenir erros, diminuir a resistência e promover a mudança. A comunicação dentro da comunidade ocorre por meio de canais, como *newsletters* da vizinhança, feiras de saúde, quadros de comunicados públicos, jornais, rádio, televisão e *sites* de informação eletrônica. Utilize essas formas de comunicação para compartilhar informações e discutir questões importantes à saúde da comunidade (ver Capítulo 3).

Elementos da comunicação profissional

Elementos importantes para estabelecer confiabilidade e competência incluem a aparência profissional, a conduta e o comportamento. Espera-se que um profissional esteja asseado, bem-arrumado, vestido de forma conservadora e livre de odores. Tatuagens e *piercings* visíveis podem não ser considerados aceitáveis em alguns ambientes profissionais. O comportamento profissional reflete cordialidade, amizade, confiança e competência. Profissionais devem falar com voz clara e bem modulada, empregar boa gramática, ouvir os outros, ajudar e dar suporte a colegas, e se comunicar de forma eficiente. Ser pontual, organizado, bem-preparado e equipado para as responsabilidades de enfermagem também comunica profissionalismo.

O AIDET® é uma técnica utilizada pelo Grupo Studer para permitir que trabalhadores da área da saúde forneçam comunicação precisa e oportuna a pacientes e famílias, focando-se no serviço de excelência para os pacientes. Trata-se de uma técnica comumente utilizada nos hospitais atualmente. O acrônimo significa *Acknowledge* (reconheça), *Introduce* (apresente-se), *Duration* (duração), *Explain* (explique) e *Thank you* (obrigado). Ao utilizar o AIDET®, primeiro você reconhece com atitude positiva a pessoa que está na sua frente e a deixa confortável. Apresente-se e deixe que a pessoa saiba qual o seu papel no serviço e nos cuidados com o paciente. É importante usar sempre um crachá com seu nome ao trabalhar no ambiente de cuidados de saúde. Quando possível, dê uma ideia ao paciente ou à família sobre quão longo será um procedimento. Isso mantém o paciente informado sobre quaisquer atrasos que possam ocorrer. Também é útil deixar que o paciente saiba quanto tempo demorará para saírem os resultados de exames. Ao planejar procedimentos, descreva o que o paciente irá sentir com o tratamento, procedimento ou exame. Informe-o sobre quaisquer precauções de segurança. Quando utilizar o AIDET®, agradeça ao paciente por vir até sua instituição para obter cuidados e diga ao paciente quanto você gostou de trabalhar com ele ou ela (Rubin, 2014).

Cortesia

A cortesia faz parte da comunicação profissional. Geralmente, o enfermeiro é o primeiro profissional da saúde que o paciente ou a família encontra, e é importante passar uma impressão de ser cortês, competência e profissionalismo. Como prática de cortesia, bata à porta antes de entrar no quarto de hospital ou de exame do paciente, e cumprimente e se despeça dos pacientes. Exponha seus objetivos, trate as pessoas pelo nome e diga "por favor" e "obrigado(a)" aos membros da equipe bem como aos pacientes e familiares. Apresente-se e diga seu título. Quando um enfermeiro é descortês ou não profissional, os outros o percebem como rude ou insensível. Isso cria barreiras à formação de relações saudáveis entre enfermeiro e paciente e causa atrito entre membros da equipe.

Uso de nomes

Sempre se apresente. Deixar de apresentar seu nome e *status* (p. ex., estudante de enfermagem, enfermeiro ou técnico de enfermagem ou auxiliar de enfermagem) ou de reconhecer um paciente cria insegurança sobre a interação e transmite uma falta de comprometimento ou cuidado impessoal. Manter contato visual e sorrir são formas de reconhecer os outros. Chamar pessoas pelo nome transmite respeito pela dignidade e singularidade humanas. Como o uso do sobrenome é respeitoso em muitas culturas, enfermeiros em geral utilizam o sobrenome na interação inicial para depois passar a utilizar o primeiro nome a pedido do paciente. Pergunte como seus pacientes e colegas de trabalho preferem ser tratados e honre suas preferências. Utilizar o primeiro nome é adequado para bebês, crianças, pacientes que estão confusos ou inconscientes e membros próximos da equipe. Evite termos carinhosos como "querido(a)" ou "amado(a)". Mesmo relações enfermeiro-paciente muito próximas raramente progridem para mais do que apenas chamar pelo primeiro nome. Evite tratar pacientes pelo seu diagnóstico, número do quarto ou outros atributos ao interagir com os colegas ou membros da família à beira do leito, os quais podem ser humilhantes e transmitir a mensagem de que você não se importa o suficiente para reconhecer a pessoa como indivíduo.

Confiabilidade

A confiança envolve depositar fé em alguém, sem dúvida ou questionamento. Ser confiável significa ajudar os outros sem hesitação. Para incitar confiança, comunique-se de forma calorosa e demonstre consistência, segurança, honestidade, competência e respeito. Algumas vezes, pedir ajuda não é fácil para o paciente. Confiar em outra pessoa envolve risco e vulnerabilidade, mas também incentiva a comunicação aberta e terapêutica e melhora a expressão de sentimentos, pensamentos e necessidades. Quando há confiança, os pacientes são mais propensos a compartilhar suas histórias com você. Sem confiança, a relação enfermeiro-paciente raramente progride além da interação social e cuidados superficiais. Evite a desonestidade a todo custo. Omitir informações importantes, mentir ou distorcer a verdade viola padrões legais e éticos da prática. Compartilhar informações pessoais ou fazer intrigas sobre outros envia a mensagem de que você não é de confiança e fere relações interpessoais.

Autonomia e responsabilidade

Autonomia é a qualidade de ser autodirigido e independente ao atingir metas e advogar pelos outros. Enfermeiros profissionais fazem escolhas e assumem a responsabilidade pelos resultados de suas ações (Varcarolis e Fosbre, 2021). Eles tomam iniciativa na resolução de problemas e comunicam de uma forma que reflete a importância e o propósito de uma conversa terapêutica (Arnold e Boggs, 2020). É importante que enfermeiros profissionais também reconheçam e defendam a autonomia de seus pacientes.

Assertividade

Assertividade possibilita expressar sentimentos e ideias sem julgar ou ferir os outros. O comportamento assertivo inclui contato visual apropriado; comunicação não verbal que reflete interesse, honestidade e escuta ativa; respostas verbais espontâneas com voz confiante; e uso culturalmente sensível do toque e do espaço. Um enfermeiro assertivo comunica autoafirmação e sentimentos; assume responsabilidade por suas escolhas; e é respeitoso com os sentimentos, as ideias e as escolhas dos outros (Gultekin et al., 2018). O comportamento assertivo aumenta a autoestima e a autoconfiança, a capacidade de desenvolver relações interpessoais satisfatórias e o alcance dos resultados. Indivíduos assertivos tomam decisões e controlam suas vidas de forma mais eficiente que indivíduos não assertivos. São pessoas que lidam com críticas e manipulação alheia e aprendem a dizer não, definir limites e resistir à culpa imposta intencionalmente. Respostas assertivas contêm mensagens com "eu", como "eu quero", "eu preciso", "eu acho" ou "eu sinto" (Arnold e Boggs, 2020). Enfermeiros geralmente experimentam problemas éticos que podem tornar difícil a utilização de suas habilidades de assertividade por medo de retaliação (p. ex., identificar um erro cometido por outro profissional da saúde). Em uma situação desse tipo, o indivíduo precisa dar passos em direção à resolução desse dilema ético (ver Capítulo 22).

Processo de enfermagem

Aplique pensamento crítico no processo de enfermagem durante seus cuidados com pacientes. O processo de enfermagem fornece uma abordagem de tomada de decisões para que você forme julgamentos clínicos e desenvolva e implemente um plano de cuidado individualizado e centrado no paciente. Você utilizará o processo de enfermagem em todos os pacientes. Contudo, no que diz respeito à comunicação, ele guia, com a comunicação, os pacientes que necessitam de assistência especial. Utilize técnicas de comunicação terapêutica como intervenção em quaisquer situações interpessoais de enfermagem.

❖ Histórico de enfermagem

Durante o processo da avaliação de enfermagem, use pensamento crítico para formar os julgamentos clínicos necessários para examinar meticulosamente cada paciente e analisar de maneira crítica os achados a fim de garantir tomadas de decisões clínicas centradas no paciente, necessárias aos cuidados de enfermagem seguros.

Através dos olhos do paciente. Vários fatores internos e externos também afetam a capacidade de comunicação do paciente (Boxe 24.6). A verificação desses fatores relevantes para seu paciente traz uma abordagem centrada no paciente que o ajuda a fazer julgamentos clínicos e tomar as decisões apropriadas durante o processo de comunicação. O cuidado centrado no paciente requer avaliação cuidadosa dos valores, preferências e passado cultural, étnico e social do paciente. Durante o histórico de enfermagem, enfermeiros exploram também os vieses pessoais e experiências que podem afetar a capacidade de formar uma relação terapêutica. Se o enfermeiro não puder resolver seus vieses com relação ao paciente, deverá transferir os cuidados a outro indivíduo. Procure compreender o ponto de vista do paciente quando prestar cuidados centrados no paciente.

Fatores ambientais. O ambiente tem um impacto significativo na comunicação entre enfermeiros e outros profissionais da saúde e pacientes. Enquanto você coleta o histórico de enfermagem de um paciente, fatores ambientais com ruídos e distrações (p. ex., toque de telefones, mensagens de texto, bombas eletrônicas e monitores apitando,

---

Boxe 24.6 Histórico de enfermagem: fatores que influenciam a comunicação

Contexto psicofisiológico (fatores internos que afetam a comunicação)
- Estado fisiológico (p. ex., dor, fome, náuseas, fraqueza, dispneia)
- Estado emocional (p. ex., ansiedade, raiva, falta de esperança, euforia)
- Estágio de crescimento e desenvolvimento (p. ex., idade, tarefas de desenvolvimento)
- Necessidades não atendidas (p. ex., segurança, amor/pertencimento)
- Atitudes, valores e crenças (p. ex., significado da experiência com doença)
- Percepções e personalidade (p. ex., otimismo/pessimismo, introversão/extroversão)
- Autoconceito e autoestima (p. ex., positiva ou negativa).

Contexto relacional (natureza da relação entre participantes)
- Relação social, de ajuda ou de trabalho
- Nível de confiança entre participantes
- Nível de cuidado expressado
- Nível de autoexposição entre participantes
- Histórico compartilhado dos participantes
- Equilíbrio entre poder e controle.

Contexto situacional (razão para a comunicação)
- Troca de informações
- Cumprimento de metas
- Resolução de problemas
- Expressão de sentimentos (p. ex., pesar, raiva, medo).

Contexto ambiental (entorno físico em que ocorre a comunicação)
- Nível de privacidade
- Nível de ruído
- Nível de conforto e segurança
- Nível de distração.

Contexto cultural (elementos socioculturais que afetam uma interação)
- Nível de escolaridade dos participantes
- Padrões de linguagem e autoexpressão
- Costumes e expectativas.

---

pessoas conversando) afetam intensamente sua capacidade de estabelecer um relacionamento terapêutico com os pacientes. Garantir privacidade e confidencialidade, reduzir distrações e deixar o ambiente o mais confortável possível afetam positivamente sua comunicação com os pacientes.

Fatores físicos e emocionais. É especialmente importante avaliar os fatores psicofisiológicos que influenciam a comunicação. Alterações em estados de saúde e respostas humanas limitam a comunicação. Pessoas com comprometimentos auditivos ou visuais muitas vezes têm dificuldade em receber mensagens (ver Capítulo 49). Traumatismos faciais, câncer de laringe ou intubação endotraqueal geralmente impedem o movimento do ar para além das cordas vocais ou a mobilidade da língua, resultando em incapacidade de articular palavras. Uma pessoa com falta de ar extrema precisa usar o oxigênio mais para respirar do que para falar. As pessoas com afasia secundária a um AVE ou com doença de Alzheimer avançada não conseguem entender ou formar palavras. Algumas doenças como psicoses ou depressão fazem com que os pacientes pulem de um tópico a outro, verbalizando constantemente as mesmas palavras ou frases ou exibindo padrão de discurso lento. Pessoas com níveis altos de ansiedade são por vezes incapazes de perceber estímulos ambientais ou ouvir explicações. Pacientes irresponsivos ou profundamente sedados não conseguem enviar ou responder a mensagens verbais.

Revisar o prontuário do paciente fornece informação relevante sobre sua capacidade de se comunicar. O histórico médico e o exame físico documentam barreiras físicas à fala, déficits neurológicos e fisiopatologias que afetam a audição ou a visão. Também é importante revisar o histórico de medicações do paciente. Por exemplo, opioides, antidepressivos, neurolépticos, hipnóticos ou sedativos podem fazer com que pacientes falem de maneira arrastada ou utilizem frases incompletas. As anotações do progresso de enfermagem no prontuário eletrônico algumas vezes revelam outros fatores que contribuem com dificuldades de comunicação, como ausência de membros da família para fornecer mais informações sobre um paciente que esteja confuso.

Permanecer atento e estabelecer contato visual permite que você se comunique com eficiência para determinar a capacidade do paciente de atender, interpretar e responder a estímulos. Se os pacientes tiverem dificuldades de comunicação, determine a causa da dificuldade e avalie o efeito do problema. Pacientes incapazes de falar terão risco de lesão se você não identificar um método de comunicação alternativo. Quando há barreiras que dificultam a comunicação direta com os pacientes, a família e os amigos se tornam importantes fontes relacionadas com os padrões e as capacidades de comunicação dos pacientes.

Sexo. O sexo influencia o modo como pensamos, agimos, sentimos e comunicamos. Homens tendem a utilizar menos comunicação verbal, embora sejam mais propensos a iniciar a comunicação e tratar mais diretamente dos assuntos. Eles também são mais propensos a conversar sobre problemas. Mulheres tendem a revelar informações mais pessoais, utilizam mais a escuta ativa e fornecem respostas que encorajam o interlocutor a continuar a conversa. É importante que você reconheça o padrão de comunicação do sexo de seu paciente.

Fatores do desenvolvimento. Aspectos do crescimento e desenvolvimento do paciente também influenciam a interação enfermeiro-paciente. Por exemplo, a autoexpressão de um bebê se limita ao choro, movimento corporal e expressão facial, ao passo que crianças maiores expressam suas necessidades de forma mais direta. Adapte as técnicas de coleta do histórico e comunicação às necessidades especiais de bebês e crianças, bem como de seus pais. Dependendo da idade, deve-se incluir os pais, juntamente com a criança, como fontes de informação sobre a saúde dela. Dar brinquedos ou outras distrações a crianças pequenas permite que os pais deem total atenção a você. Crianças são especialmente responsivas a mensagens não verbais. Movimentos repentinos, ruídos altos ou gestos ameaçadores são assustadores. Elas normalmente preferem dar o primeiro passo nos contatos interpessoais e não gostam de adultos que as encaram ou olham para elas por sobre o nariz. Uma criança que recebeu pouco estímulo ambiental possivelmente tenha atraso no desenvolvimento da linguagem, tornando a comunicação mais desafiadora.

A idade por si só não determina a capacidade do adulto de se comunicar. Comunique-se com idosos em nível adulto e evite falar com superioridade ou de forma condescendente. Evite trocas súbitas de assuntos. Perda de audição e debilitações visuais são alterações que podem ocorrer durante o envelhecimento e que contribuem para barreiras de comunicação (Mormer et al., 2020). Modifique sua abordagem de histórico de enfermagem com idosos que tenham dificuldades motoras, cognitivas ou sensoriais (Boxe 24.7). Encorajar idosos a compartilhar suas histórias de vida e lembranças do passado tem um efeito terapêutico e eleva seu senso de bem-estar, o que pode ampliar os detalhes de seu histórico de enfermagem. Também é útil, às vezes, incluir a família e amigos do paciente na conversa e se familiarizar com os assuntos favoritos do paciente.

Boxe 24.7 Foco em idosos

Dicas para melhorar a comunicação com idosos com perda auditiva

- Determine se o paciente usa aparelhos auditivos, óculos ou outros equipamentos adaptativos
- Certifique-se de que o paciente saiba que você está falando
- Fique de frente para o paciente, no nível de sua visão, certifique-se de que sua face/boca esteja visível para ele e não masque chiclete ou fale mastigando
- Fale claramente, mas não exagere no movimento dos lábios nem grite
- Fale um pouco mais devagar, mas não excessivamente
- Escolha um ambiente quieto e bem iluminado com mínimas distrações
- Reserve tempo para que o paciente responda. Não suponha que o paciente que não responde ou demora para responder não esteja sendo cooperativo
- Dê chance para o paciente fazer perguntas
- Mantenha a comunicação curta e direta ao assunto. Pergunte uma coisa de cada vez.

De Arnold E, Boggs KU: *Interpersonal relationships: professional communication skills for nurses*, ed 8, St Louis, 2020, Saunders; e Blevins S: Nurses as educators: teaching patients with hearing loss, *Medsurg Nurs* 24(2):128, 2015.

Pense nisso

Enquanto pensa sobre uma experiência recente de interação com um paciente ou membro da família, descreva os fatores pessoais peculiares que observou. Como você deveria ajustar sua própria comunicação para criar uma interação efetiva?

❖ Análise e diagnóstico de enfermagem

A maioria dos indivíduos sente dificuldade com algum aspecto da comunicação. Utilizando julgamento clínico, analise seus achados/características definidoras, e procure por padrões ou pistas para ajudá-lo a identificar diagnósticos de enfermagem ou problemas colaborativos no que diz respeito à comunicação do paciente.

Por exemplo, alguns pacientes não têm capacidade para atender, ouvir, responder ou se expressar devido a doenças, efeitos de tratamentos ou barreiras de linguagem ou cultura. O rótulo primário do diagnóstico de enfermagem utilizado para descrever um paciente com capacidade limitada ou nenhuma capacidade de se comunicar verbalmente é *Comunicação Verbal Prejudicada*. Ocorre quando sua análise revela que seu paciente tem dificuldade de receber, processar, transmitir e utilizar símbolos por uma variedade de razões. Utilize esse diagnóstico se seu paciente for incapaz de articular palavras ou estiver apresentando verbalização inadequada, dificuldade de formar palavras e de compreensão (International Council of Nurses, 2017). Esse diagnóstico é útil para muitos pacientes com problemas especiais e necessidades relacionadas com comunicação, como comprometimento da percepção, recepção e articulação. Embora o problema primário do paciente seja *Comunicação Verbal Prejudicada*, a dificuldade associada de autoexpressão ou padrão de comunicação alterado também podem contribuir para outros diagnósticos de enfermagem, como:

- Barreira de comunicação
- Enfrentamento ineficaz
- Sentimento de impotência
- Interação social prejudicada.

Os achados do histórico de enfermagem de um paciente com *Comunicação Verbal Prejudicada* normalmente revelam fatores associados a um transtorno de comunicação, que geralmente incluem fatores fisiológicos, mecânicos, anatômicos, psicológicos, culturais ou de desenvolvimento.

É necessária acurácia na identificação e análise de achados do histórico de enfermagem a fim de selecionar as intervenções que efetivamente resolverão a origem do problema diagnosticado. Por exemplo, você deve manejar o diagnóstico de *Comunicação Verbal Prejudicada relacionada com uma diferença cultural (descendência hispânica)* de forma muito diferente do diagnóstico de *Comunicação Verbal Prejudicada relacionada com a perda da audição*.

❖ Planejamento de enfermagem e identificação de resultados

Após você identificar a natureza dos problemas de comunicação do paciente, considere muitos fatores ao desenhar seu plano de cuidados. Use pensamento crítico para refletir sobre suas experiências de comunicação com outras pessoas. Suas experiências e análise de situações, quer a comunicação tenha sido eficaz ou não, ajudarão você a planejar o cuidado de pacientes que estão passando por uma alteração na comunicação.

Considere o ambiente ao planejar o cuidado. Quando o foco for a prática das abordagens de comunicação, providencie um local quieto e privado, livre de distrações como televisões ou visitantes. Quando a natureza do problema de um paciente for psicológica, uma dramatização, por exemplo, pode ser uma opção de cuidado. Considere formas de atender a necessidades básicas de conforto e segurança antes de introduzir novos métodos e técnicas de comunicação. A motivação é um fator que melhora a comunicação e os pacientes muitas vezes necessitam de incentivo para tentar diferentes abordagens que envolvem mudanças significativas. É especialmente importante envolver o paciente e a família nas decisões sobre o plano de cuidados, a fim de determinar se os métodos sugeridos são aceitáveis.

Resultados. Quando você identificar um diagnóstico, selecione um resultado que seja relevante, mensurável e atingível para o paciente, como ser capaz de expressar necessidades ou compreender uma condição física. Certifique-se de que os resultados esperados sejam específicos e mensuráveis. Por exemplo, os resultados para um paciente possivelmente incluem:

- O paciente inicia conversação sobre o diagnóstico ou problema de saúde
- O paciente é capaz de atender aos estímulos adequados
- O paciente transmite mensagens claras e compreensíveis com a equipe de cuidados de saúde
- O paciente expressa maior satisfação com o processo de comunicação.

Por vezes, você cuidará de pacientes cuja dificuldade de enviar, receber e interpretar mensagens interfere com relações interpessoais saudáveis. Nesse caso, a comunicação prejudicada é um fator que contribui com outros diagnósticos de enfermagem, como *Interação Social Prejudicada* ou *Enfrentamento Ineficaz*. Planeje intervenções que ajudem esses pacientes a melhorar suas habilidades de comunicação. Os resultados esperados para um paciente nessa situação possivelmente incluem demonstrar a capacidade de expressar adequadamente suas necessidades, sentimentos e preocupações; comunicar pensamentos e sentimentos de forma mais clara; engajar-se em conversas sociais adequadas com outros; e aumentar a percepção de sentimentos de autonomia e assertividade.

Definição de prioridades. Estabeleça as prioridades de comunicação no cuidado de enfermagem com base nos dados do histórico, seu conhecimento sobre problemas semelhantes, diagnósticos de enfermagem identificados e os resultados do cuidado. Necessidades fisiológicas geralmente parecem ser prioritárias, mas, se um paciente tem um problema de comunicação, os dois podem caminhar lado a lado. Por exemplo, se for urgente tratar de um problema do paciente com desobstrução ineficaz das vias aéreas, pode ser necessário simultaneamente planejar a necessidade de acalmar o medo ou a ansiedade do paciente antes de iniciar as intervenções nas vias aéreas.

É essencial manter sempre uma linha de comunicação aberta para que o paciente possa expressar necessidades ou problemas emergentes. Isso algumas vezes envolve uma intervenção simples, como manter o sistema de chamada de enfermeiros à mão para pacientes que estão com movimento restrito no leito, ou fornecer dispositivos de otimização da comunicação (p. ex., quadro de mensagem ou computador em braile). Quando você planejar interações prolongadas com um paciente, é importante tratar primeiro das prioridades de cuidado, para que a discussão não seja interrompida. Deixe o paciente confortável garantindo que seus sintomas estejam controlados e que suas necessidades de eliminação estejam atendidas.

Trabalho em equipe e colaboração. A fim de garantir um plano de cuidados efetivo, você às vezes colaborará com outros membros da equipe de saúde que têm experiência em estratégias de comunicação. Fonoaudiólogos ajudam pacientes com afasia e disfagia, intérpretes são necessários para pacientes que falam línguas estrangeiras e enfermeiros especialistas em saúde mental ajudam pacientes raivosos ou muito ansiosos a se comunicar de forma mais efetiva.

❖ Implementação

Ao executar qualquer plano de cuidados, aplique julgamento clínico para a seleção de técnicas de comunicação que são adequadas às necessidades individuais do paciente. Antes de aprender como adaptar os métodos de comunicação para ajudar pacientes que têm comunicação gravemente prejudicada, é necessário aprender as técnicas que servem como base para a comunicação profissional. Também é importante compreender técnicas de comunicação que criam barreiras à interação efetiva e como adaptar sua comunicação em diferentes situações de pacientes.

Técnicas de comunicação terapêutica. As técnicas de **comunicação terapêutica** são respostas específicas que encorajam a expressão de sentimentos e ideias e transmitem aceitação e respeito. Aplicam-se a uma variedade de situações diferentes. Embora algumas das técnicas pareçam artificiais à primeira vista, a habilidade e o conforto aumentam com a prática. O desenvolvimento de relações terapêuticas que atingem resultados desejados para os pacientes resulta em tremenda satisfação.

Escuta ativa. A **escuta ativa** implica estar atento àquilo que o paciente está dizendo tanto de forma verbal, quanto não verbal. Ela facilita a comunicação com os pacientes. Enfermeiros inexperientes algumas vezes sentem necessidade de falar para provar que sabem o que estão fazendo ou diminuir a ansiedade (Varcarolis e Fosbre, 2021). No começo, é muitas vezes difícil ficar em silêncio e realmente ouvir. Além disso, vários ambientes de cuidados de saúde usam computadores para inserção de dados e, portanto, é fácil demais se distrair se você tenta conversar e trabalhar no computador ao mesmo tempo. A escuta ativa melhora a confiança porque você comunica aceitação e respeito pelo paciente. O modelo SURETY (sigla em inglês para *sit, uncross, relax, eye contact, touch, your intuition*) pode ser usado para facilitar a escuta atenciosa e a comunicação terapêutica com seus pacientes (Stickley, 2011).

- **S** (*sit*) – sente-se: sente-se de frente para o paciente. Sentar-se em um ângulo ligeiramente oblíquo ao paciente cria um arranjo que conduz à comunicação. Essa postura transmite a mensagem de que você está presente para ouvir e tem interesse no que o paciente está dizendo
- **U** (*uncross*) – descruze: descruze pernas e braços. Essa posição sugere que você está "aberto" ao que o paciente diz. Uma posição "fechada" como braços cruzados transmite atitude defensiva, possivelmente induzindo resposta semelhante no paciente

- **R** (*relax*) – relaxe: comunique-se com um senso de relaxamento e conforto com o paciente. A inquietude transmite falta de interesse e sensação de desconforto ao paciente
- **E** (*eye contact*) – contato visual: estabeleça e mantenha contato visual intermitente para transmitir envolvimento e disposição para ouvir o que o paciente está dizendo (Figura 24.2). A ausência de contato visual ou o afastamento do olhar passam a mensagem de que você não está interessado no que o paciente está dizendo
- **T** (*touch*) – toque: utilize toque respeitoso para comunicar empatia e compreensão ao paciente. Certifique-se de que seu uso do toque seja terapêutico e aceitável para o paciente
- **Y** (*your intuition*) – seja intuitivo: confie na sua intuição à medida que você adquire segurança para individualizar, adaptar e aplicar técnicas de comunicação em seus encontros interpessoais com seus pacientes.

Compartilhamento de observações. Enfermeiros fazem observações comentando sobre como a outra pessoa soa, age ou aparenta estar. Fazer observações pode ajudar um paciente a se comunicar sem necessidade de questionamento extenso, foco ou esclarecimento. Trata-se de uma técnica que pode ajudar a iniciar uma conversa com um paciente quieto ou introspectivo. Não faça observações que possam envergonhar ou irritar um paciente, como dizer a alguém "Você está péssimo!". Mesmo quando você faz uma observação como essa com bom humor, pode magoar o paciente.

Compartilhar observações não é o mesmo que fazer suposições, que significa extrair conclusões desnecessárias sobre outra pessoa sem validá-las. Fazer suposições coloca o paciente em uma posição de estar contradizendo você. Exemplos incluem interpretar a fadiga de um paciente como depressão ou supor que uma refeição intocada seja falta de interesse em atingir metas de ingestão nutricional. Fazer observações é uma forma mais gentil e segura: "Você parece cansado…", "Você parece diferente hoje…" ou "Vejo que você não comeu nada".

Compartilhamento de empatia. A **empatia** é a capacidade de compreender e aceitar a realidade de outra pessoa, perceber sentimentos com precisão e comunicar essa compreensão a outra pessoa. Trata-se de uma técnica de comunicação terapêutica que lhe permite compreender a situação, sentimentos e preocupações de um paciente (Lorié, 2017). A fim de expressar empatia, demonstre que compreende e percebe a importância da comunicação da outra pessoa. A compreensão empática exige sensibilidade e imaginação, especialmente quando você não passou por experiências similares. Esforce-se para ser empático em todas as situações, pois a empatia é chave para alcançar a preocupação e comunicar suporte aos outros. Frases que refletem empatia são muito eficazes porque indicam à pessoa que você ouviu o conteúdo emocional e factual da comunicação. Frases empáticas são neutras e livres de julgamento e ajudam a estabelecer confiança em situações difíceis. Por exemplo, o enfermeiro diz a um paciente com baixa mobilidade devido a um AVE que está raivoso: "Deve ser muito frustrante não poder fazer o que você quer."

Compartilhamento de esperança. Enfermeiros reconhecem que a esperança é essencial ao processo de cura e aprendem a comunicar um "senso de possibilidade" a outras pessoas. Encorajamento adequado e *feedback* positivo são importantes recursos para apoiar a esperança e a autoconfiança, além de ajudar pessoas a atingir seus potenciais e suas metas. Estimule a esperança comentando sobre os aspectos positivos de seu comportamento, desempenho ou resposta. Compartilhar uma visão do futuro e lembrar outras pessoas de suas capacidades e forças também são formas de fortalecer a esperança. Assegure aos pacientes que existem muitas formas de esperança e que experiências com doenças podem ter significado e induzir crescimento pessoal. Por exemplo, o enfermeiro diz a um paciente desanimado com um mau prognóstico: "Acredito que você encontrará uma forma de enfrentar sua situação porque já vi sua coragem e criatividade."

Compartilhamento de bom-humor. O bom-humor é importante, embora seja bastante subutilizado em interações de enfermagem. Trata-se de uma estratégia de enfrentamento que pode diminuir a ansiedade e promover sentimentos positivos (Mota Sousa et al., 2019). É uma forma de percepção e atitude com a qual uma pessoa consegue sentir alegria mesmo diante de momentos difíceis. O humor fornece suporte emocional a pacientes e colegas profissionais, e humaniza a experiência com a doença. O bom-humor melhora o trabalho em equipe e alivia a tensão. Pessoas que riem juntas desenvolvem laços entre si (Mills et al., 2019). Pacientes utilizam o bom-humor para aliviar tensão, enfrentar seus medos relacionados com dor e sofrimento, comunicar um medo ou necessidade, ou enfrentar uma situação desconfortável ou vergonhosa. As metas do uso do bom-humor por parte de profissionais da saúde são trazer esperança e alegria a uma situação e melhorar o bem-estar e a relação terapêutica com os pacientes (Mota Sousa et al., 2019). O bom-humor faz com que a pessoa pareça mais calorosa e mais acessível. Utilize o bom-humor durante a fase de orientação a fim de estabelecer uma relação terapêutica e durante a fase de trabalho, conforme você ajuda um paciente a enfrentar determinada situação.

Você cuidará de pacientes de diferentes bases culturais. O bom-humor frequentemente apresenta contexto cultural. Quando você interagir com pacientes, seja sensível e saiba que eles podem interpretar errado ou não compreender brincadeiras e frases que você usou com intenção bem-humorada. Além disso, você pode decidir que humor é inadequado para determinado paciente (Giger e Haddad, 2021). Não é apropriado com nenhum paciente brincar a respeito de orientação sexual, raça, condições econômicas, deficiências ou atributos culturais.

Profissionais da saúde algumas vezes empregam um tipo de humor sombrio e negativo em situações difíceis ou traumáticas, a fim de lidar com tensão e estresse insuportáveis. Esse tipo de humor de enfrentamento tem alto potencial para a interpretação errônea de que você não se importa com as pessoas envolvidas na situação. Por exemplo, estudantes de enfermagem ficam algumas vezes ofendidos e não entendem como os funcionários podem rir e fazer brincadeiras após esforços malsucedidos de reanimação. Quando enfermeiros utilizam esse humor de enfrentamento perto de pacientes ou seus entes queridos, isso poderá resultar em grave angústia emocional.

Compartilhamento de sentimentos. Emoções são sentimentos subjetivos que resultam dos pensamentos e percepções do indivíduo. Os sentimentos não são corretos, errados, bons ou ruins, embora possam ser prazerosos ou não. Se indivíduos não expressarem emoções, seu

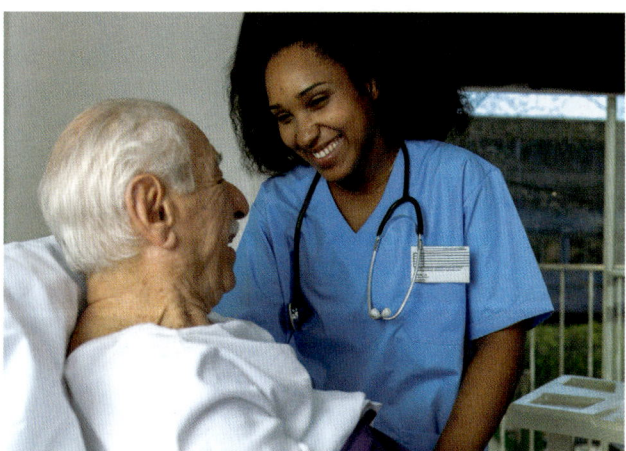

Figura 24.2 Mantenha contato visual ao se comunicar com pacientes (Copyright © iStock).

estresse e doença poderão se agravar. Ajude os pacientes a expressarem emoções fazendo observações, reconhecendo sentimentos, encorajando a comunicação, dando-lhes permissão para expressar sentimentos "negativos" e modulando a autoexpressão emocional saudável. Por vezes, pacientes direcionam raiva ou frustração causada pela doença para você. Não leve tais expressões para o lado pessoal. Reconhecer os sentimentos dos pacientes comunica que você os ouve e compreende os aspectos emocionais de sua situação de enfermidade.

Quando você cuidar de pacientes, tenha ciência de suas próprias emoções, pois sentimentos são difíceis de esconder. Estudantes algumas vezes ficam em dúvida se é útil demonstrar sentimentos aos pacientes. Compartilhar uma emoção pode fazer enfermeiros parecerem mais humanos e aproximar as pessoas. É adequado compartilhar sentimentos de compaixão ou mesmo chorar com os outros se você tiver controle sobre a expressão desses sentimentos e o fizer de uma forma que não deposite um fardo sobre o paciente nem rompa com a confidencialidade. Pacientes são perceptivos e sentem suas emoções. Em geral, é adequado discutir emoções pessoais negativas como raiva ou tristeza com pacientes. É útil ter um sistema de suporte social com seus colegas. Programas de assistência a funcionários, reuniões de grupos de colegas e uso de equipes interprofissionais, como assistentes sociais e membros de comunidades pastorais, fornecem meios para enfermeiros expressarem sentimentos de forma segura longe de seus pacientes.

Uso do toque. Devido aos ambientes técnicos acelerados dos cuidados de saúde, enfermeiros enfrentam muitos desafios para proporcionar um senso de compaixão e conexão humana a seus pacientes (ver Capítulos 7 e 32). O toque é uma das formas mais poderosas e pessoais de comunicação. Ele expressa preocupação ou cuidado em estabelecer senso de conexão e promover a cura (Varcarolis e Fosbre, 2021). O toque transmite muitas mensagens, como afetividade, suporte emocional, encorajamento, sensibilidade e atenção pessoal. Ao realizar procedimentos de enfermagem, uma abordagem delicada quanto ao toque transmite competência. Toques reconfortantes como segurar a mão são especialmente importantes para pacientes vulneráveis ou que experienciam doenças graves com perdas físicas e emocionais relacionadas (Figura 24.3).

Alguns estudantes inicialmente acham estressante prestar cuidados íntimos, especialmente ao cuidar de pacientes do sexo oposto. Aprendem a enfrentar o contato íntimo modificando sua percepção da situação. Como muito do que enfermeiros fazem envolve o toque, você precisa aprender a ser sensível às reações dos outros ao toque e utilizá-lo de forma sábia. Ao realizar um procedimento de enfermagem que envolve áreas delicadas do corpo, informe o paciente o que você vai fazer antes de tocá-lo. Por exemplo, durante a preparação para a realização da higiene íntima ou da higienização de uma área para inserção de um cateter urinário, diga: "Vou puxar delicadamente a pele ao redor da área onde você urina para ter uma visualização melhor e higienizar corretamente. Isto não vai doer." O toque deve sempre ser tão gentil ou firme quanto necessário e deve ser realizado de forma reconfortante e não ameaçadora. Algumas vezes, você precisa deixar de tocar pacientes muito desconfiados ou raivosos que respondem negativamente ou até violentamente a você.

Enfermeiros necessitam ter ciência das pistas não verbais dos pacientes e pedir permissão antes de tocá-los, a fim de garantir que o toque seja um meio aceitável de fornecer conforto. Alguns indivíduos podem ser sensíveis à proximidade física e sentirem desconforto com o toque. Quando isso ocorrer, compartilhe a informação com outros enfermeiros que cuidarão do paciente. Enfermeiros devem ter ciência das preocupações dos pacientes e agir de acordo. Um aceno de cabeça, um gesto, uma posição corporal ou contato visual também podem transmitir interesse e aceitação para o toque, o que promove um momento de conexão com o paciente (Varcarolis e Fosbre, 2021).

Uso do silêncio. É preciso tempo e experiência para sentir-se confortável com o silêncio. Muitas pessoas têm uma tendência natural de preencher silêncios com palavras, embora algumas vezes esses silêncios realmente permitam tempo para que enfermeiros e pacientes se observem um ao outro, organizem sentimentos, pensem sobre como dizer coisas e considerem o que já foi comunicado. O silêncio estimula algumas pessoas a falarem. Permite que um paciente pense e adquira perspicácia (Varcarolis e Fosbre, 2021). Em geral, procure permitir que o paciente rompa o silêncio, particularmente quando o próprio paciente o houver iniciado.

O silêncio é particularmente útil quando as pessoas são confrontadas com decisões que exigem muita consideração. Por exemplo, o silêncio ajuda um paciente a adquirir a segurança necessária para compartilhar uma decisão de recusar um tratamento médico. Também permite que o enfermeiro preste atenção a mensagens não verbais, como expressões preocupadas ou perda de contato visual. Permanecer em silêncio demonstra paciência e disposição para esperar por uma resposta quando a outra pessoa é incapaz de responder rapidamente. O silêncio é especialmente terapêutico em períodos de profunda tristeza ou luto.

Fornecimento de informação. Disponibilizar informação relevante sinaliza à outra pessoa o que ela precisa ou quer saber, para que ela possa tomar decisões, sentir menos ansiedade e sentir segurança. Trata-se de um aspecto integral da formação em saúde (ver Capítulo 25). Em geral, não é útil omitir informações de pacientes, particularmente quando eles a buscam. Se um profissional da saúde optar por omitir determinada informação, torna-se seu papel explicar e esclarecer uma situação para o paciente para que não haja conflito com a opção do profissional da saúde. No entanto, pacientes têm o direito de saber seu estado de saúde e o que acontece em seu entorno. A informação de natureza desconcertante necessita ser comunicada com sensibilidade, tempo adequado para que o paciente possa absorvê-la e deve ser transmitida inicialmente em termos gerais: "John, seus sons cardíacos mudaram desde hoje cedo, assim como sua pressão arterial. Vou informar seu médico." Enfermeiros devem fornecer informações que permitam a outros compreender o que está acontecendo e o que esperar: "Sra. Evans, John está sendo submetido a um ecocardiograma agora. Esse exame utiliza ondas sonoras indolores para criar uma imagem em tempo real de suas estruturas e valvas cardíacas, para sabermos o efeito, se houver, do sopro no coração dele."

Esclarecimento. A fim de verificar se você entendeu corretamente uma mensagem, pronuncie novamente mensagens confusas ou ambíguas para que o emissor esclareça seu sentido. Ademais, peça à outra pessoa para reformular a frase, explicar mais detalhadamente ou dar um exemplo do que quer dizer. Sem esclarecimentos, você faz suposições inválidas e perde informações valiosas. Mesmo com esforços

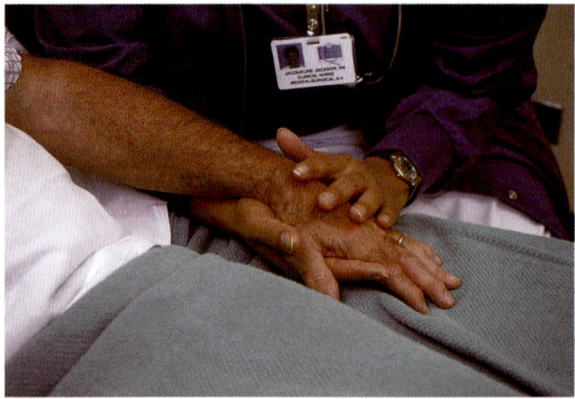

Figura 24.3 O enfermeiro utiliza o toque para se comunicar.

de paráfrase, você ainda poderá não compreender a mensagem do paciente. Informe-o se for esse o caso: "Não tenho certeza se compreendo o que você quer dizer com 'mais doente que o normal'. O que mudou agora?"

Foco. Focar-se envolve centralizar a conversa nos elementos-chave ou conceitos de uma mensagem. Utilizar o foco é útil quando a conversa for vaga ou o paciente estiver divagando e sendo repetitivo. Não utilize a técnica se isso interromper o paciente durante a discussão de problemas importantes. Utilize-a para orientar o rumo da conversa às áreas importantes: "Falamos bastante sobre suas medicações; agora, vamos olhar mais de perto seu problema para tomá-las na hora correta".

Paráfrase. A paráfrase diz respeito a pronunciar novamente a mensagem de outros de forma mais breve, utilizando as próprias palavras da pessoa. Por meio de paráfrase, você fornece *feedback* que informa o paciente que ele está envolvido ativamente na busca pela compreensão e clareza. Paráfrases precisas requerem prática. Se o significado de uma mensagem for modificado ou distorcido na paráfrase, a comunicação será ineficiente. Por exemplo, um paciente diz: "Sempre tive sobrepeso a vida toda e nunca tive nenhum problema. Não entendo por que preciso de dieta." Parafrasear essa fala com "Você não se importa de ter sobrepeso" seria incorreto. Será mais preciso dizer: "Você não se convenceu de que necessita de diferentes escolhas alimentares porque tem estado saudável."

Validação. A validação é a técnica utilizada por enfermeiros para reconhecer os pensamentos, os sentimentos e as necessidades do paciente. Pacientes e famílias sabem que estão sendo ouvidos e levados a sério quando cuidadores abordam seus problemas (Harvey e Ahmann, 2014). Por exemplo, um enfermeiro valida os comentários do paciente dizendo: "Diga-me se compreendi suas preocupações sobre a cirurgia. Você tem receio de não conseguir fazer algumas das coisas que fazia antes da cirurgia." Esse tipo de afirmação permite que o enfermeiro transmita empatia e interesse nos pensamentos, sentimentos e percepções do paciente.

Perguntas relevantes. Faça perguntas relevantes para buscar a informação necessária à tomada de decisões. Faça uma pergunta por vez e explore profundamente cada tópico antes de mudar para outra área. Durante o levantamento do histórico de enfermagem, você faz perguntas ao paciente seguindo uma sequência lógica que normalmente vai do mais geral ao mais específico. **Perguntas abertas** permitem que os pacientes conduzam a conversação e introduzam informações pertinentes sobre um tópico. Por exemplo: "Diga-me: qual é seu maior problema neste momento?" Utilize perguntas focadas quando necessitar de informações mais específicas em determinada área: "Como sua dor afetou sua vida em casa?" Permita que os pacientes respondam integralmente perguntas abertas antes de fazer mais perguntas. **Perguntas fechadas** resultam em respostas de sim, não ou uma palavra: "Quantas vezes por dia você toma medicação para dor?" Embora sejam úteis durante o histórico de enfermagem, são em geral menos úteis durante trocas terapêuticas.

Algumas vezes, fazer muitas perguntas tem efeito desumanizador. Buscar informações factuais não permite que enfermeiros e pacientes estabeleçam uma relação significativa ou lidem com assuntos emocionais importantes. É um meio de ignorar áreas desconfortáveis em favor de tópicos mais confortáveis e neutros. Um exercício útil é tentar conversar sem perguntar à outra pessoa uma única coisa. Utilizar técnicas como deixas gerais ("conte-me sobre..."), fazer observações, parafrasear, focar-se e fornecer informações lhe permite descobrir dados importantes que permaneceriam desconhecidos se você houvesse limitado o processo de comunicação somente às perguntas.

Resumo. Resumos são revisões concisas de aspectos-chave de uma interação. Trazem um senso de satisfação e término a uma conversa individual e são especialmente úteis durante a fase do término da relação enfermeiro-paciente. Ao revisar uma conversação, os participantes focam em assuntos-chave e adicionam informações relevantes conforme necessário. Iniciar uma interação nova resumindo a anterior ajuda pacientes a se lembrarem dos tópicos discutidos e demonstra que você analisou sua comunicação. Resumir também esclarece expectativas, como neste exemplo de um gerente de enfermagem que trabalhava com um funcionário insatisfeito: "Você me disse muitas coisas sobre por que não gosta deste emprego e quão infeliz tem estado. Também criamos algumas formas possíveis de melhorar as coisas e você concordou em tentar algumas; avise se alguma delas ajudar."

Autoexposição. Consiste em experiências pessoais subjetivamente verdadeiras sobre si que são intencionalmente reveladas a outra pessoa. Não se trata de terapia para enfermeiros. Trata-se de o enfermeiro demonstrar ao paciente que compreende suas experiências e que elas não são exclusivas. Você escolhe compartilhar experiências ou sentimentos similares aos do paciente e enfatiza tanto as similaridades, quanto as diferenças. Esse tipo de autoexposição indica proximidade na relação enfermeiro-paciente e respeito por ele. Você oferece a autoexposição como expressão de sinceridade e honestidade; trata-se um aspecto da empatia (Lorié, 2017). Exposições necessitam ser relevantes e adequadas e devem ser realizadas em benefício do paciente, não em benefício próprio. Utilize-as de vez em quando para manter o paciente como foco da interação.

Confronto. Quando você confronta alguém de forma terapêutica, você ajuda a outra pessoa a ter mais consciência sobre as inconsistências de seus sentimentos, atitudes, crenças e comportamentos (Varcarolis e Fosbre, 2021). Essa técnica melhora a autopercepção do paciente e o auxilia a reconhecer o crescimento e lidar com problemas importantes. Utilize o confronto somente após haver estabelecido confiança e faça-o de maneira gentil com sensibilidade: "Você disse que já decidiu o que fazer, mas você ainda está falando bastante sobre opções."

Técnicas de comunicação não terapêuticas. Algumas técnicas de comunicação prejudicam ou ferem relações profissionais. São denominadas *não terapêuticas* ou *bloqueadoras* e muitas vezes ativam mecanismos de defesa dos outros, que buscam evitar se machucar ou se afetar negativamente. Técnicas não terapêuticas desencorajam a expressão de sentimentos e ideias e elicitam respostas ou comportamentos negativos nos outros.

Perguntas pessoais. "Por que você não se casa com John?" "É verdade que sua esposa não concorda com sua decisão?" Fazer perguntas pessoais irrelevantes à situação apenas para satisfazer sua curiosidade é uma forma inadequada de comunicação profissional. Tais perguntas são intrometidas, invasivas e desnecessárias. Se os pacientes desejarem compartilhar informações privadas, eles o farão. Para aprender mais sobre os papéis e relacionamentos interpessoais dos pacientes, faça perguntas do tipo "Como você descreveria sua relação com John?".

Fornecimento de opiniões pessoais. "Se eu fosse você, colocaria sua mãe em um asilo." Quando um enfermeiro fornece sua opinião pessoal, está retirando a tomada de decisão da outra pessoa. Isso inibe a espontaneidade, impede a solução de problemas e cria dúvidas. Opiniões pessoais diferem de aconselhamentos profissionais. Muitas vezes, as pessoas sentem necessidade de sugestões e ajuda para fazer escolhas. As sugestões que você apresenta são opções; a outra pessoa é quem toma a decisão final. Lembre-se de que o problema e sua solução pertencem à outra pessoa e não a você. Uma resposta melhor seria: "Vamos falar sobre quais opções estão disponíveis para os cuidados de sua mãe." O enfermeiro também não deve fazer promessas a um paciente sobre situações que requerem colaboração. Por exemplo: "Não posso recomendar que você pare de tomar as medicações devido aos efeitos adversos, mas terei prazer em informar seu profissional primário e perguntar se seria adequado modificar sua medicação."

Mudança de assunto. "Não vamos falar de seus problemas com a empresa do plano de saúde, está na hora de sua caminhada." Mudar de assunto quando outra pessoa está tentando comunicar sua história é rude e demonstra falta de empatia. Isso bloqueia a comunicação adicional e o emissor deixa de fornecer mensagens importantes ou de expressar abertamente seus sentimentos. Em alguns casos, mudar de assunto pode servir como uma manobra para se safar de uma situação difícil. Se isso acontecer, garanta ao paciente que você retomará as preocupações: "Após sua caminhada, falaremos um pouco mais sobre o que está acontecendo com seu plano de saúde."

Respostas automáticas. "Idosos estão sempre confusos." "A administração não se importa com os funcionários." Respostas automáticas são geralmente desencadeadas por estereótipos, crenças generalizadas sobre pessoas. Fazer comentários estereotipados sobre os outros reflete mau julgamento de enfermagem e ameaça as relações enfermeiro-paciente e entre a equipe de enfermagem. Um comentário estereotipado bastante clichê como "Não dá para ter tudo" tende a menosprezar os sentimentos da outra pessoa e minimizar a importância da mensagem dela. Essas frases automáticas comunicam que você não está levando a sério as preocupações do paciente ou respondendo de forma cuidadosa. Outro tipo de resposta automática é a repetição palavra por palavra do que foi dito pela outra pessoa. Esse recurso é facilmente utilizado em excesso e não tem a mesma eficiência da paráfrase. Um simples "É?" lhe dá tempo para pensar se a outra pessoa disser algo que lhe pegue de surpresa.

O enfermeiro que se concentra em suas tarefas automaticamente as insere no centro de seu foco de interação com pacientes, perdendo oportunidades de se comunicar com eles como indivíduos e atender às suas necessidades. Tais enfermeiros são muitas vezes percebidos como frios, menos zelosos e menos acessíveis. Quando estudantes executam tarefas de habilidade, têm dificuldade de integrar a comunicação terapêutica devido à necessidade de se focar no procedimento. Com o tempo, você aprende a integrar a comunicação com tarefas de alta visibilidade e concluir um procedimento ou ação com mais eficiência.

Falsa garantia. "Não se preocupe, tudo ficará bem." Quando um paciente está gravemente enfermo ou angustiado, você pode sentir a tentação de oferecer esperança com frases como "Você ficará bem" ou "Não precisa se preocupar". Quando um paciente está buscando sua compreensão, a falsa garantia desestimula a comunicação aberta. Oferecer garantia sem apoio por fatos causa mais males do que bem. Embora você esteja tentando ser gentil, produz um efeito secundário de evitar a angústia do outro, o que tende a bloquear a conversação e desestimular expressões de sentimento adicionais. Para utilizar uma resposta mais facilitadora, você pode dizer: "Deve ser difícil não saber o que o cirurgião irá encontrar. O que posso fazer para ajudar?"

Pena. "Sinto muito sobre sua mastectomia, você deve estar devastada." A pena é uma preocupação, sofrimento ou comiseração por outra pessoa. Enfermeiros muitas vezes tomam os problemas dos pacientes como próprios. A pena é uma visão subjetiva sobre o mundo de outra pessoa que impede uma perspectiva clara dos problemas por ela enfrentados. Se o enfermeiro se identificar muito com seu paciente, perderá a objetividade e será incapaz de ajudá-lo a lidar com sua situação (Varcarolis e Fosbre, 2021). Embora a pena seja uma resposta compassiva à situação alheia, nem sempre é terapêutica como a empatia. Os problemas emocionais do próprio enfermeiro algumas vezes prejudicam a resolução de problemas e o bom julgamento. Uma abordagem mais empática seria: "A perda de uma mama é uma grande mudança. Você se sente à vontade para conversar sobre como isso afetará sua vida?"

Pedir explicações. "Por que você está tão ansioso?" Alguns enfermeiros ficam tentados a perguntar aos pacientes por que acreditam, sentem ou agem de certo modo. Pacientes muitas vezes interpretam perguntas que utilizam "por que" como acusações, ou acreditam que os enfermeiros conhecem suas razões e os estão apenas testando. Seja qual for a percepção do paciente sobre sua motivação, fazer perguntas com "por que" causa ressentimento, insegurança e desconfiança. Se você necessitar de informações adicionais, é melhor elaborar uma pergunta que evite o uso de "por quê". Por exemplo, "Você parece chateada. O que está pensando?" tem maior probabilidade de ajudar um paciente ansioso a se comunicar.

Aprovação ou reprovação. "Você não deveria nem sequer pensar em parar com seu tratamento de câncer." Não imponha suas opiniões, atitudes, valores, crenças e padrões morais sobre outros no papel de profissional cuidador. As outras pessoas têm o direito de ser autênticas e tomar suas próprias decisões. Respostas julgadoras frequentemente contêm termos e expressões como *deveria, tem que, bom, ruim, certo* ou *errado*. Concordar ou discordar envia a sutil mensagem de que você tem o direito de julgar as decisões do paciente. A aprovação implica um elogio ao comportamento como sendo o único aceitável. Muitas vezes, o paciente compartilha uma decisão com você não por desejar sua aprovação, mas como meio de discutir seus sentimentos. Já a reprovação implica que o paciente precisa atender às suas expectativas ou padrões. Ajude os pacientes a explorar suas próprias crenças e decisões. Por exemplo, a resposta "Você já teve oportunidade de conversar com seus médicos sobre parar com os tratamentos de câncer? Conte-me o que você pensa sobre isso" dá ao paciente a chance de expressar suas ideias ou sentimentos sem medo de ser julgado.

Respostas defensivas. "Ninguém aqui mentiria intencionalmente para você." Tornar-se defensivo em face de críticas transmite a ideia de que a outra pessoa não tem direito de opinião. As preocupações do emissor são ignoradas quando o enfermeiro dá foco à necessidade de autodefesa, defesa da equipe de saúde ou de outros. Quando os pacientes expressarem críticas, ouça-os. Ouvir não significa concordar. Ouça sem julgamento a fim de conhecer os motivos da raiva ou insatisfação do paciente. Evitando uma atitude defensiva, você é capaz de desviar a raiva e revelar preocupações mais profundas. Uma resposta melhor seria: "Você acredita que as pessoas estão sendo desonestas com você. Deve ser difícil confiar em qualquer um."

Respostas passivo-agressivas. "As coisas estão ruins e não há nada que eu possa fazer a respeito." "As coisas estão desmoronando e é sua culpa." Respostas passivas servem para evitar conflito ou esquivar-se de assuntos. Refletem sentimentos de tristeza, depressão, ansiedade, impotência e desesperança. Já respostas agressivas provocam confronto à custa da outra pessoa. Refletem sentimentos de raiva, frustração, ressentimento e estresse. Enfermeiros sem habilidades assertivas também utilizam a triangulação (*i. e.*, reclamar para terceiros em vez de confrontar o problema ou expressar preocupações diretamente à fonte). Isso reduz o ânimo da equipe e atrai outros para a situação de conflito. A comunicação assertiva é uma abordagem muito mais profissional para enfermeiros.

Discussão. "Como você pode dizer que não dormiu nada se ouvi você roncando a noite toda?" Desafiar ou discutir contra as percepções do outro nega-lhe sua veracidade e valor. O enfermeiro habilidoso fornece informações ou apresenta a realidade de uma forma que evita discussões, com frases como: "Você sente que não descansou nada na noite passada, embora tenha me parecido que você dormiu porque ouvi você roncando."

> **Pense nisso**
>
> Aprender a evitar técnicas de comunicação não terapêutica é difícil, pois elas fazem parte da conversação diária. Conforme você reflete sobre uma conversa recente com um paciente, que técnicas de comunicação não terapêutica você se flagrou utilizando? Que resposta terapêutica poderia ter sido utilizada?

Considerações especiais em comunicação

Considerações socioculturais. A cultura influencia o pensamento, os sentimentos, o comportamento e a comunicação. Tenha ciência dos padrões típicos de interação que caracterizam os diversos grupos étnicos, mas não permita que essa informação enviese sua resposta. Dedique um tempo para conversar, ouvir e conhecer cada paciente individualmente (p. ex., o paciente se sente confortável com contato visual ou em compartilhar informações com outras pessoas?). Respeite a individualidade de cada paciente e adapte suas técnicas de comunicação com base nas preferências do paciente. Por exemplo, você abordará um paciente que está aberto e disposto a discutir assuntos privados de família muito diferentemente de um paciente que reluta em revelar informações pessoais ou da família para estranhos.

Pessoas de outros países nem sempre falam ou compreendem seu idioma. Falantes de português brasileiro como segunda língua normalmente tem dificuldade com a autoexpressão ou compreensão da língua. A fim de praticar sensibilidade cultural na comunicação, compreenda que as pessoas de diferentes origens étnicas utilizam graus diferentes de contato visual, espaço pessoal, gestos, voz alta, ritmo de fala, toque, silêncio e significado da linguagem. Faça esforço consciente para não interpretar mensagens a partir de sua perspectiva cultural e considere a comunicação dentro do contexto do passado dos outros indivíduos. Evite atribuir estereótipos, agir de forma condescendente ou zombar de outras culturas. Barreiras de linguagem e cultura não são apenas frustrantes, são também perigosas e causam atraso nos cuidados (Boxe 24.8).

Considerações de fala e linguagem. Ao longo de toda sua carreira na enfermagem, você cuidará de vários pacientes que têm dificuldade de se comunicar por diversos motivos. Interagir com pessoas que apresentam comprometimento da fala ou de linguagem requer consideração e sensibilidade especiais. Use intervenções apropriadas com base nas necessidades do paciente para adaptar suas técnicas de comunicação. O Boxe 24.9 lista métodos disponíveis para encorajar, melhorar, restaurar ou substituir a comunicação verbal. Certifique-se de que o paciente seja fisicamente capaz de utilizar o método escolhido e que isso não cause frustração por ser muito complicado ou difícil.

Pacientes que falam pouco ou nada de inglês representam desafios para a comunicação enfermeiro-paciente nos EUA. Leis federais e estatais exigem que os hospitais que recebem financiamento federal, incluindo Medicare, Medicaid e SCHIP, forneçam serviços de intérprete para facilitar a comunicação, o que aumenta a segurança do paciente e melhora os resultados dos pacientes. Se você não puder disponibilizar intérpretes presenciais, use serviços de interpretação por via telefônica. Permitir que membros da família, amigos ou funcionários bilíngues atuem como intérpretes é fortemente desencorajado. A linguagem não é a única barreira. Diferenças culturais também levam a mal-entendidos e já foram identificadas como fatores importantes que impactam a satisfação de pacientes (Sethi e Rani, 2017).

Alterações na função sensorial também afetam a comunicação. A perda auditiva, que afeta aproximadamente 16% da população estadunidense, pode tornar a comunicação com os pacientes desafiadora (Centers for Disease Control and Prevention [CDC], 2018). A incidência de perda de audição aumenta com a idade. Alguns pacientes com audição prejudicada usam aparelhos auditivos ou linguagem de sinais para se comunicar. A perda da visão afeta a comunicação e representa um desafio para muitos indivíduos, particularmente aqueles com idade superior a 65 anos. A perda visual está entre as 10 principais deficiências nos EUA. Ela afeta as atividades de vida diária, por vezes resultando em depressão e isolamento (CDC, 2020).

Pacientes que sofreram AVE ou foram submetidos a uma laringectomia podem necessitar de recursos auxiliares de comunicação, como escrita, um quadro de imagens ou um sistema de chamada especial. Tais pacientes beneficiam-se muito de técnicas de adaptação da comunicação aplicadas a suas condições, nível de desenvolvimento ou déficits sensitivos ou cognitivos particulares.

Ao se comunicar com um paciente que apresenta comprometimento cognitivo, determine quais estratégias a família acha eficazes. Use outras técnicas, como imagens ou demonstração, para ajudar você a se comunicar conforme a necessidade. Use o mnemônico ABC a seguir (Schlögl e Jones, 2020) ao interagir com pacientes e seus cuidadores, com intuito de facilitar ao máximo a clareza e compreensão, sem causar frustração indevida relacionada com a transmissão de uma mensagem muito complexa:

1. Atenção ao interagir (***A****ttend mindfully*): reflita como você normalmente se comunica e alinhe sua comunicação não verbal à sua mensagem falada.
2. Postura calma (***B****ehave calmly*): certifique-se de transmitir respeito ao se comunicar com seus pacientes, abordando-os de frente, respeitando seu espaço pessoal, posicionando-se na altura do seu olhar, evitando fazer movimentos súbitos e demonstrando uma atitude calma e positiva. Certifique-se de que sua linguagem corporal não transmita frustração, raiva ou impaciência.
3. Comunicação clara (***C****ommunicate clearly*): use perguntas curtas e simples e gesticulação para ajudar a enfatizar suas palavras. Dê tempo para que seu paciente responda suas perguntas.

❖ Avaliação

Avalie a eficácia de sua própria comunicação gravando as sessões de prática com colegas ou fazendo registros do processo – registros escritos de suas interações verbais e não verbais com pacientes. A análise do registro do processo revela como melhorar técnicas de comunicação pessoais a fim de torná-las mais eficientes. O Boxe 24.10 contém uma amostra da análise de um registro de comunicação.

Boxe 24.8 Aspectos culturais do cuidado

Diversidade cultural e comunicação

- Diferenças na compreensão da linguagem podem impedir a compreensão de mensagens e impactar negativamente a qualidade e segurança dos cuidados de enfermagem
- Mesmo entre falantes nativos, a variabilidade no uso de palavras, vocabulário e grau de escolaridade pode desviar a compreensão de pacientes e enfermeiros
- Diferenças em estilos de comunicação não verbal podem gerar mal-entendidos ou desconforto, incluindo práticas associadas a espaço pessoal, privacidade, contato visual e toque
- Entre pessoas de diferentes culturas, pode haver variação na autoridade durante a tomada de decisões com os cuidados dos pacientes
- Variações nas crenças religiosas e espirituais afetam o modo como as pessoas percebem a experiência com os cuidados de saúde
- Incorporar as crenças e práticas do paciente na situação de cuidados de saúde contribui com uma experiência de cuidados centrados no paciente

Implicações para os cuidados centrados no paciente

- Compreenda seus próprios valores e vieses culturais
- Avalie o idioma de origem do paciente e seu nível de fluência em português
- Fale diretamente com o paciente mesmo quando na presença de um intérprete
- Assentir com a cabeça ou frases como "OK" não necessariamente indicam que um paciente esteja compreendendo
- Forneça informação escrita em português e no idioma de origem do paciente
- Aprenda sobre outras culturas, especialmente culturas comumente encontradas em sua área de trabalho
- Incorpore os métodos de comunicação do paciente ou suas necessidades a seu plano de cuidados.

Boxe 24.9 Comunicação com pacientes com necessidades especiais

Pacientes que não falam português
- Fale com o paciente em tom de voz normal
- Estabeleça um método para que o paciente solicite assistência (luz de chamada ou sino)
- Providencie um intérprete se necessário
- Evite usar membros da família, especialmente crianças, como intérpretes
- Utilize quadro de comunicação, imagens ou cartões
- Traduza palavras do idioma nativo para português para que o paciente possa fazer pedidos básicos
- Providencie um dicionário (p. ex., português para inglês) se o paciente souber ler.

Pacientes com comprometimento auditivo
- Verifique os aparelhos auditivos e óculos
- Reduza o ruído do ambiente
- Obtenha a atenção do paciente antes de falar
- Fique de frente para o paciente com sua boca visível
- Não masque chiclete
- Fale em volume normal – não grite
- Utilize paráfrase em vez de repetir o que disse caso não seja compreendido
- Providencie um intérprete de língua de sinais se necessário.

Pacientes com comprometimento visual
- Verifique o uso de óculos ou lentes de contato
- Identifique-se quando entrar no quarto e informe o paciente quando sair
- Fale com tom de voz normal
- Não se apoie em gestos ou comunicação não verbal
- Utilize iluminação indireta, evite ofuscação
- Utilize fonte em tamanho mínimo de 14 pt em material impresso.

Pacientes que não conseguem falar com clareza (afasia, disartria, mudez)
- Ouça atentamente, seja paciente e não interrompa
- Faça perguntas simples que requeiram respostas "sim" ou "não"
- Permita tempo para a compreensão e resposta
- Utilize recursos visuais (p. ex., palavras, imagens e objetos) quando possível
- Permita falar somente uma pessoa por vez
- Encoraje o paciente a conversar
- Informe o paciente se não o tiver compreendido
- Trabalhe em colaboração com fonoaudiólogos conforme necessário
- Utilize recursos auxiliares de comunicação: quadros de letras, cartões, programas de fala computadorizados.

Pacientes com comprometimento cognitivo
- Utilize frases simples e evite explicações longas
- Faça uma pergunta por vez
- Permita tempo para que o paciente responda
- Seja um ouvinte atento
- Inclua a família e amigos nas conversas, especialmente em assuntos conhecidos pelo paciente
- Utilize imagens ou gestos que mimetizem a ação desejada.

Pacientes irresponsivos
- Chame o paciente pelo nome durante as interações
- Comunique-se de forma verbal e por meio de toque
- Fale com o paciente como se estivesse sendo ouvido
- Explique todos os procedimentos e sensações
- Forneça orientação sobre pessoa, lugar e tempo
- Evite falar sobre o paciente para outros em sua presença.

Boxe 24.10 Amostra de análise de comunicação

Enfermeiro: "Bom dia, Sr. Simpson."
(Sorri, aproxima-se do leito segurando uma prancheta)
Reconhecido pelo nome, cumprimento social para iniciar a conversação

Paciente: "O que tem de bom?"
(Braços cruzados sobre o peito, testa franzida, olhar direto)
Sinais não verbais de braveza

Enfermeiro: "O senhor parece insatisfeito."
(Puxa uma cadeira e se senta à beira do leito)
Compartilhamento de observação, comunicação não verbal de disponibilidade

Paciente: "Você também estaria se ninguém respondesse suas perguntas. Aquela menina não me informou minha glicemia."
(Tom de voz bravo, expressão desafiadora)
Expressão adicional de sentimentos facilitada pelo enfermeiro que realiza observação precisa

Enfermeiro: "Este hospital tem bons funcionários, Sr. Simpson. Tenho certeza de que ninguém omitiria informação do senhor propositalmente."
Sentindo-se acuado e com postura defensiva, técnica não terapêutica

Enfermeiro: "Vou aferir sua glicemia em um minuto e lhe direi o resultado."
(Realiza a aferição) "Sua glicemia foi 350."
Fornecimento de informação, demonstração de confiabilidade

Paciente: "Tenho muito medo de sofrer complicações por estar com a glicemia alta."
(Olha para a janela)
Sente-se livre para expressar preocupações mais profundas, embora sejam difíceis de enfrentar

Enfermeiro: "Que tipos de coisas preocupam o senhor?"
Pergunta aberta para buscar informação

Paciente: "Eu poderia perder uma perna, como minha mãe, ou ficar cego e viver preso a uma máquina de diálise pelo resto da vida."

Enfermeiro: "O senhor tem pensado em todos os tipos de coisas que poderiam dar errado, o que piora sua preocupação de não saber sua glicemia."
Resumo para deixar que o paciente "ouça" o que ele comunicou

Paciente: "Sempre penso no pior."
(Balança a cabeça em exasperação)
Expressão de insight sobre seu "diálogo interno"

Enfermeiro: "Informarei a técnica de que está tudo bem lhe informar seu nível de glicemia. Mais tarde, gostaria de conversar mais sobre algumas coisas que o senhor pode fazer para evitar essas complicações e definir algumas metas para controlar sua glicemia."
Fornecimento de informação, incentivo de colaboração e definição de metas

A análise de um processo de registro permite que você:
- Determine se você incentivou abertura e permitiu que o paciente "contasse sua história", expressando tanto pensamentos quanto sentimentos
- Identifique quaisquer pistas verbais ou não verbais de temas de conversação
- Examine se as respostas de enfermagem facilitaram ou bloquearam os esforços do paciente de se comunicar
- Determine se as respostas de enfermagem foram positivas e de apoio ou superficiais e de julgamento
- Examine o tipo e o número de perguntas realizadas
- Determine o tipo e o número de técnicas de comunicação terapêutica utilizadas
- Descubra quaisquer oportunidades perdidas de utilizar o humor, silêncio ou toque.

Através dos olhos do paciente. Uma forma de avaliação é determinar a percepção do paciente em relação ao sucesso do plano de cuidado para facilitar a comunicação. Vocês determinam juntos quais estratégias ou intervenções foram efetivas e quais alterações do paciente (comportamentos ou percepções) resultaram dessas intervenções. Pergunte ao paciente se você e outros membros da equipe interprofissional de cuidados atingiram suas expectativas. Por exemplo, o paciente acredita que os enfermeiros responderam em tempo adequado quando o sistema de chamada de enfermagem foi ativado? O paciente se sente capaz de expressar necessidades claramente com as novas técnicas de comunicação que foram introduzidas? O paciente está satisfeito com a informação que foi fornecida sobre sua condição ou hospitalização? Cuidados de enfermagem bem-sucedidos relacionados com a comunicação do paciente resultam em comunicação clara e efetiva entre pacientes e todos os membros da equipe de saúde, podendo impactar favoravelmente a satisfação do paciente e prestação de cuidados seguros.

Resultados do paciente. Se os resultados esperados para o plano de cuidados do paciente não forem atingidos ou se o progresso não for satisfatório, você deverá determinar que fatores influenciaram os resultados e modificar o plano de cuidados. Se seus dados da avaliação indicarem que o paciente tem dificuldade de comunicação, você necessitará explorar os fatores que contribuem com a dificuldade para que possam ser tratados. Por exemplo, se utilizar uma caneta for algo frustrante para um paciente não verbal cuja escrita é trêmula, revise seu plano de cuidados para incluir o uso de um quadro de imagens. Perguntas possíveis que você pode fazer ao paciente que não atingiu os resultados esperados incluem:

- Você parece estar com dificuldade para se comunicar agora. O que acha que contribui para isso?
- Você está me dizendo que não sente ansiedade agora, mas seu rosto parece tenso. Ajude-me a entender melhor como está se sentindo
- Você parece sentir frustração com o uso do lápis e papel para se comunicar. Gostaria de tentar um quadro de letras ou de imagens para ver qual dos dois acha mais fácil de utilizar?

A avaliação do processo de comunicação ajuda enfermeiros a ganhar autoconfiança e competência em habilidades interpessoais. Tornar-se uma pessoa de comunicação efetiva aumenta grandemente sua satisfação e sucesso profissional. Não existe habilidade mais básica nem ferramenta mais poderosa.

Pontos-chave

- Enfermeiros usam o pensamento crítico na comunicação considerando experiências e conhecimento prévios e interpretando mensagens recebidas de outras pessoas para obter novas informações, corrigir equívocos e fazer julgamentos clínicos para o cuidado centrado no paciente
- Ações de enfermagem que refletem atenção na comunicação incluem estar presente e encorajar a expressão de sentimentos positivos e negativos, instilar fé e esperança, e promover a defesa dos pacientes
- Enfermeiros utilizam os cinco níveis da comunicação em suas interações: intrapessoal, interpessoal, pequeno grupo, pública e eletrônica
- O modelo de comunicação transacional circular demonstra a natureza de constante mudança da comunicação e inclui referente, emissor e receptor, mensagem, canais, *feedback*, variáveis interpessoais e ambiente
- A comunicação verbal envolve palavras faladas ou escritas, bem como vocabulário, significado, ritmo, tom, clareza e brevidade, momento certo e relevância da mensagem
- A comunicação não verbal, que ocorre por meio dos cinco sentidos e inclui tudo exceto palavras escritas ou faladas, é inconscientemente motivada e indica mais precisamente o significado pretendido de uma pessoa do que as palavras faladas
- Há uma progressão natural de quatro fases orientadas por metas – pré-interação, orientação, trabalho e término – que caracterizam a relação entre enfermeiro e paciente, mesmo durante uma breve interação
- Uma comunicação eficaz entre a equipe de saúde utilizando uma abordagem proposta pelo modelo SACCAI – acrônimo de Suficiência, Acurácia, Clareza, Contextualização e Adaptação Interpessoal – favorece relacionamentos profissionais que promovem cuidados seguros e efetivos
- A adoção de uma abordagem centrada no paciente, buscando os pontos de vista dele e conscientizando-se de seus próprios preconceitos pessoais, ajuda você a avaliar e identificar as necessidades de comunicação de seus pacientes
- Adaptar sua abordagem de comunicação com idosos, como encorajá-los a compartilhar histórias de vida ou lembranças do passado, pode aperfeiçoar seu histórico de enfermagem e promover um relacionamento eficaz entre enfermeiro e paciente
- O uso das técnicas de comunicação profissional e terapêutica contribui para atingir os resultados dos pacientes. É essencial praticar ambas as técnicas durante seu desenvolvimento como enfermeiro
- Técnicas de comunicação não terapêutica ferem relações profissionais e de cuidado; portanto, preste atenção à sua própria comunicação a fim de remover essas técnicas bloqueadoras de suas respostas
- Pacientes com necessidades de comunicação especiais requerem que você use técnicas específicas por parte de enfermeiros a fim de facilitar a compressão mútua, como ouvir atentamente sem interrupções e certificar-se de que os pacientes usem dispositivos especiais para ouvir e ler mensagens claramente
- Prestar atenção e analisar os resultados de suas conversas com os pacientes e com a equipe de cuidados de saúde e adaptar sua abordagem de comunicação conforme a necessidade garantem que os pacientes efetivamente alcancem seus resultados.

Para refletir

- Compare e contraponha as semelhanças e diferenças dos fatores que afetam a comunicação entre dois pacientes de quem você cuidou recentemente e descreva como você alterou seu estilo de comunicação para criar uma comunicação enfermeiro-paciente efetiva
- Descreva a interação que você presenciou entre um enfermeiro e outros profissionais da saúde ou entre um enfermeiro e um paciente. Quais comunicações verbais e não verbais você observou durante essa interação? O que poderia ter tornado essa conversa mais eficaz?
- Descreva uma experiência recente de cuidado ou pessoal com um paciente na qual houve *Comunicação Verbal Prejudicada*. Quais foram os comprometimentos que você observou e como os cuidados de enfermagem foram ajustados para promover compreensão e respeito mútuos?

Questões de revisão

1. Ao trabalhar com um idoso com comprometimento auditivo, quais técnicas melhorariam a comunicação? (Selecione todas as aplicáveis.)
   a. Verificar a necessidade de equipamento adaptativo.
   b. Exagerar nos movimentos labiais para ajudar na leitura labial do paciente.
   c. Dar ao paciente tempo para responder às perguntas.
   d. Manter a comunicação curta e direta ao ponto.
   e. Comunicar-se somente por meio de informação escrita.

2. Um paciente passou por uma série de mudanças de tratamento durante um turno de cuidados. Durante o relatório de *hand-off*, o enfermeiro planeja se comunicar efetivamente com o colega que cuidará do paciente em seguida por quais das seguintes razões? (Selecione todas as aplicáveis.)
    a. Para melhorar o *status* do enfermeiro perante os membros da equipe de saúde.
    b. Para diminuir o risco de erros para o paciente.
    c. Para promover nível ideal de cuidados ao paciente.
    d. Para melhorar os resultados dos pacientes.
    e. Para prevenir problemas que necessitem ser relatados à agências externas.
3. Um enfermeiro está utilizando a entrevista motivacional com um paciente. Que resultados ele espera atingir? (Selecione todas as aplicáveis.)
    a. Conseguir compreender as metas de saúde do paciente.
    b. Orientar o paciente para evitar más escolhas de saúde.
    c. Reconhecer as forças do paciente e dar suporte a seus esforços.
    d. Fornecer dados coletados que possam ser compartilhados com famílias para promover mudança.
    e. Identificar diferenças nos resultados de saúde e atuais comportamentos do paciente.
4. Quais técnicas demonstram uma resposta terapêutica a pacientes adultos ansiosos? (Selecione todas as aplicáveis.)
    a. Adequação do ritmo da fala ao ritmo do paciente.
    b. Promoção de bom contato visual.
    c. Demonstração de presença tranquila.
    d. Disponibilidade de tempo para dar atenção ao paciente.
    e. Garantia ao paciente de que tudo ficará bem.
5. Um enfermeiro se prepara para contatar o médico de uma paciente sobre uma mudança em sua condição. Coloque as frases a seguir na ordem correta utilizando a ferramenta de comunicação SBAR (*S*ituação, *B*ase [Antecedentes], *A*valiação e *R*ecomendação).
    a. "Trata-se de uma mulher de 53 anos que foi admitida há 2 dias com pneumonia e iniciou tratamento com levofloxacino às 17 horas de ontem. Ela afirma que tem pouco apetite; seu peso permaneceu estável nos últimos 2 dias."
    b. "A paciente relatou bastante náuseas após a dose de levofloxacino há uma hora."
    c. "Seria possível fazer uma modificação no antibiótico ou poderíamos fornecer à paciente um suplemento nutricional antes da medicação?"
    d. "A paciente começou a se queixar de náuseas ontem à noite e vomitou muitas vezes durante a noite."
6. Um paciente afirma: "Não confio em minha médica. Ela parece tão jovem." Qual é a resposta terapêutica do enfermeiro?
    a. Conte-me mais sobre sua preocupação.
    b. Não precisa se preocupar. Sua médica é perfeitamente competente.
    c. O senhor pode procurar online por avaliações sobre sua médica. Eu faço isso.
    d. O senhor deveria pedir à sua médica para lhe contar sobre sua história.
7. Enfermeiros que aplicam habilidades de comunicação efetiva ao longo de todo o processo de enfermagem devem: (Coloque as intervenções na ordem correta.)
    a. Validar as necessidades de saúde por meio de discussão verbal com o paciente.
    b. Comparar resultados atuais e esperados com o paciente.
    c. Fornecer apoio por meio de técnicas de comunicação terapêutica.
    d. Obter uma anamnese de enfermagem utilizando técnicas de comunicação verbal.
8. Um enfermeiro trabalha com uma paciente utilizando comunicação terapêutica durante todas as fases da relação terapêutica. Coloque as afirmações do enfermeiro em ordem segundo cada fase.
    a. O enfermeiro afirma: "Vamos trabalhar em aprender técnicas de injeção."
    b. O enfermeiro tem noção de seus próprios vieses e conhecimento ao trabalhar com a paciente com deficiência de vitamina B_{12}.
    c. O enfermeiro resume o progresso realizado durante a relação de enfermagem.
    d. Após se apresentar, o enfermeiro define o escopo e o propósito da relação enfermeiro-paciente.
9. Que estratégias um enfermeiro deveria utilizar para facilitar uma transição segura de cuidados durante a transferência de um paciente do hospital a uma instituição de enfermagem especializada? (Selecione todas as aplicáveis.)
    a. Colaboração entre membros da equipe dos serviços de encaminhamento e recepção.
    b. Solicitar que o paciente visite a instituição antes de providenciar a transferência.
    c. Utilizar uma política e ferramenta de transferência padronizadas.
    d. Providenciar todas as transferências de pacientes no mesmo horário todos os dias.
    e. Confiar nos membros da família para compartilhar informações com a nova instituição.
10. Qual resultado demonstra o uso eficaz do silêncio como técnica de comunicação terapêutica?
    a. O enfermeiro sente que houve tempo suficiente para ser terapêutico ao se comunicar com o paciente.
    b. O paciente manifesta preferência por conversar com outro membro da equipe.
    c. O paciente percebe que adquiriu conhecimento sobre a questão após a conversa.
    d. O paciente conseguiu pegar no sono mais facilmente.

Respostas: 1. a, c, d; **2.** b, c, d; **3.** a, c, e; **4.** b, c, d; **5.** dS, aB, bA, cR; **6.** a; **7.** d, a, c, b; **8.** b, d, a, c; **9.** a, c; **10.** c.

Referências bibliográficas

Agency for Healthcare Research and Quality (AHRQ): *Health literacy universal precautions toolkit*, ed 2, 2020. https://www.ahrq.gov/health-literacy/improve/precautions/tool5.html. Accessed April 24, 2021.

Arnold E, Boggs KU: *Interpersonal relationships: professional communication skills for nurses*, ed 8, St Louis, 2020, Saunders.

Borden E: Looking within: using cultural humility in communications, *Oncol Nurse Advis* 9(1):28, 2018.

Brandt C, et al: Determinants of successful eHealth coaching for consumer lifestyle changes: qualitative interview study among health care professionals, *JMIR* 20(7):76, 2018.

Centers for Disease Control and Prevention (CDC): CDC estimates U.S. hearing loss prevalence at 16 percent. *ASHA Leader* 23(2):14, 2018.

Centers for Disease Control and Prevention (CDC): *Vision loss: a public health problem*, 2020. https://www.cdc.gov/visionhealth/basic_information/vision_loss.htm. Accessed April 24, 2021.

Dickison P, et al: Integrating the national council of state boards of nursing clinical judgment model into nursing educational frameworks, *J Nurs Educ* 58(2):72, 2019.

Giger JN, Haddad LC: *Transcultural nursing: assessment and intervention*, ed 8, St. Louis, 2021, Elsevier.

Gultekin A, et al: The effect of assertiveness education on communication skills given to nursing students, *Int J Caring Sci* 11(1):395, 2018.

Hannawa AF: "SACCIA Safe Communication": five core competencies for safe and high-quality care, *J Patient Saf Risk Manag* 23(3):99, 2018.

Institute for Healthcare Improvement (IHI): *ISBAR trip tick*, 2021. http://www.ihi.org/resources/Pages/Tools/ISBARTripTick.aspx. Accessed April 24, 2021.

International Council of Nurses: International Classification for Nursing Practice (ICNP®). *Nursing diagnosis and outcome statements*, 2019. https://www.icn.ch/sites/default/files/inline-files/ICNP2019-DC.pdf. Accessed April 24, 2021.

Koosey S, et al: National patient safety consortium: learning from large-scale collaboration, *Healthc Q* 22:10, 2020.

Lillykutty MJ, Samson R: Insights from Kristen M Swanson's Theory of Caring, *AJNER* 8(1):173, 2018.

Manfrida G, et al: Connected: recommendations and techniques in order to employ internet tools for the enhancement of online therapeutic relationships. Experiences from Italy, *Contemp Fam Ther* 39(4):314, 2017.

Mills CB, et al: No laughing matter: workplace bullying, humor orientation, and leadership styles, *Workplace Health Saf* 67(4):159, 2019.

Pawlowski P, et al: Nursing dress code and perception of a nurse by patients, *Nurs 21st Cent* 18(1):60, 2019.

Schlögl M, Jones CA: Maintaining our humanity through the mask: mindful communication during COVID-19, *J Am Geriatr Soc* 68(5):E12, 2020. https://www.ncbi.nlm.nih.gov/pmc/articles/PMC7262056/. Accessed April 24, 2021.

Sethi D, Rani MK: Communication barrier in health care setting as perceived by nurses and patient, *Int J Nurs Educ* 9(4):30, 2017.

Stewart KR: SBAR, communication, and patient safety: an integrated literature review, *Medsurg Nurs* 26(5): 297, 2017.

Stickley T: From SOLER to SURETY for effective nonverbal communication, *Nurse Educ Pract* 11:395, 2011.

Streelman M, Staffileno BA: Reducing readmissions one handoff at a time: standardizing report from acute care to the post-acute care setting, *Medsurg Nurs* 30(2):83, 2021.

Studer Group: *AIDET patient communication,* 2021. https://www.studergroup.com/aidet. Accessed April 24, 2021.

Varcarolis E, Fosbre CD: *Essentials of psychiatric mental health nursing*, ed 4, St Louis, 2021, Elsevier.

Referências de pesquisa

Bambi S, et al: Negative interactions among nurses: an explorative study on lateral violence and bullying in nursing work settings, *J Nurs Manag* 27(4):749, 2019.

Brown M, et al: Therapist-client interactions in motivational interviewing: the effect of therapists' utterances on client change talk, *Alcohol* 53(4):408, 2018.

Crossley SA, et al: Predicting the readability of physicians' secure messages to improve health communication using novel linguistic features: findings from the ECLIPPSE study, *J Commun Healthc* 13(4):344, 2020.

Gettis MA, et al: Bedside report: nursing handoffs impact outcomes for caregivers, healthcare providers, and organizations, *Worldviews Evid Based Nurs* 16(6):495, 2019.

Hada A, Coyer F: Shift-to-shift nursing handover interventions associated with improved inpatient outcomes—falls, pressure injuries and medication administration errors: an integrative review. *Nurs Health Sci* 23(2):337, 2021.

Jongerius C, et al: The measurement of eye contact in human interactions: a scoping review, *J Nonverbal Behav* 44:363, 2020.

Kim JH, et al: Patient safety culture and handoff evaluation of nurses in small and medium-sized hospitals. *Int J Nurs Sci* 8(2021):58, 2021.

Lorié A: Culture and nonverbal expressions of empathy in clinical settings: a systematic review, *Patient Educ Couns* 100(3):411, 2017.

Magil M, et al: Motivational interviewing technical process and moderated relational process with underage young adult heavy drinkers, *Psychol Addict Behav* 33(2):128, 2019.

Mormer E, et al: Hearing loss and communication among hospitalized older adults: prevalence and recognition, *J Gerontol Nurs* 46(6):34, 2020.

Mota Sousa LM, et al: Humor intervention in the nurse-patient interaction, *Rev Bras Enferm* 72(4):1136, 2019.

Newman-Casey PA, et al: A glaucoma-specific brief motivational interviewing training program for ophthalmology para-professionals: assessment of feasibility and initial patient impact, *Health Commun* 35(2):233, 2020.

Real K, et al: Patient perceptions and real-time observations of bedside rounding team communication: the interprofessional teamwork innovation model (ITIM), *Jt Comm J Qual Patient Saf* 46(7):400, 2020.

Sandström P, et al: 'I want to know why and need to be involved in my own care ...': a qualitative interview study with liver, bile duct or pancreatic cancer patients about their experiences with involvement in care, *Support Care Cancer* 27(7):2561, 2019.

Simonovic S, et al: Bedside shift report enhances patient satisfaction for Hispanic and public insurance patients and improves visibility of leadership in obstetric and postpartum settings. *J Nurs Pract Appl Rev Res* 9(2):4, 2019.

Sullivan CE, et al: Reducing compassion fatigue in inpatient pediatric oncology nurses, *Oncol Nurs Forum* 46(3):338, 2019.

Sun C, et al: Exploring practices of bedside shift report and hourly rounding: is there an impact on patient falls? *J Nurs Adm* 50(6):355, 2020.

Tortosa-Alted R, et al: Emergency handover of critical patients: a systematic review. *Int Emerg Nurs* 56(2021):100997, 2021.

25

Educação em Saúde do Paciente

Objetivos

- Identificar os três propósitos da orientação do paciente
- Explicar como as iniciativas Fale (*Speak up*), definidas por The Joint Commission (TJC), promovem a participação do paciente no aprendizado
- Comparar o processo de comunicação com os passos do processo de ensino
- Analisar quando os enfermeiros usam os diferentes domínios da aprendizagem durante a instrução dos pacientes
- Explorar como os princípios básicos da aprendizagem influenciam o aprendizado de um paciente
- Identificar fatores que influenciam a disposição de adultos para aprender
- Analisar os fatores em um ambiente de cuidados de paciente que promovem a aprendizagem
- Explicar a relação entre autoeficácia e promoção da saúde
- Explicar como o julgamento clínico influencia a forma de educar o paciente
- Resumir como um enfermeiro integra os dados do histórico de enfermagem relacionados às necessidades de aprendizagem, motivação, prontidão e capacidade de aprender de um paciente para desenvolver estratégias de ensino individualizadas
- Comparar os processos de enfermagem e ensino
- Explicar a relevância de avaliar o letramento em saúde de um paciente
- Explicar como priorizar resultados para a educação do paciente
- Criar um plano de ensino que progrida logicamente e promova o aprendizado
- Projetar um ambiente propício à aprendizagem para pacientes que têm pouco letramento em saúde
- Aplicar o método de ensino de retorno durante a avaliação de um plano de ensino.

Termos-chave

Analogias
Aprendizagem
Aprendizagem afetiva
Aprendizagem cognitiva
Aprendizagem psicomotora

Autoeficácia
Demonstração de retorno
Ensino
Explicar de volta
Estado de atenção

Grau de letramento em saúde
Motivação
Objetivos de aprendizagem
Reforço

A educação do paciente é uma das intervenções de enfermagem mais importantes em qualquer ambiente de cuidados de saúde. A importância da orientação de qualidade para pacientes é enfatizada pelas internações mais curtas, maior demanda pelo tempo de enfermeiros, maior número de pacientes com enfermidades crônicas e necessidade de fornecer rapidamente informação significativa a pacientes agudos, que enfatizam a importância de uma educação de alta qualidade dos pacientes. Enquanto enfermeiros procuram a melhor forma de orientar os pacientes, o público vem se tornando mais assertivo em buscar conhecimento sobre preocupações de saúde, compreender a saúde e encontrar recursos disponíveis dentro do sistema de saúde. Por meio da orientação, enfermeiros empoderam seus pacientes para prevenir doenças agudas e crônicas, diminuir deficiências e melhorar o bem-estar (Miller e Stoeckel, 2019). A educação do paciente é um componente do domínio Ensino-Aprendizagem do exercício profissional da enfermagem (ver Capítulo 19), destinado a melhorar sua qualidade de vida, seu autocuidado, diminuir admissões hospitalares e melhorar a adesão ao tratamento (Flanders, 2018).

Pacientes têm o direito de saber e ser informados sobre seus riscos de saúde, diagnósticos, prognósticos e tratamentos disponíveis para ajudá-los a tomar decisões inteligentes e informadas sobre sua saúde e estilo de vida. Parte do cuidado centrado no paciente consiste em fazer os julgamentos clínicos apropriados, necessários para identificar as necessidades de aprendizagem dos pacientes, e então integrar abordagens educacionais que reconhecem a compreensão de pacientes acerca de sua própria saúde. Um plano de ensino bem delineado e completo proporciona adequação às necessidades peculiares de aprendizagem do paciente, diminuição dos custos de cuidados de saúde, melhora da qualidade dos cuidados e mudança de comportamentos para culminar com melhores resultados dos pacientes. No tempo correto, a informação adquirida ajudará os pacientes a tomar decisões informadas sobre seus cuidados e se tornar mais saudáveis e independentes (Flanders, 2018).

Propósitos da educação do paciente

A meta principal da educação do paciente é ajudar indivíduos, famílias ou comunidades a obter níveis ideais de saúde (Miller e Stoeckel, 2019). A orientação por meio de participação ativa e tomada de decisões pelo paciente constitui componente essencial para a prestação de cuidados seguros centrados no paciente (Quality and Safety Education for Nurses [QSEN], 2020). Ademais, fornecer orientação sobre cuidados de saúde preventivos ajuda a diminuir os custos de cuidados de saúde para indivíduos. Os pacientes aprendem maneiras de mudar seus estilos de vida (p. ex., dieta, exercícios, parar de fumar) para prevenir doenças crônicas e reduzir os efeitos desse tipo enfermidades e os cuidados médicos associados. Como a maioria dos pacientes atualmente sabe mais sobre sua saúde, querem se envolver ativamente na sua manutenção. A orientação completa do paciente inclui três importantes propósitos, cada qual envolvendo uma fase separada de cuidados: promoção da saúde e prevenção de doenças, restauração da saúde e enfrentamento.

Manutenção e promoção da saúde e prevenção de doenças

Como enfermeiro, você é um recurso visível e competente para pacientes que querem melhorar seu bem-estar físico e psicológico. Na faculdade, em casa, na clínica ou no local de trabalho, você fornece informações e habilidades a fim de ajudar os pacientes a adotar comportamentos mais saudáveis. Por exemplo, em aulas sobre gestação, você ensina pais que estão esperando bebês sobre as mudanças físicas e psicológicas vividas pela mulher. Após aprender um pouco sobre a gestação normal, a mãe que aplica o novo conhecimento estará mais propensa a se alimentar de forma saudável, praticar exercícios físicos e evitar substâncias que possam agredir o feto. Um adulto com obesidade e histórico familiar de diabetes pode aprender sobre os efeitos que o diabetes causa na saúde e adotar melhores hábitos alimentares e de exercícios para evitar o desenvolvimento da doença. O sucesso na orientação do paciente não é a capacidade desse paciente de apenas lembrar da informação que lhe foi fornecida, mas também a capacidade de incorporar essa informação nas atividades de vida diária de uma forma que promova a saúde.

Restauração da saúde

Pacientes que estão se recuperando e/ou se adaptando a mudanças resultantes de doenças ou traumatismos muitas vezes buscam informação sobre sua condição e necessitam dessa informação e habilidades para recobrar ou manter seu nível de saúde. Enfermeiros que trabalham em ambientes de saúde domiciliar e reabilitação têm a oportunidade de educar os pacientes utilizando estratégias que promovem o autocuidado. Contudo, alguns têm dificuldade de se adaptar à doença e perdem o interesse pela orientação. Como enfermeiro, você aprende a identificar a disposição dos pacientes para aprender e motiva o interesse deles na aprendizagem (Bastable, 2019). A família, muitas vezes, constitui parte vital na recuperação da saúde de um paciente que escolhe envolver-se. Familiares cuidadores, geralmente, requerem orientação tanto quanto os pacientes, incluindo informações sobre como realizar tarefas na casa. Conflitos podem ocorrer se você excluir a família do plano de orientação. Não suponha, entretanto, que um familiar cuidador deva sempre ser envolvido. Avalie a relação do paciente com sua família antes de fornecer orientação para familiares cuidadores do paciente.

Enfrentamento com funções prejudicadas

Nem todos os pacientes se recuperam completamente de uma doença ou traumatismo. Além disso, pacientes com doenças mentais preexistentes ou com nível de compreensão baixo podem ter dificuldade para entender a orientação fornecida (Bastable, 2019). Muitos pacientes com função prejudicada precisam aprender a enfrentar as alterações permanentes em sua saúde. São necessários, em muitos casos, conhecimentos e habilidades novos para que os pacientes mantenham as atividades da vida diária. Por exemplo, um paciente perde a capacidade de falar após uma cirurgia de laringe e precisa aprender novas formas de comunicação. Mudanças de função podem ser físicas e/ou psicossociais. No caso de incapacidade grave, como após um acidente vascular encefálico ou traumatismo de medula espinal, a família do paciente (definida pelo paciente) necessita compreender e aceitar muitas mudanças nas capacidades físicas do paciente. A capacidade da família de fornecer suporte resulta, em parte, da orientação, que começa tão logo você identifique as necessidades do paciente e sua família demonstre disposição para ajudar. Ensine os membros da família a ajudar o paciente com o gerenciamento dos cuidados de saúde (p. ex., fornecimento de medicações por meio de sondas gástricas e exercícios de amplitude de movimento passiva). Famílias de pacientes com alterações como transtorno por uso de álcool, deficiência intelectual ou transtorno de abuso de substâncias aprendem a se adaptar aos efeitos emocionais dessas condições crônicas e fornecem suporte psicossocial para facilitar a saúde do paciente. A comparação de um nível desejado realista de saúde com o estado atual de seu paciente lhe permite identificar os déficits e necessidades para, então, planejar programas de orientação efetivos.

Processo de ensino-aprendizagem

É impossível separar o ensino da aprendizagem. **Ensino** é o conceito de transmitir conhecimento por meio de diversas atividades direcionadas. Consiste em uma série de ações conscientes e deliberadas que ajudam indivíduos a adquirir um novo conhecimento, mudar atitudes, adotar novos comportamentos ou realizar novas tarefas (Billings e Halstead, 2020). Um educador eficaz tem conhecimento sobre o assunto ensinado e os princípios da educação em saúde de pacientes para orientar, definir adequadamente o ritmo de aprendizagem e introduzir criativamente os conceitos, a fim de atingir com sucesso os objetivos do novo conhecimento, a mudança de comportamentos ou as atitudes.

Define-se **aprendizagem** como uma "mudança permanente consciente ou inconsciente resultante de um processo vitalício e dinâmico por meio do qual os indivíduos adquirem novo conhecimento, habilidades e/ou atitudes que podem ser mensurados e podem ocorrer a qualquer momento e em qualquer lugar por meio da exposição a estímulos do ambiente" (Bastable, 2019). Trata-se de um processo tanto de compreensão quanto de aplicação de novos conceitos adquiridos. Por exemplo, um adulto exibe sua aprendizagem quando demonstra como organizar corretamente seu estojo de comprimidos semanais. Ele demonstrará capacidade de transmitir a aprendizagem quando mostrar como organizar o estojo de comprimidos de sua esposa. O processo de ensino-aprendizagem se inicia quando uma pessoa identifica a necessidade de adquirir conhecimento ou habilidade para fazer algo. O ensino é mais eficiente quando responde às necessidades do aprendiz. Um educador deve avaliar essas necessidades fazendo perguntas e determinando os interesses do aprendiz. A comunicação interpessoal é essencial para o sucesso do ensino (ver Capítulo 24).

Papel do enfermeiro no processo de ensino-aprendizagem

Enfermeiros são responsáveis legais pelo fornecimento de orientação para todos os pacientes, independentemente de sexo, cultura, idade, nível de compreensão, religião ou quaisquer outras características definidoras (Bastable, 2019). O American Hospital Associated publicou o documento *The Patient Care Partnership* (Parceria nos Cuidados de Pacientes) em 2003 para ajudar os pacientes a entender quais deveriam ser suas expectativas em relação a ser pacientes dentro de hospitais (AHA, 2003). O documento indica que os pacientes têm direito de participar da tomada de decisões informadas sobre seus cuidados. A informação necessária para uma tomada de decisão informada necessita ser precisa, completa e relevante as necessidades, linguagem e letramento em saúde dos pacientes. O sistema norte-americano Medicare (Medicare.gov, n.d.) também oferece padrões de direitos de residentes de instituições de longa permanência, incluindo o direito de receber informação sobre sua condição médica e medicações, e o direito de ser assistido pelo seu médico.

A campanha "Fale" (*Speak up*) de The Joint Commission (TJC) ajuda pacientes dos Estados Unidos a compreender seus direitos ao receber cuidados médicos e os apoia em se tornar participantes mais ativos de seus cuidados fazendo perguntas (TJC, 2021a). O processo os deixa mais cientes de seus direitos e aumenta a chance de obterem os cuidados de que precisam, quando precisam. O programa oferece as seguintes dicas para que os pacientes se tornem mais envolvidos em seu tratamento (TJC, 2019):

- *Speak up*: fale se tiver dúvidas ou preocupações. Se ainda não entendeu, pergunte novamente. É o seu corpo e você tem direito de saber
- **P**reste atenção ao cuidado que recebe: certifique-se, sempre, de que esteja recebendo os tratamentos e medicações corretos por parte dos profissionais da saúde. Não suponha nada
- **E**duque-se sobre sua doença: aprenda sobre os exames médicos que são prescritos e seu plano de tratamento para que você possa tomar decisões informadas
- *A*sk: peça a um membro de confiança da família ou amigo para advogar por você (ser seu conselheiro ou apoiador)
- *K*now: conheça sobre seu(s) novo(s) medicamento(s) e por que os toma. Erros em medicações são os mais comuns em cuidados de saúde
- **U**se um hospital, clínica, centro cirúrgico ou outro tipo de organização de saúde que você tenha pesquisado ou verificado cuidadosamente
- **P**articipe de todas as decisões sobre seu cuidado. Você é o centro da equipe de saúde.

O programa *Speak up* também oferece materiais e mensagens que os pacientes consideraram bem organizados e sucintos, e com um componente visual (TJC, 2021a). Os pacientes são aconselhados sobre seu direito de ser informados sobre os cuidados que receberão, obter informações sobre os cuidados em seu idioma de preferência, conhecer os nomes de seus cuidadores, receber tratamento para dor, receber uma lista atualizada das medicações e esperar ser ouvidos e tratados com respeito.

Seu papel como enfermeiro é transmitir informações das quais pacientes e familiares precisem e compreendam. Você aprenderá na sessão de processo de enfermagem, neste capítulo, como identificar as necessidades de aprendizagem dos pacientes, identificar os principais problemas associados a essas necessidades e selecionar as intervenções de ensino adequadas. Quando você valoriza e fornece orientação, os pacientes ficam mais bem preparados para assumir as responsabilidades dos cuidados de saúde. Pesquisas de enfermagem sobre estratégias de educação dos pacientes apoiam o impacto positivo da orientação sobre os resultados (Boxe 25.1).

Ensino como meio de comunicação

O processo de ensino caminha paralelamente ao processo de comunicação (ver Capítulo 24) (Figura 25.1). O ensino efetivo depende, em parte, da comunicação interpessoal efetiva. Educadores aplicam cada elemento do processo de comunicação ao fornecer informações a aprendizes. Portanto, educadores e aprendizes necessitam se envolver juntos em um processo de ensino que aumente o conhecimento e as habilidades do aprendiz.

Boxe 25.1 Prática baseada em evidências

Eficácia do método "explicar de volta" para diminuir readmissões hospitalares

Questão PICOT: em pacientes adultos liberados do hospital, o uso do método "explicar de volta" resulta em menos readmissões se comparado com a análise do padrão do conteúdo ensinado?

Resumo das evidências

Existe um foco nacional em como melhorar a transição dos cuidados do hospital para o domicílio ou centro de tratamento, como uma instituição de cuidado prolongado ou centro de reabilitação. Os Centers for Medicare and Medicaid (CMS) patrocinaram mais de 100 projetos com intuito de explorar a melhor prática de transição de cuidados. Especificamente, os pesquisadores examinaram a frequência de reinternações hospitalares, refletindo preocupação sobre quão bem os pacientes estão preparados para a alta. Houve uma certa melhora nesse quesito. A frequência de readmissão de pacientes do Medicare em 30 dias após a alta caiu de 16,7% em 2010 para 15,7% em 2017 (Rau, 2019). A orientação efetiva, incluindo a garantia de que o paciente compreendeu o plano de alta, pode diminuir a probabilidade de readmissão em 30% (Almkuist, 2017). Uma abordagem para garantir a compreensão do paciente é o método "explicar de volta". Uma recente revisão sistemática e metanálise de educação para alta com o método de "explicar de volta" para pacientes hospitalizados encontrou apenas três estudos. Contudo, os resultados combinados demonstraram uma redução de 45% das taxas de readmissão em 30 dias (Oh et al., 2021). A pesquisa também envolveu pacientes com condições de cuidado ambulatorial, demonstrando que o uso do "explicar de volta" com os pacientes está associado a uma redução do risco de hospitalização, principalmente entre pacientes com doenças cardiovasculares e diabetes melito tipo 2 (Hong et al., 2019).

Uma revisão sistemática de pacientes com doença crônica identificou melhores resultados em termos de conhecimento específico à doença, adesão e autoeficácia, com uma tendência positiva, porém inconsistente, em melhora do autocuidado e redução dos índices de readmissão hospitalar quando os pacientes entendiam as informações de alta (Ha et al., 2016). Alguns estudos focaram em diagnósticos específicos, como insuficiência cardíaca, ao passo que outros investigaram populações gerais de pacientes. Por exemplo, insuficiência cardíaca afeta aproximadamente 6,2 milhões de pessoas (CDC, 2020). Um estudo do National Readmission Database apontou que 18,2% dos pacientes hospitalizados por insuficiência cardíaca foram novamente internados em até 30 dias e que 31,2% dos pacientes com insuficiência cardíaca voltaram a ser hospitalizados em até 90 dias (Khan et al., 2021). Almkuist et al. (2017) conduziu uma revisão sistemática de pacientes com insuficiência cardíaca e observou que o emprego do método "explicar de volta" durante a alta diminuiu a incidência de readmissões, além de melhorar a capacidade de autocuidado e aumentar o conhecimento de pacientes e familiares sobre uma doença específica. O uso do "explicar de volta" é uma abordagem padrão para avaliar o entendimento das orientações por parte dos pacientes. Seu uso reduz a complexidade do cuidado de saúde, aumentando o conhecimento do paciente sobre informações de saúde e melhorando o apoio aos pacientes em todos os graus de letramento em saúde (AHRQ, 2020).

Aplicação na prática de enfermagem

- Para implementar o "explicar de volta", peça para os pacientes ou familiares explicarem com suas próprias palavras o que eles precisam saber ou fazer (AHRQ, 2020)
- Implemente o método "explicar de volta" ao ensinar sobre enfermidades crônicas complexas como diabetes, asma e insuficiência cardíaca (Oh et al., 2021; Almkuist, 2017)
- Exemplos de perguntas de ensino de retorno incluem (AHRQ, 2017):
  - "Só por segurança, quero ter certeza de que estamos na mesma página. Você pode me dizer…?"
  - "Quero ter certeza de que expliquei as coisas claramente. Você pode me explicar…?"
  - "Você pode me mostrar como você usaria seu… (p. ex., inalador, esfigmomanômetro) em casa?"
- Deixar de utilizar o método de "explicar de volta" pode produzir lacunas na compreensão entre profissionais da saúde, pacientes e familiares cuidadores.

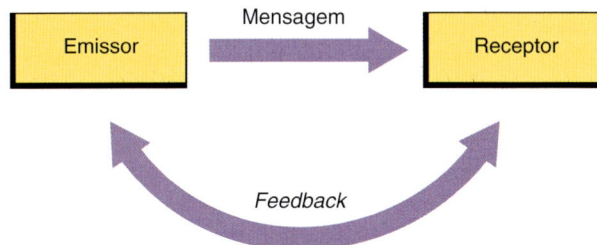

Figura 25.1 Processo de comunicação.

Os passos do processo de ensino assemelham-se aos do processo de comunicação. Você utiliza o pedido do paciente por orientação ou identifica a necessidade de informação devido às restrições de saúde do paciente ou diagnóstico recente de uma doença, ou uma lesão recente. Em seguida, identifica **objetivos de aprendizagem** específicos para descrever os comportamentos que o aprendiz deverá demonstrar como resultado de uma orientação bem-sucedida (Bastable, 2019). Esses objetivos têm a mesma função que os resultados quando se prestam cuidados físicos e psicológicos (ver Capítulo 18).

O enfermeiro começa como o emissor que transmite uma mensagem a pacientes (Figura 25.1). Muitas variáveis intrapessoais influenciam seu estilo e abordagem. Atitudes, valores, emoções, perspectiva cultural e conhecimento influenciam o modo como a informação é transmitida. Experiências pregressas de ensino também são úteis para selecionar a melhor maneira de apresentar o conteúdo necessário.

O receptor do processo de ensino-aprendizagem é o aprendiz. Diversas variáveis intrapessoais afetam a motivação do paciente e sua capacidade de aprender. Pacientes são mais dispostos a aprender quando expressam desejo de fazê-lo e têm maior propensão a internalizar a mensagem quando compreendem seu conteúdo. A capacidade de compreender a mensagem é influenciada pelas atitudes, ansiedade, sintomas físicos, letramento em saúde e valores do paciente. Já sua capacidade de aprender depende de fatores como saúde emocional e física, capacidade de compreensão, perspectiva cultural, valores sobre saúde, estágio de desenvolvimento e conhecimentos prévios.

A comunicação efetiva envolve *feedback* do emissor e do receptor. Um educador eficaz dá a instrução e então fornece um mecanismo (p. ex., explicar de volta) para avaliar o sucesso do plano de ensino e receber o *feedback* do receptor (Bastable, 2019). Se o *feedback* demonstra aprendizado, o educador devolve o *feedback* na forma de reforço. Esse tipo de resposta reforça o comportamento de saúde e promove o autogerenciamento continuado. Você fornece *feedback* tanto durante quanto após completar cada encontro instrucional. O *feedback* precisa afirmar o nível de sucesso do aprendiz com relação ao cumprimento dos objetivos (*i. e.*, o aprendiz verbaliza com sucesso a informação ou fornece retorno da demonstração do que foi aprendido). O *feedback* que você recebe de seu aprendiz indica a efetividade da orientação e se você necessita modificar sua abordagem.

Domínios da aprendizagem

A aprendizagem ocorre em três domínios: cognitivo (compreensão), afetivo (atitudes) e psicomotor (habilidades motoras) (Bastable, 2019). A aprendizagem de maior sucesso ocorre quando todos os três domínios são empregados no processo (Miller e Stoeckel, 2019). Seu uso de todos os domínios dependerá do tópico educativo requerido. Com frequência você trabalhará com pacientes que necessitam aprender em cada domínio. Por exemplo, um paciente submetido a uma cirurgia para câncer de cólon e que precisa manejar uma ostomia necessita aprender como isso sofre influência de sua dieta, medicações e atividades (domínio cognitivo). Ademais, esse mesmo paciente começa a aprender habilidades de enfrentamento para aceitar a mudança em sua imagem corporal criada pela ostomia (domínio afetivo). Pacientes com ostomias também necessitam aprender como trocar sua bolsa e realizar cuidados com a pele (domínio psicomotor). Um educador eficaz encontrará maneiras de incorporar métodos pedagógicos que unam domínios. Por exemplo, enquanto troca uma bolsa de colostomia, o enfermeiro explica os passos, mas também explora os sentimentos do paciente sobre a ostomia. As características da aprendizagem em cada domínio influenciam seu método de ensino e avaliação. Compreender cada domínio prepara você para selecionar técnicas de ensino apropriadas e aplicar os princípios básicos da aprendizagem (Boxe 25.2).

Aprendizagem cognitiva

A **aprendizagem cognitiva** ocorre quando um indivíduo adquire informação para desenvolver melhor suas capacidades intelectuais, mentais, sua compreensão e processo de pensamento (Bastable, 2019). A taxonomia revisada de Bloom, com seis comportamentos cognitivos, forma uma hierarquia que aumenta em complexidade (Anderson e Krathwohl, 2001; Krathwohl, 2002) (Figura 25.2). A taxonomia é usada para avaliar o aprendizado em uma variedade de níveis cognitivos e, então, usar estratégias para promover raciocínio de ordem superior tomando por base habilidades cognitivas de níveis inferiores. Cada habilidade mais simples é um pré-requisito para dominar a próxima mais complexa. Por exemplo, conhecimento/lembrança precisam ser dominados antes que se possa dominar o nível mais alto de entendimento/compreensão. Cada comportamento cognitivo divide-se em subcategorias. Por exemplo, lembrar (anteriormente *conhecimento*) inclui o conhecimento factual, conceitual, procedimental e metacognitivo (Krathwohl, 2002). A taxonomia revisada para aprendizagem cognitiva inclui:

- Lembrar (anteriormente *conhecimento*): reconhecer ou retomar o conhecimento a partir da memória
- Compreender (anteriormente *compreensão*): construir significado a partir de diferentes tipos de mensagens ou atividades, como interpretação, exemplificação, classificação, resumo, inferência, comparação ou explicação
- Aplicar: conduzir ou utilizar um procedimento por meio de execução ou implementação
- Analisar: fazer julgamentos com base em critérios e padrões por meio de checagem e crítica
- Avaliar: realizar julgamentos com base em critérios e padrões por meio de verificação e análise crítica
- Criar (anteriormente *síntese*): juntar elementos para formar um todo coerente ou funcional; reorganizar elementos em novo padrão ou estrutura por meio de geração, planejamento ou produção.

Aprendizagem afetiva

A **aprendizagem afetiva** lida com aprender como expressar sentimentos e emoções, e desenvolvimento de valores, atitudes e crenças necessários para melhorar a saúde (Billings e Halstead, 2016). O esclarecimento dos valores (ver Capítulo 22) constitui um exemplo de aprendizagem afetiva. Os domínios afetivos da aprendizagem foram desenvolvidos por Krathwohl, Bloom e Masia (Krathwohl et al., 1956). O comportamento mais simples da aprendizagem afetiva é receber, ao passo que o mais complexo é caracterizar. A aprendizagem afetiva inclui (Wilson, 2021):

- Receber: o aprendiz é passivo (não envolvido) mas está alerta e disposto a receber a informação
- Responder: requer participação ativa. Refere-se à atenção ativa do aprendiz a estímulos, respostas verbais e não verbais e motivação para aprender

> **Boxe 25.2** Métodos de ensino adequados baseados nos domínios da aprendizagem
>
> **Cognitivo**
> - Discussão (um para um ou em grupo)
>   - Envolve o enfermeiro e o paciente ou o enfermeiro e vários pacientes
>   - Promove participação ativa e foca nos tópicos de interesse do paciente
>   - Permite suporte por pares
>   - Melhora a aplicação e a análise de novas informações
> - Palestra
>   - Método de orientação mais formal por ser controlado pelo educador
>   - Ajuda o aprendiz a adquirir novo conhecimento e compreensão
> - Sessão de perguntas e respostas
>   - Trata das preocupações específicas do paciente
>   - Ajuda pacientes a aplicar o conhecimento
> - Encenação, descoberta
>   - Permite que o paciente aplique ativamente o conhecimento em uma situação controlada
>   - Promove a síntese da informação e resolução de problemas
> - Projeto independente (instrução mediada por computador), experiência a campo
>   - Permite que o paciente assuma a responsabilidade por completar as atividades de aprendizagem em seu ritmo
>   - Promove análise, síntese e avaliação da nova informação e habilidades.
>
> **Afetivo**
> - Encenação
>   - Permite expressão de valores, sentimentos e atitudes
> - Discussão (em grupo)
>   - Permite que o paciente receba apoio de outros do grupo
>   - Ajuda o paciente a aprender com as experiências dos outros
>   - Promove resposta, valorização e organização
> - Discussão (um a um)
>   - Permite discussão de tópicos pessoais e sensíveis de interesse ou preocupação.
>
> **Psicomotor**
> - Demonstração
>   - Apresentação de procedimentos ou habilidades por parte do enfermeiro
>   - Permite que o paciente incorpore o exemplo do comportamento do enfermeiro
>   - Permite que o enfermeiro controle o questionamento durante a demonstração
> - Prática
>   - Dá ao paciente a oportunidade de realizar tarefas utilizando equipamento em situação controlada
>   - Promove a repetição
> - Demonstração "de volta"
>   - Permite que o paciente execute uma tarefa enquanto o enfermeiro observa
>   - Fornece fonte excelente de *feedback* e reforço
>   - Auxilia na determinação da capacidade do paciente de executar corretamente uma tarefa ou técnica
> - Projetos independentes, jogos
>   - Exigem método de ensino que promova adaptação e originação da aprendizagem psicomotora
>   - Permite que o aprendiz utilize novas habilidades.

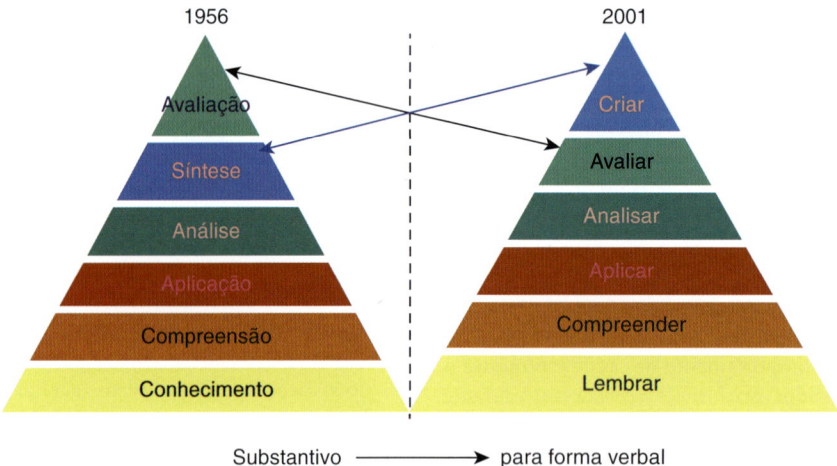

Figura 25.2 Taxonomia de Bloom: Bloom *versus* Anderson/Krathwohl. (De Wilson LO: *Bloom's taxonomy revised*, 2020. https://thesecondprinciple.com/essential-teaching-skills/blooms-taxonomy-revised/ Accessed June, 2021.)

- Valorar: atribuir valor ao conhecimento adquirido conforme demonstrado pelo comportamento do aprendiz de aceitação, preferência ou comprometimento
- Organizar: desenvolver um sistema de valores. O aprendiz internaliza valores e crenças envolvendo (1) a conceitualização dos valores e (2) a organização de um sistema de valores
- Caracterizar: nível mais alto de internalização. Agir e responder com sistema de valores consistente; requer introspecção e autoavaliação dos próprios valores com relação a um problema ético ou experiência particular.

Aprendizagem psicomotora

A **aprendizagem psicomotora** envolve o desenvolvimento de habilidades manuais ou físicas, como aprender a andar ou digitar em um computador (Billings e Halstead, 2020; Wilson, 2021). O comportamento mais simples da hierarquia é o fundamental (dependendo do modelo hierárquico), ao passo que o mais complexo é a originação. A aprendizagem psicomotora inclui os seguintes comportamentos:

- Fundamentais: habilidades, movimentos ou comportamentos relacionados a andar, correr, saltar, empurrar, puxar e manipular. São muitas vezes componentes de ações mais complexas

- Perceptivos: habilidades relacionadas à capacidade cinestésica (movimentos corporais), visual, auditiva, tátil (tato) ou de coordenação, à medida que se relacionam à capacidade de adquirir informações do ambiente e reagir
- De resposta guiada: estágios iniciais da aprendizagem de uma habilidade particular sob a orientação de um instrutor, envolvendo imitação e prática de uma ação demonstrada
- De mecanismo: nível mais alto de comportamento no qual uma pessoa adquire segurança e proficiência para realizar uma tarefa mais complexa ou que envolve muito mais passos que uma resposta guiada
- De resposta complexa evidente: executar uma habilidade motora que requeira padrões complexos de movimento de forma suave e precisa
- De adaptação: habilidades motoras e movimentos bem desenvolvidos podem ser modificados diante de problemas inesperados
- De origem: emprego de habilidades motoras existentes para criar novos padrões de movimento e realizá-los conforme necessário em resposta a uma situação ou problema particular.

Ao verificar o conhecimento, a situação clínica e as necessidades de aprendizagem do paciente, considere o nível atual do paciente dentro do(s) domínio(s) em que você escolhe focar o ensino. Selecione abordagens de ensino que ajudem o paciente a alcançar um nível mais elevado de desempenho naquele domínio. Por exemplo, antes de ensinar o paciente a como usar o andador, avalie as habilidades fundamentais: o paciente consegue andar sozinho ou sustentar peso? Depois, use estratégias para evoluir o paciente para resposta guiada, o comportamento no qual o paciente usa o andador com assistência. À medida que o paciente adquire confiança no uso do andador, o paciente progride para o mecanismo, que é o comportamento que mostra a proficiência do paciente no uso do andador.

Princípios básicos da aprendizagem

A fim de ensinar de maneira efetiva e eficiente, você deve conhecer os princípios que influenciam a forma como uma pessoa aprende (Bastable, 2019). Atingir os resultados (objetivos) de aprendizagem desejados depende de muitos princípios, dentre os quais estão motivação individual, disposição e capacidade de aprender e ambiente no qual se realiza o ensino. A capacidade de aprender depende de características físicas e cognitivas, nível de desenvolvimento, bem-estar físico e do processo de pensamento intelectual. Todos esses princípios influenciarão sua abordagem de ensino.

O estilo de aprendizagem individual geralmente afeta as preferências de aprendizagem de cada pessoa. Pessoas processam informações de diversas formas: por meio de visão, tato e audição, reflexão e ação, raciocínio lógico e intuição, e por meio de análise e visualização. Planos efetivos de ensino incorporam uma combinação de atividades destinadas a diversos estilos de aprendizagem (Savage et al., 2017; Miller e Stoeckel, 2019). Quando você ajusta sua abordagem de ensino para atender às necessidades e estilo de aprendizagem de seu paciente, você otimiza a experiência de aprendizagem dele.

Motivação para aprender

A **motivação** é um estado interno (p. ex., uma ideia, emoção ou necessidade física) que ajuda a estimular, direcionar e sustentar o comportamento humano (Miller e Stoeckel, 2019). A motivação do paciente para aprender é influenciada por uma crença na necessidade de conhecer algo. Pacientes que necessitam de conhecimento para sobreviver apresentam motivação mais forte para aprender comparados a pacientes que necessitam de conhecimento somente para promover a saúde (Bastable, 2019). Infelizmente, nem todas as pessoas têm interesse em manter a saúde. Muitos não adotam novos comportamentos de saúde nem modificam comportamentos não saudáveis a não ser que percebam uma doença como ameaça, que ultrapassem barreiras à mudança de práticas de saúde e vejam os benefícios de adotar um comportamento saudável. Por exemplo, alguns pacientes com doença pulmonar continuam fumando. A terapia de uma pessoa é mais eficaz quando o indivíduo acredita que sua saúde é importante e que a terapia irá melhorá-la.

A entrevista motivacional (EM) é uma técnica de aconselhamento e orientação focada nas metas percebidas pelo paciente e ajuda as pessoas a resolver inseguranças e sentimentos ambivalentes (p. ex., falta de adesão) para encontrar a motivação necessária para mudar seu comportamento (SAMHSA, 2018; *Psychology Today*, n.d.). A técnica é centrada no paciente, baseada no princípio de que a motivação para a mudança deve vir do paciente, não do profissional da saúde. Como prestadores de cuidados, podemos pensar que sabemos o que um paciente "precisa aprender". Contudo, se a informação que escolhermos transmitir não atender às metas ou valores pessoais do paciente, os esforços de ensino são geralmente ineficazes. Estudos demonstraram que essa intervenção funciona bem com indivíduos que começam desmotivados ou despreparados para mudanças (*Psychology Today*, n.d.; Faghihian et al., 2020).

Evidências atuais revelam que a EM é eficaz para comportamentos de estilo de vida como dieta, exercícios e abandono do tabagismo, bem como necessidades psicossociais de pacientes que convivem com câncer (Spencer e Wheeler, 2016). A técnica também ajuda os pacientes a controlar o diabetes tipo 2 e a hipertensão arterial (Steffen et al., 2021). EM também é eficaz em ambientes de cuidados ambulatoriais, com melhora da adesão dos pacientes à quimioterapia oral e autoeficácia para adesão à terapia medicamentosa bem como rastreio de câncer de mama e colo de útero (Cakmak e Kapucu, 2021; Chan e So, 2021). O objetivo da EM não é resolver o problema do paciente nem desenvolver um plano; ela visa encorajar a autonomia do paciente na tomada de decisões, com o médico agindo como guia – esclarecendo os pontos fortes e aspirações dos pacientes, ouvindo suas preocupações, aumentando sua confiança em sua capacidade de mudar e, por fim, colaborando com eles em um plano de mudança de comportamento (Souders, 2021). As perguntas da EM são úteis também no processo do histórico de enfermagem para determinar as necessidades de aprendizagem dos pacientes. O papel do entrevistador é basicamente estimular uma conversa sobre mudança e comprometimento (*Psychology Today*, n.d.).

Uso da teoria para melhorar a motivação e a aprendizagem.

A orientação em saúde frequentemente envolve mudança de atitudes e valores que não são fáceis de modificar apenas por meio da transferência de informação. Usar intervenções baseadas na teoria ao desenvolver planos de orientação de pacientes pode ser bastante útil. Teorias de aprendizagem focam em como os indivíduos aprendem. São tipicamente baseadas em pesquisas sobre aprendizagem. O uso da teoria facilita o processo de ensino-aprendizagem criando o clima desejado para a aprendizagem e orientando a seleção de estratégias instrucionais apropriadas. Como a orientação dos pacientes é complexa, existem diferentes teorias e modelos disponíveis para orientar o processo (Tabela 25.1). A aplicação de uma teoria que corresponda aos problemas e preferências pessoais de aprendizagem ajuda você a selecionar intervenções que tenham a melhor chance de ajudar o paciente a se tornar um participante ativo.

Dentre as várias teorias, a teoria da aprendizagem social é uma das abordagens mais úteis à orientação de pacientes. Ela considera características pessoais, padrões comportamentais do aprendiz e o ambiente da aprendizagem, orientando o educador a desenvolver intervenções de ensino efetivas que motivam e melhoram a aprendizagem (Bastable, 2019).

Tabela 25.1 Teorias de aprendizagem.

Teoria de aprendizagem	Definição	Aplicação
Dissonância cognitiva	Os indivíduos desejam consistência e farão as mudanças e adaptações necessárias para adquirir essa consistência (Festinger, 1957). Dissonância cognitiva refere-se a uma situação envolvendo atitudes, crenças ou comportamentos conflitantes que produzem desconforto mental levando a uma alteração em uma das atitudes, crenças ou comportamentos para reduzir o desconforto e restaurar o equilíbrio na vida (McCleod, 2018)	Um paciente com infarto do miocárdio (IM) recente enfrenta estresse associado com os potenciais e atuais riscos e mudanças necessárias devido a seu diagnóstico. Há implicações para a vida toda. O paciente necessita mudar suas crenças, atitudes e valores para recuperar a consistência na vida durante a recuperação
Modelo de crença em saúde	O paciente perceberá certa suscetibilidade e gravidade de sua doença. Fatores modificadores incluem o conhecimento e variáveis demográficas, sociais e psicológicas. A probabilidade da ação baseia-se nas barreiras percebidas e benefícios da situação (Hochbaum, 1958). O Modelo de Crença em Saúde é uma abordagem para motivar as pessoas a tomar atitudes positivas de saúde que utiliza o desejo de evitar uma consequência negativa de saúde como principal motivação	A forma com que um paciente que sofreu um IM enfrenta sua doença dependerá de todos os fatores modificadores. Se o paciente não se sentir ameaçado, ou acreditar que não se beneficiará com as intervenções ou não tiver confiança de sua efetividade no manejo da condição, poderá não ser receptivo à orientação
Modelo transteórico de mudança	O modelo é utilizado para definir como os indivíduos iniciam a mudança em suas vidas, como progridem nessas mudanças e como processam e mantêm os comportamentos. Existem cinco estágios no modelo: pré-contemplação, contemplação, preparação, ação e manutenção (Prochaska et al., 1998)	Se o paciente sofreu graves lesões no coração e necessita de reabilitação cardíaca, deverá considerar mudanças de estilo de vida, como dieta, exercícios e manejo medicamentoso. Com cada estágio do modelo, o paciente toma decisões pesando os prós e contras com os prováveis resultados. Os resultados positivos devem ser maiores que os aspectos negativos da mudança
Autoeficácia	O modelo foca na crença do paciente em sua própria capacidade de realizar e manter mudanças e resultados positivos em sua vida (Bandura, 1977). A autoeficácia baseia-se na autoconfiança e é um bom indicador de motivação para realizar mudanças comportamentais	Um paciente que recebe alta após um IM deverá realizar certo nível de autocuidado. Delineie cada habilidade em passos gerenciáveis com incentivo e apoio dos outros. O paciente passará da insegurança e ansiedade para conforto e segurança em suas capacidades
Promoção da saúde	O modelo baseia-se na premissa de que características e experiências de um indivíduo afetam as ações específicas de comportamentos que, por sua vez, afetam os resultados específicos do comportamento (Pender, 1975). O modelo aplica informação geral a partir da teoria de aprendizagem social para desenvolver uma perspectiva de enfermagem holística sobre o paciente	Os comportamentos de um paciente que tem um IM são direcionados por comportamentos prévios de promoção da saúde, assim como fatores pessoais (biológicos, psicológicos e socioculturais). Pacientes necessitam ser participantes ativos na iniciação e manutenção da promoção da saúde

Adaptada de Syx RL: The practice of patient education: the theoretical perspective, *Orthop Nurs* 27(1):50-54, 2008.

Segundo a teoria, o estado mental e os fatores motivacionais intrínsecos do indivíduo (i. e., seu senso de realização, orgulho ou autoconfiança) reforçam comportamentos e influenciam a aprendizagem (Miller e Stoeckel, 2019). Esse tipo de sistema de recompensa interno permite que uma pessoa atinja os resultados desejados e evite resultados indesejados, resultando em melhor motivação. A **autoeficácia** é um conceito incluído na teoria da aprendizagem social e diz respeito à capacidade percebida por uma pessoa de completar com sucesso uma tarefa. Quando as pessoas acreditam que conseguem atingir um comportamento particular, têm maior propensão a realizá-lo de forma consistente e correta. Técnicas de entrevista motivacional incorporam princípios de autoeficácia.

A crença na autoeficácia padvém de quatro fontes: persuasão verbal, experiência vicária, experiência por domínio ativo e estado psicológico e afetivo (Bandura, 1997; Mille e Stoeckel, 2019). Por exemplo, o enfermeiro que está ensinando uma criança recém-diagnosticada com asma a utilizar corretamente seu inalador expressa a crença pessoal na capacidade da criança de utilizar o dispositivo (persuasão verbal). Em seguida, o enfermeiro demonstra como utilizar o inalador (experiência vicária). Uma vez completada a demonstração, a criança utiliza o inalador (experiência por domínio ativo). Conforme a criança sente diminuição do sibilo e ansiedade com o uso correto do inalador, ela experimenta *feedback* positivo, o que reforça ainda mais sua confiança em utilizá-lo (estado psicológico e afetivo). Intervenções dessa natureza melhoram a autoeficácia percebida, o que melhora também o alcance dos resultados esperados.

Autoeficácia é um conceito incluído em muitas teorias de promoção da saúde porque é, muitas vezes, uma preditora forte de comportamentos saudáveis e porque muitas intervenções melhoram a autoeficácia, resultando em melhores escolhas de estilo de vida (Bandura, 1997).

Por exemplo, Kate Lorig (2015), quando ocupava o cargo de diretora do Stanford Patient Education Research Center (atualmente chamado de Self-Management Resource Center), desenvolveu um Programa de Autogerenciamento de Doença crônica baseado na teoria da autoeficácia. O programa emprega o domínio de habilidades, exemplificação, reinterpretação e persuasão social para melhorar a autoeficácia do indivíduo. Os programas da Dra. Lorig têm sido especialmente efetivos para pacientes com diabetes ou problemas pulmonares crônicos e pacientes em reabilitação cardíaca (ver Capítulo 8). Quando enfermeiros implementam intervenções para melhorar a autoeficácia, seus pacientes frequentemente atingem resultados positivos. Por exemplo, pesquisadores associaram melhores escores de autoeficácia e melhor cumprimento de metas de saúde quando pacientes receberam orientação durante o acompanhamento por meio de ligações telefônicas ao longo de um período de 6 meses (Zhou et al., 2018). Em outro estudo, pesquisadores descobriram que um programa de orientação sobre autocuidados foi eficiente para diminuir todas as readmissões não planejadas em pacientes com insuficiência cardíaca (Boyde et al., 2018).

Fatores culturais. Conhecer as preferências culturais de seus pacientes (ver Capítulo 9) e crenças de saúde (ver Capítulo 6) ajuda você a desenvolver intervenções centradas no paciente que o motivarão a aprender. Avalie cuidadosamente as necessidades culturais e preferências de método de orientação do paciente para melhorar sua aprendizagem e adesão. O uso de um modelo como o ACCESS ajuda você a focalizar os fatores culturais que influenciam os resultados de ensino do paciente. Os seis componentes do modelo ACCESS são (Purnell e Fenkl, 2019):

1. **Avaliação** do estilo de vida, crenças de saúde, tradições culturais e práticas de saúde do paciente.
2. **Comunicação** com consciência das muitas variações de resposta verbal e não verbal.
3. Negociação e **comprometimento cultural** que encoraja a conscientização das características à cultura de um paciente e dos próprios preconceitos da pessoa.
4. **Estabelecimento de respeito** às crenças culturais e valores do paciente, desenvolvendo uma relação de cuidado.
5. **Sensibilidade** a como os pacientes de muitas culturas percebem suas necessidades de cuidados e os padrões de comunicação que utilizam.
6. **Segurança** que permita aos pacientes sentir-se culturalmente seguros e que evite a perda de empoderamento de sua identidade cultural.

Participação ativa. A aprendizagem ocorre quando um paciente está motivado a se envolver ativamente na sessão de orientação (Edelman e Kudzma, 2017). O envolvimento do paciente na aprendizagem implica um desejo de adquirir conhecimento ou habilidades. Também melhora a oportunidade para que o paciente tome decisões durante as sessões de orientação. Por exemplo, ao ensinar sobre a segurança do assento de carro para bebês em uma aula de parentalidade, faça uma sessão no estacionamento em que os participantes estacionam seus veículos. Após a sessão, os pais serão mais capazes de determinar que tipo de assento se encaixa melhor em seu veículo e qual o mais fácil de utilizar. Isso os instrumentaliza com a informação necessária para comprar o assento correto.

Disposição para aprender

A disposição para aprender baseia-se na vontade do paciente de se engajar na aprendizagem (Miller e Stoeckel, 2019). Muitos fatores afetam a disposição. A perda de saúde é, em geral, muito difícil de ser aceita por pacientes. O luto é um processo complexo vivido por pacientes durante doenças (ver Capítulo 36). O processo do luto proporciona aos indivíduos tempo para se adaptar psicologicamente às implicações emocionais e físicas de sua doença. A disposição para aprender é afetada por cada estágio do luto (Tabela 25.2). Os pacientes não conseguem aprender quando não estão dispostos ou não conseguem aceitar uma perda ou sua enfermidade. Ensino no momento adequado utilizando as abordagens corretas durante o processo facilitam a adaptação à doença ou deficiência.

O estado de saúde física de um paciente também afeta sua disposição para aprender. Pacientes trafegam ao longo de uma jornada de saúde. À medida que o paciente se move em sua jornada, sua disposição para aprender também se modifica (Miller e Stoeckel, 2019). Por exemplo, um paciente com doença aguda está preocupado com sua sobrevivência e provavelmente terá mais interesse em um plano de tratamento antes de querer aprender sobre implicações da doença ao longo da vida. Após um acidente vascular encefálico, o paciente terá maior disposição para aprender sobre autocuidado quando estiver recebendo cuidados de reabilitação.

O **estado de atenção** é o estado mental que permite ao aprendiz concentrar-se e compreender uma atividade de aprendizagem. Antes de aprender qualquer coisa, os pacientes necessitam ser capazes de prestar atenção ou se concentrar na informação que deve ser aprendida. Desconfortos físicos, ansiedade, confusão e distrações do ambiente influenciam a capacidade de concentração. Portanto, determine o nível de conforto do paciente antes de iniciar um plano de orientação e certifique-se de que o paciente seja capaz de se concentrar na informação. À medida que a ansiedade aumenta, a capacidade de concentração do paciente diminui. Um nível discreto de ansiedade pode ser condutor para a aprendizagem. Contudo, níveis altos de ansiedade impedem que ocorra aprendizagem. Por vezes, quando um paciente estiver incapaz de prestar atenção, um familiar cuidador poderá servir como receptor da orientação. Fatos simples são mais importantes nesses momentos do que estratégias de ensino detalhadas. Por exemplo, um paciente com dor é mais receptivo a aprender como utilizar uma bomba de analgesia controlada pelo paciente do que como usar muletas.

Capacidade de aprendizagem

O nível cognitivo e de desenvolvimento do paciente, bem como suas capacidades físicas, influenciam sua capacidade de aprender. Ademais, o ambiente da aprendizagem é um fator significativo que também afeta a capacidade de aprendizagem.

Capacidade de desenvolvimento. O desenvolvimento cognitivo influencia a capacidade de aprendizagem do paciente. Você pode ser um educador competente, mas se não considerar a capacidade intelectual de seu paciente, seu ensino não será bem-sucedido. Aprender, assim como o desenvolvimento durante o crescimento, é um processo em constante evolução. Avalie o nível de conhecimento do paciente e suas habilidades intelectuais (p. ex., resolução de problemas simples, tomada de decisão, aplicação de um conceito em domicílio como controle de infecção) antes de iniciar um plano de ensino. A aprendizagem ocorre mais prontamente quando a informação nova complementa o conhecimento existente. Por exemplo, a mensuração de porções líquidas ou sólidas de alimentos exige capacidade de realizar cálculos matemáticos. Ao cuidar de um paciente em domicílio, determine primeiro se o paciente compreende o que é a porção e depois observe enquanto o paciente prepara o alimento líquido ou sólido. Ler o rótulo de uma medicação ou orientações de alta requer habilidade de leitura e compreensão. Avaliar a orientação em saúde por parte do paciente ajudará você a determinar a capacidade já dominada por ele.

Tabela 25.2 Relação entre adaptação psicossocial à doença, luto e aprendizagem.

Estágio	Comportamento do paciente	Implicações de aprendizagem para enfermeiros e cuidadores familiares	Justificativa
Negação ou descrença	O paciente evita a discussão sobre a doença ("estou bem, não há nada de errado comigo"), isola-se dos outros e despreza restrições físicas. O paciente suprime e distorce informações que não sejam apresentadas claramente	Fornecer apoio, empatia e explicações claras sobre todos os procedimentos enquanto são realizados. Permanecer disponível e acessível para discussão. Explicar a situação à família ou ao ente querido, se apropriado. Ensinar no tempo presente (p. ex., explicar a terapia atual)	O paciente não está preparado para lidar com o problema. Qualquer tentativa de convencer ou contar ao paciente sobre a doença ou perda resulta em mais raiva ou reclusão. Fornecer somente a informação buscada ou absolutamente exigida pelo paciente
Raiva	O paciente culpa e direciona sua raiva a enfermeiros ou outros	Não discutir com o paciente. Ouvir suas preocupações. Utilizar bom contato visual. Ensinar no tempo presente. Assegurar à família e aos entes queridos que a raiva do paciente é normal	O paciente necessita de oportunidade para expressar sentimentos e raiva; não está preparado para enfrentar o futuro
Negociação	O paciente oferece viver uma vida melhor em troca da promessa de saúde melhor ("se Deus me deixar viver, prometo parar de fumar")	Continuar introduzindo somente a realidade. Ensinar somente no tempo presente	O paciente ainda não está disposto a aceitar suas limitações
Resolução	O paciente começa a expressar emoções abertamente, percebe que a doença produziu mudanças e começa a realizar questionamentos	Encorajar expressão de sentimentos. Descobrir o que o paciente quer aprender. Começar a compartilhar informação necessária para o futuro e definir momentos formais de discussão	O paciente começa a perceber a necessidade de ajuda e está pronto para ser responsável pela aprendizagem
Aceitação	O paciente reconhece a realidade da condição, busca ativamente informações e se esforça por independência	Focalizar o ensino em habilidades e conhecimento necessários no futuro. Continuar ensinando sobre ocorrências presentes. Envolver família/ente querido na orientação de alta	O paciente é mais facilmente motivado a aprender. A aceitação da doença reflete-se na disposição para lidar com suas implicações

Aprendizagem em crianças. A capacidade de aprendizagem e tipo de comportamentos que crianças são capazes de aprender depende de seu estado de maturidade (ver Capítulo 12). Sem adequado desenvolvimento fisiológico, motor, de linguagem e social, muitos tipos de aprendizagem ainda não poderão ser aplicados. Ademais, cada criança aprende de maneira diferente, embora ocorra aprendizagem em crianças de todas as idades. O crescimento intelectual desloca-se do concreto ao abstrato à medida que a criança amadurece. Portanto, informações apresentadas a crianças necessitam ser compreensíveis e os resultados esperados precisam ser realistas com base no estágio de desenvolvimento da criança (Boxe 25.3). Lembre-se de que o estágio de desenvolvimento de uma criança pode não corresponder à sua idade cronológica. Utilize métodos de ensino que sejam baseados em evidências. Algumas estratégias de ensino baseadas em evidências incluem uso de materiais visuais em explicações, dar exemplos em problemas de múltiplos passos, dar aos aprendizes tempo para praticar coisas novas, e dar *feedback* (Killian, 2019). Utilize recursos de ensino apropriados ao estágio de desenvolvimento (Figura 25.3). A aprendizagem ocorre quando o comportamento muda como resultado de uma experiência ou crescimento (Miller e Stoeckel, 2019).

Aprendizagem em adultos. Ensinar adultos difere de ensinar crianças. Adultos são capazes de refletir sobre sua situação atual de forma crítica, embora às vezes necessitem de ajuda para enxergar seus problemas e mudar suas perspectivas. Como adultos são independentes e autodirecionados quando amadurecem, são muitas vezes capazes de identificar suas próprias necessidades de aprendizagem (Billings e Halstead, 2020). A aprendizagem necessita vir de problemas ou tarefas que resultem de situações da vida real. Embora adultos tendam a ser aprendizes autodirecionados, com frequência se tornam dependentes em situações novas de aprendizagem como ao receber um novo diagnóstico ou uma receita de um medicamento novo. A quantidade de informação que você fornece e a quantidade de tempo que você dedica a um paciente adulto variam dependendo da situação pessoal do paciente e sua disposição para aprender. A disposição do adulto para aprender está frequentemente associada ao estágio de desenvolvimento e outros eventos que estão ocorrendo na vida. Ajude os pacientes a resolver quaisquer necessidades que percebam como importantes a fim de promover a aprendizagem.

Adultos contam com uma ampla variedade de experiências de vida pessoais. Aprendizes adultos têm desempenho melhor quando são solicitados a empregar suas experiências prévias e aplicar conhecimento novo para resolver um problema da vida real (Billings e Halstead, 2020). Também obtêm mais sucesso quando veem a informação como pessoalmente relevante e importante à sua vida diária (Billings e Halstead, 2020). Por exemplo, se você orientar um paciente a limitar determinadas atividades após uma cirurgia, saiba quais atividades realizadas normalmente pela pessoa podem entrar em conflito com as restrições. Descubra meios que ajudem o paciente a aderir às restrições. Avaliar o que um paciente adulto já sabe ou faz e o que ele deseja saber e definir objetivos mútuos de aprendizagem melhora os resultados da orientação do paciente (Bastable, 2019).

Boxe 25.3 Métodos de ensino baseados na capacidade de desenvolvimento do paciente

Bebês com menos de 1 ano
- Mantenha rotinas consistentes (p. ex., alimentação, banho)
- Segure firmemente o bebê enquanto sorri e fala suavemente para transmitir confiança
- Faça o bebê tocar em diferentes texturas (p. ex., tecido macio, plástico rígido).

Bebês de 1 a 3 anos
- Utilize brincadeiras para ensinar procedimentos ou atividades (p. ex., manuseio de equipamentos de exame, aplicação de bandagem em bonecas)
- Ofereça livros de imagens para descrever histórias de crianças em hospitais ou clínicas
- Utilize termos simples como "corte" em vez de "laceração" para promover a compreensão.

Crianças em idade pré-escolar
- Utilize jogos de encenação, imitação e brinque para tornar a aprendizagem divertida
- Encoraje perguntas e ofereça explicações. Utilize explicações e demonstrações simples
- Encoraje crianças a aprender juntas por meio de imagens e histórias curtas sobre como cuidar da higiene.

Crianças em idade escolar
- Ensine as habilidades psicomotoras necessárias para manter a saúde (habilidades complicadas como aprender a utilizar uma seringa necessitam de prática considerável)
- Ofereça oportunidades para discutir problemas de saúde e responder perguntas.

Adolescentes
- Ajude os adolescentes a aprender sobre sentimentos e necessidade de autoexpressão
- Utilize o ensino como atividade colaborativa
- Permita ao adolescente tomar decisões sobre sua saúde e promoção da saúde (segurança, orientação sexual, abuso de substâncias)
- Utilize a resolução de problemas para ajudar o adolescente a fazer escolhas.

Adultos jovens ou de meia-idade
- Encoraje participação no plano de aprendizagem determinando metas mútuas
- Encoraje a aprendizagem independente
- Ofereça informação para que o adulto compreenda os efeitos do problema de saúde.

Idosos
- Ensine quando o paciente estiver alerta e descansado
- Envolva o paciente na discussão ou atividade
- Dê suporte ao bem-estar e à força pessoal
- Utilize abordagens que melhoram a recepção do paciente a estímulos quando houver comprometimento sensitivo (ver Capítulo 49)
- Mantenha as sessões de ensino curtas.

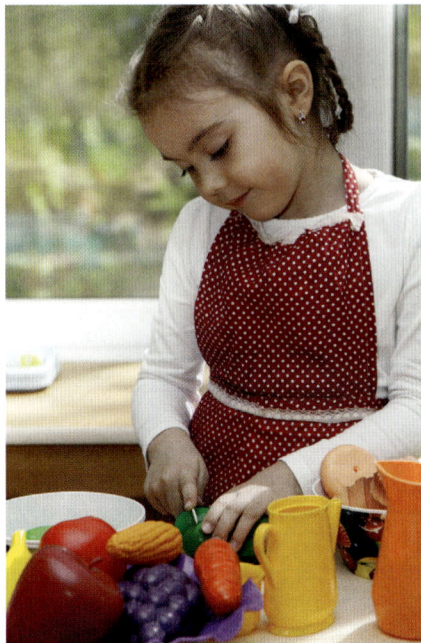

Figura 25.3 O enfermeiro utiliza modelos alimentares adequados ao nível de desenvolvimento para ensinar comportamentos alimentares saudáveis para uma criança em idade escolar. (Copyright © iStock.com/alkir.)

Letramento em saúde e deficiências de aprendizagem. Pesquisas demonstram que o grau de letramento em saúde é não apenas um forte preditor do estado de saúde de uma pessoa, como também um preditor mais forte comparado a diversos outros fatores, incluindo idade, renda, situação de emprego, nível de educação geral e raça (Parnell, 2015; National Library of Medicine [NLM], n.d.). A Organização Mundial da Saúde (OMS) (WHO, 2021) define o **grau de letramento em saúde** como as habilidades cognitivas e sociais que determinam a capacidade dos indivíduos de adquirir acesso a compreender e utilizar informações de maneira a promover e manter boa saúde. Os Centers for Disease Control and Prevention (CDC) definem letramento pessoal em saúde como o grau até o qual os indivíduos têm a capacidade de encontrar, compreender e utilizar informações e serviços para informar decisões relacionadas à saúde e ações para si mesmos e outras pessoas (CDC, 2021a). O grau de letramento em saúde diz respeito não somente à capacidade do paciente de ler e compreender informações relacionadas à saúde, como também dispor das habilidades necessárias para resolver problemas, articular e tomar decisões em saúde adequadas (Parnell, 2015; CDC, 2021a). As pessoas com maiores chances de estar sob risco de grau de letramento em saúde baixo incluem idosos, minorias, imigrantes, pessoas com baixa renda, pessoas com baixo nível de escolaridade e pessoas com doenças mentais e/ou físicas crônicas (NLM, n.d.). De acordo com o National Assessment of Adult Literacy, nove em cada dez adultos têm dificuldade para compreender e utilizar informações de saúde que não lhes são familiares ou que são complexas e utilizam jargões (CDC, 2021b). Isto significa que 90% da população estão em risco de não contar com as habilidades necessárias para gerenciar sua saúde e prevenir doenças. Adicionando ao problema, pesquisas têm demonstrado que materiais de saúde são, muitas vezes, redigidos de uma forma complexa; não são inteligíveis e excedem não apenas o nível de leitura do público geral, como também o nível de alunos de ensino médio (Parnell, 2015; CDC, 2021c). Essa discrepância resulta em falta de segurança com cuidados de saúde. O grau de letramento em saúde é um dos preditores mais importantes dos resultados de saúde. O baixo grau de letramento em saúde pode levar ao maior número de visitas à emergência e às admissões e readmissões hospitalares (Miller e Stoeckel, 2019).

A fim de garantir a segurança de pacientes, todos os profissionais da saúde necessitam garantir que a informação apresentada seja clara e culturalmente sensível (TJC, 2019). Muitas pessoas necessitam de informação impressa em nível de quinta série ou menor, pois as pessoas, em geral, leem com capacidade um ou dois níveis abaixo de seu maior nível educacional (Miller e Stoeckel, 2019).

Capacidade física. A disposição para aprender depende, usualmente, do nível de desenvolvimento físico do paciente e de sua saúde física geral. Muitos fatores comprometem a capacidade de aprendizagem, incluindo doenças físicas ou mentais preexistentes, fadiga, temperatura corporal, desequilíbrio eletrolítico, estado de oxigenação e nível glicêmico. Para aprender habilidades psicomotoras, pacientes devem ter determinado nível de força, coordenação e precisão sensitiva. Por exemplo, é inútil ensinar um paciente a se transferir de um leito a uma cadeira de rodas se esse paciente não dispõe de força suficiente na parte superior do corpo. Um paciente idoso com visão comprometida ou incapacidade de segurar firmemente objetos não poderá aprender a aplicar uma bandagem elástica. Portanto, não superestime o estado de desenvolvimento físico de seu paciente. São necessárias as seguintes características físicas para aprender habilidades psicomotoras:

- Tamanho (a altura e o peso do paciente devem corresponder à tarefa que deverá ser realizada ou ao equipamento utilizado)
- Força (capacidade do paciente de seguir um programa de exercícios extenuante)
- Coordenação (destreza necessária para executar habilidades motoras complicadas, como uso de ferramentas ou troca de bandagem)
- Acuidade sensitiva (visual, auditiva, tátil, gustatória e olfatória; recursos sensitivos necessários para receber e responder às mensagens ensinadas).

A determinação da capacidade do paciente de realizar habilidades psicomotoras é mais bem avaliada por fisioterapeuta ou terapeuta ocupacional. Ademais, considere como seu paciente se adapta a quaisquer limitações físicas para a realização das habilidades em casa.

Qualquer condição ou sintoma (p. ex., dor, náuseas ou fadiga) que deprima a energia do paciente também prejudica sua capacidade de aprendizagem. Por exemplo, um paciente que passa a manhã toda realizando exames diagnósticos rigorosos não conseguirá aprender mais tarde, nesse dia, em razão de sua fadiga. Adie o ensino quando uma doença piorar devido a complicações como febre alta ou dificuldade respiratória. Conforme trabalhar com o paciente, avalie seu nível de energia percebendo a disposição dele em se comunicar, a quantidade de atividade iniciada e as respostas a perguntas. Interrompa as orientações temporariamente se o paciente necessitar de repouso. Você obterá melhores resultados quando seus pacientes estiverem fisicamente capazes de participar ativamente da aprendizagem.

Ambiente de aprendizagem

Fatores do local físico em que ocorre o ensino tornam a aprendizagem uma experiência prazerosa ou difícil (Bastable, 2019). O ambiente ideal ajuda o paciente a ter foco na tarefa da aprendizagem. O número de pessoas incluídas na sessão; a necessidade de privacidade, a temperatura do quarto, a iluminação, o ruído, a ventilação e a mobília constituem importantes fatores da determinação do ambiente. O ambiente ideal de aprendizagem deve ser bem iluminado e ventilado, dispor de mobília adequada e temperatura confortável. Um quarto escuro interfere na capacidade de o paciente observar suas ações, especialmente durante a demonstração de uma habilidade (procedimento) ou uso de recursos visuais, como pôsteres e panfletos. Quartos frios, quentes ou lotados deixam o paciente muito desconfortável para focar na informação que lhe é apresentada.

Também é importante escolher um ambiente quieto. O silêncio oferece privacidade; interrupções infrequentes são melhores. Proporcione privacidade mesmo em um hospital cheio, fechando cortinas de boxes ou levando o paciente a um local quieto. Familiares cuidadores, em geral, precisam compartilhar informações nas discussões realizadas em domicílio. Contudo, pacientes relutantes em discutir a natureza de sua doença na presença de outras pessoas beneficiam-se da realização da orientação em um cômodo separado das atividades domésticas, como um quarto.

Ensinar um grupo de pacientes exige um local que permita a todos se sentarem confortavelmente e dentro de uma distância na qual possam escutar o educador. Certifique-se de que o tamanho do cômodo não deixe o grupo impressionado. Organizar o grupo de forma que todos possam se observar uns aos outros melhora a aprendizagem. A comunicação mais efetiva ocorre quando os aprendizes observam as interações verbais e não verbais dos outros.

Julgamento clínico na educação em saúde do paciente

Pelo fato de a educação em saúde do paciente ser bastante complicada devido ao paciente e à informação que você planeja ensinar, o pensamento crítico acoplado com bom julgamento clínico é necessário. Seu conhecimento sobre a condição de saúde de um paciente e as informações que adquire sobre ele por meio do histórico de enfermagem permitirão que você preveja o assunto e o nível de escolaridade necessário. Além disso, seu julgamento clínico permitirá que você determine o melhor momento para o ensino, os recursos a utilizar, e como envolver o paciente. Para ser um educador eficaz, você precisa fazer mais do que apenas dar uma passada pelos fatos. Determine cuidadosamente o que os pacientes já sabem, o que eles precisam saber e suas preferências de aprendizagem, e então encontre o tempo para ensiná-los quando estiverem prontos para aprender. Sua experiência em educação em saúde dos pacientes será inestimável para unir as necessidades educacionais do paciente com as abordagens educativas corretas e para saber quando ministrá-las.

Pensamento crítico em educação em saúde dos pacientes envolve padrões. A orientação do paciente tem sido considerada há muito tempo um padrão de prática profissional de enfermagem. A Lei do Exercício Profissional de Enfermagem dos Estados Unidos reconhece que o ensino faz parte do escopo da prática (Bastable, 2019). Ademais, diversas instituições definem diretrizes para promover a orientação do paciente em instituições de saúde. Por exemplo, a TJC (2021b) dos EUA define padrões para a orientação do paciente e da família. Tais padrões exigem que enfermeiros e todos os demais profissionais da saúde avaliem a aprendizagem dos pacientes e forneçam orientação sobre diversos tópicos, incluindo medicações, nutrição, uso de equipamentos médicos, controle da dor e o plano de cuidados do paciente. Outros padrões contam com diretrizes clínicas e protocolos de organizações profissionais, que geralmente incluem tópicos educacionais que são padrões de cuidado para determinadas condições dos pacientes. A implementação bem-sucedida dos padrões requer colaboração entre profissionais da saúde e melhora a segurança do paciente.

O ambiente como princípio de aprendizagem foi discutido anteriormente. Porém, o contexto do cuidado de saúde em si é um fator significativo para que um enfermeiro possa ter sucesso em educar o paciente. Em contextos de cuidados agudos, os tempos de permanência dos pacientes no hospital vêm caindo há vários anos. Os pacientes estão mais doentes quando são hospitalizados. Portanto, o tempo de qualidade disponível para ensinar no ambiente de cuidado agudo é muito limitado. Para gerenciar isso é preciso que você identifique as possíveis necessidades de aprendizagem dos pacientes o mais rapidamente possível após a admissão no hospital. Isto é mais fácil quando o paciente tem uma condição que é observada rotineiramente em uma unidade de cuidados de pacientes. Por exemplo, pacientes submetidos a grandes artroplastias têm diretrizes muito específicas a seguir após a alta, e os enfermeiros podem começar a educação em saúde mais cedo. Em compensação, pacientes cujas condições são mais complicadas ou obscuras podem não ter necessidades óbvias de aprendizagem até um dia antes da alta. Em contextos de clínica, cuidados domiciliares e de reabilitação, os enfermeiros têm mais tempo para identificar as necessidades de aprendizagem dos pacientes e para fornecer orientações completas continuamente. Em um contexto de cuidados agudos, informe-se o mais rapidamente possível sobre os recursos de que o paciente dispõe (p. ex., familiares cuidadores), envolva logo esses indivíduos nas instruções, e confirme com os pacientes e familiares cuidadores o que é mais importante para eles aprenderem para estar preparados para voltar para casa.

Processo de enfermagem

Aplique pensamento crítico ao executar o processo de enfermagem para que você possa apresentar um plano de ensino centrado no paciente. Existem semelhanças distintas entre o processo de enfermagem e o processo de ensino. Durante a fase do histórico de enfermagem do processo de enfermagem, você determina as necessidades de saúde do paciente (ver Parte 3). Assim como o processo de enfermagem, o processo de ensino requer um histórico – neste caso, identificar as necessidades de aprendizagem do paciente, sua motivação e capacidade de aprendizagem. Seus achados com relação ao conhecimento, habilidade ou mudança comportamental necessária ao paciente levarão a uma afirmação diagnóstica de enfermagem. Um exemplo seria *Conhecimento Deficiente* sobre uma condição diagnóstica nova ou condições relacionadas à informação insuficiente (p. ex., *Conhecimento Deficiente relacionado a informação insuficiente sobre recuperação pós-operatória*).

Um diagnóstico como *Ansiedade*, em geral, identifica fatores que interferem com a aprendizagem. Em vez de resultados, você desenvolve objetivos específicos de aprendizagem para determinado plano de ensino. Os processos de enfermagem e de ensino diferem no fato de que o primeiro requer avaliação de todas as fontes de dados com intuito de determinar as necessidades totais de saúde do paciente. O plano de ensino é focado nas necessidades de aprendizagem do paciente no que se refere ao estado funcional e de saúde dele e à motivação, à capacidade e à prontidão que possibilitem seu aprendizado.

A implementação envolve o uso de estratégias de ensino adequadas centradas no paciente e baseadas em evidências. Incorpore princípios de aprendizagem que se apliquem especificamente a cada paciente a fim de garantir que seu paciente adquira conhecimento e habilidades necessários. Finalmente, o processo de ensino requer avaliação da aprendizagem, incluindo o *feedback* do paciente com base nos objetivos da aprendizagem. A Tabela 25.3 compara os dois processos.

❖ Histórico de enfermagem

Pelo olhar do paciente. Ao fornecer orientação a pacientes, é importante estabelecer uma parceria com ele a fim de lhe garantir cuidados seguros, compassivos e coordenados (QSEN, 2020). Isso significa que durante a avaliação você determina as expectativas de aprendizagem do paciente e as expectativas para cada encontro de ensino. Que tipo de informação o paciente (ou familiar cuidador) vê como necessária para manter seu autocuidado em casa ou na transição de ambiente de cuidados? Que tipo de informação é necessária para permitir que o paciente monitore sua recuperação corretamente? Avalie preferências, valores e necessidades expressadas pelo paciente para olhar para a situação de cuidados de saúde por meio do olhar dele (QSEN, 2020). Desse modo, você adquire melhor apreciação do conhecimento, expectativas e preferências do paciente pela aprendizagem. Seu ensino será mais eficiente desse modo.

Tabela 25.3 Comparação do processo de enfermagem com o processo de ensino.

Passos básicos	Processo de enfermagem	Processo de ensino
Histórico	Colete dados sobre as necessidades físicas, psicológicas, sociais, culturais, de desenvolvimento e espirituais do paciente, família, exames diagnósticos, prontuário médico, histórico de enfermagem e literatura	Colete dados sobre a condição de saúde física e psicológica do paciente (problemas que requerem gerenciamento do paciente), as necessidades de aprendizagem, sua motivação, capacidade de aprendizagem, grau de letramento em saúde e recursos de ensino do paciente, família, ambiente de aprendizagem, prontuário do paciente, histórico de enfermagem e literatura
Diagnóstico de enfermagem	Identifique os diagnósticos de enfermagem adequados com base nos achados do histórico	Identifique as necessidades de aprendizagem do paciente com base nos três domínios da aprendizagem Diagnósticos de enfermagem podem identificar necessidades de aprendizagem ou condições que interfiram com ela
Planejamento e identificação de resultados	Desenvolva um plano de cuidados individualizados. Defina prioridades diagnósticas com base nos resultados esperados. Trabalhe em colaboração com o paciente no plano de cuidados	Estabeleça os objetivos da aprendizagem em termos de comportamento. Identifique as prioridades com relação às necessidades de aprendizagem. Trabalhe em colaboração com o paciente acerca do plano de ensino. Identifique o tipo de método de ensino a ser empregado
Implementação	Execute as terapias de cuidados de enfermagem. Inclua o paciente como participante ativo nos cuidados. Envolva a família/ente querido nos cuidados conforme apropriado	Implemente os métodos de ensino. Envolva ativamente o paciente nas atividades de aprendizagem. Inclua familiares cuidadores conforme apropriado
Avaliação	Identifique o sucesso em atingir os resultados esperados dos cuidados de enfermagem. Modifique as intervenções conforme indicado quando os resultados não forem atingidos	Determine os resultados do processo de ensino-aprendizagem. Avalie o cumprimento dos objetivos de aprendizagem pelo paciente. Reforce a informação conforme necessário

Necessidades de aprendizagem. Necessidades de aprendizagem definem-se como "lacunas de conhecimento existentes entre o nível de desempenho desejado e o nível atual de desempenho" (Miller e Stoeckel, 2019). O Boxe 25.4 apresenta exemplos de perguntas específicas do histórico que são utilizadas para determinar as necessidades peculiares de aprendizagem do paciente.

Algumas vezes, enfermeiros utilizam ferramentas de educação formal para determinar as necessidades de aprendizagem percebidas por seus pacientes. Em outros casos, identificam as expectativas de seus pacientes em exames de rotina. Os pacientes, em geral, identificam suas próprias necessidades com base nas implicações de viver com sua enfermidade. Por exemplo, um paciente diagnosticado com doença de Parkinson aprende que a condição é progressiva e precisa saber como se adaptar às mudanças físicas que virão a se desenvolver.

Para identificar as necessidades de aprendizagem dos pacientes, avalie o que eles veem como informação importante de conhecer. Um paciente que tem necessidade de saber algo se torna mais propenso a ser receptivo à informação apresentada. Por exemplo, pais recentes necessitam saber como cuidar de seu bebê. Portanto, são, em geral, muito receptivos a informações sobre cuidados com lactentes (p. ex., como alimentar o bebê e garantir sono suficiente).

Determine a informação que é essencial à aprendizagem dos pacientes. Reflita sobre seu conhecimento a respeito dos efeitos fisiológicos e patológicos de diversas doenças e o impacto que estes efeitos causam no gerenciamento da saúde. A aprendizagem necessita de mudança, dependendo do estado atual de saúde do paciente. Como o estado de saúde é dinâmico, o histórico deve ser uma atividade constante. Avalie os pontos a seguir:

- Informação ou habilidades necessárias para que o paciente realize autocuidado e compreenda as implicações do problema de saúde: membros da equipe de saúde antecipam necessidades de aprendizagem relacionadas a problemas de saúde específicos. Por exemplo, você deve ensinar um rapaz que acabou de iniciar o ensino médio a prevenir-se contra infecções sexualmente transmissíveis (ISTs)
- Experiências do paciente (p. ex., problema novo ou recorrente, hospitalização progressa) que influenciam sua motivação e necessidade de aprender
- Informações necessárias a familiares cuidadores para fornecer apoio às necessidades do paciente: a quantidade de informação necessária depende do estado de saúde do paciente e da extensão do papel do membro da família em ajudar o paciente.

Motivação para aprender. Faça perguntas a fim de identificar e definir a motivação do paciente. Trata-se de perguntas que determinam se ele está preparado e disposto a aprender. Avalie os fatores a seguir:

- Comportamento (p. ex., tempo de atenção, tendência de realizar perguntas, memória e capacidade de concentração durante a sessão de ensino)
- Crenças de saúde e passado sociocultural: normas, valores, experiências e tradições influenciam as crenças e valores do paciente sobre saúde e diversas terapias, padrões de comunicação e percepção do tempo (ver Capítulo 9)
- Percepção acerca da gravidade e suscetibilidade do problema de saúde bem como benefícios e barreiras ao tratamento
- Identificação dos resultados do paciente para a aprendizagem, que devem partir do paciente e não ser impostos pelos profissionais da saúde
- Capacidade percebida pelo paciente de desempenhar comportamentos de saúde necessários
- Desejo de aprender

Boxe 25.4 Perguntas do histórico de enfermagem voltado para a aprendizagem

Motivação para aprender
- Diga-me o que é mais importante para você aprender sobre _____?
- Se houvesse um hábito que você gostaria de modificar para melhorar sua saúde, qual seria?
- Que meta de saúde você gostaria de determinar e atingir?
- Ouça de maneira reflexiva – deixe os pacientes expressarem seus pensamentos e, em seguida, em vez de informá-los o que precisam aprender, capte a essência do que disseram com o propósito de estimular a conversação e ajudá-los a chegar a uma ideia de mudança.

Prontidão para aprender
- Descreva para mim qualquer desconforto físico ou ansiedade que você possa estar sentindo
- Avalie a capacidade do paciente de participar das dúvidas levantadas durante o histórico de enfermagem.

Capacidade para aprender
- Avalie o estado de desenvolvimento do paciente em relação a ser capaz de compreender intelectualmente uma instrução
- Avalie se o paciente utiliza dispositivos de auxílios visuais ou auditivos
- Avalie se o paciente dispõe de características físicas que dificultem aprender habilidades psicomotoras.

Aprendizagem prévia e identificação de necessidades e preferências de aprendizagem
- O que você sabe sobre sua doença e seu plano de tratamentos?
- Que experiências você vivenciou no passado se assemelham às que está vivendo agora?
- Juntos, podemos escolher a melhor forma para você aprender sobre sua doença. Como posso ajudar você da melhor forma?
- Quando você aprende informação nova, prefere que ela lhe seja fornecida utilizando imagens ou escrita em palavras?
- Quando você informa o caminho para sua casa, você ensina a pessoa a chegar escrevendo as instruções ou desenhando um mapa?

Autogerenciamento
- Como sua doença afeta (ou afetará) seu atual estilo de vida?
- Quais são as atuais barreiras que impedem você de gerenciar sua doença da forma como gostaria?
- Que papel você acredita que profissionais da saúde deveriam exercer para ajudá-lo a gerenciar sua doença ou manter sua saúde?
- Quanto você gostaria que membros de sua família se envolvessem no gerenciamento de sua doença? Quem seria esse membro da família?

Influências culturais e espirituais
- Quais crenças culturais ou espirituais você tem sobre sua doença e tratamento?

Para familiares cuidadores
- Quando você terá disponibilidade para ajudar e como planeja ajudar seu ente querido?
- Seu cônjuge necessita de ajuda. Como você se sente sobre aprender a como ajudá-lo?
- Conte-me como você se sente sobre realizar as atividades de cuidados necessárias ao membro de sua família
- Você acha que precisará de alguma ajuda para fornecer o tipo certo de apoio para seu familiar? Se sim, quais informações sobre cuidados domiciliares seriam úteis?

- Atitudes sobre profissionais da saúde (p. ex., papel do paciente e do enfermeiro na tomada de decisões)
- Preferência de estilo de aprendizagem: como enfermeiro, qualquer esforço educacional terá maior chance de sucesso se o método de ensino selecionado estiver alinhado com o estilo de aprendizagem de preferência do paciente (Billings e Halstead, 2020). A orientação pode exigir mais do que apenas um instrutor, visto que cada um pode ter mais experiência com um dentre diferentes tipos de ensino (verbal *versus* encenação). Pacientes que aprendem mais com método visual-espacial gostam de aprender utilizando imagens, diagramas ou qualquer exercício que lhes permita visualizar conceitos. Já indivíduos que aprendem de forma verbal/linguística demonstram habilidade na arte da linguagem; portanto, preferem aprender ouvindo ou lendo informações. Pessoas sinestésicas processam o conhecimento movendo-se e participando de atividades práticas. Encenações e retorno da demonstração são atividades populares para esses indivíduos. Pacientes que aprendem por meio de raciocínio lógico-matemático pensam em termos de causa e efeito, respondendo melhor quando solicitados a predizer resultados lógicos. Se um paciente for incapaz de identificar seu estilo preferido de aprendizagem, combinar estratégias será mais eficaz que dar foco em apenas um tipo de estilo de aprendizagem.

Disposição e capacidade de aprendizagem. Determine a capacidade física e cognitiva do paciente para a aprendizagem. Profissionais da saúde muitas vezes subestimam os déficits cognitivos e físicos de seus pacientes. Avalie os fatores a seguir:

- Função cognitiva, incluindo a memória, conhecimento, associação e julgamento
- O campo cognitivo da aprendizagem atualmente dominado por um paciente. Se você sabe que o ensino envolverá uma habilidade cognitiva, por exemplo, avalie primeiro o que o paciente sabe sobre o assunto. Com base na taxonomia de Bloom, o conhecimento ou lembrança precisa estar dominado antes que alguém possa alcançar um grau superior de conhecimento ou compreensão. Por exemplo, um paciente que tem diabetes melito tipo 1 deve adquirir conhecimento sobre insulina e seus efeitos antes que você possa educá-lo sobre as implicações da adesão. Avalie o nível atual do paciente naquele(s) domínio(s) que você optar por focar didaticamente. Considere quais abordagens usará para auxiliar o paciente a alcançar o nível mais alto de desempenho nesse domínio
- O domínio psicomotor da aprendizagem atualmente dominado pelo paciente. Avalie força física, resistência, movimento, destreza e coordenação (ver Capítulo 30) se você prevê educar os pacientes sobre habilidades psicomotoras. Por exemplo, determine a extensão da capacidade do paciente para desempenhar habilidades fazendo-o praticar com equipamentos que serão empregados nos autocuidados em sua casa
- Déficits sensoriais, como perda visual ou auditiva, que podem afetar a capacidade do paciente em compreender ou seguir orientações (ver Capítulo 49)
- Nível de leitura do paciente: é geralmente difícil de avaliar porque pacientes com analfabetismo funcional normalmente omitem a informação com distrações como não ter tempo para ler ou não conseguir ver o que está impresso. Duas formas de avaliar o nível de leitura e compreensão do paciente incluem pedir que ele leia as instruções de um folheto educacional e explique seu significado, ou pedir que o paciente preencha um formulário de triagem sobre grau de letramento em saúde (ver discussão sobre grau de letramento em saúde a seguir)
- Nível de desenvolvimento do paciente, que influencia a seleção das abordagens de ensino adequadas (ver Boxe 25.6, mais adiante). Considere as capacidades apropriadas para cada idade

- Dor, fadiga, depressão, ansiedade ou outros sintomas físicos ou psicológicos que interferem com a capacidade de manter a atenção e participação: em cuidados agudos e de reabilitação, a condição física do paciente pode facilmente comprometer sua aprendizagem.

> **Pense nisso**
>
> Você está desenvolvendo um plano de ensino para sua comunidade local com relação à segurança nas estradas. O plano será apresentado em uma aula de segurança comunitária semanal para idosos e para um grupo de alunos da sexta série de uma escola local. Como você diferencia seu plano de ensino para adultos *versus* crianças?

Fatores ambientais. Avalie o ambiente quanto a qualquer obstáculo para a aprendizagem. Avalie os fatores ambientais a seguir:

- Distrações ou ruídos persistentes: um local quieto é essencial para o foco no assunto e aprendizagem efetiva
- Conforto do quarto, incluindo ventilação, temperatura, iluminação, mobília e tamanho
- Instalações do quarto e equipamento disponível.

Recursos para a aprendizagem. Pacientes, muitas vezes, necessitam do apoio de membros da família ou entes queridos. Determine quem é o cuidador primário da família do paciente. Se tal apoio for necessário, avalie a disposição e a capacidade de tal cuidador para aprender a informação necessária e se é fisicamente capaz de prestar os cuidados do paciente. Revise também os recursos domiciliares e comunitários do paciente. Avalie os pontos a seguir:

- Disposição do paciente para envolver familiares cuidadores no plano de ensino e em seus cuidados de saúde: a informação de saúde do paciente é confidencial, a não ser que ele escolha compartilhá-la. Algumas vezes, é difícil para o paciente aceitar a ajuda de cuidadores de sua família, especialmente quando houver envolvimento de funções corporais
- Percepções e compreensão do familiar cuidador acerca da doença do paciente e suas implicações: ocorrem conflitos no plano de ensino quando as percepções do familiar cuidador não correspondem às do paciente
- Disposição e capacidade do familiar cuidador para participar dos cuidados: se os pacientes optarem por compartilhar informações sobre o estado de saúde com membros da família, estes deverão ser responsáveis, ter disposição e capacidade física e cognitiva para ajudar nas atividades de cuidados, como banho ou administração de medicações. Nem todos os membros da família atendem a essas exigências
- Conhecimento dos recursos comunitários como grupos de apoio de reabilitação cardíaca
- Recursos, incluindo financeiros ou materiais, como dispor de capacidade para obter equipamentos de cuidados de saúde
- Ferramentas de ensino, incluindo panfletos, materiais audiovisuais ou pôsteres: os materiais necessitam ser atuais, escritos de forma clara e lógica e corresponder ao nível de leitura do paciente.

Grau de letramento em saúde. Visto que o grau de letramento em saúde influencia como você executa suas estratégias de ensino, é crucial avaliar quanto conhecimento sobre saúde o paciente já tem antes de iniciar a orientação. A avaliação pode ser desafiadora, especialmente em ambientes movimentados nos quais há pouco tempo para conduzir uma avaliação minuciosa. TJC dispõe de um padrão para a equipe interprofissional identificar as necessidades de letramento em saúde de um paciente e promover orientação adequada a pessoas com necessidades de orientação em saúde especiais (Jordan, 2016).

A fim de avaliar o grau de letramento em saúde, peça que os pacientes realizem tarefas simples. Por exemplo, o paciente consegue ler a bula de uma medicação corretamente para você? Após fornecer uma explicação simples, de 1 minuto, sobre uma dieta ou programa de exercícios, o paciente é capaz de explicá-los de volta a você? O paciente consegue descrever corretamente a informação fornecida em material impresso? Diversas ferramentas de avaliação estão disponíveis para testar o grau de letramento em saúde. A Agency for Healthcare Research and Quality (AHRQ, 2020) oferece ferramentas para avaliação do letramento em saúde, incluindo a Short Assessment of Health Literacy (em espanhol e inglês). O teste Rapid Estimate of Adult Literacy in Medicine (REALM) (versão curta), e o Short Assessment of Health Literacy for Spanish Adults. Porém, como essas ferramentas são autorrelatos do letramento em saúde, portanto, subjetivas, os pesquisadores sugerem que outros métodos de avaliação sejam combinados com ferramentas de letramento, como entrevistas e observações, para incrementar a autenticidade e a objetividade dos dados (Liu et al., 2018). A Brief Health Literacy Screen (BHLS) é uma ferramenta eficaz de triagem de letramento em saúde que é administrada verbalmente para evitar problemas de leitura e processamento de materiais escritos pelos pacientes em uma ferramenta de avaliação (Louis et al., 2017).

Além do letramento em saúde, avalie deficiências de aprendizagem em seus pacientes. Por exemplo, muitos comportamentos de autocuidado requerem compreensão de matemática, incluindo cálculo e frações. Se uma deficiência de aprendizagem prejudicar a capacidade do paciente de empregar adequadamente habilidades de matemática, ensiná-lo será difícil, especialmente questões como doses e frequências de medicações. Embora não seja considerado uma deficiência de aprendizagem, o transtorno do déficit de atenção e hiperatividade (TDAH) também afeta a capacidade de aprendizagem do paciente. Pacientes com TDAH frequentemente têm falta de atenção, hiperatividade e impulsividade, o que dificulta sua concentração durante sessões de orientação, tornando desafiadora a aprendizagem (CDC, 2021d).

Pacientes com baixo grau de letramento em saúde ou deficiências de aprendizagem podem sentir vergonha por não compreender o que você diz e muitas vezes tentam mascarar sua incapacidade de compreender informações. Portanto, certifique-se de que você esteja sendo sensível e mantendo uma relação terapêutica com seus pacientes durante a avaliação de sua capacidade de aprendizagem. Reconhecer as qualidades peculiares de seus pacientes ajuda a garantir cuidados seguros e efetivos (QSEN, 2020).

❖ Análise e diagnóstico de enfermagem

Após avaliar a informação relacionada a motivação, disposição e capacidade de aprendizagem do paciente, interprete os dados e agrupe seus achados para formar diagnósticos que reflitam as necessidades de aprendizagem específicas do paciente ou fatores que a estejam afetando (Boxe 25.5). O diagnóstico correto garante que o ensino será direcionado ao problema de saúde adequado e a quaisquer riscos ou fatores relacionados. Se um paciente tiver muitas necessidades de aprendizagem, os diagnósticos de enfermagem orientarão a determinação das prioridades. Quando o diagnóstico de enfermagem for *Conhecimento Deficiente*, a afirmação diagnóstica deverá descrever o tipo específico de aprendizagem necessária e sua causa (p. ex., *Conhecimento Deficiente* sobre um tipo de procedimento cirúrgico). Fornecer um fator relacionado (p. ex., relacionado a falta de memória e exposição a informações) para um diagnóstico orientado pelo problema ou negativo oferece maior especificidade sobre como delinear estratégias. Os pacientes, em geral, necessitam de orientação para fornecer suporte à resolução de seus diversos problemas de saúde. Exemplos de diagnósticos de enfermagem que indicam necessidade de orientação incluem:

- Conflito de decisão
- Conhecimento Deficiente (afetivo, cognitivo, psicomotor)
- Manutenção ineficaz da saúde
- Déficit no autocuidado para alimentação e exercícios
- Autonegligência.

Quando você consegue manejar ou eliminar problemas de cuidados de saúde por meio da orientação, o fator relacionado da afirmação diagnóstica será *Conhecimento Deficiente*. Por exemplo, uma mulher idosa está tendo dificuldade para gerenciar um regime medicamentoso que envolve diversas medicações recém-prescritas e que devem ser tomadas em diferentes horários do dia. O diagnóstico de enfermagem será *Manutenção Ineficaz da Saúde com relação ao cronograma de medicações relacionada ao conhecimento deficiente*. Nesse caso, orientar a paciente sobre suas medicações e horários corretos de doses melhora sua capacidade de tomá-las conforme prescrito. O ensino será inadequado sempre que você identificar condições que causem barreiras à aprendizagem correta (p. ex., diagnóstico de enfermagem de *Dor Aguda* ou *Intolerância à Atividade*). Nesses casos, adie a orientação até que o diagnóstico de enfermagem seja resolvido ou o problema de saúde seja controlado.

❖ Planejamento e identificação de resultados

Após determinar os diagnósticos de enfermagem que identificam as necessidades de aprendizagem do paciente, desenvolva um plano de ensino, determine os resultados esperados e envolva o paciente na seleção das experiências de aprendizagem. Os resultados esperados de um plano de ensino são os objetivos da aprendizagem. Eles orientam a escolha das estratégias de ensino e as abordagens com o paciente. A participação do paciente garante um plano mais relevante e significativo.

Resultados. Resultados ou objetivos de aprendizagem identificam o que o paciente precisa obter para adquirir melhor compreensão de um tópico de saúde e gerenciar melhor a doença (p. ex., "consegue realizar autocuidado com a ostomia". Resultados descrevem os comportamentos específicos que um paciente deve alcançar, como "esvazia corretamente a bolsa de colostomia" e "descreve opções de dietas para diminuir diarreia". Ao desenvolver resultados, as condições ou períodos de tempo necessitam ser realistas e atender às necessidades do paciente (p. ex., "identificará os efeitos adversos do ácido acetilsalicílico até a alta").

Boxe 25.5 Processo de diagnóstico de enfermagem

Conhecimento deficiente (psicomotor) sobre uso de muletas relacionado à falta de experiência

Atividades avaliadas no histórico	Achados do histórico
Pedir ao paciente para descrever como andar com uso de muletas	O paciente afirma que não recebeu informação sobre o uso de muletas
Pedir ao paciente para demonstrar sua capacidade de se levantar e sustentar o peso	Determina se o paciente tem a habilidade psicomotora fundamental necessária para aprender a andar com muletas
Avaliar o nível de atenção do paciente; observar o comportamento durante a discussão	O paciente permanece atento e faz perguntas sobre como usar as muletas

Considere condições sob as quais o paciente ou sua família normalmente realizariam tal comportamento (p. ex., "caminhará do quarto até o banheiro utilizando muletas"). Inclua o paciente ao estabelecer metas e resultados de aprendizagem e seja um assistente na determinação dos critérios mínimos de sucesso.

Em algumas instituições de saúde, enfermeiros desenvolvem planos de ensino no prontuário eletrônico. O plano inclui tópicos padrões para a orientação, recursos (p. ex., equipamento, folhetos explicativos e referências a programas de ensino especiais), recomendações para envolvimento da família e objetivos para o plano de ensino. Alguns são bastante detalhados, ao passo que outros são realizados em forma de esboço. Utilize o plano para manter a continuidade da orientação. Quanto mais específico o plano, mais fácil será segui-lo.

O cenário influencia a complexidade de qualquer plano de ensino. Em situações de cuidados agudos, os planos são concisos e focados nas principais necessidades de aprendizagem do paciente, pois o tempo da orientação é limitado. Planos para cuidados domiciliares e ambulatórios clínicos contam com escopo mais completo porque você terá mais tempo para a orientação e os pacientes estarão, em geral, menos ansiosos nessas situações.

Definição de prioridades. Inclua o paciente ao determinar prioridades para sua orientação. Baseie as prioridades nos diagnósticos de enfermagem ou problemas colaborativos do paciente e nos resultados estabelecidos. As prioridades também dependem do que o paciente percebe como mais importante, seu nível de ansiedade ou conforto físico e quantidade de tempo disponível para a orientação. Você deve determinar as necessidades de aprendizagem do paciente em ordem de prioridade. Por exemplo, um paciente recém-diagnosticado com doença coronariana precisa ser preparado para reagir rapidamente quando surgirem problemas. O diagnóstico de *Conhecimento Deficiente com relação a uma doença recém-diagnosticada* tem um resultado de "o paciente identificará a maneira correta de tomar nitroglicerina para dor no peito". O mesmo diagnóstico também tem um resultado de "o paciente desenvolverá um plano de alimentação com baixo teor de gordura saturada." O paciente se beneficiará mais, no início, aprendendo a forma correta de tomar nitroglicerina e quanto tempo esperar antes de chamar ajuda quando sentir dor torácica. Após atender às necessidades prioritárias do paciente relacionadas à sobrevivência básica, você poderá discutir outros tópicos, como exercícios e mudanças nutricionais.

Momento. Quando é o momento certo para orientar? Antes de o paciente entrar no hospital? Quando o paciente chegar à clínica? No momento da alta? Em casa? Todas as respostas são corretas porque os pacientes continuam com necessidades de aprendizagem antes de entrarem em um hospital ou centro de tratamento ambulatorial e enquanto estiverem sob cuidados de saúde. Planeje as atividades de ensino para um momento em que o paciente esteja atento, receptivo e alerta. Organize as atividades dele de forma a permitir descanso e interações de ensino-aprendizagem.

Em cuidados agudos, o momento da orientação pode ser difícil de determinar, pois a ênfase reside no momento certo da alta do paciente do hospital. Por exemplo, após uma cirurgia, um paciente leva muitas horas para voltar a ficar alerta e confortável o suficiente para aprender. Quando isso acontecer, já estará agendada sua alta. Há pouco tempo disponível para sessões curtas de orientação e oportunidade de *feedback* do paciente. Portanto, a fim de melhorar os resultados dos pacientes, quando você trabalha em um contexto de exames ambulatoriais (por exemplo), antecipe suas necessidades de orientação para o momento em que for admitido no hospital para uma cirurgia, e envolva os familiares cuidadores se possível. Geralmente, quando um paciente tem uma cirurgia eletiva, a educação ocorre durante o pré-operatório (ver Capítulo 50).

Embora sessões mais longas de orientação diminuam a concentração e a atenção do aprendiz, certifique-se de que as sessões não sejam também breves demais. O paciente necessita de tempo para compreender a informação e fornecer *feedback*. É mais fácil aos pacientes tolerar e manter interesse no material durante sessões frequentes que durem de 10 a 15 minutos. Contudo, fatores como internações mais curtas e falta de reembolso por planos de saúde para orientação fora do ambiente hospitalar acabam causando demanda por sessões de orientação mais longas. O acompanhamento na forma de encaminhamentos a centros de cuidados ou reabilitação pode ajudar a promover continuidade da orientação após o retorno do paciente para casa.

A frequência das sessões de orientação depende das capacidades do aprendiz e complexidade do material. Por exemplo, uma criança recém-diagnosticada com diabetes demanda mais idas à clínica que um adulto que teve diabetes por 15 anos e vive em casa. Certifique-se de que os intervalos entre as sessões instrucionais não sejam muito longos ao ponto de o paciente se esquecer das informações. Enfermeiros de cuidados domiciliares reforçam a aprendizagem durante visitas após os pacientes receberem alta do hospital.

Organização do material instrucional. Um educador competente considera cuidadosamente a ordem da informação que será apresentada. Quando um enfermeiro tem uma relação constante com um paciente, como no caso de cuidados domiciliares ou gerenciamento de caso, um esboço do conteúdo ajuda a organizar a informação em uma sequência lógica. O material deve progredir de simples a complexo, pois as pessoas precisam aprender fatos e conceitos simples antes de aprender a fazer associações ou interpretações complexas de ideias. Enfermeiros de cuidados agudos, em geral, dão enfoque a conceitos mais simples e essenciais, ao passo que enfermeiros de cuidados domiciliares conseguem tratar melhor de assuntos mais complexos. Por exemplo, um enfermeiro planeja ensinar a esposa de um paciente a alimentá-lo por uma sonda gástrica. O enfermeiro ensinará a esposa primeiro a mensurar e manipular a sonda. Após haver aprendido essas tarefas, a esposa receberá orientação sobre como administrar a alimentação.

Comece suas orientações com conteúdos essenciais, pois os pacientes são mais propensos a lembrar de informações que você ensina no início da sessão. Por exemplo, imediatamente após a remoção cirúrgica de um tumor de mama maligno, a paciente apresenta muitas necessidades de aprendizagem. A fim de garantir que todo o material essencial seja abordado, inicie com o conteúdo considerado de mais alta prioridade, como o monitoramento da incisão para sinais de infecção. Trate de aspectos emocionais do diagnóstico de câncer e termine a sessão de orientação com conteúdo informativo, porém menos crítico, como a agenda de retornos. A repetição reforça a aprendizagem. Um resumo conciso do conteúdo-chave ajuda o aprendiz a se lembrar da informação mais importante (Bastable, 2019). O uso de materiais instrucionais que contêm os mesmos resumos pode ser bastante útil.

Trabalho em equipe e colaboração. Durante o planejamento, escolha os métodos adequados de ensino correspondentes aos tópicos que serão apresentados. Encoraje o paciente a oferecer sugestões sobre tempo e métodos e faça referência a outros profissionais da saúde (p. ex., nutricionistas, fisioterapeutas, fonoaudiólogos ou terapeutas ocupacionais) quando apropriado. Como enfermeiro, você é o membro da equipe de saúde primariamente responsável por garantir que todas as necessidades educacionais do paciente sejam atendidas. Todavia, pacientes por vezes apresentam necessidades muito mais complexas. Nesses casos, identifique as fontes do sistema educacional de saúde mais adequadas e disponíveis na comunidade do paciente durante seu planejamento. Exemplos de fontes para a orientação de pacientes incluem clínicas de educação sobre diabetes, programas de reabilitação cardíaca, cursos pré-natais e grupos de apoio. Quando pacientes recebem orientação e apoio desses tipos de fontes, o enfermeiro providencia um pedido de encaminhamento (se necessário), encoraja os pacientes a participar das sessões instrucionais e reforça a informação ensinada. Fontes especializadas em necessidades de saúde particulares (p. ex., manejo de feridas ou especialistas em ostomias) são muito importantes para o sucesso da orientação de pacientes.

> **Pense nisso**
>
> Seu paciente é um homem solteiro de 44 anos que foi hospitalizado recentemente devido a um acidente vascular encefálico causado por uma embolia e que apresenta fraqueza lateral esquerda residual. O paciente é canhoto e no momento não dispõe de habilidade motora fina do lado esquerdo. Ele vinha apresentando hipertensão não tratada e colesterol elevado e foi iniciado o tratamento com clopidogrel para prevenção de acidente vascular secundário juntamente com lisinopril para a hipertensão e atorvastatina para o colesterol aumentado. Que disciplinas você incluiria ao fornecer as orientações de alta desse paciente?

❖ Implementação

Os métodos de implementação para a orientação do paciente dependem da precisão dos diagnósticos de enfermagem identificados para as necessidades de aprendizagem dele e da sua capacidade de pensar criticamente e julgar se são necessárias alterações nas estratégias de ensino. Assim como a condição de um paciente pode mudar clinicamente, a capacidade de aprendizagem do paciente também pode mudar. Quando você dá instruções, avalia continuamente como o paciente está reagindo e julga se é apropriado continuar a instrução, adaptar a estratégia ou postergar.

Você cria um plano de ensino baseado nos diagnósticos de enfermagem do paciente. Avalie cuidadosamente os objetivos da aprendizagem e determine que princípios do processo de ensino-aprendizagem ajudam o paciente a atingir resultados. Cada interação com um paciente constitui uma oportunidade de ensinar, quer você esteja verificando sinais vitais, administrando uma medicação ou providenciando medidas de conforto. Utilize intervenções baseadas em evidências para criar um ambiente de aprendizagem apropriado.

Manutenção da atenção e participação na aprendizagem. A participação ativa é crucial à aprendizagem. As pessoas aprendem melhor quando têm mais de um sentido estimulado. Recursos audiovisuais, discussões em grupo e encenações são boas estratégias de ensino. A experiência ativa de um evento de aprendizagem resulta em maior probabilidade de retenção do conhecimento. As ações de um educador aumentam a atenção e o interesse do aprendiz. Ao conduzir uma discussão com um aprendiz, um educador permanece ativo mudando o tom e a intensidade da voz, fazendo contato visual e utilizando gestos que acentuam pontos-chave da discussão. Educadores competentes mantêm aprendizes engajados, incluem estratégias ativas de aprendizagem, falam e se movem ao longo de um grupo em vez de permanecer estáticos atrás de um púlpito ou uma mesa. Aprendizes permanecem interessados em educadores ativos e entusiasmados com o objeto de discussão.

Quando um paciente estiver ansioso ou desatento, implemente estratégias como técnicas de relaxamento e respiração profunda, a fim de diminuir a ansiedade dele (ver Capítulo 37). Faça o paciente praticar essas habilidades (procedimentos) antes da orientação para melhorar a compreensão e o entendimento assim que iniciar a instrução (Bastable, 2019).

Lembre-se também de manejar quaisquer sintomas, como dor ou náuseas, antes de iniciar a sessão de orientação para que o paciente possa estar mais relaxado durante a aprendizagem.

Agregar ao conhecimento e capacidade existentes. Pacientes aprendem melhor com base em capacidades cognitivas, psicomotoras, afetivas, intelectuais e físicas preexistentes. Uma avaliação das necessidades de aprendizagem do paciente revelará os níveis cognitivos, psicomotores ou afetivos da aprendizagem que precisa ocorrer. Educadores são mais efetivos quando apresentam informações que se agregam ao nível já adquirido pelo aprendiz. Por exemplo, um paciente que tem convivido com esclerose múltipla por muitos anos é capaz de lembrar, compreender e aplicar informações consideráveis sobre a doença, seus efeitos físicos, e como adaptar o autocuidado. A esposa do paciente dá um apoio valioso quando necessário. No entanto, o paciente está iniciando o tratamento com uma nova medicação administrada por via subcutânea. Nem o paciente nem sua esposa têm experiência em aplicar uma injeção. Portanto, são necessárias novas informações cognitivas sobre a medicação além de serem requeridas habilidades psicomotoras para se autoadministrar uma injeção. A esclerose múltipla, normalmente, causa fraqueza e tremores nas mãos. O enfermeiro que cuida do paciente já avaliou que o paciente tem destreza limitada nas mãos e dificuldade de segurar a seringa. A abordagem correta de implementação exigirá que o enfermeiro ensine o paciente e sua esposa ao mesmo tempo a preparar a medicação e realizar a injeção. Ter uma discussão individualizada e reforçar a informação com um panfleto educativo cria a capacidade do paciente de entender e aplicar a informação sobre o novo medicamento caso ocorram problemas. Desse modo, o enfermeiro individualiza o plano de ensino agregando-o ao conhecimento e à capacidade física e incorpora a esposa no plano de ensino.

Abordagens de ensino. A abordagem de ensino do enfermeiro difere de seus métodos de ensino. Algumas situações requerem que o educador seja diretivo. Outras requerem abordagem não diretiva. Educadores competentes concentram-se na tarefa e utilizam a abordagem mais adequada às necessidades do aprendiz. As necessidades e motivos do aprendiz, com frequência, se modificam ao longo do tempo. Portanto, educadores efetivos sempre estão cientes da necessidade de modificar sua abordagem de ensino.

Narrativa. Utilize a abordagem narrativa quando houver tempo limitado para a informação ensinada (p. ex., preparar um paciente para um procedimento diagnóstico de emergência). Se o paciente for muito ansioso e fornecer a informação lhe for vital, a abordagem narrativa será eficaz. Ao utilizá-la, o enfermeiro delineia a tarefa que o paciente realizará e fornece instruções simples e explícitas. Não há oportunidade para *feedback* com esse método.

Participativa. Na abordagem participativa, enfermeiros e pacientes definem objetivos e tornam-se envolvidos no processo de aprendizagem juntos. O paciente ajuda a decidir o conteúdo e o enfermeiro guia e aconselha o paciente com informações pertinentes. Nesse método, existe oportunidade para discussão, *feedback*, definição mútua de resultados e revisão do plano de ensino. Por exemplo, pais que cuidam de uma criança com leucemia devem aprender a fazê-lo em casa e reconhecer problemas que necessitam ser relatados imediatamente. Os pais e o enfermeiro trabalham em colaboração no desenvolvimento de um plano de ensino adequado para saber reconhecer, compreender e gerenciar complicações, manter uma dieta saudável para a criança e maximizar sua capacidade de permanecer ativa. Após o término de cada sessão de orientação, os pais e o enfermeiro revisam juntos os objetivos, determinam se foram atingidos e planejam o que será abordado na próxima sessão.

Confiança. A abordagem da confiança promove ao paciente a oportunidade de gerenciar seu autocuidado. O objetivo da abordagem é fornecer o conhecimento e habilidades que permitam ao paciente aceitar responsabilidades e realizar tarefas de forma correta e consistente. O enfermeiro observa o progresso do paciente e permanece disponível para auxiliar sem introduzir nova informação. Por exemplo, um paciente tem gerenciado bem seu diabetes tipo 2 por 10 anos com medicações orais, dieta e exercícios. Contudo, há 1 ano, sua doença mudou e ficou difícil controlar seus níveis de hemoglobina A_{1c} (que refletem o controle da glicemia). Como resultado, as medicações orais foram interrompidas e a insulina foi adicionada ao plano de autogerenciamento. Após orientação inicial sobre manejo de doses e injeções, o enfermeiro passa a monitorar os níveis de A_{1c} do paciente mensalmente, oferece reforço e pergunta a ele se há necessidade de novas orientações. O enfermeiro confia que o paciente se tornou autossuficiente com o manejo das doses e injeções de insulina.

Reforço. O **reforço** requer uso de um estímulo para aumentar a probabilidade de uma resposta desejada. O aprendiz que recebe o reforço antes ou após um comportamento de aprendizagem desejado tem maior probabilidade de repetir tal comportamento. Reforços podem ser positivos ou negativos. O reforço positivo, como um sorriso ou elogio verbal, promove comportamentos desejados. Embora o reforço negativo, como uma expressão franzida ou uma crítica, possa diminuir uma resposta indesejada, também pode desencorajar a participação e causar afastamento do aprendiz (Bastable, 2019). Os efeitos do reforço negativo são menos previsíveis e mais frequentemente indesejáveis.

Reforços podem advir em forma de reconhecimentos sociais (p. ex., assentimento com a cabeça, sorriso, palavras de incentivo), atividades prazerosas (p. ex., caminhadas ou jogos) e recompensas tangíveis (p. ex., brinquedos ou alimentos). A escolha de um recurso de reforço adequado para modificar o comportamento requer observação cuidadosa da resposta de um indivíduo a estímulos específicos. Quando o enfermeiro trabalha com um paciente, a maior parte dos reforços serão sociais; contudo, materiais podem funcionar bem com crianças pequenas. Em adultos, o reforço é mais eficaz quando o enfermeiro estabelece uma relação terapêutica com o paciente. Independentemente da forma, é importante saber que o reforço deve vir pouco após o comportamento desejado. O momento é essencial para que se estabeleça correlação clara entre o comportamento desejado e a recompensa (Bastable, 2019).

Incorporação do ensino aos cuidados de enfermagem. Muitos enfermeiros percebem que são capazes de ensinar de maneira mais efetiva quando estão prestando cuidados de enfermagem. Isso se torna mais fácil à medida que você adquire confiança em suas habilidades clínicas. Além disso, ao reconhecer fatores ambientais que poderiam criar barreiras para qualquer sessão educativa, o ensino pode ser ministrado de modo mais eficiente e oportuno. Por exemplo, ao preparar uma transfusão, você explica ao paciente por que ela é necessária e os sintomas de uma reação transfusional que necessitam ser relatados imediatamente. Outro exemplo seria explicar os efeitos adversos de uma medicação enquanto a está administrando. Um estilo informal não estruturado apoiar-se-ia na relação terapêutica positiva entre enfermeiro e paciente, a qual fomenta a espontaneidade durante o processo de ensino-aprendizagem. Ensinar durante cuidados de rotina é eficiente e custo-efetivo (Figura 25.4).

Métodos instrucionais. Escolha métodos instrucionais que correspondam às necessidades de aprendizagem do paciente, ao tempo disponível para a orientação, à situação, aos recursos disponíveis e ao seu nível de conforto com o ensino. Educadores habilidosos são flexíveis em alterar o método de ensino de acordo com as respostas de

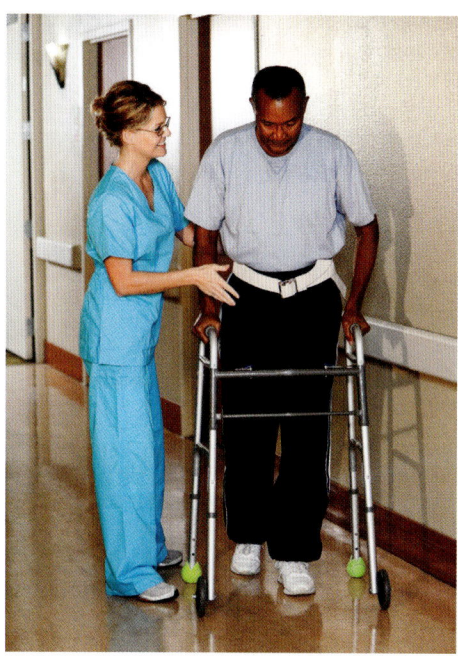

Figura 25.4 Ensinar cuidados pós-operatórios enquanto caminha com o paciente representa um uso eficiente do tempo. (Copyright © iStock.com/kali9.)

seus aprendizes. Educadores experientes empregam diversas técnicas e recursos de ensino. Estratégias específicas de ensino devem incluir perguntas abertas e exercícios de resolução de problemas (Boxe 25.2). Por exemplo, ao ensinar os pacientes sobre novas medicações:

- Faça o paciente considerar a ação da medicação e seus efeitos. Há um horário melhor do dia para tomar o medicamento, que se encaixe na agenda diária do paciente?
- Faça o paciente interpretar o que fazer se uma dose do medicamento for omitida por um dia
- Faça o paciente desenvolver um método para organizar os medicamentos por dia, quando são prescritas múltiplas medicações.

Não espere ser um educador experiente ao iniciar sua prática de enfermagem. Aprender a se tornar um educador efetivo leva tempo, requer prática e uma disposição ativa de envolver seus pacientes. Quando começar a ensinar pacientes, pode ser útil lembrar que seus pacientes veem você como especialista. Entretanto, isso não significa que eles esperem que você tenha todas as respostas. Significa apenas que esperam que você os mantenha adequadamente informados. Enfermeiros competentes mantêm o plano de ensino simples e focado nas necessidades dos pacientes.

Discussão verbal individual. O método mais comum de orientação é a discussão verbal individual. Essa abordagem envolve o compartilhamento de informações diretamente com o paciente. A orientação verbal de pacientes e familiares requer abordagem interprofissional, que considera os estilos de aprendizagem dos pacientes, grau de letramento e cultura, a fim de aplicar comunicação e métodos instrucionais claros. A abordagem de discussão individual é, em geral, realizada de maneira informal, permitindo que o paciente faça perguntas e compartilhe preocupações. Falar com um profissional da saúde "especialista" individualmente é a modalidade educacional de preferência para muitos pacientes. Todavia, a educação será ineficaz se qualquer orientação verbal não for realizada adequadamente. Aplique pensamento crítico para ter certeza de que qualquer informação instrucional seja precisa, oportuna, completa e relevante para as necessidades do paciente. Certifique-se de que a informação seja clara.

Pesquisas demonstram que a comunicação verbal é, em geral, compreendida parcialmente, mal compreendida ou mal interpretada (Marcus, 2014). Utilizar o método de "explicar de volta" é uma maneira eficaz de determinar o nível de compreensão das instruções por parte do paciente. Enfermeiros, nos tempos atuais, muitas vezes não têm tempo para ouvir os pacientes e engajar-se em orientação verbal de qualidade. O Comitê Educacional para Paciente/Família do Brigham and Women's Faulkner Hospital (BWFH) revisou pesquisas sobre orientação verbal e desenvolveu o modelo EDUCATE que inclui os elementos a seguir (Marcus, 2014):

- Enriquecer a compreensão e a retenção – colabore com o paciente para criar uma lista de dúvidas para que ele possa fazer perguntas e você possa respondê-las. Siga as estratégias de ensino do Boxe 25.6
- Dar instruções centradas no paciente – fale *com* o paciente, não *para* o paciente. Conheça os valores e preferências dos pacientes em relação à própria educação em saúde. Pratique empatia, especialmente quando o ponto de vista do paciente for diferente daquele do educador
- Conhecer (*understand*) o aprendiz – crie instruções baseadas no que o paciente já sabe e quer aprender. Preste atenção a mensagens não verbais à medida que você instrui o paciente e obtém *feedback*
- Comunicar-se clara e efetivamente – siga as estratégias de ensino do Boxe 25.6
- Avaliar o letramento em saúde
- Mensurar os resultados do ensino (*teaching*) e educação – saiba o que é eficaz, adapte a abordagem de acordo com a capacidade de aprendizagem do paciente. Use o método "explicar de volta".

Orientação em grupo. Você pode escolher ensinar pacientes em grupos devido às vantagens associadas a esse método. Grupos são uma forma econômica de ensinar vários pacientes de uma só vez. Os pacientes conseguem interagir entre si e aprender com as experiências dos outros. Aprender em um grupo de seis pessoas ou menos é mais eficiente e evita comportamentos dispersantes (Bastable, 2019; Van Zant e Volpe, 2018). Os benefícios da orientação em grupo incluem compreensão mais aprofundada, maior período de retenção, maior apoio social e maior participação ativa (Bastable, 2019). Ensino para pequenos grupos podem proporcionar um ambiente confortável e elevar a confiança dos aprendizes que de outra forma não poderiam participar da aula ou atividade (Van Zant e Volpe, 2018). O método, em geral, envolve tanto aula quanto discussões. Aulas são altamente estruturadas e eficientes para ajudar grupos de pacientes a aprender conteúdo padrão acerca de determinado assunto. A aula em si não garante que os ouvintes estejam pensando ativamente no material apresentado; portanto, torna-se essencial empregar discussões e atividades práticas. Após uma aula, os ouvintes necessitam de oportunidade para compartilhar ideias e buscar esclarecimento. Discussões em grupo permitem aos pacientes e às famílias aprender com os demais conforme revisam experiências em comum. Uma discussão em grupo produtiva ajuda os participantes a resolver problemas e chegar a soluções no sentido de melhorar a saúde de cada membro do grupo. Para ser um líder de grupo efetivo, você deve guiar a participação. Reconhecer olhares de interesse, fazer perguntas e resumir pontos-chave incentivam o envolvimento do grupo. Todavia, nem todos os pacientes se beneficiam dessas discussões. Algumas vezes, o nível de bem-estar físico ou emocional dificulta ou impossibilita a participação.

Orientação preparatória. Pacientes frequentemente enfrentam exames ou procedimentos que não lhes são familiares e geram ansiedade sobre o procedimento ou seu resultado. Fornecer informação sobre procedimentos pode diminuir a ansiedade pois isso fornece aos pacientes uma ideia melhor do que esperar durante seus procedimentos,

---

Boxe 25.6 Educação em saúde

Orientação de pacientes com problemas de letramento ou deficiências

Objetivo
- O paciente demonstrará os comportamentos desejados com precisão.

Estratégias de ensino
- Estabelecer confiança com o paciente antes de iniciar a sessão instrucional
- Ficar de frente para o paciente ao falar. Sentar-se em seu nível para manter contato visual
- Falar lentamente e convidar o paciente a participar. Encorajá-lo a fazer perguntas e a se envolver na conversa durante as visitas, e a ser proativo em relação a seus próprios cuidados de saúde
- Utilizar terminologia simples. Se necessário, explicar termos médicos utilizando palavras com uma ou duas sílabas. Usar palavras comuns que você falaria para explicar informações médicas a seus amigos ou familiares, como estômago ou barriga em vez de abdome
- Manter sessões de orientação curtas e precisas sobre o assunto, bem como minimizar distrações. Incluir a informação mais importante no início da sessão e enfatizar de um a três pontos principais
- Ensinar de forma crescente e organizar a informação em partes
- Fornecer materiais didáticos escritos em linguagem simples que reflitam o nível de leitura do paciente, com atenção a palavras e frases curtas, fonte grande e formato simples (em geral, recomenda-se que a informação seja redigida em nível de quinta série para adultos)
- Mostrar gráficos: desenhar, usar ilustrações ou demonstrar com modelos tridimensionais. Todas as imagens e modelos devem ser simples, destinados a demonstrar somente os conceitos importantes, sem detalhamento da anatomia
- Relacionar informação prática a experiências pessoais ou situações da vida real
- Utilizar recursos visuais quando apropriado e analogias ou histórias simples para personalizar as mensagens
- Moldar o comportamento adequado e utilizar encenações para ajudar o paciente a aprender a fazer perguntas e pedir ajuda de maneira efetiva
- Pedir *feedback* frequente ao paciente a fim de determinar se ele compreende a informação
- Solicitar demonstração de retorno, utilizar o método "explicar de volta" e esclarecer as orientações quando necessário
- Manter alta motivação e reconhecer o progresso com reforço positivo
- Reforçar a informação mais importante no fim da sessão
- Agendar sessões de ensino com intervalos frequentes.

Avaliação
Utilizar os princípios do método "ensinar de volta" para avaliar a aprendizagem do paciente e da família:
- Quero garantir que expliquei esta informação claramente. Por favor, diga-me por que é importante manejar sua doença
- Discutimos como será importante você preparar uma dieta em casa com os tipos de alimentos corretos. Deixe-me ver você preparar uma amostra de cardápio para café da manhã, almoço e jantar.

De Bastable S: *Nurse as educator: principles of teaching and learning for nursing practice*, ed 5, Burlington, 2017, Jones & Bartlett; e Agency for Healthcare Research and Quality (AHRQ): AHRQ Health Literacy Universal Precautions Toolkit, 2020, https://www.ahrq.gov/health-literacy/quality-resources/tools/literacy-toolkit/index.html. Accessed June, 2021.

aumentando sua sensação de controle. O conhecido é menos ameaçador que o desconhecido. Siga estas diretrizes para fornecer explicações preparatórias:

- Descreva as sensações físicas durante um procedimento. Por exemplo, ao colher uma amostra de sangue, explique que o paciente experimentará uma sensação de picada quando a agulha perfurar a pele
- Descreva a causa da sensação, impedindo a interpretação errada da experiência. Por exemplo, explique que a picada da agulha arde porque o álcool utilizado para limpar a pele entra no local da punção
- Prepare os pacientes apenas para aspectos da experiência comumente denotados por outros. Por exemplo, explique que é normal sentir formigamento e dormência da mão com uso de um torniquete apertado
- Certifique-se de que os pacientes saibam quando os resultados dos exames e/ou procedimentos ficarão disponíveis e quem os entregará.

Uma técnica de regulação cognitiva denominada "reapreciação" pode ser útil para diminuir a ansiedade antecipatória. A técnica envolve modificar o significado de um estímulo de maneira a alterar seu impacto emocional (Yoshimura et al., 2014). Isso permite que as pessoas mudem uma análise subjacente que contribui para emoções negativas (Troy et al., 2018). Por exemplo, em vez de dizer ao paciente durante a inserção de um cateter intravenoso "você sentirá uma picada", diga "o cateter que vou inserir em seu braço será nosso meio de lhe fornecer os fluidos e medicações de que você precisa". A reapreciação, em geral, inclui reconsideração ou reestruturação de um evento emocional em termos menos emocionais (Yoshimura et al., 2014). Ela tem importantes efeitos em curto prazo na experiência tanto de emoções negativas quanto positivas (Troy et al., 2018).

Demonstrações. Utilize demonstrações ao ensinar habilidades psicomotoras, como preparar uma seringa, dar banho no bebê, caminhar com muletas ou verificar a pulsação. Demonstrações são mais efetivas quando os aprendizes observam o educador primeiro e, durante uma **demonstração de retorno**, têm a chance de praticar a habilidade ou procedimento. Combine a demonstração com discussão a fim de esclarecer conceitos e sentimentos. Uma demonstração efetiva requer planejamento antecipado.

1. Posicione o aprendiz de forma a proporcionar visão clara da habilidade que está sendo executada de modo que ele possa ver facilmente cada passo da demonstração.
2. Arranje e organize o equipamento. Certifique-se de que todo o equipamento esteja funcionando.
3. Execute cada passo lenta e precisamente, em sequência, enquanto analisa o conhecimento e habilidades envolvidos, e permita que o paciente manuseie o equipamento.
4. Revise o embasamento teórico e as etapas do procedimento.
5. Encoraje o paciente a fazer perguntas para garantir a compreensão de cada passo.
6. Julgue a rapidez e o tempo adequados da demonstração com base nas capacidades cognitivas e nível de ansiedade do paciente.
7. A fim de demonstrar domínio da habilidade, faça o paciente realizar o retorno da demonstração sob as mesmas condições que se aplicarão em sua casa ou no local em que a tarefa será executada. Por exemplo, quando um paciente precisa aprender a deambular com muletas, simule seu ambiente domiciliar. Se a casa do paciente tiver escadas, o paciente deverá praticar subir e descer as escadas do hospital.

Analogias. A aprendizagem ocorre quando um educador traduz uma linguagem ou ideias complexas em palavras ou conceitos que o paciente seja capaz de compreender. **Analogias** suplementam a orientação verbal com imagens familiares que tornam a informação complexa mais realista e compreensível. Por exemplo, ao explicar a pressão arterial, utilize uma analogia do fluxo de água através de uma mangueira de jardim. Siga estes princípios ao empregar analogias:

- Familiarize-se com o conceito
- Conheça a base, experiência e cultura do paciente para que você faça uma analogia relevante
- Mantenha a analogia simples e clara.

Encenação. Durante encenações, as pessoas fazem o papel de si mesmas ou de outras pessoas. Os pacientes conseguem aprender habilidades necessárias e sentir maior autoconfiança em realizá-las de maneira independente. A técnica envolve ensaiar um comportamento desejado. Por exemplo, um enfermeiro que esteja ensinando um pai a como responder ao comportamento de sua filha finge ser uma criança com comportamento teimoso. O pai responde ao enfermeiro que está fazendo o papel da criança. Em seguida, o enfermeiro avalia a resposta do paciente e determina se seria apropriada uma abordagem alternativa. O enfermeiro obtém o *feedback* do pai sobre a reação e a percepção da encenação.

Simulação. A simulação é uma técnica útil para ensinar resolução de problemas, aplicação e pensamento independente. Durante a discussão individual ou em grupo, você propõe um problema ou situação pertinente para os pacientes resolverem. Por exemplo, pacientes com doença cardíaca planejam uma refeição com baixos níveis de colesterol e gordura. Os pacientes do grupo decidem que alimentos serão adequados. Você pede aos membros do grupo para apresentarem sua dieta, proporcionando-lhes a oportunidade de identificar erros e reforçar informações corretas.

Letramento e outras deficiências.
Pacientes com baixo grau de letramento em saúde, analfabetismo e deficiências de aprendizagem têm capacidade limitada de analisar orientações ou sintetizar informação. Muitos não adquiriram ou são incapazes de adquirir habilidades de resolução de problemas ou elaboração de conclusões e inferências a partir da experiência e não fazem perguntas para obter nem esclarecer a informação que lhes foi apresentada. O emprego de estratégias para enriquecer o letramento em saúde cria uma abordagem mais centrada no paciente para a educação em saúde e pode ter impacto significativo sobre os resultados de pacientes (Edelman e Kudzma, 2017) (Boxe 25.6). Você ajuda pacientes com letramento em saúde limitado a aprender efetivamente criando um ambiente seguro, sem constrangimentos, utilizando técnicas de comunicação claras e com propósito, recursos visuais para ajudar a reforçar o material falado e tomando cuidado especial para avaliar a compreensão do paciente sobre o conteúdo.

Algumas vezes, os pacientes têm déficits sensoriais que afetam a forma como você deve apresentar a informação (ver Capítulo 49). Por exemplo, pacientes surdos podem necessitar de um intérprete de língua de sinais. Nem todas as pessoas surdas realizam leitura labial; portanto, é muito importante fornecer material impresso claro que corresponda ao nível de leitura do paciente. Problemas visuais também afetam a estratégia de ensino utilizada. Muitas pessoas cegas têm habilidade auditiva aguçada. Evite gritar e anuncie sua presença a pacientes com déficit visual antes de se aproximar deles. Se o paciente tiver visão parcial, utilize cores e uma fonte de tamanho considerável (14 pontos ou maior) de modo que o paciente consiga visualizar. Certifique-se de utilizar iluminação adequada. Outras intervenções úteis incluem gravações de áudio de sessões de ensino e fornecimento de orientações bem estruturadas e organizadas (Bastable, 2019).

Diversidade cultural.
Aceite o passado cultural e o sistema de crenças de seu paciente e esteja preparado para oferecer abordagens sensíveis do ponto de vista cultural no idioma nativo do paciente (ver

Boxe 25.7 Aspectos culturais do cuidado

Orientação do paciente

A orientação centrada no paciente necessita ser culturalmente sensível para que ocorra aprendizagem. Normas, valores e tradições socioculturais muitas vezes determinam a importância de diferentes tópicos de educação e a preferência de uma abordagem de aprendizagem sobre outra. Os esforços educacionais são especialmente desafiadores quando os pacientes e educadores não falam a mesma língua ou quando o material impresso não é culturalmente sensível e foi redigido em nível de leitura superior ao do paciente.

Implicações para os cuidados centrados no paciente
- Desenvolva consciência cultural a fim de estabelecer e manter relações de respeito com pacientes de culturas diferentes, para encorajar a confiança e a comunicação (Bastable, 2019) (ver Capítulo 9)
- Implemente os Padrões Nacionais CLAS (https://thinkculturalhealth.hhs.gov/clas), um conjunto de 15 passos de ação direcionados à equidade em saúde, melhora da qualidade e auxílio para eliminar disparidades nos cuidados de saúde (U.S. Department of Health and Human Services [USDHHS], n.d.)
- Quando você e o paciente não falarem a mesma língua, utilize intérpretes de saúde treinados e certificados para fornecer informações de saúde
- Fatores socioculturais influenciam a percepção do paciente sobre saúde e doença e como os pacientes buscam informações de saúde (Bastable, 2019)
- Enfermeiros precisam ter acesso a uma variedade de recursos de saúde com diversidade cultural e devem selecionar estratégias de ensino que sejam relevantes ao paciente individual

Capítulo 9 e Boxe 25.7). Tome o cuidado para não generalizar ou estereotipar pacientes com base somente em sua cultura. Trabalhe em colaboração com outros enfermeiros e educadores para desenvolver abordagens de ensino adequadas e peça para pessoas de seu grupo cultural ajudarem compartilhando valores e crenças. Enfermeiros de grupos étnicos são excelentes fontes de informação para compartilhar experiências a fim de melhorar os cuidados prestados a membros de sua própria comunidade.

Tenha consciência também dos conflitos de valores que existem entre gerações diferentes. Isso ocorre quando pais imigrantes mantêm seus valores tradicionais e seus filhos, expostos aos valores do país em que vivem em encontros sociais, desenvolvem crenças similares às de seus colegas do país de acolhimento. Considere esse conflito de valores ao fornecer informações para famílias ou grupos que contêm membros de diferentes gerações. A fim de melhorar a orientação dos pacientes de populações culturais diversas, saiba quando e como fornecer orientação respeitando seus valores culturais. Modifique o ensino para adequá-lo a diferentes culturas. Pesquisas demonstram que os resultados de saúde melhoram quando a orientação é fornecida no contexto das crenças e práticas culturais de cada indivíduo (Bastable, 2019).

Utilização de ferramentas de ensino. Existem muitas ferramentas de ensino disponíveis para a orientação de pacientes. A seleção da ferramenta correta depende do método instrucional, das necessidades de aprendizagem do paciente e de sua capacidade de aprendizagem (Tabela 25.4). Por exemplo, um panfleto impresso não é a melhor

Tabela 25.4 Ferramentas de ensino para a orientação de pacientes.

Descrição	Implicações para o ensino
Materiais escritos	
Materiais impressos e online	
Ferramentas de ensino escritas disponibilizadas na forma de panfletos, folhetos, *folders* (fonte tamanho 14 recomendada para idosos) (Office of Disease Prevention and Health Promotion [ODPHP], 2016)	O material necessita ser de fácil leitura A informação precisa ser acurada e atual O método é ideal para compreender conceitos e relações complexas
Instrução programada	
Apresentação escrita sequencial de etapas de aprendizagem que exigem que os aprendizes respondam a perguntas e os educadores digam se acertaram ou erraram	A orientação é primariamente verbal, embora o educador algumas vezes utilize imagens ou diagramas O método exige aprendizagem ativa com fornecimento de *feedback* imediato, correção de respostas erradas e reforço de respostas corretas O aprendiz trabalha em seu próprio ritmo
Instrução em computador	
Uso de formato instrucional programado no qual o computador armazena padrões de respostas para aprendizes e seleciona lições subsequentes com base nos padrões (os programas podem ser individualizados)	O método requer compreensão de leitura, habilidades psicomotoras e familiaridade com um computador
Materiais sem escrita	
Diagramas	
Ilustrações que demonstram inter-relações por meio de linhas e símbolos	O método demonstra ideias centrais, sintetiza e esclarece conceitos-chave
Gráficos (de barras, círculos ou linhas)	
Apresentações visuais de dados numéricos	Gráficos ajudam o aprendiz a adquirir rapidamente informação sobre um único conceito
Quadros	
Resumo visual altamente condensado de ideias e fatos que destacam séries de ideias, etapas ou eventos	Quadros demonstram uma relação entre diversas ideias ou conceitos. O método ajuda os aprendizes a saber o que fazer

Tabela 25.4 Ferramentas de ensino para a orientação de pacientes. (Continuação)

Descrição	Implicações para o ensino
Imagens Fotografias ou desenhos utilizados para ensinar conceitos cuja dimensão espacial e de forma não é importante	Fotografias são mais desejáveis que diagramas porque representam mais precisamente os detalhes do item real
Objetos físicos Uso de equipamento, objetos ou modelos para ensinar conceitos ou habilidades	Modelos são úteis quando os objetos reais são muito pequenos, grandes ou complicados, ou quando não estão disponíveis
Outros materiais audiovisuais Slides, gravações de áudio ou vídeo, televisão utilizados com materiais impressos ou discussões	Materiais úteis para pacientes com problemas de compreensão de leitura e déficits visuais

ferramenta para se utilizar com um paciente que tem pouca compreensão de leitura, mas uma gravação audiovisual será uma opção melhor. Um panfleto impresso não é a ferramenta preferencial caso o paciente utilize ativamente a internet para se informar. Instituições de saúde, em geral, fornecem aos profissionais da saúde acesso a diversos recursos de ensino. Busque conhecimento sobre o que está disponível em sua instituição para atender melhor seus pacientes. Ademais, se os pacientes demonstrarem interesse em buscar informação sobre sua saúde na internet, informe-os sobre as fontes mais confiáveis. Por exemplo, a American Cancer Society, a American Lung Association, a American Heart Association e os CDCs oferecem excelentes informações para leigos.

Necessidades especiais de crianças e idosos. Crianças, adultos e idosos aprendem de maneira diferente. Adapte suas estratégias de ensino para cada aprendiz distinto. Crianças passam por muitos estágios de desenvolvimento (ver Parte 2). Em cada estágio, a criança adquire novas habilidades cognitivas e psicomotoras que respondem a diferentes tipos de métodos de ensino. Incorpore a opinião dos pais no planejamento da educação em saúde para crianças.

Idosos experienciam muitas mudanças físicas e psicológicas com o envelhecimento (ver Capítulo 14). Tais alterações não apenas aumentam suas necessidades educacionais, como também criam barreiras à aprendizagem, a não ser que sejam realizadas durante intervenções educativas. Mudanças sensoriais como alterações visuais e auditivas requerem adaptação dos métodos de ensino para melhorar a funcionalidade (Touhy e Jett, 2020). Idosos aprendem e memorizam melhor quando você adéqua corretamente o ritmo do ensino e quando o material é relevante às necessidades e capacidades do paciente. Embora muitos idosos tenham função cognitiva mais lenta e memória a curto prazo diminuída, você pode facilitar a aprendizagem de várias formas a fim de dar suporte a comportamentos que maximizam a capacidade individual de autocuidado (Boxe 25.8). Inclua os membros da família que assumem os cuidados com o paciente. Todavia, seja sensível ao desejo do paciente por assistência pois oferecer suporte indesejado pode culminar em resultados negativos e percepção de perturbação e interferência. Nem todas as relações entre idosos e outros membros da família são terapêuticas.

❖ Avaliação

Pelo olhar do paciente. Uma parte importante da avaliação é determinar se as expectativas do paciente, identificadas no histórico de enfermagem, foram atendidas. Você deve engajar os pacientes a fim de determinar se sentem que aprenderam o que esperavam. Por exemplo, "Diga-me se você está satisfeito com as informações que tem

---

Boxe 25.8 Foco em idosos

Provimento da educação em saúde do paciente

Facilite a aprendizagem utilizando as seguintes estratégias ao fornecer orientação a pacientes idosos:

- Promova a concentração e prontidão do aprendiz agendando sessões de ensino quando o paciente estiver confortável e bem descansado. Forneça medicação para alívio da dor quando necessário. Certifique-se de que o paciente não esteja sonolento devido à medicação durante a sessão instrucional
- Crie um ambiente casual e relaxado para a aprendizagem
- Estabeleça metas de aprendizagem personalizadas realistas e a curto prazo
- Proporcione iluminação suficiente com pouco brilho
- Se utilizar recursos visuais ou materiais escritos para suplementar a orientação, avalie a capacidade de leitura do paciente e certifique-se de que a informação esteja impressa em fonte de tamanho grande e cor que contraste com o fundo (p. ex., fonte preta tamanho 14 pontos em papel de fundo branco). Evite cores azuis ou verdes pois são cores mais difíceis de distinguir com a idade
- A fim de ajustar o ensino para o déficit auditivo, apresente a informação de maneira lenta e com tom de voz claro e baixo. Elimine ruídos extras e fique de frente para seu paciente enquanto fala. Não coloque sua mão próxima de sua boca enquanto um paciente com deficiência auditiva tenta ouvir (ou realizar leitura labial) instruções. Bigodes podem dificultar a leitura labial para pacientes com deficiência auditiva
- Encoraje o uso de próteses (i. e., óculos, aparelhos auditivos) e certifique-se de que sirvam e estejam funcionando adequadamente
- Permita tempo suficiente para que o paciente processe e compreenda a informação nova
- Construa sobre o conhecimento já existente e apresente o conteúdo novo de uma forma que se relacione às experiências relevantes do passado do paciente
- Torne a informação significativa utilizando exemplos concretos que se aplicam a situações do dia a dia
- Apresente apenas a informação mais significativa a fim de evitar sobrecarregar o paciente. Utilize a repetição para reforçar o conteúdo
- Quando for ensinar uma nova habilidade, forneça orientações concisas e em passo a passo. Avalie a compreensão de cada passo antes de avançar ao próximo
- Forneça reforço positivo regularmente
- Mantenha as sessões de ensino curtas e permita pausas frequentes. Agende sessões de acompanhamento conforme necessário para garantir a aprendizagem
- Conclua com uma breve síntese e permita tempo suficiente para que o paciente faça perguntas e forneça feedback

De Touhy TA, Jett KF: *Ebersole and Hess' toward healthy aging*, ed 10, St Louis, 2020, Elsevier; Edelman C, Kudzma EC: *Health promotion throughout the life span*, ed 9, St Louis, 2019, Elsevier.

agora para verificar sua pressão arterial em casa". "Queremos ter certeza de que você se considera capaz de seguir suas restrições de atividade em casa; diga-me se você acha isso." Ou: "Há mais alguma coisa que você gostaria de aprender sobre seus medicamentos?"

Certifique-se de que as expectativas do paciente foram completamente atendidas. O paciente tem a sensação de que pode manter o autocuidado com base na informação recebida? É importante avaliar por meio do olhar do paciente, considerando os tipos de situações e ambientes aos quais os pacientes retornarão após os cuidados. A avaliação ajuda o educador a determinar a adequação do ensino. Se as expectativas não forem atendidas, revise o plano de cuidados e ofereça orientação adicional ou reforço.

Resultados do paciente. A avaliação de qualquer abordagem de ensino envolve mensurar se os objetivos de aprendizagem foram atendidos. Reúna dados para determinar se o paciente adquiriu o novo conhecimento, comportamento ou habilidade esperados com a orientação. Observe o desempenho do paciente com relação a qualquer comportamento ou habilidade esperados. Você também deve fazer perguntas, formular frases cuidadosamente e orientar o paciente para identificar ou descrever a informação, de forma que possa determinar se os resultados estabelecidos e objetivos de aprendizagem foram atendidos. Por exemplo, você poderia dizer: "Conte-me especificamente em quais horários do dia você toma esta nova medicação" ou "Discutimos os riscos de segurança de sua casa; conte-me como você planeja removê-los". Considere as perguntas a seguir quando avaliar o plano de orientação do paciente.

- As metas e os resultados do paciente foram realistas e observáveis?
- O paciente é capaz de realizar o comportamento ou habilidade em seu ambiente natural (p. ex., em casa)?
- Quão bem o paciente é capaz de responder perguntas sobre o assunto?
- O paciente continua apresentando problemas para compreender a informação ou executar a habilidade ou procedimento? Se sim, como você poderia modificar as intervenções para melhorar o conhecimento ou desempenho dessa habilidade?

Avalie a aprendizagem do paciente em um momento oportuno para que você possa fazer ajustes ou alterações, conforme necessário. Enfermeiros são legalmente responsáveis por fornecer aos pacientes informações precisas e oportunas que promovam a continuidade dos cuidados. Portanto, é essencial documentar os resultados da orientação. A documentação da orientação do paciente também apoia esforços de melhora de qualidade, atende aos padrões da TJC e promove o reembolso por parte de terceiros. Fluxogramas de ensino e planos de cuidados escritos constituem excelentes registros para documentação e implementação do plano e avaliação da aprendizagem.

Método "explicar de volta". É crucial avaliar se um paciente compreende a informação apresentada durante uma sessão instrucional. Uma forma de fazê-lo é utilizando o método de "explicar de volta". "Explicar de volta" é uma intervenção de letramento em saúde baseada em evidência que promove envolvimento, segurança, adesão e qualidade da aprendizagem do paciente. O objetivo do "explicar de volta" é garantir que você tenha explicado informações médicas de forma clara para que os pacientes e suas famílias compreendam o que comunicou a eles (AHRQ, 2020).

O método "**explicar de volta**" é uma técnica de comunicação em *loop* fechado que avalia a retenção da informação fornecida em uma sessão de ensino por parte do paciente. Para executar o método, peça ao paciente para lhe explicar o material discutido, como o papel da dieta e exercícios no manejo dos níveis de glicemia, ou demonstrar uma habilidade como o automonitoramento da glicemia. A resposta permite a você determinar o grau de memorização e compreensão do paciente acerca do que foi ensinado ou demonstrado. Utilize linguagem sem julgamento para que os pacientes não se sintam testados (Flanders, 2018). Por exemplo, diga: "Quero me certificar de que ensinei isto corretamente. Você poderia por gentileza me descrever alguns sintomas do acidente vascular encefálico?" Exemplos de frases e perguntas que estimulam o método incluem:

1. "Conte-me em suas próprias palavras como você tomará esta medicação em casa."
2. "Diga-me alguns dos efeitos adversos a que você precisa prestar atenção."
3. "Quando você deverá telefonar para o consultório para falar de sua pressão arterial?"
4. "Por favor, demonstre-me como se solicita uma reposição desta medicação *online*."

Se o paciente apresentar dificuldade para se lembrar do material ou para demonstrar uma habilidade, modifique e repita o conteúdo para depois reavaliar a retenção. Ademais, assuma a responsabilidade pela experiência de ensino respondendo: "Eu não devo ter explicado muito bem os sintomas de acidente vascular encefálico. Deixe-me tentar novamente." A compreensão do paciente é confirmada quando ele é capaz de reafirmar a informação com suas próprias palavras (Bastable, 2019).

Pontos-chave

- Os três propósitos da educação em saúde do paciente são a promoção da saúde e a prevenção de doenças, a restauração da saúde e o enfrentamento da função prejudicada
- As iniciativas *Speak up* da TJC dos EUA ajudam pacientes a compreender seus direitos quando recebem cuidados médicos e a ser participantes mais ativos em seus cuidados ao fazer perguntas aos médicos
- Os passos do processo de ensino são semelhantes aos do processo de comunicação
- Assim como uma comunicação eficaz envolve *feedback* do emissor e do receptor, um educador eficaz apresenta as instruções e então fornece um mecanismo (p. ex., "explicar de volta") para avaliar o sucesso de um plano de ensino por meio da obtenção do *feedback* do receptor
- O plano de ensino mais eficaz geralmente inclui todos os três domínios da aprendizagem: cognitivo (compreensão), afetivo (atitudes) e psicomotor (habilidades motoras). Os enfermeiros consideram as necessidades e preferências de aprendizagem dos pacientes e o conteúdo que ele precisa aprender para selecionar o domínio apropriado
- A motivação para aprender é influenciada pela crença do indivíduo na necessidade de saber algo; quanto mais importante uma informação é considerada pelas pessoas, maior é sua motivação para aprendê-la
- A prontidão de um adulto para aprender é afetada pelo estado de saúde, cenário de atenção e aceitação da experiência da enfermidade
- A capacidade de aprendizagem depende de características físicas e cognitivas, nível de desenvolvimento, bem-estar físico e processos de pensamento intelectual. O estilo de aprendizagem individual afeta as preferências de aprendizagem
- O ambiente ideal para aprendizagem deve ser bem iluminado, ter uma boa ventilação, móveis adequados e uma temperatura confortável
- A autoeficácia é um conceito incluído em muitas teorias de promoção da saúde por ser frequentemente um forte preditor de motivação para aprender comportamentos saudáveis. Pessoas que têm autoeficácia em comportamentos de promoção da saúde

acreditam que elas podem executar corretamente determinado comportamento de saúde e são mais propensas a executar o comportamento de forma consistente e correta
- O conhecimento da condição de saúde de um paciente e as informações que adquire sobre ele por meio do histórico durante o processo de enfermagem permitem que você selecione criticamente o assunto e o nível de instrução necessário e permitem que você determine o melhor momento para o ensino e como envolver o paciente
- Um enfermeiro avalia o atual nível do paciente em um domínio de aprendizagem e, então, seleciona abordagens de uso para auxiliá-lo a alcançar um nível mais elevado de desempenho naquele domínio
- As características da aprendizagem dentro de cada domínio influenciam seus métodos de ensino e avaliação. O conhecimento de cada domínio da aprendizagem prepara você para selecionar as técnicas adequadas de ensino e aplicar os princípios básicos da aprendizagem
- Os processos diferem no fato de que o processo de enfermagem requer histórico de todas as fontes de dados a fim de determinar as necessidades abrangentes de cuidados de saúde do paciente. O plano de ensino enfoca as necessidades de aprendizagem de um paciente no que se refere ao seu estado de saúde, bem como na sua motivação, capacidade e prontidão para aprender
- Letramento em saúde é um dos preditores mais importantes de resultados de saúde pois ele influencia se o indivíduo conta com as habilidades necessárias para gerenciar a saúde e prevenir doenças
- Enfermeiros baseiam as prioridades educacionais nos diagnósticos de enfermagem do paciente, nos resultados estabelecidos para ele, na percepção dele sobre quais informações são mais importantes, no nível de ansiedade ou de conforto físico e na quantidade de tempo disponível para ensinar
- Ao planejar uma sessão de ensino, lembre-se de que os pacientes precisam aprender primeiro o conteúdo essencial. A aprendizagem progride do simples para o complexo; assim, os aprendizes precisam adquirir conhecimentos e habilidades mais simples em um domínio da aprendizagem antes que possam dominar conhecimentos e habilidades mais complexos
- Os enfermeiros promovem a aprendizagem de pacientes com letramento em saúde limitado por meio da criação de um ambiente seguro em que não há vergonha, comunicando-se claramente, usando auxílios visuais para reforçar a informação verbal e avaliando cuidadosamente a compreensão do paciente e dos familiares cuidadores sobre o conteúdo
- No fim de uma sessão de ensino, o enfermeiro utiliza o método "explicar de volta" para avaliar a aprendizagem pedindo que o paciente explique o conteúdo discutido ou demonstre uma habilidade.

Para refletir

- Considere um membro de sua família ou um amigo que tenha algum tipo de problema de saúde. Pense no histórico que você levantaria sobre essa pessoa para determinar suas necessidades de aprendizagem e então resuma sua conclusão sobre a capacidade e motivação dessa pessoa em aprender
- Depois de concluir uma missão clínica com um paciente recente, reflita sobre como você determinaria se ele compreendeu os cuidados que você forneceu e qualquer informação que você compartilhou
- Selecione um colega estudante e, juntos, desenvolvam um estudo de caso de um paciente que requer educação em saúde. Utilizando o estudo de caso, descreva os domínios de aprendizagem relevantes às necessidades educativas daquele paciente. Depois, identifique três abordagens para instruí-lo.

Questões de revisão

1. Um enfermeiro que trabalha em um centro ambulatorial de quimioterapia é designado a cuidar de um paciente de 56 anos, do sexo masculino, que está fazendo quimioterapia para câncer de cólon. Esta é a primeira visita do paciente à clínica. O enfermeiro revisa o prontuário dele e vê uma nota dizendo que o paciente recebeu orientações sobre como a quimioterapia trata o câncer, mas na nota não consta a resposta do paciente. O médico faz uma rápida visita e diz ao paciente: "Vamos começar seu tratamento hoje e vamos fazer exames de sangue em você todas as semanas para ver se não há nenhum problema." O médico sai da sala e o paciente pergunta ao enfermeiro: "Para que servem os exames de sangue?" Para determinar as necessidades de aprendizagem deste paciente, o que o enfermeiro deve verificar? (Selecione todas as aplicáveis.)
   a. Resumo do prontuário do paciente sobre o estágio do câncer.
   b. O comportamento do paciente em sua interação com o enfermeiro.
   c. O nível de conhecimento do paciente sobre os efeitos da quimioterapia.
   d. O número de tratamentos ao qual o paciente será submetido.
   e. O letramento em saúde do paciente.
   f. A autodescrição do paciente sobre a gravidade de seu câncer.
   g. Registro no prontuário do paciente descrevendo a orientação prestada.

2. Um enfermeiro que trabalha em um centro ambulatorial de quimioterapia é designado a cuidar de um paciente de 56 anos, do sexo masculino, que está fazendo quimioterapia para câncer de cólon. Esta é a primeira visita do paciente à clínica. O enfermeiro revisa o prontuário do paciente e vê um registro dizendo que o paciente recebeu orientações sobre como a quimioterapia trata o câncer, mas no registro não consta a resposta do paciente. O histórico realizado pelo enfermeiro revela que o paciente está motivado a aprender mais sobre sua quimioterapia e está alerta e atualmente se sentindo bem. O enfermeiro preparou a primeira infusão, a regulou, e agora vai começar a instruir o paciente. Quais abordagens de ensino são mais adequadas a essa situação?
   a. Usar uma abordagem de confiança para explicar como monitorar os efeitos colaterais da quimioterapia.
   b. Reunir o paciente com mais dois outros pacientes da clínica e conduzir uma discussão em grupo.
   c. Dar orientações verbais individualizadas, com o paciente participando da seleção do conteúdo.
   d. Apresentar ao paciente uma situação problemática envolvendo um efeito colateral grave e deixar o paciente decidir o que fazer.

3. Uma paciente de 26 anos vai a uma clínica médica e pede para um enfermeiro fornecer orientação sobre como realizar o autoexame das mamas. "Minha mãe teve câncer, por isso quero aprender como fazer." Que domínios são necessários para aprender essa habilidade? (Selecione todas as aplicáveis.)
   a. Domínio afetivo.
   b. Domínio sensorial.
   c. Domínio cognitivo.
   d. Domínio da atenção.
   e. Domínio psicomotor.

4. Um paciente subitamente sente uma dor de cabeça muito intensa acompanhada de dormência e diminuição da mobilidade do braço esquerdo. Um exame cerebral de emergência confirmou um coágulo em um vaso do cérebro. Com a confirmação de acidente vascular encefálico, o médico do serviço de emergência consulta

o neurocirurgião para agendar uma angiografia de emergência com intuito de remover o coágulo. Que abordagem de ensino seria mais adequada para explicar ao paciente o que esperar do procedimento?
   a. Abordagem de vendedor.
   b. Abordagem narrativa.
   c. Abordagem de confiança.
   d. Abordagem participativa.
5. Um enfermeiro está ensinando uma paciente idosa sobre os meios para detectar um melanoma. Quais das seguintes técnicas de ensino são apropriadas para a idade dessa paciente? (Selecione todas as aplicáveis.)
   a. Falar em tom de voz baixo.
   b. Iniciar e terminar a sessão com a informação mais importante sobre o melanoma.
   c. Fornecer um panfleto sobre o melanoma com fonte grande em tons de azul e verde.
   d. Usar termos médicos básicos de uma ou duas sílabas.
   e. Fornecer informação específica em quantidades pequenas e frequentes.
   f. Falar rapidamente para não ocupar tanto o tempo da paciente.
6. Um homem de 55 anos está no hospital há mais de uma semana devido a complicações de uma cirurgia. O paciente estava com atividade limitada, porém agora finalmente lhe foi solicitado iniciar um programa de mobilidade. O paciente acabou de retornar de vários exames diagnósticos e informa ao enfermeiro que está sentindo fadiga. O enfermeiro prepara-se para orientar o paciente sobre o protocolo do programa de mobilidade. Quais dos seguintes princípios serão provavelmente afetados pela condição desse paciente?
   a. Motivação para aprender.
   b. Estágio de desenvolvimento.
   c. Estágio de luto.
   d. Disposição para aprender.
7. Um paciente que está se recuperando de cirurgia de coração aberto é ensinado a tossir e respirar fundo utilizando um travesseiro como apoio para imobilizar a incisão do tórax. Após a sessão instrucional, quais das seguintes alternativas demonstra a melhor forma para o enfermeiro avaliar se houve aprendizagem?
   a. Verbalização dos passos para o uso da imobilização.
   b. Seleção, a partir de uma série de cartões, da imagem que demonstra a técnica correta.
   c. Retorno da demonstração.
   d. Teste REALM.
8. O passado cultural de um paciente afeta sua motivação para aprender. Utilizando o modelo ACCESS, combine a abordagem de enfermagem com o componente correto do modelo.

Componente do modelo ACCESS
___ 1. Histórico de enfermagem
___ 2. Comunicação
___ 3. Cultural
___ 4. Estabelecimento
___ 5. Sensibilidade
___ 6. Segurança

Abordagem de enfermagem
A. Ajude os pacientes a se sentirem culturalmente seguros e capazes de manter sua identidade cultural.
B. Mantenha-se ciente das respostas verbais e não verbais.
C. Tenha consciência de como os pacientes de diferentes culturas percebem suas necessidades de cuidado.
D. Aprenda sobre a cultura de seu paciente e seus próprios vieses culturais.
E. Aprenda sobre as crenças e práticas de saúde do paciente.
F. Demonstre respeito criando uma relação de cuidado.

9. Um enfermeiro está se preparando para ensinar um paciente que tem apneia do sono a utilizar um dispositivo de pressão positiva contínua nas vias respiratórias (CPAP) à noite. Que ação é mais adequada para se realizar primeiro?
   a. Permitir que o paciente manipule o dispositivo e observe suas partes.
   b. Fornecer uma sessão de "explicar de volta".
   c. Definir metas mútuas para a sessão de orientação.
   d. Discutir o propósito do dispositivo e como ele funciona.
10. Quais das seguintes situações demonstra que ocorreu aprendizagem do paciente? (Selecione todas as aplicáveis.)
   a. O paciente ouve a explicação do enfermeiro sobre os sinais alarmantes de acidente vascular encefálico.
   b. O paciente descreve como arrumar um organizador de comprimidos para medicações recém-prescritas.
   c. O paciente frequenta um grupo de apoio para lesão espinal.
   d. O paciente demonstra como tomar sua medicação para pressão arterial em casa.
   e. O paciente revisa a informação escrita sobre recursos para sobreviventes de câncer.

Respostas: 1. b, c, e, f; **2.** c; **3.** c, e; **4.** B; **5.** a, b, e; **6.** d; **7.** c; **8.** 1E, 2B, 3D, 4F, 5C, 6A; **9.** c; **10.** b, d.

Referências bibliográficas

Agency for Healthcare Research and Quality (AHRQ): *Teach-back intervention: quick start guide*, 2017. https://www.ahrq.gov/patient-safety/reports/engage/interventions/teachback.html. Accessed June 4, 2021.

Agency for Healthcare Research and Quality (AHRQ): AHRQ *Health literacy universal precautions toolkit*, 2020. https://www.ahrq.gov/health-literacy/quality-resources/tools/literacy-toolkit/index.html. Accessed June 4, 2021.

American Hospital Association: *The patient care partnership*, 2003. https://www.aha.org/system/files/2018-01/aha-patient-care-partnership.pdf. Accessed June 4, 2021.

Bandura A: Self-efficacy: toward a unifying theory of behavioral change, *Psychol Rev* 84(2):191, 1977. https://doi.org/10.1037/0033-295X.84.2.191.

Bandura A: *Self-efficacy: the exercise of control*, New York, 1997, WH Freeman.

Bastable SB: *Nurse as educator: principles of teaching and learning for nursing practice*, ed 5, Burlington, 2019, Jones & Bartlett.

Billings DM, Halstead JA: *Teaching in nursing: a guide for faculty*, ed 6, St Louis, 2020, Elsevier.

Centers for Disease Control and Prevention (CDC): *Heart failure*, 2020. https://www.cdc.gov/heartdisease/heart_failure.htm. Accessed June 7, 2021.

Centers for Disease Control and Prevention (CDC): *What is health literacy?* 2021a. https://www.cdc.gov/healthliteracy/learn/index.html. Accessed June 6, 2021.

Centers for Disease Control and Prevention: *Talking points about health literacy*, 2021b. https://www.cdc.gov/healthliteracy/shareinteract/TellOthers.html. Accessed June 6, 2021.

Centers for Disease Control and Prevention: *Health literacy: develop and test materials*, 2021c. https://www.cdc.gov/healthliteracy/developmaterials/index.html. Accessed June 7, 2021.

Centers for Disease Control and Prevention (CDC): *Attention-deficit hyperactivity disorder*, 2021d. https://www.cdc.gov/ncbddd/adhd/index.html. Accessed June 7, 2021.

Edelman C, Kudzma EC: *Health promotion throughout the life span*, ed 9, St Louis, 2018, Elsevier.

Festinger L: *A theory of cognitive dissonance*, Palo Alto, CA, 1957, Stanford University Press.

Flanders SA: Effective patient education: evidence and common sense, *Medsurg Nurs* 27(1):55, 2018.

Jordan LM: *Health literacy made simple*, The Joint Commission: accreditation ambulatory care, 2016. https://www.jointcommission.org/-/media/deprecated-unorganized/imported-assets/tjc/system-folders/topics-library/health-literacy-pcmhpdf.pdf?db=web&hash=E038454714

6B5345A7258D94DF545D13#:~:text=2%20%C2%A9%20Copyright%2C%20The%20Joint%20Commission.%20What%20is,and%20services%20needed%20to%20make%20appropriate%20health%20decisions. Accessed June 6, 2021.

Killian S: *6 High impact teaching strategies*, 2019. https://www.evidencebasedteaching.org.au/high-impact-teaching-strategies/. Accessed June 7, 2021.

Krathwohl DR, et al: *Taxonomy of educational objectives: the classification of educational goals. Handbook II: affective domain*, New York, 1956, David McKay Co., Inc.

Krathwohl DR: A revision of Bloom's taxonomy: an overview, *Theory Pract* 41(4), Autumn 2002, College of Education, The Ohio State University. https://www.depauw.edu/files/resources/krathwohl.pdf. Accessed July 2020.

Lorig K: Chronic disease self-management program: insights from the eye of the storm, *Front Public Health* 2:253, 2015.

McCleod S: *Cognitive dissonance*, 2018. https://www.simplypsychology.org/cognitive-dissonance.html. Accessed June 6, 2021.

Medicare.gov: *Your rights and protections as a nursing home resident*, n.d. https://downloads.cms.gov/medicare/Your_Resident_Rights_and_Protections_section.pdf. Accessed June 4, 2021.

Miller M, Stoeckel P: *Client education: theory and practice*, ed 3, Sudbury, MA, 2019, Jones & Bartlett.

National Library of Medicine (NLM): *Health literacy*, n.d. https://nnlm.gov/initiatives/topics/health-literacy#toc-5. Accessed June 6, 2021.

Office of Disease Prevention and Health Promotion ODPHP): *Health literacy on line-display content clearly on the page*, 2016. https://health.gov/healthliteracyonline/display/full/. Accessed June 6, 2021.

Parnell TA: *Health literacy in nursing: providing person-centered care*, New York, 2015, Springer Publishing.

Pender NJ: A conceptual model for preventive health behavior, *Nurs Outlook* 23(6):385, 1975.

Prochaska JO, et al: The transtheoretical model of behavior change. In Shumaker SS, Schron EB, editors: *The handbook of health behavior change*, ed 2, New York, 1998, Springer Publishing, pp 59.

Psychology Today: Motivational Interviewing, n.d. https://www.psychologytoday.com/us/therapy-types/motivational-interviewing. Accessed June 6, 2021.

Purnell LD, Fenkl E: *Guide to culturally competent health care*, ed 4, Philadelphia, 2019, F.A. Davis.

Quality and Safety Education for Nurses (QSEN): Competency KSAs (pre-licensure), 2020. http://qsen.org/competencies/pre-licensure-ksas/#patient-centered_care. Accessed June 4, 2021.

Rau J: *New round of medicare readmission penalties hits 2,583 hospitals*, Kaiser Health News, October 1, 2019. https://khn.org/news/hospital-readmission-penalties-medicare-2583-hospitals/. Accessed June 4, 2021.

Souders B: *17 Motivational interviewing questions and skills*, Positive Psychology.com, 2021. https://positivepsychology.com/motivational-interviewing/. Accessed June 6, 2021.

Substance Abuse and Mental Health Services Administration (SAMHSA): *Empowering change: motivational interviewing*, 2018. https://www.samhsa.gov/homelessness-programs-resources/hpr-resources/empowering-change. Accessed June 6, 2021.

The Joint Commission (TJC): *Speak up about your care*, 2019. https://www.jointcommission.org/-/media/tjc/documents/resources/speak-up/speak-ups/about-your-care/speak-up-about-your-care-infographic-2019-85x11.pdf. Accessed June 4, 2021.

The Joint Commission (TJC): *Speak up campaigns*, 2021a. https://www.jointcommission.org/resources/for-consumers/speak-up-campaigns/. Accessed June 4, 2021.

The Joint Commission (TJC): *Joint Commission comprehensive accreditation manual for hospitals*, 2021b, The Commission.

Touhy TA, Jett KF: *Ebersole and Hess' toward healthy aging*, ed 10, St. Louis, 2020, Elsevier.

U.S. Department of Health and Human Services – Office of Minority Health (USDHHS): *National CLAS standards*, n.d. https://www.thinkculturalhealth.hhs.gov/clas. Accessed June 6, 2021.

Van Zant S, Volpe N: *Small group instruction: how to make it effective*, 2018, Consortium on Reaching Excellence in Education. https://www.corelearn.com/small-group-instruction-blog/. Accessed June 6, 2021.

Wilson LO: *Three domains of learning – cognitive, affective, psychomotor, the second principle*, 2021. https://thesecondprinciple.com/instructional-design/threedomainsoflearning/. Accessed June 4, 2021.

World Health Organization (WHO): *Health promotion. Track 2: health literacy and health behavior*, 2021. http://www.who.int/healthpromotion/conferences/7gchp/track2/en/. Accessed June 6, 2021.

Referências de pesquisa

Almkuist KD: Using teach-back method to prevent 30-day readmissions in patients with heart failure: a systematic review, *MedSurg Nurs* 26(5):309, 2017.

Anderson LW, Krathwohl DR, editors: *A taxonomy for learning, teaching, and assessing: a revision of Bloom's taxonomy of educational objectives*, Boston, 2001, Allyn & Bacon.

Boyde M, et al: Self-care educational intervention to reduce hospitalizations in heart failure: a randomized controlled trial, *Eur J Cardiovasc Nurs* 17(2):178, 2018.

Cakmak HSG, Kapucu S: The effect of educational follow-up with the motivational interview technique on self-efficacy and drug adherence in cancer patients using oral chemotherapy treatment: a randomized controlled trial, *Semin Oncol Nurs* 37(2):151140, 2021. https://doi.org/10.1016/j.soncn.2021.151140.

Chan DN, So WKW: Effectiveness of motivational interviewing in enhancing cancer screening uptake amongst average-risk individuals: a systematic review, *Int J Nurs Stud* 113(2021):103786, 2021. https://doi.org/10.1016/j.ijnurstu.2020.103786.

Faghihian R, et al: Impact of motivational interviewing on early childhood caries: a systematic review and meta-analysis, *J Am Dent Assoc* 151(9):650, 2020.

Ha Dinh TT, et al: The effectiveness of the teach-back method on adherence and self-management in health education for people with chronic disease: a systematic review, *JBI Database System Rev Implement Rep* 14(1):210, 2016.

Hochbaum GM: Public participation in medical screening programs: a sociopsychological study, *PHS Publication No. 572*, Washington, DC, 1958, US Government Printing Office.

Hong YR, et al: Teach-back experience and hospitalization risk among patients with ambulatory care sensitive conditions: a matched cohort study, *J Gen Intern Med* 34(10):2176, 2019.

Khan MS, et al: Trends in 30- and 90-day readmission rates for heart failure, *Circ Heart Fail* 14(4):e008335, 2021, https://www.ahajournals.org/doi/10.1161/CIRCHEARTFAILURE.121.008335.

Liu H, et al: Assessment tools for health literacy among the general population: a systematic review, *Int J Environ Res Public Health* 15(8):1711, 2018.

Louis A, et al: Screening hospitalized patients for low health literacy—Beyond the REALM of possibility? *Health Educ Behav* 44(3):360, 2017.

Marcus C: Strategies for improving the quality of verbal patient and family education: a review of the literature and creation of the EDUCATE model, *Health Psychol Behav Med* 2(1):482, 2014.

Oh EG, et al: Effectiveness of discharge education with the teach-back method on 30-day readmission: a systematic review, *J Patient Saf* 17(4):305, 2021, https://pubmed.ncbi.nlm.nih.gov/30882616/. Accessed June 6, 2021.

Savage K, et al: Preferences in learning styles and modes of information delivery in patients receiving first-day education for radiation therapy, *J Med Imaging Radiat Sci* 48(2):193, 2017.

Spencer JC, Wheeler SB: A systematic review of motivational interviewing interventions in cancer patients and survivors, *Patient Educ Couns* 99(7):1099, 2016.

Steffen PS, et al: Motivational interviewing in the management of type 2 diabetes mellitus and arterial hypertension in primary health care: an RCT, *Am J Prev Med* 60(5):e203, 2021.

Troy AS, et al: Cognitive reappraisal and acceptance: effects on emotion, physiology, and perceived cognitive costs, *Emotion* 18(1):58, 2018.

Yoshimura S, et al: Neural basis of anticipatory anxiety reappraisals, *PLoS ONE* 9(7):e102836, 2014.

Zhou Y, et al: Effects of a nurse-led phone follow-up education program based on the self-efficacy among patients with cardiovascular disease, *J Cardiovasc Nurs* 33(1):E15, 2018.

26 Informática e Documentação

Objetivos

- Identificar os propósitos de um prontuário na atenção à saúde
- Explicar a relação entre documentação e reembolso de despesas pela prestação de cuidados de saúde
- Discutir as diretrizes legais relacionadas à documentação
- Identificar formas de manter a confidencialidade dos dados do prontuário do paciente
- Explicar as diretrizes para a documentação de qualidade
- Prever o que aconteceria com o uso inadequado de abreviações na documentação da atenção à saúde
- Explicar os diferentes tipos de formulários que os enfermeiros usam para documentação
- Resumir os elementos a serem incluídos na documentação de um plano de alta do paciente
- Explicar os elementos a serem incluídos na documentação de conversas telefônicas com profissionais da saúde
- Abordar a relação entre informática e cuidado de saúde de alta qualidade
- Abordar as competências específicas de informática necessárias a enfermeiros recém-graduados que ingressam como força de trabalho.

Termos-chave

- Acreditação
- Caminhos críticos
- Diretrizes de prática clínica (DPC)
- Documentação
- Documentação narrativa
- Entrada de prescrição médica computadorizada (EPMC)
- *Firewall*
- Fluxogramas
- Gerenciamento de caso
- Grupos relacionados ao diagnóstico (GRD)
- Informação de saúde protegida (ISP)
- Informática em enfermagem
- Informática na atenção à saúde
- Plano de cuidados padronizado
- Prontuário do paciente
- Prontuário eletrônico (PE)
- Registro por exceção (RPE)
- Relatório de ocorrência
- Senha
- Sistema de informação clínica (SIC)
- Sistema de informação clínica de enfermagem (SICE)
- Sistema de informação em saúde (SIS)
- Sistema de prontuário eletrônico (SPE)
- Sistema de prontuário eletrônico de saúde
- Sistema de suporte à decisão clínica (SSDC)
- Sistemas de classificação de acuidade
- Tecnologia de informação em saúde (TIS)
- Uso significativo
- Variâncias

A **documentação** é uma estratégia-chave de comunicação que produz um registro escrito de dados pertinentes do paciente, decisões, intervenções clínicas e respostas de pacientes no prontuário eletrônico. A documentação no **prontuário do paciente** constitui aspecto vital da prática de enfermagem. Consiste em toda a informação que é adicionada ao prontuário, que pode ser eletrônico, impresso ou uma combinação de ambos. Sistemas de documentação em enfermagem devem refletir padrões atuais de prática e minimizar o risco de erros. Tais sistemas necessitam ser flexíveis o suficiente para permitir que os membros da equipe de saúde documentem e recuperem dados clínicos, rastreiem resultados e facilitem a continuidade dos cuidados de maneira eficiente. A informação do prontuário fornece uma noção detalhada do nível de qualidade dos cuidados realizados. A qualidade dos cuidados, os padrões de instituições reguladoras, padrões da prática de enfermagem, a estrutura de reembolsos do sistema de saúde e diretrizes legais tornam a documentação uma responsabilidade extremamente importante em enfermagem.

A informação adicionada ao prontuário individual de um paciente comunica com o sistema integrado do registro desse paciente o tipo e frequência de cuidados prestados, bem como a responsabilidade pelos cuidados. Essa informação fica, então, disponível para revisão por parte de todos os membros da equipe de saúde de todos os setores.

É necessário documentar no prontuário eletrônico todos os cuidados de enfermagem realizados para cada paciente, incluindo dados do histórico de enfermagem, problemas ou diagnósticos de enfermagem, intervenções e avaliação das respostas de pacientes, a fim de delinear seus cursos clínicos. Em 2008, os Centers for Medicare and Medicaid Services (CMS) implementaram uma política segundo a qual os hospitais deixariam de ser reembolsados pelo tratamento de 11 condições específicas adquiridas em hospitais (CAH) ou eventos adversos evitáveis, comumente denominados "eventos sentinela" (CMS, 2020). Quatro desses eventos são considerados "sensíveis à enfermagem": lesões por pressão estágios III e IV, quedas com traumatismo, infecção de trato urinário associada a cateter urinário (ITUCU) e infecções sistêmicas associadas a cateter central (ISACC) (Daniels et al., 2020; Hommel et al., 2020). A identificação da evolução de um paciente e como se desenvolvem os eventos é crucial aos cuidados clínicos e ao reembolso de despesas hospitalares. Também é crucial que a sua documentação reflita de maneira precisa o estado do paciente e as respostas dele a intervenções, especialmente no momento da admissão, transferência ou alta. Você utiliza pensamento crítico e julgamento clínico para garantir o preenchimento da documentação de forma precisa e completa.

Propósitos do prontuário eletrônico

O prontuário eletrônico é uma fonte valiosa de dados para todos os membros da equipe de saúde. Os dados adicionados ao prontuário servem a muitos propósitos, incluindo facilitar a comunicação interprofissional de saúde, fornecer um registro legal dos cuidados prestados e justificar as despesas e reembolsos dos cuidados. Os dados também são utilizados para auditar, monitorar e avaliar os cuidados prestados, a fim de dar o suporte necessário à qualidade e à melhoria da *performance* do processo (Wager et al., 2017; Wu et al., 2019). Ademais, o prontuário eletrônico é uma fonte de ensino e pesquisa. Existem questões de privacidade e ética que devem ser consideradas ao acessar a informação de cuidados de saúde e quando registros de saúde podem servir como fontes de educação e dados de pesquisa em enfermagem (Misto et al., 2020).

Comunicação interprofissional no prontuário eletrônico

O prontuário eletrônico fornece um meio para que os membros da equipe interprofissional de saúde se comuniquem sobre múltiplos aspectos dos cuidados com os pacientes, incluindo as necessidades e respostas destes aos cuidados e às terapias, a tomada de decisões clínicas, o conteúdo e os resultados das consultas, as orientações de pacientes e o planejamento de alta. A informação comunicada no prontuário permite que os profissionais da saúde conheçam o paciente em profundidade, facilitando a tomada de decisões clínicas segura, efetiva, oportuna e centrada no paciente. O prontuário eletrônico é a fonte mais atual, precisa e contínua de informação sobre o estado de saúde de um paciente, o que permite que o plano de cuidados fique claro para qualquer pessoa que acesse seu conteúdo. A fim de melhorar a comunicação e promover cuidados seguros aos pacientes, você deve documentar os achados do histórico de enfermagem e informação do paciente tão logo seja possível, após prestar cuidados (p. ex., imediatamente após realizar uma intervenção de enfermagem ou terminar o levantamento do histórico). A qualidade dos cuidados depende de sua capacidade de se comunicar com outros membros da equipe de saúde (ver Capítulo 24). Quando um plano deixa de ser comunicado a todos os membros da equipe, os cuidados tornam-se fragmentados, as tarefas acabam sendo repetidas e ocorrem atrasos ou omissões nos cuidados. O prontuário eletrônico é um meio importante de comunicação porque é uma documentação confidencial, permanente e legal de informações relevantes à saúde de um paciente. Trata-se de um registro constante e preciso do estado de saúde do paciente que está disponível a todos os membros da equipe de saúde.

O prontuário eletrônico é uma fonte que prepara o profissional da saúde para conhecer o paciente em profundidade, de modo que possam ser tomadas decisões adequadas sobre os cuidados e em momento oportuno. Todos os prontuários contêm as informações a seguir:

- Identificação do paciente e dados demográficos
- Existência de uma "declaração antecipada de vontade" ou "procuração durável para advogar por cuidados de saúde"
- Consentimento informado para tratamentos e procedimentos
- Dados na admissão
- Diagnósticos ou problemas de enfermagem e plano de cuidados de enfermagem ou interprofissionais
- Registro do tratamento e avaliação de enfermagem
- História médica ou clínica
- Diagnósticos médicos
- Pedidos terapêuticos, incluindo documentos como "ordem de não reanimação"
- Registro de evolução médica e interprofissional (incluindo tratamentos administrados)
- Achados de exame físico
- Resultados de exames diagnósticos
- Orientação do paciente
- Síntese dos procedimentos cirúrgicos
- Síntese e plano de alta.

Documentação legal

A documentação precisa é uma das melhores defesas contra reclamações legais associadas a cuidados de enfermagem. Trata-se de uma importante responsabilidade profissional. A fim de limitar a responsabilidade legal, sua documentação necessita seguir os padrões da instituição, os quais incluem uma descrição clara dos cuidados de enfermagem individualizados e orientados por resultados que você estabeleceu com base em seu histórico de enfermagem. Sempre documente os cuidados do paciente no momento correto seguindo padrões de seu local de trabalho. A documentação de todos os aspectos do processo de enfermagem é uma atribuição crucial da enfermagem que limita a responsabilidade legal da enfermagem ao fornecer evidências de que você manteve ou excedeu os padrões da prática ao cuidar de pacientes (Harding et al., 2020; Office of the National Coordinator for Health Information Technology [ONC], 2020).

Erros na documentação que podem resultar em falha profissional incluem os seguintes exemplos: (1) deixar de registrar informações de saúde pertinentes ou sobre fármacos, (2) deixar de registrar ações de enfermagem, (3) deixar de registrar a administração de medicações, (4) deixar de registrar reações farmacológicas ou mudanças na condição do paciente, (5) registros incompletos ou ilegíveis e (6) deixar de documentar medicações suspensas. A Tabela 26.1 fornece diretrizes para evitar esses erros, além de exemplos dos critérios básicos para registrar uma documentação legalmente correta em prontuário do paciente.[1]

Reembolso

A documentação da prestação de cuidados por parte de todos os membros da equipe de saúde permite determinar a gravidade da doença do paciente, a intensidade dos serviços recebidos e a qualidade dos cuidados realizados durante um atendimento. Empresas de planos de saúde e seguradoras utilizam essa informação para determinar o pagamento ou reembolso por serviços de atenção à saúde. **Grupos relacionados ao diagnóstico (GRD)** são classificações dos EUA baseadas nos diagnósticos médicos primários e secundários de um paciente utilizados como base para estabelecer o reembolso do plano Medicare por cuidados com o paciente prestados por uma instituição de saúde. As instituições de saúde são reembolsadas, nos EUA, com um valor predeterminado para cada GRD. Planos de saúde particulares e auditores de instituições federais revisam prontuários para determinar o reembolso que será recebido por pacientes ou instituições de saúde (Bauder et al., 2017; Heflin, 2021). Tanto a documentação precisa dos serviços de enfermagem quanto os suprimentos e equipamentos utilizados nos cuidados do paciente esclarecem o tipo de tratamento recebido pelo paciente e dão suporte ao reembolso preciso e oportuno para a instituição de saúde ou para o próprio paciente.

Auditoria e monitoramento

Cuidados de qualidade dependem da capacidade de todos os membros da equipe interprofissional de se comunicarem efetivamente e no momento correto. Como membro da equipe de saúde, você é responsável

---

[1] N.R.T.: No Brasil, a Resolução Cofen nº 514/2016 regulamentou o *Guia de Recomendações para registros de enfermagem no prontuário do paciente*. O objetivo é orientar a realização do registro das atividades e cuidados de enfermagem no prontuário do paciente pelos membros da equipe de enfermagem. Desse modo, busca-se garantir a qualidade das informações que serão utilizadas por toda a equipe de saúde da instituição. O Guia está disponível em http://biblioteca.cofen.gov.br/wp-content/uploads/2016/08/Guia-de-Recomenda%C3%A7%C3%B5es.pdf.

Tabela 26.1 Diretrizes legais para a documentação.

Diretrizes para documentação eletrônica e escrita	Embasamento	Ação correta
Não documentar comentários de retaliação ou críticos sobre um paciente ou sobre cuidados prestados por outro profissional da saúde. Não inserir opiniões pessoais	Afirmações podem ser utilizadas como evidência de comportamento não profissional ou cuidados de má qualidade	Inserir somente observações objetivas e factuais do comportamento do paciente ou ações de outro profissional da saúde. Citar todas as falas do paciente entre aspas
Corrigir todos os erros imediatamente	Erros de registro podem levar a erros de tratamento ou implicar tentativa de enviesar ou omitir evidências	Evitar registrar com pressa de terminar; certificar-se de que a informação seja precisa e esteja completa
Registrar todos os fatos	O registro necessita ser preciso, factual e objetivo	Ter certeza de que cada entrada esteja completa. A pessoa que lê sua documentação precisa ser capaz de determinar que o paciente recebeu os cuidados adequados
Documentar a abordagem a profissionais da saúde iniciadas por você a fim de buscar esclarecimento sobre um pedido questionável	Se você executar um pedido que foi redigido incorretamente, você é tão responsável legalmente quanto o profissional da saúde que o redigiu	Não registrar "médico cometeu erro". Documentar "Dr. Smith foi chamado para esclarecer prescrição de analgésico". Incluir data e horário da ligação, com quem você conversou e qual foi o resultado
Documentar apenas por você mesmo	Você é responsável pela informação que insere no prontuário do paciente	Nunca inserir documentação por meio de outra pessoa (exceção: quando um profissional for embora no dia e telefonar com informações que precisarem ser documentadas; incluir data e horário da entrada e referência específica ao dia e horário a que você se refere, com o nome da fonte de informação da entrada; incluir que a informação foi fornecida via chamada telefônica)
Evitar uso de frases generalistas e vagas como "estado inalterado" ou "teve um bom dia"	Esse tipo de documentação é subjetivo e não reflete a reavaliação do paciente	Utilizar descrições completas e concisas das avaliações e cuidados realizados para que a documentação seja objetiva e factual
Iniciar cada registro com a data e horário e terminar com sua assinatura e credenciais	Garantir que seja registrada a sequência correta de eventos; a assinatura registra quem é responsável pelos cuidados prestados	Não esperar até o fim do turno para registrar mudanças importantes que ocorreram muitas horas antes; assinar cada entrada de acordo com a política institucional (p. ex., Enf. M. Marcus)
Proteger a segurança de sua senha para a documentação eletrônica	Mantém a segurança e confidencialidade dos registros de saúde do paciente	Uma vez logado(a) em um computador, não o deixar a tela aberta. Sair das plataformas logadas ao deixar o computador. Certificar-se de que a tela do computador não esteja acessível ao público
Não apagar ou rasurar erros cometidos durante a escrita	O registro fica ilegível; passa a impressão de que você está tentando omitir informação ou desfigurar um registro escrito	Fazer um único risco sobre o erro, escrever o termo "erro" acima e assinar seu nome ou iniciais e data. Em seguida, inserir registro correto
Não deixar espaços ou linhas em branco no registro de evolução de enfermagem	Permite que outra pessoa adicione informações incorretas no espaço aberto	Preencher de forma consecutiva, linha por linha; se sobrar espaço, desenhar uma linha horizontal transversal e assinar no fim
Registrar todas as entradas escritas com letra legível utilizando tinta preta. Não utilizar lápis, canetas hidrográficas ou com tinta apagável	Entradas ilegíveis são facilmente mal interpretadas, resultando em erros e processos judiciais; a tinta de canetas hidrográficas pode manchar ou escorrer enquanto úmida e destruir a documentação; rasuras não são permitidas em documentações clínicas; a tinta preta fica mais legível quando os prontuários são copiados ou escaneados	Escrever de forma clara e incluir as abreviações adequadas utilizando tinta preta

pela precisão da documentação que insere no prontuário do paciente. Normas de instituições como The Joint Commission (TJC) e CMS exigem que as instituições de saúde monitorem e avaliem a qualidade e adequação dos cuidados com pacientes (TJC, 2021; CMS, 2021). Auditorias de prontuários do paciente oferecem informação sobre problemas de saúde recorrentes, incidentes específicos do paciente e se os profissionais da saúde seguem padrões de cuidados. As auditorias ajudam a identificar áreas de melhoria e desenvolvimento da equipe. Por exemplo, um enfermeiro que trabalha com melhoria de qualidade (MQ) pode monitorar os prontuários de um setor para determinar se os enfermeiros do setor documentam de forma consistente e precisa a implementação de prevenções contra queda ou avaliação de intervenções para controle da dor dos pacientes. Quaisquer deficiências identificadas são compartilhadas com todos os membros da equipe de enfermagem para que possam ser realizadas mudanças nas políticas ou práticas.

Educação

Prontuários do paciente são uma fonte rica de informação sobre os cuidados de saúde de um paciente. A leitura de um prontuário de um paciente que lhe foi designado é um meio eficiente de aprender a natureza de sua condição e a resposta ao tratamento. Com o tempo, à medida que você cuidar de pacientes com diagnósticos ou problemas similares, a informação adquirida permitirá identificar padrões e tendências para desenvolver seu conhecimento clínico (Figura 26.1). Conforme identifica padrões associados a doenças e condições específicas, você se torna capaz de antecipar o tipo de cuidado necessário a seu paciente e como os pacientes respondem a tratamentos.

Pesquisa

A desidentificação ou anonimato é um processo utilizado para impedir que a identidade de uma pessoa seja ligada a uma informação. Por exemplo, quando um formulário de dados é utilizado para obter informação a partir de um prontuário, não se deve incluir o nome ou número de identidade do paciente. Utiliza-se um número aleatório para rotular e categorizar o formulário. Dados desidentificados obtidos de prontuários do paciente podem ser utilizados em análises estatísticas (p. ex., frequência de distúrbios clínicos, complicações, uso de terapias médicas e de enfermagem específicas, desfechos clínicos atingidos durante cuidados em doenças específicas e mortalidade de pacientes). A análise dos dados contribui com a prática baseada em evidências e com o cuidado de saúde de alta qualidade (LoBiondo-Wood e Haber, 2021). Após obter aprovação adequada por parte de um conselho institucional, como um Comitê de Ética de uma instituição de saúde ou hospital nos EUA, pesquisadores de enfermagem revisam os prontuários de pacientes em uma pesquisa científica a fim de coletar informações sobre um problema de saúde particular. Por exemplo, se o enfermeiro pesquisador suspeitar que a deambulação precoce reduz a incidência de complicações em pacientes cirúrgicos, poderia revisar os prontuários de pacientes cirúrgicos selecionados para comparar a incidência de complicações pós-operatórias entre pacientes que receberam deambulação precoce e tardia.[2]

Mudança para a documentação eletrônica

Do ponto de vista histórico, os profissionais da saúde documentavam os registros de cuidados no papel. Registros realizados no papel eram orientados por episódios, de forma que cada nova visita de um paciente à instituição de saúde gerava um registro separado. Como os profissionais da saúde não conseguiam revisar registros prévios com facilidade, informações importantes como alergias, medicações que o paciente estava tomando e complicações de tratamentos eram perdidas entre um e outro episódio de cuidados (p. ex., hospitalização ou consulta clínica), prejudicando a segurança do paciente (Hebda et al., 2019).

Com intuito de facilitar a comunicação entre profissionais da saúde e a segurança dos pacientes, a American Recovery and Reinvestment Act (ARRA – Lei Americana de Recuperação e Reinvestimento) de 2009 determinou uma meta de que todos os registros de saúde deveriam ser mantidos em meio eletrônico a partir de 2014 (Hebda et al., 2019). Desde 2011, a Health Information Technology for Economic and Clinical Health Act (HITECH – Lei de Tecnologia de Informação em Saúde para Economia e Saúde Clínica), publicada como Título XIII da ARRA, tem sido um grande orientador da adoção e emprego de prontuários eletrônicos nos EUA. A HITECH estabeleceu as bases para promover o **uso significativo** da tecnologia de informação em saúde (TIS) no sentido de melhorar a qualidade e o valor dos cuidados de saúde (U.S. Department of Health & Human Services [USDHHS], 2017). Uso significativo significa que o uso de um **sistema de prontuário eletrônico de saúde** resulta em melhor qualidade, segurança e eficiência dos cuidados de saúde, maior envolvimento ativo de consumidores em seus próprios cuidados, maior coordenação na prestação de cuidados, avanços na saúde pública e proteção da privacidade e segurança de registros pessoais de saúde (Rathert et al., 2019; Stimson e Bodruff, 2017). O objetivo da ARRA foi implementar o armazenamento eletrônico de todos os registros de saúde. Embora o objetivo não tenha sido completamente atendido, o Office of the National Coordinator for Health Information Technology (ONC, 2018) reportou o que segue:

- Em todos os hospitais de cuidados agudos não federais, 96% dispunham de TIS certificada
- Pequenos hospitais rurais e de acesso crítico demonstraram as menores proporções, com 93%
- Entre os hospitais de grande porte, 99% (mais de 300 leitos) contavam com TIS certificada, ao passo que 97% dos hospitais de porte médio (mais de 100 leitos) contavam com TIS certificada.

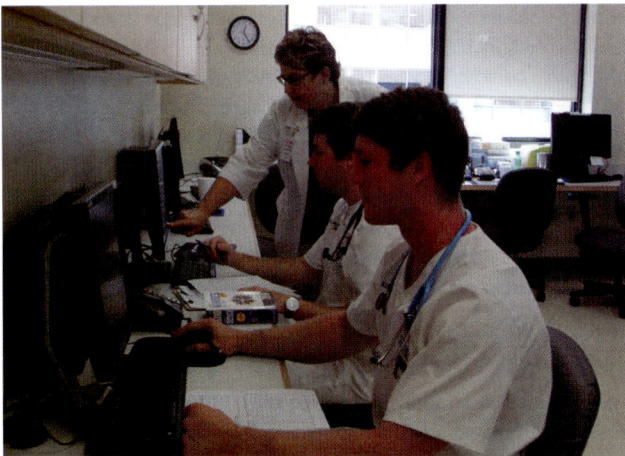

Figura 26.1 Estudantes de enfermagem e professor em computadores, analisando registros.

---

[2]N.R.T.: No Brasil, a Lei Geral de Proteção de Dados (Leis nos 13.709/2018 e 13.853/2019) regulamenta que, para a realização de estudos por órgão de pesquisa, deve-se garantir que os dados pessoais sejam anônimos sempre que possível. Já a Resolução do Conselho Nacional de Saúde nº 466/2012 determina que os dados do participante de pesquisa somente poderão ser utilizados com prévia autorização escrita e assinada no documento denominado Termo de Consentimento Livre Esclarecido aprovado pelo Sistema CEP/Conep. (Fontes: Lei Geral de Proteção de Dados Pessoais [LGPD]. Redação dada pela Lei nº 13.853, de 2019. Acesso em 26 abr. 2023); http://www.planalto.gov.br/ccivil_03/_ato2015-2018/2018/lei/l13709.htm. Acesso em 26 abr. de 2023. Resolução CNS nº 466/2012. Disponível em: https://conselho.saude.gov.br/resolucoes/2012/Reso466.pdf. Acesso em 26 abr. 2023.)

Embora as siglas *PE* e *SPE* tenham sido empregadas de forma intercambiável, na prática existem diferenças entre seus significados. A expressão **sistema de prontuário eletrônico (SPE)** tornou-se preferível para o registro computadorizado da vida de um indivíduo, o que implica o registro tanto eletrônico quanto impresso. A adição do "S" no fim da sigla (*SPES*) indica o sistema de *software* que dá suporte ao registro. A expressão **prontuário eletrônico (PE)** diz respeito ao registro do paciente dentro de um sistema integrado de informação para cada visita individual a um consultório ou admissão individual a uma instituição de cuidados agudos que permita documentação independente da progressão dos cuidados. A fim de atender a padrões estabelecidos, os SPE devem incluir os atributos ou componentes (Hebda et al., 2019) a seguir:

- Fornecer um registro de vida ou longitudinal do paciente conectando todos os dados de encontros prévios com cuidados de saúde
- Conter uma lista de problemas que indique problemas clínicos atuais para cada encontro com cuidados de saúde, número de ocorrências associadas com problemas atuais ou prévios e estado atual de cada problema
- Utilizar medidas padronizadas aceitas para avaliar e registrar o estado de saúde e níveis funcionais
- Fornecer meio de documentação para todo o raciocínio clínico ou embasamento para diagnósticos e conclusões que permitam que a tomada de decisão clínica seja verificada por todos os profissionais da saúde que acessarem o registro
- Apoiar confidencialidade, privacidade e informações de auditorias
- Fornecer acesso contínuo a usuários autorizados a qualquer momento e permitir que vários profissionais da saúde acessem versões customizadas dos dados ao mesmo tempo
- Dar suporte para *links* direcionados a fontes de informações locais ou remotas, como bases de dados, utilizando a internet ou intranet da instituição
- Dar suporte ao uso de ferramentas de análise de decisões
- Dar suporte à entrada direta de dados de pacientes por parte de provedores
- Incluir mecanismos para quantificar o custo e a qualidade dos cuidados
- Dar suporte a necessidades existentes e emergentes por meio de flexibilidade e expansibilidade.

Uma característica peculiar de um SPE é sua capacidade de integrar toda a informação do paciente em um único registro, independentemente do número de vezes que o paciente comparece ao sistema de saúde. O SPE também inclui resultados de exames diagnósticos que podem conter imagens (p. ex., radiografias ou imagens ultrassonográficas) e *softwares* de suporte à decisão. Como é possível armazenar um número potencialmente ilimitado de registros no SPE, profissionais da saúde podem acessar dados clínicos para identificar também problemas de qualidade, ligar intervenções a desfechos positivos e tomar decisões baseadas em evidências (Atasoy et al., 2019). As principais vantagens do SPE para a enfermagem incluem a possibilidade de comparar dados clínicos atuais de um paciente com dados de visitas prévias, manutenção de um gerenciamento constante de sintomas e fornecimento de registro constante da orientação de saúde fornecida ao paciente, bem como sua resposta a essa informação (Karp et al., 2019; Ozkaynak et al., 2017).

Manutenção de privacidade, confidencialidade e segurança do prontuário eletrônico

Enfermeiros são legal e eticamente obrigados a manter a confidencialidade das informações dos pacientes. Apenas membros da equipe de saúde diretamente envolvidos nos cuidados com o paciente podem obter acesso legítimo a seu prontuário eletrônico. Você somente deve discutir diagnósticos, tratamentos, históricos e conversas pessoais de pacientes com membros da equipe de saúde que estejam especificamente envolvidos nos cuidados com o paciente. Não compartilhe informações com outros pacientes nem com membros da equipe que não estejam cuidando do paciente. Pacientes têm direito a solicitar cópias de seu prontuário eletrônico e ler a informação nele contida. Cada instituição conta com políticas que descrevem como os prontuários e registros são compartilhados com pacientes ou outras pessoas que os solicitam. Na maioria das situações, os pacientes devem fornecer permissão por escrito para liberar informação sobre sua saúde.

A Health Insurance Portability and Accountability Act (HIPAA) de 1996 foi a primeira legislação federal a promover a proteção de prontuários de pacientes. A lei rege todas as áreas da informação de pacientes, bem como seu gerenciamento. A fim de eliminar barreiras que possam potencialmente atrasar o acesso aos cuidados, a HIPAA exige que profissionais da saúde notifiquem os pacientes acerca das políticas de privacidade e obtenham um termo de ciência assinado, indicando que os pacientes receberam essa informação. Sob a HIPAA, a norma de privacidade exige que a divulgação ou pedidos relacionados à informação de saúde sejam limitados à informação específica necessária a determinado propósito (Hebda et al., 2019). Por exemplo, se você precisar do número de telefone da casa de um paciente para reagendar uma consulta, seu acesso ao prontuário deverá se restringir à informação do telefone. Também tem igual importância na HIPAA a norma de segurança, que especifica as salvaguardas administrativas, físicas e técnicas para 18 elementos específicos de **informação de saúde protegida (ISP)** em formato eletrônico (USDHHS, 2020).

Enfermeiros têm permissão para utilizar prontuários do paciente para coletar dados, realizar pesquisa ou educação continuada, contanto que os registros sejam utilizados conforme especificado e a permissão seja fornecida por um Comitê de Ética em Pesquisa ou um departamento administrativo. Quando você é estudante e está aprendendo no cenário clínico, exigem-se manutenção da confidencialidade do paciente e respeito à HIPAA como parte de sua prática profissional. Você pode revisar registros de pacientes apenas para obter a informação necessária à prestação de cuidados seguros e efetivos. Por exemplo, quando você é designado para cuidar de um paciente, você deve revisar o prontuário eletrônico e o plano de cuidados interprofissionais. Você *não* deve compartilhar essa informação com colegas de turma (exceto em reuniões clínicas) e *não* pode acessar prontuários de outros pacientes da unidade. O acesso a um SPE pode ser rastreado por meio da informação de *login* do usuário. Não é ético visualizar registros de outros pacientes. Quebras de confidencialidade levarão a ações disciplinares por parte de empregadores e potenciais demissões ou desligamentos do trabalho ou faculdade. A fim de proteger a confidencialidade do paciente, você deve garantir que materiais eletrônicos ou impressos utilizados em sua prática clínica *não* contenham identificadores dos pacientes (p. ex., nome, número do quarto, data de nascimento, informação sociodemográfica). *Nunca* imprima materiais gerados no SPE para uso pessoal; qualquer informação impressa deve servir a propósitos profissionais e não deve incluir informações de identificação.

Mecanismos de privacidade, confidencialidade e segurança

Existem implicações legais associadas ao uso de documentação eletrônica. Qualquer pessoa pode acessar um computador de uma instituição de saúde e obter informação sobre praticamente qualquer paciente. Sob a HIPAA, a garantia de acesso adequado e confidencialidade da informação pessoal de saúde constitui responsabilidade de todos os funcionários que trabalham em serviços de saúde. A informação de saúde pessoal é a informação identificada individualmente com relação ao estado pregresso, atual ou futuro de um paciente, que é gerada, coletada, transmitida ou mantida por uma entidade regulada pela HIPAA com relação a prestação de cuidados de saúde, pagamento por serviços de saúde ou uso em operações de saúde (USDHHS, 2020). Proteger a informação e os sistemas computacionais constitui uma de suas maiores prioridades.

A maioria dos mecanismos de segurança para sistemas de informação em computador utiliza uma combinação de restrições lógicas e físicas para proteger a informação. Por exemplo, o *logout* automático é um mecanismo de segurança que desconecta um usuário de um computador após determinado período de inatividade (Hebda et al., 2019). Outras medidas de segurança incluem *firewalls* e instalação de antivírus ou *spyware*. Um **firewall** é uma combinação de *hardware* e *software* que protege recursos privados de uma rede (p. ex., sistema de informação da instituição) de *hackers* externos, dano à rede e roubo ou mau uso da informação.

Medidas de segurança física incluem manter computadores ou servidores de arquivos em áreas restritas, utilizando filtros de privacidade para telas de computadores que estejam visíveis a visitantes ou outras pessoas que não podem ter acesso à informação demonstrada. Essa forma de segurança tem benefício limitado, especialmente quando a instituição utiliza dispositivos móveis sem fio, como *notebooks*, *tablets*, computadores pessoais (PCs) e *smartphones*. Tais dispositivos podem ser facilmente perdidos ou guardados em local indevido e têm risco de cair em mãos erradas.

Senhas de acesso ou *login* são, muitas vezes, utilizadas para autenticação de acesso autorizado a registros eletrônicos. Uma **senha** é um conjunto de caracteres alfanuméricos e símbolos que um usuário digita em um computador ou tela de abertura antes de acessar um programa após entrada e aprovação de um código de acesso ou nome de usuário. Senhas fortes utilizam uma combinação de letras, números e símbolos que sejam difíceis de adivinhar. Ao utilizar o sistema de computador de sua instituição, é muito importante que você não compartilhe sua senha com ninguém sob nenhuma circunstância. Um bom sistema requer mudanças de senha frequentes a fim de prevenir que indivíduos não autorizados adulterem os registros. Senhas não são mostradas na tela do computador quando são digitadas e não devem ser conhecidas por ninguém a não ser pelo usuário e pelos administradores do sistema (Hebda et al., 2019). A maioria dos funcionários de serviços de saúde tem acesso somente aos dados dos pacientes de sua área de trabalho. Alguns funcionários (p. ex., administradores ou gerenciadores de risco) têm autoridade para acessar os registros de todos os pacientes. A fim de proteger a privacidade dos pacientes, instituições de saúde rastreiam quem acessa os registros e quando estes foram acessados. A falha em seguir as normas estabelecidas na HIPAA pode resultar em penalidades cíveis e criminais para instituições e profissionais da saúde. Dependendo da natureza da violação, penalidades cíveis, nos EUA, podem resultar em multas mínimas de 100 e máximas de 50 mil dólares por violação com máximo anual de 1,5 milhão de dólares (American Medical Association, 2017). Portanto, funcionários seguem políticas para ações disciplinares.

Manuseio e disposição da informação

A manutenção da confidencialidade dos prontuários do paciente constitui responsabilidade fundamental de todos os membros da equipe de saúde. É essencial salvaguardar qualquer informação impressa a partir do prontuário eletrônico ou extraída para fins de relato. Por exemplo, você imprime uma cópia de uma lista de atividades de enfermagem para utilizar no planejamento de seu turno enquanto cuida de pacientes. Você utiliza a informação da lista e faz observações sobre o que vai registrar no computador e compartilhar mais tarde no relatório de transferência. A informação contida na lista constitui uma ISP; você não pode deixá-la em qualquer lugar em que possa ser visualizada por pessoas não autorizadas. Destrua (p. ex., rasgue ou insira em um recipiente trancado destinado à coleta de materiais que serão fragmentados em tiras) qualquer material impresso quando não precisar mais da informação. Estudantes de enfermagem não devem imprimir informações do prontuário do paciente para levar consigo com a finalidade de fazer trabalhos acadêmicos. Em vez disso, transcreva a informação para atividades clínicas necessárias em formulários acadêmicos ou cadernos diretamente enquanto visualiza o prontuário eletrônico ou no prontuário físico. Você precisa desidentificar todos os dados de paciente que sejam transcritos em formulários ou utilizados para artigos acadêmicos em cursos ou na faculdade de enfermagem. Qualquer informação transcrita que necessite ser retirada do ambiente clínico ou quaisquer documentos que necessitem ser impressos fora devem ser mantidos seguros e ser destruídos com fragmentador em tiras ou depositados em um recipiente trancado tão logo seja possível.

> **Pense nisso**
>
> A fim de seguir as diretrizes da HIPAA, além de nome da instituição, número do quarto do paciente e data de nascimento, que dados de cuidados do paciente encontrados no SPE podem ser considerados informação "sociodemográfica" e não deveriam ser incluídos na documentação que você preenche em trabalhos acadêmicos?

Historicamente, a informação impressa e/ou enviada por fax a partir do registro de um paciente para outros profissionais da saúde tem sido a fonte primária de casos de divulgação acidental não autorizada de ISP. Todos os documentos que contêm ISP devem ser destruídos após o uso ou após serem enviados via fax. Às vezes, os enfermeiros são responsabilizados por apagar arquivos do disco rígido de um computador contendo calendários, agendas de cirurgia, procedimentos diagnósticos ou registros diários contendo ISP (Hebda et al., 2019). Você é responsável por conhecer e seguir políticas de descarte para esses tipos de documentos em sua instituição.

Instituições e departamentos de saúde precisam dispor de políticas para o uso de fax, especificando o tipo de informação que pode ser enviada/recebida, quem pode receber informações, para onde a informação pode ser enviada e o processo utilizado para verificar que a informação foi enviada e recebida pelas pessoas corretas. Informações enviadas via fax não devem exceder o que foi solicitado ou requerido para necessidades clínicas imediatas. A seguir, destacamos os passos para aumentar a segurança de faxes (Neppe e Gerck, 2019):

- Use sempre uma página de apresentação
- Para qualquer destinatário novo, verifique o número com um fax de teste antes de enviar a ISP
- Respeite políticas institucionais com relação ao armazenamento e descarte de documentos de fax contendo ISP
- Utilize um aparelho destinado exclusivamente para ISP e mantenha-o separado de outros aparelhos de fax
- Equipamentos de fax ou impressoras devem estar localizados em áreas seguras e não públicas
- Deve haver um processo robusto no local para criação e alteração de senhas
- Os profissionais devem ser capazes de provar que sua instituição implementou políticas e procedimentos para proteger ISP
- Depois de enviar qualquer fax, certifique-se de que o comprovante de recebimento seja impresso
- Considere utilizar tecnologias de *e-mail* seguro, como a Zsentry.com™, que imprime automaticamente a data e o horário no fax.

Padrões e diretrizes de qualidade da documentação de enfermagem

Quer a transferência de informação de pacientes ocorra por meio de relatos verbais, quer por meio de documentos eletrônicos ou escritos, você necessita seguir diretrizes e padrões básicos que regem o tipo de informação documentada por enfermeiros. Cada instituição de saúde dispõe de padrões que governam o tipo de informação que os enfermeiros documentam e pelas quais são responsáveis. Padrões e políticas institucionais, em geral, definem a frequência da documentação, como no caso de registrar um histórico de enfermagem ou o nível de dor de um paciente. Você é responsável por conhecer os padrões de cuidados para cada procedimento de enfermagem e os padrões para fornecer documentação completa e precisa. A informação contida nos registros de pacientes pode ser utilizada como evidência em processos judiciais para demonstrar se os padrões de prática de enfermagem foram ou não atendidos.

Ademais, sua documentação necessita estar em conformidade com os padrões do National Committee for Quality Assurance, NCQA e órgãos como TJC, a fim de manter a certificação da instituição e minimizar problemas de responsabilidade legal. Instituições de saúde geralmente incorporam padrões de acreditação a políticas e revisam sistemas e formulários de documentação para que estejam em conformidade com os padrões. Padrões atuais de documentação exigem que todos os pacientes admitidos em uma instituição de saúde sejam avaliados do ponto de vista físico, psicossocial, ambiental, de autocuidado, espiritual, cultural, de nível de escolaridade e de necessidades de planejamento de alta. Sua documentação necessita demonstrar a aplicação do processo de enfermagem, descrever a tomada de decisão clínica, incluir evidência de orientação do paciente e da família e incluir o planejamento da alta (TJC, 2018). Além dos padrões da HIPAA, a documentação dos cuidados de saúde é afetada também por padrões de agências regulatórias estatais e federais, pelo Departamento de Justiça e pelos CMS.

Diretrizes para documentação de qualidade

A documentação de qualidade em enfermagem enfatiza cuidados individualizados e eficientes com os pacientes e tem cinco características importantes: factualidade, precisão, atualização, organização e completude. Será mais fácil manter essas características em sua documentação quando você buscar continuamente expressar ideias de maneira clara e sucinta por meio das seguintes estratégias:

- Atenha-se aos fatos
- Escreva frases curtas
- Utilize termos simples e curtos
- Evite o uso de jargões ou abreviações.

Factualidade. Um registro factual contém informação clara descritiva e objetiva sobre o que o enfermeiro observa, ouve, palpa e cheira. Evite termos vagos como *parece, aparenta e aparentemente*. Esses termos sugerem que você está inserindo uma opinião, não comunicam precisamente fatos e não informam aos outros cuidadores sobre detalhes de comportamentos demonstrados por um paciente. Dados objetivos são obtidos por meio de observação direta e mensuração e incluem descrição dos comportamentos do paciente, por exemplo: "*Pressão 90/50 mmHg, frequência cardíaca 115 bpm e regular, paciente diaforético e com ambas as mãos sobre o curativo do abdome*." O único dado subjetivo incluído no registro são as afirmações realizadas pelo paciente. Ao registrar dados subjetivos, documente as palavras exatas do paciente utilizando aspas sempre que possível. Inclua dados objetivos para dar suporte aos dados subjetivos de modo que sua documentação seja o mais descritiva possível. Por exemplo, em vez de documentar "*o paciente parece ansioso*", forneça sinais objetivos de ansiedade e documente a afirmação do paciente sobre seus sentimentos: "*frequência cardíaca 110 bpm, frequência respiratória ligeiramente forçosa em 22 respirações/min e paciente afirma 'estou me sentindo muito nervoso'*."

Precisão. O uso de mensurações exatas estabelece precisão e ajuda você a determinar se a condição de um paciente mudou de forma positiva ou negativa. Por exemplo, uma descrição como "*ingestão de 360 m*ℓ *de água*" é mais precisa que "*o paciente bebeu quantidade adequada de líquido*". A documentação de que uma incisão abdominal está "*aproximada, com 5 cm de comprimento sem eritema, drenagem ou edema*" é mais descritiva que "*incisão abdominal grande com cicatrização adequada*". Documentar dados de forma concisa é mais claro e fácil de se compreender. Evite utilizar termos desnecessários e detalhes irrelevantes. Por exemplo, o fato de que o paciente está assistindo à televisão é necessário somente quando essa atividade for significativa para o estado clínico do paciente e seu plano de cuidados. Exemplos de critérios para a documentação ou relato de situações específicas podem ser encontrados na Tabela 26.2.

Uso adequado de abreviações na documentação de cuidados de saúde. Utilize cuidadosamente abreviações a fim de evitar interpretação errada e promover a segurança de pacientes. TJC (2020) mantém uma lista de abreviações para "não utilizar" a fim de promover a segurança dos pacientes (Tabela 26.3). Ademais, TJC exige que instituições de saúde desenvolvam uma lista de abreviações, símbolos e acrônimos padronizados para serem utilizados por todos os membros da equipe de saúde durante a documentação ou comunicação dos cuidados e tratamento de pacientes. Para minimizar erros, redija abreviações por extenso quando se tornarem confusas.

A ortografia correta demonstra nível de competência e atenção a detalhes. Muitos termos podem ser facilmente mal interpretados (p. ex., *disfagia* ou *disfasia*). Alguns erros de ortografia podem resultar em graves erros de tratamento (p. ex., os nomes de medicações como lamotrigina e lamivudina ou hidromorfona e hidrocodona são parecidos). Transcreva com cuidado a informação sobre medicações para garantir que o paciente receba o tratamento correto.

Todas as entradas realizadas no prontuário eletrônico devem ser marcadas com data e horário, bem como identificação clara do autor (TJC, 2021). Entradas devem terminar com o nome completo ou iniciais do cuidador responsável e sua titulação ou cargo, como "Jane Cook, enfermeira". Se as iniciais forem utilizadas na assinatura, será preciso fornecer o nome completo e titulação/cargo ao menos uma vez no registro para permitir que outras pessoas identifiquem facilmente o responsável. Como estudante de enfermagem, você deve inserir seu nome completo e a informação de que é estudante. Inclua informações sobre sua instituição acadêmica no fim de sua assinatura quando exigido pelas políticas institucionais.

Atualização. Entradas em momento correto são essenciais para a continuidade dos cuidados dos pacientes, pois atrasos na documentação podem levar a cuidados pouco seguros. Muitas instituições de saúde mantêm registros eletrônicos próximos ao leito do paciente a fim de facilitar a documentação imediata de informações. Documente as seguintes atividades ou achados no momento em que ocorrerem:

- Sinais vitais
- Avaliação de dor
- Administração de medicações e tratamentos
- Preparação para exames diagnósticos ou cirurgias, incluindo um *checklist* pré-operatório
- Mudança no estado do paciente, tratamento fornecido e quem foi notificado (p. ex., profissional da saúde, gerente de enfermagem, família do paciente)
- Admissão, transferência, alta ou óbito de um paciente
- Resposta do paciente a tratamentos ou intervenções.

Tabela 26.2 Exemplos de critérios para documentar e relatar informações.

Tópico	Critérios para relatar ou registrar
Dados subjetivos do histórico de enfermagem	Descrição do paciente de um episódio entre aspas (p. ex., "*Sinto como se tivesse um elefante sentado em meu peito e não consigo recuperar meu fôlego*") Descrever início, localização e descrição da condição nas próprias palavras do paciente (p. ex., "*A dor em meu joelho esquerdo começou semana passada após me ajoelhar no chão. Sempre que eu flexiono meu joelho, sinto uma dor forte no fundo dele*")
Dados objetivos do histórico de enfermagem (p. ex., erupção cutânea, dor, ruídos pulmonares ou descrições do comportamento do paciente, como ansiedade, confusão ou hostilidade)	Início, localização, descrição da condição (p. ex., 11:00: área avermelhada pálida de 2 cm denotada no dorso da mão esquerda) Fatores precipitadores e comportamentos demonstrados (p. ex., médico informou paciente sobre diagnóstico, paciente inquieto andando pelo quarto, evitando contato visual com enfermeiro), afirmações do paciente (p. ex., paciente afirma repetidamente "*tenho que ir para casa agora*")
Intervenções, tratamentos e avaliação de enfermagem (p. ex., enema, banho, troca de curativo)	Momento da administração, equipamento utilizado, resposta do paciente (subjetiva e objetiva) comparada com tratamento prévio (p. ex., negou dor incisional durante troca de curativo abdominal, deambulou 10 metros no corredor sem assistência)
Administração de medicação	No momento da administração, utilizando um programa de administração de medicação com código de barras (ou imediatamente após a administração), documentar: horário da medicação fornecida, nome da medicação, dose, via de administração, avaliação prévia (p. ex., nível de dor, sinais vitais), resposta do paciente ou efeito da medicação (p. ex., 15:00 relata "*dor de cabeça latejante por toda a cabeça*", classifica dor como 6 [escala de 0 a 10]. Paracetamol 650 mg fornecido VO. 15:30: paciente relata dor nível 2 [escala de 0 a 10] e afirma "*o latejamento parou*")
Orientação de paciente e/ou família	Informação apresentada; método de orientação (p. ex., discussão, demonstração, gravação de vídeo, panfleto); e resposta do paciente, incluindo perguntas e evidência de compreensão, como método "explicar de volta", demonstração de retorno ou mudança de comportamento
Planejamento de alta	Metas ou resultados esperados mensuráveis do paciente, progresso em direção às metas, necessidade de referências

Tabela 26.3 Lista[a] de abreviações "não utilizar" oficial de The Joint Commission.

Não utilizar	Problema potencial	Usar no lugar
U, u (unidade)	Confundido com "0" (zero), número "4" (quatro) ou "cc" (centímetro cúbico)	Redigir "unidade"
UI (unidade internacional)	Confundido com IV (intravenoso) ou com o número "10" (dez)	Redigir "unidade internacional"
Q.D., QD, q.d., qd (diariamente) Q.O.D., QOD, q.o.d. (dias alternados)	Confundidos entre si Ponto após o Q confundido com "I" e "O" confundido com "I"	Redigir "diariamente" Redigir "em dias alternados"
Zero à direita de inteiros (X,0 mg)[b] Falta de zero em decimais (,X mg)	Vírgula do decimal passa despercebida	Redigir X mg Redigir 0,X mg
MS MSO$_4$ e MgSO$_4$	Pode significar sulfato de morfina ou sulfato de magnésio Confundidos entre si	Redigir "sulfato de morfina" Redigir "sulfato de magnésio"

[a]Aplica-se a todas as solicitações e toda a documentação relacionada a medicações que sejam escritas à mão (inclusive entrada de texto livre no computador) ou formulários pré-impressos. [b]Exceção: o zero à direita de números inteiros pode ser usado somente quando necessário para demonstrar o nível de precisão do valor representado, por exemplo, para resultados laboratoriais, exames de imagem que relatam tamanho de lesões ou tamanhos de cateteres/sondas. Não deve ser utilizado para pedidos de medicação ou outras documentações relacionadas a medicações. (De: https://www.jointcommission.org/facts_about_do_not_use_list/, 2020. Acesso em 26 de maio de 2021.)

A maioria das instituições de saúde utiliza o horário militar, um sistema de 24 horas que evita a interpretação errada do horário em formato AM e PM (Figura 26.2). Em vez de dois ciclos de 12 horas do horário padrão, o relógio militar apresenta um ciclo de 24 horas, terminando à meia-noite com 24:00 e iniciando-se ao primeiro minuto após a meia-noite com 00:01. Por exemplo, 10:22 AM seria 1022 em horário militar e 10:22 PM seria 2222 em horário militar.

Organização. A documentação é mais efetiva quando os registros são concisos, claros, vão direto ao ponto e são apresentados em uma ordem lógica. Para registrar sobre situações complexas de maneira organizada, pense na situação primeiro e depois tome decisões sobre que informação e palavras você necessita incluir antes de iniciar a inserção de dados no prontuário eletrônico. A aplicação de seu pensamento crítico e habilidades de julgamento clínico no processo

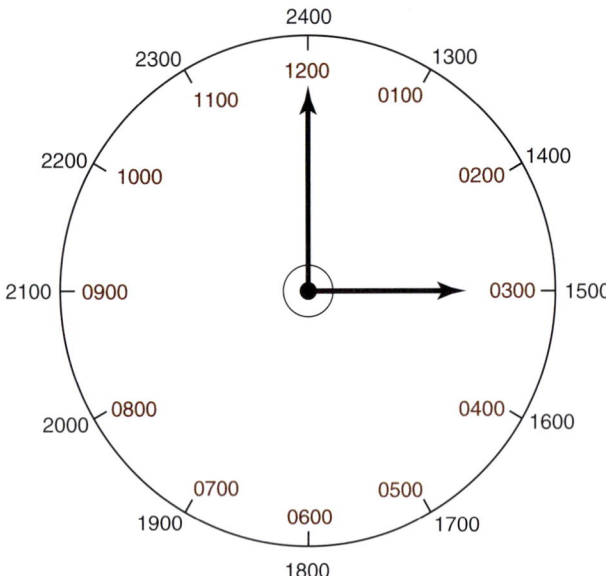

Figura 26.2 Comparação das 24 horas do horário militar com as posições do horário civil em um relógio.

de enfermagem ajuda você a documentar de maneira clara, compreensível e em uma ordem lógica. Por exemplo, uma entrada organizada descreveria a dor de um paciente, seu exame e intervenções, e a resposta do paciente ao tratamento.

Completude. Certifique-se de que a informação contida em cada entrada ou relatório registrado esteja completa, contendo informação adequada e essencial. Siga critérios e padrões estabelecidos para comunicação detalhada dentro do prontuário eletrônico ou durante o relato de determinados problemas de saúde ou atividades de enfermagem.

Métodos de documentação

Existem muitos métodos de documentação de dados coletados de pacientes e registros da evolução. Quer a documentação seja realizada de maneira eletrônica quer seja no papel, cada instituição de saúde seleciona um sistema que reflita a filosofia da enfermagem da própria instituição. O mesmo sistema é utilizado em todo o local específico e, por vezes, também ao longo de todo um sistema de cuidados de saúde.

Documentação dos dados do histórico do paciente

Dentro do SPE, enfermeiros, normalmente, documentam os dados fisiológicos e de cuidados de rotina utilizando **fluxogramas** (registros gráficos) organizados por sistema orgânico e acessados com uso do *mouse* em uma série de tabelas ou colunas (Figura 26.3). Esses formulários permitem que você insira rápida e facilmente os dados do histórico de um paciente como sinais vitais, peso no momento da admissão ou peso diário e percentual de refeições ingeridas. Também facilitam a documentação de cuidados de rotina e repetitivos como medidas de higiene, deambulação e checagens de segurança e restrição. São documentos que fornecem informações atuais do paciente, acessíveis a todos os membros da equipe de saúde, e os ajudam a enxergar rapidamente tendências de pacientes ao longo do tempo.

Descreva quaisquer dados de rotina com maiores detalhes quando ocorrer alguma mudança na capacidade funcional ou no estado de um paciente. Por exemplo, se seu paciente apresentar pressão arterial, pulso ou frequência respiratória aumentada além dos valores esperados após a deambulação pelo corredor você deverá, primeiro, preencher um registro e um histórico focado no fluxograma para depois documentar informações adicionais detalhadas sobre o estado e resposta do paciente à deambulação no local correto do sistema utilizando narrativa livre ou registrar na folha de evolução de enfermagem.

Registro de enfermagem. Membros da equipe de saúde monitoram e registram a evolução no sentido da resolução dos problemas de um paciente na forma de evolução de enfermagem. Profissionais da saúde redigem em formato narrativo o registro da evolução, entre os vários formatos ou registros estruturados disponíveis no SPE. Esses registros assumem a forma de uma narrativa tradicional ou utilizam formatos precisos como (1) registro baseado em um foco, incorporando dados, ações e respostas (DAR – dado, ação, resposta); (2) baseado no modelo SOAP (subjetivo, objetivo, avaliação, planejamento) identificando problemas interprofissionais; ou (3) com um foco específico, identificando problemas ou diagnósticos de enfermagem (baseados no acrônimo PIE – problema, intervenções, evolução). O Boxe 26.1 fornece exemplos de documentações de enfermagem empregando esses três formatos. A **documentação narrativa** é o formato tradicional utilizado por enfermeiros e profissionais da saúde para registrar o histórico do paciente, decisões clínicas e cuidados prestados. Consiste em um formato de documentação similar a uma história. Em um sistema de informação de enfermagem eletrônico, isso é realizado por meio do uso de texto livre ou seleções a partir de um menu (Hebda et al., 2019). Um exemplo de registro narrativo completo redigido pelo enfermeiro tem o seguinte aspecto:

> 19:15 – Aderiu ao repouso conforme solicitado. Extremidade inferior esquerda edemaciada; circunferência da perna 76 cm. Áreas de eritema quentes e sensíveis ao toque observadas sobre a região anterior (3 × 4 cm) e medial (3 × 3 cm) da perna esquerda. Parte inferior da perna esquerda elevada em um travesseiro. Infusão de heparina a 1.400 unidades/hora por meio de acesso IV periférico 20 G no antebraço esquerdo. Acesso livre de eritema, edema ou drenagem. Paciente verbaliza dor latejante aguda na perna esquerda classificada em 8 na escala de 0 a 10. Pulso podal 3+ bilateral. Tempo de preenchimento capilar dos dedos de ambos os pés menor que 3 segundos. Fornecidos 2 comprimidos de oxicodona/paracetamol (VO) para a dor conforme prescrição. Chris Banks, enfermeira.
>
> 20:00 – Paciente afirma: "A medicação para dor realmente ajudou." Classifica dor da perna esquerda como 4 na escala de 0 a 10. Nível de conforto desejado é 4/10. Chris Banks, enfermeira.

Embora a seção do fluxograma de avaliação do paciente que consta no SPE permita que o usuário insira detalhes descritivos por meio de comentários narrativos curtos, essas seções foram desenvolvidas primariamente para permitir o uso de caixas de seleção ou botões de opção. Quando for inserir um registro do tipo narrativo na evolução no SPE, tenha clareza e precisão na descrição dos achados subjetivos e objetivos do histórico do paciente, bem como as intervenções realizadas para resolver seus problemas e manter sua segurança. Profissionais da saúde revisam a documentação de enfermagem em busca de detalhes sobre mudanças na condição de pacientes, de forma que o uso do registro narrativo no SPE pode fornecer mais detalhes que o registro por exceção na documentação de situações complexas. Tipos de SPE que permitem a todos os profissionais da saúde recuperar facilmente informações importantes dos pacientes a partir de registros do tipo narrativo e fluxogramas podem otimizar a comunicação entre clínicos e a compreensão interprofissional para promover os cuidados com os pacientes (Bardach et al., 2017; Wu et al., 2019).

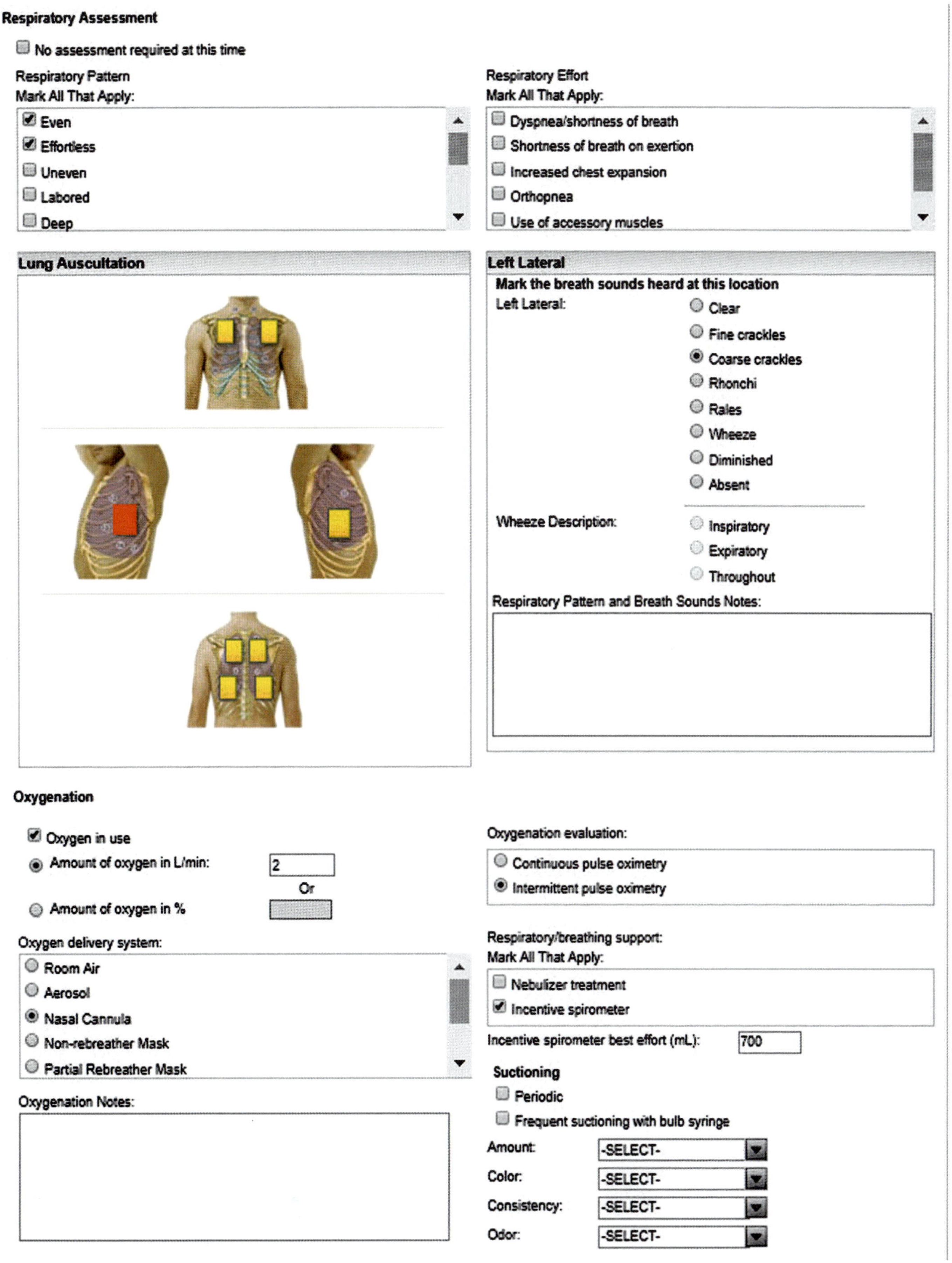

Respiratory Assessment

☐ No assessment required at this time

Respiratory Pattern
Mark All That Apply:
- ☑ Even
- ☑ Effortless
- ☐ Uneven
- ☐ Labored
- ☐ Deep

Respiratory Effort
Mark All That Apply:
- ☐ Dyspnea/shortness of breath
- ☐ Shortness of breath on exertion
- ☐ Increased chest expansion
- ☐ Orthopnea
- ☐ Use of accessory muscles

Lung Auscultation

Left Lateral
Mark the breath sounds heard at this location

Left Lateral:
- ○ Clear
- ○ Fine crackles
- ● Coarse crackles
- ○ Rhonchi
- ○ Rales
- ○ Wheeze
- ○ Diminished
- ○ Absent

Wheeze Description:
- ○ Inspiratory
- ○ Expiratory
- ○ Throughout

Respiratory Pattern and Breath Sounds Notes:

Oxygenation

- ☑ Oxygen in use
  - ● Amount of oxygen in L/min: 2
  - Or
  - ○ Amount of oxygen in %:

Oxygen delivery system:
- ○ Room Air
- ○ Aerosol
- ● Nasal Cannula
- ○ Non-rebreather Mask
- ○ Partial Rebreather Mask

Oxygenation Notes:

Oxygenation evaluation:
- ○ Continuous pulse oximetry
- ● Intermittent pulse oximetry

Respiratory/breathing support:
Mark All That Apply:
- ☐ Nebulizer treatment
- ☑ Incentive spirometer

Incentive spirometer best effort (mL): 700

Suctioning
- ☐ Periodic
- ☐ Frequent suctioning with bulb syringe

Amount: -SELECT-
Color: -SELECT-
Consistency: -SELECT-
Odor: -SELECT-

Figura 26.3 Exemplo de documentação do histórico de enfermagem relativo ao sistema respiratório dentro de um prontuário eletrônico de saúde nos EUA. (Copyright © Elsevier 2019. SimChart® www.evolve.elsevier.com.)

Boxe 26.1 Exemplos de documentação de enfermagem em diferentes formatos

Registro narrativo
- **O paciente afirma**: "Minha perna está muito inchada. Estou preocupado com este coágulo." Está perguntando sobre medicações e como a TVP será tratada. Paciente alerta e orientado; responde adequadamente à orientação. Discutiu a importância do repouso e o motivo do tratamento com infusão de heparina. Foi explicada a necessidade dos exames de sangue diários para checar os níveis de anticoagulante. Foi fornecido um folheto sobre terapia anticoagulante para TVP. Foi empregado método "explicar de volta" para validar a compreensão do paciente; paciente é capaz de descrever que a infusão de heparina será interrompida quando seu TP/RNI for terapêutico com varfarina e que ele pode esperar tomar varfarina por cerca de 6 meses após a alta até que o coágulo se resolva.

PIE
- Um registro do tipo PIE tem um foco específico de enfermagem
- **P**: **problema ou diagnóstico de enfermagem** – Conhecimento Deficiente relacionado à inexperiência com a condição da doença
- **I**: **intervenções que serão utilizadas para tratar o problema** – foi fornecido um folheto sobre terapia anticoagulante para TVP. Foi explicado o embasamento para o repouso e exames de sangue diários para checar níveis de anticoagulante. Foi explicado que a infusão de heparina será interrompida quando o TP/RNI estiver em nível terapêutico e que o paciente pode esperar tomar varfarina por cerca de 6 meses até a resolução do coágulo
- **E**: **evolução de enfermagem**: o paciente afirma "Estou preocupado com o coágulo sanguíneo, mas compreendo como está sendo tratado". Paciente capaz de "explicar de volta" e verbalizar que a infusão de heparina será interrompida quando o TP/RNI estiver "normal". Também afirma que espera tomar varfarina por cerca de 6 meses até que o coágulo de sua perna se dissolva.

Registro com foco
- Utiliza o formato DAR para relatar problemas. Registros no formato DAR tratam de preocupações do paciente como sinais ou sintomas, condição, diagnóstico de enfermagem, comportamento, evento significativo ou mudança na condição
- **D**: **dado** (subjetivo e objetivo) – paciente afirma: "Minha perna está muito inchada. Estou preocupado com este coágulo. Você sabe como irão tratá-lo?"
- **A**: **ação ou intervenção de enfermagem** – fornecimento de um folheto sobre terapia anticoagulante para TVP. Foi explicado o embasamento para o repouso e exames de sangue diários para checar níveis de anticoagulante. Foi explicado que a infusão de heparina será interrompida quando o TP/RNI estiver em nível terapêutico
- **R**: **resposta do paciente** – paciente capaz de "explicar de volta" e verbalizar que a infusão de heparina será interrompida quando o TP/RNI estiver em "nível normal" e que ele pode esperar tomar varfarina por cerca de 6 meses após a alta até que o coágulo de sua perna esteja completamente resolvido.

Registro SOAP – utilizado por todas as áreas de cuidados de saúde
- **S**: **subjetivo** – o paciente afirma: "Minha perna está muito inchada. Estou preocupado com este coágulo. Você sabe como irão tratá-lo?"
- **O**: **objetivo** – o paciente está perguntando sobre medicações e como a TVP será tratada. Paciente alerta e orientado; responde adequadamente à instrução
- **A**: **avaliação** – o paciente tem falta de conhecimento sobre terapia anticoagulante; está buscando informação sobre a terapia
- **P**: **planejamento** – foram discutidos a importância do repouso e o motivo do tratamento com infusão de heparina. Foi fornecido um folheto sobre terapia anticoagulante para TVP. Foi explicado o embasamento para o repouso e exames de sangue diários para checar níveis de anticoagulante. Foi explicado que a infusão de heparina será interrompida quando o TP/RNI estiver em nível terapêutico e que o paciente pode esperar tomar varfarina por cerca de 6 meses após a alta até que o coágulo se resolva.

TP/RNI, tempo de protrombina/razão normalizada internacional; TVP, trombose venosa profunda.

> **Pense nisso**
>
> Que situações de pacientes você observou no cenário clínico que podem ser adequadamente documentadas por meio de um registro do tipo narrativo ou por meio de fluxograma no SPE? Pense em uma situação recente observada com um paciente que você acredita que deveria ser documentada de forma narrativa. Pratique escrever um registro narrativo sobre a situação e peça para seus orientadores clínicos revisarem e comentarem seu trabalho.

Registro por exceção

A filosofia por trás do **registro por exceção (RPE)** é que todos os padrões para achados normais do histórico ou atividades de cuidados de rotina foram atendidos, exceto quando documentado que não. Sistemas de documentação baseada em exceções incorporam padrões de cuidados e utilizam afirmações claramente predefinidas para a documentação de enfermagem dos achados "normais" de um sistema orgânico. Tais achados normais, denominados "nada digno de registro" (NDR) ou "dentro de limites normais" (DLN) consistem em critérios escritos para um exame "normal" de cada sistema do organismo. A documentação em um sistema computadorizado permite que os enfermeiros selecionem uma afirmação NDR ou escolham outras afirmações a partir de um botão de opções que permite a descrição de quaisquer achados inesperados ou achados que desviam da definição de NDR (Elliott et al., 2018). Fluxogramas com desenho adequado são um componente-chave de uma boa documentação baseada em exceções dentro do SPE. Todavia, essa forma de documentação também requer uso de registros narrativos relacionados a quaisquer indicadores significativos da condição do paciente ou mudança de condição, intervenções subsequentes e resposta do paciente (Nurses Service Organization, 2018). Quando há uma exceção e a evolução de enfermagem contém poucas explicações, pouca descrição de achados importantes ou nenhuma menção a checagens periódicas do paciente, o advogado desse paciente poderá alegar negligência por parte da enfermagem (Nurses Service Organization, 2018).

O formato SBAR (situação, breve histórico, avaliação e recomendação) ou ISBAR (identificação, situação, breve histórico, avaliação e recomendação) é comumente utilizado para evoluções narrativas em caso de exceções. Ambos são formatos populares para relatos verbais (ver Capítulo 24). Diante de mudanças na condição de um paciente, você deve incluir um registro narrativo que forneça uma descrição detalhada e precisa dos efeitos de tais mudanças no paciente e as ações realizadas para tratá-las.

Formulários comuns aos registros eletrônicos de saúde

Enfermeiros utilizam diversos formulários para cada tipo de informação normalmente documentada no SPE. As categorias de campos de dados do formulário, em geral, derivam de padrões da instituição de prática estabelecidos por agências de acreditação.

Formulário de histórico de enfermagem na admissão

Enfermeiros preenchem um formulário de histórico de enfermagem sempre que um paciente é admitido na unidade de internação. Os campos do formulário orientam você ao longo de uma avaliação meticulosa com intuito de identificar diagnósticos ou problemas de enfermagem relevantes (ver Capítulos 16 e 30). O preenchimento desse formulário fornece uma base de dados que você utiliza para comparação diante de mudanças na condição do paciente.

Síntese dos cuidados com o paciente

Muitos sistemas computadorizados de documentação criam uma síntese dos cuidados que você revisa (e, algumas vezes, imprime) para cada paciente no início e/ou término de cada turno para utilizar como planilha de trabalho de organização dos cuidados e elaboração do relatório de transferência (Figura 26.4). O documento atualiza-se automaticamente e fornece os dados mais recentes inseridos no SPE, que geralmente incluem as seguintes informações:

- Dados sociodemográficos básicos (p. ex., idade, religião)
- Nome do profissional da saúde
- Diagnóstico médico principal
- Histórico clínico e cirúrgico
- Pedidos recentes realizados pelo profissional da saúde (p. ex., trocas de curativo, deambulação, monitoramento da glicemia)
- Plano de cuidados de enfermagem
- Pedidos de enfermagem (p. ex., orientação necessária, medidas de alívio de sintomas, aconselhamento)
- Exames e procedimentos agendados
- Precauções de segurança utilizadas nos cuidados com o paciente
- Fatores que afetam a independência do paciente com atividades de vida diária

- Parente/tutor ou pessoa mais próxima designada como procuradora responsável pelos cuidados para contatar em caso de emergência
- Situação de código de emergência (p. ex., indicação de ordem de não reanimação)
- Alergias.

Plano de cuidados

Muitos sistemas de documentação computadorizada incluem **plano de cuidados padronizado** ou **diretrizes de prática clínica (DPC)** com intuito de facilitar a acreditação e documentação de um plano de cuidado de enfermagem ou interprofissional de cuidados (ver Capítulo 18). Cada plano padronizado facilita o fornecimento de cuidados seguros e consistentes para um problema identificado por meio da descrição ou da listagem dos padrões da instituição e das diretrizes baseadas em evidências facilmente acessíveis e incluídas no SPE do paciente (Khokhar et al., 2017; Macieira et al., 2019). Após preencher o histórico de enfermagem do paciente, você deve identificar e selecionar itens padronizados que sejam adequados ao paciente e serão incluídos em seu plano de cuidados individualizado. A maioria dos sistemas digitais permite que esses planos sejam modificados para desenvolver intervenções e resultados individualizados para cada paciente.

Planos de cuidados padronizados são úteis durante auditorias de MQ. Também melhoram a continuidade dos cuidados entre os enfermeiros. Entretanto, enfermeiros continuam responsáveis por prestar cuidados individualizados a cada paciente, ainda que utilizem planos padronizados. Os planos padronizados não podem substituir o

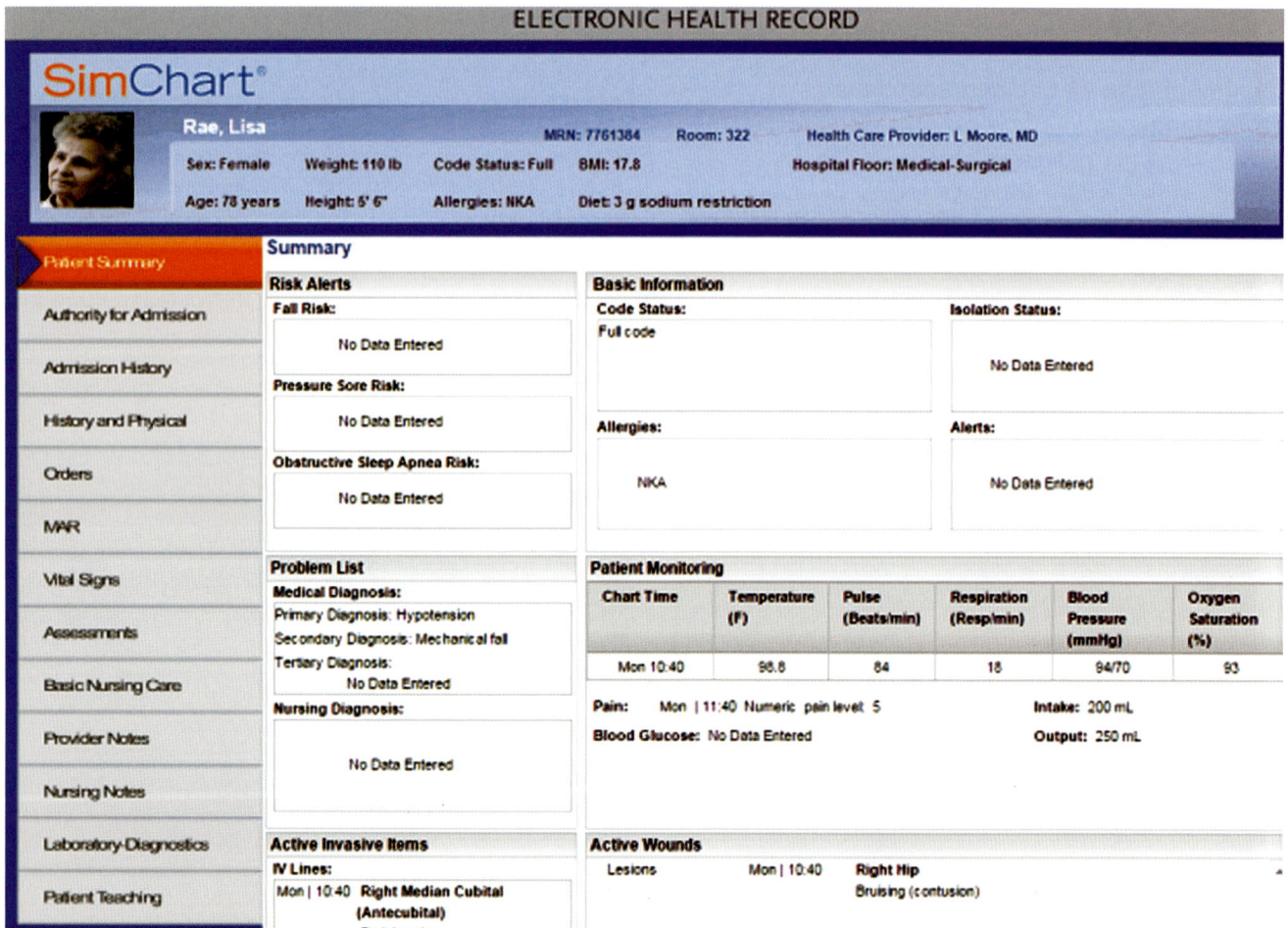

Figura 26.4 Exemplo das seções/informações disponíveis em um prontuário eletrônico de saúde nos EUA. (Copyright © Elsevier 2019. SimChart® www.evolve.elsevier.com.)

julgamento clínico e a tomada de decisão de enfermeiros. Você deve atualizar seus planos regularmente a fim de garantir que os documentos estejam adequados e baseados em evidências.

Formulários de resumo de alta

Enfermeiros ajudam a garantir cuidados custo-eficientes e reembolso adequado ao prepararem pacientes para receberem alta de uma instituição de saúde de maneira segura, efetiva e no momento correto. O desenvolvimento de um plano completo de alta segura baseia-se no planejamento interprofissional. Esse processo inclui identificação de resultados clínicos importantes e da linha de tempo correta para que tais resultados sejam atingidos, além do nível adequado de cuidados e todos os recursos necessários para a alta.

O ideal é iniciar o planejamento da alta no momento da admissão, o que requer parceria com o paciente e familiar cuidador para identificar desfechos de recuperação e potenciais necessidades da alta. Profissionais de enfermagem e outras áreas iniciam o planejamento com o paciente para o nível apropriado de cuidados. São considerados os serviços de apoio (ou seja, cuidados domiciliares, fisioterapia) necessários e quaisquer equipamentos que serão utilizados no domicílio. O envolvimento do paciente e sua família no planejamento de alta garante que todos tenham a informação e os recursos necessários ao retorno para casa ou para o próximo nível de cuidados. A documentação inclui medicações, dieta, recursos da comunidade, acompanhamento e o nome da pessoa de contato para dúvidas ou em caso de emergência. Toda a informação é incluída em um documento de resumo de alta impresso e fornecido ao paciente no momento da liberação. A informação permanece no SPE como registro da orientação de alta fornecida (Boxe 26.2).

Documentação da comunicação com profissionais da saúde e eventos peculiares

Chamadas telefônicas

Documente toda chamada telefônica que realizar a um profissional da saúde. Sua documentação necessita incluir o horário do telefonema, número do telefone, quem realizou a chamada, quem a atendeu, a quem a informação foi transmitida e que informação foi recebida. Por exemplo: "*25/08/2018 (21:30): – Chamada para o consultório do Dr. Banks no número 123-456-7890. Conversa com L. Matthews, enfermeiro, que informará o Dr. Banks de que os níveis de potássio de Andrew mensurados às 20:00 foram de 5,9 mEq/dℓ. O Dr. Banks retornará o telefonema após terminar de atender seu atual paciente. R. Jenner, enfermeiro.*"

Pedidos realizados verbalmente ou por telefone

Pedidos por telefone (PT) ocorrem quando um profissional da saúde realiza pedidos terapêuticos via telefone a um enfermeiro. Já pedidos verbais (PV) ocorrem quando o profissional da saúde realiza um pedido a um enfermeiro pessoalmente enquanto estão fisicamente próximos. Pedidos verbais têm o potencial de serem mal compreendidos, de não serem ouvidos ou serem transcritos incorretamente, o que os torna suscetíveis a erros, particularmente em vista de diferentes sotaques, dialetos e pronúncias de nomes de fármacos (Institute for Safe Medication Practices [ISMP], 2017). O uso de PV é desencorajado, com exceção de situações de urgência ou emergência. Tanto PV quanto PT devem ser realizados apenas quando absolutamente necessários, não por questão de conveniência ao profissional da saúde. Em algumas situações, é melhor pedir a uma segunda pessoa para ouvir a chamada telefônica em outra extensão durante a realização de um PT, o que é exigido em algumas instituições. Verifique as políticas de sua instituição. O Boxe 26.3 fornece diretrizes que promovem a documentação adequada de PT e PV.

O enfermeiro que revisa um PV ou PT os insere no computador utilizando um programa para cadastro de pedidos realizados por profissionais da saúde ou os registra em formulários de requisição para depois transferi-los ao computador assim que possível. TJC dos EUA exige que o recebedor de um PV ou PT registre e leia (não só repita) o pedido de volta a quem prescreveu. Isso ajuda a garantir não apenas que o enfermeiro entendeu corretamente o pedido, como também o transcreveu de forma precisa (ISMP, 2017). Por exemplo, documente um PT como segue: "*30/09/2016 (10:15): Troca de fluido para Ringer com lactato contendo potássio 20 mEq/ℓ na taxa de 125 mℓ/hora. PT: Dr. Knight/K. Day, enfermeiro, pedido telefônico conferido (PTC)*". O profissional da saúde, em seguida, verifica o PT ou PV legalmente assinando-o dentro de um dado intervalo de tempo (p. ex., 24 horas) determinado pelas políticas institucionais.

Relatórios de ocorrência

Ocorrências são quaisquer eventos não consistentes com a rotina, cuidados esperados de um paciente ou procedimentos padrões de uma unidade ou instituição de saúde (ver Capítulo 23). Exemplos incluem queda de pacientes, lesões envolvendo agulhas, erros na administração de medicações, omissão acidental de terapias prescritas,

---

Boxe 26.2 Diretrizes de informações a serem incluídas no formulário de resumo de alta

- Utilize descrições claras e concisas na linguagem do próprio paciente
- Forneça uma descrição passo a passo para procedimentos (p. ex., administração de medicamentos em casa). Reforce a explicação com instruções impressas para o paciente levar para casa)
- Forneça uma lista detalhada de todos os medicamentos prescritos
- Identifique precauções a serem tomadas durante a realização de autocuidado ou procedimentos (p. ex., troca de curativos) ou ao tomar medicamentos
- Revise qualquer restrição que possa estar relacionada a atividades da vida diária (p. ex., banho, deambulação e dirigir automóveis)
- Revise sinais e sintomas de complicações a relatar a um profissional da saúde
- Liste nomes e telefones de profissionais da saúde e recursos da comunidade com os quais o paciente possa entrar em contato
- Identifique quaisquer problemas não resolvidos, incluindo planos de acompanhamento e tratamento contínuo
- Anote o horário correto da alta, modo de transporte e quem acompanhou o paciente.

Boxe 26.3 Diretrizes para pedidos verbais ou por telefone

- Somente pessoal autorizado (identificado em uma política formal escrita por cada instituição) recebe e registra solicitações telefônicas e verbais
- Identifique claramente o nome do paciente, o número do quarto e o diagnóstico
- Utilize perguntas para esclarecer informações a fim de evitar mal-entendido. Peça para que o médico repita a palavra ou frase, se necessário
- Documente PT (pedido telefônico) ou PV (pedido verbal), incluindo data e horário, nome do paciente, pedido completo, nome e credenciais do profissional da saúde que realizou o pedido, bem como seu nome e credenciais como enfermeiro que anotou o pedido
- Releia os pedidos prescritos ao profissional da saúde que os realizou e documente PTC (pedido telefônico conferido) ao assinar seu nome e credenciais
- Respeite políticas institucionais; algumas instituições exigem que PTs e PVs sejam revisados e assinados por dois enfermeiros
- O médico subscreve cada PT e PV dentro do prazo exigido por cada instituição (normalmente 24 horas).

perda de consciência por parte de um visitante e circunstâncias que causam lesões ou representam risco de lesão a pacientes, como "eventos sentinela". Existem muitas definições para eventos sentinela. Contudo, existe um consenso de que a expressão deva ser utilizada para indicar incidentes nos quais um paciente é exposto a uma situação perigosa que tenha potencial de causar lesão, mas que, por diversas razões (sorte ou detecção precoce), não tenha havido lesão (Agency for Healthcare Research and Quality [AHRQ], 2019).

Um **relatório de ocorrência** é preenchido sempre que ocorre um incidente. A análise de tais relatórios ajuda a identificar problemas do sistema e/ou problemas individuais humanos que tornam necessários programas educacionais ou mudanças de políticas e procedimentos para diminuir o risco de ocorrências futuras. Trata-se de parte importante do programa de MQ de uma unidade ou instituição. Entretanto, não faz parte do prontuário eletrônico. Relatórios de ocorrência contêm informação confidencial; sua distribuição limita-se aos indivíduos responsáveis por revisar seu conteúdo.

Respeite as políticas de sua instituição ao preencher relatórios de ocorrência e envie seus relatórios ao departamento de gerenciamento de risco de seu local de trabalho. Quando acontecer uma ocorrência, documente uma descrição objetiva do que aconteceu, o que você observou e as ações tomadas em seguida, incluindo notificação do profissional da saúde responsável no prontuário eletrônico do paciente. Lembre-se de avaliar e documentar também, no prontuário eletrônico, a resposta do paciente ao incidente. Não a rotule como "incidente", "ocorrência" ou "evento sentinela" no prontuário e não faça nenhuma referência a esses tipos de documentos. Tal registro facilita a argumentação judicial de que o relatório de ocorrência está vinculado a esse prontuário, o que o tornaria disponível para ser revisado por um advogado.

Sistemas de classificação de acuidade

Enfermeiros utilizam **sistemas de classificação de acuidade** para determinar as horas de cuidados e número de funcionários necessários para determinado grupo de pacientes a cada turno ou a cada 24 horas. O nível de acuidade do paciente, em geral determinado pelos dados do histórico de enfermagem adicionados no SPE, baseia-se no tipo e número de intervenções de enfermagem (p. ex., terapia intravenosa [IV], manejo de ferida ou assistência para deambulação) necessárias àquele paciente em um período de 24 horas. Embora classificações de acuidade não façam parte do prontuário eletrônico do paciente, a documentação de enfermagem que consta no prontuário deve fornecer evidência que suporte à avaliação da classificação de acuidade para cada paciente individual.

O nível de acuidade é uma classificação que compara um ou mais pacientes com outro grupo de pacientes. O sistema classifica pacientes entre 1 (independente em todos, exceto um aspecto de cuidado; quase pronto para a alta) a 5 (totalmente dependente em todos os aspectos de cuidado; necessita de cuidados intensivos). Com esse sistema, um paciente que retorna de uma cirurgia e requer monitoramento frequente e cuidados intensivos tem nível de acuidade 3, comparado a um paciente que aguarda a alta após recuperação bem-sucedida de uma cirurgia, cujo nível de acuidade é 1. A classificação precisa da acuidade justifica o número e as qualificações dos funcionários necessários aos cuidados seguros de pacientes. A relação paciente-funcionários estabelecida para uma dada unidade depende de dados de acuidade combinados dentro de 24 horas para todos os pacientes sendo cuidados na unidade.

Documentação no contexto de cuidados prolongados

Contextos de cuidados prolongados incluem os centros de enfermagem qualificada (CEQ) – nos quais pacientes recebem cuidados 24 horas por dia, incluindo hospedagem, refeições, cuidados de enfermagem especializados (qualificados) e serviços de tratamento –, e também os centros de cuidados prolongados – nos quais pacientes que têm condições crônicas recebem cuidados 24 horas por dia, incluindo hospedagem, refeições, cuidados pessoais e cuidados básicos de enfermagem. Os requisitos de documentação nesses centros são regidos por leis estaduais próprias, TJC e CMS nos EUA. Os CMS exigem o uso do Instrumento de Avaliação de Residentes (IAR), que inclui um conjunto de dados mínimos (CDM) e Avaliação da Área de Cuidados (AAC), para documentar dados em instituições de cuidados prolongados. Formulários de CDM são preenchidos no momento da admissão e depois, periodicamente, respeitando diretrizes específicas e períodos de tempo para todos os residentes de centros de enfermagem certificados (Yurkofsky e Ouslander, 2020). O CDM também determina o nível de reembolso sob o sistema de pagamento prospectivo para residentes vinculados ao Medicare Parte A de um CMQ nos EUA (ver Capítulo 2).

É essencial que haja comunicação entre enfermeiros, assistentes sociais, nutricionistas, terapeutas recreacionais, fonoaudiólogos, fisioterapeutas e terapeutas ocupacionais. A documentação no contexto de cuidados prolongados dá suporte a uma abordagem interprofissional do processo de histórico e planejamento de enfermagem para todos os pacientes. A adesão a exigências estaduais e federais, bem como reembolso por cuidados prestados em centros de cuidados prolongados, depende do preenchimento correto da documentação necessária para justificar os cuidados prestados (Hebda et al., 2019).

Documentação no contexto de cuidados domiciliares

A documentação no contexto de cuidados domiciliares difere das demais áreas de enfermagem. O uso de um *notebook* e *tablet* possibilita disponibilizar registros de cuidados em múltiplas localidades (ou seja, na casa do paciente e na instituição de saúde). Esse sistema melhora o acesso à informação e facilita a colaboração interprofissional. O sistema Medicare dos EUA dispõe de diretrizes específicas para estabelecer a elegibilidade para reembolso no caso de cuidados domiciliares. A informação utilizada para o reembolso é obtida a partir da documentação dos cuidados prestados no contexto domiciliar. Trata-se de controle de qualidade e justificativa para o reembolso no caso do Medicare, Medicaid ou agências de planos de saúde. A informação do registro de cuidados domiciliares inclui histórico de enfermagem do paciente, formulários de encaminhamento e entrada, plano de cuidados interprofissionais, lista de medicações e relatórios a financiadores. Enfermeiros documentam todos os seus serviços para pagamento (p. ex., cuidados qualificados diretos, orientação de pacientes, observação qualificada e visitas para avaliação) (TJC, 2021).

Enfermeiros empregam dois conjuntos de dados para documentar históricos clínicos e cuidados prestados no contexto domiciliar. Um histórico utilizando o Outcome and Assessment Information Set – OASIS (conjunto de informações de resultado e avaliação) é exigido para todos os pacientes com idade igual ou superior a 18 anos (com exceção de pacientes que recebem cuidados pré ou pós-natais) que estão recebendo cuidados qualificados por meio de uma instituição de saúde domiciliar com reembolso pelo sistema Medicare ou Medicaid (Shang et al., 2015). O OASIS inclui uma avaliação admissional completa e permite cálculo do escore clínico, funcional e de serviço que justifica o reembolso pelos serviços. O Sistema Omaha consiste em uma taxonomia ou classificação padronizada completa, baseada em pesquisas, que foi desenvolvida para melhorar a prática, a documentação e o controle de informação. Conta com três componentes (esquema de classificação de problemas, esquema de intervenção e escala de classificação de problemas para desfechos), fornecendo um modelo útil para a avaliação completa da qualidade dos cuidados prestados no contexto domiciliar (Eardley et al., 2018; Hebda et al., 2019).

Gerenciamento de caso e emprego de caminhos críticos

O modelo de **gerenciamento de caso** incorpora uma abordagem interprofissional para fornecer documentação e cuidados (ver Capítulo 2). **Caminhos críticos** (também denominados caminhos clínicos, diretrizes de prática ou ferramentas de mapa de cuidados [*CareMap* nos EUA]) são planos de cuidados interprofissionais que identificam os problemas dos pacientes, intervenções-chave e desfechos esperados dentro de um período de tempo estabelecido (Busse et al., 2019). Documentos de caminhos críticos facilitam a integração de cuidados porque todos os membros da equipe de saúde utilizam o mesmo documento para monitorar a evolução do paciente durante cada turno/plantão ou, no caso de cuidados domiciliares, cada visita. Caminhos críticos baseados em evidências podem melhorar os resultados dos pacientes. Por exemplo, o uso de caminhos críticos demonstrou-se capaz de melhorar a adesão a diretrizes baseadas em evidências para a administração de antibióticos em casos de pneumonia adquirida na comunidade (Eekholm et al., 2020).

Resultados inesperados e intervenções não especificadas dentro de um caminho crítico recebem o nome de **variâncias**. Uma variância ocorre quando atividades contidas no caminho crítico não são concluídas conforme o previsto ou quando um paciente não atinge os desfechos esperados. Variâncias, algumas vezes, resultam de uma mudança no estado de saúde de um paciente ou de outras complicações de saúde não associadas à razão inicial que levou à necessidade dos cuidados. Uma vez identificada a variância, você deve modificar os cuidados do paciente a fim de atender às necessidades associadas a ela. Ocorre variância positiva quando um paciente evolui mais rápido que o esperado (p. ex., remoção de uma sonda uretral 1 dia antes do previsto de acordo com o caminho crítico). Já um exemplo de variância negativa seria um paciente desenvolver complicações pulmonares após uma cirurgia, necessitando de oxigenoterapia e monitoramento da oximetria de pulso. Variâncias de desfechos esperados devem ser documentadas junto à evolução (Boxe 26.4). A documentação permite identificação e análise de tendências, o que pode fornecer dados para desenvolver um plano de ação efetivo de respostas a problemas identificados com o paciente. Com o tempo, as equipes de saúde, algumas vezes, revisam os caminhos críticos em caso de recorrência de variâncias similares.

Boxe 26.4 Exemplo da documentação de uma variância

Um enfermeiro que trabalha no gerenciamento de caso está utilizando um caminho crítico para o "Cuidado Pós-operatório de Rotina" de um senhor de 56 anos que foi submetido ontem a uma cirurgia abdominal. Um dos resultados esperados para seu primeiro dia pós-operatório no documento do caminho crítico é "afebril com ruídos pulmonares limpos bilateralmente". O paciente apresentou temperatura aumentada, diminuição dos ruídos pulmonares bilateralmente em ambas as bases dos lobos pulmonares e confusão significativa.

O seguinte trecho constitui um exemplo de como o enfermeiro gerenciador de caso documentaria essa variância do caminho crítico:

"*Ruídos pulmonares bilateralmente diminuídos em ambas as bases. T = 38°C; P = 92; R = 28/min; oximetria de pulso 84% com ar ambiente. Filha do paciente afirma que o pai está "confuso" e não a reconheceu quando ela chegou há alguns minutos. Iniciada oxigenoterapia com cânula nasal 2 ℓ segundo prescrição. Saturação de oxigênio melhorou para 92% após 5 minutos. Dr. Lopez notificado sobre mudança do estado. Filha permanece à beira do leito.*"

Informática e gerenciamento da informação em saúde

A **tecnologia de informação em saúde (TIS)** é o emprego de sistemas de informação e outras tecnologias da informação para registrar, monitorar e prestar cuidados a pacientes, além de realizar funções de gerenciamento e organização em cuidados de saúde (Hebda et al., 2019). O foco da TIS é o paciente e seu o processo de cuidados, e a meta do uso da TIS é melhorar a qualidade e a eficiência dos cuidados prestados.

Sistema de informação em saúde

Um **sistema de informação em saúde (SIS)** consiste em *hardware* e *software* de computador dedicados a coleta, armazenamento, processamento, recuperação e comunicação de informações sobre cuidados de pacientes dentro de uma instituição de saúde (Hebda et al., 2019). Um SIS é composto por dois tipos de sistema de informação: um sistema de informação clínica e um sistema de informação administrativa. Juntos, os dois sistemas operam para tornar mais eficiente a entrada e a comunicação de dados e informações. Cada instituição de saúde utiliza, eventualmente, um ou vários sistemas de informação clínica e administrativa. Sistemas de informação administrativa incluem bases de dados como folhas de pagamento, sistemas financeiros e de QI (Hebda et al., 2019).

Sistema de informação clínica

Um **sistema de informação clínica (SIC)**, também denominado sistema de informação de cuidados de pacientes, consiste em um amplo sistema de gerenciamento de dados computadorizados utilizado para acessar dados de pacientes necessários ao planejamento, à implementação e à avaliação de cuidados (Hebda et al., 2019). O SIC pode incluir sistemas de monitoramento, sistemas de cadastro de pedidos e sistemas do laboratório, radiologia e farmácia. Um sistema de monitoramento, geralmente, inclui dispositivos que realizem automaticamente o monitoramento e registro de medidas biométricas (p. ex., sinais vitais e saturação de oxigênio) em cuidados agudos, críticos e áreas especializadas. Alguns podem ser programados para enviar eletronicamente mensurações direto para o sistema de documentação de enfermagem, o que reduz a carga de trabalho de enfermeiros.

Um exemplo de um sistema de cadastro de pedidos seria um aplicativo que permita aos enfermeiros solicitar materiais e serviços de outro departamento, como materiais estéreis do almoxarifado. Isso elimina a necessidade de requisições escritas e acelera a entrega de materiais necessários a uma unidade de internação. Outro exemplo é o sistema de **entrada de prescrição médica computadorizada (EPMC)**, que permite a profissionais da saúde inserir prescrições completas diretamente, de forma padronizada e legível, no prontuário do paciente a partir de qualquer computador do SIS. Sistemas de EPMC avançados contam com ferramentas de apoio à decisão clínica próprias e alertas para ajudar profissionais da saúde a selecionar a medicação ou exame diagnóstico mais adequado, bem como verificar automaticamente interações medicamentosas, alergias e outros potenciais problemas (HealthIT.gov, 2018; Zhu e Weingart, 2020). A entrada direta de prescrições médicas e requisições de exames elimina problemas de segurança relacionados a letras ilegíveis e erros de transcrição. Ademais, um sistema de EPMC pode, potencialmente, acelerar a implementação de exames diagnósticos e tratamentos, o que contribui com a alta qualidade dos cuidados e melhores resultados aos pacientes. Também melhora o reembolso, visto que algumas requisições necessitam de aprovação prévia pelo plano de saúde. O sistema de EPMC, quando integrado à prática de um sistema de gerenciamento eletrônico, pode sinalizar requisições que exijam aprovação prévia, ajudando a instituição de saúde a diminuir a incidência de indeferimento por parte de planos de saúde (HealthIT.gov, 2018). O uso desses sistemas demonstrou-se capaz de melhorar a implementação de prescrições/ requisições médicas. Mais importante, a maioria apresenta potencial significativo de reduzir erros de medicações associados ao manejo e dosagem inadequados de fármacos (Hebda et al., 2019).

Sistemas de informação clínica de enfermagem

Um **sistema de informação clínica de enfermagem (SICE)** bem estruturado incorpora os princípios da informática em enfermagem com intuito de apoiar o trabalho realizado por enfermeiros, facilitando a documentação de atividades relativas ao processo de enfermagem e oferecendo recursos para o gerenciamento dos cuidados de enfermagem. É importante que enfermeiros sejam capazes de acessar facilmente aplicativos, revisar a história clínica de pacientes e requisições de profissionais da saúde para, posteriormente, irem até a beira do leito de seus pacientes conduzir históricos de enfermagem completos. Após completar um histórico de enfermagem, você deve inserir os dados no sistema à beira do leito do paciente e desenvolver um plano de cuidados a partir da informação obtida. Isso lhe permite compartilhar rapidamente o plano com seu paciente e outros profissionais da saúde. Você retornará periodicamente ao sistema para checar resultados de exames laboratoriais, administrar medicações (Boxe 26.5) e documentar os cuidados prestados. As telas de computador e janelas *pop-up* opcionais tornam mais fácil a localização de informações, a inserção e a comparação de dados e a realização de alterações.

Os SICEs têm dois tipos de desenho. O desenho do processo de enfermagem é o mais tradicional e organiza a documentação dentro de formatos preestabelecidos, como admissão e avaliação de listas de problemas pós-operatórios, planos de cuidados, listas e registros de intervenção e orientações no planejamento de alta. O desenho do processo de enfermagem facilita os seguintes pontos:

- Criação de uma lista de trabalho de enfermagem que delineia atividades de cuidados de rotina agendadas para um paciente
- Documentação de aspectos de rotina dos cuidados do paciente, como higiene, posicionamento, ganho e perda de fluidos, manejo de feridas e mensuração da glicemia
- Entradas de registros de evolução de enfermagem – registros narrativos, registro por exceção e/ou fluxogramas
- Documentação da administração de medicações (ver Capítulo 31).

Sistemas mais avançados incorporam no *software* linguagens padronizadas de enfermagem, como a Classificação Internacional da Prática de Enfermagem (CIPE), diagnósticos da North American Nursing Diagnosis Association International (NANDA-I), intervenções da Nursing Interventions Classification (NIC) e resultados da Nursing Outcomes Classification (NOC) (Hebda et al., 2019).

Outro modelo para um SICE é o desenho de protocolo ou caminho crítico (Hebda et al., 2019). Esse desenho facilita o gerenciamento interprofissional da informação porque todos os profissionais da saúde utilizam protocolos ou caminhos críticos baseados em evidências para documentar os cuidados prestados. O sistema de informação permite que o usuário selecione um ou mais protocolos adequados para um paciente. Um sistema avançado mescla múltiplos protocolos, utilizando um protocolo ou caminho crítico principal para direcionar as atividades de cuidados com pacientes. Conjuntos de pedidos médicos padronizados estão incluídos nos protocolos e são processados automaticamente. O sistema também integra a informação correta no processo de administração de medicações, a fim de melhorar a segurança de pacientes. Ademais, realiza a identificação de variâncias para resultados antecipados nos protocolos à medida que a informação é inserida. Isso possibilita a todos os profissionais da saúde analisar as variâncias e oferecer uma imagem clínica precisa da evolução do paciente.

Boxe 26.5 Prática baseada em evidências

Efeito da documentação no prontuário eletrônico para a prática da enfermagem

Questão PICOT: para enfermeiros que trabalham em ambientes de cuidados agudos, qual é o efeito de utilizar o prontuário eletrônico na redução de erros de medicação e na melhora dos resultados dos pacientes?

Resumo das evidências

A administração de medicações é um processo complexo que requer vários passos (p. ex., prescrição, transcrição, dispensação de medicamento, preparação da enfermagem e administração). Membros da equipe de cuidados de saúde tomam várias decisões e providências diversas ao longo do processo. Erros podem ocorrer em qualquer passo (Mieiro et al., 2019).

Erros de medicação afetam intensamente os resultados dos pacientes. Por exemplo, especialistas estimam que, nos EUA, de 7 a 9 mil pessoas morrem todos os anos em decorrência de erros de medicação, e centenas de milhares de outros pacientes sofrem reações adversas a seus medicamentos que geralmente não são reportadas (Mieiro et al., 2019; Tariq et al., 2021). Além disso, eventos medicamentosos causam cerca de 19% das lesões de pacientes hospitalizados nos EUA (Zhu e Weingart, 2020). Cuidar de pacientes que sofreram erros de medicação custa mais de 40 bilhões de dólares a cada ano (Tariq et al., 2021). Além disso, erros de medicação diminuem a satisfação do paciente, geram falta de confiança na equipe de cuidados de saúde e podem causar sofrimento físico e psicossocial (Tariq et al., 2021).

Pelo fato de a administração de medicamento ser complexa e envolver vários membros diferentes da equipe de cuidados de saúde, evidências mostram que a implementação de prontuários eletrônicos e uma abordagem multissistêmica que inclua médicos, enfermeiros e o sistema de cuidados de saúde podem ajudar a prevenir erros de medicação (Holmgren et al., 2020; Zhu e Weingart, 2020). O uso de entrada de prescrição médica computadorizada (EPMC) ajuda a padronizar a prática, melhora a legibilidade dos pedidos e avisos, melhora a comunicação e mantém os médicos atualizados sobre efeitos colaterais, interações medicamentosas e novos pedidos (Holmgren et al., 2020; Zhu e Weingart, 2020). Tecnologia que integra EPMC com códigos de barra nos medicamentos geralmente resulta em menos erros de medicação, o que melhora os resultados dos pacientes (Burkoski et al., 2019). Outras estratégias que demonstraram reduzir os erros de medicação incluem reconciliação de medicamentos, limitação das interrupções de enfermagem durante a preparação e a administração de medicações e ensino individualizado sobre medicamentos que começa durante a hospitalização e continua após a alta (Alper et al., 2020; Is-Baumgart et al., 2021; Crannage et al., 2020).

Aplicação na prática de enfermagem

- Fique atento e siga as políticas da instituição no que diz respeito à administração de medicamentos
- Evite tomar atalhos quando estiver usando códigos de barra e outras tecnologias e limite as interrupções para aumentar a segurança da administração de medicação (Burkoski et al., 2019; Huckels-Baumgart et al., 2021)
- Documente a administração de medicação corretamente no prontuário eletrônico do paciente para melhorar a comunicação entre a equipe de cuidados de saúde e reduzir os erros de medicação (Holmgren et al., 2020; Zhu e Weingart, 2020)
- Ensine frequentemente os pacientes de modo individual e use o método "explicar de volta" para garantir que os pacientes e familiares cuidadores compreendam suas medicações (Alper et al., 2020; Crannage et al., 2020; Zhu e Weingart, 2020).

Vantagens do sistema de informação clínica de enfermagem.

Relatos de experiência e estudos descritivos sugerem que SICEs oferecem importantes vantagens para enfermeiros na prática. Segundo Hebda et al. (2019), algumas vantagens específicas incluem:

- Melhor acesso à informação
- Melhor qualidade da documentação por meio de lembretes
- Redução de erros de omissão
- Redução de custos hospitalares
- Maior satisfação no trabalho por parte de enfermeiros
- Adesão a requerimentos de instituições de acreditação (p. ex., TJC nos EUA)
- Desenvolvimento de uma base de dados comum
- Melhor capacidade de rastrear registros.

Muitos SICEs incluem tecnologias para importar conteúdo que permitem uso de *templates*, macros, pontos de dados automatizados e capacidade de encaminhamento de partes ou de todas as avaliações de enfermagem realizadas durante o turno, permitindo que enfermeiros documentem rapidamente suas avaliações ou cuidados prestados. Essas características têm benefícios e riscos associados a seu uso. Quando listas de alergias ou de medicações forem importadas automaticamente à documentação admissional de enfermagem a partir de uma visita prévia à instituição de saúde, você deverá revisar cuidadosamente a informação para verificar sua acurácia e atualizá-la conforme necessário a fim de evitar erros e questões de segurança dos pacientes. Quando dados de um turno prévio de enfermagem forem copiados, você deve atualizar a documentação para refletir o estado clínico atual do paciente (Lowry et al., 2017).

Sistemas de suporte à decisão clínica

Um **sistema de suporte à decisão clínica (SSDC)** é um aplicativo que auxilia e apoia a tomada de decisão clínica. O conhecimento contido no SSDC tem regras e afirmações lógicas que ligam informações necessárias a decisões clínicas a fim de criar recomendações personalizadas para pacientes individuais. Tais recomendações são apresentadas a profissionais da saúde sob forma de alertas, avisos ou outras informações para consideração (Hebda et al., 2019; Sutton et al., 2020). Por exemplo, um SSDC eficiente notifica profissionais da saúde sobre alergias do paciente, antes de permitir a entrada de um pedido de medicação utilizando o sistema de EPMC, a fim de aumentar a segurança do paciente durante o processo de pedido de medicação.

Os SSDCs também melhoram os cuidados de enfermagem. Quando os dados do histórico de enfermagem do paciente são combinados às diretrizes de cuidados, enfermeiros são mais capazes de implementar cuidados de enfermagem baseados em evidências. Esses programas recebem o nome de *sistema de suporte à decisão clínica em enfermagem (SSDCE)* quando utilizados para dar suporte a decisões de enfermagem.

Um exemplo de SSDCE seria um aplicativo que exige inserção de dados sobre fatores de risco para quedas de um paciente e que fornece alternativas baseadas em evidências para intervenções relacionadas à prevenção de quedas. As intervenções são mostradas no sistema de suporte à decisão e são selecionadas para seu plano de cuidados, o que apoia a tomada de decisão clínica (Sutton et al., 2020). O uso de SSDCs específicos para a área de enfermagem não foi implementado com a mesma frequência com que o foi em outras áreas. Todavia, SSDCs encontram-se em desenvolvimento para cuidados de enfermagem agudos.

Informática em enfermagem

É necessário que você tenha conhecimento acerca da ciência e aplicação da informática em enfermagem. A **informática em enfermagem** diz respeito à especialidade que integra ciência de enfermagem, ciência da computação e ciência da informação no gerenciamento e comunicação de dados, informações, conhecimento e sabedoria em enfermagem e informática (American Nursing Informatics Association, 2019). A área é reconhecida nos EUA como uma especialidade da prática de enfermagem em nível de pós-graduação. Enfermeiros que se especializam em informática têm conhecimento avançado no gerenciamento de informações e demonstram proficiência com informática para dar suporte a todas as áreas da prática de enfermagem, incluindo MQ, pesquisa, gerenciamento de projetos e desenho de sistemas (American Nursing Informatics Association, 2021). Por meio da aplicação da informática em enfermagem, a tecnologia é colocada em prática para melhorar os cuidados e a orientação à beira do leito. Ela oferece um sistema de informação eficiente e efetivo que facilita a integração de dados, informações e conhecimento para dar suporte a pacientes, enfermeiros e outros profissionais da saúde na tomada de decisão sobre os cuidados com pacientes.

Competências de informática para graduados em enfermagem que adentram a força de trabalho

A competência de enfermeiros em **informática na atenção à saúde** constitui uma prioridade devido à disseminação do uso de documentação eletrônica entre os médicos e instituições nos EUA. Você necessita ter competências em informática para prestar cuidados seguros e eficientes, bem como facilitar a implementação da prática baseada em evidências. Organizações profissionais como a American Association of Colleges of Nursing (AACN) (2021), a National League for Nursing e o Quality and Safety Education for Nurses (QSEN) recomendam que todos os enfermeiros, em todos os níveis de escolaridade, adquiram competência em informática e uso da tecnologia da informação.

O QSEN definiu o escopo das competências de informática para enfermeiros como uso de informação e tecnologia para comunicar, gerenciar conhecimento, minimizar erros e dar suporte à tomada de decisões, além de definir conhecimento, habilidades e atitudes específicas que estudantes de enfermagem necessitam aprender para utilizar a tecnologia da informática nos cuidados de pacientes de forma efetiva e segura (QSEN Institute, 2020). Competência em informática não é o mesmo que competência em computação. A fim de se tornar competente em informática, você deve utilizar em sua prática métodos de descoberta, recuperação e uso da informação que estão em constante evolução (Hebda et al., 2019). Os prontuários dos pacientes contêm muitos tipos de dados e você necessita conhecer as formas de registrar, interpretar e relatar tais dados, utilizando pensamento crítico e julgamento clínico para aplicar seu conhecimento durante a prestação de cuidados aos pacientes. Você também necessita reconhecer quando a informação é necessária e dispor de habilidades para encontrar, avaliar e utilizar a informação de forma efetiva. As competências de informática do QSEN para estudantes de graduação em enfermagem dos EUA encontram-se descritas no Boxe 26.6.

Como enfermeiro, você necessita conhecer como utilizar bases de dados clínicos dentro de sua instituição, bem como aplicar a informação para que possa prestar cuidados seguros, de alta qualidade e apropriados para o paciente. Você realizará coleta de dados, incluindo números, caracteres ou fatos, de acordo com a necessidade de análise e possíveis ações percebidas. Você adquire conhecimento a partir da coleta e utilização de informações de diversas fontes. Por exemplo, você revisa várias avaliações consecutivas de uma ferida documentada no SPE. A revisão das mudanças na descrição dos bordos da ferida, coloração da drenagem e mensurações ao longo de diversos dias lhe permite avaliar e identificar um padrão que indique que a ferida não está cicatrizando. Com base na evidência disponível na literatura científica, você aplica o conhecimento sobre o princípio de manejo de feridas e intervém no sentido de desenvolver novas intervenções de enfermagem, a fim de manejar a ferida do paciente e promover a cura.

Boxe 26.6 Competências em informática do Quality and Safety Education for Nurses (QSEN)

Competência em informática do QSEN: utilize a informação e a tecnologia para comunicar, gerenciar conhecimento, minimizar erros e dar suporte à tomada de decisão.

Conhecimento:
Explique por que habilidades em informação e tecnologia são essenciais aos cuidados seguros com pacientes.

Habilidades:
Busque orientação sobre como a informática é gerenciada em ambientes de cuidados antes de fornecê-los.
Aplique ferramentas de gerenciamento de tecnologia e informação para dar suporte a processos de cuidados seguros.

Atitudes:
Reconheça a necessidade de todos os profissionais da saúde buscarem aprendizagem continuada por toda a vida sobre habilidades de tecnologia da informação.

Conhecimento:
Identifique informações essenciais que devem estar disponíveis em uma base de dados comum a fim de dar suporte aos cuidados com pacientes.
Contraponha os benefícios e limitações de diferentes tecnologias de comunicação e seu impacto sobre a segurança e qualidade.

Habilidades:
Navegue pelo registro eletrônico de saúde.
Documente e planeje os cuidados em um registro eletrônico de saúde.
Empregue tecnologias de comunicação para coordenar os cuidados para os pacientes.

Atitudes:
Valorize tecnologias que dão suporte à tomada de decisão clínica, prevenção de erros e coordenação de cuidados.
Garanta a confidencialidade da informação de saúde protegida no registro eletrônico.

Conhecimento:
Descreva exemplos de como o gerenciamento da tecnologia e da informação se relaciona com a qualidade e a segurança dos cuidados com pacientes.
Reconheça tempo, esforço e habilidades necessários para que computadores, bases de dados e outras tecnologias se tornem ferramentas confiáveis e efetivas para cuidados com pacientes.

Habilidades:
Responda adequadamente a suportes e alertas à tomada de decisão clínica.
Utilize ferramentas de gerenciamento da informação para monitorar os resultados dos processos de cuidados.
Utilize fontes eletrônicas de alta qualidade da informação de cuidados de saúde.

Atitudes:
Valorize o envolvimento de enfermeiros em delineamento, seleção, implementação e avaliação de tecnologias da informação para dar suporte aos cuidados com pacientes.

De QSEN Institute: *QSEN competencies*. http://qsen.org/competencies/pre-licensure-ksas/#informatics. Accessed June 10, 2019.

Pontos-chave

- O prontuário eletrônico fornece um registro legal e financeiro dos cuidados, ajuda na orientação clínica e pesquisa, e orienta a melhora do desempenho profissional e da instituição
- A documentação de enfermagem fornece suporte ao reembolso de instituições de saúde por meio do registro preciso do uso de serviços, equipamentos e medicações administradas
- A documentação de enfermagem efetiva limita problemas com responsabilidade legal por meio da descrição objetiva do que aconteceu com um paciente, além de indicar claramente que foram fornecidos cuidados de enfermagem individualizados e orientados por resultados com base no histórico de enfermagem
- Uma variedade de métodos, como limitar o número de pessoas com acesso aos prontuários eletrônicos, *firewalls*, *software* de detecção de *spyware*, desativação automática e uso de senhas fortes são empregados para garantir a confidencialidade de ISP no prontuário eletrônico
- Somente membros da equipe de saúde que estejam diretamente envolvidos no cuidado de um paciente têm acesso legítimo ao prontuário desse paciente; siga as políticas da instituição que descrevem o compartilhamento de prontuários médicos
- A documentação de qualidade é actual, precisa, detalhada e oportuna, e incorpora medidas precisas, ortografia correta e uso apropriado de abreviações
- Há melhora da segurança de pacientes quando profissionais da saúde eliminam de sua documentação o uso de abreviações, acrônimos, símbolos e definições de doses perigosos
- Enfermeiros utilizam uma variedade de formulários durante a internação de pacientes, prestação dos cuidados de enfermagem e na alta dos pacientes para documentar os cuidados do paciente. A documentação exige que enfermeiros tenham habilidade com o uso de fluxogramas e narrativas de observações, independentemente de que a documentação seja feita eletronicamente ou em papel
- A documentação de um plano de alta seguro inclui informações sobre medicações, dieta, recursos da comunidade, acompanhamento dos cuidados e informação de contato para caso de dúvida ou emergência
- Quando informações relevantes aos cuidados são comunicadas por telefone, a documentação no prontuário eletrônico inclui o horário em que a ligação foi feita, o número chamado, quem fez a chamada, quem foi chamado, para quem a informação foi transmitida, qual informação foi dada, qual informação foi recebida e a verificação da informação por meio do método de "explicar de volta"
- A informática em saúde facilita a integração de dados, informações, conhecimento e sabedoria a fim de dar suporte a pacientes, enfermeiros e outros profissionais da saúde na tomada de decisões em todas as funções e contextos
- Estudantes de enfermagem devem desenvolver conhecimentos, habilidades e atitudes que os permitam usar informações e tecnologias para se comunicar, administrar o conhecimento, mitigar erros e respaldar a tomada de decisão. Por exemplo, estudantes de enfermagem precisam saber como fazer documentações em um prontuário eletrônico, valorizar tecnologias que respaldem a tomada de decisões clínicas e responder adequadamente a alertas de tomada de decisão clínica.

Para refletir

- Descreva as ações que você tomará para proteger a privacidade da informação do paciente se necessitar imprimir uma informação de um SPE durante uma experiência clínica para completar seu trabalho após retornar à faculdade
- Utilizando uma experiência clínica recente, descreva como um sistema de suporte à decisão clínica poderia apoiar a prática baseada em evidências, permitindo-lhe tomar decisões que resultariam em ações de enfermagem seguras e efetivas
- Imagine que esteja ocorrendo alta incidência de lesões por pressão entre pacientes da unidade em que você tem práticas clínicas. Descreva que dados você coletaria do sistema de informação de enfermagem da instituição a fim de determinar por que esses pacientes têm maior risco de desenvolverem lesões cutâneas e que fatores relacionados aos cuidados de enfermagem da unidade estão influenciando a prevalência de lesões por pressão adquiridas no hospital. Discuta por que é importante coletar essa informação.

Questões de revisão

1. Um enfermeiro contata um profissional da saúde sobre uma mudança na condição de uma paciente e recebe várias requisições novas pelo telefone. Ao documentar as requisições/prescrições via telefone no prontuário eletrônico, o que o enfermeiro deve fazer?
   a. Imprimir uma cópia de todas as requisições via telefone inseridas no SPE para mantê-las em registros pessoais por motivos legais.
   b. Reler para o médico todas as requisições via telefone a fim de verificar se foram todas ouvidas, compreendidas e transcritas corretamente antes de inseri-las no SPE.
   c. Registrar requisições via telefone no SPE, porém esperar para implementá-las quando forem assinadas eletronicamente pelo profissional da saúde que as solicitou.
   d. Implementar requisições via telefone imediatamente, porém insistir que o profissional da saúde venha até a unidade de cuidados pessoalmente para inserir o pedido no PE dentro de 24 horas.

2. Você é um enfermeiro que trabalha em uma instituição que implementou recentemente o sistema de prontuário eletrônico (PE). Quais das seguintes alternativas constituem práticas aceitáveis para manter a segurança e a confidencialidade da informação do PE? (Selecione todas as aplicáveis.)
   a. Uso de senha forte e troca frequente da senha segundo as políticas institucionais.
   b. Dar permissão para que um membro temporário da equipe utilize seu nome de usuário e senha para acessar o PE.
   c. Garantir de que as listas de trabalho (e quaisquer outros dados que devem ser impressos a partir do PE) sejam protegidas durante todo o turno e descartadas em um receptáculo trancado designado para documentos que serão fragmentados quando deixarem de ser necessários.
   d. Garantir que a informação do paciente, mostrada no monitor do computador que você está usando, não esteja visível para visitantes e outros profissionais da saúde que não estejam envolvidos nos cuidados desse paciente.
   e. Permanecer com *login* ativo em um computador a fim de economizar tempo se você somente precisar se afastar para administrar uma medicação.

3. Ao documentar um histórico de enfermagem do sistema cardiovascular de um paciente em um PE, enfermeiros utilizam o *mouse* do computador para selecionar a afirmação "NDR" (nada digno de registro) e documentar os seguintes achados: "Auscultadas as bulhas cardíacas S1 e S2. Frequência cardíaca entre 80 e 100 bpm e regular. Nega dor torácica." Trata-se de um exemplo da utilização de qual dos formatos de documentação a seguir?
   a. Registro com foco incorporando dados, ação e resposta (DAR).
   b. Problema-intervenção-exame/avaliação (PIE).
   c. Registro por exceção (RPE).
   d. Documentação narrativa.

4. Um enfermeiro trabalha em uma instituição na qual se utiliza o horário militar para a documentação e necessita documentar que um paciente foi medicado para dor após a meia-noite. Identifique o horário militar correto para documentar a medicação administrada às 12:05 AM:

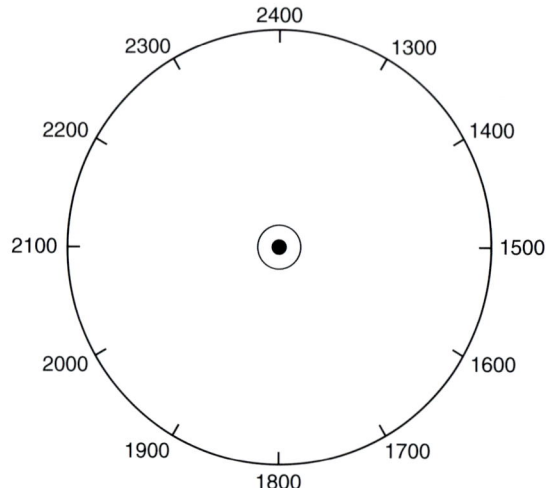

   a. 2405
   b. 0005
   c. 2205
   d. 1205

5. Um enfermeiro que trabalha na instituição de saúde local está transferindo um paciente para um centro de reabilitação aguda de outra cidade. A fim de preencher a transferência, a informação contida no prontuário eletrônico (PE) do paciente necessita ser impressa e enviada por fax para o centro de reabilitação aguda. Quais das seguintes ações serão mais adequadas para que o enfermeiro mantenha a privacidade e confidencialidade da informação do paciente ao transferir a informação via fax? (Selecione todas as aplicáveis.)
   a. Confirmar que o número do fax do centro de reabilitação aguda esteja correto antes de enviar o fax.
   b. Utilizar encriptação do aparelho de fax para codificar a informação e impossibilitar que funcionários do centro de reabilitação aguda leiam a informação, exceto quando tiverem a chave para decodificação.
   c. Enviar o fax sem uma carta de abertura para que a pessoa que recebe a informação no centro de reabilitação possa identificar a informação mais rapidamente.
   d. Após enviar o fax, depositar a informação impressa em um lixo comum após rasgá-la em vários pedaços.
   e. Após enviar o fax, depositar a informação impressa em um recipiente seguro demarcado para fragmentação de papel.

6. Um enfermeiro está administrando uma dose de metoprolol a uma paciente e está preenchendo os passos de leitura de código de barras para administração de medicação no PE. Conforme o

sistema escaneia o código de barras, surge um alerta na tela dizendo "Não administrar dose se frequência cardíaca (FC) < 60 bpm ou pressão arterial sistólica (PAS) < 90 mmHg". O alerta que surgiu na tela do computador constitui um exemplo de que tipo de sistema?
   a. Prontuário eletrônico de saúde.
   b. Registro por exceção.
   c. Sistema de suporte à decisão clínica (SSDC).
   d. Entrada de pedido médico computadorizado (EPMC).
7. Um enfermeiro está redigindo um registro narrativo da evolução do paciente. Identifique cada uma das afirmações a seguir como dado subjetivo (S) ou dado objetivo (O):
   a. 24 de abril de 2019 (09:00).
   b. Paciente reposicionado sobre lado esquerdo.
   c. Medicado com hidrocodona-paracetamol 5/325 mg, 2 comprimidos PO.
   d. "A dor em minha incisão aumenta toda vez que tento me virar sobre o lado direito."
   e. S. Eastman, enfermeiro.
   f. Incisão cirúrgica no quadrante inferior direito, 7,6 cm de comprimento, bem aproximada, pontos intactos, sem drenagem.
   g. Classifica dor como 7/10 no local da incisão cirúrgica.
8. Um enfermeiro está discutindo as vantagens do uso de um sistema de entrada computadorizada de pedido médico (EPMC) com um colega enfermeiro. Que afirmação descreve melhor a principal vantagem do sistema de EPMC dentro do prontuário eletrônico?
   a. O sistema de EPMC diminui o tempo necessário para que profissionais da saúde redijam pedidos.
   b. O sistema de EPMC diminui o tempo necessário para que enfermeiros se comuniquem com profissionais da saúde.
   c. Enfermeiros não necessitam reconhecer pedidos inseridos por meio do sistema de EPMC em um PE.
   d. O sistema de EPMC melhora a segurança de pacientes por diminuir erros de transcrição.
9. Um enfermeiro está revisando pedidos médicos que lhe foram entregues escritos em papel em um período durante o qual todos os computadores estavam fora do ar para uma atualização. Qual dos seguintes pedidos contém uma abreviação inadequada que consta na lista de "não utilizar" de TJC dos EUA e que deverá ser esclarecida com o profissional da saúde?
   a. Trocar curativo da incisão abdominal mediana diariamente utilizando gaze embebida úmida com solução salina.
   b. Lorazepam 0,5 mg VO a cada 4 horas SOS para ansiedade.
   c. Sulfato de morfina 1 mg em *push* IV a cada 2 horas em caso de dor grave.
   d. Insulina asparte 8 u SC cada manhã antes do café da manhã.
10. Um enfermeiro está trocando o curativo da incisão abdominal mediana de um paciente que foi submetido a uma cirurgia. O exame da incisão revela alterações em relação ao que foi documentado pelo enfermeiro anterior. Após documentar os achados atuais, o enfermeiro contata o cirurgião (Dr. Oakman) por telefone para discutir as alterações preocupantes da incisão. Quais das seguintes alternativas ilustra a forma mais adequada de documentar essa conversa?
    a. Cirurgião notificado sobre alteração no exame da incisão abdominal. T. Wright, enfermeiro.
    b. 03/09/21 – cirurgião notificado por telefone sobre uma nova área de eritema ao redor da incisão do paciente. T. Wright, enfermeiro.
    c. 10:15 – cirurgião contatado e notificado a respeito de alterações na incisão abdominal. T. Wright, enfermeiro.
    d. 03/09/18 (10:15) – cirurgião contatado por telefone. Notificado sobre nova área de eritema notável estendendo-se aproximadamente 2,5 cm ao redor da circunferência da incisão mediana abdominal e temperatura oral de 38,6°C. Nenhum pedido recebido. T. Wright, enfermeiro.

Respostas: 1. b; **2.** a, c, d; **3.** c; **4.** b; **5.** a, b, e; **6.** c; **7.** O: a, b, c, e, f, g; S: d; **8.** d; **9.** d; **10.** d.

Referências bibliográficas

Agency for Healthcare Research and Quality: *Patient Safety Network: Adverse events, near misses, and errors*, 2019. https://psnet.ahrq.gov/primers/primer/34/Adverse-Events-Near-Misses-and-Errors. Accessed May 31, 2021.

Alper E, et al: *Hospital discharge and readmission*. UpToDate, 2020. https://www.uptodate.com/contents/hospital-discharge-and-readmission. Accessed May 31, 2021.

American Association of Colleges of Nursing (AACN): *AACN essentials*, 2021. https://www.aacnnursing.org/Education-Resources/AACN-Essentials. Accessed June 3, 2021.

American Medical Association: *HIPAA violations & enforcement*, 2021. https://www.ama-assn.org/practice-management/hipaa/hipaa-violations-enforcement. Accessed May 31, 2021.

American Nursing Informatics Association: *Mission statement of the American Nursing Informatics Association*, 2021. https://www.ania.org/sites/default/files/assets/documents/factSheet.pdf. Accessed June 3, 2021.

Busse R, et al: *Improving healthcare quality in Europe: Characteristics, effectiveness, and implementation of different strategies*, WHO Regional Office for Europe, Copenhagen, Denmark, 2019, WHO.

Centers for Medicare and Medicaid Services (CMS): *Hospital-acquired conditions*, 2020. https://www.cms.gov/Medicare/Medicare-Fee-for-Service-Payment/HospitalAcqCond/Hospital-Acquired_Conditions. Accessed May 31, 2021.

Centers for Medicare and Medicaid Services (CMS): *Clinical quality measures basics*, 2021. https://www.cms.gov/regulations-and-Guidance/Legislation/EHRIncentivePrograms/ClinicalQualityMeasures.html. Accessed May 31, 2021.

Eardley D, et al: The Omaha System as a structured instrument for bridging nursing informatics with public health nursing education: a feasibility study, *Comput Inform Nurs* 36(6):275, 2018.

Elliott L, et al: Standardizing documentation: a place for everything. *Medsurg Nurs* 27(1):32, 2018.

Harding M, et al: *Lewis's medical-surgical nursing: assessment and management of clinical problems*, ed 11, St Louis, 2020, Elsevier.

HealthIT.gov: *What is computerized provider order entry?* 2018. https://www.healthit.gov/faq/what-computerized-provider-order-entry. Accessed May 31, 2021.

Hebda T, et al: *Handbook of informatics for nurses and health care professionals*, ed 6, New York, 2019, Pearson.

Institute for Safe Medication Practices (ISMP): *Despite technology, verbal orders persist, read back is not widespread, and errors continue*, 2017. https://www.ismp.org/resources/despite-technology-verbal-orders-persist-read-back-not-widespread-and-errors-continue. Accessed May 31, 2021.

Khokhar A, et al: Framework for mining and analysis of standardized nursing care plan data, *West J Nurs Res* 39(1):20, 2017.

LoBiondo-Wood G, Haber J: *Nursing research: methods and critical appraisal for evidence-based practice*, ed 10, St. Louis, 2021, Elsevier.

Lowry S, et al: An overview of clinical decision support systems: benefits, risks, and strategies for success, *NPJ Digit Med* 3:17, 2020.

National League for Nursing (NLN): *Informatics*, 2021. http://www.nln.org/professional-development-programs/teaching-resources/toolkits/informatics-teaching/informatics. Accessed June 3, 2021.

Nurses Service Organization: *Charting by exception: the legal risks*, 2018. https://www.nso.com/Learning/Artifacts/Articles/Charting-by-exception-the-legal-risks. Accessed May 31, 2021.

Office of the National Coordinator for Health Information Technology (ONC): *Strategy on reducing burden relating to the use of health IT and EHRs*, 2020. https://www.healthit.gov/topic/usability-and-provider-burden/strategy-reducing-burden-relating-use-health-it-and-ehrs. Accessed May 31, 2021.

Office of the National Coordinator for Health Information Technology (ONC): *Health IT dashboard: percent of hospitals, by type, that possess certified health IT*, 2018. dashboard.healthit.gov/quickstats/pages/certified-electronic-health-record-technology-in-hospitals.php. Accessed May 31, 2021.

Pagana K, et al: *Mosby's diagnostic and laboratory test reference*, ed 13, St Louis, 2019, Elsevier.

QSEN Institute: *QSEN competencies: informatics*, 2020. http://qsen.org/competencies/pre-licensure-ksas/#informatics. Accessed May 31, 2021.

Sutton RT, et al: An overview of clinical decision support systems: benefits, risks, and strategies for success, *Digit Med* 3:17, 2020. https://www.nature.com/articles/s41746-020-0221-y. Accessed June 3, 2021.

Stimson CE, Bodruff AL: Daily electronic health record reports meet meaningful use requirements, improve care efficiency, and provide a layer of safety for trauma patients, *J Trauma Nurs* 24(1):53, 2017.

Tariq RA, et al: Medication dispensing errors and prevention, *Stat Pearls*, 2021. https://www.ncbi.nlm.nih.gov/books/NBK519065/. Accessed June 3, 2021.

The Joint Commission (TJC): *2021 comprehensive accreditation manual for hospitals*, Oakbrook, Illinois, 2021, The Joint Commission.

The Joint Commission (TJC): *The Joint Commission's official "do not use" list of abbreviations*, 2020. https://www.jointcommission.org/-/media/tjc/documents/resources/patient-safety-topics/patient-safety/do_not_use_list_9_14_18.pdf. Accessed November 5, 2021.

US Department of Health & Human Services (USDHHS): *HITECH Act enforcement final rule*, 2017. https://www.hhs.gov/hipaa/for-professionals/special-topics/hitech-act-enforcement-interim-final-rule/index.html. Accessed June 3, 2021.

US Department of Health & Human Services (USDHHS): *The security rule*, 2020. https://www.hhs.gov/hipaa/for-professionals/security/index.html. Accessed June 3, 2021.

Wager KA, et al: *Health care information systems: a practical approach for health care management*, ed 4, San Francisco, CA, 2017, Jossey-Bass.

Referências de pesquisa

Atasoy H, et al: The digitization of patient care: a review of the effects of electronic health records on health care quality and utilization, *Annu Rev Public Health* 40(1), 487, 2019.

Bardach SH, et al: Perspectives of health care practitioners: an exploration of interprofessional communication using electronic medical records, *J Interprof Care* 31(3):300, 2017.

Bauder R, et al: A survey on the state of health care upcoding fraud analysis and detection, *Health Serv Outcomes Res Methodol* 17(1):31, 2017.

Burkoski V, et al: Closed-loop medication system: leveraging technology to elevate safety, *Nurs Leadersh* 32:17, 2019.

Crannage AJ, et al: Implementation of a discharge education program to improve transitions of care for patients at high risk of medication errors, *Ann Pharmacother* 54(6):561, 2020.

Daniels M, et al: What nursing sensitive outcomes have been studied to-date among patients cared for in intensive care units? Findings from a scoping review, *Int J Nurs Stud* 102:103491, 2020.

Eekholm S, et al: Gaps between current clinical practice and evidence-based guidelines for treatment and care of older patients with community-acquired pneumonia: a descriptive cross-sectional study. *BMC Infect Dis* 20:73, 2020.

Heflin M: *Geriatric health maintenance*, UpToDate, 2021. https://www.uptodate.com/contents/geriatric-health-maintenance. Accessed May 26, 2021.

Holmgren AJ, et al: Assessing the safety of electronic health records: a national longitudinal study of medication-related decision support, *BMJ Qual Saf* 29:52, 2020.

Hommel A, et al: Exploring the incidence and nature of nursing-sensitive orthopaedic adverse events: a multicenter cohort study using Global Trigger Tool, *Int J Nurs Stud* 102, 2020.

Huckels-Baumgart, et al: Separate medication preparation rooms reduce interruptions and medication errors in the hospital setting: a prospective observational study, *J Patient Saf* 17(3):e161, 2021.

Karp E, et al: Changes in efficiency and quality of nursing electronic health record documentation after implementation of an admission patient history essential data set, *Comput Inform Nurs* 37(5):260, 2019.

Macieira T, et al: Secondary use of standardized nursing care data for advancing nursing science and practice: a systematic review, *J Am Med Inform Assoc* 26(11):1401, 2019.

Mieiro DB, et al: Strategies to minimize medication errors in emergency units: an integrative review, *Rev Bras Enferm* 72(Suppl 1):307, 2019. https://www.scielo.br/j/reben/a/gMgPrcLkFvyq3VvCz6KJhKH/?lang=en. Accessed June 3, 2021.

Misto K, et al: Interprofessional evidence-based strategies to enhance provider and patient interactions during electronic health record use, *J Nurs Prof Develop* 36(3):134, 2020.

Neppe V, Gerck E: Privacy of communications: faxes are not usually HIPAA compliant. An editorial perspective, *J Psychol Clin Psych* 10(6):249, 2019.

Ozkaynak M, et al: Use of electronic health records by nurses for symptom management in inpatient settings: a systematic review, *Comput Inform Nurs* 35(9):465, 2017.

Rathert C, et al: Seven years after meaningful use: physicians' and nurses' experiences with electronic health records, *Health Care Manage Rev* 44(1):30, 2019.

Riva S, et al: Evaluation of medication errors in electronic medical prescriptions and proposal for correction, *Res Biomed Eng* 36:59, 2020.

Wu MW, et al: Evaluation of electronic health records on the nursing process and patient outcomes regarding fall and pressure injuries, *Comput Inform Nurs* 37(11):573, 2019.

Yurkofsky M, Ouslander J: *Medical care in skilled nursing facilities (SNFs) in the United States*, UpToDate, 2020. https://www.uptodate.com/contents/medical-care-in-skilled-nursing-facilities-snfs-in-the-united-states. Accessed May 31, 2021.

Zhu J, Weingart S: *Prevention of adverse drug events in hospitals*, UpToDate, 2020. https://www.uptodate.com/contents/prevention-of-adverse-drug-events-in-hospitals. Accessed August 18, 2020.

PARTE 5 Fundamentos para a Prática de Enfermagem

27

Segurança do Paciente e Qualidade

Objetivos

- Descrever a natureza complexa do julgamento clínico para enfermeiros na prestação de cuidados centrados no paciente para aumentar a segurança destes
- Explicar a fundamentação para populações vulneráveis sob risco de ameaças à segurança
- Discutir os riscos ambientais mais comuns e métodos para sua prevenção
- Descrever como um enfermeiro auxilia os pacientes a controlar riscos de segurança em casa
- Discutir como a idade de desenvolvimento de um indivíduo produz riscos à segurança
- Conduzir uma avaliação das mudanças de mobilidade que representam risco de queda
- Conduzir uma avaliação de risco de queda no ambiente de instituições de saúde
- Descrever meios para prevenir acidentes relacionados a procedimentos
- Descrever atividades de avaliação que identificam o estado psicossocial de um paciente com relação à sua segurança
- Explicar o papel que o pensamento crítico e o julgamento clínico desempenham no planejamento do cuidado para as necessidades de segurança do paciente
- Discutir como selecionar intervenções ambientais para prevenção de quedas no hospital e ambiente domiciliar
- Identificar alternativas baseadas em evidências para contenções no caso de pacientes alertas, orientados e com baixo risco
- Identificar fatores a serem avaliados antes e durante a acomodação de pacientes a contenções físicas.

Termos-chave

Análise da causa-raiz
Aura
Contenção
Convulsão
Imunização
Precauções contra convulsões
Estado epilético
Tóxico
Violência no ambiente de trabalho

A Sra. Cohen tem 78 anos e mora em sua própria casa. A paciente está se recuperando de um acidente vascular encefálico (ocorrido há 10 dias) que afetou seu braço e perna esquerdos. Ela também apresenta fala arrastada. A Sra. Cohen mora sozinha, mas recebe ajuda regularmente de sua filha e de seu filho, os quais moram a menos de 16 km da paciente. Ela está programada para fazer fisioterapia em casa, a partir desta semana. Kylie é a enfermeira de cuidados domiciliares designada a cuidar da Sra. Cohen, e sua primeira visita será hoje.

Segurança é estar livre de dano psicológico e físico, e constitui uma necessidade básica humana. Pessoas que buscam atendimento médico, independentemente do ambiente, apresentam várias condições que as colocam em risco de não estarem em segurança. O ambiente da casa ou do local de trabalho do indivíduo, condições de comorbidades, atitudes e crenças sobre segurança, e recursos financeiros afetam a segurança dentro de uma residência. No ambiente de cuidados de saúde, a presença de pessoas com doenças infecciosas, as próprias comorbidades do paciente, o leiaute e os obstáculos dentro dos ambientes de cuidados de saúde e as práticas de controle de infecções por parte dos funcionários afetam a vulnerabilidade de uma pessoa a alguma forma de lesão.

Reduzir o risco de danos associados à prestação de cuidados de saúde é uma política de saúde nacional prioritária. A segurança do paciente é um dos principais determinantes da educação dos profissionais da saúde, elaboração de diretrizes de prática clínica e desenvolvimento de políticas e procedimentos. A Organização Mundial da Saúde (OMS) (WHO, 2021) oferece uma definição simples de segurança do paciente: prevenção de erros e de efeitos adversos para pacientes associados aos cuidados de saúde. Como parte da equipe de saúde, enfermeiros se envolvem em todas as atividades que apoiam a cultura de segurança centrada no paciente. Instituições de saúde utilizam diversos processos e abordagens para melhorar a qualidade dos cuidados fornecidos aos pacientes. Muitos dos esforços por trás do foco na segurança advêm de agências reguladoras e acreditadoras, como os Centers for Medicare and Medicaid Services (CMS) e The Joint Commission (TJC) nos EUA. As Metas Nacionais de Segurança de Pacientes de 2021 de TJC incluem padrões como identificar os pacientes corretamente, usar os medicamentos corretamente e prevenir infecções (TJC, 2021a). Os padrões anuais são para todas as instituições de saúde especificamente voltados para a diminuição do risco de erros médicos.

É importante haver uma cultura de segurança dentro de uma instituição de saúde para minimizar eventos adversos enquanto enfermeiros realizam trabalhos complexos e perigosos. A Agency for Healthcare Research and Quality (AHRQ, 2018a) descreve as características-chave de uma "cultura de segurança".

- Reconhecimento da natureza de alto risco das atividades institucionais e determinação para atingir operações consistentemente seguras
- Ambiente livre de culpa no qual indivíduos sejam capazes de relatar erros ou eventos sentinela sem medo de repreensão ou punição
- Incentivo à colaboração entre os diferentes níveis da hierarquia de funcionários e áreas a fim de buscar soluções para problemas de segurança de pacientes
- Compromisso institucional de recursos para tratar de preocupações com a segurança.

Como membros de uma equipe de saúde, enfermeiros são profissionalmente responsáveis por engajar-se em atividades que apoiam a cultura de segurança centrada no paciente.

Um alerta de segurança de TJC enfatiza a importância da identificação e notificação de condições não seguras antes que provoquem dano, com a confiança de que outros funcionários e gerentes agirão no sentido de relatar e assumir responsabilidade pessoal pelas ações, a fim de criar uma cultura de segurança dentro da organização de saúde (TJC, 2018d). Instituições que apoiam a cultura de segurança focam continuamente na melhoria do desempenho com base no monitoramento da gestão de risco, capacitação dos funcionários para que participem ativamente de atividades de segurança dentro da instituição e capacitação dos funcionários para preencher relatórios de segurança, a fim de desenvolver ambientes de trabalho mais seguros (ver Capítulo 23).

Com a miríade de fatores que influenciam os riscos de segurança dos pacientes e a ênfase das instituições de saúde na implementação de uma cultura de segurança centrada no paciente, pensamento crítico aplicado a julgamentos clínicos sólidos é essencial. Você deve refletir e analisar seu conhecimento sobre segurança, riscos de segurança do paciente e condições apresentadas em cada situação clínica a fim de proporcionar cuidados de enfermagem seguros e competentes. Parceria com os pacientes é um importante fator. O cuidado centrado no paciente promove a segurança e exige que você reconheça seu paciente, ou quem for por ele designado, como fonte de controle e parceria total na prestação de cuidados compassivos e coordenados baseados no respeito pelas preferências, valores e necessidades do paciente (QSEN, 2020). O conselho científico da National Academy of Medicine dos EUA definiu os cuidados engajados com o paciente e a família (CEPP) como os cuidados planejados, prestados, gerenciados e continuamente melhorados em parceria ativa com os pacientes e seus familiares, a fim de garantir a integração de sua saúde e metas de cuidados, preferências e valores (Frampton et al., 2017). É difícil alcançar desfechos positivos de pacientes sem que os enfermeiros envolvam ativamente pacientes e famílias na promoção da segurança.

Base do conhecimento científico

Segurança do ambiente ou entorno

O entorno do paciente inclui fatores físicos e psicossociais que influenciam ou afetam sua vida e sobrevivência. Essa definição ampla de entorno atravessa a continuidade de cuidados em contextos nos quais interagem enfermeiros e pacientes, como hospitais, instituições de cuidado prolongado, clínicas, centros comunitários, escolas e domicílios. Um ambiente ou entorno seguro protege também a equipe de trabalho, permitindo-lhe funcionar em seu nível ideal. Populações vulneráveis apresentam risco especial de alterações de segurança em razão do menor acesso a cuidados de saúde, menor número de recursos e maior morbidade. Tais grupos vulneráveis incluem bebês, crianças, idosos, indivíduos que vivem com doenças crônicas ou deficiências físicas ou mentais, indivíduos com dificuldade de comunicação e indivíduos de baixa renda ou em situação de rua (Joszt, 2018). Um ambiente seguro atende a necessidades básicas, diminui perigos físicos e transmissão de patógenos, e controla a poluição.

Necessidades humanas básicas. Necessidades fisiológicas, incluindo a necessidade de oxigênio suficiente, nutrição e temperatura ideal, influenciam a segurança do indivíduo. Segundo a hierarquia de necessidades de Maslow, tais necessidades básicas necessitam ser atendidas antes que se possa tratar da segurança física e psicológica (ver Capítulo 6).

Oxigênio. Em algumas ocasiões, necessita-se da suplementação de oxigênio para atender às necessidades de oxigenação de um indivíduo. Pacientes que necessitam de oxigênio em contextos de serviços de saúde estão sob riscos porque o oxigênio é altamente inflamável. Pode ocorrer incêndio quando um paciente em oxigenoterapia decide fumar ou é exposto a uma fonte de calor. O uso e armazenamento de oxigênio médico em instituições de saúde são regulados por normas rigorosas. Não é, todavia, o caso de domicílios. O Capítulo 41 descreve como administrar oxigênio de forma segura no ambiente domiciliar e fornece informações que você pode dar aos pacientes e familiares cuidadores que administram a oxigenoterapia. O oxigênio pode se acumular na casa, vestuário e cabelos do paciente. Se uma pessoa fumar em um ambiente suplementado com oxigênio, como a própria residência, mesmo uma pequena centelha pode iniciar um incêndio que se dissemina rapidamente, resultando em queimaduras extensas e até mesmo morte. Portanto, é essencial que ninguém fume em uma casa, apartamento ou sala equipada com oxigênio suplementar.

Tenha conhecimento sobre os fatores do ambiente do paciente que reduzem a quantidade de oxigênio disponível. Um sistema de aquecimento em mau funcionamento pode representar perigo em uma casa. Um forno, lareira ou fogão sem ventilação adequada adiciona monóxido de carbono (CO) ao ambiente. O monóxido de carbono afeta a oxigenação por ligar-se fortemente com a hemoglobina, impedindo a formação da oxi-hemoglobina e diminuindo o aporte de oxigênio aos tecidos. Concentrações baixas de oxigênio provocam náuseas, tontura, cefaleia e fadiga. A intoxicação acidental e não relacionada a incêndio (IANRI) por CO é uma das causas de intoxicação mais comuns nos EUA. Os Centers for Disease Control and Prevention dos EUA (CDC, 2020a) relatam que, a cada ano, aproximadamente 50 mil pessoas são atendidas em serviços de emergência devido à IANRI por CO naquele país.

Nutrição. Atender às necessidades nutricionais de pacientes requer conhecimento sobre alimentação saudável e segurança alimentar. O Capítulo 45 detalha os princípios da nutrição balanceada. Instituições de saúde são obrigadas a atender a regulações do State Board of Health para armazenamento, preparo e fornecimento de alimento a pacientes. Em casa, alguns pacientes não sabem como refrigerar, armazenar e preparar adequadamente os alimentos. Os CDC (2020b) estimam que 48 milhões de pessoas fiquem doentes, 128 mil sejam hospitalizadas e 3 mil morram, por ano, devido a problemas com alimentos nos EUA. Quando cuidar de pacientes que estiverem retornando a suas casas ou quando você trabalhar em saúde domiciliar, oriente seus pacientes acerca dos princípios de segurança no consumo de alimentos. Ademais, pacientes necessitam de suprimento adequado e limpo de água para beber e lavar alimentos frescos e utensílios. Se um paciente não preparar nem armazenar adequadamente seus alimentos, poderá ter risco aumentado de infecções e intoxicação alimentar por norovírus ou bactérias como *Escherichia coli*, *Salmonella* ou *Listeria*.

Temperatura. Extremos de temperatura que ocorrem frequentemente durante o inverno e o verão representam riscos à segurança de populações vulneráveis. A exposição ao frio extremo por período prolongado causa queimadura por frio e hipotermia acidental. Idosos, jovens, pacientes com condições cardiovasculares, pacientes que ingeriram drogas ou álcool em excesso e pessoas em situação de rua têm maior risco de hipotermia. Em contrapartida, a exposição ao calor extremo modifica o equilíbrio eletrolítico do organismo e aumenta a temperatura central, potencialmente resultando em intermação ou insolação. Pacientes com enfermidades crônicas, idosos, crianças e corredores de maratonas têm maior risco de lesões por calor extremo.

Perigos ambientais comuns. Perigos ambientais em casa e no trabalho ameaçam a segurança individual e muitas vezes resultam em lesão física, psicológica ou morte. Em 2016, lesões acidentais tornaram-se a terceira principal causa de óbito nos EUA (Kochanek et al., 2017). Acidentes automobilísticos, intoxicações e quedas foram as principais causas dessas lesões. Outros perigos ambientais incluem incêndios e desastres naturais. No ambiente de trabalho, lesões por movimento repetitivo, acidentes automobilísticos, queda de objetos e quedas da própria altura são causas comuns de lesões. O papel do enfermeiro é orientar os pacientes sobre perigos comuns no ambiente domiciliar e no trabalho, ensinando-os a prevenir lesões e enfatizando os perigos aos quais pacientes são mais suscetíveis.

Acidentes automobilísticos. O modelo e acessórios de veículos, como cintos de segurança, *airbags*, para-brisas laminados e sistemas de prevenção de acidentes melhoraram a segurança de veículos. Leis estaduais relacionadas a habilitação de condutores jovens, uso do cinto de segurança, acomodação de crianças no veículo e capacetes motociclísticos foram desenvolvidos para proteger condutores. É importante que as crianças sejam transportadas em assentos especiais e de elevação apropriados para sua idade, peso e tipo de veículo utilizado. A American Academy of Pediatrics (AAP) (Durbin e Hoffman, 2018) faz as recomendações a seguir:

- Lactentes e bebês devem ser transportados em bebê conforto ou cadeirinha virada de costas pelo máximo tempo possível, até que atinjam o peso ou altura permitidos para a cadeirinha voltada para frente (consulte as recomendações do fabricante). A maioria dos assentos conversíveis traz limites, permitindo que crianças sejam transportadas de costas por 2 anos ou mais
- Quando as crianças passam a ser transportadas voltadas para frente, elas deverão utilizar a cadeirinha com cinto de cinco pontos pelo máximo tempo possível, até que atinjam os limites de altura e peso para o assento. Muitas cadeirinhas acomodam crianças com peso de até 29,5 kg ou mais
- Quando a criança exceder os limites, deverá ser posicionada em um assento com elevação utilizando o cinto de segurança do veículo até que o cinto lhe sirva adequadamente. Isso ocorre, normalmente, quando as crianças atingem, no mínimo, 1,45 m de altura e 9 a 12 anos
- Quando as crianças têm idade e tamanho suficiente para utilizar somente o cinto de segurança do veículo, devem ser transportadas sempre com cinto de duas faixas para melhor proteção
- Todas as crianças com idade igual ou inferior a 12 anos devem ser contidas com cinto de segurança no banco traseiro do veículo para proteção ideal.[1]

Segundo os CDC (2020c), o risco de acidentes automobilísticos é maior entre condutores com idade de 16 a 19 anos (nos EUA a habilitação pode ser obtida aos 16 anos) comparados a outros grupos de idade, sendo os acidentes automobilísticos a principal causa de óbito nesse grupo etário. Adolescentes frequentemente subestimam situações de perigo ou não reconhecem perigos potenciais (p. ex., enviar mensagens ou falar ao telefone enquanto dirigem). Ademais, tendem a dirigir em maior velocidade, trafegar mais próximo de outros veículos, andar com condutores intoxicados por álcool ou drogas, dirigir à noite e após consumo de álcool ou drogas. Adolescentes também apresentam a menor taxa de uso de cinto de segurança.

Condutores idosos têm mantido sua habilitação por mais tempo e têm dirigido por distâncias maiores que no passado. Dirigir é um importante meio de manutenção da independência de idosos. Contudo, há muitos riscos relacionados aos idosos permanecerem dirigindo por mais tempo. A perda visual e de função cognitiva

---

[1] N.R.T.: No Brasil, a Resolução Contran nº 819, de 17 de março de 2021, regulamenta o uso individual obrigatório de cinto de segurança e/ou dispositivo de retenção durante o transporte, em bancos traseiros, de crianças com menos de 10 anos e 1,45 m de altura. É obrigatório o uso de dispositivos de retenção para o transporte de crianças em quatro categorias: na primeira, o transporte no "bebê conforto ou conversível" de crianças até 1 ano ou peso até 13 kg; na segunda, em "cadeirinha", as crianças entre 1 e 4 anos e 9 a 18 kg; na terceira, em "assento de elevação", crianças com idade entre 4 e 7 anos e meio, ou até 1,45 m de altura e 15 a 36 kg; na última, com cinto de segurança do veículo, crianças de 7 a 10 anos ou altura superior a 1,45 m.

A Resolução define dispositivo de retenção para o transporte de crianças como aquele que combina "tiras com fechos de travamento, dispositivo de ajuste, partes de fixação e, em certos casos, dispositivos como: um berço portátil porta-bebê, uma cadeirinha auxiliar ou uma proteção antichoque que devem ser fixados ao veículo mediante a utilização dos cintos de segurança ou outro equipamento apropriado instalado pelo fabricante do veículo com a finalidade de reduzir o risco ao usuário em casos de colisão ou de desaceleração repentina do veículo, limitando o deslocamento do corpo da criança com idade até sete anos e meio".

O transporte de criança com menos de 10 anos no banco dianteiro do veículo, com o uso do dispositivo de retenção adequado ao seu peso e altura, nas seguintes situações: o veículo for dotado exclusivamente desse banco; a quantidade de crianças com essa idade exceder a lotação do banco traseiro; o veículo for dotado originalmente (fabricado) de cintos de segurança subabdominais (dois pontos) nos bancos traseiros; ou quando a criança já tiver atingido 1,45 m de altura.

O artigo 3º, especifica os tipos dispositivos de retenção e determina o seu uso para crianças de até 10 anos que não tenham atingido 1,45 m, considerando serem os bancos dos veículos e os cintos de segurança projetados para garantir o transporte seguro a partir dessa altura. No entanto, há uma contradição, ao indicar que o cinto de segurança do automóvel é o dispositivo de retenção adequado à faixa etária entre 7,5 e 10 anos. O manifesto da Sociedade Brasileira de Pediatria de 2021, com base em informação do IBGE, alerta para o fato de que as crianças brasileiras atingirão a estatura média de 1,45 m após os 10 anos. Portanto, para "essa faixa etária, ainda é indicado o uso do assento de elevação como equipamento mais adequado e seguro. Esse dispositivo ajusta a altura da criança ao cinto de segurança do veículo, garantindo que este passe pelas partes corretas do corpo – quadril, centro do peito e ombro – assegurando de fato a sua proteção, explica o documento. A despeito do pedido de revisão da redação da Resolução Contran, até o mês de julho de 2022, o texto não havia sido alterado.

Fonte: Resolução Contran nº 819, de 17 de março de 2021. Dispõe sobre o transporte de crianças com idade inferior a dez anos que não tenham atingido 1,45 m (um metro e quarenta e cinco centímetros) de altura no dispositivo de retenção adequado. Disponível em: https://www.gov.br/infraestrutura/pt-br/assuntos/transito/conteudo-contran/resolucoes/Resolucao8192021.pdf. Acesso em 28 de abr de 2023. Sociedade Brasileira de Pediatria. SBP e entidades assinam manifesto em defesa da segurança das crianças no trânsito, de 26 de abril de 2021. Disponível em: https://www.sbp.com.br/imprensa/detalhe/nid/sbp-e-entidades-assinam-manifesto-em-defesa-da-seguranca-das-criancas-no-transito/. Acesso em 28 de abr 2023.

(capacidade de raciocínio e memória) relacionada à idade, bem como as alterações físicas, afetam a capacidade de condução de veículos para alguns idosos (CDC, 2020d). Formas de promover a segurança entre idosos condutores de veículos incluem as medidas a seguir

- Exercitar-se regularmente a fim de aumentar a força e flexibilidade
- Pedir ao médico ou farmacêutico para revisar medicações – tanto prescritas quanto vendidas sem prescrição – para diminuir efeitos adversos e interações medicamentosas
- Realizar exame oftalmológico ao menos uma vez por ano e usar óculos e lentes corretivas conforme prescrito
- Dirigir sob a luz do dia e clima favorável
- Planejar a rota antes de sair. Encontrar a rota mais segura, com ruas mais iluminadas, cruzamentos com sinal à esquerda e estacionamento facilitado
- Deixar uma margem grande de distância entre seu carro e o carro da frente
- Evitar distrações no carro, como ouvir música alta, falar ou escrever mensagens ao telefone e comer enquanto dirige
- Considerar possíveis alternativas a dirigir, como pegar carona com um amigo ou caronas compartilhadas.

Tóxico. Uma substância tóxica ou veneno é aquela que prejudica a saúde ou resulta em morte quando ingerida, inalada, injetada ou absorvida pelo organismo. Em geral, um **tóxico** compromete a função de grandes sistemas orgânicos. Quase todas as substâncias são tóxicas quando consumidas em excesso. Fontes de intoxicação no ambiente domiciliar geralmente incluem remédios, substâncias sólidas ou líquidas, gases e vapores. Bebês, crianças em idade pré-escolar e crianças idade escolar são mais suscetíveis a risco de intoxicação devido à sua curiosidade, que as leva a ingerir soluções de limpeza, medicações ou produtos de higiene pessoal. Medicações são comumente comercializadas em embalagens que contêm múltiplas doses. Como resultado, uma criança com capacidade para abrir uma embalagem tem acesso a múltiplos comprimidos ou cápsulas. É necessário atendimento de emergência quando um indivíduo ingere uma substância tóxica ou tem contato com um produto químico absorvido através da pele. A cada dia, mais de 300 pessoas com idade entre 0 e 19 anos (crianças e adolescentes) nos EUA são atendidas em emergências devido a intoxicações (CDC, 2016a). Centros de Controle de Intoxicações são o melhor recurso para pacientes e pais que necessitam de informação sobre o tratamento de intoxicações acidentais. O número nacional para contato sobre controle de intoxicações nos EUA é 1-800-222-1222.[2]

Embora o chumbo não seja mais utilizado em tintas ou materiais de encanamento desde a proibição pela US Consumer Product Safety Commission dos EUA em 1978, algumas casas mais antigas ainda contêm altos níveis de chumbo. O chumbo é emitido no ambiente a partir de indústrias e locais contaminados, como prédios antigos de fundição de chumbo (Environmental Protection Agency [EPA], 2020). A intoxicação ocorre devido a ingestão ou inalação do chumbo. Fetos, bebês e crianças são mais vulneráveis à intoxicação por chumbo que adultos em razão da maior facilidade de absorção. Crianças pequenas são mais sensíveis aos efeitos nocivos do chumbo. A exposição a níveis excessivos afeta o crescimento da criança, causa problemas de aprendizagem e comportamentais e lesão cerebral e renal.

Quedas. Uma queda é o evento em que um indivíduo se desloca de forma não intencional até um nível inferior à sua posição inicial, como o solo, com incapacidade de correção do movimento em tempo hábil (WHO, 2018). Quedas têm sido um grande problema de saúde pública, sendo classificadas como segunda principal causa de óbito por traumatismo acidental ou não intencional em todo o mundo (WHO, 2018). Quedas causam deficiências, perda de dias de trabalho e, no caso de muitos idosos, institucionalização para cuidados prolongados. A prevenção de quedas tem sido uma importante iniciativa em cuidados de saúde para idosos que residem na comunidade e em instituições de saúde.

Quedas são eventos multifatoriais e diversos fatores aumentam o risco de queda. Idosos apresentam o maior risco de óbito ou lesão grave devido a quedas (WHO, 2018). Outros fatores de risco são relacionados a seguir (WHO, 2018; National Institute on Aging, 2017).

- Ocupações em grandes alturas ou outras condições de trabalho envolvendo perigo
- Uso de álcool ou substâncias
- Fatores socioeconômicos, incluindo pobreza, ambiente lotado, paternidade/maternidade única ou baixa idade materna
- Condições médicas subjacentes, como problemas neurológicos, cardíacos (hipotensão ortostática) ou outras condições incapacitantes
- Polifarmácia e efeitos adversos de medicações
- Inatividade física e perda de equilíbrio, particularmente entre idosos
- Baixa mobilidade (equilíbrio, deambulação ou coordenação prejudicados), cognição e visão, particularmente entre indivíduos que residem em instituição de longa permanência, como asilos ou casas de repouso
- Ambientes pouco seguros (p. ex., escadas quebradas, calçadas cobertas de gelo, iluminação inadequada, carpetes, fios elétricos expostos, obstáculos em trajetos de deambulação e dispositivos impróprios para deambulação)
- Problemas podais que causam dor e calçados pouco seguros, como calçados abertos no calcanhar ou salto alto.

Instituições de saúde norte-americanas monitoram cuidadosamente em todo o país a incidência de quedas e lesões relacionadas a quedas como parte de seu trabalho contínuo de melhoria do desempenho. Algumas instituições que fornecem orientação, diretrizes de monitoramento e recursos para prevenção de quedas incluem:

- TJC – https://www.jointcommission.org/
- Institute for Healthcare Improvement (IHI) – www.ihi.org
- US Department of Veterans Affairs Center for Patient Safety – https://www.patientsafety.va.gov/index.asp?_ga=2.255699786.35041262.1543845065-460341664.1543845065
- US Department of Health and Human Services – www.HHS.gov.

Quedas, em geral, causam lesões graves, como fraturas ou hemorragias internas. Os pacientes com maior risco de queda são aqueles com osteoporose ou tendência a hemorragia resultante de doenças ou tratamentos médicos. O medo da queda é uma preocupação de idosos residentes na comunidade, de forma que muitos evitam atividades devido ao medo.

Incêndio. A U.S. Fire Administration (USFA) reportou um total de 379.600 incêndios residenciais em 2018, sendo que as duas principais causas foram cozinhar (50,7%) e uso de aquecedores (9,4%) (USFA, 2021). O uso indevido de equipamentos e eletrodomésticos na cozinha, em particular fogões, é uma grande causa de incêndios e lesões por incêndios no ambiente domiciliar. Enfermeiros exercem um importante papel na orientação do público acerca de medidas de prevenção contra incêndios.

---

[2] N.R.T.: No Brasil, em cada estado há um Centro de Controle de Intoxicações (CCI). A Sociedade Brasileira de Toxicologia fornece uma lista dos centros de assistência toxicológica que está disponível na página eletrônica da entidade: https://www.sbtox.org/centros. Acesso em 28 de abr de 2023.

Ocorrem incêndios em instituições de saúde todos os anos, sendo a maioria associada a casas de repouso, seguidas de instituições de saúde mental, hospitais e asilos. Como pacientes que residem em casas de repouso estão doentes, incapacitados ou são idosos, a equipe de saúde deve saber como protegê-los e responder adequadamente em caso de incêndio. Instituições de saúde contam com treinamentos de rotina para casos de incêndio a fim de avaliar a responsividade e a compreensão de funcionários sobre protocolos de segurança nesses casos (National Fire Protection Association [NFPA], 2017b).

Desastres naturais. Desastres naturais como enchentes, maremotos, furacões, tornados e incêndios florestais são importantes causas de óbitos e lesões. Esses desastres podem resultar em óbito e podem deixar muitas pessoas sem moradia. Todos os anos, milhões de norte-americanos são afetados por desastres naturais e suas consequências terríveis. O bioterrorismo é outra causa de desastres e diz respeito a agentes biológicos (microrganismos ou toxinas) utilizados como armas para atender a interesses pessoais ou políticos. Um ataque bioterrorista pode ser causado por praticamente qualquer microrganismo patogênico. Os agentes de maior preocupação são os causadores de antraz (uma bactéria) e varíola (um vírus). Ambos podem ser letais. O antraz não é transmissível por contato direto e, sim, por meio de esporos que aerossolizam. A varíola é transmitida rapidamente por meio de contato entre indivíduos. Os sintomas causados por esses patógenos variam dependendo de como o indivíduo foi exposto, porém ocorrem, em geral, dentro de 7 dias a partir da exposição. Instituições de saúde que são certificadas por TJC devem demonstrar que dispõem de planos e mecanismos de resposta adequados em caso de desastres. Tais hospitais conduzem exercícios anuais de preparação para desastres e devem monitorar os seis fatores críticos seguintes:

- Comunicação
- Recursos (suprimentos) e materiais
- Segurança e proteção
- Responsabilidades dos funcionários
- Gestão de serviços
- Atividades clínicas e de apoio ao paciente.

As instituições de saúde fazem simulações de desastres rotineiramente para garantir que os funcionários sejam educados e treinados para reagir de modo adequado.

Transmissão de patógenos. Patógenos e parasitas representam uma ameaça constante à segurança individual (ver Capítulo 28). Tanto pacientes quanto profissionais da saúde apresentam risco de exposição a patógenos. Um patógeno é qualquer microrganismo capaz de produzir uma doença. A forma mais comum de transmissão de patógenos se dá pelas mãos. Por exemplo, se um indivíduo infectado com hepatite A não lavar suas mãos cuidadosamente após utilizar o banheiro para evacuação, o risco de transmissão da doença a outros durante o preparo de alimentos é aumentado. Enfermeiros devem orientar os pacientes sobre seus riscos peculiares de infecção, como imunossupressão por medicações, doença crônica ou idade avançada.

Quando um paciente adquire uma infecção em um ambiente de cuidados de saúde, trata-se de uma infecção nosocomial ou infecção relacionada a assistência à saúde (IRAS). Uma IRAS é uma infecção que não estava presente no paciente no momento de sua admissão na instituição de saúde, mas se desenvolveu durante o curso de sua internação. Instituições de saúde têm padrões para prevenção de infecções diante de diversas situações clínicas, como infecções no local de cirurgias ou infecções de trato urinário associadas à cateterização. O método mais eficaz para limitar a transmissão de patógenos no ambiente de cuidados de saúde é a prática asséptica da higiene das mãos (ver Capítulo 28). É importante que enfermeiros pratiquem a higiene das mãos, respeitem padrões e precauções de isolamento por transmissão e orientem pacientes, visitantes e familiares cuidadores acerca da importância de fazer a higiene das mãos em todos os aspectos de sua vida.

Imunizações. A vacinação durante a infância tem provado ser uma das estratégias mais eficazes de controle e prevenção de doenças (Ventola, 2016). A **imunização** diminui e, em alguns casos, impede a transmissão de uma doença de pessoa para pessoa. Recentemente, todavia, alguns pais têm demonstrado preocupações acerca da imunização de seus filhos. Por exemplo, alguns têm receio de que o autismo possa estar relacionado às vacinas administradas em crianças, embora estudos tenham demonstrado que não existe ligação entre a vacinação e o desenvolvimento de autismo (CDC, 2020f). Outra preocupação dos pais tem sido a associação entre o momento das vacinações de 2 e 4 meses de vida e a ocorrência da síndrome da morte súbita do lactente (SMSL), que ocorre mais comumente dentro da mesma faixa de idade. Estudos demonstraram que a vacinação não causa nem tem ligação com a síndrome (CDC, 2020f). Em 2017, as taxas de adesão à vacinação no início da infância, nos EUA, para a série das sete vacinas recomendadas (difteria, tétano, coqueluche, pólio, sarampo, caxumba e rubéola) (CDC, 2020g) eram de 70,4%. As taxas eram mais altas para pólio (92,7%) e para a vacina combinada de sarampo, caxumba e rubéola (91,5%). A adesão à vacinação na infância é um problema em populações vulneráveis. Historicamente, crianças afro-americanas apresentam menor probabilidade de receber vacinação completa do que crianças brancas ou hispânicas. Crianças em famílias com renda inferior ao nível de pobreza apresentavam menor probabilidade de receber vacinação combinada que crianças em famílias com renda de nível igual ou superior ao da linha da pobreza. As taxas de vacinação também variam regionalmente nos estados, e vários permitem escolhas baseadas em crenças/filosofias pessoais (Frew e Lutz, 2017). O não comparecimento a retornos de acompanhamento pediátrico é o fator primário de crianças não vacinadas (Blue Cross Blue Shield, 2021). Enfermeiros exercem papel importante na orientação de pais acerca da importância de aderir ao protocolo de vacinação de seus filhos.[3]

Adultos necessitam de vacinação regular dependendo da idade, emprego, estilo de vida, viagens ou condições de saúde (CDC, 2019b). Por exemplo, idosos têm risco de adquirir doenças infecciosas se não forem regularmente imunizados contra gripe e pneumonia. Pessoas desse grupo etário devem também consultar seus profissionais da saúde sobre vacinação contra herpes-zóster, que é recomendada para adultos saudáveis com idade igual ou superior a 50 anos (CDC, 2019b). Trabalhadores da área da saúde com risco de exposição a sangue ou outros líquidos corporais devem receber as três doses da vacina contra hepatite B.

> **Pense nisso**
>
> Pense nos membros de sua família e identifique quaisquer perigos físicos com que cada um tem propensão a se deparar.

---

[3] N.R.T.: No Brasil, há o Programa Nacional de Imunização (PNI), mantido pelo Sistema Único de Saúde (SUS), que garante à população o acesso gratuito às vacinas disponíveis no Calendário de Imunização, independente da idade ou condição socioeconômica.
Fonte: Brasil. Ministério da Saúde. Secretaria de Vigilância em Saúde. Departamento de Vigilância Epidemiológica. Programa Nacional de Imunizações (PNI): 40 anos. Ministério da Saúde, Secretaria de Vigilância em Saúde, Departamento de Vigilância Epidemiológica. Brasília: Ministério da Saúde; 2013. 236 p.

Base de conhecimento de enfermagem

Fatores que influenciam a segurança do paciente

A ciência da enfermagem nos informa sobre os diversos fatores que influenciam a segurança do paciente, incluindo fatores do desenvolvimento, fatores de risco individuais comuns e os riscos existentes nos ambientes residencial e de cuidados de saúde. Essa fonte de conhecimento deixa os enfermeiros bem informados para adotar uma abordagem preventiva agressiva de promoção da segurança do paciente.

Estágios de desenvolvimento e riscos. O estágio de desenvolvimento do paciente pode ameaçar sua segurança devido a seu estilo de vida, estado cognitivo e motor, comprometimentos sensoriais e consciência sobre segurança. Com essas informações, programas de prevenção e segurança são ajustados para atender às necessidades, preferências e circunstâncias de vida de grupos etários particulares. Infelizmente, todos os grupos etários estão sujeitos a abuso físico e mental. Abuso infantil, violência doméstica e abuso de idosos constituem graves ameaças à segurança (ver Capítulos 11 a 14).

Lactentes, bebês e crianças em idade pré-escolar. A principal causa de óbito em crianças com idade superior a 1 ano são as lesões. A natureza da lesão sofrida relaciona-se intimamente com crescimento e desenvolvimento normais. Por exemplo, devido às melhores habilidades motoras, coordenação e equilíbrio, crianças em idade pré-escolar são menos propensas a quedas do que bebês (Hockenberry et al., 2019). Bebês exploram o ambiente e, devido ao seu nível aumentado de atividade oral, inserem objetos na boca. Isso aumenta seu risco de intoxicação ou aspiração e asfixia por corpos estranhos como brinquedos pequenos. Os pais nem sempre reconhecem o perigo de objetos com aparência inofensiva como controles remotos e chaves-cartão de veículos modernos. Baterias redondas podem causar graves lesões e até óbito se deglutidas (National Safety Council, 2021).

Um ambiente de sono seguro para um bebê envolve o seu posicionamento com o abdome para cima em um colchão firme dentro de um berço com certificado de segurança, sem travesseiros, brinquedos e cobertas, pois todos representam perigo de sufocamento. Oriente os pais acerca dos perigos de dormir com o bebê na mesma cama (coleito), no sofá ou no chão (AAP, 2021a).

Felizmente, crianças em idade pré-escolar são, em geral, menos descuidadas e têm consciência de perigos potenciais, como objetos quentes ou instrumentos afiados (Hockenberry et al., 2019). A coordenação física limitada dessa idade contribui para a ocorrência de quedas de bicicletas ou aparelhos (brinquedos) de *playgrounds*. Outras lesões incluem queimaduras e afogamento. A maioria dos acidentes envolvendo afogamento ou quase afogamento ocorre quando uma criança cai em uma piscina ou é deixada sozinha na banheira (National Safety Council, 2021). Acidentes envolvendo crianças são bastante preveníveis, embora a prevenção exija orientação de saúde para os pais e remoção de perigos na casa e em áreas de recreação externas sempre que possível.

Crianças em idade escolar. Crianças em idade escolar adentram um período de emoções menos intensas, seguras de sua dependência dos pais e familiares e com autoconfiança influenciada por uma perspectiva mais realista. São crianças que dispõem de mais energia para explorar o ambiente além de sua casa e aumentar gradualmente o escopo da interação interpessoal (Hockenberry et al., 2019). Quando uma criança começa a frequentar a escola, o ambiente se expande para incluir a escola, o transporte até a escola e de volta para casa, colegas de classe e atividades pós-escolares. Crianças em idade escolar estão aprendendo a executar atividades motoras mais complexas e são muitas vezes descoordenadas. Também estão expandindo suas habilidades cognitivas e psicossociais. A criança nessa idade necessita aprender a cooperar com regras e expectativas das escolas e colegas. Crianças em idade escolar que se envolvem em esportes de equipe e de contato podem não seguir consistentemente as regras de um jogo seguro e deixar de utilizar equipamentos de segurança como capacetes ou outros equipamentos de proteção. Crianças dessa faixa etária são expostas a mais ambientes nos quais necessitam de proteção, têm menos supervisão e assumem mais responsabilidades à medida que participam de um mundo mais adulto (Hockenberry et al., 2019).

Tem havido aumento da incidência de violência em escolas, incluindo brigas; *bullying, bullying* cibernético, uso de armas, abuso físico, sexual e psicológico, e violência contra si próprio (automutilação intencional não suicida). Aproximadamente 9% dos estudantes do ensino médio reportaram ter se envolvido em uma briga física no perímetro da escola uma ou mais vezes durante os 12 meses anteriores à pesquisa Youth Risk Behavior Survey dos CDC de 2017 (CDC, 2020h). A violência, sob qualquer forma, prejudica a capacidade de aprendizagem da criança e pode ter efeito negativo sobre a saúde durante toda a vida (National Association of School Nurses, 2018). Enfermeiros de saúde escolar são capazes de reconhecer os múltiplos fatores que podem aumentar ou diminuir o risco de jovens se tornarem autores ou vítimas de violência na escola e podem conseguir identificar estudantes de risco (Boxe 27.1).

Adolescentes. À medida que as crianças entram na fase da adolescência, desenvolvem maior independência e senso de identidade. Adolescentes começam a se separar emocionalmente de suas famílias

---

Boxe 27.1 Fatores de risco de violência

Fatores de risco individuais
- Histórico de vitimização violenta
- Deficiências: déficits de atenção, hiperatividade, transtornos de aprendizagem
- Histórico de comportamento agressivo precoce
- Consumo de drogas
- QI baixo
- Controle comportamental insatisfatório
- Grande sofrimento emocional
- Histórico de tratamento para problemas emocionais
- Crenças e atitudes antissociais
- Exposição a violência e conflitos familiares.

Fatores de risco familiares
- Atitudes autoritárias na criação dos filhos
- Práticas disciplinares rígidas, permissivas ou inconsistentes
- Pouco envolvimento dos pais
- Vínculo emocional fraco com os pais ou cuidadores
- Baixo nível educacional e de renda dos pais
- Uso de drogas ou criminalidade por parte dos pais
- Família disfuncional
- Pouca vigilância e supervisão das crianças.

Fatores de risco de pares e sociais
- Associação com pares delinquentes
- Participação em gangues
- Rejeição social por parte dos pares
- Ausência de envolvimento em atividades convencionais
- Desempenho escolar insatisfatório
- Pouco comprometimento com a escola e repetências.

Adaptado de National Association of School Nurses: *School violence – the role of the school nurse*, https://www.cdc.gov/ViolencePrevention/youthviolence/riskprotectivefactors.html. Accessed January 21, 2021.

e grupos de colegas começam a exercer uma influência mais forte. Adolescentes, tipicamente, apresentam amplas variações, desde um comportamento infantil até maduro. Eles testam seus limites experimentando comportamentos arriscados. A experimentação de tabaco, álcool e outras substâncias é comum nessa fase. Tendências como a atual epidemia de opioides têm alertado comunidades escolares acerca dos perigos da prescrição de analgésicos. Sem educação em saúde adequada, pais e estudantes desinformados podem negligenciar ou subestimar os riscos do uso de substâncias. Indícios ambientais do abuso de substâncias incluem a presença de revistas que sugerem uso de fármacos, garrafas de cerveja e destilados ou embalagens e objetos relacionados a fármacos, bem como o uso de mangas longas em clima quente. Indícios psicossociais incluem reprovação escolar, mudança na forma de se vestir, absenteísmo escolar, isolamento e mudanças nas relações interpessoais. O abuso de substâncias aumenta os riscos de acidentes como afogamento e acidentes automobilísticos.

Adolescentes também apresentam risco de suicídio em razão de baixa autoestima e desesperança. Fatores de risco incluem (Kaslow, 2021):

- Perda recente ou grave, como morte de um membro da família, amigo ou animal de estimação
- Transtorno psiquiátrico, particularmente transtornos do humor, como depressão ou transtornos relacionados a traumas ou estresse
- Tentativas de suicídio anteriores
- Transtornos de abuso de álcool e outras substâncias, bem como envolver-se em muitos problemas, apresentar problemas de disciplina ou envolvimento com comportamentos de alto risco
- Dificuldades com a orientação sexual em ambiente desrespeitoso ou dificuldade de aceitar a própria orientação
- Histórico familiar de suicídio, bem como de violência doméstica, abuso infantil ou negligência
- Falta de apoio social; crianças que não se sentem apoiadas por adultos ou amigos significativos em sua vida podem se tornar isoladas
- *Bullying* – sabe-se que ser vítima de *bullying* constitui fator de risco, embora também haja evidência de que crianças que praticam *bullying* possam ter maior risco de comportamento suicida
- Acesso a métodos letais, como armas de fogo ou remédios.

Adultos. As ameaças à segurança do adulto frequentemente se relacionam a hábitos de estilo de vida. Por exemplo, um indivíduo que consome álcool em excesso apresenta maior risco de sofrer acidente automobilístico ou traumatismo doméstico. Fumantes crônicos têm maior risco de desenvolver doenças cardiovasculares ou pulmonares devido à inalação de fumaça e ao efeito da nicotina no sistema circulatório. Da mesma forma, o adulto que experiencia altos níveis de estresse tem maiores chances de sofrer um acidente ou adquirir uma doença como cefaleias, distúrbios gastrintestinais (GI) e infecções.

Idosos. As alterações psicológicas associadas ao envelhecimento, efeitos de múltiplas medicações, alterações psicológicas e cognitivas e efeitos de doenças agudas ou crônicas aumentam o risco de quedas e outros tipos de acidentes com idosos (p. ex., queimaduras, colisões automobilísticas). Mais de um entre quatro adultos com idade igual ou superior a 65 anos sofre uma queda a cada ano, embora menos da metade informe seu profissional da saúde (CDC, 2017a). Quedas são a maior causa de lesão promotora de incapacidade e óbito entre adultos de 65 anos ou mais. Depois da primeira queda, o risco de sofrer uma segunda queda aumenta (CDC, 2017a).

Existem muitas causas para as alterações cognitivas de idosos. Algumas são parte natural do envelhecimento. Por exemplo, um idoso pode entrar em um cômodo e se esquecer do motivo pelo qual foi até esse cômodo ou preparar-se para sair de casa e perceber que as chaves do carro não estão onde deveriam. Todavia, existem também causas de alterações cognitivas anormais que necessitam ser avaliadas em idosos. Por exemplo, podem ocorrer mudanças associadas ao tratamento de uma doença (como quimioterapia para câncer). Lange et al. (2018) investigaram pacientes com 65 anos ou mais recém-diagnosticadas com câncer de mama em estágio inicial (CMEI). Os pesquisadores observaram cinco padrões significativos de déficit e comprometimento cognitivo nas pacientes após o término do tratamento.

A demência é uma síndrome clínica causada pela degeneração neural e caracteriza-se por perda progressiva da capacidade cognitiva e de vida independente. Há aproximadamente 5,7 milhões de pessoas nos EUA que vivem com demência (Alzheimer's Association, 2018). O número de casos de demência (p. ex., doença de Alzheimer, demência vascular) deve subir à medida que a expectativa de vida aumenta.

A demência limita a capacidade cognitiva de processar informações que normalmente permitem aos indivíduos executar tarefas e se prevenir contra lesões. Idosos que desenvolvem demência frequentemente apresentam o comportamento de perambulação. A perambulação é a locomoção repetitiva, sem propósito nem destino que expõe o indivíduo a perigos e muitas vezes entra em conflito com barreiras (como portas), limites ou obstáculos (Herdman e Kamitsuru, 2018). Perambular é perigoso. Tais indivíduos podem se afastar de suas casas ou de serviços de saúde, ou invadir áreas fechadas e restritas sem o conhecimento de seus cuidadores. Interromper um paciente perambulante pode aumentar sua angústia. Familiares cuidadores e profissionais da saúde devem aplicar princípios de segurança a fim de diminuir as tendências de os pacientes perambularem e proporcionar-lhes ambientes de vida seguros.

A divagação mental também é muito comum em todos os adultos. É uma condição na qual os pensamentos não ficam focados na tarefa imediata (p. ex., ouvir um sermão, dirigir, percorrer um caminho familiar na vizinhança). Em vez disso, os pensamentos variam amplamente e espontaneamente entre outros assuntos. Isto tende a ocorrer durante tarefas que não requerem atenção plena (American Psychological Association [APA], 2020). Quando a divagação mental ocorre em idosos, podem ocorrer consequências funcionalmente negativas, como quedas e comprometimento do desempenho para tarefas devido à distração que ela causa. Em um estudo realizado por Nagamatsu et al. (2013), quedas foram associadas com maior frequência de divagação mental, envolvendo incapacidade de controlar ativamente a atenção para alinhar metas comportamentais vigentes com a inibição simultânea de pensamentos diversos à tarefa executada. A tendência da divagação mental representa um obstáculo para indivíduos se deslocarem com segurança em seus ambientes.

Fatores de risco individuais. A segurança de uma pessoa é ameaçada por diversos fatores, incluindo comorbidades, cultura do local de trabalho, estilo de vida, mobilidade prejudicada, comprometimento sensorial ou de comunicação, recursos econômicos limitados e falta de consciência sobre segurança. O impacto desses fatores de rico comuns oferece uma base de conhecimento para ajudar enfermeiros a prever os riscos do paciente.

Cultura do local de trabalho. Há vários fatores dentro de um local de trabalho que afetam a adesão de uma pessoa a práticas de segurança. Se uma organização conta com uma cultura de segurança, as atitudes e crenças dos funcionários e a disponibilidade de equipamentos para manutenção da segurança dos funcionários influenciam a adesão. Um exemplo para profissionais da saúde é a adesão ao uso de equipamentos de proteção individual (EPIs). O relatório de 2008 do Institute of Medicine (IOM) até hoje tem relevância em relação à variedade de fatores que impactam os comportamentos e a adesão relacionados a EPIs (IOM, 2008). Esses fatores são organizados em três categorias:

1. *Fatores individuais*, como conhecimento, crenças, atitudes, percepção de risco, histórico e fatores sociodemográficos.
2. *Fatores ambientais*, incluindo a disponibilidade de equipamentos e salas de pressão negativa.
3. *Fatores organizacionais*, como expectativas da gerência e *feedback* de desempenho, políticas do local de trabalho e programas de treinamento e educação.

Esses mesmos fatores podem se aplicar a uma variedade de ambientes profissionais. Enfermeiros que trabalham com saúde e segurança ocupacional podem aplicar esses fatores ao desenvolver programas de treinamento e educativos para seus colegas de trabalho.

Estilo de vida. Algumas escolhas de estilo de vida podem aumentar os riscos relacionados à segurança. Indivíduos que dirigem ou operam máquinas sob influência de substâncias químicas (drogas ou álcool), que trabalham em empregos perigosos (construção, reparos de serviços públicos, autoridade policial), que enviam mensagens de texto enquanto dirigem ou que assumem riscos em geral têm maior risco de sofrer lesões. Ademais, pessoas que experienciam estresse, ansiedade, fadiga ou abstinência de álcool, drogas ou medicações prescritas algumas vezes têm maior propensão de sofrer acidentes devido a efeitos físicos dessas condições. Por exemplo, um indivíduo que está extremamente fatigado ou muito tonto devido a uma medicação se torna preocupado com sintomas e não percebe as fontes de potenciais acidentes, como objetos na escada ou um sinal de parada obrigatória.

Mobilidade prejudicada. Um paciente com mobilidade prejudicada apresenta diversos riscos de segurança. Fraqueza muscular, paralisia, marcha anormal e falta de coordenação ou equilíbrio são importantes fatores para risco de queda. A imobilização predispõe pacientes a perda de condicionamento físico e perigos emocionais, os quais agravam a restrição da mobilidade e a dependência (ver Capítulo 39). Indivíduos com deficiências físicas apresentam maior risco de lesões ao adentrar veículos e instalações sem acessibilidade para deficientes.

Comprometimento sensorial, cognitivo ou de comunicação. Comprometimentos cognitivos associados a delírios, demência e depressão modificam a capacidade de concentração e atenção, causam perda de memória e mudanças de orientação. Pacientes que apresentam essas alterações tornam-se facilmente confusos sobre seu entorno e mais propensos a sofrer quedas e queimaduras. Trata-se de um problema comum em pacientes que se movem temporariamente para instituições de saúde. Pacientes com comprometimento visual, auditivo, tátil ou de comunicação, como afasia ou problemas de linguagem, nem sempre são capazes de perceber um perigo potencial ou expressar sua necessidade de assistência (ver Capítulo 49). Pacientes com baixo grau de educação em saúde são incapazes de compreender a informação necessária para tomar decisões relacionadas à promoção de ambientes domiciliares seguros.

Recursos econômicos. Pessoas com baixa renda (incluindo pessoas em situação de rua) têm maior propensão de apresentar problemas comportamentais de saúde, como depressão ou uso de substâncias, os quais as colocam em risco de lesões. Tais pessoas também não dispõem de acesso a recursos de saúde (como medicações e tratamentos) que indivíduos de alta renda têm (ver Capítulo 9). Indivíduos em situação de rua têm menor propensão a contar com uma fonte regular de cuidados de saúde e maior propensão de haver esquecido cuidados necessários. Pessoas em situação de rua também provavelmente não têm um local seguro para ficar. Quando um paciente com baixa renda chegar a uma instituição de saúde, você deverá se certificar de avaliar todos os seus recursos e riscos de segurança.

Falta de consciência sobre segurança. Alguns pacientes não têm conhecimento ou são inexperientes em seguir precauções de saúde em casa ou no local de trabalho. Exemplos de comportamentos que refletem falta de consciência incluem não manter remédios e produtos tóxicos longe de crianças, não ler a data de validade de alimentos e não usar equipamentos de segurança no trabalho. Você não deve supor que seu paciente tenha conhecimento sobre um tópico de segurança. Também há pacientes que acreditam que as informações de segurança não são relevantes às suas situações ou simplesmente optam por ignorá-las. Como enfermeiro, uma das primeiras áreas a avaliar é a compreensão do paciente sobre quaisquer riscos de segurança e as abordagens necessárias para minimizar os efeitos desses riscos. Julgamento clínico sólido requer entender a perspectiva do paciente sobre segurança bem como os riscos impostos por qualquer condição física.

Riscos em instituições de saúde. A prevenção de erros médicos continua sendo um dos maiores desafios em cuidados de saúde nos EUA. Erros médicos ocorrem quando as ações planejadas não são completadas como deveriam ou quando são empregados planos de cuidados incorretos. Ocorrem em todos os contextos de cuidados de saúde. Tenha ciência das medidas institucionais e regulatórias de segurança para pacientes estabelecidas por seu local de trabalho. A AHRQ lista 20 dicas para que os pacientes se tornem parceiros em ajudar a prevenir erros médicos (AHRQ, 2020a). O formulário de ocorrências dos pacientes pode ser visualizado no *website* da AHRQ, no endereço eletrônico https://www.ahrq.gov/patients-consumers/care-planning/errors/20tips/index.html.

TJC e CMS enfatizam a prevenção de erros e segurança de pacientes. Sua campanha *Speak Up* (Fale) encoraja os pacientes a assumir um papel na prevenção de erros em cuidados de saúde tornando-se participantes ativos, envolvidos e informados da equipe de saúde (TJC, 2021b). Por exemplo, pacientes são incentivados a perguntar a seus profissionais da saúde se lavaram as mãos antes de iniciar os cuidados. As Metas Nacionais de Segurança de Pacientes de TJC (TJC, 2021a) enfatizam melhoras específicas da segurança de pacientes e áreas de problemas constantes em cuidados de saúde. Essas recomendações baseadas em evidências exigem que as instituições de saúde foquem sua atenção em uma série de ações específicas.

Outra organização norte-americana, o National Quality Forum (NQF), lidera a colaboração nacional entre instituições de saúde e o público para melhorar a saúde e a qualidade dos cuidados por meio de avaliações (NQF, 2021a). O NQF reúne líderes do setor público e privado para estabelecer prioridades e metas nacionais a fim de atingir cuidados de saúde seguros, efetivos, centrados no paciente, oportunos, eficientes e igualitários. Ademais, a organização desenvolve padrões utilizados para mensurar e relatar a qualidade e eficiência dos cuidados de saúde nos EUA. Muitas dessas avaliações da segurança de pacientes (p. ex., quedas com lesões de pacientes, incidência de lesões por pressão e infecção de linha de acesso venoso central) constituem padrões para julgar a qualidade dos cuidados em instituições de saúde. Dentre as medidas de segurança, o NQF desenvolveu uma lista de eventos adversos graves (EAG) que abrangem diversos contextos clínicos nos quais os pacientes recebem cuidados, incluindo práticas em consultórios, centros de cirurgia ambulatorial e instituições de enfermagem qualificada (NQF, 2021b) (Boxe 27.2). Os 29 eventos constituem o foco principal dos profissionais da saúde para iniciativas de segurança de pacientes.

Os CMS selecionaram alguns dos EAG como *eventos sentinela* (CMS, 2019) (Boxe 27.3). Muitas condições adquiridas no hospital (p. ex., queda ou lesão por pressão estágio III) são indicadores sensíveis à enfermagem, o que significa que os cuidados de enfermagem afetam diretamente seu desenvolvimento. Tais indicadores constituem o foco principal dos esforços de melhoria de desempenho realizados

Boxe 27.2 Eventos adversos graves em cuidados de saúde segundo o National Quality Forum (NQF)

1. Eventos relacionados a procedimentos cirúrgicos ou invasivos
A. Cirurgia ou outro procedimento invasivo realizado em local incorreto (atualizado).
B. Cirurgia ou outro procedimento invasivo realizado no paciente errado.
C. Cirurgia ou outro procedimento invasivo realizado de modo errado em um paciente (atualizado).
D. Retenção não intencional de corpo estranho em um paciente após cirurgia ou outro procedimento invasivo (atualizado).
E. Óbito intraoperatório ou pós-operatório/procedimento imediato em paciente com classificação I da American Society of Anaesthesiologists (ASA) (atualizado).

2. Eventos relacionados a produtos ou dispositivos
A. Óbito ou lesão grave de paciente associados ao uso de fármacos, dispositivos ou material biológico contaminado fornecido pela instituição de saúde (atualizado).
B. Óbito ou lesão grave de paciente associados ao uso ou função de dispositivo de cuidados de saúde, no qual o dispositivo é utilizado ou funciona de forma diferente do planejado (atualizado).
C. Óbito ou lesão grave de paciente associados a embolia pulmonar cuja ocorrência se deu durante a prestação de cuidados em instituição de saúde (atualizado).

3. Eventos relacionados à proteção do paciente
A. Alta ou liberação de paciente de qualquer idade incapaz de tomar decisões por outrem que não seja uma pessoa autorizada (atualizado).
B. Óbito ou lesão grave de paciente associados à fuga (desaparecimento) do paciente (atualizado).
C. Suicídio, tentativa de suicídio ou automutilação de paciente que resulte em lesão grave durante a prestação de cuidados em instituição de saúde (atualizado).

4. Eventos relacionados ao gerenciamento dos cuidados
A. Óbito ou lesão grave de paciente associados a erro em medicação (p. ex., erros envolvendo fármaco incorreto, dose incorreta, paciente errado, momento incorreto, ritmo de administração incorreto, preparo incorreto ou via de administração incorreta) (atualizado).
B. Óbito ou lesão grave de paciente associados à administração não segura de hemocomponentes (atualizado).
C. Óbito ou lesão grave materna associados ao parto ou cesariana em gravidez de baixo risco durante a prestação de cuidados em instituição de saúde (atualizado).
D. Óbito ou lesão grave de neonato associados ao parto ou nascimento em gravidez de baixo risco (novo).
E. Óbito ou lesão grave associados à queda do paciente durante a prestação de cuidados em instituição de saúde (atualizado).
F. Qualquer lesão por pressão estágio III ou IV adquirida após administração/apresentação em uma instituição de saúde (atualizado).
G. Inseminação artificial com esperma de doador incorreto ou óvulo incorreto (atualizado).
H. Óbito ou lesão grave de paciente resultantes da perda irreparável de uma amostra biológica insubstituível (novo).
I. Óbito ou lesão grave de paciente resultantes da falha no acompanhamento ou comunicação de resultados laboratoriais, patológicos ou radiológicos (novo).

5. Eventos relacionados ao ambiente
A. Óbito ou lesão grave de paciente ou funcionário associados à eletrocussão no curso de um processo de cuidados em instituição de saúde (atualizado).
B. Qualquer incidente no qual sistemas designados para fornecimento de oxigênio ou outros gases a um paciente não contenham gás, contenham o gás incorreto ou estejam contaminados por substâncias tóxicas (atualizado).
C. Óbito ou lesão grave de paciente ou funcionário associados a uma queimadura causada por qualquer fonte no curso do processo de cuidados em instituição de saúde (atualizado).
D. Óbito ou lesão grave de paciente associados ao uso de contenções físicas ou grades laterais durante a prestação de cuidados em instituição de saúde (atualizado).

6. Eventos radiológicos
A. Óbito ou lesão grave de paciente ou funcionário associados à introdução de objeto metálico na área de ressonância magnética (RM) (novo).

7. Eventos potencialmente criminosos
A. Qualquer instância de cuidados prescritos ou administrados por pessoa que esteja assumindo indevidamente o papel de médico, enfermeiro, farmacêutico ou outro profissional da saúde registrado (atualizado).
B. Sequestro de paciente/residente de qualquer idade (atualizado).
C. Abuso sexual/agressão de paciente ou funcionário dentro do perímetro de uma instituição de saúde (atualizado).
D. Óbito ou lesão grave de paciente ou funcionário resultante de agressão física dentro do perímetro de uma instituição de saúde (atualizado).

Copyright © 2021 National Quality Forum.

Boxe 27.3 Condições adquiridas no hospital (indicadores de condição presente no momento da admissão) segundo os CMS, dos EUA

Para altas médicas que ocorreram a partir de 1º de outubro de 2008, hospitais deixaram de receber pagamento adicional em casos cujas condições a seguir não estavam presentes no momento da admissão:
- Corpo estranho retido após uma cirurgia
- Embolia gasosa
- Incompatibilidade sanguínea
- Lesões por pressão estágio III ou IV
- Quedas e traumatismos (fraturas, luxações, lesão intracraniana, lesão por esmagamento, queimaduras, eletrocussões)
- Infecções de trato urinário associadas à cateterização
- Infecções vasculares associadas à cateterização
- Manifestações de controle glicêmico inadequado (cetoacidose diabética, coma hiperosmolar não cetótico, coma hipoglicêmico, diabetes secundário com cetoacidose, diabetes secundário com hiperosmolaridade)
- Infecções de sítio cirúrgico após:
  - Mediastinite secundária à cirurgia de revascularização do miocárdio
  - Alguns procedimentos ortopédicos (coluna, pescoço, ombros, cotovelos)
  - Cirurgia bariátrica para obesidade (gastroplastia em Y, gastroenterectomia, cirurgia gástrica restritiva laparoscópica)
  - Dispositivo cardíaco implantável
  - Trombose venosa profunda (TVP)/embolia pulmonar (EP) após determinados procedimentos ortopédicos (substituição total do joelho ou quadril)
  - Pneumotórax iatrogênico devido à cateterização venosa.

De Centers for Medicare and Medicaid Services (CMS): *Hospital-acquired conditions (present on admission indicator)*, 2019, http://www.cms.gov/HospitalAcqCond/06_Hospital-Acquired_Conditions.asp. Accessed January 21, 2021.

por serviços de enfermagem nos EUA. O NQF publicou 34 Medidas Práticas de Segurança para Melhorar os Cuidados de Saúde (Safe Practices for Better Healthcare), atualizadas pela última vez em 2010, eficientes na diminuição da ocorrência de eventos adversos de saúde em diversos contextos (NQF, 2021c). A efetividade dessas práticas em diminuir a ocorrência de eventos adversos é apoiada por evidências científicas.

Instituições de saúde frequentemente conduzem uma análise de modo e efeito de falhas (FMEA, do inglês *failure mode and effect analysis*) para identificar problemas com processos e produtos de saúde que ocorram. Diante de um evento real ou potencial, os enfermeiros ou profissionais da saúde envolvidos devem preencher um relatório de ocorrência. Tais relatórios são documentos confidenciais que descrevem completamente qualquer acidente com pacientes dentro do perímetro de uma instituição de saúde (ver Capítulo 23). O relatório permite que a instituição de cuidados de saúde identifique tendências ou padrões, bem como áreas a serem melhoradas. O foco na **análise da causa-raiz** do evento em vez de no indivíduo envolvido promove uma cultura de segurança que ajuda na identificação específica de fatores que contribuíram com o erro. Evidências demonstram que o emprego de práticas baseadas em evidências pode causar impacto favorável sobre a segurança de pacientes. Há evidências fortes para intervenções efetivas em prevenir eventos adversos relacionados a delírios, efeitos adversos de fármacos, infecções e quedas (Zegers et al., 2016).

Acidentes relacionados a procedimentos. Acidentes relacionados a procedimentos são causados por profissionais da saúde e incluem erros na administração de medicações, aplicação indevida de dispositivos externos e acidentes relacionados à realização indevida de procedimentos como inserção de cateter urinário ou transferência de pacientes sem o uso de técnicas de manuseio seguro. Seguir rigorosamente as políticas e procedimentos ou padrões de prática de enfermagem previne esses acidentes. Todos os funcionários necessitam ter ciência de que distrações e interrupções contribuem com acidentes relacionados a procedimentos e necessitam ser limitadas, especialmente durante procedimentos de alto risco, como a administração de medicações intravenosas (IV). Uma abordagem valiosa é fazer uma pausa, semelhante à que ocorre em ambientes de centro cirúrgico. Quando estiver realizando procedimentos de alto risco ou com os quais você tem menos experiência, faça uma pausa breve, reflita sobre o que deve ser feito, revise seu conhecimento e consulte um manual de políticas e procedimentos, se necessário.

Acidentes relacionados a equipamentos/aparelhos. Acidentes relacionados a equipamentos resultam de perigo ou mau funcionamento elétrico, falta de reparo ou mau uso de equipamentos. A fim de evitar a infusão rápida de líquidos IV, por exemplo, enfermeiros usam bombas de infusão programadas com proteção de fluxo livre. Para evitar acidentes, não opere equipamentos hospitalares sem instrução adequada. Se você descobrir uma peça defeituosa no equipamento, substitua-o por equipamento com funcionamento correto, aplique uma etiqueta no equipamento defeituoso, retire-o do uso e, então, reporte imediatamente o mau funcionamento ao departamento apropriado. Avalie potenciais perigos elétricos à beira do leito a fim de diminuir o risco de incêndios elétricos, eletrocussão ou lesões por mau funcionamento de equipamentos. Funcionários de engenharia clínica em instituições de saúde realizam checagens de segurança regulares nos equipamentos. Nos EUA, as instituições devem relatar todos os óbitos suspeitos relacionados a equipamentos à Food and Drug Administration (FDA, 2018a) e aos fabricantes dos produtos.

Exposição química. Tanto pacientes quanto profissionais da saúde enfrentam graves riscos de saúde ambiental dentro de instituições de saúde. Um exemplo relacionado a profissionais da saúde é a exposição a diversos compostos químicos. Agentes químicos presentes em algumas medicações (p. ex., quimioterápicos), gases anestésicos, soluções de limpeza e desinfetantes são potencialmente tóxicos se ingeridos, absorvidos através da pele ou inalados. Um profissional da saúde ou familiar cuidador que se expõe a um agente quimioterápico, especialmente em apresentação líquida, tem risco aumentado para desenvolver leucemia, outros tipos de câncer e problemas adversos de reprodução e lesão cromossômica (CDC, 2017b). Diante da exposição a um agente químico, acesse formulários de dados de segurança de materiais que contenham informações detalhadas sobre manuseio, uso e perigos de saúde relacionados à exposição, bem como diretrizes de primeiros socorros e etapas para contenção e remoção em caso de liberação ou derramamento. Tais formulários são recursos obrigatórios em qualquer instituição de saúde (OSHA, n. d. a). Sempre saiba a localização do material informativo e como seguir diretrizes de segurança dentro de sua instituição.

Quedas. Um relatório do Health Research and Educational Trust (HRET, 2016) encomendado por TJC verificou que aproximadamente 700 mil a 1 milhão de pessoas sofrem queda nos hospitais norte-americanos a cada ano, que de 30 a 35% desses pacientes sofrem ferimentos como resultado da queda e aproximadamente 11 mil quedas são fatais. Uma queda pode resultar em fraturas, contusões, lacerações ou hemorragia interna, levando a um aumento do número de exames diagnósticos e tratamentos, períodos de internação mais prolongados e alta para reabilitação ou centros de cuidados prolongados em vez da volta para casa. Os CMS identificaram que quedas são um evento prevenível e que jamais devem ocorrer, portanto, em outubro de 2008, os CMS pararam de reembolsar os hospitais por custos relacionados a quedas de pacientes (Fehlberg et al., 2017). Prevenção de quedas é uma prioridade de todos os ambientes de cuidados de saúde. Isto requer uma cultura de segurança na qual todos os profissionais da saúde sejam conscientes dos riscos de queda existentes dentro dos ambientes de cuidados de saúde combinados com os riscos que queda criados pelas condições de saúde dos pacientes e que sejam proativos em providenciar estratégias de prevenção de quedas.

Quedas são claramente multifatoriais. Várias condições diferentes podem contribuir para a queda de determinado paciente (Berry e Kiel, 2021). Os fatores de risco de quedas incluem dois tipos: relacionados ao paciente (intrínsecos) e relacionados ao ambiente hospitalar e ao processo de trabalho (extrínsecos). Os fatores intrínsecos são fatores predisponentes, enquanto os fatores extrínsecos aumentam a suscetibilidade de um indivíduo a quedas. Em estudos nacionais e internacionais que verificaram os fatores de risco de quedas são encontrados riscos comuns a todos os pacientes (Berry e Kiel, 2021; HRET, 2016; Severo et al., 2014) (Tabela 27.1).

Para prever o risco de queda de um paciente, as instituições de saúde usam ferramentas de avaliação de risco de quedas validadas que incluem fatores de risco identificados por meio da literatura científica. O número de riscos identificados para determinado paciente é computado em um escore de risco de queda – por exemplo, alto, médio e baixo. As ferramentas de avaliação de risco mais comumente usadas em hospitais são a Escala de Quedas de Morse, a escala STRATIFY e o Modelo de Risco de Quedas de Hendrich II (Berry e Kiel, 2021; Severo et al., 2014). Uma vez identificados os riscos de queda de um paciente, sua responsabilidade é trabalhar em parceria com ele para confirmar esses riscos e para selecionar intervenções baseadas em evidências (normalmente, múltiplas estratégias) que objetivem adequadamente os riscos do paciente (Berry e Kiel, 2021).

Precauções Universais de Queda são chamadas de "universais" porque se aplicam a todos os pacientes independentemente do risco de quedas. As Precauções Universais de Queda giram em

Tabela 27.1 Fatores de risco de quedas ou ferimentos em pacientes hospitalizados.

Fatores intrínsecos

Histórico de quedas anteriores

Comportamentais
- O paciente não pede ajuda para ir ao banheiro
- O paciente não sabia como, esqueceu ou optou por não usar a luz de chamada.

Cognição alterada
- Demência, sedação, delírio
- Conscientização e reconhecimento do paciente de seus próprios riscos de queda.

Mobilidade alterada
- Fraqueza nas extremidades inferiores
- Marcha anormal
- Marcha arrastada e tropeços
- Requer ajuda para mobilidade e/ou dispositivos de assistência.

Déficit sensorial
- Incapaz de enxergar claramente o caminho a percorrer
- Campo visual reduzido.

Medicações
- Benzodiazepinas
- Antipsicóticos
- Antidepressivos
- Opiáceos
- Barbitúricos
- Anti-histamínicos
- Anticonvulsivantes
- Sedativos
- Anti-hipertensivos
- Diuréticos.

Problemas sanitários
- Toma diuréticos
- Tem urgência ou frequência.

Condições de doenças que causam
- Tontura
- Neuropatia periférica
- Dor (principalmente nas extremidades inferiores)
- Hipotensão

Fatores extrínsecos

Problemas de comunicação
- Frequência das rondas
- Comunicação inconsistente ou incompleta entre os cuidadores sobre os riscos de queda do paciente.

Problemas de educação
- Educação em prevenção de quedas para pacientes e familiares não é ministrada ou ministrada inconsistentemente
- Realização inadequada de procedimentos ou uso de atalhos.

Perigos físicos
- Líquidos no chão
- Cabos elétricos próximos da trajetória de deambulação
- Uso de suporte de soro para caminhar
- Aplicação inadequada de dispositivos médicos (p. ex., uso de meias de compressão com cordão).

Competência
- Maior uso de contenções (Miake-Lye et al., 2013)
- Encaixe inadequado dos dispositivos de assistência
- Supervisão inadequada do paciente
- Esforços insuficientes da equipe do hospital para mobilizar os pacientes (Miake-Lye et al., 2013)
- Calçados inadequados ou ausência de calçados.

---

torno de manter o ambiente do paciente seguro e confortável. Embora a escolha de quais precauções enfatizar possa variar de acordo com a instituição de saúde, uma lista inicial foi recomendada pela AHRQ (2018):

- Familiarizar o paciente com o ambiente
- Fazer o paciente demonstrar como usar a luz de chamada
- Manter a luz de chamada ao alcance
- Manter os pertences pessoais do paciente ao alcance seguro dele
- Instalar corrimãos reforçados nos banheiros, salas e corredores do paciente
- Colocar a cama hospitalar na posição baixa quando o paciente estiver repousando no leito; elevar a cama até uma altura confortável quando o paciente estiver se transferindo para fora da cama
- Manter as rodas do leito hospitalar travadas
- Manter as rodas das cadeiras de rodas na posição "travada" enquanto não estiver sendo usada
- Manter calçados antiderrapantes, confortáveis e que calcem bem no paciente
- Usar luzes noturnas ou iluminação complementar
- Manter as superfícies dos assoalhos limpas e secas. Enxugue quaisquer derramamentos imediatamente
- Manter as áreas de cuidado do paciente desobstruídas
- Seguir práticas de manuseio seguro de pacientes.

Prevenção de quedas não é algo simples. Mesmo depois de adotar as Precauções Universais de Quedas, recomenda-se que outras intervenções individualizadas sejam usadas com base nos riscos de queda dos pacientes. No entanto, ainda não há evidências definitivas para nenhum conjunto de intervenções capazes de prevenir consistentemente quedas, muito embora diversas intervenções de enfermagem para sua prevenção tenham sido avaliadas (Fehlberg et al., 2017). A AHRQ (2018) recomenda as pistas a seguir:

- A prevenção de quedas deve ser balanceada com outras prioridades do paciente. O paciente normalmente não se encontra hospitalizado em decorrência de uma queda; portanto, a atenção é naturalmente direcionada para outros aspectos. Ainda assim, uma queda de um paciente doente pode ser desastrosa e prolongar a recuperação
- A prevenção de quedas deve ser balanceada com a necessidade de mobilizar os pacientes. Pode ser tentador deixar os pacientes no leito para prevenir quedas, mas os pacientes precisam se transferir e deambular para manter sua força e para evitar complicações do repouso no leito
- Prevenção de quedas é uma das várias atividades necessárias para proteger os pacientes contra danos durante sua permanência no hospital. Como a prevenção de quedas deve ser reforçada ao mesmo tempo mantendo o entusiasmo em relação a outras prioridades, como controle de infecções?
- Prevenção de quedas é uma ação interprofissional. Todos os profissionais da saúde precisam cooperar para prevenir quedas. Como as informações corretas sobre os riscos de queda de um paciente chegam ao membro correto da equipe no momento certo?
- A prevenção de quedas precisa ser individualizada.

Cada paciente tem um conjunto de fatores de risco diferente; portanto, pensamento crítico deve ser aplicado durante a avaliação para identificar as necessidades exclusivas de cada paciente. Por exemplo, pacientes com urgência urinária se beneficiam de diuréticos administrados no início da manhã e do uso de cadeiras sanitárias de beira de leito.

O Center for Transforming Healthcare de TJC tem como objetivo prevenir quedas com ferimentos de pacientes hospitalizados (HRET, 2016). Sete hospitais nos EUA trabalharam com esse centro e conseguiram reduzir o número total de quedas e de quedas com ferimentos por meio da conscientização dos funcionários, empoderando os pacientes a assumir um papel ativo em sua própria segurança, usando ferramentas de avaliação de risco de quedas validadas, envolvendo os pacientes e suas famílias em programas de segurança contra quedas, fazendo rondas de hora em hora abrangendo uso proativo do sanitário, e envolvendo todos os funcionários do hospital para garantir que nenhum paciente caminhe desacompanhado (HRET, 2016).

Segurança no ambiente de trabalho. A violência é uma ocorrência familiar em contextos de cuidados de saúde. As fontes de violência incluem pacientes, visitantes, intrusos e colegas de trabalho. O National Institute for Occupational Safety and Health (NIOSH, 2020) define a violência no ambiente de trabalho como ação ou ameaça de violência desde o abuso verbal até a agressão física, direcionada a indivíduos que estão trabalhando ou de plantão. O impacto da violência no ambiente de trabalho varia desde problemas psicológicos (p. ex., transtorno de estresse pós-traumático [TEPT], fadiga por compaixão) até lesão física ou morte. Quando sujeitos à violência no trabalho, funcionários da área da saúde sentem raiva, frustração, medo, estresse e irritabilidade.

Em uma publicação intitulada *Workplace Violence Against Health Care Workers in the United States*, dados do Bureau of Labor Statistics demonstraram que profissionais da saúde são praticamente quatro vezes mais propensos do que outros trabalhadores a precisar de licenças do trabalho em decorrência de violência (Campbell, 2019). Contudo, a violência no ambiente de trabalho ocorre constantemente. Ocorrências comuns incluem o *bullying*, ameaças verbais e xingamentos. Em contextos de cuidados de saúde, pacientes são comumente fonte de violência resultante de socos, chutes, pancadas e empurrões (OSHA, 2015). Fatores de risco para violência no trabalho causada por pacientes incluem o trabalho com pacientes com histórico de violência, áreas de espera superlotadas, má iluminação em corredores, trabalho em ambientes isolados de outros colegas de trabalho, baixa segurança para funcionários, ambiente de trabalho localizado em bairro próximo a áreas de alta criminalidade, ambiente de trabalho móvel, transporte de pacientes e presença de armas de fogo (OSHA, 2015). Muitos incidentes de violência não são relatados, mas a violência pode ser prevenida com políticas adequadas de segurança e adaptações do ambiente.

Enquanto planeja sua primeira visita domiciliar à Sra. Cohen, Kylie reflete sobre o que ela sabe a respeito de acidentes vasculares encefálicos (AVEs) e seu impacto na função motora e na fala. Seu histórico de enfermagem incluirá um exame dos sistemas neurológico e musculoesquelético da paciente. Ela também considera a idade da paciente, sabendo que ter 78 anos coloca a paciente em risco de lesões devido a alterações físicas e cognitivas normais. Ela planeja estimar os recursos financeiros da paciente, o apoio de sua família e o ambiente domiciliar para garantir que uma avaliação minuciosa possa ser realizada.

Pensamento crítico

Pelo fato de que a segurança do paciente envolve os diferentes fatores apresentados por cada um em uma situação clínica, você deve antecipar o que é preciso avaliar e também reconhecer que tais fatores, bem como os fatores ambientais, podem diferir ou mudar rapidamente. O pensamento crítico bem-sucedido requer uma síntese do conhecimento, experiência, fatores ambientais, atitudes de pensamento crítico, padrões intelectuais e padrões profissionais. Julgamentos clínicos sólidos requerem que você preveja a informação, analise dados e tome decisões com relação ao cuidado de seu paciente (Figura 27.1).

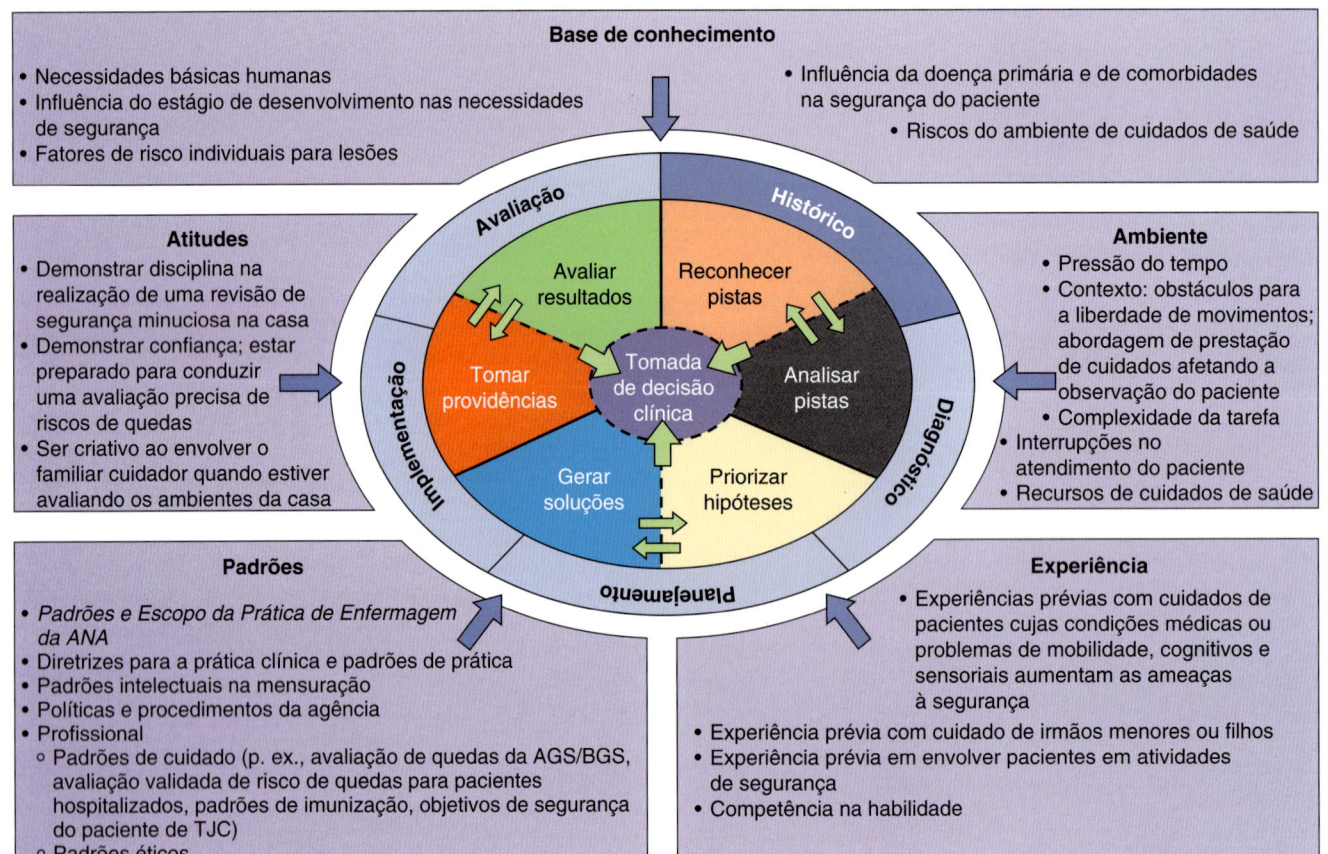

Figura 27.1 Modelo de pensamento crítico para avaliação da segurança. *AGS,* American Geriatrics Society; *ANA,* American Nurses Association; *BGS,* British Geriatrics Society; *TJC,* The Joint Commission. (Copyright do Modelo de Medida de Julgamento Clínico © NCSBN. Todos os direitos reservados.)

Por exemplo, no caso de Kylie, ela avaliará a condição física da Sra. Cohen pois sabe que um AVE tem a possibilidade de causar perda ou redução da função motora, resultando em marcha e equilíbrio prejudicados, o que pode criar um risco de queda para a paciente.

Experiência clínica é inestimável para um enfermeiro que tenha cuidado de pacientes com condições que impõem riscos de segurança. Um enfermeiro se beneficia de ver como uma condição afeta um paciente e como quaisquer intervenções se provam bem-sucedidas. A experiência também desempenha um papel quando enfermeiros procuram encontrar maneiras de envolver os pacientes de forma eficaz. O envolvimento do paciente rende mais informações sobre como uma pessoa percebe, aceita e compreende os problemas de segurança.

Pensamento crítico melhora a capacidade de o enfermeiro tomar decisões clínicas sobre segurança dos pacientes por meio da aplicação rotineira de atitudes de pensamento crítico e padrões intelectuais. Tanto as atitudes quanto os padrões servem para orientar os enfermeiros a fazer avaliações abrangentes e centradas no paciente para que possam formar diagnósticos precisos.

Fatores ambientais afetam a segurança do paciente. Enfermeiros precisam antecipar criticamente quais condições comuns impõem riscos de segurança na residência ou no ambiente de cuidados de saúde e, então, determinar se tais condições estão presentes no atual ambiente do paciente. É mais ou menos como agir como um radar de detecção, buscando equipamentos quebrados, superfícies irregulares de pisos, ou má iluminação – condições que criam riscos de segurança. Os pacientes estão, geralmente, em situação de muita dependência, confiando em enfermeiros para detectar tais riscos. Um enfermeiro também considera como evitar interrupções ambientais que possam influenciar negativamente o atendimento das necessidades de cuidado do paciente. Por exemplo, um telefonema ou solicitação de um colega pode atrasar o retorno do enfermeiro ao quarto de um paciente deixado sozinho em um sanitário portátil. A menos que o enfermeiro atenda o paciente e ignore as distrações, ele poderia cair enquanto tenta retornar ao leito sem assistência.

Julgamento clínico sólido envolve a aplicação de conhecimento baseado em evidências e padrões de prática por parte dos enfermeiros para atender às necessidades de segurança dos pacientes. Os padrões da American Nurses Association (ANA) de prática de enfermagem tratam da responsabilidade de enfermeiros em manter a segurança de pacientes. TJC (2021a) também fornece vários padrões de segurança. Cada instituição de cuidados agudos conta com padrões desenvolvidos na forma de políticas e procedimentos ou na forma de diretrizes clínicas para prevenção de quedas, segurança contra incêndios e segurança elétrica e química.

> **Pense nisso**
> Reflita sobre sua última experiência clínica. Que riscos à segurança do paciente você observou? Descreva as intervenções realizadas para reduzir os riscos à segurança do paciente.

Processo de enfermagem

Ao aplicar os elementos de pensamento crítico no processo de enfermagem, você realiza julgamentos clínicos sólidos para as decisões clínicas necessárias a manutenção ou promoção da segurança dos pacientes.

❖ Histórico de enfermagem

Durante o processo de obtenção do histórico de enfermagem, avalie detalhadamente cada paciente e seu ambiente, analise os achados de forma crítica e compare os achados com aqueles esperados para garantir que você tenha um banco de dados completo, necessário para tomar as decisões clínicas centradas no paciente e prestar cuidados seguros a ele.

Pelo olhar do paciente. Pacientes, em geral, esperam estar seguros em instituições de saúde e em suas casas. Todavia, em alguns casos, a visão de um paciente sobre segurança difere da visão do enfermeiro e dos padrões associados à segurança do ambiente de cuidados de saúde. Por exemplo, quando pacientes de uma minoria étnica precisam ser hospitalizados, eles têm que deixar para trás seus contextos familiares (p. ex., famílias, atividades diárias normais) e entrar em um ambiente desconhecido e assustador (Degrie et al., 2017). As pessoas têm diferentes percepções sobre segurança. Portanto, você não pode tomar decisões baseadas em seus próprios vieses do que considera ser seguro. Por essa razão, seu histórico de enfermagem necessita ser centrado no paciente; isso inclui (1) as percepções do próprio paciente sobre seus fatores de risco, (2) os valores e crenças de um paciente sobre segurança, (3) o conhecimento do paciente sobre como adaptar riscos de segurança e (4) informação sobre a experiência prévia do paciente com acidentes. Consulte os familiares cuidadores do paciente quando apropriado.

Os pacientes e seus familiares são seus parceiros; envolva-os em qualquer avaliação de segurança. Pacientes, geralmente, reconhecem a ocorrência de erros ou quando apresentam algum risco. Dados obtidos mediante um estudo de pesquisa envolvendo mais de 19 mil pacientes de 11 países revelaram que é comum o autorrelato do paciente sobre a má coordenação dos cuidados: 10,9% dos pacientes relataram falta de disponibilidade de resultados de exames ou prontuários médicos, 19,6% perceberam haver informações conflituosas entre profissionais da saúde e 10,5% relataram exames solicitados que já haviam sido realizados (Schwappach, 2014).

Anamnese e avaliação física (histórico de enfermagem). O histórico de enfermagem (ver Capítulo 30) inclui dados sobre a história clínica do paciente, medicações, histórico psicossocial e cultural, e presença de fatores de risco para quedas a fim de determinar se existem condições subjacentes que ameaçam a segurança do paciente (Boxe 27.4). O exame físico foca as funções do organismo que podem afetar a mobilidade do paciente e sua capacidade de interagir com seu ambiente de maneira segura. Por exemplo, um histórico focado na segurança inclui o estado cognitivo do paciente, deambulação, força muscular e coordenação da região inferior do corpo, equilíbrio e condições visuais e auditivas. Uma avaliação cardiovascular é fundamental quando os pacientes têm pouca tolerância à atividade, tornando-os vulneráveis a lesões. Por exemplo, um paciente com falta de ar grave tem uma postura instável. Você avalia o equilíbrio e a deambulação do paciente observando-o caminhar pelo quarto; não confie apenas no autorrelato do paciente. Revise o estado de desenvolvimento do paciente conforme analisar informações físicas e cognitivas de seu exame. Por exemplo, se o paciente é adolescente, está demonstrando fatores de risco para suicídio ou abuso de drogas e álcool? Revise também a história de medicações e quaisquer procedimentos planejados que representem riscos. Por exemplo, o uso de diuréticos aumenta a frequência de micção e resulta na necessidade de o paciente ir ao banheiro com maior frequência. O uso frequente do banheiro constitui fator de risco para quedas, especialmente em pacientes que se levantam do leito rapidamente, sem assistência.

Histórico psicossocial e cultural. O encontro intercultural no cuidado entre pacientes e profissionais da saúde no ambiente de uma instituição é desafiador. Ele ocorre subitamente devido a uma doença inesperada, e é necessário e inevitável durante a hospitalização devido às várias culturas representadas pelos membros da equipe de saúde. Isto é verdadeiro para todos os pacientes. A possibilidade de prestar um bom cuidado intercultural neste contexto também é desafiada por barreiras linguísticas, pouco letramento em saúde e maiores estressores socioeconômicos em grupos de minorias étnicas, escassez

> **Boxe 27.4 Perguntas do histórico de enfermagem**
>
> **Percepções de segurança**
> - Diga-me o que significa se sentir seguro
> - Descreva quaisquer mudanças que você acha que devem ser feitas para aumentar sua segurança no trabalho e em casa.
>
> **Estilo de vida**
> - Você utiliza algum dispositivo de assistência como cadeira de rodas, andador ou bengala para auxiliar sua deambulação ou caminhada? Alguém lhe mostrou como usá-lo corretamente? (Pedir para o paciente demonstrar o uso)
> - Descreva para mim alguma dificuldade que você apresenta para tomar banho, vestir-se ou usar o banheiro
> - Explique como você prepara as refeições em casa (p. ex., uso de fogão e eletrodomésticos de forma segura)
> - Você lava sua própria roupa? Como você faz e onde fica sua máquina de lavar?
> - Descreva os tipos de atividades sociais das quais você participa
> - Você dirige carro ou bicicleta? Quando você normalmente dirige? Que distância?
> - Com que frequência você utiliza o cinto de segurança quando anda de carro ou capacete quando anda de bicicleta?
>
> **Histórico de medicações**
> - Que medicações (prescritas, sem prescrição, fitoterápicas) você toma?
> - Seu médico ou farmacêutico revisou suas medicações no último ano?
> - Descreva quaisquer efeitos adversos que você apresentou após tomar suas medicações.
>
> **Histórico de quedas**
> - Você já sofreu queda ou tropeçou em algo em sua casa? Já esteve a ponto de sofrer um acidente?
> - Conte-me o que você acha que causou sua queda. Que atividade você estava realizando antes da queda?
> - Você já se lesionou devido a uma queda? Que lesão foi e como aconteceu?
> - Você apresentou algum sintoma antes de sofrer a queda? Qual foi?
>
> **Manutenção e segurança doméstica**
> - Quem realiza atividades simples de manutenção ou reparo de sua casa?
> - Quem remove neve da frente de sua casa? Quem corta sua grama?
> - Você sente segurança em sua casa? Descreva algo de seu ambiente que lhe traga sensação de insegurança
> - Se você tiver uma emergência em casa, para quem telefonará pedindo ajuda?
> - Como você se sente sobre modificar sua casa para torná-la mais segura? Você precisa de ajuda para encontrar recursos que ajudem com isso?

de recursos hospitalares (tempo, dinheiro e pessoal), diferenças nas tradições culturais, diferenças de conhecimento sobre doenças e tratamentos e atitudes negativas entre pacientes e cuidadores (Degrie et al., 2017). Cuidados domiciliares ou ambulatoriais também são desafiadores, mas o contexto talvez seja menos ameaçador se o paciente receber alta em uma condição relativamente estável, impondo menos demandas sobre os familiares cuidadores ou cuidadores profissionais pelo fato de a natureza da condição do paciente ser mais estável. Sempre que um profissional da saúde entra no ambiente do paciente, competência cultural é fundamental (ver Capítulo 9).

Seu histórico deve incluir uma revisão da perspectiva cultural do paciente, seu letramento em saúde e a percepção de saúde e segurança. Por exemplo, pergunte: "O que significa para você estar seguro?" O paciente pode ter como foco sua comunidade, a dinâmica familiar de manter um membro seguro, ou o interior da casa. O *feedback* do paciente será inestimável, principalmente ao tentar quaisquer estratégias de promoção de saúde juntamente com intervenções educativas. O paciente considera benéfico adotar precauções de segurança? O que as precauções significam para ele? O paciente normalmente usa cinto de segurança, dirige dentro dos limites de velocidade ou usa acessórios de proteção para a prática de esportes ou em seu trabalho? No ambiente de uma instituição de saúde, qual é o prazo esperado pelo paciente para que um enfermeiro responda à luz de chamada? Para compreender as expectativas dos pacientes em relação à segurança, você precisa ajudá-los a expressar preferências de tratamento e necessidades de cuidados. Isso é mais difícil quando os pacientes falantes de língua estrangeira são tímidos demais para falar ou são inibidos de fazer perguntas em um nível mais aprofundado devido a barreiras linguísticas (Degrie et al., 2017). O uso de um intérprete profissional é fundamental para saber como esses pacientes percebem as precauções de segurança e se eles compreendem como participar de seu cuidado.

Ambiente de cuidados de saúde. Ao cuidar de pacientes dentro de uma instituição de saúde, determine se existem perigos potenciais no ambiente imediato dos cuidados:

- A posição de equipamentos (p. ex., frascos de drenagem, bombas de infusão venosa) ou móveis representam obstáculos à deambulação do paciente?
- A posição do leito permite ao paciente alcançar itens na mesa de cabeceira ou levantar-se facilmente? O paciente necessita de ajuda com a deambulação?
- Há algum cinto de deambulação ou outro dispositivo disponível para quando o paciente for deambular?
- Funcionários da saúde e visitantes da família estão seguindo as diretrizes de higienização das mãos?
- Há múltiplas sondas/cateteres ou acessos venosos?
- O sistema de chamada de emergência está ao alcance do paciente?

Contate a equipe de engenharia clínica quando houver dúvida sobre o funcionamento adequado e a condição de equipamentos.

Risco de erros médicos. Esteja alerta para fatores de seu próprio ambiente de trabalho que criem condições sob as quais exista probabilidade de ocorrência de erros médicos. Distrações durante o preparo de medicações ou procedimentos de enfermagem aumentam o risco de erros. Distrações comuns incluem chamadas telefônicas, alarmes ou funcionários que requerem assistência. É sua responsabilidade reconhecer os potenciais problemas que qualquer distração pode causar (como atrasos nos tratamentos; atrasos em responder a solicitações dos pacientes). Estudos demonstram que o trabalho excessivo e a fadiga, particularmente quando se trabalha em um plantão de 12 horas consecutivas, causam diminuição significativa da atenção e concentração, resultando em erros (Geiger-Brown et al., 2012). Você pode ter pouco controle sobre a duração dos turnos em que trabalha; no entanto, fique atento se sentir que está começando a ter fadiga e esteja alerta para manter a atenção nas suas tarefas. É importante que você tenha ciência dos fatores de risco de seu ambiente de trabalho e inclua checagens e balanços ao trabalhar sob estresse. Por exemplo, a fim de reduzir a chance de erros médicos, você precisa verificar a identidade do paciente utilizando dois identificadores (p. ex., nome e data de nascimento ou nome e número do prontuário médico), segundo políticas institucionais, antes de iniciar qualquer procedimento ou administração de medicações (ver Capítulo 31). (TJC, 2021a).

Desastres. Hospitais necessitam estar preparados para responder e cuidar de um influxo repentino de pacientes quando ocorre um desastre na comunidade, como uma pandemia ou um ataque bioterrorista.

Esteja preparado para fazer avaliações precisas e no momento correto em qualquer tipo de contexto. Inicialmente, ataques bioterroristas podem se assemelhar a surtos naturais. Pacientes com quadros agudos representando os primeiros casos após um ataque sorrateiro buscam cuidados em serviços de emergência. Pacientes menos doentes em estágio inicial de uma enfermidade podem buscar cuidados em serviços da atenção primária à saúde. A detecção rápida de um ataque bioterrorista ocorre por meio da vigilância da síndrome e relato de casos suspeitos. Os sinais iniciais da doença relacionada ao bioterrorismo normalmente incluem sintomas inespecíficos (p. ex., náuseas, vômito, diarreia, febre, confusão) que podem persistir por muitos dias antes do início do quadro mais grave. Pacientes que apresentam esses sintomas iniciais (prodrômicos) geralmente buscam atendimento clínico e recebem diagnósticos inespecíficos, como "síndrome viral".

É importante que seu histórico e intervenções de enfermagem ajudem os indivíduos a evitar perdas e reduzir o risco de lesão associada a desastres. A Federal Emergency Management Agency (http://www.fema.gov/) e a American Red Cross (http://www.redcross.org/) fornecem orientações que ajudam os membros das comunidades em todo o país a se prepararem para desastres de todos os tipos.

> **Pense nisso**
>
> Entre no *website* dos CDC (https://www.cdc.gov/HomeandRecreationalSafety/pubs/English/booklet_Eng_desktopa.pdf) e conduza uma avaliação de risco em sua casa ou na casa de alguém com idade igual ou superior a 65 anos. Após completar a avaliação, pense sobre como minimizar os riscos de segurança.

Ambiente domiciliar do paciente. O acesso a tecnologias adequadas de apoio aos cuidados e aos serviços de saúde domiciliares depende, em parte, de onde os pacientes moram, os tipos de espaços disponíveis para o cuidado em casa e se os serviços básicos (como serviços públicos, internet) são confiáveis (Albert, 2010). Uma casa nunca é igual a outra. As casas diferem em termos de espaços disponíveis e também na disposição dos familiares cuidadores de fazer as adaptações necessárias para trabalhar com a equipe de saúde na prestação dos cuidados. O ambiente domiciliar está organizado em camadas sociais e culturais que podem levar a diferentes desfechos de cuidados domiciliares, mesmo com pacientes semelhantes e ambientes residenciais comuns (Albert, 2010). Seu histórico de enfermagem deve identificar a possibilidade de distúrbios nas relações familiares quando um paciente requer serviços de cuidados de saúde domiciliares e a assistência de familiares para reconciliar as demandas do cuidado domiciliar com as necessidades dos outros membros da família.

Ao cuidar de um paciente em domicílio, efetue uma avaliação de perigos domésticos. A avaliação cuidadosa dos perigos domésticos envolve todos os cômodos da casa e áreas de entrada externas. Dê especial foco ao cômodo em que o paciente receberá os cuidados de um familiar cuidador (p. ex., quarto ou sala de estar). A avaliação de cada cômodo abrange tópicos como adequação da iluminação (dentro ou fora), condição do piso e superfícies de locomoção, presença de dispositivos de segurança (p. ex., alarmes, corrimão em escadas, barras de segurança em banheiras) e posicionamento dos móveis e outros itens que podem criar obstáculos. Saiba onde as medicações e produtos de higiene estão localizados. É importante andar pela casa com o paciente e discutir como as atividades diárias são normalmente conduzidas e se o ambiente representa algum problema. A avaliação adicional inclui presença de fechaduras nas portas e janelas. Conhecer um pouco da rotina do paciente ajuda você a reconhecer perigos menos evidentes. Também é importante conhecer a disposição do paciente para fazer mudanças no ambiente. Isso também é verdadeiro para o familiar cuidador. Decisões sobre mudanças no ambiente requerem participação total do paciente.

A avaliação do risco de doenças causadas por alimentos inclui análise do conhecimento do paciente sobre o preparo de alimentos e formas de armazenamento. Por exemplo, o paciente sabe como verificar a validade de alimentos e laticínios? Há alimentos frescos e não estragados no refrigerador? Lava frutas e vegetais frescos corretamente antes de os consumir? Avalie sinais clínicos de infecção conduzindo um exame gastrintestinal e da função do sistema nervoso central observando presença de febre e analisando os resultados de culturas de fezes e êmese. A avaliação adicional inclui a inspeção de alimentos e fontes de água e das práticas de higienização das mãos por parte do paciente e de sua família.

A avaliação do conforto ambiental da casa de um paciente inclui avaliar quando ele normalmente emprega sistemas de aquecimento e refrescamento. O paciente dispõe de uma lareira ou um aquecedor? A casa tem ar-condicionado ou ventiladores? Informe pacientes que utilizam aquecedores sobre o risco de incêndios. Existem detectores de fumaça e de monóxido de carbono (CO) funcionais e atualizados? Há extintores posicionados estrategicamente pela casa e verificados regularmente?

Quando os pacientes residem em casas mais antigas, incentive-os a solicitar inspeção da tinta, poeira e solo para presença de chumbo. Como o chumbo também advém da solda ou consertos no encanamento da casa, os pacientes necessitam testar a água de cada torneira da casa. Instituições de saúde locais ajudarão os proprietários dos imóveis a localizar um inspetor qualificado para obter amostras de diversas localidades e analisá-las para conteúdo de chumbo em laboratório.

Risco de quedas. À medida que você avalia tanto o ambiente de cuidado de saúde como o ambiente domiciliar de um paciente, simultaneamente considera a presença de riscos de queda. A identificação de riscos de queda (p. ex., equilíbrio prejudicado, acuidade visual reduzida) é essencial para determinar as intervenções-alvo necessárias para a prevenção de quedas. Existem muitos instrumentos de avaliação de risco de queda usados pelas instituições de saúde. Grande parte das ferramentas inclui categorias de risco como idade, história de queda, hábitos de eliminação, medicações de alto risco, mobilidade e cognição. Algumas incluem a avaliação da presença de equipamentos para cuidados dos pacientes (como cateter permanente ou infusão IV) que tornam incômoda a mobilidade. No mínimo, a avaliação deve ser completada no momento da admissão, quando ocorrer mudança na condição do paciente, após uma queda ou quando o paciente for transferido (AHRQ, 2018). Pacientes que apresentam risco de queda requerem avaliações contínuas. Quando um paciente apresenta histórico prévio de queda, é preciso perguntar-lhe sobre a natureza da queda e o que ele acredita tê-la ocasionado. Dê foco a essa informação para determinar se há persistência da condição ou risco. Em muitos casos, membros da família são importantes recursos para a avaliação do risco de queda de pacientes. Familiares em geral sabem relatar o nível de confusão e capacidade de deambulação ou uso seguro do banheiro por parte do paciente. Com base nos resultados da avaliação do risco de queda, você deverá implementar Precauções Universais de Quedas e outras intervenções baseadas em evidências com intuito de prevenir quedas. É muito importante que você informe o paciente e membros da família sobre os riscos de queda identificados em sua avaliação. Muitas vezes, pacientes mais jovens não têm noção de como medicações e tratamentos podem causar tonturas, hipotensão ortostática ou alterações no equilíbrio. Quando os pacientes não têm ciência dos riscos, também têm menos propensão a pedir ajuda. Se os membros da família forem informados, em geral chamarão ajuda (quando visitarem os pacientes) a fim de lhes garantir a assistência adequada.

No contexto de cuidados primários, a American Geriatrics Society (AGS) e a British Geriatrics Society (BGS) têm uma diretriz de prática clínica para avaliação e gestão de riscos de quedas (AGS/BGS, 2011; Huntzinger, 2010) (Figura 27.2). A diretriz recomenda a triagem referente a riscos de quedas de todos os adultos a partir de 65 anos, anualmente. Essa triagem consiste em perguntar aos pacientes se eles caíram duas ou mais vezes no ano anterior, se procuraram serviço de saúde devido a uma queda ou, se não tiverem caído, se eles se sentem instáveis quando andam. Pacientes que respondem positivamente a qualquer uma destas perguntas apresentam maior risco de quedas e devem ser avaliados mais profundamente (Phelan et al., 2015). Pessoas que caíram uma vez sem ferimentos devem ter seu equilíbrio e marcha avaliados; aqueles com anormalidades de marcha ou equilíbrio devem passar por mais avaliações.

Kylie é recebida à porta pela filha da Sra. Cohen, Meg. Kylie entra na casa da Sra. Cohen e imediatamente começa a observar a sala, verificando a condição do cômodo e notando qualquer risco de segurança. Ela é levada à sala de estar da paciente, onde há vários tapetes soltos e duas pilhas de revistas no chão, perto de uma poltrona. Kylie se recorda, por experiências anteriores com avaliação de casas de pacientes, que essa é uma área a ser enfocada. Meg, então, leva Kylie até o quarto da paciente, onde ela encontra a Sra. Cohen sentada em uma cadeira ao lado da cama. O quarto tem uma iluminação fraca. Kylie se apresenta e diz: "É um prazer conhecê-la, Sra. Cohen. Meu nome é Kylie, e serei sua enfermeira de cuidados domiciliares. Gostaria de conhecê-la um pouco mais para descobrir como posso ajudá-la. Tudo bem para a senhora?" A Sra. Cohen responde: "Bem, Meg me ajuda bastante, mas com este AVE sei que posso contar com sua ajuda." Kylie diz: "Ótimo. Deixe-me começar fazendo

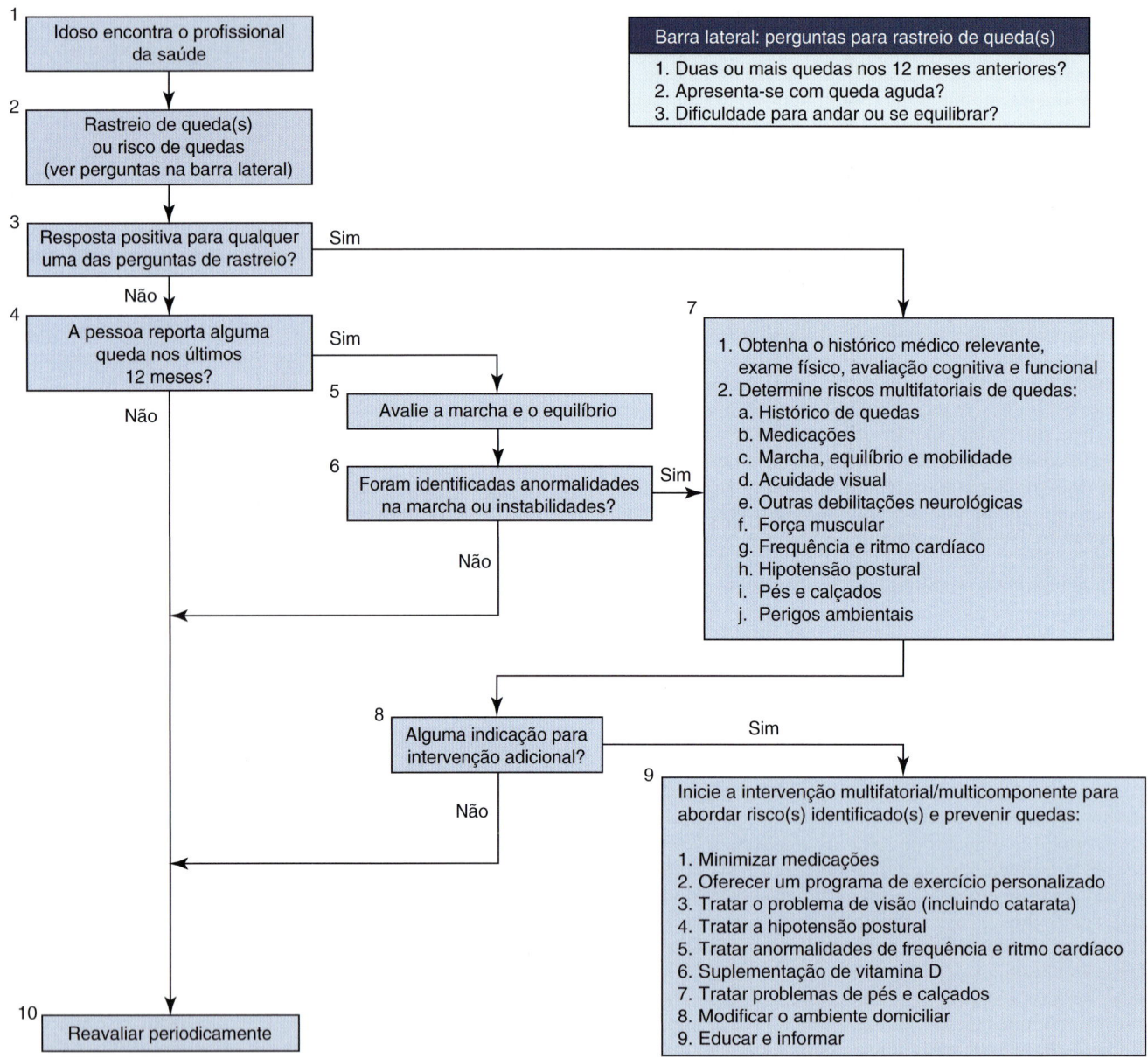

Figura 27.2 Algoritmo de prevenção de quedas das diretrizes de prática clínica da American Geriatrics Society/British Geriatrics Society de 2011. (De American Geriatrics Society [AGS]/British Geriatrics Society [BGS]: Summary of the updated American Geriatrics Society/British Geriatrics Society Clinical Practice Guideline for Prevention of Falls in Older Persons, Panel on Prevention of Falls in Older Persons, American Geriatrics Society and British Geriatrics Society, *J Am Geriatr Soc* 2011. https://geriatricscareonline.org/ProductAbstract/updated-americangeriatrics-societybritish-geriatrics-society-clinical-practice-guideline-for-prevention-of-falls-in-older-persons-and-recommendations/CL014. Accessed June 22, 2021.)

algumas perguntas. Diga-me qual ajuda a senhora precisa mais." A Sra. Cohen responde: "O médico me receitou vários medicamentos novos. Se meus filhos não puderem estar aqui, eu preciso saber como tomá-los corretamente. Quero recuperar a força do meu braço e da minha perna para que eu possa andar." Kylie diz: "Ajudar com seus medicamentos e fazer a senhora andar de novo. É um bom plano. Agora, diga-me, a senhora caiu em casa alguma vez nos últimos 12 meses antes de seu AVE?" A Sra. Cohen responde: "Hum, deixe-me ver…" e Meg responde: "Mãe, você se lembra de que escorregou na sala de estar e caiu sobre o quadril há mais ou menos 4 meses? Felizmente, você não se machucou." Kylie pergunta: "É na sala de estar que a senhora passa a maior parte do seu tempo?" E Sra. Cohen responde: "Sim, é." Kylie continua com sua avaliação de risco de quedas e examina a força e a capacidade de se levantar da Sra. Cohen (a equipe de fisioterapia do hospital forneceu um andador). Kylie sabe, por experiência prévia, que permitir que os pacientes façam um autorrelato de sua capacidade de andar é, geralmente, incorreto. A avaliação precisa envolver o paciente andando de fato. A Sra. Cohen consegue se levantar mas tem uma fraqueza óbvia na perna esquerda, e a preensão da mão esquerda também é fraca. Quando ela dá um passo, Kylie nota que ela arrasta seu pé esquerdo. A Sra. Cohen consegue usar seu braço esquerdo, mas tem dificuldade para avançar o andador. Kylie explica à Sra. Cohen: "Minha preocupação é com sua segurança em casa. Seu AVE causou uma fraqueza que aumenta seu risco de cair. Quero falar mais sobre isso, mas primeiro gostaria de verificar as condições de segurança da sua casa. Pode ser?" A Sra. Cohen diz: "Sim, por favor."

Recursos psicossociais. Pelo fato de que vários fatores influenciam a segurança dos pacientes, uma avaliação de segurança não está completa a menos que inclua uma revisão dos recursos psicossociais e financeiros do paciente. Se um familiar cuidador estiver envolvido nos cuidados de um paciente, saiba o quanto essa pessoa conhece e compreende as necessidades desse paciente, qual é sua disposição e capacidade física para auxiliar e se ela sabe como realizar as atividades de cuidado. Determine se o paciente dispõe de recursos financeiros para garantir sua segurança; o paciente consegue pagar por seus medicamentos, dispositivos de assistência ou reparos necessários na residência? Se um paciente não conta com um familiar cuidador primário, quem, dentre a comunidade imediata, está disponível para ajudar?

Enquanto Kylie observa a Sra. Cohen, ela diz a Meg: "Diga-me, com que frequência você está aqui para ajudar sua mãe?" E Meg responde: "Bem, agora estou ocupando o quarto extra aqui até que ela fique mais forte. O fisioterapeuta virá amanhã. Meu irmão vem depois do trabalho sempre que pode." Kylie pergunta: "Você concorda com sua mãe de que o controle de seus medicamentos e ajudá-la a andar são suas principais necessidades?" Meg responde: "Acho que sim. Fico preocupada com ela quando tiver que ficar sozinha novamente." Kylie pergunta: "Você acha que não é seguro para ela?" Meg responde: Bom, eu sei que ela quer ficar na casa dela. Os médicos queriam que ela fosse para a reabilitação, mas ela insistiu em voltar para casa."

❖ **Análise e diagnóstico de enfermagem**

Aplique pensamento crítico ao reunir dados do histórico de enfermagem, reconheça quaisquer pistas entre os achados/características definidoras e comece a identificar padrões entre os dados. Sua análise de quaisquer padrões de dados, incluindo fatores de risco, permitirá que você faça o julgamento clínico necessário para identificar diagnósticos de enfermagem relevantes (Boxe 27.5). Além do agrupamento preciso dos dados do histórico, uma parte importante da formulação de diagnósticos de enfermagem é a identificação de fatores causais ou relacionados (quando o diagnóstico for *negativo* ou focado no problema) ou fatores de risco (quando o diagnóstico constituir um diagnóstico de risco). Você deve selecionar intervenções que tratem ou modifiquem o fator relacionado de *risco* para que o diagnóstico seja resolvido. Por exemplo, o diagnóstico de enfermagem *Risco de Quedas* pode estar associado a alterações de mobilidade ou visuais como fatores de risco. A alteração da mobilidade levará você a selecionar intervenções de enfermagem como exercícios de amplitude de movimento (ADM), deambulação supervisionada mais frequente ou orientação acerca do uso correto de dispositivos como corrimões, bengalas ou muletas. Consulte também o profissional da saúde do paciente acerca do encaminhamento a um fisioterapeuta. Se o fator de risco for o comprometimento visual, selecione intervenções diferentes como manter a área de estar bem iluminada, orientar o paciente acerca de seu entorno ou manter os óculos do paciente limpos, perto dele e bem protegidos. Quando você não identifica os fatores de risco corretos para o diagnóstico *Risco de Quedas*, o uso de intervenções inadequadas ou omissão de intervenções adequadas pode aumentar o risco de queda do paciente. Exemplos de diagnósticos adicionais para pacientes com riscos de segurança incluem:

- Risco de lesão
- Confusão aguda
- Conhecimento deficiente
- Risco de envenenamento.

Kylie analisa seus achados/características definidoras até o momento. Ela sabe que continuará seu histórico durante a próxima visita domiciliar. Atualmente, ela reconhece um padrão com a idade da Sra. Cohen, seu histórico de quedas anteriores, força reduzida e equilíbrio prejudicado, além de perigos ambientais como riscos para o diagnóstico de **Risco de Quedas**. A fraqueza da perna esquerda da paciente, sua menor capacidade de avançar o andador, preensão manual enfraquecida e o ato de arrastar seu pé esquerdo são achados/características definidoras de **Mobilidade Física Prejudicada**. Kylie planeja avaliar mais completamente a capacidade da Sra. Cohen de ficar em casa sozinha com segurança. Ela colaborará com o fisioterapeuta nessa avaliação. Por enquanto, ela vê interesse por parte da paciente em aprender e ser capaz de recuperar a força, e sua clareza cognitiva em ser capaz de fazer perguntas, como um padrão de achados de **Disposição para Controle da Saúde Melhorado**.

❖ **Planejamento de enfermagem e identificação de resultados**

O pensamento crítico é uma importante ferramenta para a segurança dos pacientes. Pacientes com riscos reais ou potenciais de segurança recebem intervenções centradas no paciente que previnam e minimizem

---

Boxe 27.5 Processo de diagnóstico de enfermagem

Risco de quedas

Atividades do histórico de enfermagem	Achados do histórico
Observe postura, amplitude de movimento, marcha, força, equilíbrio e alinhamento corporal do paciente	Diminuição da força na extremidade inferior da perna esquerda; arrasta o pé esquerdo, a preensão da mão esquerda é fraca ao segurar o andador, demonstração de marcha instável, equilíbrio prejudicado quando de pé
Avalie a acuidade visual do paciente – capacidade de ler, identificar objetos distantes	Relata dificuldade de enxergar à noite Visão turva, incapaz de identificar objetos próximos sem óculos
Faça uma análise de perigos domésticos	Casa mal iluminada Quantidade excessiva de móveis na sala Tapetes não seguros ao longo da casa Ausência de barras de apoio no banheiro

as ameaças específicas à sua segurança. O conhecimento sobre a atual condição de saúde do paciente e como ela impõe riscos de segurança, a gravidade desses riscos e os recursos de que o paciente dispõe para minimizar os riscos dá informações ao enfermeiro sobre como planejar de forma crítica os cuidados relativos a cada diagnóstico de enfermagem. Quando a promoção de saúde é o foco de um enfermeiro, o conhecimento adquirido durante o histórico de enfermagem sobre as crenças e atitudes de um paciente a respeito da segurança garantirá que as intervenções escolhidas sejam centradas no paciente. Padrões profissionais como as Precauções Universais de Quedas ou padrões da AGS são componentes importantíssimos em qualquer plano de prevenção de quedas.

Achados de avaliações ambientais de um enfermeiro são fundamentais para o planejamento de estratégias de segurança. A condição da casa e das cercanias de um paciente ou a presença de perigos dentro de um ambiente de cuidados de saúde observada devem ser consideradas em qualquer plano de cuidados. Quando você estiver se preparando para qualquer procedimento, considere os princípios de segurança. Pergunte a si mesmo se as tarefas de cuidados podem ser delegadas com segurança ou se você precisa da ajuda de auxiliares de enfermagem para realizar um procedimento corretamente. O tempo desempenha um papel na sua abordagem de cuidado. Por exemplo, se o paciente está sob precauções de queda, você deve estar atento e ter certeza de que as necessidades do paciente sejam atendidas oportunamente. Se você demorar a voltar até um paciente que está no banheiro, ou usando um urinol (comadre ou patinho), ou sentado em uma cadeira, um paciente que seja independente ou inquieto pode se levantar sozinho sem assistência e cair.

Delineie suas intervenções no sentido de ajudar o paciente a se sentir seguro para se locomover e interagir livremente com seu entorno. O plano de cuidados aborda todos os aspectos das necessidades do paciente e utiliza recursos da equipe de saúde e comunidade sempre que apropriado. Sintetize a informação de forma crítica a partir de múltiplas fontes (Figura 27.3). Reflita também sobre experiências prévias nas quais seus pacientes se beneficiaram de intervenções de segurança. Essa experiência ajuda você a adaptar as abordagens com cada novo paciente. Aplicar atitudes de pensamento crítico como a criatividade ajuda você a trabalhar em colaboração com o paciente no planejamento de intervenções relevantes e úteis, particularmente durante a realização de mudanças no ambiente domiciliar.

Resultados. Você deve trabalhar em colaboração com seu paciente, familiar cuidador e outros membros da equipe de saúde ao definir metas e resultados esperados no processo de planejamento (ver *Plano de cuidados de enfermagem*). O paciente que participa ativamente da redução de ameaças à segurança torna-se mais alerta a perigos potenciais e tem maior propensão de aderir ao plano. Certifique-se de que os resultados para cada diagnóstico de enfermagem sejam mensuráveis, realistas e que levem em consideração os recursos disponíveis ao paciente. Concentre os resultados na remoção dos riscos ou na gestão dos fatores relacionados que contribuem para um diagnóstico de enfermagem. Entre os exemplos podemos citar:

- O paciente permanece livre de lesões em 1 mês
- O paciente adota precauções de segurança no trabalho em 1 semana
- O paciente remove barreiras ambientais na residência em 1 mês.

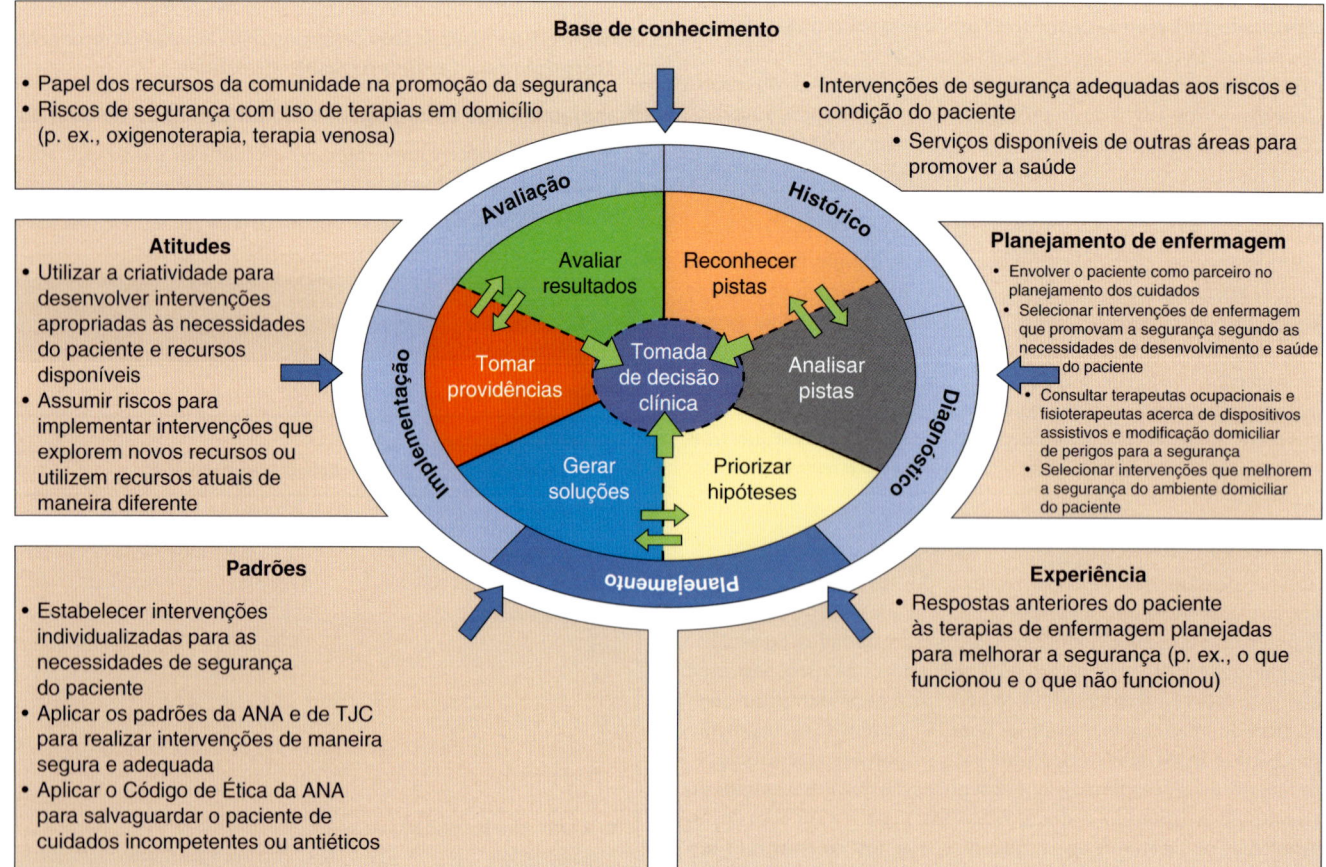

Figura 27.3 Modelo de pensamento crítico para o planejamento de segurança. *ANA*, American Nurses Association; *CMS*, Centers for Medicare and Medicaid Services. (Copyright do Modelo de Medida de Julgamento Clínico © NCSBN. Todos os direitos reservados.)

Capítulo 27 Segurança do Paciente e Qualidade

Plano de cuidados de enfermagem

Risco de quedas

HISTÓRICO DE ENFERMAGEM

Atividades do histórico de enfermagem	Achados/características definidoras[a]
Conduza uma avaliação de riscos na residência.	A mesa da cozinha está obstruída com correspondências não abertas e papeladas. **Há tapetes soltos pelo chão**; a **iluminação do banheiro e do quarto é fraca** (lâmpadas de 40 watts); **não há barras de segurança na banheira**.
Observe a marcha e a postura.	A paciente consegue sustentar o peso na perna direita (dominante). **Inclina-se para frente quando segura o andador. Movimenta a perna esquerda lentamente, arrasta o pé esquerdo, fraqueza de preensão na mão esquerda**.
Avalie as medicações prescritas.	A paciente **está tomando um anti-hipertensivo**, **um diurético**, cálcio, vitamina D e medicamento para a tireoide.

[a]Achados/características definidoras estão destacados em negrito.

Diagnóstico de enfermagem: risco de quedas

PLANEJAMENTO

Resultados esperados (NOC)[b]

Conhecimento: segurança pessoal

A paciente e sua filha identificarão riscos pessoais e ambientais de quedas em 1 semana.

A paciente e sua filha selecionarão métodos de prevenção para evitar quedas em casa na conclusão da sessão de ensino (2 semanas).

Comportamento de prevenção de quedas

A paciente não cairá em 1 mês.

[b]Designações de classificação de resultados extraídas de Moorhead S et al., editors: *Nursing Outcomes Classification (NOC)*, ed 6, St Louis, 2018, Elsevier.

INTERVENÇÕES (NIC)[c]	JUSTIFICATIVA
Prevenção de quedas	
Revise os achados da avaliação de perigos domésticos com a paciente e a filha e colabore com um terapeuta ocupacional nas mudanças propostas: remoção de tapetes soltos, instalação de barras de segurança no banheiro, aumento da intensidade da iluminação nos cômodos (para 75 watts).	A avaliação de perigos domésticos destaca fatores extrínsecos que levam a quedas e que podem ser alterados. Modificações na casa, quando feitas por terapeutas ocupacionais, podem reduzir quedas entre idosos de alto risco que vivem em lares comunitários (Stark et al., 2017).
Discuta com a paciente e a filha as mudanças normais do envelhecimento, os efeitos específicos do acidente vascular encefálico recente e os riscos associados de lesões, e como reduzir os riscos.	Educação sobre os perigos reduz o medo de cair (Olsen e Bergland, 2014).
Colabore com o fisioterapeuta para iniciar os exercícios adequados de fortalecimento das extremidades superiores e inferiores. Siga as orientações do fisioterapeuta para uso do andador.	O uso seguro de dispositivos de assistência reduz o risco de quedas. Os profissionais da saúde devem enfatizar a importância do uso do andador para prevenção de lesões por meio de educação do paciente para promover relevância pessoal, condicionamento adequado e treinamento (Luz et al., 2017).
Consulte o fisioterapeuta e o terapeuta ocupacional para avaliar a necessidade de treinamento de resistência e uso de dispositivos de assistência para cifose, fraqueza do lado esquerdo e marcha.	Uma intervenção de exercícios multicomponentes composta de treinamento de força, resistência e equilíbrio demonstrou ser a melhor estratégia para melhorar os índices de quedas, capacidade de marcha, equilíbrio e *performance* de força em idosos fisicamente frágeis (Cadore et al., 2013).

[c]Designações de classificação de intervenções extraídas de Butcher HK et al., editors: *Interventions Classification (NIC)*, ed 7, St Louis, 2018, Elsevier.

AVALIAÇÃO

Ações de enfermagem	Resposta da paciente
Peça que a paciente e a filha identifiquem riscos de queda e o plano de mudanças na casa.	A paciente identificou a queda anterior e a fraqueza do lado esquerdo como riscos de queda.
	A paciente identificou as pilhas de revistas e a correspondência aglomerada na sala da família e os tapetes soltos no chão como perigos para a segurança.
	A filha identificou perigos no banheiro, incluindo a iluminação do banheiro e a falta de barras de segurança.
Peça que a paciente e a filha identifiquem estratégias de prevenção de quedas planejadas para a casa.	A paciente e a filha concordam em remover os tapetes soltos da sala.
	O filho diz que ajudará a instalar a iluminação e as barras de segurança.
Reavalie caso a paciente sofra alguma queda no mês.	A paciente não sofreu nenhuma queda.

Kylie estabelece o resultado de "A paciente não cairá em 1 mês" para o diagnóstico de **Risco de Quedas**. Kylie espera prolongar o parâmetro de tempo para o resultado, mas ela sabe que a Sra. Cohen apresenta alto risco de quedas enquanto se recupera de seu AVE. Prevenção de quedas será uma prioridade nas primeiras semanas. O resultado de **Mobilidade Física Prejudicada**, "A paciente deambulará corretamente com o andador em 2 semanas" é ambicioso para a Sra. Cohen. A paciente tem fraqueza óbvia do lado esquerdo, mas Kylie planeja trabalhar em colaboração com o fisioterapeuta e com os filhos da Sra. Cohen para planejar estratégias de reabilitação com intuito de fortalecer a capacidade de deambulação da Sra. Cohen. Quanto ao diagnóstico de **Disposição para Controle da Saúde Melhorado**, Kylie estabelece o resultado de "A paciente identificará riscos pessoais de queda em 1 semana". Kylie pretende fazer da prevenção de quedas a prioridade absoluta para a paciente, pois durante essas próximas semanas, com a instabilidade da paciente após um AVE, mobilidade segura é imprescindível. Ela planeja centralizar a educação da paciente inicialmente na prevenção de quedas. Depois, ela passaria a dedicar seu tempo à adesão aos tratamentos medicamentosos, pois a paciente está ansiosa para aprender.

Definição de prioridades. Durante o histórico de enfermagem, o enfermeiro aprende muito sobre um paciente. Uma vez estabelecidos os diagnósticos de enfermagem, o enfermeiro utiliza julgamento clínico e aplica o conhecimento sobre o paciente para priorizar diagnósticos e intervenções escolhidas para o plano de cuidados. A Figura 27.4 apresenta um mapa conceitual para a Sra. Cohen. O mapa demonstra a inter-relação de todos os diagnósticos de enfermagem. Diagnósticos referentes à segurança do paciente são geralmente a principal prioridade para os pacientes. No entanto, quando se cuida de um paciente que não compreende os riscos de segurança ou que está relutante a

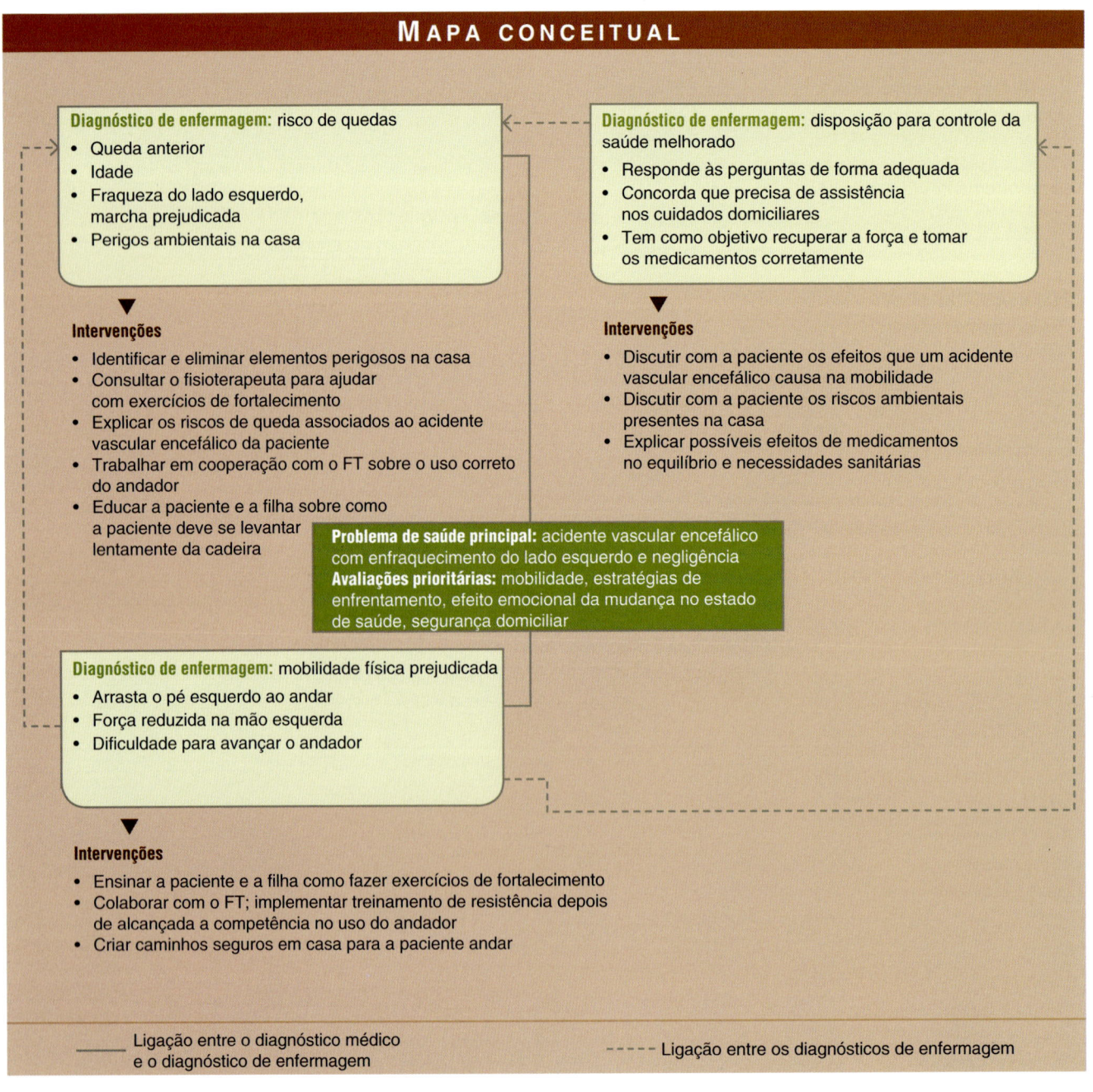

Figura 27.4 Mapa conceitual para a Sra. Cohen. *FT*, fisioterapeuta.

se envolver e participar de sua própria segurança, outras prioridades podem surgir. Por exemplo, se o paciente não entende por que uma condição neurológica impõe riscos para a segurança, educação direcionada sobre os riscos relacionados a problemas de marcha, equilíbrio ou coordenação pode ser necessária.

Selecione as prioridades com base na gravidade ou urgência do risco, estágio de desenvolvimento do paciente, nível de saúde, preferências de estilo de vida e necessidades culturais (Boxe 27.6). O planejamento envolve uma compreensão acerca da necessidade de que o paciente mantenha independência utilizando suas capacidades físicas e cognitivas. Busque um consenso com o paciente e sua família (quando apropriado) acerca do tipo de intervenções que serão realizadas (QSEN, 2020). Trabalhe em colaboração no sentido de estabelecer meios para manter ou encorajar o envolvimento ativo do paciente no ambiente domiciliar e de cuidados de saúde. A educação do paciente e do familiar cuidador também constituem uma importante intervenção a ser planejada para diminuir os riscos de segurança a longo prazo.

> **Pense nisso**
>
> Considere um paciente de quem você cuidou recentemente. Como você priorizou o atendimento às necessidades de segurança desse paciente?

Trabalho em equipe e colaboração. A colaboração com o paciente, seu familiar cuidador e profissionais da saúde, como assistência social, terapia ocupacional e fisioterapia, torna-se uma parte importante do plano de cuidados. Por exemplo, pacientes em hospitais geralmente necessitam frequentar um centro de reabilitação para ganhar força e resistência antes de receberem alta e voltarem para casa, ou os enfermeiros trabalharão com fisioterapeutas que fazem visitas domiciliares para aplicar as terapias. Terapeutas ocupacionais são úteis no ambiente domiciliar para fazer recomendações de instalação de corrimões nas escadas, superfícies antideslizantes nos banheiros e melhorias na iluminação (Stark et al., 2017). A comunicação com todos os participantes do plano de cuidados é essencial.

Você deve comunicar fatores de risco e o plano de cuidados ao paciente, família e demais profissionais de saúde, incluindo outras áreas e enfermeiros de outros turnos. Certifique-se de que os auxiliares de enfermagem (AEs) estejam familiarizados com quaisquer fatores de risco que possam afetar a forma com que eles prestam atendimento. Quadros brancos permanentes em um ambiente hospitalar ou de cuidados prolongados ficam, geralmente, instalados nos quartos dos pacientes. Use esses quadros para comunicar informações pertinentes sobre o paciente, como riscos de quedas, nível de atividade, nível de assistência necessária para atividades e quaisquer intervenções de prevenção de quedas (quando relevantes) a todos os profissionais da saúde. Uma abordagem padrão de comunicação como a ISBAR ([*I*ntrodução], *S*ituação, *B*ase, *A*valiação e *R*ecomendação) ou SBAR ajuda você a obter e organizar a informação sobre pacientes diante do surgimento de problemas (ver Capítulo 24).

Pacientes necessitam ser capazes de identificar, selecionar e saber como utilizar recursos de sua comunidade (p. ex., lares da vizinhança, delegacias de polícia locais e vizinhos que estejam dispostos a verificar seu bem-estar) que melhoram sua segurança. Certifique-se de que o paciente e o familiar cuidador compreendam a necessidade desses recursos e como contatá-los, e determine se estão dispostos a realizar alterações que promovam sua segurança.

❖ Implementação

A QSEN (2020) delineia habilidades recomendadas para garantir competência de enfermagem na segurança dos pacientes. Dentre elas, constam habilidades que envolvem práticas de enfermagem seguras durante os cuidados diretos:

- Demonstrar uso efetivo da tecnologia e práticas padronizadas que apoiem a segurança e a qualidade
- Demonstrar uso efetivo de estratégias que diminuam os riscos de lesão a si e aos outros
- Uso de estratégias adequadas (p. ex., funções preventivas, *checklists*) para diminuir o apoio exclusivamente na memória
- Comunicar observações ou preocupações relacionadas a perigos e erros aos pacientes, famílias e equipe de saúde.

Pensamento crítico e julgamento clínico andam lado a lado quando se direcionam intervenções de enfermagem para a manutenção da segurança do paciente em todos os tipos de ambientes de cuidados de saúde. Reflita sobre seu conhecimento dos riscos específicos de um paciente e sempre antecipe e procure por perigos ambientais e abordagens para evitar esses riscos. Você implementará medidas de promoção da saúde e prevenção de doenças no contexto da comunidade, sendo a prevenção uma prioridade do contexto de cuidados agudos.

Boxe 27.6 Aspectos culturais do cuidado

Abordagem de cuidados centrada no paciente

A hospitalização deixa pacientes suscetíveis a risco de lesões devido ao ambiente confuso e pouco familiar. A experiência é, em geral, minimamente assustadora. Deixam de existir as pistas normais, como uma cama sem barras laterais ou a direção usual para chegar até o banheiro. Processos de pensamento e mecanismos de enfrentamento são afetados por doenças e pelas emoções que as acompanham. Por essa razão, os pacientes tornam-se mais suscetíveis a lesões. Essa vulnerabilidade, em geral, é intensificada no caso de pacientes com passados diferentes. É responsabilidade do enfermeiro proteger diligentemente todos os pacientes, independentemente de seu estado socioeconômico e passado cultural. A maioria dos eventos adversos tem relação com falhas de comunicação. Seja sensível e consciente em relação a pacientes com baixo grau de letramento em saúde à medida que você realiza o histórico de enfermagem e tenta implementar medidas de cuidados seguras. Avalie o grau de letramento em saúde de todos os pacientes. Certifique-se de que você utiliza uma abordagem que reconhece o passado cultural do paciente de modo que que possa realizar as perguntas adequadas para revelar comportamentos de saúde e riscos. Tenha ciência das crenças culturais sobre contenções físicas ao cuidar de pacientes que necessitam de contenção. Contenções físicas podem ser percebidas como uma ameaça significativa para alguém que veio de uma cultura de violência. A segurança do paciente é melhorada quando você considera a pessoa como um todo e valoriza a visão de cada situação de cuidado por meio "dos olhos do paciente", não somente sob sua perspectiva pessoal. Algumas diretrizes de segurança centradas no paciente sobre o uso de contenções são fornecidas a seguir.

Implicações para os cuidados centrados no paciente

- Diante da necessidade de contenções, avalie seu significado para o paciente e a família. Algumas culturas podem perceber contenções como desrespeitosas. Da mesma forma, alguns sobreviventes de guerra ou perseguição, bem como indivíduos com transtorno de estresse pós-traumático podem ver contenções como prisões ou punição
- Trabalhe em colaboração com membros da família para acomodar as perspectivas culturais do paciente sobre contenções. Remover as contenções quando os membros da família estão presentes demonstra respeito e cuidado pelo paciente
- Conheça os protocolos da instituição quando identificar potenciais áreas de negociação com as preferências do paciente/família para uso de contenções, incluindo deixar que os membros da família permaneçam com o paciente.

Promoção da saúde. A promoção da saúde exige que o indivíduo esteja em um ambiente seguro e pratique um estilo de vida que minimize riscos de lesões. A escolha das intervenções por parte do enfermeiro dependerá, em parte, do conhecimento reunido sobre os valores culturais a respeito da saúde e do ambiente seguro do paciente. Existem estratégias passivas e ativas voltadas para a promoção da saúde. Estratégias passivas incluem medidas de saúde pública (p. ex., educação do público sobre surtos de doenças e segurança na vizinhança, fechamento de escolas durante períodos de clima desfavorável, restrições para viagens e avaliação de viajantes) e intervenções legislativas governamentais (p. ex., leis de saneamento e purificação da água) (ver Capítulo 3). Estratégias ativas são estratégias com as quais um indivíduo se envolve ativamente por meio de mudanças em seu estilo de vida (p. ex., adotar melhor saúde nutricional ou programas de exercícios, uso de cinto de segurança) e participação em programas de bem-estar.

Enfermeiros podem promover a saúde individual e da comunidade em apoio à legislação, atuando como exemplos positivos e trabalhando em contextos da comunidade. Ser culturalmente competente dentro de um contexto comunitário vem do estabelecimento de uma relação de confiança com os membros da comunidade. Condições ambientais e práticas comunitárias influenciam se a pessoa consegue focar em comportamentos saudáveis. Portanto, enfermeiros da comunidade e de cuidado domiciliar devem avaliar medidas recomendadas de segurança que se encaixem nos ambientes domiciliar, escolar, da vizinhança e no trabalho do paciente.

Intervenções no período de desenvolvimento

Lactentes, bebês e crianças em idade pré-escolar. Crianças em fase de crescimento e curiosas necessitam de adultos para protegê-las de lesões. Os enfermeiros desempenham um papel fundamental na educação dos pacientes acerca da redução de riscos de doenças e lesões em crianças e ensinam métodos de promoção da saúde no ambiente doméstico (Tabela 27.2). Intervenções baseadas em evidências que são eficazes para melhorar as taxas de imunização infantil incluem sistemas de lembretes/chamadas (cartões postais, cartas, telefonemas ou uma combinação desses) e contatos, gestão de casos, visitas domiciliares e vacinações em casa para populações de difícil acesso (Frew e Lutz, 2017). A AAP (2021b) recomenda os seguintes passos adicionais para pais que hesitam em aderir à vacinação:

- Ouça as preocupações dos pais e reconheça de forma a não estabelecer confronto. Isso aumenta sua propensão a ouvir as perspectivas do profissional da saúde
- Trabalhe em parceria com os pais na tomada de decisões. Certifique-se de que os pais compreendam a informação sobre vacinas. Esclareça e reitere as crenças corretas dos pais sobre imunização e modifique seus conceitos errados
- Discuta os benefícios de vacinas e a possibilidade de eventos adversos. Esteja aberto ao que se sabe ou não sobre imunizações
- Enfatize o número de vidas salvas pela imunização como abordagem positiva.

Tabela 27.2 Intervenções para a promoção da segurança de crianças e adolescentes.

Intervenção	Justificativa
Lactentes e bebês	
Manter objetos macios, brinquedos, almofadas de berços e lençóis soltos longe da área do sono do bebê. Certifique-se de que não haja nada cobrindo a cabeça do bebê	Reduz o risco de síndrome da morte súbita do lactente (SMSL). Há possibilidade de esses itens causarem risco de asfixia, estrangulação ou aprisionamento
Utilize uma superfície firme como um colchão de berço com aprovação de segurança forrado com lençol justo	Reduz a asfixia
Prepare a área do sono do bebê próxima ao local em que dormem os pais. O bebê não deve dormir em uma cama de adulto, em sofá ou em poltrona nem sozinho nem com um dos pais ou qualquer outra pessoa	Proporciona uma área de sono segura
Lactentes devem ser imunizados e passar por *checkups* regulares	Evidências sugerem que a imunização diminui o risco de SMSL e outras doenças preveníveis
Não acople chupetas em cordões ou laços ao redor do pescoço do bebê	Cordões ou fitas ao redor do pescoço aumentam o risco de asfixia
Siga todas as instruções de preparo e armazenamento de fórmulas	Preparo e armazenamento corretos da fórmula previnem a contaminação. Seguir as orientações do produto garante a concentração correta da fórmula; a diluição excessiva não fornece nutrientes suficientes
Utilize brinquedos grandes e macios sem partes pequenas como botões	Partes pequenas se soltam e podem causar asfixia e broncoaspiração
Não deixe a lateral de cercadinhos abaixada; as grades do berço devem ter distância inferior a 6 cm entre si	Há possibilidade de a criança ficar presa do lado em que a lateral está abaixada ou entre as grades do berço, podendo ocorrer asfixia
Nunca deixe as laterais do berço abaixadas ou bebês sozinhos sobre trocadores ou em assentos infantis, balanços, andadores ou cadeiras altas	Lactentes e bebês rolam ou se movem e caem de trocadores ou acessórios como assentos ou balanços
Interrompa o uso de acessórios como assentos infantis e balanços quando a criança se tornar muito ativa ou fisicamente muito grande e/ou segundo recomendações do fabricante	Quando a criança é fisicamente ativa ou muito grande, pode cair desses acessórios e sofrer alguma lesão
Nunca deixe uma criança sozinha no banheiro, banheira ou próxima de uma fonte de água (p. ex., piscina)	A supervisão diminui o risco de afogamento acidental

Tabela 27.2 Intervenções para a promoção da segurança de crianças e adolescentes. (*Continuação*)

Intervenção	Justificativa
Ajuste a casa com medidas de segurança para bebês; remova objetos pequenos ou afiados e substâncias tóxicas ou venenosas, incluindo plantas; instale travas de segurança nos armários em nível do solo	Bebês exploram o mundo com as mãos e boca. Pode ocorrer asfixia e envenenamento
Remova sacolas plásticas de supermercado da casa	A remoção reduz o risco de asfixia por sacolas plásticas
Cubra as tomadas	Tampas reduzem a chance de bebês que engatinham inserirem objetos nas tomadas e sofrerem choque elétrico
Instale travas sem chave ou fechaduras tipo *deadbolt* nas portas acima do alcance da criança, mesmo quando estiverem em cima de uma cadeira	Fechaduras tipo *deadbolt* impedem bebês de sair da casa e se perderem. Travas sem chave permitem saída rápida em caso de incêndio
Cuidadores necessitam aprender manobras de reanimação cardiopulmonar (RCP) e de Heimlich	Cuidadores necessitam estar preparados para intervir em emergências agudas como asfixias
Crianças em idade pré-escolar	
Ensine as crianças a nadar desde pequenas, mas sempre as supervisione perto da água	Aprender a nadar é uma habilidade útil que pode salvar a vida de uma criança algum dia. Contudo, toda criança necessita de supervisão constante
Ensine crianças a atravessar ruas e caminhar em estacionamentos. Ensine-as a nunca correr atrás de uma bola ou brinquedo	Acidentes de pedestres envolvendo crianças pequenas são comuns
Ensine crianças a não conversar, não seguir nem aceitar nenhum item de um estranho	Evitar estranhos reduz o risco de lesão e sequestro
Ensine às crianças regras básicas de segurança, como uso correto de tesouras de segurança, não correr com objetos na boca ou nas mãos e nunca tentar usar o fogão ou forno sem ajuda	O risco de lesão é menor quando as crianças conhecem procedimentos básicos de segurança
Ensine crianças a não ingerir itens encontrados na rua ou na grama (p. ex., cogumelos, plantas)	Evitar esses itens reduz o risco de possível envenenamento
Remova portas de refrigeradores e congeladores sem uso. Oriente crianças a não brincar nem se esconder em porta-malas ou eletrodomésticos sem uso	Se a criança não puder sair livremente dos aparelhos ou porta-malas, poderá ocorrer asfixia
Crianças em idade escolar	
Ensine as crianças a andar de bicicleta e *skate* de maneira segura, incluindo o uso de capacete e regras viárias	Reduz lesões causadas por quedas de bicicleta, *skate* ou atropelamentos
Ensine às crianças técnicas adequadas para esportes específicos e a necessidade de usar acessórios de segurança (p. ex., capacetes, óculos, protetores dentários)	Uso de técnicas adequadas, equipamento correto e acessórios de proteção previne lesões
Ensine crianças a não operar equipamentos elétricos sem supervisão	Em caso de problema elétrico, não haveria ninguém para ajudar
Não permitir que crianças tenham acesso a armas de fogo ou de outros tipos. Manter todas as armas em armários trancados	Crianças muitas vezes ficam fascinadas com armas e tentam brincar com elas
Adolescentes	
Incentivar a matrícula em cursos de autoescola	Muitas lesões desse grupo etário têm relação com acidentes automobilísticos
Prover informação sobre os efeitos do tabagismo e uso de álcool e drogas	Adolescentes são altamente propensos a comportamentos de risco e são sujeitos a pressão por parte de colegas
Referir adolescentes a atividades da comunidade e da escola	Adolescentes necessitam de socialização com colegas, mas precisam de certo grau de supervisão
Incentivar relações de tutoria entre adultos e adolescentes	Adolescentes necessitam de exemplos para basear seu padrão de comportamento
Ensinar adolescentes sobre o uso seguro da internet	Evita o uso excessivo e possível exposição a *websites* inadequados

Adaptada de Hockenberry M, Wilson D: *Wong's nursing care of infants and children*, ed 11, St Louis, 2019, Elsevier.

Enfermeiros que trabalham em contextos de cuidados pré-natais e pós-parto normalmente incorporam a segurança no plano de cuidados de famílias com filhos. Enfermeiros da comunidade avaliam a casa e demonstram aos pais os meios para promover a segurança.

Crianças em idade escolar. Crianças em idade escolar exploram seu ambiente de forma crescente (ver Capítulo 12). Têm amigos fora de sua vizinhança íntima e se tornam mais ativas na escola, igreja e atividades da comunidade. Tais crianças necessitam de instrução específica acerca da segurança na escola e nas atividades recreativas. A Tabela 27.2 demonstra intervenções de enfermagem que ajudam a orientar pais na promoção da segurança de crianças em idade escolar.

Adolescentes. Riscos à segurança de adolescentes envolvem muitos fatores externos à casa, pois a maior parte do tempo é passado longe de casa, com os amigos (ver Capítulo 12). Adultos que servem de exemplo positivo para adolescentes demonstram como se comportar, como definir expectativas e orientar a fim de minimizar os riscos à segurança dos adolescentes. Devido à pressão que sofrem de amigos, esse grupo etário tem maior risco de se envolver com uso de álcool e drogas. Ademais, a incidência de suicídio é maior nessa idade. Tenha ciência dos riscos e esteja preparado para ensinar adolescentes e seus pais sobre as medidas necessárias para prevenir acidentes e lesões. Você também pode ajudar os pais a conhecer meios de minimizar os riscos de suicídio em adolescentes, incluindo a promoção de boas habilidades de resolução de problemas (p. ex., conflitos com amigos); suporte para conexões fortes com a família, amigos e pessoas da comunidade; acesso restrito a métodos letais de suicídio e demonstração de crenças culturais e religiosas que desencorajam o suicídio e apoiam a autopreservação (Kaslow, 2018).

Adultos. Riscos a adultos jovens e de meia-idade frequentemente resultam de fatores de estilo de vida, como criação de filhos, níveis elevados de estresse, nutrição inadequada, uso de armas de fogo, ingestão excessiva de álcool e abuso de substâncias (ver Capítulo 13). Nesta sociedade acelerada, também parece haver maior expressão de raiva, que pode rapidamente aumentar a predisposição a acidentes relacionados à "raiva nas estradas". Ajude adultos a compreender seus riscos de segurança e oriente-os para realizar modificações de estilo de vida indicando recursos como aulas para ajudar a abandonar o tabagismo ou gerenciamento de estresse, incluindo programas de assistência a trabalhadores. Incentive-os também a se exercitar regularmente, manter uma dieta saudável, praticar técnicas de relaxamento e manter rotina de sono adequada (ver Capítulo 43).

Idosos. Intervenções de enfermagem para idosos diminuem o risco de quedas de pacientes e outros acidentes, além de compensar as alterações fisiológicas do envelhecimento (Boxe 27.7). A AGS (2011) desenvolveu um algoritmo para a prevenção de quedas (Figura 27.2). Utilize esse recurso para diminuir riscos de queda no ambiente domiciliar. Forneça informações sobre recursos da vizinhança para ajudar o idoso a manter um estilo de vida independente. Idosos frequentemente se mudam para novas vizinhanças e necessitam conhecer os novos recursos, como forma de transporte, cronogramas de igrejas e recursos alimentícios (p. ex., sistemas de *delivery*).

Oriente idosos sobre dicas para dirigir com segurança (p. ex., percorrer distâncias menores, utilizar cuidadosamente os retrovisores, olhar para trás no "ponto cego" antes de trocar de pista). Em caso de problema auditivo, encoraje o paciente a manter uma janela aberta enquanto dirige ou diminuir o volume do rádio. É necessário orientação para ajudar pacientes idosos a decidir quando deixar de dirigir. Nesse momento, auxilie-os a localizar recursos na comunidade para obter transporte.

Queimaduras e escaldaduras também são mais propensas a ocorrer em idosos, os quais, por vezes, esquecem que estão em contato com água quente ou se tornam confusos com as válvulas do fogão ou outro eletrodoméstico de aquecimento. Medidas de enfermagem para

---

Boxe 27.7 Foco em idosos

Alterações fisiológicas do envelhecimento e seu efeito sobre a segurança do paciente

Alterações fisiológicas acompanham o processo de envelhecimento. Idosos sofrem alterações visuais e auditivas, retardo no tempo de reações e diminuição da amplitude de movimento, flexibilidade e força. Os reflexos ficam mais lentos, além da capacidade de responder a múltiplos estímulos, que diminui. A memória pode ficar comprometida e idosos apresentam noctúria e incontinência com maior frequência. A família exerce um papel significativo nos cuidados com idosos. Estima-se que existam 53 milhões de familiares cuidadores nos EUA, sendo aproximadamente 19% parte da população adulta do país (National Alliance for Caregiving, 2021). Além disso, 24% dos familiares cuidadores cuidam de mais de uma pessoa. Oriente os membros da família sobre como dar o melhor suporte para o idoso.

A alta prevalência de condições crônicas em idosos resulta no uso de maior número de medicações, tanto prescritas quanto sem prescrição. Além das alterações farmacocinéticas que acompanham a idade, há maior risco de efeitos adversos graves. As medicações normalmente prescritas para idosos incluem anticolinérgicos, diuréticos, agentes ansiolíticos e hipnóticos, antidepressivos, anti-hipertensivos, vasodilatadores, analgésicos e laxativos, todos associados a riscos ou interações que aumentam o risco de quedas.

Implicações para a prática

- Incentive familiares cuidadores a permitir que o idoso permaneça tão independente quanto possível
- Ofereça aos familiares cuidadores recursos dos Centers for Disease Control and Prevention (CDCs) sobre o programa de prevenção de quedas STEADI (Stopping Elderly Accidents, Deaths, and Injuries) (CDC, 2021a). Disponível em https://www.cdc.gov/steadi/index.html
- Incentive exames de visão e de audição anuais, bem como a limpeza frequente de óculos e aparelhos auditivos como forma de prevenir quedas e queimaduras
- Ensine aos pacientes dicas de segurança, como evitar acidentes automobilísticos. Algumas vezes, as necessidades de dirigir necessitam ser restritas a horários com luz do dia ou devem ser suspensas temporária ou permanentemente
- Incentive aulas de exercícios para fortalecimento e equilíbrio supervisionados e direcionados para idosos
- Instale dispositivos de segurança na casa, como barras de apoio e alarmes de fumaça
- Certifique-se de que os adultos saibam como utilizar dispositivos assistivos (p. ex., andadores e bengalas) de maneira correta. Consulte um fisioterapeuta da equipe
- Consulte um terapeuta ocupacional para ajudar os pacientes a realizar as adaptações necessárias para se alimentar, banhar e utilizar o banheiro de forma independente
- Institua um cronograma regular de uso do banheiro para o paciente. A frequência recomendada é a cada 2 ou 3 h. Forneça diuréticos pela manhã. Forneça assistência e iluminação adequada a pacientes que necessitam utilizar o banheiro à noite
- Incentive os pacientes a utilizar organizadores de medicações, que podem ser comprados em qualquer farmácia a um custo razoável. Preencha-os 1 vez/semana com as medicações corretas que devem ser tomadas em um horário específico do dia
- Revise o perfil farmacológico do paciente para garantir que os fármacos estejam sendo utilizados de forma cuidadosa e avalie regularmente o paciente para quaisquer efeitos adversos que aumentem o risco de queda

prevenir queimaduras minimizam o risco associado ao comprometimento visual. Torneiras de água quente e válvulas têm código por cores para facilitar ao indivíduo saber qual é quente e qual é fria. Reduzir a temperatura da água quente também é bastante benéfico.

Muitos idosos gostam de caminhar. Diminua a incidência de acidentes de pedestres para idosos e todos os grupos etários incentivando as pessoas a vestir-se com roupas reflectivas ao caminhar de noite; ficar na calçada e não na rua enquanto aguardam para atravessar; sempre atravessar a rua pelas esquinas e não pelo meio do quarteirão (particularmente em ruas muito largas); atravessar de acordo com a luz do sinal; e olhar para a esquerda, para a direita e para a esquerda novamente antes de pisar na rua ou atravessá-la. Encoraje também as pessoas a avaliar sua rota para perigos, como calçadas irregulares ou quebradas, cães soltos e brinquedos em excesso, pois todos aumentam o risco de quedas.

Intervenções no ambiente. Um histórico de enfermagem completo do paciente revela as ameaças ambientais que existem na casa dele e se ele tem riscos inerentes que o deixam suscetível a lesões. A aplicação dessas informações resulta em intervenções de enfermagem direcionadas à eliminação de ameaças do ambiente associadas às necessidades básicas pessoais e medidas preventivas gerais.

Necessidades básicas. Ao administrar oxigênio, tome as precauções adequadas para prevenir incêndios. No ambiente domiciliar, aplique avisos de "proibido fumar" e "oxigênio em uso". Não utilize o oxigênio próximo de equipamentos elétricos ou produtos inflamáveis. Armazene os cilindros de oxigênio na vertical em suportes a fim de prevenir que tombem ou caiam. O Capítulo 41 delineia as diretrizes para a administração correta de oxigênio. No ambiente domiciliar, profissionais de saúde domiciliar e enfermeiros de cuidado domiciliar devem orientar os pacientes que necessitam utilizar oxigênio em suas casas acerca de seu uso seguro.

A segurança contra incêndios domésticos requer instrução de pacientes e familiares acerca da importância de adquirir aquecedores modernos que incluam medidas de segurança, instalação de detectores de fumaça e CO de forma estratégica na casa e manutenção de extintores de incêndio próximos à cozinha e às áreas de trabalho. Recomende aos pacientes que realizem inspeções anuais dos sistemas de aquecimento, chaminés e aparelhos que realizam queima de combustível. Aquecedores representam risco de incêndio. Oriente os pacientes sobre seu uso correto na casa (Electrical Safety Foundation International, 2015):

- Certifique-se de que o aquecedor tenha uma etiqueta de um laboratório de teste reconhecido
- Antes de utilizar qualquer aquecedor, leia cuidadosamente as instruções do fabricante
- Inspecione aquecedores para encaixes rachados ou quebrados ou conexões soltas antes de cada uso. Se estiverem desgastados ou danificados, não os utilize
- Nunca deixe um aquecedor ligado sem ninguém por perto. Desligue-o quando deixar o cômodo ou for dormir e não deixe que animais de estimação ou crianças brinquem perto do aquecedor
- Não use aquecedores de ambiente para aquecer camas, cozinhar alimentos, secar roupas ou descongelar canos
- Instale alarmes de fumaça em todos os andares da casa e fora de todas as áreas de dormir
- Posicione os aquecedores de ambiente corretamente; mantenha ao menos 1 metro de distância de qualquer coisa que possa ser queimada, incluindo papéis, roupas e tapetes
- Conecte os aquecedores diretamente a uma tomada de parede. Não utilize extensões elétricas ou de tomada, pois podem se tornar superaquecidas e provocar incêndios.

A segurança com alimentos exige que pacientes e familiares compreendam os princípios do preparo e armazenamento de alimentos. Os pacientes devem seguir quatro dicas básicas de segurança alimentar (CDC, 2020b).

1. Lave as mãos, o local de preparo dos alimentos e as superfícies de cozimento com frequência. Isso inclui lavar completamente utensílios e tábuas de corte.
2. Não permita contaminação cruzada de alimentos durante o preparo ou armazenamento no refrigerador. Mantenha a carne crua, frutos do mar e seu sumo longe de outros alimentos. Utilize tábuas de corte separadas. Enxágue abundantemente as frutas e vegetais.
3. Sempre cozinhe o alimento na temperatura correta. Refrigere imediatamente as sobras.
4. Certifique-se de que o paciente que vive em casa tenha um refrigerador funcional com congelador para manter alimentos perecíveis frescos. Mantenha a temperatura do refrigerador abaixo de 5°C e saiba quando descartar sobras de alimentos ou embalagens abertas.

Segurança contra quedas em casa. Modificações no ambiente doméstico facilmente reduzem o risco de quedas. Trabalhe em colaboração com o paciente e seu cuidador da família para realizar as modificações com base na avaliação de risco de queda da casa e fatores de risco do paciente. Por exemplo, remova todos os obstáculos (p. ex., móveis, pilhas de revistas ou caixas) dos corredores e outras áreas de alta circulação. Certifique-se de que mesas de canto estejam seguras e com pernas firmes e retas. Coloque itens não essenciais em gavetas para eliminar a desordem. Pacientes que têm problema de trombar ou tropeçar não devem jamais ter tapetes pequenos na casa. Se houver um tapete, fixe-o com apoio antiderrapante ou fitas adesivas antiderrapantes. Certifique-se de que o carpete das escadas esteja fixo com presilhas. Se o paciente apresentar histórico de queda ou morar sozinho, recomende uso de dispositivo eletrônico de alerta de segurança. Quando ativado pelo usuário, o dispositivo alerta um local de monitoramento para chamar serviços de emergência para ajuda.

Observe os pacientes que utilizam recursos assistivos (p. ex., bengalas, andadores) a fim de garantir que estejam sendo segurados e utilizados de maneira correta. Informe os pacientes sobre como manter tais recursos em funcionamento correto.

Medidas preventivas gerais. A segurança da vizinhança é importante. Muitas vezes, os pacientes não têm conhecimento sobre dicas básicas de segurança. A iluminação adequada e o uso de travas em janelas e portas ajudam a reduzir o risco de lesões devido a crimes. O departamento local de polícia e organizadores da comunidade em geral disponibilizam aulas de segurança para residentes, a fim de que aprendam a tomar precauções no sentido de minimizar a chance de ser vítima de um crime. Por exemplo, algumas dicas úteis incluem sempre estacionar o veículo perto de um poste de iluminação ou área pública movimentada, levar um apito preso às chaves do carro, manter as portas do carro travadas enquanto dirige e sempre prestar atenção se há alguém seguindo o veículo enquanto dirige.

Incêndios domésticos acidentais, em geral, resultam do hábito de fumar na cama, descartar cigarros em latas de lixo, incêndios causados por graxa, uso indevido de velas ou aquecedores ou incêndios elétricos resultantes de fiação ou aparelhos defeituosos. Ensine os pacientes e famílias a diminuir o risco de lesão por carga elétrica em casa (Boxe 27.8) e como utilizar um extintor de incêndio (Boxe 27.9). A fim de diminuir o risco de incêndio em casa, aconselhe os pacientes a deixar de fumar ou fumar somente fora de casa. Peça para inspecionarem a condição dos aparelhos da cozinha e demais eletrodomésticos, particularmente ferros de passar e fogões. Peça aos pacientes com deficiência visual para instalarem botões com números ou símbolos grandes nos controles de temperatura. Certifique-se de que os detectores de fumaça estejam em posição estratégica pela casa para que o alarme alerte os moradores em caso de incêndio. Todos os pacientes, até crianças pequenas, devem conhecer a frase "pare, deite e role", que descreve o que fazer quando alguém está com fogo nas roupas ou na pele.

Boxe 27.8 Educação em saúde

Prevenção de perigos elétricos

Objetivo
- O paciente reconhecerá e eliminará perigos elétricos na casa.

Estratégias de ensino
- Discuta como verificar o aterramento de aparelhos elétricos e outros equipamentos
- Forneça exemplos de perigos comuns: fios desgastados, equipamento danificado e tomadas sobrecarregadas
- Discuta diretrizes para prevenir choques elétricos
    - Utilizar fios de extensão somente quando necessário e fita isolante para fixar o fio no chão, preferencialmente em rodapés
    - Não passar fios por baixo de carpetes
    - Segurar o plugue, não o fio, quando puxar da tomada
    - Manter itens elétricos longe da água
    - Não operar equipamento não familiar
    - Desconectar itens antes de realizar limpeza.

Avaliação
Utilize princípios de "explicar de volta" para avaliar a aprendizagem do paciente/familiar cuidador:
- Quero me certificar de que expliquei claramente os perigos de incêndio que encontrei em sua casa. Que perigos existem em sua casa agora e que medidas você pode tomar para eliminá-los?
- O que você pode fazer em sua casa para prevenir ser vítima de choque elétrico?

Boxe 27.9 Educação em saúde

Uso correto de extintor de incêndio em casa

Objetivo
- O paciente utilizará corretamente um extintor de incêndio em casa.

Estratégias de ensino
- Discuta como escolher a localização correta do extintor: coloque um em cada nível da casa, próximo a uma saída, claramente visível, longe de fogões e aparelhos de aquecimento e acima do alcance de crianças pequenas
- Mantenha um extintor na cozinha, um próximo à lareira e um na garagem
- Certifique-se de que os pacientes leiam as instruções após adquirir o extintor e que saibam com que frequência devem revisá-las
- Descreva questões a serem consideradas antes do uso do extintor. Somente tente combater o fogo quando todos os ocupantes da casa tiverem saído, os bombeiros tiverem sido chamados, o fogo estiver confinado a uma área pequena, quando houver rota de saída prontamente disponível, o extintor for do tipo certo para o fogo e quando o paciente souber utilizá-lo
- Oriente o paciente a memorizar o recurso mnemônico *PASS*:
    - **P**uxe o pino para destravar o cabo
    - **A**ponte para baixo na base do fogo
    - **S**egure e aperte o cabo
    - **S**uaves movimentos de um lado para outro (Figura 27.6 C).

Avaliação
Utilize os princípios de "explicar de volta" para avaliar a aprendizagem do paciente/familiar cuidador:
- Quando seria adequado utilizar um extintor de incêndio em casa?
- Explique o que significa o recurso mnemônico *PASS*.

Ajude os pacientes a reduzir o risco de envenenamento acidental ensinando-os a manter substâncias perigosas como medicações, líquidos de limpeza e baterias fora do alcance de crianças. Intoxicações por fármacos e outras substâncias são comumente relatadas em adolescentes e adultos devido a tentativas de suicídio ou experiências com drogas. Ensine os pacientes que ligar para um centro de controle de intoxicação e obter informações antes de experimentar remédios caseiros salvará a vida de seus filhos. Diretrizes para intervenções aceitas em caso de intoxicação acidental encontram-se disponíveis para ensinar pais ou tutores (Boxe 27.10). Idosos também apresentam risco de intoxicação devido à deficiência visual, que pode causar ingestão acidental de substâncias tóxicas. Ademais, o comprometimento da memória de alguns idosos resulta em superdosagem acidental

Boxe 27.10 Como intervir em caso de envenenamento acidental

Se a pessoa desmaiar, tiver uma convulsão, apresentar dificuldade para respirar ou permanecer desacordada, chame o serviço de resgate *imediatamente* (National Capital Poison Center, n.d.). Inicie a reanimação cardiopulmonar (RCP), se indicado, até que os socorristas cheguem. Se o paciente estiver respirando normalmente, posicione a vítima com a cabeça virada para o lado para reduzir o risco de aspiração.

O National Capital Poison Center (n.d.) reporta que há medidas de primeiros socorros que fazem a diferença se realizadas em questão de segundos a minutos após a exposição ao veneno.

- Faça a pessoa beber uma pequena quantidade de água ou leite imediatamente, antes de chamar o centro de controle de envenenamento, se:
    - O produto ingerido for fervente, irritante ou cáustico, e
    - Se a pessoa estiver consciente, não estiver sofrendo convulsões e for capaz de engolir
- Se a pessoa estiver consciente e alerta, acesse https://www.poison.org/ ou ligue para o centro de controle de envenenamento nacional antes de tentar qualquer intervenção. Mantenha o contato em local visível em casa. Uma ferramenta baseada na internet, a webPOISONCONTROL® *online*, está disponível para a obtenção de recomendações específicas a seu caso com base na idade, substância e quantidade ingerida
- Os centros de controle de envenenamento têm as informações necessárias para tratar pacientes envenenados ou oferecer encaminhamentos para tratamento. A administração de xarope de ipeca ou indução de vômito não são mais recomendadas para tratamento doméstico rotineiro de envenenamento
- Verifique a presença de sinais ou sintomas de ingestão de substâncias perigosas, como náusea, vômito, boca espumando, sialorreia, dificuldade para respirar, sudorese e letargia
- Interrompa a exposição ao veneno. Faça com que a pessoa tire da boca pílulas, pedaços de plantas ou outros materiais
- Se o envenenamento for causado por contato com a pele ou olhos, irrigue a pele ou os olhos com água corrente em abundância continuamente durante 15 a 20 min
- Em caso de exposição por inalação, remova com segurança a vítima do ambiente potencialmente perigoso
- Identifique o tipo e a quantidade de substância ingerida para ajudar a determinar o tipo correto de antídoto necessário
- Jamais induza vômito se a vítima tiver ingerido as seguintes substâncias venenosas: lixívia, produtos de limpeza domésticos, produtos para cuidados dos cabelos, graxa ou produtos à base de petróleo, verniz, tíner ou querosene.

Adaptado de Hockenberry MJ, Wilson D: *Wong's essentials of pediatric nursing*, ed 11, St Louis, 2019, Elsevier; American Academy of Pediatrics, Committee on Injury, Violence and Poison Prevention: Gastrointestinal decontamination of the poisoned patient, *Pediatr Emerg Care* 24(3):176, 2008.

de medicações prescritas. Em contextos de cuidados de saúde, é importante saber como responder quando ocorrer exposição a uma substância tóxica. É preciso também aderir a diretrizes para intervenção em caso de intoxicação acidental.

Certifique-se de que as medicações presentes na casa do paciente sejam mantidas em sua embalagem original e com etiquetas de fonte com tamanho grande. Recomende uso de organizadores de medicações preenchidos 1 vez/semana pelo paciente e/ou familiar cuidador. Peça aos pacientes para manter substâncias tóxicas fora do banheiro e descartar adequadamente medicações vencidas ou não utilizadas.

A fim de prevenir a transmissão de patógenos, enfermeiros devem ensinar práticas de antissepsia. A antissepsia, que inclui higiene das mãos e limpeza do ambiente, diminui a transmissão de microrganismos (ver Capítulo 28). Pacientes e membros da família necessitam aprender a realizar a higiene cuidadosa das mãos (lavar as mãos ou utilizar antisséptico para mãos) e quando fazê-lo (i. e., antes e após cuidar de um membro da família, após utilizar o banheiro, após contato com líquidos corporais). Os pacientes também necessitam saber como descartar material infeccioso em sua casa, como curativos e agulhas usadas. Embalagens plásticas pesadas como garrafas plásticas coloridas grandes, de produtos de limpeza, são excelentes formas de descartar agulhas. A FDA dos EUA (2018) recomenda um processo em duas etapas:

- Coloque todas as agulhas e demais materiais perfurocortantes (p. ex., lâminas) em recipientes para perfurocortantes imediatamente após o uso
- Descarte os recipientes para perfurocortantes segundo as diretrizes comunitárias, incluindo caixas ou sítios de coleta supervisionados, sítios de coleta de dejetos perigosos, programas de devolução ou serviços de coleta de lixo residencial especial.

Cuidados agudos e restauradores. Segurança é uma prioridade dentro de contextos hospitalares e de cuidados prolongados. Enfermeiros implementam várias medidas, incluindo estratégias de prevenção de quedas, prevenção de lesões pelo uso de contenções e grades no leito e precauções para prevenir acidentes associados a procedimentos, incêndios e exposição a perigos tóxicos ou elétricos. Precauções especiais também são necessárias para prevenir lesões em pacientes suscetíveis a convulsões. Lesões por radiação também constituem uma preocupação de segurança específica em hospitais. O julgamento clínico desempenha um papel em como essas medidas são adotadas. Por exemplo, um paciente que demonstra demência e comportamento agitado recebe intervenções diferentes das de um paciente que teve um AVE recente. A forma com que determinada intervenção é feita depende dos achados/ características definidores originais e contínuos do enfermeiro. Por exemplo, à medida que um paciente que teve um AVE consegue sustentar melhor o peso na perna afetada, o enfermeiro adaptará a técnica de manuseio seguro necessária para deambular o paciente com segurança. No caso de um paciente com demência, manuseio seguro básico é usado juntamente com intervenções que reduzem devaneios.

Enfermeiros são responsáveis por tornar a beira do leito do paciente segura. Explique e demonstre aos pacientes como utilizar a luz de chamada ou o sistema de chamada de emergência e sempre deixe o dispositivo próximo ao paciente. Responda rapidamente às luzes de chamada e alarmes de leitos ou cadeiras. Mantenha o ambiente livre de desordens e obstáculos (p. ex., outros móveis) ao redor do leito do paciente.

Prevenção de quedas. Quedas sofridas por pacientes continuam sendo um evento adverso muito importante em instituições de saúde que, em geral, resultam em lesões e até mesmo morte. Quedas também são uma preocupação grave em contextos de enfermagem qualificada e cuidados prolongados. A implementação de um plano de prevenção de quedas para um paciente inicia-se com enfermeiros e pacientes trabalhando em parceria para reconhecer os riscos de queda do paciente. Uma abordagem abrangente de prevenção de quedas inclui avaliação do risco de queda de cada paciente, que deve ser conduzida rotineiramente (segundo políticas hospitalares) até a alta. Muitas instituições de saúde têm implementado rondas a cada hora, programadas com intuito de reduzir a incidência de quedas (Boxe 27.11). Trata-se de uma intervenção proativa, sistemática, direcionada a enfermeiros e baseada em evidências que ajuda os enfermeiros a prever e atender necessidades dos pacientes antes que ocorram incidentes (p. ex., quedas). Além disso, a maioria das instituições aplica pulseiras com cor amarela a pacientes, comunicando a todos os profissionais da saúde que ele

---

Boxe 27.11 Prática baseada em evidências

Prevenção de quedas

Questão PICOT: Um programa multifatorial de intervenção em quedas reduz a incidência de quedas entre pacientes adultos hospitalizados em comparação a intervenções isoladas?

Resumo das evidências

Quedas são os eventos adversos mais comumente reportados em idosos hospitalizados (Slade et al., 2017). Quedas em hospitais estão associadas a períodos mais longos de internação e piores desfechos para os pacientes. Uma avaliação individualizada dos pacientes e intervenções multifatoriais que incluem exercícios aeróbicos, treinamento de força, estratégias de mobilidade, controle da medicação, educação do consumidor e da equipe, fornecimento de dispositivos de assistência eficazes, e modificações ambientais demonstraram reduzir quedas nos hospitais (Slade et al., 2017). No contexto comunitário, quedas também são uma ocorrência frequente. Pesquisas mostram que intervenções multifatoriais e de exercícios individuais estão associadas a benefícios no que diz respeito a quedas. No entanto, as evidências foram mais consistentes entre múltiplos desfechos relacionados à queda para exercícios; especificamente, os benefícios que se verificaram envolviam treinamento de marcha, equilíbrio ou funcional de aproximadamente 12 meses de duração, sendo que a frequência mais comum era de três sessões de exercícios por semana (Guirguis-Blake et al., 2018).

Aplicação na prática de enfermagem

- Promova a mobilidade precoce em pacientes hospitalizados (ver Capítulo 38) e colabore com o fisioterapeuta para garantir que o treinamento de marcha (se necessário) seja feito e os dispositivos de assistência corretos sejam usados
- Implemente os Cuidados Universais para Prevenção de Quedas em todos os pacientes de cuidado agudo, e então ajuste múltiplas intervenções específicas aos fatores de risco de queda do próprio paciente
- Adote um ciclo "voluntário" com os enfermeiros de hora em hora intencionalmente usando um checklist padrão de ações (p. ex., verificar a necessidade de controle da dor do paciente, necessidades de eliminação, satisfação no momento) com cada paciente (HRET, 2016; Daniels, 2016; Touhy e Jett, 2022)
- Foram obtidos benefícios através do uso de checklists que incorporavam intervenções de prevenção de quedas aprovadas pelo hospital. O checklist se mostrou promissor para melhorar a adesão da equipe de enfermagem a cada intervenção e em diminuir a incidência de quedas. Checklists podem ser usados durante a passagem dos casos na troca de turnos para determinar se todas as intervenções de prevenção foram realizadas antes de aceitar cuidar de um paciente (Johnston e Magnan, 2019)
- No contexto da comunidade, programas de exercícios baseados em evidências demonstraram ser eficazes. A eficácia está claramente associada quando os exercícios são dados por instrutores credenciados (Fuzhong et al., 2016). O Centro de Controle e Prevenção de Doenças (CDC) dos EUA disponibiliza um *kit* de ferramentas baseadas em evidências através do programa Stopping Elderly Accidents, Deaths, and Injuries (STEADI) (CDC, 2020i; Touhy e Jett, 2022)

tem alto risco de cair. A American Hospital Association recomenda que todos os hospitais-membros padronizem as cores de suas pulseiras de alerta: vermelha para alergias, amarela para risco de queda e roxa para não reanimação (Lalande, 2014). Esse passo, em especial, se destina a melhorar a comunicação e reduz drasticamente os erros médicos. A maioria dos hospitais dos EUA já adotou essa prática. Todavia, pulseiras podem ser difíceis de se distinguir a distância, com luz fraca ou quando ocultas, podendo passar despercebidas em momentos de crise (Wood e Bagian, 2011); sendo assim, são necessárias medidas adicionais.

O cuidado centrado no paciente aplicando pensamento crítico constitui um componente importante de qualquer plano de redução de quedas. Juntamente com o trabalho em parceria com pacientes e familiares, um plano de redução de quedas incorpora conhecimentos sobre o paciente, padrões de prática, e o ambiente de cada paciente para individualizar intervenções de enfermagem (ver Procedimento 27.1). Por exemplo, se um paciente rotineiramente apresentar hipotensão postural, o enfermeiro colocará o leito na posição baixa e pedirá ao paciente que balance seus pés ao lado da cama por 3 a 5 minutos antes de deambular. Pacientes com histórico de urgência ou incontinência urinária devem ter uma cadeira sanitária à beira do leito em vez de precisarem caminhar até o banheiro sem assistência. Cintos de deambulação e equipamentos de segurança adicionais devem ser utilizados conforme necessário durante a movimentação, transferência e deambulação de pacientes (ver Capítulo 38).

Quando pacientes utilizam dispositivos assistivos, como bengalas, muletas ou andadores, é importante checar regularmente a condição de suas extremidades emborrachadas e integridade geral do dispositivo. Ademais, é importante garantir que eles os utilizem corretamente. Remova o excesso de mobília e equipamentos e oriente os pacientes a utilizar calçados com solado de borracha ou chinelos para caminhar ou se transferir. Recursos de segurança adicionais encontrados em ambientes de cuidados de saúde incluem barras de apoio próximas a banheiros, travas nos leitos e cadeiras de rodas (Figura 27.5), e sistema de chamada de emergência.

Outra área de risco de queda são as quedas associadas a cadeiras de rodas envolvendo idosos ou pacientes com deficiências. Pacientes que fazem uso de cadeiras de rodas podem sofrer quedas, lesões por pressão e até mesmo asfixia caso cintos de segurança usados nas cadeiras de rodas forem deixados soltos demais, permitindo que o tronco do paciente deslize para baixo e o cinto se torne um risco de asfixia. Transportar pacientes sem a devida aplicação ou uso de itens de segurança como barras antitombamento, travas ou trilhos laterais pode levar à ejeção do paciente, colisões ou membros presos (Robson Forensic, 2016). Um exemplo de característica de cadeira de rodas que aumenta o risco de queda é a presença de rodas frontais menores e mais firmes, que causam inclinação da cadeira para trás durante passagem por planos inclinados (como um desnível no chão para entrar no elevador). O tropeço no apoio frontal dos pés e a inclinação para trás na hora de travar ou destravar a cadeira são causas comuns de lesões. Prescrição, postura, treinamento e manutenção de cadeiras de rodas são elementos críticos da educação em segurança para pacientes que usam cadeiras de rodas rotineiramente. Transferir um paciente do leito para uma cadeira de rodas envolve os mesmos passos e princípios utilizados para a transferência de pacientes para uma cadeira estática (ver Capítulo 38).

Kylie inicia as intervenções trabalhando em parceria com a Sra. Cohen e Meg em como adaptar a casa para torná-la mais segura para a Sra. Cohen andar com o andador. Ela começa abordando o plano pessoal da Sra. Cohen e explicando os riscos de queda. Kylie explica: "A senhora disse que seu plano era conseguir ficar mais forte e andar novamente. Para isso, precisamos trabalhar juntas para reduzir seu risco de cair. Pelo fato de a senhora já ter caído antes, por sua idade e pelos efeitos causados por seu AVE, a senhora fica vulnerável a quedas. Seu medicamento para pressão alta também pode deixá-la tonta ao se levantar pela primeira vez." A Sra. Cohen responde: "Pensei que minha medicação era para evitar que eu tivesse outro AVE!", e Kylie responde: "É é, mas ele também tem o que chamamos de efeito colateral. Ele pode, às vezes, fazer sua pressão cair quando se levanta da posição sentada ou deitada, deixando-a tonta. Vou mostrar à senhora e à Meg como controlar isso." Meg diz: "Acho que precisamos ter cuidado." Kylie responde: "Sim. Além disso, a diminuição da força nas pernas de sua mãe, sua marcha lenta e o fato de que ela tende a arrastar o pé são todos fatores de risco. Mas nós vamos trabalhar com o fisioterapeuta para melhorar sua marcha e quem sabe minimizar ou eliminar o pé arrastado. Agora, vamos todas ver como podemos deixar a casa mais segura para você, Sra. Cohen, andar por ela. Para começar, sempre que a senhora se levantar da cadeira ou da cama para começar a andar, eu gostaria que isso ocorresse devagar, indo com calma para simplesmente ficar em posição ereta e perceber se tem tontura. Ne não sentir tontura, então é seguro começar a andar. Isto ajuda a diminuir os efeitos de seu medicamento para a pressão."

Contenções. Pacientes confusos ou agitados e que tentam repetidamente remover dispositivos médicos (p. ex., acesso venoso, cateter urinário ou curativos) podem necessitar temporariamente de contenções físicas para permanecerem seguros. No ambiente de enfermagem domiciliar, existem pesquisas que demonstram uso de contenções quando há aumento no grau de dependência de cuidados, bem como limitações de mobilidade (Hofmann et al., 2015). Uma **contenção** física é qualquer método manual, dispositivo, material ou equipamento físico ou mecânico que imobiliza ou diminui a capacidade do paciente de mover livremente os braços, pernas, tronco ou cabeça. Contenções não incluem dispositivos como aparelhos ortopédicos prescritos, capacetes de proteção ou métodos que envolvam fixação do paciente para conduzir um exame ou teste, proteção do paciente para não cair do leito ou permissão para que ele participe de atividades sem risco de lesão física (TJC, 2020a; TJC, 2020b). Contenções químicas são medicações da classe de ansiolíticos e sedativos utilizados para controlar o comportamento do paciente e que não constituem tratamento padrão para a condição dele. Contenções não são soluções para o problema do paciente, mas um meio temporário de promover sua segurança. Você deve utilizar todas as alternativas disponíveis antes de realizar contenção de seus pacientes. Leis estaduais e federais proíbem que instituições de longa permanência certificadas como serviços Medicare e Medicaid dos EUA utilizem contenções sem o consentimento informado do residente ou de um membro da família.

Pacientes confusos ou desorientados que vagam ou sofrem quedas repetidamente, ou que tentam remover dispositivos médicos, podem necessitar de uso temporário de contenções para serem mantidos seguros. Contudo, é preferível o uso de alternativas à contenção e, quando

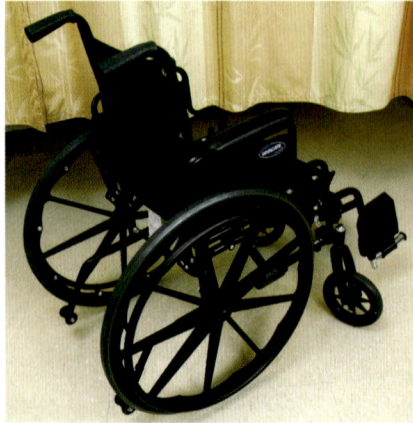

Figura 27.5 Cadeira de rodas com travas de segurança e barras antiquedas.

a contenção se tornar necessária, dever-se-á utilizar o tipo menos restritivo disponível (p. ex., luvas macias em vez de uma contenção de mãos). Individualize sua escolha de alternativa à contenção com base na situação de cada paciente (Boxe 27.12). Abordagens interprofissionais que incluem avaliação individualizada e desenvolvimento de planos de tratamento estruturados diminuem o uso desse tipo de recurso. *A meta ideal para todos os pacientes é o ambiente livre de contenções.*

O emprego de contenções está associado a graves complicações resultantes da imobilização, como lesões por pressão, pneumonia, constipação intestinal e incontinência. Também constituem graves problemas diminuição da autoestima, humilhação e agitação. Em alguns casos, contenções resultaram em morte devido à restrição da respiração e circulação. Um estudo realizado na Austrália revelou que a compressão e o aprisionamento do pescoço em contenções foram os mecanismos de lesão de todos os casos relatados, resultando na asfixia dos pacientes (Bellenger et al., 2017). Devido a esses riscos, a legislação e os padrões normativos têm diminuído o uso de contenções. TJC e CMS reforçam padrões para uso seguro de dispositivos de contenção. Muitas instituições de saúde têm eliminado o uso da camisa de força, que antes era comum (Ealey e Cameron, 2016). Outro padrão envolve o treinamento dos funcionários. Todos os funcionários que prestam cuidados diretos devem receber treinamento sobre as políticas e procedimentos de contenção e isolamento da instituição e todos os envolvidos no uso de contenções devem ser treinados para realizar uso seguro dos mecanismos e dispositivos (CMS, 2020).

Para pacientes que continuam tentando deambular sem assistência, utilize leitos baixos e alarmes eletrônicos em leitos ou cadeiras (ver Procedimento 27.1). Colocar a cama na posição baixa permite que os pacientes fiquem em pé facilmente pela lateral da cama e diminui a distância até o chão caso ocorra de fato uma queda. Alarmes alertam enfermeiros sobre pacientes que estão tentando levantar da cama ou cadeira sem assistência. Existem diversos tipos, incluindo um com faixa de joelho que dispara quando o paciente atinge uma posição próxima da vertical. Um tipo de alarme infravermelho é fixado na cabeceira da cama, permitindo que o paciente se mova livremente na cama. Se o paciente tentar sair da cama, o alarme detecta seu movimento e dispara. Alarmes ajudam a evitar contenções físicas e, quando atendidos prontamente, podem prevenir que pacientes sofram quedas e lesões subsequentes.

Quando forem necessárias contenções para proteger um paciente (ou proteger funcionários de agressão), envolva o paciente e o familiar cuidador na decisão de utilizá-las. Ajude o paciente e a família a se adaptar a essa mudança explicando o propósito da contenção, o cuidado esperado enquanto o paciente estiver contido e que a contenção é temporária e protetora. Por motivos legais, é preciso conhecer as políticas e procedimentos institucionais específicos para uso correto e monitoramento de contenções. O uso de uma contenção deve ser justificado clinicamente e deve fazer parte do tratamento médico e plano de cuidados prescritos para o paciente. É necessário prescrição por um profissional da saúde baseada no exame do paciente face a face (TJC, 2020a). A prescrição deve ser atual (dentro de 24 horas), deve informar o tipo e a localização da contenção e especificar a duração e as circunstâncias de seu uso (p. ex., prevenir remoção de dispositivo médico). Para contenções aplicadas devido a comportamento violento ou autodestrutivo, o exame do paciente pelo profissional da saúde deve ter sido realizado nos últimos 60 minutos. As prescrições devem ser renovadas dentro de um período de tempo específico segundo as políticas institucionais. Em hospitais, cada prescrição original de contenção e sua renovação são limitadas a 4 horas para adultos (idade mínima de 18 anos), 2 horas para crianças e adolescentes com idade entre 9 e 17 anos e 1 hora para crianças com idade inferior a 9 anos (CMS, 2020; TJC, 2020a). A prescrição deve ser renovada dentro dos limites de tempo por no máximo 24 horas consecutivas. Contenções não podem ser solicitadas sempre que necessário (sqn ou SOS).

Enfermeiros são responsáveis por realizar exames constantes em pacientes que estão contidos. Após aplicação de uma contenção, monitore o paciente cuidadosamente (*i. e.*, a cada 15 minutos para pacientes violentos e a cada 2 horas para não violentos). O monitoramento deve incluir sinais vitais, integridade da pele sob a contenção, nutrição, hidratação, circulação em extremidades, amplitude de movimento (ADM), higiene, necessidades de eliminação, função cognitiva, estado psicológico e necessidade da contenção. Remova a contenção periodicamente segundo as políticas institucionais. Avalie pacientes violentos continuamente por meio de monitores de áudio e vídeo.

O Procedimento 27.2 inclui diretrizes para uso e aplicação correta de contenções. Seu uso deve corresponder a um dos objetivos a seguir:

- Reduzir o risco de lesão do paciente por queda
- Prevenir a interrupção de terapia como tração, infusão venosa, alimentação por sonda nasogástrica (SNG) ou cateterização urinária com sonda de Foley
- Impedir que pacientes confusos ou combativos removam equipamento de suporte à vida
- Reduzir o risco de lesão a outras pessoas por parte do paciente.

Trabalhe em colaboração com outros membros da equipe de saúde para definir abordagens de prevenção contra quedas e promover um ambiente livre de contenções aos pacientes. A meta é interromper o uso das contenções o mais rápido possível.

Grades nos leitos. Quando utilizadas de maneira correta, as grades ajudam a aumentar a mobilidade do paciente e/ou estabilizá-lo durante o reposicionamento ou transferência do leito para uma cadeira. Embora sejam a forma de contenção física mais comumente utilizada, aumentam o risco de queda quando pacientes tentam sair da cama ou passar por cima das grades. Grades também podem fazer com que pacientes fiquem enroscados, presos ou estrangulados, especialmente pacientes frágeis, idosos ou confusos (FDA, 2017). Portanto, o exame da mobilidade e responsividade do paciente às orientações ajuda a determinar se o uso de uma grade será seguro. A mesma grade pode ter efeito de contenção para

---

Boxe 27.12 Alternativas a contenções

- Oriente pacientes e membros da família acerca de seu entorno e explique todos os procedimentos
- Proporcione companhia e supervisão, utilize supervisores treinados; ajuste a presença da equipe de cuidados e envolva a família
- Ofereça atividades divertidas: música, jogos, aventais interativos, dobrar toalhas. Utilize as ideias do paciente e/ou família
- Designe pacientes confusos ou desorientados a quartos mais próximos do posto de enfermagem e os observe com frequência
- Utilize técnicas de intervenção verbal de desescalação, a pausa e outras intervenções verbais durante o manejo de comportamentos agressivos
- Forneça estímulos visuais e auditivos (p. ex., fotos de família, relógios, música)
- Remova os estímulos para sair do quarto (p. ex., feche as portas para bloquear a visão das escadas; não permita que pacientes internados usem suas roupas de sair para a rua)
- Promova técnicas de relaxamento e padrão normal de sono
- Institua cronogramas de exercícios e deambulação conforme permitido pela condição do paciente
- Atenda frequentemente às necessidades de eliminação, alimentação, hidratação e controle de dor do paciente
- Disfarce acessos intravenosos com roupas, meias-calças ou gaze elástica
- Avalie os efeitos de todas as medicações e garanta controle de dor efetivo e no tempo correto
- Interrompa tratamentos perturbadores (p. ex., sondas nasogástricas ou de Foley) tão logo seja possível
- Utilize dispositivos de proteção como apoios de quadril, capacetes, chinelos antiderrapantes e fitas antiderrapantes perto de leitos

um indivíduo e não para outro, dependendo da condição de cada paciente. Por exemplo, se um paciente demonstra considerável independência e relutância em seguir instruções, uma grade lateral pode ser perigosa. Há casos de pacientes que pulam da cama sobre grades laterais elevadas.

Quando um paciente tem uma saída segura do leito e pode movimentar-se livremente quando está sobre a cama, as grades não são consideradas contenções. Por exemplo, elevar somente as grades laterais da parte superior da cama e deixar a parte inferior aberta deixa espaço para que o paciente saia da cama com segurança. Grades utilizadas para impedir pacientes de cair da cama, como no caso de pacientes sedados, não são consideradas contenções. Conheça sempre as políticas institucionais sobre o uso de grades nos leitos. Certifique-se de que a cama esteja na posição mais baixa possível ao elevar as grades. Verifique a condição e as grades; as barras entre as grades devem estar próximas o suficiente para impedir que o paciente se prenda. Existe potencial de aprisionamento da cabeça e do corpo nos espaços entre as grades e entre o estrado da cama e o colchão.

O uso de grades como método único para pacientes desorientados em geral causa mais confusão e mais lesões. Pacientes confusos ou determinados a sair da cama devido a quadro de dor ou necessidade de eliminação tentam passar por cima da grade ou saem pelo pé da cama. Qualquer um dos casos pode resultar em queda. A fim de diminuir a confusão do paciente, foque suas intervenções primeiro na causa, como uma resposta a uma nova medicação, desidratação ou dor. Enfermeiros frequentemente confundem a tentativa do paciente de explorar o entorno ou de usar o banheiro sozinho como confusão. Medidas de segurança adicionais incluem uso de leitos baixos com tapetes antiderrapantes na lateral do leito, no chão. Leitos rebaixados diminuem a distância de queda e facilitam ao paciente rolar da cama em vez de cair de cima dela.

Incêndios. Embora não seja permitido fumar em instituições de saúde e instituições de cuidados prolongado, incêndios relacionados a cigarros continuam representando risco significativo devido ao hábito de fumar sem autorização em camas ou banheiros. Incêndios institucionais também podem resultar de incêndios elétricos ou associados a anestésicos. A melhor intervenção é a prevenção. Medidas de enfermagem incluem seguir as políticas institucionais sobre tabagismo e manter materiais combustíveis longe de fontes de calor. O Boxe 27.13 destaca as diretrizes de intervenção para incêndios em instituições de saúde. Instituições são obrigadas a realizar, regularmente, treinamentos de segurança em caso de incêndios.

Em caso de incêndio em uma instituição de saúde, proteja os pacientes de lesões imediatas, relate a localização exata do incêndio, contenha o fogo e o extinga quando possível. A Figura 27.6 demonstra o processo da utilização de um extintor. Algumas instituições dispõem de portas corta-fogo que permanecem abertas por ação magnética e se fecham automaticamente quando soa o alarme de incêndio. É importante impedir que equipamentos bloqueiem essas portas. Todos os

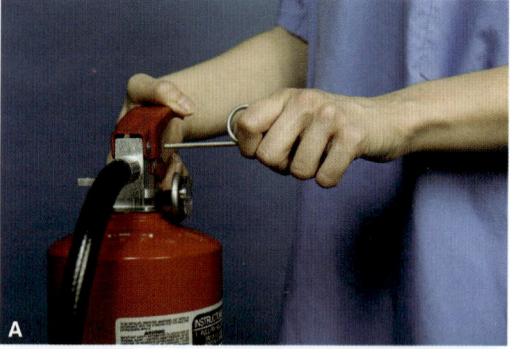
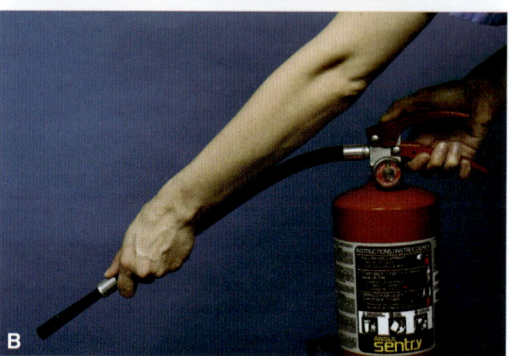
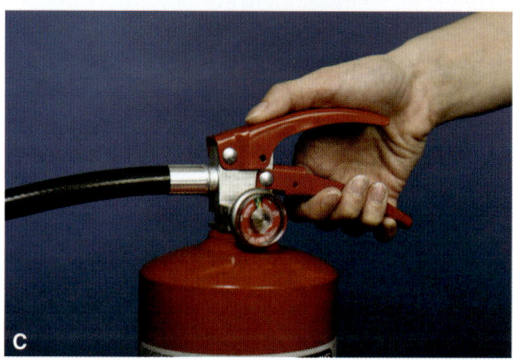

Figura 27.6 Uso correto de um extintor de incêndio. **A.** *P*uxe o pino. **B.** *A*ponte para a base do fogo. **C.** *S*egure as alças e faça movimentos *S*uaves de um lado para outro para abranger a área por igual.

funcionários evacuam pacientes quando apropriado. Pacientes próximos do foco do incêndio, independentemente da extensão do fogo, têm risco de lesão e necessitam ser movidos para outra área. Se houver um paciente recebendo suporte à vida, mantenha seu estado respiratório de forma manual utilizando máscara e ambu com bolsa (ver Capítulo 41) até sua total transferência para longe do fogo. Oriente todos os pacientes capazes de deambular para irem sozinhos até uma área segura. Em alguns casos, esses pacientes podem ajudar a mover pacientes que utilizam cadeiras de rodas. Para pacientes que não conseguem sair da cama, tire-os da área de incêndio utilizando macas, a própria cama ou cadeira de rodas. Tente evitar carregar pacientes. Se você ultrapassar seus limites físicos por levantar peso, sua própria lesão resultará na lesão do paciente. Quando os bombeiros chegarem ao local, ajudarão a evacuar os pacientes.

Perigos elétricos. Grande parte do equipamento utilizado em cuidados de saúde tem natureza elétrica e deve receber manutenção adequada. Os departamentos de engenharia clínica de hospitais inspecionam regularmente equipamentos biomédicos como leitos, bombas de infusão e ventiladores. Você percebe que um equipamento é seguro para ser utilizado quando vê um adesivo de inspeção de segurança com data de validade. Reduza o risco de lesão elétrica e de incêndios utilizando equipamentos adequadamente aterrados e com

---

Boxe 27.13 Diretrizes de intervenção em incêndios

- Sempre mantenha visível, no aparelho de telefone, o número de telefone para relatar incêndios
- Conheça o plano de segurança e contra incêndios e evacuação da instituição
- Conheça as localizações dos alarmes de fumaça, as saídas, extintores e saídas de oxigênio de sua área de trabalho
- Utilize o recurso mnemônico *RACE* para definir prioridades em caso de incêndio:
  - *R* – Resgate e remova todos os pacientes sob perigo imediato
  - *A* – Ative o alarme. Faça isso sempre antes de tentar extinguir mesmo um fogo de extensão pequena
  - *C* – Confine o fogo fechando portas e janelas e desligando oxigênio e equipamentos elétricos
  - *E* – Extinga o fogo utilizando o extintor adequado.

funcionamento elétrico correto. O componente terra de uma tomada elétrica conduz toda corrente excedente de volta ao solo. Remova e mande para o conserto equipamentos que não estejam funcionando corretamente ou que apresentem faíscas ao serem ligados e notifique o departamento adequado do hospital.

Convulsões. Pacientes que sofreram algum tipo de lesão neurológica ou distúrbio metabólico têm risco de apresentar convulsões. Uma **convulsão** é a hiperexcitação e descarga desordenada de neurônios no encéfalo. Isto leva a uma série de contrações musculares repentinas, violentas e involuntárias de forma episódica, causando perda da consciência, queda, tonicidade (rigidez muscular) e clonicidade (mioclonias, contrações musculares). Durante uma convulsão, pacientes têm risco de sofrer lesão musculoesquelética ou craniana devido a quedas ou colisão de partes do corpo contra objetos duros. Pacientes com histórico de convulsões são colocados em precauções para convulsões de forma que, em caso de um episódio convulsivo, seu risco de lesão seja minimizado.

Conheça os sinais e sintomas de convulsões. Uma convulsão tônico-clônica generalizada ou grande dura aproximadamente 2 minutos (não superando 5 minutos) e é caracterizada por um grito e perda de consciência com queda, tonicidade, clonicidade e incontinência. Antes do episódio convulsivo, alguns pacientes relatam a aura, que serve como alerta ou sensação de que a convulsão está prestes a ocorrer. Uma **aura** é, em geral, a visão de uma luz forte ou sensação de um cheiro ou sabor. Durante a convulsão, o paciente normalmente apresenta respiração superficial, cianose e perda do controle de esfíncter da bexiga e anal. Após a convulsão vem uma fase denominada pós-ictal, durante a qual o paciente apresenta amnésia ou confusão e cai em sono profundo. Ligue para 192 (no Brasil) se a pessoa apresentar convulsões repetidas, se a convulsão durar 5 minutos ou mais, se uma convulsão ocorrer logo após outra sem que haja retorno da consciência entre convulsões, se as convulsões ocorrerem mais próximas do que o usual para aquele indivíduo, se a respiração se tornar difícil ou o indivíduo aparentar estar asfixiando, se a convulsão ocorrer na água ou se houver suspeita de lesão (Epilepsy Foundation of America, 2020). Oriente membros da família acerca dos passos a serem seguidos durante uma convulsão do paciente (Epilepsy Foundation of America, 2020).

- FIQUE com a pessoa e comece a cronometrar a convulsão. FIQUE até que a pessoa acorde e esteja alerta
    - Permaneça calmo. Converse calmamente e tranquilize a pessoa durante e após a convulsão; isto ajuda na recuperação dessa crise
    - Verifique se há alguma identificação médica
    - Olhe para seu relógio e marque o horário da convulsão do começo ao fim. Cronometrar uma convulsão ajuda a determinar a necessidade ou não de atendimento de emergência
    - Embora a maioria das convulsões dure apenas alguns minutos, algumas podem começar com pequenos sintomas, mas levar à perda de consciência ou queda que poderiam causar ferimentos
- Mantenha a pessoa SEGURA
    - Tire-a ou oriente-a a sair de perto de objetos perigosos ou perfurocortantes
    - Se a pessoa estiver divagando ou confusa, ajude orientando-a para longe de situações perigosas como trânsito, plataformas de trens ou metrôs, alturas ou objetos perfurocortantes
    - Encoraje outras pessoas a se afastar e dê algum espaço para a pessoa. Acordar em meio a uma multidão pode ser constrangedor e confuso para uma pessoa que acabou de ter uma convulsão
    - Peça para que alguém fique perto caso seja necessária ajuda adicional
    - Não dê água, pílulas ou alimentos para engolir até que a pessoa esteja acordada
- Vire a pessoa DE LADO se ela estiver desacordada e inconsciente
    - Deixe a pessoa o mais confortável possível; afrouxe roupas apertadas ao redor do pescoço
    - Se a pessoa estiver consciente, ajude-a a se sentar em um local seguro
    - Se a pessoa apresentar risco de cair ou se estiver tendo uma crise convulsiva ou uma convulsão tônico-clônica:
        - Deite-a no chão
        - Coloque algo pequeno e macio embaixo da cabeça
        - Vire a pessoa de lado, com a boca voltada para o chão.

Convulsões prolongadas ou repetidas indicam o **estado epilético**, uma emergência médica que exige monitoramento e tratamento intensivo. É importante observar o paciente cuidadosamente antes, durante e após a convulsão para que você possa documentar precisamente o episódio. As **precauções contra convulsões** envolvem intervenções de enfermagem no sentido de proteger o paciente de lesão traumática, posicioná-lo para ventilação adequada e drenagem de secreções orais e promover privacidade e suporte após a convulsão (Boxe 27.14).

Desastres. Como enfermeiro, esteja preparado para responder e cuidar de um influxo repentino de pacientes durante um desastre. TJC (2020a) exige que hospitais tenham um plano de gerenciamento de emergências que trate da identificação de possíveis situações emergenciais e seu impacto provável, manutenção de quantidade adequada de recursos e plano de resposta formal que inclua ações a serem tomadas pelos funcionários, bem como passos para restaurar serviços essenciais e operações normais após a emergência. Práticas de controle de infecções são críticas em eventos de ataques biológicos.

Você deve gerenciar todos os pacientes com doença suspeita ou confirmada devido a bioterrorismo utilizando as precauções padrão (ver Capítulo 28). Precauções adicionais incluindo precauções de

---

Boxe 27.14 Dicas para proteger pacientes durante convulsões

1. Quando a convulsão iniciar, anote o horário, permaneça com o paciente e peça ajuda. Acompanhe a duração da convulsão. Notifique imediatamente um profissional da saúde.
2. Posicione o paciente de maneira segura. Se estiver de pé ou sentado, leve-o seguramente ao chão e proteja a cabeça sobre seu colo ou sobre uma almofada.
3. Não eleve o paciente do chão para a cama durante o progresso da convulsão. Limpe a área ao redor removendo móveis ou qualquer coisa dura ou afiada.
4. Se o paciente estiver sobre o leito, remova travesseiros e levante as grades laterais.
5. Se possível, vire o paciente de lado e mantenha a cabeça ligeiramente inclinada para frente.
6. Não contenha o paciente; segure os membros sem apertá-los caso estejam agitados. Desaperte roupas e remova óculos.
7. Nunca force a abertura da mandíbula do paciente. Não insira objetos na boca do paciente, como dedos, medicamentos, depressores de língua ou dispositivos de vias respiratórias enquanto os dentes estiverem cerrados. **Insira um abre-boca ou dispositivo de via respiratória antes somente quando reconhecer a possibilidade de convulsão tônico-clônica.**
8. Permaneça com o paciente, observando a sequência e a duração da atividade convulsiva.
9. À medida que o paciente recuperar a consciência, tente reorientá-lo e tranquilizá-lo. Ajude-o a encontrar uma posição confortável no leito com as grades elevadas (uma abaixada para facilitar a saída) e com a cama na posição mais baixa.
10. Conduza uma avaliação completa da cabeça aos pés: inspecione a cavidade oral para feridas nas membranas mucosas devido a mordeduras ou dentes fraturados; procure por hematomas na pele ou lesões em ossos e articulações.

contágio aerotransportado ou isolamento de contato são necessárias em caso de doenças como varíola e peste pneumônica. No caso da doença do coronavírus de 2019 (covid-19), os CDC (2020e) fazem as recomendações a seguir:

1. Isolar pacientes sintomáticos tão logo quanto possível.
2. Organizar áreas de triagem separadas e bem ventiladas, colocar os pacientes com suspeita ou confirmação de covid-19 em quartos privativos com as portas fechadas e com banheiros (se possível).
3. Reservar salas de isolamento de infecções aerotransportadas para pacientes com covid-19 submetidos a procedimentos que gerem aerossóis e para cuidados de pacientes com patógenos transmitidos pelo ar (p. ex., tuberculose, sarampo, catapora).
4. Ao entrar no quarto de um paciente com suspeita ou confirmação de covid-19, siga as precauções padrão e use um respirador (ou máscara facial, caso não haja respirador disponível), avental, luvas e proteção ocular.

Prevenção da violência no ambiente de trabalho. Poder trabalhar em um ambiente seguro é crucial para a satisfação no trabalho. Como enfermeiro, tenha ciência de seus riscos de exposição à **violência no ambiente de trabalho**. Enfermeiros nem sempre sabem quais ações constituem violência. Um estudo envolvendo enfermeiros de serviços de emergência observou que tais profissionais frequentemente subnotificam as ações de violência e, como resultado direto, esses tipos de evento não são reconhecidos ou não são fornecidos os recursos necessários para enfrentá-los (Stene et al., 2015). É importante reconhecer pacientes com maior propensão a atos violentos. Jackson et al. (2014), a partir de um estudo observacional conduzido em cuidados agudos, relataram seis comportamentos principais que predizem a violência de pacientes: (1) volume aumentado da voz, (2) irritabilidade, (3) olhar prolongado ou intenso, (4) ficar resmungando, (5) linguagem abusiva direcionada a cuidadores (p. ex., xingamentos) e (6) andar compulsivo na sala de espera ou ao redor do leito. Em um estudo que revisou relatórios de ocorrência de um hospital envolvendo violência de pacientes, os funcionários relataram os seguintes fatores causais da violência (Arnetz et al., 2015):

- Comportamento do paciente – comprometimento cognitivo e exigência em ir embora
- Problemas com os cuidados do paciente – uso de agulhas, dor/desconforto e transferências físicas
- Eventos ocasionais – contenções (segurar o paciente ou utilizar contenção física/química), transições nos cuidados, intervenções (tentativas de impedir um paciente de agir) e redirecionamento (ajudar um paciente a voltar para a cama ou para o quarto do hospital).

Fique atento ao seu próprio comportamento. Pesquisas demonstram que os profissionais da saúde contribuem para a manifestação de violência. Em um estudo, pacientes e funcionários reportaram percepções e emoções semelhantes em relação aos episódios de violência nos quais estiveram envolvidos (Shafran-Tikva et al., 2017). Das 4.047 declarações obtidas na pesquisa com os funcionários sobre o início da violência, 39% mencionaram comportamento dos funcionários. Além disso, 35% dos funcionários que participaram da pesquisa responderam que seus próprios comportamentos contribuíram para a criação do episódio de violência mais intenso em que já se envolveram, e 48% afirmaram que o comportamento dos funcionários contribuiu para episódios violentos (Shafran-Tikva et al., 2017). Metade dos motivos descritos pelos médicos e enfermeiros como causadores de um episódio de violência estava relacionada a insatisfação dos pacientes com a qualidade do serviço, grau de profissionalismo dos funcionários ou a um comentário inaceitável por parte de um membro da equipe (Shafran-Tikva et al., 2017).

Ferramentas de avaliação estão disponíveis para que enfermeiros consigam prever quando um paciente tem propensão a agir de maneira violenta (ver procedimento institucional). Se você enfrentar uma situação de violência, utilize as dicas a seguir (Crisis Prevention Institute [CPI], 2021):

- Não julgue e seja empático com os sentimentos do paciente. Seja qual for o problema, pode ser extremamente importante para o paciente
- Respeite o espaço pessoal
  - Permaneça a uma distância de 0,5 a 1 metro do paciente que está ficando nervoso. Isso ajuda a diminuir a ansiedade dele e ajuda você a prevenir comportamento de atuação
  - Se você precisar adentrar o espaço pessoal para prestar cuidados, explique primeiro o que fará e por quê
- Utilize comunicação não verbal e não ameaçadora
  - Conforme o paciente perde o controle, ele deixa de ouvir o que você tem a dizer. O paciente passará a reagir à sua comunicação não verbal (ver Capítulo 24)
  - Mantenha seu tom de voz, expressões faciais e movimentos neutros
- Não reaja exageradamente. Permaneça calmo, seja racional e profissional. Utilize pensamentos positivos, como "eu consigo lidar com isto"
- Foque nos sentimentos
  - Algumas pessoas não conseguem identificar como realmente se sentem em uma situação. Observe e ouça com cuidado a mensagem real do paciente
- Redirecione ou dê enfoque a questões desafiadoras, como "Por que sempre demora tanto para o médico vir me ver" ou "Quem vai me obrigar a fazer esse exame?"
  - Repita seu pedido ou direcionamento; não ignore o paciente
  - Traga a discussão de volta a como vocês podem trabalhar juntos
- Defina limites
  - Se os pacientes se tornarem agressivos, defensivos ou perturbados, determine limites claros, simples e executáveis
  - Fale com clareza e ofereça primeiro uma escolha positiva
- Escolha sabiamente sobre o que você insistirá
  - Seja compreensivo com a decisão sobre quais regras são ou não negociáveis. Por exemplo, se um paciente não estiver disposto a deambular em um dado momento, você pode deixar que ele escolha outro horário?
- Permita silêncio para a reflexão
  - O silêncio dá a chance para as pessoas pensarem no que está acontecendo e em como proceder
- Permita tempo para que o paciente reflita. Dê ao paciente alguns momentos para *pensar no que você disse* e tomar uma decisão. O estresse das pessoas aumenta quando se sentem pressionadas.

Se você perceber que trabalha em um ambiente no qual a violência é comum, certifique-se de cuidar de si mesmo. Lidar com pacientes potencialmente violentos é estressante e, algumas vezes, perigoso. Encontre maneiras positivas de cuidar de si mesmo fora do trabalho utilizando abordagens de gerenciamento de estresse (ver Capítulo 37).

> **Pense nisso**
>
> Considere a seguinte situação. Você está cuidando de uma criança de 10 anos que foi diagnosticada recentemente com leucemia linfocítica aguda. A criança iniciou o tratamento e está experienciando muitos efeitos adversos. O pai da criança está extremamente nervoso sobre o diagnóstico e acredita que a família e os amigos não estão fornecendo o suporte adequado. Você entra no quarto do paciente para administrar uma medicação e o pai começa a gritar com você porque acha que você não está prestando os cuidados adequados ao filho dele. Como você responderia ao pai do paciente nessa situação? Encene sua resposta com um colega.

❖ Avaliação

Pelo olhar do paciente. O cuidado centrado no paciente envolve uma avaliação meticulosa da perspectiva do paciente relacionada à segurança e se as expectativas foram atendidas. Mais uma vez, você pensa criticamente, considera o que sabe sobre as condições de um paciente, quaisquer limitações físicas ou cognitivas, e as percepções psicossociais e expectativas dele em relação ao cuidado. Faça perguntas ao paciente como "você está satisfeito com as mudanças que escolheu fazer em sua casa? Sente-se mais seguro devido às mudanças? Diga-me como você se sente agora; tem medo de cair? De que forma poderíamos fazer você se sentir mais seguro?". Envolva a família em sua avaliação, especialmente se morarem com o paciente e cuidarem dele em casa.

Resultados do paciente. A avaliação envolve monitoramento da resposta do paciente ao cuidado prestado pela equipe de saúde com base nos resultados esperados (Figura 27.7). Requer julgamento clínico. Você reflete sobre o conhecimento originalmente obtido por meio do histórico de enfermagem do paciente e compara os achados da avaliação de cada diagnóstico de enfermagem para determinar se os resultados dos cuidados foram atendidos. Houve melhora? Houve algum declínio? Talvez não tenha havido nenhuma mudança. Se seu paciente alcançou os resultados, o diagnóstico de enfermagem foi resolvido e suas intervenções foram efetivas e adequadas. Caso contrário, determine se houve desenvolvimento de novos riscos de segurança para o paciente e se os riscos anteriores ainda existem. Por exemplo, se o paciente sofreu outra queda, reavalie as condições que permeiam a queda e determine se há fatores contribuidores que possam ser removidos ou manejados.

O paciente e a família necessitam participar para encontrar formas permanentes de reduzir os riscos à segurança. Quando os resultados do paciente não forem atendidos, faça as seguintes perguntas:

- Que fatores levaram à sua queda/lesão?
- Ajude-me a compreender o que lhe faz sentir-se insegura em seu ambiente
- Que perguntas você gostaria de fazer sobre sua segurança?
- Você necessita de auxílio para localizar recursos da comunidade que ajudem a tornar sua casa mais segura?
- Que alterações você experimentou recentemente e que contribuíram para seu risco de queda ou falta de segurança?

Reavalie continuamente a necessidade do paciente e da família com relação a serviços de suporte adicionais, como cuidados domiciliares, fisioterapia, aconselhamento e orientação mais aprofundada. Um ambiente seguro é essencial para promover, manter e restaurar a saúde. Em geral, seus resultados esperados incluem um ambiente físico seguro e um paciente cujas expectativas tenham sido atendidas, que tenha conhecimento sobre fatores e precauções de segurança e que esteja livre de lesões.

Antes de encerrar sua primeira visita, Kylie avalia o conhecimento da Sra. Cohen sobre seus medicamentos e suas finalidades. A Sra. Cohen diz: "Sei que os dois medicamentos ajudam a baixar minha pressão arterial. Um deles me faz ir ao banheiro mais frequentemente. Tomo cada um deles 1 vez/dia." Tomar esses dois medicamentos junto com seus suplementos vitamínicos deve facilitar sua rotina. Kylie pede que a Sra. Cohen e Meg verifiquem quais são os melhores horários para tomar os medicamentos (de manhã) e diz a elas que vai verificar o sucesso da administração dos medicamentos na próxima visita. Kylie termina sua

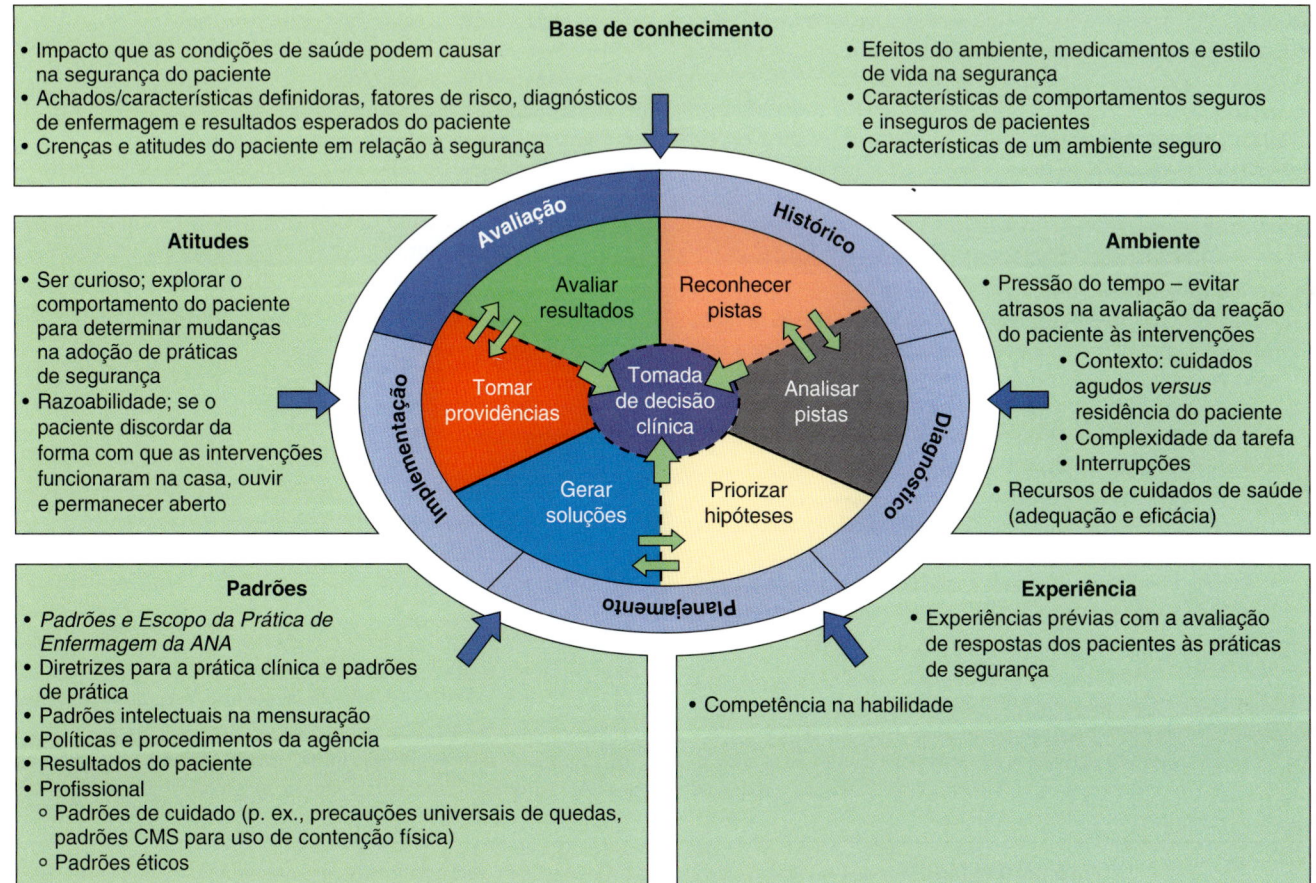

Figura 27.7 Modelo de pensamento crítico para avaliação de segurança. *ANA*, American Nurses Association; *CMS*, Centers for Medicare and Medicaid Services. (Copyright do Modelo de Medida de Julgamento Clínico © NCSBN. Todos os direitos reservados.)

visita com uma explicação sobre os riscos de queda da Sra. Cohen e como ela e seus filhos podem ajudar a deixar a casa mais segura. A Sra. Cohen concorda com as mudanças, e Meg diz: "Isto é definitivamente factível. Começaremos imediatamente." Para garantir que a paciente compreendeu as instruções, Kylie pergunta: "Diga uma última vez, Sra. Cohen, por que a senhora tem risco de cair?" A Sra. Cohen responde: "Bem, a fraqueza causada pelo AVE e o fato de eu já ter caído antes." E Kylie investiga ainda mais: "Mais alguma coisa?" e a Sra. Cohen responde:

"Ah, você disse que preciso usar o andador corretamente ou isso pode causar uma queda." Kylie diz: "É isso mesmo. Também, lembre-se de que sua idade e seus medicamentos para pressão alta a colocam em risco." A Sra. Cohen responde: "Ah, sim, agora lembrei." Kylie então diz: "Quando eu vier vê-la semana que vem, vamos verificar se a senhora seguiu corretamente a programação de seus medicamentos e me certificarei de reforçar os exercícios que o fisioterapeuta mostrará para a senhora." A Sra. Cohen responde: "Parece ótimo."

Diretrizes de segurança nos procedimentos/habilidades de enfermagem

Garantir a segurança dos pacientes constitui um papel essencial da profissão de enfermagem. Utilize julgamento clínico sólido comunicando-se com os membros da equipe de saúde de maneira clara, avaliando e analisando os achados clínicos do paciente e incorporando as prioridades de cuidados e preferências do paciente. Utilize a melhor evidência ao tomar decisões sobre as intervenções a serem realizadas nos cuidados com o paciente. Ao realizar os procedimentos/habilidades deste capítulo, lembre-se dos pontos a seguir para garantir cuidados seguros e individualizados a seus pacientes

- Antecipe os riscos de queda do paciente com base em seu exame e conhecimento sobre fatores fisiológicos e comportamentais durante a escolha das estratégias de prevenção de quedas

- Envolva os pacientes e familiares na seleção das estratégias de prevenção de quedas a fim de melhorar a adesão
- Sempre busque alternativas antes de empregar contenção. Envolva a família em sua abordagem
- Implemente protocolos de prevenção de quedas e forneça orientação ao paciente e sua família sobre o assunto.

Procedimento 27.1 — Prevenção de quedas em contextos de cuidados de saúde

Delegação e colaboração

A tarefa de avaliar e comunicar os riscos de queda de um paciente não pode ser delegada à equipe de enfermagem. Já os procedimentos de prevenção podem ser delegados. O enfermeiro orienta a equipe da seguinte forma:
- Explica os riscos de queda específicos do paciente e medidas de prevenção associadas que são necessárias para minimizar tais riscos
- Explica as precauções de segurança do ambiente a serem empregadas
- Explica os comportamentos específicos do paciente (p. ex., desorientação, andar sem rumo) que são precursores de quedas e que devem ser relatados imediatamente ao enfermeiro.

Equipamento

- Ferramenta de avaliação de risco de queda padronizada e validada (HRET, 2016; TJC, 2020a)
- Leito hospitalar com grades laterais; *opção*: cama baixa
- Assento em cunha
- Sistema de chamada de emergência
- Cinto de deambulação para auxiliar durante deambulação
- Cadeira de rodas e cinto de segurança (conforme necessário)
- Dispositivos de segurança opcionais: alarme no leito, tapete antiderrapante no chão, capacetes, protetores de quadril.

Passo	Justificativa
Histórico de enfermagem	
1. Identifique o paciente utilizando ao menos dois identificadores (p. ex., nome e data de nascimento ou nome e número do prontuário médico) de acordo com a política institucional.	Garante que se trata do paciente correto. Corresponde aos padrões de The Joint Commission e melhora a segurança do paciente (TJC, 2021a).
2. Revise o prontuário do paciente e determine se ele apresenta histórico recente de queda ou risco de lesão (ABCs) (IHI, 2021): • **A**ge – idade superior a 85 anos • **B**one – distúrbios ósseos (p. ex., metástase, osteoporose) • **C**oagulation – distúrbios de coagulação (p. ex., leucemia, trombocitopenia, uso de anticoagulantes) • **S**urgery – cirurgia (especificamente cirurgia torácica, abdominal ou amputação de membro inferior).	Condições aumentam a probabilidade de lesão grave devido a quedas, como fraturas ou hemorragia interna.
3. Avalie o grau de letramento em saúde do paciente e da família.	Garante que o paciente tenha capacidade para obter, comunicar, processar e compreender informação básica de saúde (CDC, 2021b).
4. Realize higiene das mãos. Avalie risco de queda utilizando uma ferramenta validada. Anote o escore da avaliação de queda. Realize um exame de risco de queda no contexto de cuidados agudos durante a admissão ou transferência de uma unidade a outra com mudança significativa na condição de um paciente, ou após uma queda (AHRQ, 2018).	Diminui a transmissão de microrganismos. Diversos fatores fisiológicos intrínsecos predispõem pacientes a quedas. Ferramentas de risco de quedas baseadas nos fatores de risco de uma população (p. ex., idosos, pacientes oncológicos ou neurológicos) são mais propensas a apresentar sensibilidade para prever quedas.

JULGAMENTO CLÍNICO: implemente uma ferramenta de avaliação cognitiva padronizada e integre-a à ferramenta de avaliação de risco de quedas se a avaliação cognitiva não estiver incluída na avaliação de risco de quedas (HRET, 2016).

Procedimento 27.1 — Prevenção de quedas em contextos de cuidados de saúde (Continuação)

Passo	Justificativa
5. Continue com uma avaliação individualizada abrangente do paciente e considere os riscos intrínsecos exclusivos do paciente (TJC, 2020a) (Tabela 27.1).	Revela todos os fatores que colocam o paciente em risco de queda.
6. Use a Ferramenta de Avaliação de Mobilidade de Banner (BMAT) (Boynton et al., 2014; Matz, 2019) ou faça o teste cronometrado de levantar e andar (TUG) (CDC, 2017c; Berry e Kiel, 2021) se o paciente for capaz de deambular. Observe, no mínimo, um paciente que deambula caminhar pelo quarto (com ou sem ajuda).	A BMAT avalia quatro tarefas funcionais a fim de identificar o nível de mobilidade que o paciente consegue atingir, revelando se há necessidade de assistência (Boynton et al., 2014; Matz, 2019). O teste TUG mensura o progresso do equilíbrio, capacidade de levantar-se a partir da posição sentada e deambulação.

JULGAMENTO CLÍNICO: *não pedir ao paciente para autorrelatar sobre seu equilíbrio, marcha ou capacidade de deambular. Sua observação direta será mais precisa.*

Passo	Justificativa
7. Avalie a gravidade da dor do paciente (utilize uma escala de 0 a 10).	Dor, principalmente quando associada às extremidades inferiores (p. ex., artrite, lesão) é um fator de risco de quedas.
8. Pergunte ao paciente ou familiar cuidador se existe histórico recente de queda ou outras lesões em casa. Avalie quedas anteriores utilizando o acrônimo SPLATT (Touhy e Jett, 2022): • **S**intomas – sintomas no momento da queda • **P**révia – quedas anteriores • **L**ocalização – local da queda • **A**tividade – atividade no momento da queda • **T**empo – momento da queda • **T**rauma – traumatismo após a queda	Sintomas são úteis para identificar a causa de uma queda. Momento, localização e atividade durante a queda oferecem detalhes sobre como prevenir quedas futuras.
9. Revise as medicações do paciente (incluindo medicações vendidas sem prescrição médica e fitoterápicos) para fármacos que aumentam o risco de quedas (Tabela 27.1). Compare esses medicamentos com os constantes nas listas Beers Criteria® (AGS, 2019)	Medicamentos comumente causam tontura. As listas Beers Criteria® da AGS incluem certos medicamentos que merecem ser discutidos com os pacientes pois podem não ser as opções mais seguras ou mais adequadas para idosos (AGS, 2019). As cinco listas incluídas nos Beers Criteria® da AGS descrevem medicamentos específicos cujas evidências científicas sugerem que eles devam ser: 1. Evitados pela maioria dos idosos (fora de contextos de cuidados tipo *hospice* e cuidados paliativos) 2. Evitados por idosos com condições de saúde específicas 3. Evitados em combinação com outros tratamentos devido ao risco de interações medicamentosas nocivas 4. Usados com cautela devido à possibilidade de efeitos colaterais nocivos 5. Dosados de forma diferente ou evitados em pessoas com função renal reduzida, o que afeta como o corpo processa os medicamentos
10. Avalie também a polifarmácia (uso desnecessário de medicações múltiplas e/ou redundantes para o manejo da mesma condição e fármacos inadequados para a condição presente).	Durante um período de 2 anos, a polifarmácia foi significativamente associada a aumento da incidência de quedas de 21% em um estudo envolvendo adultos com idade superior a 60 anos (Dhalwani et al., 2017).
11. Avalie o medo do paciente de cair: considere se é uma paciente do sexo feminino; se é um paciente idoso; ou tem nível de escolaridade baixa, doença crônica (mais de três doenças crônicas), saúde precária, comprometimento funcional, histórico de queda e depressão.	Trata-se de fatores associados a medo grave de quedas (Park et al., 2017).
12. Avalie a condição e quaisquer dispositivos de assistência ou equipamentos usados pelo paciente (p. ex., pés da cadeira sanitária, extremidades do andador).	Equipamentos em situação precária aumentam o risco de quedas.
13. Utilize uma abordagem centrada no paciente para determinar o que ele já conhece sobre riscos de queda. Mostre ao paciente e ao familiar cuidador os resultados da avaliação do risco de queda e explique a significância dos fatores de risco. Explique como o plano de prevenção de quedas será desenvolvido.	Permite que você determine o conteúdo a ser incluído na educação para prevenção de quedas.
14. Avalie os objetivos e preferências do paciente em relação a como implementar as estratégias de prevenção de quedas.	Adequar sua abordagem aos objetivos do paciente traz a possibilidade de melhorar a participação dele. O comprometimento inicial de um educando é fundamental. O educando processa as informações recém-coletadas por meio da avaliação e articula o plano (Chinai et al., 2018).
15. Se o paciente apresentar risco de queda, aplique uma pulseira identificada pela cor (ver ilustração). Algumas instituições fixam sinais de risco de queda em portas, enquanto outras preferem utilizar meias ou aventais identificados por cor.	Pulseiras, meias e aventais identificados com a cor amarela são reconhecidos facilmente.
16. Se o paciente estiver em uma cadeira de rodas, avalie seu nível de conforto, fadiga, tédio, estado mental ou nível de engajamento com outras pessoas.	Esses fatores podem fazer com que o paciente tente sair da cadeira de rodas sem auxílio.

(continua)

Parte 5 — Fundamentos para a Prática de Enfermagem

Procedimento 27.1 — Prevenção de quedas em contextos de cuidados de saúde (Continuação)

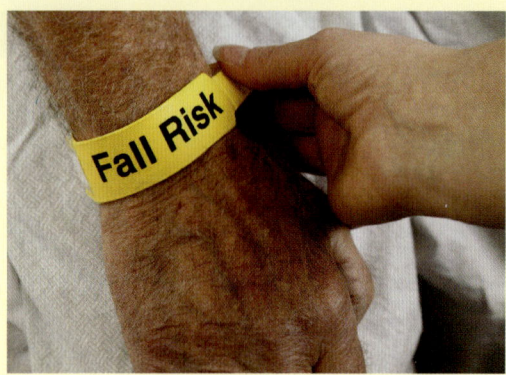

Passo 15 Uma pulseira codificada por cor de "risco de queda" alerta a equipe de cuidados de saúde quanto ao risco de queda do paciente.

Passo	Justificativa
Planejamento	
1. Dê privacidade. Certifique-se de que o paciente esteja confortável.	Mantém a dignidade e o respeito pelo paciente.
2. Higienize as mãos. Prepare equipamentos e certifique-se de que todos estejam funcionando.	Reduz a transmissão de microrganismos. Um quarto bem equipado com equipamento em perfeito funcionamento promove a segurança.
3. Explique medidas de segurança a serem tomadas de acordo com os riscos específicos de queda do paciente. Também planeje um tempo para discutir sobre prevenção de quedas na casa. Opção: algumas instituições usam um formulário de notificação para que o paciente admita pessoalmente os riscos de queda (HRET, 2016).	Informações claras e concisas com explicações sobre o motivo, benefícios e expectativas resultam em maior participação do paciente.
4. Oriente os pacientes e familiares cuidadores sobre efeitos colaterais de medicamentos que aumentam os riscos de quedas (HRET, 2016).	Pacientes que tomam vários medicamentos geralmente não estão cientes dos fatores de risco.
Implementação	
1. Conduza rondas planejadas a cada hora para todos os pacientes a fim de determinar o estado de dor, seja proativo em oferecer assistência para ir ao banheiro, avalie o conforto da posição e a necessidade de modificar o local de itens pessoais para facilitar o alcance; realize intervenção para alívio da dor.	Foi comprovado que o uso de rondas intencionais e oportunas reduzia quedas e estimulava a comunicação entre a equipe (Daniels, 2016). Há evidências de que pacientes que sofrem queda não procuram ajuda para ir ao banheiro (HRET, 2016).
2. Implemente protocolos de mobilidade precoce dentro da instituição de cuidados de saúde. Siga os protocolos a fim de garantir que o paciente aumente seu nível de mobilidade progressivamente. Considere o uso de acelerômetros, pequenos dispositivos que podem ser usados pelo paciente para quantificar o movimento corporal biomecânico e número de passadas por turno (Growdon et al., 2017).	O declínio funcional do paciente (perda da capacidade de realizar atividades de autocuidado ou AVDs) pode decorrer da falta de condicionamento, que está associada à inatividade (Gorman et al., 2014; Grass et al., 2018). A falta de condicionamento representa um risco para pacientes hospitalizados que passam a maior parte do tempo na cama, mesmo quando são capazes de andar.
3. Implemente Precauções Universais de Quedas.	
a. Ajuste o leito na posição baixa com as rodas travadas (AHRQ, 2018). Coloque tapetes antiderrapantes de cada lado do leito.	A altura do leito permite aos pacientes capazes de andar subirem ou descerem da cama facilmente e de forma segura. Tapetes proporcionam uma superfície antiderrapante para prevenir quedas e lesões.
b. Encoraje o uso de calçados antiderrapantes que sirvam adequadamente (AHRQ, 2018).	Previnem a queda por escorregões do paciente no piso.
c. Oriente o paciente sobre seu entorno. Explique o sistema de chamada de emergência e rotinas esperadas de seu plano de cuidados (AHRQ, 2018; HRET, 2016).	A orientação acerca do quarto e plano de cuidados promove a familiaridade com o entorno e com atividades a serem esperadas.

JULGAMENTO CLÍNICO: *instituições com programas bem-sucedidos de prevenção de quedas implementaram um termo de aceitação do uso da luz de chamada para todas as deambulações (HRET, 2016). Certifique-se de que o termo seja assinado.*

(1) Providencie o aparelho auditivo e os óculos do paciente. Certifique-se de que estejam funcionando e limpos (AHRQ, 2018). Se o paciente se queixar de ter problemas visuais ou auditivos, refira-o ao médico correspondente.	Permite que o paciente permaneça alerta às condições de seu entorno.
(2) Coloque o sistema de chamada em local acessível ao alcance do paciente (ver ilustração). Explique e demonstre como usar o sistema à beira do leito e no banheiro. Peça ao paciente para realizar o retorno da demonstração.	O conhecimento acerca da localização e uso do sistema de chamada de emergência é essencial para que o paciente possa pedir ajuda rapidamente. Alcançar um objeto quando se está na cama pode provocar queda acidental.

Capítulo 27 Segurança do Paciente e Qualidade

Procedimento 27.1 Prevenção de quedas em contextos de cuidados de saúde (Continuação)

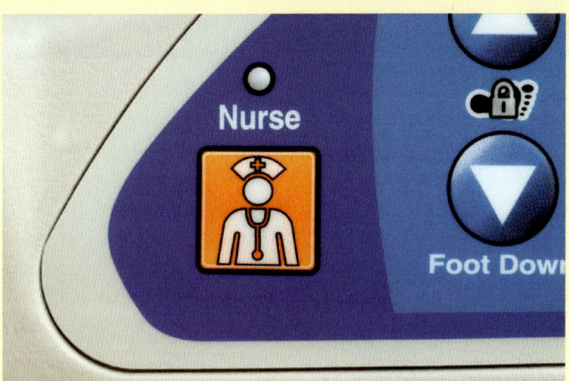

Passo 3c(2) Sistema de chamada de enfermagem na cabeceira da cama.

Passo	Justificativa
(3) Explique ao paciente/familiar cuidador quando e por que utilizar o sistema de chamada (p. ex., para relatar dor, solicitar assistência para sair da cama ou ir ao banheiro) (HRET, 2016). Forneça orientações claras sobre as restrições de mobilidade.	Aumenta a probabilidade de o paciente/cuidador da família chamar ajuda e permite que o enfermeiro responda às necessidades do paciente no momento adequado.
d. Uso seguro de grades laterais no leito:	
(1) Explique ao paciente e cuidador da família o motivo de o paciente estar utilizando grades laterais: para movimentar-se e virar-se na cama, conforto e segurança, facilidade de acesso ao sistema de chamada (FDA, 2017).	Promove sensação de conforto e segurança. Ajuda na hora de se virar e reposicionar e fornece acesso fácil aos controles do leito (FDA, 2017).
(2) Verifique a política institucional com relação ao uso de grades no leito.	
i. Pacientes dependentes, menos móveis: no leito com grades dos dois lados, mantenha ambas elevadas. (**Nota**: grades de leitos mais novos permitem espaço no pé da cama para que o paciente possa sair de forma segura.) No caso de leitos com quatro grades, deixe as duas grades superiores elevadas.	Grades laterais são dispositivos de contenção quando restringem a liberdade de movimento do paciente, não promovendo a funcionalidade independente do indivíduo (TJC, 2020b).
ii. Paciente capaz de sair da cama de forma independente: no leito de quatro grades, deixe duas elevadas. No de duas grades, mantenha somente uma elevada.	Permite saída segura do leito.
e. Torne o ambiente do paciente seguro:	
(1) Remova equipamento, materiais e móveis excessivos de quartos e corredores.	Reduz a probabilidade de o paciente cair ou tropeçar em objetos.
(2) Mantenha o piso livre de desordem e obstáculos (p. ex., suporte de soro, fios elétricos), particularmente o trajeto até o banheiro (AHRQ, 2018).	Reduz a probabilidade de o paciente cair ou tropeçar em objetos.
(3) Enrole e proteja fios elétricos, de telefone ou quaisquer outros fios ou tubos.	Reduz o risco de fios se emaranharem.
(4) Limpe todos os líquidos derramados no chão imediatamente (AHRQ, 2018). Coloque avisos indicando piso molhado. Remova o aviso quando o piso estiver seco (tarefa em geral realizada pelos funcionários de limpeza).	Reduz o risco de queda em superfícies escorregadias ou molhadas.
(5) Garanta iluminação adequada não ofuscante; utilize luz noturna à noite.	Luzes ofuscantes podem ser um problema para idosos devido às alterações visuais.
(6) Mantenha dispositivos assistivos (p. ex., bengala, andador, cadeira sanitária) do lado da saída da cama. Mantenha as costas da cadeira sanitária apoiadas na parede do quarto se possível.	Fornece suporte adicional durante a transferência para fora da cama. Estabiliza a cadeira sanitária.
(7) Arrume os itens pessoais (p. ex., jarra de água, telefone, materiais de leitura, dentaduras) dentro do alcance do paciente e em ordem lógica (AHRQ, 2018).	Facilita a independência e o autocuidado; previne quedas relacionadas a tentativas de alcançar objetos distantes.
(8) Fixe as travas da cama, maca e cadeira de rodas (AHRQ, 2018).	Previne movimento acidental dos dispositivos durante a transferência do paciente.
4. Utilize um colchão de tamanho adequado ou com bordas de espuma elevadas (FDA, 2017).	Impede que os pacientes fiquem presos entre o colchão e o estrado da cama.
a. Diminua os espaços entre o colchão e o estrado da cama (FDA, 2017).	Impede que o paciente fique preso.

(continua)

Procedimento 27.1 Prevenção de quedas em contextos de cuidados de saúde (Continuação)

Passo	Justificativa
5. Forneça medidas de conforto não farmacológicas; ofereça os analgésicos prescritos para pacientes que têm dor, preferencialmente de forma contínua.	A dor pode fazer com que os pacientes saiam da cama e foi associada a um aumento do número de quedas (Patel et al., 2014). Tenha cuidado com opioides, pois aumentam o risco de queda.
6. Intervenções para pacientes com **risco moderado a alto de queda** (com base na avaliação do risco de queda):	
a. Priorize as respostas das luzes de chamada para pacientes de alto risco; utilize uma abordagem em equipe com todo o pessoal de enfermagem ciente da responsabilidade de responder ao chamado.	Garante resposta rápida por um profissional da saúde quando o paciente solicitar ajuda; reduz a chance de o paciente tentar sair da cama sozinho.
b. Estabeleça um cronograma de eliminação; utilize a cadeira sanitária quando adequado.	O uso proativo do banheiro impede que os pacientes fiquem sem atendimento diante de uma vontade repentina de usar o banheiro.

JULGAMENTO CLÍNICO: *o uso do banheiro é um evento comum que pode levar o paciente a sofrer uma queda (Berry e Kiel, 2021). Atenção: cadeiras sanitárias ao lado do leito reduzem a distância que o paciente precisa percorrer até o banheiro, mas o paciente ainda necessita de assistência de um cuidador para chegar até a cadeira.*

c. Permaneça com o paciente durante sua ida ao banheiro (fique do lado de fora da porta); perto da cadeira sanitária. Aumente a disponibilidade e o uso de assentos elevados para vasos sanitários (VA Healthcare, 2015).	Os pacientes, em geral, tentam se levantar e voltar a seus leitos após irem ao banheiro sem ajuda. Assentos elevados tornam mais fácil sentar-se e levantar-se do vaso sanitário. Suportes e barras de apoio para vaso sanitário podem ser usadas para apoio e oferecem suporte para se levantar e sentar.
d. Posicione o paciente em uma poltrona geriátrica ou cadeira de rodas com almofada em cunha. Utilize a cadeira somente para transporte, não para o paciente permanecer por tempo prolongado.	Mantém o alinhamento e conforto e dificulta a saída da cadeira.
e. Forneça protetores de quadril, que são *shorts* ou roupas íntimas acolchoados usados sobre ou no lugar das roupas íntimas (mais frequentemente utilizados em contextos de cuidados prolongados).	Previnem fraturas por distribuírem a força de uma queda sobre o quadril para o tecido mole ao redor das nádegas e coxas (U.S. Department of Veterans Affairs, 2019).
f. Considere o uso de leito rebaixado com altura inferior à altura padrão do leito hospitalar. Coloque tapetes antiderrapantes (U.S. Department of Veterans Affairs, 2019).	Leitos rebaixados podem diminuir a incidência de lesões relacionadas a quedas por tornarem difícil a pacientes com fraqueza ou dores articulares nas pernas realizarem o esforço necessário para se levantar. Tapetes previnem que pacientes escorreguem ao andar ou ficar de pé.
g. Ative o alarme do leito ou o sistema de monitoramento por câmera para o paciente (VA Healthcare, 2015).	O alarme ativa quando o paciente se levanta em relação ao sensor. Sons de alarmes alertam funcionários. Câmeras podem detectar quedas.

JULGAMENTO CLÍNICO: *utilize seu julgamento para escolher utilizar ou não o alarme do leito. Alarmes alertam a equipe de enfermagem para que possam responder rapidamente e prevenir uma queda quando um paciente sai da cama (Potter et al., 2017). Se um paciente sair rapidamente da cama e cair, o alarme servirá de alerta para a equipe de forma a prevenir outras lesões enquanto o paciente estiver no chão. Contudo, alarmes de cadeiras e leitos podem restringir a atividade do paciente. Estudos demonstraram que os pacientes consideram que o alarme os faz sentirem-se contidos (Growdon et al., 2017). Determine se o uso do alarme está limitando a frequência com que o paciente se levanta e permanece ativo. O uso de muitos dispositivos de alarme (alarme IV, alarme de leito, monitor eletrocardiográfico) pode resultar em dispersão sonora e fadiga por alarme entre profissionais da saúde: os profissionais da saúde podem ignorar o alarme, resultando em um evento de queda (Ward-Smith, 2015).*

h. Consulte um fisioterapeuta sobre treinamento de marcha, força e equilíbrio, bem como atividades de levantamento de peso regulares.	O exercício pode reduzir quedas, fraturas relacionadas a quedas e muitos fatores de risco de queda em indivíduos com baixa densidade óssea e idosos. Treinos de força e equilíbrio reduzem a incidência de quedas com lesões em idosos (Uusi-Rasi et al., 2015).
i. Designe uma pessoa para manter a vigilância constante do paciente ou contenções somente quando outras alternativas estiverem esgotadas.	Um pessoa vigilante pode ser um funcionário ou voluntário que permanece no quarto para observar cuidadosamente pacientes com risco de queda. Contenções devem ser utilizadas somente como última opção (ver Procedimento 27.2).
j. Considere fazer o paciente utilizar um protetor de cabeça (p. ex., paciente com câncer ou com risco de hemorragia) ou de quadril (pacientes com risco de fratura) (VA Healthcare, 2015).	Contém material resistente a impacto dentro do capacete que protege a circunferência da cabeça de traumatismos. Protetores de quadril têm acolchoamento para diminuir o impacto em quedas.
7. Ao deambular o paciente, faça-o utilizar um cinto de deambulação ou faixa de deambulação e caminhe ao seu lado (ver Capítulo 38).	Técnicas de manuseio seguro de pacientes permitem deambulação segura e prevenção de lesões tanto para você quanto seu paciente.

Procedimento 27.1 Prevenção de quedas em contextos de cuidados de saúde (Continuação)

Passo	Justificativa
8. Uso seguro de cadeira de rodas:	
a. Certifique-se de que a cadeira seja adequada para o paciente: as coxas do paciente devem ficar niveladas quando sentado, pés planos sobre o chão, encosto da cadeira na altura do terço médio do ombro, cotovelos repousando nos apoios de braço sem inclinação ou sem os braços precisarem ficar para dentro e espaço de 2 dedos entre o paciente e a lateral da cadeira.	Cadeiras de proporções adequadas promovem o conforto, diminuindo a probabilidade de os pacientes tentarem deixá-las.
b. Transfira o paciente para a cadeira de rodas utilizando técnicas de transferência seguras. Utilize uma almofada em cunha na cadeira (ver ilustração).	A almofada impede que o paciente escorregue para fora da cadeira.
c. Conduza a cadeira de rodas para dentro e para fora de elevadores e portas de trás para frente, com as rodas maiores primeiro (ver ilustração).	Impede que as rodas menores da frente fiquem presas entre o elevador e o chão, causando inclinação da cadeira.
d. Controle a dor do paciente e não permita que ele fique sentado na cadeira de rodas por muito tempo; forneça uma opção de assento alternativa.	Diminui a inquietação e o desconforto que podem fazer com que o paciente saia da cadeira.
9. Agende a administração de medicação oral pelo menos 2 h antes da "hora de dormir" (HRET, 2016).	Diminui o risco ocasionado por medicações que fazem o paciente necessitar usar o banheiro à noite.
10. Depois de implementar estratégias de segurança, ajude o paciente a se posicionar confortavelmente.	Reduz a inquietação e o desejo de sair da cama.
11. Levante as grades laterais (se adequado) e coloque a cama na posição mais baixa.	Promove a segurança e previne quedas.
12. Coloque o sistema de chamada de enfermagem em um local acessível ao alcance do paciente.	Garante que o paciente possa pedir ajuda se necessário e promove a segurança e previne quedas.
13. Descarte todos os materiais contaminados em seus devidos recipientes, remova e descarte as luvas, e higienize as mãos.	Reduz a transmissão de microrganismos. Use recipientes de descarte adequados caso o paciente esteja tomando medicamentos perigosos.
14. Mantenha rondas programadas a cada hora.	Reduz a ansiedade do paciente, diminui a necessidade de que o paciente saia da cama sozinho.

Avaliação

1. Peça ao paciente/familiar cuidador para identificar os riscos de queda do paciente.	Demonstra aprendizagem.
2. Peça ao paciente/familiar cuidador para descrever as intervenções para prevenção de quedas a serem implementadas na casa.	Demonstra aprendizagem. **Nota**: a visita de um profissional da saúde na residência do paciente é necessária para confirmar se as intervenções foram implementadas.
3. Avalie a capacidade do paciente de utilizar dispositivos assistivos, como andador ou cadeira sanitária, em diferentes momentos do dia.	Pode ser necessário realizar ajustes nos dispositivos. Avaliar em diferentes momentos pode ajudar a identificar forças e fraquezas.
4. Avalie alterações no estado motor, sensorial e cognitivo do paciente e revise ocorrência de quaisquer quedas ou lesões.	Pode ser necessário adicionar diferentes intervenções. Resultados de quedas determinam o sucesso do plano.
5. Avalie o nível de dor do paciente utilizando escala de avaliação da dor.	Determina se a dor do paciente está sob controle adequado.
6. **Utilize o método explicar de volta**: "Quero me certificar de que expliquei claramente por que você tem risco de queda. Conte-me algumas dessas razões." Revise sua instrução agora ou desenvolva um plano para instrução revisada do paciente/cuidador da família caso ele não seja capaz de explicar de volta corretamente.	Explicar de volta é uma intervenção de letramento em saúde baseada em evidências que promove envolvimento, segurança, adesão e qualidade do cuidado do paciente. O seu objetivo é garantir que você tenha explicado informações do tratamento clínico claramente de forma que os pacientes e seus familiares compreendam o que você comunicou a eles (AHRQ, 2020b).

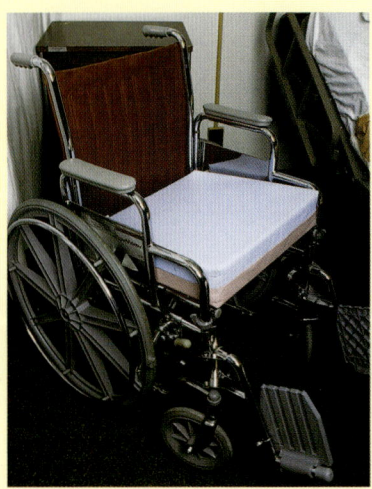

Passo 8b Cadeira de rodas com apoios de pés elevados e almofada em cunha no assento.

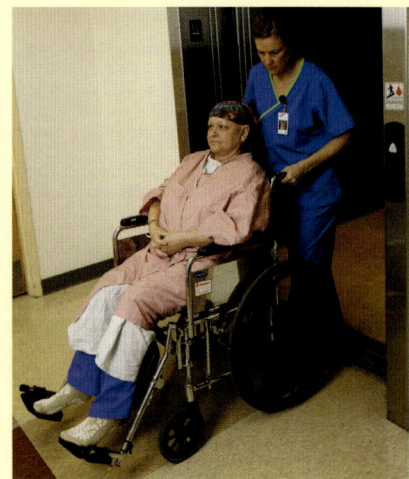

Passo 8c Enfermeira puxando uma cadeira de rodas para entrar no elevador.

(continua)

Procedimento 27.1 — Prevenção de quedas em contextos de cuidados de saúde (Continuação)

RESULTADOS INESPERADOS E INTERVENÇÕES RELACIONADAS

1. Paciente/familiar cuidador incapaz de identificar riscos de queda ou estratégias de prevenção de quedas.
   a. Reforce os riscos identificados e revise medidas de segurança com o paciente e seu cuidador.
   b. Considere o uso de outras opções de ensino.
2. Paciente encontrado no chão após uma queda.
   a. Chamar assistência.
   b. Examinar o paciente para lesões e permanecer com ele até a chegada de ajuda.
   c. Notificar o profissional da saúde principal e o familiar cuidador.
   d. Preencher um relatório de ocorrência ou de evento sentinela da instituição (ver políticas institucionais).
   e. Conduzir uma reunião/investigação pós-queda e informar a equipe o mais rápido possível após a queda. Envolver a equipe e o paciente em todos os níveis se possível. Discutir se havia intervenções adequadas em curso, considerações sobre por que ocorreu a queda, quem estava presente no momento da queda, que fatores do ambiente de cuidados estavam relacionados e como o plano de cuidados será modificado (VA Healthcare, 2015; HRET, 2016).

REGISTRO E NOTIFICAÇÃO

- Registre os riscos de queda específicos do paciente e as intervenções de prevenção de quedas no prontuário eletrônico ou quadro do paciente. Utilize quadros brancos nos quartos de pacientes para comunicar o risco de queda a todos os membros da equipe (HRET, 2016)
- Registre nas anotações de enfermagem o que o paciente é capaz de explicar ou não sobre seus riscos de queda e intervenções realizadas
- Se ocorrer uma queda, preencha um relatório de evento ou incidente de segurança da instituição, notificando detalhes objetivos de uma queda (horário, localização, condição do paciente, tratamento, resposta ao tratamento). Não coloque o relatório no prontuário do paciente
- Utilize uma ferramenta de comunicação para a troca de turno entre os membros da equipe de enfermagem que inclua os riscos específicos do paciente para quedas e quedas com lesões entre cuidadores (incluir auxiliares de enfermagem). Discuta as intervenções específicas realizadas (HRET, 2016)
- Reporte imediatamente ao profissional da saúde responsável se o paciente sofrer uma queda ou lesão.

Procedimento 27.2 — Aplicação de contenções físicas

Delegação e colaboração

A tarefa de avaliar o comportamento de um paciente, sua orientação em relação a seu entorno, necessidade de contenção e uso correto de contenções não pode ser delegada. A aplicação e a checagem de rotina da contenção podem ser delegadas à equipe de enfermagem. Os CMS (2020) exigem treinamento de todos os membros da equipe de enfermagem que prestam cuidados diretos na aplicação de contenções. Enfermeiros orientam a equipe de enfermagem sobre:

- Contenção correta a ser utilizada e aplicação correta da contenção
- Quando e como modificar a posição de um paciente e realizar exercícios de amplitude de movimento, hidratação, eliminação, cuidados com a pele e momento de socialização
- Quando relatar sinais e sintomas de um paciente não estar tolerando a contenção e o que fazer a respeito.

Equipamento
- Contenção de tamanho adequado
- Acolchoamento (se necessário).

Passo	Justificativa
Histórico de enfermagem	
1. Identifique o paciente utilizando ao menos dois identificadores (p. ex., nome e data de nascimento ou nome e número do prontuário médico) de acordo com a política institucional.	Garante que se trata do paciente correto. Corresponde aos padrões de The Joint Commission e melhora a segurança do paciente (TJC, 2021a).
2. Revise o prontuário médico para verificar causa(s) subjacente(s) de agitação e comprometimento cognitivo que possam levar à remoção de dispositivos médicos por parte do paciente (Boltz et al., 2020).	Alterações fisiológicas podem levar à remoção acidental de dispositivos médicos por parte de pacientes (Boltz et al., 2020). A identificação das condições pode levar a um tratamento médico ou farmacológico mais adequado, eliminando a necessidade de contenções.
a. Se ocorrer mudança súbita da percepção, atenção ou nível de consciência, realize a higiene das mãos. Avalie a ocorrência de alterações respiratórias e neurológicas, febre, sepse, hipoglicemia e hiperglicemia, abstinência de álcool ou substâncias e desequilíbrio hídrico e eletrolítico.	Reduz a transmissão de microrganismos. Fatores que afetam a cognição do paciente podem se desenvolver rapidamente.
b. Notifique o profissional da saúde acerca da mudança de estado mental e comprometimento do estado fisiológico.	O profissional da saúde deve determinar se a mudança do estado mental resulta em comportamento que requer o uso temporário de contenção.
3. Obtenha informação da função cognitiva basal ou pré-mórbida com os cuidadores da família.	São excelentes fontes de informação sobre padrões e história pregressa de comportamento do paciente.
4. Estabeleça se o paciente tem histórico de demência ou depressão (Boltz et al., 2020).	Pacientes com comprometimento cognitivo têm risco de sair do leito sem pedir ajuda.
5. Revise medicações que podem causar risco de queda (Boltz et al., 2020; AGS, 2019) e alterações no estado mental.	Medicações podem alterar a cognição, causar tontura, resultar em hipotensão postural e gerar outros riscos.
6. Revise valores laboratoriais atuais (p. ex., eletrólitos, glicemia, hemocultura, urinálise).	Podem revelar um desequilíbrio hídrico e eletrolítico ou outros problemas, como desequilíbrio glicêmico ou infecção, os quais podem causar confusão abrupta em idosos (Wang et al., 2016; Meiner e Yeager, 2019).

Capítulo 27 Segurança do Paciente e Qualidade

Procedimento 27.2 Aplicação de contenções físicas (Continuação)

Passo	Justificativa
7. Avalie o comportamento atual do paciente (p. ex., confusão, desorientação, agitação, inquietação, agressividade, incapacidade de seguir orientações ou remoção repetitiva de dispositivos médicos). O paciente representa risco a outros pacientes?	Se o comportamento do paciente persistir mesmo após tratamento ou alternativas à contenção, utilize o método de contenção menos restritivo que possa ser indicado.
JULGAMENTO CLÍNICO: *em caso de abstinência de álcool, a resistência contra contenções pode aumentar a temperatura, produzir rabdomiólise e causar ferimentos físicos (Hoffman e Weinhouse, 2020).*	
8. Se houver alternativas à contenção que demonstraram insucesso, confira com o profissional da saúde. Revise políticas institucionais e leis estaduais sobre contenção. **Obtenha uma prescrição atual do profissional da saúde para uso de contenção**, incluindo motivo, tipo, localização e período de duração da contenção. Determine se é necessário o consentimento informado para uso da contenção (cuidados prolongados). Para pacientes não violentos e não autodestrutivos, as prescrições são renovadas segundo políticas institucionais.	Uma prescrição de contenção que esteja sendo utilizada para comportamento violento ou autodestrutivo tem tempo limite (p. ex., a cada 4 h para adultos, a cada 2 h para crianças e adolescentes de 9 a 17 anos); tais prescrições necessitam ser renovadas segundo os limites de período por no máximo 24 h consecutivas (CMS, 2020). É necessário prescrição do tipo menos restritivo de contenção por parte do profissional da saúde (CMS, 2020).
JULGAMENTO CLÍNICO: *um profissional da saúde independente, responsável pelos cuidados com o paciente, deve avaliá-lo pessoalmente dentro de 1 h após início do uso de contenção para manejo de **comportamento violento ou autodestrutivo** que prejudique a segurança física do paciente, dos funcionários ou outros. Enfermeiros, enfermeiros de práticas avançadas ou médicos assistentes podem conduzir a avaliação se forem treinados segundo exigências e se consultarem um responsável após sua avaliação, segundo políticas do hospital (CMS, 2020).*	
9. Revise as instruções do fabricante para aplicação da contenção. Determine o tamanho adequado. Familiarize-se com todos os dispositivos.	Tamanho ou aplicação incorretos da contenção podem resultar em lesão ou morte do paciente.
10. Avalie o grau de letramento em saúde do paciente ou familiar cuidador e determine seu conhecimento e experiência sobre o uso de contenções.	Garante que o paciente tenha capacidade para obter, comunicar, processar e compreender informações básicas de saúde (CDC, 2021b).
11. Avalie os objetivos e preferências do paciente em relação a como o procedimento deve ser realizado ou o que o paciente espera.	Permite que o cuidado seja individualizado ao paciente.

Planejamento

1. Higienize as mãos. Prepare a contenção, certificando-se de que esteja intacta.	Reduz a transmissão de microrganismos. Garante que a contenção esteja em condições para uso correto.
2. Promova a privacidade do paciente e planeje conforme adequado para seu conforto.	Promove o conforto do paciente.
3. Explique, ao paciente e ao familiar cuidador, por que a contenção foi selecionada, como será aplicada, período de tempo de uso e procedimento para avaliação contínua.	Promove a cooperação do paciente/família e ajuda a minimizar qualquer ansiedade.

Implementação

1. Ajuste o leito para a altura adequada e abaixe a grade lateral do lado de seu contato com o paciente. Certifique-se de que o paciente esteja confortável e com alinhamento corporal correto.	Permite que você reposicione o paciente durante a aplicação da contenção sem lesionar a si próprio ou ao paciente. O alinhamento correto previne contraturas quando a contenção estiver aplicada.
2. Inspecione a área em que será aplicada a contenção. Note se existe algum tubo ou dispositivo próximo ao local. Avalie a condição da pele, sensibilidade, adequação da circulação e amplitude de movimento articular.	Contenções algumas vezes causam compressão e interferem com o funcionamento de tubos ou dispositivos. A avaliação determina um quadro basal para monitorar a resposta do paciente à contenção.
3. Acolchoe a pele e proeminências ósseas (conforme necessário) que ficarão por baixo da contenção.	Reduz o atrito e a pressão da contenção sobre a pele e tecidos subjacentes.
4. Aplique a contenção do tamanho adequado. **Nota**: consulte as orientações do fabricante.	

a. *Contenção com luva:* contenções do tipo luva sem polegar contêm a mão dos pacientes. Insira a mão na luva, certificando-se de que a faixa de Velcro® esteja ao redor do pulso e não do antebraço (ver ilustração).	Impede que o paciente desloque ou remova dispositivos médicos, como curativos, ou que o paciente se coce.
	Luvas de proteção são consideradas uma contenção se (TJC, 2020b):
	  1. As luvas estiverem presas com alfinetes ou de outra forma afixadas à cama/roupas de cama, ou se forem usadas contenções de punho, e/ou
	  2. As luvas forem aplicadas demasiadamente apertadas de forma que as mãos ou dedos do paciente fiquem imobilizados, e/ou
	  3. As luvas forem tão volumosas que a capacidade do paciente de usar as mãos seja significativamente reduzida, e/ou
	  4. As luvas não possam ser facilmente removidas intencionalmente pelo paciente da mesma maneira que foram aplicadas pela equipe, considerando a condição física do paciente e sua capacidade de alcançar o objetivo.

JULGAMENTO CLÍNICO: *luvas de contenção são consideradas uma alternativa quando não amarradas e quando o paciente for fisicamente e cognitivamente capaz de removê-las.*	

(continua)

| Procedimento 27.2 | Aplicação de contenções físicas (Continuação) |

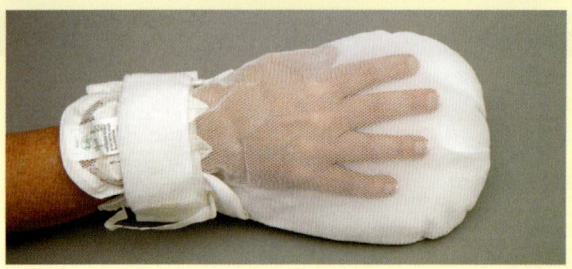

Passo 4a Luva de contenção. (De Sorrentino SA, Remmert LN: *Mosby's workbook for nursing assistants*, ed 10, St Louis, 2021, Elsevier.)

Passo	Justificativa
b. *Contenção de cotovelo (tala livre):* a contenção consiste em um tecido firmemente acolchoado que é envolvido ao redor do braço do paciente e fechado com Velcro®. A extremidade superior tem um gancho que fica preso na manga do avental ou blusa do paciente (ver ilustração). Insira o braço de forma que a articulação do cotovelo repouse na área acolchoada, mantendo a articulação estendida. Fixe a contenção à estrutura da cama.	A contenção dificulta a remoção ou ruptura de dispositivos médicos próximos à face ou ao pescoço. Não impede remoção de dispositivos abdominais ou urinários. Com talas livres, os pacientes têm dificuldade de dobrar o braço. As talas podem não prevenir o paciente de remover linhas IV (Rose, 2015).
c. *Cinto ou contenção de tronco:* coloque o paciente em posição sentada na cama. Aplique o cinto sobre a roupa, avental ou pijama. Certifique-se de que a contenção esteja na altura da cintura, não do tórax ou abdome. A fenda do cinto pode ser posicionada para frente para limitar o movimento ou nas costas para aumentar o movimento. Desfaça dobras ou amassados nas roupas. Passe as faixas pela fenda do cinto. Ajude o paciente a se deitar na cama. Faça o paciente virar de lado e evite aplicar o cinto muito apertado. Certifique-se de que as faixas fixadas na cama estejam firmes para que o cinto não deslize para os lados da cama (ver ilustração).	Contém o centro de gravidade e impede que o paciente role para fora de uma maca, ou que se sente quando deitado ou que caia de cima do leito. A aplicação firme interfere na ventilação se o cinto se deslocar para o alto sobre o abdome ou tórax. O cinto de contenção é uma boa opção para pacientes confusos ou impulsivos que ficam continuamente tentando sair da cama após repetidos redirecionamentos, quando for inseguro para eles se levantarem sem assistência (Rose, 2015).

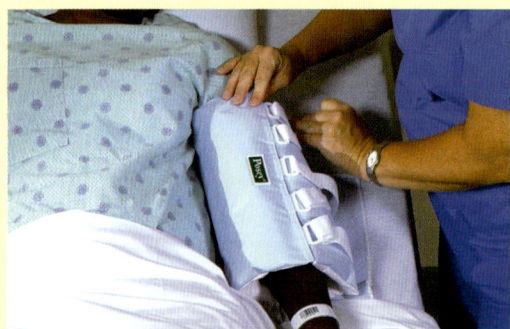

Passo 4b Contenção de cotovelo. (Copyright © Mosby's Clinical Skills: Essentials Collection.)

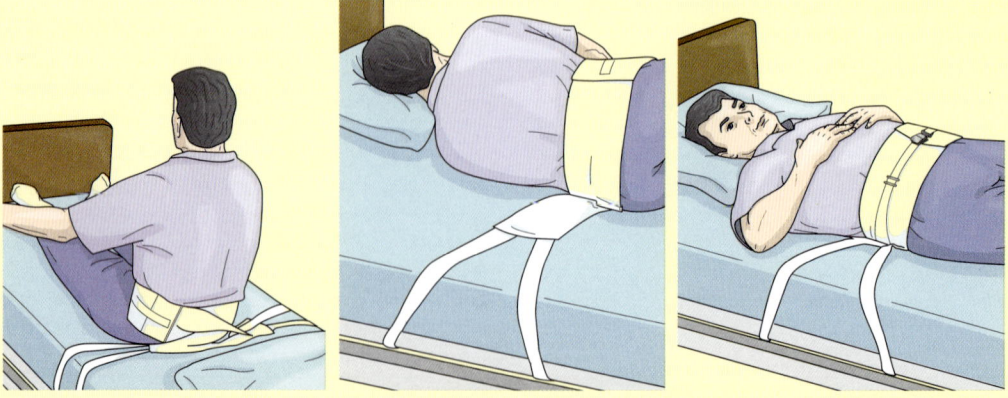

Passo 4c Um cinto de contenção corretamente aplicado permite que o paciente se vire na cama. (De: Sorrentino SA, Remmert LN: *Mosby's textbook for nursing assistants*, ed 10, St Louis, 2021, Elsevier.)

Procedimento 27.2 — Aplicação de contenções físicas (Continuação)

Passo	Justificativa
d. *Contenção de extremidade (tornozelo ou pulso) macia:* contenção feita de material acolchoado macio ou couro de carneiro preenchido com espuma. Enrole a contenção ao redor do pulso ou tornozelo com a parte macia voltada para a pele e fixe de forma firme (porém não apertada) com a faixa de Velcro®. Insira dois dedos sob a contenção fechada (ver ilustração).	Apropriada para pacientes que estão ficando cada vez mais agitados, não podem ser redirecionados com distração e continuam tentando remover dispositivos médicos necessários (Rose, 2015). Contenção desenvolvida para imobilizar uma ou todas as extremidades. A aplicação muito apertada interfere na circulação e pode potencialmente causar lesão neurovascular.

> **JULGAMENTO CLÍNICO:** *pacientes com contenções de pulso e/ou tornozelo têm risco de broncoaspiração quando deitados em posição supina. Coloque o paciente em posição lateral ou com a cabeça elevada em vez de posição supina.*

Passo	Justificativa
5. Prenda as faixas da contenção à parte da estrutura do leito que se move quando a cabeceira do leito é elevada ou abaixada. Certifique-se de que as faixas estejam seguras. *Não acople às grades laterais.* Prenda à estrutura da cadeira para pacientes que estão em cadeira comum ou de rodas, certificando-se de que a fivela esteja fora do alcance do paciente.	Faixas bem posicionadas não apertam nem restringem a circulação quando o leito é elevado ou abaixado.
6. Fixe as contenções na estrutura do leito utilizando fivelas de engate rápido (ver ilustração). *Não dê nó na fivela.* Certifique-se de que a fivela esteja fora do alcance do paciente.	Permite liberação rápida em emergências.
7. Verifique novamente e insira dois dedos sob a contenção fixa. Avalie a aplicação correta da contenção, incluindo a integridade da pele, pulso, temperatura, coloração da pele e sensação na porção do corpo que está contida. Coloque o leito na posição mais baixa após aplicação da contenção.	Promove uma base de comparação para posterior avaliação em caso de lesões devido à contenção. Promove o ambiente mais seguro para manter um paciente que esteja contido.
8. Realize higiene das mãos. Remova a contenção ao menos a cada 2 h (TJC, 2020b) ou com maior frequência conforme determinação das políticas institucionais. Reposicione o paciente, promova o conforto e medidas de eliminação e avalie a condição do paciente a todo momento. Se o paciente estiver agitado, violento ou não cooperativo, remova uma contenção por vez e/ou solicite assistência da equipe durante a remoção da contenção.	Fornece uma oportunidade de atender às necessidades básicas do paciente e determinar se é necessário manter a contenção. Uma liberação temporária e diretamente supervisionada de uma contenção que ocorre com a finalidade de cuidar das necessidades de um paciente (p. ex., ir ao banheiro, alimentar-se, fazer exercícios de ADM) **não** é considerada descontinuação da contenção (CMS, 2020).

> **JULGAMENTO CLÍNICO:** *contenções não podem ser solicitadas mediante a necessidade. Se um paciente foi recentemente liberado da contenção e demonstra comportamento que possa ser manejado somente por meio da reaplicação da contenção ou isolamento, é necessária uma nova solicitação (CMS, 2020).*

> **JULGAMENTO CLÍNICO:** *não deixe um paciente violento ou agressivo sem supervisão durante a remoção das contenções. O monitoramento de pacientes violentos/autodestrutivos contidos deve ser contínuo (por meio de vídeo ou áudio) comparado ao monitoramento a cada duas horas no caso de pacientes não violentos/não autodestrutivos.*

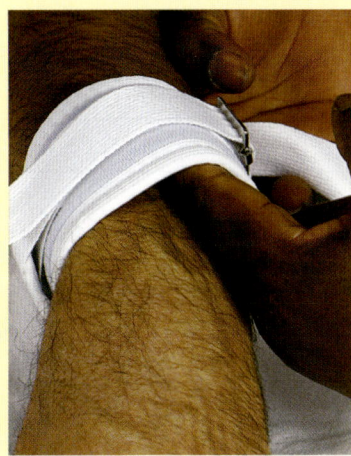

Passo 4d Contenção macia da extremidade. Verifique a contenção para constrição inserindo dois dedos sob a contenção.

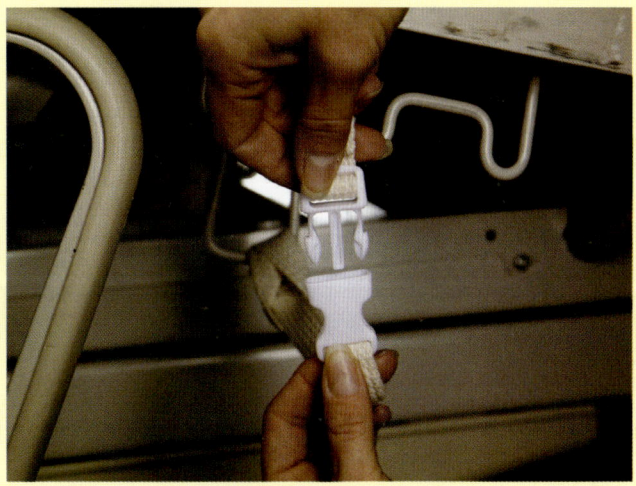

Passo 6 Fivela de engate rápido.

(continua)

Procedimento 27.2 — Aplicação de contenções físicas (Continuação)

Passo	Justificativa
9. Coloque o sistema de chamada de emergência em um local acessível ao alcance do paciente.	Garante que o paciente possa pedir ajuda se necessário, promove a segurança e previne quedas.
10. Mantenha a cama ou cadeira com as rodas travadas. Levante as grades laterais (se necessário) e coloque o leito na posição mais baixa.	Impede que o leito ou a cadeira se movam caso o paciente tente sair. Se o paciente cair com o leito na posição mais baixa, terá menor chance de sofrer lesões. Promove a segurança e previne quedas.
11. Descarte todos os materiais contaminados nos devidos recipientes, remova e descarte as luvas e realize higiene das mãos.	Reduz transmissão de microrganismos. Use os recipientes adequados para descarte caso o paciente esteja tomando medicamentos perigosos.

Avaliação

1. Após aplicação da contenção, avalie a resposta do paciente à contenção:
  a. *Para pacientes não violentos,* conduza a avaliação para sinais de lesão (p. ex., circulação, amplitude de movimento, sinais vitais, condição da pele), comportamento e estado psicológico e possibilidade de interrupção (frequência baseada nas políticas institucionais) (TJC, 2020b).
  b. *Para pacientes violentos/autodestrutivos,* conduza a mesma avaliação a cada 15 min, Realize checagens visuais quando o paciente estiver muito agitado para que você se aproxime (TJC, 2020b).
	A avaliação frequente previne lesões ao paciente e garante remoção da contenção o mais cedo quanto possível. A frequência do monitoramento orienta a equipe a determinar os níveis adequados para avaliação com base nas necessidades e condição do paciente, tipo de contenção empregada, risco associado ao uso da intervenção selecionada e outros fatores relevantes.

2. Avalie a necessidade de eliminação, nutrição, hidratação e higiene do paciente, liberando a contenção no mínimo a cada 2 h.	Previne lesão do paciente e atende às suas necessidades básicas.
3. Avalie o paciente para complicações relacionadas à imobilidade.	A detecção precoce de irritações de pele, restrição respiratória ou diminuição da mobilidade previne eventos adversos graves.

4. Renovação das contenções (CPI, 2021; CMS, 2020):
  a. Pacientes não violentos podem ter a contenção renovada com base nas políticas hospitalares. Contudo, a contenção deve ser descontinuada o mais cedo possível, independentemente do horário de expiração da prescrição.
  b. Pacientes violentos/autodestrutivos podem ter contenção renovada dentro dos seguintes limites:
    • 4 h para adultos com idade igual ou superior a 18 anos
    • 2 h para crianças e adolescentes com idade entre 9 e 17 anos
    • 1 h para crianças com idade inferior a 9 anos.
  Prescrições podem ser renovadas segundo seus limites de tempo por um máximo de 24 h consecutivas.
	Garante que a aplicação da contenção continue sendo clinicamente adequada.

5. Examine cateteres IV, urinários e sondas de drenagem a fim de determinar que estejam posicionados corretamente e que a terapia permaneça ininterrupta.	A reinserção é desconfortável e aumenta o risco de infecção ou interrompe a terapia.
6. **Utilize o método de explicar de volta**: "Conversamos sobre o motivo de utilizar contenções em seu pai. Conte-me o motivo. Quero ter certeza de que você compreendeu." Revise sua instrução agora ou desenvolva um plano para revisar a instrução do cuidador da família caso ele não seja capaz de explicar de volta corretamente.	Explicar de volta é uma intervenção de letramento em saúde baseada em evidências que promove o envolvimento, a segurança, a adesão e a qualidade do cuidado do paciente. O seu objetivo é garantir que você tenha explicado informações sobre o tratamento claramente de forma que os pacientes e seus familiares compreendam o que você comunicou a eles (AHRQ, 2020b).

RESULTADOS INESPERADOS E INTERVENÇÕES RELACIONADAS

1. O paciente sofre comprometimento da integridade da pele
   - Avalie a necessidade de continuar utilizando a contenção e se existem alternativas que possam ser utilizadas
   - Se a contenção ainda for necessária, certifique-se de que esteja aplicada corretamente e providencie o acolchoamento adequado
   - Verifique abrasões na pele sob a contenção e remova as contenções com maior frequência. Realize os cuidados adequados com a pele e troque contenções úmidas ou sujas.
2. O paciente fica mais confuso ou agitado
   - Tente determinar a causa do comportamento e a elimine quando possível; consulte o profissional da saúde
   - Determine a necessidade de maior ou menor estimulação sensorial e torne qualquer estimulação significativa
   - Reoriente conforme necessário e experimente opções sem contenção.
3. O paciente apresenta lesão neurovascular (p. ex., cianose, palidez e temperatura da pele fria, ou queixa de formigamento, dor ou dormência)
   - Remova imediatamente a contenção, permaneça com o paciente e notifique o profissional da saúde
   - Proteja a extremidade de lesões adicionais.

Procedimento 27.2 Aplicação de contenções físicas (Continuação)

REGISTRO E NOTIFICAÇÃO

- Registre as contenções alternativas utilizadas e a resposta do paciente, o atual comportamento e sua condição clínica, nível de orientação e declaração do paciente ou membro da família acerca da compreensão do motivo para uso de contenção, bem como o consentimento para sua aplicação (caso exigido pela instituição)
- Registre, na evolução de enfermagem e no fluxograma de contenção, a aplicação e o motivo da contenção, tipo e localização, a condição da pele sob a contenção, o tempo de uso, achados/características definidoras contínuas e quando a contenção foi encerrada
- Registre o comportamento do paciente após aplicação da contenção. Registre os momentos em que o paciente foi avaliado, tentativas de uso de alternativas à contenção e resposta do paciente, horários de retirada da contenção (temporariamente ou permanentemente) e a resposta dele após remoção da contenção
- Registre a avaliação da aprendizagem do paciente
- Notifique lesões resultantes de contenções ao enfermeiro e ao profissional da saúde responsável imediatamente
- Durante a troca de turno, anote local e tipo da contenção, último horário de avaliação e achados da avaliação.

Pontos-chave

- Julgamento clínico é complexo na promoção de saúde, pois requer compreensão da perspectiva do paciente em relação à segurança bem como dos riscos impostos por qualquer condição física
- Populações vulneráveis como bebês, crianças, idosos, pessoas com doenças crônicas estão particularmente em risco de alterações à segurança devido ao menor acesso a cuidados de saúde, menos recursos e morbidade aumentada
- Perigos ambientais à segurança incluem acidentes automobilísticos, envenenamentos, condições que causam quedas e incêndios
- O papel do enfermeiro no manejo dos perigos ambientais é educar os pacientes sobre os riscos comuns em casa e no trabalho, ensinando-os como prevenir lesões e enfatizando os perigos aos quais os pacientes estão mais vulneráveis
- O estágio de desenvolvimento de um paciente pode criar ameaças à segurança devido a escolhas de estilo de vida, estado cognitivo e de mobilidade, debilitações sensoriais e consciência em relação à segurança
- Use a ferramenta de avaliação de mobilidade de Banner (BMAT) ou o teste cronometrado de levantar e andar (TUG) para determinar a capacidade de um paciente andar, necessitar de assistência, e o progresso do equilíbrio, do movimento de sentar e se levantar, e de andar
- Conduza uma avaliação de risco de quedas em um hospital utilizando uma ferramenta validada contendo as principais categorias de risco como idade, histórico de quedas, hábitos de eliminação, medicamentos de alto risco, mobilidade e capacidade cognitiva. No mínimo, conduza a avaliação no momento da internação, depois de uma alteração na condição do paciente, após uma queda, e quando o paciente for transferido para um novo ambiente de cuidados de saúde
- Um acidente relacionado a um procedimento é menos provável de ocorrer quando você segue estritamente as políticas e procedimentos ou os padrões da prática de enfermagem, e quando você minimiza distrações e interrupções
- Uma avaliação dos fatores psicossociais que influenciam a segurança do paciente deve incluir uma revisão do letramento do paciente em saúde, sua origem cultural e sua percepção sobre saúde e segurança
- Pacientes que apresentam riscos reais ou potenciais à segurança requerem que você faça julgamentos clínicos necessários para a seleção de intervenções centradas no paciente que previnam e minimizem as ameaças específicas à segurança
- É importante conhecer as rotinas do paciente e a disposição dele de realizar mudanças no ambiente, visto que decisões sobre a modificação do ambiente requerem a participação integral do paciente
- Alternativas baseadas em evidências às contenções físicas incluem oferecer atividades recreativas, usar técnicas para desescalar,[4] fornecer estímulos visuais e auditivos, e promover técnicas de relaxamento
- Antes de aplicar contenções, revise o prontuário médico para causa(s) subjacente(s) de agitação e comprometimento cognitivo, avalie se o paciente tem história de demência ou depressão e revise suas medicações e resultados laboratoriais atuais
- Quando um paciente estiver sob contenção física, avalie a aplicação da contenção, a integridade da pele, o pulso, a temperatura e a coloração da pele e a sensibilidade na parte do corpo que está contida.

Para refletir

Em sua segunda visita à casa da Sra. Cohen, Kylie decide dedicar um tempo conversando especificamente com Meg. Kylie diz: "Você me disse, na semana passada, que está morando no quarto extra de sua mãe até que ela fique mais forte. Você disse que estava preocupada por ela ficar sozinha. E eu acredito que o fisioterapeuta também veio aqui na semana passada?" Meg responde: "Sim. Estou preocupada já há uns 10 dias. O fisioterapeuta veio na quinta e começou com alguns exercícios para fortalecer as pernas da mamãe para que ela possa andar. Meu marido me perguntou por quanto tempo eu acho que tenho que ficar aqui."

- Qual outra informação de histórico de enfermagem, nesta situação, é mais importante e de preocupação imediata para Kylie? [Reconhece pistas]
- Meg diz: "Depois de observar o fisioterapeuta, me preocupo se poderei ajudar minha mãe como deveria quando ela andar. E se ela cair? Também não tenho dormido bem desde que vim para cá." Kylie responde: "Diga-me o que você acha que está afetando seu sono." Meg diz: "Não sei. Só fico achando que posso não estar fazendo o suficiente." Quais condições do membro da família são consistentes com esta informação do histórico? [Analisa pistas]
- Quais diagnósticos de enfermagem são mais provavelmente aplicáveis nesta situação da cuidadora? Quais diagnósticos são os mais sérios ou de maior prioridade? [Prioriza diagnósticos]

---

[4] N.R.T.: A técnica de desescalar propõe a moderação, o refreamento, fazer perder a intensidade, expressar calma, respeito e interesse genuíno no que a pessoa tem a dizer, especialmente quando diante de comportamento violento.

- Quais providências Kylie poderia tomar para alcançar os resultados desejados para Meg e que provavelmente beneficiariam também a Sra. Cohen? [Gera soluções]
- Discuta três ações que Kylie poderia implementar para auxiliar a Sra. Cohen. Em que ordem de prioridade elas deveriam ser implementadas? Explique. [Toma providências]
- Quais medidas avaliativas indicariam que as ações de Kylie foram eficazes? [Avalia resultados].

Questões de revisão

1. Você está cuidando de um paciente em uma unidade de terapia intensiva (UTI) que arrancou sua linha IV. Você tentou usar contenções alternativas. Quais das seguintes opções você avaliaria para determinar a adequação ou justificativa para conter fisicamente o paciente? (Selecione todas as aplicáveis.)
    a. Prescrição médica.
    b. Comportamento atual do paciente.
    c. Medicamentos atuais.
    d. Letramento em saúde.
    e. Presença de febre.
    f. Eletrólitos séricos.
    g. Idade.
2. Você realiza uma avaliação de risco de quedas em seu paciente designado, que tem 45 anos e histórico de uso de cocaína e insuficiência hepática. Os resultados de seus exames laboratoriais mostram um tempo de protrombina elevado. Você determina que o paciente tem alto risco de queda. Quais das seguintes medidas são direcionadas a seu estado de risco de quedas? (Selecione todas as aplicáveis.)
    a. Usar calçados antiderrapantes.
    b. Programar medicações orais pelo menos 2 horas antes do horário de dormir.
    c. Colocar uma cama baixa no quarto.
    d. Colocar o sistema de chamada de enfermagem ao alcance do paciente.
    e. Usar um alarme de saída do leito.
    f. Fornecer um capacete de proteção para ser usado pelo paciente quando estiver na cadeira ou andando.
3. Durante uma visita de cuidados domiciliares, o enfermeiro observa um paciente preparando o almoço. Quais das seguintes alternativas constituem práticas seguras a serem seguidas no preparo e armazenamento seguro de alimentos? (Selecione todas as aplicáveis.)
    a. Sempre utilize uma única tábua de corte para preparar alimentos para cozimento.
    b. Refrigere as sobras tão logo quanto possível.
    c. Sempre compre vegetais em pacotes com indicação de "pré-lavados".
    d. Cozinhe carnes na temperatura adequada.
    e. Lave as mãos cuidadosamente antes de preparar o alimento.
4. Um enfermeiro adentra o quarto de um paciente submetido a uma cirurgia de substituição total do joelho no dia anterior e que está sentado em uma cadeira. O enfermeiro está preparando o retorno do paciente ao leito. Quais das seguintes alternativas representam potenciais riscos de segurança? (Selecione todas as aplicáveis.)
    a. Há um adesivo de inspeção de segurança na bomba de infusão.
    b. Há um andador próximo do leito do paciente.
    c. O leito do hospital está na posição elevada.
    d. Não há cinto de deambulação ao lado do leito.
    e. A mesa de cabeceira com os óculos do paciente está posicionada contra a parede, do lado oposto ao pé da cama.

5. Relacione os riscos de queda do paciente com a categoria correta de fator de risco (**A** ou **B**).
    ___ 1. Um paciente de 42 anos que está se recuperando da anestesia recusa assistência para andar até o banheiro.
    ___ 2. Um paciente de 60 anos com histórico de queda nos últimos 6 meses.
    ___ 3. No caminho em que o paciente está andando há suco de fruta derramado no chão.
    ___ 4. Um paciente de 68 anos se recuperando de uma colectomia usa um suporte de soro para caminhar.
    ___ 5. O paciente é incapaz de identificar seus próprios riscos de queda.
    ___ 6. O fisioterapeuta ainda não adaptou um paciente de 62 anos ao andador prescrito.

    A. Risco intrínseco
    B. Risco extrínseco

6. Um enfermeiro trabalhando no andar de cirurgia do hospital é designado para cuidar de quatro pacientes. Ele avalia cada um, percebendo comportamentos e sinais e sintomas físicos. Qual dos seguintes pacientes tem maior propensão a se tornar violento com o enfermeiro?
    a. O primeiro paciente mantém contato visual com o enfermeiro, está calmo durante o histórico de enfermagem e faz perguntas frequentemente.
    b. O segundo paciente está bastante sonolento, perde a atenção quando o enfermeiro lhe faz perguntas e balbucia ao falar.
    c. O terceiro paciente move-se nervosamente na cama, xinga e faz caretas ao tentar tossir e fala com volume baixo.
    d. O quarto paciente fala alto e fica irritado quando o enfermeiro chega para ajudá-lo a deambular.
7. Combine a intervenção para promoção da segurança infantil à esquerda com o estágio de desenvolvimento correto à direita.
    ___ 1. Ensine as crianças a andar corretamente de bicicleta e *skate*.
    ___ 2. Ensine as crianças a atravessar ruas e andar em estacionamentos.
    ___ 3. Ensine as crianças as técnicas adequadas para esportes específicos.
    ___ 4. Ensine as crianças a não operar escovas de dente elétricas sem supervisão.
    ___ 5. Ensine as crianças a não falar nem seguir estranhos.
    ___ 6. Ensine as crianças a não ingerir objetos encontrados na grama.

    A. Criança em idade escolar.
    B. Criança em idade pré-escolar.

8. Um enfermeiro encontra uma senhora de 68 anos caminhando sem rumo pelo corredor e demonstrando confusão. A paciente diz que está procurando o banheiro. Que intervenções são adequadas para essa paciente? (Selecione todas as aplicáveis.)
    a. Pedir ao profissional da saúde para prescrever contenção.
    b. Recomendar inserção de cateter urinário.
    c. Instituir rondas para banheiro a cada 2 a 3 horas.
    d. Instituir um programa de exercícios de rotina para a paciente.
    e. Manter o leito na posição elevada com as grades abaixadas.
    f. Manter o caminho do leito ao banheiro livre.
9. Coloque os passos a seguir sobre como aplicar uma contenção de pulsos na ordem correta:
    a. Acolchoar a pele do pulso.
    b. Inserir dois dedos sob a contenção firme para garantir que não esteja muito apertada.

c. Certificar-se de que o paciente esteja confortável e com alinhamento anatômico correto.
d. Fixar as faixas da contenção à grade do leito com a fivela de engate rápido.
e. Envolver o pulso ou tornozelo com a contenção de membro com a parte acolchoada voltada para a pele e fixar firmemente.

10. Combine a intervenção para prevenção de queda à esquerda com a justificativa científica à direita.

___ 1. Priorize as respostas ao sistema de chamada de emergência para pacientes de alto risco.
___ 2. Posicione o paciente em uma cadeira de rodas com assento em cunha.
___ 3. Estabeleça um cronograma de eliminação com a cadeira sanitária ao lado do leito.
___ 4. Utilize leito rebaixado para o paciente.
___ 5. Forneça um protetor de quadril.
___ 6. Coloque um tapete antiderrapante no chão próximo ao leito.

A. Mantém o conforto e dificulta a saída.
B. Faz com que pacientes com fraqueza de membros inferiores tenham dificuldade para levantar.
C. Reduz escorregões ao andar.
D. Reduz o impacto da queda.
E. Garante resposta rápida de ajuda.
F. Reduz a chance de o paciente tentar sair da cama por conta própria.

Respostas: 1. a, b, c, e, f; **2.** b, c, e, f; **3.** b, d, e; **4.** c, d, e; **5.** 1A, 2A, 3B, 4B, 5A, 6B; **6.** d; **7.** A: 1, 2, 3; B: 4, 5, 6; **8.** c, d, f; **9.** c, a, e, b, d; **10.** 1E, 2A, 3F, 4B, 5D, 6C.

Referências bibliográficas

Agency for Healthcare Research and Quality (AHRQ): *20 tips to help prevent medical errors: a patient fact sheet*, 2020a. https://www.ahrq.gov/patients-consumers/care-planning/errors/20tips/index.html. Accessed January 21, 2021.

Agency for Healthcare Research and Quality (AHRQ): *Health literacy universal precautions toolkit 2nd edition*, 2020b. https://www.ahrq.gov/professionals/quality-patient-safety/quality-resources/tools/literacy-toolkit/healthlittoolkit2-tool5.html. Accessed January 25, 2021.

Agency for Healthcare Research and Quality (AHRQ): *Preventing falls in hospitals*, 2018. https://www.ahrq.gov/professionals/systems/hospital/fallpxtoolkit/index.html. Accessed on January 21, 2021.

Agency for Healthcare Research and Quality (AHRQ): *Culture of safety*, 2019. https://psnet.ahrq.gov/primers/primer/5/Culture-of-Safety. Accessed June 2, 2020.

Agency for Healthcare Research and Quality (AHRQ): *Health literacy universal precautions toolkit 2nd edition*, 2020b. https://www.ahrq.gov/professionals/quality-patient-safety/quality-resources/tools/literacy-toolkit/healthlittoolkit2-tool5.html. Accessed January 25, 2021.

Albert SM: *The role of human factors in healthcare. Chapter 11 impact of cultural, social, and community environments on home care*, Washington, DC, 2010, The National Academies Press.

Alzheimer's Association: 2018 Alzheimer's disease facts and figures, *Alzheimers Dement* 14:367–429, 2018.

American Academy of Pediatrics: *Safe sleep: recommendations*, 2021a. https://www.aap.org/en-us/advocacy-and-policy/aap-health-initiatives/safe-sleep/Pages/Safe-Sleep-Recommendations.aspx. Accessed January 21, 2021.

American Academy of Pediatrics (AAP): *Immunizations: vaccine hesitant parents*, 2021b. https://www.aap.org/en-us/advocacy-and-policy/aap-health-initiatives/immunizations/Pages/vaccine-hesitant-parents.aspx.

American Geriatrics Society (AGS): *For older people, medications are common; updated ags beers criteria® aims to make sure they're appropriate, too*, 2019. https://www.americangeriatrics.org/media-center/news/older-people-medications-are-common-updated-ags-beers-criterian-aims-make-sure. Accessed January 23, 2021.

American Geriatrics Society (AGS) British Geriatrics Society (BGS), Panel on Prevention of Falls in Older Persons, American Geriatrics Society and British Geriatrics Society: Summary of the Updated American Geriatrics Society/British Geriatrics Society clinical practice guideline for prevention of falls in older persons, *J Am Geriatr Soc* 59:148–157, 2011. https://geriatricscareonline.org/ProductAbstract/updated-american-geriatrics-societybritish-geriatrics-society-clinical-practice-guideline-for-prevention-of-falls-in-older-persons-and-recommendations/CL014. Accessed June 22, 2021.

American Psychological association (APA): *APA dictionary of psychology*, 2020. https://dictionary.apa.org/mind-wandering. Accessed January 21, 2021.

Blue Cross Blue Shield: *Early childhood vaccination trends in America*, 2021. https://www.bcbs.com/the-health-of-america/reports/early-childhood-vaccination-trends-america. Accessed January 21, 2021.

Boltz M, et al: *Evidence-based geriatric nursing protocols for best practice*, ed 6, New York, 2020, Springer Publishing Company.

Campbell R: Environmental Health and Safety solutions, 2019, https://ei1.com/2019/06/27/increased-risk-workplace-violence-in-the-healthcare-industry/. Accessed January 21, 2021.

Centers for Disease Control and Prevention (CDC): *Important facts about falls*, 2017a. https://www.cdc.gov/homeandrecreationalsafety/falls/adultfalls.html. Accessed June 3, 2020.

Centers for Disease Control and Prevention (CDC): *Antineoplastic drug administration – effects of organizational safety practices and perceived safety climate on Use of exposure controls and adverse events*, 2017b. https://www.cdc.gov/niosh/topics/healthcarehsps/antidrugeffects.html. Accessed June 4, 2020.

Centers for Disease Control and Prevention (CDC): *Assessment: timed up and go*, 2017c. https://www.cdc.gov/steadi/pdf/TUG_test-print.pdf. Accessed January 25, 2021.

Centers for Disease Control and Prevention (CDC): *Poisoning prevention*, 2019a. https://www.cdc.gov/safechild/poisoning/index.html. Accessed January 22, 2021.

Centers for Disease Control and Prevention (CDC): *What vaccines are recommended for you*, 2019b. https://www.cdc.gov/vaccines/adults/rec-vac/index.html. Accessed January 22, 2021.

Centers for Disease Control and Prevention (CDC): *Carbon monoxide, (CO) poisoning prevention*, 2020a. https://www.cdc.gov/nceh/features/copoisoning/index.html. Accessed January 21, 2020.

Centers for Disease Control and Prevention (CDC): *Foodborne germs and illnesses*, 2020b. https://www.cdc.gov/foodsafety/foodborne-germs.html. Accessed January 21, 2021.

Centers for Disease Control and Prevention (CDC): *Teen drivers: get the facts*, 2020c. https://www.cdc.gov/motorvehiclesafety/teen_drivers/teendrivers_factsheet.html. Accessed June 2, 2020.

Centers for Disease Control and Prevention (CDC): *Older adult drivers*, 2020d. https://www.cdc.gov/motorvehiclesafety/older_adult_drivers/index.html.

Centers for Disease Control and Prevention (CDC): *Corona virus disease 2019 (COVID 19): interim infection prevention and control recommendations for patients with suspected or confirmed coronavirus disease 2019 (COVID-19) in healthcare settings*, 2020e. https://www.cdc.gov/coronavirus/2019-ncov/hcp/infection-control-recommendations.html. Accessed January 22, 2021.

Centers for Disease Control and Prevention (CDC): *Common vaccine questions and safety concerns*, 2020f. https://www.cdc.gov/vaccinesafety/concerns/index.html. Accessed January 21, 2021.

Centers for Disease control and Prevention (CDC): *Immunization*, 2018; reviewed 2020g. https://www.cdc.gov/nchs/fastats/immunize.htm. Accessed January 21, 2021.

Centers for Disease Control and Prevention (CDC): *About school violence*, 2020h. https://www.cdc.gov/violenceprevention/youthviolence/schoolviolence/index.html. Accessed January 21, 2021.

Centers for Disease Control and Prevention (CDC): *STEADI-Older adult fall prevention*, 2021a, https://www.cdc.gov/steadi/index.html. Accessed July 28, 2021.

Centers for Disease Control and Prevention (CDC): *What is health literacy*, 2021b, https://www.cdc.gov/healthliteracy/learn/index.html. Accessed January 23, 2021.

Centers for Medicare and Medicaid Services (CMS): *State operations manual appendix a - survey protocol, regulations and interpretive guidelines for hospitals*, 2020. https://www.cms.gov/Regulations-and-Guidance/Guidance/Manuals/downloads/som107ap_a_hospitals.pdf. Accessed January 25, 2021.

Centers for Medicare and Medicaid Services (CMS): *Hospital-acquired conditions (present on admission indicator)*, 2019. http://www.cms.gov/HospitalAcqCond/06_Hospital-Acquired_Conditions.asp. Accessed January 21, 2021.

Chinai SA, et al: Taking advantage of the teachable moment: a review of learner-centered clinical teaching models, *West J Emerg Med* 19(1):28, 2018.

Crisis Prevention Institute (CPI): *CPI's top 10 de-escalation tips*, 2021. https://www.crisisprevention.com/Blog/October-2017/CPI-s-Top-10-De-Escalation-Tips-Revisited. Accessed January 22, 2021.

Durbin DR, Hoffman BD, Council on Injury, Violence, and Poison Prevention: Child passenger safety, *Pediatrics* 142(5):e20182460, 2018. https://pediatrics.aappublications.org/content/142/5/e20182460. Accessed January 21, 2021.

Ealey R, Cameron E: *Restraints: patient safety and regulatory compliance – extended version*, 2016, SSRN. http://dx.doi.org/10.2139/ssrn.2712831. Accessed June 10, 2020.

Environmental Protection Agency (EPA): *Learn about lead*, 2020. https://www.epa.gov/lead/learn-about-lead. Accessed January 21, 2021.

Epilepsy Foundation of America: *Seizure first aid*, 2020. https://www.epilepsy.com/sites/core/files/atoms/files/SFA%20Flier_HQ_8.5x11_PDF.pdf. Accessed January 21, 2021.

Electrical Safety Foundation International: *Space heater safety tips*, 2015. https://www.esfi.org/resource/space-heater-safety-tips-146. Accessed January 22, 2021.

Fehlberg EA, et al: Impact of the CMS no-pay policy on hospital-acquired fall prevention related practice patterns, *Innov Aging* 1(3):igx036, 2017.

Frampton SB, et al: *Harnessing evidence and experience to change culture: a guiding framework for patient and family engaged care*, Washington, DC, 2017, Discussion Paper, National Academy of Medicine. https://nam.edu/wp-content/uploads/2017/01/Harnessing-Evidence-and-Experience-to-Change-Culture-A-Guiding-Framework-for-Patient-and-Family-Engaged-Care.pdf. Accessed January 21, 2021.

Gorman G, et al: Physical activity, exercise and aging, *Wellbeing* 4(7):1–19, 2014.

Growdon ME, et al: Viewpoint: the tension between promoting mobility and preventing falls in the hospital, *JAMA Intern Med* 177(6):759, 2017.

Health Research & Educational Trust (HRET): *Preventing patient falls: a systematic approach from the joint commission center for transforming healthcare project*, Chicago, IL, 2016, Health Research & Educational Trust. http://www.hpoe.org/Reports-HPOE/2016/preventing-patient-falls.pdf. Accessed January 21, 2021.

Herdman TH, Kamitsuru S, editors: *NANDA International nursing diagnoses: definitions and classification*, ed 11, New York, 2018, Thieme, pp 2018–2020.

Hockenberry MJ, et al: *Wong's nursing care of infants and children*, ed 11, St Louis, 2019, Elsevier.

Hoffman RS, Weinhouse GL: *Management of moderate and severe alcohol withdrawal syndromes*, Up-to-date, 2020. https://www.uptodate.com/contents/management-of-moderate-and-severe-alcohol-withdrawal-syndromes. Accessed January 25, 2021.

Huntzinger A: AGS releases guideline for prevention of falls in older persons, *Am Fam Physician* 82(1):81–82, 2010. https://www.aafp.org/afp/2010/0701/p81.html. Accessed January 22, 2021.

Institute for Healthcare Improvement (IHI): *The ABCs of reducing harm from falls*, 2021. http://www.ihi.org/resources/Pages/ImprovementStories/ABCsofReducingHarmfromFalls.aspx. Accessed January 22, 2021.

Insurance Institute for Highway Safety (IIHS): *Fatality facts 2018 – Yearly Snapshot*, vol A, Arlington, 2019. https://www.iihs.org/iihs/topics/t/general-statistics/fatalityfacts/overview-of-fatality-facts.

Joszt L: *5 vulnerable populations in healthcare*, 2018, AJMC. https://www.ajmc.com/newsroom/5-vulnerable-populations-in-healthcare. Accessed January 21, 2020.

Kaslow N: *Teen suicides: what are the risk factors?* 2021. https://childmind.org/article/teen-suicides-risk-factors/. Accessed January 21, 2021.

Kochanek KD, et al: *Mortality in the United States, 2016*, Centers for Disease Control and Prevention: National Center for Health Statistics, 2017. https://www.cdc.gov/nchs/products/databriefs/db293.htm. Accessed January 21, 2021.

Lalande F: *Standardization of color-coded alerts: time for a national effort*, 2014, Patient Safety and Quality Healthcare. https://www.psqh.com/news/standardization-of-color-coded-alerts-time-for-a-national-effort/#:,:text5The%20American%20Hospital%20Association's%20recommended,John%20Companies%2C%202011). Accessed January 22, 2021.

Matz M: *Patient handling and mobility assessments, ed 2, the facility guidelines institut*, 2019. htttps://www.fgiguidelines.org/wp-content/uploads/2019/10/FGI-Patient-Handling-and-Mobility-Assessments_191008.pdf.

Meiner SE, Yeager JJ: *Gerontologic nursing*, ed 6, St. Louis, 2019, Elsevier.

National Alliance for Caregiving: *2020 report: caregiving in the US 2020*, 2021. https://www.caregiving.org/caregiving-in-the-us-2020/. 2021. Accessed January 22, 2021.

National Association of School Nurses: *School violence - the role of the school nurse: position statement*, 2018. https://www.nasn.org/advocacy/professional-practice-documents/position-statements/ps-violence.

National Capital Poison Center: *Poison control: first aid instructions for poisonings*, n.d. https://www.poison.org/articles/first-aid. Accessed January 22 2021.

National Fire Protection Association [NFPA]: *Fires in healthcare facilities*, 2017. https://www.nfpa.org/News-and-Research/Data-research-and-tools/Building-and-Life-Safety/Fires-in-Health-Care-Facilities. Accessed January 21, 2021.

National Institute on Aging: *Prevent falls and fractures*, 2017. https://www.nia.nih.gov/health/prevent-falls-and-fractures. Accessed January 21, 2021

National Institute for Occupational Safety and Health (NIOSH): *Workplace violence prevention for nurses*, 2020. https://www.cdc.gov/niosh/topics/violence/training_nurses.html. Accessed January 20, 2021.

National Safety Council: *Child safety*, 2021. https://www.nsc.org/home-safety/safety-topics/child-safety. Accessed January 21, 2021.

National Quality Forum (NQF): *NQF's mission and vision*, Washington, DC, 2021a. https://www.qualityforum.org/about_nqf/mission_and_vision/.

National Quality Forum (NQF): *List of SRE's*, Washington, DC, 2021b. https://www.qualityforum.org/Topics/SREs/List_of_SREs.aspx.

National Quality Forum (NQF): *Patient safety: safe practices - 2010*, Washington DC, 2021c. http://www.qualityforum.org/Projects/Safe_Practices_2010.aspx. Accessed January 21, 2021.

Occupational Safety and Health Administration (OSHA): *Hazard communication*, n.d. a, United States Department of Labor. https://www.osha.gov/dsg/hazcom/. Accessed January 21, 2021.

Occupational Safety and Health Administration (OSHA): *Workplace violence in healthcare - understanding the challenge*, 2015. https://www.osha.gov/Publications/OSHA3826.pdf. Accessed January 21, 2021.

Quality and Safety Education for Nurses (QSEN): *QSEN competencies: patient-centered care*, NC, 2020, University of North Carolina at Chapel Hill, Chapel Hill. http://qsen.org/competencies/pre-licensure-ksas/#patient-centered_care. Accessed January 21, 2020.

Robson Forensic: *Patient transport – expert article on injuries in healthcare facilities*, 2016. http://www.robsonforensic.com/articles/patient-transport-expert-witness. Accessed January 22, 2021.

Rose C: Choosing the right restraint, *Am Nurse Today* 10(1):28, 2015, https://www.americannursetoday.com/choosing-restraints/. Accessed January 25, 2021.

Stene J, et al: Workplace violence in the emergency department: giving staff the tools and support to report, *Perm J* 19(2):e113, 2015.

The Joint Commission: *Sentinel event alert - developing a reporting culture: learning from close calls and hazardous conditions*, (60), 2018. https://www.jointcommission.org/assets/1/18/SEA_60_Reporting_culture_FINAL.pdf. Accessed January 21, 2021.

The Joint Commission (TJC): *Comprehensive accreditation manual for hospitals*, Oakbrook Terrace, IL, 2020a, The Commission.

The Joint Commission (TJC): *Restraint and seclusion - enclosure beds, side rails and mitts*, 2020b. https://www.jointcommission.org/en/standards/standard-faqs/critical-access-hospital/provision-of-care-treatment-and-services-pc/000001668/. Accessed January 25, 2021.

The Joint Commission (TJC): *2021 National patient safety goals*, Oakbrook Terrace, IL, 2021a, The Commission. https://www.jointcommission.org/en/standards/national-patient-safety-goals/. Accessed January 21, 2021.

The Joint Commission (TJC): *Speak up campaigns*, 2021b. https://www.jointcommission.org/speakup.aspx. Accessed January 21, 2021.

Touhy T, Jett K: *Ebersole and Hess' gerontological nursing & healthy aging*, ed 6, St Louis, 2022, Elsevier.

U.S. Department of Veterans Affairs: *VA national center for patient safety – falls toolkit*, 2019. https://www.patientsafety.va.gov/professionals/onthejob/falls.asp. Accessed January 25, 2021.

U.S. Fire Administration (USFA): *U.S. fire statistics*, 2021. https://www.usfa.fema.gov/data/statistics/#causesR. Accessed January 21, 2021.

U.S. Food and Drug Administration (FDA): *A guide to bed safety bed rails in hospitals, nursing homes and home health care: the facts*, 2017. https://www.fda.gov/medicaldevices/productsandmedicalprocedures/generalhospitaldevicesandsupplies/hospitalbeds/ucm123676.htm. Accessed January 22, 2021.

U.S. Food and Drug Administration (FDA): *Best way to get rid of used needles and other sharps*, 2018. https://www.fda.gov/medicaldevices/productsandmedicalprocedures/homehealthandconsumer/consumerproducts/sharps/ucm263240.htm. Accessed January 22, 2021.

U.S. Food and Drug Administration (FDA): *Report a problem to the FDA*, 2020. https://www.fda.gov/safety/report-problem-fda?utm_campaign5 OCPharmacy&utm_medium5FDA-facebook-rxwiki&utm_source5OC-Pharmacy. Accessed January 21, 2021.

VA Healthcare: *Implementation guide for fall injury reduction, va national center for patient safety reducing preventable falls and fall-related injuries*, 2015. https://www.patientsafety.va.gov/docs/fallstoolkit14/falls_implementation_%20guide%20_02_2015.pdf. Accessed January 25, 2021.

Ventola CL: Immunization in the United States: recommendations, barriers, and measures to improve compliance, part 1: childhood vaccinations, *P T* 41(7):426, 2016.

Veterans Administration (VA): *Healthcare: implementation guide for fall injury reduction*, 2015. https://www.patientsafety.va.gov/docs/fallstoolkit14/falls_implementation_%20guide%20_02_2015.pdf. Accessed January 25, 2021.

Ward-Smith P, et al: Effectiveness of a bed alarm system to predict falls in an acute care setting, *Clin Nurs Stud* 3(1):1–4, 2015.

World Health Organization (WHO): *Falls*, 2018. http://www.who.int/news-room/fact-sheets/detail/falls. Accessed January 21, 2021.

World Health Organization: *Patient Safety*, 2021. http://www.euro.who.int/en/health-topics/Health-systems/patient-safety. Accessed June 2, 2020.

Referências de pesquisa

Arnetz JE, et al: Understanding patient-to-worker violence in hospitals: a qualitative analysis of documented incident reports, *J Adv Nurs* 71(2):338, 2015.

Bellenger E, et al: Physical restraint deaths in a 13-year national cohort of nursing home residents, *Age Ageing* 46(4):688, 2017.

Berry S, Kiel D: *Falls: prevention in nursing care facilities and the hospital setting*, UpToDate, 2021. http://www.uptodate.com/contents/falls-prevention-in-nursing-care-facilities-and-the-hospital-setting. Accessed June 22, 2021.

Boynton T, et al: Implementing a mobility assessment tool for nurses: a nurse-driven assessment tool reveals the patient's mobility level and guides SPHM technology choices, *Am Nurse Today* 13, 2014. https://americannursetoday.com/wp-content/uploads/2014/09/ant9-Patient-Handling-Supplement-821a_Implementing.pdf. Accessed January 23, 2021.

Cadore EL, et al: Effects of different exercise interventions on risk of falls, gait ability, and balance in physically frail older adults: a systematic review, *Rejuvenation Res* 16(2):105, 2013.

Daniels J: Purposeful and timely nursing rounds: a best practice implementation project, *JBI Database System Rev Implement Rep* 14(1): 248, 2016.

Degrie L, et al: How do ethnic minority patients experience the intercultural care encounter in hospitals? A systematic review of qualitative research, *BMC Medical Ethics*, 18(1):2, 2017.

Dhalwani NN, et al: Association between polypharmacy and falls in older adults: a longitudinal study from England, *BMJ Open* 7:e016358, 2017. https://bmjopen.bmj.com/content/7/10/e016358. Accessed January 22, 2021.

Frew PM, Lutz CS: Interventions to increase pediatric vaccine uptake: an overview of recent findings, *Hum vaccin immunother* 13(11):2503, 2017.

Fuzhong L, et al: Exercise and fall prevention: narrowing the research-to-practice gap and enhancing integration of clinical and community practice, *J Am Geriatr Soc* 64(2):425, 2016.

Geiger-Brown J, et al: Sleep, sleepiness, fatigue, and performance of 12-hour shift nurses, *Chronobiol Int* 29(2):211, 2012.

Grass G, et al: Feasibility of early postoperative mobilization after colorectal surgery: a retrospective cohort study, *Int J Surg* 56:161, 2018.

Guirguis-Blake JM, et al: Interventions to prevent falls in older adults: updated evidence report and systematic review for the US Preventive Services Task Force, US Preventive Services Task Force Evidence Report, *JAMA*, 319(16):1705, 2018.

Hofmann H, et al: Use of physical restraints in nursing homes: a multicentre cross-sectional study, *BMC Geriatr* 15:129, 2015.

Institute of Medicine (IOM): *2000 To err is human: building a safer health system*, Washington, DC, 2008 National Academy Press. Preparing for an influenza pandemic: Personal protective equipment for healthcare workers. Washington, DC: The National Academies Press.

Jackson D, et al: Cues that predict violence in the hospital setting: findings from an observational study, *Collegian* 21:65, 2014.

Johnston M, Magnan MS: Using a fall prevention checklist to reduce hospital falls results of a quality improvement project, *AJN* 119(3):43, 2019.

Lange M, et al: Cognitive changes after adjuvant treatment in older adults with early-stage breast cancer, *Oncologist* 24(9), 62, 2019.

Luz C, et al: Do canes or walkers make any difference? Nonuse and fall injuries, *Gerontologist* 57(2):211, 2017.

Miake-Lye IM, et al. Inpatient fall prevention programs as a patient safety strategy: a systematic review, *Ann Intern Med* 158(5 Pt 2):390, 2013.

Nagamatsu LS, et al: Mind-wandering and falls risk in older adults, *Psychol Aging* 28(3):685, 2013.

Olsen CF, Bergland A: The effect of exercise and education on fear of falling in elderly women with osteoporosis and a history of vertebral fracture: results of a randomized controlled trial, *Osteoporos Int* 25(8):2017, 2014.

Park JI, et al: Risk factors associated with the fear of falling in community-living elderly people in Korea: role of psychological factors, *Psychiatry Investig* 14(6):894, 2017.

Patel KV, et al: High prevalence of falls, fear of falling, and impaired balance among older adults with pain in the United States: findings from the 2011 National Health and Aging Trends Study, *J Am Geriatr Soc* 62(10):1844, 2014.

Phelan EA, et al: Assessment and management of fall risk in primary care settings, *Med Clin North Am* 99(2):281, 2015.

Potter P, et al: Evaluation of sensor technology to detect fall risk and prevent falls in acute care, *Jt Comm J Qual Patient Saf* 43(8):414, 2017.

Schwappach DLB: Risk factors for patient-reported medical errors in eleven countries, *Health Expect* 17(3):321, 2014.

Severo IM, et al: Risk factors for falls in hospitalized adult patients: an integrative review, *Rev Esc Enferm USP* 48(3):537, 2014.

Shafran-Tikva S, et al: Violence against physicians and nurses in a hospital: how does it happen? A mixed-methods study, *Isr J Health Policy Res* 6:59, 2017.

Slade SC, et al: Effects of falls prevention interventions on falls outcomes for hospitalized adults: protocol for a systematic review with meta-analysis, *BMJ Open* 7(11):e017864, 2017, https://www.ncbi.nlm.nih.gov/pmc/articles/PMC5695509/. Accessed January 21, 2021.

Stark S, et al: Protocol for the home hazards removal program (HARP) study: a pragmatic, randomized clinical trial and implementation study, *BMC Geriatr*, 17:90, 2017. https://bmcgeriatr.biomedcentral.com/articles/10.1186/s12877-017-0478-4. Accessed January 21, 2021.

Uusi-Rasi K, et al: Exercise and vitamin D in fall prevention among older women: a randomized clinical trial, *JAMA Intern Med* 175(5):703, 2015.

Wang L, et al: Electrolyte disorders and aging: risk factors for delirium in patients undergoing orthopedic surgeries, *BMC Psychiatry* 16:418, 2016.

Wood SD, Bagian JP: A cognitive analysis of color-coded wristband use in health care, *Proc Hum Factors Ergon Soc Annu Meet* 55(1):281, 2011.

Zegers M, et al: Evidence-based interventions to reduce adverse events in hospitals: a systematic review of systematic reviews, *BMJ Open* 6(9):e012555, 2016.

28

Prevenção e Controle de Infecções

Objetivos

- Explicar a relação entre cadeia de infecção e transmissão
- Identificar as defesas normais do organismo contra infecções
- Mencionar os eventos da resposta inflamatória
- Resumir os resultados decorrentes da transmissão de infecções relacionadas com assistência de saúde
- Analisar dados para identificar pistas para pacientes com maior risco de infecção
- Comparar sinais e sintomas de infecção local com os de uma infecção sistêmica
- Explicar a diferença entre antissepsia clínica e cirúrgica
- Selecionar uma intervenção para prevenir infecção, considerando cada elemento da cadeia de infecção
- Explicar qual é a justificativa para precauções padrão
- Demonstrar os procedimentos corretos de higiene das mãos
- Explicar os procedimentos para cada categoria de isolamento
- Utilizar de maneira adequada os equipamentos de proteção individual na ordem correta
- Explicar a diferença entre as medidas de controle de infecções no ambiente domiciliar comparando-as às do ambiente hospitalar
- Explicar o processo pós-exposição para profissionais da saúde expostos à hepatite.

Termos-chave

Aeróbicas
Anaeróbicas
Antibióticos de amplo espectro
Antissepsia
Antissepsia cirúrgica
Antissepsia clínica
Bactericida
Bacteriostase
Campo estéril
Colonização
Desinfecção
Doença comunicável
Esterilização
Etiqueta da tosse
Higiene das mãos
Imunocomprometido
Infecção
Infecção endógena
Infecção exógena
Infecciosas
Infecções iatrogênicas
Infecções relacionadas com assistência à saúde (IRAS)
Invasivos
Lavagem das mãos
Localizada
Organismos resistentes a múltiplos fármacos
Patógenos
Precauções padrão
Reservatório
Sistêmica
Suprainfecção
Suscetibilidade
Vetor
Virulência

A Sra. Andrews é uma mulher de 76 anos que mora sozinha e, quando pode, gosta de se encontrar com outras mulheres de sua igreja para almoçar e estudar a Bíblia. A Sra. Andrews tem diabetes melito tipo 2 que é controlado com medicações hipoglicêmicas orais e dieta. Ela também tem incontinência urinária e doença degenerativa do disco intervertebral. A Sra. Andrews deu entrada no hospital para uma cirurgia em sua coluna lombar. Kathy Jackson é uma estudante de enfermagem designada a cuidar da Sra. Andrews no pós-operatório. Kathy sabe que no primeiro dia de pós-operatório, os cuidados da Sra. Andrews estarão focados em controle da dor, melhora da mobilidade e prevenção de infecções. Kathy também escuta as preocupações da Sra. Andrews em relação a sua incontinência urinária, sua recuperação da cirurgia e sua capacidade de cuidar de si mesma em casa. Quando Kathy realiza o histórico de enfermagem da Sra. Andrews, ela descobre que a Sra. Andrews está sentindo dor ao longo da incisão e dificuldade para se virar no leito. A Sra. Andrews também classifica sua dor como 6 de 10. A Sra. Andrews necessita utilizar um suporte de coluna quando sai da cama e trocas de curativo em razão de contaminação da ferida devido à incontinência urinária. O profissional da saúde remove o curativo, deixando a incisão exposta ao ar. O fisioterapeuta planeja ajudar a Sra. Andrews a aprender como transferir-se para uma cadeira após o café da manhã.

A incidência de doenças infecciosas como AIDS, *influenza*, pneumonia, covid-19, sarampo e infecções sexualmente transmissíveis (IST) constitui problema de saúde pública significativo nos EUA e no mundo (Centers for Disease Control and Prevention [CDC], 2021h). Em 2016, ocorreram 15,5 milhões de visitas a consultórios médicos com o diagnóstico primário de doenças infecciosas e parasitárias (CDC, 2021h). Múltiplos fatores afetam a disseminação de doenças infecciosas, como suscetibilidade humana, resistência a fármacos, tendência humana de evitar a vacinação e imunossupressão farmacológica. Os efeitos de doenças infecciosas estão em constante evolução; uma infecção que seja considerada uma ameaça nacional ou global em 1 ano pode ser eliminada no próximo (Contagion Live, 2019). Por exemplo, a crise dos opioides causou aumento do número de pessoas diagnosticadas com endocardite infecciosa resultante de injeções intravenosas (IV), com subsequente necessidade de substituição de valvas cardíacas (CDC, 2021h). Como enfermeiro, é crucial compreender como se desenvolvem as infecções, o risco de infecção de seu paciente e como instituir medidas preventivas.

A incidência de pacientes que desenvolvem infecções como resultado de contato direto com profissionais da saúde é um crescente problema de saúde pública. Com base em uma grande amostra de hospitais de cuidados agudos dos EUA, uma pesquisa realizada pelos

CDC demonstrou que, em qualquer dia, cerca de um em cada 25 pacientes hospitalizados apresenta ao menos uma infecção relacionada com assistência à saúde (IRAS) (CDC, 2018b). Tendências atuais, conscientização pública e elevação de custos de cuidados de saúde têm aumentado a importância da prevenção e controle de infecções. The Joint Commission (TJC, 2020) considera as IRAS um problema de segurança dos pacientes. Enfermeiros são essenciais na prevenção e controle de infecções por criarem um ambiente de cuidados de saúde seguro para os pacientes, suas famílias e para a equipe de saúde. Pacientes de todos os contextos de saúde têm risco de adquirir infecções em razão da baixa resistência e maior exposição a **patógenos**, incluindo alguns resistentes à maioria dos antibióticos; e procedimentos **invasivos**. Trabalhadores de saúde têm risco de exposição a patógenos devido ao contato com o sangue de pacientes, líquidos corporais e equipamentos ou superfícies contaminadas. Por meio da adoção de técnicas básicas de prevenção e controle, você evita disseminar patógenos a pacientes e ser exposto durante a prestação de cuidados diretos.

Pacientes e familiares necessitam ser capazes de reconhecer as fontes de infecção e compreender as medidas utilizadas para a proteção pessoal. A orientação do paciente deve incluir informações básicas sobre infecções, os diversos modos de transmissão e métodos adequados de prevenção, como higiene das mãos e cobrir a boca ao tossir.

Trabalhadores de cuidados de saúde protegem-se do contato com material infectante, lesões perfurocortantes e/ou exposição a doenças comunicáveis por meio da aplicação de conhecimento sobre o processo infeccioso e uso de equipamento de proteção individual (EPI) adequado. Aumentos no número de organismos resistentes a múltiplos fármacos (ORMF), IRAS e preocupações com doenças como covid-19 (SARS-CoV-2), as infecções causadas pelo vírus da hepatite B (HBV) e C (HCV), vírus da imunodeficiência humana (HIV) e tuberculose (TB) requerem maior ênfase em técnicas de prevenção e controle de infecções (CDC, 2019a, 2020e, 2021a).

Base de conhecimento científico

Natureza da infecção

É importante conhecer a diferença entre uma infecção e uma colonização. A **infecção** resulta da invasão dos tecidos por um patógeno que começa a crescer dentro do hospedeiro. Já a **colonização** é a presença e crescimento de microrganismos em um hospedeiro, porém sem invasão ou lesão tecidual (Tweeten, 2018). Ocorre doença ou infecção somente quando os patógenos se multiplicam e alteram a função normal do tecido. Algumas doenças **infecciosas**, como a meningite viral e a pneumonia, têm risco baixo ou nulo de transmissão. Embora tais doenças possam ser graves para o paciente, não representam risco a outros, incluindo familiares cuidadores.

Se uma doença infecciosa puder ser transmitida diretamente de uma pessoa a outra, ela passa a ser denominada uma **doença comunicável** (Tweeten, 2018). Se os patógenos se multiplicarem e causarem sinais e sintomas clínicos, a infecção será sintomática. Já no caso de ausência de sinais e sintomas clínicos, a doença recebe o nome de assintomática. Um exemplo de doença comunicável que pode ser assintomática é a infecção pelo HCV (vírus da hepatite C). Sua transmissão ocorre de modo mais eficiente por meio da passagem direta de sangue para dentro da pele por uma exposição percutânea, mesmo quando o paciente que possui o vírus for assintomático (CDC, 2018a, 2020b).

Cadeia de infecção

A presença de um patógeno não implica que ocorrerá infecção. Infecções ocorrem em um ciclo que depende da presença de todos os seguintes elementos:

- Um agente infeccioso ou patógeno
- Um reservatório ou fonte para crescimento do patógeno
- Uma porta de saída do reservatório
- Um meio de transmissão
- Uma porta de entrada de um hospedeiro
- Um hospedeiro suscetível

Infecções desenvolvem-se quando essa cadeia permanece ininterrupta (Figura 28.1). A prevenção de infecções envolve atividades de autocuidado do paciente ou ações da enfermagem que quebram a cadeia de infecção.

Agente infeccioso. Microrganismos incluem bactérias, vírus, fungos e protozoários (Tabela 28.1). Microrganismos da pele podem ser parte da flora residente ou ser transitórios. Organismos residentes (flora normal) habitam permanentemente a pele e o organismo, onde sobrevivem e se multiplicam sem causar doença (CDC, 2019a; Organização Mundial da Saúde [OMS/WHO], 2009). O potencial de microrganismos ou parasitas para causar doenças depende do número de microrganismos presentes; sua **virulência**, ou capacidade de produzir doença; sua capacidade de invadir e sobreviver no hospedeiro; e suscetibilidade do hospedeiro. Microrganismos residentes na pele não são virulentos. Todavia, podem causar graves infecções quando procedimentos cirúrgicos ou outros procedimentos invasivos os permitem adentrar tecidos mais profundos, ou quando o paciente está gravemente **imunocomprometido** (com sistema imunológico prejudicado).

Microrganismos transitórios aderem à pele quando o indivíduo tem contato com outra pessoa ou objeto durante atividades normais. Por exemplo, quando você toca uma gaze contaminada ou higieniza um paciente após um episódio de diarreia, bactérias transitórias aderem à sua pele. Tais organismos podem ser transmitidos imediatamente se não forem removidos com a higienização das mãos. Quando as mãos estão visivelmente sujas com material proteináceo ou quando são prestados cuidados a um paciente com uma infecção causada por esporos, como antraz (*Bacillus anthracis*) ou *Clostridium difficile* (*C. difficile*), a lavagem da mão com água e sabão é o procedimento de preferência (CDC, 2021c). Se as mãos não estiverem visivelmente sujas, a utilização de solução alcoólica nas mãos ou lavagem com água e sabão é aceitável para desinfetar as mãos de profissionais da saúde. A higiene das mãos é o meio mais eficiente de se quebrar a cadeira de infecção (CDC, 2019a; WHO, 2009).

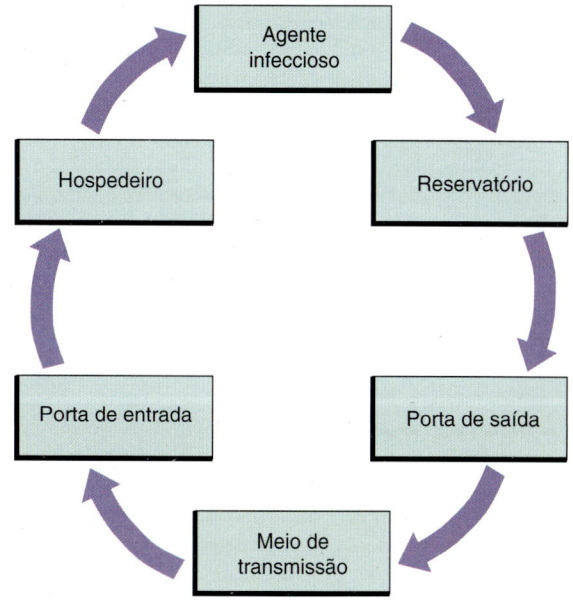

Figura 28.1 Cadeia de infecção.

Tabela 28.1 Infecções e organismos causadores mais comuns.

Local de infecção	Organismos mais comuns
Artrite séptica	S. aureus
Bronquite	S. pneumoniae, H. influenzae, vírus respiratórios
Doença inflamatória pélvica	H. influenzae, N. meningitides, S. pneumoniae
Empiema	S. aureus, estreptococos, anaeróbicos
Endocardite	S. viridans, S. aureus, enterococos
Gastrenterite	Salmonella sp., Shigella sp., Campylobacter sp.
Meningite	E. coli O157:H7, vírus
Osteomielite	Pseudomonas sp., S. aureus, enterobactérias
Pele	S. pneumoniae, H. influenzae, S. pyogenes, S. aureus
Peritonite	C. trachomatis, N. gonorrhoeae, Bacteroides sp., enterobactérias
Pneumonia (comunidade)	S. pyogenes, vírus respiratórios
Pneumonia (relacionada com assistência à saúde)	S. pneumoniae, H. influenzae, M. pneumoniae, C. pneumoniae, M. tuberculosis
Relacionados a dispositivos	Estafilococos coagulase-negativos, Corynebacterium sp.
Septicemia	S. aureus, N. gonorrhoeae
Trato urinário	S. aureus, S. pyogenes, Candida sp., dermatófitos

Adaptada de Brown M: Microbiology basics. In Grota P, editor: *APIC text of infection control and epidemiology*, Washington, DC, 2018, Association for Professionals in Infection Control and Epidemiology.

Reservatório. Um **reservatório** é um local onde os microrganismos sobrevivem, se multiplicam e aguardam sua transferência a um hospedeiro suscetível. Reservatórios comuns incluem humanos e animais (hospedeiros), insetos, alimentos, água e matéria orgânica sobre superfícies inanimadas (fômites). Reservatórios frequentes para IRAS incluem trabalhadores de saúde, sobretudo suas mãos; pacientes; equipamentos; e o ambiente. Reservatórios humanos dividem-se em dois tipos: aqueles que apresentam uma doença aguda ou sintomática e indivíduos que não demonstram sinais de doença, embora a possua. Humanos podem transmitir microrganismos em ambos os casos. Animais, alimentos, água, insetos e objetos inanimados também podem ser reservatórios para organismos infecciosos. Para sobreviver, os organismos necessitam do ambiente ideal, incluindo alimento, oxigênio, água, temperatura, pH e luz. Uma maneira comum pela qual alimentos se tornam reservatórios é quando eles não são armazenados ou refrigerados corretamente.

Alimento. Microrganismos necessitam de nutrição. Alguns, como o *Clostridium perfringens*, causador da gangrena gasosa, crescem na matéria orgânica. Outros, como a *Escherichia coli*, consomem alimento não digerido dentro do intestino. O dióxido de carbono e a matéria inorgânica, como a presente no solo, fornecem nutrientes para outros organismos.

Oxigênio. Bactérias **aeróbicas** necessitam de oxigênio para sobreviver e se multiplicar o suficiente para provocar doenças. Organismos aeróbicos causam mais infecções em humanos que organismos anaeróbicos. Um exemplo é o *Staphylococcus aureus*. Já bactérias **anaeróbicas** crescem em ambientes com pouco ou nenhum oxigênio disponível. Em geral, causam infecções profundas na cavidade pleural, articulações ou em trajetos de drenagem profundos, como fístulas. Um exemplo de microrganismo anaeróbico é o *Bacteroides fragilis*, que faz parte da flora normal do cólon humano, mas que pode causar infecção quando deslocado para a corrente sanguínea ou tecido circunjacente após cirurgias ou lesões.

Água. A maioria dos organismos necessita de água ou umidade para sobreviver. Por exemplo, um local frequente habitado por microrganismos é a drenagem úmida de uma ferida cirúrgica. Algumas bactérias assumem uma forma, denominada *esporo*, que é resistente ao ambiente seco, podendo sobreviver em superfícies inanimadas por longos períodos. Uma bactéria que comumente forma esporos é o *C. difficile*, organismo causador da diarreia induzida por antibióticos.

Temperatura. Microrganismos vivem somente em algumas faixas de temperatura. Cada espécie de bactéria possui uma temperatura específica na qual cresce melhor. A temperatura ideal para a maioria dos patógenos humanos varia de 20 a 43°C. Por exemplo, a *Legionella pneumophila* cresce melhor na água a 25 a 42°C. Temperaturas frias tendem a impedir o crescimento e a reprodução de bactérias (**bacteriostase**). A temperatura ou substância química que destrói uma bactéria recebe o nome de **bactericida**.

pH. A acidez do ambiente determina a viabilidade dos microrganismos. A maioria prefere um ambiente com pH entre 5,0 e 7,0. Bactérias crescem na urina com pH alcalino.

Luz. Microrganismos crescem em ambientes escuros, como sob curativos e dentro de cavidades corporais.

Porta de saída. Depois que microrganismos encontram um local para crescer e se multiplicar, eles necessitam encontrar uma porta de saída para adentrar outro hospedeiro e provocar doenças. Portas de saída incluem locais como o sangue, pele e membranas mucosas, trato respiratório, trato geniturinário (GU), trato gastrintestinal (GI) e trajeto transplacentário (da mãe para o feto). O vírus ebola, por exemplo, é transmitido por meio de contato direto com o sangue ou líquidos corporais do indivíduo doente. Todavia, gotículas (p. ex., respingos ou *sprays*) de secreções respiratórias ou outras secreções do indivíduo doente também podem ser infecciosas. Portanto, algumas precauções (denominadas precauções padrão, de contato e por gotículas) são recomendadas a fim de prevenir a transmissão do vírus de pacientes com ebola (CDC, 2021b). No caso da covid-19, o vírus é transmitido por três principais vias (CDC, 2021f):

- Inspirando ar perto de uma pessoa infectada que está exalando pequenas gotículas e partículas contendo o vírus
- Contato dessas pequenas gotículas e partículas contendo vírus com os olhos, nariz ou boca, sobretudo por meio de respingos, borrifos, tosse ou espirro
- Tocando os olhos, nariz ou boca com as mãos já contaminadas pelo vírus.

Pele e membranas mucosas. A pele é considerada uma porta de saída porque qualquer perda de integridade tanto da pele como de membranas mucosas permite que patógenos deixem o organismo. Isso pode ser demonstrado pela presença de secreções purulentas.

Trato respiratório. Patógenos que infectam o trato respiratório, como o vírus influenza, são liberados do organismo quando o indivíduo infectado espirra ou tosse.

Trato urinário. A urina normalmente é estéril. Contudo, quando um paciente tem uma infecção de trato urinário (ITU), são eliminados microrganismos na urina.

Trato gastrintestinal. A cavidade oral é um dos locais mais contaminados do organismo humano, embora a maioria dos organismos faça parte da flora normal. Uma flora comum do estômago é o *Helicobacter pylori*, organismo causador de úlceras pépticas. O *Lactobacillus* e o *Enterococcus* são bactérias encontradas no duodeno. Organismos que fazem parte da flora normal de um indivíduo podem representar patógenos para outro. Por exemplo, quando uma pessoa expectora saliva, são eliminados organismos. Além disso, portas de saída gastrintestinais incluem a êmese, eliminação intestinal, drenagem de bile por meio de feridas cirúrgicas ou drenagem através de sondas.

Trato reprodutivo. O trato reprodutivo feminino contém uma flora microbiana normal relacionada com o desenvolvimento e a idade. O organismo normalmente dominante nas mulheres adultas é o *Lactobacillus*, embora outros presentes na vagina incluam estafilococos, bactérias corineformes, *Candida* e estreptococos. Organismos como a *Neisseria gonorrhea* e o HIV podem sair por meio do meato urinário masculino ou do canal vaginal feminino durante o contato sexual.

Sangue. O sangue é normalmente um líquido corporal estéril; todavia, no caso de doenças comunicáveis como infecção por HBV (vírus da hepatite B), HCV ou HIV, torna-se um reservatório para patógenos. Organismos saem por feridas, sítios de punção venosa, hematêmese e fezes hemorrágicas.

Meios de transmissão. Cada doença apresenta um meio específico de transmissão. Muitas vezes, você não é capaz de fazer muito com relação ao agente infeccioso ou hospedeiro suscetível, mas por meio da prática de técnicas de prevenção e controle de infecções como a higiene das mãos e uso de EPIs, você interrompe o meio de transmissão do organismo (Boxe 28.1). O mesmo microrganismo pode ser algumas vezes transmitido por mais de uma via. Por exemplo, a varicela-zóster (catapora) é transmitida por meio de aerossóis em gotículas ou por contato direto.

A principal via de transmissão para patógenos identificados em ambientes de cuidados de saúde são as mãos não lavadas de profissionais da saúde (CDC 2020a; WHO, 2009). Equipamentos utilizados dentro do ambiente (p. ex., estetoscópio, manguitos de pressão arterial ou cadeiras sanitárias) frequentemente se tornam fontes de transmissão de patógenos.

Boxe 28.1 Meios de transmissão

Contato
Direto
- Contato físico de pessoa para pessoa (fecal, oral) entre fonte e hospedeiro suscetível
- As mãos do profissional da saúde contaminam-se ao tocar microrganismos presentes no paciente, equipamento médico ou superfícies de muito contato, fazendo com que o profissional da saúde carreie os organismos nas mãos e os dissemine a um indivíduo suscetível.

Indireto
- Contato pessoal de hospedeiro suscetível com objeto inanimado contaminado (p. ex., agulhas ou objetos perfurocortantes, lençóis sujos, curativos, ambiente).

Gotículas
- O indivíduo infectado tosse ou espirra, produzindo gotículas que carreiam microrganismos a distâncias curtas (aproximadamente 1,8 metro). Tais organismos podem atingir os olhos, nariz ou boca de um indivíduo suscetível, causando infecção (p. ex., coqueluche ou meningite)

Aerossóis
- Organismos são carreados em gotículas, resíduos ou gotículas evaporadas, ficando suspensos no ar durante a tosse ou espirro. Em seguida, são aerossolizados por equipamentos hospitalares ou pela poeira de zonas de construção (p. ex., *Mycobacterium* não tuberculoso ou *Aspergillus*).

Veículos
- Objetos contaminados. Por exemplo, lesões perfurocortantes podem causar infecções (p. ex., HIV, HBV, HCV) quando patógenos presentes no sangue adentram o organismo através de uma punção na pele por uma agulha ou instrumento afiado
- Água
- Fármacos, soluções
- Sangue
- Alimentos (manuseados, armazenados ou cozidos incorretamente; carnes frescas ou descongeladas).

Vetores
- Transferência mecânica externa (moscas)
- Transmissão interna, como condições parasitárias entre **vetor** e hospedeiro, tal como:
  - Pernilongos
  - Piolhos
  - Pulgas
  - Carrapatos.

Adaptado de Tweeten S: General principles of epidemiology. In Grota P, editor: *APIC text of infection control and epidemiology*, Washington, DC, 2018, Association for Professionals in Infection Control and Epidemiology; Centers for Disease Control and Prevention (CDC): How infections spread, 2016, https://www.cdc.gov/infectioncontrol/spread/index.html. Accessed June 29, 2020.

Porta de entrada. Patógenos adentram o organismo por meio das mesmas vias que utilizam para sair. Por exemplo, durante a punção venosa, quando a agulha perfura a pele do paciente, microrganismos podem adentrar o organismo do paciente se não for realizada antes uma preparação adequada da pele. Fatores como sistema imunológico deprimido, que implica a redução das defesas, aumentam as chances de patógenos invadirem o organismo.

Hospedeiro suscetível. A suscetibilidade a um agente infeccioso depende do grau de resistência do indivíduo a patógenos. Embora todas as pessoas estejam constantemente em contato com muitos microrganismos, infecções não se desenvolverão até que o indivíduo se torne suscetível à força e número de microrganismos. As defesas naturais contra infecção e alguns fatores de risco (p. ex., idade, estado nutricional, presença de doença crônica, traumatismo e tabagismo) afetam a suscetibilidade (resistência) (Tweeten, 2018). Microrganismos como *S. aureus* com resistência aos antibióticos principais têm se tornado mais comuns em todos os ambientes de cuidados de saúde, especialmente de cuidados agudos. O aumento da resistência a antibióticos em todos os contextos de cuidados de saúde se deve à prescrição inapropriada de antibióticos e à ausência de medidas de controle de infecções (CDC, 2021e).

Processo infeccioso

Por meio da compreensão da cadeia de infecção, você adquire conhecimento vital para prevenir infecções. Quando um paciente tem risco de desenvolver uma infecção, tome precauções para quebrar a cadeia de transmissão. Se um paciente adquirir uma infecção, observe seus sinais e sintomas e execute as ações adequadas para prevenir a disseminação. Infecções seguem um curso progressivo (Boxe 28.2).

Quando uma infecção é **localizada** (p. ex., ferida infeccionada), o paciente em geral experimenta sintomas localizados, como dor, sensibilidade, calor e eritema no local da ferida. Uma infecção que acomete todo o organismo em vez de um único órgão recebe o nome de **sistêmica** e pode se tornar fatal se não for detectada e tratada.

O curso da infecção influencia o nível de cuidados de enfermagem prestados. Enfermeiros são responsáveis por implementar práticas de controle de infecções, administrando corretamente antibióticos, monitorando a resposta de pacientes à terapia farmacológica (ver Capítulo 31), realizando higiene correta das mãos, seguindo precauções padrão e utilizando precauções de isolamento quando necessário. A terapia de suporte inclui o fornecimento de nutrição e repouso adequados a fim de estimular as defesas do organismo contra o processo infeccioso. O curso de cuidados com o paciente em geral causa efeitos adicionais nos sistemas orgânicos afetados pela infecção.

Defesas contra infecções. O organismo conta com defesas naturais que o protegem contra infecções. Floras normais, defesas do organismo e inflamações constituem meios de defesa inespecífica que protegem o organismo contra microrganismos, mesmo sem ter havido exposição prévia. Se qualquer uma dessas defesas falhar, em geral ocorrerá uma infecção que levará a um problema sério de saúde.

Floras normais. O organismo normalmente contém microrganismos que residem em camadas superficiais e profundas da pele, na saliva e mucosa oral e nos tratos GI e GU. Indivíduos normalmente excretam trilhões de micróbios diariamente através do intestino. A flora normal normalmente não causa doença quando reside em sua localização normal do organismo. Na realidade, ela participa da manutenção da saúde.

Existem no intestino grosso grandes números de floras normais que não causam doenças. Tais floras também secretam substâncias antibacterianas dentro das paredes do intestino. A flora normal da pele exerce ação protetora e bactericida que destrói organismos que aterrissam na pele. A boca e a faringe também são protegidas por floras que impedem o crescimento de organismos invasores. Floras normais mantêm um equilíbrio sensível com outros microrganismos para prevenir infecções. Qualquer fator que prejudique esse equilíbrio aumenta o risco de um indivíduo adquirir uma doença. Por exemplo, o uso de **antibióticos de amplo espectro** para o tratamento de uma infecção pode levar a uma **suprainfecção**. Ocorre suprainfecção quando um antibiótico de amplo espectro elimina uma grande variedade de organismos da flora normal, não somente causadores de infecção. Quando a flora bacteriana normal é eliminada, as defesas do organismo tornam-se reduzidas, o que permite multiplicação de organismos patogênicos, causando doenças (Arnold, 2018).

Defesas do organismo. Diversos sistemas orgânicos apresentam defesas específicas contra infecções (Tabela 28.2). A pele, o trato respiratório e o trato GI são acessados facilmente por microrganismos. Organismos patogênicos podem se aderir à superfície da pele, ser inalados para dentro dos pulmões ou ser ingeridos com o alimento. Cada sistema orgânico possui mecanismos de defesa fisiologicamente adequados à sua estrutura e função específica. Por exemplo, os pulmões não podem controlar completamente a entrada de microrganismos. Contudo, as vias respiratórias são revestidas com membranas mucosas úmidas e cílios, ou projeções similares a pelos, que pulsam ritmicamente para mover o muco ou debris celulares até a faringe, para serem expelidos por deglutição.

Inflamação. A resposta celular do organismo à lesão, infecção ou irritação recebe o nome de *inflamação*. Trata-se de uma reação vascular protetora que fornece líquido, produtos do sangue e nutrientes a uma área lesionada. O processo neutraliza e elimina patógenos ou tecido necrosado e estabelece um meio de reparação das células e tecidos do organismo. Sinais de inflamação localizada incluem edema, eritema, calor, dor ou sensibilidade e perda da função na parte do corpo acometida. Quando a inflamação se torna sistêmica, desenvolvem-se outros sinais e sintomas, incluindo febre, aumento do número de leucócitos no sangue, mal-estar, anorexia, náuseas, vômito, aumento de linfonodos ou falência de órgãos.

Agentes físicos, químicos ou microrganismos deflagram respostas inflamatórias. Exemplos de agentes físicos incluem traumas mecânicos, extremos de temperatura e radiação. Já os agentes químicos incluem irritantes externos e internos, como venenos ou ácido gástrico. Microrganismos também deflagram a resposta em alguns casos.

Depois que os tecidos são lesionados, ocorre uma série de eventos coordenados. A resposta inflamatória inclui respostas vasculares e celulares, formação de exsudatos inflamatórios (líquidos e células liberados de células e vasos sanguíneos [p. ex., pus ou soro]) e reparo tecidual.

Respostas vasculares e celulares. A inflamação aguda é uma resposta imediata à lesão celular. Ocorre rápida vasodilatação, que permite chegada de mais sangue ao local da lesão. O aumento do fluxo sanguíneo local provoca eritema e calor localizado no local da inflamação.

Boxe 28.2 Curso da infecção por estágio

Período de incubação
Intervalo entre a entrada do patógeno no organismo e surgimento dos primeiros sintomas (p. ex., varicela, 14 a 16 dias após a exposição; resfriado comum, 1 a 2 dias; *influenza*, 1 a 4 dias; sarampo, 10 a 12 dias; caxumba, 16 a 18 dias; Ebola, 2 a 21 dias) (CDC, 2021b).

Estágio prodrômico
Intervalo entre o início dos primeiros sinais e sintomas (mal-estar, febre baixa, fadiga) até sintomas mais específicos (durante esse período, os microrganismos crescem e se multiplicam e o paciente pode ser capaz de transmitir a doença a outras pessoas). Por exemplo, o herpes simples inicia-se com prurido e formigamento no local antes do surgimento da lesão.

Estágio da doença
Intervalo durante o qual o paciente manifesta sinais e sintomas específicos do tipo de infecção. Por exemplo, a faringite estreptocócica manifesta-se com inflamação, dor e edema na garganta; a caxumba manifesta-se com febre alta e edema da glândula parótida.

Convalescença
Intervalo durante o qual os sintomas de infecção aguda desaparecem (a duração da recuperação depende da gravidade da infecção e da resistência do paciente hospedeiro; a recuperação pode demorar muitos dias a meses).

Tabela 28.2 Mecanismos de defesa naturais contra infecções.

Mecanismos de defesa	Ação	Fatores que podem alterar mecanismos de defesa
Pele		
Superfície de múltiplas camadas intacta (primeira linha de defesa contra infecções)	Fornece uma barreira a microrganismos e exerce atividade antibacteriana	Cortes, abrasões, feridas perfurativas, áreas de maceração
Descamação das camadas de células superficiais da pele	Remove organismos que aderem às camadas superficiais da pele	Incapacidade de tomar banho regularmente, técnica de lavagem das mãos incorreta
Secreções sebáceas	Contêm ácidos graxos que destroem algumas bactérias	Banhos excessivos
Boca		
Mucosa de múltiplas camadas intacta	Fornece barreira mecânica a microrganismos	Lacerações, traumatismo, extrações dentárias
Saliva	Lava partículas que contêm microrganismos. Contém inibidores de microrganismos (p. ex., lisozima)	Má higiene oral, desidratação
Olhos		
Lacrimejamento e piscadas	Fornecem mecanismos que reduzem a entrada (piscadas) ou lavam (lacrimejamento) partículas contendo patógenos, diminuindo a carga de microrganismos	Lesões, exposição – respingo/derramamento de sangue ou outro material potencialmente infectante nos olhos
Trato respiratório		
Cílios que revestem a via respiratória superior, revestidos por muco	Aprisionam microrganismos inalados e os varrem para fora no muco que é expectorado ou deglutido	Tabagismo, alta concentração de oxigênio e dióxido de carbono, umidade reduzida, ar frio
Macrófagos	Fagocitam e destroem microrganismos que atingem os alvéolos pulmonares	Tabagismo
Trato urinário		
Ação de lavagem do fluxo urinário	Lava microrganismos presentes no revestimento da bexiga e da uretra	Obstrução do fluxo normal pela inserção de sonda urinária, obstrução devido a crescimento de tumor, micção adiada
Epitélio de múltiplas camadas intacto	Fornece uma barreira contra microrganismos	Introdução de sonda urinária, o movimento contínuo de sondas na uretra pode facilitar a migração de organismos até a bexiga
Trato gastrintestinal		
Acidez das secreções gástricas	O suco gástrico com pH de 1 a 2 é deletério a muitos microrganismos patogênicos	Administração de antiácidos. Inibição da secreção ácida por diversos fármacos
Peristaltismo rápido do intestino delgado	Previne a retenção de conteúdo bacteriano	Motilidade diminuída devido à impactação do conteúdo fecal no intestino grosso ou obstrução mecânica por massas
Vagina		
Flora normal da puberdade causadora de secreções vaginais que atingem pH baixo	Inibe o crescimento de muitos microrganismos	Antibióticos e contraceptivos orais comprometendo a flora normal

Lesões causam dano e possivelmente necrose tecidual. Como resultado, o organismo libera mediadores químicos que aumentam a permeabilidade de pequenos vasos, fazendo com que líquidos, proteínas e células adentrem espaços intersticiais. O acúmulo de líquido surge com aspecto de um inchaço localizado (edema). Outro sinal de inflamação é a dor, causada pelo edema do tecido inflamado que aumenta a pressão sobre terminações nervosas. A resposta inflamatória fisiológica pode resultar na perda temporária da função da parte do corpo envolvida. Por exemplo, uma infecção localizada na mão causa edema, dor e descoloração dos dedos. As articulações enrijecem devido ao edema, mas a função dos dedos retorna assim que a inflamação diminui.

Durante a resposta celular da inflamação, leucócitos chegam ao local e passam através dos vasos para os tecidos. A fagocitose é um processo que envolve destruição e absorção de bactérias. Por meio do processo de fagocitose, leucócitos especializados, denominados neutrófilos e monócitos, ingerem e destroem microrganismos e outras partículas menores. Se a inflamação se tornar sistêmica, desenvolvem-se outros sinais e sintomas. A leucocitose, ou aumento no número de leucócitos circulantes, é a resposta do organismo à saída de leucócitos dos vasos. No adulto, a contagem plasmática de leucócitos situa-se normalmente entre 5.000 e 10.000/mm³, podendo atingir 15.000 a 20.000/mm³ ou mais durante a inflamação. A febre é causada pela liberação fagocítica de pirógenos a partir de bactérias, que causam aumento do limiar de temperatura hipotalâmico (ver Capítulo 29).

Exsudato inflamatório. O acúmulo de líquido, células de tecido necrosado e leucócitos no local da inflamação forma o exsudato. Exsudatos podem ser serosos (claros como o plasma), sanguinolentos (contendo hemácias) ou purulentos (com leucócitos e bactérias). Em geral, o exsudato é removido por meio da drenagem linfática. Plaquetas e proteínas plasmáticas como o fibrinogênio formam uma matriz em forma de rede no local da inflamação, que a impede de se disseminar.

Reparo tecidual. Quando ocorre lesão de células teciduais, a cicatrização envolve os estágios de defesa, reconstrução e maturação (ver Capítulo 48). Células lesionadas são eventualmente substituídas por células novas saudáveis. As novas células sofrem uma maturação gradual até que possam assumir as mesmas características estruturais e aspecto das células anteriores. Quando a inflamação é crônica, defeitos teciduais algumas vezes são preenchidos por um tecido de granulação frágil que eventualmente assume a forma de uma cicatriz após o término do processo de cicatrização. A cicatriz e os tecidos circunjacentes não são tão fortes quanto o tecido normal, podem ser suscetíveis a lesões causadas por pressão, atrito ou fricção, o que aumenta o risco de desenvolvimento de lesão por pressão (ver Capítulo 48).

Infecções relacionadas com assistência à saúde

Pacientes em ambientes de cuidados de saúde, sobretudo hospitais e instituições a longo prazo, têm risco aumentado de adquirir infecções. **Infecções relacionadas com assistência à saúde (IRAS)** resultam da oferta de serviços de saúde em uma instituição de saúde. Tais infecções ocorrem como resultado de procedimentos invasivos, administração de antibióticos, presença de **organismos resistentes a múltiplos fármacos** (ORMF) e interrupções nas atividades de prevenção e controle de infecções. O número de trabalhadores de saúde que têm contato direto com pacientes, o tipo e número de procedimentos invasivos, a terapia recebida e o tempo de hospitalização exercem influência adicional sobre o risco de infecção. Os principais locais de IRAS incluem feridas cirúrgicas ou traumáticas, o trato urinário e respiratório e a corrente sanguínea (Boxe 28.3).

O custo de cuidados de saúde é significativamente aumentado pelas IRAS. Isso é especialmente verdadeiro em idosos, cuja suscetibilidade a essas infecções é maior devido à afinidade das mesmas com doenças crônicas e com o processo de envelhecimento (Boxe 28.4). Internações prolongadas em instituições de saúde, incapacidade aumentada, maiores custos de antibióticos e períodos de recuperação prolongados adicionam maiores gastos ao paciente, à instituição de saúde e aos órgãos de financiamento (p. ex., Medicare). Os custos de IRAS muitas vezes não são reembolsados; como resultado, a prevenção tem demonstrado impacto financeiro positivo, constituindo uma parte importante dos cuidados de saúde. TJC lista diversas metas nacionais de segurança que dão enfoque aos cuidados com idosos (p. ex., após uma cirurgia e assegurando que idosos tomem as vacinas que protegem contra *influenza* e pneumonia) (TJC, 2021).

Pacientes que desenvolvem IRAS frequentemente apresentam várias doenças, são idosos ou são malnutridos e podem possuir sistema imunológico comprometido; portanto, apresentam menor resistência a infecções devido às suas condições clínicas subjacentes (p. ex., diabetes melito ou câncer) que prejudicam ou danificam sua resposta imunológica.

Boxe 28.3 Exemplos de locais e causas de infecções relacionadas com assistência à saúde

A realização de higiene incorreta das mãos aumenta o risco de pacientes desenvolverem todos os tipos de infecções relacionadas com assistência à saúde.

Trato urinário
- Inserção de sonda urinária não estéril
- Posicionamento incorreto de tubo de drenagem
- Sistema de drenagem ou de coleta aberta
- Desconexão entre sonda e tubo de drenagem
- Abertura da bolsa de drenagem em contato com superfície contaminada
- Técnica de coleta de amostra inadequada
- Obstrução ou interferência na drenagem urinária
- Retorno de urina de sonda ou tubo de drenagem à bexiga (refluxo)
- Irrigações repetitivas da sonda
- Higiene perineal inadequada.

Feridas cirúrgicas ou traumáticas
- Preparo da pele incorreto antes da cirurgia (p. ex., raspar ou cortar pelos; não realizar banho pré-operatório)
- Deixar de limpar adequadamente a superfície da pele
- Deixar de utilizar técnica asséptica durante procedimentos cirúrgicos e trocas de curativo
- Uso de soluções antissépticas contaminadas.

Trato respiratório
- Equipamento de terapia respiratória contaminado
- Deixar de usar técnica asséptica ao realizar aspiração de vias respiratórias
- Descarte incorreto de secreções.

Corrente sanguínea
- Contaminação de fluidos intravenosos (IV) pelos tubos
- Inserção de fármacos aditivos ao fluido IV
- Adição de tubo conector ou torneiras ao sistema IV
- Cuidado inadequado do local de inserção de agulha
- Agulhas ou cateteres contaminados
- Deixar de trocar acesso venoso ao primeiro sinal de infecção ou em intervalos recomendados
- Técnica inadequada durante administração de múltiplos hemocomponentes
- Cuidado inadequado de desvios peritoneais ou hemodiálise
- Acesso inadequado a uma porta IV.

Boxe 28.4 Foco em idosos

Risco de infecção

- Uma deterioração funcional da função do sistema imunológico relacionada à idade, denominada senescência imunológica, aumenta a suscetibilidade do organismo a infecções e retarda a resposta imunológica global (Meiner e Yeager, 2019; Pawelec, 2018)
- Idosos são menos capazes de produzir linfócitos para combater desafios ao sistema imunológico. Quando anticorpos são produzidos, a duração de sua resposta é mais curta e são produzidas menos células (Roach, 2018)
- Os riscos associados ao desenvolvimento de infecções ou infecções relacionadas com assistência à saúde em idosos incluem a má nutrição e perda de peso não intencional, falta de exercícios, pouco suporte social e níveis baixos de albumina sérica (Meiner e Yeager, 2019)
- As vacinas contra gripe e pneumonia são recomendadas para a população de idosos com intuito de diminuir seu risco de doenças infecciosas
- Ensine idosos e seus familiares a reduzir o risco de infecções empregando práticas adequadas de higiene das mãos.

Dispositivos de tratamento invasivo como cateteres IV ou sondas urinárias comprometem ou desviam das defesas naturais do organismo contra microrganismos. Doenças críticas aumentam a suscetibilidade de pacientes a infecções, sobretudo bactérias resistentes a múltiplos fármacos. Práticas meticulosas de higiene das mãos, uso de sabão à base de clorexidina para banhos e higiene pessoal, avanços da prevenção de infecções na unidade de terapia intensiva (UTI) e a criação de pacotes baseados em evidências ajudam a prevenir tais infecções (Deprez et al.,2019; Donskey e Deshpande, 2016).

As IRAS podem ser exógenas ou endógenas. Uma **infecção exógena** advém de microrganismos encontrados fora do indivíduo, como *Salmonella*, *Clostridium tetani* e *Aspergillus*. Esses microrganismos não existem como parte da flora normal. Já a **infecção endógena** ocorre quando parte da flora do paciente se torna alterada, ocorrendo crescimento excessivo (p. ex., estafilococos, enterococos, fungos e estreptococos). Isso ocorre com frequência quando um paciente recebe antibióticos de amplo espectro que alteram as floras normais. Quando um número suficiente de microrganismos normalmente encontrados no organismo se move até outro local, ocorre infecção endógena. O número necessário para causar uma IRAS depende da virulência do microrganismo, suscetibilidade do hospedeiro e local do corpo acometido.

Infecções iatrogênicas são um tipo de IRAS causado por um procedimento diagnóstico ou terapêutico invasivo. Por exemplo, procedimentos como broncoscopias e tratamento com antibióticos de amplo espectro aumentam o risco de algumas infecções. Utilize o julgamento clínico ao implementar técnicas assépticas durante a realização de procedimentos. Considere a condição do paciente e os riscos de infecção e siga políticas e procedimentos básicos de prevenção e controle de infecções a fim de diminuir o risco de IRAS. Considere sempre os riscos de infecção do paciente e antecipe como a abordagem aos cuidados aumenta ou diminui o risco de o paciente desenvolver uma infecção.

> **Pense nisso**
>
> Quais são as estratégias de enfermagem que você pode utilizar para quebrar a cadeia de infecção ao cuidar de um paciente com risco de infecção de trato urinário?

Base de conhecimento de enfermagem

Substâncias corporais, como fezes, urina e drenagem de feridas, contêm microrganismos potencialmente infecciosos. Desse modo, profissionais da saúde têm risco de serem expostos a microrganismos durante atividades de cuidados de rotina no ambiente hospitalar e/ou domiciliar (Fiutem, 2018). O uso meticuloso de práticas específicas para prevenção de infecções reduz o risco de contaminação cruzada e transmissão de infecções a pacientes não infectados durante os cuidados com pacientes com infecção conhecida ou suspeita.

Infecções graves constituem desafios constantes para médicos e geram reações físicas e emocionais, incluindo sentimentos de ansiedade, frustração, solidão e raiva e pacientes e/ou familiares (Currie et al., 2018). Tais sentimentos pioram quando os pacientes são isolados na tentativa de prevenir a transmissão de um microrganismo a outros pacientes ou trabalhadores de saúde. O isolamento rompe as relações sociais normais com visitantes e familiares cuidadores. A segurança dos pacientes em geral constitui um risco adicional para pacientes em precauções de isolamento (Monsees, 2018). Por exemplo, um paciente idoso com doença crônica tem maior risco de desenvolver uma IRAS. Quando os membros da família temem a possibilidade de desenvolvimento de infecção, podem evitar o contato com o paciente. Alguns percebem procedimentos simples como higiene das mãos e uso de avental ou roupão e luva como evidência de rejeição. Ajude pacientes e famílias a diminuir alguns desses sentimentos discutindo o processo da doença, explicando procedimentos de isolamento, e mantendo modos amigáveis e compreensivos.

Ao estabelecer um plano de cuidados, é importante saber como um paciente reage a uma infecção ou doença infecciosa. O desafio é identificar e apoiar comportamentos que mantenham a saúde humana ou previnam infecções.

Fatores que influenciam a prevenção e o controle de infecções

Múltiplos fatores influenciam a suscetibilidade de um paciente a uma infecção. É importante compreender como cada um desses fatores sozinhos ou combinados aumentam esse risco. Quando há presença de mais de um fator, em geral ocorre aumento da suscetibilidade do paciente, o que afeta o período de internação hospitalar, tempo de recuperação e/ou nível geral de saúde após uma doença. A compreensão desses fatores ajuda você a analisar os dados e pistas do histórico de enfermagem, decidir quais devem ser os resultados do paciente, e prestar cuidados centrados no paciente para pacientes com infecções ou risco de infecção.

Idade. Ao longo da vida de um indivíduo, sua suscetibilidade a infecções vai se modificando. Por exemplo, um bebê apresenta defesas imaturas contra infecções. O sistema imunológico do bebê nasce somente com os anticorpos fornecidos pela mãe e é incapaz de produzir as imunoglobulinas e leucócitos necessários para combater adequadamente certas infecções. Todavia, bebês amamentados naturalmente em geral possuem imunidade superior à de bebês alimentados com mamadeira, pois recebem anticorpos da mãe por meio do leite. À medida que a criança cresce, seu sistema imunológico amadurece, embora a criança permaneça suscetível aos organismos causadores de resfriado comum, infecções intestinais e doenças infecciosas como caxumba, sarampo e varicela (se não for vacinada). Desde 2000, um grande esforço é realizado para vacinar todas as crianças contra doenças infecciosas para as quais há vacina disponível. Assim, os níveis de doenças preveníveis com vacinação encontram-se em nível mínimo ou próximo do recorde mínimo (CDC, 2018e).

Adultos jovens ou de meia-idade possuem defesas refinadas contra infecções. Vírus são a causa mais comum de doenças comunicáveis em adultos dessas faixas etárias. Mulheres jovens possuem maior propensão para desenvolver infecções de trato urinário (ITU), infecções fúngicas vaginais e infecção pelo papilomavírus humano (HPV). Embora, ITUs sejam relativamente incomuns em homens, a prostatite (infecção da próstata) acomete homens de todas as idades, tendendo a ser mais comum em homens de idade igual ou inferior a 50 anos (Mayo Clinic, 2021).

As defesas contra infecções sofrem mudanças com a idade (Roach, 2018). A resposta imunológica diminui, em particular a mediada por células. Idosos também sofrem mudanças estruturais e funcionais na pele, trato urinário e pulmões. Por exemplo, a pele perde seu turgor e o epitélio vai se adelgaçando. Como resultado, é mais fácil romper ou causar abrasões na pele, o que aumenta o potencial para invasão por patógenos. Ademais, idosos hospitalizados ou que residem em instituições de vida assistida ou casas de repouso têm risco de adquirir infecções por aerossóis. Garantir que profissionais da saúde estejam vacinados contra *influenza* reduz o risco de transmissão da doença para idosos (CDC, 2021g).

Sexo. Mulheres e homens diferem em suas respostas imunológicas a infecções (Ingersol, 2017). As vias biológicas responsáveis por tais diferenças na manifestação de doenças infecciosas ligadas ao sexo foram pesquisadas somente recentemente. Além de fatores genéticos, essas diferenças podem ser explicadas em detalhe pela grande divergência dos níveis de hormônios esteroides sexuais em constante mudança e sua relação com o sistema imunológico. Estrogênios promovem (enquanto androgênios suprimem) as respostas imunológicas durante infecções e após vacinação. Também aumentam o risco de doenças autoimunes (Gubbels Bupp et al., 2018). Em adultos vacinados, diferenças ligadas ao sexo têm sido observadas na imunogenicidade (capacidade dos antígenos de provocar uma resposta imunológica no organismo de um humano) e efetividade clínica das vacinas contra *influenza*, pneumocócico, tétano, difteria e herpes zóster (Gubbels Bupp et al., 2018).

Estado nutricional. O estado nutricional de um paciente influencia diretamente sua suscetibilidade a infecções. Uma diminuição na ingestão de proteínas e outros nutrientes como carboidratos e gorduras diminui as defesas do organismo contra infecções e compromete a cicatrização de feridas (ver Capítulo 48). Pacientes com doenças ou problemas que aumentam a demanda proteica, como queimaduras extensas e condições febris, têm risco ainda maior. Por exemplo, pacientes submetidos a cirurgias necessitam de maior ingestão de proteínas. É necessário obter um histórico detalhado da dieta. Determine a ingestão nutricional diária do paciente e existência de problemas como náuseas, dificuldade de deglutição ou dor oral após a ingestão de alimentos. Confira com um nutricionista para obter ajuda no cálculo de calorias dos alimentos ingeridos.

Estresse. O organismo reage ao estresse emocional ou físico por meio da síndrome de adaptação geral (ver Capítulo 37). Durante o estado de alarme, a taxa metabólica basal eleva-se à medida que o organismo utiliza suas reservas de energia. O hormônio adrenocorticotrófico aumenta os níveis séricos de glicose e reduz as respostas inflamatórias desnecessárias por meio da elevação dos níveis de cortisona. Se o estresse persistir ou se tornar intenso, os altos níveis de cortisona resultarão em menor resistência a infecções. O estresse constante leva à exaustão, causando depleção dos estoques de energia e tornando o organismo desprovido de resistência a microrganismos invasores. As mesmas condições que aumentam o requerimento nutricional, como cirurgias ou traumatismos, também aumentam o nível de estresse fisiológico.

Processo de doença. Pacientes com doenças do sistema imunológico têm risco particular de adquirir infecções. Condições que comprometem as defesas do hospedeiro contra organismos infecciosos incluem a leucemia, AIDS, linfoma e anemia aplásica. Por exemplo, pacientes com leucemia são incapazes de produzir leucócitos em número suficiente para debelar infecções. Pacientes com HIV são em geral incapazes de responder a infecções simples e são suscetíveis a infecções oportunistas.

Pacientes com doenças crônicas, como diabetes melito e esclerose múltipla, também são mais suscetíveis a infecções em razão de sua debilidade generalizada e comprometimento nutricional. Doenças que prejudicam as defesas do organismo, como enfisema e bronquite (que comprometem a ação de cílios e espessam o muco), câncer (que altera a resposta imunológica) e doença vascular periférica (que reduz o fluxo sanguíneo a tecidos lesionados) aumentam a suscetibilidade a infecções. Pacientes com queimaduras têm maior suscetibilidade a infecções devido à lesão das superfícies da pele. Quanto mais profunda e extensa a queimadura, maior o risco de infecção.

Kathy planeja seu cuidado com a Sra. Andrews para o dia seguinte. Ela passa um tempo lendo para aumentar seu conhecimento sobre doença degenerativa do disco e cirurgia de coluna e como é a evolução dos pacientes em relação à mobilidade após a cirurgia. Como a Sra. Andrews acaba de ser operada, Kathy revisa as informações sobre fatores de risco de complicações após a cirurgia, prestando atenção em por quais maneiras se pode prevenir infecção em pacientes após cirurgias e como manejar melhor a dor após uma cirurgia de coluna. Ela também lê sobre cicatrização de feridas após cirurgias para que ela possa desenvolver um plano de cuidados adequado para a Sra. Andrews. Kathy sabe que a Sra. Andrews tem diabetes melito tipo 2, então ela quer saber mais sobre como o diabetes afeta a cicatrização de ferida e ainda lê sobre a importância da nutrição no diabetes e na cicatrização de feridas de modo que ela possa ajudar a Sra. Andrews a escolher alimentos que são necessários para a cicatrização.

> **Pense nisso**
>
> Considere os cuidados com um idoso que esteja recebendo quimioterapia devido a um diagnóstico recente de câncer. Quais fatores de risco de infecção você precisaria abordar ao planejar os cuidados para esse paciente?

Processo de enfermagem

Seu julgamento clínico no cuidado de pacientes com infecções evoluirá aplicando o processo de enfermagem e pensamento crítico de modo que você possa tomar as decisões clínicas adequadas para uma abordagem de cuidados centrados no paciente.

❖ Histórico de enfermagem

Obtenha um histórico de enfermagem meticuloso de cada paciente incluindo a condição atual do paciente, seu histórico de problemas de saúde anteriores que envolvam infecções, e possíveis riscos ocasionados pelo atual ambiente do paciente. Conforme você conduzir seu histórico de enfermagem, aplique o conhecimento do processo infeccioso, do problema médico diagnosticado, e sua experiência anterior com pacientes com infecções para dar foco a seu exame físico.

Pelo olhar do paciente. Determine como o paciente se sente sobre sua doença ou risco de infecção. O paciente já passou por experiências no passado que possam afetar suas expectativas com os cuidados? Por exemplo, um paciente que está sendo submetido a uma segunda cirurgia pode ter expectativas diferentes das de um paciente que será operado pela primeira vez com relação à prevenção de infecção na ferida. Talvez ocorram problemas na primeira vez com o manejo do acesso venoso ou no cuidado do curativo do paciente fazendo com que ele fique ansioso e estabeleça expectativas maiores. Também avalie o conhecimento do paciente acerca de seus fatores de risco que aumentam a suscetibilidade a infecções (Tabela 28.3) para lhe ajudar a planejar a orientação adequada para o paciente.

Alguns pacientes com infecções apresentam uma variedade de problemas, incluindo necessidades físicas, psicológicas, sociais ou econômicas. Pacientes com infecções crônicas ou graves, sobretudo infecções comunicáveis, como TB ou AIDS, sofrem com problemas psicológicos e sociais devido ao isolamento forçado ou rejeição por parte de amigos e familiares. Pergunte ao paciente como a infecção afeta sua capacidade de manter relações e exercer atividades de vida diária. Determine se a infecção crônica causou esgotamento dos recursos financeiros do paciente. Pergunte sobre suas expectativas com os cuidados e preferências (p. ex., como um procedimento deve ser realizado) e determine quão envolvido o paciente deseja estar no planejamento de seus cuidados. Alguns pacientes e suas famílias desejam saber mais sobre o processo da doença, ao passo que outros somente querem saber as intervenções necessárias para tratar a infecção. Incentive os pacientes a verbalizar suas expectativas para que você seja capaz de estabelecer intervenções para atender melhor suas prioridades.

Tabela 28.3 Características do hospedeiro que influenciam a suscetibilidade e a gravidade de doenças.

Característica	Exemplos
Idade	"Doenças comuns da infância" (p. ex., sarampo, varicela) são observadas mais frequentemente em crianças, ao passo que doenças crônicas, como doenças cardíacas ou doença pulmonar obstrutiva crônica, ocorrem mais vezes em pacientes com mais idade
Sexo	Doenças do sistema reprodutor são específicas de cada sexo. O sexo influencia a resposta imunológica e a suscetibilidade a algumas infecções
Etnia	A doença de Tay-Sachs ocorre em judeus de descendência europeia
Condição socioeconômica	Nos Estados Unidos, a condição socioeconômica influencia a capacidade de adquirir alimento, pagar por imunizações e acessar serviços de saúde
Estado civil	Alguns estudos com doenças relacionadas ao estresse demonstraram que o estado civil constitui um fator que influencia a suscetibilidade
Estilo de vida	Viver em situação de rua aumenta a suscetibilidade devido a má nutrição e exposição a patógenos
Hereditariedade	A anemia falciforme influencia a suscetibilidade
Estado nutricional	A nutrição inadequada diminui a função imunológica
Ocupação	Mineradores de carvão têm risco de desenvolver doença do pulmão negro (pneumoconiose). Guardas de prisões ou assistentes sociais envolvidos com imigrantes ou pessoas que buscam refúgio advindos de áreas com alta prevalência de tuberculose (TB) têm risco de contrair TB
Estado imunológico	Indivíduos não vacinados para sarampo têm risco de adquirir a doença
Procedimentos diagnósticos/terapêuticos	Pacientes transplantados têm maior risco de desenvolver infecções
Medicações	O uso de corticosteroides aumenta o risco de infecção
Gestação	Mulheres gestantes positivas para TB têm maior risco de reagudização
Traumatismo	Traumatismos podem proporcionar uma porta de entrada para organismos e deflagrar resposta inflamatória que pode aumentar o risco de infecção

Adaptada de Tweeten SM: General principles of epidemiology. In Grota P, editor: *APIC text of infection control and epidemiology*, Washington, DC, 2018, Association for Professionals in Infection Control and Epidemiology.

Fatores de risco. Uma revisão da condição clínica de um paciente pode ser iniciada com a identificação de seus fatores de risco. Faça perguntas específicas a fim de determinar a consciência dele e da família acerca dos riscos de infecção (Boxe 28.5). Avalie a idade do paciente, seu estado nutricional, presença de doenças ou estresse crônico e presença de um processo de doença, a fim de identificar fatores que influenciam a suscetibilidade a infecções. Obtenha informações sobre cada fator em sua anamnese e história clínica do paciente.

Aspecto clínico. Realize um exame físico (ver Capítulo 30) do paciente, examinando as áreas envolvidas na infecção e as quais existe risco de infecção. Os sinais e sintomas de infecção podem ser locais ou sistêmicos. Infecções localizadas são mais comuns em áreas de perda de continuidade da pele ou membranas mucosas, como feridas cirúrgicas ou traumáticas, lesões por pressão, lesões orais e abscessos.

A fim de examinar uma área para infecção localizada, inspecione primeiro o eritema (coloração avermelhada), calor e edema causado pela inflamação. Como pode haver secreção (drenagem) em lesões ou feridas abertas, utilize luvas de procedimentos. O conteúdo infeccioso drenado pode ser amarelado, esverdeado ou amarronzado, dependendo do patógeno. Por exemplo, secreções nasais esverdeadas em geral indicam infecção de seios nasais. Pergunte ao paciente sobre dor ou sensibilidade ao redor do local infeccionado. Alguns pacientes sentem rigidez e dor devido ao edema. Se a área infeccionada for grande o suficiente, ocorre restrição de movimento. A palpação suave da área infeccionada em geral resulta em algum grau de dor. Utilize equipamento de proteção individual (EPI), sobretudo óculos de proteção e máscara facial cirúrgica quando houver risco de sangue ou líquidos corporais espirrarem ou respigarem em seu rosto.

Infecções sistêmicas causam sintomas mais generalizados do que infecções locais. Tais sintomas em geral incluem febre, fadiga, náuseas/vômito e mal-estar. Os linfonodos responsáveis pela drenagem da área da infecção em geral se tornam aumentados, edemaciados e sensíveis à palpação. Por exemplo, um abscesso na cavidade peritoneal causa aumento dos linfonodos inguinais. Uma infecção no trato respiratório superior causa aumento dos linfonodos cervicais. Se a infecção for grave e disseminada, todos os principais linfonodos poderão estar aumentados.

Infecções sistêmicas algumas vezes se desenvolvem após insucesso no tratamento de uma infecção localizada. Esteja atenta a alterações no nível de atividade e responsividade do paciente. À medida que se desenvolve uma infecção sistêmica, a elevação da temperatura corporal

> **Boxe 28.5** Questões de avaliação de enfermagem
>
> **Fatores de risco**
> - Diga-me quais vacinas você tomou nos últimos 5 anos
> - Descreva para mim qualquer doença que você tenha e doenças para as quais recebe tratamento
> - Conte-me sobre algum exame diagnóstico recente que você realizou, como colonoscopia ou cistoscopia
> - Descreva o que você come durante o dia.
>
> **Possíveis infecções existentes**
> - Você se sente como se estivesse com febre?
> - Você tem algum corte ou ferida que apresente drenagem?
> - Você sente alguma dor/queimação ao urinar?
> - Você está com tosse? Há presença de escarro?
>
> **Histórico de viagem recente**
> - Você viajou para fora do país nos últimos 6 meses?
> - Você reside ou viajou para algum país nos últimos 21 dias que estivesse passando por um surto de Ebola (CDC, 2015b)?
> - Alguma das pessoas que você visitou ou com quem viajou estava doente?
>
> **História clínica**
> - Liste as medicações que está tomando
> - Descreva as doses de cada medicação que você deve tomar diariamente
> - Descreva as medicações sem prescrição ou fitoterápicas que você está tomando.
>
> **Fatores estressantes**
> - Conte-me sobre alguma grande mudança de estilo de vida que esteja ocorrendo com você, como perda de emprego ou moradia, divórcio ou deficiência.

pode levar a episódios de aumento da frequência cardíaca e respiratória e queda da pressão arterial. O envolvimento dos principais sistemas orgânicos produz sintomas específicos. Por exemplo, uma infecção pulmonar resulta em tosse produtiva com secreção purulenta. Já uma ITU resulta em urina turva e de odor fétido.

Infecções nem sempre estão presentes com sinais e sintomas típicos em todos os pacientes. Por exemplo, em alguns idosos, elas podem avançar antes que sejam identificadas. Devido ao processo de envelhecimento, há redução da resposta inflamatória e imunológica. Idosos têm fadiga aumentada e diminuição da sensibilidade à dor. O uso contínuo de ácido acetilsalicílico ou fármacos anti-inflamatórios não esteroidais frequentemente resulta em redução ou ausência de resposta de febre. Sintomas atípicos como confusão, incontinência ou agitação podem ser os únicos sintomas de uma doença infecciosa (Roach, 2018). Por exemplo, até 20% dos idosos com pneumonia não apresentam os sinais e sintomas típicos de febre, tremores, calafrios e alteração na coloração do escarro. Muitas vezes, os únicos sintomas presentes são uma frequência cardíaca aumentada sem explicação, confusão ou fadiga generalizada. Encontra-se disponível uma vacina contra pneumonia, recomendada para todas as pessoas com problemas respiratórios crônicos e indivíduos com idade acima de 65 anos.

Estado dos mecanismos de defesa. À medida que você conduzir seu exame físico, determine o estado dos mecanismos de defesa normais contra infecção. Por exemplo, qualquer perda de continuidade da pele, como uma úlcera no pé de um paciente diabético, pode ser um sítio potencial de infecção. Qualquer redução nas defesas primárias ou secundárias do organismo contra infecções, como enfraquecimento da capacidade de tossir, aumenta o risco do paciente.

Terapia clínica. Alguns fármacos e terapias clínicas comprometem a imunidade, aumentando o risco de infecção. Avalie a história clínica de seu paciente a fim de determinar se ele toma alguma medicação que aumente sua suscetibilidade a infecções (Boxe 28.5). Isso inclui quaisquer medicações sem prescrição e suplementos fitoterápicos. Uma revisão das terapias realizadas em ambientes de cuidados de saúde revela outros riscos. Por exemplo, corticosteroides, prescritos em diversas condições, são fármacos anti-inflamatórios que causam quebra de proteínas e prejudicam a resposta inflamatória contra bactérias e outros patógenos. Corticosteroides e inibidores de fator de necrose tumoral (TNF) são duas medicações que aumentam a chance de adquirir uma infecção fúngica (CDC, 2020c). Fármacos citotóxicos e antineoplásicos atacam células cancerosas, mas causam os efeitos adversos de depressão da medula óssea e toxicidade a células normais, o que afeta a resposta do organismo contra patógenos.

Histórico de viagens. Revise o histórico de viagens recentes do paciente a fim de determinar possível exposição a doenças comunicáveis. Avalie também se algum membro da família imediato viajou e representou algum risco para o paciente (Boxe 28.5). A exposição do indivíduo depende da presença de agentes infecciosos na área visitada. O risco de se tornar infectado varia de acordo com o propósito da viagem e itinerário na área, padrões de acomodação, higiene, sanitização e comportamento do indivíduo que viajou (WHO, 2020).

Dados laboratoriais. Analise os dados laboratoriais tão logo os resultados estejam disponíveis. Valores laboratoriais como leucócitos aumentados e/ou hemocultura positiva em geral indicam infecção (Tabela 28.4). Todavia, valores laboratoriais não são suficientes para detectar uma infecção. É possível ocorrer contaminação da amostra coletada devido a erro de técnica (p. ex., uma amostra de sangue pode se misturar com o fluido IV por ser indevidamente coletada a partir de um cateter já inserido; uma amostra de urina pode ser contaminada devido à má higiene perineal). É necessário que você avalie outros sinais clínicos de infecção. O resultado de uma cultura pode demonstrar crescimento de um organismo com ausência de infecção. Por exemplo, em idosos, o crescimento bacteriano na urina sem sintomas clínicos nem sempre é indicativo de ITU (Roach, 2018). Saiba também que valores laboratoriais muitas vezes variam de um laboratório para outro. Procure conhecer os valores laboratoriais de referência do laboratório onde o exame está sendo realizado ou de sua instituição.

A experiência prévia de Kathy em cuidar de pacientes pós-cirúrgicos a auxilia na avaliação dos níveis de dor da Sra. Andrews, sabendo que é importante tratar a dor do paciente após a cirurgia. A Sra. Andrews classificou sua dor como 8 de 10, mas disse que o medicamento para dor ajudou a torná-la tolerável, em um nível 2 de 10. Quando a dor é mais aguda, a paciente fica menos disposta a se movimentar ou a se levantar da cadeira. Kathy também ausculta os pulmões da Sra. Andrews para se certificar de que ela não esteja desenvolvendo atelectasia pós-operatória. Os sinais vitais da Sra. Andrews são: pressão arterial 126/76 mmHg, frequência cardíaca 78 bpm, frequência respiratória 14 ipm e temperatura axilar 37,1°C. Depois que o profissional da saúde remove o curativo da incisão da Sra. Andrews, Kathy nota que as bordas da incisão estão aproximadas e que não há vermelhidão ou secreção da ferida. Ela está presente quando o fisioterapeuta ajuda a Sra. Andrews a se sentar na cadeira. A marcha da paciente é lenta, e Kathy observa que a Sra. Andrews faz caretas e geme quando coloca seu suporte de coluna e se senta na cadeira. Kathy também observa que ela parecia instável em pé e que foram necessárias duas pessoas para transferi-la do leito para a cadeira na primeira vez. Kathy consulta o fisioterapeuta e o terapeuta ocupacional em relação a como ela pode auxiliar a Sra. Andrews com sua mobilidade. Uma vez que a paciente está acomodada na cadeira, Kathy

Capítulo 28 Prevenção e Controle de Infecções

Tabela 28.4 Exames laboratoriais para investigar infecções.

Valor laboratorial	Valor normal (adultos)	Indicação de infecção
Leucócitos totais	5.000 a 10.000/mm^3	Aumento na infecção aguda, redução em algumas infecções virais ou infecções muito graves
Velocidade de sedimentação de hemácias	Até 15 mm/h para homens e 20 mm/h para mulheres	Aumento na presença de processo inflamatório
Níveis de ferro	80 a 180 mcg/mℓ para homens 60 a 160 mcg/mℓ para mulheres	Redução na infecção crônica
Urinocultura e hemocultura	Normalmente estéril, sem crescimento de microrganismos	Presença de crescimento de microrganismo infeccioso
Culturas e coloração de Gram de feridas, escarro e faringe	Ausência de leucócitos à coloração de Gram, possível flora normal	Presença de crescimento de microrganismo infeccioso e leucócitos à coloração de Gram
Contagem diferencial (porcentagem de cada tipo de leucócito)		
Neutrófilos	55 a 70%	Aumento em infecções supurativas (formadoras de pus) agudas, redução em infecções bacterianas muito graves (idosos)
Linfócitos	20 a 40%	Aumento em infecções bacterianas e virais, redução na sepse
Monócitos	2 a 8%	Aumento em infecções por protozoários, riquétsias e na tuberculose
Eosinófilos	1 a 4%	Aumento em parasitoses
Basófilos	0,5 a 1,5%	Normais durante infecções

Adaptado de Pagana KD et al.: *Mosby's diagnostic and laboratory test reference*, ed 14, St Louis, 2017, Elsevier.

concentra sua atenção no ambiente do quarto da Sra. Andrews, reorganizando os móveis e itens de forma que estejam ao alcance da Sra. Andrews na cadeira. A Sra. Andrews diz: "Foi realmente muito difícil me levantar. Não tenho certeza de como conseguirei cuidar de mim mesma em casa se eu não consigo andar muito bem. Também foi extremamente difícil para eu me virar na cama, na noite passada, por causa da dor. Espero que não doa tanto quando eu voltar para casa." A Sra. Andrews também diz: "Estou preocupada em molhar minha incisão e que ela infeccione depois, por eu ter esses problemas contínuos de não ser capaz de segurar minha urina." Kathy verifica no registro do prontuário da paciente que a região íntima da Sra. Andrews estava ligeiramente avermelhada.

> **Pense nisso**
>
> Que perguntas você faria a um paciente que acabou de retornar de uma viagem a trabalho para outro país durante sua avaliação de uma possível infecção?

❖ Análise e diagnóstico de enfermagem

Durante o histórico de enfermagem, colete dados objetivos, como inspeção de uma incisão aberta ou registro de diminuição da ingestão calórica, bem como dados subjetivos, como a queixa do paciente de sensibilidade sobre o local da ferida cirúrgica. A interpretação de dados envolve analisar as informações do histórico de enfermagem na totalidade, procurando grupos de achados ou fatores de risco que formem um padrão. Esse padrão sugere um diagnóstico de enfermagem específico (Boxe 28.6). Uma vez que você identificou os diagnósticos de enfermagem, você pode identificar os resultados esperados do paciente e selecionar as devidas intervenções de enfermagem para o plano de cuidados daquele paciente. Embora, existam outros possíveis diagnósticos de enfermagem para pacientes com problemas relacionados com prevenção e controle de infecções, os diagnósticos de enfermagem nos parágrafos seguintes e a lista a seguir representam exemplos de diagnósticos comumente associados a prevenção e controle de infecções:

- Risco de infecção
- Nutrição desequilibrada: menor do que as necessidades corporais
- Integridade da membrana mucosa oral prejudicada
- Isolamento social
- Integridade da pele prejudicada.

Para confirmar um diagnóstico, é necessário validar seus dados inspecionando mais cuidadosamente a integridade de uma ferida e revisando achados laboratoriais. O sucesso do planejamento de

Boxe 28.6 Processo de diagnóstico de enfermagem

Risco de infecção

Atividades do histórico de enfermagem	Achados do histórico
Verificar resultados de exames laboratoriais	Leucócitos totais 5.000/mm^3
Avaliar as medicações atuais em uso	Paciente recebendo antibióticos e medicações antidiabéticas orais
Identificar potenciais sítios de infecção	Cateter IV no antebraço direito inserido há 3 dias Sonda de Foley drenando urina turva de coloração âmbar

IV, intravenoso.

intervenções de enfermagem adequadas depende da precisão da afirmação diagnóstica e da capacidade em atender às necessidades do paciente. Os pacientes demonstram achados de histórico de enfermagem para diagnósticos focados no problema ou diagnósticos negativos e/ou fatores de risco para um diagnóstico de risco. Você deve individualizar o diagnóstico com a adição de um fator *relacionado* preciso na afirmação diagnóstica. A precisão garante que as intervenções adequadas sejam selecionadas. Por exemplo, a minimização do risco de infecção de um paciente com diagnóstico de *Integridade da Membrana Mucosa Oral Prejudicada relacionada à respiração pela boca* requer medidas frequentes e adequadas de higiene oral. Já no caso de minimizar o risco de infecção de um paciente com diagnóstico de *Nutrição Desequilibrada: Menor do que as Necessidades Corporais relacionada à incapacidade de absorver nutrientes*, será necessário adequado suporte nutricional e equilíbrio hídrico. Diagnósticos de risco como *Risco de Infecção* exigem identificação cuidadosa dos fatores de risco relevantes.

Kathy analisa os dados que ela reuniu a partir de sua avaliação matinal da Sra. Andrews. Ela reconhece que seus achados – um curativo de incisão molhado por urina, bordas da incisão aproximadas e sem vermelhidão ou secreção, a idade da Sra. Andrews, e seu uso de glicocorticoides e diabetes melito – formam um conjunto de pistas que levam Kathy ao diagnóstico de enfermagem de **Risco de Infecção** *como problema prioritário. As pistas também levam Kathy a formar um diagnóstico inter-relacionado de* **Integridade da Pele Prejudicada** *relacionada à incisão cirúrgica. A dor da paciente e suas limitações pelos efeitos da cirurgia na coluna fazem com que* **Mobilidade Física Prejudicada** *seja um diagnóstico relevante. Kathy sabe por sua leitura que a Sra. Andrews apresenta múltiplos fatores de risco que contribuem para uma má cicatrização de feridas e que poderiam levar a uma infecção na ferida. Ela também reconhece que o que a Sra. Andrews comentou anteriormente sobre sua incisão, dor e volta para casa depois da alta mostram que a Sra. Andrews está sofrendo de* **Ansiedade**.

❖ **Planejamento e identificação de resultados**

Durante a etapa de planejamento do processo de enfermagem, desenvolva um plano de cuidados para cada um dos diagnósticos de enfermagem do paciente. Nesse passo, julgamento clínico é importante, pois você reflete sobre experiências anteriores, fatores ambientais, aplica conhecimento, atitudes de pensamento crítico e padrões para a seleção das intervenções de enfermagem mais apropriadas. Incorpore os dados do histórico de enfermagem com o conhecimento sobre a condição de um paciente e os recursos e terapias disponíveis para prevenção e controle de infecções para desenvolver um plano de cuidados individualizado. Adéque as necessidades do paciente a intervenções baseadas em evidências que sejam corroboradas e recomendadas na literatura clínica e de pesquisa. Pacientes muitas vezes apresentam múltiplos diagnósticos de enfermagem que se inter-relacionam, com um diagnóstico afetando o outro. Um mapa conceitual (Figura 28.2) é uma ferramenta útil para organizar os cuidados do paciente e mostra como os diagnósticos médicos, dados do histórico de enfermagem e os diagnósticos de enfermagem estão inter-relacionados.

Experiência anterior com outros pacientes e sua própria experiência pessoal são valiosas para selecionar intervenções para prevenção e controle de infecções. Por exemplo, você pode ter cuidado de um paciente que desenvolveu uma infecção na incisão após uma cirurgia em quem você usou assepsia médica e cirúrgica durante as trocas de curativos e procedimentos especiais no manejo da ferida. Suas experiências com pacientes anteriores também podem ajudá-lo a reconhecer as melhores práticas de prevenção de infecções. E, suas experiências na instituição de saúde reforçam seu conhecimento da importância da devida higienização das mãos e das políticas de prevenção e controle de infecções. Por exemplo, quando você está trabalhando com um paciente e está checando o quarto dele, é primordial se certificar de que ele esteja limpo e organizado e que os pertences do paciente estejam ao seu alcance. Você quer ter certeza de não ser interrompido quando estiver realizando procedimentos estéreis para que o risco de contaminação do campo estéril seja minimizado. Da mesma maneira, você pode trabalhar com outros membros da equipe de saúde para desenvolver um plano para ajudar a reduzir a incidência de uma infecção específica, como ITUAC, na unidade em que você está alocado para sua experiência clínica. Considere a cultura e as preferências do paciente quando estiver planejando intervenções centradas no paciente.

Resultados. Trabalhe em parceria com o paciente e a família para identificar resultados esperados e desenvolver um plano de cuidados de comum acordo com base nos diagnósticos de enfermagem do paciente (ver Boxe Plano de cuidados de enfermagem). Use julgamento clínico para estabelecer desfechos realistas que se alinhem com as expectativas e preferências do paciente. Desenvolva um plano que determine desfechos realistas para que as intervenções tenham propósito e sejam diretas e mensuráveis. Por exemplo, ao cuidar de um paciente com perda de continuidade da pele e obesidade, o diagnóstico de enfermagem *Risco de Infecção* exige que você implemente medidas de cuidado com a pele e feridas a fim de promover a cicatrização. O resultado esperado de "ausência de drenagem" determina um padrão para mensurar a melhora do paciente. Exemplos de resultado adicionais de cuidados aplicáveis a pacientes com infecções ou para prevenir infecções incluem:

- O paciente demonstra correta higienização das mãos antes da alta
- O paciente identifica os sinais e sintomas de infecção de feridas
- O paciente está afebril no momento da alta
- As bordas da ferida do paciente estão aproximadas no momento da alta

> **Pense nisso**
> Como você iniciaria a definição de metas com um paciente do hospital que esteja com uma infecção?

Definição de prioridades. Estabeleça prioridades para cada diagnóstico e resultados de cuidados relacionadas. Por exemplo, você está cuidando de um paciente com câncer que desenvolve uma ferida aberta e é incapaz de tolerar alimentos sólidos. A prioridade de administração de terapias com intuito de promover a cicatrização da ferida, como melhorar a ingestão nutricional, sobrepõe-se à meta de orientar o paciente para assumir o autocuidado em sua casa. Quando a condição do paciente melhorar, suas prioridades se modificarão e a orientação se tornará uma intervenção essencial. As prioridades dos pacientes mudam rapidamente, sobretudo no contexto de cuidados agudos. No ambiente domiciliar, as mesmas prioridades podem permanecer adequadas para semanas.

Depois de identificar **Risco de Infecção** *como prioridade para a Sra. Andrews, Kathy começa a planejar o cuidado pessoal centrado na paciente com base nas preferências da Sra. Andrews quando possível. Juntas, Kathy e a Sra. Andrews identificam dois resultados: que a Sra. Andrews conseguirá demonstrar como higienizar as mãos corretamente e que ela não terá sinais ou sintomas de infecção no momento da alta. Kathy desenvolve um plano de cuidados para reduzir o risco de infecção. Outra prioridade para a Sra. Andrews é seu diagnóstico de* **Ansiedade**. *Kathy também planeja intervenções que ajudarão a Sra. Andrews a reduzir a ansiedade e se sentir mais preparada para ir para casa. Reduzindo a ansiedade, essas intervenções também podem reduzir o desconforto.*

Capítulo 28 Prevenção e Controle de Infecções

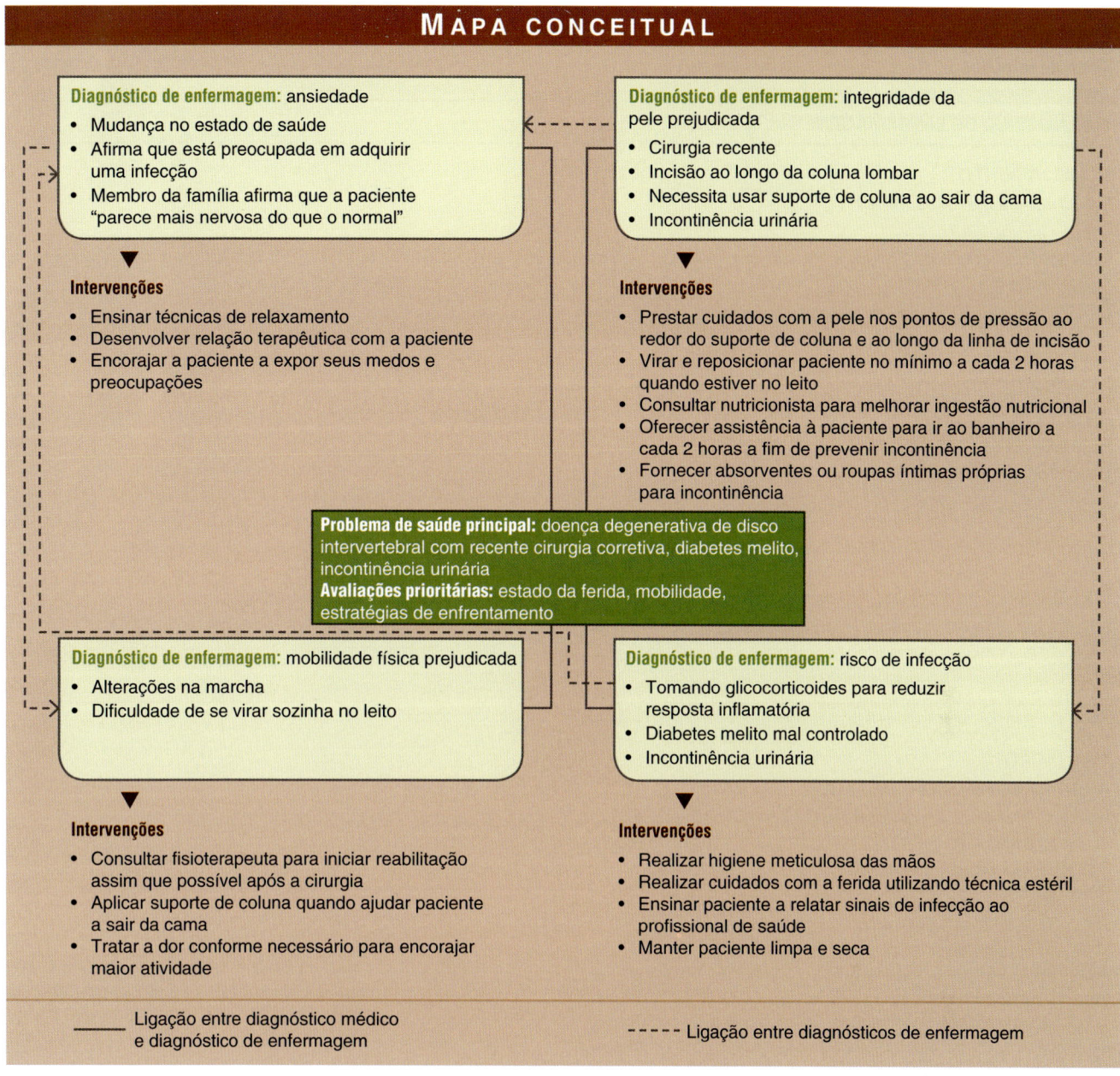

Figura 28.2 Mapa conceitual para a Sra. Andrews.

Plano de cuidados de enfermagem

Risco de infecção

HISTÓRICO DE ENFERMAGEM

Atividades do histórico de enfermagem	Achados do histórico[a]
Avaliar os dados laboratoriais registrados no prontuário da Sra. Andrews que reflitam infecção (p. ex., contagem de leucócitos totais).	Leucócitos totais 9.500/mm³
Inspecionar área da incisão.	Bordas da **incisão** ligeiramente rosadas, aproximadas, porém edemaciadas; ausência de drenagem.
Avaliar fatores de risco para infecção.	Tem **diabetes melito** há 16 anos; afirma que a glicemia foi "mal controlada" no último ano. A avaliação da dieta reflete má nutrição antes da cirurgia. Está **tomando um glicocorticoide**, que diminui a inflamação e suprime o sistema imunológico.
	Apresentou problemas de **incontinência urinária** ao longo do último ano.

[a] **Achados do histórico** estão destacados em negrito.

(continua)

Plano de cuidados de enfermagem (Continuação)

Risco de infecção

DIAGNÓSTICO DE ENFERMAGEM: Risco de Infecção

PLANEJAMENTO

Resultados esperados (NOC)[b]

Estado imunológico

A Sra. Andrews não apresenta sinais ou sintomas de infecção (p. ex., permanece sem febre, incisão intacta, bordas da incisão aproximadas, ausência de eritema, edema ou drenagem).

Conhecimento: controle de infecção

A Sra. Andrews demonstra higiene correta das mãos antes de receber alta.

[a]Rótulos de classificação de resultados de Moorhead S et al.: *Nursing outcomes classification (NOC)*, ed 6, St Louis, 2018, Elsevier.

INTERVENÇÕES (NIC)[c]	JUSTIFICATIVA
Proteção da infecção	
Ensinar a Sra. Andrews a realizar a higiene correta das mãos.	A higiene meticulosa das mãos reduz a carga bacteriana das mãos (Hass, 2018). O paciente pode facilmente entrar em contato com microrganismos causadores de infecções no ambiente de cuidados de saúde.
Monitorar com frequência a Sra. Andrews para prevenir contaminação do local da cirurgia por urina.	Oferecer comadre/conduzir ao banheiro a cada hora para reduzir o risco de incontinência.
Fornecer roupa íntima para incontinência para uso em casa.	Roupas absorventes absorverão a urina para longe da incisão da Sra. Andrews.
Ajudar a Sra. Andrews a identificar um membro da família para verificar a incisão até a cicatrização e ensinar a Sra. Andrews e o membro de sua família sobre sinais e sintomas de infecção.	A Sra. Andrews será incapaz de visualizar sua incisão, pois está em suas costas; ela precisará de um membro da família para ajudá-la a monitorar a cicatrização do local da cirurgia.

[c]Rótulos de classificação de intervenções de HK et al.: *Nursing interventions classification (NIC)*, ed 7, St Louis, 2018, Elsevier.

AVALIAÇÃO

Ações de enfermagem	Resposta do paciente
Observe se há sinais de infecção no local da incisão (p. ex., vermelhidão, calor e secreção na ferida).	A incisão não apresenta sinais de infecção: vermelhidão, calor ou secreção
Peça à Sra. Andrews para demonstrar como lavará as mãos em casa	A Sra. Andrews demonstra o procedimento correto de higienização das mãos.

Trabalho em equipe e colaboração. O desenvolvimento de um plano de cuidados inclui práticas de prevenção e controle de infecções fornecidas por múltiplas disciplinas. Selecione as intervenções em colaboração com o paciente, o familiar cuidador e profissionais de saúde, como nutricionistas ou fisioterapeutas. Conheça as preferências socioculturais do paciente para identificar como oferecer os tipos mais adequados de intervenções (Boxe 28.7). Ademais, consulte um especialista em controle de infecções ao planejar os cuidados do paciente. Antes da alta, consulte o gerenciamento de caso a fim de preencher uma avaliação domiciliar e identificar necessidades de cuidados domiciliares. Gerenciadores de caso trabalham com o paciente, família e serviços de cuidados domiciliares com intuito de garantir que a transição do hospital para casa ocorra de maneira tranquila e que o plano de alta seja seguro. Se o paciente está recebendo alta com uma ferida aberta de uma infecção, uma consulta com um especialista em cuidados de feridas (ver Capítulo 48) pode ajudar o paciente com o manejo da ferida em casa.

Quando os cuidados devem continuar na casa do paciente, o enfermeiro de cuidados domiciliares os planeja de modo que o ambiente domiciliar dê suporte a boas práticas de prevenção e controle de infecções. Por exemplo, se um paciente não tem água encanada, mas necessita cuidar de uma ferida, mesmo a simples higiene das mãos com água e sabão será difícil de ser realizada. Enfermeiros de cuidados domiciliares orientam pacientes a realizar a higiene das mãos com água de garrafa e sabão ou produtos à base de álcool. Ademais, no ambiente domiciliar, é comum utilizar antissepsia limpa em vez de estéril. Consulte o profissional da saúde do paciente se tiver dúvidas sobre a técnica adequada de antissepsia.

Quatro dias após a cirurgia, a Sra. Andrews tem passado bem e sua alta já está programada. Kathy ensina à Sra. Andrews quais são os sinais e sintomas de infecção, como cuidar da ferida, prevenção de incontinência urinária e dieta para cicatrização de feridas. Kathy faz um encaminhamento para serviços de saúde em domicílio para agendar visitas de enfermagem e assistência domiciliar para o banho da Sra. Andrews. Kathy colabora com a fisioterapia e a terapia ocupacional para melhorar a mobilidade da Sra. Andrews. A filha casada da Sra. Andrews mora na cidade e planeja ajudar sua mãe depois da cirurgia e levá-la à fisioterapia e às consultas médicas. Kathy planeja envolver a filha da Sra. Andrews no ensino e planejamento da alta.

❖ Implementação

Por meio da identificação de diagnósticos de enfermagem relevantes, resultados esperados e da implementação de um plano de cuidados centrado no paciente com as medidas baseadas em evidências adequadas, você pode de maneira efetiva reduzir o risco de infecção.

Promoção da saúde. Utilize julgamento clínico e pensamento crítico para impedir que uma infecção se desenvolva ou dissemine. No ambiente domiciliar e em serviços da comunidade, avalie e oriente os pacientes e seus familiares cuidadores sobre meios de fortalecimento

> **Boxe 28.7** Aspectos culturais do cuidado
>
> ***Implicações para controle de infecções e procedimentos de isolamento***
>
> Diversas práticas e crenças culturais representam desafios para os profissionais da saúde quando são necessários procedimentos de controle de infecções e isolamento. As práticas de cuidados em saúde e as crenças dos pacientes influenciam suas decisões de buscar tratamento para infecções ou utilizar métodos de prevenção de infecções. Nos EUA, cidades e áreas rurais têm populações de imigrantes que preferem as práticas de cuidados de saúde de seus países de origem. Alguns membros da população de imigrantes podem advir de países destruídos por guerras, nos quais os cuidados de saúde são limitados e infecções ocorrem com frequência. Ademais, alguns desses pacientes podem temer a paramentação utilizada na precaução de isolamento, que para alguns podem indicar que apresentam doença fatal ou que danos serão infligidos a eles ou suas famílias. É importante atender às necessidades culturais dos pacientes, porém também integrar boas práticas relacionadas com o controle de infecções e, quando necessário, procedimentos de isolamento. Embora algumas culturas prezem por cuidadores do mesmo gênero, os aspectos culturais do cuidado para controle de infecções necessitam ser expandidos para além dessa premissa (Giger e Haddad, 2021; San Patten and Associates, 2016).
>
> **Implicações para os cuidados centrados no paciente**
> - Avalie o grau de escolaridade do paciente e identifique o melhor método para comunicação e orientação dele e da família. Isso pode incluir um líder mais velho da comunidade, um intérprete ou membro da família
> - Determine inicialmente se o paciente apresenta algum sinal de febre, ansiedade ou confusão sobre sua condição e plano de tratamento
> - Reforce o fato de que procedimentos de controle de infecções e isolamento são designados para a segurança dos pacientes. Utilize linguagem simples na explicação
> - Explique cada item utilizado para os procedimentos de controle de infecções e isolamento e obtenha um *feedback* do paciente a fim de determinar seu nível de compreensão
> - Tenha ciência de que, em algumas culturas, o toque por parte de uma pessoa que não é um membro da família é inadequado. Prepare o paciente explicando por que você necessita tocá-lo; quando possível, peça permissão. Por exemplo, diga "Preciso verificar seu braço que está com o acesso intravenoso. Posso fazer isso agora?"
> - Se o paciente parecer amedrontado com a paramentação utilizada na precaução de isolamento, reforce constantemente por que você está utilizando-a
> - Cuidados culturalmente sensíveis são necessários para identificar as abordagens peculiares necessárias para ajudar pacientes em precauções de isolamento, a fim de que compreendam por que as precauções são necessárias, para responder a quaisquer perguntas e acalmar o medo de pacientes e/ou familiares.

das defesas de potenciais hospedeiros contra infecções. Suporte nutricional, repouso, higiene pessoal, manutenção de mecanismos protetores fisiológicos e imunizações recomendadas protegem pacientes. Explique como realizar princípios de prevenção e controle de infecções, como a higiene das mãos e os métodos de descarte correto de lixo hospitalar em ambiente doméstico. Com base em seu histórico de enfermagem sobre as práticas culturais do paciente, integre as medidas de prevenção e controle de infecções às práticas diárias e estilo de vida do paciente.

Nutrição. As demandas nutricionais dos pacientes variam de acordo com a idade e condição. Uma dieta adequada auxilia a função do sistema imunológico e é composta por diversos alimentos de todos os grupos (ver Capítulo 45). Trabalhe em colaboração com nutricionistas, com o paciente e com a família para selecionar os alimentos corretos. Recomende formas de preparo de alimentos dos quais o paciente gostará, e o ensine sobre a importância de uma dieta adequada na manutenção da imunidade e prevenção de infecções.

Higiene. Medidas de higiene pessoal (ver Capítulo 40) reduzem a carga de microrganismos da pele e mantêm a integridade de membranas mucosas, como a cavidade oral e o canal vaginal. Pacientes e familiares cuidadores necessitam compreender técnicas de higiene da pele e como evitar a disseminação de microrganismos em secreções ou excreções corporais. Por exemplo, ensine pacientes do sexo feminino a higienizar o períneo as áreas mais limpas para menos limpo, a partir da uretra em direção ao ânus, utilizando papel higiênico limpo a cada passada. Outro exemplo é ensinar pacientes a realizar a técnica adequada de limpeza ao redor de uma ferida (ver Capítulo 48).

Imunização. O Advisory Committee on Immunization Practices (ACIP) dos CDC recomenda a vacinação de rotina aos 24 meses contra 14 doenças potencialmente graves (CDC, 2018). Programas de imunização para crianças têm historicamente reduzido a ocorrência de difteria infantil, coqueluche e sarampo. Em 2017, a cobertura com as vacinas mais recomendadas em crianças de 19 a 35 meses permaneceu estável e alta, embora tenha sido mais baixa em áreas mais rurais e crianças desprovidas do plano Medicaid (CDC, 2018). Uma proporção pequena, porém, crescente de crianças não recebeu vacina alguma até os 24 meses (CDC, 2018d).

Vacinas desenvolvidas mais recentemente contra pneumonia meningocócica e rotavírus fornecem imunidade para adultos e crianças. Outra vacina importante para adultos é a vacina contra o vírus herpes-zóster. A vacina contra zóster recombinante (Shingrix®) é utilizada desde 2017 e é recomendada pelo ACIP dos CDC como vacina preferencial contra a varicela-zóster (CDC, 2018f). Informe os pacientes que o risco de contrair varicela-zóster e neuralgia pós-herpética (NPH) é maior à medida que envelhecem e que ter contraído uma vez a doença não significa que não seja possível se infectar pelo vírus novamente. Aconselhe pais acerca das vantagens da imunização, porém também os deixe cientes das contraindicações de algumas vacinas, sobretudo em mulheres gestantes ou lactantes. Você pode acessar o calendário mais atual de imunização no endereço eletrônico http://www.cdc.gov/vaccines/schedules/hcp/index.html.

Repouso adequado e exercícios regulares. O repouso adequado e exercícios regulares ajudam a prevenir infecções. O exercício físico aumenta a capacidade pulmonar, a circulação, a energia e a resistência. Também reduz o estresse e melhora o apetite, o sono e a eliminação. Ajude pacientes a desenvolver um cronograma que equilibre exercícios regulares com a necessidade de repouso e sono.

Cuidados agudos. O tratamento do processo infeccioso inclui a eliminação dos microrganismos infecciosos e suporte às defesas do paciente. Você deve colher amostras de líquidos corporais, como escarro ou conteúdo drenado a partir de sítios infeccionados do

---

N.R.T.: No Brasil, o Programa Nacional de Imunização mantido pelo Sistema Único de Saúde (SUS) disponibiliza vacinas para administração sem custo a toda população brasileira. O calendário nacional de vacinação para crianças, adolescentes, gestantes, adultos e idosos pode ser acessado no endereço eletrônico: https://www.gov.br/saude/pt-br/assuntos/saude-de-a-a-z/c/calendario-nacional-de-vacinacao/calendario-vacinal-2022/cartaz_pni_64x46 cm_final-aprovado-pni_02.pdf/view. Também está disponível a instrução normativa referente ao calendário vacinal, especificando as particularidades, indicações e contraindicações de cada vacina (https://www.gov.br/saude/pt-br/assuntos/saude-de-a-a-z/c/calendario-nacional-de-vacinacao/calendario-vacinal-2022/instrucao-normativa-calendario-nacional-de-vacinacao-2022/view).

organismo para culturas laboratoriais a fim de identificar os organismos causadores da infecção. Quando o processo da doença ou organismo causador é identificado, o profissional da saúde prescreve o tratamento mais eficiente (p. ex., antimicrobianos). Como enfermeiro, você implementará medidas de apoio para o controle de infecções.

Infecções sistêmicas exigem medidas no sentido de prevenir complicações causadas pela febre (ver Capítulo 29). A manutenção da ingestão hídrica adequada previne a desidratação resultante da diaforese. O aumento da taxa metabólica do paciente requer ingestão nutricional adequada, que pode ser fornecida por meio de nutrição parenteral. O repouso conserva energia para o processo de recuperação.

Infecções localizadas em geral requerem medidas no sentido de auxiliar a remoção de debris para promover a cicatrização. Você realiza procedimentos de manejo de feridas a fim de remover a drenagem infecciosa da ferida (p. ex., irrigação, desbridamento do curativo da ferida) e dar suporte à integridade dela em cicatrização (ver Capítulo 48). Ao trocar um curativo, utilize máscara e óculos de proteção ou máscara com escudo facial caso haja possibilidade de respingos de sangue ou líquidos corporais atingirem sua face. Calce luvas para diminuir a transmissão de microrganismos à ferida. Aplique curativos especiais para facilitar a remoção da drenagem e promover a cicatrização das bordas da ferida. Em alguns casos, cirurgiões inserem tubos de drenagem para remover a drenagem infecciosa de cavidades corporais (ver Capítulo 48). Utilize técnicas clínicas e cirúrgicas assépticas para manejar corretamente feridas e garantir manuseio correto de todos os líquidos drenados ou corporais.

Durante o curso de uma infecção, dê suporte aos mecanismos de defesa do paciente. Por exemplo, se um paciente apresentar diarreia, mantenha a integridade de sua pele limpando-a com frequência, aplicando uma pomada que promova uma barreira e reposicionando o paciente com frequência a fim de evitar abrasão e entrada de microrganismos adicionais. Outras medidas de higiene de rotina, como limpeza da cavidade oral e banhos protegem a pele e membranas mucosas contra a invasão e crescimento excessivo de microrganismos.

Antissepsia clínica. Antissepsia ou assepsia é a ausência de microrganismos patogênicos (produtores de doenças). Técnicas assépticas referem-se às práticas/procedimentos que ajudam a reduzir o risco de infecção. Os dois tipos de antissepsia são a antissepsia clínica e a cirúrgica. Técnicas básicas de antissepsia clínica quebram a cadeia de infecção. Utilize tais técnicas para todos os pacientes, mesmo sem diagnóstico de infecção. Medidas preventivas agressivas são muito eficientes em reduzir IRAS. Exemplos de **antissepsia clínica** incluem a higiene das mãos, uso de equipamentos de proteção individual e limpeza de rotina do ambiente. Princípios de antissepsia clínica também são comumente realizados no ambiente doméstico; por exemplo, a higienização das mãos é feita com água e sabão antes de preparar alimentos, após utilizar o banheiro ou após tocar objetos interpretados como sujos. É importante incluir crenças culturais ou sociais do paciente e sua família.

Controle ou eliminação de agentes infecciosos. Com o maior uso de materiais descartáveis, enfermeiros estão em geral menos cientes sobre procedimentos de desinfecção e esterilização. A limpeza, desinfecção e esterilização correta de objetos contaminados reduz e/ou elimina significativamente microrganismos (Chetan, 2018). Em instituições de saúde, há uma central de esterilização responsável pela desinfecção e esterilização de equipamentos e materiais reutilizáveis. Todavia, enfermeiros algumas vezes necessitam realizar essas funções no ambiente de cuidados domiciliares. Muitos princípios de limpeza e desinfecção também se aplicam a casas, o que torna importante orientar pacientes e familiares cuidadores acerca de tais técnicas.

Limpeza. A limpeza é a remoção de material orgânico (p. ex., sangue) ou inorgânico (p. ex., terra) de objetos e superfícies (Chetan, 2018). Em geral, a limpeza envolve o uso de água, um detergente/desinfetante e a fricção mecânica adequada. A limpeza vem antes dos procedimentos de desinfecção e esterilização.

Quando um objeto entra em contato com um material infeccioso ou potencialmente infeccioso, torna-se contaminado. Se o objeto for descartável, deverá ser descartado. Objetos reutilizáveis necessitam ser limpos de maneira cuidadosa antes de serem reutilizados e então desinfectados ou esterilizados de acordo com as recomendações do fabricante. Deixar de seguir tais recomendações transfere a responsabilidade legal do fabricante à instituição de cuidados de saúde caso ocorra infecção devido a processamento inadequado.

Utilize óculos de proteção (ou escudo facial) e luvas de procedimento ao limpar equipamentos sujos com material orgânico, como sangue, matéria fecal, muco ou pus. Barreiras protetoras promovem proteção contra potenciais organismos infecciosos. É necessário o uso de escova e detergente ou sabão para realizar limpeza. Os seguintes passos garantem a limpeza de objetos:

1. Enxágue o objeto ou artigo contaminado com água corrente fria a fim de remover o material orgânico. A água quente desnatura as proteínas de materiais orgânicos e faz com que fiquem aderidas aos objetos, dificultando a remoção.
2. Após o enxágue, lave o objeto com sabão e água morna. O sabão ou detergente reduz a tensão superficial da água e emulsifica a sujeira ou material remanescente. Enxágue o objeto abundantemente.
3. Utilize uma escova ou bucha para remover a sujeira ou material presente em fendas ou junções. A fricção desloca material contaminado facilitando a remoção. Abra itens dobráveis durante a limpeza.
4. Enxágue o objeto em água morna.
5. Seque o objeto e prepare-o para a desinfecção ou esterilização conforme indicado pela classificação do item (ou seja, crítico, semicrítico ou não crítico).
6. A escova, as luvas e a pia utilizadas para a limpeza do equipamento são consideradas contaminadas e devem ser limpas e secas segundo políticas institucionais.

Desinfecção e esterilização. Tanto a desinfecção quanto a esterilização utilizam processos físicos e químicos que interrompem a função interna de microrganismos por meio da destruição de proteínas celulares. A **desinfecção** é o processo que elimina muitos ou todos os microrganismos de objetos inanimados, com exceção de esporos de bactérias (Chetan, 2018). Existem dois tipos de desinfecção: (1) desinfecção de superfícies e (2) desinfecção de alto nível, que é necessária a alguns itens de cuidados com pacientes, como endoscópios e broncoscópios. Já a **esterilização** elimina ou destrói todas as formas de vida microbiana, incluindo esporos (Chetan, 2018). Métodos de esterilização incluem o processamento de itens utilizando vapor, calor seco, plasma de peróxido de hidrogênio ou óxido de etileno (OET). A decisão sobre limpar, limpar e desinfetar ou esterilizar depende da intenção de uso para um objeto contaminado (Boxe 28.8). Familiarize-se com as políticas e procedimentos de sua instituição de saúde com relação à limpeza e ao manuseio de objetos utilizados nos cuidados para eventual desinfecção e esterilização. Trabalhadores da central de processamento de materiais especialmente treinados para realizar desinfecção e esterilização realizam a maior parte desses procedimentos. Os seguintes fatores influenciam a eficácia do método de desinfecção ou esterilização:

- *Concentração da solução e duração do contato.* Uma concentração fraca ou exposição curta reduz a eficácia
- *Tipo e número de patógenos.* Quanto maior o número de patógenos no objeto, maior deverá ser a duração da desinfecção

Boxe 28.8 Categorias de esterilização, desinfecção e limpeza

Itens críticos
Itens que penetram em tecido estéril ou sistema vascular representam alto risco de infecção quando contaminados com microrganismos, especialmente esporos bacterianos. *Itens críticos* devem estar *estéreis*. Incluem:
- Instrumentos cirúrgicos
- Cateteres cardíacos ou intravasculares
- Cateter urinário
- Implantes.

Itens semicríticos
Itens que entram em contato com membranas mucosas ou pele não intacta também representam risco. Tais objetos devem estar livres de todos os microrganismos (exceto esporos bacterianos). *Itens semicríticos* devem estar *desinfectados em alto nível (DAL)* ou *estéreis*. Incluem:
- Equipamento para uso no sistema respiratório e anestésico
- Endoscópios

- Tubos endotraqueais
- Endoscópios gastrintestinais
- Anéis diafragmáticos.

Após enxágue, seque os itens e armazene de modo a protegê-los de danos e contaminação.

Itens não críticos
Itens que entram em contato com a pele intacta, mas não membranas mucosas, devem estar limpos. *Itens não críticos* devem estar *desinfectados*. Incluem:
- Comadres
- Manguitos de pressão arterial
- Grades laterais do leito
- Lençóis
- Estetoscópios
- Bandeja do leito e móveis usados pelo paciente
- Utensílios usados na alimentação.

- *Áreas de superfície a serem tratadas.* Todas as superfícies e áreas sujas necessitam ser completamente expostas aos agentes desinfetantes e esterilizantes. O tipo de superfície é um fator importante. A superfície é porosa ou não porosa?
- *Temperatura do ambiente.* Desinfetantes tendem a funcionar melhor em temperatura ambiente
- *Presença de sabão.* O sabão inativa alguns tipos de desinfetantes. É necessário enxágue abundante do objeto antes da desinfecção
- *Presença de material orgânico.* Desinfetantes são inativados com presença de sangue, saliva, pus ou excreções corporais.

A Tabela 28.5 lista os processos de desinfecção e esterilização, bem como suas características. Alguns instrumentos delicados que requerem esterilização não toleram o calor e devem ser processados com gás ou plasma.

Proteção do hospedeiro suscetível. A resistência do paciente à infecção melhora quando você protege as defesas normais do organismo contra a infecção. Intervenha no sentido de manter os processos normais de reparo do organismo (Boxe 28.9). Enfermeiros também protegem a si e a outros por meio de precauções de isolamento.

Controle ou eliminação de reservatórios de infecção. Para controlar ou eliminar os números e tipos de organismos em locais reservatórios, elimine as fontes dos líquidos corporais, líquidos drenados ou soluções que possivelmente contenham microrganismos. Eliminar reservatórios de infecção (p. ex., esvaziamento de bolsas de urina, manter os alimentos refrigerados e armazenados corretamente), controlar portas de saída e entrada (p. ex., uso de lenços antissépticos em acessos venosos) e evitar ações que transmitam microrganismos previnem que bactérias encontrem um novo local onde crescer (Boxe 28.10). Fique atento às leis estaduais que regem o manuseio e descarte de lixo hospitalar (infeccioso). Regulamentações da Occupational Safety and Health Administration (OSHA) tratam do manuseio e descarte de sangue e líquidos corporais que potencialmente representem risco de transmissão de patógenos. Essas regulamentações compreendem leis e regulamentos de cada estado dos EUA (OSHA, 2012a).

Controle de portas de saída/entrada. A fim de controlar organismos que saem pelo trato respiratório, cubra sua boca ou nariz ao tossir ou espirrar. Ensine pacientes, trabalhadores da saúde, familiares do paciente e visitantes sobre a higiene respiratória ou **etiqueta da tosse**.

Tabela 28.5 Exemplos de processos de desinfecção e esterilização.

Características	Exemplos de uso
Calor úmido O vapor é o calor úmido sob pressão. Quando exposto a altas pressões, o vapor da água atinge uma temperatura superior ao ponto de ebulição que mata patógenos e esporos	A autoclave esteriliza instrumentos cirúrgicos tolerantes ao calor e objetos usados nos cuidados semicríticos
Esterilizantes químicos – desinfecção de alto nível (DAN) Diversos desinfetantes químicos são utilizados em cuidados de saúde. Exemplos incluem álcool, cloro, formaldeído, glutaraldeído, peróxido de hidrogênio, iodóforos e compostos fenólicos e à base de amônia quaternária. Cada produto age de maneira singular e destina-se a usos específicos	Produtos químicos desinfetam instrumentos sensíveis ao calor e equipamentos como endoscópios e equipamento de terapia respiratória
Gás óxido de etileno (OET) O óxido de etileno destrói esporos e microrganismos alterando os processos metabólicos celulares. O gás é liberado dentro de uma câmara similar a uma autoclave. O OET é tóxico para humanos e o tempo de aeração varia conforme o produto	O OET esteriliza a maioria dos materiais médicos
Água fervente A fervura é menos onerosa para uso doméstico. Esporos bacterianos e alguns vírus resistem à fervura. Não é um método utilizado em instituições de cuidados de saúde	A fervura é comumente utilizada no ambiente doméstico para itens como sondas urinárias, tubos de sucção e drenos

Boxe 28.9 Prevenção e controle de infecções: proteção do hospedeiro suscetível

Proteção dos mecanismos de defesa naturais
- Banhos regulares removem microrganismos transitórios da superfície da pele. A lubrificação ajuda a manter a pele hidratada e intacta. Em muitos contextos de cuidados intensivos, recomenda-se banho de clorexidina quando houver risco de infecção por *Staphylococcus aureus* resistente à meticilina (MRSA) ou outras bactérias resistentes (CDC, 2019b; Popovich, 2017)
- Realize higiene oral regularmente. A saliva contém enzimas que promovem digestão e ação bactericida que mantém o controle de bactérias. O uso de fio dental remove o tártaro e a placa que causam infecções
- A manutenção de ingestão hídrica adequada promove formação de urina normal e fluxo urinário suficiente para realizar lavagem do revestimento da bexiga e uretra, removendo microrganismos
- Para pacientes fisicamente dependentes ou imobilizados, encoraje a tosse frequente e a respiração profunda para manter as vias respiratórias inferiores livres de muco
- Encoraje a imunização adequada de crianças ou adultos expostos a determinados microrganismos infecciosos. Crianças devem ser vacinadas contra sarampo, caxumba, rubéola, catapora (varicela), difteria e outras doenças preveníveis por meio da vacinação. Adultos precisam tomar vacina de gripe (*influenza*) sazonal todos os anos. Todos os adultos devem tomar a vacina tríplice bacteriana DTPa (tétano, difteria, coqueluche) uma vez caso não tenham tomado na adolescência para proteger contra pertússis (coqueluche) e depois uma dose de reforço de DT (difteria e tétano) a cada 10 anos (CDC, 2019e)
- Adultos a partir dos 50 anos devem consultar o médico sobre quais vacinas adicionais são recomendadas no contexto de qualquer condição preexistente. No entanto, em geral, idosos devem tomar a vacina de herpes-zóster, a vacina pneumocócica polissacarídica (PPSV23) (recomendada para todos os adultos a partir de 65 anos, e para adultos de menos de 65 anos portadores de determinadas condições de saúde), e a vacina pneumocócica conjugada (PCV13), que protege contra doença pneumocócica grave e pneumonia (recomendada para todos os adultos com alguma condição que enfraqueça o sistema imune, extravasamento de líquido cefalorraquidiano ou implante coclear).[2]

Manutenção do processo de recuperação/cicatrização
- Promova a ingestão adequada de líquidos e dieta balanceada contendo proteínas essenciais, vitaminas, carboidratos e gorduras. Utilize medidas que aumentem o apetite do paciente
- Promova o conforto e o sono do paciente para que as reservas energéticas sejam repostas diariamente
- Ajude o paciente a aprender técnicas de redução do estresse.

[2] N.R.T.: No Brasil, o Programa Nacional de Imunização garante o acesso de pessoas em todas as faixas etárias à vacinação, sem custo. As unidades básicas de saúde, de cada município brasileiro, disponibilizam vacinas de acordo com o calendário anual de vacinação divulgado pelo Ministério da Saúde. No ano de 2023, constam as seguintes disponíveis para adultos e idosos: esquema básico de três doses para hepatite B recombinante e difteria e tétano (dT); dose única para pessoas até 59 anos para febre amarela (atenuada); de acordo com a situação vacinal de sarampo, caxumba e rubéola (SCR) poderão ser administradas duas doses para pessoas entre 20 e 29 anos e uma dose para aquelas entre 30 e 59 anos; uma dose da vacina pneumocócica 23-valente (PPV) a cada 5 anos para pessoas com idade acima de 60 anos. Além disso, anualmente é oferecida a vacina contra *influenza*, durante as campanhas nacionais. O público-alvo dessas campanhas são crianças de 6 meses a menores de 6 anos, gestantes, puérperas, povos indígenas, trabalhadores da saúde, idosos com 60 anos e mais, professores das escolas públicas e privadas, pessoas com doenças crônicas não transmissíveis e outras condições clínicas especiais, pessoas com deficiência permanente, adolescentes e jovens de 12 a 21 anos sob medidas socioeducativas e população privada de liberdade, entre outros grupos em maior situação de vulnerabilidade. A vacinação para a covid-19 foi disponibilizada em todo território nacional, de acordo com os grupos de idade, a partir do ano de 2021. Fonte: Brasil. Ministério da Saúde. Vacinas para adulto e idoso. [acesso em 5 de maio de 2023]. Disponível em https://www.gov.br/saude/pt-br/assuntos/saude-de-a-a-z/c/calendario-nacional-de-vacinacao/calendario-vacinal-2022/anexo-calendario-de-vacinacao-do-adulto-e-idoso_atualizado_-final-20-09-2022.pdf. Brasil. Ministério da Saúde. Vacinação contra influenza. Informe Técnico Operacional. [acesso em 5 de maio de 2023]. Disponível em: https://www.gov.br/saude/pt-br/assuntos/saude-de-a-a-z/c/calendario-nacional-de-vacinacao/informes-tecnicos/informe-tecnico-operacional-de-vacinacao-contra-a-influenza-2023.

Boxe 28.10 Prevenção e controle de infecções para reduzir reservatórios de infecção

Banho
- Utilize água e sabão para remover o conteúdo drenado, secreções secas ou excesso de suor.

Trocas de curativo
- Troque curativos úmidos ou sujos (ver Capítulo 48).

Artigos contaminados
- Coloque tecidos, curativos sujos ou compressas sujas em sacos impermeáveis para descarte adequado.

Itens perfurocortantes contaminados
- Coloque todas as agulhas, agulhas de segurança e sistemas sem agulha em caixas coletoras para material perfurocortante, que deverão estar presentes no local de uso. Leis federais exigem uso de tecnologia de agulhas de segurança. Suportes de agulha devem ser utilizados uma única vez (OSHA, 2012a).

Móveis à beira do leito
- Mantenha as superfícies de mesas limpas e secas.

Soluções em frascos
- Não deixe frascos de soluções abertos
- Mantenha soluções com tampa firmemente fechada
- Identifique a data de abertura do frasco e descarte em 24 horas.

Feridas cirúrgicas
- Mantenha tubos de drenagem e frascos coletores patentes a fim de prevenir acúmulo de líquido seroso sob a superfície da pele.

Frascos e bolsas de drenagem
- Utilize luvas e óculos de proteção em caso de possibilidade sangue ou líquidos corporais respigarem ou espirrarem
- Esvazie e descarte frascos de secreções aspiradas e drenagem segundo as políticas institucionais
- Esvazie todos os sistemas de drenagem a cada turno, exceto em caso de exigência diferente por parte de um profissional da saúde
- Nunca eleve um sistema de drenagem (p. ex., bolsa de coleta de urina) acima do nível do local de onde vem a drenagem, exceto quando desacoplado.

É essencial utilizar pôsteres e material impresso explicando a etiqueta da tosse para leigos. Tal prática tem se tornado mais importante devido a uma preocupação com a transmissão de infecções respiratórias como a infecção por coronavírus-19 (covid-19), *Mycobacterium tuberculosis*, síndrome respiratória aguda grave (SARS) e *influenza* H1N1 (CDC, 2019a). Os elementos da higiene respiratória e etiqueta da tosse encontram-se resumidos na Tabela 28.6 (CDC, 2007).

Outra maneira de controlar a saída de microrganismos é o emprego de precauções padrão (Tabela 28.6) ao manusear líquidos corporais como urina, fezes e secreções drenadas de feridas. Utilize luvas de procedimentos caso exista chance de contato com sangue ou qualquer líquido corporal e realize a higiene das mãos após prestar cuidados. Certifique-se de descartar itens contaminados em sacos (p. ex., compressas em sacos impermeáveis) de maneira correta.

Tabela 28.6 Diretrizes de isolamento dos Centers for Disease Control and Prevention.

Precauções padrão (primeiro nível) para uso com todos os pacientes

- Precauções padrão aplicam-se a sangue, hemoderivados ou hemocomponentes, todos os líquidos corporais, secreções e excreções (exceto suor), pele não intacta e membranas mucosas
- Realize higiene das mãos antes de entrar em contato direto com pacientes; entrar em contato com pacientes diferentes; após contato com sangue, líquidos corporais, secreções e excreções e com equipamentos ou artigos por elas contaminados; e imediatamente após remoção de luvas
- Quando as mãos estiverem visivelmente sujas ou contaminadas com sangue ou líquidos corporais, lave-as com água e sabão não antimicrobiano ou antimicrobiano
- Quando as mãos não estiverem visivelmente sujas ou contaminadas com sangue ou líquidos corporais, utilize gel antisséptico à base de álcool para realizar higiene das mãos
- Lave as mãos com água e sabão não antimicrobiano ou antimicrobiano em caso de possível contato com esporos (p. ex., *Clostridium difficile*)
- Não utilize unhas artificiais ou extensões se suas atribuições incluírem contato direto com pacientes com alto risco de infecção e resultados adversos associados
- Utilize luvas ao tocar em sangue, líquidos corporais, secreções, excreções, pele não intacta, membranas mucosas ou itens e superfícies contaminados. Remova e descarte luvas e realize higiene das mãos entre os cuidados com diferentes pacientes e ao se mover de uma área do corpo contaminada a uma área limpa
- Utilize EPI quando a interação antecipada com um paciente envolver provável contato com sangue ou líquidos corporais
- É necessário quarto privativo. Verifique com o setor de prevenção e controle de infecções de sua instituição
- Descarte todos os instrumentos perfurocortantes e agulhas contaminados em coletor adequado. Instituições de saúde devem disponibilizar dispositivos livres de agulhas. Ative o dispositivo mecânico, quando presente. Se for necessário reencapar a agulha, utilize o método de reencape com uma mão e descarte a agulha reencapada o mais rápido possível
- Higiene respiratória e etiqueta da tosse: peça aos pacientes para cobrirem o nariz ou boca ao espirrar ou tossir; utilize lenços para conter secreções respiratórias e descarte-os no lixo mais próximo; realize higiene das mãos após contato com secreções respiratórias e objetos ou materiais contaminados; contenha secreções respiratórias com máscara de procedimento ou cirúrgica; sente-se no mínimo a 1 metro de distância de outras pessoas ao tossir

Precauções baseadas na transmissão (nível dois) para uso com tipos específicos de pacientes

Categoria	Doença	Barreira protetora
Precauções por aerossóis (gotículas < 5 μm)	Sarampo, catapora (varicela), herpes-zóster disseminado, *Mycobacterium tuberculosis*, rubéola	Quarto privativo; fluxo de pressão negativa de ao menos 6 a 12 trocas por hora por meio de filtro HEPA; máscara ou dispositivo de proteção respiratória, máscara N95
Precauções por gotículas (gotículas > 5 μm; distância de 1 metro do paciente)	*Influenza*, adenovírus, estreptococos grupo A, *Neisseria meningitides*, coqueluche, rinovírus, *Mycoplasma pneumoniae*, difteria, peste pneumônica, rubéola, caxumba, vírus sincicial respiratório	Quarto privativo ou por coorte; máscara ou respirador (consultar políticas institucionais)
Precauções de contato (contato direto com paciente ou ambiente)	Colonização ou infecção com organismos resistentes a múltiplos fármacos, como VRE ou MRSA, *Clostridium difficile*, *Shigella* e outros patógenos entéricos, infecções em feridas grandes, herpes simples, sarna, herpes-zóster (disseminado), vírus sincicial respiratório	Quarto privativo ou por coorte (consultar políticas institucionais); luvas, aventais ou roupões
Ambiente de proteção	Transplantes alogênicos de células-tronco hematopoéticas	Quarto privativo; fluxo de ar positivo com ≥ 12 trocas gasosas por hora; filtro HEPA para o ar de entrada; máscara, luvas, aventais ou roupão

EPI, equipamento de proteção individual; HEPA, ar particulado de alta eficiência; MRSA, *Staphylococcus aureus* resistente à meticilina; VRE, enterococos resistente à vancomicina. (Adaptada de Centers for Disease Control and Prevention [CDC]: 2007 *Guideline for isolation precautions:* Preventing Transmission of Infectious Agents in Healthcare Settings, Washington, DC, 2019, https://www.cdc.gov/infectioncontrol/guidelines/isolation/index.html, Accessed August 10, 2020; Association of periOperative Registered Nurses [AORN]: *AORN guidelines for perioperative practice*, Denver, 2020; US Food and Drug Administration [FDA]: *Safely using sharps (needles and syringes) at home, at work and on travel*, 2018, https://www.fda.gov/medicaldevices/productsandmedicalprocedures/homehealthandconsumer/consumerproducts/sharps/default.htm, accessed June 29, 2020.)

Muitas medidas que controlam a saída de microrganismos também controlam sua entrada. A manutenção da integridade da pele e membranas mucosas reduz as chances de microrganismos alcançarem um hospedeiro. Mantenha a pele do paciente bem lubrificada utilizando uma loção conforme adequado. Pacientes imobilizados e debilitados são particularmente suscetíveis a escaras na pele. Não reposicione pacientes com sondas ou objetos que possam produzir escaras na pele. É importante virar e reposicionar pacientes antes que sua pele se torne avermelhada. A higiene oral frequente previne ressecamento de membranas mucosas. Pomadas solúveis em água mantêm os lábios do paciente bem lubrificados.

Após eliminação, oriente as mulheres na higienização anal e perineal limpando-se do meato urinário em direção ao ânus. A limpeza na direção da região menos contaminada à mais contaminada ajuda a reduzir infecções GU. O cuidado perineal meticuloso e frequente é especialmente importante em mulheres idosas que utilizam absorventes descartáveis para incontinência.

Outra causa de entrada de microrganismos em um hospedeiro é o manuseio e manejo incorreto de sondas urinárias e conjuntos de drenagem (ver Capítulo 46) (Boxe 28.11). Mantenha o ponto de conexão entre uma sonda e o tubo de drenagem fechado e intacto. Se o sistema permanecer fechado, seu conteúdo será considerado estéril. Torneiras em fluxos de drenagem urinária também devem permanecer fechadas a fim de prevenir entrada de bactérias. Minimize o movimento da sonda na uretra estabilizando-a com esparadrapo ou um dispositivo de segurança, para diminuir a chance de contaminação ascendente pela uretra até a bexiga. Não compartilhe coletores de urina entre pacientes. Em alguns casos, você cuidará de pacientes com sistemas de drenagem fechados que coletam drenagem de feridas, bile ou outros líquidos corporais. Certifique-se de que o local de emergência do tubo de drenagem esteja limpo e livre de umidade ou acúmulo de conteúdo drenado. Mantenha todos os tubos conectados durante o uso e abra recipientes de coleta somente quando necessário para descartar ou mensurar o volume drenado (ver Capítulo 46).

Controle de transmissão. A prevenção e controle de infecções efetiva exige que você permaneça ciente dos meios de transmissão de microrganismos e maneiras de controle. O emprego de precauções padrão (Tabela 28.6) para todos os pacientes constitui um passo na direção da prevenção da transmissão de infecções. Em qualquer contexto de cuidados de saúde, pacientes em geral possuem um conjunto de materiais para o autocuidado. O compartilhamento de comadres, urinóis, bacias de banho e utensílios de alimentação entre pacientes facilmente leva à infecção cruzada por contato indireto. Ao utilizar um estetoscópio, sempre limpe o diafragma e as olivas com desinfetante, como um lenço com álcool, antes de proceder ao próximo paciente. Diafragmas e olivas são um local comum de crescimento de estafilococos (Adesanya et al., 2017). Em instituições nas quais ocorre IRAS com diarreia, termômetros eletrônicos não são recomendados para aferir temperatura retal. Você deverá utilizar termômetros orais ou timpânicos para aferir a temperatura. Quando os pacientes estão em isolamento de contato, você utiliza equipamentos para verificar os sinais vitais, como termômetros e manguitos de pressão arterial, que sejam descartáveis ou dedicados ao uso exclusivo daquele paciente.

Tenha sempre cuidado ao manusear exsudato como urina, fezes, êmese e sangue. Líquidos contaminados espirram facilmente ao serem descartados em vasos sanitários ou baldes de lixo. Esvazie urinóis, patinhos e comadres no nível da água para reduzir o risco de respingos e derramamentos, e use luvas e óculos de proteção. Descarte adequadamente itens descartáveis sujos em sacos de lixo. Descarte materiais contaminados com grandes quantidades de sangue em sacos de lixo de risco biológico. Conheça a localização de sacos destinados a lixo infectante, que difere entre as instituições. Manuseie amostras laboratoriais de todos os pacientes como se fossem infectadas e coloque-as em lixos ou sacolas de transporte destinados a material infectante. Como alguns microrganismos são facilmente transportados pelo ar, não chacoalhe compressas ou roupas de cama. Retire a poeira com pano úmido para impedir que partículas de poeira fiquem suspensas no ar.

A fim de prevenir a transmissão de microrganismos por meio de contato indireto, não permita que itens e equipamentos sujos entrem em contato com suas vestimentas. Um erro comum é carregar compressas sujas nos braços encostadas em seu uniforme. Utilize sacolas impermeáveis para descartar compressas ou leve-as nas mãos distantes do tronco. Cubra cestos de roupas e os esvazie antes que fiquem demasiadamente cheios. **Nunca coloque compressas limpas ou sujas no chão.**

Boxe 28.11 Prática baseada em evidências

Rondas diárias na redução de ITUAC

Questão PICOT: a implementação de análise de causa-raiz afeta a incidência de infecções de trato urinário associadas à cateterização quando comparadas à rotina de rondas diárias?

Resumo das evidências

Dentre as infecções de trato urinário (ITU) adquiridas em hospitais, aproximadamente 75% estão associadas ao uso de cateter uretral, sendo 10 a 25% dos pacientes hospitalizados cateterizados durante a internação hospitalar (CDC, 2018b; Fekete, 2020). O fator de risco mais importante para o desenvolvimento de infecção de trato urinário associada a cateter (ITUAC) é o uso do cateter por tempo prolongado (Perrin et al., 2021). ITUACs são um tipo de infecção comum em hospitais nos EUA. Os hospitais têm demonstrado uso intensivo de cateteres urinários bem como altos índices de ITUAC ao longo de vários anos. Em geral, ITUACs podem ser prevenidas, existem muitos estudos sobre estratégias direcionadas à redução da incidência. Tais estratégias incluem o desenvolvimento de diretrizes dos CDC para prevenção de ITUAC (CDC, 2019b), utilização de um guia de ITUAC com perguntas sobre o uso correto de cateter por tempo prolongado (Fletcher et al., 2016) e o desenvolvimento de um programa de segurança para reduzir a incidência de ITUAC em hospitais (AHRQ, 2015). Estratégias baseadas em evidências para reduzir a incidência de ITUACs incluem reuniões diárias para justificar a colocação de cateteres urinários e educação da equipe de enfermagem com o intuito de promover a conscientização sobre como e por que ocorrem ITUACs, bem como estratégias para sua prevenção. Graziano-Husser et al., 2018). Análises de causa-raiz (ACRs) para revisar casos de ITUAC, incluindo a identificação dos principais fatores de risco de ITUAC dos pacientes, avaliação da necessidade do cateter, verificação se a cultura foi realizada, identificação de desafios e preocupações que a equipe possa ter em relação ao devido cuidado e manutenção do cateter urinário também levaram a uma diminuição da incidência de ITUACs (Graziano-Husser et al., 2018; Letica-Kriege et al., 2019).

Aplicação à prática de enfermagem

- Insira cateter somente com indicação, como retenção urinária aguda ou monitoramento preciso do débito urinário (Graziano-Husser et al., 2018)
- Mantenha o cateter somente pelo período necessário e remova em 24 h, exceto quando houver indicação adequada para uso contínuo (AHRQ, 2015)
- Certifique-se de que somente profissionais treinados realizem inserção e manutenção de cateter urinário (AHRQ, 2015)
- Insira o cateter urinário utilizando técnica asséptica e material estéril (CDC, 2019b)
- Após inserção asséptica, mantenha um sistema de drenagem fechado (CDC, 2019b)
- Realize higiene das mãos e precauções padrão (ou de isolamento adequado).

Higiene das mãos. A técnica básica mais eficaz para prevenir e controlar a transmissão de infecções é a higiene das mãos (ver Procedimento 28.1) (Hass, 2018; WHO, 2021). A **higiene das mãos** é o termo geral que se aplica a quatro técnicas: lavagem das mãos, aplicação de solução antisséptica, aplicação de gel antisséptico ou antissepsia cirúrgica. A **lavagem das mãos** é definida pelos CDC (2019a) como a fricção vigorosa e breve de todas as superfícies das mãos com espuma de sabão seguida do enxágue sob uma corrente de água morna por 15 segundos. O princípio fundamental por trás da lavagem das mãos é a remoção mecânica de microrganismos e enxágue com água. A lavagem não mata os microrganismos.

A lavagem antisséptica das mãos diz respeito a lavar as mãos com água morna e sabão ou outros detergentes que contenham um agente antisséptico; alguns antissépticos matam bactérias e certos vírus. Géis antissépticos dizem respeito à aplicação de produtos antissépticos para esfregar as superfícies das mãos e reduzir o número de microrganismos presentes. Antissépticos à base de etanol com 60 a 90% de álcool parecem ser os mais eficientes contra patógenos comumente encontrados nas mãos (CDC, 2015b). Produtos à base de álcool são mais eficientes para a lavagem ou antissepsia padrão das mãos (mãos sem sujeira) por parte de profissionais da saúde comparados ao sabão comum ou sabão antimicrobiano (CDC, 2019a). Já a antissepsia cirúrgica das mãos é a técnica de lavagem ou aplicação de antisséptico por parte de trabalhadores do setor de cirurgia antes de procedimentos cirúrgicos, a fim de eliminar a flora transitória e reduzir a flora residente das mãos. Preparações detergentes antissépticas possuem atividade antimicrobiana persistente (CDC, 2019a; WHO, 2009).

Segundo a OMS (WHO, 2009), práticas de limpeza das mãos são provavelmente estabelecidas nos primeiros 10 anos da vida de um indivíduo. Essa marca afeta as atitudes individuais sobre limpeza das mãos por toda a vida. Trata-se da higiene das mãos inerente (WHO, 2009). Atitudes no sentido da lavagem das mãos em situações como prestação de cuidados de saúde denominam-se práticas de lavagem das mãos eletivas (WHO, 2009). Em muitas populações de pacientes, a lavagem das mãos inerente e eletiva sofre influência de fatores culturais. Portanto, a higiene das mãos é em geral realizada por motivos de higiene, rituais ou símbolos. É importante aprender a significância que a prática possui para o indivíduo.

O emprego de produtos à base de álcool é recomendado pelos CDC (2019a) com intuito de melhorar as práticas de higiene das mãos, proteger as mãos de profissionais da saúde e reduzir a transmissão de patógenos a pacientes e trabalhadores de saúde. Alcoóis exercem excelente atividade germicida e são tão eficientes quanto água e sabão. Todavia, produtos de antissepsia das mãos à base de álcool não são tão eficazes em mãos visivelmente sujas ou contaminadas com material orgânico (CDC, 2020e). A OMS (2017) recomenda as seguintes diretrizes para higiene das mãos:

1. Quando as mãos estiverem visivelmente sujas, manchadas com sangue ou outros líquidos corporais, antes das refeições e após uso do banheiro, lave as mãos com água e um sabão não antimicrobiano ou antimicrobiano.
2. Lave as mãos quando expostas a organismos formadores de esporos, como *C. difficile*, *Bacillus anthracis* ou *Norovirus* (CDC, 2020d).
3. Se as mãos não estiverem visivelmente sujas (WHO, 2021), utilize um antisséptico sem enxágue à base de álcool para descontaminação de rotina das mãos nas seguintes situações clínicas:
   - Antes, após e entre o contato direto com pacientes (p. ex., verificar a pulsação, elevar o paciente)
   - Antes de calçar luvas estéreis e antes de inserir dispositivos invasivos, como cateter vascular periférico ou cateter urinário
   - Após contato com líquidos ou excreções corporais, membranas mucosas, pele não intacta e curativos (mesmo quando houver utilizado luvas)
   - Ao se mover de um local contaminado do corpo a um local limpo durante os cuidados
   - Após contato com superfícies ou objetos no quarto do paciente (p. ex., mesa de cabeceira, bombas de infusão)
   - Após remoção de luvas (CDC, 2019a).

Lembre-se: mãos de profissionais da saúde contaminadas constituem fonte primária de transmissão de infecções em ambientes de cuidados de saúde. Recomenda-se que trabalhadores da saúde mantenham as unhas bem-feitas e evitem utilizar as que são artificiais, a fim de reduzir a transmissão de microrganismos.

Infecções podem ser transmitidas facilmente por visitantes de pacientes em instituições de saúde. Um estudo realizado por Birnbach et al. (2015) incluiu observações sobre a higiene das mãos por parte de visitantes e coleta de culturas quando visitantes adentravam o quarto de pacientes. De 55 participantes, 35 não realizaram higiene das mãos antes de entrar no quarto e todos os 55 concordaram em fornecer material para cultura. Todas as culturas de visitantes que não realizaram higiene das mãos demonstraram crescimento significativamente maior de bactérias comparadas às culturas de visitantes que realizaram higiene das mãos. O estudo demonstrou necessidade de educação de visitantes sobre a importância da higiene das mãos e avaliação das alterações correspondentes no comportamento de se manter a higiene das mãos. Oriente os pacientes e visitantes acerca da técnica correta de higiene das mãos, o motivo e os momentos em que devem fazê-lo. Quando os cuidados continuarem em domicílio, oriente os pacientes e familiares a lavar suas mãos antes das refeições ou manuseio de alimentos; após o manuseio de equipamento, tecidos ou materiais orgânicos contaminados; e após hábitos de eliminação. Em instituições de saúde, incentive visitantes a lavar as mãos antes das refeições e manuseio de alimentos; após entrar em contato com pacientes infectados e após manusear equipamento contaminado, mobiliários utilizados por pacientes ou materiais orgânicos (CDC, 2020a).

Você é responsável por proporcionar um ambiente seguro para pacientes e familiares. Os CDC (2020a) lançaram uma campanha denominada Mãos Limpas Salvam Vidas (*Clean Hands Save Lives*) que destaca cinco passos simples e efetivos (Molhe, Ensaboe, Esfregue, Enxágue, Seque) a serem seguidos para os consumidores a fim de reduzir a disseminação de doenças respiratórias ou associadas a diarreia, mantendo a saúde. Muitos hospitais encorajam pacientes a seguirem as recomendações da campanha "*Speak Up*" (Fale) de TJC. Esta e os Centers for Medicare and Medicaid Services estimulam pacientes a assumirem um papel na prevenção de erros de cuidados de saúde tornando-se participantes ativos, envolvidos e informados da equipe de saúde. O programa contém *folders*, pôsteres e broches com diversos tópicos sobre segurança de pacientes. Uma recomendação é pedir que os pacientes se pronunciem para garantir que profissionais da saúde tenham higienizado suas mãos ou que calcem luvas ao prestar cuidados.

A eficácia de práticas de prevenção de infecções como higiene das mãos depende da conscientização e consistência no uso de técnicas adequadas por parte de todos os profissionais da saúde. Esquecer os passos de procedimentos ou utilizar atalhos em momentos de pressa, deixando de realizar antissepsia, faz parte da natureza humana. Todavia, deixar de aderir a procedimentos básicos coloca pacientes em risco de infecções que podem prejudicar gravemente a recuperação ou levar à morte.

Isolamento e precauções de isolamento. Em 2007, o Hospital Infection Control Practices Advisory Committee (HICPAC) dos CDC publicou diretrizes revisadas para precauções de isolamento. O HICPAC recomenda que instituições modifiquem as diretrizes segundo a necessidade e exigência de leis federais, estaduais ou locais. As diretrizes contêm recomendações para higiene respiratória/etiqueta da tosse como parte das precauções padrão. As recomendações dos CDC contêm dois níveis de precauções (Tabela 28.6). O primeiro e mais importante nível chama-se **precauções padrão**, as quais são designadas para uso nos cuidados com todos os pacientes, em todos os contextos, seja qual for o estado de risco presumido de infecção. Precauções padrão são as estratégias primárias (incluindo precauções de barreira) para prevenção da transmissão de infecções, aplicando-se ao contato com sangue, líquidos corporais, pele não intacta, membranas mucosas e equipamentos ou superfícies contaminadas com materiais potencialmente infecciosos. No contexto de cuidados agudos, enfermeiros devem seguir as precauções padrão em todos os aspectos de cuidados. Isso inclui precauções de barreira e uso correto de EPI como roupões/aventais ou roupões, luvas, máscaras faciais, óculos de proteção e demais dispositivos ou vestimentas adequadas. A escolha das barreiras depende da tarefa que será realizada e doença do paciente. Precauções padrão aplicam-se a todos os pacientes porque eles têm potencial de transmitir infecções por meio do sangue e líquidos corporais, sendo desconhecido seu risco de transmissão. A higiene respiratória/etiqueta da tosse aplica-se a qualquer pessoa com sinais de infecção respiratória, incluindo tosse, congestão, rinorreia ou produção aumentada de secreções respiratórias, ao adentrar um ambiente de cuidados de saúde. A orientação dos trabalhadores, pacientes e visitantes acerca da higiene respiratória/etiqueta da tosse protege tanto pacientes quanto profissionais da saúde.

O segundo nível de precauções (Tabela 28.6) inclui precauções destinadas aos cuidados com pacientes com infecção ou colonização conhecida ou suspeita transmitida por gotículas, aerossóis ou vias de contato (Berends e Walesa, 2018; CDC, 2019a). Existem quatro tipos de precauções baseadas no meio de transmissão de uma doença: **precauções por aerossóis, por gotículas, de contato e de ambiente de proteção.** Tais precauções aplicam-se a pacientes com patógenos altamente transmissíveis. A categoria de ambiente protetor destina-se a pacientes que foram submetidos a transplantes e terapia gênica, o que os torna vulneráveis a infecções (CDC, 2019a).

- *Precauções de contato*: utilizadas para contato direto e indireto com pacientes e seu ambiente. O contato direto diz respeito ao cuidado e manuseio de líquidos corporais contaminados. Precauções de contato exigem uso de roupões/avental e luvas. Um exemplo inclui entrada de sangue ou outros líquidos corporais de um paciente infectado no organismo de trabalhadores da saúde por meio do contato direto com a pele ou membranas mucosas comprometidas. Já o contato indireto envolve transferência de um agente infeccioso por intermédio de um objeto contaminado, como instrumentos contaminados ou pelas mãos de profissionais da saúde. O profissional da saúde pode transmitir microrganismos de um paciente a outro quando deixa de realizar higiene das mãos entre pacientes (CDC, 2007)
- *Precauções por gotículas*: focam-se em doenças transmitidas por gotículas grandes (maiores que 5 micrômetros) expelidas no ar ou por interação a uma distância menor que 1 metro do paciente. Precauções por gotículas exigem uso de máscara cirúrgica quando se estiver a menos de 1 metro do paciente, higiene correta das mãos e certos materiais usados nos cuidados. Um exemplo seria um paciente com *influenza*
- *Precauções por aerossóis*: focam em doenças transmitidas por meio de gotículas menores, as quais permanecem no ar por períodos de tempo mais longos. Precauções por aerossóis exigem quarto equipado sobretudo com fluxo de ar negativo, denominado *quarto de isolamento para infecções por aerossóis*. O ar não retorna para dentro do sistema de ventilação, é filtrado através de um filtro de ar particulado de alta eficiência (HEPA) e eliminado diretamente no meio externo. Por exemplo, todos os trabalhadores da saúde devem utilizar respirador N95 todas as vezes que adentrarem o quarto de um paciente com TB
- *Ambiente de proteção*: foca em uma população bastante limitada de pacientes com alta suscetibilidade a infecções devido a uma condição subjacente ou tratamento. Essa forma de isolamento exige quarto especializado com fluxo de ar positivo. O fluxo é mantido com mais de 12 trocas por hora e todo o ar é filtrado por meio de um filtro HEPA. Um exemplo de paciente que necessita de ambiente de proteção seria o que recebeu um transplante de rim. O paciente deve utilizar máscara quando sair de seu quarto no hospital durante o transporte até o setor de radiologia.

No exemplo da covid-19, a OSHA recomenda que trabalhadores da área de saúde utilizem uma combinação de precauções padrão, precauções de contato, precauções relacionadas com o meio e proteção ocular (p. ex., óculos, viseiras de segurança) para se proteger contra exposições a vírus (United States Department of Labor, n.d.). Os pacientes são colocados em quartos com isolamento de infecções transmitidas pelo ar, quando houver disponibilidade.

Instituições de saúde são obrigadas a ter capacidade para isolar pacientes. Todavia, nem todas as doenças comunicáveis exigem que o paciente seja alocado em um quarto privativo. Você pode conduzir muitas práticas de isolamento em quartos comuns utilizando as precauções de barreira.

Devido ao ressurgimento da TB, os CDC (2019a) desenvolveram diretrizes para prevenir sua transmissão a profissionais da saúde e enfatizam a importância do isolamento de pacientes com diagnóstico confirmado ou suspeito de TB em um quarto especial com pressão negativa. Feche as portas do quarto do paciente a fim de controlar a direção do fluxo de ar. Você deve utilizar um respirador particulado especial de alta filtração ao adentrar um quarto para isolamento respiratório. O respirador deve se acomodar ao tamanho e características de seu rosto. Quando utilizado de maneira correta, respiradores e máscaras particulados permanecem selados à face mais firmemente e filtram em nível mais alto que máscaras cirúrgicas de rotina.

Infecções por ORMF, como *Staphylococcus aureus* resistente à meticilina (MRSA), enterococos resistente à vancomicina (VRE) e *C. difficile* ocorrem mais comumente como causa de colonização e IRAS. Tais organismos desenvolveram resistência a um ou mais antibióticos de amplo espectro, dificultando seu tratamento efetivo. Muitos esforços foram realizados ao longo de muitos anos para reduzir a incidência de IRAS causadas por esses organismos perigosos. Por exemplo, evidências demonstram que houve uma diminuição significativa de infecções de corrente sanguínea associadas a cateter venoso central, infecções do trato urinário associadas ao cateter e *C. difficile* adquirida no hospital (CDC, 2021d). Diferentemente de MRSA e VRE, o *C. difficile* (que é transmitido pela via fecal-oral) é mais difícil de ser eliminado do ambiente. Trata-se de um microrganismo formador de esporos, o que significa que pode permanecer em superfícies (p. ex., mesas, estetoscópios) em estado latente por longos períodos. A fim de diminuir o risco de contaminação cruzada entre pacientes, utilize as precauções de contato juntamente com as precauções padrão ao cuidar de pacientes com ORMF.

Seja qual for o tipo de isolamento ou proteção de barreira utilizado, siga esses princípios básicos ao cuidar de pacientes:

- Compreenda como determinadas doenças são transmitidas e quais barreiras de proteção devem ser utilizadas
- Realize higiene cuidadosa das mãos antes de entrar e sair do quarto de um paciente em isolamento
- Descarte materiais e equipamentos contaminados de modo a prevenir disseminação de microrganismos a outras pessoas, conforme indicado pelo meio de transmissão do microrganismo
- Proteja todas as pessoas que podem ser expostas durante o transporte de um paciente para fora do quarto de isolamento.

Implicações psicológicas do isolamento. Considere os efeitos psicológicos de ficar em um quarto de isolamento. Muitos pacientes enxergam os aspectos positivos de estar em um quarto privativo; todavia, a experiência geral do isolamento é comumente vista como negativa (Purssell et al., 2020). O isolamento impõe barreiras à expressão da identidade e relações interpessoais normais do paciente, afetando a prestação de cuidados de qualidade. Quando um paciente necessita ser isolado em um quarto privativo, por vezes ocorre desenvolvimento de uma sensação de solidão devido à interrupção das relações sociais normais. Essa situação pode ser psicologicamente prejudicial, especialmente para crianças. Um estudo observou que pacientes isolados sentiam mais depressão e ansiedade e menor satisfação com seus cuidados (Sprague et al., 2016). A imagem corporal do paciente torna-se alterada como resultado do processo infeccioso. Alguns se sentem sujos, rejeitados, sozinhos ou culpados. Práticas de prevenção e controle de infecções intensificam ainda mais essas crenças de diferença ou de ser indesejável. O isolamento prejudica as relações sociais normais com visitantes e cuidadores. Use a oportunidade para ouvir as preocupações ou interesses de seu paciente. Se você apressar seus cuidados ou demonstrar falta de interesse nas necessidades do paciente, ele se sentirá rejeitado e ainda mais isolado.

Antes de instituir medidas de isolamento, o paciente e a família necessitam compreender a natureza da doença ou condição, motivos do isolamento e os passos para respeitar precauções específicas. Quando os pacientes são capazes de participar da manutenção de práticas de prevenção e controle de infecções, suas chances de espalhar uma infecção diminuem. Ensine o paciente e sua família a realizar a higiene das mãos e utilizar proteções de barreira quando apropriado. Demonstre cada procedimento e certifique-se de dar ao paciente e à família uma oportunidade para praticar. Também é importante explicar como organismos infecciosos são transmitidos, para que o paciente e a família compreendam a diferença entre objetos contaminados e limpos. A explicação e a demonstração desses procedimentos, especialmente da higiene das mãos, ajuda a família a praticar a higiene correta e medidas de isolamento prescritas de maneira consistente (Singh et al., 2017).

Execute medidas para melhorar a estimulação sensorial do paciente isolado. Certifique-se de que o ambiente do quarto esteja limpo e agradável. Abra cortinas e remova o excesso de materiais e equipamentos. Ouça as preocupações e interesses do paciente. O horário da refeição constitui uma oportunidade particularmente boa de conversar com o paciente. A promoção de medidas de conforto, como reposicionamento, massagem das costas ou banho de esponja morno aumenta a estimulação física. Dependendo da condição do paciente, encoraje-o a caminhar pelo quarto ou se sentar em uma cadeira. Atividades recreativas como jogos de tabuleiro, leituras e cartas de baralho são opções para manter o paciente mentalmente estimulado.

Explique à família do paciente os riscos de depressão e solidão. Peça aos membros visitantes da família para evitarem expressões ou ações que demonstrem repulsa ou nojo relacionado às práticas de prevenção e controle de infecções. Discuta alternativas de promover a estimulação significativa.

Ambiente de isolamento. Quartos privativos utilizados para isolamento algumas vezes apresentam fluxo de ar com pressão negativa com intuito de impedir que partículas infecciosas fluam para fora do quarto até outros quartos e para o sistema de circulação de ar. Quartos especiais com fluxo de ar com pressão positiva também são utilizados para pacientes imunocomprometidos, como receptores de órgãos transplantados. Na porta ou corredor do lado de fora, enfermeiros afixam um aviso listando as precauções da categoria de isolamento em uso segundo as políticas institucionais. O aviso é uma referência prática para trabalhadores e visitantes e serve de alerta sobre as precauções especiais que devem ser seguidas para qualquer pessoa que adentrar o quarto.

A área imediatamente fora do quarto de isolamento ou antessala adjacente necessita conter suprimentos de higiene e EPI. Também é necessário manter sabão e soluções antissépticas (antimicrobianas) disponíveis. Trabalhadores e visitantes devem realizar a higiene das mãos antes de entrar no quarto do paciente e novamente antes de sair. Quando não houver banheiro disponível, procedimentos especiais para manuseio de cadeiras sanitárias, comadres ou urinóis deverão ser respeitados.

Todos os quartos de pacientes, incluindo quartos utilizados para isolamento, devem conter um recipiente impermeável para descarte de tecidos contaminados e um balde de lixo forrado com saco plástico. Recipientes impermeáveis impedem a transmissão de microrganismos prevenindo extravasamento e contaminação da superfície externa. Um recipiente rígido descartável necessita estar disponível no quarto para descarte de materiais perfurocortantes, como agulhas e seringas.

Permaneça ciente sobre técnicas de prevenção e controle de infecções ao trabalhar com pacientes em ambientes protegidos. É necessário sentir-se confortável em realizar todos os procedimentos, porém estar consciente acerca dos princípios de prevenção e controle de infecções. Avalie quais artigos ou equipamentos deverão ser utilizados no quarto de isolamento de acordo com o microrganismo e meio de transmissão. Por exemplo, os CDC (2016b) recomendam uso cuidadoso de objetos como estetoscópios, esfigmomanômetros e termômetros no quarto de isolamento de um paciente infectado ou colonizado com VRE. Não utilize esses dispositivos em outros pacientes a não ser que sejam adequadamente limpos e desinfetados.

Equipamento de proteção individual (EPI). O EPI, que diz respeito a vestimentas ou equipamentos especializados (p. ex., roupões/aventais, máscaras ou respiradores, óculos de proteção e luvas) utilizados como proteção contra a exposição a materiais infecciosos, deve estar prontamente disponível na área de cuidados de um paciente (CDC, 2016b). Você deve escolher o equipamento a ser utilizado dependendo da tarefa que será realizada.

Aventais e roupões. A principal razão para uso de avental ou roupões é a prevenção contra sujidades nas roupas durante o contato com um paciente. Roupões e aventais protegem profissionais da saúde e visitantes do contato com material infectado e sangue ou líquidos corporais. Dependendo da quantidade prevista de exposição a materiais infecciosos, roupões e aventais são frequentemente necessários. Roupões ou aventais utilizados como proteção de barreira devem ser feitos de material impermeável. Troque de avental ou roupão imediatamente caso esteja danificado ou altamente contaminado.

Aventais/roupões utilizados no isolamento em geral são abertos nas costas e têm amarras ou fechos no pescoço e cintura para mantê-los fechados e seguros. Roupões e aventais necessitam ser longos o suficiente para cobrir todas as vestimentas externas. Mangas longas com punho apertado promovem proteção adicional. Não é necessária nenhuma técnica especial para vestir aventais/roupões limpos quando são fixos de maneira segura. Todavia, remova cuidadosamente a fim de minimizar a contaminação das mãos e uniforme e descarte após a remoção.

Máscaras faciais. Máscaras fornecem proteção respiratória. Utilize proteção facial completa (cobrindo olhos, nariz e boca) quando antecipar respingos de sangue ou líquidos corporais em sua face. Utilize máscaras também ao trabalhar com pacientes em precaução por aerossóis ou por gotículas. Se um paciente estiver sob precauções por aerossóis devido a uma TB, coloque uma máscara estilo respirador aprovada pela OSHA. Essa máscara impede que você inale microrganismos e núcleos de gotículas pequenas que ficam suspensos no ar a partir do trato respiratório de um paciente. A máscara cirúrgica protege o usuário contra inalação de aerossóis de partículas grandes que percorrem distâncias curtas (1 m). Ao cuidar de pacientes em precaução por aerossóis ou por gotículas, utilize máscara (cirúrgica ou respirador) ao entrar em seu quarto de isolamento.

Em algumas ocasiões, pacientes suscetíveis a infecções utilizam máscara para impedir inalação de patógenos. Pacientes em precaução por aerossóis ou por gotículas transportados para fora de seus quartos necessitam utilizar máscara cirúrgica para proteger outros pacientes e trabalhadores. Máscaras previnem a transmissão de infecções por meio de contato direto com membranas mucosas (CDC, 2019a). A máscara desencoraja seu usuário de tocar seus olhos, nariz ou boca (Boxe 28.12).

Para indivíduos que utilizam óculos, a borda superior da máscara deve acomodar-se sob os óculos para que eles não fiquem embaçados durante a expiração. Fale o mínimo possível quando estiver de máscara para reduzir o fluxo respiratório. Máscaras que se tornam úmidas não constituem barreira contra microrganismos e são, portanto, ineficazes. Será necessário descartá-las. Nunca reutilize uma máscara descartável. Alerte os pacientes e membros da família de que a máscara pode gerar sensação de asfixia. Se os membros da família ficarem desconfortáveis, deverão deixar o quarto e descartar a máscara.

É obrigatório o uso de dispositivos protetores respiratórios de ajuste especial (respiradores N95) durante o cuidado com pacientes em precauções por aerossóis, como pacientes com TB confirmada ou suspeita (Figura 28.3) (CDC, 2005; 2019a). Esse tipo de máscara deve apresentar taxa de filtração mais alta do que máscaras cirúrgicas regulares e ficar vedada confortavelmente no rosto a fim de impedir escape pelas laterais. Tenha conhecimento das políticas institucionais sobre o tipo de dispositivo respiratório exigido. É necessário realizar um teste para estabelecer o tamanho e a habilidade de enfermeiros antes de utilizar esse tipo de máscara (CDC, 2005).

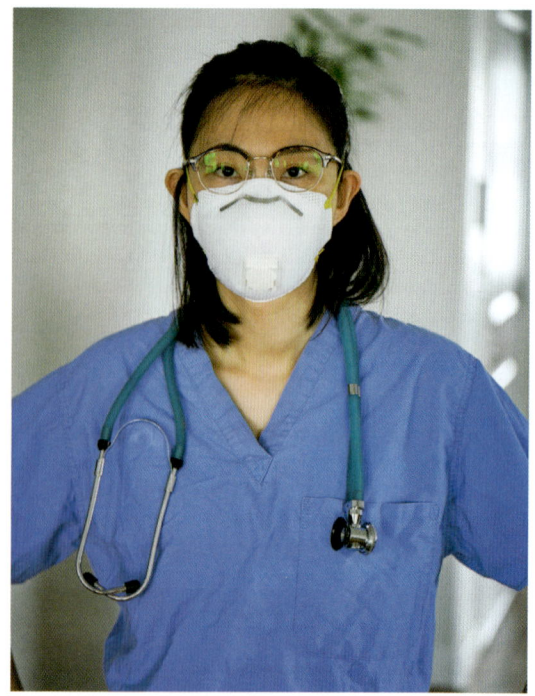

Figura 28.3 Máscara tipo respirador N95 com filtro. (Copyright © iStock/RichLegg.)

Boxe 28.12 Diretrizes para o procedimento

Aplicação de máscara descartável

Delegação e colaboração

A habilidade de aplicar uma máscara descartável pode ser delegada a membros da equipe de enfermagem. Enfermeiros ensinam a equipe a:
- Vestir a máscara seguindo os passos corretos
- Trocar a máscara quando se tornar úmida ou contaminada
- Remover a máscara ao deixar o quarto do paciente.

Equipamento
Máscara descartável.

Passos do procedimento
1. Encontre a borda superior da máscara (algumas possuem uma fina faixa de metal na borda). O metal flexível se acomoda confortavelmente sobre a ponte do nariz. Outros modelos oferecem uma fita oclusiva que não requer ajuste.
2. Segure a máscara pelas fitas ou alças superiores. Fixe as fitas superiores no topo da cabeça (ver ilustração), acima das orelhas (*Alternativa:* passe as fitas por cima de cada orelha).
3. Amarre as duas fitas inferiores na parte posterior do pescoço com a máscara acomodada sob o queixo (ver ilustração).
4. Ajuste gentilmente a faixa de metal sobre a ponte do nariz.
   Nota: troque a máscara quando estiver úmida, molhada ou contaminada.
5. Remova a máscara desatando as amarras *inferiores* primeiro, depois as superiores; puxe a máscara para longe da face e a descarte no lixo (não toque a superfície externa da máscara).

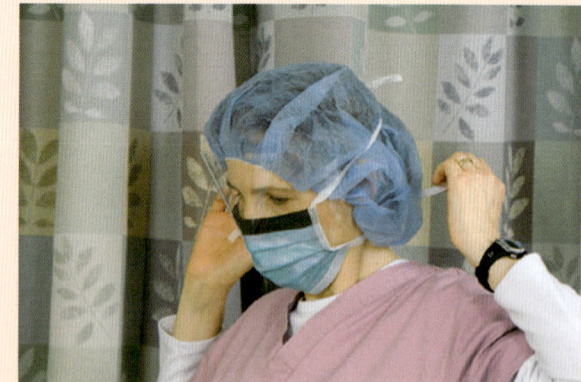

PASSO 3 Fixação das amarras inferiores de uma máscara com fitas para amarrar.

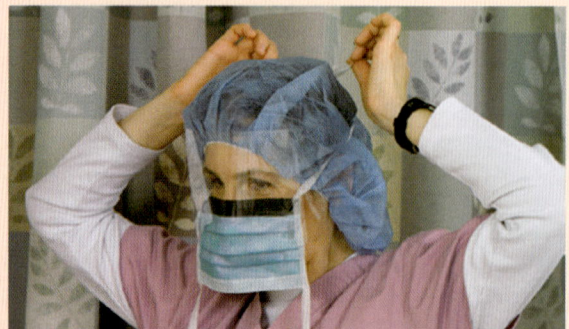

PASSO 2 Fixação das amarras superiores de uma máscara com fitas para amarrar.

Proteção ocular. Utilize óculos de proteção ao realizar procedimentos que possam gerar respingos. Exemplos incluem a irrigação de uma ferida abdominal ampla ou inserção de um cateter arterial quando enfermeiros auxiliam médicos. Enfermeiros que usam óculos devem utilizar escudos removíveis, reutilizáveis ou descartáveis sobre os óculos (OSHA, 2011). Protetores oculares estão disponíveis na forma de óculos plásticos. O protetor deve ficar acomodado firmemente ao redor da face para impedir que líquidos penetrem entre a face e os óculos.

Luvas. Luvas ajudam a prevenir a transmissão de patógenos por meio de contato direto e indireto. Os CDC (2019a) afirmam que é necessário utilizar luvas de procedimentos ao entrar em contato com sangue, líquidos corporais, secreções, excreções (exceto suor), membranas mucosas úmidas, pele não intacta e materiais ou superfícies contaminados. Siga essas diretrizes:

- Troque e descarte luvas e realize a higiene das mãos entre tarefas e procedimentos no mesmo paciente após contato com material que contenha alta concentração de microrganismos
- Remova e descarte luvas imediatamente após o uso, antes de tocar em itens não contaminados e superfícies do ambiente e antes de cuidar de outros pacientes
- Realize higiene das mãos imediatamente após remover luvas, a fim de evitar transferência de microrganismos a outros pacientes ou ambientes.

A fim de reduzir a incidência de sensibilidade ou alergia ao látex de luvas em profissionais da saúde, instituições de saúde disponibilizam luvas livres de látex a funcionários. A maioria das instituições de saúde tem trabalhado para evitar produtos contendo látex com intuito de proteger profissionais da saúde e pacientes.

O Boxe 28.13 descreve os passos que devem ser seguidos para aplicar EPI total. Durante um procedimento, certifique-se de que seu EPI esteja corretamente posicionado. Caso note ruptura ou rasgo em uma luva durante os cuidados, troque as luvas. Caso você não planeje contato adicional com um paciente após uma atividade de cuidados, não será necessário calçar as luvas novamente. Realize a higiene das mãos após remoção das luvas.

Oriente os membros da família que visitam pacientes em isolamento acerca das precauções sobre como calçar corretamente luvas. Demonstre o procedimento aos membros da família e explique os motivos para o uso de luvas. Enfatize a importância da realização da higiene das mãos após remoção das luvas.

Boxe 28.13 Diretrizes para o procedimento

Cuidados com pacientes em precauções de isolamento

Delegação e colaboração

Os cuidados com pacientes em precauções de isolamento podem ser delegados aos membros da equipe de enfermagem. Todavia, são os enfermeiros que avaliam o estado e as indicações de isolamento dos pacientes. Oriente a equipe sobre:

- O motivo de um paciente estar sob precauções de isolamento
- Uso correto de equipamento de proteção individual (EPI) para o tipo de isolamento específico
- Precauções sobre trazer equipamentos ao quarto do paciente
- Notificação de achados anormais e quaisquer comportamentos de alto risco (p. ex., paciente não adere ao controle de secreções ao tossir)
- Precauções especiais acerca das necessidades de pacientes individuais, como transporte até exames diagnósticos.

Equipamento

O tipo de EPI – luvas, aventais ou roupões, máscaras, óculos de proteção ou escudo facial – é determinado pelo tipo de isolamento necessário. Outros materiais utilizados nos cuidados com pacientes dependem dos procedimentos que serão realizados no quarto (p. ex., materiais de higiene; manguitos de pressão arterial descartáveis, termômetro e estetoscópio; coletor de perfurocortantes, saco para descarte de tecidos sujos e lixo).

Passos

1. Avalie a história de saúde do paciente para as indicações de isolamento (p. ex., tuberculose [TB], diarreia, feridas com drenagem profusa ou tosse purulenta).
2. Revise resultados de exames laboratoriais (p. ex., cultura de ferida; baciloscopia) a fim de identificar o tipo de microrganismo para o qual o paciente foi isolado e se ele está imunocomprometido.
3. Revise as políticas institucionais e precauções necessárias para o sistema de isolamento específico e considere as medidas que você realizará e o equipamento necessário para uso no quarto do paciente.
4. Revise anotações de enfermeiros ou converse com colegas acerca do estado emocional do paciente e sua adaptação ao isolamento.
5. Determine se o paciente apresenta alergia a látex a fim de evitar sensibilidade ou reação alérgica. Se o paciente for alérgico, refira-se às políticas institucionais para prestar cuidados livres de látex.
6. Realize a higiene das mãos e prepare todo o equipamento que você precisará levar para o quarto do paciente. Em alguns casos, o equipamento deverá permanecer no quarto (estetoscópio ou manguito de pressão).
7. Prepare-se para entrar no quarto de isolamento. Idealmente, antes de vestir o EPI, fique na porta do quarto do paciente. Apresente-se e explique os cuidados que você irá prestar. Quando isso não for possível, vista o EPI antes de entrar ao quarto.
   a. Vista o avental ou roupão e certifique-se de que ele recubra toda a sua vestimenta. Puxe as mangas até cobrir os punhos. Amarre firmemente no pescoço e cintura (ver ilustração).
   b. Vista a máscara cirúrgica ou respirador ao redor da boca e nariz (o tipo dependerá do tipo de precauções e das políticas institucionais). Você deve submeter-se a uma avaliação clínica e realizar o teste de tamanho antes de utilizar respirador (OSHA, 2011).

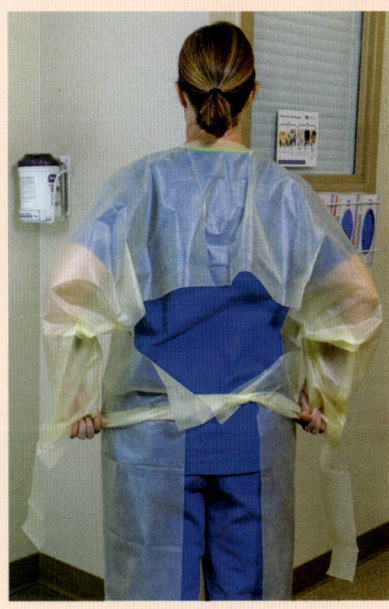

PASSO 7a Amarre o avental ou roupão na cintura.

(continua)

Boxe 28.13 Diretrizes para o procedimento (Continuação)

Cuidados com pacientes em precauções de isolamento

c. Caso necessário, coloque óculos de proteção ou escudo facial seguramente ao redor da face e olhos. Indivíduos que usam óculos de grau podem utilizar escudo lateral.

d. Calce luvas de procedimentos (**Nota**: utilize luvas livres de látex e sem talco se você, seu paciente ou outro profissional da saúde apresentar história de alergia ao látex). Fixe o elástico do punho das luvas ao redor da manga do avental ou roupão (ver ilustração).

8. Entre no quarto do paciente. Arrume os materiais e equipamentos (se o equipamento precisar ser removido do quarto para ser reutilizado, coloque-o sobre uma toalha de papel limpa).

9. Identifique o paciente utilizando pelo menos dois identificadores (p. ex., nome e data de nascimento ou nome e número do prontuário do paciente) segundo as políticas institucionais.

10. Avalie conhecimento, experiência e grau de educação em saúde do paciente ou familiar cuidador.

11. Explique o propósito do isolamento e as precauções que o paciente e a família deverão tomar. Ofereça oportunidades para que façam perguntas. Discuta os tipos de atividades que o paciente pode fazer para tentar se manter ocupado. Avalie evidências de problemas emocionais que possam ocorrer devido ao isolamento. Em caso de precauções por TB, oriente o paciente a cobrir a boca com um lenço ao tossir e utilizar máscara cirúrgica ao sair do quarto.

12. Verifique os sinais vitais (ver Capítulo 29).
    a. Caso o paciente esteja infectado ou colonizado com um organismo resistente (p. ex., estreptococo resistente à vancomicina, *Staphylococcus aureus* resistente à meticilina ou *Clostridium difficile*), utilize um equipamento descartável que permaneça dentro do quarto. Isso inclui termômetros, estetoscópios e manguitos de pressão arterial.
    b. Se o estetoscópio precisar ser reutilizado, limpe o diafragma com álcool. Reserve-o sobre uma superfície limpa.
    c. Utilize termômetro eletrônico individual ou descartável.

JULGAMENTO CLÍNICO: se o termômetro descartável indicar febre, avalie outros sinais/sintomas. Confirme a febre utilizando um termômetro alternativo. Não utilize termômetro eletrônico se o paciente estiver com infecção confirmada ou suspeita por *C. difficile* (Amitra et al., 2018).

13. Administre medicações (ver Capítulo 31).
    a. Forneça medicação oral em copo descartável.
    b. Descarte o copo em lixo forrado com saco plástico.
    c. Use luvas ao administrar uma injeção.
    d. Descarte a agulha de segurança e seringa ou agulha desencapada em coletor para perfurocortantes.
    e. Coloque seringas reutilizáveis (p. ex., seringa carpule) em uma compressa limpa para eventual remoção e desinfecção.
    f. Se você não estiver utilizando luvas e suas mãos entrarem em contato com objetos contaminados ou líquidos corporais, realize a higiene das mãos o mais rápido possível.

14. Realize a higiene e incentive o paciente a discutir questões ou preocupações relacionadas ao isolamento. Forneça orientações informais nesse momento.
    a. Evite permitir que seu avental ou roupão se molhe. Segure a bacia de lavagem longe do avental; evite se inclinar sobre superfícies molhadas.
    b. Ajude o paciente a remover o próprio avental ou roupão; descarte-o em um saco impermeável.
    c. Remova a roupa de cama; evite contato com o avental ou roupão de isolamento. Coloque em saco impermeável segundo as políticas institucionais.
    d. Providencie roupas de cama e toalhas limpas.
    e. Remova e descarte luvas, realize higiene das mãos e calce luvas novas se precisar prestar mais cuidados.

15. Coleta de amostras para exames.
    a. Coloque os recipientes de amostras sobre toalha de papel limpa no banheiro do paciente. Siga o procedimento para coleta de amostras de líquidos corporais.
    b. Transfira a amostra ao recipiente sem sujar sua superfície externa. Identifique o recipiente com a amostra na frente do paciente. Todas as amostras coletadas devem ser inseridas em saco de polietileno dupla-face autovedável, com um compartimento contendo o requerimento do exame e o outro contendo a amostra (Nukifora, 2015).
    c. Realize higiene das mãos e calce luvas novas caso precise prestar mais cuidados.
    d. Verifique a etiqueta da amostra novamente para precisão. Envie ao laboratório. Certifique-se de que os recipientes possuam etiqueta indicando perigo biológico (ver ilustração).

16. Ajude o paciente a encontrar uma posição confortável. Coloque o sistema de chamada em local acessível ao alcance do paciente. Oriente o paciente sobre como utilizá-lo.

17. Eleve as grades laterais do leito (conforme apropriado) e abaixe o leito até a posição mais baixa.

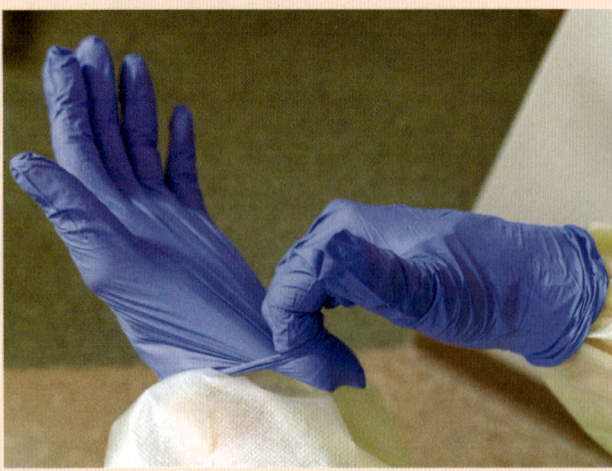

PASSO 7d Calce as luvas sobre as mangas do avental ou roupão.

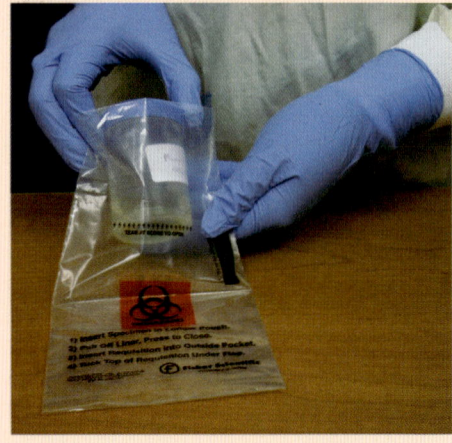

PASSO 15d Recipiente de amostra inserido em plástico de perigo biológico.

Boxe 28.13 Diretrizes para o procedimento (Continuação)

Cuidados com pacientes em precauções de isolamento

18. Descarte tecidos, lixo e materiais descartáveis.
    a. Esvazie o lixo quando estiver cheio.
    b. Utilize sacos plásticos únicos firmes e resistentes à umidade para descartar artigos sujos. Se o saco estiver externamente contaminado, insira-o em outro saco antes de transportá-lo.
    c. Amarre o saco de lixo firmemente no bocal (ver ilustração).
19. Recupere e higienize o equipamento reutilizável que deverá ser usado em outros pacientes. Limpe superfícies contaminadas (verifique as políticas institucionais).
20. Reabasteça o quarto conforme necessário. Peça a um membro da equipe de fora do quarto de isolamento para lhe trazer materiais novos.
21. Explique ao paciente quando você paneja retornar ao quarto. Pergunte-lhe se deseja algum item de cuidado pessoal, livros ou revistas.
22. Saia do quarto de isolamento. A ordem de remoção do EPI depende do que foi necessário para o tipo de isolamento. A sequência listada a seguir baseia-se no uso de EPI total.
    a. Remova e descarte luvas. Remova uma luva segurando-a pelo punho e puxando pelo avesso por sobre a mão. Com a mão desenluvada, insira o polegar sob o punho da outra luva e puxe, virando-a do avesso (ver ilustração).
    b. Remova óculos de proteção ou escudo facial.
    c. Desamarre as fitas do avental ou roupão na cintura e no pescoço. Deixe o avental cair de seus ombros. Remova as mãos de dentro das mangas sem tocar o exterior do avental ou roupão. Segure o avental por dentro nas costuras dos ombros e dobre-o do avesso. Descarte no cesto de roupas em caso de avental ou roupão de tecido ou no lixo infectante em caso de avental ou roupão descartável.

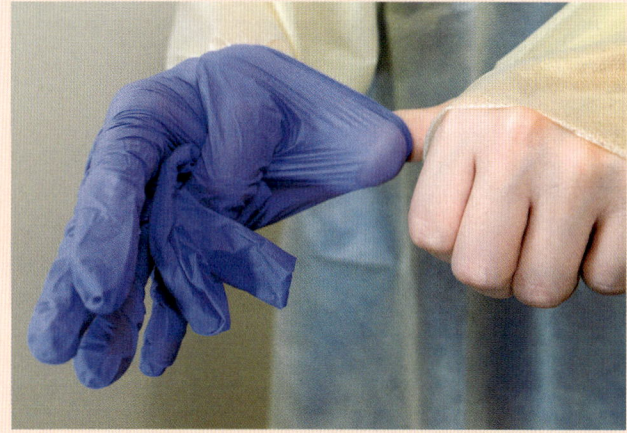

PASSO 22a Remova luvas.

    d. Remova a máscara: se a máscara possuir fitas ajustáveis sobre as orelhas, remova a partir das orelhas e puxe-a para longe da face. Para máscaras com fitas de amarrar, desamarre as fitas inferiores primeiro e depois a superior, puxe a máscara para longe da face e descarte no lixo para material infectante. Não toque a superfície externa da máscara (ver ilustração).
    e. Realize higiene das mãos.
    f. Saia do quarto e feche a porta se necessário (certifique-se de que a porta esteja fechada em caso de precauções por aerossóis).
    g. Descarte todos os materiais e equipamentos contaminados de modo a prevenir disseminação de microrganismos a outras pessoas (verifique as políticas institucionais).

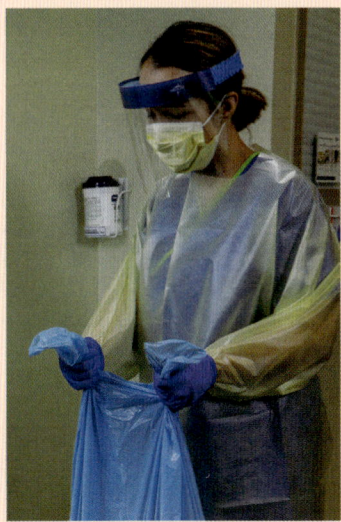

PASSO 18c Amarre firmemente o saco de lixo.

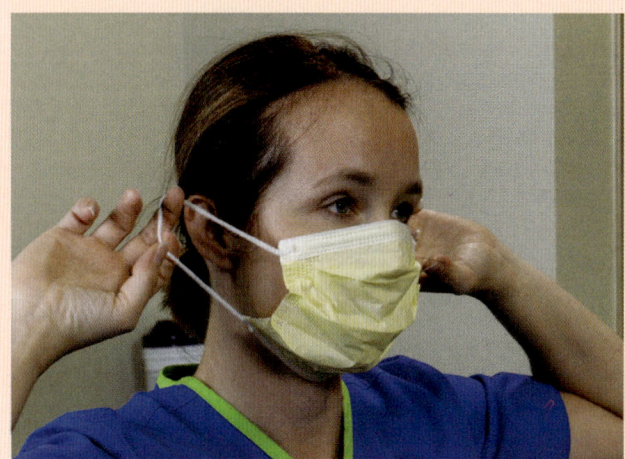

PASSO 22d Remova a máscara.

Coleta de amostras. São necessários, em geral, vários exames laboratoriais quando um paciente está com suspeita de doença infecciosa ou comunicável (Boxe 28.14). Você deve colher líquidos corporais e secreções suspeitas de conter organismos infecciosos para realização de cultura e testes de sensibilidade. Após envio de uma amostra ao laboratório, o técnico responsável identificará os microrganismos que crescerem na cultura. Resultados de exames adicionais indicarão os antibióticos aos quais os organismos são resistentes ou sensíveis. A sensibilidade determina quais antibióticos são eficazes e necessitam ser prescritos para o tratamento.

Obtenha todas as amostras de cultura utilizando luvas de procedimentos e material estéril. Hemoculturas normalmente devem ser colhidas de dois locais de punção distintos e antes do início da terapia antimicrobiana. A coleta de material fresco do local da infecção, como drenagem de feridas, impede que ocorra contaminação da amostra por microrganismos de regiões adjacentes. Feche todos os recipientes de amostras firmemente para prevenir derramamento do conteúdo e contaminação de seu exterior.

Descarte de lixo ou tecidos em sacos plásticos. Descartar materiais contaminados em sacos plásticos previne exposição adicional de

Boxe 28.14 Técnicas de coleta de amostras[a]

Certifique-se de que todos os recipientes para amostras apresentem o selo de perigo biológico na superfície externa (Pagana et al., 2019). Siga as políticas institucionais para confirmar a etiquetagem correta de recipientes de amostras (p. ex., etiquetagem na frente do paciente (TJC, 2021)).

Amostras de feridas
Realize higiene das mãos e calce luvas de procedimentos. Limpe o local com água estéril ou solução salina antes de colher a amostra com *swab* estéril. Limpe de dentro para fora para remover exsudato antigo (ver Capítulo 48). Remova e descarte as luvas, realize higiene das mãos, calce luvas novas. Utilize o *swab* estéril ou seringa para colher o máximo possível de drenagem da ferida. Mantenha o tubo do exame sobre uma toalha de papel limpa. Após colher material do centro da ferida, pegue o tubo com uma toalha de papel. Insira cuidadosamente o *swab* sem tocar o exterior do tubo. Após fechar firmemente com a tampa, identifique a amostra com o nome do paciente e informações de identificação com o paciente presente. Depois, transfira o tubo para o saco de identificação de perigo biológico para transporte. Realize higiene das mãos.

Amostra de sangue
(Esse procedimento geralmente é realizado por técnicos do laboratório.)

Utilizando luvas, limpe o local da punção com algodão embebido em solução antisséptica; mova o primeiro algodão de um lado para outro no plano horizontal, outro algodão no plano vertical e um último em movimento circular do centro para fora por 5 cm, durante um período total de 30 segundos. Deixe secar. Limpe o topo dos frascos de cultura por 15 segundos com solução de limpeza aprovada pela instituição. Utilize uma seringa de 20 mℓ com agulha de segurança e colete de 10 a 15 mℓ de sangue por frasco de cultura (verifique as políticas de sua instituição). Execute a punção venosa em dois locais diferentes a fim de reduzir a probabilidade de as duas amostras serem contaminadas com a flora da pele. Coloque os frascos sobre uma toalha de papel limpa no criado-mudo ou outra superfície; limpe o topo dos frascos com álcool. Injete quantidade adequada de sangue em cada frasco. Em caso de coleta de amostras aeróbicas e anaeróbicas, injete o sangue primeiro no frasco aeróbico e depois no frasco anaeróbico. Transfira a amostra identificada para um saco plástico de perigo biológico para transporte. Remova e descarte luvas e realize higiene das mãos.

Amostra de fezes
Utilizando luvas, pegue um frasco limpo com tampa (não necessita ser estéril) e uma espátula para colher uma pequena quantidade de fezes, de aproximadamente 2 a 3 cm. Coloque o frasco sobre uma toalha de papel limpa no banheiro do paciente. Utilizando a espátula, colha a quantidade necessária de fezes de dentro da comadre. Transfira as fezes ao frasco sem tocar suas superfícies externas. Descarte a espátula e tampe o frasco. Transfira a amostra identificada para um saco plástico de perigo biológico para transporte. Remova e descarte luvas e realize higiene das mãos.

Amostra de urina
Calce luvas, limpe o óstio da sonda urinária e, utilizando uma seringa de segurança sem agulha, colha 1 a 5 mℓ de urina. Preencha o frasco da amostra e coloque-o sobre uma toalha de papel limpa no banheiro do paciente. Se o paciente não estiver cateterizado, instrua o paciente a seguir os procedimentos necessários para obtenção de uma amostra de urina limpa (ver Capítulo 46). Fixe a tampa do frasco, identifique na frente do paciente e insira a amostra em um saco plástico de perigo biológico com a etiqueta. Remova e descarte luvas e realize higiene das mãos.

[a]Políticas institucionais podem diferir com relação aos tipos de recipiente e quantidade de material necessário às amostras.

---

funcionários e contaminação do ambiente circunjacente. Não se recomenda o uso de sacos de lixo duplos (CDC, 2007). O uso de um único saco intacto de tamanho padrão que não esteja muito cheio e que esteja firmemente amarrado é adequado para prevenir a transmissão de infecções. Verifique a cor do saco indicada por sua instituição para descarte desses materiais.

Transporte de pacientes. Antes de transferir pacientes para cadeiras de rodas ou macas, forneça-lhes aventais/roupões limpos para servir como roupões. Pacientes infectados com organismos transmitidos sob a forma de aerossóis geralmente só saem do quarto por motivos essenciais, como procedimentos diagnósticos ou cirurgias. Quando um paciente possui uma infecção transmissível por aerossóis, será necessário utilizar máscara sempre que ele sair do quarto. Notifique os funcionários das áreas de diagnóstico ou do centro cirúrgico acerca do tipo de precauções de isolamento necessárias ao paciente. Durante o transporte, pode ocorrer contaminação da maca ou cadeira de rodas por líquidos corporais. Utilize uma camada extra de lençóis para cobrir o meio de transporte do paciente. Certifique-se de limpar o equipamento com germicida aprovado após uso pelo paciente e antes do uso do equipamento por parte de outro paciente.

Papel do profissional de controle de infecções.
O profissional de controle de infecções constitui recurso valioso para auxiliar enfermeiros a controlar IRAS. Tais profissionais são treinados para prevenir e controlar infecções, eles são responsáveis por orientar profissionais da saúde acerca das práticas de prevenção, controle e monitoramento de infecções dentro de hospitais e suas responsabilidades incluem (Friedman, 2018):

- Coleta e análise de dados de infecções
- Avaliação de produtos e procedimentos
- Desenvolvimento e revisão de políticas e procedimentos
- Consulta sobre estratégias de avaliação, prevenção e controle de riscos (incluindo atividades relacionadas a saúde ocupacional, construção e gerenciamento de emergências)
- Esforços educacionais direcionados a intervenções que reduzam os riscos de infecções
- Orientação de pacientes e famílias
- Implementação de mudanças exigidas por instituições de regulamentação, acreditação e licenciamento (incluindo notificação de doenças comunicáveis a departamentos de saúde)
- Aplicação de princípios epidemiológicos, incluindo atividades direcionadas à melhora dos resultados de pacientes utilizando ciência de implementação
- Gerenciamento antimicrobiano
- Participação em projetos de pesquisa
- Monitoramento de organismos resistentes a antibióticos na instituição.

Prevenção e controle de infecções para funcionários de hospitais.
Profissionais da saúde têm risco contínuo de exposição a microrganismos infecciosos. Muitos esforços são realizados por instituições de saúde para melhorar a adesão de profissionais da saúde à higiene das mãos, incluindo acesso a higienizadores à base de álcool e monitoramento do uso de higienizadores por meio de sensores. A OMS desenvolveu recentemente uma iniciativa nova para melhorar a adesão de profissionais da saúde à higiene das mãos. Os Cinco Momentos de Higienização das Mãos da OMS surgiram a partir das Diretrizes da OMS sobre a Higienização das Mãos na Prestação de Assistência à Saúde, com intuito de adicionar valor a qualquer estratégia de melhora da higiene das mãos (WHO, 2021). Os Cinco Momentos definem os momentos-chave para higiene das mãos e superação de linguagem errônea e descrições complicadas (Figura 28.4).

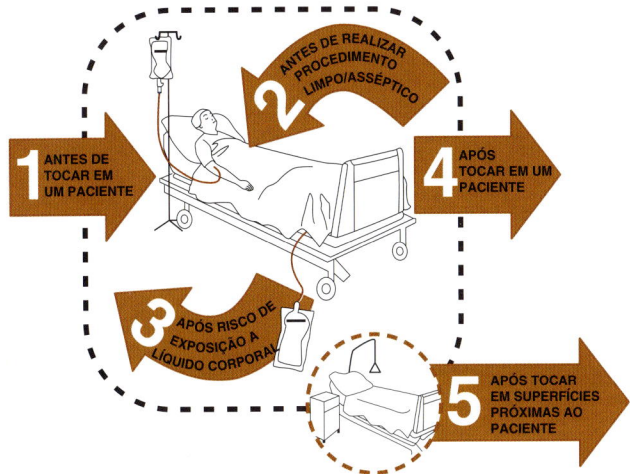

Figura 28.4 Cinco Momentos de Higienização das Mãos (De World Health Organization: *About SAVE Lives: Clean Your Hands: 5 moments for hand hygiene*, 2021, http://www.who.int/campaigns/world-hand-hygiene-day. Acessado: novembro 2021.)

Orientação do paciente. Pacientes normalmente precisam aprender a utilizar práticas de prevenção e controle de infecções em casa (Boxe 28.15). Técnicas preventivas devem se tornar quase a segunda natureza da prática de enfermagem diária. Contudo, pacientes têm menos consciência dos fatores que promovem a disseminação de infecções ou meios de prevenir sua transmissão. O ambiente doméstico nem sempre é adaptado para prevenir e controlar infecções. Você deverá ajudar com frequência o seu paciente a adaptar a casa com os recursos disponíveis para manter técnicas de higiene. Em geral, os pacientes sob cuidados em domicílio têm menor risco de infecção devido à menor exposição a organismos resistentes como os encontrados em instituições de saúde, além de serem submetidos a menos procedimentos invasivos. Todavia, é importante orientar pacientes e familiares cuidadores acerca das técnicas de prevenção e controle de infecções.

Antissepsia cirúrgica. A **antissepsia cirúrgica** ou técnica estéril previne a contaminação de feridas abertas, serve para isolar uma área cirúrgica ou de procedimentos do ambiente não estéril e mantém campo estéril para a intervenção cirúrgica ou procedimento. A antissepsia cirúrgica é composta de procedimentos utilizados para eliminar todos os microrganismos, incluindo patógenos e esporos, de uma área ou objeto (Chetan, 2018). Nesse método de antissepsia, considera-se contaminada uma área ou objeto tocado por qualquer outro objeto não estéril. Exige o mais alto nível de técnica asséptica e requer que todas as áreas sejam mantidas livres de microrganismos infecciosos.

Utilize a antissepsia cirúrgica nas seguintes situações:

- Durante procedimentos que requeiram perfuração intencional da pele do paciente, como inserção de um cateter venoso periférico ou acesso central
- Quando a integridade da pele estiver comprometida como resultado de traumatismo, incisão cirúrgica ou queimaduras
- Durante procedimentos invasivos, como inserção de cateter urinário ou inserção de instrumentos cirúrgicos em cavidades corporais estéreis (p. ex., inserção de dreno em ferida).

Embora a antissepsia cirúrgica seja comum no centro cirúrgico, na área de trabalho de parto e principais áreas de exames diagnósticos e procedimentos, você também utilizará técnicas assépticas à beira do leito do paciente (p. ex., ao inserir cateter venoso ou urinário, ao realizar sucção da via traqueobrônquica e em trocas de curativo estéreis). Enfermeiros do centro cirúrgico seguem diversos passos para manter técnica estéril, incluindo aplicação de máscara, óculos de proteção e gorro; realização de degermação cirúrgica; e aplicação de avental ou roupão e luvas estéreis. Em contrapartida, enfermeiros que realizam trocas de curativo à beira do leito do paciente realizam apenas higiene das mãos e aplicação de luvas estéreis. Para alguns procedimentos (p. ex., troca do curativo de um acesso central), também utilizam máscara e avental ou roupão (verifique as políticas institucionais). Independentemente dos procedimentos realizados na instituição, enfermeiros devem sempre reconhecer a importância da adesão estrita aos princípios de antissepsia (Iwamoto e Post, 2018).

Preparação do paciente para procedimento estéril. Como a antissepsia cirúrgica exige técnicas precisas, você precisa da cooperação total do paciente. Portanto, avalie a compreensão do paciente acerca do procedimento estéril e explique os motivos de permanecer imóvel e não interferir com o procedimento. Alguns pacientes sentem medo de mexer ou tocar objetos durante procedimentos estéreis, ao passo que outros tentam ajudar. Explique como você realizará o procedimento e o que o paciente pode fazer para evitar contaminação de materiais estéreis, incluindo o seguinte:

- Evitar movimentos bruscos de partes do corpo cobertas com campos estéreis
- Evitar tocar materiais estéreis, campos ou as luvas e avental ou roupão usados pelo enfermeiro
- Evitar tossir, espirrar ou falar sobre uma área estéril.

Alguns procedimentos estéreis levam tempo mais prolongado. Avalie as necessidades do paciente e preveja fatores que poderão comprometer o procedimento. Se o paciente tiver dor, administre os

---

Boxe 28.15 Educação em saúde

Prevenção e controle de infecções

Objetivo
- O paciente e/ou familiar cuidador utilizará as práticas adequadas de prevenção e controle de infecções ao realizar troca de um curativo limpo.

Estratégias de ensino
- Demonstre a higiene correta das mãos, explicando que o paciente e/ou cuidador necessita realizá-la antes e após todos os tratamentos e sempre que houver contato com líquidos corporais contaminados
- Oriente o paciente e/ou cuidador acerca dos sinais e sintomas de infecção em uma ferida e quando notificar o profissional da saúde
- Oriente o paciente e/ou cuidador a colocar curativos contaminados e outros materiais descartáveis contendo líquidos corporais infecciosos em sacolas plásticas ou sacos de papel impermeáveis. Coloque agulhas em recipientes de metal, como latas ou garrafas de desinfetante, e vede os bocais com fita adesiva. *Alguns estados possuem exigências específicas para o descarte de perfurocortantes. Verifique as normas locais*
- Oriente o paciente e/ou cuidador a separar panos sujos com conteúdo drenado de outras roupas sujas. Lave com água morna e sabão. Não existem recomendações específicas para a temperatura de secagem (CDC, 2019a).

Avaliação
Utilize os princípios de ensino de retorno para avaliar a aprendizagem do paciente/cuidador da família:
- Conte-me o que você fará para reduzir a disseminação da infecção em sua casa. Mostre-me como você realiza higiene das mãos antes da troca de curativo
- Mostre-me como você trocaria seu curativo
- Indique três sinais ou sintomas de infecção da ferida aos quais você deve estar atento(a). Cite os sinais e sintomas possíveis que exigirão que você ligue para seu(ua) médico(a).

analgésicos prescritos cerca de meia hora antes de iniciar um procedimento estéril. Pergunte se ele necessita utilizar o banheiro ou uma comadre. Muitas vezes, os pacientes necessitam ficar em posições relativamente desconfortáveis durante procedimentos estéreis; ajude-o a assumir uma posição mais confortável possível. Finalmente, a condição do paciente algumas vezes resulta em ações ou eventos que contaminam o campo estéril. Por exemplo, pacientes com infecção respiratória transmitem organismos por meio da tosse ou fala. Antecipe tais problemas e forneça máscara cirúrgica ao paciente antes de iniciar o procedimento.

Princípios de antissepsia cirúrgica. A realização de procedimentos assépticos estéreis requer área de trabalho em que objetos possam ser manuseados com risco mínimo de contaminação. O campo estéril proporciona superfície estéril para deixar objetos estéreis. Trata-se de uma área considerada livre de microrganismos composta por uma caixa ou bandeja estéril, superfície de trabalho forrada com pano ou campo estéril, ou mesa coberta com um grande pano de campo estéril (Murphy, 2018). Ao iniciarem um procedimento cirúrgico asséptico, enfermeiros seguem determinados princípios a fim de garantir a manutenção da antissepsia. Deixar de seguir tais princípios coloca pacientes em risco de infecção. São importantes os seguintes princípios:

1. *Objetos estéreis permanecem estéreis somente quando tocados por outro objeto estéril.* Esses princípios orientam você acerca da colocação de objetos estéreis sobre superfícies e como manuseá-los.
    a. Estéril que toca em estéril continua estéril (p. ex., utilizar luvas estéreis ou pinça estéril para manusear objetos sobre um campo estéril).
    b. Estéril que toca em limpo torna-se contaminado (p. ex., se a extremidade de uma seringa ou outro objeto estéril tocar a superfície de uma luva de procedimento, o objeto ficará contaminado).
    c. Estéril que toca em contaminado torna-se contaminado (p. ex., quando um enfermeiro toca em um objeto estéril com mão não enluvada, o objeto fica contaminado).
    d. O estado estéril é questionável (p. ex., quando você encontra um rasgo ou ruptura no revestimento de um objeto estéril). Descarte o objeto a não ser que este pareça estar intocado.
2. *Somente objetos estéreis podem ser colocados sobre um campo estéril.* Todos os itens devem ser adequadamente esterilizados antes do uso. Objetos estéreis são mantidos em áreas de armazenagem limpas e secas. A embalagem que contém o objeto estéril deve estar intacta e seca. Pacotes rasgados, furados, úmidos ou abertos são considerados não estéreis.
3. *Objetos ou campos estéreis fora do alcance da visão ou mantidos abaixo da altura da cintura de uma pessoa estão contaminados.* Nunca vire de costas para um campo ou bandeja estéril, nem deixe-os de lado. Pode ocorrer contaminação acidental por um apêndice de tecido solto ou um paciente desavisado tocando um objeto estéril. Qualquer objeto mantido abaixo do nível da cintura é considerado contaminado porque não pode ser visto o tempo todo. Mantenha objetos estéreis em sua frente com as mãos o mais próximas quanto possível.
4. *Objetos ou campos estéreis tornam-se contaminados com a exposição prolongada ao ar.* Evite atividades que gerem correntes de ar, como movimentar-se excessivamente ou rearranjar panos após exposição de um objeto ou campo estéril. Quando você precisar abrir embalagens estéreis, é importante minimizar o número de pessoas que adentram a área. Microrganismos também são transportados em gotículas por meio do ar. Não fale, ria, espirre ou tussa sobre um campo estéril ou quando estiver manuseando equipamento estéril. Quando precisar abrir embalagens estéreis, segure o item ou peça do equipamento o mais próximo possível do campo estéril sem tocar a superfície estéril.
5. *Quando uma superfície estéril entra em contato com uma superfície molhada ou contaminada, o objeto ou campo estéril torna-se contaminado por capilaridade.* Se a umidade extravasar pelo revestimento protetor de uma embalagem estéril, microrganismos serão transportados para o objeto estéril. Quando embalagens estéreis armazenadas estiverem molhadas ou úmidas, descarte imediatamente os objetos ou envie o equipamento para reesterilização. Ao trabalhar com campo ou bandeja estéril, você pode precisar despejar soluções estéreis. Qualquer respingo constitui fonte de contaminação, exceto quando depositado em superfície estéril que impeça penetração de umidade. Bandejas para sondagem urinária contêm materiais estéreis que ficam sobre um recipiente plástico estéril. Entretanto, quando você coloca um pedaço de gaze estéril em sua embalagem sobre a mesa ao lado do leito do paciente e a superfície da mesa está molhada, a gaze será considerada contaminada.
6. *Fluidos fluem na direção da gravidade.* Objetos estéreis contaminam-se quando a gravidade faz com que o líquido contaminado flua para a superfície do objeto. A fim de evitar a contaminação durante degermação cirúrgica, mantenha suas mãos elevadas acima do cotovelo. Isso permite que a água flua para baixo sem contaminar suas mãos e dedos. O princípio do fluxo de água pela gravidade também explica o motivo da secagem dos dedos até os cotovelos, com as mãos para cima, após a degermação.
7. *As bordas de um campo ou recipiente estéril são consideradas contaminadas.* Muitas vezes, você coloca objetos estéreis sobre um pano ou bandeja estéril (Figura 28.5). Visto que a borda do campo toca uma superfície não estéril, como a mesa ou lençol da cama, considera-se contaminada uma região de 2,5 cm ao redor de todo o campo. Objetos colocados sobre o campo estéril necessitam ficar *dentro* dessa borda. As bordas de recipientes estéreis ficam expostas ao ar depois que os recipientes são abertos e são, portanto, contaminadas. Depois que você desencapar uma agulha ou uma pinça de dentro de seu recipiente, tais objetos não deverão tocar a borda do recipiente.

Realização de procedimentos estéreis. Reúna todo o equipamento necessário antes do procedimento. Deixe alguns materiais extras disponíveis em caso de contaminação acidental de objetos. Não se afaste da área estéril, pois você não saberá se foi contaminada durante sua ausência. Antes de um procedimento estéril, explique cada passo para que o paciente consiga cooperar totalmente. Se um objeto se contaminar durante o procedimento, não hesite em descartá-lo imediatamente.

Colocação ou retirada de gorros, máscaras e óculos protetores. Utilize máscara cirúrgica e óculos de proteção sem gorro para qualquer procedimento estéril realizado em uma unidade geral de enfermagem. Os óculos são utilizados como parte das precauções padrão caso haja

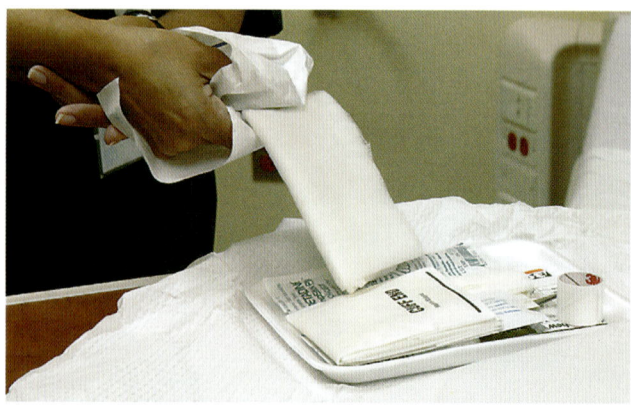

Figura 28.5 Bandeja estéril sobre campo estéril.

risco de líquidos corporais ou sangue respingarem em seus olhos. Para procedimentos cirúrgicos estéreis, vista primeiro um gorro limpo que cubra todo o seu cabelo, seguido da máscara cirúrgica e óculos de proteção. A máscara deve se acomodar confortavelmente em sua face e nariz. Após usar uma máscara por muitas horas, a área sobre a boca e o nariz torna-se úmida. Como a umidade promove crescimento de microrganismos, troque de máscara quando ela estiver úmida.

Óculos protetores devem se acomodar firmemente ao redor da testa e face para proteger os olhos. Utilize-os somente em procedimentos que gerem risco de líquidos corporais respingarem nos olhos. Remova o EPI na seguinte ordem: luvas, escudo facial ou óculos, avental ou roupão e máscara ou respirador (CDC, 2015a). Após remoção de todo o EPI, realize higiene das mãos.

Abertura de embalagens estéreis. Objetos estéreis como seringas, compressas de gaze ou cateteres são embalados em papel ou plástico e são impermeáveis a microrganismos se estiverem secos e intactos. Tais itens possuem data de validade na embalagem. Não os utilize após essa data. Algumas instituições embalam materiais reutilizáveis (p. ex., instrumental cirúrgico) em uma camada dupla de papel ou pano. Esses pacotes são permeáveis ao calor, permitindo autoclavagem pelo vapor. Itens estéreis são mantidos em armários limpos, fechados e separados de equipamentos sujos.

Materiais estéreis que foram autoclavados apresentam fitas químicas que indicam a realização do processo de esterilização. As fitas sofrem mudança de cor durante o processo. Fitas que não mudaram de cor indicam que o item não está estéril. Instituições de saúde seguem o princípio de esterilidade relacionado ao evento, um conceito que diz que os itens são considerados estéreis somente quando sua embalagem estiver intacta (Jefferson e Young, 2018). Nunca utilize um item estéril se sua embalagem estiver aberta ou suja, apresentar evidência de que foi molhada ou houver caído no chão. Antes de abrir um item estéril, realize higiene das mãos. Inspecione a integridade e a esterilidade da embalagem e prepare os materiais na área de trabalho, como a mesa ao lado do leito ou sala de tratamento antes de abrir os pacotes. A mesa de cabeceira do leito é uma área de trabalho limpa e ampla para abertura de objetos. Mantenha a área de trabalho acima do nível de sua cintura. Não abra materiais estéreis em local confinado onde possa ocorrer contaminação.

Abertura de material estéril em uma superfície plana. Você deve abrir pacotes estéreis sem contaminar seu conteúdo. Materiais embalados comercialmente em geral são desenvolvidos de modo que você tenha que rasgar ou separar somente o papel ou plástico que os embala. Segure o item com uma mão e puxe a embalagem com a outra (Figura 28.6). Tenha o cuidado de manter estéril o conteúdo da embalagem antes do uso. Você pode utilizar a embalagem estéril de um kit comercial ou a embalagem de papel ou tecido de sua instituição como campo estéril sobre o qual trabalhar. Utilize a superfície interna do pacote (exceto os 2,5 cm ao redor das bordas) como campo estéril para colocar materiais estéreis. Você pode segurar a borda de 2,5 cm para mexer o campo sobre a superfície da mesa (ver Procedimento 28.2).

Abertura de material estéril enquanto o segura. Para abrir um material estéril pequeno, segure o pacote com sua mão não dominante e abra a parte de cima puxando-a para longe de você. Com sua mão dominante, abra cuidadosamente as abas laterais e interna do item estéril na mesma ordem com que o faria sobre uma superfície plana (ver Procedimento 28.2). Você deve abrir o item em uma mão de tal modo que você o possa passar para outra pessoa que esteja usando luvas estéreis, ou transferir o item para um campo estéril.

Preparação de campo estéril. Ao realizar procedimentos estéreis, você necessita de uma área de trabalho estéril que forneça espaço para manuseio e colocação de materiais estéreis. O **campo estéril** é uma área livre de microrganismos preparada para receber itens estéreis. Você deve prepará-lo utilizando a face interna de uma embalagem estéril como superfície de trabalho ou um pano ou bandeja estéril. Após limpar a superfície da mesa para o campo estéril, coloque os materiais diretamente sobre o campo ou transfira-os com uma pinça estéril (ver Procedimento 28.2). Descarte os objetos que entrarem em contato com a borda de 2,5 cm.

Em algumas situações, você usará luvas estéreis durante o preparo de materiais sobre um campo estéril. Com isso, você poderá encostar em todo o campo estéril, embora itens estéreis devam ser fornecidos por um outro membro da equipe de enfermagem. As luvas não podem tocar as embalagens de materiais estéreis.

Como despejar soluções estéreis. Em muitos casos, você necessita despejar soluções estéreis em recipientes estéreis. Frascos contendo soluções estéreis são estéreis por dentro e contaminados por fora; a área ao redor do bocal do frasco também é contaminada, mas o interior da tampa é considerado estéril. Após remover a tampa, segure-a em sua mão ou coloque-a sobre uma superfície *limpa* com sua face estéril (interna) voltada para cima. Isso significa que você deve conseguir ver o interior da tampa. Nunca coloque uma tampa sobre uma superfície estéril. A borda externa da tampa não é estéril e contamina a superfície. Colocar a tampa voltada para baixo em uma superfície não estéril aumenta as chances de seu interior se tornar contaminado.

Segure o frasco com o rótulo na palma de sua mão a fim de prevenir possibilidade de o rótulo ser molhado e suas informações serem apagadas. Mantenha a borda do frasco longe da borda ou interior do recipiente que receberá a solução. Despeje a solução lentamente a fim de evitar respingos no campo estéril abaixo do recipiente. Nunca segure um frasco muito alto de forma que ocorram respingos mesmo despejando lentamente. Segure o frasco fora da borda do campo estéril. Quaisquer líquidos remanescentes deverão ser descartados. A borda do recipiente é considerada contaminada após seu conteúdo ser despejado. A reutilização de recipientes abertos pode causar contaminação de soluções, pois gotas que entram em contato com áreas não estéreis podem escorrer de volta por cima do bocal do recipiente (AORN, 2020).

Degermação cirúrgica. Pacientes que serão submetidos a procedimentos cirúrgicos têm maior risco de infecção. Enfermeiros que trabalham em centros cirúrgicos realizam a antissepsia cirúrgica das mãos (ver Procedimento 28.3) com intuito de reduzir e suprimir o crescimento de microrganismos da pele sob as luvas em caso de rupturas. A degermação cirúrgica deve eliminar a flora transitória e reduzir a flora residente das mãos. Para atingir eliminação máxima de bactérias, remova todas as joias ou bijuterias e mantenha as unhas limpas e curtas. Não use esmalte descascado, unhas artificiais ou extensores de unha, pois todos geram aumento no número de bactérias (AORN, 2020; WHO, 2009). Enfermeiros que apresentam infecções ativas na pele, lesões abertas, cortes ou infecções respiratórias devem ser excluídos da equipe de cirurgia ou de procedimento.

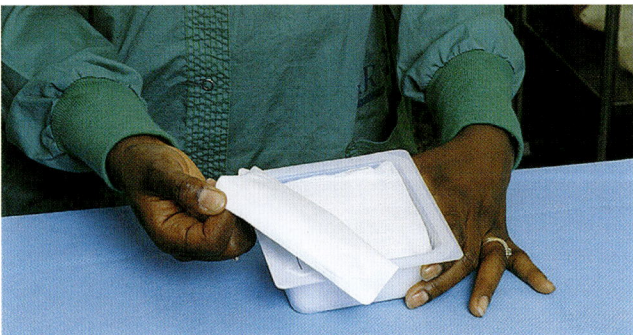

Figura 28.6 Enfermeira abrindo pacote estéril na área de trabalho acima do nível da cintura.

Durante a antissepsia cirúrgica das mãos, enfermeiros devem esfregar desde as pontas dos dedos até os cotovelos com sabão antisséptico antes de cada procedimento cirúrgico. Pesquisas variam com relação à duração ideal da degermação cirúrgica (WHO, 2009). Foi observado que o gliconato de clorexidina é mais eficiente do que a iodopovidona como agente de limpeza, embora ambos sejam encontrados em instituições de saúde. Portanto, o tipo de produto utilizado para a limpeza influenciará o tempo necessário para antissepsia das mãos (CDC, 2019a). O tempo tradicional nos EUA tanto para degermação inicial quanto subsequente é de 5 minutos, embora pesquisas demonstrem eficácia similar com os tempos de 2, 3 e 6 minutos (WHO, 2009). Siga a política do centro cirúrgico ou as recomendações do fabricante das soluções utilizadas na degermação. Por muitos anos, os protocolos de lavagem pré-operatória das mãos exigiam que enfermeiros o fizessem utilizando uma escova. Todavia, essa prática lesiona a pele. Esfregar com bucha descartável ou uma combinação de bucha e escova diminui a contagem de bactérias nas mãos de forma tão eficiente quanto esfregar somente com escova. Contudo, muitos estudos sugerem que não é necessário utilizar nem escova nem bucha para reduzir a contagem bacteriana das mãos, sobretudo quando se utiliza um produto à base de álcool (CDC, 2008).

Colocação de luvas estéreis. Luvas estéreis constituem barreira adicional à transferência de bactérias. Existem dois métodos para se calçarem luvas: método aberto e método fechado. Em geral, enfermeiros que trabalham em enfermarias utilizam o método aberto antes de procedimentos como trocas de curativo ou inserção de cateter urinário. Na técnica da luva aberta, suas mãos deslizam até o fim da luva além do punho do avental (se utilizado). Já o método fechado, realizado após aplicação de avental estéril, é praticado em centros cirúrgicos e áreas de procedimentos especiais. Na técnica de luva fechada, suas mãos continuam dentro da luva e não tocam os punhos. Os punhos das luvas são colocados por fora do avental cirúrgico (Figura 28.7). Certifique-se de selecionar o tamanho correto; a luva não pode ficar tão estirada ao ponto de se romper facilmente, porém deve estar firme o suficiente para que você consiga pegar objetos com facilidade.

Aplicação de avental estéril. Enfermeiros vestem avental estéril quando auxiliam no campo cirúrgico em centros cirúrgicos, salas de parto e áreas de procedimentos especiais. O avental ou roupão permite que o enfermeiro manuseie objetos estéreis e fique confortável com menor risco de contaminação. O avental ou roupão estéril atua como barreira para reduzir a disseminação de microrganismos das superfícies da pele para o ar, prevenindo a contaminação de feridas. Enfermeiros que cuidam de pacientes com feridas abertas grandes ou que auxiliam profissionais da saúde durante procedimentos invasivos importantes (p. ex., inserção de cateter arterial) também devem usar avental estéril. Enfermeiro circulante em geral não utiliza avental ou roupão estéril.

Não se deve vestir um avental ou roupão estéril sem antes aplicar uma máscara e gorro cirúrgico e completar a degermação das mãos. Retire o avental ou roupão de sua embalagem estéril, ou um assistente deve lhe entregar o avental ou roupão. Apenas uma parte do avental ou roupão (ou seja, a área desde a cintura anterior sem incluir o colarinho e a superfície anterior das mangas) é considerada estéril. Não são consideradas estéreis as costas do avental ou roupão, a área sob os braços, o colarinho, a área abaixo da cintura e a parte de baixo das mangas, pois você não consegue manter essas áreas em constante observação para garantir sua esterilidade.

Problemas com exposição. Pacientes e profissionais da saúde, incluindo funcionários de limpeza e manutenção, têm risco de adquirir infecções devido a acidentes com agulhas. No passado, agulhas esquecidas na roupa de cama ou descuidadamente descartadas em lixo comum serviam como fonte principal de exposição a patógenos sanguíneos. Com a Needlestick Safety and Prevention Act (publicação da Lei de Segurança e Prevenção com Agulhas) em 2000 (OSHA, 2012b) e com a implementação de dispositivos de segurança para agulhas, houve redução na incidência de acidentes. Todos os objetos perfurocortantes devem conter recurso de segurança para agulhas ou ser livres de agulhas. Após administração de uma injeção ou inserção de cateter venoso, coloque o dispositivo de segurança da agulha em um coletor de perfurocortantes (ver Capítulo 31). A OSHA exige que sejam disponibilizados coletores no local de uso de perfurocortantes (OSHA, 2012b).

As infecções mais comumente transmitidas por agulhas contaminadas são o HBV e HCV (Boxe 28.16). Reporte imediatamente qualquer acidente com agulhas contaminadas. Critérios adicionais para a notificação de exposição incluem contato com sangue ou outros materiais potencialmente infectantes (OMPI) com uma área aberta da pele, sangue, respingos nos olhos, boca ou nariz do profissional da saúde, além de cortes com objeto perfurocortante contendo sangue ou OMPI.

O acompanhamento do risco de infecção inicia-se com o teste do paciente-fonte. A legislação de cada estado deve abranger o acesso ao exame. Alguns estados dos EUA incluem o consentimento, ou seja, permitem que o paciente forneça consentimento para ser testado. Outros estados exigem consentimento do paciente para testes de patógenos sanguíneos. Conheça as políticas de teste da instituição e estado onde você trabalha. A compensação das instituições de saúde e trabalhadores dos EUA exige que os funcionários expostos preencham um relatório de lesão e busquem o tratamento correto quando necessário. A necessidade do tratamento relaciona-se com os resultados da avaliação de risco e exames realizados pelo paciente. Examine-o para HIV, HBV e HCV. Em caso de resultado positivo para HIV ou HCV, pode ser indicado realizar exame de sífilis, devido à incidência de coinfecção (CDC, 2019d). Funcionários expostos têm direito a obter os resultados do exame do paciente. Isso *não* constitui violação da Health Insurance Portability and Accountability Act (HIPAA) de 1996. Tanto os CDC quanto a OSHA afirmam que tal informação deve ser fornecida ao funcionário como contingência mediante seu desejo de ser testado quando da ocorrência de uma exposição.

Não é imediatamente necessário testar o funcionário exposto no momento da exposição, exceto quando exigido pelas leis estaduais. Caso o paciente teste positivo para um patógeno sanguíneo ou se desconheça qual é o paciente-fonte, recomenda-se tratamento profilático do funcionário exposto.

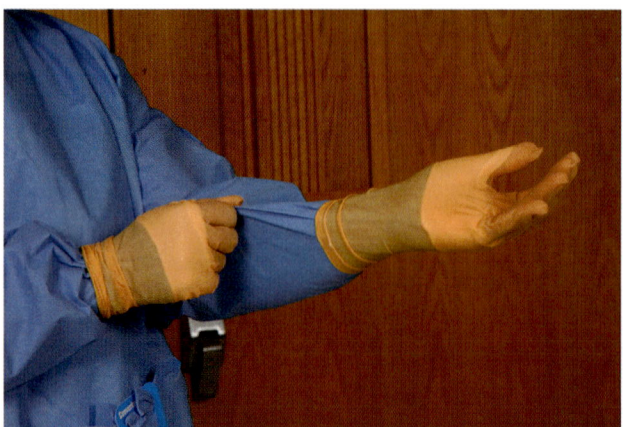

Figura 28.7 Punhos da luva estéril colocados sobre os punhos do avental/roupão cirúrgico.

> Trabalhando com a Sra. Andrews, Kathy implementou o plano de cuidados que elas duas desenvolveram com base nas expectativas da Sra. Andrews. Kathy realizou uma boa higienização das mãos para diminuir o risco de infecção. Ela limpou a incisão de acordo com a política da instituição e certificou-se de que a Sra. Andrews utilizasse o espirômetro de incentivo para ajudá-la a prevenir atelectasia pós-operatória. Kathy se certificou de manter a Sra. Andrews limpa e seca para prevenir contaminação da incisão pela urina. Kathy ensinou a Sra. Andrews e sua filha quais são os sinais e sintomas de infecção e quando entrar em contato com o médico. Kathy também ensinou a Sra. Andrews como higienizar adequadamente as mãos. Kathy passou um tempo com a Sra. Andrews, conversando sobre suas preocupações com a alta e certificando-se de que todas as suas dúvidas fossem respondidas. Por meio do uso de comunicação terapêutica durante suas conversas, Kathy conseguiu reduzir a ansiedade da Sra. Andrews a respeito da alta. Kathy também ajudou a Sra. Andrews a explorar maneiras de permanecer conectada ao seu círculo de amigos quando voltasse para casa. Como parte do plano, Kathy deu encaminhamento para serviços de saúde domiciliar, o que deixou a Sra. Andrews mais tranquila de que ela conseguiria ficar em sua casa. Kathy também trabalhou com o fisioterapeuta e o terapeuta ocupacional para ajudar a Sra. Andrews a melhorar sua mobilidade e ser capaz de cuidar de si mesma em casa. A Sra. Andrews disse: "Para mim, é importante continuar sendo independente em casa." Durante suas sessões juntas, Kathy administrou o analgésico pedido pela paciente e 30 minutos depois ajudou a Sra. Andrews a fazer exercícios de amplitude de movimento e a se sentar em uma cadeira.

❖ Avaliação

Avalie o sucesso das técnicas de prevenção e controle de infecções determinando se suas metas de redução ou prevenção de infecções foram atingidas. Documente a resposta do paciente às terapias para prevenção e controle de infecções. É necessário fazer uma descrição clara de quaisquer sinais e sintomas de infecção sistêmica ou local a fim de fornecer uma base de comparação para todos os enfermeiros. Determine também se as expectativas do paciente com relação ao cuidado foram atendidas.

Pelo olhar do paciente. Pacientes em geral esperam ficar seguros e protegidos quando recebem cuidados de saúde. Pergunte aos pacientes se suas expectativas com os cuidados foram atendidas. Pacientes com risco de infecção necessitam compreender as medidas necessárias para reduzir ou prevenir o crescimento e disseminação de microrganismos. Forneça aos pacientes e/ou familiares cuidadores uma oportunidade para que discutam medidas de prevenção e controle de infecções, ou demonstrem procedimentos como higiene das mãos, de modo a revelar sua capacidade de aderir à terapia. À medida que você avalia os resultados de sua orientação, certifique-se de que você compreenda as percepções do paciente sobre como infecções são disseminadas, expectativas com o autocuidado e como a infecção poderia afetar o paciente. Em alguns casos, o paciente necessita de nova informação ou de reforço de uma informação já fornecida previamente, sobretudo se ele estiver recebendo alta com um cateter urinário ou uma ferida aberta. Ajude-a a identificar preocupações e determine o que é necessário para fazer uma transição segura para os cuidados em casa. Escutar atentamente seus pacientes e familiares determina seu nível de satisfação com o cuidado e se o plano de cuidados atendeu suas expectativas. Mantenha a comunicação aberta e dê oportunidade de expressarem novas expectativas, seu nível de satisfação e preocupações em relação aos cuidados à medida que eles estão se preparando para receber alta.

Resultados dos pacientes. Uma comparação da resposta de um paciente antes e após uma medida de controle de infecção, como ausência de febre ou de infecção em uma ferida, constitui um exemplo

---

Boxe 28.16 Vacinação contra hepatite B e acompanhamento pós-exposição ao vírus da hepatite C e ao vírus da imunodeficiência humana

- Empregadores de instituições de saúde devem disponibilizar vacina contra hepatite B e uma sequência vacinal a todos os funcionários que puderem ser expostos no trabalho. Se um funcionário rejeitar a vacina, deverá assinar um termo de rejeição. A avaliação e o acompanhamento devem ser disponibilizados para todos os funcionários que forem expostos
- A vacinação contra hepatite B deve estar disponível para funcionários em um prazo de 10 dias após contratação – isso significa antes do início da prestação de cuidados aos pacientes e após receber orientação e treinamento sobre a vacina
- Algumas instituições oferecem exame de titulação sérica 1 a 2 meses após completar a sequência vacinal de três doses (verifique as políticas institucionais)
- A vacina deve ser oferecida sem custo para funcionários. Atualmente, a vacinação não necessita de dose de reforço
- Não é necessário tratamento após a exposição de um indivíduo com titulação positiva em seu registro. Caso não haja titulação positiva, siga as diretrizes dos CDC.

Exposição ao vírus da hepatite C
- Caso um paciente seja positivo para o vírus da hepatite C (HCV), o funcionário deverá receber um teste basal
- Quatro semanas após exposição, o funcionário deverá ser submetido ao teste HCV-RNA para determinar se contraiu o vírus
- Em caso de resultado positivo, o funcionário inicia o tratamento
- Não existe tratamento profilático para a exposição ao HCV
- O tratamento precoce da infecção pode prevenir desenvolvimento de infecção crônica.

Exposição ao vírus da imunodeficiência humana
- Caso um paciente seja positivo para o vírus da imunodeficiência humana (HIV), o funcionário deverá ser submetido a um exame de carga viral a fim de determinar a quantidade de vírus presente no sangue
- Se a exposição atender aos critérios dos CDC para PPE ao HIV, a profilaxia deverá ser iniciada o mais rápido possível, preferencialmente dentro de 24 h após a exposição (CDC, 2013c).

Todas as avaliações e procedimentos médicos, incluindo a sequência vacinal e avaliação pós-exposição (profilaxia), são disponibilizados sem custo a todos os funcionários sob risco.

Uma avaliação médica impressa deverá ser disponibilizada aos funcionários com incidentes de exposição.

CDC, Centers for Disease Control and Prevention; *PPE*, profilaxia pós-exposição; *RNA*, ácido ribonucleico. (De Occupational Safety and Health Administration: Occupational Safety and Health Act of 2001, 2001, 2005, http://www.cdc.gov.)

Também ocorrem exposições envolvendo patógenos não sanguíneos. Doenças transmitidas por aerossóis e gotículas representam risco a enfermeiros não imunizados. Os CDC (2018c) publicaram uma lista de imunizações e vacinações recomendadas para profissionais da saúde, incluindo vacina contra hepatite B; teste de TB; vacina anual contra *influenza*; vacina contra sarampo, caxumba e rubéola (tríplice viral); vacina contra varicela (catapora); e vacina DTPa (contra difteria, tétano e coqueluche). A saúde do trabalhador deve envolver revisão do histórico de saúde e disponibilização das medidas de prevenção adequadas. Formulários de rejeição serão necessários em caso de oposição a tais medidas (OSHA, 2012a).

de resultado esperado para mensurar o sucesso das intervenções de enfermagem. Compare a resposta do paciente, como uma redução da febre, aos resultados esperados identificados no plano de cuidados de enfermagem. Observe feridas durante trocas de curativo a fim de determinar o grau de cicatrização. Monitore pacientes para sinais e sintomas de infecção, especialmente os que têm maior risco. Por exemplo, um paciente submetido a um procedimento cirúrgico tem risco de infecção no local da cirurgia e outros locais invasivos, como o sítio de punção venosa ou acesso central. Ademais, o paciente tem risco de adquirir infecção do trato respiratório devido à menor mobilidade e de adquirir uma ITU quando houver sido sondado. Observe todos os locais de acesso invasivo ou cirúrgico para edema, eritema (vermelhidão) ou drenagem purulenta. Monitore os ruídos respiratórios para alterações e observe a característica do esputo para alterações de cor e consistência. Por exemplo, aumento da contagem de leucócitos na urina indica ITU. O paciente e a família precisam praticar as técnicas corretas de higienização das mãos quando forem interagir com qualquer equipamento relacionado com os cuidados ou quando a família estiver interagindo com o paciente. Você avalia a habilidade deles em seguir as medidas de assepsia pela observação direta, ao mesmo tempo monitorando os resultados do paciente, como ausência de febre ou de secreções na ferida. A ausência de sinais ou sintomas de infecção é o resultado esperado da prevenção e controle de infecções.

Kathy está trabalhando com a Sra. Andrews, sua filha, e com a equipe de cuidados de saúde para finalizar os planos de alta da Sra. Andrews. Para avaliar o plano de cuidados, Kathy primeiro pergunta à Sra. Andrews se ela estava satisfeita com seus cuidados e se suas expectativas foram atendidas. A Sra. Andrews disse que estava satisfeita com sua participação no planejamento dos seus cuidados e que suas preferências foram consideradas na elaboração do planejamento dos cuidados. A Sra. Andrews diz a Kathy: "Fui bem cuidada. Todos foram atenciosos e me ouviram quando eu tinha dúvidas ou preocupações. Os enfermeiros fizeram um ótimo trabalho mantendo minha dor em um nível baixo, normalmente em 2 de 10." *Kathy também avaliou a ansiedade da Sra. Andrews em ir para casa e cuidar de si mesma. Quando Kathy perguntou à Sra. Andrews como ela se sentia indo para casa, ela disse:* "Acho que estou pronta para ir para casa. Sinto-me muito mais forte agora depois de ter trabalhado com o fisioterapeuta e com o terapeuta ocupacional. Sei que minha filha virá todos os dias para ver como estou. Também, saber que um enfermeiro de cuidados domiciliares e um auxiliar virão ajudou com minha ansiedade. Sei que vou ser bem cuidada em casa." *Kathy também estava preocupada com o risco contínuo da Sra. Andrews de infecção após a alta. Como parte do ensino, a Sra. Andrews foi capaz de demonstrar como higienizar corretamente as mãos e de dizer a Kathy quais eram sinais e sintomas de infecção. A filha da Sra. Andrews também explicou a Kathy quais eram as indicações para entrar em contato com o médico. Kathy marcou visitas de retorno para a Sra. Andrews com o cirurgião e seu clínico geral antes de ela receber alta.*

Kathy também trabalhou com a Sra. Andrews em sua incontinência urinária. Kathy ensinou a Sra. Andrews como fazer os exercícios de Kegel, e a Sra. Andrews diz a Kathy que ela pretende continuar fazendo os exercícios depois que voltar para casa. Ela quer tentar prevenir que sua incisão fique contaminada com urina. A filha da Sra. Andrews também comprou roupa íntima de incontinência que Kathy recomendou para tentar ajudar a manter a área da incisão da Sra. Andrews seca.

Diretrizes para segurança do paciente

Garantir a segurança dos pacientes é o papel essencial da profissão de enfermagem. Use julgamento clínico sólido comunicando-se claramente com os membros da equipe de saúde, avaliando e analisando os achados clínicos do paciente e tomando as decisões clínicas adequadas em relação às prioridades e preferências de cuidados dos pacientes. Utilize a melhor evidência, aplicando padrões profissionais, ao selecionar intervenções a serem utilizadas na prestação de cuidados dos pacientes. Ao executar os procedimentos deste capítulo, lembre-se dos seguintes pontos a fim de garantir segurança e cuidados centrados no paciente.

- Aplique precauções padrão ao realizar todas as atividades de cuidados de enfermagem
- Utilize luvas de procedimentos quando antecipar contato com líquidos corporais e pele não intacta ou membranas mucosas quando houver risco de drenagem
- Utilize avental ou roupão, máscara e proteção ocular quando houver risco de respingos
- Mantenha a superfície da mesa ao lado do leito limpa, organizada e seca ao realizar procedimentos assépticos
- Limpe todo o equipamento compartilhado entre pacientes
- Certifique-se de que todos os pacientes cubram a boca e o nariz ao tossir ou espirrar, utilizem lenço para conter as secreções respiratórias e descartem os lenços em lixo adequado.

Procedimento 28.1 Higiene das mãos

Delegação e colaboração

O procedimento da higiene das mãos é realizado por todos os profissionais da saúde. A higiene das mãos não é opcional.

Equipamento

- Solução antisséptica para as mãos
  - Antisséptico sem enxágue à base de álcool
- Lavagem das mãos
  - Pia de fácil alcance com água corrente morna
  - Sabão antimicrobiano ou comum
  - Toalhas de papel
  - Limpador de unhas descartável *(opcional)*

Passo	Justificativa
Histórico de enfermagem	
1. Inspecione a superfície das mãos para perdas de continuidade ou cortes na pele e cutículas. Cubra lesões de pele com curativo antes de prestar cuidados. Se as lesões forem muito grandes para serem cobertas, você poderá ser proibido de prestar cuidados.	Cortes ou feridas abertas podem conter altas concentrações de microrganismos. As políticas institucionais podem impedir que enfermeiros com lesões abertas nas mãos forneçam cuidados a pacientes de alto risco (WHO, 2021).

Procedimento 28.1 Higiene das mãos (Continuação)

Passo	Justificativa
2. Inspecione as mãos para sujidades visíveis. 3. Inspecione a condição das unhas. As extremidades naturais não devem ter comprimento maior que 0,625 cm. Certifique-se de que as unhas estejam curtas, lixadas e lisas.	Sujidades visíveis requerem lavagem das mãos com água e sabão (CDC, 2021c). Microrganismos podem sobreviver sob unhas artificiais após a lavagem das mãos e uso de higienizador de mãos à base de álcool; portanto, unhas artificiais não devem ser utilizadas por profissionais da saúde que tenham contato direto com pacientes (CDC, 2021c).

Planejamento

1. Organize os materiais. Certifique-se de que um higienizador de mãos cheio e/ou uma pia com água corrente e sabão estejam disponíveis.	A disponibilidade e a visibilidade imediata de materiais para higiene das mãos aumentam a adesão à prática de higiene.

Implementação

1. Empurre o relógio de pulso e mangas longas para cima, longe dos pulsos. Evite usar brincos e, caso use, remova durante a higiene.	Proporciona acesso total aos dedos, mãos e pulsos. A pele sob joias ou bijuterias pode conter maior contagem de bactérias (AORN, 2020).
2. Higienizador de mãos	
a. Seguindo as instruções do fabricante, coloque uma quantidade considerável do produto na palma de uma mão (ver ilustração).	Utilize quantidade de produto suficiente para cobrir totalmente as mãos.
b. Esfregue as mãos cobrindo todas as superfícies das mãos e dedos com o antisséptico (ver ilustração).	Garante até ação bacteriostática.
c. Esfregue as mãos (por aproximadamente 20 s) até que o álcool seque. Deixe as mãos secarem completamente antes de calçar luvas.	Permite tempo suficiente para que o produto funcione (CDC, 2021c).
3. Lavagem das mãos utilizando sabão comum ou antimicrobiano:	
a. Fique em frente à pia, mantendo as mãos e uniforme longe da superfície da pia (se as mãos tocarem a pia durante a lavagem das mãos, repita a sequência).	O interior da pia é uma área contaminada. Inclinar-se sobre a pia aumenta o risco de tocar em suas bordas, que são contaminadas.
b. Abra a torneira (ver ilustração). O ideal é que as pias possuam acionadores de joelho ou pé, ou sensores eletrônicos.	Acionadores de joelho são preferíveis nas áreas de paramentação cirúrgica e de tratamento a fim de impedir o contato da mão com a torneira. Torneiras podem ser contaminadas com restos orgânicos e microrganismos (AORN, 2020).
c. Evite espirrar água em seu uniforme.	Microrganismos são transportados e crescem na umidade.
d. Regule o fluxo da água para que a temperatura fique morna.	A água morna remove menor quantidade de óleos protetores das mãos quando comparada à água quente.
e. Enxágue abundantemente as mãos e pulsos sob a água corrente. Mantenha as mãos e antebraços mais baixos que os cotovelos durante a lavagem.	As mãos são a parte mais contaminada a ser lavada. A água deve fluir da parte menos contaminada à mais contaminada, enxaguando microrganismos para dentro da pia.
f. Aplique a quantidade de sabão antisséptico recomendada pelo fabricante e esfregue as mãos (ver ilustração).	Certifique-se de que todas as superfícies das mãos e dedos estejam limpas.

JULGAMENTO CLÍNICO: *A decisão de utilizar um sabão antisséptico ou um higienizador em gel à base de álcool depende de as mãos estarem ou não visivelmente sujas, do tipo de microrganismo infeccioso, do procedimento que você realizará e do estado imunológico do paciente.*

g. Realize higiene das mãos utilizando bastante sabão e fricção por no mínimo 15 s (algumas instituições recomendam 20 s) (CDC, 2021c). Entrelace os dedos e esfregue as palmas e o dorso das mãos com movimentos circulares pelo menos cinco vezes em cada mão. Mantenha as extremidades dos dedos baixas a fim de facilitar a remoção de microrganismos	O sabão limpa por meio da emulsificação da gordura e óleo e diminuição da tensão superficial. A fricção mecânica libera e remove sujidades e bactérias transitórias. Entrelaçar os dedos e polegares garante que todas as superfícies fiquem limpas. É necessário tempo adequado para expor as superfícies da pele ao agente antimicrobiano.

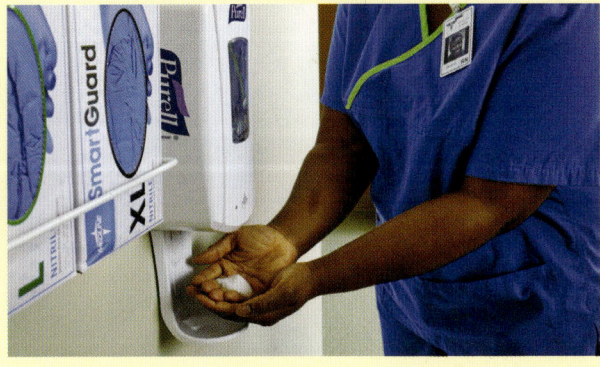

PASSO 2a Aplique antisséptico sem enxágue nas mãos.

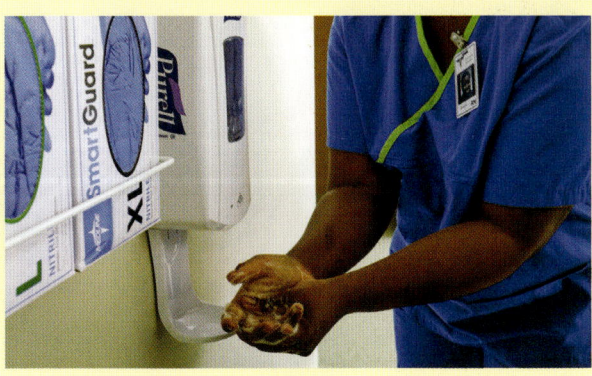

PASSO 2b Esfregue as mãos abundantemente.

(continua)

Procedimento 28.1 Higiene das mãos (Continuação)

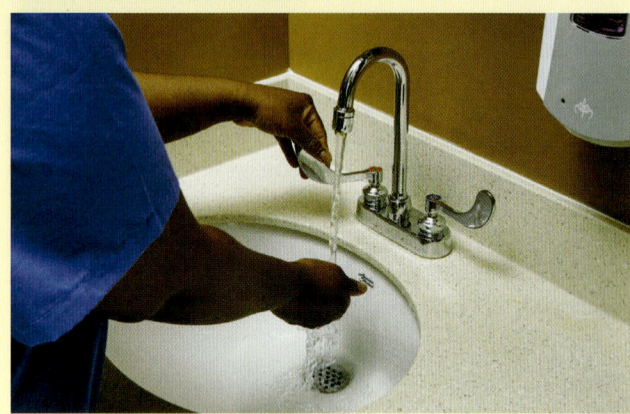

PASSO 3b Abra a torneira.

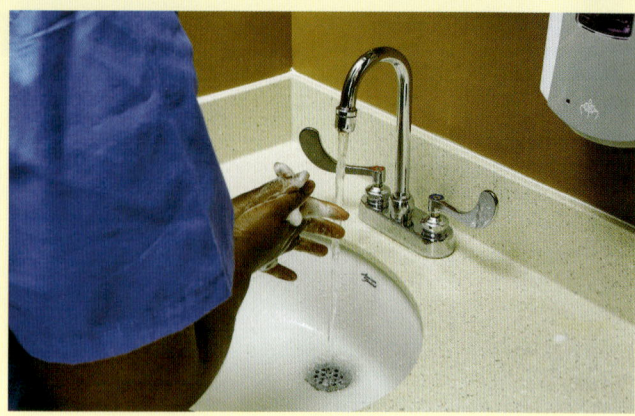

PASSO 3f Ensaboe abundantemente as mãos.

Passo	Justificativa
h. As áreas sob as unhas frequentemente ficam sujas. Limpe-as com as próprias unhas da outra mão e sabão adicional, ou utilize um limpador de unhas descartável.	A área sob a unhas pode ficar altamente contaminada, o que aumenta o risco de transmissão de infecção de enfermeiros a pacientes.
i. Enxágue as mãos e pulsos completamente, mantendo as mãos baixas e cotovelos altos (ver ilustração).	O enxágue mecânico leva embora sujidades e microrganismos das mãos.
j. Seque completamente as mãos dos dedos aos pulsos com uma toalha de papel ou toalha de pano de uso único.	A secagem da área mais limpa (pontas dos dedos) à menos limpa (pulso) evita contaminação. A secagem das mãos previne enrugamento e espessamento da pele. Não arranque nem corte a pele ao redor das unhas.
k. Se utilizar toalha de papel, descarte-a no lixo correto.	Impede transferência de microrganismos.
l. Para fechar a torneira, utilize uma toalha de papel seca e limpa; evite tocar na torneira com as mãos (ver ilustração). Feche a torneira com o pedal ou ativador por joelho (quando aplicável).	Toalhas e mãos molhadas permitem transferência de patógenos da torneira por capilaridade.
m. Caso as mãos estejam ressecadas ou enrugadas, utilize uma pequena quantidade de hidratante ou creme de barreira.	Ajuda a minimizar o ressecamento da pele. Utilize somente loções ou cremes aprovados por sua instituição de cuidados de saúde, pois são produtos selecionados para não interagir com os higienizadores das mãos (CDC, 2021c).

Avaliação

1. Inspecione a superfície das mãos para sinais óbvios de sujidade ou outros contaminantes.

   Determina se a higiene das mãos foi adequada.

2. Inspecione as mãos para dermatite ou rachaduras na pele.

   Áreas de perda de integridade da pele aumentam o risco de transmissão de microrganismos.

RESULTADOS INESPERADOS E INTERVENÇÕES RELACIONADAS

1. As mãos ou áreas sob as unhas continuam sujas.
   - Repita a lavagem das mãos com água e sabão.

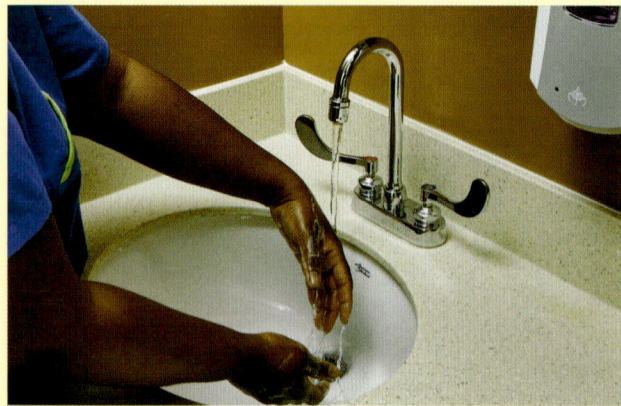

PASSO 3i Enxágue as mãos.

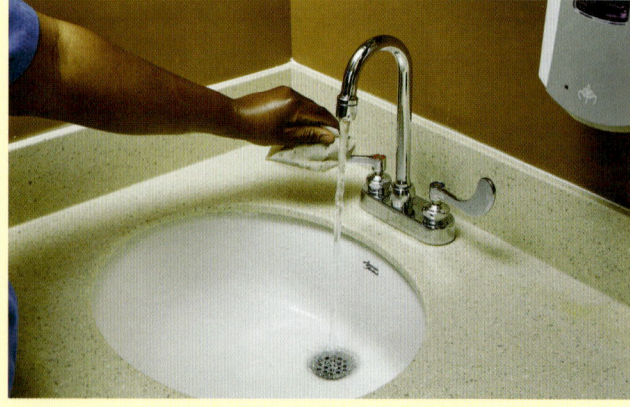

PASSO 3l Feche a torneira.

Capítulo 28 Prevenção e Controle de Infecções 533

Procedimento 28.1 — Higiene das mãos (Continuação)

2. O uso repetitivo de sabão ou antisséptico causa dermatite ou ruptura na pele.
   - Enxágue e seque completamente as mãos após utilizar água e sabão; evite quantidades excessivas de sabão ou antisséptico; experimente diferentes produtos
   - Utilize loções ou cremes barreira aprovados que não interfiram com os produtos de higienização (CDC, 2021c).

DOCUMENTAÇÃO E REGISTRO

- Não é necessário documentar a lavagem das mãos
- Notifique dermatites, psoríase e/ou cortes ao serviço de controle de infecções ou saúde ocupacional de sua instituição.

CONSIDERAÇÕES PARA CUIDADOS DOMICILIARES

- Avalie a estrutura de lavagem das mãos da casa do paciente, incluindo a disponibilidade de água corrente morna e sabão, a fim de determinar o potencial de contaminação, a distância entre o paciente e o local de higiene e os materiais disponíveis no local
- Antecipe a necessidade de produtos alternativos, como higienizadores em gel à base de álcool e/ou lenços contendo produtos de higiene
- Oriente o paciente e o cuidador principal acerca das técnicas e situações adequadas para a lavagem das mãos. Utilize o método de ensino de retorno para confirmar a aprendizagem.

Procedimento 28.2 — Preparação de campo estéril

Delegação e colaboração

Enfermeiros preparam campos estéreis para alguns procedimentos estéreis, como inserção de cateter urinário e realização de cuidados com traqueostomias e aspiração, ao passo que médicos em geral preparam os campos estéreis do centro cirúrgico (verifique as políticas institucionais). O preparo do campo estéril não pode ser delegado a auxiliares de enfermagem. Enfermeiros podem orientá-los a:

- Ajudar no posicionamento do paciente e obtenção dos materiais necessários.

Material

- Pacote estéril (comercial ou embalado na instituição)
- Campo estéril ou kit que será utilizado como campo estéril
- Luvas estéreis (quando não incluídas no kit)
- Solução estéril e material específico para o procedimento
- Mesa ou superfície na altura da cintura
- Equipamento de proteção individual (EPI) adequado: avental ou roupão, máscara, gorros, óculos de proteção (verifique as políticas institucionais).

Passo	Justificativa
Histórico de enfermagem	
1. Identifique o paciente utilizando pelo menos dois identificadores (p. ex., nome e data de nascimento ou nome e número do prontuário médico) segundo as políticas institucionais.	Garante ser o paciente correto. Atende aos padrões de *The Joint Commission* e melhora a segurança do paciente (TJC, 2021).
2. Avalie o tipo de técnica asséptica necessária para o procedimento.	Alguns procedimentos exigem técnica de antissepsia clínica, ao passo que outros demandam antissepsia cirúrgica.
3. Avalie conforto do paciente, posicionamento, necessidade de oxigênio e necessidades de eliminação antes de prepará-lo para o procedimento.	Alguns procedimentos que necessitam de campo estéril podem durar tempo prolongado. Antecipa as necessidades do paciente para que ele possa relaxar e evitar movimentos desnecessários que possam interromper o procedimento.
4. Avalie o paciente para alergia a látex.	Uma avaliação da história de saúde do paciente pode revelar alergia ao látex. Determine a necessidade do emprego de materiais livres de látex.
5. Avalie conhecimento, experiência e grau de letramento em saúde do paciente ou familiar cuidador.	Garante que o paciente seja capaz de obter, comunicar, processar e compreender informações básicas de saúde (CDC, 2021i).
6. Avalie a experiência anterior do paciente com procedimentos estéreis e seus sentimentos com relação ao procedimento.	Revela a necessidade de apoio ao paciente.
7. Avalie os objetivos ou preferências do paciente em relação a como o procedimento deve ser realizado ou o que o paciente espera.	Permite que o cuidado seja individualizado ao paciente.
Planejamento	
1. Complete todas as demais intervenções de enfermagem (p. ex., administração de medicações, higiene) antes de iniciar o procedimento.	Prepare o campo estéril o mais próximo possível do momento de seu uso, a fim de reduzir o potencial de contaminação (AORN, 2020).
2. Sugira aos visitantes que aguardem fora do quarto durante o procedimento. Desencoraje a movimentação de pessoal de apoio que esteja ajudando no procedimento.	A movimentação pode aumentar o potencial de contaminação por meio da disseminação de microrganismos em correntes de ar.
3. Feche a porta do quarto e a cortina ao redor do leito.	Oferece privacidade ao paciente. O preparo cirúrgico em geral inclui exposição total ou parcial da pele antes da colocação dos panos de campo.

(continua)

Procedimento 28.2 — Preparação de campo estéril (Continuação)

Passo	Justificativa
4. Verifique antecipadamente os materiais necessários para o procedimento.	Garante disponibilidade de equipamentos antes do procedimento e previne interrupção da técnica estéril. Nem todos os kits estéreis contêm quantidade suficiente ou tipo de materiais necessários a todos os procedimentos. Deixar de disponibilizar materiais adequados pode fazer com que você tenha que sair de perto do campo estéril, aumentando o risco de contaminação e potencial necessidade de arrumar um novo campo estéril. (**Nota:** a iodopovidona e a clorexidina não são consideradas soluções estéreis, necessitando de superfícies à parte para seu preparo.)
5. Arrume o equipamento/materiais à beira do leito ou em um local conveniente para o procedimento. Verifique a integridade da embalagem estéril para rasgos, rupturas, descoloração, umidade ou quaisquer sinais de contaminação. Verifique a data de validade e o indicador de esterilização da embalagem (marcador que muda de cor quando exposto ao calor ou vapor).	Garante um procedimento mais eficiente. A inspeção das embalagens garante que o campo estéril não esteja contaminado (AORN, 2020).
6. Posicione o paciente confortavelmente para realização do procedimento específico. Se uma parte do corpo necessitar ser examinada ou tratada, posicione o paciente de forma a conseguir acessar a área. Peça ao auxiliar para lhe ajudar com o posicionamento se necessário.	O paciente deve ser capaz de permanecer imóvel em uma posição confortável durante o procedimento. O movimento pode comprometer o campo.
7. Explique o procedimento.	Preparar o paciente para o procedimento melhora a adesão e reduz o estresse do paciente.
8. Oriente o paciente (e familiar cuidador, quando presente) a não tocar na superfície ou no equipamento de trabalho durante o procedimento.	Previne contaminação do campo estéril. Promove a compreensão e cooperação do paciente.

Implementação

1. Realize higiene das mãos (ver Procedimento 28.1).	A higienização reduz o número de microrganismos nas mãos, reduzindo a transmissão para o paciente. Não deixe que a água escorra pelos braços até as mãos limpas (os braços são considerados sujos).
2. Aplique EPI conforme necessário (verifique as políticas institucionais).	O EPI controla a transmissão de microrganismos.
3. Selecione uma superfície de trabalho plana, limpa e seca acima do nível de sua cintura.	É necessária superfície seca para campos estéreis. Objetos estéreis colocados abaixo do nível da cintura são considerados contaminados.

4. Prepare a superfície de trabalho estéril.
  a. Utilize um kit ou pacote comercial estéril contendo materiais estéreis.
    (1) Coloque o kit ou pacote sobre a superfície preparada.
    (2) Abra a embalagem externa (ver ilustração) e retire o kit da embalagem. Coloque-o sobre a superfície de trabalho.
    (3) Segure a superfície externa da ponta da aba mais externa.
 	
    (4) Abra a aba mais externa para longe de seu corpo, mantendo o braço esticado e longe do campo estéril (ver ilustração).
    (5) Segure por fora da superfície da borda da primeira aba lateral.
    (6) Abra a aba lateral puxando-a para o lado, permitindo que se apoie na superfície da mesa. Mantenha o braço para o lado e não sobre a superfície estéril (ver ilustração).
    (7) Repita o Passo (6) para a segunda aba lateral (ver ilustração).
	
	A parte externa do kit não é estéril. O kit dentro da embalagem é estéril.
	
	A superfície externa do pacote é considerada não estéril. Considera-se contaminada uma borda de 2,5 cm ao redor de qualquer campo estéril, a qual pode ser tocada com dedos limpos.
	Esticar o braço sobre o campo estéril o contamina.
	
	A borda externa é considerada não estéril.
	O pano ou embalagem deve ficar plano sobre a mesa, para que não se eleve acidentalmente e contamine a superfície interna ou materiais estéreis.

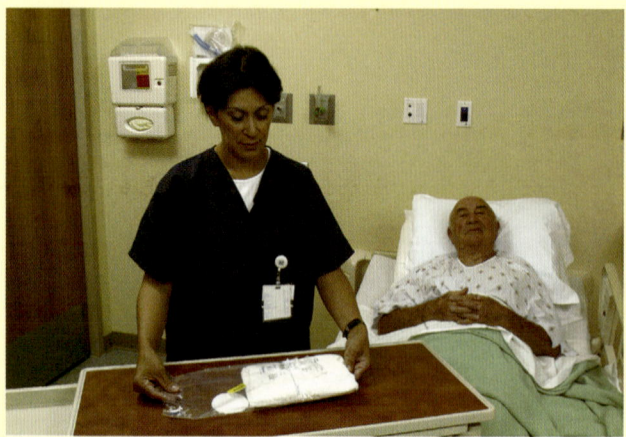

PASSO 4a(2) Abra a embalagem externa do kit estéril.

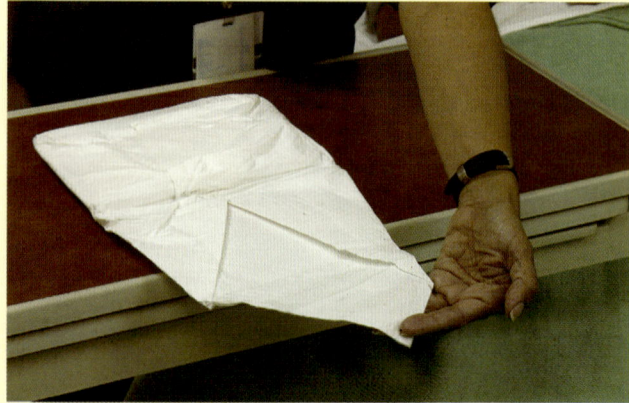

PASSO 4a(4) Abra a aba mais externa do kit estéril para longe de seu corpo.

Procedimento 28.2 — Preparação de campo estéril (Continuação)

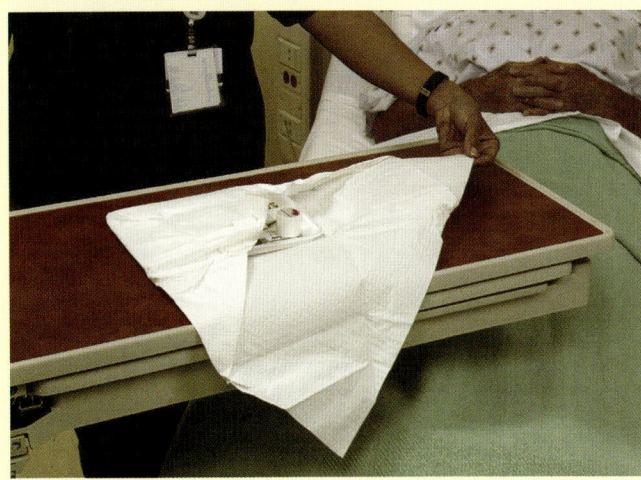

PASSO 4a(6) Abra a primeira aba lateral, puxando-a para o lado.

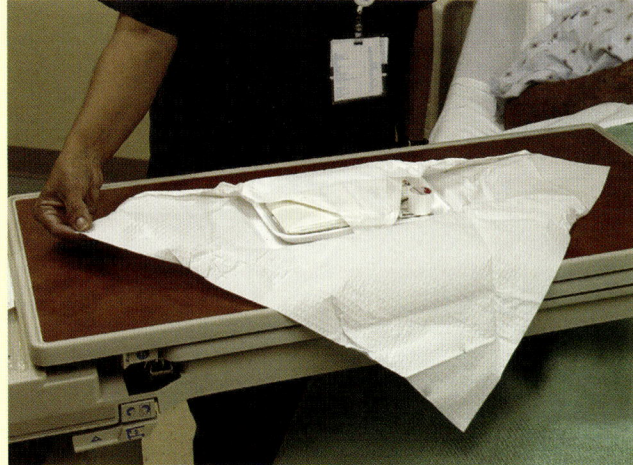

PASSO 4a(7) Abra a segunda aba lateral, puxando-a para o lado.

Passo	Justificativa
(8) Segure a borda externa a última e mais interna aba (ver ilustração). Fique distante do pacote estéril e puxe a aba em sua direção, deixando-a cair sobre a mesa. O kit está pronto para utilização	A borda externa é considerada não estéril. Nunca se incline sobre o campo estéril.
b. Abra o pacote estéril embalado com pano.	
(1) Coloque o pacote sobre uma superfície de trabalho seca, limpa e plana acima do nível da cintura.	Objetos estéreis colocados abaixo do nível da cintura são considerados contaminados.
(2) Remova a fita de esterilização e desembale as duas camadas seguindo os mesmos passos (ver Passos 4a[2] a 4a[8] para kit estéril) (ver ilustração).	Materiais embalados com pano apresentam duas camadas. A primeira é a camada suja. Deve-se abrir a segunda para visualizar o indicador de esterilização.
(3) Utilize a própria embalagem aberta como campo estéril.	A face interna do pacote é considerada estéril.
c. Prepare o pano de campo estéril.	
(1) Coloque o pacote contendo o pano de campo estéril sobre uma superfície plana e seca e abra conforme descrito anteriormente (Passos 4a[2] a 4a[8]) para pacotes estéreis.	Panos embalados permanecem estéreis.
(2) Calce luvas estéreis (*opcional*, verifique as políticas institucionais). A borda externa de 2,5 cm do pano pode ser tocada sem uso de luvas.	Objetos estéreis só permanecem estéreis quando tocados por outros objetos estéreis. Não são necessárias luvas contanto que as pontas dos dedos toquem na borda de 2,5 cm não estéril do pano.
(3) Com as pontas dos dedos de uma mão, segure a borda superior de 2,5 cm dobrada do pano. Erga o pano gentilmente de seu pacote sem tocar em nenhum objeto. Descarte o pacote com a outra mão.	Se um objeto estéril tocar um objeto não estéril, tornar-se-á contaminado.

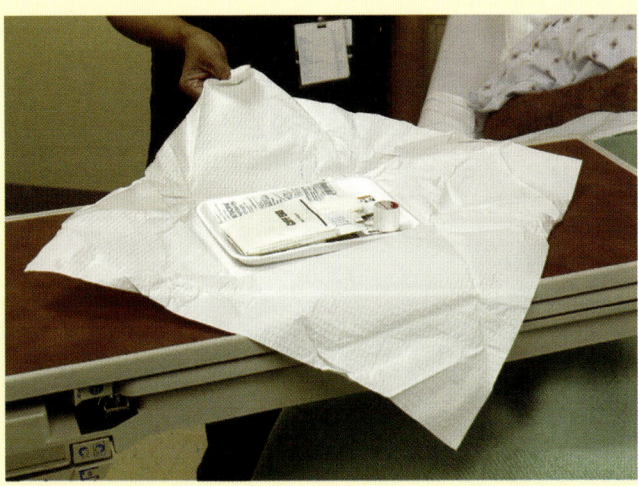

PASSO 4a(8) Abra a última aba, a mais interna.

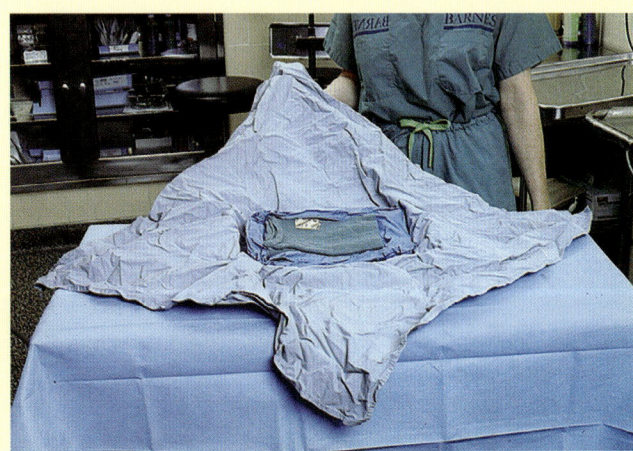

PASSO 4b(2) Pacote estéril embalado com campo aberto sobre a mesa.

(*continua*)

Procedimento 28.2   Preparação de campo estéril *(Continuação)*

Passo	Justificativa
(4) Com a outra mão, segure o canto adjacente do pano e eleve-o para cima e para longe de seu corpo. Deixe o pano se desdobrar, mantendo-o acima do nível da cintura e da superfície de trabalho e longe de seu corpo (ver ilustração).	Qualquer objeto segurado abaixo do nível da cintura ou acima do nível do tórax é considerado contaminado. O campo agora pode ser posicionado corretamente com as duas mãos.
(5) Segurando o campo, coloque a metade inferior sobre a metade superior da superfície de trabalho (ver ilustração).	O posicionamento correto impede que o enfermeiro se incline sobre o campo estéril.
(6) Deixe a metade superior do campo se acomodar abaixo da metade inferior sobre a superfície de trabalho (ver ilustração). O campo estéril está pronto para uso.	O posicionamento correto cria uma superfície de trabalho plana e estéril para colocação de materiais estéreis.

JULGAMENTO CLÍNICO: *Utilize movimentos lentos ao preparar campos estéreis. Movimentos rápidos podem levantar poeira, fiapos e microrganismos infecciosos, os quais podem contaminar o campo estéril.*

5. Adicione itens estéreis ao campo estéril.
   a. Abra o material estéril (seguindo as instruções do pacote) enquanto segura a embalagem externa com a mão não dominante.

   O uso da mão não dominante deixa livre a mão dominante para abrir a embalagem externa.

   b. Abra cuidadosamente a embalagem sobre a mão não dominante.

   O item permanece estéril. A superfície interna da embalagem cobre a mão, deixando-a estéril.

   c. Não deixe a embalagem cair no campo estéril. Coloque o item no campo em ângulo oblíquo (ver ilustração). **Não estenda os braços sobre o campo estéril.**

   Manter os cantos da embalagem firmes na mão os impede de balançar e contaminar o conteúdo do campo estéril (AORN, 2020).
   A pele é uma fonte de bactérias e descamação.

   d. Descarte a embalagem externa.

   O descarte previne contaminação acidental do campo estéril.

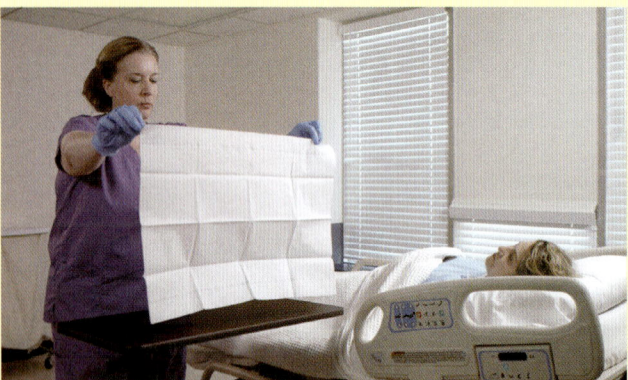

PASSO 4c(4) Segure os cantos do campo estéril para cima e para longe de seu corpo. (De: Elsevier: *Clinical Skills: Essentials Collection*, St Louis, 2021, Mosby.)

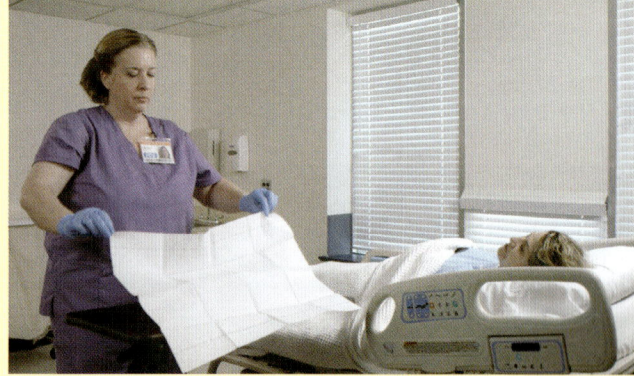

PASSO 4c(5) Posicione a metade inferior do campo estéril sobre a metade superior da superfície de trabalho. (De: Elsevier: *Clinical Skills: Essentials Collection*, St Louis, 2021, Mosby.)

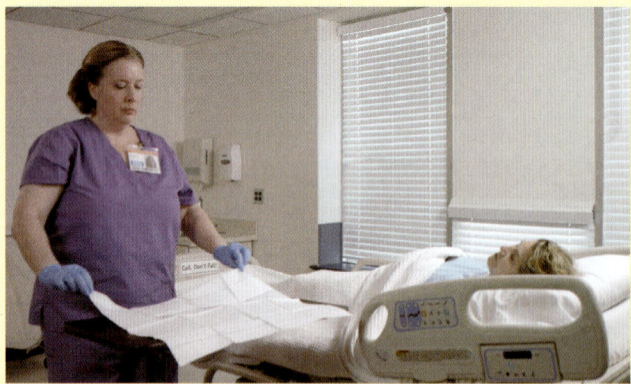

PASSO 4c(6) Deixe que a metade superior do campo se acomode na metade inferior da superfície de trabalho. (De: Elsevier: *Clinical Skills: Essentials Collection*, St Louis, 2021, Mosby.)

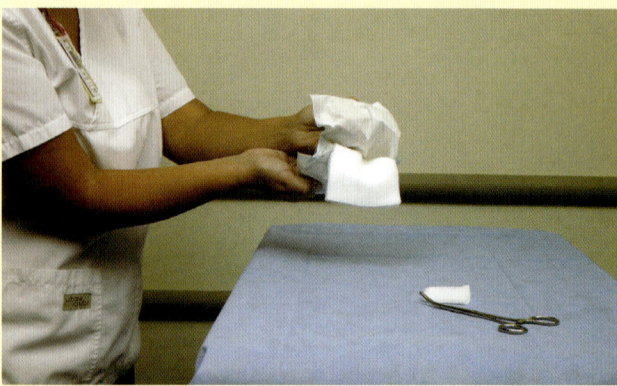

PASSO 5c Adicione os materiais ao campo estéril.

Procedimento 28.2 — Preparação de campo estéril (Continuação)

Passo	Justificativa
6. Despeje soluções estéreis. 　**a.** Verifique o conteúdo e a data de validade da solução. 　**b.** Coloque o recipiente para a solução próximo da borda da mesa/superfície de trabalho. Kits estéreis possuem copos ou partes de plástico dentro das quais é possível despejar líquidos. 　**c.** Remova o lacre estéril e a tampa do frasco com movimento para cima. 　**d.** Segurando o frasco longe do campo e com o bocal a 2,5 a 5 cm acima do recipiente estéril, despeje lentamente a solução. Segure o frasco com a etiqueta voltada para a palma da mão (ver ilustração).	A verificação garante solução adequada e esterilidade do conteúdo. O posicionamento correto impede que objetos fiquem acima do campo estéril enquanto se despeja a solução. O movimento para cima previne contaminação do bocal do frasco. O bocal e o exterior do frasco são considerados contaminados. Despejar lentamente previne respingos. A esterilidade do conteúdo não pode ser garantida após frasco ser tampado novamente. Impede que a etiqueta se molhe e fique ilegível.
JULGAMENTO CLÍNICO: *Quando líquidos penetram em um campo estéril ou barreira, ocorre contaminação do campo estéril.*	
7. Ajude o paciente e se posicionar confortavelmente.	Promove o conforto e a segurança do paciente.
8. Coloque o sistema de chamada da enfermagem em um local acessível ao alcance do paciente.	Garante que o paciente consiga pedir ajuda, se necessário.
9. Levante as grades laterais (se adequado) e coloque a cama na posição mais baixa.	Promove a segurança do paciente.
10. Descarte todos os materiais contaminados nos receptáculos apropriados, remova e descarte as luvas e higienize as mãos.	Reduz a transmissão de infecções.

Avaliação

1. Observe possíveis erros na técnica estéril ao longo do procedimento.	Erros na técnica estéril exigem que você repita o procedimento.
2. Utilize o método de ensino de retorno: "Quero me certificar de que expliquei o procedimento que realizei e os passos que tomei para prevenir qualquer infecção. Por favor, conte-me de que forma o procedimento irá lhe ajudar." Revise a orientação fornecida agora ou desenvolva um plano para revisar a orientação do paciente/familiar cuidador caso não sejam capazes de lhe ensinar de volta corretamente.	Ensino de retorno é uma intervenção de letramento em saúde baseada em evidências que promove envolvimento do paciente, segurança do paciente, adesão e qualidade. O objetivo do ensino de retorno é garantir que você tenha explicado informações médicas claramente, de modo que os pacientes e seus familiares compreendam o que você comunicou a eles (AHRQ, 2020).

RESULTADOS INESPERADOS E INTERVENÇÕES RELACIONADAS

1. O campo estéril entra em contato com um objeto contaminado ou algum líquido é derramado sobre o pano, causando contaminação.
- Interrompa a preparação do campo e recomece com material novo.

2. Um objeto estéril cai fora do campo estéril.
- Peça para que um colega abra outro pacote com um item estéril novo. Ainda usando luvas, pegue o item e adicione-o ao campo estéril. Se o campo for contaminado, será necessário montar um novo.

DOCUMENTAÇÃO E REGISTRO

- Documente o procedimento realizado e o fato de ter utilizado técnica estéril
- Discuta com outros enfermeiros e profissionais da saúde pertinentes os procedimentos estéreis realizados, seus resultados, a resposta do paciente e quaisquer acompanhamentos necessários.

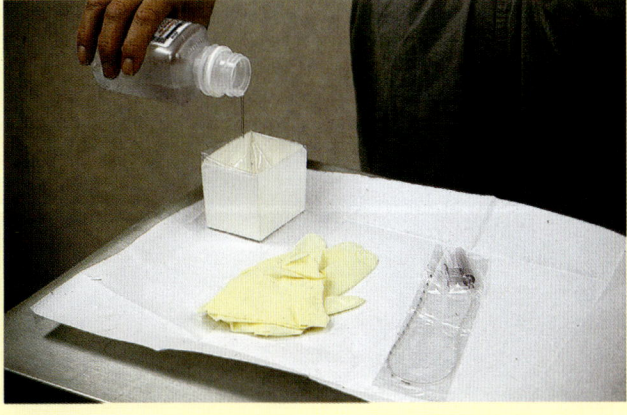

PASSO 6d Despeje soluções em recipiente sobre o campo estéril.

(continua)

Procedimento 28.3 — Antissepsia cirúrgica das mãos

Delegação e colaboração
O procedimento de antissepsia cirúrgica das mãos pode ser delegado a auxiliares de enfermagem treinados (verifique a legislação de enfermagem em cada estado dos EUA).

Materiais
- Pia profunda com controles de pé ou joelho para acionar a água e o sabão (as torneiras devem ser altas o suficiente para que as mãos e antebraços entrem confortavelmente)
- Agente antimicrobiano aprovado pela instituição de saúde
- Escova cirúrgica com limpador plástico de unhas (*opcional*)
- Máscara facial, gorro, propé cirúrgico
- Toalha estéril
- Pacote estéril contendo avental ou roupão estéril
- Óculos de proteção.

Passo	Justificativa
Histórico de enfermagem	
1. Consulte as normas do fabricante com relação ao tempo necessário de uso do antisséptico para antissepsia. Foi observado que a clorexidina é mais eficiente que a iodopovidona (WHO, 2009).	As diretrizes variam com relação ao tempo ideal necessário e qual antisséptico a ser utilizado para degermação cirúrgica. A maioria das instituições dos EUA respeita 3 a 5 min de degermação (AORN, 2016).
2. Remova pulseiras, anéis e relógios de pulso.	Joias e bijuterias podem conter microrganismos ou protegê-los de serem removidos. Reações alérgicas na pele podem ocorrer como resultado do agente utilizado ou do acúmulo de talco da luva sob acessórios (Association of Surgical Technologists [AST], 2017).
3. Certifique-se de que suas unhas estejam curtas, limpas e saudáveis. Unhas artificiais necessitam ser removidas. Unhas naturais devem ter comprimento menor que 0,6 cm para além da ponta do dedo.	Unhas longas e esmalte descascado ou velho aumentam o número de bactérias residentes nas unhas. Unhas longas podem perfurar luvas, causando contaminação. Unhas artificiais abrigam microrganismos gram-negativos e fungos (AORN, 2020; CDC, 2021c).
JULGAMENTO CLÍNICO: *Remova o esmalte de unhas quando estiver descascando ou tiver sido aplicado há mais de 4 dias, pois pode ser fonte de crescimento de microrganismos (AORN, 2020).*	
4. Inspecione a condição de cutículas, mãos e antebraços para abrasões, cortes ou lesões abertas.	Tais condições aumentam a probabilidade de haver mais microrganismos residindo nas superfícies da pele. Lesões permitem que microrganismos penetrem em camadas da pele, proporcionando locais mais profundos para crescimento bacteriano (AORN, 2019).
Planejamento	
1. Aplique propé cirúrgico, gorro, máscara e óculos de proteção (dependendo do procedimento; verifique as políticas institucionais).	A máscara impede escape de microrganismos para o ar, os quais podem contaminar as mãos. Outros itens de proteção previnem exposição a sangue e líquidos corporais que podem espirrar durante o procedimento.
Implementação	
1. Acione a torneira com o joelho ou pé e ajuste o fluxo para uma temperatura confortável.	Controles para os pés ou joelhos impedem contaminação das mãos após a degermação.
2. Lavagem pré-degermação: molhe as mãos e braços com água corrente morna e ensaboe até 5 cm acima dos cotovelos (as mãos necessitam ficar acima do nível dos cotovelos o tempo todo).	A água flui dos dedos aos cotovelos por ação da gravidade. As mãos tornam-se a parte mais limpa dos membros superiores. Mantê-las elevadas permite que a água flua da área menos contaminada à mais contaminada. Lavar uma área ampla reduz o risco de contaminação do avental ou roupão que será aplicado posteriormente.
3. Enxágue mãos e braços completamente sob água corrente. Lembre-se de manter as mãos acima dos cotovelos.	O enxágue remove bactérias transitórias dos dedos, mãos e antebraços.
4. Sob a água corrente, limpe sob as unhas das duas mãos utilizando o limpador de unhas. Descarte-o após o uso (ver ilustração).	Remove sujidades e material orgânico que abrigam grande número de microrganismos.

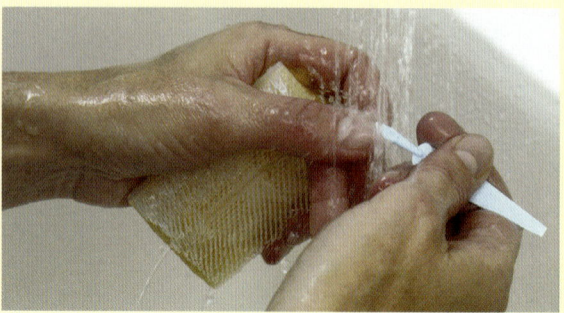

PASSO 4 Limpe sob as unhas.

Procedimento 28.3 — Antissepsia cirúrgica das mãos (Continuação)

Passo	Justificativa
5. Degermação cirúrgica das mãos (com escova).	
a. Molhe a escova limpa e aplique o agente antimicrobiano. Visualize cada dedo, mãos e braços como se tivessem quatro faces. Lave todas as quatro faces meticulosamente. Esfregue as unhas de uma mão com 15 passadas. Esfregue a palma, cada lado dos dedos e face posterior da mão com 10 movimentos em cada.	A fricção solta bactérias residentes que ficam aderidas à superfície da pele. Garante cobertura de todas as superfícies. A fricção deve ser realizada da área mais limpa (mãos) até a área marginal (antebraços).
b. Divida mentalmente o braço em três terços: esfregue cada terço 10 vezes (AORN, 2020) (ver ilustração). Algumas instituições de saúde exigem tempo total de degermação (p. ex., 3 a 5 min) em vez de um número específico de movimentos (AORN, 2016). Enxágue a escova e repita a sequência no outro braço. Também pode ser realizado método com duas escovas (verifique as políticas institucionais).	Elimina microrganismos transitórios e reduz a flora residente das mãos.
c. Descarte a escova. Flexione os braços e enxágue das pontas dos dedos até os cotovelos em movimento contínuo, deixando a água correr até fora do cotovelo (ver ilustração).	As mãos permanecem a parte mais limpa dos membros superiores.
d. Feche a torneira com o pé ou o joelho, com as mãos elevadas na frente e longe de seu corpo. Entre no cento cirúrgico de costas contra a porta.	Mantém as mãos livres de microrganismos.
e. Aproxime-se do material estéril; segure a toalha estéril, tomando cuidado para não deixar respingar água no material estéril.	A água contamina o material estéril.
f. Inclinando-se levemente a partir da cintura e mantendo mãos e braços acima do nível da cintura e para frente, segure uma extremidade da toalha estéril e seque uma mão, movendo a toalha dos dedos até o cotovelo em movimento de rotação (ver ilustrações).	Evita que a toalha estéril entre em contato com a vestimenta não estéril, o que transferiria contaminação para as mãos. Seque a pele desde a área mais limpa (mãos) até a menos limpa (cotovelos).
g. Repita o método de secagem na outra mão invertendo cuidadosamente a toalha ou utilizando uma nova toalha estéril.	Previne contaminação acidental.
h. Deixe a toalha cair em um cesto de roupas sujas ou nas mãos do enfermeiro circulante.	Previne contaminação acidental.

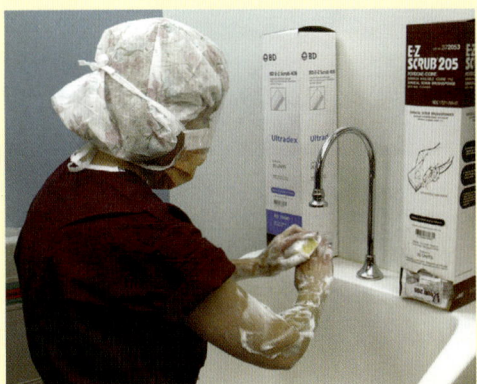

PASSO 5b Esfregue os antebraços.

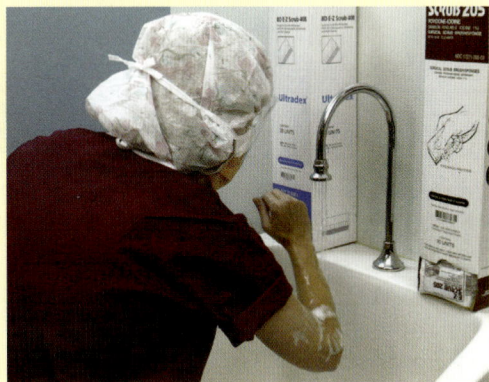

PASSO 5c Enxágue os braços.

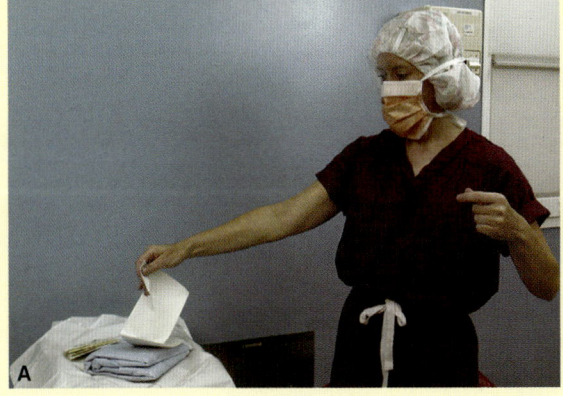

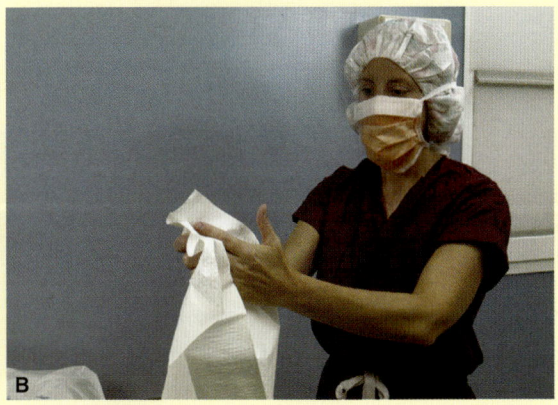

PASSO 5f A. Segure a toalha estéril. **B.** Sequência de secagem.

(continua)

Procedimento 28.3 — Antissepsia cirúrgica das mãos (Continuação)

Passo	Justificativa
6. *Opcional:* degermação sem uso de escova utilizando higienizador de mãos. **a.** Após a lavagem pré-degermação (ver Passo 2), seque completamente as mãos e antebraços com uma toalha de papel. **b.** Despeje 2 mℓ de agente antimicrobiano para preparação das mãos na palma de uma mão. Mergulhe as pontas dos dedos da outra mão na solução e deixe-a penetrar sob as unhas. Espalhe o restante pela mão e até acima do cotovelo, cobrindo todas as superfícies (ver ilustrações). **c.** Utilize mais 2 mℓ da solução, repita com a outra mão. **d.** Despeje mais 2 mℓ da solução em uma mão e reaplique em todas as superfícies de ambas as mãos até os pulsos. Deixe secar completamente antes de calçar luvas. **7.** Proceda com a paramentação estéril (verifique as políticas institucionais).	Promove redução da contagem de microrganismos em todas as superfícies das mãos e braços. Garante cobertura completa do antisséptico sobre todas as superfícies das mãos.
Avaliação **1.** Depois de finalizado o procedimento, remova as luvas e inspecione se há dermatite ou rachaduras de pele nas mãos.	Problemas de integridade da pele aumentam o risco de transmissão de microrganismos durante futuras atividades de cuidado.

DOCUMENTAÇÃO E REGISTRO

- Não é necessário documentar ou registrar este procedimento
- Registre quaisquer dermatites a funcionários do setor de controle de infecção ou saúde conforme a política institucional.

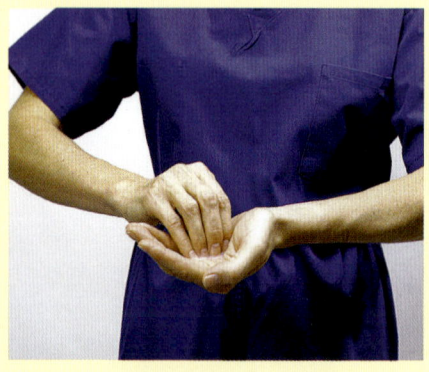 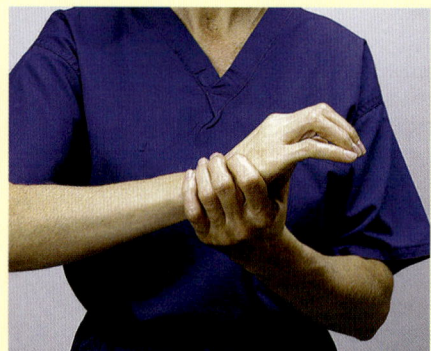

PASSO 6b Aplicação de agente antimicrobiano para degermação com higienizador sem uso de escova. Enfermeiro utilizando gel à base de gliconato de clorexidina 1% e álcool etílico 61%. (Cortesia de 3M Health Care.)

Procedimento 28.4 — Abertura da embalagem de luvas

Delegação e colaboração
A assistência com procedimentos que incluem aplicação e remoção de luvas estéreis pode ser delegada aos auxiliares de enfermagem. Todavia, a maioria dos procedimentos que requerem uso de luvas estéreis não pode ser delegada. Enfermeiros os orientam sobre:
- O motivo de as luvas estéreis estarem sendo utilizadas para um procedimento específico.

Material
- Embalagem de luvas estéreis de tamanho adequado, de látex ou material sintético livre de látex. Se o paciente apresentar alergia ao látex, certifique-se de utilizar luvas livres de látex e talco.

Passo	Justificativa
Histórico de enfermagem **1.** Considere o tipo de procedimento que será realizado e consulte as políticas institucionais sobre o uso de luvas estéreis. Em algumas instituições, recomenda-se uso de duas luvas para o centro cirúrgico e quando se antecipa exposição a sangue, líquidos corporais ou microrganismos infecciosos (AORN, 2020).	Garante uso correto de luvas estéreis. Evidências apoiam o uso de luvas duplas ou com duplo indicador para reduzir o risco de lesão percutânea, promovendo barreira efetiva contra a exposição a patógenos sanguíneos (AORN, 2020).
2. Considere o risco de infecção do paciente (p. ex., condição preexistente, imunossupressão, tipo de procedimento).	O conhecimento acerca do risco orienta você a seguir as precauções necessárias (p. ex., uso de barreiras protetoras adicionais) quando necessário.
3. Selecione o tamanho e tipo correto de luvas e examine o pacote para determinar se está seco e intacto, sem manchas visíveis.	Pacotes rasgados ou molhados são considerados contaminados. Manchas visíveis no pacote indicam contaminação prévia por água ou outro líquido.

Procedimento 28.4 — Abertura da embalagem de luvas (Continuação)

Passo	Justificativa
4. Utilize luvas sem talco.	A Food and Drug Administration (FDA) dos EUA publicou uma norma proibindo uso de luvas com talco devido ao maior risco de hipersensibilidade e reações alérgicas (FDA, 2016).
5. Inspecione a condição das mãos para cortes, unhas lascadas, lesões abertas ou abrasões. Em alguns lugares, você pode cobrir lesões abertas com curativo impermeável estéril (verifique as políticas institucionais). Em outros casos, a presença de tais lesões pode impedir que você participe de um procedimento.	Cortes, abrasões e lascas de unhas tendem a drenar secreções serosas, que podem conter patógenos. Rupturas na integridade da pele permitem entrada de microrganismos e aumentam o risco de infecção tanto para pacientes quanto enfermeiros (AORN, 2020).
6. Avalie o paciente para os seguintes fatores de risco antes de calçar luvas de látex:	Fatores de risco determinam o nível de risco do paciente para alergia a látex.
a. Reação prévia aos seguintes materiais dentro de horas a partir da exposição: fita adesiva, máscara facial ou dental, cabo de taco de golfe, bolsa de ostomia, elástico de borracha, bexigas, bandagens, roupas íntimas elásticas, tubos intravenosos (IV), luvas de borracha, preservativos.	Tais materiais sabidamente causam alergia a látex.
b. Histórico pessoal de asma, dermatite de contato, eczema, urticária, rinite.	Pacientes com histórico dessas condições têm maior risco de reação.
c. Histórico de alergias a alimentos, especialmente abacate, banana, pêssego, castanhas, batata crua, quiuí, tomate, mamão papaia.	Pacientes com histórico de alergias alimentares têm maior risco de desenvolver reação.
d. História pregressa de reações adversas durante cirurgias ou procedimentos odontológicos.	A história pregressa sugere resposta alérgica.
e. Reações anteriores a produtos à base de látex.	Reações anteriores sugerem resposta alérgica.
7. Avalie o conhecimento, experiência e grau de letramento em saúde do paciente ou familiar cuidador.	Garante que o paciente tenha capacidade de obter, comunicar, processar e compreender informações básicas de saúde (CDC, 2021i).
8. Avalie a experiência anterior do paciente com o procedimento e seus sentimentos em relação ao procedimento.	Revela necessidade de apoio ao paciente.
9. Avalie os objetivos ou preferências do paciente em relação a como o procedimento deve ser realizado. Avalie as expectativas do paciente.	Permite que o cuidado seja individualizado ao paciente.

Planejamento

1. Explique o procedimento para o paciente.	Reduz a ansiedade e promove cooperação.
2. Obtenha e organize os materiais para o procedimento do paciente.	Ter os materiais necessários prontamente à mão reduz o tempo de exposição do paciente. Garante um procedimento mais eficiente.
3. Higienize as mãos (ver Procedimento 28.1).	Reduz o número de microrganismos nas mãos, desta forma reduzindo a transmissão para o paciente. Não deixe que água do enxágue escorra para baixo nos braços até chegar nas mãos (ou seja, os braços são considerados sujos).
4. Feche a porta do quarto e as cortinas ao redor do leito.	Oferece privacidade ao paciente.
5. Posicione o paciente confortavelmente para o procedimento específico a ser realizado. Se uma parte do corpo precisar ser examinada ou receber tratamento, posicione o paciente de forma que tal área esteja acessível.	O paciente precisa ser capaz de deitar-se imóvel em uma posição confortavelmente durante o procedimento. Movimentos podem contaminar o campo estéril.

Implementação

1. Calce luvas estéreis.	
a. Remova a embalagem externa da luva separando-a cuidadosamente e afastando seus lados (ver ilustração).	A remoção correta previne que o pacote interno seja aberto acidentalmente e entre em contato com objetos contaminados.
b. Segure o pacote interno e coloque-o sobre uma superfície limpa, seca e plana no nível de sua cintura. Abra o pacote, mantendo as luvas em sua face interna (ver ilustração).	Objetos estéreis segurados abaixo do nível da cintura são considerados contaminados. A face interna do pacote da luva é estéril.

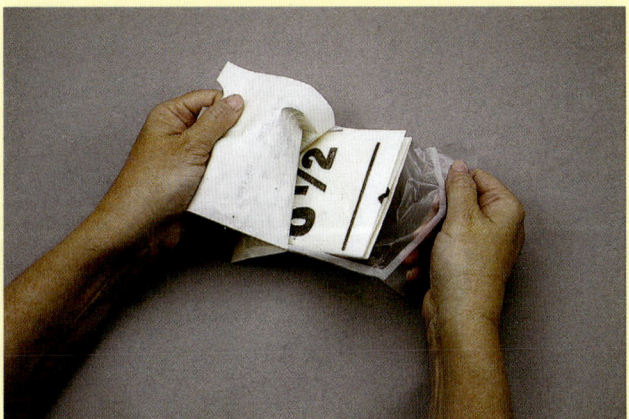

PASSO 1a Abra a embalagem externa do pacote.

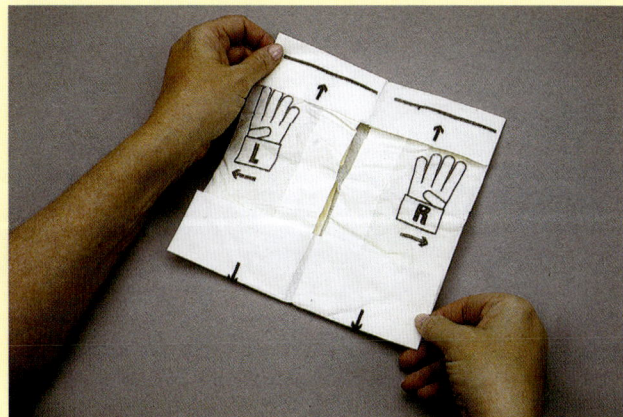

PASSO 1b Abra o pacote interno sobre a superfície de trabalho.

(*continua*)

Procedimento 28.4 — Abertura da embalagem de luvas (Continuação)

Passo	Justificativa
c. Identifique as luvas direita e esquerda. Cada luva possui um punho de aproximadamente 5 cm de largura. Calce primeiro a luva da mão dominante.	A identificação correta das luvas impede contaminação por ajuste incorreto. Enluvar a mão dominante primeiro melhora a destreza.
d. Com o polegar e primeiros dedos da mão não dominante, segure a luva da mão dominante tocando somente a face interna dobrada de seu pulso.	A borda interna do punho ficará sobre a pele e, portanto, não é estéril.
e. Puxe a luva cuidadosamente sobre a mão dominante, soltando seu punho e certificando-se de não deixar o punho rolar sobre seu pulso. Certifique-se de que seu indicador e o polegar estejam nos lugares corretos (ver ilustração).	Se a face externa da luva tocar a mão ou pulso, será contaminada.
f. Com a mão dominante enluvada, insira seus dedos sob o punho da segunda luva (ver ilustração).	O punho da luva protege os dedos enluvados. Estéril tocando estéril previne contaminação da luva.
g. Puxe cuidadosamente a segunda luva sobre os dedos da mão não dominante (ver ilustração).	O contato da mão enluvada com a mão exposta resulta em contaminação.
h. Após calçar a segunda luva, entrelace as mãos e mantenha-as longe de seu corpo e acima do nível da cintura até iniciar o procedimento (ver ilustração).	Garante ajuste adequado sobre os dedos e previne contaminação.

JULGAMENTO CLÍNICO: *Não permita que os dedos da mão dominante enluvada toquem qualquer parte da mão não dominante exposta. Mantenha o polegar da mão dominante abduzido para trás.*

2. Execute o procedimento estéril.
3. Remova e descarte as luvas.
   a. Segure por fora de um punho com a outra mão enluvada; evite tocar seu pulso. — O procedimento minimiza a contaminação da pele subjacente.
   b. Puxe e retire a luva, virando-a do avesso e coloque-a na mão enluvada. — O exterior da luva não deve tocar a superfície da pele.

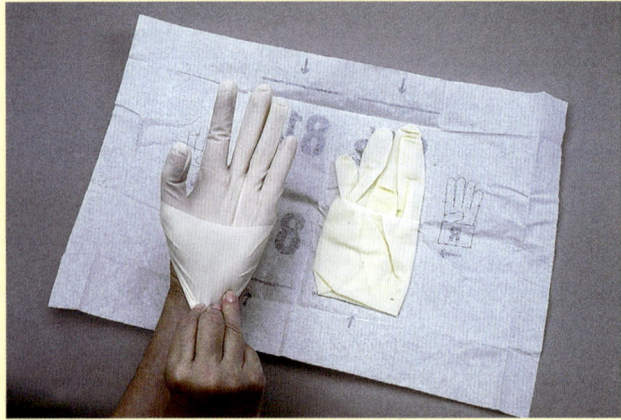

PASSO 1e Segure a luva pelo punho da mão dominante e insira seus dedos. Puxe a luva completamente sobre a mão dominante (o exemplo demonstrado corresponde a um indivíduo canhoto).

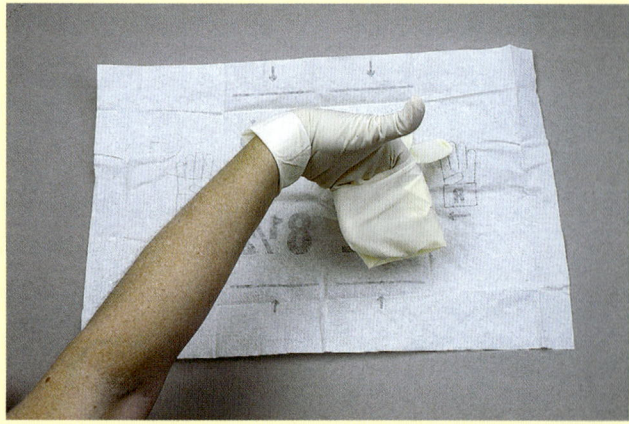

PASSO 1f Pegue a segunda luva para a mão não dominante.

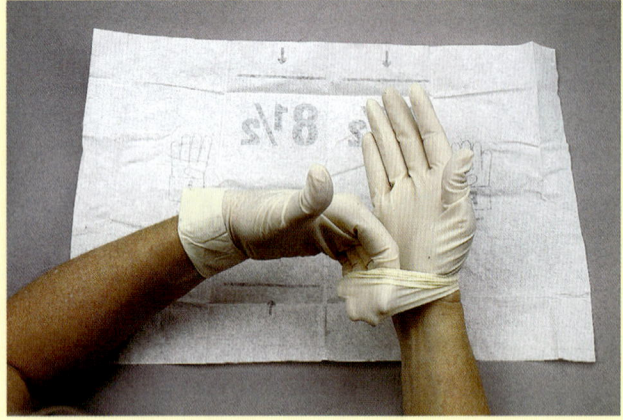

PASSO 1g Puxe a segunda luva sobre a mão não dominante.

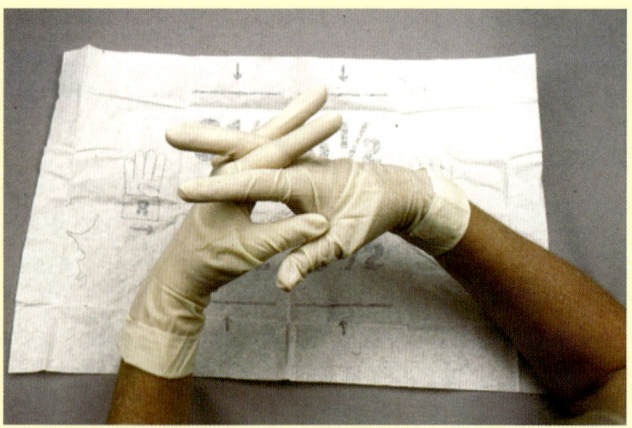

PASSO 1h Entrelace as mãos enluvadas.

Procedimento 28.4 — Abertura da embalagem de luvas (Continuação)

Passo	Justificativa
c. Insira os dedos da mão desenluvada sob o punho da outra luva (ver ilustração). Puxe a luva virando-a do avesso e sobre a luva previamente removida. Descarte as luvas no lixo para material infectante.	Os dedos não devem tocar a superfície contaminada da luva.
d. Realize higiene cuidadosa das mãos.	A higiene das mãos protege profissionais da saúde contra contaminação resultante de algum rasgo ou perfuração da luva que tenham passado despercebidos.
4. Ajude o paciente e se posicionar de maneira confortável.	Promove o conforto e a segurança do paciente.
5. Coloque o sistema de chamada da enfermagem em um local acessível ao alcance do paciente.	Garante que o paciente consiga pedir ajuda, se necessário.
6. Levante as grades laterais (se adequado) e coloque a cama na posição mais baixa.	Promove a segurança do paciente.
7. Descarte todos os materiais contaminados nos receptáculos apropriados; higienize as mãos.	Reduz a transmissão de microrganismos. Utilize o receptáculo de descarte adequado se o paciente estiver tomando medicamentos perigosos.

Avaliação

1. Examine o paciente para sinais/sintomas de infecção, com foco na área tratada.	Erros na técnica estéril contribuem com o desenvolvimento de infecções.
2. Examine o paciente para sinais/sintomas de alergia ao látex.	O exame estabelece uma base de comparação para a reação do paciente ao látex.
3. **Utilize o método de ensino de retorno:** "Quero me certificar de que expliquei por que utilizei luvas estéreis para este procedimento. Por favor, explique-me por que necessitei de luvas estéreis." Revise sua orientação fornecida agora ou desenvolva um plano para revisar a orientação do paciente/familiar cuidador caso não sejam capazes de proceder ao ensino de retorno corretamente.	Ensino de retorno é uma intervenção de letramento em saúde baseada em evidências que promove envolvimento do paciente, segurança do paciente, adesão e qualidade. O objetivo do ensino de retorno é garantir que você tenha explicado informações médicas claramente de forma que os pacientes e seus familiares compreendam o que você comunicou a eles (AHRQ, 2020)

RESULTADOS INESPERADOS E INTERVENÇÕES RELACIONADAS

1. O paciente desenvolve sinais locais de infecção (p. ex., a urina torna-se turva ou fétida, a ferida torna-se sensível, edemaciada ou eritematosa).
   - Informe o profissional da saúde e implemente as intervenções adequadas conforme prescrito.
2. O paciente desenvolve sinais sistêmicos de infecção (p. ex., febre, mal-estar, aumento da contagem de leucócitos).
   - Informe o profissional da saúde e implemente as intervenções adequadas conforme prescrito.
3. O paciente desenvolve reação alérgica ao látex.
   - Remova imediatamente a fonte de látex, caso conhecida.
   - Traga equipamentos de emergência à beira do leito. Prepare seringas de epinefrina para administração e esteja preparado para iniciar a hidratação venosa e oxigenoterapia.
   - Notifique a equipe de saúde conforme o protocolo institucional.

DOCUMENTAÇÃO E REGISTRO

- Não é necessário documentar nem registrar uso de luvas estéreis
- Documente o procedimento realizado e a resposta do paciente
- Discuta com outros enfermeiros e profissionais da saúde pertinentes o procedimento estéril realizado, a resposta do paciente, seu resultado e o acompanhamento necessário.

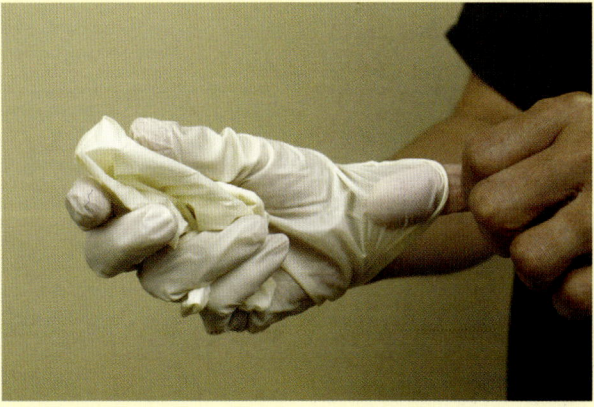

PASSO 3c Remova a segunda luva virando-a do avesso.

Pontos-chave

- A transmissão de uma infecção ocorre quando há presença ininterrupta dos seis elementos da cadeia de infecção
- A flora normal e os mecanismos de defesa do organismo ajudam-no a resistir a infecções diminuindo o número de microrganismos patogênicos
- A resposta vascular à inflamação aguda inclui rápida vasodilatação, permitindo maior aporte de sangue próximo do local da lesão. O aumento do fluxo sanguíneo local causa a vermelhidão e o calor localizado no ponto da inflamação, e o corpo libera mediadores químicos que aumentam a permeabilidade de pequenos vasos sanguíneos, o que leva a edema dos espaços intersticiais. A resposta celular resulta em um aumento dos glóbulos brancos no local da inflamação. Se a inflamação se torna sistêmica, as respostas celulares levam a um aumento dos glóbulos brancos na corrente sanguínea
- Infecções relacionadas com assistência à saúde levam a eventos adversos e a custos significativamente mais altos de assistência à saúde que geralmente não são reembolsados
- Diversos fatores influenciam a suscetibilidade de um paciente a infecções; os pacientes podem ter um ou mais desses fatores. Uma análise minuciosa dos dados e pistas permite que você reconheça os riscos do paciente, como má nutrição, estresse, doenças crônicas e tratamentos que comprometem a resposta imunológica
- Sinais de infecção localizada são mais direcionados e incluem inchaço, vermelhidão, dor e restrição de movimentos na parte afetada do corpo, enquanto os sinais e sintomas de inflamação sistêmica são mais generalizados e incluem febre, fadiga, náusea/vômito, mal-estar e aumento, inchaço e sensibilidade nos linfonodos
- Você utiliza técnicas de assepsia, como higienização das mãos e uso de precauções de barreira, com todos os pacientes para interromper a cadeia de transmissão de infecção
- A antissepsia cirúrgica, como aplicação estéril de luvas, é técnica mais rigorosa que a antissepsia clínica
- O manuseio e o manejo adequado de cateteres urinários e equipos de drenagem previnem infecções por meio da eliminação de um potencial portal de entrada de microrganismos
- Armazenamento e refrigeração adequados dos alimentos previnem o desenvolvimento de um reservatório de infecção nos alimentos
- Precauções padrão aplicam-se a todas as atividades de cuidados com pacientes, a fim de prevenir que pacientes e profissionais da saúde transmitam infecções mesmo na ausência de doenças
- A higiene das mãos utilizando antissépticos de mão ou lavando as mãos com água e sabão é a técnica básica mais eficaz em prevenção e controle da transmissão de infecções. As mãos devem permanecer em contato com o agente antimicrobiano por tempo suficiente para limpar as superfícies das mãos
- Precauções baseadas na transmissão, incluindo transmissão pelo ar, gotículas, contato e ambiente de proteção, são utilizadas juntamente com precauções padrão para pacientes com patógenos altamente transmissíveis. Por exemplo, precauções ambientais se concentram em doenças que são transmitidas por grandes gotículas expelidas no ar e a uma distância de até 90 cm de um paciente, requerendo o uso de máscara cirúrgica quando estiver a uma distância de menos de 90 cm do paciente, higienização adequada das mãos e adequado equipamento de proteção individual
- A aplicação correta do equipamento de proteção individual protege o paciente e o trabalhador contra a transmissão de patógenos. Ao entrar em uma área de isolamento, vista primeiro o avental/roupão, depois a máscara cirúrgica ou respirador, e então os óculos ou viseira de proteção, e depois, finalmente, as luvas limpas
- No ambiente domiciliar, educar os pacientes e cuidadores sobre prevenção contra infecções é fundamental, adaptando as intervenções ao ambiente da casa do paciente em particular
- Trabalhadores da saúde que supostamente foram expostos à hepatite B devem tomar a vacina e as séries de vacinação. Um exame de sangue (titulação) é oferecido em alguns contextos de cuidados de saúde.

Para refletir

A Sra. Andrews foi novamente hospitalizada 2 semanas após sua cirurgia porque começou a sentir mais dor na área da incisão. Kathy conseguiu atendê-la novamente durante essa nova hospitalização. Kathy avalia a incisão da Sra. Andrew e observa que ela está vermelha, inchada e quente. A Sra. Andrews apresenta febrícula (38°C). A Sra. Andrews diz: "Não sei o que há de errado comigo, mas minha lombar dói muito, e não consigo andar muito bem. Estou tendo dificuldade para encontrar uma posição confortável para dormir. Também não tive muito apetite nos últimos 3 dias." Kathy discute a situação com o enfermeiro e o cirurgião da Sra. Andrews. Depois de examinar a Sra. Andrews, o cirurgião determina que a Sra. Andrews tem uma infecção na incisão. O cirurgião leva a paciente de volta ao centro cirúrgico para abrir e limpar a secreções da ferida. Mediante o retorno da Sra. Andrews à enfermaria, o cirurgião solicita irrigação da ferida com solução salina normal e trocas de curativos 3 vezes/dia. A Sra. Andrews deve ficar de repouso no leito até a manhã do dia seguinte.

- Qual informação do histórico de enfermagem na situação da Sra. Andrews é a mais importante ou de preocupação imediata? (Reconhece pistas)
- Considerando a situação da Sra. Andrews, quais fatores ambientais, organizacionais ou outros estão influenciando o controle e prevenção de infecções na Sra. Andrews? (Analisa pistas)
- Considerando os dados da avaliação e o histórico, qual seria o problema de enfermagem prioritário para os cuidados da Sra. Andrews nesse momento? (Prioriza diagnósticos)
- Identifique dois resultados esperados para a Sra. Andrews. Considere a situação da Sra. Andrews e descreva quais intervenções médicas e de enfermagem poderiam ser usadas para alcançar os resultados esperados (Gera soluções)
- Quais intervenções de enfermagem e médicas deveriam receber prioridade na implementação do plano de cuidados da Sra. Andrews? (Toma providências)
- Considerando a implementação do plano de cuidados da Sra. Andrews, quais dados de avaliação deveriam ser coletados para avaliar se as intervenções foram eficazes? (Avalia resultados)

Questões de revisão

1. Um paciente que foi colocado em precauções de contato para *Clostridium difficile* (*C. difficile*) pede que você explique o que ele deveria saber sobre esse organismo. Quais afirmações feitas pelo paciente demonstram compreensão da orientação do paciente? (Selecione todas as aplicáveis.)
    a. O organismo é em geral transmitido por meio da via fecal-oral.
    b. As mãos devem ser sempre limpas com água e sabão em vez de higienizadores à base de álcool.
    c. Todos que entrarem no quarto necessitam usar avental ou roupão e luvas.
    d. Enquanto estiver em precauções de contato, não poderá sair do quarto.
    e. O *C. difficile* morre rapidamente quando está fora do organismo.
2. Um paciente foi diagnosticado com meningite. Que tipo de precaução de isolamento é *mais* adequada para o paciente?
    a. Isolamento reverso.
    b. Precauções por gotículas.
    c. Precauções padrão.
    d. Precauções de contato.

3. Um paciente é colocado em precauções por aerossóis para tuberculose pulmonar. O enfermeiro observa que o paciente parece estar bravo, mas o enfermeiro reconhece que isso é uma resposta normal ao isolamento. Qual a melhor intervenção do enfermeiro?
   a. Promover um quarto escuro e quieto para acalmar o paciente.
   b. Reduzir o nível de precauções para impedir que o paciente fique bravo.
   c. Explicar os motivos dos procedimentos de isolamento e fornecer estimulação significativa.
   d. Limitar as visitas da família e outros profissionais a fim de diminuir o risco de disseminação da infecção.
4. Que tipo de equipamento de proteção individual enfermeiros devem utilizar quando cuidam de pacientes pediátricos em precauções por aerossóis devido a diagnóstico confirmado de varicela/herpes-zóster? (Selecione todas as aplicáveis.)
   a. Avental ou roupão descartável.
   b. Máscara respiratória N95.
   c. Escudo facial ou óculos protetores.
   d. Máscara descartável.
   e. Luvas.
5. O enfermeiro do controle de infecções pediu que a equipe trabalhasse na redução do número de infecções iatrogênicas na unidade. Quais das seguintes ações por parte do enfermeiro contribuiria para reduzir infecções adquiridas em cuidados de saúde? (Selecione todas as aplicáveis.)
   a. Ensinar o método de lavagem correta das mãos aos pacientes designados.
   b. Utilizar procedimentos corretos ao iniciar e cuidar de infusões intravenosas.
   c. Prestar cuidados perineais a um paciente com cateter urinário.
   d. Isolar um paciente que esteja recebendo antibióticos e que tenha apresentado fezes amolecidas há 24 horas.
   e. Reduzir os estímulos ambientais de um paciente a fim de diminuir sua náuseas.
6. Quais das seguintes ações realizadas por enfermeiros demonstra a prática dos princípios centrais da antissepsia cirúrgica? (Selecione todas as aplicáveis.)
   a. A frente e as laterais do avental ou roupão estéril são considerados estéreis da cintura para cima.
   b. Manter o campo estéril visível o tempo todo.
   c. Considerar os 2,5 cm para fora do campo estéril como contaminados.
   d. Somente profissionais que cuidam do paciente dentro do campo estéril devem utilizar equipamentos de proteção individual.
   e. Após higienizar as mãos com gel antisséptico, aplicar luvas de procedimentos descartáveis.
7. Coloque os seguintes passos para remoção de barreiras protetoras após sair do isolamento na ordem correta.
   a. Remova e descarte luvas.
   b. Realize higiene das mãos.
   c. Remova óculos de proteção.
   d. Desamarre as fitas inferiores e depois as superiores da máscara e remova-a da face.
   e. Desamarre a parte da cintura e do pescoço do avental ou roupão. Remova o avental ou roupão enrolando-o em si mesmo sem tocar o lado contaminado.
8. Um paciente foi diagnosticado com infecção por um organismo resistente a múltiplos fármacos (ORMF) no sítio cirúrgico e pergunta ao enfermeiro o que isso significa. Qual a melhor resposta do enfermeiro? (Selecione todas as aplicáveis.)
   a. Há mais de um organismo na ferida causando a infecção.
   b. Os antibióticos que o paciente recebeu não são fortes o suficiente para tratar o organismo.
   c. O paciente necessitará de mais de um tipo de antibiótico para tratar o organismo.
   d. O organismo desenvolveu resistência a um ou mais antibióticos de amplo espectro, indicando que será difícil tratá-lo efetivamente.
   e. Não há mais opções de antibióticos disponíveis para tratar a infecção do paciente.
9. Quais das seguintes afirmações são verdadeiras com relação à desinfecção e à limpeza? (Selecione todas as aplicáveis.)
   a. A limpeza correta requer remoção mecânica de toda a sujeira do objeto ou área.
   b. A limpeza rotineira do ambiente constitui um exemplo de antissepsia clínica.
   c. Ao limpar uma ferida, esfregue ao redor de suas bordas primeiro e depois limpe para dentro em direção ao centro da ferida.
   d. Limpar na direção da área menos contaminada à mais contaminada ajuda a reduzir infecções.
   e. A desinfecção e a esterilização de dispositivos e equipamentos hospitalares envolve os mesmos procedimentos.
10. O enfermeiro avalia os seguintes dados de um paciente com diabetes melito que está no 4º dia de pós-operatório para correção de um aneurisma da aorta abdominal. Qual achado do histórico de enfermagem é de maior preocupação para o enfermeiro?
    a. Sons respiratórios vesicular nas bases dos pulmões.
    b. Temperatura axilar de 38,5°C.
    c. Dor na incisão de nível 6 de 10.
    d. Glicemia de 164 mg/dℓ.

Respostas: 1. a, b, c; **2.** b; **3.** c; **4.** a, b, e; **5.** a, b, c; **6.** b, c; **7.** a, c, e, d, b; **8.** b, d; **9.** a, b, d; **10.** b.

Referências bibliográficas

Agency for Healthcare Research and Quality (AHRQ): *Toolkit for reducing catheter-associated urinary tract infections in hospital units: implementation guide*, 2015. https://www.ahrq.gov/sites/default/files/publications/files/implementation-guide_0.pdf. Accessed July 25, 2020.

Agency for Healthcare Research and Quality (AHRQ): *Health literacy universal precautions toolkit 2nd edition*, Rockville, MD, 2020, Agency for Healthcare Research and Quality. https://www.ahrq.gov/health-literacy/quality-resources/tools/literacy-toolkit/healthlittoolkit2-tool5.html. Accessed July 25, 2020.

Arnold F: Antimicrobials and resistance. In Grota P, editor: *APIC text of infection control and epidemiology*. Washington, DC, 2018, Association for Professionals in Infection Control and Epidemiology.

Association of Perioperative Nurses: *Guidelines for perioperative practice*, Denver, 2016, AORN.

Association of periOperative Registered Nurses (AORN): *Guidelines for perioperative practice*, Denver, 2020, AORN.

Association of Surgical Technologists (AST): *AST guidelines for best practices for wearing jewelry*, 2017. http://www.ast.org/uploadedFiles/Main_Site/Content/About_Us/Standard%20Wearing%20Jewelry.pdf. Accessed July 2, 2020.

Berends C, Walesa B: Isolation precautions (transmission precautions). In Grota P, editor: *APIC text of infection control and epidemiology*, Washington, DC, 2018, Association for Professionals in Infection Control and Epidemiology.

Centers for Disease Control and Prevention (CDC): *Guideline for preventing the transmission of mycobacterium tuberculosis in health-care facilities*, Washington, DC, 2005, CDC.

Centers for Disease Control and Prevention (CDC): *Hospital infection control practice advisory committee and the HICPAC/SHEA/APIC/IDSA: hand hygiene task force guidelines for hand hygiene in health care settings*, Atlanta, 2008, Centers for Disease Control and Prevention.

Centers for Disease Control (CDC): *Example of safe donning and removal of personal protective equipment (PPE)*, 2015a. https://www.cdc.gov/infectioncontrol/guidelines/isolation/appendix/ppe.html. Accessed September 2021.

Centers for Disease Control and Prevention (CDC): *Norovirus guidelines for healthcare settings*, 2015b. https://www.cdc.gov/infectioncontrol/guidelines/norovirus/index.html. Accessed August 10, 2020.

Centers for Disease Control and Prevention (CDC): *Updated US Public Health Service guidelines for the management of occupational exposures to HIV and recommendations for postexposure prophylaxis*, Washington, DC, 2015c, CDC.

Centers for Disease Control and Prevention (CDC): *CDC vital signs: making health care safer*, 2016a. https://www.cdc.gov/vitalsigns/pdf/2016-08-vitalsigns.pdf. Accessed August 10, 2020.

Center for Disease Control and Prevention (CDC): *Transmission-based precautions*, 2016b. https://www.cdc.gov/infectioncontrol/basics/transmission-based-precautions.html. Accessed June 29, 2020.

Centers for Disease Control and Prevention (CDC): *HAI data and statistics*, 2018a. https://www.cdc.gov/hai/surveillance/index.html. Accessed June 29, 2020.

Centers for Disease Control and Prevention (CDC): *Healthcare-associated infections, HAI data*, 2018b. https://www.cdc.gov/hai/data/index.html.

Centers for Disease Control and Prevention (CDC): *Recommended vaccines for healthcare workers*, 2018c. https://www.immunize.org/catg.d/p2017.pdf. Accessed August 10, 2020.

Centers for Disease Control and Prevention (CDC): *Vaccination coverage among children aged 19-35 months: United States 2017*, 2018d. https://www.cdc.gov/mmwr/volumes/67/wr/mm6740a4.htm. Accessed August 11, 2020.

Centers for Disease Control and Prevention (CDC): *Vaccination laws*, 2018e, CDC. https://www.cdc.gov/phlp/publications/topic/vaccinationlaws.html. Accessed August 10, 2020.

Centers for Disease Control and Prevention (CDC): *What everyone should know about shingles vaccine*, 2018f. https://www.cdc.gov/vaccines/vpd/shingles/public/index.html. Accessed July 2, 2020.

Centers for Disease Control and Prevention (CDC): *2007 Guideline for isolation precautions: preventing transmission of infectious agents in healthcare settings*, Washington, DC, 2019a, CDC. https://www.cdc.gov/infectioncontrol/guidelines/isolation/index.html. Accessed August 10, 2020.

Centers for Disease Control and Prevention (CDC): *Guidelines for the prevention of catheter-associated urinary tract infections*, CDC, 2019b. https://www.cdc.gov/infectioncontrol/pdf/guidelines/cauti-guidelines-H.pdf. Accessed June 23, 2021.

Centers for Disease Control and Prevention (CDC): *Precautions to prevent the spread of MRSA in healthcare settings*, 2019c. http://www.cdc.gov/mrsa/index.html. Accessed June 29, 2020.

Centers for Disease Control and Prevention (CDC): *2015 Sexually transmitted disease treatment guidelines*, 2019d. https://www.cdc.gov/mmwr/pdf/rr/rr6403.pdf. Accessed November 2021.

Centers for Disease Control and Prevention (CDC): *Vaccine information for adults: what vaccines are recommended for you*, 2019e. https://www.cdc.gov/vaccines/adults/rec-vac/index.html.

Centers for Disease Control and Prevention (CDC): *Handwashing: clean hands save lives*, 2020a. http://www.cdc.gov/handwashing/. Accessed June 29, 2020.

Centers for Disease Control and Prevention (CDC): *Hepatitis overview and statistics*, 2020b. https://www.cdc.gov/hepatitis/hcv/hcvfaq.htm#section2. Accessed June 29, 2020.

Centers for Disease Control and Prevention (CDC): *Medications that weaken your immune system and fungal infections*, 2020c. https://www.cdc.gov/fungal/infections/immune-system.html. Accessed June 29, 2020.

Centers for Disease Control and Prevention (CDC): *Show me the science—when to use hand sanitizers*, 2020d. http://www.cdc.gov/handwashing/show-me-the-science-hand-sanitizer.html. Accessed June 29, 2020.

Centers for Disease Control and Prevention (CDC): *When and how to wash your hands*, 2020e. http://www.cdc.gov/features/handwashing. Accessed June 29, 2020.

Centers for Disease Control and Prevention (CDC): *Disease or condition of the week: coronavirus disease 2019 (COVID-19)*, 2021a. https://www.cdc.gov/dotw/covid-19/index.html. Accessed June 22, 2021.

Centers for Disease Control and Prevention (CDC): *Ebola virus disease*, 2021b. http://www.cdc.gov/vhf/ebola/index.html. Accessed June 29, 2020.

Centers for Disease Control and Prevention (CDC): *Hand hygiene in healthcare settings: healthcare providers*, 2021c. https://www.cdc.gov/handhygiene/providers/index.html. Accessed June 28, 2021.

Centers for Disease Control and Prevention (CDC): *Healthcare-associated infections: data portal*, 2021d. https://www.cdc.gov/hai/data/portal/index.html. Accessed September 2021.

Centers for Disease Control and Prevention (CDC): *Healthcare settings: about healthcare settings and antibiotic resistance*, 2021e. https://www.cdc.gov/drugresistance/solutions-initiative/healthcare.html.

Centers for Disease Control and Prevention (CDC): *How COVID-19 spreads*, 2021f. https://www.cdc.gov/coronavirus/2019-ncov/prevent-getting-sick/how-covid-spreads.html. Accessed June 23, 2021.

Centers for Disease Control and Prevention (CDC): *Influenza vaccination information for health care workers*, 2021g. https://www.cdc.gov/flu/professionals/healthcareworkers.htm. Accessed July 2, 2020.

Centers for Disease Control and Prevention (CDC): *National Center for Health Statistics: infectious diseases*, 2021h. https://www.cdc.gov/nchs/fastats/infectious-disease.htm. Accessed June 22, 2021.

Centers for Disease Control and Prevention (CDC): *What is health literacy*, 2021i. https://www.cdc.gov/healthliteracy/learn/index.html. Accessed October 2021.

Chetan J: Cleaning, disinfection and sterilization. In Grota P, editor: *APIC text of infection control and epidemiology*, Washington, DC, 2018, Association for Professionals in Infection Control and Epidemiology.

Contagion Live: *Top 5 infectious disease concerns to watch in 2019*, January 1, 2019. https://www.contagionlive.com/news/top-5-infectious-disease-concerns-to-watch-in-2019. Accessed June 30, 2020.

Fiutem C: Risk factors facilitating transmission of infectious agents. In Grota P, editor: *APIC text of infection control and epidemiology*, Washington, DC, 2018, Association for Professionals in Infection Control and Epidemiology.

Food and Drug Administration (FDA): *Banned devices; ban powdered surgeon's gloves, powdered patient examination gloves, and absorbable powder for lubricating a surgeon's glove*, 2016. Docket No. FDA-2015-N-5017. https://www.fda.gov/downloads/aboutfda/reportsmanualsforms/reports/economicanalyses/ucm532959.pdf. Accessed June 30, 2020.

Friedman C: Infection prevention and control programs. In Grota P, editor: *APIC text of infection control and epidemiology*, Washington, DC, 2018, Association for Professionals in Infection Control and Epidemiology.

Giger J, Haddad L: *Transcultural nursing: assessment and intervention*, ed 8, St. Louis, 2021, Elsevier.

Gubbels Bupp MR, et al: The confluence of sex hormones and aging on immunity, *Front Immunol* 9(Article 1269):1, 2018. https://www.frontiersin.org/articles/10.3389/fimmu.2018.01269/full. Accessed July 2, 2020.

Hass J: Hand hygiene. In Grota P, editor: *APIC text of infection control and epidemiology*, Washington, DC, 2018, Association for Professionals in Infection Control and Epidemiology.

Ingersol MA: Sex differences shape the response to infectious diseases, *PLoS Pathog* 13(12):e1006688, 2017. https://www.ncbi.nlm.nih.gov/pmc/articles/PMC5746274/. Accessed July 2, 2020.

Iwamoto P, Post M: Aseptic technique. In Grota P, editor: *APIC text of infection control and epidemiology*, Washington, DC, 2018, Association for Professionals in Infection Control and Epidemiology.

Jefferson J, Young M: Sterile processing. In Grota P, editor: *APIC text of infection control and epidemiology*, Washington, DC, 2018, Association for Professionals in Infection Control and Epidemiology.

The Joint Commission (TJC): *2021 National Patient Safety Goals*, Oakbrook Terrace, IL, 2021, The Commission. https://www.jointcommission.org/en/standards/national-patient-safety-goals/. Accessed July 1, 2021.

Mayo Clinic: *Prostatitis*, 2021. https://www.mayoclinic.org/diseases-conditions/prostatitis/symptoms-causes/syc-20355766. Accessed June 23, 2021.

Meiner S, Yeager JJ: *Gerontologic nursing*, ed 6, St. Louis, 2019, Elsevier.

Monsees E: Patient safety. In Grota P, editor: *APIC text of infection control and epidemiology*, Washington, DC, 2018, Association for Professionals in Infection Control and Epidemiology.

Murphy R: Surgical services. In Grota P, editor: *APIC text of infection control and epidemiology*, Washington, DC, 2018, Association for Professionals in Infection Control and Epidemiology.

Nucifora K: *The importance of proper specimen collection and handling*, 2015. https://www.labtestingmatters.org/from-the-bench/the-importance-of-proper-specimen-collection-and-handling/. Accessed June 30, 2020.

Occupational Safety and Health Administration (OSHA): Respiratory protective devices: final rules and notice, *Fed Regist* 33606, 2011.

Occupational Safety and Health Administration (OSHA): Enforcement procedures for the occupational exposure to bloodborne injury final rule, *Fed Regist* 33606, 2012a.

Occupational Safety and Health Administration (OSHA): Needlestick Safety and Prevention Act, *Fed Regist* 19934, 2012b.

Pagana KD, et al: *Mosby's diagnostic & laboratory test reference*, ed 14, St. Louis, 2019, Elsevier.

Pawelec G: Age and immunity: what is "immunosenescence"? *Exp Gerontol* 105:4–9, 2018.

Popovich KJ: Another look at CHG bathing in a surgical intensive care unit, *Ann Transl Med* 5(1):13, 2017.

Roach R: Geriatrics. In Grota P, editor: *APIC text of infection control and epidemiology*, Washington, DC, 2018, Association for Professionals in Infection Control and Epidemiology.

San Patten and Associates: *International literature review for newcomer, migrant and refugee health*, 2016, The Interagency Coalition on AIDs and Development. http://www.icad-cisd.com/pdf/NMRH/NMRH-International-Lit-Review-FINAL.pdf. Accessed June 29, 2020.

Tweeten SM: General principles of epidemiology. In Grota P, editor: *APIC text of infection control and epidemiology*, Washington, DC, 2018, Association for Professionals in Infection Control and Epidemiology.

US Department of Labor: *COVID-19 control and prevention: healthcare workers and employers*, n.d. https://www.osha.gov/coronavirus/control-prevention/healthcare-workers. Accessed June 25, 2021.

World Health Organization (WHO): *WHO guidelines on hand hygiene in healthcare*, Geneva, Switzerland, 2009, WHO Press.

World Health Organization (WHO): *Health risks when travelling*, 2020. https://www.who.int/ith/other_health_risks/infectious_diseases/en/. Accessed June 29, 2020.

World Health Organization (WHO): *SAVE LIVES- clean your hands: annual global campaign*, 2021, https://www.who.int/campaigns/world-hand-hygiene-day. Accessed November 2021.

Referências de pesquisa

Adesanya OA, et al: Bacterial contamination of stethoscopes at a tertiary care hospital in southwestern Nigeria, *Afr J Clin Exp Microbiol* 8(2):59, 2017.

Amitra J, et al: Evaluation of the potential for electronic thermometers to contribute to spread of healthcare-associated pathogens, *Am J Infect Control* 46(6):708, 2018.

Birnbach DJ, et al: An evaluation of hand hygiene in an intensive care unit: are visitors a potential vector for pathogens? *J Infect Public Health* 8(6):570, 2015.

Currie K, et al: Understanding the patient experience of health care–associated infection: A qualitative systematic review, *Am J Infect Control* 46(8):936, 2018.

DePrez B, et al: Implementation of chlorhexidine gluconate bathing to reduce HAIs: A nurse leader-led evidence-based practice change, *Nurs Manage* 50(11):13–17, 2019.

Donskey E, Deshpande A: Effect of chlorhexidine bathing in preventing infections and reducing skin burden and environmental contamination: a review of the literature, *Am J Infect Control* 44(Suppl 5):17, 2016.

Fekete T: *Catheter-associated urinary tract infection in adults*, 2020, *UpToDate*. https://www.uptodate.com/contents/catheter-associated-urinary-tract-infection-in-adults.

Fletcher K, et al: Qualitative validation of the CAUTI Guide to patient safety assessment tool, *Am J Infect Control* 44(10):1102, 2016.

Graziano-Husser J, et al: Does including front line staff in root cause analyses reduce the incidence of catheter associated urinary tract infections? *Am J Infect Control* 46(Suppl 6):S77, 2018.

Letica-Kriege AS, et al: Identifying the risk factors for catheter-associated urinary tract infections: a large cross-sectional study of six hospitals, *BMJ Open* 9(1):e022137, 2019.

Perrin K, et al: Catheter-associated urinary tract infection (CAUTI) in the NeuroICU: identification of risk factors and time-to-CAUTI using a case-control design, *Neurocrit Care* 34(1):271, 2021.

Purssell E, et al: Impact of isolation on *hospitalised* patients who are infectious: systematic review with meta-analysis, *BMJ Open* 10:e030371, 2020.

Singh AT, et al: Just a friendly reminder...improving visitor hand hygiene practice with a simple verbal cue, *Pediatrics* 140(1 MeetingAbstract):22, 2017.

Sprague E, et al: Patient isolation precautions: are they worth it? *Can Respir J* 5352625, 2016.

29

Sinais Vitais

Objetivos

- Identificar quando se deve avaliar cada sinal vital
- Avaliar o processo da doença, cognição, idade e outros fatores do paciente quando da seleção de cenários de avaliação de temperatura, pulso e pressão arterial
- Selecionar medidas de enfermagem que causam perda e conservação de calor
- Citar as alterações fisiológicas associadas à febre
- Analisar a temperatura corporal
- Analisar os pulsos radial e apical
- Avaliar a importância de um déficit de pulso
- Analisar as respirações
- Explicar os benefícios e precauções que envolvem a automedição da pressão arterial
- Analisar a pressão arterial
- Explicar fatores que causam variações nos valores de SpO_2
- Analisar a condição de oxigenação (SpO_2), utilizando oximetria de pulso
- Citar os fatores que causam variações nos valores mensurados de temperatura corporal, pulso, saturação de oxigênio, (SpO_2), capnografia, respirações e pressão arterial
- Discutir como o julgamento clínico é essencial para identificar quando medir os sinais vitais
- Determinar quando é adequado delegar as medições de sinais vitais a técnicos e auxiliares de enfermagem
- Avaliar a eficácia das intervenções de enfermagem na promoção ou manutenção de sinais vitais normais
- Demonstrar registros e relatos corretos das medições de sinais vitais.

Termos-chave

Afebril	Febril	Pirógenos
Antipiréticos	Hematócrito	Pressão arterial
Arritmia	Hipertensão	Pressão de pulso
Bradicardia	Hipertermia	Pressão diastólica
Capnografia	Hipertermia maligna	Pressão sistólica
Condução	Hipotensão	Queimadura pelo frio
Convecção	Hipotensão ortostática	Saturação de oxigênio
Déficit de pulso	Hipotensão postural	Sinais vitais
Diaforese	Hipotermia	Taquicardia
Esfigmomanômetro	Hipoxemia	Temperatura central
Eupneia	Insolação	Termogênese sem tremores
Evaporação	Intermação	Termorregulação
Exaustão pelo calor	Irradiação	Tremores
Febre	Lacuna auscultatória	Ventilação
Febre de origem indeterminada (FOI)	Pirexia	

As medidas de rotina mais frequentes realizadas por profissionais da saúde incluem a mensuração de temperatura, pulso, pressão arterial (PA), respiração e saturação de oxigênio. Essas medidas refletem o estado de saúde de um paciente por indicarem a eficiência da função circulatória, respiratória, neural e endócrina do organismo. Dada a sua importância, recebem o nome de **sinais vitais** (SV). A dor, enquanto sintoma subjetivo, é muitas vezes considerada um sinal vital, sendo frequentemente mensurada com os demais sinais (ver Capítulo 44).

A verificação dos SV fornece dados que determinam o estado geral de saúde do paciente (dados basais). Muitos fatores, como a temperatura do ambiente, o nível de esforço do paciente e os efeitos de doenças, modificam os SV, por vezes fazendo com que extrapolem a faixa aceitável. Sinais vitais podem revelar tanto alterações súbitas na condição de um paciente quanto as mudanças que ocorrem progressivamente ao longo do tempo. Qualquer diferença entre a medida de base normal de um paciente e os sinais vitais atuais pode indicar a necessidade de terapias de enfermagem e intervenções médicas. Os sinais vitais também são importantes para a avaliação da resposta de um paciente à terapia – por exemplo, como um paciente com febre responde a antipiréticos, como um paciente com dor responde a opioides, ou como um paciente com hipertensão responde à medicação. Uma alteração nos SV sinaliza mudança na função fisiológica. A verificação dos SV fornece dados para identificação de diagnósticos de enfermagem, implementação de intervenções planejadas e avaliação dos resultados dos cuidados.

Sinais vitais são um meio rápido e eficiente de monitorar a condição de um paciente ou identificar problemas, e avaliar sua resposta às intervenções realizadas. Quando você conhece as variáveis fisiológicas que influenciam os SV e reconhece a relação entre suas alterações e os demais achados do exame físico, você é capaz de realizar determinações precisas sobre o estado de saúde dos pacientes e sua necessidade por intervenções médicas ou de enfermagem. Sinais vitais e outras medidas fisiológicas constituem a base para julgamento clínico e tomada de decisão. Muitas instituições utilizam sinais de alerta iniciais (SAI) determinados pelos dados de sinais vitais registrados no prontuário eletrônico para alertar enfermeiros sobre potenciais mudanças na condição dos pacientes. O sistema de SAI responde a diversos parâmetros de sinais vitais ao mesmo tempo e identifica pacientes com risco no primeiro sinal de mudança sutil de seus SV (IHI, 2020).

Diretrizes para verificação de sinais vitais

Sinais vitais constituem uma parte da base de dados do histórico de enfermagem. Você deve incluí-los em um exame físico completo (ver Capítulo 30), medi-los rotineiramente a pedido de um profissional da saúde ou individualmente para avaliar a condição de um paciente. A obtenção de SV como uma base de dados durante um exame físico de rotina fornece valores basais para avaliações futuras.

Como enfermeiro, você aplica pensamento crítico no julgamento clínico para monitorar os sinais vitais de um paciente. A condição do paciente determina quando, onde, como e por quem os sinais vitais devem ser mensurados. Você deve verificá-los corretamente e, por vezes, delegar da melhor maneira a sua verificação. Você também precisa conhecer os valores esperados (Boxe 29.1), interpretar tais valores, comunicar corretamente os achados e iniciar as intervenções conforme necessário. Utilize as diretrizes a seguir para incorporar medidas de SV à sua prática de enfermagem:

- Verificar os SV é sua responsabilidade. Use pensamento crítico e julgamento clínico para determinar quando é seguro e adequado delegar as medidas em situações específicas (p. ex., pacientes estáveis). Contudo, é sua responsabilidade avaliar as informações extraídas da medição dos sinais vitais, interpretar seu significado e pensar de maneira crítica durante decisões sobre intervenções
- Dispositivos (p. ex., esfigmomanômetro) para medir sinais vitais são geralmente compartilhados entre os pacientes. Limpar cada dispositivo cuidadosamente entre os usos em cada paciente diminui o risco de desenvolvimento de infecção por eles
- Avalie o equipamento para garantir que esteja funcionando corretamente, a fim de obter achados precisos
- Selecione o equipamento com base na condição e nas características do paciente (p. ex., não utilize manguito de adulto para verificar a PA de uma criança)
- Conheça a faixa usual dos SV do paciente. Tais valores podem diferir da faixa aceitável com base em sua idade e seu estado de saúde. Os valores usuais do paciente servem como base de comparação com achados posteriores. Desse modo, você consegue detectar uma mudança na condição ao longo do tempo
- Conheça a história de saúde de seu paciente, terapias e medicações prescritas ou sem prescrição. Algumas doenças ou tratamentos causam mudanças previsíveis nos SV. Algumas medicações afetam um ou mais SV
- Controle ou minimize fatores ambientais que afetam SV. Por exemplo, verificar a temperatura de um paciente em um quarto quente e úmido pode resultar em um valor que não indica verdadeiramente a condição do paciente
- Utilize uma abordagem organizada e sistemática. Cada procedimento para obtenção de um SV requer uma abordagem passo a passo para garantir acurácia
- Com base na condição do paciente, trabalhe em colaboração com profissionais da saúde para decidir com que frequência serão aferidos os SV. No hospital, profissionais da saúde realizam pedidos de verificação de SV com frequência mínima para cada paciente. À medida que a condição física de um paciente piora, torna-se necessário um monitoramento mais frequente, como a cada 5 a 10 minutos. Como enfermeiro, você deve utilizar pensamento crítico para formar um julgamento clínico de quando avaliações mais frequentes dos sinais vitais são necessárias (Boxe 29.2)
- Utilize a verificação dos SV para determinar indicações para a administração de medicações. Por exemplo, somente forneça determinados fármacos cardíacos com valores de pulso ou PA dentro de uma faixa. Administre antipiréticos quando a temperatura ultrapassar a faixa aceitável para o paciente. Conheça os sinais vitais aceitáveis para seus pacientes antes de administrar medicações

Boxe 29.1 Sinais vitais

Limites aceitáveis para adultos

Faixa de temperatura
Faixa de temperatura média: 36 a 38°C
Temperatura média oral/timpânica: 37°C
Temperatura média retal: 37,5°C
Temperatura axilar: 36,5°C

Pulso
60 a 100 bpm, forte e regular

Oximetria de pulso (SpO_2)
Normal: $SpO_2 \geq 95\%$

Respiração
12 a 20 respirações/minuto, profundas e regulares

Pressão arterial
Sistólica < 120 mmHg
Diastólica < 80 mmHg
Pressão de pulso: 30 a 50 mmHg

Capnografia ($EtCO_2$)
Normal: 35 a 45 mmHg

Boxe 29.2 Quando verificar sinais vitais

- No momento da admissão a uma instituição de saúde
- Durante o levantamento do histórico de enfermagem de um paciente em uma visita domiciliar
- Em clínicas, antes de o profissional da saúde examinar o paciente e após quaisquer procedimentos invasivos
- Em hospitais, como agendamento de rotina segundo o pedido do profissional da saúde ou os padrões de prática hospitalar
- Antes, durante e após procedimento cirúrgico ou diagnóstico/terapêutico invasivo
- Antes, durante e após qualquer transfusão de sangue
- Antes, durante e após administração de medicação ou terapias que afetem a função cardiovascular, respiratória ou o controle da temperatura
- Antes, durante e após intervenções de enfermagem que influenciem um sinal vital (p. ex., antes da deambulação de um paciente que estava no leito ou antes de um paciente executar exercícios de amplitude de movimento)
- Quando o paciente relatar sintomas inespecíficos de problemas físicos (p. ex., sentir-se "estranho" ou "diferente")
- Quando a condição física geral de um paciente mudar (p. ex., perda de consciência ou aumento da intensidade da dor)

- Analise os resultados da medida de SV com base na condição e na história de saúde do paciente
- Verifique e comunique mudanças significativas nos SV. A verificação basal fornece um ponto de partida para identificação e interpretação precisa de possíveis mudanças. Quando os sinais vitais parecerem anormais, peça a outro enfermeiro ou profissional da saúde para repetir a mensuração a fim de verificar os achados. Informe imediatamente o enfermeiro ou o médico responsável, documente os achados no prontuário do paciente e relate as alterações durante a transferência de turno ou plantão (TJC, 2020)
- Oriente o paciente ou familiar cuidador acerca da verificação de SV e do significado dos achados.

Temperatura corporal

Fisiologia

A temperatura corporal é a diferença entre a quantidade de calor produzida pelos processos corporais e a quantidade de calor perdida para o meio externo.

Calor produzido — Calor perdido = Temperatura corporal.
Apesar de condições ambientais extremas e atividades físicas, os mecanismos humanos de controle da temperatura mantêm a **temperatura central** (temperatura de tecidos profundos) relativamente constante (Figura 29.1). Todavia, a temperatura da superfície varia dependendo do fluxo sanguíneo da pele e da quantidade de calor perdida para o ambiente externo. Pontos que refletem a temperatura interna são indicadores mais confiáveis da temperatura corporal do que pontos que refletem temperaturas superficiais (Kiekkas et al., 2019).

O local da verificação da temperatura (oral, retal, membrana timpânica, artéria temporal, esôfago, artéria pulmonar, axila ou mesmo bexiga urinária) é um dos fatores que determina a temperatura do paciente. Para adultos jovens saudáveis, a temperatura oral média é de 37°C. Na população idosa, a temperatura central média varia entre 35 e 36,1°C devido a mudanças na regulação da temperatura.

O horário do dia também afeta a temperatura corporal, sendo os valores mais baixos observados às 6:00 e os mais altos às 16:00 em indivíduos saudáveis. A verificação invasiva obtida a partir da artéria pulmonar ou do sensor esofágico é considerada a temperatura central, ao passo que a verificação axilar reflete a temperatura da superfície do corpo. É importante lembrar que uma verificação consistente lhe permite monitorar os padrões da temperatura corporal de seu paciente. Conforme você avalia e analisa a temperatura corporal de seu paciente, e observa e documenta as tendências de temperatura, você colabora com a equipe de saúde em determinar se há algum local específico de verificação que seja mais apropriado.

Regulação da temperatura corporal. Mecanismos fisiológicos e comportamentais regulam o equilíbrio entre a perda de calor e o calor produzido, o que se denomina **termorregulação**. Para que a temperatura corporal permaneça constante e dentro de uma faixa aceitável, diversos mecanismos mantêm a relação entre a produção e a perda de calor. Aplique o conhecimento sobre mecanismos de controle da temperatura a fim de promover sua regulação.

Controle neural e vascular. O hipotálamo, localizado entre os dois hemisférios cerebrais, controla a temperatura corporal como um termostato o faz em uma casa. Uma temperatura confortável seria o "ponto de ajuste" para funcionamento de um sistema de aquecimento. Em uma casa com esse sistema, uma queda na temperatura ambiente ativa o aquecimento, ao passo que uma elevação na temperatura desliga o sistema.

O hipotálamo percebe mudanças discretas na temperatura corporal. O hipotálamo anterior controla a perda de calor e o posterior controla a produção de calor. Quando os neurônios do hipotálamo anterior se aquecem além de seu ponto de ajuste, são enviados impulsos no sentido de reduzir a temperatura. Os mecanismos de perda de calor incluem sudorese, vasodilatação (alargamento) dos vasos sanguíneos e inibição da produção de calor. O organismo redistribui o sangue para os vasos da superfície a fim de promover a perda de calor.

Se o hipotálamo posterior perceber que a temperatura do organismo está mais baixa que seu ponto de ajuste, iniciam-se mecanismos de conservação de calor. A vasoconstrição (estreitamento) dos vasos sanguíneos reduz o fluxo sanguíneo para pele e extremidades, a fim de reduzir a perda de calor. A produção de calor compensatória é estimulada por meio da contração voluntária dos músculos e tremores musculares. Os tremores começam quando a vasoconstrição não é eficiente para prevenir perda adicional de calor. Doenças ou traumatismos que acometem o hipotálamo ou a medula espinal, a qual carreia mensagens hipotalâmicas, causam graves alterações no controle da temperatura.

Produção de calor. A termorregulação depende de processos normais de produção de calor. O calor produzido no organismo é um produto do metabolismo que compreende reações químicas em todas as células do organismo. Atividades que requerem reações químicas adicionais aumentam a taxa metabólica. À medida que o metabolismo aumenta, ocorre produção de calor adicional. Já quando ocorre redução do metabolismo, produz-se menos calor. A produção de calor ocorre durante o repouso, movimentos voluntários, tremores involuntários e por meio da termogênese sem tremores.

- O metabolismo basal é responsável pelo calor produzido pelo organismo em absoluto repouso. A taxa metabólica basal (TMB) média depende da área de superfície corporal. Hormônios tireoidianos influenciam a TMB. Ao promoverem a quebra da glicose e da gordura, os hormônios tireoidianos aumentam a taxa de reações químicas de quase todas as células do organismo. Quando são secretadas grandes quantidades desses hormônios, pode ocorrer aumento da TMB em até 100% mais que o normal. A ausência dos hormônios da tireoide reduz a TMB pela metade, causando redução na produção de calor. A testosterona, hormônio sexual masculino, aumenta a TMB, fazendo com que homens tenham TMB mais alta que mulheres
- Movimentos voluntários, como atividades musculares durante o exercício, requerem energia adicional. A taxa metabólica aumenta durante a atividade, por vezes causando aumento de até 50 vezes mais que o normal na produção de calor
- **Tremores** são respostas involuntárias do organismo a diferenças na temperatura corporal. O movimento da musculatura esquelética durante os tremores demanda energia significativa. Tremores algumas vezes aumentam a produção de calor em 4 a 5 vezes mais que o normal. O calor produzido ajuda a igualar a temperatura corporal, até a cessação do tremor. Em pacientes vulneráveis, tremores graves drenam fontes de energia, resultando em maior deterioração fisiológica

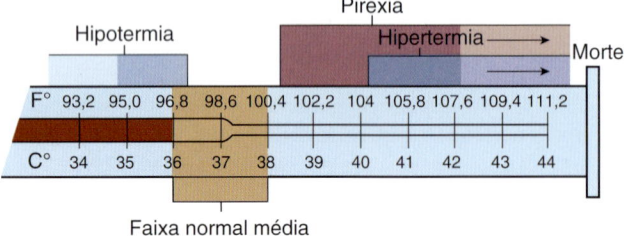

Figura 29.1 Faixas de valores normais e alterações anormais da temperatura corporal.

- A **termogênese sem tremores** ocorre primariamente em recém-nascidos, os quais são incapazes de tremer (Hockenberry et al., 2019). Uma quantidade limitada de tecido adiposo marrom, presente ao nascimento, é metabolizada para produzir calor.

Perda de calor. A perda e a produção de calor ocorrem simultaneamente. A estrutura da pele e a exposição ao ambiente resultam em uma perda de calor normal e constante por meio de irradiação, condução, convecção e evaporação.

A **irradiação** é a transferência de calor da superfície de um objeto à superfície de outro sem contato direto entre os dois. Até 85% da área de superfície do corpo humano irradia calor para o ambiente. A vasodilatação periférica aumenta o fluxo sanguíneo dos órgãos internos para a pele, aumentando a perda de calor por irradiação. Já a vasoconstrição periférica minimiza tal perda de calor. A irradiação aumenta à medida que aumenta a diferença de temperatura entre os objetos. A perda de calor por esse meio pode ser considerável durante cirurgias, nas quais a pele do paciente fica exposta a um ambiente frio. Por outro lado, quando o ambiente está mais quente que a pele, ocorre absorção de calor por irradiação.

A posição do paciente aumenta a perda de calor por irradiação (p. ex., ficar de pé expõe maior área de superfície para irradiação, enquanto ficar deitado em posição fetal minimiza a perda de calor). Ajude a promover a perda de calor por irradiação removendo roupas ou cobertas. Cobrir o corpo com tecidos escuros de trama fechada reduz a quantidade de calor perdido por irradiação.

A **condução** é a transferência de calor de um objeto para outro por meio de contato direto. Sólidos, líquidos e gases conduzem calor por meio do contato. Quando a pele morna toca um objeto mais frio, ocorre perda de calor. A condução normalmente corresponde a uma pequena quantidade de perda de calor. Aplicar gelo ou dar banho em um paciente com pano molhado frio aumenta a perda de calor por condução. Já a aplicação de várias camadas de roupas reduz a perda por condução. O corpo perde calor por condução quando entra em contato com materiais mais frios que a temperatura da pele (p. ex., aplicação de compressa de gelo).

A **convecção** é a transferência de calor por meio do movimento de massas de ar. Um ventilador promove perda de calor por meio da convecção. A taxa de perda de calor aumenta quando a pele úmida entra em contato com ar em movimento.

A **evaporação** é a transferência de calor durante a conversão de um líquido em gás. O organismo perde calor continuamente por evaporação. Ocorre evaporação de aproximadamente 600 a 900 mℓ/dia a partir da pele e pulmões, resultando em perda de água e calor. Por meio da regulação da transpiração ou sudorese, o organismo promove perda de calor adicional por evaporação. Quando a temperatura corporal aumenta, o hipotálamo anterior sinaliza para as glândulas sudoríparas para que liberem suor através de ductos na superfície da pele. Durante o exercício físico, mais de 80% do calor produzido é perdido por meio da evaporação do suor.

A **diaforese** é a transpiração visível, ocorrendo primariamente na testa e parte superior do tórax, embora ocorra também em outros locais do corpo. Para cada hora de exercício em ambiente quente, pode ocorrer perda de até 2 ℓ de líquido por meio do suor. A evaporação excessiva causa descamação e prurido na pele, além de ressecamento das narinas e faringe. A redução da temperatura corporal inibe a secreção das glândulas sudoríparas. Pessoas com ausência congênita de glândulas sudoríparas ou doença grave de pele que comprometa a sudorese são incapazes de tolerar temperaturas quentes, pois não são capazes de se refrescar adequadamente.

A pele na regulação da temperatura. A pele regula a temperatura por meio do isolamento do organismo, vasoconstrição (que afeta a quantidade de sangue que flui pela pele e sua perda de calor) e a sensação da temperatura. A pele, o tecido subcutâneo e a gordura mantêm o calor dentro do corpo. Pessoas com maior quantidade de gordura possuem maior isolamento natural que pessoas magras e musculosas.

A forma como a pele controla a temperatura corporal se assemelha à forma como o radiador de um carro controla a temperatura do motor. O motor dos veículos automobilísticos produz uma grande quantidade de calor. A água é bombeada pelo motor para captar o calor e levá-lo ao radiador, onde um ventilador transfere o calor da água para o ar ambiente. No corpo humano, os órgãos internos produzem calor; durante exercícios ou estimulação simpática aumentada (como na resposta de estresse), a quantidade de calor produzida é maior que a temperatura central normal. O sangue flui dos órgãos para a superfície do corpo levando calor. A pele possui muitos vasos sanguíneos, especialmente na região das mãos, pés e orelhas. O fluxo sanguíneo nessas áreas vasculares varia desde um fluxo mínimo até 30% do sangue ejetado pelo coração. O calor é transferido do sangue através das paredes dos vasos para a superfície da pele, sendo perdido para o ambiente por meio dos mecanismos de perda de calor. A temperatura central do organismo permanece dentro de limites seguros.

O grau de vasoconstrição determina a quantidade de fluxo sanguíneo e perda de calor para a pele. Se a temperatura central estiver muito alta, o hipotálamo inibe a vasoconstrição, o que causa vasodilatação e chegada de maior quantidade de sangue à superfície da pele. Em um dia quente e úmido, os vasos sanguíneos das mãos se dilatam e ficam facilmente visualizáveis. Em contrapartida, se a temperatura central se tornar muito baixa, o hipotálamo inicia a vasoconstrição, reduzindo o fluxo sanguíneo da pele para preservar calor.

Controle comportamental. Indivíduos saudáveis mantêm temperatura corporal confortável quando expostos a extremos de temperatura. A capacidade de controle da temperatura depende (1) do grau extremo de temperatura, (2) da capacidade do indivíduo de se sentir confortável ou desconfortável, (3) dos processos de pensamento ou emoções e (4) da mobilidade do indivíduo ou sua capacidade de remover ou adicionar roupas. Se alguma dessas capacidades for perdida, o indivíduo será menos capaz de controlar sua temperatura corporal. Por exemplo, lactentes são capazes de perceber condições desconfortáveis de calor, porém necessitam de auxílio para mudar seu ambiente. Idosos algumas vezes necessitam de auxílio para detectar ambientes frios e minimizar sua perda de calor. Doenças, nível de consciência diminuído ou comprometimento do processo de pensamento resultam em incapacidade de reconhecimento da necessidade de uma mudança comportamental voltada para o controle da temperatura. Quando as temperaturas se tornam extremamente quentes ou frias, comportamentos que promovem a saúde, como a remoção ou adição de roupas, têm efeito limitado sobre o controle da temperatura.

Fatores que afetam a temperatura corporal

Muitos fatores afetam a temperatura corporal. Ocorrem mudanças na temperatura corporal dentro de uma faixa aceitável quando mecanismos fisiológicos ou comportamentais alteram a relação entre a produção e a perda de calor. Esteja ciente desses fatores e de como eles impactam a regulação da temperatura corporal quando for verificar e avaliar variações de temperatura.

Idade. Ao nascimento, recém-nascidos deixam um ambiente quente e relativamente constante para adentrar um ambiente cuja temperatura oscila amplamente. Os mecanismos de controle da temperatura são imaturos. A temperatura do lactente responde drasticamente às mudanças do ambiente. Tome bastante cuidado para proteger recém-nascidos de temperaturas ambientais. O recém-nascido perde até 30% de seu calor através da cabeça e, portanto, necessita de um gorro para prevenir a perda de calor (Hockenberry et al., 2019). Quando protegida de extremos do ambiente, a temperatura do recém-nascido geralmente gira em torno de 35,5 a 37,5°C.

A regulação da temperatura é instável até a criança atingir a puberdade. A faixa usual de temperatura diminui gradualmente à medida que o indivíduo se aproxima da velhice. Idosos apresentam faixa de temperatura mais estreita que adultos jovens. Durante climas frios, podem ser encontradas temperaturas orais de 35°C em idosos. Todavia, a temperatura corporal média do idoso equivale a aproximadamente 35 a 36,1°C. Idosos são particularmente sensíveis a extremos de temperatura devido à deterioração dos mecanismos de controle, particularmente o controle vasomotor (controle da vasoconstrição e vasodilatação) reduzido, menor quantidade de tecido subcutâneo, menor atividade de glândulas sudoríparas e metabolismo diminuído.

Exercício. A atividade muscular demanda maior aporte sanguíneo e quebra de carboidratos e gorduras. Qualquer forma de exercício aumenta o metabolismo e a produção de calor, aumentando consequentemente a temperatura. O exercício extenuante prolongado, como a corrida por longas distâncias, aumenta temporariamente a temperatura corporal.

Nível hormonal. Pessoas de sexo biológico feminino em geral experimentam maiores flutuações de temperatura corporal do que pessoas de sexo biológico masculino. Variações hormonais do ciclo menstrual causam flutuações na temperatura corporal. Os níveis de progesterona aumentam e diminuem de maneira cíclica durante o ciclo menstrual. Quando os níveis estão baixos, a temperatura corporal permanece alguns décimos abaixo do nível basal e persiste até a ovulação. Durante a ovulação, ocorre liberação de maiores quantidades de progesterona na circulação, o que aumenta a temperatura corporal até os níveis basais ou acima deles. Essas variações de temperatura ajudam a predizer o momento mais fértil da mulher para conseguir engravidar.

Também ocorrem mudanças na temperatura corporal de mulheres na menopausa (cessação da menstruação). Mulheres que pararam de menstruar muitas vezes experimentam períodos de intenso calor e sudorese que podem durar entre 30 segundos e 5 minutos. Durante esses períodos, a temperatura da pele pode aumentar até 4°C, o que recebe o nome de ondas de calor. Isso é causado pela instabilidade dos controles vasomotores de vasodilatação e vasoconstrição.

Ritmo circadiano. A temperatura corporal normalmente se altera em 0,5 a 1,0°C durante um período de 24 horas. Todavia, a temperatura é um dos ritmos mais estáveis dos humanos. A temperatura normalmente diminui entre 1:00 e 4:00 (Figura 29.2). Durante o dia, a temperatura corporal aumenta e se mantém estável até as 16:00, aproximadamente, e depois diminui até os níveis da manhã. Padrões de temperatura não são automaticamente invertidos em indivíduos que trabalham à noite e descansam de dia. É necessário um período de 1 a 3 semanas para que o ciclo se inverta. Em geral, o ritmo circadiano da temperatura não se modifica com a idade.

Estresse. O estresse físico e emocional aumenta a temperatura corporal por meio da estimulação hormonal e neural (ver Capítulo 37). Essas mudanças fisiológicas aumentam o metabolismo, o que aumenta a produção de calor. Pacientes ansiosos por entrar em um hospital ou consultório médico muitas vezes apresentam temperatura maior que o normal.

Ambiente. O ambiente influencia a temperatura corporal. Quando um paciente é colocado em um quarto quente, pode não ser capaz de regular sua temperatura por meio dos mecanismos de perda de calor, o que pode causar elevação da temperatura corporal. Se o paciente estiver do lado de fora sem agasalho ou em um centro cirúrgico, sua temperatura poderá diminuir devido à extensa perda de calor por irradiação e condução. A temperatura do ambiente afeta com maior frequência lactentes e idosos em razão de seus mecanismos de regulação menos eficientes.

Alterações na temperatura. Alterações na temperatura corporal fora da faixa usual se relacionam com a produção excessiva de calor, a perda excessiva de calor, a produção de calor mínima, a perda de calor mínima ou qualquer combinação dessas alterações.

Febre. Ocorre febre ou pirexia quando os mecanismos de perda de calor são incapazes de acompanhar sua produção excessiva, resultando em aumento anormal da temperatura corporal. Em geral, considera-se febre uma temperatura superior a 38°C para adultos ou crianças, dependendo do tipo de termômetro utilizado (Ward, 2020; Mayo Clinic, 2019b). A intensidade da febre de uma criança nem sempre é o melhor indicador da necessidade de tratamento. Na realidade, é importante notar como a criança se comporta e aparenta, pois a febre geralmente vem acompanhada por outros sintomas (Ward, 2020). Os valores a seguir são os limites de febre em crianças utilizando diferentes tipos de termômetros (Seattle Children's Hospital, 2020):

- Temperatura retal, auricular ou da testa: 38,0°C ou mais
- Temperatura oral (boca): 37,8°C ou mais
- Temperatura embaixo do braço (axilar): 37,2°C ou mais
- *Cuidado*: a temperatura verificada na orelha não é precisa antes dos 6 meses.

Uma única verificação de temperatura nem sempre indica febre (Bijur et al., 2016). Além dos sinais e sintomas físicos de infecção, a determinação da febre se baseia em diversas medidas da temperatura em momentos diferentes do dia comparadas ao valor usual do indivíduo naquele momento.

A verdadeira febre é resultado de uma alteração no ponto de ajuste do hipotálamo. **Pirógenos** como bactérias e vírus elevam a temperatura corporal, atuando como antígenos que estimulam o sistema imunológico. O hipotálamo reage aumentando o ponto de ajuste e o organismo responde produzindo e conservando calor. Passam-se muitas horas antes que a temperatura corporal atinja o novo ponto de ajuste. Durante esse período, o indivíduo experimenta sinais e sintomas físicos de calafrios, tremores e sensação de frio, mesmo que sua temperatura esteja aumentando (Figura 29.3). A fase de calafrios se resolve quando se atinge o novo ponto de ajuste ou a temperatura mais alta. Durante a fase subsequente, o platô, cessam-se os calafrios e o indivíduo se sente quente e seco. Se o novo ponto de ajuste for "ultrapassado" ou os pirógenos forem removidos (p. ex., destruição das bactérias por antibióticos), ocorre uma terceira fase de episódio **febril**. O ponto de ajuste do hipotálamo diminui, iniciando respostas de perda de calor. A pele se torna quente e irrigada devido à vasodilatação. A diaforese auxilia na perda de calor por evaporação. Quando a febre "cessa", o paciente se torna **afebril**.

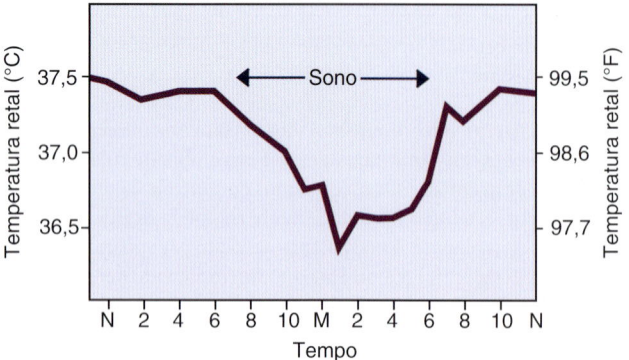

Figura 29.2 Ciclo da temperatura em 24 horas.

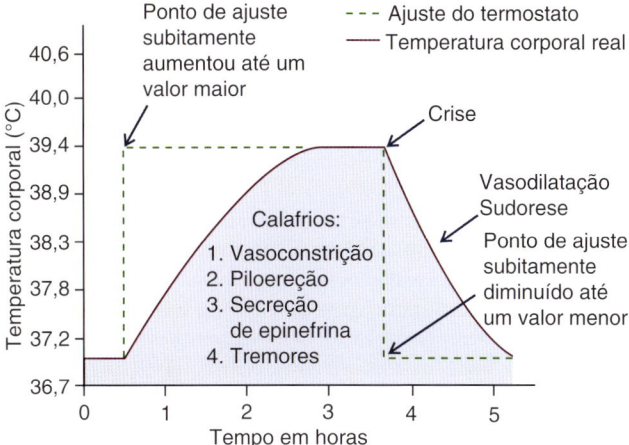

Figura 29.3 Efeito da mudança do ponto de ajuste hipotalâmico de controle da temperatura durante a febre. (Adaptada de Hall JE, Hall ME: *Guyton and Hall Textbook of medical physiology*, ed 14, Philadelphia, 2021, Elsevier.)

A febre é um importante mecanismo de defesa. Elevações discretas da temperatura até 39°C melhoram o sistema imunológico. Todavia, durante a febre, há aumento do metabolismo celular e, para cada aumento de 1°C na temperatura, as reações químicas do organismo aumentam em 10% (Mogensen et al., 2018a, 2018b). Durante um episódio febril, ocorre estímulo da produção de leucócitos. O aumento da temperatura reduz a concentração de ferro plasmático, suprimindo o crescimento bacteriano. A febre também combate infecções virais estimulando a produção de interferona, uma substância antiviral natural do organismo.

O organismo responde ao aumento da demanda metabólica durante a febre aumentando a frequência cardíaca e respiratória. O aumento do metabolismo utiliza energia para produzir calor adicional. Se o paciente possuir doença cardíaca ou respiratória, o estresse causado pela febre será maior. A febre prolongada enfraquece o paciente, exaurindo suas reservas energéticas. O metabolismo aumentado demanda oxigênio adicional que, caso não possa ser atendida, causa hipoxia (níveis de oxigênio inadequados) celular. A hipoxia do miocárdio produz angina (dor torácica). A hipoxia cerebral produz confusão. Quando a perda de água por meio da respiração aumentada e da diaforese é excessiva, o paciente tem risco de déficit de volume de líquidos. A desidratação é um grave problema para idosos e crianças com baixo peso corporal e, portanto, a manutenção de estado hídrico adequado constitui uma importante ação de enfermagem (ver Capítulo 42).

A febre e os padrões de febre têm função diagnóstica. Os padrões de febre diferem, dependendo do pirógeno causador (Boxe 29.3).

> **Boxe 29.3 Padrões de febre**
>
> **Sustentada**: temperatura corporal constantemente superior a 38°C com pouca oscilação
> **Intermitente**: picos de febre interpostos com os níveis de temperatura usuais (a temperatura retorna a um valor aceitável pelo menos uma vez em 24 horas)
> **Remitente**: picos de febre e quedas sem retorno da temperatura a valores aceitáveis
> **Recidivante**: períodos de episódios febris e períodos de temperatura em valores aceitáveis (os episódios febris e os períodos de normotermia em geral duram mais de 24 horas)

O aumento ou a diminuição da atividade pirogênica resulta em picos de febre e declínios em diferentes momentos do dia. A duração e o grau da febre dependem da força do pirógeno e capacidade de resposta do indivíduo. A expressão **febre de origem indeterminada (FOI)** diz respeito à febre cuja causa é desconhecida.

Hipertermia. A elevação da temperatura corporal relacionada com a incapacidade do organismo de promover a perda de calor ou reduzir sua produção recebe o nome de **hipertermia**. Enquanto a febre é a mudança do ponto de ajuste, a hipertermia é resultado de uma sobrecarga dos mecanismos termorreguladores (Mechem, 2019). Qualquer doença ou traumatismo ao hipotálamo prejudica os mecanismos de perda de calor. A **hipertermia maligna** é uma condição hereditária de produção de calor excessiva que ocorre quando indivíduos suscetíveis recebem determinados fármacos anestésicos (ver Capítulo 50).

Intermação. O calor deprime a função do hipotálamo. A exposição prolongada ao sol ou a um ambiente com temperatura elevada sobrecarrega os mecanismos de perda de calor do organismo. Essas condições causam a **intermação** (na exposição excessiva ao sol, denomina-se **insolação**), definida como temperatura corporal de 40°C ou mais acompanhada de pele quente e seca e anormalidades do sistema nervoso central, como delírio, convulsões ou coma (Hifumi et al., 2018). A intermação é uma situação de emergência perigosa com alta taxa de mortalidade. Existem dois grupos de intermação. A intermação por esforço ocorre em indivíduos com boa saúde física, como atletas, soldados ou trabalhadores que realizam atividades físicas extenuantes. Em contrapartida, a intermação clássica pode se desenvolver durante atividades físicas de baixo nível em indivíduos idosos que deambulam e apresentam comorbidades (p. ex., diabetes ou doença cardiovascular) (Mechem, 2019). Indivíduos que fazem uso de medicações (p. ex., fenotiazínicos, anticolinérgicos, diuréticos, anfetaminas e antagonistas de receptores beta-adrenérgicos) que reduzem a capacidade do organismo de perder calor também têm risco de intermação.

Os sinais e sintomas da intermação incluem vertigem, confusão, delírio, sede excessiva, náuseas, cãibras musculares, distúrbios visuais e até incontinência. Os sinais vitais revelam em alguns casos temperatura corporal de até 45°C, com aumento da frequência cardíaca (FC) e redução da PA. O sinal mais importante da intermação é a pele quente e seca. Vítimas de intermação não suam devido à perda eletrolítica importante e à disfunção hipotalâmica. Se a condição progredir, o paciente com intermação pode ficar inconsciente e apresentar pupilas fixas não reativas. Se as medidas de resfriamento não forem iniciadas rapidamente, ocorre lesão neurológica permanente.

Exaustão pelo calor. A **exaustão pelo calor** é causada por exposição ambiental ao calor e se apresenta como uma diaforese profusa que resulta em perda excessiva de água e eletrólitos. A exaustão é causada pela exposição ao calor do ambiente e o paciente demonstra sinais e sintomas de déficit de volume hídrico (ver Capítulo 42).

Hipotermia. A perda de calor durante exposição prolongada ao frio sobrecarrega a capacidade do organismo de produzir calor, causando hipotermia. A **hipotermia** é classificada segundo mensurações da temperatura central (Tabela 29.1). A hipotermia pode resultar em desfechos desfavoráveis para os pacientes, como aumento das complicações de infecções, distúrbios da coagulação e tempo prolongado de hospitalização (Zafren e Mechem, 2020). A prevenção da hipotermia aumenta o conforto do paciente e previne complicações.

A hipotermia pode ser não intencional, como sofrer uma queda em um lago congelado, ou pode ser induzida intencionalmente durante procedimentos cirúrgicos ou de emergência, com intuito de reduzir o metabolismo e a necessidade de oxigênio do organismo. A hipotermia acidental geralmente se desenvolve de forma gradual e pode passar despercebida por muitas horas, sendo os idosos mais suscetíveis (Zafren e Mechem, 2020). Quando a temperatura da pele cai para menos que 34°C, o paciente sofre tremores incontroláveis,

Tabela 29.1 Classificação da hipotermia segundo a temperatura central.		
	Celsius	**Fahrenheit**
Leve	32 a 35°	90 a 95°
Moderada	28 a 32°	82 a 90°
Grave	< 28°	< 82°

De Zafren K, Mechem CC: *Accidental hypothermia in adults*, UpToDate, 2020, https://www.uptodate.com/contents/accidental-hypothermia-in-adults. Accessed August 2020.

perda de memória, depressão e perda de juízo. À medida que a temperatura diminui, também ocorre diminuição da FC, frequência respiratória e PA. Com a progressão da hipotermia, a pele se torna cianótica e o paciente sofre arritmias cardíacas e perda de consciência, tornando-se irresponsivo a estímulos. Em casos graves, o indivíduo demonstra sinais clínicos similares ao da morte (p. ex., ausência de resposta a estímulos e respiração e pulso extremamente diminuídos). A verificação da temperatura central é crítica quando existe suspeita de hipotermia (Zafren e Mechem, 2020). É necessário utilizar um termômetro especial de leitura baixa, pois termômetros comuns não registram valores inferiores a 35°C.

A **queimadura pelo frio** ocorre quando o corpo é exposto a temperaturas menores que o normal. Formam-se cristais de gelo dentro das células e há lesão permanente da circulação e dos tecidos. As áreas mais particularmente sensíveis à queimadura pelo frio são os lóbulos das orelhas, a extremidade do nariz e os dedos das mãos e pés. A área lesionada se torna branca, com textura de cera e consistência firme. O paciente perde a sensibilidade local. Intervenções incluem medidas de aquecimento gradual, analgesia e proteção do tecido lesionado.

Processo de enfermagem

Aplique julgamento clínico, utilizando o processo de enfermagem e o pensamento crítico para prestar cuidados apropriados ao paciente. O processo de enfermagem fornece uma abordagem de tomada de decisão clínica para que você desenvolva e implemente um plano de cuidados centrado no paciente.

O conhecimento acerca da fisiologia da termorregulação é essencial para examinar e avaliar a resposta de pacientes a alterações de temperatura e intervir de maneira segura. Implemente medidas de enfermagem independentes a fim de aumentar ou minimizar a perda de calor, promover a conservação do calor e aumentar o conforto. Tais medidas complementam os efeitos de terapêuticas prescritas para doenças. Você também deve orientar membros da família, pais de crianças ou demais cuidadores.

❖ Histórico de enfermagem

Durante o levantamento do histórico de enfermagem, examine meticulosamente cada paciente e avalie seus achados de maneira crítica a fim de garantir que seu julgamento clínico leve às decisões clínicas centradas no paciente necessárias para cuidados seguros.

Pelo olhar do paciente. Identifique os valores, crenças, tratamentos atuais, preferências e expectativas dos pacientes com relação ao controle da febre. Quando possível, selecione o local de verificação da temperatura de preferência do paciente. Inclua as preferências do paciente ao selecionar intervenções não farmacológicas para a hipertermia (p. ex., mantas frias, banhos mornos, ventiladores).

Locais de verificação da temperatura. A temperatura central e da superfície do corpo pode ser mensurada em diversos locais. Unidades de terapia intensiva utilizam a temperatura central mensurada a partir da artéria pulmonar, esôfago e bexiga urinária. Essas mensurações requerem uso de dispositivos invasivos contínuos inseridos em cavidades corporais ou órgãos e demonstram leituras em um monitor eletrônico.

Utilize um termômetro para a boca, reto, membrana timpânica ou artéria temporal a fim de obter valores de temperatura. A mensuração da temperatura axilar, obtida ao se colocar o termômetro sob a axila, requer mensuração mais demorada e é inconsistente para mensuração de febre em crianças. O uso de sensores não invasivos de temperatura cutânea ou adesivos termômetros quimicamente preparados é útil para rastrear alterações de temperatura em lactentes (Hockenberry et al., 2019).

A verificação oral, retal e cutânea depende de circulação sanguínea adequada no local. O calor do sangue é conduzido até o sensor do termômetro. A temperatura timpânica depende da irradiação de calor do organismo até um sensor infravermelho. Como a membrana timpânica compartilha do mesmo aporte sanguíneo arterial do hipotálamo, trata-se de uma temperatura central. A verificação pela artéria temporal detecta a temperatura do fluxo sanguíneo cutâneo.

A fim de garantir leituras precisas da temperatura, mensure corretamente em cada local (ver Procedimento 29.1). Os valores obtidos variam dependendo de cada local, girando em torno de 36 a 38°C. A temperatura retal em geral demonstra valor 0,5°C mais alto que a temperatura oral. Cada local comum de verificação possui vantagens e desvantagens (Tabela 29.2). Selecione o local mais seguro e preciso para cada paciente. Quando possível, utilize o mesmo local se necessitar de verificações repetidas.

Termômetros. Existem dois tipos de termômetros disponíveis para verificar a temperatura corporal: eletrônico e descartável. O termômetro de mercúrio, que já foi o dispositivo padrão, foi eliminado das instituições de saúde devido aos riscos relacionados com o mercúrio. Todavia, alguns pacientes podem ainda o utilizar em casa. Quando você encontrar um termômetro de mercúrio na casa de um paciente, oriente-o sobre dispositivos mais seguros e incentive-o ao descarte de produtos contendo mercúrio em locais específicos para descarte de materiais perigosos. Termômetros digitais descartáveis são facilmente encontrados para uso doméstico. Termômetros descartáveis domésticos são úteis para verificação da temperatura, embora sejam menos precisos do que termômetros eletrônicos não descartáveis.

Cada dispositivo afere a temperatura utilizando a escala Celsius ou Fahrenheit. Termômetros eletrônicos convertem as escalas com a ativação de um botão. Quando for necessário converter os valores de temperatura, utilize as fórmulas a seguir:

1. Para converter Fahrenheit para Celsius, subtraia 32 do valor em Fahrenheit e multiplique o resultado por 5/9.

$$C = (F - 32) \times 5/9$$

Exemplo: $40°C = (104°F - 32) \times 5/9$

2. Para converter Celsius para Fahrenheit, multiplique o valor em Celsius por 9/5 e some 32 ao produto.

$$F = (9/5 \times C) + 32$$

Exemplo: $104°F = (9/5 \times 40°C) + 32$

Termômetro eletrônico. O termômetro eletrônico consiste em uma unidade de funcionamento a bateria recarregável contendo um visor, um fio e um sensor de temperatura revestido com uma capa

Tabela 29.2 Vantagens e desvantagens de locais específicos de verificação da temperatura.

Vantagens do local	Limitações do local
Oral Facilmente acessível – não requer mudança de posição Confortável para o paciente Fornece leitura precisa da temperatura de superfície Reflete mudança rápida na temperatura central Via confiável para verificar a temperatura de pacientes intubados	Causa atraso na verificação quando o paciente ingeriu recentemente líquidos ou alimentos quentes/frios, fumou ou está recebendo oxigênio via máscara/cânula Inadequado para pacientes que passaram por cirurgias, traumatismo, com histórico de epilepsia ou calafrios com tremores Inadequado para lactentes, crianças pequenas ou pacientes confusos, inconscientes ou não cooperativos Risco de exposição a líquidos corporais
Membrana timpânica Local facilmente acessível Método mais preciso em pacientes críticos quando comparado com a via oral, axilar e retal (Mogensen et al., 2018a) Necessita de mínimo reposicionamento do paciente Obtenção sem perturbar, acordar ou reposicionar pacientes Utilizado para pacientes com taquipneia sem afetar a respiração Sensível a mudanças na temperatura central Mensuração muito rápida (2 a 5 s) Não afetado pela ingestão de alimentos ou líquidos ou pelo tabagismo Não influenciado pela temperatura do ambiente	Maior variabilidade na mensuração do que dispositivos que aferem temperatura central Requer remoção de aparelhos auditivos antes da mensuração Requer cobertura descartável do sensor e só há um tamanho disponível A presença de otite média e compactação de cerume distorce a verificação Não utilizado em pacientes submetidos a cirurgias na orelha ou membrana timpânica Não mensura mudanças na temperatura central com precisão durante e após exercícios Não fornece mensuração contínua É afetado pela temperatura ambiente de dispositivos como incubadoras, aquecedores elétricos e ventiladores faciais Utilizar em lactentes com mais de 6 meses (Seattle Children's Hospital, 2020) e crianças com idade inferior a 3 anos; cuidado ao posicionar o dispositivo pois a anatomia do canal auditivo pode dificultar seu posicionamento Imprecisão relatada devido ao posicionamento incorreto de unidades portáteis
Retal Argumenta-se ser mais confiável quando a temperatura oral é difícil ou impossível de ser obtida	Os valores demoram a se alterar em comparação com a temperatura central durante mudanças rápidas na temperatura Inadequado para pacientes com diarreia, distúrbios retais, com tendência de hemorragia ou que foram submetidos a cirurgias no reto Requer posicionamento e é uma fonte frequente de constrangimento e ansiedade Risco de exposição a líquidos corporais e lesões do epitélio do reto Requer lubrificação Inadequado para verificação de rotina dos sinais vitais de recém-nascidos Leituras influenciadas por fezes compactadas
Pele Baixo custo Fornece leitura contínua Seguro e não invasivo Utilizado em recém-nascidos	Os valores demoram a se alterar em comparação com outros locais durante mudanças na temperatura, especialmente durante hipertermia Adesão prejudicada por diaforese ou sudorese Leitura afetada pela temperatura ambiente Não pode ser utilizado em pacientes com alergia aos adesivos
Artéria temporal Fácil de acessar sem mudança de posição Verificação muito rápida Confortável e sem risco de lesão ao paciente ou enfermeiro Elimina a necessidade de remover roupas ou descobrir o paciente Confortável para o paciente Utilizado como ferramenta de rastreio para lactentes e crianças pequenas; não é previsível para febre (Hockenberry et al., 2019) Reflete mudanças rápidas na temperatura interna Não é necessário cobertura para o sensor	Impreciso com coberturas na cabeça ou cabelos na testa Afetado pela umidade da pele, como diaforese ou sudorese

(continua)

Tabela 29.2 Vantagens e desvantagens de locais específicos de verificação da temperatura. (*Continuação*)

Vantagens do local	Limitações do local
Axila Seguro e de baixo custo Recomendado para recém-nascidos com menos de 1 mês de vida (Hockenberry et al., 2019)	Tempo de mensuração longo Requer posicionamento contínuo Os valores demoram a se alterar em comparação com a temperatura central durante mudanças rápidas na temperatura Não recomendado para detectar febre Requer exposição do tórax, que pode resultar em perda de temperatura, especialmente em recém-nascidos Afetado pela exposição ao ambiente, incluindo o horário de uso do termômetro Subestima a temperatura central

descartável (Figura 29.4 A). Sensores reutilizáveis e inquebráveis com capa descartável de uso único estão disponíveis para uso oral e retal. Termômetros eletrônicos funcionam em dois modos: temperatura preditiva de 4 segundos e temperatura padrão de 3 minutos. Enfermeiros utilizam o modo de 4 segundos, que melhora a precisão da mensuração. Quando o termômetro obtém um pico de temperatura, emite um bipe de alerta e uma leitura aparece em seu visor.

Outra forma de termômetro eletrônico é utilizada exclusivamente para a temperatura timpânica. O dispositivo se assemelha a um otoscópio com sensor infravermelho que detecta o calor irradiado a partir da membrana timpânica (Figura 29.4 B). Sua extremidade é coberta com uma capa para uso em um único paciente. O termômetro detecta o pico da temperatura alguns segundos após ser inserido no canal auditivo, emite um bipe e demonstra a leitura no visor.

Existe ainda um termômetro eletrônico que mensura a temperatura da artéria temporal superficial. Trata-se de um aparelho portátil com sensor infravermelho que detecta a temperatura do fluxo sanguíneo cutâneo quando é passado ao longo da testa e um pouco atrás da orelha (Figura 29.4 C). Após o escaneamento, o valor é demonstrado no visor do aparelho. A temperatura da artéria temporal constitui uma verificação não invasiva confiável da temperatura central.

As maiores vantagens dos termômetros eletrônicos são o fornecimento de valores em poucos segundos e sua facilidade de leitura. O revestimento plástico é inquebrável e ideal para crianças. Contudo, sua maior desvantagem é seu custo. Uma importante consideração é a manutenção da limpeza dos sensores. Por exemplo, quando não higienizado adequadamente após o uso entre os pacientes, a contaminação gastrintestinal do sensor retal transmite doenças. Limpe o termômetro diariamente com álcool e seu sensor com um algodão umedecido em álcool após uso em cada paciente, com atenção especial ao ponto de conexão da capa ao sensor.

Termômetros químicos. Termômetros químicos de uso único ou reutilizáveis (Figura 29.4 D) consistem em fitas plásticas delgadas com sensor de temperatura em uma das extremidades. O sensor é uma

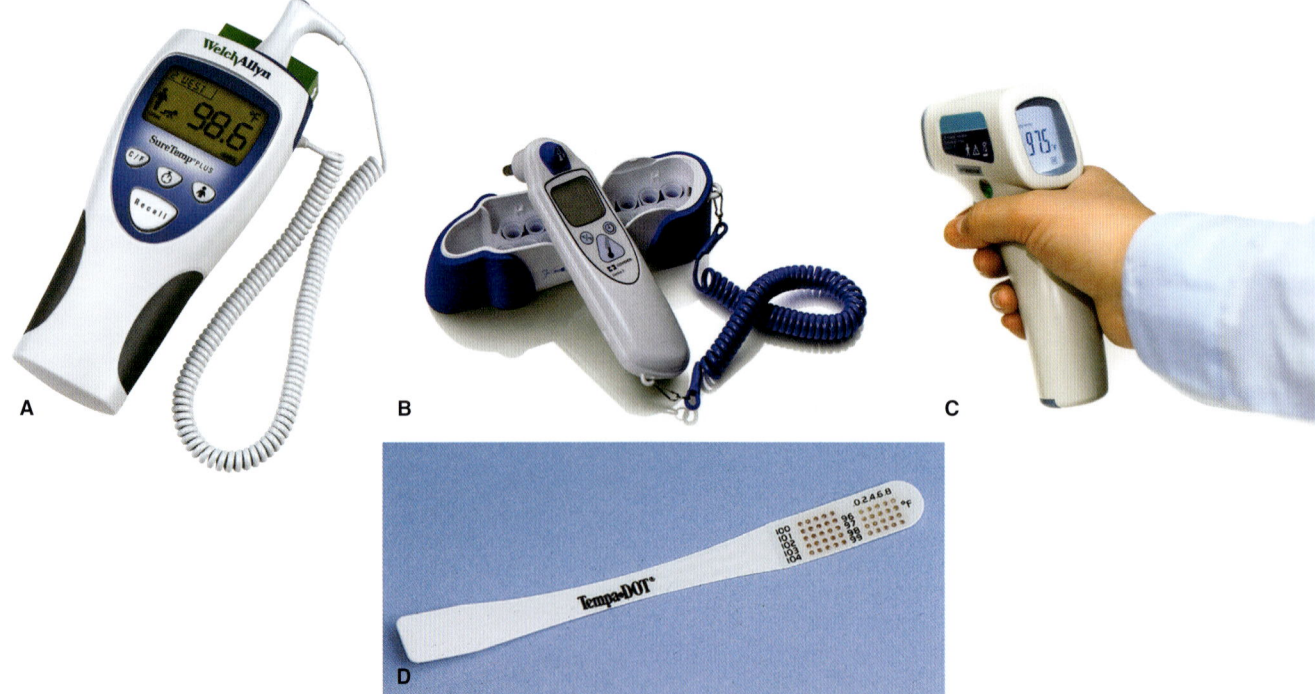

Figura 29.4 A. Termômetro eletrônico com sensor descartável. **B.** Termômetro timpânico Genius™. **C.** Termômetro de artéria temporal. **D.** Termômetro químico descartável de uso único (**A.** Cortesia de Hillrom; **B.** Copyright © 2018 Cortesia de Cardinal Health UK Ltd.; **C.** Copyright iStock/guvendemir.)

matriz de pontos impregnados com compostos químicos que mudam de cor em diferentes temperaturas. Na versão Celsius existem 50 pontos, cada um representando um aumento de 0,1°C na temperatura, que varia de 35,5 a 40,4°C. A versão Fahrenheit apresenta 45 pontos que demonstram aumento de 0,2°F e varia de 96 a 104,8°F. Os pontos químicos do termômetro mudam de cor para refletir a leitura da temperatura, que leva cerca de 60 segundos. A maioria é de uso único. Uma marca disponibiliza um modelo reutilizável para um único paciente, com pontos químicos que retornam à cor original após alguns segundos. Termômetros químicos podem ser utilizados na cavidade oral e são úteis para verificar a temperatura de lactentes, crianças pequenas e pacientes intubados. Contudo, muitas vezes subestimam a temperatura oral em 0,4°C (0,7°F) ou mais. Utilize um termômetro eletrônico para confirmar a verificação realizada com termômetro químico quando isso envolver decisões acerca do tratamento. Termômetros químicos são úteis durante os cuidados com pacientes que apresentam feridas na boca ou que estão em isolamento, para evitar necessidade de levar instrumentos eletrônicos até o quarto desses pacientes (ver Capítulo 28).

Outro termômetro descartável útil para verificação da temperatura é o adesivo ou fita sensível à temperatura. Quando aplicado sobre a testa ou abdome, áreas sensíveis do adesivo mudam de cor em diferentes temperaturas. Esse tipo de termômetro também pode ser afetado pela temperatura ambiente.

> **Pense nisso**
> Você está planejando intervenções para um paciente com hipertermia que chegou à emergência. Como as características físicas do paciente influenciarão seu plano de cuidados?

❖ Análise e diagnóstico de enfermagem

Após concluir seu histórico de enfermagem, identifique padrões ou conjuntos de dados do histórico de enfermagem para formar um diagnóstico de enfermagem (Boxe 29.4). Por exemplo, uma redução na temperatura corporal acompanhada de tremores, pele fria ao toque, taquicardia e SpO_2 diminuída indicam o diagnóstico de enfermagem de *Hipotermia*. Faça uma afirmação diagnóstica como diagnóstico de

> **Boxe 29.4 Processo de diagnóstico de enfermagem**
>
> *Termorregulação ineficaz relacionada com o envelhecimento e a incapacidade de adaptação à temperatura ambiente*
>
> | Atividades do histórico de enfermagem | Achados/características definidoras |
> |---|---|
> | Revisar o histórico de saúde da paciente | Mulher de 85 anos com histórico de demência; mora em um apartamento não ventilado durante onda de calor |
> | Obter sinais vitais, incluindo temperatura, pulso (ver Procedimento 29.2), respirações (ver Procedimento 29.3), SpO_2 (ver Procedimento 29.4) | Aumento da temperatura corporal acima da faixa usual
Taquicardia
Taquipneia
$SpO_2 = 88\%$ |
> | Palpar a pele | Pele quente e seca |
> | Observar o aspecto e comportamento da paciente durante a fala e o repouso | Confusão
Tremores leves
Pele corada |

risco ou focado no problema (negativo) acerca da alteração da temperatura. Implemente ações para minimizar ou eliminar fatores de risco quando o paciente apresentar diagnóstico de risco. Exemplos de diagnósticos adicionais de enfermagem para pacientes com alterações de temperatura corporal incluem:

- Termorregulação ineficaz
- Risco de termorregulação ineficaz
- Hipertermia
- Hipotermia
- Febre.

Após determinação de um diagnóstico de enfermagem, selecione de maneira precisa os fatores relacionados ou diagnósticos focados no problema (negativos). O fator relacionado ajuda você a desenvolver ou definir resultados esperados apropriados e selecionar as intervenções de enfermagem corretas. No exemplo da hipertermia, um fator relacionado de *atividade vigorosa* resulta em intervenções muito diferentes das utilizadas com o fator relacionado *capacidade de transpiração diminuída*.

❖ Planejamento e identificação de resultados

Durante o planejamento, integre o conhecimento obtido com o histórico de enfermagem e a condição clínica do paciente para desenvolver um plano de cuidados individualizado. Adéque as necessidades do paciente com as intervenções apoiadas e recomendadas pela literatura de pesquisa clínica.

Metas e resultados. O plano de cuidados para um paciente com alteração de temperatura deve incluir resultados relevantes e mensuráveis do paciente. Isso requer trabalho em colaboração com paciente e familiar cuidador no contexto de desfechos centrados no paciente durante a seleção de intervenções de enfermagem. Estabeleça os desfechos esperados a fim de avaliar a evolução no sentido de manter ou retornar a temperatura corporal a uma faixa aceitável. Em casos nos quais a alteração da temperatura exige que você ajude os pacientes a modificarem seu ambiente domiciliar, os resultados podem incluir aumento da ventilação na casa ou obtenção de roupas apropriadas para o clima frio. Quando o paciente apresenta alteração na temperatura corporal, o resultado esperado pode ser recobrar uma temperatura corporal em faixa normal. No exemplo de um paciente com febre elevada e diaforese excessiva, manter o equilíbrio hidreletrolítico é uma prioridade. Nesse exemplo, um resultado de cuidado é alcançar o equilíbrio entre os ganhos e as perdas do paciente nas próximas 24 horas.

Definição de prioridades. Seu conhecimento sobre regulação de temperatura e sobre os diagnósticos de enfermagem e processo da doença do paciente corroborarão seu julgamento clínico no estabelecimento das prioridades do cuidado. A gravidade da alteração de temperatura e seus efeitos, juntamente com o estado geral de saúde do paciente, influenciam as suas prioridades com os cuidados do paciente. A segurança é uma prioridade. Muitas vezes, outros problemas médicos complicam o plano de cuidados. Por exemplo, o desequilíbrio da temperatura corporal afeta a necessidade hídrica do organismo. Contudo, pacientes com problemas cardíacos muitas vezes têm dificuldade de tolerar a terapia de reposição hídrica necessária.

Trabalho em equipe e colaboração. Pacientes com risco de desequilíbrio da temperatura corporal requerem plano de cuidados individualizado direcionado à manutenção de normotermia e redução dos fatores de risco. Por exemplo, é importante estabelecer um resultado em que as ações adequadas (p. ex., ingestão hídrica, tipo de vestimenta) e recursos da comunidade (p. ex., locais com refrigeração) possam ser explicados para um morador de rua durante uma onda de calor. Em contrapartida, idosos que vivem em casa podem necessitar de incentivo e lembretes de familiares para utilizar ventiladores ou ar-condicionado e ingerir quantidades adequadas de líquidos. Ensine o paciente e seu cuidador acerca da importância da termorregulação e as ações necessárias durante o calor ambiental excessivo. A educação é particularmente importante para pais, os quais necessitam saber como agir em casa e para quem ligar (p. ex., consultório médico, enfermeiros de cuidados domiciliares) quando um recém-nascido ou uma criança desenvolver desequilíbrio de temperatura.

❖ Implementação

Promoção da saúde. Com a manutenção do equilíbrio entre a produção e a perda de calor, você promove a saúde de pacientes com risco de desequilíbrio da temperatura corporal. Considere a atividade do paciente, temperatura do ambiente e vestimentas adequadas. Ensine os pacientes a evitarem exercícios extenuantes em clima quente e úmido; a beber líquidos como água ou sucos de fruta transparentes antes, durante e após exercícios; e a vestir roupas leves, soltas e de cor clara. Ensine-os também a evitar realizar exercícios em áreas com má ventilação, a utilizar proteção sobre a cabeça quando estiverem ao ar livre e a se exporem ao clima quente de forma gradual.

A prevenção é chave para pacientes com risco de hipotermia. Envolve a orientação de pacientes, membros da família e amigos. Pacientes com risco incluem pessoas muito jovens; muito idosas; e pessoas debilitadas por traumatismo, acidente vascular encefálico (AVE), diabetes melito, intoxicação por drogas ou álcool e sepse. Pacientes com doenças ou deficiências mentais algumas vezes são vítimas de hipotermia por não conhecerem os perigos do frio. Pessoas com falta de aquecimento em casa, sem abrigo ou com dieta e roupas inadequadas também correm risco de hipotermia. Fatores que contribuem para a queimadura pelo frio incluem fadiga, pele escura, má nutrição e hipoxemia.

A prevenção também é o foco para indivíduos com risco de intermação, sendo as estratégias o uso de ar-condicionado (a despeito das preocupações do paciente com contas de serviços de abastecimento); limitação de atividades ao ar livre durante o dia; alto consumo de líquidos; uso de roupas soltas e de cor clara; conhecimento sobre efeitos adversos de medicações que possam causar perda de líquidos, redução da sudorese ou redução da FC; e nunca deixar adultos debilitados ou crianças em um carro sozinhos (Peiris et al., 2017).

Cuidados agudos

Febre. Quando ocorrer elevação da temperatura corporal, inicie as intervenções de tratamento da febre. O objetivo da terapia é aumentar a perda de calor, reduzir a produção de calor e prevenir complicações. A escolha das intervenções depende da causa, dos efeitos adversos, e da força, intensidade e duração da elevação de temperatura. Profissionais da saúde tentam determinar a causa isolando o pirógeno causador. Algumas vezes, faz-se necessária a obtenção de amostras para cultura, como urina, sangue, escarro e locais de feridas para determinar o microrganismo e selecionar os antibióticos corretos (ver Capítulo 28). Geralmente, pode-se prescrever um antibiótico após obtenção das culturas. A administração de antibióticos destrói bactérias pirogênicas e elimina o estímulo do organismo ao aumento de temperatura. Enfermeiros são essenciais na avaliação e implementação de estratégias para redução da temperatura (Boxe 29.5).

A maioria das febres que acometem crianças são de origem viral, com duração curta e efeitos limitados. Todavia, crianças ainda apresentam mecanismos de controle de temperatura imaturos, podendo sua temperatura aumentar rapidamente. Em lactentes com 6 meses a 3 anos, ocorrem desidratação e episódios de convulsão durante a elevação da temperatura. Convulsões febris são incomuns em crianças com mais de 5 anos. O valor absoluto da temperatura elevada, em geral quando superior a 38,8°C, parece ser um fator mais importante para ocorrência de convulsões do que a velocidade com que se eleva a temperatura (Hockenberry et al., 2019). Crianças têm risco particular de sofrer déficit de volume hídrico porque podem perder rapidamente quantidades grandes de líquidos em relação a seu peso corporal. É importante manter registros precisos dos ganhos e perdas, pesar diariamente o paciente, encorajar ingestão hídrica e fornecer cuidados bucais/orais regulares.

Em alguns casos, a febre é uma resposta de hipersensibilidade a um fármaco. Febres causadas por fármacos em geral vêm acompanhadas por outros sintomas alérgicos como erupções cutâneas ou prurido (coceira). O tratamento envolve a retirada da medicação, tratamento do comprometimento da integridade da pele e orientação do paciente e da família sobre a alergia.

Antipiréticos são medicações que diminuem a febre. O paracetamol e fármacos anti-inflamatórios não esteroidais como o ibuprofeno, salicilatos e indometacina reduzem a febre por meio do aumento da perda de calor. Medicamentos que contêm salicilatos, como o ácido acetilsalicílico (AAS), nunca devem ser dados a crianças, já que existe uma associação entre síndrome de Reye e uso de AAS (Hockenberry et al., 2019). Embora não sejam utilizados para tratar a febre, corticosteroides reduzem a produção de calor por interferirem com a resposta do hipotálamo. É importante lembrar que corticosteroides mascaram os sinais e sintomas de infecção (Burchum e Rosenthal, 2019; Frenkel et al., 2018). Portanto, pacientes que recebem corticosteroides necessitam ser monitorados cuidadosamente, especialmente quando têm risco de infecção.

Terapias não farmacológicas para febre aumentam a perda de calor por meio de evaporação, condução, convecção ou irradiação. Certifique-se de que as medidas de enfermagem utilizadas para resfriar o organismo não estimulem tremores, porque eles têm efeito

---

Boxe 29.5 Intervenções de enfermagem para pacientes com febre

Intervenções (exceto quando contraindicadas pela condição clínica)

- Obter cultura de líquidos corporais como urina, escarro ou sangue (antes do início de antibióticos), quando prescrito
- Obter amostras de sangue que coincidam com os picos de temperatura, quando o organismo produtor de antígeno está mais prevalente
- Minimizar a produção de calor: reduzir a frequência de atividades que aumentem a demanda de oxigênio, como virar e deambular excessivamente o paciente; permitir períodos de repouso; limitar a atividade física
- Maximizar a perda de calor: reduzir coberturas externas sobre o corpo do paciente sem causar tremores; manter paciente, roupas e lençóis secos
- Satisfazer a demanda do metabolismo aumentado: fornecer oxigenoterapia suplementar conforme prescrito e melhorar a oferta de oxigênio às células; realizar medidas para estimular o apetite e oferecer refeições balanceadas; fornecer líquidos (no mínimo 8 a 10 copos de 230 mℓ de água para pacientes com função cardíaca e renal normal) para repor as perdas insensíveis e pela sudorese
- Promover o conforto do paciente: encorajar a higiene oral, visto que membranas mucosas orais ressecam facilmente com a desidratação; controlar a temperatura do ambiente sem induzir tremores; aplicar toalha úmida sobre a testa do paciente
- Identificar o início e duração dos episódios febris: checar mensurações anteriores da temperatura para verificar tendências
- Iniciar a educação em saúde conforme indicado
- Controlar a temperatura do ambiente entre 21 e 27°C.

contraproducente, aumentando o gasto energético em até 400%. É possível diminuir a febre utilizando banhos de esponja mornos, soluções à base de álcool e água, aplicação de compressas de gelo nas axilas e virilhas e utilizando ventiladores. Todavia, *evite essas terapias pois podem causar tremores*. Quando os pacientes apresentam tremores ou calafrios, a temperatura do corpo sobe e tais métodos não têm vantagem sobre medicações antipiréticas.

Cobertores resfriados com água bombeada por aparelhos motorizados aumentam a perda de calor por condução. Siga as instruções do fabricante ao utilizar tais cobertores, em razão de seu risco de lesões de pele e queimaduras pelo frio. O risco pode ser reduzido ao se colocar uma manta entre o paciente e o cobertor de água, juntamente com a proteção das partes distais do corpo (dedos das mãos e pés e genitálias). Cobrir as extremidades do paciente reduz a incidência e intensidade dos tremores. Medicações como meperidina ou butorfanol reduzem os tremores.

Intermação. A intermação é uma situação emergencial. O tratamento primário inclui mover o paciente para um ambiente mais fresco; remover o excesso de roupas; colocar toalhas molhadas frias sobre a pele; e utilizar ventiladores oscilatórios para aumentar a perda de calor por convecção. O tratamento emergencial também inclui administração de hidratação venosa (HV), irrigação do estômago e intestino com soluções frias e aplicação de cobertores frios de hipotermia.

Hipotermia. O tratamento prioritário da hipotermia é a prevenção da redução adicional da temperatura corporal. Intervenções importantes de enfermagem incluem remoção de roupas molhadas, substituição com roupas secas e cobrir os pacientes. Em emergências que ocorrem longe do contexto de cuidados de saúde, deixe o paciente deitado sob uma coberta e ao lado de uma pessoa quente. Pacientes conscientes se beneficiam de beber líquidos quentes, como sopas, e evitar o consumo de álcool e bebidas cafeinadas. Também pode ser útil manter a cabeça coberta, deixar o paciente próximo a uma lareira ou quarto aquecido, ou colocar bolsas quentes perto de áreas do corpo (cabeça e pescoço) que perdem calor mais rápido.

> **Pense nisso**
>
> Você implementa uma prescrição de paracetamol para um paciente idoso com febre de 38,1°C. Que medidas adicionais você poderia implementar para melhorar o conforto do paciente? Que mudanças você espera nos sinais vitais se suas intervenções forem bem-sucedidas?

Cuidados restauradores e contínuos. Oriente o paciente com febre acerca da importância de tomar e manter antibióticos conforme a prescrição até que o tratamento seja completado. Crianças e idosos têm risco de sofrer deficiência de volume hídrico devido à perda rápida de líquido em proporção a seu peso corporal. Forneça orientação sobre os sinais de desidratação, como boca seca, olhos encovados e redução do débito urinário. A identificação de líquidos de preferência e incentivo à ingestão oral são importantes intervenções de enfermagem para cuidados contínuos.

❖ Avaliação

Pelo olhar do paciente. Avalie as perspectivas de seus pacientes sobre os cuidados prestados. O paciente está satisfeito com os resultados de cuidado ou o plano precisa ser modificado? Incluir o paciente na avaliação demonstra que você valoriza sua perspectiva, além de contribuir com a segurança dele.

Resultados do paciente. Avalie todas as intervenções de enfermagem comparando a resposta do paciente com os desfechos esperados do plano de cuidados. Use seu julgamento clínico para determinar se os resultados foram alcançados; se esse não for o caso, revise o plano quando necessário. Após uma intervenção, mensure a temperatura do paciente para avaliar alterações. Utilize também outras medidas de avaliação, como palpação da pele e do pulso e avaliação da respiração. Se as terapias forem bem-sucedidas, a temperatura terá retornado a uma faixa aceitável, outros sinais estarão estáveis e o paciente relatará sensação de conforto.

Pulso

O pulso é o fluxo palpável de sangue em uma artéria periférica. O sangue flui pelo organismo em um circuito contínuo e o pulso é um indicador indireto do estado circulatório.

Fisiologia e regulação

Impulsos elétricos que se originam no nodo sinoatrial (SA) correm através do músculo cardíaco para estimular a contração cardíaca. Aproximadamente 60 a 70 mℓ de sangue entram na aorta a cada contração ventricular (volume sistólico [VS]). Com cada ejeção do VS, as paredes da aorta se distendem, criando uma onda de pulso que corre rapidamente em direção às extremidades distais das artérias. A onda de pulso se move 15 vezes mais rápido na aorta e 100 vezes mais rápido em artérias pequenas comparada ao volume de sangue ejetado pelo coração. Quando uma onda de pulso atinge uma artéria periférica, você a consegue sentir pressionando levemente a artéria sobre o músculo ou osso subjacente. O número de sensações de pulsos que ocorrem em 1 minuto constitui a frequência de pulso.

O volume de sangue bombeado pelo coração em 1 minuto recebe o nome de débito cardíaco, um produto da FC e do VS ventricular. Em um adulto, o coração normalmente bombeia 5.000 mℓ de sangue por minuto. Uma mudança na FC ou no VS nem sempre modifica o débito cardíaco ou a quantidade de sangue nas artérias. Por exemplo, se a FC de um indivíduo for 70 bpm e seu VS for 70 mℓ, o débito cardíaco será de 4.900 mℓ/min (70 bpm × 70 mℓ/batimento). Se a FC cair para 60 bpm e o VS se elevar para 85 mℓ/batimento, o débito cardíaco aumentará para 5.100 mℓ ou 5,1 ℓ/min (60 bpm × 85 mℓ/batimento).

Fatores mecânicos, neurais e químicos regulam a força de contração ventricular e o VS, que depende do tempo disponível para que o ventrículo seja preenchido com sangue. Quando não é possível modificar a força de contração ou o VS, uma mudança na FC provoca mudança no débito cardíaco. À medida que a FC aumenta, há menos tempo disponível para que as câmaras cardíacas se encham de sangue. Quando o VS não consegue mais ser alterado com a elevação da FC, ocorre diminuição da PA. À medida que a FC diminui, o tempo de preenchimento do ventrículo aumenta, aumentando, assim, a PA.

Um pulso anormalmente lento, rápido ou irregular altera o débito cardíaco. Examine a capacidade do coração de atender à demanda dos tecidos por nutrientes palpando um pulso periférico ou utilizando estetoscópio para auscultar os ruídos cardíacos (pulso apical) (ver Procedimento 29.2).

Processo de enfermagem

❖ Histórico do pulso

A avaliação dos pulsos periféricos de um paciente determina a integridade do sistema cardiovascular. Você pode examinar qualquer artéria para obter a frequência de pulso, embora, em geral, utilize-se a artéria radial por ser de fácil palpação. Quando a condição de um paciente piora repentinamente e o débito cardíaco diminui significativamente, os pulsos periféricos enfraquecem e são difíceis de palpar. Nessa situação, a artéria carótida é o local recomendado para encontrar e examinar rapidamente o pulso. O coração continua fornecendo sangue através da artéria carótida pelo máximo tempo possível.

As localizações radial e apical são as mais comuns para verificação da frequência de pulso. Utilize o pulso radial para ensinar pacientes a monitorar sua própria FC (p. ex., atletas, pessoas que tomam medicações cardíacas e pacientes que estejam iniciando regime de exercícios prescritos). Quando o pulso radial estiver anormal ou intermitente devido a arritmias, ou inacessível devido a um curativo ou gesso, avalie o pulso apical. Quando um paciente estiver tomando uma medicação que afete a FC, o pulso apical fornecerá exame mais preciso da função cardíaca. Os melhores locais para verificação do pulso de lactentes ou crianças pequenas são os pulsos braquial ou apical, pois outros locais são mais profundos e difíceis de serem palpados com precisão.

Não é necessário palpar outros pulsos periféricos como da artéria braquial e femoral durante verificação de sinais vitais de rotina. Você avalia outros pulsos periféricos durante exames físicos completos, quando uma cirurgia ou tratamento prejudica o fluxo sanguíneo a uma parte do corpo ou quando há indicação clínica de comprometimento do fluxo periférico (ver Capítulo 30). A Tabela 29.3 resume outros locais de verificação do pulso.

Uso de estetoscópio. O exame do pulso apical requer uso de estetoscópio. As cinco principais partes do estetoscópio são as olivas auriculares, as hastes, o tubo de condução, a campânula e o diafragma (Figura 29.5). As olivas auriculares de plástico ou borracha devem se acomodar confortavelmente em suas orelhas. As hastes devem estar anguladas e fortes o suficiente para que as olivas se encaixem firmemente nas orelhas sem causar desconforto. Para garantir melhor recepção de som, as olivas devem seguir o contorno do canal auditivo, apontando para a face quando o estetoscópio estiver posicionado.

O tubo de condução de polivinila é flexível e tem 30 a 45 cm de comprimento. Tubos mais longos reduzem a transmissão de ondas sonoras. Tubos de parede espessa e moderadamente rígida eliminam

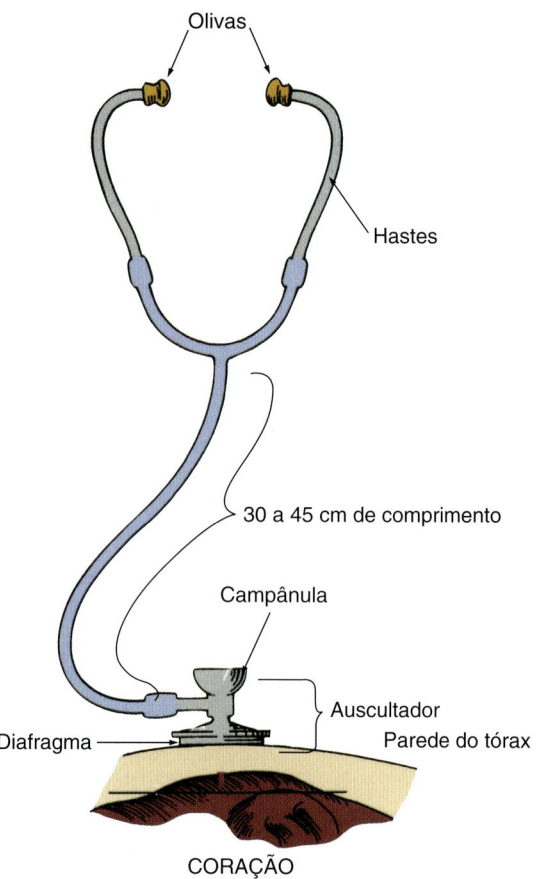

Figura 29.5 Partes do estetoscópio.

Tabela 29.3 Locais de palpação do pulso.		
Local	**Localização**	**Critério de avaliação**
Temporal	Sobre o osso temporal da cabeça, superior e lateral ao olho	Local facilmente acessível, utilizado para avaliar o pulso de crianças
Carótida	Ao longo da borda medial do músculo esternocleidomastoide no pescoço	Local facilmente acessível, utilizado durante choque fisiológico ou parada cardíaca quando outros locais não estiverem palpáveis
Apical	Quarto a quinto espaço intercostal na linha média da clavícula esquerda	Local utilizado para auscultar o pulso apical
Braquial	Sulco entre os músculos bíceps e tríceps na fossa antecubital	Local utilizado para avaliar o estado da circulação da porção inferior do braço e para auscultar a pressão arterial
Radial	Lado radial ou do polegar do antebraço na altura do pulso	Local comumente utilizado para examinar a característica do pulso periférico e o estado da circulação da mão
Ulnar	Lado ulnar ou do dedo mínimo do antebraço na altura do pulso	Local utilizado para examinar o estado da circulação da mão; também utilizado para realizar o teste de Allen
Femoral	Abaixo do ligamento inguinal, linha média entre a sínfise púbica e a espinha ilíaca anterossuperior	Local utilizado para examinar a característica do pulso durante choque fisiológico ou parada cardíaca quando outros pulsos não estiverem palpáveis; utilizado para examinar o estado da circulação da perna
Poplíteo	Atrás do joelho na fossa poplítea	Local utilizado para examinar o estado da circulação da parte inferior da perna
Tibial posterior	Lado interno do calcanhar, abaixo do maléolo medial	Local utilizado para examinar o estado da circulação do pé
Dorsal podal	Ao longo do dorso do pé, entre os tendões extensores do primeiro e segundo dedo do pé	Local utilizado para examinar o estado da circulação do pé

a transmissão de ruídos ambientais e previnem deformação, o que distorce a transmissão de ondas sonoras. Estetoscópios podem possuir tubos únicos ou duplos.

O auscultador é composto por uma campânula e um diafragma que você rotaciona para a posição. O diafragma ou a campânula necessitam estar na posição correta durante o uso para que os sons sejam ouvidos com o estetoscópio. Com as olivas nas orelhas, bata gentilmente sobre o diafragma para determinar qual lado do auscultador está funcionando. O diafragma é a porção circular e plana do auscultador coberta por um fino disco plástico. Transmite ruídos de alta frequência gerados pelo rápido movimento do ar e sangue. Utilize o diafragma para auscultar intestino, pulmões e coração. Coloque o estetoscópio diretamente sobre a pele, pois roupas abafam os ruídos. Posicione o diafragma de forma a selar e pressionar firmemente o contato com a pele (Figura 29.6 A). Não utilize seu polegar para segurar o diafragma porque você poderá ouvir seu pulso sendo transmitido.

A campânula é o auscultador em forma de redoma que geralmente contém um anel de borracha ao redor. O anel impede o metal frio de tocar no paciente quando o estetoscópio é posicionado sobre a pele. A campânula transmite ruídos de baixa frequência criados pelo movimento do sangue em baixa velocidade. Ausculte o coração e os vasos sanguíneos com a campânula. Aplique-a com leveza, deixando-a repousar sobre a pele (Figura 29.6 B).

A compressão da campânula contra a pele diminui a amplificação dos ruídos de baixa frequência e cria um "diafragma de pele". Alguns estetoscópios possuem apenas um auscultador que combina características da campânula e do diafragma. Quando você utiliza pressão baixa, o auscultador funciona como campânula; a pressão mais intensa converte a campânula em diafragma.

O estetoscópio é um instrumento delicado que requer cuidados adequados para exercer sua função ideal. Remova as olivas regularmente para limpeza de cerume (cera de ouvido). Limpe criteriosamente a campânula entre pacientes com antisséptico para remover microrganismos. Limpe regularmente o tubo de condução com sabão neutro e água. Um estudo investigou a contaminação cruzada das mãos de profissionais clínicos com *Staphylococcus aureus* resistente à meticilina (MRSA) após exame físico de pacientes. O estudo demonstrou que o nível de contaminação do estetoscópio foi significativo após um único exame físico e que pode resultar em contaminação cruzada e infecções adquiridas no hospital (IAHs) (Marcos et al., 2019; Medical Environment Update, 2019).

Característica do pulso. A avaliação do pulso radial inclui a verificação de frequência, ritmo, força e igualdade. Ao auscultar o pulso apical, avalie somente frequência e ritmo.

Frequência. Antes de mensurar o pulso, avalie a frequência basal do paciente para fins de comparação (Tabela 29.4). Alguns profissionais da saúde preferem verificar a frequência de pulso basal quando o paciente está sentado, de pé ou deitado. Mudanças posturais afetam a frequência de pulso devido a alterações no volume sanguíneo e atividade simpática. A FC aumenta temporariamente quando um indivíduo que estava deitado se senta ou fica de pé.

Ao avaliar o pulso, considere a variedade de fatores que influenciam a frequência cardíaca (Tabela 29.5). Um único fator ou uma combinação de fatores pode causar alterações significativas. Quando você detectar frequência anormal ao palpar um pulso periférico, o próximo passo deverá ser avaliar a frequência apical. Sua avaliação requer ausculta dos ruídos cardíacos, os quais fornecem exame mais preciso da contratilidade cardíaca.

Avalie o pulso apical auscultando os ruídos cardíacos (ver Capítulo 30). Identifique a primeira e a segunda bulha cardíaca (S_1 e S_2). Com frequência normal baixa, a bulha S_1 tem tom baixo e mais lento, gerando o ruído "tum". Já a S_2 tem tom mais alto e curto, gerando o ruído "tá". Conte cada conjunto de "tum-tá" como um batimento cardíaco. Utilizando o diafragma ou campânula do estetoscópio, conte o número de tum-tá que ocorrem em 1 minuto.

A avaliação da frequência de pulso apical e periférico em geral revela variações na FC. Duas anormalidades comuns da frequência de pulso são a taquicardia e a bradicardia. A **taquicardia** diz respeito à FC anormalmente aumentada, acima de 100 bpm em adultos. Já a **bradicardia** é a FC lenta, abaixo de 60 bpm em adultos.

A contração ineficiente do coração que é incapaz de produzir pulso periférico gera um **déficit de pulso**. Para avaliá-lo, você e um colega devem avaliar a frequência radial e apical simultaneamente e comparar

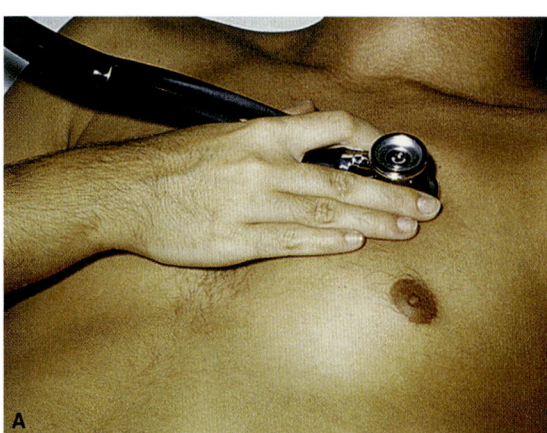

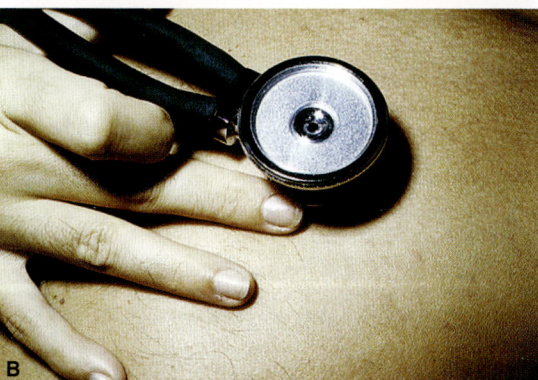

Figura 29.6 A. Posicione o diafragma com firmeza e segurança para auscultar ruídos de alta frequência do pulmão e intestino. **B.** A campânula deve ser posicionada levemente sobre a pele para auscultação de ruídos de baixa frequência dos vasos sanguíneos e coração.

Tabela 29.4 Limites aceitáveis de frequência cardíaca.	
Idade	Frequência cardíaca (batimentos/min)
Lactente	120 a 160
Criança pequena	90 a 140
Criança em idade pré-escolar	80 a 110
Criança em idade escolar	75 a 100
Adolescente	60 a 90
Adulto	60 a 100

Tabela 29.5 Fatores que influenciam a frequência cardíaca.

Fator	Aumenta a frequência de pulso	Diminui a frequência de pulso
Exercício	Exercício a curto prazo	Coração condicionado por exercício a longo prazo, resultando em menor frequência de pulso de repouso e retorno mais rápido ao nível de repouso após exercício (AHA, 2021)
Temperatura	Febre e calor	Hipotermia
Dor aguda	A atividade simpática aumentada eleva a frequência cardíaca, o volume sistólico e a resistência periférica, todos causadores de aumento do trabalho do miocárdio e demanda de oxigênio	O efeito da dor crônica sobre a frequência cardíaca é variável; a estimulação simpática aumentada da dor grave não tratada reduz a frequência cardíaca
Emoções	A estimulação simpática aumentada pela ansiedade afeta a frequência de pulso	
Medicações	Fármacos cronotrópicos positivos como epinefrina	Fármacos cronotrópicos negativos como digitálicos, bloqueadores beta-adrenérgicos e bloqueadores de canais de cálcio
Hemorragia	A perda de sangue causa estimulação simpática	
Mudanças posturais	Ficar de pé ou sentado	Ficar deitado
Condições pulmonares	Doenças que causam má oxigenação como asma ou doença pulmonar obstrutiva crônica (DPOC)	

as frequências (ver Procedimento 29.2). A diferença entre a frequência do pulso apical e radial é o déficit de pulso. Por exemplo, uma frequência apical de 92 com pulso radial de 78 deixa um déficit de 14 batimentos. Déficits de pulso são em geral associados a anormalidades de ritmo.

Ritmo. Normalmente, existe um intervalo regular entre cada pulso ou batimento cardíaco. Um intervalo interrompido por um batimento precoce ou tardio, ou a ausência de um batimento, indica ritmo anormal, ou **arritmia**. Arritmias ameaçam a capacidade do coração de produzir débito cardíaco adequado, particularmente quando ocorrem de maneira repetitiva. Identifica-se uma arritmia por meio da palpação de uma interrupção em ondas sucessivas de pulso ou ausculta de intervalo entre as bulhas cardíacas. Quando houver arritmia, avalie a regularidade de sua ocorrência e ausculte a frequência apical (ver Capítulo 30). Arritmias são descritas como regularmente irregulares ou irregularmente irregulares.

Para documentar uma arritmia, o profissional da saúde em geral solicita um eletrocardiograma (ECG), um exame de Holter ou uma telemetria. O ECG registra a atividade elétrica do coração durante um intervalo de 12 segundos. O exame requer aplicação de eletrodos no tórax do paciente para registrar seu ritmo cardíaco. No caso do Holter, o paciente usa o monitor durante 24 horas para registro e armazenagem de sua atividade elétrica. O acesso à informação registrada não fica disponível até que o intervalo de 24 horas tenha se encerrado para que os dados sejam avaliados. A telemetria cardíaca fornece monitoramento contínuo da atividade elétrica cardíaca transmitida a um monitor. O exame permite observação contínua do ritmo cardíaco durante todas as atividades diárias do paciente, possibilitando tratamento imediato quando o ritmo se torna errático ou instável.

Crianças geralmente apresentam uma arritmia sinusal, que é o batimento cardíaco irregular que se acelera na inspiração e se torna lento na expiração. Trata-se de um achado normal que pode ser verificado ao se pedir à criança que segure a respiração por um momento; a FC em geral se regulariza.

Força. A força ou amplitude do pulso reflete o volume de sangue ejetado contra a parede das artérias a cada contração cardíaca, bem como a condição do sistema vascular arterial que conduz até o local do pulso. Normalmente, a força do pulso permanece a mesma a cada batimento. Documente a força do pulso como delimitado (4); forte ou cheio (3); normal e esperado (2); diminuído ou pouco palpável (1); ou ausente (0). Inclua a avaliação da força do pulso na avaliação do sistema vascular (ver Capítulo 30).

Igualdade ou simetria. Avalie o pulso radial dos dois lados do sistema vascular periférico, comparando as características de cada lado. O pulso de uma extremidade às vezes apresenta força diferente ou se torna ausente em muitas doenças (p. ex., formação de trombos [coágulos]). Avalie todos os pulsos simétricos simultaneamente, exceto o pulso da artéria carótida. *Jamais mensure os pulsos das carótidas simultaneamente, pois a pressão excessiva oclui o aporte sanguíneo do encéfalo.*

❖ Análise e diagnóstico de enfermagem

O exame do pulso determina o estado geral da saúde cardiovascular e a resposta do organismo a outros desequilíbrios em sistemas. A taquicardia, a bradicardia e a arritmia constituem importantes dados de histórico de enfermagem que corroboram muitos diagnósticos de enfermagem, incluindo os seguintes exemplos:

- Intolerância à atividade
- Volume de líquidos deficiente
- Volume de líquidos excessivo
- Débito cardíaco diminuído
- Perfusão tissular periférica ineficaz.

❖ Planejamento, identificação de resultados e implementação

O plano de cuidados de enfermagem deve incluir intervenções de enfermagem individualizadas centradas no paciente, independentes e baseadas no diagnóstico de enfermagem identificado e fatores de risco ou relacionados. Por exemplo, os achados de FC anormal em resposta a atividade, dispneia de esforço e relato verbal do paciente de fadiga conduzem ao diagnóstico de *Intolerância à Atividade*. Quando o fator relacionado for *inatividade após doença prolongada*, use julgamento clínico para selecionar e desenvolver as intervenções que deverão ser focadas em aumentar a rotina de exercícios diários do paciente. Já no caso de o diagnóstico ter como fator relacionado um *estilo de vida sedentário*, as intervenções incluirão uma rotina de exercícios com adaptações durante as atividades de vida diária para aumentar o nível geral de atividade do paciente. Em pacientes enfermos e hospitalizados, atividade e exercício são benéficos para reduzir a duração dos períodos de hospitalização e as complicações, e restaurar a saúde. O Capítulo 38 detalha os padrões para a promoção de atividade e exercícios precoces. O plano de cuidado centrado no paciente é crucial para o desenvolvimento do planejamento de exercícios ao qual o paciente vá aderir. Considere as preferências do paciente na seleção das atividades recomendadas (p. ex., caminhar, andar de bicicleta, nadar) quando possível. Oriente os pacientes sobre os benefícios do exercício e como mensurar sua própria FC durante a atividade. Pacientes sendo tratados com medicações para melhorar a função cardíaca também devem aprender a verificar seu pulso.

Os diagnósticos de enfermagem de um paciente (p. ex., *Intolerância à Atividade*) em geral resultarão de condições médicas, como insuficiência cardíaca, doenças pulmonares crônicas ou infarto do miocárdio. Por essa razão, o plano de cuidados deve incluir intervenções dependentes focadas na administração de medicações (p. ex., cardiotônicos, bloqueadores beta-adrenérgicos e oxigênio) no momento correto, além de manejo cuidadoso do equilíbrio hídrico.

❖ Avaliação

Resultados do paciente. Após implementação de um plano de cuidados, avalie os resultados do paciente, os quais envolverão avaliação da característica do pulso em resposta às intervenções. Por exemplo, se um paciente estiver começando a deambular após um longo período de imobilidade, mensure seu pulso durante a deambulação e após término dela, para identificar quaisquer mudanças. Basicamente, a frequência cardíaca-alvo do paciente durante exercício moderado é cerca de 50 a 70% da frequência cardíaca máxima (American Heart Association [AHA], 2021). A intensidade do exercício é uma medida subjetiva de quão difícil a atividade é para cada pessoa durante sua execução (Mayo Clinic, 2019a). É importante sempre perguntar aos pacientes como se sentem, especialmente quando se exercitam pela primeira vez após uma doença prolongada ou cirurgia. Por exemplo, durante exercícios leves a moderados, um paciente pode perceber sua respiração acelerada, porém sem que ocorra falta de ar. O paciente pode apresentar sudorese leve 10 minutos após a atividade (Mayo Clinic, 2019b). Uma medida mais objetiva da tolerância à atividade seria a mensuração da frequência cardíaca do paciente e comparação com a frequência desejada. A frequência desejada é útil para avaliar a intensidade e tolerância ao exercício (ver Capítulo 50).

Respiração

Respiração é a troca de gases respiratórios, oxigênio (O_2) e dióxido de carbono (CO_2), entre as células do corpo e a atmosfera (ver Capítulo 41). Os três processos da respiração são: **ventilação** (ou seja, o movimento mecânico de gases para dentro e para fora dos pulmões), difusão (movimento do oxigênio e dióxido de carbono entre alvéolos e hemácias) e perfusão (ou seja, distribuição das hemácias até capilares pulmonares e seu retorno).

A análise da eficiência respiratória exige a integração de dados de exames que envolvem todos os três processos. Avalie a ventilação determinando frequência respiratória, profundidade, ritmo respiratório e pressão parcial de dióxido de carbono ao fim da expiração ($EtCO_2$). Avalie a difusão e a perfusão determinando a saturação de oxigênio (SpO_2).

Controle fisiológico

A respiração geralmente é um processo passivo. Indivíduos pensam muito pouco sobre ela. O centro respiratório do tronco encefálico regula o controle involuntário da respiração. Adultos normalmente respiram em padrão leve e ininterrupto de 12 a 20 vezes por minuto.

O organismo regula a ventilação por meio dos níveis de CO_2, O_2 e da concentração de íons hidrogênio (pH) do sangue arterial. O fator mais importante de controle da ventilação são os níveis arteriais de CO_2. Um aumento nesses níveis faz com que o sistema de controle da respiração aumente a frequência e a profundidade respiratória. O maior esforço ventilatório remove o excesso de CO_2 (hipercapnia), aumentando a expiração. Contudo, pacientes com doença pulmonar crônica apresentam hipercapnia constante. Para esses pacientes, quimiorreceptores presentes na artéria carótida e aorta se tornam sensíveis à **hipoxemia**, ou níveis baixos de O_2 no sangue arterial. Quando ocorre redução do oxigênio arterial, esses receptores sinalizam ao encéfalo para aumentar a frequência e a profundidade da ventilação. Desse modo, a hipoxemia ajuda a controlar a ventilação em pacientes com doença pulmonar crônica. Todavia, quando o oxigênio arterial cai para menos que 88%, pode ser necessária a suplementação com doses baixas de oxigênio. A oxigenoterapia contínua a longo prazo melhora a sobrevida de pacientes com doença pulmonar obstrutiva crônica (DPOC) (Koczulla et al., 2018).

Mecânica da respiração

Embora a respiração seja normalmente passiva, há envolvimento de trabalho muscular para mover os pulmões e a parede torácica. A inspiração é um processo ativo. Durante a inspiração, o centro respiratório envia impulsos ao nervo frênico, causando contração do diafragma. As vísceras abdominais se movem para baixo e para frente, aumentando o comprimento da cavidade torácica para deslocar o ar para dentro dos pulmões. O diafragma se movimenta aproximadamente 1 cm e as costelas se retraem para cima a partir da linha média do corpo em aproximadamente 1,2 a 2,5 cm. Durante a respiração normal de repouso, uma pessoa inala 500 mℓ de ar. Essa quantidade recebe o nome de volume corrente. Durante a expiração, o diafragma relaxa e as vísceras abdominais retornam à sua posição original. O pulmão e a parede torácica retornam a uma posição relaxada (Figura 29.7). A expiração é um processo passivo. A frequência e a profundidade respiratória normais recebem o nome de **eupneia**, que é interrompida pelo suspiro. Suspiros são respirações profundas e prolongadas que constituem um mecanismo fisiológico protetor capaz de expandir vias respiratórias e alvéolos menores que não são ventilados durante a respiração normal.

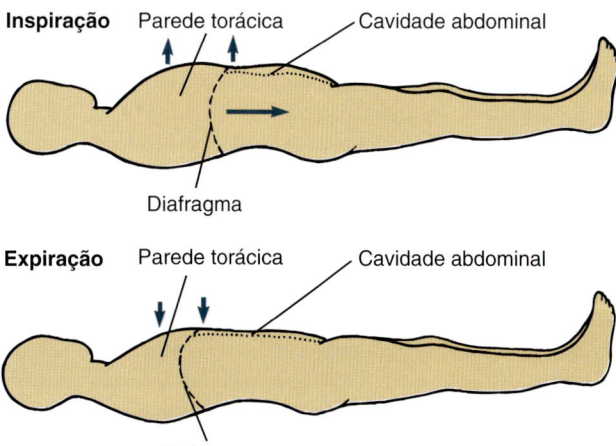

Figura 29.7 Ilustração do movimento do diafragma e da parede torácica durante a inspiração e expiração.

A mensuração precisa da respiração depende do reconhecimento dos movimentos normais do tórax e abdome. Durante a respiração de repouso, a parede do tórax gentilmente sobe e desce. Não se visualiza contração dos músculos intercostais entre as costelas ou a contração dos músculos cervicais e dos ombros (músculos acessórios da respiração).

Processo de enfermagem
❖ **Histórico da ventilação**

A respiração é o sinal vital mais fácil de ser avaliado, embora com frequência o seja de forma descuidada. Não tente estimar a respiração. A verificação precisa requer observação e palpação do movimento da parede torácica.

Mudanças súbitas nas características da respiração são importantes. A respiração alterada tende a ser o primeiro sinal de deterioração clínica e é um dos indicadores mais importantes para previsão dos resultados do paciente (Takayama et al., 2019). Como a respiração é ligada à função de muitos sistemas do organismo, considere todas as variáveis durante mudanças (Boxe 29.6). Por exemplo, a diminuição da frequência respiratória em pacientes que sofreram traumatismo craniano em geral indica lesão de tronco encefálico.

Não deixe que o paciente saiba que você está verificando sua respiração. Quando o paciente está ciente da avaliação, o paciente pode mudar a frequência e a profundidade da respiração (Hill et al., 2018). Observe-o silenciosamente e, quando apropriado, inicie a contagem da frequência. Avalie a respiração imediatamente após verificar a frequência de pulso, com sua mão ainda sobre o pulso do paciente apoiado no tórax ou abdome. Em crianças, verifique primeiro a frequência respiratória, antes dos demais sinais vitais. Ao avaliar a respiração de um paciente, tenha em mente a frequência e o padrão usual do paciente, a influência de possíveis doenças sobre a função respiratória e a influência de terapias sobre a respiração. Medidas precisas do estado respiratório incluem frequência e profundidade respiratória, bem como ritmo dos movimentos respiratórios (ver Procedimento 29.3).

Frequência respiratória. Observe inspiração e expiração completas ao contar a frequência respiratória do paciente. A frequência normalmente varia com a idade (Tabela 29.6). A faixa usual da frequência respiratória diminui ao longo da vida. A frequência respiratória de um paciente pode ser utilizada para ajudar a predizer seu risco de parada cardíaca. Por exemplo, uma frequência respiratória maior que 27 respirações/min em um adulto é um preditor de parada cardíaca em 72 horas melhor que a frequência cardíaca ou pressão arterial (Kelly, 2018).

O monitor de apneia é um aparelho que ajuda na avaliação da frequência respiratória. O aparelho utiliza sensores na parede do tórax do paciente, os quais detectam movimento. A ausência de movimento da parede torácica aciona o alarme de apneia. O monitoramento da apneia é utilizado com frequência para lactentes em hospitais e em domicílio com intuito de observar risco de eventos apneicos prolongados.

Profundidade respiratória. Avalie a profundidade respiratória por meio da observação do grau de excursão ou movimento do tórax. Descreva os movimentos respiratórios como profundos ou superficiais, normais ou com esforço. A respiração profunda envolve expansão total dos pulmões com expiração completa. A respiração é superficial e difícil de ser observada quando apenas uma pequena quantidade de ar passa pelos pulmões. Utilize técnicas mais objetivas quando observar que a excursão torácica está anormalmente superficial (ver Capítulo 30). A Tabela 29.7 resume os tipos de padrão respiratório.

Boxe 29.6 Fatores que influenciam as características da respiração

Exercício
- Exercícios aumentam a frequência e profundidade para atender à necessidade do organismo por mais oxigênio e para eliminar o CO_2.

Dor aguda
- A dor altera a frequência e o ritmo respiratório; a respiração se torna superficial
- O paciente inibe ou trava o movimento do tórax quando a dor está na região torácica ou abdominal.

Ansiedade
- A ansiedade aumenta a frequência e profundidade respiratória como resultado de estimulação simpática.

Tabagismo
- O tabagismo crônico modifica as vias respiratórias pulmonares, resultando em aumento da frequência respiratória em repouso quando não se está fumando.

Posição corporal
- Uma postura corporal reta e ereta promove expansão máxima do tórax
- A posição encurvada ou corcunda prejudica o movimento respiratório
- Deitar-se em posição supina impede a expansão total do tórax.

Medicações
- Analgésicos opioides, anestésicos gerais e sedativos hipnóticos deprimem a frequência e profundidade respiratória
- Anfetaminas e cocaína em alguns casos aumentam a frequência e profundidade respiratória
- Broncodilatadores reduzem a frequência respiratória causando dilatação das vias respiratórias.

Lesões neurológicas
- Lesões no tronco encefálico comprometem o centro respiratório e inibem a frequência e ritmo respiratório.

Função da hemoglobina
- A diminuição dos níveis de hemoglobina (anemia) reduz a capacidade do sangue de carrear oxigênio, o que aumenta a frequência respiratória
- Grandes altitudes reduzem a quantidade de hemoglobina saturada, o que aumenta a frequência e profundidade respiratória
- Anormalidades na função das células do sangue (p. ex., anemia falciforme) reduzem a capacidade da hemoglobina de carrear oxigênio, o que aumenta a frequência e profundidade respiratória.

Tabela 29.6 Limites aceitáveis de frequência respiratória.

Idade	Frequência (respirações/min)
Recém-nascido	30 a 60
Lactente (6 meses)	30 a 50
Criança pequena (2 anos)	25 a 32
Criança	20 a 30
Adolescente	16 a 20
Adulto	12 a 20

Tabela 29.7 Alterações do padrão respiratório.

Alteração	Descrição
Bradipneia	Frequência respiratória regular, mas anormalmente lenta (menor que 12 respirações/min)
Taquipneia	Frequência respiratória regular, mas anormalmente rápida (maior que 20 respirações/min)
Hiperpneia	Respiração dificultosa, profundidade e frequência aumentadas (maior que 20 respirações/min) (ocorre normalmente durante o exercício)
Apneia	Respirações cessadas por muitos segundos. A cessação persistente resulta em parada respiratória
Hiperventilação	Aumento de frequência e profundidade respiratórias. Pode ocorrer hipocapnia
Hipoventilação	Frequência respiratória anormalmente baixa e profundidade deprimida. Pode ocorrer hipercapnia
Respiração de Cheyne-Stokes	Frequência e profundidade respiratória irregulares, caracterizadas por períodos alternados de apneia e hiperventilação. O ciclo respiratório começa com respirações lentas e superficiais que gradualmente evoluem para frequência e profundidade anormais. O padrão se inverte, com a respiração se tornando lenta e superficial e terminando como uma apneia antes do retorno da respiração
Respiração de Kussmaul	Respiração anormalmente profunda, regular e com frequência aumentada
Respiração de Biot	Respiração anormalmente superficial por duas a três respirações, seguidas de período irregular de apneia

Ritmo da ventilação. Determine o padrão respiratório observando o tórax ou o abdome. A respiração diafragmática resulta de contração e relaxamento do diafragma e é mais bem observada por meio dos movimentos abdominais. Homens e crianças saudáveis geralmente demonstram respiração abdominal. Mulheres tendem a usar também os músculos do tórax para respirar, o que é avaliado pelos movimentos da parte superior do tórax. Respirações com esforço em geral envolvem músculos acessórios da respiração, visíveis no pescoço. Quando algo como um corpo estranho interfere no movimento do ar para dentro e fora dos pulmões, ocorre retração dos espaços intercostais durante a inspiração. Evidencia-se uma fase de expiração mais longa quando há obstrução do fluxo de saída do ar (p. ex., asma, DPOC).

Com a respiração normal, há um intervalo de tempo regular após cada ciclo respiratório. Lactentes tendem a respirar com menos regularidade. Crianças pequenas em geral respiram lentamente por alguns segundos, seguidos de respiração repentinamente mais rápida. A respiração apresenta ritmo regular ou irregular.

❖ **Avaliação da difusão e da perfusão**

Avalie os processos respiratórios de difusão e perfusão por meio da mensuração da saturação de oxigênio do sangue. O fluxo do sangue através dos capilares pulmonares carreia hemácias para ligação com oxigênio. Após difusão do oxigênio dos alvéolos para o sangue pulmonar, a maior parte do oxigênio se liga à hemoglobina das hemácias, que carreiam a hemoglobina oxigenada através do lado esquerdo do coração para os capilares periféricos, onde o oxigênio é liberado, dependendo das necessidades dos tecidos.

A porcentagem de hemoglobina que se liga ao oxigênio das artérias recebe o nome de saturação de oxi-hemoglobina (SaO_2). Geralmente se situa entre 95 e 100% (Pagana et al., 2019) e é afetada por fatores que interferem com a ventilação-perfusão ou difusão (ver Capítulo 41). A saturação do sangue venoso (SvO_2) é mais baixa porque os tecidos removeram parte do oxigênio das moléculas de hemoglobina. Fatores que interferem com ou aumentam a demanda de oxigênio afetam SvO_2, que é normalmente entre 65 e 75%.

Mensuração da saturação arterial de oxigênio. O oxímetro de pulso permite a medição indireta e não invasiva da **saturação de oxigênio** (ver Procedimento 29.4) por meio da mensuração da saturação de hemoglobina do sangue periférico. O oxímetro de pulso contém um diodo emissor de luz (LED) conectado ao aparelho que realiza oximetria (Figura 29.8). O LED emite ondas de luz que são absorvidas de maneiras diferentes pelas moléculas de hemoglobina oxigenadas ou desoxigenadas. Um fotodetector presente no sensor detecta a quantidade de oxigênio ligado a moléculas de hemoglobina e o oxímetro calcula a saturação periférica (SpO_2). A SpO_2 é uma estimativa confiável da SaO_2 quando é superior a 70%. Uma saturação maior que 92% é aceitável, ao passo que uma saturação de 75% ou menos é considerada crítica, já que os tecidos não conseguem extrair oxigênio suficiente para realizar funções vitais. Os valores obtidos com a oximetria de pulso são menos precisos quando a saturação é menor que 70% (Pagana et al., 2019).

É importante selecionar um oxímetro de pulso adequado para diminuir erros na mensuração. A medição da SpO_2 por oximetria de pulso é simples e indolor, e tem poucos dos riscos associados a medições mais invasivas de saturação de oxigênio, como amostragem de gasometria arterial. Uma área vascular pulsátil é necessária para detectar a mudança na luz transmitida quando são feitas medições com uma sonda de dedo. Condições que diminuem o fluxo de sangue arterial, como doença vascular periférica, hipotermia, vasoconstritores farmacológicos, hipotensão ou edema periférico, afetam a determinação precisa da saturação de oxigênio nessas áreas (Boxe 29.7).

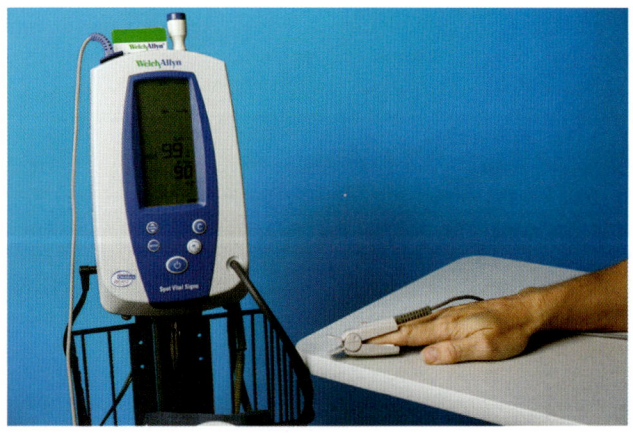

Figura 29.8 Oxímetro de pulso portátil com sensor digital.

> **Boxe 29.7** Fatores que afetam a determinação da saturação de oxigênio do pulso periférico (SpO_2)
>
> **Interferem com a transmissão da luz**
> - Fontes de luz externas interferem com a capacidade do oxímetro de processar a luz refletida
> - O monóxido de carbono (inalação ou intoxicação por fumaça) eleva artificialmente a SpO_2 por absorver luz de maneira similar ao oxigênio
> - A movimentação do paciente interfere na capacidade do oxímetro de processar a luz refletida
> - A icterícia interfere com a capacidade do oxímetro de processar a luz refletida
> - Corantes intravasculares (azul de metileno) absorvem luz de forma similar à desoxi-hemoglobina, diminuindo artificialmente a saturação
> - Esmaltes de unha de cor preta ou marrom ou aplicação de adornos metálicos ou unhas artificiais podem interferir com a absorção da luz e com a capacidade do oxímetro de processar a luz refletida
> - A pigmentação escura da pele algumas vezes resulta em perda de sinal ou superestimação da saturação.
>
> **Interferência com a pulsação arterial**
> - Doenças vasculares periféricas (aterosclerose) reduzem o volume do pulso
> - A hipotermia no local da verificação reduz o fluxo sanguíneo periférico
> - Vasoconstritores farmacológicos (p. ex., epinefrina) reduzem o volume do pulso periférico
> - O débito cardíaco diminuído e a hipotensão reduzem o fluxo sanguíneo das artérias periféricas
> - O edema periférico obscurece a pulsação arterial
> - Sensores apertados registram pulsações venosas nos dedos, as quais competem com as pulsações arteriais.

Para pacientes com perfusão periférica reduzida, aplique um sensor auricular ou de fronte (Seifi et al., 2018). Sensores de orelha têm maior precisão para saturações baixas, sendo menos afetados pela vasoconstrição periférica. Você pode aplicar sensores adesivos em diferentes locais, como na testa, ponte do nariz de um adulto ou sola do pé de um bebê. O adesivo tem menor propensão de causar lesão por pressão comparado aos sensores com mola. A mensuração da SpO_2 com sensor adesivo na testa é mais rápida comparada a sensores de dedo e mais precisa em condições que diminuem o fluxo sanguíneo.

Capnografia. A **capnografia** é a mensuração do dióxido de carbono do ar expirado. Ao fim da expiração, o valor de $EtCO_2$ se aproxima da $PaCO_2$ em pacientes saudáveis, em geral entre 35 e 45 mmHg. Em pacientes não intubados, a $EtCO_2$ pode ser obtida a partir de uma cânula nasal especial (ver Capítulo 41) conectada a um monitor que detecta a porcentagem de dióxido de carbono expirado ao fim de cada ciclo respiratório. O valor de $EtCO_2$ pode ser utilizado para avaliar o estado respiratório e cardíaco, ao passo que a interpretação do registro contínuo, ou capnograma, pode detectar mudanças na ventilação.

❖ Análise e diagnóstico de enfermagem

Durante a avaliação da respiração, você obtém dados sobre frequência respiratória, padrão e profundidade das respirações, sons pulmonares, SpO_2 e $EtCO_2$ de seu paciente. Além disso, você coleta parâmetros de avaliação da qualidade da ventilação, difusão e perfusão (ver Capítulos 30 e 41). Use pistas relevantes da avaliação para determinar a natureza do problema de um paciente e seus diagnósticos de enfermagem. Por exemplo, os achados associados de taquicardia, dispneia, inquietação e aumento dos níveis de CO_2 são achados/características definidoras de um diagnóstico de enfermagem de *Padrão Respiratório Ineficaz*. Fatores relacionados podem incluir *alterações na membrana capilar alveolar devido à infecção ou desequilíbrio da relação ventilação-perfusão*. Respirações alteradas são importantes achados/características definidoras para outros diagnósticos de enfermagem, incluindo os seguintes:

- Intolerância à atividade
- Ventilação espontânea prejudicada
- Desobstrução ineficaz das vias aéreas (respiratórias)
- Padrão respiratório ineficaz.

❖ Planejamento, identificação de resultados e implementação

O plano de cuidados de enfermagem inclui resultados e intervenções individualizadas centradas no paciente e baseadas nos diagnósticos de enfermagem identificados e em seus fatores relacionados. Os resultados de um paciente devem ser mensuráveis e realistas em relação à condição dele. Por exemplo, um resultado de melhora da desobstrução das vias respiratórias é mais provável de ser alcançado por um paciente em pós-operatório com ventilação reduzida temporária devido a dor em comparação a um paciente que tem bronquite crônica e secreções pulmonares abundantes. Se o paciente apresentar *Troca de Gases Prejudicada*, um resultado esperado provavelmente incluirá melhora da saturação de oxigênio dentro de determinado prazo.

Você deve selecionar intervenções (p. ex., tosse, posicionamento e manejo hídrico) com base no fator relacionado. Como no caso das alterações do pulso, diagnósticos médicos associados a alterações respiratórias demandam intervenções de enfermagem dependentes, incluindo agentes farmacológicos, como broncodilatadores. O Capítulo 41 detalha os procedimentos envolvendo a oxigenoterapia.

Trabalho em equipe e colaboração. Pacientes que já têm ou que estejam em risco de respiração e ventilação prejudicada geralmente requerem intervenções de outras disciplinas. Quando os pacientes precisam de suporte de oxigênio, terapeutas respiratórios são excelentes recursos para ajudá-los a usar o equipamento de oxigênio suplementar. Para um paciente com debilidade respiratória e ventilatória grave, um ventilador mecânico pode ser necessário. Nesse caso, o terapeuta respiratório é essencial para instalar o ventilador e auxiliar nos cuidados do paciente (ver Capítulo 41).

❖ Avaliação

Resultados do paciente. Após realizar as intervenções destinadas a melhorar a tolerância do paciente a atividades, padrão respiratório e/ou troca gasosa, avalie o resultado do paciente reavaliando frequência, profundidade, ritmo respiratório e SpO_2. Considere as alterações fisiológicas esperadas com as intervenções de enfermagem à medida que você avalia os resultados. Por exemplo, após realizar aspiração de secreções das vias respiratórias de um paciente, sua frequência respiratória deve diminuir e sua profundidade respiratória deve aumentar. A administração de broncodilatadores, os quais relaxam as vias respiratórias, pode diminuir a frequência e melhorar a profundidade respiratória.

Pressão arterial

A pressão arterial (PA) é verificada em virtualmente todos os pacientes que recebem atendimento de saúde. A medição precisa da PA é essencial para orientar o manejo do paciente, determinar a resposta do paciente a intervenções e prevenir resultados adversos (AACN, 2016). A **pressão arterial** é a força exercida sobre as paredes de uma artéria pelo sangue pulsátil pressionado pelo coração. A pressão arterial ou sistêmica é a pressão do sistema arterial do organismo e constitui um bom indicador de saúde cardiovascular. O sangue flui pelo sistema circulatório devido a mudanças na pressão. Seu movimento vai de uma área de alta pressão para uma área de baixa pressão.

A contração cardíaca força o sangue com alta pressão para dentro da aorta. O pico de pressão, ou **pressão sistólica**, ocorre quando os ventrículos do coração contraem e forçam o sangue sob alta pressão para dentro da aorta. Quando os ventrículos relaxam, o coração se preenche de sangue e a pressão que resta nas artérias recebe o nome de **pressão diastólica**. A pressão diastólica é a pressão mínima exercida contra a parede das artérias a todo momento.

A unidade padrão para a mensuração da PA é milímetros de mercúrio (mmHg). O valor indica a altura atingida por uma coluna de mercúrio causada pela PA. Registre a PA com o valor sistólico antes do diastólico (p. ex., 120/80). A diferença entre a pressão sistólica e a diastólica é a **pressão de pulso**. Por exemplo, para uma PA de 120/80, a pressão de pulso será 40 mmHg.

Recentes validações e testes de dispositivos oscilométricos automatizados demonstram que eles oferecem medições precisas da PA e são capazes de mensurar corretamente a PA serial para registrar as respostas do paciente ao tratamento. Ambos os métodos de auscultação são considerados aceitáveis para medição da PA em crianças e adolescentes (Muntner et al., 2019).

Fisiologia da pressão arterial

A pressão arterial reflete a relação entre o débito cardíaco, a resistência vascular periférica, a volemia (volume de sangue), a viscosidade do sangue e a elasticidade das artérias. Seu conhecimento acerca dessas variáveis hemodinâmicas auxilia na avaliação de alterações da PA.

Débito cardíaco. A PA depende do débito cardíaco. Quando ocorre aumento de volume dentro de um espaço fechado, como um vaso sanguíneo, a pressão do local sofre aumento. Portanto, com o aumento do débito cardíaco, mais sangue é bombeado contra a parede das artérias, causando elevação da PA. O débito cardíaco aumenta devido ao aumento da FC, da força de contração do músculo cardíaco ou de um aumento na volemia. Alterações na FC ocorrem mais rapidamente que alterações de contratilidade ou volemia. Um aumento rápido ou significativo na FC reduz o tempo de enchimento do coração, o que reduz o volume do ventrículo esquerdo e, consequentemente, a PA.

Resistência periférica. A PA depende da resistência vascular periférica. O sangue circula por uma rede de artérias, arteríolas, capilares, vênulas e veias. Artérias e arteríolas são revestidas com um músculo liso que se contrai e relaxa para mudar o tamanho de seu lúmen (luz). O tamanho dos lumens arteriais se altera para ajustar o fluxo sanguíneo segundo as necessidades dos tecidos locais. Por exemplo, quando um órgão principal necessita de mais sangue, ocorre constrição de arteríolas periféricas, reduzindo seu aporte sanguíneo. Mais sangue é disponibilizado para o órgão principal devido à mudança na resistência periférica. Em geral, artérias e arteríolas permanecem com grau parcial de vasoconstrição a fim de manter fluxo sanguíneo constante. A resistência vascular periférica é a resistência à passagem do sangue, determinada pelo tônus da musculatura vascular e diâmetro dos vasos sanguíneos. Quanto menor o lúmen de um vaso, maior a resistência vascular ao fluxo. À medida que a resistência se eleva, também se eleva a PA. Quando os vasos dilatam e a resistência diminui, também ocorre diminuição da PA.

Volemia. A pressão arterial depende do volume de sangue circulante, ou volemia. A maioria dos adultos apresenta volemia de 5.000 mℓ. Em geral, a volemia permanece constante. Seu aumento, entretanto, exerce maior pressão contra a parede das artérias. Por exemplo, a infusão IV rápida e mal controlada de líquidos aumenta a PA. Quando a volemia de um indivíduo diminui, como no caso de hemorragia ou desidratação, também ocorre diminuição da PA.

Viscosidade. A espessura ou viscosidade do sangue afeta a facilidade com que ele flui por pequenos vasos. O **hematócrito**, ou porcentagem de hemácias do sangue, determina sua viscosidade. Quando o hematócrito aumenta e o fluxo sanguíneo se torna mais lento, ocorre aumento da PA. O coração aumenta sua força de contração para movimentar o sangue viscoso pelo sistema circulatório.

Elasticidade. Em geral, as paredes de uma artéria são elásticas e facilmente distensíveis. À medida que sua pressão interna aumenta, o diâmetro dos vasos aumenta para acomodar a mudança de pressão. Essa capacidade de dilatação das artérias previne oscilações da PA. Contudo, em algumas doenças, como a aterosclerose, a parede do vaso perde sua elasticidade e é substituída por tecido fibroso que não tem facilidade de estiramento. A diminuição da elasticidade resulta em maior resistência ao fluxo sanguíneo. Como resultado, quando o ventrículo esquerdo ejeta seu VS, os vasos já não conseguem ceder à pressão. Um determinado volume de sangue é forçado contra a parede das artérias rígidas, causando aumento da pressão arterial. A pressão sistólica aumenta mais significativamente que a pressão diastólica, como resultado da perda de elasticidade.

Cada fator hemodinâmico afeta significativamente os demais. Por exemplo, à medida que ocorre diminuição da elasticidade arterial, a resistência vascular periférica se torna maior. O complexo controle do sistema cardiovascular normalmente impede que algum único fator modifique permanentemente a PA. Por exemplo, se a volemia diminuir, o organismo a compensará com aumento da resistência vascular.

Fatores que influenciam a pressão arterial

A pressão arterial não é constante. Por sofrer influência de muitos fatores, uma verificação da PA não pode refletir adequadamente o estado de saúde de um paciente. Mesmo sob as melhores condições, a PA sofre modificações a cada batimento. As intervenções de enfermagem são orientadas por tendências da PA, em vez de mensurações individuais. A compreensão desses fatores garante interpretação mais precisa dos valores de PA.

Idade. Os valores normais de PA variam ao longo da vida (Tabela 29.8). A PA aumenta durante a infância. Você deve avaliar o nível da PA de crianças ou adolescentes com relação a seu percentil de altura e idade (Hockenberry et al., 2019). Crianças maiores (mais pesadas e/ou mais altas)

Tabela 29.8 Pressão arterial ideal por idade.

Idade	Pressão arterial (mmHg)
Recém-nascido (3 kg)	40 (média)
1 mês	85/54
1 ano	95/65
6 anos[a]	105/65
10 a 13 anos[a]	110/65
14 a 17 anos[a]	119/75
18 anos ou mais	< 120/< 80

[a]Em crianças e adolescentes, a hipertensão é definida como pressão arterial que, em mensurações repetidas, situa-se dentro do percentil de 95% ou mais para a idade, altura e sexo. (Dados de Whelton et al.: Guideline for the prevention, detection, evaluation, and management of high blood pressure in adults: report of the American College of Cardiology/American Heart Association Task Force on Clinical Practice Guidelines, 2018, *Hypertension* 71[6]: e13, 2018.)

apresentam PA mais elevada que crianças pequenas de mesma idade. Durante a adolescência, a PA continua variando de acordo com o tamanho do corpo. A PA do adulto tende a se elevar com a idade avançada. O valor ideal da PA de um adulto saudável de meia-idade deve ser inferior a 120/80 mmHg. Valores sistólicos de 120 a 129 e diastólicos maiores que 80 já são considerados pressão arterial aumentada (Whelton et al., 2018).

Estresse. O estresse emocional (p. ex., ansiedade e medo) e a dor aguda resultam em estimulação simpática, que aumenta a FC, o débito cardíaco e a resistência vascular. O efeito da estimulação simpática aumenta a PA.

Etnia e genética. Características étnicas e genéticas influenciam a pressão arterial. A prevalência de hipertensão (pressão arterial aumentada) na população afrodescendente dos EUA está entre as mais altas do mundo. Ademais, mais de 40% dos homens e mulheres negros não hispânicos apresentam pressão arterial alta (AHA, 2017a; AHA, 2016). Doenças cardíacas se desenvolvem mais cedo entre afro-americanos, sendo que a hipertensão arterial é um fator em mais de 50% de todos os óbitos relacionados.

Todavia, outros grupos étnicos também têm risco. Em um estudo envolvendo a prevalência de hipertensão em adultos asiáticos ou hispânicos da cidade de Nova Iorque, dois principais grupos de minoria racial/étnica demonstraram maior probabilidade de hipertensão comparados a brancos não hispânicos: negros não hispânicos e asiáticos (Fei et al., 2017). É necessário realizar intervenções específicas direcionadas à hipertensão em razão de tais diferenças étnicas (Fei et al., 2017).

Fatores genéticos também contribuem com a pressão arterial de pacientes. Avalie o histórico familiar do paciente para hipertensão precoce e possíveis complicações relacionadas com hipertensão. Indivíduos com histórico familiar de pressão alta podem compartilhar ambientes comuns e outros potenciais fatores que aumentam seu risco de hipertensão (CDC, 2020).

Sexo. Não existe diferença clinicamente significativa nos níveis de PA entre os sexos biológicos. Após a puberdade, indivíduos do sexo masculino tendem a apresentar PA mais alta. Após a menopausa, pacientes de sexo biológico feminino tendem a apresentar PA mais alta que os masculinos de mesma idade. Não há diretrizes específicas para o tratamento da hipertensão em cada sexo. Todavia, muitos estudos humanos têm demonstrado diferenças nos mecanismos responsáveis pelo controle da pressão arterial entre os sexos (Reckelhoff, 2018). Tanto indivíduos biologicamente masculinos quanto femininos precisam de orientação acerca do risco de hipertensão e complicações relacionadas.

Variação circadiana. A PA varia ao longo do dia, com seus menores valores durante o sono entre a meia-noite e 3:00. Entre 3:00 e 6:00, ocorre aumento lento e gradual da PA. Quando o indivíduo acorda, há um aumento matinal. O valor mais alto ocorre de dia entre 10:00 e 18:00. Não existem padrões ou graus de variação iguais para todas as pessoas.

Medicações. Algumas medicações afetam direta ou indiretamente a PA. Antes de verificar a PA, pergunte se o paciente está recebendo alguma medicação anti-hipertensiva, diurética ou outras, as quais podem diminuir a PA (Tabela 29.9). Outra classe de medicações que diminuem a PA são os analgésicos opioides. Vasoconstritores e volumes excessivos de líquidos IV aumentam a PA.

Atividade e peso. Um período de exercícios pode diminuir a PA por muitas horas subsequentes. O aumento da demanda de oxigênio pelo organismo durante a atividade aumenta a PA. Exercícios inadequados frequentemente contribuem para o ganho de peso, sendo a obesidade um fator para o desenvolvimento de hipertensão.

Tabagismo. Fumar causa vasoconstrição, um estreitamento dos vasos sanguíneos. A PA aumenta quando o indivíduo fuma e retorna a seu basal cerca de 15 minutos após a cessação do consumo.

Hipertensão

A alteração mais comum da PA é a **hipertensão** que, muitas vezes, ocorre de forma assintomática. A hipertensão é um importante fator por trás dos óbitos por ataques cardíacos e AVE. Especialistas determinaram critérios para as categorias de hipertensão (Whelton et al., 2018). A pressão arterial elevada, uma designação para pacientes em alto

Tabela 29.9 Medicações anti-hipertensivas.

Tipo de medicação	Exemplo	Ação
Diuréticos	Furosemida, espironolactona, metolazona, politiazida, hidroclorotiazida	Diminuição da pressão arterial por redução da reabsorção de sódio e água nos rins, diminuindo o volume de líquido circulante
Bloqueadores beta-adrenérgicos	Atenolol, nadolol, maleato de timolol, metoprolol	Ligação com receptores beta-adrenérgicos do coração, artérias e arteríolas, bloqueando a resposta a impulsos nervosos simpáticos; diminuição da frequência cardíaca e, portanto, do débito cardíaco
Vasodilatadores	Cloridrato de hidralazina, minoxidil	Ação sobre o músculo liso de arteríolas causando relaxamento e redução da resistência vascular periférica
Bloqueadores de canais de cálcio	Diltiazem, cloridrato de verapamil, nifedipino, nicardipino	Diminuição da resistência vascular periférica por meio de vasodilatação sistêmica
Inibidores da enzima conversora de angiotensina (ECA)	Captopril, enalapril, lisinopril, benazepril	Redução da pressão arterial por bloqueio da conversão de angiotensina I em II, impedindo a vasoconstrição; redução da produção de aldosterona e retenção de líquidos, diminuição do volume de líquido circulante
Bloqueadores de receptores de angiotensina II (BRA)	Losartana, olmesartana	Redução da pressão arterial por bloqueio da ligação da angiotensina II, o que impede a vasoconstrição

risco de desenvolver hipertensão, fica entre 120 e 129 mmHg de PA sistólica (PAs) e menos de 80 mmHg de PA diastólica (PAd). Nesses pacientes, a intervenção precoce pela adoção de hábitos de vida mais saudáveis reduz o risco ou previne o surgimento de hipertensão. A hipertensão de estágio 1 é definida por uma PAs de 130 mmHg a 139 mmHg ou uma PAd de 80 a 89 mmHg. A de estágio 2 é definida por uma PAs de 140 ou mais e uma PAd de 90 ou mais. O diagnóstico de hipertensão em adultos requer uma média de duas ou mais medições feitas a cada duas ou mais consultas após a triagem inicial (Tabela 29.10).

Uma medição de PA que revele uma PA sistólica ou diastólica alta não constitui diagnóstico de hipertensão. No entanto, se você verificar uma leitura alta (p. ex., 150/90 mmHg), encoraje o paciente a praticar hábitos de vida saudáveis, como praticar exercícios e manter uma dieta de baixo teor de gorduras e sódio, com grande ingestão de frutas e vegetais frescos, e retornar para um novo *checkup* em 3 ou 6 meses (Tabela 29.11).

A hipertensão aumenta o risco de doenças relacionadas com hipertensão, como AVE, infarto do miocárdio e lesão dos rins, retinas e sistema nervoso periférico. As categorias de hipertensão determinam intervenções não farmacológicas e farmacológicas.

A hipertensão está associada a espessamento e perda de elasticidade da parede das artérias. A resistência vascular periférica aumenta dentro de vasos espessos e inelásticos. O coração bombeia continuamente contra a maior resistência. Como resultado, o fluxo sanguíneo de órgãos vitais como coração, encéfalo e rins diminui com a hipertensão crônica ou não tratada.

Muitos fatores de risco estão associados à hipertensão. Fatores modificáveis incluem obesidade, tabagismo, consumo exagerado de álcool e alta ingestão de sódio (sal). O estilo de vida sedentário e a exposição contínua ao estresse também estão ligados à hipertensão. A incidência de hipertensão é maior em pacientes diabéticos e idosos e está associada a óbito por AVE e infarto do miocárdio (ataque cardíaco).

Hipotensão

A **hipotensão** está associada a uma PA igual ou inferior a 90 mmHg. Embora alguns adultos apresentem PA baixa normalmente, para a maioria das pessoas, a PA baixa é um achado anormal associado a doenças.

Ocorre hipotensão em razão da dilatação das artérias do leito vascular, perda de quantidade significativa de volume sanguíneo (p. ex., hemorragias) ou insuficiência do músculo cardíaco em bombear adequadamente o sangue (p. ex., infarto do miocárdio). A hipotensão associada a palidez, manchas na pele, sudorese, confusão, aumento da FC ou diminuição do débito urinário pode ser fatal e deve ser relatada imediatamente a um profissional da saúde.

Quando um indivíduo saudável se move de uma posição deitada para sentada e de pé, os vasos sanguíneos periféricos das pernas sofrem constrição. De pé, os vasos das extremidades inferiores sofrem constrição e impedem a estagnação de sangue nas pernas causada pela gravidade. Desse modo, o indivíduo não tem sintomas ao se levantar. A **hipotensão ortostática**, também chamada de **hipotensão postural**, ocorre quando um indivíduo normotenso desenvolve sintomas (p. ex., tontura ou vertigem) e apresenta queda da pressão arterial sistólica em no mínimo 20 mmHg ou da diastólica em no mínimo 10 mmHg dentro de 2 a 5 minutos em repouso ou 5 minutos deitado em decúbito dorsal (Palma e Kaufmann, 2020). Ocorre hipotensão ortostática quando o organismo dos pacientes é incapaz de realizar vasoconstrição da extremidade inferior para manter a PA. Pacientes desidratados, anêmicos, que permaneceram muito tempo acamados ou que sofreram perda recente de sangue têm risco de apresentar hipotensão ortostática, particularmente de manhã (Palma e Kaufmann, 2020). Alterações ortostáticas nos sinais vitais são indicadores eficazes de depleção de volume de sangue. Algumas medicações causam hipotensão ortostática, especialmente em pacientes jovens e idosos. Hipotensão ortostática é um fator de risco de quedas, principalmente entre idosos com hipertensão.

Processo de enfermagem
❖ Histórico da pressão arterial

As verificações da PA podem ser feitas diretamente (de forma invasiva) ou indiretamente (de forma não invasiva). O método direto requer inserção de um cateter em uma artéria. Tubos conectam o cateter a um equipamento eletrônico para monitoramento hemodinâmico. O monitor mostra uma curva arterial constante e valores numéricos. Devido ao risco de perda súbita de sangue a partir da artéria, o monitoramento invasivo da PA é utilizado somente no contexto de terapia intensiva. Métodos indiretos comuns necessitam de esfigmomanômetro e estetoscópio com auscultação ou dispositivo oscilométrico automático sem auscultação. A técnica para mensurar a PA por meio de auscultação está descrita no Procedimento 29.5.

Tabela 29.10 Categorias de pressão arterial (PA) em adultos.[a]

Categoria de PA	PAS		PAD
Normal	< 120 mmHg	e	< 80 mmHg
Aumentada	120 a 129 mmHg	e	< 80 mmHg
Hipertensão Estágio 1	130 a 139 mmHg	ou	80 a 89 mmHg
Estágio 2	≥ 140 mmHg	ou	≥ 90 mmHg

[a]Indivíduos com pressão arterial sistólica (PAS) e pressão arterial diastólica (PAD) de duas categorias devem ser designados à categoria mais alta. PA indica pressão arterial (com base em ≥ 2 leituras cuidadosas obtidas em ≥ 2 ocasiões, conforme detalhado na PAS e PAD. (De Whelton et al.: Guideline for the prevention, detection, evaluation, and management of high blood pressure in adults, *J Am Coll Cardiol* 71[19]:2199-2269, 2018.)

Tabela 29.11 Recomendações para acompanhamento da pressão arterial.

Pressão arterial inicial	Acompanhamento recomendado[a]
Normal	Reavaliar em 1 ano
Aumentada	Reavaliar em 3 a 6 meses[b]
Hipertensão estágio 1	Avaliar terapia com 3 a 6 meses[b]
Hipertensão estágio 2	Avaliar terapia com 1 mês[b] Para indivíduos com pressão mais alta (p. ex., > 180/110 mmHg), avaliar e tratar imediatamente ou dentro de 1 semana, dependendo da situação clínica e complicações

[a]Modificar o agendamento e o acompanhamento segundo informações confiáveis sobre mensurações anteriores, outros fatores de risco ou lesão de órgão-alvo. [b]Orientar sobre modificações de estilo de vida. (De Whelton PK et al.: Guideline for the prevention, detection, evaluation, and management of high blood pressure in adults– executive summary, *J Am Coll Cardiol* 71:[19]: 2199, 2018.)

Aparelho de pressão arterial para auscultação. Antes de verificar a PA, certifique-se de que você esteja confortável utilizando o aparelho. Por mais de meio século, instituições de saúde confiam em esfigmomanômetros e estetoscópios para mensurar a PA por meio de auscultação. O **esfigmomanômetro** inclui um manômetro de pressão, um manguito oclusivo que envolve um balão inflável de borracha e uma pera de pressão com válvula de liberação para inflar manualmente o balão. O manômetro aneroide apresenta um relógio circular protegido por um vidro com um ponteiro que registra calibrações em milímetros. Antes de utilizar o equipamento, certifique-se de que o ponteiro esteja no zero e que o manômetro esteja calibrado corretamente. Esfigmomanômetros aneroides necessitam de calibração biomédica a cada 6 meses para verificação de sua acurácia.

Manguitos oclusivos vêm em diferentes tamanhos. O tamanho selecionado deve ser proporcional à circunferência do membro avaliado (Figura 29.9). Idealmente, a largura do manguito deve corresponder a 40% da circunferência (ou ser 20% maior que o diâmetro) do ponto médio do membro onde será utilizado para verificar a PA. O balão inflável dentro do manguito deve envolver pelo menos 80% da parte superior do braço. Muitos adultos necessitam de um manguito mais largo. Um manguito de tamanho regular conta com um balão de 12 a 13 cm de largura e de 22 a 23 cm de comprimento. Um manguito mal posicionado produz mensurações imprecisas da PA (Tabela 29.12). É importante não colocar o manguito de pressão arterial sobre roupas, já que o tecido pode impedir que o manguito de pressão arterial se encaixe direito, distorcendo os sons da auscultação.

Mensure a pressão arterial no braço colocando a borda inferior do manguito acima da fossa antecubital, deixando espaço para posicionamento da campânula ou diafragma do estetoscópio sobre a artéria braquial. A utilização do antebraço por falta de manguito grande não é recomendada e pode resultar em superestimação da PA em até 20 mmHg (Brown et al., 2019; Schimanski et al., 2014).

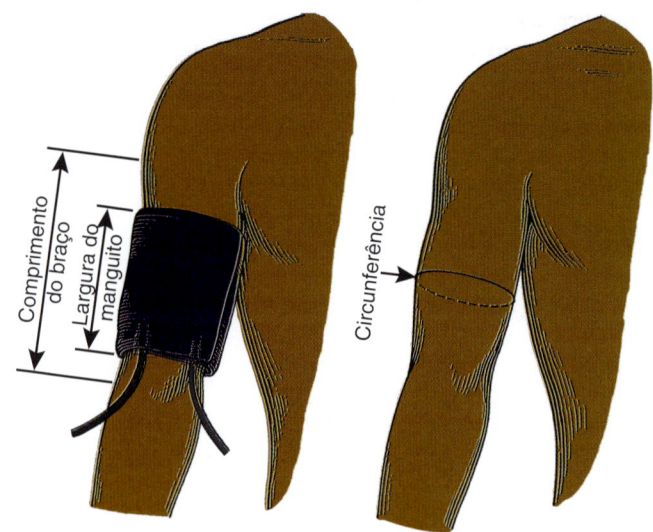

Figura 29.9 Diretrizes para o tamanho correto do manguito de pressão arterial. A largura do manguito deve possuir 20% mais que o diâmetro da parte superior do braço, ou 40% da circunferência e dois terços do comprimento do braço.

A válvula de liberação do esfigmomanômetro deve estar limpa e com mobilidade livre nas duas direções. A válvula mantém pressão constante quando fechada. Válvulas com travas dificultam a regulação da desinsuflação do manguito.

Auscultação. O melhor ambiente para a verificação da PA por meio de auscultação é uma sala silenciosa com temperatura confortável. Embora o paciente possa ficar deitado ou de pé, a melhor posição é a sentada. Na maioria dos casos, as leituras de PA obtidas com o paciente deitado em posição supina, sentado ou de pé são similares.

Tabela 29.12 Erros comuns durante a mensuração da pressão arterial.

Erro	Efeito
Balão ou manguito muito largo	Leitura erroneamente baixa
Balão ou manguito muito estreito ou curto	Leitura erroneamente alta
Manguito fixado de forma solta ou assimétrica	Leitura erroneamente alta
Desinsuflação muito lenta do manguito	Leitura diastólica erroneamente alta
Desinsuflação muito rápida do manguito	Leitura sistólica erroneamente baixa e diastólica erroneamente alta
Braço abaixo do nível do coração	Leitura erroneamente alta
Braço acima do nível do coração	Leitura erroneamente baixa
Braço sem suporte	Leitura erroneamente alta
Estetoscópio mal posicionado ou comprometimento auditivo do examinador, causando abafamento dos ruídos	Leitura sistólica erroneamente baixa e diastólica erroneamente alta
Estetoscópio aplicado muito firmemente sobre a fossa antecubital	Leitura diastólica erroneamente baixa
Insuflação muito lenta	Leitura diastólica erroneamente alta
Repetição muito rápida de mensurações	Leitura sistólica erroneamente alta
Nível de insuflação inadequado	Leitura sistólica erroneamente baixa
Múltiplos examinadores utilizando diferentes ruídos para leitura diastólica	Leitura sistólica erroneamente alta e diastólica erroneamente baixa

A posição do paciente durante a determinação da PA de rotina deve ser a mesma durante cada mensuração, a fim de permitir comparação adequada dos valores. Antes de obter a PA do paciente, procure controlar os fatores responsáveis por leituras erroneamente altas, como dor, ansiedade ou esforço. A percepção do paciente de que seu ambiente físico ou interpessoal é estressante afeta a verificação de sua PA. Verificações realizadas no local de trabalho do paciente ou em consultório médico normalmente resultam em valores mais altos que verificações realizadas na casa do paciente.

Durante o levantamento inicial do histórico de enfermagem, obtenha e documente a PA em ambos os braços do paciente. Normalmente, existe uma diferença de 5 a 10 mmHg entre os braços. Em avaliações subsequentes, mensure a PA do braço cuja pressão foi mais alta. Diferenças superiores a 10 mmHg indicam problemas vasculares e devem ser relatadas a um profissional da saúde ou enfermeiro responsável.

Pergunte ao paciente qual é a PA habitual dele. Se o paciente não souber responder, informe-o após a mensuração e documente o valor. Essa é uma boa oportunidade para instruir seu paciente sobre valores ideais de PA, fatores de risco para desenvolvimento de hipertensão e seus perigos.

A verificação indireta da PA funciona por meio de um princípio básico de pressão. O sangue flui livremente através da artéria até que o manguito aplique pressão aos tecidos, causando colapso da artéria. Após liberação da pressão do manguito, o ponto em que ocorre retorno do fluxo sanguíneo com auscultação de um ruído define a pressão sistólica.

Em 1905, Korotkoff, um cirurgião russo, descreveu pela primeira vez os ruídos auscultados em uma artéria distal após desinflar o manguito de pressão. O primeiro ruído é uma batida nítida e forte que corresponde à frequência de pulso, a qual aumenta gradualmente em intensidade. *O momento do surgimento do ruído corresponde à pressão sistólica.* À medida que o manguito continua sendo desinflado, ouve-se um sopro ou sibilo, que resulta no segundo ruído. Conforme a artéria se distende, ocorre turbulência no fluxo sanguíneo. O terceiro ruído auscultado é uma batida mais seca e mais intensa, ao passo que o quarto ruído se torna abafado e grave à medida que o manguito continua sendo desinflado. Nesse ponto, a pressão do manguito se tornou menor que a pressão dentro das paredes do vaso. *Esse ruído marca a pressão diastólica de lactentes e crianças.* O quinto ruído marca o desaparecimento dos ruídos. *Em adolescentes e adultos, o quinto ruído corresponde à pressão diastólica* (Figura 29.10). Em alguns pacientes, os ruídos são claros e distintos. Em outros, só se auscultam claramente os ruídos do início e do fim.

O método de auscultação manual para mensuração da PA requer julgamento clínico e habilidade técnica para selecionar e aplicar o manguito de pressão arterial e verificar os valores sistólico e diastólico, e é propenso ao viés do observador (Brown et al., 2019). A obtenção de uma medida precisa é essencial, tendo em vista que a PA resulta em muitas decisões médicas e intervenções de enfermagem. Existem muitas fontes de erro (Tabela 29.12). Quando tiver dúvida sobre uma leitura, peça a um colega para reavaliar a PA.

A American Heart Association recomenda a documentação de dois valores para a mensuração da PA: o ponto do manômetro em que o primeiro ruído é auscultado para a pressão sistólica e o ponto em que o quinto ruído é auscultado para a diastólica. Algumas instituições de saúde recomendam documentar também o ponto em que o quarto ruído é auscultado, especialmente para pacientes hipertensos. Separe os valores com um barras (p. ex., 120/70 ou 120/100/70). Anote também o braço utilizado na mensuração (p. ex., braço direito [BD] 130/70) e a posição do paciente (p. ex., paciente sentado).

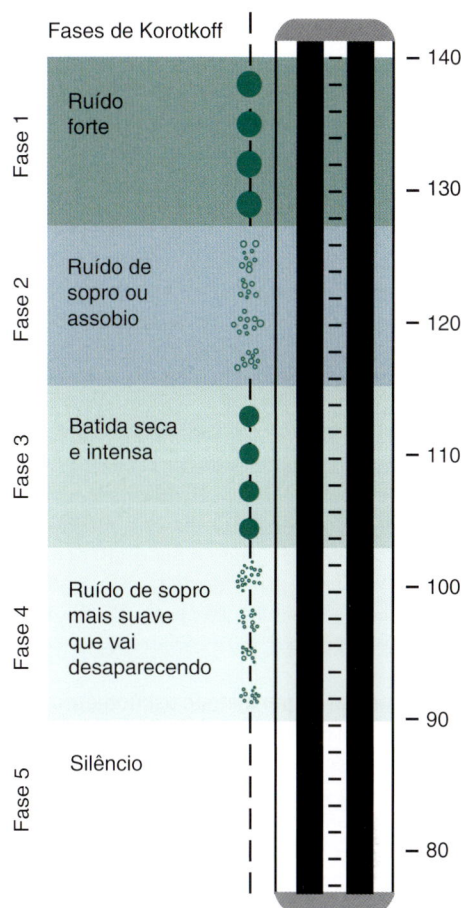

Figura 29.10 Os ruídos auscultados durante a verificação da pressão arterial podem ser classificados em cinco fases. Neste exemplo, a pressão é de 140/90 mmHg.

Hipotensão ortostática. Avalie a presença de hipotensão ortostática durante a verificação dos sinais vitais por meio da obtenção dos valores de PA e frequência de pulso com o paciente em posição supina, sentado e de pé, nessa sequência. Mensure a PA dentro de 3 minutos após a mudança de posição do paciente. Na maioria dos casos, a hipotensão ortostática é detectada 1 minuto após o paciente se levantar. Caso ocorra, ajude o paciente a se deitar novamente e notifique ao médico ou enfermeiro responsável. Durante as verificações ortostáticas, monitore continuamente alterações na frequência de pulso e observe outros possíveis sintomas de hipotensão, como desmaio, fraqueza, visão turva ou tontura. A hipotensão ortostática constitui risco para quedas, especialmente em idosos que tomam medicamentos anti-hipertensivos (Shields et al., 2020; Shaw et al. 2019). Ao registrar as verificações ortostáticas, anote a posição do paciente juntamente com o valor de PA (p. ex., 140/80 mmHg em posição supina, 132/72 mmHg sentado, 108/60 mmHg de pé). O procedimento de mensuração da pressão arterial ortostática não pode ser delegado; ele requer avaliação contínua e julgamento clínico quando se prevê a resposta fisiológica do paciente a mudanças de posição de deitado para sentado e de sentado para em pé quando os pacientes estão em risco de hipotensão ortostática.

Estetoscópio ultrassônico. Quando você não consegue auscultar um pulso por ele estar enfraquecido, você pode utilizar um estetoscópio ultrassônico (ver Capítulo 30). Ele permite que você ouça ruídos sistólicos de baixa frequência. Você usará esse dispositivo ao mensurar a PA de lactentes e crianças ou de adultos com PA baixa.

Palpação. A mensuração indireta da PA por meio de palpação pode ser útil para pacientes cujo pulso arterial é muito fraco para gerar ruídos audíveis à auscultação. Exemplos de condições que resultam em PA de difícil auscultação com precisão incluem perda grave de sangue ou diminuição da contratilidade cardíaca. Nesses casos, você pode avaliar a PA sistólica por meio de palpação (ver Procedimento 29.5, Passo 10). É difícil determinar a PA diastólica por meio da palpação. Quando utilizar a técnica de palpação, registre o valor sistólico e seu método de verificação (p. ex., BD 90/−, palpação, posição supina).

Em alguns pacientes hipertensos, os ruídos normalmente auscultados na artéria braquial quando a pressão do manguito está alta desaparecem à medida que a pressão diminui e depois reaparecem em nível mais baixo. Esse desaparecimento temporário se chama **lacuna auscultatória**. A lacuna em geral ocorre entre o primeiro e segundo ruído ao longo de uma faixa de 40 mmHg, causando subestimação da pressão sistólica ou superestimação da diastólica. O examinador necessita ter certeza de que inflou o manguito o suficiente para ouvir a verdadeira pressão sistólica antes da lacuna auscultatória. A palpação da artéria radial ajuda a determinar até quanto o manguito deverá ser inflado. O examinador deve inflar o manguito 30 mmHg acima das pressões nas quais ocorre lacuna auscultatória (p. ex., PA BD 180/94 mmHg com lacuna auscultatória entre 180 e 160 mmHg, sentado).

Aparelho de mensuração por método oscilométrico. Atualmente, é comum o emprego de aparelhos eletrônicos oscilométricos automáticos que não necessitam de estetoscópio para auscultação. Os aparelhos incluem um monitor eletrônico com sensor de pressão, um visor digital e um manguito de braço (Figura 29.11). Uma bomba elétrica aumenta a pressão do manguito (MHRA, 2019). Existem também aparelhos que são posicionados ao redor do pulso do paciente. Os aparelhos normalmente apresentam pressão de insuflação ajustável ou inflam automaticamente até o nível adequado, em geral 30 mmHg acima da leitura estimada de pressão sistólica (MHRA, 2013). Após o início, o aparelho infla e desinfla automaticamente o manguito, demonstrando os valores de pressão sistólica e diastólica. Tais aparelhos utilizam o princípio oscilométrico para mensurar a PA e aplicam um algoritmo específico do fabricante e do dispositivo para estimar as pressões sistólica e diastólica.

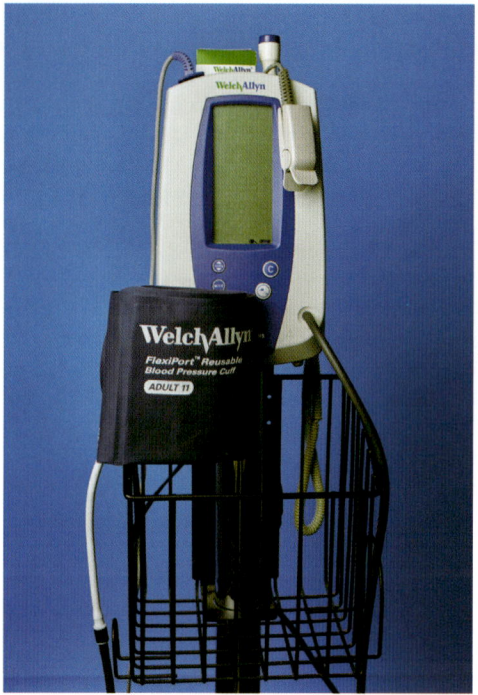

Figura 29.11 Monitor de pressão arterial automático.

Verificação da pressão arterial utilizando aparelho oscilométrico. Existem muitos estilos diferentes de aparelho oscilométrico para determinação automática da PA. O manguito de braço é posicionado ao redor do úmero, imediatamente acima da artéria braquial. Um botão ativa a insuflação do manguito. O sensor eletrônico de pressão detecta as vibrações causadas pela passagem do sangue por uma artéria (Boxe 29.8). Após detectar a PA, o aparelho demonstra uma leitura no visor eletrônico. Aparelhos oscilométricos são livres de mercúrio, leves, compactos, portáteis, fáceis de utilizar e não estão associados a viés de observador (MHRA, 2013). O número de tais dispositivos tem

---

Boxe 29.8 Diretrizes para o procedimento

Verificação eletrônica da pressão arterial

Delegação e colaboração

O procedimento de verificação da pressão arterial utilizando aparelho eletrônico pode ser delegado à equipe de enfermagem, exceto quando o paciente for considerado instável (como no caso de hipotensão). Enfermeiros orientam a equipe:
- Explicação acerca da frequência da medição e de qual extremidade usar
- Revisão de como selecionar o tamanho adequado do manguito para a extremidade designada e para o aparelho
- Revisão da pressão arterial usual do paciente e orientação para que a equipe relate sobre alterações ou anormalidades significativas ao enfermeiro.

Equipamento

Aparelho eletrônico oscilométrico para pressão arterial; manguito de tamanho adequado conforme recomendado pelo fabricante; caneta e planilha de sinais vitais do prontuário do paciente (físico) ou prontuário eletrônico, de acordo com a política da instituição.

Passos

1. Identifique o paciente utilizando pelo menos dois identificadores (p. ex., nome e data de nascimento ou nome e número do prontuário do paciente) de acordo com políticas institucionais (TJC, 2021).
2. Avalie a necessidade de verificação da pressão arterial (ver Procedimento 29.5, passos do histórico de enfermagem números 2 a 5) e determine a pressão arterial basal do paciente.
3. Determine se é adequado utilizar aparelho eletrônico para verificar a pressão. Pacientes com frequência cardíaca irregular, hipertensão conhecida, doença vascular periférica, convulsões, calafrios e tremores não são bons candidatos ao uso do aparelho (Wang et al., 2016).
4. Realize a higiene das mãos e determine o melhor local para colocação do manguito; inspecione a condição dos membros.
5. Traga o material necessário até a beira do leito do paciente. Selecione o manguito de tamanho adequado para o membro do paciente. O manguito e o aparelho devem corresponder segundo as recomendações do fabricante e não devem ser trocados.
6. Ajude o paciente a assumir posição confortável, seja deitado ou sentado. Conecte o aparelho a uma tomada e coloque-o perto do paciente, certificando-se de que a conexão do manguito alcance o aparelho.
7. Localize o botão de liga/desliga e ligue o aparelho para permitir o autoteste do sistema eletrônico.
8. Remova roupas apertadas para garantir aplicação correta do manguito.

Capítulo 29 Sinais Vitais

Boxe 29.8 Diretrizes para o procedimento (Continuação)

Verificação eletrônica da pressão arterial

9. Prepare o manguito apertando-o manualmente para remover todo o ar e conecte-o à mangueira para conexão com o aparelho.
10. Higienize as mãos. Envolva o membro confortavelmente com o manguito murcho e verifique se é possível inserir um dedo entre o manguito e a pele do paciente. Certifique-se de que a seta indicando "artéria" esteja posicionada corretamente (ver ilustração).
11. Verifique se o extensor de conexão entre o manguito e o aparelho não está dobrada, pois isso impede que o manguito se infle e desinfle corretamente
12. Seguindo recomendações do fabricante, defina o controle de frequência para o modo automático ou manual e pressione o botão de início. A primeira verificação da pressão arterial infla o manguito até uma pressão de aproximadamente 180 mmHg. Após atingir esse valor, o aparelho inicia uma sequência de desinsuflação que determina a pressão arterial. A primeira leitura determina a pressão de pico de insuflação para verificações adicionais.
13. Quando o aparelho finaliza a desinsuflação, o visor digital fornece os valores mais recentes e o tempo em minutos desde a verificação (ver ilustração).

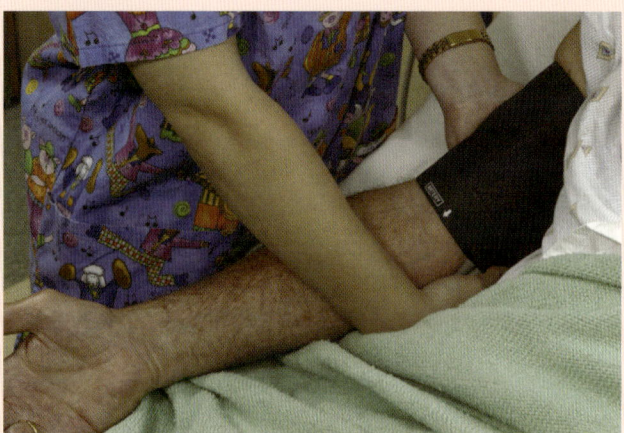

PASSO 10 Alinhamento do manguito de pressão arterial à artéria braquial.

JULGAMENTO CLÍNICO: quando não for possível obter a pressão arterial com um aparelho eletrônico, verifique suas conexões (p. ex., aparelho ligado a uma tomada funcional, conexões firmes entre manguito e extensor, aparelho ligado, manguito correto). Repita a verificação eletrônica da pressão arterial; caso não seja possível obtê-la, utilize a técnica auscultatória (ver Procedimento 29.5).

14. Defina a frequência de verificações e os limites inferior e superior do alarme para os valores de pressão sistólica, diastólica e média. Os intervalos de verificação podem ser definidos entre 1 e 90 minutos. Enfermeiros determinam a frequência e os limites de alarme com base na faixa aceitável da pressão arterial do paciente, julgamento de enfermagem e solicitação por parte do profissional da saúde.
15. Obtenha leituras adicionais a qualquer momento pressionando o botão de início. O botão de cancelamento desinfla imediatamente o manguito.
16. Caso sejam necessárias verificações frequentes, pode-se deixar o manguito posicionado. Remova-o ao menos a cada 2 horas para avaliar a integridade da pele e, quando possível, alterne o local de verificação.

JULGAMENTO CLÍNICO: a verificação frequente da pressão arterial utilizando aparelhos eletrônicos eleva o risco de lesão por pressão em extremidades, especialmente em idosos vulneráveis, pacientes com paralisia e pacientes com doenças vasculares periféricas. Pacientes com tendência anormal de hemorragia têm risco de sofrer rupturas microvasculares devido à insuflação repetida. Inspecione a pele sob o manguito em intervalos regulares, dependendo da frequência de seu uso.

17. Quando o paciente não necessitar mais do monitoramento frequente da pressão arterial:
    a. Auxilie o paciente a retornar a uma posição confortável e cubra seu braço ou perna para restaurar seu conforto e sensação de bem-estar.
    b. Deixe o sistema de chamada de emergência ao alcance do paciente e ensine-o a utilizá-lo, a fim de promover segurança e prevenir quedas.
    c. Eleve as grades laterais do leito (conforme apropriado) e rebaixe a altura do leito até a posição mais baixa a fim de promover a segurança e prevenir quedas.
    d. Limpe o manguito com um desinfetante aprovado pela instituição a fim de reduzir a transmissão de infecções. Limpe e guarde o aparelho de pressão arterial.
18. Realize a higiene das mãos.
19. Compare as leituras eletrônicas da pressão arterial com as verificações por auscultação a fim de verificar a precisão do aparelho eletrônico. Verificações eletrônicas podem subestimar a pressão arterial (Drawz, 2017).
20. Informe o paciente sobre a leitura da pressão arterial.
21. **Utilize o método de ensino de retorno:** "Quero ter certeza de que expliquei por que você necessita manter seu braço esticado enquanto o aparelho mede sua pressão arterial. Explique-me por que é importante permanecer imóvel." Avalie sua orientação agora ou desenvolva um plano para revisar a aprendizagem do paciente/familiar cuidador caso não sejam capazes de ensinar de retorno corretamente.
22. Registre a pressão arterial, o local da verificação e o uso de aparelho eletrônico; documente quaisquer sinais ou sintomas de alteração da pressão arterial.
23. Notifique o enfermeiro ou médico responsável em caso de achados anormais.

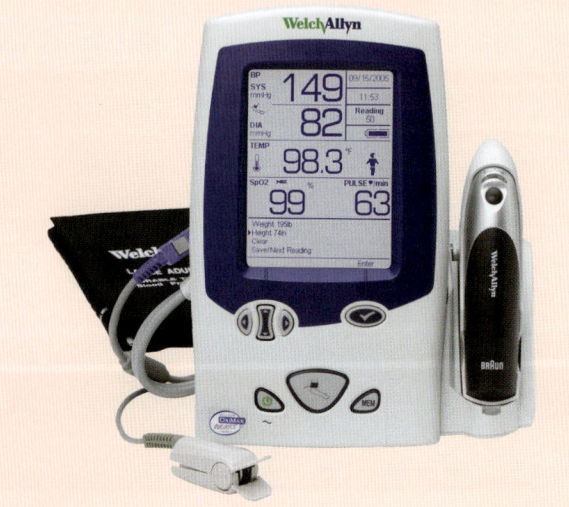

PASSO 13 Visor do aparelho eletrônico digital de pressão arterial. (Imagem cortesia de Hillrom.)

aumentado em consultórios médicos, clínicas e até hospitais. Aparelhos oscilométricos são particularmente úteis quando é necessário verificar a PA com frequência, como em pacientes com quadro crítico ou instáveis, durante ou após procedimentos invasivos, ou quando uma terapia exige monitoramento frequente (p. ex., medicações cardíacas ou para PA administradas por via intravenosa). O Boxe 29.9 lista as condições que são inadequadas para uso de aparelhos automáticos. Quando um resultado de PA for questionável em razão da condição do paciente, certifique-se de que a verificação tenha sido precisa realizando uma verificação por auscultação com esfigmomanômetro.

Verificação da pressão arterial em crianças. A verificação da PA no contexto ambulatorial deve ser iniciada a partir de 3 anos para todas as consultas de rotina. Para crianças saudáveis, só é preciso verificar a PA anualmente, em vez de em todos os encontros (Hockenberry et al., 2019; Flynn et al., 2017). Se a criança apresentar obesidade, diabetes, doença renal ou problemas vasculares, realize verificação da PA em todos os encontros (Flynn et al., 2017). A PA de crianças se altera com o crescimento e desenvolvimento. A prevalência de aumento da PA e hipertensão em crianças tem se elevado, especialmente crianças com sobrepeso (Flynn et al., 2017). Ajude os pacientes a compreenderem a importância da verificação de rotina da PA para detectar crianças com risco de hipertensão. A verificação em lactentes e crianças é difícil devido a diversas razões:

- O tamanho diferente do braço demanda seleção cuidadosa e adequada do tamanho do manguito. Não escolha um manguito com base apenas no nome do manguito. O manguito "neonatal" pode ser muito pequeno para alguns lactentes
- A leitura é difícil de ser obtida em lactentes e crianças inquietos ou ansiosos. Permita no mínimo 15 minutos para que as crianças se recuperem de atividades recentes e fiquem menos apreensivas. A cooperação da criança aumenta quando você ou os pais a preparam para a sensação atípica do manguito de pressão. A maioria das crianças compreende a analogia "abraço apertado em seu braço"
- Posicionar o estetoscópio muito firmemente sobre a fossa antecubital causa erros na ausculta. Os ruídos são mais difíceis de serem auscultados em crianças devido à baixa frequência e amplitude. A campânula de um estetoscópio pediátrico pode ser útil.

Pressão arterial do membro inferior. Curativos, gesso, cateteres venosos ou fístulas e desvios arteriovenosos podem tornar o membro superior inacessível para a verificação da PA. Nesses casos, você necessita mensurar a PA em um membro inferior. Também é necessário comparar a PA do membro superior com a das pernas em pacientes com determinadas doenças cardíacas e anormalidades na PA.

A artéria poplítea, palpável atrás do joelho no espaço poplíteo, é o local para auscultação ou verificação oscilométrica. O manguito deve ser largo e longo o suficiente para servir na maior espessura da coxa. A melhor posição é a posição prona. Caso não seja possível, peça ao paciente para se deitar em posição supina e flexionar ligeiramente o joelho, a fim de facilitar o acesso à artéria (AACN, 2016). Posicione o manguito 2,5 cm acima da artéria poplítea com o balão ou manguito sobre o aspecto posterior do terço médio da coxa (Figura 29.12). O procedimento é o mesmo realizado para a artéria braquial. A pressão arterial sistólica verificada nas pernas é geralmente 10 a 40 mmHg mais alta que a da artéria braquial, mas com pressão diastólica igual.

Automedição da pressão arterial. Aparelhos de monitoramento eletrônico permitem que indivíduos mensurem sua própria PA em casa apertando um botão. Os aparelhos são livres de mercúrio, leves, compactos, portáteis, fáceis de utilizar e não apresentam viés de observador (MHRA, 2019). Os aparelhos portáteis mais comuns para uso doméstico são aparelhos digitais eletrônicos que não requerem uso de estetoscópio. Dispositivos eletrônicos são fáceis de manipular, embora necessitem de recalibração frequente, mais que uma vez por ano.

Aparelhos estacionários de verificação de PA são em geral encontrados em locais públicos como farmácias, mercados, academias, aeroportos ou locais de trabalho. Os usuários apenas repousam o braço dentro do manguito inflável do aparelho, que contém um sensor de pressão. Um visor demonstra a PA dentro de 60 a 90 segundos. A confiabilidade de aparelhos estacionários é limitada. Os valores de PA podem variar em 5 a 10 mmHg ou mais (tanto para a pressão sistólica quanto a diastólica) em comparação com a pressão verificada com esfigmomanômetro manual.

A autoverificação da PA apresenta muitos benefícios. Algumas vezes, uma PA aumentada é detectada em indivíduos que desconheciam o problema. Pessoas com pré-hipertensão fornecem informações sobre seu padrão de PA ao profissional da saúde. Pacientes hipertensos se beneficiam de participar ativamente em seu tratamento por meio de automonitoramento, o que também ajuda com a adesão ao tratamento (Ringrose et al., 2019). As desvantagens da autoverificação incluem o uso indevido do aparelho e risco de leituras imprecisas. Alguns pacientes ficam desnecessariamente alarmados com uma leitura aumentada e alguns pacientes hipertensos se tornam excessivamente conscientes de sua PA e realizam ajustes inadequados na medicação por conta própria.

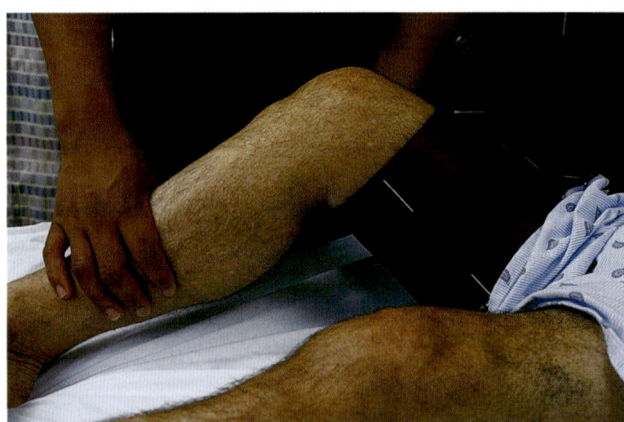

Figura 29.12 Manguito de pressão arterial para membro inferior posicionado acima da artéria poplítea no terço médio da coxa com joelho flexionado.

Boxe 29.9 Condições de pacientes inadequadas para uso de aparelho eletrônico para verificação da pressão arterial

- Frequência cardíaca irregular
- Hipertensão conhecida
- Obstrução vascular periférica (p. ex., coágulos, vasos estenosados)
- Calafrios
- Convulsões
- Tremores excessivos
- Incapacidade de cooperação
- Pressão arterial sistólica inferior a 90 mmHg.

❖ Análise e diagnóstico de enfermagem

A verificação da PA juntamente com a frequência de pulso avalia o estado geral da saúde cardiovascular e as respostas a desequilíbrios em outros sistemas. Hipotensão, hipertensão, hipotensão ortostática e pulso estreito ou amplo constituem alguns achados relacionados com diagnósticos de enfermagem, tais como:

- Intolerância à atividade
- Ansiedade
- Débito cardíaco diminuído
- Volume de líquidos deficiente
- Dor aguda.

❖ Planejamento, identificação de resultados e implementação

O plano de cuidados de enfermagem deve incluir intervenções individualizadas centradas no paciente baseadas nos diagnósticos de enfermagem identificados e seus fatores relacionados. O fator relacionado orienta a escolha das intervenções de enfermagem.

Promoção da saúde. A ênfase em promoção e manutenção da saúde e alta precoce de contextos hospitalares tem resultado em maior necessidade de monitoramento de sinais vitais por parte de pacientes e famílias no ambiente domiciliar, além de conhecimento sobre como tomar medicações corretamente para manejar problemas cardiovasculares. Considerações relativas à educação afetam todas as verificações de sinais vitais. Incorpore tais considerações em seu plano de cuidados com o paciente (Boxe 29.10).

Quando seus pacientes forem diagnosticados com pressão arterial aumentada ou hipertensão, oriente-os acerca de seu valor de PA, acompanhamento e terapia a longo prazo, ausência usual de sintomas (fato de que os sintomas podem não ser percebidos), capacidade da terapia de controlar, mas não curar a PA alta e, por fim, o fato de que um plano de tratamento bem respeitado garante estilo de vida relativamente normal (Whelton et al., 2018; AHA, 2017a).

Consumidores podem aprender a utilizar aparelhos de autoverificação quando contam com a informação necessária para realizar o procedimento corretamente e quando sabem quando procurar a ajuda de um profissional da saúde (Ringrose et al., 2019). Oriente seus pacientes sobre as possíveis imprecisões das leituras e ensine-os técnicas adequadas de verificação. Incentive-os a registrar a data de sua verificação de PA para realizar monitoramento ao longo do tempo e compartilhar os achados com um profissional da saúde.

Quando orientar seus pacientes e famílias sobre verificação de sinais vitais e sua importância e significância, um fator importante a ser considerado é a idade do paciente. Com o crescimento da população idosa, existe maior necessidade de manter familiares cuidadores cientes acerca das alterações peculiares dos idosos. O Boxe 29.11 identifica algumas dessas variações.

❖ Avaliação

Resultados do paciente. Conheça as tendências basais do paciente quando verificar valores de PA em resposta a terapias. Conheça os efeitos esperados de intervenções para mudanças na PA. Por exemplo, se um paciente estiver recebendo uma medicação anti-hipertensiva ou aumento na infusão de hidratação venosa (HV), sua PA respondeu da forma correta? A medicação anti-hipertensiva deve diminuir a PA, ao passo que um aumento na HV pode aumentá-la. Avalie os resultados de suas intervenções instrucionais pedindo que pacientes e familiares expliquem a importância da verificação e das medicações para a PA. Solicite uma demonstração utilizando aparelho de verificação da PA.

Boxe 29.10 Educação em saúde

Promoção da saúde

Objetivo
- O paciente identifica as medidas de promoção de saúde cardiovascular.

Estratégias de ensino
- Oriente o paciente sobre a importância da dieta, exercícios e não fumar
- Demonstre a autoavaliação da frequência cardíaca utilizando o pulso da artéria carótida. Pacientes que tomam determinadas medicações cardíacas prescritas precisam aprender a verificar sua própria frequência de pulso a fim de detectar os efeitos adversos da medicação. Pacientes em reabilitação cardíaca necessitam aprender a verificar sua frequência de pulso para determinar sua resposta ao exercício
- Oriente o paciente acerca dos valores normais de pressão arterial, fatores de risco para hipertensão e ausência usual de sintomas de hipertensão
- Demonstre a verificação da pressão arterial ao paciente/familiar cuidador do paciente utilizando manguito de tamanho adequado para uso doméstico:
  - Não realizar a verificação sobre roupas (AHA, 2017b)
  - Sentar-se corretamente com as costas retas e apoiadas (em uma cadeira em vez de sofá). Os pés devem estar apoiados no chão e as pernas não devem estar cruzadas (AHA, 2017b)
  - Verificar no mesmo horário todos os dias, após um breve repouso e na mesma posição utilizando o mesmo braço em cada verificação
  - Realizar duas ou três leituras com 1 minuto de intervalo e registrar os resultados de cada verificação (AHA, 2017a; AHA, 2017b)

Avaliação
Utilize os princípios do ensino de retorno para avaliar a aprendizagem do paciente/familiar cuidador:
- Conte-me três atividades que você fará para promover a saúde cardiovascular
- Observe o paciente aferindo a própria frequência de pulso na carótida
- Observe o paciente ou familiar cuidador realizando verificação da pressão arterial.

Documentação de sinais vitais. Planilhas especiais eletrônicas e gráficos em papel foram desenvolvidos para documentação de sinais vitais (ver Capítulo 26). Procure conhecer o procedimento institucional para documentação gráfica. Além dos valores dos sinais vitais, documente na evolução de enfermagem possíveis sintomas importantes, como dor torácica e tontura juntamente com alterações na frequência de pulso, PA anormal, falta de fôlego com padrão respiratório anormal, ou rubor e diaforese com aumento de temperatura. Documente intervenções iniciadas como resultado da verificação dos sinais vitais, como administração de oxigênio, cobertores de resfriamento ou medicação anti-hipertensiva.

Pacientes com manejo baseado em itinerário clínico em geral têm como resultado valores de sinais vitais. Se o valor de um sinal vital for superior ou inferior ao desfecho antecipado, anote a variância para explicar sua natureza e curso de ação de enfermagem. Por exemplo, o caminho para um paciente submetido a uma cirurgia de pulmão em geral inclui um resultado de "afebril" durante o período pós-operatório. Caso o paciente apresente febre, a nota de variância de enfermagem deverá abordar as possíveis causas da febre (p. ex., retenção de secreções pulmonares) e intervenções de enfermagem (p. ex., aumento da aspiração, drenagem postural ou hidratação).

Boxe 29.11 Foco em idosos

Fatores que afetam os sinais vitais de idosos

Temperatura
- A temperatura do idoso se encontra no limite inferior da faixa normal, entre 36 e 36,8°C na verificação oral e entre 36,6 e 37,2°C na verificação retal. Dessa forma, temperaturas consideradas normais algumas vezes refletem quadro de febre no idoso. A febre do idoso é determinada por uma única verificação oral acima de 37,8°C; verificações repetidas superiores a 37,2°C; temperatura retal superior a 37,5°; ou temperatura com aumento de mais que 1°C em relação à basal
- Idosos são muito sensíveis a pequenas mudanças na temperatura ambiente porque seu sistema de termorregulação não é tão eficiente
- A diminuição da reatividade das glândulas sudoríparas no idoso resulta em limiar mais alto para sudorese em temperaturas altas, o que causa hipertermia e intermação
- Dê especial atenção a mudanças sutis de temperatura e outras manifestações de febre nessa população, como taquipneia, anorexia, quedas, delírio e declínio geral de função
- Idosos que não possuem dentes ou que têm fraco controle muscular podem ser incapazes de fechar a boca firmemente para verificação de temperatura oral.

Frequência de pulso
- Caso seja difícil palpar o pulso de um idoso obeso, o aparelho Doppler promove leitura mais precisa
- O pulso podal geralmente é difícil de ser palpado em idosos
- Idosos têm frequência cardíaca mais baixa em repouso
- A frequência cardíaca do idoso leva mais tempo para se elevar diante de demandas súbitas causadas por estresse, doenças ou entusiasmo. Após elevada, a frequência também leva mais tempo para retornar ao repouso
- As bulhas cardíacas geralmente são mais abafadas e difíceis de auscultar em idosos devido ao maior espaço de ar nos pulmões.

Pressão arterial
- Idosos que perderam massa nos braços, especialmente os mais frágeis, necessitam de atenção especial para seleção de um manguito de pressão de tamanho menor
- Idosos por vezes apresentam aumento da pressão arterial sistólica relacionado com a diminuição da elasticidade vascular, ao passo que a pressão diastólica permanece a mesma, o que resulta em maior pressão de pulso
- Oriente pacientes idosos a mudar de posição lentamente e esperar um tempo após a mudança a fim de evitar a hipotensão postural e prevenir lesões
- A pele dos idosos é mais frágil e suscetível à pressão do manguito durante verificações frequentes. Recomenda-se avaliação mais frequente da pele sob o manguito ou rotação entre locais de verificação.

Respiração
- O envelhecimento causa ossificação da cartilagem costal com inclinação inferior das costelas, o que resulta em caixa torácica mais rígida com diminuição da expansão da parede. A cifose e a escoliose em idosos também restringem a expansão torácica e diminuem o volume corrente
- Idosos dependem mais dos músculos acessórios abdominais do que dos músculos torácicos enfraquecidos durante a respiração
- O sistema respiratório amadurece quando o indivíduo atinge 20 anos e começa a sofrer declínio em indivíduos saudáveis a partir dos 25 anos. Apesar do declínio, idosos saudáveis são capazes de respirar sem esforço. Contudo, eventos súbitos que demandam mais oxigênio (p. ex., exercícios, estresse, doenças) causam perda de fôlego nesses pacientes
- A identificação de um local aceitável para o sensor do oxímetro de pulso é difícil em idosos devido à probabilidade de doença vascular periférica, diminuição do débito cardíaco, vasoconstrição induzida pelo frio e anemia.

Diretrizes para segurança do paciente

Garantir a segurança do paciente é um papel essencial da profissão de enfermagem. Use julgamento clínico sólido, comunicando-se claramente com os membros da equipe de saúde, avaliando e analisando os achados clínicos do paciente, e incorporando as prioridades de cuidados e preferências do paciente. Utilize a melhor evidência, aplicando padrões profissionais, ao selecionar as intervenções a serem usadas na prestação dos cuidados do paciente. Quando realizar os procedimentos deste capítulo, lembre-se dos seguintes tópicos para garantir cuidados seguros, individualizados e centrados no paciente.

- Se um dispositivo para verificação de sinais vitais for compartilhado entre pacientes, limpe-o entre pacientes para reduzir o risco de infecções
- Manguitos de pressão arterial e sensores de oximetria de pulso podem aplicar pressão excessiva sobre peles frágeis. O rodízio entre diferentes locais durante verificações repetidas reduz o risco de lesão da pele
- Analise tendências para a verificação de sinais vitais e reporte achados anormais a um profissional da saúde
- Determine a frequência de verificação dos sinais vitais com base na condição do paciente
- Determine o estado do paciente antes de delegar um procedimento de sinal vital.

Procedimento 29.1 Verificação da temperatura corporal

Delegação e colaboração
O procedimento de verificação da temperatura pode ser delegado à equipe de enfermagem. Enfermeiros instruem a equipe por meio de:
- Comunicação da via correta, do dispositivo e da frequência de verificação da temperatura
- Explicação sobre as precauções necessárias durante o posicionamento do paciente (p. ex., para verificação da temperatura retal)
- Revisão dos valores de temperatura usuais do paciente e alterações significativas que devem ser relatadas ao enfermeiro.

Material
- Termômetro (selecionado com base no local de uso)
- Pano ou lenço macio
- Algodão umedecido em álcool
- Lubrificante solúvel em água (somente para verificação retal)
- Caneta e planilha de sinais vitais, formulário de registro ou prontuário eletrônico
- Luvas de procedimentos (*opcional*), capa protetora do termômetro, sensor descartável ou capa de sensor
- Toalha.

Procedimento 29.1 Verificação da temperatura corporal (Continuação)

Passo	Justificativa
Histórico de enfermagem	
1. Identifique o paciente utilizando pelo menos dois identificadores (p. ex., nome e data de nascimento ou nome e número do prontuário) de acordo com políticas institucionais.	Garante ser o paciente correto. Atende aos padrões de The Joint Commission e melhora a segurança do paciente (TJC, 2021).
2. Revise o prontuário eletrônico do paciente a fim de determinar a necessidade de verificar sua temperatura:	Algumas condições colocam pacientes em risco de alteração da temperatura e demandam verificações e históricos de enfermagem mais frequentes.

a. Note os riscos de alteração de temperatura do paciente:
      • Infecção esperada ou diagnosticada
      • Feridas abertas ou queimaduras
      • Contagem de leucócitos inferior a 5.000/mm³ ou superior a 12.000/mm³
      • Terapia com imunossupressores
      • Lesão de hipotálamo
      • Exposição a extremos de temperatura
      • Infusão de hemocomponentes
      • Terapia para hipotermia ou hipertermia.	

b. Determine a temperatura basal anterior e o local da medição (se disponível) de acordo com o prontuário do paciente.	Permite que você avalie mudanças na condição. Oferece um comparativo para futuras medições de temperatura.
3. Avalie o conhecimento, a experiência e o letramento em saúde do paciente ou familiar cuidador.	Garante que o paciente seja capaz de obter, comunicar, processar e compreender informações básicas de saúde (CDC, 2019).
4. Realize a higiene das mãos.	Reduz a transmissão de microrganismos.

5. Avalie sinais e sintomas que indiquem alteração na temperatura:
   • *Hipertermia*: diminuição do turgor cutâneo, membranas mucosas ressecadas, taquicardia, hipotensão, diminuição do retorno venoso, urina concentrada
   • *Intermação*: temperatura igual ou superior a 40°C (Hifumi et al., 2018), pele quente e seca, taquicardia, hipotensão, sede excessiva, cãibras musculares, distúrbios visuais, confusão ou delírio
   • *Hipotermia*: pele pálida, fresca ou fria ao toque, bradicardia e arritmias, calafrios descontrolados, nível de consciência diminuído, respiração superficial.
	Sinais e sintomas físicos alertam você sobre alterações na temperatura corporal.

6. Avalie os fatores que normalmente influenciam a temperatura, revisando o prontuário eletrônico do paciente ou perguntando ao mesmo: • Idade	Permitem que você avalie a presença e a significância da alteração de temperatura com precisão. Idosos apresentam faixa de temperatura mais estreita que adultos jovens.

JULGAMENTO CLÍNICO: não existe uma única temperatura normal para todas as pessoas. A temperatura dentro de uma faixa aceitável para adultos pode significar febre em um idoso. O mecanismo subdesenvolvido de controle da temperatura de lactentes e crianças faz com que a temperatura aumente e diminua rapidamente.

• Exercícios	A atividade muscular aumenta o metabolismo, que aumenta a produção de calor e eleva a temperatura.
• Hormônios	Pacientes de sexo biológico feminino apresentam oscilações de temperatura mais amplas que os de sexo biológico masculino em razão de alterações hormonais do ciclo menstrual, visto que a temperatura corporal varia durante a menopausa e o sexo biológico feminino possui uma camada de tecido subcutâneo mais espessa.
• Estresse	O estresse aumenta a temperatura.
• Temperatura ambiente	Lactentes e idosos são mais sensíveis a mudanças na temperatura ambiente.
• Medicações	Alguns fármacos prejudicam ou promovem sudorese, vasoconstrição, vasodilatação ou interferem com a capacidade do hipotálamo de regular a temperatura. Mais de 6 ℓ de oxigênio administrados por cânula nasal podem resultar em medida imprecisa da temperatura ao se utilizarem os métodos oral e temporal (Mason et al., 2017)
• Oscilações circadianas.	A temperatura corporal normalmente se altera em 0,5 a 1°C durante um período de 24 h. A menor temperatura ocorre pela manhã. A maioria dos pacientes apresenta elevação máxima de temperatura por volta das 16:00; a temperatura cai gradualmente durante a noite.
7. Determine o local de verificação e o dispositivo adequado para o paciente (Tabela 29.2). Utilize termômetro descartável para pacientes em precauções de isolamento.	Determina se o estado do paciente contraindica a seleção de um método ou local específico para verificação.

(continua)

Procedimento 29.1 — Verificação da temperatura corporal (Continuação)

Passo	Justificativa
8. Avalie o conhecimento, a experiência com medição de temperatura e os sentimentos do paciente em relação ao procedimento.	Revela necessidade de o paciente receber instrução ou apoio.
9. Avalie as preferências do paciente (p. ex., posição) em relação a como o procedimento será realizado ou o que ele espera.	Permite que o cuidado seja individualizado ao paciente.

Planejamento

1. Obtenha e organize os materiais para a medição da temperatura ao lado do leito.	Garante uma abordagem organizada para medição da temperatura corporal.
2. Proporcione privacidade; feche as cortinas ao redor do leito e/ou feche a porta do quarto. Prepare o ambiente ao redor do leito para a segurança do paciente.	Mantém o conforto do paciente e remove barreiras que possam interferir com o procedimento.
3. Em caso de verificação oral, verifique se o paciente não ingeriu nada, se não mascou chiclete ou fumou nos últimos 20 min.	Alimentos, líquidos, cigarros e chicletes podem alterar a verificação oral da temperatura (Mason et al., 2017).
4. Explique ao paciente como você verificará sua temperatura e a importância de ele manter uma posição adequada até o término da verificação.	Promove a cooperação do paciente e aumenta a adesão. Os pacientes geralmente são curiosos a respeito de suas temperaturas e devem ser advertidos a não removerem o termômetro prematuramente para saber o resultado.

Implementação

1. Realize a higiene das mãos. Ajude o paciente a assumir uma posição confortável que possibilite acesso fácil ao local de verificação da temperatura. a. Sentado ou em posição supina (oral, timpânica, temporal, axilar). b. Deitado de lado com a perna de cima flexionada (retal).	Reduz transmissão de infecções. Garante o conforto do paciente e a precisão da leitura da temperatura.
2. Obtenha a temperatura. a. **Temperatura oral (eletrônica):** (1) *Opcional*: calce luvas limpas quando houver risco de exposição a secreções respiratórias ou drenagem na face ou boca.	O sensor oral pode ser removido sem contato físico e, portanto, não é necessário utilizar luvas.
(2) Remova o termômetro eletrônico da unidade de recarga. Conecte o sensor (ponta azul) ao termômetro. Segure a parte de cima do cabo do sensor, com cuidado para não pressionar o botão de ejeção.	A recarga mantém a energia da bateria. O botão de ejeção libera a capa plástica do cabo do sensor.
(3) Deslize a capa plástica para que cubra o sensor do termômetro até que ela trave no lugar (ver ilustrações).	A capa plástica macia não se rompe na boca do paciente e previne a transmissão de infecções entre pacientes.
(4) Peça ao paciente para abrir a boca e insira gentilmente o sensor do termômetro sob a língua, no espaço sublingual posterior, lateral ao centro da mandíbula (ver ilustração).	O calor dos vasos sanguíneos superficiais do espaço sublingual produz a leitura da temperatura. Processos inflamatórios orais podem causar falsas elevações de temperatura (Mason et al., 2017). Com termômetros eletrônicos, a temperatura do espaço sublingual posterior direito e esquerdo é significativamente mais alta que a da área à frente da língua.
(5) Peça ao paciente que segure o sensor do termômetro com os lábios fechados.	Mantém a posição correta do termômetro durante a verificação.
(6) Deixe o sensor imóvel até que o sinal sonoro indique término da verificação e o valor de temperatura apareça no visor digital; remova o sensor do espaço sublingual do paciente. Anote o resultado da temperatura.	O sensor deve permanecer imóvel até a emissão de sinal, a fim de garantir leitura precisa.

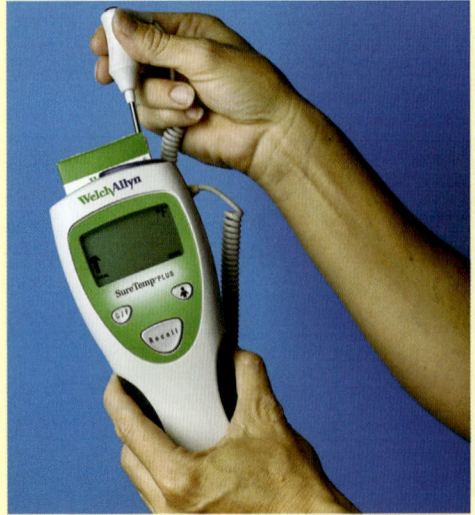 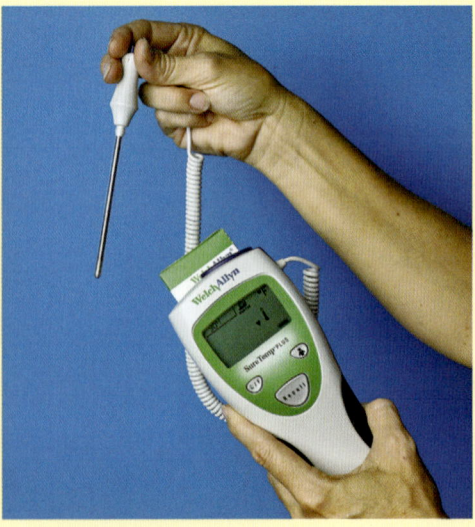

Passo 2a(3) Capa ou protetor plástico descartável é fixado no sensor.

Procedimento 29.1 Verificação da temperatura corporal (*Continuação*)

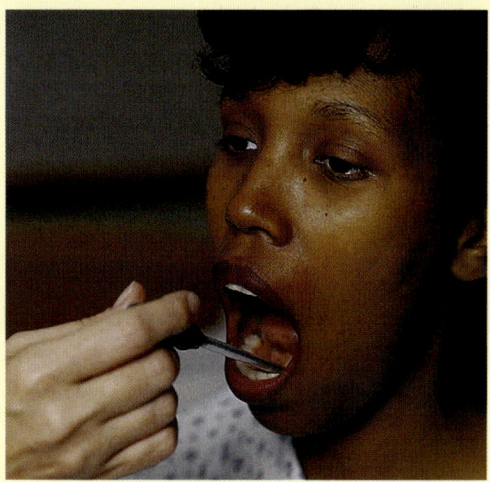

Passo 2a(4) Sensor aplicado sob a língua no espaço sublingual posterior.

Passo	Justificativa
(7) Pressione o botão de ejeção do cabo do sensor para descartar a capa plástica no lixo apropriado.	Reduz a transmissão de microrganismos. Protege o sensor contra danos. O retorno do sensor ao aparelho faz com que a leitura do visor desapareça imediatamente.
(8) Caso esteja utilizando luvas, remova-as e descarte-as no lixo adequado e, em seguida, realize a higiene das mãos.	Reduz a transmissão de infecções.
b. Temperatura retal (eletrônica):	
(1) Com o paciente deitado de lado e com as pernas flexionadas, remova cobertores para expor somente a região anal. Mantenha o tronco e as pernas do paciente cobertos com lençol ou cobertor.	Mantém a privacidade do paciente, minimiza o constrangimento e promove o conforto.
(2) Calce luvas de procedimentos. Limpe a região anal quando houver presença de fezes e/ou secreções. Remova as luvas sujas, higienize as mãos e calce luvas novas.	Mantém precauções padrão durante a exposição de itens sujos com líquidos corporais (p. ex., fezes).
(3) Remova o termômetro da unidade de recarga. Acople o sensor retal ao cabo (ponta vermelha) do aparelho. Segure a parte de cima do sensor com cuidado para não pressionar o botão de ejeção.	O botão de ejeção libera a capa plástica do cabo do sensor.
(4) Deslize a capa ou protetor plástico sobre o sensor até que ela trave no lugar.	A capa plástica macia previne a transmissão de infecções entre pacientes.
(5) Utilizando um lubrificante com embalagem de uso único, aplique uma quantidade considerável em um pano. Mergulhe a capa do sensor no lubrificante, cobrindo 2,5 a 3,5 cm de sua extensão para adultos	A lubrificação minimiza o traumatismo à mucosa retal durante a inserção. O uso de um pano permite lubrificação adequada do sensor.

JULGAMENTO CLÍNICO: *temperaturas retais são contraindicadas em recém-nascidos com menos de 1 mês de vida devido ao risco de perfuração do reto (Hockenberry et al., 2019).*

(6) Com a mão não dominante, separe as nádegas do paciente para expor o ânus. Peça ao paciente para respirar devagar e relaxar.	Expõe completamente o ânus para inserção do termômetro. Relaxa o esfíncter anal para facilitar a inserção.
(7) Insira gentilmente o termômetro no ânus do paciente na direção do umbigo e avance 3,5 cm em adultos. Não force o termômetro.	Garante exposição adequada contra os vasos sanguíneos da parede do reto.

JULGAMENTO CLÍNICO: *caso você não consiga inserir adequadamente o termômetro no ânus do paciente ou perceba resistência durante a inserção, remova o termômetro e considere um método alternativo para a verificação da temperatura. Nunca force a inserção de um termômetro retal.*

(8) Com o termômetro posicionado, mantenha o sensor imóvel até que o sinal sonoro indique o término da verificação e o valor de temperatura apareça no visor digital; remova o termômetro do ânus do paciente. Anote o resultado da temperatura.	O sensor precisa permanecer no local até emissão do sinal para garantir leitura precisa.
(9) Pressione o botão de ejeção do cabo do sensor para descartar a capa plástica no lixo apropriado. Limpe o cabo do sensor com um algodão umedecido em álcool, com atenção especial aos sulcos onde o sensor se conecta ao cabo. Deixe o cabo do sensor secar (de 10 a 20 segundos) e coloque o sensor de volta na unidade de registro.	Reduz a transmissão de microrganismos. Protege o sensor contra danos. O retorno do sensor ao aparelho faz com que a leitura do visor desapareça imediatamente.

(*continua*)

Procedimento 29.1 Verificação da temperatura corporal (Continuação)

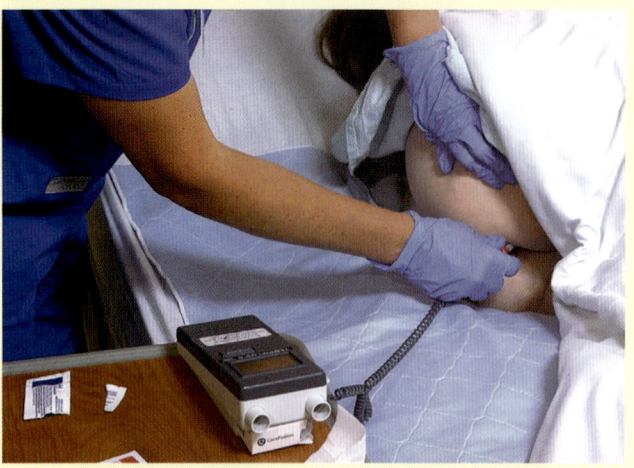

Passo 2b(9) Sensor inserido no ânus. (Copyright © *Mosby's Clinical Skills: Essentials Collection.*)

Passo	Justificativa
(10) Limpe a região anal do paciente com um pano macio para remover lubrificante ou fezes e descarte o pano. Realize a higiene perineal conforme necessário. Troque a camisola e o forro de cama.	Reduz a transmissão de microrganismos. Promove conforto e higiene. Mantém a privacidade do paciente e minimiza constrangimentos.
(11) Remova e descarte as luvas no lixo adequado. Realize a higiene das mãos.	Reduz a transmissão de infecções.
c. Temperatura axilar (eletrônica):	
(1) Com o paciente deitado de costas ou sentado, afaste roupas ou aventais do ombro e do braço.	Mantém a privacidade do paciente, minimiza constrangimentos e promove conforto. Expõe a axila para o posicionamento correto do termômetro.
(2) Remova o termômetro da unidade de recarga. Acople o sensor oral ao cabo (ponta azul) do aparelho. Segure a parte de cima do sensor com cuidado para não pressionar o botão de ejeção.	A recarga mantém a energia da bateria. O botão de ejeção libera a capa ou protetor plástico do cabo do sensor.
(3) Deslize a capa ou protetor plástico sobre o sensor até que ela trave no lugar.	A capa plástica macia previne a transmissão de infecções entre pacientes.
(4) Abduza o braço do paciente. Inspecione a pele para lesões e transpiração excessiva; caso necessário, seque a axila ou escolha outro local. Coloque o sensor do termômetro no centro da axila (ver ilustração), abaixe o braço sobre o sensor e cruze o braço sobre o tórax do paciente.	Mantém a posição correta do termômetro, apoiado contra os vasos sanguíneos da axila. O sensor do termômetro deve estar totalmente circundado por tecido para a medição correta (Mason et al., 2017).

DECISÃO CLÍNICA: *não utilize a axila quando houver presença de lesões na pele, pois a temperatura local pode estar alterada e a área poderá estar dolorida ao toque.*

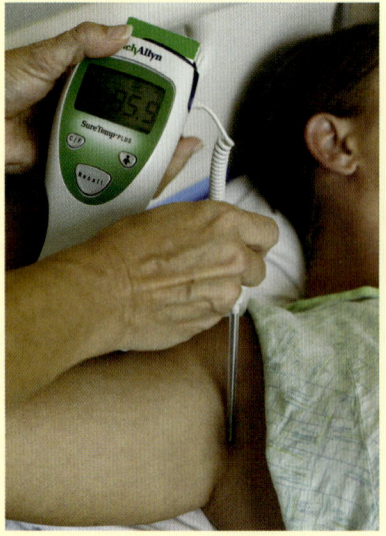 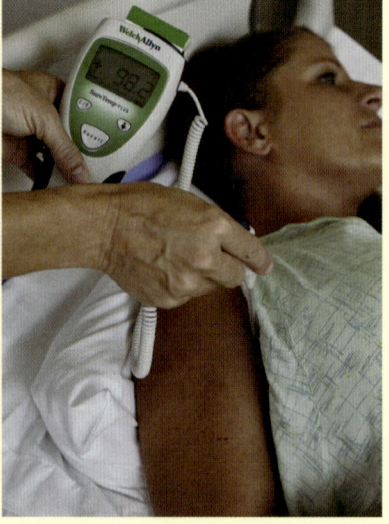

Passo 2c(4) Ajuste o sensor do termômetro no centro da axila.

Procedimento 29.1 Verificação da temperatura corporal (*Continuação*)

Passo	Justificativa
(5) Com o termômetro posicionado, mantenha o sensor imóvel até que o sinal sonoro indique o término da verificação e o valor de temperatura apareça no visor digital; remova o termômetro da axila. Anote o resultado da temperatura.	O sensor precisa permanecer no local até a emissão do sinal para garantir uma leitura precisa.
(6) Pressione o botão de ejeção do cabo do sensor para descartar a capa plástica no lixo apropriado.	O retorno do sensor ao aparelho faz com que a leitura do visor desapareça imediatamente. Protege o sensor contra danos.
(7) Reposicione as roupas ou o avental.	Restaura o conforto e a sensação de bem-estar.

d. Temperatura da membrana timpânica:

Passo	Justificativa
(1) Ajude o paciente e se posicionar confortavelmente com a cabeça virada de lado, na direção oposta à sua. Se o paciente estiver deitado de lado, utilize a orelha que está para cima. Note se há presença evidente de cerume (cera) no canal auditivo do paciente.	Garante o conforto e facilita a exposição do canal auditivo para a verificação precisa da temperatura. O calor aprisionado na orelha voltada para baixo causa leitura falsa de temperatura alta. O cerume dificulta o encaixe do espéculo. Troque para a outra orelha ou selecione um método alternativo de verificação, se necessário.
(2) Obtenha a temperatura da orelha direita do paciente, se você for destro, e da esquerda, se for canhoto.	Quanto menos agudo o ângulo da verificação, melhor será o contato do sensor.
(3) Remova a unidade portátil do termômetro da base de recarga com cuidado para não pressionar o botão de ejeção.	A recarga mantém a energia da bateria. A remoção da unidade portátil da base a deixa preparado para verificar a temperatura. O botão de ejeção libera a capa ou protetor plástico da extremidade do termômetro.
(4) Deslize o protetor descartável do espéculo sobre a extremidade da lente similar a um otoscópio até que a capa trave no lugar. Tome cuidado para não tocar na lente.	A capa ou protetor plástico macio previne a transmissão de infecções entre pacientes. A capa da lente não pode conter poeira, impressões digitais ou cerume obstruindo sua via óptica.
(5) Insira o espéculo no canal auditivo seguindo as recomendações do fabricante para o posicionamento do sensor timpânico (ver ilustração):	O posicionamento correto do sensor com relação ao canal auditivo permite máxima exposição da membrana timpânica.
(a) Retraia o pavilhão auricular para trás, para cima e para fora no adulto. Para crianças com menos de 3 anos, puxe-o para baixo e para trás; aponte o sensor ao ponto médio entre a sobrancelha e a costeleta. Para crianças com mais de 3 anos, puxe o pavilhão para cima e para trás (Hockenberry et al., 2019).	A tração da orelha deixa o canal auditivo retilíneo, permitindo máxima exposição da membrana timpânica e, desse modo, posicionamento correto do espéculo (Hockenberry et al., 2019).
(b) Encaixe o espéculo dentro do canal, apontando-o em direção ao nariz.	A pressão suave sela o canal auditivo da temperatura do ar ambiente, que altera a leitura em até 2,8°C.
Opcional: mova o termômetro formando a figura de um oito.	Alguns fabricantes recomendam movimento da ponta do espéculo em forma de um oito para permitir que o sensor detecte a máxima irradiação de calor da membrana timpânica.
(6) Após posicionar o termômetro, pressione o botão do escaneamento no aparelho. Mantenha o espéculo posicionado até que o sinal sonoro indique o término da verificação e a temperatura do paciente seja demonstrada no visor digital.	Pressionar o botão de escaneamento causa detecção de energia infravermelha. A ponta do espéculo deve ficar posicionada até que o aparelho detecte a energia infravermelha, indicada pelo sinal sonoro.
(7) Remova cuidadosamente o espéculo do meato auditivo. Anote a temperatura. Pressione o botão de ejeção do aparelho para descartar a capa do espéculo em um lixo adequado.	Reduz a transmissão de infecções. Faz com que a leitura do visor digital desapareça automaticamente.

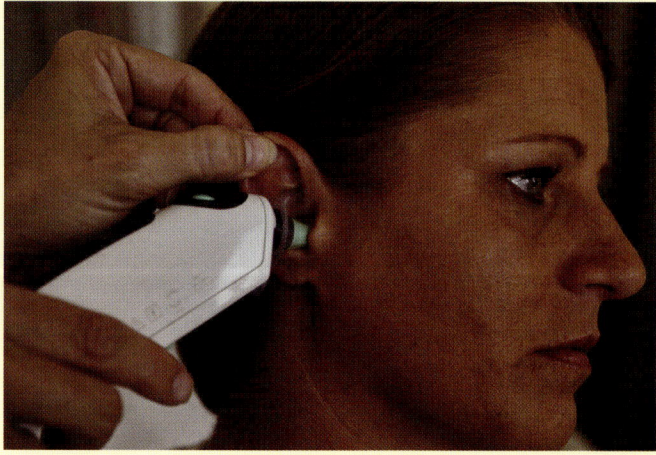

Passo 2d(5) Termômetro timpânico com capa ou proteção no sensor inserido no canal auditivo.

(*continua*)

Procedimento 29.1 — Verificação da temperatura corporal (Continuação)

Passo	Justificativa
(8) Se a temperatura estiver anormal ou for necessária uma segunda leitura, substitua a capa do sensor e aguarde 2 min antes de repetir a verificação na mesma orelha, ou repita na outra orelha. Considere um local ou método de verificação alternativo.	A capa da lente deve estar livre de cerume para manter o caminho óptico. O tempo permite que o canal auditivo recupere a temperatura usual.
(9) Devolva o aparelho portátil para a base do termômetro.	Protege a extremidade do sensor contra danos.
(10) Realize a higiene das mãos e ajude o paciente a assumir uma posição confortável.	Reduz a transmissão de infecções.
e. Temperatura da artéria temporal:	
(1) Certifique-se de que a testa do paciente esteja seca; seque com uma toalha se necessário.	A umidade e a diaforese interferem no sensor do termômetro (Mason et al., 2017).
(2) Posicione o sensor firmemente sobre a testa do paciente.	O contato firme evita verificação da temperatura ambiente.
(3) Pressione o botão vermelho de escaneamento com seu polegar. Deslize lentamente o termômetro em linha reta ao longo da testa mantendo o sensor firme sobre a pele (ver ilustração). Com o botão pressionado, levante o sensor após varrer a testa e toque-o no pescoço, imediatamente atrás do lóbulo da orelha. Leia a temperatura quando o som de clique do escaneamento cessar. Solte o botão de escaneamento.	O termômetro escaneia continuamente em busca da maior temperatura enquanto o botão está pressionado. A área atrás do lóbulo da orelha é menos afetada por diaforese e verifica a temperatura.
(4) Limpe gentilmente o sensor com um algodão umedecido em álcool e retorne-o à base.	Mantém a bateria do aparelho carregada.
(5) Realize a higiene das mãos.	Previne transmissão de infecções.
3. Informe o paciente sobre a temperatura verificada e documente segundo as políticas institucionais.	Promove a participação nos cuidados e a compreensão acerca do estado de saúde.
4. Verifique se o paciente está em uma posição confortável.	Restaura o conforto e a sensação de bem-estar.
5. Coloque o sistema de chamada de enfermeiros em um local acessível ao alcance do paciente.	Garante que o paciente consiga pedir ajuda, se necessário, promove segurança e previne quedas.
6. Eleve as grades laterais do leito (conforme apropriado) e o deixe na posição mais baixa.	Promove segurança e previne quedas.

Avaliação

1. Caso você esteja medindo a temperatura do paciente pela primeira vez, estabeleça o valor como basal, se estiver dentro de uma faixa aceitável.	Utilizado para comparar verificações futuras da temperatura.
2. Compare a temperatura com verificações basais prévias e com a faixa aceitável para o grupo etário do paciente.	A temperatura corporal oscila dentro de uma faixa estreita; a comparação revela presença de anormalidade. O posicionamento ou a movimentação incorreta do termômetro provoca imprecisão. A segunda verificação confirma os achados iniciais de temperatura anormal.
3. Caso o paciente tenha febre, verifique a temperatura aproximadamente 30 min após administrar antipiréticos e a cada 4 h, até que se estabilize.	Determina se a temperatura começou a cair em resposta à terapia.
4. **Utilize o método de ensino de retorno:** "Quero me certificar de que expliquei como verificar a temperatura de seu filho em casa. Mostre-me como escanear a testa utilizando o termômetro temporal." Avalie sua orientação agora ou desenvolva um plano para revisar a orientação do paciente/familiar cuidador, caso não sejam capazes de retornar o ensino corretamente.	Ensino de retorno é uma intervenção de letramento em saúde baseada em evidências que promove o envolvimento, a segurança e a adesão do paciente, além da qualidade. O objetivo do ensino de retorno é garantir que você tenha explicado informações médicas claramente, de forma que os pacientes e seus familiares compreendam o que você comunicou a eles (AHRQ, 2020).

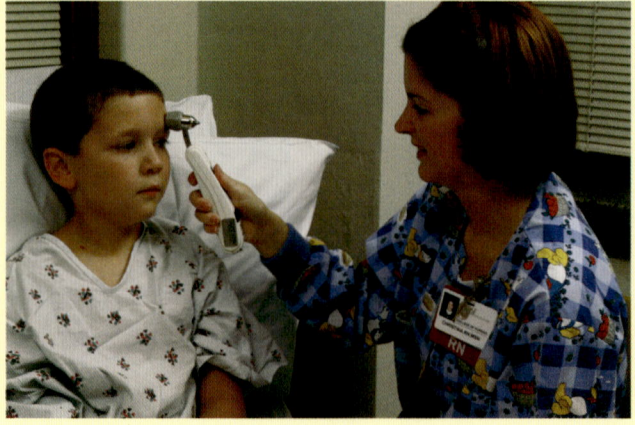

Passo 2e(3) Escaneamento da testa utilizando termômetro de artéria temporal.

Capítulo 29 Sinais Vitais 583

Procedimento 29.1 Verificação da temperatura corporal (Continuação)

Passo	Justificativa

RESULTADOS INESPERADOS E INTERVENÇÕES RELACIONADAS

1. O paciente apresenta temperatura 1°C ou mais acima de sua faixa usual.
   Inicie medidas para diminuir a temperatura corporal:
   - Refresque o ambiente
   - Reduza coberturas externas sobre o corpo do paciente para promover a perda de calor, mas sem induzir calafrios
   - Mantenha as vestimentas e roupa de cama do paciente secas
   - Aplique um cobertor de hipotermia conforme prescrição
   - Limite a atividade física e as fontes de estresse emocional
   - Administre antipiréticos conforme prescrição
   - Previna ou controle a disseminação da infecção
   - Aumente a ingestão hídrica para no mínimo 3 ℓ por dia (exceto quando contraindicado).
2. O paciente apresenta temperatura 1°C ou mais abaixo de sua faixa usual.
   Inicie medidas para aumentar a temperatura corporal:
   - Remova vestimentas ou roupas de cama molhadas
   - Aplique cobertas quentes e, exceto quando contraindicado, ofereça bebidas quentes
   - Aplique cobertores de hipertermia quando prescritos.
3. Não foi possível obter a temperatura.
   - Reavalie o posicionamento correto do sensor de temperatura
   - Escolha um local de verificação de temperatura alternativo
   - Utilize um aparelho de verificação de temperatura alternativo.

DOCUMENTAÇÃO E REGISTRO

- Registre a temperatura e o local de verificação, bem como sinais ou sintomas de alteração da temperatura no prontuário eletrônico
- Registre a temperatura após administração de terapias específicas, como transfusão de hemocomponentes
- Registre sua avaliação da aprendizagem do paciente
- Relate para um profissional da saúde o tipo de temperatura, os achados anormais e quaisquer medidas utilizadas para diminuir ou aumentar a temperatura.

CONSIDERAÇÕES SOBRE CUIDADOS DOMICILIARES

- Avalie a temperatura e a ventilação do ambiente do paciente a fim de determinar a existência de alguma condição ambiental que influencie sua temperatura.

Procedimento 29.2 Verificação de pulso apical e radial

Delegação e colaboração

O procedimento de verificação do pulso apical não pode ser delegado à equipe de enfermagem. A verificação é, em geral, realizada diante de suspeita de irregularidade no pulso radial ou quando a condição de um paciente exige verificação de pulso mais precisa.

O procedimento de verificação do pulso radial pode ser delegado à equipe de enfermagem quando a condição do paciente estiver estável. O procedimento não pode ser delegado quando a condição do paciente estiver instável devido ao alto risco de problemas cardíacos agudos ou graves, ou quando o enfermeiro estiver avaliando a resposta do paciente a um tratamento ou medicação. Enfermeiros orientam a equipe por meio de:
- Indicação do local apropriado para verificação da frequência de pulso; frequência de verificação; e fatores relacionados com o histórico do paciente, como risco de pulso anormalmente lento, rápido ou irregular
- Revisão da frequência de pulso usual do paciente e mudanças ou anormalidades específicas que devam ser relatadas ao enfermeiro.

Material
- Estetoscópio
- Relógio de pulso com ponteiro de segundos ou visor de segundos digital
- Caneta e planilha de sinais vitais ou prontuário eletrônico
- Algodão umedecido em álcool.

Passo	Justificativa

Histórico de enfermagem

Pulso apical ou radial:

| 1. Identifique o paciente utilizando pelo menos dois identificadores (p. ex., nome e data de nascimento ou nome e número do prontuário do paciente) de acordo com políticas institucionais. | Garante ser o paciente correto. Atende aos padrões de The Joint Commission e melhora a segurança do paciente (TJC, 2020). |

(continua)

Procedimento 29.2 — Verificação de pulso apical e radial (Continuação)

Passo	Justificativa
2. Revise o prontuário eletrônico do paciente para determinar a necessidade de verificação do pulso. Avalie o histórico das seguintes condições: doença cardíaca ou vascular periférica, dor torácica de início agudo ou dor aguda em qualquer local, exames diagnósticos cardiovasculares invasivos, cirurgias, infusão abrupta de grandes volumes de fluidos intravenosos (IV), hemorragia interna ou externa e administração de medicações que alterem a função cardíaca.	Algumas condições constituem fatores de risco para alterações no pulso. Um histórico de doença vascular periférica em geral altera a frequência e a qualidade do pulso.
3. Avalie o conhecimento, a experiência e o letramento em saúde do paciente ou do familiar cuidador.	Garante que o paciente tenha a capacidade de obter, comunicar, processar e compreender informações básicas de saúde (CDC, 2021).
4. Revise o prontuário eletrônico ou questione o paciente sobre fatores que normalmente influenciam a frequência e o ritmo de pulsação.	Permite-lhe antecipar fatores que alteram o pulso, garantindo interpretação precisa.
• Idade (Tabela 29.4)	A frequência cardíaca (FC) do recém-nascido varia de 120 a 140 bpm em repouso; aos 2 anos, a FC diminui para 70 a 120 bpm; na adolescência, varia de 60 a 90 bpm e permanece nessa faixa ao longo da vida adulta (Hockenberry et al., 2019).
• Exercício	A atividade física aumenta a FC; um paciente bem-condicionado pode apresentar FC em repouso mais lenta que o usual e que retorna mais rapidamente ao valor de repouso após exercício.
• Mudanças de posição	A FC aumenta temporariamente após a troca da posição deitada para a sentada ou de pé.
• Medicações	Antiarrítmicos, simpatomiméticos e cardiotônicos afetam a frequência e o ritmo do pulso; doses altas de analgésicos opioides podem diminuir a FC; anestésicos gerais diminuem a FC; estimulantes do sistema nervoso central, como a cafeína, podem aumentar a FC (Burchum e Rosenthal, 2019).
• Temperatura	A febre ou a exposição a ambientes quentes aumenta a FC; ocorre diminuição da FC com a hipotermia.
• Estimulação simpática.	O estresse emocional, a ansiedade ou o medo estimulam o sistema nervoso simpático, que aumenta a FC.
5. Avalie a frequência cardíaca basal do paciente a partir do prontuário médico, se disponível.	O valor basal oferece uma referência para determinar qualquer mudança na condição clínica do paciente.
6. Realize a higiene das mãos. Avalie sinais e sintomas físicos de função cardíaca alterada, como dispneia, fadiga, dor torácica, ortopneia, desmaio, palpitações, edema de membros.	Reduz a transmissão de infecções. Sinais e sintomas físicos indicam alteração na condução de impulsos elétricos cardíacos, débito cardíaco ou volume sistólico, todos capazes de afetar a frequência e o ritmo do pulso radial.
7. Se estiver aferindo o pulso apical, determine existência de relato de alergia ao látex. Em caso de alergia, certifique-se de que o estetoscópio seja livre de látex.	Diminui o risco de reação alérgica ao estetoscópio.
8. Avalie o conhecimento e a experiência anterior do paciente com a medição de pulso e seus sentimentos em relação ao procedimento.	Revela necessidade do paciente de receber orientação e/ou apoio.
9. Avalie os objetivos ou preferências do paciente em relação a como o procedimento será realizado ou o que ele espera.	Permite que o cuidado seja individualizado ao paciente.

Planejamento

1. Proporcione privacidade ao paciente; caso necessário, feche cortinas ao redor do leito e/ou feche a porta. Prepare o ambiente ao lado do leito para a segurança do paciente.	Mantém a privacidade e minimiza o constrangimento, ajudando o paciente a relaxar. Remove barreiras que possam interferir no cuidado do paciente.
2. Obtenha e organize os materiais para medição do pulso ao lado do leito.	Garante abordagem organizada para verificação do pulso.
3. Explique ao paciente que você verificará sua frequência de pulso radial ou apical. Incentive o paciente a relaxar o máximo possível. Caso o paciente tenha estado ativo, aguarde 5 a 10 min antes da verificação. Caso o paciente tenha fumado ou ingerido cafeína, aguarde 15 min antes da verificação.	Ansiedade, atividade, tabagismo e cafeína aumentam a frequência cardíaca.

Implementação

1. **Pulso apical**	
a. Realize a higiene das mãos.	Reduz a transmissão de infecções.
b. Faça com que o paciente assuma uma posição sentada ou supina. Localize as referências anatômicas para identificar o ponto de impulso máximo (PIM), também denominado *impulso apical* (ver Capítulo 30). O coração se localiza atrás e à esquerda do esterno, com sua base para cima e ápice para baixo. Encontre o ângulo de Louis imediatamente abaixo da incisura supraesternal entre o corpo do esterno e o manúbrio; é similar a uma proeminência óssea (ver ilustração A). Deslize os dedos para baixo, de cada lado do ângulo, para encontrar o segundo espaço intercostal (EIC) (ver ilustração B). Mova os dedos cuidadosamente para baixo do lado esquerdo do esterno até o quinto EIC e lateral à linha clavicular média (LCM) esquerda (ver ilustração C). Uma batida suave é percebida dentro de uma área de 1 a 2,5 cm a partir do ápice cardíaco (ver ilustração D).	Promove fácil acesso a locais de pulso. O uso de referências anatômicas permite posicionamento correto do estetoscópio sobre o ápice cardíaco. Essa posição melhora a capacidade de auscultação das bulhas cardíacas com clareza. Caso não consiga palpar o PIM, reposicione o paciente do lado esquerdo. Com presença de doença cardíaca grave, você pode localizar o PIM à esquerda da LCM ou no sexto EIC. O PIM pode não ser palpável em adultos obesos ou pacientes com doença pulmonar grave que modifique a anatomia torácica.

Procedimento 29.2 — Verificação de pulso apical e radial (Continuação)

Passo	Justificativa
c. Coloque o diafragma do estetoscópio sobre a palma da mão por 5 a 10 s.	O aquecimento do metal ou do diafragma plástico previne que o paciente se assuste e promove seu conforto.
d. Coloque o diafragma do estetoscópio sobre o PIM no quinto EIC, na LCM esquerda, e ausculte as bulhas cardíacas normais S_1 e S_2 (ouvidas como "tum-tá") (ver ilustrações).	Deixe que o tubo do estetoscópio se estenda e fique retilíneo sem dobras, as quais distorcem a transmissão sonora. As bulhas normais S_1 e S_2 têm tom alto e são auscultadas mais claramente com o diafragma.

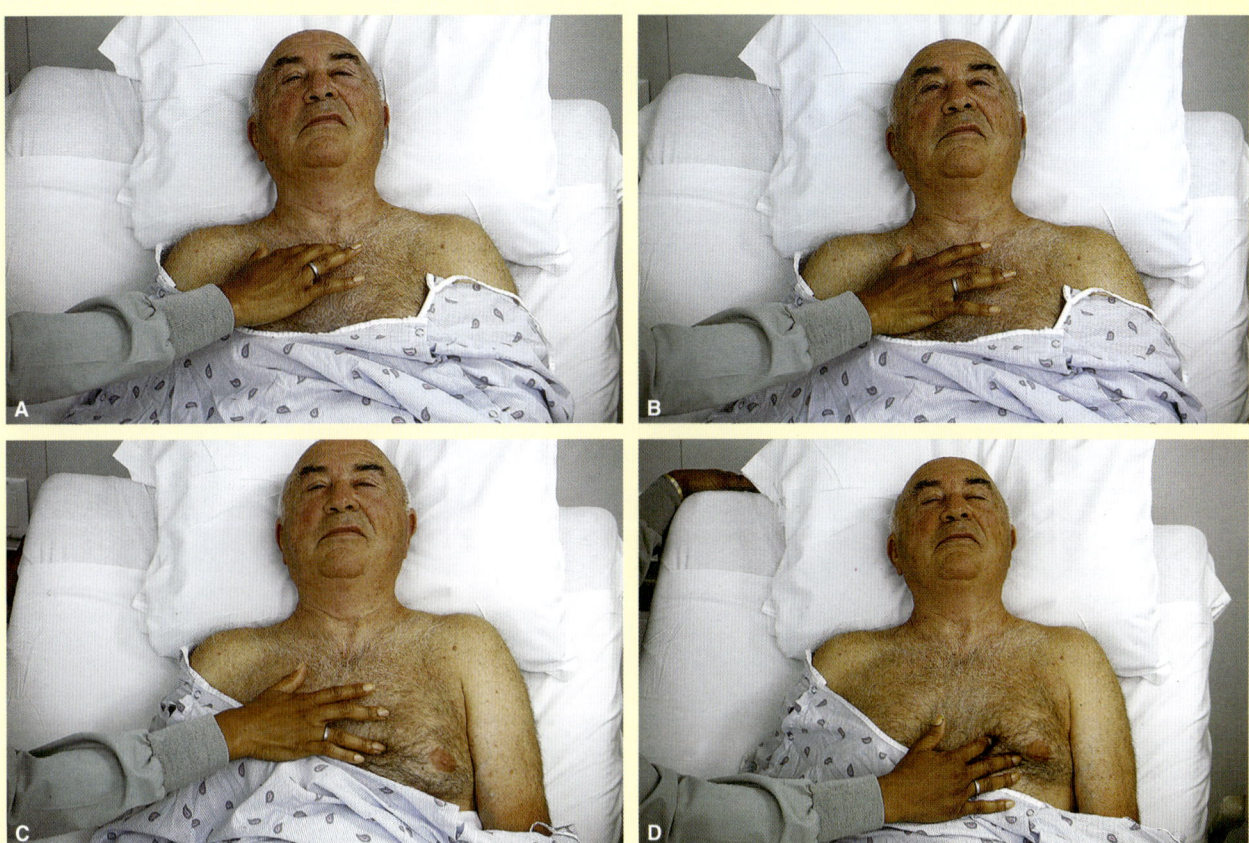

Passo 1b A. A enfermeira localiza a incisura esternal. **B.** A enfermeira localiza o segundo espaço intercostal. **C.** A enfermeira localiza o quinto espaço intercostal. **D.** A enfermeira localiza o ponto de impulso máximo no quinto espaço intercostal na linha clavicular média esquerda.

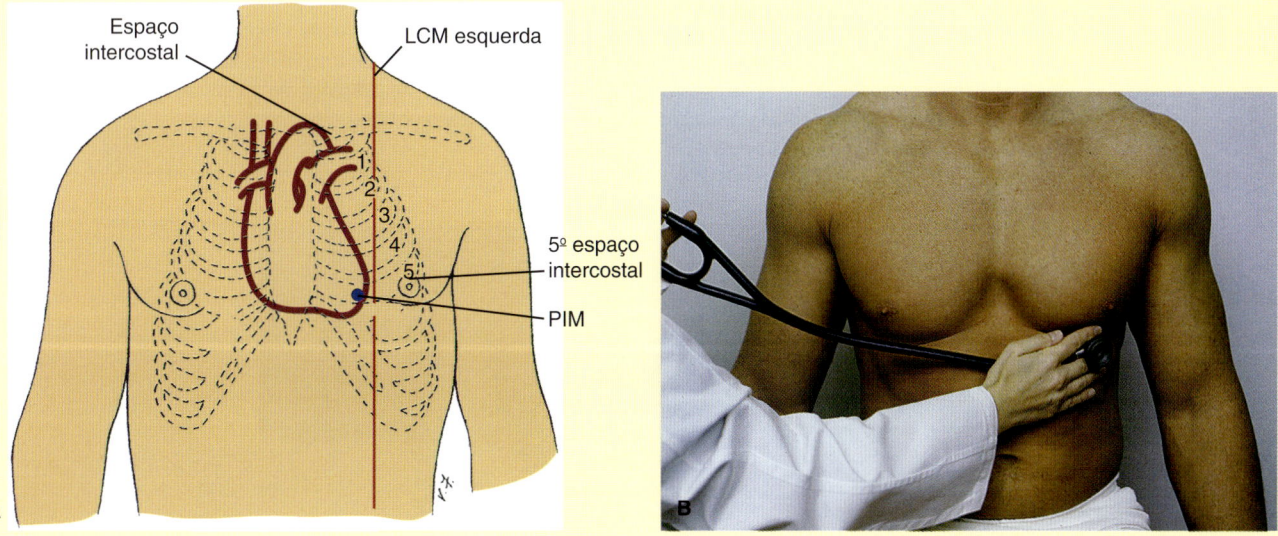

Passo 1d A. Localização do ponto de impulso máximo (PIM) no adulto. **B.** Auscultação do PIM no adulto. *LCM*, Linha clavicular média.

(*continua*)

Procedimento 29.2 — Verificação de pulso apical e radial (Continuação)

Passo	Justificativa
e. Quando conseguir auscultar S_1 e S_2 com regularidade, utilize o ponteiro de segundos do relógio para contar a frequência; quando o ponteiro atingir o zero, comece contando zero, depois um, dois e assim por diante.	A frequência do pulso apical só é determinada com precisão após você conseguir auscultar as bulhas com clareza. A contagem começa pelo zero. A contagem do um será o primeiro ruído auscultado após início da marcação do tempo.
f. Se o pulso apical estiver regular, conte por 30 s e multiplique por 2.	Você pode avaliar a frequência do pulso apical regular em 30 s.

JULGAMENTO CLÍNICO: *se a FC estiver irregular ou o paciente estiver recebendo medicação cardiovascular, conte dentro de um total de 1 minuto (60 segundos). A frequência irregular é avaliada com maior precisão quando verificada ao longo de um intervalo de tempo maior.*

g. Note a regularidade de qualquer arritmia (S_1 e S_2 ocorrendo precocemente ou tardiamente após a sequência anterior das bulhas) (p. ex., todo terceiro ou quarto batimento é anormal).	A ocorrência de arritmia regular dentro de 1 min indica contração cardíaca ineficiente e potencial alteração do débito cardíaco.

JULGAMENTO CLÍNICO: *se a frequência apical estiver anormal ou irregular, repita a verificação ou peça a outro enfermeiro para verificar. A medida original pode estar incorreta. A segunda medida confirma os achados iniciais de FC anormal.*

h. Troque o avental/roupão do paciente e a roupa de cama.	Restaura o conforto e promove sensação de bem-estar.
2. Pulso radial	
a. Realize a higiene das mãos e ajude o paciente a assumir posição supina ou sentada.	Proporciona fácil acesso aos locais de pulso.
b. Se estiver em posição supina, coloque o antebraço do paciente esticado ao lado ou cruzado sobre a parte inferior do tórax ou superior do abdome (ver ilustração A). Se estiver sentado, flexione o cotovelo do paciente em 90° e apoie o braço do paciente sobre a cadeira ou sobre seu próprio braço. Coloque as extremidades dos dois primeiros dedos ou três dedos do meio de sua mão sobre o sulco radial, ou sobre o pulso do paciente na face medial (ver ilustração B). Estenda ou flexione ligeiramente o pulso com a palma voltada para baixo até perceber a pulsação mais forte.	As extremidades dos dedos são a parte mais sensível da mão para palpar a pulsação arterial. Seu polegar apresenta pulsação que interfere na acurácia da medida.
c. Comprima levemente o pulso contra o rádio, até perdê-lo inicialmente; libere a pressão até que o pulso se torne facilmente palpável.	A verificação do pulso é mais precisa quando se utiliza pressão moderada. A pressão excessiva obstrui o pulso e prejudica o fluxo sanguíneo.
d. Determine a força do pulso. Note se o choque do vaso contra a extremidade de seus dedos está delimitado (4+); cheio, forte (3+); esperado (2+); pouco palpável, diminuído (1+); ou ausente, não palpável (0).	A força reflete o volume de sangue ejetado contra a parede arterial a cada contração cardíaca. A descrição precisa da força melhora a comunicação entre enfermeiros e demais profissionais da saúde.
e. Após palpar um pulso regular, observe o ponteiro de segundos do relógio e inicie a contagem da frequência. Conte o primeiro pulso após o ponteiro zerar o ciclo; conte um, depois dois e assim por diante.	A frequência só é determinada com precisão após palpação de um pulso. A marcação do tempo começa no zero. A contagem do um corresponde ao primeiro batimento palpado após o início do tempo.
f. Se o pulso estiver regular, conte a frequência em 30 s e multiplique o total por 2.	A contagem em 30 s é precisa para frequências de pulso rápidas, lentas ou regulares.

JULGAMENTO CLÍNICO: *se o pulso estiver irregular, conte a frequência em 60 s. Avalie a frequência e o padrão da irregularidade e compare os pulsos radiais bilateralmente. Uma contração ineficiente do coração não transmite onda de pulso, resultando em pulso irregular. Uma diferença marcante na frequência de pulso entre os pontos radiais pode indicar que o fluxo arterial está comprometido em um membro; como enfermeiro, você necessita agir.*

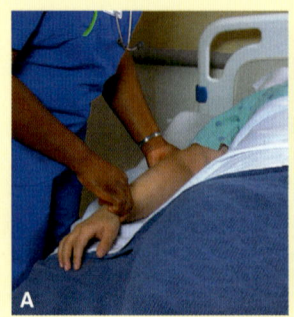 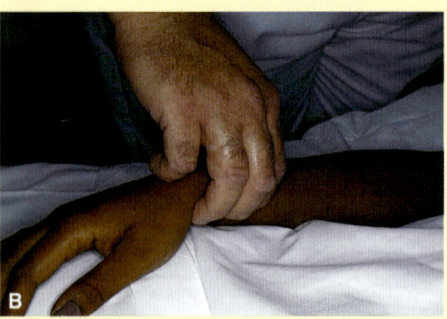

Passo 2b A. Verificação do pulso com antebraço da paciente ao lado do tronco e pulso estendido. **B.** Posição da mão para verificação do pulso.

Capítulo 29 Sinais Vitais 587

Procedimento 29.2 Verificação de pulso apical e radial (Continuação)

Passo	Justificativa
3. Ajude o paciente a assumir uma posição confortável.	Promove conforto e sensação de bem-estar.
4. Discuta os achados com o paciente.	Promove a participação nos cuidados e a compreensão acerca do estado de saúde.
5. Coloque o sistema de chamada de enfermeiros em um local acessível ao alcance do paciente.	Garante que o paciente possa pedir ajuda, se necessário, e promove segurança e previne quedas.
6. Eleve as grades laterais do leito (conforme apropriado) e deixe o leito na posição mais baixa.	Promove segurança e previne quedas.
7. Guarde o equipamento reutilizável. Realize a higiene das mãos.	Reduz a transmissão de infecções.

Avaliação

1. Se estiver aferindo o pulso do paciente pela primeira vez, estabeleça a frequência apical ou radial como basal, caso esteja dentro de uma faixa aceitável.	Utilizada para comparação com verificações futuras do pulso.
2. Compare o aspecto da frequência do pulso apical ou radial com valores basais prévios e com a faixa aceitável de FC para a idade do paciente.	Permite-lhe avaliar uma mudança na condição do paciente e a presença de alteração cardíaca.
3. **Utilize o método de ensino de retorno**: "Quero me certificar de que expliquei por que é importante checar sua frequência cardíaca em casa. Diga qual medicação que você toma diminuiria sua frequência cardíaca." Avalie sua orientação agora ou desenvolva um plano para revisar a orientação do paciente/familiar cuidador, caso não sejam capazes de retornar o ensino corretamente.	Ensino de retorno é uma intervenção de letramento em saúde baseada em evidências que promove o envolvimento, a segurança e a adesão do paciente, além da qualidade. O objetivo do ensino de retorno é garantir que você tenha explicado informações médicas claramente, de forma que os pacientes e seus familiares compreendam o que você comunicou a eles (AHRQ, 2020).

RESULTADOS INESPERADOS E INTERVENÇÕES RELACIONADAS

1. O pulso apical ou radial de um paciente adulto está maior que 100 bpm (taquicardia).
   - Identifique dados relacionados, incluindo febre, medo ou ansiedade, exercícios recentes, pressão arterial baixa, perda de sangue ou oxigenação inadequada
   - Observe sinais e sintomas associados a uma função cardíaca anormal, incluindo dispneia, fadiga, dor torácica, ortopneia, síncope, palpitações ou edema de partes do corpo.
2. A frequência do pulso apical ou radial do paciente está menor que 60 bpm (bradicardia).
   - Avalie fatores que reduzem a FC, como fármacos betabloqueadores e antiarrítmicos
   - Observe sinais e sintomas associados a uma função cardíaca anormal, incluindo dispneia, fadiga, dor torácica, ortopneia, síncope, palpitações, edema de partes do corpo ou tontura
   - Peça a outro enfermeiro para avaliar o pulso apical
   - Relate os achados para o enfermeiro ou o médico responsável. Pode ser necessário suspender medicações prescritas que alterem a FC até que a pessoa responsável possa avaliar necessidade de ajuste da dose.
3. O pulso apical o paciente está irregular.
   - Avalie sinais e sintomas de débito cardíaco reduzido
   - Relate os achados ao enfermeiro e/ou médico responsável, que poderá solicitar um eletrocardiograma para detectar alteração na condução cardíaca.
4. O pulso radial do paciente está irregular.
   Avalie déficit de pulso.
   - Um enfermeiro ausculta o pulso apical enquanto outro simultaneamente palpa o pulso radial. Um dos profissionais inicia a contagem de 60 segundos avisando em voz alta para que ambos comecem a contar o pulso. As duas frequências de pulso são comparadas
   - Se a contagem do pulso diferir em mais que 2, existe presença de déficit. Investigue outros sinais e sintomas de diminuição do débito cardíaco (ver Capítulo 30).

DOCUMENTAÇÃO E REGISTRO

- No prontuário eletrônico, registre a frequência e o aspecto do pulso rotineiramente e após a administração de terapias específicas
- Registre sinais e sintomas de alteração da função cardíaca
- Documente sua avaliação da aprendizagem do paciente
- Reporte bradicardia, taquicardia ou pulso irregular imediatamente para o enfermeiro ou o médico responsável.

CONSIDERAÇÕES SOBRE CUIDADOS DOMICILIARES

- Converse com o paciente e o familiar cuidador para determinar as necessidades de educação em automonitoramento da pulsação
- Avalie o ambiente doméstico a fim de determinar o cômodo que proporciona silêncio para auscultação da frequência apical.

(continua)

Procedimento 29.3 — Verificação da frequência respiratória

Delegação e colaboração

O procedimento de contagem da frequência respiratória pode ser delegado à equipe de enfermagem, exceto quando o paciente for considerado instável (ou seja, quando se queixar de dispneia, excesso de secreções nas vias respiratórias). Os enfermeiros orientam a equipe por meio de:

- Comunicação da frequência de verificação e fatores relacionados com o histórico do paciente, ou risco de frequência respiratória aumentada ou diminuída, ou respiração irregular
- Revisão de quaisquer valores atípicos e alterações significativas para relatar ao enfermeiro.

Material

- Relógio de punho com ponteiro de segundos ou visor de segundos digital
- Caneta e planilha de sinais vitais ou prontuário eletrônico.

Passo	Justificativa
Histórico de enfermagem	
1. Identifique o paciente utilizando pelo menos dois identificadores (p. ex., nome e data de nascimento ou nome e número do prontuário do paciente) de acordo com políticas institucionais.	Garante ser o paciente correto. Atende aos padrões de The Joint Commission e melhora a segurança do paciente (TJC, 2021).
2. Avalie o conhecimento, a experiência e o letramento em saúde do paciente ou do familiar cuidador.	Garante que o paciente ou o familiar cuidador tenha a capacidade de obter, comunicar, processar e compreender informações básicas de saúde (CDC, 2021).
3. Revise o prontuário eletrônico do paciente para avaliar a presença de fatores que influenciam o aspecto da respiração:	Permite-lhe antecipar fatores que influenciam a respiração, garantindo uma interpretação mais precisa.
• Febre	A temperatura corporal elevada aumenta a demanda de oxigênio e a frequência e a profundidade respiratórias.
• Exercícios recentes	A respiração aumenta em frequência e profundidade para atender à demanda por mais oxigênio e eliminação de dióxido de carbono.
• Ansiedade	Aumenta a demanda de oxigênio e a frequência e a profundidade respiratória devido à estimulação do sistema nervoso simpático.
• Doenças/traumatismo da parede ou músculos torácicos	Algumas condições (p. ex., costelas fraturadas, cirurgia torácica, asma, doença pulmonar crônica) afetam inspiração e/ou expiração.
• Curativos causando constrição do tórax ou abdome	Curativos podem restringir a facilidade com que um paciente é capaz de respirar profundamente.
• Dor aguda	A dor aumenta a demanda de oxigênio e altera a frequência e a profundidade respiratória; a respiração se torna superficial. O paciente inibe ou imobiliza o movimento da caixa torácica quando há dor no tórax ou abdome.
• Tabagismo	O tabagismo crônico modifica as vias respiratórias, resultando em maior frequência respiratória em repouso, mesmo quando não se está fumando.
• Medicações	Analgésicos opioides, anestésicos gerais e hipnóticos sedativos deprimem a frequência e a profundidade; anfetaminas e cocaína aumentam a frequência e a profundidade; broncodilatadores causam dilatação das vias respiratórias, o que resulta em menor frequência respiratória.
• Posição corporal	Ficar de pé ou se sentar promove movimento ventilatório e expansão pulmonar completos; posturas curvadas ou inclinadas prejudicam o movimento ventilatório; a posição deitada impede a expansão máxima do tórax.
• Lesão neurológica	A lesão do tronco encefálico prejudica a função do centro respiratório e inibe a frequência e o ritmo respiratório.
• Anemia, hemoglobina diminuída	Níveis de hemoglobina baixos reduzem a quantidade de oxigênio carreada pelo sangue, o que resulta em maior frequência respiratória para aumentar a oferta de oxigênio.
• Maior altitude.	O aumento da altitude reduz a quantidade de hemoglobina saturada, o que aumenta a frequência e a profundidade respiratória.
4. Avalie o prontuário eletrônico e os valores laboratoriais/clínicos pertinentes: **a.** *Gasometria arterial*: faixas normais (valores variam ligeiramente entre diferentes instituições) (Pagana et al., 2019): • pH, 7,35 a 7,45 • $PaCO_2$, 35 a 45 mmHg • HCO_3^-, 21 a 28 mEq/ℓ • PaO_2, 80 a 100 mmHg • SaO_2, 95 a 100%.	Os valores da gasometria mensuram o pH do sangue arterial, a pressão parcial de oxigênio e dióxido de carbono do sangue arterial e a saturação de oxigênio arterial, os quais refletem o estado de ventilação e oxigenação do paciente (ver Capítulo 41).
b. *Oximetria de pulso (SpO_2)*: SpO_2 normal $\geq$ 95 a 100%; um valor menor que 90% constitui emergência clínica (ver Procedimento 29.4)	A SpO_2 inferior a 90% em geral vem acompanhada por alterações em frequência, profundidade e ritmo respiratórios.

Procedimento 29.3 Verificação da frequência respiratória (Continuação)

Passo	Justificativa
c. *Hemograma completo*: faixas normais para adultos (valores variam ligeiramente entre diferentes instituições) (Pagana et al., 2019): • Hemoglobina: 14 a 18 g/100 mℓ para indivíduos do sexo masculino; 12 a 16 g/100 mℓ para o sexo feminino • Hematócrito: 42 a 52% para indivíduos do sexo masculino; 37 a 47% para o sexo feminino • Hemácias totais: 4,7 a 6,1 milhões/mm³ para indivíduos do sexo masculino; 4,2 a 5,4 milhões/mm³ para o sexo feminino.	O hemograma completo mensura a concentração de hemoglobina. Uma redução dos níveis de hemoglobina diminui a quantidade de oxigênio transportado no sangue, o que resulta em aumento da frequência respiratória para aumentar o fornecimento de oxigênio.
5. Determine a frequência respiratória basal prévia (quando disponível por meio do prontuário do paciente).	Avalia mudanças na condição. Permite comparação com verificações respiratórias futuras.
6. Realize a higiene das mãos. Avalie sinais e sintomas de alteração respiratória, como: • Aspecto cianótico ou azulado nos leitos ungueais, lábios, membranas mucosas e pele • Inquietação, irritabilidade, confusão, nível de consciência reduzido • Dor durante a inspiração • Respiração laboriosa ou dificultosa • Ortopneia • Uso de músculos acessórios • Ruídos respiratórios adventícios (ver Capítulo 30) • Incapacidade de respirar espontaneamente • Produção de escarro/secreção espessa, espumosa, com presença de sangue ou excessiva.	Reduz a transmissão de infecções. Sinais e sintomas físicos indicam alterações no estado respiratório (ver Capítulo 30).

Planejamento

1. Proporcione privacidade, feche cortinas ou a porta do quarto. Organize e monte qualquer equipamento necessário para realizar o procedimento. Prepare o ambiente ao lado do leito para a segurança do paciente.	Promove o relaxamento e proporciona privacidade. Garante mais eficiência na realização de uma avaliação.
2. Posicione o paciente de modo confortável, preferencialmente sentado ou com a cabeceira do leito elevada em 45 a 60°.	A postura sentada com costas retas promove o movimento ventilatório completo. Posições desconfortáveis fazem o paciente respirar mais rapidamente.
3. Caso o paciente tenha estado ativo, aguarde 5 a 10 min antes da verificação respiratória.	O exercício aumenta a frequência e a profundidade respiratória. A verificação da respiração com o paciente em repouso permite comparação objetiva dos valores.

JULGAMENTO CLÍNICO: *ajude os pacientes com dificuldade de respirar (dispneia), a exemplo daqueles com insuficiência cardíaca, ascite ou nos últimos estágios da gestação, a permanecer na posição que ofereça maior nível de conforto. Reposicioná-los pode aumentar o trabalho respiratório, o que eleva a frequência cardíaca.*

4. Acalme o paciente e o encoraje a relaxar.	O paciente não deve estar ciente de sua intenção de contar as respirações. O relaxamento garante que uma frequência mais normal seja medida.
5. Certifique-se de que o tórax do paciente esteja visível. Caso necessário, afaste cobertas ou aventais.	Garante visão clara da parede torácica e movimentos do abdome. Reduz a transmissão de microrganismos.
6. No adulto, realize verificações respiratórias após a frequência de pulso (ver Procedimento 29.2).	O exame imperceptível após a verificação do pulso impede que o paciente altere consciente ou inconscientemente sua frequência e profundidade respiratória.

Implementação

1. Com o braço do paciente em posição relaxada sobre o abdome ou parte inferior do tórax, coloque as pontas dos dedos sobre o pulso, ou coloque sua mão diretamente sobre a parte superior do abdome do paciente.	A utilização de posição similar durante a verificação do pulso permite que a verificação da frequência respiratória seja imperceptível. A consciência do paciente sobre o monitoramento reduz a frequência respiratória em 2 respirações por minuto (Hill et al., 2018). A mão do paciente ou a sua mão sobe e desce durante o ciclo respiratório.
2. Observe o ciclo respiratório completo (uma inspiração e uma expiração)	A frequência só é determinada com precisão após visualização de um ciclo respiratório completo. Uma inspiração tem metade da duração de uma expiração (Rolfe, 2019).
3. Após observar um ciclo, olhe para o ponteiro dos segundos de um relógio para iniciar a contagem da frequência; quando o ponteiro iniciar um ciclo, inicie a marcação do tempo, contando a partir do primeiro ciclo respiratório completo.	O tempo começa na contagem de um. A respiração é mais lenta que o pulso e, portanto, a contagem não se inicia no zero.
4. Se o ritmo estiver regular, conte o número de respirações em 30 s e multiplique por 2. Se o ritmo estiver irregular, menor que 12 ou maior que 20, conte por **1 min completo** (Boxe 29.12).	A frequência respiratória equivale ao número de respirações por minuto. Irregularidades suspeitas requerem verificação por no mínimo 1 min (Tabela 29.7). Contagens de menor duração superestimam a frequência respiratória em 2 a 4 respirações (Takayama et al., 2019).
5. Observe a profundidade das respirações, observando o grau de movimentação da parede torácica enquanto conta a frequência. Ademais, avalie a profundidade palpando a excursão da parede torácica ou auscultando a região posterior do tórax após a contagem da frequência (ver Capítulo 30). Descreva a profundidade como superficial, normal ou profunda.	O aspecto do movimento ventilatório revela estados específicos de doenças que restringem a movimentação do ar para dentro e para fora dos pulmões.

(continua)

Procedimento 29.3 — Verificação da frequência respiratória (Continuação)

Boxe 29.12 Prática baseada em evidências

Confiabilidade da verificação da frequência respiratória

Questão PICOT: enfermeiros que contam respirações de pacientes adultos por 15 a 30 segundos aferem a frequência respiratória de maneira precisa comparados a enfermeiros que contam respirações por 60 segundos?

Resumo das evidências

O comprometimento da função respiratória é uma complicação comum e potencialmente perigosa em pacientes hospitalizados e é um forte preditor de eventos adversos, além de fortemente correlacionado com a mortalidade hospitalar (Lamberti, 2020). A frequência respiratória foi considerada como o sinal vital mais importante, pois é o indicador mais sensível de deteriorações clínicas agudas; no entanto, ela é geralmente negligenciada na prática clínica (Elliott e Baird, 2019). Muitos Sinais de Alerta Iniciais (SAI) incluem verificações da frequência respiratória. Portanto, é importante mensurá-la de maneira precisa e confiável. Brabrand et al. (2018) apresentaram vídeos de pacientes com duração de 60 segundos para enfermeiros e solicitaram que todos aferissem a frequência respiratória. Em cada caso, as verificações apresentaram ampla variação, de mais de 10 respirações por minuto. Daw et al., (2017) conduziram um estudo similar utilizando 169 pacientes pediátricos de emergência. Três profissionais da saúde, sendo eles um enfermeiro, um médico e um fisioterapeuta respiratório, verificaram a frequência respiratória. As verificações variaram de 11 respirações abaixo a 18 respirações acima da frequência conhecida. Frequências respiratórias mais altas resultaram em menor concordância. Enfermeiros que contam por 15 segundos e multiplicam por 4 ou que contam em 30 segundos e multiplicam por 2 arredondam para baixo ou para cima, o que contribui com o erro de verificação. Existem aparelhos eletrônicos convenientes para verificação imediata e precisa de pulso, pressão arterial, saturação de oxigênio e temperatura. Já a frequência respiratória permanece uma verificação subjetiva repleta de erros humanos.

Aplicação na prática de enfermagem

- Verificações da frequência respiratória em 15 segundos não são confiáveis
- Frequências respiratórias altas e irregulares requerem verificação em 60 segundos
- Os valores da oximetria de pulso são um componente da avaliação respiratória, mas um parâmetro isolado, e não devem substituir a avaliação da frequência respiratória (Elliott e Baird, 2019)
- Fazer rotineiramente uma avaliação respiratória ajuda a identificar precocemente o comprometimento da função respiratória (Lamberti, 2020)
- Frequências respiratórias anormais devem ser reavaliadas antes do início de terapias.

Passo	Justificativa
6. Observe o ritmo do ciclo ventilatório. A respiração normal é regular e ininterrupta. Não confunda suspiros com ritmo anormal.	O aspecto das ventilações revela tipos específicos de alterações. Periodicamente, as pessoas realizam respirações únicas profundas ou suspiros, a fim de expandir vias respiratórias menores propensas ao colabamento.
JULGAMENTO CLÍNICO: qualquer padrão respiratório irregular ou períodos de apneia (cessação da respiração durante 5 s) constitui sintoma de doença subjacente em adultos; relate a alteração ao médico ou enfermeiro responsável. Muitas vezes é necessário realizar mais verificações e intervir imediatamente.	
7. Troque a roupa de cama e o avental do paciente.	Restaura o conforto e promove a sensação de bem-estar.
8. Ajude o paciente a assumir uma posição confortável.	Promove o conforto e a sensação de bem-estar.
9. Informe o paciente sobre sua frequência respiratória e a registre de acordo com as políticas da instituição.	Promove participação no cuidado e compreensão do estado de saúde.
10. Coloque o sistema de chamada de enfermagem em um local acessível ao alcance do paciente.	Garante que o paciente possa pedir ajuda, se necessário, promove a segurança e previne quedas.
11. Eleve as grades laterais do leito (conforme apropriado) e o deixe na posição mais baixa.	Promove a segurança e previne quedas.
12. Realize a higiene das mãos.	Reduz a transmissão de infecções.

Avaliação

1. Caso esteja aferindo as respirações do paciente pela primeira vez, estabeleça frequência, ritmo e profundidade como basais, se estiverem dentro de uma faixa aceitável.

   Utilizados para comparação com verificações futuras.

2. Compare as respirações com valores basais do paciente e sua frequência, ritmo e profundidade usuais.

   Permite-lhe avaliar alterações na condição do paciente e presença de alterações respiratórias.

3. Correlacione frequência, profundidade e ritmo respiratório com dados obtidos a partir da oximetria de pulso e gasometria arterial, quando disponíveis.

   As avaliações de ventilação, perfusão e difusão são inter-relacionadas.

4. Utilize o método de ensino de retorno: "Quero me certificar de que lhe expliquei por que você precisa realizar respirações profundas após sua cirurgia. Conte-me por que a respiração profunda é importante." Avalie sua orientação agora ou desenvolva um plano para revisar a orientação do paciente/familiar cuidador caso não sejam capazes de ensinar de volta corretamente.

   Ensino de retorno é uma intervenção de letramento em saúde baseada em evidências que promove o envolvimento, a segurança e a adesão do paciente, além da qualidade. O objetivo do ensino de retorno é garantir que você tenha explicado informações médicas claramente, de forma que os pacientes e seus familiares compreendam o que você comunicou a eles (AHRQ, 2020).

Procedimento 29.3   Verificação da frequência respiratória *(Continuação)*

Passo	Justificativa

RESULTADOS INESPERADOS E INTERVENÇÕES RELACIONADAS

1. A frequência respiratória de um paciente adulto está menor que 12 respirações/min (bradipneia) ou maior que 20 respirações/min (taquipneia). O padrão respiratório está irregular (Tabela 29.7). A profundidade respiratória está aumentada ou diminuída. O paciente se queixa de dispneia.
   - Avalie fatores relacionados, incluindo obstrução de vias respiratórias, ruídos respiratórios anormais, tosse produtiva, inquietação, ansiedade e confusão (ver Capítulo 30)
   - Ajude o paciente a assumir posição sentada com suporte (posição de semi-Fowler ou Fowler alta), exceto quando contraindicado
   - Forneça oxigênio conforme prescrição (ver Capítulo 41)
   - Avalie fatores não ambientais que influenciam a frequência respiratória do paciente, como casos de fumantes passivos, má ventilação ou inalação de fumaça
   - Notifique o enfermeiro ou médico responsável caso as alterações persistam.
2. O paciente demonstra respiração de Kussmaul, Cheyne-Stokes ou Biot (Tabela 29.7).
   - Notifique o profissional da saúde para avaliação adicional e possível intervenção médica.

DOCUMENTAÇÃO E REGISTRO

- Registre a frequência e característica da respiração, destacando quaisquer anormalidades
- Registre a frequência respiratória após administração de terapias específicas
- Registre o tipo e quantidade de oxigenoterapia caso esteja sendo utilizada pelo paciente durante a verificação
- Documente sua avaliação da aprendizagem do paciente
- Relate bradipneia, taquipneia, profundidade ou ritmo anormal ao enfermeiro ou ao médico responsável imediatamente.

CONSIDERAÇÕES SOBRE CUIDADOS DOMICILIARES

- Avalie fatores do ambiente doméstico que influenciam a frequência respiratória, como pacientes fumantes passivos, má ventilação, fumaça de gases ou lareiras, poeira e animais de estimação.

Procedimento 29.4   Verificação da saturação de oxigênio (oximetria de pulso)

Delegação e colaboração

O procedimento de verificação da SpO_2 não pode ser delegado quando os pacientes estiverem instáveis. Em pacientes estáveis, o procedimento de verificação da SpO_2 pode ser delegado à equipe de enfermagem. Os enfermeiros orientam a equipe por meio de:
- Comunicação de fatores específicos relacionados com o paciente que podem reduzir erroneamente a SpO_2
- Informação da equipe acerca do local correto do sensor e sobre relatar quaisquer irritações de pele causadas pelo sensor ao enfermeiro
- Notificação sobre a frequência de verificações da SpO_2 para pacientes específicos
- Informação de auxiliares sobre notificação imediata de enfermeiros em caso de leitura de SpO_2 inferior a 95% ou valores para pacientes específicos
- Orientação à equipe para que não utilize a oximetria de pulso para obter a frequência cardíaca, pois o aparelho não detectará pulso irregular.

Equipamento
- Oxímetro de pulso
- Sensor do oxímetro adequado para o paciente e recomendado pelo fabricante
- Acetona ou removedor de esmalte de unhas, caso necessário
- Caneta e planilha de sinais vitais do prontuário do paciente (físico ou eletrônico) de acordo com as políticas da instituição.

Passo	Justificativa
Histórico de enfermagem	
1. Identifique o paciente utilizando pelo menos dois identificadores (p. ex., nome e data de nascimento ou nome e número do prontuário do paciente) de acordo com políticas institucionais.	Garante ser o paciente correto. Atende aos padrões de The Joint Commission e melhora a segurança do paciente (TJC, 2021).
2. Determine a SpO_2 basal prévia (quando disponível) a partir do prontuário eletrônico do paciente.	Fornece uma base de comparação e auxilia na avaliação do estado atual e intervenções.
3. Determine a necessidade de avaliar a saturação de oxigênio do paciente:	Algumas condições colocam pacientes em risco de redução da saturação de oxigênio.
a. Avalie no prontuário eletrônico para identificar condições que possam causar redução na SpO_2, incluindo comprometimento agudo ou crônico da função respiratória, recuperação de anestesia geral ou sedação consciente, lesão traumática da parede torácica, colapso de tecido pulmonar, dependência de ventilação ou mudança na oxigenoterapia.	
4. Avalie o conhecimento, a experiência e o letramento em saúde do paciente ou do familiar cuidador.	Garante que o paciente seja capaz de obter, comunicar, processar e compreender informações básicas de saúde (CDC, 2021).

(continua)

Procedimento 29.4 — Verificação da saturação de oxigênio (oximetria de pulso) (Continuação)

Passo	Justificativa
5. Realize a higiene das mãos. Avalie sinais e sintomas de alteração da SpO_2, como frequência, ritmo ou profundidade respiratória alterada; ruídos respiratórios anormais (ver Capítulo 30); aspecto cianótico de leitos ungueais, lábios, membranas mucosas; inquietação, irritabilidade, confusão; nível de consciência diminuído e respiração laboriosa ou dificultosa.	Reduz a transmissão de infecções. Sinais e sintomas físicos em geral indicam baixa saturação de oxigênio.
6. Avalie fatores que influenciam a verificação da SpO_2 (p. ex., oxigenoterapia, terapia respiratória como drenagem postural e percussão, níveis de hemoglobina, hipotensão, temperatura, esmaltes de unha e medicações como broncodilatadores).	Permite-lhe avaliar precisamente variações na saturação de oxigênio.
7. Determine se o paciente é alérgico ao látex.	Sensores adesivos descartáveis podem conter látex.
8. Determine o local de verificação mais adequado ao paciente específico (p. ex., dedo da mão ou do pé, lóbulo da orelha, testa, nariz) com relação ao sensor avaliando o preenchimento capilar (ver Capítulo 30). Se o preenchimento capilar estiver maior que 2 s, selecione um local alternativo.	O sensor precisa de um leito vascular pulsante para identificar moléculas de hemoglobina. Pacientes que necessitam de vasopressores ou que estão criticamente doentes podem apresentar tempo de enchimento capilar aumentado, sendo melhor utilizar sensores para a testa. A umidade ou uso de esmaltes de unhas pretos ou marrons alteram a leitura. A causa mais comum de mensuração imprecisa é o artefato de movimentação. Sensores em forma de clipe podem ser muito pequenos para pacientes obesos.
9. Avalie o conhecimento, a experiência anterior com oximetria de pulso e os sentimentos do paciente em relação ao procedimento.	Revela necessidade de o paciente receber orientação e/ou apoio.
10. Avalie os objetivos ou preferências do paciente em relação a como o procedimento será realizado ou o que ele espera.	Permite que o cuidado seja individualizado ao paciente.

Planejamento

1. Proporcione privacidade e prepare o ambiente à beira do leito prezando pela segurança do paciente.	Mantém o conforto do paciente e remove barreiras que possam interferir com o procedimento.
2. Obtenha e organize o material necessário à beira do leito do paciente.	Garante abordagem organizada para verificação da SpO_2.
3. Explique ao paciente como você verificará sua saturação de oxigênio e a importância de respirar normalmente até término da leitura.	Promove a cooperação e aumenta a adesão do paciente. Previne grandes oscilações na ventilação por minuto e possíveis erros na leitura da SpO_2.

Implementação

1. Realize a higiene das mãos.	Reduz a transmissão de infecções.
2. Posicione o paciente de modo confortável, preferencialmente sentado ou deitado com a cabeceira da cama elevada 45 a 60°.	Sentar-se com as costas retas promove ventilação completa. Posições desconfortáveis fazem com que o paciente respire mais rapidamente.
3. Acople o sensor ao local de verificação (ver ilustrações). Se utilizar o dedo, remova o esmalte de unha com acetona ou removedor de esmaltes. Oriente o paciente que o clipe do sensor parecerá um prendedor em seu dedo, mas não doerá.	O esmalte de unha causa erro na leitura da saturação.

JULGAMENTO CLÍNICO: *não acople o sensor a um dedo, orelha ou ponte do nariz se a região estiver edemaciada ou se houver comprometimento da integridade da pele. Não utilize o lóbulo da orelha ou ponte do nariz de lactentes e crianças pequenas, devido à fragilidade da pele. Não acople o sensor a dedos hipotérmicos. Selecione a orelha ou a ponte do nariz quando o paciente adulto apresentar histórico de doença vascular periférica. Não utilize sensores adesivos descartáveis em pacientes que tenham alergia a látex. Não coloque o sensor na mesma extremidade do manguito de pressão arterial eletrônica, pois o fluxo sanguíneo do dedo será interrompido temporariamente quando o manguito for insuflado, causando leitura imprecisa que dispara o alarme do oxímetro.*

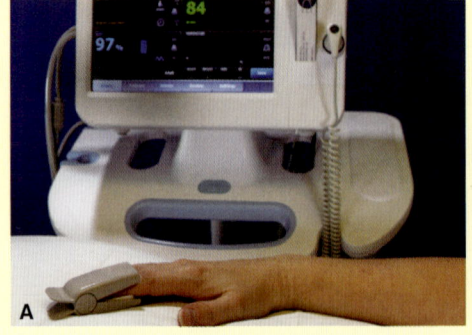 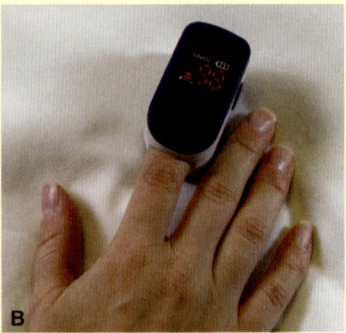

Passo 3 **A.** Aparelho de oximetria de pulso. **B.** Sensor de oximetria de pulso do tipo clipe.

Procedimento 29.4 — Verificação da saturação de oxigênio (oximetria de pulso) (Continuação)

Passo	Justificativa
4. Quando o sensor estiver posicionado, ligue o aparelho de oximetria de pulso. Observe a forma/intensidade da onda no visor e seu bipe audível. Correlacione a frequência do pulso da oximetria com o pulso radial do paciente.	A onda de pulso e o bipe audível permitem detecção de um pulso válido. O tom do bipe audível é proporcional ao valor da SpO_2. A correlação das frequências de pulso garante acurácia da oximetria; diferenças demandam reavaliação do local onde foi colocado o sensor.
5. Deixe o sensor posicionado por 10 a 30 s ou até que a leitura do oxímetro atinja um valor constante e o visor do pulso alcance força máxima durante cada ciclo cardíaco. Informe o paciente de que o alarme do oxímetro irá disparar se o sensor cair ou se o paciente o mover. Visualize a SpO_2 no visor digital.	O alarme do sensor pode assustar pacientes ou visitantes.
6. Para monitoramento contínuo da SpO_2: • Verifique os limites do alarme de SpO_2 predeterminados pelo fabricante para no mínimo 85% e no máximo 100% • Determine os limites para a SpO_2 e frequência de pulso conforme indicado pela condição do paciente • Verifique se os alarmes estão ligados • Avalie a integridade da pele sob o sensor a cada 2 h; troque o sensor de lugar pelo menos a cada 4 h e com maior frequência se a integridade da pele se alterar ou se a perfusão tecidual for comprometida.	A tensão e a sensibilidade do sensor ao adesivo descartável causam irritação e perda de integridade da pele.
7. Se você planeja verificar a SpO_2 intermitentemente ou apenas uma vez, remova o sensor e desligue o oxímetro. Limpe o sensor e guarde-o no local adequado.	Previne transmissão de infecções. Sensores de oximetria são suscetíveis a danos. A limpeza reduz a transmissão de microrganismos.
8. Ajude o paciente a assumir uma posição confortável.	Promove o conforto e sensação de bem-estar.
9. Discuta os resultados com o paciente.	Promove participação nos cuidados e compreensão sobre a saúde.
10. Coloque o sistema de chamada da enfermagem em um local acessível ao alcance do paciente.	Garante que o paciente consiga pedir ajuda, se necessário, promove a segurança e previne quedas.
11. Eleve as grades laterais do leito (conforme apropriado) e deixe o leito na posição mais baixa.	Promove a segurança e previne quedas.
12. Descarte os materiais descartáveis e higienize as mãos.	Reduz a transmissão de infecções.

Avaliação

1. Se estiver aferindo a saturação de oxigênio de um paciente pela primeira vez, estabeleça-a como basal, caso esteja dentro de uma faixa aceitável.	Utilizada para comparação com verificações futuras da SpO_2.
2. Compare a leitura da SpO_2 com o valor basal prévio do paciente e com valores aceitáveis. Observe o uso de oxigenoterapia, a qual pode afetar a SpO_2.	Permite-lhe avaliar mudanças na condição do paciente e presença de alterações respiratórias.
3. Correlacione a SpO_2 com a SaO_2 obtida no exame de gasometria, quando disponível.	Documenta a confiabilidade da verificação não invasiva.
4. Correlacione a leitura com dados obtidos no exame de frequência, profundidade e ritmo respiratórios (ver Procedimento 29.3).	As verificações que avaliam ventilação, perfusão e difusão são inter-relacionadas.
5. **Utilize o método de ensino de retorno**: "Quero me certificar de que lhe expliquei as causas da saturação falsamente baixa de oxigênio. Você poderia me dizer duas maneiras de causar uma leitura falsa de oximetria?" Avalie sua orientação agora ou desenvolva um plano para revisar a orientação do paciente/familiar cuidador, caso não sejam capazes de ensinar de volta corretamente.	Ensino de retorno é uma intervenção de letramento em saúde baseada em evidências que promove o envolvimento, a segurança e a adesão do paciente, além da qualidade. O objetivo do ensino de retorno é garantir que você tenha explicado informações médicas claramente de forma que os pacientes e seus familiares compreendam o que você comunicou a eles (AHRQ, 2020).

RESULTADOS INESPERADOS E INTERVENÇÕES RELACIONADAS

1. A SpO_2 está menor que 90%.
   - Verifique se o sensor do oxímetro está intacto e posicionado corretamente
   - Observe sinais e sintomas de redução da oxigenação, como ansiedade, inquietação ou taquicardia
   - Verifique se a suplementação de oxigênio está sendo fornecida conforme a prescrição e se o sistema está funcionando corretamente
   - Ajude o paciente a assumir uma posição que maximize o esforço respiratório (p. ex., posição de Fowler alta em paciente obeso)
   - Relate a SpO_2 ao enfermeiro ou ao médico responsável para que inicie avaliação e tratamento adequados.
2. O sensor do aparelho resulta em lesão por pressão.
   - Troque o tipo e localização do sensor. Troque o sensor de lugar com mais frequência
   - Aumente a frequência de avaliação da pele sob o sensor.

DOCUMENTAÇÃO E REGISTRO

- No prontuário eletrônico, registre o tipo e a quantidade de oxigenoterapia utilizada pelo paciente durante as verificações, leituras da SpO_2 e quaisquer sinais ou sintomas de alterações na oxigenação
- Documente sua avaliação da aprendizagem do paciente
- Relate alterações da SpO_2 a um profissional da saúde.

(continua)

Procedimento 29.5 — Verificação da pressão arterial por meio de auscultação

Delegação e colaboração

O procedimento da verificação da pressão arterial (PA) pode ser delegado à equipe de enfermagem, exceto quando a condição do paciente for considerada instável (como em caso de hipotensão). Os enfermeiros orientam a equipe por meio de:
- Explicação acerca do membro adequado para verificação, tamanho do manguito e equipamento (manual ou eletrônico) a ser utilizado
- Comunicação da frequência de verificação e fatores a serem considerados durante a verificação, como risco de hipotensão ortostática
- Revisão dos valores usuais de PA do paciente e mudanças significativas ou anormalidades que devem ser relatadas ao enfermeiro.

Material
- Esfigmomanômetro aneroide
- Manguito de pressão de tecido ou sintético descartável de tamanho adequado para o membro do paciente (ver Planejamento, passo 2)
- Estetoscópio
- Algodão umedecido em álcool
- Caneta e planilha de sinais vitais ou prontuário eletrônico.

Passo	Justificativa
Histórico de enfermagem	
1. Identifique o paciente utilizando pelo menos dois identificadores (p. ex., nome e data de nascimento ou nome e número do prontuário do paciente) de acordo com políticas institucionais.	Garante ser o paciente correto. Atende aos padrões de The Joint Commission e melhora a segurança do paciente (TJC, 2020).

2. Revise o prontuário eletrônico do paciente para avaliar fatores de risco de alterações da pressão arterial:
  a. Avaliar presença de:
    • Histórico de doença cardiovascular
    • Doença renal
    • Diabetes melito
    • Choque circulatório (hipovolêmico, séptico, cardiogênico ou neurogênico)
    • Dor aguda ou crônica
    • Infusão intravenosa (IV) rápida de líquidos ou hemocomponentes
    • Pressão intracraniana aumentada
    • Estado pós-operatório
    • Hipertensão gestacional.
	Algumas condições colocam o paciente sob risco de alteração da PA.

3. Avalie conhecimento, experiência e letramento em saúde do paciente ou do familiar cuidador.	Garante que o paciente tenha a capacidade de obter, comunicar, processar e compreender informações básicas de saúde (CDC, 2021).
4. Avalie fatores que influenciam a PA:	Permite-lhe antecipar fatores que alteram a PA, garantindo interpretação precisa.
• Idade	Os valores aceitáveis de PA variam ao longo da vida. Pacientes idosos experimentam efeito "jaleco branco" com aumento da PA na presença de um profissional da saúde (Kallioinen et al., 2017).
• Sexo	Durante e após a menopausa, mulheres em geral apresentam PA mais alta que homens de mesma idade.
• Variação circadiana	A PA varia ao longo do dia; a pressão é maior durante o dia entre 10:00 e 18:00, e é mais baixa pela manhã.
• Posição	A PA diminui conforme o indivíduo se move da posição deitada para sentada ou de pé; variações posturais aceitáveis devem ser menores que 10 mmHg (Hale et al., 2017).
• Exercício	Aumentos na demanda de oxigênio do organismo durante atividades físicas aumentam a PA. A PA pode estar elevada quando o paciente não descansa ao menos 15 min antes da verificação (Kallioinen et al., 2017).
• Peso	A obesidade é um preditor independente de hipertensão.
• Estimulação simpática	Dor, ansiedade ou medo estimulam o sistema nervoso simpático, causando aumento da PA. A bexiga repleta aumenta a PA sistólica e diastólica (Kallioinen et al., 2017).
• Medicações	Anti-hipertensivos, diuréticos, bloqueadores beta-adrenérgicos, vasodilatadores, bloqueadores de canais de cálcio, inibidores da enzima conversora de angiotensina (ECA), bloqueadores de receptores de angiotensina (BRA) e antiarrítmicos reduzem a PA; opioides e anestésicos gerais também podem diminuir a PA (Burchum e Rosenthal, 2019).
• Tabagismo	Fumar causa vasoconstrição, um estreitamento dos vasos sanguíneos. A pressão arterial sistólica (PAS) e a diastólica (PAD) aumentam de forma aguda e retornam ao valor basal aproximadamente 20 a 30 min após cessação do consumo, 30 min após parar de mascar tabaco e 40 a 60 min após consumo de pastilha de nicotina (AHA, 2015; Muntner et al., 2019).
• Etnia	A incidência de hipertensão é maior em americanos afrodescendentes e hispânicos do que em americanos de descendência europeia. Afrodescendentes tendem a desenvolver hipertensão mais grave em idade mais precoce e têm risco duas vezes maior de sofrer complicações relacionadas com hipertensão (como acidente vascular encefálico e infarto do miocárdio). O óbito relacionado com hipertensão também é maior entre indivíduos afrodescendentes (Moughrabi, 2017).
• Temperatura.	A exposição ao frio aumenta a PAS (Kallioinen et al., 2017).

Capítulo 29 Sinais Vitais 595

Procedimento 29.5 Verificação da pressão arterial por meio de auscultação (Continuação)

Passo	Justificativa
5. Realize a higiene das mãos. Avalie sinais e sintomas de alterações na PA (especialmente em pacientes com alto risco de hipertensão: cefaleia (em geral occipital), rubor na face, hemorragia nasal e fadiga em idosos. A hipotensão está associada a tonturas; confusão mental; inquietação; pele e membranas mucosas pálidas, escurecidas ou cianóticas; e extremidades frias e com pele manchada.	Reduz a transmissão de infecções. Sinais e sintomas físicos indicam alterações na PA. A hipertensão em geral é assintomática até que atinja valores bastante altos.
6. Determine o melhor local para verificação da PA. Remova roupas sob a área de posicionamento do manguito de pressão arterial. Evite colocar o manguito no membro onde está sendo realizada a hidratação venosa (HV), onde há um desvio arteriovenoso ou fístula, do lado onde houver sido realizada cirurgia de mama ou axila, ou se o paciente tiver um cateter central de inserção periférica ou um cateter em linha média (AACN, 2016). Ademais, evite colocar o manguito em membros traumatizados, com doenças ou com presença de gesso ou bandagem volumosa. Utilize o membro inferior quando as artérias do braço estiverem inacessíveis.	A seleção de um local inadequado pode resultar em má amplificação dos ruídos, causando leitura imprecisa. Roupas sob o manguito podem deixá-lo mal ajustado e impedir a auscultação. A aplicação de pressão pelo manguito inflado interrompe temporariamente o fluxo sanguíneo e pode prejudicar a circulação no membro que já tiver fluxo sanguíneo comprometido.

JULGAMENTO CLÍNICO: para pacientes submetidos a mastectomia ou lumpectomia, não use o(s) braço(s) envolvido(s) para verificação da PA se houver linfedema presente (AACN, 2016).

7. Determine o valor basal e local de verificação prévia (quando disponível). Determine se existem relatos de alergia ao látex.	Avalia mudança na condição. Possibilita comparação com verificações futuras da PA. Se o paciente for alérgico ao látex, verifique se seu estetoscópio e o manguito de pressão são livres de látex.
8. Avalie o conhecimento e a experiência do paciente com medição da pressão arterial e seus sentimentos em relação ao procedimento.	Revela necessidade de o paciente receber orientação e/ou apoio.
9. Avalie os objetivos ou preferências do paciente em relação a como o procedimento será realizado ou o que ele espera.	Permite que o cuidado seja individualizado ao paciente.

Planejamento

1. Proporcione privacidade e prepare o ambiente à beira do leito garantindo a segurança do paciente.	Mantém o conforto do paciente e remove barreiras que possam interferir com o procedimento.
2. Selecione um manguito de tamanho adequado com um balão de tamanho adequado, capaz de dar a volta no braço, conforme recomendado (Figura 29.9) (AACN, 2016; Muntner et al., 2019). Certifique-se de que o esfigmomanômetro ou o medidor de pressão arterial automático esteja no quarto do paciente.	O uso do manguito incorreto causa erros na verificação (Mickley et al., 2018; AACN, 2016) (Tabela 29.12).
3. Certifique-se de que o paciente não tenha se exercitado, ingerido cafeína ou fumado nos últimos 30 min antes da verificação da PA.	O exercício causa falso aumento da PA. O consumo de cigarro aumenta a PA imediatamente e por até 15 min. A cafeína aumenta a PA por até 3 h (James et al., 2014).
4. Explique ao paciente que você irá verificar sua pressão arterial. Faça com que o paciente se sente ou se deite. Deixe o paciente descansar por 3 a 5 minutos antes de verificar a PA (Mickley et al., 2018). Peça para que o paciente não fale enquanto você estiver medindo a PA.	Reduz a ansiedade que falsamente eleva os resultados. Respirar profundamente reduz a PA. Conversar com o paciente durante a avaliação aumenta a PA. Um valor de PA mais alto ocorre se o paciente não descansou ou não está relaxado (Mickley et al., 2018). A PA sistólica e diastólica de pacientes hipertensos e normotensos aumenta quando eles conversam (AACN, 2016).

Implementação

1. Realize a higiene das mãos. Higienize as olivas e o diafragma do estetoscópio com um algodão umedecido em álcool.	Reduz a transmissão de infecções. A limpeza das peças do estetoscópio antes e depois do uso em um paciente tem potencial de reduzir IAHs (Marcos et al., 2019).
2. Posicione o paciente. a. *Membro superior*: com o paciente sentado ou deitado, posicione o antebraço do paciente no nível do coração com a palma voltada para cima (ver ilustração). Apoie o braço do paciente em uma mesa ou embaixo de seu braço. Se o paciente estiver sentado, dê-lhe suporte para as costas e oriente-o a manter os pés no chão sem cruzar as pernas. Em caso de posição supina, o paciente não deve cruzar as pernas.	Se o braço ficar estendido sem apoio, o paciente realizará contração isométrica que poderá aumentar sua pressão diastólica. O apoio do braço acima do nível do coração causa leitura erroneamente baixa; já o braço abaixo do nível do coração resulta em leitura erroneamente alta (Kallioinen et al., 2017; AACN, 2016). Deixar o braço sem apoio pode elevar falsamente a PAS (AACN, 2016). Valores de PA medidos com as costas não apoiadas resultam maiores que verificações com apoio das costas (Ringrose et al., 2017). Cruzar as pernas na altura dos joelhos pode aumentar significativamente a PA (Kallioinen et al., 2017).

JULGAMENTO CLÍNICO: há circunstâncias especiais (como traumatismo em ambos os braços ou linfedema bilateral nos braços) em que as extremidades superiores não podem ser usadas para aferição da pressão arterial.

(continua)

Procedimento 29.5 — Verificação da pressão arterial por meio de auscultação (Continuação)

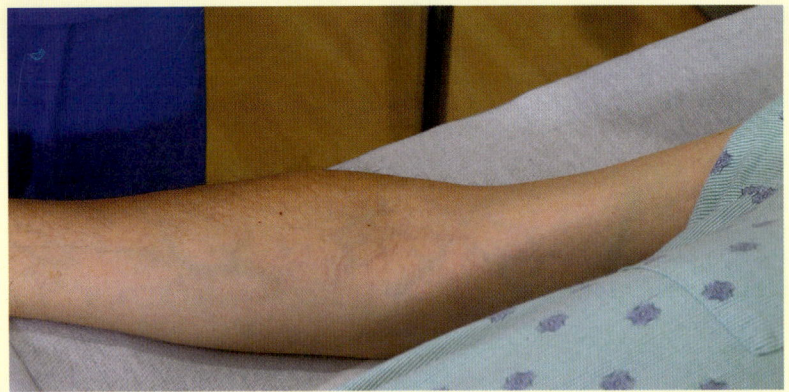

Passo 2a Antebraço da paciente apoiado na cama. (Copyright © *Mosby's Clinical Skills: Essentials Collection*.)

Passo	Justificativa
b. *Membro inferior:* quando as extremidades superiores não estiverem acessíveis, faça a verificação da PA na extremidade inferior. (1) **PA na região da panturrilha:** posicione o paciente em decúbito dorsal. (2) **PA na região da coxa:** se o paciente não puder ficar de bruços, posicione o paciente em decúbito dorsal com o joelho ligeiramente dobrado (AACN, 2016).	Permite que o manguito de pressão arterial seja aplicado e que o estetoscópio seja colocado sobre a artéria dorsal do pé (aferição pela panturrilha) e sobre a artéria poplítea (aferição na coxa).
JULGAMENTO CLÍNICO: *se os pacientes com sinais vitais instáveis, submetidos a cirurgia de coluna ou com lesões ortopédicas não puderem tolerar a posição prona para a medição da PA na região da coxa, consulte o profissional da saúde para determinar se a medida da PA na panturrilha é aceitável.*	
JULGAMENTO CLÍNICO: *pacientes com lesões medulares podem ser colocados em superfícies de apoio rotacionais. Se forem solicitadas aferições da PA na região da coxa, marque a avaliação da aferição da PA na coxa para quando a superfície de apoio pronar o paciente.*	
3. Exponha completamente o membro (braço ou perna) removendo roupas apertadas. O manguito pode ser colocado sobre uma manga de roupa contanto que o estetoscópio fique sobre a pele (Kallioinen et al., 2017).	Garante que o manguito seja devidamente aplicado. Roupas finas (de 0,5 mm) não impactam a inflação do manguito ou as medições de PA (Zhang et al., 2019).
4. Palpe a artéria braquial no braço (ver ilustração A), a artéria poplítea (coxa), a artéria dorsal do pé ou a artéria tibial posterior (panturrilha). *Aferição pela artéria braquial:* posicione o manguito completamente desinflado de 2,5 a 3 cm acima da fossa antecubital, no nível do átrio direito (ponto médio do esterno), acima da artéria, centralizando as setas indicadoras sobre ela (AACN, 2016; Muntner et al., 2019) (ver ilustração B). Se o manguito não possuir setas, estime o centro da bexiga e coloque-o sobre a artéria. Posicione o manguito 2,5 cm acima do local do pulso (espaço antecubital ou poplíteo). Envolva o manguito completamente desinflado firmemente ao redor do braço (ver ilustração C) ou na extremidade inferior.	A artéria braquial corre no sulco entre os músculos bíceps e tríceps, acima do cotovelo na fossa antecubital. A artéria poplítea se encontra imediatamente abaixo da coxa, atrás do joelho. A artéria dorsal do pé fica no colo do pé do paciente, no ponto médio entre o calcanhar e os dedos. A artéria tibial posterior fica atrás do joelho e acima do tendão de Aquiles. Colocar a bexiga do manguito diretamente sobre a artéria garante aplicação correta de pressão durante a insuflação. Manguitos frouxos causam leituras erroneamente altas.
JULGAMENTO CLÍNICO: *quando é solicitada aferição da PA de um paciente na região da coxa, posicione o manguito de 2 a 3 cm acima da fossa poplítea (AACN, 2016).*	
5. Posicione o manômetro verticalmente no nível de sua visão. Você não deve ficar a mais que 1 metro de distância.	Olhar para cima ou para baixo na escala pode resultar em leituras distorcidas.
6. Mensure a PA. **a. Método de dois passos:** (1) Localize novamente o pulso braquial ou poplíteo. Palpe a artéria distal ao manguito com as extremidades dos dedos da mão não dominante enquanto infla o manguito rapidamente até uma pressão 30 mmHg superior ao ponto em que o pulso desaparece. Desinfle lentamente o manguito e note o ponto de ressurgimento do pulso. Desinfle totalmente o manguito e aguarde 30 s. (2) Coloque o estetoscópio nas orelhas e certifique-se de que os ruídos estejam claros, não abafados.	A estimativa previne leituras erroneamente baixas. Determine o ponto de insuflação máxima para uma leitura precisa na palpação. Caso não seja possível palpar a artéria devido a um pulso fraco, utilize um estetoscópio ultrassônico (ver Capítulo 30). A desinsuflação completa do manguito previne congestão venosa e leituras erroneamente altas. Garante que as olivas do estetoscópio sigam o ângulo do canal auditivo, a fim de facilitar a auscultação.

Capítulo 29 Sinais Vitais 597

Procedimento 29.5 — Verificação da pressão arterial por meio de auscultação (Continuação)

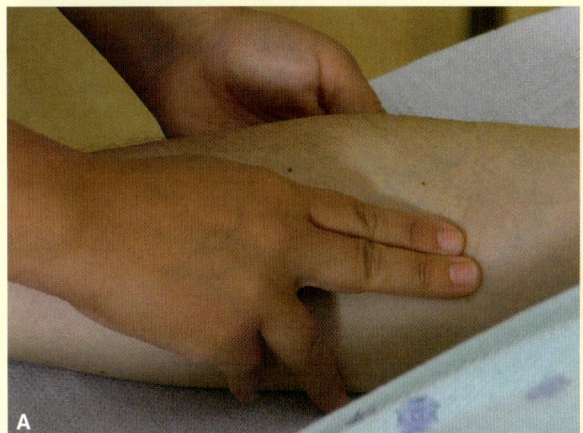
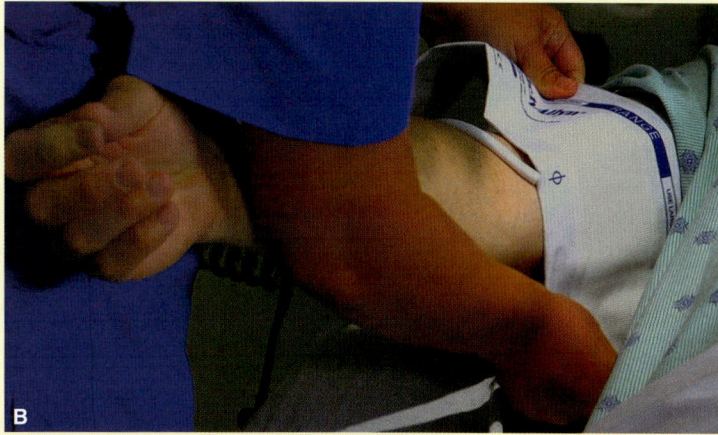
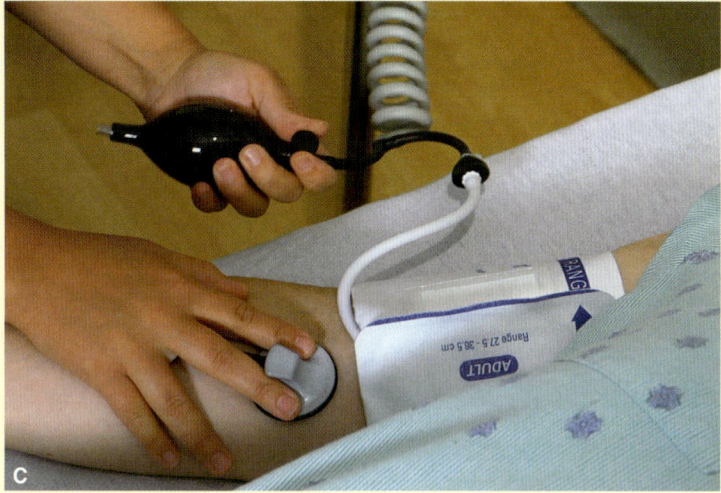

Passo 4 **A.** Palpação da artéria braquial. **B.** Alinhamento da seta do manguito de pressão com a artéria braquial. **C.** Manguito de pressão arterial posicionado ao redor do braço. (Copyright © *Mosby's Clinical Skills: Essentials Collection*.)

Passo	Justificativa
(3) Relocalize a artéria e coloque a campânula ou o diafragma sobre ela. Não deixe que o estetoscópio toque o manguito ou roupas.	A posição correta do estetoscópio garante a melhor recepção dos ruídos. Estetoscópios mal posicionados causam ruídos abafados que em geral resultam em leituras erroneamente baixas da PAS e erroneamente altas da PAD. A campânula ou o diafragma do estetoscópio podem ser usados para leituras de auscultação (Muntner et al., 2019). A campânula fornece melhor reprodução sonora, ao passo que o diafragma é mais fácil de segurar com os dedos e abrange área maior. Colocar o estetoscópio sob o manguito aumenta o valor aferido de PAS e reduz o de PAD (Kallioinen et al., 2017).
(4) Feche a válvula da pera firmemente em sentido horário. Infle o manguito rapidamente até 30 mmHg acima da pressão sistólica estimada do paciente.	Apertar a válvula previne escape de ar durante a insuflação. A insuflação rápida garante verificação precisa da PAS.
(5) Libere a pressão lentamente pela válvula e deixe que o ponteiro do manômetro oscile em uma velocidade de 2 a 3 mmHg/segundo.	A queda excessivamente rápida resulta em PAS mais baixa e PAD mais alta (Kallioinen et al., 2017).
(6) Observe o ponto do manômetro em que você ausculta o primeiro pulso claro. A intensidade do pulso irá aumentar gradualmente.	O primeiro pulso auscultado reflete a PAS.
(7) Continue desinflando o manguito gradualmente, notando o ponto em que o pulso desaparece novamente em adultos. Perceba a pressão com variação máxima de 2 mmHg. Continue ouvindo por mais 20 a 30 mmHg após o último ruído e deixe que o ar remanescente escape rapidamente.	O início do último ou quinto pulso indica a PAD no adulto (Thomas e Pohl, 2020). Em crianças, o abafamento distinto dos ruídos indica a PAD (Thomas e Pohl, 2020).
b. Método de um passo:	
(1) Coloque o estetoscópio nas orelhas e certifique-se de que os ruídos estejam claros, não abafados.	As olivas devem seguir o ângulo do canal auditivo para facilitar a auscultação.

(continua)

Procedimento 29.5 — Verificação da pressão arterial por meio de auscultação (Continuação)

Passo	Justificativa
(2) Relocalize a artéria e coloque a campânula ou o diafragma sobre ela. Não deixe que o estetoscópio toque o manguito ou as roupas.	A posição correta do estetoscópio garante a melhor recepção dos ruídos. Estetoscópios mal posicionados causam ruídos abafados que em geral resultam em leituras erroneamente baixas da PAS e erroneamente altas da PAD. A campânula fornece melhor reprodução sonora, ao passo que o diafragma é mais fácil de segurar com os dedos e abrange área maior. Colocar o estetoscópio sob o manguito aumenta o valor medido de PAS e reduz o de PAD (Kallioinen et al., 2017).
(3) Feche a válvula da pera em sentido horário. Infle o manguito rapidamente até 30 mmHg acima da pressão sistólica usual do paciente.	Apertar a válvula previne escape de ar durante a insuflação. A insuflação acima do nível da PAS garante sua verificação precisa.
(4) Libere a pressão lentamente pela válvula e deixe que o ponteiro do manômetro caia em uma velocidade de 2 a 3 mmHg/segundo. Note o ponto do manômetro em que você ausculta o primeiro pulso claro. A intensidade do pulso irá aumentar gradualmente.	A queda excessivamente rápida resulta em PAS mais baixa e PAD mais alta (Kallioinen et al., 2017). O Primeiro pulso reflete a PAS.
(5) Continue desinflando o manguito gradualmente, notando o ponto em que o pulso desaparece novamente em adultos. Perceba a pressão com variação máxima de 2 mmHg. Continue ouvindo por mais 10 a 20 mmHg após o último ruído e deixe que o ar remanescente escape rapidamente.	O início do último ou quinto pulso indica a PAD no adulto (Thomas e Pohl, 2020). Em crianças, o abafamento distinto dos ruídos indica a PAD (Thomas e Pohl, 2020).
7. A American Heart Association recomenda a média de duas verificações da pressão com 2 min de intervalo entre cada uma. Utilize a segunda verificação como basal. Se as leituras forem diferentes em mais que 5 mmHg, será necessário adicionar mais leituras.	As duas verificações conjuntas ajudam a prevenir leituras erroneamente positivas com base na resposta simpática do paciente (reação de alerta). Utilizar a média minimiza o efeito da ansiedade, que em geral torna os valores da primeira leitura mais elevados que as verificações subsequentes (Kallioinen et al., 2017). A PA sistólica na perna é geralmente mais alta do que no braço, mas a PA diastólica é a mesma.
8. Remova o manguito do braço ou perna do paciente, exceto quando sua condição exigir verificações repetidas.	A insuflação contínua do manguito causa oclusão de artérias, resultando em dormência e formigamento do braço/perna do paciente.
9. Se for a primeira verificação no paciente, repita o procedimento em outro membro.	A comparação da PA entre os dois braços e pernas detecta problemas circulatórios (existe uma diferença normal de 5 a 10 mmHg entre os braços). Utilize o braço com maiores valores de pressão para verificações repetidas (AACN, 2016).
10. **Verificação da PAS por meio de palpação:** a. Siga os Passos 2 a 5. b. Localize e palpe continuamente a artéria braquial, radial ou poplítea com as extremidades dos dedos de uma mão. Infle o manguito até 30 mmHg acima do ponto em que o pulso deixar de ser palpável.	Garante detecção precisa de verdadeira PAS após liberação da pressão da válvula.

JULGAMENTO CLÍNICO: *caso não seja possível palpar a artéria devido a um pulso fraco, utilize um estetoscópio com Doppler ultrassônico (ver Capítulo 30).*

c. Libere lentamente a válvula e desinfle o manguito, deixando que o ponteiro do manômetro caia em uma velocidade de 2 mmHg/segundo. Observe o ponto do manômetro em que o pulso volta a ser palpável, que indica a PAS.	A queda excessivamente rápida resulta em PAS falsamente mais baixa e PAD mais alta (Kallioinen et al., 2017). A palpação ajuda a identificar somente a PAS.
d. Desinfle o manguito rápida e completamente. Remova-o do membro do paciente, exceto quando sua condição exigir verificações repetidas.	A insuflação contínua do manguito causa oclusão da artéria, resultando em dormência e formigamento do membro.
11. Ajude o paciente a assumir uma posição confortável e cubra seu braço ou perna caso os tenha descoberto.	Restaura o conforto e promove sensação de bem-estar.
12. Informe o paciente de sua pressão arterial e registre o valor aferido de acordo com a política da instituição. Converse sobre os achados com o paciente.	Promove a participação nos cuidados e compreensão sobre a saúde.
13. Deixe o sistema de chamada de enfermeiros em um local acessível ao alcance do paciente.	Garante que o paciente consiga pedir ajuda, se necessário, promove a segurança e previne quedas.
14. Eleve as grades laterais do leito (conforme apropriado) e deixe o leito na posição mais baixa.	Promove a segurança e previne quedas.
15. Limpe as olivas e o diafragma do estetoscópio com *swab* umedecido em álcool, conforme necessário. Limpe o manguito com um desinfetante aprovado por sua instituição se ele for utilizado entre pacientes diferentes.	Reduz a transmissão de microrganismos. Controla a transmissão de microrganismos quando houver compartilhamento de estetoscópios (Marcos et al., 2019).

Avaliação

1. Caso esteja aferindo a PA do paciente pela primeira vez, estabeleça-a como basal, se estiver dentro de uma faixa aceitável.	Utilizada para comparação com verificações futuras da PA.
2. Compare a PA com valores basais e usuais para a idade do paciente.	Permite-lhe avaliar alterações na condição do paciente. Possibilita comparação com verificações futuras.

Capítulo 29 Sinais Vitais 599

Procedimento 29.5   Verificação da pressão arterial por meio de auscultação *(Continuação)*

Passo	Justificativa
3. Utilize o método de ensino de retorno: "Quero me certificar de que lhe expliquei por que é importante se levantar devagar quando se tomam medicações para a pressão arterial. Conte-me quais de suas medicações lhe causam tontura quando você se levanta muito rápido." Avalie sua orientação agora ou desenvolva um plano para revisar a orientação do paciente/familiar cuidador caso não sejam capazes de ensinar de volta corretamente.	Ensino de retorno é uma intervenção de letramento em saúde baseada em evidências que promove o envolvimento, a segurança e a adesão do paciente, além da qualidade. O objetivo do ensino de retorno é garantir que você tenha explicado informações médicas claramente de forma que os pacientes e seus familiares compreendam o que você comunicou a eles (AHRQ, 2020).

RESULTADOS INESPERADOS E INTERVENÇÕES RELACIONADAS

1. A PA do paciente está acima da faixa aceitável.
   - Repita a verificação em outro membro e compare os achados. Quando a diferença for clinicamente significativa e superior a 10 mmHg, utilize o membro cuja pressão foi maior (AACN, 2016)
   - Verifique o tamanho e o posicionamento correto do manguito
   - Peça a outro enfermeiro para repetir a verificação em 1 a 2 minutos
   - Observe sintomas relacionados que não sejam aparentes exceto quando a PA é muito alta, como cefaleia, enrubescimento da face, sangramento nasal e fadiga em idosos
   - Relate a PA ao enfermeiro ou ao médico responsável para que sejam iniciados avaliação e tratamento adequados
   - Administre medicações anti-hipertensivas conforme prescrição.
2. A PA do paciente está abaixo da faixa aceitável.
   - Coloque o paciente em posição supina para melhorar a circulação e restringir atividades que diminuam mais a PA
   - Avalie sinais e sintomas associados à hipotensão, incluindo taquicardia, pulso fraco e filiforme, fraqueza, tontura, confusão e pele fria, pálida, escurecida ou cianótica
   - Avalie fatores que contribuem com a diminuição da PA, como hemorragias, vasodilatação devido a uma hipertermia, anestesia ou efeitos adversos de medicações
   - Relate a PA ao enfermeiro ou ao médico responsável para que sejam iniciadas as intervenções adequadas
   - Aumente a velocidade de infusão IV ou administre vasoconstritores conforme prescrição
   - Caso o paciente se estabilize, avalie presença de hipotensão postural.
3. Não é possível obter leitura da PA.
   - Determine se não existe uma crise imediata por meio de verificação do pulso e frequência respiratória
   - Avalie sinais e sintomas de redução do débito cardíaco; caso existam, notifique imediatamente ao enfermeiro ou médico responsável
   - Utilize locais ou procedimentos alternativos para obter a PA: utilize um estetoscópio com Doppler ultrassônico (ver Capítulo 30) ou palpe a PAS.

DOCUMENTAÇÃO E REGISTRO

- No prontuário eletrônico, registre a PA, o membro onde foi verificada, método de verificação e quaisquer sinais e sintomas de alteração
- Registre a verificação da PA após administração de terapias específicas
- Documente a avaliação da aprendizagem do paciente
- Relate pressão aumentada ou diminuída, diferença maior que 20 mmHg entre membros ou queda superior a 20 mmHg na PAS ou a 10 mmHg na PAD quando o paciente se move da posição supina para sentada ou de pé.

CONSIDERAÇÕES SOBRE CUIDADOS DOMICILIARES

- Avalie o nível de barulho da casa a fim de determinar que cômodo proporciona ambiente mais silencioso para verificação da PA
- Considere o uso de um aparelho eletrônico para verificação em casa caso o paciente apresente dificuldade auditiva, recursos financeiros suficientes e destreza apropriada
- A PA verificada em casa pode diferir das verificações realizadas em instituições de saúde devido a diferenças no equipamento e ambiente
- Leituras de PA realizadas em casa predizem eventos cardiovasculares e são particularmente úteis para monitorar efeitos de tratamentos.

Pontos-chave

- Para que a temperatura corporal permaneça constante e dentro de uma faixa aceitável, diversos mecanismos mantêm a relação entre a produção e a perda de calor
- A temperatura corporal diminuirá com medidas que aumentam irradiação, evaporação, convecção e condução de calor
- A febre serve como um importante mecanismo para aumentar a capacidade imunológica do organismo de combater infecções
- A febre aumenta o metabolismo, o que requer uma quantidade adicional de energia e oxigênio
- A verificação de sinais vitais requer abordagem organizada
- Os sinais vitais do paciente sofrem influência de sua idade, sexo, atividade, medicações e estado de saúde
- Sinais vitais são influenciados pelo local de verificação e horário do dia
- Sinais vitais aceitáveis se encontram dentro de uma faixa normal, sendo os valores de lactentes e crianças mais altos para pulso e

respiração e mais baixos para pressão arterial, comparados aos de adultos
- Alterações relacionadas com o envelhecimento influenciam valores de sinais vitais em idosos
- A avaliação dos sinais vitais de crianças exige que você considere o pulso braquial ou apical como os melhores locais de verificação do pulso em lactentes ou crianças pequenas, e que, com relação à verificação da respiração, lactentes tendem a respirar com menos regularidade
- A autoverificação da pressão arterial ajuda pacientes a aderir ao tratamento, embora os achados não devam ser utilizados para tomar decisões acerca do tratamento
- Documente a via e o local de verificação de temperatura, pressão arterial, pulso e saturação de oxigênio
- Quando os sinais vitais estiverem acima ou abaixo dos valores esperados, insira uma anotação no prontuário do paciente acerca do achado, possíveis intervenções e resposta do paciente
- Sinais vitais podem ser delegados à equipe de enfermagem quando a condição do paciente estiver estável; contudo, o procedimento da verificação do pulso apical não pode ser delegado.

Para refletir

- Avalie um paciente que você tenha cuidado recentemente e identifique se houve algum achado/característica definidora que justificasse uma alteração na frequência de verificação de sinais vitais. Se sim, considere os fundamentos lógicos
- Considere seu conhecimento e/ou experiências com delegação de sinais vitais. Identifique achados/características definidoras do paciente que justifiquem e que não justifiquem a delegação deste procedimento aos técnicos/auxiliares de enfermagem
- Imagine uma experiência clínica na qual o setor ao qual você foi designado apresenta um aumento de infecções adquiridas no hospital (IAHs). Considere o equipamento para verificação de sinais vitais que você deveria usar e como ele previne a disseminação de infecções.

Questões de revisão

1. Uma mulher de 52 anos é atendida com pneumonia, dispneia e desconforto do lado esquerdo do tórax durante respirações profundas. A paciente é fumante há 35 anos e perdeu recentemente 4,5 kg. É iniciado tratamento com antibióticos intravenosos, *shakes* de alto teor proteico e oxigênio 2 ℓ via cânula nasal. Seus sinais vitais, no início do tratamento, foram FC 112, PA 138/82, FR 22, temperatura timpânica 37,9°C e saturação de oxigênio 94%. Quais dos sinais vitais verificados 4 horas depois refletem resultado positivo das intervenções do tratamento? (Selecione todas as aplicáveis.)
   a. Temperatura: 37°C.
   b. Pulso radial: 98.
   c. Frequência respiratória: 18.
   d. Saturação de oxigênio: 96%.
   e. Pressão arterial: 134/78.
2. O enfermeiro lhe fornece os sinais vitais de quatro de seus pacientes durante a troca de turno. Com base em seu conhecimento sobre a fisiopatologia de cada doença do paciente, utilize julgamento clínico para priorizar, por ordem, as avaliações de seguimento a serem feitas no paciente.
   a. Homem de 84 anos admitido recentemente com pneumonia, FR 28, SpO$_2$ 85%.
   b. Mulher de 54 anos admitida após cirurgia para reparo de fratura no braço, PA 160/86 mmHg, FC 72.
   c. Homem de 63 anos com úlceras venosas devido a diabetes, temperatura 37,3°C, FC 84.
   d. Mulher de 77 anos que realizou mastectomia 36 horas antes, temperatura de 38,3°C, pulso de 110, FR 22, PA 148/62.
3. Um paciente está hospitalizado desde as últimas 48 horas com febre de origem desconhecida. Seu prontuário indica temperaturas timpânicas de 38,7°C às 04:00, 36,6°C às 08:00, 36,9°C às 12:00, 37,6°C às 16:00 e 38,3 às 20:00. Como o enfermeiro descreveria esse padrão de verificação de temperatura?
   a. Faixa usual do ritmo circadiano.
   b. Padrão de febre sustentada.
   c. Padrão de febre intermitente.
   d. Padrão de febre em resolução.
4. Um paciente é consultado na clínica com tontura e fadiga. O auxiliar de enfermagem relata pulso radial lento e regular de 44. Coloque as atividades a seguir na ordem de prioridade.
   a. Pedir para que o auxiliar verifique a pressão arterial.
   b. Solicitar que o paciente se deite na maca.
   c. Avaliar o pulso apical do paciente durante um minuto completo.
   d. Preparar administração de medicações estimulantes cardíacas, conforme solicitação.
   e. Verificar a saturação de oxigênio (SpO$_2$).
5. Quais dos seguintes pacientes têm maior risco de taquipneia? (Selecione todas as aplicáveis.)
   a. Paciente recentemente admitido com quatro fraturas de costela.
   b. Mulher no 9º mês de gestação.
   c. Paciente admitido com hipotermia.
   d. Paciente pós-operatório que está acordando da anestesia geral.
   e. Fumante de três maços por dia com pneumonia.
6. Quais números marcam a localização onde um enfermeiro auscultaria o ponto de impulso máximo (PIM)?
   a. 1.
   b. 2.
   c. 3.
   d. 4.
   e. 5.
   f. 6.

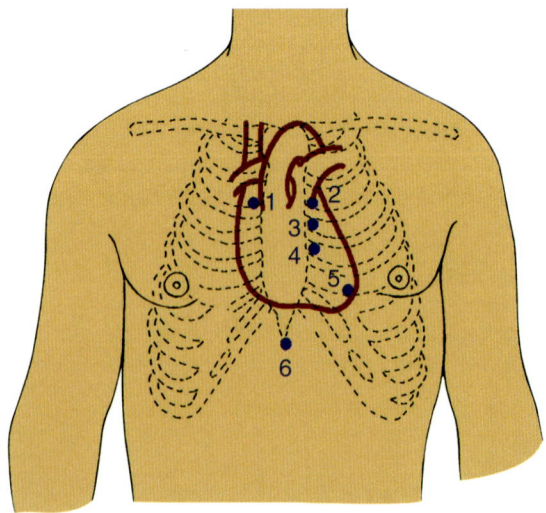

7. Durante a admissão de uma paciente obesa com insuficiência cardíaca, um auxiliar de enfermagem relata ao enfermeiro que a pressão arterial (PA) da paciente está 140/76 no braço esquerdo e 128/72 no braço direito. Que ações você tomaria com base nessa informação? (Selecione todas as aplicáveis.)
   a. Notificar imediatamente o profissional da saúde.

b. Repetir as verificações nos dois braços utilizando estetoscópio.
c. Perguntar à paciente se ela tomou suas medicações de pressão arterial recentemente.
d. Verificar a pressão arterial nos membros inferiores.
e. Revisar o prontuário da paciente para seus sinais vitais basais.

8. O auxiliar de enfermagem informa ao enfermeiro de que o aparelho de pressão arterial eletrônico que está na paciente que retornou recentemente da cirurgia de remoção da vesícula biliar está piscando com pressão de 65/46 e soando o alarme. Coloque as atividades de cuidados em ordem de prioridade.
    a. Apertar o botão de início do aparelho para obter nova leitura.
    b. Verificar a pressão arterial manualmente utilizando estetoscópio.
    c. Verificar o pulso da paciente distal ao manguito de pressão arterial.
    d. Avaliar o estado mental da paciente.
    e. Lembrar a paciente de não flexionar o braço enquanto estiver com o manguito de pressão.

9. Um paciente adulto saudável informa ao enfermeiro de que mediu sua pressão em "um daqueles aparelhos rápidos no *shopping*" e ficou assustado porque a pressão estava 152/72. Ele imediatamente repetiu a medição e o valor era de 158/80. Sua PA normal varia de 114/72 a 118/78. O enfermeiro verifica novamente a pressão, que resulta em 116/76. O que poderia ser a causa da pressão de 152/92? (Selecione todas as aplicáveis.)
    a. Manguito muito pequeno no dispositivo.
    b. Braço posicionado acima do nível do coração.
    c. Insuflação lenta do manguito pelo aparelho.
    d. Paciente não removeu a manga longa da camisa.
    e. Tempo insuficiente entre verificações.

10. Um paciente com insuficiência cardíaca está no primeiro dia de pós-operatório de uma cirurgia abdominal de grande porte. Quando o enfermeiro e os técnicos/auxiliares de enfermagem elevam a cabeceira do leito para que o paciente se sente à beira do leito antes da deambulação, o paciente imediatamente se queixa de tontura e náusea. Quais são suas ações imediatas? (Selecione todas as aplicáveis.)
    a. Abaixar a cabeceira do leito e retornar o paciente à posição supina.
    b. Verificar os sinais vitais.
    c. Encorajar o paciente a tentar se sentar à beira do leito e, então, se levantar.
    d. Deixar que o paciente descanse por 20 a 30 minutos.
    e. Elevar a cabeceira do leito novamente e aferir a pressão arterial.

Respostas: 1. a, b, c, d; **2.** a, d, b, c; **3.** c; **4.** b, a, c, e, d; **5.** a, b, e; **6.** e; **7.** b, e; **8.** d, a, c, b, e; **9.** a, d, e; **10.** a, b, d, e.

Referências bibliográficas

AACN Practice Alert: Obtaining accurate noninvasive blood pressure measurements in adults, *Crit Care Nurse* 36(3):e12, 2016. https://www.aacn.org/clinical-resources/practice-alerts/obtaining-accurate-noninvasive-blood-pressure-measurements-in-adults. Accessed June 2020.

Agency for Healthcare Research and Quality (AHRQ): *Teach-Back: intervention. Quick start guide full page*, Rockville, MD, March 2020, Agency for Healthcare Research and Quality. https://www.ahrq.gov/health-literacy/quality-resources/tools/literacy-toolkit/healthlittoolkit2-tool5.html.

American Heart Association (AHA): *More than half of all African-Americans have high blood pressure under new diagnostic guidelines*, 2017a. https://www.heart.org/en/news/2018/05/01/more-than-half-of-all-african-americans-have-high-blood-pressure-under-new-diagnostic-guidelines. Accessed August June 2020.

American Heart Association (AHA): *High blood pressure and African Americans*, 2016. https://www.heart.org/en/health-topics/high-blood-pressure/why-high-blood-pressure-is-a-silent-killer/high-blood-pressure-and-african-americans. Accessed August 2020.

American Heart Association (AHA): *Monitoring your blood pressure at home*, 2017b. https://www.heart.org/en/health-topics/high-blood-pressure/understanding-blood-pressure-readings/monitoring-your-blood-pressure-at-home. Accessed August 2020.

American Heart Association (AHA): *Target heart rates chart*, 2021. https://www.heart.org/en/healthy-living/fitness/fitness-basics/target-heart-rates. Accessed July 2021.

Brown JL, et al: Considerations for accurate blood pressure measurement in clinical care and research, *J Vasc Nurs* 37(4):274, 2019.

Burchum JR, Rosenthal LD: *Lehne's pharmacology for nursing care*, ed 10, St. Louis, 2019, Elsevier.

Centers for Disease Control and Prevention (CDC): *Know your risk for high blood pressure*, 2020. https://www.cdc.gov/bloodpressure/risk_factors.htm?CDC_AA_refVal5https%3A%2F%2Fwww.cdc.gov%2Fbloodpressure%2Ffamily_history.htm. Accessed June 2020

Centers for Disease Control and Prevention (CDC): *What is health literacy*, 2021. https://www.cdc.gov/healthliteracy/learn/index.html. Accessed October 2021.

Drawz P: Clinical implications of different blood pressure measurement techniques, *Curr Hypertens Rep* 19:54, 2017.

Hale G, et al: Treatment of primary orthostatic hypotension, *Ann Pharmacother* 51(5):417, 2017.

Hifumi T, et al: Heat stroke, *J Intensive Care* 6:30, 2018. https://www.ncbi.nlm.nih.gov/pmc/articles/PMC5964884/.

Hockenberry MJ, et al: *Wong's nursing care of infants and children*, ed 11, St. Louis, 2019, Elsevier.

Institute for Healthcare Improvement (IHI): *Early Warning Systems: scorecards that save lives*, 2020. http://www.ihi.org/resources/Pages/ImprovementStories/EarlyWarningSystemsScorecardsThatSaveLives.aspx. Accessed June 2020.

James P, et al: Evidence-based guideline for the management of high blood pressure in adults: report from the panel members appointed to the Eighth Joint National Committee (JNC8), *JAMA* 311:507, 2014.

Kelly C: Respiratory rate 1: why accurate measurement and recording are crucial, *Nurs Times* 114(4):23, 2018.

Lamberti J: Respiratory monitoring in general care units, *Respir Care* 65(6):870, 2020.

Mason T, et al: Equivalence study of two temperature-measurement methods in febrile adult patients with cancer, *Oncol Nurs Forum* 44(2):e82, 2017.

Mayo Clinic: *Exercise intensity: how to measure it*, 2019a, Mayo Foundation for Medical Education and Research. https://www.mayoclinic.org/healthy-lifestyle/fitness/in-depth/exercise-intensity/art-20046887. Accessed August 2020.

Mayo Clinic: *Fever: first aid*, 2019b. https://www.mayoclinic.org/first-aid/first-aid-fever/basics/art-20056685. Accessed August 2020.

Mechem A: *Severe nonexertional hyperthermia (classic heat stroke) in adults*, 2019, UpToDate. https://www.uptodate.com/contents/severe-nonexertional-hyperthermia-classic-heat-stroke-in-adults. Accessed August 2020.

Medical Environment Update: Get the alcohol out: your stethoscopes are dirtier than you think they are, *Med Environ Update* 29(2):7, 2019.

Medicines and Healthcare Products Regulatory Agency (MHRA): *Blood pressure measurement devices*, 2019. https://assets.publishing.service.gov.uk/government/uploads/system/uploads/attachment_data/file/841944/BP_monitoring_2019_v2.2.pdf. Accessed June 2020.

Mickley J, et al: Pilot application of varied equipment and procedural techniques to determine clinical blood pressure measurements, *J Diagn Med Sonogr* 34(6):447–447, 2018.

Mogensen C, et al: Forehead or ear temperature measurement cannot replace rectal measurements, except for screening purpo ses, *BMC Pediatr* 18(1):15, 2018a. doi:10118/s12887-018-0994-1.

Mogensen C, et al: Ear measurement of temperature is only useful for screening for fever in an adult emergency department, *BMC Emerg Med* 18(1):51, 2018b.

Moughrabi S: Nonadherence to hypertensive medications in African American adolescents, *Pediatr Nurs* 43:223, 2017.

Muntner P, et al: American Heart Association Scientific Statement: Measurement of blood pressure in humans, *Hypertension* 73:e35–e66, 2019.

Pagana DK, et al: *Mosby's diagnostic & laboratory test reference*, ed 14, St. Louis, 2019, Elsevier.

Palma J, Kaufmann H: *Mechanisms, causes, and evaluation of orthostatic hypotension*, 2021, UpToDate. https://www.uptodate.com/contents/mechanisms-causes-and-evaluation-of-orthostatic-hypotension. Accessed July 2021.

Peiris AN, et al: Heat stroke, *JAMA* 318(24):2503, 2017.

Reckelhoff JF: Gender differences in hypertension, *Curr Opin Nephrol Hypertens* 27(3):176, 2018.

Rolfe S: The importance of respiratory rate monitoring, *Br J Nurs* 228(8):504–508, 2019. doi:10.12968/bjon.2019.28.8.504.

Seattle Children's Hospital: *Fever-how to take the temperature*, 2020. https://www.seattlechildrens.org/conditions/a-z/fever-how-to-take-the-temperature/. Accessed June 2020.

Seifi S, et al: Accuracy of pulse oximetry in detection of oxygen saturation in patients admitted to the intensive care unit of heart surgery: comparison of finger, toe, forehead and earlobe probes, *BMC Nurs* 17:15, 2018. doi:10.1186/s12912-018-0283-1.

Shields S, et al: Orthostatic vital signs assessment for reducing falls, *MEDSURG Nurs* 29(3):169, 2020.

The Joint Commission (TJC): *2021 National Patient Safety Goals*, Oakbrook Terrace, IL, 2021, The Commission. http://www.jointcommission.org/standards/national-patient-safety-goals/. Accessed July 2021.

Thomas G, Pohl MA: *Blood pressure measurement in the diagnosis and management of hypertension in adults*, 2020, UpToDate. https://www.uptodate.com/contents/blood-pressure-measurement-in-the-diagnosis-and-management-of-hypertension-in-adults. Accessed August 15, 2020.

Wang X, et al: How to evaluate BP measurements using the oscillometric method in atrial fibrillation: the value of pulse rate variation, *Hypertens Res* 39:588, 2016.

Ward MA: *Patient education: fever in children (beyond the basics)*, 2020, UpToDate. https://www.uptodate.com/contents/fever-in-children-beyond-the-basics. Accessed August 15, 2020.

Zafren K, Mechem CC: *Accidental hypothermia in adults*, 2020, UpToDate. https://www.uptodate.com/contents/accidental-hypothermia-in-adults. Accessed August 15, 2020.

Referências de pesquisa

Bijur P, et al: Temperature measurement in the adult emergency department: oral, tympanic membrane and temporal artery temperatures versus rectal temperature, *Emerg Med J* 33:843, 2016.

Brabrand M, et al: Measurement of respiratory rate by multiple raters in a clinical setting is unreliable: a cross-sectional simulation study, *J Crit Care* 44:404, 2018.

Daw W, et al: Poor inter-observer agreement in the measurement of respiratory rate in children: a prospective observational study, *BMJ Paediatr Open* 1:e000173, 2017.

Elliott M, Baird J: Pulse oximetry and the enduring neglect of respiratory rate assessment: a commentary on patient surveillance, *Br J Nurs* 28(19):1256, 2019.

Fei K, et al: Racial and ethnic subgroup disparities in hypertension prevalence, New York City Health and Nutrition Examination Survey, 2013–2014, *Prev Chronic Dis* 14:160478, 2017. https://www.cdc.gov/pcd/issues/2017/16_0478.htm. Accessed August 15, 2020.

Flynn JT, et al: Clinical practice guideline for screening and management of high blood pressure in children and adolescents, *Pediatrics* 140(3):e20171904, 2017. http://pediatrics.aappublications.org/content/140/3/e20171904. Accessed August 15, 2020.

Frenkel A, et al: Estimations of a degree of steroid induced leukocytosis in patients with acute infections, *Am J Emerg Med* 36(5):749, 2018.

Hill A, et al: The effects of awareness and count duration on adult respiratory rate measurements: an experimental study, *J Clin Nurs* 27:546, 2018.

Kallioinen N, et al: Sources of inaccuracy in the measurement of adult patients' resting blood pressure in clinical settings: a systematic review, *J Hypertens* 35:421, 2017.

Kiekkas P, et al: Temporal artery thermometry in pediatric patients: systematic review and meta-analysis, *J Pediatr Nurs* 46:89–99, 2019.

Koczulla A, et al: Long-term oxygen therapy, *Dtsch Arztebl Int* 115(51–52):871, 2018.

Marcos PS, et al: Comparative assessment of the effectiveness of three disinfection protocols for reducing bacterial contamination of stethoscopes, *Infect Control Hosp Epidemiol* 41:120, 2019.

Ringrose J, et al: Patient perceptions of ambulatory blood pressure monitoring testing, tolerability, accessibility, and expense, *J Clin Hypertens* 22(1):16, 2019.

Ringrose J, et al: The effect of back and feet support on oscillometric blood pressure measurements, *Blood Press Monit* 22(4):213, 2017.

Schimanski K, et al: Comparison study of upper arm and forearm non-invasive blood pressures in adult emergency department patients, *Int J Nurs Stud* 51(12):1575, 2014.

Shaw BH, et al: Relationship between orthostatic hypotension, frailty, falling and mortality in elderly care home residents, *BMC Geriatr* 19(1):1, 2019.

Takayama A, et al: A comparison of methods to count breathing frequency, *Respir Care* 64(5):555, 2019.

Whelton PL, et al: Guideline for the prevention, detection, evaluation, and management of high blood pressure in adults, *J Am Coll Cardiol* 71(19):2199, 2018.

Zhang X, et al: Evidence-based nursing practice on the influences of different clothing thicknesses on blood pressure measurement of patients, *Clin Nurs Res* 33(13):2198, 2019.

30

Avaliação de Saúde e Exame Físico

Objetivos

- Explicar o fundamento lógico para compreender o propósito do exame físico
- Explicar como a diversidade cultural influencia a abordagem da realização de uma avaliação de saúde
- Listar as técnicas de preparo físico e psicológico do paciente antes e durante o exame
- Explicar técnicas de entrevistas utilizadas para melhorar a comunicação durante o levantamento do histórico
- Planejar preparações no ambiente antes do exame
- Identificar dados que devem ser obtidos a partir do histórico de enfermagem antes de um exame
- Demonstrar as técnicas utilizadas com cada procedimento de avaliação física
- Discutir achados físicos normais em pacientes adultos jovens, de meia-idade e idosos
- Propor meios de incorporar a promoção da saúde e educação em saúde no exame
- Utilizar os procedimentos de avaliação física durante cuidados de enfermagem de rotina
- Descrever aferições físicas realizadas para avaliar cada sistema corporal
- Identificar exames de autoavaliação comumente realizados por pacientes
- Identificar avaliações preventivas e idade adequada para realização de cada avaliação.

Termos-chave

Afasia
Alopecia
Arco senil
Arritmia
Atrofiado
Ausculta
Baqueteamento
Borborigmos
Cerume
Cifose
Conjuntivite
Distensão
Ectrópio
Edema
Endurecida
Entrópio
Eritema

Escoliose
Escoriação
Estenose
Estrias
Frêmito
Frêmito vocal ou tátil
Galope ventricular
Goniômetro
Hipertonicidade
Hipotonicidade
Icterícia
Inspeção
Lordose
Malignidade
Nistagmo
Olfação
Ortopneia

Osteoporose
Ototoxicidade
Palpação
Percussão
Peristaltismo
PERRLA
Petéquias
Pólipos
Ptose
Pulso apical ou ponto de impulso máximo (PIM)
Ruídos adventícios
Síncope
Sopro carotídeo
Sopros
Turgor

Realizar a avaliação de saúde e o exame físico constituem passos importantes na direção da prestação de cuidados de enfermagem seguros e competentes. Enfermeiros ocupam uma posição única ao determinarem o estado de saúde atual de cada paciente, distinguirem variações em relação ao normal e reconhecerem melhoras ou pioras na condição do paciente. Enfermeiros aplicam julgamento clínico quando reconhecem pistas e interpretam os achados/características definidores relacionados à manifestação comportamental e física de cada paciente e devem realizar avaliações de saúde e exames físicos com o intuito de identificar padrões de saúde e avaliar a resposta de cada paciente a tratamentos e terapias.

Você coleta dados acerca das condições de saúde anteriores e atuais dos pacientes de diversas formas, utilizando abordagem completa ou localizada, dependendo da situação do paciente. Enfermeiros realizam avaliações em feiras de saúde, em clínicas, em consultórios médicos, em instituições de cuidados agudos ou na casa dos pacientes. Dependendo do resultado de uma avaliação, o enfermeiro considera recomendações baseadas em evidências para os cuidados com base nas preferências e valores do paciente, especialidade clínica do médico ou experiência pessoal.

A avaliação de saúde completa envolve um histórico de enfermagem (ver Capítulo 16), um exame físico e uma avaliação comportamental. Por meio da entrevista sobre a história de saúde, você obtém dados subjetivos sobre a condição do paciente. Dados objetivos são obtidos durante a observação do comportamento do paciente e sua apresentação geral. Os dados coletados durante o histórico ajudam você a focar seu exame físico adequadamente. Colete dados objetivos adicionais por meio da revisão dos sistemas orgânicos da cabeça aos pés durante o exame físico, focando em áreas problemáticas. Você deve fazer julgamentos clínicos com base em todos os dados obtidos com intuito de desenvolver cuidados individualizados para cada situação. Com dados precisos, você desenvolve um plano de cuidados centrados no paciente, identificando os diagnósticos de enfermagem, os desfechos desejados para o paciente e as intervenções de enfermagem.

Propósitos do exame físico

Enfermeiros conduzem exames físicos por muitas razões como avaliação inicial de triagem para cuidados de emergência, para exames de rotina com intuito de promover comportamentos de bem-estar e medidas de cuidados de saúde preventivos, para determinar elegibilidade para planos de saúde, serviço militar ou novo emprego, ou para admitir um paciente em um hospital ou instituição de cuidados prolongados ou longa permanência. Após considerar a condição atual de um paciente, o enfermeiro seleciona um exame físico focado em um sistema ou área específicos. Por exemplo, quando o paciente está sofrendo um episódio grave de asma, o enfermeiro concentra-se primeiro nos sistemas respiratório e cardiovascular para que os tratamentos possam ser iniciados imediatamente. Quando o paciente não estiver mais sob risco de resultado negativo ou lesão, o enfermeiro realiza um exame mais completo dos demais sistemas orgânicos.

No caso de pacientes hospitalizados, enfermeiros integram os dados coletados no exame físico durante os cuidados de rotina com o paciente, validando seus achados com o que se sabe sobre a história de saúde dele. Por exemplo, ao entrar no quarto de um paciente, um enfermeiro pode notar pistas de comportamento dele que indicam tristeza, ou observar dificuldade de deglutição enquanto administra medicações. Utilize o exame físico para os seguintes propósitos:

- Obter dados basais sobre o estado de saúde de um paciente
- Suplementar, confirmar ou refutar dados subjetivos obtidos
- Identificar e confirmar diagnósticos de enfermagem
- Tomar decisões clínicas sobre mudanças no estado de saúde do paciente e seu manejo
- Avaliar os desfechos dos cuidados.

Sensibilidade cultural

Respeite as diferenças culturais entre pacientes com passados diversos ao preencher seu exame. É importante lembrar que diferenças culturais influenciam os comportamentos do paciente. Considere suas crenças de saúde, uso de terapias alternativas, hábitos nutricionais, relações familiares e conforto com proximidade física durante o exame e o histórico. Tais fatores afetarão tanto sua abordagem quanto o tipo de achados que você pode esperar com o exame.

Tenha consciência cultural e evite estereótipos com base em sexo, raça, educação ou outros fatores culturais. Existem diferenças entre características culturais e físicas. Aprenda a reconhecer características e distúrbios comuns em membros de populações étnicas da comunidade (Giger e Haddad, 2021). É igualmente importante reconhecer variações nas características físicas como na pele e sistema musculoesquelético. Reconheça o impacto da humildade cultural e suas próprias deficiências de conhecimento relacionadas a diferentes culturas. Considere como uma doença pode afetar o paciente, adaptações que podem ser necessárias para o exame físico, forma de comunicação, crenças e práticas de saúde, relações familiares e práticas nutricionais (Ball et al., 2019). Ao considerar a diversidade cultural, você demonstra respeito pela peculiaridade de cada paciente, o que leva a prestação de cuidados de maior qualidade e melhores resultados clínicos (ver Capítulo 9).

Preparação para o exame

O exame físico constitui parte integral e rotineira da avaliação de pacientes em enfermagem. Em muitos contextos de cuidados, é necessário realizar um exame completo diariamente. Você deve realizar reavaliações quando ocorrer mudança na condição do paciente, à medida que melhora ou piora. Em alguns contextos, como durante uma visita em domicílio, é preferível realizar exame físico focado. O exame físico adequado leva em consideração aspectos culturais, controle de infecções, preparação do ambiente, posição e idade do paciente, material e explicação sobre procedimentos avaliativos. Tais pontos proporcionarão exame físico tranquilo com mínimas interrupções. Uma abordagem desorganizada pode causar erros e achados incompletos. A segurança com pacientes confusos necessita ser uma prioridade; nunca deixe um paciente confuso ou combativo sozinho durante um exame.

Controle de infecções

Alguns pacientes apresentam lesões abertas na pele, feridas infeccionadas ou outras doenças comunicáveis. Utilize precauções padrão durante todo o exame (ver Capítulo 28). Em caso de ferida aberta ou presença de microrganismo, utilize luvas para reduzir o contato com contaminantes. Se um paciente apresentar drenagem excessiva ou houver risco de respingos a partir de uma ferida, utilize equipamentos de proteção individual adicionais, como avental ou óculos de proteção. Respeite as políticas de higiene institucionais antes de iniciar e após terminar seu exame físico.

Embora a maioria das instituições de saúde disponibilize luvas sem látex, é sua responsabilidade identificar a alergia ao látex em pacientes e utilizar equipamentos e objetos livres desse material. Ao reconhecer fatores de risco para alergia ao látex, seus pacientes permanecerão livres de alergia ao látex de borracha natural (LBN). Há três tipos de resposta alérgica ao LBN. A mais imediata é a reação imunológica. Trata-se de uma resposta tipo I, para a qual o organismo desenvolve anticorpos conhecidos como *imunoglobulinas E*, as quais podem levar a uma resposta anafilática. O segundo tipo é a resposta tipo IV, de hipersensibilidade tardia, que é mediada por células T e surge de 6 a 48 h após a exposição (Harding et al., 2020). A dermatite de contato é uma reação não alérgica que se apresenta com pele ressecada, irritada ou com fissuras. A gravidade da resposta varia entre indivíduos. A Tabela 30.1 fornece uma breve lista de produtos que contêm látex e sugere alternativas disponíveis.

Ambiente

Um exame físico respeitoso e atencioso requer privacidade. No contexto agudo, enfermeiros realizam exames no quarto do paciente enquanto salas de exames são utilizadas como ambulatórios ou consultórios. No ambiente doméstico, o exame é realizado em um espaço no qual possa ser estabelecida a privacidade, como no quarto do paciente.

O ambiente do exame necessita estar bem equipado para quaisquer procedimentos. É necessária iluminação adequada para iluminar corretamente partes do corpo. O quarto do hospital pode proporcionar privacidade a fim de que os pacientes fiquem confortáveis para discutir sua condição. Elimine barulhos excessivos e tome precauções para prevenir interrupções de outras pessoas. O quarto deve estar acolhedor o suficiente para manter o conforto.

Dependendo da parte do corpo que será avaliada, pode ser difícil realizar um procedimento avaliativo específico quando o paciente estiver deitado no leito ou em uma maca. Mesas especiais de exame facilitam o posicionamento e tornam áreas do corpo mais facilmente acessíveis. Evita-se lesões ao ajudar o paciente a subir e descer da mesa de exame. Tais mesas podem ser desconfortáveis; eleve a extremidade

Tabela 30.1 Produtos que contêm látex e substitutos livres de látex.[a]

Produtos que contêm látex	Substitutos livres de látex
Material ou equipamento hospitalar	
Luvas descartáveis	Luvas de vinil, nitrilo ou neoprene
Manguitos de pressão arterial	Manguitos revestidos
Tubos condutores de estetoscópios	Tubos revestidos
Portas de acesso intravenoso	Sistemas sem agulha, torneiras de três vias, portas de látex revestidas
Torniquetes	Torniquetes sem látex ou revestidos de tecido
Seringas	Seringas de vidro
Fita adesiva	Fita sem látex
Vias respiratórias orais e nasais	Tubos sem látex
Tubos endotraqueais	Tubos de plástico rígido
Cateteres	Cateteres de silicone
Óculos de proteção	Óculos de silicone
Máscaras de anestesia	Máscaras de silicone
Respiradores	Respiradores sem látex
Aventais emborrachados	Aventais revestidos com tecido
Drenos de feridas	Drenos de silicone
Tampas de medicações	Remoção das tampas
Objetos domésticos	
Elásticos de borracha	Barbante; elásticos sem látex
Borrachas para apagar	Borrachas de silicone
Guidões de motocicletas e bicicletas	Remoção ou cobertura dos guidões
Carpetes	Outros tipos de piso
Óculos de natação	Estrutura de silicone
Solas de calçados	Calçados de couro
Tecidos expansíveis (p. ex., cós de calças)	Remoção ou cobertura do tecido
Luvas de limpeza	Luvas de vinil
Preservativos	Preservativos sem látex
Diafragmas femininos	Diafragmas de borracha sintética
Bexigas	Bexigas de Mylar®
Chupetas e bicos de mamadeiras	Chupetas e bicos de silicone, plástico ou sem látex

[a]Esta lista tem o propósito de exemplificar os produtos e alternativas. Não se trata de uma lista completa. Modificada de Ball JW et al.: *Mosby's guide to physical examination*, ed 9, St Louis, 2019, Elsevier; and U.S. National Library of Medicine Medline Plus: *Latex allergies: for hospital patients*, 2020. https://medlineplus.gov/ency/patientinstructions/000499.htm. Accessed August 27, 2020.

da cabeceira em 30°. Um pequeno travesseiro pode ajudar a proporcionar conforto para cabeça e pescoço. Se o exame for realizado no quarto do paciente, eleve a altura da cabeça dele para conseguir alcançá-lo com mais facilidade.

Material

Realize higiene das mãos cuidadosamente antes de manusear equipamentos e iniciar um exame. Prepare o equipamento ou material de modo que fique prontamente disponível para uso conforme necessário (p. ex., aqueça o diafragma do estetoscópio friccionando-o entre as mãos antes de aplicá-lo na pele). Certifique-se de que o equipamento esteja funcionando adequadamente antes do uso (p. ex., verifique se o oftalmoscópio e o otoscópio estão com baterias e lâmpadas funcionantes). O Boxe 30.1 lista o equipamento tipicamente utilizado durante o exame físico.

Preparo físico do paciente

Demonstre respeito pelo paciente garantindo que suas necessidades de conforto, como uso do banheiro, sejam atendidas antes do início do exame. Bexiga e intestinos vazios facilitam um exame mais

Boxe 30.1 Equipamento e materiais para a avaliação física

- Abaixadores de língua
- Almofadas ou toalhas descartáveis
- Avental ou roupão para o paciente
- Balança com medidor de altura
- Diapasão
- Escala optométrica (p. ex., tabela de Snellen)
- Escova cervical (se necessário)
- Esfigmomanômetro e manguito
- Espéculo vaginal (se necessário)
- Estetoscópio
- Fita métrica
- Frascos de amostras, lâminas, espátula de madeira ou plástico e fixador citológico (se necessário)
- Hastes com ponta de algodão
- Lanterna e foco de luz
- Lenços
- Lubrificante solúvel em água
- Luvas sem látex (limpas)
- Martelo de percussão (reflexo)
- Oftalmoscópio
- Otoscópio
- Oxímetro de pulso
- Panos/cobertas
- Planilhas (p. ex., exame físico, laboratorial)
- Régua
- Relógio com ponteiro de segundos ou visor digital
- Solução para exame de Papanicolaou (se necessário)
- *Swabs* estéreis
- Termômetro

confortável do abdome, genitália e reto. Colete amostras de urina ou fezes nesse momento caso necessário.

O preparo físico envolve garantir que a privacidade do paciente seja mantida com vestimentas e lençol adequados. O paciente em ambiente hospitalar provavelmente está vestindo um avental ou roupão. Em clínicas ou consultórios médicos, os pacientes necessitam se despir e vestir um avental descartável. Se o exame for limitado a determinados sistemas orgânicos, o paciente nem sempre precisará se despir completamente. Proporcione privacidade e tempo suficiente para que o paciente troque de roupa, a fim de reduzir sua ansiedade. Após vestir-se, o paciente deverá se sentar ou deitar na mesa de exame com um lençol claro sobre o colo ou parte inferior do tronco. Certifique-se de que não haja circulação de ar, que a temperatura esteja controlada e que sejam fornecidos lençóis ao paciente. Pergunte-lhe rotineiramente se está confortável.

Posicionamento. Durante o exame, peça ao paciente para assumir posições adequadas a fim de tornar as partes do corpo acessíveis e sentir-se confortável. A Tabela 30.2 lista as posições preferenciais para exame de cada parte do corpo, com imagens ilustrando cada posição. A capacidade de um paciente assumir determinada posição depende de sua força física, mobilidade articular, facilidade de respirar, idade e grau de bem-estar. Após explicar uma posição, ajude o paciente a assumi-la de modo correto. Tome cuidado de manter o respeito e demonstrar consideração, ajustando os panos para que somente a área do exame fique acessível. Durante o exame, o paciente pode

Tabela 30.2 Posições para exame físico.

Posição	Áreas avaliadas	Justificativa	Limitações
Sentada	Cabeça e pescoço, costas, tórax posterior e pulmões, tórax anterior e pulmões, mamas, axilas, coração, sinais vitais e membros superiores	Sentar-se com costas retas possibilita expansão máxima dos pulmões e melhor visualização da simetria das partes superiores do corpo	Pacientes fisicamente enfraquecidos podem não ser capazes de ficar sentados. Utilize a posição supina com a cabeça elevada nesses casos
Supina ou decúbito dorsal	Cabeça e pescoço, tórax anterior e pulmões, mamas, axilas, coração, abdome, membros, pulsos	Trata-se de uma posição normalmente relaxada. Possibilita fácil acesso à região do pulso	Se o paciente sentir dificuldade para respirar, eleve a cabeça
Decúbito dorsal com membros flexionados	Cabeça e pescoço, tórax anterior e pulmões, mamas, axilas, coração, abdome	Posição para avaliação abdominal por promover relaxamento dos músculos abdominais	Pacientes com dor sentem maior conforto com os joelhos flexionados
Litotômica[a]	Genitália feminina e sistema genital	Posição com os joelhos em abdução promove máxima exposição da genitália feminina e facilita inserção de espéculo vaginal	A posição litotômica é constrangedora e desconfortável; portanto, o examinador deve minimizar o tempo durante o qual a paciente ficará na posição. Mantenha a paciente bem coberta

Tabela 30.2 Posições para exame físico. (*Continuação*)

Posição	Áreas avaliadas	Justificativa	Limitações
Prona ou decúbito ventral	Sistema musculoesquelético	Posição utilizada apenas para avaliação da extensão da articulação do quadril, pele e nádegas	Pacientes com dificuldades respiratórias não toleram bem essa posição
Decúbito lateral	Coração Reto e vagina	O decúbito lateral auxilia na detecção de sopros A flexão de quadril e joelho aumenta a exposição da área do reto e do períneo	Pacientes com dificuldades respiratórias não toleram bem essa posição Deformidades articulares impedem que o paciente consiga dobrar o quadril e o joelho
Joelho no peito	Reto	Posição que promove máxima exposição da região retal	Posição constrangedora e desconfortável

[a] Alguns pacientes com artrites e outras deformidades articulares são incapazes de assumir essa posição.

necessitar trocar de posição. A fim de diminuir o número de trocas de posição, organize o exame para que todas as técnicas que requerem posição sentada sejam realizadas primeiro, seguidas por técnicas que requerem posição supina e assim por diante. Tenha cuidado ao posicionar idosos com deficiências e limitações.

Preparo psicológico do paciente

Muitos pacientes acham o exame estressante ou cansativo, ou sentem ansiedade com relação a possíveis achados. Uma explicação detalhada do motivo e passos de cada exame mantém o paciente ciente do que esperar e como cooperar. Adapte suas explicações ao nível de compreensão do paciente e encoraje-o a fazer perguntas e comentar sobre qualquer desconforto. Transmita uma abordagem profissional aberta e permaneça relaxado. O comportamento quieto e formal inibe a capacidade de comunicação do paciente e o estilo excessivamente casual pode fazê-lo duvidar de sua competência (Ball et al., 2019).

Considere regras culturais ou sociais ao realizar um exame em um indivíduo do sexo oposto. Nessas situações, é necessário manter, no quarto, outra pessoa do mesmo sexo do paciente ou um membro da família aprovado culturalmente. Com essa conduta, você demonstra consciência cultural pelas necessidades individuais do paciente. Como benefício extra, a segunda pessoa atua como testemunha da conduta do examinador e do paciente, caso surja alguma questão.

Durante o exame, observe as respostas emocionais do paciente verificando se suas expressões faciais demonstram medo ou preocupação, ou se seus movimentos corporais indicam ansiedade. Quando você permanece calmo, o paciente tem maior propensão a relaxar. Especialmente com pacientes fracos ou idosos, é necessário conduzir o exame lentamente, pausando em intervalos para perguntar como o paciente está tolerando a avaliação. Se estiver tudo bem, você pode proceder com o exame. Todavia, não force o paciente a cooperar com base em seus compromissos. Adie o exame quando necessário; seus achados poderão ser mais precisos quando o paciente for capaz de cooperar e relaxar.

Avaliação de grupos etários

Utilize diferentes estilos de entrevista e abordagem ao exame físico para pacientes de grupos etários diferentes. Durante a avaliação de crianças, demonstre sensibilidade e antecipe a percepção da criança sobre o exame como uma experiência estranha e pouco familiar. Exames pediátricos de rotina focam-se na promoção da saúde e prevenção de doenças, particularmente para crianças que estão bem, recebem cuidados competentes dos pais e não têm problemas graves de saúde (Hockenberry e Wilson, 2019). O exame foca-se no crescimento e desenvolvimento, avaliação sensorial, exame dos dentes e do comportamento. Durante o exame de uma criança, as dicas a seguir o ajudarão com a coleta de dados:

- Reúna toda ou parte da história de bebês e crianças a partir de seus pais ou tutores. Utilize perguntas abertas para permitir que os pais compartilhem mais informações e descrevam mais sobre a situação da criança. Isso permite observação das interações de pais e filhos. Crianças maiores podem responder à entrevista e fornecer detalhes sobre a história de saúde e gravidade de seus sintomas
- Obtenha a confiança da criança antes de realizar qualquer tipo de exame. Realize o exame em uma área não ameaçadora. Converse e brinque com a criança primeiro. Faça toda a parte visual da avaliação antes de tocar na criança. Comece o exame da periferia para o centro (p. ex., comece com os membros antes de examinar o tórax)
- Como os pais algumas vezes acham que o examinador os está testando, ofereça suporte durante o exame e não faça julgamentos
- Chame as crianças pelo primeiro nome e seus pais pelos pronomes de tratamento Senhor e Senhora em vez de usar o primeiro nome, exceto quando receber instrução diferente
- Trate adolescentes como adultos e indivíduos, pois são pacientes que tendem a responder melhor quando tratados dessa forma. Após conversar com os pais sobre a história, converse privativamente com os adolescentes.

A avaliação de saúde e o exame completo de idosos incluem dados físicos, relações familiares, hábitos religiosos e ocupacionais, e revisão do nível cognitivo, afetivo e social do paciente. Um aspecto importante é a avaliação da capacidade de o paciente executar atividades básicas da vida diária (p. ex., tomar banho, arrumar-se) e atividades instrumentais complexas da vida diária (p. ex., fazer uma chamada telefônica).

Ao longo do exame, reconheça que idosos, em geral, apresentam sinais e sintomas sutis ou atípicos (Touhy e Jett, 2020). Os princípios a seguir devem ser seguidos durante o exame de um idoso:

- Não utilizar estereótipos sobre o envelhecimento e o nível cognitivo do paciente. A maioria dos idosos são confiáveis para fornecer um histórico e são capazes de se adaptar a mudanças e aprender sobre sua saúde
- Reconhecer que alguns idosos apresentam limitações sensoriais ou físicas que afetam quão rápido podem responder à entrevista e ser examinados. Pode ser necessário planejar mais de uma sessão de exame. Em alguns casos, pode ser útil fornecer ao paciente um questionário inicial antes de comparecer à clínica ou consultório
- Realizar o exame com espaço adequado; isso é especialmente importante para pacientes com acessórios de mobilidade, como bengalas ou andadores
- Durante o exame, ser paciente, permitir pausas e observar detalhes. Deixe os pacientes contarem suas histórias e explore quaisquer sintomas ou problemas que revelarem. Reconheça as mudanças fisiológicas e comportamentais normais características da idade avançada
- Fornecer certos tipos de informação de saúde é estressante para idosos. Alguns veem a doença como uma ameaça à sua independência e um passo em direção à institucionalização
- Saber a localização do banheiro mais próximo caso o paciente sinta necessidade de eliminação urgente
- Estar alerta aos sinais de aumento da fadiga como suspiros, expressões faciais, irritabilidade, apoio em objetos e cabeça e ombros caídos.

> **Pense nisso**
>
> Como um enfermeiro que está se preparando para iniciar um exame físico, verbalize sua fala de abertura a seu paciente adulto idoso. Reflita a respeito de seu conhecimento sobre cultura, envelhecimento e desenvolvimento de um ambiente seguro de confiança. Que estratégias de enfermagem você deveria utilizar durante o exame físico?

Organização do exame

Avalie cada sistema do organismo durante o exame físico. Utilize seu julgamento para garantir que o exame seja relevante e inclua as avaliações corretas. Pacientes com sintomas ou necessidades focais necessitam de apenas partes do exame – por exemplo, quando um paciente chegar à clínica com sintomas gripais fortes, em geral não será necessário realizar avaliação neurológica. Quando um paciente é admitido ao hospital, você deve realizar um exame completo no momento da admissão e no mínimo 1 vez/dia, a fim de manter e monitorar seus valores basais. As diretrizes institucionais podem definir os componentes do exame completo (verifique as políticas institucionais). Pacientes da comunidade buscam exames para condições específicas, que em geral dependem de sua idade ou riscos de saúde listados na Tabela 30.3.

Tabela 30.3 Exames preventivos recomendados.

Doença/condição	Grupo etário	Medidas do exame
Câncer de mama[a] (mulheres com risco)	40 a 44 anos	A mulher deve ter a opção de iniciar avaliação anual das mamas com mamografia caso deseje fazê-lo. É preciso considerar tanto os riscos quanto benefícios potenciais do exame. O autoexame das mamas (AEM) mensal dependente de recomendações médicas (não recomendado pela ACS)
	45 a 54 anos	AEM mensal dependente de recomendações médicas (não recomendado pela ACS). Necessária mamografia anual
	55 anos ou mais	Trocar para mamografias a cada 2 anos ou ter a opção de continuar anualmente
	Mulheres com história pessoal de câncer de mama, história familiar de câncer de mama, mutação genética conhecida que aumente o risco de câncer de mama (como *BRCA*) e mulheres que realizaram radioterapia no tórax antes dos 30 anos têm maior risco de desenvolver câncer de mama, e não risco médio. Essas mulheres necessitam ser examinadas mais cedo e de forma mais extensa	
Câncer colorretal[b]	45 anos ou mais	Homens e mulheres necessitam apresentar um dos seguintes testes de sensibilidade que investigam sinais de câncer: teste de sangue oculto nas fezes (TSOF) ou retossigmoidoscopia flexível (RSF) ou colonoscopia. O exame mais precoce é necessário em caso de presença de fatores de risco
Distúrbios auditivos	Todas as idades	Exames de audição periódicos conforme necessário
	Mais de 65 anos	Exames de audição regulares
Distúrbios visuais	40 anos ou menos	Exame oftalmológico completo a cada 3 a 5 anos (maior frequência em caso de história de doença ocular, como diabetes melito)
	40 a 64 anos	Exame oftalmológico completo a cada 2 anos para investigar condições que possam passar despercebidas (p. ex., glaucoma). Exame oftalmológico anual se o paciente tiver diabetes melito
	65 anos ou mais	Exame oftalmológico completo a cada ano
Doenças cardíacas/vasculares	Homens com 45 a 65 anos Mulheres com 45 a 65 anos	Dosagem regular dos níveis de colesterol total, lipídios e triglicerídeos; exames de pressão arterial (caso o paciente apresente fatores de risco para doença arterial coronariana [DAC], iniciando-se entre 20 e 35 em homens e 20 e 45 anos em mulheres)

Tabela 30.3 Exames preventivos recomendados. (Continuação)

Doença/condição	Grupo etário	Medidas do exame
Obesidade	Todas as idades	Verificação periódica da altura e peso
Distúrbios ou câncer de cavidade oral/faringe	Todas as idades (crianças, adultos, idosos)	Exame regular dos dentes a cada 6 meses
Câncer de ovário[c]	18 anos ou mais ou a partir do início da atividade sexual	Exame pélvico anual (esse exame raramente detecta câncer de ovário, exceto quando em estágio avançado. Pacientes com risco necessitam de avaliação pélvica mais cuidadosa, ultrassom vaginal e exame de sangue [marcador tumoral CA 125]) (ACS, 2020b)
Câncer de próstata[b]	50 anos ou mais	Homens com expectativa de vida de no mínimo 10 anos necessitam realizar exame digital retal (EDR) e teste de antígeno prostático específico (PSA) anualmente. Homens com alto risco necessitam de exame mais precoce
Câncer de pele[b]	20 a 40 anos	Consultar especialista a cada 3 anos
	Acima de 40 anos	Exames dermatológicos anuais com biopsia de lesões suspeitas
Câncer testicular[b]	15 anos ou mais	Autoexame testicular mensal
Câncer de útero[b]	O exame inicia-se 3 anos após relação sexual vaginal, mas não deve ser protelado além dos 21 anos	[d]Exame médico pélvico anual e Papanicolaou anual
Câncer de colo de útero	O Papanicolaou anual não é mais recomendado pela American Cancer Society (ACS, 2020b)	
	21 a 29 anos	Exame pélvico e Papanicolaou com citologia a cada 3 anos; teste de papilomavírus humano (HPV) somente quando o resultado do exame de Papanicolaou estiver anormal (ACS, 2020b)
	30 a 65 anos	Preferível realizar Papanicolaou e teste de HPV a cada 5 anos, procedimento denominado coteste (ACS, 2020b)
	Mais de 65 anos	Não é necessário realizar exame se os exames prévios forem normais. Em caso de alto risco de câncer de colo de útero ou incidência prévia, manter exames regulares (ACS, 2020b)
Câncer endometrial	Igual ao câncer de colo de útero	Biopsia endometrial aos 35 anos em pacientes de alto risco (pacientes com diagnóstico ou risco de câncer colorretal hereditário não poliposo [HNPCC]) (mulheres no climatério com risco médio ou alto necessitam ser informadas acerca dos sinais e sintomas que devem ser relatados)

ACS, American Cancer Society. [a]De American Cancer Society (ACS): *Breast cancer early detection and diagnosis*, 2021. https://www.cancer.org/cancer/breast-cancer/screening-tests-and-early-detection/american-cancer-society-recommendations-for-the-early-detection-of-breast-cancer.html, 2021. Accessed July 12, 2021. [b]American Cancer Society (ACS): *Cancer A-Z*, n.d. https://www.cancer.org/cancer.html. Accessed August 27, 2020. [c]De American Cancer Society (ACS): *Can ovarian cancer be found early?* 2020. https://www.cancer.org/cancer/ovarian-cancer/detectiondiagnosis-staging/detection.html?_ga=2.29301694.34924562.1540912089-41350218.1539106062. Accessed August 27, 2020. [d]De American Cancer Society (ACS): *Uterine sarcoma early detection, diagnosis, and staging*, 2020. https://www.cancer.org/cancer/uterinesarcoma/detection-diagnosis-staging/detection.html. Accessed August 27, 2020. [e]De American Cancer Society (ACS): *Screening tests for cervical cancer*, 2020. https://www.cancer.org/cancer/cervical-cancer/detection-diagnosis-staging/screening-tests.html. Accessed August 30, 2020.

Siga uma sequência sistemática quando realizar um exame físico para não deixar de perceber achados importantes. A abordagem da cabeça aos pés inclui todos os sistemas orgânicos e o examinador deve se lembrar e realizar cada passo em uma ordem predeterminada. Para adultos, o exame inicia-se com avaliação da cabeça e pescoço e progride metodicamente pelo corpo incorporando todos os sistemas. As dicas a seguir ajudam você a manter seu exame organizado:

- Compare os dois lados do corpo para simetria. É normal haver certo grau ocasional de assimetria (p. ex., o bíceps do braço dominante, algumas vezes, é mais desenvolvido que o mesmo músculo do braço não dominante)
- Se o paciente estiver gravemente doente, avalie primeiro os sistemas do organismo com maior risco de anormalidade. Por exemplo, realize primeiro um exame cardiovascular completo quando estiver cuidando de um paciente com dor torácica
- Se o paciente ficar fatigado, ofereça um período de repouso antes de prosseguir com as avaliações
- Realize os procedimentos dolorosos perto do fim de seu exame
- Registre as avaliações utilizando termos específicos no registro eletrônico ou em papel. Formulários padronizados permitem registro da informação na mesma sequência em que é colhida
- Utilize termos clínicos e abreviações comuns e aceitas para manter suas anotações precisas, breves e concisas
- Registre notas rápidas durante o exame para evitar atrasos. NÃO conduza o exame por meio do terminal do computador simplesmente fazendo perguntas ao paciente; concentre-se nas técnicas corretas de exame prático. Preencha documentações maiores no fim do exame.

Técnicas de exame físico

As quatro técnicas utilizadas em exames físicos são inspeção, palpação, percussão e ausculta.

Inspeção

A inspeção envolve olhar, ouvir e cheirar com atenção a fim de distinguir achados normais de anormais. Para tanto, você deve ter ciência de seus próprios déficits visuais, auditivos ou olfatórios. É importante praticar deliberadamente essa habilidade para reconhecer todos os possíveis dados que podem ser obtidos somente com a inspeção. A **inspeção** ocorre durante a interação com o paciente, por meio da observação de expressões não verbais do estado emocional e mental e por meio da avaliação de movimentos físicos e componentes estruturais. É importante ser cuidadoso e prestar atenção a detalhes. Siga estas diretrizes a fim de obter os melhores resultados durante a inspeção:

- Certifique-se de haver iluminação adequada, direta ou indireta
- Utilize uma fonte de luz direta (p. ex., lanterna) para inspecionar cavidades corporais
- Inspecione cada área investigando tamanho, forma, coloração, simetria, posição e anormalidade
- Posicione e exponha partes do corpo conforme o necessário para que todas as superfícies possam ser visualizadas, porém mantendo privacidade
- Quando possível, verifique a simetria entre lados comparando cada área com seu correspondente contralateral
- Valide seus achados com o paciente.

Durante a avaliação de um paciente, reconheça a natureza e a fonte de odores corporais (Tabela 30.4). Odores atípicos, em geral, indicam doença subjacente. A **olfação** auxilia a detectar anormalidades. Por exemplo, quando o hálito de um paciente apresentar odor adocicado e frutado, avalie sinais de diabetes. Continue inspecionando diversas partes do corpo durante todo o seu exame físico. A palpação pode ser utilizada juntamente com a inspeção ou pode vir em seguida, de forma mais deliberada.

Palpação

A **palpação** envolve o uso do tato para reunir informações. Por meio do tato, você faz julgamentos sobre achados esperados e inesperados da pele, tecidos subjacentes, músculos e ossos. Por exemplo, você pode palpar a pele para verificar a temperatura, a umidade, a textura, o turgor, a sensibilidade e a espessura. O abdome pode ser palpado para verificar sensibilidade, distensão ou presença de massas. Utilize diferentes partes da mão para detectar características distintas (Tabela 30.5). A superfície palmar da mão e os coxins dos dedos são mais sensíveis que as pontas dos dedos, podendo ser utilizados para determinar posição, textura, tamanho, consistência, massas, líquidos e crepitação (Figura 30.1 A). Avalie a temperatura corporal utilizando a superfície dorsal da mão (Figura 30.1 B). A vibração é percebida melhor pela superfície palmar da mão e dedos (Figura 30.1 C).

Tocar um paciente constitui experiência pessoal tanto para você quanto para o ele. Demonstre respeito e preocupação durante seu exame. Antes da palpação, considere a condição e a capacidade de o paciente tolerar as técnicas de avaliação, com especial atenção a áreas dolorosas ou sensíveis. Ademais, tenha sempre consciência do ambiente e possíveis ameaças à segurança do paciente.

Prepare-se para a palpação aquecendo suas mãos, mantendo suas unhas curtas e empregando abordagem gentil. A palpação deve proceder de maneira lenta, gentil e deliberada. Encoraje o paciente a relaxar e ajude-o a se sentir mais confortável, pois músculos tensos dificultam a avaliação. A fim de promover o relaxamento, peça ao paciente que respire fundo e deixe os braços alinhados às laterais do corpo. Peça-lhe que aponte as áreas mais sensíveis, observando sinais não verbais de desconforto. *Palpe áreas sensíveis por último.*

São utilizados dois tipos de palpação no exame físico: superficial e profunda. A palpação superficial é realizada colocando-se a mão sobre a parte do corpo examinada e envolve pressão para baixo de cerca de 1 cm. A palpação superficial de estruturas como o abdome confere ao paciente a chance de identificar áreas de sensibilidade (Figura 30.2 A).

Tabela 30.4 Avaliação de odores característicos.

Odor	Local ou fonte	Possíveis causas
Álcool	Cavidade oral	Ingestão de álcool, diabetes melito
Amônia	Urina	Infecção de trato urinário, insuficiência renal
Odor corporal	Pele, particularmente em áreas de fricção de partes do corpo (p. ex., axilas, abaixo das mamas)	Má higiene, sudorese excessiva (hiperidrose), sudorese fétida (bromidrose)
	Feridas	Abscessos em feridas
	Vômito	Irritação abdominal, alimentos contaminados
Fezes	Vômito/cavidade oral (odor fecal)	Obstrução intestinal
	Região retal	Incontinência fecal
Fezes fétidas em bebês	Fezes	Síndrome de má absorção
Halitose	Cavidade oral	Má higiene dental e oral, periodontite
Cetonas adocicadas e frutadas	Cavidade oral	Acidose diabética
Urina velha	Pele	Acidose urêmica
Odor doce intenso e pesado	Drenagem de feridas	Infecção bacteriana (*Pseudomonas*)
Odor de mofo	Parte do corpo engessada	Infecção embaixo do gesso
Odor adocicado fétido	Traqueostomia ou secreções mucosas	Infecção da árvore brônquica (*Pseudomonas*)

Tabela 30.5 Exemplos de características avaliadas por meio de palpação.

Área examinada	Critério avaliado	Parte da mão utilizada
Pele	Temperatura Umidade Textura Turgor e elasticidade Sensibilidade Espessura	Dorso da mão/dedos Superfície palmar Superfície palmar Segurar com as pontas dos dedos Coxins/superfície palmar dos dedos Superfície palmar
Órgãos (p. ex., fígado e intestino)	Tamanho Formato Sensibilidade Ausência de massas	Toda a superfície palmar da mão ou dos dedos
Glândulas (p. ex., tireoide) e linfonodos	Edema Simetria e mobilidade	Coxins dos dedos
Vasos sanguíneos (p. ex., artéria carótida ou femoral)	Amplitude de pulso Elasticidade Frequência Ritmo	Superfície palmar/coxins dos dedos
Tórax	Excursão Sensibilidade Frêmito tátil	Superfície palmar Coxins dos dedos/superfície palmar dos dedos Superfície palmar ou ulnar da mão inteira

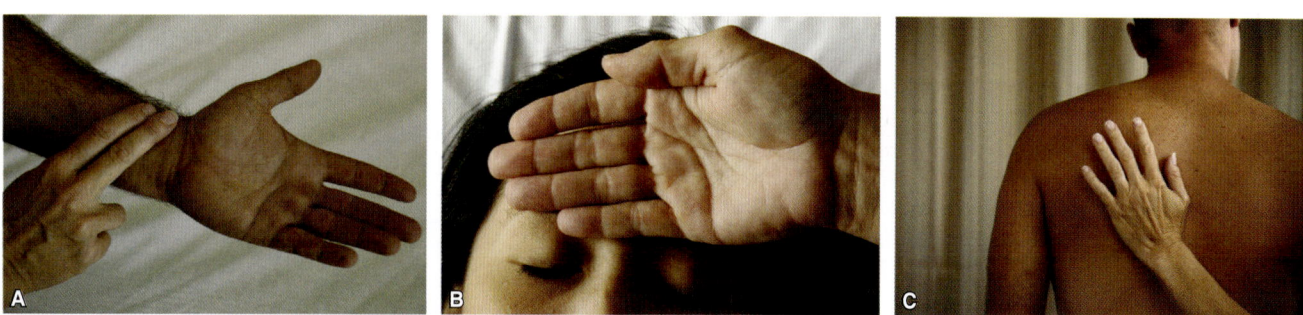

Figura 30.1 A. O pulso radial é detectado com os coxins da ponta dos dedos, parte mais sensível da mão. **B.** O dorso da mão detecta variações de temperatura na pele. **C.** A porção óssea da palma na base dos dedos detecta vibrações.

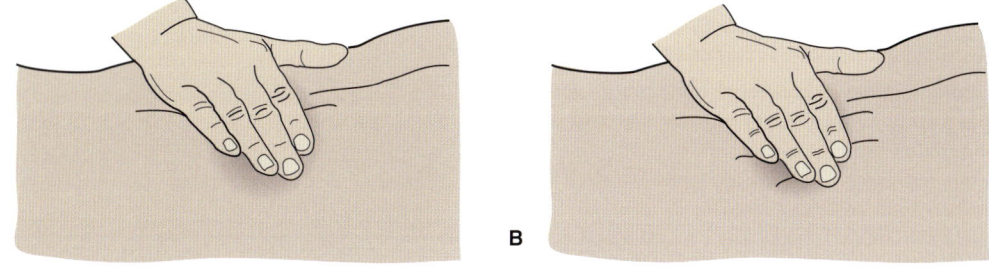

Figura 30.2 A. Na palpação superficial, a pressão suave sobre a pele e tecidos pode detectar áreas de irregularidade e sensibilidade. **B.** Na palpação profunda, comprima os tecidos para avaliar a condição dos órgãos internos.

Pergunte sobre as áreas sensíveis e avalie com maior atenção para investigar possíveis doenças importantes. Utilize a palpação profunda para examinar a condição de órgãos, como vísceras abdominais (Figura 30.2 B). Comprima a área examinada em aproximadamente 4 cm (Ball et al., 2019), utilizando uma ou ambas as mãos (bimanual). Ao utilizar a palpação bimanual, relaxe uma das mãos (mão sensível) e deixe-a repousada levemente sobre a pele do paciente. A outra mão (mão ativa) aplica pressão sobre mão sensível. A mão de baixo não exerce pressão diretamente, permanecendo sensível para detectar características dos órgãos. Por questão de segurança, a palpação profunda deve ser utilizada com cautela em pacientes com desconforto na área palpada.

Percussão

A **percussão** envolve dar leves batidas na pele com as pontas dos dedos para causar vibração de tecidos e órgãos internos. A vibração percorre os tecidos e o som resultante reflete a densidade do tecido subjacente. Quanto mais denso o tecido, mais surdo o som. Conhecendo como as diferentes densidades influenciam o som, é possível localizar órgãos e massas, mapear seus bordos e determinar seu tamanho. Um som anormal em relação ao esperado em determinada área sugere presença de massa ou substância como ar ou líquido dentro do órgão ou da cavidade. A habilidade de percussão é empregada com maior frequência por enfermeiros de prática avançada do que de prática diária.

Ausculta

A **ausculta** envolve ouvir os ruídos produzidos pelo organismo, a fim de detectar variações em relação ao normal. Alguns ruídos, como a fala e a tosse, podem ser ouvidos sem equipamento adicional. Contudo, é necessário o estetoscópio para ouvir ruídos internos do organismo.

Os ruídos internos do organismo são produzidos pelo sangue, ar ou conteúdo gástrico deslocando-se contra as estruturas corporais. Por exemplo, os ruídos cardíacos normais são produzidos quando as valvas cardíacas se fecham, deslocando o sangue para a porção subsequente do sistema cardiovascular. Ruídos normais para cada sistema do organismo serão discutidos mais adiante neste capítulo. Aprenda a reconhecer os ruídos anormais após conhecer as variações normais. A proficiência na ausculta advém do conhecimento dos tipos de ruídos produzidos por cada estrutura do organismo e local nos quais são auscultados com maior intensidade.

A fim de auscultar ruídos internos, você necessita ter boa audição, um bom estetoscópio e conhecimento sobre como utilizá-lo corretamente (ver Capítulo 29). Enfermeiros com deficiências auditivas podem adquirir estetoscópios com amplificação extra de sons. Existem dois modos de ausculta com o estetoscópio. A campânula é mais adequada para auscultar ruídos de baixa frequência, como alguns ruídos cardíacos e vasculares, ao passo que o diafragma é melhor para auscultar ruídos de alta frequência, como ruídos intestinais e pulmonares.

Ao praticar com o estetoscópio, você se torna proficiente em utilizá-lo e percebe quando os ruídos são claros ou quando há ruídos estranhos. Ruídos estranhos causados pela fricção contra os componentes do estetoscópio podem interferir com a ausculta de sistemas orgânicos. Ao produzir deliberadamente tais sons, você aprende a reconhecê-los e ignorá-los durante seu exame. O Boxe 30.2 relaciona métodos de prática e técnicas para cuidar de seu estetoscópio. Descreva qualquer ruído auscultado utilizando as características a seguir:

- A frequência indica o número de ciclos de onda sonora gerados por segundo por um objeto que vibra. Quanto maior a frequência, maior o tom do ruído e vice-versa
- A intensidade diz respeito à amplitude da onda sonora. Ruídos auscultados variam desde suaves até intensos
- A qualidade refere-se a ruídos de frequência e amplitude parecidas, advindos de fontes diferentes. Termos como *sopro* ou *borbulhamento* descrevem a qualidade do ruído
- A duração determina o tempo durante o qual a vibração foi auscultada. A duração pode ser curta, média ou longa. Camadas de tecido mole abafam a duração dos ruídos oriundos de órgãos internos

A ausculta requer concentração e prática. Enquanto ausculta, tenha em mente quais ruídos são esperados em determinadas partes do corpo e quais são suas causas. Ruídos esperados serão discutidos na seção de cada sistema orgânico deste capítulo. Após compreender a causa e a característica dos ruídos auscultados normalmente, torna-se mais fácil reconhecer ruídos anormais e sua origem.

Boxe 30.2 Uso e cuidados com o estetoscópio

- Certifique-se de que as olivas sigam o contorno de seus canais auditivos. Aprenda qual posição se acomoda melhor em você comparando a amplificação dos ruídos nas duas direções
- Insira as olivas nas orelhas com as extremidades voltadas para sua face. Assopre *levemente* o diafragma. Mude a posição das olivas nas orelhas, desta vez voltadas para a nuca. Assopre *levemente* o diafragma. Você perceberá que ausculta melhor os ruídos com as olivas voltadas para sua face. Após aprender a acomodar seu estetoscópio para obter amplificação máxima, utilize-o sempre da mesma forma
- Posicione o estetoscópio nas orelhas e assopre *levemente* o diafragma. Se o ruído estiver pouco audível, assopre *levemente* a campânula. O som é transportado por meio de apenas uma parte do aparelho por vez. Quando o som é mais bem amplificado pelo diafragma, significa que este está na posição de uso. Caso contrário, a campânula está na posição de uso. A rotação do diafragma e da campânula os traz até a posição desejada. Mantenha o estetoscópio com o diafragma em posição de ausculta para o próximo exercício
- Posicione o diafragma sobre a porção anterior de seu tórax. Peça a um amigo para conversar com você em tom de voz normal. O ruído do ambiente prejudica muito os ruídos gerados pelos órgãos. Ao utilizar o estetoscópio, tanto o paciente quanto o examinador necessitam permanecer em silêncio
- Posicione o estetoscópio nas orelhas e dê leves batidas no tubo condutor. Em geral, é difícil evitar estiramento ou movimentação do tubo. O examinador deve ficar em uma posição que mantenha o tubo penso e livre. A movimentação ou toque do tubo durante o exame gera ruídos externos
- *Cuidados com o estetoscópio:* remova as olivas regularmente para limpeza; remova o cerume. Mantenha a campânula e o diafragma livres de poeira, fiapos de gaze e oleosidade. Mantenha o tubo livre de oleosidade. Evite pendurar o estetoscópio no pescoço em contato com a pele. Limpe-o, diariamente ou quando estiver sujo, utilizando álcool em toda a sua superfície (p. ex., diafragma, tubo). Certifique-se de secá-lo completamente. Siga as recomendações do fabricante
- *Controle de infecções:* bactérias nocivas como bacilos gram-positivos, *Staphylococcus aureus* resistente à meticilina (MRSA), *Staphylococcus* não *aureus*, *Enterobacter cloaceae* e *Staphylococcus aureus* sensível à meticilina podem ser transferidos de um paciente a outro quando equipamentos portáteis como estetoscópios são compartilhados. Limpe o estetoscópio (diafragma/campânula) *antes* de reutilizá-lo em outro paciente. O uso de desinfetantes como álcool isopropílico (com ou sem clorexidina), cloreto de benzalcônio ou hipoclorito de sódio é eficaz na redução do número de colônias bacterianas. O sabão utilizado para as mãos também é eficaz para esse fim. As olivas dos estetoscópios constituem fonte de bactérias transferíveis. Quando você toca em suas orelhas cuidando de um paciente, potenciais patógenos podem contaminá-las. Realize higiene das mãos antes e após o contato com pacientes, a fim de reduzir o risco de transmissão de microrganismos de sua orelha para outro paciente. Siga as diretrizes de controle de infecções de sua instituição, especialmente precauções de contato, a fim de reduzir tais riscos.

Avaliação geral

Quando um paciente entrar na sala de exame pela primeira vez, observe sua deambulação e aparência geral, com atenção a seu comportamento e modo de se vestir. A avaliação ou apreciação geral da apresentação ou comportamento do paciente fornece-lhe informação sobre características de doenças, capacidade do paciente de funcionar de maneira independente, imagem corporal, estado emocional, alterações recentes no peso e estado de desenvolvimento. Diante de anormalidades ou problemas, avalie o sistema acometido com maiores detalhes durante o exame completo. À medida que você for explorando as áreas problemáticas, permita que os pacientes contem suas histórias de quaisquer sintomas. Perguntas abertas estimulam uma explicação detalhada da linha do tempo do sintoma e seus efeitos no funcionamento do paciente.

Aparência e comportamento geral

Avalie a aparência e o comportamento durante o preparo do paciente para o exame. Para tanto, inclua os seguintes elementos em sua avaliação:

- *Sexo e raça:* o sexo do indivíduo afeta o tipo de exame realizado e a ordem da avaliação. Há diferentes características físicas relacionadas ao sexo e à raça. Algumas doenças acometem mais frequentemente um sexo ou raça específicos (p. ex., a incidência de câncer de pele é mais comum em indivíduos brancos do que negros, o câncer de próstata é mais frequente em homens negros do que brancos e o câncer vesical é mais frequente em homens do que em mulheres) (American Cancer Society [ACS], 2018b)
- *Idade:* a idade influencia características físicas normais e a capacidade do indivíduo de participar de algumas partes do exame
- *Sinais de desconforto:* em algumas situações, sinais ou sintomas evidentes indicam dor (expressões faciais, imobilizar a área dolorosa), dificuldade respiratória (falta de ar, retrações esternais), ou ansiedade. Defina prioridades e examine as áreas físicas relacionadas primeiro
- *Tipo físico:* observe se o paciente tem aparência definida e musculosa, obesidade ou magreza excessiva. O tipo físico reflete o nível de saúde, idade e estilo de vida
- *Postura:* a postura normal em estação (de pé) demonstra postura ereta com alinhamento paralelo de quadris e ombros. Já a postura normal sentada envolve certo grau de encurvamento dos ombros. Observe se o paciente apresenta postura curva, ereta ou inclinada, a qual pode indicar seu humor ou dor. Alterações na fisiologia de idosos, em geral, resultam em postura mais inclinada e curva, com os quadris e joelhos em certo grau de flexão e cotovelos flexionados
- *Marcha:* observe o paciente caminhando pelo quarto ou ficando de pé ao lado da cama (em caso de paciente que deambula). Note se seus movimentos são coordenados ou descoordenados. As pessoas normalmente caminham de forma suave, com os braços balançando livremente nas laterais e a cabeça e a face conduzindo seu corpo. Observe se os pés tocam o chão corretamente ou se o paciente arrasta os pés
- *Movimentos corporais:* observe se os movimentos são significativos, notando possíveis tremores nos membros. Determine se alguma parte do corpo está imóvel
- *Higiene e autocuidado:* note o nível de higiene do paciente observando a aparência de seu cabelo, pele e unhas. Determine se as roupas estão limpas. O autocuidado depende da função cognitiva e emocional do paciente, atividades diárias ou sociais, recursos financeiros e ocupação. Observe uso excessivo de cosméticos ou perfumes que poderiam indicar mudança na autopercepção
- *Roupas:* a cultura, o estilo de vida, o nível socioeconômico e as preferências pessoais afetam a seleção e o uso de roupas. Entretanto, avalie se as roupas estão adequadas a temperatura, condições climáticas ou ambiente. Pessoas deprimidas ou com doenças mentais podem não ser capazes de escolher as roupas adequadas. Idosos tendem a usar muitas roupas devido à sensibilidade ao frio
- *Odor corporal:* odores desagradáveis podem resultar de exercícios físicos, má higiene ou determinadas doenças. Valide odores que podem indicar problema de saúde
- *Afetação e humor:* a afetação é a forma como um indivíduo aparenta aos outros. Pacientes demonstram seu humor ou estado emocional verbal e não verbalmente. Determine se as expressões verbais correspondem ao comportamento não verbal e se o humor está adequado para a situação. Por meio do contato visual, você pode observar expressões faciais enquanto faz perguntas
- *Fala:* a fala normal é compreensível e tem ritmo moderado, demonstrando uma associação com os pensamentos do indivíduo. Contudo, emoções e comprometimento neurológico algumas vezes causam fala mais rápida ou mais lenta. Observe se o paciente fala com tom normal e dicção clara das palavras
- *Sinais de abuso:* durante o exame, observe se o paciente sente medo de seu cônjuge ou parceiro, cuidador, um dos pais ou filho adulto. O abuso de crianças, mulheres e idosos constitui problema de saúde crescente. Considere quaisquer lesões físicas evidentes ou negligência como possíveis sinais de abuso (p. ex., evidência de má nutrição ou presença de hematomas nos membros ou tronco) (World Health Organization [WHO], 2021). O abuso pode ocorrer de muitas formas: física, mental, emocional, sexual, social e financeira ou econômica. Observe o comportamento individual para sinais de frustração, explicações que não correspondem à apresentação física ou sinais de lesão. A maioria dos estados norte-americanos exige envio de relatório ao serviço social diante da suspeita de abuso ou negligência (Boxe 30.3). É difícil detectar o abuso pois as vítimas, geralmente, não reportam suas situações abusivas. Se você suspeitar de abuso, encontre uma maneira de entrevistar o paciente em particular; pacientes são mais propensos a revelar problemas quando o abusador suspeito está ausente do quarto. É imperativo que você, a equipe de saúde e as autoridades cabíveis ajudem o paciente a encontrar abrigo seguro ou proteção do abusador, visto que o risco de abuso adicional é alto após o relato da vítima ou tentativas de fugir da situação abusiva.
- *Uso de substâncias:* comportamentos atípicos ou inconsistentes podem indicar abuso de substâncias, o que pode afetar todos os grupos socioeconômicos. Embora uma única consulta clínica nem sempre revele o problema, investigue comportamentos atípicos mais a fundo com histórico e exame físico focados. Sempre aborde o paciente de forma zelosa e sem julgamento; o abuso de substâncias envolve problemas tanto emocionais quanto de estilo de vida. O Boxe 30.4 lista características de pacientes que devem ser avaliados com mais detalhes para potencial abuso de substâncias. Ferramentas como a *Tobacco, Alcohol, Prescription Medication, and other Substance Use* (TAPS) podem ser utilizadas para avaliar o risco de abuso de substâncias por parte de pacientes (National Institute on Drug Abuse [NIDA], 2018). Se você suspeitar de que um grande problema de seu paciente é o abuso de álcool, as questões com o acrônimo CACO fornecem um conjunto útil de perguntas para orientar a avaliação. O termo CACO é um acrônimo para:
  ○ Você já sentiu necessidade de **Cortar** a bebida ou uso de drogas?
  ○ As pessoas já te **Aborreceram** por criticarem seu uso de bebida ou drogas?
  ○ Você já se sentiu mal ou **Culpado** por seu hábito de beber ou usar drogas?
  ○ Você já fez uso de drogas ou já bebeu de manhã, para **abrir melhor os Olhos** e preparar seu humor ou se sentir normal?

Para a avaliação de adolescentes, existem ferramentas *online* para investigar o uso de substâncias, como a *Brief Screener for Tobacco, Alcohol, and other Drugs* (BSTAD) e a *Screening to Brief Intervention* (S2BI) (NIDA, 2019). Entre idosos, os fatores de risco para o desenvolvimento de problemas relacionados ao alcoolismo incluem doenças crônicas, transtornos do sono, isolamento social, solidão, luto e dor aguda ou crônica.

Boxe 30.3 Indicadores clínicos de abuso

Achados físicos	Achados comportamentais
Abuso infantil	
Secreções vaginais ou penianas	Problemas para dormir ou se alimentar, ansiedade, depressão
Sangue nas roupas íntimas	Medo de determinadas pessoas ou lugares
Dor, prurido ou odor atípico na região genital	Atividades lúdicas recriam a situação do abuso
Lesões genitais	Comportamento regressivo
Dificuldade para se sentar ou deambular	Comportamento sexualizado
Dor durante a micção; infecções de trato urinário recorrentes	Conhecimento sobre questões sexuais explícitas
Corpos estranhos em reto, uretra ou vagina	Preocupação com a própria genitália ou de outros
Infecções sexualmente transmissíveis	Mudanças de personalidade profundas e rápidas
Gestação em adolescentes jovens	Declínio rápido do desempenho escolar
	Má relação com colegas e amigos
Violência por parceiro íntimo	
Lesões e trauma inconsistentes com a causa relatada	Busca excessiva por serviços de saúde
Lesões múltiplas envolvendo cabeça, pescoço, mamas, abdome e genitália (olhos roxos, fraturas orbitárias, fratura de nariz, fratura de crânio, lacerações labiais, fraturas dentais, lacerações vaginais)	Pensamentos ou tentativas de suicídio
	Transtornos alimentares ou de sono
	Ansiedade e ataques de pânico
Radiografias demonstrando fraturas antigas e novas em diferentes estágios de cicatrização	Padrão de abuso de substâncias (que segue o abuso físico)
	Baixa autoestima
Abrasões, lacerações, hematomas/vergões	Depressão, problemas para se alimentar ou dormir
Queimaduras de cigarro ou outras	Sensação de desesperança
Mordidas humanas	Culpa
Lesões sem explicação (p. ex., hematomas, fraturas e vergões)	Tabagismo
Marcas de estrangulamento no pescoço de queimaduras ou hematomas por cordas; dor na região da faringe, mudanças na voz, dificuldade de deglutição, lesão do osso hioide	Queixas relacionadas a estresse (cefaleia, ansiedade)
	Dependência financeira do abusador
Transtornos relacionados ao estresse, como síndrome do intestino irritável, exacerbação de asma ou dor crônica	Isolamento
	Comportamento sexual não seguro
Abuso de idosos	
Lesões e trauma inconsistentes com a causa relatada (arranhões, hematomas ou mordidas)	Dependência do cuidador
	Comprometimento físico e/ou cognitivo
Hematomas, em vários estágios de resolução	Paciente combativo, verbalmente agressivo
Hematomas ou vergões sem explicações, hematomas padrão	Andar sem rumo
Queimaduras	Suporte social mínimo
Hematomas e escoriações nos pulsos e pernas (contenções)	Intervalo prolongado entre lesão e tratamento clínico
Fraturas inconsistentes com a causa descrita	Circunstâncias de vida que não correspondem ao patrimônio do paciente
Sangue seco	Falta de comunicação e isolamento
Medicação excessiva ou insuficiente	
Exposição a climas rígidos, quentes ou frios	
Roupa íntima rasgada ou ensanguentada ou hematomas na região vaginal e anal	
Olhos profundos ou perda de peso	
Sede extrema	
Escaras de decúbito	

Halphen J, Dyer C: Elder mistreatment: abuse, neglect, and financial exploitation, *UpToDate*, 2020. https://www.uptodate.com/contents/elder-mistreatment-abuse-neglect-and-financial-exploitation. Accessed August 28, 2020; Hockenberry MJ, Wilson P: *Wong's nursing care of infants and children*, ed 10, St Louis, 2019, Elsevier; e Weil A: Intimate partner violence: diagnosis and screening, *UpToDate*, 2020.https://www.uptodate.com/contents/intimate-partner-violence-diagnosis-and-screening/print. Accessed August 28, 2020.

Sinais vitais

Após terminar a avaliação geral, verifique os sinais vitais do paciente. A verificação dos sinais vitais é mais precisa quando completada antes do início das mudanças de posição e movimentos. Se houver chance de imprecisão na primeira verificação de sinais vitais, verifique-os novamente mais tarde, durante o resto do exame. Avalie a dor, o quinto sinal vital, sempre que realizar verificação de sinais vitais em um paciente.

Altura e peso

A relação entre altura e peso reflete o estado geral de saúde do indivíduo. Avalie cada paciente para identificar se está com peso saudável, abaixo do peso ideal, com sobrepeso ou obesidade. O peso é verificado rotineiramente em exames, consultas clínicas ou admissões hospitalares. Bebês e crianças necessitam de verificação de peso e altura a cada visita clínica, a fim de avaliar seu crescimento e desenvolvimento. Se um idoso estiver abaixo do peso ideal, é possível que tenha dificuldade para se alimentar ou realizar outras atividades funcionais. A verificação do peso e da altura em idosos juntamente com sua história alimentar (Boxe 30.5) demonstra fatores de risco para doenças crônicas.

Avalie o peso e a altura do paciente e verifique a presença de tendências de alterações do peso (perda ou ganho). O peso do paciente, em geral, varia ao longo do dia devido a perda ou retenção de líquidos.

Boxe 30.4 Comportamentos suspeitos para abuso de substâncias

Entre adolescentes e adultos: agitação, comportamento inadequado, problemas para pensar com clareza, problemas de memória e de atenção, falta de coordenação, convulsões, depressão respiratória, coma, asfixia, aspiração, edema pulmonar, arritmias cardíacas, comprometimento imunológico, trauma autoinfligido, ideias suicidas.

Sinais de alerta
- O risco de suicídio, convulsões e comportamento violento é alto em indivíduos que abusam de substâncias
- Pacientes intoxicados, particularmente por fenciclidina (PCP) ou metanfetamina, têm risco significativo de se tornar agitados e violentos, representando risco de lesão para si e para outros.

Observe combinações ou repetições destes comportamentos
- Perda frequente de compromissos
- Solicitação frequente de justificativas escritas para se ausentar da escola ou trabalho
- Evasão escolar
- Queixas principais de insônia, nervosismo ou dor que não se enquadram em padrão particular
- Relato de prescrições perdidas (p. ex., tranquilizantes ou analgésicos) ou pedidos frequentes de reposição
- Visitas frequentes ao serviço de emergência
- Histórico de troca de médicos ou trazer frascos de medicações prescritas por diferentes médicos
- Histórico de hemorragia gastrintestinal, úlcera péptica, pancreatite, celulite ou infecções pulmonares frequentes
- Infecções sexualmente transmissíveis (IST) frequentes, gestação complicada, múltiplos abortos ou disfunção sexual
- Queixa de dor torácica ou palpitação, ou histórico de admissões para descartar infartos
- Histórico de atividades que colocam o paciente sob risco de infecção pelo vírus da imunodeficiência humana (HIV) (múltiplos parceiros, múltiplos estupros)
- História familiar de adição, histórico de abuso sexual, físico ou emocional na infância, problemas sociais, financeiros ou conjugais
- Violência por parceiro íntimo.

De Bukstein O: Substance use disorder in adolescents:epidemiology, pathogenesis, clinical manifestations and consequences, course, assessment, and diagnosis, *UpToDate*, 2020. https://www.uptodate.com/contents/substance-use-disorder-in-adolescents-epidemiology-pathogenesis-clinical-manifestations-and-consequences-course-assessment-and-diagnosis. Accessed August 28, 2020. Dugosh K, Cacciola J: Clinical assessment of substance use disorders, *UpToDate*, 2020. https://www.uptodate.com/contents/clinical-assessment-of-substance-use-disorders/print; National Institute on Drug Abuse: *Drugs, brains and behavior: the science of addiction*, 2020, https://www.drugabuse.gov/publications/drugs-brains-behavior-science-addiction/introduction. Accessed August 28, 2020.

Boxe 30.5 História alimentar de idosos

- O idoso necessita de ajuda ou dispõe de ajuda para fazer compras ou preparar refeições?
- Sua renda é adequada para comprar alimentos? É necessário algum vale-alimentação ou assistência pública?
- O idoso pula alguma refeição?
- Os cinco grupos primários de alimentos do MyPlate (frutas, grãos, proteínas, vegetais e laticínios) estão representados na alimentação diária (ver Capítulo 45) (USDA, n.d.)? Mulheres a partir de 60 anos requerem aproximadamente 1.600 a 2.200 calorias por dia, e homens a partir de 60 anos requerem cerca de 2.000 a 2.600 calorias por dia (U.S. Department of Agriculture [USDA] e U.S. Department of Health and Human Services [USDHHS], 2020)
- O idoso toma suplementos alimentares como multivitamínicos?
- O idoso toma alguma medicação que afete o apetite ou a absorção de nutrientes?
- O idoso tem alguma crença ou prática religiosa ou cultural que influencie sua dieta?
- O idoso tem alguma dieta especial, intolerância ou alergia alimentar? A dieta do paciente contém alguma quantidade atípica de álcool, doces ou frituras?
- O idoso tem problemas para mastigar, deglutir ou produzir saliva?
- O idoso tem problemas gastrintestinais que interfiram com a ingestão de alimentos?
- O idoso faz suas refeições sozinho ou acompanhado de outras pessoas? Compartilhar as refeições com amigos e familiares pode ajudar a adicionar prazer na alimentação e promover o consumo nutricional adequado em idosos (USDA e USDHHS, 2020).

De Meiner SE, Yeager JJ: *Gerontologic nursing*, ed 6, St Louis, 2019, Elsevier; e US Department of Agriculture and US Department of Health and Human Services: *2015-2020 Dietary guidelines for Americans*, 2020-2025, 9th Edition. December 2020. Available at Dietary_Guidelines.gov. Accessed July 8, 2021.

Utilize o histórico de enfermagem para identificar possíveis causas de mudança no peso (Tabela 30.6). Por exemplo, uma tendência de perda de peso em um idoso frágil indica grave redução das reservas nutricionais. Peça ao paciente para relatar sua altura e peso atuais, juntamente com um histórico de qualquer ganho ou perda de peso significativos. Um ganho de peso de 0,9 a 1,4 kg em 1 dia indica problemas com retenção de líquidos. A perda de peso é considerada significativa quando o paciente perde mais que 5% de seu peso corporal entre 6 meses e 1 ano (Mayo Clinic, 2021).

Quando um paciente estiver hospitalizado, seu peso diário deve ser mensurado no mesmo horário do dia e utilizando a mesma balança (Ball et al., 2019). Isso permite comparação objetiva entre pesagens subsequentes. A precisão da pesagem é importante porque profissionais da saúde baseiam decisões médicas e de enfermagem nessas mudanças (p. ex., doses de fármacos e medicações).

Existem muitas balanças diferentes disponíveis para uso. Pacientes capazes de sustentar o próprio peso utilizam balanças para pesagem de pé. Você deve calibrar a balança de plataforma padrão movendo os cursores maior e menor até o zero. Por meio do ajuste do calibrador, nivela-se e estabiliza-se a agulha da balança. O paciente sobe na plataforma da balança e permanece imóvel até que o enfermeiro ajuste o cursor maior ao aumento de até 22,5 kg a menos que o peso do paciente. Em seguida, move-se o cursor menor para equilibrar a balança o mais próximo possível de 0,1 kg em relação ao peso do paciente (Ball et al., 2019). Balanças eletrônicas são calibradas automaticamente a cada utilização e demonstram o peso no visor dentro de segundos.

Balanças de leitos e cadeiras encontram-se disponíveis para pacientes incapazes de sustentar o próprio peso. Leitos eletrônicos modernos dispõem de balanças incorporadas para pesagem de pacientes que não podem sair do leito.

Você pode utilizar um cesto para a pesagem de bebês. Mantenha o quarto aquecido a fim de prevenir calafrios. Antes de pesar o bebê, higienize a balança e coloque um pano ou papel na superfície para

Tabela 30.6 Histórico de enfermagem para avaliação do peso.

Histórico de enfermagem	Justificativa
Pergunte sobre o peso total perdido ou ganho; compare-o com o peso usual; anote o período da perda de peso e se foi planejada (p. ex., gradual, súbita, desejada ou indesejada)	A avaliação determina a gravidade do problema e revela se a mudança de peso se relaciona a alguma doença, mudança no padrão alimentar ou gestação. O ponto em que uma perda inexplicável de peso se torna uma preocupação médica não é exato. Muitos profissionais da saúde concordam que uma avaliação médica é necessária caso o paciente tenha perdido mais do que 5% do peso corporal em um período de 6 meses a 1 ano, principalmente se o paciente for idoso (Mayo Clinic, 2021)
Caso a perda tenha sido desejada, pergunte sobre hábitos alimentares, plano de dieta seguido, preparo do alimento, ingestão calórica, apetite, padrão de exercícios, participação em grupo de apoio, meta de peso	A avaliação ajuda a determinar a adequação do plano de dieta seguido
Caso a perda tenha sido indesejada, pergunte sobre anorexia, vômito, diarreia, sede, micção frequente, mudança no estilo de vida, mudança das atividades e níveis de estresse	A avaliação foca-se nos problemas que causam perda de peso (p. ex., problemas gastrintestinais)
Avalie se o paciente notou mudanças em aspectos sociais da alimentação: mais refeições em restaurantes, pressa durante as refeições, estresse no trabalho ou pular refeições	Mudanças no estilo de vida algumas vezes contribuem com mudanças no peso
Avalie se o paciente realiza quimioterapia, se toma diuréticos, insulina, fluoxetina, supressores de apetite prescritos ou não, laxativos, hipoglicemiantes orais, suplementos fitoterápicos (para perda de peso); ou corticosteroides, contraceptivos orais, antidepressivos, insulina (para ganho de peso)	O ganho ou a perda de peso pode ser um efeito adverso dessas medicações
Avalie a preocupação com o peso ou imagem corporal como jejum, nunca se sentir magro o suficiente, ingestão calórica anormalmente grave ou restritiva, abuso de laxativos, vômito induzido, amenorreia, exercícios em excesso ou consumo de álcool	Excessos indicam transtorno alimentar

prevenir a infecção cruzada por urina ou fezes. Coloque uma fralda limpa e tare a balança para que o peso dos itens não seja representado no peso do bebê. Após tarar a balança, coloque o bebê nu sobre ela e a fralda pode ser fixada. Quando colocar um bebê em um cesto ou sobre uma plataforma, mantenha uma das mãos levemente sobre a criança para detectar seus movimentos e prevenir quedas acidentais. Mensure o peso do bebê em gramas.

Em pacientes capazes de ficar em pé, mensure a altura pedindo-lhes que retirem seus calçados. A superfície na qual ficarão deve estar limpa. Utilize a régua antropométrica acoplada na balança ou uma fita métrica na parede. Com o paciente de pé e ereto, coloque uma superfície plana sobre a cabeça para nivelá-la com a medida vertical. Em seguida, faça a leitura do número mensurado que indica a altura em centímetros.

Remova os calçados de pacientes incapazes de sustentar o próprio peso e acomode-os (como no caso de bebês) em posição supina sobre uma superfície firme. Para mensurar o bebê, segure a cabeça e mantenha as pernas esticadas na articulação do joelho. Após posicionar o bebê, utilize uma fita métrica para verificar o comprimento da cabeça até a sola do pé (Figura 30.3). Registre o comprimento do bebê com precisão de 0,5 cm.

Pele, cabelos, pelos e unhas

O sistema tegumentar inclui pele, cabelos, pelos e unhas. Para avaliá-lo, você deve primeiro obter a história de saúde para direcionar seu exame e utilizar técnicas de inspeção e palpação.

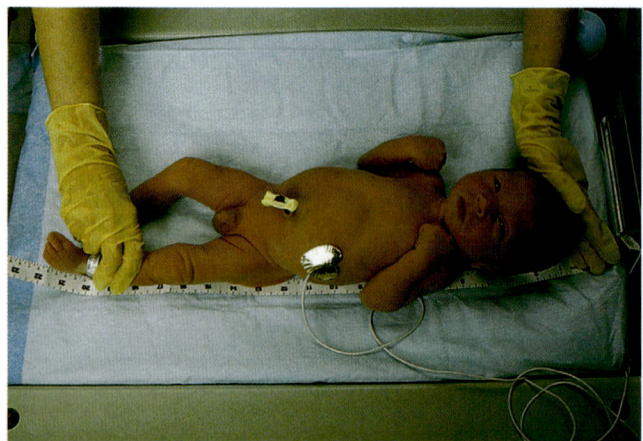

Figura 30.3 Mensuração do comprimento do bebê. (De Murray SS, McKinney ES: *Foundations of maternal-newborn and women's health nursing*, ed 7, St Louis, 2019, Elsevier.)

Pele

Inicie a avaliação da pele focando-se nas perguntas da história de saúde encontradas na Tabela 30.7. Em seguida, inspecione todas as áreas visíveis da superfície da pele. Avalie as áreas menos visíveis quando examinar outros sistemas orgânicos. Utilize os sentidos da visão, olfato e tato para inspecionar e palpar a pele.

Tabela 30.7 Histórico de enfermagem na avaliação da pele.

Histórico de enfermagem	Justificativa
Pergunte ao paciente sobre a história de alterações na pele: ressecamento, descamação, prurido, feridas, alergias, nódulos, cor, textura, odor e lesões que não cicatrizam	O paciente é a melhor fonte para reconhecer mudança. Em geral, o câncer de pele é notado primeiro como uma mudança de cor localizada na pele. Lesões escamosas são uma indicação inicial de lesões pré-cancerosas
Considere se o paciente apresenta história de pele clara, com sardas e corada; olhos ou pelos de cor clara; tendência de se queimar facilmente	Tais características constituem fatores de risco para câncer de pele
Determine se o paciente trabalha ou passa muito tempo em ambiente externo. Se sim, pergunte-lhe se faz uso de protetor solar e qual o nível de proteção	Áreas expostas como a face e os braços são mais pigmentadas que o restante do corpo. A American Cancer Society (2020a) recomenda segurança com o sol e uso de protetor solar e hidratante labial com proteção de amplo espectro e fator de proteção solar (FPS) igual a 30 ou mais, bem como evitar o banho de sol ou bronzeamento artificial
Determine se o paciente notou lesões, alergias ou hematomas	A maioria das alterações da pele não se desenvolve subitamente. Uma mudança na característica de uma lesão pode indicar câncer. Hematomas indicam trauma ou distúrbio hemorrágico
Questione o paciente sobre sua frequência de banhos e tipo de sabonete utilizado.	Banhos em excesso e uso de sabonetes agressivos causam ressecamento da pele
Pergunte ao paciente se sofreu trauma recente na pele	Algumas lesões causam hematomas e mudanças na textura da pele
Determine se o paciente apresenta história de alergias	Alergias comumente causam irritações na pele
Pergunte ao paciente se faz uso de medicações tópicas ou remédios caseiros na pele	O uso incorreto de agentes tópicos causa inflamação ou irritação
Pergunte ao paciente se frequenta sessões de bronzeamento artificial, se utiliza lâmpadas de bronzeamento ou se toma pílulas de bronzeamento	A exposição excessiva da pele a esses agentes pode causar câncer de pele
Pergunte ao paciente se tem história familiar de problemas graves de pele, como câncer de pele ou psoríase	A história familiar pode revelar informações sobre a condição do paciente
Determine se o paciente trabalha com creosoto, carvão, alcatrão, produtos de petróleo, compostos arsenicais ou rádio	A exposição a esses agentes gera risco de câncer de pele

A avaliação da pele revela o estado de saúde do paciente relacionado a oxigenação, circulação, nutrição, lesão local de tecidos e hidratação. Verifique a condição da pele do paciente a fim de determinar a necessidade de cuidados de enfermagem. Se houver alteração no estado tegumentar, nutrição e hidratação corretas poderão se tornar metas prioritárias da terapia (ver Capítulo 45).

Todo paciente tem risco de desenvolver um problema cutâneo em ambientes hospitalares. O risco aumenta em determinadas situações, como na presença de pressão excessiva contra a pele quando o paciente está imóvel, reações a diversas medicações utilizadas no tratamento e umidade quando o paciente apresenta incontinência ou drenagem em uma ferida. Pacientes de alto risco incluem indivíduos com comprometimento neurológico, doenças crônicas, estado mental diminuído, má oxigenação de tecidos, baixo débito cardíaco ou nutrição inadequada, ou pacientes que sofreram lesões ortopédicas ou vasculares. Pacientes em ambiente domiciliar, asilos ou instituições de cuidados prolongados, em geral, têm risco de sofrer lesões por pressão, dependendo de seu nível de mobilidade e presença de doenças crônicas. Avalie rotineiramente a pele de todos os pacientes, especialmente pacientes de risco, em busca de desenvolvimento de lesões primárias. Sem identificação e cuidados adequados, lesões primárias podem se deteriorar rapidamente, tornando-se lesões secundárias que demandam cuidados mais extensos. Por exemplo, o desenvolvimento de uma lesão por pressão prolonga a hospitalização, exceto quando prevenida ou descoberta e tratada precocemente (ver Capítulo 48).

É necessária iluminação adequada para realizar avaliação da pele. A luz do dia é a melhor escolha para identificar variações na coloração, especialmente para detectar alterações em pacientes de pele escura. Quando não houver luz solar, a próxima escolha é a luz fluorescente. A temperatura ambiente também afeta a avaliação da pele. Um quarto muito quente causa vasodilatação superficial, resultando em maior vermelhidão da pele. Já o ambiente frio faz com que pacientes sensíveis desenvolvam cianose ao redor dos lábios e leitos ungueais (Ball et al., 2019).

Embora você deva inspecionar a pele de cada parte do corpo durante o exame, sempre é útil realizar um escaneamento breve e cuidadoso do corpo todo. Essa abordagem proporciona uma boa ideia da distribuição e extensão de quaisquer lesões, bem como da simetria geral da coloração da pele. Inspecione todas as superfícies, procurando fazê-lo durante o exame de outros sistemas orgânicos. A inspeção dos pés, frequentemente negligenciada, é absolutamente essencial em pacientes com má circulação ou diabetes melito. Caso sejam encontradas quaisquer anormalidades durante o exame, palpe as áreas envolvidas. Utilize luvas descartáveis para a palpação em caso de presença de lesões abertas, úmidas ou com drenagem.

Durante o exame, permaneça alerta ao odor da pele. Adolescentes e adultos negros e brancos em geral apresentam odor corporal devido ao maior número de glândulas apócrinas. Em contrapartida, asiáticos e indígenas, em geral, não apresentam odor corporal (Ball et al., 2019). A Figura 30.4 ilustra uma secção transversa normal de pele.

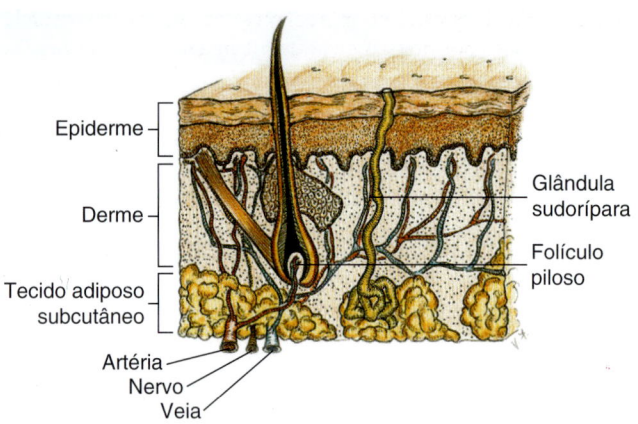

Figura 30.4 Secção transversa da pele revelando três camadas: epiderme, derme e tecido adiposo subcutâneo.

Cor. A cor da pele varia de uma parte do corpo a outra e de um indivíduo a outro. Apesar das variações individuais, a cor é geralmente uniforme ao longo do corpo. A Tabela 30.8 lista variações comuns. A pigmentação normal da pele varia desde o tom de marfim ou rosa-claro até rosa corado na pele clara e do marrom-claro ao escuro ou oliva na pele escura. Em idosos, ocorre aumento assimétrico da pigmentação, causando coloração irregular da pele. Durante a inspeção, tenha ciência de que cosméticos ou agentes bronzeadores, algumas vezes, mascaram a cor normal da pele.

A avaliação da cor envolve, em primeiro lugar, áreas de pele não expostas ao sol, como palmas das mãos. Note se a pele está anormalmente pálida ou escura. Áreas expostas ao sol como a face e os braços são mais escuras. É mais difícil notar mudanças como palidez e cianose em pacientes com pele escura. Em geral, as nuances das cores são mais evidentes nas palmas das mãos, solas dos pés, lábios, língua e leitos ungueais. São comuns áreas de coloração aumentada (hiperpigmentação) e diminuída (hipopigmentação). Rugas e pregas de pele são mais escuras que o restante do corpo em pacientes de pele escura.

Inspecione locais em que as anormalidades são mais facilmente identificadas. Por exemplo, a palidez é mais evidente em face, mucosa oral (boca), conjuntiva e leitos ungueais. Observe cianose (coloração azulada) nos lábios, leitos ungueais, conjuntivas palpebrais e palmas das mãos. Ao reconhecer palidez em um paciente de pele escura, observe que a pele marrom normal parece amarelada e a pele negra normal parece acinzentada. Avalie também os lábios, leitos ungueais e membranas mucosas para verificar palidez generalizada que, quando ocorre, torna as membranas mucosas acinzentadas. Avalie cianose em pacientes de pele escura nas áreas em que há menos pigmentação (conjuntiva, esclera, mucosa oral, língua, lábios, leitos ungueais, palmas das mãos e solas dos pés). Ademais, verifique os achados com as manifestações clínicas (Ball et al., 2019).

Alterações de coloração da pele ocorrem em diferentes áreas do corpo por diversas razões. A esclera do paciente é o melhor local para inspecionar a **icterícia** (coloração amarelo-alaranjada). A hiperemia reativa normal, ou vermelhidão, é observada com maior frequência em regiões expostas à pressão como sacro, calcanhares e trocânter maior. Inspecione manchas ou áreas de variação na cor da pele. Alterações localizadas como palidez ou **eritema** (coloração avermelhada) indicam alterações circulatórias. É difícil observar eritema em pacientes de pele escura; portanto, palpe a área para verificar o calor e note a presença de inflamação da pele. Por exemplo, você nota uma área de eritema em um paciente de pele escura causado por vasodilatação localizada devido a uma queimadura solar, inflamação ou febre. Compare a área com uma parte diferente da pele a fim de detectar diferença na temperatura. Uma área anormalmente pálida em um membro pode ser resultado de oclusão de uma artéria ou edema. Certifique-se de perguntar se o paciente notou alguma alteração na coloração de sua pele.

Há também um padrão de achados associado a pacientes com dependência química ou que fazem abuso de substâncias intravenosas (IV) (Tabela 30.9). Em alguns casos, é difícil reconhecer sinais e sintomas em um exame isolado. Pacientes que realizam injeções IV repetidas apresentam áreas edematosas, avermelhadas e quentes nos braços e pernas. Esse padrão sugere injeções recentes. Áreas de injeção antigas têm aspecto hiperpigmentado e brilhante ou com cicatrizes.

Tabela 30.8 Variações na cor da pele.

Cor	Condição	Causa	Locais de avaliação
Azulada (cianose)	Quantidade alta de hemoglobina sem oxigênio (associada à hipoxia)	Doença cardíaca ou pulmonar, ambiente frio	Leitos ungueais, lábios, boca, pele (casos graves)
Pálida (cor diminuída)	Quantidade baixa de oxi-hemoglobina	Anemia	Face, conjuntivas, leitos ungueais, palmas das mãos
	Visibilidade reduzida da oxi-hemoglobina resultante de fluxo sanguíneo diminuído	Choque	Pele, leitos ungueais, conjuntivas, lábios
Perda de pigmentação	Vitiligo	Condição congênita ou autoimune que causa falta de pigmentação	Áreas irregulares da pele de face, mãos e braços
Amarelada-alaranjada (icterícia)	Aumento do depósito de bilirrubina nos tecidos	Doença hepática, hemólise (destruição de hemácias)	Esclera, membranas mucosas, pele
Vermelha (eritema)	Aumento da visibilidade da oxi-hemoglobina causado por vasodilatação ou aumento do fluxo sanguíneo	Febre, trauma direto, timidez, ingestão de álcool	Face, área traumatizada, sacro, ombros, outros locais comuns de lesões por pressão
Bronzeada-marrom	Alta quantidade de melanina	Bronzeamento solar, gravidez	Áreas expostas ao sol: face, braços, aréolas, mamilos

Tabela 30.9 Achados físicos da pele indicativos de abuso de substâncias.

Achado da pele	Substância comumente associada
Diaforese	Sedativos hipnóticos (incluindo álcool)
Angiomas araneiformes	Álcool, estimulantes
Queimaduras (especialmente nos dedos)	Álcool
Marcas de agulha	Opioides
Contusões, abrasões, cortes, cicatrizes	Álcool, outros sedativos hipnóticos, opioides intravenosos (IV)
Tatuagens "caseiras"	Cocaína, opioides IV (impedem a detecção dos locais de injeção)
Vasculite	Cocaína
Pele vermelha e seca	Fenciclidina (PCP)

De Burchum J, Rosenthal L, *Lehne's pharmacology for nursing care*, ed 10, St Louis, 2019, Elsevier; e Dugosh K, Cacciola J: Clinical assessment of substance use disorders, *UpToDate*, 2019. https://www.uptodate.com/contents/clinical-assessment-of-substance-use-disorders/print. Accessed July 8, 2021.

Umidade. A hidratação da pele e membranas mucosas ajuda a revelar desequilíbrios nos líquidos corporais, mudanças no ambiente da pele e regulação da temperatura corporal. A umidade diz respeito à pele molhada ou oleosa. A pele, normalmente, é lisa e seca. Pregas de pele como as axilas, em geral, são úmidas. Normalmente existe certo grau de transpiração ou oleosidade na pele (Ball et al., 2019). O aumento da transpiração pode estar associado a atividades, exposição a ambientes quentes, obesidade, ansiedade ou entusiasmo. Utilize as pontas de seus dedos sem luvas para palpar as superfícies da pele. Observe se a pele está sem brilho, seca, com crostas ou descascamativa, com aspecto de caspa, diante da fricção leve. Idosos comumente apresentam pele excessivamente seca devido à diminuição da atividade de glândulas sebáceas e sudoríparas, com menor transpiração (Ball et al., 2019). Outros fatores que causam ressecamento da pele incluem falta de umidade, exposição ao sol, tabagismo, estresse, sudorese excessiva e desidratação. O ressecamento excessivo piora condições existentes, como eczema e dermatite. Pacientes com grandes dobras de pele abdominais têm maior risco de apresentar umidade entre as dobras. A umidade excessiva pode causar maceração da pele e maceração de tecidos, resultando em maior risco de ruptura da pele (ver Capítulo 48).

Temperatura. A temperatura da pele depende da quantidade de sangue que circula através da derme. O aumento ou diminuição da temperatura da pele indica aumento ou diminuição no fluxo sanguíneo. O aumento da temperatura, em geral, vem acompanhado de eritema ou vermelhidão localizada na pele. Já a diminuição da temperatura vem acompanhada de palidez e reflete fluxo sanguíneo diminuído. Lembre-se de que um quarto excessivamente frio ou quente pode causar mudanças na temperatura e coloração da pele do paciente.

Avalie com precisão a temperatura por meio da palpação da pele com o dorso da mão e compare partes do corpo simétricas. A pele normalmente apresenta temperatura morna. Algumas vezes, a temperatura é igual em todo o corpo e, em outras vezes, varia em alguma área. Sempre avalie a temperatura da pele de pacientes com risco de problemas circulatórios, como após aplicação de gesso ou após cirurgia vascular. Lesões por pressão de estágio I podem ser identificadas precocemente prestando atenção ao calor em uma região de eritema na pele (ver Capítulo 48).

Textura. A textura refere-se à aparência da superfície da pele e à sensação das camadas profundas ao tato. Por meio da palpação suave, com as pontas dos dedos, você determina se a pele do paciente está lisa ou áspera, delgada ou espessa, apertada ou flexível e **endurecida** (enrijecida) ou macia. A textura da pele é, normalmente, lisa, macia, regular e flexível em crianças e adultos. Todavia, não é uniforme em todo o corpo, de modo que a textura da palma das mãos e solas dos pés é mais espessa. Em idosos, a pele torna-se enrugada e mais áspera em razão da diminuição do colágeno, gordura subcutânea e glândulas sudoríparas.

Alterações localizadas na pele podem resultar de trauma, feridas cirúrgicas ou lesões. Quando encontrar irregularidades na textura, como cicatrizes ou endurecimento, pergunte ao paciente sobre possível lesão recente da pele. A palpação profunda, algumas vezes, revela irregularidades como sensibilidade ou áreas localizadas de endurecimento, que pode ser causado por lesões ou injeções repetidas.

Turgor. O **turgor** diz respeito à elasticidade da pele. Para avaliar o turgor, segure uma dobra de pele da face lateral do antebraço ou da região do esterno com as pontas dos dedos e depois solte (Figura 30.5). A pele normalmente perde elasticidade com a idade, mas o equilíbrio hídrico também afeta o turgor. A presença de edema ou desidratação diminui o turgor e torna a pele mais tensa. Como a pele do dorso da mão é normalmente solta e delgada, não é confiável avaliar o turgor nessa região (Ball et al., 2019). A pele geralmente se desprende facilmente e cai imediatamente de volta à sua posição de repouso. Quando o turgor está diminuído, a pele permanece pregueada e lembra uma tenda. Avalie a facilidade com que a pele se desloca e o tempo que leva para retornar a seu estado de repouso. Uma pele que não reassume seu contorno ou formato normal indica desidratação. Pacientes com turgor cutâneo diminuído não são resilientes ao clima normal e a lacerações cutâneas, o que os torna suscetíveis a rupturas de pele quando o turgor está diminuído.

Vascularidade. A circulação da pele afeta sua coloração em áreas localizadas e leva à visibilidade de vasos sanguíneos superficiais. Ocorre vascularidade em áreas localizadas de pressão quando pacientes permanecem muito tempo em uma posição. O aspecto pode ser avermelhado, rosado ou pálido (ver Capítulo 48). Com o envelhecimento, os capilares

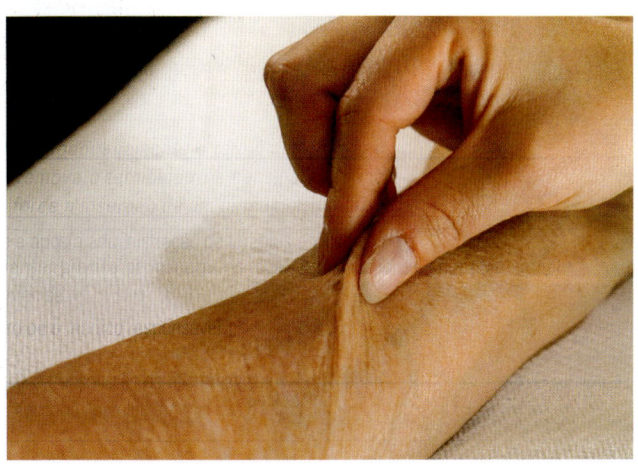

Figura 30.5 Avaliação do turgor cutâneo.

tornam-se frágeis e se lesionam com mais facilidade. **Petéquias** são mínimos pontos escuros de cor vermelha ou roxa sobre a pele causados por pequenas hemorragias em suas camadas. Muitas petéquias não têm causa conhecida, embora algumas indiquem distúrbios de coagulação graves, reações farmacológicas ou doença hepática.

Edema. Ocorre **edema** quando áreas da pele se tornam inchadas devido a um acúmulo de líquido nos tecidos. Duas causas comuns de edema são o trauma direto e comprometimento do retorno venoso. Inspecione áreas de edema com relação a sua localização, cor e formato. A formação de edema separa a superfície da pele das camadas pigmentada e vascular, mascarando sua cor. A pele edemaciada também tem aspecto estirado e brilhante. Palpe áreas de edema para determinar sua mobilidade, consistência e sensibilidade. Quando a pressão do dedo do examinador deixar uma marca em baixo-relevo na área edemaciada, o edema recebe o nome de edema com fóvea. A fim de avaliar o grau da formação de fóvea, pressione a área edemaciada firmemente com o polegar durante vários segundos e solte. A profundidade da fóvea, registrada em milímetros, determina o grau do edema (Ball et al., 2019). Por exemplo, edema +1 tem fóvea de profundidade igual a 2 mm, edema +2 tem fóvea de 4 mm, edema +3 de 6 mm e edema +4 de 8 mm (Figura 30.6).

Lesões. O termo *lesão* refere-se de forma ampla a qualquer achado atípico na superfície da pele. A pele é, em geral, livre de lesões, exceto por algumas pintas (nevos) comuns ou mudanças relacionadas à idade, como acrocórdons, queratose senil (espessamento da pele), angiomas rubis (pápulas vermelhas) e verrugas. Lesões primárias ocorrem como um sinal inicial espontâneo de um processo patológico, como uma picada de inseto. Lesões secundárias resultam da formação tardia ou trauma a uma lesão primária, como uma lesão por pressão. Quando você encontrar uma lesão, colete informação padrão sobre sua coloração, localização, textura, tamanho, formato, tipo, agrupamento (lesão nodular ou linear) e distribuição (localizada ou generalizada). Em seguida, observe presença de exsudato, odor, quantidade e consistência. Mensure o tamanho da lesão em centímetros utilizando uma régua pequena, transparente e flexível. Mensure cada lesão em termos de altura, largura e profundidade.

A palpação ajuda a determinar mobilidade, contorno (plano, elevado ou escavado) e consistência (macia ou endurecida) da lesão. Alguns tipos de lesão apresentam padrões característicos. Por exemplo, tumores em geral são lesões elevadas e sólidas com mais de 2 cm. Lesões primárias como máculas e nódulos podem resultar de estímulos à pele (Boxe 30.6). Lesões secundárias como úlceras ocorrem na forma de alterações nas lesões primárias. Após identificação de uma lesão, inspecione-a cuidadosamente com boa iluminação. Palpe a lesão gentilmente, abrangendo toda a sua área. Se estiver úmida ou com drenagem de líquido, utilize luvas durante a palpação e preste atenção a se o paciente identifica áreas de sensibilidade.

Malignidades cutâneas são as neoplasias mais comuns. Por essa razão, você necessita realizar uma avaliação completa e detalhada da pele de todos os pacientes. Lesões cancerosas apresentam características distintas e, com o tempo, sofrem mudanças de cor e tamanho (Boxe 30.7). O carcinoma basocelular ocorre mais comumente em áreas expostas ao sol e está frequentemente associado a história de queimadura solar; raramente se dissemina a outras partes do corpo. Já o carcinoma de células escamosas é mais grave e se desenvolve nas camadas superficiais da pele exposta ao sol; suas células podem ser transportadas até linfonodos e por todo o corpo. O melanoma maligno é um tipo de câncer de pele que se desenvolve a partir de melanócitos, iniciando-se como uma pinta (nevo) ou outra área que sofre mudança de aparência e geralmente se localiza na pele normal. (**Nota:** o melanoma também pode se originar em locais não cutâneos, como o epitélio de mucosas do sistema gastrintestinal (GI), retinas e leptomeninges.) Em norte-americanos afrodescendentes (mais do que em outras raças), também pode surgir embaixo das unhas ou nas palmas das mãos e solas dos pés. Utilize o recurso mnemônico *ABCDE* para avaliar a pele para quaisquer tipos de carcinoma (ACS, 2020a):

- *A*ssimetria: procure um formato irregular. Uma das metades do nevo não corresponde à outra metade
- *B*ordo irregular: procure bordos indefinidos, chanfrados ou desiguais
- *C*or: procure pigmentação irregular; áreas variáveis de azul, preto e marrom ou rosa, branco, cinza, azul ou vermelho são anormais
- *D*iâmetro: procure áreas com extensão maior que 6 mm (tamanho aproximado da borracha de um lápis)
- *E*volução: uma mudança na aparência ao longo do tempo.

Reporte lesões anormais a um médico para exame mais detalhado. Como a luz ultravioleta do sol ou câmaras de bronzeamento aumentam o risco de desenvolvimento de câncer de pele, oriente os pacientes sobre tais riscos. Ademais, utilizando materiais instrucionais individualizados, oriente os pacientes a realizar o autoexame da pele (Boxe 30.8).

Cabelo e pelos

Avalie os pelos e cabelos do paciente durante todas as partes do exame. Há dois tipos de pelos no corpo: pelos macios, finos e aveludados que cobrem todo o corpo; e pelos terminais grosseiros, longos e espessos, facilmente visualizados na cabeça (cabelos) axilas e região púbica, bem como na face de homens (barba). Obtenha primeiro uma história de saúde conforme listado na Tabela 30.10. Prepare-se para inspecionar a condição e a distribuição de pelos e cabelos, bem como a integridade do couro cabeludo, utilizando boa fonte de iluminação.

Inspeção. Durante a inspeção, explique que é necessário separar partes dos cabelos para detectar anormalidades. Utilize luvas de procedimentos caso note lesões abertas ou piolhos.

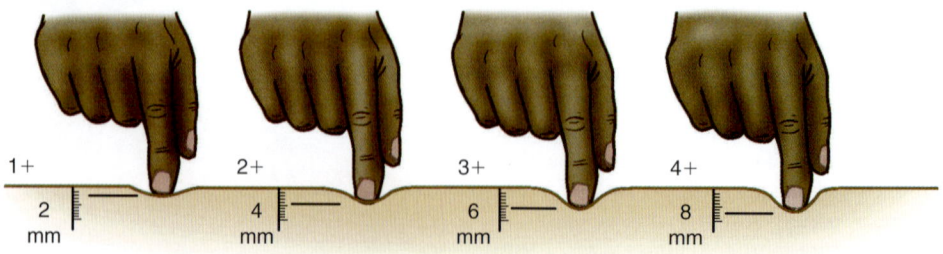

Figura 30.6 Avaliação do edema com fóvea. (De Ball JW et al.: *Seidel's guide to physical examination*, ed 9, St Louis, 2019, Elsevier.)

Boxe 30.6 Tipos de lesões cutâneas primárias

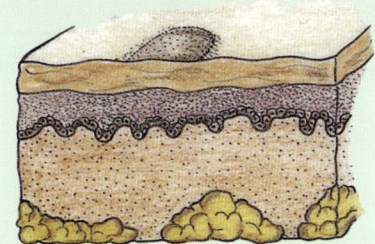
Mácula: alteração plana e não palpável na cor da pele; menor que 1 cm (p. ex., nevos, petéquias)

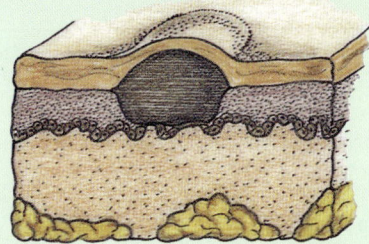
Pápula: elevação palpável circunscrita e sólida na pele; menor que 1 cm (p. ex., nevo elevado)

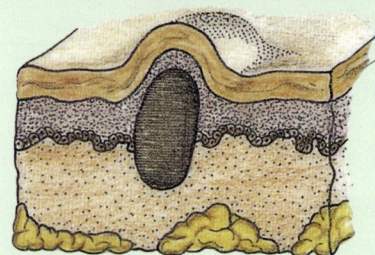
Nódulo: massa sólida elevada, mais profunda e firme que uma pápula; 1 a 2 cm (p. ex., verruga)

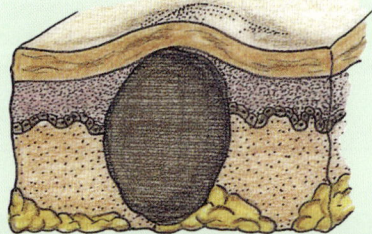
Tumor: massa sólida que se estende profundamente através do tecido subcutâneo; maior que 1 a 2 cm (p. ex., epitelioma)

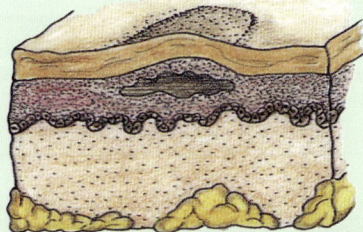
Tubérculo: área de formato irregular e elevada ou edema localizado superficial; tamanho variável (p. ex., urticária, picada de inseto)

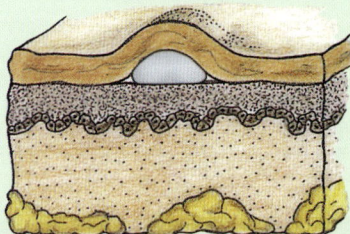
Vesícula: elevação de pele circunscrita preenchida por líquido seroso; menor que 1 cm (p. ex., herpes simples, catapora)

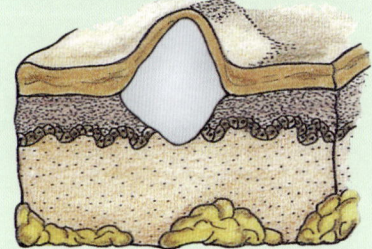
Pústula: elevação de pele circunscrita similar a uma vesícula, porém preenchida por pus; tamanho variável (p. ex., acne, infecção por estafilococos)

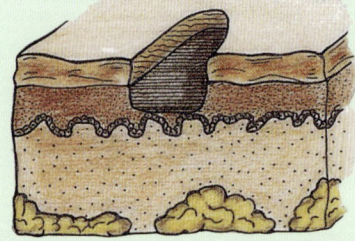
Úlcera: perda profunda de pele da superfície que se estende até a derme e frequentemente sangra e forma cicatrizes; tamanho variável (p. ex., úlcera por estase venosa)

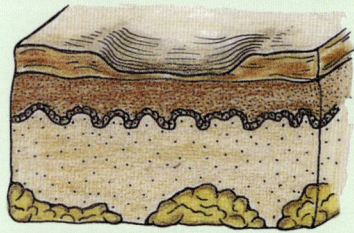
Atrofia: adelgaçamento com perda das rugas normais da pele, aspecto brilhante e translúcido; tamanho variável (p. ex., insuficiência arterial)

Boxe 30.7 Malignidades cutâneas

Carcinoma basocelular
- Lesão de 0,5 a 1 cm crostosa plana ou elevada e com bordo arredondado e escamoso
- Aparência frequente de vasos sanguíneos subjacentes dilatados dentro da lesão.

Carcinomas de células escamosas
- Ocorre mais frequentemente em superfícies mucosas e áreas de pele não expostas comparado ao carcinoma basocelular
- Lesão escamosa de 0,5 a 1,5 cm, algumas vezes ulcerada ou crostosa; surge com frequência e cresce mais rápido que o carcinoma basocelular.

Melanoma
- Lesão plana marrom de 0,5 a 1 cm; surge em áreas de pele exposta ou não ao sol; pigmentação variável, bordos irregulares e margens pouco definidas
- Ulceração, crescimento recente ou alterações recentes em pintas (nevos) antigas são sinais preocupantes.

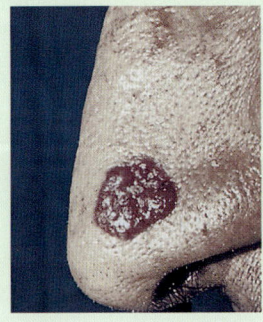
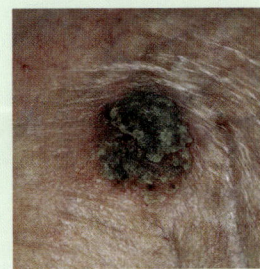
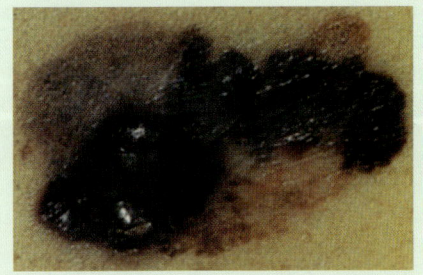

Ilustrações de Belcher AE: *Cancer nursing*, St Louis, 1992, Mosby; Habif TP: *Clinical dermatology: a color guide to diagnosis and therapy*, ed 3, St Louis, 1996, Mosby; e Zitelli BJ et al.: *Zitelli and Davis' atlas of pediatric physical diagnosis*, ed 7, St Louis, 2018, Saunders.

Boxe 30.8 Educação em saúde

Avaliação da pele

Objetivos
- O paciente realizará um autoexame mensal da pele
- O paciente identificará fatores que aumentam o risco de câncer de pele
- O paciente adotará práticas de higiene que visem manter a integridade da pele.

Estratégias de ensino
- Instrua o paciente a conduzir um autoexame completo mensal da pele, observando pintas, manchas e marcas de nascença. Diga ao paciente para inspecionar todas as superfícies cutâneas. Melanomas cancerosos começam como pequenas massas parecidas com pintas que aumentam de tamanho, mudam de cor, ficam ulceradas e sangram (Boxe 30.7)
- Peça que o paciente reporte a um médico qualquer alteração em lesões de pele ou ferida que não cicatrize
- Instrua o paciente a reportar qualquer lesão que sangre ou não cicatrize a um médico. Instrua especialmente idosos, que tendem a ter uma cicatrização mais lenta

- Estimule o uso de filtro solar e protetor labial com fator de proteção solar (FPS) de 30 ou mais (ACS, 2020a)
- Para tratar peles excessivamente secas, diga ao paciente para evitar água quente, sabonetes agressivos e agentes ressecantes, como esfregar álcool
- Aplique umectantes (óleo mineral) na pele regularmente para reduzir coceiras e ressecamentos, e use roupas de algodão.

Avaliação
Use os princípios de explicar de volta para avaliar o aprendizado do paciente/familiar cuidador:
- Observe o paciente realizando a avaliação da pele
- Faça com que o paciente descreva sinais de câncer de pele e as providências a serem tomadas para prevenir o câncer de pele.

Tabela 30.10 Histórico de enfermagem para avaliação de pelos e cabelos.

Histórico de enfermagem	Justificativa
Pergunte ao paciente se está usando uma peruca; caso esteja, peça-lhe que a remova	Perucas interferem com a inspeção do cabelo e couro cabeludo (o paciente algumas vezes solicita omissão dessa parte do exame)
Determine se o paciente notou mudança no crescimento, perda, textura ou coloração de seus cabelos e pelos, ou a presença de lesão de pele ou descamação (ver Avaliação da pele)	Mudanças em geral ocorrem lentamente ao longo do tempo. As lesões podem indicar lesões cancerosas
Identifique o tipo de produtos para cabelo utilizados pelo paciente para se arrumar	O uso excessivo de agentes químicos e aquecimento do cabelo causa ressecamento e fragilidade
Determine se o paciente já realizou quimioterapia (fármacos que causam perda de pelos e cabelos) recentemente ou se tomou algum vasodilatador (minoxidil) para crescimento de cabelos	Agentes quimioterápicos matam células que se multiplicam rapidamente, como células tumorais e células normais dos folículos pilosos. O minoxidil causa crescimento excessivo de cabelos
O paciente notou alguma mudança em sua dieta ou apetite?	A nutrição influencia a condição dos cabelos

Inspecione primeiro cor, distribuição, quantidade, espessura, textura e lubrificação dos pelos do corpo. Os cabelos podem ser grossos ou finos e cacheados ou lisos; devem estar brilhantes, macios e maleáveis. Ao separar mechas de cabelos, observe características como cor e aspereza. A cor pode variar desde um loiro claro até preto e grisalho, sendo por vezes alterada por lavagens ou tinturas. Em idosos, o cabelo pode se tornar grisalho, branco ou amarelado.

Tenha ciência da distribuição normal do crescimento capilar e piloso de homens e mulheres. Na puberdade, ocorre aumento da quantidade e distribuição dos pelos em ambos os sexos. Durante o processo de envelhecimento, o cabelo pode ficar mais rarefeito na cabeça, axilas e região púbica. A barba diminui em homens. Mulheres com hirsutismo apresentam crescimento de pelos acima do lábio superior, queixo e bochechas, com os pelos aveludados se tornando mais espessos ao longo do corpo; essa apresentação pode estar relacionada a distúrbios endócrinos. Para algumas pessoas, a mudança no crescimento dos cabelos e pelos afeta negativamente a imagem corporal e o bem-estar emocional. A quantidade de pelos que cobre os membros pode diminuir devido ao envelhecimento ou a uma insuficiência arterial que reduz a cobertura pilosa das extremidades.

Nos Estados Unidos e em algumas outras culturas, as mulheres comumente depilam suas pernas e axilas, embora o hábito seja uma questão de preferência pessoal em mulheres de diferentes culturas.

Avalie causas de alteração da espessura, textura e lubrificação dos cabelos. Tais alterações podem resultar de doenças febris ou doenças do couro cabeludo que causam queda de cabelo. Condições como doenças da tireoide alteram o estado dos cabelos, tornando-os finos e frágeis. A perda dos cabelos (**alopecia**) ou a rarefação pilosa geralmente está associada a tendências genéticas, distúrbios endócrinos como diabetes melito, tireoidite e climatério. A má nutrição deixa os cabelos finos, sem viço e ressecados. O óleo produzido pelas glândulas sebáceas lubrifica o cabelo, embora cabelos excessivamente oleosos estejam associados à estimulação por androgênios. O envelhecimento e o uso excessivo de agentes químicos deixa os cabelos ressecados e frágeis.

Em geral, os cabelos são macios e inelásticos com coloração regular. Separe cuidadosamente as mechas de cabelo e inspecione detalhadamente o couro cabeludo para lesões, que não são facilmente percebidas com cabelos grossos. Note as características de qualquer lesão (ver Avaliação da pele). Em caso de nódulos ou hematomas, pergunte se o paciente sofreu trauma recente na cabeça. Pintas (nevos) na cabeça são comuns, mas podem sangrar quando se penteia ou escova o cabelo com força. A caspa e a psoríase comumente causam descamação e ressecamento do couro cabeludo. Oriente o paciente sobre a higiene dos cabelos e couro cabeludo (Boxe 30.9).

A inspeção cuidadosa dos folículos pilosos da cabeça e da região púbica pode revelar piolhos ou outros parasitas. Os três tipos de piolhos são o *Pediculus humanus capitis* (piolho-da-cabeça), o *Pediculus humanus corporis* (piolho-do-corpo) e o *Pediculus pubis* (piolho-do-púbis). A presença de piolhos não significa que o indivíduo tenha má higiene. Piolhos disseminam-se rapidamente, especialmente em crianças que brincam juntas. Piolhos-da-cabeça e piolhos-do-púbis aderem seus ovos ao cabelo. Os pequenos ovos lembram partículas ovais de caspa, embora os piolhos propriamente ditos sejam difíceis de visualizar (Figura 30.7). Piolhos-da-cabeça e piolhos-do-corpo são extremamente pequenos e têm corpo branco-acinzentado, ao passo que piolhos-do-púbis têm pernas vermelhas. A fim de identificar melhor a infestação, observe erupções pequenas, avermelhadas em forma de pústula nos folículos pilosos e áreas de encontro de superfícies cutâneas, como atrás das orelhas e na virilha. Indivíduos com infestação geralmente sentem prurido intenso no couro cabeludo, especialmente na nuca ou no pescoço. O uso de pente fino revela os pequenos piolhos de formato oval; se forem encontrados piolhos, é necessário tratamento imediato (ver Capítulo 40).

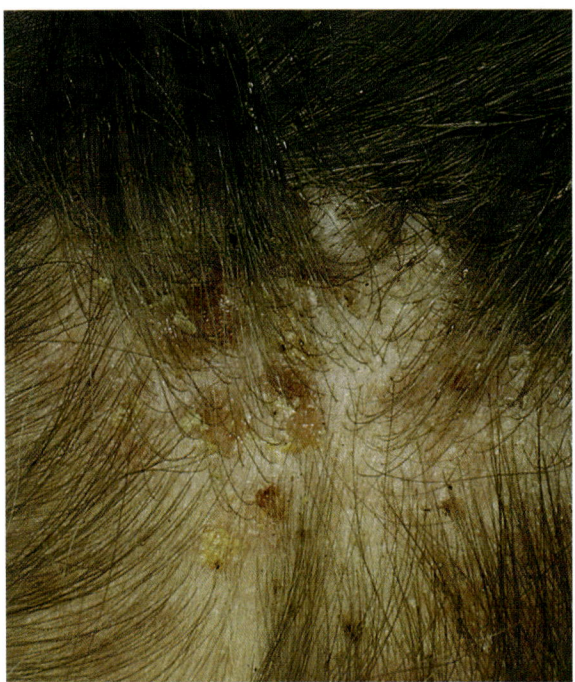

Figura 30.7 Infestação de piolho em cabeça. (De Dinulos JGH: *Habif's clinical dermatology: a color guide to diagnosis and therapy*, ed 7, St Louis, 2021, Elsevier.)

Boxe 30.9 Educação em saúde

Avaliação dos cabelos e couro cabeludo

Objetivo
- O paciente identificará as práticas adequadas para cuidado dos cabelos e couro cabeludo.

Estratégias de ensino

Instrua o paciente sobre:
- Práticas de higiene básica para cuidados dos cabelos e couro cabeludo
- O uso de água morna para lavar os cabelos já que água quente remove os óleos protetores do couro cabeludo
- Massagear o couro cabeludo enquanto aplica o xampu para estimular a área
- O uso de sacadores de cabelo, que podem ser tão barulhentos quanto um cortador de grama; o paciente deve escolher um que seja silencioso, pois exposição prolongada a ruídos altos pode afetar a audição
- Alguma perda de cabelo é normal, em média de 50 a 100 fios por dia, mas escovação excessiva pode arrancar fios. Use uma escova de cerdas com bolinhas nas pontas
- Nunca escove os cabelos molhados; use um pente, em vez disso
- Rabos de cavalo e tranças podem romper os fios do cabelo e danificar raízes; considere deixar o cabelo solto à noite
- Escolher xampus e condicionadores com base no tipo do cabelo (p. ex., oleoso ou quimicamente colorido)
- Usar um *spray* de cabelo com proteção solar de amplo espectro; o sol danifica o cabelo e o couro cabeludo
- Alterações no cabelo podem ser sinal de um problema de saúde. Se o cabelo subitamente ficar frágil ou se houver um aumento da perda de fios, considere consultar um dermatologista.

Avaliação

Use os princípios de explicar de volta para avaliar o aprendizado do paciente/familiar cuidador:
- Diga-me como você cuida de seus cabelos e couro cabeludo
- Explique-me as providências que você tomará caso verifique uma alteração repentina em seu cabelo ou couro cabeludo.

Unhas

A condição das unhas reflete a saúde geral do indivíduo, estado nutricional, ocupação e hábitos de autocuidado. Antes de avaliar as unhas, obtenha um breve histórico (Tabela 30.11). A parte mais visível da unha é a placa ungueal, uma camada transparente de células epiteliais que recobre o leito ungueal (Figura 30.8). A vascularização do leito ungueal cria a coloração subjacente da unha. A área esbranquiçada semilunar presente na base da unha denomina-se *lúnula*, a partir da qual cresce a placa ungueal.

Inspeção e palpação. Inspecione o leito ungueal verificando sua coloração, comprimento, simetria, limpeza e configuração. O formato e a condição das unhas fornecem dicas de problemas fisiopatológicos. Avalie espessura e formato da unha, textura, ângulo entre a unha e a base da unha e condição das dobras laterais e proximal situadas ao redor da unha. Durante a inspeção, você obtém uma ideia das práticas de higiene do paciente. As unhas são normalmente transparentes, lisas, arredondadas e convexas, com ângulo na base de cerca de 160° (Boxe 30.10). O aumento do ângulo e o amolecimento do leito ungueal indicam problemas crônicos de oxigenação. As cutículas circunjacentes são normalmente lisas, intactas e livres de inflamação. Quando você avalia os cuidados básicos com as unhas, reconhece que hábitos de roer unhas, manchas e bordos lascados representam maus cuidados ou exposição ocupacional a óleo ou terra. Unhas lascadas, roídas ou quebradas e cutículas descascadas predispõem o paciente a infecções localizadas.

Durante a palpação, você deve esperar encontrar uma base firme e verificar anormalidades como eritema ou edema. Em pacientes com comprometimento circulatório, observe especialmente sinais precoces de infecção e lesões abertas. Para palpar as unhas, segure gentilmente o dedo do paciente e observe a cor do leito ungueal. As unhas devem ter coloração rosada com extremidades brancas em pacientes brancos. Já pacientes de pele escura apresentam leitos ungueais pigmentados com tom azulado ou avermelhado.

Parte 5 · Fundamentos para a Prática de Enfermagem

Tabela 30.11 Histórico de enfermagem para avaliação das unhas.

Histórico de enfermagem	Justificativa
Pergunte se o paciente sofreu trauma recente ou alguma mudança nas unhas (esfoliação, quebra, descoloração ou espessamento)	Traumas modificam o formato e o crescimento das unhas. Condições sistêmicas causam alterações em cor, crescimento e formato das unhas
O paciente apresenta outros sintomas de dor, edema, presença de doença sistêmica com febre ou estresse psicológico ou físico?	Alterações algumas vezes ocorrem lentamente com o tempo
Questione as práticas de cuidados com as unhas do paciente. Determine se ele utiliza unhas acrílicas ou extensões de unhas	Alterações nas unhas podem ser causadas por problemas locais ou sistêmicos. Unhas acrílicas e extensões de unhas são áreas de crescimento fúngico
Determine se o paciente tem risco de desenvolver problemas nas unhas das mãos ou dos pés (p. ex., diabetes, doença vascular periférica, idade avançada, obesidade)	Agentes químicos causam ressecamento das unhas. O cuidado inadequado causa danos a unhas e cutículas. Alterações vasculares associadas ao diabetes e doenças vasculares periféricas reduzem o fluxo sanguíneo aos tecidos periféricos, sendo comum ocorrer lesões nos pés e espessamento das unhas. Alguns idosos têm problema para cuidar das unhas das mãos e dos pés devido ao déficit visual, falta de coordenação ou incapacidade de se inclinar. Pacientes obesos geralmente têm dificuldade para se inclinar

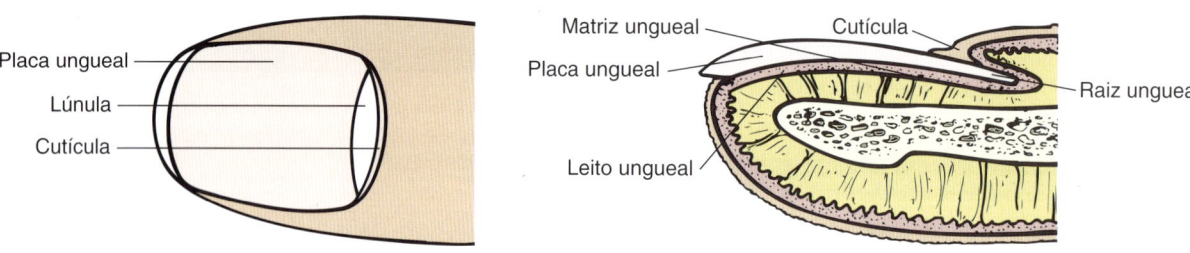

Figura 30.8 Componentes de uma unha. (De Lewis SL et al.: *Medical-surgical nursing*, ed 9, St Louis, 2014, Mosby.)

Boxe 30.10 Anormalidades do leito ungueal

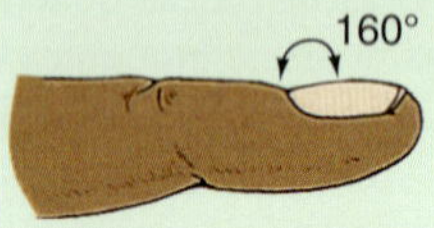

Unha normal: ângulo de aproximadamente 160° entre a base da unha e a unha

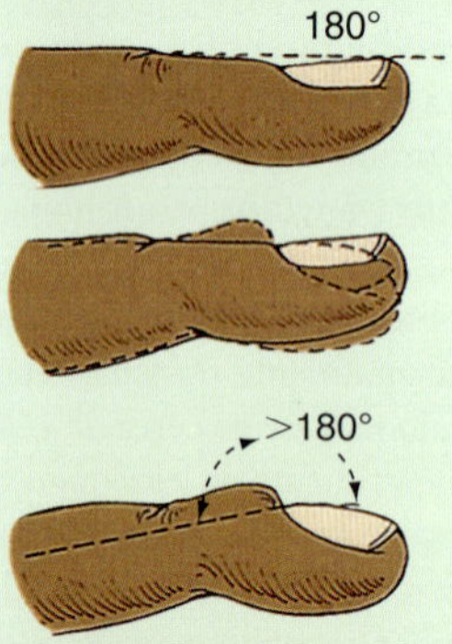

Baqueteamento: mudança na angulação entre a unha e a base (eventualmente maior que 180°); amolecimento do leito ungueal com achatamento da unha; frequente aumento do tamanho das pontas dos dedos
Causas: falta de oxigênio crônica causada por doença cardíaca ou pulmonar

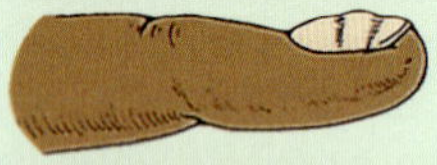

Linhas de Beau: depressões transversais nas unhas indicando distúrbio temporário do crescimento (a unha cresce e se normaliza em muitos meses)
Causas: doença sistêmica como infecções graves; lesões nas unhas

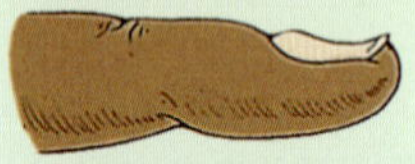

Coiloníquia (unha em colher): curvaturas côncavas
Causas: anemia ferropriva, sífilis, uso de detergentes fortes

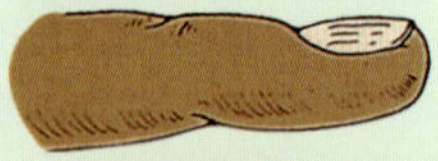

Hemorragias subungueais: manchas vermelhas ou marrons lineares no leito ungueal
Causas: trauma leve, endocardite bacteriana subaguda, triquinose

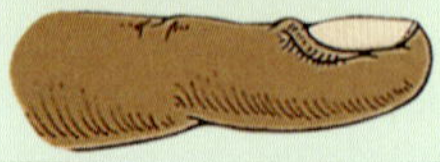

Paroníquia: inflamação da pele na base da unha
Causas: infecção local, trauma

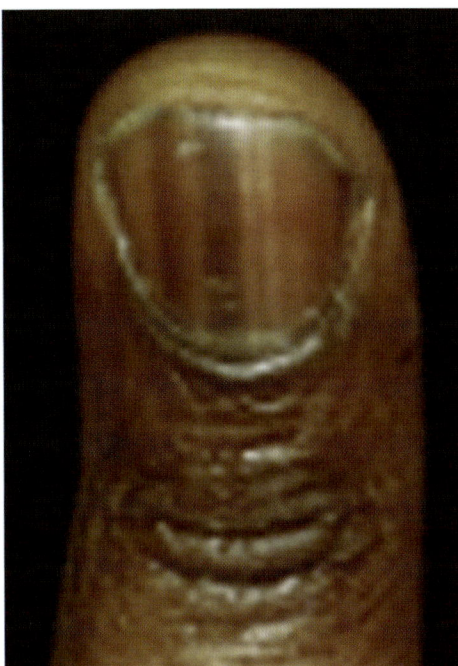

Figura 30.9 Bandas pigmentadas na unha de um paciente de pele escura. (De Dinulos JGH: *Habif's Clinical dermatology: a color guide to diagnosis and therapy*, ed 7, St Louis, 2021, Elsevier.)

É comum haver pigmentação marrom ou preta com faixas longitudinais (Figura 30.9). Traumas, cirrose, diabetes melito e hipertensão causam hemorragias subungueais, ao passo que alterações nos níveis de vitaminas, proteínas e eletrólitos causam surgimento de várias linhas ou bandas nos leitos ungueais.

As unhas normalmente crescem com taxa constante. Contudo, lesões diretas ou doenças generalizadas modificam seu padrão de crescimento. Com o avanço da idade, as unhas das mãos e dos pés tornam-se mais rígidas e espessas, com estriações longitudinais e taxa de crescimento mais lento. Em idosos com níveis insuficientes de cálcio, as unhas tornam-se frágeis, sem vida, com cor opaca amarelada e cutículas espessas e amplas.

Calos são comumente encontrados nos dedos. Trata-se de um espessamento indolor e plano da epiderme. A fricção e a pressão causadas por calçados pode induzir a formação de calos, em geral, sobre proeminências ósseas. Durante o exame, Oriente o paciente acerca dos cuidados adequados com as unhas (Boxe 30.11).

Cabeça e pescoço

O exame da cabeça e do pescoço inclui avaliação de cabeça, olhos, orelhas, nariz, boca, faringe e pescoço (linfonodos, artérias carótidas, glândula tireoide e traqueia). A avaliação utiliza inspeção, palpação e ausculta. Muitas vezes, você precisará inspecionar e palpar a cabeça e o pescoço ao mesmo tempo.

Cabeça

Inspeção e palpação. O histórico de enfermagem avalia lesões intracranianas e deformidades locais ou congênitas (Tabela 30.12). Inspecione a cabeça do paciente, notando sua posição, tamanho, formato e contorno. A cabeça, normalmente, se mantém elevada e alinhada à linha média do tronco. Pacientes que inclinam a cabeça para um lado podem apresentar perda auditiva ou visual unilateral, ou fraqueza muscular no pescoço. Sacudidas ou balanços horizontais podem indicar tremores.

Boxe 30.11 Educação em saúde

Avaliação das unhas

Objetivo
- O paciente cuidará adequadamente dos pés e das unhas de mãos e pés.

Estratégias de ensino
- Oriente o paciente a cortar as unhas apenas depois de mergulhá-las em água morna por cerca de 10 min (**exceção:** pacientes diabéticos ou com doença vascular periférica não devem deixar as unhas de molho pois isso pode causar maceração da pele, predispondo a infecções. O molho prolongado também resseca mãos e pés; a pele seca e rachada leva a infecções)
- Alerte o paciente contra o uso de preparações comercializadas sem prescrição para tratar calos ou unhas encravadas
- Oriente o paciente a cortar as unhas de forma reta e alinhada com as pontas dos dedos. Se o paciente for diabético, aconselhe-o a lixar as unhas em vez de cortar (ver Capítulo 40)
- Oriente o paciente a dar forma às unhas com uma lixa
- Se o paciente for diabético:
  - Lavar os pés diariamente com água morna e secar cuidadosamente, especialmente entre os dedos. Inspecionar os pés todos os dias sob boa iluminação em busca de áreas ressecadas e rachaduras na pele. Hidratar os pés com creme ou loção como Nivea® ou Eucerin®
  - Não passar creme entre os dedos; a umidade entre os dedos permite crescimento de microrganismos, causando infecção
  - Alerte o paciente contra o uso de objetos afiados para cutucar ou escavar abaixo das unhas dos pés ou ao redor de cutículas
  - Peça ao paciente que visite um podólogo para tratar unhas encravadas e unhas com espessamento ou tendência a esfoliar

Avaliação
Utilize os princípios de explicar de volta para avaliar a aprendizagem do paciente/familiar cuidador:
- Mostre-me como você limpará e hidratará suas mãos e pés
- Explique as medidas que você tomará para evitar lesões nos pés.

Note as características da face do paciente, observando suas pálpebras, sobrancelhas, pregas nasolabiais e boca em relação a formato e simetria. É normal haver leve assimetria. Quando houver assimetria da face, note se todas as características de um lado da face foram afetadas ou se apenas uma parte está envolvida. Diversos distúrbios neurológicos (p. ex., paralisia do nervo facial) afetam diferentes nervos que inervam músculos da face.

Examine tamanho, formato e contorno do crânio. O crânio é geralmente redondo com proeminências na área frontal anteriormente e occipital posteriormente. Traumas, em geral, provocam deformidades no crânio. Em bebês, uma cabeça grande é resultado de uma anomalia congênita de acúmulo de líquido cefalorraquidiano nos ventrículos (hidrocefalia). Alguns adultos apresentam mandíbula e ossos da face aumentados em razão de acromegalia, um distúrbio causado pela secreção excessiva do hormônio do crescimento. Palpe o crânio para avaliar nódulos ou massas. Rotacione gentilmente as pontas dos dedos descendo-as pela linha média e laterais da cabeça a fim de identificar anormalidades. Palpe a articulação temporomandibular (ATM) bilateralmente. Coloque os dedos na região imediatamente anterior ao trago de cada orelha. As pontas de seus dedos devem deslizar para o espaço articular à medida que o paciente abre a boca, permitindo palpação suave dos espaços articulares. Normalmente, os movimentos são suaves, embora não seja raro ouvir ou sentir um clique ou estalo na ATM, o que indica doença articular degenerativa (Ball et al., 2019).

Tabela 30.12 Histórico de enfermagem para avaliação da cabeça.

Histórico de enfermagem	Justificativa
Determine se o paciente sofreu trauma recente na cabeça. Se sim, avalie seu estado de consciência após a lesão (imediatamente no retorno ou após 5 min), duração do período de inconsciência e fatores predisponentes (p. ex., convulsão, visão ruim, lapsos de memória)	O trauma é a principal causa de nódulos, galos, cortes, hematomas ou deformidades na cabeça e no crânio. A perda da consciência após um trauma na cabeça indica possível lesão cerebral
Pergunte se o paciente tem histórico de cefaleia; anote início, duração, característica, padrão e sintomas associados	A característica da cefaleia ajuda a revelar fatores causais, como sinusite, enxaqueca ou distúrbios neurológicos
Determine o período de tempo durante o qual o paciente apresentou sintomas neurológicos	A duração dos sinais ou sintomas revela a gravidade do problema
Revise a história ocupacional do paciente com relação ao uso de capacete de segurança	A natureza de algumas ocupações gera risco de trauma craniano
Pergunte se o paciente participa de esportes de contato ou se pratica ciclismo, anda de patins ou de *skate*	Essas atividades requerem uso de capacete de segurança

Olhos

O exame dos olhos inclui avaliação da acuidade visual, campo visual, movimentos extraoculares e estruturas externas e internas do olho. A Figura 30.10 demonstra uma secção transversal do olho. A avaliação dos olhos detecta alterações visuais e determina o nível geral de assistência que os pacientes necessitam para deambular ou realizar atividades de autocuidado. Alguns pacientes com problemas visuais também necessitam de acessórios especiais para ler materiais educativos ou instruções (p. ex., bulas de medicamentos). A Tabela 30.13 revisa o histórico de enfermagem para o exame do olho. O Boxe 30.12 descreve tipos comuns de problemas visuais.

Acuidade visual. A avaliação da acuidade visual (ou seja, capacidade de enxergar pequenos detalhes) testa a visão central. A forma mais fácil de avaliar a visão de perto é pedindo aos pacientes para lerem materiais impressos com boa iluminação. Se os pacientes usarem óculos, certifique-se de que estejam de óculos durante a avaliação. Pedir aos pacientes para lerem em voz alta também ajuda a avaliar seu grau de escolaridade. Se o paciente apresentar dificuldade para ler, passe para o próximo passo.

A avaliação da visão de longe requer uso da tabela de Snellen (em papel ou projeção em tela). A tabela deve estar bem iluminada. Teste a visão sem as lentes corretivas primeiro. Peça ao paciente para se sentar ou ficar de pé a 6,1 metros (20 pés) da tabela e tentar ler todas as letras, iniciando em qualquer linha com os dois olhos abertos. Em seguida, peça ao paciente para ler a linha com cada olho separadamente (o paciente cobre o olho contralateral com um cartão ou tampão para evitar pressionar os olhos). Note qual a menor linha em que o paciente consegue ler todas as letras corretamente e registre a acuidade visual dessa linha. Repita o teste com o paciente utilizando suas lentes corretivas. Finalize o teste rápido o suficiente para evitar que o paciente memorize a tabela (Ball et al., 2019). Se o paciente não souber ler, utilize uma tabela de letras E ou imagens de objetos familiares. Em vez de utilizar letras de leitura, o paciente indica a direção para a qual aponta o E ou o nome do objeto.

A tabela de Snellen dispõe de números padronizados no fim de cada linha. O numerador é o número 20, ou a distância do paciente até a tabela em pés (20 pés equivalem a 6,1 metros). O denominador é a distância a partir da qual o olho normal é capaz de ler a tabela. A acuidade visual normal é de 20/20. Quanto maior

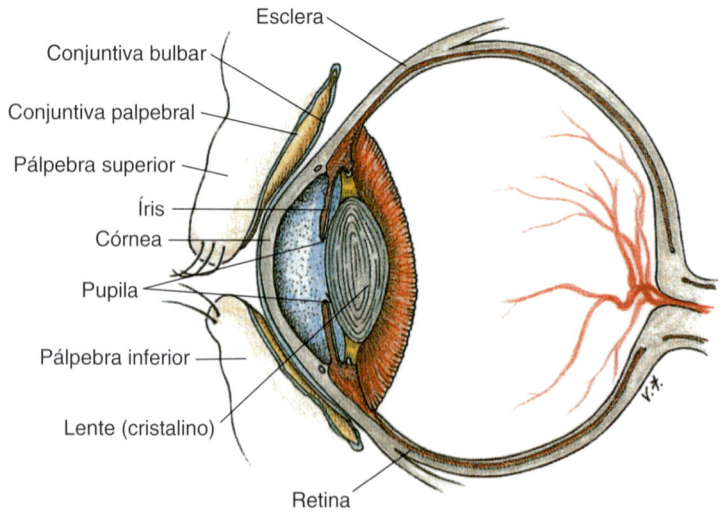

Figura 30.10 Secção transversal do olho.

Capítulo 30 Avaliação de Saúde e Exame Físico

Tabela 30.13 Histórico de enfermagem para avaliação dos olhos.

Histórico de enfermagem	Justificativa
Determine se o paciente apresenta histórico de doença ocular (p. ex., glaucoma, retinopatia, catarata), trauma ocular, diabetes, hipertensão ou cirurgia ocular	Algumas doenças ou traumas causam risco de perda parcial ou completa da visão. O paciente pode ter sido submetido a uma cirurgia para um distúrbio visual
Determine problemas que tenham levado o paciente a buscar atendimento. Pergunte-lhe sobre dor ocular, fotofobia (sensibilidade à luz), sensação de queimação ou prurido, lacrimejamento excessivo ou crostas, diplopia (visão dupla) ou visão turva, percepção de um "filme" ou "cortina" sobre o campo de visão, moscas volantes (pequenos pontos pretos que parecem flutuar pelo campo visual), luzes ofuscantes ou halos ao redor de luzes	Sintomas comuns de doença ocular indicam necessidade de procurar um médico
Determine se existe histórico familiar de distúrbios ou doenças oculares	Alguns problemas oculares como o glaucoma ou a retinite pigmentosa são hereditários
Revise a história ocupacional do paciente e seus lazeres recreacionais. O paciente utiliza óculos de proteção?	A execução de trabalhos complexos com visão de perto causa fadiga ocular. Trabalhar no computador força a visão. Algumas tarefas ocupacionais (p. ex., trabalhar com produtos químicos) e atividades recreacionais (p. ex., esgrima, andar de motocicleta) colocam as pessoas sob risco de sofrer lesões oculares se não tomarem precauções
Pergunte ao paciente se usa óculos ou lentes de contato e, se sim, com que frequência	Pacientes necessitam utilizar óculos ou lentes de contato durante certas partes do exame para avaliação precisa
Determine quando o paciente visitou pela última vez seu oftalmologista ou optometrista	A data do último exame ocular revela o nível de cuidados preventivos tomados pelo paciente
Avalie as medicações que o paciente está tomando, incluindo colírios ou pomadas	Determina necessidade de avaliar o conhecimento do paciente sobre medicações. Algumas medicações causam sintomas visuais

Boxe 30.12 Problemas oculares e visuais comuns

Hiperopia ou hipermetropia
A hiperopia ou hipermetropia é a visão de longe, um erro de refração no qual os raios de luz entram no olho e formam o foco atrás da retina. As pessoas são capazes de enxergar claramente objetos distantes, mas não próximos.

Miopia
A miopia é a visão de perto, um erro de refração no qual os raios de luz adentram o olho e formam o foco na frente da retina. As pessoas são capazes de enxergar claramente objetos próximos, mas não distantes.

Presbiopia
A presbiopia é a visão de perto comprometida em adultos de meia-idade e idosos, causada pela perda de elasticidade da lente e associada ao processo de envelhecimento.

Retinopatia
A retinopatia é um distúrbio não inflamatório dos olhos que resulta de alterações nos vasos sanguíneos da retina. Trata-se de uma causa principal de cegueira.

Estrabismo
O estrabismo é uma condição (congênita) em que os dois olhos não focam simultaneamente em um objeto, aparentando estar cruzados.

O comprometimento da função dos músculos extraoculares ou de sua inervação causa estrabismo.

Catarata
A catarata é o aumento da opacidade da lente, que bloqueia a entrada de raios de luz no olho. A catarata pode se desenvolver lenta e progressivamente após os 35 anos ou subitamente após um trauma. Trata-se de um dos distúrbios visuais mais comuns. A maioria dos idosos (com 65 anos ou mais) apresenta alguma evidência de comprometimento visual por catarata.

Glaucoma
O glaucoma é a lesão estrutural intraocular resultante do aumento da pressão ocular. A causa é a obstrução do fluxo de saída do humor aquoso. Sem tratamento, a doença leva à cegueira.

Degeneração macular
A degeneração macular está associada ao envelhecimento e resulta em perda grave da visão central do paciente. Trata-se de uma causa principal de cegueira e visão baixa nos Estados Unidos, em pacientes com 65 anos ou mais (CDC, 2021a). Não existe cura, embora existam injeções e tratamentos com *laser* que podem retardar a progressão da doença.

o denominador, pior a acuidade visual do paciente. Por exemplo, o valor de 20/40 indica que o paciente, a 6,1 metros de distância (20 pés), é capaz de ler uma linha que uma pessoa com visão normal consegue ler a 12,2 metros (40 pés). Registre a acuidade visual para cada olho e para os dois olhos juntos e se o teste foi realizado com ou sem lentes corretivas (incluindo óculos ou lentes de contato).

Se os pacientes não conseguirem ler nem as maiores letras ou figuras da tabela, teste sua capacidade de contar dedos apontados para cima ou de distinguir a luz. Mantenha uma das mãos a 31 cm de distância da face do paciente e peça-lhe para contar os dedos que estão levantados. A fim de verificar a percepção de luz, acenda uma lanterna apontando para o olho do paciente e apague a luz. Se o paciente perceber quando a luz é apagada ou acesa, sua percepção de luz está intacta.

Avalie a visão de perto pedindo ao paciente para ler um cartão contendo uma tabela de avaliação visual. O paciente segura o cartão a uma distância confortável (31,7 a 35,5 cm) dos olhos e lê a menor linha possível. Essa parte do exame é um bom momento para discutir a necessidade de exames oculares de rotina (Boxe 30.13).

Movimentos extraoculares. Seis pequenos músculos orientam o movimento de cada olho. Os dois olhos movem-se paralelamente entre si em cada uma das seis direções do olhar (Figura 30.11). A fim de avaliar o movimento extraocular, peça que o paciente permaneça sentado ou de pé e fique de frente para ele a uma distância de 60 cm.

Boxe 30.13 Educação em saúde

Avaliação dos olhos

Objetivo
- O paciente seguirá as recomendações para exame regular dos olhos e prevenção de lesões.

Estratégias de ensino
- Explique a frequência recomendada para exame dos olhos com a tabela e o teste de Snellen (Tabela 30.3)
- Descreva os sintomas típicos de doença ocular
- Oriente pacientes idosos a tomar as seguintes precauções devido às alterações normais da visão: evitar ou ter cuidado ao dirigir à noite, aumentar a iluminação da casa para reduzir o risco de quedas e pintar o primeiro e último degrau da escada e beirada dos demais degraus com cor forte, a fim de auxiliar na percepção da profundidade
- Lembre o paciente de que utilizar óculos de proteção previne lesões causadas por fagulhas e respingos.

Avaliação
Utilize os princípios de explicar de volta para avaliar a aprendizagem do paciente/familiar cuidador:
- Conte-me com que frequência você deverá agendar um exame dos olhos
- Descreva os sintomas que você deve observar e quando deverá procurar um médico
- Conte-me quais mudanças você realizará em sua casa para melhorar sua segurança.

Modificado de Ball JW et al.: *Seidel's guide to physical examination*, ed 9, St Louis, 2019, Elsevier.

Levante um dedo a uma distância confortável (15 a 31 cm) dos olhos do paciente. Com o paciente mantendo sua cabeça em posição fixa, olhando para frente, oriente-o a acompanhar com os olhos o seu dedo que se move da direita para a esquerda e diagonalmente de cima para baixo para a esquerda e para a direita. Você deve mover seu dedo de forma suave e lenta dentro do campo de visão normal.

À medida que o paciente olha para cada direção, observe o movimento paralelo dos olhos, posição da pálpebra superior em relação à íris e presença de movimentos anormais. Conforme os olhos se movem nas diferentes direções, a pálpebra superior cobre a íris ligeiramente. O **nistagmo**, oscilação involuntária rítmica dos olhos, ocorre como resultado de lesão local aos músculos oculares e estruturas de suporte, ou devido a um distúrbio dos nervos cranianos que inervam os músculos. Induza o nistagmo em pacientes com movimentos oculares normais pedindo para olharem o máximo para a direita ou esquerda.

Campos visuais. Normalmente, todos os objetos na periferia podem ser visualizados se a pessoa olhar diretamente para frente. Para avaliar os campos visuais, oriente o paciente a se sentar ou ficar de pé a 60 cm de distância no nível dos olhos. O paciente deve fechar gentilmente ou cobrir um dos olhos (p. ex., o esquerdo) e olhar para o olho oposto do enfermeiro. O enfermeiro fecha o olho oposto (neste caso o direito) para que seu campo visual se sobreponha ao do paciente. Em seguida, move um dedo equidistante entre si e o paciente, desde fora do campo visual até gradualmente retorná-lo ao campo visual. O paciente indica quando o dedo do examinador é observado. Se o enfermeiro visualizar o dedo antes do paciente, significa que o paciente apresenta redução de seu campo visual. A fim de testar o campo visual temporal, segure um objeto ou levante um dedo ligeiramente atrás do paciente. Pacientes com problemas de campo visual têm risco de sofrer lesões por não serem capazes de enxergar todos os objetos à sua frente. Idosos comumente sofrem perda de visão periférica devido a alterações na lente (cristalino).

Estruturas externas do olho. A fim de inspecionar as estruturas externas do olho, fique diretamente em frente ao paciente no nível de seus olhos e peça-lhe para olhar para sua face.

Posição e alinhamento. Avalie a posição dos olhos entre si. Os olhos são normalmente paralelos entre si. Olhos protuberantes (exoftalmia) geralmente indicam hipertireoidismo. Olhos cruzados (estrabismo) resultam de lesões neuromusculares ou anormalidades hereditárias. Tumores ou inflamação da órbita em geral causam protrusão anormal dos olhos.

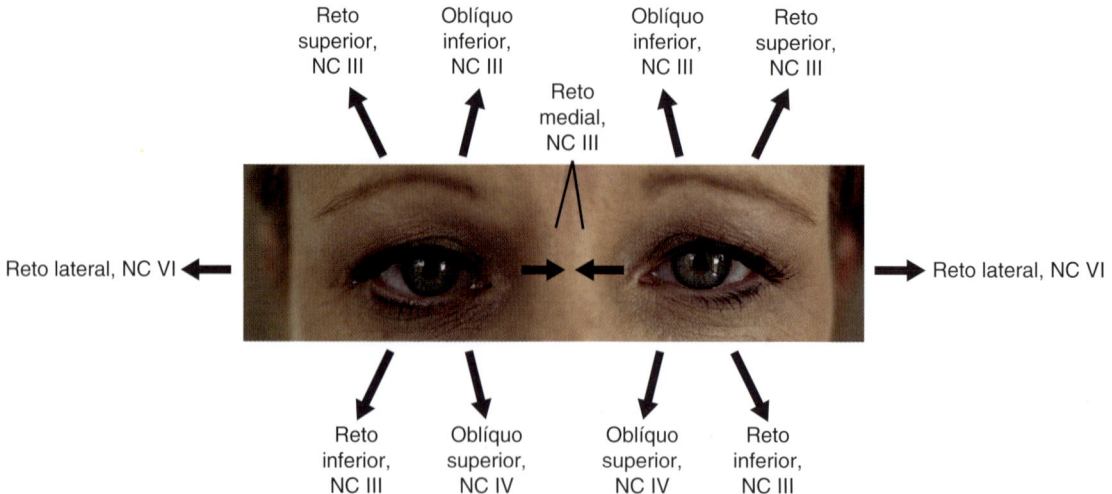

Figura 30.11 Seis direções do olhar. Oriente o paciente a seguir os movimentos de seus dedos a cada olhar. *NC*, nervo craniano.

Sobrancelhas. Inspecione as sobrancelhas com relação a seu tamanho, extensão, textura dos pelos, alinhamento e movimento. As sobrancelhas normalmente são simétricas. Pelos grosseiros que não se estendem além do canto temporal possivelmente revelam hipotireoidismo. Sobrancelhas finas podem ser resultado de remoção com cera ou pinça. O envelhecimento causa perda do terço lateral das sobrancelhas. Para avaliar o movimento, peça ao paciente para levantar e abaixar suas sobrancelhas. O movimento normalmente é simétrico. A incapacidade de movê-las indica paralisia do nervo facial (nervo craniano VII).

Pálpebras. Inspecione as pálpebras com relação a posição, cor, condição da superfície, condição e direção dos cílios e capacidade de o paciente abrir, fechar ou piscar os olhos. Quando os olhos estão abertos em posição normal, as pálpebras cobrem a esclera sobre a íris, mas não a pupila. As pálpebras também devem estar próximas do bulbo do olho. A queda anormal da pálpebra sobre a pupila recebe o nome de **ptose** e é causada por edema ou comprometimento da função do terceiro nervo craniano. No idoso, a ptose resulta da perda de elasticidade que acompanha o envelhecimento. Idosos frequentemente apresentam margens palpebrais voltadas para fora (**ectrópio**) ou para dentro (**entrópio**). O entrópio algumas vezes faz com que os cílios irritem a conjuntiva e a córnea, aumentando o risco de infecção. Os cílios normalmente são distribuídos de forma simétrica e são curvados para fora, longe dos olhos. A presença de um nódulo eritematoso ou amarelado (hordéolo ou terçol) no folículo de um cílio indica inflamação supurativa aguda.

A fim de inspecionar a superfície das pálpebras superiores, peça ao paciente para fechar os olhos e observe possíveis tremores nas pálpebras. As pálpebras em geral são lisas e têm a mesma cor da pele circunjacente. A vermelhidão indica inflamação ou infecção. O edema palpebral pode ser causado por alergias ou insuficiência cardíaca ou renal. O edema impede que as pálpebras se fechem. Inspecione lesões para investigar características típicas e desconforto ou drenagem. Utilize luvas de procedimentos em caso de drenagem presente.

As pálpebras normalmente se fecham de maneira simétrica. O não fechamento expõe a córnea ao ressecamento. Essa condição é comum em pacientes inconscientes ou com paralisia de nervo facial. A fim de inspecionar as pálpebras inferiores, peça ao paciente para abrir novamente os olhos enquanto você avalia as mesmas características que avaliou nas superiores. O paciente pisca involuntariamente e bilateralmente em geral 20 vezes por minuto. O reflexo de piscar lubrifica a córnea. Relate casos de reflexo ausente, infrequente, rápido ou monocular (um único olho).

Aparelho lacrimal. A glândula lacrimal (Figura 30.12), localizada na parede externa superior da porção anterior da órbita, é responsável pela produção da lágrima. As lágrimas fluem a partir da glândula ao longo da superfície do olho até o ducto nasolacrimal, situado no canto nasal ou medial do olho. A glândula lacrimal em algumas situações pode ser sítio de tumores ou infecções e deve ser inspecionada para edema e eritema. Palpe a glândula gentilmente a fim de detectar sensibilidade, a qual normalmente é ausente.

O ducto nasolacrimal, algumas vezes, se torna obstruído, com bloqueio do fluxo da lágrima. Observe evidências de edema no canto medial. A palpação suave do ducto na pálpebra inferior imediatamente dentro da rima orbital inferior causa refluxo de lágrimas.

Conjuntiva e esclera. A conjuntiva bulbar reveste a superfície exposta do bulbo do olho até o bordo externo da córnea. Observe a esclera sob a conjuntiva bulbar; normalmente, sua cor lembra a porcelana branca em pacientes com pele clara e tem tom amarelo-claro em pacientes com pele escura. A esclera torna-se pigmentada e parece amarela ou verde quando há presença de doença hepática.

Tenha cuidado ao inspecionar as conjuntivas. Para uma exposição adequada da conjuntiva bulbar, afaste as pálpebras sem aplicar pressão diretamente sobre o olho. Afaste gentilmente as duas pálpebras, com o polegar e o indicador pressionados contra as margens ósseas superior e inferior da órbita. Peça ao paciente para olhar para cima, para baixo e de um lado para o outro. Muitos pacientes começam a piscar, dificultando o exame. Inspecione cor, textura e presença de edema ou lesões. Normalmente, as conjuntivas são livres de eritema. A presença de vermelhidão indica **conjuntivite** alérgica ou infecciosa. A presença de sangue vermelho-vivo em uma área localizada e cercada por conjuntiva de aspecto normal, em geral, indica hemorragia subconjuntival. A conjuntivite é uma infecção altamente contagiosa. É fácil disseminar a drenagem crostosa que se acumula nas margens das pálpebras de um olho para outro. Quando houver presença de drenagem, utilize luvas de procedimentos durante o exame e realize higiene adequada das mãos antes e após o exame do olho.

Córneas. A córnea é a parte transparente e incolor dos olhos que recobre a pupila e a íris. Vista de lado, lembra o vidro de um relógio de pulso. Com o paciente olhando diretamente para frente, inspecione a córnea para verificar sua clareza e textura apontando uma lanterna em direção oblíqua sobre sua superfície. A córnea normalmente tem aspecto brilhante, translúcido e liso. Em idosos, perde seu brilho. Qualquer irregularidade na superfície indica ulceração ou ruptura que requer exame adicional por parte de um clínico. Ambas as condições são muito dolorosas. Note coloração e detalhes da íris. Em idosos, a íris torna-se mais apagada. Com o envelhecimento, é comum ocorrer a formação de um anel ao longo da margem da íris, denominado **arco senil**, mas é anormal em indivíduos com idade inferior a 40 anos. A fim de testar o reflexo protetor corneal de piscar, consulte a seção de testes de nervos cranianos deste capítulo.

Pupilas e íris. Observe tamanho, formato, igualdade, acomodação e reação das pupilas à luz. Pupilas são normalmente pretas, redondas, regulares e de tamanho igual (3 a 7 mm de diâmetro) (Figura 30.13). A íris deve estar claramente visível.

Pupilas esbranquiçadas indicam catarata. Pupilas dilatadas (midríase) podem resultar de glaucoma, trauma, distúrbios neurológicos, medicações oculares (p. ex., atropina) ou abstinência de opioides. A inflamação da íris ou o uso de fármacos (p. ex., pilocarpina, morfina ou cocaína) causa constrição pupilar (miose). Pupilas em formato de um ponto constituem sinal comum de intoxicação por opioides.

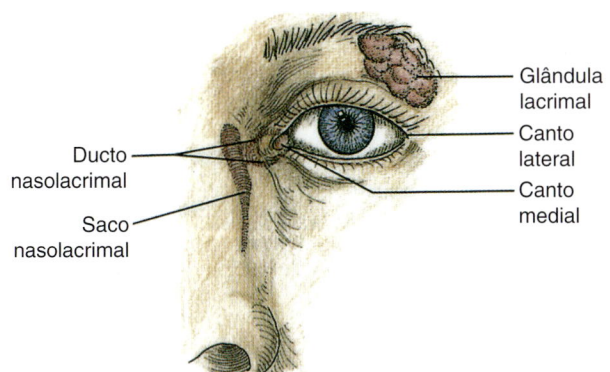

Figura 30.12 O aparelho lacrimal secreta e drena as lágrimas, que umedecem e lubrificam as estruturas oculares.

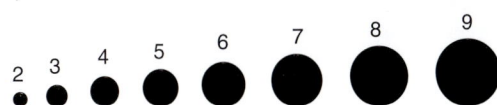

Figura 30.13 Diagrama demonstrando o tamanho da pupila em milímetros.

A incidência de um feixe de luz através da pupila até a retina estimula o terceiro nervo craniano, causando constrição dos músculos da íris. Qualquer anormalidade nos trajetos nervosos da retina até a íris altera a capacidade das pupilas de reagir à luz. Alterações na pressão intracraniana, lesões nas vias neurais, medicações oftálmicas de aplicação tópica e trauma direto no olho alteram a reação pupilar.

Teste os reflexos pupilares (à luz e de acomodação) em um cômodo com luz fraca. Oriente o paciente a evitar olhar diretamente para a luz. Com o paciente olhando diretamente para frente, traga uma lanterna a partir da lateral de sua face e direcione a luz à sua pupila (Figura 30.14). A pupila iluminada diretamente se contrai (miose) e a pupila contralateral se contrai de forma consensual. Observe a velocidade e a simetria do reflexo. Repita o exame no olho contralateral.

A fim de testar o reflexo de acomodação, peça ao paciente para visualizar um objeto distante (na parede oposta) e depois um objeto de teste (dedo ou lápis) a uma distância de aproximadamente 10 cm da ponta de seu nariz. As pupilas normalmente se acomodam por meio da miose para visualizar objetos próximos. As respostas pupilares são iguais. O teste da acomodação é importante apenas quando o paciente demonstra problema na resposta pupilar à luz (Ball et al., 2019). Se a avaliação da reação pupilar estiver normal em todos os testes, registre a abreviação **PERRLA** (pupilas equivalentes, redondas, reativas à luz e com acomodação).

Estruturas internas do olho. O exame das estruturas internas do olho por meio do uso de um oftalmoscópio ultrapassa o escopo da prática dos enfermeiros recém-graduados. Enfermeiros de prática avançada utilizam o oftalmoscópio para inspecionar o fundo do olho (Figura 30.15), que inclui a retina, disco do nervo óptico, mácula, fóvea central e vasos da retina. Os pacientes com maior necessidade do exame são os diabéticos, hipertensos e com distúrbios intracranianos ou trauma.

Orelhas

A avaliação das orelhas determina a integridade de suas estruturas e acuidade auditiva. As três partes da orelha são denominadas orelha externa, orelha média e orelha interna (Figura 30.16). Inspecione e palpe as estruturas da orelha externa, que incluem o pavilhão auricular, o meato acústico (canal auditivo) externo e a membrana timpânica (tímpano). O meato acústico normalmente é curvo e mede cerca de 2,5 cm em adultos. É revestido por pele contendo pelos finos, terminações nervosas e glândulas secretoras de cerume. A orelha média é inspecionada utilizando-se um otoscópio. Trata-se de uma cavidade preenchida por ar contendo três ossículos (martelo, bigorna e estribo). A tuba auditiva (tuba de Eustáquio) conecta a orelha média à nasofaringe. A pressão entre a atmosfera e a orelha média é estabilizada por meio dessa tuba. Finalmente, a orelha interna é testada por meio da verificação da acuidade auditiva do paciente. A orelha interna contém a cóclea, o vestíbulo e os canalículos semicirculares. Utilize dados do histórico de enfermagem para identificar os riscos de distúrbios auditivos do paciente (Tabela 30.14).

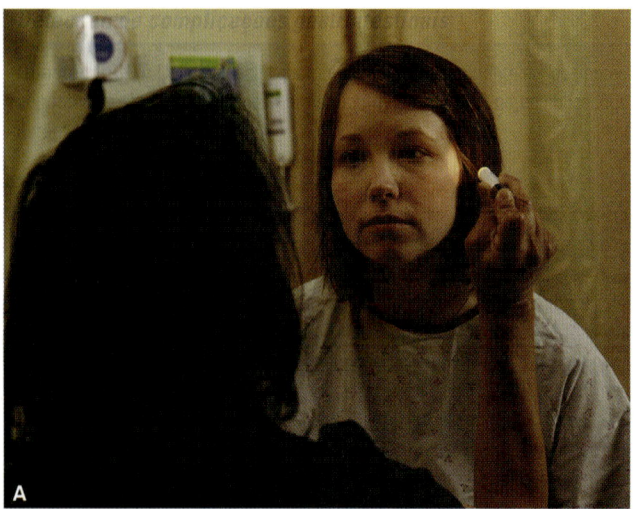

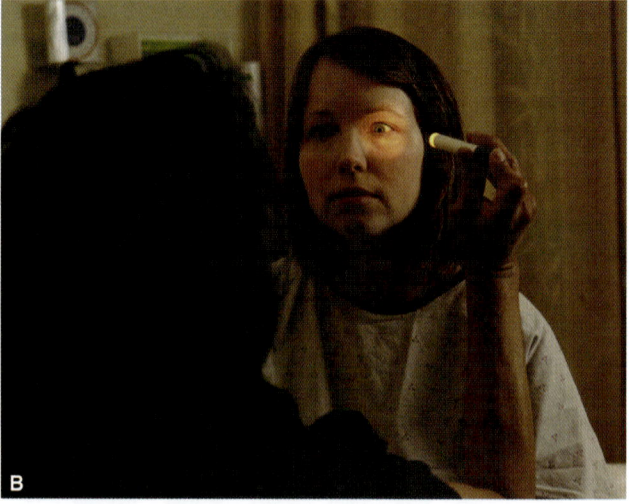

Figura 30.14 A. Para avaliar o reflexo pupilar, o enfermeiro deve, primeiro, segurar a lanterna ao lado da face do paciente. **B.** A iluminação da pupila causa sua constrição.

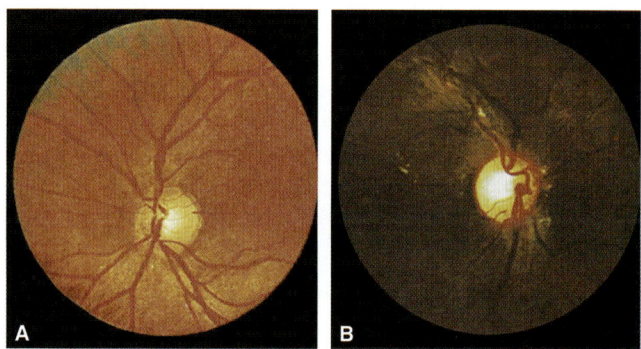

Figura 30.15 Fundo do olho de paciente branco (**A**) e negro (**B**). (Cortesia de MEDCOM, Cypress, CA.)

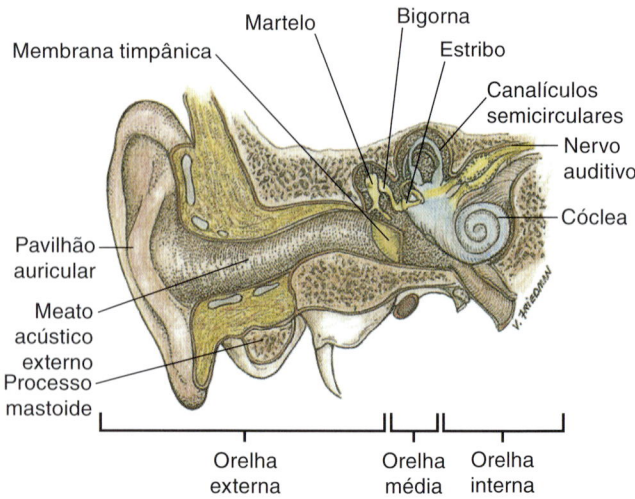

Figura 30.16 Estruturas das orelhas externa, média e interna.

Capítulo 30 Avaliação de Saúde e Exame Físico

Tabela 30.14 Histórico de enfermagem para avaliação das orelhas.

Histórico de enfermagem	Justificativa
Pergunte se o paciente apresentou dor, prurido, secreções, vertigem, zumbido (ruído auditivo) ou alteração na audição	Esses sinais e sintomas indicam infecção ou perda auditiva
Se o paciente apresentou problema auditivo recentemente, note o início, fatores que contribuíram, orelha acometida e efeitos sobre as atividades de vida diária	Ajuda a determinar a natureza e a gravidade do problema auditivo
Avalie risco de problema auditivo: • *Bebês/crianças:* hipoxia no nascimento, meningite, peso ao nascimento inferior a 1.500 g, histórico familiar de perda da audição, anomalias congênitas do crânio ou face, infecções intrauterinas não bacterianas (rubéola, herpes), uso de drogas pela mãe, níveis de bilirrubina excessivamente altos, trauma craniano • *Adolescentes:* exposição frequente a música alta em *shows*, som automotivo e celulares ou aparelhos de música com fones de ouvido ou outros dispositivos • *Adultos:* exposição a barulhos industriais ou recreacionais, doença genética (doença de Ménière), doença neurodegenerativa.	Fatores de risco predispõem o paciente à perda permanente da audição. É difícil avaliar o estado da audição de bebês somente por meio do exame
Determine se o paciente foi exposto a barulhos intensos no trabalho e a disponibilidade de dispositivos de proteção	A exposição prolongada a barulhos causa perda temporária ou permanente da audição
Note comportamentos indicativos de perda auditiva, como deixar de responder quando interrogado, pedidos para repetir o que foi dito, inclinação para frente para escutar, falta de atenção por parte de crianças ou uso de tom de voz enfadonho	Pessoas com perda auditiva enfrentam déficit sensorial por meio de diversos sinais comportamentais
Avalie se o paciente toma doses altas de ácido acetilsalicílico ou outros fármacos ototóxicos (p. ex., aminoglicosídeos, furosemida, estreptomicina, cisplatina, ácido etacrínico)	Medicações provocam efeitos adversos de perda auditiva
Determine se o paciente faz uso de aparelho auditivo	A determinação permite-lhe avaliar a capacidade do paciente de cuidar de seu aparelho e ajustar o tom de voz para se comunicar
Determine se o paciente tem histórico de acúmulo de cerume repetitivo nas orelhas	A impactação do cerume é uma causa comum de surdez de condução

A compreensão dos mecanismos de transmissão do som ajuda a identificar a natureza dos distúrbios auditivos. O som viaja através da orelha conduzido pelo ar e pelos ossos. Impulsos nervosos da cóclea são conduzidos pelo nervo auditivo (oitavo nervo craniano) até o córtex cerebral. Distúrbios auditivos podem resultar de diversos tipos de problemas, incluindo disfunção mecânica (obstrução por cerume ou corpo estranho), trauma (corpos estranhos ou exposição a barulho), distúrbios neurológicos (lesão do nervo auditivo), doenças agudas (infecção viral) e efeitos tóxicos de medicações.

Pavilhão auricular. Com o paciente sentado confortavelmente, inspecione tamanho, formato, simetria, marcações, posição e cor do pavilhão auricular (Figura 30.17). Os pavilhões das orelhas normalmente têm tamanho igual e estão situados em mesmo nível entre si. O ponto superior de sua inserção forma uma linha reta com o canto lateral do olho. A posição do pavilhão auricular é aproximadamente vertical. Orelhas mais baixas ou com angulação diferente constituem sinal de anormalidade cromossômica, como a síndrome de Down. A cor das orelhas geralmente é igual à da face, sem nevos, cistos, deformidades ou nódulos. O eritema é um sinal de inflamação ou febre. A palidez extrema indica queimadura pelo frio.

Palpe os pavilhões auriculares para avaliar sua textura, sensibilidade e lesões na pele. A pele normalmente é lisa e sem lesões. Quando o paciente apresentar dor, gentilmente tracione o pavilhão, pressione o trago e palpe atrás da orelha acima do processo mastoide. Caso a palpação aumente a dor, é provável que a orelha externa esteja infeccionada. Caso a palpação não influencie a dor, o paciente pode estar com uma infecção de orelha média. A sensibilidade na região mastoide indica mastoidite.

Inspecione a abertura do canal auditivo para verificar seu tamanho e presença de secreções. Em caso de secreção, utilize luvas de procedimentos. Um meato edemaciado ou obstruído não é considerado normal. A substância amarelada e cerosa denominada **cerume** é comum. Secreções amarelas ou esverdeadas com odor fétido indicam infecção ou corpo estranho.

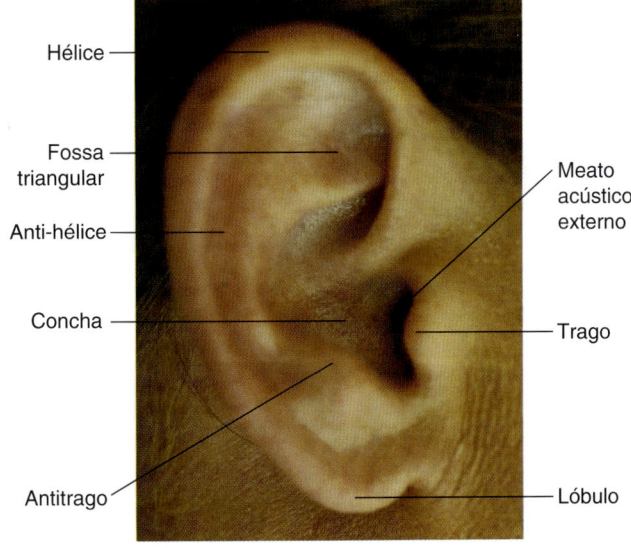

Figura 30.17 Estruturas anatômicas do pavilhão auricular.

Canal auditivo e tímpano. Observe as estruturas profundas das orelhas externa e média com uso de um otoscópio. Um espéculo auricular especial é acoplado no cabo do otoscópio. Para melhor visualização, selecione o maior espéculo possível, que sirva confortavelmente na orelha do paciente. Antes de inserir o otoscópio, verifique a presença de corpos estranhos na abertura do canal auditivo.

Certifique-se de que o paciente não movimente a cabeça durante o exame, a fim de evitar lesão do canal e membrana timpânica. Bebês e crianças pequenas podem necessitar ser contidos a fim de impedir a movimentação. Coloque bebês em posição supina com a cabeça virada para um lado e os braços seguros nas laterais do corpo. Peça aos pais para segurarem filhos pequenos no colo com as pernas da criança entre os joelhos.

Ligue o otoscópio rotacionando o topo do cabo. Para inserir o espéculo adequadamente, peça ao paciente para inclinar ligeiramente a cabeça em direção ao ombro oposto. Segure o cabo do otoscópio no espaço entre seu polegar e indicador e apoie-o com o dedo médio. Isso deixa a face ulnar de sua mão livre para se apoiar na cabeça do paciente, estabilizando o otoscópio durante a inserção no canal auditivo (Ball et al., 2019). Há duas maneiras de segurar o otoscópio: (1) segure o cabo próximo da face do paciente apoiando seus dedos na face ou pescoço dele, ou (2) apoie o otoscópio invertido suavemente sobre a lateral da cabeça ou bochecha do paciente. Essa última forma de segurar, utilizada em crianças, previne a movimentação acidental do otoscópio mais para dentro do canal auditivo. Insira o aparelho tracionando a orelha para cima e para trás em adultos e idosos (Figura 30.18). A manobra deixa o canal auditivo retilíneo. Para bebês, o pavilhão deve ser tracionado para baixo e para trás.

Insira o espéculo voltado ligeiramente para baixo e para frente 1 a 1,5 cm para dentro do canal. Tome cuidado para não friccionar o revestimento sensível do canal, o que causa dor. O canal auditivo normalmente tem pouco cerume e aspecto róseo uniforme com pequenos pelos em seu terço externo. Observe cor, secreções, descamações, lesões, corpos estranhos e cerume. O cerume normalmente é seco (marrom-claro a acinzentado em lascas) ou úmido (amarelo-escuro ou marrom) e pegajoso. O cerume seco é mais comum em asiáticos e indígenas (Ball et al., 2019). Um canal com aspecto avermelhado e presença de secreção indica inflamação ou infecção. Em outros adultos, o acúmulo de cerume constitui problema comum que causa leve perda da audição. Durante o exame, pergunte ao paciente sobre seus métodos de limpeza do canal auditivo (Boxe 30.14).

A luz do otoscópio permite visualização da membrana timpânica. Conheça as referências anatômicas comuns e seu aspecto (Figura 30.19). Mova o otoscópio gentilmente para que toda a membrana timpânica

---

Boxe 30.14 Educação em saúde

Avaliação das orelhas

Objetivo
- O paciente seguirá diretrizes de prevenção para exame de perda auditiva e técnica de higiene correta das orelhas.

Estratégias de ensino
- Explique que a perda auditiva induzida por barulhos pode levar a dificuldades de comunicação, dificuldades de aprendizagem, dor ou zumbidos nas orelhas, audição distorcida ou abafada e incapacidade de ouvir determinados ruídos do ambiente e sinais de alerta
- Encoraje pacientes a adotar comportamentos que protejam sua audição (CDC, 2021b)
  - Evitar ou limitar a exposição a ruídos excessivamente altos
  - Abaixar o volume de aparelhos de música
  - Ficar distante da fonte de sons altos quando possível
  - Utilizar dispositivos de proteção auditiva quando não for possível evitar a exposição, a fim de reduzi-la a níveis seguros
- Oriente o paciente sobre o modo correto de higienizar a orelha externa (ver Capítulo 40), evitando o uso de cotonetes e objetos pontiagudos como grampos, os quais causam impactação do cerume profundamente no canal auditivo ou trauma
- Oriente o paciente a evitar inserir objetos pontiagudos no canal auditivo
- Encoraje pacientes com idade superior a 65 anos a realizar exames regulares das orelhas. Explique que a diminuição da audição constitui parte normal do envelhecimento (ver Capítulo 49).
- Oriente membros da família de pacientes com perda auditiva a evitar gritar e falar em tom mais lento e baixo, bem como garantir que o paciente esteja enxergando a face de quem fala.

Avaliação
Utilize os princípios de explicar de volta para avaliar a aprendizagem do paciente/familiar cuidador:
- Descreva dois métodos de proteger sua audição em casa
- Mostre-me como você limpará as orelhas de forma segura
- Conte-me com que frequência você fará exames das orelhas.

---

e sua periferia fiquem visíveis. Como a membrana se angula para fora do canal, a luz do otoscópio fica com aspecto cônico em vez de circular. A membrana oval é rodeada por um anel fibroso de cartilagem. O umbigo do tímpano fica próximo do centro da membrana e à frente do local de inserção do martelo. O processo curto situado atrás do martelo cria uma estrutura similar a uma maçaneta no topo do

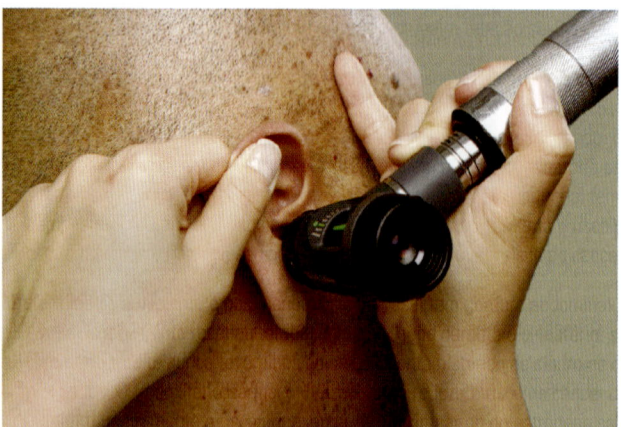

Figura 30.18 Exame otoscópico. (De Wilson S, Giddens J: *Health assessment for nursing practice*, ed 7, St Louis, 2022, Elsevier).

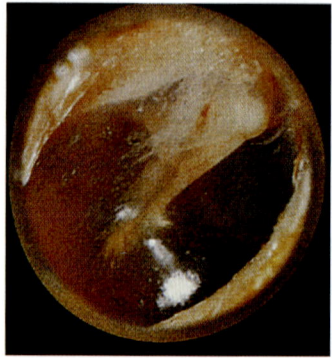

Figura 30.19 Membrana timpânica direita normal. (Cortesia de Dr. Richard A. Buckingham, Abraham Lincoln School of Medicine, University of Illinois, Chicago.)

tímpano. Analise cuidadosamente a fim de garantir que não existam rupturas na membrana. A membrana timpânica normal é translúcida, brilhante e de cor cinza cintilante, sem rachaduras nem rupturas. Uma membrana protuberante vermelha ou rósea é indicativa de inflamação. A cor branca revela pus atrás da membrana. O tímpano deve estar tensionado, exceto pela pequena parte flácida triangular próxima a seu topo. Se houver cerume bloqueando a membrana, a irrigação com água morna promove remoção de forma segura.

Acuidade auditiva. Pacientes com perda auditiva geralmente não respondem durante conversações. Os três tipos de perda auditiva são a perda da condução, perda sensório-neural e perda mista. A perda da condução interrompe a propagação de ondas sonoras desde a orelha externa até a cóclea da orelha interna porque as ondas não são transmitidas através das orelhas externa e média. As causas podem incluir edema do canal auditivo e ruptura da membrana timpânica. A perda sensório-neural envolve a orelha interna, o nervo auditivo ou o centro auditivo do cérebro. O som é conduzido através das estruturas das orelhas externa e média, porém tem sua condução interrompida em algum ponto além dos ossículos. Já a perda mista envolve uma combinação das duas anteriores. Pacientes que trabalham ou vivem perto de barulhos intensos ou que ouvem música com volume alto têm risco de sofrer perda da audição.

Idosos têm dificuldade para ouvir sons de alta frequência e consoantes (p. ex., S, Z, T e G). A degeneração da cóclea e o espessamento da membrana timpânica causam perda gradual da acuidade auditiva no idoso. Idosos são especialmente suscetíveis à perda da audição causada por **ototoxicidade** (lesão do nervo auditivo) devido a altas doses de manutenção de antibióticos (p. ex., aminoglicosídeos).

Para conduzir uma avaliação da audição, peça ao paciente que remova seu aparelho auditivo, caso utilize um. Note suas respostas a perguntas. Normalmente, o paciente responde sem pedidos excessivos de repetição da pergunta. Em caso de suspeita de perda da audição, verifique a resposta do paciente à voz sussurrada. Teste uma orelha por vez enquanto o paciente oclui a outra com um dedo. Peça-lhe para mover o dedo gentilmente para cima e para baixo durante o teste em resposta ao som percebido. Fique a uma distância de 31 a 60 cm da orelha que está sendo testada e fale cobrindo a boca para que o paciente não consiga realizar leitura labial. Após expirar totalmente, sussurre suavemente na orelha não ocluída, recitando números aleatórios com sílabas de acento tônico igual, como *nove-quatro-sete*. Caso necessário, aumente gradualmente a intensidade de sua voz até que o paciente repita corretamente os números. Em seguida, teste a outra orelha para comparação. Ball et al. (2019) referem que os pacientes, geralmente, ouvem de modo claro os números sussurrados, respondendo corretamente em ao menos 50% das vezes.

Quando houver perda auditiva, teste a audição utilizando um diapasão. O mais comumente utilizado é o diapasão de 256 a 512 hertz (Hz). O diapasão permite comparação da audição por condução óssea com a condução pelo ar. Segure a base do diapasão com uma das mãos sem tocar em seus ramos. Bata levemente o diapasão na palma de sua outra mão para iniciar a vibração (Tabela 30.15).

Nariz e seios nasais

Utilize a inspeção e a palpação para avaliar a integridade do nariz e dos seios nasais. O paciente deve estar sentado durante o exame. Uma lanterna permite avaliação grosseira de cada narina. O exame mais detalhado requer uso de um espéculo nasal a fim de inspecionar os turbinados mais profundamente na cavidade nasal. Não utilize espéculo sem a presença de um profissional qualificado como um professor de enfermagem ou enfermeiro de prática avançada. A Tabela 30.16 lista os componentes do histórico de enfermagem.

Nariz. Ao inspecionar o nariz externo, observe seu formato, tamanho, cor da pele e presença de deformidades ou inflamação. O nariz é normalmente liso e simétrico e tem o tom de pele igual ao da face. Traumas recentes podem causar edema e mudança na coloração. Caso haja edema ou deformidade, palpe gentilmente a crista e o tecido mole do nariz colocando um dedo de cada lado do arco nasal e movimentando os dedos gentilmente desde a ponte nasal até a extremidade. Note qualquer sensibilidade, massas ou desvios subjacentes. As estruturas nasais devem ser firmes e estáveis.

O ar normalmente passa de modo livre através do nariz durante a respiração. A fim de avaliar a patência das narinas, coloque um dedo do lado do nariz do paciente e oclua uma narina. Peça ao paciente que respire com a boca fechada. Repita o procedimento com a outra narina.

Ilumine as narinas anteriores e inspecione a mucosa para verificar coloração, lesões, descarga, edema e evidência de hemorragia. Em caso de secreção nasal, utilize luvas. A mucosa normal é rósea e úmida, sem lesões. Mucosas pálidas com descarga evidente indicam alergia. A descarga mucoide indica rinite. Infecções (virais ou bacterianas) resultam em descarga amarelada ou esverdeada. O uso habitual intranasal de cocaína e opioides causa aumento de volume e vascularização da mucosa. Em pacientes com sonda nasogástrica, verifique rotineiramente o nariz para possível lesão na pele (**escoriação**) das narinas, caracterizada por eritema e descamação.

Para avaliar o septo nasal e os ossos turbinados, peça ao paciente que incline a cabeça ligeiramente para trás a fim de proporcionar visão clara. Ilumine o septo e observe alinhamento, perfuração ou hemorragia. O septo normalmente se situa próximo da linha média e é mais espesso anteriormente que posteriormente. Os turbinados são revestidos por membranas mucosas que aquecem e umedecem o ar inspirado. A mucosa normal é rósea e úmida, sem lesões. O septo desviado obstrui a respiração e interfere na passagem de sondas nasogástricas. A perfuração do septo ocorre, geralmente, após uso repetitivo de cocaína por via intranasal. Note se existem **pólipos** (crescimentos similares a tumores) ou drenagem purulenta.

Seios nasais. O exame dos seios nasais envolve a palpação. Em casos de alergias ou infecção, o interior dos seios torna-se inflamado e edemaciado. A forma mais eficaz de avaliar a sensibilidade é a palpação externa da região dos seios frontal e maxilar (Figura 30.20). Palpe o seio frontal exercendo pressão com seu polegar para cima e sob a sobrancelha do paciente. A compressão suave para cima evidencia facilmente a sensibilidade dolorosa quando existe irritação do seio nasal frontal. Não pressione os olhos. Em caso de sensibilidade dolorosa no seio nasal, pode ser realizada a transiluminação. Todavia, esse procedimento requer experiência avançada. O Boxe 30.15 descreve diretrizes orientadoras de avaliação do nariz e seios nasais.

Boca e faringe

Avalie a boca e a faringe a fim de detectar sinais relacionados à saúde geral. Determine as necessidades de higiene oral do paciente e terapias necessárias devido a desidratação, ingestão restritiva, trauma oral ou obstrução de vias respiratórias. Para avaliar a cavidade oral, utilize uma lanterna e um abaixador de língua ou uma gaze. Calce luvas de procedimentos para o exame. Peça que o paciente sente ou se deite. Avalie a cavidade oral também durante a realização de higiene oral (ver Capítulo 40) A Tabela 30.17 descreve o histórico de enfermagem para avaliação da boca e da faringe.

Lábios. Inspecione os lábios com relação a coloração, textura, hidratação, contorno e lesões. Com o paciente de boca fechada, visualize os lábios de uma extremidade à outra. Os lábios são normalmente

Tabela 30.15 Testes com diapasão.

Testes e passos	Justificativa
Teste de Weber (lateralização do som) Segure o diapasão pela base e bata os ramos gentilmente na eminência tenar da mão Segure a base do diapasão vibrante sobre o vértice da linha média da cabeça do paciente ou no meio de sua testa (ver ilustração **A**) Pergunte ao paciente se ele ouve o som de forma equivalente nas duas orelhas ou melhor em uma das orelhas (lateralização)	Pacientes com orelhas funcionais normais percebem sons igualmente em ambas as orelhas. Na surdez de condução, o som é percebido melhor na orelha comprometida. Já na surdez neurossensorial o som é percebido melhor na orelha normal
Teste de Rinne (comparação entre a condução aérea e óssea) Posicione a base do diapasão vibrante contra o processo mastoide do paciente (ver ilustração **B**) Comece a contar o tempo com seu relógio Peça ao paciente que informe quando deixar de conseguir ouvir o som; note o tempo em segundos. Rapidamente, coloque os ramos ainda vibrantes do diapasão 1 a 2 cm distantes do canal auditivo e peça que o paciente informe quando deixar de conseguir ouvir o som (ver ilustração **C**) Continue contando o tempo durante o qual o som é percebido por condução aérea Compare o número de segundos durante os quais o som é percebido por condução óssea e com a condução aérea	O paciente deve ouvir o som conduzido pelo ar por tempo duas vezes mais longo que o som conduzido pelo osso (razão igual a 2:1). Por exemplo, se o paciente perceber o som de condução óssea durante 10 s, esse som deverá perdurar por 10 s adicionais. Na surdez de condução, o paciente percebe o som pela condução óssea por tempo maior que pela condução aérea na orelha afetada. Na surdez neurossensorial, o paciente percebe o som de condução aérea por mais tempo que o som de condução óssea na orelha afetada, embora com razão inferior a 2:1 (Ball et al., 2019).

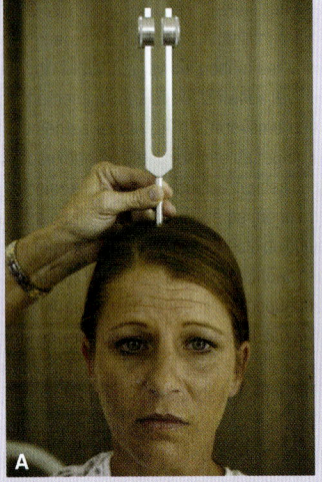
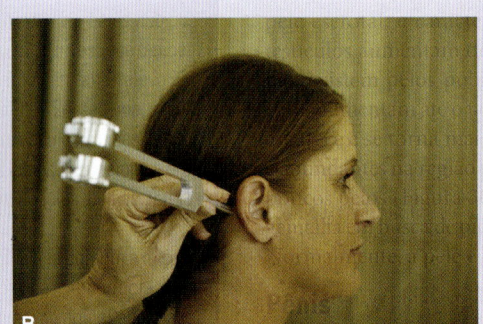
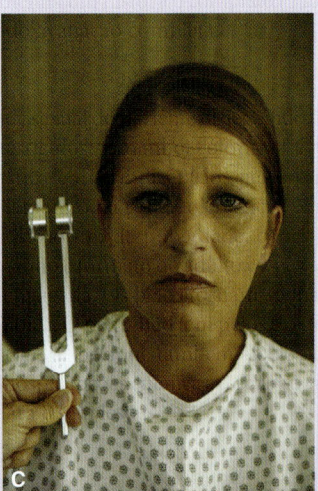

A   B   C

Tabela 30.16 Histórico de enfermagem para avaliação do nariz e dos seios nasais.

Histórico de enfermagem	Justificativa
Pergunte se o paciente sofreu trauma no nariz	Traumas causam desvio de septo e assimetria do nariz externo
Pergunte se o paciente tem história de alergias, secreção nasal, epistaxe (hemorragia nasal) ou gotejamento pós-nasal	A história é útil na determinação da fonte ou natureza da drenagem pelo nariz ou seios nasais
Se houver história de secreção nasal, avalie cor, quantidade, odor, duração e sintomas associados (p. ex., espirros, congestão nasal, obstrução ou respiração pela boca)	Ajuda a descartar presença de infecção, alergia ou uso de drogas
Avalie história de epistaxe, incluindo local, frequência, quantidade de sangramento, tratamento e dificuldade para cessar o sangramento	Tais características, algumas vezes, revelam trauma, uso de medicações ou ressecamento excessivo como fatores causais
Pergunte se o paciente utiliza *sprays* ou soluções nasais, incluindo quantidade, frequência e duração do uso	O uso excessivo de soluções nasais comercializadas sem prescrição causa alteração física na mucosa
Pergunte se o paciente ronca à noite ou tem dificuldade para respirar	A dificuldade de respirar e o ronco indicam desvio de septo ou obstrução

Capítulo 30 Avaliação de Saúde e Exame Físico

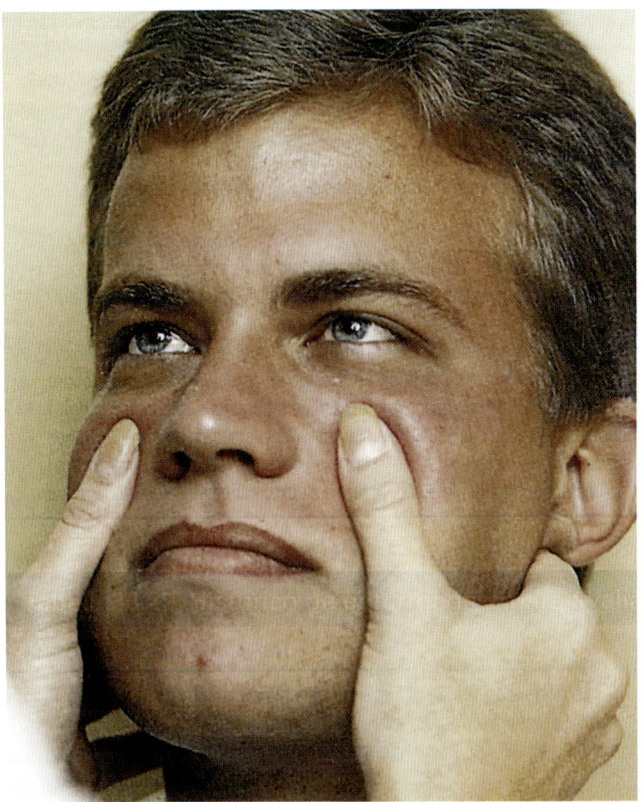

Figura 30.20 Palpação dos seios maxilares.

> **Boxe 30.15 Educação em saúde**
>
> *Avaliação do nariz e dos seios nasais*
>
> **Objetivo**
> - O paciente explicará as medidas de autocuidado necessárias e minimizará a perda do olfato.
>
> **Estratégias de ensino**
> - Alerte o paciente sobre o abuso de *sprays* nasais, os quais causam efeito rebote, com congestão nasal excessiva
> - Oriente pacientes sobre cuidados com crianças que apresentam epistaxe: faça com que a criança se sente inclinada para frente para evitar aspiração de sangue, aplique pressão no nariz com o polegar e indicador enquanto a criança respira pela boca e aplique gelo ou um pano frio sobre a ponte do nariz caso a pressão não cause cessação do sangramento
> - Oriente idosos com perda da olfação a adotarem as seguintes precauções de segurança:
>   - Instalar detectores de fumaça em cada andar de suas casas
>   - Pedir para outras pessoas avisarem quando a comida apresentar odor pungente
> - Oriente idosos a sempre verificar datas de validade nos rótulos dos alimentos a fim de evitar perecimento.
>
> **Avaliação**
> Utilize os princípios de explicar de volta para avaliar a aprendizagem do paciente/familiar cuidador:
> - Mostre-me como você instilará o *spray* nasal que comprou na farmácia
> - Demonstre técnicas que você utilizará para interromper um sangramento nasal
> - Mostre-me a localização dos detectores de fumaça de sua casa e como você verifica se estão funcionando corretamente.

Tabela 30.17 Histórico de enfermagem para avaliação da boca e da faringe.

Histórico de enfermagem	Justificativa
Determine se o paciente usa dentadura ou aparelho nos dentes e se está confortável com o uso	O paciente precisa remover a dentadura para visualização e palpação das gengivas. Dentaduras mal acomodadas causam irritação crônica de mucosa e gengivas
Determine se o paciente sentiu mudança de apetite ou peso recentemente	Sintomas podem resultar de condições dolorosas na boca ou má higiene oral
Determine se o paciente tem histórico de papilomavírus humano HPV16	O HPV16 contribui para a taxa de incidência de cânceres orais, principalmente na parte posterior da boca (orofaringe, tonsilas, base da língua) e muitas vezes não produz lesões visíveis ou descolorações que historicamente têm demonstrado ser sinais iniciais de alerta do processo da doença na parte anterior (frente) da boca (Oral Cancer Foundation, 2021)
Determine se o paciente consome produtos que contêm tabaco: - Se fuma cigarros, charutos ou cachimbo; tabaco não fumável; tabaco mastigável e rapé - Cigarros eletrônicos ou a vapor	O consumo de tabaco de qualquer forma (fumável ou não) aumenta o risco de câncer orofaríngeo (ACS, 2020a). Usuários crônicos de tabaco têm maior risco de câncer de gengiva e bochecha (ACS, 2020a) Sistemas eletrônicos de fornecimento de nicotina têm sido crescentemente utilizados na adolescência e podem contribuir com o uso de produtos contendo tabaco combustível, pois os aromatizantes dessensibilizam a resposta negativa dos pulmões à inalação da nicotina (ACS, 2020a; Cancer.Net, 2019)
Revise a história de consumo de álcool	O câncer oral e orofaríngeo é mais comum em indivíduos usuários de álcool. Indivíduos que fumam e bebem têm risco 15 vezes maior de desenvolver câncer oral comparados a outros (ACS, 2020a; Oral Cancer Foundation, 2021)
Avalie práticas de higiene oral, incluindo uso de pasta de dente com flúor, frequência de escovação e uso de fio dental, e frequência de visitas ao dentista	A avaliação revela a necessidade de instrução e/ou suporte financeiro do paciente. A doença periodontal tem maior prevalência em idosos com histórico de acúmulo elevado de placa, consumo de tabaco e visitas infrequentes a dentistas
Pergunte se o paciente sente dor ao mastigar ou comer. Se sim, pergunte se existem lesões em sua boca, incluindo duração e sintomas associados	A dor em geral está associada a dentes fraturados, bruxismo ou problemas na articulação temporomandibular. É necessário cuidado extra durante a realização de higiene oral
Revise a história clínica do paciente para diagnóstico prévio de papilomavírus humano (HPV)	O HPV, particularmente o HPV16, tem sido definitivamente associado a risco de câncer oral, particularmente tipos que ocorrem no fundo da cavidade (orofaringe, base da língua, pilares e fossa tonsilar ou nas próprias tonsilas) (ACS, 2020a; Oral Cancer Foundation, 2021)

rosados, úmidos, simétricos e lisos (Figura 30.21). A cor dos lábios de pacientes de pele escura varia desde róseos até vinho. Peça a pacientes do sexo feminino que removam o batom antes do exame. A anemia causa palidez dos lábios e problemas respiratórios ou cardiovasculares causam cianose. Lábios com cor de cereja indicam intoxicação por monóxido de carbono. Quando você inspecionar uma lesão, considere o potencial de se tratar de infecção, irritação ou câncer de pele.

Mucosa bucal, gengivas e dentes. Peça ao paciente que cerre os dentes e sorria a fim de observar sua oclusão dental. Os molares superiores normalmente repousam diretamente sobre os inferiores e os incisivos superiores se sobrepõem ligeiramente aos inferiores. O sorriso simétrico revela função normal do nervo facial.

Inspecione os dentes para determinar a qualidade da higiene dental (Boxe 30.16). Note a posição e o alinhamento dos dentes. Para examinar a superfície posterior dos dentes, peça que o paciente abra a boca e relaxe os lábios. Utilize um abaixador de língua para afastar os lábios e as bochechas, especialmente durante a visualização dos molares. Note a cor dos dentes e a presença de cáries (cavidades), tártaro e sítios de extração. Dentes normais e saudáveis são lisos, brancos e brilhantes. A descoloração branca e opaca do esmalte indica início de formação de cárie. Já a coloração marrom ou preta indica presença de cáries. A cor manchada de amarelo advém do consumo de tabaco; café, chá e bebidas à base de cola causam manchas marrons. Em idosos, dentes frouxos ou ausentes são comuns devido à maior reabsorção óssea. O dente do idoso, em geral, apresenta textura áspera quando ocorre calcificação do esmalte. Dentes amarelados ou escurecidos também são comuns em idosos em razão do desgaste geral, que expõe a dentina mais escura subjacente.

A fim de visualizar a mucosa e as gengivas, peça ao paciente que remova qualquer acessório dental primeiro. Visualize a mucosa bucal interna pedindo ao paciente que abra ligeiramente a boca e relaxe-a, em seguida, afaste gentilmente o lábio inferior para longe dos dentes (Figura 30.22). Repita o procedimento para o lábio superior. Inspecione a mucosa com relação a cor, hidratação, textura e lesões, como úlceras, abrasões ou cistos. A mucosa é normalmente brilhante, rósea, lisa e úmida. Certas lesões pequenas e elevadas, de coloração branco-amarelada, são comuns na mucosa bucal e lábios e recebem o nome de grânulos de Fordyce ou glândulas sebáceas ectópicas (Ball et al., 2019). Em caso de lesões, palpe-as gentilmente com a mão enluvada e avalie sensibilidade, tamanho e consistência.

Para inspecionar a mucosa oral, peça ao paciente que abra a boca e afaste gentilmente as bochechas utilizando um abaixador de língua (Figura 30.23). Visualize a superfície da mucosa da direita para a esquerda e de cima para baixo. Utilize uma lanterna para iluminar

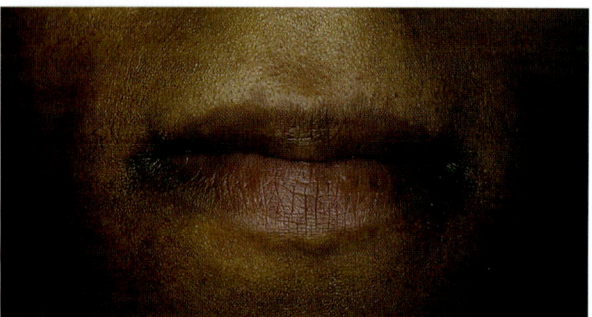

Figura 30.21 Os lábios são normalmente rosados, simétricos, lisos e úmidos.

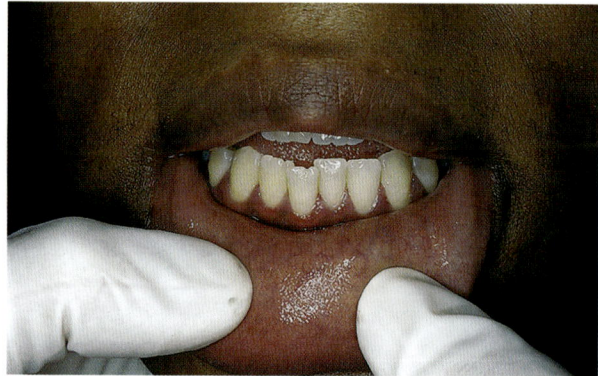

Figura 30.22 Inspeção da mucosa bucal interna do lábio inferior.

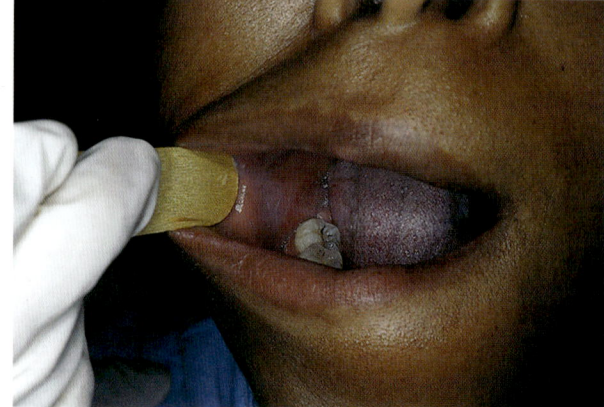

Figura 30.23 A retração da mucosa oral permite sua visualização clara.

Boxe 30.16 Educação em saúde

Avaliação da boca e da faringe

Objetivo
- O paciente realizará medidas de higiene oral/dental adequadas e identificará os sintomas de câncer oral.

Estratégias de ensino
- Discuta as estratégias adequadas de higiene oral, incluindo escovação e uso de fio dental (ver Capítulo 40)
- Explique os primeiros sinais importantes de câncer oral e orofaríngeo que devem ser investigados por um médico, incluindo feridas na boca que sangram com facilidade e não cicatrizam, nódulos ou espessamento da bochecha, placa persistente branca ou vermelha na mucosa, dor na garganta ou sensação de que algo está preso na garganta, dormência na língua ou outra região da boca, ou edema na maxila ou mandíbula que impeça aderência da dentadura (Oral Cancer Foundation, 2021)
- Os sintomas tardios de câncer oral incluem dificuldade para mastigar, deglutir ou mover a língua ou mandíbula (ACS, 2020a)
- Encoraje realização de exames regulares nos dentes a cada 6 meses para crianças, adultos e idosos.

Avaliação
Utilize os princípios de explicar de volta para avaliar a aprendizagem do paciente/familiar cuidador:
- Mostre-me a técnica que você utiliza para escovar os dentes
- Explique com que frequência você deve realizar checagens regulares dos dentes
- Conte-me os sinais preocupantes de câncer oral e quando você deve procurar um médico.

sua porção mais posterior. A mucosa normal é brilhante, rósea, macia, úmida e lisa. Tons variáveis de hiperpigmentação são normais em 10% dos indivíduos brancos após os 50 anos e em até 90% dos indivíduos negros de mesma idade. Em pacientes com pigmentação normal, a mucosa bucal é um bom local para a inspeção de icterícia e palidez. Em idosos, a mucosa normalmente é seca devido à diminuição da salivação. Placas brancas espessas (leucoplaquia) constituem lesões pré-cancerosas que podem ser encontradas em fumantes e alcoólatras. Palpe lesões bucais colocando o indicador dentro da cavidade e o polegar na superfície externa da bochecha. Pacientes que fumam cigarros, charutos ou cachimbos e pacientes que consomem tabaco não fumável apresentam maior risco de câncer oral, faríngeo, laríngeo e esofágico. Esses indivíduos podem apresentar leucoplaquia ou outras lesões em qualquer parte da cavidade oral (p. ex., lábios, gengivas ou língua) em idade precoce. Trata-se de lesões que geralmente surgem como placas de coloração branca distribuídas na região interna da boca.

Inspecione as gengivas com relação a cor, edema, retração, sangramento e lesões enquanto afasta as bochechas. Gengivas saudáveis são róseas, lisas e úmidas e se acomodam firmemente ao redor de cada dente. Pacientes de pele escura geralmente apresentam pigmentação irregular. Em idosos, as gengivas geralmente são pálidas. Utilize luvas de procedimentos, palpe as gengivas para investigar lesões, espessamento ou massas. Geralmente não há dor. Gengivas esponjosas que sangram facilmente indicam doença periodontal e deficiência de vitamina C. Se um paciente apresentar dentes frouxos ou móveis, gengivas edemaciadas ou bolsas contendo restos alimentares nas margens dos dentes, será necessário referi-lo a um profissional para verificar doença periodontal ou gengivite.

Língua e assoalho da boca. Inspecione cuidadosamente a língua de todos os lados do assoalho da boca. Peça ao paciente que relaxe a boca e coloque metade da língua para fora. Note quaisquer desvios, tremores ou limitações no movimento da língua. Esse exame testa a função do nervo hipoglosso. Se o paciente protrair a língua muito para fora, poderá sentir reflexo de vômito. Quando a língua se protrai, permanece na linha média. A fim de testar sua mobilidade, peça ao paciente para levantá-la e movê-la de um lado para outro. A língua deve apresentar movimento livre.

Utilizando uma lanterna para iluminação, examine coloração, tamanho, posição, textura e superfície ou lesões da língua. A língua normal tem tom vermelho médio ou fraco e aspecto úmido, ligeiramente áspero na superfície e mais liso ao longo das margens laterais. A superfície inferior da língua e o assoalho da boca são altamente vascularizados (Figura 30.24). Tome cuidado redobrado para inspecionar essa área, pois é um local comum de lesões por câncer oral.

O paciente deve elevar a língua tocando sua ponta no palato atrás dos incisivos superiores. Inspecione cor, edema e lesões, como nódulos ou cistos. A superfície ventral da língua é rosada e lisa, com grandes veias entre as pregas do frênulo. Para palpar a língua, explique o procedimento e peça ao paciente para protraí-la. Segure a ponta com uma gaze e tracione-a gentilmente para um dos lados. Com uma das mãos enluvada, palpe toda a extensão da língua e base para investigar áreas de enrijecimento ou ulceração. Varicoses (veias edemaciadas e tortuosas) são comuns em idosos e raramente representam problema.

Palato. Peça ao paciente que incline a cabeça para trás, mantendo a boca aberta para permitir inspeção dos palatos duro e mole. O palato duro, ou teto da boca, localiza-se mais anteriormente e tem aspecto mais esbranquiçado e formato de cúpula. Já o palato mole se estende posteriormente em direção à faringe e normalmente tem coloração rosa-clara e aspecto liso. Observe os palatos com relação a cor, formato, textura e proeminências ósseas excedentes ou defeitos (Figura 30.25). Crescimentos ósseos, ou exostoses, são comuns entre os dois palatos.

Faringe. Realize o exame das estruturas da faringe para descartar infecção, inflamação ou lesões. Peça ao paciente que incline a cabeça ligeiramente para trás, abra amplamente a boca e diga "ah" enquanto você posiciona a extremidade de um abaixador de língua no terço médio da língua. Tenha cuidado para não pressionar o lábio inferior contra os dentes. Se o abaixador de língua for posicionado muito anteriormente, a região posterior da língua se elevará, obstruindo a visualização. Quando o abaixador é inserido muito posteriormente, ocorre estímulo do reflexo do vômito.

Com uma lanterna, inspecione primeiro a úvula e o palato mole (Figura 30.26). Ambas as estruturas, que são inervadas pelo décimo nervo craniano (nervo vago), devem se elevar centralmente quando o paciente diz "ah". Examine os pilares anteriores e posteriores, o palato mole e a úvula. Visualize as tonsilas nas cavidades entre os pilares anteriores e posteriores e note a presença ou ausência de tecido. A faringe posterior situa-se atrás dos pilares. Os tecidos da faringe são normalmente róseos, lisos e bem hidratados. Pequenos pontos irregulares de tecido linfático e pequenos vasos sanguíneos são normais. Note presença de edema, petéquias (pequenas hemorragias), lesões ou exsudato. Pacientes com problemas crônicos nos seios nasais frequentemente apresentam exsudato claro que drena ao longo da parede da faringe posterior. O exsudato amarelo ou esverdeado indica infecção. Pacientes com faringite típica apresentam úvula e pilares tonsilares vermelhos e edemaciados com possível presença de exsudato amarelo.

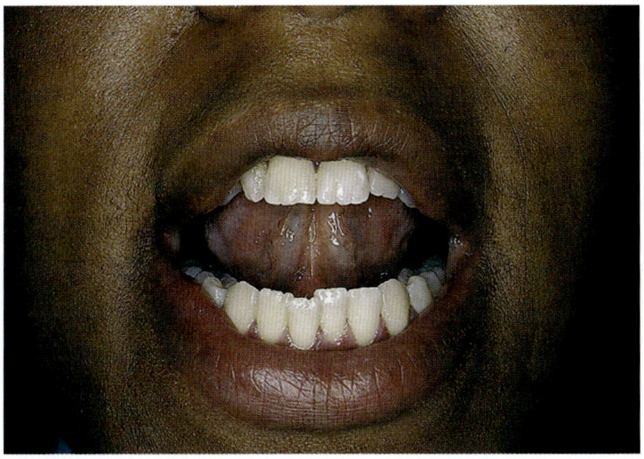

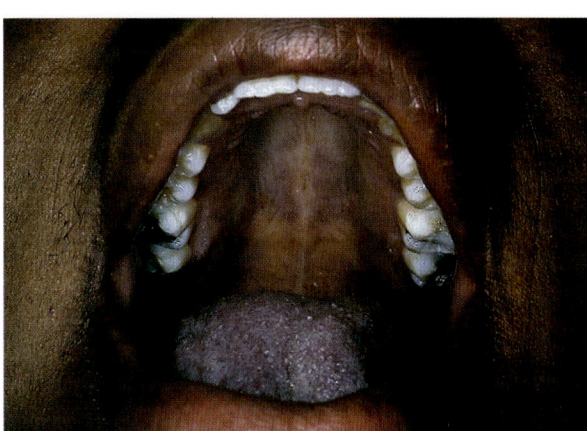

Figura 30.24 A superfície inferior da língua é altamente vascularizada.

Figura 30.25 O palato duro localiza-se anteriormente no teto da cavidade oral.

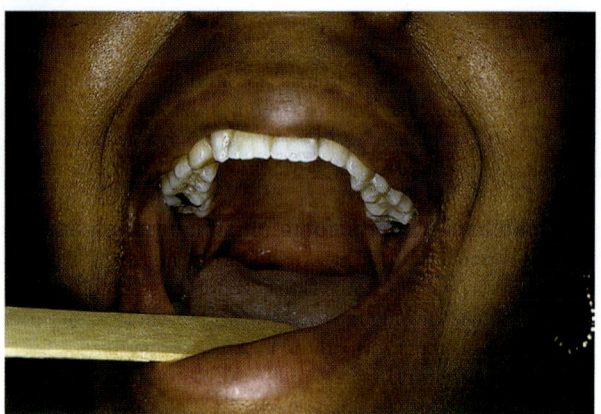

Figura 30.26 A lanterna e o abaixador de língua permitem visualização da úvula e do palato mole posterior.

Pescoço

A avaliação do pescoço inclui seus músculos, linfonodos da cabeça e pescoço, artérias carótidas, veias jugulares, glândula tireoide e traqueia (Figura 30.27). Você pode deixar o exame das veias jugulares e artérias carótidas para ser realizado junto com a avaliação cardiovascular. Inspecione e palpe o pescoço para determinar a integridade de suas estruturas e examine o sistema linfático. Anormalidades nos linfonodos superficiais podem revelar presença de infecção ou **malignidade**. Examine cada região do sistema linfático durante a avaliação de outros sistemas (cabeça e pescoço, mamas, genitálias e membros). O exame da glândula tireoide e traqueia também ajuda a descartar malignidades. Realize o exame com o paciente sentado. Os músculos esternocleidomastoide e trapézio delineiam as regiões do pescoço, dividindo cada lado em dois triângulos. O triângulo anterior contém traqueia, glândula tireoide, artéria carótida e linfonodos cervicais anteriores. Já o triângulo posterior contém os linfonodos posteriores. A Tabela 30.18 revisa o histórico de enfermagem para exame da cabeça e pescoço.

Músculos do pescoço. Inspecione primeiro o pescoço em sua posição anatômica usual, com leve hiperextensão. Observe a simetria dos músculos. Peça ao paciente que flexione o pescoço levando o queixo até o tórax, depois hiperestenda o pescoço para trás e mova a cabeça olhando para cada lado e, por fim, levando as orelhas nos ombros. Esse exame testa os músculos esternocleidomastoide e trapézio. O pescoço normalmente se move sem desconforto. Realize outros testes para força e função muscular durante a avaliação do sistema musculoesquelético.

Linfonodos. Um extenso sistema de linfonodos drena a linfa da cabeça, orelhas, nariz, bochechas e lábios (Figura 30.28). O sistema imunológico protege o organismo contra antígenos estranhos, remove células danificadas da circulação e promove uma barreira parcial contra o

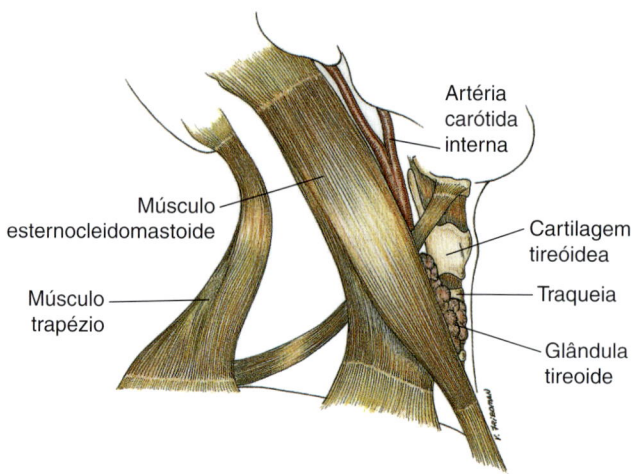

Figura 30.27 Posição anatômica das principais estruturas do pescoço. Note os triângulos formados pelo músculo esternocleidomastoide, mandíbula e região anterior do pescoço anteriormente, e pelo músculo esternocleidomastoide, trapézio e região inferior do pescoço posteriormente.

Tabela 30.18 Histórico de enfermagem para avaliação do pescoço.

Histórico de enfermagem	Justificativa
Avalie histórico recente de resfriado, infecção, aumento de linfonodos ou exposição a radiação ou agentes químicos tóxicos	Resfriados ou infecções causam aumento temporário ou permanente de linfonodos. Linfonodos também aumentam de volume em várias doenças, como no câncer
Em caso de presença de linfonodo aumentado, considere revisar a história de uso de fármacos intravenosos, hemofilia, contato sexual com pessoas infectadas pelo vírus da imunodeficiência humana (HIV), história de transfusão sanguínea, contatos sexuais múltiplos e indiscriminados ou indivíduo do sexo masculino com atividade homossexual ou bissexual	Trata-se de fatores de risco para infecção pelo HIV
Pergunte se o paciente tem história de dor no pescoço com restrição de movimento	Indica estresse muscular, lesão na cabeça, lesão de nervos locais ou linfonodos aumentados ou edemaciados
Pergunte se o paciente percebeu mudança recente na preferência de temperatura (mais ou menos roupas); edema cervical; mudança na textura do cabelo, pele ou unhas; ou mudança na estabilidade emocional	Tais sintomas indicam doença na tireoide
Pergunte se o paciente apresenta história de hipotireoidismo ou hipertireoidismo, se toma alguma medicação para a tireoide ou tem histórico familiar de doença na tireoide	Doenças ou medicações influenciam o crescimento do tecido glandular
Revise a história clínica de pneumotórax (pulmão colapsado) ou tumores bronquiais	Condições que deixam o paciente com risco de deslocamento ou desvio lateral da traqueia

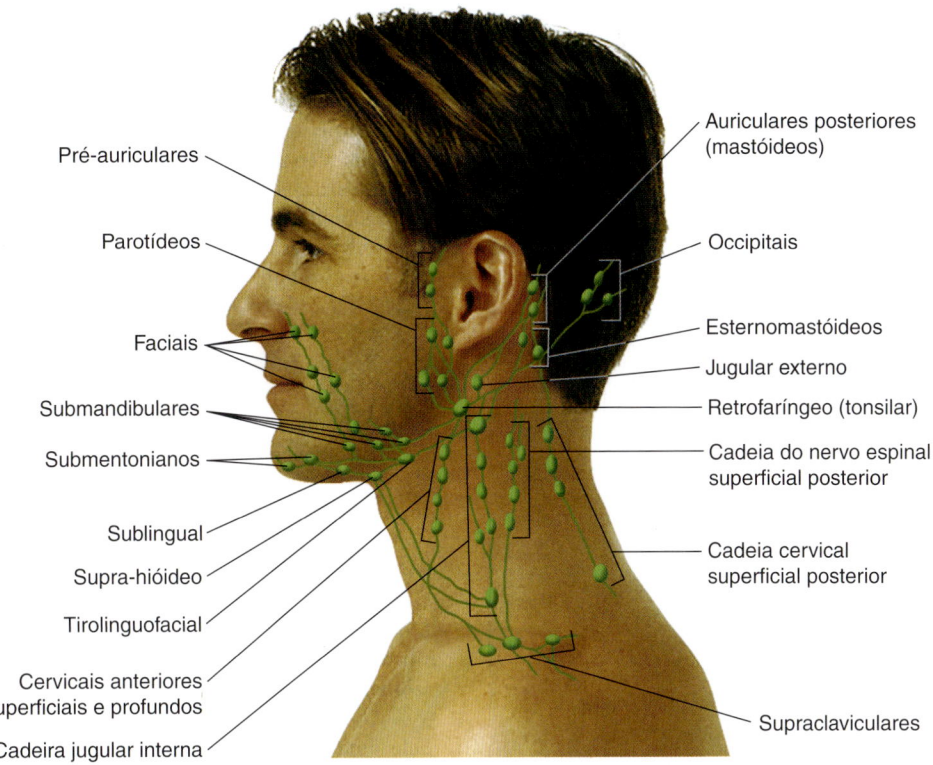

Figura 30.28 Linfonodos palpáveis da cabeça e do pescoço. (De Ball JW et al.: *Seidel's guide to physical examination*, ed 9, St Louis, 2019, Mosby.)

crescimento de células malignas dentro do organismo. A avaliação dos linfonodos é fundamental para a detecção do risco de um paciente ter comprometimento do sistema imune, o que em geral está associado a alergias, infecção pelo vírus da imunodeficiência humana (HIV), doença autoimune (p. ex., lúpus eritematoso) ou infecções graves.

Com o queixo do paciente elevado e a cabeça ligeiramente inclinada, inspecione primeiro a região em que se distribuem os linfonodos e compare os lados. Essa posição alonga a pele levemente sobre linfonodos possivelmente aumentados. Inspecione nódulos visíveis com relação a edema, eritema ou estrias vermelhas. Linfonodos, em geral, não são visíveis.

Utilize uma abordagem metódica para palpar linfonodos a fim de evitar deixar para trás algum linfonodo ou cadeia. O paciente deve relaxar com o pescoço ligeiramente flexionado para frente. Inspecione e palpe os dois lados do pescoço para comparação. Durante a palpação, fique de frente para o paciente ou do seu lado para facilitar acesso a todos os linfonodos. Utilize os coxins dos dedos indicador, médio e anelar de cada mão para palpar gentilmente a região dos linfonodos com movimentos circulares (Figura 30.29). Verifique metodicamente cada linfonodo na seguinte ordem: occipitais na base do crânio, pós-auriculares sobre o processo mastoide, pré-auriculares imediatamente na frente da orelha, retrofaríngeos no ângulo da mandíbula, submandibulares e submentonianos na linha média atrás da extremidade da mandíbula. Tente detectar aumento e note localização, tamanho, formato, características da superfície, consistência, mobilidade, sensibilidade dolorosa e calor dos linfonodos. Se a pele for móvel o suficiente, mova-a sobre a área dos linfonodos. É importante pressionar os tecidos subjacentes de cada área e não apenas correr os dedos sobre a pele. Contudo, se você aplicar muita compressão, poderá não perceber linfonodos pequenos e lesionar linfonodos palpáveis.

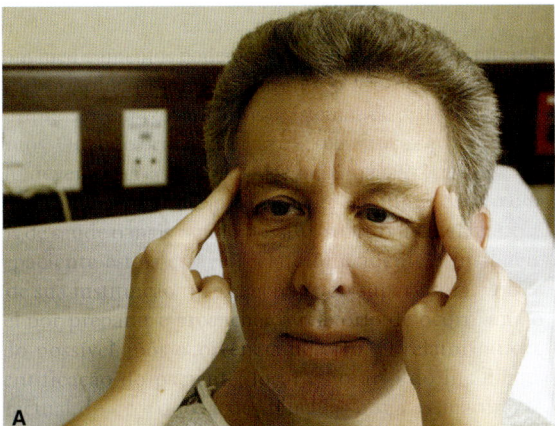
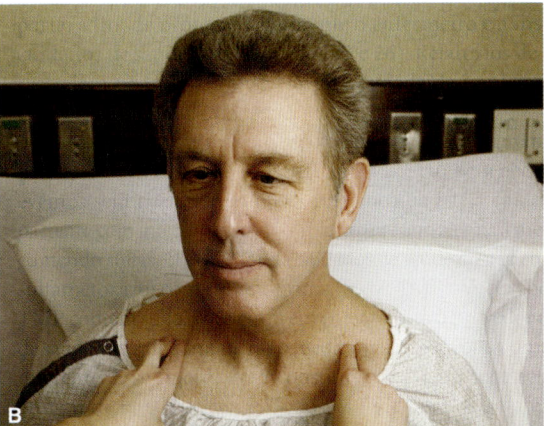

Figura 30.29 **A.** Palpação dos linfonodos pré-auriculares. **B.** Palpação dos linfonodos supraclaviculares.

Para palpar os linfonodos supraclaviculares, peça ao paciente que incline a cabeça para frente e relaxe os ombros. Palpe os linfonodos segurando a clavícula com o indicador e o dedo médio lateralmente ao músculo esternocleidomastoide. Palpe linfonodos cervicais profundos utilizando somente os dedos ao redor do músculo esternocleidomastoide.

Linfonodos não são normalmente fáceis de serem palpados. É comum encontrar linfonodos pequenos, móveis e não dolorosos. Linfonodos grandes, fixos, inflamados ou dolorosos indicam problema como infecção local, doença sistêmica (p. ex., problema autoimune) e/ou neoplasia (Ball et al., 2019) (Boxe 30.17). Quando você encontrar linfonodos aumentados, explore as áreas adjacentes e regiões por eles drenadas. A dor quase sempre indica inflamação. Problemas envolvendo linfonodos da cabeça e pescoço dizem respeito a anormalidades da boca, garganta, abdome, mamas, tórax ou braços. Trata-se das áreas drenadas pelos linfonodos da cabeça e do pescoço.

Glândula tireoide. A glândula tireoide situa-se na região anterior e inferior do pescoço, na frente e nas laterais da traqueia. Trata-se de uma glândula fixa na traqueia com um istmo em seu centro, o qual conecta dois lobos irregulares de formato cônico (Figura 30.30). Inspecione a região inferior do pescoço sobre a glândula tireoide para investigar massas evidentes, simetria e quaisquer aumentos de volume na base do pescoço. Peça ao paciente que hiperestenda o pescoço, o que ajuda a estirar a pele para melhorar a visualização. Dê ao paciente um copo de água e observe seu pescoço enquanto ele deglute. Essa manobra ajuda a visualizar tireoides anormalmente aumentadas. A tireoide normalmente não é visualizável. Enfermeiros de prática avançada examinam a tireoide palpando-a em busca de massas mais sutis.

Artéria carótida e veia jugular. Essa parte do exame é descrita juntamente com o exame do sistema vascular (ver seção mais adiante).

Traqueia. A traqueia faz parte do sistema respiratório superior e pode ser palpada diretamente. Localiza-se normalmente na linha média acima da incisura supraesternal. Massas no pescoço ou mediastino e anormalidades pulmonares causam deslocamento lateral da traqueia. Peça que o paciente se sente ou deite durante a palpação.

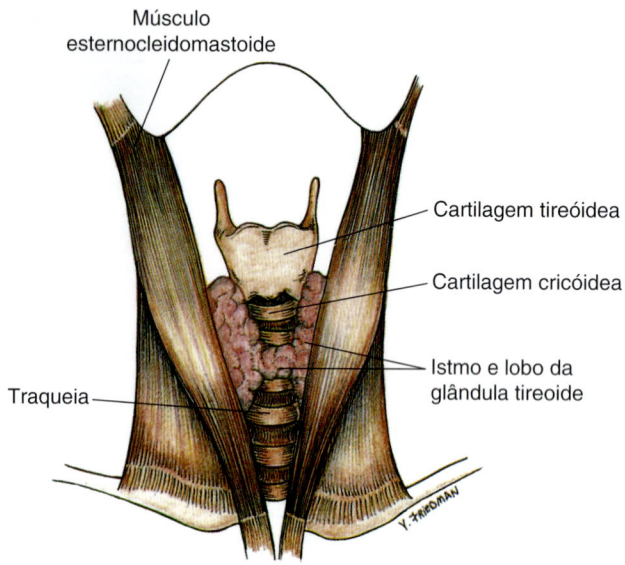

Figura 30.30 Posição anatômica da glândula tireoide.

Determine a posição da traqueia palpando-a na incisura supraesternal, percorrendo o polegar e o indicador de cada lado. Note se seus dedos se desviam lateralmente. Não aplique força, pois estimulará a tosse.

Tórax e pulmões

A avaliação física precisa do tórax e dos pulmões requer revisão das funções pulmonares ventilatória e respiratória. Doenças pulmonares afetam outros sistemas do organismo. Por exemplo, o encéfalo é extremamente sensível aos níveis de oxigênio. Quando um paciente apresenta oxigenação diminuída, ocorrem alterações no nível de consciência e no estado de alerta. Utilize dados de todos os sistemas orgânicos para determinar a natureza das alterações pulmonares. Você utiliza inspeção, palpação e ausculta para examinar o tórax e os pulmões. Equipamentos diagnósticos como radiografias, ressonância magnética (RM) e tomografia computadorizada (TC) reduzem a necessidade da percussão como método de avaliação. Os fatores de risco para doença pulmonar são revisados juntamente com a avaliação da respiração (Boxe 30.18).

Identifique primeiro as referências do tórax para avaliar corretamente a cavidade e os pulmões (Figura 30.31). Mamilos, ângulo de Louis, incisura supraesternal, ângulo costal, clavículas e vértebras são estruturas-chave para demarcar diversas linhas imaginárias durante a identificação de sinais. Mantenha uma imagem mental da localização dos lobos pulmonares e posição de cada costela (Figura 30.32). Sua compreensão acerca das estruturas garante avaliação detalhada do tórax anterior, lateral e posterior.

Localize a posição de cada costela para visualizar o lobo pulmonar avaliado. Inicie encontrando o ângulo de Louis na junção manubrio-esternal. Trata-se de uma angulação visível e palpável do esterno que corresponde ao ponto de sua articulação com a segunda costela. Conte as costelas e espaços intercostais (entre costelas) a partir desse ponto. O número de cada espaço intercostal corresponde ao número da costela imediatamente acima. O processo espinhoso da terceira vértebra torácica e as quarta, quinta e sexta costelas ajudam a localizar os lobos do pulmão lateralmente. Os lobos inferiores projetam-se lateral e anteriormente (Figura 30.32 B). Posteriormente, a extremidade ou margem inferior da escápula está situada aproximadamente no nível da sétima costela (Figura 30.32 C). Após identificar esta última, conte para cima até localizar a terceira vértebra torácica e alinhe-a com os bordos internos da escápula para localizar os lobos posteriores.

Boxe 30.17 Educação em saúde

Avaliação do pescoço

Objetivo
- O paciente tomará ação preventiva caso note massa no pescoço.

Estratégias de ensino
- Enfatize a importância da adesão regular ao cronograma de medicações de pacientes com doença da tireoide
- Oriente o paciente sobre os linfonodos e como infecções comumente causam sensibilidade dolorosa e aumento discreto deles
- Oriente o paciente a procurar um médico quando perceber aumento de volume ou massa fixa no pescoço
- Oriente o paciente acerca dos fatores de risco para infecção pelo vírus da imunodeficiência humana (HIV) e outras infecções sexualmente transmissíveis.

Avaliação
Utilize os princípios de explicar de volta para avaliar a aprendizagem do paciente/familiar cuidador:
- Conte-me que sinais e sintomas na região do pescoço exigiriam que você procurasse atendimento médico.

Capítulo 30 Avaliação de Saúde e Exame Físico

Boxe 30.18 Educação em saúde

Avaliação dos pulmões

Objetivo
- O paciente praticará medidas preventivas para saúde pulmonar.

Estratégias de ensino
- Explique os fatores de risco para doença crônica pulmonar e câncer de pulmão, incluindo consumo de cigarro, história de tabagismo por mais de 20 anos, exposição à poluição ambiental e exposição à radiação a partir de fontes ocupacionais, médicas e ambientais. A exposição ao radônio e ao asbesto também aumenta o risco. Outros fatores de risco incluem exposição a determinados metais (p. ex., arsênico, cádmio, cromo), alguns agentes químicos orgânicos e tuberculose. A exposição na forma de fumante passivo aumenta o risco em não fumantes (ACS, 2020a)
- Compartilhe folhetos sobre câncer de pulmão, asma e doença pulmonar obstrutiva crônica (DPOC) da American Cancer Society com o paciente e sua família
- Oriente o paciente com asma a identificar e informar seus familiares e amigos sobre fatores que deflagram episódios asmáticos
- Oriente o paciente com asma sobre como usar corretamente o inalador e como medir o volume pico do fluxo expiratório
- Discuta os sinais preocupantes iniciais de câncer de pulmão, como tosse persistente, esputo com estrias de sangue, dor torácica e crises recorrentes de pneumonia ou bronquite
- Aconselhe idosos acerca dos benefícios de receber vacina contra *influenza* e pneumonia devido à alta suscetibilidade a infecções respiratórias
- Oriente pacientes com DPOC sobre como tossir e realizar exercícios de respiração frenolabial
- Refira indivíduos com risco de tuberculose a clínicas ou centros de saúde para teste cutâneo.

Avaliação
Utilize os princípios de explicar de volta para avaliar a aprendizagem do paciente/familiar cuidador:
- Conte-me três fatores de risco para doença pulmonar e câncer de pulmão
- Descreva os sinais preocupantes de câncer de pulmão
- Mostre-me como você deve usar o inalador e medir o volume pico do fluxo expiratório
- Explique a importância de receber vacina anual contra pneumonia e *influenza*
- Mostre-me como você realiza exercícios de respiração profunda e tosse.

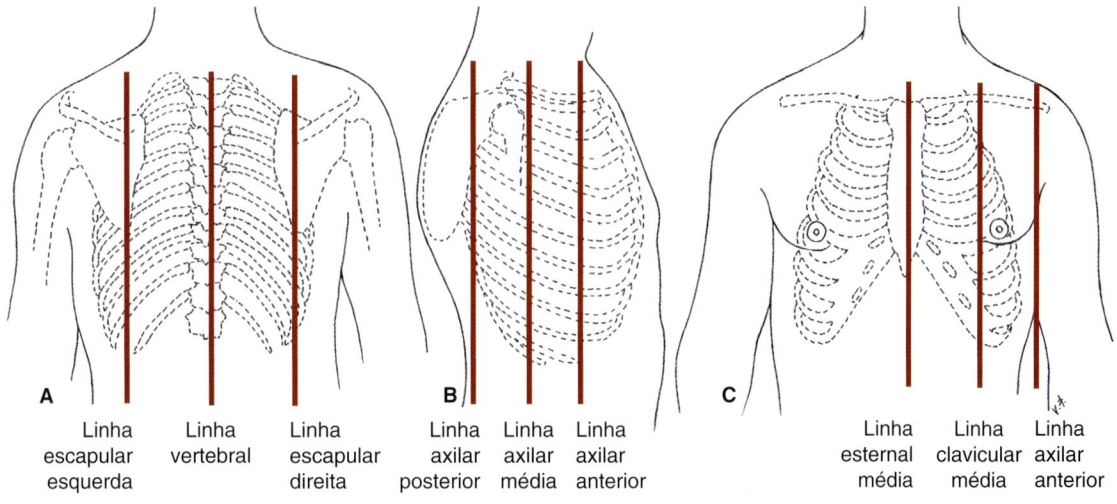

Figura 30.31 Referências anatômicas da parede torácica. **A.** Referências torácicas posteriores. **B.** Referências torácicas laterais. **C.** Referências torácicas anteriores.

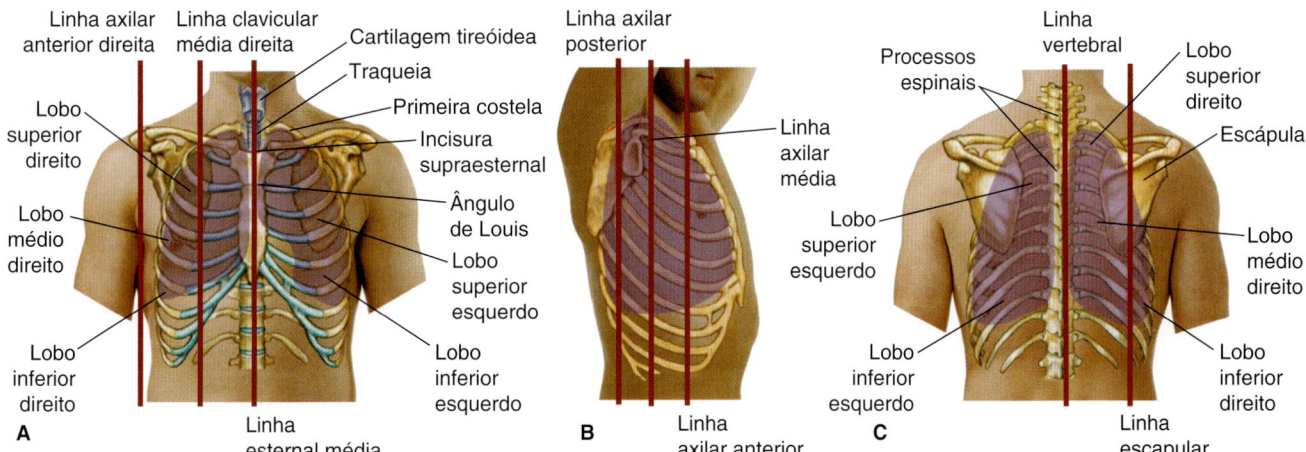

Figura 30.32 Posição dos lobos pulmonares em relação às referências anatômicas. **A.** Posição anterior. **B.** Posição lateral. **C.** Posição posterior. (De Ball JW et al.: *Seidel's guide to physical examination*, ed 9, St Louis, 2019, Elsevier.)

Certifique-se de que o paciente esteja despido até a cintura e que o quarto esteja bem iluminado durante sua avaliação. Inicie com o paciente sentado para avaliar o tórax posterior e lateral, se possível. Peça ao paciente que sente ou deite durante a avaliação do tórax anterior. A Tabela 30.19 revisa o histórico de enfermagem para exame dos pulmões. Antes de iniciar o exame torácico, observe possíveis sinais ou sintomas de outros sistemas que indiquem problemas pulmonares. Exemplos de sinais avaliados que podem indicar problemas de oxigenação incluem estado de alerta diminuído, batimento das asas nasais, sonolência e cianose.

Tórax posterior

Inspecione o tórax posterior observando seu formato e simetria com o paciente de frente e de costas. Note o diâmetro anteroposterior. A forma física e a postura influenciam significativamente o movimento ventilatório. Normalmente, o contorno do tórax é simétrico, com o diâmetro anteroposterior correspondendo a um terço a metade do diâmetro transversal. A presença de tórax com formato de barril (diâmetro anteroposterior igual ao transversal) caracteriza idade avançada e doença pulmonar crônica. Bebês têm formato aproximadamente circular. Alterações congênitas e posturais causam contorno anormal, em cujo caso o paciente pode se inclinar sobre uma mesa ou segurar-se pelas laterais do tórax devido a um problema respiratório. A dor pode fazer com que o paciente sustente a parede do tórax e se incline em direção ao lado afetado, o que resulta em comprometimento do movimento ventilatório.

Ficando atrás do paciente em uma linha média, procure deformidades, observe a posição da coluna, inclinação das costelas, retração dos espaços intercostais durante a inspiração e protraimento dos espaços intercostais durante a expiração. As escápulas são normalmente simétricas e intimamente aderidas à parede torácica. A coluna normal é retilínea sem desvios laterais. As costelas tendem a se inclinar para baixo no aspecto posterior. Normalmente, não ocorre protuberância ou movimento ativo nos espaços intercostais durante a respiração. A protuberância indica que o paciente está realizando grande esforço respiratório.

Avalie também a frequência e o ritmo da respiração. Observe o tórax como um todo. Seu movimento normal envolve expansão e relaxamento bilateral equivalente. Em adultos saudáveis, a frequência respiratória normal varia de 12 a 20 respirações por minuto.

A palpação do tórax posterior fornece mais informações sobre o estado de saúde do paciente. Palpe os músculos e ossos do tórax para investigar nódulos, massas, pulsações e movimentos atípicos. Se o paciente informar dor ou sensibilidade, evite a palpação profunda. Fragmentos de costelas fraturadas podem ser deslocados e pressionar órgãos vitais. A parede torácica normalmente não apresenta dor. Quando houver suspeita de massa ou área edemaciada, palpe-a levemente para verificar seu tamanho, formato e qualidades típicas de lesão.

A fim de mensurar a excursão torácica ou amplitude respiratória, fique de pé atrás do paciente e posicione seus polegares sobre os processos espinhosos da décima vértebra, com as palmas das mãos levemente em contato com as superfícies posterolaterais. Afaste os polegares 5 cm e

Tabela 30.19 Histórico de enfermagem para avaliação dos pulmões.

Histórico de enfermagem	Justificativa
Avalie a história de consumo de tabaco ou *Cannabis*, incluindo tipo de tabaco, duração e quantidade do uso (maços-ano = número de anos fumando × número de maços por dia), idade de início, esforços para abandonar o uso e período de tempo desde o abandono do uso	O tabagismo constitui fator de risco para câncer de pulmão, doença pulmonar, doença cerebrovascular, enfisema ou bronquite crônica. Corresponde a uma porcentagem significativa de todos os óbitos por câncer (ACS, 2020a)
Pergunte se o paciente já apresentou *tosse persistente* (produtiva ou não produtiva), *esputo com estrias de sangue*, *alteração na voz*, *dor torácica*, falta de ar, **ortopneia**, dispneia durante esforço ou em repouso, baixa tolerância à atividade ou *ataques recorrentes de pneumonia ou bronquite*	Os sintomas de alterações cardiopulmonares ajudam a localizar achados físicos objetivos (os sinais preocupantes de câncer de pulmão encontram-se destacados em *negrito*). O diafragma expande-se com mais facilidade quando o indivíduo está sentado, com a coluna ereta, sendo essa a postura ideal para pacientes respirarem
Determine se o paciente trabalha em um ambiente que contenha poluentes (p. ex., asbesto, arsênico, poeira de carvão) ou que exija exposição à radiação. O paciente é fumante passivo?	Esses fatores de risco aumentam a probabilidade de diversas doenças pulmonares
Revise a história de diagnóstico suspeito ou confirmado de infecção pelo vírus da imunodeficiência humana (HIV), abuso de substâncias, baixa renda, situação de rua, indivíduos que residem ou trabalham em asilo ou abrigo, indivíduos que foram presos recentemente, membros da família de pacientes com tuberculose (TB) ou imigrantes nos Estados Unidos, vindos de países com prevalência de TB	Trata-se de fatores de risco para TB
Pergunte se o paciente tem história de tosse persistente, hemoptise, perda de peso sem explicação, fadiga, sudorese noturna ou febre	Trata-se de fatores de risco para TB e infecção pelo HIV
O paciente apresenta história de rouquidão crônica?	A rouquidão indica distúrbio na laringe ou abuso de cocaína ou opioides (via inalatória)
Avalie a história de alergias a pólen, poeira ou outros irritantes transportados pelo ar, bem como alimentos, fármacos ou substâncias químicas	Sintomas como sensação de asfixia, broncospasmo com estridor respiratório, sibilos à ausculta e dispneia são, em geral, causados por respostas alérgicas
Revise a história familiar de câncer, TB, alergias ou doença pulmonar obstrutiva crônica	Trata-se de condições que aumentam o risco de doença pulmonar
Pergunte se o paciente tem história de vacinação contra pneumonia ou *influenza* e teste de TB; se não, oriente-o sobre a necessidade de fazê-lo	Pacientes muito jovens, muito idosos ou com problemas respiratórios crônicos ou doenças imunossupressoras têm maior risco de adquirir doenças respiratórias

os mantenha apontados para a coluna, ao passo que os demais dedos apontam para as laterais (Figura 30.33 A). Pressione as mãos em direção à coluna para que surja uma pequena dobra de pele entre seus polegares. Não deslize as mãos sobre a pele. Oriente o paciente a expirar e depois inspirar profundamente. Note o movimento de seus polegares durante a expiração (Figura 30.33 B). A excursão torácica deve ser simétrica, separando seus polegares 3 a 5 cm. A diminuição da excursão pode ser causada por dor, deformidade ou fadiga. Em idosos, o movimento torácico normalmente diminui devido à calcificação da cartilagem costal e à atrofia dos músculos respiratórios.

Durante a fala, o som criado pelas cordas vocais é transmitido através dos pulmões para a parede torácica. As ondas sonoras criam vibrações palpáveis externamente. Essas vibrações recebem o nome de **frêmito vocal ou tátil**. O acúmulo de muco, o colapso do tecido pulmonar ou a presença de uma ou mais lesões pulmonares impede que a vibração chegue à parede torácica.

A fim de palpar o frêmito tátil, utilize o toque leve e firme com as superfícies palmares dos dedos do lado ulnar da mão sobre espaços intercostais simétricos, iniciando pelo ápice pulmonar (Figura 30.34 A). Peça que o paciente fale "noventa e nove" ou "um-um-um". Palpe os dois lados simultaneamente e simetricamente (de cima para baixo) para comparação ou utilize uma das mãos, alternando rapidamente entre os dois lados (Ball et al., 2019). Normalmente, percebe-se uma vibração suave enquanto o paciente fala. Se estiver muito fraca, peça ao paciente para falar mais alto. O frêmito normalmente é simétrico. As vibrações são mais intensas no topo, próximo ao nível da bifurcação da traqueia. Vibrações fortes em todo o tórax ocorrem em bebês durante o choro.

Utilize a ausculta para avaliar o movimento do ar através da árvore traqueobrônquica e detecte presença de muco ou vias respiratórias obstruídas. O ar normalmente flui através das vias respiratórias em padrão desobstruído. O reconhecimento dos ruídos gerados pelo fluxo de ar normal permite-lhe detectar ruídos causados pela obstrução de vias respiratórias. Siga a mesma abordagem sistemática utilizada na palpação quando auscultar os pulmões (Figura 30.34 A).

Coloque o diafragma do estetoscópio firmemente sobre a pele da parede torácica posterior entre as costelas (Figura 30.35). Peça ao paciente que flexione os braços em frente ao tórax e mantenha a cabeça inclinada para frente enquanto respira lenta e profundamente com a boca ligeiramente aberta. Ausculte uma inspiração e uma expiração completas em cada posição do estetoscópio. Em caso de ruídos fracos, como em pacientes obesos, peça que o paciente respire com maior esforço e mais rápido por um tempo. Os ruídos respiratórios são bastante altos em crianças devido à parede torácica delgada. A campânula funciona melhor em crianças devido ao tórax menor. Ausculte os ruídos normais da respiração e **ruídos adventícios** ou anormais (Figura 30.36). Os ruídos respiratórios normais diferem em algumas características, dependendo da área auscultada e da idade do paciente. Ruídos broncovesiculares e vesiculares normalmente são auscultados na região posterior do tórax (Tabela 30.20).

Ruídos anormais resultam da passagem do ar através da umidade, muco ou vias respiratórias estreitadas. Também podem resultar da reinsuflação súbita de alvéolos ou inflamação intrapleural. Ruídos adventícios em geral ocorrem sobrepostos a ruídos normais. Existem quatro tipos de ruídos adventícios: estertores, roncos, sibilos e atrito pleural (Figura 30.36). Cada ruído tem causa específica e características

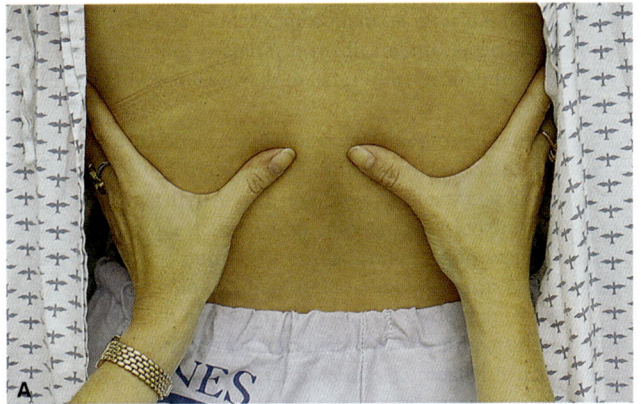
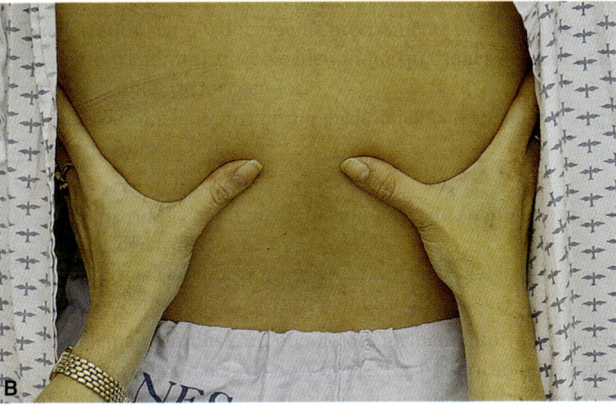

Figura 30.33 A. Posição das mãos para palpação da excursão torácica posterior. **B.** À medida que o paciente inspira, o movimento da excursão torácica separa os polegares.

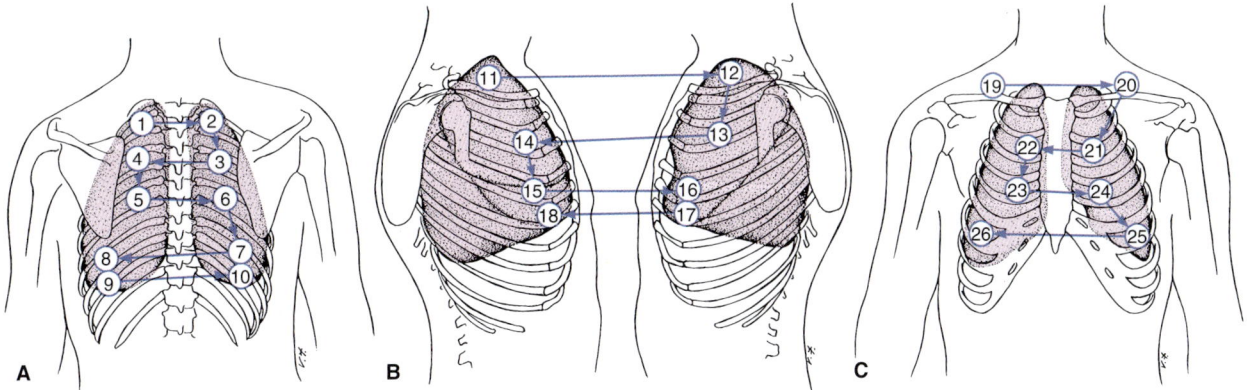

Figura 30.34 A a C. É seguido um padrão sistemático (posterior-lateral-anterior) durante a palpação e a ausculta do tórax.

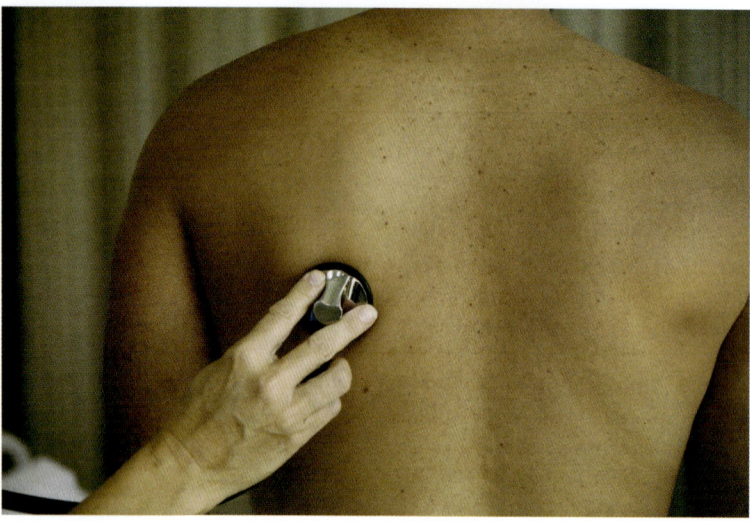

Figura 30.35 Utilize o diafragma do estetoscópio para auscultar os ruídos respiratórios.

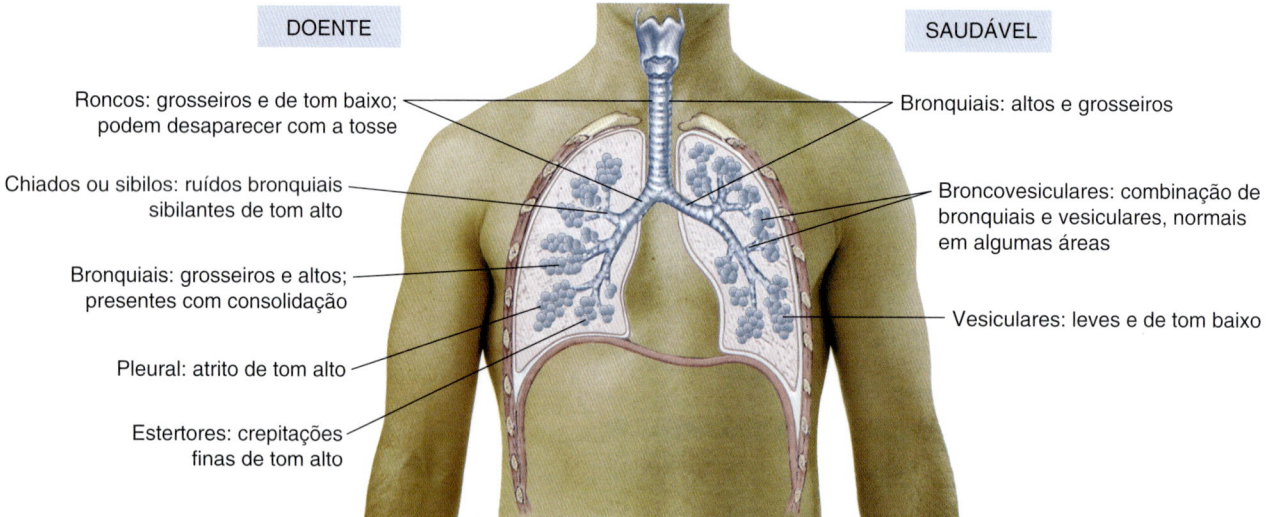

Figura 30.36 Esquema dos ruídos respiratórios do paciente doente e saudável. (De Ball JW et al.: *Seidel's guide to physical examination*, ed 9, St Louis, 2019, Elsevier.)

Tabela 30.20 Ruídos respiratórios normais.		
Descrição	**Localização**	**Origem**
Vesiculares Ruídos vesiculares são suaves, leves e de tom baixo. A fase inspiratória tem duração três vezes maior que a fase expiratória	Melhor auscultados sobre a periferia do pulmão (exceto sobre a escápula)	Gerados pelo movimento do ar através de vias respiratórias menores
Broncovesiculares Ruídos broncovesiculares são sopros de tom e intensidade médios. A fase inspiratória é igual à expiratória	Melhor auscultados posteriormente entre as escápulas e anteriormente sobre os bronquíolos, lateralmente ao esterno nos primeiro e segundo espaços intercostais	Gerados pelo movimento do ar através de vias respiratórias maiores
Bronquiais Ruídos bronquiais são altos, têm tom alto e qualidade oca. A expiração é mais longa que a inspiração (proporção 3:2)	Auscultados somente sobre a traqueia	Gerados pelo movimento do ar através da traqueia próximo à parede torácica

auscultatórias típicas (Tabela 30.21). Durante a ausculta, note a localização e as características dos ruídos e ouça ausência de ruídos (que ocorre em pacientes com pulmões atelectásicos ou lobos removidos cirurgicamente).

Quando houver anormalidade no frêmito tátil ou na ausculta, realize os testes de ressonância vocal (ruídos causados pela voz falada ou sussurrada). Coloque o estetoscópio sobre as mesmas localizações utilizadas para avaliar os ruídos respiratórios e peça que o paciente diga "noventa e nove" em tom de voz normal. O ruído é normalmente abafado. Quando há líquido comprimindo o pulmão, as vibrações da voz do paciente são transmitidas à parede torácica, tornando o ruído claro (broncofonia). Em seguida, peça que o paciente sussurre "noventa e nove". A voz sussurrada geralmente é fraca e indistinta. Algumas anormalidades pulmonares tornam a voz sussurrada mais clara e distinta (pectoriloquia sussurrada).

Tórax lateral

Após avaliar o tórax posterior, passe para as laterais do tórax. O paciente deve se sentar durante o exame da parede lateral sempre que possível. Peça-lhe que eleve os braços, a fim de melhorar o acesso às estruturas do tórax lateral. Utilize a inspeção, palpação e ausculta para examiná-lo (Figura 30.34 B). Não avalie a excursão por esse ângulo. Os ruídos normalmente auscultados são de natureza vesicular.

Tórax anterior

Inspecione o tórax anterior para investigar as mesmas características do tórax posterior. O paciente deve se sentar ou deitar com a cabeça elevada. Observe os músculos acessórios da respiração: esternocleidomastoide, trapézio e músculos abdominais. Os músculos acessórios movem-se pouco durante a respiração normal passiva. Todavia, pacientes que realizam muito esforço para respirar em razão de exercício extenuante ou doença pulmonar (p. ex., doença pulmonar obstrutiva crônica) necessitam dos músculos acessórios e abdominais para inspirar e expirar. Alguns pacientes que necessitam de muito esforço produzem um grunhido.

Observe a largura do ângulo costal. Geralmente mede mais que 90° entre as duas margens costais. Observe o padrão respiratório do paciente. A respiração normal é silenciosa e pouco audível próximo à boca aberta. A frequência e o ritmo respiratório são mais frequentemente avaliados a partir do aspecto anterior. A respiração de pacientes do sexo masculino geralmente tem padrão diafragmático, ao passo que em pacientes do sexo feminino, elas são mais costais. A avaliação precisa deve ser realizada com respiração passiva.

Palpe os músculos torácicos e ossos anteriores para investigar nódulos, massas, dor ou movimento anormal. O esterno e o xifoide são relativamente inflexíveis. Posicione os polegares paralelamente ao longo da margem costal, distantes 6 cm entre si, com as palmas das mãos tocando o tórax anterolateral. Pressione os polegares em direção à linha média para criar uma dobra de pele. À medida que o paciente inspira profundamente, os polegares normalmente se distanciam 3 a 5 cm, com expansão igual dos dois lados.

Avalie o frêmito tátil sobre a parede torácica anterior. Os achados anteriores diferem dos posteriores em razão da presença do coração e do tecido mamário feminino. O frêmito é percebido próximo ao esterno, no segundo espaço intercostal, no nível da bifurcação bronquial, diminuindo sobre o coração, tórax inferior e tecido mamário.

A ausculta do tórax anterior segue um padrão sistemático (Figura 30.34 C) comparando-se os dois lados. Isso lhe permite comparar os ruídos pulmonares de cada região com a mesma região contralateral.

Quando possível, peça ao paciente que maximize sua expansão torácica. Dê atenção especial aos lobos inferiores, nos quais ocorre maior acúmulo de muco. Ausculte os ruídos broncovesiculares e vesiculares acima e abaixo das clavículas e ao longo da periferia dos pulmões.

Tabela 30.21 Ruídos respiratórios adventícios.

Ruído	Local de ausculta	Causa	Característica
Estertores	Mais comuns em lobos dependentes: bases pulmonares direita e esquerda	Reinsuflação súbita de grupos de alvéolos; passagem turbulenta de ar através de vias respiratórias menores. Podem resultar de pneumonia, insuficiência cardíaca, doença pulmonar crônica	Estertores finos são ruídos de tom alto, curtos e interrompidos, auscultados melhor durante o fim da inspiração; geralmente não desaparecem com a tosse. Estertores médios são ruídos mais baixos e úmidos auscultados durante a metade da inspiração; não desaparecem com a tosse. Estertores grosseiros são ruídos altos e bolhosos, auscultados durante a inspiração; não desaparecem com a tosse
Roncos (chiados sonoros)	Auscultados primariamente sobre traqueia e brônquios; quando altos o suficiente, podem ser ouvidos sobre a maior parte dos campos pulmonares	Presença de espasmos musculares, líquido ou muco em vias respiratórias maiores; crescimento de massa (p. ex., tumor) ou pressão externa causando turbulência	Ruídos altos, de tom baixo, reverberantes e grosseiros auscultados durante a inspiração ou expiração; podem desaparecer com a tosse
Sibilos (chiados sibilantes)	Auscultados sobre todos os campos pulmonares	Fluxo de alta velocidade através de vias respiratórias gravemente estreitadas ou obstruídas. Comum em asma e bronquite	Ruídos de tom alto, contínuo e musical que lembram um chiado fino auscultado continuamente durante a inspiração e a expiração; são geralmente mais altos durante a expiração
Atrito pleural	Auscultados sobre o campo pulmonar lateral anterior (quando o paciente está sentado)	Inflamação pleural; pleura parietal atritando-se contra a pleura visceral. Comum em infecções virais (p. ex., gripe)	A qualidade seca de atrito ou raspagem é auscultada durante a inspiração ou a expiração; não desaparece com a tosse; mais alta sobre a superfície inferior lateral anterior

De Ball JW et al.: *Seidel's guide to physical examination*, ed 9, St Louis, 2019, Elsevier.

Ausculte também ruídos bronquiais, os quais são mais intensos, de tom alto e com característica oca, com a expiração mais longa que a inspiração (proporção 3:2). Trata-se de um ruído mais bem auscultado sobre a traqueia.

Coração

Compare sua avaliação do coração do paciente com os achados da avaliação vascular (ver seção adiante). As alterações de cada um dos dois sistemas podem se manifestar como alterações no outro. Alguns pacientes com sinais ou sintomas de problemas cardíacos apresentam condição ameaçadora à vida que exige atenção imediata. Nesses casos, aja rapidamente e conduza somente as partes do exame necessárias. Faça uma avaliação mais detalhada quando o paciente estiver mais estável. O histórico de enfermagem (Tabela 30.22) fornece dados que auxiliam na interpretação dos achados físicos.

Avalie o sistema cardíaco por meio do tórax anterior. Forme uma imagem mental da localização exata do coração (Figura 30.37). Em adultos, o coração localiza-se no centro do tórax (precórdio), atrás e à esquerda do esterno. A base cardíaca situa-se na parte de cima e o ápice embaixo. A superfície do ventrículo direito corresponde à maior parte da superfície anterior do coração. Uma parte do ventrículo esquerdo forma o lado esquerdo anterior do ápice cardíaco. Este toca a parede torácica aproximadamente na altura do quarto ao quinto espaço intercostal, imediatamente medial à linha clavicular média. Trata-se do **pulso apical ou ponto de impulso máximo (PIM)**.

O coração de um bebê fica situado mais horizontalmente. Seu ápice localiza-se à esquerda da linha clavicular média. Aos 7 anos, o PIM da criança está no mesmo local do de adultos. Em pessoas altas e longilíneas, o coração é mais vertical e central. Já em indivíduos baixos e brevilíneos, o coração tende a ficar mais horizontal e à esquerda (Ball et al., 2019).

Para avaliar o coração, é necessária compreensão clara acerca do ciclo cardíaco e eventos fisiológicos associados (Figura 30.38). O coração normalmente bombeia sangue através de suas quatro câmaras em sequência metódica e simétrica. Os eventos do lado esquerdo ocorrem imediatamente antes dos eventos do lado direito. À medida que o sangue flui através de cada câmara, as valvas se abrem e fecham, as pressões internas das câmaras aumentam e diminuem e as câmaras se contraem. Cada evento cria um sinal fisiológico. Os dois lados do coração funcionam de maneira coordenada.

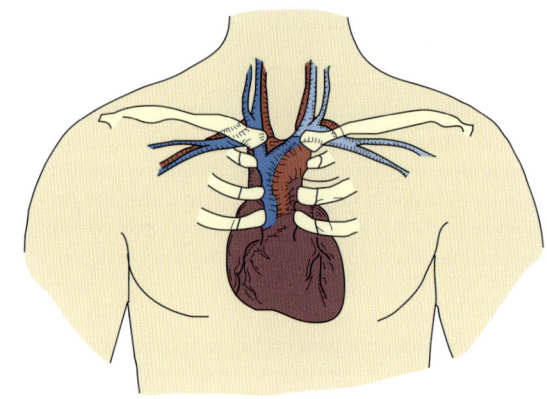

Figura 30.37 Posição anatômica do coração.

Tabela 30.22 Histórico de enfermagem para avaliação do coração.

Histórico de enfermagem	Justificativa
Determine a história de tabagismo, consumo de álcool, consumo de cafeína, uso de fármacos prescritos e drogas recreacionais, hábitos de exercícios e padrões dietéticos (incluindo ingestão de gordura e sódio)	Tabagismo; consumo de álcool; consumo de cocaína; falta de exercícios regulares; ingestão de alimentos com alto teor de carboidratos, gorduras e colesterol constituem fatores de risco para doença cardiovascular. A cafeína pode causar arritmias cardíacas
Determine se o paciente está tomando medicações para a função cardiovascular (p. ex., antiarrítmicos, anti-hipertensivos) e se conhece seu propósito, dose e efeitos adversos	O conhecimento permite aos enfermeiros avaliar a adesão a terapias farmacológicas. Medicações podem afetar os valores de sinais vitais
Avalie dor ou desconforto torácico, palpitações, fadiga excessiva, tosse, dispneia, dor ou cãibras nas pernas, edema nos pés, cianose, síncope e ortopneia. Pergunte se os sintomas ocorrem durante o repouso ou exercício	Trata-se de sintomas importantes de doença cardíaca. A função cardiovascular pode estar adequada durante o repouso, porém não durante o exercício. Diferentes posições afetam a expansão pulmonar
Se o paciente relatar dor torácica, determine se tem natureza cardíaca. A angina geralmente é percebida como uma pressão profunda subesternal e difusa que irradia para um ou ambos os braços, pescoço ou mandíbula	A avaliação determina a natureza da dor e a necessidade de iniciar cuidados imediatamente
Determine se o paciente tem um estilo de vida estressante. Que demandas físicas e/ou estresses emocionais existem em sua vida?	A exposição repetitiva ao estresse aumenta o risco de doença cardíaca
Avalie histórico familiar de doença cardíaca, diabetes melito, níveis de colesterol altos, hipertensão, acidente vascular encefálico ou doença cardíaca reumática	Esses fatores aumentam o risco de doença cardíaca
Pergunte ao paciente sobre histórico de problemas cardíacos (p. ex., insuficiência cardíaca, doença cardíaca congênita, doença arterial coronariana, arritmias ou sopros)	O conhecimento revela o nível de compreensão do paciente sobre sua condição. Condições preexistentes influenciam técnicas de exame e achados esperados
Determine se o paciente apresenta diabetes melito preexistente, doença pulmonar, obesidade ou hipertensão	Esses distúrbios alteram a função cardíaca

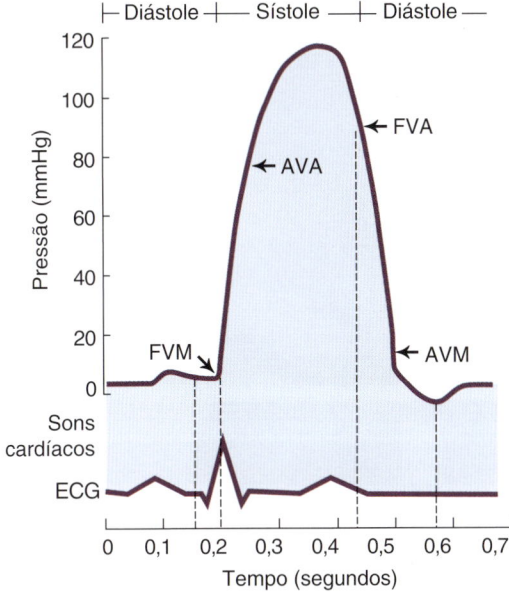

Figura 30.38 Ciclo cardíaco. *AVA*, abertura da valva aórtica; *AVM*, abertura da valva mitral; *ECG*, eletrocardiograma; *FVA*, fechamento da valva aórtica; *FVM*, fechamento da valva mitral.

Direcione sua atenção aos locais anatômicos mais adequados para a avaliação da região cardíaca. Durante a inspeção e a palpação, procure pulsações visíveis e exacerbadas e palpe o pulso apical e outras possíveis fontes de vibração (frêmitos). Siga uma sequência ordenada, iniciando a avaliação da base cardíaca (em cima) para depois chegar ao ápice (embaixo). Inspecione primeiro o ângulo de Louis, situado entre o corpo do esterno e o manúbrio, sentindo a elevação do esterno aproximadamente 5 cm abaixo da incisura esternal. Deslize os dedos ao longo do ângulo de cada lado do esterno para sentir as costelas adjacentes. Os espaços intercostais situam-se imediatamente abaixo de cada costela. O segundo espaço intercostal permite identificação de cada uma das seis referências anatômicas (Figura 30.39). O segundo espaço intercostal do lado direito corresponde à *área aórtica* e do esquerdo à *área pulmonar*. É necessário realizar palpação profunda para sentir os espaços em pacientes obesos ou muito musculosos. Após localizar a área pulmonar, mova os dedos para baixo pelo bordo esquerdo do esterno até chegar no terceiro espaço intercostal, denominado *segunda área pulmonar*. A *área tricúspide* localiza-se no quarto ou quinto espaço intercostal, ao longo do esterno. Para encontrar a *área apical* ou *mitral*, localize o quinto espaço intercostal imediatamente à esquerda do esterno e mova seus dedos lateralmente até a linha clavicular média esquerda. Localize a área apical com a palma da mão ou com a ponta dos dedos. Normalmente, o pulso apical é percebido como uma leve batida em uma área de 1 a 2 cm de diâmetro no ápice (Figura 30.40). Outra referência é a área epigástrica na extremidade do esterno. Palpe essa região quando suspeitar de anormalidades aórticas.

Existem duas fases no ciclo cardíaco: sístole e diástole. Durante a sístole, os ventrículos contraem-se e ejetam sangue do ventrículo esquerdo para a aorta e do direito para a artéria pulmonar. Já na diástole, os ventrículos relaxam, os átrios se contraem e o sangue se move para dentro dos ventrículos e artérias coronarianas.

As bulhas cardíacas ocorrem em relação a eventos fisiológicos do ciclo cardíaco. Quando se inicia a sístole, a pressão ventricular aumenta e fecha as valvas mitral e tricúspide. O fechamento dessas valvas produz a primeira bulha cardíaca (S_1), geralmente descrita como "tum". Em seguida, os ventrículos se contraem e o sangue flui através das valvas aórtica e pulmonar para a circulação. Após o esvaziamento dos ventrículos, sua pressão cai para um valor inferior à pressão das artérias aorta e pulmonar. Isso permite fechamento das valvas aórtica e pulmonar, produzindo a segunda bulha cardíaca (S_2), descrita como "tá". À medida que a pressão dos ventrículos segue diminuindo, atinge valor menor que a pressão atrial. Desse modo, as valvas mitral e tricúspide reabrem para permitir o enchimento ventricular. Quando o coração tenta encher um ventrículo já distendido, percebe-se uma terceira bulha (S_3), como ocorre na insuficiência cardíaca. A presença da S_3 é considerada anormal em adultos com idade superior a 31 anos, embora possa ser normalmente auscultada em crianças e adultos jovens e possa estar presente também em mulheres nos estágios finais da gestação. Uma quarta bulha (S_4) pode ser auscultada em idosos saudáveis, crianças e atletas, embora não seja normal em adultos. Como a S_4 também indica condição anormal, sua presença deve ser relatada a um médico.

Inspeção e palpação

Proporcione ambiente relaxado e confortável para o exame. Explique o procedimento para ajudar a diminuir a ansiedade do paciente. Pacientes ansiosos ou desconfortáveis podem apresentar discreta taquicardia, que causa imprecisão nos achados.

Utilize os procedimentos de inspeção e palpação simultaneamente. Inicie o exame com o paciente em posição supina com a parte superior do corpo elevada em 45°. Pacientes com doença cardíaca geralmente sentem falta de ar quando se deitam na horizontal. Fique do lado direito do paciente e não o deixe falar, especialmente durante a ausculta das bulhas cardíacas. A iluminação adequada do quarto é essencial.

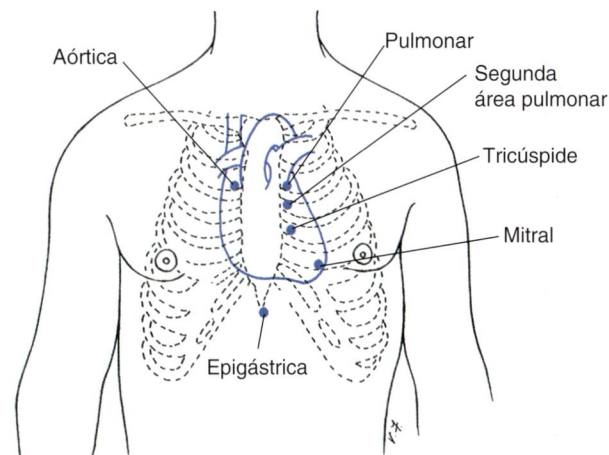

Figura 30.39 Referências anatômicas para avaliação da função cardíaca.

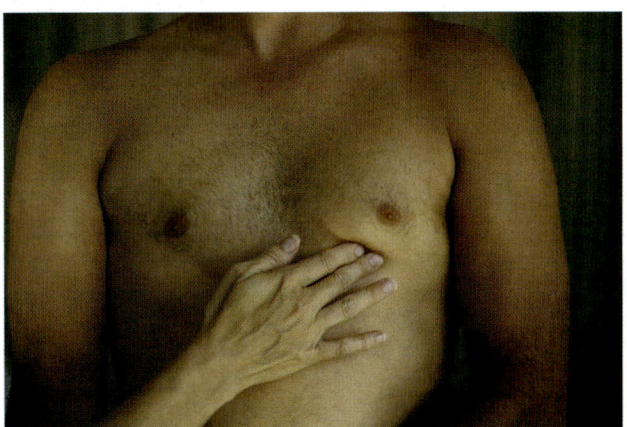

Figura 30.40 Palpação do pulso apical.

Localize as seis referências anatômicas do coração e inspecione e palpe cada área. Analise o aspecto das pulsações, visualizado cada área do tórax a partir da lateral. Normalmente, pulsações não são observadas a não ser talvez no PIM de pacientes magros ou na área epigástrica devido à presença de pulsação da aorta abdominal. Utilize as metades proximais de quatro dedos juntos (do segundo ao quinto dedo) e alterne-as com a região tenar da mão para palpar pulsações. Toque as áreas gentilmente para permitir que os movimentos elevem sua mão. Pulsações ou vibrações em geral não são palpáveis no segundo, terceiro ou quarto espaço intercostal. Sopros intensos causam vibração.

O PIM situa-se imediatamente medial à linha clavicular média esquerda, no quarto ou quinto espaço intercostal. Caso você não o consiga localizar com o paciente em posição supina, peça-lhe que se sente ou vire sobre o lado esquerdo, o que moverá o coração para perto da parede torácica. Estime o tamanho do coração notando o diâmetro do PIM e sua posição em relação à linha clavicular média. Em casos de doença cardíaca grave, o músculo cardíaco sofre aumento, fazendo com que o PIM seja encontrado mais à esquerda da linha. O PIM, em alguns casos, é difícil de encontrar em idosos devido à maior profundidade do tórax em seu diâmetro anteroposterior. Também é difícil encontrá-lo em pacientes musculosos ou com sobrepeso. O PIM de bebês localiza-se próximo do terceiro ou quarto espaço intercostal e é facilmente palpável devido à parede torácica mais delgada.

Ausculta

Você pode auscultar bulhas cardíacas normais, excedentes e/ou sopros durante a ausculta do coração. Concentre-se em detectar bulhas normais de baixa intensidade produzidas pelo fechamento das valvas. Antes da ausculta, elimine todas as fontes de barulho do ambiente e explique o procedimento ao paciente para diminuir sua ansiedade. Siga um padrão sistemático, iniciando na área aórtica e movendo o estetoscópio lentamente ao longo de todas as referências anatômicas. Ausculte um ciclo completo ("tum-tá") do coração claramente em cada local. Repita a sequência com a campânula do estetoscópio. Algumas vezes, você precisará que o paciente assuma três posições diferentes durante o exame para auscultar as bulhas claramente (Figura 30.41): sentado inclinando-se para frente (adequado para todas as áreas e para auscultar sopros de tom alto), em posição supina (adequado para todas as áreas) e em decúbito lateral esquerdo (adequado para todas as áreas e melhor posição para auscultar ruídos de tom baixo na diástole).

Aprenda a identificar a primeira (S_1) e a segunda (S_2) bulha cardíaca. Com frequência normal, a bulha S_1 ocorre após o longo silêncio diastólico e antes do curto silêncio sistólico. A S_1 apresenta tom alto de qualidade lenta e é auscultada com maior intensidade no ápice cardíaco. Caso sua ausculta esteja difícil, mensure o tempo em relação à pulsação da artéria carótida. A S_2 ocorre após o pequeno silêncio sistólico e precede o grande silêncio diastólico, sendo auscultada com maior intensidade sobre a área aórtica.

Ausculte a frequência e o ritmo após ouvir claramente as duas bulhas. Cada combinação de S_1 e S_2, ou "tum-tá", corresponde a um batimento. Conte a frequência durante 1 min e ausculte o intervalo entre S_1 e S_2; depois entre S_2 e a próxima S_1. O ritmo regular envolve intervalos regulares de tempo entre cada sequência de batimentos. Ocorre um silêncio distinto entre S_1 e S_2. A incapacidade de o coração bater em intervalos sucessivos constitui uma **arritmia**. Algumas arritmias representam ameaça à vida.

Durante a avaliação de um ritmo cardíaco irregular, compare o pulso apical e radial simultaneamente a fim de determinar se existe déficit de pulso. Ausculte o pulso apical primeiro e depois palpe imediatamente o pulso radial (quando houver apenas um examinador presente). Quando houver dois examinadores presentes, avalie

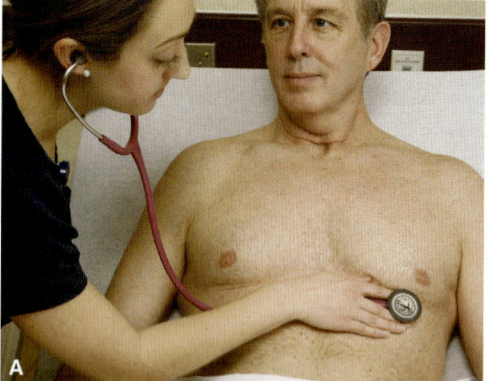
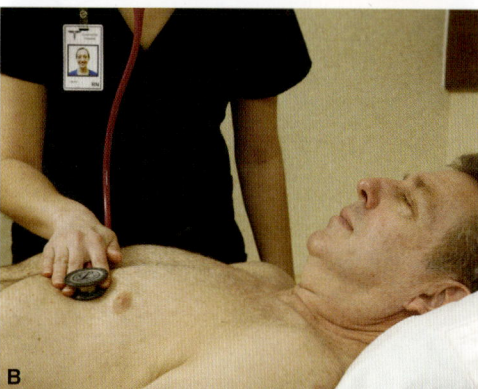
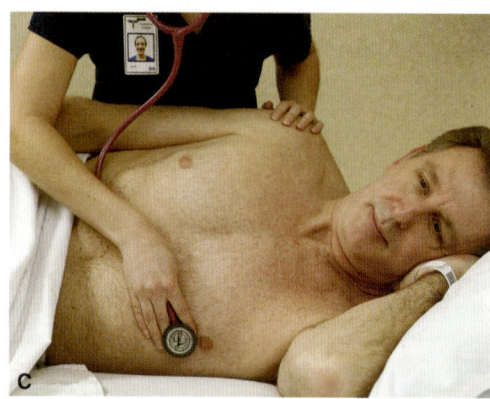

Figura 30.41 Sequência de posições do paciente para ausculta cardíaca. **A.** Sentada. **B.** Supina. **C.** Decúbito lateral esquerdo.

as frequências apical e radial ao mesmo tempo (ver Capítulo 29). Em pacientes com déficit de pulso, o pulso radial é mais lento que o pulso apical devido à ineficiência das contrações em enviar ondas de pulso à periferia. Reporte diferenças nas frequências de pulso a um médico imediatamente.

Avalie ruídos cardíacos excedentes em cada local de ausculta. Utilize a campânula do estetoscópio e ausculte ruídos de tom baixo, como galopes com presença de S_3 e S_4, cliques e fricção. Ausculte todas as áreas anatômicas. A S_3, ou **galope ventricular**, ocorre após a S_2 e é causada por um fluxo prematuro de sangue para um ventrículo rígido ou dilatado devido a uma insuficiência cardíaca ou hipertensão. A combinação de S_1, S_2 e S_3 soa como "pa-CO-te".

A S_4, ou galope atrial, ocorre imediatamente antes da S_1 ou sístole ventricular. O ruído auscultado assemelha-se à entonação "TÔ-ni-co". Fisiologicamente, é causado por uma contração atrial contra um ventrículo que não aceita sangue devido a uma insuficiência ou outras alterações. Você pode auscultar ruídos excedentes mais facilmente com o paciente deitado sobre o lado esquerdo e o estetoscópio do lado apical.

A última parte do exame de ausculta inclui avaliação de sopros cardíacos. **Sopros** são ruídos de murmúrio que lembram sibilos contínuos auscultados no início, no meio ou no fim da fase sistólica ou diastólica. São causados pelo aumento do fluxo sanguíneo através de uma valva normal, fluxo através de uma valva estenosada, para dentro de um vaso ou câmara dilatada ou através de uma valva que não se fecha corretamente. O sopro pode ser assintomático ou representar um sinal de doença cardíaca (Boxe 30.19). Sopros são comuns em crianças. Tenha em mente os fatores a seguir durante a ausculta cardíaca em busca de sopros.

- Quando detectar um sopro, ausculte as áreas mitral, tricúspide, aórtica e pulmonar para determinar o ponto do ciclo cardíaco, local em que é mais bem auscultado, irradiação, intensidade, tom e qualidade
- Se o sopro ocorrer entre S_1 e S_2, trata-se de sopro sistólico
- Se o sopro ocorrer entre S_2 e a próxima S_1, trata-se de sopro diastólico

Boxe 30.19 Educação em saúde

Avaliação cardíaca

Objetivo
- O paciente descreverá os fatores de risco para doença cardíaca e tomará as providências adequadas para eliminá-los de seu estilo de vida.

Estratégias de ensino
- Explique os fatores de risco para doença cardíaca, incluindo ingestão elevada de gordura saturada ou colesterol, falta de exercícios aeróbicos regulares, tabagismo, sobrepeso, estilo de vida estressante, hipertensão e histórico familiar de doença cardíaca
- Oriente o paciente (quando apropriado) a buscar fontes disponíveis para controlar ou reduzir os riscos (p. ex., aconselhamento nutricional, aulas de exercícios, programas de redução do estresse)
- Ensine o paciente a se alimentar com dieta balanceada saudável. Explique que o padrão saudável enfatiza a variedade, incluindo frutas e vegetais, grãos integrais, laticínios com baixo teor de gordura, frango e peixe sem pele, castanhas, leguminosas e óleos vegetais não tropicais. Oriente-o a limitar a ingestão de gorduras saturadas e *trans*, sódio, carnes vermelhas, doces e bebidas com adição de açúcar (American Heart Association [AHA], 2020)
- Incentive o paciente com idade superior a 20 anos a verificar seus níveis de colesterol a cada 4 a 6 anos. O exame completo de colesterol, também denominado perfil lipídico, fornece os resultados da taxa de colesterol do tipo lipoproteínas de alta densidade (HDL; "bom"), do colesterol tipo lipoproteína de baixa densidade (LDL; "ruim"), dos triglicerídeos e do colesterol total. O médico analisará esses valores com relação a outros fatores de risco a fim de avaliar o risco cardiovascular geral (AHA, 2020)
- Incentive o paciente a discutir com seu médico a necessidade de exame regular de proteína C reativa. O exame avalia o risco de doença cardiovascular
- Aconselhe o paciente a evitar o consumo de cigarro, pois a nicotina causa vasoconstrição
- Aconselhe o paciente a abandonar o hábito de fumar a fim de diminuir o risco de doença cardíaca e vascular coronariana
- Pacientes com risco beneficiam-se de tomar uma dose baixa diária de ácido acetilsalicílico. Consulte um médico antes de iniciar a terapia.

Avaliação
Utilize os princípios de explicar de volta para avaliar a aprendizagem do paciente/familiar cuidador:
- Cite os fatores de risco para doença cardíaca
- Mostre-me o plano de refeições que você desenvolveu para lhe ajudar a seguir uma dieta com baixo teor de colesterol e gorduras saturadas
- Descreva como você diminuiu os fatores de risco para doença cardíaca de sua vida.

- A localização do sopro não necessariamente está diretamente no local das valvas. A experiência com a ausculta de sopros ajuda a compreender melhor onde cada tipo é mais bem auscultado. Por exemplo, sopros mitrais são auscultados com melhor precisão no ápice cardíaco
- Para avaliar irradiação, ausculte sobre outras áreas além da área na qual o sopro é auscultado com precisão. Sopros também podem ser auscultados no pescoço ou nas costas
- A intensidade relaciona-se com a velocidade do fluxo sanguíneo através do coração ou quantidade de sangue regurgitado. Procure uma sensação palpável intermitente no local da ausculta de sopros intensos. Um **frêmito** é uma sensação palpável que lembra o ronronar de um gato. A intensidade do sopro é classificada do modo a seguir (Ball et al., 2019):
    ○ *Grau 1:* pouco audível em ambiente silencioso
    ○ *Grau 2:* baixo, porém claramente audível
    ○ *Grau 3:* moderadamente alto
    ○ *Grau 4:* alto com frêmito associado
    ○ *Grau 5:* muito alto com frêmito facilmente palpável
    ○ *Grau 6:* muito alto e audível com o estetoscópio fora de contato com o tórax, frêmito palpável e visível
- Sopros podem apresentar tom baixo, médio ou alto, dependendo da velocidade do fluxo sanguíneo através das valvas cardíacas. Sopros de tom baixo são mais bem auscultados com a campânula do estetoscópio. Se o sopro for auscultado com mais facilidade utilizando-se o diafragma, trata-se de sopro de tom alto.

A qualidade do sopro diz respeito a seu padrão e ruído característicos. O sopro crescente começa suave e aumenta em intensidade. Já o sopro decrescente começa alto e perde intensidade.

Sistema vascular

O exame do sistema vascular inclui verificação da pressão arterial e avaliação da integridade do sistema vascular periférico. A Tabela 30.23 revisa o histórico de enfermagem obtido antes do exame. Utilize os procedimentos de inspeção, palpação e ausculta. Execute parte do exame vascular durante a avaliação de outros sistemas. Por exemplo, avalie o pulso da carótida após palpar os linfonodos cervicais. Avalie a pele dentro do sistema vascular para verificar sinais e sintomas de insuficiência arterial e venosa.

Pressão arterial

Durante a ausculta da pressão arterial, saiba que as leituras entre os braços variam em até 10 mmHg e tendem a ser mais altas no braço direito (Ball et al., 2019). Sempre registre o valor mais alto. Leituras sistólicas repetidas com diferença de 15 mmHg ou mais sugerem aterosclerose ou doença aórtica.

Artérias carótidas

Quando o ventrículo esquerdo bombeia sangue para a aorta, o sistema arterial transmite ondas de pressão. As artérias carótidas refletem melhor a função cardíaca do que artérias periféricas porque sua pressão se correlaciona com a da aorta. A artéria carótida fornece sangue oxigenado para a cabeça e o pescoço (Figura 30.42) e é protegida pelo músculo esternocleidomastoide.

Para examinar as artérias carótidas, peça que o paciente se sente ou deite em posição supina com a cabeça do leito elevada em 30°. Examine uma artéria carótida de cada vez. Se ambas forem ocluídas simultaneamente durante a palpação, o paciente perderá a consciência devido à circulação inadequada para o encéfalo. *Não palpe nem massageie com força as artérias carótidas*, pois o seio carotídeo está localizado na bifurcação das artérias carótidas comuns, no terço superior do pescoço. O seio envia impulsos pelo nervo vago. Seu estímulo causa

Parte 5 Fundamentos para a Prática de Enfermagem

Tabela 30.23 Histórico de enfermagem para avaliação vascular.

Histórico de enfermagem	Justificativa
Determine se o paciente tem cãibras nas pernas à noite, dormência ou formigamento nas extremidades, sensação de frio nas mãos ou nos pés, dor nas pernas ou edema ou cianose nos pés, tornozelos ou mãos	Trata-se de sinais e sintomas indicativos de doença vascular
Se o paciente apresentar dor ou cãibra nas pernas, pergunte-lhe se caminhar, ficar de pé por muito tempo ou dormir causa piora ou alívio	A relação entre os sintomas e os exercícios esclarece se o problema é vascular ou musculoesquelético. A dor causada pela condição vascular tende a aumentar com a atividade. A dor musculoesquelética geralmente não é aliviada após o fim do exercício
Pergunte aos pacientes se utilizam meias de compressão ou apertadas e se costumam se sentar ou se deitar na cama com as pernas cruzadas	Meias apertadas e o hábito de cruzar as pernas comprometem o retorno venoso
Reconsidere os fatores de risco cardíacos avaliados (p. ex., tabagismo, exercícios, problemas nutricionais)	Tais fatores predispõem o paciente a doenças cardiovasculares
Avalie a história de doença cardíaca, hipertensão, flebite, diabetes ou veias varicosas	Distúrbios circulatórios e vasculares influenciam os achados obtidos durante o exame

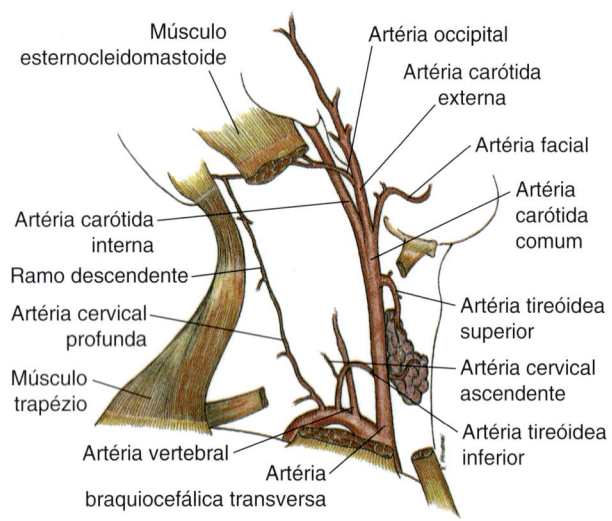

Figura 30.42 Posição anatômica da artéria carótida.

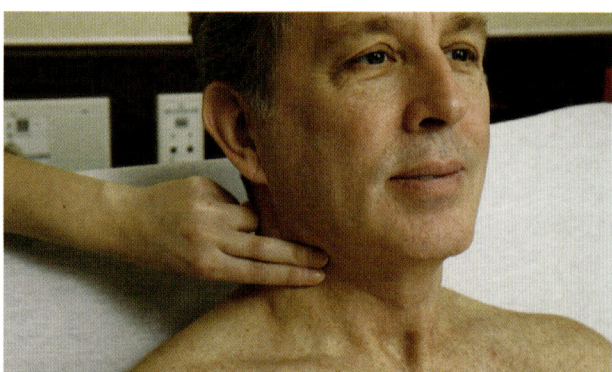

Figura 30.43 Palpação da artéria carótida interna ao longo da margem do músculo esternocleidomastoide.

queda reflexa da frequência cardíaca e pressão arterial, que pode levar a uma **síncope** ou parada circulatória. Trata-se de um problema, particularmente em idosos.

Inicie a inspeção do pescoço observando pulsação evidente da artéria. Peça ao paciente que incline a cabeça ligeiramente para o lado oposto da artéria examinada. A onda do pulso pode estar visível. A carótida é o único local que permite avaliação da qualidade da onda de pulso. A ausência de onda indica oclusão (obstrução) arterial ou **estenose** (estreitamento).

Para palpar o pulso, peça ao paciente que olhe diretamente para a frente ou vire a cabeça ligeiramente em direção ao lado examinado. Virar a cabeça causa relaxamento do músculo esternocleidomastoide. Deslize as pontas do indicador e do dedo médio ao redor do bordo medial do músculo. Palpe gentilmente para evitar oclusão da circulação (Figura 30.43).

O pulso carotídeo normal é localizado e forte, não difuso, com qualidade que lembra uma batida. Não ocorre mudança com a respiração do paciente. Virar o pescoço ou passar da posição sentada para supina não modifica a qualidade do pulso carotídeo. Ambas as artérias são normalmente equivalentes em frequência de pulso, ritmo e força, com mesma elasticidade. Pulsações diminuídas ou desiguais indicam aterosclerose ou outras formas de doença arterial.

O pulso carotídeo é o mais comumente auscultado. Sua ausculta é especialmente importante em adultos de meia-idade ou idosos, ou pacientes com suspeita de doença cerebrovascular. Quando o lúmen de um vaso sanguíneo sofre estreitamento, ocorre perturbação do fluxo sanguíneo. À medida que o sangue flui através do trecho estreitado, ocorre turbulência, causando ruído de sibilo ou chiado. O ruído denomina-se **sopro carotídeo** (Figura 30.44).

Posicione a campânula do estetoscópio sobre a artéria carótida na extremidade lateral da clavícula e margem posterior do músculo esternocleidomastoide. Faça o paciente virar a cabeça ligeiramente para a direção oposta do lado examinado (Figura 30.45). Peça-lhe que segure a respiração por um momento para que os ruídos respiratórios não disfarcem o sopro. Normalmente não se auscultam ruídos na região da carótida. Palpe a artéria ligeiramente para investigar frêmito (sopro palpável) caso haja sopro carotídeo presente.

Veias jugulares

As veias mais acessíveis para exame são as veias jugulares interna e externa do pescoço. Ambas drenam sangue bilateralmente da cabeça e do pescoço para a veia cava superior. A veia jugular externa é mais

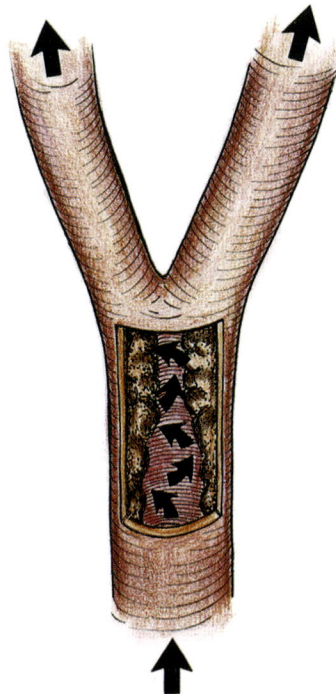

Figura 30.44 A oclusão ou o estreitamento da artéria carótida compromete o fluxo sanguíneo normal. A turbulência resultante gera um ruído (sopro carotídeo) que pode ser auscultado.

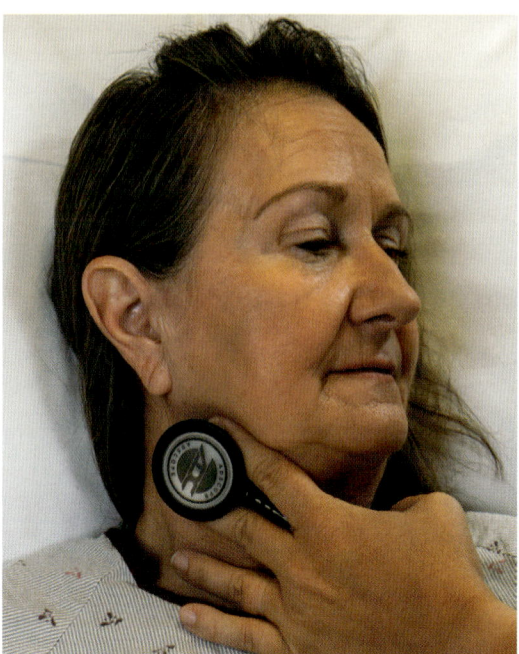

Figura 30.45 Ausculta do sopro carotídeo.

superficial e está situada logo acima da clavícula. Já a veia jugular interna é mais profunda, situada no trajeto da artéria carótida.

É melhor examinar a veia jugular interna direita devido a seu trajeto anatômico mais direto até o átrio direito cardíaco. A coluna de sangue dentro da jugular interna serve como manômetro, refletindo a pressão do átrio direito. Quanto mais alta a coluna, maior a pressão venosa. A pressão venosa aumentada reflete insuficiência cardíaca direita.

Normalmente, quando o paciente se deita em posição supina, a veia jugular externa se distende, tornando-se facilmente visualizável. Em contrapartida, as veias jugulares normalmente se achatam quando o paciente está sentado ou de pé. Para alguns pacientes com doença cardíaca, as veias permanecem distendidas quando estão sentados.

A pressão venosa sofre influência do volume sanguíneo (ou seja, capacidade do átrio direito de receber sangue e enviá-lo ao ventrículo direito e capacidade deste de se contrair e forçar o sangue para dentro da artéria pulmonar). Qualquer fator que resulte em maior volume sanguíneo dentro do sistema venoso causa aumento da pressão venosa jugular. Você pode observar aumento da pressão venosa jugular utilizando os passos a seguir.

1. Peça ao paciente que se deite em posição supina na horizontal. Exponha o pescoço e tórax superior. Utilize um travesseiro para alinhar a cabeça. Evite a hiperextensão ou flexão do pescoço a fim de garantir que a veia não seja estirada ou dobrada (Figura 30.46). Observe ingurgitação das veias jugulares.
2. Eleve gradualmente a cabeceira do leito até que as pulsações venosas jugulares fiquem evidentes entre o ângulo da mandíbula e a clavícula. **Nota:** a palpação do pulso carotídeo ajuda a distinguir pulsos venosos de pulsos arteriais. O pulso jugular só pode ser visualizado, não palpado.
3. Inspecione as veias jugulares. As pulsações normalmente não são evidentes com o paciente sentado. À medida que o paciente gradualmente se inclina para trás até deitar-se em posição supina, o nível das pulsações aumenta acima do nível do manúbrio em até 1 a 2 cm quando o paciente atinge os 45°.

Artérias e veias periféricas

Para examinar o sistema vascular periférico, avalie primeiro o fluxo sanguíneo dos membros aferindo os pulsos arteriais e inspecionando a condição da pele e das unhas. Em seguida, avalie a integridade do sistema venoso. Avalie os pulsos arteriais nas extremidades a fim de determinar a suficiência de toda a circulação arterial.

Fatores como distúrbios da coagulação, trauma ou cirurgia local, gessos ou bandagens compressoras e doenças sistêmicas comprometem a circulação das extremidades (Tabela 30.24). Converse com o paciente sobre os fatores de risco e métodos de monitoramento para problemas circulatórios (Boxe 30.20).

Artérias periféricas. Examine cada artéria periférica utilizando os coxins distais de seus dedos indicador e médio. O polegar auxilia na ancoragem das artérias braquial e femoral. Aplique pressão firme,

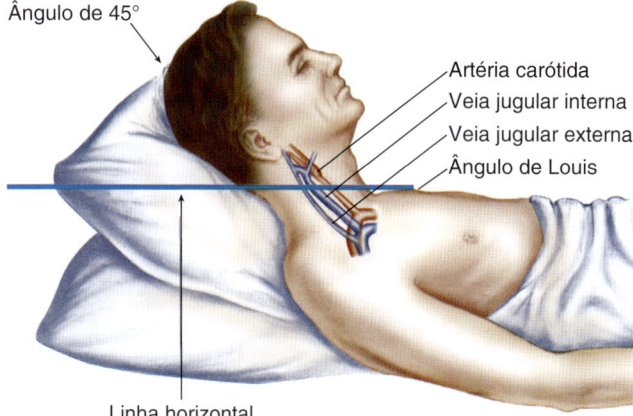

Figura 30.46 Posição do paciente para avaliação de distensão venosa jugular. (De Thompson JM et al.: *Mosby's manual of clinical nursing*, ed 5, St Louis, 2001, Mosby.)

Tabela 30.24 Indicadores para avaliação do fluxo sanguíneo local.

Indicador	Justificativa
Doenças sistêmicas (p. ex., arteriosclerose, aterosclerose, diabetes)	Doenças resultam em alterações da integridade da parede de artérias e vasos sanguíneos menores
Distúrbios de coagulação (p. ex., trombose, embolia)	Coágulos causam obstrução mecânica do fluxo sanguíneo
Trauma ou cirurgia local (p. ex., contusão, fratura, cirurgia vascular)	A manipulação direta dos vasos ou edema localizado compromete o fluxo sanguíneo
Aplicação de recursos compressores (p. ex., gesso, curativos, bandagens elásticas, contenção)	A constrição causa efeito torniquete, que compromete o fluxo sanguíneo nas regiões distais ao local da compressão

Boxe 30.20 Educação em saúde

Avaliação vascular

Objetivo
- O paciente com insuficiência vascular evitará atividades que piorem seu estado circulatório.

Estratégias de ensino
- Oriente o paciente com risco ou evidência de insuficiência vascular nas pernas a evitar roupas apertadas sobre as pernas ou região inferior do corpo, evitar sentar-se ou ficar de pé por período prolongado, evitar sentar-se com as pernas cruzadas, caminhar regularmente e elevar os pés quando se sentar
- Aconselhe o paciente a evitar ou abandonar o hábito de fumar cigarros, charutos ou cachimbos, ou de consumir produtos contendo nicotina (p. ex., tabaco mastigável, adesivos ou chicletes de nicotina) por seu efeito vasoconstritor. Ofereça uma referência de programa confiável para abandonar o tabagismo
- Oriente o paciente com hipertensão acerca dos benefícios do monitoramento regular da pressão arterial (diariamente, semanalmente ou mensalmente). Ensine-o a utilizar aparelhos de monitoramento caseiro.

Avaliação
Utilize os princípios de explicar de volta para avaliar a aprendizagem do paciente/familiar cuidador:
- Explique-me que precauções você está tomando para evitar piora em sua circulação periférica
- Explique-me quais são seus limites normais de pressão arterial. Conte-me quando você procuraria seu médico
- Demonstre-me como você afere sua pressão arterial em casa.

---

tardio ou inexistente, o ritmo do pulso será irregular. Durante emergências cardíacas, profissionais da saúde geralmente avaliam a artéria carótida, por ser acessível e mais útil na avaliação da atividade cardíaca. A fim de verificar o estado circulatório dos tecidos (p. ex., quando o paciente está com gesso ou sofreu cirurgia vascular), palpe as artérias periféricas durante tempo suficiente para perceber presença de pulso.

Avalie cada artéria periférica para investigar sua elasticidade, força e simetria. A parede das artérias normalmente é elástica, o que facilita sua palpação. Após pressionada, a artéria retoma seu formato original quando a pressão é retirada. Artérias anormais são rígidas, inelásticas ou calcificadas.

A força de um pulso é a medida da força com que o sangue é ejetado contra a parede das artérias. Alguns examinadores utilizam uma escala de 0 a 4 para definir a força do pulso (Ball et al., 2019).

0: pulso ausente, não palpável.
1: pulso diminuído, pouco palpável.
2: esperado.
3: cheio, aumentado.
4: limítrofe, aneurismal.

Realize verificação de todos os pulsos periféricos para verificar igualdade e simetria. Compare o pulso radial esquerdo com o direito e assim por diante. A falta de simetria indica circulação comprometida, como obstrução localizada ou artéria em posição anormal.

Nos membros superiores, a artéria braquial conduz sangue até as artérias radial e ulnar do antebraço e mãos. Quando a circulação dessa artéria é bloqueada, as mãos não recebem fluxo adequado de sangue. Se a circulação das artérias radial ou ulnar for comprometida, a mão ainda receberá perfusão adequada. Uma interconexão entre as artérias radial e ulnar protege a mão contra oclusões arteriais (Figura 30.47 A).

Para localizar os pulsos do braço, peça que o paciente fique sentado ou deitado. Encontre o pulso radial do lado radial do antebraço, na altura do carpo. Indivíduos magros apresentam um sulco lateral ao tendão flexor do punho. Palpe o pulso levemente no sulco (Figura 30.47 B). O pulso ulnar fica do lado oposto do carpo e parece menos proeminente (Figura 30.47 C). Palpe o pulso ulnar durante a avaliação de insuficiência arterial na mão.

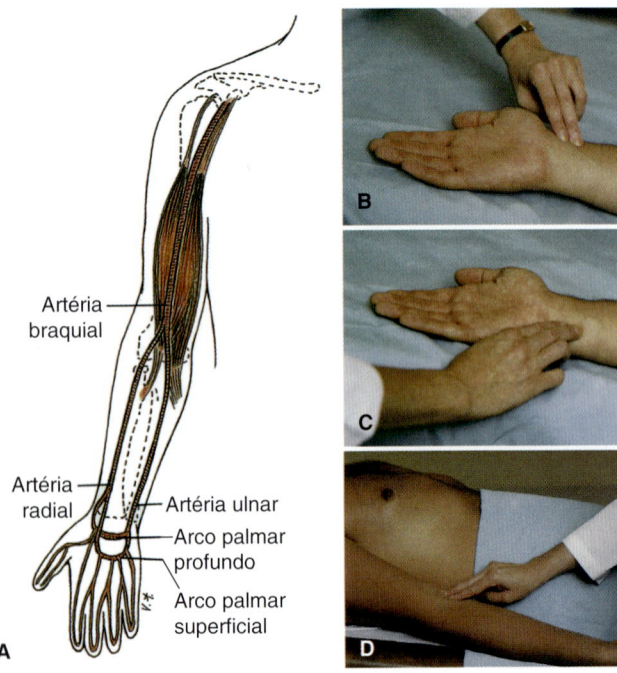

Figura 30.47 A. Posições anatômicas das artérias braquial, radial e ulnar. **B.** Palpação do pulso radial. **C.** Palpação do pulso ulnar. **D.** Palpação do pulso braquial.

evitando a oclusão do pulso. Quando o pulso estiver difícil de achar, pode ser útil variar a pressão e palpar ao redor do local. Certifique-se de não estar palpando seu próprio pulso.

A verificação de sinais vitais de rotina inclui avaliação da frequência e do ritmo da artéria radial, por ser facilmente acessível. Conte o pulso durante 30 s ou um minuto completo, dependendo de suas características. Sempre conte pulsos irregulares por 60 s. Na palpação, as ondas de pulso são normalmente percebidas em intervalos regulares. Quando um intervalo é interrompido por um batimento precoce,

Para palpar o pulso braquial, encontre o sulco entre os músculos bíceps e tríceps acima do cotovelo, na fossa antecubital (Figura 30.47 D). A artéria corre ao longo do lado medial do braço estendido. Palpe com a ponta do indicador, dedo médio e anelar no sulco muscular.

A artéria femoral é a principal artéria da perna e conduz o sangue até as artérias poplítea, tibial posterior e podal dorsal (Figura 30.48 A). Uma interconexão entre as artérias tibial posterior e podal dorsal protege o pé contra oclusão arterial.

Encontre o pulso femoral com o paciente dentado e a região inguinal exposta (Figura 30.48 B). A artéria femoral corre abaixo do ligamento inguinal, no terço médio entre a sínfise púbica e a espinha ilíaca anterossuperior. Algumas vezes, é necessário realizar palpação profunda para sentir o pulso. A palpação bimanual funciona para pacientes obesos. Coloque as pontas dos dedos de ambas as mãos dos lados opostos do local do pulso. Palpe uma sensação pulsátil quando a artéria separar seus dedos.

O pulso poplíteo situa-se atrás do joelho. Peça ao paciente que flexione ligeiramente o joelho com o pé repousado sobre a mesa de exame ou deite-se em posição prona com o joelho ligeiramente flexionado (Figura 30.48 C) e músculos da perna relaxados. Palpe com os dedos das duas mãos profundamente na fossa poplítea, imediatamente lateral à linha média. O pulso poplíteo tem localização difícil.

Com o pé do paciente relaxado, localize o pulso da artéria podal dorsal. A artéria corre ao longo da parte superior do pé, alinhada com o sulco entre os tendões extensores dos primeiros e segundo dedos do pé (Figura 30.48 D). Para encontrar o pulso, coloque as pontas dos dedos entre o primeiro e segundo dedo do pé e mova seus dedos lentamente para cima no dorso do pé. Esse pulso pode estar congenitamente ausente.

Encontre o pulso tibial posterior do lado medial de cada tornozelo (Figura 30.48 E). Coloque os dedos atrás e abaixo do maléolo medial (osso do tornozelo). Com o pé relaxado e ligeiramente estendido, palpe a artéria.

Estetoscópios ultrassônicos. Quando um pulso estiver difícil de palpar, pode ser útil empregar um estetoscópio ultrassônico (Doppler) para amplificar os ruídos da onda de pulso. Fatores que enfraquecem o pulso ou dificultam a palpação incluem obesidade, redução do volume sistólico cardíaco, volume de sangue (volemia) diminuído ou obstrução arterial. Aplique uma fina camada de gel transmissor sobre a pele do paciente no local do pulso ou diretamente na extremidade do sensor do transdutor. Ligue o aparelho e coloque a extremidade do sensor sobre a pele com ângulo de 45 a 90° (Figura 30.49). Mova o transdutor até ouvir um ruído pulsátil "assoprando", o que indica presença de fluxo sanguíneo arterial.

> **Pense nisso**
>
> Como você responderia se, ao terminar uma avaliação, encontrasse uma anormalidade em um sistema do organismo? Pense sobre sua linguagem corporal, expressão facial e a conversa que teria com o paciente nessa situação. Que outras avaliações você poderá precisar realizar?

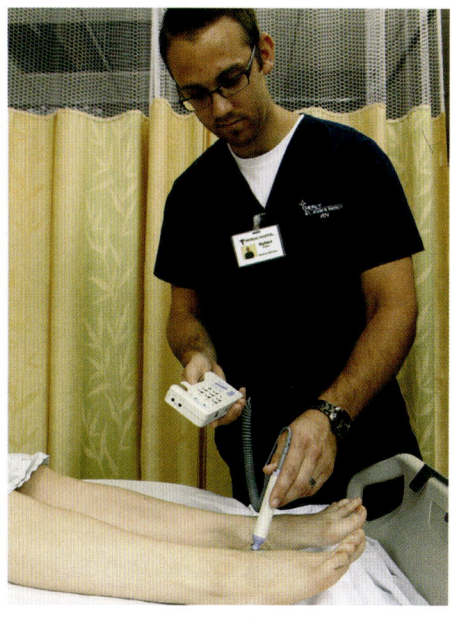

Figura 30.49 Estetoscópio ultrassônico posicionado sobre o pulso podal.

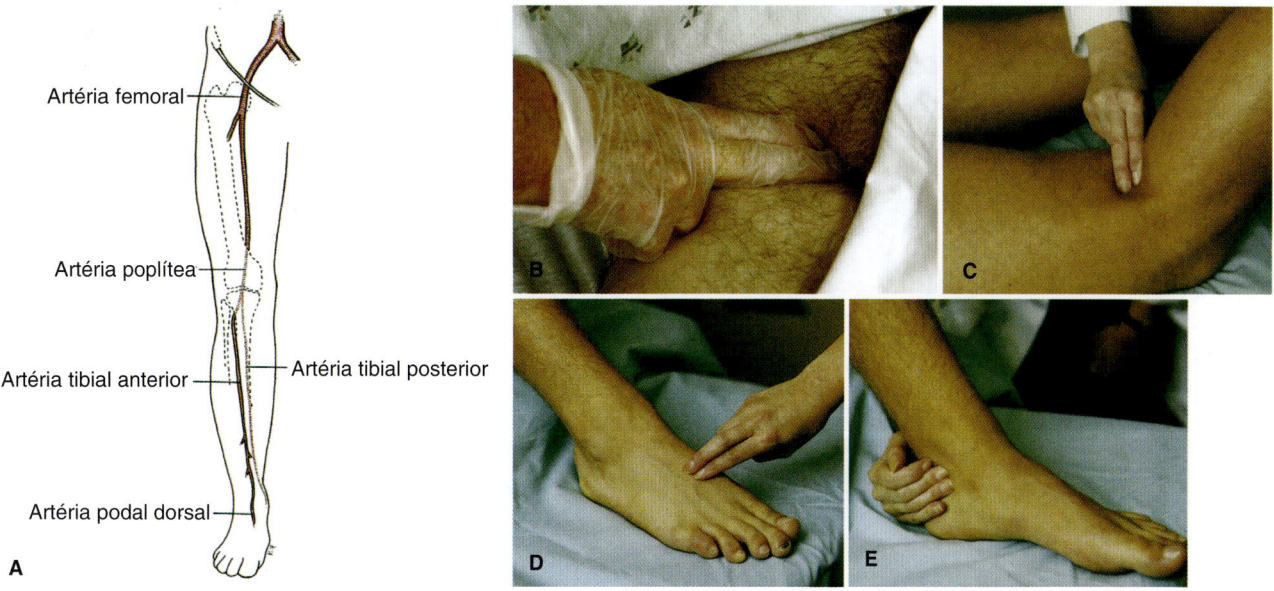

Figura 30.48 A. Posições anatômicas das artérias femoral, poplítea, podal dorsal e tibiais anterior e posterior. **B.** Palpação do pulso femoral. **C.** Palpação do pulso poplíteo. **D.** Palpação do pulso podal dorsal. **E.** Palpação do pulso tibial posterior.

Perfusão tecidual. A condição da pele, mucosas e leitos ungueais oferece dados úteis sobre o estado do fluxo sanguíneo da circulação. Examine a face e membros, analisando a cor da pele, lábios, mucosas e leitos ungueais. A cor azulada nos lábios ou leitos ungueais ou uma redução na palidez podem indicar cianose. Quando houver cianose, obtenha a saturação de oxigênio do paciente para determinar a gravidade do problema (ver Capítulo 29). Profissionais da saúde algumas vezes solicitam exames de sangue adicionais para investigar mais a fundo o estado da oxigenação. O exame das unhas envolve a inspeção do baqueteamento, uma proeminência do tecido na base da unha que causa sua curvatura anormal. O baqueteamento sugere problema crônico, como enfisema ou doença cardíaca congênita.

Inspecione os membros inferiores para verificar alterações de cor, temperatura e condição da pele, indicando problemas arteriais ou venosos (Tabela 30.25). Pergunte se o paciente sente dor nas pernas. Quando existe oclusão arterial, o paciente sente dor distal à oclusão. Oclusões caracterizam-se pelos cinco Ps – *pain* (dor), palidez, pulso ausente, parestesia e paralisia. A congestão venosa causa alterações teciduais que indicam fluxo circulatório inadequado retornando ao coração.

Durante o exame dos membros inferiores, inspecione também a textura de pele e unhas; distribuição dos pelos da parte inferior das pernas, dos pés e dedos dos pés; padrão venoso; cicatrizes, pigmentação ou úlceras. A ausência de pelos nas pernas pode indicar insuficiência circulatória. Lembre-se de considerar se o paciente depilou as pernas ou faz uso de meias de compressão, que também podem reduzir os pelos das pernas. Úlceras crônicas recorrentes nos pés ou pernas constituem grave sinal de insuficiência circulatória e requerem intervenção médica. Palpe a pele das pernas e pés investigando cor, temperatura e edema. O tempo de preenchimento capilar – tempo que demora para que o leito capilar preencha após ser ocluído por pressão –, determina se o fluxo sanguíneo periférico dos dedos está adequado (Ball et al., 2019). Para verificar o tempo de enchimento capilar, branqueie o leito ungueal pressionando-o com o dedo por alguns segundos, libere a pressão, e então observe o tempo transcorrido até a cor da unha ter voltado ao normal (Ball et al., 2019). O tempo de enchimento normalmente é de menos de 2 s. Problemas no fluxo vascular resultam em tempo de enchimento maior que 2 s (Ball et al., 2019).

Tabela 30.25 Sinais de insuficiência venosa ou arterial.

Critério de avaliação	Veia	Artéria
Coloração	Normal ou cianótica	Pálida, piora com a elevação do membro, avermelhada quando o membro é abaixado
Temperatura	Normal	Fria (fluxo interrompido para o membro)
Pulso	Normal	Diminuído ou ausente
Edema	Geralmente significativo	Ausente ou discreto
Alterações cutâneas	Pigmentação marrom ao redor dos tornozelos	Pele delgada e brilhante, diminuição do crescimento dos pelos, unhas espessadas

Veias periféricas. Avalie o estado das veias periféricas pedindo ao paciente que fique sentado e de pé. A avaliação inclui inspeção e palpação para verificar varicoses, edema periférico e flebite. Varicoses são veias superficiais que se dilatam, especialmente quando as pernas estão em posição dependente. São comuns em idosos porque as veias normalmente sofrem fibrose, dilatação e estiramento. Também são comuns em indivíduos que ficam de pé por período prolongado. Varicoses na parte anterior ou medial da coxa e região posterolateral da panturrilha não são normais.

O edema dependente ao redor da área dos pés e tornozelos constitui sinal de insuficiência venosa ou insuficiência cardíaca direita. É comum em idosos e pessoas que passam muito tempo de pé (p. ex., garçons, seguranças e enfermeiros). Para avaliar edema com fóvea, utilize o indicador para pressionar firmemente a região sobre o maléolo medial ou sobre a tíbia durante vários segundos, depois solte. A persistência da depressão na pele indica edema. A classificação de 1+ a 4+ caracteriza a gravidade do edema (Figura 30.6).

A flebite é uma inflamação venosa que ocorre comumente após trauma, infecção, imobilização e inserção de cateter IV por tempo prolongado. Para avaliar a presença de flebite na perna, inspecione a região das tíbias investigando eritema, sensibilidade dolorosa e edema sobre os locais das veias. A palpação suave dos músculos revela calor, sensibilidade dolorosa e firmeza da musculatura. Um dos achados mais confiáveis de flebite é o edema unilateral da perna afetada. O sinal de Homan não é um indicador confiável de flebite nem trombose venosa profunda (TVP), pois está presente em outras condições (Bauer, 2021). Para confirmar TVP, são utilizados outros testes diagnósticos, quer o sinal de Homan esteja presente quer esteja ausente.

Sistema linfático

Avalie a drenagem linfática dos membros inferiores durante o exame do sistema vascular ou durante o exame da genitália feminina ou masculina. Linfonodos superficiais e profundos drenam linfa das pernas, porém somente dois grupos de linfonodos superficiais são palpáveis. Com o paciente em posição supina, palpe a região dos linfonodos inguinais superficiais na virilha (Figura 30.50 A). Em seguida, mova os dedos em direção à parte interna da coxa, palpando quaisquer linfonodos inferiores. Utilize compressão firme porém suave durante a palpação da cadeia linfática. Linfonodos múltiplos em geral não são palpáveis, embora alguns linfonodos macios e não dolorosos possam ser. Linfonodos aumentados, rígidos e sensíveis revelam possíveis locais de infecção ou doença metastática.

Nos braços, a linfa é conduzida por ductos até o tronco linfático subclávio. Para avaliar esse sistema, palpe suavemente os linfonodos epitrocleares, localizados no aspecto medial dos braços perto da fossa antecubital (Figura 30.50 B). A parte proximal do sistema linfático dos braços situa-se na axila e é geralmente avaliada durante o exame das mamas.

Mamas

É importante examinar as mamas tanto de pacientes do sexo feminino quanto masculino. Homens contam com uma pequena quantidade de tecido glandular, que pode ser um potencial sítio de crescimento de células cancerosas. Em contrapartida, a maior parte da mama feminina é composta por tecido glandular.

Mamas femininas

As estimativas para 2021 foram de 281.550 novos casos de câncer de mama feminino nos Estados Unidos, além de 43.600 óbitos (NCI, n.d.). A doença vem, após o câncer de pulmão, como a principal causa de óbito em mulheres com câncer. A detecção precoce é crucial para a cura.

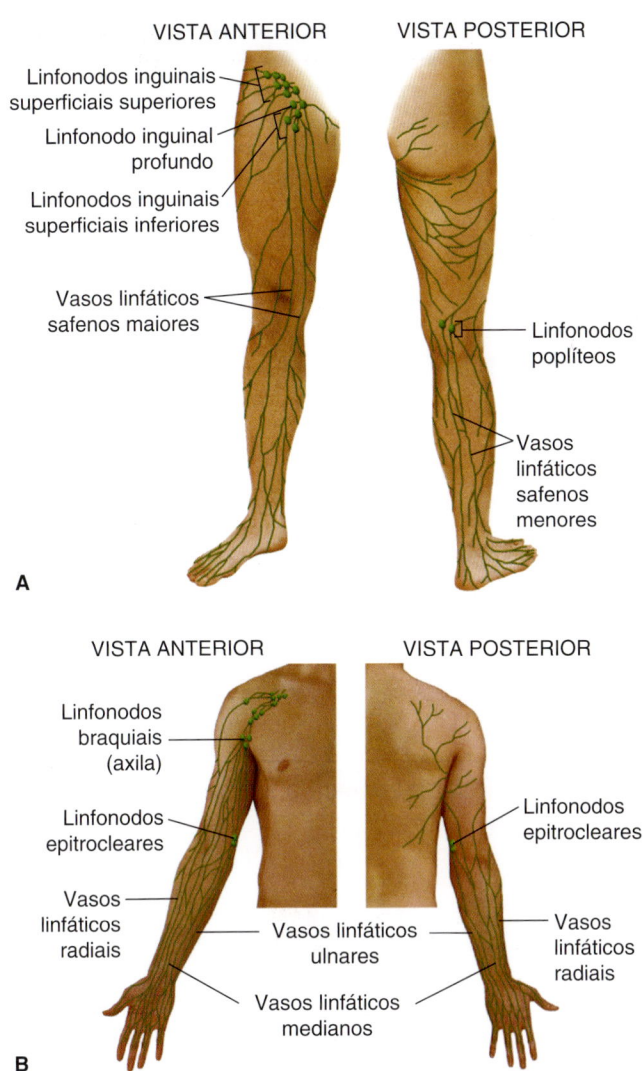

Figura 30.50 A. Drenagem linfática dos membros inferiores. **B.** Drenagem linfática dos membros superiores. (De Ball JW et al.: *Seidel's guide to physical examination*, ed 9, St Louis, 2019, Mosby.)

A Tabela 30.3 descreve as diretrizes da ACS (2021) para a detecção precoce do câncer de mama em mulheres de risco médio. A ACS (2021; 2020a) recomenda que mulheres com alto risco de câncer de mama com base em determinados fatores devem realizar ressonância magnética e mamografia anualmente. Isso inclui mulheres que:

- Apresentam risco de câncer de mama durante toda a vida igual a aproximadamente 20 a 25% ou mais, segundo as ferramentas de avaliação de risco baseadas principalmente na história familiar
- Têm mutação conhecida dos genes *BRCA1* ou *BRCA2*
- Têm parente de primeiro grau (pais, irmãos ou filhos) com mutação nos genes *BRCA1* ou *BRCA2* e que ainda não realizaram o teste genético
- Já foram submetidas à radioterapia no tórax quando tinham entre 10 e 30 anos.

O autoexame das mamas (AEM) mensal não é mais recomendado pela ACS (2020) para mulheres de qualquer idade, pois as evidências são limitadas com relação aos benefícios de localização de tumores cancerosos, embora outras instituições de saúde incentivem o AEM como opção importante para mulheres (National Breast Cancer Foundation, n.d.). Encoraje mulheres a perguntar o que seu médico recomenda. Quando uma paciente decidir realizar o AEM, avalie o método utilizado e qual a fase do ciclo menstrual em que ela realiza o exame (Boxe 30.21). O melhor momento para o AEM é do quarto ao sétimo dia do ciclo menstrual, ou imediatamente após o término do ciclo, quando as mamas já não estão mais edemaciadas ou sensíveis devido aos altos níveis hormonais. Caso a mulher não menstrue (p. ex., devido a uma gravidez ou climatério), aconselhe-a a examinar as mamas no mesmo dia de cada mês.

Mulheres idosas requerem atenção especial para revisar a necessidade de AEM regular. Infelizmente, muitas mulheres idosas ignoram as alterações das mamas, acreditando fazerem parte do envelhecimento. Ademais, fatores fisiológicos afetam a facilidade com que mulheres idosas realizam o AEM. Limitações musculoesqueléticas, redução das sensações periféricas, déficits visuais e alterações na amplitude de movimento das articulações limitam as habilidades de palpação e inspeção.

O histórico de enfermagem da paciente (Tabela 30.26) revela alterações do desenvolvimento normal e sinais de doença nas mamas. Devido à sua estrutura glandular, a mama sofre alterações durante a vida das mulheres. O conhecimento acerca das alterações (Boxe 30.22)

Boxe 30.21 Autoexame das mamas

Procedimento

- Ajude a paciente a identificar o momento adequado do mês para a realização do autoexame das mamas (AEM)
- Descreva os achados normais e achados que requerem notificação de um médico
- Ensine à paciente os passos da realização do AEM:
  1. Examine sua mama direita. Deite-se de costas e coloque seu braço direito atrás da cabeça. O exame é melhor na posição deitada, não em pé, devido à distribuição mais simétrica do tecido mamário sobre a parede torácica, o que o deixa mais fino e fácil de ser palpado em sua completude.
  2. Utilize os coxins dos dedos indicador, médio e anelar de sua mão esquerda para palpar nódulos na mama direita. Utilize três níveis diferentes de pressão para palpar todo o tecido mamário. A pressão leve é necessária para sentir o tecido mais próximo da pele, a pressão média para sentir um pouco mais profundamente e a pressão firme para sentir o tecido mais próximo do tórax e costelas. É normal sentir uma elevação firme na curvatura inferior de cada mama, mas é preciso informar o médico se houver algo diferente do usual. Caso você não tenha certeza da pressão, discuta o assunto com seu médico. Utilize cada nível de pressão para palpar o tecido antes de passar para o próximo ponto.
  3. Palpe ao redor da mama em padrão de cima para baixo, iniciando em uma linha imaginária desde a lateral na axila, cruzando sobre a mama até a metade do esterno. Certifique-se de avaliar toda a área da mama, descendo até sentir somente costelas e subindo até a clavícula. Evidências demonstram que o padrão de cima para baixo é o mais eficiente para abranger toda a mama.
  4. Repita o autoexame na mama contralateral, colocando o braço esquerdo atrás da cabeça e examinando a mama esquerda conforme os Passos 1 a 3.
  5. Fique de frente para um espelho, pressione seu quadril firmemente com as mãos e observe suas mamas, notando qualquer mudança de tamanho, formato, contorno, depressões, eritema ou descamação no mamilo ou tecido mamário. A pressão das mãos no quadril contrai os músculos da parede torácica e destaca alterações nas mamas.
  6. Examine cada axila sentada ou de pé com o braço elevado apenas um pouco para sentir com facilidade quaisquer nódulos ou alterações na área. A elevação completa do braço tensiona o tecido da área, dificultando o exame.

Nota: caso existam implantes, ajude a paciente a determinar os limites de cada implante e como avaliar cada mama.

(continua)

Boxe 30.21 Autoexame das mamas (Continuação)

- Oriente a paciente a entrar em contato com um médico quando encontrar nódulos ou outras anormalidades
- Utilize o método de explicar de volta para avaliar o aprendizado do paciente/familiar cuidador: "Quero me certificar de que lhe expliquei como conduzir um autoexame das mamas. Você poderia me mostrar como se conduz o exame em ambas as mamas?" Documente sua avaliação sobre a aprendizagem da paciente. Revise sua orientação ou desenvolva um plano para avaliar a aprendizagem da paciente que possa ser implementado em momento adequado caso ela não consiga explicar de volta corretamente.

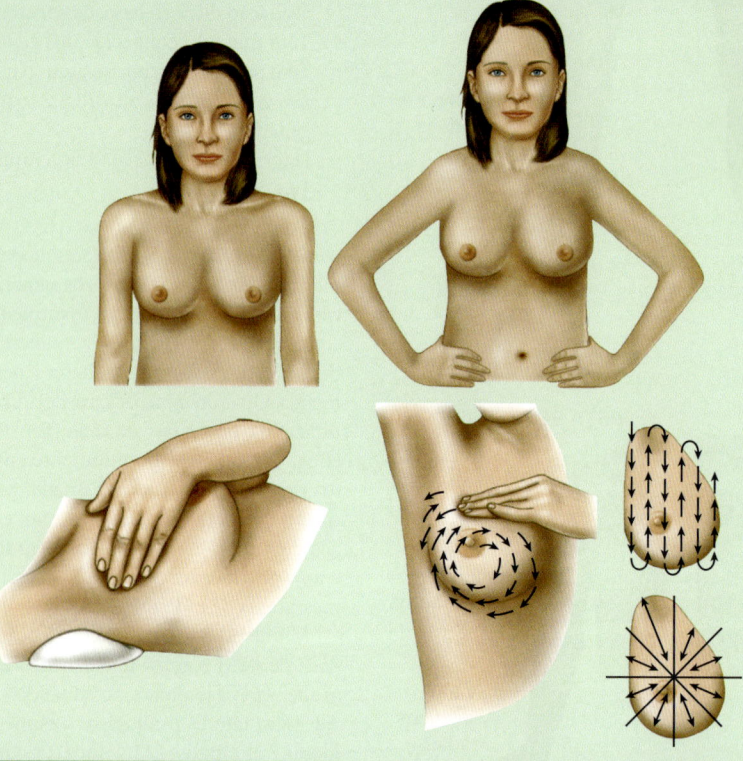

Imagens de Silvestri LA, Silvestri AE: *Saunders comprehensive review for the NCLEX-PN® Examination*, ed 7, St Louis, 2019, Elsevier.

Tabela 30.26 Histórico de enfermagem para avaliação das mamas.

Histórico de enfermagem	Justificativa
Determine se a mulher tem mais de 40 anos; se apresenta histórico familiar de câncer de mama, especialmente com mutação nos genes *BRCA1* ou *BRCA2*; menarca de início precoce (antes dos 12 anos) ou climatério tardio (após os 55 anos); se nunca teve filhos ou teve o primeiro filho após os 31 anos; ou se fez uso recente de contraceptivos orais	Trata-se de fatores de risco para câncer de mama (ACS, 2020a; ACS, 2021)
Pergunte se o paciente (ambos os sexos) notou presença de nódulo, espessamento, dor ou sensibilidade na mama; secreções, desalinhamento, retração ou descamação no mamilo; ou alteração no tamanho da mama	Sinais e sintomas potenciais de câncer de mama permitem a enfermeiros focarem sua avaliação em áreas específicas da mama
Determine o uso de medicações por parte da paciente (contraceptivos orais, digitálicos, diuréticos, hormônios esteroides ou estrógeno). Determine sua ingestão de cafeína	Algumas medicações causam secreções nos mamilos. Hormônios e cafeína causam alterações fibrocísticas nas mamas
Determine o nível de atividade da paciente, consumo de álcool e peso	A incidência de câncer de mama correlaciona-se com sobrepeso ou obesidade (pós-menopáusica), sedentarismo e consumo de bebidas alcoólicas (ACS, 2021)
Pergunte se a paciente realiza o autoexame das mamas (AEM) mensalmente. Se sim, determine qual a época do mês em que realiza em relação ao ciclo menstrual. Peça à paciente que descreva ou demonstre o método utilizado	O papel do enfermeiro é orientar pacientes sobre câncer de mama e técnicas corretas de AEM
Se a paciente relatar presença de massa na mama, pergunte há quanto tempo notou pela primeira vez. O nódulo surge e desaparece, ou está sempre presente? Aconteceram mudanças no nódulo (p. ex., tamanho, relação com ciclo menstrual) e sintomas associados?	A avaliação ajuda a determinar a natureza da massa (p. ex., câncer de mama ou doença fibrocística)

> **Boxe 30.22** Alterações normais na mama durante a vida da mulher
>
> **Puberdade (8 a 20 anos)**
> As mamas amadurecem em cinco estágios. Uma mama pode crescer mais rápido que a outra. A idade das mudanças e a velocidade da progressão são variáveis.
>
> **Estágio 1 (pré-adolescência)**
> Esse estágio envolve somente elevação do mamilo.
>
> **Estágio 2**
> A mama e o mamilo se elevam formando um pequeno volume e ocorre aumento do diâmetro areolar.
>
> **Estágio 3**
> Ocorre maior alargamento e elevação da mama e aréola, sem separação do contorno.
>
> **Estágio 4**
> A aréola e o mamilo se projetam para um segundo volume acima do nível da mama (não ocorre em todas as meninas).
>
> **Estágio 5 (mama madura)**
> Somente o mamilo se projeta e a aréola regride (varia em algumas mulheres).
>
> **Idade adulta jovem (20 a 31 anos)**
> As mamas atingem seu tamanho máximo (não gestante). O formato geralmente é simétrico. As mamas podem ter tamanho desigual.
>
> **Gestação**
> O tamanho da mama, gradualmente, aumenta duas a três vezes seu tamanho anterior. Os mamilos aumentam de tamanho e tornam-se eretos. As aréolas escurecem e o diâmetro aumenta. Veias superficiais tornam-se proeminentes. Os mamilos expelem líquido amarelado (colostro).
>
> **Climatério**
> As mamas diminuem de tamanho. O tecido torna-se mais macio e flácido.
>
> **Terceira idade**
> As mamas tornam-se alongadas, pendulares e flácidas, como resultado da atrofia do tecido glandular. A pele tende a se tornar enrugada, com aparência solta e flácida. Os mamilos tornam-se menores e soltos, sem capacidade erétil. Em alguns casos, os mamilos podem se inverter devido ao encolhimento e alterações fibróticas.

De Touhy TA, Jett KF: *Ebersole and Hess' toward healthy aging*, ed 10, St Louis, 2020, Elsevier; Hockenberry MJ, Wilson D: *Wong's nursing care of infants and children*, ed 10, St Louis, 2019, Elsevier; e Ball JW et al.: *Seidel's guide to physical examination*, ed 9, St Louis, 2019, Elsevier.

permite sua avaliação completa e precisa. Encoraje tanto homens quanto mulheres a observar as mamas para perceber alterações e relatá-las a seus médicos.

Inspeção. Peça à paciente que remova sua blusa ou avental para permitir a visualização simultânea de ambas as mamas. Peça-lhe que se sente ou fique de pé com os braços soltos ao lado do corpo. Se a paciente preferir realizar o AEM, coloque um espelho à sua frente, se possível, durante a inspeção, para que ela entenda o que procurar durante o exame. Descreva as observações ou achados em relação às linhas imaginárias que dividem a mama em quatro quadrantes e uma cauda. As linhas cruzam o centro do mamilo. Cada cauda se estende para fora a partir do quadrante superior externo (Figura 30.51).

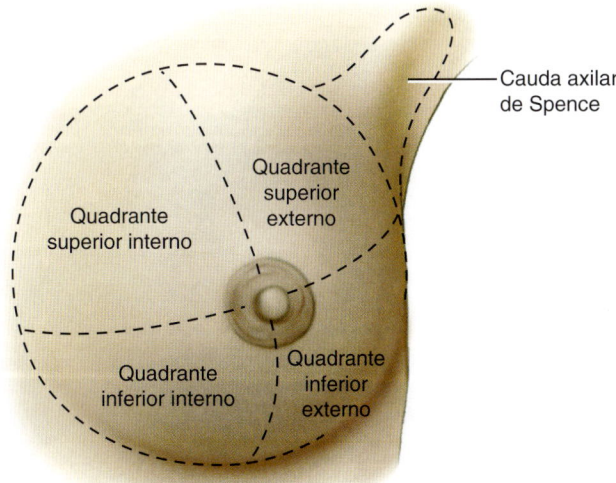

Figura 30.51 Quadrantes da mama esquerda e cauda axilar de Spence. (De Shiland BJ: *Medical terminology and anatomy for coding*, ed 3, St Louis, 2017, Mosby.)

Inspecione as mamas com relação a seu tamanho e simetria. As mamas normalmente se estendem da terceira à sexta costela, com o mamilo no nível do quarto espaço intercostal. É comum uma mama ser menor que a outra. Contudo, inflamações ou massas causam diferença de tamanho. À medida que a mulher envelhece, os ligamentos de suporte do tecido mamário enfraquecem, tornando as mamas pendulares e os mamilos mais baixos.

Observe o contorno ou formato das mamas e investigue massas, achatamentos, retrações ou sulcos em baixo-relevo. As mamas apresentam formato variável, desde convexas até pendulares ou cônicas. A retração ou formação de sulcos pode ocorrer devido à invasão de ligamentos subjacentes por tumores. Os ligamentos sofrem fibrose e tracionam a pele para dentro em direção ao tumor. O edema também modifica o contorno das mamas. Para evidenciar retrações ou alterações de formato das mamas, peça à paciente que assuma três posições: elevar os braços acima da cabeça, pressionar as mãos contra os quadris e estender os braços para frente sentada e inclinada para frente. Cada manobra causa contração dos músculos peitorais, o que evidencia a presença de retração.

Inspecione cuidadosamente a pele para verificar cor, padrão venoso e presença de lesões, edema ou inflamação. Eleve cada mama quando necessário para observar seus aspectos inferior e lateral, verificando cor e textura. As mamas devem apresentar a mesma cor da pele circunjacente com mesmos padrões venosos bilateralmente. Tais padrões são facilmente visualizáveis em mulheres magras ou gestantes. Mulheres com mamas maiores podem apresentar vermelhidão e escoriação nas superfícies inferiores devido ao atrito da pele.

Inspecione os mamilos e as aréolas para verificar tamanho, cor, formato, secreções e direção para a qual aponta o mamilo. As aréolas normais são redondas ou ovais e quase iguais bilateralmente. A coloração varia desde rósea até marrom. Em mulheres de pele clara, a aréola fica marrom durante a gestação e permanece dessa cor. Já em mulheres de pele escura, a aréola é marrom desde antes da gestação (Ball et al., 2019). Os mamilos normalmente apontam para direções simétricas, são evertidos e não apresentam drenagem. Quando os mamilos estiverem invertidos, pergunte à paciente se esse sempre foi o seu aspecto.

Inversões recentes indicam crescimento de tecido subjacente. Lesões e ulcerações não são normais na pele das mamas nem nos mamilos. Note qualquer sangramento ou secreção a partir dos mamilos. É comum haver secreção amarelada límpida 2 dias após o parto. Durante a inspeção das mamas, explique as características observadas. Oriente as pacientes acerca da significância de sinais ou sintomas anormais.

Palpação. Utilize a palpação para avaliar a condição do tecido mamário subjacente e linfonodos. O tecido é composto por tecido glandular, ligamentos fibrosos de suporte e gordura. O tecido glandular é organizado em lobos que convergem em ductos, os quais se abrem na superfície do mamilo. A maior parte do tecido glandular situa-se no quadrante superior externo e cauda da mama. Ligamentos suspensores conectam a pele e a fáscia sob a mama para conferir suporte e manter sua posição voltada para cima. O tecido adiposo está situado superficialmente e nas laterais da mama.

Parte do sistema linfático das mamas drena para linfonodos axilares. Quando lesões cancerosas sofrem metástase (disseminação), os linfonodos comumente são envolvidos. Estude a localização dos linfonodos supraclaviculares, infraclaviculares e axilares (Figura 30.52). Os linfonodos axilares drenam linfa da parede torácica, mamas, braços e mãos. Tumores em uma única mama, algumas vezes, envolvem os linfonodos ipsilaterais e contralaterais.

Para palpar linfonodos, peça à paciente que se sente com os braços relaxados ao lado do corpo. Você deve realizar o exame na frente e ao lado da paciente, segurando-lhe o braço em posição flexionada e abduzida a partir da parede torácica. Coloque a mão livre sobre o tórax da paciente em posição alta no espaço da axila. Com as pontas dos dedos, pressione gentilmente a superfície para baixo sobre as costelas e músculos. Palpe as quatro regiões da axila e linfonodos axilares utilizando as pontas dos dedos e gentilmente rolando-as sobre o tecido mole (Figura 30.53).

Linfonodos normalmente não são palpáveis. Avalie cuidadosamente cada região e note seu número, consistência, mobilidade e tamanho. Um ou dois pequenos linfonodos palpáveis não dolorosos são normais. Linfonodos anormais parecem-se com uma pequena massa rígida, sensível e imóvel. Continue palpando ao longo das bordas superior e inferior da clavícula. Faça o procedimento inverso do outro lado.

Algumas vezes, pode ser difícil para a paciente aprender a palpar linfonodos. Deitar-se com o braço abduzido torna a área mais acessível. Oriente a paciente a utilizar sua mão esquerda para as regiões axilar e clavicular direitas. Pegue os dedos da paciente e mova-os do modo correto. Em seguida, faça a paciente utilizar a mão direita para palpar os linfonodos de seu lado esquerdo.

Com a paciente deitada em posição supina com um braço sob a cabeça e o pescoço (alternando o lado para cada mama), palpe seu tecido mamário (Figura 30.54). A posição supina permite que o tecido mamário fique plano e se distribua simetricamente sobre a parede torácica. A posição do braço e da mão alonga a mama ainda mais e posiciona o tecido de forma simétrica. Coloque um pequeno travesseiro ou toalha sob a escápula da paciente para posicionar melhor o tecido. Palpe a cauda de Spence.

A consistência do tecido mamário normal é muito variável. As mamas de uma paciente jovem são firmes e elásticas. Em mulheres idosas, o tecido algumas vezes parece fibroso e nodular. É especialmente importante que a paciente tenha familiaridade com a textura de sua própria mama. Oriente pacientes acerca de estratégias para promover a saúde das mamas (Boxe 30.23).

Caso você ou a paciente palpe uma massa, examine a mama contralateral para garantir comparação objetiva entre tecido normal e anormal. Utilize os coxins dos três primeiros dedos para comprimir

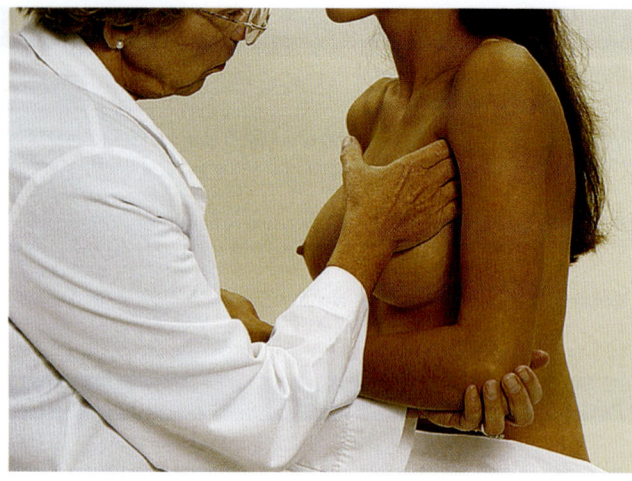

Figura 30.53 Apoie o braço da paciente e palpe os linfonodos axilares. (De Wilson S, Giddens J: *Health assessment for nursing practice*, ed 7, St Louis, 2022, Elsevier.)

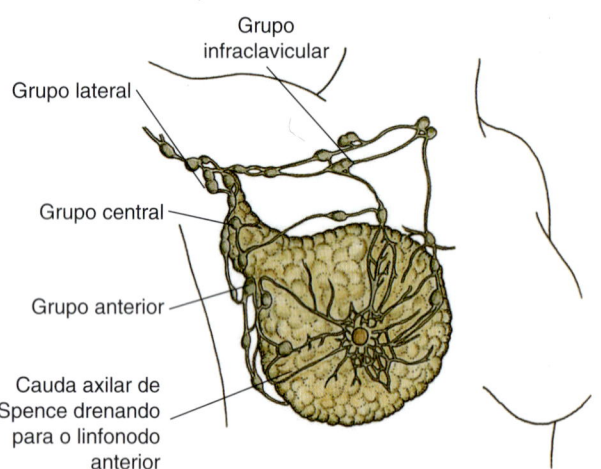

Figura 30.52 Posição anatômica dos linfonodos axilares e claviculares.

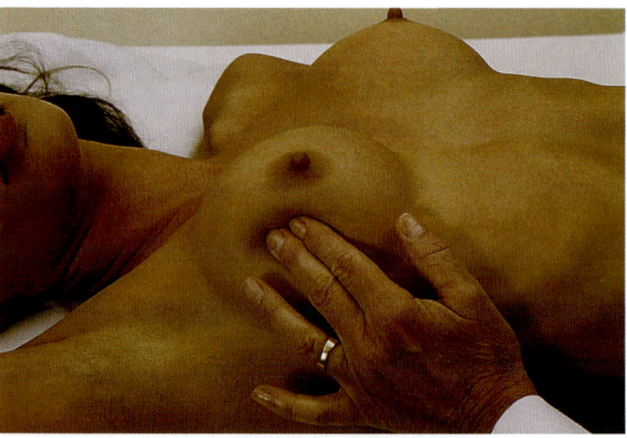

Figura 30.54 A paciente deita-se na horizontal com o braço abduzido e a mão sob a cabeça para ajudar a deixar o tecido mamário distribuído sobre a parede torácica. Cada mama é palpada de maneira sistemática. (De Wilson S, Giddens J: *Health assessment for nursing practice*, ed 7, St Louis, 2022, Elsevier.)

Boxe 30.23 Educação em saúde

Avaliação das mamas femininas

Objetivo
- A paciente seguirá práticas de prevenção e detecção a fim de garantir a saúde das mamas.

Estratégias de ensino
- Peça à paciente que realize a demonstração do autoexame das mamas (AEM) e dê-lhe a oportunidade de fazer perguntas (Boxe 30.21)
- Explique a frequência recomendada da mamografia e avaliação pelo médico da paciente
- Discuta os sinais e sintomas do câncer de mama
- Discuta os sinais e sintomas de doença mamária benigna (fibrocística)
- Informe mulheres obesas ou com história familiar de câncer de mama sobre seu maior risco de desenvolver a doença (ACS, 2020a; ACS, 2021). Encoraje mudanças na dieta, incluindo limitação do consumo de carne a apenas carnes magras, remoção da pele do frango antes de comer, seleção de atum e salmão armazenados em água em vez de óleo e consumo de laticínios com baixo teor de gordura
- Encoraje a paciente a reduzir o consumo de cafeína e teofilinas. Embora essa abordagem seja controversa, pode diminuir os sintomas de doença mamária benigna (fibrocística).

Avaliação
Utilize os princípios de explicar de volta para avaliar a aprendizagem da paciente/familiar cuidador:
- Conte-me quando foi sua última mamografia. Explique com que frequência você deve realizar uma mamografia
- Descreva os sinais e sintomas de câncer de mama e quando você deve entrar em contato com seu médico de referência.

---

gentilmente o tecido mamário sobre a parede torácica, notando sua consistência. Realize a palpação de forma sistemática, utilizando um destes três métodos: (1) técnica vertical com os dedos movendo-se para cima e para baixo em cada quadrante; (2) sentido horário ou anti-horário formando pequenos círculos concêntricos com os dedos ao longo de cada quadrante e a cauda; ou (3) palpando desde o centro em sentido radial, retornando à aréola para iniciar cada divisão (Figura 30.55). Seja qual for a abordagem utilizada, certifique-se de examinar totalmente a mama e a cauda, direcionando a atenção a quaisquer áreas de sensibilidade dolorosa. Utilize técnica bimanual para a palpação de mamas grandes e pendulares. Apoie a porção inferior da mama em uma das mãos e utilize a outra mão para palpar o tecido contra a mão de apoio.

Durante a palpação, note a consistência do tecido mamário. O tecido normalmente é denso, firme e elástico. Com o climatério, torna-se mais macio e retraído. O aspecto lobular do tecido é normal. A borda inferior de cada mama pode ser mais firme e rígida. Trata-se de uma elevação normal inframamária, não de um tumor. Pode ser útil mover a mão da paciente para que ela possa sentir as variações normais do tecido. Palpe massas anormais a fim de determinar sua localização em relação aos quadrantes, diâmetro em centímetros, formato (p. ex., redonda ou discoidal), consistência (macia, firme ou dura), sensibilidade, mobilidade e delimitação (bordas definidas ou indefinidas).

Lesões cancerosas são duras, fixas, insensíveis, irregulares e geralmente unilaterais. Uma condição benigna comum da mama é a doença mamária benigna (fibrocística). A condição caracteriza-se por mamas nodulares dolorosas bilaterais e algumas vezes secreção a partir dos mamilos. Os sintomas são mais aparentes durante o período menstrual. Quando palpados, os cistos (nódulos) são macios, bem diferenciados e móveis. Cistos profundos são mais firmes.

Dê atenção especial à palpação do mamilo e da aréola. Palpe gentilmente toda a superfície. Utilize o polegar e o indicador para comprimir o mamilo e note secreções. Durante o exame do mamilo e da aréola, o mamilo pode se tornar ereto e a aréola mais enrugada, os quais constituem alterações normais. Continue posicionando a paciente e examinando a outra mama.

Mamas masculinas

Menos de 1% de todos os casos de câncer de mama são diagnosticados em homens. Em 2019, aproximadamente 2.670 novos casos de câncer de mama invasivo foram diagnosticados em homens (BreastCancer.org, 2019). Inspecione o mamilo e a aréola para investigar nódulos, edema e ulceração. O aumento de volume da mama masculina resulta de obesidade ou aumento glandular. O aumento em indivíduos jovens resulta do uso de hormônios esteroides. O tecido adiposo é macio, ao passo que o tecido glandular é firme. Utilize as mesmas técnicas empregadas com a mama feminina para palpar massas. Como o câncer de mama é relativamente raro em homens, autoexames de rotina não são necessários. Tumores de mama geralmente não são encontrados em homens até que estejam em estágio avançado; por isso, os homens têm um índice de sobrevida menor do que as mulheres (BreastCancer.org, 2019). Todavia, homens com parente de primeiro grau (p. ex., mãe ou irmã) com câncer de mama têm risco de desenvolver a doença e podem ser indicados por seu médico a realizar mamografias de rotina.

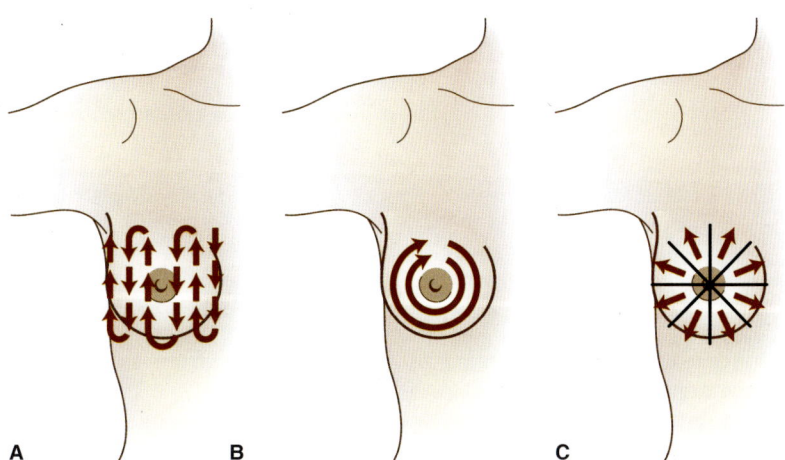

Figura 30.55 Diferentes métodos de palpação das mamas. **A.** Palpe de cima para baixo em linhas verticais. **B.** Palpe em círculos concêntricos. **C.** Palpe a partir do centro em seções em forma de cunha.

Abdome

O exame do abdome é complexo devido ao número de órgãos localizados dentro ou próximo da cavidade abdominal. O histórico de enfermagem detalhado (Tabela 30.27) ajuda a interpretar sinais físicos. O exame inclui avaliação das estruturas do sistema gastrintestinal (GI) inferior juntamente com exame do fígado, estômago, útero, ovários, rins e bexiga urinária. A dor abdominal é um dos sintomas mais comumente relatados por pacientes que buscam atendimento de saúde. A avaliação precisa requer associação entre dados do histórico e exame cuidadoso da localização dos sintomas físicos.

Avalie os órgãos anteriormente e posteriormente. Um sistema de delimitações ajuda a mapear a região abdominal. O processo xifoide (extremidade do esterno) constitui o limite superior da região abdominal anterior. A sínfise púbica demarca seu limite inferior. Divida a cavidade em quatro quadrantes imaginários (Figura 30.56 A) e consulte achados do histórico para registrá-los em relação a cada quadrante. No aspecto posterior, as últimas costelas e a forte musculatura das costas protegem os rins, localizados de T12 a L3 (Figura 30.56 B). O ângulo costovertebral formado pela última costela e pela coluna vertebral é uma referência anatômica utilizada durante a palpação dos rins.

Durante o exame do abdome, o paciente necessita estar relaxado. O enrijecimento dos músculos abdominais compromete a palpação. Peça ao paciente que urine antes do início do exame. Certifique-se de que o quarto esteja com boa temperatura e cubra o tórax e pernas do paciente. A posição pode ser supina ou em decúbito dorsal com braços ao lado do corpo e joelhos ligeiramente flexionados. Coloque travesseiros embaixo dos joelhos. Se o paciente colocar os braços

Tabela 30.27 Histórico de enfermagem para avaliação do abdome.

Histórico de enfermagem	Justificativa
Se o paciente apresentar dor abdominal ou lombar, avalie detalhadamente a característica da dor (localização, início, frequência, fatores precipitantes, fatores agravantes, tipo de dor, intensidade, curso)	O padrão de características da dor ajuda a determinar sua fonte
Observe cuidadosamente o movimento e a posição do paciente, incluindo posição deitada com os joelhos para cima, movimento inquieto para encontrar posição confortável e deitar-se ou sentar-se com os joelhos no tórax	As posições assumidas pelo paciente revelam a natureza e a fonte de sua dor, incluindo peritonite, cálculo renal e pancreatite
Avalie hábitos normais de eliminação e aspecto das fezes; pergunte se o paciente utiliza laxativos	A comparação dos dados com os achados físicos ajuda a identificar a causa e a natureza dos problemas de eliminação
Determine se o paciente realizou cirurgia abdominal, se sofreu trauma ou realizou exames diagnósticos no sistema gastrintestinal (GI)	Alterações cirúrgicas ou traumáticas em órgãos abdominais causam mudanças nos achados esperados (p. ex., posição dos órgãos subjacentes). Exames diagnósticos modificam o aspecto das fezes
Avalie se o paciente sofreu alterações recentes no peso ou intolerância à dieta (p. ex., náuseas, vômito, cólica, especialmente nas últimas 24 h)	Dados que podem indicar alterações no sistema GI superior (estômago ou vesícula biliar) ou cólon inferior
Avalie dificuldade de deglutição, eructação, flatulência, vômito com sangue (hematêmese), fezes escuras ou enegrecidas (melena), azia, diarreia ou constipação intestinal	Esses sinais e sintomas característicos indicam alterações GI
Pergunte se o paciente toma medicação anti-inflamatória (p. ex., ácido acetilsalicílico, ibuprofeno, corticosteroides) ou antibióticos	Agentes farmacológicos causam desconforto ou hemorragia GI
Peça ao paciente que indique o local das áreas sensíveis antes de iniciar o exame	Avalie áreas de dor por último a fim de minimizar o desconforto e a ansiedade
Pergunte sobre a história familiar de câncer, doença renal, alcoolismo, hipertensão ou doença cardíaca	Dados que podem revelar risco de alterações e são identificáveis durante o exame
Determine se a paciente do sexo feminino está grávida; verifique quando foi a última menstruação	A gravidez produz alterações no formato e contorno abdominal
Avalie o consumo usual de álcool do paciente	O consumo crônico de álcool causa problemas GI e hepáticos, incluindo câncer de fígado, cólon e pâncreas (ACS, 2020a)
Revise a história de: ocupação na área da saúde, hemodiálise, uso de fármacos intravenosos, contato em casa ou sexual com pessoas com o vírus da hepatite B (HBV), indivíduo heterossexual que teve mais de um parceiro sexual nos últimos 6 meses, indivíduo homossexual ou bissexual do sexo masculino sexualmente ativo, indivíduo que viaja internacionalmente para áreas com alta incidência de infecção por HBV	Fatores de risco para exposição ao HBV

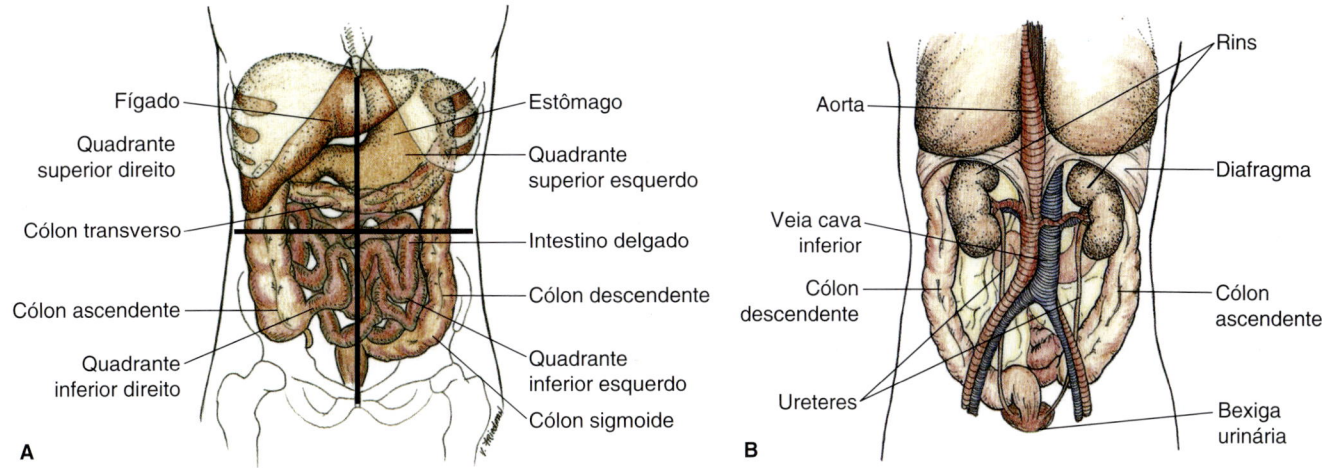

Figura 30.56 A. Vista anterior do abdome dividido em quadrantes. **B.** Vista posterior da secção abdominal.

sob a cabeça, seus músculos abdominais ficarão estendidos. Proceda calma e lentamente, certificando-se de que a iluminação esteja adequada. Exponha o abdome desde imediatamente acima do processo xifoide até a sínfise púbica. Aqueça as mãos e o estetoscópio para promover relaxamento. Peça ao paciente que relate dor e aponte áreas sensíveis. Deixe estas últimas para o fim do exame.

A ordem do exame abdominal difere ligeiramente dos exames anteriores. Inicie pela inspeção e prossiga com a ausculta. Deixar a palpação para o fim reduz a chance de alteração da frequência e aspecto dos ruídos intestinais. Certifique-se de ter à sua disposição uma fita métrica e caneta de marcação durante o exame.

Inspeção

Tenha o hábito de inspecionar o paciente durante atividades de cuidados de rotina. Note sua postura e procure evidência de desconforto abdominal: deitar-se com joelhos dobrados ou mover-se de forma inquieta no leito. Pacientes sem dor abdominal não protegem o abdome. Para inspecionar movimento anormal no abdome, fique do lado direito do paciente e inspecione a partir de cima. Quando se sentar ou abaixar para visualizar o nível do abdome, avalie seu contorno. Direcione a luz do exame para o abdome do paciente.

Pele. Inspecione a pele sobre o abdome para verificar sua cor, cicatrizes, padrões venosos, lesões e **estrias**. A pele abdominal está sujeita às mesmas variações de cor do resto do corpo. Os padrões venosos geralmente são apagados, exceto em pacientes magros. Estrias são causadas pelo estiramento de tecido devido a ganho de peso ou gravidez. Aberturas artificiais indicam sítios de drenagem resultantes de cirurgias (ver Capítulo 50) ou ostomias (ver Capítulos 46 e 47). Cicatrizes revelam evidência de trauma prévio ou cirurgia, causando alterações permanentes na anatomia dos órgãos subjacentes. Hematomas indicam lesão acidental, abuso físico ou distúrbios de coagulação. Caso existam marcas de agulha ou hematomas, pergunte ao paciente se ele realiza autoadministração de injeções (p. ex., heparina de baixo peso molecular ou insulina). Achados inesperados podem incluir mudanças generalizadas na cor, como icterícia ou cianose. O aspecto brilhante e tenso da pele pode indicar ascite.

Umbigo. Note posição, formato, cor e sinais de inflamação, drenagem ou massas proeminentes no umbigo. O umbigo normal é plano ou côncavo, com a mesma cor da pele circunjacente. Massas causam deslocamento do umbigo. O umbigo evertido (protraído) geralmente indica distensão abdominal. Hérnias (protrusão de órgãos abdominais através da parede muscular) causam protrusão do umbigo. A região umbilical normalmente não apresenta drenagem.

Contorno e simetria. Inspecione contorno, simetria e movimento de superfície do abdome, notando possíveis massas, protuberâncias ou distensão. O abdome plano forma um plano horizontal desde o processo xifoide até a sínfise púbica. Abdomes arredondados se protraem como uma esfera convexa a partir do plano horizontal. Já o abdome côncavo parece afundar na parede muscular. Cada um desses achados é normal para pacientes individuais, contanto que seu formato seja simétrico. Em idosos, em geral, ocorre maior distribuição de tecido adiposo. A presença de massas em apenas um lado, ou assimetria, pode indicar condição patológica subjacente.

A presença de gases no intestino, tumores ou líquido na cavidade causa **distensão** (inchaço). Quando a distensão é generalizada, ocorre protrusão de todo o abdome. A pele pode apresentar aspecto tenso, como se estivesse estirada sobre o abdome. Na distensão causada por gás, os flancos (músculos laterais) não se protraem. Contudo, quando a fonte do problema é líquido, ocorre protrusão do flanco. Peça ao paciente que vire de lado. Se houver líquido causando distensão, formar-se-á uma protuberância no lado dependente. Pergunte ao paciente se seu abdome parece anormalmente apertado. Tenha cuidado para não confundir distensão com obesidade. Na obesidade, o abdome é grande, há presença de tecido adiposo na região do flanco e o paciente não sente aperto. Quando houver suspeita de distensão, meça a circunferência abdominal no nível do umbigo (o que pode exigir que o paciente se vire de um lado para outro à medida que você posiciona a fita métrica). Medidas consecutivas demonstram aumento ou diminuição da distensão. Utilize uma caneta marcadora para indicar a localização da fita métrica.

Órgãos aumentados ou massas. Observe o contorno do abdome enquanto pede ao paciente que respire fundo e segure a respiração. O contorno normalmente permanece liso e simétrico. Essa manobra força o diafragma para baixo e diminui o tamanho da cavidade abdominal. Órgãos aumentados na porção superior da cavidade (p. ex., fígado ou baço) descem abaixo do gradil costal e formam uma protuberância. Examine mais de perto utilizando palpação. Para avaliar a musculatura abdominal, peça que o paciente eleve a cabeça. Essa posição faz com que massas na parede abdominal, hérnias e separações musculares fiquem mais aparentes.

Movimento ou pulsações. Inspecione o movimento. Homens normalmente respiram de forma mais abdominal, ao passo que mulheres, de forma mais costal. Pacientes com dor grave apresentam diminuição do movimento respiratório e tensionam a musculatura abdominal para se proteger da dor. Inspecione de perto o movimento peristáltico e a pulsação da aorta observando o abdome de um lado para o outro. Esses movimentos são visíveis em pacientes magros e não são comumente visualizados nos demais pacientes.

Ausculta

Ausculte antes da palpação durante o exame do abdome, pois sua manipulação altera a frequência e a intensidade dos ruídos intestinais. Peça ao paciente que não fale. É preciso desligar temporariamente a sucção acoplada a sondas GI antes do início do exame.

Motilidade intestinal. O **peristaltismo**, ou movimento do conteúdo do intestino, constitui função normal do intestino delgado e grosso. Os ruídos intestinais dizem respeito à passagem audível de ar e líquido produzida pelo peristaltismo. Posicione o diafragma do estetoscópio, aquecido levemente, sobre cada um dos quatro quadrantes. Gases e líquidos movem-se normalmente pelo intestino, produzindo ruídos suaves de bolhas estourando ou cliques irregulares que ocorrem 5 a 35 vezes por minuto (Ball et al., 2019). Os ruídos podem ser ouvidos normalmente a cada 5 a 20 s. Contudo, em geral, é necessário auscultar continuamente durante 5 min antes de se determinar ausência de ruídos (Ball et al., 2019). Ausculte todos os quatro quadrantes a fim de garantir que você não perca nenhum ruído. O melhor momento para a ausculta é entre as refeições. Os ruídos geralmente são descritos como normais, audíveis, ausentes, hiperativos ou hipoativos. A ausência de ruídos indica ausência de peristaltismo, possivelmente como resultado de obstrução intestinal em estágio avançado, íleo paralítico ou peritonite. Ruídos ausentes ou hipoativos podem ser normais após cirurgia utilizando anestesia geral. Ruídos hiperativos são altos como um "rosnado" e são denominados **borborigmos**, os quais indicam motilidade GI aumentada e podem ser causados por inflamação intestinal, ansiedade, diarreia, hemorragia, ingestão excessiva de laxativos e reação intestinal a determinados alimentos. Os achados do exame variam com base na situação do paciente e nível de cuidados (Boxe 30.24). Oriente os pacientes acerca de práticas para promover padrões de eliminação normais (Boxe 30.25).

Boxe 30.24 Prática baseada em evidências

Detecção de complicações gastrintestinais

Questão PICOT: Uma avaliação gastrintestinal (GI) abrangente em pacientes adultos com problemas clínicos gerais identifica e/ou previne complicações durante a hospitalização?

Resumo das evidências

O exame completo e bem executado do sistema GI pode identificar o tipo de alterações que levam a complicações e orientam os cuidados com o paciente. O componente subjetivo do exame GI requer perguntas que determinem histórico, rotina diária, consumo de alimentos, padrões de eliminação e desconforto. Recomenda-se utilizar múltiplas técnicas de avaliação objetiva como ausculta, inspeção e palpação, juntamente com exames mais detalhados como tomografia computadorizada (TC), ultrassonografia, endoscopia e análise dos ruídos intestinais em tempo real utilizando sensores acústicos (Kendall e Moreira, 2020). O emprego de somente um componente do exame, como a ausculta, não constitui indicador adequado de complicações. Os ruídos intestinais podem variar amplamente dependendo da situação do paciente. Pode ocorrer aumento da frequência dos ruídos quando o paciente masca chiclete (Frazer et al., 2018), ou diminuição da motilidade e frequência dos ruídos quando a glicemia aumenta (Ladopoulos et al., 2018). Ao longo dos anos, o exame físico do sistema GI tem sido realizado com menos frequência enquanto técnicas de imagem têm sido utilizadas com maior frequência. Escalas como a avaliação de falência sequencial (*sequential organ failure assessment*, SOFA) e escore de insuficiência GI (*GI failure score*, GIF) podem ser utilizadas em combinação com o exame físico para ajudar a identificar complicações (Moonen et al., 2018).

Complicações GI aumentam o risco de mortalidade, tempo de estadia hospitalar e custos médicos (Frazer et al., 2018). Condições atuais e preexistentes, como obesidade, idade avançada, alcoolismo crônico, alterações hidreletrolíticas ou problemas renais tornam o paciente mais suscetível a sofrer complicações GI (Bond e Hallmark, 2018).

Aplicação na prática de enfermagem

- Complicações GI são comuns em pacientes admitidos em hospitais (Kendall e Moreira, 2020)
- Conduza uma avaliação GI completa, incluindo informações subjetivas e objetivas, visto que um achado tão simples quanto soluços pode indicar complicação (Bond e Hallmark, 2018)
- A ausculta dos ruídos intestinais necessita ser realizada, embora não deva ser o único indicador de complicação (Kendall e Moreira, 2020)
- A movimentação, como deambulação e mudanças de posição, pode ajudar a diminuir complicações GI em pacientes.

Boxe 30.25 Educação em saúde

Avaliação do abdome

Objetivo

- O paciente manterá eliminação intestinal normal.

Estratégias de ensino

- Explique os fatores que promovem eliminação intestinal normal, como dieta (frutas, vegetais, fibras), exercícios regulares, uso limitado de fármacos comercializados sem prescrição que causam constipação intestinal, estabelecimento de cronograma de eliminação regular e boa ingestão hídrica (ver Capítulo 47). Enfatize a importância para idosos
- Alerte pacientes sobre os perigos do uso excessivo de laxativos ou enemas
- Oriente o paciente a passar por avaliação de um médico para dor abdominal aguda.

Avaliação

Utilize os princípios de explicar de volta para avaliar a aprendizagem do paciente/familiar cuidador:

- Descreva com que frequência seu intestino funciona e o aspecto de suas fezes
- Descreva os alimentos com alto teor de fibras que você adicionou à sua dieta.

Ruídos vasculares. Sopros indicam estreitamento de vasos sanguíneos principais e fluxo sanguíneo turbulento. A presença de sopros na região abdominal pode revelar aneurismas ou vasos estenosados. Utilize a campânula do estetoscópio para auscultar a região epigástrica e cada um dos quatro quadrantes. Em geral, não há ruídos vasculares sobre a aorta (linha média do abdome) ou artérias femorais (quadrantes inferiores). É possível auscultar sopros nas artérias renais posicionando o estetoscópio sobre cada quadrante superior, no aspecto anterior, ou sobre o ângulo costovertebral, no aspecto posterior. Relate sopros a um médico imediatamente.

Sensibilidade nos rins. Com o paciente sentado ou de pé, utilize a percussão direta ou indireta para avaliar inflamação nos rins. Utilizando a superfície ulnar do punho parcialmente fechado, percuta o ângulo costovertebral posteriormente sobre a linha escapular. Quando os rins estão inflamados, o paciente sente dor durante a percussão.

Palpação

A palpação detecta primariamente áreas de sensibilidade abdominal, distensão ou massas. À medida que sua habilidade melhorar, aprenda a palpar órgãos específicos utilizando palpação superficial e profunda.

Utilize a palpação superficial sobre cada quadrante abdominal a fim de detectar áreas de sensibilidade. Evite, inicialmente, as regiões previamente identificadas como locais de problema. Posicione a palma da mão suavemente sobre o abdome com os dedos estendidos e aproximados. Explique a manobra ao paciente e, com a superfície palmar dos dedos, deprima aproximadamente 1,3 cm com movimento suave (Figura 30.57). Evite movimentos bruscos e prefira movimentos suaves e coordenados. Caso o paciente sinta cócegas, coloque primeiro a mão do paciente sobre o abdome e sua mão sobre a do paciente; continue desse modo até que ele tolere a palpação.

Utilize abordagem de palpação sistemática para cada quadrante e avalie resistência muscular, distensão, sensibilidade e órgãos superficiais ou massas. Observe a face do paciente para detectar sinais de desconforto. O abdome normalmente é liso, consistentemente macio e livre de dor ou massas. Ao contrário dos músculos firmes encontrados em adultos jovens, o abdome do idoso geralmente não apresenta tônus muscular. O paciente pode tentar proteger o abdome ou tensionar a musculatura durante a palpação de uma área sensível. Se a tensão permanecer após o paciente relaxar, a causa poderá ser peritonite, colecistite aguda ou apendicite. É fácil detectar bexiga distendida com palpação superficial, pois a bexiga fica situada embaixo do umbigo e acima da sínfise púbica. Verifique rotineiramente se a bexiga está distendida caso o paciente não tenha conseguido urinar (p. ex., devido a uma anestesia ou sedação, incontinência prévia ou sonda urinária que não esteja drenando corretamente).

Com prática e experiência, realize a palpação profunda, a fim de delinear os órgãos abdominais e detectar massas menos evidentes. Você deve estar com as unhas curtas. É importante que o paciente esteja relaxado para que as mãos sejam deprimidas aproximadamente 2,5 a 7,5 cm para a cavidade (Figura 30.58). Nunca utilize a palpação profunda sobre incisões cirúrgicas, órgãos dolorosos ou massas anormais. A pressão profunda causa dor em pacientes saudáveis na região do ceco, cólon sigmoide, artéria aorta e linha média perto do processo xifoide (Ball et al., 2019).

Pesquise cada quadrante de maneira sistemática. Palpe massas verificando tamanho, localização, formato, consistência, sensibilidade, pulsação e mobilidade. Teste a sensibilidade rebote pressionando uma das mãos lenta e profundamente na região envolvida e soltando rapidamente; se ocorrer desconforto, o teste terá sido positivo. Tenha cuidado com essa técnica de exame se houver dor. A sensibilidade rebote ocorre em pacientes com irritação peritoneal, como na apendicite, pancreatite, ou qualquer lesão peritoneal que cause extravasamento de bile, sangue ou enzimas pancreáticas na cavidade peritoneal.

Pulsação da aorta. Utilize o polegar e o indicador de uma das mãos para palpar profundamente a região superior do abdome à esquerda da linha média, para avaliar a pulsação da aorta. A pulsação normalmente é transmitida no sentido anterior. Se a aorta estiver aumentada em razão de um aneurisma (dilatação localizada da parede de um vaso), a pulsação estará expandida para lateral. Não palpe massas abdominais pulsantes. Quando houver aumento de volume devido a um aneurisma, palpe a área apenas superficialmente e relate o achado a um médico. Em pacientes obesos, pode ser necessário palpar com as duas mãos, uma de cada lado da aorta.

Genitália e sistema reprodutor feminino

O exame da genitália feminina pode ser constrangedor para a paciente se a abordagem não for calma e relaxada. O exame ginecológico é uma das experiências mais difíceis para a adolescente. O passado cultural do indivíduo aumenta ainda mais a apreensão. Por exemplo, norte-americanas de ascendência mexicana têm uma forte cultura de que mulheres não expõem seu corpo a homens e nem mesmo a outras mulheres. Da mesma forma, norte-americanas de origem chinesa acreditam que o exame genital é ofensivo. Mulheres muçulmanas valorizam o respeito pela modéstia feminina. Criar um ambiente de privacidade, cobrir a paciente cuidadosamente com lençóis e utilizar uma abordagem calma é essencial para todas as pacientes.

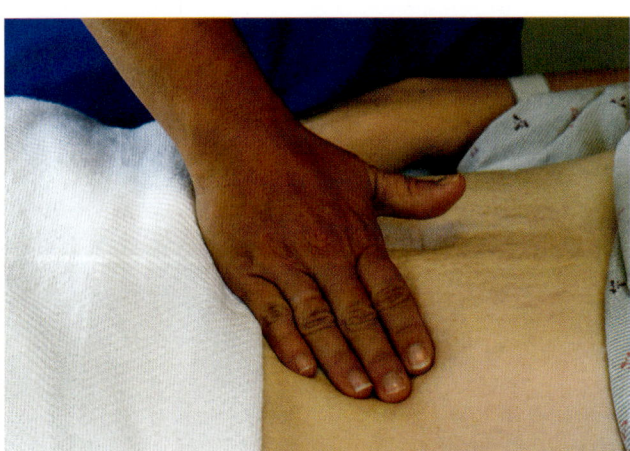

Figura 30.57 Palpação superficial do abdome.

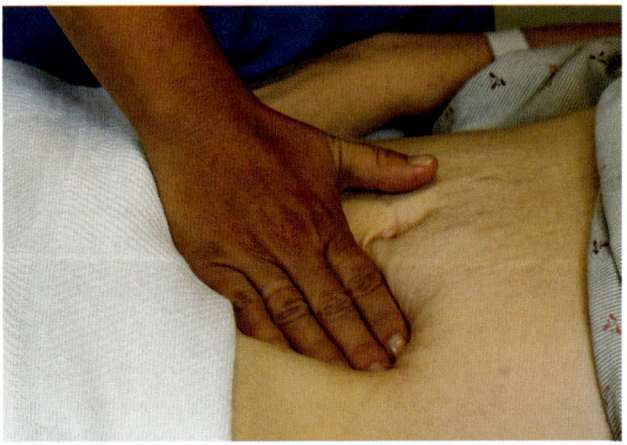

Figura 30.58 Palpação profunda do abdome.

Forneça uma explicação detalhada sobre as razões dos procedimentos utilizados no exame. A posição litotômica, assumida durante o exame, constitui fonte adicional de constrangimento e pode aumentar a ansiedade. Pacientes ficam mais confortáveis quando você utiliza o posicionamento correto e lençóis para cobri-las. Certifique-se de explicar cada parte do exame antes, para que a paciente antecipe as ações necessárias. Adolescentes, algumas vezes, preferem que seus pais permaneçam na sala de exame.

Em alguns casos, a paciente pode necessitar de exame completo do órgão reprodutor, incluindo genitália externa e exame vaginal. Você pode realizar o exame externo enquanto realiza medidas de higiene de rotina ou durante o preparo para inserção de sonda urinária. O exame interno faz parte dos cuidados preventivos de cada mulher; muito embora a incidência de câncer de ovário tenha diminuído, estima-se que 21.750 novos casos tenham surgido em 2020 (ACS, 2020b).

Adolescentes e adultas jovens são examinadas devido à maior incidência de infecções sexualmente transmissíveis (IST). A idade média de menarca em garotas jovens tem diminuído e a maioria dos jovens são sexualmente ativos até os 19 anos (Hockenberry e Wilson, 2019). É importante avaliar o nível de ansiedade da paciente durante a obtenção do histórico (Tabela 30.28). Combine a avaliação retal e anal com o exame pélvico, tendo em vista que a paciente está em posição litotômica ou em decúbito dorsal.

Tabela 30.28 Histórico de enfermagem para avaliação da genitália e do sistema reprodutor feminino.

Histórico de enfermagem	Justificativa
Determine se a paciente já teve doença ou sofreu cirurgia prévia envolvendo os órgãos reprodutores, por exemplo, ISTs	Doenças ou cirurgias influenciam o aspecto e a posição dos órgãos examinados
Determine se a paciente recebeu vacina contra HPV	O HPV aumenta o risco de desenvolvimento de câncer de cérvice
Revise a história menstrual, incluindo idade da menarca, frequência e duração do ciclo menstrual, características do fluxo (p. ex., quantidade, presença de coágulos), presença de dismenorreia (menstruação dolorosa), dor pélvica, datas dos dois últimos períodos menstruais e sintomas pré-menstruais	Essa informação ajuda a revelar o nível de saúde reprodutiva, incluindo normalidade do ciclo menstrual
Peça à paciente que informe seu histórico obstétrico, incluindo gestações e histórico de abortos espontâneos ou induzidos	Os achados observados variam dependendo da história gestacional da mulher
Determine se a paciente realiza práticas de sexo seguro; peça a ela que informe as práticas contraceptivas atuais e pregressas, bem como problemas encontrados. Discuta o risco de IST e infecção pelo HIV	O uso de determinados tipos de contraceptivos influencia a saúde reprodutiva (p. ex., reação de sensibilidade a gel espermicida). A história sexual revela risco de IST e compreensão a respeito do assunto
Avalie se a paciente apresenta sinais e sintomas de descarga vaginal, dor ou edema nos tecidos perianais ou lesões genitais	Trata-se de sinais e sintomas que podem indicar IST ou outra condição patológica
Determine se a paciente apresenta sintomas ou histórico de problemas geniturinários, incluindo ardência durante a micção, frequência, urgência, noctúria, hematúria, incontinência ou incontinência por estresse (ver Capítulo 46)	Problemas urinários estão associados a distúrbios ginecológicos, incluindo ISTs
Pergunte se a paciente já apresentou sinais de hemorragia fora do período menstrual ou após o climatério, ou se já apresentou secreção vaginal anormal	Trata-se de sinais preocupantes de câncer de cérvice e endométrio ou de infecção vaginal
Determine se a paciente apresenta histórico de HPV (condiloma acuminado, herpes simples ou displasia de cérvice), tem múltiplos parceiros sexuais, tabagismo, já teve múltiplas gestações ou se era muito jovem na primeira relação sexual	Trata-se de fatores de risco para câncer de ovário (ACS, 2020a)
Pergunte se a paciente apresenta forte histórico pessoal ou familiar de câncer de mama ou de ovário; mulheres que tiveram câncer de mama ou testaram positivo para mutações hereditárias nos genes *BRCA1* ou *BRCA2* têm risco aumentado. Outras condições clínicas associadas a maior risco incluem doença inflamatória pélvica e síndrome de Lynch. O uso de estrógeno isolado como terapia hormonal tem demonstrado potencial de aumentar o risco. O tabagismo aumenta o risco de câncer de ovário mucinoso. O sobrepeso pode estar associado a maior risco de câncer de ovário	Trata-se de fatores de risco para câncer de ovário (ACS, 2020a)
Determine se a paciente é pós-menopáusica, obesa, tem gordura abdominal ou é infértil. Avalie se a paciente recebeu terapia com estrógeno durante o climatério, se apresentou climatério tardio, nunca teve filhos ou se apresenta histórico de síndrome de ovário policístico. O tamoxifeno, fármaco utilizado para reduzir o risco de câncer de mama, aumenta ligeiramente o risco por exercer efeito similar ao do estrógeno sobre o útero. Condições clínicas que aumentam o risco incluem síndrome de Lynch e diabetes	Trata-se de fatores de risco para câncer de endométrio (ACS, 2020a)

HIV, vírus da imunodeficiência humana; *HPV*, papilomavírus humano; *IST*, infecção sexualmente transmissível.

Preparação da paciente

Como novo enfermeiro, você é responsável por auxiliar o médico da paciente com o exame pélvico. Para o exame completo, é necessário o seguinte equipamento: mesa de exame com apoios de pernas, espéculo vaginal de tamanho correto, fonte de luz ajustável, pia, luvas descartáveis limpas, *swabs* de algodão estéreis, lâminas de vidro, espátulas de plástico ou madeira, escova de cérvice, fixador citológico e placas ou meios de cultura (Ball et al., 2019).

Certifique-se de que o equipamento esteja pronto antes do exame. Peça à paciente que esvazie a bexiga, o que torna útero e ovários facilmente palpáveis. Muitas vezes é necessário colher uma amostra de urina. Ajude a paciente a assumir a posição litotômica na mesa de exame para avaliação da genitália externa. Peça que a paciente estabilize cada perna sobre os apoios e deslize para perto da extremidade da mesa. Coloque uma das mãos na borda da mesa e oriente a paciente a se mover até tocar sua mão. Os braços da paciente devem permanecer ao lado do corpo ou sobre o tórax, a fim de prevenir tensão dos músculos abdominais.

Mulheres que apresentam dor ou deformidade articular podem não conseguir assumir a posição litotômica. Nesses casos, peça à paciente que abduza somente uma perna ou peça para outra pessoa ajudá-la a separar as coxas. Utilize também o decúbito lateral esquerdo com a coxa e joelho direitos flexionados na direção do tórax.

Forneça um pano ou lençol quadrado à paciente. Peça que ela segure uma ponta sobre o esterno e deixe que as pontas adjacentes caiam sobre cada um de seus joelhos. A quarta ponta cobre seu períneo. Após o início do exame, levante o pano da região do períneo. Examinadores do sexo masculino devem estar sempre com uma mulher presente durante o exame, enquanto examinadoras podem escolher trabalhar sozinhas. Uma mulher pode sempre estar presente de acordo com as preferências das pacientes.

Genitália externa

Você pode realizar o exame externo independentemente de um médico. Certifique-se de que a região perineal esteja bem iluminada. Siga precauções padrão e utilize luvas de procedimentos a fim de prevenir contato com organismos infecciosos. O períneo é sensível; não toque a região subitamente sem avisar a paciente. É melhor tocar primeiro a parte interna da coxa antes de tocar o períneo.

Enquanto estiver sentada perto da extremidade da mesa ou leito, inspecione a quantidade e a distribuição dos pelos. Pré-adolescentes não têm pelos púbicos. Durante a adolescência, os pelos crescem ao redor dos lábios e se tornam mais escuros, grossos e crespos. Em mulheres adultas, os pelos crescem em uma área triangular sobre períneo e ao longo das superfícies mediais das coxas. A pele sob os pelos deve estar livre de inflamações, irritações ou lesões.

Inspecione as características da superfície dos grandes lábios. A pele do períneo é lisa, limpa e ligeiramente mais escura que de outros lugares. As membranas mucosas têm aspecto róseo escuro e úmido. Os grandes lábios podem se apresentar abertos ou fechados, secos ou úmidos e são, geralmente, simétricos. Após o parto, os grandes lábios se separam, fazendo com que os pequenos lábios se tornem mais proeminentes. Quando a mulher atinge o climatério, os grandes lábios tornam-se mais delgados, atrofiando com o envelhecimento. O tecido normal é livre de inflamação, edema, lesões ou lacerações.

Para inspecionar as demais estruturas, utilize sua mão não dominante e posicione o polegar e o indicador gentilmente dentro dos pequenos lábios para afastar os tecidos para fora (Figura 30.59). Certifique-se de afastar com firmeza para evitar precisar afastar repetidas vezes os tecidos sensíveis. Utilize a outra mão para palpar os pequenos lábios entre o polegar e o dedo médio. À inspeção, os pequenos lábios têm aspecto mais delgado que os grandes lábios e um lado normalmente

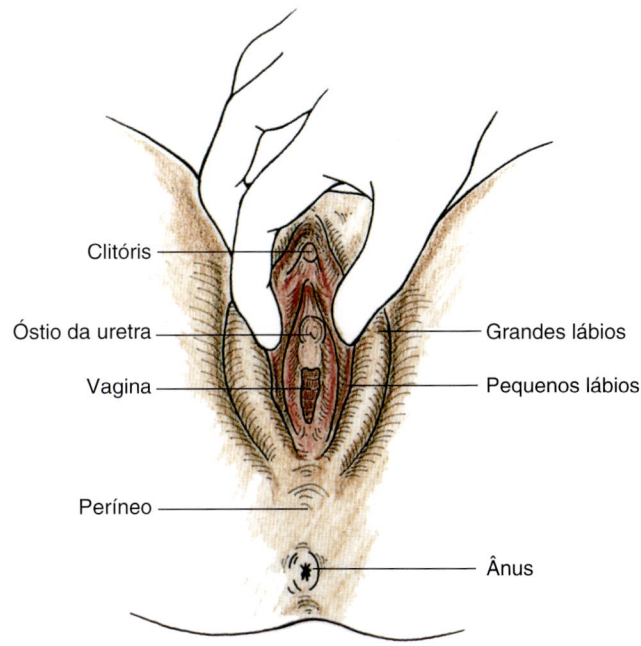

Figura 30.59 Genitália externa feminina.

é maior. O tecido é macio e não demonstra sensibilidade à palpação. O tamanho do clitóris é variável, embora normalmente não exceda 2 cm de comprimento e 0,5 cm de largura. Investigue atrofia, inflamação ou aderências. Quando inflamado, o clitóris apresenta coloração vermelha. Em mulheres jovens, trata-se de local comum para achados anormais como lesões por sífilis ou cancros, os quais aparecem na forma de pequenas úlceras abertas que drenam conteúdo seroso.

Inspecione o óstio da uretra cuidadosamente, verificando sua cor e posição. Normalmente, o óstio parece intacto e livre de inflamação. O meato uretral situa-se anteriormente ao orifício vaginal e tem coloração rósea. Seu aspecto lembra uma pequena fenda ou orifício imediatamente acima do canal vaginal. Note presença de secreção (corrimento), pólipos ou fístulas.

Inspecione o orifício vaginal verificando inflamação, edema, descoloração, descarga e lesões. A abertura tem aspecto de fenda vertical estreita com tecido úmido. Durante a inspeção, note a condição do hímen, situado imediatamente dentro da abertura. Na mulher virgem, o hímen restringe o vestíbulo da vagina, desaparecendo após o ato sexual ou com o crescimento normal durante a adolescência (Ball et al., 2019).

Inspecione o ânus, investigando lesões e hemorroidas (ver discussão sobre o exame retal). Após terminar a avaliação externa, descarte as luvas de procedimento e ofereça à paciente compressas úmidas para sua higiene pessoal.

Pacientes com risco de contrair uma IST necessitam aprender a realizar autoexame da genitália (Boxe 30.26). O propósito do exame é detectar sinais ou sintomas de IST. Muitas pessoas não sabem que têm uma IST (p. ex., clamídia) e algumas ISTs (p. ex., sífilis) podem passar despercebidas por muitos anos.

Exame interno da genitália utilizando espéculo

O exame da genitália interna exige mais habilidade e prática. Geralmente, é realizado por enfermeiros de prática avançada e médicos de referência para a mulher. Como estudante de enfermagem, você deve observar o procedimento ou auxiliar um examinador ajudando a paciente a assumir a posição correta, fornecendo materiais para coleta de amostras e fornecendo suporte emocional à paciente.

Boxe 30.26 Educação em saúde

Avaliação da genitália e do sistema reprodutor feminino

Objetivo
- A paciente utilizará medidas para manter a saúde sexual e prevenir-se contra infecções sexualmente transmissíveis (IST).

Estratégias de ensino
- Oriente a paciente acerca do propósito e frequência recomendada do exame de Papanicolaou (Pap) e exame ginecológico. Explique a necessidade de exame pélvico anual para mulheres sexualmente ativas ou com idade superior a 21 anos. A paciente deve ser examinada com maior frequência caso existam fatores de risco como sistema imunológico enfraquecido, parceiros sexuais múltiplos, tabagismo e histórico de infecções (p. ex., papilomavírus humano [HPV])
- Aconselhe a paciente com IST acerca das implicações de diagnósticos e tratamentos
- Oriente pacientes sobre medidas de prevenção de ISTs: uso de preservativo por parceiros homens, restrição do número de parceiros sexuais, evitar relação sexual com pessoas que têm múltiplos parceiros e medidas de higiene perineal
- Oriente jovens de ambos os sexos e seus pais acerca da infecção por HPV e a necessidade de vacinação antes do início da atividade sexual. A vacina é recomendada para pré-adolescentes com idade entre 11 e 12 anos (CDC, 2019a; CDC, 2019b).[1] Meninos e meninas adolescentes que não iniciaram ou não terminaram o protocolo vacinal contra HPV devem fazê-lo tão logo seja possível. Mulheres jovens podem ser vacinadas contra HPV até os 26 anos e homens jovens até os 21 anos (CDC, 2019a; CDC, 2019b)
- Oriente pacientes a realizar o autoexame genital (AEG). Utilizando um espelho, posicione-se para o exame da região coberta por pelos púbicos. Separe os pelos e investigue nódulos, feridas ou bolhas. Investigue também verrugas, as quais têm aspecto de pequenos pontos em alto-relevo que aumentam formando lesões com aspecto de couve-flor. Em seguida, separe os grandes lábios vaginais e observe o clitóris para nódulos, bolhas, feridas ou verrugas. Analise os dois lados dos pequenos lábios. Inspecione a área ao redor da entrada da vagina e uretra observando nódulos, bolhas, feridas ou verrugas
- Explique os sinais preocupantes de ISTs: dor ou ardência durante a micção, dor durante a relação sexual, dor na região pélvica, hemorragia entre menstruações, prurido ao redor da vagina e secreção vaginal anormal
- Oriente pacientes com IST a informar seus parceiros acerca da necessidade de exame
- Reforce a importância da realização de higiene perineal (conforme apropriado).

Avaliação
Utilize os princípios de explicar de volta para avaliar a aprendizagem da paciente/familiar cuidador:
- Explique a justificativa para buscar vacinação contra HPV para seu filho e sua filha
- Explique por que é importante realizar exame de rotina e teste de Pap
- Descreva medidas que podem ser tomadas para prevenir transmissão de uma IST
- Desde seu diagnóstico de IST, descreva quais práticas sexuais seguras você tem utilizado para prevenir outras infecções.

[1] N.R.T.: No Brasil, o Programa Nacional de Imunização mantido pelo Sistema Único de Saúde (SUS) disponibiliza, gratuitamente, a vacina contra o HPV para a população-alvo prioritária formada pelas meninas (de 9 a 14 anos) e pelos meninos (11 a 14 anos). São aplicadas duas doses, sendo a segunda dose aplicada 6 meses após a primeira. Fonte: Brasil. Ministério da Saúde. Programa Nacional de Imunização. Calendário Nacional de Vacinação 2022 – Adolescentes. Disponível em: https://www.gov.br/saude/pt-br/assuntos/saude-de-a-a-z/c/calendario-nacional-de-vacinacao/calendario-vacinal-2022/calendario-nacional-de-vacinacao-2022-adolescentes/view. Acesso em 7 de junho de 2023.

O exame envolve uso de espéculo plástico ou metálico composto por duas lâminas e um dispositivo de ajuste. O examinador insere o espéculo na vagina para avaliar se existem lesões ou outras anormalidades na genitália interna. Durante o exame, o examinador colhe uma amostra para exame de Papanicolaou (Pap) para câncer vaginal ou de cérvice. A cérvice deve ser inspecionada em relação a cor, posição, tamanho, características da superfície e secreções (Ball et al., 2019).

Genitália masculina

O exame da genitália masculina avalia sua integridade externa (Figura 30.60) e do anel e canal inguinal. Devido à alta incidência de ISTs em adolescentes e adultos jovens, a avaliação da genitália necessita fazer parte da rotina de qualquer exame de avaliação desse grupo etário (Boxe 30.27). O exame deve ser iniciado após o paciente urinar. Certifique-se de que o quarto de exame esteja aquecido. Durante o exame, peça ao paciente que fique de pé ou deitado em posição supina com tórax, abdome e parte inferior das pernas cobertos. Utilize luvas de procedimentos.

Utilize abordagem calma e gentil para reduzir a ansiedade do paciente. A posição e a exposição do corpo durante o exame podem ser constrangedoras para alguns homens. A fim de minimizar a ansiedade, pode ser útil explicar os passos do exame de forma que o paciente antecipe todas as ações. Manipule a genitália gentilmente para evitar ereção ou desconforto. Obtenha um histórico completo (Tabela 30.29) antes do exame, garantindo avaliação completa.

Maturidade sexual

Note primeiro a maturidade sexual do paciente observando o tamanho e o formato do pênis e testículos; tamanho, coloração e textura da pele escrotal; e característica e distribuição dos pelos públicos. Os testículos aumentam de tamanho na pré-adolescência, em cuja fase não existem pelos púbicos. Ao fim da puberdade, os testículos e o pênis aumentam até o tamanho e formato do adulto e a pele do escroto escurece e se torna mais enrugada. Os pelos tornam-se mais grossos e abundantes na região púbica. O pênis não tem pelos e o escroto tem poucos pelos (Figura 30.61). Inspecione também a pele que cobre a genitália em busca de piolhos, erupções cutâneas, escoriações ou lesões. Normalmente, a pele é clara e sem lesões.

Pênis

Para inspecionar as superfícies do pênis, manipule a genitália ou peça ajuda ao paciente. Inspecione seu corpo, coroa, prepúcio, glande e meato uretral. A veia dorsal é aparente à inspeção. Em homens não circuncisados, afaste o prepúcio para revelar a glande e o meato urinário, o que normalmente pode ser feito com facilidade. Uma pequena

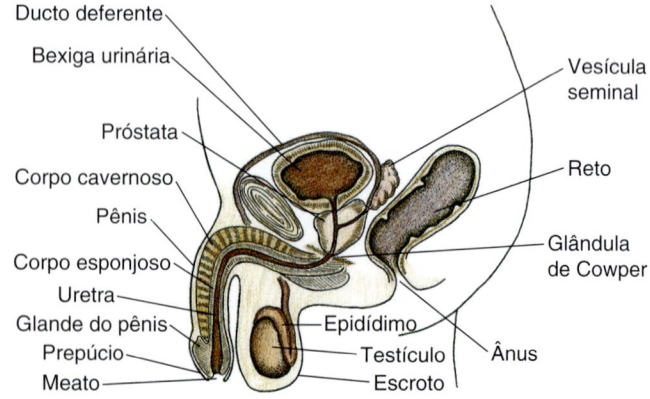

Figura 30.60 Órgãos sexuais masculinos externos e internos.

Boxe 30.27 Educação em saúde

Avaliação da genitália masculina

Objetivo
- O paciente utilizará medidas de manutenção da saúde sexual e prevenção contra aquisição e transmissão de infecções sexualmente transmissíveis (ISTs).

Estratégias de ensino
- Oriente o paciente a realizar o autoexame da genitália (Boxe 30.28)
- Oriente o paciente com IST sobre as implicações do diagnóstico e tratamento
- Explique os sinais preocupantes de IST: dor durante a micção ou relação sexual, descarga peniana anormal (diferente do usual), linfonodos aumentados, erupções ou úlceras na pele ou na genitália
- Oriente o paciente acerca de medidas de prevenção contra ISTs: imunização contra HPV, uso de preservativos, evitar relação sexual com pessoas infectadas, restrição do número de parceiros sexuais, evitar relação sexual com pessoas que têm múltiplos parceiros sexuais e realização de higiene perineal regular
- Recomende a vacina contra HPV para meninos pré-adolescentes entre 11 e 12 anos; homens jovens podem ser vacinados até os 21 anos (CDC, 2019a; CDC, 2019b)
- Oriente pacientes com IST a informar parceiros(as) sexuais acerca da necessidade de exame
- Oriente o paciente a buscar tratamento o mais rápido possível caso seu(sua) parceiro(a) seja infectado(a) com uma IST.

Avaliação
Utilize os princípios de explicar de volta para avaliar a aprendizagem do paciente/familiar cuidador:
- Descreva medidas que podem ser tomadas para prevenir transmissão de uma IST
- Desde seu diagnóstico de IST, descreva quais práticas sexuais seguras você tem utilizado para prevenir outras infecções.

Tabela 30.29 Histórico de enfermagem para avaliação da genitália masculina.

Histórico de enfermagem	Justificativa
Revise o padrão normal de eliminação urinária, incluindo frequência de micção, história de noctúria, aspecto e volume de urina, ingestão hídrica diária, sintomas de ardência, urgência e frequência, dificuldade de iniciar o fluxo e hematúria (ver Capítulo 46)	Problemas urinários são diretamente associados a problemas geniturinários devido à estrutura anatômica do sistema reprodutor e urinário masculino
Avalie a história sexual do paciente e práticas sexuais seguras (parceiros múltiplos, com infecções ou falta de preservativo)	A história sexual revela risco e compreensão acerca de infecções sexualmente transmissíveis (ISTs) e vírus da imunodeficiência humana (HIV)
Determine se o paciente foi vacinado contra papilomavírus humano (HPV)	O HPV está associado a verrugas genitais e pode levar a câncer de cérvice em mulheres (CDC, 2019a)
Determine se o paciente foi submetido a cirurgia prévia ou se apresentou doença envolvendo órgãos geniturinários, incluindo ISTs	Alterações resultantes de doenças ou cirurgias algumas vezes são responsáveis por sintomas ou alterações na estrutura ou função dos órgãos.
Pergunte se o paciente notou dor ou edema no pênis, lesões genitais ou descarga uretral	Trata-se de sinais e sintomas que podem indicar IST
Determine se o paciente notou peso ou aumento indolor nos testículos ou nódulos irregulares	Trata-se de sinais e sintomas que indicam sinais iniciais preocupantes de câncer testicular
Se o paciente relatar aumento na região inguinal, avalie se é intermitente ou constante, se está associado a esforço ou levantamento de peso, se há dor e se a dor é afetada por tosse, levantamento de peso ou esforço	Sinais e sintomas que refletem potencial hérnia inguinal
Pergunte se o paciente tem dificuldade para atingir a ereção ou ejaculação; revise também se o paciente faz uso de diuréticos, sedativos, anti-hipertensivos ou tranquilizantes	Essas medicações influenciam o desempenho sexual

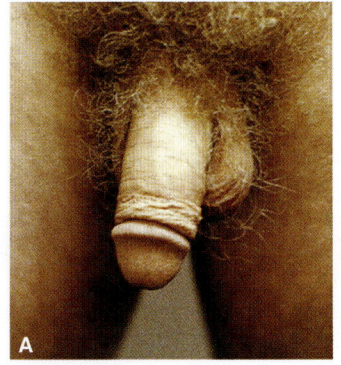 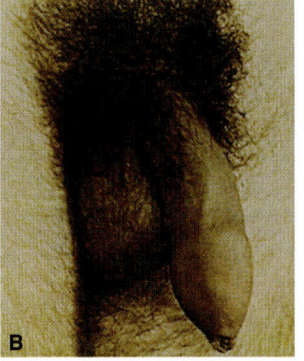

Figura 30.61 Aspecto da genitália masculina. **A.** Circuncisado. **B.** Não circuncisado. (De Ball JW et al.: *Seidel's guide to physical examination*, ed 9, St Louis, 2019, Mosby.)

quantidade de esmegma branco espesso pode se acumular sob o prepúcio. Solicite cultura quando houver secreção anormal. O meato uretral tem formato de fenda e está posicionado na superfície ventral a alguns milímetros da extremidade da glande. Em algumas condições congênitas, o meato fica deslocado sobre o corpo do pênis. A região entre o prepúcio e a glande é um local comum de lesões venéreas. Comprima gentilmente a glande entre o polegar e o indicador para abrir o meato uretral e permitir inspeção de lesões, edema e inflamação. A abertura normalmente tem coloração rósea brilhante e não apresenta secreções. Palpe quaisquer lesões gentilmente para investigar dor, tamanho, consistência e formato. Após inspeção e palpação da glande, retorne o prepúcio à sua posição original.

Continue inspecionando todo o corpo do pênis, incluindo sua superfície inferior, avaliando lesões, cicatrizes ou edema. Palpe-o entre seu polegar e primeiros dois dedos intermediários para detectar áreas localizadas de rigidez ou sensibilidade. Pacientes que permaneceram deitados no leito por período prolongado algumas vezes desenvolvem edema dependente no corpo do pênis.

É importante que qualquer paciente do sexo masculino aprenda a realizar o autoexame da genitália, a fim de detectar sinais ou sintomas de ISTs, especialmente homens com mais de um parceiro sexual ou cujo parceiro teve outros parceiros. É comum homens desconhecerem que têm uma IST. O autoexame deve constituir parte da rotina de autocuidado (Boxe 30.28).

Escroto

Tenha cuidado especial durante a inspeção e a palpação do escroto, pois as estruturas nele contidas são muito sensíveis. O escroto divide-se internamente em duas metades. Cada metade contém um testículo, um epidídimo e o ducto deferente, que corre para cima até o anel inguinal. O testículo esquerdo normalmente é mais baixo que o direito. Inspecione tamanho, formato e simetria do escroto observando lesões e edema. Levante-o gentilmente para visualizar sua superfície posterior. A pele geralmente é frouxa e sua superfície é grosseira. A pele escrotal é mais pigmentada que o resto do corpo. O estiramento da pele ou perda das rugas indica edema. O tamanho do escroto normalmente se altera com variações de temperatura em razão da contração do músculo dartos no frio e seu relaxamento no calor. Nódulos na pele escrotal costumam ser cistos sebáceos.

O câncer testicular é um tumor sólido comum em homens jovens com idade entre 18 e 34 anos. A detecção precoce é crucial (ACS, 2018a). Explique o autoexame do testículo (Boxe 30.28) durante a

Boxe 30.28 Autoexame da genitália masculina

Todos os homens com idade igual ou superior a 15 anos devem realizar esse exame mensalmente, utilizando os passos a seguir.

Exame genital
- Faça o exame após um banho quente, quando a pele do escroto está menos espessa
- Fique de pé, nu, em frente a um espelho, segure o pênis com a mão e examine a cabeça do pênis. Retraia o prepúcio caso não seja circuncisado para expor a glande
- Inspecione e palpe toda a glande do pênis em sentido horário, observando cuidadosamente nódulos, feridas ou bolhas (nódulos e bolhas podem apresentar coloração clara ou vermelha, lembrando espinhas)
- Investigue também verrugas genitais
- Observe a abertura da uretra (meato uretral) na extremidade do pênis e verifique presença de secreção (ver ilustração)
- Observe todo o comprimento do pênis investigando os mesmos sinais
- Certifique-se de separar os pelos púbicos na base do pênis e examinar cuidadosamente a pele subjacente.

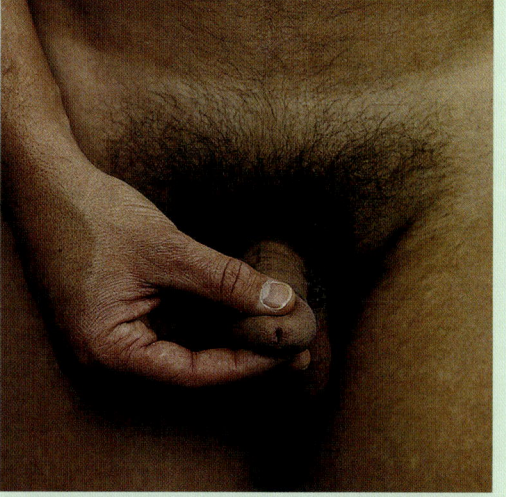

Autoexame dos testículos
- Investigue edema ou nódulos na pele do escroto olhando-o no espelho
- Utilize as duas mãos, posicionando o indicador e dedos intermediários sob os testículos e o polegar na parte de cima (ver ilustração)
- Role gentilmente o testículo, palpando nódulos, edema, dor ou consistência mais firme
- Encontre o epidídimo (estrutura similar a um cordão na parte de cima e atrás do testículo; não se trata de um nódulo)
- Palpe pequenos nódulos do tamanho de ervilhas na frente e lateral do testículo. Nódulos anormais geralmente são indolores
- Contate seu médico em caso de achados anormais.

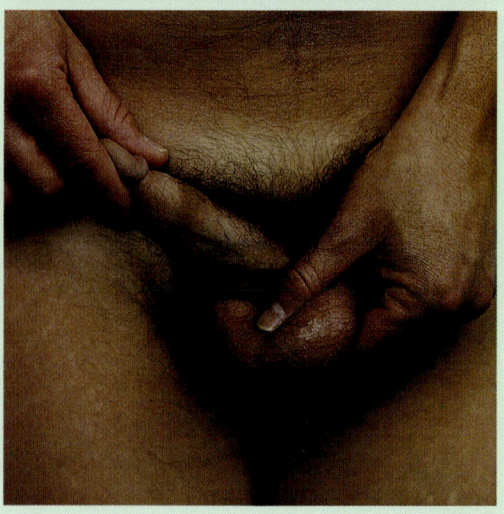

Ilustrações de Ball JW et al.: *Seidel's guide to physical examination*, ed 9, St Louis, 2019, Elsevier.

avaliação do paciente. Os testículos normalmente são sensíveis, porém não dolorosos. Seu formato é ovoide com tamanho de aproximadamente 2 a 4 cm. Palpe gentilmente testículos e epidídimos entre seu polegar e os dois primeiros dedos intermediários. Os testículos são lisos, elásticos e livres de nódulos. O epidídimo é mais resistente. Note seu tamanho, formato e consistência. Os sintomas mais comuns de câncer testicular são aumento indolor de um testículo e surgimento de um nódulo pequeno, rígido e palpável com tamanho aproximado de uma ervilha na frente ou do lado do testículo. Em idosos, os testículos diminuem de tamanho e são menos firmes à palpação. Continue palpando o ducto deferente separadamente à medida que forma o cordão espermático em direção ao anel inguinal, avaliando nódulos ou edema. Sua textura normalmente é lisa e discreta.

Anel e canal inguinal

O anel inguinal externo fornece a abertura para passagem do cordão espermático até o canal inguinal. O canal forma uma passagem através da parede abdominal e constitui potencial local de herniação. Hérnias são protrusões de parte do intestino através da parede ou canal inguinal. Alças intestinais podem, algumas vezes, adentrar o escroto. Peça que o paciente fique de pé durante essa parte do exame.

Durante a inspeção, peça ao paciente que faça esforço como na tentativa de eliminação. Essa manobra ajuda a tornar a hérnia mais visível. Procure protuberâncias evidentes na região inguinal. Finalize o exame palpando os linfonodos inguinais. Pequenos linfonodos móveis na horizontal e indolores são normalmente palpáveis. Qualquer anormalidade indica infecção local ou sistêmica, ou malignidade.

Reto e ânus

Um bom momento para examinar o reto é após o exame da genitália. Esse exame não é normalmente realizado em crianças ou adolescentes. O exame detecta câncer colorretal em seu estágio inicial e também detecta tumores prostáticos em homens. Obtenha um histórico completo (Tabela 30.30) para detectar o risco de doença intestinal ou retal (homens ou mulheres) ou doença prostática (homens) do paciente. Oriente o paciente sobre o propósito do exame (Boxe 30.29).

O exame do reto é desconfortável; portanto, explicar todos os seus passos ajuda o paciente a relaxar. Utilize abordagem calma, lenta e gentil durante o exame. Mulheres devem continuar em decúbito dorsal após o exame genital ou podem se deitar de lado. A melhor forma de examinar homens é pedindo que o paciente fique de pé e se incline para frente com os quadris flexionados e o tronco relaxado sobre uma mesa de exame. Utilize a posição de decúbito lateral com pacientes que não conseguem ficar de pé. Calce luvas de procedimentos sem látex.

Inspeção

Com sua mão não dominante, afaste gentilmente as nádegas para visualizar a região perianal e sacrococcígea. A pele é lisa, mais pigmentada e mais espessa que a pele das nádegas. Inspecione o tecido anal para verificar as características da pele, lesões, hemorroidas externas (veias dilatadas com aspecto de protrusões avermelhadas), úlceras, fissuras, fístulas, inflamações, alergias ou escoriações. O tecido anal é úmido, não tem pelos e é mantido fechado pela contração voluntária da musculatura do esfíncter. Em seguida, peça ao paciente que faça esforço como o faria durante a defecação. O esforço revela hemorroidas ou fissuras internas. Utilize a referência do relógio (p. ex., 3 h, 8 h) para descrever a localização dos achados. Normalmente não há protrusão de tecido.

Palpação digital

Examine o canal e o esfíncter anal por meio da palpação digital. Em indivíduos do sexo masculino, palpe a próstata para descartar aumento de volume. Essa parte do exame é realizada por profissionais de prática avançada. A técnica não é discutida aqui.

Tabela 30.30 Histórico de enfermagem para avaliação do reto e do ânus.

Histórico de enfermagem	Justificativa
Determine se o paciente já apresentou sangramento retal, fezes enegrecidas com aspecto de carvão (melena), dor retal ou alteração nos hábitos de eliminação (constipação intestinal ou diarreia)	Trata-se de sinais preocupantes de câncer colorretal ou outras alterações gastrintestinais
Determine se o paciente apresenta forte história pessoal ou familiar de câncer colorretal, pólipos ou doença intestinal inflamatória crônica. Pergunte-lhe se tem mais de 40 anos	Trata-se de fatores de risco para câncer colorretal (ACS, 2020a)
Avalie hábitos nutricionais, incluindo alta ingestão de gordura, dieta com alto teor de carnes vermelhas ou processadas ou conteúdo de fibras deficiente (quantidade inadequada de frutas e vegetais)	O câncer de intestino frequentemente está associado à dieta ou à ingestão insuficiente de fibras (ACS, 2020a)
Determine se o paciente é obeso, sedentário, fumante ou se consome álcool	Trata-se de fatores de risco para câncer colorretal (ACS, 2020a)
Determine se o paciente já realizou exame para câncer colorretal (exame digital, teste de sangue oculto nas fezes, retossigmoidoscopia flexível e colonoscopia)	A realização desses exames reflete compreensão e adesão do paciente a medidas de saúde preventivas
Avalie a história de uso de medicações laxativas ou catárticas	O uso repetitivo causa diarreia e eventual perda do tônus muscular intestinal
Avalie o uso de codeína ou preparações à base de ferro	A codeína causa constipação intestinal. O ferro deixa a coloração das fezes enegrecida
Pergunte a pacientes do sexo masculino se já apresentaram fluxo urinário fraco ou interrompido, incapacidade de urinar, dificuldade de iniciar ou manter o fluxo urinário, poliúria, noctúria, hematúria ou disúria. O paciente apresenta dor constante na região lombar, pelve ou porção superior das coxas?	Trata-se de sinais sugestivos de câncer de próstata (ACS, 2020a). Os sintomas também sugerem infecção ou aumento prostático

Boxe 30.29 Educação em saúde

Avaliação do reto e do ânus

Objetivo
- O paciente será capaz de identificar sintomas de câncer colorretal e de próstata.

Estratégias de ensino
- Discuta as diretrizes da American Cancer Society (ACS, 2020a) para detecção precoce de câncer colorretal. **A partir dos 45 anos**, tanto homens quanto mulheres com risco médio devem realizar algum dos exames a seguir (ACS, 2018b):
  - Teste de sangue oculto nas fezes (TSOF) ou teste imunoquímico fecal (FIT) anualmente
  - Teste de DNA fecal a cada 3 anos
  - Retossigmoidoscopia flexível (SIGF): inspeção visual do reto e cólon inferior por um médico, utilizando sonda oca iluminada, a cada 5 anos OU
  - Enema baritado de duplo contraste a cada 5 anos diante de recomendação médica
  - Colonoscopia a cada 10 anos caso recomendada
  - Tomografia computadorizada (TC) a cada 5 anos caso recomendada
- Indivíduos com alto risco devem discutir opções com seu médico
- Discuta os sinais preocupantes de câncer colorretal (Tabela 30.30)
- Discuta com pacientes do sexo masculino as diretrizes da ACS (ACS, 2020a) para detecção precoce de câncer de próstata:
  - Para homens com idade igual ou superior a 50 anos, exame digital retal (EDR) e teste de antígeno prostático específico (PSA). A ACS recomenda que homens com expectativa de vida de no mínimo 10 anos tomem decisão informada com seu médico sobre serem examinados para câncer de próstata após receberem informação sobre os potenciais benefícios, riscos e incertezas do exame
- Discuta sinais preocupantes de câncer de próstata.

Avaliação
Utilize os princípios de explicar de volta para avaliar a aprendizagem do paciente/familiar cuidador:
- Conte-me quais exames diagnósticos você realizou para câncer colorretal e quando foram realizados
- Descreva os sinais preocupantes de câncer colorretal e de próstata e quando você deve procurar seu médico.

Sistema musculoesquelético

A avaliação musculoesquelética pode ser realizada como um exame separado ou juntamente com outras partes do exame físico total. Você pode avaliar os movimentos do paciente durante realização de outras medidas de cuidados de enfermagem, como ao dar banho ou posicionar o paciente. A avaliação da função musculoesquelética foca-se na determinação da amplitude de movimento articular, força, tônus muscular e condição das articulações e músculos. O exame da integridade musculoesquelética é especialmente importante quando o paciente relata dor ou perda da função de uma articulação ou músculo. Como distúrbios musculares, em geral, fazem parte de doenças neurológicas, você pode realizar a avaliação simultânea do sistema nervoso.

Durante o exame da função musculoesquelética do paciente, visualize a anatomia dos ossos e dos músculos, bem como a estrutura das articulações (ver Capítulo 38). Articulações têm grau variável de mobilidade, dependendo do tipo de articulação.

Para um exame completo, exponha músculos e articulações para lhes possibilitar movimentação livre. Peça ao paciente que assuma posição sentada, supina, prona ou de pé durante a avaliação de grupos musculares específicos. A Tabela 30.31 lista a informação obtida no histórico de enfermagem.

Tabela 30.31 Histórico de enfermagem para avaliação musculoesquelética.

Histórico de enfermagem	Justificativa
Determine se o paciente se envolve em esportes competitivos (envolvendo particularmente colisão e contato), não realiza o aquecimento adequado, tem mau condicionamento físico, ou apresentou crescimento rápido recente (adolescentes)	Trata-se de fatores de risco para lesão associada ao esporte
Avalie fatores de risco para osteoporose Fatores de risco incontroláveis: • Idade superior a 50 anos • Sexo feminino • Nulípara • Climatério antes dos 45 anos • História familiar de osteoporose • Baixo peso corporal/indivíduo pequeno e magro/constantemente de dieta • Fraturas ósseas ou perda de peso Fatores de risco controláveis: • Ingestão inadequada de cálcio (menor que 500 mg) e vitamina D • Ingestão inadequada de frutas e vegetais • Ingestão elevada de proteínas, sódio e cafeína • Estilo de vida inativo • Tabagismo • Ingestão elevada de álcool • Perda de peso Uso crônico de determinadas medicações: antiácidos contendo alumínio; medicações anticonvulsivantes como fenitoína ou fenobarbital; inibidores de aromatase como anastrozol, exemestano e letrozol; fármacos quimioterápicos e heparina	Trata-se de fatores de risco para osteoporose (USPSTF, 2018)

Tabela 30.31 Histórico de enfermagem para avaliação musculoesquelética. (Continuação)	
Histórico de enfermagem	**Justificativa**
Peça ao paciente que descreva sua história de problemas ósseos, musculares ou articulares (p. ex., queda recente, trauma, levantamento de objetos pesados, história de doença óssea ou articular com início súbito ou gradual, localização da alteração)	A anamnese ajuda a avaliar a natureza do problema musculoesquelético
Avalie a natureza e a extensão da dor, incluindo sua localização, duração, gravidade, fatores predisponentes e agravantes, fatores que aliviam a dor e tipo de dor	Alterações ósseas, articulares ou musculares frequentemente acompanham dor. Isso tem implicações não apenas no conforto, como também na capacidade de realizar atividades de vida diária
Avalie o padrão normal de atividade do paciente, incluindo o tipo de exercício realizado rotineiramente	Fornece uma base para a avaliação. O estilo de vida sedentário e a falta de exercício adequado aumentam a perda óssea e o risco de fraturas
Determine como a alteração influencia a capacidade de o paciente realizar atividades de vida diária (p. ex., tomar banho, alimentar-se, vestir-se, usar o banheiro, deambular) e funções sociais (p. ex., tarefas domésticas, trabalho, recreação, vida sexual)	A extensão de autocuidado que o paciente é capaz de realizar determina os níveis de seus cuidados de enfermagem. O tipo e o grau de restrição das atividades sociais influencia tópicos para instrução do paciente e capacidade de enfermeiros identificarem meios alternativos para manter a função
Avalie perda de altura em mulheres com idade superior a 50 anos subtraindo sua altura atual da altura máxima conhecida. Encaminhe-as a um médico para exame de densidade óssea (mulheres com idade igual ou superior a 65 anos)	A mensuração é uma ferramenta de avaliação útil para predizer osteoporose. O exame ósseo é recomendado pela USPSTF (2018)

Inspeção geral

Observe a deambulação do paciente quando ele entrar na sala de exame. Quando o paciente não sabe que você o está observando, sua deambulação é mais natural. Depois, peça que ele caminhe em linha reta e retorne ao ponto de partida. Note como caminha, como se senta e como se levanta da posição sentada. Pacientes normalmente caminham com os braços balançando livremente nas laterais do corpo, pisando com um pé por vez (do calcanhar aos dedos), e a cabeça conduzindo o corpo. Idosos geralmente caminham a passos curtos e com base de apoio mais ampla. Note como o paciente move o pé, claudica, troca as passadas e posiciona o tronco em relação às pernas.

Observe o paciente de perfil e de frente. A postura de pé normal é ereta com alinhamento paralelo dos quadris e ombros (Figura 30.62).

O contorno dos ombros é simétrico, bem como o nível das escápulas e cristas ilíacas, o alinhamento da cabeça acima dos glúteos e a simetria dos membros. Enquanto observa o paciente de perfil, note sua curvatura normal cervical, torácica e lombar. A manutenção da cabeça ereta é normal. Quando o paciente se senta, é normal haver certo grau de arredondamento dos ombros. Idosos tendem a assumir postura curva e inclinada para frente com os quadris, joelhos e cotovelos flexionados, o que torna o nível dos braços mais alto.

Anormalidades posturais comuns incluem cifose, lordose e escoliose (Figura 30.63). A **cifose**, ou corcunda, é a curvatura posterior exagerada da coluna torácica. Trata-se de anormalidade comum em idosos. A **lordose** é o aumento da curvatura lombar. Já a curvatura da coluna para as laterais recebe o nome de **escoliose**. O primeiro sinal clínico de osteoporose geralmente é a perda de peso, que ocorre

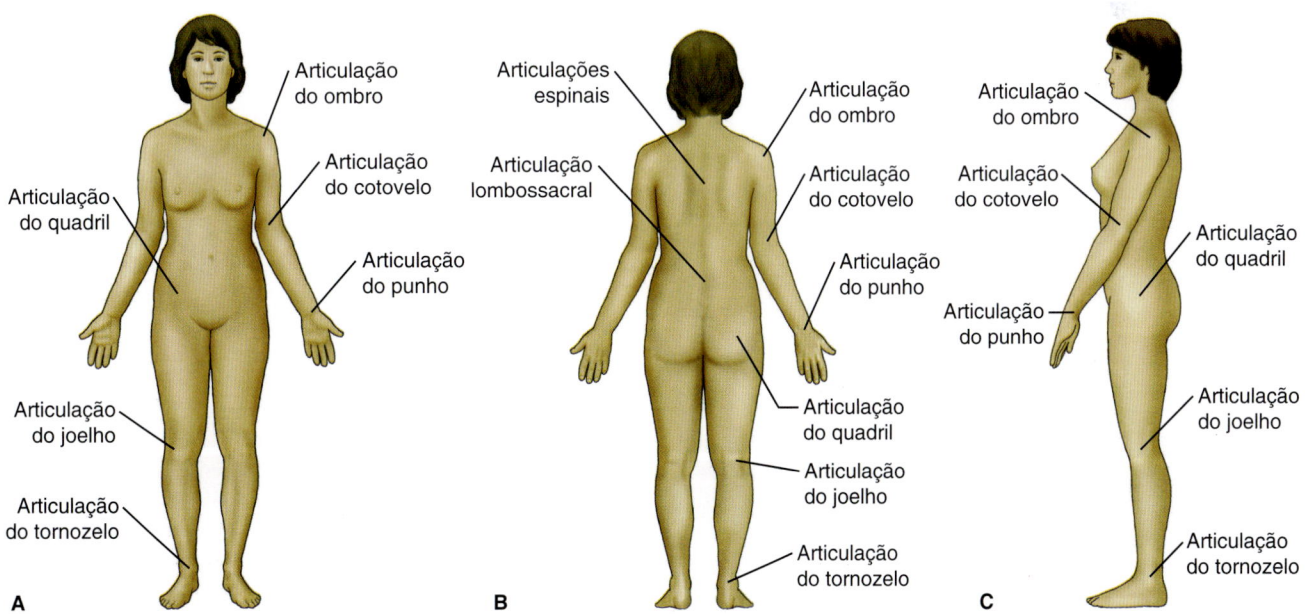

Figura 30.62 Inspeção da postura corporal geral. **A.** Vista anterior. **B.** Vista posterior. **C.** Vista lateral. (De Muscolino JE: *Kinesiology: the skeletal system and muscle function*, ed 3, St Louis, 2017, Elsevier.)

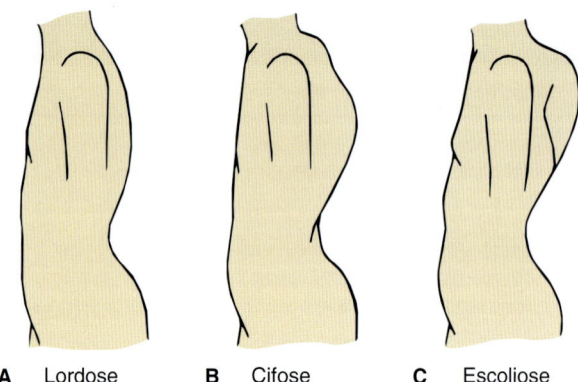

Figura 30.63 Anormalidades posturais comuns. **A.** Lordose. **B.** Cifose. **C.** Escoliose.

no tronco devido a fraturas ou colapsos vertebrais. A **osteoporose** é uma condição esquelética sistêmica que cursa com redução da massa óssea e deterioração do tecido ósseo, o que fragiliza os ossos e aumenta o risco de fraturas (Ball et al., 2019). A osteopenia caracteriza-se por perda de massa óssea no quadril e aumenta o risco de osteoporose, fraturas e potenciais complicações futuras. Aproximadamente 80% das pessoas com osteoporose são mulheres (CDC,2020). A condição pode afetar qualquer grupo etário, incluindo crianças. Oriente os pacientes acerca de métodos para diminuir as chances de desenvolver osteoporose (Boxe 30.30).

Boxe 30.30 Educação em saúde

Promoção da saúde para prevenir a osteoporose em mulheres

Objetivo
- A paciente seguirá medidas de prevenção ou minimização da osteoporose.

Estratégias de ensino
- Recomende a mulheres com idade igual ou superior a 65 anos avaliação de rotina para osteoporose (USPSTF, 2018). Recomende o mesmo para homens, visto que seu risco de desenvolver osteoporose é igual com o envelhecimento
- A fim de reduzir a desmineralização óssea, Oriente idosos a seguir um programa adequado de exercícios (p. ex., sustentação de peso, fortalecimento muscular e exercícios de equilíbrio) três ou mais vezes/semana
- Encoraje a ingestão de cálcio para atingir a necessidade diária recomendada. Níveis altos de vitamina D ajudam na absorção de cálcio
- A recomendação da suplementação de cálcio para adultos com idade superior a 25 anos é de 1.000 a 1.500 mg/dia. Oriente pacientes a não exceder 500 mg de cálcio em uma dose
- Oriente idosos e pacientes com osteoporose acerca da mecânica corporal adequada, exercícios de amplitude de movimento e sustentação de peso moderada (p. ex., nadar e caminhar), a fim de minimizar traumas e subsequentes fraturas ósseas
- Oriente idosos a realizar lentamente suas atividades para compensar a perda de força muscular.

Avaliação
Utilize os princípios de explicar de volta para avaliar a aprendizagem da paciente/familiar cuidador:
- Mostre-me como você mantém a postura correta enquanto está sentada, de pé e caminhando
- Descreva que terapias você utiliza para prevenir a osteoporose
- Mostre-me como você realiza exercícios de amplitude de movimento.

Durante a inspeção geral, observe os membros para investigar seu tamanho geral, deformidades grosseiras e aumento, alinhamento e simetria dos ossos. Normalmente, existe simetria bilateral no comprimento, circunferência, alinhamento, posição e número de dobras de pele (Ball et al., 2019). Uma revisão geral pode identificar áreas que necessitam de avaliação mais especializada.

Palpação

Aplique pressão suave em todos os ossos, articulações e músculos circunjacentes durante o exame completo. Para uma avaliação mais focada, examine somente a área envolvida. Note presença de calor, sensibilidade, edema ou resistência à pressão. O paciente não deve sentir desconforto durante a palpação. Os músculos necessitam estar firmes.

Amplitude de movimento articular

O exame inclui comparação tanto da amplitude de movimento (ADM) ativa quanto passiva. Peça ao paciente que mova a principal articulação que apresenta limitação de movimento por meio da ADM total ativa e passiva (ver Capítulo 38). Não é necessário verificar a ADM em todas as articulações caso o paciente demonstre bom movimento articular e se nenhum problema for identificado. Aprenda a terminologia correta, a amplitude normal de cada articulação e até que ponto você pode movimentar as articulações do paciente (Tabela 30.32). Ensine o paciente a mover as articulações em cada ADM demonstrando a ADM quando possível. Para avaliar a ADM passiva, peça que o paciente relaxe e auxilie passivamente o movimento de seus membros ao longo da ADM. Compare as mesmas partes do corpo para verificar a simetria do movimento. A Figura 30.64 demonstra um exemplo de posições de ADM para a mão e o punho. Não force uma articulação até uma posição dolorosa. A ADM deve ser igual entre articulações contralaterais. Se o paciente tiver uma cirurgia marcada que envolva uma articulação, avalie a ADM normal do paciente de modo a determinar uma base de comparação para posterior avaliação.

As articulações são, em geral, livres de rigidez, instabilidade, edema ou inflamação. Não deve haver desconforto durante a aplicação de pressão em ossos e articulações. Em idosos, as articulações geralmente se tornam aumentadas e rígidas, com ADM reduzida devido a erosão da cartilagem e fibrose das membranas sinoviais (ver Capítulo 38). Quando uma articulação se apresentar edemaciada e inflamada, palpe-a para verificar calor. O **goniômetro** é um instrumento composto por duas hastes flexíveis e um transferidor de 180° no centro. É frequentemente utilizado por fisioterapeutas para mensurar precisamente o grau de movimento de uma articulação, principalmente em pacientes com suspeita de diminuição do movimento articular.

Tônus e força muscular

Avalie a força e o tônus muscular durante a mensuração da ADM. Integre esses achados com os achados da avaliação neurológica. Note o tônus muscular, ligeira resistência percebida quando você move o membro relaxado passivamente ao longo da ADM.

Peça ao paciente que deixe um membro relaxado ou solto. Isso pode ser particularmente difícil, especialmente quando ele sente dor no membro. Apoie o membro e mova-o ao longo da ADM normal (Figura 30.65). O tônus normal causa ligeira resistência ao movimento por toda a ADM.

Se um músculo apresentar tônus aumentado, ou **hipertonicidade**, haverá resistência considerável com qualquer movimento súbito da articulação. A manutenção do movimento eventualmente causa relaxamento do músculo. O músculo com tônus diminuído (**hipotonicidade**) parece frouxo. O membro envolvido fica solto na posição determinada pela gravidade.

Tabela 30.32 Terminologia para posições de amplitude de movimento normal.

Termo	Amplitude de movimento	Exemplos de articulações
Flexão	Movimento que diminui o ângulo entre dois ossos adjacentes; dobrar um membro	Cotovelo, dedos, joelho
Extensão	Movimento que aumenta o ângulo entre dois ossos adjacentes	Cotovelo, joelho, dedos
Hiperextensão	Movimento de parte do corpo além de sua posição estendida de repouso	Cabeça
Pronação	Movimento de parte do corpo voltando a superfície frontal ou ventral para baixo	Cabeça, antebraço
Supinação	Movimento de parte do corpo voltando a superfície frontal ou ventral para cima	Cabeça, antebraço
Abdução	Movimento de membro para longe da linha média do corpo	Perna, braço, dedos
Adução	Movimento de membro em direção à linha média do corpo	Perna, braço, dedos
Rotação interna	Rotação da articulação para dentro	Joelho, quadril
Rotação externa	Rotação da articulação para fora	Joelho, quadril
Eversão	Virar parte do corpo para longe da linha média	Pé
Inversão	Virar parte do corpo em direção à linha média	Pé
Dorsiflexão	Flexão dos dedos do pé e do pé para cima	Pé
Flexão plantar	Flexão dos dedos do pé e do pé para baixo	Pé

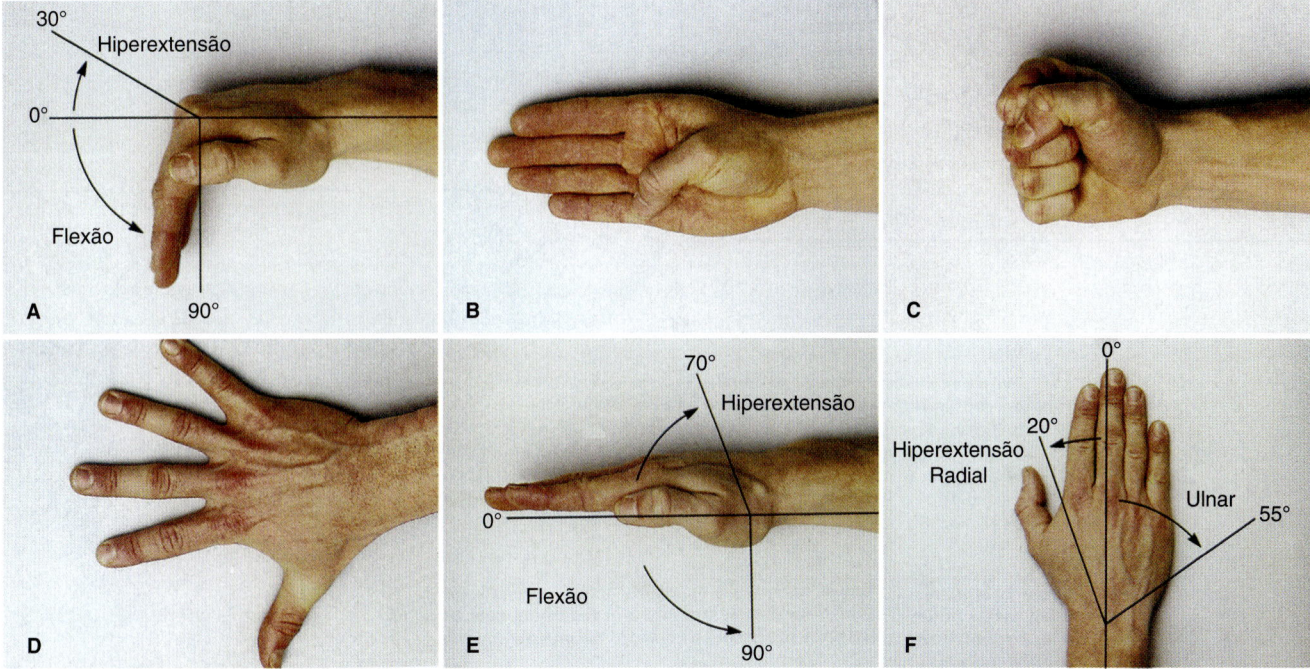

Figura 30.64 Amplitude de movimento da mão e do punho. **A.** Flexão e hiperextensão metacarpofalangiana. **B.** Flexão do dedo: polegar em direção à ponta dos outros dedos e em direção à base do dedo mínimo. **C.** Flexão dos dedos, formação do punho fechado. **D.** Abdução dos dedos. **E.** Flexão e hiperextensão do punho. **F.** Movimento radial e ulnar do punho. (De Ball JW et al.: *Seidel's guide to physical examination*, ed 9, St Louis, 2019, Mosby).

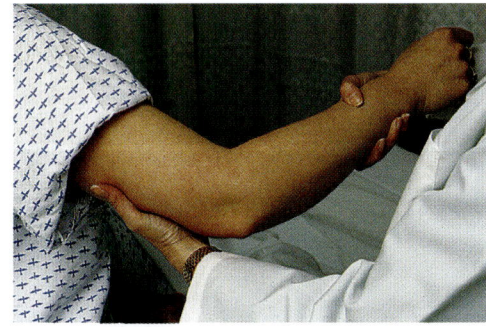

Figura 30.65 Avaliação do tônus muscular.

Para avaliar a força muscular, peça ao paciente que fique em posição estável. O paciente deve realizar manobras que demonstrem a força dos principais grupos musculares (Tabela 30.33). Utilize uma escala de 0 a 5 para comparar pares de músculos simétricos em relação à força (Tabela 30.34). O braço do lado dominante normalmente é mais forte que o braço do lado não dominante. Em idosos, a perda de massa muscular causa fraqueza bilateral, embora a força permaneça maior no braço ou na perna dominante.

Examine cada grupo muscular. Peça que o paciente primeiro flexione o músculo examinado e depois resista quando você aplicar força oposta à flexão. É importante que você não deixe o paciente mover a articulação. Aumente gradualmente a pressão aplicada no grupo muscular (p. ex., extensão do cotovelo). Peça que o paciente

Tabela 30.33 Manobras para avaliar a força muscular.

Grupo muscular	Manobra
Pescoço (esternocleidomastoide)	Posicione a mão firmemente sobre a maxila do paciente. Peça-lhe que vire a cabeça para o lado contra a resistência
Ombro (trapézio)	Posicione a mão sobre a linha média do ombro do paciente, exercendo pressão firme Peça que o paciente eleve os ombros contra a resistência
Cotovelo Bíceps	Pressione o antebraço para baixo enquanto o paciente tenta flexioná-lo
Tríceps	Conforme você flexiona o braço do paciente, aplique pressão contra o antebraço. Peça que o paciente estique o antebraço
Quadril Quadríceps	Com o paciente sentado, aplique pressão para baixo contra a coxa. Peça que o paciente eleve a perna retirando-a da mesa
Gastrocnêmio	O paciente deve estar sentado enquanto o examinador segura sua tíbia ou perna flexionada. Peça ao paciente que estique a perna contra a resistência

Tabela 30.34 Força muscular.

Nível de função do músculo	Escalas		
	Grau	% normal	Escala de Lovett
Sem evidência de contratilidade	0	0	0 (zero)
Ligeira contração, ausência de movimento	1	10	T (*trace*, traço)
Amplitude de movimento total, força de gravidade eliminada[a]	2	25	P (*poor*, ruim)
Amplitude de movimento total com a força da gravidade	3	50	F (*fair*, razoável)
Amplitude de movimento total contra a força de gravidade, certo grau de resistência	4	75	G (*good*, boa)
Amplitude de movimento total contra a força de gravidade, resistência total	5	100	N (normal)

Adaptada de Ball JW et al.: *Seidel's guide to physical examination*, ed 9, St Louis, 2019, Elsevier. [a]Movimento passivo.

resista à pressão tentando mover o membro contra a resistência (p. ex., flexão do cotovelo) até que você o oriente para parar. Varie a pressão aplicada e observe o movimento da articulação. Caso identifique fraqueza, compare o tamanho do músculo com seu correspondente oposto mensurando a circunferência do corpo do músculo com uma fita métrica. O músculo **atrofiado** (com tamanho diminuído) é macio e frágil à palpação.

Sistema neurológico

O sistema neurológico é responsável por muitas funções, incluindo iniciação e coordenação do movimento, recepção e percepção de estímulos sensoriais, organização dos processos de pensamento, controle da fala e armazenamento da memória. Existe uma integração próxima entre o sistema nervoso e todos os demais sistemas do organismo. Por exemplo, a produção de urina depende, em parte, do fluxo sanguíneo adequado aos rins e do controle neural, que afeta o tamanho das arteríolas que suprem os rins.

A avaliação completa da função neurológica requer muito tempo e atenção a detalhes. Para que seja eficiente, integre as mensurações com outras partes do exame físico. Por exemplo, teste a função dos nervos cranianos durante a avaliação da cabeça e do pescoço. Observe o estado mental e emocional do paciente durante o histórico de enfermagem inicial.

Considere diversas variáveis ao decidir a extensão de seu exame neurológico. O nível de consciência do paciente influencia a capacidade dele de seguir orientações. O estado físico geral influencia a tolerância à avaliação. A queixa principal ou problema apresentado pelo paciente também ajuda a determinar a necessidade de uma avaliação neurológica mais completa. Pacientes com cefaleia ou perda recente da função de um membro necessitam de uma revisão neurológica completa. A Tabela 30.35 lista os dados obtidos durante o histórico de enfermagem. Você necessitará dos itens a seguir para o exame completo.

- Material de leitura
- Frascos contendo substâncias aromáticas (p. ex., extrato de baunilha e café)
- Extremidade oposta de um *swab* de algodão ou espátula de língua partida ao meio
- Tabela de Snellen
- Lanterna
- Frascos contendo açúcar, sal, limão e aplicadores
- Abaixador de língua
- Dois tubos de teste, um preenchido com água quente e outro com água fria
- Bolas de algodão ou aplicadores com ponta de algodão
- Diapasão
- Martelo de reflexologia.

Estado mental e emocional

Você aprende muito sobre as capacidades mentais e o estado emocional simplesmente interagindo com um paciente. Faça-lhe perguntas durante o exame para obter dados e observe suas emoções e pensamentos. Ferramentas de avaliação especiais foram desenvolvidas para avaliar o estado mental dos pacientes. O Miniexame do Estado Mental (MEEN) é um instrumento que mensura a orientação e a função cognitiva (Folstein e Folstein, 1975). As perguntas do Boxe 30.31 oferecem exemplos de questões encontradas no MEEN. O escore máximo do MEEN é 31. Pacientes com escore igual ou inferior a 21 geralmente demonstram comprometimento cognitivo que exige avaliação adicional.

Tabela 30.35 Histórico de enfermagem para avaliação neurológica.

Histórico de enfermagem	Justificativa
Determine se o paciente faz uso de analgésicos, álcool, sedativos, hipnóticos, antipsicóticos, antidepressivos, estimulantes do sistema nervoso ou drogas recreacionais	Essas medicações alteram o nível de consciência ou causam alterações comportamentais. O abuso pode causar tremores, ataxia e alterações na função nervosa periférica
Determine se o paciente apresenta história recente de convulsões: esclareça a sequência dos eventos (aura, queda, atividade motora, perda de consciência); característica dos sintomas, relação entre convulsão e horário do dia, fadiga ou estresse emocional	A atividade convulsiva em geral advém de alterações no sistema nervoso central. As características da convulsão ajudam a determinar sua origem
Avalie o paciente para sintomas de cefaleia, tremores, tonturas, vertigem, dormência ou formigamento em partes do corpo, alterações visuais, fraqueza, dor ou alterações na fala. A presença de algum sintoma exige revisão mais detalhada (início, gravidade, fatores precipitantes ou sequência de eventos)	Trata-se de sintomas que frequentemente se originam a partir de alterações na função do sistema nervoso periférico. A identificação de padrões específicos auxilia o diagnóstico da condição patológica
Discuta com a família do paciente quaisquer alterações recentes no comportamento do paciente (p. ex., irritabilidade aumentada, alterações de humor, perda de memória, alteração do nível de energia)	Alterações comportamentais podem resultar de estados patológicos intracranianos
Avalie a história do paciente de alteração visual, auditiva, olfatória, gustativa ou tátil	Os principais nervos sensitivos originam-se do tronco encefálico. Esses sintomas ajudam a localizar a natureza do problema
Se um paciente idoso demonstrar confusão aguda súbita (delírio), revise seu histórico de toxicidade farmacológica (anticolinérgicos, diuréticos, digoxina, cimetidina, sedativos, anti-hipertensivos, antiarrítmicos), infecções graves, distúrbios metabólicos, insuficiência cardíaca e anemia grave	O delírio é um dos distúrbios mentais mais comuns em idosos. A condição sempre é potencialmente reversível (Boxe 30.32)
Revise a história de lesão pregressa na cabeça ou coluna vertebral, meningite, anomalias congênitas, doença neurológica ou consulta psiquiátrica	Trata-se de fatores que causam desenvolvimento de sintomas neurológicos ou alterações comportamentais, a fim de focar a avaliação em sua possível causa

Boxe 30.31 Perguntas do Miniexame do Estado Mental

- Orientação em relação ao tempo
  "Qual a data de hoje?"
- Memorização
  "Ouça com atenção. Vou dizer três palavras. Repita-as para mim quando eu terminar. Pronto?
  CASA (pausa), CARRO (pausa), LAGO (pausa). Agora repita as palavras para mim."
  (Repita cinco vezes, mas dê o escore apenas à primeira tentativa)
- Nomeação
  "O que é isto?" (aponte para um lápis ou uma caneta)
- Leitura
  "Por favor, leia isto e faça o que é dito" (mostre as palavras do formulário de estímulo).
  Feche seus olhos

Reproduzido, com autorização especial da editora, Psychological Assessment Resources, Inc., 16204 North Florida Avenue, Lutz, FL 33549, de *Mini-Mental State Examination*, por Marshal Folstein e Susan Folstein, Copyright 1975, 1998, 2001 by Mini Mental, LLC, Inc. Publicado em 2001 por Psychological Assessment Resources, Inc. Reprodução adicional é proibida sem a autorização de PAR, Inc. O MMSE pode ser adquirido da PAR, Inc.

A fim de garantir avaliação objetiva, considere o passado cultural e educacional do paciente, seus valores, crenças e experiências prévias. Tais fatores influenciam a resposta a perguntas. Uma alteração no estado mental ou emocional reflete um distúrbio da função cerebral. O córtex cerebral controla e integra o funcionamento intelectual e emocional. Distúrbios cerebrais primários, medicações e alterações metabólicas constituem exemplos de fatores que alteram a função cerebral.

O delírio é um distúrbio mental agudo que ocorre em pacientes hospitalizados. Obtenha um histórico de enfermagem detalhado do comportamento do paciente antes do desenvolvimento de delírio, a fim de reconhecer a condição precocemente. Membros da família são uma boa fonte de informação. O delírio caracteriza-se por confusão, desorientação e inquietação. Geralmente é um sinal de doença física iminente ou subjacente em idosos e pode estar relacionado a lesões graves, comprometimento dos sentidos, manejo incorreto da dor, medicações ou uso de contenções (Ball et al., 2019). A condição aguda difere da demência, um distúrbio mental orgânico mais progressivo como a doença de Alzheimer. Você precisa reconhecer a diferença para que possa tentar descobrir a causa do delírio. Felizmente, a condição normalmente se reverte quando avaliada corretamente e quando a causa subjacente é tratada (p. ex., sistema nervoso central [SNC], metabolismo, distúrbios cardiopulmonares, doenças sistêmicas, privação ou sobrecarga sensorial). Para evitar diagnósticos errados, é preciso avaliar adequadamente o estado mental. Com frequência, pacientes que apresentam delírio são rotulados com "síndrome do entardecer" em razão de o delírio normalmente piorar à noite. Crianças também podem ser suscetíveis a delírios devido a doenças, medicações, trauma ou cirurgia (Hockenberry e Wilson, 2019). O Boxe 30.32 resume os critérios clínicos do delírio.

Nível de consciência. O nível de consciência do indivíduo existe ao longo de uma escala desde despertar completo, estado de alerta, cooperação até ausência de resposta. Converse com o paciente e

Boxe 30.32 Critérios clínicos de delírio

Definição: Transtorno agudo de consciência acompanhado por mudança na cognição. Não é causado por demência preexistente ou em evolução. O delírio desenvolve-se ao longo de um curto período de tempo, em geral horas a dias, tendendo a oscilar durante o curso do dia. Geralmente ocorre como consequência psicológica direta de uma condição clínica geral. É mais comum em idosos e ocasionalmente ocorre em pacientes mais jovens.

- Redução da clareza e noção do entorno
- Comprometimento da capacidade de focar, sustentar ou mudar a atenção (as perguntas necessitam ser repetidas)
- Estímulos irrelevantes facilmente distraem o indivíduo
- Acompanha alteração cognitiva (comprometimento da memória, desorientação ou distúrbio de linguagem)
- Memória recente comumente afetada
- Em geral ocorre desorientação em relação ao tempo, lugar ou pessoa
- O distúrbio de linguagem envolve comprometimento da capacidade de nomear objetos ou de escrever; a fala pode estar confusa
- Distúrbios de percepção incluem interpretações erradas, ilusões ou alucinações visuais ou auditivas. Sinais neurológicos incluem tremores, deambulação irregular, asterixe ou mioclonias.

Reimpresso com permissão de *Diagnostic and statistical manual of mental disorders*, ed 5, text revision, Copyright © 2013, American Psychiatric Association.

---

simples como "Qual é o seu nome?", "Onde você está?" e "Que dia é hoje?". Peça também que o paciente obedeça a comandos simples como "Mova seus dedos dos pés".

Caso o paciente não esteja suficientemente consciente para seguir comandos, tente estimular uma resposta à dor. Aplique pressão firme com o polegar sobre a raiz da unha do paciente. A resposta normal ao estímulo doloroso é a retirada do membro estimulado. Pacientes com comprometimento neurológico grave demonstram movimentação anormal em resposta à dor. Respostas flácidas indicam ausência de tônus muscular nas extremidades e lesão importante do tecido cerebral.

Comportamento e aparência. Comportamento, humor, higiene, hábito de se arrumar e escolha das roupas revelam informações pertinentes acerca do estado mental do paciente. Esteja atento aos trejeitos e ações do paciente durante toda a avaliação física. Note seu comportamento não verbal e verbal. O paciente responde adequadamente a instruções? Seu humor varia sem causa aparente? O paciente demonstra preocupação com sua aparência? Seu cabelo está limpo e arrumado e suas unhas estão cortadas e limpas? O paciente deve se comportar de modo que expresse preocupação e interesse no exame. Deve manter contato visual com você e expressar sentimentos apropriados que correspondam à situação. Normalmente, o paciente demonstra algum grau de higiene pessoal.

A escolha e o tamanho das roupas refletem o quadro socioeconômico ou gosto pessoal do paciente, não uma deficiência em seu autoconceito ou autocuidado. Evite fazer julgamentos e foque sua avaliação na adequação das roupas em relação ao clima. Idosos, algumas vezes, negligenciam sua aparência em razão das finanças, visão diminuída, falta de energia ou depressão.

Linguagem. A função cerebral normal permite ao indivíduo compreender palavras faladas ou escritas e expressar-se por meio de palavras escritas ou gestos. Avalie a inflexão de voz do paciente, seu tom e maneira de falar. A voz do paciente normalmente apresenta inflexões, é clara e forte e aumenta de volume de forma adequada. Sua fala é fluente. Quando a comunicação estiver claramente inefetiva (p. ex., omissão ou adição de letras e palavras, uso errado das palavras ou hesitações), investigue **afasia**. A lesão do córtex cerebral resulta em afasia.

Os dois tipos de afasia são a afasia sensorial (ou receptiva) e motora (ou expressiva). Na afasia receptiva, o indivíduo não compreende a fala escrita ou verbal. Já na afasia expressiva, o indivíduo compreende a fala escrita e verbal, mas não é capaz de escrever ou falar adequadamente ao tentar se comunicar. O paciente pode sofrer de uma combinação das duas afasias. Avalie as habilidades linguísticas do paciente quando ele se comunicar de forma inefetiva. Elencamos seguir algumas técnicas simples de avaliação:

- Aponte para um objeto familiar e peça que o paciente diga o que é
- Peça ao paciente que responda a comandos simples verbais e escritos, como "levante-se" ou "sente-se"
- Peça ao paciente que leia frases simples em voz alta.

O paciente normalmente nomeia corretamente os objetos, segue comandos e lê corretamente as frases.

Função intelectual

A função intelectual inclui memória (recente, imediata e remota), conhecimento, pensamento abstrato, associação e julgamento. O teste de cada aspecto da função envolve técnica específica. Todavia, como o passado cultural e educacional do paciente influencia sua capacidade de responder às perguntas de teste, não faça perguntas relacionadas a conceitos ou ideias com as quais o paciente não esteja familiarizado.

---

faça-lhe perguntas sobre eventos que envolvem suas preocupações com problemas de saúde. O paciente completamente consciente responde rapidamente a perguntas e expressa ideias de maneira lógica. Para pacientes com redução do nível de consciência, utilize a Escala de Coma de Glasgow (Glasgow Coma Scale, GCS) para avaliação objetiva da consciência em escala numérica (Tabela 30.36). O paciente necessita estar o mais alerta possível antes do teste. Tenha cuidado ao utilizar a escala caso o paciente apresente perdas sensoriais (p. ex., visuais ou auditivas). A GCS permite avaliação do estado neurológico do paciente ao longo do tempo. Quanto mais alto o escore, melhor estará a função neurológica do paciente. Faça perguntas curtas e

Tabela 30.36 Escala de coma de Glasgow.

A pontuação total é a soma das pontuações nas três categorias.

Ação	Resposta	Escore
Olhos abertos	Espontaneamente	4
	Com a fala	3
	Com a dor	2
	Sem resposta	1
Melhor resposta verbal	Orientado	5
	Confuso	4
	Palavras inadequadas	3
	Sons incompreensíveis	2
	Sem resposta	1
Melhor resposta motora	Obedece a comandos	6
	Dor localizada	5
	Reflexo de retirada	4
	Flexão anormal	3
	Extensão anormal	2
	Flacidez	1
	ESCORE TOTAL	**3 a 15**

Memória. Avalie a memória imediata, recente e remota. Pacientes demonstram lembrança imediata repetindo uma série de números (p. ex., *7, 4, 1*) na ordem em que lhes é apresentada ou em ordem inversa. Pacientes normalmente se lembram de uma série de cinco a oito dígitos em ordem direta e quatro a seis dígitos em ordem inversa.

Primeiro, peça para testar a memória do paciente. Em seguida, pronuncie claramente o nome de três objetos não relacionados entre si. Após mencionar os objetos, peça que o paciente repita seus nomes. Mais tarde, na avaliação, peça ao paciente que repita novamente as três palavras. Ele deve ser capaz de identificá-las. Outro teste de memória recente envolve pedir que o paciente se lembre de eventos que ocorreram naquele mesmo dia (p. ex., o que o paciente comeu no café da manhã). Valide a informação com um membro da família.

Para avaliar a memória remota, peça que o paciente se lembre do nome de solteira de sua mãe, uma data de nascimento ou uma data histórica especial. É melhor utilizar perguntas abertas do que perguntas de resposta "sim" ou "não". Pacientes normalmente se lembram dessas informações imediatamente. Com idosos, não interprete perda auditiva como confusão. Técnicas adequadas de comunicação são essenciais durante o exame, a fim de garantir que o paciente compreenda claramente todas as instruções e testes.

Conhecimento. Avalie o conhecimento perguntando quanto o paciente sabe sobre a doença ou a razão pela qual não buscou cuidados de saúde. A avaliação do conhecimento permite que você determine a capacidade de aprendizagem e compreensão do paciente. Caso exista uma oportunidade para ensino, teste o estado mental do paciente solicitando-lhe *feedback* durante uma visita de retorno.

Pensamento abstrato. A interpretação de ideias ou conceitos abstratos reflete a capacidade de pensamento abstrato do indivíduo. A explicação de frases comuns como "mais vale um pássaro na mão do que dois voando" ou "não coloque a carroça na frente dos bois" requer nível mais elevado de função intelectual. Note se as explicações do paciente são relevantes e concretas. Pacientes com estado mental alterado podem interpretar as frases literalmente ou apenas modificar suas palavras.

Associação. Outro nível elevado de função intelectual envolve encontrar semelhanças ou associações entre conceitos: um cão está para um *beagle* como um gato está para um siamês. Nomeie conceitos relacionados e peça ao paciente que identifique suas associações. Faça perguntas adequadas ao nível de inteligência dele utilizando conceitos simples.

Julgamento. O julgamento requer comparação e avaliação de fatos e ideias para compreender suas relações e formar conclusões adequadas. Tente mensurar a capacidade de o paciente tomar decisões lógicas com perguntas como "por que você buscou atendimento?" ou "o que você faria se ficasse doente em casa?". Pacientes normalmente tomam decisões lógicas.

Função dos nervos cranianos

Para avaliar a função dos nervos cranianos, você pode testar todos os 12 nervos, um único nervo ou um grupo de nervos relacionados. A disfunção de um nervo reflete alteração em algum ponto ao longo de sua distribuição. Os testes utilizados para avaliar a integridade de órgãos da cabeça e pescoço também avaliam a função de nervos cranianos. A avaliação completa envolve o teste dos 12 nervos cranianos em sua ordem numérica. Para lembrar a ordem dos nervos, utilize esta frase simples: "O Objeto de Ouro Tinha Teias de Aranha Fazendo a Vassoura Girar Varrendo o Armário Horripilante". A primeira letra de cada palavra da frase é a mesma letra do nome de cada nervo craniano em ordem (Tabela 30.37).

Tabela 30.37 Função e avaliação dos nervos cranianos.

Número	Nome	Tipo	Função	Método
I	Olfatório	Sensorial	Sentido do olfato	Peça que o paciente identifique diferentes aromas não irritantes, como café e baunilha
II	Óptico	Sensorial	Acuidade visual	Utilize a tabela de Snellen ou peça ao paciente que leia um material impresso usando óculos
III	Oculomotor	Motor	Movimentos extraoculares: para baixo, para cima e para dentro, para cima e para fora, para baixo e para fora	Avalie seis direções do olhar
			Constrição e dilatação da pupila	Mensure a reação pupilar à luz e a acomodação
			Abertura do olho	
IV	Troclear	Motor	Movimento dos olhos para baixo e para dentro	Avalie seis direções do olhar
V	Trigêmeo	Sensorial e motor	Nervo sensorial para a pele da face	Toque suavemente a córnea com uma ponta de algodão. Avalie o reflexo corneal. Mensure a sensação de dor leve e tato na pele da face
			Nervo motor para os músculos mandibulares	Palpe as têmporas enquanto o paciente cerra os dentes
VI	Abducente	Motor	Movimento lateral dos olhos	Avalie seis direções do olhar
VII	Facial	Sensorial e motor	Expressão facial	Conforme o paciente sorri, franze o rosto, enche as bochechas e eleva ou abaixa as sobrancelhas, investigue assimetrias
			Gustação	Peça que o paciente identifique um sabor salgado ou doce na frente da língua

(continua)

Tabela 30.37 Função e avaliação dos nervos cranianos. (Continuação)

Número	Nome	Tipo	Função	Método
VIII	Vestibulococlear	Sensorial	Audição	Avalie a capacidade de ouvir palavras faladas
IX	Glossofaríngeo	Sensorial e motor	Gustação	Peça que o paciente identifique um sabor azedo ou doce no fundo da língua
			Capacidade de deglutição	Utilize uma espátula para estimular o reflexo do vômito
X	Vago	Sensorial e motor	Sensações da faringe	Peça que o paciente diga "ah". Observe o movimento do palato e da faringe
			Movimento das cordas vocais	Avalie rouquidão na fala
			Inervação parassimpática das glândulas da mucosa da faringe, laringe, órgãos do pescoço, tórax (coração e pulmões) e abdome	Avalie frequência cardíaca, presença de peristaltismo
XI	Acessório espinal	Motor	Movimento da cabeça e dos ombros	Peça que o paciente eleve os ombros e vire a cabeça contra resistência passiva
XII	Hipoglosso	Motor	Posição da língua	Peça que o paciente coloque a língua para fora e mova-a de um lado para outro

Função sensorial

As vias sensoriais do SNC conduzem sensações de dor, temperatura, posição, vibração e tato grosseiro ou refinado. As sensações são transmitidas por nervos diferentes. A maioria dos pacientes requer apenas um exame rápido da função sensorial, exceto quando existem sintomas de sensação diminuída, comprometimento motor ou paralisia. O risco de desenvolver feridas na pele é maior em pacientes com comprometimento sensorial. Durante a avaliação de uma sensação diminuída, avalie a pele da área acometida para verificar a perda sensorial. Ademais, oriente o paciente a evitar pressão e trauma térmico ou químico na região.

Normalmente, o paciente responde a todos os estímulos sensoriais e as sensações são percebidas nos dois lados do corpo em todas as regiões. Avalie os principais nervos sensoriais conhecendo as regiões dos dermátomos (Figura 30.66). Algumas áreas da pele são inervadas por raízes dorsais cutâneas específicas. Por exemplo, quando o exame revelar sensação diminuída ao toque suave em uma área da pele (p. ex., região inferior do pescoço), em geral isso determina que existe lesão neurológica (p. ex., segmento do quarto nervo espinal cervical).

Execute todos os testes sensoriais com o paciente de olhos fechados, para que ele não saiba onde o estímulo tocará sua pele (Tabela 30.38). Em seguida, toque a pele do paciente em ordem aleatória e imprevisível, a fim de manter sua atenção e prevenir a detecção de padrão previsível no exame. Peça que o paciente descreva quando, o que sente e onde sente cada estímulo. Compare áreas simétricas do corpo durante estímulo dos braços, tronco e pernas.

Função motora

O exame da função motora inclui avaliações realizadas durante o exame musculoesquelético. Juntamente com essas avaliações, você também avalia a função cerebelar do paciente. O cerebelo coordena a atividade muscular, mantém o equilíbrio e controla a postura.

Coordenação. Para evitar confusão, demonstre cada manobra e peça ao paciente para repeti-la, observando a suavidade e o equilíbrio de seus movimentos (Boxe 30.33). Em idosos, o tempo normalmente lento da reação torna os movimentos menos rítmicos.

Para avaliar a função motora fina, peça que o paciente estenda seus braços para as laterais e leve cada dedo alternativamente até seu nariz (primeiro de olhos abertos, depois com olhos fechados). Normalmente, o paciente consegue tocar o nariz alternativamente de forma tranquila. A realização de movimentos rápidos, rítmicos e alternados demonstra coordenação nos membros superiores. Enquanto sentado, o paciente começa a bater nos joelhos com as mãos. Em seguida, alterna entre palma e dorso das mãos e continua batendo no joelho. Os pacientes normalmente conseguem realizar essa manobra tranquila e regularmente com velocidade aumentada.

Outra manobra de coordenação dos braços envolve tocar cada dedo com o polegar da mesma mão em uma sequência rápida. O paciente deve alternar do indicador até o dedo mínimo e de volta, testando uma mão de cada vez. A mão dominante é ligeiramente mais coordenada ao realizar esse movimento. O movimento deve ser suave e sucessivo.

Para testar a coordenação dos membros inferiores, peça que o paciente se deite em posição supina com as pernas estendidas. Coloque uma das mãos na sola do pé do paciente à frente do arco plantar. Ele deve bater em sua mão com o pé o mais rápido possível. Teste cada pé com relação à velocidade e à clareza do movimento. Os pés não se movem com a mesma velocidade e simetria que as mãos.

Equilíbrio. Utilize um ou dois dos seguintes testes para avaliar o equilíbrio e a função motora grossa. Durante o exame de equilíbrio em um idoso, tenha ciência do risco de queda. Alguns idosos necessitam de auxílio com essa parte do exame.

Peça que o paciente realize o teste de Romberg, ficando ereto com os pés juntos, braços nas laterais do corpo, ambos os olhos abertos e depois fechados. Proteja a segurança do paciente ficando a seu lado e observe seu balanço. O teste prevê ligeiro balanço normal do corpo. A perda de equilíbrio (Romberg positivo) faz com que o paciente caia para um dos lados, embora o paciente normalmente não perca a sua posição.

Peça que o paciente feche os olhos e mantenha os braços retos ao lado do corpo. Em seguida, peça-lhe que se equilibre sobre um pé e depois sobre o outro. Normalmente, os pacientes são capazes de manter

Capítulo 30 Avaliação de Saúde e Exame Físico

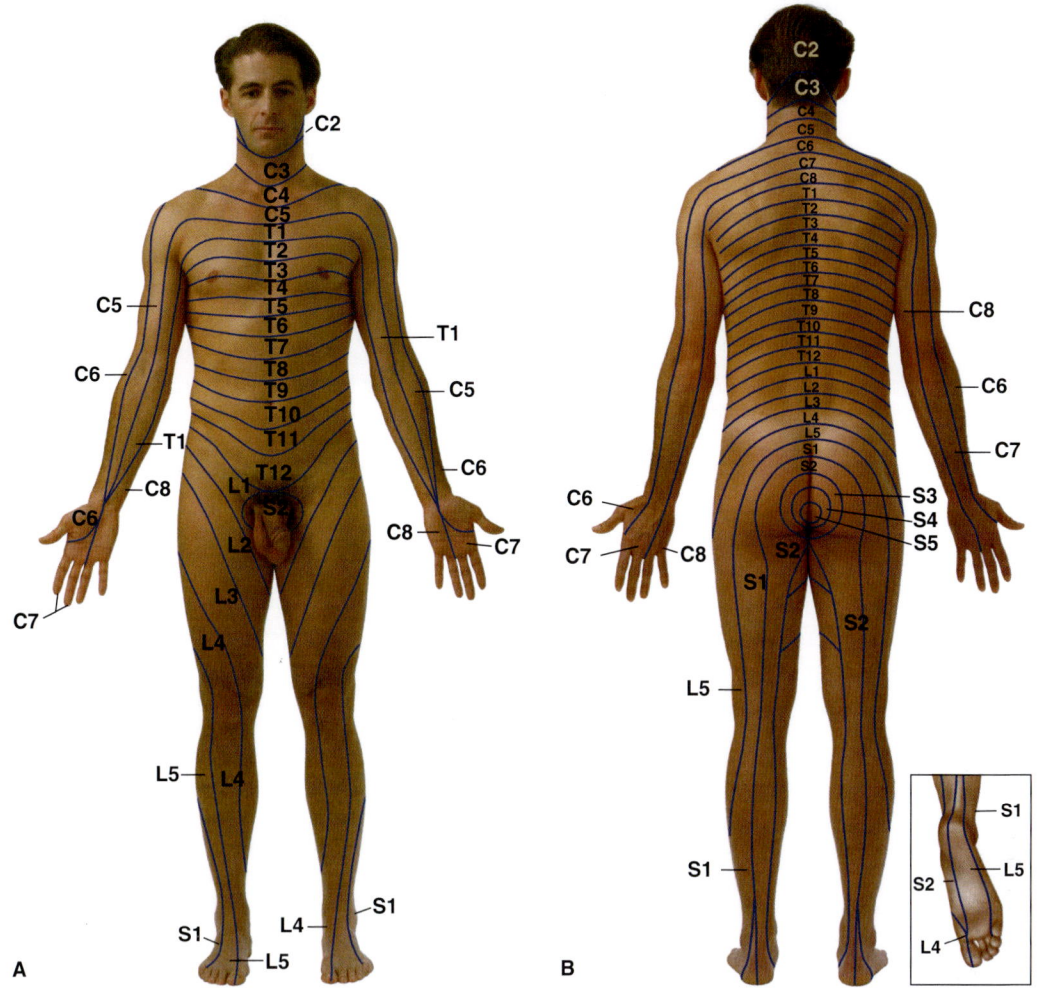

Figura 30.66 Dermátomos do corpo (áreas da superfície corporal inervadas por nervos espinais particulares); C1, em geral, não tem distribuição cutânea. **A.** Vista anterior. **B.** Vista posterior. Parece existir uma separação distinta na superfície controlada por cada dermátomo, embora quase sempre exista sobreposição entre nervos espinais. (De Ball JW et al.: *Seidel's guide to physical examination*, ed 9, St Louis, 2019, Mosby.)

Tabela 30.38 Avaliação da função nervosa sensorial.

Função	Equipamento	Método	Precauções
Dor	Ponta de clipe de papel ou ponta de um palito de madeira	Peça que os pacientes verbalizem quando perceberem uma sensação fraca ou forte. Aplique a extremidade pontiaguda e a romba do clipe ou do palito de forma alternada sobre a pele. Note áreas de dormência ou aumento da sensibilidade	Lembre-se de que áreas de pele espessa como o calcanhar ou sola do pé são menos sensíveis à dor
Temperatura	Dois tubos de teste, um com água quente e outro com água fria	Toque a pele com o tubo. Peça que o paciente identifique a sensação de quente ou frio	Omita o teste quando a sensação de dor estiver normal
Toque suave	Bola de algodão ou aplicador com ponta de algodão	Aplique a ponta de algodão sobre diferentes pontos na superfície da pele. Peça que o paciente diga quando perceber sensação	Aplique sobre áreas de pele delgada ou mais sensível (p. ex., face, pescoço, parte interna dos braços, parte de cima dos pés e mãos)
Vibração	Diapasão	Aplique o cabo do diapasão em vibração sobre a articulação interfalangiana distal dos dedos da mão e do pé, cotovelo e punho do paciente. Peça-lhe que indique quando sentir a vibração	Certifique-se de que o paciente sinta vibração e não somente pressão

(continua)

Tabela 30.38 Avaliação da função nervosa sensorial. *(Continuação)*

Função	Equipamento	Método	Precauções
Posição		Segure o dedo da mão ou do pé do paciente pelas laterais com seu polegar e indicador. Alterne o movimento de cada dedo para cima e para baixo. Peça que o paciente diga quando o dedo foi elevado ou abaixado	Evite a fricção com outros apêndices conforme você move cada dedo. Não mova a articulação para os lados; retorne-a à posição neutra antes de movê-la novamente
Discriminação entre dois pontos	Duas pontas de clipe de papel	Aplique uma ou ambas as pontas do clipe de papel levemente sobre a pele ao mesmo tempo. Peça que o paciente indique se sente uma ou duas pontas. Encontre a distância com a qual o paciente deixa de distinguir duas pontas	Aplique as pontas no mesmo local anatômico (p. ex., pontas dos dedos, palma da mão ou parte superior dos braços). A distância mínima em que o paciente discrimina os pontos é variável (2 a 8 mm na ponta dos dedos)

Boxe 30.33 Educação em saúde

Avaliação neurológica

Objetivo
- O paciente e sua família ou entes queridos compreenderão a relação entre o comportamento e as alterações mentais do paciente e seu estado físico.

Estratégias de ensino
- Explique ao familiar cuidador as implicações de quaisquer comprometimentos comportamentais ou mentais demonstrados pelo paciente
- Se o paciente apresentar comprometimento sensorial ou motor, explique as medidas que garantirão sua segurança (p. ex., usar óculos ou aparelho auditivo, recursos auxiliares para deambulação ou barras de segurança em banheiros e escadas) (ver Capítulo 49)
- Ensine idosos a planejar tempo suficiente para completar tarefas, visto que seu tempo de reação é mais lento
- Ensine idosos a observar a superfície da pele para investigar traumas, visto que sua percepção de dor é menor.

Avaliação
Utilize os princípios de explicar de volta para avaliar a aprendizagem do paciente ou familiar cuidador:
- Descreva os comportamentos que podem indicar comprometimento neurológico
- Descreva as medidas de segurança que você utiliza para evitar lesões, tendo em vista suas limitações sensoriais e motoras
- Explique por que é importante que você, sendo uma pessoa de idade, inspecione regularmente a superfície de sua pele.

o equilíbrio durante 5 s com leve balanço. Outro teste envolve pedir que o paciente caminhe em linha reta colocando o calcanhar diretamente na frente dos dedos do outro pé.

Reflexos

O estímulo de reações reflexas fornece dados acerca da integridade de vias sensoriais e motoras do arco reflexo e de segmentos específicos da medula espinal. A avaliação dos reflexos não determina a função de centros nervosos mais altos, mas ajuda a avaliar a função de nervos periféricos. A Figura 30.67 demonstra o trajeto da via do arco reflexo. Cada músculo contém uma pequena unidade sensorial denominada *fuso muscular*, que controla seu tônus e detecta alterações no comprimento das fibras musculares. Bater em um tendão com um martelo alonga o músculo e o tendão, estirando o fuso. Este, por sua vez, envia impulsos nervosos para vias aferentes até o corno dorsal da medula espinal. Dentro de milissegundos, os impulsos atingem a medula e são transmitidos via sinapses até o neurônio eferente motor da medula. O neurônio motor envia os impulsos de volta ao músculo, causando a resposta reflexa.

As duas categorias de reflexos normais são os reflexos profundos, causados pelo estiramento discreto de um músculo ou batida leve em um tendão, e reflexos cutâneos, causados pelo estímulo superficial da pele. Classifique os reflexos como segue (Ball et al., 2019):

0: Ausência de resposta
1+: Lento ou diminuído
2+: Ativo ou resposta esperada
3+: Mais vigoroso que o esperado, ligeiramente hiperativo
4+: Vigoroso e hiperativo com mioclonia intermitente ou transitória.

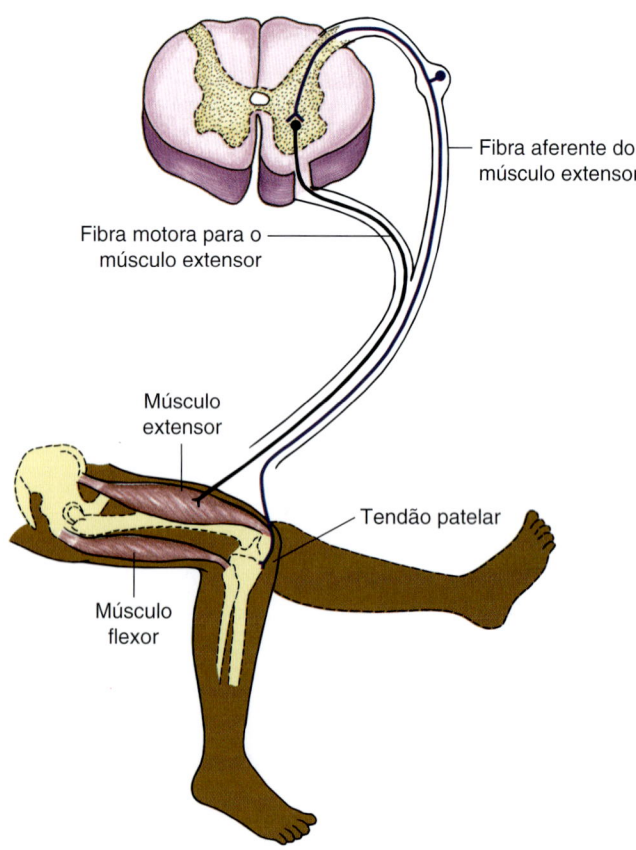

Figura 30.67 Via do arco reflexo.

Durante a avaliação dos reflexos, peça que o paciente relaxe o máximo possível a fim de evitar movimento voluntário ou tensão nos músculos. Posicione seus membros de forma a alongar discretamente o músculo testado. Segure o martelo de forma solta entre o polegar e demais dedos para que ele possa balançar livremente e bater no tendão rapidamente (Figura 30.68). Compare as respostas entre lados correspondentes. Em geral, idosos apresentam reflexos diminuídos. Pacientes com intoxicação por álcool, cocaína ou opioides normalmente apresentam reflexos hiperativos. A Tabela 30.39 resume os reflexos profundos e cutâneos comuns.

Após o exame

Documente seus achados do exame físico durante o exame ou após o haver terminado. Se você registrar durante a realização do exame, não deixe que isto o distraia. É importante estar atento ao paciente para observar a reação dele a qualquer técnica de exame. Formulários especiais encontram-se disponíveis para o registro dos dados tanto em formato eletrônico quanto impresso. Revise todos os achados antes de ajudar o paciente a se vestir, para o caso de ser necessário checar novamente alguma informação ou colher dados adicionais. Integre os achados da avaliação física aos planos de cuidados.

Após terminar o exame, aguarde o paciente se vestir. Pacientes hospitalizados podem necessitar de ajuda para realizar higiene e retornar ao leito. Quando o paciente estiver confortável, pode ser útil compartilhar um resumo dos achados. Caso estes revelem anormalidades graves como massa ou frequência cardíaca muito irregular, consulte o médico responsável pelo paciente antes de revelar a informação. É responsabilidade do médico realizar diagnósticos médicos definitivos. Explique o tipo de anormalidade encontrada e a necessidade de conduzir exames adicionais.

Delegue a limpeza da área do exame aos técnicos ou auxiliares de enfermagem, caso necessário. Utilize práticas de controle de infecções para remover materiais ou instrumentos contaminados com sujidades potencialmente infectantes. Caso o local do exame seja a mesa à beira do leito do paciente, limpe-a e certifique-se de que a roupa de cama esteja seca e limpa. O paciente gosta de vestir um avental limpo e de ter a oportunidade para lavar o rosto e as mãos. Coloque o sistema de chamada de enfermagem ao alcance do paciente e levante as grades laterais, conforme adequado. Finalmente, certifique-se de realizar higiene das mãos.

Documente uma avaliação completa. Revise os documentos para verificar acurácia e completude. Comunique achados significativos aos profissionais adequados, seja verbalmente ou por meio do plano de cuidados escrito para o paciente.

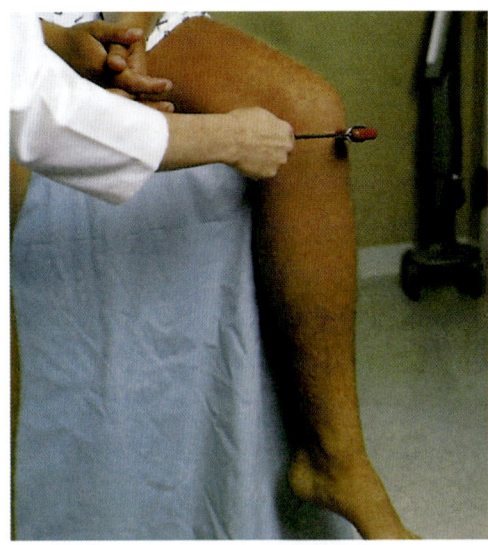

Figura 30.68 Posição para estimular o reflexo do tendão patelar. A perna normalmente se estende.

Tabela 30.39 Avaliação de reflexos comuns.

Tipo	Procedimento	Reflexo normal
Reflexos profundos		
Bicipital	Flexione o braço do paciente em 45° no cotovelo com a palma da mão para baixo. Coloque seu polegar na fossa antecubital na base do tendão bicipital e seus dedos sobre o músculo bíceps. Bata no tendão com o martelo	Flexão do cotovelo
Tricipital	Flexione o braço do paciente no cotovelo segurando-o sobre o tórax ou segure o braço horizontalmente e deixe o antebraço solto. Bata no tendão tricipital imediatamente acima do cotovelo	Extensão do cotovelo
Patelar	Peça que o paciente sente com as pernas soltas fora da mesa ou cadeira, ou peça-lhe deite em posição supina e sustente seu joelho flexionado em 90°. Bata no tendão patelar imediatamente abaixo da patela	Extensão do joelho
Calcâneo (de Aquiles)	Peça que o paciente assuma a mesma posição do teste do tendão patelar. Flexione o tornozelo do paciente ligeiramente para cima segurando os dedos do pé na palma de sua mão. Percuta o tendão calcâneo (de Aquiles) imediatamente acima do calcanhar na altura do maléolo	Flexão plantar do pé
Reflexos cutâneos		
Plantar	Peça que o paciente deite em posição supina com as pernas esticadas e pés relaxados. Passe a extremidade do cabo do martelo sobre o aspecto lateral da sola do pé, desde o calcanhar até a porção anterior, curvando o trajeto para chegar ao primeiro dedo	Flexão plantar dos dedos do pé
Abdominal	Peça que o paciente fique de pé ou deitado em posição supina. Passe a base de um aplicador com ponta de algodão sobre a pele das bordas laterais do músculo reto abdominal em direção à linha média. Repita o teste para cada quadrante abdominal	Contração do músculo reto abdominal com tração do umbigo em direção ao lado estimulado

Pontos-chave

- É importante conhecer o propósito da avaliação geral para que você possa focalizar e organizar o histórico e o exame físico nos problemas e preocupações principais do paciente
- Considere a origem cultural do paciente, pois ela pode afetar as adaptações que precisam ser feitas durante a avaliação física e o modo de comunicação quando se avaliam o contexto das crenças e práticas de saúde e os hábitos alimentares de um paciente
- Preparar o paciente para uma avaliação física utilizando uma abordagem organizada para toda a avaliação ajuda a garantir o conforto mental e físico do paciente
- Você prepara um paciente psicologicamente para um exame oferecendo uma explicação detalhada da finalidade e os passos de cada técnica de avaliação, deixando o paciente saber o que esperar e como colaborar
- O uso de perguntas abertas e focadas ajuda a obter informações e histórico atuais, a fim de realizar uma avaliação completa. Perguntas abertas estimulam uma explicação completa da linha do tempo de um sintoma e seus efeitos no funcionamento do paciente
- Antes do exame, prepare o quarto, reúna todos os materiais necessários e certifique-se de que a temperatura esteja confortável para o paciente
- Por meio da entrevista de saúde, você reúne dados subjetivos sobre a condição de um paciente e dados objetivos das observações do comportamento e apresentação geral de um paciente. Esses dados permitem que você se concentre no exame físico adequadamente
- Cada área de avaliação conta com técnicas diferentes que devem ser realizadas corretamente para detectar quaisquer achados normais e anormais que serão utilizados para interpretar dados
- Reconheça que o processo normal de envelhecimento afeta os achados físicos e o histórico de enfermagem de idosos
- Converse com o paciente durante cada parte de um exame. Ensinar-lhe atividades de promoção da saúde relacionadas à área avaliada é uma boa forma de construir uma relação de confiança e promover o conhecimento do paciente sobre comportamentos saudáveis
- A avaliação física pode ser incorporada aos cuidados de rotina. Por exemplo, a avaliação da pele pode ser realizada enquanto você auxilia o paciente a se transferir ou preparar para um banho
- Os pacientes devem ser estimulados a realizar autoexames de triagem regularmente para câncer de mama, testículos e de pele
- Um paciente na comunidade pode buscar fazer exames de triagem para condições específicas de saúde que são geralmente dependentes da idade ou de riscos de saúde, como câncer de mama (mamografias a partir de 55 anos), câncer colorretal (a partir de 45), distúrbios otológicos (exames periódicos em todas as idades), e obesidade (todas as idades).

Para refletir

- Descreva em que ordem você realizaria uma avaliação completa em um paciente de quem cuidou durante seu último turno clínico. Justifique a realização do exame nessa ordem
- Descreva quaisquer achados anormais que obteve avaliando seu paciente durante sua experiência clínica. O que esses achados podem indicar? Descreva os passos tomados após obter os achados anormais
- Considere um paciente de quem você cuidou na unidade clínica. Descreva como os achados do exame desse paciente variaram com base em sua idade.

Questões de revisão

1. Um paciente deu entrada no serviço de emergência de um hospital com um problema principal de dor abdominal. Estão sendo aguardados os resultados de exames diagnósticos feitos no pronto atendimento. O enfermeiro se concentra em examinar o abdome e usa as técnicas a seguir. Qual técnica é a correta?
   a. Primeiro realiza a ausculta.
   b. Pede que o paciente coloque os braços cruzados embaixo da cabeça.
   c. Palpa, primeiro, a área dolorida do paciente.
   d. Observa o contorno do abdome enquanto pede que o paciente respire fundo e prenda a respiração.
2. Qual número corresponde à área do tórax onde você auscultaria a valva tricúspide?

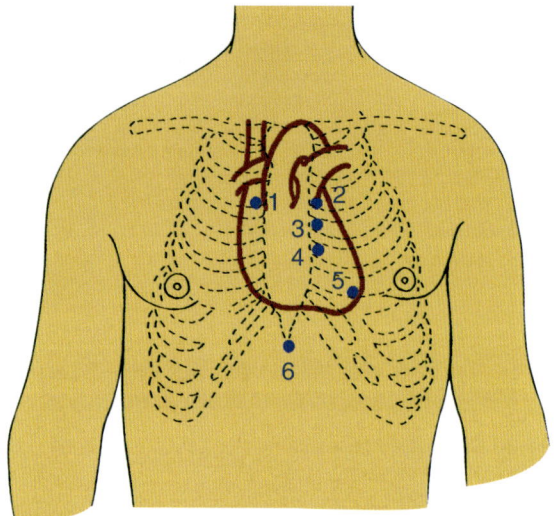

3. Um enfermeiro está examinando uma paciente que retornou de cirurgia de histerectomia abdominal há 1 h. Que achado necessitaria de acompanhamento imediato?
   a. Ausculta de frequência cardíaca apical de 76.
   b. Ausência de ruídos intestinais na avaliação abdominal.
   c. Frequência respiratória de 8 respirações/minuto.
   d. Palpação do pulso da artéria dorsal podal com intensidade igual a 2+.
4. Que afirmação realizada por um paciente com risco médio de câncer colorretal indica sua compreensão sobre as instruções relacionadas à detecção precoce do câncer?
   a. "Agendarei minha colonoscopia anualmente após os 60 anos."
   b. "Farei uma colonoscopia a cada 2 anos."
   c. "Farei o exame de retossigmoidoscopia flexível todo ano após chegar aos 55 anos."
   d. "Farei o teste de sangue oculto nas fezes anualmente quando eu tiver 45 anos."
5. Um enfermeiro está ensinando um paciente a prevenir doença cardíaca. Que informação deve ser incluída? (Selecione todas as aplicáveis.)
   a. Adicione sal a todas as refeições.
   b. Converse com seu médico sobre tomar uma dose diária de ácido acetilsalicílico.
   c. Trabalhe com seus médicos no sentido de desenvolver um programa de exercícios regulares.
   d. Limite gorduras saturadas e *trans*, sódio, carnes vermelhas, doces e bebidas açucaradas.
   e. Revise estratégias que encorajem o paciente a parar de fumar.

6. Um enfermeiro está realizando exame dos nervos cranianos. Correlacione cada nervo craniano com sua função.

   Nervos cranianos
   ___ 1. XII Hipoglosso
   ___ 2. V Trigêmeo
   ___ 3. VI Abducente
   ___ 4. IV Troclear
   ___ 5. X Vago

   Função do nervo craniano
   a. Inervação motora dos músculos da mandíbula
   b. Movimento lateral dos olhos
   c. Sensações da faringe
   d. Movimento dos olhos para baixo e para dentro
   e. Posição da língua

7. Um enfermeiro está ensinando um paciente a realizar o autoexame testicular. Que afirmação do paciente indica necessidade de mais instruções?
   a. "Vou reconhecer nódulos anormais porque são muito dolorosos."
   b. "Vou começar a realizar o autoexame mensalmente após fazer 15 anos."
   c. "Vou realizar o autoexame em frente a um espelho."
   d. "Vou rolar suavemente o testículo entre meus dedos."

8. Um enfermeiro está observando a aparência geral e o comportamento de um paciente. Quais avaliações poderiam indicar que o paciente está sentindo dor? (Selecione todas as aplicáveis.) O paciente:
   a. Está encurvado no leito.
   b. Responde às perguntas fazendo contato visual.
   c. Está com falta de ar e respirando rapidamente.
   d. Protege e apoia o braço esquerdo.

9. Um paciente está entrando em cirurgia para uma revascularização por ponte femorotibial. O pedido do cirurgião inclui avaliação do pulso das artérias podais dorsais. Quais das técnicas a seguir o enfermeiro utilizará para avaliar os pulsos? (Selecione todas as aplicáveis.)
   a. Coloque os dedos atrás e abaixo do maléolo medial.
   b. Peça que o paciente flexione levemente o joelho com o pé apoiado na cama.
   c. Peça que o paciente relaxe o pé deitado em posição supina.
   d. Palpe o sulco lateral ao tendão flexor do pulso.
   e. Palpe o dorso do pé em uma linha reta ao longo do sulco entre os tendões extensores dos primeiro e segundo dedos.

10. Quais dos seguintes são achados normais que você deve encontrar durante um exame físico? (Selecione todas as aplicáveis.)
    a. A veia jugular plana quando o paciente se senta.
    b. Um som de sussurro é normalmente ouvido quando se ausculta a artéria carótida.
    c. À palpação, um linfonodo é normalmente macio.
    d. A postura sentada normal envolve algum grau de arredondamento dos ombros.
    e. Normalmente, não há abaulamento dos espaços intercostais durante a respiração.

Respostas: 1. d; **2.** 4; **3.** c; **4.** d; **5.** b, c, d, e; **6.** 1e, 2a, 3b, 4d, 5c; **7.** a; **8.** a, c, d; **9.** c, e; **10.** a, d, e.

Referências bibliográficas

American Cancer Society (ACS): *Risk factors for testicular cancer*, 2018a. https://www.cancer.org/cancer/testicular-cancer/causes-risks-prevention/risk-factors.html. Accessed August 28, 2020.

American Cancer Society (ACS): *Colorectal cancer screening guidelines*, 2018b. https://www.cancer.org/health-care-professionals/american-cancer-society-prevention-early-detection-guidelines/colorectal-cancer-screening-guidelines.html. Accessed August 28, 2020.

American Cancer Society (ACS): *Cancer facts and figures*, 2020a. https://www.cancer.org/content/dam/cancer-org/research/cancer-facts-and-statistics/annual-cancer-facts-and-figures/2020/cancer-facts-and-figures-2020.pdf. Accessed August 28, 2020.

American Cancer Society (ACS): *Can ovarian cancer be found early?* 2020b. https://www.cancer.org/cancer/ovarian-cancer/detection-diagnosis-staging/detection.html?_ga=2.29301694.34924562.1540912089-41350218.1539106062. Accessed August 28, 2020.

American Cancer Society (ACS): *American Cancer Society recommendations for the early detection of breast cancer*, 2021. https://www.cancer.org/cancer/breast-cancer/screening-tests-and-early-detection/american-cancer-society-recommendations-for-the-early-detection-of-breast-cancer.html. Accessed July 12, 2021.

American Heart Association (AHA): *What your cholesterol levels mean*, 2020. https://www.heart.org/en/health-topics/cholesterol/about-cholesterol/what-your-cholesterol-levels-mean. Accessed August 28, 2020.

Ball JW, et al: *Seidel's guide to physical examination*, ed 9, St. Louis, 2019, Mosby.

BreastCancer.org: *Men with breast cancer have lower survival rates than women*, 2019. https://www.breastcancer.org/research-news/men-with-bc-have-lower-survival-rates#:~:text=While%20breast%20cancer%20in%20men%20is%20rare%2C%20it,getting%20breast%20cancer%20is%20about%201%20in%20833. Accessed July 12, 2021.

Cancer.Net: *Health risks of e-cigarettes, smokeless tobacco, and waterpipes*, Alexandria, VA, 2019, American Society of Clinical Oncology. https://www.cancer.net/navigating-cancer-care/prevention-and-healthy-living/stopping-tobacco-use-after-cancer-diagnosis/health-risks-e-cigarettes-smokeless-tobacco-and-waterpipes. Accessed August 28, 2020.

Centers for Disease Control and Prevention (CDC): *HPV vaccine*, 2019a. http://www.cdc.gov/hpv/parents/vaccine.html. Accessed August 28, 2020.

Centers for Disease Control and Prevention (CDC): *Vaccines and immunizations: HPV vaccine questions and answers*. 2019b. http://www.cdc.gov/vaccines/vpd-vac/hpv/vac-faqs.htm. Accessed August 28, 2020.

Centers for Disease Control and Prevention: *Genomics and prevention health: Does osteoporosis run in your family?* 2020. https://www.cdc.gov/genomics/disease/osteoporosis.htm#:~:text=Osteoporosis%20is%20more%20common%20in%20women.%20It%20affects,they%20have%20it%20until%20they%20break%20a%20bone. Accessed July 13, 2021.

Centers for Disease Control and Prevention (CDC): *Learn about age-related macular degeneration*, 2021a. https://www.cdc.gov/visionhealth/resources/features/macular-degeneration.html. Accessed July 8, 2021.

Centers for Disease Control and Prevention (CDC): *Loud noise can cause hearing loss*, 2021b. https://www.cdc.gov/nceh/hearing_loss/. Accessed July 10, 2021.

Giger J, Haddad L: *Transcultural nursing: assessment and intervention*, ed 8, St. Louis, 2021, Elsevier.

Harding M, et al: *Lewis's medical-surgical nursing: assessment and management of clinical problems*, ed 11, St. Louis, Missouri, 2020, Elsevier.

Hockenberry MJ, Wilson P: *Wong's nursing care of infants and children*, ed 10, St. Louis, 2019, Elsevier.

Mayo Clinic: *Symptoms: unexplained weight loss*, 2021. https://www.mayoclinic.org/symptoms/unexplained-weight-loss/basics/definition/sym-20050700#:~:text=The%20point%20at%20which%20unexplained%20weight%20loss%20becomes,a%20year%2C%20especially%20if%20you%27re%20an%20older%20adult. Accessed July 8, 2021.

National Breast Cancer Foundation: *Breast self-exam*, n.d. https://www.nationalbreastcancer.org/breast-self-exam. Accessed August 28, 2020.

National Cancer Institute (NCI): *Surveillance, epidemiology and end results program, cancer stat facts: female breast cancer*, n.d. https://seer.cancer.gov/statfacts/html/breast.html. July 12, 2021

National Institute on Drug Abuse (NIDA): *Screening tools for adolescent substance use*, 2019. https://www.drugabuse.gov/nidamed-medical-health-professionals/screening-tools-resources/screening-tools-for-adolescent-substance-use. Accessed August 28, 2020.

National Institute on Drug Abuse (NIDA): *New clinician screening tool available for substance use*, 2018. https://www.drugabuse.gov/news-events/news-releases/2018/06/new-clinician-screening-tool-available-substance-use. Accessed August 28, 2020.

Oral Cancer Foundation: *Oral cancer facts*, 2021. https://oralcancerfoundation.org/facts/. Accessed July 10, 2021.

Touhy T, Jett K: *Ebersole and Hess' towards healthy aging*, ed 10, St. Louis, 2020, Elsevier.

U.S. Department of Agriculture (USDA): *Start simple with MyPlate*, n.d. https://www.choosemyplate.gov/eathealthy/start-simple-myplate. Accessed August 28, 2020.

U.S. Department of Agriculture, U.S. Department of Health and Human Services: *Dietary guidelines for Americans, 2020-2025*, ed 9, December 2020.

U.S. Preventive Services Task Force (USPSTF): Screening for osteoporosis to prevent fractures, US Preventive Services Task Force recommendation statement, *JAMA* 319(24):2521, 2018.

World Health Organization (WHO): *Understanding and addressing violence against women*, 2021. https://www.who.int/reproductivehealth/topics/violence/vaw_series/en/. Accessed July 8, 2021.

Referências de pesquisa

Bauer K: *Clinical presentation and diagnosis of the nonpregnant adult with suspected deep vein thrombosis of the lower extremity*, 2021, *UpToDate*. https://www.uptodate.com/contents/clinical-presentation-and-diagnosis-of-the-nonpregnant-adult-with-suspected-deep-vein-thrombosis-of-the-lower-extremity. Accessed July 12, 2021.

Bond L, Hallmark B: Educating nurses in the intensive care unit about gastrointestinal complications, *Crit Care Nurs Clin North Am* 30(1):75, 2018.

Folstein MF, Folstein S: "Mini-mental state": a practical method for grading the cognitive state of patients for the clinician, *J Psychiatr Res* 12(3):189, 1975.

Frazer C, et al: Gastrointestinal motility problems in critically ill patients, *Crit Care Nurs Clin North Am* 30(1):109, 2018.

Kendall J, Moreira M: *Evaluation of the adult with abdominal pain in the emergency department*, 2020, UpToDate. https://www.uptodate.com/contents/evaluation-of-the-adult-with-abdominal-pain-in-the-emergency-department. Accessed August 28, 2020.

Ladopoulos T, et al: Gastrointestinal dysmotility in critically ill patients, *Ann Gastroenterol* 3(31):273, 2018.

Moonen P, et al: The black box revelation: monitoring gastrointestinal function, *Anaesthesiol Intensive Ther* 50(1):72, 2018.

31

Administração de Medicamentos

Objetivos

- Discutir as responsabilidades legais na administração de medicamentos
- Explicar os mecanismos fisiológicos da ação de medicamentos
- Distinguir os tipos de ações de medicamentos
- Discutir fatores do desenvolvimento que influenciam a farmacocinética
- Discutir fatores que influenciam as ações dos medicamentos
- Identificar as características de eventos adversos de medicamentos
- Explicar fatores a serem considerados ao selecionar vias de administração de medicamentos
- Solucionar as doses dos medicamentos prescritas corretamente
- Comparar e contrapor os papéis de provedores de cuidados de saúde, farmacêuticos e enfermeiros na administração de medicamentos
- Discutir os papéis e responsabilidades dos enfermeiros na administração de medicamentos
- Planejar ações de enfermagem fazendo uso de julgamento clínico para prevenir erros em medicamentos
- Identificar os sete elementos corretos da via de administração de medicamentos
- Aplicar os sete elementos corretos da administração de medicamentos em contextos clínicos
- Planejar a preparação e a administração seguras de medicamentos utilizando julgamento clínico
- Discutir métodos utilizados para educar os pacientes sobre os medicamentos prescritos
- Avaliar os desfechos dos pacientes após a administração dos medicamentos.

Termos-chave

Absorção
Administração parenteral
Alergia medicamentosa
Biotransformação
Concentração efetiva mínima (CEM)
Desintoxicam
Discos transdérmicos
Efeito colateral
Efeito sinergístico
Efeito terapêutico
Efeitos adversos
Efeitos tóxicos
Erro com medicamentos
Faixa terapêutica
Farmacocinética

Inaladores pressurizados dosimetrados (IPD)
Infusões
Injeção
Instilação
Interação medicamentosa
Intra-articular
Intracardíaca
Intradérmica (ID)
Intramuscular (IM)
Intraocular
Intravenosa (IV)
Irrigações
Meia-vida biológica
Método em trajeto Z
Oftálmicos

Oral
Pico
Polifarmácia
Prescrição verbal
Reação idiossincrática
Reações anafiláticas
Receitas
Reconciliação de medicamentos
Solução
Subcutânea
Sublingual
Tolerância medicamentosa
Vale

Pacientes com problemas de saúde utilizam diversas estratégias para restaurar ou manter sua saúde. Uma estratégia comumente utilizada é o medicamento, substância utilizada no diagnóstico, tratamento, cura, alívio ou prevenção de problemas de saúde. Não importa onde um paciente recebe cuidados de saúde (p. ex., hospitais, clínicas ou em domicílio), enfermeiros exercem um papel essencial no preparo, administração e avaliação dos efeitos adversos de medicamentos. Cuidadores da família, amigos ou funcionários de cuidados domiciliares muitas vezes administram medicamentos quando o paciente não é capaz de fazê-lo sozinho em casa. Em todos os contextos, enfermeiros são responsáveis por avaliar os efeitos dos medicamentos no estado de saúde do paciente, fornecendo-lhe instrução sobre os medicamentos e seus efeitos adversos, encorajando a adesão ao regime medicamentoso e avaliando a capacidade tanto do paciente quanto de seu cuidador de administrar medicamentos.

Base de conhecimento científico

Como a administração de medicamentos e a avaliação constituem parte crítica da prática de enfermagem, enfermeiros necessitam compreender as ações e efeitos de todos os medicamentos utilizados por seus pacientes. A administração segura de medicamentos exige sólido julgamento clínico baseado na compreensão de aspectos legais dos cuidados de saúde, farmacologia, farmacocinética (movimento dos fármacos pelo organismo humano), biociências, fisiopatologia, anatomia humana e matemática.

Legislação e padrões para medicamentos

Regulamentações federais dos EUA. O governo dos EUA protege a saúde dos cidadãos garantindo que os medicamentos sejam seguros e eficazes. A primeira lei estadunidense que regulamentou os medicamentos foi a *Pure Food and Drug Act*. A lei simplesmente exige que todos os medicamentos sejam livres de produtos impuros. A legislação subsequente desenvolveu padrões relacionados a segurança, potência e eficácia. Atualmente, a Food and Drug Administration (FDA) dos EUA reforçou leis que garantem que todos os medicamentos disponíveis no mercado sejam submetidos a testes vigorosos antes de serem comercializados ao público. Leis federais também controlam vendas e distribuição, teste, nomeação, rotulagem e uso de medicamentos e substâncias controladas. Publicações oficiais como a *United States Pharmacopeia* (USP) e o *National Formulary* determinaram padrões para intensidade, qualidade, pureza, embalagem, segurança, rotulagem e dosagem de medicamentos. Em 1993, A FDA instituiu o programa *MedWatch*. Trata-se de um programa voluntário que encoraja enfermeiros e outros profissionais da saúde, por meio do formulário *MedWatch*, a relatar quando um medicamento, produto ou evento causar dano importante a um paciente. O formulário está disponível no *website* do programa (FDA, 2021a).

Regulamentação estadual e local de medicamentos. Leis estatais e locais para medicamentos devem estar de acordo com a legislação federal. Os estados geralmente têm controles adicionais, incluindo o controle de substâncias não regulamentadas pelo governo federal. Órgãos governamentais locais regulamentam o uso de álcool e tabaco.

Instituições de cuidados de saúde e legislação para medicamentos. Instituições de cuidados de saúde estabelecem políticas individuais para atender à regulamentação federal, estadual e local. O tamanho da instituição, serviços por ela proporcionados e sua equipe profissional influenciam tais políticas. Políticas institucionais são em geral mais restritivas que leis governamentais. Por exemplo, uma política institucional comum é a descontinuação automática de narcóticos após determinado número de dias. Embora um provedor de cuidados de saúde possa prescrever novamente o narcótico, a política ajuda a controlar terapias prolongadas desnecessárias por exigir que o provedor de cuidados de saúde revise regularmente a necessidade do medicamento.

Regulamentação de medicamentos e prática de enfermagem. As Leis de Prática de Enfermagem (NPA, do inglês *Nurse Practice Acts*) estatais definem o escopo das funções profissionais e responsabilidades de enfermeiros. A maioria das NPAs é intencionalmente ampla para que não ocorra limitação das responsabilidades profissionais de enfermeiros. Instituições de cuidados de saúde podem interpretar ações específicas permitidas por NPAs, embora não possam modificar, expandir ou restringir a intenção da lei. A intenção primária das NPAs é proteger o público contra funcionários incapacitados, subinstruídos e não licenciados.

Enfermeiros são responsáveis por respeitar legislações durante a administração de substâncias controladas como opioides, os quais são cuidadosamente controlados por diretrizes federais e estaduais. Violações da Lei de Substâncias Controladas (*Controlled Substances Act*) são passíveis de punição por multas, encarceramento e cassação da licença para praticar enfermagem. Hospitais e outras instituições de cuidados de saúde têm políticas para armazenamento e distribuição correta de narcóticos (Boxe 31.1).

Conceitos farmacológicos

Nomes de fármacos. Alguns medicamentos podem apresentar até três nomes diferentes. O nome químico do medicamento fornece uma descrição exata de sua composição e estrutura molecular. Enfermeiros raramente utilizam o nome químico em sua prática clínica. Um exemplo de nome químico é *N*-acetil-*para*-aminofenol, comumente conhecido como Tylenol®. O fabricante que desenvolve o medicamento pela primeira vez determina seu nome genérico ou sem propriedade, com aprovação do United States Adopted Names Council (USAN) (American Medical Association [AMA], 2021). O paracetamol é um exemplo de nome genérico para Tylenol®. O nome genérico torna-se o nome oficial listado em publicações oficiais, como a *United States Pharmacopeia* (USP).

Boxe 31.1 Diretrizes para a administração segura e controle de opioides (narcóticos)

- Armazene todos os narcóticos em armário ou recipiente trancado (p. ex., armários computadorizados ou trancados são preferíveis)
- Mantenha uma contagem constante dos opioides contando-os sempre que forem utilizados. Caso encontre uma discrepância, corrija-a e relate o erro imediatamente
- Utilize um registro de inventário especial cada vez que um opioide for utilizado. Os registros são mantidos geralmente em meio eletrônico e fornecem uma contagem constante e precisa dos narcóticos utilizados, descartados e remanescentes
- Utilize o registro para documentar nome do paciente, data, horário da administração do medicamento, nome do medicamento e dose. Caso a instituição de cuidados de saúde mantenha registro em papel, o enfermeiro que está retirando o medicamento deve assinar o registro. Caso a instituição de cuidados de saúde utilize um sistema computadorizado, o programa registra o nome do enfermeiro
- Caso um enfermeiro forneça apenas parte de uma dose de uma substância controlada, um segundo enfermeiro deve testemunhar o descarte da parte não utilizada. Sistemas computadorizados registram o nome dos dois enfermeiros. No caso de registro em papel, ambos devem assinar o formulário
- Siga as políticas institucionais para o descarte correto de opioides. Não deposite partes desperdiçadas de medicamentos em receptáculos de material perfurocortante.

Já o nome comercial, de marca ou de proprietário é o nome sob o qual o fabricante comercializa um medicamento. Nos EUA, o nome comercial apresenta o símbolo (™) do seu lado direito superior, indicando que seu fabricante possui o registro (*trademark*) do nome do medicamento (p. ex., Panadol™ e Tempra™).

Fabricantes selecionam nomes comerciais que sejam fáceis de pronunciar, soletrar e lembrar. Muitas empresas produzem o mesmo medicamento e as semelhanças entre nomes comerciais podem ser confusas. Portanto, certifique-se de obter o nome exato de cada medicamento que for administrar a seus pacientes. Como as semelhanças nos nomes dos medicamentos constituem causa comum de erros, o Institute for Safe Medication Practices (ISMP) (2019a; 2020a) publica uma lista de medicamentos frequentemente confundidos entre si. O ISMP recomenda o uso de letras maiúsculas mistas da forma aprovada pela FDA sempre que possível (p. ex., aMILorida *versus* anLODIPino) para ajudar provedores de cuidados de saúde a reconhecer facilmente a diferença entre medicamentos comumente confundidos.

Classificação. A classificação dos medicamentos indica seu efeito em um sistema orgânico, sintomas por eles aliviados ou seu efeito desejado. Em geral, cada classe farmacológica contém mais de um medicamento utilizado para o mesmo tipo de problema de saúde. Por exemplo, pacientes com asma em geral tomam diversos medicamentos, como agonistas $beta_2$-adrenérgicos, para controlar sua condição. A classificação $beta^2$-adrenérgico contém mais de 15 medicamentos diferentes (Burchum e Rosenthal, 2019). Alguns medicamentos pertencem a mais de uma classe. Por exemplo, o ácido acetilsalicílico é um analgésico, antipirético e anti-inflamatório.

Formulários de medicamentos. Medicamentos encontram-se disponíveis em diversas apresentações ou preparações. A apresentação de um medicamento determina sua via de administração. Sua composição aumenta sua absorção e metabolismo. Muitos medicamentos são comercializados sob diferentes apresentações, como comprimidos, cápsulas, elixires e supositórios. Quando administrar um medicamento, certifique-se de utilizar a apresentação correta (Tabela 31.1).

Tabela 31.1 Apresentações de medicamentos.

Apresentação	Descrição
Apresentações de medicamentos comumente preparados para administração por via oral	
Apresentação sólida	
Drágea	Tem formato de cápsula e é revestida para facilitar a deglutição
Cápsula	Medicamento encapsulado em gelatina
Comprimido	Medicamento em pó comprimido em um disco ou cilindro rígido; além do princípio ativo, contém aderentes (para manter o pó unido), desintegradores (para promover a dissolução do comprimido), lubrificantes (para facilitar a fabricação) e preenchedores (para chegar ao tamanho convencional do comprimido)
Comprimido entérico revestido	Comprimido revestido que não se dissolve no estômago; o revestimento dissolve-se no intestino, onde o medicamento é absorvido
Apresentação líquida	
Elixir	Líquido translúcido contendo água e/ou álcool; geralmente adocicado
Extrato	Forma de xarope ou seca do princípio ativo, geralmente obtida por meio da evaporação da solução
Solução aquosa	Substância dissolvida em água e xarope
Suspensão aquosa	Partículas finas de medicamento dissolvido dispersas em meio líquido; quando a suspensão é deixada em repouso, as partículas decantam no fundo do recipiente
Xarope	Medicamento dissolvido em solução concentrada de açúcar
Tintura	Extrato alcoólico de planta ou vegetal
Outras apresentações orais e termos associados a preparações orais	
Pastilha	Tabletes redondos e chatos que se dissolvem na boca liberando o medicamento; não devem ser ingeridos
Aerossol	Medicamento aquoso borrifado e absorvido na boca e via respiratória superior; não deve ser ingerido
Liberação contínua	Comprimido ou cápsula que contém partículas pequenas de um medicamento revestido com material que leva tempo determinado para se dissolver
Apresentações de medicamentos comumente preparados para administração por via tópica	
Pomada (creme)	Preparação semissólida aplicada externamente, em geral contendo um ou mais medicamentos
Linimento	Geralmente contém álcool, óleo ou emoliente aplicado sobre a pele
Loção	Suspensão semilíquida que geralmente protege, refresca ou limpa a pele
Pasta	Preparação contendo medicamento mais espessa que a pomada e que é absorvida mais lentamente através da pele; geralmente utilizada para proteção da pele
Disco transdérmico ou adesivo	Disco ou adesivo com medicamento absorvido através da pele lentamente durante longo período de tempo (p. ex., 24 h)
Apresentações de medicamentos comumente preparados para administração por via parenteral	
Solução	Preparação estéril que contém água e um ou mais compostos dissolvidos
Pó	Partículas estéreis de medicamento para serem dissolvidas em líquido estéril (p. ex., água, solução salina) antes da administração
Apresentações de medicamentos comumente preparados para instilação em cavidades corporais	
Disco intraocular	Disco oval pequeno e flexível (similar a uma lente de contato) composto por duas camadas externas macias e uma camada intermediária contendo medicamento; libera medicamento lentamente quando umedecido pelos fluidos oculares
Supositório	Forma de dosagem sólida misturada com gelatina e em formato de *pellet* para inserção em uma cavidade corporal (reto ou vagina); derrete-se quando atinge a temperatura corporal, liberando medicamento para absorção

Farmacocinética como base da ação de medicamentos

Para que um medicamento tenha utilidade terapêutica, ele deve ser introduzido no organismo do paciente, ser absorvido e distribuído às suas células, tecidos ou um órgão específico e deve alterar suas funções fisiológicas. A **farmacocinética** é o estudo de como os medicamentos adentram o organismo, atingem seu local de ação, metabolizam e deixam o organismo. Você deve usar o conhecimento da farmacocinética para determinar o horário dos medicamentos, selecionar a via de administração e avaliar a resposta do paciente.

Absorção. Ocorre **absorção** quando as moléculas de um medicamento adentram o sangue a partir do local de administração do medicamento. A via de administração, capacidade do medicamento de se dissolver no local, fluxo sanguíneo local, área de superfície corporal (ASC) e lipossolubilidade do medicamento influenciam a absorção do medicamento.

Via de administração. Cada via de administração de um medicamento apresenta diferente velocidade de absorção. Quando os medicamentos são aplicados na pele, a absorção é lenta em razão da composição física da pele. Como medicamentos administrados por via oral adentram o trato gastrintestinal (GI), sua velocidade de absorção é geralmente lenta. Medicamentos depositados em membranas mucosas e vias respiratórias são absorvidos rapidamente porque esses tecidos contêm muitos vasos sanguíneos. A administração intramuscular (IM) e subcutânea promove absorção mais rápida que a VO, com a primeira promovendo absorção mais rápida que a segunda. A **injeção** intravenosa (IV) produz a absorção mais rápida porque os medicamentos já ficam disponíveis imediatamente quando adentram a circulação sistêmica.

Capacidade do medicamento de se dissolver. A capacidade de um medicamento oral se dissolver depende amplamente de sua apresentação ou preparação. O organismo absorve soluções e suspensões em estado já líquido mais rapidamente que comprimidos ou cápsulas. Medicamentos mais ácidos atravessam rapidamente a mucosa gástrica. Medicamentos alcalinos não são absorvidos até atingirem o intestino delgado.

Fluxo sanguíneo no local da administração. O aporte sanguíneo no local de administração determinará quão rapidamente o organismo é capaz de absorver um medicamento. Os medicamentos são absorvidos à medida que o sangue entra em contato com o local da administração. Quanto mais rico o aporte sanguíneo do local, mais rápida será a absorção.

Área de superfície corporal. Quando um medicamento entra em contato com uma superfície ampla, sua absorção ocorre mais rapidamente. Isso ajuda a explicar por que a maioria dos medicamentos são absorvidos no intestino delgado em vez do estômago (Burchum e Rosenthal, 2019).

Lipossolubilidade. Como a membrana celular apresenta uma camada lipídica, medicamentos altamente lipossolúveis cruzam as membranas celulares mais facilmente e são absorvidos mais rapidamente. Outro fator que frequentemente afeta a absorção de medicamentos é a presença de alimento no estômago. Alguns medicamentos orais são absorvidos mais facilmente quando administrados entre as refeições, pois o alimento modifica a estrutura do medicamento e algumas vezes prejudica sua absorção. Quando alguns medicamentos são absorvidos juntos, podem interferir um sobre o outro, prejudicando a absorção de ambos.

A administração segura de medicamentos requer conhecimento acerca dos fatores que alteram ou prejudicam a absorção de medicamentos prescritos. É preciso compreender a farmacocinética dos medicamentos, o histórico de saúde do paciente, dados de exame físico e obter conhecimento durante interações diárias com pacientes. Utilize seu conhecimento e as políticas institucionais para planejar os horários de administração de medicamentos que promoverão a melhor absorção. Por exemplo, planeje a administração fora das refeições (p. ex., antes ou após as refeições) quando se tratar de medicamentos que interagem com o alimento. No caso de medicamentos que interagem entre si, certifique-se de não os fornecer ao mesmo tempo. Consulte e trabalhe em colaboração com o provedor de cuidados de saúde de seu paciente ou um farmacêutico durante a determinação dos horários de medicamentos, a fim de garantir que o paciente obtenha o efeito terapêutico de todos eles. Antes de administrar qualquer medicamento, verifique livros de farmacologia, referências ou bulas, ou consulte um farmacêutico para identificar interações de medicamentos diferentes e de medicamentos com alimentos.

Distribuição. Depois que o medicamento é absorvido, ocorre sua distribuição dentro do organismo para tecidos e órgãos, atingindo finalmente seu local específico de ação. A velocidade e a extensão da distribuição dependem das propriedades físicas e químicas do medicamento e da fisiologia do indivíduo que a está recebendo.

Circulação. Uma vez que o medicamento ganha a corrente sanguínea, é carreado para os tecidos e órgãos. A velocidade com que o mesmo atinge um local depende da vascularização dos diversos tecidos e órgãos. Condições que limitam o fluxo sanguíneo ou a perfusão inibem a distribuição de um medicamento. Por exemplo, pacientes com insuficiência cardíaca têm circulação comprometida, o que retarda a oferta de fármacos ao local pretendido de ação. Portanto, a eficácia dos medicamentos nesses pacientes pode ser retardada ou alterada.

Permeabilidade da membrana. A permeabilidade da membrana diz respeito à capacidade de um fármaco de penetrar nos tecidos e membranas para adentrar as células-alvo. Para ser distribuído para um órgão, o fármaco necessita atravessar todos os tecidos e membranas biológicas desse órgão. Algumas membranas atuam como barreiras à passagem de fármacos. Por exemplo, a barreira hematencefálica permite passagem apenas de medicamentos lipossolúveis para o encéfalo e líquido cefalorraquidiano. Desse modo, infecções do sistema nervoso central em geral requerem tratamento com antibióticos injetados diretamente no espaço subaracnóideo da medula espinal. Alguns idosos apresentam efeitos adversos (p. ex., confusão) devido à alteração da permeabilidade de barreira hematencefálica, que acaba permitindo passagem mais fácil de medicamentos lipossolúveis.

Ligação com proteínas. O grau de ligação dos medicamentos às proteínas plasmáticas como a albumina afeta sua distribuição. A maioria dos medicamentos estabelece ligação parcial com a albumina, o que diminui sua capacidade de exercer atividade farmacológica. O medicamento não ligado, ou "livre", é a forma ativa. Idosos e pacientes com doença hepática ou desnutrição apresentam níveis mais baixos de albumina no sangue. Como haverá maior fração livre de medicamento nesses pacientes, há risco de aumento da atividade do medicamento, toxicidade ou ambos.

Metabolismo. Depois que o medicamento atinge seu local de ação, sofre metabolização para uma forma menos ativa ou inativa que é mais fácil de ser excretada. A **biotransformação** ocorre sob influência de enzimas que **desintoxicam**, quebram e removem compostos químicos biologicamente ativos. A maior parte da biotransformação ocorre no fígado, embora também ocorra nos pulmões, rins, sangue e intestino. O fígado é especialmente importante porque sua estrutura especializada oxida e transforma muitas substâncias tóxicas. O fígado degrada muitos compostos nocivos antes que sejam distribuídos aos tecidos. Quando ocorre redução da função hepática devido ao envelhecimento ou uma doença, a eliminação de medicamentos acaba sendo mais lenta, resultando em seu acúmulo. Pacientes apresentam risco de toxicidade ao medicamento quando seus órgãos que o metabolizam não funcionam corretamente. Por exemplo, uma dose baixa de um sedativo barbitúrico pode levar um paciente com doença hepática a entrar em coma.

Excreção. Após metabolização dos medicamentos, estas deixam o organismo através dos rins, fígado, intestino, pulmões e glândulas exócrinas. A composição química do medicamento determina seu órgão de excreção. Compostos gasosos ou voláteis como o óxido nitroso e o álcool são eliminados nos pulmões. A respiração profunda e a tosse (ver Capítulo 41) ajudam o paciente a eliminar gases anestésicos mais rapidamente após cirurgias. Glândulas exócrinas excretam medicamentos lipossolúveis. Quando os medicamentos são eliminados através da sudorese, a pele normalmente se torna irritada, tornando necessário instrução do paciente sobre boas práticas de higiene (ver Capítulo 40). No caso de excreção através das glândulas mamárias, existe risco de ingestão dos compostos químicos por parte do lactente. Verifique a segurança do uso de qualquer medicamento em mulheres durante a amamentação.

O trato GI é outra via de excreção dos medicamentos. Fármacos que adentram a circulação hepática são degradados pelo fígado e excretados pela bile. Após entrada no intestino pelo trato biliar, ocorre reabsorção do medicamento. Fatores que aumentam o peristaltismo (p. ex., laxativos e enemas) aceleram a excreção de medicamentos nas fezes, ao passo que fatores que diminuem o peristaltismo (p. ex., inatividade e dieta inadequada) podem prolongar os efeitos de medicamentos.

Os rins são os principais órgãos de excreção de medicamentos. Alguns escapam do metabolismo extenso e deixam o organismo inalteradas na urina. Outros sofrem biotransformação no fígado antes de serem excretados pelos rins. A manutenção de ingestão hídrica adequada (50 mℓ/kg/hora) promove eliminação adequada de medicamentos em um adulto mediano. Quando a função renal do paciente está diminuída, os rins são incapazes de excretar adequadamente os medicamentos. Desse modo, ocorre aumento do risco de toxicidade. Provedores de cuidados de saúde em geral diminuem a dose dos medicamentos nesses casos.

Tipos de ação de medicamentos

Medicamentos variam consideravelmente na forma como agem e em seu tipo de ação. Os pacientes nem sempre respondem da mesma forma a doses sucessivas de medicamentos. Algumas vezes, um mesmo medicamento produz respostas muito diferentes em pacientes distintos. Portanto, você necessita compreender todos os efeitos que os medicamentos administrados exercem em seus pacientes.

Efeitos terapêuticos. O **efeito terapêutico** é a resposta fisiológica esperada ou prevista com uso de um medicamento. Por exemplo, a nitroglicerina causa redução do trabalho cardíaco e aumenta o suprimento de oxigênio do miocárdio. Alguns medicamentos apresentam mais de um efeito terapêutico. A prednisona, um corticosteroide, reduz o edema, inibe a inflamação, reduz respostas alérgicas e previne a rejeição de órgãos transplantados. O conhecimento acerca do efeito terapêutico de cada medicamento permite-lhe promover a instrução do paciente e a avaliação precisa de seu efeito desejado.

Efeitos adversos. Todo medicamento pode causar dano a um paciente. Respostas indesejadas, não pretendidas e muitas vezes imprevisíveis os medicamentos recebem o nome de **efeitos adversos**. Efeitos adversos de medicamentos variam de leves a graves. Alguns ocorrem imediatamente e outros se desenvolvem ao longo do tempo. Esteja alerta e avalie respostas atípicas individuais aos medicamentos, especialmente prescrições novas. Pacientes com o maior risco de reações adversas aos medicamentos incluem indivíduos muito jovens, idosos, gestantes, pacientes que tomam múltiplos medicamentos, pacientes com peso acima ou abaixo do normal e pacientes com doença renal ou hepática. Quando os efeitos adversos são leves e toleráveis, o medicamento normalmente é mantido. Todavia, no caso de efeitos não tolerados e potencialmente prejudiciais, o medicamento deve ser interrompido imediatamente. Nessas situações, o provedor de cuidados de saúde interrompe o uso do medicamento imediatamente. Profissionais da saúde dos EUA reportam efeitos adversos à FDA utilizando o programa *MedWatch* (FDA, 2021a).

Efeitos colaterais. Um **efeito colateral** é um efeito adverso previsível e muitas vezes inevitável produzido por uma dose usual terapêutica. Por exemplo, alguns medicamentos anti-hipertensivos causam impotência em homens. Os efeitos colaterais variam desde efeitos inofensivos até sintomas graves ou lesões. Quando os efeitos são graves o suficiente para negativar os efeitos benéficos ou a ação terapêutica de um medicamento, o provedor de cuidados de saúde descontinua o medicamento. Pacientes geralmente deixam de tomar medicamentos em razão de efeitos colaterais, sendo os mais comuns anorexia, náuseas, vômito, constipação intestinal, tontura e diarreia.

Efeitos tóxicos. Os **efeitos tóxicos** se desenvolvem após ingestão prolongada de um medicamento ou quando ocorre seu acúmulo no sangue devido a metabolismo ou excreção prejudicados. Quantidades excessivas de um medicamento no organismo algumas vezes causam efeitos letais, dependendo de sua ação. Por exemplo, níveis tóxicos de morfina, um opioide, causam grave depressão respiratória e morte. Existem antídotos disponíveis para tratar tipos específicos de toxicidade de medicamentos. Por exemplo, a naloxona é um antagonista opioide que reverte os efeitos tóxicos de opioides.

Reações idiossincráticas. Medicamentos algumas vezes causam efeitos imprevisíveis, como uma **reação idiossincrática**, na qual o paciente reage exageradamente ou insuficientemente ao medicamento, ou apresenta reação diferente do normal. Por exemplo, uma criança que recebe difenidramina, um anti-histamínico, pode se tornar extremamente agitada em vez de sentir sonolência. Atualmente, não é possível prever quando um paciente apresentará reação idiossincrática a um medicamento.

Reações alérgicas. Reações alérgicas são respostas imprevisíveis aos medicamentos. Alguns pacientes tornam-se sensibilizados imunologicamente à dose inicial de um medicamento. Com a administração repetida, o paciente desenvolve uma resposta alérgica ao fármaco, seus conservantes químicos ou a um metabólito. O medicamento ou composto químico atua como antígeno, deflagrando liberação de anticorpos no organismo. A **alergia medicamentosa** é variável, dependendo do indivíduo e do medicamento (Tabela 31.2). Dentre as

Tabela 31.2 Reações alérgicas leves.

Sintoma	Descrição
Urticária	Erupções cutâneas elevadas de formato irregular com tamanho e formas variáveis; as erupções apresentam margens avermelhadas e centro pálido
Erupção cutânea	Pequenas vesículas elevadas geralmente avermelhadas; costumam aparecer distribuídas por todo o corpo
Prurido	Coceira da pele; acompanha a maioria das erupções
Rinite	Inflamação de membranas mucosas que revestem o nariz; causa edema e descarga transparente e aquosa (coriza)

diferentes classes de medicamentos, os antibióticos causam a maior incidência de reações alérgicas. **Reações anafiláticas** ou graves, as quais podem ser fatais, caracterizam-se por constrição súbita dos músculos bronquiolares, edema de faringe e laringe e dificuldade respiratória grave. É necessária atenção imediata para tratar reações anafiláticas. Pacientes com histórico conhecido de alergia a medicamentos devem evitar seu uso futuro e utilizar um bracelete ou colar de identificação (Figura 31.1), que alerta enfermeiros e demais profissionais da saúde sobre a alergia quando o paciente é incapaz de se comunicar durante os cuidados médicos.

Interações medicamentosas. Quando um medicamento modifica a ação de outro, ocorre **interação medicamentosa**. Interações são comuns em casos de indivíduos que tomam muitos medicamentos. Alguns aumentam ou diminuem a ação de outros ou modificam a forma como o outro é absorvido, metabolizado ou eliminado do organismo. Quando dois medicamentos apresentam **efeito sinergístico**, seu efeito combinado é maior que o efeito de ambos utilizados separadamente. Por exemplo, o álcool é um depressor do sistema nervoso central com efeito sinergístico sobre anti-histamínicos, antidepressivos, barbitúricos e analgésicos narcóticos. Algumas vezes, a interação medicamentosa pode ser desejada. Provedores de cuidados de saúde combinam medicamentos com intuito de produzir interação com efeito benéfico. Por exemplo, pacientes com pressão arterial alta utilizam diversos medicamentos, como diuréticos e vasodilatadores, os quais atuam em conjunto para controlar a pressão arterial quando um medicamento não é eficaz sozinho.

Tolerância e dependência de medicamentos. A **tolerância medicamentosa** ocorre ao longo do tempo. Geralmente é percebida clinicamente quando os pacientes recebem mais e mais medicamento (doses mais altas) para atingir um mesmo efeito terapêutico. Medicamentos que produzem tolerância incluem alcaloides opioides (p. ex., morfina), nitratos e álcool etílico. Pacientes hospitalizados devido a doenças agudas geralmente não desenvolvem tolerância medicamentosa. A tolerância pode levar 1 mês ou mais para se desenvolver.

Tolerância medicamentosa não é o mesmo que dependência. Existem dois tipos de dependência (vício): física e psicológica. Na dependência psicológica, o paciente deseja o medicamento em razão de um benefício que não seu efeito pretendido. Já na dependência física, ocorre adaptação fisiológica ao medicamento que se manifesta por meio de transtorno físico intenso quando o medicamento é retirado. Quando um paciente tem dependência de álcool, geralmente se necessita de uma dose maior que o usual para se obter o efeito desejado da substância.

Enfermeiros e demais profissionais da saúde exercem papel importante no cuidado com pacientes com vícios em drogas. Esses pacientes devem ser abordados com atitude positiva, para que fiquem mais abertos a aprender sobre opções de tratamento. O uso de opções de tratamento recentes baseadas em evidências pode ajudar pacientes com vícios a receber o cuidado e o tratamento de que necessitam.

Tempo da resposta à dose de medicamentos

Medicamentos administrados por via intravenosa adentram a corrente sanguínea e atuam imediatamente, ao passo que medicamentos fornecidos por outras vias levam tempo para adentrar o sangue e produzir efeito. A quantidade e a distribuição de um medicamento nos diferentes compartimentos do organismo estão em constante modificação. Medicamentos são prescritos em tempos variáveis, dependendo de quando sua resposta se inicia, quando se torna mais intensa e quando termina.

A **concentração efetiva mínima (CEM)** é o nível plasmático de um medicamento abaixo do qual seu efeito deixa de ocorrer. Já a concentração tóxica é o nível em que ocorrem efeitos tóxicos. Quando um medicamento é prescrito, a meta é atingir nível constante na corrente sanguínea dentro de uma **faixa terapêutica** segura, situada entre a CEM e a concentração tóxica (Figura 31.2). Quando um medicamento é administrado de maneira repetida, seu nível sérico oscila entre as doses. O nível mais alto recebe o nome de **pico** da concentração e o nível mais baixo de **vale** da concentração. Após atingir o pico, a concentração sérica do medicamento declina progressivamente. Com **infusões** IV, o pico da concentração é atingido rapidamente, mas o nível sérico também começa a declinar imediatamente.

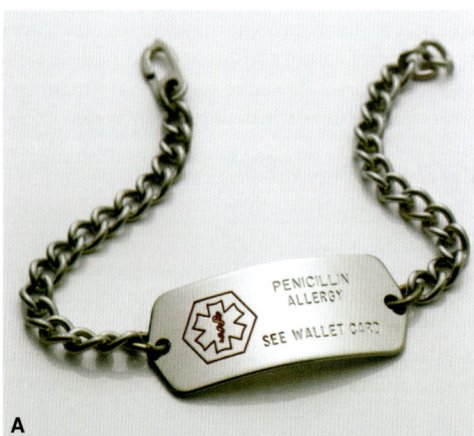
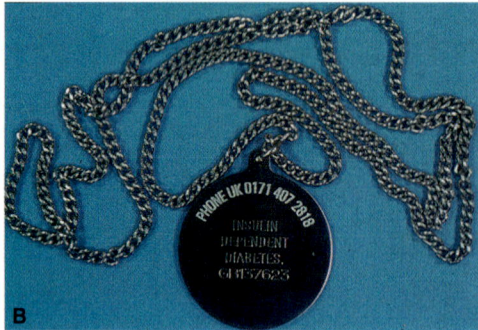

Figura 31.1 Bracelete (**A**) e colar (**B**) de identificação de alergia. (**A.** De istock.com/monkeybusinessimages; **B.** De Scully C: *Medical problems in dentistry*, ed 6, St Louis, 2010, Elsevier.)

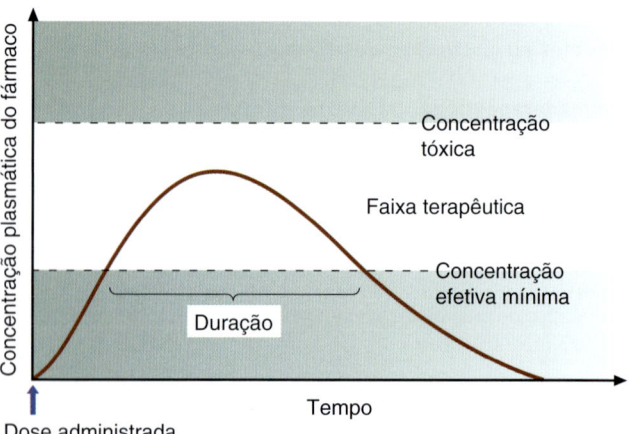

Figura 31.2 A faixa terapêutica de um medicamento situa-se entre a concentração efetiva mínima e a concentração tóxica. (De Burchum JR, Rosenthal LD: *Pharmacology for nursing care*, ed 10, St Louis, 2019, Elsevier.)

Algumas doses (p. ex., vancomicina) baseiam-se nos níveis séricos de pico e vale. O nível de vale geralmente é obtido 30 min antes da administração e o nível de pico é obtido no momento em que se espera ser atingido. O tempo transcorrido para o medicamento atingir seu pico varia dependendo de sua farmacocinética.

Todos os medicamentos apresentam **meia-vida biológica**, que consiste no tempo necessário para que o processo de excreção reduza a sua concentração plasmática pela metade. A fim de manter um platô terapêutico, o paciente necessita receber doses fixas regulares. Por exemplo, medicamentos analgésicos são mais eficazes para alguns pacientes com câncer quando são fornecidos em horários fixos do que quando o paciente se queixa de dor, pois desse modo o organismo mantém nível praticamente constante do medicamento (Burchum e Rosenthal, 2019). Após uma dose inicial do medicamento, o paciente recebe cada dose subsequente no momento em que a dose anterior atingir sua meia-vida. Pacientes e enfermeiros necessitam seguir cronogramas regulares de doses e administrar as doses prescritas em intervalos adequados. Conheça os seguintes intervalos de ação de medicamentos a fim de antecipar seus efeitos:

1. *Período de latência do medicamento:* tempo necessário para que o medicamento produza efeito terapêutico após sua administração.
2. *Pico de ação:* tempo necessário para que o medicamento atinja sua concentração de pico de efeito máximo.
3. *Vale:* concentração sérica mínima do medicamento atingida imediatamente antes da próxima dose agendada.
4. *Duração de ação:* período de tempo durante o qual o medicamento está presente em concentração suficiente para produzir efeito terapêutico.
5. *Platô:* concentração sérica atingida e mantida após doses fixas repetidas.

Você e seu paciente devem respeitar as doses e intervalos de doses prescritos (Tabela 31.3). Instituições de cuidados de saúde geralmente determinam cronogramas para a administração de medicamentos. Contudo, você pode alterar o cronograma com base em seu conhecimento sobre o medicamento. Por exemplo, se você trabalhar em uma instituição na qual os medicamentos prescritos 1 vez/dia são fornecidos às 8 h, porém seu paciente está com uma prescrição que funciona melhor quando fornecida antes de dormir, você pode ajustar o horário do medicamento, respeitando as políticas institucionais. Instituições de cuidados agudos dos EUA também seguem diretrizes do ISMP para determinar o horário seguro e efetivo da administração de medicamentos (ISMP, 2011; ISMP, 2020a). Segundo tais diretrizes, as instituições de cuidados de saúde determinam se o horário dos medicamentos é crítico. Medicamentos de horário crítico podem causar dano ou efeito subterapêutico quando não administrados no horário correto (geralmente 30 min antes ou após o horário agendado). Medicamentos de horário não crítico não causam problemas quando fornecidos dentro de 1 a 2 horas antes ou após o horário agendado. Portanto, você necessita administrar medicamentos de horário crítico no momento preciso, dentro de 30 min do horário pretendido. Já medicamentos de horário não crítico podem ser administrados dentro de 1 a 2 horas em relação ao horário pretendido. Certifique-se de seguir as políticas institucionais para o horário de medicamentos, a fim de garantir que seus pacientes os recebam no horário correto (Furnish e Wagner, 2020; ISMP, 2011).

Quando você instruir um paciente sobre o cronograma de doses, utilize linguagem familiar. Por exemplo, ao ensinar um paciente sobre medicamentos de duas doses diárias, explique-lhe que o medicamento deverá ser tomado uma vez de manhã e novamente à noite. O conhecimento acerca dos intervalos de tempo dos medicamentos ajuda você a antecipar seus efeitos (Tabela 31.4). Com este conhecimento, oriente o paciente a quando esperar a resposta.

Vias de administração

A via prescrita para a administração de um medicamento depende de suas propriedades, efeito desejado e condição física e mental do paciente (Tabela 31.5). Trabalhe com o provedor de cuidados de saúde para determinar a melhor via de administração para o medicamento de um paciente.

Vias orais. A VO é a via mais fácil e mais comumente utilizada para administrar medicamentos. Estes são inseridos na boca e deglutidos com líquidos. Medicamentos orais apresentam latência mais lenta e efeito mais prolongado que medicamentos parenterais. Os pacientes geralmente preferem essa via.

Tabela 31.3 Cronogramas de administração de doses comuns.

Cronograma de dose (significado)	Abreviação
Antes das refeições	AC, ac
Conforme desejado	ad lib
2 vezes/dia	BID, 2 vezes/dia
Após as refeições	PR
Sempre que necessário	SOS
Toda manhã	M
Por hora	ph
Todos os dias	Diariamente, SID, sid
A cada 4 h	q4 h
4 vezes/dia	QID, 4 vezes/dia
Fornecer imediatamente	Agora
Três vezes/dia	TID, 3 vezes/dia

Tabela 31.4 Termos associados com a ação de medicamentos.

Termo	Significado
Latência	Tempo necessário para que o medicamento produza resposta após sua administração
Pico	Tempo necessário para que o medicamento atinja sua máxima concentração efetiva
Vale	Concentração sérica mínima do medicamento atingida imediatamente antes da próxima dose agendada
Duração	Tempo durante o qual o medicamento está presente em concentração alta o suficiente para produzir resposta
Platô	Concentração sérica do medicamento atingida e mantida após doses fixas repetidas

Tabela 31.5 Fatores que influenciam a escolha das vias de administração.

Vantagens da via	Desvantagens/contraindicações
VO, bucal e sublingual Conveniente e confortável Econômica Fácil de administrar Frequentemente produz efeitos locais ou sistêmicos Raramente causa ansiedade no paciente	Evita-se a VO quando o paciente apresenta alterações da função gastrintestinal (GI) (p. ex., náuseas, vômito, diminuição da motilidade GI (após anestesia geral ou inflamação intestinal) e ressecção cirúrgica do trato GI A administração oral é contraindicada em pacientes incapazes de deglutir (p. ex., pacientes com distúrbios neuromusculares, estenose esofágica, lesões orais) A administração oral é contraindicada em pacientes inconscientes, confusos ou que não querem ou não conseguem deglutir ou manter o medicamento sob a língua Medicamentos orais não podem ser administrados em pacientes com sucção gástrica e são contraindicados antes de determinados exames ou cirurgias Medicamentos orais podem irritar o revestimento do trato GI, descolorir os dentes ou apresentar sabor desagradável As secreções gástricas destroem alguns medicamentos
Vias parenterais (subcutânea, intramuscular, intravenosa, intradérmica) Podem ser utilizadas quando a VO é contraindicada Absorção mais rápida que a via tópica ou oral A infusão intravenosa (IV) proporciona oferta do medicamento a pacientes criticamente enfermos ou pacientes que necessitam de terapia prolongada; quando a perfusão periférica está ruim, a via IV é preferível às demais injeções	Existe risco de carrearem infecções Alguns medicamentos são onerosos Alguns pacientes sentem dor devido a punções repetidas As vias subcutânea, intramuscular (IM) e intradérmica (ID) são evitadas em pacientes com tendência a hemorragias Existe risco de lesão tecidual As vias IM e IV apresentam maior taxa de absorção, produzindo maior risco de reações Geralmente causam ansiedade considerável em muitos pacientes, especialmente crianças
Vias tópicas *Pele* Promove primariamente efeito local Indolor Efeitos adversos limitados	Pacientes com feridas na pele têm risco de absorção mais rápida e efeitos sistêmicos Os medicamentos são absorvidos lentamente através da pele
Transdérmica Efeitos sistêmicos prolongados com efeitos adversos limitados	O medicamento deixa substância oleosa ou pastosa na pele e pode sujar as roupas
Membranas mucosas[a] Efeitos terapêuticos proporcionados pela aplicação no local envolvido Soluções aquosas são prontamente absorvidas e capazes de causar efeitos sistêmicos Potencial via de administração quando existe contraindicação para a VO	Membranas mucosas são altamente sensíveis a algumas concentrações de medicamentos Pacientes com ruptura de tímpano não podem receber irrigação no canal auditivo A inserção de medicamentos no reto ou na vagina causa constrangimento Supositórios retais são contraindicados em pacientes submetidos a cirurgias no reto ou quando há presença de hemorragia retal
Outras vias *Inalatória* Promove alívio rápido de problemas respiratórios locais Utilizada para fornecimento de gases anestésicos gerais	Alguns agentes locais causam graves efeitos sistêmicos
Disco intraocular Via vantajosa porque não requer administração frequente como colírios	Possíveis reações locais; o medicamento é caro Os pacientes devem ser instruídos sobre como inserir e remover o disco Contraindicado com presença de infecções oculares

[a] Inclui olhos, orelhas, nariz, vagina, reto e ostomias.

Administração sublingual. Alguns medicamentos (p. ex., nitroglicerina) são prontamente absorvidos após serem depositados sob a língua para se dissolverem (Figura 31.3). Instrua os pacientes a não deglutir medicamentos fornecidos por via **sublingual** nem ingerir líquidos até que o medicamento seja completamente dissolvido, a fim de garantir seu efeito desejado.

Administração bucal. A administração de medicamentos por via **oral** envolve depositar o medicamento sólido na boca em contato com membranas mucosas até que o mesmo se dissolva (Figura 31.4).

Instrua seus pacientes a alternar a bochecha a cada dose subsequente, a fim de evitar irritação da mucosa. Alerte os pacientes a não mastigar, deglutir nem ingerir líquidos com o medicamento. Medicamentos por via bucal atuam localmente na mucosa ou sistemicamente à medida que são deglutidos com a saliva.

Vias parenterais.
A **administração parenteral** envolve a injeção de um medicamento nos tecidos do organismo. As quatro principais vias de administração parenteral são:

1. **Intradérmica (ID)**: injeção na derme, imediatamente sob a epiderme.
2. **Subcutânea**: injeção nos tecidos imediatamente sob a derme da pele.
3. **Intramuscular (IM)**: injeção dentro de um músculo.
4. **Intravenosa (IV)**: injeção em uma veia.

Alguns medicamentos são administrados dentro de cavidades corporais através de outras vias, incluindo epidural, intratecal, intraóssea, intraperitoneal, intrapleural e intra-arterial. Enfermeiros geralmente não são responsáveis pela administração de medicamentos por meio dessas técnicas mais avançadas. Todavia, quer você administre ou não um medicamento, você é responsável pelo monitoramento da integridade do sistema de distribuição do medicamento, compreensão acerca do valor terapêutico do medicamento e avaliação da resposta do paciente à terapia.

Epidural. Medicamentos epidurais são administrados no espaço epidural através de um cateter inserido por um anestesista. Essa via é utilizada para administração de analgesia regional para procedimentos cirúrgicos (ver Capítulos 44 e 50). Enfermeiros com instrução avançada sobre a via epidural podem administrar medicamentos por meio de infusão contínua ou *bolus*.

Intratecal. Médicos e enfermeiros especialmente capacitados administram medicamentos por via intratecal utilizando cateteres inseridos cirurgicamente no espaço subaracnóideo ou um dos ventrículos do encéfalo. A via geralmente é utilizada para tratamento a longo prazo.

Intraóssea. O método intraósseo de administração envolve infusão de medicamentos diretamente na medula óssea. É utilizado mais comumente em lactentes e bebês cujo acesso ao espaço intravascular é difícil ou durante emergências nas quais o acesso IV é impossível.

Intraperitoneal. Medicamentos administrados na cavidade peritoneal são absorvidos para a circulação. Agentes quimioterápicos, insulina e antibióticos são administrados por essa via.

Intrapleural. Utiliza-se uma seringa ou uma sonda torácica para administrar medicamentos diretamente no espaço pleural. Agentes quimioterápicos são os medicamentos mais comumente utilizados por essa via. Médicos também instilam medicamentos que ajudam a resolver efusões pleurais persistentes, a fim de promover adesão entre as pleuras visceral e parietal. Trata-se do procedimento denominado *pleurodese*.

Intra-arterial. Medicamentos intra-arteriais são administrados diretamente nas artérias. Infusões por essa via são comuns em pacientes com coágulos arteriais, para administração de agentes fibrinolíticos. Enfermeiros gerenciam a infusão contínua do agente fibrinolítico e monitoram cuidadosamente a integridade da infusão, a fim de prevenir desconexão acidental do sistema e consequente hemorragia.

Outros métodos de administração de medicamentos geralmente limitados à execução por parte de médicos são a via **intracardíaca**, injeção de medicamentos diretamente dentro do tecido cardíaco, e **intra-articular**, injeção de medicamentos dentro de articulações.

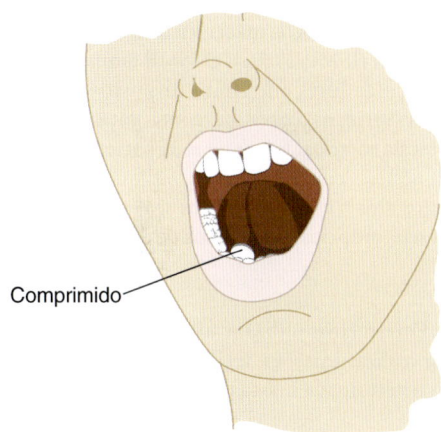

Figura 31.3 Administração de um comprimido por via sublingual.

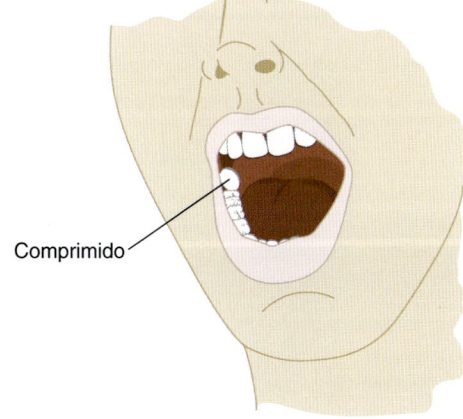

Figura 31.4 Administração de um comprimido por via bucal.

Administração tópica.
Medicamentos aplicados na pele e membranas mucosas geralmente apresentam efeitos locais. Você aplica medicamentos tópicos esfregando e distribuindo o medicamento sobre determinada área, aplicando curativos úmidos, embebendo partes do corpo em uma solução ou fornecendo banhos com medicamentos. Os efeitos sistêmicos geralmente ocorrem quando a pele do paciente está delgada ou com perda de continuidade, quando a concentração do medicamento está alta ou quando o contato com a pele é prolongado. **Discos transdérmicos** ou adesivos (p. ex., de nitroglicerina, escopolamina ou estrogênios) provocam efeitos adversos. O disco mantém a pomada com medicamento em contato com a pele. Essas aplicações tópicas são deixadas no local por no mínimo 12 horas e até 7 dias.

A aplicação de medicamentos tópicos sobre membranas mucosas é realizada da seguinte forma:

1. Aplicação direta de líquido ou pomada (p. ex., colírios, gargarejos ou aplicação com algodão na garganta).
2. Inserção do medicamento em uma cavidade corporal (p. ex., inserção de supositório no reto ou vagina ou inserção de dispositivo contendo medicamento na vagina).
3. Instilação de um líquido em uma cavidade corporal (p. ex., colírios, soluções nasais ou **instilação** vesical e retal [o líquido fica retido]).

4. Irrigação de cavidade corporal (p. ex., lavagem dos olhos, orelhas, vagina, bexiga ou reto com líquido contendo medicamento [o líquido não fica retido]).
5. Borrifação de um medicamento em uma cavidade corporal (p. ex., instilação no nariz e garganta).

Via inalatória. As vias mais profundas do trato respiratório apresentam uma ampla superfície para a absorção de medicamentos. Enfermeiros administram medicamentos inalatórios pelas vias nasal e oral, ou utilizando tubos endotraqueais e de traqueostomias. Tubos endotraqueais adentram a traqueia do paciente pela boca, ao passo que tubos de traqueostomia adentram a traqueia diretamente através de uma incisão no pescoço. Medicamentos inalatórios são absorvidos prontamente e agem rapidamente em razão da rica rede de capilares alveolares presentes no tecido pulmonar. Muitos medicamentos inalatórios apresentam efeitos locais ou sistêmicos.

Via intraocular. A administração **intraocular** envolve inserção do medicamento de forma similar a uma lente de contato no olho do paciente. O disco de medicamento apresenta duas camadas macias externas com medicamento armazenado entre as duas. O enfermeiro insere o disco no olho do paciente da mesma forma que se insere uma lente de contato. O medicamento permanece no olho por até 1 semana.

Sistemas de mensuração de medicamentos

A administração segura de medicamentos requer a habilidade de documentar precisamente suas doses e mensurá-las de maneira correta. Erros na hora de adicionar uma vírgula decimal ou um zero a uma dose podem levar a erros fatais. Verifique cada dose cuidadosamente antes de fornecer um medicamento.

A indústria de cuidados de saúde dos EUA utiliza primariamente o sistema métrico para mensuração de terapias medicamentosas. A maioria das nações também utiliza o mesmo sistema como padrão. Todavia, o sistema doméstico anda pode ser utilizado em prescrições redigidas por médicos ou prescrições para administração domiciliar por pacientes, utilizando medidas domésticas. Atuais recomendações de segurança incluem que a medida doméstica seja listada entre parênteses na prescrição, imediatamente após a medida métrica, como 5 mℓ (1 colher de chá) (Consumer MedSafety, 2021). Provedores de cuidados de saúde raramente utilizam o sistema boticário, que inclui onças, libras e canecas.

Sistema métrico. Enquanto sistema decimal, o sistema métrico é o sistema de organização mais lógica. Você converte e computa unidades métricas utilizando multiplicações e divisões simples. Cada unidade básica de mensuração é organizada em unidades de 10. A multiplicação ou divisão por 10 forma unidades secundárias. Ao multiplicar, a vírgula decimal é movida para a direita; ao dividir, a vírgula decimal é movida para a esquerda. Por exemplo:

$$10 \text{ mg} \times 10 = 100 \text{ mg}$$

$$10 \text{ mg} \div 10 = 1 \text{ mg}$$

As unidades básicas de mensuração do sistema métrico são metro (comprimento), litro (volume) e grama (peso). Para o cálculo de medicamentos, utilize somente as unidades de volume e peso. O sistema métrico utiliza letras minúsculas ou maiúsculas ou uma combinação de ambas para designar unidades básicas:

Grama = g
Litro = ℓ
Miligrama = mg
Mililitro = mℓ

Um sistema de prefixos em latim designa a subdivisão das unidades básicas: *deci-* (1/10 ou 0,1), *centi-* (1/100 ou 0,01) e *mili-* (1/1.000 ou 0,001). Prefixos gregos designam múltiplos das unidades básicas: *deca-* (10), *hecto-* (100) e *quilo-* (1.000). Ao redigir doses de medicamentos utilizando unidades métricas, provedores de cuidados de saúde e enfermeiros utilizam frações ou múltiplos de unidade. Converta frações em decimais.

500 mg ou 0,5 g, não ½ g

10 mℓ ou 0,01 ℓ, não 1/100 ℓ

Muitos erros reais ou potenciais ocorrem com o uso de frações e vírgulas decimais. Respeite os padrões de prática para medicamentos prescritos, a fim de prevenir tais erros. Por exemplo, para tornar a vírgula decimal mais visível, *sempre* se utiliza um zero à sua frente (p. ex., utilize 0,25, *não* 25). *Nunca* utilize o zero à direita (ou seja, o zero após uma vírgula decimal) pois, caso outro profissional da saúde não enxergue a vírgula, o paciente poderá receber 10 vezes a dose prescrita do medicamento (p. ex., utilize 5, *não* 5,0) (ISMP, 2017a).

Medidas domésticas. A maioria das pessoas está familiarizada com medidas domésticas, as quais incluem medidas líquidas como gotas, colheres de chá, colheres de sobremesa, colheres de sopa, xícaras e canecas. Embora tais medidas sejam convenientes e familiares, são imprecisas. Já ocorreram erros em dosagens utilizando medidas domésticas (ISMP, 2020a, Consumer Med Safety, 2021). Como resultado, o ISMP recomenda melhor prática para líquidos orais que não são comercializados com dose-unidade. Esses líquidos devem ser fornecidos pela farmácia em uma seringa oral que utilize o sistema métrico (ISMP, 2020a). O ISMP também recomenda que pacientes ou cuidadores adquiram dispositivos de dosagem de líquidos orais (seringas, copos ou conta-gotas) que demonstrem somente a escala métrica. Encoraje seus pacientes a jamais utilizar medidas domésticas com medicamentos líquidos (Tabela 31.6). Os medicamentos atuais comercializados sem prescrição (CSP) quase sempre têm seus próprios dispositivos de dosagem (Consumer Med Safety, 2021).

Soluções. Enfermeiros utilizam soluções com diferentes concentrações para realizar injeções, **irrigações** e infusões. Uma **solução** consiste em determinada massa de substância sólida dissolvida em

Tabela 31.6 Equivalentes de mensuração.

Sistema métrico	Medida doméstica
1 mℓ	15 gotas
5 mℓ	1 colher de chá
15 mℓ	1 colher de sobremesa
30 mℓ	2 colheres de sobremesa
240 mℓ	1 xícara
480 mℓ (aproximadamente 500 mℓ)	2 xícaras
960 mℓ (aproximadamente 1 ℓ)	4 xícaras
3.785 mℓ (aproximadamente 4 ℓ)	1 galão

um líquido. Quando um sólido é dissolvido em um líquido, sua concentração é mensurada em unidades de massa por unidades de volume (p. ex., g/ℓ, mg/mℓ). Você também pode expressar a concentração de uma solução como porcentagem. Por exemplo, uma solução a 10% contém 10 g de um sólido dissolvido em 100 mℓ de líquido. Concentrações também são expressas em forma de razão. Uma solução 1:1.000 representa solução contendo 1 g de sólido em 1.000 mℓ de um líquido ou 1 mℓ de líquido misturado a 1.000 mℓ de outro líquido.

> **Pense nisso**
>
> Você está ensinando um cuidador da família de seu paciente de 5 anos sobre a administração de um antibiótico oral após a alta. Quais são alguns conceitos importantes que devem ser ensinados ao cuidador sobre a administração de medicamentos orais a crianças em casa?

Base de conhecimento de enfermagem

Em 1999, o Institute of Medicine (IOM) dos EUA publicou o livro *To Err is Human: Building a Safer Health System* ("Errar é humano: desenvolvendo um sistema de saúde mais seguro" – tradução livre). O livro desenvolveu a consciência nacional acerca do efeito de erros médicos dentro do sistema de cuidados de saúde. De acordo com a FDA (2019), são cometidos mais de 100.000 erros relacionados com medicação por ano nos EUA.

Enfermeiros exercem um importante papel na segurança de pacientes, especialmente na área de administração de medicamentos. A administração segura de medicamentos também é um tópico importante de pesquisas de enfermagem da atualidade (Boxe 31.2). Como enfermeiro, você necessita saber como calcular doses de medicamentos de maneira precisa e compreender os diferentes papéis que os membros da equipe de saúde exercem na prescrição e administração de medicamentos. Aplique seu conhecimento e julgamento clínico para realizar a administração segura de medicamentos.

Cálculos clínicos

Para administrar medicamentos de maneira segura, você necessita compreender habilidades básicas de matemática para realizar o cálculo de dose, misturar soluções e realizar diversas outras atividades. Isso é importante porque os medicamentos nem sempre serão fornecidos na unidade de medida em que foram prescritos. Fabricantes armazenam medicamentos em doses padronizadas. Por exemplo, o provedor de cuidados de saúde de um paciente pode prescrever 20 mg de um medicamento que só é disponibilizada em frascos de 40 mg. Enfermeiros frequentemente necessitam converter unidades disponíveis de volume e peso às doses desejadas. Você deve utilizar equivalentes ao realizar outras ações de enfermagem, como durante o cálculo do ganho e perda de líquidos e taxas de fluidos administrados por via IV. Você é responsável por converter as unidades disponíveis de volume e peso às doses desejadas. Conheça os equivalentes aproximados de todos os principais

---

Boxe 31.2 Prática baseada em evidências

Redução de erros durante a administração de medicamentos

Questão PICOT: Em instituições de cuidados de saúde, o uso de formulários de entrada de prescrições médicas computadorizados (EPMC), sistemas de fornecimento automático de medicamentos (SFAM) e administração de medicamentos com código de barras (AMCB) durante a administração de medicamentos reduz a incidência de erros por parte de enfermeiros comparados a enfermeiros que não utilizam tais tecnologias?

Resumo das evidências

Erros de medicamento correspondem a aproximadamente 1,5 milhão dos eventos adversos de medicamentos anualmente nos EUA (Leapfrog Group, 2018). Erros preveníveis de medicamento em todos os contextos dos cuidados de saúde custam aproximadamente US$ 21 bilhões de dólares por ano (Leapfrog Group, 2018). Uma revisão sistemática revelou que a implementação correta de um sistema de SFAM proporcionou os benefícios de menos erros de medicamentos, redução do tempo de administração de medicamentos e redução de custos (Batson et al., 2021). Um estudo revelou que, após a implementação de AMCB, os erros de medicamento foram reduzidos em 43,5% (Thompson et al., 2018). Quando há um problema com a configuração do sistema AMCB, o fluxo de trabalho é interrompido e alternativas e desvios de políticas ocorrem, o que aumenta a incidência de erros de medicamento (McBee et al., 2019; Mulac et al., 2021). Portanto, o uso de um sistema de AMCB reduz alternativas e desvios de políticas, diminui erros de medicamento e reduz prejuízos causados por erros graves de medicamento (McBee et al., 2019; Mulac et al., 2021). Pesquisas demonstraram que 90% dos erros de medicamento ocorreram nos passos de solicitação e transcrição do processo de medicamento (AHRQ, 2019). O uso de EPMC é uma estratégia para reduzir erros de medicamento que ocorrem devido à solicitação de medicamentos, doses ou frequência incorretas, bem como erros de transcrição de solicitações de medicamentos escritas com caligrafia ilegível (AHRQ, 2019). A abordagem de múltiplos sistemas, incluindo médicos, enfermeiros e sistemas de saúde, deve ser utilizada com intuito de prevenir erros com medicamentos (Batson et al., 2021; Zhu e Weingart, 2020).

Aplicação na prática de enfermagem
- Todos os profissionais que administram medicamentos devem revisar a lista de medicamentos a cada novo encontro com um paciente
- Seja vigilante com relação ao manuseio e administração de medicamentos
- Considere medicamentos como causa de quaisquer novos sintomas
- Quando possível, use EPMC para (AHRQ, 2019; Poly et al., 2020; Rochon, 2021):
  - Padronizar sua prática
  - Melhorar a legibilidade das prescrições
  - Alertar e atualizar provedores de cuidados de saúde acerca dos efeitos adversos, interações farmacológicas e novas prescrições
- Utilize um registro médico eletrônico quando possível e combine-o com o formulário de EPMC, caso disponível, para melhorar a comunicação e alertar todos os profissionais acerca dos horários de administração (AHRQ, 2019; Zhu e Weingart, 2020)
- Medicamentos com códigos de barra vinculados ao bracelete de identificação do paciente melhoram a segurança e proporcionam mais uma oportunidade de identificar erros em medicamentos
- Trabalhe junto à instituição de cuidados de saúde para identificar problemas de fluxo de trabalho e de políticas com o sistema de AMCB que levem a soluções alternativas (McBee et al., 2019; Mulac et al., 2021).
- Evite todas as interrupções durante a administração de medicamentos com código de barras para reduzir erros (Bonafide et al., 2020).
- A reconciliação de medicamentos identifica discrepâncias e previne erros
- Resolva problemas de adesão dos pacientes, como medo de viciar-se no medicamento (Apter, 2021).
- A instrução do paciente, seu cuidador da família e responsável pode ser utilizada para prevenir erros com medicamentos. (Apter, 2021; Zhu e Weingart, 2020).

sistemas de medida. Depois de calcular a dose do medicamento, use pensamento crítico para avaliar se sua dose foi calculada corretamente.

Conversões dentro de um sistema. A conversão de medidas dentro de um sistema é relativamente fácil; apenas divida ou multiplique dentro do sistema métrico. Para converter miligramas a gramas, divida o valor por 1.000, movendo a vírgula decimal 3 casas à esquerda.

$$1.000 \text{ mg} = 1 \text{ g}$$
$$350 \text{ mg} = 0{,}35 \text{ g}$$

Para converter litros a mililitros, multiplique o valor por 1.000 ou mova a vírgula decimal 3 casas à direita.

$$1 \ell = 1.000 \text{ m}\ell$$
$$0{,}25 \ell = 250 \text{ m}\ell$$

Para converter unidades de medida dentro do sistema doméstico, consulte uma tabela de equivalência. Por exemplo, ao converter colheres de sobremesa para uma caneca, você primeiro necessita saber que 32 colheres de sobremesa correspondem a 1 caneca. Para converter 8 colheres de sobremesa a canecas, divida 8 por 32 para chegar até o equivalente, ¼ ou 0,25 caneca.

Conversão entre sistemas. A conversão entre sistemas tem se tornado menos comum devido à recomendação do ISMP (2020a) para uso do sistema métrico para a dosagem de medicamentos líquidos. Embora provedores de cuidados de saúde sejam encorajados a realizar prescrições utilizando o sistema métrico, você poderá encontrar situações nas quais precisará calcular a dose correta de um medicamento convertendo massa ou volume de um sistema para outro. Por exemplo, unidades métricas podem necessitar ser convertidas a seu equivalente doméstico para a administração de um medicamento em casa. Para converter de um sistema para outro, utilize sempre medidas equivalentes. Tabelas de medidas equivalentes encontram-se disponíveis em todas as instituições de cuidados de saúde dos EUA. Farmacêuticos também são uma boa fonte de consulta.

Cálculo de doses. O cálculo da dose inclui o método de razão e proporção, o método de fórmula e a análise dimensional. Utilize o método que lhe for mais lógico e confortável. Utilize o mesmo método com consistência. Antes de iniciar um cálculo, faça uma estimativa mental da dose aproximada razoável. Caso sua estimativa não corresponda aproximadamente ao resultado de seu cálculo, verifique novamente este último antes de preparar e administrar um medicamento. Muitos estudantes de enfermagem sentem-se desconfortáveis ou ansiosos quando precisam realizar cálculos de medicamentos. Para melhorar a acurácia e reduzir a ansiedade, pense de maneira crítica sobre os passos que deverão ser tomados durante o cálculo e pratique cálculos para se tornar mais confiante com sua habilidade matemática.

A maioria das instituições de cuidados de saúde exige que enfermeiros revejam seus cálculos com outro enfermeiro antes de fornecer medicamentos, especialmente quando o risco associado ao fornecimento de uma dose errada for alto (p. ex., heparina ou insulina). Peça sempre para outro enfermeiro ou profissional da saúde revisar seu trabalho caso o resultado de um cálculo lhe pareça inadequado ou incorreto.

Método de razão e proporção. A razão indica a relação entre dois números separados por dois-pontos (:). Os dois-pontos da razão correspondem à necessidade de utilizar a divisão. Pense na razão como uma fração; o número à esquerda é o numerador e o número à direita é o denominador. Por exemplo, a razão 1:2 é o mesmo que dizer 1/2. A proporção é a equação que apresenta duas razões de igual valor. Redija a proporção utilizando uma dentre três formas:

Exemplo 1 1:2 = 4:8
Exemplo 2 1:2::4:8
Exemplo 3 1/2 = 4/8

Na proporção, o primeiro e o último número recebem o nome de *extremos* e o segundo e o terceiro de *meios*. O resultado da multiplicação dos extremos deve ser igual à multiplicação dos meios. Por exemplo, nas proporções anteriores, a multiplicação dos extremos (1 × 8 = 8) gera o mesmo resultado da multiplicação dos meios (2 × 4 = 8). Devido a essa relação, se você conhecer três números da proporção, será fácil calcular o quarto número desconhecido. Os números necessitam todos estar na mesma unidade e sistema de medida. Para resolver o cálculo utilizando esse método, estime primeiro a resposta em sua mente. Em seguida, redija a proporção, definindo todos os termos. Coloque-os na mesma sequência (p. ex., mg:mℓ = mg:mℓ). Multiplique os meios e extremos e divida os dois lados pelo número antes do *x* para obter a dose. *Sempre* forneça a unidade do resultado; quando o resultado não se aproximar de sua estimativa, verifique novamente o cálculo.

Exemplo: Um provedor de cuidados de saúde prescreve 500 mg de amoxicilina para serem administrados por uma sonda gástrica a cada 8 h. O frasco da amoxicilina está rotulado como 400 mg/5 mℓ. Utilize os passos a seguir para calcular a quantidade de amoxicilina que deverá ser fornecida:

1. **Estime o resultado:** A quantidade que será fornecida será um pouco maior que a dose do rótulo contida em 5 mℓ (unidade da dose); portanto, o resultado deverá ser um pouco maior que 5 mℓ.
2. **Redija a proporção:**

$$\frac{400 \text{ mg}}{5 \text{ m}\ell} = \frac{500 \text{ mg}}{x \text{ m}\ell}$$

3. **Multiplique os meios e os extremos:**

$$400x = 500 \times 5$$
$$400x = 2.500$$

4. **Divida os dois lados pelo número antes do *x*:**

$$\frac{400x}{400} = \frac{2.500}{400}$$
$$x = \frac{2.500}{400}$$
$$x = 6{,}25 \text{ m}\ell$$

5. **Compare a estimativa do Passo 1 com o resultado do Passo 4:** O resultado (6,25 mℓ) aproxima-se da quantidade estimada (pouco mais que 5 mℓ). Portanto, a resposta está correta; prepare e administre 6,25 mℓ de amoxicilina pela sonda gástrica do paciente.

O método de fórmula. A utilização desse método exige que você primeiro memorize uma fórmula. Estime a resposta e depois insira toda a informação da prescrição na fórmula. Indique todas as partes da fórmula e certifique-se de que todas as unidades e sistemas de medida sejam iguais antes de calcular a dose. Caso as unidades não estejam no mesmo sistema de medida, converta-as antes do cálculo. Calcule e indique a unidade do resultado. Compare-o com a resposta estimada. Caso a resposta não se assemelhe à estimativa, verifique novamente seu cálculo. Utilize a seguinte fórmula básica durante o uso do método:

$$\frac{\text{Dose prescrita}}{\text{Dose disponível}} \times \text{Quantidade disponível} = \text{Quantidade a ser administrada}$$

A dose prescrita é a quantidade indicada pelo provedor de cuidados de saúde. A dose disponível é a dose (p. ex., mg, unidades) de medicamento fornecida pela farmácia. A quantidade disponível é a unidade básica que quantifica o medicamento que contém a dose disponível. Para medicamentos sólidos, a quantidade disponível geralmente equivale a uma cápsula/comprimido; a quantidade disponível de líquido pode equivaler a 1 mℓ ou 1 ℓ, dependendo do frasco. Por exemplo, um medicamento líquido pode ser comercializado a 125 mg por 5 mℓ. Nesse caso, 125 mg é a dose disponível e 5 mℓ é a quantidade disponível. A quantidade a ser administrada será a quantidade real fornecida pelo enfermeiro ao paciente. Sempre expresse a quantidade a ser administrada com a mesma unidade de medida da quantidade disponível.

Exemplo: Um provedor de cuidados de saúde prescreve sulfato de morfina 2 mg IV. O medicamento é disponibilizado em um frasco contendo 10 mg/mℓ. A fórmula será aplicada como segue:

1. **Estime o resultado:** O medicamento é líquido e, portanto, a resposta será em mililitros (mℓ). A quantidade a ser fornecida é menor que metade da dose disponível em mãos; portanto, a resposta será menor que ½ mℓ.
2. **Redija a fórmula:**

$$\frac{\text{Dose prescrita}}{\text{Dose disponível}} \times \text{Quantidade disponível} = \text{Quantidade a ser administrada}$$

$$\frac{2 \text{ mg}}{10 \text{ mg}} \times \text{m}\ell = \text{Quantidade a ser administrada}$$

3. **Calcule o resultado:**

$$\frac{2 \text{ mg}}{10 \text{ mg}} \times 1 \text{ m}\ell = 0{,}2 \text{ m}\ell$$

4. **Compare a estimativa do Passo 1 com o resultado do Passo 3:** O resultado é menor que ½ mℓ; portanto, está próximo do resultado estimado. Prepare 0,2 mℓ do medicamento em uma seringa e administre ao paciente.

Análise dimensional. A análise dimensional é o método de rótulo de fator ou unidade de fator. Não há necessidade de memorizar uma fórmula, visto que é necessária apenas uma equação utilizando os mesmos passos para resolver todos os cálculos de medicamentos. Estudantes de enfermagem que utilizam a análise dimensional para calcular doses de medicamentos costumam achá-la mais fácil do que o método de fórmula. Utilize os passos a seguir para calcular utilizando esse método:

1. **Identifique a unidade de medida que você necessita administrar.** Por exemplo, quando você administra uma pílula, é o mesmo que fornecer um comprimido ou cápsula; para administrações parenterais ou líquidos orais, a unidade é o mililitro.
2. **Estime a resposta.**
3. **Coloque o nome ou abreviação adequada para *x* do lado esquerdo da equação** (p. ex., *x* comprimidos, *x* mℓ).
4. **Redija a informação disponível do problema em formato de fração à direita da equação.** Coloque a abreviação ou unidade que corresponde ao que será administrado (determinada no Passo 1) no numerador.
5. **Observe a prescrição do medicamento e adicione outros fatores ao problema.** Redija o numerador de forma que o mesmo corresponda à unidade do denominador anterior.
6. **Anule unidades de medida iguais do lado direito da equação.** Restará apenas uma unidade, que deve ser a mesma da unidade à esquerda da equação.
7. **Reduza os valores aos menores possíveis e resolva o problema ou o *x*.** Forneça a unidade de medida do resultado.
8. **Compare sua estimativa do Passo 2 com o resultado do Passo 7.**

Exemplo: Um provedor de cuidados de saúde prescreve 0,45 g de penicilina V potássica para ser administrada através de sonda gástrica. O rótulo do frasco diz: penicilina V potássica 125 mg/5 mℓ.

1. **Identifique a unidade de medida que você necessita administrar.** Esse medicamento será fornecido pela sonda gástrica, então é um medicamento líquido; portanto, o resultado será em mililitros (mℓ).
2. **Estime a resposta.** A prescrição é mais que 3 porém menos que 4 vezes a unidade da dose do frasco; portanto, a resposta será maior que 15 e menor que 20 mℓ.
3. **Coloque o nome ou abreviação adequada para *x* do lado esquerdo da equação.**

$$x \text{ m}\ell =$$

4. **Redija a informação disponível do problema em formato de fração à direita da equação.** Como o medicamento será administrado em mililitros, coloque mℓ no numerador.

$$x \text{ m}\ell = \frac{5 \text{ m}\ell}{125 \text{ mg}}$$

5. **Observe a prescrição do medicamento e adicione outros fatores ao problema.** Redija o numerador de forma que o mesmo corresponda à unidade do denominador anterior. A prescrição é de 0,45 g e o medicamento está disponível em frascos de 125 mg. Sabendo que 1 g = 1.000 mg, adicione a conversão ao cálculo.

$$x \text{ m}\ell = \frac{5 \text{ m}\ell}{125 \text{ mg}} \times \frac{1.000 \text{ mg}}{1 \text{ g}} \times \frac{0{,}45 \text{ g}}{1}$$

6. **Anule unidades de medida iguais do lado direito da equação.**

$$x \text{ m}\ell = \frac{5 \text{ m}\ell}{125 \cancel{\text{ mg}}} \times \frac{1.000 \cancel{\text{ mg}}}{1 \cancel{\text{ g}}} \times \frac{0{,}45 \cancel{\text{ g}}}{1}$$

7. **Reduza os valores aos menores possíveis e resolva o problema ou o *x*.** Forneça a unidade de medida do resultado.

$$x \text{ m}\ell = \frac{5 \times 1.000 \times 0{,}45}{125}$$

$$x = \frac{2.250}{125}$$

$$x = 18 \text{ m}\ell$$

8. **Compare sua estimativa do Passo 2 com o resultado do Passo 7.** O resultado calculado foi 18 mℓ, que se situa entre 15 e 20 mℓ e corresponde à estimativa do Passo 2. Prepare e administre 18 mℓ de medicamento, conforme prescrito.

Doses pediátricas. Evidências atuais demonstram que crianças têm maior risco de experienciar erros em medicamentos do que adultos e que tais erros têm maior probabilidade de causar consequências graves e até fatais em crianças. A fim de prevenir erros em medicamentos administrados a crianças (Beal, 2017; Hockenberry et al., 2019; Zhu e Weingart, 2020):

- Utilize somente o sistema métrico nas prescrições, rótulos de medicamentos e instrumentos de dosagem
- Nunca administre medicamentos utilizando colheres domésticas
- Arredonde todas as instruções de doses para o valor mais próximo a 0,1, 0,5 ou 1 mℓ
- O medicamento precisa ser individualizado com base em idade, peso e índice de massa corporal (IMC)
- Forneça instrução utilizando demonstrações práticas e retorno da demonstração
- Considere o uso de instrução com imagens caso o grau de instrução em saúde seja baixo.

O cálculo de doses de medicamentos para crianças requer maior cautela (Hockenberry et al., 2019). Até mesmo erros ou discrepâncias pequenos podem afetar negativamente a saúde da criança. A idade, o peso e a maturidade de sistemas orgânicos afetam sua capacidade de metabolizar e excretar medicamentos. Enfermeiros em alguns casos têm dificuldade para avaliar a resposta da criança aos medicamentos, especialmente quando a criança não consegue se comunicar verbalmente. Por exemplo, um efeito colateral da vancomicina é a ototoxicidade que afeta a acuidade auditiva. Se a criança ainda não souber falar, será difícil avaliar ototoxicidade. Utilize as seguintes diretrizes ao calcular doses pediátricas:

1. A maioria dos medicamentos pediátricos é prescrita em miligramas por quilograma (mg/kg). Portanto, pese o paciente em quilogramas antes de administrá-los. Evite converter o peso do paciente de libras para quilogramas, a fim de prevenir erros.
2. Doses pediátricas são geralmente menores que doses de adultos para um mesmo medicamento. Você frequentemente utilizará microgramas e seringas pequenas (p. ex., seringas de tuberculina ou de 1 mℓ).
3. Doses IM são muito pequenas e geralmente não excedem 1 mℓ em crianças pequenas ou 0,5 mℓ em bebês.
4. Doses subcutâneas também são muito pequenas e geralmente não excedem 0,5 mℓ.
5. A maioria dos medicamentos não é arredondada ao décimo mais próximo. São arredondados ao milésimo mais próximo.
6. Prepare doses menores que 1 mℓ em seringas marcadas com décimos de mililitro caso o cálculo da dose resulte valor redondo e não necessite de arredondamento. Utilize seringa de tuberculina para preparar medicamentos que necessitam de arredondamento em milésimos.
7. Estime a dose do paciente antes de iniciar o cálculo; forneça a unidade de medida e compare o resultado com a estimativa antes de preparar o medicamento.
8. A fim de determinar se a dose é segura antes de administrá-la, compare e avalie a quantidade de medicamento prescrita para 24 h com a dose recomendada.

São utilizados diferentes fórmulas e métodos para calcular doses de medicamentos para crianças. Os dois métodos mais comumente utilizados baseiam-se no peso ou ASC da criança. A ASC é utilizada em situações raras (p. ex., determinação de doses de quimioterápicos). Refira-se a um pediatra ou farmacêutico e consulte o provedor de cuidados de saúde da criança quando precisar calcular um medicamento com base na ASC.

Durante a maior parte do tempo, você calculará medicamentos com base no peso da criança. Você pode utilizar o método de razão e proporção, de fórmula ou a análise dimensional para calcular a dose pediátrica utilizando o peso. Refira-se às seções anteriores sobre os três métodos para selecionar o que lhe for mais fácil de utilizar.

Papel do provedor de cuidados de saúde

Médicos, enfermeiros e assistentes prescrevem medicamentos preenchendo um formulário no prontuário médico do paciente, em um livro de pedidos ou em bloco de prescrição legal. Alguns provedores de cuidados de saúde utilizam dispositivo eletrônico para dar entrada em pedidos de medicamentos. Muitas instituições de cuidados de saúde implementam o sistema de entrada de prescrição médica computadorizada (EPMC) para manejar prescrições e diminuir erros médicos (Zhu e Weingart, 2018). Nesses sistemas, o provedor de cuidados de saúde preenche todos os campos antes de solicitar o medicamento, evitando pedidos incompletos ou ilegíveis.

Algumas vezes, medicamentos são solicitados por provedores de cuidados de saúde via ligação telefônica ou em diálogo realizado pessoalmente com enfermeiros. Prescrições de medicamentos ou tratamentos realizados pelo telefone recebem o nome de *pedido telefônico*. Caso o pedido seja realizado verbalmente a um enfermeiro, recebe o nome de **prescrição verbal**. Quando uma prescrição verbal ou telefônico é recebida, o enfermeiro que o recebeu preenche a requisição completa ou dá entrada em um computador, relê o pedido e recebe a confirmação do provedor de cuidados de saúde que o realizou, assina e segue políticas institucionais para indicar que o pedido foi relido ao profissional solicitante. O provedor de cuidados de saúde assina mais tarde o pedido, geralmente dentro de 24 h de sua realização. Siga as diretrizes para pedidos telefônicos ou verbais seguros para medicamentos (Boxe 31.3). Políticas institucionais podem variar com relação aos funcionários que podem receber pedidos telefônicos ou verbais. Estudantes de enfermagem não podem receber pedidos de qualquer tipo. Somente fornecem medicamentos recém-prescritos após um enfermeiro registrado (RN) redigir e verificar o pedido.

É comum utilizar abreviações durante a redação de pedidos. As abreviações indicam a frequência de dosagem ou horário, via de administração e informações especiais para o fornecimento do medicamento (Tabela 31.3). Erros em medicamentos frequentemente envolvem o uso de abreviações. A Tabela 31.7 lista abreviações associadas a alta incidência de erros com medicamentos. *Não* utilize essas abreviações ao documentar pedidos de medicamentos ou outras informações concernentes aos medicamentos (ISMP, 2017a; The Joint Commission [TJC], 2020). Em alguns casos, as abreviações utilizadas por diferentes instituições de cuidados de saúde são variáveis. Verifique as políticas institucionais para determinar que abreviações são aceitáveis e qual seu significado.

Boxe 31.3 Diretrizes para pedidos telefônicos e prescrições verbais

- Somente profissionais autorizados recebem e registram pedidos telefônicos ou prescrições verbais. A instituição de cuidados de saúde identifica por escrito o funcionário que tem autorização para fazê-lo
- Identifique claramente nome do paciente, número do quarto e diagnóstico
- Releia todos os pedidos de volta para o provedor de cuidados de saúde (TJC, 2021)
- Utilize perguntas de esclarecimento para evitar mal-entendidos
- Redija "PT" (pedido telefônico) ou "PV" (prescrição verbal), incluindo data e horário, nome do paciente e pedido completo; escreva o nome do provedor de cuidados de saúde solicitante e enfermeiro responsável
- Siga políticas institucionais; algumas instituições exigem documentação da "releitura" ou exigem que dois enfermeiros revisem e assinem pedidos telefônicos e prescrições verbais
- O provedor de cuidados de saúde assina o pedido dentro de um período de tempo exigido pela instituição de cuidados de saúde (geralmente 24 h; verifique as políticas institucionais)

Tabela 31.7 Abreviações proibidas e sujeitas a erros.[a]

Abreviações, símbolos e designações de doses encontrados nesta tabela foram relatados ao Institute for Safe Medication Practices (ISMP) por meio do Programa de Notificação de Erros Médicos dos EUA (*USP-ISMP Medication Error Reporting Program*) por serem frequentemente mal interpretadas e envolvidas em erros prejudiciais em medicamentos. Tais abreviações NUNCA devem ser utilizadas ao comunicar informações médicas. Isso inclui comunicações internas, prescrições telefônicas/verbais, rótulos gerados em computador, rótulos de embalagens de armazenagem, registros de administração de medicamentos e telas de preenchimento de prescrições computadorizadas. The Joint Commission (TJC) dos EUA estabeleceu uma Meta de Segurança Nacional de Pacientes (*National Patient Safety Goal*) que especifica que determinadas abreviações devem constar na lista de "não utilizar" da organização acreditada; essas abreviações estão destacadas com um "b" sobrescrito ([b]). Todavia, esperamos que você considere outras além do mínimo exigido por TJC. O emprego de práticas que promovem a segurança e a instrução sobre perigos permite-nos proteger melhor nossos pacientes.

Abreviações	Significado pretendido	Interpretação errada	Correção
μg	Micrograma	Confundido com "mg"	Utilize "mcg"
AD, AS, AU	Orelha direita, orelha esquerda, cada orelha	Confundidos com OD, OS, OU (olho direito, olho esquerdo, cada olho)	Utilize "orelha direita", "orelha esquerda" ou "cada orelha"
OD, OS, OU	Olho direito, olho esquerdo, cada olho	Confundidos com AD, AS, AU (orelha direita, orelha esquerda, cada orelha)	Utilize "olho direito", "olho esquerdo" ou "cada olho"
BT	Hora de dormir (*bedtime*)	Confundido com "BID" (duas vezes/dia)	Utilize "hora de dormir"
HS	Meia-potência (*half-strength*)	Confundido com hora de dormir ou horas de sono	Utilize "meia-potência" ou "hora de dormir"
hs	Hora de dormir, horas de sono	Confundido com meia-potência	Utilize "hora de dormir" ou "meia-potência"
UI[b]	Unidade internacional	Confundido com IV (intravenoso) ou 10 (dez)	Utilize "unidades"
o. d. ou OD	1 vez/dia	Confundido com "olho direito" (OD – *oculus dexter*), levando à administração de medicamentos orais líquidos no olho	Utilize "diariamente"
Per os	Pela boca, VO	O "os" pode ser confundido com "olho esquerdo" (OS – *oculus sinister*)	Utilize "PO", "VO" ou "oralmente"
q.d. ou QD[b]	Todo dia	Confundido com qid (4 vezes/dia), especialmente se o ponto após o "q" ou a cauda do "q" for confundida com "l"	Utilize "diariamente"
qhs	À noite na hora de dormir	Confundido com "qhr" ou a cada hora	Utilize "todo dia à noite"
SC, SQ, sub q	Subcutâneo	SC confundido com SL (sublingual); SQ confundido com "5 a cada"; o "q" de "sub q" já foi confundido com "a cada" (p. ex., dose de heparina prescrita como "sub q 2 h antes da cirurgia", confundido com "a cada duas horas antes da cirurgia")	Utilize "subcut" ou "subcutâneo"
TIW ou tiw	3 vezes/semana	Confundido com "3 vezes/dia" ou "duas vezes na semana"	Utilize "3 vezes/semana"
U ou u[b]	Unidade	Confundido com o número 0 ou 4, causando superdosagem de 4 vezes ou mais (p. ex., 4 U lido como "40" ou 4 u lido como "44"); confundido com "cc" (centímetros cúbicos, equivalentes a mℓ) e a dose ser fornecida em volume em vez de unidades (p. ex., 4 u entendido como 4 cc)	Utilize "unidade"

(continua)

Tabela 31.7 Abreviações proibidas e sujeitas a erros.[a] (*Continuação*)

Abreviações	Significado pretendido	Interpretação errada	Correção
Designações de dose e outras informações			
Zero à direita da vírgula decimal (p. ex., 1,0 mg)[c]	1 mg	Confundido com 10 mg caso a vírgula não seja percebida	Não utilize zero à direita em doses expressadas em números inteiros
Vírgula decimal "nua" (p. ex., 0,5 mg)[b]	0,5 mg	Confundido com 5 mg caso a vírgula não seja percebida	Utilize zero antes da vírgula decimal quando a dose for inferior a uma unidade inteira
Abreviações como mg. ou mℓ. com um ponto após a abreviação	mg mℓ	O ponto é desnecessário e pode ser confundido com o número 1 quando mal escrito	Utilize mg, mℓ etc. sem ponto terminal
Abreviações de nomes de fármacos			
HCl	Ácido clorídrico ou hidrocloreto	Confundido com cloreto de potássio (o "H" pode ser interpretado erroneamente como "K")	Utilize o nome do fármaco completo, exceto quando expressado na forma de sal ou fármaco
HCT	Hidrocortisona	Confundido com hidroclorotiazida	Utilize o nome do fármaco completo
HCTZ	Hidroclorotiazida	Confundido com hidrocortisona (lido como HCT250 mg)	Utilize o nome do fármaco completo
MgSO$_4$[b]	Sulfato de magnésio	Confundido com sulfato de morfina	Utilize o nome do fármaco completo
MS, MSO$_4$[b]	Sulfato de morfina	Confundido com sulfato de magnésio	Utilize o nome do fármaco completo
PCA	Procainamida	Confundido com analgesia controlada pelo paciente (*patient-controlled analgesia*)	Utilize o nome do fármaco completo
Nomes de fármacos pela metade			
Infusão de "nitro"	Infusão de nitroglicerina	Confundido com infusão de nitroprussiato de sódio	Utilize o nome do fármaco completo
Símbolos			
3	Dracma	Símbolo do dracma confundido com o número "3"	Utilize o sistema métrico
×3 d	Durante 3 dias	Confundido com "3 doses"	Utilize "durante 3 dias"
> e <	Maior que e menor que	Confundido com o oposto do pretendido; uso incorreto do símbolo; "< 10" confundido com "40"	Utilize "maior que" ou "menor que"
@	Em	Confundido com "2"	Utilize "em"
&	E	Confundido com "2"	Utilize "e"
+	Mais ou e	Confundido com "4"	Utilize "e"
°	Hora	Confundido com zero (p. ex., q2° lido como q20)	Utilize "h", "hr" ou "hora"

[a]Aplica-se a todos os pedidos e documentação relacionada os medicamentos escritos à mão (incluindo registros digitais com texto livre ou formulários pré-impressos). [b]Essas abreviações estão incluídas na "lista mínima" de TJC de abreviações, acrônimos e símbolos perigosos que devem ser incluídos na lista "não utilizar" da instituição. [c]Exceção: o "zero à direita" pode ser utilizado quando necessário para demonstrar a precisão do valor relatado (p. ex., resultados de testes laboratoriais), em estudos que relatam o tamanho de lesões ou para tamanhos de cateteres e sondas. O "zero à direita" não pode ser utilizado em prescrições de medicamentos ou documentos relacionados com os medicamentos (ISMP, 2017a). (De The Joint Commission [TJC]: *Official "Do Not Use" list* 2020, https://www.jointcommission.org//media/tjc/documents/fact-sheets/do_not_use_list/. 8-3-20.pdf?db5web&hash52489CB1616A30CFFBDAAD1FB3F8021A5&hash52489CB1616A30CFFBDAAD1FB3F8021A5. Accessed August 17, 2021.)

Tipos de prescrições em instituições de cuidados agudos

Medicamentos não podem ser fornecidos a pacientes sem prescrição médica. A frequência e a urgência da administração compõem a base para a prescrição. Algumas condições modificam o estado da prescrição para medicar o paciente. Por exemplo, em algumas instituições de cuidados de saúde, o medicamento pré-operatório do paciente é interrompido automaticamente e o provedor de cuidados de saúde necessita escrever outra prescrição após a cirurgia (ver Capítulo 50). As políticas institucionais que regulam prescrições de medicamentos são variáveis. Enfermeiros necessitam conhecer e seguir tais políticas.

Prescrições permanentes ou outras prescrições de rotina.

Prescrições contínuas são mantidas até que o provedor de cuidados de saúde as cancele com outra prescrição ou após o término de determinado número de dias. Algumas prescrições indicam a data final ou número de doses. Conheça suas políticas institucionais com relação à descontinuação de prescrições permanentes. Exemplos são demonstrados a seguir:

Tetraciclina 500 mg VO 4 vezes/DIA

Dexametasona 10 mg/dia × 5 dias

Prescrições prn ou SOS.

Em alguns casos, o provedor de cuidados de saúde prescreve um medicamento que deverá ser fornecido somente quando o paciente a solicitar. Trata-se de uma prescrição prn ou SOS. Utilize avaliação objetiva e subjetiva (p. ex., gravidade da dor, temperatura corporal) e julgamento clínico na determinação da necessidade do paciente pelo medicamento. Um exemplo de prescrição SOS seria:

Sulfato de morfina 2 mg IV q2h SOS para dor incisional

Essa prescrição indica que o paciente necessita aguardar no mínimo 2 h entre as doses e pode receber o medicamento se estiver sentindo dor em sua incisão. Ao administrar medicamentos SOS, documente seus achados da avaliação a fim de demonstrar por que o paciente necessita do medicamento e horário da administração. Avalie com frequência a eficácia do medicamento e registre adequadamente seus dados de avaliação. Prescrições de medicamento SOS confusas incluindo faixas (p. ex., sulfato de morfina IM 5 a 10 mg a cada 4 a 6 h) constituem fonte de erros. Em caso de prescrição com faixa, certifique-se de que esteja dentro das políticas institucionais para esse tipo de prescrição. Um exemplo de prescrição com faixa mais seguro seria aumentar a dose da morfina em 50 a 100% em caso de dor moderada a grave com base no emprego de uma escala de dor institucional.

Quando forem prescritos múltiplos medicamentos SOS com mesma ação, a prescrição deverá identificar quando utilizar cada medicamento e como utilizar um em relação ao outro. A prescrição a seguir fornece um exemplo de prescrição SOS segura para dois medicamentos utilizados no tratamento da constipação intestinal:

Docusato 100 mg VO 3 vezes/dia SOS para constipação intestinal durante 2 dias e, em caso de ausência de resultado, administrar hidróxido de magnésio 30 ml VO SOS para constipação intestinal.

Prescrições únicas (uma administração).

Em alguns casos, um provedor de cuidados de saúde pode prescrever um medicamento que deverá ser fornecido uma única vez em momento específico. Trata-se de evento comum para medicamentos pré-operatórios fornecidos antes de exames diagnósticos. O exemplo a seguir demonstra uma prescrição única:

Lorazepam 1 mg IV ao ser levado para a RM

Prescrições imediatas (STAT).

A prescrição imediata indica que uma única dose de um medicamento deve ser fornecida imediatamente e uma única vez. Tais prescrições são geralmente realizadas em emergências, quando a condição do paciente se altera subitamente. Por exemplo:

Hidralazina 10 mg IV STAT (imediatamente)

Prescrições de momento.

A prescrição de momento é mais específica que a prescrição única e é empregada quando o paciente necessita de um medicamento rapidamente, porém não imediatamente, como no caso da prescrição STAT. Ao receberem uma prescrição de momento, enfermeiros têm até 90 min para administrá-la. Administre prescrições de momento somente uma vez. Por exemplo:

Vancomicina 1 g IV paralelamente agora

Receitas.

Provedores de cuidados de saúde redigem **receitas** para pacientes que tomarão medicamentos fora da instituição. A receita inclui informações mais detalhadas que a prescrição realizada no hospital porque o paciente necessita compreender como tomar o medicamento e quando realizar reposição, caso necessário. Algumas instituições exigem que provedores de cuidados de saúde redijam prescrições para substâncias controladas utilizando bloco especial com características diferentes (p. ex., cor diferente) do bloco utilizado para outros medicamentos.

Papel do farmacêutico

O farmacêutico prepara e distribui medicamentos prescritos. Farmacêuticos trabalham com enfermeiros, médicos e outros profissionais da saúde para avaliar a eficácia dos medicamentos dos pacientes. São responsáveis por fornecer medicamentos prescritos com precisão e certificar-se de que os mesmos sejam válidos. Farmacêuticos em instituições de cuidados de saúde raramente misturam compostos ou soluções, exceto no caso de soluções IV. A maioria dos fabricantes de medicamentos os fornece em apresentação pronta para o uso. O fornecimento do medicamento correto, com dose e quantidade adequadas e rótulo preciso constitui a principal tarefa do farmacêutico. Farmacêuticos também fornecem informações sobre efeitos colaterais de medicamentos, toxicidade, interações e incompatibilidades.

Sistemas de distribuição

Sistemas de armazenamento e distribuição de medicamentos são variáveis. Instituições de cuidados de saúde têm uma área especial para estocagem e fornecimento de medicamentos. Exemplos de tais áreas incluem salas específicas para medicamentos, carrinhos portáteis trancados, armários computadorizados e unidades de armazenamento individuais próximas aos quartos dos pacientes. As áreas de estocagem necessitam permanecer trancadas quando não estiverem sendo utilizadas.

Dose-unidade.

O sistema de dose-unidade é um sistema que varia conforme a instituição de cuidados de saúde. Farmacêuticos fornecem os medicamentos em embalagens unitárias que contêm a dose solicitada do medicamento para ser administrada ao paciente uma vez. Enfermeiros distribuem os medicamentos aos pacientes. Cada comprimido ou cápsula é embalado separadamente. Geralmente não se fornece mais que o suficiente para 24 h de medicamento em um único momento. Alguns sistemas dose-unidade utilizam carrinhos que contêm gavetas com os medicamentos de 24 h para cada paciente. Cada gaveta é rotulada com o nome do paciente no quarto designado. No momento correto de cada dia, o farmacêutico ou o técnico da farmácia repõe as gavetas do carrinho com novo suprimento de medicamentos. O carrinho também contém quantidade limitada de medicamentos SOS para situações especiais. Substâncias controladas não são mantidas na gaveta individual do paciente. São armazenadas em uma gaveta maior trancada a chave para permanecerem seguras. O sistema dose-unidade diminui erros médicos, reduz a quantidade de medicamento armazenada nas áreas de cuidados com pacientes e economiza tempo para enfermeiros e farmacêuticos.

Sistemas de fornecimento automático de medicamentos. Sistemas de fornecimento automático de medicamentos (SFAM) são utilizados nos EUA por todo o país (Figura 31.5). Os sistemas de uma instituição são conectados entre si e com outros sistemas computadorizados institucionais (p. ex., prontuários médicos computadorizados). Tais sistemas controlam o fornecimento de todos os medicamentos, incluindo narcóticos. Cada enfermeiro acessa o sistema por meio de uma senha. Alguns também exigem identificação biométrica. Nesses casos, posiciona-se o dedo sobre a tela para acessar o computador. Você seleciona o nome do paciente e seu perfil de medicamentos antes de o aparelho lhe fornecer o medicamento. O aparelho permite-lhe selecionar o medicamento desejado, dose e via a partir de uma lista demonstrada na tela. O SFAM abre uma gaveta contendo o medicamento, registra e realiza a cobrança na ficha do paciente. Sistemas conectados ao prontuário médico eletrônico do paciente registram a informação sobre o medicamento (p. ex., nome, dose, horário) e o nome do enfermeiro no prontuário médico do paciente. Em geral, utiliza-se administração de medicamentos com código de barra (AMCB) juntamente com o SFAM. A AMCB exige que enfermeiros escaneiem códigos de barra para identificar o paciente, o medicamento e o crachá do enfermeiro que irá administrá-lo antes de registrar a informação no prontuário eletrônico do paciente. Instituições de cuidados de saúde que implementam AMCB e SFAM em geral reduzem a incidência de erros com medicamentos (Boxe 31.2).

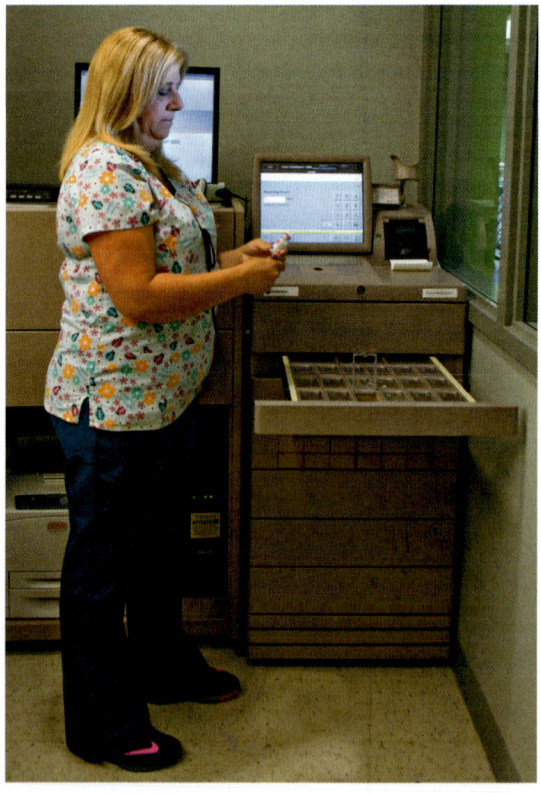

Figura 31.5 Sistema de fornecimento automático de medicamentos (SFAM). (De Davis K, Guerra T: *Mosby's pharmacy technician: principles and practice*, ed 5, St Louis, 2019, Elsevier.)

Manuseio especial de substâncias controladas

Como enfermeiro, você é responsável por seguir todas as normas jurídicas quando da administração de substâncias controladas (medicamentos com potencial de abuso). Substâncias controladas devem ser adequadamente armazenadas para prevenir desvios. Violações à Lei de Substâncias Controladas podem resultar em multas, detenção e perda da licença de trabalho. As instituições de cuidados de saúde têm políticas para armazenamento e distribuição corretos de substâncias controladas, incluindo opioides. A maioria das instituições usa sistemas computadorizados para acesso e distribuição de medicamentos.

Manuseio de medicamentos quimioterápicos

Um tratamento comum para câncer é a quimioterapia, constituída de medicamentos antineoplásicos que agem matando as células que se dividem rapidamente, uma das principais propriedades da maioria das células cancerosas. A quimioterapia é administrada tanto por via IV quanto oral. Em 2016, a American Oncology Association e a Oncology Nursing Society (ONS) atualizaram os padrões para administração de quimioterapia para melhorar a segurança tanto dos pacientes quanto dos enfermeiros relacionada à administração destes medicamentos (ONS, 2018; ONS, 2019). Os enfermeiros devem obter certificação para administrar quimioterapia IV. No entanto, a quimioterapia oral tem se tornado mais comum e pode ser administrada por qualquer enfermeiro registrado.

A quimioterapia oral apresenta os mesmos riscos de exposição para os profissionais da saúde, pacientes e seus familiares cuidadores que as formas de quimioterapia IV (Neuss et al., 2017). Tocar fisicamente um comprimido quimioterápico é perigoso. A quimioterapia é altamente tóxica, não apenas para as células cancerosas como também para as células normais. Medicamentos quimioterápicos causam danos ao DNA, que levam à morte celular ou à interrupção do crescimento celular. O dano causado nas outras células pode passar despercebido por meses ou anos, pois as lesões podem incluir câncer, defeitos de nascença, ou disfunção imune. É fundamental que os profissionais da saúde, pacientes e familiares cuidadores utilizem técnicas de proteção adequadas para evitar exposição a comprimidos de quimioterapia oral.

Um paciente excreta os produtos químicos da quimioterapia através de urina, fezes, vômito, suor e saliva. Quando os pacientes administram quimioterápicos em si mesmos em casa, os familiares devem ser advertidos sobre os perigos da exposição. Por exemplo, os pacientes devem dar descarga duas vezes no vaso sanitário após o uso, durante e por 48 horas após a descontinuação da quimioterapia. Vasos sanitários são um perigo para crianças e animais de estimação. Exposição acidental a agentes quimioterápicos orais pode ocorrer durante o manuseio (ou seja, retirada da embalagem, armazenamento, administração e descarte) (Neuss et al., 2017). Diretrizes de manuseio seguro e adequado destes medicamentos para profissionais da saúde, pacientes e familiares cuidadores são fundamentais:

- Nas instituições de cuidados de saúde, agentes citotóxicos devem ser armazenados em uma área designada de acordo com as instruções do fabricante e separados de agentes não citotóxicos
- Use luvas que tenham sido testadas para uso de medicamentos quimioterápicos ou perigosos e luvas duplas quando indicado para preparar e manusear medicamentos quimioterápicos e após manusear agentes ou secreções corporais (Eisenberg, 2018; ONS, 2018)
- Higienize completamente as mãos antes e depois de aplicar as luvas
- Não aperte, corte ou parta medicamentos quimioterápicos
- Use equipamentos separados para preparar medicamentos quimioterápicos e regulares. Os enfermeiros atualmente precisam usar dispositivos de transferência de sistema fechado para administrar quimioterapia IV (Eisenberg, 2018)

- A instituição de cuidados de saúde deve ter uma política antirrespingo implementada (Eisenberg, 2018)
- Todas as vestes de proteção descartáveis são consideradas itens de uso único (Eisenberg, 2018). Roupas de proteção, bem como quaisquer materiais descartáveis usados durante o manuseio de agentes quimioterápicos, devem ser descartados como lixo citotóxico, de acordo com as diretrizes regulatórias locais de descarte de lixo
- Quaisquer vestes ou roupas de cama que contenham fluidos corporais devem ser lavadas à máquina – não à mão. Lave-as duas vezes em água quente com detergente lava-roupas comum. Não as lave junto com outras roupas. Se não puderem ser imediatamente lavadas, mantenha-as em sacos plásticos vedados.

Papel dos enfermeiros

A administração de medicamentos requer conhecimento, julgamento clínico e habilidades especiais de enfermagem. Primeiro, você deve determinar que o medicamento prescrito está correto. Como enfermeiro, você necessita avaliar a capacidade do paciente de realizar autoadministração de medicamentos, determinar se o paciente deve receber o medicamento em determinado horário, administrar medicamentos corretamente e monitorar cuidadosamente seus efeitos. Não delegue nenhuma parte do processo de administração de medicamentos a funcionários auxiliares e utilize o processo de enfermagem para integrar terapias medicamentosas em seus cuidados.

A instrução do paciente e de seu cuidador da família sobre a administração correta de medicamentos e monitoramento da resposta constitui parte integral de seu papel. Inicie a instrução sobre medicamentos que o paciente deverá tomar em casa tão logo seja possível. Isso normalmente ocorre no dia da alta médica, mas caso você consiga obter essa informação antes, será mais benéfico ao paciente.

Erros com medicamentos

O National Coordinating Council for Medication Error Reporting and Prevention (2021) define **erro com medicamentos** como qualquer evento prevenível que possa causar uso indevido de um medicamento ou prejudicar a segurança do paciente. Erros com medicamentos incluem prescrições imprecisas, administração do medicamento errado, administração por via errada ou no intervalo de tempo errado, administração de dose extra e/ou deixar de administrar um medicamento. A prevenção de tais erros é essencial. O processo de administração de medicamentos tem muitos passos e envolve muitos membros da equipe de saúde. Como enfermeiros exercem um papel essencial no preparo e administração de medicamentos, necessitam permanecer vigilantes com a prevenção desses erros (Boxe 31.4). Avanços em informática na área de cuidados de saúde têm ajudado a reduzir a ocorrência de erros com medicamentos (Boxe 31.5).

Erros com medicamentos podem ser causados por muitos fatores, como busca por soluções rápidas durante o uso de tecnologias, *design* dos rótulos dos medicamentos e sistemas de distribuição de medicamentos. Quando ocorrer um erro, a segurança e o bem-estar do paciente deverão ser as prioridades máximas. Primeiro, você deve avaliar e examinar a condição do paciente e notificar o provedor de cuidados de saúde o mais rápido possível sobre o incidente. Uma vez que o paciente esteja estável, relate o incidente à instância adequada de sua instituição (p. ex., gerente ou supervisor). Você é responsável por preparar e preencher o relatório de ocorrência o mais rápido possível após ocorrência do erro. O relatório deve incluir identificação do paciente, local e horário do incidente, descrição factual do ocorrido, ações tomadas e sua assinatura. O relatório de ocorrência não constitui parte permanente do prontuário médico e não é mencionando no prontuário em nenhuma parte, a fim de proteger legalmente o enfermeiro e a instituição de cuidados de saúde (ver Capítulos 23 e 26). Relatórios de ocorrência rastreiam padrões e indicam a necessidade de implementar ações de melhoria de qualidade.

Relate todos os erros com medicamentos que atingirem o paciente, incluindo erros que não causem dano. Você também necessita relatar eventos sentinela. Por exemplo, imagine que esteja cuidando de um paciente com infecção de trato urinário que tem alergia a medicamentos contendo sulfas. O provedor de cuidados de saúde do paciente prescreve sulfametoxazol com trimetoprima (SMZ/TMP). Você sabe que SMZ/TMP contém sulfa. Você entra em contato com o provedor de cuidados de saúde antes de administrar o medicamento para obter uma prescrição diferente. Esse tipo de erro constitui um evento sentinela, pois não atingiu de fato o paciente. Todos os funcionários da área da saúde, incluindo enfermeiros, necessitam sentir-se confortáveis em relatar erros, sem temer repercussões por parte de gerentes ou administradores.

Boxe 31.4 Passos para a prevenção de erros com medicamentos

- Siga os sete elementos corretos da administração de medicamentos
- Prepare os medicamentos para um paciente por vez
- Certifique-se de ler os rótulos no mínimo três vezes (comparando o registro de administração de medicamento [RAM] com o rótulo): (1) ao retirar o medicamento do estoque, (2) antes de levá-lo ao quarto do paciente e (3) antes de fornecê-lo
- Utilize no mínimo dois identificadores do paciente toda vez que você administrar medicamentos (p. ex., nome do paciente, data de nascimento, número do prontuário) (TJC, 2021)
- Não permita que nenhuma outra atividade interrompa a administração de um medicamento a um paciente (p. ex., ligações, *pagers*, discussões com outros profissionais)
- Verifique duas vezes todos os cálculos e outros processos da administração de medicamentos de alto risco (p. ex., analgesia controlada pelo paciente) e confira-os com outro enfermeiro
- Questione doses anormalmente altas ou baixas
- Não interprete letras ilegíveis; esclareça a informação com o provedor de cuidados de saúde
- Documente todos os medicamentos assim que forem administrados
- Quando você cometer ou descobrir um erro, reflita sobre o que deu errado e questione como o poderia ter prevenido. Preencha um relatório de ocorrência segundo as políticas institucionais
- Avalie o contexto ou situação na qual ocorreu o erro com o medicamento. Isso ajuda a determinar se os enfermeiros contam com os recursos necessários para administração segura de medicamentos
- Quando ocorrerem erros repetidos dentro de uma área de trabalho, identifique e analise os fatores que os podem haver causado e tome ações corretivas
- Participe de programas de treinamento prático sobre os medicamentos que você comumente administra
- Certifique-se de que você esteja bem descansado ao cuidar de pacientes. Enfermeiros cometem mais erros quando estão cansados
- Envolva e instrua os pacientes durante a administração de medicamentos. Trate de suas preocupações sobre os medicamentos antes de administrá-los (p. ex., preocupações com a aparência ou efeitos adversos)
- Siga políticas e procedimentos institucionais preestabelecidos ao utilizar tecnologias para administrar medicamentos (p. ex., sistemas de fornecimento automático e escaneamento de códigos de barra). Ocorrem erros quando enfermeiros tentam encontrar "soluções rápidas" com a tecnologia (p. ex., ignorar alertas sem os levar em consideração) (Zhu e Weingart, 2020).

> **Boxe 31.5** Informática e segurança com medicamentos
>
> Ocorrem muitos erros com medicamentos quando enfermeiros os administram incorretamente à beira do leito do paciente. As inovações e avanços tecnológicos a seguir têm ajudado a diminuir o número de erros com medicamentos na prática de enfermagem.
> - Computadores em rede permitem que todos os provedores de cuidados de saúde dos pacientes acessem uma lista atualizada de medicamentos prescritos e descontinuados
> - O acesso à internet e à intranet permite que enfermeiros e demais profissionais da saúde acessem informações sobre medicamentos (p. ex., indicações, efeitos desejados, efeitos adversos) e políticas institucionais específicas que tratam da administração de medicamentos (p. ex., velocidade de administração de *bolus* intravenoso [IV]), como administrar medicamentos em sonda nasogástrica)
> - Em algumas instituições, os profissionais utilizam um sistema de entrada de pedido médico computadorizado (EPMC), o que lhes permite dar entrada em prescrições diretamente no sistema da rede ou em um computador pessoal (Zhu e Weingart, 2020)
> - Sistemas de fornecimento automático de medicamentos (SFAM) e registros eletrônicos de administração de medicamentos (REAM) auxiliam na reconciliação, administração e documentação de medicamentos (Zhu e Weingart, 2020)
> - A tecnologia de códigos de barra exige que enfermeiros escaneiem o medicamento, o bracelete do paciente e o crachá do enfermeiro antes de administrar um medicamento, o que ajuda a garantir os sete elementos corretos da administração de medicamentos.
>
> **Aplicação na prática de enfermagem**
> - Participe ativamente da seleção e avaliação de tecnologias avançadas e criação de políticas e protocolos de enfermagem utilizados para a administração de medicamentos
> - Sempre trabalhe de acordo com as políticas institucionais ao administrar medicamentos
> - Implemente políticas institucionais quando não puder utilizar tecnologias (p. ex., durante períodos de falta de energia ou queda do sistema)
> - Siga as diretrizes do fabricante para cuidar de equipamentos eletrônicos e relate imediatamente problemas com tecnologias.

> **Boxe 31.6** Processo de reconciliação de medicamentos
>
> 1. **Obter, verificar, documentar**: obtenha uma lista completa e atual dos medicamentos do paciente sempre que o mesmo passar por uma mudança no contexto de cuidados de saúde (p. ex., durante a admissão, transferência ou alta). Inclua todas as prescrições atuais, medicamentos comercializados sem prescrição e produtos homeopáticos.
> 2. **Considerar e comparar**: revise o que o paciente estava tomando em casa ou antes da admissão e certifique-se de que a lista de medicamentos, doses e frequência esteja completa. Compare-a com os medicamentos prescritos atualmente e com o plano de tratamento, a fim de garantir precisão. Inclua o cuidador da família do paciente na discussão quando apropriado.
> 3. **Reconciliar**: compare novas prescrições de medicamentos com a lista atual; investigue discrepâncias com o provedor de cuidados de saúde do paciente. Documente quaisquer mudanças.
> 4. **Comunicar**: certifique-se de que todos os provedores de cuidados de saúde do paciente tenham a lista mais atualizada de medicamentos. Comunique e verifique alterações nos medicamentos com o paciente.

De Zhu J, Weingart S: Prevention of adverse drug events in hospitals, *UpToDate*, 2020, https://www.uptodate.com/contents/prevention-of-adverse-drug-events-in-hospitals. Accessed August 17, 2021.

Mesmo quando um paciente não for lesionado em razão de um erro com um medicamento, a instituição ainda pode aprender por que o erro ocorreu e o que pode ser feito para evitar erros similares no futuro.

Alguns erros com medicamentos ocorrem quando os pacientes experimentam uma transição nos cuidados, como quando um paciente é admitido ou recebe alta de uma instituição de cuidados de saúde, é transferido de uma unidade de terapia intensiva para uma unidade geral ou consulta um novo profissional. Durante essas situações, ocorre aumento do risco de mudanças não intencionais nas prescrições médicas. Portanto, a reconciliação de informações sobre medicamentos constitui uma meta de segurança nacional de pacientes em hospitais crucial (TJC, 2021). Durante a **reconciliação de medicamentos**, enfermeiros, farmacêuticos e outros provedores de cuidados de saúde comparam o medicamento que um paciente está tomando no momento com o que o paciente deveria estar tomando e outros medicamentos recentemente prescritos (Boxe 31.6). Ao longo do processo, você identifica e resolve prescrições duplicadas ou omitidas. Você também avalia o risco de interações medicamentosas não intencionais. A criação e a manutenção de uma lista precisa de todos os medicamentos do paciente ajudam a garantir cuidados efetivos. Por exemplo, quando você admite um paciente que será submetido a uma substituição do quadril em uma unidade ortopédica, você compara os medicamentos que o paciente tomou em casa com os prescritos na instituição. Quando o paciente receber alta para a unidade de reabilitação, você comunicará os medicamentos atuais do paciente ao enfermeiro que o receberá na unidade. O enfermeiro reconciliará os medicamentos com o enfermeiro domiciliar quando o paciente receber alta da unidade. Muitas instituições têm formulários digitais ou impressos para facilitar o processo de reconciliação de medicamentos. O processo é desafiador e demanda tempo e concentração. Elimine distrações e proceda lentamente com a reconciliação dos medicamentos. Sempre esclareça informações quando necessário e questione sua precisão. Uma reconciliação adequada requer consulta com o paciente, cuidadores da família, outros clínicos, farmacêuticos e demais membros da equipe de saúde.

Pensamento crítico

Conhecimento

Para que o pensamento crítico seja bem-sucedido, é preciso haver uma síntese de conhecimento, experiência, fatores ambientais, atitudes de pensamento crítico e padrões intelectuais e profissionais. O julgamento clínico sólido requer que você antecipe as informações, analise os dados e tome decisões a respeito do cuidado de seu paciente. Durante a administração de medicamentos, você utiliza conhecimento de muitas áreas. Seu conhecimento lhe ajuda a compreender por que um medicamento é prescrito para um paciente e como ele alterará sua fisiologia para produzir efeito terapêutico. Por exemplo, em fisiologia, você aprende que o potássio é um importante íon intracelular. Quando os pacientes não têm potássio suficiente no organismo (hipopotassemia), apresentam sinais e sintomas como fadiga ou fraqueza muscular. Em alguns casos, a hipopotassemia pode ser fatal em razão das arritmias cardíacas associadas. Medicamentos prescritos ajudam a restaurar os níveis de potássio do paciente ao normal, o que alivia os sinais e sintomas de hipopotassemia. Em outro exemplo, o conhecimento sobre o desenvolvimento infantil ensina-lhe que crianças geralmente associam a administração de medicamentos com experiência negativa. Utilize princípios de desenvolvimento infantil para garantir que a criança coopere com a experiência de receber o medicamento.

Pacientes tomam diversos medicamentos e existem muitos novos medicamentos sendo constantemente aprovados. Como resultado, você nem sempre compreenderá todos os medicamentos prescritos para os pacientes. Pensadores críticos admitem o que sabem e adquirem o conhecimento necessário para administrar medicamentos não familiares com segurança. Isso significa que, quando você não conhece todos os medicamentos que irá administrar, você deve consultar uma fonte confiável (p. ex., um enfermeiro mais experiente, um farmacêutico, um médico ou um livro didático) *antes* de administrar o medicamento.

Experiência

Estudantes de enfermagem têm experiência limitada com a administração de medicamentos e sua aplicação na prática profissional. Experiências clínicas fornecem-lhe oportunidades de utilizar o processo de enfermagem para administrar medicamentos. À medida que você adquire experiência, suas habilidades psicomotoras ("*know-how*" ou "saber-fazer") tornam-se mais refinadas. Todavia, tais habilidades representam somente uma parcela da administração de medicamentos. Atitude, conhecimento, estado físico, estado mental e respostas do paciente tornam a administração de medicamentos uma responsabilidade complexa.

Atitudes

Utilize suas habilidades de pensamento crítico para administrar medicamentos com segurança. Tenha disciplina e utilize o tempo adequado para preparar e administrar medicamentos. Tome um tempo para ler o prontuário médico de seu paciente antes de administrar medicamentos e revise cuidadosamente o histórico, os achados do exame físico e as prescrições do paciente. Pesquise medicamentos que você não conhece e determine por que cada paciente está tomando o medicamento prescrito. Cada passo da administração segura de medicamentos exige atitude disciplinada e uma abordagem sistemática e completa. Seguir o mesmo procedimento cada vez que um medicamento for administrado garante que o procedimento seja seguro.

A responsabilidade constitui outra atitude de pensamento crítico na administração segura de medicamentos. Aceite a responsabilidade por todas as ações que dizem respeito à administração de medicamentos. Não assuma que um medicamento prescrito para um paciente seja o medicamento correto ou na dose correta. Seja responsável por saber se os medicamentos e doses prescritas são corretos e adequados. Você é responsável quando fornece um medicamento prescrito que seja inadequado para o paciente. É importante que você esteja familiarizado com cada medicamento, incluindo seu efeito terapêutico, dose usual, alterações antecipadas em dados laboratoriais e efeitos adversos. Você também é responsável por garantir que pacientes ou cuidadores que administram medicamentos tenham sido adequadamente informados sobre todos os aspectos da autoadministração (TJC, 2021). Se você determinar que um paciente não é capaz de realizar a autoadministração com segurança, desenvolva intervenções para garantir a administração segura, como o envolvimento de cuidadores da família do paciente.

Ambiente

Determine os fatores ambientais que afetarão os cuidados do paciente. Antes do histórico de enfermagem, revise o prontuário médico do paciente para verificar novas informações (p. ex., práticas de medicamento específicas; novos pedidos de equipamentos médicos ou terapias). Evite conflitos de tempo; por exemplo, determine se há necessidade de pessoal adicional para certas atividades de cuidado ou se terapias, equipamentos médicos ou dispositivos adicionais aumentam a quantidade de tempo necessário para administrar os medicamentos.

Padrões

Padrões são ações que garantem a prática de enfermagem segura. Padrões para administração de medicamentos são determinados por instituições de cuidados de saúde e pela profissão de enfermagem. As políticas institucionais definem limites na capacidade do enfermeiro de administrar medicamentos em determinadas unidades no contexto de cuidados agudos. Em alguns casos, enfermeiros são limitados por algumas vias de administração ou doses. A maioria das instituições tem manuais e formulários de procedimentos contendo políticas que definem os tipos de medicamentos que enfermeiros podem ou não administrar. Os tipos e doses de alguns medicamentos fornecidos por enfermeiros variam de uma unidade a outra dentro da mesma instituição. Por exemplo, a fenitoína, um medicamento que trata convulsões, pode ser administrada por via oral ou em *bolus* IV. Em doses altas, a fenitoína afeta o ritmo cardíaco. Por isso, algumas instituições limitam o que enfermeiros podem administrar a um paciente em uma unidade que não tenha estrutura para monitorar sua frequência e ritmo cardíaco. Nem todos os provedores de cuidados de saúde têm ciência das limitações e, algumas vezes, prescrevem medicamentos que enfermeiros não podem administrar em um contexto de cuidados específico. Reconheça tais limitações e informe o provedor de cuidados de saúde a seu respeito. Tome as ações adequadas para garantir que os pacientes recebam medicamentos conforme prescrito, dentro do período de tempo prescrito e no ambiente correto.

Padrões profissionais como em *Nursing: Scope and Standards of Practice* (American Nurses Association [ANA], 2021) (ver Capítulos 1 e 23) aplicam-se à atividade de administração de medicamentos. A fim de prevenir erros, respeite sempre os sete elementos corretos da administração de medicamentos toda vez que você administrar medicamentos. Muitos erros podem estar ligados de alguma forma a uma inconsistência em aderir aos sete elementos:

1. Medicamento correto.
2. Dose correta.
3. Paciente correto.
4. Via correta.
5. Horário correto.
6. Documentação correta.
7. Indicação correta.

Medicamento correto. É necessária uma prescrição para cada medicamento administrado a um paciente. Algumas vezes, provedores de cuidados de saúde redigem prescrições à mão no prontuário médico do paciente. Outras instituições utilizam sistemas de EPMC. Tais sistemas permitem que o provedor de cuidados de saúde prescreva medicamentos por meio eletrônico, eliminando a necessidade de redigi-los e melhorando a segurança com os medicamentos (Zhu e Weingart, 2020). Independentemente de como um enfermeiro recebe uma prescrição, é preciso compará-la com o registro de administração de medicamentos (RAM) ou registro eletrônico de administração de medicamentos (REAM) no momento em que é recebida. Enfermeiros verificam a informação sobre medicamentos sempre que novos RAM (ou REAMs) são criados ou distribuídos, ou quando os pacientes são transferidos de uma unidade a outra ou de um ambiente de cuidados a outro.

Após determinar que a informação do RAM do paciente é precisa, utilize-a para preparar e administrar os medicamentos. Durante o preparo de medicamentos em frascos ou recipientes, compare o rótulo com o RAM 3 vezes: (1) antes de retirar o recipiente da gaveta ou prateleira, (2) quando a quantidade de medicamento prescrita for retirada do recipiente e (3) à beira do leito do paciente, antes de administrar o medicamento. Nunca prepare medicamentos de frascos não rotulados ou com rótulos ilegíveis (TJC, 2021).

Com medicamentos de dose-unidade pré-preparada, compare o rótulo com o RAM ao retirá-la do sistema de armazenamento. Finalmente, verifique todos os medicamentos à beira do leito do paciente com o RAM e utilize no mínimo dois identificadores antes de fornecê-lo ao paciente (TJC, 2021).

Pacientes que realizam autoadministração necessitam manter os medicamentos em seu recipiente rotulado original, separados de outros medicamentos, a fim de evitar confusão. Para maiores precisão e segurança do paciente, muitas instituições de cuidados de saúde exigem que enfermeiros administrem todos os medicamentos em vez de deixar que os próprios pacientes os tomem, a fim de aumentar a precisão e a segurança dos pacientes. Como enfermeiros que administram medicamentos são responsáveis por quaisquer erros a eles relacionados, devem administrar somente medicamentos preparados por eles mesmos. Você não pode delegar a preparação de um medicamento a outra pessoa e depois administrar o medicamento ao paciente. Se um paciente questionar o medicamento, não ignore suas preocupações. O paciente ou seu cuidador familiarizado com seus medicamentos normalmente sabe se o medicamento é diferente de outro recebido antes. Na maioria dos casos, houve mudança na prescrição; contudo, algumas vezes o questionamento do paciente revela um erro. Quando isso ocorrer, protele o medicamento e verifique novamente com a prescrição do provedor de cuidados de saúde. Se um paciente recusar um medicamento, descarte-o em vez de retorná-lo ao recipiente original. Medicamentos de dose-unidade podem ser guardados caso não estejam abertos. Se um paciente recusar um opioide ou outra substância controlada, siga os devidos procedimentos institucionais pedindo a outra pessoa para testemunhar o descarte do medicamento "desperdiçado".

Dose correta. O sistema de dose-unidade foi desenvolvido para minimizar erros. Ao preparar um medicamento a partir de um volume ou potência maior que o necessário, ou quando a prescrição médica exigir um sistema de medida diferente do fornecido pela farmácia, as chances de erro aumentam. Você necessita pedir para outro enfermeiro qualificado verificar as doses quando realizar cálculos ou conversões de medicamentos. Prepare os medicamentos utilizando dispositivos de medida padrão, como copos, seringas e conta-gotas graduados, a fim de mensurar corretamente os medicamentos. Instrua seus pacientes a utilizar dispositivos de medida similares em casa, como colheres com calibração métrica em vez de colheres de chá, sobremesa ou sopa, as quais são imprecisas.

Também ocorrem erros com medicamentos quando é necessário dividir comprimidos. Estudos demonstram que a precisão de comprimidos repartidos é questionável, mesmo quando o comprimido é sulcado (ISMP, 2018a). Ademais, no ambiente domiciliar, pacientes podem achar que os comprimidos contidos na embalagem já estão divididos sem que estejam ou podem parti-los novamente quando já estavam partidos (ISMP, 2018a). A FDA dos EUA (2020) desenvolveu sugestões para ajudar pacientes a dividir comprimidos. As sugestões incluem garantir que o comprimido tenha sido desenvolvido para ser dividido e determinar se o paciente tem a destreza motora e a acuidade visual para dividi-lo. Quando possível, provedores de cuidados de saúde devem evitar prescrever medicamentos que necessitem ser repartidos.

Comprimidos em alguns casos são triturados e misturados com o alimento. Certifique-se de limpar completamente o utensílio usado para triturar o comprimido antes de fazê-lo. Restos de medicamentos triturados anteriormente aumentam a concentração do medicamento ou resultam em administração de parte de um medicamento que o paciente não estava tomando. Misture o medicamento triturado com quantidades pequenas de alimento ou líquidos (p. ex., uma única colher). Não utilize os alimentos ou líquidos preferidos do paciente, pois os medicamentos modificam seu sabor e reduzem o desejo do paciente pelos mesmos. Isso constitui uma preocupação especial em pacientes pediátricos.

Nem todos os medicamentos podem ser triturados. Alguns (p. ex., cápsulas de liberação lenta) apresentam revestimento especial que os impede de ser absorvidos rapidamente. Esses medicamentos não devem ser triturados. Refira-se à lista de "não triturar" (ISMP, 2020b) a fim de garantir que seja seguro triturar o medicamento.

Paciente correto. Erros com medicamentos ocorrem frequentemente porque o paciente recebe um medicamento destinado a outro paciente. Portanto, um passo importante da administração de medicamentos é garantir que você esteja fornecendo o medicamento correto ao paciente correto. É difícil lembrar do nome e rosto de cada paciente. Antes de administrar um medicamento, utilize no mínimo dois identificadores do paciente (TJC, 2021). Identificadores aceitáveis incluem o nome do paciente, o número de seu prontuário médico designado pela instituição de cuidados de saúde ou seu número de telefone. Não utilize o número do quarto do paciente ou sua queixa física como identificadores. Para identificar corretamente o paciente, você deve comparar os identificadores do RAM com o bracelete do paciente enquanto estiver à beira de seu leito. Caso o bracelete de identificação fique borrado ou ilegível, ou não esteja presente, obtenha um novo. Todas as instituições de cuidados de saúde necessitam de um sistema que verifique a identificação do paciente com no mínimo dois identificadores antes de realizar administração de medicamentos ou outros tratamentos.

Os pacientes não necessitam pronunciar seus nomes e outros identificadores quando você for administrar medicamentos a eles. Obtenha seus identificadores de maneira confiável quando o paciente for admitido à instituição. Depois que os identificadores forem designados ao paciente (p. ex., preparo de um bracelete e colocação no braço do paciente), você os utilizará para corresponder o paciente com o RAM, que lista seus medicamentos corretos. Perguntar ao paciente seu nome e informações de identificação constitui uma terceira forma de verificar que o enfermeiro está fornecendo os medicamentos corretos ao paciente correto.

Além de utilizar dois identificadores, algumas instituições utilizam a AMCB para ajudar na identificação do paciente correto (Figura 31.6). O sistema exige que enfermeiros primeiro escaneiem um código de

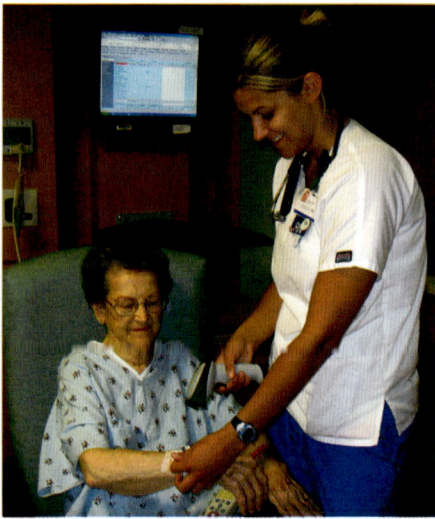

Figura 31.6 Enfermeira utilizando um escaneador de código de barras para identificar a paciente durante a administração de um medicamento.

barras pessoal comumente impresso em seu crachá. Em seguida, os enfermeiros devem escanear um código de barras na embalagem do medicamento de dose única. Finalmente, os enfermeiros escaneiam o bracelete do paciente. Toda a informação é armazenada em um computador para fins de documentação. O sistema ajuda a eliminar erros com medicamentos por proporcionar outro passo no sentido de garantir que o paciente correto receba o medicamento correto (Zhu e Weingart, 2020).

Via correta. Sempre consulte o provedor de cuidados de saúde quando uma prescrição não incluir a via de administração. Da mesma forma, alerte o provedor de cuidados de saúde imediatamente se a via especificada não for a via recomendada. Evidências recentes demonstram que erros com medicamentos envolvendo a via incorreta são comuns. Por exemplo, quando enfermeiros preparam um medicamento oral em uma seringa, o risco de administrá-lo pela via incorreta (p. ex., intravenosa) é muito alto e frequentemente resulta em consequências fatais. Portanto, o ISMP (2020a) recomenda que farmacêuticos, *não enfermeiros*, preparem todos os medicamentos orais que não tenham sido preparados comercialmente como um produto unitário, a fim de aumentar a segurança dos pacientes.

A injeção IV acidental de um líquido destinado para uso oral produz complicações locais, como abscessos estéreis, ou efeitos sistêmicos, como uma fatalidade. Se você trabalhar em um ambiente que exija que você prepare medicamentos orais, utilize somente seringas enterais para o preparo de medicamentos orais (ISMP, 2015c). Essas seringas geralmente utilizam uma cor diferente das seringas parenterais, sendo claramente rotuladas para uso exclusivo enteral. As extremidades das seringas enterais não se conectam a sistemas de administração de medicamentos parenterais. Agulhas não se acoplam a seringas enterais e as seringas não podem ser inseridas no acesso IV. Rotule a seringa após preparar o medicamento e certifique-se de remover sua tampa antes de administrar o medicamento.

Horário correto. Para administrar medicamentos de forma segura, você necessita saber por que o medicamento foi prescrito para determinado horário do dia e se você pode ou não alterar esse horário. Por exemplo, imagine que dois medicamentos tenham sido prescritos, um a cada 8 h (q8h) e o outro 3 vezes/dia. Ambos serão administrados três vezes dentro de um período de 24 h. Você necessita administrar o medicamento q8h em horários exatos a fim de manter os níveis sanguíneos terapêuticos do medicamento. Em contrapartida, o outro medicamento pode ser administrado em três momentos do dia durante os quais o paciente esteja acordado. Cada instituição apresenta horário recomendado para medicamentos prescritos em diferentes intervalos. Você pode alterar esses horários quando necessário ou quando apropriado.

O provedor de cuidados de saúde geralmente fornece instruções específicas sobre quando administrar um medicamento. Medicamentos pré-operatórios que devem ser administrados "na chamada" dizem respeito à administração do medicamento quando os membros do centro cirúrgico notificarem você de que estão vindo buscar o paciente para a cirurgia. Forneça medicamentos prescritos para serem administrados após as refeições dentro de 30 min, quando o paciente estiver de estômago cheio. Forneça medicamentos STAT imediatamente.

Dê prioridade a medicamentos de horário crítico que precisem agir e ser fornecidos em determinados horários. Hospitais determinam quais medicamentos são de horário crítico e quais não o são (ISMP, 2011; ISMP, 2020a). Você deve administrar medicamentos de horário crítico dentro de 30 min antes ou após seu horário agendado. Por exemplo, administre insulina (um medicamento de horário crítico) no intervalo preciso antes de uma refeição. Administre antibióticos 30 min antes ou após seu horário agendado a fim de manter seus níveis terapêuticos. Administre prescrições de rotina sem horário crítico dentro de 1 a 2 h de seu horário agendado ou segundo as políticas institucionais (Furnish e Wagner, 2020; ISMP, 2011a).

Alguns medicamentos exigem o julgamento clínico de enfermeiros para decidir o momento exato da administração. Administre medicamentos SOS para dormir quando o paciente estiver pronto para se recolher. Ademais, utilize julgamento clínico ao administrar analgésicos SOS. Por exemplo, você pode obter uma prescrição STAT do provedor de cuidados de saúde caso um paciente solicite um medicamento antes do término do intervalo do medicamento SOS. Sempre documente quando você precisar chamar um provedor de cuidados de saúde para obter uma alteração na prescrição do paciente.

Antes de um paciente receber alta da instituição, avalie sua necessidade de cuidados domiciliares, especialmente quando o paciente houver sido admitido por um problema envolvendo autoadministração de medicamentos. Pacientes muitas vezes deixam a instituição com conhecimento básico de seus medicamentos, mas são incapazes de se lembrar ou de implementar o conhecimento após voltarem para casa. Antes de o paciente receber alta, avalie se seus medicamentos estão corretos ou prescritos em níveis que lhe serão terapêuticos.

Alguns pacientes tomam muitos medicamentos em casa ao longo do dia. Ajude-os a planejar seu cronograma com base nos intervalos preferíveis, farmacocinética dos medicamentos e agenda diária do paciente. Para pacientes que têm dificuldade de se lembrar de tomar medicamentos, faça uma tabela listando os horários de cada medicamento ou prepare um porta-comprimidos especial com a dose de cada horário.

Documentação correta. Enfermeiros e outros provedores de cuidados de saúde utilizam a documentação para comunicar-se entre si. Muitos erros com medicamentos resultam de documentação imprecisa. Portanto, sempre documente precisamente os medicamentos no momento da administração e identifique quaisquer documentações imprecisas antes de fornecê-los.

Antes de você administrar um medicamento, certifique-se de que o RAM demonstre claramente:

- *O nome completo do paciente*
- *O nome completo do medicamento prescrito (sem abreviações ou nomes comerciais)*
- *O horário de administração do medicamento*
- *A dose, a via e a frequência de administração.*

Problemas comuns com prescrições incluem informação incompleta, forma ou potência de dose imprecisa, prescrição ou assinatura ilegível, colocação incorreta de decimais levando à dose incorreta e terminologia não padronizada. Caso haja alguma dúvida sobre uma prescrição que não esteja completa, legível, precisa ou compreensível, contate o provedor de cuidados de saúde antes de sua administração. Médicos são responsáveis por fornecer prescrições precisas, completas e compreensíveis. Caso o médico não possa fornecer nova prescrição, enfermeiros devem implementar políticas institucionais (em geral uma política de "cadeia de comando") para determinar quem será contatado até que sejam resolvidos os problemas com o medicamento do paciente. Você é responsável por iniciar essa cadeia de comando, a fim de garantir que seus pacientes recebam o medicamento correto. Você também é responsável por documentar quaisquer dados de avaliações prévias necessários para certos medicamentos, como pressão arterial para anti-hipertensivos ou valores laboratoriais para varfarina, antes de administrar medicamentos.

Após administrar um medicamento, documente imediatamente qual medicamento foi administrado no RAM do paciente segundo as políticas institucionais, a fim de confirmar que o mesmo foi fornecido conforme prescrito. Documentações imprecisas, como ausência da documentação de um medicamento fornecido ou documentação de dose incorreta, levam a erros nas decisões subsequentes sobre os cuidados com os pacientes. Por exemplo, erros na documentação da insulina podem culminar em resultados negativos. Considere a seguinte situação: um paciente recebe insulina antes do café da manhã, mas o enfermeiro responsável por fornecer a insulina esqueceu de documentar sua administração. Esse enfermeiro vai embora e agora você cuidará do paciente durante o dia. Você percebe que não há documentação da insulina, assume que o enfermeiro anterior não a forneceu e fornece ao paciente outra dose de insulina. Aproximadamente 2 h depois, o paciente tem nível baixo de glicose no sangue, que resulta em uma convulsão. A documentação precisa e o acompanhamento do profissional do turno anterior para verificar se a insulina havia sido fornecida teria evitado essa situação.

Nunca documente que você forneceu um medicamento até que você o tenha feito. Documente o nome do medicamento, dose, horário da administração e via no RAM. Documente também o local de injeções e as respostas do paciente aos medicamentos, sejam elas positivas ou negativas. Notifique o provedor de cuidados de saúde do paciente sobre respostas negativas e documente horário, data e nome do provedor de cuidados de saúde notificado. Seus esforços para garantir a documentação correta ajudam a promover cuidados seguros.

Manutenção dos direitos dos pacientes. Segundo a Campanha *SpeakUp* de The Joint Commission (TJC, 2019) e em razão dos riscos potenciais relacionados à administração de medicamentos, um paciente tem os seguintes direitos:

- De ser informado sobre seus cuidados
- De tomar decisões sobre seus cuidados
- De recusar cuidados
- De ser ouvido pelos cuidadores
- De receber informações de forma que suas necessidades individuais sejam atendidas.

Conheça esses direitos e tire todas as dúvidas do paciente e seu cuidador da família com cortesia e profissionalismo. Não fique defensivo se um paciente recusar uma terapia medicamentosa, reconhecendo que todas as pessoas maiores de idade têm o direito de recusar medicamentos.

Indicação correta. Um elemento adicional à lista de elementos corretos da administração de medicamentos para melhorar a segurança de todas as prescrições, que seria *a indicação correta*, está sendo considerado para ser incluído nos direitos da administração de medicamentos (Grissinger, 2019). A prescrição com base na indicação afunilaria as escolhas de medicamentos, formas de dosagem e regimes de dosagem, o que reduziria o risco de escolha do medicamento errado (Grissinger, 2019; Rochon, 2021). Ademais, a prescrição com base na indicação empoderaria e educaria pacientes, o que poderia melhorar a adesão ao medicamento. Também melhoraria a comunicação entre a equipe profissional e entre pacientes e cuidadores, além da reconciliação de medicamentos, pois a prescrição com base na indicação ajudaria a prevenir a necessidade de novas prescrições.

> **Pense nisso**
>
> Você está com três pacientes que necessitam de administração de medicamentos às 8 h. Um dos pacientes necessita de um medicamento STAT a ser administrado no momento da chamada para o centro cirúrgico, o segundo necessita de seu medicamento de rotina das 8 h e o terceiro necessita de analgesia, com queixa de dor nível 4 em uma escala de 0 a 10.
>
> Considerando os sete elementos corretos da administração de medicamentos, como você decidiria a ordem para administrar os medicamentos?

Processo de enfermagem

Aplique o processo de enfermagem e utilize uma abordagem de pensamento crítico em seu cuidado com seus pacientes. O processo de enfermagem fornece uma abordagem de tomada de decisão clínica para que você faça julgamentos clínicos e desenvolva e implemente um plano de cuidados individualizado.

❖ Histórico de enfermagem

Avalie cuidadosamente cada paciente e analise seus achados de maneira crítica, a fim de garantir que você tome decisões clínicas centradas no paciente para promover cuidados de enfermagem seguros.

Pelos olhos do paciente. Utilize conhecimento, habilidades e atitudes profissionais para fornecer cuidados compassivos e coordenados. Considere as preferências e os valores do paciente e determine sua necessidade por medicamentos e possíveis respostas à terapia. Avalie sua experiência e incentive-o a expressar suas crenças, sentimentos e preocupações sobre seus medicamentos. Por exemplo, pergunte-lhe como sua religião ou seus valores familiares influenciam suas crenças sobre tomar medicamentos. Colocar os pacientes no centro de seu cuidado ajuda você a enxergar a situação pelo olhar do paciente e contribui para a administração segura de medicamentos. Inicie sua avaliação fazendo uma série de perguntas que ajudem você a compreender melhor a rotina atual de manejo medicamentoso do paciente, sua capacidade de custear seus medicamentos e suas crenças e expectativas acerca dos medicamentos.

Anamnese. Antes de administrar medicamentos, revise o histórico médico do paciente para compreender as indicações ou contraindicações da terapia medicamentosa. Algumas doenças deixam o paciente sob risco de eventos adversos com medicamentos. Por exemplo, se um paciente tem úlcera gástrica, os medicamentos que contêm ácido acetilsalicílico aumentarão sua probabilidade de hemorragia. Problemas de saúde crônicos (p. ex., diabetes ou artrite) demandam medicamentos específicos. Esse conhecimento ajuda você a antecipar o tipo de medicamento de que o paciente necessita. O histórico de cirurgias do paciente também pode indicar sua necessidade de medicamentos. Por exemplo, após uma tireoidectomia, o paciente necessita de terapia de reposição de hormônios tireoidianos.

Alergias. Informe outros membros da equipe de saúde quando um paciente apresentar histórico de alergia a medicamentos ou alimentos. Muitos medicamentos contêm ingredientes que também são encontrados em fontes alimentícias. Por exemplo, o propofol, utilizado para anestesia e sedação, inclui lecitina de ovo e óleo de soja como ingredientes inativos. Portanto, pacientes com alergia a ovo ou soja não devem receber propofol (Skidmore-Roth, 2021). Na maioria das instituições de cuidados de saúde, os pacientes utilizam faixas de identificação que listam suas alergias a fármacos e alimentos. Certifique-se de que todas as alergias e reações alérgicas de seus pacientes estejam documentadas adequadamente em seu prontuário médico (p. ex., histórico, exame físico, RAM) a fim de facilitar a comunicação dessa informação essencial com membros da equipe de saúde.

Medicamentos. Faça perguntas a seus pacientes para investigar quais medicamentos tomam (Boxe 31.7). Perguntas possíveis incluem: Há quanto tempo você está tomando esses medicamentos? Qual dose atual de cada medicamento? Você tem efeitos adversos ou colaterais com seus medicamentos? Ademais, revise ação, finalidade, dose normal, vias, efeitos adversos e implicações de enfermagem para a administração e monitoramento de cada medicamento. Você poderá necessitar consultar muitas fontes para obter a informação necessária, como livros de farmacologia, manuais de medicamentos disponíveis em computador, *tablets* eletrônicos ou SFAM, cadernos de enfermagem,

Boxe 31.7 Perguntas do histórico de enfermagem

- Que medicamentos prescritos e não prescritos você está tomando? Quais suplementos fitoterápicos e nutricionais você toma? Quando você os toma? Como você os toma? Você tem uma lista de medicamentos de sua farmácia ou do consultório médico?
- Por que você toma esses medicamentos?
- Que efeitos adversos você sente? Quais desses efeitos incomodam ou afetam você negativamente?
- O que lhe foi indicado fazer quando ocorrer um efeito adverso?
- Você já parou de tomar seus medicamentos? Se sim, por quê?
- O que você faz para se lembrar de tomar seus medicamentos?
- Você tem alguma alergia a medicamentos ou alimentos? Se sim, quais? Descreva o que acontece quando você toma o medicamento ou ingere o alimento
- Descreva seu padrão de alimentação normal. Que alimentos e em que horários você normalmente come?
- Como você custeia seus medicamentos? Você precisa em algumas situações apertar seu orçamento para poder comprá-los ou espaçá-los a fim de economizar?
- Que dúvidas você tem sobre seus medicamentos?

bulários, bulas e farmacêuticos. Como enfermeiro, você é responsável por conhecer o máximo possível sobre cada medicamento tomada por seus pacientes.

Histórico nutricional. O histórico nutricional revela os padrões normais de alimentação do paciente e suas preferências alimentares. Utilize o histórico nutricional de seu paciente para planejar um cronograma de doses de medicamentos individualizado e efetivo. Instrua seus pacientes a evitarem alimentos que interajam com alimentos. Ademais, dê-lhes orientações quando tomarem medicamentos que necessitem ser administrados antes, com ou após as refeições.

Pacientes com problemas de percepção ou coordenação. Pacientes com problemas de percepção ou coordenação motora fina geralmente têm dificuldade para realizar a autoadministração de medicamentos. Por exemplo, um paciente que toma insulina para controlar a glicemia e tem artrite tem dificuldade de manipular uma seringa. Avalie a capacidade do paciente de preparar doses e administrar corretamente seus medicamentos. Caso um paciente não seja capaz de administrar medicamentos a si próprio, avalie se um cuidador de sua família ou amigos estão disponíveis para ajudá-lo ou dê-lhe uma referência de cuidados domiciliares.

Condição atual do paciente. O estado físico ou mental do paciente afeta a necessidade e a forma de se administrar um medicamento. *Avalie o paciente cuidadosamente antes de lhe fornecer qualquer medicamento.* Por exemplo, verifique a pressão arterial do paciente antes de lhe fornecer um anti-hipertensivo. Pacientes com vômito não conseguem tomar medicamentos VO. Notifique o provedor de cuidados de saúde do paciente quando isso acontecer. Os achados do histórico de enfermagem servem como base para avaliar os efeitos da terapia medicamentosa.

Atitude do paciente sobre uso de medicamentos. As atitudes do paciente sobre medicamentos (p. ex., benefício, risco, probabilidade de cura) algumas vezes revelam seu nível de dependência ou comportamento de evitar o medicamento. Alguns pacientes não demonstram sentimentos sobre tomar mediações, particularmente quando a dependência é um problema. Ouça cuidadosamente quando o paciente descrever como utiliza o medicamento, a fim de identificar evidências de dependência ou de evitação. Ademais, tenha ciência de que crenças culturais sobre a medicina ocidental algumas vezes interferem com a adesão ao medicamento (Boxe 31.8; ver Capítulo 9).

Fatores que afetam a adesão à terapia medicamentosa. Muitos fatores complexos afetam a capacidade do paciente de aderir à terapia medicamentosa prescrita. Por exemplo, seu conhecimento e compreensão sobre a terapia influenciam sua disposição ou capacidade para seguir o tratamento. Quando um paciente apresentar histórico de má adesão (p. ex., frequentemente pulando doses ou deixando de repor sua prescrição), investigue se o mesmo tem poder aquisitivo para comprar os medicamentos e revise os recursos de que o paciente dispõe para comprá-los, caso indicado. Determine também se o paciente compreende a finalidade do medicamento, a importância de cronogramas de doses regulares, métodos apropriados de administração e possíveis efeitos adversos. Sem recursos financeiros adequados, conhecimento e motivação, a adesão à terapia será improvável (Ball et al., 2019).

Necessidade de aprendizagem do paciente. A informação relacionada à saúde é de difícil compreensão devido ao uso de terminologia técnica. Graves erros podem ocorrer quando pacientes não compreendem a informação sobre seus medicamentos. Avalie o grau de instrução em saúde do paciente com relação à administração de medicamentos a fim de determinar sua necessidade de instrução (Betancourt et al., 2021) (ver Capítulo 25). Peça para o paciente explicar

Boxe 31.8 Aspectos culturais do cuidado

Influências na administração de medicamentos

Crenças sobre saúde variam com a cultura e em geral influenciam como os pacientes manejam e respondem à terapia medicamentosa (Giger e Haddad, 2021). Diferenças significativas nas atitudes, diferenças regionais e estado socioeconômico afetam a adesão ou preferência do paciente por terapias medicamentosas. Algumas culturas atribuem significados simbólicos diferentes aos medicamentos e às terapias medicamentosas. Fitoterápicos e terapias alternativas são comuns em muitas culturas e grupos étnicos e podem, em algumas situações, interferir com medicamentos prescritos (Saper, 2021). Algumas pessoas param de tomar medicamentos quando seus sintomas se resolvem, mesmo quando os medicamentos ainda lhes são necessários para o manejo de uma doença crônica. Ademais, crenças de saúde podem diferir significativamente entre médicos e pacientes, afetando ainda mais a adesão de pacientes à terapia medicamentosa (Ball et al., 2019). Além do aspecto psicossocial da terapia, pesquisas de farmacologia demonstram que diferenças na resposta ao medicamento, metabolismo e efeitos adversos podem ser afetados por etnia, genética, sexo e idade do paciente (Ball et al., 2019).

Implicações para os cuidados centrados no paciente

- Avalie as crenças culturais, atitudes e valores ao administrar medicamentos e instruir pacientes sobre a autoadministração
- Estabeleça a confiança com pacientes e resolva conflitos entre medicamentos e crenças culturais, a fim de atingir os resultados ideais dos pacientes (Ball et al., 2019)
- Investigue se o paciente pratica alguma terapia alternativa ou está tomando alguma preparação fitoterápica (Saper, 2018)
- Considere influências culturais, metabolismo e efeitos adversos sobre a resposta aos medicamentos quando o paciente não estiver respondendo à terapia como esperado. Confira com um provedor de cuidados de saúde, pois pode ser necessária uma alteração no medicamento do paciente
- Avalie as preferências de alimentos do paciente que podem interferir com sua terapia medicamentosa (Betancourt et al., 2018; Saper, 2018).

seu cronograma de medicamentos de 1 dia normal. Peça-lhe para ler o rótulo do medicamento e explicar o que ele inclui. O grau de instrução em saúde também inclui conhecimento matemático. Peça ao paciente para demonstrar como preparar uma dose do medicamento em caso de necessidade de repartir um comprimido ou usar mais de um comprimido da embalagem. Considere as respostas do paciente às suas perguntas do histórico, como as listadas no Boxe 31.7. Quando um paciente for incapaz de responder corretamente a perguntas sobre medicamentos, avalie seu grau de instrução em saúde.

> **Pense nisso**
> Utilizando o Boxe 31.8, como você iniciaria a avaliação das necessidades de aprendizagem de um paciente que tem suas próprias crenças culturais, espirituais ou religiosas peculiares sobre a administração de medicamentos?

❖ Análise e diagnóstico de enfermagem

O histórico de enfermagem fornece dados acerca da condição do paciente, capacidade de realizar autoadministração de medicamentos e adesão ao medicamento. Analise tais dados para verificar pistas que possam ajudá-lo a determinar os problemas reais ou potenciais do paciente com a terapia medicamentosa. Alguns dados constituem achados que, quando agrupados, revelam diagnósticos de enfermagem atuais do paciente. Por exemplo, pacientes que têm um regime de medicamentos complexo e admitem sentirem dificuldade para integrar seus medicamentos à rotina diária indicam diagnóstico de *Controle Ineficaz da Saúde relacionado à dificuldade de controlar um regime de tratamento complexo*. A lista a seguir demonstra diagnósticos de enfermagem que podem se aplicar durante a administração de medicamentos em diversos contextos:

- Manutenção Ineficaz da Saúde
- Conhecimento Deficiente (Medicamento)
- Disposição para Controle da Saúde Melhorado
- Disposição para Letramento em Saúde Melhorado
- Controle Ineficaz da Saúde (Polifarmácia).

Após selecionar o diagnóstico, identifique o fator relacionado (quando aplicável) que direciona a seleção de intervenções de enfermagem. No exemplo do *Controle Ineficaz da Saúde*, o fator relacionado de *apoio social insuficiente* e o fator *conhecimento insuficiente sobre o regime terapêutico* requerem intervenções diferentes. Se o diagnóstico do paciente estiver relacionado à falta de recursos financeiros, você trabalhará em colaboração com cuidadores da família, assistentes sociais, gerenciadores de caso ou instituições da comunidade para integrar o paciente aos recursos necessários e desenvolver um regime de medicamentos que o paciente possa custear. Já no caso do fator relacionado *conhecimento insuficiente*, você implementará um plano de instrução com acompanhamento.

❖ Planejamento e identificação de desfechos

Sempre organize suas atividades de cuidados de forma a garantir a administração segura de medicamentos. Não se apresse para preparar e administrar medicamentos a fim de reduzir o risco de erros. É importante minimizar distrações ou interrupções ao preparar e administrar medicamentos (Suclupe et al., 2020). Se possível, não responda mensagens de texto ou telefonemas durante a administração de medicamentos (Bonafide et al., 2020). Zonas sem interrupção (ZSI) têm sido recomendadas para diminuir as distrações e interrupções durante a administração de medicamentos (Freitas et al., 2019). As ZSI são criadas colocando-se sinais, fitas vermelhas ou algum tipo de borda no chão ao redor dos carrinhos ou áreas onde ficam medicamentos. Enfermeiros que estão dentro dessas áreas não devem ser interrompidos.

Desfechos. O estabelecimento de um desfecho esperado contribui com a segurança do paciente e permite uso efetivo do tempo durante a administração de medicamentos. Por exemplo, enfermeiros podem estabelecer os seguintes desfechos esperados para um paciente recém-diagnosticado com diabetes tipo 2 e cujo diagnóstico de enfermagem é *Conhecimento Deficiente relacionado a informações insuficientes sobre medicamentos*:

Desfechos:

O paciente verbaliza a compreensão dos efeitos desejados e adversos dos medicamentos.

O paciente cita os sinais, sintomas e tratamento da hipoglicemia.

O paciente é capaz de monitorar sua glicemia a fim de determinar quando é seguro tomar o medicamento ou quando é necessária alteração da dose.

O paciente prepara uma dose do medicamento prescrito.

O paciente descreve a rotina diária que integrará o horário do medicamento com suas atividades diárias.

Definição de prioridades. Priorize os cuidados ao administrar medicamentos. Utilize dados do histórico do paciente para determinar que medicamentos devem ser fornecidos primeiro, se está na hora de avaliar a resposta do paciente ao medicamento ou se é adequado administrar medicamentos SOS. Por exemplo, quando um paciente tem dor, é importante fornecer medicamento analgésico o mais rápido possível. Quando a pressão do paciente está aumentada, o medicamento anti-hipertensivo deve ser administrado antes de outros medicamentos. Enfermeiros também devem definir a prioridade do fornecimento de instruções sobre medicamentos aos pacientes. Forneça a informação mais importante sobre o medicamento primeiro. Por exemplo. A hipoglicemia é um efeito colateral grave da insulina. Pacientes que tomam insulina necessitam ser capazes de identificar e tratar a hipoglicemia imediatamente; portanto, ensine-lhes primeiro a reconhecer e tratar a hipoglicemia antes de lhes ensinar a administrar uma injeção.

Trabalho em equipe e colaboração. A colaboração durante a administração de medicamentos é essencial. Você necessita trabalhar em colaboração com os cuidadores de seus pacientes sempre que possível. Cuidadores da família e entes queridos geralmente reforçam a importância do regime medicamentoso quando o paciente está em casa. Enfermeiros trabalham em colaboração com médicos, farmacêuticos e gerenciadores de caso a fim de garantir que os pacientes possam custear seus medicamentos. No momento da alta, certifique-se de que o paciente saiba onde e como obter medicamentos. Certifique-se de que o paciente saiba ler o rótulo e informações didáticas sobre o medicamento. Alguns pacientes também necessitam compreender como calcular doses e preparar medicamentos complexos. Trabalhe em colaboração com recursos da comunidade (p. ex., instituições de idosos, departamentos de saúde pública, intérpretes médicos) quando os pacientes apresentarem graves problemas de letramento ou dificuldade de compreender instruções sobre medicamentos (ver Capítulo 25).

❖ Implementação

Promoção da saúde. Ao promover ou manter a saúde de um paciente, enfermeiros identificam fatores que melhoram ou diminuem o bem-estar. Crenças de saúde, motivação pessoal, fatores socioeconômicos e hábitos influenciam a adesão de pacientes a medicamentos. Diversas intervenções de enfermagem promovem a adesão ao regime medicamentoso e apoiam a independência. Instrua o paciente e seu cuidador da família acerca dos benefícios do medicamento e do conhecimento necessário para tomá-lo corretamente. Integre as crenças de saúde e práticas culturais do paciente a seu plano de tratamento. Ajude o paciente e seu cuidador a estabelecer uma rotina de medicamento que se encaixe em suas atividades diárias. Dê-lhe referências a recursos da comunidade quando ele não for capaz de custear ou obter transporte para adquirir o medicamento necessário.

Educação do paciente e do cuidador da família. Alguns pacientes tomam medicamentos incorretamente ou deixam de tomar porque não compreendem seu medicamento. Quando isso acontecer, você necessitará instruir seu paciente utilizando uma linguagem que o mesmo compreenda (ver Capítulo 25). Inclua informações sobre finalidade, ações, horário, dose e efeitos colaterais e adversos dos medicamentos. Muitas instituições de cuidados de saúde oferecem materiais de fácil leitura em nível de sexta série sobre tipos específicos de medicamentos. Pacientes necessitam compreender como tomar corretamente medicamentos e os riscos associados quando deixam de fazê-lo. Por exemplo, após receber uma prescrição para um antibiótico, o paciente necessita compreender a importância de tomar toda a quantidade prescrita. Deixar de fazê-lo pode levar a uma piora da condição e desenvolvimento de resistência bacteriana ao medicamento. Recomendações atuais sugerem uso do método de ensinar de volta (*teach-back*) para confirmar a aprendizagem do paciente e melhorar a educação oferecida por profissionais da saúde (Betancourt et al., 2021). Peça ao paciente para explicar o tópico ensinado, de forma que você possa confirmar sua compreensão.

Enfermeiros ensinam pacientes como administrar seus medicamentos corretamente. Por exemplo, ensine o paciente a mensurar medicamentos líquidos com precisão. Forneça instrução especial a pacientes que dependem de injeções diárias (Boxe 31.9). O paciente deve aprender a preparar e administrar corretamente um medicamento utilizando técnica asséptica. Instrua cuidadores da família a fornecer injeções caso o paciente fique debilitado ou incapaz de manusear a seringa. Forneça equipamento especial como seringas calibradas com gradação aumentada e rótulo em braile quando o paciente apresentar alteração visual.

Pacientes necessitam conhecer os sintomas de efeitos adversos ou toxicidade dos medicamentos. Por exemplo, pacientes que tomam anticoagulantes devem aprender a notificar seu provedor de cuidados de saúde imediatamente quando perceberem sinais de hemorragia ou hematomas. Informe os cuidadores da família ou amigos sobre os efeitos colaterais e adversos dos medicamentos, como alterações comportamentais, pois familiares e amigos são os primeiros a reconhecer tais efeitos. Pacientes lidam melhor com problemas causados por medicamentos quando compreendem como e quando devem agir. Todos os pacientes necessitam aprender as diretrizes básicas de segurança com medicamentos, as quais garantem uso e armazenamento corretos de medicamentos em casa.

Cuidados agudos. Pacientes muitas vezes são hospitalizados para receber cuidados de enfermagem especializados, com histórico de enfermagem e documentação da resposta aos medicamentos. Quando um enfermeiro recebe uma prescrição de medicamento, muitas intervenções são essenciais para a administração segura e efetiva do medicamento.

Como receber, transcrever e comunicar prescrições de medicamentos. É necessária uma prescrição para se administrar qualquer medicamento a um paciente. Sem um sistema de EPMC, provedores de cuidados de saúde redigem prescrições à mão e as inserem no prontuário médico do paciente. Quando as prescrições estiverem redigidas à mão, certifique-se de que os nomes, doses e símbolos dos medicamentos estejam legíveis. Esclareça e reescreva todas as transcrições confusas ou ilegíveis.

O processo de verificação de prescrições médicas varia entre instituições de cuidados de saúde. Enfermeiros devem seguir políticas institucionais e padrões atualizados de cuidados ao receber, transcrever e comunicar prescrições de medicamentos. *Estudantes de enfermagem não têm permissão para transcrever nem receber prescrições verbais nem por telefone.*

Prescrições de medicamentos necessitam conter todos os elementos demonstrados no Boxe 31.10. Se uma prescrição estiver incompleta, informe o provedor de cuidados de saúde responsável e certifique-se de obtê-la completa antes de proceder com o medicamento. Enfermeiros devem ler a prescrição realizada verbalmente ou ao telefone de volta para o médico que a realizou, a fim de garantir que a informação foi recebida corretamente. Enfermeiros registrados devem seguir políticas institucionais ao receber, registrar e transcrever prescrições verbais e telefônicas. Em geral, o provedor de cuidados de saúde deve assiná-las dentro de 24 h.

Enfermeiros e farmacêuticos devem verificar todas as prescrições com relação à acurácia e à completude diversas vezes durante o processo de transcrição. Também devem considerar os problemas atuais do paciente, tratamentos, valores laboratoriais e outros medicamentos prescritos. Depois que enfermeiros e farmacêuticos determinam que a prescrição é segura e adequada, inserem-na no formulário de medicamentos, geralmente denominado RAM. O RAM pode ser impresso ou permanecer disponível eletronicamente. A versão eletrônica do RAM recebe o nome de REAM. Seja em papel ou em meio digital, o registro inclui nome do paciente, número do quarto, número do leito, número do prontuário médico, alergias alimentares e clínicas, outros identificadores do paciente (p. ex., data de nascimento), nome do medicamento, dose,

---

Boxe 31.9 Educação em saúde

Administração segura de insulina

Estratégias de ensino
- Instrua o paciente a determinar quando a insulina está vencida
- Instrua o paciente a manter o medicamento em seu frasco original e refrigerado, caso necessário
- Demonstre-lhe como preparar a insulina em uma seringa, avaliando sua acuidade visual, a fim de garantir que o paciente é capaz de preparar a quantidade correta de insulina
- Oriente o paciente com os passos da administração de injeção subcutânea de insulina
- Demonstre como rodiziar os locais de injeção da insulina
- Ajude o paciente a determinar a quantidade de insulina necessária com base nos resultados do monitoramento da glicemia em casa, conforme prescrito pelo provedor de cuidados de saúde
- Demonstre ao paciente como manter um diário de injeções de insulina, incluindo os resultados da glicemia monitorada e quantidade de insulina administrada, data de validade no frasco, horário e local da injeção de insulina

Avaliação

Utilize os princípios de *teach-back* (ensinar de volta) para avaliar a aprendizagem do paciente/cuidador da família:
- Descreva o procedimento que você utilizará em casa para determinar a dose correta de insulina necessária e como selecionar o local de injeção
- Por favor, demonstre-me como preparar sua insulina com base nos resultados de seu monitoramento da glicemia capilar. Mostre-me como você seleciona o local de injeção e como administra a insulina
- Revise seu diário de monitoramento comigo para que eu possa avaliar se está completo.

> **Boxe 31.10** Componentes das prescrições de medicamentos
>
> A prescrição de um medicamento necessita conter todas as seguintes partes:
> **Nome completo do paciente:** o nome completo do paciente o distingue de outras pessoas com mesmo sobrenome. Em cuidados agudos, pacientes podem receber números de identificação especiais (p. ex., número do prontuário médico) para facilitar sua distinção de outros pacientes com mesmo nome. O número geralmente é incluído no documento da prescrição.
> **Data e horário em que a prescrição foi elaborada:** dia, mês, ano e horário necessitam constar na prescrição. A designação do horário de elaboração da prescrição esclarece quando determinadas prescrições serão iniciadas ou interrompidas. Caso ocorra um incidente envolvendo um erro médico, será mais fácil documentar o ocorrido quando essa informação estiver disponível.
> **Nome do medicamento:** o provedor de cuidados de saúde prescreve medicamentos utilizando seu nome genérico ou comercial. A ortografia correta é essencial à prevenção de confusões com medicamentos de nome semelhante.
> **Dose:** a quantidade ou potência do medicamento deve constar na prescrição.
> **Via de administração:** o provedor de cuidados de saúde utiliza somente abreviações aceitáveis para as vias de administração. A precisão é importante a fim de garantir que os pacientes recebam os medicamentos pela via pretendida.
> **Horário e frequência de administração:** enfermeiros necessitam saber o horário e a frequência da administração de medicamentos. Prescrições de múltiplas doses estabelecem um cronograma de rotina para a administração de medicamentos.
> **Assinatura do provedor de cuidados de saúde:** a assinatura torna a prescrição um pedido legal.

> **Pense nisso**
>
> Observe dois enfermeiros administrando medicamentos na unidade clínica à qual você foi designado. Que tipos de distrações ocorreram enquanto os enfermeiros estavam preparando os medicamentos da manhã? O que você poderia extrair dessa experiência para preparar e administrar medicamentos de maneira segura no futuro?

Administração correta. Para a administração segura, siga os sete elementos corretos da administração de medicamentos. Verifique a identidade do paciente utilizando no mínimo dois identificadores (TJC, 2021). No contexto de cuidados agudos, os identificadores geralmente ficam no bracelete do paciente. Compare cuidadosamente os identificadores do paciente com a informação contida no RAM a fim de garantir que esteja fornecendo o medicamento ao paciente correto. Utilize técnica asséptica e procedimentos adequados ao manusear e fornecer medicamentos e realize as avaliações necessárias (p. ex., frequência cardíaca para medicamentos antiarrítmicos) antes de administrar medicamentos aos pacientes. Monitore cuidadosamente a resposta do paciente ao medicamento, especialmente quando administrar a primeira dose de um novo medicamento.

Documentação da administração de medicamentos. Siga as políticas institucionais ao documentar a administração de medicamentos. Após a administração, documente adequadamente e imediatamente o nome do medicamento, dose, via e horário exato da administração. Inclua o local da injeção segundo as políticas institucionais.

Se um paciente recusar um medicamento ou estiver sendo submetido a exames ou procedimentos que resultem na perda de uma dose, explique o motivo de não haver fornecido o medicamento em suas anotações. Algumas instituições exigem que enfermeiros circulem o horário da administração no prontuário médico ou notifiquem o provedor de cuidados de saúde quando um paciente deixar de receber uma dose. Tenha ciência dos efeitos que a perda de uma dose terá no paciente (p. ex., no caso de hipertensão ou diabetes). Os cuidados coordenados com provedores de cuidados de saúde e outros serviços durante exames ou procedimentos diagnósticos ajuda a garantir a segurança e o controle terapêutico da doença.

Cuidados restaurativos. Devido aos diversos tipos de contexto de cuidados restaurativos, as atividades de administração de medicamentos são variáveis. Pacientes com limitações funcionais geralmente necessitam de enfermeiros para lhes administrar completamente todos os medicamentos. No contexto de cuidados domiciliares, os pacientes geralmente administram os próprios medicamentos ou recebem assistência de cuidadores da família. Independentemente do tipo de atividade, enfermeiros são responsáveis por instruir pacientes e cuidadores sobre a ação dos medicamentos, administração e efeitos adversos/colaterais. Enfermeiros também são responsáveis por monitorar a adesão do paciente ao medicamento e determinar a eficácia dos medicamentos prescritos.

Considerações especiais para administração de medicamentos a grupos etários específicos. O nível de desenvolvimento do paciente constitui um fator a ser considerado durante a administração de medicamentos. O conhecimento sobre o desenvolvimento ajuda você a antecipar respostas à terapia medicamentosa.

Bebês e crianças. Em muitos contextos pediátricos, o padrão de prática é pedir a outro enfermeiro para verificar todos os cálculos de doses pediátricas antes da administração. Todas as crianças necessitam de preparação psicológica especial antes de receber

frequência de administração, via e horário de administração. Cada vez que uma dose é preparada, o enfermeiro deve inseri-la no RAM.

É essencial verificar a acurácia de cada medicamento fornecido com as prescrições realizadas ao paciente. Caso a prescrição esteja incompleta, incorreta ou inadequada, ou caso exista discrepância entre a prescrição original e a informação contida no RAM, consulte o provedor de cuidados de saúde. Não forneça um medicamento até que você tenha certeza de que está respeitando os sete elementos corretos da administração de medicamentos. Quando você fornece o medicamento incorreto ou em dose incorreta, *você* é legalmente responsável pelo erro.

Cálculo e mensuração precisos de doses. Você deve calcular cada dose ao preparar medicamentos. A fim de evitar erros de cálculo, preste atenção ao processo de cálculo e evite interrupções por outras pessoas ou atividades de enfermagem. Peça a outro enfermeiro para conferir seus cálculos e a prescrição médica caso tenha dúvida sobre sua precisão ou esteja calculando uma dose nova ou incomum.

Evitar distrações. Evidências atuais apontam que distrações ou pressa durante a preparação para a administração de medicamentos aumenta o risco de erros de medicamento (Westbrook et al., 2017). Sugestões para reduzir distrações incluem sinalizações que identifiquem a área de administração de medicamentos, desenvolvimento de um *checklist* que inclua todos os componentes da administração do medicamento, um programa educativo para o pessoal da enfermagem e uso de algum tipo de vestimenta identificadora (p. ex., colete) ao preparar os medicamentos (Freitas et al., 2019; Palese et al., 2019; Westbrook et al., 2017).

medicamentos. Os pais da criança são fontes importantes para determinar a melhor forma de fornecer um medicamento. Algumas vezes, pode ser menos traumático para a criança que seus pais lhe deem o medicamento sob supervisão do enfermeiro. Cuidados de suporte são necessários quando se espera cooperação por parte da criança. Explique o procedimento à criança utilizando palavras adequadas a seu nível de compreensão. Explicações longas aumentam a ansiedade da criança, especialmente para procedimentos dolorosos como injeções. Deixar que a criança escolha, quando possível, pode resultar em maior sucesso. Por exemplo, dizer "Está na hora de tomar seu remédio agora. Você prefere tomar com água ou suco?" permite que a criança faça a escolha. Não dê à criança a opção de não tomar o medicamento. Após administração do medicamento, elogie a criança e ofereça uma pequena recompensa, como uma estrela ou um presente. Dicas para administrar medicamentos a crianças são fornecidas no Boxe 31.11.

Idosos. Eventos adversos com medicamentos ocorrem com 22% ou mais dos pacientes idosos que se apresentam a instituições de cuidados de saúde (Rochon, 2021). As manifestações graves mais comuns incluem quedas, hipotensão ortostática, insuficiência cardíaca e delírio. Idosos requerem considerações de enfermagem especiais durante a administração de medicamentos (Boxe 31.12).

Boxe 31.11 Dicas para administrar medicamentos a crianças

Medicamentos orais
- Líquidos são mais seguros de serem deglutidos do que comprimidos, a fim de evitar aspiração
- Utilize conta-gotas calibrados para administrar líquidos a bebês; o uso de canudos pode ajudar crianças ou pacientes com dificuldade de deglutir comprimidos
- Ofereça um suco, uma bebida leve ou um picolé de frutas, quando permitido, após a criança ingerir o medicamento
- Ao misturar medicamentos com alimentos ou líquidos, utilize somente uma pequena quantidade. A criança pode recusar tomar uma mistura de grande volume
- Evite misturar um medicamento nos alimentos ou bebidas favoritos, pois a criança poderá recusá-los no futuro
- A seringa plástica descartável de uso oral é o dispositivo mais preciso para preparar doses líquidas, especialmente quando o volume for menor que 10 mℓ (xícaras, colheres e conta-gotas são imprecisos).

Injeções
- Tenha cuidado ao selecionar locais para injeção intramuscular (IM). Bebês e crianças pequenas têm músculos pouco desenvolvidos. Siga as políticas institucionais
- Crianças podem ser imprevisíveis e não cooperativas. Certifique-se de que haja outra pessoa (preferencialmente outro enfermeiro) disponível para conter a criança quando necessário. Peça para os pais agirem no sentido de promover conforto, não contenção, caso esta última seja necessária
- Sempre acorde crianças que estão dormindo antes de realizar uma injeção
- A distração da criança com conversas, bolhas de sabão ou brinquedos diminui a percepção da dor
- Se tiver tempo suficiente, aplique uma pomada de lidocaína (p. ex., mistura eutética de anestésicos locais [EMLA®] em creme) no local da injeção antes de administrá-la, a fim de reduzir a percepção da dor durante a injeção.

Adaptado de Hockenberry MJ et al: *Wong's nursing care of infants and children*, ed 11, St Louis, 2019, Elsevier.

Boxe 31.12 Foco em idosos

Segurança na administração de medicamentos

- Revise o histórico do paciente com frequência, incluindo o uso de medicamentos comercializados sem prescrição, e consulte o provedor de cuidados de saúde para simplificar a terapia medicamentosa sempre que possível (Rochon et al., 2021)
- Mantenha suas instruções claras e simples, forneça material auxiliar para a memória (p. ex., calendário com o cronograma de medicamentos) e certifique-se de que a informação escrita sobre os medicamentos esteja impressa com letra grande o suficiente para o paciente enxergar (Rochon, 2021; Touhy e Jett, 2021)
- Avalie o estado funcional (incluindo visão, preensão manual, habilidades motoras finas) a fim de determinar se o paciente necessitará de assistência para tomar os medicamentos (Touhy e Jett, 2021)
- Alguns idosos têm mais sensibilidade a medicamentos, principalmente àqueles que têm ação no sistema nervoso central. Monitore atentamente as reações dos pacientes aos medicamentos e antecipe ajustes de doses conforme a necessidade (Touhy e Jett, 2021)
- Se o paciente apresentar dificuldade para deglutir uma cápsula ou comprimido, peça ao provedor de cuidados de saúde para substituir por medicamento líquido ou instrua o paciente a colocar o medicamento na frente da língua e ingerir líquido para ajudar a carrear o medicamento para a garganta. Caso o paciente continue com problema, sugira a ingestão do medicamento com pequena quantidade de alimento semissólido (Touhy e Jett, 2021)
- Ensine alternativas ao medicamento, como dieta adequada em vez de suplementos vitamínicos e exercícios em vez de laxativos (Rochon, 2021; Touhy e Jett, 2021).

Fique vigilante ao administrar medicamentos e conheça as alterações fisiológicas do envelhecimento (Figura 31.7) para que você possa antecipar reações adversas. Enfermeiros podem trabalhar em colaboração com provedores de cuidados de saúde a fim de minimizar eventos adversos com medicamentos em idosos descontinuando o medicamento, prescrevendo novos medicamentos, reduzindo o número de profissionais que prescrevem os medicamentos e realizando reconciliação frequente de medicamentos (Ronchon, 2021).

Polifarmácia. Polifarmácia é o uso de múltiplos medicamentos, uso de medicamentos potencialmente inadequados ou desnecessários ou uso de um medicamento que não corresponda ao diagnóstico do paciente (Touhy e Jett, 2017). Por exemplo, ocorre polifarmácia quando um paciente toma dois medicamentos da mesma classe farmacológica para tratar a mesma doença. Suspeite de polifarmácia quando seu paciente estiver utilizando dois ou mais medicamentos com ações iguais ou semelhantes para tratar diversas doenças simultaneamente e quando misturar suplementos nutricionais ou fitoterápicos com os medicamentos. Idosos também realizam polifarmácia frequentemente quando buscam alívio para diversos sintomas (p. ex., dor, constipação intestinal, insônia e indigestão) utilizando preparações CSP. Em alguns casos, a polifarmácia é inevitável. Por exemplo, alguns pacientes necessitam tomar mais de um medicamento para controlar sua pressão arterial elevada. Quando um paciente experimenta polifarmácia, seu risco de reações adversas e interações medicamentosas ou com alimentos é maior.

Como muitos idosos sofrem de problemas crônicos de saúde, a polifarmácia é comum. Todavia, também está se tornando mais comum em crianças e pacientes com doenças mentais. O uso frequente de medicamentos CSP, a falta de conhecimento sobre medicamentos, crenças incorretas e visitas a muitos provedores de cuidados de saúde

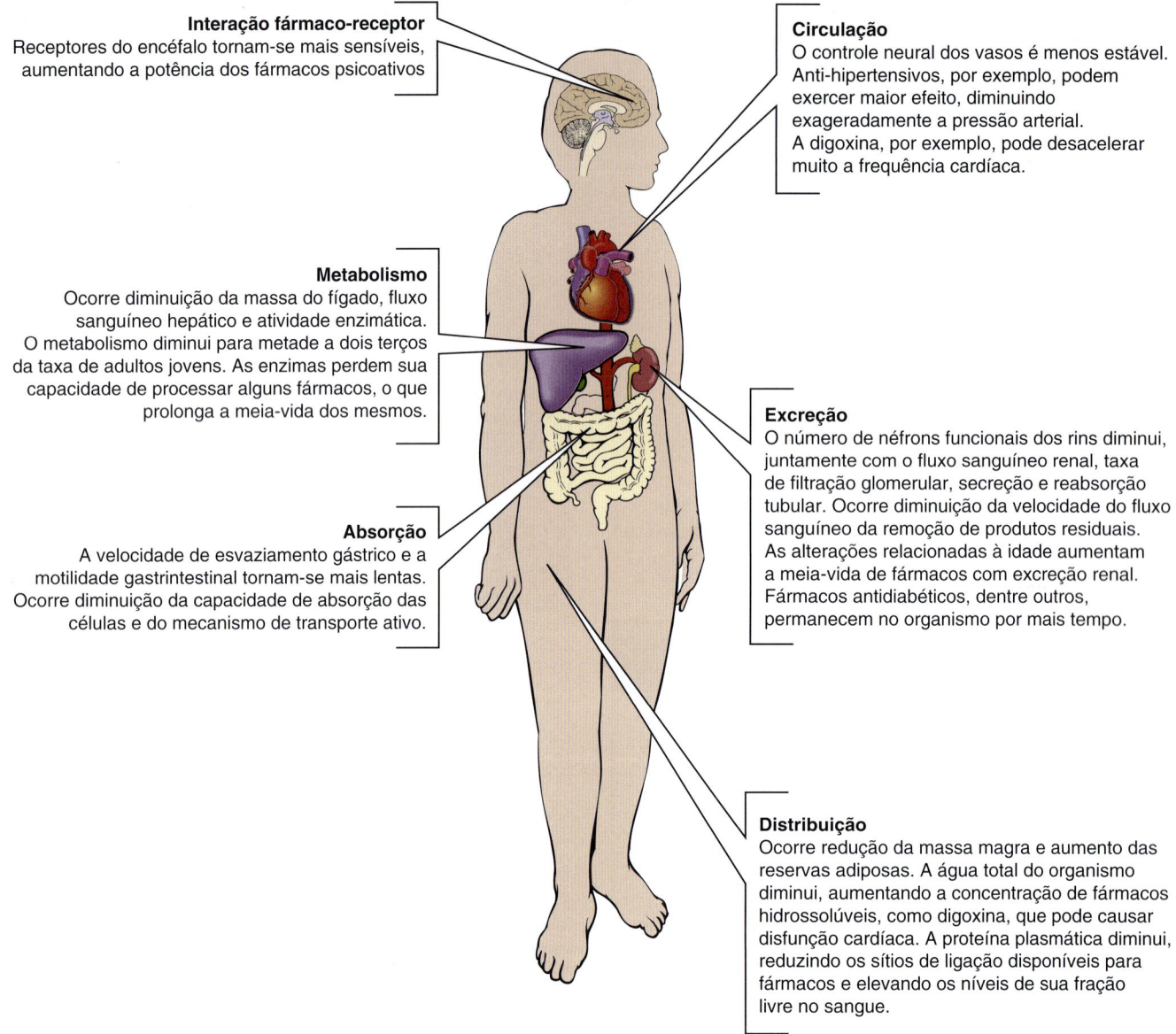

Figura 31.7 Efeitos do envelhecimento sobre o metabolismo de medicamentos. (De Lewis SM et al.: *Medical-surgical nursing*, ed 9, St Louis, 2014, Mosby.)

para tratar doenças diferentes aumentam o risco de polifarmácia. A fim de minimizar riscos associados a essa prática, é essencial haver comunicação frequente entre provedores de cuidados de saúde, a fim de garantir que o regime medicamentoso do paciente seja o mais simples possível (Rochon, 2021).

❖ Avaliação

A avaliação da administração de medicamentos constitui papel essencial da profissão de enfermagem e requer habilidades de avaliação, julgamento clínico, análise e conhecimento sobre medicamentos, fisiologia e fisiopatologia. É preciso colher dados de forma completa e precisa a fim de obter uma avaliação holística. A meta da administração de medicamentos segura e eficaz é atingida quando o paciente responde adequadamente à terapia medicamentosa e assume a responsabilidade por seu autocuidado. Quando seus pacientes não atingirem os resultados esperados da terapia medicamentosa, investigue as possíveis razões e determine quais as revisões apropriadas a seu plano de cuidados.

Pelos olhos do paciente. A avaliação é mais eficaz quando você valoriza a participação de seu paciente. É importante trabalhar em parceria com seus pacientes e inclua-os em seu processo avaliativo. Certifique-se de que compreenderam e são capazes de administrar medicamentos de maneira segura. Por exemplo, quando estiver cuidando de uma criança que necessita de um inalador, certifique-se de observar o paciente utilizando o dispositivo. A fim de determinar se seus pacientes compreendem seu cronograma de medicamentos, peça-lhes para explicarem quando devem tomar os medicamentos e veja se sabem fazê-lo conforme a prescrição. Quando os pacientes apresentarem dificuldade com o cronograma de medicamentos, determine quais são seus obstáculos à adesão (p. ex., custo, falta de conhecimento) e remova os obstáculos se possível. Determine também se seus pacientes têm valores diferentes e se definem a saúde de maneira diferente. Tais valores e crenças influenciam sua percepção da eficácia de seus medicamentos. Portanto, peça a seus pacientes para descreverem a eficácia. Pergunte se estão satisfeitos com seus medicamentos e como se sentem com eles. Utilize as afirmações e respostas dos pacientes às suas perguntas (p. ex., "sinto-me menos ansioso agora") ao determinar a eficácia dos medicamentos. A inclusão dos pacientes no processo de avaliação os empodera e os ajuda a se tornar mais ativamente envolvidos nos próprios cuidados.

Desfechos do paciente. A condição clínica do paciente pode se alterar a cada minuto. Utilize o conhecimento acerca do efeito desejado e efeitos adversos comuns de cada medicamento para comparar os desfechos esperados com os achados reais. Alterações na condição do paciente geralmente se relacionam fisiologicamente às mudanças do estado de saúde ou de medicamentos, ou ambos. Fique alerta a reações em pacientes que tomam muitos medicamentos. Para avaliar as respostas do paciente aos medicamentos, enfermeiros empregam diversas mensurações, como a observação direta de parâmetros fisiológicos (p. ex., pressão arterial ou valores laboratoriais), respostas comportamentais (p. ex., agitação) e escalas (p. ex., de dor ou náuseas). O tipo de mensuração utilizada varia conforme a ação do medicamento que está sendo avaliado, o nível da habilidade, o conhecimento sobre mensuração e o nível cognitivo e a capacidade psicomotora do paciente. O tipo mais comum de mensuração é o fisiológico. Exemplos de mensurações fisiológicas incluem pressão arterial, frequência cardíaca e acuidade visual. Enfermeiros também utilizam as afirmações do paciente como mensurações da avaliação. A Tabela 31.8 contém exemplos de metas, resultados esperados e mensurações avaliativas correspondentes.

Administração de medicamentos

É necessária uma base saudável de conhecimento e julgamento clínico para que os medicamentos sejam administrados com segurança. Enfermeiros necessitam estar preparados para administrar medicamentos por diversas vias.

Administração oral

A via mais fácil e desejada para a administração de medicamentos é a VO (Procedimento 31.1). Os pacientes geralmente podem realizar autoadministração de medicamentos VO. O alimento pode afetar a absorção de um medicamento, então administre medicamentos orais com estômago vazio caso ocorra diminuição da absorção por alimentos. Da mesma maneira, forneça os medicamentos com as refeições caso a absorção seja aumentada pelo alimento (Burchum e Rosenthal, 2019). A maioria dos comprimidos e cápsulas necessitam ser deglutidos e administrados com aproximadamente 60 a 240 mℓ de líquido (conforme permitido).

A administração de medicamentos VO é contraindicada em algumas situações (Tabela 31.5). Muitos medicamentos interagem com suplementos fitoterápicos e nutricionais. Você necessita ter conhecimento acerca dessas interações a fim de determinar o melhor horário para administrar os medicamentos.

Uma importante precaução a ser tomada durante a administração de medicamentos de qualquer preparação oral é proteger os pacientes contra a aspiração. Ocorre aspiração quando o alimento, líquido ou medicamento pretendido para administração GI adentra inadvertidamente o trato respiratório. Proteja o paciente da aspiração avaliando sua capacidade de deglutição. O Boxe 31.13 fornece técnicas que protegem os pacientes contra a aspiração. O posicionamento correto é essencial. Posicione o paciente sentado em ângulo de 90° quando administrar medicamentos orais, caso a posição não seja contraindicada por sua condição. Em geral, pedir ao paciente para flexionar ligeiramente a cabeça com o queixo para baixo diminui a aspiração. Utilize uma abordagem multidisciplinar (p. ex., fonoaudiólogo, nutricionista e terapeuta ocupacional) a fim de determinar as melhores técnicas para pacientes com dificuldade de deglutição.

É necessária consideração especial ao administrar medicamentos a pacientes com sondas enterais ou nasogástricas (Boxe 31.14).

Tabela 31.8 Exemplo de avaliação dos resultados do paciente.

Resultados esperados	Método avaliativo com exemplo
O paciente e o cuidador da família descrevem informações sobre medicamentos, doses, cronograma, finalidade e efeitos adversos	Método escrito: peça ao paciente para redigir o cronograma de medicamentos para um período de 24 h Questionamento oral: utilize o método *teach-back* (ensinar de volta) e peça ao paciente para descrever finalidade, dose e efeitos adversos de cada medicamento prescrito
O paciente e o cuidador da família identificam situações que requerem intervenção medicamentosa	Questionamento oral: utilize o método *teach-back* (ensinar de volta) e peça ao cuidador da família para descrever o que fazer quando o paciente apresentar efeitos adversos com um medicamento
O paciente e o cuidador da família demonstram técnica adequada de administração de medicamentos	Observação direta: peça ao paciente para realizar o retorno da demonstração preenchendo a seringa de insulina e administrando a injeção
O paciente segue o regime de tratamento prescrito	Anotações pessoais: peça ao cuidador da família para manter um diário da adesão do paciente à terapia durante 1 semana
O paciente realiza técnicas de autoadministração corretamente	Observação direta: observe o paciente instilando colírios
O paciente identifica os recursos disponíveis para obter o medicamento necessário	Questionamento oral: utilize o método *teach-back* (ensinar de volta) e peça ao cuidador da família para identificar a forma de contatar a farmácia local ou a clínica da comunidade para obter os medicamentos necessários

Boxe 31.13 Como proteger um paciente contra a aspiração

- Deixe que o paciente realize autoadministração dos medicamentos se possível
- Identifique os sinais de disfagia (dificuldade de deglutição): tosse, mudança no tom ou qualidade da voz após a deglutição, deglutição demorada, limpeza incompleta da cavidade oral ou acúmulo de alimento, regurgitação
- Avalie a capacidade de deglutição e de tossir do paciente verificando presença do reflexo de vômito e oferecendo ao paciente 50 mℓ de água em alíquotas de 5 mℓ. Pare se o paciente começar a tossir
- Prepare medicamentos orais em uma forma fácil de ser deglutida
- Posicione o paciente sentado em ângulo de 90° e com os pés no chão, quadris e joelhos flexionados em 90°, cabeça na linha média e costas retas se possível e se não houver contraindicação por sua condição
- Sugira que o paciente flexione ligeiramente a cabeça em posição com o queixo para baixo antes de deglutir
- Prepare medicamentos orais da maneira mais fácil de serem deglutidos
- Caso o paciente apresente fraqueza unilateral, coloque o medicamento do lado mais forte da boca
- Administre comprimidos um de cada vez, garantindo que cada medicamento seja adequadamente deglutido antes de introduzir o próximo
- Aumente a espessura de líquidos regulares ou ofereça néctares de frutas quando o paciente não conseguir tolerar líquidos aquosos
- Alguns medicamentos podem ser triturados e misturados com alimentos pastosos caso necessário. Procure uma referência de medicamentos a fim de identificar quais podem ser triturados
- Evite canudos, pois podem reduzir o controle que o paciente tem sobre o volume ingerido, aumentando o risco de aspiração
- Peça ao paciente para segurar um copo e beber do copo se possível
- Defina o horário dos medicamentos de forma a coincidirem com as refeições ou quando o paciente estiver bem descansado e alerta
- Administre medicamentos utilizando outra via caso o risco de aspiração seja alto (verifique as políticas institucionais).

Boxe 31.14 Diretrizes para o procedimento

Administração de medicamentos através de sonda enteral (sonda nasogástrica, de gastrostomia, de jejunostomia ou de fino calibre)

Delegação e colaboração

O procedimento de administração de medicamentos através de sondas enterais não pode ser delegado a funcionários auxiliares. Enfermeiros instruem auxiliares a:
- Manter a cabeceira do leito elevada no mínimo 30° (preferencialmente 45°) durante 1 h após a administração do medicamento e seguir as políticas institucionais
- Relatar imediatamente ao enfermeiro a ocorrência de tosse, engasgo, sufocação ou salivação de líquidos ou comprimidos dissolvidos
- Relate imediatamente a um enfermeiro qualquer ocorrência de possíveis efeitos adversos (específicos do medicamento).

Equipamento

Registro de administração de medicamentos (RAM) (eletrônico ou impresso), seringa específica para medicamentos de 60 mℓ exclusiva para sondas de alto calibre, conector exclusivamente enteral (ENFit®) (ver ilustração), fita de avaliação de pH (escala de 0 a 11,0), recipiente graduado, medicamento que será administrado, triturador de comprimido para medicamentos em formato de comprimido, água morna ou estéril para pacientes imunocomprometidos, espátula de língua ou canudo para misturar medicamentos dissolvidos, luvas limpas e oxímetro de pulso (para avaliação).

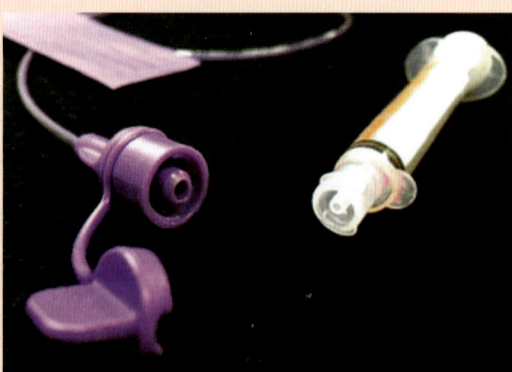

Conector exclusivamente enteral.

Passos para o procedimento

1. Verifique a acurácia e a completude de cada RAM ou material impresso com a receita elaborada pelo provedor de cuidados de saúde. Verifique nome do paciente, nome do medicamento, dose, via de administração e horário da administração. Esclareça receitas incompletas com o provedor de cuidados de saúde antes da administração.
2. Revise a informação pertinente relacionada ao medicamento, incluindo ação, finalidade, dose e via normal, efeitos adversos, horário do início e pico da ação, indicação e implicações de enfermagem.
3. Avalie quaisquer contraindicações à administração de medicamentos por via enteral, incluindo presença de inflamação intestinal, peristaltismo diminuído, cirurgia gastrintestinal (GI) recente e sucção gástrica que não possa ser desligada.
4. Evite cronogramas de medicamentos complicados que interrompam a alimentação enteral. Utilize vias de administração alternativas quando possível (p. ex., transdérmica, retal, intravenosa [IV]).
    a. Determine onde o medicamento é absorvido e certifique-se de que o ponto de absorção não tenha sido ultrapassado pela sonda enteral. Por exemplo, alguns medicamentos como antiácidos são absorvidos no estômago, não no jejuno.
    b. Determine se o medicamento interage com a alimentação enteral. Se sim, protele a alimentação por no mínimo 30 min antes de fornecer o medicamento (verifique as políticas institucionais ou consulte um farmacêutico).
5. Avalie o histórico médico, de medicamentos, nutricional e de alergias do paciente. Liste as alergias do paciente a alimentos e medicamentos em cada página do RAM e demonstre de forma evidente no prontuário médico do paciente segundo as políticas institucionais. Quando o paciente tiver uma alergia, aplique-lhe um bracelete de identificação da alergia. Caso você identifique contraindicações, protele o medicamento e informe o provedor de cuidados de saúde.
6. Para pacientes que tenham sido submetidos a cirurgia, revise prescrições segundo o tipo de cuidados com a sonda enteral.
7. Verifique com a farmácia a disponibilidade de uma preparação líquida para o medicamento do paciente. O provedor de cuidados de saúde pode necessitar modificar a forma de administração.
8. Avalie o conhecimento, a experiência e o letramento em saúde do paciente ou familiar cuidador.
9. Higienize as mãos. Obtenha e revise os dados do exame físico (p. ex., ruídos intestinais, distensão abdominal) e dados laboratoriais (p. ex., função renal e hepática) que possam influenciar a administração de medicamentos.

Boxe 31.14 Diretrizes para o procedimento (Continuação)

Administração de medicamentos através de sonda enteral (sonda nasogástrica, de gastrostomia, de jejunostomia ou de fino calibre)

10. Antes de administrar medicamentos enterais, verifique a posição da sonda segundo as políticas institucionais e determine que esteja corretamente posicionada no estômago ou intestino delgado.
11. Avalie conhecimento, experiência anterior do paciente com medicamentos enterais e seus sentimentos em relação ao procedimento.
12. Avalie os objetivos ou preferências do paciente em relação a como o procedimento deve ser realizado ou o que o paciente espera.
13. Realize higiene das mãos. Prepare o equipamento e o RAM.
14. Prepare os medicamentos para instilação na sonda enteral. Execute o procedimento evitando distrações. Verifique o rótulo do medicamento com o RAM duas vezes – ao retirar o medicamento da unidade de armazenamento ou do sistema automatizado (EPMC) e antes de sair da área de preparo do medicamento. *Trata-se da primeira e da segunda checagem para precisão*. Preencha o recipiente graduado com 50 a 100 mℓ de água morna. Utilize água estéril para pacientes imunocomprometidos ou críticos (Boullata et al., 2017).

JULGAMENTO CLÍNICO: sempre que possível, utilize medicamentos líquidos em vez de comprimidos triturados. Caso você precise triturar comprimidos, lave a sonda antes e após administrar o medicamento a fim de prevenir sua aderência na parte interna da sonda. Ademais, certifique-se de que medicamentos concentrados estejam completamente diluídos. Nunca insira medicamentos triturados diretamente na sonda (Boullata et al., 2017).

   a. *Comprimidos*: triture cada comprimido até se tornar um pó fino, utilizando um dispositivo próprio para trituração ou dois copos de medicamento. Dissolva cada comprimido em um copo de 30 mℓ separado com água morna.
   b. *Cápsulas*: calce luvas limpas. Certifique-se de que o conteúdo da cápsula (grânulos de gelatina) possa ser removido de seu revestimento (consulte um farmacêutico). Abra a cápsula ou perfure-a com uma agulha estéril e esvazie seu conteúdo em 30 mℓ de água morna (ou solução indicada pelo fabricante). Cápsulas de gel dissolvem-se em água morna, embora isso possa demorar 15 a 20 min. Remova e descarte as luvas.
   c. Prepare medicamentos líquidos (preparados pela farmácia na seringa adequada).
   d. Realize higiene das mãos.
15. Leve o(s) medicamento(s) ao paciente no horário correto (verifique as políticas institucionais). Leve em consideração se o medicamento é de horário crítico. Durante a administração, aplique os sete elementos corretos da administração de medicamentos.
16. Identifique o paciente utilizando no mínimo dois identificadores (p. ex., nome e data de nascimento ou nome e número do prontuário médico) segundo as políticas institucionais. Compare os identificadores com a informação contida no RAM ou prontuário médico do paciente (TJC, 2021).
17. À beira do leito do paciente, compare novamente o RAM ou o material impresso com os nomes dos medicamentos contidos no rótulo e com o nome do paciente. Pergunte-lhe sobre quaisquer alergias. *Trata-se da terceira checagem para precisão*.
18. Explique o procedimento ao paciente e discuta a finalidade de cada medicamento, sua ação e possíveis efeitos adversos. Permita que o paciente lhe faça perguntas sobre os medicamentos.
19. Ajude o paciente a se sentar. Eleve a cabeceira do leito no mínimo 30°, preferencialmente 45° (exceto quando contraindicado), ou ajude o paciente a se transferir para uma cadeira (Boullata et al., 2017).
20. Caso haja uma sonda enteral em infusão, ajuste a bomba de infusão para suspender a nutrição.
21. Realize higiene das mãos. Aplique luvas limpas. Verifique a posição da sonda observando o conteúdo gástrico e verificando o pH para conteúdo aspirado. *O pH menor que 5,0 é um bom indicador de que a extremidade da sonda está corretamente posicionada no estômago* (Boullata et al., 2017; Judd, 2020).
22. Verifique o volume residual gástrico (VRG). Preencha uma seringa de 60 mℓ com 10 a 30 mℓ de ar e conecte-a à sonda. Lave a sonda com ar e aspire de volta o conteúdo gástrico. Determine o VRG utilizando a escala da seringa ou um recipiente graduado. Caso o VRG exceda 500 mℓ, suspenda a alimentação por 2 h e verifique novamente (Boullata et al., 2017) (respeite as políticas institucionais). Quando o VRG for excessivo, suspenda o medicamento e contate o provedor de cuidados de saúde. Algumas instituições de cuidados de saúde proíbem a medição do VRG com sondas de alimentação de pequeno calibre (Judd, 2020).
23. Lave a sonda.
    a. Pince a sonda enteral e remova a seringa. Preencha a seringa com 30 mℓ de água. Reconecte a seringa à sonda, solte a pinça e lave a sonda. Pince-a novamente e remova a seringa.
    b. Conecte um conector específico à sonda enteral.
24. Remova o êmbolo da seringa e reconecte a seringa à sonda.
25. Administre a dose do medicamento líquido ou dissolvido despejando-o na seringa e deixe fluir pela gravidade.

JULGAMENTO CLÍNICO: verifique se o conector atende aos padrões da International Organization for Standardization (IOS) para sondas (Boullata et al., 2017; IOS, 2020). Não conecte a sonda enteral a uma seringa padronizada de Luer ou dispositivo sem agulha (FDA, 2018; IOS, 2020).

JULGAMENTO CLÍNICO: algumas vezes, é necessário transferir medicamentos orais para um copo de medicamento para administração enteral. Se o medicamento não fluir livremente, eleve a altura da seringa para aumentar o fluxo ou tente mudar ligeiramente a posição do paciente, pois a extremidade da sonda pode estar em contato com a mucosa gástrica. Caso as medidas não melhorem o fluxo, uma leve pressão no êmbolo da seringa poderá facilitar o fluxo do líquido.

   a. Caso esteja fornecendo apenas uma dose de medicamento, lave a sonda com 30 a 60 mℓ de água após a administração.
   b. Para administrar mais de um medicamento, forneça cada um separadamente e lave a sonda entre os medicamentos utilizando 15 a 30 mℓ de água.
   c. Após o último medicamento, lave a sonda com 30 a 60 mℓ de água.
26. Pince a extremidade proximal da sonda quando não estiver realizando administração e devolva a tampa.
27. Durante a administração contínua utilizando bomba de infusão, siga as políticas de administração de medicamentos para interromper a infusão antes de administrar medicamentos. Caso os medicamentos não sejam compatíveis com a nutrição, suspenda a nutrição por 30 a 60 min adicionais (Boullata et al., 2017).
28. Ajude o paciente a assumir uma posição confortável e mantenha a cabeceira do leito elevada, caso não haja contraindicação, durante 1 h (verifique as políticas institucionais).
29. Coloque o sistema de chamada de enfermagem em um local acessível, ao alcance do paciente.
30. Eleve as grades laterais do leito (conforme apropriado) e deixe o leito na posição mais baixa.

(continua)

Boxe 31.14 Diretrizes para o procedimento (Continuação)

Administração de medicamentos através de sonda enteral (sonda nasogástrica, de gastrostomia, de jejunostomia ou de fino calibre)

31. Descarte materiais contaminados, enxágue o recipiente graduado e a seringa com água de torneira, remova e descarte luvas e realize higiene das mãos.
32. Documente o nome do medicamento, a dose, a via e o horário da administração no RAM. Documente a resposta do paciente nas anotações do RAM em seu registro eletrônico de saúde (*electronic health record*, EHR) ou em seu prontuário médico.
33. Documente a instrução fornecida ao paciente e valide sua compreensão nas anotações de enfermagem, no EHR ou no prontuário médico.
34. Observe o paciente com relação a sinais de aspiração, como engasgos, fala gorgolejante, ruídos respiratórios e dificuldade respiratória.
35. Retorne em 30 min para avaliar a resposta do paciente aos medicamentos.
36. Utilize o método *teach-back* (ensinar de volta): "Quero me certificar de que expliquei claramente por que seu pai deve tomar seus medicamentos através da sonda de nutrição. Conte-me por que ele está recebendo os medicamentos através da sonda." Revise sua instrução agora ou desenvolva um plano para revisar a aprendizagem do paciente/cuidador da família caso não sejam capazes de ensinar de volta corretamente. Isso determina o nível de compreensão do paciente/cuidador da família acerca do tópico instrucional.

Deixar de seguir as recomendações baseadas em evidências da American Society for Parenteral and Enteral Nutrition (ASPEN) podem resultar em obstrução da sonda, diminuição da efetividade dos medicamentos e maior risco de toxicidade com o medicamento (Boullata et al., 2017). A desconexão da sonda continua prejudicando os pacientes porque sondas com diferentes funções podem ser conectadas com conectores de Luer (Malone et al., 2019)). Para responder a essa questão, a International Organization for Standardization (IOS, 2020a) desenvolveu padrões para conexões de tubos para os quais o conector de Luer não será mais compatível (ISMP, 2020a). Existe um conector exclusivamente enteral (ENFit®) disponível e instituições de saúde têm modificado suas práticas, políticas, procedimentos e processos de nutrição enteral segundo novas diretrizes. Antes de fornecer um medicamento por essa via, verifique se a localização da sonda (p. ex., estômago ou jejuno) é compatível com a absorção do medicamento. Por exemplo, o ferro se dissolve no estômago e é absorvido em sua maior parte no duodeno. Quando é administrado através de uma sonda jejunal, apresenta baixa biodisponibilidade.

Utilize medicamentos líquidos quando possível. Caso estejam indisponíveis, triture comprimidos simples ou abra cápsulas e dilua o conteúdo com água. Perfure a cápsula de gel com uma agulha estéril e esvazie seu conteúdo em 30 mℓ de água morna ou outra solução, conforme indicado pelo fabricante do medicamento. Você pode dissolver cápsulas de gel em água morna, embora isso leve cerca de 15 a 20 min. Utilize apenas seringas orais ao preparar medicamentos por essa via, a fim de prevenir administração parenteral acidental. Lave a sonda com no mínimo 30 mℓ de água antes e após fornecer o medicamento. Ao administrar mais de um medicamento por vez, forneça cada um separadamente e lave a sonda entre os medicamentos utilizando 15 a 30 mℓ de água. Determine se os medicamentos necessitam ser fornecidos com estômago vazio ou se são compatíveis com a nutrição enteral do paciente. Caso o medicamento necessite ser fornecido com estômago vazio, ou seja, incompatível com a nutrição (p. ex., fenitoína, carbamazepina, varfarina, fluoroquinolonas, inibidores de bomba de prótons), protele a nutrição por ao menos 30 min antes ou após administração do medicamento. Verifique o momento com uma referência sobre medicamentos ou consulte um farmacêutico. Monitore o paciente cuidadosamente para reações adversas. O risco de interações de fármacos é alto quando um ou mais medicamentos são fornecidos por essa via, pois podem interagir tão logo sejam administrados.

Aplicações tópicas de medicamentos

Medicamentos tópicos são aplicados localmente, mais frequentemente em contato com a pele. Estão disponíveis em muitas formas (Tabela 31.1). Também podem ser aplicados a membranas mucosas.

Aplicações cutâneas. Como medicamentos aplicados localmente como loções, pastas e pomadas produzem efeitos sistêmicos e locais, aplique tais medicamentos empregando luvas e aplicadores. Utilize técnica estéril caso o paciente apresente uma ferida aberta. A presença de crostas na pele e tecido necrosado alberga microrganismos e impede o contato dos medicamentos com o tecido tratado. Antes de aplicar medicamentos tópicos, limpe a pele cuidadosamente lavando a região gentilmente com água e sabão, embebendo o local envolvido ou debridando o tecido local.

Aplique cada tipo de medicamento respeitando orientações a fim de garantir sua penetração adequada e absorção. Ao aplicar pomadas ou pastas, distribua o medicamento simetricamente sobre a área envolvida, cobrindo bem a superfície sem aplicar uma camada muito espessa. Provedores de cuidados de saúde algumas vezes recomendam curativo com gaze sobre o medicamento a fim de prevenir que manchem roupas ou que estas removam o medicamento. Espalhe levemente loções e cremes sobre a superfície da pele; esfregar com força causa irritação. Aplique linimentos espalhando-os gentilmente, mas firmemente, sobre a pele. Polvilhe levemente medicamentos e pó sobre a área afetada formando uma camada fina.

Alguns medicamentos tópicos são aplicados na forma de adesivo transdérmico que permanece no local por um período de tempo prolongado (p. ex., 12 h ou 7 dias). Antes de aplicar um novo adesivo, calce luvas descartáveis e remova o adesivo anterior. O medicamento permanece no adesivo mesmo após sua duração recomendada de uso. Existem casos de enfermeiros e pacientes que deixaram adesivos no local além do tempo recomendado, causando superdosagem do medicamento. Por exemplo, pacientes que utilizam adesivos de fentanila para manejo da dor podem sofrer depressão respiratória, coma e morte quando os adesivos não são removidos. Ademais, algumas pessoas, especialmente crianças, já sofreram lesões potencialmente fatais devido à exposição acidental a adesivos de fentanila que não foram descartados corretamente. Muitos adesivos são transparentes, o que dificulta sua visualização. Avalie cuidadosamente a pele do paciente e remova o adesivo existente antes de aplicar um novo. Siga estas diretrizes para garantir administração segura de medicamentos transdérmicos ou tópicos:

- Enquanto estiver obtendo um histórico ou reconciliando medicamentos, pergunte especialmente se os pacientes utilizam algum medicamento na forma de adesivo, creme tópico ou qualquer via que não seja a oral
- Ao aplicar um adesivo transdérmico, pergunte ao paciente se há um adesivo
- Utilize luvas descartáveis ao remover e aplicar adesivos transdérmicos
- Se o adesivo ou curativo estiver difícil de ser visualizado (p. ex., por ser transparente), aplique uma etiqueta visível sobre o mesmo

- Documente no RAM a localização do corpo do paciente na qual o medicamento foi aplicado
- Documente a remoção do adesivo ou medicamento no RAM. Dobre as extremidades colantes do adesivo umas sobre as outras e descarte-o em um lixo protegido contra crianças. Existem exceções. Adesivos de fentanila fornecem um medicamento analgésico potente através da pele e vêm com instruções relacionadas ao descarte após o uso (USFDA, 2021b). Siga sempre as orientações da embalagem.

Instilação nasal. Pacientes com alterações nasais algumas vezes recebem medicamentos na forma de *spray*, gotas ou tampão nasal (Boxe 31.15).

Boxe 31.15 Diretrizes para o procedimento

Administração de medicamentos por via nasal

Delegação e colaboração

O procedimento de administração de medicamentos por via nasal não pode ser delegado a funcionários auxiliares. Enfermeiros instruem auxiliares sobre:
- Potenciais efeitos adversos dos medicamentos e seu relato a um enfermeiro
- Relatar qualquer hemorragia nasal a um enfermeiro.

Equipamento

Registro de administração de medicamentos (RAM) (eletrônico ou impresso), medicamento preparado com conta-gotas transparente ou frasco *spray*, lenço facial, travesseiro pequeno (*opcional*), toalha (*opcional*), luvas limpas.

Passos para o procedimento

1. Verifique a acurácia e a completude de cada RAM ou material impresso com a receita elaborada pelo provedor de cuidados de saúde. Verifique nome do paciente, nome do medicamento, dose, via de administração (qual lado) e horário da administração. Esclareça receitas incompletas com o provedor de cuidados de saúde antes da administração.
2. Revise a informação pertinente relacionada ao medicamento, incluindo ação, finalidade, dose e via normal, efeitos adversos, horário do início e pico da ação, indicação e implicações de enfermagem.
3. Avalie o histórico médico do paciente (p. ex., hipertensão, doença cardíaca, diabetes e hipertireoidismo), histórico de medicamentos e de alergias. Liste as alergias a medicamentos em cada página do RAM e destaque as alergias no prontuário médico do paciente segundo as políticas institucionais. Caso o paciente seja alérgico, aplique-lhe um bracelete identificando a alergia.
4. Avalie conhecimento, experiência e letramento em saúde do paciente ou familiar cuidador.
5. Realize higiene das mãos. Utilizando uma lanterna, inspecione a condição do nariz e dos seios nasais. Palpe os seios nasais para verificar dor ou sensibilidade (ver Capítulo 30). Note presença de drenagem.
6. Avalie o conhecimento do paciente, experiência anterior com instilação nasal e com a técnica de instilação, e seus sentimentos em relação ao procedimento.
7. Avalie os objetivos ou preferências do paciente em relação a como o procedimento deverá ser realizado ou o que o paciente espera.
8. Realize higiene das mãos. Prepare o equipamento e o RAM.
9. Prepare os medicamentos para instilação nasal. Execute o procedimento evitando distrações. Verifique o rótulo do medicamento com o RAM duas vezes (Procedimento 31.1). A preparação geralmente envolve verificar o rótulo ao retirar soluções ou *sprays* nasais ao retirá-los da unidade de armazenamento e antes de sair da área de preparo do medicamento. Verifique a data de validade no frasco. *Trata-se da primeira e da segunda checagem para precisão*. Realize higiene das mãos.
10. Leve o(s) medicamento(s) ao paciente no horário correto (verifique as políticas institucionais). Leve em consideração se o medicamento é de horário crítico. Durante a administração, aplique os sete elementos corretos da administração de medicamentos.
11. Identifique o paciente utilizando no mínimo dois identificadores (p. ex., nome e data de nascimento ou nome e número do prontuário médico) segundo as políticas institucionais (TJC, 2021). Compare os identificadores com a informação contida no RAM ou prontuário médico do paciente.
12. À beira do leito do paciente, compare novamente o RAM ou o material impresso com os nomes dos medicamentos contidos no rótulo e com o nome do paciente. Pergunte-lhe sobre quaisquer alergias. *Trata-se da terceira checagem para precisão*.
13. Explique o procedimento ao paciente e sensações que ele deverá esperar. Discuta a finalidade de cada medicamento, sua ação e possíveis efeitos adversos. Permita que o paciente lhe faça perguntas sobre os medicamentos. Pacientes capazes de instilar os próprios medicamentos podem fazê-lo sob supervisão de um enfermeiro (verifique as políticas institucionais). Informe os pacientes que recebem instilação nasal de que podem sentir ardência na mucosa ou sensação de engasgo à medida que o medicamento passa pela garganta.
14. Prepare os materiais e medicamentos à beira do leito. Realize higiene das mãos e calce luvas limpas (quando houver presença de drenagem nasal).
15. Agite gentilmente o frasco. Instrua o paciente a assoar gentilmente o nariz, exceto quando contraindicado (p. ex., risco de aumento de pressão intracraniana ou epistaxe).
16. *Administre a solução nasal*:
    a. Ajude o paciente a assumir posição supina e ajustar a posição da cabeça.
       (1) Para acessar a região posterior da faringe, incline a cabeça do paciente para trás.
       (2) Para acessar os seios etmoidais ou esfenoidal, incline a cabeça sobre a beirada do leito ou coloque um pequeno travesseiro sob o ombro do paciente e incline sua cabeça para trás (ver ilustração).
       (3) Para acessar os seios frontal e maxilar, incline a cabeça do paciente para trás sobre a beirada do leito ou um travesseiro e vire a cabeça para o lado tratado (ver ilustração).

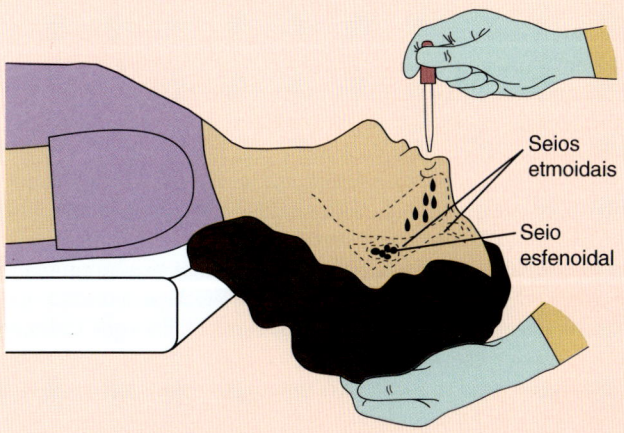

PASSO 16a(2) Posição para instilação de solução nasal em gotas nos seios etmoidais ou esfenoidal.

(continua)

Boxe 31.15 Diretrizes para o procedimento (Continuação)

Administração de medicamentos por via nasal

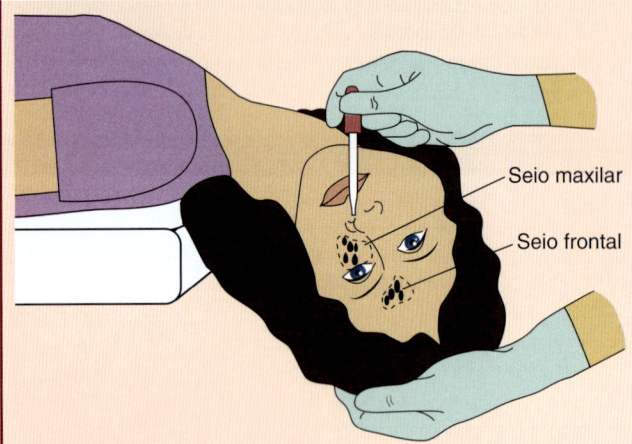

PASSO 16a(3) Posição para instilação de solução nasal em gotas nos seios frontal e maxilar.

b. Apoie a cabeça do paciente com a mão não dominante.
c. Instrua o paciente a respirar pela boca.
d. Segure o frasco a 1 cm de distância acima das narinas e instile o número de gotas prescrito em direção à linha média do osso etmoide.
e. Peça ao paciente para permanecer em posição supina durante 5 min.
f. Ofereça um lenço para que o paciente possa secar o nariz, alertando-o para não assoar durante vários minutos após a instilação.

17. *Administre o spray nasal*:
    a. Ajude o paciente a se sentar com as costas retas e a cabeça ligeiramente inclinada para frente.
    b. Instrua ou ajude o paciente a inserir a extremidade do *spray* nasal na narina e oclui-la com o dedo. Aponte a extremidade do *spray* para a lateral, longe do centro do nariz.
    c. Peça ao paciente para acionar o medicamento inalando ao mesmo tempo. Ajude-o a remover o frasco do nariz e instrua-o a respirar pela boca.
    d. Ofereça-lhe um lenço para secar o nariz, alertando-o para não assoar durante vários minutos após a instilação.

JULGAMENTO CLÍNICO: alguns medicamentos foram desenvolvidos para fornecer uma dose por ação do *spray*. Exemplos incluem calcitonina, desmopressina e sumatriptana. É imprescindível garantir que o paciente tenha compreendido o número correto de aplicações por dose, a fim de prevenir a superdosagem.

18. Ajude o paciente a assumir posição confortável após absorção do medicamento.
19. Coloque o sistema de chamada de enfermagem em um local acessível, ao alcance do paciente.
20. Levante as grades laterais (se adequado) e coloque o leito na posição mais baixa.
21. Descarte todos os materiais contaminados nos receptáculos adequados, remova e descarte as luvas usadas e realize higiene das mãos.
22. Documente nome do medicamento, dose, via e horário da administração no RAM.
23. Observe o paciente para início de efeitos adversos ou colaterais 15 a 30 min após administração do medicamento.
24. Pergunte se o paciente consegue respirar pelo nariz após a administração de descongestionante nasal. Pode ser necessário pedir que o paciente oclua uma narina por vez e respire fundo.
25. Reinspecione a condição das vias nasais entre instilações.
26. Peça ao paciente para descrever os riscos do uso excessivo de descongestionantes e métodos de administração.
27. O *feedback* garante que o paciente seja capaz de realizar autoadministração correta de medicamentos.
28. Peça ao paciente para lhe demonstrar a autoadministração do medicamento nasal.
29. Documente resposta, instrução, validação da compreensão e autoadministração do paciente em suas anotações de enfermagem no registro eletrônico de saúde (*electronic health record*, EHR) ou no prontuário médico.
30. Utilize o método *teach-back* (ensinar de volta): "Quero me certificar de que expliquei corretamente como utilizar seu *spray* nasal. Poderia me informar qual o melhor horário para você utilizar o *spray*? Que efeitos colaterais podem ocorrer com o *spray*?" Se o paciente realizar autoadministração de medicamentos em casa, diga: "Mostre-me como você tomará este medicamento em sua casa." Revise sua instrução agora ou desenvolva um plano para revisar a aprendizagem do paciente/cuidador da família caso não sejam capazes de ensinar de volta corretamente. Isso determina o nível de compreensão do paciente/cuidador da família acerca do tópico instrucional.

A forma mais comum de instilação nasal é o uso de *spray* descongestionante ou solução em gotas, utilizados para aliviar sintomas de congestão nasal e resfriado. Alerte os pacientes a evitar o abuso de medicamentos, o que pode causar efeito rebote, piorando a congestão nasal. Quando o paciente deglute quantidade excessiva de solução descongestionante, podem ocorrer graves efeitos sistêmicos, especialmente em crianças. Soluções fisiológicas nasais são mais seguras que preparações usuais contendo simpatomiméticos (p. ex., oximetazolina ou fenilefrina) para uso como descongestionante em crianças.

É mais fácil deixar que o paciente administre a solução em *spray*, para que possa controlar a administração e a inalação à medida que o medicamento adentra as vias nasais. Para pacientes que realizam uso repetido de *spray* nasal, verifique presença de irritação nas narinas. Em caso de uso para tratamento de infecção de seios nasais, posicione os pacientes de forma a permitir que o medicamento atinja o seio acometido. Um profissional da saúde trata hemorragias nasais graves com tampões nasais, os quais contêm epinefrina, a fim de reduzir o fluxo sanguíneo.

Instilação ocular. Alguns pacientes utilizam colírios CSP e pomadas como lágrimas artificiais e vasoconstritores. Outros, especialmente idosos, recebem prescrições de medicamentos **oftálmicos** para condições oculares como glaucoma ou após cirurgia de catarata. Problemas relativos à idade, incluindo perda visual, tremores nas mãos e dificuldade de preensão ou manuseio de frascos afetam a capacidade do idoso de realizar autoadministração de medicamentos oculares. Instrua seus pacientes e cuidadores da família acerca das técnicas adequadas para sua administração (Procedimento 31.2). Avalie a capacidade do paciente e seu cuidador da família de administrar por meio do retorno da demonstração do procedimento. Demonstre ao paciente cada passo da instilação de colírios a fim de ajudá-lo a compreender o procedimento. Siga estes princípios ao administrar medicamentos oculares:

- Evite instilar qualquer forma de medicamento ocular diretamente na córnea. A córnea tem muitas fibras de condução da dor, sendo, portanto, muito sensível a qualquer solução aplicada diretamente em sua superfície

- Evite tocar as pálpebras ou outras estruturas oculares com os frascos de colírios ou pomadas. O risco de transmissão de infecções de um olho para o outro é alto
- Utilize o medicamento ocular somente no olho acometido do paciente
- Nunca permita que um paciente utilize o medicamento ocular de outro.

Administração intraocular. Uma forma menos comum de administrar medicamentos oculares é a via intraocular (ver Procedimento 31.2). Medicamentos para uso por essa via lembram lentes de contato. Você insere o medicamento no saco conjuntival, onde ele permanecerá durante 1 semana. É necessário instruir pacientes a inserir e remover o disco e monitorar possíveis reações adversas ao medicamento.

Instilação auricular. Como as estruturas internas da orelha são muito sensíveis a temperaturas extremas, é necessário instilar soluções otológicas em temperatura ambiente, a fim de prevenir vertigem, tontura ou náuseas. Embora as estruturas da orelha externa não sejam estéreis, soluções estéreis são utilizadas no caso de ruptura da membrana timpânica. A entrada de soluções não estéreis na orelha média geralmente resulta em infecção.

Caso um paciente apresente drenagem na orelha, verifique com o provedor de cuidados de saúde se o paciente não apresenta ruptura do tímpano antes de instilar a solução. Nunca oclua nem bloqueie o canal auditivo com o conta-gotas ou com a seringa de irrigação. Forçar o medicamento para dentro de um canal auditivo ocluído gera pressão que pode lesionar o tímpano. O Boxe 31.16 fornece diretrizes para a administração de soluções otológicas.

Boxe 31.16 Diretrizes para o procedimento

Administração de medicamentos na orelha

Delegação e colaboração

O procedimento de administração de medicamentos na orelha não pode ser delegado a funcionários auxiliares. Enfermeiros instruem auxiliares sobre:
- Potenciais efeitos adversos dos medicamentos e seu relato a um enfermeiro
- Potencial de tontura ou irritação após a administração de medicamentos otológicos.

Equipamento

Registro de administração de medicamentos (RAM) (eletrônico ou impresso)
Gotas: frasco do medicamento com conta-gotas, aplicador com ponta de algodão, algodão, luvas limpas em caso de presença de drenagem
Irrigação: solução para irrigação e seringa, bacia cuba-rim, toalha.

Passos para o procedimento

1. Verifique a acurácia e a completude de cada RAM ou material impresso com a receita elaborada pelo provedor de cuidados de saúde. Verifique nome do paciente, nome do medicamento, dose, via de administração e horário da administração. Esclareça receitas incompletas com o provedor de cuidados de saúde antes da administração.
2. Revise a informação pertinente relacionada ao medicamento, incluindo ação, finalidade, dose normal e via (uma ou ambas as orelhas), efeitos adversos, horário do início e pico da ação, indicação e implicações de enfermagem.
3. Avalie o histórico médico do paciente, histórico de medicamentos e de alergias (incluindo a látex). Liste as alergias a medicamentos em cada página do RAM e destaque as alergias no prontuário médico do paciente segundo as políticas institucionais. Caso o paciente seja alérgico, aplique-lhe um bracelete identificando a alergia.
4. Realize higiene das mãos. Avalie a condição das estruturas da orelha externa (ver Capítulo 30). Isso pode ser feito imediatamente antes da instilação do medicamento (calce luvas limpas em caso de presença de drenagem).
5. Determine se o paciente apresenta algum sintoma de desconforto na orelha ou comprometimento auditivo.
6. Avalie o nível de consciência (NC) do paciente e sua capacidade de seguir orientações.
7. Avalie conhecimento, experiência e letramento em saúde do paciente ou familiar cuidador.
8. Avalie o conhecimento do paciente, sua experiência prévia com medicamentos otológicos e seus sentimentos em relação ao procedimento.
9. Avalie os objetivos ou preferências do paciente em relação a como o procedimento deve ser realizado ou o que o paciente espera.
10. Avalie a capacidade do paciente de manipular e segurar o gotejador do medicamento.
11. Realize higiene das mãos. Prepare o equipamento adequado e o RAM.
12. Prepare os medicamentos para instilação. Execute o procedimento evitando distrações. Verifique o rótulo do medicamento com o RAM duas vezes (Procedimento 31.1). Retire soluções otológicas do refrigerador e reaqueça até a temperatura ambiente antes de administrá-las ao paciente. A preparação geralmente envolve verificar o rótulo ao retirar soluções otológicas de seu local de armazenamento e antes de sair da área de preparo do medicamento. Verifique a data de validade no frasco. *Trata-se da primeira e da segunda checagem para precisão.* Realize higiene das mãos.
13. Leve o(s) medicamento(s) ao paciente no horário correto (verifique as políticas institucionais). Leve em consideração se o medicamento é de horário crítico. Durante a administração, aplique os sete elementos corretos da administração de medicamentos.
14. Organize os materiais à beira do leito.
15. Identifique o paciente utilizando no mínimo dois identificadores (p. ex., nome e data de nascimento ou nome e número do prontuário médico) segundo as políticas institucionais. Compare os identificadores com a informação contida no RAM ou prontuário médico do paciente.
16. À beira do leito do paciente, compare novamente o RAM ou o material impresso com os nomes dos medicamentos contidos no rótulo e com o nome do paciente. Pergunte-lhe se ele tem alguma alergia. *Trata-se da terceira verificação para precisão.*
17. Explique o procedimento ao paciente e sensações que ele deverá esperar. Discuta a finalidade de cada medicamento, sua ação e possíveis efeitos adversos. Permita que o paciente lhe faça perguntas sobre os medicamentos. Pacientes capazes de instilar os próprios medicamentos podem fazê-lo sob supervisão de um enfermeiro (verifique as políticas institucionais).
18. Realize higiene das mãos.
19. *Administre a solução otológica:*
    a. Higienize as mãos. Posicione o paciente de lado (caso não seja contraindicado) com a orelha que será tratada para cima, ou deixe o paciente ficar sentado em uma cadeira ou na beirada do leito. *Opção:* calce luvas limpas caso haja presença de drenagem na orelha.
    b. Em caso de oclusão da porção mais externa da orelha por cerume ou drenagem, limpe a região com um aplicador com ponta de algodão (ver ilustração) ou uma toalha. Tome cuidado para não forçar o cerume para dentro do canal.
    c. Segure o frasco na palma de suas mãos durante alguns minutos para aquecer seu conteúdo até a temperatura ambiente. Em seguida, para soluções em suspensão turva, agite o frasco por cerca de 10 s.
    d. Tracione o pavilhão auricular para cima e para trás na posição de 10 h do relógio (para adultos e crianças com mais de 3 anos), ou para baixo e para trás na posição entre 6 e 9 h do relógio (para crianças com menos de 3 anos), a fim deixar o canal auditivo retilíneo (ver ilustração)

(continua)

Boxe 31.16 Diretrizes para o procedimento (Continuação)

Administração de medicamentos na orelha

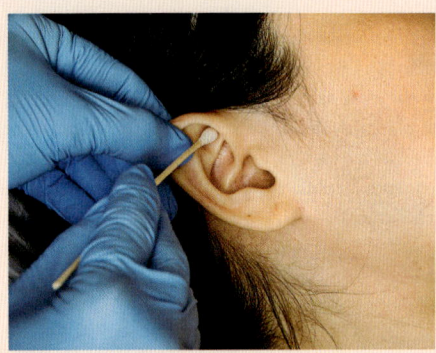

PASSO 19b Sempre limpe somente o canal externo. Não force o cerume ou secreções para dentro da orelha.

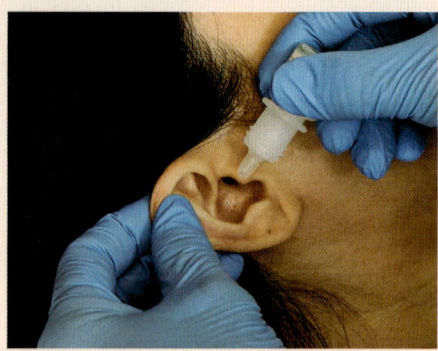

PASSO 19d Tracione o pavilhão auricular para cima e para trás em adultos e crianças com mais de 3 anos.

  e. Instile as gotas prescritas segurando o frasco a 1 cm acima do canal auditivo. Evite contato da extremidade do aplicador com o canal auditivo externo.
  f. Peça ao paciente para permanecer deitado de lado durante alguns minutos. Massageie gentilmente ou pressione o trago com um dedo (ver ilustração).
  g. Quando prescrito, insira gentilmente um algodão na porção mais externa do canal. Não pressione o algodão para dentro do canal.
  h. Remova o algodão após 15 min. Ajude o paciente a assumir uma posição confortável após absorção da solução.
20. *Administre irrigações otológicas*:
  a. Avalie a membrana timpânica ou revise o registro de medicamentos para verificar histórico de perfuração de tímpano, que contraindica a irrigação.
  b. Ajude o paciente a assumir posição sentada ou deitada com a cabeça inclinada ou virada para o lado afetado. Coloque uma toalha sob a cabeça e ombro do paciente e peça-lhe para segurar a bacia sob a orelha afetada.
  c. Preencha a seringa de irrigação com solução (aproximadamente 50 mℓ) em temperatura ambiente.
  d. Segure gentilmente o pavilhão auricular e tracione para baixo e para trás em crianças com menos de 3 anos ou para cima e para fora em pacientes com mais de 3 anos, a fim de deixar a orelha retilínea.
  e. Instile lentamente a solução mantendo a extremidade da seringa distante 1 cm acima da entrada do canal auditivo. Deixe o líquido drenar enquanto realiza a instilação. Continue até terminar de usar toda a solução.
21. Limpe a região e retire os materiais.
22. Ajude o paciente a se posicionar confortavelmente.
23. Coloque o sistema de chamada de enfermagem em um local acessível, ao alcance do paciente.
24. Levante as grades laterais (se adequado) e coloque o leito na posição mais baixa.
25. Descarte todos os materiais contaminados nos receptáculos adequados, remova e descarte luvas e realize higiene das mãos.
26. Documente nome do medicamento, dose, número de gotas, local de aplicação (orelha esquerda, direita ou ambas) e horário da administração no RAM imediatamente após a administração.
27. Observe a resposta ao medicamento avaliando alterações na audição, perguntando se os sintomas foram aliviados e notando quaisquer efeitos adversos ou desconforto relatados pelo paciente.
28. Peça ao paciente para discutir finalidade do medicamento, ação, efeitos adversos e colaterais e técnica de administração.
29. Documente resposta, instrução, validação da compreensão e autoadministração do paciente em suas anotações de enfermagem no registro eletrônico de saúde (*electronic health record*, EHR) ou no prontuário médico.
30. **Utilize o método *teach-back* (ensinar de volta):** "Quero me certificar de que demonstrei claramente como administrar soluções otológicas. Vamos utilizar este tempo que temos para você me demonstrar como instilar a solução em sua orelha." Revise sua instrução agora ou desenvolva um plano para revisar a aprendizagem do paciente/cuidador da família caso não sejam capazes de ensinar de volta corretamente. Isso determina o nível de compreensão do paciente/cuidador da família acerca do tópico instrucional.

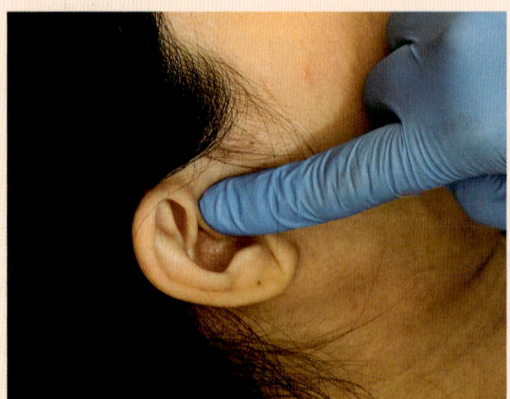

PASSO 19f Enfermeiro aplicando pressão suave sobre o trago após instilação de solução otológica.

Irrigações otológicas são realizadas quando o canal auditivo externo é ocluído por cerume que não pode ser removido utilizando-se medidas mais conservadoras, como ceruminolíticos. Em geral, a irrigação é realizada somente quando o paciente tem déficit auditivo ou desconforto ou quando é necessário visualizar a membrana timpânica. Você não deve realizar a irrigação quando houver histórico de infecção de orelha média nas últimas 6 semanas, quando o paciente tiver sido submetido a *qualquer* tipo de cirurgia na orelha, quando o paciente apresentar perfuração timpânica ou quando houver histórico de descarga mucosa no último ano.

Instilação vaginal. Medicamentos vaginais encontram-se disponíveis na forma de supositório, espuma, gel ou creme. Supositórios sólidos ovais (Figura 31.8) são embalados individualmente em papel alumínio e podem ser em alguns casos armazenados em refrigerador para impedir que derretam. Após inserção de um supositório no canal

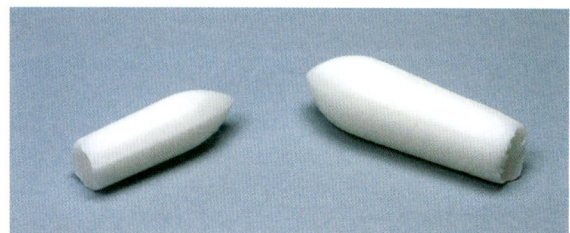

Figura 31.8 Supositórios vaginais (à *direita*) são maiores e mais ovalados que supositórios retais (à *esquerda*). (De Lilley LL et al.: *Pharmacology and the nursing process*, ed 9, St Louis, 2020, Elsevier.)

vaginal, a temperatura corporal causa seu derretimento, distribuição e absorção. Espumas, géis e cremes são administrados utilizando-se aplicador (Boxe 31.17).

Boxe 31.17 Diretrizes para o procedimento

Administração de medicamentos vaginais

Delegação e colaboração

O procedimento de administração de medicamentos vaginais não pode ser delegado a funcionários auxiliares. Enfermeiros instruem auxiliares sobre:
- Potenciais efeitos adversos dos medicamentos e seu relato a um enfermeiro
- Relatar qualquer alteração no nível de conforto ou presença de descarga ou hemorragia vaginal nova ou aumentada a um enfermeiro.

Equipamento

Registro de administração de medicamentos (RAM) (eletrônico ou impresso); creme, espuma, gel, comprimido, supositório ou solução de irrigação vaginal; aplicadores (Figuras 31.8 e 31.9) (quando necessário); luvas limpas; lenços e toalhas; apoio perineal; pano de campo ou lençol; lubrificantes solúveis em água; comadre; recipiente de irrigação ou ducha (quando necessário); lâmpada flexível (*opcional*).

Passos para o procedimento

1. Verifique a acurácia e a completude de cada RAM ou material impresso com a receita elaborada pelo provedor de cuidados de saúde. Verifique nome da paciente, nome do medicamento, dose, via de administração e horário da administração. Esclareça receitas incompletas com o provedor de cuidados de saúde antes da administração.
2. Revise a informação pertinente relacionada ao medicamento, incluindo ação, finalidade, dose normal e via, efeitos adversos, horário do início e pico da ação, indicação e implicações de enfermagem.
3. Avalie o histórico médico da paciente, histórico de medicamentos e de alergias. Liste as alergias a medicamentos em cada página do RAM e destaque as alergias no prontuário médico da paciente segundo as políticas institucionais. Caso a paciente seja alérgica, aplique-lhe um bracelete identificando a alergia.
4. Avalie conhecimento, experiência e letramento em saúde da paciente ou familiar cuidador
5. Realize higiene das mãos. Durante os cuidados perineais, inspecione a condição do tecido vaginal e note presença de drenagem. Remova e descarte as luvas e realize higiene das mãos.
6. Pergunte se a paciente está com sintomas de prurido, ardência ou desconforto.
7. Avalie o conhecimento e a experiência anterior da paciente com medicamentos vaginais e seus sentimentos em relação ao procedimento.
8. Avalie os objetivos ou preferências da paciente em relação a como o procedimento deve ser realizado ou o que a paciente espera.
9. Avalie a capacidade da paciente de manipular o aplicador, o supositório ou o equipamento de irrigação e de se posicionar corretamente para inserir o medicamento (o que pode ser realizado imediatamente antes da inserção).
10. Realize higiene das mãos. Prepare o equipamento adequado e o RAM.
11. Prepare o supositório para a administração. Execute o procedimento evitando distrações. A preparação geralmente envolve a verificação do rótulo ao retirar o supositório do refrigerador e antes de sair da área de preparo do medicamento. Verifique a data de validade no frasco. *Trata-se da primeira e da segunda checagem para precisão*. Realize higiene das mãos.
12. Leve o(s) medicamento(s) à paciente no horário correto (verifique as políticas institucionais). Leve em consideração se o medicamento é de horário crítico. Durante a administração, aplique os sete elementos corretos da administração de medicamentos.
13. Identifique a paciente utilizando no mínimo dois identificadores (p. ex., nome e data de nascimento ou nome e número do prontuário médico) segundo as políticas institucionais (TJC, 2021). Compare os identificadores com a informação contida no RAM ou prontuário médico da paciente.
14. À beira do leito da paciente, compare novamente o RAM ou o material impresso com os nomes dos medicamentos contidos no rótulo e com o nome da paciente. Pergunte-lhe sobre quaisquer alergias. *Trata-se da terceira verificação para precisão*.
15. Explique o procedimento à paciente. Seja específico caso a paciente planeje realizar a autoadministração do medicamento. Discuta a finalidade de cada medicamento, sua ação e possíveis efeitos adversos. Permita que a paciente lhe faça perguntas sobre os medicamentos.

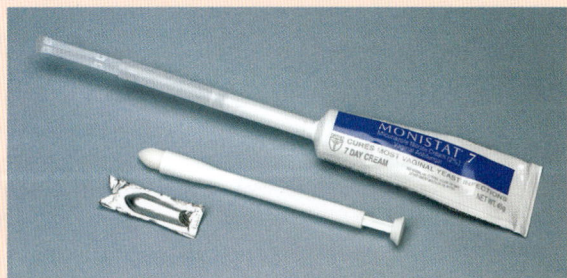

Figura 31.9 De cima para baixo: creme vaginal com aplicador, aplicador e supositório vaginal. (De Lilley LL et al.: *Pharmacology and the nursing process*, ed 9, St Louis, 2020, Elsevier.)

(continua)

Parte 5 Fundamentos para a Prática de Enfermagem

Boxe 31.17 Diretrizes para o procedimento (Continuação)

Administração de medicamentos vaginais

16. Feche a porta ou as cortinas. Realize higiene das mãos e calce luvas limpas. Peça à paciente para urinar (utilizando o banheiro ou a comadre). Ajude-a a se deitar em decúbito dorsal. Pacientes com restrição de mobilidade nos joelhos ou quadris podem ficar em posição supina com as pernas abduzidas.
17. Mantenha o abdome e pernas da paciente cobertos.
18. Certifique-se de que o vestíbulo da vagina esteja bem iluminado pela luz do quarto. Caso contrário, utilize a lâmpada flexível.
19. *Insira o supositório vaginal.*
    a. Remova o supositório da embalagem e aplique quantidade abundante de lubrificante solúvel em água na extremidade lisa ou arredondada do supositório (ver ilustração). Certifique-se de que o supositório esteja em temperatura ambiente. Lubrifique o indicador de sua luva da mão dominante.
    b. Com a mão enluvada não dominante, separe gentilmente os lábios da vagina.
    c. Com a mão enluvada dominante, insira a extremidade arredondada do supositório ao longo da parede posterior do canal vaginal todo o comprimento de seu dedo (7,5 a 10 cm) (ver ilustração).
    d. Remova seu dedo e limpe o lubrificante remanescente ao redor do vestíbulo vaginal e lábios com um lenço ou toalha.
    e. Remova e descarte luvas e realize higiene das mãos.
20. *Aplique o creme ou espuma.*
    a. Realize higiene das mãos e calce luvas limpas. Preencha o aplicador com creme ou espuma segundo as recomendações da embalagem.
    b. Com a mão enluvada não dominante, separe gentilmente os lábios da vagina.
    c. Com a mão enluvada dominante, insira gentilmente o aplicador aproximadamente 5 a 7,5 cm. Pressione o êmbolo do aplicador para depositar o medicamento no canal vaginal (ver ilustração).

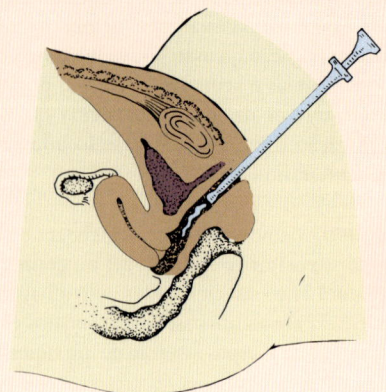

PASSO 20c Aplicador inserido no canal vaginal. Êmbolo sendo pressionado para instilar o medicamento.

   d. Remova o aplicador e coloque-o sobre uma toalha de papel. Limpe o creme remanescente nos lábios e vestíbulo vaginal com um lenço ou toalha.
   e. Remova e descarte luvas e realize higiene das mãos.
21. *Administre a irrigação ou ducha.*
    a. Posicione a paciente sobre a comadre e um tecido absorvente.
    b. Certifique-se de que o líquido da irrigação ou ducha esteja na temperatura corporal. Deixe o líquido correr através do bocal do recipiente para preencher o tubo.
    c. Realize higiene das mãos e calce luvas.
    d. Separe gentilmente os lábios da vagina e direcione a irrigação no sentido do sacro, ao longo do assoalho da vagina.
    e. Eleve o recipiente aproximadamente 30 a 50 cm acima do nível da vagina. Insira o bocal 7 a 10 cm no canal. Deixe a solução fluir enquanto rotaciona o bocal. Administre toda a solução de irrigação.
    f. Remova o bocal da vagina e ajude a paciente a assumir uma posição sentada confortável.
    g. Deixe a paciente com a comadre durante alguns minutos. Limpe seu períneo com água e sabão.
    h. Ajude a paciente a sair de cima da comadre. Seque a região perineal.
    i. Remova e descarte luvas e realize higiene das mãos.
22. Instrua a paciente que recebeu um supositório, creme ou comprimido a permanecer em posição supina por no mínimo 10 min.
23. Caso tenha utilizado aplicador, lave-o com água morna e sabão, enxágue, deixe secar e depois guarde para uso futuro.
24. Ofereça um absorvente perineal quando a paciente voltar a deambular.
25. Ajude o paciente a se posicionar confortavelmente.
26. Coloque o sistema de chamada de enfermagem em um local acessível, ao alcance da paciente.
27. Levante as grades laterais (se adequado) e coloque o leito na posição mais baixa.
28. Descarte todos os materiais contaminados nos receptáculos adequados, remova e descarte luvas, e realize higiene das mãos. Ajude a paciente a assumir posição confortável.
29. Documente nome do medicamento, dose, via e horário e data corretos da administração no RAM imediatamente após a administração, não antes. Inclua suas iniciais ou assinatura.
30. Trinta minutos após a administração, realize higiene das mãos e calce luvas limpas. Inspecione a condição do canal vaginal e genitália externa. Avalie presença de descarga vaginal. Remova e descarte luvas e realize higiene das mãos.

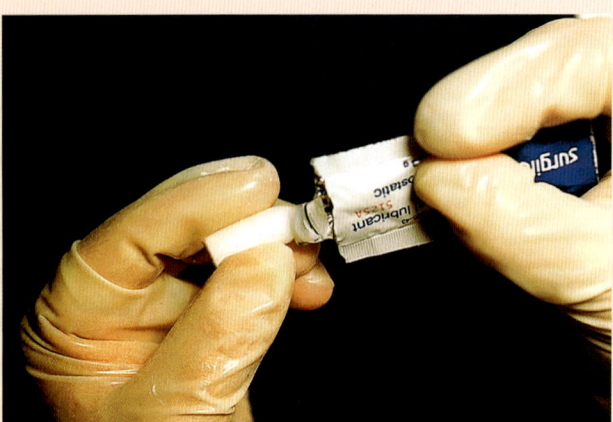

PASSO 19a Lubrifique a extremidade do supositório.

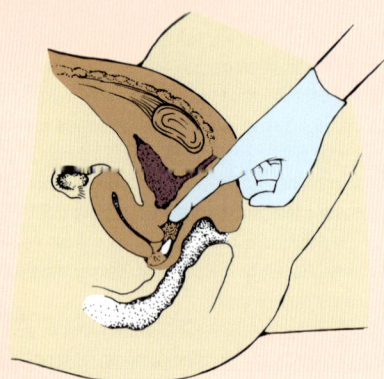

PASSO 19c Ângulo de inserção do supositório vaginal.

Boxe 31.17 Diretrizes para o procedimento (*Continuação*)

Administração de medicamentos vaginais

31. Pergunte se a paciente continua sentindo prurido, ardência, desconforto ou descarga.
32. Peça à paciente para discutir finalidade, ação e efeitos adversos do medicamento.
33. Documente resposta, instrução, validação da compreensão e autoadministração da paciente em suas anotações de enfermagem no registro eletrônico de saúde (*electronic health record*, EHR) ou no prontuário médico.
34. **Utilize o método *teach-back* (ensinar de volta):** "Quero me certificar de que expliquei corretamente como se utiliza o aplicador do creme vaginal. Conte-me como você preparará a quantidade correta de creme no aplicador." Revise sua instrução agora ou desenvolva um plano para revisar a aprendizagem da paciente/cuidador da família caso não sejam capazes de ensinar de volta corretamente. Isso determina o nível de compreensão da paciente/cuidador da família acerca do tópico instrucional.

Insira o supositório utilizando mão enluvada segundo as precauções padrão (ver Capítulo 28). As pacientes em geral preferem administrar os próprios medicamentos vaginais e necessitam de privacidade. Como tais medicamentos geralmente são fornecidos para o tratamento de infecções, a descarga geralmente tem odor fétido. Siga a técnica asséptica e ofereça à paciente oportunidades frequentes de manter a higiene perineal (ver Capítulo 40).

Instilação retal. Supositórios retais são mais delgados e têm formato mais parecido com um projétil comparados a supositórios vaginais. A extremidade arredondada previne o trauma anal durante a inserção. Supositórios contêm medicamentos que exercem efeito local, como no sentido de promover a defecação, ou efeitos sistêmicos, como diminuição da náuseas. São armazenados no refrigerador até o momento da administração. Algumas vezes, é necessário limpar o reto utilizando enema antes da inserção do supositório (Boxe 31.18).

Administração de medicamentos por via inalatória

Medicamentos administrados com uso de inalador manual são apresentados em forma de *spray* aerossol, bruma ou pó que penetra nas vias respiratórias. A rede de capilares alveolares absorve rapidamente o medicamento.

Inaladores pressurizados dosimetrados (IPD), inaladores dosimetrados ativados pela respiração (IDAR) e inaladores de pó seco (IPS) fornecem medicamentos que produzem efeitos locais, como broncodilatação. Alguns causam graves efeitos adversos sistêmicos. O IPD utiliza um composto químico propulsor para pressurizar o medicamento e exige que o paciente aplique aproximadamente 2 a 4 kg de força no topo do frasco para administrá-lo. Crianças e idosos com doenças respiratórias crônicas geralmente utilizam IPD. Essas populações têm força reduzida nas mãos e, portanto, é essencial avaliar se apresentam força suficiente para utilizar o IPD.

Boxe 31.18 Diretrizes para o procedimento

Administração de supositórios retais

Delegação e colaboração

O procedimento de administração de medicamentos retais não pode ser delegado a funcionários auxiliares. Enfermeiros instruem auxiliares a:
- Relatar a descarga retal ou defecação esperada a um enfermeiro
- Relatar ocorrência de quaisquer potenciais efeitos adversos do medicamento a um enfermeiro
- Informar o enfermeiro sobre presença de dor ou hemorragia retal.

Equipamento

Registro de administração de medicamentos (RAM) (eletrônico ou impresso); supositório retal; gel lubrificante solúvel em água; luvas limpas; lenço; pano de campo.

Passos para o procedimento

1. Verifique acurácia e completude de cada RAM ou material impresso com a receita elaborada pelo provedor de cuidados de saúde. Verifique nome do paciente, nome do medicamento, dose, via de administração e horário da administração. Esclareça receitas incompletas com o provedor de cuidados de saúde antes da administração.
2. Revise a informação pertinente relacionada ao medicamento, incluindo ação, finalidade, dose normal e via, efeitos adversos, horário do início e pico da ação, indicação e implicações de enfermagem.
3. Avalie o histórico médico do paciente (p. ex., histórico de cirurgia ou hemorragia retal, problemas cardíacos), histórico de medicamentos e de alergias. Liste as alergias a medicamentos em cada página do RAM e destaque as alergias no prontuário médico do paciente segundo as políticas institucionais. Caso o paciente seja alérgico, aplique-lhe um bracelete identificando a alergia.
4. Revise sinais e sintomas de alterações gastrintestinais (GI) (p. ex., constipação intestinal ou diarreia).
5. Avalie conhecimento, experiência e letramento em saúde do paciente ou familiar cuidador.
6. Avalie a capacidade do paciente de segurar o supositório e se posicionar para inserir o medicamento.
7. Revise conhecimento e experiência anterior do paciente com medicamento retal e seus sentimentos em relação ao procedimento.
8. Avalie os objetivos ou preferências do paciente em relação a como o procedimento deve ser realizado ou o que o paciente espera.
9. Realize higiene das mãos. Prepare o equipamento adequado e o RAM.
10. Prepare o supositório para a administração. Execute o procedimento evitando distrações. Verifique o rótulo do medicamento no RAM duas vezes (Procedimento 31.1). A preparação geralmente envolve a verificação do rótulo ao retirar o supositório do refrigerador e antes de sair da área de preparo do medicamento. Verifique a data de validade no frasco. *Trata-se da primeira e da segunda checagem para precisão.*
11. Leve o(s) medicamento(s) ao paciente no horário correto (verifique as políticas institucionais). Leve em consideração se o medicamento é de horário crítico. Durante a administração, aplique os sete elementos corretos da administração de medicamentos.
12. Identifique o paciente utilizando no mínimo dois identificadores (p. ex., nome e data de nascimento ou nome e número do prontuário médico) segundo as políticas institucionais (TJC, 2021). Compare os identificadores com a informação contida no RAM ou prontuário médico do paciente.
13. À beira do leito do paciente, compare novamente o RAM ou o material impresso com os nomes dos medicamentos contidos no rótulo e com o nome do paciente. Pergunte-lhe sobre quaisquer alergias. *Trata-se da terceira verificação para precisão.*

(*continua*)

Boxe 31.18 Diretrizes para o procedimento (Continuação)

Administração de supositórios retais

14. Explique o procedimento ao paciente. Seja específico caso o paciente deseje realizar a autoadministração do medicamento. Discuta a finalidade de cada medicamento, sua ação e possíveis efeitos adversos. Permita que o paciente lhe faça perguntas sobre os medicamentos. Explique o procedimento caso o paciente planeje realizar autoadministração.
15. Realize higiene das mãos. Organize os materiais à beira do leito e calce luvas limpas. Feche a porta ou as cortinas.
16. Ajude o paciente a assumir a posição de Sims do lado esquerdo com a perna de cima flexionada próximo do tronco.
17. Se o paciente apresentar comprometimento da mobilidade, ajude-o a se deitar de lado. Peça ajuda para virar o paciente e utilize travesseiros embaixo do braço e perna de cima do paciente.
18. Mantenha o paciente coberto, somente com a região anal exposta.
19. Examine a condição do ânus externamente. *Opção*: palpe as paredes do reto conforme necessário (p. ex., em caso de suspeita de impactação fecal) (ver Capítulo 30). Se você palpar a parede retal, descarte suas luvas do avesso no lixo adequado, caso fiquem sujas. Caso contrário, mantenha as luvas e proceda ao Passo 20.
20. Realize higiene das mãos e calce um novo par de luvas limpas (caso as luvas prévias tenham se sujado e tenham sido descartadas).

JULGAMENTO CLÍNICO: não palpe o reto do paciente em caso de histórico recente de cirurgia retal. O supositório é contraindicado na presença de hemorragia ativa e diarreia (Burchum e Rosenthal, 2019).

21. Remova o supositório da embalagem de alumínio e lubrifique sua extremidade arredondada com lubrificante solúvel em água. Lubrifique o dedo indicador da luva da mão dominante. Caso o paciente apresente hemorroidas, utilize quantidade abundante de lubrificante e toque a região gentilmente.
22. Peça ao paciente para respirar lenta e profundamente pela boca e relaxar o esfíncter anal.
23. Afaste as nádegas do paciente com sua mão não dominante. Utilizando o indicador enluvado da mão dominante, insira o supositório gentilmente através do ânus, além do esfíncter anal e contra a parede do reto, 10 cm em adultos (ver ilustração) ou 5 cm em bebês e crianças. Você sentirá o esfíncter se fechar ao redor de seu dedo.

JULGAMENTO CLÍNICO: não insira supositório em uma massa de material fecal, pois isso reduzirá a eficácia do medicamento.

24. *Opção*: o supositório pode ser fornecido através de colostomia (não ileostomia), caso prescrito. O paciente deverá se deitar em posição supina. Utilize pequena quantidade de lubrificante solúvel em água para a inserção.
25. Remova seu dedo e limpe a região anal do paciente.
26. Peça ao paciente para permanecer em posição supina durante 5 min.
27. Descarte as luvas do avesso e todos os materiais contaminados nos receptáculos adequados, remova e descarte as luvas e realize higiene das mãos.
28. Ajude o paciente a se posicionar confortavelmente.
29. Coloque o sistema de chamada de enfermagem em um local acessível, ao alcance do paciente.
30. Levante as grades laterais (se adequado) e coloque o leito na posição mais baixa.
31. Caso o supositório contenha agente laxativo ou amolecedor de fezes, coloque o sistema de chamada de enfermeiros ao alcance do paciente, para que o mesmo possa obter ajuda para utilizar a comadre ou o banheiro.
32. Se o supositório houver sido fornecido para constipação intestinal, lembre ao paciente de *não* dar descarga no vaso sanitário após o paciente defecar, para que você possa observar as características das fezes.
33. Documente nome do medicamento, dose, via e horário e data corretos da administração no RAM imediatamente após a administração, não antes. Inclua suas iniciais ou assinatura.
34. Retorne após 5 min para determinar se o supositório foi expelido.
35. Pergunte se o paciente sentiu desconforto anal ou retal localizado durante a inserção.
36. Avalie o paciente no momento do pico de efeito do medicamento para verificar alívio dos sintomas para os quais o medicamento foi prescrito.
37. Documente resposta, instrução, validação da compreensão e autoadministração do paciente em suas anotações de enfermagem no registro eletrônico de saúde (*electronic health record*, EHR) ou no prontuário médico.
38. **Utilize o método *teach-back* (ensinar de volta):** "Quero me certificar de que expliquei claramente como inserir um supositório retal. Descreva os passos que você seguirá para inserir o supositório." Revise sua instrução agora ou desenvolva um plano para revisar a aprendizagem do paciente/cuidador da família caso não sejam capazes de ensinar de volta corretamente. Isso determina o nível de compreensão do paciente/cuidador da família acerca do tópico instrucional.

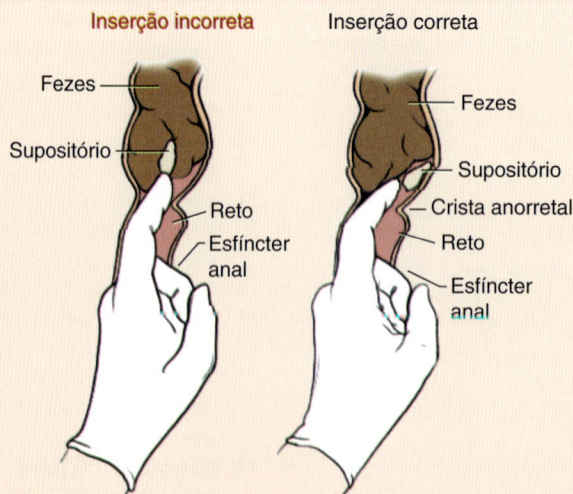

PASSO 23 Inserção de supositório retal além do esfíncter anal e contra a parede do reto. (De Williams P: *Fundamental concepts and skills for nursing*, ed 6, St. Louis, 2022, Elsevier.)

Algumas vezes, os pacientes utilizam um espaçador com o IPD. O espaçador é um tubo com 10,16 a 20,32 cm de comprimento que se acopla no IPD e permite redução da velocidade e quebra das partículas de medicamento em partículas menores. Isso ajuda o medicamento a penetrar mais profundamente nos pulmões e aumenta sua absorção. Espaçadores são úteis quando o paciente tem dificuldade de coordenar os passos envolvidos na autoadministração de medicamentos. Todavia, pacientes que não utilizam seus espaçadores corretamente não recebem o efeito total do medicamento. Os tipos IDAR e IPS não utilizam espaçador.

Inaladores do tipo IDAR liberam o medicamento quando o paciente levanta uma alavanca e inala. A liberação do medicamento depende da força inspiratória do paciente, sendo o IDAR uma boa escolha em pacientes com dificuldade para utilizar IPD, visto que elimina a necessidade de coordenação entre a mão e a respiração (Hess e Dhand, 2020a).

Inaladores do tipo IPS contêm medicamento em pó e produzem um aerossol quando o paciente inala através de um reservatório que contém uma dose do medicamento. Comparados a IPD, IPS fornecem maior quantidade de medicamento para os pulmões (Burchum e Rosenthal, 2019). Alguns IPS fornecem dose-unidade. Esses inaladores exigem que o paciente carregue uma única dose do medicamento ao inalador a cada uso. Outros IPS contêm medicamento suficiente para 1 mês. Esse tipo demanda menor destreza manual. Como o dispositivo é ativado com a respiração do paciente, não há necessidade de coordenar a ativação com a inalação. Todavia, o medicamento contido no IPS pode se acumular quando o paciente está em clima úmido e alguns pacientes não conseguem inspirar rápido o suficiente para administrar a dose completa do medicamento.

Pacientes que recebem medicamento por via inalatória frequentemente sofrem com doença respiratória crônica, como asma, enfisema ou bronquite. Diferentes problemas respiratórios exigem diferentes medicamentos inalatórios. Por exemplo, pacientes asmáticos geralmente recebem medicamento anti-inflamatório porque a asma é uma doença primariamente inflamatória, ao passo que pacientes com doença pulmonar obstrutiva crônica (DPOC) recebem broncodilatadores por apresentarem problemas em geral com a broncoconstrição. Medicamentos inalatórios também são frequentemente chamados de medicamentos de "resgate" ou "manutenção". Medicamentos de resgate têm ação rápida e são tomados para causar alívio imediato de dificuldades respiratórias. Já medicamentos de manutenção são utilizados diariamente para prevenir angústia respiratória aguda. Os efeitos dos medicamentos de manutenção iniciam-se dentro de horas após a administração e perduram por maior período comparados a medicamentos de resgate. Alguns inaladores contêm combinações dos dois medicamentos. Como os pacientes dependem de medicamentos inalatórios para o controle de doenças e pelo fato de que as evidências atuais demonstram que muitos não os utilizam corretamente, enfermeiros necessitam ensinar e reiterar o uso seguro e efetivo a seus pacientes (Gerald e Dhand, 2020) (Procedimento 31.3).

Um importante aspecto da instrução de pacientes é ajudá-los a determinar quando o IPD, o IDAR ou o IPS está vazio e necessita de reposição. Colocar um IPD sobre a água para determinar quanto medicamento resta no frasco não é recomendado, pois os compostos químicos propulsores o fazem flutuar mesmo quando não há mais medicamento no frasco. Existem dispositivos que realizam a contagem de doses disponíveis em IPD. Alguns têm mecanismos que indicam quantas doses restam no frasco. Todavia, esses mecanismos nem sempre são precisos. A fim de calcular quanto tempo durará o medicamento do inalador, divida o número de doses do inalador pelo número de doses que o paciente toma por dia. Por exemplo, imagine um paciente que toma albuterol em regime de 2 aplicações 4 vezes/dia. O frasco contém um total de 200 aplicações. Complete o cálculo a seguir para determinar quanto tempo durará o IPD:

2 aplicações × 4 vezes/dia = 8 aplicações por dia

200 aplicações ÷ 8 aplicações por dia = 25 dias

O frasco do exemplo durará 25 dias. A fim de garantir que o paciente não fique sem medicamento, ensine-o a repor o medicamento pelo menos 7 a 10 dias antes do término.

Administração de medicamentos por meio de irrigação

Alguns medicamentos irrigam ou lavam uma cavidade corpo e são fornecidos por meio de um fluxo de solução. Irrigações utilizam mais comumente água estéril, solução salina ou soluções antissépticas nos olhos, orelhas, faringe, vagina ou trato uterino. Utilize técnica asséptica quando houver perda de continuidade na pele ou mucosa. Utilize técnica limpa quando a cavidade irrigada não for estéril, como no caso do canal auditivo ou vaginal. Irrigações limpam a área, instilam medicamentos ou aplicam calor ou frio sobre tecidos lecionados (ver Capítulo 48).

Administração parenteral de medicamentos

A administração parenteral consiste na administração de medicamentos dentro de tecidos corporais. Trata-se de um procedimento invasivo realizado utilizando-se técnica asséptica (Boxe 31.19). Existe risco de infecção quando a agulha perfura a pele.

Cada tipo de injeção requer certa habilidade no sentido de garantir que o medicamento atinja o local correto. Os efeitos do medicamento parenteral são atingidos rapidamente, dependendo da velocidade de absorção do medicamento. Você deve monitorar cuidadosamente a resposta do paciente a medicamentos parenterais.

Equipamento. A administração parenteral de medicamentos requer uso de seringa e agulha, disponíveis em diversos tamanhos. Cada tipo foi desenvolvido para fornecer determinado volume de medicamento a um tipo específico de tecido. Determine o tamanho adequado da seringa, comprimento e calibre da agulha, volume de solução e via de administração do medicamento com base na quantidade e tipo de medicamento prescrito e tamanho corporal do paciente. A maioria das seringas contém sistemas sem agulha ou agulhas de segurança para prevenir lesões por perfuração.

Seringas. Seringas são compostas por um corpo cilíndrico, êmbolo firmemente acoplado e bico desenvolvido para acomodar o canhão

---

Boxe 31.19 Prevenção de infecções durante injeções

- A fim de prevenir a contaminação da solução, aspire o medicamento na seringa rapidamente. Não deixe ampolas abertas
- A fim de prevenir a contaminação da agulha, evite deixar que a mesma toque superfícies contaminadas (p. ex., bordas externas da ampola ou frasco, superfície externa da tampa da agulha, mãos de enfermeiros, balcão, superfície da mesa)
- A fim de prevenir a contaminação da seringa, evite tocar a extensão do êmbolo ou parte interna do corpo da seringa. Mantenha o bico da seringa coberto com uma tampa ou com a agulha
- Para preparar a pele, lave-a com água e sabão em caso de sujeiras evidentes, drenagem ou fezes, secando-a em seguida. Utilize fricção e movimento circular durante a limpeza com algodão e antisséptico. Limpe do centro para fora em um raio de 5 cm.

da agulha hipodérmica. Seringas servem para uso único, são descartáveis e classificadas como Luer-Lok™ ou não Luer-Lok™. Essa terminologia se baseia no *design* do bico da seringa. Seringas Luer-Lok™ permitem que a agulha seja rosqueada no bico e permaneçam travadas (Figura 31.10 A e B). O *design* impede remoção acidental da agulha. Seringas não Luer-Lok™ (Figura 31.10 C e D), por sua vez, acoplam a agulha ao bico por meio de encaixe. As seringas podem vir com ou sem agulha estéril e com dispositivo protetor de agulha (DPA).

Seringas são comercializadas em diversos tamanhos, desde 0,5 até 60 mℓ. Não é comum utilizar seringas maiores que 5 mℓ para injeções. A seringa de 1 a 3 mℓ geralmente é adequada para injeção subcutânea ou IM (Figura 31.10 B). Volumes maiores causam desconforto. Utilize seringas maiores para administrar determinados medicamentos IV e irrigar feridas ou tubos de drenagem. Seringas geralmente trazem uma agulha na embalagem. Contudo, em alguns casos é necessário trocar a agulha com base na via de administração e tamanho do paciente.

A seringa de tuberculina (Figura 31.10 C) é calibrada em frações de 1/16 de mínima (unidade de medida que equivale aproximadamente a uma gota) e centésimos de mililitro, com capacidade total para 1 mℓ. Utilize a seringa de tuberculina para preparar pequenas quantidades de medicamentos (p. ex., injeções subcutâneas ou ID). Essa seringa também é útil para preparar doses pequenas e precisas para bebês e crianças pequenas.

Seringas de insulina (Figura 31.10 D) têm capacidade para 0,3 a 1 mℓ e seringas de insulina de baixa dose (30 unidades por 0,3 mℓ ou 50 unidades por 0,5 mℓ) têm capacidade para 0,3 a 1 mℓ. Seringas de insulina vêm com agulhas já acopladas e são calibradas em unidades. A maioria das seringas foi desenvolvida para uso com insulina U-100. Cada mililitro de solução contém 100 unidades de insulina.

Preencha a seringa tracionando seu êmbolo para fora enquanto a extremidade da agulha estiver imersa na solução preparada. Toque somente a parte externa do corpo da seringa e segure o êmbolo de forma a manter a esterilidade. Evite deixar objetos não estéreis tocarem a extremidade ou o interior do corpo da seringa, canhão, haste do êmbolo ou agulha.

Agulhas. Algumas agulhas vêm embaladas em bainhas individuais para permitir flexibilidade na hora da escolha da agulha correta para o paciente, ao passo que outras vêm pré-acopladas a seringas de tamanho padrão. A maioria das agulhas é feita de aço inoxidável e todas são descartáveis. Agulhas têm três componentes: canhão, que se acopla ao bico da seringa; haste, conectada ao canhão; e bisel, que é a ponta oblíqua (Figura 31.11).

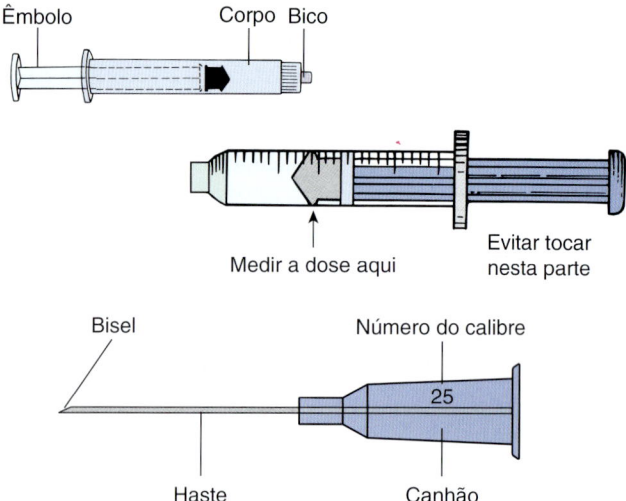

Figura 31.11 Partes de uma seringa e agulha.

A ponta de uma agulha ou seu bisel sempre tem ângulo oblíquo. Quando a agulha é inserida no tecido, o bisel cria uma abertura fina quando inserido no tecido, a qual se fecha rapidamente após remoção da agulha, prevenindo o extravasamento do medicamento, sangue ou soro. Pontas de bisel longas são mais afiadas e estreitas, minimizando o desconforto ao adentrarem o tecido durante a injeção subcutânea ou IM.

A maioria das agulhas varia em comprimento desde 6 até 75 mm (Figura 31.12). Selecione o comprimento da agulha com base no tamanho e peso do paciente, bem como tipo de tecido no qual será injetado o medicamento. Evidências atuais sugerem que o comprimento da agulha deve se basear no peso do paciente (Holliday et al., 2019). Deve ocorrer penetração de 5 mm no músculo para injeções IM (Hibberd et al., 2021). Crianças ou adultos esguios geralmente necessitam de agulha mais curta. Utilize agulhas mais longas (25 a 38 mm) para injeção IM e agulhas mais curtas (3,75 a 6,25 mm) para

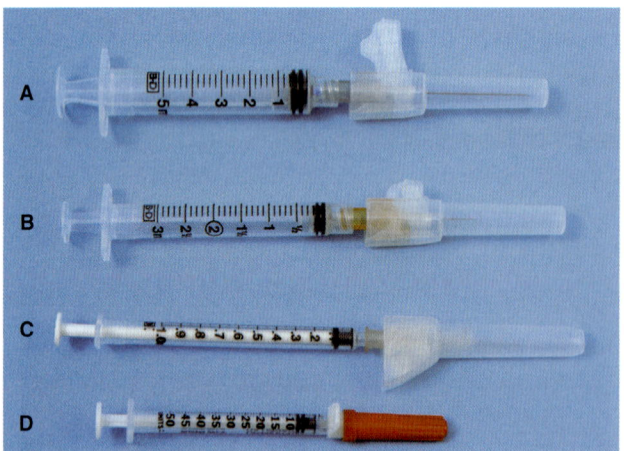

Figura 31.10 Tipos de seringas. A. Seringa de 5 mℓ. B. Seringa de 3 mℓ. C. Seringa de tuberculina com gradação de 0,01 para doses inferiores a 1 mℓ. D. Seringa de insulina com gradação em unidades (50).

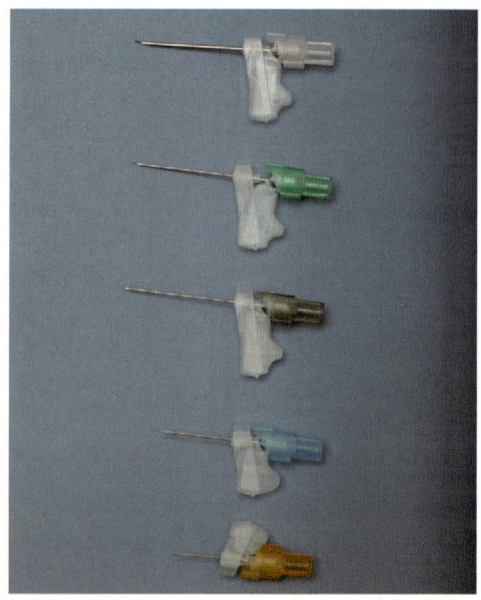

Figura 31.12 Agulhas hipodérmicas (*de cima para baixo*): calibre 18, 38 mm de comprimento; calibre 21, 38 mm de comprimento; calibre 22; 38 mm de comprimento; calibre 23, 25 mm de comprimento; e calibre 25; 16 mm de comprimento.

injeções subcutâneas. Quando menor o número do calibre da agulha em *gauge* (G), maior seu diâmetro. A seleção do calibre depende da viscosidade do líquido que será injetado ou infundido.

Unidades de injeção descartáveis. Seringas de dose única pré-preenchidas encontram-se disponíveis para alguns medicamentos. Você não precisa preparar a dose do medicamento, exceto pelo descarte eventual de partes do medicamento ou ar. Contudo, é importante checar cuidadosamente o medicamento e a concentração pois seringas pré-preenchidas são muito parecidas. Sistemas de dose-unidade pré-preenchidos como o Carpuject™ e Tubex® incluem suportes plásticos para a seringa e cartuchos unitários pré-preenchidos estéreis descartáveis (Figura 31.13). Para preparar um sistema pré-preenchido, primeiro coloque o corpo do cartucho no suporte da seringa. Siga as instruções do fabricante para virar o êmbolo para a esquerda (sentido anti-horário) e a trava para a direita (sentido horário) até ouvir um clique. Finalmente, remova a tampa da agulha e avance o êmbolo para expelir o ar e o excesso de medicamento, assim como na seringa regular. O cartucho pode ser usado também com agulha que contenha DPA. Após administrar um medicamento, descarte o cartucho de vidro seguramente em um receptáculo para perfurocortantes. Isso reduz o risco de lesões por perfuração com a agulha.

Preparo de injeção a partir de ampolas. Ampolas contêm doses únicas de medicamento na forma líquida. Encontram-se disponíveis em diversos tamanhos, desde 1 mℓ até 10 mℓ ou mais (Figura 31.14 A). A ampola é feita de vidro com um colo mais constrito que deve ser rompido para permitir acesso ao medicamento. Um anel colorido ao redor do colo indica onde a ampola está mais delgada para facilitar a quebra. Aspire cuidadosamente o medicamento na seringa (Procedimento 31.4) utilizando uma agulha com filtro. Agulhas com filtro devem ser utilizadas para preparar medicamentos de ampolas de vidro a fim de prevenir que partículas de vidro sejam aspiradas para dentro da seringa (Painchart et al., 2018). *Não* utilize a agulha com filtro para administrar o medicamento. Troque por uma agulha de tamanho adequado após aspirar o medicamento.

Preparo de injeção a partir de frascos. Frascos são recipientes com dose única ou múltipla que contêm um lacre de borracha no topo (Figura 31.14 B). Uma capa metálica protege o lacre até o momento do uso. Frascos contêm medicamentos em forma líquida ou em pó. Medicamentos instáveis em solução são embalados secos. O rótulo do frasco especifica o solvente ou diluente que deve ser utilizado para dissolver o medicamento e a quantidade necessária para preparar a concentração desejada. Normalmente, emprega-se a solução fisiológica ou água destilada estéril para dissolver medicamentos.

Diferentemente da ampola, frascos são um sistema fechado, de forma que é necessário injetar ar para permitir aspiração fácil da solução. Deixar de injetar ar no frasco cria um vácuo que dificulta a aspiração do medicamento. Caso exista preocupação com a aspiração de parte da borracha ou outras partículas na seringa, utilize a agulha com filtro durante o preparo de medicamentos em frascos (ISMP, 2019b). Alguns frascos contêm pó e um diluente para serem misturados durante o preparo e antes da injeção (ver Procedimento 31.4). Após misturar os medicamentos de frascos de doses múltiplas, faça um rótulo contendo a data e o horário da mistura e a concentração do medicamento por mililitros de solução. Alguns frascos de dose múltipla necessitam ser refrigerados antes da restituição de seu conteúdo.

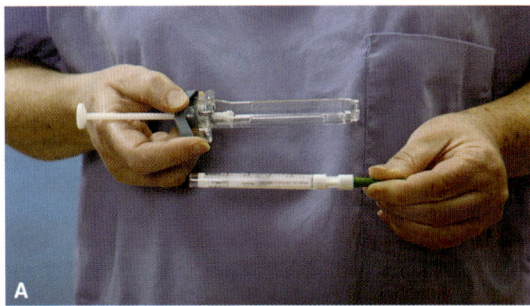
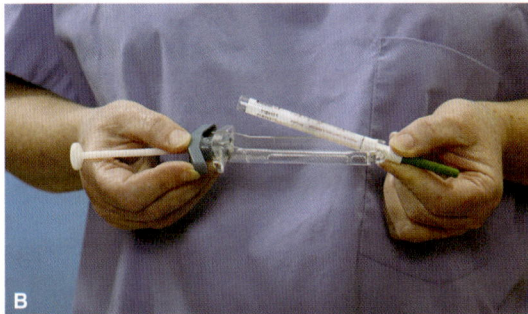
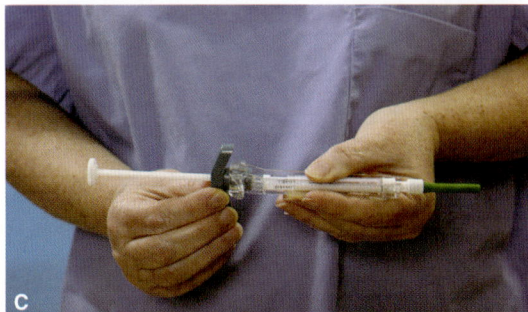
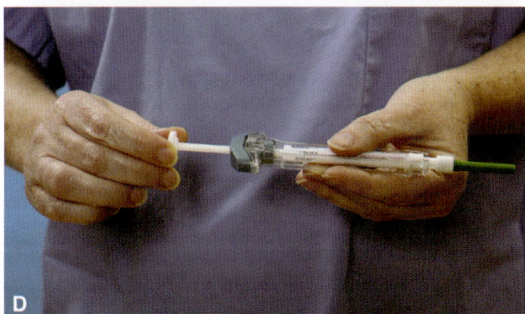

Figura 31.13 A. Seringa Carpuject™ e cartucho estéril pré-preenchido com agulha. **B.** Preparo da seringa. **C.** Deslizamento do cartucho para dentro do corpo da seringa. Gire e trave a seringa no cartucho. **D.** Rosqueie o êmbolo na extremidade do cartucho. Descarte o excesso do medicamento para obter a dose precisa (não demonstrado).

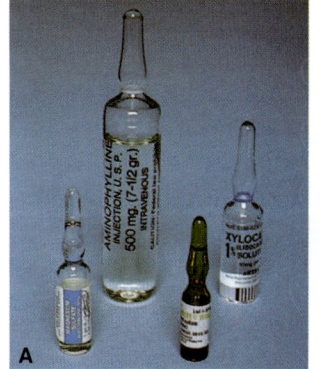
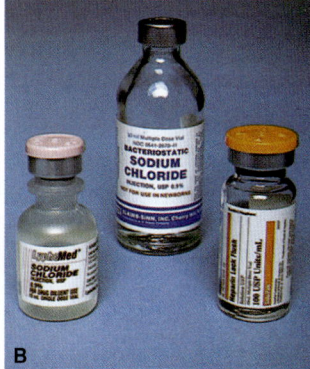

Figura 31.14 A. Medicamentos em ampolas. **B.** Medicamentos em frascos.

Mistura de medicamentos. Quando dois medicamentos são compatíveis, é possível misturá-los em uma mesma injeção, caso a dose total esteja dentro de limites aceitáveis. Isso previne que o paciente receba mais de uma injeção por vez. A maioria das unidades de enfermagem tem tabelas que listam medicamentos comuns compatíveis. Em caso de incerteza sobre a compatibilidade, consulte um farmacêutico ou uma referência de farmacologia.

Mistura de medicamentos de frasco e ampola. Ao misturar medicamentos de frascos e ampolas, prepare primeiro o medicamento do frasco. Utilize a mesma seringa e agulha com filtro e, em seguida, aspire o medicamento da ampola. Enfermeiros preparam a combinação nessa ordem porque não é necessário injetar ar na ampola para aspirar o medicamento.

Mistura de medicamentos de dois frascos. Aplique estes princípios para misturar medicamentos de dois frascos:

1. Não contamine um medicamento com o outro.
2. Certifique-se de que a dose final esteja precisa.
3. Mantenha técnica asséptica.

Utilize apenas uma seringa com agulha ou dispositivo sem agulha acoplado aos frascos (Figura 31.15). Aspire o volume de ar equivalente à dose do primeiro medicamento (frasco A) (Figura 31.15 A). Injete o ar no frasco A, certificando-se de que a agulha não entre em contato com a solução. Retire a agulha e aspire quantidade de ar equivalente à dose do segundo medicamento (frasco B). Injete o volume de ar no frasco B (Figura 31.15 B). Aspire imediatamente o medicamento do frasco B na seringa e insira de novo a agulha no frasco A, com cuidado para não pressionar o êmbolo e expelir o medicamento da seringa no frasco. Aspire a quantidade desejada de medicamento do frasco A na seringa (Figura 31.15 C). Após aspirar o medicamento, retire a agulha e aplique uma nova agulha de segurança ou dispositivo sem agulha adequado para injeção.

Preparo de insulina. A insulina é o hormônio utilizado no tratamento de diabetes melito. É administrada de forma injetável porque o trato GI a degrada e destrói quando administrada por via oral. A maioria dos pacientes diabéticos que toma insulina aprende a administrar suas próprias injeções. Nos EUA e Canadá, provedores de cuidados de saúde geralmente prescrevem insulina em concentrações de 100 unidades por mililitro de solução, conhecida como *insulina U-100*. A insulina também se encontra comercialmente disponível em concentrações de 500 unidades por mililitro, sendo denominada *insulina U-500*. A insulina U-500 é cinco vezes mais potente que a insulina U-100 e é utilizada somente em casos raros nos quais os pacientes são muito resistentes à insulina. Diretrizes para a injeção de insulina foram desenvolvidas e modificadas ao longo dos anos em resposta às evidências e pesquisas crescentes sobre boas práticas para avaliação e seleção do local dos pacientes (Weinstock, 2021a; Weinstock, 2021b). Com base nessa evidência:

- Utilize a mesma técnica tanto para seringas quanto canetas de insulina
- Para a maioria dos adultos, uma agulha de 4 mm é suficiente para a injeção
- Se for usada uma caneta de insulina, após a injeção, mantenha a agulha no local por 10 segundos para evitar extravasamento
- Não aspire a injeção, o que é especialmente importante com canetas de insulina, a fim de prevenir extravasamento do medicamento
- Pelo fato de que a insulina é absorvida rapidamente através da parede abdominal, o abdome é a primeira escolha de local quando do uso de insulina de ação rápida.

Utilize a seringa correta ao preparar a insulina. Para preparar insulina U-100, utilize seringa ou caneta de 100 unidades. Até recentemente, não havia seringa específica para preparar a insulina U-500, ocorrendo vários erros relacionados a medicamentos com esse tipo de insulina. A fim de prevenir erros, certifique-se de que a prescrição do provedor de cuidados de saúde para insulina U-500 especifique as unidades e que o paciente conheça a diferença entre seringas de insulina U-500 e U-100 (Consumer Med Safety, 2018; ISMP, 2017b). Verifique cada injeção preparada com outro enfermeiro antes da administração. Medidas de segurança adicionais comuns com uso da insulina U-500 incluem listar a insulina como concentrada no sistema computadorizado de fornecimento de medicamentos, pedir para médicos e farmacêuticos verificarem que o paciente de fato deve receber insulina U-500 diante da prescrição e armazenamento da insulina U-500 com seringas U-500 em unidades de cuidados somente quando prescrito para um paciente específico (ISMP, 2017b; Weinstock, 2021a).

A insulina é classificada segundo sua velocidade de ação, incluindo ação rápida, curta, intermediária e longa. A fim de promover cuidados seguros e efetivos, é preciso conhecer latência, pico de ação e duração de ação para cada dose de insulina prescrita para seu paciente. Consulte uma referência de farmacologia ou um farmacêutico caso tenha dúvidas sobre essa informação. A insulina regular é o único tipo que pode ser fornecido IV.

Pacientes com diabetes melito algumas vezes necessitam de mais de um tipo de insulina. Por exemplo, ao receber uma insulina de ação curta (regular) e uma de ação intermediária (NPH), o paciente terá controle mais sustentado dos níveis de glicose ao longo de 24 h. O horário da injeção de insulina tenta mimetizar o padrão normal de sua liberação pelo pâncreas. Algumas insulinas vêm em solução pré-misturada estável (p. ex., a insulina 70/30 contém 70% de NPH e 30% de regular), o que elimina a necessidade de misturá-las em uma seringa. Outros pacientes utilizam a caneta de insulina, que fornece múltiplas doses e permite que o paciente regule a dose, evitando a necessidade de uma seringa para o preparo da injeção. Pesquisas demonstram que diferentes tipos de células sanguíneas do paciente podem adentrar a caneta de insulina após uma injeção. Diversas instituições de cuidados de saúde dos EUA relataram recentemente que a mesma caneta de insulina foi inadvertidamente utilizada em múltiplos pacientes, expondo-os a doenças transmissíveis pelo sangue (p. ex., infecção pelo vírus da imunodeficiência humana [HIV], hepatite B e hepatite C). Portanto, o ISMP (2017b) recomenda que canetas de insulina sejam utilizadas somente em casa e em contextos ambulatoriais nos quais a caneta seja disponibilizada para uso em um único paciente.

A insulina é prescrita em dose específica e horários específicos. A insulina de escala móvel ou de correção fornece uma dose com base nos níveis glicêmicos do paciente (Boxe 31.20). A expressão

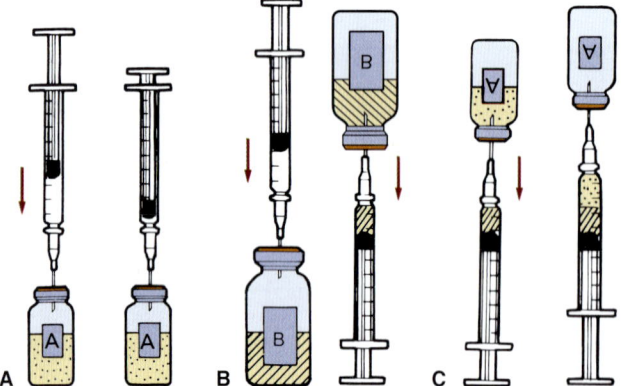

Figura 31.15 A. Injeção de ar no frasco A. **B.** Injeção de ar no frasco B e aspiração da dose. **C.** Aspiração do medicamento do frasco A; medicamentos misturados.

> **Boxe 31.20** Exemplo de prescrição de insulina em escala móvel
>
> Fornecer insulina regular U-100 subcutânea:
>
> 2 unidades para glicemia 150 a 200 mg/dℓ
>
> 4 unidades para glicemia 201 a 275 mg/dℓ
>
> Chamar quando glicemia maior que 275 mg/dℓ
>
> **Cenário clínico:** antes do almoço, a glicemia do paciente era 201 mg/dℓ. Após consultar a prescrição, qual é a quantidade correta de insulina que o enfermeiro deve administrar?

insulina de escala móvel é preferível em português, indicando que são necessárias pequenas doses de insulina de ação rápida ou curta para corrigir a glicemia elevada do paciente. Não se deve confiar na insulina de escala móvel para atingir controle da glicemia a longo prazo. Portanto, a prescrição somente deve ser realizada de maneira temporária (ISMP, 2017b).

Antes de aspirar doses de insulina, homogeneíze gentilmente preparações de insulina turvas entre as palmas das mãos para que fiquem novamente em suspensão. Não chacoalhe frascos de insulina, pois isso causa formação de bolhas, as quais ocupam espaço na seringa e alteram a dose.

Quando for necessário mais de um tipo de insulina para controlar o diabetes de um paciente, você poderá misturar os dois tipos em uma seringa *somente se* forem compatíveis (Boxe 31.21). No caso de prescrição de insulina regular e de ação intermediária, prepare primeiro a insulina regular, a fim de prevenir sua contaminação com a insulina de ação intermediária. Utilize os seguintes princípios ao misturar tipos de insulina (Association of Diabetes Care & Education Specialists (ADCES), 2020; ISMP, 2017b; Wexler, 2021):

- Pacientes cujos níveis de glicose estejam bem controlados com a dose de insulina mista necessitam manter sua rotina individual ao preparar e administrar sua insulina
- Não misture a insulina com nenhum outro medicamento ou diluente, exceto quando aprovado pelo provedor de cuidados de saúde
- Nunca misture insulina glargina ou insulina detemir com outros tipos de insulina
- Administre insulinas de ação rápida misturadas com insulina NPH dentro de 15 min antes de uma refeição
- Verifique as doses de insulina com outro enfermeiro quando você preparar uma injeção.

Administração de injeções

Cada via de injeção difere com base no tipo de tecidos penetrados pelo medicamento. As características dos tecidos influenciam a taxa de absorção do medicamento, afetando sua latência e início de ação.

> **Boxe 31.21** Diretrizes para o procedimento
>
> *Mistura de dois tipos de insulina em uma seringa*
>
> **Delegação e colaboração**
>
> O procedimento de mistura de dois tipos de insulina em uma seringa não pode ser delegado a funcionários auxiliares. Enfermeiros instruem auxiliares sobre:
> - Potenciais efeitos adversos dos medicamentos e necessidade de relatá-los imediatamente a um enfermeiro.
>
> **Equipamento**
>
> Registro de administração de medicamentos (RAM) (eletrônico ou impresso); frascos de insulina, seringa de insulina, algodão com antisséptico.
>
> **Passos para o procedimento**
> 1. Verifique a acurácia e a completude de cada RAM ou material impresso com a receita elaborada pelo provedor de cuidados de saúde. Verifique nome do paciente, nome do medicamento, dose, via de administração e horário da administração. Esclareça receitas incompletas com o provedor de cuidados de saúde antes da administração.
> 2. Revise o medicamento e o histórico médico do paciente (p. ex., tipo de diabetes, causa da glicemia elevada) e alergias a medicamentos, alimentos e látex.
> 3. Verifique os rótulos das insulinas cuidadosamente com o RAM antes de preparar a dose, a fim de garantir que você forneça o tipo correto de insulina. *Trata-se da primeira checagem de precisão.*
> 4. Realize higiene das mãos.
> 5. Se o paciente estiver tomando uma insulina turva no frasco, role o frasco entre suas mãos para suspender novamente a preparação da insulina.
> 6. Limpe o topo dos frascos de insulina com algodão com álcool e deixe secar.
> 7. Verifique as doses de insulina com o RAM mais uma vez. *Trata-se da segunda checagem de precisão.*
> 8. Se estiver misturando insulina de ação rápida ou curta com insulina de ação intermediária, segure a seringa e aspire volume de ar equivalente à dose que será aspirada da insulina de ação intermediária primeiro. Em caso de mistura de duas insulinas de ação intermediária, não fará diferença qual você aspirará primeiro.
> 9. Insira a agulha e injete ar no frasco da insulina de ação intermediária. Não deixe a ponta da agulha tocar a insulina.
> 10. Remova a seringa do frasco da insulina de ação intermediária sem aspirar o medicamento.
> 11. Com a mesma seringa, injete quantidade de ar igual à dose da insulina de ação rápida ou curta no frasco e aspire a dose correta.
> 12. Remova a seringa do frasco da insulina de ação rápida ou curta e retire as bolhas de ar para garantir dose correta.
> 13. Após verificar as doses de insulina com o RAM mais uma vez, mostre a insulina preparada a outro enfermeiro para verificar se você preparou a dose correta. *Trata-se da terceira checagem de precisão.* Determine que ponto da escala da seringa indica as unidades combinadas de insulina somando o número de unidades das duas (p. ex., 5 unidades da regular + 10 unidades da NPH = 15 unidades totais).
> 14. Insira a agulha de novo no frasco da insulina de ação intermediária. Tenha cuidado para não pressionar o êmbolo e injetar a insulina da seringa no frasco.
> 15. Inverta o frasco e aspire cuidadosamente a quantidade desejada de insulina na seringa.
> 16. Remova a seringa e verifique o nível do líquido. Mantenha a agulha da seringa preparada tampada até o momento da administração do medicamento. Mostre a seringa outro enfermeiro a fim de verificar que você preparou a dose correta.
> 17. Descarte materiais contaminados no lixo correto. Coloque os frascos vazios em receptáculos para perfurocortantes e realize higiene das mãos.
> 18. Como a insulina de ação rápida ou curta se liga à insulina de ação intermediária, reduzindo a ação da primeira, administre a mistura dentro de 5 min após o preparo.

Adaptado de Weinstock R: General principles of insulin therapy in diabetes mellitus, *UpToDate*, 2020a. http://www.uptodate.com/contents/general-principles-of-insulin-therapy-in-diabetes-mellitus. Accessed August 17, 2021.

Antes de injetar um medicamento, conheça o volume que será administrado, características e viscosidade do medicamento e localização das estruturas anatômicas subjacentes do local de injeção (Procedimento 31.5).

Se você não administrar corretamente injeções, poderão ocorrer desfechos negativos ao paciente. Deixar de selecionar um local de injeção com relação às referências anatômicas resulta em lesão de nervos ou ossos durante a inserção da agulha. A incapacidade de manter estabilidade da agulha e seringa pode resultar em dor e lesão tecidual. Se você deixar de aspirar a seringa antes de injetar um medicamento IM, o medicamento poderá ser acidentalmente injetado em uma artéria ou veia. A injeção de volume muito amplo de medicamento para o local selecionado causa muita dor e resulta em lesão local.

Muitos pacientes, particularmente crianças, têm medo de injeções. Pacientes com doenças graves ou crônicas geralmente recebem muitas injeções por dia. Minimize o desconforto das seguintes formas:

- Utilize agulha de ponta afiada em bisel com os menores comprimento e calibre apropriados
- Posicione o paciente o mais confortavelmente possível a fim de reduzir a tensão muscular
- Selecione o local adequado para injeção, utilizando referências anatômicas
- Aplique um *spray* refrigerante (p. ex., *spray* de fluorometano ou cloreto de etilo) ou um anestésico tópico (p. ex., pomada de mistura eutética de anestésicos locais EMLA®) no local de injeção antes de administrar o medicamento, quando possível (verifique as políticas institucionais)
- Distraia o paciente da injeção por meio de conversação utilizando perguntas abertas
- Insira a agulha rapidamente e gentilmente a fim de minimizar a tração do tecido
- Segure a seringa firmemente enquanto a agulha estiver nos tecidos
- Injete o medicamento lentamente e firmemente.

Injeções subcutâneas. Injeções subcutâneas envolvem o depósito de medicamentos no tecido conjuntivo solto sob a derme (ver Procedimento 31.5). Como o tecido subcutâneo não é tão ricamente irrigado por sangue quanto os músculos, a absorção do medicamento é mais lenta comparada à absorção da via IM. O exercício físico ou aplicação de compressas quentes ou frias influencia a velocidade de absorção do fármaco por meio da alteração do fluxo sanguíneo local dos tecidos. Qualquer condição que prejudique o fluxo sanguíneo constitui contraindicação para a injeção subcutânea. Como o tecido subcutâneo contém nociceptores (receptores de dor), o paciente geralmente sente um leve desconforto.

Os melhores locais para injeções subcutâneas incluem o aspecto posterior externo dos braços na altura do úmero, o abdome desde as margens das costelas até as cristas ilíacas e o aspecto anterior das coxas (Figura 31.16). O local mais frequentemente recomendado para injeções de heparina é o abdome (Figura 31.17). Locais alternativos de injeção subcutânea para outros medicamentos incluem a região escapular e a região ventral superior ou glútea dorsal. O local escolhido necessita estar com a pele livre de lesões, sem proeminências ósseas e músculos subjacentes muito volumosos ou nervos.

A administração de heparina de baixo peso molecular (HBPM) (p. ex., enoxaparina) requer considerações especiais. Durante a injeção, utilize o lado direito ou esquerdo do abdome a no mínimo 5 cm de distância do umbigo e pince o local de injeção à medida que você inserir a agulha. Administre a HBPM em sua seringa pré-preenchida com a agulha acoplada e não retire bolhas de ar da seringa antes de administrar a injeção.

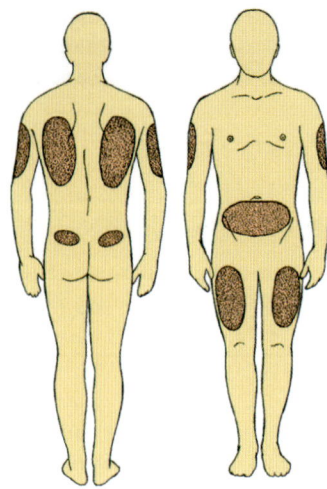

Figura 31.16 Locais recomendados para injeções subcutâneas.

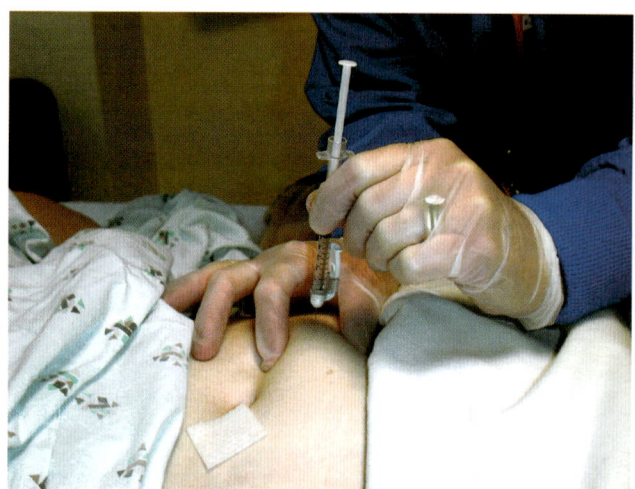

Figura 31.17 Administração subcutânea de heparina no abdome.

Utilize seringas de insulina U-100 com agulhas pré-acopladas de calibre 31 a 25 para administrar insulina U-100 e seringas para insulina U-500 ao administrar insulina U-500. O uso de canetas de insulina individuais é recomendado para todas as administrações de insulina (ISMP, 2017b; Weinstock, 2021a; Weinstock, 2021b). Os locais recomendados para a injeção de insulina incluem a parte superior do braço e porções anterior e lateral da coxa, nádegas e abdome. O rodízio entre os pontos de injeção na mesma região do corpo (rodízio intralocal) promove maior consistência na absorção da insulina. Por exemplo, se um paciente receber sua insulina matinal no braço direito, forneça a próxima dose em um local diferente do mesmo braço. As injeções devem ser fornecidas no mínimo a 2,5 cm de distância da injeção anterior. Os locais não podem ser reutilizados por no mínimo 1 mês. A velocidade de absorção da insulina varia com base no local, sendo a absorção mais rápida obtida no abdome, seguido dos braços, coxas e nádegas (Weinstock, 2021a).

O tecido subcutâneo é sensível a soluções irritantes e grandes volumes de medicamento. Portanto, é preciso administrar somente pequenos volumes (0,5 a 1,5 mℓ) de medicamentos hidrossolúveis a adultos e volumes menores de no máximo 0,5 mℓ a crianças (Hockenberry et al., 2019). Nódulos rígidos e dolorosos denominados *abscessos estéreis* podem estar presentes sob a pele quando ocorre acúmulo de medicamento no tecido.

O peso corporal do paciente indica a profundidade de sua camada subcutânea. Portanto, escolha o comprimento da agulha e o ângulo de inserção com base no peso do paciente e na estimativa da quantidade de tecido subcutâneo (Larkin et al., 2018). Enfermeiros geralmente utilizam agulha de calibre 25 com 16 mm de comprimento em ângulo de 45° (Figura 31.18) ou agulha de 12 mm em ângulo de 90° para administrar medicamentos subcutâneos em pacientes adultos de tamanho médio. Algumas crianças necessitam somente de agulha de 12 mm. Quando o paciente for obeso, pince o tecido e utilize agulha longa o suficiente para transpor o tecido adiposo da base da dobra de pele. Pacientes magros geralmente não têm tecido subcutâneo suficiente para injeções subcutâneas, em cujo caso o melhor local é o abdome superior. A fim de garantir que o medicamento subcutâneo atingiu o tecido subcutâneo, siga esta regra: se você pinçar com os dedos uma dobra de pele de 5 cm de tecido, insira a agulha em ângulo de 90°; se você pinçar com os dedos uma dobra de pele de 2,5 cm, insira a agulha em ângulo de 45°.

Pesquisas mais recentes sobre a administração de insulina demonstram que agulhas de insulina de 8 mm ou mais geralmente penetram no músculo em homens e pessoas com índice de massa corporal (IMC) igual ou menor que 25. Agulhas mais curtas (4 a 5 mm) foram associadas a menos dor, controle adequado da glicemia e mínimo extravasamento de medicamento (ISMP, 2017b). Desta forma, ao administrar insulina, utilize agulhas de 31 gauge (4 a 6 mm) em ângulo de 90°, a fim de reduzir a dor e atingir controle adequado da glicemia com mínimos efeitos adversos para pessoas de todos os IMC, incluindo crianças (Levitsky e Misra, 2020; Weinstock, 2021a).

Diversas tecnologias encontram-se disponíveis para administração de injeções subcutâneas. *Canetas de injeção* são uma tecnologia que permite aos pacientes autoadministrar seus medicamentos (p. ex., epinefrina, insulina ou interferona) SC (Figura 31.19). Esses dispositivos oferecem um método conveniente de injeção utilizando cartuchos descartáveis pré-preenchidos. O paciente pinça a pele, insere a agulha e injeta uma dose de medicamento predeterminada. É essencial instruir pacientes de forma a garantir que utilizem a técnica de injeção correta e administrem a quantidade correta de dose do medicamento. Os pacientes necessitam ser ensinados acerca da importância de limpar a caneta antes da administração da dose. As desvantagens da tecnologia incluem maior risco de lesão por perfuração, falta de conhecimento do usuário e necessidade de habilidade com a técnica (ISMP, 2017b). O *sistema de injeção sem agulha* administra medicamentos subcutâneos sem utilizar agulha. Injeções sem agulha utilizam alta pressão para promover penetração do medicamento na pele e no tecido subcutâneo (Figura 31.20). Outro novo avanço na injeção subcutânea é o *dispositivo de injeção subcutânea* (p. ex., Insuflon™) (Figura 31.21), o qual é inserido no tecido subcutâneo. A agulha é removida, deixando a cânula no tecido para promover um trajeto de administração de medicamentos durante até 3 dias sem necessidade de nova punção da pele a cada injeção.

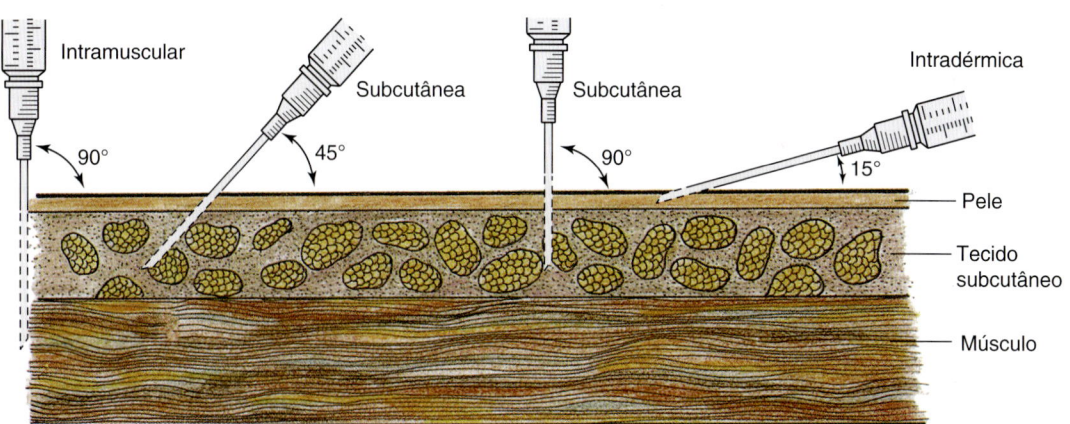

Figura 31.18 Comparação dos ângulos de inserção da agulha para injeção intramuscular (90°), subcutânea (45 a 90°) e intradérmica (15°).

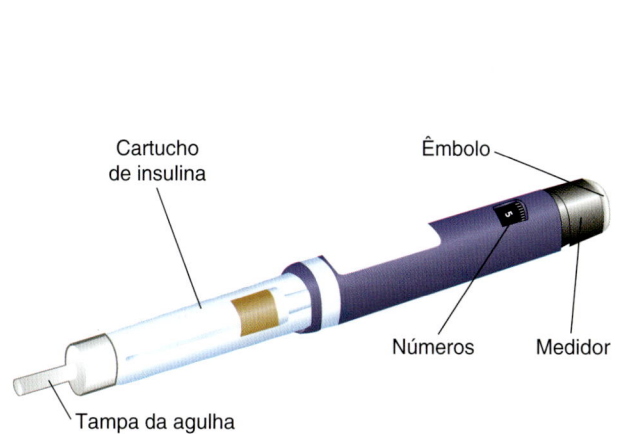

Figura 31.19 Caneta de injeção de insulina. (De Lewis SM et al.: *Medical-surgical nursing*, ed 10, St Louis, 2017, Elsevier.)

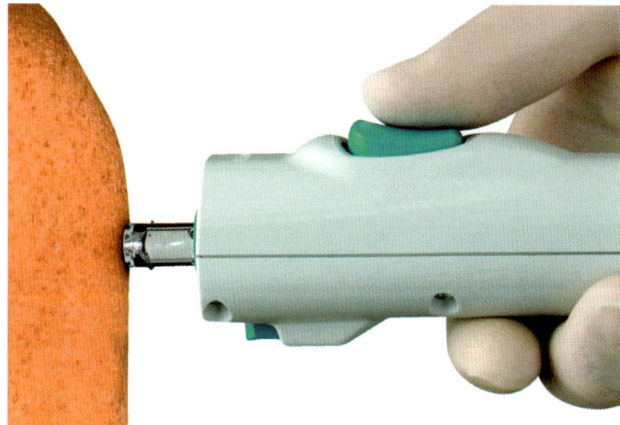

Figura 31.20 O sistema de injeção a jato deve ser segurado perpendicular à pele. (Imagem cortesia de Pharmajet. Todos os direitos reservados.)

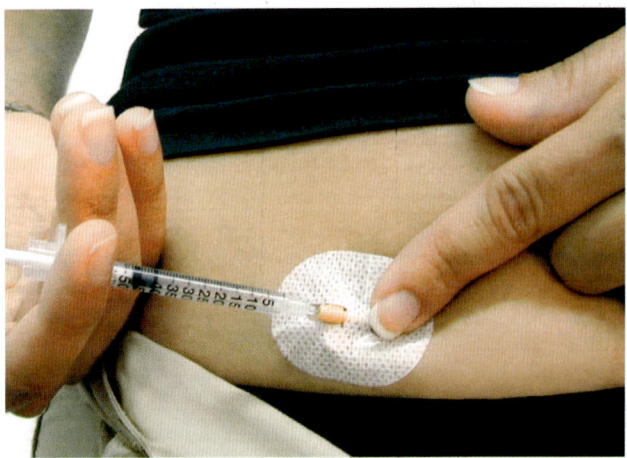

Figura 31.21 Dispositivo subcutâneo. (Imagem cortesia de IntraPump Infusion Systems. Todos os direitos reservados.)

Injeções intramusculares. A via de injeção IM deposita o medicamento profundamente no tecido muscular, que apresenta rico aporte sanguíneo, o que permite absorção mais rápida do medicamento comparada ao tecido subcutâneo. Contudo, existe risco de injeção de medicamentos diretamente em vasos sanguíneos. Qualquer fator que interfira com o fluxo sanguíneo local afeta a velocidade e a extensão da absorção do medicamento. Ademais, se o medicamento não for corretamente injetado no músculo, poderão ocorrer complicações como abscessos, hematomas, equimose, dor e lesão de vasos e nervos (Vicdan et al., 2019).

A viscosidade do medicamento, o local de injeção, o peso do paciente e a quantidade de tecido adiposo influenciam a seleção do tamanho da agulha (Strohfus et al., 2018). Determine o calibre da agulha conforme o medicamento que será injetado. Alguns medicamentos, como a imunização contra hepatite B e tétano, difteria e coqueluche (Tdap), são fornecidos somente IM.

Utilize uma agulha mais longa de maior calibre para transpor o tecido subcutâneo e penetrar profundamente no tecido muscular (Procedimento 31.5). O IMC e a quantidade de tecido adiposo do paciente influenciam a seleção do tamanho da agulha. Você deve selecionar o comprimento da agulha e o local de injeção com base no tamanho do músculo, espessura do tecido adiposo local, volume a ser administrado, técnica de injeção e profundidade abaixo da superfície do músculo onde será realizada a injeção (Centers for Disease Control and Prevention [CDC], 2021a; Davidson e Bertram, 2019). Investigue outras vias de medicamentos, especialmente quando as injeções IM forem prescritas para pacientes obesos (Larkin et al., 2018). Note que as injeções mais comumente realizadas por via IM são as imunizações.

O ângulo de inserção para a injeção IM é de 90° (Figura 31.18). O músculo é menos sensível a medicamentos irritantes e viscosos. Adultos normais bem desenvolvidos toleram 3 mℓ de medicamento em um músculo grande sem desconforto muscular grave (Lilley et al., 2020). Volumes maiores de medicamento (4 a 5 mℓ) podem não ser absorvidos adequadamente. Crianças, idosos e pacientes magros toleram somente 2 mℓ em injeções IM. Não forneça mais que 1 mℓ a crianças pequenas e bebês grandes ou mais que 0,5 mℓ a bebês pequenos (Hockenberry et al., 2019).

Avalie o músculo antes de administrar uma injeção. Identifique adequadamente o local da injeção IM palpando referências ósseas e tenha ciência das potenciais complicações associadas a cada local. O local necessita estar livre de dor, visto que injeções repetidas no mesmo músculo causam grave desconforto. Com o paciente relaxado, palpe o músculo a fim de descartar quaisquer lesões que causem rigidez.

Minimize o desconforto durante a injeção ajudando o paciente a assumir posição que reduza o esforço muscular. Outras intervenções que reduzem a dor durante a injeção incluem a distração do paciente e aplicação de pressão no local da injeção.

Rodizie os locais de injeção IM a fim de diminuir o risco de hipertrofia do tecido. Músculos emaciados ou atrofiados têm menor capacidade absortiva. Portanto, evite seu uso sempre que possível. O **método em trajeto Z** é uma técnica de tração da pele durante a injeção, recomendada para a via IM (Strohfus et al., 2018). O método previne extravasamento de medicamento para o tecido subcutâneo, selando o medicamento no músculo e minimizando a irritação. Para utilizá-lo, aplique a agulha adequada à seringa e selecione o local de injeção IM, preferencialmente em um músculo grande e profundo, como o ventroglúteo. Tracione a pele e tecido subcutâneo da região aproximadamente 2,5 a 3,5 cm para a lateral com o lado ulnar de sua mão não dominante. Segure a pele nessa posição até terminar de administrar a injeção (Figura 31.22 A). Após limpar o local da injeção, insira a agulha profundamente no músculo. Para reduzir o desconforto, não é necessário mais aspirar antes da injeção no caso de *administração de vacinas* (CDC, 2021a). É responsabilidade do enfermeiro seguir as políticas institucionais com relação à aspiração antes de vacinações. Mantenha a agulha inserida durante 10 s para permitir que o medicamento se disperse simetricamente. Libere a pele após remoção da agulha. Isso deixa um trajeto em ziguezague que sela o medicamento quando os planos teciduais deslizam um sobre o outro (Figura 31.22 B). O medicamento fica selado dentro do músculo.

Locais. Ao selecionar um local para injeção IM, considere o seguinte: a área está livre de infecções ou necrose? Existem áreas locais de hematoma ou abrasão? Qual a localização dos ossos, nervos e principais vasos subjacentes? Que volume de medicamento será administrado? Cada local apresenta vantagens e desvantagens distintas.

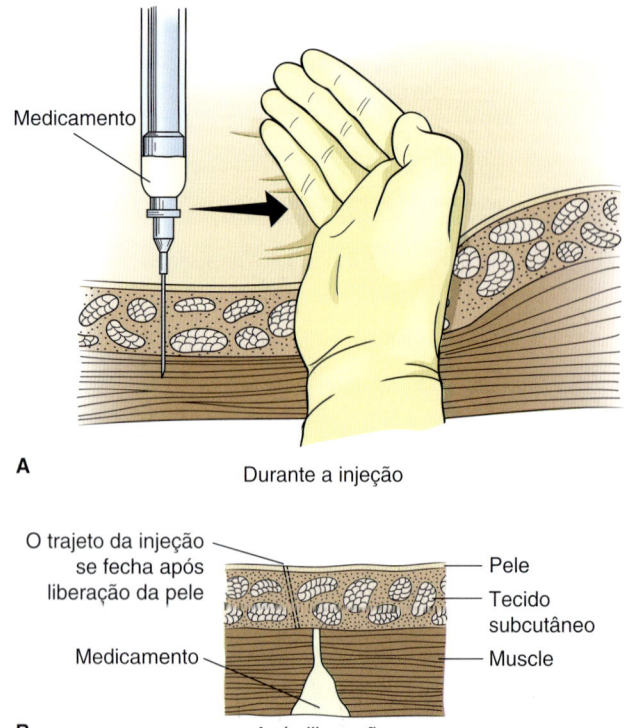

Figura 31.22 A. A tração da pele durante a injeção intramuscular desloca o tecido a fim de prevenir retorno do medicamento. **B.** O método de injeção em Z previne depósito de medicamento em tecido sensível.

Ventroglúteo. O músculo ventroglúteo envolve o glúteo médio; situa-se profundamente e longe dos grandes nervos e vasos sanguíneos. Este ponto é o local de preferência mais seguro para todos os adultos, crianças e bebês, especialmente no caso de medicamentos com grande volume, viscosos e irritantes (Drutz, 2021; Hockenberry et al., 2019; Strohfus et al., 2018; Vicdan et al., 2019).

Localize o músculo colocando o paciente em posição supina ou lateral. Uma forma de localizá-lo é o emprego do método "V". Coloca-se o paciente em posição supina ou lateral com joelho e quadril flexionados, relaxando o músculo. Aborda-se o quadril esquerdo com a mão direita e o direito com a mão esquerda. Por exemplo, se você for administrar a injeção no quadril esquerdo do paciente, coloque a palma de sua mão direita sobre o trocânter maior do quadril do paciente, com seu pulso perpendicular ao fêmur. Em seguida, mova seu polegar em direção à virilha do paciente e seu indicador em direção à espinha ilíaca anterossuperior. Estenda ou abra seu dedo médio para trás ao longo da crista ilíaca em direção à nádega do paciente. O indicador, o dedo médio e a crista ilíaca formam um triângulo em forma de "V", com o local da injeção situado no centro do triângulo (Figura 31.23) (Larkin et al., 2018). Para relaxar este músculo, ajude os pacientes a se deitarem de lado ou de costas, flexionando o joelho e o quadril.

Algumas evidências sugerem que a técnica "V" nem sempre seja confiável devido às diferentes estruturas das mãos de enfermeiros e do corpo dos pacientes, especialmente no caso de pacientes obesos (Larkin et al., 2018). Sendo assim, o método "G", ou geométrico, é outra opção para identificar o local correto da injeção no músculo ventroglúteo (Figura 31.24). Com o paciente deitado de lado, você deverá encontrar três referências ósseas e desenhar linhas imaginárias entre suas extremidades (Kara et al., 2015). Imagine linhas que vão desde o trocânter maior do paciente até a crista ilíaca e dela até a espinha ilíaca anterossuperior, e do trocânter maior até a espinha ilíaca anterossuperior. Cria-se um triângulo com as linhas. Em seguida, imagine linhas que vão de cada extremidade do triângulo até seu lado oposto. O ponto de convergência dessas linhas medianas é o centro do triângulo ou local de inserção da agulha para a injeção IM (Kaya et al., 2015).

Vasto lateral. O músculo vasto lateral é outro local de injeção utilizado em adultos e é o local de preferência para administração de agentes biológicos (p. ex., imunizações) em lactentes, bebês e crianças (CDC, 2021a; Hockenberry et al., 2019). O músculo é espesso e bem desenvolvido; localiza-se no aspecto anterolateral da coxa e se estende no adulto de um palmo acima do joelho até um palmo abaixo do trocânter maior do fêmur (Figura 31.25). Utilize o terço médio do músculo para a injeção. A largura do músculo geralmente se estende desde a linha média da coxa até a linha média da face externa da coxa. Em crianças pequenas e pacientes caquéticos, pode ser útil segurar o corpo do músculo durante a injeção, a fim de garantir que o medicamento seja depositado no tecido muscular. Para ajudar a relaxar o músculo, peça ao paciente para se deitar em posição supina com o joelho ligeiramente flexionado e o pé rotacionado externamente, ou para ficar sentado.

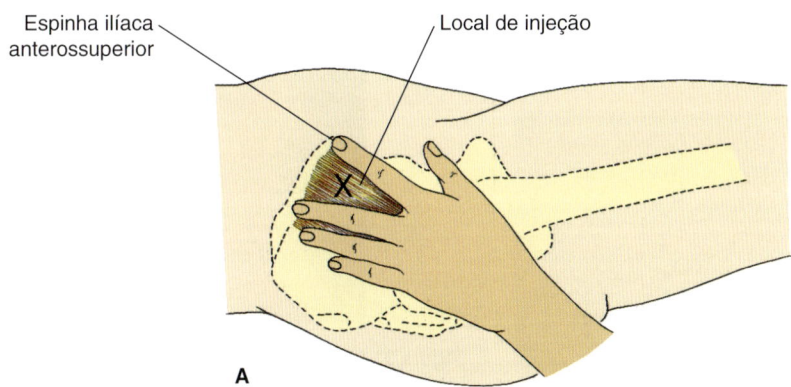

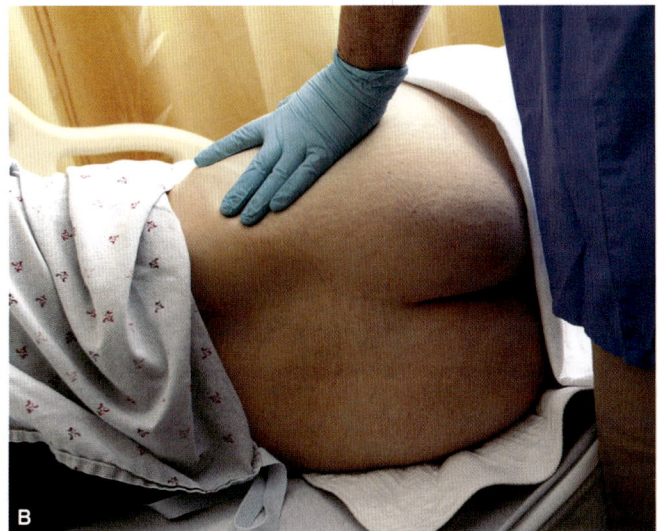

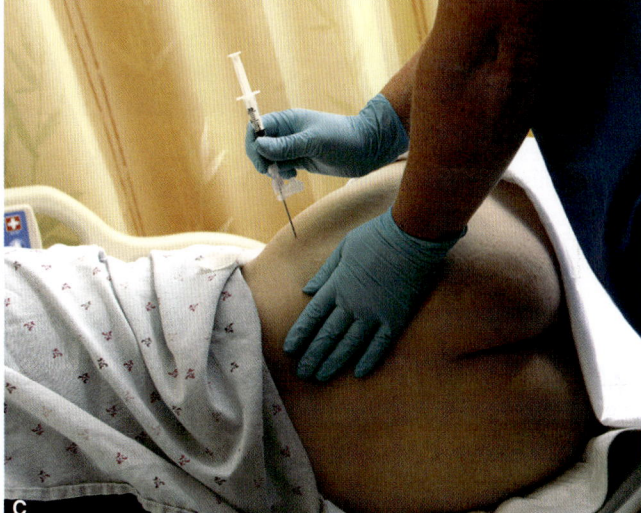

Figura 31.23 **A.** Referências para injeção no músculo ventroglúteo. **B.** Localização do ventroglúteo em um paciente. **C.** Administração de injeção intramuscular no ventroglúteo utilizando o método em Z.

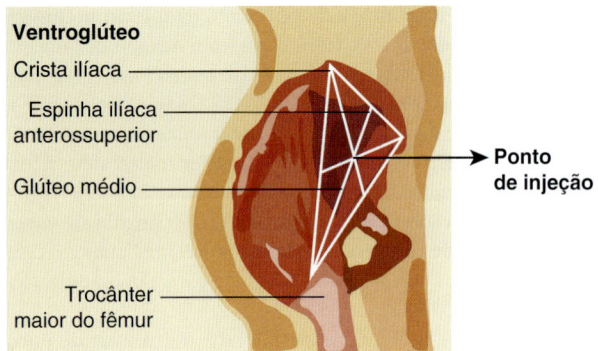

Figura 31.24 Determinação do local de injeção intramuscular utilizando o método "G". (De Kaya N et al.: The reliability of site determination methods in ventrogluteal area injection: a cross-sectional study, *Int J Nurs Stud* 52:355, 2015.)

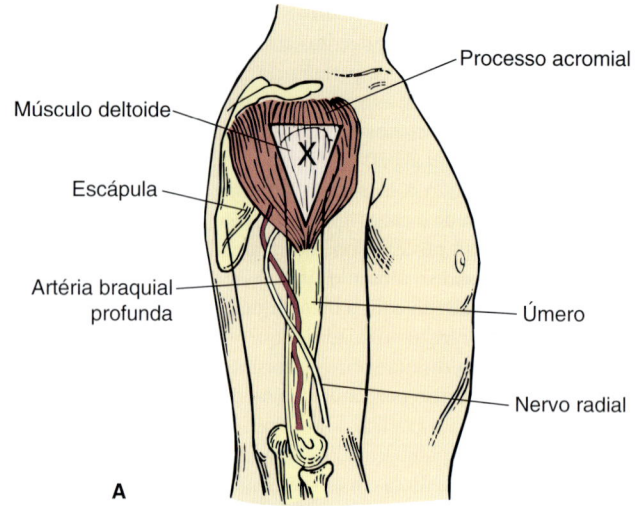

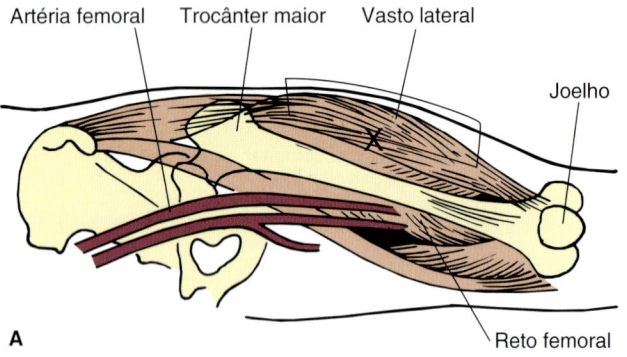

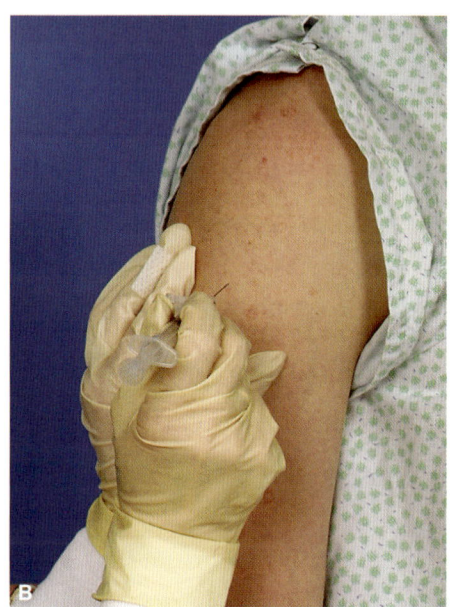

Figura 31.26 A. Referências para injeção no músculo deltoide. **B.** Administração de injeção intramuscular no deltoide.

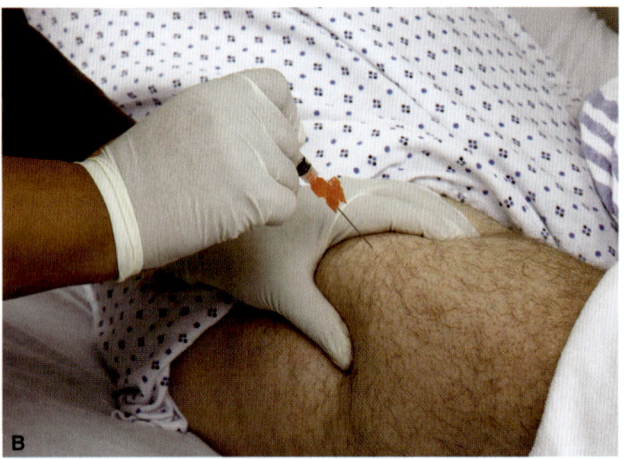

Figura 31.25 A. Referências para injeção no músculo vasto lateral. **B.** Administração de injeção intramuscular no vasto lateral.

Deltoide. Embora o deltoide seja facilmente acessível, não se trata de um músculo bem desenvolvido em muitos adultos. Há potencial para lesões porque os nervos axilar, radial, braquial e ulnar, bem como a artéria braquial, correm pela região do braço sob o tríceps e ao longo do úmero (Figura 31.26 A). *Avalie cuidadosamente a condição do músculo deltoide, consulte referências de farmacologia para verificar a viabilidade do medicamento e localize o ponto de injeção utilizando referências anatômicas.* Utilize esse local para volumes pequenos de medicamento (menores que 2 mℓ); administração de imunizações de rotina em bebês já desmamados, crianças maiores e adultos; ou quando outros locais estiverem inacessíveis devido a curativos ou gesso (CDC, 2021a).

Localize o músculo deltoide expondo completamente a parte superior do braço e ombro do paciente e pedindo-lhe para relaxar o braço ao lado do corpo ou deixá-lo apoiado com o cotovelo flexionado. Não enrole para cima mangas de blusas que estejam justas. Deixe que o paciente se sente ou fique deitado. Palpe o bordo inferior do processo acromial, que forma a base de um triângulo alinhado com o ponto médio do aspecto lateral do braço. O local de injeção é o centro do triângulo, cerca de 3 a 5 cm abaixo do acrômio (Figura 31.26 B). Localiza-se o ápice do triângulo posicionando-se os quatro dedos ao longo do músculo deltoide, com o dedo mais alto no acrômio. O ponto de injeção estará a três dedos de distância abaixo do processo acromial.

Injeções intradérmicas. Injeções ID geralmente são utilizadas para testes cutâneos (p. ex., tuberculina e alergias). Como esses medicamentos são potentes, são injetados na derme devido a seu aporte sanguíneo reduzido e absorção lenta de medicamentos. Alguns pacientes podem sofrer grave reação anafilática quando os medicamentos adentram a circulação rapidamente. É necessário selecionar locais para testes cutâneos que permitam avaliação de alterações na cor e integridade do tecido. Os locais necessitam ter pouca pigmentação, ser livres de lesões e relativamente livres de pelos. A região interna do antebraço e a região superior das costas são pontos ideais.

Utilize uma seringa de tuberculina ou seringa hipodérmica pequena para testes cutâneos. O ângulo de inserção da injeção ID é de 5 a 15° (Figura 31.18) e o bisel da agulha deve apontar para cima. À medida que você injeta o medicamento, forma-se um pequeno inchaço que lembra uma picada de pernilongo na superfície da pele. Caso o inchaço não apareça ou caso ocorra hemorragia no local após retirada da agulha, há uma grande chance de o medicamento ter adentrado tecidos subcutâneos. Nesta situação, o resultado do teste não será válido.

Segurança na administração de medicamentos injetáveis

Dispositivos sem agulha. Aproximadamente 5,6 milhões de profissionais da saúde dos EUA têm risco de exposição ocupacional a patógenos sanguíneos como o HIV e o vírus da hepatite B (Occupational Safety and Health Administration [OSHA], n.d.). A exposição ocupacional geralmente ocorre por meio de perfurações acidentais por agulhas e instrumentos perfurocortantes. Perfurações acidentais comumente ocorrem quando os profissionais tampam novamente as agulhas, manuseiam acessos IV e agulhas de forma errada ou deixam agulhas à beira do leito de pacientes. A exposição a patógenos sanguíneos é um dos perigos mais letais aos quais enfermeiros estão expostos diariamente. A maioria dos acidentes com agulhas são preveníveis com a implementação de dispositivos de segurança. A Lei de Segurança e Prevenção para Agulhas (*Needlestick Safety and Prevention Act*) exige uso de dispositivos de segurança especiais para reduzir a frequência de lesões perfurativas com agulhas.

Seringas de segurança têm uma bainha ou protetor que reveste a agulha imediatamente após sua retirada da pele (Figura 31.27). Isso elimina a chance de lesão perfurativa. A seringa e o protetor são descartados juntos em um receptáculo apropriado. Utilize dispositivos sem agulha sempre que possível, a fim de reduzir o risco de lesões com materiais perfurocortantes (OSHA, n.d.). Sempre descarte agulhas e outros instrumentos considerados perfurocortantes em receptáculos claramente identificados (Figura 31.28). Tais receptáculos necessitam ser resistentes contra perfuração e vazamento. Nunca force uma agulha para dentro de um receptáculo cheio. Nunca coloque agulhas e seringas usadas em cestos de lixo, em seu bolso, na bandeja do paciente ou à beira do leito do paciente. O Boxe 31.22 resume as recomendações para a prevenção de acidentes com perfurações.

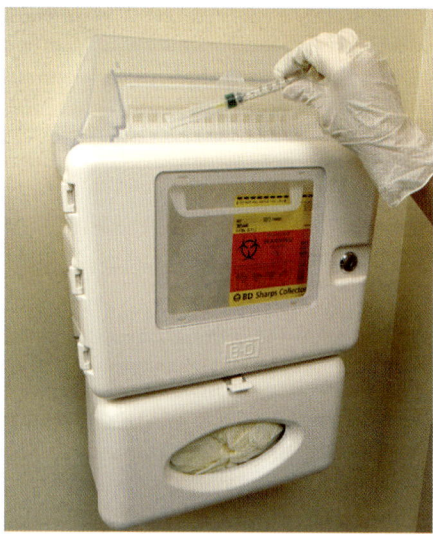

Figura 31.28 Descarte de material perfurocortante utilizando somente uma mão.

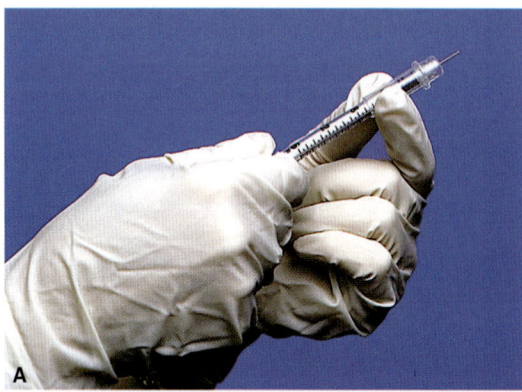

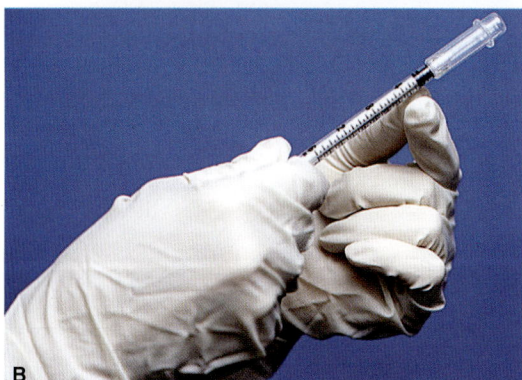

Figura 31.27 Agulha com protetor plástico para prevenir perfuração acidental. **A.** Posição do protetor antes da injeção. **B.** Após a injeção, o protetor trava sobre a agulha.

Boxe 31.22 Recomendações para prevenção de lesões perfurativas com agulhas

- Evite utilizar agulhas quando dispuser de sistemas sem agulha ou dispositivos protetores de agulha
- Não reponha a tampa da agulha após administrar um medicamento
- Planeje o manuseio e descarte seguros de agulhas antes de iniciar um procedimento que exija uso de agulha
- Descarte imediatamente agulhas usadas, sistemas sem agulha e protetores de agulha em receptáculos específicos para perfurocortantes à prova de vazamento
- Mantenha um relatório de lesões perfurocortantes contendo: tipo e marca do dispositivo envolvido no acidente; localização do acidente (p. ex., departamento ou área de trabalho); descrição do acidente; e privacidade dos funcionários que sofreram lesão perfurativa (verifique as políticas institucionais)
- Participe de eventos educacionais oferecidos que abordem patógenos sanguíneos e siga as recomendações para prevenção de infecções, incluindo vacinação contra hepatite B
- Relate todos os acidentes envolvendo perfurocortantes imediatamente, de acordo com as políticas institucionais
- Participe da seleção e da avaliação de dispositivos protetores de agulhas com características de segurança dentro de sua instituição sempre que possível

De Occupational Safety and Health Administration (OSHA): Bloodborne pathogens and needlestick prevention, n.d., https://www.osha.gov/bloodborne-pathogens. Accessed August 217, 2021.

Administração intravenosa. Enfermeiros administram medicamentos IV por meio dos métodos a seguir:

1. Infusão de frascos contendo grandes volumes de fluidos IV com medicamentos misturados, rotulados e fornecidos pela farmácia.
2. Injeção de *bolus* ou pequeno volume de medicamentos através de uma linha IV existente ou um acesso venoso intermitente (heparina ou salina).
3. Infusão secundária de medicamentos prescritos diluídos em pequeno volume de fluido IV através de uma linha IV existente.

Em todos os métodos, o paciente já apresenta uma linha IV com infusão contínua ou um acesso IV para infusões intermitentes. A maioria das políticas e procedimentos listam quem pode realizar administração de medicamentos por via IV e em que unidade de cuidados podem ser realizadas. Tais políticas baseiam-se no medicamento, capacidade e disponibilidade de pessoal, bem como tipo de equipamento de monitoramento disponível.

O Capítulo 42 descreve a técnica para realização de venopunção e estabelecimento de infusões IV contínuas de fluidos. A fluidoterapia IV é empregada primariamente para reposição hídrica em pacientes incapazes de receber líquidos VO, como meio de fornecer eletrólitos e nutrientes.

Durante o uso de qualquer método de administração de medicamentos IV, observe cuidadosamente o paciente para sintomas ou reações adversos. Após um medicamento adentrar a corrente sanguínea, sua ação é iniciada imediatamente e não há como impedi-la. Devido ao rápido início de ação, tome cuidado especial para evitar erros no cálculo e preparação de doses. Siga cuidadosamente os sete elementos corretos da administração segura de medicamentos, verifique seus cálculos com outro enfermeiro e tenha conhecimento sobre a ação desejada e efeitos adversos de cada medicamento administrado. Se o medicamento tiver um antídoto, certifique-se de tê-lo disponível durante a administração. Ao administrar medicamentos potentes, avalie os sinais vitais do paciente antes, durante e após a infusão. Existem situações nas quais se recomenda dupla checagem independente da dose do medicamento, especialmente quando são administrados medicamentos de alto risco por via IV. O ISMP (2019c) descreve como realizar a dupla checagem independente:

- A dupla checagem deve ser realizada de forma independente por uma segunda pessoa. Uma única pessoa para preparar e checar o medicamento tem maior probabilidade de ver o que espera ver, mesmo quando ocorre um erro
- Duas pessoas devem checar *separadamente* cada componente do processo. Por exemplo, um farmacêutico calcula uma dose, prepara uma seringa com medicamento e compara o produto com a prescrição; em seguida, um enfermeiro checa *independentemente* a prescrição, calcula a dose e compara o resultado com o produto fornecido, para fins de verificação
- Duas pessoas têm menor probabilidade de cometer o mesmo erro quando trabalham de maneira independente. Segurar uma seringa e um frasco e dizer "aqui tem 5 unidades de insulina, poderia verificar?" não é eficaz. A pessoa que está pedindo a checagem não pode influenciar a checagem individual do produto de nenhuma forma
- Utilize dupla checagem somente para tarefas de alto risco muito seletivas ou medicamentos de alta vigilância (não todos) que mais necessitarem de seu uso (verifique as políticas institucionais)
- A realização de menos checagens estrategicamente nos pontos mais vulneráveis do processo de uso de medicamentos é mais eficaz que checagens excessivas.

A administração de medicamentos pela via IV apresenta vantagens. Enfermeiros geralmente utilizam essa via em emergências, quando se faz necessária a administração rápida de um medicamento de ação imediata. A via IV também é indicada quando é necessário administrar medicamentos com intuito de estabelecer níveis sanguíneos terapêuticos constantes. Alguns medicamentos são altamente alcalinos e irritantes para músculos e tecido subcutâneo. Esses medicamentos causam menos desconforto quando administrados por via IV. Como medicamentos IV ficam imediatamente disponíveis na corrente sanguínea após administração, verifique a velocidade de administração do medicamento em uma referência de farmacologia ou com um farmacêutico antes de fornecê-los ao paciente, a fim de garantir administração segura ao longo do tempo correto. Pacientes podem apresentar graves reações adversas quando os medicamentos IV são administrados muito rapidamente.

Infusões de grandes volumes. No passado, enfermeiros geralmente misturavam medicamentos em grandes volumes de fluidos IV (500 a 1.000 mℓ). Todavia, os padrões de segurança atuais e as evidências científicas não apoiam mais esse tipo de prática (Gorski, 2018; Gorski et al., 2021; TJC, 2021). Riscos de segurança, como cálculos incorretos, técnica asséptica errada, rotulagem incorreta, erros na programação de bombas de infusão, falta de conhecimento sobre medicamentos e misturas com outros medicamentos ocorrem quando enfermeiros precisam preparar medicamentos IV em unidades de cuidados com pacientes (Gorski, 2018). O Boxe 31.23 resume as boas práticas atuais para preparo e administração de medicamentos IV.

Farmácias preparam medicamentos em grandes volumes (500 ou 1.000 mℓ) de fluidos IV compatíveis, como solução fisiológica ou Ringer com lactato. Vitaminas e cloreto de potássio são dois tipos de medicamento normalmente adicionados a fluidos IV. A infusão contínua vem acompanhada de um risco: se a infusão for realizada muito rapidamente, há risco de superdosagem do medicamento e sobrecarga de fluidos.

Enfermeiros devem misturar medicamentos a fluidos IV somente em situações emergenciais. Enfermeiros *nunca* devem preparar medicamentos de alta vigilância (p. ex., heparina, dopamina, dobutamina,

---

Boxe 31.23 Boas práticas para a administração de soluções e medicamentos intravenosos

- Revise a prescrição do medicamento com relação às concentrações padronizadas e doses
- Utilize procedimentos padronizados para solicitar, preparar e administrar medicamentos intravenosos (IV)
- Administre soluções e medicamentos preparados e fornecidos pela farmácia ou preparados comercialmente quando possível
- Nunca prepare medicamentos de alta vigilância (p. ex., heparina, dopamina, dobutamina, nitroglicerina, potássio, antibióticos ou magnésio) em uma unidade de cuidados
- Revise a prescrição para uso de infusões padronizadas concentradas de medicamentos de "alta vigilância"
- Padronize o armazenamento de medicamentos IV
- Utilize o recurso mnemônico *CATS PRRR* ("*cats purr*" significa "gatos ronronam") para se lembrar das checagens de segurança na hora de administrar medicamentos IV: *C*, compatibilidades; *A*, alergias; *T*, tubo/equipo correto; *S*, sítio/local verificado; *P*, segurança da bomba (*pump*) verificada; *R*, taxa (*rate*) correta; *R*, liberar (*release*) travas do equipo; *R*, retornar e reavaliar o paciente
- Utilize práticas padronizadas para rotulagem. O nome do paciente, o nome genérico do medicamento e a dose específica do paciente devem estar em negrito
- Utilize corretamente tecnologias como dispositivos de infusão inteligentes, administração de medicamentos com código de barras e registro eletrônico de administração de medicamentos.

Adaptado de Gorski L: *Phillips's manual of I.V. therapeutics: evidence-based practice for infusion therapy*, ed 7, Philadelphia, 2018, FA Davis; Gorski LA et al.: Infusion therapy standards of practice, 8th edition, *J Infusion Nurs* 44(1S):S1, 2021; e The Joint Commission (TJC): *2021 National Patient Safety Goals*, Oakbrook Terrace, IL, 2021, The Joint Commission. http://www.jointcommission.org/standards_information/npsgs.aspx. Accessed August 17, 2021.

nitroglicerina, potássio, antibióticos ou magnésio) em unidades de cuidados. Verifique com um farmacêutico antes de misturar um medicamento a um frasco de solução IV. Se o farmacêutico confirmar que você deve preparar o medicamento, peça a outro enfermeiro para verificar seus cálculos e observar você durante todo o procedimento, a fim de garantir preparo seguro do medicamento. Certifique-se primeiro de que o fluido IV e o medicamento sejam compatíveis. Em seguida, prepare o medicamento em uma seringa (Procedimento 31.4) utilizando técnica asséptica. *Não* adicione medicamentos a frascos IV já pendurados, pois não haverá como você saber a concentração exata do medicamento. Adicione medicamentos *somente* a frascos IV novos.

Ao administrar medicamentos em infusões de grandes volumes IV, regule a taxa segundo a prescrição do provedor de cuidados de saúde. Monitore os pacientes cuidadosamente para reações adversas ao medicamento e sobrecarga de volume. Verifique também o local do acesso frequentemente para infiltração e flebite (ver Capítulo 42).

Bolus *intravenoso*. O *bolus* IV, ou "*push*," envolve introdução de uma dose concentrada de medicamento diretamente na circulação sistêmica (Procedimento 31.6). Medicamentos em "*push*" de medicamentos são administrados através de uma infusão IV contínua existente ou por acesso venoso intermitente (normalmente denominado *lock* de salina). Um *lock* de salina é um cateter IV com um pequeno "reservatório" ou câmara coberto por uma tampa de borracha. Um cateter IV pode ser convertido em um *lock* inserindo-se uma tampa especial de injeção de vedação de borracha na extremidade do cateter. O uso de um *lock* poupa tempo por eliminar o constante monitoramento de uma linha IV. Também oferece maior mobilidade, segurança e conforto para os pacientes por eliminar a necessidade de uma linha IV contínua. Depois de administrar um *bolus* IV através de um acesso venoso intermitente, enxágue com solução salina normal para manter sua patência.

Como o *bolus* requer somente pequena quantidade de fluido para fornecer o medicamento, é mais vantajoso para pacientes com restrição de volume hídrico. O *bolus* IV é o método mais perigoso de administração de medicamentos, pois não há tempo para correção de erros. Ademais, um *bolus* pode causar irritação direta do epitélio vascular. Antes de administrar o *bolus*, confirme a posição do acesso IV. Nunca administre um medicamento IV quando o local de inserção do acesso parecer edemaciado ou quando o fluido IV não estiver fluindo na taxa adequada. A injeção acidental de um medicamento no tecido circunjacente ao vaso causa dor, lesão e abscessos, dependendo da composição do medicamento. Medicamentos associados a risco de efeitos adversos quando administrados rapidamente devem ser diluídos e administrados na forma de infusão secundária utilizando bomba de infusão.

Verifique a taxa de administração do medicamento em "*push*" IV seguindo as diretrizes da instituição ou um manual de referência de medicamento. Siga estas estratégias para reduzir os perigos de se administrarem medicamentos em "*push*" IV rapidamente (Gorski, 2018; ISMP, 2018b; ISMP, 2019b):

- Use medicamento comercialmente disponível ou manipulado pela farmácia para "*push*" IV sempre que possível
- Não dilua medicamentos em "*push*" IV a menos que seja recomendado pelo fabricante, política da instituição ou literatura de referência
- Medicamentos em "*push*" IV devem ser administrados à taxa recomendada pelo fabricante, política da instituição ou literatura de referência
- Etiquete adequadamente seringas clinicamente preparadas
- Determine a taxa e a quantidade de tempo necessárias para administrar o medicamento
- Identifique todas as incompatibilidades (ou seja, fármaco ou solução) com as infusões existentes
- Revise a quantidade de medicamento que um paciente receberá por minuto. Por exemplo, se o paciente necessitar de 6 ml de um medicamento ao longo de 3 min, forneça 2 ml do *bolus* a cada minuto
- Entenda a finalidade do medicamento IV e suas potenciais reações adversas relacionadas à velocidade e à via de administração. Alguns medicamentos IV somente podem ser administrados por "*push*" IV com segurança quando o paciente está sendo monitorado continuamente em relação a arritmias, alterações na pressão arterial ou outros efeitos adversos. Portanto, você poderá aplicar alguns medicamentos em *bolus* somente em áreas específicas dentro de uma instituição de cuidados de saúde (p. ex., unidade de cuidados críticos). Confirme quais são as diretrizes da instituição em relação aos requerimentos de monitoramento especial.

Infusões controladas por volume. Outra forma de administrar medicamentos por via IV é com pequenas quantidades (50 a 100 ml) de fluidos compatíveis. O fluido deve estar em um segundo recipiente separado do frasco de fluidoterapia principal. Esse recipiente deve estar ligado diretamente à linha IV primária ou a um equipo separado inserido na linha primária (Procedimento 31.7). Três tipos de recipientes para esse fim são os sistemas de administração controlada por volume (p. ex., Volutrol ou Pediatrol), sistemas em paralelo (tipo *piggyback*) e bombas de seringa. O emprego de infusões secundárias apresenta muitas vantagens, dentre as quais:

- Diminuição do risco de infusão rápida da dose por meio de *bolus*. Os medicamentos são diluídos e infundidos ao longo de maiores intervalos de tempo (p. ex., 30 a 60 min)
- Possibilidade de administração de medicamentos que permanecem estáveis por tempo limitado em solução
- Possibilidade do controle da entrada de fluido IV

Sistema de infusão em paralelo (*piggyback*). O sistema em paralelo tipo *piggyback* diz respeito a um frasco IV pequeno (25 a 250 ml) conectado à linha curta que liga a porta em Y superior do equipo principal a um acesso venoso intermitente (Figura 31.29). O rótulo do medicamento segue o formato do ISMP (2019d) (Figura 31.30).

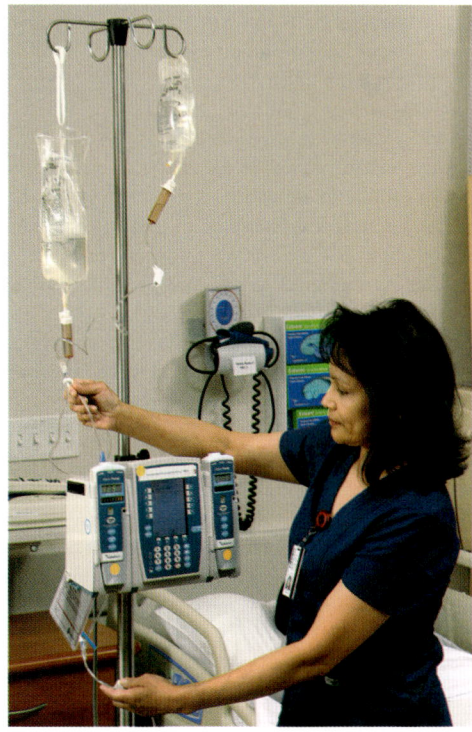

Figura 31.29 Preparo de infusão em paralelo tipo *piggyback*.

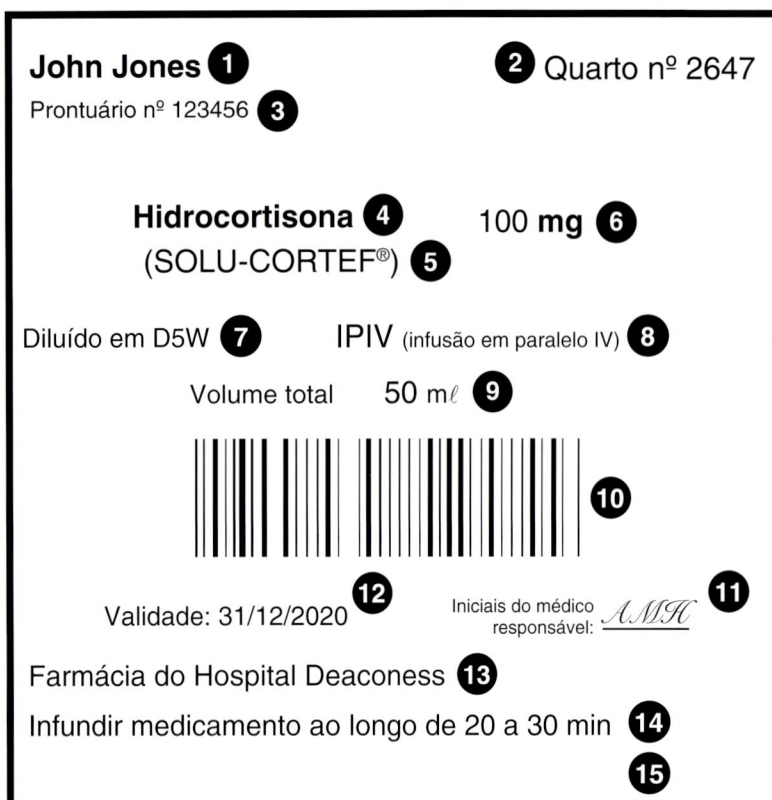

Figura 31.30 Medicamento em paralelo intravenoso com rótulo de acordo com as diretrizes de rotulagem de segurança do ISMP dos EUA.

O equipo da infusão em paralelo é do tipo microgotas ou macrogotas (ver Capítulo 42). Em inglês, a infusão em paralelo denomina-se *piggyback* (expressão com sentido de "sobre os ombros" ou "sobre as costas") porque o frasco menor fica mais alto que o frasco maior. Essa montagem faz com que a infusão principal não seja infundida enquanto se está infundindo o medicamento paralelo. A porta da linha IV primária contém uma válvula que interrompe automaticamente o fluxo da infusão primária enquanto a paralela está fluindo. Após término da infusão em paralelo e descida de sua solução pelo equipo até nível mais baixo que o nível da infusão principal, a válvula reabre, permitindo retomada da infusão principal.

Administração controlada por volume. Sistemas de administração controlada por volume (p. ex., Buretrol) são frascos pequenos (150 mℓ) que se ligam imediatamente abaixo do frasco da infusão principal. O sistema é preenchido de forma similar ao de uma infusão regular. Siga as orientações da embalagem para preparar tais sistemas (ver Capítulo 42).

Bomba de seringa. A bomba de seringa funciona com bateria e permite que os medicamentos sejam fornecidos utilizando-se pequenas quantidades de solução (5 a 60 mℓ) em tempo controlado com seringas padrão.

Acesso venoso intermitente. O acesso venoso intermitente (comumente denominado *lock de salina*) consiste em um cateter IV aberto com uma pequena câmara revestida com um diafragma de borracha ou uma tampa especial, popularmente conhecida como adaptador PRN. Tais adaptadores geralmente aceitam dispositivos de segurança de agulhas (ver Capítulo 42). As vantagens do acesso venoso intermitente incluem:

- Menor custo resultante da omissão da fluidoterapia IV contínua
- Efetividade do tempo de enfermeiros por eliminar o monitoramento constante de taxas de fluidos
- Maiores mobilidade, segurança e conforto para o paciente.

Antes de administrar um *bolus* IV ou medicamento em paralelo, avalie a patência e o local do acesso IV. Após administração do medicamento por meio de acesso venoso intermitente, deve-se infundir uma solução no acesso a fim de mantê-lo patente. Em geral, utiliza-se solução salina normal para lavar acessos periféricos. Algumas instituições exigem uso de heparina. Enfermeiros devem verificar e seguir as políticas institucionais com relação aos cuidados de manutenção de acessos IV.

Administração de terapia intravenosa em domicílio. Em alguns casos, pacientes necessitam de terapia IV em suas casas. Infusões comumente realizadas em domicílio incluem antibióticos, quimioterápicos, nutrição parenteral total, terapia biológica e outros medicamentos (Gorski, 2018). A maioria dos pacientes geralmente recebe sua terapia IV por meio de um cateter venoso central (CVC) a longo prazo (ver Capítulo 42). Enfermeiros domiciliares avaliam a resposta do paciente ao medicamento, monitoram o local do CVC e instruem pacientes e cuidadores da família a administrar infusões e realizar manutenção do CVC.

Avalie cuidadosamente pacientes e cuidadores da família a fim de determinar sua capacidade de manejar a terapia IV em casa. Inicie sua instrução sobre o manejo do acesso IV tão logo souber que o paciente realizará terapia em casa. Sua instrução deve ser iniciada durante o período de hospitalização do paciente. Pacientes e cuidadores necessitam aprender a checar a patência de seu acesso IV (Gorski, 2019). Se o paciente estiver com um cateter tunelizado (ver Capítulo 42), poderão ser ensinados também cuidados com o local, incluindo trocas de curativos. Pacientes também necessitam saber quando notificar um enfermeiro domiciliar ou um médico. Planeje ensinar a pacientes e familiares a manter o equipamento de administração por via intravenosa, incluindo bombas de infusão.

Capítulo 31 Administração de Medicamentos

Diretrizes para segurança do paciente

A garantia da segurança do paciente constitui papel fundamental de um enfermeiro profissional. Use julgamento clínico sólido comunicando-se claramente com os membros da equipe de cuidados de saúde, avaliando e analisando os achados clínicos do paciente e incorporando as prioridades e preferências de cuidados do paciente. Utilize a melhor evidência, aplicando padrões profissionais, quando estiver selecionando intervenções a serem usadas na realização dos cuidados de um paciente. Ao executar os procedimentos deste capítulo, lembre-se dos seguintes pontos a fim de garantir cuidados seguros e centrados no paciente.

Siga estas diretrizes a fim de garantir a administração segura de medicamentos:

- Seja vigilante durante a administração de medicamentos. Evite distrações durante o preparo. Zonas sem interrupção (ZSI) têm sido recomendadas para diminuir as distrações e interrupções durante o preparo e a administração de medicamentos (Freitas et al., 2019). As ZSI são criadas colocando-se sinais, fitas vermelhas ou algum tipo de borda no chão ao redor dos carrinhos ou áreas onde ficam medicamentos. Enfermeiros que estão dentro dessas áreas não devem ser interrompidos
- Certifique-se de que seus pacientes recebam os medicamentos corretos
- Saiba por que seu paciente está recebendo cada medicamento; saiba o que você precisa fazer antes, durante e após a administração do medicamento; e avalie a eficácia dos medicamentos e seus efeitos adversos
- Verifique pelo rótulo se os medicamentos não estão vencidos
- Utilize no mínimo dois identificadores antes de administrar medicamentos e verifique-os com o registro de administração de medicamentos (RAM) do paciente. Siga políticas institucionais para identificar o paciente
- Antes de administrar o medicamento, é importante garantir que toda a informação esteja correta. Faça uma checagem de precisão três vezes:
  1. A primeira checagem é realizada quando os medicamentos são retirados do aparelho de armazenamento, da gaveta ou de qualquer sistema onde estejam guardados na instituição
  2. A segunda checagem é realizada durante o preparo dos medicamentos para administração
  3. A última checagem ocorre à beira do leito do paciente, imediatamente antes da administração do medicamento
- Esclareça prescrições confusas e peça ajuda sempre que tiver dúvidas sobre uma prescrição ou cálculo. Consulte seus colegas, farmacêuticos, outros profissionais da saúde e certifique-se de ter resolvido todas as preocupações relacionadas à administração de medicamentos antes de preparar e fornecer medicamentos
- Utilize a tecnologia (p. ex., escaneamento de código de barras, RAM eletrônico) disponível em sua instituição ao preparar e administrar medicamentos. Siga todas as políticas institucionais relacionadas ao uso de tecnologias e não tome atalhos em seu processo. *Pular etapas* desvia de procedimentos, políticas ou problemas no sistema de trabalho. Enfermeiros que pulam etapas deixam de seguir protocolos, políticas ou procedimentos institucionais na tentativa de administrar medicamentos a pacientes no menor tempo possível
- Utilize técnica asséptica rigorosa durante o preparo e administração de medicamentos parenterais
- Instrua seus pacientes sobre cada medicamento que tomam enquanto os estiver administrando. É importante que o paciente conheça cada medicamento com relação a sua finalidade, dose diária e horário, efeitos adversos mais comuns e problemas que devem ser relatados ao provedor de cuidados de saúde. Certifique-se de responder todas as dúvidas do paciente antes de lhe administrar medicamentos. Instrua cuidadores da família quando apropriado
- Na maior parte do tempo, não é possível delegar a administração de medicamentos. Certifique-se de seguir os padrões definidos pela Lei de Prática de Enfermagem (*Nurse Practice Act*) de seu estado e as diretrizes de sua instituição de cuidados de saúde. Enfermeiros licenciados geralmente podem administrar medicamentos pelas vias oral (VO), subcutânea (SC), intramuscular (IM) e intradérmica (ID). Algumas vezes, podem fornecer medicamentos por via intravenosa (IV) quando têm treinamento específico e quando os medicamentos não são de alta vigilância. Alguns estados também permitem que auxiliares administrem alguns tipos de medicamentos (p. ex., orais) em instituições de cuidados a longo prazo
- Siga as diretrizes de segurança a fim de prevenir lesões envolvendo agulhas. Utilize dispositivos de segurança e descarte todos os perfurocortantes no receptáculo adequado.

Procedimento 31.1 Administração de medicamentos por via oral

Delegação e colaboração

O procedimento de administração de medicamentos VO não pode ser delegado a funcionários auxiliares. Enfermeiros instruem auxiliares sobre:
- Potenciais efeitos adversos dos medicamentos e relato de sua ocorrência
- Notificação de um enfermeiro caso a condição do paciente se altere ou piore (p. ex., dor, prurido ou erupção cutânea) após a administração do medicamento.

Equipamento

- Sistema automático computadorizado de fornecimento de medicamentos ou carrinho de medicamentos
- Copos descartáveis
- Copo de água, suco ou bebida de preferência do paciente e canudo
- Dispositivo para triturar comprimidos (*opcional*)
- Toalhas de papel
- Registro de administração de medicamentos (RAM) (eletrônico ou impresso)
- Luvas limpas (no caso de manuseio de medicamento oral).

Passo	Justificativa
Histórico	
1. Verifique acurácia e completude de cada RAM ou material impresso com a receita elaborada pelo provedor de cuidados de saúde. Verifique nome do paciente, nome do medicamento, dose, via de administração e horário da administração. Esclareça receitas incompletas com o provedor de cuidados de saúde antes da administração.	A receita médica é a fonte mais confiável e único registro legal de medicamentos recebidos pelo paciente. Ela garante que o paciente receba os medicamentos corretos (Palese et al., 2019). Erros na transcrição constituem fonte de erros com medicamentos (Zhu e Weingart, 2020).
2. Revise a informação pertinente relacionada ao medicamento, incluindo ação, finalidade, dose e via normal, efeitos adversos, horário do início e pico da ação, indicações e implicações de enfermagem.	Permite-lhe antecipar os efeitos dos medicamentos e observar a resposta do paciente.
3. Avalie quaisquer contraindicações à administração de medicamentos VO, incluindo estado de indicação para não receber nada VO (NPO), incapacidade de deglutir, náuseas/vômito, presença de inflamação intestinal, peristaltismo diminuído, cirurgia gastrintestinal (GI) recente, sucção gástrica e nível de consciência diminuído (NCD). Notifique o provedor de cuidados de saúde diante da presença de quaisquer contraindicações.	Alterações na função gastrintestinal (GI) podem interferir com a absorção, distribuição e excreção do medicamento. Pacientes com sucção GI não recebem a ação de medicamentos orais porque o medicamento é sugado do trato GI antes de ser absorvido.

(continua)

Procedimento 31.1 — Administração de medicamentos por via oral (Continuação)

Passo	Justificativa
4. Avalie o histórico médico, de medicamentos, nutricional e de alergias do paciente. Liste as alergias do paciente a medicamentos em cada página do RAM e demonstre-as de forma evidente no prontuário médico do paciente. Quando o paciente tiver uma alergia, aplique-lhe um bracelete de identificação da alergia.	Esses fatores influenciam como alguns medicamentos atuam. A informação revela problemas prévios com a administração de medicamentos. O alerta de alergias ajuda a prevenir eventos adversos.
5. Higienize as mãos. Obtenha e revise os dados do exame físico, incluindo o peso do paciente (em unidades métricas), sinais vitais e dados laboratoriais que possam influenciar a administração de medicamentos, como os resultados da função renal e hepática.	Muitas doses de medicamentos baseiam-se no peso do paciente. Os achados do exame físico ou laboratorial podem contraindicar a administração de medicamentos. As funções renal e hepática afetam o metabolismo e a excreção de medicamentos (Burchum e Rosenthal, 2019).
6. Avalie conhecimento, experiência e letramento em saúde do paciente ou familiar cuidador.	Garante que o paciente ou o familiar cuidador tenha a capacidade de obter, comunicar, processar e compreender informações básicas de saúde (CDC, 2021b).
7. Avalie o risco de aspiração utilizando uma ferramenta de avaliação de disfagia, quando disponível (ver Capítulo 45). Proteja o paciente contra a aspiração avaliando sua capacidade de deglutição.	Ocorre aspiração quando alimentos, líquidos ou medicamentos que deveriam ser administrados pelo trato GI são administrados inadvertidamente no trato respiratório. Pacientes com capacidade de deglutição alterada têm maior risco de aspiração (Bartlett, 2021; Forough et al., 2018).
8. Avalie os sintomas do paciente antes de iniciar a terapia medicamentosa.	Fornecem informações para a avaliação dos efeitos desejados de medicamentos.
9. Avalie a preferência de líquidos do paciente e determine se os medicamentos podem ser fornecidos juntamente com esses líquidos. Mantenha restrições hídricas prescritas.	Alguns líquidos interferem com a absorção de medicamentos (p. ex., laticínios afetam a tetraciclina). Oferecer líquidos durante a administração de medicamentos é uma excelente forma de aumentar a ingestão hídrica do paciente. Líquidos facilitam a deglutição e a absorção no trato GI. Todavia, em caso de restrição hídrica, o planejamento da ingestão hídrica deverá ser coordenado com os horários e tipos de medicamentos.
10. Avalie o conhecimento do paciente e de seu cuidador da família com relação a saúde e uso de medicamentos, cronograma de medicamentos e capacidade de preparar medicamentos.	Determina a necessidade de instrução e orientação do paciente e do cuidador da família a fim de atingir a adesão ao medicamento. Revela a necessidade de instruir e/ou apoiar o paciente.
11. Avalie os objetivos ou preferências do paciente em relação a como o procedimento deve ser realizado ou o que o paciente espera.	Permite que o cuidado seja individualizado ao paciente.

Planejamento

Passo	Justificativa
1. Realize higiene das mãos. Prepare o equipamento e o RAM.	Promove o gerenciamento do tempo e eficiência durante o preparo de medicamentos para todos os pacientes.
2. Planeje o preparo de forma a evitar interrupções. Crie um ambiente silencioso. Não atenda ligações telefônicas nem converse com outras pessoas. Siga as políticas institucionais para a zona sem interrupção (ZSI).	Interrupções contribuem com a ocorrência de erros com medicamentos (Freitas et al., 2019; Palese et al., 2019) (Boxe 31.4).

Implementação

Passo	Justificativa
1. Prepare os medicamentos.	
a. Realize higiene das mãos. Prepare a bandeja de medicamentos e copos na área de medicamentos ou mova o carrinho para fora do quarto do paciente.	Reduz a transferência de microrganismos. A organização do equipamento economiza tempo e reduz erros.
b. Entre no sistema de fornecimento automático de medicamentos (SFAM) ou destranque o carrinho ou a gaveta de medicamentos.	Os medicamentos permanecem seguros quando trancados em um armário, carrinho ou no SFAM.
c. Realize higiene das mãos e prepare os medicamentos para *um paciente de cada vez* utilizando técnica asséptica. Siga os sete elementos corretos da administração de medicamentos. Mantenha reunidas todas as páginas do material impresso para um paciente ou abra a tela do RAM de somente um paciente.	Garante que os medicamentos permaneçam estéreis. Previne erros durante o preparo.
d. Selecione os medicamentos corretos do SFAM, da gaveta ou do estoque. Compare o nome do medicamento contido no rótulo com o nome no RAM ou no material impresso (ver ilustração). Deixe a área do SFAM após retirar o medicamento.	A leitura do rótulo e a comparação com a prescrição transcrita reduzem erros. Sair da área do SFAM garante que ninguém mais possa retirar medicamentos utilizando sua identidade. *Trata-se da primeira checagem de precisão.*
e. Verifique ou calcule a dose do medicamento conforme necessário. Repita a checagem de todos os cálculos. Verifique a data de validade de todos os medicamentos e devolva medicamentos vencidos à farmácia.	A checagem dos cálculos reduz o risco de erros. Políticas institucionais podem exigir que você verifique os cálculos de determinados medicamentos, como insulina, com outro enfermeiro. Medicamentos vencidos podem estar inativos ou ser nocivos para o paciente.
f. Em caso de preparo de substância controlada, verifique a contagem de medicamentos prévia do registro e compare a contagem atual com o estoque disponível. Medicamentos controlados podem ser armazenados em carrinhos computadorizados.	Leis relacionadas a substâncias controladas exigem que enfermeiros monitorem e contem cuidadosamente medicamentos controlados retirados (p. ex., opioides).

Procedimento 31.1 — Administração de medicamentos por via oral (Continuação)

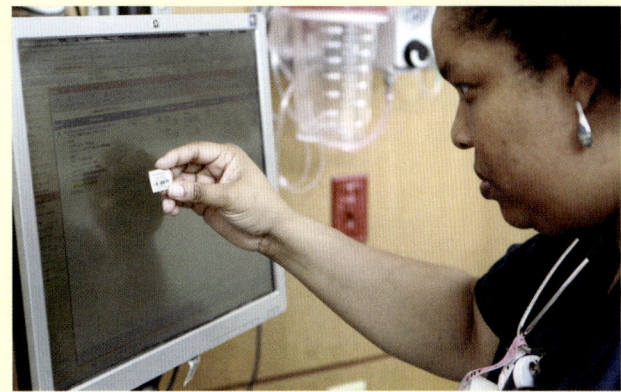

PASSO 1d Enfermeira comparando o rótulo do medicamento com a prescrição transcrita no registro eletrônico de administração de medicamentos (RAM).

Passo	Justificativa
g. Prepare a forma sólida de medicamentos orais.	
(1) Para preparar doses-unidades de comprimidos ou cápsulas, coloque o comprimido ou cápsula diretamente no copo de medicamentos sem remover seu invólucro. Administre somente medicamentos contidos em embalagens com rótulos claramente marcados.	A embalagem mantém a esterilidade e identifica o nome e a dose do medicamento, o que facilita a instrução.
(2) Ao utilizar medicamentos em *blisters*, pressione o medicamento para que atravesse o alumínio e caia dentro do copo (ver ilustração).	A embalagem fornece número suficiente para 1 mês, com cada "*blister*" contendo em geral uma dose.
(3) Caso seja necessário fornecer metade da dose do medicamento, a farmácia deverá realizar a divisão, rotulagem, embalagem e envio do medicamento à unidade. Se você precisar repartir o medicamento, utilize luvas limpas para cortá-lo com um dispositivo próprio para dividir comprimidos. Divida somente comprimidos já sulcados pelo fabricante (linha que atravessa o centro do comprimido).	Diminui a contaminação do comprimido. Em instituições de cuidados de saúde, somente a farmácia pode repartir comprimidos, a fim de garantir a segurança de pacientes (ISMP, 2018a). Se um comprimido houver recebido aprovação da FDA para divisão nos EUA, essa informação estará impressa na seção de posologia de sua bula.
(4) Coloque todos os comprimidos e cápsulas que o paciente irá receber em um copo de medicamentos, exceto os que necessitam de avaliação pré-administração (p. ex., frequência de pulso ou pressão arterial). Coloque esses medicamentos em um copo separado com seu invólucro intacto.	Manter medicamentos que exigem avaliação antes da administração separados de outros medicamentos funciona como um lembrete e torna mais fácil suspender o medicamento conforme necessário.
(5) Se o paciente tiver dificuldade para deglutir e o medicamento líquido não for uma opção, utilize um dispositivo para triturar comprimidos. Limpe-o antes do uso. Caso não tenha um disponível, coloque o medicamento entre dois copos e triture (ver ilustração). Misture o comprimido triturado a uma pequena quantidade (colher de chá) de alimento pastoso (molho ou calda).	Comprimidos grandes podem ser difíceis de deglutir. O comprimido triturado misturado com um alimento pastoso palatável geralmente é mais fácil de deglutir.

JULGAMENTO CLÍNICO: nem todos os medicamentos podem ser triturados de forma segura. Consulte um farmacêutico ou a lista de medicamentos que não devem ser triturados do ISMP (2018a).

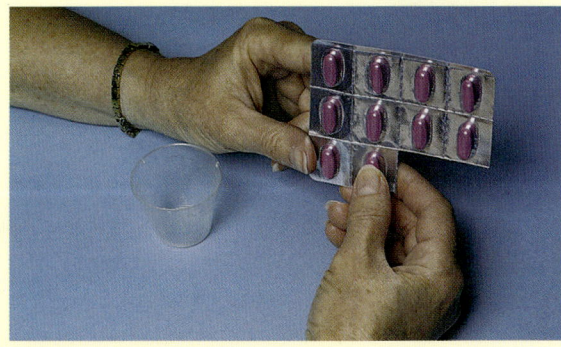

PASSO 1g(2) Coloque o comprimido do *blister* em um copo de medicamentos sem remover seu invólucro.

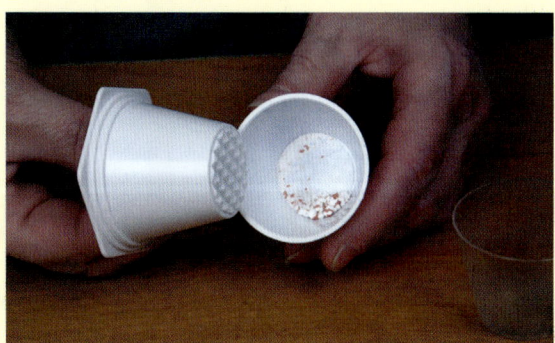

PASSO 1g(5) Trituração de comprimido com um dispositivo para triturar comprimidos.

(continua)

Procedimento 31.1 Administração de medicamentos por via oral (Continuação)

Passo	Justificativa
h. Prepare líquidos. (1) Utilize o medidor de dose-unidade com a quantidade correta de medicamento. Agite gentilmente o frasco. Administre medicamentos embalados em copo de dose única diretamente a partir do copo. Não despeje o medicamento em outro copo.	O uso de um medidor de dose-unidade fornece dose mais precisa do medicamento (ISMP, 2020a). Agitar o frasco garante que o medicamento esteja homogêneo antes da administração.
(2) Seringa oral de dose-unidade (ver ilustração): certifique-se de utilizar somente seringas com indicação de uso exclusivo VO fornecidas pela farmácia.	Garante que todos os medicamentos orais que não estejam comercialmente disponíveis na forma de dose-unidade sejam fornecidos pela farmácia em seringa oral (ISMP, 2018a).

JULGAMENTO CLÍNICO: *com base nas boas práticas atuais (ISMP, 2020a), medicamentos líquidos que não estiverem disponíveis ou cuja dose não esteja correta no formato dose-unidade devem ser fornecidos pela farmácia em seringas de uso oral contendo indicação de uso exclusivo oral. Essas seringas não se acoplam a nenhum tipo de conector parenteral (p. ex., equipo de infusão IV). Ademais, evidências recentes demonstram que medidores de líquidos em unidades de cuidados fornecem doses imprecisas. O preparo de medicamentos orais pela farmácia garante a dose mais precisa possível do medicamento e previne administração parenteral de medicamentos orais. Certifique-se de que o pequeno anel plástico da seringa (especialmente de seringas de 1 mℓ) tenha sido removido (ISMP, 2018b).*

Passo	Justificativa
i. Devolva frascos ou medicamentos de dose-unidade não utilizados à sua prateleira ou gaveta. Rotule copos de medicamentos com o nome do paciente antes de sair da área de preparo de medicamentos. Não esqueça medicamentos sobre superfícies.	Garante ter sido preparado o medicamento correto para o paciente correto.
j. Imediatamente antes de ir até o quarto do paciente, compare o nome do paciente e o nome no rótulo do medicamento com as informações contidas no RAM.	A comparação dos rótulos uma segunda vez diminui erros. *Trata-se da segunda checagem de precisão.*
2. Administre os medicamentos. a. Leve o medicamento até o paciente no horário correto (verifique as políticas institucionais). Medicamentos que demandam horário exato incluem doses STAT, doses de *bolus* e doses únicas. Forneça medicamentos de horário crítico (p. ex., antibióticos, anticoagulantes, insulina, anticonvulsivantes ou agentes imunossupressores) no horário exato em que foram prescritos (no máximo 30 min antes ou após o horário agendado). Forneça medicamentos de horário não crítico dentro de 1 a 2 h do horário agendado (ISMP, 2011a). Durante a administração, aplique os sete elementos corretos da administração de medicamentos.	Hospitais devem adotar políticas e procedimentos de administração de medicamentos para o horário da administração, considerando a natureza do medicamento prescrito, aplicação clínica específica e necessidades do paciente (USDHHS, 2011; ISMP, 2011). Medicamentos de horário crítico são medicamentos cuja administração precoce ou atrasada em relação ao horário agendado pode causar dano ou resultar em efeito farmacológico abaixo do ideal. Já medicamentos que não são de horário crítico são medicamentos cuja administração precoce ou atrasada dentro de uma faixa de 1 a 2 h não causa danos nem efeito farmacológico abaixo do ideal (USDHHS, 2011; ISMP, 2011).
b. Identifique o paciente utilizando no mínimo dois identificadores (p. ex., nome e data de nascimento ou nome e número do prontuário médico) segundo as políticas institucionais. Compare os identificadores com a informação contida no RAM ou prontuário médico do paciente.	Garante ser o paciente correto. Corresponde aos padrões de The Joint Commission e melhora a segurança do paciente (TJC, 2021).

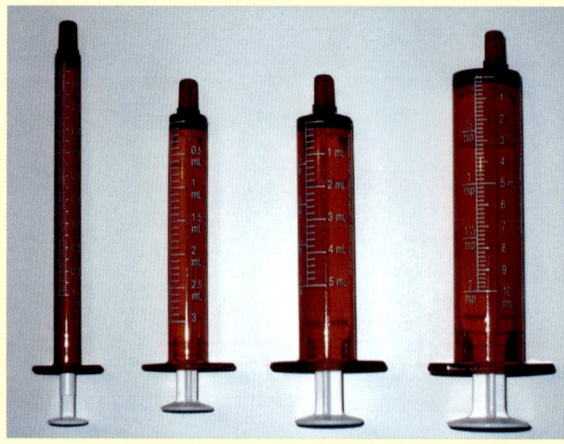

PASSO 1h(2) Utilize seringas especiais orais para preparar pequenas quantidades de medicamento líquido.

Procedimento 31.1 — Administração de medicamentos por via oral *(Continuação)*

Passo	Justificativa
c. À beira do leito do paciente, compare novamente o RAM ou o material impresso com os nomes dos medicamentos contidos no rótulo e com o nome do paciente. Pergunte-lhe sobre quaisquer alergias.	*Trata-se da terceira checagem de precisão* e garante que o paciente receba o medicamento correto. Confirma o histórico de alergia do paciente.
d. Explique a finalidade de cada medicamento, sua ação e efeitos adversos comuns. Dê tempo para que o paciente lhe faça perguntas sobre os medicamentos. Inclua o cuidador da família quando apropriado.	O paciente tem o direito de ser informado. A compreensão do paciente e seu cuidador da família acerca de cada medicamento melhora a adesão à terapia medicamentosa.
e. Realize higiene das mãos. Faça a avaliação pré-administração necessária (p. ex., pressão arterial, pulso) para medicamentos específicos. Pergunte novamente ao paciente sobre quaisquer alergias.	Reduz a transmissão de microrganismos. Determina se medicamentos específicos necessitam ser protelados nesse momento. Confirma o histórico de alergias do paciente.

> **JULGAMENTO CLÍNICO:** *se o paciente demonstrar preocupação com relação à precisão de um medicamento, não forneça o medicamento. Explore a preocupação do paciente e verifique a prescrição médica antes da administração. Ouvir a preocupação do paciente pode prevenir erro com o medicamento.*

Passo	Justificativa
f. Ajude o paciente a se sentar ou assumir posição de Fowler. Utilize o decúbito lateral caso o paciente não possa se sentar. Peça-lhe para ficar nessa posição durante 30 min após a administração.	Reduz o risco de aspiração durante a deglutição.
g. *Para comprimidos:* o paciente pode preferir segurar seu medicamento sólido na mão ou no copo antes de colocá-lo na boca. Ofereça-lhe água ou sua bebida de preferência para ajudar na ingestão do medicamento.	O paciente pode se familiarizar com os medicamentos observando cada um deles. A escolha da bebida pode melhorar a ingestão de líquidos.
h. *Para formulações que se desintegram na boca (comprimidos ou fitas):* retire o medicamento da embalagem imediatamente antes do uso. Não pressione o comprimido contra o alumínio. Coloque o medicamento sobre a língua do paciente. Alerte-o para não mastigar o medicamento.	Formulações que se desintegram na boca começam a se dissolver quando colocadas sobre a língua. Não é necessário água. É necessário retirar o medicamento cuidadosamente da embalagem pois os comprimidos e fitas são finos e frágeis.
i. *Para medicamentos sublinguais:* peça ao paciente para colocar o medicamento sob a língua e deixar que se dissolva completamente (Figura 31.3). Alerte-o para não engolir o comprimido.	O medicamento é absorvido através dos vasos sanguíneos da superfície inferior da língua. Se for deglutido, será destruído pelo suco gástrico ou será rapidamente degradado pelo fígado, o que prejudicará seu nível sanguíneo terapêutico.
j. *Para medicamentos bucais:* peça ao paciente para colocar o medicamento na boca em contato com a mucosa da bochecha e gengiva até sua dissolução completa (Figura 31.4).	Medicamentos bucais agem localmente ou sistemicamente conforme são deglutidos com a saliva.

> **JULGAMENTO CLÍNICO:** *evite administrar qualquer coisa pela boca, incluindo outros medicamentos orais, até que o medicamento de desintegração bucal ou sublingual tenha se dissolvido completamente.*

Passo	Justificativa
k. *Para medicamentos em pó:* misture com líquidos à beira do leito e dê ao paciente para beber.	Quando preparados com antecedência, medicamentos em pó ficam espessos; alguns até mesmo endurecem, dificultando a deglutição.
l. *Para medicamentos triturados misturados com o alimento:* forneça cada medicamento separadamente com uma colher de chá de alimento.	Garante que o paciente conseguiu deglutir todo o medicamento. *Nunca misture medicamentos com uma porção de alimento do tamanho de uma refeição.*
m. *Para pastilhas:* alerte o paciente contra a mastigação ou deglutição de pastilhas.	Pastilhas agem por meio da absorção lenta através da mucosa oral, não da mucosa gástrica.
n. *Para medicamento efervescente:* adicione o comprimido ou pó a um copo de água. Administre-o imediatamente após a dissolução.	Medicamentos efervescentes melhoram o sabor desagradável e geralmente aliviam problemas GI.
o. Se o paciente não for capaz de segurar o medicamento, coloque o copo ou a seringa oral em contato com os lábios do paciente e introduza gentilmente cada medicamento na boca, um de cada vez. Administre cada comprimido ou cápsula um de cada vez. Injete o medicamento líquido da seringa oral lentamente. Também é possível utilizar uma colher para colocar o comprimido na boca do paciente. Não tenha pressa nem force medicamentos.	A administração de um comprimido de dose única, cápsula ou seringa oral facilita a deglutição e reduz o risco de aspiração.
p. Fique com o paciente até que o mesmo termine de deglutir cada medicamento completamente ou até que tome cada uma pela via correta. Peça ao paciente para abrir a boca caso tenha dúvida sobre o medicamento ter sido deglutido.	Garante que o paciente recebeu a dose prescrita. Sem a verificação, o paciente poderá não tomar o medicamento ou poderá guardá-lo, o que traz riscos à saúde.
q. Para medicamentos altamente ácidos (p. ex., ácido acetilsalicílico), ofereça ao paciente um alimento sem gordura (p. ex., biscoito de água e sal), contanto que não haja contraindicação devido à sua condição.	Reduz a irritação gástrica. O conteúdo de gordura dos alimentos pode retardar a absorção do medicamento.
r. Ajude o paciente a se posicionar confortavelmente.	Restaura o conforto e a sensação de bem-estar.
s. Permaneça com o paciente durante vários minutos e observe possíveis reações alérgicas.	Dispneia, sibilos e colapso circulatório constituem sinais de reação anafilática grave.

(continua)

Procedimento 31.1 Administração de medicamentos por via oral (Continuação)

Passo	Justificativa
3. Coloque o sistema de chamada de enfermagem em um local acessível, ao alcance do paciente.	Garante que o paciente possa pedir auxílio se necessário, promove a segurança e previne quedas.
4. Levante as grades laterais (se adequado) e coloque o leito na posição mais baixa.	Promove a segurança e previne quedas.
5. Descarte todos os materiais contaminados nos receptáculos adequados, remova e descarte as luvas e higienize as mãos.	Reduz a transmissão de microrganismos. Utilize o receptáculo de descarte apropriado caso o paciente esteja tomando medicamentos perigosos.

Avaliação

1. Retorne após um intervalo de tempo adequado para avaliar a resposta do paciente a medicamentos, incluindo efeitos terapêuticos, efeitos colaterais ou reações alérgicas e efeitos adversos.	Avalia o benefício terapêutico do medicamento e ajuda a detectar o início dos efeitos colaterais ou reações alérgicas. Medicamentos sublinguais agem em 15 min; a maioria dos medicamentos orais age em 30 a 60 min.
2. Peça ao paciente ou cuidador da família para identificar o nome do medicamento e explicar sua finalidade, ação, cronograma de doses e potenciais efeitos colaterais.	Determina o nível de conhecimento adquirido pelo paciente e seu cuidador da família.
3. **Utilize o método *teach-back* (ensinar de volta):** "Quero me certificar de que lhe demonstrei como tomar sua nitroglicerina sublingual. Mostre-me onde você irá colocar o comprimido em sua boca." Revise sua instrução agora ou desenvolva um plano para revisar a aprendizagem do paciente/cuidador da família caso não sejam capazes de ensinar de volta corretamente.	Ensinar de volta é uma intervenção de letramento em saúde baseada em evidências que promove o envolvimento do paciente, a segurança do paciente, a adesão e a qualidade. O objetivo de ensinar de volta é garantir que você tenha explicado informações médicas claramente, de forma que os pacientes e familiares compreendam o que você comunicou a eles (Agency for Healthcare Research and Quality [AHRQ], 2020).

RESULTADOS INESPERADOS E INTERVENÇÕES RELACIONADAS

1. O paciente apresenta efeitos adversos (p. ex., efeito colateral, tóxico, reação alérgica).
   - Notifique o provedor de cuidados de saúde e a farmácia
   - Suspenda doses subsequentes
   - Avalie os sinais vitais
   - Sintomas como urticária, erupções cutâneas, prurido, rinite e sibilos respiratórios podem indicar reação alérgica e necessidade de medicamentos emergenciais
   - Adicione a informação sobre a alergia ao prontuário médico do paciente.
2. O paciente recusa-se a tomar o medicamento.
   - Avalie o motivo da recusa do paciente
   - Forneça mais instruções
   - Não force o paciente a tomar o medicamento
   - Documente e notifique o provedor de cuidados de saúde.
3. O paciente ou o cuidador da família não é capaz de explicar informações sobre o medicamento.
   - Avalie mais a fundo o conhecimento do paciente ou cuidador da família sobre os medicamentos e diretrizes de segurança com medicamentos
   - Será necessário fornecer instrução novamente ou utilizar abordagem diferente para a instrução.

REGISTRO E RELATO

- Documente nome do medicamento, dose e horário da administração no RAM do paciente imediatamente *após* a administração, não antes. Inclua suas iniciais ou assinatura
- Se você não administrar o medicamento, documente o motivo nas anotações de enfermagem do registro eletrônico de saúde (*electronic health record*, EHR) ou do prontuário médico do paciente e siga as políticas institucionais para documentar a suspensão de medicamentos
- Registre a resposta do paciente ao medicamento, instruções (incluindo o ensino de volta ou *teach-back*) e a validação da compreensão no EHR ou no prontuário médico do paciente
- Relate efeitos adversos e a resposta do paciente e/ou a suspensão de medicamentos ao enfermeiro ou médico responsável.

Procedimento 31.2 Administração de medicamentos oftálmicos

Delegação e colaboração
O procedimento de administração de medicamentos oftálmicos não pode ser delegado a funcionários auxiliares. Enfermeiros instruem auxiliares sobre:
- Potenciais efeitos adversos específicos dos medicamentos e relato de sua ocorrência
- Potencial de ardência temporária ou embaçamento da visão após a administração do medicamento oftálmico.

Equipamento
- Medicamento correto (colírios com gotejador estéril, tubo de pomada ou disco de medicamento intraocular)
- Luvas limpas (para colírios)
- RAM (eletrônico ou impresso).

Colírios/Pomada
- Colírios ou pomada
- Algodão ou lenço facial
- Água morna e toalha
- Tampão ocular e esparadrapo (*opcional*).

Capítulo 31 Administração de Medicamentos 747

Procedimento 31.2 — Administração de medicamentos oftálmicos *(Continuação)*

Passo	Justificativa
Histórico	
1. Verifique a acurácia e completude de cada RAM ou material impresso com a receita elaborada pelo provedor de cuidados de saúde. Verifique nome do paciente, nome do medicamento, dose, via de administração e horário da administração. Esclareça receitas incompletas com o provedor de cuidados de saúde antes da administração.	A receita médica é a fonte mais confiável e único registro legal de medicamentos recebidos pelo paciente. Ela garante que o paciente receba os medicamentos corretos (Palese et al., 2019). Erros na transcrição constituem fonte de erros com medicamentos (Palese et al., 2019).
2. Revise a informação pertinente relacionada ao medicamento, incluindo ação, finalidade, dose e via normal, efeitos adversos, horário do início e pico da ação, indicações e implicações de enfermagem.	Permite-lhe antecipar os efeitos dos medicamentos e observar a resposta do paciente.
3. Avalie o histórico médico, de medicamentos e de alergias do paciente. Liste as alergias do paciente a medicamentos em cada página do RAM e demonstre-as de forma evidente no prontuário médico do paciente. Quando o paciente tiver uma alergia, aplique-lhe um bracelete de identificação da alergia.	Esses fatores influenciam como alguns medicamentos atuam. A informação revela problemas prévios com a administração de medicamentos. O alerta de alergias ajuda a prevenir eventos adversos.
4. Avalie conhecimento, experiência e letramento em saúde do paciente ou familiar cuidador.	Garante que o paciente ou o familiar cuidador tenha a capacidade de obter, comunicar, processar e compreender informações básicas de saúde (CDC, 2021b)
5. Higienize as mãos. Avalie a condição externa do olho e estruturas oculares (ver Capítulo 30). Isso pode ser realizado imediatamente antes de se instilar o medicamento (em caso de presença de drenagem, calce luvas limpas).	Fornece uma base para determinar se ocorreu resposta local ao medicamento. Também indica necessidade de limpeza do olho antes da aplicação do medicamento.
6. Determine se o paciente apresenta algum sintoma de desconforto ocular ou comprometimento visual.	Alguns medicamentos oculares agem no sentido de reduzir ou aumentar esses sintomas.
7. Avalie o nível de consciência (NC) do paciente e sua capacidade de seguir orientações.	Se o paciente se tornar inquieto ou combativo durante o procedimento, haverá maior risco de lesão acidental do olho.
8. Avalie o conhecimento do paciente e de seu cuidador da família com relação à terapia medicamentosa e desejo do paciente de realizar a autoadministração do medicamento.	Determina a necessidade de instrução do paciente. A motivação influencia a abordagem de ensino.
9. Avalie os objetivos ou preferências do paciente em relação a como o procedimento deve ser realizado ou o que o paciente espera.	Permite que o cuidado seja individualizado ao paciente.
10. Avalie a capacidade do paciente de manipular e segurar o colírio ou disco ocular.	Demonstra a capacidade do paciente de aprender a autoadministrar o medicamento.
Planejamento	
1. Realize higiene das mãos. Prepare o equipamento e o RAM.	Promove o gerenciamento do tempo e eficiência durante o preparo de medicamentos para todos os pacientes.
2. Planeje o preparo de forma a evitar interrupções. Crie um ambiente silencioso. Não atenda ligações telefônicas nem converse com outras pessoas. Siga as políticas institucionais para a zona sem interrupção (ZSI).	Interrupções contribuem com a ocorrência de erros com medicamentos (Freitas et al., 2019; Palese et al., 2019) (Boxe 31.4).
Implementação	
1. Prepare os medicamentos para *um paciente de cada vez*. Realize o procedimento evitando distrações. Verifique o rótulo do medicamento com o RAM duas vezes ao retirá-lo do local de armazenamento ou do SFAM e antes de deixar a área de preparo (ver Procedimento 31.1). Prepare colírios retirando o frasco do refrigerador e reaquecendo-o até a temperatura ambiente antes da administração ao paciente. Verifique a data de validade no frasco. Realize higiene das mãos.	O aquecimento de colírios reduz a irritação dos olhos. *Trata-se da primeira e da segunda checagem de precisão*. O processo garante que o paciente correto receba o medicamento correto.
2. Leve o(s) medicamento(s) até o paciente no horário correto (verifique as políticas institucionais). Medicamentos que demandam horário exato incluem doses STAT, doses de *bolus* e doses únicas. Forneça medicamentos de horário crítico (p. ex., antibióticos, anticoagulantes, insulina, anticonvulsivantes ou agentes imunossupressores) no horário exato em que foram prescritos (no máximo 30 min antes ou após o horário agendado). Forneça medicamentos de horário não crítico dentro de 1 a 2 h do horário agendado (ISMP, 2011a). Durante a administração, aplique os sete elementos corretos da administração de medicamentos.	Hospitais devem adotar políticas e procedimentos de administração de medicamentos para o horário da administração, considerando a natureza do medicamento prescrito, aplicação clínica específica e necessidades do paciente (USDHHS, 2011; ISMP, 2011). Medicamentos de horário crítico são medicamentos cuja administração precoce ou atrasada em relação ao horário agendado pode causar dano ou resultar em efeito farmacológico abaixo do ideal. Já medicamentos que não são de horário crítico são medicamentos cuja administração precoce ou atrasada dentro de uma faixa de 1 a 2 h não causa danos nem efeito farmacológico abaixo do ideal (USDHHS, 2011; ISMP, 2011a).
3. Identifique o paciente utilizando no mínimo dois identificadores (p. ex., nome e data de nascimento ou nome e número do prontuário médico) segundo as políticas institucionais. Compare os identificadores com a informação contida no RAM ou prontuário médico do paciente.	Garante ser o paciente correto. Corresponde aos padrões de The Joint Commission e melhora a segurança do paciente (TJC, 2021).
4. À beira do leito do paciente, compare novamente o RAM ou o material impresso com os nomes dos medicamentos contidos no rótulo e com o nome do paciente. Pergunte-lhe sobre quaisquer alergias.	*Trata-se da terceira checagem de precisão* e garante que o paciente receba o medicamento correto. Confirma o histórico de alergia do paciente.

(continua)

Procedimento 31.2   Administração de medicamentos oftálmicos (Continuação)

Passo	Justificativa
5. Explique a finalidade de cada medicamento, sua ação e possíveis efeitos adversos. Dê tempo para que o paciente lhe faça perguntas sobre os medicamentos. Pacientes capazes de instilar os próprios medicamentos podem fazê-lo sob supervisão de um enfermeiro (verifique as políticas institucionais).	O paciente tem o direito de ser informado. A compreensão do paciente acerca de cada medicamento melhora sua adesão à terapia medicamentosa.
6. Informe os pacientes que recebem colírios (p. ex., midriáticos) de que sua visão ficará embaçada temporariamente e que poderá ocorrer sensibilidade à luz.	Pode aliviar a ansiedade do paciente.

JULGAMENTO CLÍNICO: *instrua e reforce que o paciente não deve dirigir nem operar máquinas, nem realizar qualquer atividade que necessite de visão clara até que sua visão e sensibilidade à luz retornem ao normal.*

7. Instile medicamentos oftálmicos.	
a. Higienize as mãos e calce luvas limpas. Peça ao paciente para se deitar em posição supina ou se sentar com a cabeça ligeiramente em hiperextensão, olhando para cima.	A posição proporciona acesso fácil ao olho para instilação do medicamento e minimiza sua drenagem para o ducto lacrimal.

JULGAMENTO CLÍNICO: *não deixe em hiperextensão o pescoço de pacientes com lesão da coluna cervical.*

b. Quando houver presença de drenagem nas margens das pálpebras ou canto medial do olho, limpe-a gentilmente. Umedeça crostas secas aplicando uma toalha ou algodão embebido em água morna sobre o olho durante vários minutos. Sempre limpe do canto medial ao lateral (ver ilustração). Remova e descarte as luvas e realize higiene das mãos.	O umedecimento permite fácil remoção de crostas sem aplicação de pressão sobre o olho. Limpar do canto medial ao lateral evita entrada de microrganismos no ducto lacrimal (Burchum e Rosenthal, 2019).
c. Explique que poderá ocorrer sensação temporária de ardência com os colírios.	As córneas são altamente sensíveis.
d. Instile colírios.	
(1) Segure um algodão ou lenço limpo na mão não dominante em contato com a pele do paciente imediatamente embaixo da pálpebra inferior.	O algodão ou o lenço absorvem o medicamento que extravasar do olho.
(2) Pressione o algodão ou lenço ligeiramente para baixo com o polegar ou indicador contra a órbita óssea para expor o saco conjuntival. Nunca pressione diretamente o olho do paciente.	Previne pressão e trauma ocular e impede que os dedos toquem o olho.
(3) Peça ao paciente para olhar para o teto. Repouse a mão dominante na testa do paciente; segure o frasco com medicamento com o gotejador a aproximadamente 1 a 2 cm acima do saco conjuntival.	A ação move a córnea para cima e para longe do saco conjuntival, além de reduzir o reflexo de piscar. Previne contato acidental do gotejador com o olho e reduz o risco de lesões e transferência de microrganismos para o gotejador (medicamentos oftálmicos são estéreis).
(4) Instile o número prescrito de gotas no saco conjuntival (ver ilustração).	O saco conjuntival normalmente tem capacidade para 1 a 2 gotas. Promove distribuição simétrica do medicamento sobre o olho.

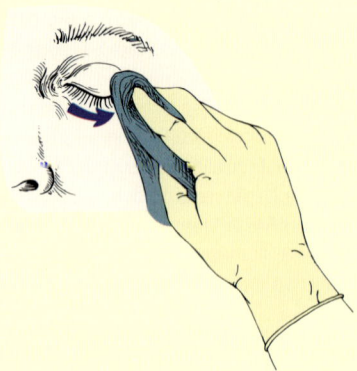

PASSO 7b Limpe o olho do canto medial ao lateral antes de administrar colírios ou pomadas.

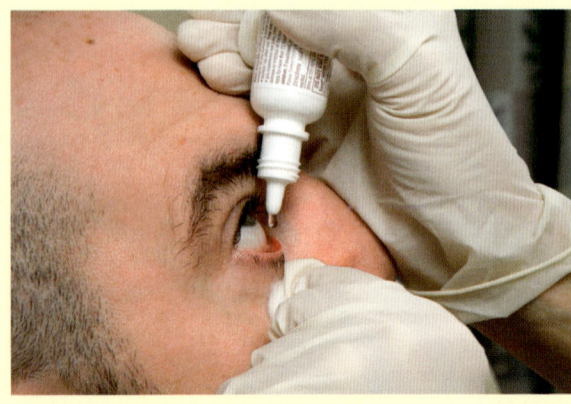

PASSO 7d(4) Segure o frasco com o gotejador sobre o saco conjuntival.

Capítulo 31 Administração de Medicamentos

Procedimento 31.2 Administração de medicamentos oftálmicos (*Continuação*)

Passo	Justificativa
(5) Se o paciente piscar ou fechar o olho, fazendo com que as gotas caiam na margem externa da pálpebra, repita o procedimento.	As gotas necessitam adentrar o saco conjuntival para produzir o efeito terapêutico.
(6) Ao administrar colírios com efeitos sistêmicos, aplique pressão suave sobre o ducto nasolacrimal do paciente com um lenço limpo durante 30 a 60 s em cada olho, um de cada vez (ver ilustração). Evite pressionar o olho diretamente.	Previne extravasamento do medicamento para a região nasal e faríngea. Impede absorção para a circulação sistêmica (Lilley et al., 2020).
(7) Após instilar o colírio, peça ao paciente para fechar os olhos de maneira suave.	Ajuda a distribuir o medicamento. Apertar as pálpebras força o medicamento para fora do saco conjuntival (Lilley et al., 2020).
e. Aplique pomadas oftálmicas.	
(1) Segure o aplicador acima da margem da pálpebra inferior e aplique uma fina camada da pomada simetricamente na borda interna da pálpebra inferior, sobre a conjuntiva (ver ilustração), do canto medial ao lateral.	Reduz a transmissão de infecções. Distribui o medicamento de forma simétrica sobre o olho e a margem palpebral.
(2) Peça ao paciente para fechar o olho e massageie levemente a pálpebra em movimento circular com um algodão, contanto que não seja contraindicado. Evite aplicar pressão diretamente sobre o olho do paciente.	Distribui melhor o medicamento sem traumatizar o olho.
(3) Se houve excesso de medicamento sobre a pálpebra, limpe gentilmente do canto medial ao lateral.	Promove o conforto e previne traumas aos olhos.
(4) Se o paciente necessitar de tampão, aplique tampão limpo sobre o olho afetado, cobrindo-o completamente. Fixe de maneira segura com esparadrapo sem pressionar o olho.	O tampão limpo reduz o risco de infecção.
f. Insira discos intraoculares.	
(1) Abra a embalagem contendo o disco. Pressione-o gentilmente com a ponta do dedo para que fique aderido a seu dedo. Pode ser necessário umedecer o dedo enluvado com solução salina estéril. Posicione o lado convexo do disco em seu dedo.	Permite inspeção do disco para verificar dano ou deformidade.
(2) Com sua outra mão, tracione gentilmente a pálpebra inferior do paciente para longe do olho. Peça-lhe para olhar para cima.	Prepara o saco conjuntival para receber o disco medicado e move a córnea sensível para longe.
(3) Coloque o disco no saco conjuntival para que flutue na esclera entre a íris e a pálpebra inferior.	Garante o fornecimento do medicamento.
(4) Tracione a pálpebra inferior do paciente para fora e sobre o disco (ver ilustração). Você não deve conseguir ver o disco nesse momento. Repita o procedimento caso você esteja vendo o disco.	Garante fornecimento preciso do medicamento.
8. Remova o disco intraocular.	
a. Realize higiene das mãos e calce luvas limpas. Tracione gentilmente a pálpebra inferior para baixo utilizando sua mão não dominante.	Expõe o disco.
b. Utilize o indicador e o polegar de sua mão dominante para pinçar o disco e elevá-lo de sobre a pálpebra do paciente (ver ilustração).	
9. Ajude o paciente a se posicionar confortavelmente.	Restaura o conforto e a sensação de bem-estar.

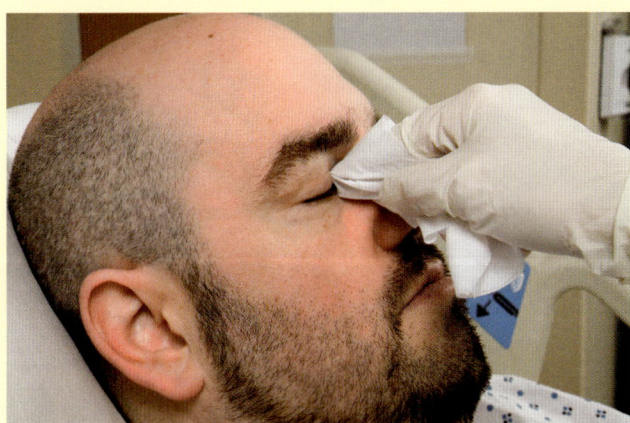

PASSO 7d(6) Aplique pressão suave sobre o ducto nasolacrimal após instilar o medicamento oftálmico.

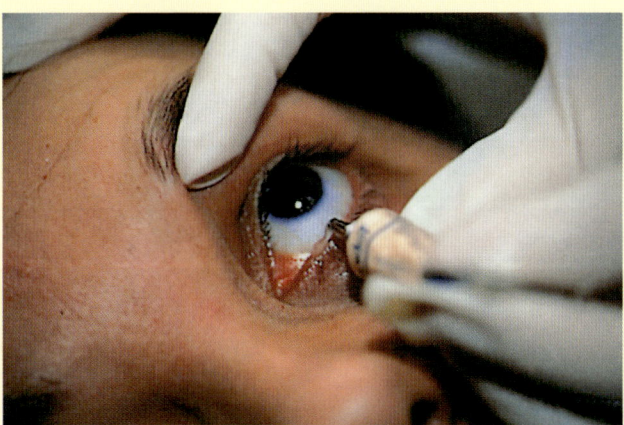

PASSO 7e(1) Enfermeiro aplicando pomada ao longo da borda interna da pálpebra inferior, do canto medial para o lateral do olho.

(*continua*)

Procedimento 31.2 — Administração de medicamentos oftálmicos (Continuação)

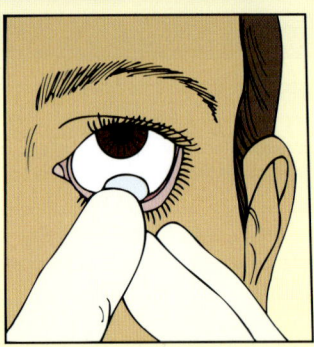

PASSO 7f(3) Coloque o disco intraocular no saco conjuntival entre a íris e a pálpebra inferior.

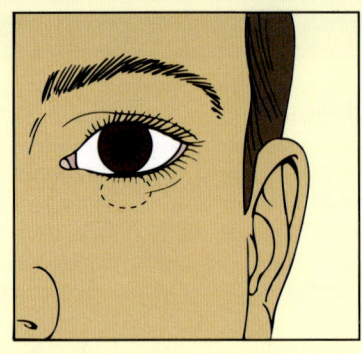

PASSO 7f(4) Tracione gentilmente a pálpebra inferior do paciente sobre o disco.

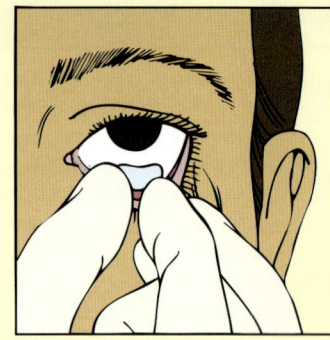

PASSO 8b Pince cuidadosamente o disco para removê-lo do olho do paciente.

Passo	Justificativa
10. Coloque o sistema de chamada de enfermagem em um local acessível, ao alcance do paciente.	Garante que o paciente possa pedir auxílio se necessário, promove a segurança e previne quedas.
11. Levante as grades laterais (se adequado) e coloque o leito na posição mais baixa.	Promove a segurança e previne quedas.
12. Descarte todos os materiais contaminados nos receptáculos adequados, remova e descarte as luvas e higienize as mãos	Reduz a transmissão de microrganismos. Utilize o receptáculo de descarte apropriado caso o paciente esteja tomando medicamentos perigosos.

Avaliação

1. Observe a resposta ao medicamento avaliando alterações visuais, perguntando se os sintomas foram aliviados e notando possíveis efeitos colaterais ou desconforto relatado pelo paciente. — Avalia os efeitos do medicamento.
2. Peça ao paciente para discutir a finalidade do medicamento, indicação, ação, efeitos colaterais e técnica de administração. — Determina o nível de compreensão do paciente.
3. **Utilize o método *teach-back* (ensinar de volta):** "Quero me certificar de que lhe demonstrei como inserir seu disco intraocular. Mostre-me como você o insere no olho esquerdo." Revise sua instrução agora ou desenvolva um plano para revisar a aprendizagem do paciente/cuidador da família caso não sejam capazes de ensinar de volta corretamente. — Ensinar de volta é uma intervenção de letramento em saúde baseada em evidências que promove o envolvimento do paciente, a segurança do paciente, a adesão e a qualidade. O objetivo de ensinar de volta é garantir que você tenha explicado informações médicas claramente, de forma que os pacientes e familiares compreendam o que você comunicou a eles (AHRQ, 2020).

RESULTADOS INESPERADOS E INTERVENÇÕES RELACIONADAS

1. O paciente se queixa de ardência ou dor ou apresenta efeitos adversos locais (p. ex., cefaleia, olhos vermelhos, irritação local). Tanto a concentração quanto a sensibilidade do paciente influenciam a probabilidade de efeitos adversos.
   - Os colírios podem ter sido instilados na córnea ou o gotejador pode ter tocado a superfície do olho
   - Notifique o provedor de cuidados de saúde para possível ajuste no tipo e na dose do medicamento.
2. O paciente apresenta efeitos sistêmicos do medicamento (p. ex., aumento da frequência cardíaca e pressão arterial com epinefrina, redução da frequência cardíaca e pressão arterial com timolol).
   - Notifique imediatamente o provedor de cuidados de saúde
   - Permaneça com o paciente. Avalie seus sinais vitais
   - Suspenda doses futuras.
3. O paciente ou cuidador da família não é capaz de explicar as informações sobre o medicamento ou os passos para administração de colírios, ou tem dificuldade para manusear o gotejador.
   - Repita as instruções conforme apropriado. Inclua o retorno da demonstração.

REGISTRO E RELATO

- Documente nome do medicamento, concentração, dose, número de gotas, local de aplicação (p. ex., olho direito, olho esquerdo ou ambos os olhos) e horário da administração no RAM do paciente imediatamente após a administração, não antes. Inclua suas iniciais ou assinatura
- Registre a instrução do paciente (incluindo o ensino de volta ou *teach-back*) e a validação da compreensão nas anotações de enfermagem do EHR ou no prontuário médico do paciente
- Registre dados objetivos relacionados aos tecidos envolvidos (p. ex., vermelhidão, drenagem, irritação), dados subjetivos (p. ex., dor, prurido, alteração visual) e as respostas do paciente ao medicamento. Registre evidências de quaisquer efeitos adversos percebidos nas anotações de enfermagem do EHR ou no prontuário médico do paciente
- Relate efeitos adversos e a resposta do paciente e/ou a suspensão de medicamentos ao enfermeiro ou médico responsável.

Capítulo 31 Administração de Medicamentos

Procedimento 31.3 — Uso de inaladores dosimetrados ou em pó seco

Delegação e colaboração

O procedimento de administração de medicamentos inalatórios não pode ser delegado a funcionários auxiliares. Enfermeiros instruem auxiliares sobre:
- Potenciais efeitos adversos dos medicamentos e seu relato a um enfermeiro
- Relatar dificuldade respiratória (p. ex., tosse paroxística ou sustentada, sibilos audíveis) a um enfermeiro.

Equipamento
- Inalador com cápsula de medicamento (inalador pressurizado dosimetrado [IPD], inalador dosimetrado ativado pela respiração [IDAR] ou inalador em pó seco [IPS]) (Figura 31.31).
- Dispositivo espaçador (opcional para o IPD)
- Lenços faciais (*opcionais*)
- RAM (eletrônico ou impresso)
- Estetoscópio
- Oxímetro de pulso (*opcional*).

Passo	Justificativa
Histórico	
1. Verifique acurácia e completude de cada RAM ou material impresso com a receita elaborada pelo provedor de cuidados de saúde. Verifique nome do paciente, nome do medicamento, dose, via de administração e horário da administração. Esclareça receitas incompletas com o provedor de cuidados de saúde antes da administração.	A receita médica é a fonte mais confiável e único registro legal de medicamentos recebidos pelo paciente. Ela garante que o paciente receba os medicamentos corretos (Palese et al., 2019). Erros na transcrição constituem fonte de erros com medicamentos (Palese et al., 2019).
2. Revise a informação pertinente relacionada ao medicamento, incluindo ação, finalidade, dose e via normal, efeitos adversos, horário do início e pico de ação, indicações e implicações de enfermagem.	Permite-lhe antecipar os efeitos dos medicamentos e observar a resposta do paciente.
3. Avalie o histórico médico, de medicamentos e de alergias do paciente. Liste as alergias do paciente a medicamentos em cada página do RAM e demonstre-as de forma evidente no prontuário médico do paciente. Quando o paciente tiver uma alergia, aplique-lhe um bracelete de identificação da alergia.	Esses fatores influenciam como alguns medicamentos atuam. A informação revela a necessidade do paciente pelo medicamento. O alerta de alergias ajuda a prevenir efeitos adversos.
4. Avalie conhecimento, experiência e letramento em saúde do paciente ou familiar cuidador.	Garante que o paciente ou o familiar cuidador tenha a capacidade de obter, comunicar, processar e compreender informações básicas de saúde (CDC, 2021b).
5. Higienize as mãos. Avalie o estado respiratório e ausculte os ruídos respiratórios (ver Capítulo 30). Avalie também a tolerância ao exercício; o paciente perde o fôlego com facilidade?	Reduz a transmissão de microrganismos. Estabelece uma base do estado das vias respiratórias para comparação durante e após o tratamento.
6. Avalie o pico do fluxo expiratório utilizando um debitômetro. Peça para o paciente realizar a aferição caso já o faça em casa. Utilize o pico do fluxo expiratório do paciente quando disponível (ver Capítulo 41).	O debitômetro é utilizado para medir o pico do fluxo expiratório e ajuda a monitorar o estado das vias respiratórias de pacientes com asma crônica (American Academy of Allergy, Asthma, and Immunology [AAAAI], 2020; Hess e Dhand, 2020b).
7. Avalie os sintomas do paciente antes de iniciar a terapia medicamentosa.	Fornece informação para avaliar o efeito desejado do medicamento.
8. Avalie a capacidade do paciente de segurar, manusear e pressionar a cápsula e o inalador.	Qualquer comprometimento da preensão ou presença de tremores nas mãos interfere na capacidade do paciente de pressionar a cápsula do inalador. O espaçador será necessário com o IPD.
9. Se o paciente houver sido instruído previamente sobre a autoadministração, peça-lhe para demonstrar o uso do dispositivo.	Pacientes com compreensão inadequada sobre como utilizar um inalador podem se esquecer do procedimento. A avaliação contínua da técnica identifica áreas que requerem instrução adicional ou reforço (AAAAI, 2020).

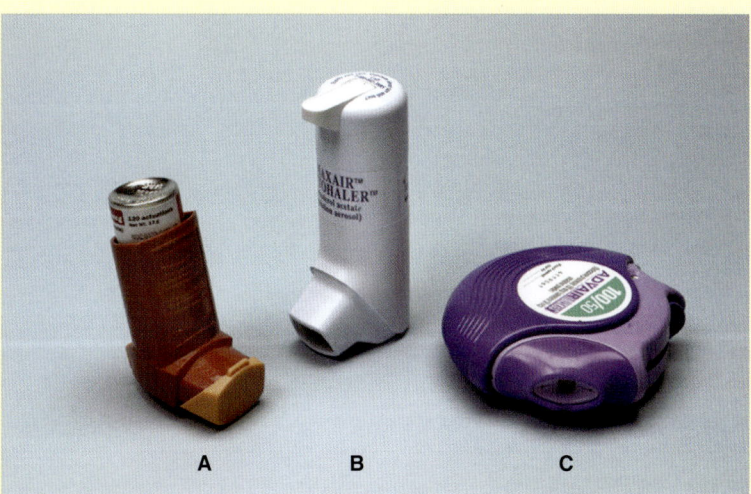

Figura 31.31 Tipos de inaladores. **A.** Inalador pressurizado dosimetrado (IPD). **B.** Inalador dosimetrado ativado pela respiração (IDAR). **C.** Inalador em pó seco (IPS).

(*continua*)

Procedimento 31.3 — Uso de inaladores dosimetrados ou em pó seco (Continuação)

Passo	Justificativa
10. Avalie a prontidão e a capacidade do paciente para aprender a utilizar o inalador. Determine o tipo de dispositivo preferido pelo paciente, considerando sua portabilidade, acessibilidade e custo. Faça perguntas sobre o medicamento e sua disponibilidade. Determine se o paciente está alerta, capaz de participar de seus cuidados e não fatigado, com dor ou com dificuldade respiratória.	Ao selecionar um dispositivo aerossol, considere os seguintes fatores: disponibilidade e horário da administração do medicamento, idade do paciente, capacidade do paciente de utilizar corretamente o dispositivo, portabilidade do dispositivo, conveniência para contextos ambulatoriais e hospitalares, custo e preferência do provedor de cuidados de saúde e do paciente (AAAAI, 2020; Hess e Dhand, 2020b). Em algumas situações, limitações mentais ou físicas afetam a capacidade do paciente de aprender e os métodos utilizados na instrução.
11. Avalie o conhecimento e a compreensão do paciente sobre a doença e finalidade e ação dos medicamentos prescritos.	O conhecimento acerca da doença é essencial para que o paciente compreenda de forma realista quando utilizar o inalador.
12. Avalie os objetivos ou preferências do paciente em relação a como o procedimento deve ser realizado ou o que o paciente espera	Permite que o cuidado seja individualizado ao paciente.

Planejamento

Passo	Justificativa
1. Realize higiene das mãos. Prepare o equipamento e o RAM.	Promove o gerenciamento do tempo e eficiência durante o preparo de medicamentos para todos os pacientes.
2. Planeje o preparo de forma a evitar interrupções. Crie um ambiente silencioso. Não atenda ligações telefônicas nem converse com outras pessoas. Siga as políticas institucionais para a zona sem interrupção (ZSI).	Interrupções contribuem com a ocorrência de erros com medicamentos (Freitas et al., 2019; Palese et al., 2019) (Boxe 31.4).

Implementação

Passo	Justificativa
1. Prepare os medicamentos para inalação. Realize o procedimento evitando distrações. Verifique o rótulo do medicamento com o RAM duas vezes ao retirá-lo do local de armazenamento ou do SFAM e antes de deixar a área de preparo (Procedimento 31.1). O preparo geralmente envolve retirar o inalador de onde está guardado e levar até o quarto do paciente. Verifique a data de validade no frasco. Realize higiene das mãos.	*Trata-se da primeira e da segunda checagem de precisão*. O processo garante que o paciente correto receba o medicamento correto.
2. Leve o medicamento até o paciente no horário correto (verifique as políticas institucionais). Medicamentos que demandam horário exato incluem doses STAT, doses de *bolus* e doses únicas. Forneça medicamentos de horário crítico (p. ex., antibióticos, anticoagulantes, insulina, anticonvulsivantes ou agentes imunossupressores) no horário exato em que foram prescritos (no máximo 30 min antes ou após o horário agendado). Forneça medicamentos de horário não crítico dentro de 1 a 2 h do horário agendado (ISMP, 2011a). Durante a administração, aplique os sete elementos corretos da administração de medicamentos.	Hospitais devem adotar políticas e procedimentos de administração de medicamentos para o horário da administração, considerando a natureza do medicamento prescrito, aplicação clínica específica e necessidades do paciente (USDHHS, 2011; ISMP, 2011). Medicamentos de horário crítico são medicamentos cuja administração precoce ou atrasada em relação ao horário agendado pode causar dano ou resultar em efeito farmacológico abaixo do ideal. Já medicamentos que não são de horário crítico são medicamentos cuja administração precoce ou atrasada dentro de uma faixa de 1 a 2 h não causa danos nem efeito farmacológico abaixo do ideal (USDHHS, 2011; ISMP, 2011).
3. Identifique o paciente utilizando no mínimo dois identificadores (p. ex., nome e data de nascimento ou nome e número do prontuário médico) segundo as políticas institucionais. Compare os identificadores com a informação contida no RAM ou prontuário médico do paciente.	Garante ser o paciente correto. Corresponde aos padrões de The Joint Commission e melhora a segurança do paciente (TJC, 2021).
4. À beira do leito do paciente, compare novamente o RAM ou o material impresso com os nomes dos medicamentos contidos no rótulo e com o nome do paciente. Pergunte-lhe sobre quaisquer alergias.	*Trata-se da terceira checagem de precisão* e garante que o paciente receba o medicamento correto. Confirma o histórico de alergia do paciente.
5. Ajude o paciente a se sentar na posição de Fowler ou em uma cadeira.	A posição facilita o uso do inalador.
6. Discuta a finalidade de cada medicamento, sua ação e possíveis efeitos adversos. Dê tempo para que o paciente lhe faça perguntas sobre os medicamentos. Alerte o paciente sobre o uso do inalador e efeitos adversos.	O paciente tem o direito de ser informado e sua compreensão acerca de cada medicamento melhora sua adesão à terapia medicamentosa.
7. Explique o procedimento ao paciente. Seja específico caso o paciente deseje realizar a autoadministração do medicamento. Permita tempo adequado para que o paciente manuseie o inalador, a cápsula e/ou o espaçador (caso lhe tenha sido fornecido). Explique onde e como prepará-lo em casa.	O paciente necessita estar familiarizado com o uso do equipamento.
8. Explique e demonstre os passos da administração do IPD sem espaçador.	A instrução simples de pessoa para pessoa e a demonstração da administração passo a passo permite que o paciente faça perguntas a qualquer momento durante o procedimento, o que aumenta sua adesão ao uso do inalador (Apter, 2021; Schmitz et al., 2019).
a. Insira a cápsula do IPD na base do inalador. Remova a tampa do bocal.	

JULGAMENTO CLÍNICO: *caso esteja utilizando um IPD novo ou que não tenha sido utilizado durante muitos dias, jogue um "spray teste" no ar antes de utilizar o dispositivo. Isso garante que esteja patente e que a cápsula de metal esteja posicionada corretamente.*

Procedimento 31.3   Uso de inaladores dosimetrados ou em pó seco (Continuação)

Passo	Justificativa
b. Agite bem o inalador durante 2 a 5 s (cinco ou seis movimentos).	Aerossoliza partículas pequenas do medicamento.
c. Peça ao paciente para segurar o inalador com a mão dominante.	Posição mais fácil para ativar o dispositivo.
d. Instrua o paciente a posicionar o inalador de uma dentre duas formas:	
(1) Instrua o paciente a fechar a boca ao redor do bocal do inalador com a abertura em direção à garganta, apertando bem os lábios (ver ilustração). O paciente não deve bloquear o bocal com os dentes nem com a língua.	O posicionamento correto do inalador é essencial para a administração correta do medicamento.
(2) Posicione o bocal 2 a 4 cm na frente da boca amplamente aberta (ver ilustração), com a abertura voltada para a garganta. Os lábios não deverão tocar o inalador.	Direciona o *spray* aerossol às vias respiratórias. Essa é a melhor maneira de fornecer o medicamento sem espaçador.
e. Segurando o bocal longe da boca, peça ao paciente para inspirar fundo e expirar completamente.	Esvazia o volume pulmonar e prepara as vias respiratórias para receber o medicamento.
f. Com o inalador posicionado corretamente, certifique-se de que o paciente o esteja segurando com seu polegar no bocal e o indicador e dedo médio no topo. Trata-se da posição da mão em três pontos ou lateral.	É mais fácil ativar o IPD quando o paciente utiliza a posição da mão em três pontos ou lateral para acionar a cápsula (Burchum e Rosenthal, 2019).
g. Instrua o paciente a inclinar a cabeça para trás ligeiramente e inalar suave e profundamente pela boca durante 3 a 5 s enquanto pressiona completamente a cápsula para baixo.	O medicamento é distribuído às vias respiratórias durante a inalação.
h. Peça ao paciente para segurar a respiração pelo tempo que lhe for confortável, até 10 s.	Permite que gotículas do *spray* aerossol alcancem ramos mais profundos das vias respiratórias.
i. Peça ao paciente para retirar o IPD da boca antes de expirar e expirar lentamente pelo nariz ou pelos lábios semicerrados.	Mantém as vias respiratórias menores abertas durante a expiração.
9. Explique e demonstre os passos para utilizar o IPD com espaçador.	A instrução simples de pessoa para pessoa e a demonstração da administração passo a passo permite que o paciente faça perguntas a qualquer momento durante o procedimento, o que aumenta sua adesão ao uso do inalador (Apter, 2021; Schmitz et al., 2019).
a. Remova a tampa do bocal do IPD e do espaçador.	O inalador se encaixa na extremidade do espaçador.
b. Agite bem o inalador durante 2 a 5 s (cinco ou seis movimentos).	Aerossoliza partículas pequenas do medicamento.
c. Encaixe o espaçador no IPD.	O espaçador aprisiona o medicamento liberada pelo IPD; o paciente inala o medicamento do espaçador. Tais dispositivos resolvem dificuldades de coordenação entre mão e inalação a fim de melhorar o fornecimento da dose correta do medicamento inalatório (Burchum e Rosenthal, 2019).
d. Instrua o paciente a colocar a boca ao redor do bocal do espaçador e fechar os lábios. O paciente não deve inserir o dispositivo além da marca elevada do bocal. Evite cobrir as pequenas aberturas de expiração com os lábios.	O medicamento não deve escapar pela boca.

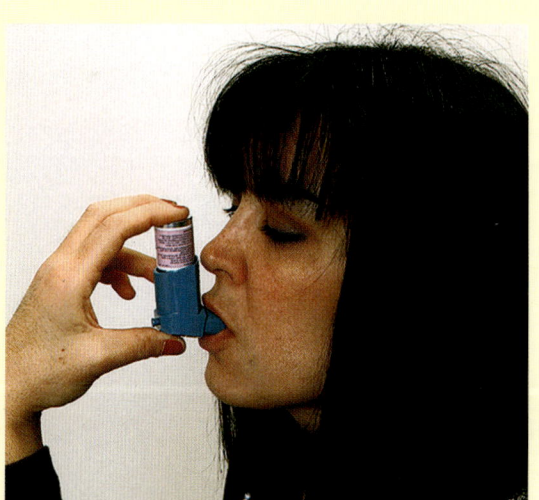

PASSO 8d(1) A paciente abre os lábios e posiciona o bocal do inalador na boca com a abertura voltada para sua garganta.

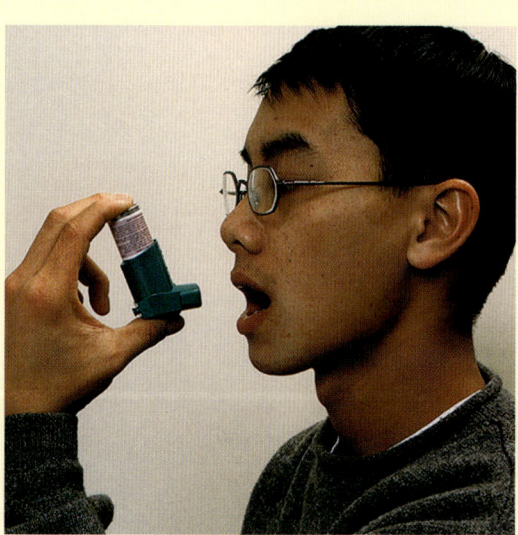

PASSO 8d(2) O paciente posiciona o bocal do inalador 2 a 4 cm distante da boca amplamente aberta. Esta é considerada a melhor maneira de fornecer o medicamento sem espaçador.

(continua)

Parte 5 Fundamentos para a Prática de Enfermagem

Procedimento 31.3 Uso de inaladores dosimetrados ou em pó seco (Continuação)

Passo	Justificativa
e. Peça ao paciente para inspirar profundamente, expirar e, em seguida, respirar normalmente através do espaçador (ver ilustração).	Permite que o paciente esvazie os pulmões e relaxe antes de receber o medicamento.
f. Instrua o paciente a pressionar a cápsula uma vez, liberando um *spray* para dentro do espaçador.	O espaçador contém o *spray* fino e permite que o paciente inale mais medicamento. Isso aumenta o fornecimento do medicamento e seu depósito na mucosa orofaríngea (Burchum e Rosenthal, 2019).
g. Peça ao paciente para respirar lenta e completamente pela boca durante 5 s.	Garante que as partículas do medicamento sejam distribuídas às vias respiratórias mais profundas.
h. Instrua o paciente a segurar a respiração com pulmão cheio durante 10 s.	Garante distribuição completa do medicamento nas vias respiratórias.
i. Peça ao paciente para remover o IPD e espaçador da boca e expirar.	
10. Explique os passos para utilizar IPS ou IDAR.	
a. Se o IPS tiver contador externo, anote o número indicado.	Determina a dose remanescente.
b. Remova a tampa do bocal. *Não agite* o inalador.	
c. Prepare o medicamento. Alguns IPS necessitam que o medicamento seja recarregado antes da administração; outros requerem rotação de uma alavanca para carregar o medicamento, ou inserção de uma cápsula; e outros requerem inserção de um disco no inalador. Siga as instruções específicas do fabricante.	Prepara o inalador, garantindo que o medicamento seja fornecido ao paciente de maneira efetiva.
d. Peça ao paciente para inspirar e expirar longe do inalador.	Previne perda de pó.
e. Peça ao paciente para posicionar o bocal do IPS entre os lábios e inspirar rapidamente e profundamente pela boca (ver ilustração).	Impede que o medicamento escape pela boca. A inalação forçada produz aerossol.
f. Peça ao paciente para segurar a respiração durante 5 a 10 s.	Distribui o medicamento.
11. Instrua o paciente a aguardar 20 a 30 s entre inalações (em caso de mesmo medicamento) ou 2 a 5 min entre inalações (em caso de medicamentos diferentes). Certifique-se de que o paciente inalou corretamente o número de ativações prescritas.	Os medicamentos necessitam ser inalados em sequência. Sempre administre broncodilatadores antes de corticosteroides para que os dilatadores abram as vias respiratórias (Burchum e Rosenthal, 2019).
12. Instrua o paciente a não repetir inalações antes da próxima dose agendada.	Os medicamentos são prescritos em intervalos durante o dia com intuito de fornecer níveis constantes e minimizar efeitos adversos. IPD contendo agentes beta-adrenérgicos são utilizados "quando necessário" ou regularmente a cada 4 a 6 h.
13. Alerte o paciente de que poderá ocorrer sensação de engasgo na garganta devido à presença de gotículas do medicamento na faringe ou na língua.	Isso ocorre quando o medicamento é ativado e inalado de maneira incorreta.
14. Cerca de 2 min após a última dose, instrua o paciente a enxaguar a boca com água morna, depois cuspir a água.	Corticosteroides podem alterar a flora normal da mucosa oral e causar desenvolvimento de infecções fúngicas. O enxágue da boca reduz tal risco (Hess e Dhand, 2020b).
15. Instrua o paciente sobre como limpar o inalador.	Remove medicamento residual e reduz a transmissão de microrganismos.
a. Uma vez/dia, remova a cápsula do IDP e a tampa do bocal. Não lave nem molhe a cápsula. Lave o bocal plástico com água corrente morna de cima para baixo durante 30 a 60 s. Certifique-se de que o inalador esteja completamente seco antes da reutilização. Não deixe o mecanismo de válvula da cápsula se molhar.	A água danifica o mecanismo da válvula da cápsula. O acúmulo de medicamento ao redor do bocal interfere na distribuição correta do medicamento durante o uso.
b. Instrua o paciente a limpar o bocal do IPD e do espaçador 2 vezes/semana com sabão neutro, depois enxaguar bem e secar completamente antes de guardá-lo.	Promove melhor remoção antimicrobiana. Inaladores pressurizados dosimetrados constituem potenciais reservatórios de bactérias.

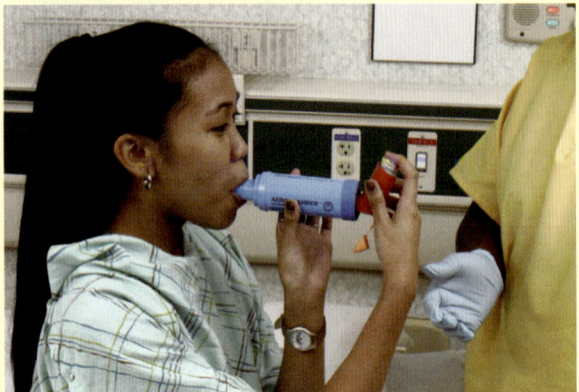

PASSO 9e Uso de espaçador com IPD.

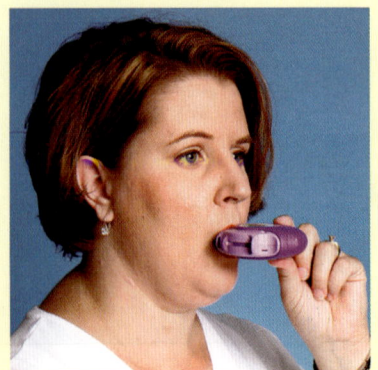

PASSO 10e Peça ao paciente para colocar o bocal do inalador de pó seco (IPS) entre os lábios.

Procedimento 31.3 — Uso de inaladores dosimetrados ou em pó seco (Continuação)

Passo	Justificativa
16. Ajude o paciente a assumir posição confortável e realize higiene das mãos.	Restaura o conforto e a sensação de bem-estar.
17. Coloque o sistema de chamada de enfermagem em um local acessível, ao alcance do paciente.	Garante que o paciente possa pedir auxílio se necessário, promove a segurança e previne quedas
18. Levante as grades laterais (se adequado) e coloque o leito na posição mais baixa.	Promove a segurança e previne quedas.
19. Descarte todos os materiais contaminados nos receptáculos adequados, remova e descarte as luvas e higienize as mãos.	Reduz a transmissão de microrganismos. Utilize o receptáculo de descarte apropriado caso o paciente esteja tomando medicamentos perigosos.

Avaliação

1. Ausculte os pulmões do paciente, ouça ruídos respiratórios anormais e avalie o pico de fluxo expiratório quando prescrito.	Determina a resposta do paciente ao medicamento.
2. Peça ao paciente para lhe explicar e demonstrar os passos do uso e higiene do inalador.	O retorno da demonstração proporciona um *feedback* para avaliar a aprendizagem do paciente.
3. Peça ao paciente para lhe explicar o cronograma e a dose do medicamento.	Melhora as chances de adesão à terapia.
4. Peça ao paciente para descrever os efeitos adversos do medicamento e critérios para procurar seu provedor de cuidados de saúde.	Permite que o paciente reconheça sinais de uso excessivo e necessidade de buscar suporte médico quando os medicamentos forem ineficazes.
5. **Utilize o método *teach-back* (ensinar de volta):** "Quero me certificar de que lhe demonstrei como utilizar seu inalador. Vamos utilizar este tempo para que você me demonstre como utilizará o inalador para tomar seu medicamento." Revise sua instrução agora ou desenvolva um plano para revisar a aprendizagem do paciente/cuidador da família caso não sejam capazes de ensinar de volta corretamente.	Ensinar de volta é uma intervenção de letramento em saúde baseada em evidências que promove o envolvimento do paciente, a segurança do paciente, a adesão e a qualidade. O objetivo de ensinar de volta é garantir que você tenha explicado informações médicas claramente, de forma que os pacientes e familiares compreendam o que você comunicou a eles (AHRQ, 2020).

RESULTADOS INESPERADOS E INTERVENÇÕES RELACIONADAS

1. A respiração do paciente torna-se rápida e superficial; os ruídos respiratórios indicam sibilo.
    - Avalie os sinais vitais e o estado respiratório
    - Notifique o provedor de cuidados de saúde
    - Reavalie o tipo de medicamento e/ou método de fornecimento.
2. O paciente necessita de broncodilatador com frequência maior do que a cada 4 h (pode indicar problema respiratório).
    - Reavalie o tipo de medicamento e o método de fornecimento necessário
    - Notifique o provedor de cuidados de saúde.
3. O paciente apresenta arritmias cardíacas (p. ex., tontura, síncope), especialmente quando está recebendo medicamento beta-adrenérgico.
    - Suspenda todas as doses futuras do medicamento
    - Avalie o estado cardíaco e pulmonar (ver Capítulo 30)
    - Notifique o provedor de cuidados de saúde para reavaliar o tipo de medicamento e o método de fornecimento.

REGISTRO E RELATO

- Documente nome do medicamento, dose, número de inalações e horário exato da administração imediatamente após a administração, não antes. Inclua suas iniciais ou assinatura
- Registre a instrução do paciente e cuidador da família (incluindo o ensino de volta ou *teach-back*) e a validação da compreensão nas anotações de enfermagem do EHR ou no prontuário médico do paciente
- Registre nas anotações de enfermagem do EHR ou no prontuário médico do paciente as respostas ao medicamento (p. ex., frequência e padrão respiratório, ruídos respiratórios), evidência de efeitos adversos (p. ex., arritmia, sensação de ansiedade por parte do paciente) e capacidade do paciente de utilizar o inalador
- Relate efeitos adversos e a resposta do paciente e/ou a suspensão de medicamentos ao enfermeiro ou médico responsável.

Procedimento 31.4 — Preparo de injeções a partir de frascos e ampolas

Delegação e colaboração

O procedimento de administração de medicamentos injetáveis não pode ser delegado a funcionários auxiliares.

Equipamento

Medicamento em ampola
- Seringa, agulha e agulha com filtro
- Gaze pequena estéril ou algodão com álcool.

Medicamento em frasco
- Seringa e duas agulhas

- Agulhas:
    - Cânula ou agulha de ponta romba para acessar frasco (com capa de segurança) para aspirar o medicamento (se necessário)
    - Agulha com filtro quando indicado
- Gaze pequena estéril ou algodão com álcool
- Diluente (p. ex., cloreto de sódio 0,9% ou água estéril quando indicado).

Ambos
- DPA para injeção
- RAM ou documento impresso
- Medicamento no frasco ou ampola
- Receptáculo para perfurocortantes para descarte de seringas, agulhas e vidro.

(continua)

Procedimento 31.4 — Preparo de injeções a partir de frascos e ampolas (Continuação)

Passo	Justificativa
Histórico	
1. Verifique acurácia e completude de cada RAM ou material impresso com a receita elaborada pelo provedor de cuidados de saúde. Verifique nome do paciente, nome do medicamento, dose, via de administração e horário da administração. Esclareça receitas incompletas com o provedor de cuidados de saúde antes da administração.	A receita médica é a fonte mais confiável e único registro legal de medicamentos recebidos pelo paciente. Ela garante que o paciente receba os medicamentos corretos (Palese et al., 2019). Erros na transcrição constituem fonte de erros com medicamentos (Palese et al., 2019).
2. Revise a informação pertinente relacionada ao medicamento, incluindo ação, finalidade, dose e via normal, efeitos adversos, horário do início e pico da ação, indicações e implicações de enfermagem.	Permite-lhe antecipar os efeitos dos medicamentos e observar a resposta do paciente.
3. Avalie o histórico médico, de medicamentos e de alergias do paciente. Liste as alergias do paciente a medicamentos em cada página do RAM e demonstre-as de forma evidente no prontuário médico do paciente. Quando o paciente tiver uma alergia, aplique-lhe um bracelete de identificação da alergia.	Esses fatores influenciam como alguns medicamentos atuam. A informação revela a necessidade do paciente pelo medicamento. O alerta de alergias ajuda a prevenir efeitos adversos.
4. Revise informações de referência sobre o medicamento com relação a sua ação, finalidade, efeitos adversos e implicações de enfermagem.	Permite-lhe administrar o medicamento adequadamente e monitorar a resposta do paciente.
5. Avalie a estrutura corporal do paciente, tamanho dos músculos, peso e viscosidade do medicamento em caso de injeção subcutânea ou intramuscular (IM).	Determina o tipo e o tamanho da seringa e da agulha para injeção.
Planejamento	
1. Realize higiene das mãos. Prepare o equipamento e o RAM.	Promove o gerenciamento do tempo e eficiência durante o preparo de medicamentos para todos os pacientes.
2. Planeje o preparo de forma a evitar interrupções. Crie um ambiente silencioso. Não atenda ligações telefônicas nem converse com outras pessoas. Siga as políticas institucionais para a zona sem interrupção (ZSI). Mantenha todas as páginas do RAM ou do material impresso de um paciente reunidas, para visualizar o RAM de apenas um paciente por vez.	Interrupções contribuem com a ocorrência de erros com medicamentos (Freitas et al., 2019; Palese et al., 2019) (Boxe 31.4).
Implementação	
1. Realize higiene das mãos e prepare os medicamentos.	
a. Se estiver utilizando um carrinho de medicamentos, mova-o para fora do quarto do paciente.	A organização do equipamento economiza tempo e diminui erros.
b. Destranque a gaveta do carrinho e faça *login* no SFAM.	Os medicamentos estão seguros quando guardados em um armário, carrinho ou no SFAM.
c. Selecione o medicamento correto do estoque ou da gaveta de dose-unidade. Compare o rótulo com o RAM impresso ou com a tela do computador.	A leitura do rótulo e sua comparação com a prescrição transcrita reduz erros. *Trata-se da primeira checagem de precisão.*
d. Verifique a data de validade de cada medicamento, uma de cada vez.	Medicamentos utilizados após o vencimento podem estar inativos, menos eficazes ou ser nocivos ao paciente.
e. Calcule a dose do medicamento conforme necessário. Revise seu cálculo. Em caso de medicamento de alto risco, peça a outro enfermeiro para realizar checagem independente da dose (verifique as políticas institucionais).	A dupla checagem ajuda a reduzir erros. A checagem independente dupla deve ser utilizada somente para medicamentos de alta vigilância (não todos) (ISMP, 2019c).
f. Em caso de preparo de substância controlada, verifique o registro da contagem prévia do medicamento e compare com o estoque disponível.	Leis para substâncias controladas exigem monitoramento cuidadoso do fornecimento de narcóticos.
g. Não deixe os medicamentos sem supervisão.	Enfermeiros são responsáveis por manter medicamentos seguros.
2. Prepare a ampola.	
a. Bata levemente e rapidamente na parte de cima da ampola com o dedo até que o líquido desça (ver ilustração).	Desloca o líquido acumulado acima do colo da ampola. Toda a solução deve se mover para a câmara inferior.
b. Coloque uma gaze pequena ao redor do colo da ampola (ver ilustração).	Protege seus dedos contra trauma na hora em que o vidro é quebrado. Não utilize algodão com álcool no topo da ampola, pois o álcool pode escorrer para seu interior.
c. Force rapidamente e firmemente o colo da ampola para longe de suas mãos (ver ilustração).	Protege seus dedos e face contra fragmentos de vidro.
d. Aspire o medicamento rapidamente utilizando agulha com filtro de comprimento suficiente para alcançar o fundo da ampola e acessar o medicamento.	O sistema é aberto a contaminantes presentes no ar. Agulhas com filtro filtram fragmentos de vidro (Painchart et al., 2018).
e. Segure a ampola de cabeça para baixo ou coloque-a sobre uma superfície plana. Insira a agulha com filtro no centro de sua abertura. Não deixe que a ponta nem a haste da agulha toquem a borda da ampola.	A borda quebrada da ampola é considerada contaminada. Quando a ampola estiver invertida, a solução poderá escorrer se a ponta ou a haste da agulha tocarem sua borda.
f. Aspire o medicamento para a seringa tracionando gentilmente o êmbolo (ver ilustração).	A tração do êmbolo cria pressão negativa dentro do corpo da seringa, o que puxa o líquido para seu interior.
g. Mantenha a ponta da agulha sob a superfície do líquido. Bata na ampola para trazer todo o líquido ao alcance da agulha.	Previne aspiração de bolhas de ar.

Capítulo 31 Administração de Medicamentos

Procedimento 31.4 — Preparo de injeções a partir de frascos e ampolas (Continuação)

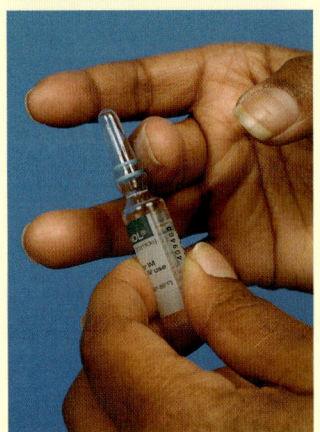

PASSO 2a Bater na ampola desloca o líquido para baixo.

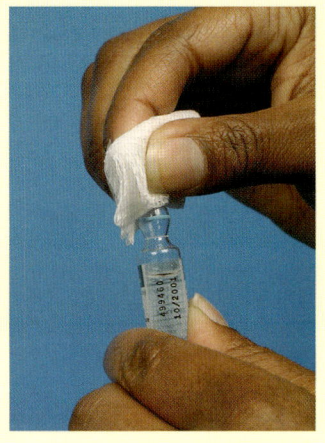

PASSO 2b Gaze posicionada ao redor do colo da ampola.

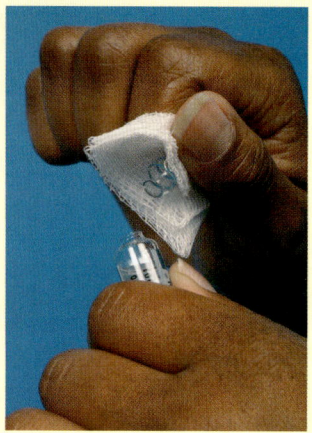

PASSO 2c Colo da ampola quebrado para longe das mãos.

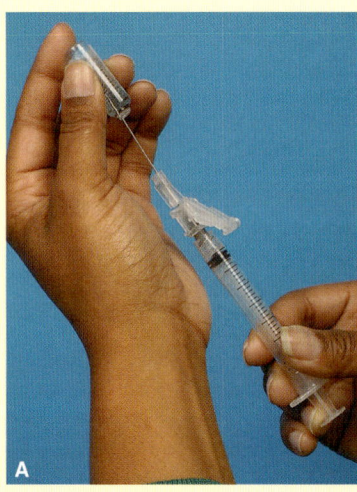
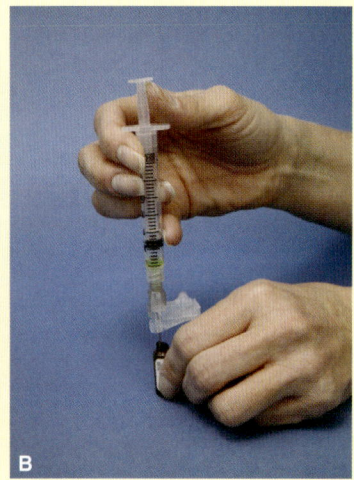

PASSO 2f **A.** Medicamento aspirado com a ampola invertida. **B.** Medicamento aspirado com a ampola sobre superfície plana.

Passo	Justificativa
h. Caso você aspire bolhas de ar, não devolva o ar para a ampola.	A pressão do ar força o líquido para fora da ampola, causando perda de medicamento.
i. Para eliminar o excesso de ar, retire a agulha da ampola. Segure a seringa na vertical com a agulha apontada para cima. Bata na lateral da seringa para deslocar as bolhas para cima em direção à agulha. Tracione levemente o êmbolo e em seguida pressione-o para ejetar o ar. Não ejete o líquido.	A tração do êmbolo muito para trás o desacopla do corpo da seringa. Segurar a seringa na vertical permite que o líquido se acomode no fundo do corpo. Tracionar o êmbolo para trás faz com que o líquido da agulha adentre o corpo da seringa, prevenindo sua ejeção. Por fim, será ejetado o ar contido no topo do corpo da seringa e na agulha.
j. Se a seringa estiver com excesso de líquido, utilize uma pia para o descarte. Ejete lentamente o excesso na pia. Verifique novamente o nível do líquido na seringa segurando-a na vertical.	Descarta o excesso de medicamento de maneira segura na pia. A posição da agulha permite-lhe descartar o medicamento sem deixar que flua para baixo pela haste da agulha. A rechecagem do nível do líquido garante dose correta.
k. Tampe a agulha com sua capa ou tampa de segurança. Substitua a agulha com filtro por uma agulha com DPA.	Minimiza acidentes com agulhas. Agulhas com filtro não devem ser utilizadas para injeção.
3. Prepare o frasco contendo a solução.	
a. Remova a proteção de cima do frasco novo para expor o lacre de borracha estéril. Caso o frasco de múltiplas doses já tenha sido utilizado, a proteção já terá sido removida. Limpe firmemente a superfície da borracha com um algodão com álcool e deixe secar.	O frasco vem com um protetor que não pode ser recolocado após a remoção. Nem todos os fabricantes garantem que o lacre de borracha de frascos não utilizados esteja estéril. Limpá-lo com álcool reduz a transmissão de microrganismos. Deixar o álcool secar previne que o mesmo se misture com o medicamento durante a inserção da agulha.
b. Pegue a seringa e retire a tampa da agulha ou do dispositivo sem agulha (ver ilustração). Tracione o êmbolo para preencher a seringa com quantidade de ar equivalente ao volume de medicamento que será aspirado do frasco.	A injeção de ar no frasco impede acúmulo de pressão negativa durante a aspiração do medicamento.

(continua)

Procedimento 31.4 — Preparo de injeções a partir de frascos e ampolas (Continuação)

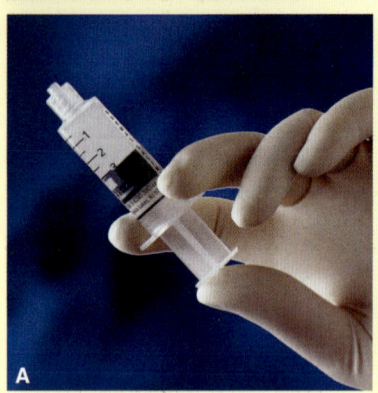
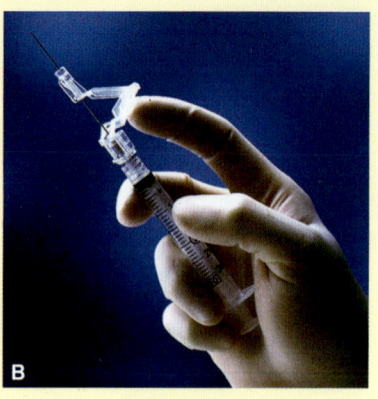
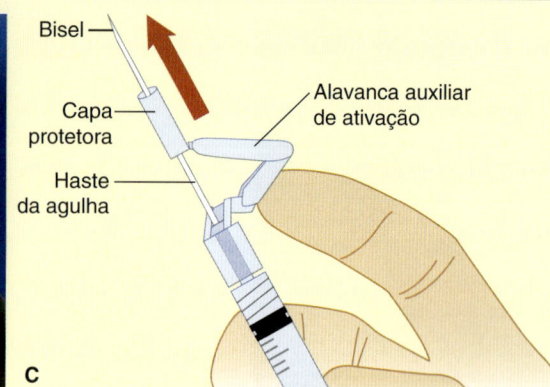

PASSO 3b A. Sistema sem agulha. **B.** Sistema com dispositivo protetor de agulha. **C.** Detalhe do dispositivo protetor de agulha (**A** e **B.** Cortesia; **C.** © Becton, Dickinson and Company.)

Passo	Justificativa
JULGAMENTO CLÍNICO: alguns medicamentos e instituições requerem o uso de uma agulha com filtro ao preparar medicamentos retirados de frascos. Verifique a política da instituição ou as referências do medicamento. Se você utilizar uma agulha com filtro para aspirar o medicamento, será necessário trocá-la por uma agulha regular com proteção contra ferimentos perfurocortantes do tamanho apropriado para administrar o medicamento (Antoszyk, 2018).	
c. Com o frasco sobre uma superfície plana, insira a agulha ou dispositivo sem agulha através do centro da borracha (ver ilustração). Aplique pressão com a ponta da agulha durante a inserção.	O centro do lacre é mais delgado e mais fácil de penetrar. A pressão firme previne deslocamento de partículas de borracha, as quais podem entrar no frasco ou na agulha. A seringa precisa ser etiquetada antes de inserir o medicamento na seringa para prevenir quaisquer possíveis confusões com seringas preenchidas com qualquer outra coisa que não o medicamento (TJC, 2021).
d. Injete o ar no espaço de ar do frasco, segurando o êmbolo. Segure-o firmemente; o êmbolo poderá ser forçado para trás pela pressão interna do frasco.	A injeção de ar cria o vácuo necessário para que o medicamento flua para dentro da seringa. A injeção no espaço de ar do frasco previne formação de bolhas e dose imprecisa.
e. Inverta o frasco segurando firmemente a seringa e o êmbolo. Segure o frasco entre seu polegar e dedo médio da mão não dominante (ver ilustração). Segure o fim do corpo da seringa e êmbolo com seu polegar e dedo indicador da mão dominante para contrapor a pressão interna do frasco.	A inversão do frasco permite que o líquido se aloje na porção inferior do mesmo. A posição das mãos previne movimento forçado do êmbolo e facilita a manipulação da seringa.
f. Mantenha a ponta da agulha ou dispositivo sem agulha abaixo do nível do líquido.	Previne aspiração de ar.
g. Deixe que a pressão do ar do frasco preencha a seringa gradualmente com o medicamento. Se necessário, tracione levemente o êmbolo para obter a quantidade correta de medicamento.	A pressão positiva dentro do frasco força o líquido para dentro da seringa.
h. Quando obtiver o volume desejado, posicione a agulha ou dispositivo sem agulha no espaço de ar do frasco; bata levemente na lateral da seringa para deslocar bolhas de ar (ver ilustração). Ejete o ar remanescente do topo da seringa no frasco.	Batidas muito fortes no corpo da seringa com a agulha ainda dentro do frasco poderão dobrar a agulha. O acúmulo de ar desloca o medicamento e causa erro na dose.

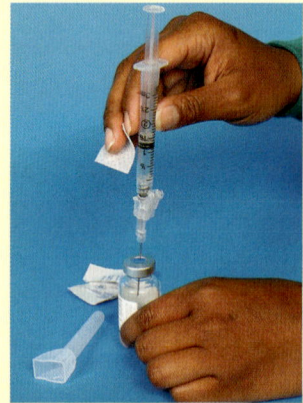
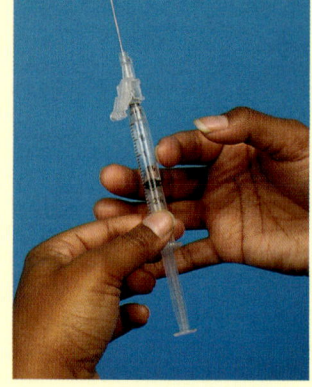

PASSO 3c Insira a agulha de segurança através do centro do diafragma do frasco (com o frasco sobre uma superfície plana).

PASSO 3e Aspire o líquido com o frasco invertido.

PASSO 3h Segure a seringa apontada para cima e bata no corpo para deslocar bolhas de ar.

Capítulo 31 Administração de Medicamentos 759

Procedimento 31.4 — Preparo de injeções a partir de frascos e ampolas (Continuação)

Passo	Justificativa
i. Remova a agulha ou dispositivo sem agulha do frasco puxando o corpo da seringa para trás.	A tração do êmbolo em vez do corpo da seringa causa desacoplamento e perda de medicamento.
j. Segure a seringa no nível de sua visão em ângulo de 90° a fim de verificar o volume correto e ausência de bolhas de ar. Remova o ar remanescente batendo no corpo da seringa para deslocar bolhas. Tracione o êmbolo ligeiramente para trás e pressione para cima para ejetar o ar. Não ejete o líquido. Verifique novamente o volume do medicamento.	Segurar a seringa na vertical permite que o líquido se acomode no fundo do corpo. Bater no corpo da seringa desloca o ar para cima. Tracionar o êmbolo para trás faz com que o líquido da agulha adentre o corpo da seringa, prevenindo sua ejeção. Por fim, será ejetado o ar contido no topo do corpo da seringa e na agulha.

JULGAMENTO CLÍNICO: ao preparar medicamentos de frascos de dose única, não assuma que o volume listado no rótulo seja o volume total do frasco. Alguns fabricantes fornecem uma pequena quantidade de líquido extra, prevendo a perda durante o preparo. Certifique-se de aspirar somente o volume desejado.

Passo	Justificativa
k. Antes de injetar o medicamento no tecido do paciente, troque a agulha por uma agulha regular com DPA de calibre e comprimento adequados segundo a via de administração do medicamento.	A inserção da agulha através do lacre de borracha remove o corte do bisel. Agulhas novas são mais afiadas e, como não há líquido em sua haste, não deixam trajeto de medicamento nos tecidos. Agulhas com filtro não podem ser utilizadas para realizar injeções.
l. Tampe a agulha com sua tampa de segurança.	Minimiza acidentes com agulhas.
m. Para frascos de doses múltiplas, elabore um rótulo incluindo a data de abertura, concentração do medicamento por mililitro e suas iniciais.	Garante que enfermeiros preparem doses futuras corretamente. Alguns medicamentos reconstituídos devem ser descartados após determinado tempo.
4. Prepare frascos contendo pó (reconstituição de medicamentos liofilizados).	
a. Retire a tampa protetora do medicamento liofilizado e do frasco do diluente. Limpe ambos os lacres com um algodão com álcool e deixe secar.	Deixar o álcool secar previne que o mesmo se misture com o medicamento durante a inserção da agulha.
b. Prepare o volume e o tipo de diluente sugeridos pelo fabricante na seringa seguindo os Passos 3b até 3j.	Prepara o diluente para injeção no frasco contendo o medicamento liofilizado.
c. Insira a agulha ou o dispositivo sem agulha através do centro da borracha do frasco de medicamento liofilizado. Injete o diluente no frasco. Remova a agulha.	O diluente começa a dissolver e reconstituir o medicamento.
d. Misture bem o medicamento. Role o frasco nas mãos. Não o chacoalhe.	Garante dispersão adequada do medicamento na solução e previne formação de bolhas de ar.
e. O medicamento reconstituído do frasco está pronto para ser aspirado em uma nova seringa. Leia cuidadosamente o rótulo a fim de determinar a dose após a reconstituição.	Após adição do diluente, a concentração do medicamento (mg/mℓ) determinará a dose que será fornecida. A leitura cuidadosa do rótulo reduz erros com medicamentos.
f. Aspire o medicamento reconstituído na seringa. Insira a agulha ou dispositivo sem agulha no frasco. Não adicione ar. Siga os Passos 3e até 3l.	Prepara o medicamento para administração.

JULGAMENTO CLÍNICO: algumas instituições exigem que as doses de determinados medicamentos (p. ex., insulina e heparina) sejam verificadas utilizando-se checagem independente por outro enfermeiro (ISMP, 2019c). Verifique as políticas e procedimentos antes de administrar o medicamento.

Passo	Justificativa
5. Compare o rótulo do medicamento com o RAM, tela do computador ou material impresso.	*Trata-se da segunda checagem de precisão.*
6. Descarte materiais contaminados. Descarte a ampola quebrada e/ou frascos e agulhas ou dispositivos sem agulha usados em receptáculo para perfurocortantes à prova de vazamento. Limpe a área de trabalho e realize higiene das mãos.	O descarte correto de vidros e agulhas previne acidentes com a equipe. Controla a transmissão de infecções.

Avaliação

1. Imediatamente antes de administrar o medicamento no paciente, compare o RAM com o rótulo do medicamento preparado e compare a dose da seringa com a dose desejada.	Garante dose precisa. *Trata-se da terceira checagem de precisão.*

RESULTADOS INESPERADOS E INTERVENÇÕES RELACIONADAS

1. Bolhas de ar permanecem na seringa.
   - Expulse o ar da seringa e adicione mais medicamento até preparar a dose correta.
2. Foi preparada uma dose incorreta do medicamento.
   - Descarte a dose preparada
   - Prepare nova dose correta.

(continua)

Procedimento 31.5 — Administração de injeções

Delegação e colaboração
O procedimento de administração de injeções não pode ser delegado a funcionários auxiliares. Enfermeiros instruem auxiliares sobre:
- Potenciais efeitos adversos e reações alérgicas, bem como necessidade de seu relato e de quaisquer outras alterações nos sinais vitais ou NC (p. ex., sedação) do paciente.

Equipamento
Todas as injeções
- Gaze pequena
- *Swab* de álcool
- Frasco ou ampola de medicamento ou solução de teste cutâneo
- Luvas limpas
- RAM (eletrônico ou impresso)
- Recipiente com proteção contra objetos perfurocortantes

- Seringa de tamanho adequado e objetos perfurocortantes com agulha com dispositivo protetor de agulha (DPA):
  - *Subcutânea:* seringa de 1 a 3 mℓ e agulha de calibre 25 a 27 G com 9,5 a 16 mm de comprimento
  - *Imunizações:* agulha de calibre 23 a 25 G e 16 a 38 mm de comprimento (CDC, 2021a)
  - *Insulina U-100 subcutânea:* seringa de insulina de 1 mℓ com agulha pré-acoplada (calibre 28 a 31 G e 9,5 a 16 mm de comprimento)
  - *Insulina U-500 subcutânea:* seringa de 1 mℓ de tuberculina (TB) com agulha (calibre 25 a 27 G e 13 a 16 mm de comprimento)
  - *Intramuscular (IM):* seringa de 2 a 3 mℓ para adultos, 0,5 a 1 mℓ para bebês e crianças pequenas
  - *Intradérmica (ID):* seringa de 1 mℓ de tuberculina com agulha (calibre 25 a 27 G, 13 a 16 mm de comprimento)
  - O calibre da agulha geralmente depende do comprimento da agulha; administre produtos biológicos e medicamentos em solução aquosa com uma agulha de calibre 22 a 25
  - O comprimento da agulha normalmente corresponde ao local de injeção, idade, sexo e tamanho do paciente. Pesquise as diretrizes atuais de vacinação; o comprimento pode variar fora dessas diretrizes para pacientes menores ou maiores que a média.

Comprimento da agulha para imunizações (com base nas diretrizes CDC 2021a)

Local	Crianças	Adultos
Ventroglúteo	Não recomendado	38 mm
Vasto lateral	16 a 32 mm	16 a 25 mm
Deltoide	16 a 25 mm	25 a 38 mm

Sexo masculino	Sexo feminino	Comprimento da agulha
Menos que 60 kg	Menos que 60 kg	16 a 25 mm
60 a 70 kg	60 a 70 kg	25 mm
70 a 118 kg	70 a 90 kg	25 a 38 mm
Mais que 118 kg	Mais que 90 kg	38 mm

Grupo etário	Comprimento da agulha	Local
Neonatos[a]	16 mm[b]	Vasto lateral
Lactentes, 1 a 12 meses	25 mm	Vasto lateral
Bebês, 1 a 2 anos	25 a 32 mm	Vasto lateral[c]
	16[b] a 25 mm	Músculo deltoide do braço
Crianças, 3 a 10 anos	16[b] a 25 mm	Músculo deltoide do braço[c]
	25 a 32 mm	Vasto lateral
Adolescentes, 11 a 18 anos	16[b] a 25 mm	Músculo deltoide do braço[c]
	25 a 38 mm	Vasto lateral
Homens e mulheres, < 60 kg	25 mm	Músculo deltoide do braço
Homens e mulheres, 60 a 70 kg	25 mm	Músculo deltoide do braço
Homens, 70 a 118 kg	25 a 38 mm	Músculo deltoide do braço
Mulheres, 70 a 90 kg	25 a 38 mm	Músculo deltoide do braço
Homens, > 118 kg	38 mm	Músculo deltoide do braço
Mulheres, > 90 kg	38 mm	Músculo deltoide do braço

[a]Primeiros 28 dias de vida. [b]Se a pele estiver firmemente esticada e se o tecido subcutâneo não estiver muito denso. [c]Local de preferência.

Capítulo 31 Administração de Medicamentos

Procedimento 31.5 Administração de injeções (*Continuação*)

Passo	Justificativa
Histórico	
1. Verifique a acurácia e completude de cada RAM ou material impresso com a receita elaborada pelo provedor de cuidados de saúde. Verifique nome do paciente, nome do medicamento, dose, via de administração e horário da administração. Esclareça receitas incompletas com o provedor de cuidados de saúde antes da administração.	A receita médica é a fonte mais confiável e único registro legal de medicamentos recebidos pelo paciente. Ela garante que o paciente receba os medicamentos corretos (Palese et al., 2019). Erros na transcrição constituem fonte de erros com medicamentos (Palese et al., 2019).
2. Avalie o histórico médico, de medicamentos e de alergias do paciente. Liste as alergias do paciente a medicamentos em cada página do RAM e demonstre-as de forma evidente no prontuário médico do paciente. Quando o paciente tiver uma alergia, aplique-lhe um bracelete de identificação da alergia.	Esses fatores influenciam como alguns medicamentos atuam. A informação revela a necessidade do paciente pelo medicamento. O alerta de alergias ajuda a prevenir efeitos adversos.
3. Revise informações de referência sobre o medicamento com relação a sua ação, finalidade, dose normal, efeitos adversos, tempo e pico de efeito e implicações de enfermagem. No caso de injeção intradérmica, revise a reação esperada e/ou efeitos antecipados com o teste cutâneo utilizando alergênio específico e tempo adequado para verificação do resultado.	Permite-lhe administrar o medicamento adequadamente e monitorar a resposta do paciente à terapia. O tipo de reação a uma imunização depende da capacidade do paciente de produzir resposta imune celular. O conhecimento acerca das reações esperadas e adversas ao teste cutâneo ajuda você a determinar quais sintomas monitorar, com que frequência e quando reavaliar o paciente.
4. Avalie os sintomas do paciente antes de iniciar a terapia medicamentosa.	Fornece informações para avaliar o efeito desejado do medicamento.
5. Avalie contraindicações a injeções.	
a. Para injeções ID	
(1) Diminuição da perfusão tecidual local. Avalie histórico de reações adversas graves que tenham ocorrido após injeção ID prévia.	A diminuição da perfusão tecidual reduz a absorção de medicamentos ID. O histórico pregresso de reações graves aumenta o risco de reações futuras.
b. Para injeções subcutâneas	
(1) Avalie fatores como choque circulatório ou diminuição da perfusão tecidual local. Avalie se o tecido adiposo do paciente está adequado.	A diminuição da perfusão tecidual interfere na absorção e distribuição do medicamento. Alterações fisiológicas do envelhecimento ou doenças do paciente em geral influenciam sua quantidade de tecido subcutâneo.
c. Para injeções IM	
(1) Avalie fatores como atrofia muscular, diminuição do fluxo sanguíneo ou choque circulatório.	Músculos atrofiados absorvem o medicamento de forma menos eficiente. Fatores que interferem com o fluxo sanguíneo dos músculos prejudicam a absorção de medicamentos.
6. Avalie conhecimento, experiência e letramento em saúde do paciente ou familiar cuidador.	Garante que o paciente ou o familiar cuidador tenha a capacidade de obter, comunicar, processar e compreender informações básicas de saúde (CDC, 2021b)
7. Avalie o conhecimento do paciente sobre a finalidade do medicamento e resposta esperada com o mesmo ou com o teste cutâneo.	Pacientes necessitam saber quando retornar para receber o resultado do teste cutâneo e quando e como relatar qualquer tipo de reação. Isso representa implicações à sua instrução.
8. Avalie o conhecimento do paciente sobre o medicamento.	Determina se existe necessidade de instrução do paciente.
9. Avalie os objetivos ou preferências do paciente em relação a como o procedimento deve ser realizado ou o que o paciente espera.	Permite que o cuidado seja individualizado ao paciente.
10. Para insulina ou heparina subcutânea, avalie resultados laboratoriais relevantes (p. ex., glicemia, tromboplastina parcial).	Proporciona uma base para avaliar a resposta ao medicamento.
11. Observe as respostas anteriores verbais e não verbais do paciente a injeções.	A antecipação da ansiedade do paciente permite a você utilizar a distração para diminuir a consciência do paciente sobre a dor.
12. Verifique a data de validade do medicamento.	A potência da dose pode aumentar ou diminuir após o vencimento.
Planejamento	
1. Realize higiene das mãos. Prepare o equipamento e o RAM.	Promove o gerenciamento do tempo e eficiência durante o preparo de medicamentos para todos os pacientes.
2. Planeje o preparo de forma a evitar interrupções. Crie um ambiente silencioso. Não atenda ligações telefônicas nem converse com outras pessoas. Siga as políticas institucionais para a ZSI. Mantenha todas as páginas do RAM ou do material impresso de um paciente reunidas, para visualizar o RAM de apenas um paciente por vez.	Interrupções contribuem com a ocorrência de erros com medicamentos (Freitas et al., 2019; Palese et al., 2019) (Boxe 31.4).
Implementação	
1. Prepare os medicamentos para injeção. Realize o procedimento evitando distrações. Verifique o rótulo do medicamento com o RAM duas vezes ao retirá-lo do local de armazenamento ou do SFAM e antes de deixar a área de preparo (Procedimento 31.1). Realize higiene das mãos.	Garante que o medicamento esteja estéril. A prevenção contra distrações reduz erros na preparação do medicamento. *Trata-se da primeira e da segunda checagem de precisão* e garante administração do medicamento correto. Reduz a transmissão de microrganismos. A higiene das mãos reduz a transferência de microrganismos.

(*continua*)

Procedimento 31.5 Administração de injeções (Continuação)

Passo	Justificativa
2. Leve o medicamento até o paciente no horário correto (verifique as políticas institucionais). Medicamentos que demandam horário exato incluem doses STAT, doses de *bolus* e doses únicas. Forneça medicamentos de horário crítico (p. ex., antibióticos, anticoagulantes, insulina, anticonvulsivantes ou agentes imunossupressores) no horário exato em que foram prescritos (no máximo 30 min antes ou após o horário agendado). Forneça medicamentos de horário não crítico dentro de 1 a 2 h do horário agendado (ISMP, 2011a). Durante a administração, aplique os sete elementos corretos da administração de medicamentos.	Garante o efeito terapêutico desejado e atende padrões profissionais. Hospitais devem adotar políticas e procedimentos de administração de medicamentos para o horário da administração, considerando a natureza do medicamento prescrito, aplicação clínica específica e necessidades do paciente (USDHHS, 2011; ISMP, 2011). Medicamentos de horário crítico são medicamentos cuja administração precoce ou atrasada em relação ao horário agendado pode causar dano ou resultar em efeito farmacológico abaixo do ideal. Já medicamentos que não são de horário crítico são medicamentos cuja administração precoce ou atrasada dentro de uma faixa de 1 a 2 h não causa danos nem efeito farmacológico abaixo do ideal (USDHHS, 2011; ISMP, 2011).
3. Feche a porta do quarto ou cortinas.	Proporciona privacidade.
4. Identifique o paciente utilizando no mínimo dois identificadores (p. ex., nome e data de nascimento ou nome e número do prontuário médico) segundo as políticas institucionais. Compare os identificadores com a informação contida no RAM ou prontuário médico do paciente.	Garante ser o paciente correto. Corresponde aos padrões de The Joint Commission e melhora a segurança do paciente (TJC, 2021).
5. À beira do leito do paciente, compare novamente o RAM ou o material impresso com os nomes dos medicamentos contidos no rótulo e com o nome do paciente. Pergunte-lhe se ele tem alguma alergia.	*Trata-se da terceira checagem de precisão* e garante que o paciente receba o medicamento correto. Confirma o histórico de alergia do paciente.
6. Discuta a finalidade de cada medicamento e/ou teste cutâneo, sua ação e possíveis efeitos adversos. Dê tempo para que o paciente lhe faça perguntas. Informe o paciente de que a injeção causará sensação de ardência ou picada. A injeção intradérmica criará uma pequena elevação na pele.	O paciente tem o direito de ser informado. A compreensão do paciente acerca de cada medicamento melhora sua adesão à terapia medicamentosa. Ajuda a minimizar a ansiedade do paciente.
7. Realize higiene das mãos e calce luvas limpas. Mantenha o lençol ou avental do paciente sobre partes do corpo que não necessitam ser expostas.	Reduz a transmissão de microrganismos. Cobrir o paciente proporciona privacidade.
8. Selecione o local de injeção adequado. Inspecione a superfície da pele sobre o local para verificar hematomas, inflamação ou edema.	Os locais de injeção necessitam estar livres de anormalidades que possam interferir com a absorção do medicamento. Locais utilizados repetidamente tornam-se enrijecidos devido à hipertrofia do tecido adiposo. Não utilize áreas com hematomas ou com sinais associados a infecções.
a. Intradérmica (ID):	
(1) Note lesões ou descolorações na pele. Se possível selecione um local a três dedos de distância abaixo do espaço antecubital e um palmo acima do pulso. Se não puder utilizar o antebraço, inspecione a região superior das costas. Caso necessário, utilize os mesmos locais da injeção subcutânea.	O local de injeção ID necessita ser claro para que você possa enxergar os resultados do teste cutâneo e interpretá-los corretamente (Kowal e DuBuske, 2020).
b. Subcutânea:	
(1) Não utilize uma área com hematoma ou sinais associados a infecção. Palpe o local para evitar locais com massas ou sensibilidade. Certifique-se de que a agulha tenha o tamanho adequado segurando uma dobra de pele no local com seu polegar e indicador. Mensure a altura da dobra de pele. Certifique-se de que a agulha tenha comprimento igual à metade dessa altura.	Você pode administrar erroneamente medicamentos subcutâneos em músculos, especialmente no abdome e coxa. O tamanho correto da agulha garante injeção do medicamento no tecido subcutâneo (Drutz, 2021).
(2) Ao administrar insulina ou heparina, utilize primeiro o abdome, seguido da coxa. Selecione o local do lado direito ou esquerdo do abdome a no mínimo 5 cm do umbigo.	O risco de hematoma não é afetado pelo local.
c. IM:	
(1) Note a integridade e o tamanho do músculo e palpe sensibilidade ou enrijecimento. Evite áreas sensíveis ou rígidas. Se a injeção for fornecida com frequência, rodizie o local. Prefira o músculo ventroglúteo quando possível.	O ventroglúteo é o local de preferência para adultos. Também é o local de preferência para crianças de todas as idades (Drutz, 2021; Hockenberry et al., 2019; Strohfus et al., 2018). A região anterolateral da coxa pode ser utilizada em crianças de todas as idades.
9. Ajude o paciente a assumir uma posição confortável:	
a. ID: peça ao paciente para estender o cotovelo e apoiar o antebraço em uma superfície plana.	Estabiliza o local da injeção para facilitar o acesso.
b. Subcutânea: peça ao paciente para relaxar o braço, perna ou abdome, dependendo do local selecionado.	O relaxamento minimiza o desconforto.
c. IM: posicione o paciente dependendo do local selecionado (p. ex., sentado ou deitado em posição supina, prona ou de lado).	Diminui a tensão muscular e minimiza o desconforto durante injeções.

JULGAMENTO CLÍNICO: *certifique-se de que a condição médica do paciente (p. ex., choque circulatório, cirurgia ortopédica) não contraindique a posição para a injeção.*

Capítulo 31 Administração de Medicamentos

Procedimento 31.5 Administração de injeções (Continuação)

Passo	Justificativa
10. Defina o local utilizando referências anatômicas. Para insulina subcutânea, rodizie de maneira sistemática os locais da região (p. ex., abdome).	A injeção no local anatômico correto previne lesões de nervos, ossos e vasos sanguíneos.
11. Limpe a região com um algodão embebido em antisséptico. Aplique o algodão no centro do local e rode-o para fora em movimento circular por aproximadamente 5 cm (ver ilustração).	A ação mecânica do algodão remove secreções que contêm microrganismos.
Opção para injeção IM: aplique EMLA® no local da injeção no mínimo 1 h antes da administração ou utilize *spray* refrigerante (p. ex., cloreto de etilo) imediatamente antes da injeção (verifique as políticas institucionais).	Reduz a dor no local da injeção.
12. Segure o algodão ou gaze entre seu terceiro e quarto dedos da mão não dominante.	A gaze ou o algodão permanecem imediatamente acessíveis na hora de retirar a agulha após a injeção.
13. Remova a tampa da agulha puxando-a em movimento retilíneo.	Impedir que a agulha toque as laterais da tampa previne sua contaminação.
14. Segure a seringa entre seu polegar e dedo indicador da mão dominante:	
a. ID: Segure a seringa com o bisel voltado para cima.	Com o bisel voltado para cima, há menos chance de o medicamento ser depositado nos tecidos abaixo da derme.
b. Subcutânea e IM: segure como se fosse um dardo, com a palma para cima (ver ilustração).	A injeção rápida e suave requer manipulação adequada das partes da seringa.
15. Administre a injeção:	
a. ID	
(1) Com a mão não dominante, estique a pele sobre o local da injeção com seu indicador e polegar.	A agulha perfura a pele estirada com maior facilidade.
(2) Insira lentamente a agulha com o bisel voltado para cima em ângulo de 5 a 15° até sentir uma resistência. Avance a agulha através da epiderme aproximadamente 3 mm abaixo da superfície da pele. Você verá a ponta da agulha através da pele.	Garante que a ponta da agulha esteja na derme. Você terá resultados imprecisos se não inserir a agulha no ângulo e profundidade corretos.
(3) Injete o medicamento lentamente. Normalmente, percebe-se resistência. Caso contrário, a agulha estará muito profunda; retire-a e comece novamente.	A injeção lenta minimiza o desconforto local. A camada da derme é firme e não se expande com facilidade quando a solução é injetada.
(4) Enquanto injeta o medicamento, note que uma pequena elevação de aproximadamente 6 mm de diâmetro (similar a uma picada de inseto) surge na superfície da pele (ver ilustração). Instrua o paciente de que se trata de um achado normal.	O aumento de volume indica que o medicamento foi depositado na derme.
b. Subcutânea	
(1) Para pacientes de tamanho médio, pince a pele com sua mão não dominante.	A agulha penetra na pele tensa com maior facilidade comparada à pele frouxa. O pinçamento eleva o tecido subcutâneo e dessensibiliza a região.
(2) Insira a agulha rapidamente e firmemente em ângulo de 45 a 90° (Figura 31.18). Solte a pele. *Opção*: caso utilize caneta de injeção ou esteja administrando heparina, continue com a pele pinçada durante a injeção do medicamento.	A inserção rápida e firme minimiza o desconforto (a injeção do medicamento no tecido comprimido irrita fibras nervosas). O ângulo correto previne injeção acidental em músculo.

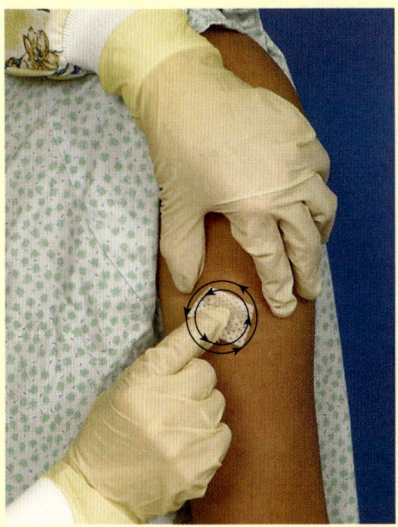

PASSO 11 Limpe o local com movimento circular.

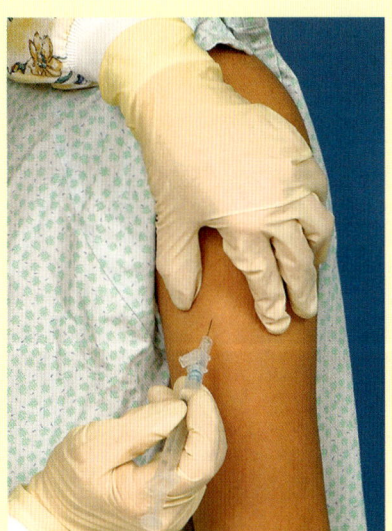

PASSO 14b Segure a seringa como se estivesse segurando um dardo.

(continua)

| Procedimento 31.5 | Administração de injeções *(Continuação)* |

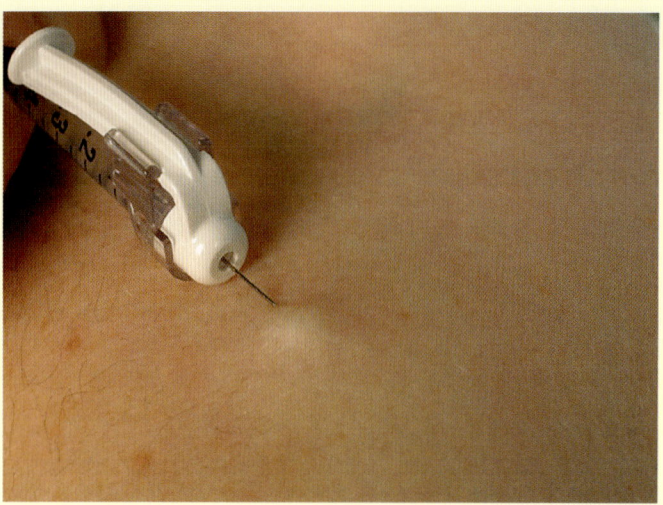

PASSO 15a(4) A injeção cria um pequeno aumento de volume local.

Passo	Justificativa
(3) Para pacientes obesos, pince a pele no local da injeção e insira a agulha em ângulo de 90° abaixo da dobra de tecido.	Pacientes obesos têm camada mais espessa de tecido adiposo acima do espaço subcutâneo.
(4) Após inserir a agulha, segure a parte inferior do corpo da seringa com a mão não dominante para mantê-la estável. Leve sua mão dominante à extremidade do êmbolo e injete lentamente o medicamento ao longo de vários segundos (ver ilustração). Para administrar heparina, injete ao longo de 30 s (Hull et al., 2019). Evite mover a seringa.	O movimento da seringa pode deslocar a agulha e causar desconforto. A injeção lenta do medicamento minimiza o desconforto.

JULGAMENTO CLÍNICO: *a aspiração para injeção de medicamento subcutânea não é necessária. É muito raro puncionar vasos subcutâneos. Não se recomenda aspiração na injeção de heparina e insulina (CDC, 2021; Lilley et al., 2020).*

c. IM

(1) Posicione o aspecto ulnar de sua mão não dominante imediatamente abaixo do local e tracione a pele aproximadamente 2,5 a 3,5 cm para baixo ou para a lateral, a fim de administrar com o método em Z. Segure a posição até terminar de injetar o medicamento (Figura 31.22). Insira a agulha no músculo rapidamente com sua mão dominante em ângulo de 90° (Figura 31.18).	O método em Z cria um zigue-zague nos tecidos que sela o trajeto da agulha, a fim de evitar extravasamento do medicamento. Utilize a técnica para todas as injeções IM (Strohfus et al., 2018). A injeção rápida como um dardo diminui o desconforto.

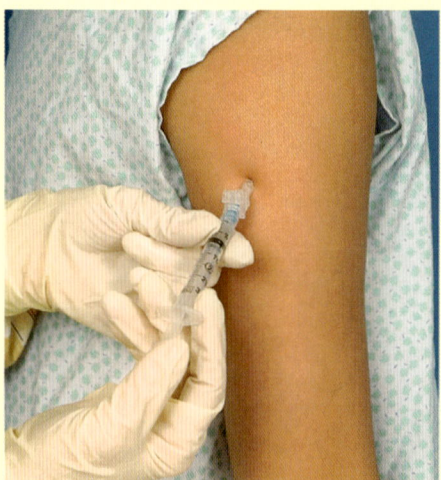

PASSO 15b(4) Injete o medicamento lentamente.

Capítulo 31 Administração de Medicamentos 765

Procedimento 31.5 — Administração de injeções (Continuação)

Passo	Justificativa
(2) *Opção:* se a massa muscular do paciente for pequena, segure o corpo do músculo entre seu polegar e demais dedos.	Garante que o medicamento alcance a massa muscular (CDC, 2021a; Hockenberry et al., 2019; Strohfus et al., 2018).
(3) Após a agulha perfurar a pele, continue tracionando-a com sua mão não dominante e segure a extremidade inferior do corpo da seringa com os dados da mão não dominante para estabilizá-la. Mova a mão dominante para o fim do êmbolo. Evite mover a seringa.	A manipulação suave da seringa diminui o desconforto causado pelo movimento da agulha. A pele permanece tracionada até que o medicamento seja injetado, com intuito de garantir administração com método em Z.
(4) Tracione o êmbolo para trás durante 5 a 10 s. Se não surgir sangue, injete o medicamento lentamente em taxa de 1 mℓ/10 s. **Nota:** não aspire quando administrar imunizações (CDC, 2021a).	A aspiração de sangue na seringa indica possível entrada da agulha em uma veia. A velocidade de injeção lenta reduz a dor e o trauma do tecido, o que diminui a chance de extravasamento do medicamento através do trajeto da agulha (Hockenberry et al., 2019). Os CDC (2021a) não recomendam mais a aspiração durante a administração de imunizações.

JULGAMENTO CLÍNICO: *caso surja sangue na seringa, retire a agulha e descarte o medicamento e a seringa no local adequado. Prepare outra dose do medicamento para injeção.*

Passo	Justificativa
(5) Após injetar o medicamento, aguarde 10 s; em seguida, retire suavemente e firmemente a agulha, solte a pele e aplique uma gaze gentilmente sobre o local.	Permite tempo suficiente para que o medicamento seja absorvido no músculo antes da remoção da seringa. A gaze seca minimiza o desconforto associado ao álcool sobre a pele não intacta.
16. Aplique pressão suave no local. Não o massageie. Aplique um curativo se necessário.	A massagem causa lesão do tecido subjacente. A massagem do local da injeção ID dispersa o medicamento para camadas de tecido subjacentes e altera os resultados do teste.
17. Ajude o paciente a assumir posição confortável.	Restaura o conforto e a sensação de bem-estar.
18. Coloque o sistema de chamada de enfermagem em um local acessível, ao alcance do paciente.	Garante que o paciente possa pedir auxílio se necessário, promove a segurança e previne quedas.
19. Levante as grades laterais (se adequado) e coloque o leito na posição mais baixa.	Promove a segurança e previne quedas.
20. Descarte todos os materiais contaminados nos receptáculos adequados, remova e descarte as luvas e higienize as mãos.	Reduz a transmissão de microrganismos. Utilize o receptáculo de descarte apropriado caso o paciente esteja tomando medicamentos perigosos.
21. Fique com o paciente e observe quaisquer reações alérgicas.	Dispneia, sibilos e colapso circulatório constituem sinais de reação anafilática grave, que é uma emergência potencialmente fatal.

Avaliação

1. Retorne ao quarto em 15 a 30 min e pergunte se o paciente sente alguma dor, ardência, dormência ou formigamento no local da injeção.	Após injeção ID, o desconforto persistente pode indicar lesão do tecido subjacente. Após injeção subcutânea ou IM, o desconforto persistente pode indicar lesão de ossos ou nervos subjacentes.
2. Após injeção ID, peça ao paciente para discutir as implicações do teste cutâneo e sinais de hipersensibilidade.	A capacidade do paciente de reconhecer os sinais do teste cutâneo ajuda a garantir relato dos resultados no momento correto.
3. Inspecione o aumento de volume ID. *Opção:* utilize uma caneta cirúrgica para desenhar um círculo ao redor do perímetro do local de injeção. Observe o local do teste de tuberculose em 48 a 72 h; investigue enrijecimento (área elevada densa e rígida) da pele ao redor do local de (CDC, n.d.): • 15 mm ou mais em pacientes sem fatores de risco conhecidos para tuberculose • 10 mm ou mais em pacientes recém-imigrados; usuários de drogas intravenosas; residentes e funcionários de locais de alto risco; pacientes com determinadas doenças crônicas; crianças com idade igual ou inferior a 4 anos; e bebês, crianças e adolescentes expostos a adultos de alto risco • 5 mm ou mais em pacientes portadores do vírus da imunodeficiência humana (HIV), com alterações fibróticas em radiografias torácicas consistentes com infecção prévia por tuberculose, que receberam transplante de órgãos ou que estejam imunossuprimidos.	Determina se ocorreu reação ao antígeno, indicação positiva para tuberculose ou para os alergênios testados. O local deve ser observado em diversos intervalos a fim de determinar os resultados do teste. As marcas de caneta facilitam a localização. Você deve determinar os resultados do teste cutâneo em diversos momentos, com base no tipo de medicamento utilizado ou tipo de teste cutâneo realizado. As orientações do fabricante determinam quando investigar os resultados. O grau de reação varia com base na condição do paciente.

JULGAMENTO CLÍNICO: *quando um paciente não retorna para a verificação do teste de TB em 72 horas, o paciente precisa ser submetido a um novo teste.*

4. Inspecione o local da injeção subcutânea ou IM, notando possíveis hematomas ou enrijecimentos. Documente-os quando presentes. Notifique o provedor de cuidados de saúde e forneça compressas quentes ao paciente.	Hematomas ou enrijecimento indicam complicação associada à injeção. Documente os achados e notifique o provedor de cuidados de saúde.

(continua)

Procedimento 31.5 — Administração de injeções (Continuação)

Passo	Justificativa
5. Observe a resposta do paciente ao medicamento nos horários correspondentes ao início, pico e duração do medicamento. Revise resultados laboratoriais conforme apropriado (p. ex., glicemia, tromboplastina parcial).	Efeitos adversos de medicamentos parenterais desenvolvem-se rapidamente. Avalie o efeito do medicamento com base no início, pico e duração de sua ação.
6. **Utilize o método *teach-back* (ensinar de volta):** "Quero me certificar de que lhe expliquei sua injeção. Você poderia me explicar por que necessita da injeção e quais efeitos colaterais você deverá observar e me relatar caso ocorram?" Revise sua instrução agora ou desenvolva um plano para revisar a aprendizagem do paciente/cuidador da família caso não sejam capazes de ensinar de volta corretamente.	Ensinar de volta é uma intervenção de letramento em saúde baseada em evidências que promove o envolvimento do paciente, a segurança do paciente, a adesão e a qualidade. O objetivo de ensinar de volta é garantir que você tenha explicado informações médicas claramente, de forma que os pacientes e familiares compreendam o que você comunicou a eles (AHRQ, 2020).

RESULTADOS INESPERADOS E INTERVENÇÕES RELACIONADAS

1. Uma zona elevada, avermelhada ou rígida forma-se ao redor do local do teste ID.
   - Notifique o provedor de cuidados de saúde do paciente
   - Documente a sensibilidade ao alergênio injetado ou teste positivo em caso de teste de tuberculina.
2. O paciente apresenta reação adversa com sinais de urticária, prurido, sibilo respiratório e dispneia.
   - Notifique imediatamente o provedor de cuidados de saúde do paciente
   - Siga as políticas institucionais para responder adequadamente a reações farmacológicas (p. ex., administração de anti-histamínico como difenidramina ou epinefrina)
   - Adicione a informação sobre a alergia no prontuário médico do paciente.
3. O paciente queixa-se de dor local, dormência, formigamento ou sensação de queimação no local da injeção, o que indica possível lesão de nervos ou tecidos.
   - Avalie o local da injeção
   - Documente os achados
   - Notifique o provedor de cuidados de saúde do paciente.

REGISTRO E RELATO

- Documente nome do medicamento, dose, via, horário e data da administração no RAM do EHR ou prontuário médico do paciente imediatamente após a administração, não antes. Assine adequadamente o RAM segundo as políticas institucionais
- Registre instrução do paciente, validação da compreensão e resposta do paciente ao medicamento no EHR ou no prontuário médico
- Registre a área da injeção ID e aspecto da pele no EHR ou prontuário médico do paciente
- Relate quaisquer efeitos indesejáveis da injeção ao provedor de cuidados de saúde do paciente e documente os efeitos adversos em seu prontuário médico
- Documente imunizações no registro permanente do paciente, incluindo data da administração, fabricante e número do lote da vacina, data de validade, nome e titulação de quem administrou, endereço da instituição de cuidados de saúde onde está situado o registro permanente, declaração de informação sobre a vacina e data impressa na declaração e no comprovante fornecido ao paciente ou responsável (CDC, 2021a).

Procedimento 31.6 — Administração de medicamentos por meio de *bolus* intravenoso

Delegação e colaboração

O procedimento de administração de medicamentos por meio de *bolus* IV não pode ser delegado a funcionários auxiliares. Enfermeiros instruem auxiliares sobre:
- Potenciais ações do medicamento e efeitos adversos, bem como necessidade de seu relato imediato a um enfermeiro
- Relato de quaisquer queixas do paciente sobre umidade ou desconforto ao redor do acesso IV
- Obtenção dos sinais vitais necessários e seu relato a um enfermeiro.

Equipamento
- Relógio com ponteiro de segundos
- Luvas limpas
- Luvas antissépticas
- Medicamento em frasco ou ampola
- Seringa de tamanho adequado para o medicamento e solução salina com dispositivo sem agulha ou agulha com DPA (calibre 21 a 25 G)
- Extensor de cateter: frasco de solução salina normal para lavagem do cateter IV (a salina é recomendada por Gorski, 2018); se a instituição continuar utilizando heparina, a concentração mais comum é de 10 unidades/mℓ; verifique as políticas institucionais
- Registro de administração de medicamentos (RAM) ou material impresso
- Receptáculo para perfurocortantes.

Passo	Justificativa
Histórico	
1. Verifique acurácia e completude de cada RAM ou material impresso com a receita elaborada pelo provedor de cuidados de saúde. Verifique nome do paciente, nome do medicamento, dose, via de administração e horário da administração. Esclareça receitas incompletas com o provedor de cuidados de saúde antes da administração.	A receita médica é a fonte mais confiável e único registro legal de medicamentos recebidos pelo paciente. Ela garante que o paciente receba os medicamentos corretos (Palese et al., 2019). Erros na transcrição constituem fonte de erros com medicamentos (Palese et al., 2019).

Procedimento 31.6 — Administração de medicamentos por meio de *bolus* intravenoso (*Continuação*)

Passo	Justificativa
JULGAMENTO CLÍNICO: alguns medicamentos IV somente podem ser infundidos com segurança quando o paciente estiver sendo monitorado continuamente para arritmias, alterações na pressão arterial ou outros efeitos adversos. Portanto, alguns medicamentos somente podem ser infundidos em unidades de cuidados específicos. Confirme com as diretrizes institucionais.	
2. Avalie o histórico médico, de medicamentos e de alergias do paciente. Liste as alergias do paciente a medicamentos em cada página do RAM e demonstre-as de forma evidente no prontuário médico do paciente. Quando o paciente tiver uma alergia, aplique-lhe um bracelete de identificação da alergia.	Determina a necessidade pelo medicamento ou possíveis contraindicações à sua administração. O *bolus* IV fornece o medicamento rapidamente. A resposta alérgica é imediata.
3. Revise informações de referência sobre o medicamento com relação a sua ação, finalidade, dose normal, efeitos adversos, tempo e pico de efeito, quão lentamente deve ser administrado e implicações de enfermagem, como necessidade de diluição ou administração através de filtro.	O conhecimento acerca do medicamento ajuda você a administrá-lo com segurança e monitorar a resposta do paciente à terapia.
4. Se estiver administrando o medicamento através de uma linha IV já existente, determine a compatibilidade do medicamento com os fluidos IV e quaisquer aditivos contidos na solução.	O medicamento IV nem sempre é compatível com a solução IV e/ou aditivos, tornando necessário providenciar novo acesso IV.
5. Avalie os sintomas do paciente antes de iniciar a terapia medicamentosa.	Fornece informações para avaliar o efeito desejado do medicamento.
6. Avalie conhecimento, experiência e letramento em saúde do paciente ou familiar cuidador.	Garante que o paciente ou o familiar cuidador tenha a capacidade de obter, comunicar, processar e compreender informações básicas de saúde (CDC, 2021b)
7. Realize higiene das mãos (aplique luvas limpas quando houver risco de contato com líquidos corporais). Avalie a condição do local de inserção da agulha para sinais de infiltração ou flebite.	Reduz a transmissão de microrganismos. Não administre o medicamento se o local estiver edemaciado ou inflamado.
8. Avalie a patência da linha existente de infusão IV ou do extensor do cateter (ver Capítulo 42).	Para que o medicamento chegue efetivamente à circulação venosa, a linha IV deve estar patente e os fluidos devem ser infundidos com facilidade.
9. Avalie o conhecimento do paciente, sua experiência prévia com medicamentos IV e seus sentimentos em relação ao procedimento.	Revela a necessidade de instruir e/ou apoiar o paciente.
10. Avalie os objetivos ou preferências do paciente em relação a como o procedimento deve ser realizado ou o que o paciente espera.	Permite que o cuidado seja individualizado ao paciente.
Planejamento	
1. Realize higiene das mãos. Prepare o equipamento e o RAM.	Reduz a transmissão de microrganismos. Garante procedimento organizado.
2. Siga as políticas institucionais para a zona sem interrupção (ZSI). Prepare os medicamentos para um paciente por vez. Mantenha todas as páginas do RAM ou do material impresso de um paciente reunidas, para visualizar o RAM de apenas um paciente por vez.	Interrupções contribuem com a ocorrência de erros com medicamentos (Freitas et al., 2019; Palese et al., 2019) (Boxe 31.4).
Implementação	
1. Prepare os medicamentos para administração de *bolus* IV. Realize o procedimento evitando distrações. Verifique o rótulo do medicamento com o RAM duas vezes ao retirá-lo do local de armazenamento ou do SFAM e antes de deixar a área de preparo. Realize higiene das mãos.	Garante que o medicamento esteja estéril. *Trata-se da primeira e da segunda checagem de precisão* e garante administração do medicamento correto. Reduz a transmissão de microrganismos.
JULGAMENTO CLÍNICO: alguns medicamentos IV necessitam ser diluídos antes da administração. Verifique as políticas institucionais ou consulte a farmácia para saber se é permitido diluir o medicamento. Em caso de medicamento com volume baixo (p. ex., menor que 1 mℓ), faça a diluição com pequena quantidade (p. ex., 5 mℓ) de solução salina ou água estéril para que o medicamento não fique preso nos "espaços mortos" (p. ex., injetor lateral do equipo, adaptador do cateter) do sistema IV.	
2. Leve o(s) medicamento(s) até o paciente no horário correto (verifique as políticas institucionais). Medicamentos que demandam horário exato incluem doses STAT, doses de *bolus* e doses únicas. Forneça medicamentos de horário crítico (p. ex., antibióticos, anticoagulantes, insulina, anticonvulsivantes ou agentes imunossupressores) no horário exato em que foram prescritos (no máximo 30 min antes ou após o horário agendado). Forneça medicamentos de horário não crítico dentro de 1 a 2 h do horário agendado (ISMP, 2011). Durante a administração, aplique os sete elementos corretos da administração de medicamentos.	Hospitais devem adotar políticas e procedimentos de administração de medicamentos para o horário da administração, considerando a natureza do medicamento prescrito, aplicação clínica específica e necessidades do paciente (USDHHS, 2011; ISMP, 2011). Medicamentos de horário crítico são medicamentos cuja administração precoce ou atrasada em relação ao horário agendado pode causar dano ou resultar em efeito farmacológico abaixo do ideal. Já medicamentos que não são de horário crítico são medicamentos cuja administração precoce ou atrasada dentro de uma faixa de 1 a 2 h não causa danos nem efeito farmacológico abaixo do ideal (USDHHS, 2011; ISMP, 2011).
3. Feche a porta do quarto ou as cortinas.	Proporciona privacidade.

(*continua*)

Procedimento 31.6 — Administração de medicamentos por meio de *bolus* intravenoso (*Continuação*)

Passo	Justificativa
4. Identifique o paciente utilizando no mínimo dois identificadores (p. ex., nome e data de nascimento ou nome e número do prontuário médico) segundo as políticas institucionais. Compare os identificadores com a informação contida no RAM ou prontuário médico do paciente.	Garante ser o paciente correto. Corresponde aos padrões de The Joint Commission e melhora a segurança do paciente (TJC, 2021).
5. À beira do leito do paciente, compare novamente o RAM ou o material impresso com os nomes dos medicamentos contidos no rótulo e com o nome do paciente. Pergunte-lhe sobre quaisquer alergias.	*Trata-se da terceira checagem de precisão* e garante que o paciente receba o medicamento correto. Confirma o histórico de alergia do paciente.
6. Discuta a finalidade de cada medicamento, sua ação e possíveis efeitos adversos. Dê tempo para que o paciente lhe faça perguntas. Informe o paciente de que você irá fornecer o medicamento através de um acesso IV existente. Encoraje o paciente a relatar sintomas de desconforto no local do acesso.	Mantém o paciente informado sobre as terapias planejadas, minimizando sua ansiedade. Pacientes que verbalizam dor no local do acesso IV ajudam a detectar infiltrações mais precocemente, reduzindo a lesão do tecido circunjacente.
7. Realize higiene das mãos e calce luvas limpas.	Reduz a transmissão de microrganismos.
8. *Bolus* IV (em acesso existente):	
a. Selecione a porta IV mais próxima ao paciente. Utilize porta de injeção sem agulha.	Está de acordo com as exigências da Lei de Segurança e Prevenção para Agulhas (*Needlestick Safety and Prevention Act*) de 2011 (OSHA, n. d.).

JULGAMENTO CLÍNICO: nunca administre medicamentos IV através de tubos que estejam infundindo sangue, hemocomponentes ou soluções de nutrição parenteral.

b. Limpe o local de injeção com um algodão com álcool e deixe secar.	Previne a transmissão de microrganismos durante a inserção do adaptador.
c. Conecte a seringa na linha IV: insira o bico da seringa sem agulha contendo o medicamento no centro da porta de acesso (ver ilustração).	Previne a introdução de microrganismos. Previne dano ao diafragma da porta de acesso e possível extravasamento no local.
d. Oclua a linha IV pinçando o equipo imediatamente acima da porta de injeção (ver ilustração). Tracione o êmbolo da seringa gentilmente para trás para aspirar o retorno de sangue.	A checagem final garante que o medicamento esteja sendo fornecido na corrente sanguínea.

JULGAMENTO CLÍNICO: no caso de acessos IV de pequeno calibre, o retorno de sangue algumas vezes não pode ser aspirado mesmo quando o acesso estiver patente. Se o acesso não apresentar sinais de infiltração e se o fluido estiver sendo infundido sem dificuldade, forneça o bolus IV.

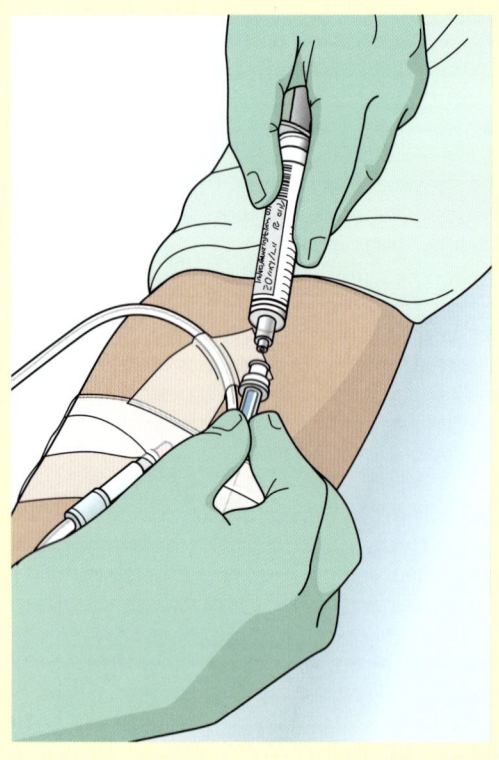

PASSO 8c Conecte a seringa na linha IV utilizando adaptador sem agulha.

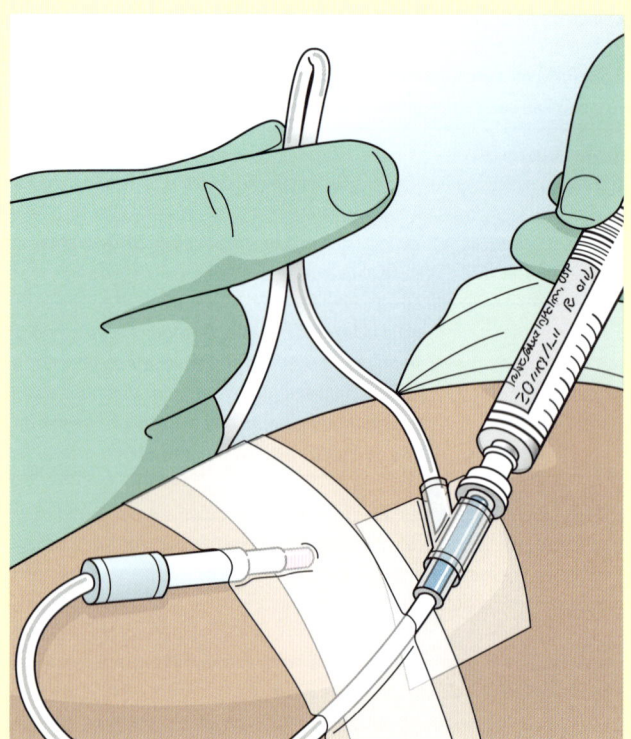

PASSO 8d Oclua o equipo acima da porta de injeção.

Procedimento 31.6 — Administração de medicamentos por meio de *bolus* intravenoso (*Continuação*)

Passo	Justificativa
e. Solte o equipo e injete o medicamento dentro do tempo recomendado pelas políticas institucionais, pela farmácia ou pelo manual de referência do medicamento. Utilize o relógio para a administração (ver ilustração). Você pode pinçar a linha IV durante o *bolus* e liberá-la após o término. Deixe que os fluidos IV sejam infundidos quando não estiver administrando o medicamento.	Garante infusão segura do medicamento. A injeção rápida de medicamentos por via IV pode ser fatal. Permitir que os fluidos IV sejam infundidos durante o *bolus* do medicamento permite sua administração ao paciente na velocidade prescrita.
f. Após injetar o medicamento, retire a seringa e verifique novamente a taxa da infusão de fluido IV.	A injeção de um *bolus* pode alterar a taxa de infusão dos fluidos. A infusão rápida de fluidos pode causar sobrecarga circulatória de líquidos.
g. Se o medicamento IV for incompatível com os fluidos IV, interrompa-os, pince o equipo e lave o cateter com 10 mℓ de salina normal ou água estéril (verifique as políticas institucionais). Em seguida, faça o *bolus* IV ao longo do tempo adequado e lave o cateter com mais 10 mℓ de salina ou água estéril *na mesma taxa* do medicamento administrado.	Permite que o *bolus* IV seja administrado sem riscos associados a incompatibilidades IV. Garante que as diretrizes institucionais permitam lavagem de linhas IV com medicamentos incompatíveis. Pode ser necessário obter outra porta IV.
h. Se a linha IV estiver infundindo um medicamento, desconecte-a e administre o *bolus* do medicamento IV conforme descrito no Passo 9. Verifique as políticas institucionais para a interrupção de líquidos IV ou infusões contínuas de medicamentos. Caso não seja possível interromper a infusão, obtenha um novo acesso IV (ver Capítulo 42) e administre o medicamento utilizando o método de *bolus* IV em extensor de cateter.	Evita fornecimento súbito de *bolus* de medicamento em uma linha IV existente do paciente.
9. *Bolus* IV em extensor de cateter:	
a. Prepare a solução para infusão segundo as políticas institucionais.	
(1) *Método de solução salina (preferencial):* prepare duas seringas preenchidas com 2 a 3 mℓ de solução salina normal (0,9%). Muitas instituições não fornecem seringas pré-preenchidas para esse fim.	A solução salina normal é eficaz para manter extensores IV patentes e é compatível com uma ampla gama de medicamentos (Gorski, 2018).
(2) Método da heparina: prepare a seringa contendo heparina e solução salina segundo as políticas institucionais.	
b. Administre o medicamento:	
(1) Limpe a porta de injeção com algodão com antisséptico.	Previne transferência de microrganismos durante a inserção da agulha.
(2) Conecte o bico sem agulha da seringa de salina normal 0,9% no centro da porta de injeção do extensor.	
(3) Tracione gentilmente o êmbolo da seringa para trás e verifique o retorno de sangue.	Indica se a agulha ou o cateter está na veia.
(4) Lave o acesso IV com salina normal pressionando lentamente o êmbolo.	Limpa o sangue da agulha e do reservatório. A ausência de dificuldade indica patência da linha IV.

JULGAMENTO CLÍNICO: *observe cuidadosamente a região da pele acima do cateter IV. Note qualquer aumento de volume ou edema durante a lavagem do acesso IV, que poderia indicar infiltração na veia, o que demanda retirada do cateter.*

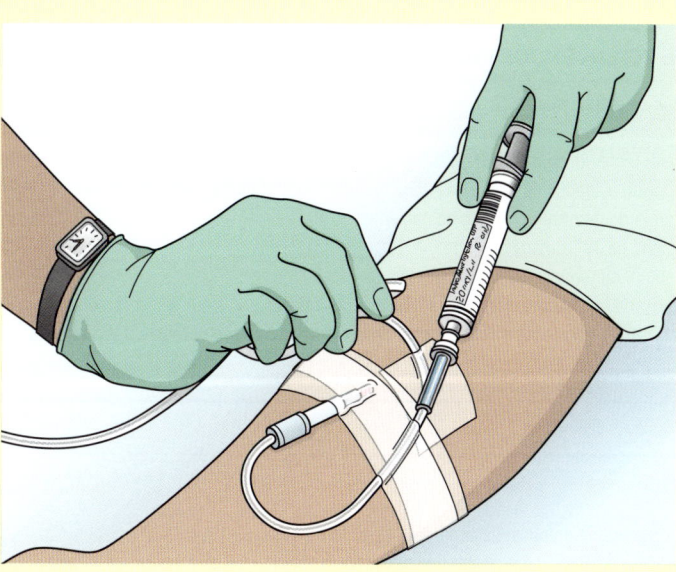

PASSO 8e Utilize o relógio para cronometrar o *bolus* do medicamento IV.

(*continua*)

Procedimento 31.6 Administração de medicamentos por meio de *bolus* intravenoso *(Continuação)*

Passo	Justificativa
(5) Remova a seringa de solução salina.	
(6) Limpe a porta de injeção com algodão e antisséptico.	Previne a transmissão de microrganismos.
(7) Insira o bico da seringa sem agulha com o medicamento preparado no extensor do cateter.	Permite administração do medicamento.
(8) Injete o medicamento dentro do tempo recomendado pelas políticas institucionais, pela farmácia ou pelo manual de referência do medicamento. Utilize o relógio para a administração.	Muitos erros com medicamentos estão associados a *bolus* IV administrados muito rapidamente. Seguir as diretrizes para *bolus* IV promove a segurança do paciente.
(9) Após administração do *bolus*, remova a seringa.	
(10) Limpe a porta de injeção com um algodão e antisséptico.	Previne transmissão de microrganismos.
(11) Lave a porta de injeção.	
(a) Acople a seringa com salina normal e injete na mesma velocidade utilizada para o medicamento.	Lavar o acesso IV com salina previne sua oclusão e garante fornecimento de todo o medicamento. Utilizar a mesma velocidade da infusão do medicamento garante que o medicamento remanescente no sistema seja infundido na velocidade correta.
10. Ajude o paciente a assumir posição confortável.	Restaura o conforto e a sensação de bem-estar.
11. Descarte a agulha sem tampa ou dentro do dispositivo de segurança acoplada à seringa em um receptáculo para perfurocortantes à prova de vazamentos.	Previne lesões ao paciente e aos funcionários da saúde. Tampar novamente as agulhas aumenta o risco de perfuração acidental (OSHA, n.d.).
12. Coloque o sistema de chamada de enfermagem em um local acessível, ao alcance do paciente.	Garante que o paciente possa pedir auxílio se necessário, promove a segurança e previne quedas.
13. Levante as grades laterais (se adequado) e coloque o leito na posição mais baixa.	Promove a segurança e previne quedas.
14. Descarte todos os materiais contaminados nos receptáculos adequados, remova e descarte as luvas e higienize as mãos.	Reduz a transmissão de microrganismos. Utilize o receptáculo de descarte apropriado caso o paciente esteja tomando medicamentos perigosos.

Avaliação

1. Observe o paciente cuidadosamente para reações adversas durante a administração e vários minutos após.	Medicamentos IV agem rápido.
2. Observe o acesso IV durante a injeção para formação súbita de edema e durante 48 h após o *bolus* IV.	O edema indica infiltração no tecido ao redor da veia. Sinais de infiltração podem não ocorrer por até 48 h.
3. Avalie o estado do paciente após a administração do medicamento a fim de avaliar sua eficácia.	Alguns medicamentos em *bolus* IV podem causar alterações rápidas no estado fisiológico do paciente, necessitando de monitoramento e avaliação cuidadosa, bem como possíveis exames laboratoriais futuros (p. ex., vasopressores e antiarrítmicos requerem monitoramento da pressão arterial e frequência cardíaca e a heparina requer exames laboratoriais após a administração para determinar seus níveis terapêuticos).
4. Utilize o método *teach-back* (ensinar de volta): "Quero me certificar de que lhe expliquei por que você está recebendo este medicamento IV. Você poderia me explicar para que serve o medicamento e quando deve chamar um enfermeiro?" Revise sua instrução agora ou desenvolva um plano para revisar a aprendizagem do paciente/cuidador da família caso não sejam capazes de ensinar de volta corretamente.	Ensinar de volta é uma intervenção de letramento em saúde baseada em evidências que promove o envolvimento do paciente, a segurança do paciente, a adesão e a qualidade. O objetivo de ensinar de volta é garantir que você tenha explicado informações médicas claramente, de forma que os pacientes e familiares compreendam o que você comunicou a eles (AHRQ, 2020).

RESULTADOS INESPERADOS E INTERVENÇÕES RELACIONADAS

1. O paciente desenvolve reação adversa ao medicamento.
   - Interrompa imediatamente o fornecimento do medicamento e siga as políticas ou diretrizes institucionais para responder adequadamente a reações farmacológicas (p. ex., administração de anti-histamínico como difenidramina ou epinefrina) e relatar reações adversas a medicamentos
   - Notifique imediatamente o provedor de cuidados de saúde do paciente acerca dos efeitos adversos
   - Adicione a informação sobre a alergia no prontuário médico do paciente.
2. O local do acesso IV demonstra sintomas de infiltração ou flebite (ver Capítulo 42).
   - Interrompa imediatamente a infusão IV ou remova o acesso e reinicie um novo
   - Determine o dano que pode ser causado pelo medicamento IV ao tecido subcutâneo
   - Forneça cuidados para extravasamento IV conforme indicado pelas políticas institucionais; utilize uma referência farmacológica e consulte a farmácia para determinar os cuidados adequados.

REGISTRO E RELATO

- Documente imediatamente a administração do medicamento incluindo seu nome, dose, via, horário e data no RAM do EHR ou prontuário médico do paciente. Inclua suas iniciais ou assinatura
- Documente a resposta do paciente ao medicamento em suas anotações de enfermagem
- Registre a instrução do paciente e cuidador da família nas anotações de enfermagem do EHR ou no prontuário médico do paciente
- Relate quaisquer reações adversas ao provedor de cuidados de saúde do paciente. A resposta do paciente pode indicar necessidade de terapia médica adicional.

Capítulo 31 Administração de Medicamentos

Procedimento 31.7 — Administração de medicamentos intravenosos em paralelo (*piggyback*), em infusão intermitente e em bombas de seringa

Delegação e colaboração

O procedimento de administração de medicamentos IV em paralelo, infusão intermitente ou por bomba de seringa não pode ser delegado a funcionários auxiliares. Enfermeiros instruem auxiliares sobre:
- Potenciais ações do medicamento e efeitos adversos, bem como necessidade de seu relato imediato a um enfermeiro
- Relato de quaisquer queixas do paciente sobre umidade ou desconforto ao redor do acesso IV
- Relato de qualquer alteração na condição ou nos sinais vitais do paciente a um enfermeiro.

Equipamento
- Fita adesiva (*opcional*)
- Algodão com antisséptico
- Luvas limpas
- Tripé de suporte para soro
- RAM ou material impresso
- Receptáculo para perfurocortantes
- Etiquetas — todas as linhas, bolsas IV, medicamentos.

Infusão em paralelo (piggyback) ou em bomba de seringa
- Medicamento preparado em frasco ou seringa, de 5 a 250 mℓ
- Seringa pré-preenchida com solução salina normal para lavagem do acesso (somente para extensor de cateter)
- Equipo macrogotas ou microgotas curto com adaptador para uso sem agulha
- Seringa sem agulha
- Bomba de seringa quando indicado.

Sistema de administração volume-controlado
- Sistema Volutrol ou Buretrol
- Equipo de infusão com sistema adaptador sem agulha
- Seringa (1 a 20 mℓ)
- Frasco ou ampola do medicamento prescrito.

Passo	Justificativa
Histórico	
1. Verifique acurácia e completude de cada RAM ou material impresso com a receita elaborada pelo provedor de cuidados de saúde. Verifique nome do paciente, nome do medicamento, dose, via de administração e horário da administração. Esclareça receitas incompletas com o provedor de cuidados de saúde antes da administração.	A receita médica é a fonte mais confiável e único registro legal de medicamentos recebidos pelo paciente. Ela garante que o paciente receba os medicamentos corretos (Palese et al., 2019). Erros na transcrição constituem fonte de erros com medicamentos (Palese et al., 2019).
2. Avalie o histórico médico, de medicamentos e de alergias do paciente. Liste as alergias do paciente a medicamentos em cada página do RAM e demonstre-as de forma evidente no prontuário médico do paciente. Quando o paciente tiver uma alergia, aplique-lhe um bracelete de identificação da alergia.	Determina a necessidade pelo medicamento ou possíveis contraindicações à sua administração. O *bolus* IV fornece o medicamento rapidamente. A resposta alérgica é imediata.
3. Revise informações de referência sobre o medicamento com relação a sua ação, finalidade, dose normal, efeitos adversos, tempo e pico de efeito, quão lentamente deve ser administrado e implicações de enfermagem, como necessidade de diluição ou administração através de filtro.	Permite-lhe administrar o medicamento com segurança e monitorar a resposta do paciente à terapia.
4. Se estiver administrando o medicamento através de uma linha IV já existente, determine a compatibilidade do medicamento com os fluidos IV e quaisquer aditivos contidos na solução.	O medicamento IV nem sempre é compatível com a solução IV e/ou aditivos.
JULGAMENTO CLÍNICO: *nunca administre medicamentos IV através de tubos que estejam infundindo sangue, hemocomponentes ou soluções de nutrição parenteral.*	
5. Realize higiene das mãos. Avalie a patência da linha existente de infusão IV ou do extensor do cateter (ver Capítulo 42).	Não administre o medicamento se o local estiver edemaciado ou inflamado. Para que o medicamento chegue efetivamente à circulação venosa, a linha IV deve estar patente e os fluidos devem ser infundidos com facilidade.
JULGAMENTO CLÍNICO: *caso o acesso IV do paciente esteja com um extensor, limpe a porta com álcool e avalie a patência da linha IV lavando-a com 2 a 3 mℓ de cloreto de sódio estéril.*	
6. Avalie os sintomas do paciente antes de iniciar a terapia medicamentosa.	Fornece informações para avaliar o efeito desejado do medicamento.
7. Avalie conhecimento, experiência e letramento em saúde do paciente ou familiar cuidador.	Garante que o paciente ou o familiar cuidador tenha a capacidade de obter, comunicar, processar e compreender informações básicas de saúde (CDC, 2021b).
8. Avalie o conhecimento do paciente, sua experiência prévia com medicamentos IV e seus sentimentos em relação ao procedimento.	Revela a necessidade de instruir e/ou apoiar o paciente.
9. Avalie os objetivos ou preferências do paciente em relação a como o procedimento deve ser realizado ou o que o paciente espera.	Permite que o cuidado seja individualizado ao paciente.
Planejamento	
1. Realize higiene das mãos. Prepare o equipamento e o RAM.	Reduz a transmissão de microrganismos. Garante procedimento organizado.
2. Siga as políticas institucionais para a zona sem interrupção (ZSI). Prepare os medicamentos para um paciente por vez. Mantenha todas as páginas do RAM ou do material impresso de um paciente reunidas, para visualizar o RAM de apenas um paciente por vez.	Interrupções contribuem com a ocorrência de erros com medicamentos (Freitas et al., 2019; Palese et al., 2019) (Boxe 31.4).

(continua)

Procedimento 31.7 — Administração de medicamentos intravenosos em paralelo (*piggyback*), em infusão intermitente e em bombas de seringa (Continuação)

Passo	Justificativa

Implementação

1. Prepare os medicamentos para administração de *bolus* intravenoso. Realize o procedimento evitando distrações. Verifique o rótulo do medicamento com o RAM duas vezes ao retirá-lo do local de armazenamento ou do SFAM e antes de deixar a área de preparo. A farmácia prepara a solução para infusão em paralelo e seringas pré-preenchidas. Você preparará o medicamento para o sistema de administração do volume. Realize higiene das mãos.

    Garante que o medicamento esteja estéril. *Trata-se da primeira e da segunda checagem de precisão* e garante administração do medicamento correto. Reduz a transmissão de microrganismos.

2. Leve o(s) medicamento(s) até o paciente no horário correto (verifique as políticas institucionais). Medicamentos que demandam horário exato incluem doses STAT, doses de *bolus* e doses únicas. Forneça medicamentos de horário crítico (p. ex., antibióticos, anticoagulantes, insulina, anticonvulsivantes ou agentes imunossupressores) no horário exato em que foram prescritos (no máximo 30 min antes ou após o horário agendado). Forneça medicamentos de horário não crítico dentro de 1 a 2 h do horário agendado (ISMP, 2011). Durante a administração, aplique os sete elementos corretos da administração de medicamentos.

    Hospitais devem adotar políticas e procedimentos de administração de medicamentos para o horário da administração, considerando a natureza do medicamento prescrito, aplicação clínica específica e necessidades do paciente (USDHHS, 2011; ISMP, 2011). Medicamentos de horário crítico são medicamentos cuja administração precoce ou atrasada em relação ao horário agendado pode causar dano ou resultar em efeito farmacológico abaixo do ideal. Já medicamentos que não são de horário crítico são medicamentos cuja administração precoce ou atrasada dentro de uma faixa de 1 a 2 h não causa danos nem efeito farmacológico abaixo do ideal (USDHHS, 2011; ISMP, 2011).

3. Feche a porta do quarto ou as cortinas.

    Proporciona privacidade.

4. Identifique o paciente utilizando no mínimo dois identificadores (p. ex., nome e data de nascimento ou nome e número do prontuário médico) segundo as políticas institucionais. Compare os identificadores com a informação contida no RAM ou prontuário médico do paciente.

    Garante ser o paciente correto. Corresponde aos padrões de The Joint Commission e melhora a segurança do paciente (TJC, 2021).

5. À beira do leito do paciente, compare novamente o RAM ou o material impresso com os nomes dos medicamentos contidos no rótulo e com o nome do paciente. Pergunte-lhe sobre quaisquer alergias.

    Trata-se da terceira checagem de precisão e garante que o paciente receba o medicamento correto. Confirma o histórico de alergia do paciente.

6. Discuta a finalidade de cada medicamento, sua ação e possíveis efeitos adversos. Dê tempo para que o paciente lhe faça perguntas. Informe o paciente de que você irá fornecer o medicamento através de um acesso IV existente. Encoraje o paciente a relatar sintomas de desconforto no local do acesso.

    Mantém o paciente informado sobre as terapias planejadas, minimizando sua ansiedade. Pacientes que verbalizam dor no local do acesso IV ajudam a detectar infiltrações mais precocemente, reduzindo a lesão do tecido circunjacente.

7. Realize higiene das mãos e calce luvas limpas. Administre a infusão:

    Preencher o equipo de infusão com a solução e remover bolhas de ar previne embolia gasosa. A tampa reduz a transmissão de microrganismos.

    a. Infusão em paralelo (*piggyback*):

    (1) Acople o equipo ao frasco do medicamento (ver Capítulo 42). Preencha o equipo abrindo o regulador de fluxo. Após o preenchimento, feche o grampo e acople a tampa à extremidade do equipo.

    (2) Pendure o frasco da infusão em paralelo (ver ilustração) acima do nível da infusão primária (utilize um gancho para rebaixar a infusão principal). A linha primária deve continuar infundindo.

    A altura do frasco de fluidoterapia afeta a taxa de infusão ao paciente.

    (3) Conecte o equipo da infusão em paralelo ao conector adequado da porta em Y da linha primária:

    A conexão permite que o medicamento IV entre na linha IV principal.

    (a) *Sistema sem agulha:* limpe a porta da linha IV principal com um algodão com álcool, deixe secar e acople a ponta do equipo da infusão em paralelo.

    Conexões sem agulha previnem acidentes com agulhas (Gorski et al., 2021; OSHA, n.d.).

    (b) *Extensor de salina:* siga os passos da lavagem e prepare o extensor (Procedimento 31.6). Limpe a porta com um algodão com álcool, deixe secar e acople a ponta do equipo da infusão em paralelo (ver ilustração).

    A lavagem do extensor garante sua patência.

    (4) Regule a taxa do fluxo da solução que contém o medicamento ajustando o regulador ou a bomba de infusão. Os tempos de infusão são variáveis. Consulte uma referência médica ou as políticas institucionais para selecionar a taxa segura.

    Proporciona infusão lenta, segura e intermitente do medicamento, mantendo níveis sanguíneos terapêuticos.

    (5) Após infusão do medicamento:

    (a) *Infusão contínua:* verifique a taxa do fluxo da infusão primária, que reinicia automaticamente após esvaziamento da solução em paralelo.

    A válvula da infusão em paralelo previne refluxo da infusão primária até o fim da infusão do medicamento. Verificar a taxa do fluxo garante administração correta de fluidos IV.

    (b) *Extensor:* desconecte o equipo, limpe a porta com álcool e lave o acesso com 2 a 3 mℓ de solução de cloreto de sódio 0,9% estéril. Mantenha os tubos IV estéreis entre infusões intermitentes.

Capítulo 31 Administração de Medicamentos

Procedimento 31.7 — Administração de medicamentos intravenosos em paralelo (*piggyback*), em infusão intermitente e em bombas de seringa (*Continuação*)

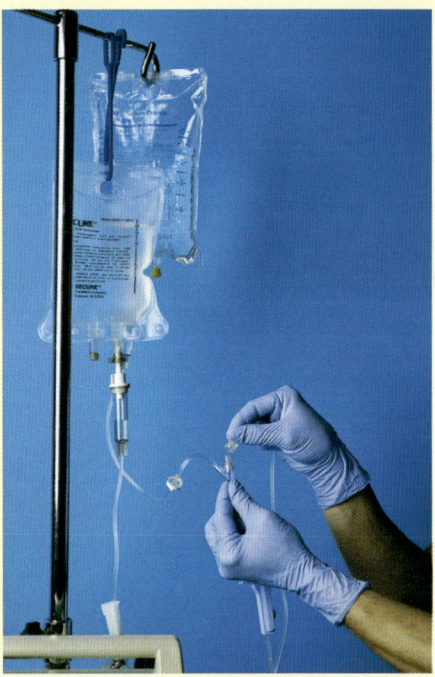

PASSO 7a(2) Frasco de pequeno volume preparado para infusão em paralelo (*piggyback*).

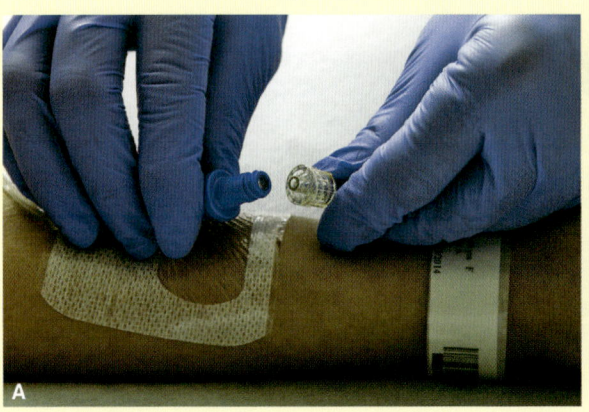
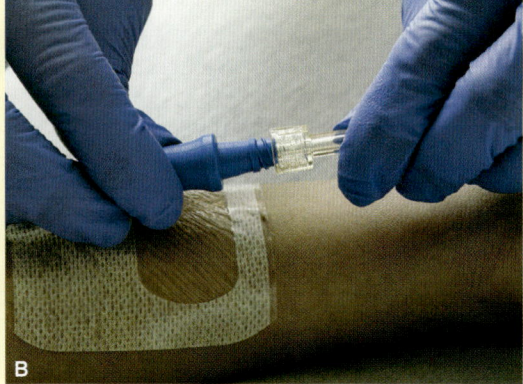

PASSO 7a(3)(b) **A.** Sistema extensor sem agulha. **B.** A extremidade do equipo é rosqueada ao extensor.

Passo	Justificativa
(6) Regule a linha da infusão contínua principal para a taxa prescrita.	A infusão em paralelo pode algumas vezes interferir com a taxa da linha de infusão principal.
(7) Deixe o frasco e o equipo da infusão em paralelo no local para administração de medicamentos futuros (verifique as políticas institucionais) ou descarte-os e descarte a agulha sem tampa ou com protetor em um receptáculo para perfurocortantes.	O estabelecimento de uma linha secundária cria uma via para microrganismos entrarem na linha principal. Mudanças repetidas de equipo aumentam o risco de transmissão de infecções.
b. Sistema de administração volume-controlada (p. ex., Volutrol):	
(1) Preencha o Volutrol com a quantidade desejada de fluido IV (50 a 100 mℓ) abrindo a trava entre o Volutrol e o frasco de infusão principal (ver ilustração).	O pequeno volume de líquido dilui o medicamento IV e reduz o risco de infusão excessivamente rápida.
(2) Feche a trava e verifique se a saída de ar do Volutrol está aberta.	Previne extravasamento adicional de líquido para o Volutrol. A saída de ar permite que o líquido dentro do Volutrol seja infundido na taxa regulada.
(3) Limpe a porta de injeção do Volutrol com um algodão com antisséptico.	Previne introdução de microrganismos durante inserção da agulha.
(4) Remova a tampa da agulha e acople a seringa sem agulha ou insira a agulha na porta para injetar o medicamento (ver ilustração). Rode suavemente o Volutrol entre suas mãos.	A rotação homogeneíza o medicamento e a solução para garantir distribuição igual no Volutrol.

(*continua*)

Procedimento 31.7 — Administração de medicamentos intravenosos em paralelo (*piggyback*), em infusão intermitente e em bombas de seringa (Continuação)

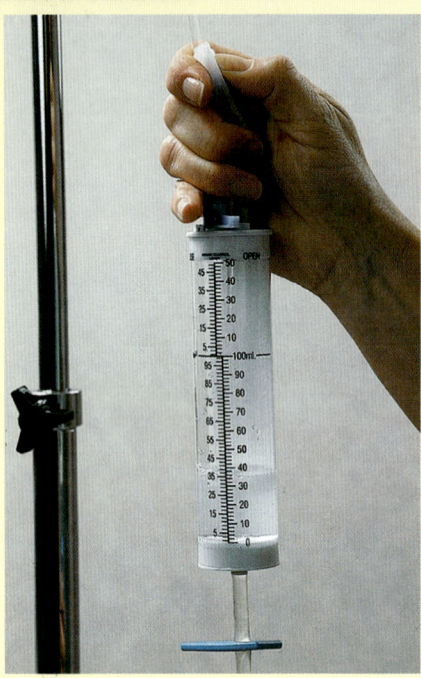

PASSO 7b(1) Preencha o sistema de administração volume-controlada.

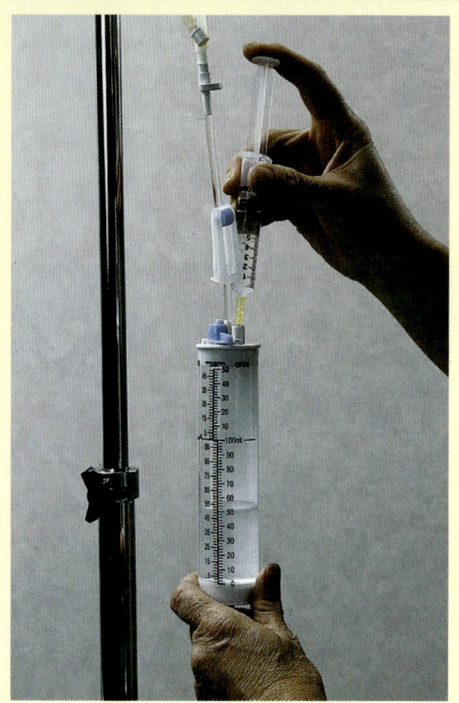

PASSO 7b(4) Medicamento injetado no dispositivo.

Passo	Justificativa
(5) Regule a taxa da infusão IV de forma a permitir que o medicamento seja infundido no tempo recomendado pelas políticas institucionais, por um farmacêutico ou por um manual de referência de farmacologia.	Para o efeito terapêutico ideal, o medicamento deve ser infundido no intervalo de tempo prescrito.
(6) Rotule o Volutrol com nome do medicamento, dose, volume total incluindo o diluente e horário da administração, segundo o formato de rótulo seguro de medicamentos do ISMP (2019d).	Alerta enfermeiros sobre o medicamento que está sendo infundido. Isso impede que outros medicamentos sejam adicionados ao Volutrol.
(7) Se o paciente estiver recebendo uma infusão contínua IV, verifique a taxa da infusão após o término da infusão do Volutrol.	Garante taxa de administração correta.
(8) Descarte a agulha sem tampa ou com o protetor e a seringa em um receptáculo para perfurocortantes. Descarte materiais no lixo adequado. Realize higiene das mãos.	Previne acidentes com agulhas (OSHA, n.d.). Reduz a transmissão de microrganismos.
c. Bomba de infusão de seringa:	
(1) Conecte a seringa pré-preenchida ao extensor de bomba de seringa e retire a tampa do extensor.	O extensor desenvolvido especialmente para a seringa fornece o medicamento para a linha IV principal.
(2) Pressione cuidadosamente o êmbolo da seringa, preenchendo o extensor com o medicamento.	Garante que o extensor esteja livre de bolhas de ar, prevenindo embolia gasosa.
(3) Coloque a seringa na bomba (siga as instruções do produto) e fixe a bomba no suporte de soro. Certifique-se de que a seringa esteja segura.	A fixação segura é necessária para que a infusão seja realizada corretamente.
(4) Conecte a extremidade do extensor à linha IV principal ou ao extensor do cateter:	Estabelece uma via para que o medicamento IV entre na linha IV principal.
(a) *Linha IV existente:* limpe a porta da linha IV principal com um algodão com álcool, deixe secar e acople a ponta do equipo da bomba de infusão no centro da porta.	Conexões sem agulha reduzem o risco de acidentes com agulhas (OSHA, n.d.).
(c) *Extensor de salina:* siga os passos da lavagem e prepare o extensor (Procedimento 31.6). Limpe a porta com um algodão com álcool, deixe secar e acople a ponta do equipo da bomba de seringa.	A lavagem do extensor garante sua patência.
(5) Regule a bomba para fornecer o medicamento no tempo recomendado pelas políticas institucionais, por um farmacêutico ou um manual de referência de farmacologia.	A bomba fornece o medicamento automaticamente em uma taxa segura e constante baseada no volume da seringa.

Capítulo 31 Administração de Medicamentos

Procedimento 31.7 Administração de medicamentos intravenosos em paralelo (*piggyback*), em infusão intermitente e em bombas de seringa (*Continuação*)

Passo	Justificativa

(6) Após infusão do medicamento:
  (a) *Infusão na linha IV principal*: verifique a taxa da infusão, que reinicia automaticamente após parada da bomba. Regule a infusão para a taxa desejada conforme necessário.
  (b) *Extensor de cateter*: desconecte o equipo, limpe a porta com álcool e lave o acesso com 2 a 3 mℓ de solução de cloreto de sódio 0,9% estéril. Mantenha os tubos IV estéreis entre infusões intermitentes.
  (c) Descarte a agulha sem tampa ou com o protetor e a seringa em um receptáculo para perfurocortantes. Descarte materiais no lixo adequado. Realize higiene das mãos.
	Mantém os fluidos IV primários patentes.

8. Ajude o paciente a assumir posição confortável.	Restaura o conforto e a sensação de bem-estar.
9. Coloque o sistema de chamada de enfermagem em um local acessível, ao alcance do paciente.	Garante que o paciente possa pedir auxílio se necessário, promove a segurança e previne quedas.
10. Levante as grades laterais (se adequado) e coloque o leito na posição mais baixa.	Promove a segurança e previne quedas.
11. Descarte todos os materiais contaminados nos receptáculos adequados, remova e descarte as luvas e higienize as mãos.	Reduz a transmissão de microrganismos. Utilize o receptáculo de descarte apropriado caso o paciente esteja tomando medicamentos perigosos.
12. Fique com o paciente por alguns minutos e observe se há qualquer reação alérgica.	Dispneia, sibilos e colapso circulatório constituem sinais de reação anafilática grave.

Avaliação

1. Observe o paciente para sinais ou sintomas de reações adversas.	Medicamentos IV agem rápido.
2. Durante a infusão, verifique periodicamente a taxa de infusão e a condição do acesso IV.	O acesso IV deve permanecer patente para administração correta do medicamento. A infiltração do local requer interrupção da infusão.
3. Peça ao paciente para explicar a finalidade e efeitos adversos do medicamento.	Avalia a compressão do paciente acerca da instrução.
4. **Utilize o método *teach-back* (ensinar de volta):** "Quero me certificar de que lhe expliquei por que você está recebendo este medicamento IV. Você poderia me explicar para que serve o medicamento e quando deve chamar um enfermeiro?" Revise sua instrução agora ou desenvolva um plano para revisar a aprendizagem do paciente/cuidador da família caso não sejam capazes de ensinar de volta corretamente.	Ensinar de volta é uma intervenção de letramento em saúde baseada em evidências que promove o envolvimento do paciente, a segurança do paciente, a adesão e a qualidade. O objetivo de ensinar de volta é garantir que você tenha explicado informações médicas claramente, de forma que os pacientes e familiares compreendam o que você comunicou a eles (AHRQ, 2020).

RESULTADOS INESPERADOS E INTERVENÇÕES RELACIONADAS

1. O paciente desenvolve reação adversa ao medicamento.
   - Interrompa imediatamente o fornecimento do medicamento
   - Siga as políticas ou diretrizes institucionais para responder adequadamente a reações alérgicas (p. ex., administração de anti-histamínico como difenidramina ou epinefrina) e relatar reações adversas a medicamentos
   - Notifique imediatamente o provedor de cuidados de saúde do paciente acerca dos efeitos adversos
   - Adicione a informação sobre a alergia no prontuário médico do paciente.
2. O medicamento não está infundindo no período de tempo estabelecido.
   - Determine a causa (p. ex., cálculo incorreto da taxa, mau posicionamento do cateter IV, infiltração)
   - Tome as providências corretivas conforme indicado pelas políticas institucionais ou pelo provedor de cuidados de saúde.
3. O local do acesso IV demonstra sintomas de infiltração ou flebite (ver Capítulo 42).
   - Interrompa a infusão IV ou remova o acesso
   - Trate o local conforme indicado pelas políticas institucionais
   - Insira novo cateter IV caso a terapia necessite ser continuada
   - Para infiltração, determine o dano que pode ser causado pelo medicamento IV ao tecido subcutâneo. Forneça cuidados para extravasamento IV (p. ex., injeção de fentolamina ao redor do local da infiltração) conforme indicado pelas políticas institucionais ou consulte a farmácia para determinar os cuidados adequados.

REGISTRO E RELATO

- Documente imediatamente a administração do medicamento incluindo seu nome, dose, via, horário e data no RAM do EHR ou prontuário médico do paciente. Inclua suas iniciais ou assinatura
- Documente o volume de fluido do frasco do medicamento ou da bomba de seringa como ganho de líquido
- Registre a instrução do paciente e sua compreensão nas anotações de enfermagem do EHR ou no prontuário médico do paciente
- Relate quaisquer reações adversas ao provedor de cuidados de saúde do paciente. A resposta do paciente pode indicar necessidade de terapia médica adicional.

Pontos-chave

- Para administrar medicamentos com segurança, é preciso compreender os aspectos legais do cuidado de saúde
- Aplique o conhecimento sobre os quatro principais processos farmacológicos – absorção, distribuição, metabolismo e excreção de medicamentos – para selecionar o horário da administração de medicamentos, via de administração e avaliar a resposta do paciente
- Quando um medicamento é prescrito, a meta é que seja atingido nível sanguíneo constante dentro de faixa terapêutica segura
- O reconhecimento imediato e o relato de eventos adversos com medicamentos previnem lesões graves ao paciente
- Em instituições de cuidados de saúde, pacientes com alergias conhecidas a medicamentos devem ter a informação registrada em local claramente identificável
- A via prescrita para administrar um medicamento depende de suas propriedades e efeito desejado, bem como da condição física e mental do paciente
- Unidades métricas são fáceis de ser convertidas e calculadas por meio de multiplicação e divisão simples, sendo cada unidade básica de medida organizada em unidades de 10
- O provedor de cuidados de saúde prescreve os medicamentos do paciente, ao passo que o farmacêutico prepara e distribui medicamentos prescritos. Enfermeiros, médicos, e outros profissionais da saúde trabalham em conjunto para avaliar a eficácia da terapia medicamentosa
- Distrações podem causar erros no preparo de um medicamento. Incluem *pagers*, ligações telefônicas ou pedidos de colegas ou pacientes que desviam a atenção da tarefa corrente ou forçam a atenção em direção a uma nova tarefa temporariamente
- Os sete elementos corretos da administração de medicamentos incluem medicamento correto, dose correta, paciente correto, via correta, horário correto, documentação correta e indicação correta
- Medicamentos de horário crítico têm propensão para causar danos ou resultar em efeito subterapêutico quando não administrados no momento correto (em geral 30 min antes ou após o horário agendado)
- Antes de administrar medicamentos, faça o exame físico do paciente, que revela achados físicos de indicações ou contraindicações da terapia medicamentosa
- A responsabilidade com a administração de medicamentos inclui conhecimento sobre terapêutica, avaliação do paciente antes da administração, cálculo de doses, administração de medicamentos segundo os sete elementos corretos, monitoramento e avaliação dos efeitos do medicamento e avaliação da capacidade do paciente de autoadministrar seus medicamentos
- Para a segurança do paciente, é essencial que você consulte o RAM toda vez que preparar um medicamento e o mantenha disponível à beira do leito do paciente sempre que administrar medicamentos
- A colaboração com pacientes e familiares é essencial, particularmente quando os pacientes necessitarem de ajuda com a autoadministração e quando os regimes de medicamentos forem complicados
- A avaliação da administração de medicamento é um papel essencial da enfermagem profissional que requer habilidades de avaliação, julgamento clínico, análise e conhecimento sobre medicamentos, fisiologia e fisiopatologia.

Para refletir

- Você é um novo enfermeiro que começou no cargo em uma unidade clínico-cirúrgica. Você precisa administrar muitos medicamentos a quatro pacientes diferentes ao longo de se turno e se sente sobrecarregado. Como você organiza a administração segura de medicamentos para esses pacientes?
- Considere todas as vias não parenterais dos medicamentos que seus pacientes estejam recebendo durante a admissão em uma instituição de cuidados de saúde. Considere a necessidade de diferentes abordagens para administrar os medicamentos. Quando poderá ser aceitável permitir que um paciente administre sozinho medicamentos por essas vias?
- Considere um momento em que você esteve cuidando de pacientes que necessitavam de diversos medicamentos IV. Como você garante que está avaliando corretamente o medicamento com relação a compatibilidade, taxa de infusão e via de administração?

Questões de revisão

1. É importante tomar precauções a fim de prevenir erros com medicamentos. Um enfermeiro está administrando um comprimido oral a um paciente. Quais dos passos a seguir é a segunda checagem de precisão para determinar que o paciente esteja recebendo o medicamento correto?
    a. Entrar no SFAM ou destrancar o carrinho ou gaveta de medicamentos.
    b. Antes de ir até o quarto do paciente, comparar seu nome e o nome do medicamento no rótulo do frasco preparado com as informações do RAM.
    c. Selecionar o medicamento correto do SFAM, gaveta ou estoque e comparar seu nome no rótulo com o RAM ou material impresso.
    d. Comparar a informação do RAM ou material impresso com os nomes dos medicamentos nos rótulos e com o nome do paciente à beira do leito.
2. Um médico redigiu as prescrições a seguir. Quais deverão ser esclarecidas pelo enfermeiro antes de serem administradas? (Selecione todas as aplicáveis.)
    Forneça o embasamento para suas respostas e reescreva o(s) pedido(s) incorreto(s) para que siga(m) as diretrizes atuais de segurança na prescrição de medicamentos do ISMP.
    a. Timoptic® solução, 25% 1 gota OD 2 vezes/DIA BID.
    b. Metoprolol 12,50 mg QD.
    c. Insulina glargina 6 u SC 2 vezes/dia.
    d. Enalapril 2,5 mg. VO 3 vezes/dia, suspender para pressão arterial sistólica < 100.
3. Uma senhora idosa afirma não conseguir ler os frascos de seus medicamentos claramente para determinar quando deve tomá-los. Quais atitudes o enfermeiro deve tomar para ajudar a paciente idosa? (Selecione todas as aplicáveis.)
    a. Fornecer-lhe um sistema de armazenamento para cada dia da semana.
    b. Fornecer-lhe rótulos maiores e mais fáceis de ler.
    c. Dizer à paciente o que há em cada frasco.
    d. Pedir para uma pessoa da família administrar o medicamento.
    e. Utilizar o método de ensinar de volta para garantir que a paciente entenda que medicamento tomar e quando.
4. Quais das seguintes diretrizes o enfermeiro deve seguir para receber pedidos verbais ou telefônicos? (Selecione todas as aplicáveis.)
    a. Seguir as diretrizes da instituição de cuidados de saúde no que diz respeito aos funcionários autorizados que podem receber e registrar pedidos verbais ou telefônicos. A instituição de cuidados de saúde deve identificar por escrito quais profissionais têm autorização para fazê-lo.

b. Identificar claramente nome do paciente, número do quarto e diagnóstico.
c. Reler todos os pedidos para o provedor de cuidados de saúde.
d. Utilizar perguntas esclarecedoras para evitar mal-entendidos.
e. Escrever "PV" (prescrição verbal) ou "PT" (pedido telefônico), incluindo data, horário, nome do paciente e prescrição completa; assinar o nome do provedor de cuidados de saúde e do enfermeiro.

5. Quais aspectos do cuidado do paciente relacionado à administração de heparina o enfermeiro pode delegar aos auxiliares de enfermagem? (Selecione todas as aplicáveis.)
   a. Notificar o enfermeiro em caso de qualquer sinal de sangramento.
   b. Avaliar os sinais vitais quanto a possíveis sintomas de sangramento.
   c. Avaliar locais de sangramento e aplicar a devida pressão nesses pontos.
   d. Notificar o enfermeiro caso seja observado sangue na urina do paciente.
   e. Notificar o enfermeiro em caso de exsudação em qualquer local de punção.

6. O enfermeiro está administrando um medicamento em *bolus* IV a um paciente que está com um fluido IV compatível em infusão no equipo. Coloque os passos a seguir na ordem correta.
   a. Libere o equipo e injete o medicamento dentro do tempo recomendado pelas políticas institucionais, pela farmácia ou por um manual de referência de farmacologia. Use um relógio para marcar o tempo da administração.
   b. Selecione a porta de injeção IV do equipo mais próxima do paciente. Sempre que possível, a porta deve aceitar acoplamento de seringa sem agulha. Utilize filtro IV caso seja exigido pela referência de farmacologia ou pelas políticas institucionais.
   c. Após injetar o medicamento, libere o equipo, retire a seringa e verifique novamente a taxa de infusão do fluido.
   d. Conecte a seringa na porta IV. Insira o bico da seringa com o medicamento preparado no centro da porta de injeção.
   e. Limpe a porta de injeção com um algodão com antisséptico. Deixe secar.
   f. Oclua a linha IV pinçando o equipo imediatamente acima da porta de injeção. Tracione gentilmente o êmbolo da seringa para aspirar o retorno de sangue.

7. Um enfermeiro está administrando um IPD com espaçador a um paciente com DPOC. Coloque os passos do procedimento na ordem correta.
   a. Acople o IPD à extremidade do espaçador.
   b. Faça uma avaliação respiratória.
   c. Remova a tampa do bocal do IPD e do espaçador.
   d. Coloque o bocal do espaçador na boca do paciente e instrua-o a fechar os lábios ao redor do bocal.
   e. Pressione a cápsula de medicamento para liberar uma dose no espaçador.
   f. Agite o inalador durante 2 a 5 s.
   g. Instrua o paciente a segurar a respiração durante 10 s.
   h. Instrua o paciente a respirar lentamente pela boca durante 3 a 5 s.

8. Uma paciente necessita receber medicamentos através de uma sonda nasogástrica de pequeno calibre. Quais ações de enfermagem são adequadas? (Selecione todas as aplicáveis.)
   a. Verificar a posição da sonda após fornecimento dos medicamentos.
   b. Misturar todos os medicamentos para fornecê-los de uma vez.
   c. Utilizar uma seringa enteral para administrar os medicamentos.
   d. Lavar a sonda com 30 a 60 mℓ de água após a última dose de medicamento.
   e. Verificar presença de resíduo gástrico antes de fornecer os medicamentos.
   f. Manter a cabeça do leito elevada 30 a 60 min após fornecer os medicamentos.

9. Coloque os passos da administração de uma injeção intradérmica na ordem correta.
   a. Injete o medicamento lentamente.
   b. Note presença de um aumento de volume.
   c. Avance a agulha na epiderme 3 mm.
   d. Utilize sua mão não dominante para tracionar a pele sobre o local com o indicador.
   e. Insira a agulha em ângulo de 5 a 15° na pele até sentir uma resistência.
   f. Limpe o local com um algodão com antisséptico.

10. Após receber uma injeção IM no músculo deltoide, um paciente diz: "Meu braço está doendo muito. Sinto queimação e formigamento onde recebi a injeção." O que o enfermeiro deverá fazer a seguir? (Selecione todas as aplicáveis.)
    a. Avaliar o local da injeção.
    b. Administrar um medicamento oral para a dor.
    c. Notificar o provedor de cuidados de saúde sobre os achados da avaliação.
    d. Documentar os achados da avaliação e intervenções relacionadas no prontuário médico do paciente.
    e. Trata-se de achado normal, portanto não é preciso fazer nada.
    f. Aplicar gelo sobre o local para aliviar a queimação e a dor.

Respostas: 1. b; **2.** a, b, c, d; **3.** a, b, e; **4.** a, b, c, d, e; **5.** a, d, e; **6.** b, e, d, f, a, c; **7.** b, c, f, a, d, e, h, g; **8.** c, d, e, f; **9.** f, d, e, c, a, b; **10.** a, c, d.

Referências bibliográficas

Agency for Healthcare Research and Quality (AHRQ): *Computerized provider order entry*, 2019. https://psnet.ahrq.gov/primer/computerized-provider-order-entry. Accessed August 17, 2021.

Agency for Healthcare Research and Quality (AHRQ): *Health Literacy Universal Precautions Toolkit 2nd edition*, Rockville, MD, March 2020, Agency for Healthcare Researc h and Quality. https://www.ahrq.gov/health-literacy/quality-resources/tools/literacy-toolkit/healthlittoolkit2-tool5.html. Accessed August 17, 2021.

American Academy of Allergy, Asthma & Immunology (AAAI): *Peak flow meter*, 2020. https://www.aaaai.org/conditions-and-treatments/library/asthma-library/peak-flow-meter. Accessed August 17, 2021.

American Medical Association (AMA): *Procedure for USAN name selection*, 2021. https://www.ama-assn.org/procedure-usan-name-selection. Accessed August 17, 2021.

American Nurses Association (ANA): *Nursing: scope and standards of practice*, ed 4, Silver Spring, MD, 2021, The Association.

Association of Diabetes Care & Education Specialists (ADCES): *Learning how to inject insulin*, 2020. https://www.diabeteseducator.org/docs/default-source/legacy-docs/_resources/pdf/general/Insulin_Injection_How_To_AADE.pdf. Accessed August 17, 2021.

Ball J, et al: *Seidel's guide to physical examination: an interprofessional approach*, ed 9, St. Louis, 2019, Elsevier.

Beal J: Pediatric medication errors, *Am J Matern Child Nurs* 42(2):116, 2017.

Burchum J, Rosenthal L: *Lehne's pharmacology for nursing care*, ed 10, St. Louis, 2019, Elsevier.

Centers for Disease Control and Prevention (CDC): *Mantoux tuberculin skin testing*, n.d. https://www.cdc.gov/tb/education/mantoux/pdf/Mantoux_TB_Skin_Test.pdf. Accessed August 17, 2021.

Center for Disease Control and Prevention (CDC): *Vaccine administration: general best practice guidelines for immunization: best practices guidance of the Advisory Committee on Immunization Practices (ACIP)*, 2021a. https://www.cdc.gov/vaccines/hcp/acip-recs/general-recs/administration.html#. Accessed August 17, 2021.

Centers for Disease Control and Prevention (CDC): *What is health literacy?* 2021b. https://www.cdc.gov/healthliteracy/learn/index.html. Accessed August 17, 2021.

Consumer Med Safety: *Humulin R-500 insulin errors*, 2018, Institute for Safe Medicine Practices. https://www.ismp.org/sites/default/files/attachments/2018-11/u-500-insulinfinal.pdf. Accessed August 17, 2021.

Consumer Med Safety: *Tips for measuring liquid medicines safely*, 2021, Institute for Safe Medicine Practices. http://www.consumermedsafety.org/tools-and-resources/medication-safety-tools-and-resources/taking-your-medicine-safely/measure-liquid-medications. Accessed August 17, 2021.

Eisenberg S: USP <800> and strategies to promote hazardous drug safety, *J Infus Nurs* 41(1):12, 2018.

Giger J, Haddad L: *Transcultural nursing: assessment and intervention*, ed 8, St. Louis, 2021, Elsevier.

Gorski L: *Phillips's manual of I.V. therapeutics: evidence-based practice for infusion therapy*, ed 7, Philadelphia, PA, 2018, FA Davis.

Hockenberry MJ, et al: *Wong's nursing care of infants and children*, ed 11, St. Louis, 2019, Elsevier.

Institute for Safe Medication Practices (ISMP): *ISMP acute care guidelines for timely administration of scheduled medications*, 2011. http://www.ismp.org/Tools/guidelines/acutecare/tasm.pdf. Accessed August 17, 2021.

Institute for Safe Medication Practices (ISMP): *ISMP's list of error-prone abbreviations, symbols, and dose designations*, 2017a. https://www.ismp.org/recommendations/error-prone-abbreviations-list. Accessed August 17, 2021.

Institute for Safe Medication Practices (ISMP): *ISMP guidelines for optimizing safe subcutaneous insulin use in adults*, Horsham, PA, 2017b, The Institute for Safe Medication Practices.

Institute for Safe Medication Practices (ISMP): *The breakup: errors when altering oral solid dosage forms*, 2018a. https://www.ismp.org/alerts/breakup-errors-when-altering-oral-solid-dosage-forms. Accessed August 17, 2021.

Institute for Safe Medication Practices (ISMP): *Part II: survey results suggest action is needed to improve safety with adult IV push medications*, 2018b. https://www.ismp.org/resources/part-ii-survey-results-suggest-action-needed-improve-safety-adult-iv-push-medications. Accessed August 17, 2021.

Institute for Safe Medication Practices (ISMP): *List of confused drug names*, 2019a. https://www.ismp.org/recommendations/confused-drug-names-list. Accessed August 17, 2021.

Institute for Safe Medication Practices (ISMP): *IV push gap analysis tool (GAT) helps uncover national priorities for safe injection practices*, 2019b. https://www.ismp.org/resources/iv-push-gap-analysis-tool-gat-helps-uncover-national-priorities-safe-injection-practices. Accessed August 17, 2021.

Institute for Safe Medication Practices (ISMP): *Independent double checks: worth the effort if used judiciously and properly*, 2019c. https://www.ismp.org/resources/independent-double-checks-worth-effort-if-used-judiciously-and-properly. Accessed August 17, 2021.

Institute for Safe Medication Practices (ISMP): *Guidelines for safe electronic communication of medication information*, 2019d. https://www.ismp.org/resources/guidelines-safe-electronic-communication-medication-information. Accessed August 17, 2021.

Institute for Safe Medication Practices (ISMP): *2020-2021 targeted medication safety best practices for hospitals*, 2020a. https://www.ismp.org/sites/default/files/attachments/2020-02/2020-2021%20TMSBP-%20FINAL_1.pdf. Accessed August 17, 2021.

Institute for Safe Medication Practices (ISMP): *Oral dosage forms that should not be crushed*, 2020b. https://www.ismp.org/recommendations/do-not-crush. Accessed August 17, 2021.

International Organization for Standardization (IOS): *Enteral feeding systems: design and testing*, 2020. https://www.iso.org/obp/ui/#iso:std:iso:20695:ed-1:v1:en. Accessed August 17, 2021.

Leapfrog Group: *Bar code medication administration*, 2018. https://www.leapfroggroup.org/sites/default/files/Files/Leapfrog-Castlight_BCMA_Final.pdf. Accessed August 17, 2021.

Lilley LL, et al: *Pharmacology and the nursing process*, ed 9, St. Louis, 2020, Elsevier.

Malone A, et al: *ASPEN enteral nutrition handbook*, ed 2, Silver Spring, MD, 2019, ASPEN.

National Coordinating Council for Medication Error Reporting and Prevention (NCCMERP): *What is a medication error?* 2021. http://www.nccmerp.org/about-medication-errors. Accessed August 17, 2021.

Occupational Safety and Health Administration (OSHA): *Bloodborne pathogens and needlestick prevention*, n.d. https://www.osha.gov/SLTC/bloodbornepathogens/index.html. Accessed August 17, 2021.

Oncology Nurses Society (ONS): *Toolkit for safe handling of hazardous drugs for nurses in oncology*, 2018. https://www.ons.org/sites/default/files/2018-06/ONS_Safe_Handling_Toolkit_0.pdf. Accessed August 17, 2021.

Oncology Nurses Society (ONS): *Ensuring healthcare worker safety when handling hazardous drugs*, 2019. https://www.ons.org/make-difference/ons-center-advocacy-and-health-policy/position-statements/ensuring-healthcare. Accessed August 17, 2021.

Skidmore-Roth L: *Mosby's 2021 nursing drug reference*, ed 34, St. Louis, 2021, Elsevier.

The Joint Commission (TJC). *Speak up for your rights*, 2019. https://www.jointcommission.org/-/media/tjc/documents/resources/speak-up/speak-ups/for-your-rights/speak-up-for-your-rights-85-x-11_.pdf. Accessed October 11, 2021.

The Joint Commission (TJC): *Do not use list*, 2020. https://www.jointcommission.org/-/media/tjc/documents/fact-sheets/do-not-use-list-8-3-20.pdf?db=web&hash=2489CB1616A30CFFBDAAD1FB3F8021A5&hash=2489CB1616A30CFFBDAAD1FB3F8021A5. Accessed August 17, 2021.

The Joint Commission (TJC): *2021 National Patient Safety Goals*, Oakbrook Terrace, IL, 2021, The Commission. https://www.jointcommission.org/en/standards/national-patient-safety-goals/. Accessed August 17, 2021.

Touhy TA, Jett KF: *Ebersole and Hess' gerontological nursing & healthy aging*, ed 6, St. Louis, 2021, Elsevier.

U.S. Department of Health and Human Services, Centers for Medicare & Medicaid (USDHHS): *Updated guidance on medication administration, Hospital Appendix A of State Operations Manual*, Baltimore, 2011, Department of Health and Human Services.

U.S. Food and Drug Administration (FDA): *Reducing risks through standards developments for medical device connectors*, 2018. https://www.fda.gov/medical-devices/medical-device-connectors/reducing-risks-through-standards-development-medical-device-connectors. Accessed August 17, 2021.

U.S. Food and Drug Administration (FDA): *Working to reduce medication errors*, 2019. https://www.fda.gov/drugs/drug-information-consumers/working-reduce-medication-errors. Accessed August 17, 2021.

U.S. Food and Drug Administration (USFDA): *Tablet scoring: nomenclature, labeling, and data for evaluation*, 2020. https://www.fda.gov/regulatory-information/search-fda-guidance-documents/tablet-scoringnomenclature-labeling-and-data-evaluation. Accessed August 17, 2021.

U.S. Food and Drug Administration (USFDA): *MedWatch: the FDA safety information and adverse event reporting program*, 2021a. https://www.fda.gov/safety/medwatch/default.htm. Accessed August 17, 2021.

U.S. Food and Drug Administration (USFDA): *Where and how to dispose of unused medicines*, 2021b. https://www.fda.gov/consumers/consumer-updates/where-and-how-dispose-unused-medicines. Accessed August 17, 2021.

Referências de pesquisa

Apter A: *Asthma education and self-management*, 2021, UpToDate. https://www.uptodate.com/contents/asthma-education-and-self-management. Accessed August 17, 2021.

Antoszyk A, et al: Usability of the ranibizumab 0.5 mg prefilled syringe: Human factors studies to evaluate critical task completion by healthcare professionals, *PDA J Pharm Sci Technol* 72:411, 2018.

Bartlett J: *Aspiration pneumonia in adults*, 2021, UpToDate. https://www.uptodate.com/contents/aspiration-pneumonia-in-adults. Accessed August 17, 2021.

Batson S, et al: Automation of in-hospital pharmacy dispensing: a systematic review, *Eur J Hosp Pharm* 28(2):58, 2021.

Betancourt J: *Cross-cultural care and communication*, 2021, UpToDate. https://www.uptodate.com/contents/cross-cultural-care-and-communication#!. Accessed August 17, 2021.

Bonafide C, et al: Association between mobile telephone interruptions and medication administration errors in a pediatric intensive care unit, *JAMA Pediatr* 174(2):162, 2020.

Boullata J, et al: ASPEN safe practices for enteral nutrition therapy, *J Parenter Enteral Nutr* 41(1):15, 2017.

Davidson K, Bertram J: Best practice for deltoid intramuscular injections in older adults: study in cadavers, *J Nurs Educ Pract* 9(9):92, 2019.

Drutz J: *Standard immunizations for children and adolescents: overview*, 2021, UpToDate. https://www.uptodate.com/contents/standard-immunizations-for-children-and-adolescents-overview. Accessed August 17, 2021.

Forough A, et al: Nurses' experiences of medication administration to people with swallowing difficulties in aged care agencies: a systematic review protocol, *JBI Database System Rev Implement Rep* 15(4):932, 2018.

Freitas W, et al. Distractions and interruptions in medication preparation and administration in inpatient units, *Rev Eletr Enferm* 21:1, 2019.

Furnish C, Wagner S: Evaluation of medication administration timing-Are we meeting our goals? *J Pharm Pract* 19:897, 2020.

Gerald L, Dhand R: *Patient education: inhaler techniques in adults (Beyond the Basics)*, 2020, UpToDate. https://www.uptodate.com/contents/inhaler-techniques-in-adults-beyond-the-basics. Accessed August 17, 2021.

Gorski LA, et al: Infusion therapy standards of practice, 8th edition, *J Infus Nurs* 44(1S):S1, 2021.

Grissinger M. Is an indication-based prescribing system in our future? *P T* 44(5):232, 2019.

Hull R, et al: *Heparin and LMW heparin: dosing and adverse effects*, 2019, UpToDate. https://www.uptodate.com/contents/heparin-and-lmw-heparin-dosing-and-adverse-effects/print.

Hess D, Dhand R: *Delivery of inhaled medication in adults*, 2020a, UpToDate. https://www.uptodate.com/contents/delivery-of-inhaled-medication-in-adults. Accessed August 17, 2021.

Hess D, Dhand R: *The use of inhaler devices in adults*, 2020b, UpToDate. https://www.uptodate.com/contents/the-use-of-inhaler-devices-in-adults. Accessed August 17, 2021.

Hibberd P, et al: *Standard immunizations for nonpregnant adults*, 2021, UpToDate. https://www.uptodate.com/contents/standard-immunizations-for-nonpregnant-adults. Accessed August 17, 2021.

Holliday R, et al: Body mass index: a reliable predictor of subcutaneous fat thickness and needle length for ventral gluteal intramuscular injections, *Am J Ther* 26(1):e72, 2019.

Judd M: Confirming nasogastric tube placement in adults, *Nursing* 50(4):43, 2020.

Kara D, et al: Using ventrogluteal site in intramuscular injections is a priority or an alternative? *Int J Caring Sciences* 8(2):507, 2015.

Kaya N, et al: The reliability of site determination methods in ventrogluteal area injection: a cross-sectional study, *Int J Nurs Stud* 52:355, 2015.

Kowal K, DuBuske L: *Overview of skin testing for allergic disease*, 2020, UpToDate. https://www.uptodate.com/contents/overview-of-skin-testing-for-allergic-disease/print. Accessed August 17, 2021.

Larkin T, et al: Influence of gender, BMI, and body shape on theoretical injection outcome at the ventrogluteal and dorsogluteal sites, *J Clin Nurs* 27(1/2):e242, 2018.

Levitsky, L, Misra M: *Overview of the management of type 1 diabetes mellitus in children and adolescents*, 2020, UpToDate. https://www.uptodate.com/contents/management-of-type-1-diabetes-mellitus-in-children-and-adolescents. Accessed August 17, 2021.

McBee ME, et al: What you need to know about bar-code medication administration, *J Nurs Interprof Leadersh Qual Saf* 2(2):1, 2019.

Mulac A, et al: Barcode medication administration technology use in hospital practice: a mixed-methods observational study of policy deviations, *BMJ Qual Saf*. Epub ahead of print: July 20, 2021. doi:10.1136/bmjqs-2021-013223.

Neuss M, et al: 2016 updated American Society of Clinical Oncology/Oncology Nursing Society chemotherapy administration safety standards, including standards for pediatric oncology, *ONF* 44(1):3, 2017.

Painchart L, et al: Particulate contamination associated with the manipulation of drugs in glass ampules: a literature review, *Ann Pharm Fr* 76(1):3, 2018.

Palese A, et al: "I am administering medication-please do not interrupt me": Red tabards preventing interruptions as perceived by surgical patients, *J Patient Saf* 15(1):30, 2019.

Poly TN, et al: Appropriateness of overridden alerts in computerized physician order entry: systematic review. *JMIR Med Inform* 8(7):e15653, 2020.

Rochon P: *Drug prescribing for older adults*, 2021, UpToDate. https://www.uptodate.com/contents/drug-prescribing-for-older-adults. Accessed August 17, 2021.

Saper R: *Overview of herbal medicine and dietary supplements*, 2021, UpToDate. https://www.uptodate.com/contents/overview-of-herbal-medicine-and-dietary-supplements. Accessed August 17, 2021.

Schmitz D, et al: Imperative instruction for pressurized metered-dose inhalers: provider perspectives, *Resp Care* 64(3):292, 2019.

Suclupe S, et al: Medication errors in prescription and administration in critically ill patients, *J Adv Nurs* 76(5):1192, 2020.

Strohfus P, et al: Evidence calls for practice change in intramuscular injection techniques, *J Nurs Educ Pract* 8(2):83, 2018.

Thompson KM, et al: Implementation of bar-code medication administration to reduce patient harm, *Mayo Clin Proc Innov Qual Outcomes* 2(4):342, 2018.

Vicdan A, et al: Evaluation of the training given to the nurses on the injection application to the ventrogluteal site: a quasi-experimental study. *Int J Caring Sci* 12(3):1467, 2019.

Weinstock R: *General principles of insulin therapy in diabetes mellitus*, 2021a, UpToDate. http://www.uptodate.com/contents/general-principles-of-insulin-therapy-in-diabetes-mellitus. Accessed August 17, 2021.

Weinstock R: *Management of blood glucose in adults with type 1 diabetes mellitus*, 2021b, UpToDate. https://www.uptodate.com/contents/management-of-blood-glucose-in-adults-with-type-1-diabetes-mellitus/print. Accessed August 17, 2021.

Westbrook J, et al: Effectiveness of a 'Do not interrupt' bundled intervention to reduce interruptions during medication administration: a cluster randomized controlled feasibility study, *BMJ Qual Saf* 26(9):734, 2017.

Wexler D: *Patient education: type 2 diabetes: insulin treatment (beyond the basics)*, 2021, UpToDate. https://www.uptodate.com/contents/type-2-diabetes-insulin-treatment-beyond-the-basics. Accessed August 17, 2021.

Zhu J, Weingart S: *Prevention of adverse drug events in hospitals*, 2020, UpToDate. https://www.uptodate.com/contents/prevention-of-adverse-drug-events-in-hospitals. Accessed August 17, 2021.

32

Terapias ou Práticas Integrativas e Complementares de Saúde

Objetivos

- Explicar a diferença entre terapias complementares e alternativas
- Discutir o que é cuidado integrativo de saúde para a prática de enfermagem
- Apontar a necessidade de pesquisas adicionais para justificar o uso de terapias complementares
- Identificar as aplicações clínicas das terapias de relaxamento
- Identificar terapias complementares que os enfermeiros podem implementar com autonomia no exercício de sua profissão
- Explicar a resposta ao relaxamento e seu efeito em doenças somáticas
- Resumir os princípios e a eficácia de imaginação guiada, meditação e respiração
- Explicar o objetivo e os princípios do *biofeedback*
- Discutir os métodos e as respostas psicofisiológicas ao toque terapêutico
- Explicar os princípios e aplicações da acupuntura
- Comparar fitoterapias seguras e não seguras
- Discutir a relação entre envolvimento do paciente e eficácia das terapias complementares
- Explicar por que você precisa avaliar adequadamente a reação do paciente a terapias complementares.

Termos-chave

Acupontos
Acupuntura
Alopatia ou biomedicina
Biofeedback
Cuidados integrais
Energia vital *(qi)*
Enfermagem integrativa
Imaginação
Medicina tradicional chinesa (MTC)

Meditação
Moxabustão
Pilates
Qi gong
Quiropraxia
Resposta ao estresse
Resposta ao relaxamento
Relaxamento passivo
Relaxamento progressivo

Sistemas de saúde integrais
Tai chi
Terapia integrativa
Terapias alternativas
Terapias complementares
Toque terapêutico (TT)
Ventosaterapia
Visualização criativa
Yin e yang

Com poucas exceções, a saúde geral dos norte-americanos tem melhorado constantemente ao longo do último século, como se pode comprovar pela redução da taxa de mortalidade e pelo aumento da expectativa de vida. A evolução do conhecimento, da tecnologia, da ciência e do cuidado em saúde alteraram o curso de várias enfermidades. Embora a **alopatia ou biomedicina** (medicina ocidental convencional) seja bastante efetiva para o tratamento de diversas afecções físicas (p. ex., infecções bacterianas, anormalidades estruturais e emergências agudas), ela é menos eficaz em reduzir a incidência de doenças induzidas pelo estresse, controlar sintomas de doenças crônicas, tratar das necessidades emocionais e espirituais das pessoas e melhorar a qualidade de vida e o bem-estar geral. Consequentemente, os pacientes continuam buscando terapias nas práticas integrativas complementares (não biomédicas) cada vez mais, unindo essas terapias à biomedicina.

Pesquisa norte-americana abrangente mais recente aponta que entre 33,2 e 50,6% da população dos EUA combinam terapias complementares e biomédicas para reduzir o ônus dos sintomas e melhorar seu bem-estar geral (Clarke et al., 2015). Em parte, tal uso se refere a (1) o desejo de receber tratamentos menos invasivos, menos tóxicos, "mais naturais"; (2) a insatisfação com tratamentos biomédicos; (3) maior desejo por parte dos pacientes de assumir um papel mais ativo em seu processo de tratamento; (4) a convicção de que uma combinação de tratamentos (biomédico e complementar) gera resultados melhores no geral; (5) o número cada vez maior de artigos de pesquisa em revistas especializadas como o *Journal of Alternative and Complementary Medicine* e o *Journal of Holistic Nursing*; e (6) crenças e valores que vão ao encontro de uma abordagem de cuidado que incorpore a mente, o corpo e o espírito, ou uma abordagem holística (Koithan, 2018). Felizmente, os médicos da atenção primária estão recomendando abordagens de saúde complementar (ASCs). A análise de uma pesquisa realizada com médicos, que atendem em consultórios, revelou que massoterapia era a ASC mais comumente recomendada (30,4%), seguida por manipulação quiroprática/osteopática (27,1%), suplementos fitoterápicos/não vitamínicos (26,5%), ioga (25,6%) e acupuntura (22,4%) (Stussman et al., 2020).

Abordagens complementares e integrativas de saúde

O National Institutes of Health/National Center for Complementary and Integrative Health (NIH/NCCIH, 2021) chama de abordagens complementares e integrativas uma série de intervenções nos cuidados em saúde com histórico de utilização ou origens fora da medicina tradicional ou convencional. **Terapias complementares** são aquelas utilizadas com um tratamento convencional recomendado pelo profissional da saúde que atende o paciente. Como o nome diz, terapias complementares complementam os tratamentos convencionais. Muitas delas, como toque terapêutico, hipnoterapia e quiropraxia, envolvem métodos diagnósticos e terapêuticos que requerem treinamento especial. Outras, como a imaginação guiada e a respiração consciente, são facilmente aprendidas e aplicadas. Terapias complementares também incluem relaxamento, exercícios, massagem, reflexologia, orações, *biofeedback*, hipnoterapia, terapias criativas, incluindo arteterapia, musicoterapia ou dança, meditação, quiropraxia e fitoterápicos/suplementos (Lindquist et al., 2018). Outro termo que é utilizado para descrever intervenções utilizadas dessa maneira, sobretudo por profissionais da saúde registrados, é a **terapia integrativa** (Kreitzer e Koithan, 2018).

Quando terapias não farmacológicas, como exercícios, quiropraxia e suplementos fitoterápicos são utilizadas em lugar da farmacologia ou de outros procedimentos médicos convencionais, elas são consideradas **terapias alternativas** (NIH/NCCIH, 2021). Logo, essas terapias se tornam os tratamentos principais, substituindo o cuidado biomédico. Por exemplo, considere uma pessoa com dor crônica que faz ioga para estimular a flexibilidade e o relaxamento ao mesmo tempo que são prescritos analgésicos ou anti-inflamatórios não esteroidais ou medicamentos opioides. Ambos os conjuntos de intervenções são baseados em fisiopatologia e anatomia convencional, porém reconhecendo o vínculo entre mente e corpo que contribui para a resposta à dor fisiológica. Neste caso, a ioga é utilizada como intervenção complementar. Contudo, quando o mesmo paciente decide praticar meditação além da ioga e fazer outras mudanças de estilo de vida em vez de usar medicamentos, a ioga se torna uma terapia alternativa, percebida como mais útil do que a alternativa alopática para a dor crônica. Alguns pacientes, principalmente os que possuem origens culturais diferentes, podem optar por usar **sistemas de saúde integrais**, como a medicina tradicional chinesa (MTC), ayurvédica ou naturopatia, como sistemas de cuidados alternativos à biomedicina. Quando utilizadas dessa maneira, essas abordagens são sempre consideradas alternativas, pois se baseiam em filosofias e modos de vida completamente diferentes daqueles considerados na medicina alopática. A Tabela 32.1 apresenta os tipos de terapias complementares.

Tabela 32.1 Terapias complementares.

Tipos	Definições
Terapias baseadas na biologia *(produtos naturais)*	
Suplementos alimentares	Definidos pela Dietary Supplement Health and Education Act, de 1994, e utilizados para suplementar a ingestão alimentar/nutricional VO; contêm um ou mais ingredientes alimentares, incluindo vitaminas, minerais, plantas ou outros produtos botânicos
Fitoterápicos	Terapias baseadas em plantas utilizadas em sistemas de saúde integrais ou como preparações individuais por profissionais alopatas e consumidores para sintomas ou problemas específicos
Dieta macrobiótica	Predominantemente uma alimentação vegana (sem produtos animais, com exceção de peixe); inicialmente utilizada no tratamento de uma variedade de cânceres; com destaque para grãos e cereais integrais, vegetais e alimentos não processados
Micoterapias	Produtos à base de fungos (cogumelos)
Medicina ortomolecular (megavitaminas)	Maior consumo de nutrientes como vitamina C e betacaroteno; para tratamento de câncer, esquizofrenia, autismo e certas doenças crônicas como hipercolesterolemia e doença arterial coronariana
Probióticos	Microrganismos vivos (na maioria dos casos, bactérias) que são semelhantes aos microrganismos benéficos encontrados no sistema gastrintestinal humano; também chamados de *bactérias do bem*
"Zona"	Programa alimentar que recomenda a ingestão de proteínas, carboidratos e gorduras em uma proporção de 30:40:30, em que 30% das calorias são advindas das proteínas, 40% dos carboidratos e 30% das gorduras; utilizado para equilibrar a insulina e outros hormônios para melhorar a saúde
Terapias energéticas *(uso ou manipulação de campos energéticos)*	
Acupuntura	Método tradicional chinês que se destina a produzir analgesia ou alterar o funcionamento de um sistema orgânico por meio da inserção de pequenas agulhas ao longo de uma série de linhas ou canais, denominados meridianos; a manipulação direta dos meridianos energéticos pelas agulhas influencia os órgãos internos mais profundos por meio do redirecionamento da energia *qi*
Toque reparador	Terapia de biocampo; utiliza toque delicado diretamente sobre o corpo ou próximo ao mesmo para influenciar e auxiliar o sistema energético humano e trazer equilíbrio para o corpo como um todo (físico, espiritual, emocional e mental); os praticantes devem ser credenciados por meio de um sistema de treinamento educacional formal e de certificação
Terapia *reiki*	Terapia de biocampo derivada de antigos rituais budistas; o profissional coloca as mãos sobre ou acima de uma área do corpo e transfere "energia vital universal", proporcionando força, harmonia e equilíbrio para tratamento dos distúrbios de saúde do paciente
Toque terapêutico	Terapia de biocampo envolvendo o direcionamento das energias balanceadas de um profissional de maneira intencional para um paciente; as mãos do profissional são posicionadas sobre ou próximo ao corpo do paciente
Magnetoterapia	Terapia bioeletromagnética; são aplicados dispositivos (ímãs) sobre a superfície do corpo, produzindo um campo magnético mensurável; utilizada principalmente para aliviar dores associadas a lesões ou distúrbios musculoesqueléticos

(continua)

Tabela 32.1 Terapias complementares. (*Continuação*)

Tipos	Definições
Métodos manipulativos e corporais (*envolvem o movimento do corpo com foco em estruturas e sistemas orgânicos*)	
Acupressão	Aplicação de pressão digital de uma maneira específica sobre determinados pontos do corpo para aliviar a dor, produzir analgesia, ou regular uma função orgânica
Medicina quiroprática	Manipulação da coluna vertebral; inclui fisioterapia e terapia alimentar
Massoterapia	Manipulação dos tecidos moles por meio de palpação, fricção ou massagem para aumentar a circulação, melhorar o tônus muscular e proporcionar relaxamento
Toque simples	Tocar o paciente de maneira apropriada e delicada para se conectar com ele, e demonstrar aceitação e solidariedade
Intervenções mente e corpo (*valorizam conexões entre pensamentos e funções fisiológicas usando as emoções para influenciar a saúde e o bem-estar*)	
Arteterapia	Uso da arte para resolver conflitos emocionais, promover o autoconhecimento e expressar as preocupações ocultas e geralmente inconscientes dos pacientes sobre sua doença
Biofeedback	Processo que fornece informações visuais ou auditivas sobre funções fisiológicas autônomas do corpo, como tensão muscular, temperatura da pele e atividade das ondas cerebrais pelo uso de instrumentos
Respiração	Uso de uma variedade de padrões respiratórios para relaxar, revigorar ou abrir os canais emocionais
Imaginação guiada	Trata-se de se concentrar em uma imagem ou série de imagens para tratar condições patológicas
Meditação	Prática autodirigida para relaxar o corpo e acalmar a mente utilizando respiração rítmica focada
Musicoterapia	Uso da música para abordar necessidades físicas, psicológicas, cognitivas e sociais de pessoas com deficiências e enfermidades; melhora o movimento físico e/ou a comunicação, desenvolve a expressão emocional, desperta lembranças e distrai as pessoas que sentem dor
Tai chi	Incorpora respiração, movimento e meditação para limpar, fortalecer e circular a energia vital e o sangue; estimula o sistema imunológico e mantém o equilíbrio externo e interno
Ioga	Concentra-se na musculatura corporal, na postura, em mecanismos de respiração e consciência; seu objetivo é a obtenção do bem-estar físico e mental por meio de exercícios, manutenção de posturas, respiração adequada e meditação
Terapias de movimento (*abordagens ocidentais ou orientais para promoção do bem-estar*)	
Terapia pela dança	Trata-se de um agente íntimo e poderoso, por ser uma expressão direta da mente e do corpo; trata pessoas com problemas sociais, emocionais, cognitivos ou físicos
Método Feldenkrais	Uma terapia complementar baseada na formação de uma boa autoimagem pela conscientização e correção dos movimentos corporais; une o conhecimento sobre a física dos padrões de movimento corporal com a consciência sobre a maneira com que as pessoas aprendem a se movimentar, comportar e interagir
Pilates	Um sistema de exercícios (p.ex., em tatame ou com equipamentos especiais) e movimento corporal utilizado para fortalecer, alongar e melhorar o controle voluntário dos músculos e grupos musculares, principalmente aqueles utilizados para postura e fortalecimento estrutural; conscientização sobre a respiração e movimentos precisos são componentes integrantes do método
Sistemas de saúde integrais (*sistemas teóricos e práticos completos que evoluíram independentemente da biomedicina convencional ou paralelamente à mesma*)	
Medicina ayurvédica	Um dos sistemas mais antigos de medicina, praticado na Índia desde o primeiro século d.C. Existem oito vertentes da medicina ayurvédica, incluindo medicina interna, cirurgia, tratamento de doenças de cabeça e pescoço, ginecologia, obstetrícia e pediatria, toxicologia, psiquiatria, cuidado e rejuvenescimento geriátricos, e vitalidade sexual. Os tratamentos equilibram os *doshas* usando uma combinação de mudanças alimentares e de estilo de vida, remédios fitoterápicos e purgantes, massagem, meditação e exercícios físicos
Medicina homeopática	Desenvolvida na Alemanha e praticada nos EUA desde meados dos anos 1800. Trata-se de um sistema de tratamento baseado na teoria de que certas doenças podem ser curadas administrando-se pequenas doses extremamente diluídas de substâncias que, em uma pessoa saudável, produziriam sintomas parecidos com os da doença. As substâncias prescritas, chamadas de *remédios*, são feitas de substâncias naturais de origem botânica, animal ou mineral e são usadas para estimular a força vital do corpo para que este possa se curar sozinho

Tabela 32.1 Terapias complementares. (*Continuação*)

Tipos	Definições
Cura tradicional latino-americana	*Curandeirismo* é um sistema de cura tradicional da América Latina que inclui um modelo humoral para classificar alimentos, atividades, drogas e doenças, e uma série de enfermidades populares. O objetivo é criar um equilíbrio entre o paciente e seu ambiente, desta forma mantendo a saúde
Cura tradicional dos povos americanos	Tradições tribais são individualizadas, mas semelhanças entre as tradições incluem o uso de transpiração e purificação, remédios à base de plantas e cerimônias nas quais um xamã (curandeiro espiritual) faz contato com espíritos para pedir sua orientação de como curar as pessoas e promover sua recuperação e devolver a plenitude
Medicina naturopática	Um sistema de terapias focadas no tratamento da pessoa como um todo e na promoção da saúde e do bem-estar, e não apenas de uma doença isoladamente. As terapias incluem medicina fitoterápica, suplementação nutricional, medicina física, homeopatia, aconselhamento sobre estilo de vida e terapias mente e corpo voltadas a auxiliar a capacidade interna da pessoa de se curar (vitalismo)
Medicina tradicional chinesa (MTC)	Uma antiga tradição de cura identificada no século I d.C. focada no equilíbrio das energias *yin* e *yang*. Envolve uma série de técnicas e métodos sistemáticos, que incluem acupuntura, medicamentos fitoterápicos, massagem, acupressão, moxabustão (uso de calor originado pela queima de plantas), *qi gong* (equilíbrio do fluxo de energia por meio do movimento corporal), ventosaterapia e massagem. Seus conceitos básicos advêm do taoísmo, confucionismo e budismo

Devido ao aumento do interesse em terapias complementares, várias instituições de ensino, incluindo faculdades de medicina e enfermagem, uniram a educação "biomédica" convencional com programas que incluem conteúdos sobre terapias complementares. Esses programas de saúde integrativa formam profissionais que recomendam um amplo espectro de tratamentos possíveis, tanto biomédicos quanto complementares. Em um sistema de saúde integrado, os consumidores são tratados por uma equipe de profissionais tanto da biomedicina quanto de terapias complementares. Para definir melhor, os **cuidados integrais** destacam a importância do relacionamento entre o profissional e o paciente; estão voltados para a pessoa como um todo; são baseados em evidências; e fazem uso das devidas abordagens terapêuticas, profissionais de saúde e disciplinas para conquistar a saúde ideal (Rakel, 2018).

Historicamente, enfermeiros praticam essa abordagem integrativa; uma revisão da teoria de enfermagem (ver Capítulo 4) revela o valor dos cuidados holísticos, relacionais e da prática baseada em evidências. Até recentemente, a enfermagem identificava sua prática como mais holística do que integrativa. A enfermagem holística trata de mente, corpo e espírito do paciente, utilizando intervenções como terapia de relaxamento, musicoterapia, terapias de toque e imaginação guiada (Helming et al., 2020). A American Holistic Nurses Association mantém os Padrões de Prática de Enfermagem Holística, que definem e determinam o escopo da prática holística e descrevem o nível de cuidado esperado do enfermeiro holístico (AHNA/ANA, 2019).

Kreitzer e Koithan (2018) desafiaram a profissão a abraçar suas raízes de longa data de cuidado integral, colocando-se ao lado dos colegas para ajudar a transformar o atual sistema de saúde e colocar em prática nosso bom senso coletivo para oferecer cuidado integral às pessoas, centrada no paciente, baseada em relacionamentos e corroborada por evidências que reúnam o melhor de todas as possíveis intervenções. Fundamentada em seis princípios, **enfermagem integrativa** é definida como "uma forma de ser-saber-fazer que melhora a saúde e o bem-estar de pessoas, famílias e comunidades por meio de relacionamentos atenciosos e terapêuticos. Enfermeiros de saúde integral utilizam evidências para justificar intervenções tradicionais e emergentes que promovam a cura de pessoas/sistemas integralmente" (Kreitzer e Koithan, 2018).

O crescente interesse em cuidado integral de saúde é evidenciado pelo aumento do número de publicações em revistas especializadas em saúde e pelo constante financiamento de pesquisas.

A missão do National Institutes of Health/National Center for Complementary and Integrative Health (NIH/NCCIH, 2021) apoia a investigação dos benefícios e da segurança de intervenções complementares. Embora o corpo de evidências sobre terapias complementares esteja crescendo, a limitação de dados dificulta a determinação dos benefícios de terapias específicas. Os motivos são vários, porém refletem a natureza de crescimento e desenvolvimento da ciência. É necessário realizar pesquisas mais rigorosas, sobretudo estudos randomizados. Portanto, os enfermeiros precisam ponderar os riscos e benefícios de cada intervenção e considerar o seguinte ao recomendar terapias complementares: (1) o histórico de cada terapia (muitas são utilizadas por culturas há milhares de anos para promover a saúde e aliviar o sofrimento); (2) o histórico e a experiência do enfermeiro com determinada terapia; (3) outras maneiras comprobatórias de relatar dados de resultados e segurança, incluindo estudos de casos e pesquisas qualitativas; e (4) as influências culturais e o contexto em que se inserem certas populações de pacientes.

Este capítulo apresenta diversos tipos de terapias complementares, incluindo as descrições, aplicações clínicas e limitações de cada uma delas. As terapias são organizadas em duas categorias: a primeira é a de terapias acessíveis à enfermagem, que você pode começar a aprender e aplicar no cuidado do paciente. Já a segunda categoria inclui terapias que necessitam de treinamento específico, como a quiropraxia ou a acupressão, as quais os enfermeiros não podem realizar sem treinamento e/ou qualificação adicional.

> **Pense nisso**
>
> Reflita sobre suas próprias experiências de vida. Você pessoalmente utiliza uma variedade de estratégias terapêuticas (p. ex., massagem para dor nas costas ou no pescoço), e suas próprias práticas influenciam sua aceitação em relação a esta abordagem de cuidado?

Terapias acessíveis à enfermagem

Algumas terapias complementares e técnicas são de natureza geral e utilizam processos naturais (p. ex., respiração, reflexão e concentração, presença, movimento) para ajudar as pessoas a se sentirem melhor e a lidarem com condições agudas e crônicas (Boxe 32.1).

> ### Boxe 32.1 Prática baseada em evidências
>
> *Uso de terapias complementares no tratamento de dor crônica nas costas*
>
> **Questão PICOT:** As terapias complementares reduzem a dor e o desconforto de maneira segura e eficaz em pacientes com dores crônicas nas costas?
>
> **Resumo das evidências**
>
> A dor é um fenômeno complexo para um paciente com dor crônica nas costas. Envolve fatores psicológicos, biológicos e sociológicos. Frequentemente, esses pacientes recebem prescrições de analgésicos para controlar a dor. À medida que a dor continua ou piora, a dosagem e os tipos de medicações aumentam, o que eleva os riscos do paciente de sofrer efeitos adversos dos medicamentos (Whedon et al., 2018; Globe et al., 2016). Várias revisões sistemáticas analisando o uso de terapias complementares para controle da dor demonstram que muitas dessas terapias, como relaxamento, concentração na respiração e toque terapêutico, são eficazes no controle da dor (Bagci e Yucel, 2020; dos Santos Felix et al., 2019). O conhecimento e o uso por parte dos enfermeiros de terapias complementares como conscientização, relaxamento e técnicas de respiração ajudam a reduzir a dor e aumentar o conforto (Koithan, 2018; Hilton et al., 2017).
>
> **Aplicação na prática de enfermagem**
>
> - Utilize diretrizes de prática clínica de terapias complementares baseadas em evidências para desenvolver intervenções individualizadas e centradas no paciente para controle da dor (Globe et al., 2016; Qaseem et al., 2017)
> - Incorpore terapias complementares, como meditação e exercícios de relaxamento, no plano de cuidados de um paciente e nas necessidades de ensino dos pacientes (Koithan, 2018; Hilton et al., 2017)
> - Quando adequado, ajude pacientes com dor crônica nas costas a aprender *tai chi* para melhorar o equilíbrio e reduzir o medo ou o risco de quedas (Huang et al., 2019)
> - Oriente os pacientes e familiares cuidadores sobre o uso de terapias complementares específicas como medidas de conforto (p.ex., relaxamento ou fisioterapia prescrita). Dê um tempo para que os pacientes e familiares cuidadores pratiquem estas técnicas (Qaseem et al., 2017; dos Santos Felix, 2019).

Você pode aprender essas técnicas e integrá-las em sua prática de enfermagem independente com os pacientes (Climaco et al., 2019). Terapias acessíveis à enfermagem desafiam você a refletir sobre seus conhecimentos de enfermagem, sobre o processo da doença do paciente, terapias recomendadas e resposta esperada ao tratamento. É importante que você conheça a condição do paciente para determinar a terapia complementar mais apropriada. Use julgamento clínico para analisar dados de avaliação contínua do paciente e avaliar a reação dele às terapias. Essa análise é essencial para determinar a adequação e a utilidade de quaisquer terapias complementares. Às vezes, alterações nas terapias prescritas pelo profissional da saúde, como doses de medicamentos, são necessárias quando as terapias complementares modificam as reações fisiológicas e levam a respostas terapêuticas (Sandvik et al., 2020; Ringdahl et al., 2018).

As terapias complementares ensinam às pessoas maneiras de modificar seus comportamentos para ajudar a alterar as reações físicas ao estresse e melhorar sintomas como tensão muscular, desconforto gastrintestinal, dor ou transtornos do sono. O envolvimento ativo do paciente é um princípio primordial para essas terapias; as pessoas obtêm melhores respostas quando se comprometem a praticar as técnicas ou exercícios diariamente. Portanto, para alcançar resultados efetivos, adéque as estratégias terapêuticas à aceitação da terapia e à condição de saúde de cada indivíduo, estilo de vida, suas convicções e valores, e o contexto no qual o cuidado será prestado (agudo ou comunitário).

Terapia de relaxamento

As pessoas enfrentam situações no dia a dia que causam **resposta ao estresse** (ver Capítulo 37). A mente modifica as funções bioquímicas dos principais sistemas orgânicos em resposta ao *feedback*. Pensamentos e sentimentos influenciam a produção de substâncias químicas (ou seja, neurotransmissores, neuro-hormônios e peptídios) que circulam pelo corpo e transmitem mensagens pelas células para os diversos sistemas do corpo. A resposta ao estresse é um bom exemplo da maneira pela qual os sistemas cooperam uns com os outros para proteger o indivíduo contra danos. Fisiologicamente, a cascata de alterações associadas à reação ao estresse causa aumento da frequência cardíaca e respiratória, contração muscular, aumento do índice metabólico e um senso geral de pessimismo, medo, nervosismo, irritabilidade e negatividade. Outras reações fisiológicas incluem elevação da pressão arterial, dilatação das pupilas, contrações cardíacas mais intensas e aumento dos níveis de glicose, colesterol sérico e da circulação de ácidos graxos livres e de triglicerídeos no sangue. Embora essas reações preparem a pessoa para o estresse a curto prazo, os efeitos do estresse a longo prazo no organismo podem incluir danos estruturais e doenças crônicas, como angina, cefaleia tensional, arritmias cardíacas, dor, úlceras e atrofia dos órgãos do sistema imune (Voss e Kreitzer, 2018).

A **resposta ao relaxamento** reduz a excitabilidade cognitiva, fisiológica e/ou comportamental generalizada. O processo de relaxamento alonga as fibras musculares, reduz os impulsos neurais enviados ao cérebro e, assim, diminui a atividade do cérebro e de outros sistemas orgânicos. A redução das frequências cardíaca e respiratória, da pressão arterial e do consumo de oxigênio e o aumento da atividade das ondas alfa do cérebro e da temperatura periférica da pele caracterizam a resposta ao relaxamento. A resposta ao relaxamento ocorre por meio de uma variedade de técnicas que incorporam focalização mental de repetição e a adoção de uma atitude calma e tranquila (Bee et al., 2018).

O relaxamento ajuda as pessoas a desenvolver habilidades cognitivas para reduzir as maneiras negativas em resposta às situações em seu ambiente. Entre essas habilidades cognitivas estão:

- Foco ou concentração (capacidade de identificar, diferenciar, manter a atenção e devolver a atenção a estímulos simples por um período prolongado de tempo)
- Passividade (capacidade de interromper atividades desnecessárias de análise e direcionadas a um objetivo)
- Receptividade (capacidade de tolerar e aceitar experiências que sejam incertas, desconhecidas ou paradoxais).

O objetivo a longo prazo da terapia de relaxamento é conseguir fazer com que as pessoas se monitorem continuamente em relação a indicativos de tensão e conscientemente abandonem e liberem a tensão contida em várias partes do corpo.

O treino em **relaxamento progressivo** ensina o indivíduo como descansar efetivamente e reduzir a tensão no corpo. A pessoa aprende a detectar discretas tensões musculares localizadas sequencialmente, um grupo muscular por vez (p. ex., os músculos dos braços superiores, os músculos do antebraço). Dessa maneira, a pessoa aprende a distinguir tensão de alta intensidade (punhos fortemente cerrados), tensão muito sutil e relaxamento (Bee et al., 2018). A pessoa pratica essa atividade utilizando diferentes grupos musculares. Uma técnica de relaxamento progressivo ativo envolve o uso de respiração abdominal lenta e profunda enquanto contrai e relaxa uma sucessão ordenada de grupos musculares, focando nas sensações corporais associadas à renúncia a pensamentos exteriores. Ao guiar um paciente, você pode decidir começar pelos músculos da face, seguidos pelos músculos dos braços, mãos, abdome, pernas e pés. Em vez disso, você pode orientar o paciente a contrair e relaxar os músculos, começando pelos pés e subindo pelo corpo.

O objetivo do **relaxamento passivo** é acalmar a mente e o corpo intencionalmente sem a necessidade de contrair e relaxar nenhuma parte específica do corpo. Uma técnica de relaxamento passivo efetiva incorpora exercícios de respiração abdominal lenta com a imaginação de aconchego e relaxamento fluindo através de partes específicas do corpo, como os pulmões ou mãos. O relaxamento passivo é útil para pessoas em quem o esforço e o gasto de energia com a contração ativa dos músculos causam desconforto ou fadiga.

Aplicações clínicas da terapia de relaxamento.
Pesquisas apontam que técnicas de relaxamento reduzem efetivamente a pressão arterial (Nagele et al., 2014) e a frequência cardíaca, diminuem a tensão muscular, elevam o bem-estar e reduzem o sofrimento causado pelos sintomas em pessoas que passam por uma série de situações (p. ex., complicações de tratamentos médicos, dor, câncer e outras doenças crônicas, perda de alguém importante) (dos Santos Felix et al., 2019; Nayeri et al., 2020). Pesquisas também indicam que o relaxamento, isoladamente ou em combinação com imaginação guiada, ioga (Figura 32.1) e música reduz dores, uso de opioides e ansiedade em pacientes em cuidados intensivos (Sandvik et al., 2020; Montero-Marin et al., 2019). Outros benefícios do relaxamento incluem redução da depressão (Pospos et al., 2018) e da falta de ar em pessoas com doenças respiratórias crônicas (Brighton et al., 2019). Os enfermeiros aplicam julgamento clínico para decidir quais técnicas de relaxamento são mais adequadas para um paciente (ativa *versus* passiva) e os momentos em que essas terapias são mais bem aproveitadas (p. ex., antes de um procedimento doloroso ou exame diagnóstico).

O relaxamento permite que os indivíduos exerçam controle de suas vidas. Alguns experimentam menor sensação de impotência e, no geral, um estado psicológico mais positivo. Por exemplo, o relaxamento também reduz o estresse no local de trabalho onde os enfermeiros trabalham em serviços de enfermagem. Exercícios e respiração profunda, concentração e atenção focada geralmente levam a um aumento da satisfação da equipe profissional, melhoram seus relacionamentos e comunicação e suas percepções sobre a carga de trabalho (Montero-Marin et al., 2019; Clarke et al., 2009). Serviços de enfermagem que incorporam atividades de relaxamento em suas rotinas diárias experimentam menor rotatividade de funcionários e maiores pontuações de satisfação dos pacientes (Kreitzer e Zbrowsky, 2018).

Limitações da terapia de relaxamento.
Durante o treino em relaxamento, as pessoas aprendem a diferenciar entre níveis altos e baixos de tensão muscular. Nos primeiros meses de aula, quando a pessoa está aprendendo como focar nas sensações e tensões do corpo, há relatos de maior sensibilidade na detecção de tensão muscular. Normalmente, essas sensações são insignificantes e se resolvem conforme a pessoa continua com o treino. No entanto, é preciso ter consciência de que, às vezes, algumas técnicas de relaxamento podem resultar em intensificação contínua dos sintomas ou no desenvolvimento de sintomas totalmente novos. Novos sintomas podem indicar progressão de uma condição existente ou uma nova enfermidade. Quando ocorrem, avalie completamente os novos sintomas e notifique o médico sobre os sintomas e seus achados de histórico de enfermagem.

Uma consideração importante ao escolher qualquer tipo de técnica de relaxamento é a condição fisiológica e psicológica do indivíduo. Alguns pacientes que vivem com doenças em estágios avançados, como câncer ou síndrome da imunodeficiência adquirida (AIDS) tentam aprender técnicas de relaxamento para reduzir sua reação ao estresse. Contudo, o treino em técnicas de relaxamento progressivo ativo requer um gasto moderado de energia, o que geralmente aumenta a fadiga e limita a capacidade do indivíduo de concluir as sessões e a prática do relaxamento. Portanto, o relaxamento progressivo ativo não é adequado para pacientes com doenças em estágios avançados ou para aqueles que apresentam reservas menores de energia. O relaxamento passivo ou a imaginação guiada são mais adequados para esses indivíduos.

> **Pense nisso**
>
> Pense em um momento em que você estava tendo uma resposta importante ao estresse. Quais sensações físicas e mentais/cognitivas você sentiu? Quais estratégias (passiva ou progressiva) você utilizou para relaxar ou reduzir essa resposta ao estresse?

Meditação e respiração

Meditação significa qualquer atividade que limite a recepção de estímulos ao direcionar a atenção a um único estímulo fixo ou repetitivo de modo que a pessoa se torne mais consciente sobre si mesma (Nayeri et al., 2020; Gross et al., 2018). Esse é um termo generalizado para uma ampla gama de práticas em envolvem relaxamento do corpo e aquietação da mente. Embora a meditação tenha suas raízes em práticas religiosas orientais (hinduísmo, budismo e taoísmo), profissionais da saúde convencionais começaram a reconhecer seu potencial terapêutico no início dos anos 1970 (Gross et al., 2018). De acordo com Benson (1975), os quatro componentes da meditação são: (1) um local tranquilo, (2) uma posição confortável, (3) uma atitude receptiva e (4) atenção focada. Meditação é descrita como um processo que qualquer pessoa pode utilizar para se acalmar; lidar com o estresse; e, para aqueles com inclinações espirituais, entrar em comunhão com Deus ou com o universo.

Meditação é diferente de relaxamento; a finalidade da meditação é se tornar "consciente", aumentando nossa capacidade de viver livremente e se livrar de padrões destrutivos de negatividade. A meditação é autodirecionada; ela não necessariamente requer um professor, e pode ser aprendida por meio de livros ou gravações em áudio (Kabat-Zinn, 2018). Técnicas de meditação guiada envolvem respiração abdominal lenta, relaxada e profunda que leve a um estado de tranquilidade, diminua o consumo de oxigênio, reduza as frequências respiratória e cardíaca, melhore as sensações de bem-estar e reduza a ansiedade (Nayeri et al., 2020).

Aplicações clínicas da meditação.
Pesquisas comprovam os benefícios clínicos da meditação. Por exemplo, a meditação reduz as pressões arteriais sistólica e diastólica e reduz significativamente o risco de hipertensão (Park e Han, 2017). Ela também consegue reduzir com sucesso recaídas em programas de tratamento contra o alcoolismo (Wilson et al., 2017). Pacientes com câncer que usam terapias

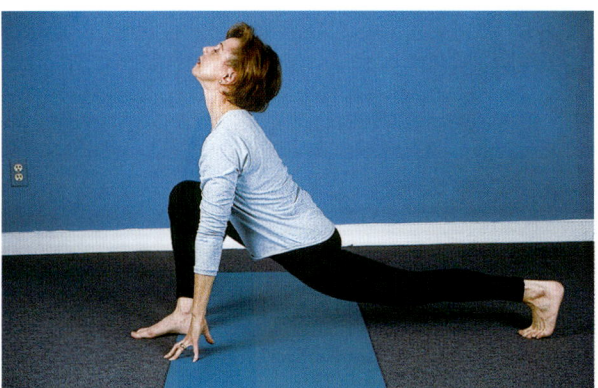

Figura 32.1 Ioga é uma disciplina que se concentra ou foca em músculos, postura, respiração e consciência.

cognitivas baseadas na conscientização geralmente experimentam menos depressão, ansiedade e sofrimento e reportam melhor qualidade de vida (Carlson, 2017). Pacientes que sofrem de transtornos de estresse pós-traumático e dor crônica também se beneficiam da meditação consciente (Cushing e Braun, 2018). Além disso, a meditação aumenta a produtividade, melhora o humor, aumenta o senso de identidade e diminui a irritabilidade (Bee et al., 2018).

Considerações sobre a adequabilidade da meditação incluem o grau de autodisciplina da pessoa; a meditação requer prática contínua para alcançar resultados duradouros. A maioria das atividades de meditação é fácil de aprender e não requer memorização ou procedimentos específicos. No geral, os pacientes consideram conscientização e meditação algo autoestimulante. O estado mental tranquilo e positivo é agradável e incentiva as pessoas a continuarem meditando.

Limitações da meditação. Embora a meditação contribua para a melhora de uma variedade de problemas fisiológicos e psicológicos, ela é contraindicada para algumas pessoas. Por exemplo, uma pessoa que tenha muito medo de perder o controle possivelmente perceberá a meditação como uma maneira de controle da mente, e, portanto, ficará resistente a aprender a técnica. Alguns indivíduos também se tornam hipertensos durante a meditação e necessitam de uma sessão muito mais curta do que uma sessão normal de duração média de 15 a 20 minutos.

A meditação também pode intensificar os efeitos de certos medicamentos. Portanto, é preciso monitorar atentamente os indivíduos que estejam aprendendo a meditar em relação a alterações fisiológicas relacionadas com o uso de medicamentos. A prática prolongada de técnicas de meditação às vezes reduz a necessidade de anti-hipertensivos, reguladores da tireoide e medicamentos psicotrópicos (p. ex., antidepressivos e agentes ansiolíticos). Nesses casos, são necessários ajustes nas medicações (Gross et al., 2018).

Imaginação

Imaginação ou visualização é uma terapia de mente e corpo que utiliza a consciência para criar imagens mentais para estimular alterações físicas no corpo, melhorar a percepção de bem-estar e/ou aumentar o autoconhecimento. Frequentemente, a imaginação combinada com alguma forma de treino na prática de relaxamento facilita o efeito da técnica de relaxamento. A imaginação pode ser autodirecionada, ou seja, quando os indivíduos criam suas imagens mentais, ou guiadas, isto é, quando um profissional guia a pessoa por determinado cenário (Schaub e White, 2022). Ao guiar um exercício da prática da imaginação, oriente o paciente a começar pela respiração abdominal lenta ao mesmo tempo se concentrando no ritmo da respiração (ver Capítulo 44). Então, oriente o paciente a visualizar uma imagem específica, como ondas do mar chegando à praia a cada inspiração e voltando a cada expiração. Depois, oriente o paciente a observar os cheiros, sons e temperaturas que ele(a) esteja sentindo. Conforme a sessão de imaginação evolui, oriente o paciente a visualizar tranquilidade entrando pelo corpo a cada inspiração e a tensão saindo do corpo durante a expiração. Individualize os cenários imaginários para cada paciente para garantir que a imagem não traga memórias ou sentimentos negativos.

A imaginação geralmente desperta reações psicofisiológicas, como alterações nas secreções gástricas, na bioquímica do corpo, na circulação do sangue interno e superficial, na cicatrização de ferimentos, e na oscilação entre as frequências cardíacas (dos Santos Felix et al., 2019). Embora a maioria das técnicas de imaginação envolva imagens visuais, elas também podem incluir os sentidos da audição, propriocepção, paladar e olfato. Um exemplo disso envolve a visualização de um limão sendo cortado pela metade e seu suco sendo espremido sobre a língua. Essa visualização produz aumento da salivação de uma maneira tão efetiva quanto o evento real. As pessoas normalmente reagem ao ambiente de acordo com a maneira que elas o percebem e com suas próprias visualizações e expectativas. Portanto, é necessário ajudar os pacientes a individualizar a imaginação com base em suas preferências e expectativas (Schaub e White, 2022).

Visualização criativa é uma maneira de imaginação autodirecionada que se baseia no princípio da conectividade entre a mente e o corpo (ou seja, cada imagem mental leva a alterações físicas ou emocionais) (Gawain, 2016). O Boxe 32.2 fornece uma relação de estratégias de treinamento de pacientes em visualização criativa.

Aplicações clínicas da imaginação. A imaginação pode ser aplicada em uma série de populações de pacientes pediátricos e adultos. Por exemplo, ela ajuda a controlar ou aliviar a dor, reduz sintomas associados ao estresse e melhora o sono (Nayeri et al., 2020; Sandvik et al., 2020). Ela também auxilia no alívio e manejo dos sintomas associados a condições crônicas, como asma, câncer, anemia falciforme, enxaquecas, transtornos autoimunes, fibrilação atrial, distúrbios urinários funcionais, síndromes menstruais e pré-menstruais, distúrbios gastrintestinais, como síndrome do intestino irritável e colite ulcerativa, além de artrite reumatoide (Fitzgerald e Langevin, 2018).

Limitações da imaginação. A imaginação é uma intervenção comportamental que apresenta relativamente poucos efeitos colaterais (Schaub e White, 2022). A imaginação guiada ou orientada com técnicas de relaxamento é eficaz no manejo da dor pós-operatória (dos Santos Felix et al., 2019). Alguns pacientes que vivem com doença pulmonar obstrutiva crônica (DPOC) e asma experimentam maior constrição das vias respiratórias quando utilizam imaginação guiada (Volpato et al., 2015). Dessa maneira, é preciso monitorar atentamente os pacientes quando utilizá-la.

Boxe 32.2 Educação em saúde

Visualização criativa

Objetivo
- O paciente demonstrará habilidade com visualização criativa.

Estratégias de ensino
- Peça para que o paciente crie uma imagem clara que seja pessoalmente agradável, como uma praia, um jardim favorito ou um destino de férias que ele(a) visite com frequência. Embora às vezes seja difícil desenvolver uma imagem visual, se o paciente visualizar os objetivos da imaginação com pensamentos claros e no tempo presente, ele obterá mais sucesso na criação de uma imagem efetiva
- Faça com que o paciente visualize a imagem com frequência
- Oriente o paciente a utilizar essa visualização durante estados de relaxamento e ao longo do dia, mas, sobretudo, antes de se deitar ou ao despertar, quando sua mente está mais relaxada
- Faça com que o paciente repita frases motivadoras enquanto se concentra na imagem. Isso ajuda o paciente a minimizar qualquer dúvida sobre sua capacidade de alcançar as metas estabelecidas.

Avaliação
Use os princípios de ensino de retorno para avaliar o aprendizado do paciente/familiar cuidador:
- Descreva como você selecionará sua imagem visual
- Descreva para mim quando você pretende usar a visualização
- Quero ter certeza de que descrevi bem essa terapia. Por favor, me explique os passos que você seguirá para colocar a visualização em prática

Terapias que requerem capacitação específica

Terapias que requerem capacitação específica são práticas complementares que os enfermeiros administram somente após concluírem determinado curso de estudo e capacitação. Elas requerem certificados de conclusão ou diplomas indicando que o profissional concluiu sua capacitação após participar de cursos adicionais, possui certificação nacional ou licenciatura adicional além da inscrição no conselho profissional de enfermagem para praticá-las e administrá-las. Várias terapias que requerem capacitação específica (p. ex., *biofeedback*, Pilates e acupuntura) são bastante eficazes e recomendadas por profissionais da saúde convencionais (NIH/NCCIH, 2021; Qaseem et al., 2017). No entanto, outras terapias (p. ex., homeopatia e naturopatia) ainda não foram adequadamente estudadas e sua eficácia em muitas condições tem sido questionada (NIH/NCCIH, 2021). Embora muitas dessas práticas complementares produzam efeitos positivos, todas as terapias apresentam certo risco, principalmente quando usadas em conjunto com terapias médicas convencionais. Portanto, é necessário adquirir mais conhecimento para efetivamente conversar sobre elas com os pacientes e orientar quanto à segurança de utilizá-las.

Biofeedback

Biofeedback é uma técnica de mente e corpo que utiliza instrumentos para ensinar como autorregular e autocontrolar voluntariamente algumas reações fisiológicas específicas. Instrumentos eletrônicos ou eletromecânicos mensuram, processam e fornecem informações para os pacientes a respeito de sua tensão muscular, atividade cardíaca, frequências respiratórias, padrões de ondas cerebrais e atividade do sistema nervoso autônomo. Essa informação, ou *feedback*, é apresentada por sinais de retroalimentação físicos, fisiológicos, auditivos e/ou visuais que proporcionam maior entendimento das pessoas sobre os processos internos que estão relacionados à doença e ao sofrimento. Terapias de *biofeedback* são utilizadas para modificar pensamentos, emoções e comportamentos que, por sua vez, promovem mudanças fisiológicas benéficas, resultando em mais saúde e bem-estar. Por exemplo, pacientes conectados a um dispositivo de *biofeedback* às vezes ouvem um som caso sua pulsação ou pressão arterial suba além de sua zona terapêutica. Os profissionais então ajudam os pacientes a interpretar esses sons e utilizam uma variedade de exercícios de respiração, relaxamento e imaginação para obter controle voluntário sobre o coração que se acelerou ou sobre a pressão arterial sistólica alta.

Biofeedback é uma adição efetiva nos programas de relaxamento tradicionais, pois ele demonstra imediatamente aos pacientes sua capacidade de controlar algumas reações fisiológicas e a relação entre pensamentos, sentimentos e reações fisiológicas (Figura 32.2). Ele ajuda as pessoas a se concentrarem e monitorarem partes específicas do corpo. O *biofeedback* ajuda os pacientes a controlar as funções fisiológicas que são mais difíceis de controlar ao fornecer *feedback* imediato sobre quais comportamentos de relaxamento do estresse funcionam com mais eficácia. Em um dado momento, os pacientes acabam percebendo as alterações fisiológicas positivas sem a necessidade do *feedback* fornecido pelos instrumentos.

Aplicações clínicas do *biofeedback*. O *biofeedback*, em suas diversas formas, pode ser aplicado em uma variedade de situações, havendo evidências comprobatórias de sua eficácia desde os anos 1980. Revisão sistemática revelou que em muitos estudos, o *biofeedback* conseguiu reduzir a dor de cefaleia e pode proporcionar um benefício como terapia adjuvante em homens que sofrem de incontinência urinária após uma prostatectomia (Kondo et al., 2019). Os mesmos pesquisadores verificaram evidências consistentes, embora

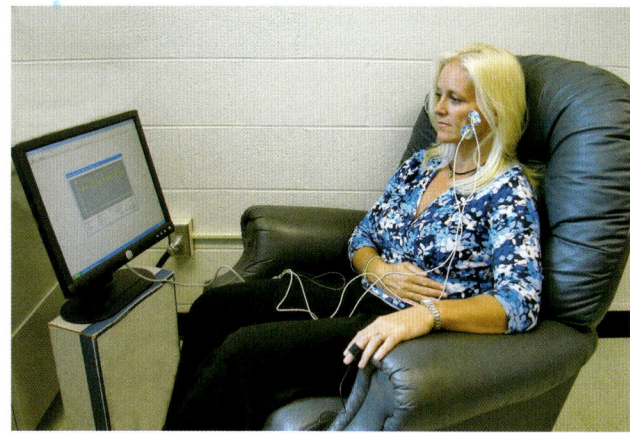

Figura 32.2 Uma paciente utilizando *biofeedback* pode visualmente verificar como o relaxamento afeta as funções fisiológicas (De Okeson JP: *Management of temporomandibular disorders and occlusion*, ed 8, St Louis, 2020, Elsevier.)

em menos estudos, sugerindo que o *biofeedback* pode melhorar a incontinência fecal e a recuperação de pacientes em casos de acidentes vasculares encefálicos. Não há evidências suficientes para se tirarem conclusões sobre os efeitos em diversas condições, incluindo bruxismo, dores de parto e doença de Raynaud (Kondo et al., 2019).

Um dos elementos mais cruciais de qualquer programa comportamental é a adesão ao regime de tratamento. Os pacientes que aderem ao regime de tratamento obtêm resultados mais positivos.

Limitações do *biofeedback*. Embora o *biofeedback* produza resultados efetivos em determinados pacientes, existem várias precauções a serem tomadas, principalmente naqueles que são portadores de condições psicológicas ou neurológicas. Durante as sessões de *biofeedback*, as emoções ou sentimentos reprimidos cujo enfrentamento às vezes é difícil ocasionalmente vêm à tona. Por esse motivo, os profissionais que oferecem *biofeedback* precisam ser capacitados em métodos psicológicos mais tradicionais ou dispor de profissionais qualificados para encaminhamento. Além disso, o uso prolongado de *biofeedback* às vezes diminui a pressão arterial, a frequência cardíaca e outros parâmetros fisiológicos. Assim como em outras intervenções biocomportamentais, devem-se monitorar atentamente os pacientes para determinar a necessidade de ajustes nas medicações.

Medicina tradicional chinesa

Medicina tradicional chinesa (MTC) é um sistema de medicina integral que começou como um sistema étnico de cura há aproximadamente 3.600 anos. A medicina chinesa considera saúde como "vida equilibrada", que se manifesta na forma de cabelos brilhantes, pele radiante, interações ativas, um corpo que funciona sem limitações e equilíbrio emocional. A promoção da saúde estimula uma alimentação saudável, exercícios moderados regulares, meditação/introspecção regular, relacionamentos familiares e sociais saudáveis, e abstenção de toxinas ambientais, como tabagismo.

Vários conceitos e princípios governam o sistema da MTC de avaliação, diagnóstico e intervenção. O mais importante deles é o conceito de *yin* e *yang*, que representam fenômenos opostos, porém complementares, e que coexistem em um estado de equilíbrio dinâmico. Exemplos incluem noite/dia, quente/frio, nublado/ensolarado. *Yin* representa frio, sombra e inibição, enquanto *yang* representa fogo, luz e entusiasmo. *Yin* também representa a parte interna do corpo, especificamente as vísceras, fígado, coração, baço, pulmões e rins, enquanto *yang* representa a parte externa, especificamente os intestinos, o estômago e a bexiga. Harmonia e equilíbrio em todos os aspectos da vida são fundamentais para a saúde, inclusive para o equilíbrio *yin/yang*. Seus praticantes acreditam que doenças ocorrem quando há um desequilíbrio entre este par de opostos. O desequilíbrio ocorre por excessos ou deficiências em três áreas: externa (seis "males" relacionados ao tempo e clima, incluindo vento, frio, fogo, umidade, calor de verão e secura), interna (que se originam das emoções e afetam diferentes órgãos, como raiva [fígado], alegria [coração] ou medo [rins]), ou nem interna nem externa (constituições frágeis congênitas, como defeitos de nascença, trauma, esgotamento, atividade sexual excessiva, má alimentação e venenos). O desequilíbrio acaba levando a perturbações da energia vital, ou *qi*, que, então, compromete o complexo corpo-mente-espírito da pessoa, causando "doenças". Perturbações da energia *qi* ao longo dos meridianos podem ser sistematicamente avaliadas e tratadas por praticantes da MTC.

A MTC é um sistema de tratamento individualizado baseado em um processo bastante específico de avaliação. Os profissionais usam quatro métodos para avaliar a condição do paciente: observar, ouvir/cheirar, perguntar/entrevistar e tocar/palpar. Na MTC, manifestações externas refletem o ambiente interno. Por exemplo, cor, formato e superfície da língua refletem a condição geral dos órgãos internos. Os pulsos fornecem informações sobre a condição e o equilíbrio da *qi*, do sangue, de *yin* e *yang*, e dos órgãos internos. Modalidades terapêuticas incluem acupuntura, plantas chinesas, massagem tui-ná, **moxabustão** (processo em que um cone ou bastão de plantas secas – ou moxa – que apresentam propriedades curativas é queimado sobre ou perto da pele), **ventosaterapia** (em que se coloca uma ventosa sobre a pele criando uma leve sucção), *tai chi* (originalmente uma arte marcial que é considerada como meditação em movimento, na qual os pacientes movem seus corpos lenta e delicadamente e com consciência enquanto respiram profundamente), *qi gong* (originalmente uma arte marcial que é considerada como uma série de movimentos ou gestos cuidadosamente coreografados que se destinam a promover e manipular o fluxo de *qi* no corpo), modificações de estilo de vida e mudanças na alimentação.

Aplicações clínicas da medicina tradicional chinesa.
A despeito do uso disseminado da MTC na Ásia, as evidências quanto à sua efetividade como sistema de cuidado integral são limitadas. A maioria das pesquisas nesse campo se concentra no estudo de elementos individuais de tratamento da MTC, como a acupuntura e fitoterapias.

Tai chi é eficaz em pacientes com transtornos de equilíbrio e em idosos. Pacientes com distúrbios vestibulares (da orelha interna) e outros distúrbios de equilíbrio se beneficiam pela melhora do equilíbrio e redução de quedas (Huang et al., 2019). Além disso, exercícios de *tai chi* em grupo são eficazes em ambientes de cuidados residenciais para reduzir tanto o medo de cair quanto as quedas em si (Purdie, 2019). Algumas evidências indicam que a MTC é útil no tratamento de fibromialgia (Nayeri et al., 2020).

Limitações da medicina tradicional chinesa.
A MTC não é regularizada na maioria dos estados norte-americanos, embora a acupuntura seja. O governo federal dos EUA reconhece a Accreditation Commission for Acupuncture and Oriental Medicine (ACAOM) como órgão responsável pela certificação de faculdades que ensinam acupuntura e MTC, e aproximadamente um terço dos estados em que a acupuntura é regulamentada requer graduação em faculdades certificadas pela ACAO. A National Certification Commission for Acupuncture and Oriental Medicine (NCC/AOM, n.d.) oferece exames de certificação em acupuntura, fitoterapias e terapias manipulativas chinesas. Encaminhe pacientes que solicitarem MTC a profissional qualificado, que pode ser encontrado em http://www.nccaom.org/find-a-practitioner-directory/.

Há algumas preocupações quanto à segurança dos tratamentos chineses à base de plantas que são utilizadas em chás, remédios e suplementos. A Food and Drug Administration (FDA) dos EUA não controla, inspeciona, ou garante que os ingredientes contidos nessas plantas sejam seguros e livres de toxinas. Relatos recentes sobre esses produtos sugerem que muitas plantas chinesas interagem com outros medicamentos tradicionais, como os associados a ácido acetilsalicílico (AAS), clopidogrel e outros medicamentos cardiovasculares (Xiao et al., 2019; Aykan e Aykan, 2019). Além disso, essas plantas podem ser bastante poderosas, interagindo com medicamentos e causando graves complicações (Burchum e Rosenthal, 2019). Ao avaliar uma pessoa que esteja fazendo uso da MTC, é preciso sempre perguntar sobre o complemento completo das terapias, incluindo os tipos de plantas que o paciente esteja usando. Alguns pacientes consideram esses produtos como chás ou aditivos, pós ou suplementos alimentares, e não como medicamentos livres de prescrição.

Acupuntura
Sendo um elemento-chave da MTC, a **acupuntura** é uma prática milenar compartilhada por outros sistemas de cuidado asiáticos. Quando aplicada fora do sistema prático da MTC, a acupuntura é considerada uma terapia de mente e corpo, sendo denominada acupuntura medicinal. Nos EUA, a acupuntura medicinal é aplicada como tratamento individual por médicos, enfermeiros, quiropráticos, dentistas e acupunturistas com treinamento convencional para várias condições crônicas. Muitos estados já possuem regulamentos e requisitos de licenciatura para a prática da acupuntura.

A acupuntura regula ou realinha a **energia vital** *(qi)*, que flui como um rio pelo corpo através de canais que formam um sistema de caminhos chamados meridianos. Doze meridianos primários e oito secundários são usados por acupunturistas medicinais. Uma obstrução nesses canais bloqueia o fluxo de energia em outras partes do corpo. Os acupunturistas inserem agulhas em áreas específicas ao longo dos canais nos chamados **acupontos**, através dos quais a energia *qi* pode ser influenciada e o fluxo pode ser restabelecido. A aplicação de calor ou de correntes elétricas fracas amplifica os efeitos das agulhas.

Aplicações clínicas da acupuntura.
Evidências atuais demonstram que a acupuntura modifica a resposta do corpo à dor e à maneira com que a dor é processada pelas vias neurais centrais e função cerebral (NIH/NCCIH, 2021). A acupuntura é eficaz para dores lombares, dor miofascial (p. ex., em distúrbio da articulação temporomandibular e neuralgia do trigêmeo), náusea e vômito induzidos por quimioterapia (com antieméticos orais), dores de cabeça tensionais, prevenção de enxaquecas e dor pós-operatória (Koppelman, n.d.; Nayeri et al., 2020; Reinstein et al., 2017). Também é utilizada para tratar distúrbios gastrintestinais, sintomas de menopausa, fogachos do climatério, depressão clínica (com antidepressivos) e transtorno de estresse pós-traumático, com níveis variados de eficácia (Koppelman, n.d.; NIH/NCCIH, 2021).

Limitações da acupuntura.
A acupuntura é uma terapia segura quando o profissional possui capacitação adequada e utiliza agulhas esterilizadas. Embora possam ocorrer complicações devido às agulhas, elas são raras caso o profissional tome as medidas adequadas para garantir a segurança do material e do paciente. Complicações relatadas incluem infecções resultantes de agulhas inadequadamente esterilizadas ou deixadas no lugar por um período prolongado de tempo, quebra de agulhas, perfuração de um órgão interno, hemorragia, desmaios, convulsões e sonolência pós-tratamento.

É necessário cautela ao usar acupuntura em pacientes gestantes e nos pacientes com histórico de convulsões, nas pessoas com hepatite ou naquelas infectadas com o vírus da imunodeficiência humana (HIV). O tratamento é contraindicado em pessoas com distúrbios hemorrágicos e infecções cutâneas. Além disso, agulhas semipermanentes não devem ser utilizadas em pacientes que tenham doença cardíaca valvular devido ao maior risco de infecção. Eletroacupuntura não é recomendada para pessoas que usam marca-passo ou para pessoas com arritmias cardíacas, ou com epilepsia e gestantes (Fontaine, 2018).

Toque terapêutico

Toque terapêutico (TT), que foi desenvolvido nos anos 1970 por Delores Krieger e Dora Kunz, é uma das "terapias de toque" identificadas pelo NIH/NCCIH. Ele afeta os campos energéticos que circundam e penetram o corpo humano com a intenção consciente de ajudar ou curar (Bagci e Yucel, 2020; Helming et al., 2022). Enfermeiros incluem essa terapia em todos os aspectos do cuidado. Outras terapias de toque incluem acupressão, toque reparador (TR) e *reiki*. Combinando tradições orientais milenares com teoria de enfermagem moderna, o TT utiliza a energia do aplicador para influenciar positivamente o campo energético do paciente (ver Capítulo 7).

TT consiste em posicionar as palmas das mãos do profissional abertas sobre ou próximas do corpo da pessoa (Figura 32.3). O processo ocorre em cinco fases: concentração, análise, alinhamento, tratamento e avaliação. Para começar, o profissional se concentra física e psicologicamente, para estar presente no momento e bloquear distrações externas. Então, o profissional faz uma varredura do corpo do paciente com as palmas das mãos (a aproximadamente 5 a 15 cm de distância da superfície do corpo), da cabeça aos pés. Enquanto analisa o biocampo energético do paciente, o profissional foca a qualidade da energia *qi*, identificando áreas de tensões energéticas acumuladas, preocupações, fraquezas ou congestão que se manifestam como sensações de congestão, pressão, calor, frio, bloqueio, empuxe ou contração, ou estática ou formigamento. Então, o profissional redireciona esses padrões energéticos para harmonizar áreas problemáticas ou para estimular o movimento da energia *qi* em áreas que estejam travadas e congestionadas. Utilizando longos movimentos descendentes sobre os campos de energia do corpo, o profissional toca o corpo ou mantém as mãos posicionadas a alguns centímetros de distância do corpo. A fase final consiste em avaliar o paciente, reanalisando o campo energético para garantir que a energia esteja fluindo livremente, e determinando resultados adicionais e reações ao tratamento (Nayeri et al., 2020: Krieger, 1975, 1979).

Aplicações clínicas das terapias de toque. A evidência que corrobora a eficácia das terapias de toque, incluindo o toque terapêutico e o reparador, é inconclusiva, embora elas possam ser efetivas no tratamento da dor em adultos e crianças, em demência, trauma e ansiedade no curso de doenças agudas e crônicas (Baldwin e Trent, 2017). O Boxe 32.3 resume a importância do toque em idosos.

Limitações das terapias de toque. Embora as terapias de toque causem pouquíssimas complicações ou efeitos colaterais, elas podem ser contraindicadas em certas populações de pacientes. Por exemplo, pessoas que são sensíveis a interações e toque humanos (p. ex., pessoas que tenham sido abusadas fisicamente ou com transtornos psiquiátricos) no geral interpretam incorretamente a intenção do tratamento e se sentem ameaçadas e ansiosas em relação a este tipo de terapia. É importante determinar se seu paciente passou por algum trauma antes de utilizar terapias de toque (acesse https://www.samhsa.gov/trauma-violence para informações adicionais). Outros pacientes, incluindo mulheres gestantes, recém-nascidos, pacientes com instabilidades cardiovasculares e neurológicas, ou pacientes que estão morrendo, às vezes são sensíveis ao realinhamento de energias. As sessões nessas populações precisam ter um tempo limitado e devem ser especialmente delicadas (Umbreit e Johnson, 2018).

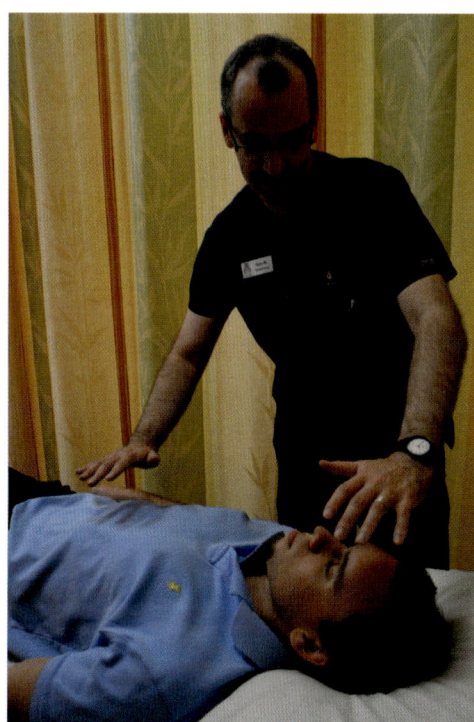

Figura 32.3 Durante uma sessão de toque terapêutico, o profissional direciona intencionalmente a energia para facilitar o processo de cura do paciente.

Boxe 32.3 Foco em idosos

A importância do toque

- Toque é uma necessidade primordial, tão necessário quanto poder se alimentar, crescer e ter onde morar. O toque é como um nutriente transmitido por meio da pele, e "fome da pele" ou privação de toque é como um tipo de desnutrição que alcançou proporções epidêmicas nos EUA, principalmente entre idosos (Bagci e Yucel, 2020; Hanley et al., 2017)
- Os idosos necessitam mais de toque do que qualquer outra faixa etária. No entanto, os idosos sentem "fome da pele". Idosos têm menos familiares ou amigos que possam tocá-los em um momento em que um simples toque pode melhorar a comunicação, principalmente quando outros sentidos já não são tão fortes (Helming et al., 2022)
- O toque simples ajuda os idosos a se sentirem mais conectados e aceitos pelas pessoas que os cercam e em maior sintonia com seus ambientes. O toque eleva a autoestima e o senso de valor (Umbreit e Johnson, 2018)
- Enfermeiros que reagem adversamente a alterações cutâneas causadas pela idade geralmente acham difícil tocar em idosos. Essa relutância transmite uma mensagem negativa para o idoso (Fontaine, 2018). Portanto, fique atento às suas próprias reações ao toque quando estiver cuidando de idosos para garantir uma abordagem terapêutica para o cuidado centrado no paciente
- Leve em consideração a aceitação do próprio paciente em relação ao toque. Peça sua permissão para segurar sua mão ou dar um abraço. Uma vez que você forma um relacionamento com um paciente, o toque pode normalmente ser mais espontâneo.

Pilates

Pilates envolve um sistema de exercícios baseado em seis princípios básicos: centralização, concentração, controle, precisão, fluidez de movimentos e respiração. Esses exercícios são adequados para pacientes em todas as fases da vida e se destinam a melhorar a força muscular, a coordenação, o equilíbrio e, em algumas situações, o estado funcional. Um estudo com crianças e adolescentes que tinham dor musculoesquelética ou função muscular limitada revelou que Pilates melhorou sua flexibilidade, força muscular, controle postural e equilíbrio (Hornsby e Johnston, 2020). Adultos e idosos com dores crônicas nas costas e/ou na cervical se beneficiaram com Pilates. Quando comparada à prática de exercícios aeróbicos, essa faixa etária reportou maior controle da dor e melhor força muscular e coordenação com os exercícios de Pilates (de Oliveira et al., 2019).

Falta de equilíbrio aumenta o risco de uma pessoa cair; isto é especialmente verdadeiro para idosos. Uma revisão sistemática sobre a aplicação de Pilates em idosos documentou que os exercícios de Pilates melhoraram o equilíbrio pessoal e o estado funcional. Nessa revisão sistemática, o que foi interessante é que essas melhoras ocorreram quando os exercícios de Pilates eram feitos somente uma vez por semana (Casonatto e Yamacita, 2020). Os benefícios do Pilates podem encorajar a prática de exercícios em pacientes relutantes a iniciar um programa de exercícios, principalmente aqueles com condições subjacentes e alterações funcionais.

Quiropraxia

A **quiropraxia**, uma terapia manipulativa ou corporal, foi desenvolvida em 1895 no Iowa (EUA). A crença geral da profissão de quiroprático é que a estrutura do corpo (principalmente a da coluna e da medula espinal) e a capacidade do corpo de funcionar normalmente estão intimamente relacionadas. Assim, quando a coluna está desalinhada, o fluxo de energia fica impedido, prejudicando as capacidades inatas de cura do corpo. A quiropraxia visa normalizar a relação entre a estrutura e a função por meio de uma série de manipulações (Laoudikou e McCarthy, 2020). Os profissionais utilizam as mãos ou dispositivos para realizar a manipulação, que é a aplicação de movimento controlado vigoroso súbito em uma articulação, movendo-a além de sua amplitude de movimento passivo. Geralmente, as manipulações são combinadas com outras modalidades terapêuticas, incluindo gelo e calor, estimulação elétrica, massagem de tecidos profundos, imobilização de articulações, aconselhamento sobre estilo de vida e medicamentos.

O cuidado quiroprático é uma maneira popular de terapia complementar nos EUA; 8,4% da população adulta e 3,3% da população pediátrica visitam quiropráticos a cada ano, representando praticamente 20 milhões de consultas de saúde (Clarke et al., 2015). O cuidado quiroprático é geralmente coberto pelos planos de assistência médica, incluindo Medicare e Medicaid dos EUA.

Aplicações clínicas da quiropraxia. Os objetivos básicos da quiropraxia estão em restaurar desequilíbrios estruturais e funcionais. Os quiropráticos acreditam que estrutura e função coexistem entre si e que alterações ou distorções estruturais acabam por causar anormalidades na função. Um grande problema estrutural que os quiropráticos tratam é subluxação vertebral (pescoço/costas) com seu correspondente sintoma de dor.

A quiropraxia melhora dores agudas e deficiências em alguns pacientes. Essa terapia também é às vezes eficaz por períodos prolongados na redução de dor lombar aguda e subaguda e da dor articular causada por osteoartrite. Tratamentos quiropráticos para dor na coluna lombar são eficazes em reduzir a dor, restaurar a função e reduzir as intervenções farmacológicas (Whedon et al., 2018). O cuidado quiroprático também é eficaz no tratamento de asma em crianças e adolescentes (Driehuis et al., 2019). Pacientes com câncer têm problemas para controlar a dor; um plano de cuidados centrado no paciente que incorpore tratamentos quiropráticos com o tratamento oncológico padrão e intervenções de controle da dor pode ajudar a reduzir a dor musculoesquelética e a dor muscular (Laoudikou e McCarthy, 2020).

Limitações da quiropraxia. Embora as terapias quiropráticas sejam seguras para uma série de condições, os quiropráticos não tratam diversas doenças ou condições com manipulação. Infecções ósseas e articulares requerem intervenção farmacológica ou cirúrgica, pois a integridade estrutural do osso ficaria comprometida caso fosse utilizada força excessiva. Outras contraindicações incluem mielopatia aguda, fraturas, luxações, artrite reumatoide e osteoporose.

Há alguns riscos associados à quiropraxia. Uma série de lesões, que variam em gravidade de reações adversas leves (p. ex., cefaleia passageira leve, aumento da dor e rigidez) a lesões mais graves (p. ex., dissecção da artéria vertebral), já foi relatada (Shekelle et al., 2017). O grau e risco da lesão dependem do tipo de manipulação realizada, do local da manipulação (a coluna cervical é mais suscetível a lesões graves), da saúde geral do paciente e da *expertise* do profissional. Ao orientar pacientes sobre o cuidado quiroprático, os aconselhe a checar as credenciais acadêmicas e certificações de quiropráticos qualificados e analisar com eles os tratamentos mais comuns e suas possíveis complicações.

Produtos naturais e fitoterápicos

Estima-se que aproximadamente 25 mil espécies de plantas sejam utilizadas medicinalmente em todo o mundo. É a forma mais antiga de medicina que se conhece, e evidências arqueológicas sugerem que remédios à base de plantas têm sido usados há mais de 60 mil anos. Medicamentos à base de plantas são uma parte proeminente do cuidado de saúde entre populações nativas originais ao redor do mundo. O interesse em produtos naturais também continua aumentando em países onde a biomedicina é dominante (Clarke et al., 2015).

Produtos não vitamínicos e não minerais são usados por 18% da população dos EUA para a prevenção de doenças e enfermidades e para promover a saúde e o bem-estar. Um produto natural é um composto químico ou substância produzida por um organismo vivo e inclui medicamentos à base de plantas (também conhecidos como fitoterápicos), suplementos alimentares, vitaminas, minerais, micoterapias (produtos à base de fungos), óleos essenciais (aromaterapia) e probióticos. Muitos são vendidos sem necessidade de prescrição médica, como suplementos alimentares. Os produtos mais frequentemente utilizados são óleo de peixe/ácidos graxos ômega 3, glucosamina, probióticos/prebióticos, melatonina, coenzima Q10, *echinacea*, *cranberry*, alho, ginseng e ginkgo biloba (Clarke et al., 2015).

Os fitoterápicos não estão aprovados para uso como medicamentos e não são controlados pela FDA. Por esse motivo, muitos são vendidos como alimentos ou suplementos alimentares. A Dietary Supplement Health and Education Act (Lei de Saúde e Educação em Suplementos Alimentares), de 1994, permite que as empresas comercializem plantas como suplementos alimentares desde que não existam alegações de saúde escritas em seus rótulos. Os produtos naturais nos EUA são formulados primordialmente à base de materiais botânicos. Suas apresentações podem vir na forma de tinturas ou extratos, elixires, xaropes, cápsulas, pílulas, comprimidos, pastilhas, pós, pomadas ou cremes, gotas e supositórios.

Aplicações clínicas dos fitoterápicos. Uma série de plantas é segura e eficaz para uma variedade de condições (Tabela 32.2). Para algumas mulheres, a depressão do climatério impede de forma significativa suas atividades diárias e sociais. Suporte farmacológico de fato oferece algum alívio. Contudo, quando seu uso é combinado com a

Tabela 32.2 Plantas seguras ou eficazes segundo determinação das autoridades regulatórias fora dos EUA.

Nome comum e usos	Efeitos	Possíveis interações medicamentosas
Babosa Distúrbios da pele, incluindo queimaduras, inflamação e lesões agudas (uso tópico)	Aceleração da cicatrização de feridas	Furosemida e diuréticos de alça
Ulcerações gastrintestinais, incluindo doença de Crohn e colite ulcerativa (VO)	Mecanismo desconhecido, embora possua um conhecido efeito laxante	Pode intensificar os efeitos de laxantes quando ingerida VO
Camomila Doenças inflamatórias do trato gastrintestinal e do trato respiratório superior	Anti-inflamatório	Substâncias que causam sonolência (álcool, barbitúricos, benzodiazepinas, narcóticos e antidepressivos)
Transtorno de ansiedade generalizado	Agente calmante	
Echinacea Infecções do trato respiratório superior	Estimulante do sistema imune	Medicamentos antirrejeição e outros fármacos que deprimem o sistema imune Pode interagir com antirretrovirais e outros medicamentos usados no tratamento de HIV/AIDS
Matricária Cicatrização de feridas	Anti-inflamatório	Varfarina e outros anticoagulantes
Artrite	Inibição da serotonina e prostaglandinas	Ácido acetilsalicílico e ibuprofeno
Alho Níveis elevados de colesterol	Inibição da agregação plaquetária	Varfarina e afinadores do sangue
Hipertensão		Saquinavir e outros medicamentos anti-HIV
Gengibre Náuseas e vômito	Antiemético	Varfarina e anticoagulantes Ácido acetilsalicílico e AINEs
Ginkgo Doença de Alzheimer e demência	Melhora da memória, embora esses efeitos sejam questionados devido aos resultados de dois estudos clínicos recentes	Varfarina e anticoagulantes Ácido acetilsalicílico e AINEs
Alcaçuz Distúrbios gastrintestinais, incluindo úlceras gástricas e hepatite C	Desconhecidos	Corticosteroides e outros medicamentos imunossupressores Digoxina Medicamentos anti-hipertensivos
Sabal serrulata Hiperplasia prostática benigna	Prevenção da conversão de testosterona em di-hidrotestosterona (necessária para a multiplicação de células da próstata)	Finasterida e medicamentos antiandrogênicos
Dor pélvica crônica	Mecanismo desconhecido	Nenhuma conhecida
Valeriana Transtornos do sono, ansiedade e inquietação leves	Depressão do sistema nervoso central	Barbitúricos e outros soníferos Álcool Anti-histamínicos

AIDS, síndrome da imunodeficiência adquirida; *AINEs*, anti-inflamatórios não esteroidais; *HIV*, vírus da imunodeficiência humana; *VO*, via oral. (De National Institutes of Health/National Center for Complementary and Integrative Health: *Herbs at a glance*, 2018. https://nccih.nih.gov/health/herbsataglance.htm. Accessed September 12, 2021.)

Medicina Tradicional Chinesa (MTC), houve redução de autorrelato de sintomas depressivos das pacientes e melhorou sua qualidade de vida (Wang et al., 2018). Outro estudo investigou a curcumina – uma substância extraída de uma planta amarela associada à cúrcuma e ao gengibre. Esse polifenol, a curcumina, aparentemente tem um potente efeito anti-inflamatório, sendo seu uso sugerido para prevenção e progressão do câncer, além de outras condições crônicas. Estudos clínicos recentemente revelaram que os curcuminoides são eficazes para a redução da glicemia sanguínea de jejum em pessoas com disglicemia, inclusive em casos de pré-diabetes e de outras síndromes metabólicas (Melo et al., 2018).

Limitações dos fitoterápicos. Só porque um produto é "natural", não significa que ele seja "seguro". Embora medicamentos à base de plantas proporcionem efeitos benéficos para uma variedade de condições, também há uma série de problemas nisso. Por não haver regulamentação para esse segmento, as concentrações dos ingredientes ativos desses produtos variam consideravelmente. Contaminação por outras plantas ou produtos químicos, incluindo pesticidas e metais pesados, também é um problema. Nem todas as empresas seguem diretrizes rigorosas de fabricação e controle de qualidade que estabelecem os padrões de níveis aceitáveis de pesticidas, solventes residuais, níveis de bactérias e metais pesados. Por esse motivo, os pacientes devem ser orientados a comprar fitoterápicos somente de fabricantes confiáveis. Isso significa que os rótulos de fitoterápicos precisam conter o nome científico da planta, o nome e o endereço do verdadeiro fabricante, número de lote ou remessa, data de fabricação e data de validade. Usar produtos naturais que tenham sido atestados pela Farmacopeia dos EUA é outra maneira de garantir a segurança, a qualidade e a pureza do produto. Procure o selo de Suplemento Alimentar atestado pela farmacopeia dos EUA nos rótulos dos produtos quando estiver comprando ou recomendando produtos naturais.

Algumas plantas também contêm produtos tóxicos que foram associados ao câncer. A Tabela 32.3 relaciona várias plantas que não oferecem segurança. Algumas substâncias botânicas contêm produtos químicos poderosos. Assim como com qualquer outro medicamento, verifique a interação e a compatibilidade das plantas em questão com outras substâncias prescritas ou de venda livre que estejam sendo usadas simultaneamente.

Papel da enfermagem integrativa

O interesse em terapias complementares e em uma abordagem integrativa de cuidado continua aumentando, parcialmente impulsionado pela explosão de casos de adição em opioides, aumento do número casos de doenças crônicas e necessidade de se considerarem opções de tratamento não farmacológicas (National Academies of Sciences, Engineering, and Medicine, 2017). Na América do Norte e na Europa, grupos profissionais defendem cada vez mais o uso de terapias complementares e monitoram pesquisas nesse campo. O American College of Physicians divulgou novas diretrizes de prática clínica para o manejo de dor lombar aguda, subaguda e crônica em 2017, recomendando o uso de intervenções não farmacológicas que incluem *tai chi*, ioga e outras técnicas que combinam mente e corpo (Qaseem et al., 2017).

Tabela 32.3 Plantas que não oferecem segurança.

Nome comum	Efeitos	Comentários
Cálamo (sendo o tipo indiano o mais tóxico)	Febre Auxilia a digestão	Contém quantidades variadas de *cis*-isoasarona carcinogênica Casos documentados de danos renais e convulsões com preparações orais
Chaparral	Anticâncer Usado para bronquite em sistemas terapêuticos tradicionais (nativo americano e medicina popular hispânica) Encontrado em produtos "naturais" de emagrecimento	Sem comprovação de eficácia Causa toxicidade hepática grave em alguns casos Graves contrações uterinas
Unha-de-cavalo	Antitussígeno	Contém alcaloides de pirrolizidina carcinogênicos Hepatotóxica
Confrei	Cicatrização de feridas e lesões agudas Usado para efeitos anti-inflamatórios na osteoartrite e artrite reumatoide	Contém alcaloides de pirrolizidina carcinogênicos Pode causar doença venoclusiva Hepatotóxico
Efedrina (*ma huang*)	Estimulante do sistema nervoso central Broncodilatador Estimulação cardíaca Perda de peso	Não seguro para pessoas com hipertensão, diabetes ou doença da tireoide Evitar consumo conjunto com cafeína
Tasneirinha	Estimulante do fluxo menstrual	Hepatotóxica
Caruru-de-cacho	Antirreumático Anticâncer	Não usar em crianças, mas muitos sites na internet afirmam ser seguro com observação, monitoramento e dosagem adequados; geralmente usado com remédios populares do sistema nativo americano

De National Institutes of Health/National Center for Complementary and Integrative Health: *Herbs at a glance*, n.d., http://nccam.nih.gov/health/herbsataglance.htm. Accessed June 2020; Therapeutic Research Center: Foods, herbs, and supplements, 2021, https://naturalmedicines.therapeuticresearch.com/databases/foodherbssupplements.aspx; Accessed June 4, 2021; e U.S. Pharmacopeia, 2020, from http://www.usp.org/. Accessed October 4, 2020.

Os padrões de avaliação e manejo da dor de The Joint Commission exigem que as instituições credenciadas ofereçam terapia não farmacológica (complementar) para efetivamente controlar a dor dos pacientes (TJC, 2021). Todos os profissionais, incluindo enfermeiros, precisam encorajar o diálogo franco e aberto com os pacientes a respeito do uso de terapias complementares. Os profissionais também precisam ativamente convencer os pacientes a aceitar cuidados integrados para a prevenção de doenças, controle de enfermidades e para melhorar o bem-estar integral da pessoa por meio do uso de um amplo espectro de possíveis terapias em vez de contar exclusivamente com cirurgias ou medicamentos.

A abordagem integrativa de cuidados de saúde vai ao encontro do legado da enfermagem centrada no paciente e baseada em relacionamentos, que é focada no bem-estar e saúde geral da pessoa. Enfermeiros têm a possibilidade de se tornar participantes essenciais nesse tipo de sistema de atendimento de saúde. Muitos enfermeiros já fazem uso do toque, técnicas de relaxamento, imaginação e respiração e praticam essas técnicas utilizando os princípios de enfermagem integrativa (Kreitzer e Koithan, 2018). Familiarize-se com as evidências de cada modalidade que você incorporar em seu trabalho. Saiba qual paciente mais provavelmente se beneficiará de cada terapia, quando usar as diversas terapias, quais complicações podem ocorrer e quais precauções são necessárias ao utilizar essas terapias.

Além disso, você precisará ter conhecimento suficiente para discutir a gama completa de opções terapêuticas biomédicas e complementares para que você consiga ajudar os pacientes a tomarem decisões conscientes sobre sua saúde. Sempre pergunte diretamente aos pacientes sobre seu uso de terapias complementares, incluindo atividades de autocuidado, como ioga, meditação ou suplementos alimentares. Esteja a par das evidências referentes às várias terapias complementares para que você possa dar recomendações adequadas de quais terapias seriam possivelmente úteis para os pacientes. Conheça os diferentes processos de credenciamento e como indicar pacientes a profissionais competentes. Entenda os possíveis benefícios e riscos, para que essa informação seja transmitida de forma clara e completa. Mantenha-se informado para poder aconselhar os pacientes a quando buscar cuidados convencionais e quando é seguro considerar serviços complementares de saúde. Por exemplo, se um paciente está sentindo dor no lado direito do baixo-ventre, náuseas e vômito, suspeite de condições como apendicite ou colite e recomende uma consulta médica. Contudo, se o paciente sofre de um distúrbio gastrintestinal crônico e foi diagnosticado com síndrome do intestino irritável, o paciente pode se beneficiar de relaxamento e fitoterápicos. Esteja ciente sobre as precauções de segurança em cada terapia complementar, e incorpore-as em seus planos de orientação. Finalmente, conheça a Lei do Exercício Profissional de Enfermagem aplicável no seu estado no que tange às terapias complementares e pratique-as somente dentro do escopo da lei vigente.

Enfermeiros trabalham em estreita colaboração com seus pacientes e estão exclusivamente posicionados para se familiarizarem com os pontos de vista espiritual e cultural do paciente. Eles são capazes de determinar quais terapias estão mais adequadamente alinhadas a estas convicções e oferecer recomendações consoantes com as mesmas. Ser conhecedor das terapias complementares o ajudará a fornecer informações precisas para os pacientes e para outros profissionais da saúde.

Pontos-chave

- Programas de atenção à saúde complementar ou integrativa utilizam o complemento total das abordagens de tratamento (biomédica e complementar) para proporcionar cuidado centrado no paciente
- Terapia alternativa utiliza terapias complementares *no lugar de* tratamento médico e farmacológico convencional; terapias alternativas são o tratamento primário que substitui o cuidado biomédico
- A resposta ao estresse é uma resposta adaptativa que permite que as pessoas reajam a situações estressantes
- Uma resposta ao estresse crônico é geralmente desajustada, levando a tensão muscular crônica, mudanças de humor, e alterações imunológicas
- Algumas terapias complementares requerem comprometimento e envolvimento regular do paciente para que sejam mais efetivas e ofereçam resultados benéficos prolongados
- Avalie constantemente a resposta do paciente às terapias complementares, já que as doses de medicamentos podem precisar ser alteradas com base nas reações fisiológicas
- Terapias complementares acessíveis à enfermagem incluem relaxamento, meditação e técnicas de atenção, e imaginação guiada. Evidências apontam que seu uso diminui os efeitos do estresse e melhora o bem-estar geral do paciente
- Relaxamento é um tratamento eficaz para muitos pacientes. Por exemplo, ele pode diminuir a pressão arterial, reduzir sintomas relacionados ao câncer, controlar a depressão e a falta de ar, e reduzir a dor, o uso de opioides e a ansiedade. Enfermeiros utilizam julgamento clínico para determinar quais técnicas de relaxamento devem ser manejadas e quando utilizá-las nos pacientes
- *Biofeedback* é uma técnica mental-corporal que utiliza instrumentos para ensinar autorregulação e autocontrole voluntário de reações fisiológicas específicas. Terapias de *biofeedback* são utilizadas para mudar pensamentos, emoções e comportamentos, que, por sua vez, promovem mudanças fisiológicas benéficas, resultando em melhora da saúde e bem-estar
- Toque terapêutico é uma "terapia de toque" que os enfermeiros incluem em vários aspectos do cuidado. Outras terapias de toque incluem acupressão, toque reparador (TR) e *reiki*, que misturam tradições orientais antigas com teoria de enfermagem moderna
- A acupuntura regula a *qi*, que flui pelo corpo nos meridianos. Acupunturistas inserem agulhas em áreas específicas para influenciar e restabelecer o fluxo de *qi*. A acupuntura é usada para tratar uma variedade de sintomas, como dor, náusea e vômito induzido por quimioterapia e enxaquecas e dores de cabeça tensionais
- Muitas terapias complementares requerem que os profissionais façam cursos adicionais e obtenham certificação, como no caso do *biofeedback*, terapias de toque (toque terapêutico, *reiki* e toque reparador) e acupuntura
- Medicamentos fitoterápicos não são aprovados para uso como medicamentos e não são regulamentados pela FDA. Várias ervas são seguras e eficazes para uma variedade de condições. Alguns medicamentos fitoterápicos podem ser contaminados com medicações prescritas, e é importante compreender as ações dos medicamentos fitoterápicos e quaisquer possíveis interações com as medicações de prescrição dos pacientes
- Embora existam crescentes evidências que corroborem o uso de terapias complementares, são necessárias outras pesquisas suficientemente robustas e rigorosas.

Para refletir

- Você está realizando uma avaliação de internação pré-cirúrgica de um paciente cirúrgico. De quais informações do histórico você precisa para determinar se seu paciente utiliza algum produto natural ou terapia complementar?
- Pense em uma experiência clínica recente. Houve alguma situação na qual uma abordagem complementar ou integrativa de cuidado seria considerada útil ou talvez inadequada? Por exemplo, pense se uma terapia complementar seria útil no pronto atendimento e nos cuidados de fim de vida

- Pense em várias técnicas de relaxamento discutidas neste capítulo. Como estas técnicas ajudariam você a se preparar para seus atuais cursos e experiências clínicas?

Questões de revisão

1. Quando do planejamento das orientações para o paciente, é importante lembrar que os pacientes com quais das seguintes enfermidades poderiam encontrar alívio em terapias complementares?
    a. Lúpus e diabetes melito.
    b. Úlceras e hepatite.
    c. Doença cardíaca e pancreatite.
    d. Dor crônica nas costas e artrite.
2. Quais terapias complementares são mais facilmente aprendidas e aplicadas pelos enfermeiros? (Selecione todas as aplicáveis.)
    a. Massagem terapêutica.
    b. Medicina tradicional chinesa.
    c. Relaxamento progressivo.
    d. Respiração e imaginação guiada.
    e. Toque terapêutico.
3. Durante o planejamento do cuidado de um paciente, um enfermeiro sabe que prestar cuidado integrado inclui quais das seguintes respostas?
    a. Doença, espírito e interações familiares.
    b. Desejos e emoções do paciente.
    c. Mente, corpo e espírito dos pacientes e seus familiares.
    d. Músculos, nervos e distúrbios da coluna.
4. Quais habilidades cognitivas um paciente pode desenvolver enquanto pratica relaxamento? (Selecione todas as aplicáveis.)
    a. Melhorar a capacidade de prestar atenção por maior período.
    b. Limitar estímulos que chegam ao campo de visão de uma pessoa.
    c. Interromper o foco em uma atividade desnecessária direcionada ao objetivo.
    d. Ser capaz de tolerar experiências que sejam incertas.
    e. Construir relacionamentos com outras pessoas significativas.
5. Um enfermeiro está cuidando de um paciente com dor crônica de artrite. O paciente quer acrescentar algumas terapias complementares para ajudá-lo no controle da dor. Quais terapias poderiam ser mais eficazes para controlar a dor? (Selecione todas as aplicáveis.)
    a. Biofeedback.
    b. Acupuntura.
    c. Toque terapêutico.
    d. Quiropraxia.
    e. Fitoterápicos.
6. Um enfermeiro está cuidando de um paciente com resposta ao estresse. O enfermeiro planeja o cuidado com o conhecimento de que os sistemas respondem ao estresse de que maneira? (Selecione todas as aplicáveis.)
    a. Sempre falham e causam doenças e enfermidades.
    b. Protegem a pessoa contra danos a curto prazo.
    c. Reagem da mesma maneira em todas as pessoas.
    d. Causam respostas negativas com o tempo.
    e. Toleram a reação ao estresse indefinidamente.
7. A meditação pode intensificar os efeitos de quais dos medicamentos a seguir? (Selecione todas as aplicáveis.)
    a. Medicamentos esteroides.
    b. Insulina.
    c. Medicamentos que regulam a tireoide.
    d. Xaropes para tosse.
    e. Medicamentos anti-hipertensivos.
8. Qual das afirmações a seguir representa a melhor explicação de toque terapêutico (TT)?
    a. Intencionalmente mobiliza a energia para equilibrar, harmonizar e reajustar o biocampo do paciente.
    b. Intencionalmente repara danos teciduais ou corrige certos sintomas de doenças.
    c. É impressionantemente eficaz em diversas condições.
    d. É completamente seguro e não necessita de nenhuma precaução especial.
9. A medicina tradicional chinesa (MTC) é utilizada por muitos pacientes. Qual afirmação descreve de forma mais correta a(s) intervenção(ões) oferecida(s) pelos praticantes da MTC?
    a. Utiliza a acupuntura como sua principal modalidade de intervenção.
    b. Utiliza várias modalidades baseadas nas necessidades do indivíduo.
    c. Utiliza principalmente remédios à base de plantas e exercícios.
    d. É o equivalente à acupuntura médica.
10. O enfermeiro-chefe de uma clínica comunitária quer que sua equipe ofereça várias terapias complementares disponíveis na comunidade. Qual é a finalidade deste treinamento? (Selecione todas as aplicáveis.)
    a. Os enfermeiros desempenham um papel fundamental no uso seguro de terapias complementares.
    b. Normalmente, os enfermeiros são questionados a respeito de recomendações e estratégias para promoção do bem-estar e da qualidade de vida.
    c. Os enfermeiros aprendem como praticar todas as modalidades complementares durante sua formação básica.
    d. Os enfermeiros desempenham um papel fundamental na educação dos pacientes, fornecendo informações sobre o uso seguro dessas estratégias de cura.
    e. Os enfermeiros consideram os aspectos culturais do cuidado e reconhecem que muitas dessas estratégias complementares fazem parte da vida dos pacientes.

Respostas: 1. d; **2.** c, d; **3.** c; **4.** a, c, d; **5.** a, b, c, d, e; **6.** b, d; **7.** c, e; **8.** a; **9.** b; **10.** a, b, d, e.

Referências bibliográficas

American Holistic Nursing Association/American Nurses Association: *Holistic nursing: scope and standards of practice*, ed 3, Silver Spring, MD, 2019, American Nurses Publishing.

Benson H: *The relaxation response*, New York, 1975, Avon.

Burchum JR, Rosenthal LD: *Lehne's pharmacology for nursing care*, ed 10, St. Louis, 2019, Elsevier.

Climaco LC, et al: Getting to know the integrative and complementary practices in health: educational workshop, *J Nurs UFPE* 13(4):1167, 2019.

Fontaine K: *Complementary and integrative therapies for nursing practice*, ed 5, Upper Saddle River, NJ, 2018, Prentice Hall.

Gawain S: *Creative visualization: use the power of your imagination to create what you want in your life*, Novato, CA, 2016, New World Library.

Gross C, et al: Meditation. In Lindquist R, et al., editors: *Complementary and alternative therapies in nursing*, ed 8, New York, 2018, Springer.

Hanley MA, et al: A practice-based theory of healing through therapeutic touch, *J Holist Nurs* 35(4):369, 2017.

Helming M, et al: *Dossey and Keegan's holistic nursing: a handbook for practice*, ed 8, Boston, MA, 2022, Jones & Bartlett.

Kabat-Zinn J: *Falling awake: how to practice mindfulness in everyday life*, New York, 2018, Hachette Books.

Koithan M: Concepts and principles of integrative nursing. In Kreitzer MJ, Koithan M, editors: *Integrative nursing*, ed 2, New York, 2018, Oxford Press.

Krieger D: Therapeutic touch: the imprimatur of nursing, *Am J Nurs* 25:784, 1975.

Krieger D: Searching for evidence of physiological change, *Am J Nurs* 79:660, 1979.

Kreitzer MJ, Koithan M: *Integrative nursing*, ed 2, New York, 2018, Oxford Press.

Lindquist R, et al: *Complementary and alternative therapies in nursing*, ed 8, New York, 2018, Springer.

National Academies of Sciences: *Engineering, and medicine: pain management and the opioid epidemic: balancing societal and individual benefits and risks of prescription opioid use*, Washington, DC, 2017, The National Academies Press.

National Certification Commission for Acupuncture and Oriental Medicine (NCC/AOM): n.d. https://www.nccaom.org/. Accessed September 12, 2021.

National Institutes of Health/National Center for Complementary and Integrative Health (NIH/NCCIH): 2021. https://nccih.nih.gov/. Accessed September 12, 2021.

Purdie N: Tai Chi to prevent falls in older adults, *Br J Community Nurs* 24(11):L 550, 2019.

Rakel D: *Integrative medicine*, ed 4, Philadelphia, 2018, Elsevier Saunders.

Ringdahl D, et al: Integrative nursing practice. In Kreitzer MJ, Koithan M, editors: *Integrative nursing*, ed 2, New York, 2018, Oxford Press.

Schaub B, White M. Imagery. In Helming M, et al., editors: *Dossey and Keegan's holistic nursing: a handbook for practice*, ed 8, Boston, MA, 2022, Jones & Bartlett.

Voss M, Kreitzer MJ: Stress, resilience, and wellbeing. In Kreitzer MJ, Koithan M, editors: *Integrative nursing*, ed 2, New York, 2018, Oxford Press.

Referências de pesquisa

Aykan DA, Aykan AC: Factors associated with the concomitant use of cardiovascular drugs and dietary herbal products: a cross-sectional study, *J Cardiovasc Pharmacol Ther* 24(2):146, 2019.

Bagci H, Yucel SC: A systematic review of the studies about therapeutic touch after the year 2000, *Int J Caring Sci* 13(1):2312, 2020.

Baldwin AL, Trent NL: An integrative review of scientific evidence for reconnective healing, *J Altern Complement Med* 23(8):590, 2017.

Bee SM, et al: Relaxation therapies. In Lindquist R, et al., editor: *Complementary and alternative therapies in nursing*, ed 8, New York, 2018, Springer.

Brighton LJ, et al: Holistic services for people with advanced disease and chronic breathlessness: a systematic review and meta-analysis, *Thorax* 74(3):270, 2019. https://www.ncbi.nlm.nih.gov/pmc/articles/PMC6467249/. Accessed September 12, 2021.

Carlson LE: Distress management through mind-body therapies in oncology, *J Natl Cancer Inst Monogr* 2017(52):37, 2017.

Casonatto J, Yamacita CM: Complementary therapies in medicine, *Complement Ther Med* 48:102232, 2020.

Clarke T, et al: Trends in the use of complementary health approaches among adults: United States, 2002–2012, *Natl Health Stat Report* 79:1, 2015. https://www.ncbi.nlm.nih.gov/pmc/articles/PMC4573565/. Accessed September 12, 2021.

Cushing RM, Braun KL: Mind-body therapy for military veterans with post-traumatic stress disorder: a systematic review, *J Altern Complement Med* 24(2):106, 2018.

de Oliveira NTB, et al: Effectiveness of the Pilates method versus aerobic exercises in the treatment of older adults with chronic low back pain: a randomized controlled trial protocol, *BMC Musculoskelet Disord* 20(1):1, 2019.

dos Santos Felix MM, et al: Relaxation therapy with guided imagery for postoperative pain management: an integrative review, *Pain Manag Nurs* 20:3, 2019.

Driehuis F, et al: Spinal manual therapy in infants, children and adolescents: a systematic review and meta-analysis on treatment indication, technique and outcomes, *J Clin Chiropr Pediatr* 18(2):1603, 2019.

Globe G, et al: Clinical practice guidelines: chiropractic care for low back pain, *J Manipulative Physiol Ther* 39(1):1, 2016.

Huang HW, et al: Impact of Tai Chi exercise on balance disorders: a systematic review, *Am J Audiol* 28:391, 2019.

Hilton L, et al: Mindfulness meditation for chronic pain: systematic review and meta-analysis, *Ann Behav Med* 51(2):199, 2017.

Hornsby E, Johnston LN: Effect of Pilates intervention on physical function of children and youth: a systematic review, *Arch Phys Med Rehabil* 101(2):317, 2020.

Kondo K, et al: Efficacy of biofeedback for medical conditions: an evidence map, *J Gen Intern Med* 34(12):2883, 2019. https://www.ncbi.nlm.nih.gov/pmc/articles/PMC6854143/. Accessed September 12, 2021.

Koppelman MH: Acupuncture: an overview of scientific evidence, n.d. https://www.evidencebasedacupuncture.org/acupuncture-scientific-evidence/. Accessed September 12, 2021.

Kreitzer MJ, Zbrowsky T: Creating optimal healing environments. In Lindquist R, et al., editors: *Complementary and alternative therapies in nursing*, ed 8, New York, 2018, Springer.

Laoudikou MT, McCarthy PW: Patients with cancer. Is there a role for chiropractic? *J Can Chiropr Assoc* 64(1):32, 2020.

Melo I, et al: Curcumin or combined curcuminoids are effective in lowering the fasting blood glucose concentrations of individuals with dysglycemia: systematic review and meta-analysis of randomized controlled trials, *Pharmacol Res* 128:137, 2018.

Montero-Marin J, et al: Meditation techniques v. relaxation therapies when treating anxiety: a meta-analytic review, *Psychol Med* 49:2118, 2019.

Nayeri ND, et al: The effect of complementary and alternative medicines on quality of life in patients with breast cancer: a systematic review, *Indian J Palliat Care* 26L:95, 2020.

Park SH, Han KS: Blood pressure response to meditation and yoga: a systematic review and meta-analysis, *J Altern Complement Med* 23(9):685, 2017.

Pospos S, et al: Web-based tools and mobile applications to mitigate burnout, depression, and suicidality among healthcare students and professionals: a systematic review, *Acad Psychiatry* 42(1):109, 2018.

Qaseem A, et al: Noninvasive treatments for acute, subacute, and chronic low back pain: a clinical practice guideline from the American College of Physicians, *Ann Intern Med* 166(7):514, 2017.

Reinstein AS, et al: Acceptability, adaptation, and clinical outcomes of acupuncture provided in the emergency department: a retrospective pilot study, *Pain Med* 18(1):169, 2017.

Sandvik RK, et al: Pain relief from nonpharmacological interventions in the intensive care unit: a scoping review, *J Clin Nurs* 29:1488, 2020.

Shekelle PG, et al: The effectiveness and harms of chiropractic care for the treatment of acute neck and lower back pain: a systematic review, *VA ESP Project #05-226*, 2017.

Stussman BJ, et al: U.S. physician recommendations to their patients about the use of complementary health approaches, *J Altern Complement Med* 26(1):25–33, 2020. https://www.ncbi.nlm.nih.gov/pmc/articles/PMC6998052/. Accessed September 12, 2021.

The Joint Commission (TJC): *Pain assessment and management standards*, 2021. https://www.jointcommission.org/resources/patient-safety-topics/pain-management-standards-for-accredited-organizations/. Accessed September 12, 2021.

Umbreit A, Johnson L: Healing touch. In Lindquist R, et al., editor: *Complementary and alternative therapies in nursing*, ed 8, New York, 2018, Springer.

Volpato E, et al: Relaxation techniques for people with chronic obstructive pulmonary disease: a systematic review and a meta-analysis, *Evid Based Complement Alternat Med* 628365, 2015. https://www.ncbi.nlm.nih.gov/pmc/articles/PMC4539049/. Accessed September 12, 2021.

Wang J, et al: Adjuvant therapy of oral Chinese herbal medicine for menopausal depression: a systematic review and meta-analysis, *Evid Based Complement Alternat Med* 2018:7420394, 2018.

Whedon JM, et al: Association between utilization of chiropractic services for treatment of low back pain and risk of adverse drug effects, *J Manipulative Physiol Ther* 41(5):383, 2018.

Wilson AD, et al: Mindfulness-based interventions for addictive behaviors: implementation issues on the road ahead, *Psychol Addict Behav* 31(8):888, 2017.

Xiao M, et al: Impact of the Chinese herbal medicines on dual antiplatelet therapy with clopidogrel and aspirin: pharmacokinetic and pharmacodynamics outcomes and related mechanisms in rats, *J Ethnopharmacol* 235:100, 2019.

PARTE 6 — Base Psicossocial para a Prática de Enfermagem

33

Autoconceito

Objetivos

- Discutir os fatores que influenciam os elementos do autoconceito e da autoestima
- Identificar fatores de estresse que afetam o autoconceito e a autoestima
- Relacionar os elementos do autoconceito com os estágios de desenvolvimento psicossocial e cognitivo
- Analisar as maneiras pelas quais o autoconceito do enfermeiro e as ações de enfermagem afetam o autoconceito e a autoestima dos pacientes
- Utilizar julgamento clínico sólido para realizar cuidados baseados em evidência para pacientes com distúrbio na imagem corporal, autoconceito alterado, baixa autoestima e conflito de papéis
- Examinar considerações culturais que afetam o autoconceito e a autoestima.

Termos-chave

Ambiguidade de papéis
Autoconceito
Autoestima
Conflito de papéis
Confusão de identidade
Desempenho de papel
Identidade
Imagem corporal
Papel do doente
Sobrecarga de papel
Tensão de papéis

A Sra. Johnson tem 52 anos e está se recuperando de mastectomia radical esquerda. Ela está no quarto solicitando que as cortinas da janela permaneçam fechadas e as luzes apagadas. Ela não inicia qualquer interação quando os funcionários do hospital entram no quarto. Kathryn Kline é uma estudante de enfermagem veterana que foi designada para cuidar da Sra. Johnson durante todo o período de sua internação.

Autoconceito é a visão que uma pessoa tem de si mesma. É algo subjetivo e envolve uma mistura complexa de pensamentos, desenvolvimento adaptativo, identidade cultural, estilo de enfrentamento, atitudes, percepções conscientes e inconscientes (Cícero, 2020). O autoconceito, ou como a alguém *pensa* que é, afeta diretamente a autoestima, ou como a pessoa se *sente* em relação a si mesma. Embora os termos *autoconceito* e *autoestima* sejam geralmente utilizados de maneira intercambiável, os enfermeiros precisam distinguir os dois para que possam avaliar os pacientes de maneira correta e abrangente e desenvolver um plano individualizado de cuidado baseado nas necessidades de cada um deles.

Os pacientes enfrentam uma variedade de problemas de saúde que ameaçam seu autoconceito e sua autoestima. A perda de uma função corporal, um declínio de tolerância à atividade e dificuldades em controlar uma doença crônica são exemplos de situações que alteram o autoconceito do paciente. Seu julgamento clínico sólido é essencial para selecionar as intervenções de enfermagem corretas para ajudar o paciente a se adaptar e ajustar às alterações no autoconceito. À medida que os componentes do autoconceito se fortalecem, os pacientes adquirem estratégias bem-sucedidas de enfrentamento e melhora da qualidade de vida e dos resultados de saúde (Zhou et al., 2020).

Base de conhecimento científico

Um autoconceito positivo, sobretudo um autoconceito físico positivo, é um componente-chave para a saúde mental e bem-estar psicológico de uma pessoa (Garn et al., 2020). O desenvolvimento e a manutenção do autoconceito e da autoestima começam desde a mais tenra idade e continuam durante toda a vida. Não apenas os pais e outros principais cuidadores influenciam o desenvolvimento do autoconceito e da autoestima de uma criança, como também, segundo apontam pesquisas, que a clareza do autoconceito é transmitida dos pais para os filhos (Esnaola e Sesé, 2020; Garn et al., 2020). Além disso, as pessoas aprendem e assimilam influências culturais sobre autoconceito e autoestima na infância e adolescência. Há uma ênfase significativa em promover o autoconceito de crianças em idade escolar. Em geral, crianças pequenas tendem a se avaliar muito mais do que o fazem com outras crianças, o que sugere que sua visão de si mesmas é positivamente elevada (Thomaes et al., 2017). A adolescência é um período especialmente crítico do desenvolvimento, no qual muitas variáveis, incluindo escola, família e amigos, afetam o autoconceito e a autoestima (Rosenberg, 1965). A experiência da adolescência pode afetar adversamente a autoestima, de maneira mais intensa para meninas do que para meninos. Em geral, meninos têm um melhor autoconceito do que as meninas, sobretudo nos domínios físico e social (Agrahari e Kinra, 2017; Esnaola e Sesé, 2020). Durante a puberdade, as meninas adolescentes são mais sensíveis em relação à sua aparência e sobre como as outras pessoas as veem

(Garn et al., 2020; Vartanian et al., 2018). É durante a adolescência que a busca por um senso permanente de si se transforma em uma tarefa fundamental do desenvolvimento influenciada por mudanças biológicas (p. ex., puberdade) e mudanças psicossociais (p. ex., novas interações com pares e modificações nos relacionamentos entre os pais e os adolescentes) (Erikson, 1963). Durante a adolescência, as pessoas repensam o sentido de si mesmas e experimentam novos papéis e fazem novos planos. Portanto, é importante avaliar as mudanças na formação da identidade e na autoestima entre as fases inicial, média e final da adolescência, pois as mudanças no autoconceito ocorrem com o tempo (Figura 33.1).

A maioria das pessoas enfrenta bem a transição da infância para adolescência, e dessa para a vida adulta, tornando-se adultos saudáveis e produtivos (Centers for Disease Control and Prevention [CDC], 2020). Satisfação profissional e desempenho geral na vida adulta também estão ligados à autoestima. Oportunidades de aperfeiçoamento pessoal, como explorar novas ideias, resolver problemas de maneiras criativas e aprender novas habilidades são fatores prognósticos de satisfação e comprometimento profissional, e promovem clareza de autoconceito e autoestima (Touhy e Jett, 2020). Às vezes, quando a pessoa perde o emprego, seu conceito sobre si mesmo declina, ela perde a motivação de ser socialmente ativa e pode até ficar depressiva. Eles perdem sua identidade profissional, o que altera suas autopercepções e práticas de autocuidado. Estabelecer um senso estável de si, mesmo que transcenda relacionamentos e situações, é um objetivo de desenvolvimento da vida adulta.

Variações culturais do autoconceito e da autoestima ao longo da vida impactam os comportamentos de saúde. Em meninas adolescentes, cultura, classe e autoestima servem de fatores de proteção contra comportamentos arriscados, incluindo comportamentos sexuais nocivos (Cicero, 2020; Wilkins e Miller, 2017). Da mesma maneira, a identidade cultural de idosos é um dos principais elementos do autoconceito e da autoestima (Touhy e Jett, 2020). Fique atento às perspectivas culturais do envelhecimento quando for cuidar dos pacientes. Sensibilidade a fatores que afetam o autoconceito e a autoestima em diversas culturas é essencial para garantir uma abordagem individualizada de cuidado de saúde.

Há uma íntima relação entre como os indivíduos se enxergam e como eles percebem sua saúde. Baixa autoestima é um fator de risco que deixa a pessoa vulnerável a problemas de saúde, enquanto uma autoestima mais elevada e sólidos relacionamentos sociais promovem uma boa saúde (Varcarolis e Fosbre, 2021). No geral, a convicção do paciente em relação à saúde pessoal melhora seu autoconceito. Frases como "eu aguento qualquer coisa" ou "nunca fiquei doente nenhum dia na minha vida" indicam que os conceitos da pessoa sobre sua saúde pessoal são positivos. Doença, hospitalização e cirurgia afetam o autoconceito. Doenças crônicas afetam a capacidade de proporcionar suporte financeiro e manter relacionamentos, o que então afeta a autoestima da pessoa e sua percepção de identidade e papéis. Percepções negativas em relação à condição de saúde se refletem em frases do tipo: "não vale mais a pena" ou "sou um fardo para minha família". Doenças crônicas afetam a identidade e a imagem corporal que se refletem em verbalizações como: "eu nunca vou melhorar" ou "não consigo nem me olhar mais".

O que as pessoas pensam e como elas se sentem sobre si mesmas afeta a maneira com que elas abordam o autocuidado físico e emocionalmente e como eles cuidam dos outros. Os comportamentos da pessoa são geralmente consistentes tanto com seu autoconceito quanto sua autoestima. Pessoas que têm um autoconceito ruim não se sentem no controle de situações e merecedoras de cuidados, o que influencia decisões sobre seus cuidados de saúde. Os pacientes têm dificuldade de tomar até as decisões mais simples, como, por exemplo, o que comer. Conhecer as variáveis que afetam o autoconceito e a autoestima é essencial para oferecer um tratamento efetivo.

> **Pense nisso**
>
> Reflita sobre uma frase que o paciente tenha dito recentemente sobre identidade, imagem corporal, desempenho de papel ou autoestima à qual você se achou despreparado para responder.

Base de conhecimento de enfermagem

Pesquisas em enfermagem e de ciências sociais contribuíram significativamente para o conhecimento sobre como cuidar das necessidades sociais e emocionais dos pacientes. Essa ampla base de conhecimento permite que os enfermeiros tenham uma visão holística dos pacientes, dessa maneira promovendo um cuidado de alta qualidade para o paciente que melhor atenda às necessidades do autoconceito de cada paciente e família. Compreender o autoconceito de um paciente é uma parte necessária de todo cuidado de enfermagem (Varcarolis e Fosbre, 2021).

Fatores que influenciam o desenvolvimento do autoconceito

O desenvolvimento do autoconceito é um processo vital complexo que envolve vários fatores. A teoria do desenvolvimento psicossocial de Erikson (Erikson, 1963) continua sendo benéfica para se compreender as principais tarefas que os indivíduos enfrentam durante os diferentes estágios do desenvolvimento. Cada estágio utiliza como base as tarefas do estágio anterior. O domínio bem-sucedido de cada estágio leva a um sólido senso de si mesmo (Boxe 33.1).

Aprenda a reconhecer os desafios de uma pessoa ao tentar atingir um estágio de desenvolvimento adequado à idade ou regressão para um estágio anterior em um período de crise. Esse entendimento permite que você individualize o cuidado e determine as devidas intervenções de enfermagem. O autoconceito está em constante mudança e pode ser baseado em alguns dos seguintes fatores:

- Senso de competência
- Percepção das reações dos outros ao corpo de alguém
- Percepções e interpretações contínuas dos pensamentos e sentimentos de outras pessoas
- Relacionamentos pessoais e profissionais
- Identidade acadêmica e profissional
- Características de personalidade que afetam as expectativas em relação a si mesmo

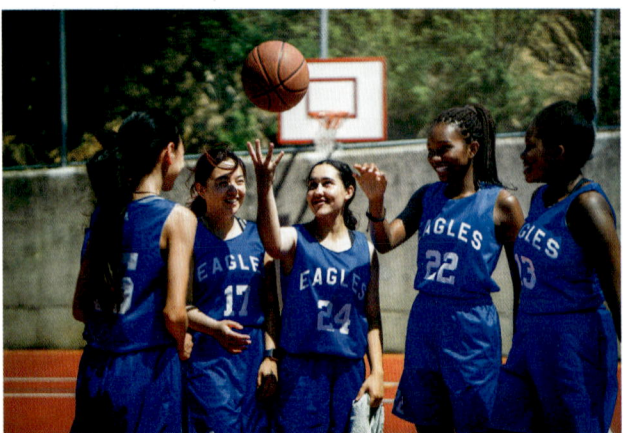

Figura 33.1 A participação dos adolescentes em atividades de grupo pode promover a autoestima. (Fonte: iStock.com/hraun.)

Boxe 33.1 Autoconceito: tarefas do desenvolvimento

Confiança × desconfiança (do nascimento aos 18 meses)
- Habilidade para confiar nos outros
- Desenvolve confiança mediante consistência nos cuidados e interações afetuosas
- Consegue distinguir entre si mesmo e o ambiente.

Autonomia × vergonha e dúvida (18 meses a 3 anos)
- Começa a comunicar o que gosta e o que não gosta
- Autocontrole e independência em pensamentos e ações
- Cada vez mais independente em pensamentos e ações
- Aprecia a aparência e a função do corpo (p. ex., vestir-se, alimentar-se, falar e andar).

Iniciativa × culpa (3 a 5 anos)
- Altamente imaginativo
- Identifica-se com um gênero
- Aumento da autoconscientização
- Melhora das habilidades linguísticas, incluindo a identificação de sentimentos.

Diligência × inferioridade (6 a 12 anos)
- Envolve-se em tarefas e atividades
- Considera a opinião de pares e professores
- Elevação da autoestima com o domínio de novas habilidades (p. ex., ler, fazer cálculos matemáticos, esportes, música)
- Consciência sobre seus pontos fortes e limitações.

Identidade × confusão do papel (12 a 19 anos)
- Aceita mudanças/amadurecimento do corpo
- Maturidade sexual
- Examina atitudes, valores e convicções; determina metas para o futuro
- Sente-se positivo sobre seu maior senso de si mesmo.

Intimidade × isolamento (do fim da adolescência até os 40 anos)
- Apresenta sentimentos estáveis e positivos sobre si mesmo
- Afiliação *versus* amor
- Passa com sucesso por transições de papéis e de aumento de responsabilidades.

Generatividade × estagnação (idade adulta: dos 40 aos 60 anos)
- Capaz de aceitar mudanças na aparência e na resistência física
- Reavalia os objetivos de vida
- Demonstra satisfação com o envelhecimento.

Integridade × desespero (dos 60 anos até o fim de vida)
- Sente-se positivo sobre a vida e seu significado
- Interessa-se em deixar um legado para a próxima geração.

- Percepções de eventos que podem ter um impacto em si mesmo
- Condição socioeconômica
- Domínio de experiências novas e anteriores
- Identidade cultural.

A autoestima normalmente aumenta no começo e no meio da infância, oscila ou permanece constante na adolescência, aumenta intensamente na juventude, continua aumentando no meio da fase adulta e atinge seu pico entre os 60 e 70 anos. De acordo com a clareza do autoconceito, a autoestima diminui ou permanece constante na terceira idade e cai acentuadamente no fim da terceira idade. Em algumas situações, essa baixa na autoestima está intimamente relacionada à perda de amigos e entres queridos, do *status* funcional e da independência (Orth et al., 2018). Embora esse padrão varie, no geral, isso realmente ocorre independentemente de sexo, condição socioeconômica e cultura.

As crianças geralmente apresentam uma autoestima elevada, pois seu senso de identidade é inflado por uma variedade de fontes bastante positivas, e declínios periódicos podem estar associados a mudanças para informações mais realistas de si mesmas. A adolescência é uma época de marcantes mudanças de amadurecimento e níveis oscilantes de autoestima que preparam o terreno para elevações do autoconceito da adolescência para a juventude (Esnaola e Sesé, 2020; Garn, 2020).

A ênfase de Erikson (1963) no estágio da generatividade explica o aumento da autoestima e do autoconceito na fase adulta (ver Capítulo 11). A pessoa foca em ser cada vez mais produtiva e criativa no trabalho e ao mesmo tempo auxiliar e guiar a próxima geração. Com base nos estágios de desenvolvimento de Erikson, um declínio no autoconceito mais adiante na fase adulta reflete menor necessidade de autopromoção e mudança no autoconceito para uma visão mais modesta e equilibrada de si mesmo. Muitos reportam um declínio da autoestima na fase adulta final em parte causada por mudanças físicas e emocionais associadas ao envelhecimento, mas idosos com clareza de autoconceito demonstram bem-estar psicológico. Quando o envelhecimento está associado à deterioração da saúde, intervenções de enfermagem devem focar nas mudanças de comportamento de saúde para promover o autocuidado e o autoconceito (Touhy e Jett, 2020). É essencial identificar intervenções específicas de enfermagem para atender às necessidades exclusivas dos pacientes em diversas fases da vida.

Componentes e termos inter-relacionados do autoconceito

Um autoconceito positivo traz uma sensação de valor, plenitude e consistência para as pessoas. Um autoconceito saudável oferece alto grau de estabilidade, o que gera sentimentos positivos em relação a si mesmo. Os componentes do autoconceito são identidade, imagem corporal e desempenho do papel.

Identidade. **Identidade** envolve o senso interno de individualidade, plenitude e consistência de uma pessoa ao longo do tempo e em diferentes situações. Implica ser distinto e destacado dos demais. Ser "você mesmo" ou ter uma vida autêntica é a base da verdadeira identidade. Crianças aprendem culturalmente quais são os valores, comportamentos e papéis aceitos por meio da identificação e exemplificação. Elas geralmente formam sua identidade a partir de auto-observações e pelo que as pessoas dizem a elas. Um indivíduo primeiramente se identifica com figuras de parentesco e mais tarde com outros exemplos, como professores ou pares (Hockenberry et al., 2019). Relacionamentos com os pais, professores e pares têm efeitos exclusivos e combinados para o autoconceito geral, acadêmico e social das crianças pequenas. Para formar uma identidade, a criança deve ser capaz de juntar os comportamentos aprendidos e as expectativas em uma entidade completa coerente, consistente e única (Erikson, 1963).

A conquista da identidade é necessária para desenvolver relacionamentos íntimos, pois as pessoas expressam sua identidade nos relacionamentos com outros indivíduos (Varcarolis e Fosbre, 2021). A sexualidade faz parte da identidade, e seu foco difere ao longo da vida. Por exemplo, conforme o adulto envelhece, o foco passa de procriação para companhia, intimidade física e emocional, e busca do prazer (Touhy e Jett, 2020). Identidade de gênero é a visão particular de uma pessoa sobre masculinidade e feminilidade; o papel do gênero é o comportamento masculino ou feminino demonstrado. Essa imagem e seu significado dependem de valores culturalmente determinados (ver Capítulos 9 e 34).

Existem diferenças culturais de identidade (Boxe 33.2). A identidade cultural se desenvolve a partir da identificação e socialização dentro de determinado grupo e pela experiência da internalização da resposta de indivíduos fora do grupo no autoconceito de uma pessoa. Existem diferenças de identidade cultural por meio da identificação com tradições, costumes e rituais dentro de determinado grupo cultural. Quando a identidade cultural é determinante para o autoconceito e é positiva, o orgulho cultural e a autoestima tendem a ser fortes. Em compensação, a internalização de preconceitos e desvalorização de um grupo étnico e racial minoritário pode resultar em isolamento social, o que pode influenciar negativamente o autoconceito (Cicero, 2020; Benninger e Savahl, 2017). Uma pessoa que sofra discriminação, preconceito ou fatores de estresse ambientais, como áreas de baixa renda ou de alta criminalidade, pode fazer um conceito de si diferente do de uma pessoa mais privilegiada. A percepção individual de classe social também afeta a autoestima (Wilkins e Miller, 2017).

> ### Boxe 33.2 Aspectos culturais do cuidado
>
> **Promoção do autoconceito e da autoestima em pacientes culturalmente diversos**
>
> No início do crescimento e desenvolvimento, a pessoa desenvolve identidade cultural dentro do contexto familiar (Betancourt et al., 2020). Conforme ela amadurece, os aspectos culturais de autoconceito são reforçados por meio das experiências sociais, familiares ou culturais. Além disso, o autoconceito da pessoa é fortalecido ou questionado pelas influências políticas, sociais ou culturais oriundas de casa, da escola e do ambiente de trabalho. Exemplos culturais, identidades e experiências anteriores positivas ou negativas influenciam o autocuidado, o autoconceito e a autoestima. A condição socioeconômica é um grande prognosticador de uma autoimagem positiva (Easterbrook et al., 2020). À medida que as redes sociais evoluíram, os pesquisadores notaram que comentários públicos em redes sociais (p. ex., Facebook, Twitter) tinham um impacto significativo no autoconceito (Cicero, 2020; Eleuteri et al., 2017). O *bullying*, incluindo o *ciberbullying*, é um tipo de violência juvenil que ameaça o autoconceito e o bem-estar dos jovens. Em todo o país, o *bullying* eletrônico está crescendo, sobretudo entre jovens de cor, inclusive por e-mail, salas de bate-papo, mensagens instantâneas, sites e mensagens de texto (CDC, 2020).
>
> **Implicações para os cuidados centrados no paciente**
>
> - Desenvolva uma atitude aberta e irrestrita para avaliar e encorajar práticas culturais para melhorar o autoconceito dos pacientes
> - Compreenda que a relação entre autoestima, estresse e apoio social pode facilitar o desenvolvimento de estratégias de enfermagem para promover enfrentamento efetivo em adolescentes culturalmente diversos (Bleidorn et al., 2016)
> - Pergunte aos pacientes o que eles acham que seria importante para ajudá-los a se sentir melhor ou adquirir um senso mais claro de si mesmos
> - Estimule a identidade e o orgulho cultural colaborando com o paciente e a família sobre práticas de autocuidado e oferecendo opções de tratamento (Cicero, 2020)
> - Facilite atividades de promoção de saúde culturalmente sensíveis que abordem comportamentos de risco (p. ex., tabagismo, consumo de cigarros eletrônicos, bebidas alcoólicas, riscos de transtornos alimentares, experiências sexuais precoces, uso excessivo de videogames ou de jogos violentos) identificados por meio da prática baseada em evidências (Eleuteri et al., 2017)
> - Ao concluir o histórico social, uma ação prioritária da enfermagem é a avaliação das estratégias de enfrentamento da criança e do adolescente, resolução de conflitos e controle do estresse relacionados com o uso de redes sociais e mensagens de texto (CDC, 2020).

Imagem corporal. **Imagem corporal** envolve atitudes relacionadas ao corpo, incluindo aparência, estrutura ou função física. Sentimentos em relação à imagem corporal incluem os associados a sexualidade, feminilidade e masculinidade, juventude, saúde e força. Essas imagens mentais nem sempre são coerentes com a verdadeira estrutura ou aparência física da pessoa (Figura 33.2). Algumas distorções da imagem corporal têm origens psicológicas profundas, como o transtorno alimentar anorexia nervosa. Outras alterações ocorrem em consequência de eventos situacionais, como perda ou modificação de uma parte do corpo. Esteja atento ao fato de que a maioria dos homens e mulheres sente algum grau de insatisfação com o seu corpo, o que afeta sua imagem corporal e autoconceito geral. As pessoas geralmente exageram os problemas de imagem corporal quando há uma mudança na condição de saúde. A maneira como os outros enxergam o corpo da pessoa e o *feedback* oferecido também são fatores de influência.

Mudanças normais do desenvolvimento, como a puberdade e o envelhecimento, têm um efeito mais aparente na imagem corporal do que em outros aspectos do autoconceito. Mudanças hormonais durante a adolescência influenciam a imagem corporal. O desenvolvimento de características sexuais secundárias e a mudança na distribuição de gordura pelo corpo causam um impacto imenso no autoconceito de um adolescente. Tanto para adolescentes do sexo masculino quanto feminino, comparações de aparências podem resultar em uma imagem corporal negativa que afeta os comportamentos de saúde, incluindo os relativos a alimentação e exercícios (Vartanian et al., 2018). Por exemplo, uma menina adolescente pode ter uma imagem corporal distorcida e se considerar gorda, o que pode ser um sinal de alerta para transtorno alimentar. Sua avaliação pode revelar que a adolescente tem comportamentos nocivos para si mesma, como o ato de se cortar; automutilação pode indicar problemas de autoconceito e autoestima que requerem intervenção de enfermagem (Varcarolis e Fosbre, 2021). Uma ameaça à imagem corporal e ao autoconceito geral pode afetar a adesão a regimes de saúde recomendados, incluindo dietas, exercícios, realização de exames de saúde e ingestão de medicamentos prescritos. Mudanças associadas ao envelhecimento (p. ex., climatério, rugas, cabelos brancos e redução da acuidade visual, audição e mobilidade) também afetam a imagem corporal de mulheres na meia-idade e idosas (Watt e Konnert, 2020).

Atitudes e valores culturais e sociais influenciam a imagem corporal. A cultura e a sociedade ditam as normas aceitas de imagem corporal e influenciam as atitudes de uma pessoa. A origem cultural e a classe social desempenham um papel que se integra à autoestima em meninas adolescentes e se refletem em diferenças nos níveis de satisfação com a imagem corporal e a aparência (Wilkins e Miller, 2017).

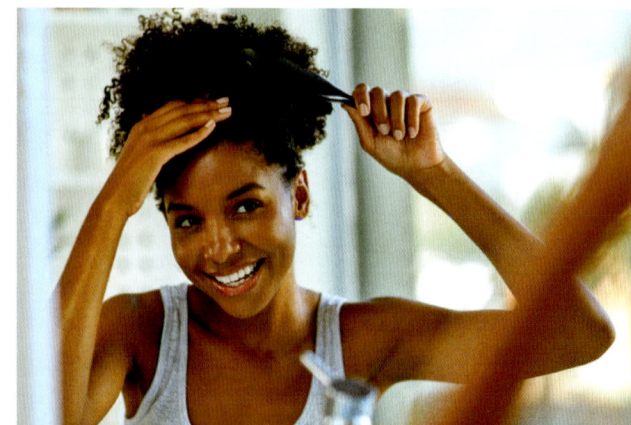

Figura 33.2 A aparência de uma pessoa influencia seu autoconceito. (Fonte: iStock.com/katleho Seisa.)

A imagem corporal é mais favorável em culturas nas quais as meninas descrevem visões mais razoáveis em relação à aparência física, reportam menos pressão social para serem magras, e têm menos tendência a basear sua autoestima na imagem corporal. Pouca clareza de autoconceito aumenta a vulnerabilidade com problemas de imagem corporal em consequência da internalização do ideal de magreza e das comparações sociais relacionadas à aparência (Vartanian et al., 2018). Valores como peso e forma corporal ideal e atitudes em relação a piercings e tatuagens estão baseados na cultura. A sociedade americana enfatiza a juventude, a beleza e a plenitude. Culturas ocidentais se socializaram no sentido de temer o processo normal de envelhecimento, enquanto as culturas orientais enxergam o envelhecimento positivamente e respeitam os idosos. Problemas de imagem corporal estão geralmente associados a depreciações do autoconceito e da autoestima.

Desempenho de papel. Desempenho de papel é a maneira com que as pessoas percebem sua capacidade de cumprir papéis significativos (p. ex., de pai/mãe, supervisor, parceiro ou amigo próximo). Mudanças normais associadas ao amadurecimento resultam em mudanças no desempenho do papel. Por exemplo, quando um homem tem um filho, ele se torna pai. O novo papel de pai requer várias mudanças de comportamento se esse homem quiser ser bem-sucedido. Os papéis que as pessoas representam em determinadas situações envolvem socialização, expectativas ou padrões de comportamento. Os padrões são estáveis e mudam minimamente durante a fase adulta.

Comportamentos de papéis ideais na sociedade são geralmente difíceis de se conseguir realizar na vida real. As pessoas assumem vários papéis e necessidades pessoais que às vezes são conflitantes. Adultos bem-sucedidos aprendem a distinguir entre expectativas de papéis ideais e possibilidades realistas. Para realizar com efetividade diversos papéis, a pessoa precisa conhecer o comportamento e os valores esperados, estar disposta a segui-los e ser capaz de atender às exigências do papel. O cumprimento das expectativas em relação ao papel leva a maior senso de si mesmo. Dificuldade ou incapacidade de atender às expectativas levam a déficits, e podem contribuir para uma queda na autoestima ou a um autoconceito alterado.

Autoestima. O que uma pessoa pensa sobre si mesma (autoconceito) afeta o que ela sente sobre si mesma (autoestima), por isso é preciso compreender ambos os conceitos. Autoestima é um sentimento generalizado no qual a pessoa tem amor-próprio ou como os indivíduos avaliam, gostam e aceitam a si mesmos e é considerada como um dos elementos críticos que afetam futuras escolhas de comportamentos e ações (Lee et al., 2018). Quando a autoestima é positiva, a pessoa se sente capaz, merecedora e competente. A autoestima de uma pessoa está relacionada à avaliação dela própria, efetividade na escola, dentro da família e em contextos sociais. Uma pessoa com autoestima baixa ou negativa é mais propensa a adotar comportamentos arriscados, como abuso de substâncias. Desde a pré-adolescência até os primeiros anos da vida adulta, a avaliação de outras pessoas também influencia a autoestima de uma pessoa (Lee et al., 2018; Sukamti et al., 2019).

Considerar a relação entre o real autoconceito da pessoa e o eu ideal dela ajuda a entender melhor a autoestima daquela pessoa. O eu ideal consiste em aspirações, objetivos, valores e padrões de comportamento que a pessoa considera ideais e busca obter. No geral, uma pessoa cujo autoconceito chegue próximo de se equiparar ao seu eu ideal tem uma autoestima elevada, enquanto uma pessoa cujo autoconceito varie amplamente em relação ao seu eu ideal sofre de baixa autoestima (Varcarolis e Fosbre, 2021). Uma vez estabelecidos, os sentimentos básicos em relação a si mesmo tendem a ser constantes, muito embora uma crise situacional possa afetar temporariamente a autoestima.

Fatores que influenciam o autoconceito

Um fator de estresse para o autoconceito é qualquer mudança real ou aparente que ameace a identidade, a imagem corporal ou o desempenho do papel (Figura 33.3). A percepção do fator de estresse por parte de um indivíduo é o elemento mais importante para determinar a resposta do indivíduo. A capacidade de estabelecer o equilíbrio após um fator de estresse está relacionada com vários fatores, incluindo o número e duração desses fatores de estresse e a condição de saúde (ver Capítulo 37). Fatores de estresse desafiam as capacidades de adaptação das pessoas. Mudanças que ocorrem na saúde física, espiritual, emocional, sexual, familiar e sociocultural afetam o autoconceito. Ser capaz de se adaptar com sucesso a fatores de estresse levam a um senso positivo de si mesmo, enquanto a incapacidade de se adaptar leva a um autoconceito negativo.

Qualquer alteração na saúde é um fator de estresse que potencialmente afeta o autoconceito. Uma mudança física no corpo às vezes leva a uma imagem corporal alterada, o que afeta a identidade e a autoestima (Tonsing e Ow, 2018; Varcarolis e Fosbre, 2021). Doença crônica altera o desempenho do papel, o que modifica a identidade e a autoestima de um indivíduo. Um processo essencial na adaptação a perdas é o desenvolvimento de um novo autoconceito. A perda de um parceiro pode levar à perda de identidade e declínio da autoestima. Diferentemente da perda de autoestima demonstrada em idosos vulneráveis, a resiliência demonstrada por alguns idosos pode refletir estratégias cognitivas mais sofisticadas para conviver com perdas (Touhy e Jett, 2020).

Os fatores de estresse criados em consequência de uma crise também afetam a saúde da pessoa (ver Capítulo 37). Se a resultante confusão de identidade, distúrbio na imagem corporal, baixa autoestima ou conflito de papel não forem aliviados, o resultado pode ser uma doença. Por exemplo, o diagnóstico de câncer impõe demandas adicionais no padrão de vida já estabelecido de uma pessoa. Ele muda a autoavaliação de uma pessoa e sua autossatisfação em relação a imagem corporal, qualidade geral de vida e funcionamento físico, emocional e social (Tonsing e Ow, 2018; Zhou et al., 2020). É importante avaliar a autoestima, a efetividade das estratégias de enfrentamento e o apoio social em todos os pacientes. Durante crises de autoconceito, recursos de apoio e educativos são valiosos para ajudar a pessoa a aprender novas maneiras de enfrentar e reagir ao evento ou situação estressante para manter ou melhorar seu autoconceito.

Fatores de estresse para a identidade. Fatores de estresse para a identidade afetam um indivíduo durante toda a vida, mas os adolescentes ficam especialmente vulneráveis. Os adolescentes precisam se ajustar às mudanças físicas, emocionais e mentais do amadurecimento, o que pode resultar em insegurança e ansiedade. Os adolescentes também desenvolvem competência escolar e psicossocial nessa época. O uso de redes sociais também afeta o desenvolvimento da identidade, já que os adolescentes tentam navegar por relacionamentos e se expressar de maneira que os outros aceitarão e gostarão (Eleuteri et al., 2017).

Comparado a um adolescente, um adulto tem uma identidade mais estável e, portanto, um autoconceito mais desenvolvido (Orth et al., 2018). Fatores de estresse culturais e sociais, em comparação a fatores de estresse pessoal, causam maior impacto para a identidade de um adulto. Por exemplo, um adulto precisa equilibrar sua vida profissional e pessoal, ou fazer escolhas quanto a honrar ou não tradições religiosas das origens familiares de alguém. **Confusão de identidade** ocorre quando as pessoas não mantêm uma consciência clara, consistente e contínua de identidade pessoal. A incapacidade de se adaptar a fatores de estresse de identidade pode resultar em confusão de identidade independentemente da fase de vida em que a pessoa se encontra.

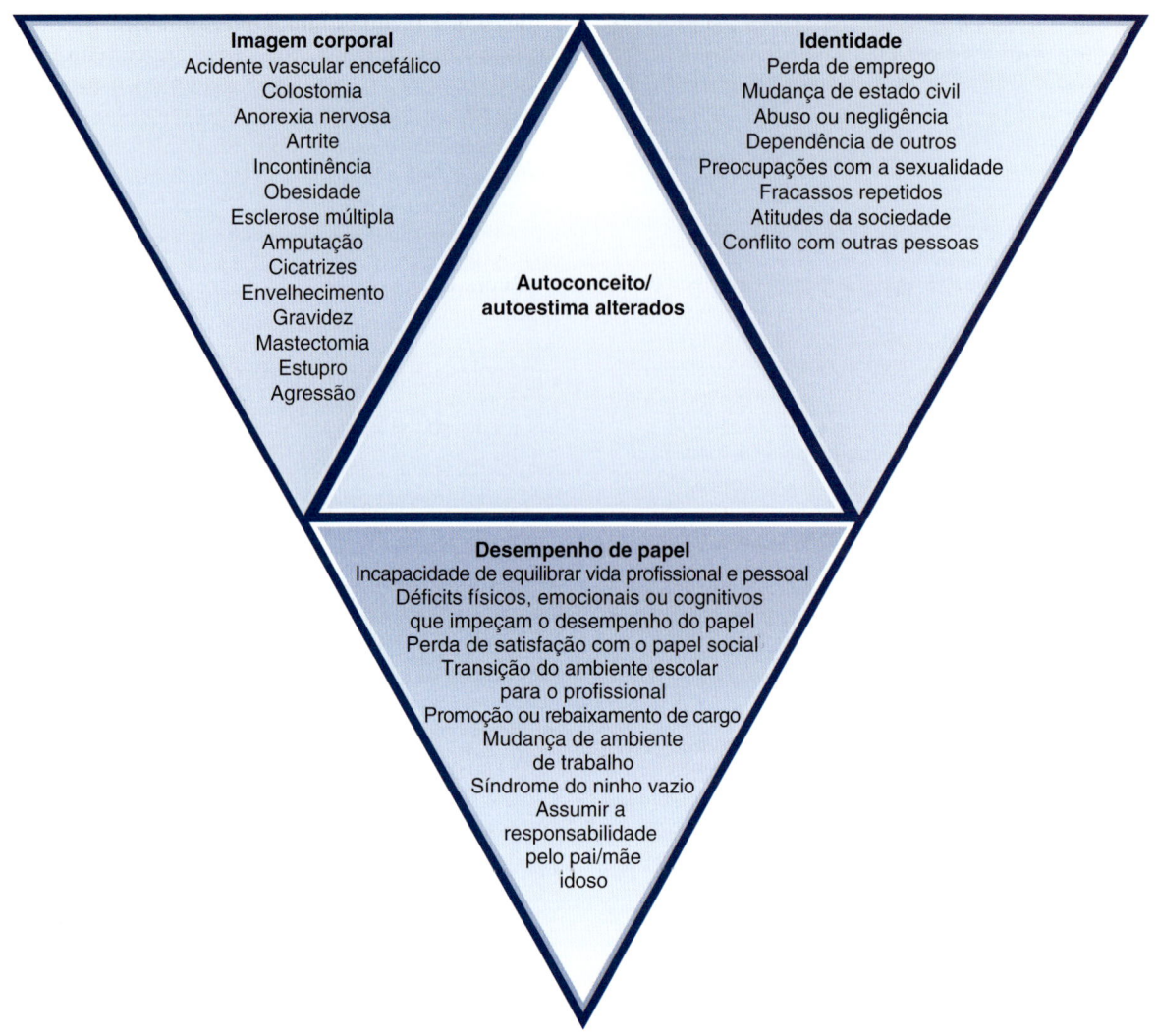

Figura 33.3 Fatores de estresse comuns que influenciam o autoconceito.

Fatores de estresse para a imagem corporal. Mudanças na aparência, estrutura ou função de uma parte do corpo são fatores de estresse que exigem um ajuste da imagem corporal. A percepção de um indivíduo sobre a mudança e a relativa importância dada à imagem corporal afetam a relevância de uma perda de função ou mudança na aparência (Zhou et al., 2020). Por exemplo, a percepção da imagem corporal de uma mulher pode reunir características sexuais (p. ex., órgãos reprodutivos, seios). Portanto, o diagnóstico e o tratamento de câncer de mama ou de útero são significativos, pois geralmente resultam em perda de uma mama, do útero ou ovário. Essas perdas podem resultar em uma percepção de perda de feminilidade ou de completude na mulher (Jabłoński et al., 2019). Alterações na aparência do corpo, por exemplo, uma amputação, desfiguração do rosto ou cicatrizes de queimaduras são óbvios fatores de estresse que afetam a imagem corporal. Mastectomia e colostomia são procedimentos cirúrgicos que alteram a aparência e a função do corpo, mesmo com as mudanças não sendo aparentes para outras pessoas quando o indivíduo está vestido. Embora potencialmente indetectáveis por outras pessoas, essas mudanças afetam o indivíduo. Mesmo algumas alterações eletivas, como aumento ou redução das mamas, afetam a imagem corporal. Enfermidades crônicas, como doença cardíaca e renal, afetam a imagem corporal, pois o corpo não funciona mais em seu nível ideal. O paciente precisa se ajustar a uma redução na tolerância a atividades que afetam a capacidade de realizar atividades normais cotidianas. Além disso, gravidez, ganho ou perda significativos de peso, controle farmacológico de doenças ou radioterapia alteram a imagem corporal. Uma imagem corporal negativa geralmente leva a resultados adversos de saúde.

A reação da sociedade em relação às mudanças físicas em uma pessoa depende das condições que envolvem a alteração. Algumas mudanças sociais permitiram que o público reagisse de maneira mais favorável a doenças e a alterações na imagem corporal. Por exemplo, a mídia apresenta histórias positivas sobre pessoas que se adaptam de forma saudável a ferimentos graves, enfermidades debilitantes ou doenças crônicas (p. ex., a surfista Bethany Hamilton, que perdeu um membro, o ator Michael J. Fox, que tem doença de Parkinson, e a cantora e atriz Selena Gomez, que tem lúpus). Essas histórias mudam a sensibilização e a percepção do público sobre o que constitui uma deficiência, e oferecem exemplos positivos de pessoas que enfrentam fatores de estresse para o autoconceito e seus familiares, amigos e a sociedade como um todo. Em vista da crescente epidemia de obesidade nas culturas ocidentais, pais e profissionais da saúde precisam abordar os problemas de controle de peso sem causar maiores danos à imagem corporal. Proporcionar um ambiente social que esteja focado na saúde e na educação física pode potencialmente aumentar a satisfação dos adolescentes e adultos jovens em relação a seus corpos em vez de motivar as meninas a serem magras e os meninos a serem musculosos.

Fatores de estresse para o desempenho de papel. Durante toda a vida, um indivíduo passa por várias mudanças de papéis. Transições situacionais ocorrem quando pais, cônjuges, filhos ou amigos próximos morrem ou quando as pessoas se mudam, casam-se, se divorciam ou trocam de emprego. É importante reconhecer que uma mudança no contínuo de enfermidade para bem-estar é tão estressante quanto uma mudança de uma situação de saúde para doença. Qualquer uma dessas transições pode levar a conflitos do papel, ambiguidade do papel ou sobrecarga de papel.

Conflito de papéis ocorre quando uma pessoa precisa simultaneamente assumir dois ou mais papéis que são inconsistentes, contraditórios ou que se excluem mutuamente. Por exemplo, quando uma mulher de meia-idade com filhos adolescentes assume a responsabilidade de cuidar de seus pais idosos, ocorrem conflitos em relação a seus papéis de mãe de seus filhos e filha de seus pais. Negociar um equilíbrio de tempo e energia entre seus filhos e pais cria conflitos do papel (ver Capítulo 13). A importância percebida de cada papel conflitante influencia o grau do conflito experimentado. O **papel do doente** envolve as expectativas das outras pessoas e da sociedade a respeito de como um indivíduo se comporta quando doente. O conflito de papel ocorre quando expectativas gerais da sociedade (cuide de si mesmo e você vai ficar melhor) e as expectativas dos colegas (o trabalho precisa ser feito, independentemente de doença) colidem. O conflito de ter de se cuidar e ao mesmo tempo fazer todo o trabalho é um grande desafio.

A **ambiguidade de papéis** envolve expectativas pouco claras em relação ao papel social, o que faz com que as pessoas se sintam inseguras sobre o que fazer ou como fazer, criando estresse e confusão. Ambiguidade de papel é comum durante os anos da adolescência. Pais, pares (colegas) e a mídia pressionam os adolescentes a assumirem papéis parecidos com os dos adultos; no entanto, muitos deles não possuem recursos para ir além do papel de filho dependente. A ambiguidade de papel também é comum em situações profissionais. Em organizações complexas, altamente especializadas ou em rápida transformação, os funcionários não sabem direito quais são as expectativas em relação a seu trabalho.

A **tensão de papéis** combina o conflito de papel e a ambiguidade de papel. Alguns expressam tensão do papel como um sentimento de frustração quando a pessoa se sente inadequada ou inapta a desempenhar um papel, como cuidar de uma criança deficiente ou um membro da família com demência ou câncer terminal (ver Capítulo 14).

Sobrecarga de papel social envolve ter mais papéis ou responsabilidades em uma função que não são exequíveis. Isso é comum em uma pessoa que tenta sem sucesso satisfazer as demandas profissionais e familiares enquanto tenta conseguir um pouco de tempo para si mesma. Geralmente, durante períodos de doenças ou mudanças, os envolvidos – sejam eles os doentes ou os entes queridos – se encontram em uma sobrecarga de papel. Sobrecarga de papel pode ocorrer com a "Geração Sanduíche" que está tentando tomar conta de membros da família que são idosos enquanto cuida de suas próprias famílias e mantém sua carreira (ver Capítulo 13).

Fatores de estresse para a autoestima. Indivíduos com autoestima elevada são mais resilientes e têm maior capacidade de enfrentar as demandas e os fatores de estresse do que os que têm autoestima baixa (Lee et al., 2018). Sentir-se pouco merecedor contribui para sentimentos de insatisfação e desconexão com outras pessoas. Uma redução do sentimento de merecimento pode resultar em depressão e desconforto ou ansiedade constantes. Jovens entre 18 e 29 anos têm as taxas mais altas de depressão, o que afeta negativamente sua autoestima bem como a autoeficácia (Reed-Fitzke, 2020).

Enfermidade, cirurgia ou acidentes que mudam os padrões de vida também influenciam sentimentos de automerecimento. Enfermidades crônicas como artrite, câncer e doença cardíaca requerem mudanças nos padrões comportamentais aceitos e assumidos há muito tempo. Crianças e meninas adolescentes com doenças crônicas são especialmente vulneráveis à baixa autoestima. Quanto mais a doença crônica interfere na capacidade da pessoa de participar de atividades que contribuem para sentimentos de merecimento ou sucesso, mas ela afeta a autoestima.

Fatores de estresse para a autoestima variam conforme as fases de desenvolvimento. A percepção de incapacidade de satisfazer as expectativas dos pais, críticas duras, disciplina inconsistente e rivalidade não resolvida entre irmãos reduzem o nível de automerecimento das crianças. Um marco do desenvolvimento, como a gravidez, introduz fatores de estresse singulares para a autoestima e causa implicações significativas para a saúde. Autoestima e comportamentos relacionados à saúde estão interligados, uma vez que a autoestima guia os comportamentos de saúde e organiza as ações a ela relacionadas (Tonsing e Ow, 2018). Fatores de estresse que afetam a autoestima de um adulto incluem fracassos profissionais e relacionamentos malsucedidos. Fatores de estresse para a autoestima em idosos incluem problemas de saúde, declínio da condição socioeconômica, diminuição do funcionamento físico e da independência, perda do cônjuge e amigos e declínio do apoio social (Boxe 33.3).

Efeito da família no desenvolvimento do autoconceito

A família desempenha um papel de suma importância na criação e manutenção dos autoconceitos de seus membros. As crianças desenvolvem um senso básico de quem elas são por meio das pessoas da família que cuidam delas. Uma criança também aprende quais são as normas aceitas de pensar, sentir e se comportar pelos familiares (Hockenberry et al., 2019). Às vezes, afirmações ou conselhos bem-intencionados podem cultivar autoconceitos negativos nas crianças. Os pais são importantes influências no desenvolvimento de uma criança, embora variações na abordagem parental dependam da cultura. Especificamente, a autoestima positiva e as conquistas escolares da criança são fomentadas por pais que reagem de maneira firme, consistente e carinhosa. Altos níveis de apoio e monitoramento dos pais estão relacionados com autoestimas mais elevadas e menos comportamentos de risco. Comunicação positiva e apoio social estimulam a autoestima e o bem-estar na adolescência. Pais que são duros, inconsistentes, ou quando eles mesmos têm baixa autoestima geralmente se comportam de maneiras que promovem autoconceitos negativos em seus filhos, que podem influenciar práticas de saúde negativas, como uso abusivo de substâncias (Boxe 33.4). Uma mudança no autoconceito demanda uma abordagem prática baseada em evidência por parte de toda a equipe de saúde.

Efeito do enfermeiro sobre o autoconceito do paciente

Sua aceitação de um paciente com um autoconceito alterado pode levar a uma mudança positiva. Geralmente, isso envolve simplesmente sentar-se e ouvir o paciente e construir um relacionamento terapêutico. Quando a aparência física de um paciente estiver diferente, é provável que tanto ele quanto a família olhem para os enfermeiros e observem suas respostas e reações verbais e não verbais em relação à mudança na aparência. Você precisa continuar atento aos seus próprios sentimentos, ideias, valores, expectativas e julgamentos. Autoconsciência é fundamental para compreender e aceitar os outros. Seu autoconceito e sua identidade profissional são reforçados com uma percepção pública da imagem dos enfermeiros; ambiente de trabalho; formação acadêmica; e de seus valores profissionais, sociais e culturais (Leão et al., 2017). Autoestima positiva, colaboração interprofissional e serviços de apoio de aconselhamento podem ajudar a proteger os

Boxe 33.3 Foco em idosos

Aumento da autoestima em idosos

Em alguns idosos, a autoestima pode ser negativamente afetada por uma série de mudanças de vida. Contudo, em outras pessoas, o envelhecimento promove melhores estratégias de enfrentamento que as protegem contra sentimentos de declínio da autoestima, a despeito das mudanças físicas, emocionais, sociais e financeiras frequentemente associadas ao envelhecimento (Orth et al., 2018). Níveis elevados e autoestima e qualidade de vida sexual estão associados a um processo bem-sucedido de envelhecimento em mulheres pós-climatério (Touhy e Jett, 2020). Intervenções de enfermagem que visam aumentar o autoconceito e a autoestima de idosos são essenciais, sobretudo durante enfermidades, ferimentos ou deficiências. Encorajar a prática de exercícios físicos pode aumentar o bem-estar geral necessário para o sucesso do envelhecimento e da qualidade de vida relacionada à saúde (Hsu e Lu, 2018). Fazer com que os profissionais da saúde mudem suas atitudes negativas em relação aos idosos é essencial para garantir resultados positivos para os pacientes (Touhy e Jett, 2020).

Implicações para a prática

- Faça um levantamento minucioso das queixas físicas do paciente e, se não houver explicação física, encoraje o paciente a verbalizar preocupações (p. ex., ansiedade, medo, insegurança, solidão)
- Esclareça o que as mudanças de vida significam e seus efeitos na autoestima. Dê uma oportunidade para que o paciente e a família discutam as percepções sobre os problemas de saúde, declínio da condição socioeconômica, perda de cônjuge ou luto e perda de suporte financeiro após a aposentadoria (Heflin, 2020)
- Tenha conversas de apoio para compreender os desafios em relação às percepções do paciente sobre ajustes na imagem corporal como parte do envelhecimento e as mudanças associadas a doenças, lesões ou deficiências (Hsu e Lu, 2018)
- Ajude o paciente a identificar mecanismos de enfrentamento positivos e descreva por que eles são eficazes. Encoraje a família a apoiar estratégias eficazes (Varcarolis e Fosbre, 2021)
- Ajude o paciente a identificar mecanismos de enfrentamento negativos e descreva por que eles são ineficazes
- Identifique e ofereça recursos centrados no paciente para ajudá-lo a aprender novos mecanismos positivos de enfrentamento, incluindo práticas de estilo de vida de autocuidado (Leão et al., 2017)
- Encoraje o uso de contação de histórias e a rever fotografias antigas
- Modifique as intervenções de enfermagem em pacientes que sofrem de demência para promover o autoconceito; reconheça que o autoconceito nas fases iniciais da demência permanece praticamente intacto (Touhy e Jett, 2020)
- Reserve um tempo para ouvir atentamente e aceitar os sentimentos do paciente, sendo respeitoso e elogiando comportamentos saudáveis
- Dê um tempo adicional para que eles concluam tarefas. Destaque os esforços de independência do idoso.

Boxe 33.4 Prática baseada em evidências

Autoconceito e seu impacto nos comportamentos de consumo de álcool e drogas entre adolescentes

Questão PICOT: como o autoconceito influencia os comportamentos de uso abusivo de substância entre adolescentes vulneráveis?

Resumo das evidências

Para alguns indivíduos, os estágios da adolescência e juventude aumentam o risco de abuso de substâncias (Bukstein, 2020; Lee et al., 2018). Os adolescentes experimentam mudanças em sua aparência física, interações sociais, confiança e independência. Às vezes, essas mudanças são percebidas como insuportáveis, e todas elas têm potencial para influenciar o autoconceito. Além disso, adolescentes são muito influenciados pela aceitação de grupos de pares (Agrahari e Kinra, 2017; Bukstein, 2020). Um baixo autoconceito pode preceder ou talvez até aumentar o comportamento de risco, como consumo de álcool por adolescentes (Eleuteri et al., 2017; Bartsch et al., 2017). Devido ao fato de que muitos adolescentes se envolvem em comportamentos de risco, como consumo de álcool na adolescência e uso abusivo de drogas, ajudar os jovens a desenvolver um autoconceito saudável e comportamentos saudáveis pode prevenir esses riscos e futuros impactos na saúde (CDC, 2020). Em 2019, o CDC relatou que 5 a 13% estudantes do ensino fundamental consumiram álcool pela primeira vez antes dos 11 anos, 13% dos estudantes do ensino médio relataram o consumo de uma dose de álcool por dia, 14% relataram o consumo pesado de álcool e 15% informaram fazer uso de maconha natural ou sintética. Além disso, 14,5% dos estudantes já haviam tomado medicamentos analgésicos controlados sem receita médica ou de maneira diferente da recomendada pelo médico. Em todo o país, 8% dos estudantes do ensino médio já haviam fumado cigarros e 14% haviam utilizado cigarros eletrônicos pelo menos 1 dia durante os 30 dias anteriores à pesquisa (CDC, 2020). Identificar fatores de risco e de proteção é importante quando se criam produtos como bebidas, cigarros de tabaco e eletrônicos, além de programas de prevenção contra o uso de drogas (Eleuteri et al., 2017). Expandir as oportunidades de aprender habilidades para elevar a autocompaixão, a autoconsciência, a resiliência e o automerecimento, bem como melhorar os relacionamentos com pares e familiares, podem reduzir os comportamentos de risco entre adolescentes (Bartsch et al., 2017).

Aplicação na prática de enfermagem

- A identificação de fatores de risco de consumo precoce de drogas e álcool, incluindo disposição genética, ambiente familiar e identidade cultural, deve ser uma prioridade para os profissionais da saúde
- Os esforços de prevenção contra o uso abusivo de drogas devem incluir controle do estresse e aumento da autoestima (Cao e Liang, 2020; CDC, 2020; Bukstein, 2020)
- Uma ação prioritária da enfermagem é avaliar as estratégias de enfrentamento da criança e do adolescente. Técnicas apropriadas incluem comunicação efetiva, resolução de conflitos e controle do estresse (Leão et al., 2017)
- Implemente treinamento em habilidades de enfrentamento individualizado e educação em saúde da família para ajudar a elevar a autoestima dos adolescentes (Sukamti et al., 2019)
- A participação em exercícios físicos e programas de esportes juvenis ajuda os adolescentes a conquistar apoio dos pares e melhorar as estratégias de enfrentamento e autoconceito (Garn et al., 2020)
- Ajude as famílias, pares e professores a aprender como dar apoio social para instilar orgulho pessoal e satisfação com a vida, o que promove o autoconceito e o uso de fatores de proteção contra comportamentos de risco, como consumo de bebidas alcoólicas e uso abusivo de drogas (Cao e Liang, 2020; Benninger e Savahl, 2017)
- Fatores familiares, sociais e comportamentais são questões importantes a serem abordadas durante a pré-adolescência e a adolescência (Benninger e Savahl, 2017; Varcarolis e Fosbre, 2021).

enfermeiros contra a síndrome de *burnout* e exaustão emocional, e, por sua vez, auxilia os enfermeiros a prestarem um serviço de alta qualidade para os pacientes (Barnett et al., 2019; Manomenidis et al., 2017). Antes de cuidar dos pacientes, avalie e esclareça as seguintes questões de autoconceito sobre si mesmo:

- Pensamentos e sentimentos relacionados com estilo de vida, saúde e doenças
- Consciência de como a comunicação não verbal afeta os pacientes e seus familiares
- Valores e expectativas pessoais e como afetam os pacientes
- Habilidade para aceitar diferenças em crenças e valores de saúde
- Capacidade de transmitir uma atitude livre de críticas em relação aos pacientes e familiares
- Atitudes preconcebidas em relação a diferenças de autoconceito e autoestima.

Alguns pacientes que sofreram mudanças na aparência ou função corporal ficam extremamente sensíveis a respostas verbais e não verbais por parte da equipe de saúde. Uma abordagem positiva e verdadeira em relação ao cuidado proporciona um modelo a ser seguido pelo paciente e seus familiares. Por exemplo, quando você observa uma mudança positiva no comportamento de um paciente, como uma mudança para uma alimentação mais saudável, reconheça a mudança e diga ao paciente que você observou uma mudança positiva, como redução do peso.

Enfermeiros exercem um efeito significativo nos pacientes ao transmitirem interesse e aceitação genuínos. Construir um relacionamento de confiança entre enfermeiro e paciente que inclua tanto o paciente quanto sua família no processo de tomada de decisão eleva o autoconceito e a autoestima. É importante que os profissionais da saúde entendam até que ponto a autoestima afeta os resultados dos pacientes, e a inclusão de questões de autoconceito e autoestima no planejamento e prestação do cuidado influencia resultados positivos dos pacientes. Você pode individualizar sua abordagem destacando as necessidades exclusivas do paciente e incorporando práticas ou métodos alternativos de cuidado de saúde de expressão espiritual no planejamento do cuidado.

Seu cuidado de enfermagem afeta significativamente a imagem corporal de um paciente. Por exemplo, a imagem corporal de uma mulher depois de uma mastectomia é positivamente influenciada ao demonstrar aceitação da cicatriz da cirurgia. Por outro lado, um enfermeiro que faz uma expressão facial de espanto ou de repulsa contribui para que a mulher desenvolva uma imagem corporal negativa. Os pacientes percebem claramente as reações das pessoas em relação a suas feridas e cicatrizes, e é muito importante estar atento a suas reações em relação ao paciente. Frases como "esse corte está cicatrizando muito bem" ou "esse tecido parece saudável" são afirmações positivas para a imagem corporal do paciente. Comportamentos não verbais transmitem o nível de consideração que existe para um paciente e afetam sua autoestima. Antecipe reações pessoais, reconheça-as e concentre-se no paciente em vez da tarefa ou situação desagradável. Enfermeiros que se colocam na situação do paciente adotam medidas para aliviar constrangimentos, frustração, raiva e negação.

Kathryn sabia que ela precisava revisar seus conhecimentos sobre câncer de mama e cuidados de pacientes pós-mastectomia. No entanto, ela também reconheceu que esse tipo de cirurgia tem várias implicações psicossociais além das fisiológicas. Ela revisou a literatura sobre adaptação psicológica após diagnóstico de câncer e mastectomia radical. Para incrementar sua base de conhecimento, ela contatou o comitê local da American Cancer Society para verificar a literatura sobre recuperação e apoio de sobreviventes de câncer de mama. Depois que Kathryn revisou as informações sobre as necessidades físicas e emocionais de uma paciente com câncer de mama recém-diagnosticado, ela destacou algumas estratégias e perguntas para o histórico de enfermagem.

Pensamento crítico

Qualquer paciente com mudanças reais ou potenciais na imagem corporal está em risco de sofrer estresse, o que pode resultar em ansiedade, depressão e outros problemas físicos e psicológicos. Julgamento clínico sólido na aplicação do pensamento crítico durante o processo de enfermagem garante a segurança e a adequação do cuidado. Durante o histórico de enfermagem (Figura 33.4), considere todos os elementos do pensamento crítico que permitirão que você faça os julgamentos clínicos necessários para identificar um diagnóstico de enfermagem apropriado.

No caso do autoconceito, é essencial integrar o conhecimento de enfermagem e outras disciplinas, incluindo a teoria do autoconceito, princípios de comunicação, o impacto da enfermidade sobre o autoconceito e uma consideração de fatores de desenvolvimento e culturais. Experiência prévia no cuidado de pacientes com alterações de autoconceito ajuda a individualizar o cuidado. O autoconceito influencia profundamente a reação de uma pessoa a doenças. Uma abordagem de pensamento crítico em relação ao cuidado é essencial.

> **Pense nisso**
>
> Descreva uma situação com que você tenha se deparado recentemente na qual seu próprio autoconceito ou autoestima influenciou de maneira negativa o cuidado prestado.

Processo de enfermagem

Aplique o processo de enfermagem e utilize pensamento crítico ao cuidar dos pacientes. O processo de enfermagem oferece uma abordagem de tomada de decisão clínica para que você desenvolva e implemente um plano individualizado de atendimento.

❖ Histórico de enfermagem

Durante a realização do histórico de enfermagem, suas habilidades de entrevistar, ouvir o que o paciente está dizendo e observar os comportamentos não verbais são fundamentais para coletar dados completos e adequados sobre a percepção do paciente, sobre autoconceito e seus componentes. Utilize julgamento clínico sólido para avaliar minuciosamente seu paciente e analise os achados de maneira crítica para garantir que você tome as decisões clínicas centradas no paciente necessárias para o cuidado de enfermagem seguro.

Ao avaliar o autoconceito e a autoestima, concentre-se primeiro em cada componente do autoconceito (identidade, imagem corporal e desempenho de papel). Depois, determine as percepções do paciente em relação a esses fatores para revelar seu nível de autoestima. A avaliação também inclui identificar os fatores de estresse para o autoconceito do paciente (Figura 33.3), o número e a intensidade dos fatores de estresse, a observação da gama de comportamentos que sugerem uma alteração do autoconceito (Boxe 33.5) e a identificação dos recursos e padrões de enfrentamento. Reunir dados de avaliação abrangentes requer uma síntese crítica das informações obtidas de diversas fontes (Figura 33.4). Além do questionamento direto (Boxe 33.6), obtenha muitas informações relativas ao autoconceito por meio da observação do comportamento não verbal do paciente e prestando atenção ao conteúdo das conversas dele. Tome nota da maneira com que os pacientes falam sobre as pessoas com quem convivem, pois isso oferece dicas tanto sobre relacionamentos estressantes quanto de apoio e sobre os principais papéis assumidos pelo paciente. Use seu conhecimento sobre os estágios do desenvolvimento para determinar quais áreas provavelmente serão importantes para o paciente, e faça perguntas sobre esses aspectos da vida da pessoa. Por exemplo, pergunte a um paciente de 70 anos sobre sua vida e o que ele considera importante. A conversa da pessoa provavelmente proporcionará dados relacionados ao desempenho do papel, identidade, fatores de estresse e padrões de enfrentamento, todos os quais impactam o autoconceito.

Boxe 33.5 Comportamentos que sugerem alteração do autoconceito

- Evita contato visual
- Postura encurvada
- Aparência desleixada
- Desculpa-se exageradamente
- Hesitação ao falar
- Exageradamente crítico ou nervoso
- Chora frequentemente ou sem motivo
- Autoavaliação negativa
- Excessivamente dependente
- Hesitação para expressar pontos de vista ou opiniões
- Falta de interesse no que está acontecendo
- Atitude passiva
- Dificuldade para tomar decisões
- Comportamentos de autoflagelação.

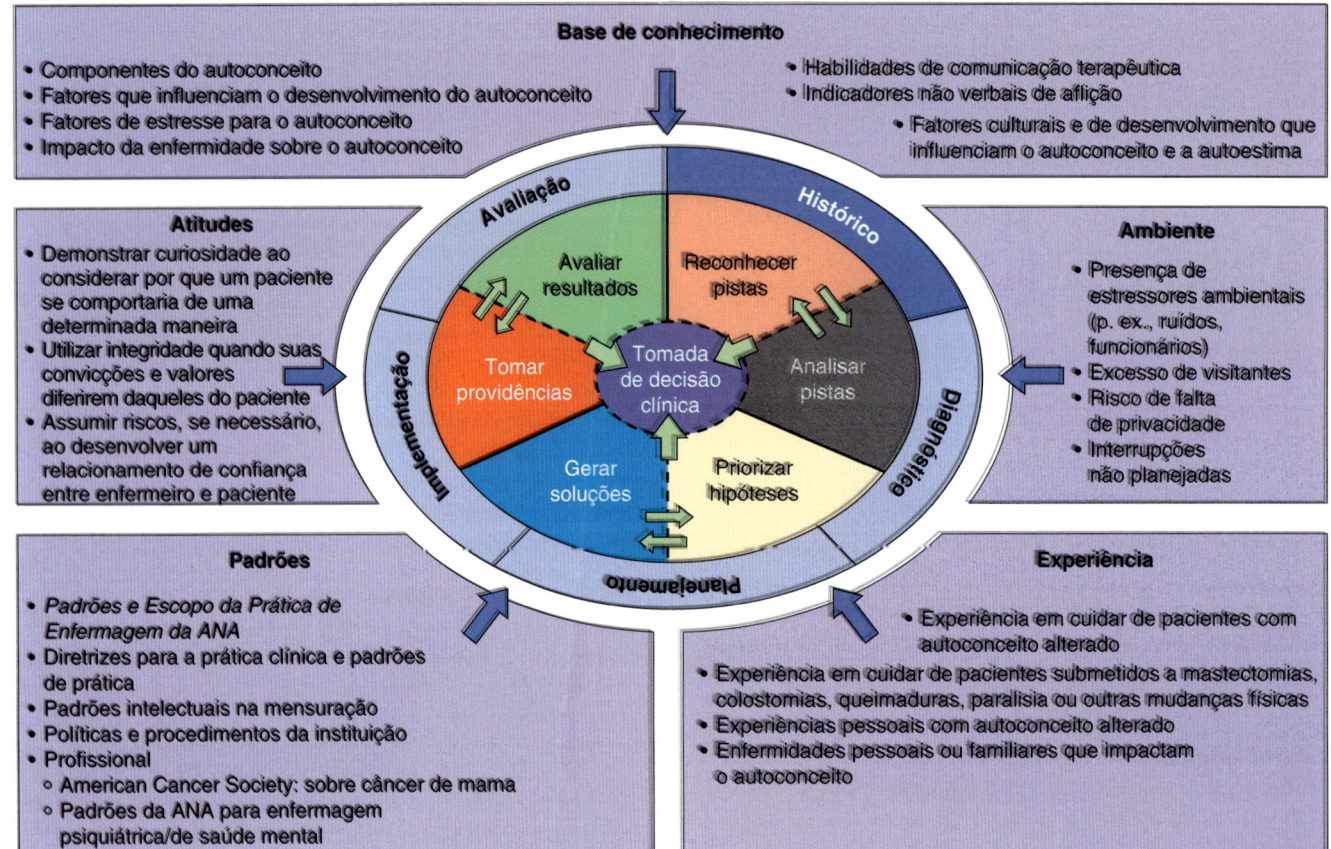

Figura 33.4 Modelo de pensamento crítico para avaliação do autoconceito. (Copyright do Modelo de Medida de Julgamento Clínico © NCSBN. Todos os direitos reservados.)

Boxe 33.6 Questões formuladas no histórico de enfermagem

Natureza do problema
- Como você se descreveria?
- De quais aspectos de sua aparência você gosta?
- Conte-me sobre as coisas que você faz e que fazem você se sentir bem consigo mesmo
- Conte-me sobre seus principais papéis. Quão efetivo você é na realização de cada um desses papéis?

Início e duração
- Quando você começou a pensar ou se sentir de maneira diferente sobre você mesmo?
- Há quanto tempo você tem problemas com _____ (especifique: identidade, imagem corporal, desempenho de papel ou autoestima)?
- Você se lembra de um período em que você se sentia bem consigo mesmo?
- Quando seus principais papéis se modificaram? Quais foram as mudanças?

Efeito no paciente
- Diga-me como sua _____ (p. ex., perda da mama, perda de função da mão, fadiga) afeta seus papéis e independência
- Qual impacto sua autoestima causa nos relacionamentos?
- Como sua autoestima afeta outras áreas de sua vida, como para tomar decisões, socializar-se com amigos?
- Você já pensou em se machucar (especificamente automutilação, atitudes suicidas)?

Pelo olhar do paciente. Um importante fator na avaliação do autoconceito é a visão da pessoa em relação a sua condição de saúde e sua influência no autoconceito. Dê aos pacientes a oportunidade de contarem suas histórias de como eles percebem que sua enfermidade ou condição afeta seu autoconceito, incluindo sua identidade, sua imagem própria e sua capacidade de ter um estilo de vida normal. Avalie suas expectativas em relação ao cuidado de saúde perguntando a eles como as intervenções farão a diferença e quais diferenças eles esperam. Por exemplo, um enfermeiro ensina técnicas de relaxamento para um paciente que está sofrendo de ansiedade relacionada a uma futura avaliação diagnóstica e pergunta ao paciente quais são suas expectativas em relação ao exercício de relaxamento que eles vêm praticando juntos. A resposta do paciente fornece ao enfermeiro informações valiosas sobre sua percepção relativa à eficácia das intervenções e à possível necessidade de modificar a abordagem de enfermagem.

Ambiente. Dedique algum tempo à avaliação do impacto dos fatores ambientais no autoconceito do paciente. Existem fatores excessivos, como ruído, interrupções no atendimento ou visitantes não planejados ou excessivamente zelosos? Em qualquer ambiente de cuidados de saúde, a privacidade do paciente é essencial, e manter a privacidade do paciente deve ser uma prioridade dos cuidados, especialmente após traumatismo ou cirurgia de grande porte. Pergunte aos seus pacientes como esses fatores afetam seu conforto físico e emocional. Além disso, determine, junto a seus pacientes, suas metas individualizadas para controlar questões ambientais e melhorar o atendimento.

Comportamentos de enfrentamento. A avaliação dos comportamentos de enfrentamento de um paciente inclui uma análise de seus recursos internos e externos. Saber como o paciente lidou com fatores de estresse no passado dá uma ideia de seu estilo de enfrentamento. Os pacientes não lidam com todos os problemas do mesmo modo, mas eles utilizam um padrão familiar de enfrentamento para fatores de estresse recentemente encontrados. Identifique estratégias de enfrentamento anteriores para determinar se esses padrões contribuíram para o funcionamento saudável ou criaram mais problemas. Por exemplo, o uso de drogas ou álcool durante momentos de estresse no geral cria fatores adicionais de estresse (ver Capítulo 37).

Outras pessoas importantes. Explorar recursos e pontos fortes como a disponibilidade de outras pessoas importantes ou uso anterior de recursos comunitários é relevante para formular um plano de cuidado realista e efetivo. Informações valiosas podem ser extraídas de conversas com a família e outras pessoas importantes. Essas outras pessoas importantes às vezes percebem a maneira com que o indivíduo lida com os fatores de estresse. Elas também sabem o que é importante para o autoconceito da pessoa. A maneira pela qual uma pessoa importante fala sobre o paciente e seus comportamentos não verbais fornece informações sobre que tipo de apoio está disponível para o paciente.

Esse é o primeiro dia de pós-operatório da Sra. Johnson. Antes de iniciar os cuidados, Kathryn revisou o prontuário da paciente, organizou seu plano de histórico de enfermagem e avaliou o progresso da paciente até agora. Kathryn entra no quarto da Sra. Johnson e percebe o ambiente, um quarto escuro com cortinas fechadas e luzes apagadas. A bandeja do café da manhã parece intacta.

Kathryn observa que a Sra. Johnson tomou uma dose de medicamento para dor pós-operatória há mais de 12 horas, já que "a paciente não solicitou nenhum medicamento para dor", conforme anotado no prontuário. Quando Kathryn entra no quarto escuro da Sra. Johnson, ela percebe que a paciente está deitada encolhida do lado direito, chorando com os olhos fechados, e ela não percebe Kathryn. Kathryn se senta à altura dos olhos da Sra. Johnson e pergunta sobre o seu nível de dor e localização. A Sra. Johnson explica que sente dor na incisão e a avalia como nível 9 de 10. Kathryn sugere à Sra. Johnson que ela poderia ficar mais confortável se tomasse algum analgésico, com o que a Sra. Johnson concorda. Kathryn administra o analgésico e diz à Sra. Johnson que a deixará sozinha por 30 minutos para permitir que o medicamento alcance seu pico de efeito.

Quando Kathryn retorna, a Sra. Johnson não está mais chorando e levantou a cabeceira da cama. O Sr. Johnson está presente, e a paciente comenta que a medicação para dor ajudou a diminuir seu desconforto e dor, que agora está em 3 de 10. Kathryn explica à Sra. Johnson que cuidará dela durante sua hospitalização, e que ela gostaria de fazer um histórico para identificar as necessidades de cuidado da Sra. Johnson. Porém, ela explica ao Sr. e à Sra. Johnson que antes de fazer uma avaliação e ministrar cuidados físicos, ela gostaria de ouvir da Sra. Johnson como ela está se sentindo e pergunta se a Sra. Johnson está disposta a conversar. A Sra. Johnson pede para que seu marido permaneça no quarto.

A Sra. Johnson conta a história de seu câncer de mama para Kathryn. Começou com uma mamografia de rotina 1 mês atrás em que foi observada uma anormalidade. Depois do rastreio diagnóstico, e outros exames e verificações, foi determinado que era necessário fazer uma cirurgia. Durante a cirurgia, dois linfonodos deram positivo para câncer, o que resultou em uma mastectomia radical. Ela achou que iriam apenas retirar os nódulos; portanto, a mastectomia radical foi uma surpresa. O Sr. e a Sra. Johnson admitem que tudo aconteceu tão rápido que eles nem tiveram tempo para realmente pensar a respeito ou processar os acontecimentos.

Kathryn se senta em silêncio e ouve a história da Sra. Johnson e pede a ela para descrever como ela acha que este diagnóstico e cirurgia afetam sua vida. A Sra. Johnson começa a chorar e diz que tem um casamento sólido de 30 anos, mas realmente não consegue conversar com seu marido porque ele chora quando pensa no câncer dela. O Sr. Johnson também está chorando ao lado do seu leito. Seus amigos sabem e querem ajudar falando sobre o câncer e sobre pessoas que fizeram tratamento e reconstrução. Neste momento, ela só se preocupa se o tratamento do câncer e a reconstrução vão funcionar e "toda essa conversa só me deixa mais ansiosa".

Entre suas lágrimas, ela diz a Kathryn que nem pode olhar para seu peito, para seus curativos e drenos, pois para ela aqueles são símbolos de sua desfiguração. Ela diz: "Não acho que me sinto bem nem como pessoa, que dirá como mulher. Deus sabe como será a aparência do meu peito depois que removerem os curativos. Eu nem quero ver." Ela sabe que as pessoas estão dando informações sobre seu cuidado, tratamento e reconstrução, mas ela acha que está tendo informação demais para tomar decisões. O Sr. Johnson reconhece que ele realmente entende seus sentimentos, e quer participar com ela desta jornada, mas ele também admite que foi muita coisa para a família processar em um curto período de tempo.

Depois desta conversa com o casal, a Sra. Johnson diz que está mais confortável fisicamente e que Kathryn pode continuar com a avaliação física pós-operatória. O Sr. Johnson sai do quarto e vai ver o cão da família.

> **Pense nisso**
>
> Reflita sobre como você poderia melhorar suas habilidades de avaliação de autoconceito.

❖ Análise e diagnóstico de enfermagem

O julgamento clínico envolve o uso de pensamento crítico para analisar os achados/características definidoras. Considere o conhecimento que você tem sobre a condição de um paciente e as características definidoras para diferenciar entre achados normais e anormais. Formar diagnósticos de enfermagem sobre autoconceito é complexo. Baseie-se em seu conhecimento e experiência prévia e aplique os devidos padrões de enfermagem e profissionais. Utilize julgamento clínico sólido para organizar, revisar e analisar completamente as pistas do histórico para formular um diagnóstico de enfermagem (Boxe 33.7).

Boxe 33.7 Processo de definição do diagnóstico de enfermagem

Baixa autoestima situacional

Atividades do histórico de enfermagem	Achados definidores
Peça à paciente para explicar seus pensamentos e sentimentos a respeito de si mesma	A paciente está chorosa e reporta ter pensamentos negativos sobre si mesma. Ela diz que não tem vontade de receber nenhuma visita, exceto seu marido
Observe o comportamento da paciente e pergunte à família se ela está passando por alguma mudança emocional ou comportamental	A paciente está chorando e quer um quarto escuro. O cônjuge diz que ela está retraída e evita falar sobre a cirurgia ou olhar para o curativo. Ele afirma que a esposa não consegue tomar decisões
Determine se a paciente já teve problemas de autoestima no passado e quais seus planos para melhorar sua autoestima	A paciente e o marido negam qualquer falta de confiança, problemas de autoconceito ou de autoestima durante seu casamento. Ela e o marido estão dispostos a pensar em aconselhamento

Alguns achados definidores são relevantes para mais de um diagnóstico de enfermagem. Por exemplo, uma paciente expressa sentimentos de medo, incerteza, indecisão, falta de confiança e inadequação. Essas pistas definidoras corroboram *Ansiedade* e *Baixa Autoestima Situacional*. Perceber que os achados definidores do paciente podem ser de mais de um diagnóstico de enfermagem o guia a reunir informações específicas que validem e diferenciem os problemas subjacentes. Para corroborar mais profundamente *Ansiedade* como diagnóstico de enfermagem, considere se a pessoa apresenta qualquer uma das seguintes características definidoras: mais tensão muscular, tremores, uma sensação de insegurança ou inquietação. Esses agrupamentos de achados definidores sugerem que *Ansiedade* é um diagnóstico apropriado. Por outro lado, se a paciente expressa autoavaliação negativa, incluindo incapacidade de lidar com situações ou eventos e dificuldade de tomar decisões, esses achados sugerem que *Baixa Autoestima Situacional* é mais adequado. Para auxiliar melhor na diferenciação entre os dois diagnósticos provisórios, informações sobre eventos recentes na vida da pessoa e como ela se considerava no passado oferecem ideias para o diagnóstico de enfermagem mais apropriado. À medida que você analisa todos os achados definidores, o diagnóstico de enfermagem prioritário se torna evidente e ajuda a direcionar intervenções de enfermagem relevantes para melhorar o autoconceito da paciente.

Valide o diagnóstico de enfermagem compartilhando suas observações com o paciente e permitindo que a paciente confirme as percepções. Essa abordagem resulta no fornecimento de mais dados pelo paciente, o que esclarece ainda mais a situação. Por exemplo: "percebi que você pulou quando eu toquei no seu braço. Você está se sentindo apreensivo hoje?" permite que o paciente confirme ansiedade e descreva quaisquer preocupações.

Dados recorrentes do histórico estão relacionados à percepção da Sra. Johnson sobre seu corpo após a cirurgia. A Sra. Johnson não quer ver o sítio cirúrgico, se sente desfigurada, e diz não se sentir bem nem como pessoa, que dirá como mulher. A análise desses achados do histórico de enfermagem corrobora o diagnóstico de enfermagem de **Distúrbio na Imagem Corporal relacionado com a visão negativa de si após a mastectomia**. *Ela diz que não está dormindo bem, está inquieta, e não obtém alívio com a bomba de infusão de analgesia controlada pelo paciente (ACP); ela reconhece, porém, que depois da analgesia administrada por Kathryn, sua dor era muito menor.* **Dor Aguda relacionada à incisão de mastectomia** *também é um diagnóstico prioritário. A Sra. Johnson está recebendo muitas informações sobre tratamento e reconstrução e provavelmente conselhos de amigos queridos, e isso aumenta suas preocupações e ansiedade. Esses achados do histórico corroboram o diagnóstico de enfermagem de* **Ansiedade relacionada com o sucesso do futuro tratamento**. *Todas as informações que ela está recebendo aumentam sua sensação de ser incapaz de enfrentar. Todas essas informações sobre tratamento acrescidas do diagnóstico inesperado afetam sua tomada de decisão, e ela disse se sentir "inútil". Esses achados do histórico corroboram o diagnóstico de enfermagem de* **Baixa Autoestima Situacional relacionada com o diagnóstico de câncer de mama**.

A lista a seguir oferece exemplos de outros diagnósticos de enfermagem relacionados com o autoconceito:

- Distúrbio na identidade pessoal
- Desempenho de papel ineficaz
- Baixa autoestima situacional
- Baixa autoestima crônica.

❖ Planejamento de enfermagem e identificação de resultados

Durante o planejamento de enfermagem, utilize pensamento crítico para sintetizar o conhecimento, o ambiente, a experiência, as atitudes de pensamento crítico e os padrões (Figura 33.5). Use julgamento clínico sólido para tomar as decisões clínicas necessárias para o plano de cuidados do paciente (ver Plano de cuidados de enfermagem). As informações obtidas quanto aos fatores que afetam o autoconceito percebido pelo paciente permitem que você selecione as intervenções adequadas. Alterações no autoconceito são geralmente muito pessoais e privativas, e privacidade em um ambiente de cuidados de saúde é difícil de proteger. Há ameaças a informações de saúde protegidas e interrupções inesperadas durante o cuidado. Seja proativo na identificação de fatores ambientais que impactam a privacidade, e resolva os riscos oportunamente. Pense sobre como suas experiências anteriores o ajudarão a melhorar sua competência no planejamento dos cuidados de pacientes com problemas de autoconceito. Utilize o escopo e os padrões da prática de enfermagem profissional (p. ex., American Nurses Association [ANA], 2021) e diretrizes de práticas baseadas em evidência e éticas estabelecidas de profissionais e organizações baseadas na comunidade para selecionar as intervenções efetivas de enfermagem.

Outro método para ajudar a planejar o cuidado é utilizar um mapa conceitual. O mapa conceitual (Figura 33.6) mostra a relação de um problema de saúde principal (pós-operatório de mastectomia bilateral radical) e quatro diagnósticos de enfermagem e várias intervenções. O mapa conceitual mostra as inter-relações dos diagnósticos de enfermagem com as intervenções de enfermagem. Em certos pacientes, uma única intervenção de enfermagem pode ser eficaz para mais de um diagnóstico.

Resultados. Desenvolva um plano individualizado de cuidado para cada diagnóstico de enfermagem. Trabalhe em parceria com o paciente para identificar resultados de cuidado, certificando-se que os resultados

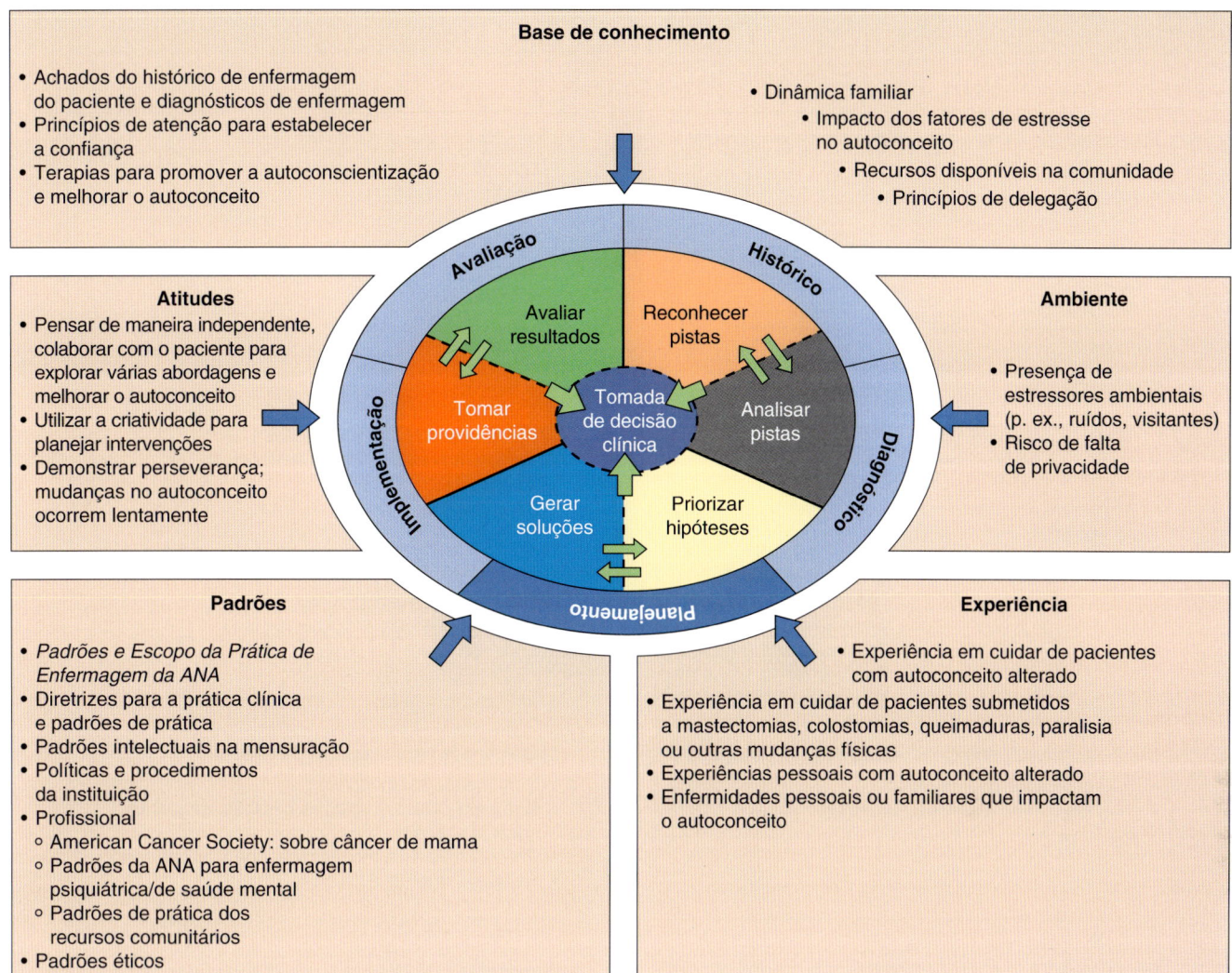

Figura 33.5 Modelo de pensamento crítico para planejamento de autoconceito. (Copyright do Modelo de Medida de Julgamento Clínico © NCSBN. Todos os direitos reservados.)

sejam individualizados, realistas e mensuráveis. Consulte o paciente para saber se eles são factíveis, e ajude o paciente a identificar maneiras pelas quais eles podem ser alcançados. Consultar outras pessoas importantes, profissionais de saúde mental e recursos comunitários resulta em um plano mais abrangente e exequível. Ao colaborar com o paciente para identificar resultados, considere os dados necessários para demonstrar como o problema do paciente mudaria se o diagnóstico de enfermagem fosse controlado. Por exemplo, uma paciente foi diagnosticada com *Baixa Autoestima Situacional relacionada com uma demissão recente*. Exemplos de resultados para corroborar a autoestima da paciente podem incluir:

- A paciente descreve três áreas de sua vida em que ela esteja indo bem
- A paciente afirma que perder seu emprego não reflete seu valor como pessoa
- A paciente frequenta um grupo de apoio para executivos recém-desempregados.

Estabelecimento de prioridades. Estabelecer prioridades inclui usar comunicação terapêutica para tratar de questões de autoconceito, o que garante a maximização da capacidade do paciente de abordar suas necessidades físicas. Colabore com o paciente e a família para identificar pontos fortes e limitações, e forneça recursos e educação para transformar limitações em pontos fortes. A educação em saúde cria entendimento da normalidade de determinadas situações (p. ex., a natureza de uma doença crônica; mudanças em relacionamentos; efeitos de uma perda). Normalmente, quando os pacientes acabam entendendo suas situações, seu senso de desespero e de desamparo é atenuado.

Um julgamento clínico sólido é necessário para desenvolver um plano de cuidado para um paciente com uma alteração no autoconceito. As intervenções solidárias e individualizadas ajudam um paciente a se adaptar aos fatores de estresse que levaram ao distúrbio no autoconceito, promovem e reforçam o desenvolvimento de métodos de enfrentamento. Geralmente, o paciente percebe uma situação como devastadora e sente ser impossível voltar ao nível de funcionamento anterior. O paciente precisa de tempo para se adaptar a mudanças físicas e emocionais, mas pode trabalhar no sentido de melhorar progressivamente seu autoconceito e autoestima.

> **Pense nisso**
>
> Reflita sobre algumas prioridades de autoconceito para um adolescente com traumatismo facial após acidente com veículo motorizado.

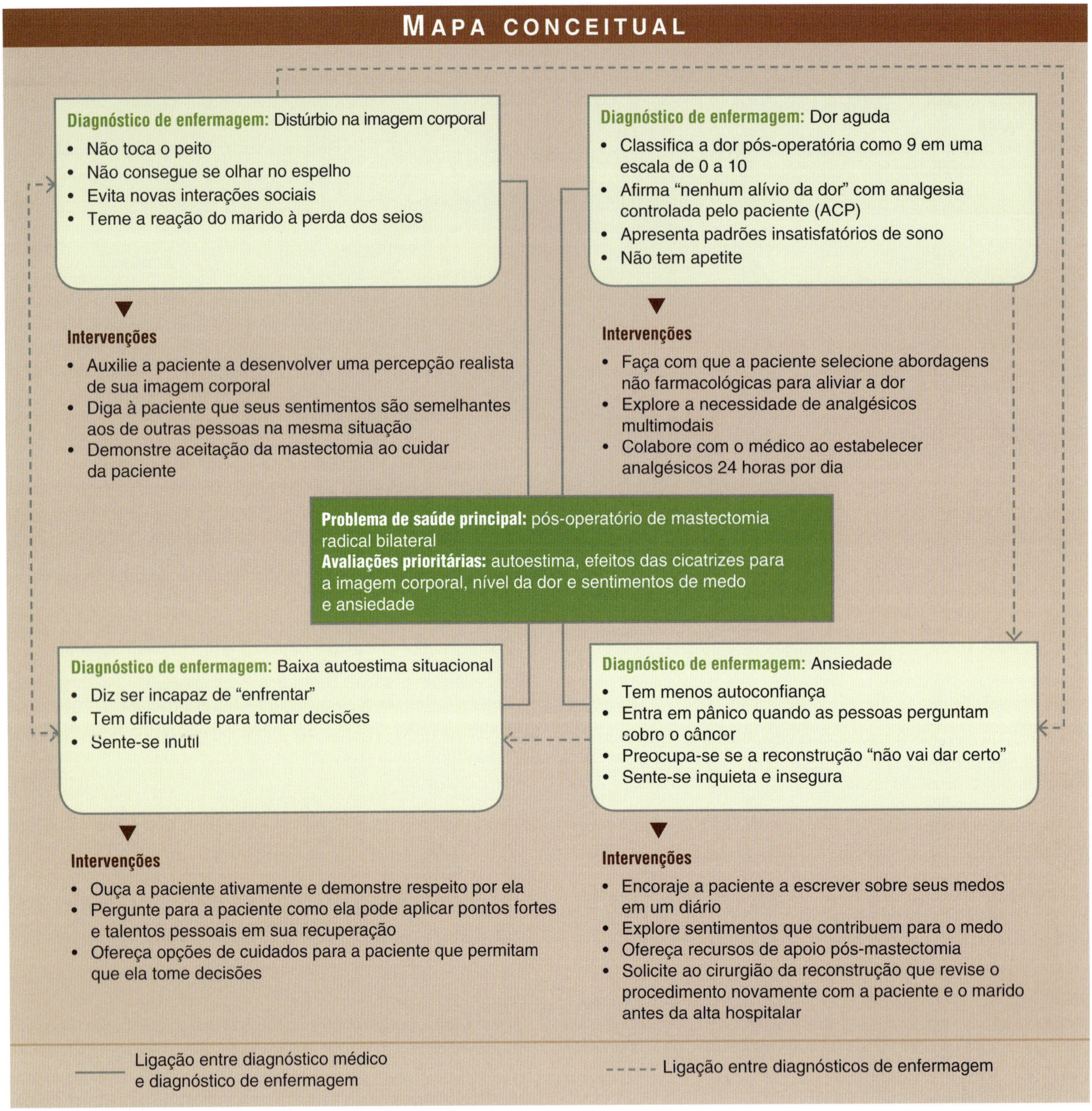

Parte 6 Base Psicossocial para a Prática de Enfermagem

MAPA CONCEITUAL

Diagnóstico de enfermagem: Distúrbio na imagem corporal
- Não toca o peito
- Não consegue se olhar no espelho
- Evita novas interações sociais
- Teme a reação do marido à perda dos seios

▼

Intervenções
- Auxilie a paciente a desenvolver uma percepção realista de sua imagem corporal
- Diga à paciente que seus sentimentos são semelhantes aos de outras pessoas na mesma situação
- Demonstre aceitação da mastectomia ao cuidar da paciente

Diagnóstico de enfermagem: Dor aguda
- Classifica a dor pós-operatória como 9 em uma escala de 0 a 10
- Afirma "nenhum alívio da dor" com analgesia controlada pelo paciente (ACP)
- Apresenta padrões insatisfatórios de sono
- Não tem apetite

▼

Intervenções
- Faça com que a paciente selecione abordagens não farmacológicas para aliviar a dor
- Explore a necessidade de analgésicos multimodais
- Colabore com o médico ao estabelecer analgésicos 24 horas por dia

Problema de saúde principal: pós-operatório de mastectomia radical bilateral
Avaliações prioritárias: autoestima, efeitos das cicatrizes para a imagem corporal, nível da dor e sentimentos de medo e ansiedade

Diagnóstico de enfermagem: Baixa autoestima situacional
- Diz ser incapaz de "enfrentar"
- Tem dificuldade para tomar decisões
- Sente-se inútil

▼

Intervenções
- Ouça a paciente ativamente e demonstre respeito por ela
- Pergunte para a paciente como ela pode aplicar pontos fortes e talentos pessoais em sua recuperação
- Ofereça opções de cuidados para a paciente que permitam que ela tome decisões

Diagnóstico de enfermagem: Ansiedade
- Tem menos autoconfiança
- Entra em pânico quando as pessoas perguntam sobre o câncer
- Preocupa-se se a reconstrução "não vai dar certo"
- Sente-se inquieta e insegura

▼

Intervenções
- Encoraje a paciente a escrever sobre seus medos em um diário
- Explore sentimentos que contribuem para o medo
- Ofereça recursos de apoio pós-mastectomia
- Solicite ao cirurgião da reconstrução que revise o procedimento novamente com a paciente e o marido antes da alta hospitalar

───── Ligação entre diagnóstico médico e diagnóstico de enfermagem
- - - - - Ligação entre diagnósticos de enfermagem

Figura 33.6 Mapa conceitual da Sra. Johnson.

Plano de cuidados de enfermagem

Distúrbio na imagem corporal

HISTÓRICO DE ENFERMAGEM

Atividades do histórico de enfermagem

Identifique as preocupações de imagem corporal (p. ex., papel sexual, feminilidade). Pergunte como a perda do seio afetou seu senso de identidade.

Observe o humor, emoções da Sra. Johnson, sua comunicação não verbal e interações com outras pessoas.

Avalie o envolvimento dela em atividades de autocuidado.

Achados/características definidoras[a]

A Sra. Johnson **desvia o olhar, balança a cabeça**, e diz: "**Sinto-me menos mulher**. Meu marido diz que sempre serei atraente aos seus olhos, mas eu não acredito nele. Eu realmente **acho difícil falar** com ele."

A Sra. Johnson demonstra contato visual intermitente, frequentemente **chora quando está sozinha**, ajusta firmemente a camisola do hospital contra o peito, e tem conversas superficiais com seus familiares.

A Sra. Johnson é incapaz de decidir quando tomar banho, pentear o cabelo ou passar sua maquiagem habitual. **Ela evita se olhar no espelho**.

Plano de cuidados de enfermagem (Continuação)

Distúrbio na imagem corporal

Pergunte se ela gostaria de ter oportunidade de participar das atividades de tratamento.	A **Sra. Johnson evita** olhar ou tocar seu peito e **não faz perguntas** sobre sua condição. "Não sei se quero fazer qualquer coisa nesse momento."

^aAchados/características definidoras estão destacados em negrito.

Diagnóstico de enfermagem: Distúrbio na imagem corporal relacionado à visão negativa de si mesma após mastectomia

PLANEJAMENTO
Resultados esperados (NOC)[b]

Autoestima
A Sra. Johnson atende as necessidades básicas de higiene e cuidados pessoais em 2 dias.
Ela verbaliza sentimentos mais positivos de autoaceitação e automerecimento na alta hospitalar.

Imagem corporal
A Sra. Johnson demonstra ajustes positivos em relação à aparência do corpo, como se arrumar e aplicar alguma maquiagem, na alta hospitalar.

[b]Designações de classificação de resultados extraídas de Moorhead S et al.: *Nursing Outcomes Classification (NOC): measurement of health outcomes*, ed 6, St. Louis, 2018, Elsevier.

INTERVENÇÕES (NIC)[c]	JUSTIFICATIVA
Melhora da autoestima	
Use técnicas de comunicação para facilitar um ambiente seguro e confortável para a paciente, a fim de conversar sobre suas questões de autoestima.	A relação terapêutica entre enfermeiro e paciente promove resultados positivos para a paciente, inclusive para que ela assuma a responsabilidade por seus próprios cuidados (Varcarolis e Fosbre, 2021.).
Converse com a paciente a respeito dos seus sentimentos, sobre a autoimagem e como os programas de apoio comunitário são benéficos.	A mastectomia afeta o funcionamento psicossocial na autoestima e na imagem corporal. Mudanças na autoestima e imagem corporal são grandes indicadores de depressão. Programas comunitários e, em alguns casos, exercícios de atenção plena dão ao paciente habilidades para lidar com essas alterações (Franco et al., 2020).
Dê oportunidades para a paciente utilizar suas práticas de autocuidado anteriores para enfrentar o estresse do câncer e da mastectomia.	Promover práticas de autocuidado, vestuário, maquiagem, prática habitual de sono, exercício e alimentação melhora o enfrentamento e a autoestima (Jabłoński et al., 2019).
Melhora da imagem corporal	
Preste cuidado centrado na paciente para apoiar a aceitação das mudanças na aparência física.	A ameaça da pós-mastectomia à imagem corporal afeta a percepção geral da qualidade de vida da paciente (Zhou et al., 2020). O autoconceito geral influencia as práticas de autocuidado e a aceitação de mudanças na aparência física (Varcarolis e Fosbre, 2021).

[c]Designações de classificação de intervenções extraídas de Butcher HK et al.: *Nursing Interventions Classification (NIC)*, ed 7, St. Louis, 2018, Elsevier.

AVALIAÇÃO

Atividades de avaliação	Resposta da paciente
Pergunte à Sra. Johnson o quanto ela se acha capaz de identificar e expressar sentimentos de modo verbal e não verbal.	A Sra. Johnson conta: "Consegui falar com meu marido, até mesmo sobre minhas preocupações quanto a ele não me achar mais atraente."
Monitore as mudanças nas afirmações que a Sra. Johnson faz sobre si mesma.	A Sra. Johnson está fazendo menos comentários negativos e está avaliando sua imagem corporal de forma mais realista, mas continua insatisfeita com sua aparência.
Observe a participação da Sra. Johnson no autocuidado relacionado à mastectomia.	A Sra. Johnson está mais assertiva quanto à sua higiene básica, à aplicação de maquiagem, à arrumação do cabelo e à inspeção de sua cicatriz da mastectomia.

Trabalho em equipe e colaboração. Colabore com a equipe de saúde e com a família e outras pessoas importantes para o paciente. É importante incorporar as percepções do paciente em relação à família e a outras pessoas significativas no plano de enfermagem. Pessoas que sofreram déficits no autoconceito antes do episódio atual de tratamento geralmente formam um sistema de apoio que inclui especialistas em saúde mental, líderes religiosos e outros recursos comunitários. No entanto, antes de incluir qualquer membro da família ou pessoas significativas, considere se o paciente deseja o envolvimento dessas pessoas e as normas culturais referentes a quem geralmente toma as decisões na família (Cicero, 2020).

Pacientes que estão passando por ameaças ou por alterações no autoconceito geralmente se beneficiam da parceria com recursos comunitários e de saúde mental para promover maior conscientização. Recursos adicionais incluem fisioterapia, terapia ocupacional, saúde comportamental, serviços sociais e atendimento pastoral (Easterbrook et al., 2020). Conhecer os recursos disponíveis permite a realização dos devidos encaminhamentos.

Kathryn discute o plano de cuidados com a Sra. Johnson. Ela e o Sr. Johnson concordam em planejar o cuidado de higiene pessoal centrado no paciente. A prioridade mais alta é controlar seu nível atual de dor, e a segunda é respeitar que a Sra. Johnson não quer olhar para a área da incisão nesse momento. Sua dor continua em menos de 3/10, Kathryn reforça o resultado de controle da dor abaixo de 5/10 com a Sra. Johnson e pede para que ela avise Kathryn ou qualquer outro enfermeiro quando a dor estiver em 5/10. Outro resultado é melhorar a capacidade da Sra. Johnson de realizar seu autocuidado de higiene a fim de reduzir a ansiedade e começar a se adaptar ao distúrbio de imagem corporal.

Para começar a alcançar esse resultado, Kathryn colabora com a Sra. Johnson e um enfermeiro especialista em oncologia para identificar necessidades de higiene pós-mastectomia. O Sr. Johnson também é incluído no plano de cuidado para auxiliar sua esposa com necessidades físicas (p. ex., higiene, trocas de curativos) e emocionais após a alta. O Sr. Johnson também recebe recursos como cônjuge de paciente de câncer de mama.

❖ Implementação

Ao cuidar de um paciente com alterações no autoconceito, habilidades de comunicação fortes e um relacionamento terapêutico entre enfermeiro e paciente são fundamentais para implementar cuidados centrados no paciente. Para identificar intervenções efetivas de enfermagem, considere cada diagnóstico de enfermagem e utilize julgamento clínico sólido para individualizar as intervenções que ameacem o diagnóstico. Colaborar com membros da equipe de saúde maximiza a abrangência da abordagem em relação às questões de autoconceito. Independentemente do ambiente de atendimento à saúde, é importante trabalhar com os pacientes e seus familiares ou outras pessoas importantes para promover um autoconceito saudável. Por exemplo, selecione intervenções de enfermagem que ajudem os pacientes a recuperar ou restaurar os elementos que contribuem para um senso de identidade sólido e seguro. As abordagens escolhidas variam de acordo com o nível de cuidado necessário.

Promoção da saúde. Trabalhe com os pacientes para ajudá-los a desenvolver comportamentos saudáveis de estilo de vida que contribuam para um autoconceito positivo. Por exemplo, desenvolva intervenções que ajudem na adaptação ao estresse, como alimentação adequada, prática regular de exercícios dentro das capacidades do paciente, sono e descanso adequados. Além disso, ensine ao paciente práticas de redução de estresse para contribuir para um autoconceito saudável (Varcarolis e Fosbre, 2021). Enfermeiros estão em uma posição especial para identificar práticas de estilo de vida que colocam em risco o autoconceito de uma pessoa. Por exemplo, uma jovem professora visitou uma clínica porque ela não conseguindo dormir e está sentindo ansiedade. Quando do levantamento do histórico de enfermagem, o enfermeiro identifica práticas de estilo de vida como pouco descanso e muitas mudanças de vida ocorrendo simultaneamente, como término de um noivado, uma realocação recente e consumo excessivo de bebidas alcoólicas. Esses dados, quando analisados em conjunto, sugerem distúrbios reais ou potenciais de autoconceito (Reed-Fitzke, 2020). Determine como o paciente considera os diversos elementos do estilo de vida para facilitar a compreensão dele sobre os comportamentos, e realize encaminhamentos ou forneça a educação em saúde necessária.

Cuidado agudo. *Kathryn priorizou dois diagnósticos de enfermagem:* **Dor Aguda relacionada à incisão de mastectomia e Distúrbio da Imagem Corporal relacionado à visão negativa de si após a mastectomia.** *Pelas experiências clínicas anteriores e conferências pós-clínicas, Kathryn aprendeu que o cuidado pós-operatório é mais do que controlar a dor; geralmente, os pacientes precisam lidar com mudanças na aparência do seu corpo. Mesmo quando os pacientes estão preparados para mudanças físicas pós-operatórias, lidar com a realidade é complexo. No caso da Sra. Johnson, sua autoestima e imagem corporal são afetadas pela cirurgia.*

Kathryn planeja o controle da dor da Sra. Johnson. Ela diz à Sra. Johnson que controlar a dor aguda dá aos pacientes energia física e emocional para o cuidado. Ela explica o plano de controle da dor do cirurgião e dá à Sra. Johnson uma tabela por escrito de quando ela pode tomar medicamento para dor. Kathryn também ajuda a Sra. Johnson a fazer relaxamentos, o que ela geralmente faz em casa, para ajudar a aliviar seu desconforto.

Kathryn sabe que a Sra. Johnson não está pronta para ver a área da incisão, e ela precisa fazer os ajustes adequados quando está realizando atividades de higiene. Ela encoraja a Sra. Johnson a realizar o máximo das atividades de higiene que ela se sinta confortável e então Kathryn completa as outras áreas. Conforme Kathryn termina a higiene na região esquerda do peito e do braço, ela também aproveita o tempo para avaliar melhor o sítio cirúrgico, os drenos cirúrgicos e secreções. Durante o cuidado, Kathryn nota que a Sra. Johnson está dando umas olhadas na área cirúrgica. Kathryn opta por não comentar, mas continua deixando a Sra. Johnson olhar para a área que ela se sente confortável.

No contexto de cuidados agudos, a natureza de uma enfermidade ou trauma e o tratamento e/ou procedimentos diagnósticos são possíveis ameaças para o autoconceito dos pacientes. Essas ameaças podem resultar em ansiedade e/ou medo. No ambiente de cuidado agudo, há mais de um fator de estresse, aumentando assim o nível geral do estresse para o paciente e sua família. Você precisa abordar os diversos estressores do paciente, auxiliar com modificações do estilo de vida e oferecer intervenções para adaptação às mudanças no funcionamento (p. ex., dispositivos de assistência).

Enfermeiros no ambiente de cuidado agudo encontram pacientes que enfrentam a necessidade de se adaptar a uma imagem corporal diferente em decorrência de cirurgia ou outra alteração física. Com períodos mais curtos de internação, é difícil abordar essas dificuldades de cuidado agudo; dessa maneira, é essencial realizar os acompanhamentos e encaminhamentos adequados, incluindo cuidados domiciliares. Mantenha-se sensível quanto ao nível de aceitação a qualquer mudança por parte do paciente. Forçar a confrontação com uma mudança antes que ele esteja pronto retardará a aceitação. Sinais de que a pessoa está disposta a aceitar uma mudança incluem fazer perguntas sobre como controlar determinado aspecto do ocorrido ou olhar para a área do corpo onde a mudança aconteceu. Conforme a paciente demonstra prontidão para integrar a mudança corporal no autoconceito, informe-a sobre grupos de apoio disponíveis e prontifique-se a fazer o contato inicial.

Cuidados restauradores e contínuos. Geralmente, em um ambiente de cuidados domiciliares, o enfermeiro tem a oportunidade de trabalhar com o paciente para alcançar um autoconceito mais positivo. As intervenções são baseadas no princípio de que o paciente primeiro desenvolve uma percepção e autoconscientização sobre os problemas e fatores de estresse e então age para resolvê-los. Um jeito de conseguir isso é ajudar a reestruturar os pensamentos e sentimentos do paciente de uma maneira mais positiva. Incorpore essa abordagem na educação em saúde para alterações do autoconceito, inclusive para baixa autoestima situacional, que às vezes estão presentes no ambiente de cuidados domiciliares (Boxe 33.8).

Aumente a autoconsciência do paciente de modo que permita a exploração aberta de pensamentos e sentimentos. O uso especializado de habilidades de comunicação terapêutica ajuda a esclarecer as expectativas do paciente e de seus familiares. Uma franca exploração torna a situação menos ameaçadora para o paciente e encoraja comportamentos que expandem a autoconsciência. Utilize uma abordagem isenta de julgamentos ao aceitar os pensamentos e sentimentos do paciente, ajude o paciente a esclarecer suas interações com as outras pessoas, e seja empático.

Ajude o paciente a aplicar as estratégias de enfrentamento que mais se adéquem ao problema. Trabalhe em estreita colaboração com o paciente para analisar respostas adaptativas e mal adaptativas, comparar alternativas e continuar a utilizar estratégias de enfrentamento que forem as mais efetivas. Colabore com o paciente para identificar soluções alternativas e resultados esperados para facilitar

Boxe 33.8 Educação em saúde

Alterações na autoestima

Objetivo
- O paciente verbalizará maneiras de melhorar sua baixa autoestima situacional.

Estratégias de ensino
- Faça com que o paciente identifique pontos fortes e fracos e destaque suas virtudes e sucessos
- Discuta situações em que o estresse do paciente possa ser intensificado
- Explore os recursos de enfrentamento que o paciente pode aplicar para os problemas atuais
- Forneça informações necessárias para que o paciente cuide melhor de si mesmo
- Incorpore quaisquer comorbidades psiquiátricas (p. ex., depressão, ansiedade) e alterações na autoestima e imagem corporal ao planejar sessões de educação em saúde
- Colabore com o paciente para identificar soluções alternativas e nova estratégias (p. ex., habilidades de comunicação, habilidades de tomada de decisões, estratégias saudáveis de enfrentamento).

Avaliação de enfermagem
Utilize os princípios de ensino de retorno para avaliar o aprendizado do paciente/familiar cuidador.
- Descreva as novas habilidades de comunicação que você tentou desde nosso último encontro
- Conte-me quais decisões relativas aos seus cuidados você tomou durante essa semana
- Quais estratégias de enfrentamento você está utilizando?

---

uma mudança real. Projete oportunidades que resultem em sucesso, reforcem as habilidades e pontos fortes do paciente, e que ajudem a encontrar a assistência necessária. Encoraje o paciente a se comprometer com as decisões e ações para alcançar os resultados esperados ensinando o paciente a se afastar de mecanismos de enfrentamento ineficazes e a desenvolver estratégias bem-sucedidas de enfrentamento. Apoiar tentativas válidas é essencial, pois, a cada sucesso, o paciente se motiva a fazer outra tentativa.

❖ Avaliação

Julgamento clínico sólido é importante quando se avalia a resposta de um paciente ao cuidado. Avaliações frequentes e completas ajudarão a determinar a eficácia das intervenções de enfermagem para melhora do autoconceito. Aplique pensamento crítico durante a avaliação para documentar a resposta do paciente às intervenções de enfermagem e determine se os resultados foram alcançados (Figura 33.7).

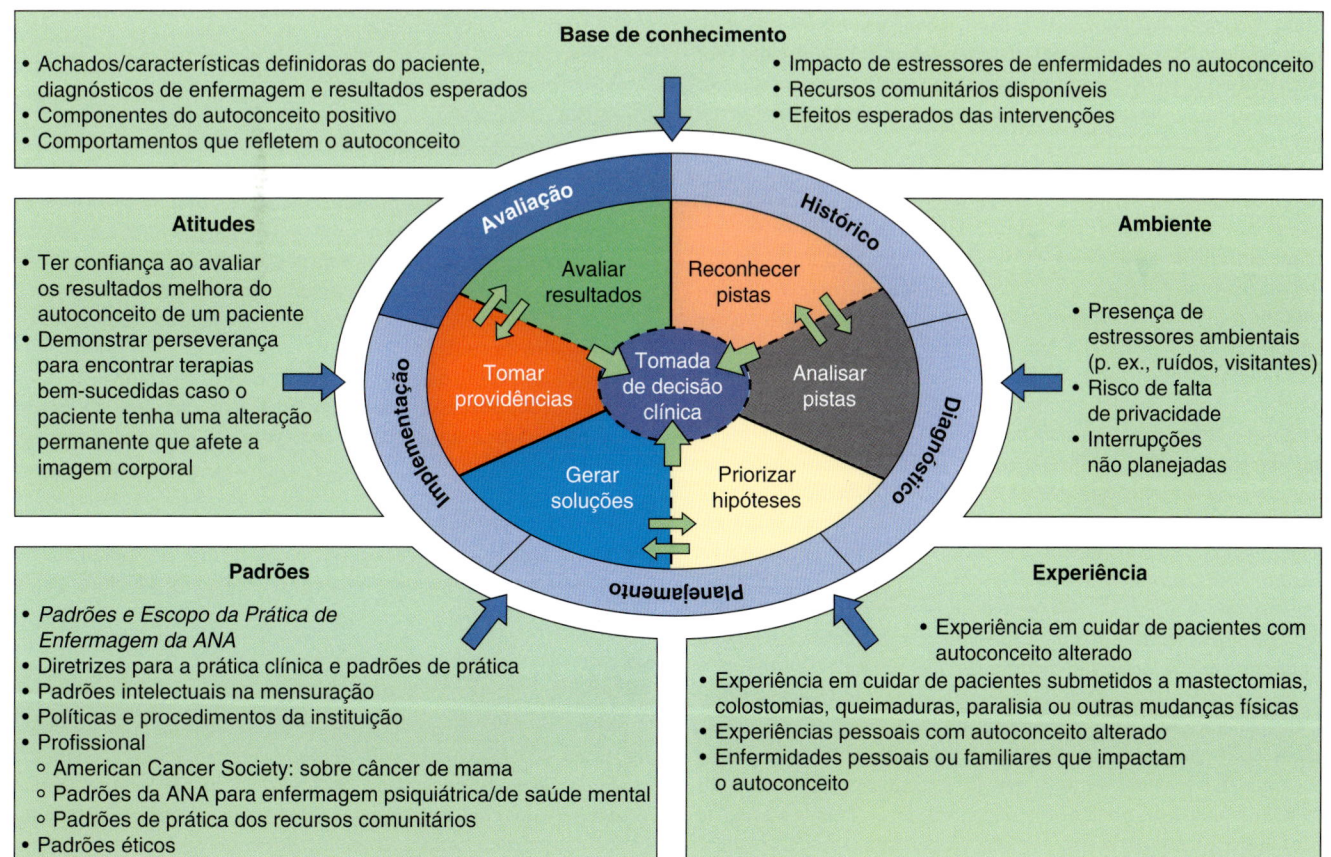

Figura 33.7 Modelo de pensamento crítico para avaliação do autoconceito. (Copyright do Modelo de Medida de Julgamento Clínico © NCSBN. Todos os direitos reservados.)

Pelo olhar do paciente. Colabore com o paciente e o familiar cuidador, se adequado, durante o processo de avaliação. Verifique se suas expectativas foram atendidas. Caso não tenham sido atendidas, pergunte o que o paciente gostaria que fosse diferente. Determine se o paciente vê com satisfação seus relacionamentos com os profissionais da saúde e as intervenções planejadas. O paciente e/ou familiar cuidador acha que a educação em saúde do paciente foi suficiente? Eles têm informações suficientes para continuar algumas das intervenções em casa? A percepção do paciente de um relacionamento de apoio com os cuidadores resulta em satisfação com o cuidado prestado e em disposição para continuar com as intervenções prescritas no ambiente domiciliar.

Resultados para os pacientes. Os resultados esperados para um paciente com distúrbio no autoconceito incluem a demonstração de comportamentos que indiquem um autoconceito positivo, a verbalização de frases de autoaceitação e a validação da aceitação de uma mudança de aparência ou função. Os principais indicativos observáveis do autoconceito de um paciente são os comportamentos não verbais (Varcarolis e Fosbre, 2021). Por exemplo, um paciente que sentia inicialmente dificuldade em fazer contato visual, agora demonstra um autoconceito mais positivo e estabelece contato visual com mais frequência durante uma conversa. Interação social, autocuidado adequado, aceitação das mudanças resultantes de enfermidades ou operações e afirmações sinalizando compreensão da instrução ao paciente indicam progresso. Investir em *hobbies* prazerosos, fazer exercícios físicos, exercer escolhas cotidianas, entender suas próprias necessidades durante transições e se adaptar às circunstâncias da vida são evidências de autoestima e autoeficiência entre idosos (Orth et al., 2018; Touhy e Jett, 2020). Uma atitude positiva em relação à reabilitação e mais empenho em ser independente facilitam o retorno aos papéis preexistentes em casa ou no trabalho. Padrões de interação também refletem mudanças no autoconceito. Por exemplo, um paciente que hesitava em expressar pontos de vista pessoais oferece suas opiniões e ideias mais prontamente conforme sua autoestima aumenta.

Kathryn inclui o Sr. e a Sra. Johnson na avaliação dos resultados de seu cuidado de enfermagem. Ambos admitem que esse é um ajuste difícil. No segundo dia de pós-operatório eles são capazes de discutir com o enfermeiro especialista em oncologia as preocupações que têm um com o outro. Além disso, o Sr. Johnson é capaz de contatar o grupo comunitário de apoio ao câncer de mama para pacientes, cônjuges e familiares.

O controle da dor melhora até o terceiro dia de pós-operatório, dia da alta. A dor da Sra. Johnson tem ficado abaixo de 3/10 nas últimas 24 horas e foram prescritos a ela analgésicos orais. Ela trabalha com o enfermeiro especialista e olha sua incisão, e compreende como deve ser a cicatrização normal e como cuidar do curativo e do dreno. Ela faz uma retrodemonstração de como cuidar do curativo e do dreno, já que ela precisará fazer isso por 3 dias até a consulta de retorno com o cirurgião. Ela também consegue relacionar quaisquer complicações que exijam contato com o cirurgião. O enfermeiro especialista pergunta sobre o processo de reconstrução. A Sra. Johnson comenta que está menos ansiosa e que tem mais conhecimento sobre as decisões futuras.

Se o estado do paciente se altera e os resultados do cuidado às vezes se tornam irrealistas ou inapropriados, revise o plano, quando necessário. Reflita sobre experiências passadas bem-sucedidas com outros pacientes. Geralmente, ajustes a grandes mudanças no autoconceito ou nos componentes podem levar um ano ou mais. Oriente o paciente e a família que, por ser um período longo, isso não sugere que o paciente esteja com problemas para psicadaptar à mudança. Mudança no autoconceito demanda tempo. Embora a mudança seja lenta, cuidar de um paciente com distúrbio de autoconceito é gratificante.

Procure por sinais de que o paciente reduziu alguns fatores de estresse e que alguns comportamentos se tornaram mais adaptativos. Se os resultados iniciais relativos ao autoconceito não forem alcançados, individualize o cuidado utilizando as seguintes questões:

- Diga-se o que você fará se não puder voltar ao trabalho (pode ser substituído por "escola" ou "casa") conforme o planejado
- O que você fará caso você não estiver se sentindo melhor com você mesmo em 2 semanas? Você tem alguém para contatar e falar sobre esses sentimentos?
- Quais estratégias você está utilizando para melhorar a maneira com que você se enxerga e sua percepção de como os outros o veem? Você está feliz com elas?
- Como você vai saber se seu senso de merecimento está melhorando?

Pontos-chave

- Os componentes do autoconceito, incluindo identidade, imagem corporal e desempenho do papel, podem ser afetados por marcos de desenvolvimento e eventos da vida
- Fatores de estresse para o autoconceito e a autoestima incluem mudanças associadas ao desenvolvimento e em relacionamentos, enfermidades (sobretudo doenças crônicas que envolvem mudanças em atividades anteriormente consideradas normais), cirurgia, acidentes e as reações de outras pessoas às mudanças decorrentes desses eventos
- O autoconceito e a autoestima mudam de acordo com os marcos do desenvolvimento e a resposta a esses eventos da pessoa
- Profissionais da saúde podem influenciar o autoconceito de um paciente
- O autoconceito de um profissional da saúde é influenciado pelo ambiente onde sua profissão é exercida e é positivamente afetado por trabalho eficaz em equipe
- Esteja ciente de como as variações culturais afetam o autoconceito e a autoestima de um paciente e incorpore intervenções culturalmente sensíveis
- A avaliação do autoconceito de um paciente inclui a obtenção de informações sobre a percepção do paciente sobre si mesmo, as percepções da família e de outras pessoas importantes, e estratégias de enfrentamento
- O planejamento do cuidado para alterações de autoconceito deve incluir colaboração com o paciente para identificar resultados mensuráveis e métodos para ajudar os pacientes a alcançar esses resultados de cuidado
- A implementação de intervenções de enfermagem para distúrbios de autoconceito envolve o uso de cuidados baseados em evidências para expandir a autoconsciência do paciente, encorajar a autoexploração, auxiliar na autoavaliação e ajudar os pacientes a alcançar os resultados do cuidado
- A avaliação de alterações de autoconceito deve incluir a resposta do paciente às intervenções de enfermagem e as percepções de mudanças no autoconceito, além da avaliação da saúde pelos profissionais da saúde.

Para refletir

A partir do estudo de caso deste capítulo, você sabe que a Sra. Johnson tem 52 anos e está se recuperando de uma mastectomia radical na mama esquerda. Ela está em seu quarto, pedindo para que as cortinas permaneçam fechadas e as luzes apagadas. Ela não começa qualquer interação com a equipe do hospital quando alguém entra no quarto. Ela chora frequentemente e diz à enfermeira que não consegue nem olhar para seu peito, para os curativos e drenos, pois, para ela, eles são símbolos de sua desfiguração. Ela diz: "Não acho que me sinto bem nem como pessoa, que dirá como mulher. Deus sabe como será a aparência do meu peito depois que removerem os curativos. Eu nem quero ver." Ela não solicita medicação, e geralmente sua dor aumenta para 9/10 antes da administração de medicamento para dor; após a administração do medicamento, sua dor cai para 3/10.

A Sra. Johnson fez uma mamografia de rotina há 1 mês, quando foi detectada uma anormalidade. Após o rastreio diagnóstico, varreduras e exames, foi determinada a necessidade de cirurgia. Durante a cirurgia, dois linfonodos deram positivo para câncer, o que resultou em uma mastectomia radical. Ela achou que iriam somente remover os nódulos, então, a mastectomia radical foi algo inesperado.

Um diagnóstico de enfermagem de autoconceito inicial foi **Distúrbio de Imagem Corporal** relacionado com a visão negativa de si após a mastectomia. Contudo, a Sra. Johnson também disse que não estava dormindo bem e está inquieta. Ela ainda tem um pouco de **Dor Aguda** relacionada à incisão da mastectomia, e esse é um diagnóstico prioritário.

A Sra. Johnson está pronta para receber alta e se recuperar em casa. Seu marido estará em casa com ela e eles estão planejando frequentar o grupo comunitário de apoio ao câncer de mama juntos.

- Pense sobre o tipo de dados adicionais de histórico de enfermagem que indicariam que a Sra. Johnson apresenta maior risco de baixa autoestima contínua durante a alta e a recuperação em casa (Reconhece pistas)
- Considerando o fato de que a Sra. Johnson está recebendo alta e em fase de recuperação de uma mastectomia radical inesperada, identifique dados adicionais de histórico de enfermagem e pistas que corroborem outros diagnósticos de enfermagem (Analisa pistas)
- Considere todas as informações do estudo de caso, plano de cuidados e mapa conceitual além dos diagnósticos adicionais de enfermagem pós-alta que você acabou de identificar. Quais são as necessidades prioritárias de cuidados domiciliares para a Sra. Johnson? (Prioriza diagnósticos)
- Analise as informações do estudo de caso, o plano de cuidados de enfermagem da Sra. Johnson e o mapa de conceito. Descreva intervenções de enfermagem adicionais para ajudar a resolver qualquer baixa autoestima situacional em andamento durante a recuperação em casa (Gera soluções)
- Continue analisando o estudo de caso, o plano de cuidados, o mapa de conceito e as necessidades da alta, e, de acordo com a lista a seguir, identifique a intervenção de enfermagem adequada para ajudar a reduzir a ansiedade da Sra. Johnson durante sua recuperação em casa. Relacione em ordem de prioridade, com o número 1 sendo o mais importante (Tome providências)
  1. Ensine e, se necessário, demonstre medidas de conforto para dor incisional pós-operatória.
  2. Ofereça recursos de saúde comunitários.
  3. Dê tempo para que a Sra. Johnson discuta seus medos e preocupações.
  4. Encoraje o Sr. e a Sra. Johnson a identificar e discutir um com o outro as estratégias que eles aprenderam através do grupo comunitário de apoio em câncer de mama.
  5. Ensine à Sra. Johnson técnicas relativas a cuidados de higiene básica, métodos para troca de curativos, controle da dor, e outras necessidades.
- Avalie o plano de alta. Quais critérios promovem o alcance dos resultados esperados na alta ou justificam uma revisão? (Avalie resultados)

Questões de revisão

1. Uma mulher de 50 anos de idade está se recuperando de uma mastectomia bilateral. Ela se recusa a comer, não quer receber visitas e presta pouca atenção à sua aparência. Uma manhã, o enfermeiro entra no quarto e vê a paciente com o cabelo penteado e maquiada. Qual alternativa a seguir seria a melhor resposta que o enfermeiro poderia dar?
   a. "Qual é a ocasião especial?"
   b. "Você deve estar se sentindo melhor hoje."
   c. "Essa é a primeira vez que eu a vejo tão bonita."
   d. "Percebi que você se penteou e se maquiou."
2. Um paciente de 30 anos diagnosticado com transtorno depressivo maior recebeu um diagnóstico de enfermagem de *Baixa Autoestima Situacional* relacionada com uma visão negativa de si mesmo. Quais das seguintes alternativas são intervenções de enfermagem adequadas? (Selecione todas as aplicáveis.)
   a. Estimular um reencontro com amigos do ensino médio.
   b. Dramatização para melhorar as habilidades de assertividade.
   c. Foco na identificação de pontos fortes e conquistas.
   d. Dar um tempo para escrever um diário a fim de explorar pensamentos e sentimentos subjacentes.
   e. Explorar novas oportunidades de emprego.
3. Um paciente que tem depressão está chorando e verbaliza sentimentos de baixa autoestima e automerecimento, como "Eu sou mesmo um fracasso. Não consigo fazer nada direito." Qual é a melhor resposta do enfermeiro?
   a. Ficar com o paciente até que o paciente afirme estar se sentindo mais estável.
   b. Dizer ao paciente que isso não é verdade e que cada pessoa tem um propósito na vida.
   c. Rever comportamentos recentes ou conquistas que demonstram competência.
   d. Tranquilizar o paciente dizendo que você sabe como ele está se sentindo e que as coisas vão melhorar.
4. Uma paciente de 20 anos foi diagnosticada com um transtorno alimentar e recebeu um diagnóstico de enfermagem de *Baixa Autoestima Situacional*. Quais das seguintes intervenções de enfermagem são adequadas para abordar a autoestima? (Selecione todas as aplicáveis.)
   a. Oferecer oportunidades de tomar decisões independentes.
   b. Rever estratégias de enfrentamento prévias bem-sucedidas.
   c. Proporcionar um ambiente tranquilo, com o mínimo de estímulos.
   d. Promover um papel de dependência durante todo o tratamento.
   e. Aumentar a ingestão de calorias para promover a estabilização do peso.
5. O enfermeiro pode elevar a autoconsciência e o autoconceito de um paciente por meio de quais das seguintes ações? (Selecione todas as aplicáveis.)
   a. Ajudando o paciente a definir claramente os problemas pessoais.
   b. Permitindo que o paciente explore abertamente os pensamentos e sentimentos.
   c. Reestruturando os pensamentos e sentimentos do paciente de uma maneira mais positiva.
   d. Fazer com que os familiares assumam mais responsabilidades durante épocas de estresse.
   e. Recomendando materiais de leitura de autoajuda.
6. Quais dos seguintes achados/características definidoras corroboram o diagnóstico de enfermagem de uma alteração do autoconceito? (Selecione todas as aplicáveis.)
   a. Marcha irregular.
   b. Postura encurvada.
   c. Evita contato visual.
   d. Uso frequente de chamada de enfermagem.
   e. Higiene pessoal precária.
7. Um enfermeiro em um ambiente ambulatorial está realizando um histórico de admissão de uma mulher de 77 anos que ficou viúva subitamente há 3 semanas. Durante o histórico de saúde,

a paciente diz ao enfermeiro que às vezes "se sente perdida e isolada" e diz que "não tem vontade de participar das atividades sociais anteriores ou de praticar seus *hobbies*". Ela diz que "simplesmente não se sente mais a mesma". O enfermeiro precisa entender que qual das seguintes alternativas influencia mais diretamente o autoconceito atual da paciente?
   a. Atitude e comportamentos dos parentes que estão cuidando dela.
   b. Comportamentos atenciosos do enfermeiro e da equipe de saúde.
   c. Nível de escolaridade, condição econômica e condições de moradia.
   d. Ajuste à mudança do papel, perda de entes queridos e energia física.
8. Um enfermeiro está trabalhando com um idoso que recentemente se mudou para uma casa de repouso devido ao declínio de suas capacidades físicas e socialização. Quais intervenções de enfermagem são direcionadas a promover a autoestima deste paciente? (Selecione todas as aplicáveis.)
   a. Enaltecer os esforços do paciente na realização de tarefas de autocuidado.
   b. Presumir que as queixas físicas do paciente são medidas para chamar a atenção.
   c. Encorajar o paciente a acrescentar itens pessoais à residência.
   d. Minimizar o tempo gasto em conversas sobre lembranças e conquistas passadas do paciente.
   e. Fornecer as oportunidades de tomar decisões para ingressar no programa de atividades diárias do centro.
9. Um enfermeiro está cuidando de um homem de 40 anos que foi diagnosticado com doença de Crohn há muitos anos, resultando em diversas hospitalizações ao longo dos últimos 3 anos. Quais dos seguintes comportamentos interferem nas tarefas de desenvolvimento da fase de adulto médio? (Selecione todas as aplicáveis.)
   a. Enviar cartões de aniversário a amigos e familiares.
   b. Recusar visitas enquanto está hospitalizado.
   c. Ficar absorto em seus próprios problemas físicos e psicológicos.
   d. Realizar atividades de autocuidado.
   e. Expressar sentimentos de inadequação.
10. Ao avaliar o ajuste de um paciente às mudanças de papel causadas por uma condição médica, como acidente vascular encefálico (AVE), quais das seguintes perguntas são críticas para o histórico de enfermagem? (Selecione todas as aplicáveis.)
   a. O que você pensa sobre voltar a trabalhar?
   b. Quais dúvidas você tem sobre suas medicações?
   c. Como sua saúde afetou seu relacionamento com seu(sua) parceiro(a)?
   d. Que nível de atividade física você está apto a praticar?
   e. Você fica preocupado em ter outro AVE?

Respostas: 1. d; **2.** c, d; **3.** a; **4.** a, b; **5.** a, b, c; **6.** b, c; e; **7.** d; **8.** a; c, e; **9.** b, c, e; **10.** a, c.

Referências bibliográficas

American Nurses Association: *Nursing: scope and standards of practice*, ed 4, Silver Spring, MD, 2021, American Nurses Association.

Centers for Disease Control and Prevention: *Youth risk behavior surveillance system (YRBSS)*, 2020. https://www.cdc.gov/healthyyouth/data/yrbs/index.htm. Accessed June 25, 2021.

Erikson E: *Childhood and society*, ed 2, New York, 1963, WW Norton.

Hockenberry M, et al: *Wong's nursing care of infants and children*, ed 11, St Louis, 2019, Elsevier.

Rosenberg M: *Society and the adolescent self-image*, Princeton, NJ, 1965, Princeton University Press.

Touhy TA, Jett KF: *Ebersole and Hess' toward healthy aging: human needs and nursing response*, ed 10, St Louis, 2020, Elsevier.

Varcarolis EM, Fosbre CD: *Essentials of psychiatric mental health nursing*, ed 4, St Louis, 2021, Elsevier.

Referências de pesquisa

Agrahari SK, Kinra A: A comparative study on self-concept of adolescent boys and girls, *Indian J Posit Psychol* 8(4):519, 2017.

Barnett MD, et al: Meaning in life and self-esteem help hospice nurses withstand prolonged exposure to death, *J Nurs Manag* 27:775, 2019.

Bartsch LA, et al: Self-esteem and alcohol use among youths, *J Child Adolesc Subst Abuse* 26(5):414, 2017.

Benninger E, Savahl S: The children's Delphi: considerations for developing a programme for promoting children's self-concept and well-being, *Child Fam Soc Work* 22(2):1094, 2017.

Betancourt J, et al: Cross-cultural care and communication, *UpToDate*, 2020. https://www.uptodate.com/contents/cross-cultural-care-and-communication. Accessed June 25, 2021.

Bleidorn W, et al: Age and gender differences in self-esteem—a cross-cultural window, *J Pers Soc Psychol* 111:396, 2016.

Bukstein O: *Approach to treating substance use disorder in adolescents*, 2020, UpToDate. https://www.uptodate.com/contents/approach-to-treating-substance-use-disorder-in-adolescents. Accessed June 25, 2021.

Cao Q, Liang Y: Perceived social support and life satisfaction in drug addicts: self-esteem and loneliness as mediators, *J Health Psychol* 25(7):976, 2020.

Cicero D: Measurement invariance of the self-concept clarity scale across race and sex, *J Psychopathol Behav Assess* 42:296, 2020.

Easterbrook M, et al: Socioeconomic status and the structure of the self-concept, *Br J Soc Psychol* 59(1):66, 2020.

Eleuteri S, et al: Identity, relationships, sexuality, and risky behaviors of adolescents in the context of social media, *Sex Relat Ther* 32(3–4):354, 2017.

Esnaola I, Sesé A: The development of multiple self-concept dimensions during adolescence, *J Res Adolesc* 30(Suppl 1):100, 2020.

Franco C, et al: Improving psychosocial functioning in mastectomized women through a mindfulness-based program: *flow meditation*, *Int J Stress Manag* 27(1):74, 2020.

Garn AC, et al: Moderate-to-vigorous physical activity as a predictor of changes in physical self-concept in adolescents, *Health Psychol* 39(3):190, 2020.

Heflin M: *Geriatric health maintenance*, UpToDate, 2020. https://www.uptodate.com/contents/geriatric-health-maintenance. Accessed June 25, 2021.

Hsu Y, Lu FJH: Older adults' physical exercise and health-related quality of life: the mediating role of physical self-concept, *Educ Gerontol* 44(4):247, 2018.

Jabłoński MC, et al: Exploring the relationship between the body self and the sense of coherence in women after surgical treatment for breast cancer, *Psychooncology* 28(1):54, 2019.

Leão ER, et al: Stress, self-esteem, and well-being among female health professionals: a randomized clinical trial on the impact of a self-care intervention mediated by the senses, *PLoS ONE* 12(2):e0172455, 2017.

Lee CH, et al: Longitudinal trajectory of the relationship between self-esteem and substance abuse from adolescence to young adulthood, *J Sch Health* 88(1):9, 2018.

Manomenidis G, et al: Is self-esteem actually the protective factor in nursing burnout? *Int J Caring Sci* 10(3):1348, 2017.

Orth U, et al: Development of self-esteem from age 4 to 94 years: a meta-analysis of longitudinal studies, *Psychol Bull* 144(10):1045, 2018.

Reed-Fitzke K: The role of self-concepts in emerging adult depression: a systematic research synthesis, *J Adult Dev*, 27:36, 2020.

Sukamti N, et al: The influence of coping skills training and family health education on self-esteem among adolescents in substance abuse prevention, *Enferm Clin*, 29(Suppl 2):532, 2019.

Thomaes S, et al: Why most children think well of themselves, *Child Dev* 88(6):1873, 2017.

Tonsing KN: Ow R: Quality of life, self-esteem, and future expectation of adolescent and young adult cancer survivors, *Health Soc Work* 43(1):15, 2018.

Vartanian LR, et al: Risk and resiliency factors related to body dissatisfaction and disordered eating: the identity disruption model, *Int J Eat Disord* 51:322, 2018.

Watt AD, Konnert CA: Body satisfaction and self-esteem among middle-aged and older women: the mediating roles of social and temporal comparisons and self-objectification, *Aging Ment Health* 24(5):797, 2020.

Wilkins AC, Miller SA: Secure girls: class, sexuality, and self-esteem, *Sexualities* 20(7):815, 2017.

Zhou K, et al: Body image mediated the relationship between post-surgery needs and health-related quality of life among women with breast cancer: a cross-sectional study, *Health Qual Life Outcomes* 18(1):1, 2020.

34

Sexualidade

Objetivos

- Explicar os principais conceitos do desenvolvimento sexual ao longo da vida
- Identificar fatores de risco do paciente na área de saúde sexual
- Discutir o papel do enfermeiro na manutenção ou melhora da saúde sexual do paciente
- Identificar atitudes pessoais, crenças e preconceitos relacionados à sexualidade
- Avaliar a sexualidade e a saúde sexual do paciente no contexto do estilo de vida dele
- Comparar causas de disfunção sexual
- Formular diagnósticos de enfermagem adequados para pacientes com alterações na sexualidade
- Criar um plano de cuidado centrado no paciente para ajudá-lo no alcance de resultados factíveis e mensuráveis de cuidado para melhorar sua saúde sexual
- Usar o pensamento crítico e julgamento clínico ao orientar os pacientes sobre como podem atender suas necessidades sexuais
- Selecionar intervenções de enfermagem centradas no paciente utilizando julgamento clínico para promover a saúde sexual
- Avaliar os resultados do paciente relacionados às necessidades de saúde sexual.

Termos-chave

Bissexual
Contracepção
Disfunção sexual
Gay
Identidade de gênero
Identidade sexual
Infecções sexualmente transmissíveis (ISTs)
Infertilidade
Lésbica
Orientação sexual
Saúde sexual
Sexualidade
Transgênero

O sr. Clements tem 65 anos e sofreu um infarto do miocárdio (IM) há 3 dias. Ele tem hipertensão, que é tratada com propranolol. O Sr. Clements é casado e mora com sua esposa. A sra. Clements está visitando seu marido. Ela manifestou preocupação à sua irmã sobre a saúde do sr. Clements e sobre a capacidade de o casal de continuar tendo relações sexuais. Ela não contou isso para a equipe de saúde.

Joshua, um estudante de enfermagem de 30 anos, está cuidando do sr. Clements. Joshua sabe, por meio da leitura de um livro, que mudanças no estado de saúde geralmente resultam em estressores que podem afetar a sexualidade de uma pessoa. Joshua também está ciente de que alguns medicamentos anti-hipertensivos causam efeitos colaterais como diminuição da libido ou impotência. Ele planeja começar o cuidado do sr. Clements utilizando seu julgamento clínico para avaliar a saúde sexual do paciente e identificar se há algum estressor que esteja afetando o sr. e a sra. Clements. Ele individualizará as intervenções de enfermagem que ajudam o sr. Clements a se adaptar a essa mudança no estado de saúde.

Sexualidade é um termo amplo que se refere a todos os aspectos do ser sexual, incluindo como você se identifica sexualmente e com quem se decide ter intimidade. Faz parte de quem você é como pessoa, e é importante para a saúde em geral. Sexualidade inclui os pensamentos e sentimentos da pessoa em relação ao corpo, identidade de gênero, ligações românticas e eróticas com outras pessoas, e atitudes em relação ao funcionamento sexual. Nossa saúde sexual se baseia em nossa capacidade de formar relacionamentos saudáveis com outras pessoas. O sexo é considerado uma necessidade fisiológica básica, e a intimidade sexual ao longo de toda a vida é igualmente importante para a saúde sexual. Uma sexualidade saudável permite que as pessoas desenvolvam e mantenham seu potencial total.

A sexualidade é importante para a saúde geral. Embora as discussões sobre temas sexuais sejam mais proeminentes na mídia, os indivíduos geralmente não compreendem o que é saúde sexual e o impacto de doenças e tratamentos associados. Embora os pacientes possam ficar hesitantes em trazer à tona suas preocupações, eles normalmente compartilham seus sentimentos quando o enfermeiro aborda a questão da sexualidade de uma forma descontraída e verdadeira.

A expressão da sexualidade de um indivíduo é influenciada por interações de fatores biológicos, sociais, psicológicos, espirituais, religiosos, econômicos, históricos e culturais (Organização Mundial da Saúde [OMS], 2018). Nesse contexto complexo, valores, atitudes e crenças, além de comportamentos e relacionamentos com outras pessoas, influenciam a sexualidade.

Sexualidade é diferente de *saúde sexual*. De acordo com a OMS (WHO, 2018; WHO, 2021), **saúde sexual** é um estado de bem-estar físico, emocional, mental e social em relação à sexualidade, e não simplesmente a ausência de doença ou disfunção. Saúde sexual requer uma abordagem positiva e respeitosa em relação à sexualidade e os relacionamentos sexuais, bem como à possibilidade de ter experiências sexuais prazerosas e seguras que sejam livres de coerção, discriminação e violência. Pessoas sexualmente saudáveis têm uma abordagem positiva e respeitosa em relação à sexualidade e os relacionamentos sexuais.

É importante aplicar julgamento clínico no cuidado com a sexualidade e a saúde sexual de uma pessoa. Para se sentir à vontade abordando a sexualidade, você utiliza habilidades de comunicação terapêutica (ver Capítulo 24) e seu conhecimento sobre todos os aspectos da sexualidade, incluindo valores e questões relacionadas à sexualidade. Ensinamentos religiosos, influências culturais nos papéis de homens e mulheres, crenças sobre orientação sexual, e climas sociais e ambientais influenciam os sistemas de valores tanto para os pacientes quanto para os profissionais da saúde.

Base de conhecimento científico

Uma ampla base de conhecimento permite que você tenha uma visão holística dos pacientes, desta forma promovendo um cuidado de alta qualidade para o paciente que melhor atenda às necessidades de sexualidade e de saúde sexual de cada um deles e de suas famílias. Uma sólida base de conhecimento científico sobre sexualidade fornece a você as informações necessárias para interpretar com precisão as necessidades de seus pacientes e ajudá-los a alcançar a saúde sexual. Um conhecimento básico sobre desenvolvimento sexual, identidade sexual e orientação sexual, contracepção e infecções sexualmente transmissíveis (ISTs) é necessário.

Desenvolvimento sexual

A sexualidade muda conforme a pessoa cresce e se desenvolve. Cada fase do desenvolvimento acarreta mudanças no funcionamento sexual e no papel da sexualidade nos relacionamentos. Sexualidade é um processo complexo que envolve vários fatores. Ela começa quando nascemos e continua durante toda a vida. A teoria do desenvolvimento psicossocial de Erikson (1963) ajuda a entender as principais tarefas com que os indivíduos se deparam em diversos estágios de desenvolvimento. Os primeiros pesquisadores se concentravam na sexualidade da adolescência até a meia-idade, mas, agora, sabemos que a sexualidade evolui desde o nascimento e continua ao longo de toda a vida, inclusive na velhice (LeVay et al., 2019).

Primeira e segunda infância. Os primeiros anos de vida são cruciais para o desenvolvimento da sexualidade e identidade de gênero. Seus filhos estão curiosos em relação a diferenças físicas, e eles aprendem por meio dos sentidos (p. ex., toque) (National Center on the Sexual Behavior of Youth [NCSBY], n.d.). Crianças imitam o comportamento de outras crianças e adultos, e se uma criança repete um comportamento sexual ou não, geralmente está relacionado a como os cuidadores reagem a esse comportamento (NCSBY, n.d.). As crianças tomam consciência das diferenças entre os sexos, começam a perceber que eles se identificam com um gênero, e interpretam os comportamentos dos outros como socialmente consistentes com gêneros (LeVay et al., 2019).

Idade escolar. A puberdade é um momento na vida de indivíduos no início da adolescência, que vivem a idade escolar, em que seus corpos começam a mudar de várias maneiras, permitindo que sejam capazes de se reproduzir (NCSBY, n.d.). A puberdade é uma época que causa várias mudanças nos corpos, mentes e emoções no início da adolescência e seus relacionamentos com outras pessoas. É um período importante da vida e que é celebrado em várias culturas por meio de rituais de amadurecimento durante a adolescência (NCSBY, n.d.). Essa pode ser uma época difícil para cuidadores, como os pais, educadores e grupos de colegas, que servem como exemplos e influenciam como se relacionar com outras pessoas. Os pré-adolescentes geralmente fazem uma separação por sexo, o que minimiza atividades heterossexuais e facilita comportamentos sexuais do mesmo sexo. Esse comportamento sexual inicial não é indicativo de orientação sexual (LeVay et al., 2019). Pelo fato de que as crianças em idade escolar continuam curiosas, brincadeiras sexuais infantis típicas são normais. Mas os cuidadores precisam saber quais comportamentos não são normais. Crianças em idade escolar não ficam obcecadas por atividade sexual ou praticam comportamentos sexuais mais avançados, como relações sexuais ou sexo oral. Atos sexuais invasivos, planejados, forçados ou agressivos não fazem parte das brincadeiras sexuais típicas ou normais das crianças, mas sim comportamentos problemáticos (NCSBY, n.d.). Crianças em idade escolar têm dúvidas sobre os aspectos físicos e emocionais do sexo. Elas precisam de informações corretas de casa e da escola sobre as mudanças em seus corpos e emoções e sobre o que esperar com a chegada da adolescência. Os pais geralmente acham desconfortável se comunicar com seus filhos sobre mudanças corporais e sexualidade; assim, esses filhos geralmente se voltam a outras fontes de informação que podem ser incorretas, como informações sexuais e valores controversos de outros jovens e de filmes, revistas, letras de música, internet e televisão (NCSBY, n.d.).

Puberdade/adolescência. A adolescência é, geralmente, marcada pelo aumento do interesse sexual (LeVay et al., 2019). Adolescentes funcionam dentro de um poderoso grupo de pares, com a ansiedade praticamente constante de "será que eu sou normal" e "será que vão me aceitar?" (Figura 34.1). Eles enfrentam várias decisões e precisam de informações precisas sobre assuntos como mudanças no corpo, atividade sexual e identidade, reações emocionais nos relacionamentos sexuais, ISTs, contracepção e gravidez. Tanto o atraso de desenvolvimento quanto as condições clínicas podem afetar o desenvolvimento sexual de uma criança. Os profissionais da saúde e membros da família geralmente não têm certeza de como compreender, aceitar e reagir ao desenvolvimento sexual em indivíduos com deficiências. Vários adolescentes com atraso de desenvolvimento podem querer namorar ou ter qualquer outro tipo de relacionamento íntimo com outros jovens. Infelizmente, é menos provável que os jovens tenham tido uma educação sexual baseada no desenvolvimento e adequada (NCSBY, n.d.).

O *status* da educação em saúde sexual varia em todo o território norte-americano e é insuficiente em muitas áreas. Na maioria dos estados, menos da metade das instituições de ensino médio ensinam todos os 20 tópicos de saúde sexual recomendados pelo Centers for Disease Control and Prevention (CDC, 2019). Além disso, a educação sexual não está iniciando suficientemente cedo; em nenhum estado, as instituições de ensino médio ensinam sequer metade dos 20 tópicos de saúde sexual recomendados pelo CDC. Finalmente, a educação

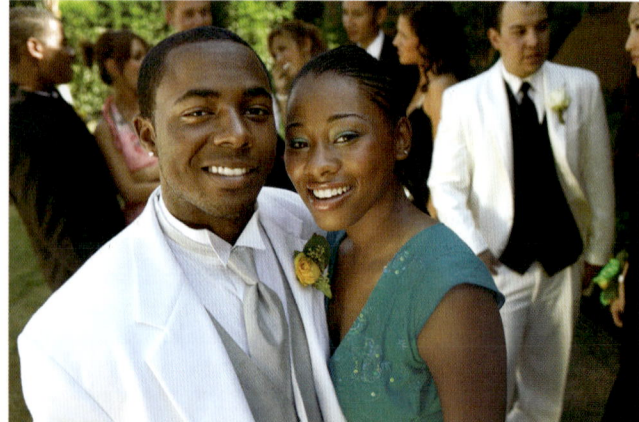

Figura 34.1 Os adolescentes operam dentro de uma poderosa rede de pares à medida em que exploram sua identidade sexual. (©bikeriderlondon.)

sexual tem sido restringida ao longo dos tempos. A porcentagem de escolas, nos Estados Unidos, nas quais os alunos são obrigados a receber instrução sobre prevenção do vírus da imunodeficiência humana (HIV) também caiu significativamente (CDC, 2019).

A adolescência é geralmente uma época em que as pessoas exploram sua identidade sexual e sua orientação sexual primária (LeVay et al., 2019). Os adolescentes geralmente enfrentam estresse significativo relacionado à sua identidade sexual. Eles se beneficiam da educação sobre sexualidade e problemas de saúde sexual, inclusive ISTs, como HIV e clamídia (CDC, 2019).

Nos Estados Unidos, praticamente 40% dos estudantes do ensino médio reportaram já terem tido relações sexuais pelo menos uma vez, e 10% dos estudantes do ensino médio já tiveram quatro ou mais parceiros sexuais (Kann et al., 2018). O uso das mídias sociais influencia a sexualidade na adolescência, já que podem ser a primeira oportunidade, para os adolescentes, de explorar sua sexualidade livremente. Adolescentes que se envolvem em comportamentos sexuais de risco podem sofrer resultados negativos de saúde, como ISTs e gravidez não planejada (LeVay et al., 2019). Pesquisas revelam índices mais elevados de ISTs entre alguns grupos de minorias raciais ou étnicas em comparação a caucasianos. No entanto, é importante entender que esses índices mais altos não são causados pela etnia ou herança, mas por condições sociais, como pobreza, grandes desigualdades sociais entre ricos e pobres, menor disponibilidade de empregos, e baixos níveis de escolaridade (CDC, 2020e). Esses fatores tornam mais difícil para as pessoas manterem-se sexualmente saudáveis.

Se um adolescente mantém um padrão de comportamento de risco, este tende a ser estabelecido e mantido ao longo da vida. Os pais precisam ser orientados e compreender a importância de fornecer informações fatuais, compartilhar seus valores, e promover habilidades corretas de tomada de decisão. Adolescentes e pais geralmente discordam a respeito de terem falado sobre problemas sexuais, o que reforça a necessidade de comunicação clara (Grossman et al., 2017). Pais e guardiões precisam saber que, mesmo com as melhores orientações e informações, os adolescentes tomam suas próprias decisões e precisam ser responsáveis por elas. O apoio de pares, familiares, conselheiros acadêmicos, religiosos, enfermeiros e outros profissionais da saúde é importante durante essa época.

Juventude. Embora os jovens tenham amadurecido fisicamente, eles continuam explorando e amadurecendo emocionalmente nos relacionamentos. Intimidade e sexualidade são problemas para todos os jovens, quer eles estejam tendo um relacionamento sexual, optem por se abster de sexo, permaneçam solteiros por opção ou não tenham um compromisso no relacionamento. Atividade sexual é normalmente definida como uma necessidade básica, e o desejo sexual saudável é canalizado em formas de intimidade ao longo de toda a vida. Às vezes, jovens adultos precisam de apoio e informação ou psicoterapia para obterem relacionamentos sexuais satisfatórios.

Fase adulta média. Alterações na aparência física na fase adulta média às vezes levam a preocupações quanto à atratividade sexual. Além disso, as mudanças físicas reais relacionadas ao envelhecimento afetam o funcionamento sexual. A redução dos níveis de estrogênio em mulheres perimenopáusicas ou periclimatéricas leva a uma diminuição da lubrificação vaginal e da elasticidade vaginal. Estas duas mudanças geralmente levam à dispareunia, ou dor durante a relação sexual. Níveis reduzidos de estrogênio também resultam em diminuição do desejo de atividade sexual. Conforme os homens envelhecem, há a probabilidade de sofrer alterações, como aumento do período refratário pós-ejaculação e ejaculação retardada. Orientações preventivas sobre essas mudanças normais, com o uso de lubrificação vaginal

e dedicando mais tempo com carinhos e ternura acalmam essas preocupações quanto ao funcionamento sexual. Alguns adultos em envelhecimento também precisam se adaptar ao impacto de doenças crônicas, medicações, dores, desconfortos e outras questões de saúde em relação à sexualidade. Idosos que afirmam estar muito satisfeitos com suas vidas sexuais também tendem a estar satisfeitos com suas vidas, em geral (Skałacka e Gerymski, 2019).

Mais adiante, na vida adulta, alguns indivíduos precisam se adaptar às mudanças sociais e emocionais da saída dos filhos de casa. Isto resulta ou em uma época de reconquista da intimidade entre os parceiros ou uma época em que antigos parceiros íntimos percebem que não gostam mais um do outro ou não têm mais interesses em comum. Em qualquer um dos casos, quando os filhos saem de casa, os relacionamentos íntimos normalmente mudam.

Fase adulta final. A sexualidade entre idosos é um aspecto importante da saúde que geralmente é negligenciada pelos profissionais da saúde. Estudos mostram uma correlação positiva entre atividade sexual e saúde física em idosos (Touhy e Jett, 2021). Pesquisas indicam que muitos idosos são mais sexualmente ativos do que se achava antigamente e que eles se envolvem em encontros sexuais de alto risco, resultando em um aumento constante das taxas de infecção por HIV e de ISTs (Boxe 34.1).

Fatores que determinam a atividade sexual em idosos incluem a atual condição de saúde, medicamentos, satisfação com a vida no presente e no passado, e o estado civil ou de relacionamentos íntimos. Enfermeiros que trabalham com idosos precisam avaliar a identidade, o interesse sexual e o funcionamento, bem como a percepção geral da saúde sexual de seus pacientes para planejar de acordo (Touhy e Jett, 2021). É essencial manter uma atitude isenta de julgamentos e transmitir que atividade sexual é normal na terceira idade. É importante ter conhecimento adequado sobre sexualidade ao longo da vida e estar

---

Boxe 34.1 Foco em idosos

Sexualidade em idosos

- Sexualidade e interesse contínuo em sexo ao longo da fase média e final da vida estão geralmente associados a uma boa saúde física
- Mudanças psicológicas, com o envelhecimento, que influenciam a resposta sexual são multifatoriais e relacionadas a diversos fatores, incluindo circulação e hormônios
- Problemas com a resposta sexual no envelhecimento estão geralmente relacionados a doenças e efeitos colaterais de medicamentos
- Idosos são geralmente relutantes em discutir problemas sexuais com os profissionais da saúde
- Idosos que vivem em casas de repouso geralmente perdem sua privacidade e sofrem um declínio nas habilidades físicas e cognitivas que afeta sua expressão sexual. Pessoas que moram em instituições assistenciais têm mais privacidade e geralmente podem conviver como casais
- Conforme a população envelhece e permanece saudável, um número maior de lésbicas, *gays*, bissexuais, transgêneros, *queer*, indefinida, assexual e outros (LGBTQIA+) idosos continua sexualmente ativo
- A maior disponibilidade de tratamentos para disfunção sexual masculina e feminina contribui para a continuidade da atividade sexual ao longo de toda a vida
- Idosos sexualmente ativos estão em risco para contrair infecções sexualmente transmissíveis. Pelo fato de gravidez não ser um problema, idosos geralmente não reconhecem a necessidade de sexo com proteção quando se envolvem com novos e/ou múltiplos parceiros.

De Touhy TA, Jett K: Ebersole and Hess' gerontological nursing and healthy aging, ed 6, St Louis, 2021, Elsevier.

ciente de suas próprias atitudes e convicções ao promover a saúde sexual entre pacientes idosos (Komlenac et al., 2019). Os pacientes alcançam resultados positivos quando a equipe de saúde promove um ambiente que encoraja uma cultura de aceitação, aumenta o conhecimento sobre saúde sexual e adota atitudes positivas em relação à sexualidade dos idosos (Bauer et al., 2019).

Para promover de forma efetiva a saúde sexual, é preciso que você entenda as mudanças sexuais normais que ocorrem conforme as pessoas envelhecem. A fase de excitação se prolonga tanto em homens quanto em mulheres, e normalmente leva mais tempo até que alcancem o orgasmo. O período refratário após o orgasmo também é maior. Tanto os homens quanto as mulheres sofrem uma redução na disponibilidade dos hormônios sexuais. Os homens geralmente têm ereções que são menos rígidas e de ação mais curta. As mulheres normalmente não têm dificuldade para manter a função sexual a menos que tenham uma condição clínica que prejudique sua atividade sexual. Normalmente, a pouca frequência de sexo em mulheres idosas está relacionada a idade, saúde e função sexual de seu parceiro. As mulheres continuam sofrendo mudanças relacionadas ao climatério, e as que têm problemas de incontinência urinária geralmente se sentem envergonhadas durante o ato sexual. Indivíduos que têm condições fisicamente incapacitantes geralmente necessitam de informação sobre quais posições são mais confortáveis durante a relação sexual (LeVay et al., 2019).

Identidade e orientação sexual

Identidade sexual é como a pessoa pensa a respeito de si mesma sexualmente. A identidade de gênero inclui a identidade, o papel do gênero e a orientação sexual. **Identidade de gênero** é a visão particular da pessoa sobre masculinidade e feminilidade, e papel do gênero é o comportamento masculino ou feminino que uma pessoa exibe. Para avaliar a **orientação sexual**, definida como a identificação de gênero da pessoa em relação ao gênero ao qual se sente atraída, e a identidade de gênero de uma pessoa, é preciso que você reconheça e aceite o contínuo LGBTQIA+ (lésbicas, *gays*, bissexuais, transgêneros, *queer*, indefinida, assexual e outros) (Landry e Kensler, 2019).

Assim como a pessoa cresce e se desenvolve, sua sexualidade também passa por essas fases. Conhecimento sobre o desenvolvimento sexual e suas mudanças ao longo da vida é essencial para você, com enfermeiro. Um adulto já alcançou maturidade física, mas continua a explorar e definir o amadurecimento emocional nos relacionamentos. Mesmo já na fase adulta, as pessoas continuam lutando com dúvidas sobre quem são, como elas desejam se apresentar, e qual tipo de parceiro elas acham mais atraente. Como enfermeiro, ajuda a ter um senso mais claro de sua própria identidade sexual, pois ela influencia sua capacidade de construir relacionamentos francos, o que é necessário para promover a saúde sexual dos pacientes. Você cuidará de indivíduos cuja orientação e identidade sexual é heterossexual (se sentem atraídos por parceiros do sexo oposto), **lésbica** ou *gay* (que têm parceiros do mesmo sexo, mulheres com mulheres e homens com homens, respectivamente), **bissexual** (que têm parceiros do mesmo gênero ou de outro), **transgênero** (pessoas cuja identidade ou expressão do gênero é diferente de seu sexo biológico), *queer* (um termo geral para representar todos os indivíduos que não se encaixem em gênero e sexualidade binária), indefinida (em autoquestionamento sobre orientação ou identidade sexual), assexuais ou não românticos (não sente atração sexual), fluidos (que transitam entre várias opções), pansexuais (aqueles que sentem atração sexual por todas as identidades/expressões de gênero), e cisgênero (pessoa que se identifica, em todos os aspectos, com o gênero atribuído ao nascer), bem como de qualidades exclusivamente definidas pelo paciente (American Psychological Association [APA], 2020). Você também cuidará de pacientes que estão envolvidos em relacionamentos íntimos com vários parceiros e de pacientes cujos relacionamentos sexuais ocorrem fora do casamento ou de um relacionamento sério.

Você pode não saber muito sobre as preferências sexuais de um paciente, mesmo que você faça perguntas diretas. Como profissional, você deve aprender a aceitar a orientação e a identidade sexual da pessoa e ajudar os indivíduos a entender as implicações que a condição de saúde deles exerce na manutenção de relacionamentos sexuais saudáveis e na conquista de resultados positivos de saúde.

Fatores de estresse para a sexualidade. Como enfermeiro, você trabalha regularmente com pacientes que estão tomando decisões ou lidando com questões relacionadas à sexualidade. Por exemplo, pessoas de todas as idades enfrentam problemas de saúde reprodutiva, incluindo contracepção, infertilidade, disfunção e desempenho sexuais, e satisfação sexual. Entender algumas das decisões e problemas que os pacientes enfrentam aumenta sua eficácia em ajudá-los a alcançar seu nível máximo de saúde sexual.

LGBTQIA+ têm fatores de estresse exclusivos relacionados a sua identidade e orientação sexual, que é sua atração emocional, romântica ou sexual a outras pessoas. Geralmente não há apoio por parte de pares, familiares e da sociedade. Os enfermeiros devem ser culturalmente competentes e embasados em como eliminar as disparidades na saúde e melhorar as intervenções e os resultados para os pacientes que estão em populações vulneráveis, incluindo a comunidade LGBTQIA+. Os enfermeiros estão em uma situação especial para apoiar os pacientes e proporcionar recursos e ensinamentos baseados em suas próprias necessidades individuais. Pacientes LGBTQIA+ enfrentam obstáculos para o cuidado de saúde que incluem medo de discriminação, insensibilidade e falta de conhecimento sobre as necessidades de saúde específicas aos indivíduos LGBTQIA+. Isso pode criar sentimentos negativos em torno de serem testados e tratados para ISTs (CDC, 2020e). Os indivíduos dessa população estão sob alto risco para ISTs, depressão, suicídio e vitimização (Landry e Kensler, 2019; Johns et al., 2019; Pachankis et al., 2020). Pesquisas também demonstraram que homens *gays* e bissexuais que fazem sexo com parceiros mais velhos têm maior risco de se infectarem com HIV, pois há maior probabilidade de que o parceiro mais velho tenha tido mais parceiros sexuais ou outros riscos e maior probabilidade de estar infectado com HIV (CDC, 2020b).

Os profissionais da saúde devem explicar especificamente durante a avaliação dos pacientes que é importante revelar preferências e comportamentos sexuais, já que muitos pacientes não fazem ligação entre sexualidade e saúde física (Komlenac et al., 2019). Alterações na saúde sexual ocorrem devido a uma variedade de situações, como doença, infertilidade, trauma e abuso. **Disfunção sexual** envolve problemas de desejo, excitação ou orgasmo. Disfunção erétil (DE) é um problema comum entre homens mais velhos. Está geralmente relacionada a doenças crônicas, como diabetes, doença renal, dependência de álcool, depressão, transtornos neurológicos, insuficiência vascular e doenças da próstata (Touhy e Jett, 2021). Além disso, efeitos colaterais de medicamentos ou condições médicas também contribuem para a disfunção sexual. Exemplos de medicamentos comuns que podem causar disfunção sexual incluem estatinas, anti-hipertensivos, antipsicóticos e benzodiazepinas.

Mulheres idosas também podem ter disfunção sexual. Por exemplo, em um estudo com idosas que sofreram acidente vascular encefálico, a sexualidade foi afetada pelo impacto negativo em seu autoconceito e pela limitação das maneiras com que a sexualidade poderia ser expressa (Lever e Pryor, 2017). As causas de disfunção sexual são tanto fisiológicas quanto psicológicas. Às vezes, a causa de uma disfunção não pode ser identificada, ou pode ser consequente a uma combinação de vários fatores.

Pelo fato de que a disfunção sexual ocasionalmente resulta do uso de medicamentos, é importante incluir uma discussão sobre os efeitos colaterais sexuais ao orientar o paciente. Seu paciente, mais provavelmente, seguirá o regime de tratamento se você discutir os efeitos colaterais dos medicamentos que alteram a função sexual com ambos os parceiros e se o paciente puder tomar uma decisão consciente. Também é importante perguntar se os pacientes continuam tomando essas medicações que estão causando qualquer efeito colateral sexual. A saúde de um paciente influencia grandemente a resposta sexual (desde o desejo, passando pela excitação até chegar ao orgasmo). A disponibilidade de medicamentos que melhoram o desempenho sexual, como a sildenafila e a tadalafila, mudou as vidas de muitos casais. Esses medicamentos tratam a DE, mas são contraindicados para homens com doença arterial coronariana ou para quem toma medicamentos comuns para o coração.

Mudanças na aparência física e preocupações com a atratividade física afetam o funcionamento sexual. Muitos idosos se mantêm sexualmente ativos. Alguns idosos enfrentam preocupações de saúde e atitudes da sociedade que tornam difícil continuar com a atividade sexual. Embora a diminuição das capacidades físicas, às vezes, possa tornar o sexo, conforme eles conheciam, doloroso ou impossível, com intervenção, idosos conseguem experimentar e aprender formas alternativas de expressão sexual.

Mudanças estimuladas pelos hormônios, provocadas pelo amadurecimento relacionado ao desenvolvimento, também são fatores de estresse que afetam a sexualidade ao longo da vida. A menarca, que marca o início do ciclo menstrual nas meninas, está ocorrendo cada vez mais cedo nos Estados Unidos, e algumas meninas adolescentes não sabem que é normal o crescimento de pelos pubianos, nas axilas e pelo corpo, e o acúmulo de mais gordura nos quadris e seios, sendo que tudo isso também afeta a imagem corporal.

À medida que os meninos vão chegando à puberdade, mudanças físicas incluem emissões e ejaculação noturna, aumento do desejo sexual e maior necessidade de higiene. Relacionamentos mutuamente monogâmicos, início tardio da vida sexual e uso consistente de preservativos de látex reduzem o risco de ISTs bem como de gestações não planejadas (CDC, 2020b). Portanto, a educação em saúde deve incluir instruções de saúde sexual e tomada de decisão, autoexame de mamas e testículos e prevenção de **infecções sexualmente transmissíveis (ISTs)**, que são transmitidas por meio de contato sexual oral, anal ou vaginal.

Mulheres mais velhas que estão na menopausa/climatério, incluindo a cessação dos períodos menstruais, sofrem alterações nos níveis de lubrificação vaginal e interesse sexual. A maioria das mulheres menopáusicas reconhece a importância de manter uma vida sexual ativa e é capaz de manter uma vida sexual satisfatória. Entretanto, muitas reportam menor libido, menor interesse sexual e mudanças de humor que podem necessitar de intervenção de um profissional da saúde (Touhy e Jett, 2021). Mulheres no período pós-climatério que reportam boa saúde e que têm um parceiro íntimo tendem a estar satisfeitas com sua saúde sexual (Harder et al., 2019).

Abuso sexual, agressão e estupro também são fatores de estresse que afetam o autoconceito e a sexualidade. Alguns achados ou dicas, como a interação do paciente com o parceiro, sugerem abuso (Tabela 34.1). Comportamentos controladores, como falar pela pessoa ou se recusar a deixá-la sozinha com um cuidador, são sugestivos de abuso sexual, emocional ou até mesmo físico. Os pacientes devem ser entrevistados em particular quando houver suspeita de abuso. O paciente provavelmente não admitirá ter problemas com abuso na presença do abusador. É útil fazer perguntas diretas, porém compassivas, quando da suspeita de abuso: "Você tem um relacionamento em que alguém te machuca?" ou "Você já foi forçada a fazer sexo mesmo não querendo?" Quando você reconhece ou denuncia um abuso, mobilize tratamento imediatamente para a sobrevivente de violência sexual e sua família. O fator mais importante a considerar é a segurança da sobrevivente.

> **Pense nisso**
>
> Reflita sobre uma frase dita por um paciente recentemente sobre sexualidade e como você poderia ter dado uma resposta melhor.

Tabela 34.1 Sinais e sintomas que indicam possível abuso sexual atual ou histórico de abuso sexual.

Tipos de achados	Sintomas geralmente verificados em crianças	Sintomas geralmente verificados em adultos
Lesões e/ou sinais físicos	Hematomas, sangramento, machucados, infecção ou irritação na genitália externa, ânus, boca ou garganta Infecções sexualmente transmissíveis Infecções recorrentes do trato urinário Gravidez não planejada Dor crônica Dificuldade para andar ou sentar-se Odor incomum na área genital Secreção peniana Roupas íntimas rasgadas, manchadas ou com sangue	Vergões, hematomas, inchaço, cicatrizes, queimaduras ou lacerações nos braços, pernas, seios ou abdome Ferimentos que não coincidem com a "história" do paciente Múltiplos hematomas em várias fases de cicatrização Sangramento vaginal ou retal Fraturas em face, nariz, costelas ou braços Traumatismo nos lábios, vagina, colo do útero ou ânus Vômito ou dor abdominal
Comportamento, queixas somáticas não verbais e/ou vagas	Agressão física Encenação sexual Masturbação excessiva Expressões de baixa autoestima Desempenho escolar ruim Relacionamentos precários com pares Problemas de sono Isolamento social e excesso de devaneios Fuga de casa Abuso de substâncias ou tentativas de suicídio	Caretas faciais Ausência de reação facial ou indiferença Ansiedade Depressão Ataques de pânico Dificuldade para dormir Marcha lenta e instável

De Hockenberry MJ, Wilson D: *Wong's nursing care of infants and children*, ed 11, St Louis, 2019, Elsevier; Touhy TA, Jett K: *Ebersole and Hess' gerontological nursing and healthy aging*, ed 6, St Louis, 2021, Elsevier.

Base de conhecimento de enfermagem

Use julgamento clínico e aplique conhecimento de enfermagem básica ao abordar as necessidades de saúde sexual do paciente. Tome por base as seguintes áreas de conhecimento de enfermagem: dimensões socioculturais da sexualidade, problemas decisionais e alterações na saúde sexual.

Fatores que influenciam a sexualidade

Dimensões socioculturais da sexualidade. As pessoas dão diferentes significados para a sexualidade com base em sua cultura, expressão de gênero, escolaridade, condição socioeconômica e religião. A sociedade desempenha um papel poderoso na definição dos valores e atitudes sexuais e no apoio à expressão específica da sexualidade de seus membros.

Cada grupo cultural e social tem seu próprio conjunto de regras e normas que guiam o comportamento sexual, a saúde sexual e a disposição para discutir essa parte privativa da vida. Por exemplo, normas culturais influenciam a maneira com que as pessoas encontram parceiros, quem elas escolhem para parceiro, como elas se relacionam umas com as outras, com que frequência fazem sexo e o que eles fazem nas relações sexuais. Crenças pessoais permitem certas práticas e proíbem outras (Boxe 34.2).

Impacto da gestação e da menstruação na sexualidade. O interesse e a atividade sexual das mulheres e seus parceiros variam durante a gestação e a menstruação. Algumas culturas encorajam casais a terem relações sexuais ou contato entre homem e mulher durante a menstruação e a gravidez, porém outras proíbem terminantemente. Pesquisas não encontraram qualquer contraindicação fisiológica para relações sexuais durante a menstruação ou durante a maioria das gestações. O interesse sexual feminino tende a oscilar durante a gestação, com um aumento do interesse durante o segundo trimestre e geralmente menor interesse durante o primeiro e o terceiro trimestres. Geralmente, há uma queda na libido durante o primeiro trimestre devido a náuseas, fadiga e dor nos seios. Durante o segundo trimestre, o fluxo sanguíneo para a área pélvica aumenta para alimentar a placenta, resultando em satisfação sexual e libido. Durante o terceiro trimestre, o aumento da dimensão abdominal normalmente dificulta achar uma posição confortável (LeVay et al., 2019).

Boxe 34.2 Aspectos culturais do cuidado

Fatores culturais e vírus da imunodeficiência humana (HIV)

Todos os indivíduos sexualmente ativos estão em risco de contaminar-se com o HIV; no entanto, algumas raças e culturas têm maiores taxas de infecção. Homens *gays* e bissexuais negros/afro-americanos são responsáveis pelo maior número de diagnósticos de HIV, seguidos por homens *gays* e bissexuais hispânicos/latinos, e depois por homens *gays* e bissexuais brancos. Com o tempo, os diagnósticos entre homens *gays* e bissexuais brancos diminuíram, enquanto os diagnósticos entre homens *gays* e bissexuais latinos e negros aumentaram (HIV.gov, 2021). Os afro-americanos continuam enfrentando o maior ônus do HIV em comparação a outras raças e etnias, sendo responsáveis por 45% dos diagnósticos de HIV. Da mesma forma, hispânicos/latinos também são desproporcionalmente afetados pelo HIV, já que eles representavam aproximadamente 22% dos diagnósticos de HIV (CDC, 2018; HIV.gov, 2021).

O Youth Risk Behavior Surveillance System (YRBSS) [Sistema de Vigilância de Comportamento de Risco de Jovens] monitora comportamentos de risco para a saúde que contribuem para as principais causas de morte e incapacitação entre jovens. Os dados mais recentes do YRBSS revelam que baixas taxas de testes de HIV, maior uso de substâncias durante a atividade sexual, baixas taxas de uso de preservativos e múltiplos parceiros sexuais levam a um aumento do risco de se tornar HIV-positivo. Somente 9% dos estudantes do ensino médio já fizeram exame de HIV. Apenas 15% dos estudantes do sexo masculino que já tiveram contato sexual com outros homens já fizeram exame de HIV. Cerca de 20% dos estudantes do sexo masculino que tiveram contato sexual com outros homens beberam álcool ou usaram drogas antes de sua relação sexual mais recente em comparação a 19% de todos os estudantes que são atualmente ativos sexualmente. Em nível nacional, 46% de todos os estudantes do ensino médio que são sexualmente ativos e 48% dos estudantes do sexo masculino que já tiveram contato sexual com outros homens não usaram preservativo na última vez que tiveram relações sexuais. Aproximadamente um quarto (24%) dos estudantes do sexo masculino que tiveram contato sexual com outros homens revelaram ter tido relações sexuais com quatro ou mais pessoas durante a vida, em comparação a 10% de todos os estudantes que já haviam tido algum contato sexual (CDC, 2020b).

Idosos também estão entre a população de alto risco. Quase metade das pessoas que vivem com HIV que moram nos Estados Unidos tinha 50 anos ou mais em 2016. Pessoas com 50 anos ou mais foram responsáveis por 17% dos 38.739 novos diagnósticos de HIV nos Estados Unidos. Entre as pessoas de 50 anos ou mais, negros/afro-americanos foram responsáveis por 41% de todos os novos diagnósticos de HIV. Brancos foram responsáveis por 35%, hispânicos/latinos por 19%, e outras raças/etnias por 5%. Entre as pessoas acima de 50 anos, aproximadamente metade dos novos casos de HIV foi diagnosticada entre homens *gays* e bissexuais, 15% entre homens heterossexuais, 25% entre mulheres heterossexuais e 9% entre usuários de drogas injetáveis. Dessas pessoas de 55 anos ou mais que têm HIV, 50% já estavam contaminadas com o vírus 4,5 anos antes de serem diagnosticadas, o que é o maior intervalo de diagnóstico de qualquer faixa etária (CDC, 2020c). Esse atraso no diagnóstico aumenta o risco de idosos transmitirem HIV para outros, e geralmente resulta em maiores implicações de saúde quando o diagnóstico é fechado.

Os profissionais da saúde precisam considerar os valores culturais e sua influência nas práticas sexuais ao trabalhar com populações diversificadas. É importante para os enfermeiros desenvolver e implementar programas de prevenção contra HIV nas comunidades mais afetadas por esse vírus. Os Centers for Disease Control and Prevention (CDC) se comprometeram a financiar, de 2017 a 2022, organizações comunitárias para a realização de exames de HIV em homens *gays* e bissexuais jovens e em jovens negros transgêneros com o objetivo de identificar infecções pelo HIV não diagnosticadas previamente e conectar essas pessoas com HIV a serviços de cuidado e prevenção. As verbas dos CDC também foram direcionadas à realização de prevenção efetiva e intervenções baseadas em evidências para adesão de norte-americanos mais velhos à terapia antirretroviral (Kann et al., 2018).

Implicações para os cuidados centrados no paciente
- Estabeleça um relacionamento terapêutico com o paciente/família antes de discutir sobre saúde sexual (Varcarolis e Fosbre, 2021)
- Forneça tanto a homens quanto mulheres informações verbais e por escrito, no idioma materno deles, sobre contracepção, infecções sexualmente transmissíveis (ISTs), exames de HIV e opções de tratamento (CDC, 2018)
- Foque nos adolescentes, expandindo o ensino sobre ISTs, HIV e contracepção no currículo escolar do ensino fundamental e médio (CDC, 2019)
- Eleve a taxa de exames de HIV em clínicas comunitárias e ofereça exames laboratoriais combinados de ISTs e HIV para promover a aceitação (CDC, 2021a)
- Promova educação multimídia e comunitária específica à cultura e bilíngue sobre estratégias de redução do risco de HIV (CDC, 2018)

Como conversar sobre problemas sexuais

A sexualidade é uma parte significativa da vida de cada pessoa, porém avaliações e intervenções sexuais nem sempre são incluídas no cuidado de saúde. A área da sexualidade é, em geral, emocionalmente pesada para enfermeiros e pacientes. Às vezes, os enfermeiros evitam discutir problemas sexuais com os pacientes pois não têm informações suficientes ou têm valores diferentes dos de seus pacientes. Enfermeiros precisam explorar seu nível pessoal de desconforto e desenvolver um plano para controlá-lo. Se você se sente desconfortável ao falar de assuntos relacionados à sexualidade, o paciente provavelmente não compartilhará suas questões sexuais com você. Você precisa estar atento a suas crenças pessoais antes de conversar sobre sexualidade com seus pacientes.

Problemas decisionais

Enfermeiros são defensores do melhor para a saúde de seus pacientes e podem ajudar as pessoas a tomar decisões sobre questões de saúde que estejam afetando sua sexualidade.

Promoção ou preservação da saúde sexual

Contracepção. As decisões que os pacientes tomam a respeito de contracepção ou prevenção de gravidez têm efeitos profundos em suas vidas. Uma gravidez, seja ela planejada ou indesejada, afeta significativamente a vida dos pais e de sua rede de apoio. Os efeitos são físicos, interpessoais, sociais, financeiros e sociológicos. A opção de usar contracepção é multifacetada e não completamente compreendida. Fatores que afetam a efetividade da contracepção incluem o tipo de método usado, o conhecimento do método pelo casal, a consistência do uso e a adesão aos requisitos do método escolhido. A escolha do método de contracepção varia em relação a idade, etnia, estado civil, renda, educação, orientação sexual e gestações prévias da mulher. Aplicativos móveis estão disponíveis para ajudar os pacientes e profissionais da saúde a monitorar a saúde reprodutiva (p. ex., para lembrar quando tomar os contraceptivos orais, quando substituir seu adesivo transdérmico ou anel vaginal, ou quando será seu período mais fértil).

Diversas opções de contracepção estão disponíveis para os casais sexualmente ativos hoje em dia. Eles proporcionam níveis variados de proteção contra gestações não desejadas. Alguns métodos não requerem prescrição médica, enquanto outros precisam ser receitados ou requerem algum outro tipo de intervenção do profissional da saúde. Métodos que são eficazes para contracepção nem sempre reduzem o risco de ISTs. Por exemplo, a pílula e o dispositivo intrauterino (DIU) são eficazes para controle da natalidade, mas não para proteção contra ISTs. Preservativos de látex devem ser usados durante cada ato sexual para reduzir os riscos de ISTs. A eficácia varia de acordo com cada método contraceptivo e a consistência de seu uso. Gestações não planejadas ocorrem quando contraceptivos não são usados, quando são usados de forma incorreta, ou usados indevidamente. Como enfermeiro, você tem um importante papel na discussão sobre opções de contraceptivos com os pacientes. Embora os motivos para os recentes declínios nas taxas de gravidez na adolescência não estejam totalmente claros, evidências sugerem que essas quedas se devem ao fato de que mais adolescentes estão se abstendo de atividades sexuais e mais adolescentes que são sexualmente ativos estão usando controle de natalidade em comparação aos anos anteriores. Contudo, a taxa de gravidez na adolescência, nos Estados Unidos, é substancialmente maior do que em outras nações ocidentais industrializadas, e diferenças raciais/étnicas persistem (Kann et al., 2018).

Métodos contraceptivos livres de prescrição. Métodos contraceptivos livres de prescrição incluem abstinência, métodos de barreira e programação das relações sexuais em relação ao ciclo de ovulação da mulher (tabela). Embora a abstinência de relações sexuais seja 100% eficaz para a prevenção de gravidez, geralmente é difícil tanto para homens quanto mulheres praticá-la consistentemente. Qualquer relação sexual sem proteção pode resultar em gravidez e exposição a ISTs.

Métodos de barreira incluem produtos espermicidas de venda livre e preservativos. Produtos espermicidas (p. ex., cremes, géis, espumas e esponjas) são inseridos dentro da vagina antes da relação sexual para criar uma barreira espermicida entre o útero e o esperma ejaculado. Um preservativo de látex é uma fina capa de borracha que é colocada sobre o pênis para prevenir a entrada de esperma na vagina. Diafragma é um método de barreira para prevenção da gravidez que deve ser usado com um espermicida a cada encontro sexual. Espermicidas vaginais e preservativos são mais eficazes quando as instruções são seguidas corretamente; seu uso combinado é mais eficaz para prevenir concepção do que o uso de cada um deles isoladamente.

Métodos contraceptivos livres de prescrição baseados em alterações fisiológicas do ciclo menstrual incluem o método do ritmo, temperatura basal do corpo, muco cervical e métodos baseados na percepção de fertilidade. Casais que usam esses métodos precisam conhecer o ciclo reprodutivo da parceira feminina e os sinais e alertas sutis que o corpo dá durante o ciclo. Para prevenir uma gestação, os casais devem se abster de ter relações sexuais durante determinados períodos férteis.

Métodos contraceptivos que requerem intervenção do profissional da saúde. Métodos contraceptivos que requerem intervenção de um profissional da saúde incluem contracepção hormonal, DIUs, diafragma, capuz cervical e esterilização. A contracepção hormonal está disponível em várias apresentações: pílulas anticoncepcionais orais, anéis contraceptivos vaginais, injeções hormonais, implante subdérmico, adesivos cutâneos transdérmicos e DIUs. A contracepção hormonal altera o ambiente hormonal para prevenir a ovulação, espessar o muco cervical e afinar o revestimento do útero.

Um DIU é um dispositivo de plástico que é inserido por um profissional da saúde dentro do útero através da abertura cervical. DIUs contêm cobre ou progesterona, e alguns contêm um hormônio tipo progestina denominado levonorgestrel, geralmente usado em pílulas anticoncepcionais. O mecanismo principal pelo qual ambos os tipos de DIUs previnem a gravidez é impedir que o esperma fertilize o óvulo. A liberação de progesterona também pode aumentar a espessura do muco cervical e alterar o revestimento do útero.

O diafragma é uma cúpula redonda de borracha que tem uma mola flexível ao redor da borda. É usado com um creme ou gel contraceptivo e inserido na vagina para proporcionar uma barreira contraceptiva sobre a abertura cervical. Uma mulher precisa fazer a troca do diafragma após alguma alteração significativa de peso (ganho ou perda de aproximadamente 4,5 kg) ou em caso de gravidez. O capuz cervical funciona como o diafragma; porém, ele cobre apenas o colo do útero. Este pode ser deixado por mais tempo no corpo, e algumas mulheres acham esse dispositivo mais confortável do que o diafragma.

Esterilização é o método contraceptivo mais eficaz depois da abstinência. A esterilização feminina, ou ligadura tubária, envolve cortar, amarrar ou, de outra forma, ligar as tubas uterinas. Na esterilização masculina, ou vasectomia, os ductos deferentes, que transportam o esperma dos testículos são cortados e amarrados. Tanto a ligadura tubária quanto a vasectomia normalmente são consideradas procedimentos cirúrgicos permanentes, embora sua reversão seja possível e já tenham sido relatados casos de gravidez não planejada.

Aborto. Dezenove por cento de todas as gestações confirmadas nos Estados Unidos terminam em aborto; estima-se que uma em cada três mulheres norte-americanas fará um aborto até os 45 anos. Mulheres jovens solteiras, mulheres de baixa renda e pessoas negras são desproporcionalmente representadas (LeVay et al., 2019). Recentemente, as taxas de aborto estão em queda, sendo a maioria dos abortos entre as mulheres na faixa de 20 anos (Kann et al., 2018).

A segurança e a disponibilidade de abortos nos Estados Unidos melhoraram depois da decisão da Suprema Corte, de 1973, no caso Roe *versus* Wade, que determinou o direito de todas as mulheres ao aborto.[1] Abortos são mais seguros e menos caros quando realizados nas primeiras semanas de gestação.

Aborto é uma questão de grande debate. As mulheres e seus parceiros que se deparam com uma gravidez indesejada podem considerá-lo uma opção. Ao cuidar de uma paciente que esteja considerando abortar, proporcione um ambiente em que ela consiga conversar sobre o assunto abertamente, permitindo a exploração das diversas opções para a gestação indesejada. Converse a respeito de questões religiosas, sociais e pessoais de maneira isenta de julgamentos com as pacientes. Os motivos para optar por um aborto variam e incluem terminar uma gestação indesejada ou abortar um feto em quem foram constatados defeitos congênitos. Quando a mulher opta pelo aborto como forma de lidar com uma gravidez indesejada, a mulher e seu parceiro normalmente sofrem com sentimentos de perda, tristeza e/ou culpa.

Esteja atento a seus valores pessoais em relação ao aborto. Como enfermeiro, você tem direito a ter suas visões pessoais. Você não deve ser forçado a participar de aconselhamentos ou procedimentos contrários a suas crenças e valores. É essencial escolher especialidades ou locais de trabalho em que você não tenha que comprometer seus valores pessoais e que o cuidado de um paciente necessitado não seja prejudicado.

Prevenção de ISTs. Um comportamento sexual responsável inclui conhecer o parceiro sexual da pessoa e a história sexual do parceiro, ser capaz de conversar abertamente a história de uso de drogas com o parceiro, não permitir que drogas ou álcool influenciem a tomada de decisões e práticas sexuais e usar dispositivos de proteção contra ISTs e concepção.

A incidência de DSTs continua aumentando. Aproximadamente 20 milhões de pessoas nos Estados Unidos são diagnosticadas com alguma IST todos os anos, sendo a maior incidência entre homens que fazem sexo com homens, homens bissexuais e jovens entre 15 e 24 anos (CDC, 2021a). Contudo, de acordo com os CDCs (2020e), nos Estados Unidos, ISTs são um grande desafio de saúde pública entre as mulheres, que carregam desproporcionalmente as consequências em longo prazo das ISTs. Por exemplo, a cada ano, ISTs não tratadas causam infertilidade, e sífilis não tratada em mulheres grávidas resulta em morte do bebê em até 40% dos casos. A prevalência de ISTs é uma grande preocupação de saúde. Pobreza, acesso à saúde e práticas sexuais contribuem para disparidades nas taxas de IST. ISTs comumente diagnosticadas incluem sífilis, gonorreia, clamídia, tricomoníase, infecção por papilomavírus humano (HPV) e pelo herpes-vírus simples (HSV) tipo 2 (verrugas genitais e herpes genital, respectivamente).

Como o nome indica, ISTs são transmitidas de indivíduos infectados para seus parceiros durante contato sexual íntimo. A via de transmissão é geralmente genital, mas, às vezes, é orogenital ou anogenital. Pessoas com maior propensão a serem infectadas compartilham uma característica principal: sexo sem proteção com múltiplos parceiros. Gonorreia, clamídia, sífilis e doença inflamatória pélvica (DIP) são causadas por bactérias, e geralmente são curáveis com antibióticos. Os pacientes precisam tomar antibióticos durante todo o curso de tratamento. Contudo, uma preocupação emergente é que algumas dessas infecções bacterianas (p. ex., gonorreia e sífilis) estão, agora, desenvolvendo cepas resistentes a antibióticos. Infecções como HSV tipos 1 e 2, HPV e HIV são causadas por vírus e são incuráveis.

Um grande problema quando se trata de ISTs é encontrar e tratar seus portadores. Algumas pessoas não sabem que estão infectadas, pois os sintomas às vezes são inexistentes ou passam despercebidos. Isso é especialmente comum em mulheres. Se houver realmente sintomas, eles podem desaparecer apesar de a infecção poder permanecer (CDC, 2020e). Sintomas comuns de IST incluem secreções vaginais, penianas, anais ou de garganta; dor durante o ato sexual ou ao urinar; e erupções cutâneas ou lesões sem explicação. Devido ao fato de que o comportamento sexual geralmente inclui o corpo todo e não apenas a genitália, muitas partes do corpo são potenciais pontos para uma IST, incluindo o períneo, o ânus e o reto. Além disso, qualquer contato com os fluidos corporais de outra pessoa ao redor da cabeça ou de uma lesão aberta na pele, ânus ou genitália pode transmitir uma IST (LeVay et al., 2019).

Às vezes, as pessoas não buscam tratamento pois sentem vergonha de discutir sintomas ou preocupações sexuais. Normalmente, elas hesitam em falar sobre seu comportamento sexual quando acreditam que ele não é "normal". Qualquer comportamento sexual que envergonhe um paciente geralmente dificulta a detecção de uma IST. Desenvolva habilidades de comunicação e uma atitude isenta de julgamento e aceitação para proporcionar cuidado efetivo aos que são diagnosticados com IST. Detecte dicas valiosas sobre uma IST ao estabelecer uma relação de confiança conversando com os pacientes de uma forma descontraída, e fazendo perguntas de maneira atenciosa. Avalie atitudes relativas à sexualidade e adapte a intervenção para torná-la aceitável para o sistema de valores sexuais do paciente.

Infecção pelo vírus da imunodeficiência humana. O HIV é um patógeno sanguíneo presente na maioria dos fluidos corporais de indivíduos infectados. A transmissão ocorre quando há uma troca de fluidos corporais. As rotas principais de transmissão incluem agulhas intravenosas (IV) contaminadas, sexo anal, sexo vaginal, sexo orogenital e transfusão de sangue e produtos hematológicos.

A história natural do HIV progride em três estágios. O primeiro estágio da infecção dura cerca de um mês após contrair o vírus. Durante este tempo, a pessoa sente sintomas parecidos com os de uma gripe. Depois, entra na fase de latência clínica, que não apresenta sintomas de infecção. Anticorpos contra HIV aparecem no sangue entre seis semanas a três meses após a infecção. Com o tratamento, os indivíduos que vivem com HIV não evoluem para adoecer pela AIDS e podem viver uma vida longa e plena. Se não tratadas, as pessoas infectadas com HIV sobrevivem por aproximadamente 10 anos. O último estágio, o da síndrome da imunodeficiência adquirida (AIDS), ocorre quando a pessoa começa a apresentar sintomas da doença. A AIDS é uma doença grave, debilitante e eventualmente fatal. Terapia antirretroviral (TARV) ou terapia antirretroviral altamente ativa (TARVAA) além de profissionais da saúde experientes em HIV aumentam amplamente o tempo de vida das pessoas que vivem com HIV/AIDS (CDC, 2021a,e).

Infecção por papilomavírus humano. HPV é a IST mais comum nos EUA. Estima-se que 50 a 75% dos homens e mulheres sexualmente ativos tenham HPV em algum determinado momento da vida, sendo que 14 milhões de novas infecções ocorrem anualmente. A maioria das infecções por HPV é assintomática e autolimitante; a maioria das pessoas infectadas acaba por eliminar o vírus de seus corpos, tornando-se não infecciosos para outras pessoas em questão de dois anos (LeVay et al., 2019). No entanto, certos tipos de HPV podem causar câncer cervical em mulheres e cânceres anogenitais e verrugas genitais tanto em homens quanto em mulheres. O HPV é transmitido por meio de contato direto com verrugas, sêmen e outros fluidos corporais de pessoas que têm a doença. As verrugas texturizadas geralmente têm uma aparência de couve-flor e são mais comuns no pênis e no escroto dos homens e na vagina e colo do útero das mulheres. Embora existam exames para detecção de câncer cervical em mulheres, não há exames disponíveis para outros cânceres causados por infecção por HPV, como câncer de boca e garganta, ânus e reto, pênis, vagina ou vulva (CDC, 2020d).

---

[1] N.T.R.: Houve a reversão da decisão de Roe *versus* Wade em 2022. Ver https://www.conjur.com.br/2022-jul-05/opiniao-revogacao-roe-vs-wade-direito-aborto.

A vacinação contra HPV oferece proteção segura, efetiva e duradoura contra infecções por HPV que geralmente mais causam câncer (CDC, 2020d). A vacina Gardasil® 9 é recomendada para pessoas no início da adolescência (meninos, entre 11 e 12 anos [EUA e Brasil]; e meninas, entre 9 e 14 anos [no Brasil] e 11 e 12 anos nos Estados Unidos) para diminuir o risco de cânceres associados ao HPV, incluindo verrugas genitais e cânceres de colo de útero, vagina, vulva, pênis, ânus e garganta (CDC, 2020d). O maior benefício ocorre quando as pessoas são vacinadas antes do início da atividade sexual ou da exposição ao vírus. Duas doses da vacina 9-valente de HPV são recomendadas para pré-adolescentes, e a recomendação é de três doses para adolescentes mais velhos e jovens adultos. A desinformação continua prevalente e afeta as taxas de vacinação (Boxe 34.3).

Boxe 34.3 Prática baseada em evidências

Obstáculos associados ao consentimento da vacinação contra papilomavírus humano

Questão PICOT: Educar os pais, pré-adolescentes e adolescentes a respeito da vacina contra o papilomavírus humano (HPV) influencia a decisão deles de tomar a vacina contra HPV?

Resumo das evidências

A vacina Gardasil® 9 cobre nove tipos de HPV, inclusive os HPVs especificamente associados ao câncer e às verrugas. É recomendada para todos os jovens de 11 a 26 anos, mas as taxas de vacinação nos Estados Unidos são baixas. A aceitação da vacina pelos pais influencia o *status* de vacinação, e os pais já expressaram preocupações de que a vacina não seja segura ou que ela encorajaria comportamentos sexuais de risco, a despeito de evidências que provam o contrário (LeVay et al., 2019; Niu et al., 2020). Poucas pesquisas têm sido feitas sobre adesão masculina à vacinação, mas obstáculos como a falta de conhecimento sobre os riscos para a saúde, confusão sobre a necessidade de vacinar meninos e meninas e recomendações de profissionais aos pais têm demonstrado afetar as taxas de vacinação em homens. Um estudo revelou que indivíduos que utilizavam redes sociais para fins de saúde e que receberam comunicação e educação centrada no paciente sobre a vacina de HPV tinham percepções melhores sobre a eficácia da vacina (Niu et al., 2020). Outro estudo de Potts e Southard (2020) envolveu um desenho de grupo único pré- e pós-teste, com participantes assistindo a um vídeo educativo sobre HPV. O estudo avaliou as atitudes dos participantes, seus conhecimentos e intenção de se vacinar antes e depois de assistirem ao vídeo. O resultado foi que as atitudes dos participantes em relação ao HPV/vacina de HPV melhoraram com o aumento do conhecimento. A intenção de tomar a vacina aumentou em 31% após a visualização do vídeo educativo sobre HPV.

Aplicação na prática de enfermagem

- Compartilhe informações baseadas em evidência e centradas no paciente pessoalmente ou em redes sociais sobre a eficácia da vacina contra HPV para estimular a aceitação da vacina entre pais e jovens (Niu et al., 2020)
- Recomende a vacinação contra o HPV da mesma maneira e no mesmo dia em que você prescreve outras vacinas normalmente recomendadas para pacientes pré-adolescentes na faixa de 11 a 12 anos (CDC, 2020d)
- Procure maneiras inovadoras de orientar os pais sobre o HPV (Potts e Southard, 2020)
- Converse sobre os benefícios da vacina com os pais e jovens de 11 a 26 anos e ofereça atualizações de vacinas conforme a necessidade
- Reduza as preocupações dos pais apresentando evidências que corroborem que a administração da vacina não aumenta a atividade sexual ou comportamentos de risco (Niu et al., 2020)
- Ensine práticas sexuais seguras para os jovens e seus pais (Niu et al., 2020).

Clamídia. A bactéria *Chlamydia trachomatis* causa clamídia, que é a doença infecciosa mais comumente relatada nos Estados Unidos, afetando aproximadamente três milhões de norte-americanos a cada ano (CDC, 2021b). A clamídia é transmitida por contato com fluidos do local infectado. A infecção pode ser transmitida durante o processo do parto e causar conjuntivite e pneumonia nos recém-nascidos. Ela frequentemente infecta o colo do útero e, se não for tratada, pode causar DIP, gravidez ectópica e infertilidade por danos aos órgãos reprodutivos femininos. A maioria das pessoas não percebe que está infectada com clamídia, pois a condição causa poucos sintomas (CDC, 2020a). Dessa forma o CDC recomenda a realização de exames de verificação anuais para todas as mulheres sexualmente ativas de até 25 anos. Populações de alto risco são os que têm múltiplos parceiros sexuais ou os portadores de outras DSTs, e também homens que fazem sexo com outros homens.

Sífilis. A sífilis é causada pelo *Treponema pallidum*. Ele é comumente transmitido mediante o contato com as secreções de uma pessoa infectada durante atividade sexual vaginal, anal ou oral e entra no corpo por meio de pequenos cortes ou abrasões na pele ou membranas mucosas. A sífilis é dividida em quatro estágios. Durante o estágio primário, a pessoa normalmente apresenta feridas rígidas, arredondadas e indolores no local da infecção original, geralmente ao redor ou na própria genitália, ânus, reto ou boca. Os sintomas de sífilis secundária incluem erupções cutâneas, linfonodos inchados e febre. Pelo fato de os sintomas de sífilis primária e secundária serem leves, as pessoas infectadas podem não perceber que têm sífilis. Quando a pessoa entra na fase latente, não há sinais ou sintomas da doença. Problemas médicos significativos que afetam coração, cérebro, sistema nervoso, olhos e outros órgãos estão associados à sífilis terciária, o quarto estágio (CDC, 2021c).

Atualmente, a sífilis é uma grande preocupação de saúde pública. A incidência de sífilis primária e secundária aumentou 71% desde 2014 (CDC, 2021b). Mães infectadas pela sífilis podem transmitir a doença para seus nascituros, resultando em sífilis congênita (SC). O número de casos de SC quadruplicou nos últimos anos (CDC, 2021d). SC pode causar riscos significativos para a saúde de um recém-nascido (p. ex., deformidades ósseas, anemia grave, hepatomegalia, esplenomegalia, cegueira, surdez), e até 40% dos bebês nascidos de mães com sífilis não tratada podem ser natimortos ou morrer após o nascimento (CDC, 2021d). Prevenção é fundamental. Educação em saúde do paciente sobre como reduzir o risco de contrair o agente causador da sífilis antes e durante a gestação e testar a presença de sífilis em mulheres na primeira consulta pré-natal são essenciais. Recém-nascidos com SC necessitam de tratamento imediato para prevenir o desenvolvimento de problemas graves de saúde (CDC, 2021d).

Alterações na saúde sexual

Infertilidade. É a incapacidade de conceber após um ano tendo relações sexuais sem proteção. Pessoas que vivenciam a **infertilidade** têm necessidades especiais. Alguns experimentam um sentimento de fracasso e pensam que seus corpos são defeituosos. Às vezes, o desejo de engravidar aumenta até tomar conta da maior parte do dia. Algumas pessoas se tornam preocupadas em criar as circunstâncias perfeitamente certas para a concepção. Com os avanços na tecnologia reprodutiva, pessoas que vivenciam a infertilidade deparam com várias opções que envolvem valores religiosos e éticos, além de limitações financeiras.

As opções incluem adoção, reprodução assistida com fertilização ou decisão de não ter filhos. Organizações como a RESOLVE: The National Organization of Infertility, um grupo norte-americano de apoio a pessoas com problemas de infertilidade, oferecem suporte e fontes de encaminhamento para casais.

Abuso sexual. Abuso sexual é um problema de saúde generalizado. O abuso ocorre em todos os grupos socioeconômicos, em todas as idades ou grupos étnicos, bem como em homens e mulheres. Na maioria das vezes, ocorre pelas mãos de um parceiro íntimo ou de um membro da família. O abuso sexual causa efeitos muito abrangentes para o funcionamento físico e psicológico. Às vezes, o abuso começa, continua ou até mesmo se intensifica durante a gestação. Dicas que levantam dúvidas sobre a possibilidade de abuso sexual em mulheres incluem ciúme extremo e recusa em ficar sem a mulher por perto. A aparência geral, às vezes, é de um parceiro muito preocupado e carinhoso, quando o motivo subjacente para esse comportamento é muito diferente.

Enfermeiros estão em uma posição ideal para avaliar ocorrências de violência sexual, ajudar os pacientes a confrontar esses fatores de estresse e informar as pessoas sobre serviços comunitários. Os enfermeiros têm por obrigação notificar suspeitas de abuso de crianças e idosos às devidas autoridades de acordo com as leis estaduais. Quando há abuso, todos os membros da família normalmente necessitam de terapia para promover interações e relacionamentos saudáveis.

Pacientes que sofreram estupro necessitam resolver suas crises antes de se sentirem confortáveis com expressões íntimas de afeto. O parceiro precisa saber como ajudar e amparar o paciente. Crianças que foram molestadas sexualmente precisam ser identificadas, ser capazes de contar suas histórias e saber que não foi por culpa delas. Os pais precisam entender que sua reação é fundamental para a reação e adaptação da própria criança.

Conflitos pessoais e emocionais. Idealmente, sexo é um ato natural e espontâneo que passa tranquilamente por vários estágios fisiologicamente reconhecíveis e termina em um ou mais orgasmos. Na realidade, essa sequência de eventos é mais uma exceção do que uma regra. Você cuidará de pacientes que têm problemas em uma ou mais fases da atividade sexual, incluindo o sentimento de querer sexo, os processos fisiológicos e as emoções de fazer sexo, e os sentimentos experimentados depois do sexo. Por exemplo, algumas mulheres e homens que tomam antidepressivos contam que sua capacidade de chegar ao orgasmo é negativamente afetada.

Disfunção sexual. Estima-se que a incidência de disfunção sexual na população em geral seja de até 40% entre homens e de 60 a 80% entre mulheres (Touhy e Jett, 2021). É mais prevalente em homens e mulheres com pouca saúde emocional e física (Boxe 34.4). Às vezes, é impossível determinar sua causa exata.

A incidência de DE aumenta com a idade, mas pode ocorrer em homens com menos de 40 anos (LeVay et al., 2019). Os fatores de risco são semelhantes aos de doença cardíaca (p. ex., diabetes melito, hiperlipidemia, hipertensão, hipotiroidismo, insuficiência renal crônica, tabagismo, obesidade, abuso de álcool e sedentarismo). A etiologia da DE é geralmente multifatorial. Problemas neurogênicos, medicamentos ou fatores endócrinos ou psicogênicos podem causá-la. Uma diminuição da testosterona relacionada à idade geralmente resulta em redução do tônus dos tecidos eréteis.

Um dos problemas mais comuns que afetam mulheres de todas as idades é o transtorno do desejo sexual hipoativo (TDSH). Fatores biológicos, orgânicos ou psicossociais podem contribuir para a incidência de TDSH. Condições crônicas, como câncer de mama ou ginecológico e oscilações hormonais, dor ou depressão e ansiedade, podem contribuir para uma queda do interesse por intimidade sexual (LeVay et al., 2019).

Influência da enfermagem na sexualidade do paciente

Seu comportamento profissional influenciará o quanto o paciente estará disposto a expressar preocupações com sexualidade dele e a colaborar com você e com outros profissionais da saúde para encontrar intervenções terapêuticas de sucesso. Quando você considera a sexualidade dos pacientes, pense em seu próprio conhecimento e valores sobre desenvolvimento sexual, orientação sexual, resposta sexual, ISTs, contracepção e alterações na saúde sexual. Considere também sua base de conhecimento sobre comunicação (ver Capítulo 24). Sua própria sexualidade, experiências sexuais e estilo de comunicação são valiosos na tentativa de compreender as experiências de seu paciente. Não transmita sentimentos negativos, verbais ou não verbais, para os pacientes.

Tentativas de autoexploração nos ensinam sobre nossos corpos e seu potencial de oferecer prazer. Sua atitude em relação à masturbação pode estar incutida em sua própria experiência ou em valores ou crenças que foram transmitidos a você por outras pessoas. Brincadeiras como a de "médico" e "enfermeira" podem ter proporcionado jogos e descobertas sexuais iniciais. Além disso, suas próprias experiências sexuais ajudam a entender as complexidades de um primeiro encontro sexual ou os desafios das interações sexuais quando você ou um parceiro íntimo estão doentes. Além das experiências pessoais relacionadas à sexualidade, os enfermeiros utilizam o que aprenderam por meio de seu trabalho com outros pacientes para desenvolver a confiança de seus atuais pacientes.

Depois de identificar que o Sr. Clements e sua esposa tinham preocupações relacionadas ao seu relacionamento sexual, Joshua reflete sobre seus conhecimentos sobre desenvolvimento sexual e estressores comumente experimentados por idosos. Ele compreende que idosos às vezes são hesitantes ou têm vergonha de discutir questões sexuais com outras pessoas. Ele planeja desenvolver um relacionamento terapêutico com o sr. e a sra. Clements e utilizar seu conhecimento de enfermagem para direcionar seu histórico. Além de realizar uma avaliação física, Joshua planeja usar

---

Boxe 34.4 Doenças e medicamentos que afetam a saúde sexual de homens e mulheres

Doenças
- Diabetes melito
- Câncer (p. ex., de próstata, mama, cólon, ovários, testículos, reto)
- Neuropatia
- Espinha bífida
- Lesão medular
- Doença cardíaca (p. ex., angina instável, hipertensão não controlada)
- Doença pulmonar obstrutiva crônica
- Infecção pelo vírus da imunodeficiência humana
- Abuso de substâncias
- Depressão
- Ansiedade.

Medicamentos
- Antibióticos e antivirais
- Anti-hiperlipêmicos
- Anti-hipertensivos
- Antiglicêmicos
- Antiartríticos
- Agentes antiparkinsonianos
- Analgésicos
- Antidepressivos
- Ansiolíticos
- Antipsicóticos
- Diuréticos.

De Touhy TA, Jett K: *Ebersole and Hess' gerontological nursing and healthy aging*, ed 6, St Louis, 2021, Elsevier.

uma abordagem atenciosa e gentil com uma combinação de perguntas diretas e abertas para permitir que o casal tenha a oportunidade de expressar suas preocupações para ajudar a identificar os fatores que afetam seu funcionamento sexual.

Pensamento crítico

O sucesso do julgamento crítico requer a aplicação de pensamento crítico, síntese de conhecimento, experiência, informação obtida dos pacientes, atitudes de pensamento crítico e padrões intelectuais e profissionais. Julgamentos clínicos sólidos requerem que você preveja informação, analise dados de avaliações e tome as decisões clínicas apropriadas sobre o cuidado do paciente. A Figura 34.2 mostra o modelo de julgamento clínico para avaliar os pacientes e formular diagnósticos de enfermagem.

No caso da sexualidade, integre os conhecimentos de enfermagem e de outras disciplinas. Tenha um profundo entendimento das práticas de sexo seguro e os riscos e comportamentos associados a problemas sexuais para prever como avaliar um paciente e interpretar achados. Use experiências anteriores pra cuidar de pacientes com problemas sexuais de uma maneira mais reflexiva e prestativa.

Os pacientes têm costumes e valores diferentes dos seus. Padrões profissionais requerem respeito por cada paciente como indivíduo. Atitudes de pensamento crítico, como integridade, requerem que você reconheça quando opiniões e valores pessoais entram em conflito com os do paciente e que você considere como proceder de uma forma que seja mutuamente benéfica. Esteja atento a seus próprios preconceitos, opiniões e competência para discutir preocupações relacionadas à sexualidade de um paciente. Se você não se sente à vontade ou não tem conhecimento ou habilidade para conversar sobre as preocupações do paciente, esteja preparado para fazer consultas com outros profissionais da saúde que se especializaram nessa área. O ambiente de cuidado de saúde geralmente afeta o nível de conforto que o paciente tem para discutir preocupações sexuais com você. Por exemplo, um paciente provavelmente se sentirá mais à vontade para conversar sobre suas preocupações sexuais em um ambiente tranquilo e privativo em vez de em uma sala de emergência movimentada.

> **Pense nisso**
>
> Considere um paciente de quem você tenha cuidado que teria sido beneficiado por uma discussão sobre questões de saúde sexual. Quais fatores melhoraram ou interferiram em sua capacidade de discutir essas questões?

Processo de enfermagem

Aplique pensamento crítico no processo de enfermagem à medida que você elabora julgamentos clínicos para prestar cuidados aos seus pacientes. O processo de enfermagem proporciona uma abordagem de tomada de decisão clínica para ajudá-lo a desenvolver e implementar um plano de cuidado individualizado. Avalie todos os fatores relevantes, inclusive os fatores físicos, ambientais, psicológicos, sociais e culturais, para determinar as necessidades ou problemas de saúde que afetam o bem-estar sexual do paciente. O papel da enfermagem no tratamento de questões sexuais vai desde a avaliação contínua até o fornecimento de informações, aconselhamento e encaminhamento. Lembre-se de que não se espera que você tenha resposta para todos os problemas e preocupações sexuais identificados.

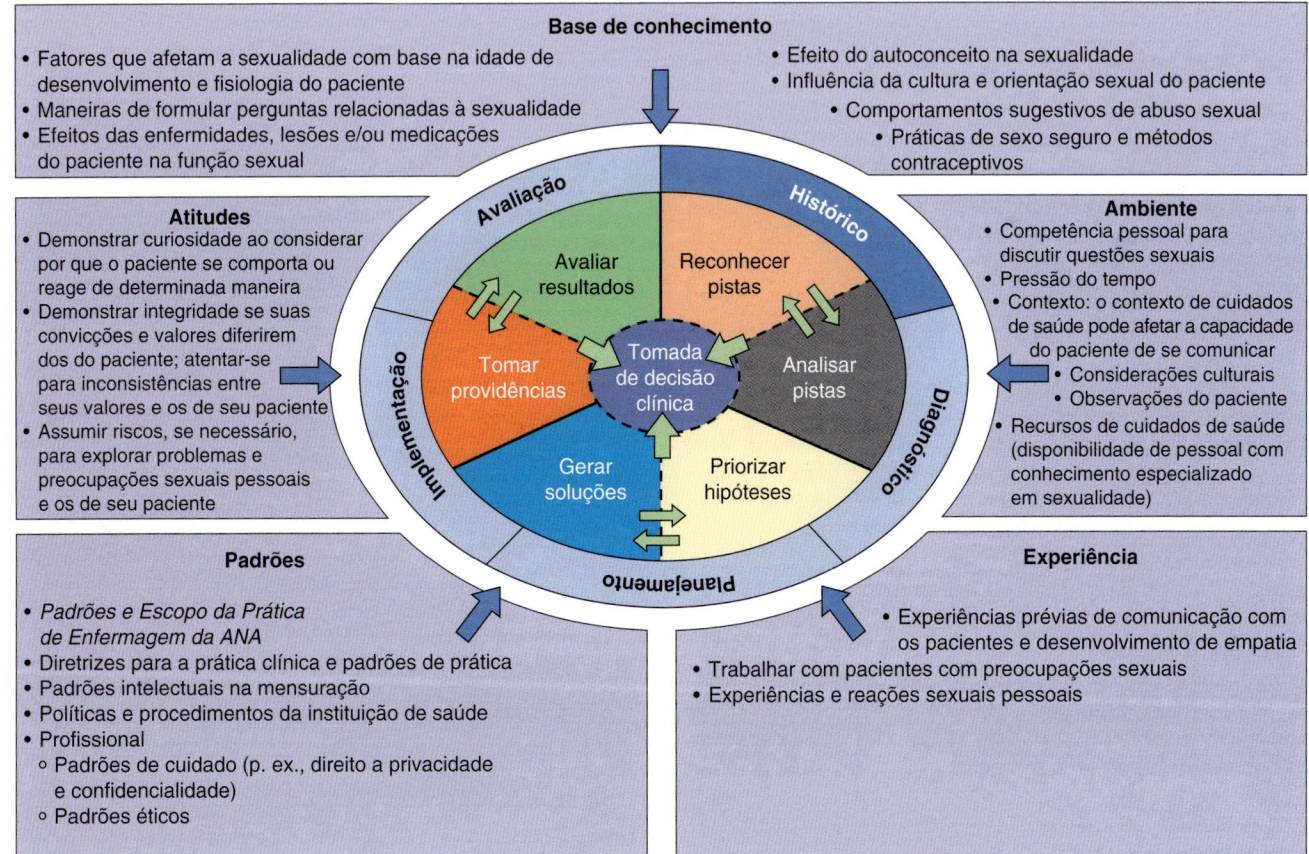

Figura 34.2 Modelo de pensamento crítico para avaliação da sexualidade. (Copyright do Modelo de Medida de Julgamento Clínico © NCSBN. Todos os direitos reservados.)

❖ Histórico de enfermagem

Durante o processo de histórico de enfermagem, avalie totalmente cada paciente e analise criticamente os achados para garantir que você tome as decisões clínicas centradas no paciente necessárias para os cuidados de enfermagem seguros.

Pelo olhar do paciente. Assim como em qualquer avaliação de paciente, é importante saber quais são as expectativas do paciente em relação ao cuidado. Perguntas como, "O que você gostaria de saber a respeito de como o seu problema de saúde pode afetar as necessidades sexuais?" "O que você gostaria que acontecesse em relação aos seus problemas de saúde sexual?" e "Quais passos iniciais você quer dar?" ajudam o paciente a identificar desfechos desejados. É importante deixar de lado visões pessoais e considerar as necessidades e preferências do paciente em relação ao cuidado.

Fatores ambientais. Discussões sobre sexualidade são muito pessoais e privativas. Portanto, é essencial conduzir seu histórico em um ambiente adequado que garanta a privacidade do paciente e que seja livre de interrupções. Certifique-se de que a temperatura do ambiente esteja confortável e que a iluminação seja apropriada. Observe as reações emocionais do paciente durante a realização do histórico.

Mantenha um ambiente que transmita respeito. Esteja alerta a sinais de ansiedade e esteja preparado para pausar seu histórico de acordo com a reação de seu paciente. Algumas instituições exigem que outro membro da equipe (p. ex., outro profissional de enfermagem) esteja presente durante a realização de avaliações físicas dos seios, genitália e sistema reprodutivo. Além disso, alguns estados contam com leis de envolvimento parental que exigem que você inclua um dos pais de uma criança ou adolescente ao prestar cuidados como serviços contraceptivos e educação em saúde sexual. Siga as políticas da instituição e mantenha um ambiente calmo e livre de julgamentos durante seu histórico. Se você suspeitar que seu paciente está sendo vítima de abuso, *não* pergunte ao paciente sobre quaisquer comportamentos abusivos na presença do suspeito de ser o abusador. Dê privacidade e obtenha as informações em um ambiente protegido.

Fatores que afetam a sexualidade. Na obtenção da história sexual, considere fatores físicos, funcionais, de relacionamento, estilo de vida, desenvolvimento e autoestima que influenciam o funcionamento sexual. O desejo sexual varia entre os indivíduos; algumas pessoas gostam e querem sexo todos os dias, enquanto outras querem sexo somente uma vez por mês, e ainda há outras que não têm nenhum desejo sexual e se sentem muito à vontade com isso. O desejo sexual se torna um problema caso a pessoa queira satisfazê-lo com mais frequência, se ela acredita ser necessário para se adequar a alguma norma cultural, ou se houver discrepância entre os desejos sexuais dos parceiros em um relacionamento.

Peça que os pacientes descrevam fatores que normalmente influenciam seu desejo sexual. Conhecer a história clínica do paciente e buscar mais informações são pontos úteis. Por exemplo, pequenas doenças, medicamentos e fadiga geralmente diminuem o desejo sexual. Fatores de estilo de vida, como consumo ou abuso de álcool, falta de sono, ou as demandas de cuidar de um bebê pequeno também são fatores influenciadores. Por exemplo, pais que trabalham às vezes se sentem tão sobrecarregados que percebem os avanços sexuais do parceiro como mais uma demanda para eles. Confirme os fatores que potencialmente afetam o desejo sexual e determine com o paciente até que ponto a função sexual é prejudicada.

Considere como problemas de autoconceito (ver Capítulo 33), inclusive de gênero, identidade, imagem corporal, desempenho do papel e autoestima, afetam a sexualidade dos pacientes e como esses fatores se relacionam à condição de um paciente. Por exemplo, uma imagem corporal insatisfatória associada a uma doença crônica magnifica sentimentos de rejeição. Isto geralmente resulta em diminuição ou ausência de desejo sexual.

Problemas em um relacionamento geralmente afetam o desejo sexual. Depois que a chama do início de um novo relacionamento se abranda, alguns casais descobrem que têm grandes diferenças de valores ou estilos de vida. Peça que os casais descrevam o quanto eles se sentem íntimos um do outro e com que frequência interagem intimamente. Avalie padrões de comunicação entre parceiros sexuais para determinar sua satisfação sexual no relacionamento.

História de saúde sexual. A maioria dos pacientes quer saber como os medicamentos, tratamentos e procedimentos cirúrgicos influenciam seus relacionamentos sexuais, muito embora eles normalmente não façam perguntas. Com experiência, os enfermeiros reconhecem que a maioria dos pacientes recebe muito bem a oportunidade de falar sobre sua sexualidade, principalmente quando estão passando por dificuldades. O clássico modelo PLISSIT (Annon, 1976), que posteriormente foi estendido para o modelo Ex-PLISSIT (Davis e Taylor, 2006), oferece uma abordagem que os enfermeiros podem usar para avaliar a sexualidade dos pacientes (Figura 34.3). O acrônimo *PLISSIT* indica quatro níveis de intervenção:

- **P**ermissão para discutir questões de sexualidade
- **I**nformação limitada (*limited information*) relacionada a problemas de saúde sexual que estão sendo vivenciados
- **S**ugestões específicas (*specific suggestions*) – somente quando o enfermeiro está seguro sobre o problema
- Terapia intensiva (*intensive therapy*) – encaminhamento a um profissional com treinamento avançado, se necessário.

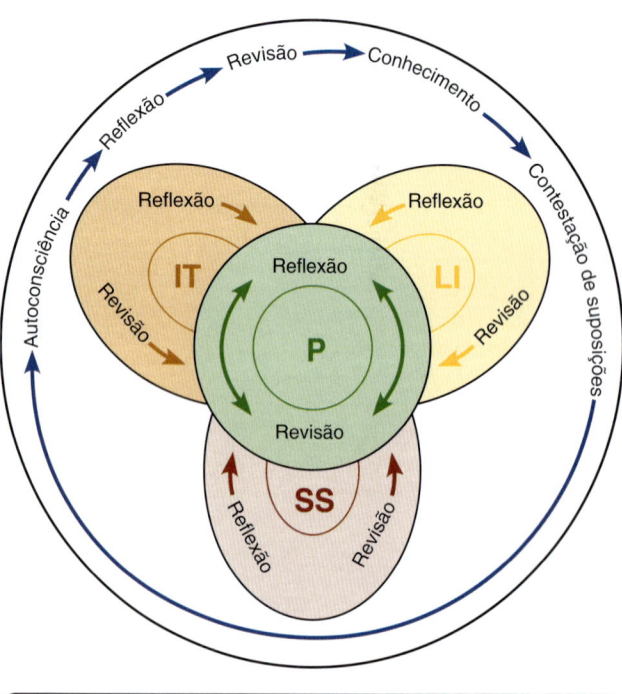

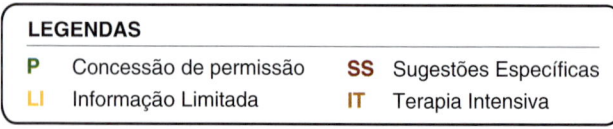

Figura 34.3 O modelo Ex-PLISSIT é uma extensão do modelo PLISSIT original de Annon. (Reproduzida de Davis S, Taylor B: From PLISSIT to Ex-PLISSIT. In David S, editor: *Rehabilitation: the use of theories and models in practice.* Edinburgh, 2006, Churchill Livingstone.)

O modelo Ex-PLISSIT revisado enfatiza a importância da concessão de permissão em todas as fases. Portanto, o novo nível inclui a concessão de permissão em seu âmago, o que normaliza a sexualidade e dá aos pacientes a oportunidade de fazerem perguntas e expressar preocupações para os enfermeiros e outros profissionais da saúde que utilizam este modelo (Taylor e Davis, 2007). O uso da concessão de permissão garante que os dados de histórico que você coletou abordem as necessidades e preocupações de seu paciente.

Inclua questões de avaliação relacionadas à sexualidade no histórico de enfermagem (Boxe 34.5). Use uma frase de abertura para deixar o paciente mais relaxado antes de começar a fazer essas perguntas (p. ex., "Sexo é uma parte importante da vida, e o estado de saúde de uma pessoa geralmente afeta sua sexualidade. Muitas pessoas têm dúvidas e preocupações sobre sua saúde sexual. Quais dúvidas ou preocupações você tem?"). Use seu conhecimento sobre as fases do desenvolvimento para determinar quais áreas provavelmente são importantes para seu paciente. Por exemplo, ao coletar a história sexual de um adulto mais velho, tenha em mente que algumas pessoas têm dificuldade de discutir detalhes íntimos com profissionais da saúde.

Enfermeiros que realizam avaliações sexuais de crianças e adolescentes enfrentam desafios especiais. Use uma linguagem apropriada para a idade, que seja correta e compreensível. Também promova o desenvolvimento normal, evite minimizar os problemas e verifique se há alguma preocupação sexual enquanto deixa a criança ou adolescente se sentir à vontade. O aconselhamento sexual de menores levanta questões éticas e jurídicas quanto aos direitos do paciente à saúde e à educação por um lado, e, por outro, quanto ao direito dos pais ou guardiões de supervisionar as informações. Crianças e adolescentes frequentemente respondem quando sabem que ter dúvidas sobre sexualidade é normal. Ser franco, positivo e interessado quando começar a fazer perguntas de cunho sexual é útil.

Considerando a prevalência de violência entre parceiros íntimos, é importante perguntar questões que explorem relacionamentos abusivos em potencial. Aborde essas questões em particular. Reconhecer sinais e sintomas de abuso em crianças e adultos, tanto subjetivos quanto objetivos, ajuda a identificar esse problema tão comum (Tabela 34.1).

Algumas pessoas têm muita vergonha ou não sabem como perguntar sobre sexo diretamente. Procure dicas de que a pessoa tem dúvidas. Por exemplo, um paciente expressa preocupação sobre como seu parceiro reagirá agora, ou faz um comentário ou piada sexista. É preciso prática para observar a existência e ouvir as preocupações sobre sexualidade. Com experiência, você desenvolve habilidades de esclarecer e parafrasear para ajudar as pessoas a expressarem preocupações sexuais.

Boxe 34.5 Questões formuladas no histórico de enfermagem

- Descreva seu nível de atividade sexual para mim
- Com quem você faz sexo: homens, mulheres ou ambos?
- Quantos parceiros sexuais você tem (ou já teve)?
- Conte-me como você se sente a respeito dos aspectos sexuais da sua vida
- Diga-me sobre quaisquer mudanças que notou na forma com que se sente sobre você mesmo
- Como sua enfermidade, medicação ou cirurgia afetou sua vida sexual?
- Não é incomum em pessoas com a mesma doença que a sua passarem por algumas mudanças na vida sexual. Você tem alguma preocupação?
- Você está em um relacionamento no qual alguém está machucando você?
- Alguém já forçou você a fazer sexo contra sua vontade?
- Diga-me o que sabe a respeito de práticas de sexo seguro, uso de contraceptivos ou prevenção de infecções sexualmente transmissíveis
- Conte-me quais práticas de sexo seguro você segue.

Ao incluir a sexualidade no histórico de enfermagem, você reconhece que esse é um importante componente da saúde e cria uma oportunidade para que a pessoa discuta questões sexuais.

Disfunção sexual. Muitas enfermidades, lesões, medicações e mudanças do envelhecimento causam um efeito negativo na saúde sexual, o que resulta em disfunção sexual temporária ou permanente. Aplique conhecimentos sobre as condições e medicamentos que frequentemente causam disfunção sexual ao avaliar a própria condição de um paciente (Boxe 34.4). Atente-se para os possíveis riscos de problemas físicos. Você explorará quaisquer problemas que o paciente comece a identificar. Alguns pacientes tocam no assunto da disfunção sexual. Outras vezes, você descobrirá problemas à medida que o paciente responde sobre outras questões do histórico de enfermagem.

Pense nisso

Reflita sobre o comentário que um de seus pacientes fez sobre sexualidade e como você poderia ter melhorado sua resposta.

Avaliação física. Um exame físico ajuda a avaliar a causa das preocupações ou problemas sexuais, e normalmente oferece a melhor oportunidade de ensinar uma pessoa sobre questões de saúde sexual. Ao examinar as mamas e a genitália externa e interna de uma mulher, você tem a oportunidade de avaliar a reação dela, responder perguntas, fornecer informações sobre o exame das estruturas anatômicas e fisiológicas e ensinar uma mulher a fazer o autoexame das mamas. Durante a avaliação física da genitália do paciente masculino, você pode ensinar o paciente a realizar o autoexame dos testículos (ver Capítulo 30). Conhecer as estruturas anatômicas escrotais normais ajuda os homens a detectarem sinais de câncer de testículo. Oriente tanto homens quanto mulheres sobre sinais e sintomas de ISTs durante o exame quando os históricos dos pacientes sugerirem riscos.

Enquanto Joshua se prepara para levantar o histórico do sr. Clements, Joshua fecha a porta do quarto para garantir privacidade. O enfermeiro, recentemente, fez estágio na Clínica de IST do posto de saúde local. Essa experiência enfatizou a importância de usar uma abordagem atenciosa, franca e gentil ao cuidar de pacientes que têm preocupações sexuais. Joshua usa sua experiência bem como seu conhecimento do modelo Ex-PLISSIT para desenvolver perguntas de histórico que ajudarão o sr. Clements se sentir à vontade e identificar fatores que afetam as preocupações sexuais que ele tenha. Ele começa seu histórico dizendo: "Sei que algumas pessoas ficam preocupadas com sua sexualidade depois de sofrerem um ataque cardíaco. Sr. Clements, o senhor tem alguma preocupação que gostaria de discutir neste momento?" O sr. Clements diz: "Sim, preocupo-me em fazer sexo com minha mulher agora que tive esse ataque cardíaco. Não tenho conseguido fazer sexo com ela desde que comecei a tomar o remédio para a pressão, e agora isto... Minha esposa está preocupada, e eu simplesmente não acho mais que vou conseguir curtir o sexo. Sei que ela quer ter relações; eu só não consigo fazer isso agora. Espero que ela não me deixe. E se eu nunca mais puder fazer sexo com minha esposa novamente?"

❖ Análise e diagnóstico de enfermagem

Após concluir a avaliação, você deve aplicar pensamento crítico para começar a analisar os dados do histórico de enfermagem. Sua análise das pistas do histórico e aplicação de julgamento clínico o levam a identificar os diagnósticos de enfermagem e os problemas colaborativos do paciente. Achados e características definidoras relacionadas à sexualidade geralmente incluem as preocupações do paciente sobre sua saúde sexual, histórico de cirurgia dos órgãos reprodutivos, alterações na aparência ou imagem corporal, histórico de abuso físico ou sexual atual, doença crônica ou marcos do desenvolvimento.

Para formular um diagnóstico de enfermagem relacionado à disfunção sexual, considere minuciosamente questões anatômicas, fisiológicas, socioculturais, éticas e situacionais. Possíveis diagnósticos de enfermagem relacionados ao funcionamento sexual incluem:

- Padrão de sexualidade ineficaz
- Enfrentamento ineficaz
- Conhecimento deficiente sobre contracepção
- Disfunção sexual
- Risco de função reprodutiva prejudicada.

Esclareça os achados da avaliação e garanta que o paciente perceba o problema ou dificuldade em relação à sexualidade (Boxe 34.6). Determinar os fatores contribuintes ou os fatores de risco auxilia no seu planejamento efetivo e na seleção das devidas intervenções de enfermagem. Por exemplo, intervenções de enfermagem adequadas para o diagnóstico de enfermagem *Disfunção Sexual* serão diferentes para fatores contribuintes. *Disfunção Sexual relacionada a desinformação sobre o risco de infecções sexualmente transmissíveis* requer aconselhamento e educação sobre como manter práticas sexuais seguras. Em compensação, pacientes que sofrem de *Disfunção Sexual relacionada a abuso físico* necessitam de aconselhamento e encaminhamento para recursos comunitários (p. ex., serviços de atendimento em crises e grupos de apoio de abuso físico).

Depois de concluir seu histórico, Joshua utiliza pensamento crítico para começar a analisar os dados do histórico. O enfermeiro procura por achados comuns que se agrupem para indicar os diagnósticos de enfermagem prioritários que descrevem com mais precisão os problemas que o sr. Clements está enfrentando atualmente. Joshua primeiro formula o diagnóstico de **Disfunção Sexual** *depois de considerar o que o sr. Clements falou sobre sua incapacidade de ter relações sexuais com a esposa desde que começou a tomar medicamentos anti-hipertensivos. Ele analisa as declarações do sr. Clements relativas à preocupação de que não seja mais capaz de fazer sexo com sua esposa combinada com a possibilidade de que a esposa o deixe, e determina que o diagnóstico de enfermagem de* **Medo** *também é adequado neste momento.*

❖ Planejamento e identificação de resultados

O pensamento crítico garante que o plano de cuidados de um paciente integre tudo o que o enfermeiro sabe sobre a sexualidade da pessoa. No planejamento de cuidados, lembre-se de que os pacientes devem se sentir seguros no ambiente para que seus cuidados sejam efetivos. Mantenha a dignidade e a identidade do paciente em todos os momentos. Por exemplo, para transmitir respeito pelas preferências de identidade de gênero do paciente, pergunte a ele sobre quais pronomes ele prefere que sejam usados e use-os em todas as interações.

Reconheça seu próprio conhecimento, preconceitos e competência em abordar as preocupações sexuais de um paciente. Inclua padrões profissionais ao desenvolver um plano de cuidados. Planeje incluir enfermeiros, assistentes sociais e outros profissionais da saúde que tenham competência em cuidar de pacientes com necessidades complicadas relacionadas à sua saúde sexual, conforme necessário.

Resultados. Utilize pensamento crítico para sintetizar informação de múltiplos recursos e tomar as decisões necessárias para um plano individualizado de cuidado (Figura 34.4) para cada diagnóstico de enfermagem (ver Plano de cuidados de enfermagem). Estabeleça metas realistas e resultados mensuráveis com o paciente. Por exemplo, uma paciente que tem dispareunia apresenta um diagnóstico de *Disfunção Sexual relacionada à diminuição do desejo sexual*. Sua paciente indica o desejo de ter a ansiedade reduzida e maior satisfação com a atividade sexual. Para obter os resultados esperados, a paciente deverá fazer o seguinte:

- Discutir com o parceiro os fatores de estresse que contribuem para a disfunção sexual. Prazo: duas semanas
- Identificar práticas sexuais alternativas, prazerosas e aceitáveis para si mesma e seu parceiro. Prazo: quatro semanas

Um mapa de conceito é outro método útil para organizar o cuidado do paciente (Figura 34.5). O mapa de conceito mostra a relação entre um diagnóstico médico (redução da libido e IM) para os diagnósticos de enfermagem identificados por meio do histórico de enfermagem do paciente. Ele também mostra as ligações e relações entre o diagnóstico de enfermagem e as intervenções adequadas para cada diagnóstico. Por exemplo, *Enfrentamento Ineficaz* afeta e contribui para *Isolamento Social* e, enquanto o paciente tiver dificuldades no enfrentamento, o isolamento social continuará ou talvez até piore.

Como estabelecer prioridades. Resultados esperados e intervenções de enfermagem para pacientes com questões sexuais têm foco no apoio às necessidades do paciente em relação a intimidade e atividade sexual. Os pacientes geralmente se sentem abalados e desesperados para voltar ao nível de funcionamento sexual prévio, e normalmente precisam de tempo para se adaptar às mudanças físicas e psicossociais que afetam sua sexualidade e saúde sexual.

A prioridade em abordar as necessidades relacionadas à sexualidade inclui estabelecer um relacionamento terapêutico de modo que o paciente se sinta seguro e à vontade para discutir questões relacionadas à sexualidade. Procure por pontos fortes, tanto no paciente quanto na família, e ao mesmo tempo dê informações e acesso a recursos para transformar limitações em pontos fortes. Educação em saúde expressa a normalidade de sentimentos mediante determinadas situações (p. ex., diagnóstico de uma enfermidade crônica ou alteração na função sexual). Em parceria com o paciente, você determina as necessidades dele e elabora seu plano de acordo com essas necessidades.

Os atuais problemas e necessidades de um paciente o ajudam a determinar as prioridades relacionadas à sua saúde sexual. Prioridades para a saúde sexual geralmente incluem retomar as atividades sexuais. Por exemplo, se uma mulher está se recuperando de uma mastectomia e está tendo problemas para retomar um relacionamento íntimo com seu cônjuge devido a problemas relacionados à imagem corporal, você deve ajudá-la a se adaptar e conviver com as mudanças em sua imagem corporal associadas à mastectomia. Uma vez que os problemas da paciente relativos à imagem corporal são resolvidos, ela será mais capaz de restaurar a intimidade com seu cônjuge e de abordar suas necessidades de saúde sexual.

Boxe 34.6 Processo de formulação de diagnóstico de enfermagem

Disfunção sexual

Atividades do histórico de enfermagem	Achados/características definidoras
Avaliar a história clínica e de medicações	Histórico de hipertensão Histórico de infarto do miocárdio (IM) não complicado Toma propranolol
Estimular o paciente a descrever problemas sexuais	Menos interesse em praticar sexo com a esposa desde que começou a tomar propranolol Raramente tem relações sexuais com a esposa Às vezes tem dificuldade para conseguir uma ereção
Medos e preocupações do paciente	Teme sentir dor no peito ou outro IM durante a relação sexual

Capítulo 34 Sexualidade

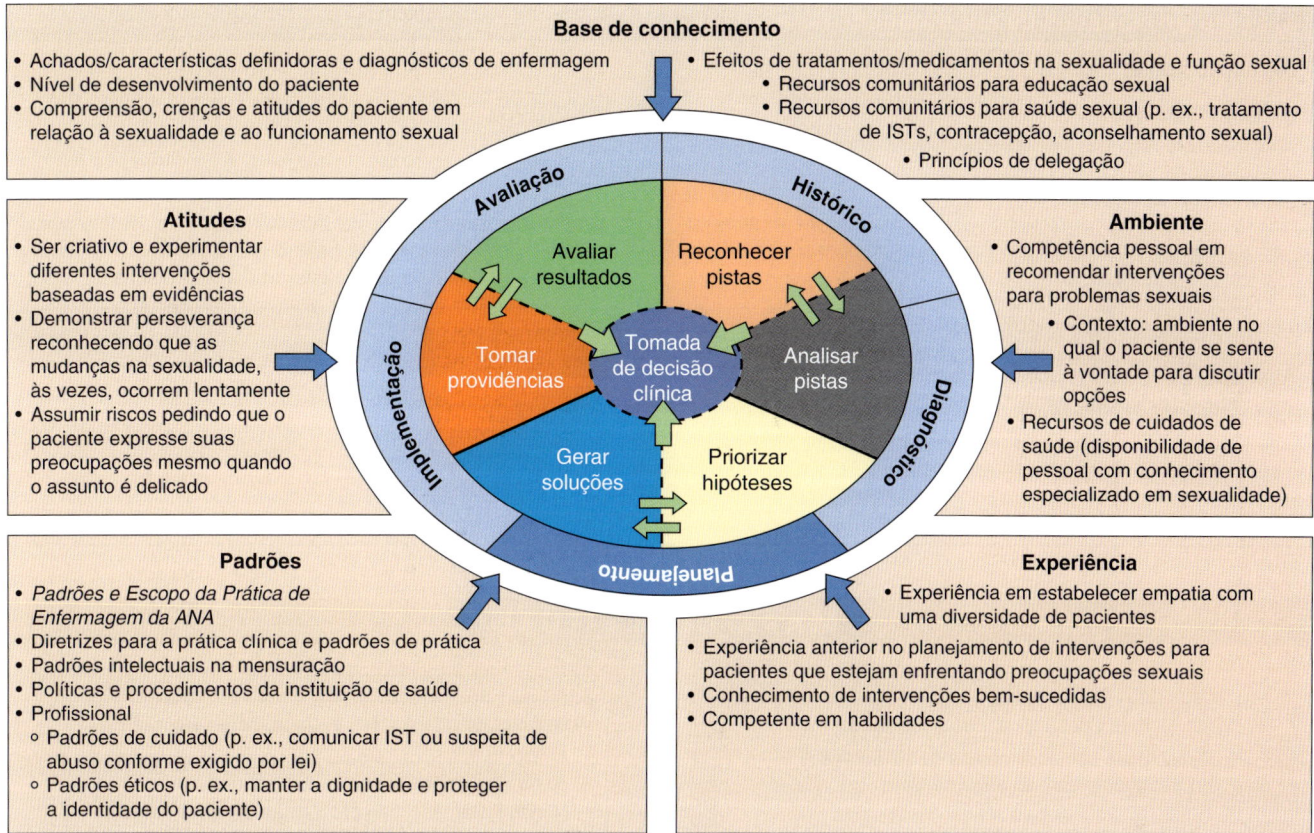

Figura 34.4 Modelo de pensamento crítico para o planejamento da sexualidade. (Copyright do Modelo de Medida de Julgamento Clínico © NCSBN. Todos os direitos reservados.)

Plano de cuidados de enfermagem

Disfunção sexual

HISTÓRICO DE ENFERMAGEM

Atividades do histórico de enfermagem

Pergunte ao sr. Clements se seu interesse por sexo mudou desde que começou a tomar propranolol.

Pergunte ao sr. Clements se ele tem tido dificuldade de obter ereções.

Pergunte ao sr. Clements quais são suas preocupações ou medos em retomar seu relacionamento sexual com sua esposa agora que ele teve um infarto do miocárdio (IM).

Achados/características definidoras[a]

Ele responde que sente **menos interesse em ter relações sexuais com sua esposa** desde que começou a tomar propranolol.

Ele diz que desde que começou a tomar propranolol, **às vezes tem dificuldade de obter uma ereção**.

Ele diz que está com medo de sentir dor no peito ou ter outro ataque cardíaco depois que sair do hospital caso tenha relações sexuais com sua esposa.

[a]Achados/características definidoras estão destacados em negrito.

Diagnóstico de enfermagem: Disfunção sexual relacionada a função corporal alterada (efeitos colaterais do propranolol) e falta de conhecimento

PLANEJAMENTO

Resultados esperados (NOC)[b]

Funcionamento sexual

O paciente expressa retorno do interesse sexual em um duas semanas.

O paciente expressará satisfação com seu relacionamento sexual com a esposa no prazo de um mês.

[b]Designações de classificação de resultado extraídas de Moorhead S et al.: *Nursing Outcomes Classification (NOC): measurement of health outcomes*, ed 6, St Louis, 2018, Elsevier.

INTERVENÇÕES (NIC)[c]

Aconselhamento sexual

Conquiste a confiança e o respeito do sr. Clements. Ofereça privacidade durante as conversas.

Discuta os possíveis efeitos do IM e do propranolol no funcionamento sexual e o retorno seguro às atividades sexuais.

JUSTIFICATIVA

Conquistar a confiança e oferecer privacidade exprimem sentimentos de carinho, aumentando a probabilidade de o paciente expressar suas preocupações (Varcarolis e Fosbre, 2021).

Conversas melhoram a compreensão sobre os motivos das dificuldades sexuais e oferecem diretrizes seguras para o retorno às relações sexuais após IM.

(continua)

Plano de cuidados de enfermagem (Continuação)

Disfunção sexual

INTERVENÇÕES (NIC)[c]

Inclua a sra. Clements nas conversas sobre questões sexuais com a máxima frequência possível e sempre que apropriado.

Redução da ansiedade

Estimule o sr. Clements a expressar seus medos em relação ao retorno da atividade sexual e tranquilize-o informando que outros homens que sofrem IM têm os mesmos medos.

JUSTIFICATIVA

Incluir o parceiro no plano de cuidado pode melhorar os relacionamentos pessoais e íntimos, bem como os resultados de saúde (Boothby et al., 2018).

Disfunção sexual às vezes acontece após um IM devido à ansiedade e/ou aos efeitos colaterais dos medicamentos. Saber que os sentimentos e medos são normais ajuda a diminuir a ansiedade e estimula o retorno da atividade sexual.

[c]Designações de classificação de intervenções extraídas de Butcher HK et al.: *Nursing Interventions Classification (NIC)*, ed 7, St Louis, 2018, Elsevier.

AVALIAÇÃO

Atividades de avaliação

Durante a consulta de retorno, pergunte ao sr. Clements se ele e sua esposa estão satisfeitos com seu relacionamento sexual.

Resposta do paciente

O sr. Clements diz que seu interesse no sexo voltou ao normal e que ele já consegue ter uma ereção.

O sr. Clements reporta que ele e sua esposa estão satisfeitos com seu relacionamento.

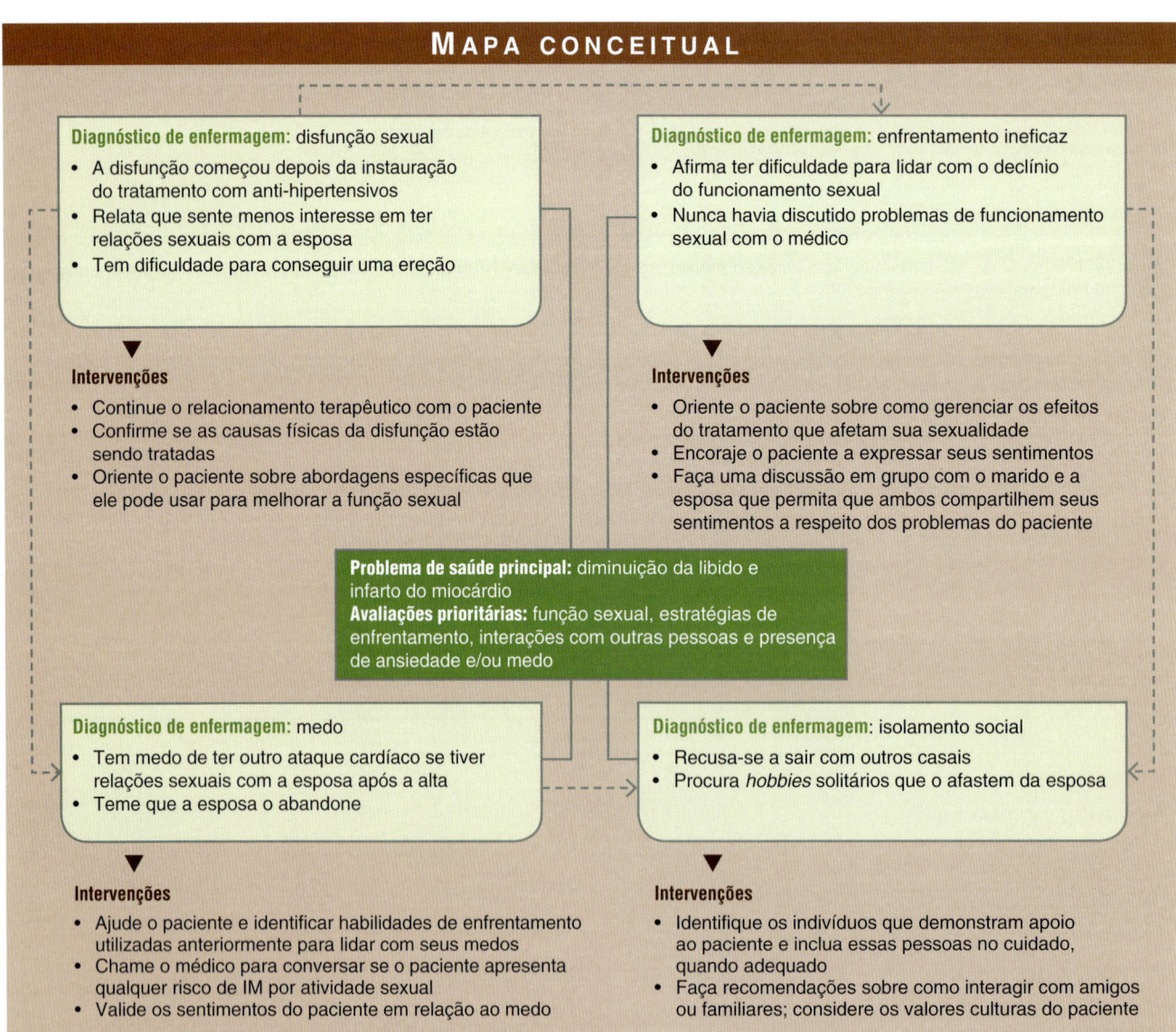

Figura 34.5 Mapa conceitual do sr. Clements.

Trabalho em equipe e colaboração. Você geralmente colabora com outros profissionais da saúde e realiza encaminhamentos para recursos comunitários ao planejar o cuidado referente às necessidades de saúde sexual de um paciente (Boxe 34.7). Conscientiza sobre questões sexuais, esclarece dúvidas do paciente e/ou fornece informações. Enfermeiros que se especializaram em funcionamento e aconselhamento sexual oferecem terapia sexual mais intensiva. Compreenda os limites de sua base de conhecimento e inclua outros profissionais da saúde, como terapeutas sexuais, psicólogos clínicos e assistentes sociais, conforme adequado, para atender às necessidades de saúde sexual dos pacientes. Por exemplo, conflitos no casamento geralmente requerem tratamento intensivo com um profissional da saúde mental ou terapeuta sexual qualificado. Ao cuidar de uma mulher que atualmente se encontra em um relacionamento abusivo, colabore com abrigos especiais para mulheres, que oferecem aconselhamento e servem como um local de segurança para ela enquanto outros planos são elaborados.

Depois de analisar as pistas do histórico, Joshua trabalha com o sr. Clements para identificar que **Disfunção Sexual** *é o diagnóstico de enfermagem prioritário. Depois de discutir o plano de cuidados com o sr. Clements, Joshua determina que o paciente tem esperança de reavivar seu interesse sexual em sua esposa e de restabelecer um relacionamento sexual mutuamente satisfatório com ela depois de receber alta do hospital. Joshua foca suas intervenções em orientar o sr. Clements e sua esposa sobre os efeitos dos diagnósticos médicos e das medicações que ele utiliza em seu funcionamento sexual. Joshua também determina que é essencial ajudar o sr. Clements a se sentir mais confortável em ter um relacionamento sexual com sua esposa ajudando-o a controlar sua ansiedade e medo de sofrer outro IM durante a relação sexual.*

❖ Implementação

Promova a saúde sexual como um componente da saúde e bem-estar geral identificando pacientes de maior risco, fornecendo as informações adequadas, ajudando os indivíduos a entender seus problemas, e explorando métodos para lidar com eles de forma efetiva.

Promoção de saúde. A maneira como você reage com pacientes que sofreram mudanças na sexualidade cria a base de como eles acabam se vendo. O paciente com uma mudança de funcionamento ou aparência, em geral, é extremamente sensível a reações verbais e não verbais. Construir um relacionamento de confiança entre enfermeiro e paciente, e incluir adequadamente o paciente na tomada de decisão, promoverá uma sexualidade saudável para a maioria dos pacientes.

Boxe 34.7 Exemplos de recursos comunitários relacionados à sexualidade

- Clínicas comunitárias e gratuitas que oferecem informações e recursos para contracepção
- Postos de saúde (geralmente tanto para planejamento familiar quanto para infecções sexualmente transmissíveis)
- Grupos que fornecem informações e serviços para pessoas em condições especiais, entre eles:
    - American Diabetes Association
    - American Heart Association
    - Muscular Dystrophy Association
    - Muscular Sclerosis Society
    - Grupos de apoio e linhas diretas de abuso sexual
    - Abrigos para mulheres (para aquelas que apresentam risco de abuso físico e/ou sexual contínuo)
    - Resolve: The National Infertility Association
    - North American Menopause Society

Às vezes, abordagens individualizadas, incluindo a promoção do uso de técnicas alternativas de cura ou métodos de expressão espiritual, ajudam o paciente a se adaptar a mudanças na saúde sexual.

Auxiliar os pacientes a manter ou conquistar mais saúde sexual envolve considerar os fatores que influenciam a satisfação sexual. Eduque os pacientes sobre medidas de contracepção, práticas de sexo seguro, e prevenção de ISTs. Autoexames regulares de mama, mamografias e exames de Papanicolaou são importantes medidas de saúde sexual para as mulheres; autoexames dos testículos são importantes para os homens. Ofereça a vacina 9-valente de HPV para homens e mulheres na faixa etária de 11 a 26 anos (CDC, 2020d). A vacina é segura para meninas partir de 9 anos e é recomendada para mulheres de 11 a 26 anos, caso ainda não tenham completado o esquema de três doses necessárias da vacina. Atualmente, não são recomendadas doses de reforço. A vacina é mais eficaz se administrada antes do início da atividade ou exposição sexual.[2]

Explorar os valores do indivíduo, discutir os níveis de satisfação e fornecer informações sobre sexo requer habilidades de comunicação terapêutica. Estruture o ambiente e a ocasião para proporcionar privacidade, conforto e uma sessão sem interrupções. Por exemplo, ao conversar sobre métodos contraceptivos com uma mulher, dê as informações necessárias para a paciente em uma área privativa, com a paciente totalmente vestida, e não na sala de exame, quando a paciente está somente parcialmente vestida.

Os tópicos de ensino variam e geralmente estão vinculados ao nível de desenvolvimento do paciente. Por exemplo, um enfermeiro fala com crianças em idade escolar sobre o surgimento do broto mamário ou pelos pubianos. Ao discutir saúde sexual com pacientes em idade reprodutiva, sempre considere as convicções culturais e as crenças religiosas no que diz respeito à contracepção. A discussão inclui o desejo de ter filhos, práticas sexuais comuns e métodos aceitáveis de contracepção. Revise todos os métodos contraceptivos para permitir que os pacientes tomem decisões conscientes.

Grandes eventos do desenvolvimento (p. ex., puberdade, menopausa/climatério) inspiram informações sobre sexualidade. Crises situacionais, como uma mudança de vida por gravidez, doença, divórcio, estresse financeiro extremo, internação de um cônjuge em uma casa de repouso, ou morte e luto afetam a sexualidade. Alguns efeitos duram dias, meses ou anos, e normalmente são minimizados quando a pessoa está preparada para possíveis mudanças no funcionamento sexual.

Demonstre reconhecimento, aceitação e respeito pela sexualidade de idosos mostrando sua disposição em discutir abertamente sobre assuntos relacionados a sexo e sexualidade. Estratégias que melhoram o funcionamento sexual incluem as seguintes (LeVay et al., 2019):

- Evitar o consumo (excessivo) de álcool e tabaco
- Seguir uma alimentação balanceada
- Planejar a atividade sexual para momentos em que o casal esteja se sentindo descansado
- Tomar medicamentos para dor, se necessário, antes da relação sexual
- Usar travesseiros e alternar as posições para aumentar o conforto
- Encorajar toques, beijos, abraços e outros estímulos táteis
- Comunicar preocupações e medos para o(a) parceiro(a) e o profissional da saúde.

---

[2] N.R.T.: No Brasil, o Programa Nacional de Imunização mantido pelo Sistema Único de Saúde disponibiliza, gratuitamente, a vacina contra o HPV para a população-alvo prioritária formada pelas meninas (de 9 a 14 anos) e pelos meninos (de 11 a 14 anos). São aplicadas duas doses, sendo a segunda seis meses após a primeira. (Fonte: Brasil. Ministério da Saúde. Programa Nacional de Imunização. Calendário Nacional de Vacinação 2022 – Adolescentes. Disponível em: https://www.gov.br/saude/pt-br/assuntos/saude-de-a-a-z/c/calendario-nacional-de-vacinacao/calendario-vacinal-2022/calendario-nacional-de-vacinacao-2022-adolescentes/view. Acesso em: 21 jun. de 2023.)

Pessoas que têm mais de um parceiro sexual ou cujo parceiro tem outras experiências sexuais precisam aprender sobre práticas de sexo seguro. Forneça informações sobre sintomas e mecanismos de transmissão de ISTs, uso de preservativos e atividades sexuais de risco (p. ex., traumatismo por sexo peniano-anal). Para prevenir infecção pelo HIV, ensine os pacientes a evitar ter múltiplos parceiros sexuais e a usar preservativos corretamente para reduzir o risco de HIV/AIDS (Boxe 34.8). Dramatizações são úteis para ajudar a pessoa a aprender a dizer não ou a negociar com o parceiro o uso de preservativos. Ao discutir sobre sexo seguro, considere a saúde física e emocional do paciente.

Encoraje os pacientes a fazerem exames de *checkup* regularmente para manter a saúde sexual. Geralmente, ISTs assintomáticas são diagnosticadas durante um exame físico, junto com os devidos exames laboratoriais. Exames médicos anuais oferecem uma oportunidade para discutir contracepção e práticas sexuais seguras. Contudo, algumas pessoas não se empenham em fazer exames anuais. Por exemplo, algumas mulheres frequentemente não fazem exames das mamas, mamografias e colpocitologia oncótica devido a crenças religiosas e culturais relativas ao recato. Desenvolva um relacionamento terapêutico com os pacientes e forneça materiais educacionais culturalmente sensíveis, por escrito, usando o nível apropriado de leitura (ver Capítulo 25). Obstáculos para a procura por serviços de saúde reprodutiva incluem convicções culturais, acesso a serviços de saúde e pouca instrução em saúde.

Cuidado agudo. Doenças e cirurgias criam fatores de estresse situacionais que normalmente afetam a sexualidade das pessoas. Durante períodos de doença, os indivíduos experimentam grandes mudanças físicas, efeitos de medicamentos ou tratamentos, estresse emocional causado por um prognóstico, preocupação com o funcionamento futuro e separação de pessoas importantes. Nunca presuma que o funcionamento sexual não seja uma preocupação simplesmente por causa da presença de outros problemas físicos maiores, da idade do indivíduo ou da gravidade do prognóstico. Após identificar as preocupações, aborde-as no contexto do sistema de valor do paciente e de uma visão realista de como os problemas de saúde afetarão o paciente.

Quando o paciente identificar suas preocupações sexuais, inicie a conversa e a instrução dele adequadamente. Encaminhe aos recursos ambulatoriais adequados, se necessário. Ajude os pacientes a projetar como sua doença ou enfermidade mudará com o tempo e os ajustes que serão necessários para alcançar a satisfação sexual.

Depois de identificar o diagnóstico de enfermagem prioritário e trabalhar com o sr. Clements para identificar os resultados adequados, Joshua usa sua experiência pessoal bem como evidências atuais para selecionar intervenções que ajudem o paciente a alcançar seus resultados. Baseado no que Joshua verificou, ele sabe que a intervenção prioritária é estabelecer uma relação de confiança e proporcionar um ambiente privativo para suas conversas antes de orientar o paciente e ajudá-lo a controlar sua ansiedade. Enquanto Joshua está discutindo sobre os efeitos colaterais de medicamentos anti-hipertensivos no funcionamento sexual, um funcionário do serviço de nutrição entra no quarto para entregar o almoço do sr. Clements. Joshua faz uma pausa nas orientações até que esse funcionário saia e pergunta ao sr. Clements, "Bom, seu almoço chegou. Quer continuar conversando enquanto come, ou o senhor prefere que eu volte mais tarde, quando terminar seu almoço?" E o sr. Clements responde: "Por favor, vamos continuar nossa conversa enquanto eu como e antes que minha esposa volte à tarde para me visitar."

Cuidados restauradores e contínuos. Você precisa estabelecer relacionamentos com casais para encorajar discussões abertas e honestas sobre saúde sexual durante o cuidado restaurador ou contínuo. Aborde as necessidades que foram identificadas no histórico de saúde sexual utilizando o modelo básico, como Ex-PLISSIT (Figura 34.3). O manejo das preocupações sexuais é importante para a promoção da intimidade sexual e para proporcionar proximidade e conclusão entre os parceiros no fim da vida.

No ambiente domiciliar, é importante fornecer informações sobre como uma doença limita a atividade sexual e dar ideias para adaptar ou facilitar a atividade sexual. Intervenções variam desde dar permissão ao parceiro para deitar na cama e segurar um paciente, até coordenar o cuidado de enfermagem e medicamentos para proporcionar oportunidades de privacidade e intimidade. Geralmente, os enfermeiros ajudam as pessoas a criar um ambiente que seja confortável para a atividade sexual em casa. Isto, às vezes, envolve fazer recomendações de como arrumar o quarto para acomodar as limitações físicas. Por exemplo, alguns indivíduos que estão em cadeiras de rodas preferem poder deixar a cadeira perto da beira da cama em um ângulo que facilite os toques e carícias. Sugestões de como acomodar barreiras como cateteres de Foley ou linhas de dreno contribuem para a atividade sexual.

Instituições de cuidados prolongados ou de longa permanência precisam tomar as devidas providências de privacidade durante as experiências sexuais dos residentes (LeVay et al., 2019). A situação ideal é montar uma sala agradável que possa ser usada para uma série de atividades, e que o residente possa reservar para visitas privativas de um cônjuge ou parceiro. Se isto não for possível, providencie para que o companheiro de quarto do paciente seja acomodado em outro lugar, permitindo que o casal possa passar um tempo a sós. Nunca deixe os pacientes sozinhos em uma situação que possa causar acidentes.

Boxe 34.8 Educação em saúde

Como usar preservativos corretamente

Objetivo
- O paciente verbalizará a forma correta de usar um preservativo.

Estratégias de ensino
- Desenvolva uma relação de confiança com o paciente
- Explique ao paciente por que deve sempre usar preservativos de látex ou borracha ao fazer sexo vaginal, oral ou anal e guardar os preservativos em um local fresco, seco e longe da exposição solar
- Encoraje o paciente a ler a bula na embalagem do preservativo para verificar a data de validade e para ter certeza de que o preservativo protege contra infecções sexualmente transmissíveis
- Oriente o paciente para jamais reutilizar um preservativo ou usar um preservativo danificado
- Explique como colocar corretamente o preservativo (p. ex., colocar assim que o pênis estiver duro e antes do contato vaginal, anal ou oral; apertar delicadamente a ponta do preservativo para extrair todo o ar interno, deixando espaço para o sêmen; desenrolar o preservativo em direção à base do pênis)
- Ensine o paciente a retirar o preservativo logo depois da ejaculação e segurar o preservativo durante a remoção
- Oriente o paciente a usar somente lubrificantes hidrossolúveis (p. ex., K-Y® em gel) para evitar que o preservativo se rompa; não usar géis à base de petróleo, óleos de massagem, loções corporais ou óleo de cozinha.

Avaliação
Use os princípios de explicar de volta para avaliar o aprendizado do paciente/familiar cuidador:
  - Peça que o paciente descreva onde os preservativos ficam guardados
  - O que você faria se percebesse que o preservativo que você acabou de abrir tem um pequeno corte?

❖ Avaliação

Pelo olhar do paciente. Avalie as percepções do paciente em relação às intervenções de enfermagem para determinar se suas expectativas foram alcançadas. O julgamento clínico garante que você aplique conhecimentos sobre sexualidade e sobre a situação particular de um paciente. Concentre-se nas preocupações sexuais identificadas do paciente e pergunte se suas preocupações foram abordadas.

Quando possível, organize conversas de monitoramento com o paciente e/ou parceiro para determinar se eles estão satisfeitos com suas condutas. Sexualidade é mais sentida do que observada, e a expressão sexual requer uma intimidade que você não pode observar.

Resultados para os pacientes. Avalie se seu paciente alcançou os resultados esperados estabelecidos no plano de cuidado (Figura 34.6). Faça perguntas aos pacientes sobre fatores de risco, preocupações sexuais, e seu nível de satisfação. Observe dicas comportamentais, como contato visual, postura e movimentos incomuns das mãos que indiquem conforto ou sugiram ansiedade ou preocupações contínuas conforme os assuntos são levantados. Antecipe-se à necessidade de modificar as expectativas de uma indivíduo e seu parceiro ao avaliar os resultados. Às vezes, é preciso que você estabeleça cronogramas mais adequados para o alcance dos resultados esperados. Peça que os pacientes definam o que é aceitável e satisfatório, ao mesmo tempo considerando o nível de satisfação sexual do parceiro. Quando os resultados não são alcançados, comece a fazer perguntas para determinar as modificações adequadas nas intervenções. Exemplos de perguntas incluem:

- Quais outras dúvidas você tem sobre sua saúde sexual?
- Você sentiu menos dor durante a relação sexual depois de tomar seu medicamento analgésico?
- Quais posições você achou mais confortáveis durante a relação sexual? Quais posições foram mais incômodas?
- Quais obstáculos o impedem de discutir seus sentimentos e medos com seu parceiro?

Joshua faz o seguimento do sr. Clements por telefone aproximadamente duas semanas após a alta para avaliar os resultados do cuidado com seu paciente. Joshua utiliza julgamento clínico juntamente com suas habilidades de comunicação terapêutica enquanto aplica o modelo Ex-PLISSIT ao perguntar ao sr. Clements sobre suas percepções do cuidado. Joshua diz: "Às vezes, quando os pacientes têm um ataque cardíaco e vão para casa, eles ficam ansiosos sobre retomar a atividade sexual com seus cônjuges. Como o senhor e a sra. Clements têm se sentido? O senhor teve chance de conversar com ela sobre suas preocupações?" O sr. Clements diz: "Eu realmente agradeço o que você fez por mim enquanto eu estava no hospital. Agora entendo que meus sentimentos são normais. Tive a oportunidade de conversar sobre meus medos com minha esposa e explicar para ela os efeitos colaterais sexuais de meus medicamentos. Ela compreende e agora estamos muito mais felizes com nosso relacionamento. Muito obrigado."

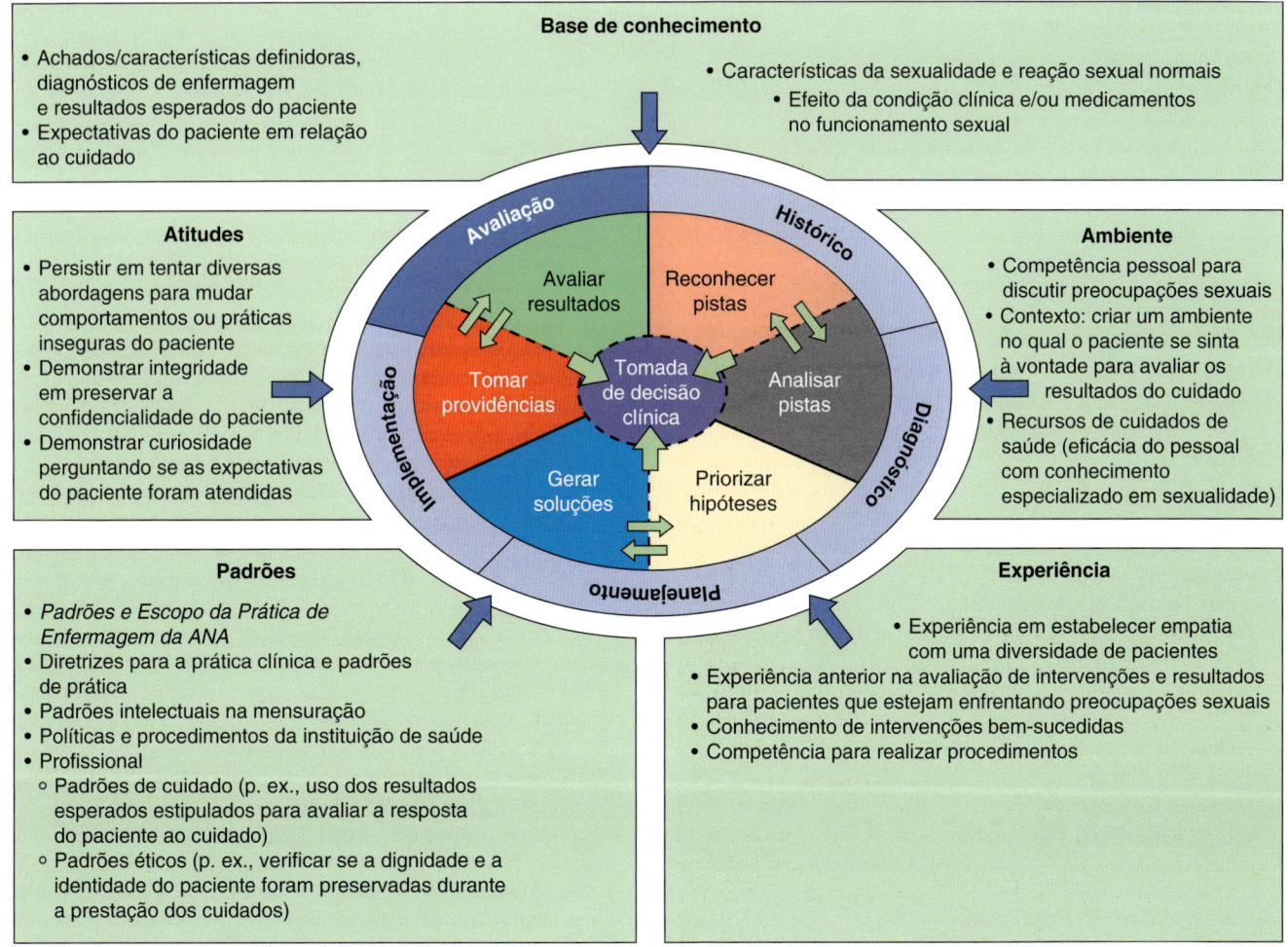

Figura 34.6 Modelo de pensamento crítico para avaliação da sexualidade. (Copyright do Modelo de Medida de Julgamento Clínico © NCSBN. Todos os direitos reservados.)

Pontos-chave

- Saúde sexual envolve aspectos físicos e psicossociais, e contribui para o senso de automerecimento e relacionamentos interpessoais positivos de uma pessoa
- Os fatores de risco de o paciente desenvolver ISTs incluem comportamentos de risco como o uso de substâncias, baixos índices de uso de preservativos e múltiplos parceiros
- Construir um relacionamento de confiança entre enfermeiro e paciente e incluir adequadamente o paciente na tomada de decisões estimula a capacidade de o paciente gerenciar seus problemas de saúde sexual
- Os enfermeiros devem ter conhecimento sobre todos os aspectos da sexualidade, inclusive como seus próprios valores e problemas relacionados à sexualidade afetam o cuidado centrado no paciente
- Uma vez que a sexualidade está ligada a todas as dimensões da saúde, aborde preocupações ou problemas sexuais como parte da rotina dos cuidados de enfermagem
- Verificar minuciosamente possíveis causas de disfunção sexual, como efeitos de problemas físicos e medicamentos ou autoconceito alterado, promove um tratamento eficaz
- Diagnósticos de enfermagem relacionados a alterações na sexualidade demonstram a interface de questões físicas e psicológicas
- Para desenvolver um plano de cuidado individualizado, colabore com os pacientes para identificar resultados realistas e mensuráveis do cuidado
- Comunicação especializada e entendimento da comunicação não verbal de um paciente resultam em cuidados gentis em relação à sexualidade e à saúde sexual
- Considere a fase de desenvolvimento de seu paciente, sua situação pessoal, questões éticas, conflitos emocionais e estado de saúde para ajudá-lo a identificar as intervenções de enfermagem corretas centradas no paciente para melhorar a saúde sexual dele
- Pacientes que vivenciam melhor comunicação com seu parceiro e o estabelecimento ou retorno a uma vida sexual mutuamente satisfatória costumam perceber que alcançaram seus resultados de cuidados após alterações na saúde sexual.

Para refletir

Joshua está concluindo agora o estágio na clínica médica no campus da sua universidade, no qual ele conhece Cai, um estudante universitário de 20 anos descendente de asiáticos que estuda engenharia mecânica. Cai vai à clínica de saúde do campus depois de ter sentido sintomas de gripe com fadiga progressiva por várias semanas. Ele conta a Joshua que é gay e que teve vários parceiros sexuais nos últimos quatro anos. Cai contou à sua irmã que é gay, mas ainda não revelou sua orientação sexual a seus pais.

- Quais dados do histórico de enfermagem são mais importantes para Joshua coletar nesse momento? Quais estratégias ajudariam Joshua a estabelecer um relacionamento terapêutico que deixasse Cai à vontade para discutir os aspectos íntimos de sua vida? Cite exemplos de perguntas livres de julgamento que Joshua poderia fazer a Cai para determinar essa informação (Reconhecer pistas)
- Quais condições e preocupações de saúde sexual são consistentes com os dados do histórico de enfermagem de Cai? (Analisar pistas)
- Qual é a preocupação de saúde sexual prioritária de Cai? (Priorizar diagnósticos)
- Quais resultados de cuidado de Cai poderiam ser adequados? Quais ações e intervenções de enfermagem ajudariam Cai a alcançar esses resultados? Quais ações Joshua deveria evitar por serem irrelevantes ou potencialmente nocivas? (Gerar soluções)
- Quais ações de enfermagem são mais adequadas para abordar as preocupações sexuais de Cai? Descreva como Joshua deveria implementá-las em ordem da mais prioritária para a menos prioritária (Tomar providências)
- Quais afirmações avaliativas, feitas por Cai, indicariam que as ações para ajudar Cai a ter mais saúde sexual foram eficazes? Descreva ações alternativas que poderiam ser tomadas se Cai não indicasse que alcançou seus resultados de cuidado (avaliar resultados).

Questões de revisão

1. Uma menina de 16 anos diz ao enfermeiro de saúde escolar que ela não precisa tomar a vacina de HPV, pois seu parceiro sempre usa preservativos. A melhor resposta do enfermeiro para esse comentário seria:
   a. "Preservativos de látex são a maneira mais eficiente de eliminar o risco de transmissão de HPV."
   b. "Seus pais podem não querer que você tome a vacina de HPV, já que foi demonstrado que as pessoas assumem mais riscos sexuais e aumentam a atividade sexual."
   c. "A vacina 9-valente de HPV é recomendada para homens e mulheres, mesmo que usem preservativos, pois ela oferece cobertura contra os vírus específicos que causam câncer e verrugas genitais."
   d. "Você já passou da idade recomendada para tomar a vacina."
2. Uma adolescente, grávida pela primeira vez, está em sua consulta pré-natal inicial. O profissional de enfermagem na área de saúde da mulher (WHNP, na sigla em inglês) informa que a paciente terá de passar por exames para verificar se ela não tem ISTs. A paciente responde: "Eu sei que não tenho nenhuma IST, pois não tenho sintoma de nada." Quais respostas do enfermeiro seriam apropriadas? (Selecione todas as aplicáveis.)
   a. "ISTs não tratadas podem causar graves complicações para a gestação, por isso examinamos rotineiramente mulheres grávidas."
   b. "ISTs bacterianas normalmente não causam sintomas, ou você poderia ter uma IST viral assintomática."
   c. "Exame de clamídia é recomendado para todas as mulheres sexualmente ativas até os 25 anos, mesmo que sejam assintomáticas."
   d. "Pessoas na faixa etária de 15 a 24 anos são, geralmente, assintomáticas e apresentam a maior incidência de ISTs."
   e. "Não há necessidade então de verificar a presença de infecção, já que você não está tendo nenhum problema ou sintoma."
3. Um enfermeiro recém-formado está fornecendo instruções de alta a um paciente que teve um IM. O enfermeiro sabe que é comum ter problemas sexuais depois de um IM, mas não se sente à vontade para abordar o assunto. Para o enfermeiro, qual seria a melhor maneira de lidar com esta situação? (Selecione todas as aplicáveis.)
   a. Orientar que o paciente evite discutir preocupações sexuais com seu(sua) parceiro(a) após a alta.
   b. Evitar discutir o assunto a menos que o paciente o traga à tona.
   c. Pedir a um enfermeiro mais experiente que fale sobre isso com o paciente e aprender observando-o.
   d. Planejar participar logo de congressos ou treinamentos sobre como discutir essas questões.
   e. Dar um panfleto educativo ao paciente ensinando como evitar uma IST.
4. Um enfermeiro está cuidando de um paciente idoso que está se mudando para uma casa de repouso. O enfermeiro planeja o cuidado desse paciente sabendo que:
   a. O paciente não pode ser sexualmente ativo, já que ele está se mudando para uma casa de repouso.

b. O paciente pode querer oportunidades de privacidade para manter uma relação íntima com sua parceira.
   c. Não há necessidade de ouvir a história de vida sexual, já que a maioria dos idosos se sente desconfortável em discutir detalhes íntimos de suas vidas.
   d. Idosos em casas de repouso normalmente não se envolvem em atividades sexuais.
5. O enfermeiro está ensinando um grupo de idosos sobre ISTs. Ele sabe que é necessário dar mais informações quando os participantes fazem que tipo de comentários? (Selecione todas as aplicáveis.)
   a. "Eu não preciso usar preservativos, já que não há risco de gravidez."
   b. "Eu deveria fazer exames de triagem de ISTs cada vez que arrumo um novo parceiro."
   c. "Sei que não estou infectado, pois não tenho secreções ou feridas."
   d. "Fiz exame de ISTs no ano passado; portanto, sei que não estou infectado."
   e. "A taxa de infecção entre idosos é baixa, pois a maioria não é sexualmente ativa."
6. O enfermeiro está dando uma palestra comunitária sobre como a resposta sexual muda com a idade. Qual comentário feito por um dos adultos indica necessidade de mais informações?
   a. "Problemas de saúde como diabetes, doença pulmonar obstrutiva crônica e hipertensão têm pouco efeito no funcionamento e desejo sexual."
   b. "Normalmente demora mais para que ambos os sexos cheguem ao orgasmo."
   c. "A maioria das mudanças funcionais normais está relacionada a alterações na circulação e nos níveis hormonais."
   d. "Vários medicamentos podem interferir na função sexual."
7. O enfermeiro está avaliando uma paciente de 28 anos que está sendo internada para a realização de uma cirurgia ortopédica para estabilizar uma fratura de tornozelo. Quais achados/características definidoras indicam possível abuso sexual? (Selecione todas as aplicáveis.)
   a. Há hematomas em pernas, braços e costas em diversas fases de cicatrização.
   b. O namorado da paciente não sai da beira de seu leito e responde às perguntas do histórico de enfermagem direcionadas à paciente.
   c. A paciente afirma não ter dificuldade para pegar no sono à noite.
   d. A paciente afirma estar ansiosa em relação à anestesia e ao controle da dor após a cirurgia.
   e. A paciente fraturou duas costelas há alguns anos.
8. A enfermeira analisa a história de saúde de um homem de 48 anos e observa que ele começou a usar medicamentos para pressão arterial e depressão desde seu último *checkup* anual. Ele diz à enfermeira que nos últimos 6 meses está tendo dificuldades para manter a ereção. A enfermeira entende que: (Selecione todas as aplicáveis.)
   a. Enfermeiras não devem discutir problemas sexuais com pacientes do sexo masculino; o médico é quem deve tratar disso.
   b. A função sexual pode ser afetada por algumas medicações.
   c. ISTs podem causar complicações, como DE, devendo ser realizado um exame de verificação.
   d. Alguns homens que têm problemas de saúde sofrem de DE.
   e. Medicamentos usados no tratamento de hipertensão e depressão raramente interferem na função sexual.
9. O enfermeiro de saúde escolar está aconselhando um menino adolescente que está voltando a frequentar as aulas depois de uma tentativa de suicídio. Ele nega abuso de substâncias e não tem histórico de tratamento de depressão. Ele diz que não tem amigos ou familiares que o compreendam. O enfermeiro aplica julgamento clínico utilizando pensamento crítico para considerar todas as possibilidades para os problemas do jovem, inclusive quais das alternativas a seguir? (Selecione todas as aplicáveis.)
   a. Os adolescentes geralmente exploram sua identidade sexual e se expõem a complicações, como ISTs ou gestações não planejadas.
   b. A aprovação e a aceitação dos pares não são importantes para esta faixa etária.
   c. Jovens lésbicas, *gays*, bissexuais, transgêneros, *queer*, indefinida, assexual e outros (LGBTQIA+) geralmente ficam estressados ao se identificarem com um grupo de minoria sexual.
   d. Conhecimento sobre as mudanças normais associadas à puberdade e à sexualidade pode diminuir o estresse e a ansiedade.
   e. A adolescência é um período de estabilidade emocional e autoaceitação.
10. Uma mulher de 53 anos, que está em tratamento de câncer de mama, diz ao enfermeiro que não tem interesse em sexo desde sua cirurgia, há 2 meses. O enfermeiro sabe que: (Selecione todas as aplicáveis.)
    a. Problemas sexuais podem ocorrer em mulheres dessa idade.
    b. Mulheres sofrem mais frequentemente de disfunção sexual do que os homens.
    c. TDSH ocorre em mulheres acima de 65 anos.
    d. Condições médicas como câncer geralmente contribuem para o TDSH.
    e. Distúrbios no autoconceito afetam o funcionamento sexual.

Respostas: 1. c; **2.** a, c, d; **3.** c, d; **4.** b; **5.** a, c, d, e; **6.** a; **7.** a; b, e; **8.** b, d; **9.** a, c, d; **10.** a, b, d, e.

Referências bibliográficas

American Psychological Association (APA): *APA Dictionary of Psychology*, 2020. https://dictionary.apa.org/. Accessed April 25, 2021.

Annon J: The PLISSIT model: a proposed conceptual scheme for the behavioral treatment of sexual problems, *J Sex Educ Ther* 2(2):1, 1976.

Centers for Disease Control and Prevention (CDC): Estimated HIV incidence and prevalence in the United States, 2010–2016, *HIV Surveill Supplemental Rep* 24(1), 2018.

Centers for Disease Control and Prevention (CDC): *School health profiles*, 2019. https://www.cdc.gov/healthyyouth/data/profiles/index.htm. Accessed April 25, 2021.

Centers for Disease Control and Prevention (CDC): *Medical monitoring project*, 2020a. https://www.cdc.gov/hiv/statistics/systems/mmp/index.html. Accessed August 24, 2020.

Centers for Disease Control and Prevention (CDC): *HIV and youth*, 2020b. https://www.cdc.gov/hiv/group/age/youth/. Accessed April 25, 2021.

Centers for Disease Control and Prevention (CDC): *HIV among people aged 50 and over*, 2020c. https://www.cdc.gov/hiv/group/age/olderamericans/. Accessed April 25, 2021.

Centers for Disease Control and Prevention (CDC): *HPV vaccination information for clinicians*, 2020d. https://www.cdc.gov/vaccines/vpd/hpv/hcp/index.html. Accessed April 25, 2021.

Centers for Disease Control and Prevention (CDC): *STD health equity*, 2020e, https://www.cdc.gov/std/health-disparities/default.htm. Accessed August 18, 2021.

Centers for Disease Control and Prevention (CDC): *HIV basics*, 2021a. https://www.cdc.gov/hiv/basics/index.html. Accessed April 25, 2021

Centers for Disease Control and Prevention (CDC): *Sexually transmitted disease surveillance 2019*, 2021b. https://www.cdc.gov/std/. Accessed April 25, 2021.

Centers for Disease Control and Prevention (CDC): *Sexually transmitted diseases (STDs): syphilis*, 2021c. https://www.cdc.gov/std/syphilis/default.htm. Accessed April 25, 2021.

Centers for Disease Control and Prevention (CDC): *Congenital syphilis – CDC fact sheet*, 2021d. https://www.cdc.gov/std/syphilis/stdfact-congenital-syphilis.htm. Accessed April 25, 2021.

Centers for Disease Control and Prevention (CDC): *HIV Treatment*, 2021e. https://www.cdc.gov/hiv/basics/livingwithhiv/treatment.html. Accessed June 8, 2021.

Davis S, Taylor B: From PLISSIT to Ex-PLISSIT. In Davis S, editor: *Rehabilitation: the use of theories and models in practice*. Edinburgh, 2006, Churchill Livingstone.

Erikson E: *Childhood and society*, ed 2, New York, 1963, W. W. Norton.

HIV.gov: *Overview: Data and Trends: U.S. statistics*, 2021. https://www.hiv.gov/hiv-basics/overview/data-and-trends/statistics. Accessed April 25, 2021.

Johns MM, et al: Strengthening our schools to promote resilience and health among LGBTQ youth: emerging evidence and research priorities from *The State of LGBTQ Youth Health and Wellbeing* symposium, *LGBT Health* 6(4):146–155, 2019. https://www.liebertpub.com/doi/full/10.1089/lgbt.2018.0109. Accessed April 25, 2021.

Kann L, et al: Youth risk behavior surveillance—United States, 2017, *MMWR Surveill Summ* 67(8):1–114, 2018.

Landry J, Kensler P: Providing culturally sensitive care to women who are in the sexual minority or are gender nonconforming, *Nurs Womens Health* 23(2):163–171, 2019.

LeVay S, et al: *Discovering human sexuality*, ed 4, New York, 2019, Oxford University Press.

National Center on the Sexual Behavior of Youth (NCSBY): *Childhood sexual development*, n.d., http://ncsby.org/content/childhood-sexual-development. Accessed August 2021.

Taylor B, Davis S: The Extended PLISSIT Model for addressing the sexual wellbeing of individuals with an acquired disability or chronic illness, *Sex Disabil* 25:135–139, 2007. https://www.researchgate.net/publication/226331562_The_Extended_PLISSIT_Model_for_Addressing_the_Sexual_Wellbeing_of_Individuals_with_an_Acquired_Disability_or_Chronic_Illness/download. Accessed April 25, 2021.

Touhy TA, Jett K: *Ebersole and Hess' gerontological nursing and healthy aging*, ed 6, St. Louis, 2021, Elsevier.

Varcarolis E, Fosbre C: *Essentials of psychiatric-mental health nursing: a communication approach to evidence-based care*, ed 4, St. Louis, 2021, Elsevier.

World Health Organization (WHO): *WHO recommendations on adolescent sexual and reproductive health and rights*, Geneva, 2018, World Health Organization.

World Health Organization (WHO): *Defining sexual health*, 2021. http://www.who.int/reproductivehealth/topics/sexual_health/sh_definitions/en/. Accessed April 25, 2021.

Referências de pesquisa

Bauer M, et al: Organisational enablers and barriers to the recognition of sexuality in aged care: a systematic review, *J Nurs Manag* 27(4):858–868, 2019.

Boothby CA, et al: The effect of cardiac rehabilitation attendance on sexual activity outcomes in cardiovascular disease patients: a systematic review, *Can J Cardiol* 34(12):1590–1599, 2018.

Grossman JM, et al: "We talked about sex." "No, we didn't": exploring adolescent and parent agreement about sexuality communication, *Am J Sex Educ* 12(4):343–357, 2017.

Harder H, et al: Sexual functioning in 4,418 postmenopausal women participating in UKCTOCS: a qualitative free-text analysis, *Menopause* 26(10):1100–1009, 2019.

Komlenac N, et al: Associations between gender role conflict, sexual dysfunctions, and male patients' wish for physician-patient conversations about sexual health, *Psychol Men Masc* 20(3):337–346, 2019.

Lever S, Pryor J: The impact of stroke on female sexuality, *Disabil Rehabil* 39(20):2011–2020, 2017.

Niu Z, et al: Associations of social media use, patient-centered communication, and knowledge with perceived human papillomavirus vaccine effectiveness, *Am J Health Behav* 44(5):642–651, 2020.

Pachankis JE, et al: Brief online interventions for LGBTQ young adult mental and behavioral health: a randomized controlled trial in a high-stigma, low-resource context, *J Consult Clin Psychol* 88(5):429–444, 2020.

Potts J, Southard E: Teaching it forward: Educating parents about HPV/HPV vaccine, *J Dr Nurs Prac*, 12(1):46–58. 2019 doi: 10.1891/2380-9418.12.1.46. Epub 2019 May 9.

Skałacka K, Gerymski R: Sexual activity and life satisfaction in older adults, *Psychogeriatrics* 19(3):195–201, 2019.

35

Saúde Espiritual

Objetivos

- Discutir a influência da espiritualidade nas práticas de saúde dos pacientes
- Explicar a relação entre fé, esperança e bem-estar espiritual
- Comparar os conceitos de religião e espiritualidade
- Reconhecer pistas ao avaliar a espiritualidade e a saúde espiritual dos pacientes
- Explicar a importância de estabelecer relações terapêuticas com os pacientes para prestar cuidado espiritual
- Utilizar julgamento clínico no planejamento de intervenções de enfermagem que promovam a saúde espiritual dos pacientes
- Identificar abordagens para estabelecer presença junto aos pacientes
- Avaliar desfechos do paciente relacionados à saúde espiritual.

Termos-chave

Agnósticos
Ateus
Autotranscendência
Bem-estar espiritual
Conectividade

Esperança
Espiritualidade
Fé
Força e paz interior
Holístico

Sentido e propósito na vida
Sofrimento espiritual
Transcendência

Lisa Owens é uma gerente de enfermagem afro-americana de 44 anos, diagnosticada há 3 meses com câncer de mama. Ela é casada com Joe, um contador, e é mãe de dois filhos: Davis, de 17 anos, e Pamela, de 15. Lisa descreve sua família como próxima e apoiadora. Os cirurgiões removeram o tumor canceroso de Lisa e três linfonodos envolvidos. Devido ao envolvimento linfático, Lisa tem maior risco de que o câncer se espalhe. Agora que ela concluiu suas sessões de radioterapia, Lisa está visitando o centro oncológico local com seu marido 3 vezes/semana para fazer quimioterapia. Lisa tem vários efeitos colaterais da quimioterapia, incluindo náusea, falta de apetite, queda de cabelo e dificuldade para dormir. Seu marido faz a maior parte das coisas em casa, mas isso às vezes interfere em sua capacidade de fazer o trabalho que ele traz para casa. Lisa e Joe discutem suas preocupações em relação a seus filhos. Davis e Pamela frequentam a escola e os grupos de orações todas as semanas. Davis, que é veterano no ensino médio, está começando a procurar faculdades para o ano que vem. Davis e Pamela disseram a Lisa que estão preocupados com seu diagnóstico de câncer e com sua saúde. Eles também têm menos tempo para conversar em família devido ao menor número de jantares familiares por causa dos efeitos colaterais da quimioterapia de Lisa e dos compromissos dos filhos.

Jeff é um estudante de enfermagem de 38 anos, designado à clínica oncológica. O preceptor de Jeff, um gerente de caso de enfermagem, determina que Jeff acompanhe o caso de Lisa. Jeff está em seu último semestre na faculdade e espera conseguir ser efetivado na clínica depois de se formar. A experiência de Lisa é importante para Jeff, pois ele tem filhos com as mesmas idades dos de Lisa, e ele se pergunta como seus filhos reagiriam se ele ou sua esposa ficassem doentes.

Durante uma visita inicial à clínica, Lisa e Joe discutem a terapia oncológica com Jeff. Joe explica: "Nós dois temos muita fé em Deus." Lisa responde: "Mesmo agora, com o câncer, espero conseguir continuar indo à igreja com minha família e meus filhos. Minha família é apoiadora, e sei que juntos conseguiremos sair dessa. Mas estou preocupada com meus filhos e com o que o futuro reserva para mim. Com a ajuda de Deus, espero que eu possa ajudá-los a enfrentar melhor a minha doença."

O termo *espiritualidade* vem da palavra latina *spiritus*, que se refere a sopro ou vento. O espírito dá vida a uma pessoa. Ele significa o que quer que esteja no centro de todos os aspectos da vida de uma pessoa. Florence Nightingale acreditava que espiritualidade era uma força que fornecia a energia necessária para promover um ambiente hospitalar saudável, e que cuidar das necessidades espirituais de uma pessoa era tão essencial quanto cuidar das necessidades físicas daquela pessoa (O'Brien, 2018). Atualmente, a **espiritualidade** é geralmente definida como uma consciência do eu interior de uma pessoa e um senso de conexão com um ser superior, com a natureza ou algum propósito maior do que si mesmo (Buchanan, 2021). Inclui as crenças pessoais que ajudam uma pessoa a manter a esperança e superar situações difíceis. A saúde de uma pessoa depende de um equilíbrio de fatores físicos, psicológicos, sociológicos, culturais, de desenvolvimento e espirituais. A espiritualidade ajuda os indivíduos a alcançar o equilíbrio necessário para manter a saúde e o bem-estar e a enfrentar as mudanças em sua condição de saúde.

Com grande frequência, enfermeiros e outros profissionais da saúde falham em reconhecer a dimensão espiritual de seus pacientes, pois a espiritualidade não é algo suficientemente científico, tem muitas definições, e é difícil de mensurar. Além disso, há enfermeiros e profissionais da saúde que não têm certeza da existência de Deus ou um ser supremo e não se sentem à vontade para discutir sobre espiritualidade, enquanto outros alegam não ter tempo para atender as necessidades espirituais dos pacientes (Chen et al., 2017a; Connerton e Moe, 2018). Os conceitos de espiritualidade e religião são geralmente intercambiados, mas espiritualidade é um conceito muito mais amplo e mais unificador do que religião (Buchanan, 2021, Hodge, 2017).

Enquanto a religião se trata de uma prática organizada e relacionada a uma instituição comumente associada a determinadas crenças, a espiritualidade foca na conexão do indivíduo a um ser superior, à natureza ou a algum propósito maior do que si mesmo (Caplan, 2021).

O espírito humano é poderoso, e a espiritualidade tem diferentes significados para diferentes pessoas. Algumas pessoas não acreditam na existência de Deus (**ateus**), ou acreditam que não há nenhuma realidade absoluta conhecida (**agnósticos**). No entanto, a espiritualidade é importante, independentemente das crenças religiosas da pessoa. Ateus buscam um sentido na vida por meio de seu trabalho e de seus relacionamentos com outras pessoas. Os agnósticos encontram sentido no que eles fazem ou em como eles vivem, o "aqui e agora", pois eles acham que não há um sentido absoluto para como as coisas são. Eles acreditam que as pessoas é que dão sentido ao que fazem.

Como enfermeiro, sua saúde espiritual pessoal é importante para seus próprios valores e convicções e pode influenciar atitudes em relação ao cuidado espiritual, ao comprometimento profissional e à solidariedade (Chiang et al., 2016). Você precisa ser consciente sobre sua própria espiritualidade para reconhecer e analisar pistas que reúne ao avaliar os pacientes. Isso ajudará você a proporcionar cuidado espiritual apropriado e relevante para outras pessoas. Como enfermeiro, você precisa cuidar da pessoa como um todo, e aceitar as crenças e experiências dos pacientes (Connerton e Moe, 2018). Ser capaz de determinar a importância que a espiritualidade tem para os pacientes depende de sua capacidade de desenvolver relacionamentos atenciosos (ver Capítulo 7) e utilizar julgamento clínico para reconhecer e analisar pistas do histórico de enfermagem, identificar e priorizar problemas, e implementar intervenções centradas no paciente.

Base de conhecimento científico

A relação entre espiritualidade e cura não é totalmente compreendida. Contudo, o espírito intrínseco de um indivíduo parece ser um importante fator para a cura. A cura normalmente ocorre pela crença. Por exemplo, pesquisas revelam que a espiritualidade afeta positivamente e melhora a saúde física e psicológica, a qualidade de vida, a promoção de comportamentos saudáveis e atividades de prevenção de doenças (Heo et al., 2018).

A espiritualidade causa um impacto positivo na capacidade de enfrentar a ansiedade, estresse e depressão em familiares cuidadores (Vitorino et al., 2018), mães com bebês internados em unidades de tratamento intensivo neonatal (Alemdar et al., 2018), estudantes de enfermagem (Fabbris et al., 2017), pacientes com câncer (Hefner et al., 2017), e pacientes que sofrem de infertilidade (Romeiro et al., 2017). As técnicas que integram corpo e mente são relaxamento, imaginação guiada, treinamento de consciência, prece e música; todas elas ajudam a melhorar o enfrentamento e a cura (Coats, 2017; Hulett e Armer, 2016). As crenças e convicções interiores de uma pessoa são recursos poderosos para a cura. Quando você apoia a espiritualidade dos pacientes e de seus familiares, você os ajuda a alcançar desfechos de saúde desejáveis.

> **Pense nisso**
>
> Que tipos de desfechos de paciente você já observou quando prestou cuidado espiritual aos pacientes?

Base de conhecimento de enfermagem

Pesquisas de enfermagem também mostram a associação entre espiritualidade e saúde. Por exemplo, o bem-estar espiritual pode oferecer um possível efeito protetor contra sofrimentos psicossociais em fim de vida (Bernard et al., 2017). Pesquisas também mostram que, quando pacientes com câncer participam de atividades religiosas e espirituais, eles permanecem socialmente engajados e continuam tendo relacionamentos satisfatórios (Lee, 2019). São necessárias mais pesquisas, mas o interesse em estudar a relação entre espiritualidade e saúde está contribuindo imensamente para a ciência da enfermagem.

Conceitos atuais de saúde espiritual

A saúde espiritual consiste em achar um equilíbrio entre os valores, objetivos e crenças de uma pessoa dentro de si e com os outros. É uma maneira saudável de expressar e vivenciar a própria espiritualidade. Durante toda a vida, nossa espiritualidade geralmente cresce à medida que nos tornamos cada vez mais conscientes do sentido, propósito e valores da vida. Em momentos de estresse, enfermidade, perda ou recuperação, uma pessoa espiritualmente saudável geralmente encontrará maneiras de reagir ou se adaptar a uma situação. Geralmente, esses estilos de enfrentamento se encontram dentro das crenças espirituais da pessoa.

As crenças espirituais mudam conforme os pacientes crescem e se desenvolvem, potencialmente desenvolvendo sua espiritualidade também (Tabela 35.1). A espiritualidade começa quando as crianças aprendem sobre si mesmas e seus relacionamentos com os outros, incluindo com um poder superior. Conforme as crianças vão amadurecendo, até chegarem à fase adulta, elas experimentam crescimento espiritual entrando em relacionamentos prolongados com pessoas que compartilham dos mesmos valores e crenças.

As crenças entre as pessoas variam com base em fatores culturais, como gênero, experiências anteriores, religião, etnia e condição econômica. Por exemplo, saúde espiritual em idosos dá paz e aceitação de si mesmo e é geralmente consequente de uma conexão vitalícia com um poder superior. Enfermidade e perda às vezes ameaçam e desafiam o processo de desenvolvimento espiritual. Idosos geralmente expressam

Tabela 35.1 Relação entre fases de desenvolvimento e espiritualidade.

Fases de desenvolvimento de Erikson	Crenças espirituais
Confiança × desconfiança Do nascimento aos 18 meses	Bem-estar espiritual proporcionado pelos pais A confiança fornece a base para a esperança Amor, carinho, segurança e um ambiente estimulante promovem a espiritualidade
Autonomia × vergonha e dúvida Dos 18 aos 36 meses	Fascinação por mágica e mistério Geralmente acredita que as enfermidades estão relacionadas a maus comportamentos Começa a aprender a diferença entre certo e errado Imita as ações espirituais ou religiosas dos pais; recita orações e canta canções religiosas simples, mas não entende seu significado Interpreta os significados literalmente

Tabela 35.1 Relação entre fases de desenvolvimento e espiritualidade. (Continuação)

Fases de desenvolvimento de Erikson	Crenças espirituais
Iniciativa × culpa Dos 3 aos 6 anos	Sente culpa quando não age de forma responsável Influenciado por histórias espirituais e religiosas, exemplos, humores e ações Exibe comportamentos morais dos pais Começa a perguntar sobre Deus ou seres supremos
Diligência × inferioridade Dos 6 aos 12 anos	Quer aprender sobre espiritualidade Tem uma ideia clara de Deus ou de um ser supremo, de moralidade, e a diferença entre certo e errado Elabora fantasias a partir de fatos Exige comprovação de realidade e acredita nos significados literais das histórias espirituais
Identidade × confusão do papel Adolescência	Reflete sobre inconsistências nas histórias Começa a questionar práticas espirituais, forma suas próprias opiniões e ocasionalmente descarta as crenças dos pais O raciocínio abstrato leva à exploração de questões morais A espiritualidade vem da conectividade com a família, natureza e Deus ou ser supremo
Intimidade × isolamento e solidão Juventude	Estabelece sua identidade própria e sua visão de mundo Forma convicções, atitudes e estilos de vida independentes Usa princípios para solucionar problemas quando as regras individuais e da sociedade entram em conflito
Generatividade × estagnação Meia-idade	Desenvolve valorização de experiências espirituais passadas Aceita pessoas de diferentes fés e religiões Revê o sistema de valores durante crises Valoriza outras pessoas
Integridade × desespero e rejeição Terceira idade	Valoriza o amor e interações com outras pessoas Foca na superação da opressão e da violência As crenças variam de acordo com vários fatores, como gênero, experiências anteriores, religião, condição econômica e origem étnica

De Edelman CL, Kudzma EC: *Health promotion throughout the life span*, ed 9, St Louis, 2018, Elsevier; e Hockenberry MJ et al.: *Wong's nursing care of infants and children*, ed 11, St Louis, 2019, Elsevier.

sua espiritualidade voltando-se a relacionamentos importantes e se doando a outras pessoas (Touhy e Jett, 2020).

Uma variedade de conceitos que descrevem a saúde espiritual faz parte da ciência de enfermagem e da prática de enfermagem profissional. Para prestar cuidado espiritual significativo e construtivo, é importante conhecer os conceitos de espiritualidade, bem-estar espiritual, fé, religião e esperança. Cada conceito oferece direcionamento de como avaliar as necessidades do paciente e compreender as visões que os indivíduos têm da vida e de seu valor. Esse nível de compreensão ajuda a fazer julgamentos clínicos sobre as necessidades do paciente.

Espiritualidade. Espiritualidade é um conceito complexo, exclusivo a cada indivíduo; ela depende de cultura, desenvolvimento, experiências de vida, crenças e ideias que a pessoa tem sobre a vida (Connerton e Moe, 2018). É uma característica humana inerentemente existente em todas as pessoas, independente de suas crenças religiosas. A espiritualidade dá aos indivíduos a *energia* necessária para se descobrirem, enfrentarem situações difíceis e manterem a saúde. A energia gerada pela espiritualidade ajuda os pacientes a se sentirem bem e guia as escolhas (p. ex., tipo e abrangência do cuidado de saúde) feitas ao longo da vida. A espiritualidade permite que a pessoa ame, tenha fé e esperança, busque um sentido na vida, e cultive relacionamentos com outras pessoas. Por ser algo subjetivo, multidimensional e pessoal, pesquisadores e estudiosos no assunto não conseguem chegar a um consenso sobre uma definição universal de espiritualidade (Connerton e Moe, 2018). No entanto, cinco elementos distintos, porém coincidentes, a definem (Figura 35.1).

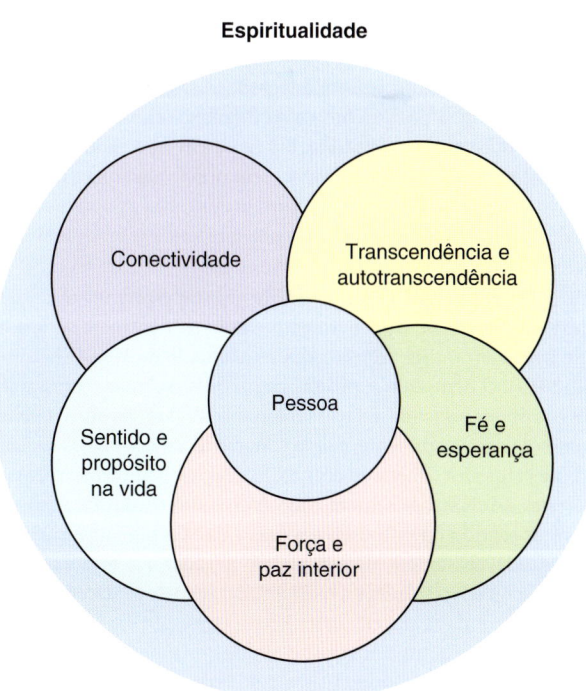

Figura 35.1 O conceito de espiritualidade tem cinco elementos distintos, porém coincidentes.

- **Autotranscendência**: um senso de conexão autêntica ao eu interior de uma pessoa. Essa ideia é o oposto de **transcendência**, que é a crença de que uma força externa e maior do que a pessoa existe além do mundo material (Rochat et al., 2019). Autotranscendência é uma força positiva. Ela permite que as pessoas tenham novas experiências e desenvolvam novas perspectivas que vão além das fronteiras físicas comuns. Exemplos de momentos transcendentes incluem o sentimento de deslumbramento ao segurar um novo bebê ou assistir a um lindo pôr do sol
- **Conectividade**: estar *intrapessoalmente* conectado consigo, *interpessoalmente* conectado com outras pessoas e com o ambiente, e *transpessoalmente* conectado com Deus ou algum poder superior invisível. Por meio da conectividade, os pacientes transpõem os fatores de estresse do dia a dia e encontram conforto, fé, esperança e empoderamento (Hakanson e Ohlen, 2016)
- **Fé e esperança**: a fé permite que as pessoas tenham firmes convicções a despeito da ausência de evidências físicas, e que acreditem e estabeleçam conexões transpessoais. Embora muitas pessoas associem fé a crenças religiosas, a fé também existe sem elas (Christman e Mueller, 2017). Por exemplo, uma pessoa pode ter fé de que todas as pessoas são boas, sem ser um praticante de uma religião. A esperança tem vários significados que variam segundo ela é experimentada; geralmente se refere a uma força energizante que está orientada a futuras metas e resultados (Griggs e Walker, 2016)
- **Força e paz interior**: a espiritualidade dá às pessoas a capacidade de encontrar um senso dinâmico e criativo de *força interior* para ser usada no momento de tomar decisões difíceis. Essa fonte de energia ajuda as pessoas a se manterem abertas a mudanças e desafios da vida, dá confiança para tomar decisões, promove conexões com os outros e um panorama positivo sobre a vida (Boman et al., 2017). *Paz interior* fomenta sentimentos calmos, positivos e tranquilos a despeito das experiências de vida de caos, medo e incerteza. Esses sentimentos ajudam as pessoas a se sentir confortadas, mesmo em momentos de grande sofrimento
- **Sentido e propósito na vida**: a espiritualidade também ajuda as pessoas a encontrar sentido e propósito tanto em eventos positivos quanto negativos da vida (Dobratz, 2016; Rochat et al., 2019).

Espiritualidade é um assunto integrado a esses construtos. A espiritualidade de uma pessoa começa na infância e continua se desenvolvendo ao longo da fase adulta. Ela representa a totalidade do ser humano, servindo como a perspectiva primordial que unifica os vários aspectos de um indivíduo. Ela se difunde por todas as dimensões da vida de uma pessoa, mesmo que ela não a reconheça ou desenvolva.

Bem-estar espiritual. O conceito de **bem-estar espiritual** é definido como sentimentos de contentamento vindos de dentro de si mesmo e que demonstram ter relação com a qualidade de vida (Phenwan et al., 2019). O bem-estar espiritual inclui quatro dimensões: significado e propósito da vida, relações interpessoais com os outros, senso de unidade com o ambiente, e uma conectividade com Deus ou com um poder superior (Phenwan et al., 2019). Aqueles que experimentam bem-estar espiritual se sentem conectados com os outros e podem encontrar sentido ou propósito em suas vidas. Os que são espiritualmente saudáveis sentem alegria, podem perdoar a si mesmos e aos outros, aceitar adversidades e a mortalidade, além de relatarem melhor qualidade de vida (Cottrell, 2016; Khahi et al., 2017). O bem-estar espiritual mostra os aspectos positivos da espiritualidade e está associado a desfechos de saúde positivos de redução da dor, estresse e emoções negativas; menor risco de depressão e suicídio, e maior tolerância em relação aos estressores físicos e emocionais de doenças e enfermidades (Harrad et al., 2019).

Fé. Além de ser um componente da espiritualidade, o conceito de fé tem outras definições. Ele pode ser descrito como uma religião cultural ou institucional como o judaísmo, budismo, islamismo ou cristianismo. Também é um relacionamento com uma divindade, poder superior ou espírito que incorpora uma fé racional (crença) e uma fé de confiança (ação). A fé racional confere confiança em algo para o que não há comprovação. É uma aceitação do que o pensamento racional não consegue explicar. Às vezes, a fé envolve uma crença em um poder superior, um guia espiritual, em Deus ou Alá. Também é a maneira pela qual a pessoa escolhe viver. Ela dá propósito e sentido à vida de um indivíduo, permitindo a ação.

Religião. Está associada ao "estado de fazer", ou um sistema específico de práticas associadas a determinada denominação, seita ou forma de culto. É um sistema de crenças e cultos organizados que uma pessoa pratica para expressar exteriormente sua espiritualidade. Muitas pessoas praticam a fé ou crença nas doutrinas e expressões de uma religião ou seita específica, como a igreja luterana ou o judaísmo. Pessoas de diferentes religiões também veem a espiritualidade de maneiras diferentes. Por exemplo, um budista acredita em Quatro Verdades Nobres.

1. Vida é sofrimento.
2. Sofrimento é causado por carma e inquietações emocionais.
3. O sofrimento pode ser eliminado por meio da eliminação do carma e das inquietações emocionais.
4. Para eliminar o carma, as inquietações emocionais e o sofrimento, deve-se seguir um caminho óctuplo (ou seja, compreensão, intenção, discurso, ação, meio de vida, esforço, atenção e concentração corretos) (Rinpoche, 2017).

Um budista volta-se para dentro de si, valoriza o autocontrole, enquanto um cristão se baseia no amor de Deus para obter esclarecimento e orientação na vida.

Ao proporcionar cuidado espiritual, é importante compreender as diferenças entre religião e espiritualidade. Muitas pessoas tendem a usar os termos de forma intercambiável. Embora intimamente ligados, eles não são sinônimos. Práticas religiosas englobam espiritualidade, mas espiritualidade não necessariamente inclui prática religiosa. O cuidado religioso ajuda os pacientes a manter sua fidelidade a seus sistemas de crenças e práticas de cultos. O cuidado espiritual ajuda as pessoas a identificarem sentido e propósito na vida, olhar além do presente, manter relacionamentos pessoais e uma relação com um ser ou força vital superior.

Esperança. A fé de uma pessoa espiritualizada traz esperança. Quando a pessoa tem a atitude de algo pelo que viver e buscar, a esperança está presente. Este é um conceito multidimensional que oferece conforto enquanto as pessoas enfrentam situações potencialmente fatais, dificuldades e outros desafios pessoais. A esperança está intimamente associada à fé; energiza e motiva as pessoas a alcançarem seus objetivos, como adotar comportamentos saudáveis. As pessoas expressam esperança em todos os aspectos de suas vidas para ajudá-las a lidar com os fatores de estresse da vida. É um recurso pessoal valioso sempre que alguém se depara com uma perda (ver Capítulo 36) ou um desafio difícil (Griggs e Walker, 2016).

Fatores que influenciam a espiritualidade

Quando ocorre uma doença, perda ou grande mudança de vida, as pessoas costumam usar recursos espirituais para ajudá-las a enfrentar e buscar um sentido. As necessidades e questões espirituais usualmente se desenvolvem quando as pessoas não conseguem utilizar seus recursos espirituais nesses momentos. **Sofrimento espiritual** é "um rompimento do princípio de vida que permeia todo o ser e transcende a natureza biológica e psicossocial da pessoa" (Andrews e Boyle, 2016).

Ele faz com que as pessoas questionem suas identidades e se sintam em dúvida, percam a fé e se sintam sós ou abandonadas. As pessoas geralmente questionam seus valores espirituais ou o sentido da vida, levantando questões sobre sua forma de viver, propósito de vida e origem do sentido (Connerton e Moe, 2018). Sofrimento espiritual também ocorre quando há um conflito entre as crenças do paciente e os regimes de saúde prescritos quando os pacientes deparam com a incapacidade de praticar rituais habituais. Um exemplo disso se refere às experiências que vários indivíduos vivenciaram durante a pandemia de covid-19 quando igrejas e outros serviços religiosos e comunitários ficaram fechados.

Doença aguda. Doença súbita e inesperada geralmente causa sofrimento espiritual. Por exemplo, tanto um paciente de 50 anos que teve um ataque cardíaco quanto um paciente de 20 anos que sofreu um acidente de carro enfrentam crises que ameaçam sua saúde espiritual. A doença súbita ou lesão cria uma luta não programada para assimilar e enfrentar as novas realidades (p. ex., invalidez). As pessoas normalmente procuram por maneiras de permanecer fiéis a suas crenças e sistemas de valores. Alguns rezam, participam de serviços religiosos mais frequentemente, ou passam tempo refletindo sobre os aspectos positivos de suas vidas. Raiva é comum; às vezes, os pacientes a expressam contra Deus ou um poder superior, seus familiares, contra si mesmos e contra os enfermeiros e outros profissionais da saúde. A força da espiritualidade dos pacientes influencia sua capacidade de enfrentar e se recuperar de uma enfermidade súbita ou lesão.

Enfermidade crônica. Muitas enfermidades crônicas ameaçam a independência de uma pessoa, causando medo, ansiedade e sofrimento espiritual. Depender de outras pessoas para satisfazer necessidades rotineiras de autocuidado cria sentimentos de impotência. O sentimento de impotência e a perda de um sentido de propósito na vida prejudicam a capacidade de enfrentamento das mudanças de funcionamento. As pessoas geralmente utilizam sua espiritualidade para se adaptar e conviver com enfermidades crônicas. A adaptação bem-sucedida a mudanças de estilo de vida fortalece a pessoa espiritualmente, mas às vezes é preciso um plano a longo prazo para ajudar o paciente que vive uma enfermidade crônica a alcançar o bem-estar espiritual. Uma adaptação bem-sucedida gera crescimento espiritual. Pacientes que têm um senso de bem-estar espiritual se sentem conectados a um poder superior e são mais capazes de enfrentar e aceitar suas enfermidades crônicas (Larsen, 2019). Explorar o sentido da dor e do sofrimento com os pacientes permite que você ofereça apoio espiritual durante a doença (Harrad et al., 2019).

Doença terminal. A morte engloba a saúde física, social, psicológica e espiritual do paciente (Finocchiaro, 2016). Doenças terminais causam medo de dor física, da perda de independência, do isolamento, do desconhecido e de morrer. Elas criam incertezas sobre qual o sentido da morte, tornando os pacientes suscetíveis ao sofrimento espiritual. Contudo, alguns pacientes têm um senso espiritual de paz que permite que eles enfrentem a morte sem medo. A espiritualidade ajuda esses pacientes a encontrar paz em si mesmos e em sua morte. As pessoas que sofrem de uma doença terminal se veem analisando a vida e questionando seu sentido. Os que sofrem fazem perguntas comuns, como "Por que isso está acontecendo comigo?" ou "O que eu fiz para merecer isso?" Uma doença terminal afeta também os familiares e amigos. Elas fazem com que os membros da família façam perguntas importantes sobre seu sentido e como elas afetarão seu relacionamento com o paciente (ver Capítulo 36). Ao cuidar de pacientes que estão morrendo, ajude-os a obter maior senso de controle sobre sua enfermidade, independentemente de estarem em um ambiente de cuidado de saúde (p. ex., no hospital) ou em casa.

Experiência de quase morte. Alguns enfermeiros cuidam de pacientes que passaram por uma experiência de quase morte (EQM). Uma EQM é um fenômeno psicológico de pessoas que estiveram próximas da morte clínica ou se recuperaram após terem sido declaradas mortas. Não está associada a transtornos mentais. Em vez disso, especialistas concordam que a EQM descreve um contato imediato, intenso, com experiências físicas, emocionais e espirituais de morte. Por exemplo, pessoas que têm uma EQM após uma parada cardiorrespiratória geralmente contam a mesma história de terem se observado flutuando sobre seus corpos e assistindo aos cuidadores iniciando procedimentos de reanimação. Comumente, pacientes que tiveram uma EQM descrevem-na como uma sensação de paz total, como uma experiência fora do corpo, de ser puxado para um túnel escuro, de ver luzes fortes, e de encontrar pessoas que morreram antes delas (Martial et al., 2017). Em vez de ir em direção à luz, eles são informados de que não é a hora de eles morrerem, e então retornam à vida (Koch, 2020; Rawlings e Devery, 2015). Martone (2019) observa que EQMs são compartilhadas entre uma ampla gama de culturas e religiões, portanto é improvável que sejam reflexos de expectativas religiosas específicas. Em vez disso, há um consenso que sugere que EQMs possam refletir mudanças no funcionamento do cérebro à medida que nos aproximamos da morte.

Um estudo recente comparou histórias de pessoas que tiveram EQMs com histórias de pacientes que tomaram drogas psicoativas (Martial et al., 2019). Uma droga em especial, a cetamina, levou a experiências semelhantes a uma EQM. Isto sugere que uma EQM pode refletir mudanças no mesmo sistema químico no cérebro que é objetivado por drogas como a cetamina (Martial et al., 2019).

Pacientes que têm uma EQM podem ser relutantes em falar sobre ela, achando que a família ou os profissionais não entenderão. A aceitação e a reação do enfermeiro ao relato de um EQM por parte de um paciente afeta a quantidade de informação que o paciente compartilha sobre a experiência (Rawlings e Devery, 2015). EQMs são geralmente transformadoras e podem ser experiências positivas ou negativas (Koch, 2020). Porém, os indivíduos que passam por uma EQM e que falam sobre ela abertamente com seus familiares ou cuidadores encontram aceitação e sentido para essa experiência poderosa (Rawlings e Devery, 2015). Eles não têm mais medo de morrer, e têm menos desejo de alcançar sucesso material. Eles também relatam maior sensibilidade a diferentes substâncias químicas como álcool e medicações. Depois que os pacientes sobreviveram a uma EQM, promova o bem-estar espiritual permanecendo aberto, dando aos pacientes a chance de explorar o que aconteceu e os apoiando enquanto compartilham a experiência com outras pessoas importantes (Rawlings e Devery, 2015).

Jeff está planejando o retorno de Lisa e Joe à clínica oncológica. Ele dedica um tempo para aprender mais sobre câncer de mama, como os pacientes enfrentam o diagnóstico e a doença, e o plano de tratamento de Lisa, para que ele possa avaliar melhor a aceitação de Lisa e como ela está enfrentando o progresso de sua quimioterapia. Jeff sabe que Joe normalmente vem à clínica, e Lisa o descreve como uma grande fonte de apoio. Contudo, Jeff não sabe o suficiente sobre o relacionamento do casal e quer explorar isso melhor. É importante que Jeff saiba o papel dos membros da família na prestação do suporte, especialmente no que tange à tomada de decisões, antes de desenvolver um plano de cuidados. Como parte disto, Jeff quer aprender mais sobre a promoção de sentimentos de esperança e conexão como forma de enfrentamento de doenças. Ao revisar informações sobre perda e luto, Jeff reconhece que Lisa demonstra aceitação de sua doença, pois ela consegue falar sobre o câncer e o plano de tratamento. Jeff sabe que, à medida que os pacientes começam a aceitar o diagnóstico de uma doença potencialmente fatal, é importante oferecer oportunidades para que eles compartilhem seus sentimentos e discutam sobre o futuro.

Pensamento crítico

O sucesso do pensamento crítico requer uma síntese de conhecimento, experiência, fatores ambientais, informações coletadas dos pacientes, atitudes de pensamento crítico e padrões intelectuais e profissionais. O pensamento crítico permite que o enfermeiro antecipe o que avaliar em um paciente e faça julgamentos clínicos sobre os diagnósticos de enfermagem deste de forma que se possam tomar decisões clínicas para o planejamento e a realização de intervenções relevantes centradas no paciente. Durante a avaliação, considere todos os elementos necessários para formular um diagnóstico de enfermagem (Figura 35.2).

O papel de auxiliar é fundamental para a prática de enfermagem. Os pacientes procuram ajuda dos enfermeiros de maneira diferente da ajuda que procuram em outros profissionais da saúde. Enfermeiros especialistas adquirem capacidade de antecipar questões pessoais que afetam os pacientes e seu bem-estar espiritual; isso está baseado em seu conhecimento sobre conceitos de espiritualidade bem como nas condições de saúde que afetam seus pacientes. Por exemplo, o conhecimento sobre o curso de uma doença terminal juntamente com a compreensão dos fatores que contribuem para a esperança e a fé podem orientar o enfermeiro nas perguntas que devem ser feitas para revelar o estado de enfrentamento do paciente.

O pensamento crítico envolve a aplicação de conhecimentos e habilidades interpessoais que permitem que os enfermeiros melhorem o bem-estar e a saúde espiritual. Enfermeiros que se sentem confortáveis com sua própria espiritualidade geralmente são mais propensos a cuidar das necessidades espirituais de seus pacientes (Harrad et al., 2019). As convicções de um profissional da saúde afetam a discussão sobre as opções de tratamento com os pacientes e, em última análise, suas escolhas de cuidados de saúde. Por exemplo, um oncologista poderia encorajar um segundo ciclo de quimioterapia em vez de recomendar cuidados paliativos.

Focar na saúde espiritual dos pacientes significa defender sua capacidade de exercitar suas crenças. Cuidado espiritual faz parte da prática holística. Ao prestar cuidados espirituais, não deixe que seus preconceitos pessoais formem conclusões erradas sobre as necessidades do paciente. Enfermeiros que estimulam sua própria saúde pessoal, emocional e espiritual são recursos para seus pacientes se eles ouvirem as histórias pessoais dos pacientes e então usarem sua própria espiritualidade como ferramenta ao cuidarem de si mesmos e de seus pacientes.

Use seu conhecimento de enfermagem sobre conceitos de espiritualidade para antecipar as questões pessoais de seus pacientes e seu consequente efeito no bem-estar espiritual. Seu conhecimento sobre o conceito de espiritualidade, seu entendimento sobre ética (ver Capítulo 22) e seu conhecimento sobre a fé e sistemas de crenças de um paciente ajudam a proporcionar cuidado espiritual apropriado. O conhecimento dos valores, crenças, preferências e necessidades de um paciente oferece informações sobre as práticas espirituais da pessoa. A aplicação de princípios de comunicação terapêutica (ver Capítulo 24) e de princípios de atenção (ver Capítulo 7) ajudam você a estabelecer confiança terapêutica com os pacientes. As crenças espirituais de um indivíduo são muito pessoais. Quando você incorpora preferências, valores e crenças do paciente no cuidado espiritual, você proporciona cuidado centrado no paciente com sensibilidade e respeito pela diversidade da experiência humana (QSEN Institute, 2020).

Experiência pessoal em cuidar de pacientes que estão em sofrimento espiritual ou que requerem cuidado espiritual é valiosa ao avaliar a situação de um paciente e, então, ajudá-lo a identificar opções de enfrentamento. Frequentemente, suas experiências clínicas anteriores em prestar cuidados espirituais aos pacientes lhe darão conhecimento sobre crenças e práticas de religiões específicos. Da mesma forma, você pode ter tido experiências ajudando, em cuidados pastorais ou a um capelão, a entender as necessidades pessoais de práticas religiosas de um paciente.

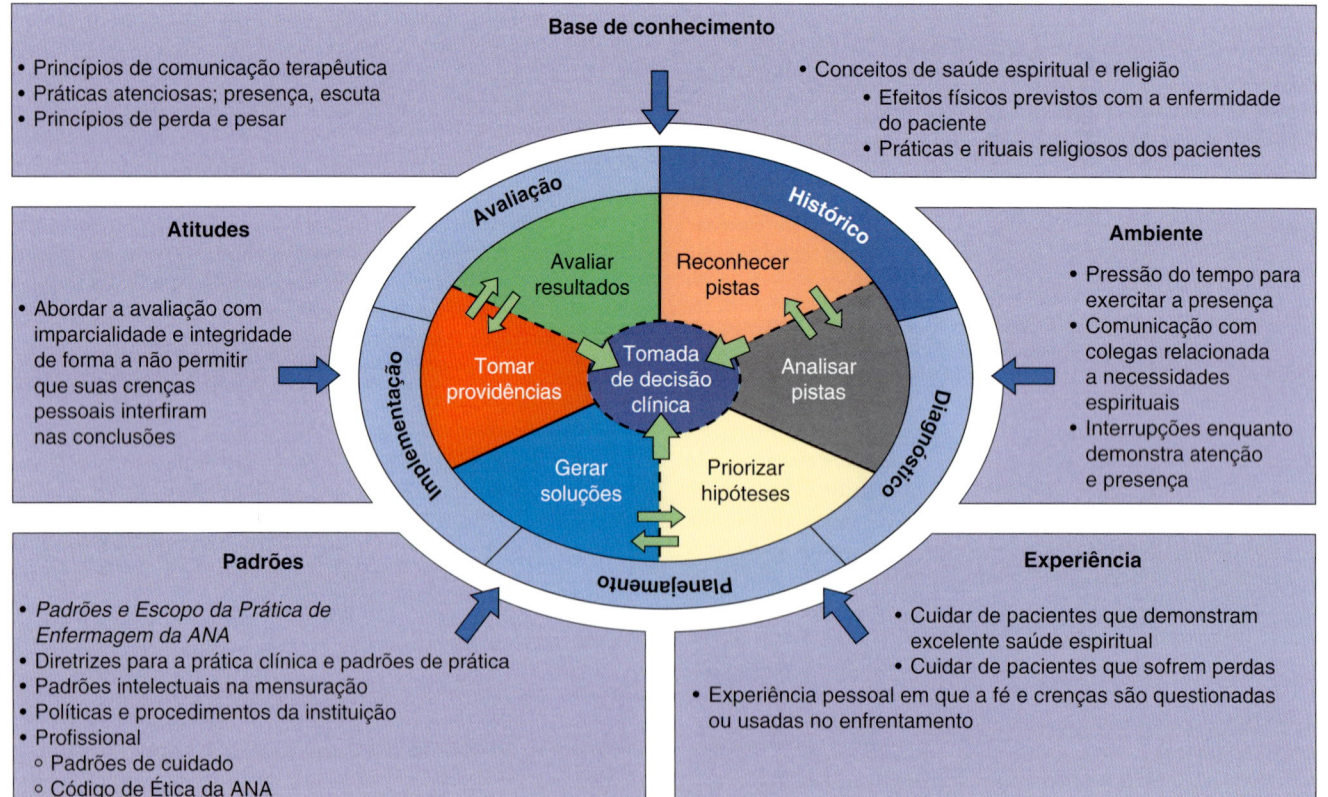

Figura 35.2 Modelo de pensamento crítico para avaliação da saúde espiritual. *ANA*, American Nurses Association. (Copyright de Modelo de Medida de Julgamento Clínico © NCSBN. Todos os direitos reservados.)

Conhecer sua própria espiritualidade pode ser benéfico para auxiliar os pacientes. Enfermeiros que pessoalmente têm fé e esperança em relação à vida podem estar mais aptos a ajudar seus pacientes. Enfermeiros aprendem por meio de seu próprio sistema de fé pessoal e experiências profissionais anteriores como proporcionar cuidado espiritual confortavelmente (Clarke e Baume, 2019).

Use atitudes de pensamento crítico ao avaliar a reação de cada paciente a doenças, lesões e perdas, e para determinar se há necessidade de intervenção espiritual. Humildade é essencial, principalmente ao cuidar de pacientes de origens culturais diversas. Reconheça suas limitações pessoais de conhecimento sobre as crenças espirituais e práticas religiosas dos pacientes. Enfermeiros eficientes demonstram preocupação genuína quando da avaliação das crenças de seus pacientes e da determinação de como a espiritualidade influencia a saúde deles. Você demonstra integridade se abstendo de expressar suas opiniões sobre religião ou espiritualidade quando suas crenças conflitam com as de seus pacientes.

Aplique padrões intelectuais para garantir decisões clínicas corretas que ajudarão os pacientes a encontrar maneiras significativas e lógicas de conquistar o bem-estar espiritual. O pensamento crítico garante que você obtenha informações significativas e relevantes ao avaliar e tomar decisões sobre as necessidades espirituais dos pacientes. Evite formular hipóteses sobre a religião e as crenças dos pacientes. Significância e relevância são padrões do pensamento crítico que permitem que você explore as questões mais significativas para os pacientes e mais prováveis de afetar o bem-estar espiritual.

No que tange ao estabelecimento de padrões para cuidados de saúde de qualidade, The Joint Commission (TJC) (2020) requer que organizações de saúde reconheçam os direitos dos pacientes ao cuidado espiritual e que satisfaçam as necessidades espirituais dos pacientes por meio de atendimento pastoral ou de outras pessoas certificadas, ordenadas ou indivíduos leigos. Os padrões também requerem que você avalie as crenças e práticas espirituais dos pacientes. A HealthCare Chaplaincy Network (2021) desenvolveu indicadores estruturais e processuais baseados em evidências e métricas de resultados relativos à qualidade do cuidado espiritual.

O *Código de Ética de Enfermagem* da American Nurses Association (2015) determina que os enfermeiros exerçam a enfermagem com complacência e respeito a dignidade, valor e singularidade inerentes a cada pessoa. É essencial promover um ambiente que respeite os valores, costumes e crenças espirituais dos pacientes. A implementação rotineira de intervenções de enfermagem padrão, como orações ou meditação, é coercitiva e antiética. Portanto, determine quais intervenções são compatíveis com as crenças e valores de seu paciente antes de selecioná-las tomando por base as informações fornecidas por ele. Ética no cuidado (ver Capítulo 7) proporciona uma estrutura para a tomada de decisões e coloca o enfermeiro na posição de defensor dos interesses do paciente.

> **Pense nisso**
> Considere suas próprias crenças espirituais e sua saúde espiritual. Como suas próprias crenças espirituais e sua saúde espiritual afetam o cuidado prestado a seus pacientes?

Processo de enfermagem

Aplique o pensamento crítico ao conduzir o processo de enfermagem ao cuidar de seus pacientes. Durante cada passo do processo de enfermagem, você fará julgamentos clínicos necessários para a tomada de decisões clínicas. Essa abordagem leva ao desenvolvimento e implementação de planos de cuidado espiritual centrados no paciente. Você precisa ter uma perspectiva ampla e a mente aberta para compreender a espiritualidade de um paciente e identificar adequadamente o nível de suporte e de recursos que um paciente requer. Como enfermeiro, você é eticamente responsável pelo atendimento às necessidades espirituais de seus pacientes. As pessoas sentem o mundo e encontram sentido na vida de maneiras diferentes. A aplicação do processo de enfermagem pela perspectiva das necessidades espirituais do paciente é complexa. Isto vai além de avaliar práticas religiosas. Disponha-se a compartilhar e descobrir seu sentido e propósito na vida, na doença e na saúde. Identifique valores comuns e respeite compromissos e valores exclusivos de seus pacientes tendo conversas tranquilas, ouvindo atentamente e comunicando-se usando a presença e o toque quando adequado (Clarke e Baume, 2019).

❖ Histórico de enfermagem

Durante o processo de coleta do histórico, verifique minuciosamente cada paciente e analise criticamente os achados para garantir que você tome as decisões clínicas centradas no paciente necessárias para o cuidado de enfermagem seguro. Pelo fato de a realização de um histórico espiritual levar tempo, conduza uma avaliação contínua durante o tempo em que o paciente estiver no ambiente de cuidado de saúde, se possível. Transmita atenção em sua forma e estilo de comunicação. Transmite-se atenção conhecendo os valores culturais e crenças de seu paciente; respeitando a privacidade, a diversidade e as necessidades individuais, e interagindo e ouvindo o paciente e a família (Narayan, 2018). Esteja aberto a promover com sucesso uma discussão sincera sobre as crenças espirituais de cada paciente. Seu histórico espiritual revelará as crenças do paciente em relação a sua vida, saúde e a um ser ou poder supremo.

Através dos olhos do paciente. É essencial dedicar um tempo para avaliar os pontos de vista do paciente e estabelecer uma relação de confiança. Falar sobre espiritualidade com um paciente ajuda a construir um relacionamento de confiança que geralmente leva a conversas sobre desfechos de saúde (Buchanan, 2021). Quando você e seus pacientes chegam ao ponto de aprenderem juntos, o cuidado espiritual ocorre. Certifique-se de discutir o que é significativo e relevante para seus pacientes. Encoraje-os a discutir suas crenças pessoais e tradições de fé. Explore o significado que suas doenças têm em suas vidas, tomando por base suas crenças de fé. Descubra as expectativas dos pacientes fazendo perguntas como "Como sua enfermidade está afetando a sua saúde e o que é importante para você?"; "Como podemos fazer para ajudar a satisfazer suas necessidades espirituais enquanto você estiver aqui conosco?"; "O que é importante para você espiritualmente?"; "Há alguma prática religiosa ou oração que seja importante que você continue realizando enquanto estiver no hospital?"; "Existe alguma prática especial que possa ajudá-lo a controlar sua doença ou dor?"; ou "Há alguém que nós possamos chamar que possa dar uma força, apoio ou conforto a você?" Avaliar as percepções de um paciente é terapêutico para você e seus pacientes, pois isso transmite um nível de atenção e apoio a eles por parte do enfermeiro (ANA, APA e ISPN, 2014).

Fatores ambientais. O ambiente de cuidados de saúde pode ser barulhento e cheio de interrupções. Para avaliar a espiritualidade de um paciente, é preciso um ambiente que seja silencioso, privativo e propício a conversas íntimas. Sendo assim, você precisa determinar se quaisquer fatores ambientais afetarão sua capacidade de avaliar seu paciente e prestar cuidados espirituais. Evite conflitos de tempo e interrupções separando um tempo específico para estar com seu paciente. Uma avaliação eficaz requer que você seja atencioso e presente para criar um ambiente que seja tranquilo e livre de distrações. Criar um relacionamento de confiança e comunicar-se respeitosamente ajudará você a descobrir o que é mais importante para seu paciente e o papel que a espiritualidade tem para ele na saúde e na vida diária.

Experiência com uma doença ou deficiência. Antes de começar a fazer uma avaliação espiritual focada, determine como o paciente está reagindo física e psicologicamente a uma doença ou deficiência. O paciente está demonstrando melhora? Há expectativa de sintomas difíceis pela natureza da doença? Ter maior conhecimento sobre as enfermidades e condições de seus pacientes ajuda você a dar suporte espiritual a eles (Harrad et al., 2019). Seu conhecimento sobre a condição patológica de um paciente e qualquer experiência em cuidar de pacientes semelhantes ajuda você a prever os sintomas que provavelmente sofrerão e os tratamentos que provavelmente estarão fazendo. À medida que você ouve as histórias sobre a doença e o tratamento deles, você obtém um senso do estado de enfrentamento e percepções que eles têm sobre a saúde, incluindo a saúde espiritual.

Ferramentas de avaliação. Ouvir a história do paciente é um método essencial para obter um histórico espiritual. No entanto, você pode avaliar a saúde espiritual de seus pacientes de várias maneiras diferentes, usando perguntas abertas para instigá-los a contar suas histórias ou fazendo perguntas diretas a eles (Boxe 35.1). Ao determinar que a espiritualidade é significativa para um paciente, concentre sua avaliação nos aspectos da espiritualidade que mais provavelmente são influenciados pela doença dele e experiências de vida ou eventos. O paciente tem dúvidas sobre a doença e a hospitalização? Para fazer perguntas diretas é preciso que você se sinta à vontade para questionar as pessoas sobre sua espiritualidade. Algumas instituições e pesquisadores em saúde criaram ferramentas de avaliação para esclarecer os valores dos pacientes e avaliar seu nível de espiritualidade. Por exemplo, a escala de bem-estar espiritual (BEE) contém 20 perguntas que avaliam a relação do paciente com Deus e seu senso de propósito e satisfação com a vida (Life Advance, 2018). A ferramenta de avaliação FICA (Borneman et al., 2010; Puchalski e Romer, 2000) verifica a espiritualidade e tem estreita correlação com a qualidade de vida. FICA se refere aos seguintes critérios: F – **F**é ou crença; I – **I**mportância e Influência; C – **C**omunidade; A – **A**bordagem (intervenções a abordar).

Ferramentas efetivas de avaliação, como a escala de BEE e a FICA, ajudam você a lembrar de áreas importantes a avaliar. As respostas dos pacientes aos itens da avaliação nas ferramentas indicam áreas que você precisa investigar mais a fundo. *Por exemplo, depois de usar a ferramenta FICA com Lisa, Jeff descobriu que Lisa tem uma fé muito grande, que a fé de Lisa é uma parte importante de sua vida e que Lisa tira forças de sua espiritualidade e religião. Jeff também descobriu que Lisa conta com uma sólida rede de suporte por meio da comunidade de sua igreja.* Sempre que for usar qualquer ferramenta de avaliação espiritual, lembre-se de não impor seus valores pessoais sobre os pacientes. Seja cuidadoso para não formular suposições falsas sobre as crenças de seus pacientes com base em seus valores e crenças pessoais. Quando você compreende a abordagem geral em relação à avaliação espiritual, você é capaz de entrar em discussões ponderadas com os pacientes, obter maior consciência sobre os recursos pessoais que eles colocam em uma situação e incorporar os recursos em um plano de cuidado efetivo.

Fé/crença. Ao avaliar a fé de um paciente, primeiro determine as crenças dele, principalmente as que influenciam a esperança. *Por exemplo, Jeff perguntou como Lisa acha que o medicamento quimioterápico afetará sua forma recém diagnosticada de câncer de mama. Jeff também perguntou a Lisa se ela acredita na capacidade e competência de seu médico.* Determine qual das crenças de seu paciente o guiam a encontrar sentido nos eventos da vida e, assim, tomar as devidas decisões. Pergunte ao paciente se ele é capaz de viver de acordo com suas crenças. Finalmente, avalie até que ponto seu paciente se inter-relaciona consigo mesmo, com os outros e/ou com uma fonte de autoridade. Fé em uma autoridade (como um profissional da saúde ou familiar mais velho) proporciona um senso de confiança que orienta a pessoa a exercitar suas crenças e experimentar crescimento. Avalie a fé da pessoa em uma autoridade fazendo a seguinte pergunta: "Quem você procura quando precisa de orientação na vida?" A resposta do paciente a uma pergunta aberta como essa provavelmente abrirá as portas para uma discussão significativa. Ouça atentamente e explore o que é importante para o paciente.

Verifique se o paciente conta com uma fonte religiosa de orientação que conflita com os planos de tratamento médico e afete as opções que os enfermeiros e outros profissionais da saúde podem proporcionar aos pacientes. Por exemplo, se o paciente é uma Testemunha de Jeová, produtos hematológicos não são uma forma aceitável de tratamento (Jehovah's Witnesses, 2021). Cientistas cristãos podem recusar qualquer intervenção médica, acreditando que a fé os curará. Também é importante compreender a filosofia de vida do paciente. Uma avaliação completa revela a base do sistema de crença de um paciente em relação ao sentido e propósito na vida e ao foco espiritual do paciente. Pedir que o paciente descreva o que é mais importante na sua vida, ou dizer o que dá sentido e propósito à vida dele ajuda a avaliar a base do sistema de crença espiritual do paciente. Essa informação geralmente reflete o impacto que doença, perda ou invalidez causa na vida da pessoa. Existe uma diversidade religiosa considerável nos Estados Unidos. A fé e as práticas religiosas de um paciente, além de suas visões sobre saúde e sua reação à doença influenciam a forma de suporte oferecido pelos enfermeiros.

Boxe 35.1 Questões para o histórico de enfermagem

Espiritualidade e saúde espiritual
- Quais experiências com sua doença foram mais difíceis para você?
- O que lhe dá esperança durante esse momento de dificuldade?
- De que maneira o senso de espiritualidade foi mais útil para você?
- Quais aspectos de sua espiritualidade você gostaria de discutir?

Fé, crença, irmandade e comunidade
- O que ou quem você procura como fonte de força, esperança ou fé em momentos de dificuldade?
- Como sua fé o ajuda a enfrentar?
- O que eu posso fazer para auxiliar em suas crenças religiosas ou compromisso de fé? Você gostaria que eu rezasse com você ou talvez lesse o Alcorão ou a Bíblia?
- O que dá sentido à sua vida?

Vida e responsabilidade pessoal
- Como você se sente em relação às mudanças causadas por essa doença?
- Como essas mudanças afetam o que você precisa fazer?

Satisfação com a vida
- Qual seu nível de felicidade ou satisfação em relação à sua vida?
- Quais conquistas o ajudam a se sentir satisfeito com sua vida?
- O que o faz sentir insatisfeito?

Conectividade
- O que você sente depois de orar ou meditar?
- Quem você considera a pessoa mais importante na sua vida?

Vocação
- Como sua doença afetou a maneira com que você vive espiritualmente em casa ou no seu trabalho?
- De que maneira a doença afetou sua capacidade de expressar o que é importante na vida para você?

Vida e responsabilidade pessoal. Bem-estar espiritual inclui vida e responsabilidade pessoal. Indivíduos que aceitam mudanças na vida, tomam decisões sobre suas vidas e são capazes de perdoar os outros em momentos de dificuldade têm um nível mais elevado de bem-estar espiritual. Durante épocas de enfermidades, os pacientes geralmente não conseguem aceitar as limitações ou não sabem como reconquistar uma vida funcional e significativa. Contudo, eles normalmente usam seu bem-estar espiritual como recurso para se adaptar às mudanças e para lidar com as limitações. Avalie até que ponto o paciente compreende as limitações ou ameaças impostas por uma doença (p. ex., restrição de atividades, intimidade sexual com o parceiro, risco de complicações clínicas) e a maneira pela qual o paciente escolhe se adaptar a elas. Pergunte: "Como você se sente em relação às mudanças causadas por sua doença?" e "Como essas mudanças afetam o que você precisa fazer?"

Conectividade. Pessoas conectadas com elas mesmas, com os outros, com a natureza, e Deus ou outro ser supremo normalmente apresentam níveis mais elevados de saúde física e emocional (Hakanson e Ohlen, 2016). Uma forma pela qual os pacientes se mantêm conectados é por meio de orações (Figura 35.3). Rezar é estabelecer uma comunicação com algum poder superior que proporcione um senso de esperança, força, segurança e bem-estar; é uma forma de exercitar a fé. Os pacientes geralmente usam orações quando outros tratamentos são ineficazes, quando sentem medo ou ansiedade, ou quando eles sentem que não têm controle sobre o que está acontecendo com eles (Christensen et al., 2018; O'Brien, 2018). Ajude os pacientes a se conectarem ou manterem-se conectados respeitando o senso exclusivo de espiritualidade de cada um. Avalie a conectividade do paciente fazendo perguntas abertas: "Quem você considera a pessoa mais importante na sua vida?"; "De que forma você fica conectado espiritualmente?"; "Rezar é algo que lhe ajuda?"; ou "O que você sente depois de rezar?"

Satisfação com a vida. Bem-estar espiritual está vinculado à satisfação da pessoa com a vida e as conquistas, mesmo no caso de crianças (Dobratz, 2016). Quando as pessoas estão satisfeitas com a vida e a maneira com que elas estão usando suas habilidades, mais energia fica disponível para lidar com novas dificuldades e resolver problemas. Você avalia a satisfação de um paciente com a vida fazendo perguntas do tipo: "Quão feliz ou satisfeito você está com sua vida?" ou "Diga-me o quão satisfeito você se sente em relação ao que conquistou na vida", ou ainda "Conte-me o que faz você se sentir insatisfeito com a vida".

Cultura. Espiritualidade é uma experiência pessoal dentro de um contexto cultural. É importante conhecer a origem cultural de um paciente e avaliar os valores dele em relação ao problema de saúde ou ao tratamento iminente (ver Capítulo 9). É comum em muitas culturas os indivíduos acreditarem que viveram uma vida de valor e propósito. Permanecer conectado com sua herança cultural geralmente ajuda os pacientes a definir seu lugar no mundo e expressar sua espiritualidade. Perguntar a eles sobre sua fé e sistemas de crenças é um ótimo começo para entender a relação entre cultura e espiritualidade (Boxe 35.2).

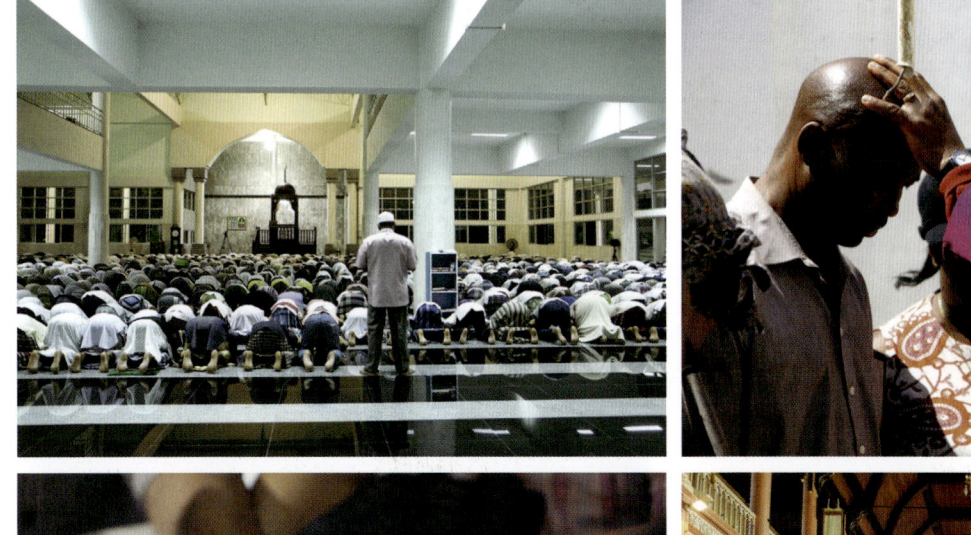
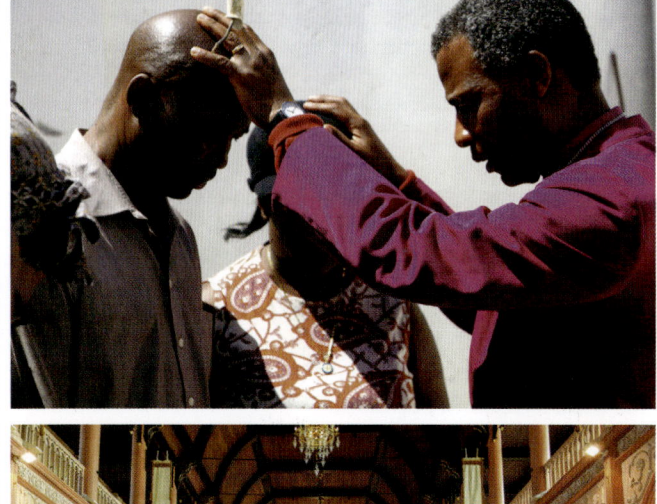
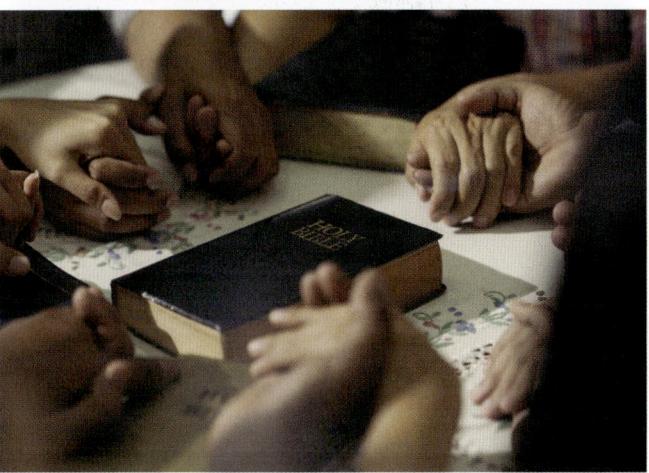
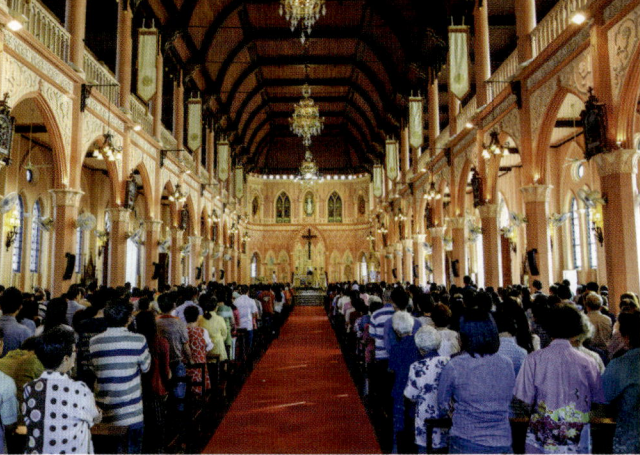

Figura 35.3 Rezar mantém os indivíduos conectados com seu Deus. (Copyright © iStock/khunpepe; iStock/Goldquest; iStock/palidachan; iStock/Sunshine Seeds.)

Boxe 35.2 Aspectos culturais do cuidado

Espiritualidade e cultura

Espiritualidade e saúde espiritual variam entre as culturas. Lembre-se de que a cultura de uma pessoa é definida por idade, gênero, posição social, filiação política, religião ou outras variáveis, como etnia e escolaridade. A cultura de uma pessoa influencia as práticas religiosas, bem como as crenças sobre saúde e doença. Uma maneira de avaliar a espiritualidade de um paciente pela lente da cultura é, em primeiro lugar, entender a definição que o paciente dá para saúde, bem-estar e enfermidade. Por exemplo, faça perguntas do tipo: "Como você denomina seu problema de saúde?"; "O que você acha que o causou?"; "O que você acha que sua doença faz com você?" e "De onde você tira forças para enfrentar esse problema?".

Você quer avaliar como a espiritualidade do paciente é afetada pela cultura. Se seu foco for a etnia do paciente, conheça as características singulares dos valores espirituais daquele grupo étnico. A etnia impacta culturalmente eventos significativos, como nascimento, morte, puberdade, gravidez, criação dos filhos, e doença e morte (Giger e Haddad, 2021). Geralmente há rituais ligados à espiritualidade e à religião para eventos como casamentos e funerais (Giger e Haddad, 2021). Muitas culturas têm tratamentos para doenças e enfermidades que estão enraizadas na medicina popular, cuidado holístico ou intervenções espirituais.

Implicações para os cuidados centrados no paciente
- Explore a espiritualidade de pacientes de diferentes origens culturais; avalie o significado de saúde e como os pacientes alcançam equilíbrio, paz e conforto em suas vidas
- Ofereça uma abordagem universal e holística quando for avaliar as necessidades do paciente (ver Capítulo 9); demonstre competência cultural e use técnicas de comunicação terapêutica
- Durante a avaliação, respeite os direitos humanos, valores, costumes e crenças espirituais dos pacientes (ver Capítulo 9)
- Inclua membros da equipe de saúde interprofissional ao conduzir uma avaliação espiritual. Se você não se sentir à vontade com religião ou espiritualidade, identifique respeitosamente se o paciente deseja encaminhamento adequado a um capelão ou sacerdote ou outro líder religioso
- Evite usar linguagem que diferencie ou discrimine as diferentes culturas e sistemas de crenças
- Use um intérprete profissional, se necessário.

Irmandade e comunidade. Irmandade é um tipo de relacionamento que os indivíduos têm com outras pessoas, incluindo familiares diretos, amigos íntimos, colegas de escola ou trabalho, outros membros de um mesmo local de culto e vizinhos. Mais especificamente, inclui a extensão da comunidade de fé compartilhada entre as pessoas e suas redes de apoio. Muitas vezes, o apoio social de grupos baseados na fé ajuda os pacientes a enfrentar as enfermidades e participar de comportamentos que promovem a saúde (Davis et al., 2018). Para avaliar a comunidade de apoio do paciente, faça perguntas do tipo: "Quem você considera como sua maior fonte de apoio em momentos de dificuldade?" ou "Quando você passou por momentos difíceis no passado, quem foi seu maior recurso?".

Explore a extensão e a natureza das redes de apoio da pessoa e sua relação com o paciente. Não é prudente presumir que determinada rede oferece o tipo de apoio que o paciente deseja. Por exemplo, ligar para o pastor do paciente e pedir uma visita é inapropriado caso o paciente tenha pouca afinidade com o pastor ou com a comunidade de fé do pastor. Que nível de apoio a comunidade ou os amigos proporcionam? Eles visitam, rezam ou apoiam os familiares diretos do paciente? Procure saber se existe abertura entre o paciente e as pessoas com quem foi formada a irmandade.

Ritual e prática. Avaliar o uso de rituais e práticas que são impactados como resultado da doença de um paciente o ajuda a entender a espiritualidade dele. Rituais incluem participação em cultos, orações, sacramentos (p. ex., batismo, santa eucaristia), jejum, cânticos, meditação, leitura de Escrituras (ou da Bíblia), e oferendas e sacrifícios. Diferentes religiões têm diferentes rituais para eventos da vida. Por exemplo, budistas praticam o batismo mais adiante na vida e consideram enterros ou cremações aceitáveis na morte. Seguidores do islamismo praticam o salá, o segundo dos Cinco Pilares do Islã, que requer que todos os muçulmanos que tenham chegado à puberdade rezem 5 vezes/dia, voltados para a cidade sagrada de Meca. Judeus ortodoxos e conservadores circuncisam seus filhos recém-nascidos 8 dias após o nascimento. Determine se a doença ou hospitalização interrompeu a capacidade de o paciente de seguir rituais ou práticas habituais e o que pode ser feito para reestabelecer o envolvimento dele. Se os rituais forem importantes para o paciente, use-os como parte da intervenção de enfermagem.

Vocação. Os indivíduos expressam sua espiritualidade diariamente em suas rotinas cotidianas, trabalho, diversão e relacionamentos. Ela geralmente faz parte da identidade e vocação de uma pessoa. Determine se a doença, lesão ou hospitalização altera a capacidade de expressar algum aspecto da espiritualidade no que diz respeito às atividades profissionais ou diárias de uma pessoa. A expressão da espiritualidade inclui demonstrar apreço pela vida nas diversas coisas que as pessoas fazem, viver o presente e não se preocupar com o futuro, apreciar a natureza e ser produtivo. Quando uma enfermidade ou perda impede que o paciente expresse sua espiritualidade, entenda as implicações que isso tem na identidade e na vocação do paciente e ofereça orientação e apoio adequados. Perguntas a serem feitas incluem: "Como sua doença afetou a maneira que você vive sua vida espiritualmente em casa ou no trabalho?" ou "Como sua doença afetou sua capacidade de expressar o que é importante na vida para você?".

As experiências anteriores de Jeff com pacientes de câncer ensinaram a ele que, quando os pacientes expressam esperança, eles seguem adiante e enfrentam melhor os desafios de sua doença. Durante a última visita à clínica, Lisa disse que esperava ser capaz de continuar frequentando os serviços religiosos de sua igreja. Jeff refletiu sobre essa experiência e acha que Lisa e Joe têm um forte senso de bem-estar espiritual que os ajudará a enfrentar o câncer. No entanto, são necessárias mais avaliações.

Jeff também sabe que as necessidades espirituais dos pacientes estão geralmente relacionadas a suas origens culturais, sociais e étnicas. Mulheres afro-americanas geralmente expressam uma relação profunda com Deus e sólidos valores morais e éticos. A espiritualidade dos afro-americanos geralmente oferece uma fonte de cura, enfrentamento e paz. Ademais, estar ligado a um ambiente comunitário atencioso, como um bairro ou uma igreja, é especialmente importante para mulheres afro-americanas que têm câncer de mama, pois essas comunidades proporcionam grande suporte emocional e social (Davis et al., 2018; Williams, 2019). Jeff aplica essa informação ao avaliar as necessidades espirituais de Lisa, confirma se essa perspectiva é compartilhada por ela, e usa seu conhecimento sobre câncer de mama e espiritualidade entre mulheres afro-americanas para oferecer cuidado centrado no paciente para Lisa e sua família.

Jeff quer avaliar completamente o nível de saúde espiritual de Lisa e Joe. Ele começa perguntando a Lisa e Jeff "O que é importante na vida de vocês?" e "O que dá sentido à vida de vocês?" Jeff sabe que é importante entender como o câncer de mama de Lisa afetou suas vidas, então, ele pergunta: "Como as mudanças causadas pelo câncer de mama de Lisa afetaram aquilo que vocês querem ou precisam fazer?" Jeff pergunta se eles pertencem a alguma igreja. Quando Jeff descobre que Lisa e Joe frequentam regularmente uma igreja e que recebem apoio da família religiosa, ele pergunta: "Orar ajuda vocês?" Quando Lisa e Joe dizem a Jeff que orar é importante para eles, ele pergunta a Lisa e Joe se eles gostariam de rezar juntos naquele momento. À medida que Jeff reúne dados do histórico de enfermagem, começa a analisá-los e a buscar pistas e grupos de dados que o ajudarão a identificar diagnósticos de enfermagem para Lisa.

> **Pense nisso**
>
> Considere como suas próprias crenças espirituais e religiosas influenciam sua avaliação da saúde espiritual do paciente. Onde você é mais eficaz? E menos eficaz?

❖ Análise e diagnóstico de enfermagem

Um histórico espiritual permite que o enfermeiro aprenda bastante sobre o paciente e até que ponto a espiritualidade desempenha um papel na vida dele. Explorar a espiritualidade do paciente às vezes revela que ele tem excelentes recursos necessários para enfrentar a enfermidade com eficácia. Em outros momentos, o histórico revela respostas a problemas de saúde que requerem intervenção de enfermagem. Você interpreta as informações sobre as crenças e práticas espirituais de seus pacientes reconhecendo pistas ou grupos de dados para identificar claramente e classificar os problemas de saúde deles. Você forma julgamentos clínicos e então seleciona os devidos diagnósticos de enfermagem relacionados à espiritualidade (Boxe 35.3). Para a identificação dos diagnósticos, reconheça a importância que a espiritualidade tem para todos os tipos de problemas de saúde. Certifique-se de que cada diagnóstico de enfermagem negativo ou focado em problema tenha um fator relacionado correto para guiar a seleção de intervenções individualizadas, objetivas e intencionais (Herdman e Kamitsuru, 2021).

Bem-estar Espiritual é baseado em achados e características definidoras que mostram a capacidade de a pessoa de sentir e integrar sentido e propósito na vida por meio da conectividade consigo e com outras pessoas. Um paciente com esse diagnóstico de enfermagem tem recursos efetivos para utilizar quando confrontado com doenças ou ameaças a seu bem-estar. O diagnóstico de enfermagem *Sofrimento Espiritual* cria um quadro clínico diferente. Os achados e características definidoras revelam padrões que refletem tristeza, infelicidade ou outras emoções relacionadas a um estado precário de bem-estar (p. ex., expressando falta de esperança, sentido ou propósito na vida; expressando raiva por Deus ou verbalizando conflitos em suas crenças pessoais). Pacientes que têm propensão a experimentar sofrimento espiritual incluem aqueles que têm relacionamentos insatisfatórios, aqueles que sofreram uma perda recente ou aqueles que estão sofrendo de algum tipo de doença mental ou física.

A seleção correta dos diagnósticos de enfermagem requer pensamento crítico. Revise e analise todos os dados subjetivos e objetivos (p. ex., rituais religiosos e fontes de irmandade), sua avaliação das experiências anteriores do paciente, sua própria espiritualidade, e sua avaliação sobre o bem-estar espiritual do paciente. É comum que os pacientes apresentem múltiplos diagnósticos de enfermagem. Embora existam outros possíveis diagnósticos de enfermagem para pacientes que precisam de suporte e cuidado espiritual, os diagnósticos apresentados nos parágrafos anteriores e a lista a seguir representam exemplos de diagnósticos comumente associados a problemas relacionados à saúde espiritual.

- Risco de Sofrimento Espiritual
- Bem-estar Espiritual
- Desesperança
- Sentimento de Impotência
- Sofrimento Espiritual.

*À medida que Jeff analisa os dados de histórico reunidos a partir dos contatos com Lisa e Joe, ele reconhece pistas para três problemas que levam aos diagnósticos de enfermagem de Lisa. Jeff reconhece que Lisa crê profundamente em Deus, vai à igreja quando pode e obtém apoio por meio de orações e de sua família da igreja. Isto o leva a identificar **Bem-estar Espiritual** como primeiro diagnóstico. Jeff também reconhece que a doença de Lisa está impondo estresse sobre a família por alterar a dinâmica familiar normal. Joe e os filhos estão preocupados e têm dúvidas sobre a doença de Lisa e sobre o futuro. Eles estão ficando menos tempo juntos, principalmente durante o jantar em família de costume. Lisa também está cansada e incapaz de fazer várias coisas neste momento com Joe e os filhos. Jeff identifica isso como o problema de **Processos Familiares Interrompidos**. Lisa também está demonstrando sinais de **Ansiedade** com a continuidade de seu tratamento e ela se preocupa com o futuro. Ela está preocupada com os sintomas que está apresentando depois das sessões de quimioterapia e por Joe estar tendo que se ausentar do trabalho para ajudá-la. Quando Jeff analisa os três problemas que identificou, ele prioriza o **Bem-estar Espiritual**. Jeff reflete sobre as informações obtidas por meio das declarações de Lisa e Joe a respeito de sua intensa fé e ligação com sua igreja. Jeff também sabe que crenças espirituais e fé são mecanismos de enfrentamento geralmente usados pelos pacientes de câncer (Davis et al., 2018). Dessa forma, Jeff utiliza seu julgamento clínico para decidir focar na continuação do bem-estar espiritual na família.*

❖ Planejamento e resultados de enfermagem

Durante o passo de planejamento do processo de enfermagem, desenvolva um plano de cuidado para cada diagnóstico de enfermagem de um paciente. Pensamento crítico neste passo é importante, conforme você reflete sobre conhecimento, experiências anteriores e fatores ambientais, a fim de reconhecer a relevância dos diagnósticos escolhidos e considerar possíveis abordagens de cuidados. Você deve aplicar atitudes de pensamento crítico para selecionar as intervenções de enfermagem mais adequadas (Figura 35.4). Reúna os dados da avaliação com o conhecimento sobre os recursos e terapias disponíveis de

---

Boxe 35.3 Processo de formulação do diagnóstico de enfermagem

Bem-estar espiritual

Atividades do histórico de enfermagem	Achados/características definidoras
Peça que o paciente descreva sua fonte pessoal de fé e esperança.	O paciente expressa força interior e fonte de orientação.
Faça com que o paciente descreva seu nível de satisfação com a vida.	A vida tem sentido e propósito; o paciente encontra satisfação quando presta serviços comunitários como voluntário.
Determine quem proporciona a maior fonte de força e apoio ao paciente durante momentos de dificuldade.	O paciente interage com os amigos e a família durante momentos de dificuldade.

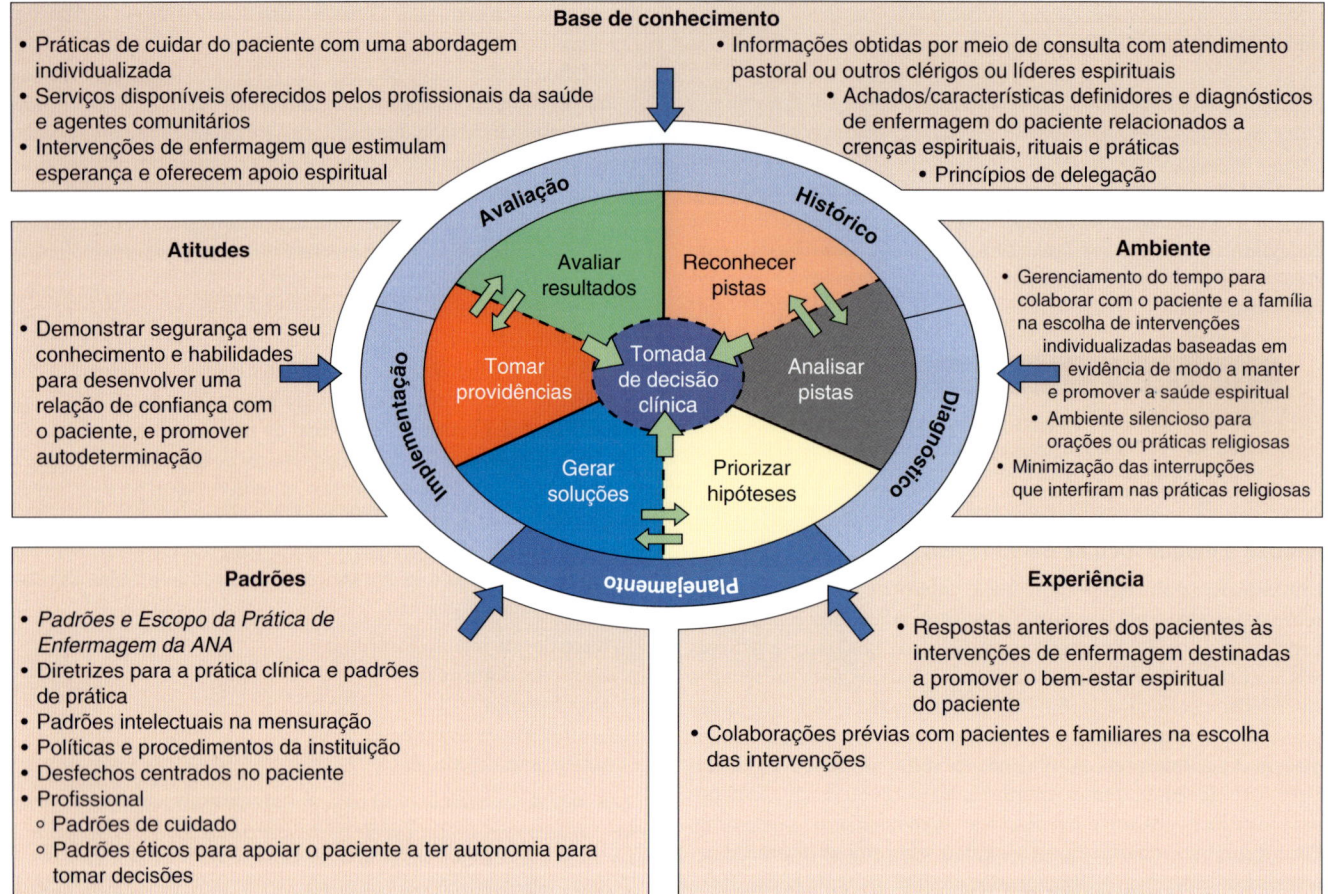

Figura 35.4 Modelo de pensamento crítico para planejamento da saúde espiritual. (Copyright de Modelo de Medida de Julgamento Clínico © NCSBN. Todos os direitos reservados.)

cuidado espiritual. Una as necessidades do paciente às intervenções baseadas em evidências que são respaldadas e recomendadas na literatura clínica e de pesquisa. Use um mapa de conceito (Figura 35.5) para organizar o cuidado do paciente e mostre como o diagnóstico médico, os dados de avaliação e os diagnósticos de enfermagem referentes àquele paciente estão interligados.

Experiência anterior com outros pacientes e suas próprias experiências pessoais são de grande valor ao selecionar intervenções para promover o bem-estar espiritual. Por exemplo, você pode ter orado com pacientes anteriores ou ajudado um paciente a realizar um rito espiritual. Suas experiências prévias com pacientes também podem ajudá-lo a reconhecer práticas espirituais ou restrições alimentares de determinada religião. Você pode já ter trabalhado com pacientes oncológicos e descobrir que fazer um diário ajuda os pacientes a expressar seus sentimentos sobre a doença e os tratamentos.

Também é importante reconhecer fatores ambientais que impactam a promoção da saúde espiritual. Por exemplo, quando você reza com um paciente, sua intenção é achar um ambiente tranquilo e planejar um período em que não ocorram interrupções. Identifique possíveis interrupções e trabalhe para minimizar seu impacto. Da mesma forma, trabalhe com outros membros da equipe de saúde para respeitar as práticas espirituais e preferências de cuidado espiritual do paciente. Considere a cultura do paciente ao planejar intervenções centradas nele.

A confidencialidade, que é uma importante atitude de pensamento crítico, gera confiança, permitindo que você e o paciente comecem juntos um relacionamento terapêutico. A tentativa de atender ou auxiliar os pacientes em suas necessidades espirituais frequentemente requer outros recursos. Pelo fato de o cuidado espiritual ser tão pessoal, padrões de autonomia e autodeterminação são fundamentais para auxiliar um paciente em suas decisões sobre o plano de cuidado.

Desfechos. Em parceria com o paciente e a família, identifique desfechos esperados para desenvolver um plano de cuidado mutuamente acordado com base nos diagnósticos de enfermagem do paciente (ver Plano de cuidados de enfermagem). Utilize julgamento clínico para estabelecer desfechos realistas que estejam de acordo com as crenças e práticas religiosas/espirituais pessoais e com a cultura do paciente e se concentre em manter ou melhorar a saúde espiritual do paciente. É especialmente importante trabalhar em estreita colaboração com os pacientes ao estabelecer desfechos esperados de apoio e crescimento espiritual e escolher as respectivas intervenções. Estabelecer desfechos esperados exige que você conheça bem o paciente. Quando o cuidado espiritual requer ajudar os pacientes a se adaptar a perdas ou situações estressantes de vida, os desfechos esperados são a longo prazo. Contudo, desfechos a curto prazo, como voltar a participar de práticas religiosas, ajudam os pacientes a progressivamente alcançar uma condição mais saudável espiritualmente. Seguem exemplos de desfechos esperados ao estabelecer um plano de cuidados de enfermagem.

- O paciente expressa sentimentos de que está em paz
- O paciente reporta sentimentos de conexão com a família e/ou outros
- O paciente inicia interações sociais com a família e os amigos
- O paciente participa de práticas e ritos espirituais.

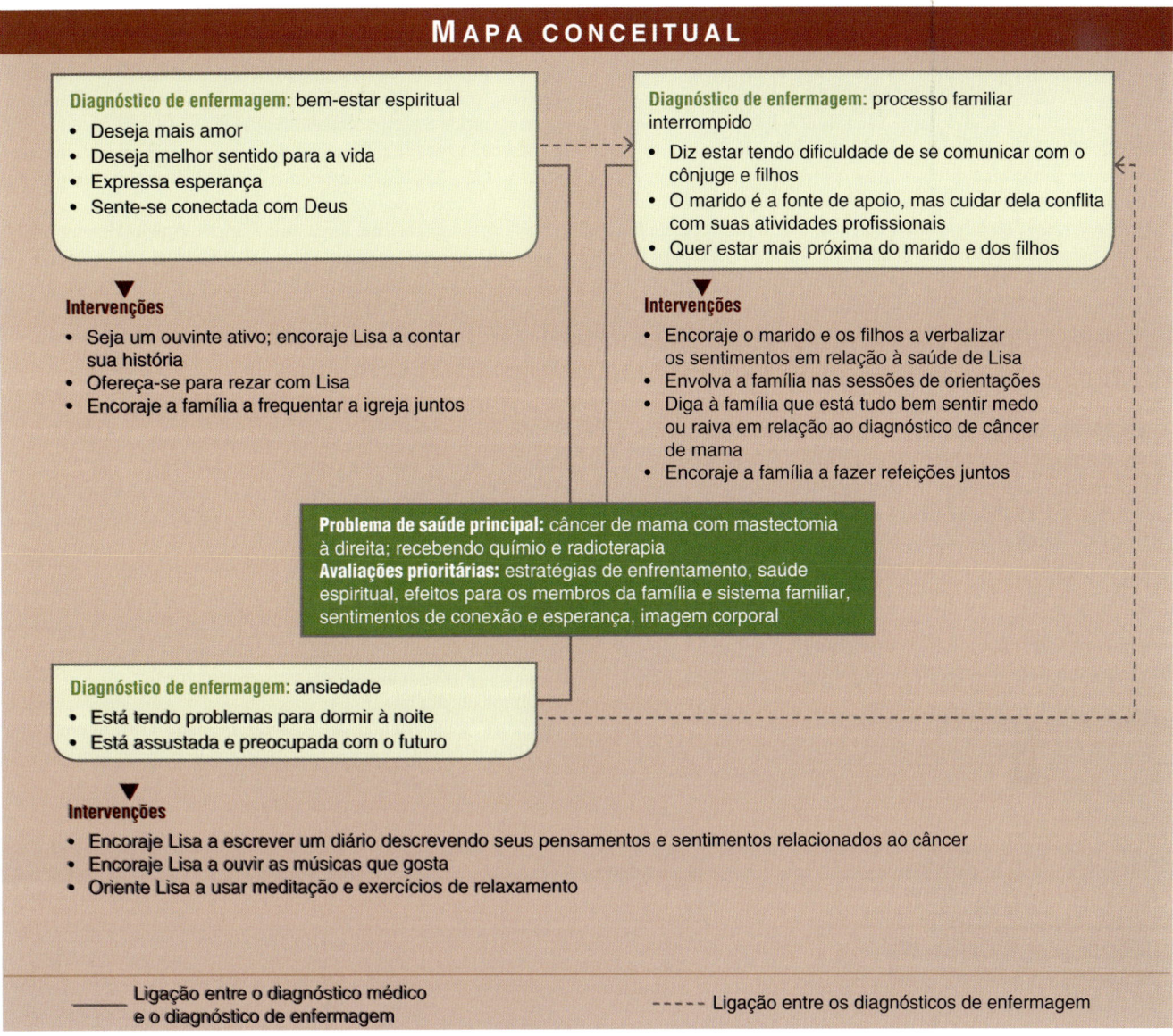

Figura 35.5 Mapa conceitual de Lisa Owens.

Estabelecimento de prioridades. O cuidado espiritual é bastante personalizado. Você forma um relacionamento com o paciente que permite conhecer suas prioridades no contexto de sua vida espiritual. Ao estabelecer um plano mutuamente acordado com o paciente, este pode identificar o que é mais importante. Prioridades espirituais não precisam ser sacrificadas em nome das prioridades de cuidados físicos. Quando o paciente está em sofrimento agudo, concentre o cuidado em proporcionar a ele um senso de controle para minimizar o sentimento de impotência. Por exemplo, permita que o paciente decida por concluir todos os cuidados matinais agora ou mais para o fim da manhã. Quando o paciente tem uma doença terminal, cuidado espiritual é geralmente a intervenção de enfermagem mais importante para amparar os pacientes e seus familiares no pesar (ver Capítulo 36).

Trabalho em equipe e colaboração. Se o paciente participa de uma organização religiosa, se permitido por ele/ela, envolva os membros da congregação ou igreja, templo, mesquita ou sinagoga no plano de cuidados de enfermagem, quando adequado. Geralmente, as igrejas têm um enfermeiro da comunidade religiosa/paróquia que pode atuar como apoio e recurso para o paciente, principalmente para idosos e populações vulneráveis (CHAUSA, 2016). Enfermeiros de comunidades religiosas se concentram não apenas na saúde espiritual do indivíduo como também servem de elo ajudando os pacientes com suas necessidades de atenção à saúde (CHAUSA, 2016). Em um ambiente hospitalar, o serviço de assistência pastoral é um recurso valioso. Esses profissionais de cuidado espiritual oferecem informações sobre como e quando proporcionar o melhor suporte para os pacientes e seus familiares. Os prestadores de cuidados espirituais dão apoio direto na forma de abordagem ativa das necessidades espirituais ou religiosas de um paciente e sua família, conversando sobre os sentimentos dos familiares e os valores do paciente, e relembrando com os familiares sobre um paciente (Veloza-Gomez et al., 2017). Outras pessoas importantes, como cônjuges, irmãos, pais e amigos precisam ser envolvidos nos cuidados do paciente na medida do possível. Isso significa que você fica sabendo por meio de sua avaliação inicial quais indivíduos ou grupos formaram um relacionamento com o paciente e quais ele deseja envolver. Esses indivíduos, às vezes, participam em todos os níveis do plano de cuidado. Eles geralmente auxiliam nos cuidados físicos, dão conforto emocional e compartilham suporte espiritual.

Depois de analisar os dados do histórico, Jeff identificou **Bem-estar Espiritual** *como prioridade para Lisa. Ele colabora com Lisa para identificar desfechos esperados dela participando de orações regulares e meditação, e com Lisa e Joe conseguindo discutir seus sentimentos e medos diariamente. Utilizando os desfechos identificados, Jeff começa a planejar o cuidado e o apoio espiritual pessoal centrado na paciente Lisa. Ele planeja criar sentimentos de esperança e aproveitar os recursos que Lisa e Joe têm por meio de sua igreja. Jeff verifica que a igreja de Lisa conta com um enfermeiro da comunidade religiosa. Com a permissão de Lisa, ele trabalhará com o enfermeiro dessa comunidade religiosa para fazer uma relação dos membros da igreja que podem ajudar Lisa quando Joe ou os filhos não puderem. Enquanto promove o cuidado espiritual, Jeff também planeja intervenções que ajudarão a reduzir a ansiedade de Lisa e melhorar a comunicação e a união da família. Jeff planeja envolver Joe e os filhos no plano de cuidados de Lisa.*

❖ Implementação

Os enfermeiros desempenham um papel importantíssimo em ajudar os pacientes a resolver sentimentos de sofrimento espiritual. Os enfermeiros criam um ambiente terapêutico e maximizam a recuperação melhorando o bem-estar espiritual dos pacientes (Harrad et al., 2019). Depois de estabelecer um relacionamento atencioso com o paciente e um plano de cuidado de enfermagem individualizado, você pode implementar uma abordagem de cuidados centrados no paciente. Ter conhecimento detalhado sobre as necessidades espirituais do paciente permite que você cuide dele de uma maneira sensível, criativa e apropriada.

Promoção de saúde. Cuidado espiritual precisa ser um tema central a respeito de como você promove o bem-estar geral de um indivíduo, levando a melhores desfechos do paciente, como enfrentamento positivo, diminuição do estresse e da ansiedade e menor risco de depressão (Harrad et al., 2019). Em ambientes em que ocorrem atividades de promoção da saúde, os pacientes geralmente necessitam de informação, aconselhamento e orientação para fazer as escolhas necessárias de modo a permanecerem saudáveis.

Marcar presença. Presença faz parte da arte da enfermagem. Benner (1984) explica que presença envolve "estar com" um paciente em vez de "fazer pelo" paciente. É ser capaz de proporcionar proximidade com um paciente física, psicológica e espiritualmente. Ajuda a prevenir o isolamento emocional e ambiental (ver Capítulo 7). Enfermeiros se fazem presentes para seus pacientes quando passam um tempo com eles. Estar presente contribui para a sensação de bem-estar do paciente e dá esperança na recuperação. Marque sua presença sentando-se com o paciente para ouvir atentamente os sentimentos e a situação dele, conversando com ele, aceitando ou apoiando a necessidade de chorar que ele tenha, e simplesmente oferecendo seu tempo. Essas intervenções simples proporcionam uma abordagem poderosa de cuidado espiritual (Buchanan, 2021).

Quando a promoção da saúde é o foco do cuidado, sua presença dá aos pacientes a segurança necessária para discutir maneiras de permanecerem saudáveis. Demonstre sua presença atenciosa ouvindo as preocupações dos pacientes; quando adequado, envolva os membros da família nas discussões sobre a saúde dos pacientes. Demonstre autoconfiança ao dar orientações de saúde, e apoie os pacientes quando eles forem tomar decisões sobre sua saúde. O paciente que busca cuidado de saúde geralmente tem medo de sofrer de alguma doença que ameace seu controle e procura alguém competente para obter orientações. Palavras animadoras de apoio e uma abordagem calma e decisiva estabelecem uma presença que gera confiança e bem-estar.

◎ Plano de cuidados de enfermagem

Bem-estar espiritual

HISTÓRICO DE ENFERMAGEM

Atividades do histórico de enfermagem	*Achados/características definidoras[a]*
Avalie as conexões de Lisa consigo mesma.	Lisa costumava se sentir bem em relação a ela mesma. No entanto, desde seus tratamentos para o câncer, ela está mais cansada e se sente menos positiva às vezes. Ela diz: **"Gostaria de ter mais esperança em relação ao meu prognóstico."**
Peça que Lisa descreva o que ela mais teme em relação ao câncer.	Lisa explica o seguinte: "Descobri que o câncer me faz valorizar o que tenho com minha família. Isso dito, me preocupo se poderei ver meus filhos crescerem, **mas tenho esperança de que a quimioterapia me dê um pouco de tempo e que faça eu me sentir um pouquinho melhor".**
Avalie as conexões de Lisa com sua família e outras pessoas importantes.	Antes da doença de Lisa, as **crianças eram bem próximas dos pais e compartilhavam sua fé em Deus.** Porém, **agora, eles estão lutando para enfrentar a doença de Lisa.** Lisa e Joe **frequentam sua igreja regularmente e esperam continuar** fazendo isso, mesmo durante a quimioterapia. **Membros da igreja ofereceram ajuda** para levar Lisa à clínica quando Joe não puder fazer isto.
Determine as conexões de Lisa com uma força maior do que ela mesma.	Lisa **expressa conexão com seu Deus** dizendo: "Não me sinto só; Deus está comigo. Tenho mais gratidão por cada dia que Deus me concede, e acredito que a força de Deus me ajudará a continuar sendo ativa em minha igreja."

[a]Achados/características definidores estão destacados em negrito.

Diagnóstico de enfermagem: bem-estar espiritual

PLANEJAMENTO

Resultados esperados (NOC)[b]
Saúde espiritual
Até o fim da semana, Lisa reportará ter feito orações regulares e meditação.
Em 3 semanas, Lisa reportará que ela e Joe conseguem discutir seus sentimentos e medos diariamente.

[b]Designações de classificação de resultado extraídas de Moorhead S et al.: *Nursing Outcomes Classification (NOC)*, ed 6, St Louis, 2018, Elsevier.

Capítulo 35 Saúde Espiritual

Plano de cuidados de enfermagem (Continuação)

Bem-estar espiritual

INTERVENÇÕES (NIC)[c]	JUSTIFICATIVA
Facilitação do crescimento espiritual	
Planeje discussões com Lisa durante o tratamento e a escute, permitindo que ela elenque as preocupações que possa ter sobre o futuro.	Ouvir proporciona apoio e conforto no cuidado espiritual (Veloza-Gomez et al., 2017). Criar uma relação terapêutica é importante para a prestação de cuidados espirituais (Minton et al., 2018).
Encoraje Joe a se comunicar frequente e abertamente com Lisa para que ela possa compreender melhor seus sentimentos e criar momentos especiais todos os dias falando sobre sentimentos e medos e se conectando um com o outro.	Manter um senso de conexão ajuda a melhorar a saúde psicológica e mental (Hakanson e Ohlen, 2016).
Marque uma reunião à tarde, na clínica oncológica, quando os filhos possam participar. Discuta sobre o progresso da mãe deles. Marque presença e expresse uma esperança realista para o prognóstico da mãe.	O diagnóstico de câncer causa pesar em toda a família. Proporcionar cuidado e suporte espiritual exerce um efeito positivo no enfrentamento e ajuda a família a desenvolver estratégias para enfrentamento pessoal (Dobratz, 2016).
Ofereça-se para rezar com Lisa quando ela descrever quais são suas esperanças.	Intervenções espirituais individualizadas em pacientes de câncer podem aumentar o bem-estar espiritual e reduzir a depressão (Balboni et al., 2017).
Mostre a Lisa como escrever um diário. Estimule-a a começar escrevendo o que é importante para ela no que diz respeito à enfermidade e sua família.	O uso de diários ajuda as pessoas que estão passando por uma crise a lidar com o desconhecido e expressar seus sentimentos; encontrar sentido e conexão espiritual; e obter alívio físico, emocional e espiritual (Connerton e Moe, 2018; Neathery, 2018).
Apoio espiritual	
Use comunicação terapêutica para marcar presença e demonstrar empatia com Lisa e Joe.	Ter empatia, ouvir atentamente e confiar é necessário para se conectar com pacientes que têm necessidades espirituais (Harrad et al., 2019).
Discuta com Lisa os prováveis momentos em que sua quimioterapia a afeta mais e como ela pode se programar para participar de atividades da igreja considerando esses momentos.	Quimioterapia pode causar fadiga grave. Comunidades de fé, como igrejas, desempenham um importante papel na promoção dos sistemas de crenças (Davis et al., 2018).
Ensine a Lisa métodos de relaxamento, meditação e imaginação guiada.	Métodos de relaxamento ajudam a promover qualidade de vida e elevam a tranquilidade e dignidade. Respostas ao relaxamento foram associadas a melhores desfechos fisiológicos (pressão arterial, capacidade de se exercitar e sintomas cardíacos) e psicológicos (depressão e ansiedade) (Heo et al., 2018; Balboni et al., 2017).

[c]Designações de classificação de intervenções extraídas de Butcher HK et al.: *Nursing Interventions Classification (NIC)*, ed 7, St Louis, 2018, Elsevier.

AVALIAÇÃO

Atividades de avaliação	Resposta da paciente
Peça que Lisa descreva de que modo os exercícios de meditação a ajudaram.	Lisa conta que faz meditação diariamente quando chega da clínica. Ela diz: "Sinto-me calma. A meditação permite que eu me conecte com Deus e eu sei que tenho minha família querida para me ajudar."
Peça que Lisa analise suas conversas com a família e/ou membros da igreja.	Lisa diz: "Temos conversado mais como uma família, mas minhas conversas diárias com Joe são especialmente úteis para mim. Minha família sabe que eu considero cada dia uma bênção. Minha igreja realmente me mantém conectada."

Promoção de uma relação terapêutica. Aprenda a olhar além dos problemas distintos dos pacientes e reconheça o quadro mais amplo das necessidades holísticas deles. Por exemplo, não olhe apenas para a dor nas costas do paciente como um problema a ser resolvido rapidamente com remédios; em vez disso, procure saber como a dor influencia a capacidade de ele trabalhar e alcançar os objetivos de vida. Uma visão **holística** permite que você estabeleça um papel auxiliador e um relacionamento terapêutico. Três fatores ficam evidentes quando um relacionamento terapêutico se desenvolve entre o enfermeiro e o paciente.

1. Mobilizar realisticamente a esperança para o enfermeiro e o paciente.
2. Encontrar uma interpretação ou compreensão sobre doença, dor, ansiedade ou outra emoção estressante que seja aceitável para o paciente.
3. Ajudar o paciente a usar recursos sociais, emocionais e espirituais (Benner, 1984).

Mobilizar a esperança do paciente é essencial para uma relação terapêutica. A esperança motiva as pessoas a enfrentar os desafios da vida ao encontrar força interior para enfrentamento e aceitação (Gawthorpe, 2018). Ajude os pacientes a encontrar esperança. Por exemplo, ajude um paciente recentemente diagnosticado com diabetes melito a aprender como controlar a doença de uma forma que permita que ele continue tendo um estilo de vida produtivo e satisfatório. Uma filha adulta que decidiu se tornar a cuidadora de seu pai ou mãe idosos espera poder ser capaz de proteger seus pais de lesões ou contra uma piora da deficiência. Você ensina à filha os cuidados básicos para que sua esperança possa ser realista. A esperança é orientada para o futuro e ajuda o paciente a trabalhar para alcançar desfechos (Wrigley, 2019). Esperança ajuda os pacientes a trabalhar para se recuperarem. Para ajudar os pacientes a ter esperança, trabalhem juntos para encontrar uma explicação para sua situação que seja aceitável para eles. Ajude um paciente a exercitar a esperança de maneira realista, apoiando atitudes positivas em relação à vida ou o desejo de se manter informado e tomar decisões.

Permaneça atento aos recursos e necessidades espirituais do paciente. É sempre importante permitir que os pacientes expressem e exercitem suas crenças e encontrem conforto espiritual. Quando fatores de estresse da vida ou doenças crônicas criam confusão ou incerteza, reconheça seu potencial efeito sobre o bem-estar do paciente.

Como você utiliza e reforça recursos espirituais? Comece encorajando o paciente a discutir os efeitos que uma doença causou em suas crenças e fé pessoais e, dessa forma, dando-lhe a chance de esclarecer quaisquer equívocos ou informações incorretas. Ter um senso claro de como será a doença ajuda a pessoa a aplicar muitos recursos para sua recuperação.

Jeff encoraja Lisa e sua família a fortalecerem sua saúde espiritual à medida que eles continuam enfrentando o diagnóstico de câncer de mama e o tratamento do câncer de Lisa. Jeff pergunta a Lisa: "Existe alguma comunidade com a qual você se sinta conectada?" Lisa responde: "Tenho proximidade com os membros da minha igreja e com meus amigos do trabalho." Jeff também obtém a permissão de Lisa para compartilhar seus problemas de saúde e preocupações com o enfermeiro da comunidade religiosa, que concorda em entrar em contato com Lisa e marcar uma hora para se encontrarem. Jeff verifica que Lisa e Joe já usaram orações no passado para enfrentar estressores diferentes. Assim, Jeff reza com Lisa e Joe durante suas visitas à clínica oncológica, encoraja-os a continuar lendo a Bíblia juntos em casa, e encoraja Joe a frequentar a igreja com os filhos mesmo se Lisa estiver mal demais para comparecer. Jeff desenvolve um plano de ensino para Lisa que enfoca como praticar meditação e exercícios de relaxamento para ajudar a controlar sua ansiedade. Pelo fato de que o câncer de mama e seu tratamento geralmente interferem na vida profissional, Jeff ajuda Lisa a explorar e planejar maneiras de permanecer conectada a seus pares no trabalho para ajudar a manter essa importante fonte de apoio.

Cuidado agudo. Dentro de ambientes de cuidado agudo, os pacientes sofrem diversos fatores de estresse que ameaçam seu senso de controle. A avaliação contínua das necessidades espirituais é essencial, pois as necessidades do paciente, em geral, mudam rapidamente. Apoio e aumento do bem-estar espiritual de um paciente são desafios quando o foco do cuidado de saúde parece estar no tratamento e na cura, e não no cuidado. Falta de tempo, falta de estudo ou capacitação, barreiras linguísticas, confusão em relação à própria espiritualidade, ausência de envolvimento da família e a privacidade do paciente também são outros empecilhos para o cuidado espiritual em ambientes de cuidado agudo (Chen et al., 2017a). Para superar esses desafios, demonstre uma presença calmante e toque amparador ao realizar o cuidado. Usar as mãos de maneira astuta, oferecer palavras animadoras de apoio, promover a conectividade e assumir uma abordagem calma e decisiva marcam a presença de enfermagem, gerando confiança. Como enfermeiro, você está exclusivamente posicionado para ajudar os pacientes a reavaliar suas vidas e ter uma boa saúde espiritual (Boxe 35.4).

Sistemas de apoio. O uso de sistemas de apoio é importante para pacientes em qualquer ambiente de cuidado de saúde. Os sistemas de apoio podem oferecer aos pacientes maior senso de bem-estar durante a hospitalização e servem como uma ligação humana. Para muitos pacientes, uma parte de seu ambiente de cuidados é a presença regular de familiares e amigos para apoio. Proporcione privacidade durante as visitas, e planeje o cuidado com o paciente e a rede de apoio dele para promover o vínculo interpessoal que é necessário para a recuperação. O sistema de apoio fornece um senso de conexão, é uma fonte de fé e esperança e um importante recurso na condução de rituais religiosos significativos.

Quando os pacientes buscam o apoio da família e amigos, encoraje esses membros a visitar o paciente regularmente. Ajude os membros da família a se sentirem confortáveis no ambiente de cuidado de saúde e use seu suporte e presença para promover a cura do paciente. Por exemplo, incluir familiares em orações é um gesto atencioso, se apropriado para a religião do paciente e se ele e seus familiares se sentirem confortáveis em praticá-las juntos. Pedir que a família traga símbolos espirituais ou religiosos importantes para deixar na cabeceira do paciente oferece apoio espiritual significativo.

> **Boxe 35.4 Prática baseada em evidências**
>
> ***Intervenções espirituais e desfechos do paciente***
>
> **Questão PICOT:** O uso de intervenções de cuidado espiritual entre adultos melhora os resultados do paciente?
>
> **Resumo das evidências**
>
> Os cuidados de enfermagem de pacientes precisam concentrar-se na mente, no corpo e no espírito. É importante incluir intervenções espirituais no plano de cuidados de um paciente que possam ajudar a aliviar o sofrimento espiritual e aumentar o bem-estar espiritual (Ricci-Allegra, 2018; Fradelos, 2021). Oferecer cuidados e apoio espiritual geralmente faz com que os pacientes enfrentem doenças e terapias (Davis et al., 2018; Fradelos, 2021). Pesquisadores descobriram que o uso de intervenções espirituais ajuda a controlar a ansiedade e diminuir a depressão em pacientes com câncer e insuficiência cardíaca (Heo et al., 2018; Davis et al., 2018). Tanto comunicação verbal quanto não verbal, como presença, são úteis quando se cuida espiritualmente dos pacientes (Minton et al., 2018). O uso de um quadro de cuidados espirituais, permitindo que os pacientes expressem seus sentimentos, ajudou-os a enfrentar suas enfermidades e se sentir em paz (Berning et al., 2016). Antes de oferecer cuidados espirituais aos pacientes, é importante que os enfermeiros avaliem as pistas dos pacientes em relação a suas crenças e autonomia (Harrad et al., 2019).
>
> **Aplicação na prática de enfermagem**
> - Use escuta ativa e comunicação terapêutica para desenvolver empatia com seus pacientes (Vincensi, 2019)
> - Ofereça-se para orar ou ler as Escrituras com os pacientes (Minton et al., 2018)
> - Ligue em uma estação de rádio ou programa de TV religioso da preferência do paciente
> - Conduza uma avaliação ou histórico espiritual com cada um de seus pacientes (Harrad et al., 2019)
> - Não faça julgamentos em sua avaliação e cuidado dos pacientes, demonstrando respeito às crenças espirituais de cada um (Vincensi, 2019)
> - Ofereça-se para entrar em contato com o atendimento pastoral ou com o capelão para os pacientes (Bone et al., 2018)

Colabore com os conselheiros espirituais ou membros eclesiásticos no provimento de uma abordagem interprofissional para o cuidado do paciente (Bone et al., 2018). Agentes profissionais de cuidado espiritual, como capelães, têm experiência em entender como uma enfermidade influencia as crenças de uma pessoa e como essas crenças influenciam as respostas do paciente à enfermidade, à recuperação ou à preparação para a morte. Quando membros eclesiásticos são requisitados por pacientes ou familiares, mantenha o sacerdote informado sobre quaisquer preocupações físicas, psicossociais ou espirituais que estejam afetando o paciente. Um agente de cuidado espiritual é especialmente útil em discussões sobre os desejos do paciente e da família em relação ao cuidado terminal (Ruth-Sahd et al., 2018) (ver Capítulo 36). Respeite os valores e necessidades espirituais dos pacientes dando tempo para que os membros da assistência pastoral proporcionem cuidado espiritual e facilite a administração de sacramentos, ritos e rituais.

Terapias alimentares. A ingestão de alimento satisfaz e promove um senso de conforto. Alimento e nutrição são aspectos importantes do cuidado do paciente e geralmente constituem um importante elemento de algumas práticas religiosas (Tabela 35.2). Alimentos e rituais que envolvem a preparação e o ato de servir comida às vezes são importantes para a espiritualidade de uma pessoa. Por exemplo, na fé muçulmana, os alimentos são divididos em quatro categorias: *halal* (permitidos), *haram* (proibidos), *makrooh* (duvidosos) e

Tabela 35.2 Normas religiosas de alimentação que afetam o cuidado de saúde.

Religião	Práticas alimentares
Hinduísmo	Algumas seitas são vegetarianas. Eles acreditam que não se deve matar *nenhuma* criatura viva
Budismo	Alguns são vegetarianos e não consomem álcool. Muitos jejuam nos dias santos
Islamismo	O consumo de carne de porco e álcool é *haram* (proibido). O uso de cafeína é *makrooh* (duvidoso). Seus seguidores jejuam durante o mês do Ramadã
Judaísmo	Alguns obedecem às restrições alimentares *kosher* (p. ex., evitar carne de porco e frutos do mar; não preparar e ingerir leite e carne ao mesmo tempo)
Cristianismo	Alguns batistas, evangélicos e pentecostais desencorajam o consumo de álcool e cafeína. Alguns católicos romanos jejuam na Quarta-feira de Cinzas e na Sexta-feira Santa. Alguns não comem carne às sextas durante a Quaresma
Testemunhas de Jeová	Seus membros evitam alimentos que sejam preparados com sangue ou que o contenham
Mórmons	Os seguidores se abstêm de consumir álcool e cafeína
Igreja Ortodoxa Russa	Os seguidores respeitam dias de jejum e a regra de não consumir carne às quartas e sextas. Durante a Quaresma, todos os produtos de origem animal, incluindo laticínios e manteiga, são proibidos
Povos Nativos Americanos	Crenças tribais individuais influenciam as práticas alimentares

Boxe 35.5 Foco em idosos

Espiritualidade e saúde espiritual

- Há uma associação entre a espiritualidade de um idoso e sua força interior e capacidade de se adaptar a ou enfrentar enfermidades e outros fatores de estresse da vida (Chen et al., 2017b; Hodge, 2017)
- Idosos geralmente usam a oração como principal mecanismo de enfrentamento quando ficam doentes (Greer e Abel, 2017)
- Encorajar idosos a rezar, ler materiais espirituais ou as Escrituras, meditar ou outras práticas religiosas pode levar a mais bem-estar e melhor enfrentamento (Hodge, 2017)
- Aumente a conectividade ajudando pacientes idosos a encontrar sentido e propósito na vida, ouvindo atentamente suas preocupações e estando presente para eles (Clarke e Baume, 2019)
- Crenças no pós-vida aumentam conforme os adultos envelhecem. Ofereça-se para coordenar visitas de membros eclesiásticos, assistentes sociais, advogados e consultores financeiros para que os pacientes sintam como se tivessem concluído todos os negócios inacabados. Deixar um legado (p. ex., histórias contadas, artes, fotografias) aos entes queridos prepara o idoso para deixar o mundo com uma percepção de sentido na vida e mantém uma forma de continuar a conexão com quem fica (Touhy e Jett, 2020)
- Maior apoio social de idosos impacta positivamente seu bem-estar espiritual (Chen et al., 2017b).

mashbooh (suspeitos) (Huda, 2020; Why Islam, 2018). Consulte um nutricionista para integrar as preferências alimentares dos pacientes nos cuidados diários. Se uma instituição de saúde não puder preparar o alimento da forma preferida, peça que a família traga refeições que respeitem as restrições alimentares impostas pela condição do paciente.

Rituais de apoio. Enfermeiros proporcionam cuidado espiritual apoiando a participação dos pacientes em rituais e atividades espirituais quando possível. Planeje o cuidado para permitir tempo para leituras religiosas ou visitações espirituais ou para participar de serviços religiosos. Permita que os membros da família planejem uma sessão de orações ou uma leitura organizada das Escrituras ou do Alcorão regularmente. Organize junto a profissionais de cuidado espiritual, mediante solicitação do paciente, para que ele e seus familiares participem de práticas religiosas (p. ex., receber sacramentos). Sacerdotes da igreja do paciente geralmente os visitam quando eles estão hospitalizados e não podem comparecer aos serviços religiosos. Meditações gravadas, música clássica ou religiosa e serviços religiosos televisionados oferecem outras opções efetivas. Sempre respeite os símbolos, medalhas, tapetes de oração, cruzes ou outros itens que os pacientes trazem para o ambiente de cuidado de saúde, e certifique-se de que não sejam acidentalmente perdidos, danificados ou extraviados. Apoiar rituais espirituais é especialmente importante para idosos (Boxe 35.5).

Cuidados restauradores e contínuos. O cuidado espiritual costuma se tornar especialmente importante aos pacientes que estão se recuperando de uma incapacidade prolongada ou que estão vivendo com uma doença crônica ou terminal. Muitas das intervenções de enfermagem aplicáveis na promoção de saúde e cuidado agudo se aplicam também a esse nível de cuidado de saúde.

Oração. O ato de rezar dá aos indivíduos a oportunidade de renovar sua fé e crença pessoal em um ser superior de uma forma específica e focada que pode ser altamente ritualizada e formal ou totalmente espontânea e informal. Por exemplo, um paciente pode optar por fazer uma oração na hora em que estiver sendo levado para um procedimento cirúrgico. Um paciente que é seguidor do islamismo desejará fazer suas preces diárias (salá) 5 vezes/dia. A oração é um recurso de enfrentamento eficaz para sintomas físicos e psicológicos (deAndrade Alvarenga et al., 2017). Os pacientes rezam sozinhos ou participam de grupos de oração com família, amigos ou sacerdotes. Muçulmanos devem se lavar antes de orar; portanto, providencie itens de higiene de acordo com as práticas do islamismo (Islamic Supreme Council of America, 2021). Alguns rezam ouvindo música. Promova a prática de orações dando privacidade aos pacientes, se desejarem, sabendo se o paciente deseja que você participe ou não, e sugerindo orações quando você sabe que esse é um recurso de enfrentamento para o paciente. Você também pode estar presente com o paciente oferecendo-se a passar vários minutos em silêncio com ele (Christensen et al., 2018). Alternativas à oração incluem ouvir músicas calmas ou ler texto selecionado pelo paciente.

Meditação. A meditação cria uma reação de relaxamento que reduz o estresse cotidiano (ver Capítulo 32). Pacientes que meditam geralmente afirmam ter mais consciência de sua espiritualidade e da presença de Deus ou de um ser supremo. A meditação melhora os sintomas e a depressão nos pacientes e ajuda-os a transformar pensamentos negativos em positivos (Heo et al., 2018). Exercícios de meditação oferecem aos pacientes alívio temporário de dor, insônia, ansiedade e depressão e aumentam a capacidade de enfrentamento e de relaxamento (Starkweather, 2021). A meditação envolve sentar-se em silêncio em uma posição confortável com os olhos fechados e repetindo um som, frase ou palavra sagrada ritmada com a respiração, ao mesmo tempo que evita os pensamentos invasivos. Pessoas que meditam regularmente (2 vezes/dia durante 10 ou 20 minutos) podem experimentar uma redução do metabolismo e da frequência cardíaca, facilitar a respiração e a desaceleração das ondas cerebrais (Boxe 35.6).

Boxe 35.6 Educação em saúde

Técnicas de meditação

Objetivo
- O paciente verbalizará sentimentos de relaxamento e autotranscendência após a meditação.

Estratégias de ensino
- Dê ao paciente uma breve descrição das informações e um guia de ensino impresso que descreva como meditar
- Prepare o espaço: coisas simples como acender uma vela, desligar o celular, ou sentar-se em uma sala ou local silencioso que possa produzir o mínimo de interrupção pode ajudar na prática da meditação
- Determine uma intenção ou faça uma pergunta; isso determina a direção da meditação. Deixe que o paciente faça uma pergunta aberta, como "Qual é meu propósito?" ou "Quem/o que sou eu?"
- Explique que uma música tranquila ou o leve ruído de um ventilador ligado também bloqueia as distrações
- Ensine os passos da meditação (ou seja, sentar-se em uma posição confortável com as costas retas, respirar lentamente, e focar em um som, oração ou imagem)
- Encoraje o paciente a meditar por 10 a 20 minutos, 2 vezes/dia
- Responda dúvidas e reforce as informações, se necessário.

Avaliação
Use os princípios de explicar de volta para avaliar o aprendizado do paciente/familiar cuidador:
- Como você se sentiu depois de meditar?
- O que você aprendeu sobre si mesmo enquanto meditava?

Trabalho de amparo em casos de pesar. Pacientes que sofrem de uma doença terminal ou que tenham sofrido uma perda permanente de função corporal devido a uma doença ou lesão debilitante necessitam de apoio da enfermagem para aliviar seu pesar e enfrentar sua perda. Sua capacidade de construir uma relação cuidado atenciosa, terapêutica e espiritual com os pacientes os ajuda durante momentos de pesar (ver Capítulo 36).

❖ Avaliação

Pelos olhos do paciente. A avaliação do cuidado espiritual de um paciente requer que você pense criticamente para determinar se os esforços de restaurar ou manter a saúde espiritual dele foram bem-sucedidos (Figura 35.6). Isso requer incluir o paciente na verificação do atendimento ou não de expectativas. Pergunte aos pacientes se você e a equipe de cuidado de saúde atenderam suas expectativas no provimento de apoio espiritual ou se há mais alguma coisa que poderiam fazer para aumentar seu bem-estar espiritual ou para permitir que eles pratiquem rituais religiosos importantes. Além disso, perguntar ao paciente: "Você se sentiu à vontade para dizer o que achava que era importante para você espiritualmente?" ajudará a determinar se você desenvolveu um relacionamento terapêutico eficaz. Além disso, avalie quaisquer outras preocupações que possam vir a surgir no decorrer do cuidado e apoio espiritual do paciente. Aplique atitudes de pensamento crítico e use técnicas de comunicação terapêutica para garantir julgamentos de enfermagem consistentes.

Lisa retorna à clínica 1 vez/semana após o planejamento de melhora de sua saúde espiritual com Jeff. Um membro de sua igreja acompanha Lisa, pois Joe está fora da cidade a trabalho. Jeff quer avaliar se Lisa continua se sentindo conectada a si mesma, a Joe, a seus filhos e a Deus.

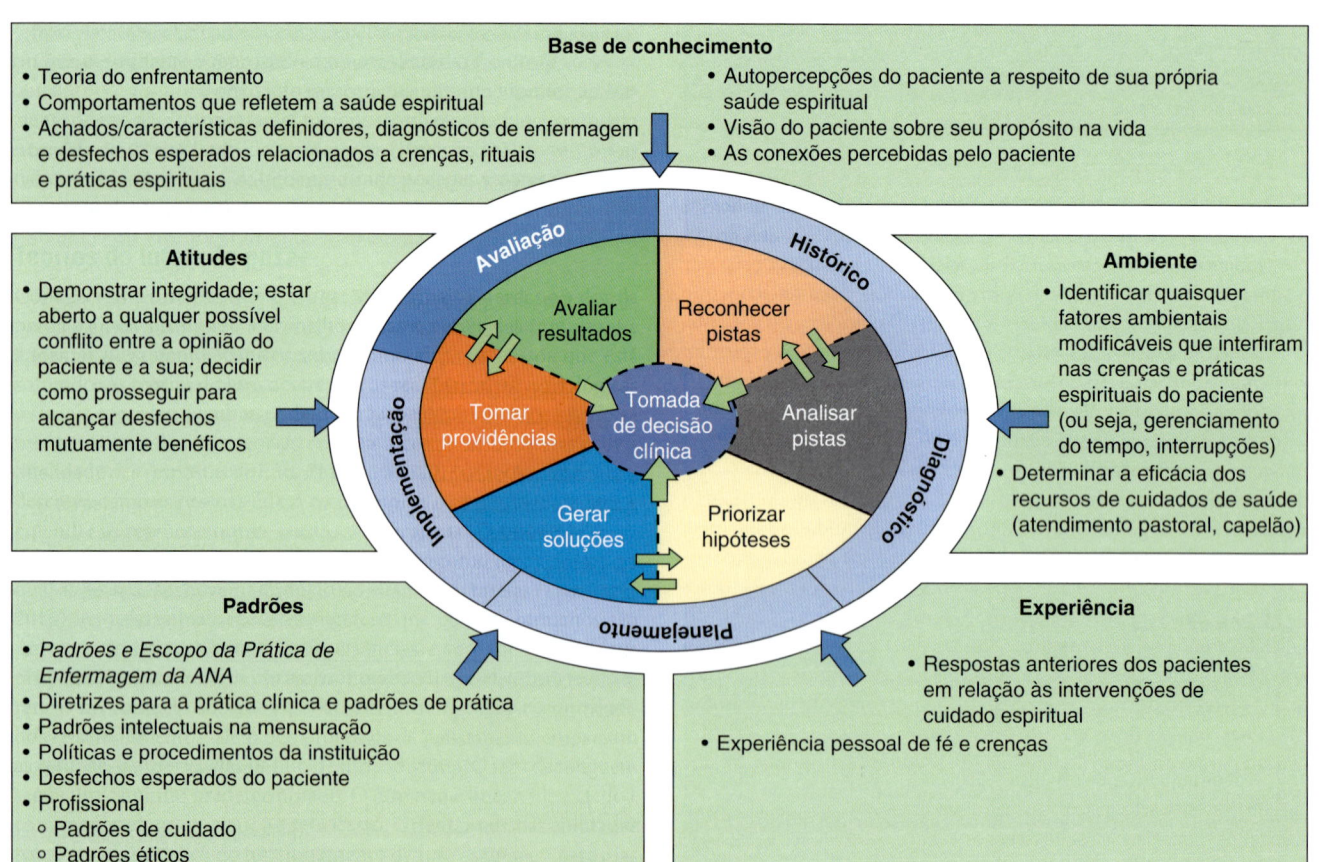

Figura 35.6 Modelo de pensamento crítico para avaliação da saúde espiritual. (Copyright de Modelo de Medida de Julgamento Clínico © NCSBN. Todos os direitos reservados.)

Jeff pergunta: "Sra. Owens, a senhora já teve oportunidade de experimentar qualquer uma das abordagens sobre as quais conversamos na semana passada para dar uma chance de você, Joe e seus filhos conversarem sobre seus sentimentos? Se sim, quais foram os resultados?" Lisa conta que: "Sim, passamos pelo menos 10 minutos todas as manhãs orando enquanto estou sentada no meu jardim, e tenho meditado de 10 a 15 minutos todos os dias. Joe e eu ficamos sozinhos por pelo menos 15 minutos por dia para conversarmos em particular depois que as crianças vão para a cama. Se ele não está na cidade, nos falamos por telefone. Joe e eu planejamos um jantar em família no sábado passado com as crianças. Contamos um monte de histórias engraçadas da família e começamos a conversar com eles sobre meu tratamento oncológico. As crianças realmente pareceram gostar de estarmos juntos como família. Eles me fizeram várias perguntas, e conversamos sobre o que eles poderiam fazer para me ajudar. Também planejamos ir juntos visitar duas faculdades para o Davis." Jeff também verifica que Lisa tem conversado com amigos próximos de sua igreja e que eles estão planejando visitá-la esta semana. Lisa diz que tem consulta com o fisioterapeuta hoje.

Resultados para os pacientes. Conquistar saúde espiritual é um processo a longo prazo. Ao avaliar os desfechos estabelecidos durante a fase de planejamento de enfermagem, compare o nível de saúde espiritual do paciente com os comportamentos e percepções observados na avaliação do histórico de enfermagem. Os dados de avaliação relacionados à saúde espiritual são normalmente subjetivos. Por exemplo, se durante a avaliação um paciente expressar desesperança, sua avaliação de acompanhamento envolverá perguntar ao paciente se os sentimentos de esperança foram recuperados. Inclua familiares e amigos, conforme adequado, ao reunir informações de avaliação. Desfechos bem-sucedidos revelam que o paciente desenvolveu maior senso de conectividade com a família ou recuperou esse sentimento; manteve, renovou ou reformulou o seu senso de propósito na vida; e, para alguns, a segurança e a confiança em um ser ou poder supremo. Quando os desfechos não são alcançados, faça perguntas para determinar o cuidado contínuo adequado. A seguir, relacionamos exemplos de perguntas a serem feitas.

- Você sente necessidade de perdoar alguém ou ser perdoado por alguém?
- Quais atividades espirituais, como orações ou meditação, foram úteis para você?
- Gostaria que eu pedisse a um amigo, familiar ou alguém do atendimento pastoral para vir conversar com você?
- O que eu posso fazer para ajudá-lo a se sentir mais em paz?
- Às vezes, as pessoas precisam se permitir sentir esperança quando passam por situações difíceis. O que você pode fazer para se permitir sentir esperança novamente?

Para avaliar se a clínica alcançou as expectativas de Lisa, Jeff pergunta: "Sua fé é forte, e espero que você tenha se sentido à vontade em falar sobre suas preocupações. Você acha que ajudamos em alguma coisa, até este momento, com suas preocupações com sua família?" Lisa responde: "A melhor coisa que você fez foi me ouvir e reconhecer o quanto minha família é importante para mim. Suas sugestões têm me ajudado até agora; sou muito abençoada por ter conhecido tantas pessoas boas na clínica."

Pontos-chave

- Pesquisas apontam que a espiritualidade afeta positivamente e melhora a saúde física e psicológica, a qualidade de vida, os comportamentos de promoção de saúde e as atividades de prevenção de doenças
- Fé e esperança estão intimamente relacionadas ao bem-estar espiritual de uma pessoa, conferindo força interior para lidar com doenças e incapacidades
- Espiritualidade é um conceito muito mais amplo e mais unificador do que religião, já que se trata de uma característica inerentemente humana que dá aos indivíduos a energia necessária para se descobrirem, enfrentarem situações difíceis e manterem a saúde
- Religião é diferente de espiritualidade por ser uma prática organizada e relacionada a uma instituição comumente associada a determinadas crenças
- Durante o histórico de enfermagem sobre as necessidades espirituais de um paciente, certifique-se de reconhecer pistas que mostrem problemas ou sofrimento relacionados a fé, conectividade, vida e responsabilidade pessoal, satisfação com a vida, irmandade e comunidade do paciente. Inclua as origens culturais do paciente, inclusive seus valores sobre problemas de saúde e futuros tratamentos, ao conduzir seu histórico de enfermagem
- Aprender a dar atenção e solidariedade pode ajudá-lo a descobrir os valores e sentidos de vida do paciente
- A natureza pessoal da espiritualidade requer uma comunicação franca e o estabelecimento de uma relação de cuidado e confiança entre você e o paciente
- Como agente de cuidado espiritual, você utiliza julgamento clínico para planejar e implementar intervenções espirituais diretas, abordando e apoiando as necessidades espirituais e religiosas de um paciente e sua família e de discussões sobre os sentimentos dos membros da família e valores do paciente
- Oração é um recurso de enfrentamento baseado em evidências para sintomas físicos e psicológicos e costuma ser útil na promoção da saúde espiritual de um paciente
- Marcar presença envolve escutar atentamente, conversar com os pacientes e responder perguntas, transmitir um senso de confiança, e simplesmente disponibilizar seu tempo
- Durante a avaliação, desfechos bem-sucedidos revelam que o paciente desenvolveu ou recuperou maior senso de conectividade com a família e manteve, renovou ou reformulou seu senso de propósito de vida.

Para refletir

Seis anos após seu diagnóstico e tratamento inicial de câncer de mama, Lisa Owens foi diagnosticada com câncer de mama estágio IV. Até agora, Lisa já fez três ciclos de quimioterapia. Ela parou de trabalhar como gerente de enfermagem devido ao esforço físico e dor decorrente da disseminação do câncer e dos efeitos colaterais da quimioterapia. Lisa sofre com os vários efeitos colaterais decorrentes da doença avançada e da quimioterapia. Ela tem dores constantes no quadril, pois o câncer se espalhou para os ossos, perdeu um pouco da sensibilidade dos pés, sente fadiga crônica e tem dificuldade para dormir. Joe, seu marido, ainda trabalha como contador e continua ajudando Lisa. Seus dois filhos já são adultos e não moram mais com eles. Sua filha é solteira e mora a aproximadamente três quilômetros de casa. O filho está casado; sua esposa está grávida e eles moram em uma cidade a duas horas de distância. Lisa se preocupa se estará viva para ver seu neto nascer. Seu marido faz a maioria das coisas em casa, mas isso continua, às vezes, interferindo em sua capacidade de fazer o trabalho que traz para casa. O enfermeiro que tem acompanhado Lisa sabe que ela frequenta regularmente a igreja com seu marido. Lisa está chegando ao centro ambulatorial de quimioterapia para iniciar mais um ciclo do tratamento. Ela diz ao enfermeiro: "Estou tão cansada; não sei se vou conseguir fazer este próximo ciclo de quimioterapia. Cada ciclo fica mais e mais difícil, e tenho mais náusea e dor. Estou perdendo as esperanças de que o tratamento vá me ajudar."

- Qual informação do histórico na situação de Lisa é o mais importante ou de preocupação imediata para o enfermeiro? (Reconhecer pistas)
- Considerando a situação de Lisa, quais fatores ambientais, organizacionais ou outros você percebeu que influenciam a saúde espiritual dela? (Analisar pistas)
- Considerando seus dados de avaliação e histórico, qual seria o problema de enfermagem prioritário nos cuidados de Lisa e sua família? (Priorizar diagnósticos)
- Identifique dois desfechos esperados para Lisa. Considere a situação de Lisa e descreva quais intervenções de enfermagem e médicas você poderia utilizar para alcançar os desfechos esperados? (Gerar soluções)
- Quais intervenções de enfermagem devem ter prioridade na implementação do plano de cuidados de Lisa? (Tomar providências)
- Considerando a implementação de seu plano de cuidado para Lisa, quais dados de histórico você deve coletar para determinar se as intervenções foram eficazes? (Avaliar resultados)

Questões de revisão

1. Um enfermeiro está cuidando de um paciente que acabou de ter uma experiência de quase morte (EQM) após um ataque cardíaco. Qual intervenção do enfermeiro é a melhor opção para promover o bem-estar espiritual do paciente após a EQM?
   a. Deixar que o paciente discuta a experiência.
   b. Encaminhar o paciente para a assistência pastoral.
   c. Colocar o paciente para conversar com outro paciente que teve uma EQM.
   d. Disponibilizar-se para rezar com o paciente.

2. O enfermeiro está cuidando de um paciente que está muito deprimido e decide realizar uma avaliação espiritual usando a ferramenta FICA. Usando como base a ferramenta FICA, relacione os critérios à esquerda com a devida pergunta de avaliação à direita.

   ___ 1. F – Fé.
   ___ 2. I – Importância da espiritualidade.
   ___ 3. C – Comunidade.
   ___ 4. A – Intervenções para abordar as necessidades espirituais.

   a. Diga-me se para você há um poder ou autoridade superior que o ajude a agir de acordo com suas crenças.
   b. Descreva quais atividades proporcionam mais conforto espiritual para você.
   c. Quem você procura em busca de apoio nos momentos de dificuldade?
   d. Sua doença tem impedido você de comparecer à igreja. Isto é um problema para você?

3. O enfermeiro está planejando intervenções de cuidado espiritual em um paciente de 8 anos. Com base na idade do paciente, o enfermeiro deve considerar qual fator de crescimento e desenvolvimento ao planejar o cuidado espiritual?
   a. O conceito de espiritualidade dessa faixa etária é apresentado pelos pais, e amor e afeição promovem a espiritualidade.
   b. Essa faixa etária começa a fazer perguntas sobre Deus ou um ser supremo e é influenciada por histórias espirituais e religiosas.
   c. Essa faixa etária é fascinada por mágica e mistérios, e geralmente acredita que a doença está relacionada a um mau comportamento.
   d. Essa faixa etária tem um claro conceito de um ser espiritual superior e está interessada em aprender sobre espiritualidade.

4. Um enfermeiro está cuidando de um paciente que é muçulmano e tem diabetes melito. Quais dos seguintes itens o enfermeiro precisa excluir da bandeja de refeição quando for entregá-la ao paciente?
   a. Um pequeno pote de sorvete de baunilha.
   b. Uma dúzia de uvas roxas.
   c. Bacon e ovos.
   d. Salada verde com molho *ranch*.

5. Um paciente de 44 anos, sexo masculino, acaba de saber que sua esposa e filho morreram em um acidente de carro a caminho do hospital para visitá-lo. Depois de analisar os achados do histórico de enfermagem, o enfermeiro reconhece quais afirmações, feitas pelo paciente, que sustentam o diagnóstico de enfermagem de *Sofrimento espiritual relacionado à perda de membros da família*? (Selecione todas as aplicáveis.)
   a. "Preciso pedir ajuda para minha irmã."
   b. "Não tenho mais nenhum motivo para viver."
   c. "Por que Deus fez isto comigo?"
   d. "Preciso rezar por um milagre."
   e. "Quero estar mais envolvido em minha igreja."

6. Uma paciente acaba de ser diagnosticada com um tumor cerebral maligno. Ela vive sozinha; sua família só consegue chegar, da cidade onde mora até aqui, em mais de uma hora. Qual seria a intervenção implementada pelo enfermeiro que melhor fornece apoio ao bem-estar espiritual da paciente neste momento?
   a. Encaminhar a paciente para um conselheiro profissional de cuidado espiritual.
   b. Sentar e conversar com a paciente; fazê-la discutir seus sentimentos e ouvi-la atentamente.
   c. Tirar a Bíblia da paciente da gaveta da mesa de cabeceira e colocá-la sobre a mesa.
   d. Perguntar à paciente se ela gostaria de saber mais sobre as implicações de ter esse tipo de tumor.

7. Um enfermeiro está se preparando para ensinar um idoso que tem artrite crônica a praticar meditação. Quais das seguintes estratégias de ensino são adequadas? (Selecione todas as aplicáveis.)
   a. Encorajar os membros da família a participar do exercício.
   b. Deixar que o paciente encontre uma sala tranquila na casa que tenha o mínimo de interrupções.
   c. Sugerir o uso de um ventilador silencioso ligado na sala.
   d. Explicar que é melhor meditar por aproximadamente 5 minutos, 4 vezes/dia.
   e. Mostrar ao paciente como se sentar confortavelmente com a limitação de sua artrite e focar em uma oração.

8. Um estudante de enfermagem está desenvolvendo um plano de cuidado de enfermagem para uma mulher de 74 anos que está passando por sofrimento espiritual devido à perda de seu cônjuge. Durante o desenvolvimento das intervenções de enfermagem adequadas, quais características referentes aos idosos devem ser consideradas? (Selecione todas as aplicáveis.)
   a. Idosos não usam rotineiramente terapia complementar para enfrentar doenças.
   b. Idosos não gostam de discutir sobre pós-vida e o que pode ter acontecido com pessoas que faleceram.
   c. Idosos alcançam resiliência espiritual por meio de frequentes expressões de gratidão.
   d. Fazer a paciente verificar se seu marido deixou alguma herança.
   e. Oferecer à paciente sua opção de rituais ou participação em exercícios.

9. Um enfermeiro usou rituais espirituais como intervenção no cuidado de um paciente. Quais das seguintes perguntas é a mais apropriada para avaliar a eficácia da intervenção?
   a. Você sente necessidade de perdoar sua esposa por sua perda?
   b. O que eu posso fazer para ajudá-lo a se sentir mais em paz?
   c. As orações ou meditação se provaram úteis para você?
   d. Devemos fazer planos para que sua família tente visitá-lo com mais frequência no hospital?
10. O enfermeiro está cuidando de uma mulher de 50 anos que está na consulta ambulatorial. A paciente tem diabetes melito tipo 1 desde os 13 anos. Ela apresenta diversas complicações da doença, incluindo redução da visão, doença cardíaca, e intenso adormecimento e formigamento das extremidades. Sabendo que a espiritualidade ajuda os pacientes a lidarem com doenças crônicas, quais dos seguintes princípios o enfermeiro deve aplicar na prática? (Selecione todas as aplicáveis.)
    a. Prestar atenção à identidade espiritual da paciente ao longo do curso de sua doença.
    b. Selecionar intervenções que você sabe que são cientificamente comprovadas para promover o bem-estar espiritual.
    c. Ouvir a história da paciente cada vez que ela visita a clínica, e proporcionar uma presença solidária.
    d. Quando a paciente questionar o motivo de seu sofrimento duradouro, tentar dar respostas.
    e. Consultar um conselheiro de cuidado espiritual, e pedir que o conselheiro recomende intervenções úteis.

Respostas: 1. a; **2.** 1a, 2d, 3c, 4b; **3.** d; **4.** c; **5.** b, c; **6.** b; **7.** b, c, e; **8.** c, d, e; **9.** c; **10.** a, c.

Referências bibliográficas

American Nurses Association (ANA): *Code of ethics for nurses with interpretive statements*, 2015. https://www.nursingworld.org/coe-view-only. Accessed June 13, 2021.

American Nurses Association (ANA), American Psychiatric Nurses Association (APA), International Society of Psychiatric–Mental Health Nurses (ISPN): *Psychiatric–mental health nursing: scope and standards of practice*, ed 2, Washington, DC, 2014, ANA.

Andrews MM, Boyle JS: *Transcultural concepts in nursing care*, ed 7, Philadelphia, 2016, Wolters Kluwer.

Benner P: *From novice to expert*, Menlo Park, CA, 1984, Addison-Wesley.

Buchanan LP: Spirituality. In Giddens JF, editor: *Concepts for nursing practice*, ed 3, St. Louis, 2021, Elsevier.

Caplan S: Culture. In Giddens JF, editor: *Concepts for nursing practice*, ed 3, St. Louis, 2021, Elsevier.

Catholic Health Association of the United States (CHAUSA): *Improving the lives of older adults through faith community partnerships: healing body, mind and spirit*, 2016, Catholic Health Association of the United States. https://www.chausa.org/docs/default-source/eldercare/improving-the-lives-of-older-adults-through-faith-community-partnerships_final-oct-192016.pdf?sfvrsn=0. Accessed June 13, 2021.

Christensen AR, et al: How should clinicians respond to requests from patients to participate in prayer? *AMA J Ethics* 20(7):621, 2018.

Christman SK, Mueller JR: Understanding spiritual care: the faith-hope-love model of spiritual wellness, *J Christ Nurs* 34(1):e1, 2017.

Clarke J, Baume K: Embedding spiritual care into everyday nursing practice, *Nurs Stand* 2019. doi:10.7748/ns.2019.e11354.

Connerton CS, Moe CS: The essence of spiritual care, *Creat Nurs* 24(1):36, 2018.

de Andrade Alvarenga W, et al: The possibilities and challenges in providing pediatric spiritual care, *J Child Health Care* 21(4):435, 2017.

Dobratz MC: Building a middle-range theory of adaptive spirituality, *Nurs Sci Q* 29(2):146, 2016.

Finocchiaro DN: Supporting the patient's spiritual needs at the end of life, *Nursing* 46(5):57, 2016.

Gawthorpe P: *Supporting hope at the end of life*, 2018. https://blogs.bmj.com/ebn/2018/05/07/supporting-hope-at-the-end-of-life/. Accessed June 13, 2021.

Giger JN, Haddad LG: *Transcultural nursing: assessment and intervention*, ed 8, St. Louis, 2021, Elsevier.

Herdman TH, Kamitsuru S, editors: *NANDA International nursing diagnoses: definitions and classification, 2021-2023*, ed 12, New York, 2021, Thieme Publishers.

HealthCare Chaplaincy Network: *What is quality spiritual care in health care and how do you measure it?* 2021, https://www.spiritualcareassociation.org/docs/research/evidence_base/quality_indicators_document_1_7_2021.pdf. Accessed September 3, 2021.

Hodge DR: *Conducting spiritual assessments with older adults*, 2017. https://www.uofazcenteronaging.com/sites/default/files/spiritual_assessment.pdf. Accessed June 13, 2021.

Huda: *Halal and Haram: The Islamic Dietary Laws*, 2020. https://www.learnreligions.com/islamic-dietary-law-2004234. Accessed June 13, 2021.

Islamic Supreme Council of America: *Ritual prayer: its meaning and manner*, 2021. https://wpisca.wpengine.com/?p=117. Accessed June 13, 2021.

Jehovah's Witnesses: *Why don't Jehovah's Witnesses accept blood transfusions?* 2021. https://www.jw.org/en/jehovahs-witnesses/faq/jehovahs-witnesses-why-no-blood-transfusions/. Accessed June 13, 2021.

Koch C: *What near-death experiences reveal about the brain*, 2020. https://www.scientificamerican.com/article/what-near-death-experiences-reveal-about-the-brain/. Accessed June 13, 2021.

Larsen PD: *Lubkin's chronic illness: impact and intervention*, ed 10, Burlington, MA, 2019, Jones & Bartlett Learning.

Lee Y: Spiritual care for cancer patients, *Asia Pac J Oncol Nurs* 6(2):101, 2019.

Life Advance: *The spiritual well-being scale*, 2018. http://www.lifeadvance.com/spiritual-well-being-scale.html. Accessed June 13, 2021.

Martone R: *New clues found in understanding near-death experiences: research finds parallels to certain psychoactive drugs*, 2019. https://www.scientificamerican.com/article/new-clues-found-in-understanding-near-death-experiences/. Accessed June 13, 2021.

Narayan MC: How to provide "culturally competent care", *Home Healthc Now* 36(1):60, 2018.

Neathery M: Treatment and spiritual care in mental health recovery as a journey, not a destination, *J Christ Nurs* 35(2):86, 2018.

O'Brien ME: *Spirituality in nursing: standing on holy ground*, ed 6, Burlington, MA, 2018, Jones & Bartlett Learning.

QSEN Institute: *QSEN competencies*, 2020. http://qsen.org/competencies/pre-licensure-ksas/. Accessed June 13, 2021.

Rinpoche KT: *The Four Noble Truths and the eightfold path*, 2017. http://www.samyeling.org/buddhism-and-meditation/teaching-archive-2/kenchen-thrangu-rinpoche/the-four-noble-truths-and-the-eightfold-path/. Accessed June 13, 2021.

Rochat E, et al: *Spiritual needs of hospitalized older adults*, 2019. https://www.uofazcenteronaging.com/sites/default/files/spiritual_needs_of_hospitalized_older_adults.pdf. Accessed June 13, 2021.

Ruth-Sahd LA, et al: Collaborating with hospital chaplains to meet the spiritual needs of critical care patients, *Dimens Crit Care Nurs* 37(1):18, 2018.

Starkweather AR: Pain. In Giddens JF, editor: *Concepts for nursing practice*, ed 3, St. Louis, 2021, Elsevier.

The Joint Commission (TJC): *2021 Comprehensive Accreditation Manual*, Oak Brook, IL, 2020, The Joint Commission.

Touhy TA, Jett KF: *Ebersole & Hess' toward health aging: human needs & nursing response*, ed 10, St. Louis, 2020, Elsevier.

Why Islam: *FAQ's about Muslim dietary restrictions*, 2018. https://www.whyislam.org/faqs/diet/. Accessed June 13, 2021.

Williams EA: *Black women and breast cancer: a cultural theology*, Lanham, MD, 2019, Lexington Books.

Wrigley A: Hope, dying, and solidarity, *Ethical Theory Moral Pract* 22:187, 2019.

Referências de pesquisa

Alemdar DK, et al: The effect of spiritual care on stress levels of mothers in NICU, *West J Nurs Res* 40(7):997, 2018.

Balboni TA, et al: State of the science of spirituality and palliative care research part II: screening, assessment, and interventions, *J Pain Symptom Manage* 54(3):441, 2017.

Bernard M, et al: Relationship between spirituality, meaning in life, psychological distress, wish for hastened death, and their influence on quality of life in palliative care patients, *J Pain Symptom Manage* 54(4):574, 2017.

Berning JN, et al: A novel picture guide to improve spiritual care and reduce anxiety in mechanically ventilated adults in the intensive care unit, *Ann Am Thorac Soc* 13(8):1333, 2016.

Boman E, et al: Inner strength and its relationship to health threats in ageing – a cross-sectional study among community-dwelling older women, *J Adv Nurs* 73:2720, 2017.

Bone N, et al: Critical care nurses' experience with spiritual care: the SPIRIT study, *Am J Crit Care* 27(3):212, 2018.

Borneman T, et al: Evaluation of the FICA tool for spiritual assessment, *J Pain Symptom Manage* 40(2):163, 2010.

Chen SC, et al: Nurses' perceptions of psychosocial care and barriers to its provision: a qualitative study, *J Nurs Res* 25(6):411, 2017a.

Chen Y, et al: The relationship of physiopsychosocial factors and spiritual well-being in elderly residents: implications for evidence-based practice, *Worldviews Evid Based Nurs* 14(6):484, 2017b.

Chiang YC, et al: The impact of nurses' spiritual health on their attitudes toward spiritual care, professional commitment, and caring, *Nurs Outlook* 64(3):215, 2016.

Coats HL: African American elders' psychological-social-spiritual cultural experiences across serious illness: an integrative literature review through a palliative care lens, *Ann Palliat Med* 6(3):253, 2017.

Cottrell L: Joy and happiness: a simultaneous and evolutionary concept analysis, *J Adv Nurs* 72(7):1506, 2016.

Davis CM, et al: Understanding supportive care factors among African American breast cancer survivors, *J Transcult Nurs* 29(1):21, 2018.

Fabbris JL, et al: Anxiety and spiritual well-being in nursing students: a cross-sectional study, *J Holist Nurs* 35(3):261, 2017.

Fradelos EC: Spiritual well-being and associated factors in end-stage renal disease, *Sci World J* 2021:Article ID 6636854, 2021.

Greer DB, Abel WM: Religious/spiritual coping in older African American women, *Qual Rep* 22(1):237, 2017.

Griggs S, Walker RK: The role of hope for adolescents with a chronic illness: an integrative review, *J Pediatr Nurs* 31:404, 2016.

Hakanson C, Ohlen J: Connectedness at the end of life among people admitted to inpatient palliative care, *Am J Hosp Palliat Care* 33(1):47, 2016.

Harrad R, et al: Spiritual care in nursing: an overview of the measures used to assess spiritual care provision and related factors amongst nurses, *Acta Biomed* 90(4):44, 2019.

Hefner J, et al: Adherence and coping strategies in outpatients with chronic myeloid leukemia receiving oral tyrosine kinase inhibitors, *Oncol Nurs Forum* 44(6):e232, 2017.

Heo S, et al: Testing a holistic meditation intervention to address psychosocial distress in patients with heart failure: a pilot study, *J Cardiovasc Nurs* 33(2):126, 2018.

Hulett JM, Armer JM: A systematic review of spiritually based interventions and psychoneuroimmunological outcomes in breast cancer survivorship, *Integr Cancer Ther* 15(4):405, 2016.

Khahi AM, et al: Relationship between self-transcendence and physically-healthy patients under hemodialysis in participating in peer-support group; a randomized clinical trial, *J Renal Inj Prev* 6(4):253, 2017.

Martial C, et al: Temporality of features in near-death experience narratives, *Front Hum Neurosci* 11:311, 2017.

Martial C, et al: Neurochemical models of near-death experiences: a large-scale study based on the semantic similarity of written reports, *Conscious Cogn* 69:52, 2019.

Minton ME, et al: A willingness to go there: nurses and spiritual care, *J Clin Nurs* 27(1-2):173, 2018.

Phenwan T, et al: The meaning of spirituality and spiritual well-being among Thai breast cancer patients: a qualitative study, *Indian J Palliat Care* 25(1):119, 2019.

Puchalski C, Romer AL: Taking a spiritual history allows clinicians to understand patients more fully, *J Palliat Med* 3(1):129, 2000.

Rawlings D, Devery K: Near death experience and nursing practice: lessons from the palliative care literature, *Aust Nurs Midwifery J* 22(8):26, 2015.

Ricci-Allegra P: Spiritual perspective, mindfulness, and spiritual care practice of hospice and palliative nurses, *J Hosp Palliat Nurs* 20(2):172, 2018.

Romeiro J, et al: Spiritual aspects of living with infertility: a synthesis of qualitative studies, *J Clin Nurs* 26(23-24):3917, 2017.

Veloza-Gomez M, et al: The importance of spiritual care in nursing practice, *J Holist Nurs* 35(2):118, 2017.

Vincensi BB: Interconnections: spirituality, spiritual care, and patient-centered care, *Asia Pac J Oncol Nurs* 6:104, 2019.

Vitorino LM, et al: Spiritual/religious coping and depressive symptoms in informal caregivers of hospitalized older adults, *Geriatr Nurs* 39(1):48, 2018.

36

Perda e Luto

Objetivos

- Identificar o papel do enfermeiro no cuidado de pacientes que estão experienciando perda, luto ou morte
- Classificar os tipos de perda experienciados ao longo da vida
- Discutir o processo de luto
- Comparar os tipos de luto
- Explicar como os enfermeiros aplicam a teoria do luto na prática
- Explicar características de uma pessoa que está experienciando o luto
- Avaliar variáveis que influenciam a resposta de uma pessoa ao luto
- Desenvolver um plano de cuidados de enfermagem para o paciente e a família que estejam experienciando uma perda ou luto
- Determinar maneiras de colaborar com os membros da família e a equipe interprofissional na prestação de cuidado paliativo
- Priorizar as intervenções para o manejo dos sintomas em pacientes em fim de vida
- Discutir os critérios aplicados aos cuidados em *hospice*[1]
- Resumir os cuidados com o corpo pós-morte
- Avaliar os desfechos do paciente relacionados a perda e luto.

Termos-chave

Cuidados de *hospice*
Cuidados paliativos
Cuidados pós-morte
Doação de órgãos e tecidos
Dor da perda
Esperança
Luto
Luto antecipado
Luto complicado
Luto marginalizado
Luto normal (descomplicado)
Necropsia
Perda ambígua
Perda maturacional
Perda necessária
Perda percebida
Perda real
Perda situacional
Pesar

A sra. Allison é uma mulher de 82 anos que tem insuficiência cardíaca de estágio terminal secundária a hipertensão e diabetes melito. Sua qualidade de vida diminuiu bastante devido a falta de ar, anorexia, fadiga, insônia e enfraquecimento. Ela toma medicamento para dor grave nas costas e frequentemente tem constipação. Ela foi hospitalizada 4 vezes no ano passado por insuficiência cardíaca ou para cuidar de suas úlceras de estase venosa. Ela está, agora, na unidade de terapia intensiva com dor no peito e insuficiência cardíaca. Os exames indicam que sua função cardíaca está piorando. A sra. Allison não quer mais ser hospitalizada cada vez que sua condição médica se deteriora; ela quer ir para casa viver o que lhe resta da vida. A sra. Allison está sendo avaliada para cuidado de hospice e receberá temporariamente cuidados domiciliares.

A sra. Allison mora com seu marido, com quem é casada há 59 anos. Sua filha, Lilly, não concorda com o plano de colocá-la em cuidado de hospice. Ela acha que sua mãe está "desistindo" cedo demais. O sr. Allison não entende o que é cuidado de hospice e não tem certeza se será um bom cuidador.

Jennifer Brown, uma estudante de enfermagem, cuidará da família Allison por estar aprendendo a cuidar dos pacientes em casa. Ela nunca cuidou de uma pessoa no fim de vida no ambiente domiciliar e está ansiosa quanto a suas habilidades de cuidar da sra. Allison. Jennifer se concentrará em ajudar a sra. Allison e sua família a manejar os sintomas e as necessidades físicas da paciente. Ela também ajudará a sra. Allison e sua família a lidar com os sentimentos de perda e luto.

Perdas são uma parte inevitável da vida. Juntamente com cada perda vêm sentimentos de luto e tristeza. Seja porque um paciente esteja enfrentando um problema de infertilidade ou uma amputação, um diagnóstico indesejado ou morte iminente, você está em posição para oferecer tanto ao paciente quanto a seus familiares apoio para enfrentar a perda e conforto quando a continuação da vida não é possível. Enfermeiros em todos os ambientes clínicos e especialidades dão apoio em casos de luto para a maioria dos pacientes que estão morrendo e para suas famílias. Como o luto, a morte é tão inevitável na prática quanto é na vida. Há uma tendência de aumento dos cuidados paliativos e de serviços especializados para pacientes com doenças crônicas graves e para pacientes com diagnósticos terminais. Cuidados paliativos e de *hospice* são oferecidos em instituições de saúde, bem como nas casas dos pacientes.

Embora as pessoas concordem que a morte faz parte da vida, muitos hesitam em falar sobre ela devido a sentimentos de medo ou incerteza e por não quererem aborrecer os outros. Falar abertamente sobre a morte costuma ser desconfortável e geralmente não discutido na sociedade norte-americana (*i. e.*, em nosso dia a dia, em nossa linguagem, e até mesmo em nosso pensamento) (Hess, 2018). Um exemplo disso é que evitamos a palavra "morreu"; no lugar dela, usamos termos como "faleceu" ou "se foi". Conforme você ganha experiência na prática clínica, vai aprender a se sentir à vontade para

---

[1] N.R.T.: O termo *hospice* vem sendo traduzido no Brasil como "cuidado paliativo"; porém, o capítulo diferencia os dois tipos de prestação de serviços. Ao longo do texto, o termo é mantido sem tradução para significar cuidados prestados em fim de vida, incluindo a assistência durante o processo de morrer, e se estende ao acolhimento de familiares em luto. (Fonte: Almeida CSL, Marcon SS, Matsuda LM, Kantorski LP, Paiva BSR, Sales CA. Operation of a hospital palliative care service: a fourth-generation evaluation. Rev Bras Enferm. 2019;72(2):383-90. doi: http://dx.doi.org/10.1590/0034-7167-2017-0848. Acesso em: 22 jun 2023.)

discutir tópicos sensíveis e permitir que os pacientes expressem seus desejos de cuidados em fim de vida. De acordo com a Self-care Determination Act (Lei de Determinação de Autocuidado), de 1990 (uma lei norte-americana que determina que os pacientes sejam informados sobre seus direitos de tomar decisões médicas), enfermeiros e outros profissionais da saúde estão começando a falar sobre isso mais cedo, mas ainda há um longo caminho pela frente. Você tem a oportunidade de defender os pacientes e a alta qualidade dos cuidados que eles merecem em fim de vida.

Como enfermeiro, você aprenderá a dar aos pacientes e familiares o que eles mais precisam no momento de uma grande perda, bem como em fim de vida: compaixão, atenção e cuidado centrado no paciente. Assim como em outras situações de enfermagem, quanto maior for sua experiência em cuidar de indivíduos que estão sofrendo e morrendo, mais confiante, corajoso e solidário você será ao cuidar de pacientes e familiares nessa hora íntima e significativa. Seu conhecimento, habilidades de pensamento crítico e capacidade de formar julgamentos clínicos e tomar decisões se desenvolverão rapidamente se você quiser e estiver disposto a aprender, a estar presente e buscar o auxílio necessário para aprender a como oferecer um excelente cuidado. Seja educando os pacientes e seus familiares sobre orientações antecipadas, manejando os sintomas dos pacientes, ou simplesmente segurando suas mãos, os enfermeiros cuidam daqueles que estão sofrendo e morrendo, assim como suas famílias, todos os dias. São as ações de zelo dos enfermeiros que ajudam os pacientes e seus familiares nessas horas (ver Capítulo 7).

Base de conhecimento científico

Perda

A vida dá a cada pessoa várias oportunidades de sofrer uma perda ou mudança. Às vezes, a mudança é bem-vinda (casamento, nascimento de um filho), mas outras vezes, não (divórcio, perda de um emprego, morte). Também há mudanças relacionadas a perdas que são esperadas (filhos que crescem e se mudam das casas dos pais) ou inesperadas (acidente ou morte súbita). As perdas podem ser de coisas concretas, como uma parte ou função do corpo, um animal de estimação, ou um bem material. Ou as perdas podem ser intangíveis, como a perda da autoestima, de um relacionamento pessoal, da confiança ou de um sonho.

A experiência da perda começa desde cedo na vida e continua até a morte. As crianças desenvolvem independência dos adultos que as criam e, conforme elas entram e saem da escola, mudam de amigos, iniciam carreiras e constroem novos relacionamentos, a perda faz parte de seu amadurecimento. Desde o nascimento até a morte, as pessoas criam vínculos e sofrem perdas. Uma doença também pode ser uma fonte de perda. Ela pode transformar o funcionamento de uma pessoa e, portanto, o trabalho, o papel familiar, o nível de renda e a qualidade geral de vida (Tabela 36.1). A maneira pela qual uma pessoa demonstra luto depende das normas culturais, sistemas de crenças, sistemas de apoio e fé pessoal.

As mudanças na vida são normais, esperadas e geralmente positivas. Conforme as pessoas envelhecem, aprendem que uma mudança sempre envolve uma **perda necessária**. Elas aprendem que a maioria das perdas necessárias acaba sendo substituída por algo diferente ou melhor. Contudo, algumas perdas fazem as pessoas passar por mudanças permanentes em suas vidas, que ameaçam seu senso de pertencimento e segurança. A morte de um ente querido, divórcio ou a perda da independência mudam a vida para sempre e geralmente afetam significativamente a saúde física, psicológica e espiritual da pessoa.

Uma **perda maturacional** é um tipo de perda necessária e inclui todas as mudanças de vida normalmente esperadas ao longo da vida. Uma criança pequena sofre de ansiedade da separação dos pais ao entrar na pré-escola. Uma criança em idade escolar pode não querer perder um professor ou turma favorita. Um universitário pode não querer deixar a comunidade do *campus*. Perdas maturacionais associadas a transições da vida normal ajudam as pessoas a desenvolver mecanismos de enfrentamento para serem usados quando sofrem uma perda não planejada, não desejada ou não esperada.

Outras perdas parecem desnecessárias e não fazem parte das experiências maturacionais previstas. Eventos externos súbitos e imprevisíveis causam **perda situacional**. Por exemplo, uma pessoa que sofre um acidente de automóvel e fica com uma lesão que traz mudanças físicas permanentes e a impossibilitam de voltar a trabalhar ou estudar, levando à perda de função, renda, objetivo de vida e autoestima.

As perdas podem ser reais ou percebidas. Uma **perda real** ocorre quando a pessoa não pode mais sentir, ouvir, ver ou reconhecer uma pessoa ou objeto. Exemplos incluem perda de uma parte do corpo, morte de um membro da família, ou perda de um emprego. Objetos de valor perdidos incluem os que sofreram desgaste ou que foram extraviados, roubados ou destruídos. Uma **perda percebida** é definida exclusivamente pela pessoa que sofreu a perda, sendo menos óbvia para outras pessoas. Por exemplo, algumas pessoas percebem a rejeição de um amigo como uma perda, o que cria uma perda de confiança ou mudanças na condição do indivíduo no grupo social. A forma pela qual um indivíduo interpreta o significado de uma perda percebida afeta a intensidade da reação ao luto. Perdas percebidas são fáceis de passar despercebidas para outras pessoas, pois elas são sofridas de forma mais interna e individual, mas são tão dolorosas quanto uma perda real e de luto da mesma maneira.

Tabela 36.1 Tipos de perdas.

Definição	Implicações da perda
Perda de posses ou objetos (p. ex., roubo, deterioração, extravio ou destruição)	A extensão do luto depende do valor do objeto, do sentimento em relação ao ele ou de sua utilidade
Perda do ambiente conhecido (p. ex., sair de casa, hospitalização, novo emprego, receber alta de uma unidade de reabilitação)	A perda ocorre por meio de eventos maturacionais ou situacionais, ou por lesões ou enfermidades. Solidão ou incerteza em um ambiente desconhecido ameaça à autoestima, à esperança ou ao sentimento de pertencimento
Perda de uma pessoa importante (p. ex., divórcio, perda de uma amizade, cuidador de confiança ou animal de estimação)	Amigos próximos, membros da família e animais de estimação satisfazem necessidades psicológicas, de segurança, de amor, de pertencimento e de autoestima
Perda de algum aspecto de si (p. ex., parte do corpo, emprego, função psicológica ou fisiológica)	Doença, lesão ou mudanças do desenvolvimento resultam em perda de um aspecto valorizado de si mesmo, alterando a identidade pessoal e o autoconceito
Perda de vida (p. ex., morte de um membro da família, amigo, colega de trabalho ou sua própria morte)	Os que ficam depois de um falecimento sofrem com a perda da vida de um ente querido. Pessoas que estão morrendo também sentem tristeza ou temem sentir dor, perder o controle e ter de depender dos outros

Cada pessoa reage à perda de forma diferente. O tipo de perda e a experiência prévia da pessoa com a perda e a percepção dela influenciam a profundidade e a duração de sua reação de luto. Para alguns indivíduos, a perda de um objeto (p. ex., uma casa ou presente estimado) gera o mesmo nível de sofrimento que a perda de uma pessoa, dependendo do valor que a pessoa confere ao objeto. Doenças crônicas, incapacidades e hospitalização produzem várias perdas. Quando os pacientes são admitidos em uma instituição de saúde, eles perdem acesso a pessoas e ambientes conhecidos, à privacidade e o controle sobre funções corporais e rotinas diárias. Uma doença crônica ou incapacidade acrescenta dificuldades financeiras para a maioria das pessoas e geralmente causa mudanças de estilo de vida e dependência de outras pessoas. Mesmo doenças e hospitalizações breves causam mudanças temporárias no funcionamento dos papéis familiares, atividades cotidianas e relacionamentos.

A morte é a perda absoluta. Embora seja uma parte esperada da vida, a morte representa o desconhecido e pode gerar ansiedade, medo e incerteza para muitas pessoas. Ela cria uma separação permanente das pessoas e pode causar medo, tristeza e arrependimento para a pessoa que está morrendo, para os membros da família, amigos e cuidadores. Cultura, espiritualidade, crenças pessoais e valores de uma pessoa, além de experiências anteriores com a morte e o grau de apoio social, influenciam a maneira de uma pessoa lidar com a morte.

Luto

Luto é "uma reação individualizada a uma perda que pode ser percebida, real ou prevista pela pessoa que está sofrendo a perda (Vacarolis e Fosbre, 2021). É uma experiência complexa que uma pessoa sente emocionalmente, cognitivamente, fisicamente, socialmente e espiritualmente (ver Capítulos 9 e 35). A experiência de luto não é um estado, mas sim um processo (Mughal et al., 2020). Não se pode prevenir o luto. É algo extremamente pessoal. Duas pessoas jamais sentem o mesmo luto da mesma maneira, e nem o vivenciam da mesma forma. Trabalhar o luto é muito difícil e requer quantidades enormes de energia por parte de quem está passando por isso. Raramente é ordenado e previsível. A maioria dos indivíduos se recupera adequadamente em questão de um ano após uma perda; no entanto, alguns indivíduos experimentam um prolongamento do processo de luto padrão, que é descrito como luto complicado ou transtorno do luto prolongado (Mughal et al., 2020). Pelo fato de que objetos, memórias e aniversários podem causar um ressurgimento de sentimentos de perda, jamais concluímos o processo de luto. Contudo, o luto pode diminuir e a cura pode ocorrer quando a dor da perda é menor.

Enfrentar o luto envolve um período de **pesar**, todas as formas mediante as quais uma pessoa expressa abertamente o luto e os comportamentos adotados para manejar o luto (Vacarolis e Fosbre, 2021). A maioria dos rituais de pesar se constitui de comportamentos culturalmente influenciados e aprendidos. Por exemplo, o ritual de pesar dos judeus, o *shivah*, é um período de tempo em que as atividades cotidianas normais são interrompidas. As pessoas que vivem o pesar acolhem amigos em casa como uma forma de homenagear o morto e receber suporte durante o período de pesar.

Luto e pesar ocorrem durante o período de dor da perda (Vacarolis e Fosbre, 2021). **Dor da perda** se refere ao período de tristeza pelo qual uma pessoa passa após uma perda significativa por morte (Vacarolis e Fosbre, 2021). Permita que as pessoas que estão sofrendo de dor da perda falem sobre ela e a sensação de luto. Tranquilize-as de que seus sentimentos são normais e encoraje-as a adiar tomada de decisões importantes. Reconhecer que existem tipos diferentes de luto e processos para enfrentamento pode ajudar os enfermeiros a planejar e implementar o cuidado adequado.

Luto normal. **Luto normal (descomplicado)** é uma reação comum e universal caracterizada por complexas respostas emocionais, cognitivas, sociais, físicas, comportamentais e espirituais à perda e à morte. Alguns sentimentos normais de luto são negação, saudade, raiva e depressão. Embora a maneira que a pessoa morreu (esperada, violenta, repentina, inesperada) afete a capacidade de quem sobrevive de sofrer normalmente, nem sempre isso determina como uma pessoa vai de fato sofrer. Mecanismos de enfrentamento úteis para as pessoas que estão sofrendo incluem força e resiliência, um senso pessoal de controle, e a capacidade de significar e identificar possibilidades positivas após uma perda.

Luto antecipado. Geralmente, as pessoas sofrem de **luto antecipado** antes da verdadeira ocorrência da perda ou morte, principalmente em situações de perda prolongada ou prevista, como membros da família que cuidam de pacientes diagnosticados com demência ou esclerose lateral amiotrófica (ELA). Os familiares geralmente sofrem pela iminência da morte de um ente querido, pela perda iminente de companhia, controle e senso de liberdade, além das mudanças mentais e físicas sofridas por esse ente querido. Os enfermeiros precisam reconhecer o luto antecipado assim que ele ocorre e ajudar os pacientes e seus familiares a expressar seus sentimentos. Um grupo de apoio a cuidadores geralmente é benéfico para ajudar os indivíduos a lidar com o luto antecipado (Whitley, 2020).

Quando o luto se prolonga por um período maior de tempo, as pessoas assimilam a perda gradativamente e começam a se preparar para sua inevitabilidade. Elas podem sofrer intensas reações ao luto (p. ex., choque, negação e choro) antes que a morte realmente ocorra e frequentemente sentem alívio quando ela finalmente acontece. Outra maneira de pensar sobre o luto antecipado é que ele dá às pessoas tempo para se preparar e concluir as tarefas relacionadas à morte iminente. Embora se preparar para a morte ajude algumas pessoas, isso aumenta o estresse para outras, criando uma montanha-russa de altos e baixos emocionais.

Luto marginalizado. As pessoas podem sentir **luto marginalizado** quando seu relacionamento com o indivíduo falecido não é socialmente aprovado, não pode ser compartilhado abertamente, ou parece ser de menor importância. A perda e o luto da pessoa não atendem às normas de luto aceitas pela cultura da pessoa, dessa forma excluindo-a do apoio social e da solidariedade conferidos a pessoas com perdas mais socialmente aceitas. Exemplos incluem a morte de um ex-cônjuge, de um trabalhador da área da saúde, ou morte por homicídio, suicídio ou gestação interrompida (Vacarolis e Fosbre, 2021).

Perda ambígua. Às vezes, as pessoas sofrem perdas que são marcadas por incertezas. A **perda ambígua**, que é um tipo de luto marginalizado, pode ocorrer quando a pessoa perdida está fisicamente presente, mas não psicologicamente disponível, como em casos de demência grave ou lesão cerebral. Outras vezes, a pessoa some (p. ex., por sequestro, quando alguém é feito prisioneiro de guerra, quando o corpo não é localizado após um desastre como o 11 de Setembro, ou quando alguém "desaparece"), mas a pessoa que sente o luto mantém um vínculo psicológico intenso constante, sem nunca ter certeza sobre a realidade da situação. Perdas ambíguas são especialmente difíceis de processar devido à inconclusividade e ao desconhecimento do desfecho (Angle, 2019). Recentemente, a perda ambígua para os pais se tornou mais prevalente à medida que mais crianças se identificam como transgênero (Coolhart et al., 2018). Os enfermeiros também encontrarão mais refugiados e imigrantes sofrendo perda ambígua de sua pátria (Perez e Arnold-Berkovits, 2018).

Luto complicado. Algumas pessoas não passam por um processo de luto normal. No **luto complicado**, as pessoas demoram ou sofrem muito para superar uma perda. Elas sofrem de saudade crônica e perturbadora da pessoa falecida; têm problema para aceitar a morte e para confiar em outras pessoas; e/ou sentem-se excessivamente amargas, emocionalmente entorpecidas, ou ansiosas em relação ao futuro. O luto complicado consiste em sintomas prolongados de emoções dolorosas e tristeza por mais de um ano (Mughal et al., 2020). O luto complicado também pode ser entendido como luto persistente que é tão grave que afeta o funcionamento normal e a qualidade de vida (Perng e Renz, 2018). Os pacientes demonstram uma preocupação com o ente falecido e sentem um vazio interno, não têm interesse pela vida, e dormem mal (Mughal et al., 2020). O luto complicado ocorre mais frequentemente quando a pessoa teve um relacionamento de conflito com o ente falecido, perdas ou fatores de estresse diversos ou prévios, problemas de saúde mental ou falta de apoio social. Perdas associadas a homicídio, suicídio, acidentes repentinos ou morte de um filho têm potencial de se tornarem complicadas. Tipos específicos de luto complicado incluem luto crônico, exagerado, retardado e mascarado.

Luto crônico. Uma pessoa com luto crônico tem uma reação normal de luto, com a exceção de que isso se estende por um período mais longo de tempo. O tempo de luto intenso da pessoa pode ir de anos a décadas.

Luto exagerado. Uma pessoa com reação de luto exagerada geralmente exibe comportamentos autodestrutivos e mal adaptativos, obsessões ou transtornos psiquiátricos. Suicídio é um risco para esses indivíduos.

Luto retardado. No luto retardado, a reação de luto da pessoa é incomumente atrasada ou postergada, pois a perda é tão insuportável que ela precisa evitar compreender a perda totalmente. Uma reação de luto retardado é frequentemente desencadeada por uma segunda perda, às vezes aparentemente não tão significativa quando a primeira – por exemplo, um universitário cujo pai faleceu, mas que a percepção total da perda se dá depois que o animal de estimação da família morre ou que o estudante é reprovado em uma matéria.

Luto mascarado. Com o luto mascarado, um sobrevivente não está ciente de que seus comportamentos, que interferem no funcionamento normal, são o resultado de uma perda (Petruzzi, 2019). Sintomas físicos exibidos em casos de luto mascarado podem ser dores de cabeça, azia, erupções cutâneas ou taquicardia.

Teorias do luto e do pesar

Conhecer as teorias do luto e as reações normais a perdas e à dor da perda o ajuda a compreender melhor essas experiências complexas e a formar julgamentos clínicos sobre como ajudar a pessoa que está sofrendo. As teorias do luto descrevem as reações físicas, psicológicas e sociais a perdas. Lembre-se de que reações ao luto variam amplamente. A variedade de teorias ressalta a complexidade e a individualidade das respostas de luto. Embora a maioria das teorias do luto descreva como as pessoas lidam com a morte, elas também ajudam a entender as reações a outras perdas significativas (Tabela 36.2).

As primeiras teorias do luto descrevem-no como um processo no qual as pessoas se movem por meio de estágios ou tarefas (Hamilton, 2016). As teorias mais recentes sugerem que os seres humanos são únicos e criam suas próprias experiências e verdades, e dão seus próprios significados quando confrontados com perda e morte. Diferenças no contexto social e pessoal, estrutura familiar e significado dos relacionamentos, além dos processos de pensamento, impactam as verdades e experiências de luto de um indivíduo. O luto de ninguém segue um caminho predeterminado. O luto não é linear. Ele é cíclico, com movimentos de avanço e retrocesso. Orientar pessoas enlutadas sobre o padrão cíclico do funcionamento do luto as prepara para dias difíceis entre os dias melhores. Considere uma viúva vários meses após a morte de seu marido. Ela já pode estar há várias semanas se sentindo menos triste e deprimida. Se ela não estiver preparada para

Tabela 36.2 Teorias do luto e do pesar.

Fases do processo de morrer Kübler-Ross (1969)	**Negação** A pessoa não consegue aceitar o fato da perda. É uma forma de proteção psicológica contra uma perda que a pessoa ainda não consegue suportar **Raiva** A pessoa expressa resistência ou intensa raiva de Deus, de outras pessoas ou da situação **Barganha** A pessoa amortece e posterga a consciência da perda tentando impedi-la de acontecer **Depressão** A pessoa se dá conta do impacto total da perda **Aceitação** A pessoa incorpora a perda em sua vida
Teoria do apego Bowlby (1980)	**Entorpecimento** Protege a pessoa do impacto total da perda **Saudade e busca** Surtos emocionais de chorar de soluçar e sofrimento agudo; sintomas físicos comuns nessa fase: aperto no peito e na garganta, dificuldade para respirar, sensação de letargia, insônia e perda do apetite **Desorganização e desespero** Análise interminável de como e por que a perda ocorreu ou expressões de raiva com qualquer um que pareça ser responsável pela perda **Reorganização** Aceita a mudança, assume papéis não conhecidos, adquire novas habilidades, constrói novos relacionamentos e começa a se dissociar do relacionamento perdido sem sentir que está diminuindo sua importância
Modelo de tarefas do luto Worden (2008)	Aceita a realidade da perda Sofre a dor do luto Adapta-se a um mundo em que o ente falecido não se encontra Transfere emocionalmente o ente falecido para outro espaço e segue com a vida
Modelo do Processo dos "Rs" de Rando Rando (1993, 2014)	**Reconhecer** a perda **Reagir** à dor da separação **Recompor e reexperimentar** o relacionamento com o ente falecido **Renunciar** a antigos apegos **Readaptar-se** à vida após a perda **Reinvestir** energia emocional em novas pessoas
Modelo de Processo Duplo Stroebe e Schut (1999)	Atividades **orientadas à perda**: trabalhar o luto, refletir sobre a perda, romper conexões com a pessoa falecida e atividades de resistência para superar o luto Atividades **orientadas à recuperação**: participar das mudanças da vida, encontrar novos papéis ou relacionamentos, enfrentar as finanças e participar de distrações que ofereçam equilíbrio para o estado orientado à perda

a natureza cíclica do luto, ela pode ser pega de surpresa por sua forte reação de luto ao atender um telefonema que seria para seu marido ou uma propaganda de seu doce favorito. Saber que esses sentimentos vêm e vão ajuda a pessoa enlutada a se preparar e permite o autocuidado necessário. Por exemplo, a viúva sabe que o aniversário de seu marido está chegando e planeja um jantar com a família para aquela noite para que eles possam compartilhar memórias felizes de seu ente querido que se foi.

> **Pense nisso**
>
> Reflita sobre uma perda que você sofreu. Que tipo de perda foi essa? Como você vivenciou a natureza cíclica do luto relacionado à sua perda?

Base de conhecimento de enfermagem

Enfermeiros aplicam seu conhecimento e experiência em enfermagem para desenvolver planos de cuidado de enfermagem para ajudar os pacientes e familiares que estejam experienciando uma perda, momento de luto ou morte. Os enfermeiros implementam os planos de cuidado de enfermagem em todos os contextos com base em pesquisas de enfermagem, prática baseada em evidências, achados do histórico de enfermagem sobre os pacientes e as preferências da família quanto aos cuidados. Programas extensivos de educação em enfermagem defendem o aperfeiçoamento do cuidado em fim de vida. O End-of-Life Nursing Education Consortium (ELNEC) oferece treinamento em cuidados paliativos com informações essenciais para técnicos e estudantes de enfermagem, incluindo docentes de graduação e pós-graduação, instrutores de educação permanente, educadores de desenvolvimento de equipes, enfermeiros especializados e enfermeiros de práticas avançadas (ELNEC, n.d.). O treinamento é projetado para preparar os enfermeiros com currículos básicos e avançados de cuidados de pacientes e familiares que estão passando por perdas, luto, morte e dor da perda. Diretrizes de práticas baseadas em evidências para o manejo de questões clínicas e éticas em fim de vida em vários ambientes de cuidados de saúde foram publicadas pela American Nurses Association (ANA) em conjunto com a Hospice and Palliative Nurses Association (ANA, 2014), a American Society for Pain Management Nurses (Coyne et al., 2018) e a American Association of Critical-Care Nurses (Jensen et al., 2020).

Fatores que influenciam a perda e o luto

Diversos fatores, como os fatores de desenvolvimento, relacionamentos pessoais, natureza da perda, estratégias de enfrentamento, *status* socioeconômico e influências e crenças culturais e espirituais, influenciam a maneira como uma pessoa percebe a perda e a ela responde. Pesquisas em enfermagem contribuem para essa base de conhecimento.

Desenvolvimento humano. A idade e o estágio do desenvolvimento afetam a resposta ao luto de um indivíduo. Por exemplo, crianças pequenas não conseguem entender uma perda ou morte, mas geralmente ficam ansiosas em relação à perda de objetos e à separação dos pais. Expressões comuns de luto incluem mudanças nos padrões alimentares e de sono, problemas intestinais ou da bexiga e mais inquietação. Crianças em idade escolar compreendem os conceitos de permanência e irreversibilidade, mas nem sempre entendem as causas de uma perda. Alguns têm intensos períodos de expressão emocional e passam por mudanças nos padrões de alimentação, sono e nível de interação social.

Jovens adultos sofrem várias perdas do desenvolvimento relacionadas a seu futuro em evolução. Doença ou morte interrompem os sonhos de futuro dos jovens e o estabelecimento de um senso autônomo de si. Adultos de meia-idade passam por grandes transições na vida, como cuidar dos pais idosos, lidar com mudanças de estado civil e adaptar-se a novos papéis familiares (McKay e McKay, 2021). Para os idosos, o processo de envelhecimento leva a perdas de desenvolvimento esperadas. Alguns idosos sofrem discriminação etária, principalmente quando se tornam dependentes ou quando estão perto de morrer, mas eles demonstram resiliência após uma perda como resultado de suas experiências anteriores e desenvolvem mecanismos de enfrentamento (Boxe 36.1).

Relacionamentos pessoais. Quando a perda envolve outra pessoa, a qualidade e o significado do relacionamento perdido influenciam a reação de luto. Quando um relacionamento entre duas pessoas foi muito gratificante e bem resolvido, o sobrevivente geralmente sente dificuldade em seguir em frente depois do falecimento. O processo do luto é prejudicado por arrependimento e uma sensação de assunto inacabado, principalmente quando as pessoas são próximas, mas não desfrutavam de um bom relacionamento no momento da morte. Apoio social e a capacidade de aceitar ajuda de outras pessoas são variáveis críticas para a recuperação de perdas e luto. Pessoas enlutadas têm menos depressão quando contam com relacionamentos pessoais altamente satisfatórios e amigos para ampará-los em seu luto.

Natureza da perda. Explorar a natureza da perda o ajudará a entender o efeito da perda no comportamento, na saúde e no bem-estar do paciente. A perda era evitável? É permanente ou temporária? É real ou imaginada? Encorajar os pacientes a compartilhar informações sobre sua perda pode ajudá-lo a desenvolver melhor as intervenções adequadas que atendam às necessidades individualizadas de seus pacientes.

> **Boxe 36.1 Foco em idosos**
>
> *Considerações sobre luto em idosos*
>
> - Há pouca evidência de que as experiências de luto diferem somente em decorrência da idade. As reações a uma perda estão mais provavelmente relacionadas à natureza da experiência de perda específica e a diferenças individuais
> - Com a idade avançada, aumenta a probabilidade de que os idosos tenham enfrentado várias perdas. Idosos que residem em situações de convivência comunitária sofrem várias perdas, à medida que os amigos vão morrendo
> - Idosos podem ficar mais sobrecarregados pelo luto devido ao efeito acumulativo de múltiplas perdas (Perng e Renz, 2018)
> - Os que sofrem de luto complicado estão associados a uma taxa mais elevada de mortalidade, doença cardíaca e câncer (Perng e Renz, 2018)
> - Muitos idosos demonstram resiliência. Outros, ao redor deles, podem aprender com sua coragem e capacidade de reagir aos desafios da vida
> - Idosos estão em risco de vivenciar luto complicado em decorrência de múltiplas perdas, poucos recursos e enfrentamento diminuído. O luto complicado pode ocasionar câncer, doença cardíaca e maior mortalidade nessa população (Perng e Renz, 2018)
> - O declínio físico causado por doenças crônicas às vezes leva a sentimentos de luto em relação à perda da saúde, função e papéis
> - Idosos se beneficiam das mesmas técnicas terapêuticas que as pessoas de outras faixas etárias. Evidências indicam que reavaliação positiva (restruturação cognitiva) ajuda os idosos a se adaptarem a perdas significativas (p. ex., ver um diagnóstico cardíaco como uma oportunidade de adotar hábitos mais saudáveis, como alimentar-se de forma balanceada e praticar exercícios regularmente). Aliviar a depressão e manter a função física são objetivos terapêuticos para idosos vivenciarem o luto.

Perdas altamente visíveis geralmente estimulam uma reação de auxílio por parte de outras pessoas. Por exemplo, quando se perde uma casa em um tornado, geralmente a comunidade e o governo se dispõem a ajudar. Uma perda mais privativa, como um aborto espontâneo, suscita menos apoio dos outros. Uma morte repentina e inesperada impõe desafios diferentes dos de uma pessoa com uma condição crônica debilitante. Quando a morte é repentina e inesperada, os sobreviventes não têm tempo de se despedir. Na condição crônica, os sobreviventes têm memórias de sofrimento prolongado, dor e perda de função. Morte por violência ou suicídio ou perdas múltiplas, por sua própria natureza, complicam o processo de luto de maneiras singulares (Mayo Clinic, 2020). Por exemplo, no caso do suicídio, os sobreviventes podem sentir culpa, questionando se eles deixaram de perceber alguma coisa ou o que eles poderiam ter feito para evitar o suicídio (Mayo Clinic, 2020).

Estratégias de enfrentamento. As perdas que as pessoas enfrentam quando crianças, geralmente, influenciam as habilidades de enfrentamento que eles usarão quando confrontadas com perdas maiores e mais dolorosas na fase adulta. Essas estratégias de enfrentamento, como falar, escrever diários e compartilhar suas emoções com os outros, podem ser saudáveis e eficazes. Algumas estratégias, como uso de álcool e drogas ou agir com violência, são insalubres e ineficazes. Enfermeiros prestam assistência aos pacientes avaliando a resposta deles ao luto e estratégias de enfrentamento, oferecendo educação aos pacientes e encorajando o uso de estratégias de enfrentamento saudáveis.

Condições socioeconômicas. Condição socioeconômica influencia o processo de luto de uma pessoa de maneira direta e indireta. Por exemplo, uma mãe recém-enviuvada se vê trocando de papéis, precisa trabalhar em vários empregos para pagar as contas e não encontra tempo para iniciar seu autocuidado ou para lamentar a perda de seu cônjuge. Com recursos limitados, atividades que promovem o trabalho de luto saudável, como comprar uma árvore para plantar em homenagem ao falecido ou ir a um grupo de apoio, podem ser irrealistas. Também existem implicações práticas quando há limitação de recursos. Um indivíduo com limitações financeiras pode não conseguir se ausentar do trabalho para comparecer a um funeral, ou pode não conseguir viajar para visitar um familiar que está morrendo.

Cultura. Durante momentos de perda e luto, pacientes e seus familiares buscam as práticas sociais e espirituais de suas culturas para encontrar conforto, expressão e sentido para a experiência (Cancer.Net, 2018). Expressões de luto em uma cultura nem sempre fazem sentido para pessoas de cultura diferente. Tente entender e ser grato pelos valores culturais de cada paciente relacionados a perda, morte e luto (ver Capítulo 9). Por exemplo, algumas pessoas são estoicas, contendo suas demonstrações públicas de emoção. Para outras, comportamentos como lamentações públicas e demonstrações físicas de luto, incluindo mutilação corporal do sobrevivente, demonstram respeito pelo morto. Lembre-se de que a cultura vai além da localização geográfica da pessoa. Considere a influência da orientação sexual e de gênero, a condição socioeconômica e a composição familiar (miscigenada *versus* purista) ao avaliar a influência cultural nas práticas de luto e rituais de morte.

Crenças espirituais ou religiosas. Assim como as influências culturais, a espiritualidade e/ou práticas e crenças religiosas proporcionam uma estrutura pela qual navegar, entender e se curar de perdas, morte e luto (ver Capítulo 35). A fé de uma pessoa geralmente influencia sua reação a uma doença, tratamento, opções de suporte avançado de vida, necropsia, doação de órgãos e o que acontece com o corpo e o espírito após a morte.

Os pacientes se voltam a suas crenças espirituais para obter conforto e buscar entendimento em momentos de perda. Você deve conhecer suas próprias visões e crenças sobre perda e morte enquanto permanece aberto a outras visões e crenças que contrastem com as suas próprias para prestar o melhor suporte e cuidado aos pacientes e seus familiares. Avalie as crenças e práticas do paciente e de sua família sempre que possível. Encoraje os pacientes e familiares a expressar suas crenças e práticas e a buscar seus recursos espirituais (p. ex., fé em um poder superior, comunidades de apoio, amigos, sentimentos de esperança e sentido na vida, e práticas religiosas). A espiritualidade afeta a capacidade de um paciente e dos membros da família de enfrentar uma perda também. Use uma abordagem holística ao cuidar de um paciente e de seus familiares para oferecer a eles o melhor cuidado individualizado possível.

Esperança, que é um conceito multidimensional considerado um componente da espiritualidade, energiza e dá conforto aos indivíduos e famílias que enfrentam desafios pessoais. A esperança dá à pessoa a capacidade de ver a vida como duradoura ou com sentido ou propósito. Com esperança, um paciente transforma sentimentos de fraqueza e vulnerabilidade na vida mais plena possível. Manter um sentimento de esperança depende, em parte, se a pessoa tem relacionamentos sólidos e conectividade emocional com outros. Por outro lado, sofrimento espiritual pode surgir da incapacidade de um paciente se sentir esperançoso ou projetar qualquer desfecho favorável. Espiritualidade e esperança desempenham um papel vital na adaptação de um paciente à perda e à morte (ver Capítulo 35).

Antes de Jennifer se encontrar com a família Allison pela primeira vez, ela revisa as informações necessárias para realizar um histórico completo. Ela identifica os principais sintomas a verificar em uma pessoa com insuficiência cardíaca de estágio final e dor crônica. Jennifer planeja ser sensível a qualquer constrangimento que a sra. Allison possa ter em relação à sua constipação e redução das capacidades funcionais. Devido à constipação da sra. Allison, Jennifer lê mais sobre os efeitos dos opioides e da insuficiência cardíaca para a constipação de modo que ela possa trabalhar com a paciente para desenvolver um plano de cuidados. Jennifer reflete sobre suas próprias experiências com luto e entende que as pessoas experimentam o luto de maneiras diferentes, e ela reconhece que nem todos os membros da família Allison concordam com o plano de cuidados. Portanto, Jennifer lê mais sobre teorias do luto, estágios do luto, e sinais e sintomas de luto para que possa fazer os julgamentos clínicos adequados sobre as necessidades de sua paciente e da família dela, e desenvolver um plano de cuidados que atenda essas necessidades. Jennifer também coleta informações sobre cuidados paliativos, cuidado de hospice e cuidados de fim de vida para que ela possa orientar o sr. Allison e Lilly.

Pensamento crítico

Para ser bem-sucedido no julgamento e na decisão sobre o plano de cuidados de um paciente, você deve aplicar pensamento crítico, que requer uma síntese de conhecimento, experiência, fatores ambientais, informações colhidas dos pacientes, atitudes de pensamento crítico e padrões intelectuais e profissionais. Julgamentos clínicos requerem que você reflita sobre conhecimento científico e de enfermagem, avalie informações do paciente, analise os dados para dicas e tome decisões em relação seu cuidado do paciente. Durante a avaliação, considere todos os elementos necessários para realizar um diagnóstico de enfermagem apropriado (Figura 36.1).

Formule perguntas de avaliação com base em seu conhecimento teórico e profissional sobre luto e perda para ajudá-lo a entender as experiências subjetivas de perda de um paciente. Seja culturalmente consciente e ouça cuidadosamente as respostas e percepções do paciente ao explorar o significado do luto e da perda junto a um paciente.

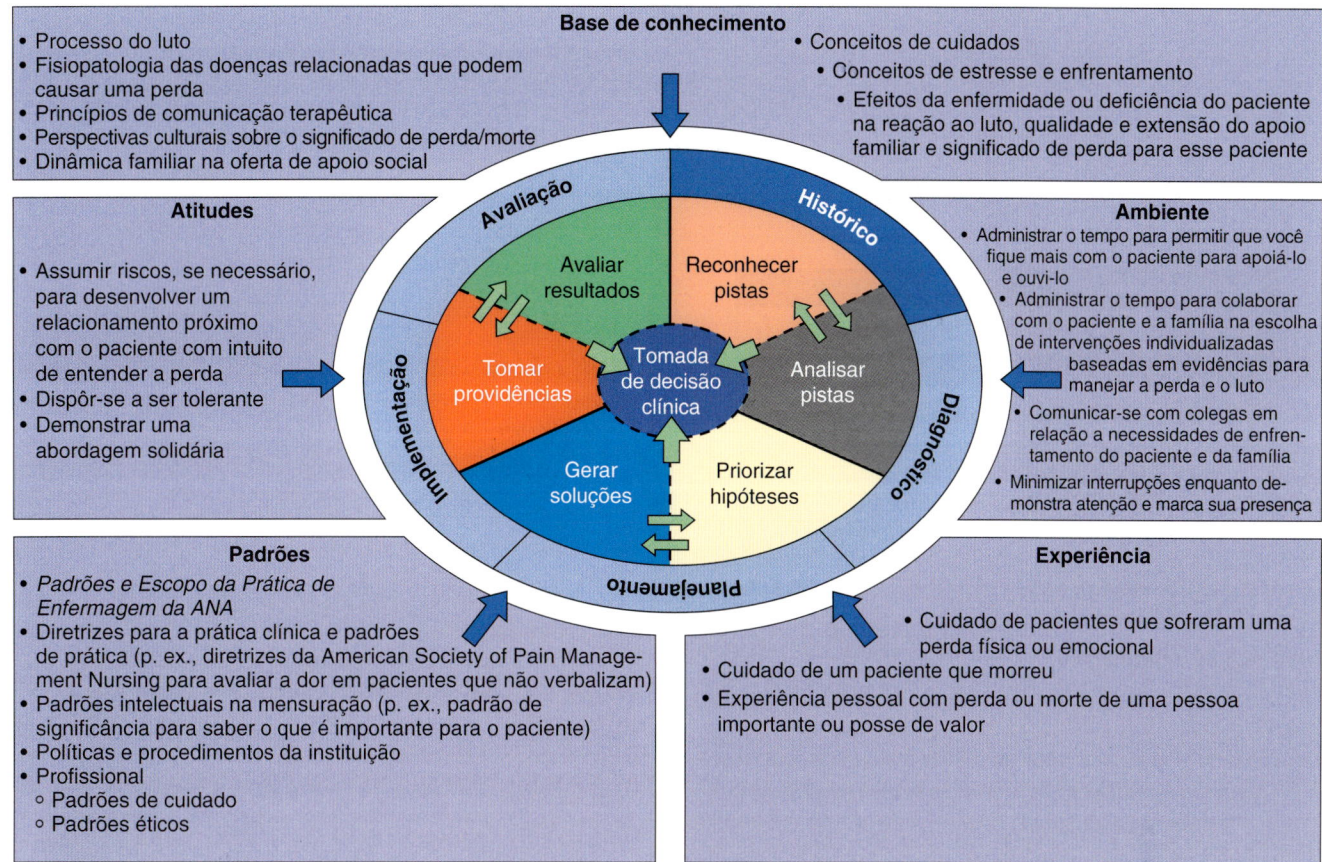

Figura 36.1 Modelo de pensamento crítico para avaliação de perda, morte e luto. (Copyright de Modelo de Medida de Julgamento Clínico © NCSBN. Todos os direitos reservados.)

Experiência pessoal em cuidar de pacientes durante o processo de luto é valorosa quando se está ajudando os pacientes e seus familiares a identificar opções de enfrentamento. Familiarizar-se com as reações à perda comumente exibidas permite que você entenda melhor as emoções e comportamentos do paciente. Alguns pacientes ignoram, atacam, suplicam ou se isolam de outras pessoas como parte de uma reação normal a uma perda. Você pode ter cuidado, anteriormente, de pacientes que sofreram perdas. Explore essas experiências clínicas para ajudá-lo a amparar o paciente e a família enquanto passam pelo luto. Pense sobre um momento em que você sofreu uma perda e como reagiu e lidou com sua perda. Suas reações à perda e como você vivenciou o luto podem ajudá-lo a reconhecer reações a perdas dos pacientes e ajudá-lo a desenvolver um plano de cuidados individualizado.

A aplicação de padrões intelectuais ajuda você a utilizar sólido julgamento clínico para tomar decisões clínicas corretas e ajuda os pacientes a encontrar maneiras significativas e lógicas de resolver seu luto. O pensamento crítico garante que você obtenha informações importantes e relevantes durante o histórico de enfermagem e para tomar decisões sobre as necessidades dos pacientes. Use pensamento crítico para integrar teoria, experiências prévias e autoconhecimento para reagir aos seus pacientes com paciência e compreensão. Evite fazer suposições de como os pacientes deveriam estar reagindo a uma perda. Significância e relevância são padrões do pensamento crítico que permitem a você explorar os problemas que são mais significativos para os pacientes e que mais provavelmente afetarão a reação de um paciente à perda e seus comportamentos durante o luto.

Use padrões profissionais ao elaborar planos de cuidados para pacientes e famílias que estejam passando por luto e perda. Incorporar padrões como o código de ética de enfermagem (ver Capítulo 22), a declaração dos direitos dos pacientes em fim de vida (Boxe 36.2) e o

---

Boxe 36.2 Declaração dos direitos dos pacientes em fim de vida

- Tenho o direito de ser tratado como ser humano vivo até que eu morra
- Tenho o direito de manter sentimentos de esperança, por mais que possam ocorrer mudanças de foco
- Tenho o direito de ser cuidado por pessoas que mantenham sentimentos de esperança, mesmo que ocorram mudanças
- Tenho o direito de expressar meus sentimentos e emoções sobre minha morte iminente da minha própria maneira
- Tenho o direito de participar das decisões relativas a meu cuidado
- Tenho o direito de esperar atenção médica e de cuidado de enfermagem contínua, mesmo que os objetivos de "cura" precisem ser trocados por objetivos de "conforto"
- Tenho o direito de não morrer sozinho
- Tenho o direito de receber alívio da dor
- Tenho o direito de que minhas perguntas sejam respondidas honestamente
- Tenho o direito de conservar minha individualidade e não ser julgado por minhas decisões que possam ser contrárias às crenças de outras pessoas
- Tenho o direito de esperar que a inviolabilidade do corpo humano seja respeitada após minha morte
- Tenho o direito de ser cuidado por pessoas atenciosas, sensíveis e competentes que tentarão entender minhas necessidades e que possam me ajudar a encarar minha morte

De Betty R. Ferrell, Nessa Coyle: An overview of palliative nursing care, *Am J Nurs* 102(5):26, 2002. © Wolters Kluwer Health, Inc.

Escopo e Padrões para a Prática de Enfermagem em cuidados paliativos e *hospice* (2014) costumam ser úteis. Você também pode achar o posicionamento da ANA (2016) sobre *Papéis e Responsabilidades dos Enfermeiros na Prestação de Cuidados e Apoio em Fim de Vida* ou o posicionamento da American Society for Pain Management Nursing e a Hospice and Palliative Nurses Association para manejo da dor em fim de vida (Coyne et al., 2018) úteis no apoio a pacientes e famílias no fim da vida.

> **Pense nisso**
>
> Lembre-se de como se sentiu depois de ter sofrido uma perda. Quais emoções você sentiu e quais estratégias de enfrentamento funcionaram para você? Como sua família/cultura normalmente reagem à morte e à perda?

Processo de enfermagem

Aplique o processo de enfermagem e o pensamento crítico ao cuidar de seus pacientes. O processo de enfermagem oferece uma abordagem de tomada de decisão clínica para que você desenvolva e implemente um plano individualizado de cuidado.

❖ Histórico de enfermagem

Durante o processo de avaliação, verifique minuciosamente cada paciente e analise criticamente os achados para reconhecer pistas que garantam a você o emprego de julgamento clínico sólido para tomar as decisões clínicas centradas no paciente, necessárias ao cuidado de enfermagem seguro e efetivo. Um relacionamento de confiança e assistência a pacientes e seus familiares em luto é essencial para o processo de avaliação. Um enfermeiro atencioso encoraja os pacientes a contar suas histórias. Procure oportunidades de convidar os pacientes a compartilhar suas experiências, estando ciente de que as atitudes relacionadas a autorrevelação, compartilhamento de emoções, ou conversas sobre doença, medos e morte são definidos pela personalidade, estilo de enfrentamento e cultura do indivíduo. Essa informação é inestimável para entender as necessidades exclusivas e individuais de cada paciente.

Pelo olhar do paciente. Uma prioridade da enfermagem é estar presente para seus pacientes e familiares. Você estabelece uma relação de confiança ao utilizar as habilidades de escuta ativa, silêncio e toque terapêutico. Esse relacionamento de confiança o ajudará a explorar as reações exclusivas ao luto dos pacientes ou suas preferências de cuidados de fase final da vida, que podem incluir orientações antecipadas. As percepções e expectativas do paciente influenciam seu sucesso em entender os problemas dele e como você prioriza os diagnósticos de enfermagem.

Devido à importância do manejo dos sintomas e da prioridade do conforto nos cuidados de fim de vida, priorize seu histórico inicial para encorajar os pacientes a identificar qualquer sintoma angustiante. Elaborar um histórico minucioso é difícil quando os pacientes estão sentindo dor, náusea, ansiedade, depressão ou falta de ar. Ofereça as medidas disponíveis para o alívio dos sintomas, determine sua eficácia e, então, retorne ao seu histórico.

Para avaliar as percepções do paciente, pergunte: "O que de mais importante eu poderia fazer para você neste exato momento?" Você, normalmente, reúne as informações com o paciente em primeiro lugar, mas, com o avanço da doença e a aproximação da morte, os pacientes geralmente confiam em membros da família para dar essas informações por eles. Encoraje os familiares a compartilhar com você seus objetivos e percepções. Na maioria das vezes, eles fornecem informações valiosas sobre as preferências do paciente e esclarecem mal-entendidos ou identificam informações negligenciadas.

Avalie a compreensão dos pacientes e familiares sobre as opções de tratamento para implementar um plano de cuidado de enfermagem desenvolvido mutuamente. A avaliação da resposta ao luto deve ser feita ao longo de todo o curso de uma doença até o período de dor após a morte. Durante esse tempo você pode trabalhar para normalizar a reação ao luto. Pacientes com doença crônica avançada e seus familiares eventualmente acabam enfrentando decisões de cuidados em fim de vida e devem discutir o conteúdo de quaisquer diretrizes antecipadas juntos. Pacientes, membros da família e a equipe de saúde devem discutir as preferências de cuidado em fim de vida logo na fase de avaliação do processo de enfermagem. Se você se sentir desconfortável em avaliar sozinho os desejos de um paciente em relação ao cuidado em fim de vida, peça que um profissional da saúde experiente discuta essas questões para ajudá-lo. Informe o que você sabe sobre as preferências do paciente durante qualquer evolução de paciente feita por um enfermeiro, em reuniões da equipe de saúde, em plano de cuidado por escrito, e por meio de consultas constantes (ver Capítulo 26).

Fale com os pacientes e familiares usando comunicação honesta e aberta, lembrando que as práticas culturais e preferências pessoais influenciam a quantidade de informação que um paciente compartilha. Pergunte sobre crenças e práticas culturais, pois os pacientes e familiares raramente oferecerão esta informação espontaneamente. Mantenha a mente aberta, ouça atentamente e observe as reações verbais e não verbais de um paciente. Expressões faciais, tons de voz e assuntos evitados geralmente revelam mais do que palavras. Preveja respostas comuns ao luto, mas permita que os pacientes descrevam suas experiências com suas próprias palavras. Perguntas abertas como: "O que você sabe sobre seu diagnóstico?" ou "Você parece triste hoje, quer falar mais sobre isso?" podem abrir as portas para uma discussão centrada no paciente. Muitas pessoas acham difícil falar sobre perda, medo, morte ou luto. O uso de pausas, questionamentos delicados e silêncio honram a privacidade do paciente e sua disposição para falar. Converse com os pacientes e familiares em um ambiente privativo tranquilo. Considere a cultura do indivíduo e explore as preferências do seu paciente. Por exemplo, em algumas culturas há a expectativa de que o profissional da saúde discuta as informações com o marido ou pai de uma paciente do sexo feminino, e não diretamente com ela, de forma que os homens possam transmitir as informações filtradas para as mulheres. Alguns pacientes podem querer ter membros da família presentes para que todos ouçam a mesma coisa e tenham oportunidade de acrescentar algo à conversa. Contudo, outros pacientes querem que suas preocupações e dúvidas sejam respondidas em particular. À medida que você reúne os dados da avaliação, sumarize e valide suas impressões com o paciente ou membro da família. Informações extraídas do prontuário do paciente e de outros membros da equipe de saúde, inclusive de médicos, assistentes sociais e profissionais de atendimento espiritual contribuem para os dados de sua avaliação.

Variáveis do luto. Conversas sobre o significado da perda com o paciente geralmente levam a outras áreas importantes de avaliação, inclusive o estilo de enfrentamento do paciente, a natureza das relações familiares, sistemas de apoio social, a natureza da perda, crenças culturais e espirituais, objetivos de vida, padrões de luto familiar, autocuidado e fontes de esperança (Boxe 36.3). Use habilidades adequadas para a avaliação da cultura, família, autoconceito ou crenças espirituais do paciente (ver Capítulos 9, 10, 33 e 35) para obter um entendimento mais profundo sobre a perda.

Conhecer as reações comuns ao luto e à perda e as teorias do luto orienta seu pensamento crítico e julgamento clínico em direção às habilidades de concentrar-se na avaliação dirigida. Um único comportamento pode ocorrer em todos os tipos de luto. Se um paciente que está passando por um processo de luto descreve solidão e dificuldade para pegar no sono, considere todos os fatores que envolvem a perda dentro de um contexto.

Boxe 36.3 Perguntas do histórico de enfermagem

Natureza dos relacionamentos
- Há quanto tempo você conhece a pessoa que faleceu/que está seriamente doente?
- Que papel (nome da pessoa) desempenhou na sua vida?
- Diga-me o que seu relacionamento com (nome da pessoa) significou para você.

Sistema de apoio social
- Em momentos de perda, quem está lá por você? Quem não está? Quem lhe dá apoio?
- O que outras pessoas fazem por você que é mais importante ou útil?
- Há familiares/amigos disponíveis quando você precisa? Quais amigos ou parentes você gostaria que estivessem aqui?

Natureza da perda
- Diga-me o que essa perda significa para você
- Quais outras perdas você já viveu?
- Essa perda foi esperada ou inesperada? Como isso afetou você?

Crenças culturais e espirituais
- Quais são suas crenças a respeito da morte?
- Qual sua crença sobre o sentido da vida?
- Quais rituais/práticas são importantes para você em fim de vida?
- Como os membros de sua cultura ou grupo religioso reagem a esse tipo de perda?

Objetivos de vida
- Quais são seus objetivos de vida atuais?
- Como seus objetivos mudaram devido a essa experiência?
- O que vai fazer no futuro?

Padrões familiares relacionados ao luto
- Como você/sua família lidaram com as perdas no passado?
- Quais são os pontos fortes de sua família?
- Como os relacionamentos familiares mudaram em consequência de sua perda?
- Que papel você assume em sua família durante situações de estresse?

Autocuidado
- Conte-me como você está se sentindo
- O que você está fazendo para cuidar de si mesmo agora?
- O que lhe ajuda quando se sente triste assim? O que não ajuda?
- O que eu posso fazer por você?

Esperança
- Que esperanças você tem agora?
- O que lhe ajuda a continuar tendo esperança? O que faz você perder as esperanças?

Boxe 36.4 Sintomas comuns do luto

Sentimentos
- Tristeza
- Medo
- Raiva
- Culpa ou remorso
- Ansiedade
- Solidão
- Fadiga
- Sentimento de impotência/desespero
- Aflição
- Alívio.

Cognitivos (padrões de pensamento)
- Incredulidade
- Confusão ou problemas de memória
- Dificuldade de tomar decisões
- Incapacidade de se concentrar
- Sensação de presença da pessoa falecida.

Sensações físicas
- Dores de cabeça
- Náuseas e problemas de apetite
- Aperto no peito e na garganta
- Insônia
- Hipersensibilidade a ruídos
- Senso de despersonalização ("nada parece real")
- Sensação de falta de ar, sensação de engasgo
- Fraqueza muscular
- Falta de energia
- Boca seca.

Comportamentos
- Choro e suspiros frequentes
- Distanciamento das pessoas
- Distração
- Sonhos com a pessoa falecida
- Mantém o quarto da pessoa falecida intacto
- Perda de interesse nos eventos da vida normal
- Usa objetos que pertenciam à pessoa falecida.

Qual foi a perda? Quando ela ocorreu? O que a perda representou para o paciente? Por exemplo, quando seu paciente demonstra sinais esperados de uma perda recente, mas você descobre que a perda ocorreu há dois anos, a reação do paciente, mais provavelmente, indica uma experiência de luto complicado crônico. Concentre sua avaliação em como o paciente está reagindo à perda ou ao luto e não em como *você* acha que o paciente deveria estar reagindo.

Reações ao luto. Use habilidades de avaliação psicológicas e físicas para avaliar as reações exclusivas do paciente ao luto. A maioria das pessoas enlutadas exibe alguns sinais e sintomas externos comuns (Boxe 36.4).

A cultura de um paciente também pode afetar a reação ao luto e os sintomas apresentados. Analise os dados da avaliação e identifique possíveis causas associadas para os sinais e sintomas observados. Por exemplo, após uma perda significativa, a pessoa pode demonstrar tristeza, comportamentos de isolamento, dores de cabeça, dor de estômago e menor capacidade de concentração. Você associa esses sintomas a várias causas potenciais, inclusive ansiedade, transtornos gastrintestinais, efeitos colaterais de medicamentos, ou memória prejudicada. Uma análise cuidadosa dos sintomas dentro do contexto o direciona a um diagnóstico de enfermagem correto. Pergunte: Como os sintomas estão relacionados uns com os outros quando ocorrem? Quando eles começaram? Já estavam presentes antes da perda? A que a pessoa os atribui?

A perda acontece em um contexto social; portanto, a avaliação da família é uma parte vital de seu histórico. Se um pai de uma jovem família está morrendo, ele não poderá desempenhar certos papéis, causando uma mudança na estrutura familiar. Quando uma pessoa desenvolve uma incapacidade, o paciente e os membros da família trocam seus papéis e responsabilidades para atender às novas demandas. Os membros da família também sofrem perda de uma série de sintomas físicos e psicológicos. Avalie a reação da família à perda e reconheça que, às vezes, eles estão lidando com o luto em um ritmo diferente.

Fatores ambientais. Verifique se quaisquer fatores ambientais impactarão sua capacidade de avaliar o paciente ou a família que está em luto após uma perda. Evite conflitos de tempo e interrupções separando um tempo específico para estar com seu paciente ou familiares. Certifique-se de que o paciente esteja confortável e que quaisquer sintomas estejam controlados. Certifique-se de que o ambiente seja tranquilo e livre de distrações para permitir que seu paciente ou família se envolvam na conversa e expressem suas preocupações. Não conseguir focar no histórico impede que você esteja presente e atento.

Em sua primeira visita residencial, uma semana depois da alta hospitalar da sra. Allison, Jennifer percebe que a paciente está com uma fisionomia de preocupação e que parece angustiada. A sra. Allison não consegue fazer sozinha muitas das atividades de vida diária devido à sua falta de ar. Quando Jennifer verifica os sinais vitais da sra. Allison, ela registra uma pressão arterial de 92/64 mm Hg, pulso de 98, frequência respiratória de 20 e temperatura de 36,7 °C. Jennifer também verifica que a paciente perdeu mais 1 kg desde que saiu do hospital. A sra. Allison diz que não tem fome e que só come pequenas porções de alimento às refeições. Ela também reporta sentir-se muito cansada o tempo todo, fica fraca e "instável" quando anda até a cômoda. A sra. Allison classifica sua dor nas costas como 7 de 10, dizendo a Jennifer que é a mesma dor que ela tem sentido há meses e que geralmente não a deixa dormir à noite e causa dificuldade de andar pela casa. Ela diz que não gosta de tomar tantos analgésicos para sua dor nas costas porque eles pioram sua constipação. A sra. Allison compartilha seus sentimentos com Jennifer e faz várias perguntas sobre morte e o que esperar à medida que ela se aproxima do fim da vida. Enquanto fala sobre sua família, a Sra. Allison diz: "Minha filha Lilly não sabe o que fazer para me ajudar. Meu marido tem tentado me ajudar, mas ele não sabe bem o que deve fazer. Estou simplesmente tão cansada de estar doente e não conseguir cuidar de mim mesma. Não sinto que posso continuar estressando minha família desse jeito. Não quero mais voltar ao hospital se minha insuficiência cardíaca piorar. Eu acho que simplesmente estou desistindo."

Jennifer se preocupa se a sra. Allison fará perguntas para as quais ela não tem resposta. Ela se sente mais confortável falando sobre doença cardíaca do que sobre decisões e cuidados de fim de vida, e sabe que atitudes de humildade e de disposição para correr riscos a ajudarão a formar relacionamentos prestativos e de confiança. Se os membros da família fizerem perguntas difíceis sobre morte ou previsões do que pode acontecer, Jennifer planeja usar perguntas abertas para explorar suas preocupações. Ela sabe que não pode "consertar as coisas" para a família Allison, mas ela pode assegurá-los de que terão ajuda. Se os membros da família compartilharem emoções intensas, Jennifer os ouvirá atentamente e validará seus sentimentos.

> **Pense nisso**
>
> Explore seus sentimentos em relação a entrar em um espaço sagrado da família de outra pessoa em um momento de grande perda de carga emocional. Como você acha que controlaria suas próprias emoções?

❖ Análise e diagnóstico de enfermagem

Aplique o pensamento crítico para reconhecer agrupamentos das pistas dos dados da avaliação, padrões emergentes, fazer julgamentos sobre as necessidades ou recursos reais ou potenciais do paciente e identificar diagnósticos de enfermagem relacionados à perda e ao luto aplicáveis à situação do paciente (Boxe 36.5). Não é possível fazer diagnósticos de enfermagem corretos com base em apenas um ou dois achados/características definidores. Faça uma revisão minuciosa dos dados de avaliação de seu paciente para considerar se mais de um diagnóstico se aplica. Por exemplo, um paciente que está morrendo, chora frequentemente, tem surtos de raiva e reporta ter pesadelos fornece evidências de vários possíveis diagnósticos de enfermagem: *Dor (Aguda ou Crônica), Pesar Complicado* ou *Sofrimento Espiritual*. Examine os dados disponíveis, valide as hipóteses com o paciente e procure por outros comportamentos e sintomas comprobatórios antes de fechar um diagnóstico. Podem ser necessárias outras avaliações. Por exemplo, se você acha que o paciente está experimentando pesar complicado, esclareça se o paciente está sentindo dor para não selecionar um diagnóstico incorreto.

Como parte do processo de formulação do diagnóstico, identifique o devido fator "relacionado a" para cada diagnóstico de enfermagem negativo ou real. O esclarecimento dos fatores relacionados garante que você selecione as intervenções apropriadas. Por exemplo, um diagnóstico de enfermagem de *Pesar Complicado relacionado à perda permanente de mobilidade* requer intervenções diferentes de um diagnóstico de *Pesar Complicado relacionado à infertilidade após gravidez ectópica*.

Ao identificar diagnósticos de enfermagem relacionados ao luto ou à perda de um paciente, você, às vezes, identifica outros diagnósticos relacionados. Alguns pacientes que estão experimentando o luto ou a iminência da morte têm diagnósticos de enfermagem como *Negação da gravidade da doença* ou *Mobilidade Física Prejudicada*. Um paciente que está entrando na fase ativa do fim da vida geralmente tem diagnósticos relacionados a alterações físicas, incluindo *Incontinência Urinária, Incontinência Intestinal, Dor Aguda, Náusea, Percepção Alterada* e *Padrão Respiratório Ineficaz*. Além dos vários diagnósticos relacionados aos sintomas físicos em fim de vida, outros diagnósticos de enfermagem relevantes para pacientes que estão passando por processos de luto, perda ou morte incluem:

- Enfrentamento Familiar Comprometido
- Ansiedade Relacionada à Morte
- Dor (Aguda ou Crônica)
- Pesar Complicado
- Pesar Antecipado.

Jennifer analisa as informações do histórico de enfermagem que ela coletou sobre a sra. Allison. Ela reconhece que os achados de dor nas costas por vários meses, incapacidade de dormir, falta de apetite, sensação de cansaço ou de estar doente, sentimentos de vontade de desistir e estresse

---

Boxe 36.5 Processo de formulação do diagnóstico de enfermagem

Desesperança relacionada à deterioração da condição fisiológica

Atividades do histórico de enfermagem	Achados/características definidores
Peça que a paciente discuta o que ela entende sobre sua situação de saúde	A paciente oferece uma visão negativa de seu futuro
Observe o comportamento não verbal da paciente	A paciente suspira, fica de olhos fechados; verbaliza menos; volta-se contra os profissionais da saúde
Observe as respostas da paciente às opções de tratamento	A paciente não quer marcar exames. "Não há nada que eles possam fazer"
Avalie o nível de atividade	A paciente afirma não ter energia e relata dor; não consegue dormir, quer ficar na cama
Observe as interações da paciente com outras pessoas	A paciente demonstra falta de interesse, comunica-se minimamente e ainda não quer contatar a filha

*em relação à sua família estar cuidando dela formam uma concentração de pistas que levam Jennifer ao diagnóstico de enfermagem **Desesperança** como problema prioritário. As pistas também levam Jennifer a fazer um diagnóstico de enfermagem inter-relacionado de **Dor Crônica** devido à dor persistente nas costas da sra. Allison. As informações da paciente sobre fadiga e falta de apetite juntamente com a menor ingestão de alimentos levam Jennifer ao diagnóstico de enfermagem de **Nutrição Desequilibrada: Menor do que as Necessidades Corporais**. As declarações da sra. Allison sobre não querer continuar, sua incapacidade de dormir devido à dor e sua sensação de fraqueza e instabilidade levam Jennifer a também identificar o problema de **Fadiga**.*

❖ Planejamento de enfermagem e identificação de resultados

Enfermeiros prestam cuidados holísticos centrados em pacientes que estão enfrentando luto, morte ou perda. Durante a etapa de planejamento de enfermagem, desenvolva um plano de cuidados para cada um dos diagnósticos de enfermagem do paciente. Julgamento clínico nesse passo é importante, pois você reflete sobre experiências anteriores e fatores ambientais e aplica conhecimento, atitudes de pensamento crítico e padrões intelectuais na decisão das intervenções de enfermagem mais apropriadas. A Figura 36.2 ilustra a inter-relação de fatores de pensamento crítico durante a fase de planejamento do processo de enfermagem.

O uso do julgamento clínico e do pensamento crítico, bem como a inclusão de pacientes no processo de planejamento, garante um plano de cuidado bem elaborado que promove a autoestima e a autonomia do paciente. Integre os dados do histórico com o conhecimento sobre recursos e terapias disponíveis para um paciente que está enlutado por uma perda ou morrendo para desenvolver um plano individualizado de cuidado. Associe as necessidades do paciente às intervenções baseadas em evidência que têm respaldo e recomendação na literatura clínica e de pesquisa. Um plano de cuidado de um paciente que está morrendo é focado no conforto, em preservar a dignidade e a qualidade de vida e em dar suporte emocional, social e espiritual aos membros da família.

Suas experiências com pacientes anteriores podem ajudá-lo a reconhecer necessidades espirituais de pacientes que estão morrendo. Você pode ter trabalhado anteriormente com outros pacientes que tiveram perdas ou sua própria experiência com perda pode dar *insights* sobre os comportamentos que você poderia avaliar em um paciente. Experiência anterior com outros pacientes e sua própria experiência com perda e luto também são valiosas para a seleção de intervenções que ajudem os pacientes. Por exemplo, você pode ter cuidado de um paciente que estava morrendo e aprendeu intervenções que ajudaram a confortar o paciente e apoiar a família.

Também é importante reconhecer fatores ambientais que afetam o paciente que está morrendo. Por exemplo, quando está dando apoio ao paciente e à família, você quer planejar um ambiente tranquilo e um tempo em que não ocorrerão interrupções. Identifique possíveis interrupções e trabalhe no sentido de minimizar seu impacto. Trabalhe também com outros membros da equipe de saúde para respeitar as vontades e práticas religiosas do paciente durante o processo da morte ou depois da morte dele.

> **Pense nisso**
>
> Reflita sobre seus sentimentos quando for planejar o cuidado de um paciente doente que esteja morrendo. Como você se sentirá em relação a se envolver em conversas sobre o cuidado enquanto fala sobre algo que causa angústia para tantas pessoas?

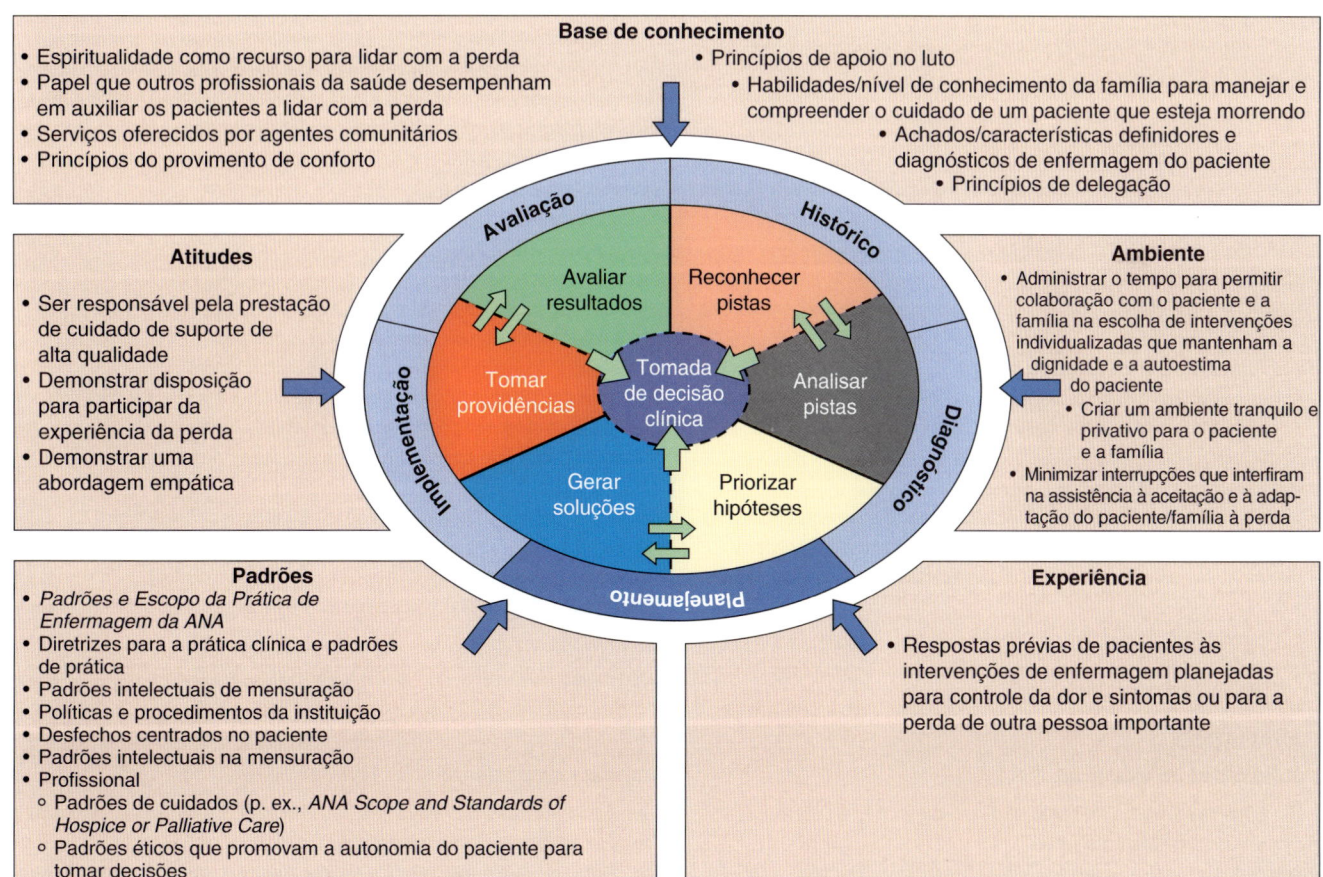

Figura 36.2 Modelo de pensamento crítico para planejamento de perda, morte e luto. (Copyright de Modelo de Medida de Julgamento Clínico © NCSBN. Todos os direitos reservados.)

Plano de cuidados de enfermagem

Desesperança

HISTÓRICO DE ENFERMAGEM

Atividades do histórico de enfermagem

Faça perguntas abertas: "Sra. Allison, parece que você está passando por um período difícil. Você entende qual é a sua situação neste momento?"

Observe os comportamentos da sra. Allison e sua comunicação não verbal.

Avalie o nível de dor e de energia da sra. Allison.

Observe as interações e interesses da sra. Allison em outras pessoas.

Avalie o significado dos eventos recentes com a sra. Allison e convide-a a falar sobre sua situação.

Achados/características definidores[a]

"Os médicos dizem que **minha insuficiência cardíaca está piorando.**" Encolhendo os ombros, ela diz: "Não há muito mais que os médicos possam fazer. Sinto como se tudo estivesse fora do meu controle."

A sra. Allison **parece triste e fica de olhos fechados**. Ela **chora e suspira frequentemente**.

A sra. Allison relata **dor constante nas costas**. Ela **"não tem energia para nada"**.

A sra. Allison **não olha para as pessoas e ainda não quer falar com seu marido ou sua filha**.

A sra. Allison diz: "Já cansei de viver e estou muito cansada para continuar lutando."

[a]Achados/características definidores estão destacados em negrito.

Diagnóstico de enfermagem: desesperança relacionada ao declínio da condição física

PLANEJAMENTO

Resultados esperados (NOC)[b]

Esperança

A sra. Allison identifica as preocupações que causam a maior parte do sofrimento ou angústia.

A sra. Allison identifica maneiras de poder viver na sua casa com a ajuda de outras pessoas.

[b]Designações de classificação de resultado extraídas de Moorhead S et al.: *Nursing Outcomes Classification (NOC): measurement of health outcomes*, ed 6, St Louis, 2018, Elsevier.

INTERVENÇÕES (NIC)[c]

Esperança e inspiração

Desenvolva um relacionamento aberto e atencioso por meio de escuta ativa e suporte emocional.

Tenha conversas frequentes com a paciente e a família a respeito de controle de sintomas da paciente e sobre luto.

Controle da dor

Proporcione alívio farmacológico e não farmacológico para a dor crônica nas costas.

Facilitação do processo de pesar

Ajude a Sra. Allison a identificar seus objetivos, desejos e prioridades pessoais. Avalie a efetividade e promova o alcance dos objetivos, conforme adequado.

Ajude a sra. Allison a identificar seus desejos para o planejamento de cuidados avançados, utilizando os recursos disponíveis dentro e fora do hospital.

Discuta as crenças, práticas, necessidades e recursos espirituais da sra. Allison.

JUSTIFICATIVA

As pessoas que se aproximam do fim da vida geralmente experimentam prestação de cuidados fragmentados. Uma comunicação terapêutica promove o cuidado centrado no paciente e na família em fim de vida e ajuda a garantir que as necessidades do paciente sejam comunicadas entre todos os profissionais da saúde (Sekse et al., 2018).

Conversas frequentes com o paciente e sua família oferecem oportunidades de discutir os valores, objetivos e preferências de cuidados em fim de vida (Sekse et al., 2018).

Ansiedade, dor e sofrimento são reduzidos com controle efetivo da dor, e a qualidade de vida é melhorada (Paice, 2019).

Permitir que o paciente dirija as decisões de cuidados ajuda a si mesmo e a sua família a selecionar prioridades de cuidados e eleva o nível de compreensão do paciente e dos familiares sobre tratamentos atuais e propostos (Ferrell, 2019).

Fornece informações e apoio à família ao tomar decisões de fim de vida (Lai et al., 2018).

A inclusão de avaliação espiritual e práticas de cuidado espiritual em fim de vida eleva o senso de conectividade e de qualidade de vida geral do paciente (Koper et al., 2019).

[c]Designações de classificação de intervenções extraídas de Butcher HK et al.: *Nursing Interventions Classification (NIC)*, ed 7, St Louis, 2018, Elsevier.

AVALIAÇÃO

Atividades de avaliação

Use perguntas abertas: "Você pode me dizer o que você acha mais angustiante ou preocupante neste momento?"

Pergunte: "Quem se ofereceu a ajudá-la quando você voltar para casa?"

Resposta da paciente

A sra. Allison explica: "Não sei direito o que vai acontecer. Posso não ser capaz de cuidar de mim mesma por muito mais tempo."

A sra. Allison diz: "Bem, meu grupo de estudos bíblicos se ofereceu para me levar às consultas caso for demais para o meu marido e filha, e os membros do coral disseram que ficarão felizes em me trazer comida todas as terças e quintas."

Resultados. Trabalhe em parceria com o paciente e a família com intuito de identificar resultados esperados para desenvolver um plano de cuidados de mútuo acordo baseado nos diagnósticos de enfermagem do paciente (ver Plano de cuidados de enfermagem). Use julgamento clínico para estabelecer resultados realistas que estejam de acordo com as preferências, crenças e práticas do paciente, além de sua cultura. O plano precisa se concentrar em satisfazer as necessidades do paciente durante o luto ou processo de morte. Durante o planejamento, elabore os resultados realistas esperados, mutuamente acordados, baseados nos diagnósticos de enfermagem identificados. É especialmente importante ter uma estreita colaboração com os pacientes ao estabelecer resultados esperados para um paciente que está morrendo. Considere os recursos do próprio paciente, como energia física e tolerância a atividades, apoio familiar e estilo de enfrentamento. Um diagnóstico de enfermagem de *Sentimento de Impotência relacionado à terapia experimental de câncer* com a meta de que "o paciente será capaz de descrever o curso esperado da doença" é realista para um paciente que frequentemente pede esclarecimentos sobre o plano de tratamento e participa de discussões educativas. Em compensação, um resultado esperado de "o paciente identificará no mínimo três habilidades efetivas de enfrentamento" é adequado para um paciente com o mesmo diagnóstico de enfermagem que esteja sofrendo de depressão por se sentir impotente em relação ao tratamento experimental de câncer.

Os resultados esperados para um paciente que está passando por um processo de perda podem ser de curto ou longo prazo, dependendo da natureza da perda e da condição do paciente. Alguns resultados esperados para pacientes que estão enfrentando uma perda ou morte incluem absorver o luto, aceitar a realidade de uma perda ou manter relacionamentos significativos. Ao estabelecer um plano de cuidados para um paciente que está morrendo, seguem exemplos de resultados esperados:

- O paciente expressa crenças espirituais em relação à morte
- O paciente verbaliza aceitação da perda
- O paciente participa do planejamento do funeral

Estabelecimento de prioridades. Encoraje os pacientes e familiares a compartilhar suas prioridades de cuidados em fim de vida. Pacientes em fim de vida ou com doenças crônicas avançadas são mais propensos a querer que suas necessidades de conforto, sociais ou espirituais sejam atendidas, mais do que buscar a cura. Então, priorize as necessidades físicas ou psicológicas mais urgentes do paciente ao mesmo tempo considerando as preferências, expectativas e prioridades dele. Se os desfechos esperados do paciente incluem controle da dor e promoção da autoestima em fim de vida, o controle da dor tem prioridade quando o paciente sente desconforto físico agudo. Muitas condições terminais também podem influenciar a capacidade de respirar do paciente. Abordagens farmacológicas estão disponíveis para aliviar a dispneia. Quando as necessidades de conforto tiverem sido atendidas, você trata de outras questões importantes para o paciente e a família. Quando permanecer independente for algo realista para o paciente, priorizam-se estratégias que promovam um senso de autonomia e capacidade de agir de forma independente. A condição de um paciente em fim de vida geralmente muda rapidamente; portanto, mantenha uma avaliação contínua para revisar o plano de cuidado de enfermagem de acordo com as necessidades, preferências e expectativas dele.

Quando o paciente apresenta vários diagnósticos de enfermagem, não é possível tratar de todos eles simultaneamente. A Figura 36.3 ilustra o mapa de conceito desenvolvido para a sra. Allison, uma paciente idosa do estudo de caso com diagnóstico médico de insuficiência cardíaca. Juntamente com seu diagnóstico médico recente, ela sofre de problemas de saúde associados identificados nos diagnósticos de enfermagem como *Dor Crônica, Nutrição desequilibrada: Menor do que as Necessidades Corporais, Fadiga* e *Desesperança*. Nessa situação, determine qual dos quatro diagnósticos deve ser prioritário. Dor crônica do paciente geralmente é o foco principal. Até que sua dor seja controlada, ela não conseguirá se sentir mais energizada, se alimentar direito, ou recuperar seu senso de esperança.

Jennifer trabalha com a sra. Allison para identificar resultados em comum acordo, planejar o cuidado pessoal centrado no paciente e o apoio para ela e sua família. Depois de conversar mais com a sra. Allison, Jennifer identifica **Desesperança** *como prioridade para a paciente. Jennifer precisa reavaliar os padrões de alimentação da sra. Allison, sua ingestão alimentar e padrões de sono. A sra. Allison identifica sua dor nas costas como uma preocupação para ela, pois isto interfere em sua capacidade de caminhar e de dormir. Se a sra. Allison quiser intervenções de conforto e apoio mais do que ajudá-la com sua anorexia, Jennifer precisa tratar primeiro de suas necessidades relacionadas à desesperança e depois suas necessidades de conforto e nutrição.*

Jennifer garantirá que a alimentação, a fadiga e a dor da sra. Allison sejam manejadas antes de perguntar sobre suas outras prioridades de cuidados. Um fisioterapeuta veio atender a paciente. Ela está começando a se sentir mais segura usando um andador, mas continua tendo problemas de anorexia e fadiga. Jennifer sabe que o sr. Allison e Lilly jamais tiveram que prestar cuidados de fim de vida; portanto, ela planeja treiná-los em suas preocupações prioritárias. Ela prevê que eles desejarão aprender como ajudar a sra. Allison a manter a energia, administrar medicamentos, ajudar na deambulação e posicioná-la confortavelmente. A enfermeira sabe que, acima de tudo, ela honrará as preferências, cultura e tradições religiosas da paciente e de sua família durante esse evento tão significativo na história da família Allison.

Trabalho em equipe e colaboração. Conforme descrito anteriormente, luto, perda e morte afetam as pessoas física, emocional, espiritual e culturalmente. Os cuidados efetivos para pacientes que vivenciam o luto exigem uma equipe formada por enfermeiros, médicos, assistentes sociais, pessoas que prestam cuidado espiritual, nutricionistas, farmacêuticos, psicólogos, fisioterapeutas e terapeutas ocupacionais, pacientes e membros da família. Outros membros da equipe incluem enfermeiros de prática avançada cujo foco esteja no cuidado paliativo. Massoterapeutas ou musicoterapeutas, arteterapeutas que oferecem alternativas terapêuticas às vezes fazem parte da equipe (ver Capítulo 32). Todos os membros da equipe de saúde trabalham juntos para oferecer elevada qualidade de cuidados holísticos, paliativos, de luto e de fim de vida. À medida que as necessidades e prioridades de cuidado do paciente mudam, os papéis dos membros da equipe também mudam. Os membros da equipe se comunicam uns com os outros regularmente para garantir a coordenação e a efetividade do cuidado.

❖ Implementação

Promoção da saúde. A promoção da saúde em casos de luto complicado, doenças crônicas graves ou morte é focada na facilitação do enfrentamento bem-sucedido e da otimização da saúde física, emocional e espiritual. Muitas pessoas continuam buscando e encontrando sentido mesmo em circunstâncias difíceis da vida. Elas geralmente encontram crescimento pessoal e percepções espirituais não experimentados anteriormente e necessitam de apoio familiar e de enfermagem enquanto lutam para manter determinado nível de normalidade, convivem com a perda, tomam decisões sobre cuidados de saúde, se preparam para a morte quando aplicável e se adaptam a decepções, frustrações e ansiedades ao longo do caminho (Boxe 36.6).

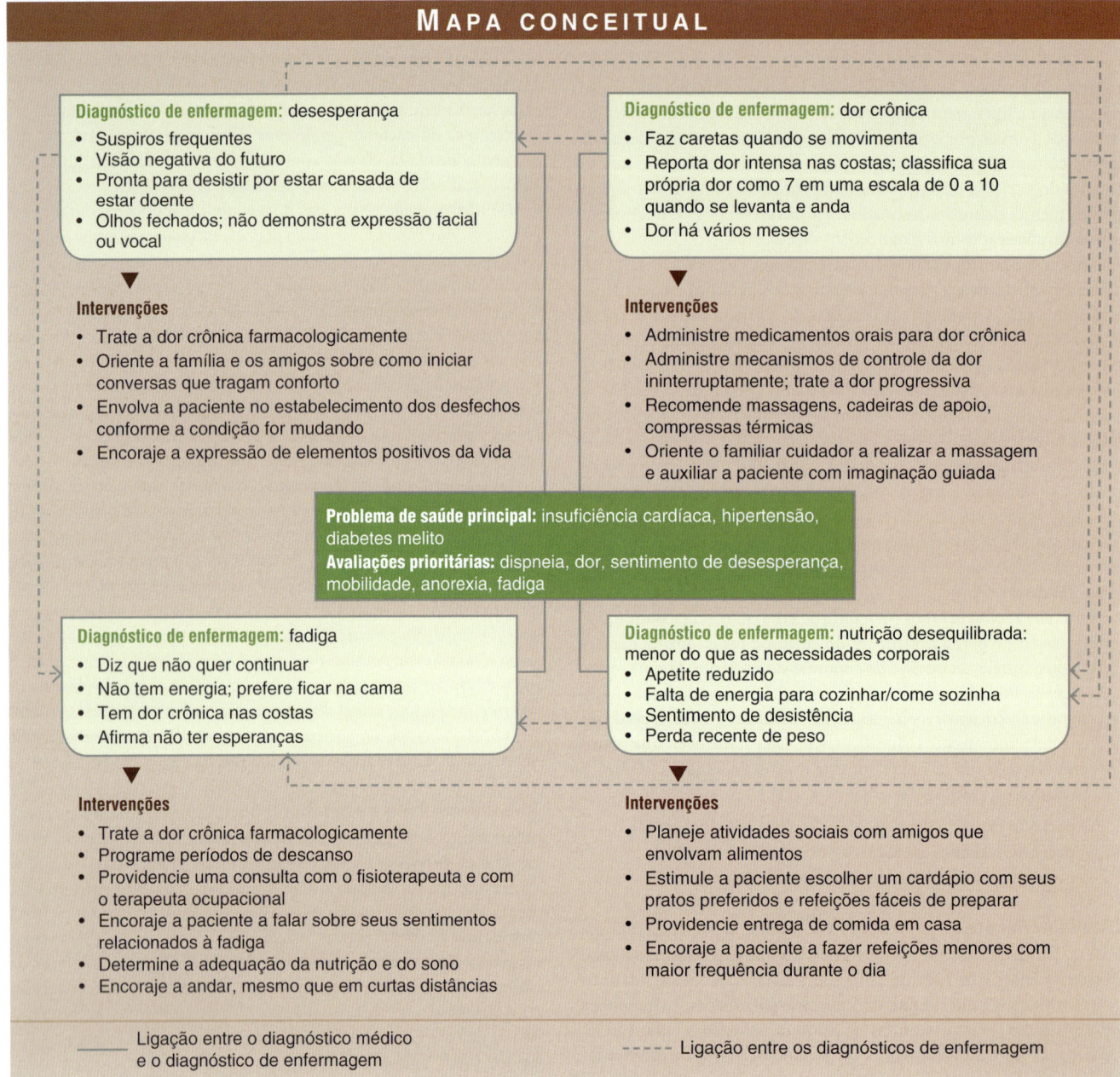

Figura 36.3 Mapa conceitual da sra. Allison.

Auxílio na tomada de decisões em fim de vida. Os pacientes e familiares geralmente enfrentam decisões complexas de tratamento em fim de vida. Os pacientes e suas famílias devem decidir quais tratamentos continuar e quais interromper, entrar com cuidados paliativos ou contratar serviços de *hospice*, ou ser transferido para uma clínica, unidade particular de saúde, ou para casa. Mesmo depois da decisão de se internar em uma casa de repouso, surgem dúvidas sobre manejo dos sintomas, nutrição artificial e hidratação (p. ex., tubo de alimentação ou nutrição parenteral), e local desejado de morte. Você pode apoiar e educar os pacientes e familiares em seu processo de identificar, contemplar e por fim decidir qual seria o melhor caminho até o fim da vida.

Decisões éticas difíceis ao fim da vida complicam o luto do sobrevivente, criam divisões familiares ou aumentam a incerteza da família no momento da morte (ver Capítulo 22). Quando as decisões éticas são bem manejadas, os sobreviventes alcançam um senso de controle e dão uma conclusão significativa para a morte do ente querido. Sugira aos pacientes comunicar claramente seus desejos de fim de vida para que os membros da família possam agir como substitutos fidedignos quando o paciente não puder mais falar por si. Alguns pacientes e familiares deixam para os enfermeiros e outros profissionais da saúde iniciar discussões sobre cuidados terminais. Os enfermeiros, geralmente, oferecem opções que os membros da família não sabem que estão disponíveis e defendem que os pacientes e suas famílias tomem decisões de fim de vida na forma de orientações antecipadas. Quando os pacientes assinam o documento concordando com a não realização de manobras de reanimação, eles têm mais autonomia, além de um cuidado de fase final de vida de mais qualidade (Liang et al., 2017).

Cuidado paliativo. Muitos pacientes e familiares se beneficiam com a abordagem especializada de cuidado paliativo. Esse método holístico de prevenção e redução dos sintomas promove qualidade de vida e bem-estar integral da pessoa cuidando de sua mente, corpo e espírito.

Boxe 36.6 Educação em saúde

Manutenção do autocuidado

Objetivo
- O paciente participará de atividades de cuidados para manejo dos sintomas.

Estratégias de ensino
- Identificar maneiras para que o paciente alcance metas pessoais
- Orientar o paciente sobre formas de manter as rotinas diárias usuais que ofereçam conforto e sensação de normalidade
- Demonstrar formas de terapia complementar que o paciente possa usar para manejo dos sintomas (p. ex., meditação, imaginação guiada)
- Discutir maneiras pelas quais o paciente pode manter um senso de controle sobre o planejamento do fim de vida e manter um panorama realista (orientações antecipadas, planejamento de funeral e local preferido para morrer)
- Discutir as necessidades do paciente em relação à presença de pessoas de apoio ou o isolamento
- Incluir os membros da família e discutir métodos para facilitar a segurança e a simplicidade na realização de atividades de vida diária à medida que as capacidades do paciente forem mudando (dispositivos de assistência, cuidadores domiciliares).

Avaliação
Use os princípios de explicar de volta para avaliar o aprendizado do paciente/familiar cuidador:
- Diga-me quais métodos de manejo dos sintomas você usou e qual foi o nível de efetividade deles
- Mostre-me como você pratica a imaginação guiada no manejo dos sintomas
- Diga-me quais modificações você fez em sua casa para lhe dar mais segurança.

Cuidados paliativos se concentram em prevenção, alívio, redução ou atenuação dos sintomas de doenças ou transtornos ao longo de todo o curso de uma doença. O objetivo primordial do cuidado paliativo é ajudar os pacientes e familiares a obter a melhor qualidade de vida possível (Sekse et al., 2017). Os pacientes devem receber cuidado paliativo assim que possível quando a doença crônica ou terminal começar a criar sintomas difíceis de manejar. O cuidado paliativo é adequado para pacientes de qualquer idade, com qualquer diagnóstico, em qualquer momento, e em qualquer ambiente.

Um grande equívoco que envolve o cuidado paliativo é que ele é usado somente quando os tratamentos curativos não são mais uma opção. No entanto, pacientes que ainda recebem tratamentos agressivos com o intuito de alcançar a cura e aqueles que interromperam tratamentos para prolongação da vida se beneficiarão dos cuidados paliativos (Ferrell, 2019). Às vezes, pessoas que poderiam se beneficiar de cuidados paliativos recusam-se a recebê-los por não os compreender. Portanto, certifique-se de orientar os pacientes de modo que eles e suas famílias entendam as metas e os benefícios dos cuidados paliativos.

A Organização Mundial da Saúde (World Health Organization [WHO], 2021) resume as metas do cuidado paliativo da seguinte maneira:

- Proporcionar alívio da dor e de outros sintomas angustiantes
- Apoiar a vida e considerar a morte como um processo normal
- Não acelerar nem postergar a morte
- Integrar os aspectos psicológicos e espirituais do cuidado do paciente
- Oferecer um sistema de apoio para ajudar os pacientes a viver da maneira mais ativa possível até sua morte
- Oferecer um sistema de apoio para ajudar no enfrentamento da família durante a doença do paciente e em sua própria dor da perda
- Apoiar uma abordagem de equipe para satisfazer as necessidades dos pacientes e de seus familiares, incluindo aconselhamento de luto, se indicado
- Elevar a qualidade de vida e influenciar positivamente o curso da doença
- Fornecer cuidados desde o início do curso da doença em conjunto com outras terapias que visem prolongar a vida, como quimioterapia ou radioterapia, e incluir investigações necessárias para compreender melhor e manejar complicações clínicas angustiantes.

Devido ao foco do cuidado paliativo ser o conforto e a melhora da qualidade de vida, ele constitui uma abordagem valiosa para o cuidado de pacientes com enfermidades complexas. Cuidados paliativos utilizam uma variedade de terapias para proporcionar aos pacientes uma abordagem holística de manejo dos sintomas e, em última análise, melhor qualidade de vida. Terapias complementares utilizando uma abordagem integrada costumam causar um efeito positivo nos sentimentos de depressão e ansiedade (ver Capítulo 32). Por exemplo, a fadiga, que é um sintoma comumente relatado por pacientes que recebem cuidado paliativo, reage à acupuntura e aos exercícios. A massagem ajuda a reduzir os sintomas de dor, ansiedade, náuseas, falta de ar e estresse, além de trazer mais relaxamento e tranquilidade.

Quando os desfechos esperados para o cuidado mudam e a cura para as enfermidades se torna menos provável, o cuidado ao paciente muda idealmente de cuidados paliativos e transições para a contratação de serviços paliativos especializados, que são uma forma mais específica de cuidado paliativo a pacientes terminais.

Serviços paliativos especializados. **Cuidados de *hospice*** são uma filosofia e um modelo de cuidado que enfocam cuidado, conforto e qualidade de vida de uma pessoa com uma enfermidade grave e que está se aproximando do fim da vida (National Institute on Aging [NIA], 2021). Priorizam o controle da dor e dos sintomas, o conforto e a qualidade de vida. Os serviços paliativos especializados se esforçam para atender um paciente e às necessidades físicas, psicológicas, sociais e espirituais da família. Pacientes que contratam serviços paliativos especializados normalmente têm menos de 6 meses de vida. Serviços paliativos especializados estão disponíveis nos formatos residencial, hospitalar, de cuidados prolongados e em ambientes de clínicas de repouso.

A pedra angular dos serviços paliativos especializados é o relacionamento de confiança entre a equipe de especialistas e o paciente e seus familiares. Conhecer as expectativas, o local de atendimento desejado e a dinâmica familiar ajuda a equipe de especialistas a proporcionar cuidado individualizado na fase final da vida. Diferentemente do cuidado tradicional, os pacientes participam ativamente de todos os aspectos dos serviços paliativos especializados, e os cuidadores priorizam o cuidado de acordo com os desejos do paciente. As metas de cuidado do paciente são estabelecidas mutuamente, e todos os participantes conhecem integralmente as preferências de cuidados do paciente e as atendem. Programas de serviços paliativos especializados são baseados nas seguintes crenças e serviços básicos:

- O paciente e sua família são a unidade de cuidado
- Cuidado domiciliar coordenado com acesso a leitos de internação e em casas de repouso quando necessário
- Manejo dos sintomas
- Serviços orientados pelo médico
- Disponibilização de equipes de cuidados interprofissionais
- Serviços médicos e de enfermagem disponíveis a qualquer momento
- Acompanhamento da dor da perda após a morte do paciente
- Uso de voluntários treinados para visitação e suporte temporário.

Para poder contratar serviços domiciliares de *hospice*, o paciente deve contar com os cuidados de um familiar quando não conseguir mais fazer as coisas sozinho. Cuidadores domiciliares ajudam com necessidades higiênicas, e um enfermeiro fica disponível para coordenar e manejar o alívio dos sintomas. Enfermeiros que trabalham nesse contexto usam comunicação terapêutica, oferecem cuidado psicossocial e manejo especializado dos sintomas, promovem a dignidade e autoestima do paciente, mantêm um ambiente confortável e tranquilo, oferecem conforto espiritual e esperança, protegem os pacientes do abandono ou do isolamento, oferecem apoio à família, ajudam na tomada de decisões éticas e facilitam a fase de pesar pela morte. Os membros das equipes de *hospice* domiciliar oferecem acesso 24 horas e coordenam o cuidado entre os ambientes residencial e hospitalar. Um paciente tratado em casa pode ser admitido em um *hospice* hospitalar para estabilização de sintomas ou para o descanso do cuidador.

Quando um paciente opta por morrer em casa, os membros da família assumem o cuidado direto, o que, em geral, é emocionalmente estressante e fisicamente exaustivo. No ambiente residencial, familiares cuidadores se beneficiam dos cuidados de descanso. Durante o cuidado de descanso, temporariamente, o paciente recebe cuidados de outras pessoas para que os membros da família possam sair para descansar e relaxar. Informe os membros da família sobre as opções de cuidado domiciliar, serviços de *hospice* e serviços comunitários para que eles possam ter acesso aos melhores recursos para sua situação. Conforme a hora da morte do paciente vai se aproximando, a equipe de *hospice* proporciona suporte intensivo para o paciente e a família (Hospice Foundation of America, 2018). Quando um paciente morre, os membros da família contam com vários recursos da equipe de saúde. Serviços de *hospice* oferecem visitas de consolo feitas pela equipe para ajudar no processo de luto da família.

Trabalhando com a família Allison, Jennifer implementou o plano de cuidado que ela e a família desenvolveram com base nas preferências, expectativas e desfechos identificados da sra. Allison. Jennifer concluiu o treinamento em cuidados de fim de vida que ela planejou para o sr. Allison e Lilly, para ajudá-los a compreender o serviço de hospice para a sra. Allison e apoiar melhor uns aos outros.

Jennifer se sentou com a sra. Allison para conversar mais sobre suas preocupações. Durante a conversa, Jennifer utilizou comunicação terapêutica para estabelecer um relacionamento atencioso com a paciente. A sra. Allison disse que suas maiores preocupações eram a dor, a fadiga e a falta de apetite. Ela também disse que estava preocupada com sua capacidade de andar pela casa. Jennifer confirmou para a sra. Allison que fisioterapeutas e terapeutas ocupacionais viriam à sua casa três vezes por semana para ajudá-la a ganhar força e melhorar sua mobilidade, e elas discutiram como o sr. Allison pode ajudar a cuidar dela durante esse período.

Abordagens de comunicação terapêutica. O coração do cuidado de enfermagem é o estabelecimento de uma relação atenciosa e de confiança com seu paciente. Essa abordagem centrada no paciente permite que você responda aos pacientes, e não reaja a eles, além de encorajar o compartilhamento de informações importantes. Perguntas abertas convidam os pacientes a elaborar seus pensamentos e encoraja-os a contarem suas histórias. Os pacientes normalmente dão respostas curtas ("sim" ou "não") diante de perguntas fechadas, que limitam o que é possível apreender sobre a situação deles. Utilize escuta ativa, aprenda a se sentir confortável com o silêncio, e use palavras de efeito ou deixas (p. ex., "continue", "conte-me mais") para estimular a continuação da conversa. Empatia, toque terapêutico e colocar-se à disposição também são maneiras efetivas de se comunicar terapeuticamente com os pacientes. Especificamente, a empatia permite que os pacientes percebam que seus sentimentos são normais e que, como enfermeiro, você entende. Às vezes, questionar um paciente parece desconfortável. Quando você faz uma observação do tipo "você parece preocupado" ou "você não comeu muito no almoço" convida os pacientes a responder sem se sentirem pressionados a dar uma resposta a determinada pergunta (ver Capítulo 24).

Sentimentos de tristeza, torpor ou raiva costumam tornar especialmente difícil falar sobre essas situações. Por exemplo, um paciente desconta nos cuidadores ao sentir raiva durante o luto. Alguns pacientes se tornam agressivos e acusadores. Continue sendo prestativo, deixando os pacientes e os familiares saberem que sentimentos como raiva são normais, dizendo: "estou percebendo que você está chateado agora, e é compreensível. Estou aqui, se quiser conversar." Encoraje os pacientes a compartilhar emoções e preocupações de maior importância para eles e então reconheça seus sentimentos e preocupações de maneira isenta de julgamentos. Alguns pacientes não discutem emoções por motivos pessoais ou culturais, e outros hesitam em expressar suas emoções por medo de que as pessoas os abandonem ou os julguem. Se você for confiável e respeitar a privacidade do paciente, provavelmente vocês desenvolverão um relacionamento terapêutico. Às vezes, os pacientes precisam começar a resolver seu luto sozinhos antes de discutir sua perda com outras pessoas, principalmente estranhos.

Não evite falar sobre um assunto. Quando você sentir que um paciente quer falar sobre alguma coisa, providencie que isto seja feito o mais rapidamente possível. Isto pode ser particularmente desafiador se você estiver em um ambiente de cuidado agudo agitado; porém, é uma parte necessária do cuidado de enfermagem de alta qualidade que deve ser priorizada. Acima de tudo, lembre-se de que as emoções do paciente não são algo que você possa consertar. Em vez disso, considere as expressões emocionais como uma parte essencial da adaptação de um paciente a mudanças de vida significativas e do desenvolvimento de habilidades de enfrentamento efetivas. Ajude os membros da família a ter acesso a outros recursos profissionais. Assistentes sociais, psicólogos, líderes religiosos e os responsáveis pelo caso podem oferecer informações e apoio adicionais para as famílias e pacientes em processo de luto.

Ofereça cuidado psicossocial. Pacientes em fim de vida sofrem de uma série de sintomas psicológicos, incluindo ansiedade, depressão, sentimento de impotência, incerteza e isolamento. Eles podem sentir angústia devido aos arredores desconhecidos, às opções de tratamento, condição de saúde, rompimento familiar e processo de morte. Preocupação ou medo é comum em muitos pacientes e geralmente intensificam sua percepção de desconforto e sofrimento. Você pode aliviar um pouco disso fornecendo-lhes informações sobre sua condição, sobre o curso da doença deles, e os benefícios e ônus das opções de tratamento. A maioria dos hospitais conta com profissionais psicólogos ou com assistentes sociais que podem prestar aconselhamento.

Manejo dos sintomas. Manejar múltiplos sintomas comumente sentidos quando os pacientes estão cronicamente doentes ou em fim de vida continua sendo um dos objetivos primordiais dos cuidados de enfermagem (Tabela 36.3). Sintomas não controlados causam angústia, desconforto e sofrimento para os pacientes e seus familiares e, geralmente, complicam a experiência da morte. A despeito da disponibilidade de opções de tratamento efetivas para a dor, muitos pacientes sentem dor evitável em fim de vida. Eles recusam o tratamento agressivo devido a conceitos errôneos de enfermeiros ou membros da família (ver Capítulo 44). Mantenha uma avaliação contínua da dor do paciente e verifique as respostas do paciente às intervenções. Tranquilize a família repetidamente sobre a necessidade de controlar a dor, mesmo que o paciente não pareça estar sentindo dor. Discuta sobre controle da dor frequentemente com a família e dissipe qualquer mito relacionado à dependência de opioides. Você é responsável por defender a troca do regime prescrito caso o paciente não obtenha alívio. É imperativo que você avalie as dicas não verbais dos pacientes pois eles geralmente não conseguem comunicar suas necessidades. Durante o processo de morte, a função renal e hepática de um paciente declina, desacelerando o metabolismo e a taxa de depuração de medicamentos, o que pode requerer modificações de dosagens de medicamentos. Da mesma forma, esteja ciente de que a patologia, a ansiedade ou o delírio com o avanço da doença às vezes requer o uso de doses mais altas ou diferentes terapias medicamentosas.

Tabela 36.3 Promoção do conforto em pacientes com doenças terminais.

Sintomas	Características ou causas	Implicações para a enfermagem
Dor	A dor tem múltiplas causas, dependendo do diagnóstico do paciente	Colabore com os membros da equipe para identificar e implementar intervenções farmacológicas e não farmacológicas adequadas para reduzir a dor e promover conforto (ver Capítulo 44)
Desconforto cutâneo	Qualquer fonte de irritação cutânea aumenta o desconforto	Mantenha a pele limpa, seca e hidratada. Monitore incontinência
Desconforto de membrana mucosa	Respiração pela boca ou desidratação levam ao ressecamento das membranas mucosas; a língua e os lábios ficam secos ou rachados	Providencie cuidado oral a cada 2 ou 4 horas. Aplique uma leve camada de protetor labial para evitar ressecamento. Aplique analgésicos tópicos sobre as lesões orais, quando necessário
Irritação de córnea	Os reflexos de piscar de olhos diminuem perto da morte, causando ressecamento da córnea	Lubrificantes oculares ou lágrimas artificiais reduzem o ressecamento de córnea
Fadiga	Demandas metabólicas, estresse, estados patológicos, menor ingestão por via oral (VO) e função cardíaca causam fraqueza e fadiga	Proporcione períodos de descanso e eduque o paciente sobre conservação de energia
Ansiedade	Sofrimento físico, social ou espiritual causa ansiedade; suas causas podem ser situacionais ou específicas a um evento	Dê oportunidade ao paciente de expressar seus sentimentos por meio de escuta ativa. Providencie um ambiente calmo e acolhedor. Consulte os membros da equipe de saúde para determinar se as intervenções farmacológicas são adequadas
Náuseas	Náuseas podem ser causadas por medicações, dor ou menor fluxo de sangue no intestino mediante a iminência da morte	Determine a causa das náuseas e procure reduzir os gatilhos que as provocam, como cheiros fortes. Administre antieméticos ou agentes pró-cinéticos. Encoraje os pacientes a deitar do lado direito. Proporcione cuidado oral pelo menos a cada 2 a 4 horas
Constipação intestinal	Opioides, outros medicamentos e imobilidade desaceleram os movimentos peristálticos. A ausência de bolo alimentar ou a ingestão reduzida de líquidos é uma causa	Inclua mais fibras na alimentação, se adequado. Administre amolecedores de fezes ou laxantes, conforme a necessidade. Se possível, estimule o aumento da ingestão de líquidos e períodos regulares de deambulação
Diarreia	Processos patológicos, tratamentos ou medicações e infecções gastrintestinais (GI) são causas	Consulte os membros da equipe de saúde para determinar a causa e fazer as modificações adequadas. Proporcione cuidados com a pele perianal e facilidade de acesso ao banheiro ou urinol
Incontinência urinária	Doença progressiva e redução dos níveis de consciência são causas	Proporcione bons cuidados com a pele perineal e frequente avaliação de incontinência urinária. Insira um cateter de Foley, se adequado
Alimentação alterada	Medicamentos, depressão, redução de atividade e menor fluxo sanguíneo no sistema gastrintestinal (GI) são causas. Náusea produz anorexia	Estimule o paciente a ingerir pequenas, porém frequentes refeições com seus alimentos preferidos. Jamais force os pacientes a comer
Desidratação	O paciente fica menos disposto ou capaz de manter a ingestão de líquidos VO; febre está presente	Reduza o desconforto da desidratação; proporcione cuidado bucal pelo menos a cada 2 a 4 horas; ofereça lascas de gelo ou um pano molhado para os lábios. Mantenha os lábios e a língua hidratados
Padrões de respiração ineficazes (p. ex., dispneia, falta de ar)	Ansiedade; febre; dor; maior demanda de oxigênio; processos patológicos e anemia, que reduzem a capacidade de transporte de oxigênio, são causas	Trate ou controle a causa subjacente. Use intervenções não farmacológicas, como elevar a cabeceira da cama para promover expansão pulmonar. Administre oxigênio, mediante necessidade. Manter o ar fresco traz alívio e conforto para o paciente em fim de vida. Às vezes, é adequado usar morfina ou benzodiazepinas para tratar a taquipneia
Chiados respiratórios ("estertor da morte")	Chiado respiratório é o som das secreções movimentando-se nas vias respiratórias durante as fases de inspiração e expiração; é causado por secreções espessas, diminuição do tônus muscular, deglutição e tosse	Eleve a cabeça para facilitar a drenagem postural. Vire o paciente pelo menos a cada 2 horas. Proporcione cuidados orais e mantenha a hidratação até o limite do tolerável

Permaneça atento a possíveis efeitos colaterais da administração de opioides: constipação intestinal, náuseas, sedação, depressão respiratória ou mioclonia. Os familiares normalmente se preocupam quanto à possibilidade de medicações opioides levarem a vício. Não só a incidência de vício real é muito baixa, como também a necessidade de aliviar a dor do paciente em fim de vida é uma prioridade. É necessário educar as famílias para ajudá-los a entender a necessidade do uso adequado de medicamentos opioides.

Jennifer ensinou a sra. Allison a meditar e fazer exercícios de relaxamento quando sua dor se intensificar. Ela também ensinou à paciente os benefícios de tomar os medicamentos para a dor ininterruptamente em vez de ficar esperando que a dor nas costas piore antes de tomar o medicamento. Jennifer recomendou o uso de um emplastro térmico além dos analgésicos para ajudar a reduzir a dor nas costas da sra. Allison. Jennifer ajudou os Allisons a modificar o ambiente em casa, especialmente o quarto, para deixá-lo mais sossegado a fim de melhorar o sono da sra. Allison. Ela trabalhou com os Allisons para selecionar músicas suaves que pudessem ajudá-los na hora de dormir. Devido a sra. Allison também estar sentindo fadiga, Jennifer a encorajou a fazer pausas de repouso ao longo do dia.

Jennifer trabalhou com a família Allison para desenvolver um plano de alimentação que a sra. Alisson achasse mais atraente. A enfermeira descobriu quais eram as preferências alimentares da paciente e as incorporou nas refeições. Jennifer também encontrou receitas simples que a sra. Allison achou que pareciam boas e que seriam fáceis para o sr. Allison ou Lilly prepararem. Ela ajudou os Allisons a fazer um cardápio para que o casal fizesse seis pequenas refeições por dia em vez das três grandes refeições que eles costumavam fazer anteriormente. Jennifer também encorajou o casal a convidar Lilly ou um ou dois amigos para jantar, de modo a socializarem-se e encorajar a sra. Allison a comer. Jennifer recomendou um programa local de entrega de refeições para idosos e providenciou que eles recebessem uma refeição por dia durante a semana para que o sr. Allison não precisasse cozinhar tantas vezes.

Promova a dignidade e a autoestima. O senso de dignidade de um paciente depende de uma consideração positiva de si mesmo, da capacidade de encontrar sentido na vida e se sentir valorizado pelos outros. O senso de dignidade é reforçado por um tratamento respeitoso por parte dos cuidadores. Você promove autoestima e dignidade respeitando os pacientes como uma pessoa plena (ou seja, como uma pessoa que tem sentimentos, conquistas e paixões, independentemente da experiência da doença). Respeitar e valorizar as preocupações do paciente valida a pessoa e ao mesmo tempo fortalece a comunicação entre o paciente, os membros da família e o enfermeiro. Passar tempo com os pacientes enquanto eles contam suas histórias de vida ajuda você a conhecê-los e desenvolve intervenções individualizadas.

Cuidar da aparência física do paciente também promove dignidade e autoestima. Asseio, ausência de odores corporais e roupas limpas dão aos pacientes um senso de valorização. Ao cuidar das funções corporais de um paciente, demonstre paciência e respeito, principalmente depois que o paciente se torna dependente de outras pessoas. Lembre-se de que os pacientes estão direcionando os cuidados em fim de vida. Permita que eles tomem decisões, por exemplo, a respeito de quando e como administrar higiene pessoal, sobre suas preferências alimentares e o momento das intervenções de enfermagem. Mantenha o paciente e seus familiares informados sobre as atividades diárias, exames ou terapias, suas finalidades e efeitos previstos. Proporcione privacidade durante procedimentos de cuidados de enfermagem e seja sensível em relação a quando o paciente e a família precisam de um tempo juntos sozinhos.

Mantenha um ambiente confortável e tranquilo. Um ambiente confortável, limpo e agradável ajuda os pacientes a relaxar, promove padrões de sono saudáveis e minimiza a intensidade dos sintomas. Mantenha o paciente confortável por meio de reposicionamento frequente, certificando-se de que a roupa de cama esteja seca e controlando ruídos ambientais externos e odores ofensivos. Fotos, objetos de estimação, cartões e cartas de familiares e amigos criam um ambiente familiar e acolhedor para um paciente em fim de vida internado em uma instituição. Quando possível, permita que os pacientes vistam seus próprios pijamas ou roupas para promover um senso de conforto e familiaridade. Considere intervenções não farmacológicas, como massoterapia, para proporcionar maior conforto ao paciente (Paice, 2019). Os familiares, geralmente, conseguem proporcionar essas intervenções, que costumam ajudá-los como se estivessem dando uma contribuição positiva para os cuidados do paciente. Coloque música ambiente segundo a preferência do paciente, faça exercícios de imaginação guiada e diminua a iluminação para proporcionar um ambiente relaxante ao paciente e sua família. Formas de terapias complementares, preferidas pelo paciente, oferecem métodos não invasivos para aumentar o conforto e o bem-estar em fim de vida (ver Capítulo 32).

Promova o conforto espiritual e a esperança. Os pacientes são confortados quando sabem que algum aspecto de suas vidas transcenderá a morte. Portanto, ajudar os pacientes a se conectarem com suas práticas espirituais ou sua comunidade cultural costuma ser confortante. Procure os recursos de agentes de cuidado espiritual em um ambiente institucional ou colabore com os líderes e comunidades espirituais ou religiosos do próprio paciente. Fazer uma gravação em áudio ou em vídeo, escrever cartas ou manter um diário assegura aos pacientes que parte da vida deles existirá após sua morte.

Sentimentos de esperança frequentemente têm uma importância especial perto do fim da vida. Estratégias de enfermagem que promovem esperança incluem estar presente e proporcionar cuidado para a pessoa como um todo. O amor da família e dos amigos, a fé, o estabelecimento de metas, os relacionamentos positivos com cuidadores profissionais, o humor e as boas recordações promovem a esperança do paciente. Abandono ou isolamento, sintomas não controlados ou ser desvalorizado como pessoa têm efeitos negativos sobre a esperança. A esperança do paciente e de seus familiares muda durante o decorrer de suas experiências com a doença e a morte. Equilibre cada perspectiva para promover a alta qualidade do cuidado do paciente ao fim da vida. Alguns esperam viver para comemorar um aniversário, fazer uma refeição ao ar livre, ver uma pessoa importante pela última vez, obter alívio da dor, ou ter uma morte tranquila. Preste atenção em alterações nas esperanças dos pacientes e encontre maneiras de ajudá-los a alcançar as metas desejadas.

Proteja contra o abandono e o isolamento. Muitos pacientes com doenças terminais temem morrer sozinhos. Pacientes com doenças crônicas geralmente se sentem socialmente isolados. Contudo, a maioria dos pacientes se sente mais esperançosa quando há outras pessoas por perto para ajudá-las. Enfermeiros em ambientes institucionais precisam atender aos chamados imediatamente e verificar os pacientes frequentemente para tranquilizá-los de que há alguém sempre por perto. Se os familiares sempre planejam ficar com o paciente ou se você verificou uma grande necessidade de privacidade para o paciente e a família, um quarto particular é a melhor opção.

Alguns familiares que têm dificuldade para aceitar a iminente morte do paciente lidam com isto fazendo menos visitas. Quando os familiares de fato visitam o paciente, informe-os sobre o estado do paciente e compartilhe perspectivas importantes ou interações que você teve com ele. Encontre atividades de cuidados simples e adequadas para que a família realize, como oferecer alimentos, refrescar o rosto do paciente, pentear os cabelos, ou preencher um cardápio. As noites podem ser particularmente solitárias para o paciente. Sugira que um familiar passe a noite com ele, se possível. Faça exceções quanto às políticas de visitação, permitindo que os membros da família fiquem a qualquer hora com o paciente que está morrendo. Os familiares apreciam ter acesso irrestrito ou proximidade com seu ente querido durante seus últimos momentos de vida. Pegue as informações de contato da família, para que você possa chamá-los a qualquer momento.

Apoie a família em luto. Nos contextos de cuidados paliativos e de *hospice*, os pacientes e os membros da família constituem a unidade de cuidado. Os membros da família precisam de cuidados especiais quando um paciente fica debilitado ou se aproxima do fim da vida. Muitas vezes eles descrevem o cuidado em fim de vida como imprevisível, assustador e desolador. Ainda assim, muitos familiares encontram sentido em proporcionar cuidados práticos e simples a seu ente querido. Nesses tempos extremamente íntimos e emocionalmente desafiadores, ofereça apoio holístico centrado na família, compaixão e orientações que incorporem a singularidade de cada paciente. Geralmente, os membros da família enfrentam situações desafiadoras e complexas bem antes de seu ente querido estar realmente próximo de morrer. Portanto, ofereça apoio desde cedo e constantemente aos familiares cuidadores ao longo de todo o processo da doença e morte.

Oriente os familiares, em todos os ambientes, sobre os sintomas que o paciente provavelmente apresentará e as implicações para o cuidado (Tabela 36.3 e Boxe 36.7). Por exemplo, os pacientes nos últimos dias de vida geralmente desenvolvem anorexia ou se sentem nauseados com comida. A doença, o excesso de secreções respiratórias, a diminuição da atividade, o tratamento e a fadiga reduzem as necessidades calóricas e o apetite do paciente. Os familiares geralmente acreditam que precisam encorajar o paciente a comer. Devido ao objetivo do cuidado paliativo ser o conforto, não force o paciente a fazer qualquer coisa que cause desconforto. Comer nos últimos dias de vida, geralmente, causa dor e desconforto. Além disso, conforme o corpo para de funcionar, os nutrientes contidos nos alimentos não podem ser absorvidos. Portanto, explique aos familiares que forçar os pacientes a comer pode causar mais mal do que bem a eles. Ajude as famílias a identificar outras maneiras de ajudar o paciente nesse momento.

Membros da família que têm pouca experiência com morte não sabem o que esperar. Eles podem precisar de um tempo sozinhos com você para compartilhar suas preocupações, perguntar sobre opções de tratamento, validar mudanças percebidas na condição do paciente, ou explorar o possível significado dos comportamentos do paciente. Sempre que possível, dê notícias sobre o declínio da condição ou iminente morte do paciente quando os membros da família estiverem juntos para que eles possam amparar uns aos outros. Compartilhe as informações em particular e fique com a família pelo tempo que for necessário ou desejado. Reduza a ansiedade, o estresse e os temores dos familiares descrevendo o que esperar à medida que a morte se aproxima. Familiarize-se com manifestações comuns de iminência de morte (Boxe 36.8), lembrando que os pacientes normalmente demonstram algumas, mas não todas essas mudanças. Não tente prever a hora da morte; em vez disso, use suas avaliações para ajudar a família a antecipar o que está acontecendo. Seja solidário e sensível na forma de compartilhar informações. Diga "Descoloração é um sinal esperado conforme o organismo começa a parar de funcionar" em vez de "Quando a pessoa está perto de morrer, observamos descoloração" (Figura 36.4). Compartilhe suas observações e utilize o modelo de comportamento para encorajar uma noção de paciência, compaixão e conforto durante todo o processo da morte.

Faça contatos frequentes com as famílias, oferecendo apoio, informações e, se apropriado, encorajamento para continuar tocando e conversando com seus entes queridos. No momento imediatamente após a morte, verifique as necessidades da família. Algumas famílias desejarão tocar ou abraçar a pessoa que faleceu; outras não. Permita acesso à pessoa que faleceu abaixando as grades laterais do leito, deixando as mãos expostas e colocando uma cadeira ao lado do leito. Dependendo das políticas vigentes, dê às famílias tempo necessário para ficarem com seus entes queridos.

Boxe 36.7 Prática baseada em evidências

Manejo da constipação intestinal induzida por opioides

Questão PICOT: Em pacientes que estão com uma doença terminal, qual é o efeito de intervenções farmacológicas para reduzir a constipação intestinal induzida por opioides (CIO) em comparação às intervenções não farmacológicas?

Resumo das evidências

Grande parte dos pacientes em fim de vida usa opioides para controlar a dor e o desconforto. Um efeito colateral comum dos opioides é a CIO (Crockett et al., 2019). Pacientes com maior risco de desenvolver CIO incluem idosos, aqueles que tomam outros medicamentos que causam constipação, aqueles com mobilidade ou função muscular reduzida, e os que estão hospitalizados (Keller et al., 2019). Isso causa mais um sintoma desagradável e desconfortável entre vários outros sofridos pelo paciente. CIO também pode reduzir a qualidade de vida do paciente (Young, 2019). Avaliações frequentes que levam ao reconhecimento e tratamento precoces da CIO reduzem seu impacto na qualidade de vida do paciente (Young, 2019). Pacientes com CIO geralmente utilizam amolecedores fecais de venda livre, laxantes ou fazem modificações no estilo de vida e mudanças nos hábitos alimentares para tratar a CIO (Keller et al., 2019). Intervenções de enfermagem comumente usadas, como deambulação e aumento do consumo de fibras e líquidos para ajudar os pacientes com constipação intestinal, às vezes são inapropriadas para pacientes em fim de vida. Além dos laxantes, estimulantes ou amolecedores de fezes, vários novos medicamentos estão disponíveis para tratar CIO. Pesquisas revelam que antagonistas seletivos periféricos dos receptores opioides μ (p. ex., naldemedina, naloxegol) são seguros e eficazes no tratamento de CIO (Crockett et al., 2019; Nee et al., 2018). Metilnaltrexona, um derivado da naltrexona, é um medicamento subcutâneo também com resultados bastante positivos (Star e Boland, 2018).

Aplicação na prática de enfermagem

- Aos pacientes capazes de tolerar dietas, controle alimentar e ingestão adequada de líquidos pode ser útil (Keller et al., 2019)
- Use a menor dose possível do opioide que cause menos constipação intestinal para controlar a dor; por exemplo, fentanila, em vez de oxicodona
- Experimente intervenções tradicionais não farmacológicas, se possível, e laxantes de venda livre antes de tentar usar naldemedina, naloxegol ou metilnaltrexona (Star e Boland, 2018)
- Os efeitos adversos mais comuns associados a medicamentos de prescrição para CIO são relacionados ao sistema gastrintestinal (p. ex., náusea, diarreia, dor ou distensão abdominal) (Viscusi, 2019).

Boxe 36.8 Mudanças físicas horas ou dias antes da morte

- Maiores períodos de sonolência/inércia
- Alterações circulatórias, com mudanças de cor e temperatura nas extremidades, nariz, dedos (cianose, palidez, descoloração) (Figura 36.4)
- Incontinência intestinal ou urinária
- Menor excreção de urina; urina de coloração escura
- Inquietação, confusão ou desorientação
- Menor ingestão de alimentos ou líquidos; incapacidade de deglutir
- Congestão/aumento das secreções pulmonares; chiados respiratórios (estertor da morte)
- Respiração alterada (apneia, respiração difícil ou irregular, padrão de Cheyne-Stokes)
- Diminuição do tônus muscular, relaxamento dos músculos mandibulares, flacidez bucal
- Fraqueza e fadiga.

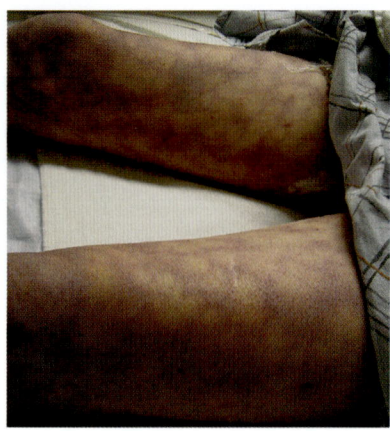

Figura 36.4 Descoloração da pele. (De Adams J et al.: *Emergency medicine: clinical essentials*, ed 2, Philadelphia, 2014, Elsevier.)

Depois da morte, ajude os familiares a tomar decisões como notificação para uma casa funerária, transporte de membros da família e recolhimento dos pertences do paciente. Enfermeiros são a fonte primária de apoio para a família. Lembre-se de que, devido às diferenças nas reações ao luto, alguns familiares vão preferir ficar sozinhos no momento e após a morte, enquanto outros vão querer estar cercados da comunidade de apoio. Em caso de incerteza sobre as preferências de um membro da família em relação a apoio, faça perguntas simples e ofereça sugestões de auxílio.

Facilite o pesar. Enfermeiros que trabalham com familiares enlutados geralmente oferecem cuidados de apoio após a morte de um paciente. Estratégias úteis para auxiliar pessoas em processo de luto incluem as relacionadas a seguir:

- Ajude o sobrevivente a aceitar a realidade da perda. Discuta como a perda ou a enfermidade ocorreu ou foi descoberta e outros assuntos factuais para reforçar a realidade do evento e colocá-lo em perspectiva
- Auxilie na adaptação do sobrevivente à perda. Use uma abordagem de resolução de problemas. Faça com que os sobreviventes elenquem suas preocupações ou necessidades, ajude-os a priorizá-las e os direcione passo a passo por meio de uma discussão de como proceder. Estimule os sobreviventes a pedirem ajuda
- Encoraje a construção de novos relacionamentos. Assegure às pessoas de que novos relacionamentos não significam que elas estão substituindo a pessoa que morreu. Estimule o envolvimento em atividades sociais em grupo não ameaçadoras (p. ex., voluntariado ou eventos da igreja)
- Dê um tempo para chorar o morto. "Reações de aniversários" (p. ex., sentir-se triste na mesma época da perda durante os anos subsequentes) são comuns, juntamente com o retorno de sentimentos de luto em festas e feriados. Voltar a sentir tristeza ou dor pela perda é geralmente preocupante. Reconheça abertamente a perda, reconheça que a reação é normal e encoraje o sobrevivente a se recordar
- Descreva os comportamentos e sensações que os sobreviventes vivenciam com frequência. Andar distraído, ter dificuldade para dormir ou comer e pensar que está ouvindo a voz da pessoa falecida são comuns após uma perda. Esses sintomas não significam que o indivíduo tem um problema emocional ou está ficando doente. Reforce que esses comportamentos são esperados e que passarão com o tempo
- Ofereça apoio contínuo. Após uma perda, os sobreviventes necessitam do apoio de um enfermeiro com quem eles criaram um vínculo por um tempo, principalmente em casos de internação domiciliar ou enfermagem de *hospice*. Você desempenha um importante papel na vida e morte da pessoa que faleceu, ajudando os sobreviventes durante um período muito íntimo e marcante. Conexão por um período de tempo após a morte é apropriada e curativa tanto para o sobrevivente quanto para você, caso tenha cuidado de um paciente por um longo período de tempo. Contudo, você nunca deve ultrapassar os limites profissionais
- Fique atento a sinais de mecanismos de enfrentamento ineficazes e/ou potencialmente prejudiciais como abuso do consumo de álcool e outras substâncias ou uso excessivo de automedicação com analgésicos ou medicamentos para dormir livres de prescrição.

Cuidados após a morte. Leis federais e estaduais obrigam as instituições a desenvolverem políticas e procedimentos para determinados eventos que ocorrem após a morte como solicitação de doação de órgãos ou tecidos, realização de necropsia, certificação e documentação da ocorrência do óbito, e prestação de cuidados seguros e adequados pós-morte. De acordo com as leis federais, um profissional especialmente treinado (p. ex., coordenador de transplantes ou assistente social) faz as solicitações de **doação de órgãos e tecidos** mediante a ocorrência de cada óbito. A pessoa que solicita a doação de órgãos ou tecidos fornece informações sobre quem pode ser o responsável legal pela autorização, quais órgãos ou tecidos podem ser doados, custos associados e como a doação afeta o funeral ou cremação.

Em situações extremamente estressantes criadas pela perda de um ente querido, os sobreviventes enlutados não conseguem se lembrar das informações que lhes foram passadas. Os enfermeiros dão apoio e reforçam ou esclarecem as explicações. Além disso, conhecer a fisiologia da doação de órgãos é normalmente difícil para os membros da família. Pacientes com morte cerebral permanecem ligados a equipamentos de suporte de vida para prover a vitalidade do órgão com sangue e oxigênio antes do transplante, mesmo que tenham sido declarados mortos. A aparência de um corpo com aspecto de vivo confunde a família, e eles precisam de ajuda para entender que o suporte de vida só está sendo usado para preservar a vitalidade dos órgãos. Tecidos não vitais como córneas, pele, ossos longos e ossos da orelha média são retirados no momento da morte, sem a necessidade de manter artificialmente as funções vitais. Se a pessoa que faleceu não deixou instruções relacionadas à doação de órgãos e tecidos, a família pode, ou não, autorizá-la no momento da morte. Reveja as leis estaduais referentes à retirada de órgãos e as políticas e procedimentos institucionais referentes ao processo de consentimento formal. Fique ciente de que as leis que governam quem abordar em caso de doação de órgãos podem não ser aceitáveis em determinadas culturas.

Os familiares autorizam a realização de **necropsia** (ou seja, a dissecação cirúrgica de um corpo após a morte) para determinar a causa exata e as circunstâncias da morte ou para descobrir o curso da doença (ver Capítulo 23). Na maioria dos casos, um médico-legista ou agente de verificação de óbito determina a necessidade de realização de necropsia. A lei, às vezes, requer a realização de uma necropsia quando a morte é consequente de má-fé, homicídio, suicídio ou causas acidentais como colisões de veículos automotivos, quedas, ingestão de drogas, ou óbitos ocorridos em um prazo de menos de 24 horas após a hospitalização. Obedeça às normas estaduais e dos órgãos responsáveis para remoção de tubos (p. ex., linhas intravenosas, cateter urinário permanente) de pacientes quando se solicita uma necropsia.

Normalmente, um profissional da saúde solicita permissão para a necropsia enquanto o enfermeiro responde às perguntas da família e apoia suas decisões. Informe que a necropsia não deforma o corpo e que todos os órgãos são recolocados no corpo. Os membros da família geralmente se confortam sabendo que outras pessoas podem ser ajudadas pela doação dos órgãos e tecidos ou pela necropsia. Respeite e honre os desejos e decisões finais da família.

A documentação fornece um registro legal do óbito. Siga minuciosamente as políticas e procedimentos das entidades responsáveis para fornecer um registro médico correto e confiável de todas as avaliações e atividades relacionadas ao óbito. Médicos ou legistas assinam alguns formulários, como solicitações de necropsia, mas enfermeiros reúnem e registram a maioria das demais informações relativas ao óbito. Os enfermeiros, normalmente, também são testemunhas ou delegam a assinatura de formulários (p. ex., de liberação de corpo ou formulários de pertences pessoais). A documentação de enfermagem se torna relevante para o controle de riscos ou investigações jurídicas sobre uma morte, destacando a importância de se fazerem relatórios precisos e legítimos. A documentação também valida o sucesso no atendimento dos objetivos do paciente e fornece uma justificativa para mudanças nos tratamentos ou desfechos esperados. O Boxe 36.9 relaciona importantes elementos de documentação dos cuidados em fim de vida.

Os familiares merecem e esperam uma descrição clara do que houve com seu ente querido, especialmente em casos de circunstâncias súbitas, incomuns ou inesperadas. Dê *somente* informações fatuais de maneira objetiva e isenta de julgamentos, e evite compartilhar suas opiniões. Normas jurídicas e procedurais estaduais orientam o compartilhamento de informações constantes no prontuário físico do paciente, o que geralmente envolve uma solicitação por escrito. Siga as diretrizes legais para documentação e compartilhamento de prontuários (ver Capítulo 23).

Quando um paciente morre em um ambiente institucional ou de cuidado domiciliar, os enfermeiros realizam ou delegam **cuidados pós-morte**, que são os cuidados realizados no corpo após a morte. Acima de tudo, o corpo da pessoa que faleceu merece o mesmo respeito e dignidade de quando vivo e precisa ser preparado de acordo com as crenças culturais e religiosas do paciente. A morte causa mudanças físicas no corpo muito rapidamente; portanto, você precisa realizar o cuidado pós-morte assim que possível para prevenir descoloração, danos teciduais ou deformidades. Muitos hospitais têm uma política que determina o número de horas que um corpo pode permanecer na unidade antes de ser encaminhado ao necrotério. Isso é importante, já que limita o tempo que os membros da família podem passar com o paciente imediatamente após a morte.

Mantenha a integridade de rituais culturais e religiosos e práticas de luto no momento da morte para dar aos sobreviventes um senso de dever cumprido e promover aceitação da morte do paciente (Boxe 36.10). Encorajar e permitir que as famílias vivam o pesar da morte de maneira consistente com seus valores culturais ajuda os sobreviventes a vivenciar alguma previsibilidade e controle em um momento incerto e confuso. Algumas culturas consideram a "família" mais do que uma unidade biológica nuclear. Você precisa compreender a composição de uma rede familiar e saber quais indivíduos envolver nas decisões e cuidados de fim de vida.

Você coordenará o cuidado do paciente e da família durante e após a morte. Familiarize-se com as políticas e procedimentos aplicáveis aos cuidados pós-morte, pois eles variam de acordo com os contextos ou instituições. Veja as diretrizes para o procedimento (Boxe 36.11) para atividades padrão de cuidado do corpo após a morte.

Boxe 36.9 Documentação dos cuidados em fim de vida

- Hora e data do óbito e todas as medidas realizadas em resposta à morte iminente
- Verificação do óbito de acordo com as políticas dos órgãos responsáveis
- Nome do profissional da saúde que atestou o óbito
- Pessoas notificadas do óbito (p. ex., profissionais da saúde, membros da família, equipe de requisição de órgãos, necrotério, funerária, prestadores de cuidados espirituais) e a pessoa que declarou a hora do óbito
- Nome do solicitante da doação de órgãos ou tecidos
- Preparações especiais do corpo (p. ex., rituais espirituais, religiosos e culturais desejados ou necessários)
- Materiais hospitalares como tubos, dispositivos ou linhas de infusão deixados dentro ou sobre o corpo
- Artigos pessoais deixados sobre o corpo ou a ele fixados
- Objetos pessoais dados à família contendo descrição, data, horário e a quem foram entregues
- Localização das etiquetas de identificação do corpo
- Horário da transferência e destinação do corpo
- Quaisquer outras informações relevantes ou solicitações da família que ajudem a esclarecer circunstâncias especiais

Boxe 36.10 Aspectos culturais do cuidado

Cuidado do corpo após a morte

Entes queridos usam rituais específicos à cultura e práticas de luto para alcançar um senso de aceitação e paz interior e participar de expressões socialmente aceitas de luto. A cultura de uma pessoa influencia atitudes, preferências, comportamentos e rituais esperados no fim da vida e no momento da morte (Orlovic et al., 2019). Demonstre compaixão, mantenha a privacidade e a dignidade e respeite as crenças e práticas culturais de um paciente e seus familiares. Permita que os pacientes e seus familiares tenham tempo para fazer preparações particulares e públicas e para concluir comunicações não terminadas. Conhecer a singularidade das expectativas culturais ao fim da vida ajuda você a saber quais perguntas fazer. A cultura afeta o nível de conforto com que uma pessoa ou família conversa com o enfermeiro ou com o profissional da saúde sobre o fim de vida e sobre a morte (American Psychological Association [APA], 2019; Orlovic et al., 2019). Como enfermeiro, você pode se preparar melhor reconhecendo seus próprios vieses culturais, tratando todas as pessoas com respeito e dignidade, comunicando-se com os pacientes e familiares sobre suas preferências e dando explicações claras do cuidado que você está realizando (APA, 2019).

Implicações para os cuidados centrados no paciente

Honrar os costumes culturais e espirituais do paciente e da família é particularmente importante quando estiver cuidando de pacientes em processo de morte e com a pessoa que faleceu (Orlovic et al., 2019). Entre algumas coisas importantes a saber (ou perguntar) relativas a maneiras especiais de cuidar do corpo durante e após a morte estão:

- Haverá a presença de grupos familiares abrangentes, incluindo a família da igreja, no momento da morte?
- A família doará os órgãos ou autorizará a realização de necropsia?
- A família deseja participar dos cuidados do falecido?
- O paciente e sua família acreditam em vida após a morte?
- Deve-se chamar um líder religioso para rezar pelo paciente ou abençoá-lo no leito de morte?
- São necessários banhos ou vestes especiais na pessoa após a morte?
- A família ou membros masculinos da ordem religiosa precisam permanecer junto à pessoa que faleceu enquanto aguardam o transporte/funeral?
- O corpo da pessoa que faleceu somente pode ser preparado por membros do mesmo gênero?
- O corpo precisa ser posicionado com a cabeça voltada para determinada direção?

Boxe 36.11 Diretrizes para o procedimento

Cuidado do corpo após a morte

Delegação e colaboração

A habilidade de cuidar de um corpo após a morte pode ser delegada a auxiliares/técnicos de enfermagem (AE/TE). Os enfermeiros, geralmente, acham importante ajudar a cuidar de um paciente após sua morte e assistir os AEs/TE sempre que possível. Oriente o AE/TE a:

- Chamar o enfermeiro em caso de qualquer dúvida e para quaisquer procedimentos relacionados a doação de órgãos/tecidos e solicitações de necropsia
- Avisar o enfermeiro quando os membros da família tiverem dúvidas sobre como a pessoa morreu ou sobre as atividades pós-morte.

Material

Toalhas de banho, panos de limpeza, lavatórios, tesouras, luvas descartáveis novas, aventais (se houver risco de exposição a fluidos corporais), *kit* com etiquetas de nomes, roupa de cama, formulários de documentação.

Passos

1. Confirme se o médico atestou o óbito e documentou o horário do óbito e as providências tomadas.
2. Verifique se o médico requisitou uma necropsia. É necessário realizar necropsia para mortes ocorridas em determinadas circunstâncias.
3. Valide o *status* da solicitação de doação de órgãos ou tecidos. Devido à natureza complexa e sensível deste tipo de solicitação, somente pessoal especialmente treinado faz as solicitações. Mantenha-se sensível a crenças pessoais, espirituais, religiosas e culturais durante esse processo.
4. Identifique o paciente usando dois identificadores (p. ex., nome e data de nascimento ou nome e número do prontuário, de acordo com as políticas do serviço responsável).
5. Higienize as mãos e calce luvas descartáveis. Use um avental se houver risco elevado de exposição a fluidos corporais.
6. Ofereça cuidados de enfermagem sensíveis e dignos ao paciente e à família.
    a. Eleve a cabeceira da cama assim que possível após a morte para prevenir descoloração do rosto.
    b. Colete as amostras requisitadas.
    c. Pergunte se a família deseja participar da preparação do corpo. Ofereça-se para contatar alguém para estar lá para apoiar a família (líder religioso do paciente/família, pessoal de cuidados espirituais ou especialista em luto) durante a preparação do corpo.
    d. Pergunte se há alguma solicitação da família para a preparação do corpo, como usar roupas especiais ou artefatos religiosos. Esteja ciente de que práticas pessoais, religiosas ou culturais determinam se homens devem ser barbeados. Obtenha permissão antes de barbear o homem que morreu.
    e. Remova todos os equipamentos, tubos e linhas fixadas. Observe que a necropsia ou a doação de órgãos geralmente apresentam exceções à remoção; assim sendo, consulte as políticas do serviço responsável nessas situações.
    f. Limpe totalmente o corpo, mantendo os padrões de segurança em relação a fluidos corporais e contaminação quando indicado. Remova as luvas e o avental (se necessário) e higienize as mãos.
    g. Penteie o cabelo do paciente ou, se o paciente usar, coloque sua peruca.
    h. Cubra o corpo com um lençol limpo, deite a cabeça sobre um travesseiro e deixe os braços descobertos, se possível. Feche os olhos segurando delicadamente as pálpebras fechadas; deixe dentaduras na boca para manter o formato do rosto; cubra quaisquer sinais de trauma corporal.
    i. Prepare e limpe o ambiente, desodorize o quarto se necessário, e diminua a iluminação.
    j. Ofereça aos membros da família a opção de ver o corpo. Pergunte se eles querem que você ou outras pessoas de apoio os acompanhem. Honre e respeite as escolhas individuais.
    k. Encoraje os enlutados a se despedirem do seu próprio jeito: com palavras, toque, cantos, rituais espirituais ou religiosos, ou orações.
    l. Proporcione privacidade e uma atmosfera tranquila e calma. Avalie a necessidade ou o desejo dos familiares de ter sua presença. Se for sair, diga a eles como encontrar você.
    m. Determine quais pertences pessoais devem permanecer no corpo (p. ex., aliança de casamento, ou símbolo religioso), e dê outros itens pessoais aos membros da família. Documente horário, data, descrição dos itens devolvidos, e quem os recebeu. Guarde quaisquer itens que tenham sido deixados acidentalmente para trás e entre em contato com a família para outras instruções.
    n. Coloque etiquetas de identificação com nome e cubra o corpo de acordo com as políticas da instituição responsável antes de transportá-lo. Higienize as mãos.
    o. Conclua a documentação na seção de observações narrativas (Boxe 36.9).
    p. Mantenha a privacidade e a dignidade ao transportar o corpo para outro local; cubra o corpo ou a maca com um lençol limpo.

❖ Avaliação

Pelos olhos do paciente. A precisão na avaliação dos desfechos dos cuidados está relacionada a quão bem você conhece seu paciente e a família. Quando você desenvolve uma relação de confiança e terapêutica, os pacientes são mais propensos a compartilhar expectativas pessoais ou seus desejos, principalmente se encorajados, por meio de questionamentos adequados. Use as perguntas a seguir para avaliar se as expectativas do paciente foram cumpridas:

- Diga-me se há algo a mais que podemos fazer por você
- Suas necessidades estão sendo atendidas oportunamente?
- Você está recebendo os cuidados que esperava receber?
- Você gostaria que eu o ajudasse de uma forma diferente?
- Você tem algum pedido específico que eu não tenha atendido?

Pergunte ao paciente e à família se eles sentem que os desfechos esperados, estabelecidos durante a fase de planejamento de enfermagem, foram alcançados. As respostas e percepções do paciente sobre a efetividade das intervenções de enfermagem ajudam você a determinar se o atual plano de cuidado de enfermagem é eficaz ou se é preciso implementar estratégias diferentes. Avalie os pacientes para sinais e sintomas de luto ao determinar quão bem o paciente está enfrentando uma perda e como ele está respondendo ao luto. O julgamento clínico e o pensamento crítico garantem que o processo de avaliação reflita precisamente a situação do paciente e os desfechos desejados (Figura 36.5).

Resultados para o paciente. Revise os desfechos esperados do plano de cuidados de enfermagem para determinar se as intervenções de enfermagem foram bem-sucedidas ou se são necessárias modificações. Por exemplo, se o desfecho é fazer com que o paciente expresse um sentimento de esperança para os familiares, avalie a comunicação verbal e não verbal e os comportamentos para dicas relacionadas a expressões de esperança. Se o desfecho é alcançar um nível de conforto, avalie se a intensidade da dor diminuiu e se o paciente é capaz de participar de mais atividades de autocuidado. Continue avaliando o progresso do paciente, a efetividade das intervenções e as interações do paciente e da família.

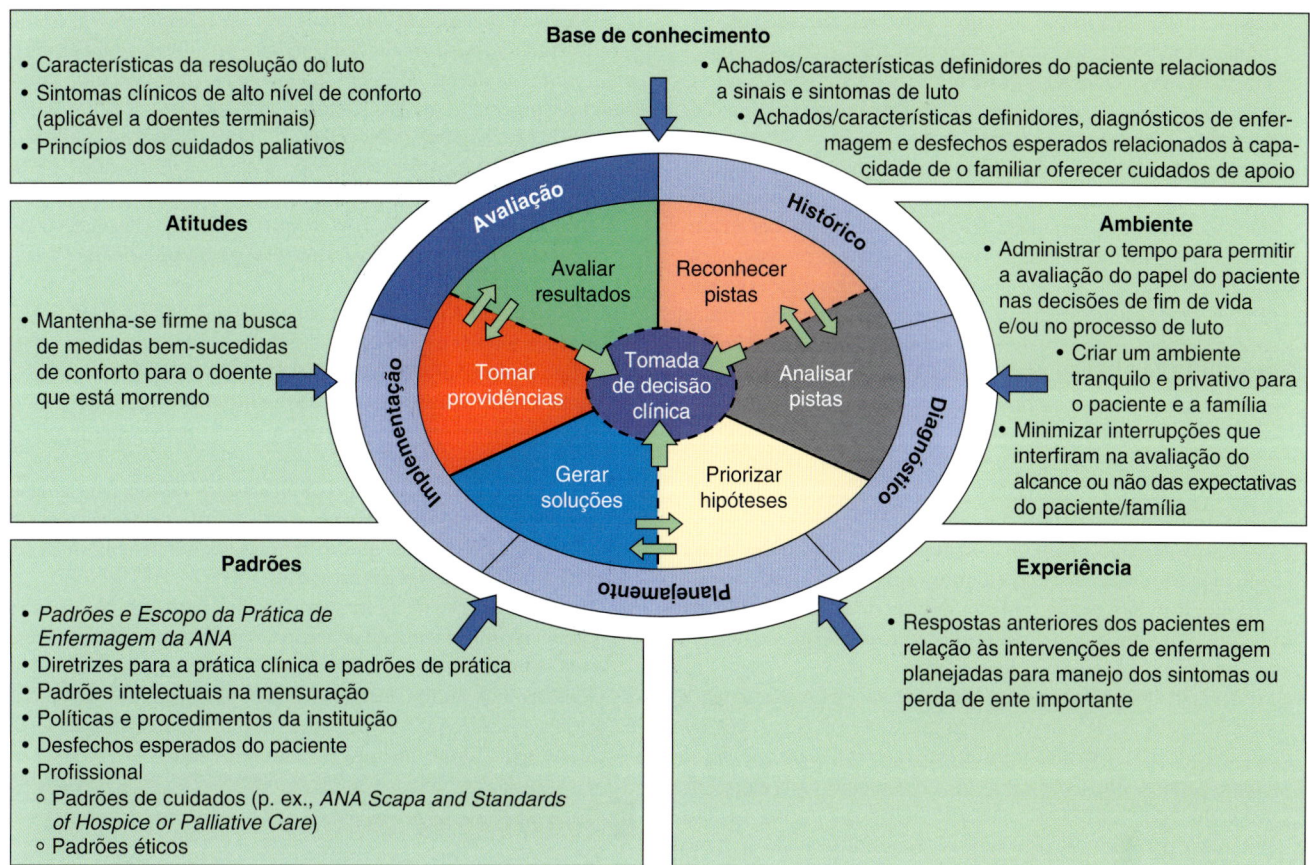

Figura 36.5 Modelo de pensamento crítico para avaliação de perda, morte e luto. (Copyright de Modelo de Medida de Julgamento Clínico © NCSBN. Todos os direitos reservados.)

Em ambientes de internação domiciliar, é fundamentalmente importante incluir os membros da família durante a avaliação. Os desfechos em curto e longo prazo que sinalizam a recuperação de uma família da perda sofrida orientam sua avaliação. Desfechos a curto prazo que indicam eficácia das intervenções de luto incluem falar sobre a perda sem se sentir consternado, aumento dos níveis de energia, normalização do sono e dos padrões alimentares, reorganização dos padrões de vida, melhora da capacidade de tomar decisões, e sentir-se mais à vontade perto de outras pessoas. Conquistas a longo prazo incluem a recuperação do senso de humor e de padrões de vida normal, renovação de antigos relacionamentos ou formação de novos relacionamentos, e diminuição da dor interior.

Depois de ter ensinado sobre cuidados de fim de vida ao sr. Allison e à Lilly, Jennifer usou a técnica de explicar de volta para avaliar o aprendizado. Jennifer diz: "Quero ter certeza de que expliquei o cuidado de fim de vida de uma maneira fácil de entender. Por favor, expliquem-me as diferenças entre cuidados de hospice e cuidados paliativos." O sr. Allison e Lilly descrevem as diferenças entre cuidados de hospice e paliativos. Eles expressam sua gratidão pelos ensinamentos de Jennifer sobre o que esperar com o fim da vida, sobre cuidados de fim de vida e de hospice. Eles disseram a Jennifer que agora entendem o que de hospice envolve, eles se sentem confortáveis com a decisão de oferecer à sra. Allison esse tipo de cuidado.

Duas semanas depois de discutir o plano de cuidados com a família Allison, Jennifer observa o sr. Allison ajudando sua esposa com o banho. Ele explica que Lilly está "dando um tempo para adiantar seu trabalho". O sr. Allison arrumou um andador e a sra. Allison diz se sentir com menos medo de caminhar. Caminhar alivia a dor nas costas que piorou com o repouso no leito. A sra. Allison explica que ela e Lilly gostam de ver álbuns de fotografias antigas juntas e que ontem o sr. Allison "quis participar da diversão com elas". O sr. Allison diz a Jennifer que sua esposa ainda reporta alguns problemas com a alimentação, mas desde que sua dor está mais bem controlada, ela tem tido mais apetite. Ele também disse a Jennifer que desde que sua esposa começou a falar mais sobre duas decisões de fim de vida, ela tem se mostrado mais positiva em relação às seis pequenas refeições no dia e tem conseguido comer mais. Ele registra cuidadosamente seu cronograma de tomada de analgésicos. A sra. Allison conta a Jennifer que o analgésico está controlando sua dor nas costas. Tomar o medicamento para dor antes de se deitar a ajuda a dormir a noite toda. Finalmente, o sr. Allison e Lilly receberam informações sobre um grupo de apoio a familiares cuidadores, patrocinado pelo serviço hospitalar de cuidados paliativos. Ele diz a Jennifer que eles estão pensando em participar das reuniões para ajudar a dar apoio aos cuidadores.

Pontos-chave

- Quando estiver cuidando de pacientes que estão experienciando uma perda, facilite o processo de luto ajudando-os a sentir a perda, expressá-la e superar seu luto
- Podem ocorrer perdas de vários tipos, com base nos valores e prioridades aprendidos dentro do círculo de influências da pessoa (ou seja, família, amigos, religião, sociedade e cultura); esses tipos incluem perda do ambiente conhecido, de alguém importante, de um aspecto de si mesmo, ou da vida em si
- A experiência do luto é um processo pessoal, não pode ser evitado, e envolve uma jornada que ninguém experimenta da mesma maneira que o outro
- Existem três formas principais de luto: normal, antecipado e marginalizado

- Luto normal é uma reação comum e universal, caracterizada por complexas respostas emocionais, cognitivas, sociais, físicas, comportamentais e espirituais à perda e à morte, enquanto o luto antecipado ocorre antes de uma perda real, principalmente em situações de perda prolongada ou prevista
- O conhecimento das teorias do luto e das reações normais à perda o ajuda a compreender melhor essas complexas experiências e como ajudar a pessoa enlutada, lembrando que as reações ao luto variam amplamente; portanto, o exercício de sua profissão deve considerar a complexidade e a individualidade das reações ao luto
- O nível de desenvolvimento, as estratégias de enfrentamento, a condição socioeconômica, os relacionamentos pessoais, a natureza da perda e crenças culturais e espirituais influenciam a forma com que uma pessoa percebe e reage à perda e ao luto
- Avaliar uma pessoa enlutada exige a exploração das próprias histórias exclusivas, contextos e recursos da pessoa para dar significado a suas experiências de perda. Esteja disposto a ouvir os pacientes compartilharem a experiência de seu próprio jeito
- Ao desenvolver um plano de cuidados a uma pessoa que esteja enfrentando uma perda como a morte, inclua os desejos do paciente e da família relativos aos cuidados em fim de vida, como o local em que prefere morrer, o nível de intervenção desejado e as expectativas de controle da dor e dos sintomas
- Prestar cuidados paliativos exige que você estabeleça uma presença atenciosa e use estratégias de comunicação efetivas para encorajar os pacientes a compartilhar sentimentos até o grau em que eles se sintam confortáveis. Colabore com outros membros da equipe de saúde de modo a promover cuidado holístico para manejo dos sintomas e para proporcionar uma variedade de medidas de apoio ao paciente e à família
- O cuidado de alta qualidade em fim de vida se concentra em melhorar a qualidade de vida por meio do manejo de sintomas como dor, ansiedade, depressão e náuseas. Dor é uma prioridade comum e exige que você realize avaliações contínuas do nível de dor do paciente para avaliar sua resposta às intervenções
- Serviços de *hospice* representam uma filosofia de cuidado da pessoa como um todo, centrado na família de indivíduos com doenças limitadoras da vida, que provavelmente resultarão em morte em questão de até 6 meses
- Depois de determinar se será realizada uma necropsia, o corpo da pessoa que faleceu deve ser cuidado com o mesmo nível de carinho e compaixão, respeito e dignidade de quando a pessoa estava viva
- Durante a avaliação de uma pessoa enlutada, desfechos de sucesso revelam o progresso do paciente em relação aos estágios do luto utilizando mecanismos bem-sucedidos de enfrentamento no sentido da aceitação da perda.

Para refletir

A mobilidade e a saúde da sra. Allison continuaram declinando nos últimos três meses. Embora o sr. Allison esteja em casa com a esposa, ele não consegue satisfazer todas as suas necessidades e também precisará de cuidados temporários (descanso). A sra. Allison perdeu força devido a falta de atividade, falta de ar e dor grave nas costas. Ela sente fraqueza e tem dificuldade para andar pela casa com o andador, passando a maior parte do tempo na poltrona reclinável ou na cama. A sra. Allison tem pouco apetite e não quer mais ajudar a preparar as refeições. Muito embora o casal esteja fazendo seis pequenas refeições por dia, a sra. Allison raramente termina metade de sua pequena refeição. Ela continua bebendo água regularmente durante o dia todo. A sra. Allison se sente ansiosa pelas mudanças em sua vida e sobre sua morte iminente, e se preocupa em como sua família está lidando com isso e como eles farão depois que ela morrer. Ela está genuinamente preocupada com Lilly e com o tempo que ela tem estado fora do trabalho para ajudar tanto ela quanto seu marido. Devido à piora na saúde da sra. Allison, o casal não participa mais de atividades sociais com os amigos. Quando Jennifer visita os Allisons, ela encontra a paciente abatida e chorosa, dizendo que não sabe por quanto tempo mais conseguirá viver desse jeito. O sr. Allison está perceptivelmente quieto e parece cansado.

- Qual informação do histórico, na situação da sra. Allison, é a mais importante ou de preocupação imediata para a enfermeira? (Reconhecer pistas)
- Considerando a situação dos Allison, quais fatores ambientais, organizacionais ou outros você observa que influenciam o processo de luto da família? (Analisar pistas)
- Considerando os dados da avaliação e o histórico, qual é o problema de enfermagem prioritário para a sra. Allison e sua família? (Priorizar diagnósticos)
- Identifique dois desfechos esperados para a sra. Allison e sua família. Considere a situação da paciente e descreva as intervenções de enfermagem e médicas que você poderia usar para alcançar os desfechos esperados (Gerar soluções)
- Quais intervenções de enfermagem e médicas devem ter prioridade quando da implementação do plano de cuidados para a sra. Allison e sua família? (Tomar providências)
- Considerando a implementação de seu plano de cuidado para a família Allison, quais dados você coleta para determinar se as intervenções foram eficazes? (Avaliar resultados)

Questões de revisão

1. Para auxiliar da melhor maneira um paciente em processo de luto, quais fatores são mais importantes para o enfermeiro avaliar? (Selecione todas as aplicáveis.)
   a. Experiências anteriores com luto e perda.
   b. Afiliação e denominação religiosa.
   c. Origem étnica e práticas culturais.
   d. Atual condição financeira.
   e. Medicamentos atuais.
2. Quais intervenções o enfermeiro implementa para ajudar um paciente em fim de vida a manter a autonomia enquanto hospitalizado? (Selecione todas as aplicáveis.)
   a. Usar técnicas terapêuticas para se comunicar com o paciente.
   b. Permitir que o paciente determine o momento e a programação das intervenções.
   c. Permitir que os pacientes recebam visitas a qualquer hora.
   d. Proporcionar ao paciente um quarto particular perto do posto de enfermagem.
   e. Encorajar o paciente a comer quando estiver com fome.
3. O enfermeiro reconhece que quais fatores influenciam a abordagem de uma pessoa em relação à morte? (Selecione todas as aplicáveis.)
   a. Cultura.
   b. Espiritualidade.
   c. Crenças pessoais.
   d. Experiências prévias com a morte.
   e. Gênero.
   f. Nível de escolaridade.
4. Um enfermeiro tem a responsabilidade de realizar os cuidados pós-morte de um paciente. Qual é a ordem adequada para finalizar os cuidados pós-morte quando não há pedido de necropsia?
   a. Banhar o corpo da pessoa.
   b. Coletar quaisquer amostras necessárias.
   c. Remover todos os tubos e linhas permanentes.
   d. Posicionar o corpo para a família ver.

e. Falar com os membros da família sobre a possibilidade de eles participarem.
   f. Garantir que a solicitação de doação de órgão/tecido e/ou necropsia esteja preenchida.
   g. Notificar a pessoa de apoio (p. ex., prestador de cuidados espirituais, especialista em luto) para a família.
   h. Colocar as devidas etiquetas de identificação no corpo, incluindo a identidade da pessoa que faleceu e questões de segurança relativas ao controle de infecções.
   i. Elevar a cabeceira da cama.
5. Quais comentários, feitos por um paciente, mostram o entendimento do ensino sobre cuidados paliativos finalizados pelo enfermeiro? (Selecione todas as aplicáveis.)
   a. Embora meu tratamento continue, cuidados paliativos podem ajudar a administrar meus sintomas e melhorar minha qualidade de vida.
   b. Cuidado paliativo é adequado para pessoas com qualquer diagnóstico.
   c. Somente pessoas que estão morrendo podem receber cuidados paliativos.
   d. Crianças podem receber cuidados paliativos.
   e. Cuidados paliativos são feitos apenas para pessoas cuja dor não esteja controlada.
6. Um paciente está recebendo cuidados paliativos para manejo de sintomas relacionados a ansiedade e dor. Uma pessoa da família pergunta se ele está morrendo e agora em *hospice*. O que o enfermeiro deve dizer ao familiar sobre cuidados paliativos? (Selecione todas as aplicáveis.)
   a. Cuidados paliativos e serviços de *hospice* são a mesma coisa.
   b. Cuidado paliativo serve para qualquer paciente, a qualquer hora, com qualquer doença e em qualquer ambiente.
   c. As estratégias de cuidados paliativos se destinam, basicamente, a tratar a doença do paciente.
   d. Os cuidados paliativos aliviam os sintomas da doença e do tratamento.
   e. O cuidado paliativo começa no fim da vida.
7. Ao planejar os cuidados de um paciente que está morrendo, quais intervenções, realizadas pelo enfermeiro, promovem a dignidade do paciente? (Selecione todas as aplicáveis.)
   a. Tratar com respeito.
   b. Ver o paciente como um todo.
   c. Proporcionar manejo dos sintomas.
   d. Demonstrar interesse.
   e. Estar presente.
   f. Inserir um cateter direto quando o paciente tiver dificuldade de urinar.
8. O enfermeiro está cuidando de um paciente cuja morte está próxima. Quais achados do histórico de enfermagem dão pistas para o enfermeiro de que a morte está se aproximando?
   a. Irritação cutânea.
   b. Descoloração da pele.
   c. Maior excreção de urina.
   d. Fraqueza.
9. O enfermeiro está avaliando um idoso que está de luto depois de perder sua esposa. Quais são os sinais normais de luto que o enfermeiro esperaria encontrar? (Selecione todas as aplicáveis.)
   a. Perda de interesse em participar de atividades externas.
   b. Sente-se fatigado.
   c. Dificuldade para tomar decisões.
   d. Problemas para lembrar as coisas.
   e. Mudança no apetite e nos padrões de alimentação.
10. Quais ações, implementadas pelo enfermeiro, ajudam as famílias enlutadas? (Selecione todas as aplicáveis.)
   a. Encorajar o envolvimento em atividades sociais em grupo que não sejam ameaçadoras.
   b. Acompanhar a família para se certificar de que todas as perguntas tenham sido respondidas.
   c. Lembrar os familiares de que sentimentos de tristeza ou dor podem voltar perto de datas de aniversários.
   d. Encorajar os sobreviventes a pedir ajuda.
   e. Verificar se está havendo abuso de álcool, remédios para dormir ou drogas recreativas.

Respostas: 1. a, b, c; 2. b, c, e; 3. a, b, c, d; 4. f, i, b, e, g, c, a, d, h; 5. a, b, d; 6. b, d; 7. a, b, d, e; 8. b; 9. a, b, c, d, e; 10. a, b, c, d, e.

Referências bibliográficas

American Nurses Association (ANA): *Scope and standards of hospice and palliative nursing practice*, Atlanta, 2014, ANA.

American Nurses Association (ANA): *Nurses' roles and responsibilities in providing care and support at the end of life*, 2016. https://www.nursingworld.org/,4af078/globalassets/docs/ana/ethics/endoflife-positionstatement.pdf. Accessed July 5, 2020.

American Psychological Association (APA): *Culturally diverse communities and palliative and end-of-life care*, 2019. https://www.apa.org/pi/aging/programs/eol/end-of-life-diversity.pdf. Accessed July 5, 2020.

Angle S: *How to deal with ambiguous loss—the grief you feel when closure isn't an option*, 2019. https://www.wellandgood.com/how-to-deal-with-ambiguous-loss/. Accessed January 23, 2021.

Bowlby J: *Attachment and loss: loss, sadness, and depression* (vol 3), New York, 1980, Basic Books.

Cancer.Net: *Understanding grief within a cultural context*, 2018. https://www.cancer.net/coping-with-cancer/managing-emotions/grief-and-loss/understanding-grief-within-cultural-context. Accessed January 23, 2021.

Coyne P, et al: American Society for Pain Management Nursing and Hospice and Palliative Nurses Association Position Statement: Pain management at the end of life, *Pain Manag Nurs* 19(1):3, 2018.

Crockett SD, et al: American Gastroenterological Association Institute guideline on the medical management of opioid-induced constipation, *Gastroenterology* 156:218, 2019.

End-of-Live Nursing Education Consortium (ELNEC): *HPNA sponsored ELNEC train-the-trainer courses*, n.d. https://advancingexpertcare.org/elnec#:~:text=HPNA%E2%80%99s%20ELNEC%20Train-the-Trainer%20Courses%20provide%20nurses%20with%20education,professionals%20within%20their%20local%20communities%2C%20organizations%2C%20and%20institutions. Accessed June 12, 2021.

Ferrell BR: Introduction to palliative care. In Ferrell BR, Paice JA, editors: *Oxford textbook of palliative nursing*, ed 5, New York, 2019, Oxford University Press.

Hamilton IJ: Understanding grief and bereavement, *Br J Gen Pract* 66(651):523, 2016.

Hess K: *America's death-denying culture*, 2018. https://brightonhospice.com/death-denying-culture/. Accessed January 24, 2021.

Hospice Foundation of America: *Services. What is hospice?* 2018. http://hospicefoundation.org/End-of-Life-Support-and-Resources/Coping-with-Terminal-Illness/Hospice-Services. Accessed July 5, 2020.

Jensen HI, et al: Practice recommendations for end-of-life care in the intensive care unit, *Crit Care Nurse* 40(3):14, 2020.

Kübler-Ross E: *On death and dying*, New York, 1969, Macmillan.

Mayo Clinic: *Suicide grief*, 2020. https://www.mayoclinic.org/healthy-lifestyle/end-of-life/in-depth/suicide/art-20044900. Accessed January 23, 2021.

McKay B, McKay K: *The seasons of a man's life: the mid-life transition*, 2021. https://www.artofmanliness.com/articles/the-seasons-of-a-mans-life-the-mid-life-transition/. Accessed June 12, 2021.

Mughal S, et al: *Grief reaction*, 2020, Stat Pearls. https://www.ncbi.nlm.nih.gov/books/NBK507832/. Accessed June 12, 2021.

National Institute on Aging (NIA): *What are hospice care and palliative care?* 2021. https://www.nia.nih.gov/health/what-are-palliative-care-and-hospice-care. Accessed June 14, 2021.

Paice JA: Pain management. In Ferrell BR, Paice JA, editors: *Oxford textbook of palliative nursing*, ed 5, New York, 2019, Oxford University Press.

Perng A, Renz S: Identifying and treating complicated grief in older adults, *J Nurse Pract* 14(4):289, 2018.

Petruzzi J: *The different forms and reactions of grief and bereavement*, October 2019, Research Gate. https://www.researchgate.net/publication/336926996_The_Different_Forms_and_Reactions_of_Grief_and_Bereavement. Accessed June 12, 2021

Rando T: *Treatment of complicated mourning*, Champaign, IL, 1993, Research Press.

Rando T: *What therapists need to know about traumatic bereavement: what it is and how to approach it*, 2014. http://www.lowcountrymhconference.com/wp-content/uploads/2014/07/drrando_handout.pdf. Accessed July 5, 2020.

Stroebe M, Schut H: The dual process model of coping with bereavement: rationale and description, *Death Stud* 23(3):197, 1999.

Vacarolis EM, Fosbre CD: *Essentials of psychiatric-mental health nursing*, ed 4, St. Louis, 2021, Elsevier.

Viscusi ER: Clinical overview and considerations for the management of opioid-induced constipation in patients with chronic noncancer pain, *Clin J Pain* 35(2):174–188, 2019.

Whitley M: *Anticipatory grief: learning the signs and how to cope*, 2020. https://www.aplaceformom.com/caregiver-resources/articles/anticipatory-grief. Accessed January 23, 2021.

Worden JW: *Grief counseling and grief therapy: a handbook for the mental health practitioner*, ed 4, New York, 2008, Springer.

World Health Organization (WHO): *Definition of palliative care*, 2021. http://www.who.int/cancer/palliative/definition/en/. Accessed June 14, 2021.

Referências de pesquisa

Coolhart D, et al: Experience of ambiguous loss for parents of transgender male youth: a phenomenological exploration, *Contemp Fam Ther* 40:28, 2018.

Keller MS, et al: Patient and provider differences in the treatment of opioid-induced constipation: a qualitative study, *BMC Gastroenterol* 19:182, 2019.

Koper I, et al: Spiritual care at the end of life in the primary care setting: experiences from spiritual caregivers - a mixed methods study, *BMC Palliat Care* 18(98):1, 2019.

Lai XB, et al: The experience of caring for patients at the end-of-life stage in non-palliative care settings: a qualitative study, *BMC Palliat Care* 17:116, 2018.

Liang Y, et al: Do-not-resuscitate consent signed by patients indicates a more favorable quality of end-of-life care for patients with advanced cancer, *Support Care Cancer* 25(2):533, 2017.

Nee J, et al: Efficacy of treatments for opioid-induced constipation: systematic review and meta-analysis, *Clin Gastroenterol Hepatol* 16(10):1569, 2018.

Orlovic M, et al: Racial and ethnic differences in end-of-life care in the United States: evidence from the Health and Retirement Study (HRS), *SSM Popul Health* 7:100331, 2019.

Perez RM, Arnold-Berkovits I: A conceptual framework for understanding Latino immigrant's ambiguous loss of homeland, *Hisp J Behav Sci* 40(2):91, 2018.

Sekse RJT, et al: The nurse's role in palliative care: a qualitative meta-synthesis, *J Clin Nurs* 27:e21, 2018.

Star A, Boland JW: Updates in palliative care – recent advancements in the pharmacological management of symptoms, *Clin Med (Lond)* 18(1):11, 2018.

Young J: An evidence review on managing constipation in palliative care, *Nursing Times* 115(5):28, 2019.

37

Estresse e Enfrentamento

Objetivos

- Explicar as três fases da síndrome de adaptação geral
- Resumir as características do transtorno do estresse pós-traumático
- Discutir a integração da teoria do estresse às teorias de enfermagem
- Identificar os efeitos que a fadiga por compaixão pode causar no ambiente de trabalho do serviço de saúde
- Usar julgamento clínico para escolher técnicas de manejo do estresse que ajudam os indivíduos a enfrentar o estresse de maneira efetiva
- Discutir o processo de intervenção em crise
- Desenvolver um plano de cuidado de enfermagem para pacientes que estão sofrendo de estresse
- Discutir como o estresse no local de trabalho afeta os enfermeiros.

Termos-chave

Agentes estressores
Alostase
Avaliação
Avaliação primária
Avaliação secundária
Burnout
Carga alostática
Consciência plena
Crise
Crises do desenvolvimento
Crises fortuitas
Crises situacionais
Enfrentamento
Estresse
Fadiga por compaixão
Fase de alerta
Fase de exaustão
Fase de resistência
Flashbacks
Intervenção em crise
Mecanismos de defesa do ego
Reação de luta ou fuga
Síndrome da adaptação geral (SAG)
Transtorno de estresse pós-traumático (TEPT)
Trauma

Sandra e John Edwards estão casados há 3 anos e ambos têm 55 anos. Este é o primeiro casamento dos dois, e eles não têm filhos ou outros familiares que morem perto deles. Os dois estão trabalhando e planejam se aposentar aos 66 anos. Sandra é gerente de uma grande empresa de seguros, e John é vice-presidente de marketing de uma grande indústria. No mês passado, John foi diagnosticado com câncer de pâncreas estágio III. Neste momento, John e Sandra estão no Centro de Oncologia para discutir sobre quimioterapia para o câncer de John. Quando Matt, o técnico de enfermagem do centro, cumprimenta o casal, ele nota que ambos parecem cansados; Sandra está desgrenhada, e John está bem barbeado e bem arrumado. John diz que está preocupado com Sandra, pois ela parece "totalmente desgastada", e ele expressa medo de que ela não consiga ajudá-lo nesta crise. Sandra diz a Matt que desde o diagnóstico de John, ela tem se sentido derrotada e desesperançosa, não tem energia e tem dificuldade de organizar seus pensamentos. Ela também conta que está tendo dores de cabeça e problemas para dormir, e que não tem apetite.

Matt conclui a triagem física e psicológica do casal. Durante a entrevista de Matt com Sandra e John, ele aprende mais sobre os estressores que eles estão enfrentando. Sandra diz a Matt que a empresa de seguros está passando por uma grande reestruturação e que ela tem trabalhado até tarde no projeto. Ela é a gerente do projeto. Matt sabe que Sandra sofre de hipertensão há 7 anos. John diz que é difícil para eles, pois acham que não têm ninguém além deles mesmos para conversar durante este período. Os Edwards frequentam a igreja regularmente e têm poucos amigos próximos da mesma igreja. John também conta a Matt que ele não tem certeza se conseguirá continuar trabalhando enquanto estiver em tratamento. Atualmente, os Edwards têm uma boa cobertura de seguro-saúde proporcionada pela empresa de John. Matt reconhece a necessidade de elaborar um plano para ajudar os Edwards a enfrentar a doença de John.

O estresse pode impactar o bem-estar físico e mental dos pacientes, bem como de familiares e comunidades inteiras. Os enfermeiros precisam estar familiarizados com o estresse e considerar seus efeitos durante o cuidado do paciente. Igualmente importante, os profissionais da saúde também passam por eventos estressantes durante a prática clínica e em suas próprias vidas. Os enfermeiros precisam considerar seu próprio estresse reconhecendo a síndrome de *burnout*, a fadiga por compaixão e a síndrome da segunda vítima. É importante que os enfermeiros usem julgamento clínico e pensamento crítico para reconhecer os achados do histórico de enfermagem e analisem dicas relacionadas ao estresse. Isso, aliado ao conhecimento de técnicas de manejo do estresse, auxilia em seu próprio enfrentamento pessoal e ajuda o enfermeiro a elaborar um plano de manejo de estresse centrado no paciente com intervenções individualizadas para eles e suas famílias.

Estresse é descrito como um perigo real ou suposto para o equilíbrio da homeostase. É geralmente descrito como um fator físico, químico ou emocional que produz tensão no corpo ou na mente (Banasik e Copstead, 2019). Esses fatores são chamados de agentes estressores. **Agentes estressores** são estímulos físicos, psicológicos ou sociais que podem produzir estresse e colocar a homeostase em risco (Banasik e Copstead, 2019). Os agentes estressores diferem em seu escopo, intensidade e duração. Um agente estressor de menor intensidade ainda pode causar uma influência substancial se continuar ao longo do tempo. Um importante elemento na percepção de um agente estressor é a avaliação. **Avaliação** é a forma com que a pessoa interpreta o impacto do agente estressor. Também é uma avaliação pessoal do significado do evento para o que está acontecendo e uma consideração dos recursos disponíveis para ajudar a manejar o agente estressor. O estresse surge quando um indivíduo considera o evento como uma ameaça e a capacidade de responder às demandas devastadoras que o evento causa sobre o indivíduo. Dessa forma, o estresse pode levar ao crescimento e desenvolvimento pessoal ou oprimir uma pessoa e levar a doenças ou a uma piora das doenças agudas ou crônicas existentes (Liu et al., 2017).

As pessoas sentem estresse por causa de eventos e experiências da vida cotidiana, como a perda de um ente querido, uma mudança de responsabilidades profissionais ou uma enfermidade. O estresse estimula sua capacidade de pensar claramente e se manter alerta ao ambiente. Como as pessoas reagem ao estresse depende de como elas veem e avaliam o impacto do agente estressor, seu efeito na sua situação e o apoio no momento do estresse, e seus mecanismos habituais de enfrentamento. Quando o estresse subjuga os mecanismos de enfrentamento existentes, os pacientes perdem o equilíbrio emocional, resultando em uma crise. Se os sintomas de estresse persistirem além da duração do agente estressor, a pessoa sofre um **trauma** (Sacks et al., 2017).

Base de conhecimento científico

O endocrinologista vienense Hans Selye foi o primeiro cientista a destacar os efeitos colaterais físicos do estresse. Enquanto conduzia experimentos relacionados à produção de hormônios, Selye observou que suas cobaias demonstravam um conjunto semelhante de efeitos colaterais, independentemente do tipo de estímulo hostil que os pesquisadores apresentavam. Selye chamou esse conjunto de respostas de **síndrome da adaptação geral (SAG)**, que é composta de três fases de processos fisiológicos que preparam, ou adaptam, o corpo para perigos de forma que o indivíduo tenha maior probabilidade de sobreviver quando se deparar com uma ameaça (Selye, 1950).

Selye (1993) identificou as três fases da resposta do estresse como (1) alerta inicial, (2) resistência, conforme a pessoa tenta compensar as alterações induzidas pela fase de alerta, e (3) um estado de exaustão caso a pessoa não consiga se adaptar com sucesso durante a fase da resistência, ou quando o estresse permanece ativo. Quando o estresse atinge níveis crônicos e nocivos, há consequências negativas. A teoria inicial de Selye evoluiu à medida que os cientistas foram aprendendo mais sobre as respostas fisiológicas ao estresse.

Síndrome da adaptação geral

A síndrome da adaptação geral (SAG), uma reação de três fases ao estresse, descreve como o corpo responde fisiologicamente aos agentes estressores (Figura 37.1). A SAG pode ser desencadeada diretamente por um evento físico ou indiretamente por um evento psicológico. A síndrome envolve diversos sistemas corporais, principalmente o mecanismo neuroendócrino, que reage imediatamente ao estresse (Figura 37.1). Quando o corpo encontra uma demanda física, como um ferimento, a hipófise inicia a SAG. Um conceito fundamental por trás desta reação é que o corpo tentará retornar ao estado de equilíbrio, um processo denominado **alostase** (Banasik e Copstead, 2019).

Durante a **fase de alerta**, o sistema nervoso central é ativado e as defesas do corpo são mobilizadas; é a chamada **reação de luta ou fuga**. Durante essa fase, o aumento dos níveis hormonais resulta em aumento do volume sanguíneo, dos níveis de glicose sanguínea, de epinefrina e norepinefrina, frequência cardíaca, fluxo de sangue para os músculos, consumo de oxigênio e atenção mental. Além disso, as pupilas dos olhos se dilatam para ampliar o campo visual. Se o agente estressor impõe uma ameaça extrema à vida ou permanece por um longo tempo, a pessoa avança para a segunda fase, que é a da resistência.

A **fase de resistência** também contribui para a reação de luta ou fuga, e o corpo se estabiliza e reage, tentando compensar as alterações induzidas pela fase de alerta (Huether et al., 2020). Os níveis hormonais, a frequência cardíaca, a pressão arterial e o débito cardíaco devem voltar ao normal, e o corpo tenta consertar qualquer dano que possa ter ocorrido. Contudo, essas tentativas de compensação consomem energia e outros recursos corporais.

Na **fase de exaustão**, o estresse contínuo causa um colapso progressivo dos mecanismos de compensação. Isto ocorre quando o corpo já não é mais capaz de resistir aos efeitos do agente estressor e já esgotou a energia necessária para manter a adaptação. A resposta fisiológica se intensifica, mas a capacidade de a pessoa se adaptar ao agente estressor é reduzida (Huether et al., 2020). Mesmo mediante demandas crônicas, pode ocorrer um estado contínuo de ativação crônica. Essa ativação crônica com a presença de hormônios poderosos causa um desgaste excessivo dos órgãos do corpo; isto é chamado de **carga alostática**. A persistência de uma carga alostática pode causar problemas fisiológicos duradouros, como hipertensão crônica, depressão, privação do sono, síndrome da fadiga crônica e distúrbios autoimunes (Huether et al., 2020).

Resposta imune. As interações fisiológicas da reação neuroendócrina ao estresse com o sistema imune são complexas. A reação ao estresse influencia diretamente o sistema imune (Huether et al., 2020). O estresse causa alterações prolongadas no sistema imune, que podem resultar em função imune prejudicada. Conforme o estresse aumenta, a pessoa fica mais suscetível a alterações na saúde, como aumento do risco de infecções, pressão arterial elevada, diabetes e câncer (Casey e Tiaki, 2017).

Reação ao estresse psicológico. Cada pessoa reage diferentemente às ameaças fisiológicas. A mesma ameaça pode produzir diferentes reações em diferentes pessoas e ativa indiretamente a SAG. A intensidade e a duração da ameaça psicológica e o número de outros agentes estressores que ocorrem ao mesmo tempo afetam a resposta de uma pessoa. Além disso, o fato de uma pessoa prever ou não o agente estressor influencia seu efeito. O enfrentamento é geralmente mais difícil perante um agente estressor inesperado. Características pessoais que influenciam a resposta a um agente estressor incluem o nível de controle pessoal, a presença de um sistema de apoio social e sentimentos de competência.

O estresse pode ser considerado uma transação entre a pessoa e o ambiente. Uma pessoa avalia ou mentalmente classifica um evento em termos de seu significado e então sente estresse somente se o evento ou circunstância for considerado significativo. Avaliar um evento em termos de significado pessoal é chamado de **avaliação primária**. A avaliação de um evento ou circunstância é um processo perceptivo contínuo. O estresse surge quando uma pessoa identifica um evento ou circunstância como um ferimento, uma perda, uma ameaça ou desafio. A **avaliação secundária**, ou o processo pelo qual uma pessoa considera possíveis estratégias ou recursos de enfrentamento disponíveis, ocorre ao mesmo tempo. Há estresse quando as demandas impostas à pessoa pelo evento excedem sua capacidade de enfrentá-las. Fatores de balanceamento contribuem para a restauração do equilíbrio. De acordo com a teoria da crise, pelo fato de dicas de *feedback* levarem a reavaliações da percepção original, os comportamentos de enfrentamento mudam constantemente à medida que as pessoas vão percebendo novas informações. Quando os comportamentos de enfrentamento são ineficazes e repetidos incansavelmente, pode resultar

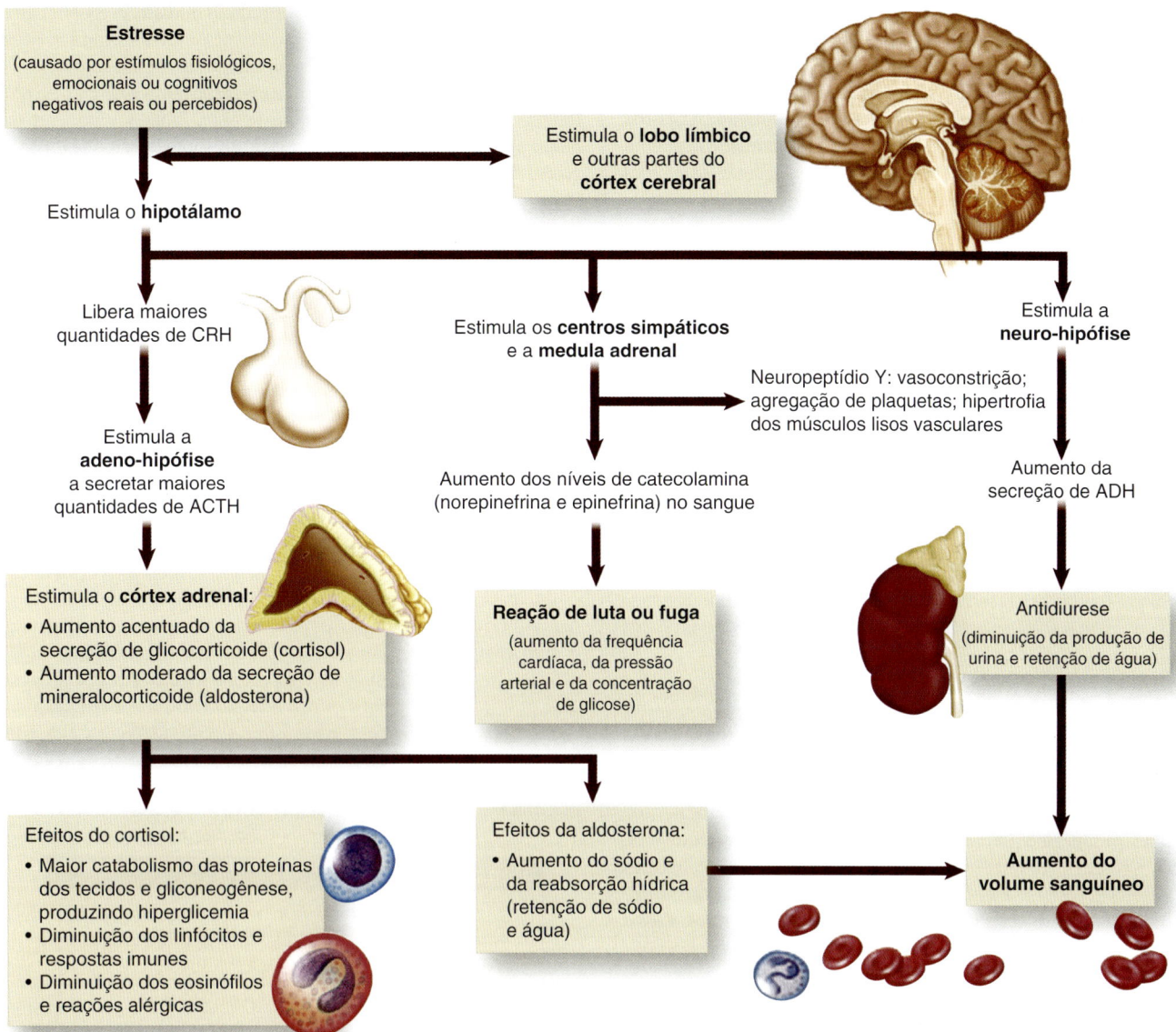

Figura 37.1 Reação de curto e longo prazos ao estresse. Alguns efeitos são imediatos, como a reação simpática de luta ou fuga, enquanto alguns efeitos são mais duradouros, como os efeitos hormonais. *ACTH*, hormônio adrenocorticotrófico; *ADH*, hormônio antidiurético; *CRH*, hormônio liberador de corticotrofina. (De Patton KT: *Anatomy & physiology*, ed 10, St Louis, 2019, Elsevier.)

em um estado de estresse. O estresse surge quando a pessoa considera que o evento apresenta um risco significativo de malefício ou quando a pessoa sente-se incapaz de enfrentar as demandas do evento.

Enfrentamento se trata dos esforços cognitivos e comportamentais da pessoa para lidar com um agente estressor (Buchanan, 2021). É importante para a saúde física e psicológica, pois o estresse está associado a uma série de desfechos psicológicos e de saúde (Buchanan, 2021). A efetividade das estratégias de enfrentamento é influenciada por uma variedade de fatores, como idade da pessoa, origem cultural, circunstâncias individuais e uso anterior de estratégias de enfrentamento. Sendo assim, não existe uma única estratégia de enfrentamento que sirva para todas as pessoas ou para todos os agentes estressores.

Em situações estressantes, a maioria das pessoas usa uma combinação de estratégias de enfrentamento focadas no problema e focada nas emoções. Ou seja, quando sob estresse a pessoa obtém informações, toma medidas para mudar a situação (foco no problema) e regula as emoções associadas ao estresse (foco nas emoções). Em alguns casos, as pessoas evitam pensar na situação ou mudam a forma de pensar sobre esta sem mudar a verdadeira situação em si. Por exemplo, como estudante de enfermagem, você pode parar de pensar em uma prova que está marcada para alguns dias à frente de modo a diminuir o estresse que pensar na prova causa e, ainda assim, você continua estudando para a prova para se sair bem nela.

Os objetivos da pessoa, suas crenças a respeito de si mesmas e do mundo, os tipos de estresse que enfrentam, além de recursos pessoais, determinam como enfrenta o estresse (Enns et al., 2018). Recursos pessoais incluem habilidades de resolução de problemas, condições financeiras, habilidades sociais, apoio da família e amigos, atratividade física e técnicas pessoais de manejo do estresse, como otimismo e consciência (Hofmann e Gomez, 2017).

Mecanismos de enfrentamento incluem comportamentos psicológicos adaptativos. Esses comportamentos são geralmente orientados a tarefas, envolvendo o emprego de técnicas de resolução de problemas para fazer frente às ameaças. **Mecanismos de defesa do ego** regulam o sofrimento emocional e, assim, protegem a pessoa contra a ansiedade e estresse. Eles ajudam a pessoa a enfrentar o estresse indiretamente e oferecem proteção psicológica contra um evento estressante. Todos usam esses mecanismos inconscientemente para se proteger de sentimentos de desvalorização e ansiedade. Ocasionalmente, um mecanismo de defesa se torna distorcido e deixa de ser útil para a pessoa se adaptar a um agente estressor. No entanto, as pessoas normalmente os consideram muito úteis no enfrentamento e os usam espontaneamente (Boxe 37.1). Frequentemente, agentes estressores de curta duração ativam mecanismos de defesa do ego. Eles normalmente não resultam em transtornos psiquiátricos.

Tipos de estresse

Estresse é geralmente causado pelo trabalho, pela família, por problemas do dia a dia, por trauma e por crise. O estresse pode ser agudo ou crônico. Uma pessoa se depara com um estímulo e o vê como um desafio, fazendo com que ela o domine e cresça com isso. Outra pessoa vê o mesmo estímulo como uma ameaça, levando a estagnação e perda. O indivíduo com responsabilidades familiares e com um emprego de período integral fora de casa pode sofrer de estresse crônico. Isto ocorre em condições estáveis e de papéis estressantes. Conviver com uma doença prolongada produz estresse crônico. Ao contrário, eventos de duração limitada que ameaçam uma pessoa por um período relativamente breve de tempo causam estresse agudo. Problemas cotidianos recorrentes, como ir e vir do trabalho, gerenciar uma casa, lidar com pessoas difíceis e administrar o dinheiro complicam ainda mais o estresse crônico ou agudo.

O **transtorno de estresse pós-traumático (TEPT)** começa quando a pessoa vivencia ou testemunha um evento traumático e reage com medo ou desespero intensos. TEPT é comum entre militares, veteranos de guerra e policiais. É observado principalmente entre soldados que se envolveram em combates ou policiais envolvidos em atos violentos. Soldados geralmente testemunham ou participam de eventos perturbadores, produzindo sintomas dramáticos. Alguns outros exemplos de eventos traumáticos que levam ao TEPT incluem colisões de veículos automotivos, desastres naturais ou agressão pessoal violenta. Ansiedade associada a TEPT às vezes pode se manifestar na forma de pesadelos e distanciamento emocional. Algumas pessoas que desenvolvem TEPT têm *flashbacks*, ou recordações recorrentes e intrusivas do evento. Depressão e TEPT normalmente ocorrem juntos (Halter, 2018).

Estresse traumático secundário é o trauma que a pessoa sofre por testemunhar o sofrimento de outras pessoas. É um componente da fadiga por compaixão e é comum entre profissionais da saúde e socorristas. O estresse traumático secundário resulta em sintomas intrusivos, como pesadelos e ansiedade. Pessoas que desenvolvem essa condição começam a evitar interações e têm dificuldades para dormir e se relacionar com amigos e familiares.

Uma **crise** implica que a pessoa está encarando um momento decisivo na vida. Isto significa que modos de enfrentamento prévios são ineficazes e a pessoa precisa mudar. Há três tipos de crises: (1) crises do amadurecimento ou **crises do desenvolvimento**, (2) **crises situacionais** e (3) desastres ou **crises fortuitas** (Halter, 2018). Uma nova fase do desenvolvimento, como o casamento ou nascimento de um filho, requer novos estilos de enfrentamento. Crises do desenvolvimento ocorrem conforme a pessoa vai passando pelas fases da vida. Fontes externas, como mudança de emprego, um acidente automobilístico ou doença grave provocam crises situacionais. Um grande desastre natural, desastres criados pelo homem ou crimes violentos criam uma crise fortuita.

O cuidado centrado no paciente oferece um contexto para a intervenção em crise (SAMHSA, 2020). A visão da pessoa que está vivenciando uma crise é a estrutura de referência para si mesma. As perguntas vitais para uma pessoa em crise são: "O que isso significa para você?" e "Como isso vai afetar sua vida?" O que causa estresse extremo para uma pessoa nem sempre é estressante para outra. A percepção do evento, apoios situacionais e mecanismos de enfrentamento, tudo isso influencia o retorno do equilíbrio. Uma pessoa pode crescer ou regredir em consequência de uma crise, dependendo da maneira pela qual a pessoa administra a situação (Halter, 2018).

> **Pense nisso**
>
> Como um enfermeiro determinaria se um paciente está passando da fase de alerta para a fase de resistência da síndrome da adaptação geral?

Base de conhecimento de enfermagem

Enfermeiros já propuseram teorias relacionadas ao estresse e enfrentamento. Além disso, pelo fato de que os enfermeiros estão assumindo papéis mais ativos no manejo do estresse de pacientes e deles mesmos, pesquisas em enfermagem expandiram a base de conhecimento sobre a natureza do estresse e alternativas de manejo.

Teoria de enfermagem e o papel do estresse

Várias teorias de enfermagem explicam e descrevem o estresse. Por exemplo, explicação dos conceitos de estresse e reação ao estresse são elementos do Modelo de Sistemas de Betty Neuman. Esse modelo utiliza uma abordagem de sistemas para ajudá-lo a entender as respostas dos pacientes, famílias e comunidades a agentes estressores. Uma abordagem de sistemas explica que um agente estressor em um lugar, em um sistema, afeta outras partes do sistema; um sistema é uma pessoa, família ou comunidade. Os eventos são multidimensionais e não causados ou afetados por apenas uma coisa. Cada pessoa desenvolve um conjunto de respostas ao estresse que constituem a "linha de defesa normal" (Lawson, 2018; Neuman e Fawcett, 2011). Essa linha de defesa mantém a saúde e o bem-estar. Influências fisiológicas, psicológicas, socioculturais, do desenvolvimento ou espirituais amortecem o estresse. O Modelo de Sistemas de Neuman para enfermagem considera que o paciente, a família ou a comunidade estão em constante transformação em resposta ao ambiente e aos agentes estressores.

Boxe 37.1 Exemplos de mecanismos de defesa do ego

- **Compensação:** compensação de uma deficiência em um aspecto da autoimagem enfatizando veementemente uma característica considerada um ponto forte (p. ex., uma pessoa que não tem boas habilidades de comunicação se destaca na organização)
- **Conversão:** repressão inconsciente de um conflito emocional que causa ansiedade transformando-o em sintomas não orgânicos (p. ex., dificuldade para dormir, perda do apetite)
- **Negação:** prevenção de conflitos emocionais recusando-se a reconhecer conscientemente qualquer coisa que cause uma dor emocional intolerável (p. ex., uma pessoa que se recusa a falar sobre uma perda pessoal ou reconhecê-la)
- **Deslocamento:** transferência de emoções, ideias ou desejos de uma situação estressante para um substituto que produz menos ansiedade (p. ex., uma pessoa que transfere sua raiva em relação a um conflito interpessoal para um computador com defeito)
- **Identificação:** comportamento de padronização tomando por base os de outra pessoa e assumindo as qualidades, características e ações dessa outra pessoa
- **Dissociação:** ter uma sensação subjetiva de torpor e menor consciência sobre as coisas ao seu redor
- **Regressão:** enfrentamento de um agente estressor por meio de ações e comportamentos associados a um período anterior de desenvolvimento.

O Modelo de Adaptação de Callista Roy descreve como uma pessoa pode efetivamente responder aos agentes estressores no ambiente. De acordo com a teoria de Roy, um indivíduo tem a capacidade de modificar estímulos externos para permitir que a adaptação ocorra. O enfermeiro auxilia o indivíduo a modificar e regular os estímulos periféricos para promover um ambiente acolhedor de cura (Cherry e Jacob, 2019).

Por outro lado, o Modelo de Promoção da Saúde (MPS) de Pender (ver Capítulo 6) se concentra em promover a saúde, controlar o estresse e aumentar o nível de bem-estar (Murdaugh et al., 2018). Nesse modelo, as pessoas podem avaliar suas próprias capacidades e ferramentas e querem viver de uma maneira que as permita ter a melhor saúde possível. Intervenções como aumento da atividade física, melhor alimentação e nutrição e uso de estratégias de manejo do estresse ajudam a pessoa a se tornar e permanecer saudável.

Fatores que influenciam o estresse e o enfrentamento

Potenciais agentes estressores e mecanismos de enfrentamento variam ao longo da vida (p. ex., a adolescência, a vida adulta e a velhice trazem consigo diferentes agentes estressores). A avaliação dos agentes estressores, a quantidade e o tipo de apoio social e as estratégias de enfrentamento dependem de experiências anteriores de vida e afetam a forma com que uma pessoa reage àquele agente estressor. Agentes estressores situacionais e sociais colocam pessoas vulneráveis sob maior risco de estresse prolongado.

Fatores situacionais. Existem diferentes tipos de fatores situacionais. Os estressores situacionais no local de trabalho com saúde, que afetam enfermeiros e outros profissionais da saúde, incluem pacientes com alta demanda de cuidados agudos, o ambiente de trabalho, distrações constantes, responsabilidade, prioridades conflitantes e intensidade do cuidado (p. ex., trauma, emergência ou áreas de cuidados críticos) (Mealer et al., 2017; Ueno et al., 2017). Além disso, as trocas de turnos aumentam a fadiga e o estresse relacionado ao trabalho.

Alguns enfermeiros enfrentam os turnos de trabalho conhecendo seus próprios ritmos circadianos. Pessoas que funcionam melhor de manhã têm a maior dificuldade de trabalhar à noite e trocar de turnos. Conforme as pessoas envelhecem, tendem a se tornar mais matutinas. Pessoas matutinas precisam ser aconselhadas sobre os efeitos potencialmente negativos de trabalhar à noite. No geral, pessoas que trabalham nos turnos noturnos precisam manter a maior consistência possível de sono e esquema de alimentação (Nena et al., 2018; Solomon et al., 2016).

Adaptar-se a uma doença crônica é outro tipo de estresse situacional. As limitações físicas impostas por uma doença e a incerteza associada ao tratamento e à própria doença desencadeiam estresse em pacientes e familiares cuidadores de todas as idades. Às vezes, a doença muda a forma com que as pessoas lidam com seus estresses. Por exemplo, Antony et al. (2018) verificaram que cuidadores de pacientes com câncer que estavam recebendo cuidado paliativo usavam estratégias de enfrentamento tanto negativas quanto positivas para lidar com o estresse da prestação de cuidado. Ter dificuldade para pagar por um tratamento e ter acesso limitado a atendimento de saúde também criam estresse. Embora ser um familiar cuidador de alguém com uma doença crônica, como doença de Alzheimer, seja estressante, as ações de profissionais da saúde competentes geralmente ajudam a minimizar o estresse de familiares cuidadores.

Fatores do amadurecimento. Os agentes estressores variam de acordo com a fase da vida. Segundo a teoria do desenvolvimento de Erikson, as pessoas passam por fases previsíveis de desenvolvimento conforme determinadas tarefas são realizadas e dominadas em cada fase. Crianças que estão na fase da iniciativa *versus* culpa identificam agentes estressores relacionados a aparência física, famílias, amigos e escola. Durante essa fase, é imperativo ensinar a controlar impulsos e a se comportar de forma cooperativa. Pré-adolescentes no estágio de diligência *versus* inferioridade sentem estresse relacionado a questões de autoestima, hospitalizações ou mudanças na estrutura familiar em decorrência de divórcio ou morte de um dos pais. Erikson afirma que, durante essa fase, os pré-adolescentes também podem desenvolver um senso de inferioridade se não receberem suporte adequado para aprender novas habilidades. No estágio de identidade *versus* confusão de papéis, os adolescentes buscam suas identidades em grupos de pares e se separam de suas famílias. Além disso, os adolescentes enfrentam questões estressantes sobre a sexualidade, vida profissional, escola, escolhas de carreira e uso de substâncias que alteram a mente. Durante essa fase de desenvolvimento, pode ocorrer estresse devido à preocupação com aparência e imagem corporal. Adolescentes devem se esforçar para se desenvolver e aceitar sua identidade pessoal.

O estresse em jovens que se encontram nos estágios de intimidade *versus* isolamento ou em adultos de meia-idade, no estágio de generatividade *versus* autoabsorção e estagnação centraliza-se nas grandes mudanças de circunstâncias da vida. Entre os agentes estressores, estão vários marcos como o início de uma família e de uma carreira, perda dos pais, filhos saindo de casa e aceitação do envelhecimento físico. O desenvolvimento social é importante durante essa fase. Na idade avançada, durante o estágio de integridade *versus* desespero, agentes estressores podem incluir a perda de autonomia e do domínio resultantes de fragilidade geral ou de problemas de saúde que limitam a estamina, a força e a cognição (Boxe 37.2). Enfermeiros e outros profissionais da saúde precisam distinguir sinais de estresse e crise em idosos com demência e confusão aguda.

Fatores socioculturais. Agentes estressores ambientais e sociais geralmente levam a problemas de desenvolvimento. Possíveis agentes estressores que afetam qualquer faixa etária, mas que são especialmente estressantes para os jovens incluem pobreza prolongada e deficiência física.

Boxe 37.2 Foco em idosos

Como reconhecer diferenças de estresse e enfrentamento entre idosos

- Problemas comuns do dia a dia criam uma fonte de estresse; idosos têm mais dificuldades com a manutenção da casa e com a saúde do que os jovens
- Idosos geralmente utilizam formas de enfrentamento mais passivas, intrapessoais e focadas nas emoções, como distanciamento, humor, aceitação da responsabilidade e reavaliação do agente estressor de maneira positiva (Nieto et al., 2019)
- Experiências e perspectivas de vida dos idosos fazem com que a maioria dos problemas pareça insignificante, principalmente quando os idosos já adquiriram técnicas apropriadas de manejo do estresse (Jackson et al., 2018)
- O enfrentamento dos idosos melhora com base em experiências anteriores de enfrentamento de situações traumáticas (Jackson et al., 2018)
- Idosos geralmente usam orações e práticas religiosas como mecanismos de enfrentamento durante períodos de estresse e ansiedade (O'Brien et al., 2019)
- Enfrentamento prejudicado afeta mais a saúde geral de idosos do que a de adultos jovens (Touhy e Jett, 2022; 2020)
- Devido à alta incidência de depressão em idosos, é preciso verificar sinais de pensamentos e intenções suicidas
- Apoio social e relacionamentos sociais são importantes para ajudar idosos a enfrentar o estresse (Touhy e Jett, 2022; 2020).

As crianças se tornam vulneráveis quando perdem os pais e cuidadores por divórcio, prisão ou morte, ou quando os pais têm doenças mentais ou transtornos de abuso de substâncias. Viver sob condições de violência contínua, bairros desintegrados ou em situação de rua afeta pessoas de todas as idades, principalmente os jovens (Murdaugh et al., 2018).

Isolamento social e solidão são estressores comuns para idosos, principalmente entre aqueles que vivem em instituições de cuidados prolongados (Bethell et al., 2019). Quando um idoso está sofrendo isolamento social, pode haver apoio limitado ou nem haver apoio social ou interações com outras pessoas (Gardiner et al., 2018). Isolamento social frequentemente leva à solidão (Gardiner et al., 2018). Gardiner et al. (2018) definiram solidão como um sentimento de estar só, não estar com os outros, ou como um desequilíbrio entre interações sociais desejadas e interações sociais reais. Isolamento social e solidão impactam a saúde mental e física do indivíduo e podem contribuir para resultados de saúde insatisfatórios, incluindo depressão, menor resistência a infecções, baixa qualidade de vida, baixa autoestima, menos esperança, função cognitiva prejudicada e demência, funcionamento prejudicado em atividades de vida diária e doença cardiovascular (Fakoya et al., 2020; O'Rourke et al., 2018). Fakoya et al. (2020) reportam que os fatores de risco de isolamento social e solidão incluem familiares que moram longe, redução nos níveis de renda e mobilidade, perda de entes queridos e residir em comunidades com menores níveis de coesividade. Sentir-se socialmente conectado é importante para idosos, e as intervenções planejadas devem promover conexão social. Para idosos, conexão social é um sentimento subjetivo. O foco da conexão social está em ser positivo e ter relacionamentos significativos e próximos com pessoas, grupos ou com a comunidade (O'Rourke et al., 2018). Estes relacionamentos promovem um sentimento de afeição pelos outros, de ser cuidado pelos outros, e um senso de pertencimento (O'Rourke et al., 2018).

A cultura de uma pessoa também influencia o estresse e o enfrentamento. Variações culturais produzem estresse, principalmente se os valores da pessoa diferem da cultura dominante em aspectos de papéis de gêneros, relacionamentos familiares e crenças religiosas (Giger e Haddad, 2021; Shavitt et al., 2016). Outros aspectos das variações culturais começam com diferenças de linguagem, localização geográfica, relacionamentos familiares, orientação temporal, acesso a programas de saúde e disparidades no cuidado de saúde (Boxe 37.3) (ver Capítulo 9).

Fadiga por compaixão

Fadiga por compaixão é um termo usado para descrever um estado de esgotamento e estresse traumático secundário. Estresse traumático secundário é o estresse sentido pelos profissionais da saúde quando cuidam e assistem ao sofrimento de outras pessoas. Exemplos incluem enfermeiros cuidando de pacientes com covid-19 em uma unidade de terapia intensiva, um enfermeiro oncológico que cuida de pacientes submetidos a cirurgia e quimioterapia por um longo período de tempo para tratamento de seu câncer ou um marido que assiste à vida de sua esposa se deteriorando pela doença de Alzheimer ao longo dos anos. Ocorre esgotamento quando as demandas percebidas suplantam os recursos percebidos (Brown et al., 2018). É um estado de fadiga e exaustão física e mental que geralmente afeta profissionais da saúde devido à natureza de seu ambiente de trabalho. Percepção de equipe inadequada de funcionários, longos turnos de trabalho, pacientes com demandas de cuidados agudos e relacionamentos disfuncionais (pacientes e outros prestadores de cuidados) servem como gatilho para estresse contínuo. Com o tempo, doar-se em um ambiente de cuidados frequentemente intenso pode resultar em exaustão emocional, deixando a enfermeiro irritado, cansado e incapaz de focar e interagir com os pacientes. Essa condição pode ser vista como uma falha de enfrentamento, pois ela geralmente ocorre em situações nas quais o enfermeiro não consegue se autocuidar, quando não existe apoio social e as pressões organizacionais estão influenciando os níveis das equipes.

A fadiga por compaixão é uma condição que pode oprimir os profissionais da saúde e causar problemas de saúde física, mental e emocional (Upton, 2018). Durante a pandemia de covid-19, enfermeiros e profissionais da saúde enfrentaram estresse extremo, causando sentimentos de medo, ansiedade, depressão, desespero e importância, pois se sabia muito pouco sobre o vírus e como cuidar dos pacientes extremamente doentes devido à doença (CDC, 2020; Usher et al., 2020). Isso resultou em fadiga por estresse e por compaixão, principalmente em enfermeiros de cuidados críticos (Alharbi et al., 2020). Os sentimentos de medo, desesperança e ansiedade da fadiga por compaixão normalmente resultam em sentimentos de inadequação e baixa autoestima. Esses fatores podem levar um profissional da saúde a usar comportamentos de enfrentamento negativos, como acessos de fúria, para enfrentar esses sentimentos e estresse (Usher et al., 2020). Isso pode se manifestar como *violência lateral*, que se refere a um comportamento deliberado e nocivo demonstrado no local de trabalho de um funcionário contra outro. Isto inclui profissionais da saúde praticando *bullying* e tendo comportamentos potencialmente agressivos para com os colegas (Nolte et al., 2017).

É essencial reconhecer rapidamente o risco de fadiga por compaixão. Um ambiente de trabalho construtivo ajuda a orientar o serviço de enfermagem na elaboração de técnicas de comunicação

---

Boxe 37.3 Aspectos culturais do cuidado

Variações culturais na avaliação do estresse e estratégias de enfrentamento

A cultura de um paciente define o que é estressante para a pessoa e sua forma de lidar com o estresse (Giger e Haddad, 2021). O contexto cultural define os tipos de situações que produzem estresse. A cultura afeta a maneira com que a pessoa sai da casa dos pais, sofre crises de saúde ou doenças crônicas, cuida da família ou se torna inválida ou dependente. Além disso, a forma pela qual as pessoas avaliam o estresse também depende da cultura delas. O que é visto como um grande agente estressor em uma cultura pode ser, às vezes, considerado um problema pequeno em outra. Culturas podem abordar as transições do desenvolvimento e os momentos decisivos da vida de maneiras diferentes. Por exemplo, as culturas diferem na forma de celebrar ou comemorar aniversários, casamentos ou mortes de membros da família.

As estratégias de enfrentamento também são influenciadas pela origem cultural da pessoa. As culturas variam em termos de estratégias de enfrentamento focadas na emoção e no problema. Algumas defendem que as emoções devem ser controladas, enquanto outras acreditam na expressão aberta das emoções. As culturas oferecem diferentes recursos para enfrentamento do estresse (Giger e Haddad, 2021). Entre eles, rituais, conselheiros ou grupos de apoio e um sistema legal para a resolução de conflitos.

Implicações para os cuidados centrados no paciente

- Perceba que os agentes estressores e os estilos de enfrentamento variam entre as diferentes culturas
- Reflita sobre suas próprias percepções de estresse e enfrentamento em um contexto cultural
- Avalie a influência da cultura na avaliação de estresse de um paciente
- Identifique a presença de práticas culturais individualizadas relacionadas ao manejo do estresse
- Determine os recursos existentes na cultura do paciente que facilitam o enfrentamento

para identificar, prevenir e se adaptar a possíveis situações de fadiga por compaixão (Upton, 2018; Wells-English et al., 2019). Por exemplo, um programa de enfermagem em uma unidade de oncologia que incluiu educação, exercícios e apoio social demonstrou ser eficaz em reduzir a fadiga por compaixão dos enfermeiros (Yilmaz et al., 2018). Também é importante, em épocas de estresse como na pandemia de covid-19, trabalhar no controle de sua própria saúde mental. Entre as estratégias que você poderia usar incluem-se acessar informações legítimas para se manter informado, conversar sobre seus estressores com colegas de trabalho, utilizar as redes sociais para se manter conectado com a família e amigos, praticar o autocuidado, fazer exercícios de respiração profunda e relaxamento e manter regularmente uma rotina de exercícios diários (CDC, 2020; Wendekier e Kegerreis, 2020).

Síndrome da segunda vítima

A síndrome da segunda vítima afeta profissionais da saúde quando ocorre um erro médico que resulta em dano significativo para um paciente e para a família do paciente (Hartley, 2018). Frequentemente negligenciados, enfermeiros que se envolvem nesse tipo de erro médico podem sofrer danos psicológicos complexos que levem a desfechos prejudiciais, como suicídio. Esses erros fatais podem assombrar os enfermeiros pelo resto de suas vidas, levando a sintomas que são semelhantes aos do transtorno de estresse pós-traumático. Um possível desfecho é os enfermeiros "seguirem em frente" e trabalharem para adquirir conhecimentos e competências adicionais de modo a prevenir erros no futuro. Mas, em muitos casos, os enfermeiros relutam a voltar ao trabalho devido ao medo de isolamento por parte da organização, perda de confiança, remorso, depressão, humilhação e culpa (Hartley, 2018).

Estar ciente da possibilidade de síndrome da segunda vítima permite que as instituições de saúde deem suporte no momento em que esse tipo de evento ocorre. Os serviços de saúde precisam dar apoio pelo tempo que for necessário. Embora o cuidado e o apoio de pacientes e familiares sejam as prioridades, a segunda vítima tem o direito de ser tratada com respeito e dignidade e de ser amparada por seus pares e pela organização. Direitos das segundas vítimas propostos incluem respeito, tratamento justo, compreensão e compaixão, cuidados de apoio, transparência e oportunidade de contribuir (Ozeke et al., 2019).

Antes de se encontrar com os Edwards, Matt revisa o prontuário eletrônico de John. Matt lê mais sobre os fatores de risco de câncer de pâncreas para que ele possa responder quaisquer perguntas que John e Sandra tenham sobre a progressão da doença. Ele encontra a combinação de medicamentos quimioterápicos recomendada pelo oncologista. Matt pesquisa sobre os medicamentos para conhecer suas ações e efeitos adversos esperados para que ele possa orientar Sandra e John a respeito da terapia e o que esperar dela. Matt sabe que o diagnóstico de câncer está causando estresse em John, juntamente com o estresse adicional da quimioterapia que ele vai receber. Matt está ciente de que fatores situacionais, maturacionais e socioculturais estão contribuindo para o estresse dos Edwards. Ele revisa esses fatores para ser capaz de desenvolver uma abordagem de cuidado centrada no paciente. Matt também lê mais sobre estresse e enfrentamento para que ele possa estar atento a sinais iniciais de sofrimento no casal e intervir rapidamente, se necessário. Matt reconhece que Sandra pode sofrer estresse adicional por ser cuidadora e avalia intervenções que podem ajudá-la. Matt certifica-se de ler mais também sobre a relação entre estresse e hipertensão para que ele possa direcionar intervenções que ajudem Sandra a manter sua pressão arterial sob controle. Pelo fato de Sandra e John não terem familiares por perto, Matt fica especialmente preocupado em relação ao isolamento social se tornar um problema durante os tratamentos de John. Matt reúne mais informações sobre isolamento social e intervenções que poderiam ser eficazes para os Edwards. Matt também pesquisa grupos e apoio locais que poderiam ser benéficos para o casal.

> **Pense nisso**
>
> Quais perguntas você faria a um paciente para determinar se seu estresse está relacionado a fatores situacionais, do amadurecimento ou socioculturais?

Pensamento crítico

O sucesso do pensamento crítico requer uma síntese de conhecimento, experiência, fatores ambientais, informações colhidas dos pacientes, atitudes de pensamento crítico e padrões intelectuais e profissionais. Julgamentos clínicos e pensamento crítico requerem que você antecipe informações, analise os dados, reconheça as pistas e tome decisões em relação ao seu cuidado junto do paciente (Figura 37.2). Durante a avaliação, considere todos os elementos necessários para realizar um diagnóstico de enfermagem apropriado.

Integre o conhecimento de enfermagem e de outras disciplinas, experiências anteriores e informações coletadas dos pacientes para entender o estresse e seu efeito para o paciente e sua família. Conheça as alterações neuropsicológicas que ocorrem em um paciente que está passando pela fase de alerta, fase de resistência e fase de exaustão da SAG. Além disso, conheça os princípios de comunicação que contribuem para a avaliação dos comportamentos de um paciente. Dê atenção máxima para analisar a percepção do paciente sobre a situação e a capacidade de enfrentar o estresse. Se as habilidades de enfrentamento habituais do paciente não foram de ajuda ou se os sistemas de apoio fracassaram, utilize aconselhamento de intervenção em crise.

A experiência o ensina a compreender a perspectiva exclusiva do paciente e a reconhecer que uma pessoa nunca é igual a outra. Experiência com os pacientes também ajuda você a reconhecer as reações ao estresse. Além disso, experiências pessoais com estresse e enfrentamento elevam sua capacidade de ser empático com um paciente temporariamente imobilizado pelo estresse.

Mantenha-se seguro em sua convicção de que você e seu paciente podem manejar efetivamente o estresse. Pacientes que se sentem oprimidos e percebem os eventos como além de sua capacidade de enfrentamento confiam em você como especialista no assunto. Os pacientes respeitam seus conselhos e ganham confiança em si mesmos a partir de sua convicção sobre a capacidade de superarem o evento estressante ou a doença. Pacientes sobrecarregados pelos eventos da vida normalmente são incapazes, pelo menos inicialmente, de agir por conta própria, e requerem intervenção direta ou orientações. Integridade é uma atitude essencial que permite a você respeitar a percepção de um paciente em relação ao agente estressor. Encoraje os pacientes a explicar seus pontos de vista e situações particulares.

Os padrões de práticas em enfermagem em saúde mental e psiquiatria (ANA, 2014) orientam a avaliação do estresse, mecanismos de enfrentamento e sistema de apoio dos pacientes antes da realização de intervenções. A Substance Abuse and Mental Health Services Administration (2020) publica diretrizes nacionais para crises de saúde comportamental de modo a ajudar as comunidades a lidar com crises. Utilize habilidades de comunicação linguística e culturalmente efetivas para entender a percepção do paciente em relação ao estresse clara e precisamente. Concentre-se em fatores relevantes ao bem-estar do paciente. Além disso, o paciente espera que você demonstre confiança e integridade quando ele se sente vulnerável. Fique especialmente atento à responsabilidade ética de cuidar de alguém cuja autonomia foi reduzida em consequência do estresse.

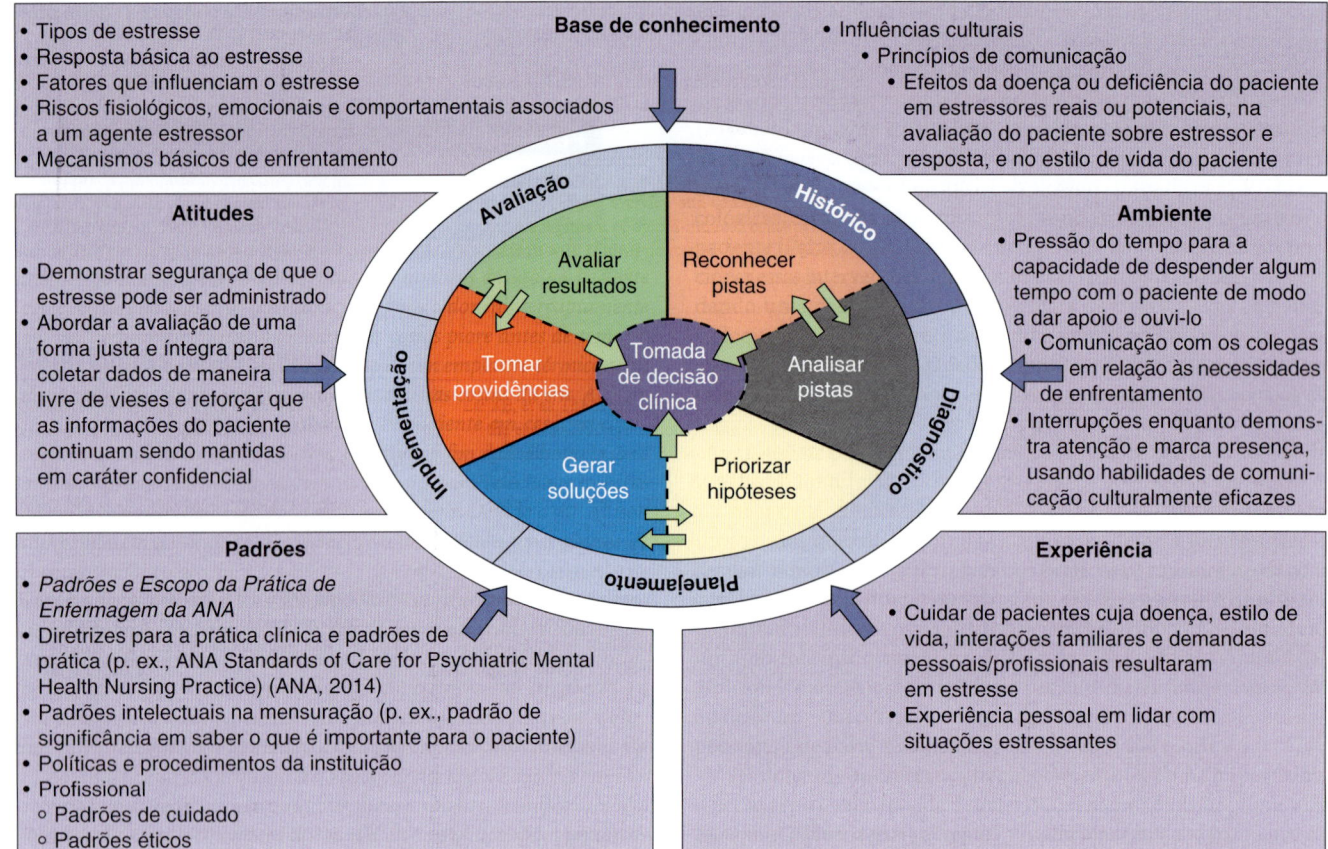

Figura 37.2 Modelo de pensamento crítico para avaliação de estresse e enfrentamento. *ANA*, American Nurses Association. (Copyright do Modelo de Medida de Julgamento Clínico © NCSBN. Todos os direitos reservados.)

Processo de enfermagem

Aplique o processo de enfermagem e use um julgamento clínico sólido e uma abordagem de pensamento crítico ao cuidar de seus pacientes. O processo de enfermagem oferece uma abordagem de tomada de decisão clínica para que você desenvolva e implemente um plano individualizado de cuidado centrado no paciente.

❖ Histórico de enfermagem

Durante o processo de condução do histórico de enfermagem, verifique minuciosamente cada paciente e analise criticamente os achados para garantir que você tome as decisões clínicas centradas no paciente necessárias para o cuidado de enfermagem seguro.

Pelo olhar do paciente. A avaliação do nível de estresse do paciente e seus recursos de enfrentamento requer que você, primeiro, estabeleça uma relação enfermeiro-paciente de confiança, pois você está pedindo que o paciente compartilhe informações pessoais e sensíveis. Obtenha informações do paciente tanto fazendo perguntas quanto observando o comportamento não verbal e o ambiente do paciente. Sintetize as informações e adote uma atitude de pensamento crítico ao observar e analisar o comportamento do paciente. Geralmente, ele tem dificuldade de expressar exatamente o que é mais incômodo em uma situação até que tenha uma oportunidade de discutir o assunto com alguém que disponha de tempo para ouvi-lo.

Comece sua avaliação com uma pergunta aberta, como "O que está acontecendo na sua vida que o trouxe aqui hoje?" ou "O que aconteceu na sua vida de *diferente?*". Isso exige que o paciente se concentre. Depois, avalie a percepção dele sobre o evento, apoios situacionais disponíveis e o que o ele normalmente faz quando há um problema insolúvel. Determine se a pessoa é suicida ou homicida perguntando diretamente: "Você está pensando em se machucar ou machucar alguém?" Se sim, determine de maneira carinhosa e preocupada se a pessoa tem um plano e qual é a letalidade desse plano (ou seja, ingerir pílulas ou se dar um tiro).

Dedique um tempo para compreender o significado do evento precipitante para o paciente e de que forma o estresse está afetando a vida dele. Dê tempo para que o paciente expresse prioridades para enfrentamento do estresse. Por exemplo, no caso de uma mulher que acabou de saber que foi identificada uma massa tumoral na mama por meio de uma mamografia de rotina, é importante saber o que a paciente mais quer e precisa do enfermeiro. Embora algumas mulheres nessa situação identifiquem sua necessidade de informação sobre biopsia ou mastectomia como sua prioridade pessoal, outras necessitam de orientação e suporte para discutir como contar a notícia para seus familiares.

Estresse também ocorre em uma família ou comunidade. Estresse em uma família às vezes surge da existência de um membro da família que está criticamente doente, a perda súbita de um emprego, uma mudança, ou por não ter onde morar. Agentes estressores comunitários incluem desastres naturais, como uma grande enchente, um surto pandêmico inesperado, como a covid-19, ou a morte súbita e inesperada de um professor ou adolescente. Para desenvolver um cuidado de enfermagem adequado e seguro ao cuidar de famílias ou comunidades, certifique-se de ter entendido o significado que o estresse tem para esse grupo.

Fatores ambientais. Crie um ambiente tranquilo e não ameaçador quando estiver avaliando o nível de estresse e os recursos de enfrentamento do paciente. Sente-se na mesma altura do paciente, organizando o ambiente de entrevista posicionando as cadeiras em um ângulo de 90° ou lado a lado para que você possa manter ou evitar confortavelmente o contato visual (Halter, 2018). Reserve tempo suficiente para conversar com o paciente, e certifique-se de que sua conversa não seja interrompida.

Achados subjetivos. Comece a desenvolver uma relação de confiança com seu paciente enquanto você reúne informações sobre o estado de saúde dele a partir de seu ponto de vista. Pergunte se o paciente está tendo algum sentimento de solidão ou isolamento, ou mudanças nos padrões de alimentação e sono, níveis de mobilidade ou outros aspectos da saúde. Use a entrevista para determinar a visão do paciente sobre o estresse, recursos de enfrentamento e quaisquer possíveis enfrentamentos mal-adaptativos, e adesão a recomendações médicas prescritas, como medicações ou dieta (Boxe 37.4). Se o paciente estiver usando a negação como mecanismo de enfrentamento, avalie se ele está ignorando informações necessárias. Assim como em todas as interações com o paciente, respeite a confidencialidade e a sensibilidade das informações compartilhadas.

Achados objetivos. Obtenha achados objetivos relacionados ao estresse e enfrentamento por meio da observação da aparência e do comportamento não verbal do paciente. Observe a aparência geral, prestando atenção ao asseio e à higiene, ao andar, às características do aperto de mão, às ações enquanto sentado, à qualidade do discurso, ao contato visual e à atitude do paciente durante a entrevista. Antes de começar a entrevista ou ao fim dela, dependendo do nível de ansiedade do paciente, obtenha os sinais vitais básicos para avaliar a presença de sinais fisiológicos de estresse, como pressão arterial, frequência cardíaca ou frequência respiratória elevadas. Certifique-se de incorporar componentes culturais na interpretação dos comportamentos de comunicação não verbal do paciente.

Boxe 37.4 Questões aplicadas no histórico de enfermagem

Segurança do paciente
- Você tem sentido dificuldade para dormir? Quanto tempo leva para você pegar no sono?
- Você tem sentido dificuldade para se manter acordado durante o dia?
- Quais mudanças você tem sentido em seus padrões de alimentação?
- Você sofreu algum acidente em casa, de carro, na escola ou no trabalho?
- Você em algum momento já pensou em se machucar ou machucar outras pessoas?

Percepção do agente estressor
- O que você acha que está estressando você neste momento?
- Qual impacto o agente estressor tem em seu estilo de vida?
- Como esse agente estressor afeta você agora? Como ele afetará você no futuro?

Recursos de enfrentamento disponíveis
- Quais estratégias você usou no passado para lidar com o estresse?
- Você consegue conversar com amigos ou familiares?
- O que é relaxante para você?

Enfrentamento mal-adaptativo utilizado
- Você começou a consumir álcool ou tabaco para lidar com o estresse?
- Você usa algum medicamento fitoterápico ou livre de prescrição para controlar seu estresse?
- Você usa alguma droga recreativa para enfrentar o estresse?

Adesão a práticas saudáveis
- Há quanto tempo você se consultou com o médico?
- Qual é sua rotina de exercícios?
- Que tipo de comida você come? Você faz suas refeições regularmente?
- Você está tomando suas prescrições conforme orientação médica?

Matt para um pouco para refletir sobre suas experiências prévias com pacientes que estão sofrendo diversos níveis de estresse devido a um diagnóstico de câncer. Muitos pacientes apresentavam queixas de estresse, incluindo dores de cabeça, problemas para dormir, mudanças nos hábitos alimentares e crises de problemas médicos existentes. A experiência prévia com outros pacientes de câncer ensinou a Matt a importância de saber sobre a família do paciente, o tipo de apoio disponível para a família e a avaliação da pessoa sobre a situação. Matt pretende ser minucioso na avaliação das respostas e sintomas que Sandra e John estão experimentando. Durante a etapa do histórico de enfermagem, Matt coleta uma boa quantidade de informações relacionadas aos estressores pelos quais John e Sandra estão passando. Por meio de um processo de avaliação sistemática, Matt também identifica as estratégias e mecanismos de enfrentamento que os Edwards usam com mais frequência. Matt agora precisa identificar padrões ineficazes de enfrentamento que estão sendo usados e a possibilidade de consequências adversas do estresse.

> **Pense nisso**
>
> Qual é a prioridade do enfermeiro quando o paciente expressa pensamentos de lesões autoinfligidas?

❖ Análise e diagnóstico de enfermagem

Análise dos dados da avaliação o leva a agrupar dados e a procurar por dicas que indicam um potencial ou real agente estressor e a resposta do paciente. Você não consegue fazer diagnósticos de enfermagem corretos baseado apenas em um ou dois achados/características definidores. Revise cuidadosamente os dados do histórico de seu paciente para considerar se mais de um diagnóstico se aplica. O agrupamento dos dados, juntamente com a aplicação de seu conhecimento e experiências com pacientes em estresse, leva a diagnósticos de enfermagem individualizados (Boxe 37.5). Por exemplo, uma pessoa que está sob estresse pode ter o diagnóstico de *Ansiedade*, mas o estresse do indivíduo também pode impactar a família, causando *Enfrentamento Familiar Comprometido*. Examine os dados disponíveis, valide suposições com o paciente e procure por outros comportamentos e sintomas antes de fechar um diagnóstico.

Boxe 37.5 Processo de formulação do diagnóstico de enfermagem

Enfrentamento ineficaz

Atividades do histórico de enfermagem	Achados/características definidores
Pergunte ao paciente sobre mudanças nos padrões de sono	Transtorno do sono Dificuldade para pegar no sono à noite
Peça que o paciente faça um diário de sono por duas semanas	Sono excessivo Acorda frequentemente durante a noite
Observe o comportamento do paciente e suas respostas para as perguntas feitas durante o histórico de enfermagem	Fadiga Incapacidade de se concentrar Respostas imprecisas para as perguntas Riso ou choro inapropriado
Observe a aparência do paciente	Pouco asseio Ausência de contato visual
Pergunte ao paciente sobre mudanças nos padrões alimentares	Ganho ou perda de peso Ausência de interesse por comida

Como parte do processo diagnóstico, identifique o devido fator "relacionado a" para cada diagnóstico negativo ou de enfermagem real. O esclarecimento dos fatores relacionados garante que você selecione as intervenções adequadas. Por exemplo, um diagnóstico de enfermagem de *Enfrentamento Ineficaz relacionado à dor crônica nas costas* requer intervenções diferentes de um diagnóstico de *Enfrentamento Ineficaz relacionado à perda do cônjuge*.

Diagnósticos de enfermagem para pessoas que estão sofrendo de estresse geralmente se concentram no enfrentamento. Especificamente, importantes achados/características definidores de *Enfrentamento Ineficaz* incluem verbalização de uma incapacidade de enfrentar e uma incapacidade de pedir ajuda. Para reunir dados da avaliação, pergunte ao paciente o que mais o preocupa no momento da entrevista. É importante dar tempo suficiente para que os pacientes respondam. Observe sinais não verbais de ansiedade, medo, raiva, irritabilidade e tensão, que podem indicar enfrentamento ineficaz. Outros achados/características definidores incluem a presença de estresse de vida, incapacidade de atender expectativas do papel e necessidades básicas, mudanças em participações societárias, comportamento autodestrutivo, mudanças nos padrões de comunicação habituais, alta taxa de acidentes, consumo excessivo de alimentos, bebidas alcoólicas, fumo e transtornos do sono. Estresse ou a incapacidade de enfrentamento geralmente resultam em múltiplos diagnósticos de enfermagem. Exemplos desses diagnósticos incluem os citados a seguir, mas não se limitam a eles.

- Ansiedade
- Desesperança
- Enfrentamento Ineficaz
- Risco de síndrome pós-trauma
- Sobrecarga de estresse.

Por meio de seu histórico de enfermagem, Matt conhece mais sobre os estressores de Sandra e como ela os percebe. Sandra é pressionada no trabalho e em casa. Essa combinação de estressores cria intensidade contínua. O estresse de Sandra está afetando todos os aspectos de sua vida, no trabalho e em casa, dia e noite. Sandra tem sentido os efeitos do estresse por aproximadamente seis semanas. Ela tem tido problemas para adormecer e manter o sono. Sandra admite tomar uma ou duas taças de vinho à noite para ajudá-la a relaxar e tentar dormir. Sandra reconhece que fazer isto todas as noites é uma novidade para ela. Ela também reporta problemas de apetite e alimentação e se sente sobrecarregada e desesperada. Ela disse a Matt que perdeu 4,5 kg nas últimas semanas, desde o diagnóstico de câncer de John. Sandra tem sido exposta a múltiplos estressores. Ela tem o estresse de casa por ser a cuidadora de John quando ele tem náusea, vômito, fadiga e fraqueza depois da quimioterapia. Sandra sente que não tem nenhum controle sobre a doença e a quimioterapia de seu marido. Sandra questiona sua capacidade de administrar os cuidados de John e sua capacidade de concluir seu projeto profissional enquanto cuida do marido. Há o estresse do trabalho e do projeto que ela está gerenciando. Sandra está se considerando um fracasso e tem medo de perder seu emprego caso não consiga atender às expectativas de seu chefe e ao cronograma de seu projeto. Sandra diz se sentir como se não tivesse ninguém com quem contar para apoiá-la atualmente, já que eles não têm familiares próximos a eles. Matt observa Sandra passando a língua nos lábios frequentemente, roendo as unhas e se sobressaltando facilmente. Sandra faz pouco contato visual e então rompe em lágrimas e expressa sentimentos de sobrecarga. Seus sinais vitais mostram alterações durante a entrevista: pulso de 120 batimentos/min; frequência respiratória de 24 respirações/min; pressão arterial de 168/84 mmHg.

À medida que Matt analisa esses achados/características definidores, os agrupamentos de dados dão pistas que o levam a identificar **Enfrentamento Ineficaz** *como diagnóstico de enfermagem prioritário para o plano de cuidados. Juntamente com esse diagnóstico, Matt reconhece que Sandra também está vivenciando* **Sentimento de Impotência** *e* **Ansiedade** *relacionadas à doença de John. Sandra parece magra e pálida e seus relatos de falta de apetite, de não se alimentar bem e de perda de peso levam Matt a selecionar* **Nutrição Desequilibrada: Menor do que as Necessidades Corporais** *como outro problema para Sandra.*

❖ Planejamento de enfermagem e identificação de resultados

Durante o passo de planejamento do processo de enfermagem, desenvolva um plano de cuidado para cada um dos diagnósticos de enfermagem do paciente. Julgamento clínico e pensamento crítico nesse passo são importantes, pois você reflete sobre experiências prévias e fatores ambientais e aplica conhecimento, atitudes de pensamento crítico e padrões intelectuais na seleção das intervenções de enfermagem mais apropriadas.

Experiência anterior com outros pacientes, sua própria competência em enfermagem e experiências pessoais com estresse são valiosas para a seleção de intervenções que ajudem os pacientes a enfrentar o estresse. Por exemplo, você pode ter cuidado de um paciente e sua família durante uma crise e ter usado estratégias e intervenções que ajudaram tanto o paciente quanto a família a lidar com o estressor. Sua competência em lidar com estresse e sua experiência pessoal com estresse fornecem *insights* em relação a estratégias eficazes de enfrentamento que podem ser usadas com os pacientes e famílias. Quando você estiver ajudando pacientes e familiares a lidar com estresse, certifique-se de que o ambiente seja tranquilo e livre de estresse.

Resultados. O planejamento de cuidados de enfermagem para pessoas que sofrem de estresse frequentemente centra-se em resultados esperados de enfrentamento eficaz, enfrentamento familiar e saúde emocional do familiar cuidador. Os resultados esperados para um paciente submetido a estresse podem ser de curto ou longo prazo, dependendo da natureza do estresse e da reação de enfrentamento do paciente. Exemplos de resultados poderiam incluir os seguintes: o paciente entra para um grupo de apoio, os membros da família conseguem discutir a perda juntos ou o cuidador participa de cuidados temporários. Um enfermeiro seleciona intervenções para resultados de redução do estresse e melhora do enfrentamento, como reforço do enfrentamento e intervenção em crise. O enfermeiro considera os diagnósticos de enfermagem e os resultados identificados mutuamente com o paciente ao individualizar as intervenções e selecionar os recursos disponíveis para ele (Figura 37.3). Quando for desenvolver um plano de cuidados centrado no paciente, considere também as preferências e a cultura dele na seleção das intervenções.

As intervenções de enfermagem para resultados esperados são elaboradas dentro da estrutura de prevenção primária, secundária e terciária. No nível primário da prevenção, as atividades de enfermagem são direcionadas à identificação dos indivíduos e populações que podem apresentar risco de desenvolvimento de estresse. Intervenções de enfermagem no nível secundário incluem ações direcionadas aos sintomas, como proteger o paciente contra lesões autoinflingidas. Intervenções de nível terciário ajudam um paciente a se readaptar e podem incluir treinamento de relaxamento e treinamento de administração do tempo. Enfermeiro e paciente avaliam o nível e a fonte do estresse atual e determinam a intervenção apropriada para reduzi-lo (Murdaugh et al., 2018) (ver Plano de cuidados de enfermagem).

> **Pense nisso**
>
> Você está planejando os cuidados de uma paciente que tem dois filhos em idade escolar e que também está cuidando de um pai doente em sua casa. Os três irmãos da paciente que moram a uma distância de 40 quilômetros se recusam a ajudar. O diagnóstico de *Sobrecarga de Estresse* está incluído no plano de cuidados. Identifique dois resultados adequados para esse diagnóstico de enfermagem.

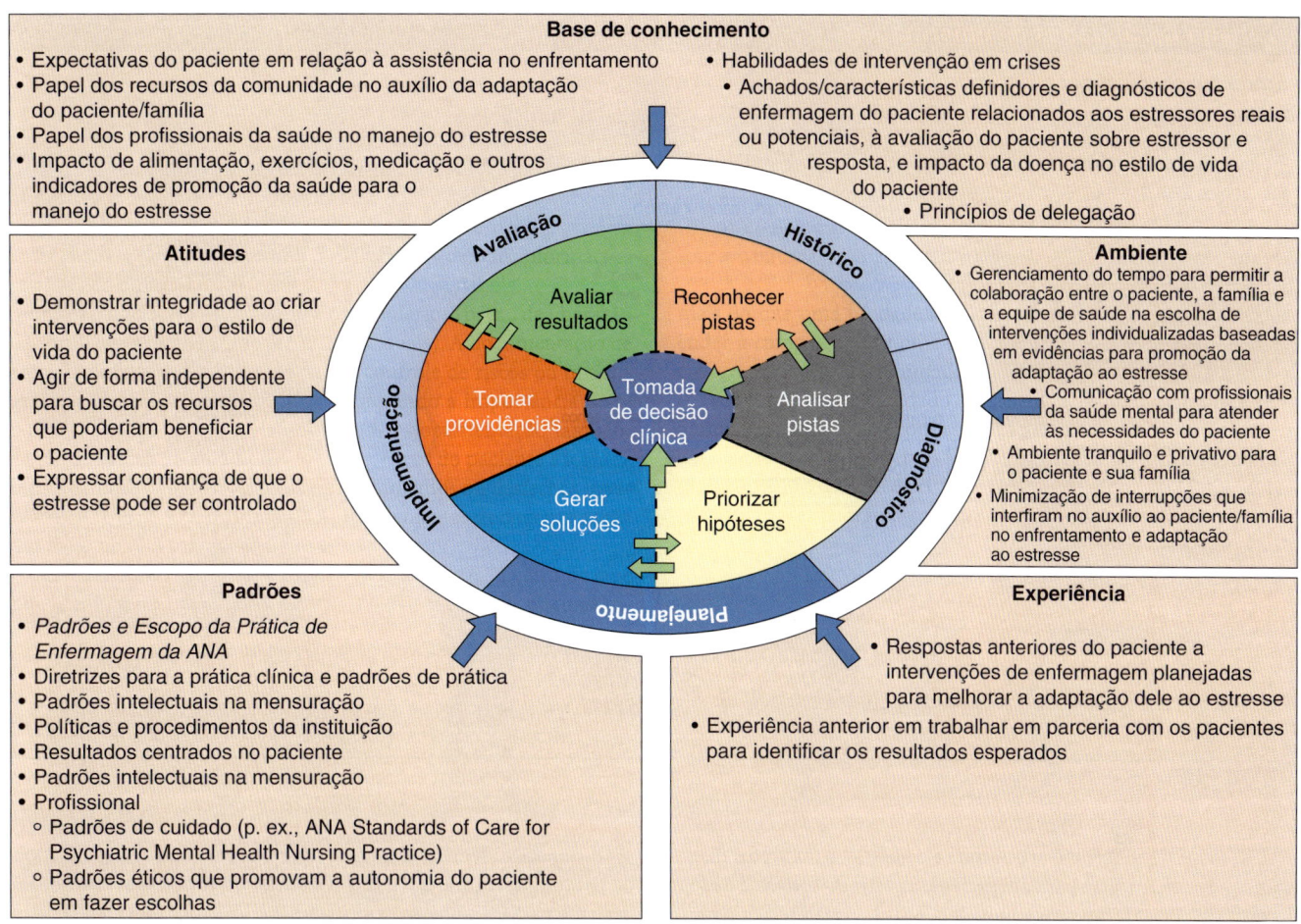

Figura 37.3 Modelo de pensamento crítico para planejamento de enfermagem relacionado a estresse e enfrentamento. *ANA*, American Nurses Association. (Copyright do Modelo de Medida de Julgamento Clínico © NCSBN. Todos os direitos reservados.)

Plano de cuidados de enfermagem

Enfrentamento ineficaz

HISTÓRICO DE ENFERMAGEM

Atividades do histórico de enfermagem	*Achados/características definidores*[a]
Pergunte a Sandra como ela se sente a respeito do diagnóstico de John.	Sandra diz: **"Nem sei como eu me sinto. Estou tão cansada e sobrecarregada. Eu sei que me sinto muito só."**
Pergunte a John e Sandra sobre amigos e parentes com quem possam contar.	Ambos são filhos únicos e **não têm outros familiares**; eles se mudaram há 1 ano por conta do emprego. Eles trabalham para empresas diferentes e afirmam ter **poucos amigos íntimos**.
Peça a Sandra identifique pessoas a quem ela pode recorrer para ajuda.	Sandra **soluça** e **diz que não tem nenhum amigo com quem ela possa contar.** Eles são membros ativos da igreja. Em outra discussão, Sandra menciona um amigo próximo de sua cidade natal.
Pergunte a Sandra sobre seus padrões de sono e alimentação.	Ela **não consegue pegar no sono facilmente e acorda de 3 a 4 vezes por noite.** Ela diz: **"Tenho pouco apetite; simplesmente não sinto fome. Acho que até emagreci."**

[a]**Achados/características** definidores estão destacados em negrito.

Diagnóstico de enfermagem: enfrentamento ineficaz relacionado a apoio social insuficiente

PLANEJAMENTO

Resultados esperados (NOC)[b]

Apoio social

Sandra identifica pelo menos uma pessoa em sua comunidade que possa ajudar a apoiá-la nesta crise.

Sandra participa de um grupo de apoio local semanalmente.

[b]Designações de classificação de resultado extraídas de Moorhead S et al.: *Nursing Outcomes Classification (NOC)*, ed 6, St Louis, 2018, Elsevier.

(continua)

Plano de cuidados de enfermagem (Continuação)

Enfrentamento ineficaz

INTERVENÇÕES (NIC)[c]	JUSTIFICATIVA
Fortalecimento do sistema de apoio	
Identifique, para Sandra e John, sistemas de apoio oncológico baseados na comunidade para pacientes e familiares.	Sistemas de apoio tanto para pacientes quanto para famílias são uma intervenção eficaz para enfrentar o estresse de um diagnóstico de câncer e suas terapias e tomada de decisão relacionada (Meiner e Yeager, 2019).
Ajude Sandra a identificar uma pessoa que esteja disposta a acompanhá-la em algumas consultas de John.	Ter outra pessoa por perto para ouvir algumas das opções de tratamento e procedimentos oferece oportunidade de esclarecer a discussão. Durante períodos de estresse elevado, o apoio social ajuda na confiança e na construção de resiliência (Buchanan, 2021).
Explore recursos da comunidade relativos a grupos educativos rápidos tanto para Sandra quanto para John conhecerem ferramentas de autocuidado para reduzir o estresse.	Grupos educativos ajudam os cuidadores a desenvolver ferramentas de autocuidado para reduzir o estresse, modificar discursos pessoais negativos, se comunicar de forma mais eficaz e tomar decisões difíceis (Oken et al., 2018).

[c]Designações de classificação de intervenções extraídas de Butcher HK et al.: *Nursing Interventions Classification (NIC)*, ed 7, St Louis, 2018, Elsevier.

AVALIAÇÃO

Atividades de avaliação	*Resposta da paciente*
Pergunte a Sandra qual o nome da pessoa que ela pode contatar para ajuda durante uma crise.	Sandra identificou duas pessoas em sua comunidade religiosa. Uma delas é sobrevivente de câncer; a segunda é a esposa de um paciente que atualmente está em tratamento de câncer.
Pergunte a Sandra se ela frequentou o grupo de apoio.	Sandra diz que já participou de duas sessões, as quais está achando úteis. Ela planeja continuar a frequentar as sessões.

Um mapa de conceito é útil porque ele identifica múltiplos diagnósticos de enfermagem para um paciente a partir do banco de dados do histórico de enfermagem e mostra como eles estão relacionados (Figura 37.4). Nesse exemplo, os diagnósticos de enfermagem estão ligados ao diagnóstico médico de depressão na paciente. Além disso, o mapa de conceito mostra a relação entre os diagnósticos de enfermagem de *Nutrição Desequilibrada: Menor do que as Necessidades Corporais, Enfrentamento Ineficaz, Ansiedade e Sentimento de Impotência*. O uso de um mapa de conceito requer julgamento clínico e pensamento crítico para organizar os dados do paciente e ajuda a planejar os cuidados centrados no paciente.

Assim como a avaliação de enfermagem referente ao estresse e ao enfrentamento de um paciente depende de sua percepção do problema e dos recursos de enfrentamento, os resultados e as intervenções enfocam uma parceria com o paciente e um sistema de apoio, normalmente a família. No caso de um agente estressor familiar ou comunitário e de enfrentamento familiar ou comunitário ineficaz, a visão da situação e dos recursos é mais abrangente.

Estabelecimento de prioridades. Considere a perspectiva e as respostas do paciente às questões de histórico de enfermagem ao estabelecer prioridades de cuidado (ver Plano de cuidados de enfermagem). A condição física do paciente e do familiar, bem como sua percepção em relação aos agentes estressores determinam qual diagnóstico de enfermagem tem a prioridade máxima. Assim como em todas as áreas da enfermagem, a segurança do paciente é a prioridade.

Se a questão não for nem de suicídio nem de homicídio, identifique se há possíveis ameaças à segurança de pessoas que estejam sob cuidado do paciente. Providencie cuidado ou supervisão temporária, se necessário. Outras possíveis ameaças à segurança incluem déficits nutricionais, insônia, déficits de autocuidado, e julgamentos errados e impulsividade, que podem levar a decisões não seguras sobre sexo, drogas, dinheiro ou relacionamentos pessoais de que a pessoa poderia posteriormente se arrepender. Determine o grau de perturbação profissional, acadêmica, domiciliar e familiar na vida da pessoa. Depois de garantir a segurança, use a resolução de problemas com o seu paciente para estipular as prioridades.

Baseado nas suas análises dos dados do histórico de enfermagem, Matt reconhece que Sandra está tendo problemas de enfrentamento, está utilizando estratégias de enfrentamento ineficazes e quer aprender como aumentar sua resistência ao estresse. Ele identificou **Enfrentamento Ineficaz** como prioridade para Sandra. Matt trabalha com Sandra para identificar resultados de comum acordo e para planejar o cuidado pessoal centrado no paciente e o apoio para ela e para John. Os resultados mutuamente acordados são "Sandra identifica pelo menos uma pessoa em sua comunidade que possa ajudar dando apoio a ela nessa crise, e Sandra verbalmente identifica dois métodos para reduzir seu estresse". Matt trabalha para desenvolver um plano que seja centrado na paciente e que considere as preferências de Sandra.

Matt garantirá que a alimentação, o sono e ansiedade de Sandra sejam controlados antes de perguntar sobre suas outras prioridades de cuidado. Matt sabe que Sandra não recebeu nenhuma informação sobre grupos de apoio para ela e para John. Matt prevê que Sandra e John vão querer aprender como ajudar John a conservar sua energia, melhorar sua alimentação e controlar sua náusea. Matt sabe que acima de tudo ele honrará as preferências, a cultura e as tradições religiosas do paciente e da família durante esse período estressante.

Trabalho em equipe e colaboração. Às vezes, somente a prática da enfermagem não atende todas as necessidades dos pacientes e de seus familiares. Para planejar efetivamente os cuidados individualizados e centrados no paciente, colabore com terapeutas ocupacionais, nutricionistas, profissionais de atendimento pastoral e profissionais da saúde de outras especialidades clínicas, dependendo da situação do paciente.

Consultar enfermeiros especialistas em saúde mental, psiquiatras, psicólogos ou assistentes sociais quando um paciente está sofrendo de estresse devido a condições médicas ou transtornos psiquiátricos

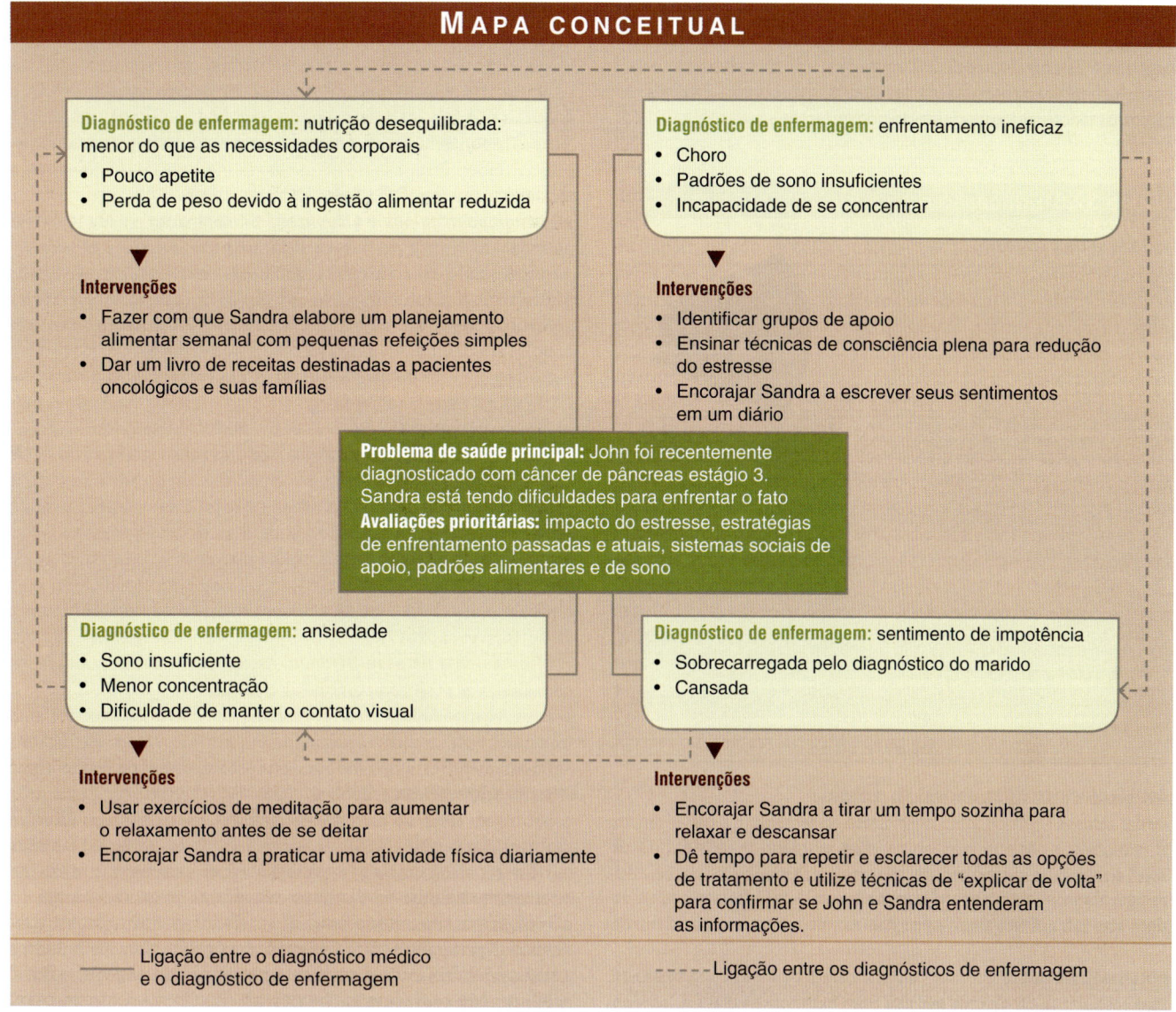

Figura 37.4 Mapa conceitual de Sandra.

é necessário. Uma abordagem interprofissional aborda as necessidades holísticas do paciente. Reconheça a necessidade de colaboração e consulta; informe o paciente sobre possíveis recursos e providencie intervenções como consultas, sessões em grupo ou terapia, conforme a necessidade. Um assistente social hospitalar pode compartilhar ideias de recursos disponíveis tanto dentro do hospital quanto na comunidade. O enfermeiro de cuidados domiciliares conhece serviços comunitários, grupos de apoio e os contatos apropriados.

Além de maximizar o uso dos recursos disponíveis para o paciente, o cuidado colaborativo também beneficia o enfermeiro. Quando trabalhamos com pacientes que estão sofrendo de estresse, adquirimos um amplo conhecimento sobre a enorme variedade de disciplinas de saúde. O trabalho se torna mais gratificante. Contatos com outros membros da equipe interprofissional e da comunidade oferecem um sentimento de estar contribuindo com o trabalho em equipe na prestação de cuidados holísticos.

❖ **Implementação**

Promoção da saúde. Os três principais modos de intervenção em estresse são reduzir as situações que produzem estresse, aumentar a resistência ao estresse e aprender habilidades que reduzam a reação fisiológica ao estresse (Murdaugh et al., 2018). Oriente os pacientes sobre a importância da promoção da saúde (Boxe 37.6).

Exercícios regulares e descanso. Um programa de exercícios regulares melhora o tônus muscular e a postura, controla o peso, reduz a tensão e promove o relaxamento (ver Capítulo 38). Além disso, o exercício reduz o risco de doença cardiovascular e melhora a função cardiopulmonar. Pacientes com história de doença crônica, que apresentam risco de desenvolver uma enfermidade, ou que tenham mais de 35 anos devem iniciar um programa de exercícios físicos somente depois de discutir o plano com um profissional da saúde (Figura 37.5).

Descanso e sono regular também são eficazes para a redução do estresse e da fadiga relacionada ao estresse. Quando da presença de situações estressantes, encoraje os pacientes e seus familiares a estabelecer rotinas de horário para dormir e acordar e a tentar obedecer ao cronograma (ver Capítulo 43). Pacientes e familiares que estão bem descansados podem manejar o estresse, a resolução de problemas e manter um senso de controle sobre a situação (Kravitz, 2019).

Sistemas de apoio. Um sistema de apoio de familiares, amigos e colegas que ouvem, dão conselhos e proporcionam apoio emocional beneficia o paciente que está sofrendo de estresse (Sunne e Huntington, 2017). Muitos grupos de apoio estão disponíveis para as pessoas (p. ex., os promovidos pela American Heart Association, pela American Cancer Society, hospitais, igrejas e serviços de saúde mental). Pesquisas recentes verificaram que sobreviventes de câncer que controlam efetivamente seu estresse fazem mudanças em seus comportamentos físicos, psicossociais e de prevenção de saúde (Bily, 2017).

Boxe 37.6 Educação em saúde

Manejo do estresse

Objetivo
- O paciente relatará menos ansiedade, depressão e dor relacionados a problemas crônicos de saúde.

Estratégias de ensino
- Familiarize o paciente com terapias da mente e do corpo que provavelmente irão beneficiá-lo. Encaminhe o paciente a um grupo ou especialista quando necessário (Holman et al., 2018; Oken et al., 2018). As terapias incluem:
  - Meditação
  - Relaxamento muscular progressivo
  - Imaginação guiada
  - Hipnose
  - Ioga
  - Tai chi
- Ensine o paciente a incluir 15 a 30 minutos de exercícios em suas atividades diárias (Kravitz, 2019).
- Oriente o paciente a identificar e utilizar técnicas de relaxamento. Por exemplo:
  - Ouvir músicas que lhe agradam
  - Manter um diário de seus pensamentos e sentimentos
  - Substituir atividades demoradas desnecessárias por atividades que sejam prazerosas ou interessantes.

Avaliação

Use os princípios de explicar de volta para avaliar o aprendizado do paciente/familiar cuidador.
- Diga-me como as técnicas de redução de estresse que praticamos ajudam em seu enfrentamento
- Diga-me como as atividades de consciência plena estão impactando sua ansiedade e capacidade de dormir
- Mostre-me como você faz os exercícios de relaxamento muscular progressivo.

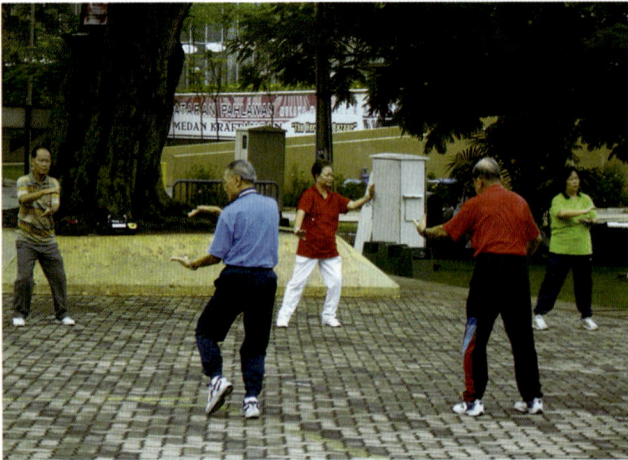

Figura 37.5 Exercícios regulares ajudam no enfrentamento de estresse. (Cortesia de Rudolph A. Furtado.)

Gerenciamento do tempo. Técnicas de gerenciamento do tempo incluem desenvolver listas de afazeres prioritários. Por exemplo, ajude os pacientes a fazerem uma lista das tarefas que requerem atenção imediata, das que são importantes, das que podem ser postergadas e daquelas que são rotineiras e podem ser realizadas quando houver tempo disponível. Em muitos casos, estabelecer prioridades ajuda as pessoas a identificar as tarefas que são desnecessárias ou que podem ser delegadas a outras pessoas.

Imaginação guiada e visualização. Imaginação guiada se baseia na crença de que a pessoa consegue reduzir significativamente o estresse usando a imaginação. É um estado de relaxamento no qual a pessoa utiliza ativamente a imaginação de uma forma que permita a visualização de um ambiente calmo e tranquilo. Normalmente, a imagem criada ou sugerida usa muitas palavras sensoriais para envolver a mente e oferecer distração e relaxamento (ver Capítulo 32).

Terapias de relaxamento muscular progressivo. Na presença de pensamentos e eventos que provocam ansiedade, um sintoma fisiológico comum é a tensão muscular (ver Capítulo 32). O relaxamento muscular progressivo diminui a tensão fisiológica mediante uma abordagem sistemática para liberar a tensão em grandes grupos musculares. Normalmente, a pessoa alcança um estado de relaxamento por meio de respiração profunda. Uma vez que o paciente esteja respirando profundamente, oriente-o a alternar movimentos de contração e relaxamento de grupos específicos de músculos (Pangotra et al., 2018; Tsitsi et al., 2017).

Treinamento de assertividade. Assertividade inclui habilidades para ajudar as pessoas a comunicar efetivamente suas necessidades e desejos. A capacidade de resolver conflitos com outras pessoas mediante treinamento de assertividade reduz seu estresse. Obter certificação em treinamento de assertividade dá a você a oportunidade de ensinar isso em ambientes de grupos.

Escrever um diário. Escrever um diário é benéfico para reforçar tanto a saúde psicológica quanto a física (Pavlacic, 2019). Para muitas pessoas, fazer um diário pessoal particular proporciona uma válvula de escape terapêutica para o estresse. Sugira aos pacientes escreverem diários, principalmente durante situações difíceis. Em um diário particular, os pacientes podem expressar uma ampla gama de emoções e desabafar sentimentos sinceros sem magoar ninguém e sem se preocupar com o que os outros vão pensar deles.

Redução do estresse baseada na consciência. Consciência plena é um estado de atenção do presente, momento a momento, com uma atitude livre de julgamentos, de aceitação e de receptividade. Essa técnica implica focar a atenção em atividades normais e realmente apreciar experiências agradáveis (Parsons et al., 2017). Práticas de meditação para redução do estresse baseadas na consciência plena (REBC) são eficazes em reduzir sintomas psicológicos e físicos ou percepções. Elas são eficazes no manejo do estresse e no controle dos sintomas em determinadas condições crônicas (Boxe 37.7). Por meio de exercícios de meditação, as pessoas aprendem a autorregular a sensibilidade e a atenção para sentir e implementar mudanças efetivas. Os pacientes usam exercícios cognitivos e experiências subjetivas para processar imagens ou sentimentos (Hofmann e Gomez, 2017). Eles avaliam esses sentimentos como agradáveis ou desagradáveis e aprendem estratégias para intensificar as experiências agradáveis e substituir as experiências desagradáveis. Por meio da REBC, os pacientes conseguem controlar sua reação ao estresse causado por enfermidades e tratamentos, profissionais podem manejar seu estresse relacionado ao trabalho e estudantes podem aprender a manejar a ansiedade causada pelo estresse.

Manejo do estresse no local de trabalho. Agentes estressores como mudanças rápidas na tecnologia de cuidado de saúde, diversidade da mão de obra, reestruturação organizacional e mudanças nos sistemas de trabalho causam estresse nos funcionários. *Burnout* ocorre como

Boxe 37.7 Prática baseada em evidências

Impacto da meditação em agentes estressores relacionados a doenças

Questão PICOT: O uso de um programa de redução de estresse baseado em consciência plena (REBC) para pacientes adultos afeta seu nível de ansiedade e depressão e seu bem-estar psicológico?

Resumo das evidências

Estresse prolongado e recorrente está associado a múltiplos resultados psicológicos e de saúde. A capacidade de uma pessoa enfrentar esses agentes estressores impacta a saúde física e psicológica, podendo resultar em altas taxas de morbidade (Greeson et al., 2018; Oken et al., 2018). Embora tratamentos médicos convencionais para sintomas comuns relacionados ao estresse possam aliviar os sintomas, eles não conseguem tratar as causas subjacentes do estresse (Greeson et al., 2018). Uma abordagem de medicina participativa que incorpore práticas comportamentais de autocuidado (p. ex., ioga e meditação) aos cuidados convencionais é sempre benéfica. Por exemplo, pacientes que praticam ioga conseguiram reduzir sua ansiedade e uso de medicamento analgésico durante um procedimento (Kartin et al., 2017). Treinamento de habilidades de enfrentamento para pacientes diabéticos reduziu os sintomas de depressão e melhorou a qualidade de vida e o controle metabólico (Edraki et al., 2018). Consciência plena combinada com ioga e atividade física demonstrou ser uma combinação eficaz para redução do estresse e da ansiedade (deBruin et al., 2020).

Terapias cognitivas, como a meditação consciente, também demonstraram melhorar os resultados subjetivos relatados pelos pacientes, incluindo sintomas de estresse, ansiedade, depressão, dor, fadiga, além da qualidade de vida (Oken et al., 2018; Greeson et al., 2018). A consciência é marcada por um senso de atenção focada que permite ao indivíduo agir conscientemente em vez de reagir automaticamente ao estresse (Greeson et al., 2018).

Terapias cognitivas, como meditação e REBC, ajudam os pacientes a lidar com agentes estressores relacionados a doenças. Pacientes que usam essas terapias geralmente conseguem manejar melhor os sintomas e o sofrimento psicológico associados a suas condições crônicas (Grensman et al., 2018; Prothero et al., 2018). Individualize essas terapias de acordo com as necessidades do paciente, sua capacidade de aprender a terapia e seu tratamento concomitante.

Aplicação na prática de enfermagem

- Avalie a percepção do paciente sobre o estresse e estratégias de enfrentamento específicas para ajudar você a identificar os agentes estressores e a resposta do paciente a eles (Grensman et al., 2018; Edraki et al., 2018)
- Identifique estratégias de enfrentamento prioritárias para melhorar a qualidade de vida do paciente e reduzir os sintomas (Grensman et al., 2018; Edraki et al., 2018)
- Considere as limitações do paciente ao discutir estratégias específicas de enfrentamento a fim de otimizar a experiência dele e aumentar a chance de sucesso (Greeson et al., 2018; Oken et al., 2018)
- Ao orientar pacientes sobre o uso dessas técnicas, reforce que as técnicas de manejo do estresse devem ser usadas em conjunto com, e não no lugar do, atual tratamento do paciente.

Estratégias efetivas para a fadiga por compaixão e como ajudar os enfermeiros a lidar com esse fenômeno estão disponíveis (ver Capítulo 1). Ambientes de saúde utilizam exercícios de consciência plena, treinamento de resiliência, atividades de construção de relacionamentos entre funcionários e reuniões clínicas para manejar estresse relacionado ao trabalho e reduzir a síndrome de *burnout* e a rotatividade da equipe de enfermagem (Brown et al., 2018). Reconhecer o impacto do trabalho por turnos e as mudanças de escala permite que alguns gestores e enfermeiros utilizem técnicas autoprogramadas. Isto reduz o estresse relacionado ao trabalho e melhora a qualidade do sono, a colaboração e o trabalho em equipe (Rizany et al., 2019).

Reconhecer as áreas sobre as quais você tem controle e pode modificar e aquelas pelas quais você não tem responsabilidade é um discernimento crucial. Fazer uma separação clara entre vida profissional e vida pessoal também. Fortalecer amizades fora do local de trabalho, participar de atividades criativas para "recarregar as baterias" pessoais de energia emocional e passar as horas livres fazendo atividades interessantes, tudo isso ajuda a reduzir a fadiga por compaixão.

Prevenção do isolamento social e solidão. Reduzir ou prevenir o isolamento social e a solidão pode melhorar a saúde de idosos. As metas de promoção de saúde se concentram em criar oportunidades de interação social, melhorar a capacidade de lidar com a solidão, modificar comportamentos e desenvolver habilidades de prevenção da solidão (Fakoya et al., 2020). Em uma revisão integrativa sobre intervenções na prevenção e tratamento de isolamento social e solidão, Gardiner et al. (2018) verificaram que as estratégias poderiam se encaixar em uma de seis categorias, a saber: (1) facilitação social (p. ex., participação em clubes sociais ou grupos de assuntos de interesse comum); (2) psicoterapias (p. ex., terapia de regressão, terapia de consciência plena); (3) prestação de cuidados de saúde e sociais (p. ex., inscrição em um programa de cuidados formal ou grupo de reabilitação); (4) intervenções mediadas por animais (p. ex., adotar um animal de estimação ou utilizar terapia assistida por animais); (5) intervenções de amizade (p. ex., interações telefônicas ou pessoas que se voluntariam a apoiar idosos); e (6) desenvolvimento de habilidades de lazer (p. ex., fazer trabalhos voluntários ou participar de programas de jardinagem) (Gardiner et al., 2018). O'Rourke et al. (2018) identificaram categorias semelhantes em sua revisão integrativa de intervenções para a promoção de conexão social. Pesquisas revelam níveis variados de eficácia das estratégias em cada categoria (Gardiner et al., 2018; O'Rourke et al., 2018).

Trabalhando com Sandra e John, Matt implementa o plano de cuidados que ele e Sandra desenvolveram com base em suas preferências, expectativas e resultados identificados. Matt se encontra com Sandra em um ambiente tranquilo e privativo em um momento em que Sandra tem cerca de uma hora para conversar sem interrupções. Durante esse tempo, Matt encoraja Sandra a expressar seus sentimentos e preocupações. Matt sugere que Sandra tente escrever um diário pessoal na próxima semana. Matt aproveita o momento para ensinar a Sandra duas técnicas de redução de estresse – exercícios regulares e treinamento de consciência plena. Ele a encoraja a usar as técnicas de relaxamento de consciência plena ao se deitar para que ela possa dormir. Matt também conversa com Sandra sobre tentar incorporar exercícios regulares em sua rotina. Matt dá a Sandra uma tabela de exercícios para que ela registre suas atividades na próxima semana. Matt também encoraja Sandra a tirar um tempo só para ela, para que possa descansar e relaxar. Ele sugere que Sandra converse com seu chefe no trabalho para ver se conseguiria obter alguma ajuda com seu projeto durante esse período de estresse intenso. Finalmente, Matt pergunta se Sandra tem algum hobby *que possa ajudá-la a relaxar.*

Quando Matt descobre que Sandra gosta de fazer tricô, ele sugere que tricotar poderia ajudar a reduzir o estresse e ajudá-la a relaxar. Matt diz a Sandra que eles revisarão seus registros em seu próximo encontro.

---

resultado do estresse crônico. Na enfermagem, *burnout* ocorre quando o enfermeiro percebe que as demandas de seu trabalho sobrepujam os recursos percebidos. Manifesta-se na forma de exaustão emocional, tomadas de decisão insatisfatórias, perda do senso de identidade pessoal e sentimentos de fracasso.

É importante que os enfermeiros participem de práticas de autocuidado para ajudar a gerenciar seu estresse. Por exemplo, em contextos oncológicos, vários enfermeiros desenvolvem fadiga por compaixão.

Matt então agenda uma reunião de seguimento de uma hora de duração com Sandra para a próxima semana. Matt marcou uma reunião para Sandra e John com o nutricionista que trabalha no Centro de Cuidados Oncológicos. O nutricionista trabalhou com o casal para avaliar seus hábitos alimentares e também mostrou a Sandra como criar um plano de refeições semanal com pequenas refeições saudáveis incorporando os alimentos de que o casal gosta ou prefere. Matt também sugeriu que os Edwards entrassem em contato com seus amigos mais próximos da igreja para ver se algum membro estaria disposto a ajudá-los fazendo comida para eles temporariamente. Antes de terminarem a reunião, Matt deu a eles um livro de receitas compilado por pacientes que sobreviveram ao câncer e suas famílias para ajudar os Edwards a planejar suas refeições. Matt implementou intervenções no plano que focavam a prevenção do isolamento social de Sandra e John. Eles exploraram juntos o suporte social que poderiam encontrar em sua igreja. Ele encorajou Sandra a contatar sua amiga mais próxima da igreja quando sentisse necessidade de conversar. Matt deu informações a Sandra e John sobre um grupo de suporte que se reúne semanalmente no Centro de Cuidados Oncológicos. Ele os encorajou a participar das reuniões como mais uma fonte de apoio. Matt também falou sobre encaminhá-los a um serviço de saúde domiciliar caso a condição de John viesse a piorar e necessitasse de supervisão de enfermagem e assistência com o cuidado em casa.

Cuidado agudo

Intervenção em crise. Uma crise ocorre quando o estresse subjuga os mecanismos de enfrentamento comuns de uma pessoa e demanda a mobilização dos recursos disponíveis. Uma crise cria um momento decisivo na vida da pessoa, pois ela muda a direção da vida de alguma forma. O evento precipitante normalmente ocorre aproximadamente 1 a 2 semanas antes de a pessoa buscar ajuda, mas, às vezes pode ter ocorrido nas últimas 24 horas. Geralmente, uma pessoa resolve a crise de alguma maneira em aproximadamente 6 semanas. A intervenção em crise visa retornar a pessoa ao nível funcional pré-crise e promover o crescimento.

Quando as estratégias de enfrentamento comuns de uma pessoa ou da família são ineficazes para controlar o estresse do evento precipitante durante uma crise, o uso de novos mecanismos de enfrentamento é necessário. Essa experiência força o uso de estratégias desconhecidas e resulta em maior conscientização sobre pontos fortes e recursos anteriormente não reconhecidos ou na deterioração da função. Assim sendo, uma crise é geralmente referida como uma situação tanto de perigo quanto de oportunidade. Alguns indivíduos ou famílias saem de uma crise funcionando mais efetivamente, enquanto outros acabam se fragilizando, ou ainda se tornam totalmente disfuncionais.

Intervenção em crise é um tipo específico de psicoterapia rápida e tem dois objetivos específicos. O primeiro objetivo é a segurança do paciente. Use controles externos para proteger o paciente e outras pessoas caso o indivíduo seja suicida ou homicida. O segundo objetivo é a redução da ansiedade com o uso de técnicas que colocam os recursos internos do paciente para funcionar. A intervenção em crise é mais diretiva do que a psicoterapia ou o aconselhamento tradicional e qualquer membro da equipe de saúde capacitado com essas técnicas pode utilizá-la. A abordagem básica é a resolução de problemas, e está focada somente no problema apresentado pela crise (Halter, 2018). Durante uma intervenção na crise, os indivíduos valorizam o recebimento de informações imediatas para tomar decisões, participar da tomada de decisão, ter relacionamentos de confiança com os profissionais da saúde e aprender habilidades de empoderamento (Nizum et al., 2020).

Como parte da intervenção, ajude os pacientes a fazer a conexão mental entre os eventos estressantes e a reação deles aos eventos. Isso é crucial, pois eles, às vezes, não conseguem enxergar a situação com clareza. Ajude os pacientes a explorar seus sentimentos e emoções, como raiva, pesar ou culpa, para ajudá-los a reduzir sentimentos de tensão. Além disso, você pode ajudar os pacientes a explorar mecanismos de enfrentamento, quem sabe identificando novos métodos de enfrentamento. Finalmente, você os ajuda a aumentar os contatos sociais caso eles tenham ficado isolados ou excessivamente introspectivos.

Cuidado restaurador e contínuo. Uma pessoa sob estresse se recupera quando o estresse é removido ou quando as estratégias de enfrentamento são bem-sucedidas; no entanto, uma pessoa que passou por uma crise muda, e os efeitos geralmente duram anos ou pelo resto da vida. O estágio final da adaptação a uma crise é o reconhecimento de suas implicações a longo prazo. Uma pessoa que enfrentou com sucesso uma crise e suas consequências se torna mais madura e mais saudável. Quando uma pessoa se recupera de uma situação estressante, é a hora certa de introduzir habilidades de manejo do estresse para reduzir o número e a intensidade de situações estressantes no futuro.

❖ Avaliação

Pelo olhar do paciente. Um paciente que está se recuperando de um estresse agudo geralmente reporta espontaneamente se sentir melhor quando o agente estressor não está mais presente. A recuperação do estresse crônico ocorre mais gradativamente, conforme o paciente sai do estado de tensão. Sua avaliação deve incluir as percepções do paciente. Pergunte a ele sobre padrões de sono, apetite e capacidade de concentração. Pergunte como o paciente se sente em relação às estratégias de enfrentamento utilizadas, e determine sua efetividade. Peça que os pacientes comparem os sentimentos e comportamentos atuais aos sentimentos e comportamentos antes de começar a sentir estresse (p. ex., 6 meses atrás).

Uma parte essencial do processo de avaliação é colaborar com os pacientes para determinar se suas próprias expectativas em relação à enfermagem foram atendidas. Qualquer revisão no plano de cuidado de enfermagem inclui passos para atender as expectativas do paciente.

Resultados para o paciente. A avaliação envolve reavaliar qualquer sintoma relacionado a estresse, novo ou recorrente, e se os resultados esperados no plano de cuidado de enfermagem foram alcançados (Figura 37.6). Lembre-se de que enfrentar o estresse leva tempo. Mantenha uma comunicação contínua com os pacientes a respeito de seus enfrentamentos. Os pacientes sob estresse intenso ou trauma geralmente experimentam sentimentos de impotência, vulnerabilidade e perda do controle. Aborde esses sentimentos por meio do envolvimento ativo dos pacientes e familiares nos processos de reexame dos problemas, priorização, identificação de resultados e revisão de intervenções. Envolver os pacientes nesses processos dá a eles uma oportunidade de direcionar sua energia de maneira positiva e os leva a assumir maior responsabilidade pela manutenção e promoção da saúde.

Envolver o paciente como parceiro no cuidado de saúde cria uma comunicação franca. Nesse tipo de ambiente, o paciente se sente confortável para dar *feedback* importante sobre as intervenções bem-sucedidas e ajuda você a entender melhor por que algumas intervenções não conseguem alcançar os resultados esperados e as metas estabelecidas. Se o paciente reporta estresse agudo contínuo, avalie a segurança perguntando se houve algum agente estressor recente em casa ou no trabalho. Pergunte sobre as estratégias de enfrentamento para determinar se o paciente está usando estratégias inseguras ou mal-adaptativas. Se o paciente relatar estresse crônico contínuo, pergunte sobre a percepção em relação ao agente estressor e os comportamentos de enfrentamento utilizados. Discuta sobre o agente estressor com o paciente para determinar se é preciso redefini-lo.

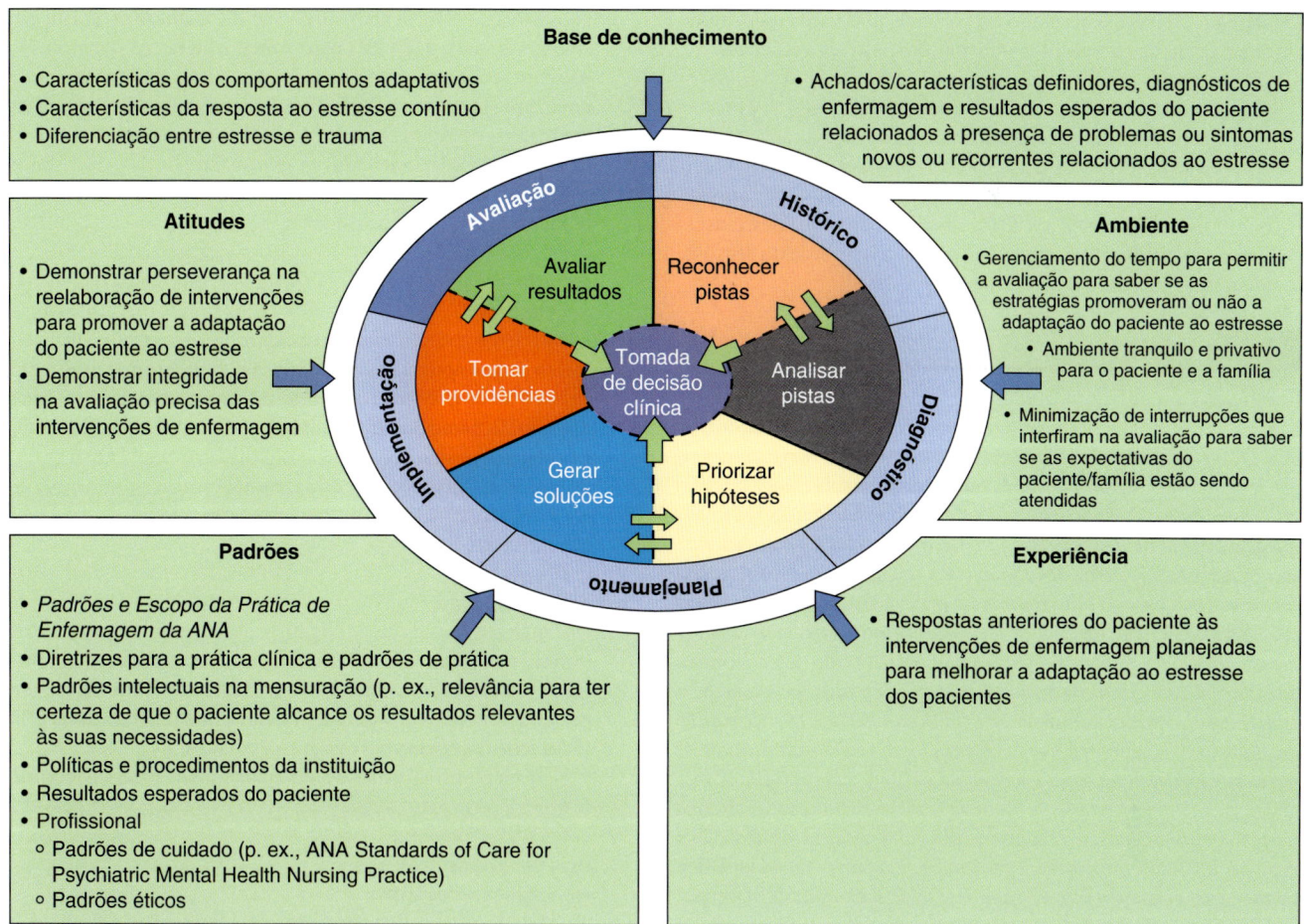

Figura 37.6 Modelo de pensamento crítico para avaliação de estresse e enfrentamento. (Copyright do Modelo de Medida de Julgamento Clínico © NCSBN. Todos os direitos reservados)

Se o contato com o paciente termina antes que você tenha alcançado os resultados esperados, é importante encaminhar o paciente aos recursos adequados a fim de não retardar ou interromper o progresso.

Matt usou a explicação de volta para avaliar o aprendizado de Sandra e John. Ele pediu que Sandra trouxesse seu registro de exercícios e atividades de consciência plena da semana anterior e então os revisou com ela. Matt elogiou Sandra por ter se exercitado em 4 de 7 dias e por ter feito as atividades de meditação todos os dias. Matt continuou monitorando os níveis de estresse de Sandra e John semanalmente, quando compareciam às sessões de quimioterapia de John.

Três semanas após sua discussão inicial, Matt tem outra conversa com John e Sandra sobre seu estresse. Sandra conta a Matt que suas expectativas em relação ao plano foram alcançadas e que ela se sente mais capaz de enfrentar seu estresse. Matt fica aliviado ao ver que Sandra está menos ansiosa e com uma aparência melhor. Seus comportamentos nervosos avaliados anteriormente não estavam mais presentes. Sandra diz se sentir "mais esperançosa". Sua pressão arterial está em 134/82 mmHg, e seu pulso é de 88 batimentos/minuto. Sandra diz que seu apetite melhorou; ela ganhou 1,5 kg desde a sua primeira conversa, e que esta semana começou a dormir a noite toda. Os amigos da igreja de Sandra sabem de sua situação e fazem comida para John e Sandra duas vezes por semana. Sandra e John aceitam essa ajuda lembrando que isto é apenas temporário. Sandra diz a Matt que ela está frequentando, com o marido, as reuniões semanais de um grupo de apoio ao câncer no Centro de Cuidados Oncológicos. Embora a família Edwards ainda não tenha encontrado uma solução completa para seu estresse devido à continuação da doença e dos tratamentos de John, eles estão fazendo progressos em direção a resultados factíveis.

Pontos-chave

- A SAG, que é uma resposta fisiológica imediata ao estresse, tem três estágios: alerta (reação de lutar ou fugir), resistência (o corpo reage ao estresse e tenta compensar) e exaustão (o estresse contínuo elimina os mecanismos de compensação)
- O transtorno de estresse pós-traumático se inicia quando a pessoa sofre, testemunha ou é confrontada com um evento traumático e reage ao mesmo com medo ou desespero intenso. A ansiedade associada ao TEPT às vezes se manifesta na forma de pesadelos e distanciamento emocional
- Muitas teorias de enfermagem, como o Modelo de Sistemas de Neuman ou o Modelo de Adaptação de Callista Roy, explicam e descrevem o estresse e ajudam a entender como um indivíduo, uma família ou uma comunidade reage efetivamente a agentes estressores no ambiente
- Fadiga por compaixão é um estado de esgotamento e de estresse traumático secundário que pode oprimir profissionais da saúde e resultar em sentimentos de desesperança, inadequação e ansiedade
- Um programa de exercícios regulares melhora o tônus muscular e a postura, controla o peso, reduz tensões e promove o relaxamento
- Quando o estresse pessoal é muito intenso, a pessoa é incapaz de enfrentá-lo usando qualquer um dos meios com os quais trabalhou antes de passar por uma crise. O processo de intervenção na crise visa retornar a pessoa a um nível funcional pré-crise e promover o crescimento
- A avaliação do nível de estresse e dos recursos de enfrentamento do paciente requer que você, primeiro, estabeleça uma relação de

confiança entre o enfermeiro e o paciente, pois você está pedindo que o paciente compartilhe informações pessoais e sensíveis
- Os três modos principais de intervenção em estresse são reduzir as situações que produzem estresse, aumentar a resistência ao estresse e aprender habilidades que reduzam as reações fisiológicas ao estresse
- Na enfermagem, ocorre a síndrome de *burnout* quando os enfermeiros percebem que as demandas de seu trabalho são maiores que os recursos percebidos. Ela se manifesta na forma de exaustão emocional, tomadas de decisão insatisfatórias, perda do senso de identidade pessoal e sentimentos de fracasso.

Para refletir

Faz 9 meses que John começou a fazer quimioterapia para câncer de pâncreas, e Matt está se reunindo outra vez com John e Sandra. Os exames de imagem mais recentes de John mostram que o tumor não está respondendo à quimioterapia e que há metástase no fígado. O tumor também está obstruindo o ducto colédoco de John e obstruindo parcialmente seu duodeno. Ele já perdeu 9 kg nos últimos 6 meses. John parece ictérico, esquelético e fatigado. Ele diz: "Sinto cansaço o tempo todo, com muita fraqueza e mal consigo sair da cama na maior parte das manhãs. Estou tendo problemas de náusea, não tenho nenhum apetite, e a comida simplesmente não tem um bom sabor para mim." John relata dor de 8 ou 9 numa escala de 1 a 10, o que torna difícil para ele dormir e andar pela casa. John está de licença médica do trabalho na fábrica. À medida que a condição de John piora, Sandra está novamente tendo dificuldade para enfrentar os múltiplos estressores. Para tomar conta de John, Sandra pediu licença de seu trabalho na seguradora. Quando Matt avalia o casal, mais uma vez percebe que ambos parecem cansados; Sandra está desarrumada. John diz a Matt: "Estou preocupado com Sandra. Ela parece tão abatida por tentar tomar conta de mim. Pergunto-me se ela será capaz de me ajudar agora." Sandra diz a Matt que desde que ficaram sabendo dos resultados recentes dos exames de John, ela novamente se sentiu derrotada, desesperada e sobrecarregada; não tem energia; e tem dificuldade de organizar seus pensamentos. Ela também relata dores de cabeça, está tendo problemas para dormir de novo, e não tem apetite. Sandra parece ter emagrecido nos últimos meses desde a última vez que Matt encontrou o casal.

- Qual informação do histórico de enfermagem na situação dos Edwards é o mais importante ou de preocupação imediata para o enfermeiro? (Reconhecer pistas)
- Considerando a situação dos Edwards, quais fatores ambientais, organizacionais ou outros você observa que influenciam o estresse e o enfrentamento dos Edwards? (Analisar pistas)
- Considerando os dados da avaliação e o histórico, qual seria o problema de enfermagem prioritário no cuidado de John e Sandra? (Priorizar diagnósticos)
- Identifique dois resultados esperados para John e Sandra. Considere a situação dos Edwards e descreva as intervenções de enfermagem e médicas que você poderia usar para alcançar os resultados esperados (Gerar soluções)
- Quais intervenções de enfermagem e médicas devem ter prioridade quando da implementação do plano de cuidados para John e Sandra? (Tomar providências)
- Considerando a implementação de seu plano de cuidado para o casal Edwards, quais dados de avaliação você coleta para determinar se as intervenções foram eficazes? (Avaliar resultados)

Questões de revisão

1. O enfermeiro está entrevistando uma paciente na clínica da comunidade e reúne as seguintes informações sobre ela: vive intermitentemente em situação de rua e é mãe solteira de duas crianças que têm atrasos de desenvolvimento. Ela tem asma desde a adolescência. Não ri nem sorri, não dá nenhuma informação voluntariamente e às vezes parece estar à beira das lágrimas. Ela não conta com um sistema de apoio e não trabalha. Está sofrendo uma carga alostática. Consequentemente, quais das seguintes alternativas estariam presentes durante uma avaliação completa da paciente? (Selecione todas as aplicáveis.)
   a. Transtorno de estresse pós-traumático.
   b. Elevação dos níveis hormonais.
   c. Doença crônica.
   d. Insônia.
   e. Depressão.

2. Um paciente que está tendo dificuldade de controlar seu diabetes melito reage à notícia de que sua hemoglobina A1c, um parâmetro de controle da glicemia sanguínea, aumentou nos últimos 90 dias dizendo: "A hemoglobina A1c está errada. Meus níveis de açúcar no sangue têm sido excelentes nos últimos 6 meses." Qual mecanismo de defesa o paciente está usando?
   a. Negação.
   b. Conversão.
   c. Dissociação.
   d. Deslocamento.

3. Um enfermeiro está cuidando de um paciente com transtorno de estresse pós-traumático (TEPT) após um acidente automobilístico. Quais achados/características definidores reportados pelo paciente fornecem pistas para validar o diagnóstico de TEPT? (Selecione todas as aplicáveis.)
   a. Sentimentos frequentes de ansiedade.
   b. Precisa estar perto de pessoas.
   c. Pesadelos frequentes.
   d. *Flashbacks* do acidente.
   e. Sentimentos de tristeza.

4. Ao avaliar uma mulher idosa que recentemente ficou viúva, o enfermeiro suspeita que a mulher está sofrendo uma crise de desenvolvimento. Quais perguntas fornecem informações sobre o impacto da crise? (Selecione todas as aplicáveis.)
   a. Com quem você conversa rotineiramente?
   b. O que você faz quando se sente só?
   c. Conte-me como era seu marido.
   d. Sei que isso deve ser difícil para você. Deixe-me dizer o que poderia ajudar.
   e. Você fez alguma mudança de estilo de vida como dormir, comer, fumar, beber?

5. O enfermeiro planeja o cuidado de um rapaz de 16 anos levando em consideração que os agentes estressores mais observados em adolescentes incluem os seguintes: (Selecione todas as aplicáveis.)
   a. Perda de autonomia causada por problemas de saúde.
   b. Aparência física e imagem corporal.
   c. Aceitação da própria identidade pessoal.
   d. Separação da família.
   e. Realização de provas na escola.

6. Uma menina de 10 anos estava brincando no escorregador de um *playground* durante o acampamento de verão. Ela caiu e quebrou o braço. O acampamento notificou os pais e a criança foi levada ao pronto-socorro, seguindo os protocolos do acampamento para ferimentos. Os pais chegam ao pronto-socorro e estão estressados e desesperados. A menina está bem na sala de tratamento chupando um picolé e escolhendo a cor do seu gesso. Classifique, por ordem de prioridade, o que o enfermeiro deve falar para os pais.
   a. "Posso chamar alguém para ajudá-los?"
   b. "Sua filha está bem na sala de tratamento, chupando um picolé e escolhendo a cor do gesso."
   c. "Vou pedir que o médico venha falar com vocês assim que possível."

d. "Quero ter certeza de que vocês estão bem. Vamos falar sobre suas preocupações em relação à sua filha antes de irmos vê-la."
7. Ao avaliar uma idosa que está exibindo sintomas de ansiedade, anorexia e leve confusão, qual é a primeira avaliação que o enfermeiro realiza?
   a. O nível de apoio da família.
   b. Uma suspensão de 3 dias da dieta.
   c. Uma avaliação física completa.
   d. Ameaças à segurança em sua casa.
8. Um pai solteiro, de 34 anos, que está ansioso, choroso e cansado de cuidar de seus três filhos pequenos diz ao enfermeiro que ele se sente deprimido e não consegue ver como vai conseguir continuar por muito mais tempo. Qual das seguintes frases seria a melhor resposta do enfermeiro?
   a. "Você está pensando em suicídio?"
   b. "Você tem feito um ótimo trabalho criando seus filhos. Você consegue!"
   c. "Há alguém que possa ajudá-lo à noite e nos fins de semana?"
   d. "Diga-me o que você quer dizer com não sabe se vai conseguir continuar por muito mais tempo."
9. O enfermeiro está avaliando o quão bem um paciente recentemente diagnosticado com esclerose múltipla e debilitação psicomotora está reagindo. Quais frases indicam que o paciente está começando a enfrentar o diagnóstico? (Selecione todas as aplicáveis.)
   a. "Vou aprender a dirigir para que eu possa ser mais independente."
   b. "Minha irmã diz que ela se sente melhor quando vai às compras, então, eu vou fazer compras."
   c. "Vou pedir que o terapeuta ocupacional avalie minha casa para melhorar a funcionalidade."
   d. "Sempre me senti melhor quando faço uma longa caminhada. Vou fazer isso quando chegar em casa."
   e. "Vou participar de um grupo de apoio para aprender mais sobre esclerose múltipla."
10. Um enfermeiro de intervenção em crise está trabalhando com uma mãe cuja filha, com síndrome de Down, está hospitalizada com pneumonia e que perdeu o benefício de prestação continuada durante a hospitalização da criança. A mãe se preocupa se a filha conseguirá acompanhar as aulas perdidas durante o período de internação. Quais estratégias são eficazes para ajudar essa mãe a enfrentar esses agentes estressores? (Selecione todas as aplicáveis.)
    a. Encaminhamento ao processo de assistência social para restabelecimento do pagamento do benefício da criança.
    b. Mandar a criança para casa em 72 horas e deixá-la voltar para a escola.
    c. Coordenar, junto ao professor da criança, atividades de ensino remoto (no hospital) e domiciliar.
    d. Ensinar à mãe os sinais e sintomas de infecção do sistema respiratório.
    e. Dizer à mãe que o estresse diminuirá em 6 semanas, quando tudo voltar ao normal.

Respostas: 1. c, d, e; **2.** a; **3.** a, c, d, e; **4.** a, b, e; **5.** b, c, d, e; **6.** b, d, c, a; **7.** c; **8.** d; **9.** c, e; **10.** a, c, d.

Referências bibliográficas

Alharbi J, et al: The potential for COVID-19 to contribute to compassion fatigue in critical care nurses, *J Clin Nurs* 29(15-16):2762, 2020.

American Nurses Association (ANA): *Psychiatric–mental health nursing: scope and standards of practice*, ed 2, Silver Spring, MD, 2014, ANA.

Banasik JL, Copstead LC: *Pathophysiology*, ed 6, St Louis, 2019, Elsevier.

Buchanan L: Stress and coping. In Giddens JF, editor: *Concepts for nursing practice*, ed 3, St. Louis, 2021, Elsevier.

Centers for Disease Control and Prevention (CDC): *Healthcare personnel and first responders: how to cope with stress and build resilience during the COVID-19 pandemic*, 2020. https://www.cdc.gov/coronavirus/2019-ncov/hcp/mental-health-healthcare.html. Accessed March 9, 2021.

Cherry B, Jacob SR: *Contemporary nursing: issues, trends, & management*, ed 8, St Louis, 2019, Elsevier.

Giger JN, Haddad LG: *Transcultural nursing: assessment and intervention*, ed 8, St Louis, 2021, Elsevier.

Halter MJ: *Varcarolis' foundations of psychiatric mental health nursing: a clinical approach*, ed 6, St Louis, 2018, Elsevier.

Hofmann SG, Gomez AF: Mindfulness-based interventions for anxiety and depression, *Psychiatr Clin North Am* 40(4):739, 2017.

Holman D, et al: Stress management interventions: improving subjective psychological well-being in the workplace. In Diener E, et al., editors: *Handbook of well-being*. Salt Lake City, UT, 2018, DEF Publishers.

Huether SE, et al: *Understanding pathophysiology*, ed 7, St Louis, 2020, Elsevier.

Jackson JS, et al: Social relations, productive activities, and coping with stress in late life. In Stephens MA, et al., editors: *Stress and coping in later-life families (ebook)*, New York, 2018, Taylor & Francis.

Kravitz L: Exercise is good for mental health: but keep in mind that overdoing it does more harm than good. *IDEA Fitness Journal* 16(1):12, 2019.

Lawson TG: Systems model. In Alligood MR, editor: *Nursing theorists and their work*, ed 9, St. Louis, 2018, Elsevier.

Liu JW, et al: Re-conceptualizing stress: shifting views on the consequences of stress and its effects on stress reactivity, *PLoS One*, 12(3):e0173188, 2017. doi:10.1371/journal.pone.0173188. Accessed July 12, 2020.

Meiner SE, Yeager JJ: *Gerontologic nursing*, ed 6, St Louis, 2019, Elsevier.

Murdaugh CL, et al: *Health promotion and nursing practice*, ed 8, Boston, MA, 2018, Pearson.

Neuman B, Fawcett J, editors: *The Neuman systems model*, ed 5, Upper Saddle River, NJ, 2011, Pearson.

Ozeke O, et al: Second victims in health care: current perspectives, *Adv Med Educ Pract* 10:593, 2019.

Sacks SA, et al: A pilot study of the trauma recovery group for veterans with post traumatic stress disorder and co-occurring serious mental illness, *J Ment Health* 26(3):237, 2017.

Schwartz J, et al: Effectiveness of approaches to increase physical activity behavior to prevent chronic disease in adults: a brief commentary, *J Clin Med* 8(3):295, 2019.

Selye H: Stress and the general adaptation syndrome, *Br Med J* 1(4667):1383, 1950.

Selye H: History of the stress concept. In Goldberger L, Breznitzs, editors: *Handbook of stress: theoretical and clinical aspects*, ed 2, New York, 1993, Free Press.

Substance Abuse and Mental Health Services Administration (SAMHSA): *National guidelines for behavioral health crisis care: best practice toolkit*, 2020, https://www.samhsa.gov/sites/default/files/national-guidelines-for-behavioral-health-crisis-care-02242020.pdf. Accessed July 13, 2020.

Touhy TA, Jett KF: *Ebersole & Hess' toward healthy aging E-Book: human needs and nursing response*, 10 ed, St. Louis, 2020, Elsevier.

Touhy TA, Jett KF: *Ebersole & Hess' gerontological nursing &heathy aging*, 6 ed, St. Louis, 2022, Elsevier.

Usher K, et al: The COVID-19 pandemic and mental health impacts, *Int J Ment Health Nurs* 29:315, 2020.

Wendekier C, Kegerreis K: *Nurse compassion fatigue*, 2020, https://www.chausa.org/publications/health-progress/article/nurses/nurse-compassion-fatigue, Accessed March 9, 2021.

Referências de pesquisa

Antony L, et al: Stress, coping, and lived experiences among caregivers of cancer patients on palliative care: a mixed method research, *Indian J Palliat Care* 24(3):313, 2018.

Bethell J, et al: Social integration and loneliness among long-term care home residents: protocol for a scoping review, *BMJ Open* 9:e033240, 2019.

Bily L: Creative therapeutic activities and support groups benefit all those involved in cancer care, *Am Health Drug Benefits* 10(6), 2017.

Brown S, et al: The impact of resiliency on nurse burnout: an integrative literature review. *Medsurg Nurs* 27(6):349, 2018.

Casey G, Tiaki K: Stress and disease. *Nurs N Z* 23:20, 2017.

deBruin EI, et al: Mindful2Work the next steps: effectiveness of a program combining physical exercise, yoga and mindfulness, adding a wait-list period, measurements up to one year later and qualitative interviews, *Complement Ther Clin Pract* 39:101137, 2020.

Edraki M, et al: The effect of coping skills training on depression, anxiety, stress, and self-efficacy in adolescents with diabetes: a randomized controlled trial, *Int J Community Based Nurs Midwifery* 6(4):324–333, 2018.

Enns A, et al: Perceived stress, coping strategies, and emotional intelligence: a cross-sectional study of university students in helping disciplines, *Nurse Educ Today* 68:226, 2018.

Fakoya OA, et al: Loneliness and social isolation interventions for older adults: a scoping review of reviews, *BMC Public Health* 20:129, 2020.

Gardiner C, et al: Interventions to reduce social isolation and loneliness among older people: an integrative review, *Health Soc Care Community* 26(2):147, 2018.

Greeson JM, et al: Mindfulness meditation targets transdiagnostic symptoms implicated in stress-related disorders: understanding relationships between changes in mindfulness, sleep quality, and physical symptoms, *Evid Based Complement Alternat Med* 2018:4505191, 2018.

Grensman A, et al: Effect of traditional yoga, mindfulness-based cognitive therapy, and cognitive behavioral therapy, on health related quality of life: a randomized controlled trial on patients on sick leave because of burnout, *BMC Complement Altern Med* 18(1):80, 2018.

Hartley H: Concept review: second traumatization and the role of a perioperative advanced practice nurse, *ORNAC J* 36(4):37, 2018.

Kartin PT, et al: The effect of meditation and music listening on the anxiety level, operation tolerance and pain perception in people who were performed colonoscopy, *Int J Caring Sci* 10(3):1587, 2017.

Mealer M, et al: Designing a resilience program for critical care nurses, *AACN Adv Crit Care* 28(4):359, 2017.

Nena E, et al: Effect of shift work on Sseep, health, and quality of life of health-care workers, *Indian J Occup Environ Med* 22(1):29, 2018.

Nieto M, et al: Differences in coping strategies between young and older adults: the role of executive functions, *Int J Aging Hum Dev* 90(1):28, 2019.

Nizum N, et al: Nursing interventions for adults following a mental health crisis: a systematic review guided by trauma-informed principles, *Int J Ment Health Nurs* 29(3):348, 2020.

Nolte AGW, et al: Compassion fatigue in nurses: a metasynthesis, *J Clin Nurs* 26:4364, 2017.

O'Brien B, et al: Positive and negative religious coping as predictors of distress among minority older adults, *Geriatric Psychiatry* 34(1):54, 2019.

Oken BS, et al: Predictors of improvements in mental health from mindfulness meditation in stressed older adults, *Altern Ther Health Med* 24(1):48, 2018.

O'Rourke HM, et al: Interventions to address social connectedness and loneliness for older adults: a scoping review, *BMC Geriatrics* 18:214, 2018.

Pangotra A, et al: Effectiveness of progressive muscle relaxation, biofeedback and l-theanine in patients suffering from anxiety disorder, *J Psychosoc Res* 13(1):219, 2018.

Parsons CE, et al: Home practice in mindfulness-based cognitive therapy and mindfulness-based stress reduction: a systematic review and meta-analysis of participants' mindfulness practice and its association with outcomes, *Behav Res Ther* 95(29), 2017.

Pavlacic J, et al: A meta-analysis of expressive writing on posttraumatic stress, posttraumatic growth, and quality of life, *Rev Gen Psychol* 23(2):230, 2019.

Phillips LA, et al: Self-management of chronic illness: the role of 'habit' versus reflective factors in exercise and medication adherence, *J Behav Med* 39(6):1076, 2016.

Prothero L, et al: The evidence base for psychological interventions for rheumatoid arthritis: a systematic review of reviews, *Int J Nurs Stud* 82:20, 2018.

Rizany I, et al: The impact of nurse scheduling management on nurses' job satisfaction in army hospital: a cross-sectional research, *Sage Open* 9(2):1, 2019.

Shavitt S, et al: Culture moderates the relation between perceived stress, social support, and mental and physical health, *J Cross Cult Psychol* 47(7):956, 2016.

Solomon D, et al: Multicenter study of nursing role complexity on environmental stressors and emotional exhaustion, *Appl Nurs Res* 30:52, 2016.

Sunne R, Huntington MK: The 36 hour day, revisited: implementing a caregiver support system into primary care practice, *S D Med* 70(4):173, 2017.

Tsitsi T, et al.: Effectiveness of a relaxation intervention (progressive muscle relaxation and guided imagery techniques) to reduce anxiety and improve mood of parents of hospitalized children with malignancies: A randomized controlled trial in Republic of Cyprus and Greece, *Eur J Oncol Nurs* 26, 9, 2017.

Ueno S, et al: Occupational stress: stressors referred by the nursing team, *J Nurs* 11(4):1632, 2017.

Upton KV: An investigation into compassion fatigue and self-compassion in acute medical care hospital nurses: a mixed methods study, *J Compassionate Health Care* 5:7, 2018.

Wells-English D, et al: Compassion fatigue and satisfaction: Influence on turnover among oncology nurses at an urban cancer center, *Clin J Oncol Nurs* 23(5):487, 2019.

Yilmaz G, et al: Effect of a nurse-led intervention programme on professional quality of life and post-traumatic growth in oncology nurses, *Int J Nurs Pract* 24(6):e12687, 2018.

PARTE 7 Base Fisiológica para a Prática de Enfermagem

38

Atividade e Exercício

Objetivos

- Discutir o papel dos sistemas musculoesquelético e nervoso na regulação da atividade e do exercício
- Examinar como o exercício e a atividade mantêm e promovem a saúde
- Explicar os princípios e benefícios do manuseio seguro do paciente
- Analisar a relação entre julgamento clínico e pensamento crítico na tomada decisões para melhorar a atividade dos pacientes
- Discutir como avaliar o nível de tolerância à atividade física do paciente
- Explicar a abordagem de avaliação na preparação do paciente para a prática de exercícios
- Selecionar resultados para os diagnósticos de enfermagem dos pacientes associados a atividade e exercícios
- Explicar como o julgamento clínico sólido permite que as intervenções individualizadas melhorem a tolerância individual à atividade
- Determinar as técnicas de manuseio seguro de pacientes a serem usadas ao transferir um paciente do leito para a maca
- Explicar a responsabilidade dos enfermeiros para auxiliar os pacientes a deambular com segurança
- Avaliar o alcance de resultados do paciente após a implementação de terapias de exercícios.

Termos-chave

Alinhamento corporal
Articulações cartilaginosas
Articulações fibrosas
Articulações sinoviais
Atividades do dia a dia
Centro de gravidade

Contração concêntrica
Contração excêntrica
Contração isométrica
Contração isotônica
Falta de condicionamento
Marcha com muletas

Mecânica corporal
Não ossificada
Propriocepção
Reflexo de estiramento
Tolerância à atividade
Tônus muscular

A sra. Smith é uma dona de casa de 52 anos. Ela tem sobrepeso (o formulário de admissão informa uma altura de 1,70 m e peso de 82,6 kg) e foi recentemente diagnosticada com diabetes tipo 2. Durante a consulta, ela diz à enfermeira que está sempre cansada. Nos últimos 2 meses, ela tem participado menos de atividades familiares que envolvam sair de casa. A sra. Smith também tem um histórico de insuficiência cardíaca, que está controlada e é tratada com medicamentos. Ela expressa sentimentos de estresse causado por demandas excessivas de tempo em seu trabalho como contadora da pequena empresa de seu marido. Ela expressa preocupações, dizendo: "Eu sinto moleza e preguiça, como se fosse uma bolha. Sei que preciso fazer alguma coisa. Acho que tenho que começar a me exercitar." A enfermeira, Beth, realizará o histórico de enfermagem e aplicará seu conhecimento e experiência, sabendo que a sra. Smith se beneficiará de um plano de exercícios regulares.

Atividade física e exercícios regulares contribuem para o bem-estar físico e emocional das pessoas. De acordo com a American Heart Association (2018), a atividade física:

- Melhora o humor e a atitude
- Mantém-nos fisicamente em forma
- Ajuda os indivíduos a parar de fumar e manter-se livre do tabagismo
- Aumenta o nível de energia, permitindo que indivíduos façam mais coisas
- Ajuda no controle do estresse
- Promove um sono de melhor qualidade
- Melhora a autoimagem e a autoconfiança.

Promover a atividade e os exercícios é um princípio para aplicar no cuidado de pacientes em todos os contextos de saúde. É importante promover a atividade de maneira segura e eficiente, principalmente a pacientes que estão funcionalmente debilitados e necessitando de sua assistência. Os pacientes devem ter um certo grau de motivação para começar a fazer exercícios físicos. O uso do pensamento crítico no julgamento clínico permitirá que você selecione estratégias de atividades e exercícios que correspondam à disposição dos pacientes a participar e trazer benefícios à sua saúde física e psicossocial. Um programa de atividade física e exercícios regulares tem o potencial de melhorar todos os aspectos da saúde de um paciente.

Frequentemente, os pacientes sofrem um declínio funcional (perda da capacidade de realizar autocuidado ou **atividades do dia a dia**). Esse declínio pode resultar não apenas da doença ou dos efeitos adversos de um tratamento, mas também por **falta de condicionamento** associado à inatividade imposta. Você pode observar os efeitos negativos da falta de condicionamento após períodos muito curtos de tempo, como na hospitalização. Falta de condicionamento envolve alterações fisiológicas após um período de inatividade (p. ex., repouso na cama ou sedentarismo). É um risco especial para os pacientes que estão hospitalizados e que passam a maior parte do tempo na cama, mesmo quando são capazes de andar. O Capítulo 39 discute a falta de condicionamento com mais detalhes. Consequentemente, os enfermeiros desempenham um importante papel no aumento rotineiro da atividade geral de pacientes internados para minimizar o risco de falta de condicionamento.

Os enfermeiros geralmente assistem os pacientes que são fisicamente dependentes. Andar, virar-se, levantar e carregar pesos são ações comuns usadas na prática dos cuidados de enfermagem. Essas atividades representam riscos para os profissionais da saúde que, frequentemente, sofrem lesões nas costas, por exemplo, e esgotamento, ao mover ou levantar pacientes incorretamente. Você aplica padrões e princípios de manuseio seguro de pacientes para reduzir o risco de lesões neles e em você mesmo ao auxiliá-los nas atividades.

Base de conhecimento científico

A prática de atividades e exercícios físicos regulares contribui para o bem-estar físico e emocional. Conhecer a fisiologia e a regulação do movimento corporal e dos exercícios e os princípios para transferência e posicionamento seguros ajuda você a compreender o impacto que a condição de saúde de um paciente exerce sobre a atividade. Essa base de conhecimento é essencial para o pensamento crítico necessário ao reconhecimento e identificação dos problemas do paciente e seleção das devidas intervenções de atividade e exercícios.

Natureza do movimento

Movimento é um processo complexo que requer coordenação entre os sistemas musculoesquelético e nervoso. Como enfermeiro, você considerará como as condições físicas e psicológicas de um paciente afetam o movimento corporal. **Mecânica corporal** é um termo que descreve os esforços coordenados dos sistemas musculoesquelético e nervoso. Saber como os pacientes iniciam o movimento e entender seus próprios movimentos requer uma compreensão básica da física que envolve a mecânica corporal. A mecânica corporal aplicada nas técnicas de levantamento historicamente utilizadas na prática de enfermagem geralmente causou lesões debilitantes nos enfermeiros e em outros profissionais da saúde (Kanaskie e Snyder, 2018; Noble e Sweeney, 2018). Hoje em dia, os enfermeiros usam informações baseadas em evidências sobre alinhamento corporal, equilíbrio, gravidade e atrito para implementar as intervenções de enfermagem, como transferência de pacientes, assistência para deambulação, determinação do risco de queda do paciente e escolha da maneira mais segura para mover ou transferir pacientes (Kruschke e Butcher, 2017).

Alinhamento e equilíbrio

Os termos **alinhamento corporal** e "postura" são similares e se referem ao posicionamento de articulações, tendões, ligamentos e músculos enquanto se está em pé, sentado e deitado. Alinhamento corporal significa que o centro de gravidade de um indivíduo encontra-se estável. O alinhamento corporal correto reduz tensões nas estruturas musculoesqueléticas, ajuda a manter o tônus muscular adequado, promove conforto e contribui para o equilíbrio e a conservação da energia. Sem controle do equilíbrio, o centro de gravidade fica deslocado.

É necessário equilíbrio para que as pessoas se mantenham em uma posição estática (p. ex., sentadas) e em movimento (p. ex., transferindo ou andando). Doença, lesão, dor, desenvolvimento físico (p. ex., idade) e mudanças da vida (p. ex., gravidez) comprometem a capacidade de manter o equilíbrio. Medicamentos que causam tontura e imobilidade prolongada afetam o equilíbrio. Equilíbrio prejudicado é uma grande ameaça para a mobilidade e segurança física, e contribui para o medo de cair e para restrições de atividades autoimpostas (Dickinson et al., 2018; Musich et al., 2018).

Gravidade e atrito

Peso é a força exercida sobre um corpo pela gravidade. A força do peso é sempre direcionada para baixo, e é por isso que um objeto desequilibrado cai. Pacientes caem se o seu centro de gravidade ficar desequilibrado devido à força gravitacional em seu peso. Para levantar algo com segurança, o levantador precisa transpor o peso do objeto e conhecer seu centro de gravidade. Em objetos inanimados simétricos, o centro de gravidade está exatamente no centro do objeto. Contudo, as pessoas não são geometricamente perfeitas; seus centros de gravidade se encontram normalmente em 55 a 57% da altura em pé e estão na linha média, e é por isso que usar somente os princípios de mecânica corporal para levantar pacientes geralmente leva a lesões nos profissionais de enfermagem ou outros profissionais da saúde.

Atrito é uma força que ocorre em uma direção contrária ao movimento. Quanto maior a área de superfície do objeto que está sendo movido, maior é o atrito. Um objeto maior produz mais resistência ao movimento. Além disso, a força exercida contra a pele enquanto esta se mantém imóvel e as estruturas ósseas se movem é chamada de cisalhamento. Infelizmente, um exemplo comum é quando a cabeceira de um leito hospitalar é elevada além de 60° e a gravidade puxa o paciente, de forma que o esqueleto ósseo se move em direção aos pés do leito, enquanto a pele continua contra os lençóis. Os vasos sanguíneos no tecido subjacente estão estirados e danificados, resultando em bloqueio do fluxo sanguíneo nos tecidos profundos. Em última análise, lesões por pressão geralmente se desenvolvem dentro do tecido enfraquecido; o tecido superficial parece menos afetado (ver Capítulos 39 e 48). Para diminuir a área de superfície e reduzir o atrito quando os pacientes não conseguem ajudar aos enfermeiros a movimentá-los no leito, os enfermeiros usam dispositivos auxiliares ergonômicos, como uma tipoia de corpo inteiro. A cinta ergonômica levanta mecanicamente o paciente acima da superfície de um leito, dessa forma prevenindo atrito, rompimento ou cortes na delicada pele do paciente; ela também protege os enfermeiros e outros profissionais da saúde contra lesões (Noble e Sweeny, 2018) (ver Capítulo 39).

Regulação do movimento

O movimento coordenado do corpo envolve o funcionamento integrado dos sistemas musculoesquelético e nervoso. Pelo fato de esses sistemas trabalharem juntos, dinamicamente, são geralmente considerados uma unidade funcional única.

Sistema esquelético. Proporciona pontos de fixação para os músculos e ligamentos e o alavancamento necessário para a mobilidade. Assim, o esqueleto é a estrutura de suporte do corpo, sendo constituído de quatro tipos de ossos: longos, curtos, laminares e irregulares. Os ossos são importantes para o movimento, pois eles são firmes, rígidos e elásticos. Alguns processos nutricionais e patológicos, bem como o processo de envelhecimento, têm o potencial de alterar os componentes do osso, o que afeta a mobilidade.

A firmeza resulta de sais inorgânicos, como cálcio e fosfato, que são encontrados na matriz óssea; está relacionada à rigidez do osso, que é necessária para manter os ossos longos retos, e permite que os ossos suportem a sustentação de peso. A elasticidade e a flexibilidade esquelética mudam com a idade. Um recém-nascido dispõe de uma grande quantidade de cartilagem e é altamente flexível, mas não consegue sustentar o peso. Os ossos de uma criança pequena são mais maleáveis do que os de uma pessoa de mais idade, e são mais capazes de resistir a ferimentos traumáticos. Idosos, principalmente mulheres idosas, são mais suscetíveis a perda óssea (reabsorção) e osteoporose, o que aumenta o risco de fraturas.

Articulações. A região na qual dois ou mais ossos se unem é chamada de articulação. Cada articulação é classificada de acordo com sua estrutura e grau de mobilidade. Existem três classificações para as articulações: fibrosas, cartilaginosas e sinoviais (McCance e Huether, 2019). **Articulações fibrosas** se encaixam perfeitamente juntas e são fixas, permitindo pouco ou nenhum movimento, como a sindesmose entre a tíbia e a fíbula (Figura 38.1 A). **Articulações cartilaginosas** têm pouco movimento, mas são elásticas e usam a cartilagem para unir as superfícies ósseas, como a sincondrose que une as costelas à cartilagem costal. Quando o crescimento ósseo é concluído, as articulações se ossificam (Figura 38.1 B). **Articulações sinoviais**, ou as verdadeiras articulações, como as do tipo dobradiça no cotovelo, podem se mover livremente e são as articulações mais móveis, numerosas e anatomicamente complexas do corpo (Figura 38.2).

Ligamentos, tendões e cartilagem. Ligamentos, tendões e cartilagem sustentam o sistema esquelético. Ligamentos são faixas flexíveis, brancas, brilhantes de tecido fibroso denso que unem as articulações e conectam os ossos e a cartilagem. Um ligamento é um tipo de fibra colagenosa que se entrelaça em um formato irregular em espiral formando um tecido conjuntivo espesso (Patton, 2019). Ligamentos são predominantemente fibras elásticas; portanto, têm certa elasticidade por natureza (Figura 38.3).

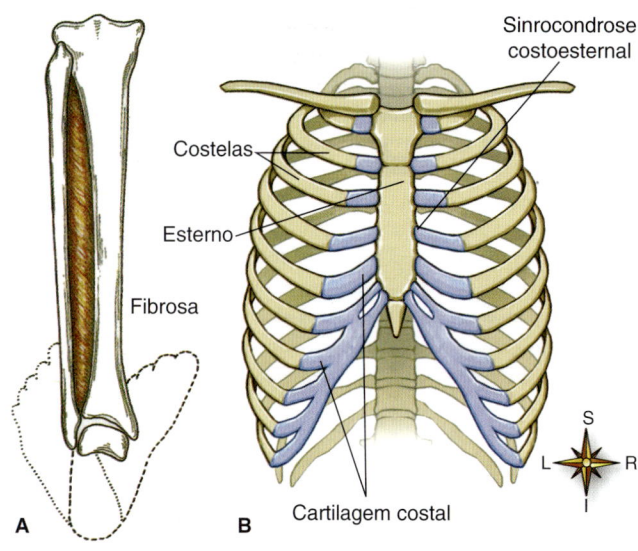

Figura 38.1 Tipos de articulações. **A.** Fibrosa. **B.** Cartilaginosa. (**B** de Patton KT: *Anatomy & physiology*, ed 10, St Louis, 2019, Elsevier.)

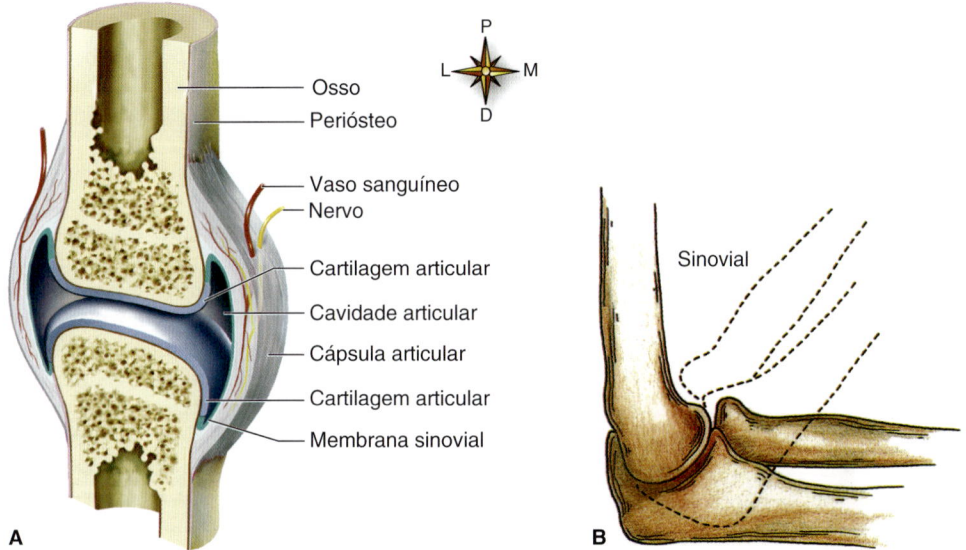

Figura 38.2 **A.** Estrutura da articulação sinovial. **B.** Articulação sinovial. (De Patton KT: *Human body in health and disease*, ed 7, St Louis, 2018, Elsevier.)

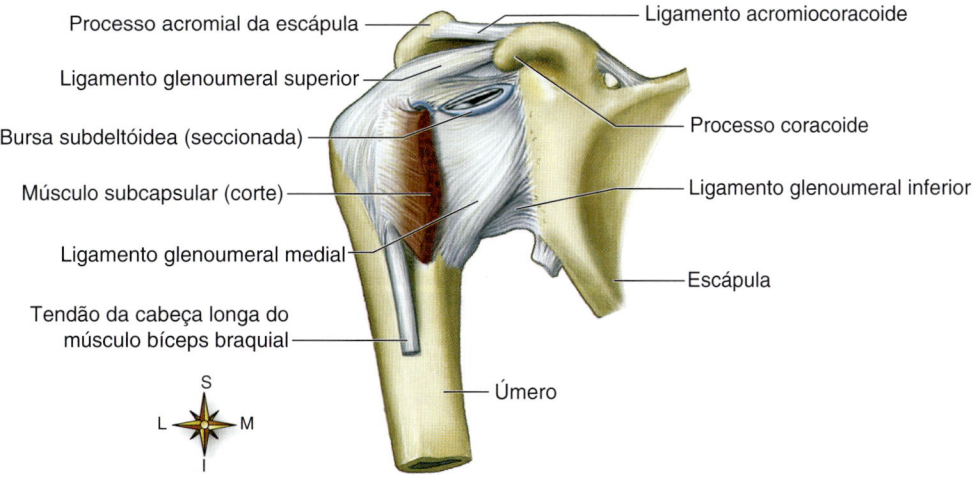

Figura 38.3 Tendões e ligamentos do ombro. (De Patton KT: *Anatomy & physiology*, ed 10, St Louis, 2019, Elsevier.)

Alguns ligamentos têm uma função protetora. Por exemplo, ligamentos entre os corpos vertebrais e o ligamento amarelo previnem danos à medula espinal durante o movimento das costas.

Tendões são faixas fibrosas brancas e cintilantes de tecido encontrados em diversos comprimentos e espessuras. Os tendões conectam os músculos aos ossos e são fortes, flexíveis e não elásticos. O tendão de Aquiles é o tendão mais espesso e forte do corpo. Ele começa próximo da região posterior média da perna e fixa os músculos gastrocnêmio e sóleo da panturrilha ao osso calcanhar na parte de trás do pé (Figura 38.4). Cartilagem é um tecido conjuntivo avascular (sem vasos sanguíneos) de sustentação, localizado principalmente nas articulações e no tórax, traqueia, laringe, nariz e orelha. Tem a flexibilidade de um material plástico firme. Devido à sua natureza fibrosa, a cartilagem sustenta o peso e serve para absorver choques entre os ossos unidos por uma articulação. Cartilagem permanente é **não ossificada** (não endurecida), exceto com a idade avançada e em casos de doenças como osteoartrite, que prejudicam a mobilidade.

Força e flexibilidade não resultam totalmente de articulações, ligamentos, tendões e cartilagem. Também é necessário o músculo esquelético adequado.

Músculo esquelético. As células do músculo esquelético têm a capacidade de serem estimuladas ou excitadas e, dessa forma, podem reagir aos mecanismos regulatórios, como os sinais nervosos (Patton, 2019). Músculos esqueléticos são compostos de feixes de fibras de músculo esquelético que geralmente se estendem por todo o comprimento do músculo. As fibras musculares se contraem quando estimuladas por um impulso eletroquímico que viaja desde o nervo até o músculo, passando pela junção neuromuscular. O impulso eletroquímico faz com que os filamentos (predominantemente moléculas de proteína da miosina e actina) dentro da fibra deslizem ultrapassando uns aos outros, modificando o comprimento dos filamentos. O uso contínuo e eficiente de trifosfato de adenosina (ATP), que é a fonte de energia para a contração muscular, requer glicose e oxigênio. Ambos os nutrientes alcançam as fibras musculares por meio de capilares vasculares (Patton, 2019).

Os músculos esqueléticos se contraem mediante graus variados de força baseados na tarefa específica (Patton, 2019). Por exemplo, durante períodos de inatividade prolongada, os músculos normalmente encolhem, em uma condição denominada atrofia por desuso (ver Capítulo 39) (Patton, 2019). O uso ativo dos músculos durante o exercício pode aumentar o tamanho do músculo e levar à hipertrofia. A contração dos músculos esqueléticos permite que as pessoas andem, falem, respirem ou participem de qualquer atividade física. Há mais de 600 músculos esqueléticos no corpo. Além de facilitarem o movimento, esses músculos determinam a forma e o contorno de nossos corpos. A maioria de nossos músculos abrange pelo menos uma articulação e se une a ambos os ossos articulados. Quando ocorre contração, um osso fica fixo enquanto o outro se move. A origem é o ponto de fixação que permanece imóvel; a inserção é o ponto que se move quando o músculo se contrai (Patton, 2019).

A quantidade de carga colocada sobre um músculo influencia a força de um músculo esquelético. Geralmente, quanto mais pesada for a carga, mais forte será a contração. Imagine levantar suas mãos com as palmas para cima na sua frente colocando este livro nas mãos. Você sentirá seus músculos dos braços se contraindo com mais força quando o livro é colocado sobre suas mãos devido ao **reflexo de estiramento** (Patton, 2019). Seus braços e mãos tentarão manter a constância do comprimento muscular. O corpo tem uma resposta de *feedback* negativo quando detecta um estiramento maior causado pela carga do livro. A informação é retransmitida para o sistema nervoso central, o que aumenta seu estímulo para que o músculo neutralize o estiramento (Patton, 2019). O reflexo mantém o comprimento do músculo relativamente constante, mas quando a carga se torna pesada demais e ameaça lesionar o músculo, o corpo ignora o reflexo e faz você relaxar, deixando o livro cair (Patton, 2019).

Há dois tipos de contrações musculares: isotônica e isométrica. Uma contração isotônica ou dinâmica é mobilizadora, ou seja, faz com que o corpo se mova (Patton, 2019). Ao contrário, uma contração isométrica é estabilizadora, fazendo com que o corpo se mantenha em uma posição estável (Patton, 2019). A **contração isotônica** tem duas variedades: concêntrica e excêntrica. Na **contração concêntrica**, o aumento da contração muscular causa encurtamento do músculo, resultando em movimento, como quando um paciente usa um trapézio de suspensão para levantar-se na cama. A **contração excêntrica** causa o alongamento de um músculo para controlar a velocidade e a direção do movimento. Por exemplo, ao usar o trapézio de suspensão, o paciente lentamente se abaixa na cama. O abaixamento é controlado quando os músculos antagonistas se alongam. As ações musculares concêntricas e excêntricas são necessárias para o movimento ativo. A **contração isométrica** (contração estática) causa um aumento da tensão muscular ou trabalho muscular, mas sem encurtamento ou movimento ativo do músculo (p. ex., orientar o paciente a contrair e relaxar um grupo muscular, como nas séries de exercícios de quadríceps ou de exercícios de assoalho pélvico). Movimento voluntário é uma combinação de contrações isotônicas e isométricas.

Embora contrações isométricas não resultem em encurtamento muscular, o consumo energético aumenta. Esse tipo de trabalho muscular é equivalente a um carro em ponto morto com o motorista continuamente pisando no acelerador e mantendo o motor em funcionamento. O motorista não irá a lugar nenhum, mas gastará uma grande quantidade de energia. É importante entender o gasto energético (aumento da frequência respiratória e do funcionamento cardíaco) associado a exercícios isométricos, pois os exercícios são, às vezes, contraindicados para pacientes com determinadas doenças (p. ex., infarto do miocárdio [IM] ou doença pulmonar obstrutiva crônica [DPOC]).

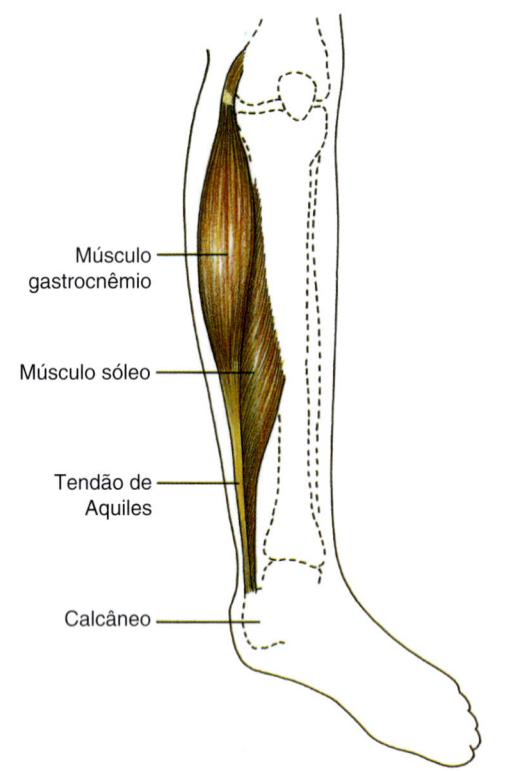

Figura 38.4 Tendões e músculos da parte inferior da perna.

Músculos envolvidos no movimento. Músculos esqueléticos normalmente agem em grupos, resultando em movimento produzido pela ação coordenada de vários músculos (Patton, 2019). Já que alguns músculos se contraem enquanto outros relaxam, há uma classificação funcional dos músculos (Tabela 38.1). É importante entender esses tipos de ações musculares quando você usa seus próprios músculos para mobilizar pacientes e quando auxilia os pacientes em movimentos independentes ou exercícios (Figura 38.5). O movimento é complexo. A maioria dos músculos funciona em todas as classificações (Patton, 2019). Um movimentador primário durante a flexão pode ser um antagonista durante a extensão ou um sinergista ou fixador na rotação.

Quando os músculos se encurtam para contrair, o tipo e a extensão do movimento são determinados pela carga ou resistência movimentada, pela fixação dos tendões dos músculos ao osso e pelo tipo de articulação envolvida (Patton, 2019). Os músculos coordenam o movimento por meio de um sistema de alavancas. O sistema de alavanca facilita o trabalho de movimentar uma carga. Isso ocorre quando ossos específicos, como o úmero, a ulna e o rádio e suas respectivas articulações como o cotovelo agem como uma alavanca. Assim sendo, a força aplicada a uma extremidade do osso para levantar um peso em outro ponto tende a causar uma rotação do osso na direção oposta à da força aplicada. Músculos que se ligam a ossos de alavancagem proporcionam a força necessária para movimentar um objeto.

Tabela 38.1 Classificação funcional da ação muscular.

Termo	Movimento	Exemplo
Movimentador primário	Músculo que realiza diretamente um movimento específico	O músculo braquial é um movimentador primário na flexão do cotovelo
Antagonista	Músculo que durante a contração se opõe diretamente ao movimentador primário ou agonista. Relaxa enquanto o movimentador primário se contrai. Proporciona precisão e controle durante a contração do movimentador primário	O tríceps braquial é um extensor que relaxa quando o braquial se contrai
Sinergistas	Músculos que se contraem ao mesmo tempo do movimentador primário. Facilitam as ações do movimentador primário para produzir um movimento mais efetivo	O deltoide se contrai quando o braquial se contrai
Fixadores	Músculos que estabilizam as articulações; agem como um tipo de sinergista. Servem para manter a postura e o equilíbrio	O deltoide mantém o equilíbrio do braço quando o braquial se contrai

Adaptada de Patton KT: *Anatomy & physiology*, ed 10, St Louis, 2019, Elsevier.

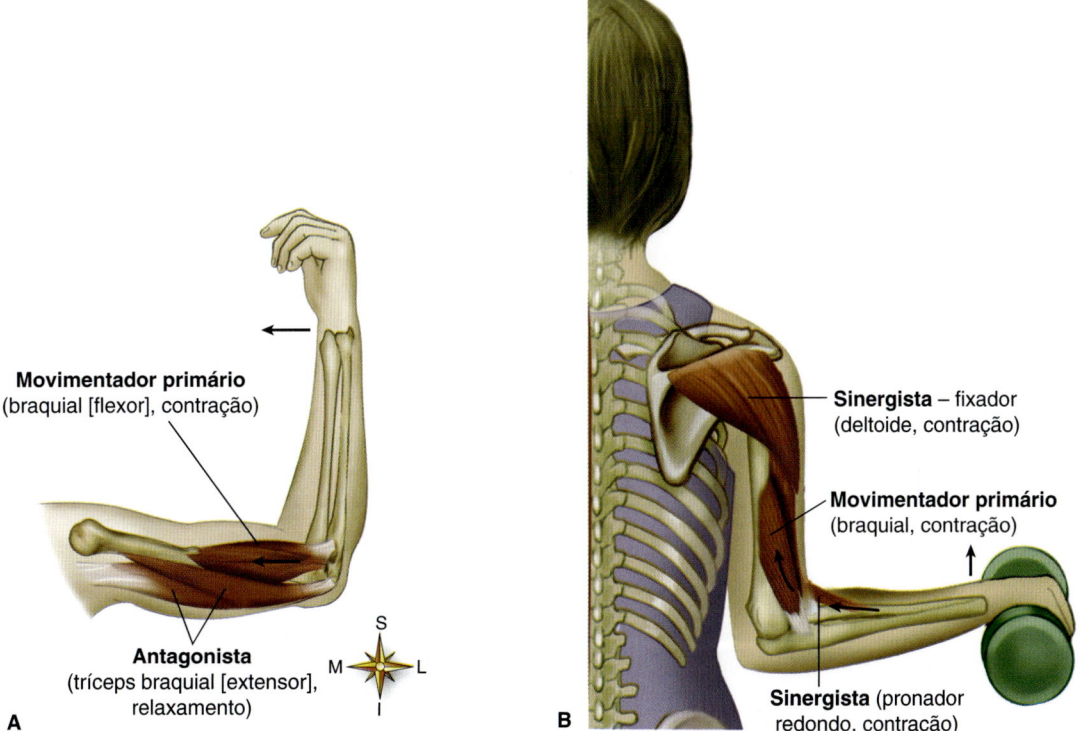

Figura 38.5 Ações musculares. **A.** O músculo flexor (braquial) é o movimentador primário na flexão do cotovelo. O músculo extensor (tríceps braquial) é o antagonista, relaxando para permitir a flexão do cotovelo. O músculo pronador redondo age como sinergista por também flexionar o cotovelo. **B.** O braquial é o movimentador primário da flexão do cotovelo. O músculo pronador redondo age como sinergista por também flexionar o cotovelo. Para prevenir que o bíceps também mova as tensões do ombro contra o peso, a parte posterior do músculo deltoide se tensiona para estabilizar o ombro, desta forma agindo como músculo fixador. (De Patton KT: *Anatomy & physiology*, ed 10, St Louis, 2019, Elsevier.)

Músculos envolvidos na postura. A gravidade puxa algumas partes do corpo; a única maneira pela qual o corpo se mantém em posição é porque os músculos puxam os ossos na direção contrária. Os músculos fazem essa força contrária mantendo um nível baixo de contração sustentada. Uma má postura faz com que os músculos tenham de trabalhar mais para neutralizar a força da gravidade. Isso leva à fadiga, acaba interferindo nas funções corporais e causando deformidades.

Postura e movimento dependem do esqueleto, do formato e do desenvolvimento dos músculos esqueléticos. Eles também contribuem para a função musculoesquelética e geralmente refletem personalidade, desconforto e humor. Por exemplo, uma pessoa com uma personalidade dramática gesticula com as mãos, uma pessoa que está cansada ou depressiva pode parecer relaxada, e uma pessoa com dor abdominal pode se curvar em posição fetal. O Capítulo 39 discute tipos anormais de postura.

A coordenação e a regulação de diferentes grupos musculares dependem do tônus muscular e da atividade de músculos antagonistas, sinergistas e antigravidade. **Tônus muscular**, ou simplesmente tônus, é o estado normal de tensão muscular equilibrada. O corpo alcança tensão alternando contração e relaxamento sem o movimento ativo de fibras próximas de um grupo muscular específico. O tônus muscular ajuda a manter posições funcionais como sentar ou ficar em pé sem fadiga muscular excessiva e é mantido por meio do uso contínuo dos músculos. Atividades de vida diária (AVD) requerem ação dos músculos e ajudam a manter o tônus muscular. Quando um paciente está imobilizado ou de cama por um período prolongado de tempo, o nível de atividade, a tolerância à atividade e o tônus muscular são reduzidos (ver Capítulo 39).

Sistema nervoso. O sistema nervoso regula o movimento e a postura. O giro pré-central, ou faixa motora, é a principal área motora voluntária, e se encontra no córtex cerebral. A maioria das fibras motoras descende da faixa motora e atravessa no nível da medula. A transmissão de impulsos do sistema nervoso para o sistema musculoesquelético é um evento eletroquímico e requer um neurotransmissor. Basicamente, os neurotransmissores são substâncias bioquímicas (p. ex., acetilcolina) que transferem o impulso elétrico do nervo por meio da junção mioneural para estimular o músculo, causando movimento. O movimento é prejudicado por transtornos que alteram a produção de neurotransmissores, a transferência dos impulsos do nervo para o músculo, ou a ativação da atividade muscular. Por exemplo, a doença de Parkinson altera a produção de neurotransmissores, miastenia *gravis* interrompe a transferência do neurotransmissor para o músculo e a esclerose múltipla prejudica a atividade muscular (McCance e Huether, 2019).

Propriocepção. A **propriocepção** uma sensação muscular que nos conscientiza sobre a posição do corpo e suas partes e que inclui o movimento corporal, orientação espacial e alongamento muscular (Patton, 2019). Por exemplo, se você fechar seus olhos e dobrar seu cotovelo, saberá onde sua mão e antebraço estão, mesmo que não consiga vê-los. Receptores de alongamento associados aos músculos, cápsulas articulares e tendões são classificados como proprioceptores (Patton, 2019). Proprioceptores estão localizados dentro dos fusos musculares. Fibras nervosas de rápida condução e de condução lenta circundam uma área do fuso muscular encontrada dentro dos músculos esqueléticos. Quando um músculo se alonga, os impulsos aferentes dos neurônios sensoriais passam para a medula espinal e são repassados para o cérebro, fornecendo uma maneira de monitorar as mudanças no comprimento do músculo (Patton, 2019). O sistema nervoso regula a postura, o que requer a coordenação da propriocepção e do equilíbrio. Conforme a pessoa realiza AVD, proprioceptores monitoram a atividade muscular e a posição do corpo. Por exemplo, os proprioceptores nas solas dos pés contribuem para a postura correta quando se anda ou fica em pé. Quando ficamos em pé, a pressão é contínua na parte inferior dos pés. Os proprioceptores monitoram a pressão, comunicando essa informação por meio do sistema nervoso aos músculos antigravidade. A pessoa que está em pé permanece em posição ereta até decidir mudar essa posição. À medida que a pessoa caminha, os proprioceptores na parte inferior dos pés monitoram as mudanças de pressão. Assim, quando a parte de baixo do pé que está se movendo entra em contato com a superfície do chão, a pessoa automaticamente movimenta o pé que está parado para frente.

Equilíbrio e alinhamento. O equilíbrio corporal ocorre quando a pessoa está devidamente alinhada a um **centro de gravidade** relativamente baixo equilibrado sobre uma base ampla e estável de apoio. No caso da posição em pé, uma linha vertical é traçada do centro de gravidade até a base de apoio (ver Capítulo 39). O equilíbrio adequado é necessário para ficar em pé, andar, virar, levantar ou realizar AVD. A postura correta melhora o equilíbrio corporal. O termo "postura" significa manter a posição ou alinhamento corporal ideal que favoreça a função. Requer o mínimo de esforço muscular para manter-se e impõe o mínimo de tensão sobre os músculos, ligamentos e ossos (McCance e Huether, 2019). Os enfermeiros mantêm o alinhamento dos pacientes ao posicioná-los e ao virá-los e movê-los (ver Capítulo 39).

O sistema nervoso controla o equilíbrio especificamente por meio da orelha interna, do cerebelo e da visão. A orelha interna contém mecanorreceptores especializados ou células ciliadas que são estimuladas mediante as ondas sonoras, criando impulsos nervosos percebidos no cérebro como som ou equilíbrio (Patton, 2019). Esses órgãos sensoriais que estão envolvidos no equilíbrio estão localizados dentro do vestíbulo e canais semicirculares da orelha. Juntos, esses órgãos sensoriais agem em equilíbrio dinâmico, uma função necessária para manter o equilíbrio quando a cabeça ou o corpo gira ou se move repentinamente (p. ex., quando rodopiamos ou nos abaixamos e levantamos o corpo) (Patton, 2019). A visão normal auxilia no equilíbrio, pois as informações visuais dos olhos oferecem *feedback* sobre se você ou o ambiente ao seu redor estão se movendo ou não.

A ação muscular normal envolve grupos de músculos funcionando juntos como uma unidade. O cerebelo coordena padrões de movimento muscular junto às áreas de controle motor do cérebro (Patton, 2019). O cerebelo coordena a ação dos músculos movimentadores primários, antagonistas, sinergistas e fixadores para fazer com que o movimento normal seja suave, constante e preciso quanto a força, frequência e extensão do movimento (Patton, 2019). Esses padrões coordenados de movimento, como a sequência de movimentos da perna necessária para andar, são aprendidos e armazenados no cerebelo (Patton, 2019). Enfermeiros se baseiam no equilíbrio para manter o correto alinhamento do corpo e da postura durante o cuidado do paciente. Isso reduz tensões nas estruturas musculoesqueléticas e mantém o tônus muscular adequado. Para alcançar equilíbrio e alinhamento, siga os passos a seguir:

- Amplie sua base de apoio separando os pés a uma distância confortável
- Traga o centro de gravidade para mais perto de sua base de apoio para obter mais equilíbrio
- Dobre seus joelhos e flexione os quadris até a posição de agachamento e mantenha o alinhamento correto das costas para manter o tronco ereto.

Enfermeiros aplicam essas técnicas em uma variedade de atividades de cuidado. Por exemplo, você eleva a altura do leito hospitalar quando está realizando um procedimento como troca de curativos para evitar dobrar a cintura além do limite e deslocar a base de apoio.

Atividade e exercício

Atividade física (AF) é qualquer movimento produzido por músculos esqueléticos que resulte em gasto energético (p. ex., atividades ocupacionais, esportivas, condicionamento físico e tarefas domésticas). Exercício físico é um subconjunto da AF que é planejado, estruturado e repetitivo, e tem por objetivo final ou intermediário a melhora ou manutenção da aptidão física (Pinto et al., 2018). Às vezes, o exercício também é uma medida terapêutica, como no caso de reabilitação pós-cirúrgica. Um programa de exercícios individualizados para o paciente depende da tolerância deste à atividade ou do tipo e quantidade de exercícios ou atividades que o paciente é capaz de realizar. Fatores fisiológicos, emocionais e relacionados ao desenvolvimento influenciam a tolerância do paciente à atividade (ver a seguir).

Um estilo de vida ativo é importante para manter e promover a saúde e o bem-estar psicológico (Edelman e Kudzma, 2022; CDC, 2021a). O melhor programa de atividade física é uma combinação de exercícios (isotônicos, isométricos e de resistência) que produz diferentes benefícios fisiológicos e psicológicos. Exercícios isotônicos (p. ex., andar, nadar, correr e andar de bicicleta) causam contração muscular e mudam o comprimento do músculo (contração isotônica). Exercícios isotônicos melhoram a função circulatória e respiratória; aumentam a massa, o tônus e a força muscular; e promovem atividade osteoblástica que combate a osteoporose. Exercício isométrico, que aumenta a tensão dos músculos ou o trabalho muscular, mas não encurta ou move ativamente o músculo, é ideal para pacientes que não toleram atividades mais intensas, como pacientes imobilizados e acamados (ver Capítulo 39). Os benefícios incluem o aumento de massa, tônus e força muscular, desta forma reduzindo o potencial de desgaste muscular, o aumento da circulação na parte do corpo envolvida e o aumento da atividade osteoblástica.

Exercícios isométricos de resistência são aqueles nos quais um indivíduo contrai o músculo enquanto empurra um objeto estacionário ou resiste ao movimento de um objeto (Kim et al., 2017). O aumento gradativo do nível de resistência e do tempo durante o qual a contração muscular é mantida aumenta a força e a resistência do músculo. Exemplos de exercícios isométricos de resistência são flexões e elevação do quadril, no qual o paciente sentado empurra com as mãos uma superfície como o assento de uma cadeira e eleva o quadril. Exercícios isométricos de resistência promovem força muscular e proporcionam estresse suficiente sobre o osso para promover a atividade osteoblástica.

Princípios de transferência e posicionamento

Técnicas de transferência e posicionamento ajudam os pacientes a ser mais ativos. Por exemplo, transferir um paciente da cama para uma cadeira permite que o paciente seja mais participativo nas atividades de autocuidado. Utilizar os princípios de equilíbrio e alinhamento auxilia a transferir e posicionar o paciente com segurança durante atividades de cuidados de rotina (ver Capítulo 39). Juntamente com técnicas de manuseio seguro de pacientes, bom equilíbrio e alinhamento diminuem o esforço do trabalho e colocam menos tensão nas estruturas musculoesqueléticas (Boxe 38.1). Como enfermeiro, você ensinará colegas e familiares de pacientes como transferir ou posicionar os pacientes corretamente. Ensinar a família de um paciente a transferi-lo da cama para uma cadeira aumenta e reforça o conhecimento da família sobre as técnicas adequadas de transferência e posicionamento quando o paciente voltar para casa. Conhecer os princípios de equilíbrio e alinhamento é crucial. Você também incorpora conhecimentos das influências fisiológicas e patológicas no alinhamento e mobilidade corporal.

Boxe 38.1 Princípios de transferência e posicionamento seguro de pacientes

- Utilize sistemas de elevadores e equipes de levantamento quando os pacientes não conseguirem auxiliar
- Quando o paciente conseguir auxiliar, lembre-se dos seguintes princípios:
  - Quanto mais ampla a base de apoio, maior a estabilidade do enfermeiro
  - Quando mais baixo for o centro de gravidade, maior a estabilidade do enfermeiro
  - O equilíbrio de um objeto é mantido desde que a linha de gravidade siga até sua base de apoio
  - Opor-se à direção do movimento previne torções anormais da coluna
  - Dividir a atividade de equilíbrio entre os braços e as pernas reduz o risco de lesões nas costas
  - Alavancar, rolar, virar ou girar requer menos esforço do que levantar
  - Quando o atrito entre o objeto a ser movimentado e a superfície sobre a qual ele é movido é reduzido é preciso aplicar menos força para movimentá-lo

---

Influências patológicas em alinhamento corporal, mobilidade e atividade. Condições musculoesqueléticas são o principal fator contribuinte para deficiências em todo o mundo, sendo a lombalgia a principal causa de deficiência ao redor do mundo (World Health Organization [WHO], 2021). Muitas condições patológicas afetam o alinhamento e a mobilidade corporal. Essas condições incluem defeitos congênitos, distúrbios ósseos, articulares, musculares, danos ao sistema nervoso central e trauma musculoesquelético (Tabela 38.2) (ver Capítulo 39). A natureza das condições patológicas oferece uma importante fonte de conhecimento quando você considera como determinados pacientes são afetados e como você deve, então, individualizar as atividades do paciente. Os pacientes terão uma variedade de limitações, o que exigirá que você adapte suas abordagens de cuidado. Por exemplo, é importante saber qual tipo de movimento voluntário e involuntário está presente após danos ao sistema nervoso central. O paciente consegue mover uma extremidade? Urina de forma independente? Essa informação afeta os tipos de intervenções que você seleciona para maximizar o nível de atividade de seu paciente enquanto também o mantém em segurança.

Obesidade. É um problema crônico de saúde e afeta negativamente o sistema musculoesquelético, levando a deficiências. A obesidade merece uma consideração especial, pois é um grande problema de saúde pública mundial que afeta crianças e adultos. Os Centers for Disease Control and Prevention (CDC) reportam que a prevalência de obesidade de 2017 a 2018 era de 19,3% entre crianças e adolescentes de 2 a 19 anos, e ainda mais preocupante é a prevalência entre crianças de 2 a 5 anos, de 13,4% (CDC, 2021b). Pesquisadores nos Estados Unidos identificaram uma tendência de aumento de prevalência entre crianças com as formas mais graves de obesidade (Klish e Skelton, 2021; Pinto et al., 2016). São vários os fatores de risco de obesidade infantil; no entanto, hábitos alimentares ruins, jogar *videogames*, ficar por longo tempo em frente a uma tela e a falta de exercícios são fatores significativos. O CDC relatou que a prevalência de obesidade ajustada à idade entre todos os adultos era de 42,4% e a prevalência de obesidade grave ajustada à idade em adultos era de 9,2% de 2017 a 2018 (CDC, 2020a). Os adultos têm maior risco de se tornarem obesos devido a falta de hábitos alimentares saudáveis, pouca atividade e exercícios físicos.

A obesidade prejudica a saúde musculoesquelética das pessoas devido à pressão do peso adicional sobre as articulações e músculos. Foi associada a lombalgia, problemas de marcha, danos a tecidos moles, osteoporose, gota, fibromialgia e distúrbios do tecido

Tabela 38.2 Condições patológicas que afetam o alinhamento e a mobilidade corporal.		
Condição	**Influência patológica**	**Exemplos**
Defeitos congênitos	Anormalidades afetam a eficiência do sistema musculoesquelético no que diz respeito ao alinhamento, equilíbrio e aparência	**Osteogênese imperfeita** – distúrbio hereditário. Faz com que os ossos sejam porosos, curtos, tortos e deformados Consequentemente, as crianças apresentam arqueamento da coluna e baixa estatura **Escoliose** – uma curvatura estrutural da coluna associada a rotação vertebral. Músculos, ligamentos e outros tecidos moles se encurtam, afetando o equilíbrio e a mobilidade
Distúrbios ósseos, articulares e musculares	Afetam a integridade das estruturas	**Osteoporose** – redução da densidade ou massa óssea. O osso continua bioquimicamente normal, mas tem dificuldade para manter sua integridade e sustentação, levando a fraturas
Doenças inflamatórias articulares	Causam inflamação ou destruição da membrana sinovial e da cartilagem articular, provocando sinais sistêmicos de inflamação	**Artrite** – alterações na cartilagem articular combinadas com o crescimento exagerado de osso nas extremidades articulares. Mudanças degenerativas comumente afetam articulações de sustentação de peso **Rompimento articular** – trauma nas cápsulas articulares; varia de leve – como uma ruptura resultante de uma distensão – a intensa, como uma separação que leva a uma luxação
Distúrbio do sistema nervoso central	Danifica uma parte do sistema nervoso central que regula o movimento voluntário e causa alinhamento corporal prejudicado e imobilidade	**Traumatismo craniano** – dano na área motora do cérebro. O grau do dano causado nos movimentos voluntários está diretamente relacionado ao grau de destruição da área motora **Lesão medular** – dano medular resulta em perda de função (permanente ou temporária) abaixo do nível da lesão. A perda de função de um paciente depende do nível medular afetado
Trauma musculoesquelético	Resulta em hematomas, contusões, distensões e/ou fraturas	**Fratura óssea** – rompimento simples ou complexo da continuidade do tecido ósseo; frequentemente gera necessidade de imobilização temporária da parte do corpo que foi afetada

conjuntivo (artrite reumatoide) (Onyemaechi et al., 2016; Klish e Skelton, 2021). Também foi verificada uma associação entre obesidade e diversas condições médicas, incluindo hipertensão arterial, aterosclerose, doença cardíaca, diabetes, hipercolesterolemia, cânceres e transtornos do sono (National Heart Lung and Blood Institute [NHLBI], n.d.a). Pacientes obesos necessitam de adaptações nas abordagens utilizadas para auxiliar no andar, transferir e posicionar. Existem algoritmos que informam o número de funcionários e o tipo de dispositivo de assistência a ser usado para mover, transferir e deambular pacientes que são obesos. A obesidade impacta diretamente a qualidade de vida do paciente, principalmente sua capacidade de realizar AVD com eficiência. É uma condição que causa um grande impacto também na saúde emocional das pessoas (NHLBI, n.d.a).

> **Pense nisso**
>
> Considere ser designado a cuidar de um paciente que tem histórico de artrite afetando o quadril. O paciente requer assistência em AVD. Reflita sobre como o funcionamento do sistema musculoesquelético poderia ser afetado e como isso afetará a forma de planejar as atividades do paciente.

Base de conhecimento de enfermagem

O julgamento clínico sólido requer a aplicação do conhecimento de enfermagem sobre atividade, exercícios e efeitos fisiopatológicos de qualquer doença de seus pacientes ao tomar decisões clínicas sobre o cuidado. O conhecimento permite que você analise o impacto de uma enfermidade ou deficiência nos pacientes de forma que possa identificar corretamente suas necessidades holísticas. Uma base de conhecimento de enfermagem para atividade e exercícios ajuda você a selecionar intervenções relevantes quando os pacientes têm menos tolerância à atividade ou limitações físicas que afetam sua mobilidade ou capacidade de se exercitar.

Manuseio e mobilidade segura do paciente

Enfermeiros são expostos a esforços excessivos e lesões físicas relacionadas ao risco de mover e transferir pacientes. Isso é verdadeiro em todos os ambientes de cuidados de pacientes. Prestar assistência manual envolve esforço físico excessivo, o que é ainda mais complicado quando tubos e outros dispositivos ligam o paciente a tomadas elétricas fixas ou aparelhos (Matz, 2019). Levantar e transferir manualmente os pacientes contribui para uma alta incidência de problemas musculoesqueléticos relacionados ao trabalho e lesões nas costas entre enfermeiros e outros profissionais da saúde. A maioria das atividades de cuidado relacionadas ao manuseio de pacientes envolve um ou mais dos seguintes procedimentos: levantamento do paciente com braços estendidos, próximo ao chão, da posição sentada ou ajoelhada, com o tronco torcido ou com a carga na lateral do corpo, com apoio de uma das mãos ou em um espaço restrito, puxando ou empurrando durante o cuidado (Matz, 2019). O crescimento da tendência de lesões no ambiente de cuidado de saúde levou a importantes pesquisas na área de enfermagem. Uma pesquisa liderada pelas dras. Audrey Nelson e Andrea Baptiste resultou no desenvolvimento de técnicas de manuseio seguro do paciente. Essas técnicas são padronizadas para determinar como manusear, mover e mobilizar pacientes e são baseadas nas características e condições individuais dos pacientes (Matz, 2019; Hilton et al., 2019; Nelson e Baptiste, 2006).

Pesquisas baseadas em evidências demonstraram que intervenções de manuseio e mobilidade seguros de pacientes reduzem significativamente as lesões por esforço excessivo ao substituir o manuseio manual por métodos mais seguros guiados por princípios ergonômicos (NIOSH, 2013; Matz, 2019). Ergonomia é a criação de tarefas de trabalho que melhor se adéquam às capacidades dos trabalhadores. No caso de manuseio e mobilidade seguros de pacientes (MMSP), envolve uma avaliação mais bem feita, uso de equipamentos mecânicos e procedimentos de segurança para levantar e mover pacientes. Muitos estados têm leis que obrigam as instituições de cuidados de saúde a usar técnicas de MMSP. Programas abrangentes de MMSP incluem os seguintes (U.S. Department of Veterans Affairs, 2019):

- Ferramentas padronizadas de avaliação para identificar o nível de mobilidade de um paciente, como a Banner Mobility Assessment Tool (BMAT) (Boynton et al., 2014; Matz, 2019)
- Uma avaliação ergonômica dos quartos dos pacientes e dos ambientes de cuidado de saúde
- Algoritmos de avaliação clínica de pacientes para selecionar os equipamentos certos e o número de funcionários para cada tarefa de manuseio e mobilização dos pacientes
- Os equipamentos corretos incluem dispositivos de assistência na forma de colunas de suspensão fixadas ao teto disponibilizadas nos quartos dos pacientes. Essas colunas de suspensão ajudam os atendentes a transferir pacientes do leito para macas ou cadeiras de rodas e podem ser usadas para auxiliar os pacientes a andar
- Dispositivos portáteis de suspensão podem ser transportados de um quarto para outro. O equipamento de suspensão utiliza tipoias ou coletes para manter os pacientes firmes e reduzir o risco de escorregar, cair ou ser derrubado ao andar
- Colegas líderes de unidade que atuam como especialistas em manuseio seguro de pacientes e treinadores de equipe
- Criação de grupos de segurança para compartilhamento de informações entre os membros da equipe para a manutenção da segurança da equipe e dos pacientes
- Uma política de mínimo levantamento.

O uso de técnicas de MMSP é um padrão para melhores práticas de movimentação, manuseio e transferência de pacientes. Além de reduzir lesões entre os profissionais da saúde, o uso de técnicas de MMSP melhora os resultados dos pacientes. Relatórios da OSHA apontam que programas de MMSP resultam em redução do número de casos de quedas, cortes e lesões por pressão entre os pacientes (OSHA, 2017).

Fatores que influenciam a atividade e o exercício

Fatores que influenciam a atividade e o exercício incluem mudanças do desenvolvimento, estilo de vida, questões ambientais, apoio familiar e social, e fatores culturais e étnicos. Considere essas áreas de conhecimento e aplique essa informação para desenvolver um plano de cuidados centrado no paciente caso ele esteja buscando promoção da saúde, cuidado agudo ou cuidado restaurativo e contínuo.

Mudanças do desenvolvimento.
Ao longo da vida, a aparência e o funcionamento do corpo sofrem mudanças que afetam o movimento. Conhecimento sobre crescimento e desenvolvimento (ver Capítulos 12 a 14) o deixa preparado para prever os tipos de atividades que pacientes de todas as idades são capazes de realizar. Por exemplo, o processo de desenvolvimento resulta nas crianças adquirindo independência no dia a dia mediante o aperfeiçoamento de sua capacidade motora grossa, bem como de suas funções manuais, intelectuais e de comunicação (Kim et al., 2017).

A coluna de um recém-nascido é flexionada e não tem as curvas anteroposteriores de um adulto. Conforme o bebê cresce e a estabilidade aumenta, a coluna torácica vai se retificando e a curvatura da coluna lombar aparece, permitindo que a criança se sente e fique em pé. À medida que o bebê cresce, o desenvolvimento musculoesquelético permite a sustentação do peso para ficar em pé e andar, permitindo que a criança explore seu ambiente. A postura de uma criança pequena é desajeitada devido ao andar cambaleante e ao abdome protuberante. Mais para o fim dessa fase, a postura já parece menos desajeitada, as curvas das vértebras cervicais e lombares são acentuadas e a eversão dos pés desaparece. A partir do terceiro ano de vida até o início da adolescência, o sistema musculoesquelético continua crescendo e se desenvolvendo. A maior coordenação permite que a criança realize tarefas como lavar as mãos e escovar os dentes, que requerem habilidades motoras mais refinadas. O crescimento na adolescência é geralmente esporádico e irregular. Consequentemente, o adolescente parece desajeitado e descoordenado. Meninas adolescentes normalmente crescem e se desenvolvem mais cedo do que os meninos. Os quadris se alargam, há depósitos de gordura nos braços, coxas e nádegas. As mudanças nos garotos adolescentes são normalmente resultantes do crescimento de ossos longos e do aumento da massa muscular.

Um adulto de meia-idade deve, normalmente, ter uma função musculoesquelética plena. Um adulto com postura e alinhamento corporal corretos se sente e parece bem, e geralmente parece ser autoconfiante. Um adulto saudável também tem desenvolvimento e coordenação musculoesqueléticos necessários para realizar AVD e exercícios físicos. Porém, para pessoas de 45 a 64 anos, a porcentagem de adultos com duas ou mais condições crônicas comuns aumenta. A maioria das pessoas com múltiplas doenças crônicas (MDC) se encontra em idade produtiva (Boxe 38.2). MDC criam obstáculos para o exercício. Sintomas de uma condição crônica (p. ex., dificuldade de respirar relacionada à asma) podem interferir em outra condição (insuficiência cardíaca), impedindo o paciente de praticar os exercícios regulares necessários. Os enfermeiros devem considerar o ônus das MDC para os adultos não idosos, que representam mais de 60% de todos os adultos que vivem com MDC (Adams, 2017). Doenças crônicas afetam significativamente a forma de individualização dos programas terapêuticos de atividades e exercícios. Por exemplo, um paciente que tem doença cardíaca preexistente terá diferentes diretrizes para os tipos de exercícios a serem realizados e para o monitoramento da tolerância ao exercício em comparação a um paciente de idade semelhante e sem doenças.

Idosos sofrem uma perda progressiva da massa óssea total. Algumas das possíveis causas dessa perda incluem inatividade física, alterações hormonais e maior atividade osteoclástica (ou seja, atividade das células responsáveis pela absorção do tecido ósseo). O efeito da perda óssea é o enfraquecimento dos ossos, fazendo com que as vértebras fiquem mais moles e os ossos de eixo longo fiquem menos resistentes ao envergamento, tornando a pessoa propensa a fraturas e lesões

---

Boxe 38.2 Condições crônicas de saúde comuns entre jovens e idosos

- Artrite
- Câncer
- Doença pulmonar crônica
- Demência
- Diabetes
- Depressão
- Doença renal crônica
- Doença cardíaca
- Hipertensão
- Acidente vascular encefálico

Dados de Adams ML: *Differences between younger and older US adults with multiple chronic conditions*, Centers for Disease Control and Prevention: Preventing Chronic Disease, Volume 14, September 7, 2017. https://www.cdc.gov/pcd/Issues/2017/16_0613.htm. Accessed April 18, 2019; e Centers for Disease Control: CDC's National Center for Chronic Disease Prevention and Health Promotion (NCCDPHP): *Chronic diseases in America*, n.d., https://www.cdc.gov/chronicdisease/pdf/infographics/chronic-disease-H.pdf. Accessed August 24, 2021.

musculares. Idosos podem andar mais lentamente e de forma incorreta, e parecem ser menos coordenados. Muitos têm medo de queda (Lavidan et al., 2018; Tomita et al., 2018). Eles geralmente dão passos menores e mantêm seus pés mais juntos, o que reduz a base de apoio; portanto, altera o equilíbrio corporal. Exercícios físicos podem melhorar a resistência, a coordenação e a estabilidade muscular, e reduzir o risco de quedas e lesões (ver Capítulo 14).

Aspectos comportamentais. Motivação intrínseca para aderir a qualquer forma de tratamento, inclusive um programa de exercícios, é a satisfação inerente que uma pessoa experimenta com a atividade física (McArthur et al., 2014). Essa motivação inclui sentimentos de satisfação e realização que advêm da adesão a exercícios regulares. Compreender como o comportamento humano influencia a motivação e a disposição de um paciente a ser ativo e se exercitar é fundamental para seu sucesso na criação de um programa de exercícios centrado no paciente.

É importante considerar o conhecimento de seus pacientes sobre exercícios e atividade (benefícios *versus* desvantagens), seus valores e crenças sobre exercícios e saúde, obstáculos percebidos para um programa de exercícios e atividade física e os atuais comportamentos ou hábitos de exercícios. Os pacientes ficam mais abertos a desenvolver um programa de exercícios se estiverem na fase de disposição para mudar seu comportamento (Tsang et al., 2015). Um estudo qualitativo envolvendo mulheres de meia-idade de descendência chinesa revelou cinco subtemas da motivação feminina a se exercitar: sentimentos positivos previstos (sensações fisiológicas ou emocionais), exercício significativo, obstáculos percebidos no caminho para evitar exercícios, sentimentos negativos ou ambivalentes sobre ser ativa, e experiências prévias negativas em relação à *performance* física ou incômodo emocional por uma experiência de exercício (Tsang et al., 2015). As decisões dos pacientes de mudar comportamentos e incluir uma rotina de exercícios em suas vidas geralmente ocorrem de forma gradativa com a repetição de informações e reforço individualizado para suas metas pessoais e estilo de vida (ver Capítulo 25).

Estilo de vida. O estilo de vida cotidiano de um indivíduo influencia amplamente a prática de exercícios. A pessoa deve ter grande motivação para se exercitar caso seu estilo de vida não inclua um tempo conveniente para exercícios ou se houver interrupções ou demandas frequentes. As pessoas que precisam ter mais de um emprego para manter sua segurança financeira vão achar que não têm tempo para se exercitar. Pais que ficam em casa e que cuidam de várias crianças geralmente têm a mesma percepção. Quando o exercício se torna parte da rotina diária de uma pessoa, é obviamente mais fácil introduzir novas opções ou frequências de exercícios. Em um estudo de autoria de McArthur et al. (2014), o ponto até o qual mulheres de meia-idade integraram exercícios em sua rotina de estilo de vida foi caracterizado por: exercícios incorporados na estrutura diária (rotina estabelecida), outras demandas (trabalho ou afazeres domésticos), estar preparada (ter os equipamentos e providências necessárias), e priorização (a ênfase que as mulheres colocavam no exercício em relação a outros aspectos de suas vidas diárias). Devido às diversas condições de estilo de vida que podem afetar a adesão aos exercícios, o enfermeiro deve obter um quadro completo das rotinas do paciente, opções de exercícios e condições de estilo de vida.

Origem cultural. Exercícios e aptidão física são benéficos para todas as pessoas. Contudo, existem diferenças culturais relativas ao quanto as pessoas se exercitam (Boxe 38.3). O CDC (2021e) reporta que 31 milhões de adultos (incluindo 28% dos adultos acima de 50 anos) são fisicamente inativos. Um estudo utilizando as American Time Use Surveys (ATUS) demonstrou que atividade física por lazer correspondeu a aproximadamente 10% de todas as atividades físicas não laborais entre adultos (Saffer et al., 2013). Pessoas com menores níveis de escolarização e grupos de minorias raciais/étnicas tendem a apresentar níveis maiores de atividade física laboral, mas menores níveis de atividade física não laboral. A diferença pode limitar os efeitos positivos da atividade física para a saúde do indivíduo, pois o tipo de atividade física não laboral apresenta uma associação positiva mais intensa com a saúde em relação à atividade física laboral (Saffer et al., 2013). Há culturas que consideram exercícios como uma parte de um método para otimizar a saúde ou tratar uma doença (Giger e Haddad, 2021). Ao desenvolver um programa de aptidão física para populações culturalmente diversificadas, considere sua educação e crenças sobre o valor dos exercícios e seu acesso a eles, procure saber o que motiva as pessoas a se exercitarem e quais atividades são adequadas e agradáveis.

Questões relacionadas com o ambiente

Residência e locais de trabalho. Um obstáculo comum para atividade física é a falta do tempo necessário para se dedicar a um programa de exercícios diários. Alguns empregadores ajudam seus funcionários a praticar exercícios diariamente. Alguns locais de trabalho ajudam seus funcionários a superar o obstáculo de limitação de tempo oferecendo oportunidades de atividades físicas no local de trabalho, lembretes e recompensas para os que se preocupam com a aptidão física.

Boxe 38.3 Aspectos culturais do cuidado

Inatividade física entre grupos étnicos

Os Centers for Disease Control and Prevention dos Estados Unidos (Watson et al., 2016) indicam que a prevalência de inatividade entre adultos de 50 anos ou mais era significativamente maior entre mulheres do que entre homens, entre negros hispânicos e não hispânicos do que entre brancos não hispânicos, e entre adultos que relataram já ter tido uma ou mais doenças crônicas do que entre os que não reportavam nenhuma. A prevalência de inatividade aumentava significativamente conforme os níveis de instrução diminuíam e os índices de massa corporal aumentavam. Quando idosos percebem que exercícios contribuem para a independência, sua prática se torna mais provável. Contudo, em um estudo sobre influências culturais na prática de exercícios, tradições familiares e normas socioculturais influenciaram comportamentos sedentários (Rawlings et al., 2019). Uma revisão sistemática de estudos de pesquisa revelou que muitos idosos latinos achavam que exercício "não servia" para idosos e que era "uma perda de tempo" (Jang et al., 2015). A mesma revisão também verificou que muitos idosos imigrantes de origem asiática, indiana, latina e chinesa achavam que a idade avançada era um momento para descansar ou relaxar. O comportamento sedentário é influenciado por idade, gênero, mobilidade, cultura e condição socioeconômica (Rawlings et al., 2019).

Implicações para os cuidados centrados no paciente

- Valores culturais, crenças e percepções definem o envelhecimento e a saúde e afetam o significado pessoal do indivíduo em relação a exercícios (Jang et al., 2015). Portanto, você precisa avaliar os sentimentos do paciente em relação ao envelhecimento e aos exercícios
- Receber apoio e aconselhamento de profissionais da saúde da mesma origem cultural ou linguística é geralmente bem-sucedido para motivar os pacientes a se envolverem em exercícios e outros programas de saúde (Jang et al., 2015; Betancourt et al., 2021)
- Certifique-se de que as intervenções de exercício e prevenção de quedas sejam culturalmente apropriadas e direcionadas aos valores e crenças do paciente
- Apoie a promoção de atividade física por meio de programas formais em escolas, igrejas e agências governamentais.

Por exemplo, fornecer pista de caminhada que dá aos funcionários a oportunidade de andar no trabalho pode superar barreiras como a de não ter tempo para caminhar, preocupações em relação à segurança em seus próprios bairros ou falta de apoio social (CDC, 2021c). Esses programas de atividade aumentam a produtividade e elevam a moral dos funcionários. Lembretes dentro de um local de trabalho, como placas encorajando os funcionários a usarem as escadas em vez de elevadores, são úteis. Recompensas como estacionamento gratuito ou com desconto também são efetivas para funcionários que deixarem seus carros em estacionamentos distantes e andarem até o trabalho.

Dependendo de onde o paciente mora, os padrões climáticos afetam a disposição e a capacidade de a pessoa sair de casa para praticar exercícios usuais. Um clima bom tende a motivar as pessoas a se exercitarem, enquanto o mau tempo faz o contrário. Alguns indivíduos instalam em casa o que é necessário para praticar exercícios, utilizando uma bicicleta ergométrica ou equipamentos de musculação, por exemplo. O exercício precisa se encaixar em um ambiente em que seja seguro participar da atividade (Franklin et al., 2021). Por exemplo, é seguro andar de bicicleta em determinado bairro? É importante conhecer os aspectos relacionados ao ambiente no qual o paciente vive e trabalha para compreender os padrões de exercício e ajudá-lo a selecionar opções relevantes de exercícios.

Escolas. As crianças atualmente são menos ativas, o que resulta no aumento da obesidade infantil. As escolas podem ser bastante eficazes em facilitar o condicionamento físico e a prática de exercícios entre as crianças. Estratégias para a incorporação precoce de atividade física na rotina diária da criança geralmente oferecem a base para o comprometimento vitalício com os exercícios e a aptidão física.

Comunidade. Criar ou modificar os ambientes para facilitar a decisão das pessoas de caminhar, correr ou andar de bicicleta é uma estratégia que não apenas aumenta a atividade física do indivíduo como também faz com que as comunidades sejam lugares melhores de viver (CDC, 2021d). Infelizmente, tais recursos não estão disponíveis na maioria dos bairros mais carentes. Comunidades que se destinam a apoiar a atividade física são geralmente chamadas de comunidades ativas (CDC, 2021d). O apoio da comunidade em relação à aptidão física é fundamental para promover a saúde de seus membros (p. ex., proporcionando pistas de caminhada em campos e parques, mapas para guiar o acesso e aulas de educação física). O sucesso da implementação de programas de educação física exige colaboração entre agências de saúde pública, associações recreativas e de parques, agências governamentais estaduais e municipais, instituições de saúde e membros da comunidade. Ao avaliar seus pacientes você precisa incluir uma análise do ambiente comunitário e dos recursos disponíveis para atividade física segura no local em que vivem.

Apoio familiar e social. Apoio social é uma ferramenta motivacional muito importante para encorajar e promover os exercícios e a educação física. Em uma revisão sistemática que estudou a associação entre apoio social e atividade física entre idosos, verificou-se que pessoas com maior apoio social para a prática de atividades físicas são mais propensas a fazer isso em momentos de lazer, principalmente quando o apoio vem de membros da família (Smith et al., 2017). Esse estudo observou que os níveis de atividade física feminina apresentavam maior probabilidade de ser influenciados por apoio social geral do que entre os homens. Um exemplo do emprego de apoio social para influenciar o exercício é ter um amigo ou alguém importante que faça com que o paciente participe de um "sistema de parceria" (ou seja, caminhar juntos todos os dias em um horário determinado) ou participar de aulas de ginástica. Essa companhia proporciona socialização, aumenta o prazer e desenvolve um compromisso com a educação física. Pais apoiam seus filhos na prática de atividades físicas torcendo por eles, elogiando e levando a eventos esportivos ou academias. Pais também apoiam a atividade física incluindo seus filhos em passeios para andar de bicicleta ou em jogos de basquete na quadra da escola do bairro.

No estudo de caso, Beth refletirá sobre o conhecimento a respeito dos efeitos da obesidade no movimento normal e planeja avaliar seus efeitos no nível de conforto, marcha de deambulação, e outras condições musculoesqueléticas da sra. Smith. O conhecimento sobre o impacto causado pela insuficiência cardíaca na tolerância ao exercício dá mais informações para Beth. O pensamento crítico envolve a antecipação do conhecimento que é mais relevante para a condição de um paciente. A base de conhecimento de Beth ajudará a guiar o histórico de enfermagem e aumentará ainda mais o conhecimento e a compreensão dela sobre a condição exclusiva da sra. Smith.

Pensamento crítico

Julgamento clínico sólido está no cerne da apresentação de intervenções seguras e relevantes para melhorar a tolerância e o nível de atividade do paciente. Aplicando pensamento crítico para a realização de julgamentos clínicos sólidos, os enfermeiros reconhecem e analisam achados/características definidores, selecionam e priorizam diagnósticos e problemas de enfermagem, e respondem com as intervenções apropriadas dentro de uma variedade de contextos (Dickison et al., 2016). Uma avaliação ponderada determinará a eficácia dessas intervenções. O sucesso do pensamento crítico requer uma síntese de conhecimento, experiência, fatores ambientais, atitudes de pensamento crítico e padrões intelectuais e profissionais. Julgamentos clínicos sólidos requerem que você antecipe informações, analise os dados e tome decisões clínicas apropriadas em relação à atividade e ao exercício do paciente (Figura 38.6).

Você integra conhecimento de enfermagem e de outras disciplinas para entender a tolerância à atividade, o movimento, a aptidão física e os efeitos nos pacientes. Conforme conduz o processo de enfermagem, considere a relação entre conceitos científicos e de enfermagem para proporcionar o melhor resultado a seus pacientes. Por exemplo, comece compreendendo a relação entre o sistema musculoesquelético e as alterações de saúde do seu paciente e como podem criar problemas para a atividade e os exercícios e para a transferência e a movimentação deles. Padrões profissionais também fazem parte da sua base de conhecimento e oferecem diretrizes valiosas para determinar como promover exercícios e educação física para os pacientes. Um exemplo são as *Physical Activity Guidelines for Americans*, publicadas pelo Department of Health and Human Services, dos EUA (2018); as diretrizes daquele departamento oferecem recomendações, baseadas em evidências, a adultos e jovens (3 a 17 anos) para a realização segura das atividades físicas de que eles precisam para manter sua saúde. Outra norma é a declaração de posicionamento sobre atividade física e exercícios para diabéticos desenvolvida pela American Diabetes Association (Colberg et al., 2016).

Suas experiências em cuidar de pacientes com alterações na capacidade de permanecerem ativos e móveis são valiosas. Se você trabalha em um ambiente de saúde domiciliar, em uma clínica ou reabilitação, terá a oportunidade de testemunhar como os pacientes respondem às recomendações de atividade e exercícios com o tempo, sua adesão e suas atitudes em relação ao exercício. Essa informação o orienta a tomar decisões para futuros pacientes. A competência é decorrente da experiência. Muitas das habilidades envolvendo a promoção do movimento, como o uso de dispositivos auxiliares, assistência na deambulação e transferência de pacientes requer consideração sobre os pontos fortes e fracos dos pacientes. Sua competência nessas habilidades aumentará se você colaborar com fisioterapeutas, cuja formação é focada nesses tipos de habilidades.

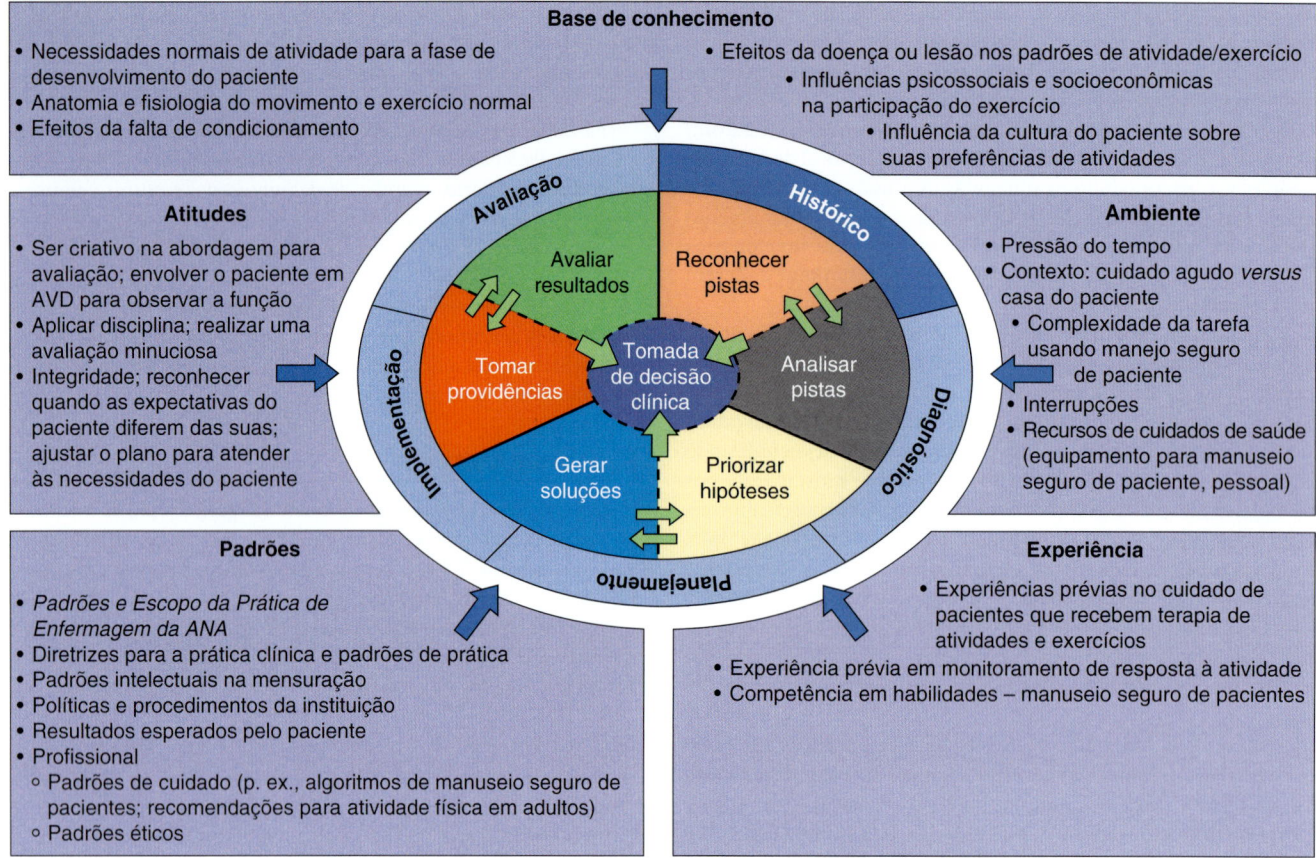

Figura 38.6 Modelo de pensamento crítico para avaliação de atividade e exercícios. *ANA*, American Nurses Association; *AVD*, atividade da vida diária. (Copyright do Modelo de Medida de Julgamento Clínico © NCSBN. Todos os direitos reservados.)

Considerar fatores ambientais é especialmente importante quando se estão planejando intervenções de atividade e exercício. No cuidado agudo e na reabilitação, você quer um caminho desobstruído para deambulação que o paciente possa usar. Em casa, você deve acomodar quaisquer barreiras que possam existir, como pisos irregulares na área externa ou tapetes desgastados, para que os pacientes possam deambular com segurança. Você deve adaptar as abordagens aos ambientes dos pacientes bem como ao ambiente de cuidado de saúde. O uso de recursos como a fisioterapia será fundamental para o sucesso das intervenções.

Atitudes de pensamento crítico e padrões intelectuais ajudam a guiar a abordagem de resolução de problemas ao fazer julgamentos clínicos durante o processo de enfermagem. Todas as avaliações devem ser minuciosas e detalhadas à medida que você aplica atitudes de pensamento crítico ao explorar os problemas com os pacientes. Lembre-se de que alguns pacientes têm a capacidade de se recuperar a despeito da perda de alguma função física. A restauração da função começa cedo no cuidado de pacientes cuja capacidade de realizar autocuidado é interrompida. Criatividade, comprometimento e perseverança são importantes padrões intelectuais para aplicar a fim de aumentar a tolerância dos pacientes à atividade e suas habilidades de mobilidade.

> **Pense nisso**
>
> Pense em um paciente do qual você cuidou; com quais sistemas de apoio ele contava? Como o paciente usou seu sistema de apoio em relação à promoção de atividade física diária? Como você pode incorporar o uso de um sistema de apoio em um programa de exercícios de um paciente?

Processo de enfermagem

Aplique pensamento crítico para fazer os julgamentos clínicos necessários à condução bem-sucedida do processo de enfermagem. O envolvimento do paciente é fundamental desde o princípio. Pelo fato de que os pacientes precisam se comprometer a iniciar a atividade e manter a participação nos exercícios, uma abordagem centrada no paciente é de especial importância.

❖ **Histórico de enfermagem**

Ao conduzir uma avaliação para determinar as necessidades de atividade física e exercícios de um paciente, considere o conhecimento científico e de enfermagem referente à condição do paciente como se apresenta durante a avaliação. Por exemplo, você antecipa achados/características definidores sabendo o que é normal de acordo com a anatomia e a fisiologia do movimento. O diagnóstico médico do paciente ou sua condição física atual dão pistas do que procurar. Por exemplo, um paciente com osteoartrite provavelmente tem dor e sensibilidade em determinadas articulações. Sua experiência com pacientes semelhantes torna mais fácil detectar um sinal – por exemplo, rigidez em uma articulação. Deixe seu conhecimento e sua experiência interagirem enquanto você conduz seu histórico de enfermagem. Saiba o que procurar, mas também seja detalhista, para não perder sinais e sintomas menos óbvios ou mais incomuns. Para ser minucioso, considere também o histórico de atividade do paciente, seu *status* de desenvolvimento, fatores que influenciam a atividade e o exercício no que diz respeito ao paciente, recursos socioeconômicos, e capacidade e disposição para se exercitar. Você analisa criticamente os achados/características definidores para identificar diagnósticos e problemas de enfermagem. Os diagnósticos orientarão você na seleção de resultados centrados no paciente para promover o cuidado de enfermagem seguro e eficaz. Durante a avaliação, aplique todos os elementos do pensamento crítico que o ajudam a realizar os julgamentos clínicos necessários para selecionar diagnósticos de enfermagem corretos.

Pelo olhar do paciente. Sua capacidade de proporcionar cuidado centrado no paciente requer que seu paciente esteja disposto e pronto a participar de qualquer atividade ou programa de exercícios que você planejar. Isso pode incluir que ele saia do leito e se sente na cadeira pela primeira vez ou participe de caminhadas diárias de 30 minutos em casa. Avalie as expectativas do paciente e o conhecimento das atividades físicas necessárias para a recuperação. Quais são os valores, preocupações e crenças do paciente sobre como a atividade e os exercícios afetarão a saúde? Inclua uma discussão sobre as percepções dele em praticar atividades e exercícios em casa ou no ambiente de cuidado de saúde. Também é importante avaliar as percepções do paciente sobre o que seria uma atividade aceitável em relação a quaisquer sintomas observados durante o exercício. Um dos fatores que afetam a atividade física é não ter dor. Quando os pacientes sentem dor ou fadiga após os exercícios, geralmente não têm compromisso com as intervenções desejadas. Quando os pacientes estão contentes com suas atividades e aptidões físicas atuais, podem não perceber nenhuma necessidade de melhorar.

Disposição para se exercitar. A autoeficácia percebida é uma crença individual na capacidade de realizar comportamentos diferentes ou uma tarefa. A autoeficácia afeta a disposição de uma pessoa a praticar uma atividade, como um exercício. Os resultados que as pessoas preveem, por exemplo, a respeito de um programa de exercícios, dependem de seus julgamentos de quão bem serão capazes de desempenhar em determinadas situações. O Modelo Transteórico (MTT), que incorpora o conceito de autoeficácia, pode ser aplicado para personalizar intervenções de acordo com a disposição dos pacientes à mudança, pode melhorar o progresso dos pacientes e ajudá-los a usar os recursos terapêuticos mais efetivamente (LaMorte, 2019). No entanto, individualizar uma intervenção depende da precisão de sua avaliação sobre o estágio de mudança (EDM) em que se encontra o paciente.

O MTT é um modelo de mudança intencional cujo foco está na tomada de decisões do indivíduo em relação a uma mudança de comportamento (p. ex., começar a se exercitar, mudar a alimentação, tomar medicamentos corretamente). O modelo opera com base na hipótese de que as pessoas não mudam seus comportamentos rapidamente e de forma decisiva; em vez disso, as mudanças comportamentais ocorrem continuamente mediante um processo cíclico (LaMorte, 2019). Uma pessoa se alternará entre os cinco estágios de mudança a seguir:

- Pré-contemplação: as pessoas não pretendem mudar seu comportamento nos próximos 6 meses; elas não têm consciência sobre o comportamento problemático ou foram desmoralizadas por tentativas anteriores malsucedidas de mudar comportamentos
- Contemplação: as pessoas estão conscientes de que precisam mudar seu comportamento. Elas pretendem agir nos próximos 6 meses, mas falta comprometimento para realmente começar a mudar
- Preparação: as pessoas já decidiram agir no futuro imediato, normalmente no próximo mês. Elas geralmente têm um plano de ação concreto, como comprar uma bicicleta ergométrica, entrar para uma academia de ginástica ou pedir para familiares caminharem com elas
- Ação: as pessoas fizeram mudanças explícitas em seus estilos de vida nos últimos 6 meses
- Manutenção: as pessoas demonstraram o comportamento desejado por mais de 6 meses e estão trabalhando para evitar recaídas.

Sua avaliação sobre o estágio que melhor descreve a prontidão de seu paciente a se exercitar impactará os diagnósticos de enfermagem escolhidos e determinará a forma de seu planejamento dos cuidados. Comece perguntando até que ponto o paciente gosta de se exercitar e quais são as convicções dele a respeito da capacidade de se exercitar (Boxe 38.4). Esse é um fator positivamente associado à atividade física

---

Boxe 38.4 Questões do histórico de enfermagem

Padrão de exercícios
- De quais exercícios você mais gosta?
- Quanto você normalmente se exercita por dia? Por semana? Como você se planeja para isso?
- Por quanto tempo você se exercita em um dia?

Tolerância aos exercícios
- Diga-me como você se sente depois de fazer seus exercícios
- Descreva-me qualquer sintoma desconfortável ou debilitante que você sinta enquanto se exercita
- Você sabe como verificar seu pulso antes e depois dos exercícios?

Valores do paciente
- Diga-me o que acha sobre como o exercício afeta sua saúde. Benefícios? Desvantagens?
- Até que ponto você gosta de se exercitar?
- Qual seu nível de confiança em relação à sua capacidade de praticar os exercícios que o médico recomendou?

Efeitos do exercício
- Conte-me sobre quaisquer problemas que você esteja tendo com permanecer ativo e se exercitar regularmente
- Diga-me como o exercício afeta seu corpo
- Como seus hábitos de exercício mudaram desde sua enfermidade/lesão?
- Como a falta de uma rotina de exercícios afetou seu peso?
- Você se sente mais cansado desde quando não conseguiu mais se exercitar rotineiramente?

Sinais e sintomas
- Fale-me sobre qualquer desconforto que você sente quando se exercita (ou depois de se exercitar)
- Descreva como é a dor ou falta de ar que você sente
- Você já sentiu desconforto ou dor no peito durante um exercício ou atividade?

Manifestação e duração
- Diga-me quando seu desconforto após os exercícios começou. Isto acontece todas as vezes que você se exercita?
- Quanto tempo demora para voltar a respirar normalmente depois de se exercitar ou praticar uma atividade?

Intensidade
- Quanto você anda até começar a sentir dor nas pernas?
- Em uma escala de 0 a 10 (sendo 10 o pior desconforto), classifique sua dor nas pernas/costas
- Você descreveria sua falta de ar como mínima, moderada ou intensa após atividades e/ou exercícios?

Obstáculos para a prática de exercícios e atividades
- Diga-me o que o impede de se exercitar regularmente todos os dias
- Você tem algum problema de saúde (como asma, artrite) que afeta sua capacidade de realizar atividades cotidianas, como ir ao mercado, lavar roupas ou caminhar diariamente?
- Descreva quaisquer limitações físicas que o impeçam de se exercitar diariamente
- Você tem acesso a pista de caminhada comunitária e aparelhos de exercícios?

adulta (Healthy People 2020, s.d.). Pergunte sobre o atual nível de atividade do paciente. Se o paciente disser que não se exercita e não pretende começar nos próximos 6 meses, ele está no estágio de pré-contemplação. Se o paciente tem pensado em se exercitar ou tentou se exercitar, mas o fez de modo inconstante, então ele está na fase de contemplação. Um paciente que descreve um plano para se exercitar depois que receber alta do hospital ou do centro de reabilitação se encontra no estágio de preparação. Se o paciente reporta a prática ativa de exercícios semanalmente nos últimos meses, ele está no estágio de ação. Se o paciente tem se exercitado, mas está enfrentando novos obstáculos que afetam sua capacidade de permanecer ativo, está no estágio de manutenção. Use seus achados de avaliação relacionados à disposição do paciente para mudança como dicas para os diagnósticos de enfermagem. As intervenções de enfermagem que você escolhe para o plano de cuidados de seu paciente devem complementar o estágio de mudança e direcionar o paciente à prática de atividades.

Fatores culturais e socioeconômicos. Uma avaliação dos recursos culturais e socioeconômicos se concentra naquelas questões que são particularmente importantes a serem consideradas no desenvolvimento de um plano de exercícios a longo prazo. Ela requer um nível de confiança para que o paciente explore crenças e atitudes culturais sobre o valor do exercício e como melhor incluir atividade física nos compromissos diários. No entanto, essa informação é vital para seu sucesso no desenvolvimento de um plano relevante de cuidado.

Também é importante avaliar os recursos socioeconômicos do paciente para poder se envolver em uma atividade ou plano de exercícios. Fatores socioeconômicos impactam a disposição ou a capacidade de o paciente se exercitar. Estudos demonstraram uma correlação entre o nível de educação das pessoas, sua renda e capacidade de pagar contas e equipamentos, e seu nível de envolvimento na atividade física (O'Donoghue et al., 2018). Devido ao acesso a estabelecimentos e programas de exercícios nas comunidades estar associado à atividade física de adultos, peça que os pacientes descrevam seu acesso a programas de exercícios e outros recursos em suas comunidades (Office of Disease Prevention and Health Promotion [ODPHP], n.d.). Por exemplo, o paciente tem acesso a academias ou parques públicos e áreas de caminhada? Essas áreas são seguras? Em que momento, durante um dia normal, o paciente percebe ser capaz de fazer exercícios? Isso será impactado por sua doença? Quantas horas por dia o paciente trabalha?

Um importante recurso que influencia a preparação para os exercícios é o apoio social. Existe apoio social disponível para um paciente? Pesquisas demonstraram que entre mulheres de meia-idade, a responsabilidade para com os outros ou até que ponto uma mulher se sente dependente dos outros (por participação mútua ou consciência da intenção) para manter compromissos de exercícios afeta a adesão a eles. Apoio disponível na forma de outra pessoa, encorajamento verbal ou ajuda organizacional (p. ex., cuidado dos filhos) pode ajudar as mulheres a permanecerem ativas (McArthur et al., 2014).

Saúde física. Avalie a condição física do paciente para determinar a capacidade e a prontidão para se exercitar. Isso inclui a condição de alinhamento corporal, força e coordenação muscular, e integridade das articulações e outras estruturas utilizando técnicas de exames físicos (ver Capítulo 30). Sinais vitais iniciais são essenciais para, mais adiante, determinar a tolerância ao exercício. Avalie a existência de qualquer dor ou desconforto nas articulações ou músculos. A presença de dor geralmente limita a disposição e a capacidade de a pessoa mover uma parte do corpo. Lembre-se de nunca mover uma articulação dolorosa além da posição da dor. Também reveja na ficha médica se o paciente vive com alguma doença crônica ou condição que afete sua capacidade de se movimentar e ser ativo. Colabore com um fisioterapeuta na abordagem terapêutica musculoesquelética do paciente. Aplique conhecimento de alterações patológicas para que você possa direcionar a avaliação aos sistemas corporais esperados.

Alinhamento corporal. Ajude o paciente a se sentir à vontade ao avaliar o alinhamento corporal. Seu objetivo não é fazer com que o paciente assuma uma posição não natural ou rígida. Você avaliará o alinhamento do paciente em pé, sentado e deitado, de acordo com a capacidade dele. A avaliação do alinhamento corporal tem os seguintes objetivos:

- Determinar mudanças fisiológicas normais no alinhamento corporal resultantes do crescimento e desenvolvimento de cada paciente
- Identificar desvios no alinhamento corporal causados por postura incorreta
- Criar oportunidades para que os pacientes observem sua postura
- Identificar necessidades de aprendizagem dos pacientes para manutenção do alinhamento corporal correto
- Identificar traumas, danos musculares ou disfunções nervosas
- Obter informações relativas a outros fatores que contribuem para o alinhamento incorreto como fadiga, desnutrição e problemas psicológicos.

O Capítulo 39 descreve em detalhes como avaliar o alinhamento de um paciente enquanto ele está em pé, sentado e deitado em posição supina.

Mobilidade. A adequação da mobilidade de um paciente afeta a coordenação e o equilíbrio para andar, a capacidade de realizar AVD e a capacidade de participar de um programa de exercícios. A avaliação da mobilidade tem cinco componentes: sentar, ficar em pé, amplitude de movimento, marcha e exercício.

Sentado. Você pode incorporar essa verificação em sua avaliação inicial do alinhamento sentado. Observe se o paciente consegue sentar do lado do leito ou em uma cadeira com as costas eretas. A capacidade do paciente de sentar afeta a capacidade de realizar atividades de autocuidado. Ao avaliar a capacidade dos pacientes de se sentar, permita que eles usem as grades laterais (quando houver). O Procedimento 38.1 descreve a Banner Mobility Assessment Tool (BMAT), uma ferramenta validada que inclui um componente para avaliação da mobilidade de um paciente sentado (Boynton et al., 2014; Matz, 2019).

Em pé. Não se baseie no autorrelato de um paciente sobre sua capacidade de ficar em pé independentemente, sem apoio ou assistência. Isso normalmente ocorre quando enfermeiros correm para internar ou transferir pacientes, permitindo que eles deem respostas simples como "sim" ou "não" em um formulário de internação. Quando você avalia a capacidade de um paciente ficar em pé, é adequado fazer com que ele use um dispositivo auxiliar para apoio (se normalmente for usado algum). A BMAT (Boynton et al., 2014; Matz, 2019) inclui um parâmetro para avaliar um paciente enquanto está sentado. O paciente deve ser capaz de tirar as nádegas da cama e se manter assim contando até cinco (Boynton et al., 2014; Matz, 2019). A capacidade de realizar essa manobra indica boa mobilidade e equilíbrio, que são necessários para ficar em pé com segurança e deambular (ver Procedimento 38.1).

Amplitude de movimento. Observar a amplitude de movimento (ADM) é uma das primeiras técnicas de avaliação usadas para determinar o grau de limitação ou lesão de uma articulação. Avalie a ADM para esclarecer extensão da rigidez, inchaço, dor, limitação de movimento e movimentos desiguais da articulação. ADM limitada indica inflamação, como artrite, derrame articular, alterações no suprimento nervoso ou contraturas. Maior mobilidade (além do normal) de uma articulação indica transtornos do tecido conjuntivo, rupturas de ligamentos e possíveis fraturas articulares.

Marcha. O termo "marcha" descreve uma maneira ou estilo particular de andar. É uma ação coordenada que requer a integração de função sensorial, força muscular, propriocepção, equilíbrio e funcionamento correto do sistema nervoso central (SNC) – sistema vestibular e cerebelo. Um ciclo de marcha começa primeiro com o calcanhar de uma perna e continua até o calcanhar da outra perna atingir o chão. Avaliar a marcha de um paciente permite que você tire conclusões referentes ao equilíbrio, postura e capacidade de caminhar sem assistência, já que tudo isso afeta o risco de queda. Há algumas maneiras de avaliar a marcha de um paciente.

1. Observe o paciente entrar no quarto e note sua velocidade, passos e equilíbrio.
2. Peça que o paciente atravesse o quarto andando, se vire e volte.
3. Peça que o paciente ande do calcanhar para a ponta do pé em linha reta. Isso pode ser difícil em pacientes mais idosos, mesmo na ausência de doença; portanto, fique ao lado dele durante a caminhada.

O Capítulo 39 revê as marchas características de determinadas doenças e condições.

Padrão de exercício. Você avaliará a atividade diária e a rotina de exercícios do paciente (Boxe 38.4), comparará como qualquer enfermidade ou lesão mudou a rotina, e considerará as recomendações de exercícios feitas pelo médico do paciente. Considere também padrões de *Recommendations for physical activity in adults and kids* da American Heart Association (2018) e compare-os à rotina atual de exercícios e atividade do paciente para determinar se o exercício é suficiente. Adultos necessitam de pelo menos 2 horas e 30 minutos (150 minutos) de atividade aeróbica de intensidade moderada (ou seja, caminhada acelerada) por semana e atividades de musculação em 2 ou mais dias da semana que trabalhem todos os principais grupos musculares (pernas, quadris, costas, abdome, peitoral, ombros e braços). A atividade pode ser dividida ao longo da semana.

Determine a forma preferida de exercício do paciente, assim como o nível de intensidade e frequência. O Boxe 38.4 apresenta exemplos de perguntas que podem ser feitas em relação às rotinas de exercícios e atividades e à tolerância do paciente. Sua avaliação da atividade do paciente oferece informações básicas tanto sobre exercícios quanto sobre tolerância à atividade. Essas informações básicas são benéficas para a elaboração de um plano de exercícios e reabilitação de um paciente após uma doença ou lesão. Quando a pessoa se exercita, ocorrem alterações fisiológicas nos sistemas corporais (Boxe 38.5).

Quando você se exercita, melhora seu tônus, força e dimensões musculares, além do condicionamento cardiopulmonar. Consequentemente, você consegue se exercitar por mais tempo a cada alongamento dos músculos. O exercício também melhora a mobilidade articular, pois ele requer movimentação das partes do corpo.

Tolerância à atividade. A **tolerância à atividade** compreende o tipo e a quantidade de exercícios ou trabalho que uma pessoa é capaz de realizar sem esforço indevido ou lesão (Boxe 38.6). Observe os pacientes após a deambulação, depois de tomarem banho sozinhos ou quando eles se sentam em uma cadeira por várias horas e avalie seus relatos verbais de fadiga e fraqueza. Eles demonstram dificuldade para respirar ou reportam sentir falta de ar após os exercícios? Avalie a frequência cardíaca e a pressão arterial (PA) em resposta à atividade comparando-as com os valores iniciais de repouso. Tanto a frequência cardíaca quanto a PA devem subir. Quando você está cuidando de um paciente que é relativamente saudável e capaz de se exercitar regularmente, avalie o que ele determina como meta de frequência cardíaca durante os exercícios. Use esse achado para determinar se o paciente estabeleceu uma meta adequada de treinamento físico (AHA, 2021; CDC, 2020b).

Fatores ambientais. O ambiente no qual se pratica exercícios influencia os fatores ambientais a serem avaliados quando se consideram as necessidades de atividade e exercício de um paciente. O ambiente imediato é seguro para o paciente deambular? Há algum obstáculo? Na residência, você colaborará com o paciente ou um familiar cuidador no sentido de verificar se quaisquer obstáculos podem ser alterados. Além disso, se há espaço dentro da casa ou se áreas externas são seguras para que o paciente possa criar tolerância ao exercício com o tempo.

À medida que avalia o nível de atividade e mobilidade de um paciente, você determinará a complexidade de qualquer tarefa ou habilidade que ele deve realizar. Você precisará avaliar a disponibilidade de outros cuidadores para auxiliar em quaisquer técnicas de manuseio do paciente que possam vir a ser necessárias. Avalie também a disponibilidade de recursos (p. ex., equipamento para manuseio seguro do paciente).

Boxe 38.5 Efeitos dos exercícios

Sistema cardiovascular
- Aumento do débito cardíaco
- Melhor contração do miocárdio, fortalecendo o músculo cardíaco
- Menor frequência cardíaca de repouso
- Melhor retorno venoso.

Sistema pulmonar
- Maior frequência e profundidade respiratória seguida por um retorno mais rápido ao estado de repouso
- Melhor ventilação alveolar
- Menor trabalho respiratório
- Melhor excursão diafragmática.

Sistema metabólico
- Aumento do metabolismo basal
- Maior uso da glicose e de ácidos graxos
- Maior decomposição de triglicerídeos
- Maior motilidade gástrica
- Maior produção de calor corporal.

Sistema musculoesquelético
- Melhor tônus muscular
- Maior mobilidade articular
- Melhor tolerância muscular à atividade física
- Possível aumento da massa muscular
- Redução da perda óssea.

Tolerância à atividade
- Maior tolerância
- Menos fadiga.

Fatores psicossociais
- Maior tolerância ao estresse
- Relatos de "sentir-se melhor"
- Relatos de menos doenças (p. ex., resfriados e gripes).

Dados de McCance KL, Huether SE: *Pathophysiology: the biologic basis for disease in adults and children*, ed 8, St Louis, 2019, Mosby.

Boxe 38.6 Fatores que influenciam a tolerância à atividade

Fatores fisiológicos
- Anormalidades esqueléticas
- Debilitações musculares
- Doenças endócrinas ou metabólicas (p. ex., diabetes melito, tireoidismo)
- Hipoxemia
- Redução da função cardíaca
- Menor resistência
- Estabilidade física prejudicada
- Dor
- Transtornos do padrão de sono
- Padrões anteriores de exercícios
- Processos infecciosos e febre.

Fatores emocionais
- Ansiedade
- Depressão
- Adição (vício) em substâncias químicas
- Motivação.

Fatores do desenvolvimento
- Idade
- Sexo.

Gravidez
- Crescimento e desenvolvimento físico dos músculos e suporte esquelético.

Adaptado de Harding M et al.: *Lewis's medical-surgical nursing assessment and management of clinical problems*, ed 11, St Louis, 2020, Mosby.

Fatores que influenciam a mobilidade. Avalie o estágio de desenvolvimento do paciente e determine se a condição que limita a prática de exercícios tem um impacto de desenvolvimento para ele. Por exemplo, qualquer grande deficiência na capacidade de um idoso ser móvel tem sérias implicações para a capacidade de socializar normalmente. Também avalie as visões culturais do paciente em relação a exercícios (Boxe 38.3). Esses achados afetarão a maneira pela qual você aborda a motivação do paciente. O mesmo é verdadeiro em relação ao apoio social do paciente. Dedique um tempo para determinar se o paciente depende da família ou de amigos para se envolver nos exercícios. Se não, há algum familiar ou amigo que possa ser recrutado para auxiliar ou participar dos exercícios com ele? Finalmente, conduza uma avaliação sobre o ambiente domiciliar, profissional e educacional do paciente para determinar até que ponto os exercícios podem ser realizados. Existe alguma área na comunidade ou no trabalho para se exercitar? O paciente se sente seguro em se exercitar em áreas externas? Se o paciente preferir fazer exercícios dentro de casa, existe um espaço confortável para isto?

Beth começa sua avaliação pedindo que a sra. Smith descreva sua rotina normal de exercícios diários. A paciente diz: "Gosto de sair para caminhar, mas ultimamente, com os problemas nos negócios do meu marido, ambos trabalhamos até tarde e tenho pouco tempo para caminhar."

Beth esclarece: "Quanto você caminhava quando se exercitava e como você se sentia com isso?"

A sra. Smith diz: "Caminhar realmente me faz sentir muito bem, mas se eu subo uma ladeira, às vezes fico com falta de ar e tenho que fazer uma pausa para descansar. Às vezes, meu joelho dói."

Beth responde: "Seus joelhos doem?"

A sra. Smith diz: "Sim, eles simplesmente doem quando ando demais."

Beth pergunta: "Quantos dias por semana você caminha?"

A sra. Smith responde: "Caminho 1 ou 2 vezes/semana em 1 semana boa. Quando meu marido vai comigo, tendemos a caminhar com mais frequência e ir um pouquinho mais longe."

"Mais longe?" Beth pergunta.

A sra. Smith diz: "Sim, eu diria que talvez mais uns 800 metros."

Beth explora perguntando: "Tem algum outro exercício de que você goste?"

A sra. Smith responde: "Ultimamente não, mas tenho uma amiga que quer que eu experimente uma aula de Pilates."

Para compreender as crenças da sra. Smith em relação a exercícios, Beth diz: "sra. Smith, você tem insuficiência cardíaca e diabetes tipo 2. Diga-me o que você sabe sobre como os exercícios afetam sua saúde."

A sra. Smith responde: "Sim, o médico disse que eu preciso me exercitar regularmente. Se eu fizer isso, ele diz que meu diabetes ficará mais controlado. Fico preocupada em como isso poderia afetar meu coração."

Beth explica: "Exercícios são muito importantes para o controle do diabetes. Vamos conversar sobre como podemos trabalhar juntas em um plano de exercícios que sejam seguros para você."

Beth conduz uma avaliação cardiopulmonar quanto à presença de arritmias ou sons cardíacos alterados, confirmando a insuficiência cardíaca da paciente. Beth ausculta o coração da paciente e ouve um som cardíaco adicional. Ela confirma seu achado por meio de anotações no prontuário eletrônico, que identifica que a paciente tem um leve galope ventricular associado à sua insuficiência cardíaca. Os pulmões da paciente estão limpos. Ela verifica que a frequência cardíaca de repouso da paciente é de 84 bpm e a PA sentada está em 140/84 mmHg.

> **Pense nisso**
>
> Pense em um paciente que você cuidou, que normalmente era fisicamente ativo, mas que agora tem uma doença aguda. Quais perguntas você poderia fazer para avaliar o nível atual de tolerância à atividade física do paciente? Quais avaliações físicas você também consideraria?

❖ Análise e diagnóstico de enfermagem

Julgamento clínico sólido durante o processo de enfermagem envolve a análise crítica das pistas que você reuniu durante o histórico de enfermagem do paciente e seu reconhecimento de padrões de dados, o que leva você a identificar diagnósticos de enfermagem corretos. Aplique seu conhecimento científico e experiência enquanto reflete sobre os achados comuns associados à condição de um paciente. Então, você compara mentalmente esses achados com os dados reais extraídos do paciente. Às vezes, você precisará obter mais dados para confirmar um padrão. Você então identifica e analisa agrupamentos familiares de achados/características definidores para selecionar diagnósticos de enfermagem relevantes. Por exemplo, um paciente que está cansado e fraco após esforço, que se exercita menos e descansa mais demonstra dicas para o diagnóstico de enfermagem de *Intolerância à Atividade* ou *Fadiga*. Uma análise mais aprofundada dos dados da avaliação (p. ex., frequência cardíaca anormal e falta de ar moderada após o exercício) leva a um diagnóstico definitivo de *Intolerância à Atividade*.

Sua avaliação também revelará dados sobre os fatores que contribuem para o diagnóstico de enfermagem de um paciente. No caso de diagnósticos de enfermagem negativos ou focados no problema, sua avaliação deve revelar fatores relacionados que são importantes para o direcionamento correto de suas escolhas de intervenções de enfermagem. Por exemplo, *Intolerância à Atividade relacionada a aumento excessivo de peso* requer intervenções muito diferentes do que se o fator relacionado fosse repouso prolongado na cama. A avaliação também pode revelar fatores de risco que podem ser modificados para manejar os diagnósticos de risco. O Boxe 38.7 fornece um exemplo de como o processo de diagnóstico leva à coleta de pistas para uma seleção do diagnóstico correto. A seguir, apresentamos exemplos de diagnósticos de enfermagem relacionados à atividade e ao exercício:

- Intolerância à atividade
- Risco de quedas
- Mobilidade no leito prejudicada
- Mobilidade física prejudicada
- Dor aguda ou crônica.

Beth amplia sua avaliação da sra. Smith pedindo que ela caminhe pelo corredor da clínica, indo e vindo duas vezes. Beth percebe que a paciente respira mais rapidamente na volta. A frequência cardíaca diminuiu de 84 para 78 bpm. A PA não se alterou. A sra. Smith reporta sentir "um pouquinho de falta de ar". Beth revisa os dados e identifica as pistas de "sempre se sentir cansada," "sentir moleza e preguiça", e de sua menor participação em atividades externas como um padrão para o diagnóstico de **Fadiga**. A presença de "falta de ar", "frequência cardíaca reduzida após exercícios", "galope

Boxe 38.7 Processo de diagnóstico de enfermagem

Mobilidade física prejudicada

Atividades do histórico de enfermagem	Achados/características definidores
Observe a marcha do paciente	Marcha arrastada e lenta Paciente olha para baixo ao caminhar
Verifique a amplitude de movimento da articulação	Menor movimentação articular nas extremidades inferiores e/ou superiores Rigidez articular
Mensure a força do paciente	Tem dificuldade para se levantar na posição sentada ou para sair da cama

ventricular" e o relato de "*fadiga*" *da paciente é um padrão de dados que revela o diagnóstico de* **Intolerância à Atividade**. *Beth também identifica um padrão diagnóstico pelos comentários da sra. Smith, como "Gosto de sair para caminhar, mas tenho pouco tempo", "Caminhar realmente me faz sentir muito bem", e "Eu sei que preciso fazer alguma coisa". Ela adiciona o diagnóstico de* **Disposição para Controle da Saúde Melhorado**.

❖ **Planejamento de enfermagem e identificação de resultados**

Durante o planejamento, você considera todos os diagnósticos de enfermagem aplicáveis a um paciente, prioriza esses diagnósticos e então seleciona intervenções relevantes, adequadas à capacidade e à disposição do paciente de aderir a exercícios e atividades (Figura 38.7). O paciente deve estar envolvido, mesmo em circunstâncias em que a atividade ainda seja limitada. Permita que o paciente faça escolhas do tipo de intervenções que você selecionou (p. ex., tipo de exercício, horário das atividades). Durante o planejamento, o pensamento crítico garante que o plano de cuidados de um paciente integre todas as informações e seja centrado nele.

As experiências clínicas prévias do enfermeiro são altamente valiosas no planejamento de intervenções de atividade e de exercícios. Observar o desempenho e as reações de pacientes anteriores ao exercício ajuda a selecionar resultados realistas e mensuráveis para pacientes subsequentes. Experiência em observar como os fisioterapeutas auxiliam os pacientes durante as atividades também é bastante útil.

O ambiente é um fator a considerar para garantir a segurança do paciente. No cuidado agudo, você é responsável por remover e monitorar quaisquer obstáculos que possam criar riscos quando os pacientes começam a deambular ou se exercitar. Por exemplo, ao auxiliar um paciente a deambular por um corredor movimentado, pense no caminho que você fará, se há objetos que não podem ser movidos desse caminho e se há uma cadeira por perto caso o paciente precise parar e descansar. Use seus recursos com sabedoria. Os técnicos/auxiliares de enfermagem são treinados em ajudar na deambulação e transferências. Delegue essa tarefa a um eles, adequadamente, quando a condição do paciente for estável. Sempre tenha um auxiliar ou técnico consigo ao transferir pacientes que tenham restrições de peso para manuseio seguro.

Padrões profissionais são especialmente importantes para desenvolver um plano que seja baseado em evidências. Esses padrões seguem diretrizes cientificamente comprovadas para a seleção de intervenções de enfermagem efetivas (p. ex., tipo e frequência de exercício, nível de assistência para prestar aos pacientes). Um mapa de conceito é uma ferramenta destinada a auxiliar no planejamento do cuidado. Ele mostra a relação entre múltiplos diagnósticos de enfermagem e as intervenções planejadas. A Figura 38.8 provê um mapa de conceito para a sra. Smith do estudo de caso.

Resultados. Depois de identificar os devidos diagnósticos de enfermagem, você e o paciente estabelecem resultados realistas e alcançáveis para, então, direcionar a seleção das intervenções. Seu conhecimento das reações fisiológicas normais e anormais ajuda a selecionar resultados para promover a capacidade de funcionamento do paciente e melhorar ou restaurar sua independência. Por exemplo, se você conhece a faixa-alvo normal de frequência cardíaca de um

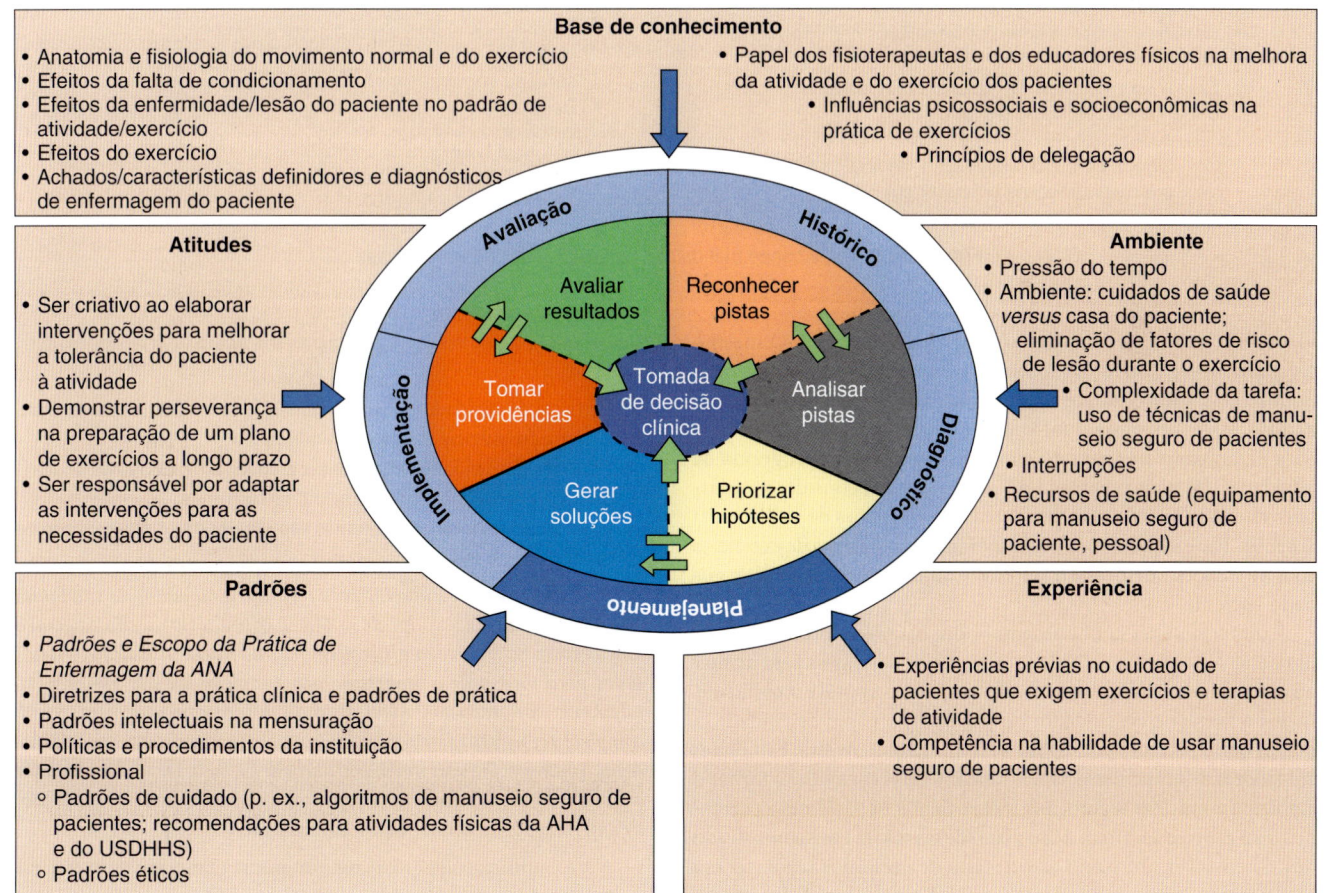

Figura 38.7 Modelo de pensamento crítico para planejamento de atividade e exercícios. *AHA*, American Heart Association, *ANA*, American Nurses Association; *USDHHS*, U.S. Department of Health and Human Services. (Copyright do Modelo de Medida de Julgamento Clínico © NCSBN. Todos os direitos reservados.)

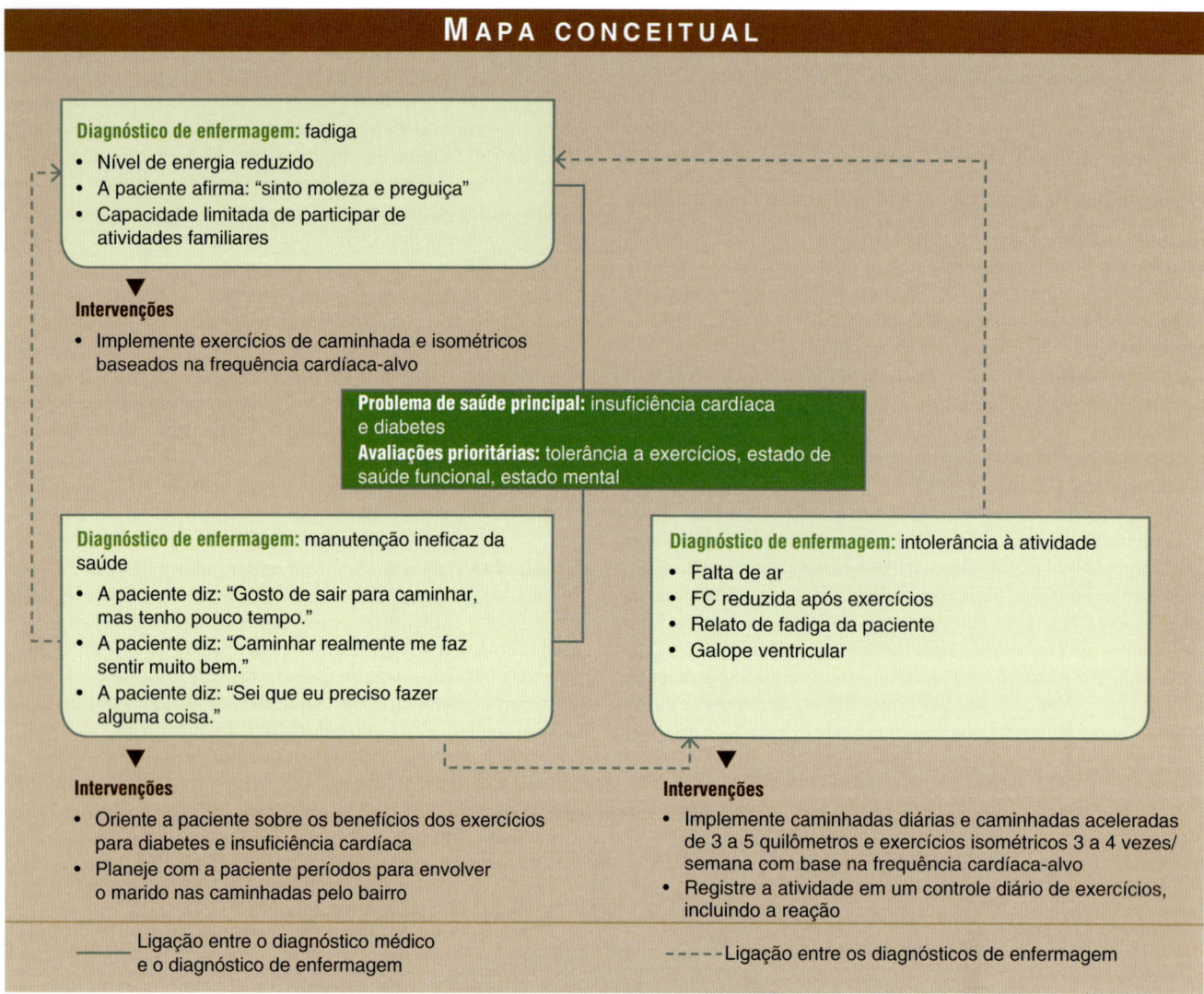

Figura 38.8 Mapa conceitual da sra. Smith. *FC*, frequência cardíaca.

idoso, você sabe qual faixa determinar como resultado. O mesmo é verdadeiro se houver padrões para educação do paciente. Por exemplo, se você conhece as diretrizes para atividade física em adultos, você saberá qual informação o paciente deverá entender para demonstrar melhora do conhecimento sobre o programa de atividade. Um plano centrado no paciente inclui considerar quaisquer riscos de lesão para o paciente e preocupações de saúde preexistentes. Por exemplo, você não elaborará um programa de exercícios com atividades que possam ser estressantes demais para determinado paciente.

É importante ter conhecimento sobre o ambiente domiciliar de um paciente ao planejar atividades e exercícios de terapias para manter ou aumentar o nível de atividade, alinhamento corporal e mobilidade. Inclua a família e/ou cuidador do paciente no plano de cuidado, a menos que o paciente prefira que a família não se envolva. Familiares cuidadores desempenham papéis fundamentais em ajudar a tornar o ambiente domiciliar seguro, motivar e orientar os pacientes a permanecerem ativos e aderirem a um plano de exercício. Foi demonstrado que desenvolver um plano estruturado de exercícios regulares era benéfico para aumentar a adesão e o condicionamento físico (p. ex., peso e PA) (Joseph et al., 2019; Morey, 2021). Os resultados relacionados ao exercício e à atividade visam melhorar ou manter o estado funcional e a independência de um paciente. A seguir, apresentamos alguns exemplos de resultados para pacientes com déficits de atividade e exercício:

- Participa da atividade física prescrita e mantém a frequência cardíaca, a PA e a frequência respiratória adequada
- Explica a necessidade de aumentar gradativamente o nível de atividade de acordo com a tolerância e os sintomas
- Explica como o equilíbrio entre repouso e atividade melhora os problemas de saúde.

Beth identificará resultados para o plano de cuidados da sra. Smith que será seguido pela equipe de saúde no consultório da clínica geral a longo prazo. Beth e os demais profissionais da saúde utilizarão os resultados para mensurar a progressão dos exercícios da sra. Smith e sua tolerância aos exercícios. Além disso, Beth fará com que a sra. Smith complete um registro diário de exercícios para rastrear sua prática diária. A sra. Smith escolhe usar um diário que tem em casa. Depois de consultar a sra. Smith, Beth seleciona os seguintes resultados para o diagnóstico de enfermagem de **Intolerância à Atividade**:

- A sra. Smith participará de um programa planejado de exercícios moderados semanalmente
- A sra. Smith demonstrará uma perda de peso de 9 kg em 3 meses
- A sra. Smith reportará ausência de falta de ar após caminhadas de 1,6 km em 1 mês.

Estabelecimento de prioridades. O planejamento do cuidado é centrado na condição e nas necessidades mais imediatas e preferências do paciente. Por exemplo, o paciente está confortável o suficiente para participar de exercícios, ou os sintomas agudos requerem que você adie uma sessão de exercícios? Você determina a urgência imediata de qualquer problema pelo seu efeito na saúde mental e física do paciente. Por exemplo, é apropriado deambular um paciente que acabou de saber, nos últimos 15 minutos, que sua terapia para o câncer não está sendo eficaz? O estabelecimento de prioridades também inclui quando oferecer educação em saúde ao paciente. Quando a participação em atividades e exercícios é fundamental para a recuperação de um paciente, informações sobre a importância da atividade ou do exercício devem ser fornecidas em um momento em que ele esteja responsivo, atento e disposto a aprender. A educação é menos prioritária quando o paciente está com falta de ar ou com dor. O estabelecimento de prioridades também envolve o uso de julgamento clínico sólido no que diz respeito ao momento das atividades e às precauções a serem tomadas. Devido a várias habilidades comuns estarem associadas ao cuidado de pacientes que têm diagnósticos de *Intolerância à Atividade* e/ou *Mobilidade Física Prejudicada*, como deambular, posicionar e transferir, é fácil negligenciar as complicações associadas a essas alterações de saúde. Portanto, fique atento ao planejamento e ao monitoramento do paciente e à supervisão dos auxiliares para prevenir complicações e possíveis lesões.

Trabalho em equipe e colaboração. O julgamento clínico sólido envolve usar os recursos necessários para manter a função e a independência do paciente. Por exemplo, é importante colaborar com os médicos, fisioterapeutas e terapeutas ocupacionais. Os médicos prescreverão fisioterapia e terapia ocupacional na medida do necessário e observarão quaisquer limites ou diretrizes quanto aos níveis de atividade. Fisioterapeutas estão mais bem equipados para identificar os exercícios específicos que os pacientes devem fazer. Terapeutas ocupacionais auxiliam os pacientes com dispositivos de adaptação e técnicas para a realização de AVD, ao mesmo tempo melhorando a mobilidade. Às vezes, também é necessário reabilitação a longo prazo. O planejamento da alta começa quando o paciente dá entrada no sistema de saúde e envolve a identificação de expectativas em relação à atividade física, prontidão e disposição para se exercitar e os planos da equipe de saúde. Além disso, sempre individualize um plano de cuidado direcionado a atender as necessidades reais ou potenciais do paciente (ver Plano de cuidados de enfermagem).

❖ Implementação

Promoção da saúde. Um estilo de vida sedentário contribui para o desenvolvimento de vários problemas de saúde. O U.S. Department of Health and Human Services (USDHHS) desenvolveu diretrizes reconhecendo que a atividade física é essencial para melhorar a saúde da nação. O relatório, intitulado *Physical Activity Guidelines for Americans*, é baseado na evidência científica mais atual, sendo um recurso fundamental para profissionais da saúde que fazem recomendações de como as pessoas podem melhorar sua saúde por meio de atividade física regular (USDHHS, 2018). Há diretrizes para todas as faixas etárias, incluindo crianças, adolescentes, adultos, idosos e gestantes (Boxe 38.8).

O enfermeiro que atua na atenção primária ou em uma clínica comunitária tem a responsabilidade de trabalhar com os pacientes para encontrar maneiras de ajudá-los a melhorar sua atividade física. Por exemplo, enfermeiros de saúde na comunidade podem trabalhar junto aos governos locais para encontrar maneiras de melhorar o acesso a áreas de recreação (p. ex., parques, pistas de caminhada) em uma região ou cidade. Participar de feiras de saúde ou caminhadas comunitárias é uma forma de os enfermeiros se tornarem visíveis para a comunidade e compartilhar informações sobre atividade física com os moradores.

Na atenção primária, uma abordagem centrada no paciente garante que os indivíduos estabeleçam resultados de atividade que os permitam alcançar os benefícios que eles valorizam (USDHHS, 2018). O enfermeiro usa o julgamento clínico, considerando a tolerância à atividade atual do paciente, a natureza de sua condição de saúde e o tipo de exercício mais adequado às suas necessidades e, então, o enfermeiro emprega uma abordagem centrada no paciente para garantir que um programa de exercícios seja relevante e adequado às preferências e aos recursos do paciente (Boxe 38.9). Ao estabelecerem resultados de atividade, as pessoas podem considerar fazer uma série de atividades que sejam tanto em ambientes fechados quanto ao ar livre. Por exemplo, uma caminhada acelerada no bairro com amigos, por 45 minutos, 3 dias por semana e andar para almoçar 2 vezes/semana pode ser apropriado para alguém que queira aumentar tanto seu nível de atividade física quanto de socialização (USDHHS, 2018). Pacientes que gostam de jardinagem podem planejar trabalhar regularmente no quintal como parte de sua atividade aeróbica. Adote uma abordagem holística para desenvolver e implementar um plano que intensifique a aptidão física geral do paciente.

> **Boxe 38.8** Diretrizes de Atividades Físicas para Norte-americanos (adultos e idosos)
>
> **Adultos**
> - Movimente-se mais e fique menos sentado durante todo o dia. Pouca atividade física é melhor do que nada. Adultos que ficam menos tempo sentados e fazem qualquer quantidade de atividade física moderada a vigorosa obtêm algum benefício de saúde
> - Grandes benefícios para a saúde podem ser obtidos por adultos que praticam pelo menos 150 minutos (2 horas e 30 min) a 300 minutos (5 h) de atividade física aeróbica de intensidade moderada por semana, ou 75 minutos (1 hora e 15 min) a 150 minutos (2 horas e 30 min) por semana do mesmo tipo de atividade, porém de intensidade vigorosa. Preferencialmente, a atividade aeróbica deve ser distribuída ao longo da semana
> - Outros benefícios para a saúde são obtidos quando se pratica atividade física além de 300 minutos (5 horas) de exercícios de intensidade moderada por semana
> - Adultos também devem praticar atividades de fortalecimento muscular de intensidade moderada a alta que envolvam todos os principais grupos musculares em dois ou mais dias da semana, já que essas atividades proporcionam benefícios adicionais para a saúde
>
> **Idosos**
>
> As principais diretrizes para adultos também se aplicam a essa faixa etária. Além disso, as diretrizes importantes a seguir se aplicam aos idosos:
> - Como parte das atividades físicas semanais, idosos devem praticar atividade física multicomponente que inclua treinamento de equilíbrio, além de atividades aeróbicas e de fortalecimento muscular
> - Idosos devem determinar seu nível de esforço para atividade física em relação a seus níveis de aptidão (p. ex., conhecer a frequência cardíaca-alvo)
> - Idosos que vivem com condições crônicas devem saber se e como suas condições afetam sua capacidade de praticar atividade física regular com segurança
> - Quando os idosos não conseguem realizar 150 minutos de atividade aeróbica de intensidade moderada por semana em decorrência de suas condições crônicas, eles devem ser o mais fisicamente ativos que suas capacidades e condições permitam.
>
> De U.S. Department of Health and Human Services: *Physical activity guidelines for Americans*, ed 2, 2018. https://health.gov/paguidelines/second-edition/pdf/Physical_Activity_Guidelines_2nd_edition.pdf. Accessed July 12, 2020.

Plano de cuidados de enfermagem

Intolerância à atividade

HISTÓRICO DE ENFERMAGEM

Atividades do histórico de enfermagem

Pergunte à sra. Smith quais são seus pontos de vista sobre participar de atividades e exercícios regularmente.

Pergunte à sra. Smith sobre seus hábitos de exercícios rotineiros.

Realize a avaliação inicial.

Achados/características definidores[a]

Ela responde: "**Engordei 13 quilos** no ano passado. Fico **fatigada** facilmente, e, quando chego em casa do trabalho, não tenho disposição para terminar meus afazeres domésticos. Eu costumava gostar de caminhar, era bom, mas agora eu não saio de casa para passeios em família. Sei que preciso fazer algo a respeito."

Ela responde: "Já cheguei a me exercitar 4 dias por semana, quando caminhava no parque bem atrás da minha casa. Às vezes meu marido me acompanhava. Mas recentemente tenho trabalhado até tarde, e **não caminho há 2 meses**. Simplesmente, sinto-me cansada."

Idade: 52 anos
Peso: **82,6 kg**
Pressão arterial: **140/84 mmHg** (em repouso)
Pulso: 84 bpm (em repouso)
Frequência respiratória: 20 respirações por minuto (em repouso)

[a]Achados/características definidores estão destacados em negrito.

Diagnóstico de enfermagem: intolerância à atividade relacionada a inatividade e aptidão cardiovascular diminuída

PLANEJAMENTO

Resultados esperados (NOC)[b]

Tolerância à atividade

A sra. Smith caminhará 150 min semanais por 6 semanas.
A sra. Smith seguirá um plano de regime alimentar DASH de 2.000 calorias por dia.
A sra. Smith alcançará uma frequência cardíaca-alvo de 60% da frequência cardíaca máxima (100 bpm) após 20 min de caminhada.
A própria sra. Smith relatará menor sensação de falta de ar depois de caminhar em um prazo de 1 mês.

[b]Designações de classificação de resultado extraídas de Moorhead S et al., editors: *Nursing Outcomes Classification (NOC)*, ed 6, St Louis, 2018, Elsevier.

INTERVENÇÕES (NIC)[c]

Promoção do exercício

Baseie as orientações da sra. Smith para início de um programa de exercícios na fase de contemplação da prontidão. Discuta os benefícios fisiológicos que a prática regular de exercícios pode causar na melhora de sua qualidade de vida.

Desenvolva um plano de exercícios progressivos:
Inicie com exercícios de aquecimento durante 3 a 5 min antes de caminhar e faça exercícios de alongamento por 3 a 5 min depois de caminhar.
Comece andando 20 min pelo bairro, 4 vezes/semana pelas próximas 2 semanas; depois, passe para 30 min, 4 vezes/semana, na terceira e quarta semanas e aumente para 30 min, 7 vezes/semana, na semana 6. Exercite-se dentro da frequência cardíaca-alvo.

Encaminhe para um nutricionista dar início a um plano de alimentação DASH. Incorpore o padrão de refeições diárias da paciente com preferências alimentares nos seguintes grupos:
- Vegetais frescos, frutas e grãos integrais
- Laticínios desnatados ou semidesnatados, peixes, aves, feijão, castanhas e óleos vegetais
- Limitar alimentos com alto teor de gorduras saturadas
- Limitar bebidas açucaradas e doces.

Fazer com que a sra. Smith mantenha um registro dos exercícios diários.
Agendar telefonemas de rotina com a sra. Smith para acompanhamento.

JUSTIFICATIVA

Exercício regular e atividade física estão associados a um risco significativamente menor de doença cardiovascular (DCV). Estudos a longo prazo demonstraram que maior atividade física está associada a uma redução da taxa de mortalidade por todas as causas e pode aumentar de forma modesta a expectativa de vida (Nystoriak et al., 2018).

Existe uma relação entre maiores quantidades de atividade física e diminuição do peso em adultos, e algumas evidências destacam que essa relação é mais pronunciada quando a exposição à atividade física é de maior que 150 min por semana (USDHHS, 2018). Uma combinação de exercícios e intervenções nutricionais tende a resultar em maiores benefícios para a perda de peso, controle da PA e dos triglicerídeos do que exercício isoladamente (Joseph et al., 2019).

DASH é um plano de alimentação flexível e balanceado recomendado pelo National Heart, Lung, and Blood Institute (n.d.b) Ele ajuda a criar um estilo de alimentação saudável para o coração, combinando-o com outras mudanças de estilo de vida, como atividade física, para controlar a pressão arterial e os níveis de colesterol LDL.

Os pacientes são mais propensos a aumentar seus níveis de atividade física e aderir a um programa de exercícios se forem aconselhados por um profissional da saúde (Edelman e Kudzma, 2022).

[c]Designações de classificação de intervenções extraídas de Butcher HK et al., editors: *Interventions Classification (NIC)*, ed 7, St Louis, 2018, Elsevier.

AVALIAÇÃO

Atividades de avaliação

Analise o registro de exercícios da paciente semanalmente, por telefone.
Analise o registro alimentar e verifique peso, pressão arterial e pulsação.

Pergunte à sra. Smith como ela se sente durante e depois de caminhar.

Resposta da paciente

A paciente caminhou 20 min em 3 dias na primeira semana.
Peso após 2 semanas: 80 kg; a frequência cardíaca de repouso permanece entre 80 e 90 bpm; 100 a 110 bpm após caminhar; pressão arterial: 146/86 mmHg.
"Na primeira semana de caminhada senti um pouco de falta de ar. Não é tão ruim agora."

Boxe 38.9 Diretrizes para o procedimento

Auxílio ao paciente no exercício

Delegação e colaboração
A habilidade de promover atividade e exercício precocemente no ambiente ambulatorial não pode ser delegada a técnicos e auxiliares de enfermagem.

Material
Pesos, elásticos de resistência (opcional, baseado nas recomendações do fisioterapeuta)

Passos dos procedimentos
1. Identifique o paciente utilizando pelo menos dois tipos de identificação (p. ex., nome e data de nascimento ou nome e número do prontuário) de acordo com as políticas locais.
2. Verifique a frequência cardíaca inicial do paciente ou peça que o paciente/familiar cuidador faça essa medição.
3. Avalie conhecimento, experiência e letramento em saúde do paciente ou do familiar cuidador (CDC, 2021f).
4. Identifique o histórico de atividade/exercício do paciente:
   - Qual tipo de exercício diário regular você pratica em casa?
   - Você se exercita ou pratica algum esporte pelo menos 3 vezes/semana?
   - Em uma escala de 0 a 5, sendo 0 nenhum exercício diário e 5 exercício diário regular intenso, em qual estágio você se encontra?
   - Há quanto tempo você se exercita regularmente?
5. Peça ao paciente que descreva as crenças pessoais sobre exercício, incluindo a capacidade de se exercitar e se o exercício é agradável. O paciente prefere atividades em ambientes fechados ou ao ar livre?
6. Defina se o paciente conta com apoio social de pares, familiares ou cônjuge.
7. Defina se o paciente tem acesso a uma academia ou outra área para se exercitar. O bairro é considerado seguro?
8. Considere os achados do histórico de enfermagem que possam criar uma barreira para se exercitar, como idade e nível de renda do paciente, tempo disponível para se exercitar, local em que o paciente mora, excesso de peso ou incapacidade.
9. Faça com que o paciente avalie seu nível de qualidade de vida baseado no atual nível de atividade.
10. Instaure um programa de exercícios ambulatoriais que contenha qualquer um dos seguintes componentes:
    - Aquecimento (de 5 a 10 min) – *direciona o fluxo de sangue necessário para os músculos e prepara o corpo para o exercício, ajudando a prevenir lesões*
    - Exercícios de fortalecimento
    - Exercícios de resistência
    - Exercícios de equilíbrio
    - Exercícios de flexibilidade – *diminuem a tensão dos músculos e melhoram a ADM articular*
    - Exercícios de alongamento (de 5 a 10 min) – *ajudam o corpo a se recuperar dos exercícios.*
11. Consulte um fisioterapeuta e as diretrizes baseadas em evidências, como as *Physical Activity Guidelines for Americans*, disponíveis em: https://health.gov/sites/default/files/2019-09/Physical_Activity_Guidelines_2nd_edition.pdf, para ajudar a desenvolver um programa completo de exercícios que se adéque às necessidades de seu paciente.
12. Recomende treinamento de fortalecimento a adultos para melhorar a força e a densidade óssea em parceria com a fisioterapia.
13. Recomende exercícios aeróbicos para resistência (Boxe 38.8). O USDHHS (2018) recomenda que os exercícios aeróbicos incluam atividades moderadas e vigorosas (p. ex., subir escadas, praticar esportes, ou caminhar, correr, nadar ou andar de bicicleta). Atividades como dança, ioga e jardinagem intensa são benéficas para idosos que preferem o que eles consideram formas menos rigorosas de exercício.
14. Recomende exercícios de equilíbrio para idosos para diminuir o risco de quedas. Certifique-se de que o paciente tenha alguma coisa firme por perto para segurar (parede ou cadeira) no caso de o paciente se desequilibrar. Realize exercícios: equilibrar-se em um só pé, andar do calcanhar para a ponta do pé levantar-se de uma posição sentada (National Institutes of Health [NIH], 2021).
15. Faça o paciente praticar exercícios de força (levantar peso, carregar compras) 2 vezes/semana ou mais, mas não 2 dias seguidos (NIH, 2021).
16. Exercícios de flexibilidade recomendados (estender as costas, a parte interna das coxas, a parte posterior das pernas e os tornozelos) (NIH, 2021).
17. Recomende que o paciente tenha um período de alongamento (de 5 a 10 min) depois de se exercitar: alongamento dos quadríceps; alongamento do tendão do jarrete/panturrilha; alongamento do tronco e braços; alongamento do pescoço, coluna cervical e ombros.
18. Meça a frequência cardíaca durante e depois dos exercícios. Compare com os valores iniciais. Interrompa a atividade física quando:
    - A frequência cardíaca (FC) estiver acima da meta OU
    - A FC estiver mais de 20% abaixo do valor de repouso OU
    - A FC estiver abaixo de 40 bpm.
19. **Use a técnica de explicar de volta**: "Nós conversamos sobre fazer um aquecimento e um alongamento como parte de seu programa de exercícios. Diga-me por que isto é importante." Revise suas orientações nesse momento ou desenvolva um plano para ensino revisado do paciente/familiar cuidador se estes não conseguirem dar a explicação correta.
20. Anote no registro ambulatorial os exercícios recomendados. Registre a resposta do paciente se você o vir na prática dos exercícios.

Antes de iniciar um programa de exercícios, certifique-se de que o paciente tenha sido liberado pelo médico para a prática de atividades regulares e, então, ensine os pacientes a calcular sua frequência cardíaca máxima:

- Primeiro, subtraia a idade atual do paciente em anos de 220 (frequência cardíaca máxima)
- Depois, ajude o paciente a calcular sua frequência cardíaca-alvo subtraindo de 60 a 90% do valor máximo (dependendo da recomendação do profissional da saúde).

A sra. Smith tem 52 anos, e uma frequência cardíaca de repouso de 84. Sua frequência-alvo (220 − 52 × 60%) é igual a 100 bpm. Beth estabelece uma frequência cardíaca-alvo de 60% para iniciar o programa de exercícios da Sra. Smith e destaca a progressão semanal projetada. Beth passa algum tempo discutindo como o exercício pode fortalecer o coração da paciente e melhorar o controle de sua glicemia. A paciente não sabia dos efeitos que os exercícios causam na glicemia e pareceu entusiasmada com seus possíveis benefícios. "Eu consigo fazer isso", disse ela. Beth sabe que a paciente apresenta dois fatores que pedem um aumento gradativo do nível de caminhada. Ela tem insuficiência cardíaca, o que significa que seu coração tem um volume sistólico menor, reduzindo o fornecimento de sangue a células e tecidos. Exercícios rigorosos podem estressar o coração. A sra. Smith também não tem se exercitado regularmente há algum tempo. Ela não está cumprindo o padrão recomendado de 150 minutos de exercício de intensidade moderada. Uma progressão gradativa dos exercícios causará menos esforço para o coração. Beth ensina a sra. Smith a como medir seu pulso na artéria carótida. As duas praticam juntas. Então, Beth encoraja a Sra. Smith a tentar incluir seu marido nas caminhadas, tornando a caminhada uma oportunidade para que ambos relaxem após o trabalho. Beth sabe que a sessão de ensino *foi demorada. Ela quer que a sra. Smith se beneficie. Portanto, Beth marca uma consulta da paciente com um nutricionista para saber mais sobre o plano de alimentação DASH. Beth monitorará a sra. Smith verificando seu andamento nas próximas semanas. Se o exercício for bem tolerado, ela direcionará a paciente a aumentar o tempo de caminhada e considerar, talvez, adicionar uma aula de Pilates com sua amiga.*

O médico do paciente deve recomendar uma frequência cardíaca máxima. Quando os pacientes têm intolerância ao exercício ou estão apenas começando com a prática, é recomendável iniciar pelo limite mais baixo da frequência cardíaca-alvo e aumentar constantemente a meta conforme a tolerância ao exercício aumenta.

Para qualquer o tipo de exercício prescrito que for implementado pelo paciente, inclua períodos de aquecimento e alongamento no programa (Edelman e Kudzma, 2022). O período de aquecimento normalmente dura de 5 a 10 minutos e frequentemente inclui alongamento (por curtos períodos), calistenia (uso do próprio corpo no exercício físico) e/ou atividade aeróbica de menor intensidade. Ele prepara o corpo e diminui a possibilidade de lesões. O período de alongamento vem depois da rotina de exercícios e normalmente dura de 5 a 10 minutos. Ele permite que o corpo se reajuste gradativamente ao funcionamento basal e proporciona uma oportunidade de combinar movimentos de alongamento e consciência mental-corporal de relaxamento. Quando estiver cuidando de idosos, são necessárias considerações especiais para adaptar um plano de exercícios que garanta a segurança do paciente (Boxe 38.10).

Boxe 38.10 Foco em idosos

Considerações especiais para iniciação e manutenção de um programa de exercícios voltado aos idosos

- Estimule o idoso a evitar ficar sentado por muito tempo e a se levantar e se esticar. Alongamentos frequentes diminuem o risco de desenvolver contraturas articulares
- Certifique-se de que o paciente idoso mantenha o alinhamento corporal correto ao se sentar para minimizar estresse articular e muscular
- Advirta os pacientes a ouvirem seus corpos: atividades de resistência (caminhada acelerada ou andar de bicicleta) não devem causar tontura, dor ou pressão no peito, ou sensação de azia (National Institute on Aging [NIA], 2021)
- Certifique-se de beber líquidos quando estiver praticando qualquer atividade que o faça suar
- Pratique exercícios que promovam resistência, força, equilíbrio e flexibilidade (NIA, 2021)
- Proporcione recursos para a prática dos programas de exercícios planejados. Exercícios de sustentação de peso, como *tai chi*, andar, caminhar, correr, subir escadas, jogar tênis e dançar, além de exercícios de resistência, como levantamento de pesos, fortalecimento de ossos (NIA, 2021)
- Recomende programas de treinamento de resistência e agilidade. Essas formas de exercício diminuem o medo de queda e aumentam a sensação de bem-estar em idosos (Kwun et al., 2012)
- Evite programas de alto impacto para idosos que possam levar a fraturas ósseas (NIH, 2018; NIA, 2021)
- Ensine os idosos que nunca é tarde demais para começar um programa de exercícios (Edelman e Kudzma, 2022). Consulte um médico antes de iniciar um programa de exercícios, especialmente na presença de doença cardíaca, pulmonar e outras doenças crônicas
- Use os dados do histórico de enfermagem e consulte um fisioterapeuta para determinar quando você precisa ajustar os programas de exercícios para os pacientes de idade mais avançada
- Estimule idosos que não conseguem participar de um programa de exercícios formal a melhorar a mobilidade articular e a circulação por meio do simples alongamento e exagerando os movimentos durante a realização de atividades rotineiras do dia a dia.

Muitos pacientes acham difícil incorporar um programa de exercícios em suas vidas diárias devido a limitações de tempo ou falta de recursos (p. ex., nenhum parque aberto ou pistas de caminhada). Para esses pacientes, é bom reforçar que eles podem usar AVD (p. ex., jardinagem, subir escadas) para acumular os 30 minutos ou mais recomendados por dia de atividade física de intensidade moderada. Encoraje os pacientes a encontrar esportes ou atividades de que eles gostem e, então, varie suas rotinas para mantê-los interessados fazendo com que a atividade seja divertida, estabelecendo metas individuais e envolvendo a família ou amigos (Mayo Clinic, 2021). Outros pacientes se beneficiam de um programa prescrito de educação física e exercícios cuidadosamente pensados para atender suas próprias metas e expectativas. Um programa de exercícios centrado no paciente incluirá uma combinação de exercícios aeróbicos, exercícios de alongamento e flexibilidade, e treinamento de fortalecimento e de resistência de acordo com o contexto residencial ou comunitário do paciente. Treinamento cruzado é recomendado para o paciente que prefere se exercitar todos os dias. Por exemplo, o paciente corre em um dia e faz ioga no dia seguinte.

Exercícios de alongamento e flexibilidade incluem ADM ativa e alongamento de todos os grupos musculares e articulações. Essa forma de exercício é ideal para períodos de aquecimento e alongamento. Seus benefícios incluem aumento da flexibilidade, melhora da circulação e postura e uma oportunidade de relaxamento. Exemplos de exercícios de alongamento incluem aqueles feitos no *tai chi*, ioga e Pilates.

O treinamento de resistência aumenta a força e a resistência muscular e está associado a um desempenho melhor na AVD e à prevenção de lesões e incapacidades. O treinamento formal de resistência inclui treinamento com pesos, mas os pacientes podem obter os mesmos benefícios realizando AVD, como passar o aspirador no tapete, varrer folhas ou tirar a neve da calçada (no caso dos EUA). Alguns pacientes usam o treinamento com pesos para aumentar o tamanho dos músculos com a finalidade de desenvolver tônus e força, e estimular e manter a saúde dos ossos.

Cuidado agudo. Devido aos pacientes de cuidado agudo estarem arriscados a desenvolver falta de condicionamento, a prioridade da enfermagem é implementar intervenções para auxiliá-los a deambular e a praticar exercícios de alongamento e ADM ativa o quanto antes. O nível de exercício permitido dependerá da condição física do paciente. Fisioterapeutas colaborarão em um plano de exercícios, incluindo caminhada progressiva, andar com dispositivos auxiliares e exercícios de fortalecimento. Se necessário, administre analgésicos prescritos 30 minutos antes dos exercícios. Isso propicia o alívio da dor dos pacientes, o que ajudará a encorajar a participação deles no plano de exercícios. Não administre um analgésico que cause tontura no paciente.

Mobilidade precoce. Recentemente os hospitais introduziram programas para elevar os níveis de atividade e mobilidade dos pacientes internados assim que possível para a prevenção da falta de condicionamento e de outras complicações da imobilidade. Quando os pacientes ingressam no cuidado agudo, sua atividade e mobilidade geralmente declinam imediatamente. Atividade limitada e repouso prolongado no leito criam múltiplos problemas, como redução da função física, privação do sono, *delirium* e nutrição alterada. Equipes interprofissionais da saúde se reuniram em várias agências para desenvolver programas que elevam os níveis de atividade e mobilidade dos pacientes, desenvolvidos e testados para pacientes (Linke et al., 2020) (Boxe 38.11). Protocolos de mobilidade precoce foram desenvolvidos e testados para pacientes criticamente doentes (AACN, 2013; Schujmann et al., 2018; Linke et al., 2020), que têm problemas ortopédicos (King et al., 2012), que estão sendo submetidos a cirurgia geral ou neurocirurgia (Walia et al., 2018) (ver a política institucional).

Boxe 38.11 Diretrizes para o procedimento

Auxílio na deambulação (sem dispositivos de assistência)

Delegação e colaboração

O procedimento de auxiliar os pacientes na deambulação pode ser delegado aos técnicos e auxiliares de enfermagem. O enfermeiro os orienta conforme descrito a seguir:

- Aplicar os princípios de manuseio seguro de pacientes ao auxiliar o paciente a sair do leito ou da cadeira
- Revisar os passos para garantir que o paciente não esteja sofrendo de hipotensão ortostática ao se levantar de uma posição deitada no leito para se sentar. Verificar a PA do paciente antes da deambulação
- Retornar imediatamente o paciente para o leito ou cadeira caso ele se sinta nauseado, tonto, pálido ou diaforético (Shibao et al., 2013; Frith et al., 2014; Biswas et al., 2019). Reportar esses sinais e sintomas ao enfermeiro imediatamente
- Calçar sapatos/meias antiderrapantes seguros, garantir que o ambiente esteja livre de desordens e que o chão não esteja molhado antes da deambulação do paciente.

Material

Cinta de marcha/transferência, sapatos/meias antiderrapantes, estetoscópio, esfigmomanômetro, oxímetro de pulso (se necessário), pedômetro (*opcional*).

Passos do procedimento

1. Identifique o paciente utilizando pelo menos dois identificadores (p. ex., nome e data de nascimento ou nome e número do prontuário) de acordo com as políticas da instituição (TJC, 2021).
2. Revise o prontuário do paciente para verificar a experiência mais recente dele com atividade, incluindo distância que deambulou, uso de dispositivos auxiliares, tolerância à atividade, equilíbrio e marcha. Observe o histórico de hipotensão ortostática e quaisquer medicamentos, doenças crônicas, alterações de marcha ou histórico de quedas.
3. Revise o prontuário do paciente para verificar o seu peso mensurado mais recentemente e quaisquer descrições sobre a capacidade de se levantar e sustentar o próprio peso.

    JULGAMENTO CLÍNICO: use sistemas de elevadores mecânicos ou auxílios de transferência com no mínimo dois ou três cuidadores se o paciente tiver uma sustentação parcial de peso com força no hemisfério superior do corpo ou o cuidador precise levantar mais de 15,9 kg (Matz, 2019).

4. Revise as prescrições referentes à deambulação; observe qualquer restrição de mobilidade, amplitude de movimento ou sustentação de peso.
5. Avalie o letramento em saúde do paciente ou do familiar cuidador (CDC, 2021f).
6. Higienize as mãos. Avalie a prontidão física do paciente para deambular.
    a. Verifique a frequência cardíaca em repouso, a PA, a saturação de oxigênio (quando disponível) e as respirações iniciais.
    b. Se a força e a resistência do paciente tiverem sido afetadas por doença ou falta de condicionamento, avalie a amplitude de movimento (ADM) e a força muscular (ver Capítulo 6) das extremidades inferiores enquanto ele ainda estiver no leito.
    c. Pergunte se o paciente se sente excessivamente cansado ou se está atualmente sentindo alguma dor. Determine a origem e a gravidade da dor (usando uma escala de classificação de dor de 0 a 10). Isso pode postergar a deambulação. Ofereça um analgésico 30 min antes da deambulação para aumentar a tolerância do paciente ao exercício.

    JULGAMENTO CLÍNICO: Não administre um analgésico que possa fazer o paciente sentir tontura.

    d. Avalie a mobilidade do paciente: capacidade de se sentar à beira do leito ou em uma cadeira independentemente ou com ajuda, capacidade de se levantar utilizando a Banner Mobility Assessment Tool (BMAT) (Matz, 2019).

7. Avalie a resposta do paciente aos comandos. Ele é capaz de cooperar durante a deambulação?
8. Verifique a condição de mobilidade do paciente (p. ex., escore BMAT) e o algoritmo de manuseio seguro (disponível na maioria das instituições) para determinar se ele precisa andar com ajuda de um sistema de elevação móvel (Martin et al., 2016). A BMAT garante um método seguro de deambulação (Innovative Outcomes Management, 2017). Não inicie o procedimento até que todos os cuidadores necessários estejam presentes.
9. Verifique se o paciente tem algum déficit auditivo ou visual (ver Capítulo 30) para garantir que ele possa enxergar o caminho e compreender suas instruções.
10. Verifique se há qualquer obstáculo ou riscos de segurança no ambiente do paciente. Quando for caminhar, é útil, dentro de hospitais ou centros de reabilitação, fazer isso em uma área que disponha de corrimãos nas paredes e cadeiras por perto.
11. Avalie o conhecimento e a experiência do paciente ou do familiar cuidador a respeito da deambulação com ajuda e as metas de deambulação do paciente.
12. Determine o melhor horário para deambular, considerando todas as atividades programadas.
13. Se for a primeira vez deambulando ou se o paciente estava instável anteriormente, mantenha uma cadeira ou uma cadeira de rodas posicionada perto do caminho que você escolher para a deambulação. *Opção:* o paciente pode empurrar uma cadeira de rodas, usando-a para se manter estável, ou pode usar um andador com rodinhas. Você vai querer mover o paciente rapidamente para uma posição sentada caso ele fique instável.
14. Feche a porta do quarto e a cortina ao lado do leito. Dê privacidade. Obtenha e organize os materiais para a deambulação à beira do leito.
15. Remova dispositivos de compressão sequencial (DCS) das pernas do paciente que estejam presentes (exceção: pode estar usando dispositivos de compressão móveis (DCM) enquanto caminha [ver Capítulo 39]).
16. Explique ao paciente em linguagem simples como você vai prepará-lo para a deambulação (p. ex., aplicação do cinto de marcha, uso de cadeira de rodas ou andador de rodinha, distância planejada de deambulação). Discuta os benefícios de caminhar e as providências que você tomará para reduzir a chance de queda.
17. Se as mãos se sujarem durante a avaliação, higienize-as.
18. Auxilie o paciente a se mover da posição supina para a posição sentada na beira do leito:
    a. Com o paciente na posição supina no leito, eleve a cabeceira do leito de 30 para 45° e coloque o leito na posição baixa, na altura de seus quadris. Eleve a barra lateral superior do lado em que o paciente sairá do leito. Coloque calçados ou meias antiderrapantes. Se o paciente for totalmente móvel, permita que ele se sente na lateral do leito sozinho, usando a barra lateral para se levantar.
    b. Se o paciente precisar de auxílio para se sentar na lateral do leito, vire-o de frente para você enquanto você está em pé do lado do leito na qual o paciente se sentará.
    c. Posicione-se ao contrário dos quadris do paciente. Vire diagonalmente para olhar de frente o paciente e o canto mais distante do pé do leito.
    d. Afaste os pés formando uma base ampla de suporte com o pé mais próximo da cabeceira do leito em frente ao outro pé.
    e. Coloque seu braço mais perto da cabeceira do leito sob a parte inferior do ombro do paciente, sustentando a cabeça e o pescoço dele. Coloque o outro braço sobre e ao redor das coxas do paciente (ver ilustração).

(continua)

Boxe 38.11 Diretrizes para o procedimento (Continuação)

Auxílio na deambulação (sem dispositivos de assistência)

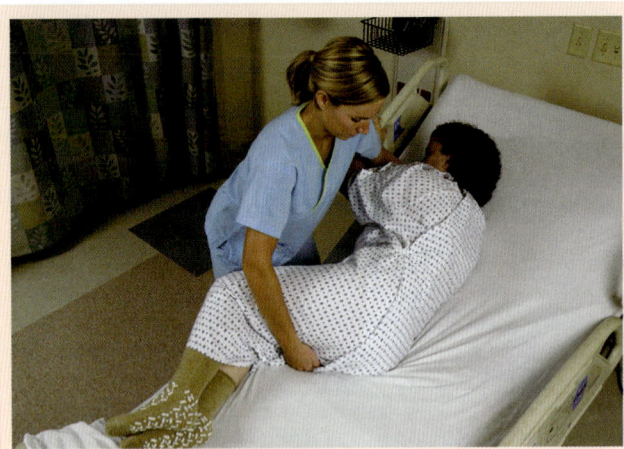

PASSO 18e A enfermeira coloca o braço sobre as coxas da paciente, com o outro braço sob o ombro dela para ajudá-la a se levantar.

    f. Mova as pernas e os pés do paciente sobre a lateral do leito enquanto ele usa a barra lateral para empurrar e erguer a parte superior do corpo. Transfira o peso para a perna de trás, permitindo que a parte superior das pernas do paciente caia para baixo (ver ilustração). **Não levante as pernas**. Ao mesmo tempo, continue deslocando o peso para sua perna traseira, e oriente o paciente a elevar o tronco para a posição ereta.

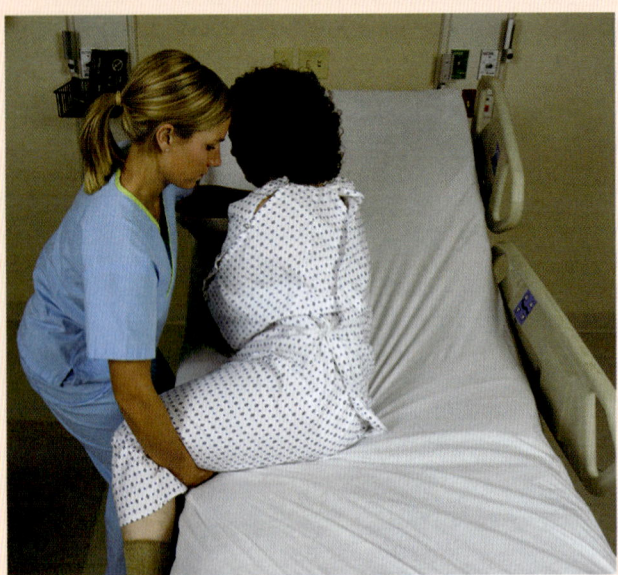

PASSO 18f A enfermeira desloca o peso para a perna de trás e orienta a paciente a se levantar na posição sentada.

19. Deixe que o paciente se sente na lateral do leito com os pés no chão por 2 a 3 min (ver ilustração). Faça com que o paciente alterne flexões e extensões dos pés e mova a parte inferior das pernas para cima e para baixo sem tocar o chão. Pergunte se o paciente está sentindo tontura; se sim, cheque a PA. Faça o paciente descansar e respirar fundo algumas vezes até que a tontura passe e que o equilíbrio seja recuperado. Se a tontura durar mais do que 60 s ou se a PA sistólica cair pelo menos 20 mmHg em questão de 3 min após se colocar em posição ereta, retorne o paciente ao leito (Biswas et al., 2019; Shibao et al., 2013; Frith et al., 2014). Verifique novamente a PA.

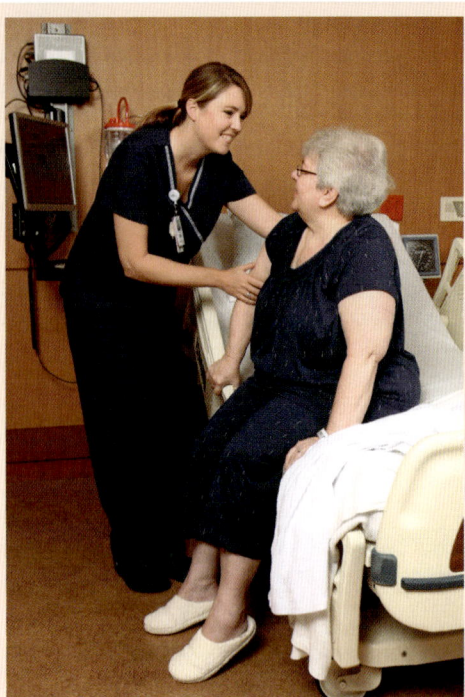

PASSO 19 Paciente sentada na lateral do leito.

20. Aplique o cinto de marcha. Certifique-se de que ele envolva toda a cintura do paciente abaixo do umbigo. O cinto deve estar confortavelmente acomodado, certificando-se de deixar um espaço de dois dedos entre o cinto e o corpo do paciente. Evite colocar o cinto sobre qualquer acesso venoso, incisão ou drenos. Você poderá ter de ajustar o cinto assim que o paciente se levantar (ver ilustração).

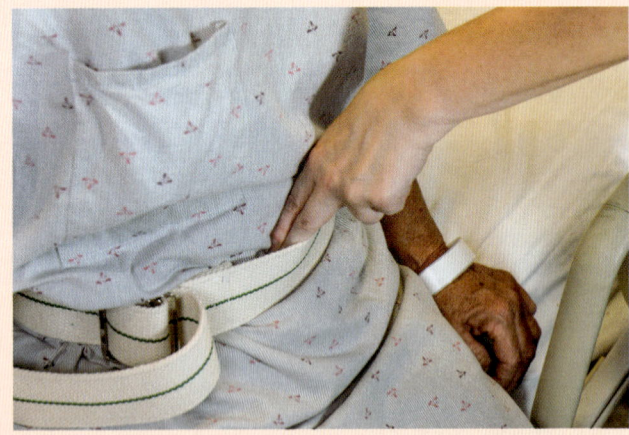

PASSO 20 Colocação do cinto para marcha/transferência

21. Se o paciente estiver alerta, puder sustentar seu próprio peso e tiver equilíbrio para ficar em pé, permita que ele se levante sozinho. Auxilie segurando o cinto de transferência para oferecer ajuda de modo que ele se equilibre.

22. Se o paciente não conseguir sustentar o próprio peso ou não tiver equilíbrio para se manter em pé sozinho mas estiver apto a tentar deambular, use um sistema elevador de deambulação ou um de teto com suporte de marcha se houver disponibilidade (ver Capítulo 39). O paciente pode andar com apoio desse dispositivo mecânico.

Boxe 38.11 Diretrizes para o procedimento (Continuação)

Auxílio na deambulação (sem dispositivos de assistência)

23. Confirme com o paciente a distância a ser deambulada.
24. Se o paciente tiver uma linha IV, coloque o suporte de soro do mesmo lado que o acesso da infusão e oriente o paciente onde segurar e empurrar o suporte enquanto deambula. É melhor se outro cuidador puder empurrar o suporte IV.
25. Se um cateter de Foley estiver presente, carregue a bolsa abaixo do nível da bexiga e evite tensionar a sonda.
26. Para pacientes com problemas ortopédicos, fique do lado não afetado do paciente. Para pacientes com déficits neurológicos (p. ex., acidente vascular encefálico), fique do lado afetado. *Para todos os demais pacientes que requeiram assistência para manter o equilíbrio enquanto sustentam o peso, fique do lado afetado.*
27. Segure o cinto firmemente com uma das mãos, com a palma virada para cima (ver ilustração). Dê alguns passos, guiando o paciente, com uma das mãos segurando o cinto de marcha e a outra mão posicionada sob o cotovelo flexionado do paciente.

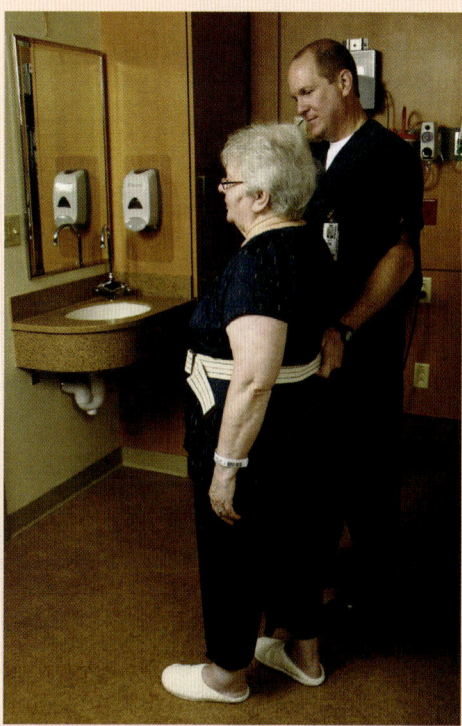

PASSO 27 O enfermeiro segura o cinto firmemente.

28. Ao deambular em um corredor, posicione o paciente entre você e a parede. Encoraje o paciente a usar corrimãos se houver disponibilidade (ver ilustração).

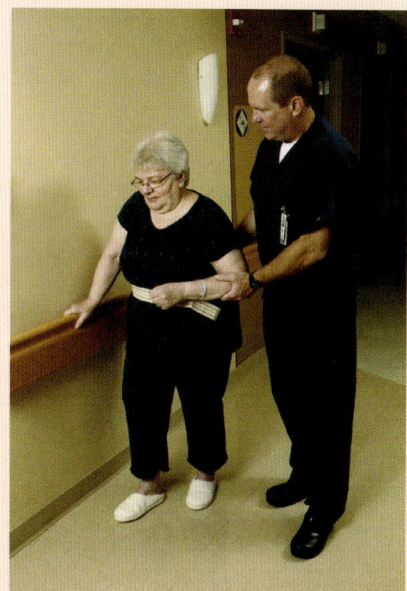

PASSO 28 O enfermeiro ajuda a paciente proporcionando apoio sob braço dela flexionado.

29. Observe como o paciente anda (postura, marcha, equilíbrio) e determine a distância que ele pode continuar andando com segurança. Verifique o pulso e as respirações, se necessário. (Em pacientes com falta de condicionamento ou naqueles deambulando pela primeira vez, você também pode verificar a saturação de oxigênio.)
30. Retorne o paciente ao leito ou à cadeira (transferência independente ou uso de elevador mecânico) e ajude-o a se posicionar confortavelmente. Coloque o sistema de chamada de enfermagem ao alcance do paciente.
31. Levante as grades laterais (se apropriado) e coloque o leito na posição mais baixa. Higienize as mãos.
32. Descarte quaisquer materiais contaminados nos devidos recipientes, remova e descarte as luvas, e higienize as mãos.
33. **Ensinar de volta**: "Vamos revisar o que discutimos sobre tomar providências em sua casa para ter um caminho seguro para andar. Diga-me como você pode organizar os cômodos da sua casa." Revise suas orientações agora ou desenvolva um plano de ensino revisado para o paciente/familiar cuidador caso o paciente/familiar cuidador não seja capaz de descrever o que aprendeu corretamente.
34. Registre o tempo ou a distância percorrida, quaisquer alterações nos sinais vitais, e a tolerância do paciente (sintomas como dor e fadiga) nas anotações de enfermagem no prontuário eletrônico ou quadro.
35. Relatório de *hand-off*: reporte ao médico qualquer incidente de hipotensão ortostática ou intolerância inesperada do paciente ao exercício.

Pesquisas demonstram que programas de mobilidade precoce facilitados por enfermeiros reduzem a incidência de *delirium*, melhoram o fortalecimento muscular, aumentam a independência funcional após a alta e melhoram a qualidade de vida em geral de pacientes que estão criticamente doentes (Cain, 2018) (Boxe 38.12). Programas de mobilidade precoce precisam continuar quando os pacientes são transferidos para unidades de enfermagem geral. O seguimento de programas de mobilidade precoce pode ser desafiador nas unidades de internação gerais devido a limitações do pessoal, demandas generalizadas de cuidados dos pacientes, acesso a equipamentos ou falta de familiaridade com habilidades de transferência. Para superar esses desafios, alguns hospitais têm designado equipes especiais de mobilidade ou assistentes de mobilidade para colocar os pacientes em deambulação e atividade precoce. Os protocolos de mobilidade precoce comuns incluem parâmetros de avaliação específicos para cada nível de mobilidade (p. ex., avaliação de miocárdio, oxigenação e estabilidade neurológica), com os pacientes progredindo de exercícios de ADM auxiliares passivos e ativos para sentar-se na beira do leito, locomover-se e sentar-se em uma cadeira e deambulação progressiva (AACN, 2013; Schujmann et al., 2018).

Boxe 38.12 Prática baseada em evidências

Benefícios dos protocolos de mobilidade precoce

Questão PICOT: Pacientes gravemente doentes tiveram melhores resultados clínicos após terem participado de protocolos de mobilidade precoce em comparação às rotinas de recuperação pós-operatórias padrão durante a internação?

Resumo das evidências

Mobilização precoce é uma intervenção complexa que requer avaliação e manejo cuidadosos do paciente, bem como cooperação da equipe interprofissional (Hodgson et al., 2018; Schujmann et al., 2018). Os benefícios relatados da mobilização precoce incluem diminuição da fraqueza adquirida na UTI, melhor recuperação funcional dentro do hospital, menor tempo desde a admissão até a deambulação, melhora geral da frequência e distância de caminhada no momento da alta e menor tempo de internação (Hashem et al., 2016; Tipping et al., 2017; Linke et al., 2020). Os resultados variam, dependendo dos fatores do paciente, como instabilidade fisiológica (hemodinâmica, respiratória, neurológica), sedação, delírio/agitação, estado psicológico e dor (Hodgson et al., 2018). Determinadas características da equipe de saúde podem criar barreiras para a intervenção de mobilidade precoce, incluindo cultura profissional insuficiente, falta de comunicação, falta de liderança, desarticulação entre os membros da equipe e falta de experiência dos funcionários (Hodgson et al., 2018). Pesquisas apontam que a cultura da unidade, e não os fatores relacionados ao paciente, podem ser o principal obstáculo para a mobilização precoce nas UTIs (Hodgson et al., 2015). Um estudo envolvendo uma colaboração interdisciplinar em três UTIs adultas demonstrou que um protocolo de mobilidade precoce melhorou a mobilidade de pacientes de UTI sem a adição de recursos humanos (Linke et al., 2020).

Aplicação na prática de enfermagem

- Ter uma equipe de mobilidade exclusiva com uma liderança de unidade forte facilita a implantação do protocolo (Hodgson et al., 2018)
- Planejamento da equipe interprofissional com reuniões de equipe e estabelecimento de metas diárias é essencial (Linke et al., 2020)
- Esteja ciente da atual condição de um paciente e dos parâmetros clínicos estabelecidos para iniciar ou prosseguir com a mobilidade precoce, e avalie atentamente a resposta do paciente à atividade
- Linhas intravenosas invasivas, intubação endotraqueal e tubos de alimentação não constituem contraindicação para a mobilidade precoce (Hashem et al., 2016)
- Variação no suprimento e tipos de tratamentos disponíveis dentro de unidades de cuidados críticos pode ser o principal obstáculo para alcançar benefícios e padronização com programas de mobilidade precoce e progressiva (Schujmann et al., 2018).

Exercícios isotônicos e isométricos. Exercícios isométricos e isotônicos são seguros para muitos pacientes. Eles são particularmente úteis como uma opção aos pacientes que apresentam mobilidade limitada e que ainda não deambulam (ver Capítulo 39). Um fisioterapeuta normalmente colabora com o médico do paciente na seleção dos exercícios isométricos mais benéficos. Durante a isometria, o paciente aperta ou contrai um grupo de músculos (como empurrar o colchão para baixo com a coxa) por 10 segundos e então relaxa totalmente por vários segundos sem o envolvimento articular (Mayo Clinic, 2020). Os pacientes aumentam gradativamente as repetições para cada grupo muscular até que o exercício isométrico seja repetido de 8 a 10 vezes. Os exercícios devem ser realizados lentamente, com os pacientes aumentando as repetições conforme sua condição física for melhorando. Um paciente se beneficia do exercício isométrico para os grupos dos músculos do quadríceps e do glúteo, os quais são usados para andar, 4 vezes/dia, até que o paciente consiga deambular.

Exercícios isotônicos envolvem a movimentação das articulações. A seguir são descritos alguns exemplos de exercícios isotônicos:

- Alongamento palmar: faça com que o paciente abra a palma da mão e então estenda os dedos por alguns segundos; então, toque o polegar com cada dedo. Repita esse exercício na outra mão
- Flexão/dorsiflexão plantar: com o paciente em posição supina, faça com que ele incline e alongue cada pé para frente por vários segundos e, então, flexione de volta o pé em direção ao joelho e mantenha esta posição por vários segundos
- Levantamento de braços: com o paciente em posição supina, faça com que ele eleve o braço o mais alto possível e mantenha a posição por 10 segundos. Repita com o outro braço. Se o paciente não for capaz de manter o braço para cima por tanto tempo, peça que ele coloque a parte superior do braço na cama e eleve o cotovelo até alcançar um ângulo de 90º.

Como enfermeiro, seu papel é assistir os pacientes a saber como os exercícios devem ser executados corretamente para que você possa observar quaisquer possíveis problemas ou dificuldades. Por exemplo, um programa de exercícios que inclua exercícios isométricos do bíceps e do tríceps prepararão o paciente para andar de muletas. Oriente o paciente a interromper a atividade se sentir dor, fadiga ou desconforto. Revise o quadro do paciente e colabore com o fisioterapeuta e o médico caso ocorra qualquer alteração clínica (p. ex., aumento da PA, irregularidade cardíaca) que possa contraindicar o exercício isométrico.

Exercícios de amplitude de movimento. A intervenção mais fácil para manter ou melhorar a mobilidade articular dos pacientes e que pode ser coordenada com outras atividades é o uso de exercícios de ADM (ver Capítulo 39). Há três tipos de exercício de amplitude de movimento: ativa, ativa assistida e passiva. Nos exercícios de amplitude de movimento ativa (ADM), os pacientes movimentam, de maneira independente, as articulações específicas baseados em sua fraqueza muscular e no tipo de atividade que necessita ser fortalecido. O exercício movimenta a articulação e os tecidos moles por meio das amplitudes de movimento fisiológico disponíveis. Exercícios de ADM são usados quando o paciente é capaz de, voluntariamente, contrair, controlar e coordenar um movimento quando tal movimento não for contraindicado. Como enfermeiro, você deve saber as contraindicações à ADM, incluindo um ponto de fratura em processo de consolidação, um ponto cirúrgico convalescente, trauma grave e agudo de tecido mole, dor articular, movimento limitado de articulações, instabilidade articular, deformidade e contraturas. Tudo isso sugere cautela ou investigações se você estiver planejando iniciar exercícios de ADM (Ball et al., 2019).

Andar. Andar aumenta a mobilidade das articulações e pode ser mensurado por tempo ou distância percorrida, como em um corredor do hospital ou o número real de passos dados. Calcule as distâncias percorridas em estimativas de centímetros ou metros em vez de relatar "deambulou até o posto de enfermagem e voltou". Alguns hospitais ou unidades de reabilitação têm marcadores ao longo dos assoalhos determinando as distâncias. Doença ou trauma normalmente reduzem a tolerância à atividade, resultando na necessidade de auxílio para andar ou do uso de dispositivos auxiliares, como muletas, bengalas ou andadores. Pacientes que aumentam sua distância percorrida antes de receber alta melhoram sua capacidade de realizar AVDs básicas com independência, aumentam sua tolerância à atividade e têm uma recuperação mais rápida após uma cirurgia (Walia et al., 2018).

Como ajudar um paciente a andar. Ajudar um paciente a andar requer preparação. Avalie força, coordenação, sinais vitais basais e o equilíbrio do paciente para determinar o tipo de assistência necessária. A diretriz para o procedimento de assistir na deambulação (Boxe 38.11) descreve em detalhes a abordagem a ser usada para garantir a segurança do paciente. Reflita sobre seu conhecimento a respeito do estado do paciente e sua condição física; depois, julgue se é seguro deambular o paciente. Adie a caminhada se considerar que o paciente não consegue andar com segurança. Avalie a segurança do ambiente antes da deambulação (remoção de obstáculos, se o chão está limpo e seco, e identificação de pontos de descanso caso a tolerância do paciente à atividade se torne menor do que a esperada ou se ele sentir tontura). Você poderá precisar da ajuda do técnico ou auxiliar de enfermagem caso o paciente requeira duas pessoas para ajudá-lo a caminhar.

Ao ajudar o paciente a se sentar na beira do leito, coloque as pernas dele penduradas para fora do leito por 1 ou 2 minutos antes de levantar. Isso evita uma queda súbita da PA ao sentar ou levantar. Alguns pacientes sofrem hipotensão ortostática (postural) (ou seja, uma queda da pressão sistólica de pelo menos 20 mmHg ou uma queda da pressão diastólica de pelo menos 10 mmHg em questão de 3 minutos ao levantar na posição ereta) (Shibao et al., 2013; Fedorowski e Melander, 2013). Hipotensão ortostática é uma manifestação de regulação anormal da PA devido a diversas condições como volume intravascular reduzido e reflexos autônomos prejudicados, e não a um distúrbio específico (Kaufmann, 2021). Hipotensão ortostática neurogênica é uma redução persistente da PA ao se levantar, causada por uma disfunção autônoma (Biswas et al., 2019).

Os pacientes que apresentam maior risco para hipotensão ortostática incluem os que estão imobilizados ou acamados por períodos prolongados, idosos e pacientes com doenças crônicas, como diabetes melito e doença cardiovascular. Os sinais e sintomas de hipotensão ortostática incluem tontura, zonzeira, náuseas, taquicardia, palidez e até desmaio (Kaufmann, 2021). Pacientes com risco de hipotensão ortostática neurogênica têm transtornos neurodegenerativos como doença de Parkinson e apresentam sintomas semelhantes.

Se a tontura durar mais de 60 segundos ou se a PA sistólica cair pelo menos 20 mmHg em 3 minutos após se colocar em posição ereta, retorne o paciente imediatamente ao leito (Biswas et al., 2019). A hipotensão ortostática, em geral, se estabiliza rapidamente (Myszenski, 2017). Deixar as pernas do paciente pendentes antes de ficar em pé é um passo intermediário que permite a você avaliar o paciente antes de mudar de posição para manter a segurança e prevenir lesões. Em alguns casos, você precisa medir a PA do paciente sentado na beira do leito.

Vários métodos são usados para ajudar um paciente a deambular. Para os que conseguem sustentar o próprio peso facilmente, proporcione apoio na cintura com um cinto de transferência para que o centro de gravidade do paciente permaneça na linha média. O cinto ajuda a estabilizar os pacientes caso percam o equilíbrio. O cinto de transferência *não* deve ser usado para *suspender* ou *carregar o paciente pela cintura*. Passe um cinto de transferência em volta da cintura do paciente abaixo do umbigo, confortavelmente, assegurando uma folga de dois dedos entre o cinto e a cintura do paciente. Não coloque cintos de transferência sobre incisões, pontos, tubos ou acesso venoso, e jamais use em uma paciente que está gestante. Ao usar um cinto de transferência, segure-o atrás do paciente com as palmas da sua mão para cima, mas evite tentar levantar ou segurar o paciente inadvertidamente, o que pode lhe causar uma lesão de coluna. Quando os pacientes não conseguem andar por conta própria ou correm sério risco de cair, deve-se utilizar algo mais protetor do que um cinto de transferência (ou seja, apoio motorizado para levantar e sentar, barra de suspensão com tipoia de deambulação ou apoio mecânico de suspensão com recurso de deambulação).

Se o paciente sofrer um episódio de desmaio (síncope) ou começar a cair, seu instinto natural será apoiar ou pegar o paciente. *Tentar interromper ou minimizar uma queda pode lhe causar lesões*. Contudo, uma abordagem utilizada por fisioterapeutas envolve adotar uma ampla base de apoio com um pé na frente do outro, dessa maneira, sustentando o peso corporal do paciente (Figura 38.9 A). Segurando pelo cinto de transferência, tente estender uma perna, deixando o paciente escorregar sobre a perna, e delicadamente abaixe o paciente até o chão, protegendo a cabeça dele (Figuras 38.9 B e C). Tome cuidado para evitar machucar a si mesmo, principalmente se o paciente tiver sobrepeso. Quando o paciente tentar deambular novamente, proceda de forma mais lenta, monitorando qualquer relato de tontura; meça a PA do paciente antes, durante e depois da deambulação. A chave para prevenir lesões nos profissionais é focar na redução do número de quedas evitáveis de pacientes e quedas com lesões por meio de avaliações precisas dos pacientes e do uso dos equipamentos adequados.

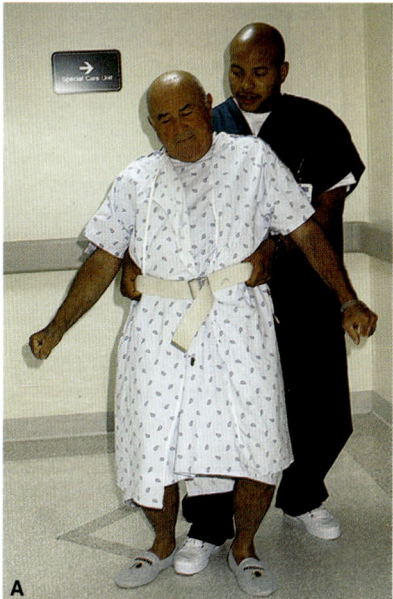 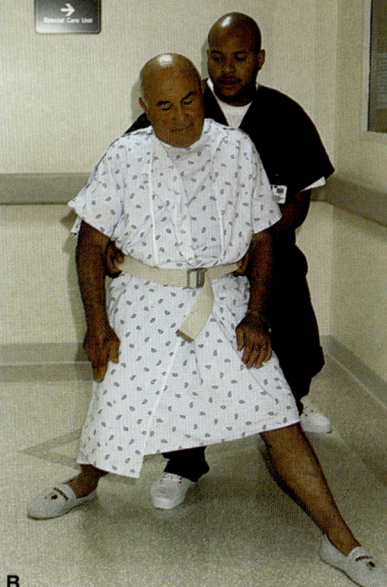 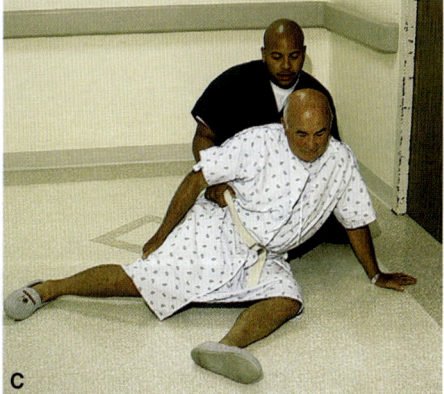

Figura 38.9 Como apoiar um paciente que está caindo. **A.** Fique em pé com os pés afastados um do outro para proporcionar uma ampla base de apoio. **B.** Estenda uma perna e deixe o paciente escorregar sobre ela até o chão. **C.** Dobre os joelhos para baixar o paciente à medida que ele vai escorregando até o chão.

Cuidados restaurativos e contínuos. O cuidado restaurativo e contínuo envolve a implementação de estratégias de atividade e exercício para ajudar um paciente a realizar a AVD depois que o cuidado agudo não for mais necessário. O cuidado restaurativo e contínuo também inclui atividades e exercícios que restauram e promovem as funções ideais de pacientes com doenças crônicas específicas como doença cardíaca coronariana (DCC), hipertensão, DPOC e diabetes melito.

Dispositivos auxiliares de marcha. Em colaboração com fisioterapeutas, promova atividade e exercício ensinando o uso adequado de bengalas, andadores ou muletas, dependendo do dispositivo auxiliar mais apropriado para a condição do paciente. Dispositivos auxiliares são recomendados a pacientes incapazes de sustentar todo o peso em uma ou mais articulações das extremidades inferiores. Outras indicações para uso são instabilidade, equilíbrio insatisfatório, mau equilíbrio ou dor ao sustentar peso. Um dispositivo auxiliar pode reduzir o risco de queda, diminuir a dor da mobilidade e melhorar o equilíbrio (Touhy e Jett, 2020). Contudo, os dispositivos também podem representar um fator de risco de queda se usados incorretamente. Você trabalhará em colaboração com um fisioterapeuta para selecionar o dispositivo adequado a cada paciente (Tabela 38.3).

Andadores. Um andador é um dispositivo leve e portátil que fica na altura da cintura e consiste em uma estrutura de metal com empunhaduras, quatro pés robustos bem espaçados e um lado aberto (Figura 38.10). Um andador também pode ser usado por um paciente que tenha fraqueza na extremidade inferior ou que tenha problemas de equilíbrio. Andadores com rodinhas são úteis a pacientes que têm dificuldade de levantar e avançar o andador conforme andam devido a limitações de equilíbrio e resistência. Contudo, a desvantagem é que o andador pode avançar para a frente quando se aplica peso. Um paciente usa um andador corretamente segurando as empunhaduras nas barras superiores, dando um passo, movendo o andador para a frente, e depois dando outro passo. Um andador requer que o paciente levante o dispositivo para cima e para a frente. O paciente não deve se debruçar sobre o andador ou andar atrás dele, caso contrário ele pode perder o equilíbrio e cair. Não se devem usar andadores em escadas. Ensine os pacientes a usar o andador com segurança e evitar o risco de quedas.

Tabela 38.3 Tipos de dispositivos auxiliares.

Tipo de dispositivo	Características	Medida
Bengala: dispositivo leve e fácil de movimentar, aproximadamente na altura da cintura, feito de madeira ou metal. Há dois tipos: de pé único reto e de quatro pontas (Figura 38.11)	Bengalas retas oferecem apoio e equilíbrio a pacientes que tenham equilíbrio ou força levemente prejudicados Bengalas de quatro pontas são geralmente usadas por pacientes que apresentam fraqueza unilateral decorrente de evento/doença neurológica (ou seja, acidente vascular encefálico) e que requerem mais apoio do que com uma bengala convencional. O paciente mantém a bengala do lado mais forte do corpo (Fairchild et al., 2018) O enfermeiro se posiciona do lado mais enfraquecido do paciente para apoio (Fairchild et al., 2018)	Faça o paciente ficar em posição ereta com os braços relaxados e seguindo a articulação normal do cotovelo (15 a 30°). O cabo da bengala deve estar próximo à dobra do punho do paciente O cabo da bengala deve se encaixar confortavelmente na palma da mão
Muletas: de madeira ou metal. Há dois tipos de muletas: ajustável dupla tipo Lofstrand ou muleta de descarga antebraquial e a muleta axilar de madeira ou metal	O uso de muletas é normalmente temporário (p. ex., após danos do ligamento do joelho) Alguns pacientes, como os que sofrem de paralisia das extremidades inferiores, necessitam de muletas permanentemente	As medidas incluem altura do paciente, ângulo de flexão do cotovelo e distância entre o apoio axilar e a axila Medida em pé: posicione as muletas com as extremidades a 15 cm lateralmente e a 15 cm na frente dos pés do paciente (posição de tripé). Os apoios axilares devem ficar em 3,75 a 5 cm (ou a uma distância de 2 a 3 dedos) da axila com os cotovelos ligeiramente flexionados (American College of Foot & Ankle Surgeons, 2021; Fairchild et al., 2018) A altura da empunhadura deve ser ajustada de forma que o cotovelo do paciente fique levemente flexionado ou que a empunhadura se encaixe aproximadamente na mesma altura que a dobra do punho. Tanto a altura da muleta quanto as dimensões da empunhadura são ajustáveis em uma muleta bem-feita
Andador: dispositivo extremamente leve e portátil, com altura aproximada da cintura e feito de tubos de metal (Figura 38.10). Tem quatro pés robustos dispostos a uma distância ampla um do outro. Também pode ter 2 ou 4 rodas	Tem uma ampla base de apoio, proporcionando estabilidade e segurança para andar	Faça o paciente se encaixar dentro da área do andador. Quando o paciente relaxa o braço ao lado do corpo e fica ereto em pé, a parte superior do andador deve se alinhar à dobra interna do punho. Os cotovelos devem ficar flexionados cerca de 15 a 30° quando dentro da área do andador, com as mãos nas empunhaduras (American Academy of Orthopaedist Surgeons, 2015; Fairchild et al., 2018)

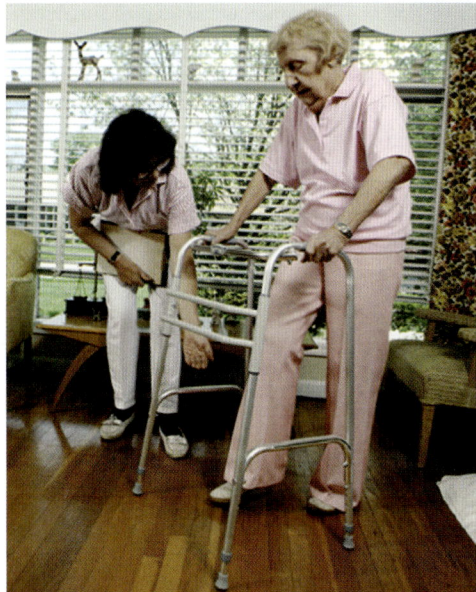

Figura 38.10 Paciente em uso de andador.

Bengalas. Bengalas proporcionam menos apoio do que um andador e são menos estáveis. O tipo mais comum de bengala é a reta simples, e seu comprimento deve ser igual à distância entre o trocanter maior e o chão (Fairchild et al., 2018). O paciente deve usar a bengala do lado mais forte do corpo. Para apoio máximo ao caminhar, o paciente coloca a bengala de 15 a 25 cm (6 a 10 polegadas) à frente, mantendo o peso corporal em ambas as pernas. O paciente move a perna mais fraca em direção à bengala, de modo que o peso corporal seja dividido entre a bengala e a perna mais forte. O paciente então avança a perna mais forte além da bengala, de maneira que a perna mais fraca e o peso corporal sejam sustentados pela bengala e pela perna mais fraca. Durante a marcha, o paciente continua repetindo esses três passos. O paciente precisa aprender que dois pontos de apoio, como ambos os pés ou um pé e a bengala, devem estar no chão em todos os momentos.

A bengala de quatro pontas oferece o maior apoio e é usada quando há paralisia total da perna ou alguma hemiplegia (Figura 38.11). Você ensina ao paciente os mesmos três passos que são usados com a bengala simples.

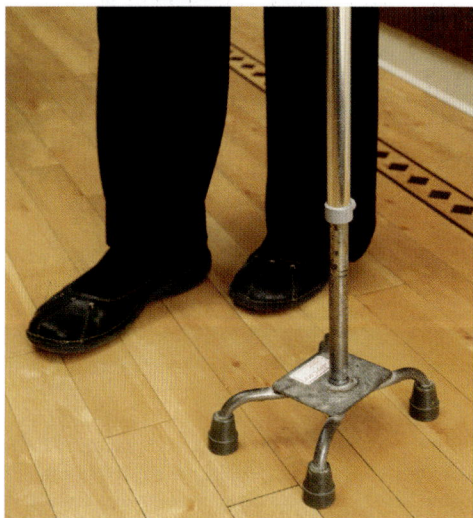

Figura 38.11 Parte inferior da bengala de quatro pontas.

Muletas. Muletas são usadas por pessoas que não conseguem sustentar o peso em uma ou ambas as pernas devido a lesão a curto prazo ou deficiência permanente. Uma muleta é um bastão de madeira ou metal. A muleta antebraquial (ou canadense) dispõe de uma empunhadura e um bracelete de metal que se encaixa ao redor do antebraço do paciente. O bracelete de metal e a empunhadura são ajustáveis para se adaptar à altura do paciente. A muleta axilar mais comum tem uma superfície curva almofadada na parte superior, que se encaixa sob a axila. No nível das palmas das mãos há uma empunhadura em forma de trave fixa para sustentar o peso do corpo. É importante medir as muletas para deixá-las no tamanho adequado e ensinar os pacientes como usá-las com segurança para alcançar uma marcha estável, subir e descer escadas e levantar-se da posição sentada. Sempre comece as orientações de uso de muletas pelas diretrizes de segurança (Boxe 38.13).

Medidas para muletas. As medidas para uma muleta axilar incluem a altura do paciente, o ângulo de flexão do cotovelo e a distância entre o apoio axilar e a axila (Tabela 38.3). Quando as muletas forem adaptadas, certifique-se de que a altura da muleta deve permitir um espaço de dois a três dedos em relação à axila, e que as pontas devem ser posicionadas a aproximadamente 5 cm lateralmente e entre 10 e 15 cm à frente dos sapatos do paciente.

Boxe 38.13 Educação em saúde

Segurança com muletas

Objetivo
- O paciente demonstrará como andar com segurança usando muletas.

Estratégias de ensino
- Ensine o paciente a não se debruçar sobre as muletas para sustentar o peso corporal
- Ensine o paciente com muletas axilares sobre os perigos de pressionar as axilas, o que ocorre quando o paciente se debruça sobre as muletas para sustentar o peso corporal
- Explique que as muletas são medidas especificamente para o paciente e que ele não deve usar as muletas de outra pessoa
- Mostre ao paciente como inspecionar rotineiramente as pontas das muletas. Fixe firmemente as ponteiras de borracha nas muletas. Substitua as desgastadas. Ponteiras de borracha aumentam o atrito da superfície e ajudam a prevenir escorregões
- Explique que as pontas das muletas precisam permanecer secas. Água reduz o atrito superficial e aumenta o risco de escorregar. Mostre ao paciente como secar as pontas das muletas caso fiquem molhadas; ele pode usar lenços de papel ou toalhas de pano
- Mostre ao paciente como inspecionar a estrutura das muletas. Rachaduras em muletas de madeira diminuem sua capacidade de suportar pesos. Amassados em muletas de alumínio alteram o alinhamento corporal
- Dê ao paciente uma lista de empresas de equipamentos médicos disponíveis nos arredores caso sejam necessários reparos, novas ponteiras de borracha, empunhaduras e acolchoamento
- Oriente o paciente a manter um par de muletas e de ponteiras de borracha sobressalentes à disposição

Avaliação

Use os princípios de ensinar de volta para avaliar o aprendizado do paciente/familiar cuidador:
- Descreva quatro princípios de segurança com o uso das muletas que utilizará
- Mostre-me a maneira adequada de usar suas muletas para andar
- Descreva as providências que você tomará para manter suas muletas em perfeitas condições de uso.

Posicione as empunhaduras de modo que as axilas não estejam sustentando o peso do corpo do paciente. Pressão nas axilas aumenta o risco para os nervos subjacentes, o que às vezes resulta em paralisia parcial do braço. Determine a posição correta das empunhaduras com o paciente em posição ereta, sustentando o peso pela empunhadura e com os cotovelos ligeiramente flexionados. A flexão do cotovelo (aproximadamente 15 a 30°) pode ser verificada por meio de um goniômetro (Figura 38.12). Quando você determinar a altura e a posição das empunhaduras, verifique se a distância entre o apoio axilar e a axila do paciente é de 3 a 5 cm (espaço de dois a três dedos) (Figura 38.13).

Marcha com muletas. Os pacientes adotam uma **marcha com muletas** alternando a sustentação do peso em uma ou ambas as pernas e nas muletas. Um fisioterapeuta, em colaboração com o médico, determinará a marcha adequada avaliando as capacidades físicas e funcionais do paciente e a doença ou lesão que resultou na necessidade de muletas. Esta seção resume o posicionamento básico das muletas e as quatro marchas padrão: marcha alternada de quatro pontos, marcha alternada de três pontos, marcha de dois pontos e marcha com balanço com ultrapassagem.

O posicionamento básico das muletas é a posição trípode, formada quando as muletas são colocadas 15 cm à frente e 15 cm ao lado de cada pé (Figura 38.14). Essa posição mantém o equilíbrio de um paciente por proporcionar uma base mais ampla de apoio. O alinhamento corporal do paciente na posição trípode inclui manter a cabeça e o pescoço eretos, vértebras retas e quadris e joelhos estendidos. As axilas não devem sustentar nenhum peso. O paciente assume a posição trípode antes de andar com as muletas.

A marcha alternada de quatro pontos, ou marcha de quatro pontos, dá estabilidade ao paciente, mas requer sustentação de peso em ambas as pernas. Cada perna é movimentada alternadamente com cada muleta oposta, de modo que três pontos de apoio estejam em todos os momentos no chão (Figura 38.15 A).

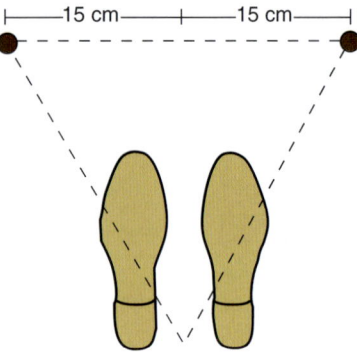

Figura 38.14 Posição trípode, posicionamento básico das muletas.

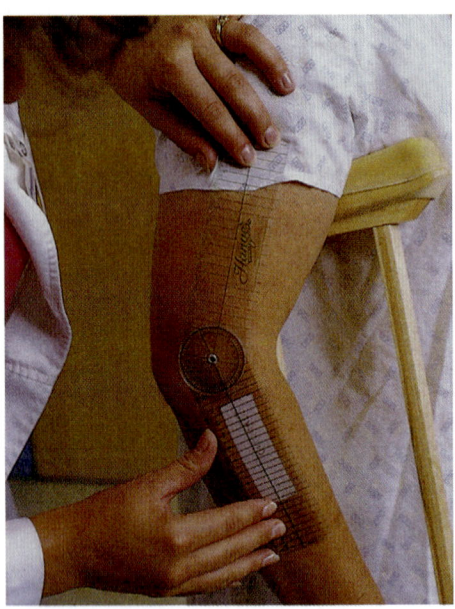

Figura 38.12 Uso do goniômetro para verificar o grau correto de flexão do cotovelo para uso de muletas.

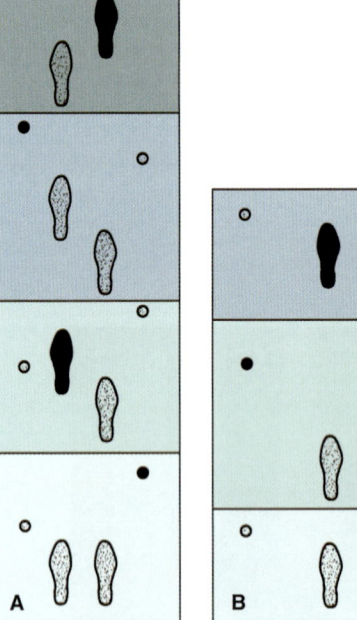
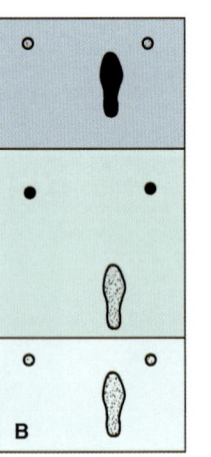
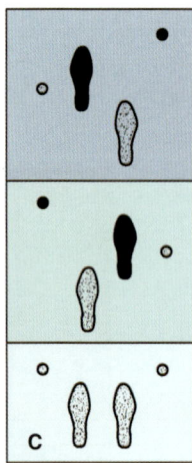

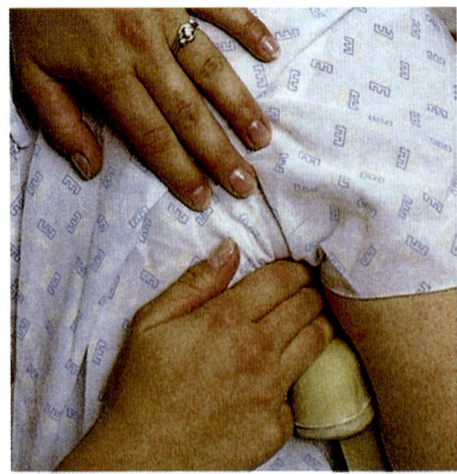

Figura 38.13 Verificação da distância correta entre o apoio axilar e a axila.

Figura 38.15 A. Marcha alternada de quatro pontos. As ilustrações de pés preenchidos e pontas de muletas mostram a ordem do movimento dos pés e muletas em cada uma das quatro fases (leia de baixo para cima). **B.** Marcha de três pontos com peso sustentado na perna não afetada. As ilustrações de pés preenchidos e pontas de muletas mostram a sustentação de peso em cada fase (leia de baixo para cima). **C.** Marcha de dois pontos com peso sustentado parcialmente em cada pé e cada muleta avançando com a perna oposta. Áreas sólidas indicam as pernas e pontas da muleta que sustentam o peso (leia de baixo para cima).

A marcha alternada de três pontos, ou marcha de três pontos, requer que o paciente sustente todo o peso em um pé. Na marcha de três pontos, o paciente sustenta o peso em ambas as muletas e depois na perna não envolvida, repetindo a sequência (Figura 38.15 B). A perna afetada não toca no chão durante a fase inicial da marcha de três pontos. Gradualmente, o paciente progride para apoio e sustentação total do peso na perna afetada.

A marcha de dois pontos requer sustentação pelo menos parcialmente do peso em cada pé (Figura 38.15 C). O paciente movimenta a muleta ao mesmo tempo que a perna oposta, de maneira que os movimentos da muleta sejam semelhantes ao movimento das mãos durante a marcha normal.

Indivíduos paraplégicos que usam aparelhos de suporte de peso em suas pernas frequentemente usam a marcha com balanço com ultrapassagem (Figura 38.16). Esse tipo de marcha é usado para sustentação de peso total ou parcial com restrição em uma perna. O paciente troca o passo após o avanço da muleta com a perna que sustenta o peso; a marcha assume o padrão de dois pontos (Figura 38.16) ou de três pontos. Essa marcha reduz a pressão sobre a perna afetada do paciente.

Uso de muletas para subir e descer escadas. Subir escadas com o uso de um corrimão é a maneira mais segura para que um paciente suba escadas com muletas. *Esteja atento à existência de risco de queda usando essa técnica.* Sua responsabilidade é monitorar o equilíbrio do paciente atentamente. Reavalie o paciente para qualquer tontura ou fraqueza súbita. Certifique-se de que não haja nenhum obstáculo na escada, como pilhas de revistas ou outros itens. Faça com que o paciente segure no corrimão para apoio com uma das mãos (e a perna forte perto do corrimão). Você carrega a muleta posicionada ao lado do corrimão conforme o paciente coloca a outra muleta sob a axila do lado afetado. Faça com que o paciente transfira o peso corporal para a muleta enquanto segura o corrimão com uma das mãos (Figura 38.17 A). Posicione-se atrás do paciente, segurando-o pelo cinto de transferência e, então, peça que o paciente sustente o peso uniformemente entre o corrimão e a muleta. Depois, o paciente coloca um pouco de peso na muleta e, em seguida, sobe o primeiro degrau com o pé que está sustentando o peso (perna mais forte) (Figura 38.17 B). Ensine o paciente a se inclinar para a frente para se equilibrar com o peso sobre a perna boa. Depois, peça que o paciente estique o joelho bom, se apoie nas muletas e erga o peso do corpo, trazendo a perna afetada e depois a muleta para cima na escada (Figura 38.17 C). Sempre se certifique de que a ponta da muleta esteja totalmente dentro do degrau (Washington University Physicians, 2017). Repita a sequência para cada passo e instrua o paciente a subir um degrau de cada vez.

Um paciente continua tendo o risco de queda ao descer escadas. Auxilie o paciente com extremo cuidado. Faça com que o paciente se posicione próximo da beirada do degrau mais alto (Figura 38.18 A). O paciente deve segurar no corrimão com uma das mãos (com a perna afetada do lado do corrimão). Você carrega a muleta posicionada ao lado do corrimão conforme o paciente coloca a outra muleta sob a axila do lado forte. Posicione-se acima do paciente enquanto segura o cinto de transferência. Para apoio, peça que o paciente coloque a muleta para baixo e, então, mova a perna afetada para baixo (Figura 38.18 B) (Washington University Physicians, 2017; Webster e Murphy, 2019). O paciente, em seguida, traz a perna forte para o degrau abaixo e sustenta o peso uniformemente entre o corrimão, perna boa e muleta (Figura 38.18 C). Certifique-se de que o paciente tenha bom equilíbrio. Sempre se certifique de que a ponta da muleta esteja totalmente dentro do degrau. Advirta o paciente a não pular.

Lembre-se de que, ao subir escadas, o paciente deve começar pela perna mais forte. Quando for descer escadas, começa-se pela perna afetada. Pelo fato de que na maioria dos casos os pacientes precisam

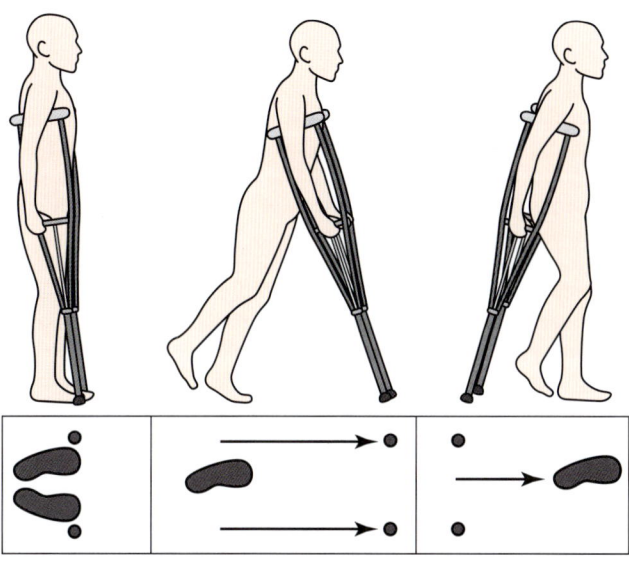

Figura 38.16 Marcha com balanço e muletas.

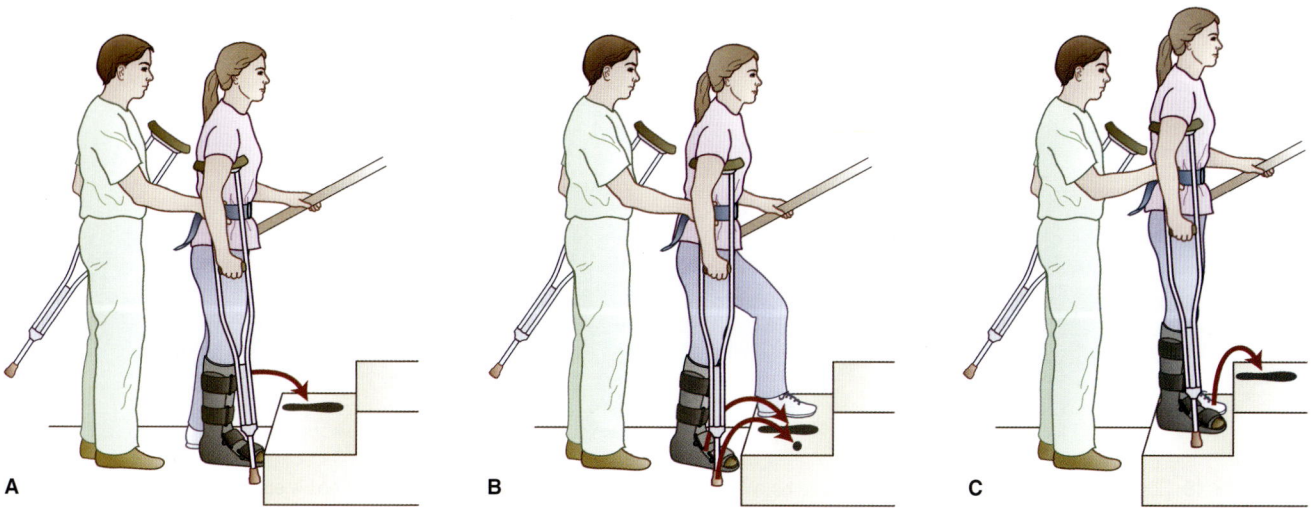

Figura 38.17 Como subir escadas com muletas.

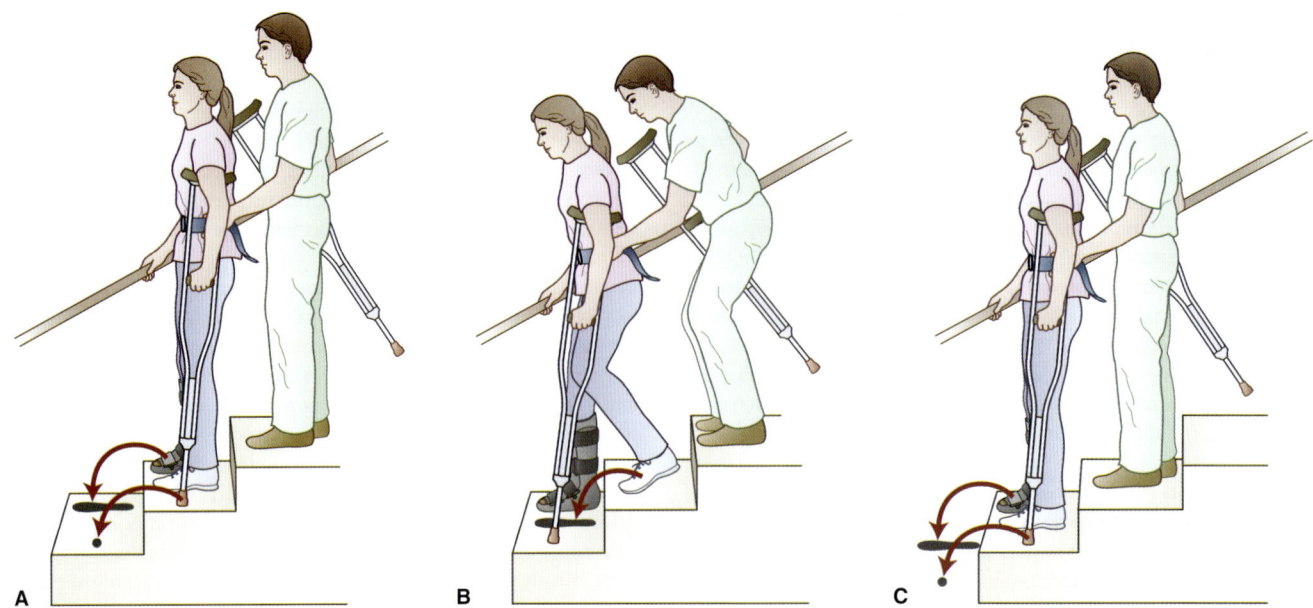

Figura 38.18 Como descer escadas com muletas.

usar muletas por algum tempo, eles precisam ser ensinados a como usá-las em escadas antes de receberem alta. A orientação se aplica a todos os pacientes que sejam dependentes de muletas, e não somente aos que têm escadas em casa.

Como sentar em uma cadeira com muletas. O procedimento para sentar-se em uma cadeira envolve fases e requer que o paciente transfira o peso (Figura 38.19). Primeiro, posicione o paciente na parte frontal, no centro da cadeira, com a região posterior das pernas tocando a cadeira; então, o paciente segura ambas as muletas na mão oposta à perna afetada. Se ambas as pernas forem afetadas, como no caso de uma pessoa paraplégica que usa aparelho de sustentação de peso, o paciente segura as muletas na mão do lado mais forte. Com ambas as muletas em uma das mãos, o paciente sustenta o peso corporal na perna não afetada e nas muletas. Ainda segurando as muletas, o paciente agarra o braço da cadeira com a mão que está livre e abaixa o corpo até alcançá-la. Para se levantar, inverte-se o procedimento, e o paciente, quando totalmente ereto, assume a posição trípode antes de começar a andar.

Retomada de atividade e doença crônica. Enfermeiros realizam intervenções centradas na pessoa para aumentar a atividade e os exercícios em pacientes que têm condições patológicas específicas e doenças crônicas, como doença arterial coronariana (DAC), hipertensão, doença pulmonar obstrutiva crônica (DPOC) e diabetes melito.

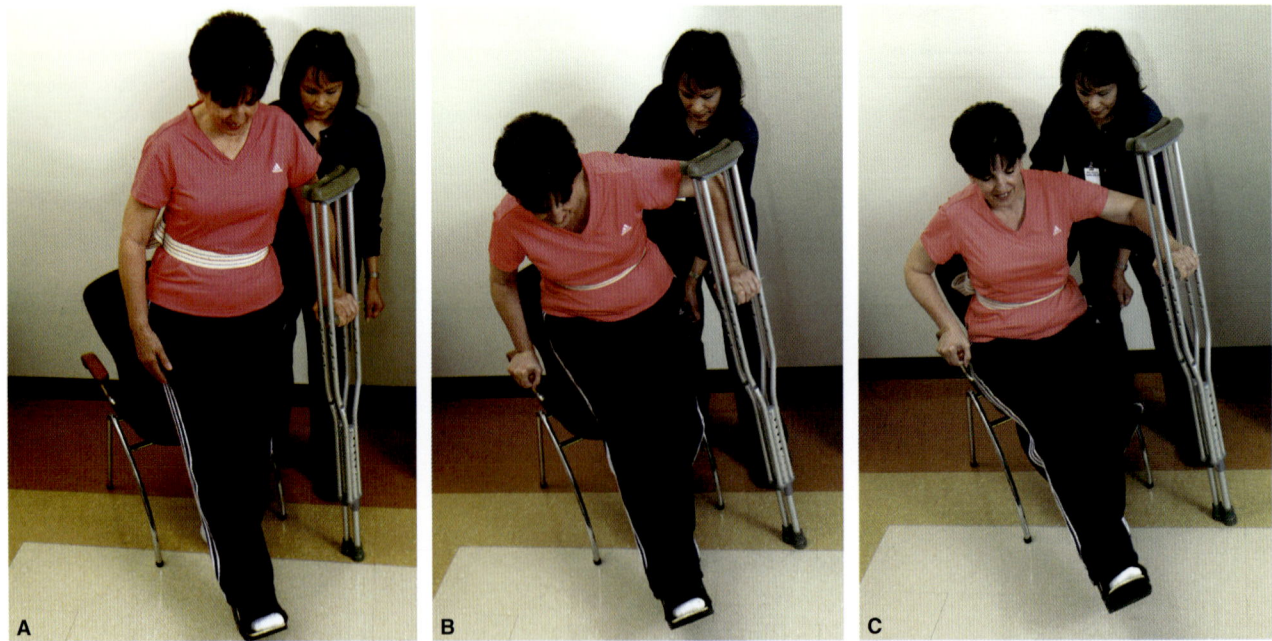

Figura 38.19 Como sentar em uma cadeira. **A.** Ambas as muletas estão sendo seguradas na mesma mão. A paciente transfere o peso para as muletas e para a perna não afetada. **B.** A paciente agarra o braço da cadeira com a mão livre e começa a se abaixar até a cadeira. **C.** A paciente se abaixa totalmente até sentar na cadeira.

Doença arterial coronariana. Exercícios aeróbicos regulares de intensidade moderada demonstraram reduzir o risco de morte súbita cardíaca e infarto agudo do miocárdio (Wenger et al., 2020). O aumento do nível de atividade física é um importante comportamento modificável que pode reduzir o risco relativo de eventos de DAC (como angina e infarto do miocárdio) devido a seus benefícios sistêmicos (Figura 38.20). Exercício moderado regular aumenta o fluxo de sangue nas artérias coronárias e reduz incidentes de angina por aumentar o aporte de oxigênio no músculo cardíaco (miocárdio). Adesão e acesso aos recursos necessários são geralmente barreiras para a implementação de mudanças de estilo de vida saudáveis em pacientes de DAC (Wenger et al., 2020). Como enfermeiro, você desempenha um papel importante na discussão com os pacientes sobre como a prática regular de exercícios melhora a função cardíaca e reduz o desenvolvimento de outras complicações. Colabore com enfermeiros de saúde domiciliar e comunitária de modo a ajudar os pacientes a encontrarem recursos para participar de programas de reabilitação cardíaca. Tais programas oferecem recursos valiosos que demonstraram proporcionar benefícios mensuráveis aos pacientes. Programas de reabilitação cardíaca são serviços abrangentes, a longo prazo, que envolvem avaliação médica, exercícios supervisionados, modificação de fatores de risco cardíacos, educação e aconselhamento (Wenger et al., 2020). A participação dos pacientes na reabilitação cardíaca acelera a recuperação de eventos cardiovasculares agudos como infarto do miocárdio, revascularização do miocárdio ou hospitalizações por insuficiência cardíaca, além de melhorar a qualidade de vida (Braun et al., 2021).

Hipertensão. Além dos medicamentos anti-hipertensivos padrão, os benefícios da atividade física para a hipertensão e a doença cardiovascular já foram muito bem demonstrados (Hegde e Solomon, 2015; Braun et al., 2021). Uma série de estudos demonstrou de forma consistente os efeitos benéficos dos exercícios na hipertensão, resultando em reduções tanto da PA sistólica quanto diastólica, com diminuições de até 5 a 7 mmHg nos hipertensos (Hegde e Solomon, 2015). Encoraje os pacientes a praticar exercícios aeróbicos de intensidade baixa a moderada, já que esses são os mais eficazes para baixar a PA. Além disso, programas de exercícios de *tai chi* foram promissores no manejo da hipertensão, embora sejam necessárias pesquisas mais rigorosas (Wang et al., 2013; Edelman e Kudzma, 2022). Faça com que os pacientes hipertensos meçam sua PA diariamente em casa e ajude-os a entender como as reações ao estresse podem aumentar a PA. Exercícios de relaxamento são úteis para reduzir as reações ao estresse.

Doença pulmonar obstrutiva crônica. Reabilitação pulmonar ajuda os pacientes com DPOC a alcançar o nível ideal de funcionamento. É um programa multidisciplinar de cuidados para pessoas com debilitação respiratória crônica, sendo individualmente elaborado e criado para o desempenho e autonomia física e social de cada pessoa (National Institute for Health and Care Excellence [NICE], 2019). Treinamento com exercícios demonstrou melhorar significativamente a qualidade de vida relacionada à saúde, a força do músculo respiratório, os sintomas (p. ex., a dispneia de esforço em pacientes com DPOC) e a capacidade normal de exercício (Bennett et al., 2017; Souto-Miranda et al., 2021). Alguns pacientes têm medo de praticar exercícios devido à possibilidade de piora da dispneia (dificuldade para respirar). Essa aversão à atividade física causa um descondicionamento progressivo no qual o mínimo de esforço físico resulta em dispneia. A reabilitação pulmonar pode ajudar os pacientes a ganhar força, reduzir sintomas de ansiedade ou depressão e facilitar a administração das atividades rotineiras, do trabalho e atividades sociais. Os pacientes podem fazer a reabilitação pulmonar no hospital ou em uma clínica, ou podem aprender exercícios de fisioterapia ou de respiração para serem feitos em casa. A reabilitação pulmonar ambulatorial oferece um ambiente seguro para monitoramento do progresso dos pacientes.

Diabetes melito. Juntamente com dieta, monitoramento da glicose e medicação, atividade física e exercícios regulares são componentes importantes no cuidado de pacientes com diabetes melito.

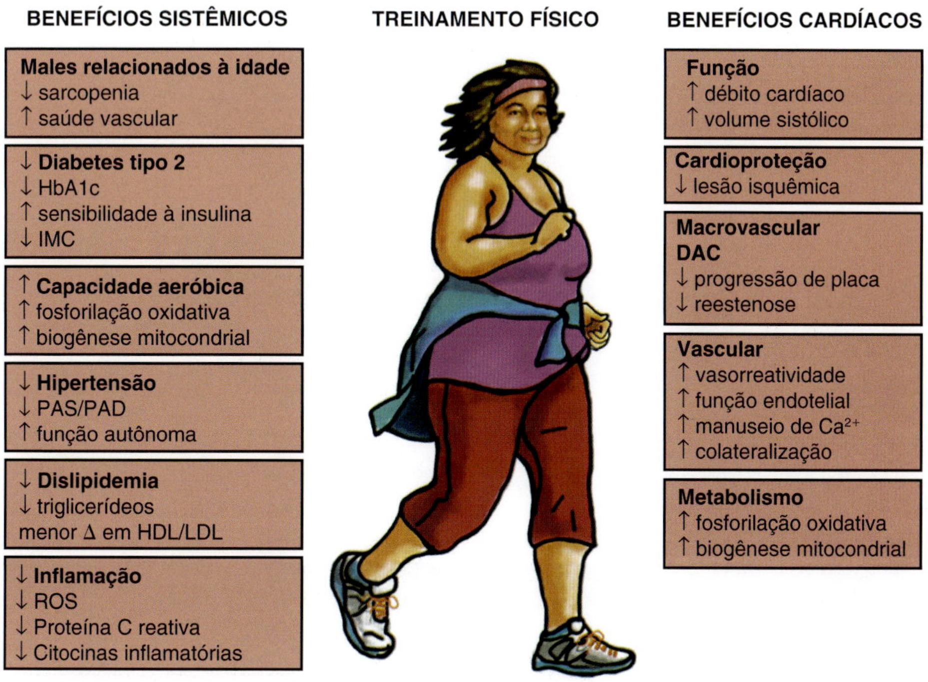

Figura 38.20 Benefícios sistêmicos de exercícios regulares de intensidade moderada. *DAC*, doença arterial coronariana; *HbA1c*, hemoglobina clicada; *HDL*, lipoproteína de alta densidade; *IMC*, índice de massa corporal; *LDL*, lipoproteína de baixa densidade; *PAD*, pressão arterial diastólica; *PAS*, pressão arterial sistólica; *ROS*, espécies reativas de oxigênio. (De *Prog Cardiovasc Dis*. Author manuscript; available in PMC 2016 Mar 1. Published in final edited form as *Prog Cardiovasc Dis*. 2015 Mar-Apr; 57(5): 443-453.)

Verificou-se que níveis moderados a altos de atividade aeróbica estavam associados a risco cardiovascular substancialmente menor e melhor controle glicêmico tanto para a diabetes tipo 1 quanto tipo 2 (McCulloch, 2019). No diabetes tipo 1, o exercício aeróbico aumenta a capacidade cardiorrespiratória, diminui a resistência à insulina e melhora os níveis de lipídios e a função endotelial (Chimen et al., 2012; McCulloch, 2019). Em pessoas com diabetes tipo 2, exercícios regulares reduzem hemoglobina glicada (HbA1c), triglicerídeos, PA e resistência à insulina (Colberg et al., 2016; McCulloch, 2019). *Esse é o caso da sra. Smith que, se for capaz de aderir a um programa de exercício, pode ter benefício e não precisar tomar hipoglicêmico oral regularmente. Esse é um incentivo que Beth pode discutir para promover a participação da paciente.*

As recomendações de atividade física e exercício para pessoas com diabetes, segundo a declaração de posicionamento da American Association of Diabetes (Colberg et al., 2016; ADA, 2020), podem ser encontradas no seguinte site na Internet: https://care.diabetesjournals.org/content/diacare/39/11/2065.full.pdf (Acesso em: 3 jul 2023). Nessa Declaração, estão incluídas as atuais recomendações de prática clínica para cuidados no diabetes, metas de tratamento e diretrizes. Inclua essas recomendações em seu plano de educação em saúde a pacientes com todos os tipos de diabetes.

❖ Avaliação

Pelo olhar do paciente. Em relação a atividade e exercício, você mensura a efetividade das intervenções de enfermagem avaliando se as expectativas do paciente foram alcançadas. O paciente é a única pessoa que sabe da efetividade e dos benefícios da atividade e do exercício sobre o bem-estar geral. Faça perguntas ao paciente, do tipo: "Quão bem você tolerou caminhar? É assim que você esperava?" e "Você tem caminhado regularmente já há 1 mês; como tem se sentido com isso?" Avaliação contínua ajuda a determinar se terapias novas ou adaptadas são necessárias e se surgiram novos diagnósticos de enfermagem.

Resultados para o paciente. Julgamento clínico sólido na avaliação do paciente envolve comparar os parâmetros de mobilidade e tolerância à atividade iniciais do paciente (p. ex., pulso, PA, respirações, força, autorrelato de fadiga e bem-estar psicológico) com resultados esperados e padrões de melhora (Figura 38.21). Em casos de pacientes que perderam o tônus muscular ou daqueles que estão deambulando pela primeira vez após um período prolongado de repouso no leito, medir a saturação de oxigênio pode ajudar a informar sua avaliação dos resultados do paciente. A comparação dos resultados reais com os resultados esperados determina o estado de saúde e se ocorreu progresso. Padrões para a prática de atividade física (p. ex., capacidade de alcançar a frequência cardíaca-alvo) são uma das maneiras mais objetivas de avaliar se a tolerância do paciente à atividade está melhorando. Da mesma forma, quando da avaliação da capacidade funcional do paciente para determinar se a *performance* nos exercícios melhorou, envolva-o em AVD. Dessa forma, você verá se ele pode realizar o autocuidado com sucesso.

Aplique pensamento crítico ao avaliar seus achados. Seu conhecimento científico e experiência ajudarão na avaliação, principalmente quando houver alterações sutis e menos óbvias. Por exemplo, depois de fazer o paciente realizar exercícios isotônicos durante um período

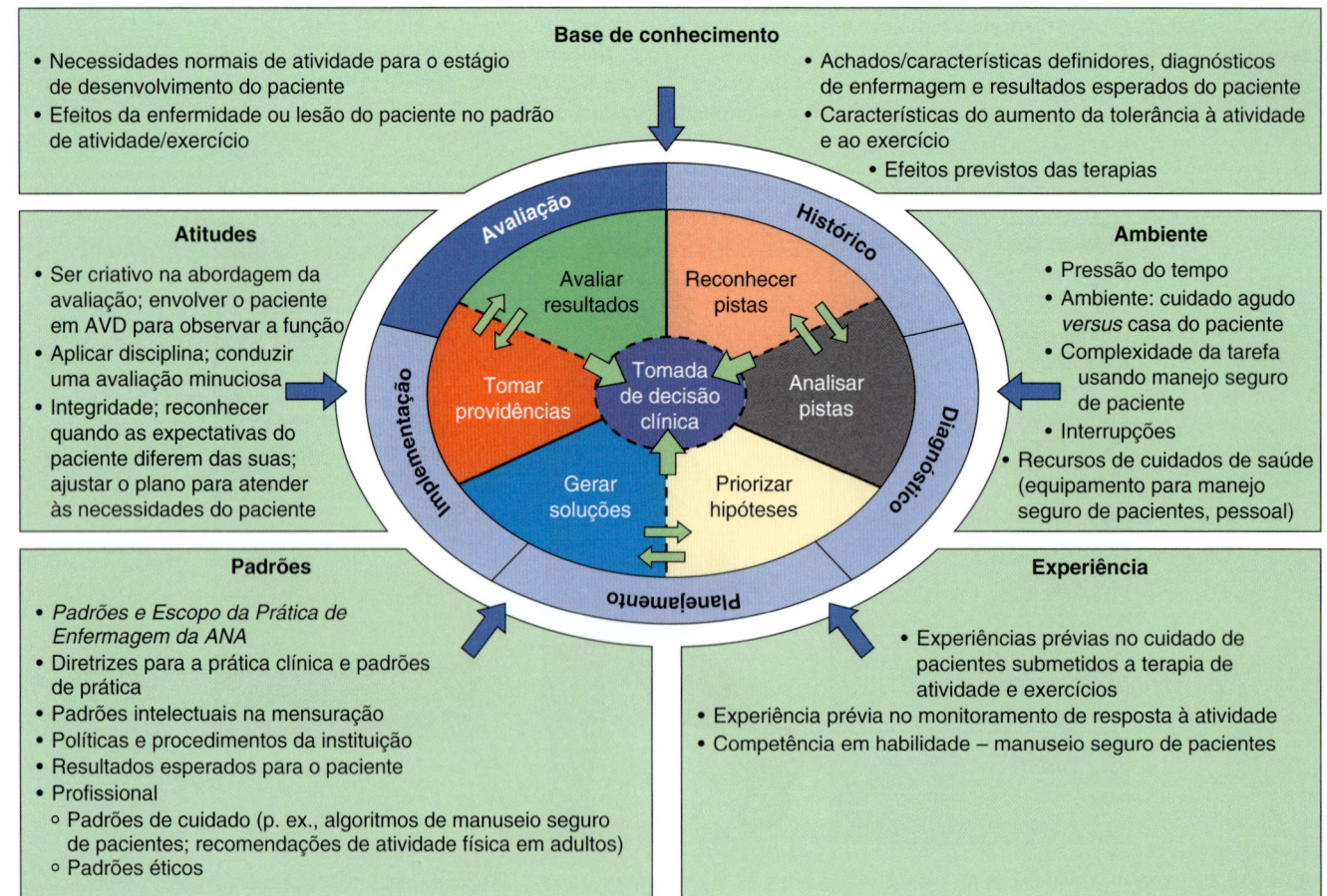

Figura 38.21 Modelo de pensamento crítico para avaliação de atividade e exercício. (Copyright do Modelo de Medida de Julgamento Clínico © NCSBN. Todos os direitos reservados.)

de 3 a 4 vezes/dia, o enfermeiro que auxiliou o paciente rotineiramente pode perceber mudanças na capacidade que ele adquiriu para alcançar ADM completa (dorsiflexão/flexão plantar) ou melhora da força muscular (capacidade de elevar os braços por mais tempo). Porque as mudanças na mobilidade e na tolerância à atividade podem ser sutis, é importante que os enfermeiros comuniquem mensurações claras e específicas a outros profissionais da saúde para que uma avaliação consistente possa ocorrer.

A seguir é apresentada uma lista de potenciais perguntas que você poderia fazer quando seus pacientes não alcançam seus resultados esperados:

- Da última vez em que nos encontramos, você planejou caminhar ao ar livre por 20 minutos, 3 dias por semana. No entanto, você disse que consegue andar somente 2 vezes/semana agora. Diga-me o que você acha que o impede de alcançar seu objetivo
- Seu peso neste mês é o mesmo do mês passado. Estávamos esperando que, com o aumento de suas atividades, seu peso diminuiria. Ajude-me a entender os fatores que você acredita terem impedido você de perder peso neste período
- Você diz que sente dor na perna depois de andar trajetos pequenos. Descreva sua dor. Quais medidas para alívio da dor você tentou?

Faz 3 semanas que Beth atendeu a sra. Smith na clínica de atenção primária. Ela telefona para a sra. Smith para acompanhar seu progresso com o plano de exercícios. A paciente conta: "Estou escrevendo no meu diário e estou me sentindo bem com tudo até agora. Na primeira semana, fiz duas caminhadas de 20 min; foi confortável, e meu pulso era de 96 a 102 bpm quando terminava. Na segunda semana, caminhei 3 dias, num total de 90 minutos. Acho que forcei a barra, e senti um pouco de falta de ar depois. Meu marido foi comigo e andamos um pouco mais. Meu pulso chegou a 105 bpm no meio do caminho no terceiro dia. Eu desacelerei e parei, como você sugeriu. Depois, voltamos a caminhar. Esta semana caminhei uma vez durante 25 minutos, e meu pulso estava em 96 quando terminei."

Beth respondeu: "Que ótimas notícias. Estou muito feliz por saber que você desacelerou quando seu pulso ficou um pouco alto na semana passada. Essa é uma boa maneira de ouvir seu corpo. Diga-me como é caminhar com seu marido?"

A sra. Smith responde: "Ele tende a caminhar um pouco mais rápido do que eu, mas desacelera. Você estava certa. Temos aproveitado esse tempo para conversar sobre algumas questões do trabalho, e ajuda a colocar para fora. Mas caminhar também nos dá alguns ótimos momentos."

Beth diz: "Quero que continue com seu plano de caminhadas. Agora, conte-me sobre seu progresso com a nova dieta."

A sra. Smith diz: "Fui ao nutricionista pela primeira vez na semana passada. Vamos precisar de alguns ajustes já que meu marido e eu não comemos regularmente muitos vegetais, mas já fizemos um cardápio para esta semana. Por enquanto, tudo bem."

Tabela 38.4 Prevenção de lesões relacionadas à elevação de peso entre trabalhadores da área da saúde.

Ação	Justificativa
Quando planejar movimentar um paciente, providencie ajuda adequada. Se sua instituição conta com uma equipe de elevação de peso especializada, use-a como recurso (OSHA, 2017)	Uma equipe de elevação de peso está devidamente treinada em técnicas de prevenção de lesões musculoesqueléticas
Use equipamento para manuseio de pacientes, como leitos com ajuste de altura, barras elevatórias hospitalares, lençóis mais lisos, redutores de atrito e dispositivos à base de ar (OSHA, 2017)	Esses dispositivos reduzem a tensão muscular do profissional durante o manuseio do paciente
Encoraje o paciente a ajudar o máximo possível	Isso promove a independência e a força do paciente enquanto minimiza a carga de trabalho
Posicione-se perto do paciente (ou do objeto a ser levantado)	Mantém o objeto no mesmo plano que o levantador e perto do centro de gravidade do profissional. Reduz a extensão horizontal e o estresse sobre as costas do cuidador
Contraia os músculos abdominais e mantenha costas, pescoço, pelve e pés alinhados. Evite se retorcer	Reduz o risco de lesões nas vértebras lombares e grupos musculares. Retorcer o corpo aumenta o risco de lesões
Dobre os joelhos; mantenha os pés afastados	Uma ampla base de apoio aumenta a estabilidade. Mantém o centro de gravidade
Use braços e pernas (não as costas)	Os músculos da perna são músculos mais fortes e maiores, capazes de suportar mais esforço sem resultar em lesão
Deslize o paciente em direção a você usando um lençol de transferência redutor de pressão ou prancha de transferência. Para transferir um paciente para uma maca ou leito, uma prancha de transferência é mais apropriada	Deslizar requer menos esforço do que levantar. Lençóis redutores de atrito minimizam as forças de cisalhamento, que podem danificar a pele do paciente
A pessoa que levantará a carga mais pesada coordena os esforços da equipe envolvida contando até 3	Levantamento simultâneo minimiza a carga para qualquer um dos levantadores
Realize levantamento manual como último recurso e somente se não envolver levantamento da maioria ou de todo o peso do paciente	Levantamento é uma atividade de alto risco que causa grandes agentes estressores bioquímicos e posturais

Diretrizes para segurança do paciente

Garantir a segurança do paciente é um papel essencial do enfermeiro. Use julgamento clínico ao se comunicar claramente com os membros da equipe de saúde, avaliar e analisar os achados clínicos do paciente e incorporar as prioridades de cuidado e as preferências dele. Use a melhor evidência, aplicando padrões profissionais ao selecionar intervenções para usar nos cuidados do paciente. Ao realizar os procedimentos descritos neste capítulo, lembre-se dos pontos a seguir para garantir o manuseio seguro e centrado no paciente.

- Conheça o nível de mobilidade e de força do paciente para determinar a assistência necessária durante a deambulação e a transferência
- Avalie os riscos físicos do paciente para intolerância à atividade antes de iniciar o programa de mobilidade precoce
- Revise mentalmente os passos de transferência antes de começar o procedimento; isso garante segurança tanto a você quanto ao paciente. Isso faz parte do pensamento crítico – conhecer sua competência
- Quando auxiliar pacientes que apresentam problemas ortopédicos com a deambulação, posicione-se do lado não afetado deles. Para todos os demais pacientes, inclusive aqueles com déficits neurológicos, posicione-se do lado afetado
- Determine o equipamento de transferência indicado e o número de funcionários necessário para transferir com segurança um paciente e prevenir lesões nos profissionais da saúde (Tabela 38.4)
- Levante a grade lateral do leito do lado oposto ao que você está para evitar que o paciente caia do leito daquele lado
- Organize os materiais (p. ex., linhas intravenosas, sondas de alimentação, cateter permanente) de forma que não interfiram no processo de transferência
- Avalie se o corpo do paciente está devidamente alinhado e se há risco de pressão após a transferência
- Certifique-se de que todo o pessoal saiba como o equipamento funciona antes de utilizá-lo.

Procedimento 38.1 Utilização de técnicas de transferência seguras e eficazes

Delegação e colaboração

Os procedimentos técnicos seguros e efetivos de transferência podem ser delegados a técnicos e auxiliares de enfermagem. O enfermeiro é responsável por avaliar inicialmente a disposição e a capacidade funcional de transferência do paciente. O enfermeiro orienta os profissionais de enfermagem da seguinte maneira:

- Auxiliando e supervisionando, depois da avaliação do paciente, como movimentar pacientes que são transferidos pela primeira vez após um período prolongado de repouso no leito, cirurgias extensivas, doenças críticas ou traumas medulares
- Explicando as restrições de mobilidade do paciente, quais alterações verificar na pressão arterial, ou alterações sensoriais que possam afetar a segurança da transferência (p. ex., medicações ou confusão)
- Explicando o que observar e relatar ao enfermeiro, como tontura ou incapacidade/inabilidade de auxiliar.

Material

- Cinto de transferência, faixas ou tiras (conforme a necessidade)
- Calçados antiderrapantes, mantas de banho e travesseiros
- Cadeira com braços ou cadeira de rodas (posicionar a cadeira a um ângulo de 45 a 60° em relação ao leito, travar freios, remover descansos de pés e travar freios do leito)
- Maca (posicionar ao lado do leito, travar freios na maca, travar freios no leito)
- Dispositivo de transferência lateral: prancha deslizante ou dispositivo de transferência inflável assistido a ar
- Elevador mecânico/hidráulico (use suporte, tiras de pano ou correntes e rede ou tiras de pano)
- *Opção:* dispositivo de elevação auxiliar para levantar (Figura 38.22)
- *Opção:* luvas de procedimentos (se houver risco de contato com roupa de cama suja).

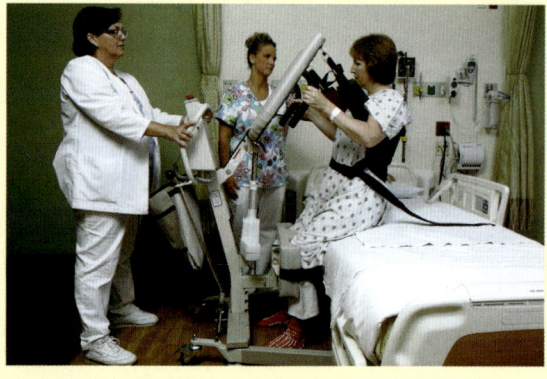

Figura 38.22 Dispositivo de elevação na assistência para se levantar.

Passo	Justificativa
Histórico de enfermagem	
1. Identifique o paciente utilizando pelo menos dois identificadores (p. ex., nome e data de nascimento ou nome e número da ficha médica) de acordo com as políticas locais.	Garante que o paciente certo seja tratado. Atende às normas de The Joint Commission e aumenta a segurança para o paciente (TJC, 2021).
2. Consulte o prontuário do paciente para obter os valores registrados mais recentes de peso e altura do paciente.	Os dados determinam se há necessidade de um dispositivo de transferência mecânica ou de redução de atrito para a transferência.
3. Verifique o histórico de quedas anteriores e se o paciente tem medo de cair.	Histórico prévio de queda é um dos fatores de risco significativos para quedas (CDC, 2017). Ter medo de cair altera a marcha da pessoa e sua segurança para andar.
4. Avalie o prontuário do paciente quanto ao modo de transferência anterior para o leito ou cadeira (se aplicável).	Garante alguma consistência em como auxiliar na transferência.
5. Revise o prontuário do paciente quanto à presença de déficits neuromusculares, fraqueza motora ou falta de coordenação, perda óssea de cálcio, disfunção cognitiva e visual, alterações de equilíbrio.	Certas condições aumentam o risco de tropeçar, cair ou sofrer possíveis lesões durante uma queda.
6. Avalie o letramento em saúde do paciente e do familiar cuidador.	Garante que o paciente tenha a capacidade de obter, comunicar, processar e compreender informações básicas de saúde (CDC, 2021f).
7. Avalie o *status* cognitivo do paciente, incluindo sua capacidade de seguir orientações verbais, memória a curto prazo e reconhecimento de déficits físicos e limitações ao movimento.	Determina a capacidade de o paciente seguir orientações durante a avaliação e de aprender técnicas de transferência.

Procedimento 38.1	Utilização de técnicas de transferência seguras e eficazes (*Continuação*)
Passo	**Justificativa**

JULGAMENTO CLÍNICO: *pacientes com determinadas condições que afetam a cognição, como demência, traumatismo craniano, ou transtornos neurológicos degenerativos, podem ter defeitos cognitivos de percepção que criam riscos à segurança. Se o paciente tiver dificuldade para entender, simplifique as orientações apresentando um passo por vez e mantendo a consistência.*

---

8. Higienize as mãos.

    Reduz a transmissão de microrganismos.

9. Avalie a mobilidade do paciente: administre a Banner Mobility Assessment Tool (BMAT) (Matz, 2019):

    A BMAT é uma ferramenta que avalia quatro tarefas funcionais para identificar o nível de mobilidade que um paciente pode alcançar (Matz, 2019). A avaliação ajuda a determinar o nível de mobilidade do paciente e recomenda dispositivos auxiliares necessários para levantar, transferir e mobilizar um paciente.

    a. **Sentar e balançar**: de uma posição semirreclinada, peça para que o paciente se sente com as costas eretas e se vire, posicionando-se sentado na beira do leito; o paciente pode usar a grade de proteção do leito. Observe a capacidade de o paciente se manter nessa posição. Peça que o paciente alcance sua mão e a balance, certificando-se que ele ultrapasse sua linha média.

    Se o paciente não conseguir sentar e balançar: use sistema de elevação total com uma faixa e/ou lençol e/ou correias de posicionamento, e/ou use dispositivos de transferência lateral, como prancha de rolagem, equipamento de redução de atrito (lençóis/rolos deslizantes), ou dispositivo assistido a ar.

    b. **Esticar e apontar**: com o paciente sentado na beira do leito, faça com que ele coloque os dois pés no chão (ou banqueta de apoio) com os joelhos abaixo dos quadris. Peça que o paciente estenda uma perna e deixe o joelho reto, depois dobre o tornozelo e aponte os dedos dos pés. Repita com a outra perna.

    Se o paciente não conseguir esticar e apontar: use sistema de elevação total para pacientes com incapacidade de sustentar o próprio peso em pelo menos uma perna; use assento de elevação para levantar pacientes que possam sustentar o peso em pelo menos uma perna.

    c. **Levantar-se**: peça que o paciente se levante do leito ou cadeira (da posição sentada para em pé) usando um dispositivo auxiliar (andador, bengala, grade de proteção do leito). O paciente deve ser capaz de erguer as nádegas do leito e se manter assim até a contagem de 5. Pode-se repetir uma vez. Observe a propriocepção (consciência da posição do corpo) e o equilíbrio do paciente.

    Se o paciente não conseguir se levantar: use auxílios mecânicos para levantar/ficar em pé (preferencialmente elevador elétrico, da posição sentada para a posição em pé, se não houver auxílio de elevação disponível); use elevação total com acessórios de deambulação; ou use um dispositivo de assistência (bengala, andador, muleta).

    d. **Andar** (marcha no lugar e com avanço de passos). Peça que o paciente marche no lugar ao lado do leito e, então, peça que ele dê um passo para frente e outro para trás com cada pé. O paciente deve demonstrar estabilidade durante a realização das tarefas. Avalie a estabilidade e a percepção de segurança.

    Se o paciente não conseguir andar: use dispositivo de assistência mecânico para levantar/ficar em pé (o padrão é o elevador elétrico, da posição sentada para a posição em pé quando não houver disponibilidade de ajuda para ficar em pé); ou use o levantamento total com acessórios de deambulação; ou use um dispositivo de assistência (bengala, andador, muletas).

JULGAMENTO CLÍNICO: *não baseie a capacidade do paciente de se sentar, ficar em pé ou deambular em autorrelatos de pacientes ou familiares cuidadores. Uma avaliação objetiva é necessária para determinar com precisão as capacidades de um paciente.*

---

10. Enquanto estiver avaliando a mobilidade, observe qualquer fraqueza, tontura ou risco de hipotensão ortostática (HO) (p. ex., anteriormente em repouso no leito, primeira vez que se levanta da posição supina após um procedimento cirúrgico, história de tontura ao se levantar).

    Determina o risco de desmaio ou queda durante a transferência. O sistema nervoso autônomo de pacientes tem menor capacidade de equalizar o suprimento de sangue quando eles estão imobilizados. Especificamente, após 3 min em pé (ou 3 min sentado em posição ereta), uma diminuição de $\geq$ 20 mmHg na PA sistólica ou uma diminuição de $\geq$ 10 mmHg na PA diastólica indica que o paciente tem HO (Biswas et al., 2019).

    Hipotensão ortostática neurogênica (HOn) é uma redução persistente na pressão arterial (PA) ao se levantar causada por uma disfunção autônoma e é comum entre pacientes com transtornos neurodegenerativos (p. ex., doença de Parkinson). Nesta situação, uma queda na PA sistólica de $\geq$ 20 mmHg (ou $\geq$ 10 mmHg na diastólica) ao se levantar com pouco ou nenhum aumento compensatório na frequência cardíaca é consistente com hipotensão ortostática neurogênica (Biswas et al., 2019).

(continua)

Procedimento 38.1　Utilização de técnicas de transferência seguras e eficazes　(Continuação)

Passo	Justificativa
11. Avalie a tolerância à atividade, observando qualquer fadiga durante eventos de se sentar e levantar.	Determina a capacidade de o paciente ajudar na transferência.
12. Avalie a condição sensorial, incluindo a visão central e periférica, adequação auditiva e a presença de perda de sensibilidade periférica.	A perda de campo visual reduz a capacidade de o paciente enxergar a direção da transferência e pode afetar seu equilíbrio. Perda de sensibilidade periférica diminui a propriocepção. Pacientes com perdas visuais e auditivas precisam de técnicas de transferência e métodos de comunicação adaptados a seus déficits.

JULGAMENTO CLÍNICO: *pacientes com hemiplegia podem "negligenciar" um lado do corpo (desatenção ou inconsciência de um lado do corpo ou ambiente), o que distorce a percepção do campo visual. Se o paciente apresentar esse tipo de problema, oriente-o a examinar todos os campos visuais durante a transferência.*

Passo	Justificativa
13. Avalie o nível de conforto (p. ex., desconforto articular, espasmo muscular), e mensure o nível de dor usando uma escala de 0 a 10. Ofereça os analgésicos prescritos 30 min antes da transferência. (**Observação**: o paciente necessitará de assistência quando o analgésico for administrado)	A dor reduz a motivação do paciente e sua capacidade de se mover. Em condições de dor crônica, surgem déficits na sinalização da dopamina que prejudicam o comportamento motivado (Taylor et al., 2016; Czarnecki e Turner, 2018). Aliviar a dor antes de uma transferência aumenta a capacidade de o paciente participar.
14. Avalie o nível de motivação do paciente, como disposição *versus* indisposição para se movimentar, e percepção do valor do exercício. Considere a idade e outros fatores culturais que influenciam as crenças.	Afetará o desejo do paciente de participar de atividades.
15. Avalie o modo de transferência anterior no ambiente domiciliar (se aplicável).	Disponibilizar os auxílios adequados aumenta enormemente a capacidade de transferência em casa.
16. Avalie os sinais vitais do paciente exatamente antes da transferência.	Medições iniciais determinarão se ocorreram alterações nos sinais vitais, durante a atividade, que indiquem intolerância à atividade (ver Capítulo 29).
17. Analise os dados do histórico de enfermagem e consulte o estado de mobilidade e os algoritmos de manuseio seguro (p. ex., Veterans Affairs Safe Patient Handling App, 2019) disponíveis na maioria das instituições, para determinar se é necessário um dispositivo de elevação ou de transferência mecânica e o número de pessoas necessárias para ajudar na transferência (Martin et al., 2016) (ver ilustrações A & B). Não inicie o procedimento até que todos os cuidadores necessários estejam presentes.	Garante o manuseio seguro do paciente, reduzindo o risco de ferimentos nele e nos cuidadores.
18. Avalie o conhecimento do paciente, sua experiência anterior com transferência e seus sentimentos a respeito do procedimento.	Revela a necessidade de instrução e/ou apoio ao paciente.
19. Avalie as metas ou preferências do paciente em relação a como o procedimento será realizado ou o que o paciente espera.	Permite que o cuidado seja individualizado para o paciente.

Planejamento

Passo	Justificativa
1. Higienize as mãos.	Reduz a transmissão de microrganismos.
2. Obtenha e organize os materiais/dispositivo de elevação para transferência à beira do leito.	Garante maior eficiência no procedimento.
3. Feche a porta do quarto e a cortina ao lado do leito.	Proporciona privacidade para o paciente.
4. Explique ao paciente como você preparará a técnica de transferência e as precauções de segurança que serão usadas. Explique os benefícios e os motivos para aumentar a mobilidade. Faça isso de uma forma que se encaixe nas crenças e valores do paciente quanto à recuperação ou manutenção da saúde (Shieh et al., 2015; Carey et al., 2021).	Permite que o paciente compreenda mais claramente. Motiva o paciente a se envolver na transferência.

Implementação

Passo	Justificativa
1. **Auxilie o paciente a sair da posição deitada e se sentar na beira do leito.**	Minimiza sobrecarga nas suas costas durante a transferência do paciente. O paciente pode usar as grades laterais para erguer o corpo e se sentar.
a. Com o paciente na posição supina no leito, eleve a cabeceira entre 30 e 45° e abaixe a altura do leito até o nível de seus quadris. Levante a grade lateral superior do lado em que o paciente sairá do leito. Coloque calçados ou meias antiderrapantes.	A técnica incorpora mecânica corporal no movimento de transferência para a posição sentada.
b. Se o paciente for totalmente móvel, permita que ele se sente sozinho na beira do leito, usando a grade lateral para se levantar.	

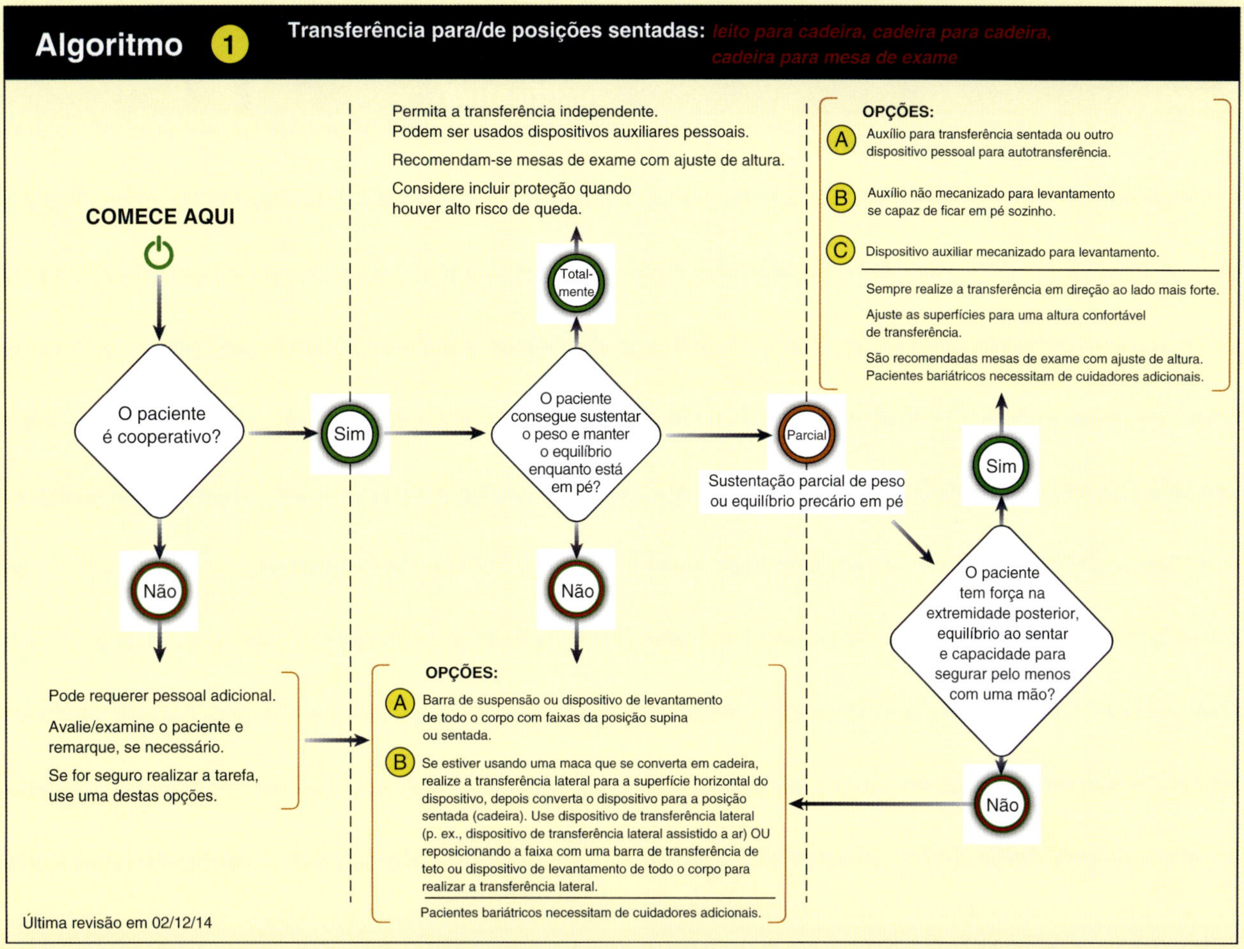

Capítulo 38 Atividade e Exercício 945

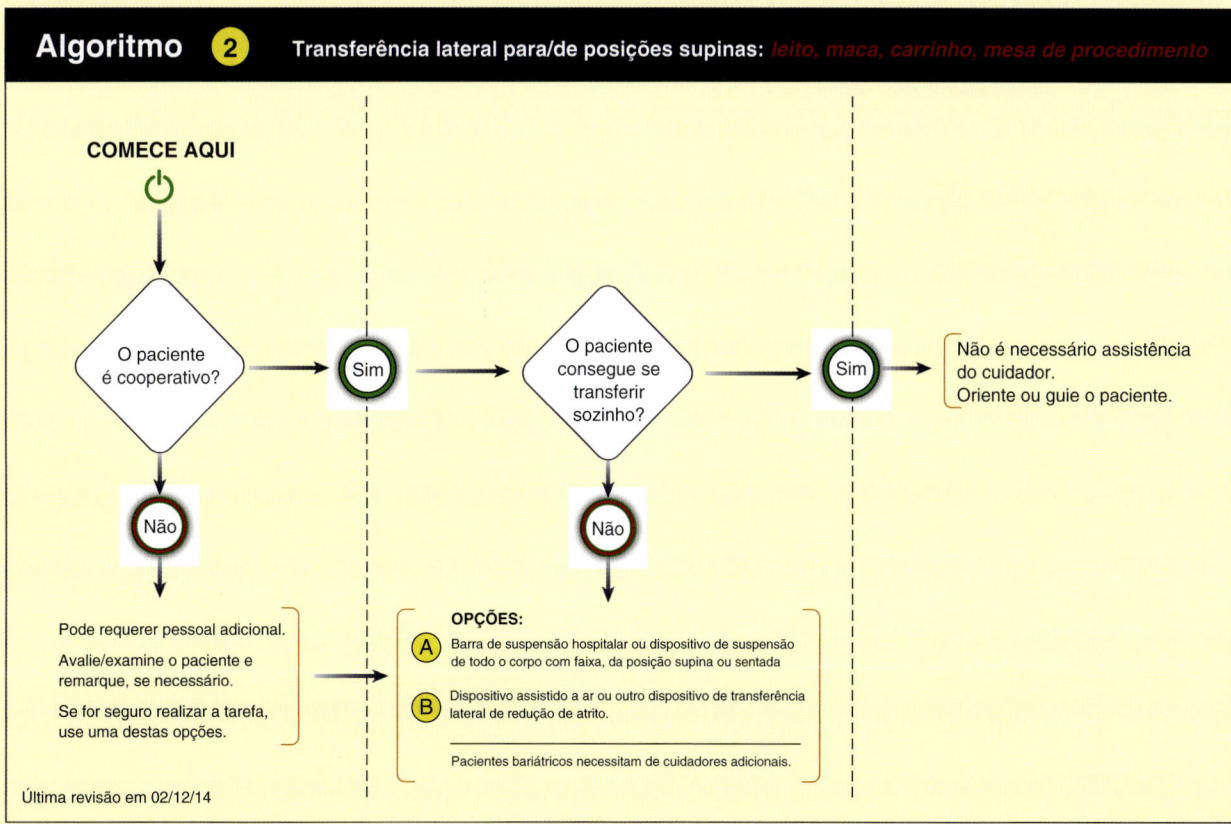

PASSO 17 A. Algoritmo VHA para manuseio e mobilidade segura de pacientes – 1. **B.** Algoritmo VHA para manuseio e mobilidade segura de pacientes – 2. (De VHA: *Safe patient handling and mobility algorithms*. 2014 revision.)

(*continua*)

Procedimento 38.1 — Utilização de técnicas de transferência seguras e eficazes (Continuação)

Passo	Justificativa
c. Se o paciente precisar de auxílio para se sentar à beira do leito, vire-o de frente para você enquanto você se mantém do lado do leito em que o paciente sentará.	
d. Fique na posição contrária à dos quadris do paciente. Vire diagonalmente de frente para o paciente e para o canto mais distante do pé do leito.	
e. Afaste os pés, formando uma base ampla de suporte com o pé mais perto da cabeceira do leito na frente do outro pé.	
f. Coloque seu braço mais perto da cabeceira do leito sob a parte inferior do ombro do paciente, sustentando a cabeça e o pescoço dele. Coloque o outro braço sobre e ao redor das coxas do paciente (ver ilustração no Boxe 38.11, Passo 18e).	
g. Mova as pernas e os pés do paciente sobre a lateral do leito enquanto o paciente usa a barra lateral para empurrar e erguer a parte superior do corpo. Transfira o peso para a perna de trás para permitir que a parte superior das pernas do paciente caia para baixo. **Não levante as pernas.** Ao mesmo tempo, continue deslocando o peso para sua perna de trás e oriente o paciente a elevar seu tronco até a posição ereta.	
2. Abaixe o leito de forma que o paciente possa se sentar à beira do leito com os pés no chão por 2 a 3 min. Faça com que o paciente flexione e estenda alternadamente os pés e mova as pernas para cima e para baixo sem tocar o chão. Pergunte se o paciente está sentindo tontura; em caso afirmativo, verifique a pressão arterial. Faça o paciente relaxar e respirar profundamente algumas vezes até que a tontura passe e que o equilíbrio seja recuperado. Se a tontura durar mais de 60 s ou se a PA sistólica cair pelo menos 20 mmHg em questão de 3 min após se sentar com a coluna ereta, retorne o paciente ao leito. Verifique novamente a pressão arterial.	O posicionamento dos pés permite que o paciente se equilibre enquanto se senta. O exercício promove a circulação e oferece amplitude de movimento. Permite que a circulação do paciente se equilibre para reduzir a chance de hipotensão ortostática. Após 3 min em pé (ou 3 min sentado com a coluna ereta), uma redução de $\geq$ 20 mmHg na PA sistólica ou uma redução de $\geq$ 10 mmHg na PA diastólica indica hipotensão ortostática (Biswas et al., 2019).

JULGAMENTO CLÍNICO: permaneça à frente do paciente até que ele recupere o equilíbrio, e continue dando suporte físico a pacientes fracos ou cognitivamente debilitados.

Passo	Justificativa
3. Transfira o paciente do leito para a cadeira (*Opção:* Calce luvas de procedimentos se o lençol estiver sujo):	
a. Coloque a cadeira em um ângulo de 45° em relação ao leito, virada para os pés do leito.	Posiciona a cadeira para facilitar o acesso para a transferência.
b. Certifique-se de que os pés do paciente toquem confortavelmente o chão, com os quadris e joelhos em um ângulo de 90°. Ajude o paciente a calçar sapatos/meias estáveis e antiderrapantes.	Oferece estabilidade ao paciente na transferência. Calçados/meias previnem que o paciente escorregue no chão.
c. *O paciente pode sustentar o próprio peso totalmente durante a transferência.*	Principais critérios para determinação do método de transferência (Matz, 2019).
(1) Posicione-se à beira do leito e deixe que o paciente se transfira sozinho.	Não há necessidade de auxílio de cuidador; fique de prontidão por segurança, se necessário.
d. *O paciente pode sustentar parcialmente o próprio peso, é cooperativo e tem força na parte superior do corpo.*	Use a técnica de levantar e girar com um cuidador. (*Opção:* dispositivo de assistência elétrico de elevação para se levantar.)
(1) Aplique o cinto de marcha. Certifique-se de que ele envolva toda a cintura do paciente. O cinto deve estar confortavelmente acomodado, certifique-se de deixar um espaço de dois dedos entre o cinto e o corpo do paciente. Não coloque o cinto sobre qualquer linha intravenosa, incisão, drenos ou sondas. Você poderá ter de ajustar o cinto assim que o paciente se levantar.	O cinto de transferência permite que você mantenha a estabilidade e o equilíbrio do paciente durante a transferência e reduz o risco de quedas (Matz, 2019; OSHA, 2014).
(2) Coloque a perna de sustentação de peso ou a perna forte do paciente sob o paciente e o pé fraco ou que não sustenta o peso para frente.	O paciente se apoiará inicialmente sobre a perna mais forte ou de sustentação do peso, erguendo o tronco.
(3) Segure o cinto de marcha com ambas as mãos e com os dedos virados para cima, de cada lado do paciente. Os cuidadores jamais devem planejar empurrar, puxar, levantar ou pegar os pacientes com o uso do cinto de marcha.	Proporciona estabilidade para o paciente e permite que o enfermeiro direcione o movimento do paciente.

Procedimento 38.1 — Utilização de técnicas de transferência seguras e eficazes (Continuação)

Passo	Justificativa
(4) Afaste bem seus pés. Flexione o quadril e os joelhos, alinhando seus joelhos com os do paciente (ver ilustração).	Garante o equilíbrio com uma ampla base de apoio. Flexionar joelhos e quadris abaixa seu centro de gravidade em relação ao objeto que se move; alinhar os joelhos com os do paciente estabiliza os joelhos quando o paciente fica em pé.
(5) Balance o paciente até a posição em pé na contagem de três, endireitando os quadris e as pernas e mantendo os joelhos ligeiramente flexionados (ver ilustração). Enquanto estiver balançando o paciente para frente e para trás, certifique-se de que seu peso corporal esteja se movendo na mesma direção que o do paciente para garantir que você e o paciente estejam se movendo na mesma direção simultaneamente. A menos que contraindicado, o paciente deve ser orientado a usar as mãos como impulso para se levantar, se aplicável.	O movimento de balanço dá ao paciente impulso corporal e requer menos esforço para levantar.
(6) Mantenha a estabilidade da perna mais fraca do paciente com seu joelho, se necessário.	A capacidade de ficar em pé pode geralmente ser mantida no membro fraco com apoio do joelho para estabilizar.
(7) Gire sobre o pé mais distante da cadeira.	Mantém o apoio do paciente e ao mesmo tempo permite espaço adequado para que ele se movimente.
(8) Instrua o paciente a usar os braços da cadeira para se apoiar e para facilitar seu movimento de se sentar (ver ilustração).	Aumenta a estabilidade do paciente.

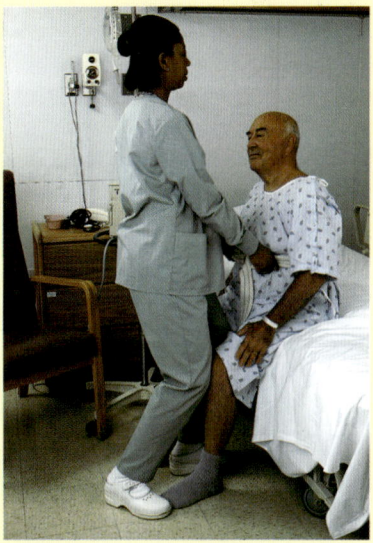

PASSO 3d(4) A enfermeira flexiona os quadris e joelhos, alinha os joelhos ao joelho do paciente, e segura o cinto de transferência com as palmas das mãos para cima.

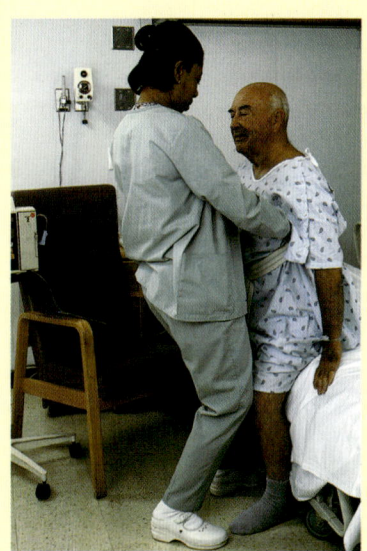

PASSO 3d(5) O paciente fica em pé ao lado do leito antes de girar o corpo até a cadeira, sustentando o peso.

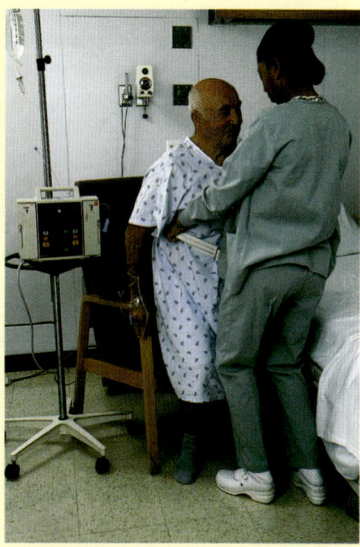

PASSO 3d(6) O paciente usa os braços da cadeira para facilitar o movimento de se sentar.

Passo	Justificativa
(9) Flexione os quadris e os joelhos enquanto desce o paciente até a cadeira.	Previne lesões por má mecânica corporal.
(10) Auxilie o paciente a assumir o alinhamento correto quando sentado. Ofereça apoio para a extremidade enfraquecida (conforme necessário). Você pode usar uma tipoia ou tala para apoiar um braço lesionado ou flácido.	Previne lesões no paciente por alinhamento corporal incorreto.
(11) Alinhamento correto na posição sentada: cabeça ereta e vértebras em linha reta. O peso corporal é distribuído uniformemente sobre as nádegas e coxas. As coxas ficam em posição paralela e no plano horizontal. Ambos os pés retificados ficam encostados no chão, e os tornozelos confortavelmente flexionados. Um espaço de 2,5 a 5 cm é mantido entre a beira do assento e o espaço poplíteo na superfície posterior do joelho.	Previne estresse nas articulações intravertebrais. Previne maior pressão sobre proeminências ósseas e reduz danos ao sistema musculoesquelético subjacente.

(continua)

Procedimento 38.1 — Utilização de técnicas de transferência seguras e eficazes (Continuação)

Passo	Justificativa
e. Retorne o paciente ao leito. O paciente pode sustentar parcialmente o peso, é cooperativo e tem força na parte superior do corpo.	
(1) Ajuste a altura do leito até o nível da cadeira, quando possível.	Diminui o esforço físico de transferir o peso do corpo do paciente.
(2) Posicione a cadeira na lateral do leito no meio do caminho entre a cabeceira e os pés do leito, com a cadeira virada para os pés do leito.	Reduz a distância de transferência.
(3) Certifique-se de que o cinto de marcha esteja aplicado no paciente e que ele envolva completamente a cintura dele. Certifique-se de que ele esteja bem acomodado e que não seja colocado sobre quaisquer linhas intravenosas, incisões, drenos ou sondas.	Reduz o risco de queda durante a transferência.
(4) Faça com que o paciente coloque as mãos nos braços da cadeira e se sente assim que você posicioná-lo à frente da cadeira.	É mais fácil flexionar os joelhos na beira da cadeira do que quando se está sentado mais para o fundo, perto do encosto da cadeira.
(5) Posicione-se mais ou menos em frente ao paciente.	Protege e preserva o paciente durante todo o processo de transferência.
(6) Instrua o paciente a se levantar na contagem de três enquanto você coloca ambas as mãos (palmas para cima) sob o cinto de marcha e dobra seus joelhos.	Garante um movimento coordenado de se levantar.
(7) Deixe o paciente ficar em pé por alguns segundos para garantir que ele não fique tonto e que tenha um bom equilíbrio. Gire com o paciente. Ele vira de costas para a beira do leito. Então, faça com que o paciente se sente na beira do colchão. Certifique-se de que ele esteja firmemente sentado e não esteja escorregando da beira do leito.	Promove a segurança do paciente no caso de uma reação de hipotensão. O posicionamento firme na borda do colchão previne quedas.
(8) Com o paciente sentado na beira do leito, coloque seu braço mais próximo da cabeceira do leito sob o ombro do paciente enquanto apoia a cabeça e o pescoço dele. Dobre os joelhos e mantenha a coluna reta.	Prepara você para girar o paciente para a posição supina.
(9) Peça ao paciente que ajude levantando as pernas quando você começar a movimentar. Na contagem de três, posicionado em uma base de suporte ampla, eleve as pernas do paciente enquanto vira o corpo dele e deite os ombros sobre o leito. Lembre-se de manter a coluna reta.	Movimentos suaves e coordenados reduzem o risco de lesões para o paciente e o cuidador.
(10) Ajude o paciente a se posicionar confortavelmente no leito.	
f. Transfira o paciente do leito para a cadeira. *O paciente tem limitação cognitiva, não é cooperativo, ou tem precauções de sustentação de peso com força na parte superior do corpo ou o cuidador precisa levantar mais do que 15,9 kg:* use um elevador de corpo inteiro, tipo faixa, com no mínimo duas ou três pessoas (Matz, 2019). Siga as diretrizes do sistema de elevador disponibilizadas pelo fabricante para aplicar corretamente.	Pesquisas defendem o uso de elevadores mecânicos para prevenir lesões musculoesqueléticas (Matz, 2019). O uso de elevadores de teto é uma escolha mais bem aceita (quando disponíveis) devido à localização no quarto de cada paciente.
JULGAMENTO CLÍNICO: *pacientes que necessitam ser suspensos não serão inicialmente assistidos para sentar à beira do leito. O elevador será aplicado com o paciente deitado na posição supina no leito.*	
JULGAMENTO CLÍNICO: *pacientes com novas artroplastias de quadril que tenham precauções de movimento do quadril não devem usar um elevador Hoyer pois esse dispositivo pode causar uma flexão de 90° do quadril, o que é contraindicado a pacientes com precauções de quadril posterior.*	
(1) Leve o elevador mecânico de piso até a beira do leito ou abaixe o suspensor de teto e posicione adequadamente.	Garante que o paciente seja elevado do leito com segurança.
(2) Certifique-se de que a cadeira esteja disponível em um dos lados do leito, de frente para os pés do leito. Deixe um espaço adequado para manobrar o elevador de suspensão.	Prepara o ambiente para o uso seguro do equipamento e a subsequente transferência do paciente para a cadeira.
JULGAMENTO CLÍNICO: *se o paciente apresenta fraqueza ou paralisia em um lado do corpo, coloque a cadeira do lado forte do paciente.*	
(3) Levante o leito para uma altura de trabalho segura com o colchão reto. Abaixe a grade de proteção lateral do lado da cadeira.	Permite o uso da mecânica corporal correta.

Procedimento 38.1 — Utilização de técnicas de transferência seguras e eficazes (Continuação)

Passo	Justificativa
(4) Faça com que um segundo enfermeiro esteja posicionado do lado oposto do leito.	Mantém a segurança do paciente, prevenindo a queda do leito.
(5) Vire o paciente para o lado distante de você.	Posiciona o paciente para a colocação da faixa de suspensão.
(6) Coloque rede ou tiras de pano sob o paciente para formar uma faixa. Com dois pedaços de tecido, a ponta inferior se encaixa sob os joelhos do paciente (pedaço mais largo) e a ponta superior se encaixa sob os ombros do paciente (pedaço mais estreito).	São fornecidos dois tipos de assento com suspensão mecânica/hidráulica: o estilo rede é melhor para os pacientes que estão flácidos, fracos e que necessitam de suporte; faixas de tecido podem ser usadas para pacientes com tônus muscular normal. Certifique-se de que os ganchos fiquem virados para longe da pele do paciente. Coloque a faixa sob o centro de gravidade do paciente e da maior parte do peso corporal.
(7) Vire o paciente de volta para seu lado enquanto o segundo enfermeiro puxa a maca (alças).	Garante que a faixa esteja na posição correta antes da suspensão.
(8) Retorne o paciente à posição supina. Certifique-se de que a maca ou as tiras estejam uniformes sobre a superfície do leito. A faixa deve se estender dos ombros até os joelhos (rede) para sustentar o peso corporal do paciente igualmente.	Completa o posicionamento do paciente em uma faixa mecânica/hidráulica.
(9) Remova os óculos do paciente, se usados.	O suporte giratório fica perto da cabeça do paciente e pode quebrar os óculos.
(10) Role a base do suspensor de chão sob o leito do paciente (do lado da cadeira).	Posiciona a elevação eficientemente e promove uma transferência suave.
(11) Coloque a barra horizontal inferior no nível do *sling* seguindo as instruções do fabricante. Acione a válvula, se necessário.	Posiciona o elevador hidráulico próximo do paciente. O acionamento da válvula previne lesões nos pacientes.
(12) Encaixe os ganchos no cinto (corrente) nos orifícios da faixa. Correntes curtas ou faixas se engancham nos orifícios superiores da faixa; correntes mais longas se encaixam na parte inferior da faixa (ver instruções do fabricante).	Prende o elevador hidráulico à faixa.
(13) Eleve a cabeceira do leito até a posição de Fowler.	Coloca o paciente na posição sentada.
(14) Faça o paciente cruzar os braços sobre o peito.	Previne lesões nos braços do paciente durante a transferência.
(15) Se o elevador for elétrico, pressione o botão para suspender o paciente do leito. Se for um elevador mecânico, acione o cabo hidráulico dando golpes longos, lentos e uniformes até que o paciente seja levantado do leito (ver ilustração A). Para elevador de teto, ligue o dispositivo de controle para movimentar o elevador (ver ilustração B).	Garante segurança no apoio do paciente durante a elevação.
(16) Use o elevador para levantar o paciente do leito, e use o cabo direcionador para puxar o elevador do leito enquanto você e outro enfermeiro levam o paciente até a cadeira. Mantenha um segundo enfermeiro ao lado do paciente.	Levanta o paciente do leito com segurança; a posição do enfermeiro reduz qualquer risco de o paciente sair da faixa e sofrer uma queda.

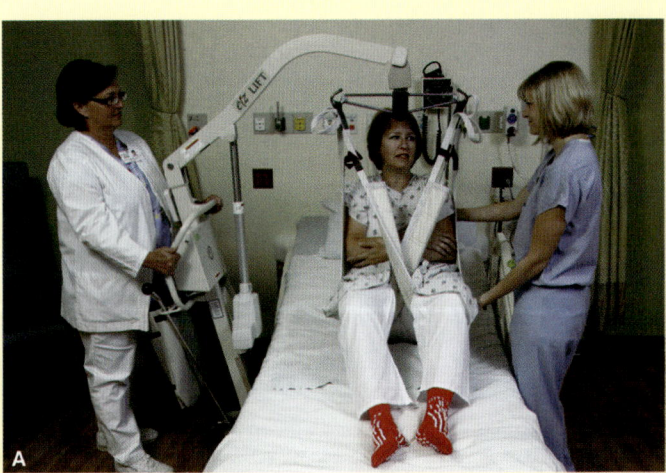 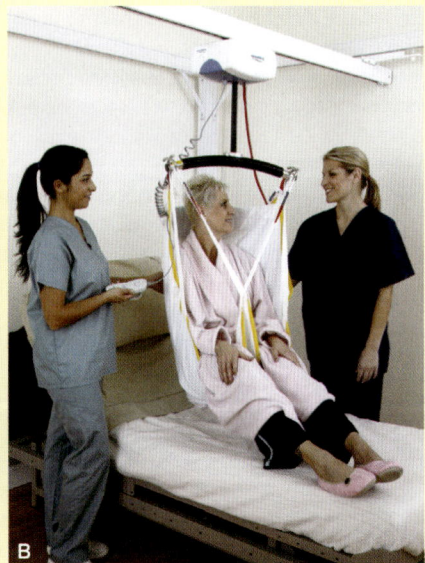

PASSO 3f(15) A. Paciente suspenso em um sistema de elevador hidráulico posicionado acima do leito. **B.** Sistema de elevador de teto. (Cortesia de Waverly Glen Systems, a Prism Medical Co.)

(continua)

Procedimento 38.1   Utilização de técnicas de transferência seguras e eficazes   (Continuação)

Passo	Justificativa
(17) Role a base do elevador ao redor da cadeira. Solte a válvula de verificação lentamente ou aperte o botão para baixo e desça o paciente até a cadeira (ver instruções do fabricante) (ver ilustração).	Posiciona o elevador na frente da cadeira para a qual o paciente será transferido. Guia o paciente com segurança até o encosto da cadeira conforme o assento desce.

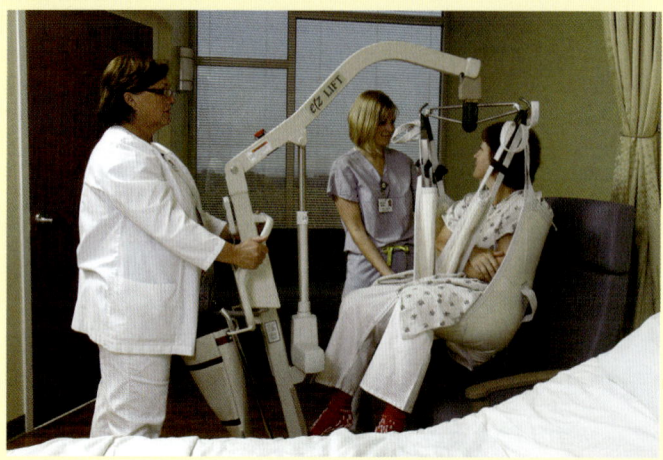

PASSO 3f(17) Uso de sistema de elevador hidráulico para abaixar o paciente na cadeira.

(18) Verifique atentamente a válvula, se necessário, assim que o paciente for baixado até a cadeira e que puder soltar os cintos. Sistemas de elevadores mais modernos podem não precisar desse passo (ver instruções do fabricante).	Se a válvula for deixada aberta, o movimento de abaixar pode continuar e lesionar o paciente.
(19) Remova os cintos e tire o elevador mecânico/hidráulico do caminho do paciente.	Previne danos à pele e aos tecidos subjacentes.
(20) Verifique o alinhamento do paciente quando sentado e corrija-o se necessário.	Previne lesões por postura incorreta.
4. Realize a transferência lateral do leito para a maca. (Vários dispositivos de redução de atrito [DRA] estão disponíveis para auxiliar nas transferências laterais dentro e fora de leitos ou macas. Isso pode ser feito com o uso de pranchas deslizantes de redução de atrito, elevadores mecânicos e DRA assistidos a ar).	O levantamento com três pessoas (usando lençol de transferência comum) para transferência horizontal do leito para a maca não é mais recomendado, sendo, na verdade, desencorajado se usado de maneira inapropriada (Matz, 2019; OSHA, 2014). Pode-se diminuir significativamente o estresse físico utilizando uma prancha deslizante de transferência ou prancha de redução de atrito posicionada sob o lençol, por baixo do paciente. Além disso, o paciente fica mais confortável usando esse método.
a. *O paciente consegue ajudar* (consulte o último peso registrado do paciente).	O nível de força e o peso do paciente determinam o nível de ajuda necessária para uma transferência segura (Matz, 2019).
(1) Se o paciente conseguir ajudar, o cuidador só precisa ficar ao lado por segurança, com a maca e o leito travados enquanto o paciente se move até a maca. A superfície da maca deve estar 2 cm mais baixa para a movimentação lateral.	Promove a mobilidade independente do paciente.
b. Se o paciente for parcialmente capaz ou simplesmente incapaz de auxiliar e pesar < 91 kg, use um lençol de redução de atrito (ver ilustração A) e/ou prancha de transferência lateral (ver ilustração B) (Nelson e Baptiste, 2006).	Previne a necessidade de o enfermeiro puxar o paciente. Durante qualquer atividade de transferência de paciente, se qualquer cuidador precisar levantar mais do que 15,9 kg do peso de um paciente, o paciente deve ser considerado totalmente dependente, devendo ser usados dispositivos auxiliares para a transferência (Matz, 2019; OSHA 2014, n.d.).
c. Se o paciente for parcialmente capaz ou simplesmente incapaz de auxiliar e pesar > 91 kg, use uma barra de suspensão de teto (ver Passo 3f[15]B) com uma faixa supina ou um dispositivo de transferência lateral mecânico com três cuidadores (Nelson e Baptiste, 2006).	

JULGAMENTO CLÍNICO: *dispositivos assistidos a ar flutuam os pacientes por meio de uma camada superficial de ar por toda a superfície (do leito, da maca). Também podem ser usados para reposicionamento. Indicados para pacientes com integridade da pele prejudicada, lesões por pressão, múltiplos traumatismos, queimaduras, pacientes com câncer e dor grave, e pacientes obesos (Baptiste-McKinney e Halvorson, 2018).*

Procedimento 38.1 — Utilização de técnicas de transferência seguras e eficazes *(Continuação)*

| Passo | Justificativa |

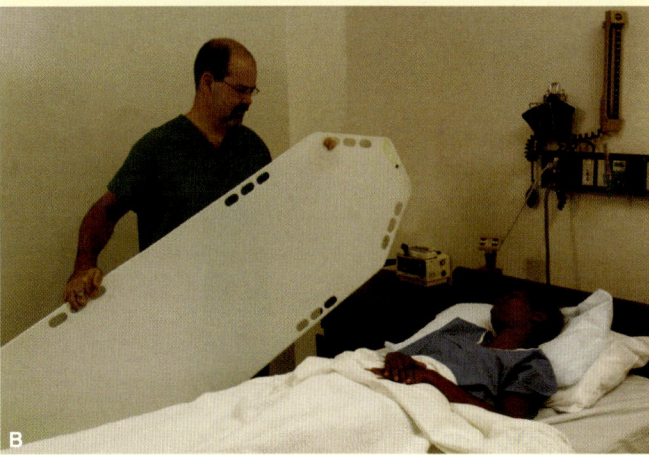

PASSO 4b **A.** Lençol redutor de atrito. (De EZ Way, Inc., Clarinda, IA.) **B.** Prancha deslizante.

(1) Transferência lateral com dispositivo redutor de atrito (p. ex., prancha deslizante) ou dispositivo assistido a ar:

    i. Calce luvas de procedimentos se houver risco de contaminação. Abaixe a cabeceira do leito até onde o paciente consiga tolerar, depois levante o leito até uma altura confortável de trabalho. Certifique-se de acionar os freios do leito.

    ii. Faça o paciente cruzar os braços sobre o peito.

    iii. Abaixe as grades de proteção laterais. Para colocar o dispositivo de transferência (prancha deslizante) ou colchão assistido a ar desinflado embaixo do paciente, posicione o outro enfermeiro na beira do leito para o qual o paciente será virado. Posicione dois outros enfermeiros do outro lado do leito.

    iv. Dobre o lençol de transferência em forma de leque em ambos os lados.

    v. Na contagem de três, vire o paciente para o lado do enfermeiro. Vire o paciente em bloco como uma unidade, por meio de um movimento suave e contínuo.

    vi. Coloque a prancha deslizante *(opção:* colchão esvaziado de dispositivo assistido a ar) sob lençol de apoio (ver ilustrações). Estenda o colchão esvaziado sobre o leito embaixo do paciente como você faria com um lençol novo.

Justificativas:

Mantém o alinhamento da coluna vertebral. Garante que o leito não se mova inadvertidamente.

Reduz a transmissão de microrganismos. Facilita o posicionamento em um DRA. Previne quedas acidentais do paciente durante a transferência.

Previne lesões nos braços durante a transferência.

Distribui o peso igualmente entre os enfermeiros.

Proporciona pega firme do lençol, sem escorregar.

Mantém o corpo alinhado, prevenindo estresse em qualquer parte do corpo. Posiciona o paciente para a colocação de prancha ou colchão.

Previne o atrito causado pelo contato da pele com a prancha ou o colchão.

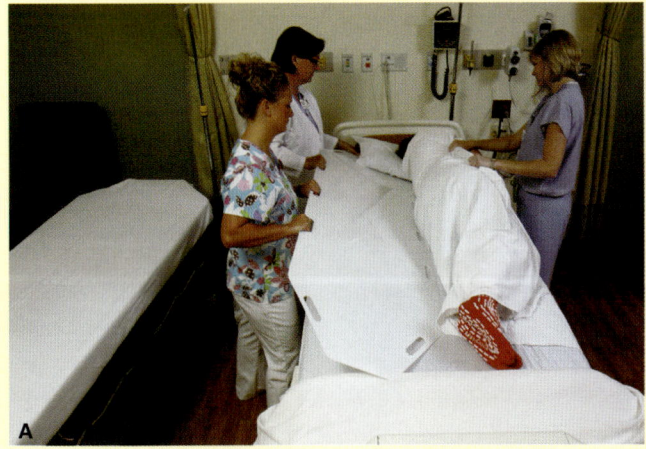
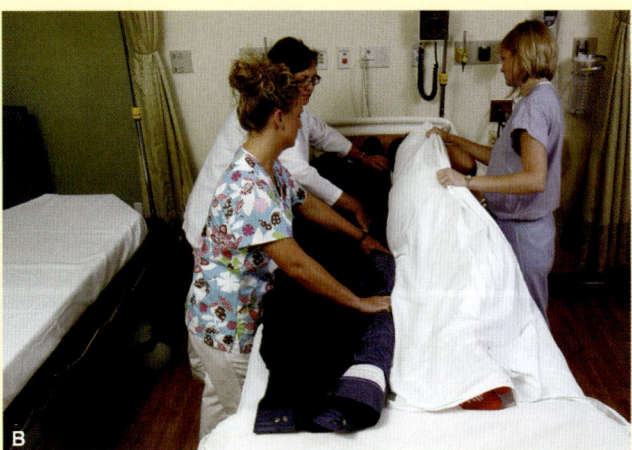

PASSO 4c(1)vi **A.** Duas pessoas colocam a prancha deslizante sob o lençol e o paciente. **B.** Duas pessoas colocam um dispositivo assistido a ar sob o lençol e o paciente.

(continua)

Procedimento 38.1 Utilização de técnicas de transferência seguras e eficazes (Continuação)

Passo	Justificativa
vii. Avise o paciente que no próximo passo ele será rolado sobre uma superfície dura ou irregular. Peça que o paciente role em direção aos dois enfermeiros do outro lado do leito, mantendo o alinhamento (ver ilustração). Vire o paciente delicadamente.	Posiciona o paciente para a prancha ou a superfície do colchão.
viii. Certifique-se de que a prancha e o colchão estejam sob o paciente. *Opção: desenrole o colchão de ar esvaziado para posicioná-lo sobre o colchão do leito.* Depois, coloque o paciente em posição supina e centralize-o sobre a prancha ou colchão. Prenda o paciente ao colchão assistido a ar (ver ilustração).	A centralização do paciente facilita a transferência do torso e dos membros inferiores.
ix. Alinhe a maca de forma que sua superfície esteja 2 cm abaixo do colchão do leito. Acione os freios da maca. Instrua o paciente a não se mover.	Garante que a maca não se mova inadvertidamente durante a transferência.
x. *Opção:* nesse momento, infle o colchão (ver ilustração).	Proporciona uma transferência suave, sem forças de cisalhamento.
xi. Dois enfermeiros se posicionam do lado da maca enquanto um terceiro enfermeiro se posiciona do lado do leito onde não há maca (ver ilustração). Os três enfermeiros juntos afastam bem os pés com um dos pés ligeiramente na frente do outro e seguram o dispositivo de redução de atrito.	Facilita a transferência.

JULGAMENTO CLÍNICO: *para pacientes com lesões por pressão de estágio 3 ou 4, tome cuidado para evitar força de cisalhamento contra a pele.*

JULGAMENTO CLÍNICO: *um enfermeiro também pode posicionar-se na cabeceira do leito do paciente para proteger e apoiar a cabeça e o pescoço dele caso esteja fraco ou seja incapaz de ajudar.*

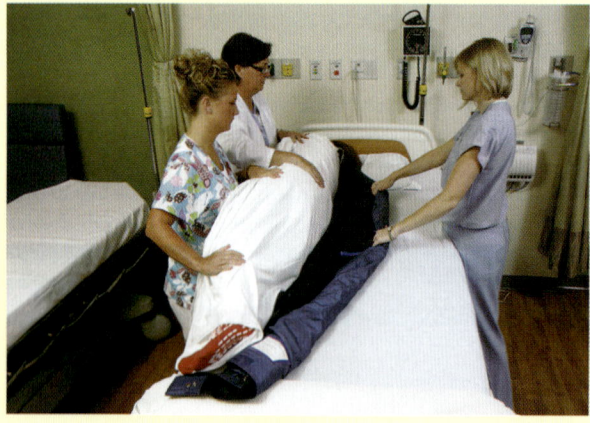

PASSO 4c(1)vii O paciente é virado para o lado oposto, enquanto outra pessoa desenrola o dispositivo assistido a ar.

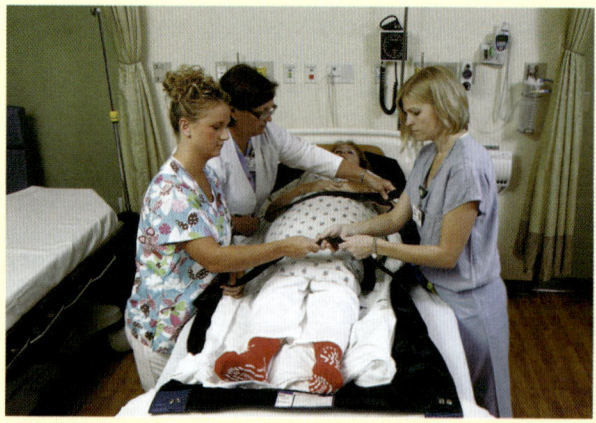

PASSO 4c(1)viii Feche os cintos de segurança do dispositivo assistido a ar sobre o paciente.

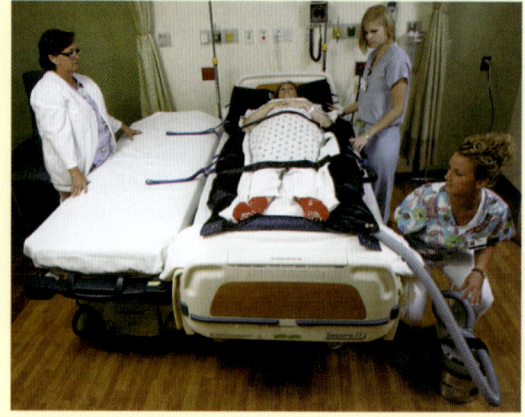

PASSO 4c(1)x Colchão de transferência assistido a ar sendo inflado.

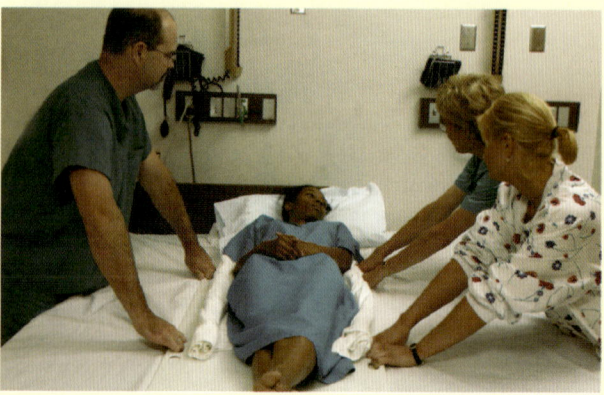

PASSO 4c(1)xi Transferência de paciente para a maca usando uma prancha deslizante.

Capítulo 38 Atividade e Exercício

Procedimento 38.1	Utilização de técnicas de transferência seguras e eficazes *(Continuação)*
Passo	**Justificativa**
xii. Segurando as bordas da prancha deslizante ou o colchão inflado de ar e com um enfermeiro contando até três, dois enfermeiros puxam a prancha deslizante ou o colchão para a maca, posicionando o paciente sobre ela (ver ilustração). O terceiro enfermeiro guia a prancha deslizante ou o colchão no lugar.	A prancha deslizante permanece fixa, oferece uma superfície deslizante para reduzir o atrito e permite que o paciente seja transferido facilmente para a maca.
JULGAMENTO CLÍNICO: *dispositivos assistidos a ar têm uma limitação. Uma vez iniciada a transferência, a capacidade de redução do atrito contribui para um aumento do impulso, tornando difícil interromper a transferência. Tome cuidado para ter certeza de que o paciente não deslize além do ponto ou até mesmo fora da maca ou do leito para o qual o paciente está sendo transferido (Baptiste-McKinney e Halvorson, 2018).*	
xiii. Posicione o paciente no centro da maca. Levante a cabeceira da maca, se não houver contraindicação. Eleve as grades laterais de proteção da maca. Cubra o paciente com um cobertor.	Proporciona conforto para o paciente.
JULGAMENTO CLÍNICO: *um dispositivo assistido a ar pode ser deixado sob um paciente quando esvaziado. Esse tipo de dispositivo é impermeável, antibacteriano, e feito de náilon antimancha. Existem poucas evidências que indiquem que a presença do dispositivo aumente o risco de lesões por pressão.*	
d. Transferência lateral bariátrica para e de um leito ou maca. (1) Se o paciente puder auxiliar completamente, use no mínimo dois cuidadores. (2) Se o paciente puder auxiliar somente parcialmente ou não conseguir auxiliar de forma alguma, use uma prancha deslizante com um lençol de transferência, elevador mecânico de solo, elevador de teto bariátrico com faixa supina, ou DRA assistido a ar com no mínimo três pessoas (ver ilustração) (Baptiste-Kinney e Halvorson, 2018).	Se um paciente que é obeso estiver prestes a cair, o profissional pouco pode fazer para prevenir a queda. O profissional deve estar preparado para mover quaisquer itens do caminho que poderiam causar ferimentos. Tente proteger a cabeça do paciente. Transfira pelo lado mais forte. O uso de dispositivos mecânicos garante a segurança do paciente e do profissional.
JULGAMENTO CLÍNICO: *quando usado em combinação com pranchas deslizantes, um lençol de transferência pode ser valioso já que o uso somente de uma prancha deslizante geralmente não funciona bem devido ao alto grau de atrito criado pela massa corporal do paciente.*	

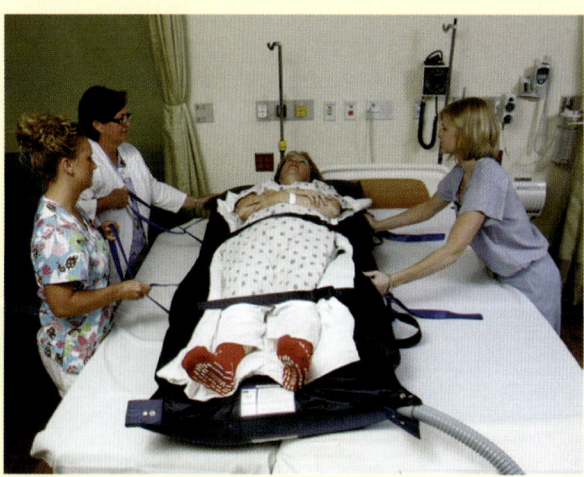

PASSO 4c(1)xii Transferência do paciente utilizando dispositivo assistido a ar.

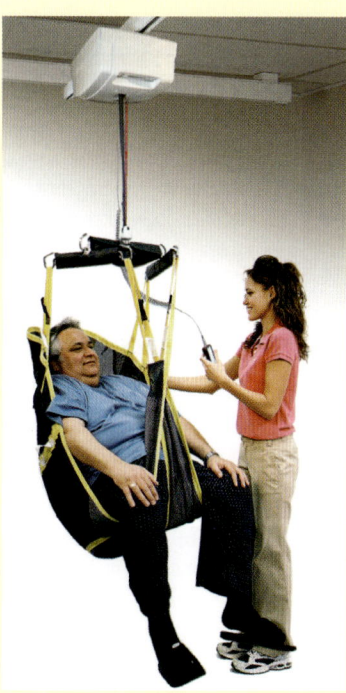

PASSO 4d(2) Suspensor bariátrico. (Cortesia de MedCare Products, Burnsville, Minn.)

(continua)

Procedimento 38.1 — Utilização de técnicas de transferência seguras e eficazes *(Continuação)*

Passo	Justificativa
5. Após transferir o paciente para o leito, cadeira ou maca, certifique-se de que ele esteja posicionado confortavelmente.	Garante a segurança do paciente.
6. Coloque o sistema de chamada de enfermagem em um local acessível ao alcance do paciente.	
7. Eleve as grades laterais (se apropriado) e coloque o leito na posição mais baixa.	Garante a segurança do paciente.
8. Descarte todos os suprimentos em recipiente apropriado, remova e descarte as luvas, e higienize as mãos.	Reduz a transmissão de microrganismos.

Avaliação

1. Monitore os sinais vitais. Peça que o paciente classifique a dor de acordo com uma escala de dor.	Avalia a resposta do paciente a mudanças de postura e à atividade.
2. Observe a resposta comportamental do paciente à transferência.	Revela o nível de motivação e o potencial de autocuidado.
3. Certifique-se de checar a condição da pele do paciente após a próxima transferência.	Determina se a pele foi ferida.
4. **Use o método de explicar de volta:** "Quero ter certeza de que expliquei os passos que vamos fazer para transferi-lo para a cadeira. Diga-me quais são os passos que precisamos seguir para uma transferência segura." Revise suas orientações agora ou desenvolva um plano para revisão do aprendizado do paciente/familiar cuidador caso estes não consigam explicar o procedimento corretamente.	Explicar de volta é uma intervenção de letramento em saúde baseada em evidências que promove o envolvimento, a segurança, a adesão e a qualidade do cuidado do paciente. O objetivo de explicar de volta é garantir que você tenha explicado informações médicas claramente de forma que os pacientes e seus familiares compreendam o que você comunicou a eles (AHRQ, 2020).

RESULTADOS INESPERADOS E INTERVENÇÕES RELACIONADAS

1. O paciente não consegue entender ou não está disposto a seguir as orientações de transferência.
   - Reavalie a continuidade e a simplicidade de suas instruções
   - Se o paciente estiver cansado ou com dor, dê um tempo de descanso antes de transferi-lo
   - Considere administrar medicamento analgésico para dor, se indicado
   - Considere usar um elevador hidráulico.
2. O paciente sofre uma lesão ao ser transferido.
   - Avalie o incidente que causou a lesão (p. ex., avaliação inadequada, alteração do estado do paciente, uso indevido de equipamentos)
   - Preencha o relatório de incidente de acordo com as políticas da instituição.
3. O paciente não consegue ficar em pé pelo tempo necessário para a transferência até a cadeira.
   - Considere usar uma prancha deslizante de transferência lateral ou suspensor hidráulico.

REGISTRO E RELATO

- Registre o procedimento, incluindo observações pertinentes: fraqueza, nível de dor, capacidade de seguir instruções, capacidade de sustentação de peso, equilíbrio, força, capacidade de girar no eixo, tempo para realizar a atividade, número de pessoas necessárias para ajudar, dispositivos de assistência usados e resposta do paciente nas anotações de enfermagem no prontuário eletrônico ou quadro
- Documente sua avaliação de enfermagem sobre o aprendizado do paciente e do familiar cuidador
- Relate a capacidade para a transferência e ajuda necessária do turno seguinte ou outros cuidadores
- Relate o progresso ou remissão ao pessoal da reabilitação (fisioterapeuta, terapeuta ocupacional).

CONSIDERAÇÕES SOBRE CUIDADOS DOMICILIARES

- Ensine a família a como usar equipamentos de manuseio seguro de pacientes, se necessário
- Ensine as precauções de segurança ao paciente e à família ao auxiliar pacientes na mobilidade
- Faça com que um familiar cuidador pratique e demonstre como transferir o paciente até uma cadeira no hospital para obter sucesso antes de levar o paciente para casa. Alternativamente, faça com que o paciente (se este morar sozinho) pratique procedimentos de transferência no leito que serão usados em casa. Ensine o paciente a se transferir para uma cadeira usando os braços dessa cadeira para facilitar o movimento de se levantar e sentar. A casa deve estar livre de riscos (p. ex., tapetes soltos, cabos elétricos pelo caminho, pisos escorregadios). Se uma cadeira de rodas for usada como cadeira, o acesso deve ser possível por todas as portas, devendo haver espaço disponível no quarto e no banheiro.

Pontos-chave

- Os sistemas musculoesquelético e nervoso trabalham em coordenação para manter o equilíbrio, a postura e o alinhamento do corpo durante elevação, inclinação, movimentação e AVD
- Atividade física regular melhora o humor, dá mais disposição, controla o estresse e promove um sono de melhor qualidade
- O manuseio seguro de pacientes inclui métodos padronizados para determinar como manusear, mover e mobilizar os pacientes com base nas características e condições individuais dos pacientes, desta forma reduzindo lesões por esforço excessivo entre os membros da equipe e reduzindo quedas e ferimentos nos pacientes
- O julgamento clínico envolve a aplicação de pensamento crítico para considerar o conhecimento sobre a relação entre o sistema musculoesquelético e as alterações de saúde de um paciente ao decidir por intervenções para problemas relacionados a atividade e exercícios
- Para avaliar a tolerância de um paciente à atividade, observe a pessoa após deambulação, banho sem assistência ou sentada em uma cadeira por várias horas e obtenha um autorrelato verbal de fadiga, falta de ar ou fraqueza. Verifique também a frequência cardíaca e a PA em resposta à atividade comparando-as com os parâmetros iniciais de repouso
- Avalie a prontidão de um paciente para a prática de exercícios aplicando o Modelo Transteórico (MTT). Pergunte, primeiro, até que ponto o paciente gosta de se exercitar e sobre sua convicção em sua capacidade de se exercitar; então, compare as respostas do paciente com os seis estágios da mudança para identificar intervenções centradas no paciente que o ajudarão a praticar exercícios
- A seleção de resultados para pacientes que requerem terapias de atividade e exercício está focada em melhorar o estado funcional e a independência do paciente
- Um enfermeiro aplica o julgamento clínico, considerando a tolerância atual do paciente à atividade, a natureza da condição de saúde e o tipo de exercício mais adequado às necessidades dele, como parte da seleção de intervenções centradas no paciente com base nas preferências dele
- Um enfermeiro analisará os achados/características definidores e consultará algoritmos de manuseio seguro de pacientes para selecionar a técnica de transferência mais adequada ao peso do paciente, sua capacidade de sustentação do próprio peso e necessidade de dispositivos de transferência e assistência de outra pessoa
- Garantir que o paciente esteja seguro durante a deambulação assistida requer o uso de um cinto de transferência, posicionar-se do lado correto do paciente e monitorar a tolerância dele à deambulação
- Um julgamento clínico sólido na avaliação do paciente envolve comparar os parâmetros iniciais de mobilidade e tolerância à atividade do paciente (p. ex., pulso, PA, respirações, força, autorrelato de fadiga e bem-estar psicológico) com os resultados esperados e padrões de melhora.

Para refletir

A sra. Smith tem uma frequência cardíaca em repouso de 84 bpm. Beth estabeleceu uma frequência cardíaca-alvo de 100 bpm (60% da frequência cardíaca máxima da paciente) para iniciar o programa de exercícios da sra. Smith. Beth dedica um tempo para discutir como o exercício fortalece o coração da paciente e melhora o controle da glicemia. A paciente não sabia dos efeitos que o exercício causa na glicemia e pareceu entusiasmada com seus possíveis benefícios. Ela disse que estava disposta a pegar firme nos exercícios. Beth encorajou a sra. Smith a tentar incluir seu marido nas caminhadas, tornando-as uma oportunidade para que ambos se distraíssem após o trabalho. Na visita de seguimento de 3 semanas, a sra. Smith reportou ter caminhado duas vezes na primeira semana e três vezes na segunda semana, por um total de 90 minutos. A paciente sentiu um pouco de falta de ar depois. Quando seu marido caminhava com ela, eles percorriam um trajeto maior. Seu pulso atingiu 105 bpm no meio do caminho no terceiro dia. Ela, então, desacelerou e fez uma pequena pausa, conforme Beth havia sugerido. Agora, 6 semanas após sua última consulta clínica, a sra. Smith retorna ao consultório para uma avaliação de seu progresso no controle do diabetes. Ela teve uma consulta com o nutricionista. Quando vê Beth, a paciente diz: "Ah, Beth, você vai ficar um pouco decepcionada comigo. Não consegui caminhar tanto quanto planejamos."

- Qual informação do histórico de enfermagem, nessa situação da paciente, é a mais importante e de preocupação imediata para Beth considerar? (Reconhecer pistas)

Beth soube que a sra. Smith caminhou em média 100 min por semana com boa tolerância. Seu pulso continua próximo do alvo de 100, exceto quando ela pega subidas no caminho. Ela também soube que o sr. Smith não gostou da nova dieta de sua esposa. O sr. Smith diz: "Acho que já sei o que incluir na minha alimentação. Eu realmente não me importo."

Beth pergunta à paciente: "Diga-me, o que mais está afetando seu progresso neste momento?"

- De que forma a pergunta de Beth é relevante, e como os achados poderiam influenciar sua abordagem em relação à intervenção para a paciente? (Analisar pistas)
- Quais são os problemas mais prováveis que têm afetado a adesão da sra. Smith à dieta e aos exercícios nessa situação? Quais problemas são os mais graves ou prioritários? (Priorizar diagnósticos)

Beth sabe que a sra. Smith consegue explicar os tipos de alimentos que deve incluir em sua dieta DASH prescrita. Parte do problema da paciente é comer direito enquanto está trabalhando. Beth também verifica que a sra. Smith consegue explicar como a dieta ajuda a controlar sua glicemia, mas ela tem dificuldade de explicar os benefícios do exercício. A paciente reporta sentir-se bem depois de caminhar, mas sua adesão é inconsistente.

- Como Beth poderia adaptar/rever o plano de cuidado e mais provavelmente alcançar os resultados desejados para esta paciente? (Gerar soluções)
- Há alguma ação que provavelmente seria menos benéfica? (Tomar providências)
- Quais medidas de avaliação Beth deveria usar para determinar se o novo plano para a sra. Smith é eficaz? (Avaliar resultados)

Questões de revisão

1. Um enfermeiro está orientando um paciente, que perdeu um pouco da força da perna do lado esquerdo, a usar a bengala. Quais ações indicam uso adequado da bengala pelo paciente? (Selecione todas as aplicáveis.)
    a. O paciente mantém a bengala do lado esquerdo do corpo.
    b. O paciente se inclina levemente para um lado enquanto anda.
    c. O paciente mantém dois pontos de apoio no chão em todos os momentos.
    d. Depois que o paciente coloca a bengala à frente, move a perna direita para frente, em direção à bengala.
    e. O paciente coloca a bengala 15 a 25 cm à frente, a cada passo.
2. Um paciente é admitido em uma clínica de reabilitação após uma cirurgia cardíaca aberta de coração. O paciente tem 72 anos, 4 dias de pós-operatório e relatos de deambulação com auxílio de uma pessoa no hospital antes da transferência. O paciente tem

histórico de hipertensão. Sua esposa o acompanha no momento da transferência. Quais dos seguintes dados de histórico você coletaria para esse paciente? (Selecione todas as aplicáveis.)
   a. Condição da ferida cirúrgica.
   b. Expectativas do paciente em relação à reabilitação.
   c. Experiência prévia com hospitalização.
   d. Sinais vitais.
   e. Capacidade de se sentar à beira do leito sem assistência.
   f. Marcha e equilíbrio.
   g. Histórico de alterações recentes de peso.
   h. Apoio social da esposa.
3. Um paciente chega a um pronto atendimento relatando dor na panturrilha e no tornozelo direitos depois de participar de uma corrida de 5 km. Qual das seguintes perguntas de histórico determinarão os efeitos que o exercício causou nesse paciente?
   a. Diga-me especificamente quando a dor começou.
   b. Descreva a dor que você está sentindo.
   c. De que maneira sua atividade diária mudou desde que você percebeu essa dor?
   d. Há quanto tempo você está sentindo dor?
4. O enfermeiro está cuidando de um idoso em um ambiente de cuidados prolongados. Ele revisa o prontuário do paciente e verifica que ele tem perda progressiva de massa óssea total. O histórico e a tendência do paciente de dar passos menores com os pés mais juntos provavelmente resultarão em qual das seguintes alternativas?
   a. Aumento do risco de quedas e lesões.
   b. Menos estresse nas articulações do paciente.
   c. Menor quantidade de esforço necessário para o paciente se movimentar.
   d. Permite a mobilidade a despeito dos efeitos do envelhecimento sobre as articulações do paciente.
5. Coloque os passos a seguir na ordem correta para mostrar como transferir um paciente com apoio suficiente parcial e força suficiente na parte superior do corpo para uma cadeira.
   a. Afaste os pés. Flexione os quadris e joelhos, alinhando os joelhos aos do paciente.
   b. Oriente o paciente a usar os braços da cadeira para apoio e facilidade de acomodação na cadeira.
   c. Aplique o cinto de marcha.
   d. Flexione os quadris e joelhos enquanto abaixa o paciente na cadeira.
   e. Gire sobre o pé mais distante da cadeira.
   f. Segure o cinto de marcha com ambas as mãos e com os dedos virados para cima.
   g. Mantenha a estabilidade da perna mais fraca do paciente com seu joelho, se necessário.
   h. Balance o paciente para se levantar na contagem de três enquanto endireita os quadris e as pernas.
6. Antes de transferir um paciente do leito para uma maca, quais informações do histórico de enfermagem o enfermeiro precisa verificar? (Selecione todas as aplicáveis.)
   a. Peso do paciente.
   b. Tolerância do paciente à atividade.
   c. Nível de mobilidade do paciente.
   d. Parâmetros laboratoriais recentes.
   e. Aporte nutricional.
   f. Algoritmo de mobilidade segura.
7. Quais das seguintes alternativas indicam a necessidade de assistência adicional para transferir um paciente do leito para a maca? (Selecione todas as aplicáveis.)
   a. O paciente tem 167,6 cm de altura e pesa 54,5 kg.
   b. O paciente fala e compreende o idioma local.
   c. O paciente está voltando da sala de recuperação para a unidade após um procedimento que exigiu sedação consciente.
   d. O paciente tem histórico de capacidade de se levantar sozinho.
   e. O paciente recebeu analgesia para dor há 30 minutos.
8. Qual das seguintes alternativas é a sequência correta para uma marcha de quatro pontos com muletas?

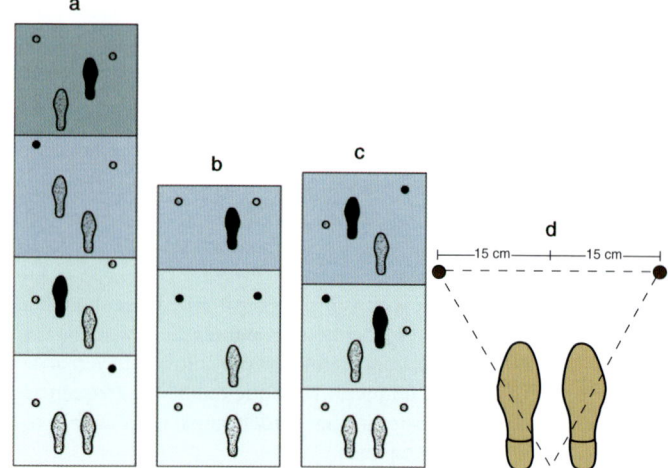

9. Um adulto de 51 anos chega à clínica para um exame físico anual. Verifica-se que o paciente está ligeiramente acima do peso e reporta estar inativo, caminhando somente 2 ou 3 vezes/semana com sua esposa depois do trabalho. Ele tem boa força muscular e coordenação das extremidades inferiores. Quais das seguintes recomendações das *Physical Activity Guidelines for Americans* o enfermeiro deveria sugerir? (Selecione todas as aplicáveis.)
   a. Movimentar-se mais e sentar-se menos durante o dia.
   b. Praticar pelo menos 90 minutos de atividade física aeróbica de intensidade moderada por semana.
   c. Praticar atividades de fortalecimento muscular usando pesos leves em dois ou mais dias por semana.
   d. Caminhar em ritmo vigoroso com a esposa pelo menos 150 minutos ao longo de 5 dias por semana.
   e. Focar no treinamento de equilíbrio.
10. Os membros de uma família pediram uma reunião com o pessoal de enfermagem de uma clínica de repouso para discutir a viabilidade de sua mãe usar um andador. A família está preocupada com o declínio da saúde dela; eles se perguntam se ela conseguiria usar o andador com segurança. Quais das seguintes orientações o enfermeiro deveria dar à família após avaliar se é seguro a mãe usar um andador? (Selecione todas as aplicáveis.)
    a. O andador é útil para pacientes com equilíbrio prejudicado.
    b. A paciente usa o andador empurrando o dispositivo para frente.
    c. Debruçar-se sobre o andador dá mais equilíbrio à paciente.
    d. Não se devem usar andadores em escadas.
    e. Se a paciente tiver dificuldade para avançar o andador, um andador com rodinhas é uma opção.

Respostas: 1. c, e; **2.** a, b, d, e, f, h; **3.** c; **4.** a; **5.** c, f, a, h, g, e, b, d; **6.** a, b, c; **7.** c, e; **8.** a; **9.** a, c, d; **10.** a, d, e.

Referências bibliográficas

Agency for Healthcare Research and Quality (AHRQ): *Health Literacy Universal Precautions Toolkit*, ed 2, Rockville, MD, 2020, Agency for Healthcare Research and Quality. https://www.ahrq.gov/health-literacy/improve/precautions/index.html. Accessed August 15, 2021.

American Academy of Orthopaedist Surgeons: *How to use crutches, canes, and walkers*, 2015. http://orthoinfo.aaos.org/topic.cfm?topic=A00181. Accessed August 15, 2021.

American Association of Critical Care Nurses (AACN): *Early progressive mobility protocol*, 2013. https://www.aacn.org/docs/EventPlanning/WB0007/Mobility-Protocol-szh4mr5a.pdf. Accessed August 15, 2021.

American College of Foot & Ankle Surgeons: *Crutch use*, 2021. https://www.foothealthfacts.org/conditions/crutch-use. Accessed August 15, 2021.

American Diabetes Association (ADA): Improving Care and Promoting Health in Populations: Standards of Medical Care in Diabetes—2020, *Diabetes Care* 43(Suppl 1):S7–S13, 2020.

American Heart Association (AHA): *Target heart rates*, 2021. https://www.heart.org/en/healthy-living/fitness/fitness-basics/target-heart-rates. Accessed August 15, 2021.

American Heart Association (AHA): *American Heart Association recommendations for physical activity in adults and kids*, 2018. https://www.heart.org/en/healthy-living/fitness/fitness-basics/aha-recs-for-physical-activity-in-adults. Accessed August 15, 2021.

Ball J, et al: *Physical examination: an interprofessional approach*, ed 9, St. Louis, 2019, Elsevier.

Baptiste-McKinney A, Halvorson B: The use of friction-reducing devices in a safe patient handling & mobility program, *Int J SPHM* 8(3):132–141, 2018.

Betancourt J, et al: *Cross-cultural care and communication*, 2021, UpToDate. https://www.uptodate.com/contents/cross-cultural-care-and-communication. Accessed August 15, 2021.

Braun L, et al: *Cardiac rehabilitation programs*, 2021, UpToDate. https://www.uptodate.com/contents/cardiac-rehabilitation-programs/print. Accessed August 26, 2021.

Cain C: No time for early mobility? *Am J Crit Care* 27(3):204, 2018.

Carey E, et al: *Cultural aspects of palliative care*, 2021, UpToDate. https://www.uptodate.com/contents/cultural-aspects-of-palliative-care. Accessed August 27, 2021.

Centers for Disease Control and Prevention (CDC): *Benefits of physical activity*, 2021a. https://www.cdc.gov/physicalactivity/basics/pa-health/index.htm. Accessed August 24, 2021.

Centers for Disease Control and Prevention (CDC): *Childhood obesity facts: prevalence of childhood obesity in the United States*, 2021b. https://www.cdc.gov/obesity/data/childhood.html. Accessed August 24, 2021.

Centers for Disease Control and Prevention: *Worksite physical activity*, 2021c. https://www.cdc.gov/physicalactivity/worksite-pa/index.htm. Accessed August 15, 2021.

Centers for Disease Control and Prevention (CDC): *Physical activity: community strategies*, 2021d. https://www.cdc.gov/physicalactivity/community-strategies/index.htm. Accessed July 12, 2020.

Centers for Disease Control and Prevention (CDC): *Adults need more physical activity*, 2021e. https://www.cdc.gov/physicalactivity/inactivity-among-adults-50plus/index.html. Accessed August 15, 2021.

Centers for Disease Control and Prevention (CDC): *What is health literacy?* 2021f. https://www.cdc.gov/healthliteracy/learn/index.html. Accessed August 15, 2021.

Centers for Disease Control and Prevention (CDC): *Prevalence of obesity and severe obesity in adults: United States 2017-2018*, 2020a. https://www.cdc.gov/nchs/products/databriefs/db360.htm. Accessed August 15, 2021.

Centers for Disease Control and Prevention (CDC): *Target heart rate and estimated maximum heart rate*, 2020b. https://www.cdc.gov/physicalactivity/basics/measuring/heartrate.htm. Accessed August 15, 2021.

Centers for Disease Control and Prevention (CDC): *FACT SHEET: Risk factors for falls*, 2017. https://www.cdc.gov/steadi/pdf/STEADI-FactSheet-RiskFactors-508.pdf. Accessed August 15, 2021.

Colberg S, et al: Physical activity/exercise and diabetes: a position statement of the American Diabetes Association, *Diabetes Care* 39(11):2065–2079, 2016. https://care.diabetesjournals.org/content/39/11/2065. Accessed August 15, 2021.

Czarnecki M, Turner H: *Core curriculum for pain management nursing*, ed 3, St. Louis, 2018, Elsevier.

Dickison P, et al: Assessing higher-order cognitive constructs by using an information-processing framework, *J Appl Test Technol* 17:1–19, 2016.

Edelman CL, Kudzma EC: *Health promotion throughout the life span*, ed 10, St Louis, 2022, Mosby.

Fairchild SL, et al: *Pierson & Fairchild's principles & techniques of patient care*, ed 6, St. Louis, 2018, Elsevier.

Fedorowski A, Melander O: Syndromes of orthostatic intolerance: a hidden danger, *J Intern Med* 273(4):322, 2013.

Franklin B, et al: *Exercise prescription and guidance for adults*, 2021, UpToDate. https://www.uptodate.com/contents/exercise-prescription-and-guidance-for-adults. Accessed August 24, 2021.

Frith J, et al: Measuring and defining orthostatic hypotension in the older person, *Age Ageing* 43(2):168, 2014.

Giger J, Haddad L: *Transcultural nursing: assessment and intervention*, ed 8, St. Louis, 2021, Elsevier.

Hashem M: Early mobilization and rehabilitation in the ICU: moving back to the future, *Respir Care* 61(7):971, 2016.

Healthy People 2020 [Internet]: *Physical activity*, Washington, DC, n.d., U.S. Department of Health and Human Services, Office of Disease Prevention and Health. https://www.healthypeople.gov/2020/topics-objectives/topic/physical-activity#:~:text=Healthy%20People%202020%20reflects%20a%20multidisciplinary%20approach%20to,urban%20planning%2C%20recreation%2C%20environmental%20health%2C%20and%20other%20fields. Accessed August 24, 2021.

Hegde SM, Solomon SD: Influence of physical activity on hypertension and cardiac structure and function, *Curr Hypertens Rep* 17(10):77, 2015.

Hilton T, et al: *Safe patient handling and mobility, national program Veterans health administration*, 2019. https://www.cdc.gov/nora/councils/hcsa/pdfs/15-Hilton-508.pdf. Accessed August 15, 2021.

Innovative Outcomes Management: *BMAT implementation workbook*, 2017. https://www.sph-solutions.com/wp-content/uploads/2017/12/BMAT-Implementation-Workbook-2018.pdf. Accessed August 15, 2021.

Kanaskie ML, Snyder C: Nurses and nursing assistants decision-making regarding use of safe patient handling and mobility technology: a qualitative study, *Appl Nurs Res* 39:141, 2018.

Kaufmann H: *Mechanisms, causes, and evaluation of orthostatic hypotension*, 2021, UpToDate. https://www.uptodate.com/contents/mechanisms-causes-and-evaluation-of-orthostatic-hypotension. Accessed August 15, 2021.

Klish W, Skelton J: *Overview of the health consequences of obesity in children and adolescents*, 2021, UpToDate. https://www.uptodate.com/contents/definition-epidemiology-and-etiology-of-obesity-in-children-and-adolescents. Accessed August 24, 2021.

Kruschke C, Butcher HK: Evidence-based practice guideline: fall prevention for older adults, *J Gerontol Nurs* 3(11):15–21, 2017. doi:10.3928/00989134-20171016-01.

Kwun S, et al: Prevention and treatment of postmenopausal osteoporosis, *Obstet Gynaecol* 14:251, 2012.

LaMorte WW: *Behavioral change models: the Transtheoretical Model (stages of change)*, Boston University School of Public Health, 2019. http://sphweb.bumc.bu.edu/otlt/MPH-Modules/SB/BehavioralChangeTheories/BehavioralChangeTheories6.html. Accessed August 15, 2021.

Martin M, et al: *New and improved VA algorithms*, 2016. https://slidetodoc.com/new-and-improved-va-algorithms-new-sphm-app. Accessed August 15, 2021.

Matz M: *Patient handling and mobility assessments*, ed 2, The Facility Guidelines Institute, 2019. https://fgiguidelines.org/resource/patient-handling-and-movement-assessments/. Accessed August 15, 2021.

Mayo Clinic: *Fitness: tips for staying motivated*, 2021. https://www.mayoclinic.org/healthy-lifestyle/fitness/in-depth/fitness/art-20047624. Accessed August 15, 2021.

Mayo Clinic: *Healthy lifestyle: fitness; are isometric exercises a good way to build strength*, 2020. https://www.mayoclinic.org/healthy-lifestyle/fitness/expert-answers/isometric-exercises/faq-20058186. Accessed August 15, 2021.

McCance KL, Huether SE: *Pathophysiology: the biologic basis for disease in adults and children*, ed 8, St Louis, 2019, Elsevier.

McCulloch D: *Effects of exercise in adults with diabetes mellitus*, UpToDate, 2019. https://www.uptodate.com/contents/effects-of-exercise-in-adults-with-diabetes-mellitus. Accessed August 27, 2021.

Morey M: *Physical activity and exercise in older adults*, UpToDate, 2021. https://www.uptodate.com/contents/physical-activity-and-exercise-in-older-adults. Accessed August 25, 2021.

Myszenski A: *The role of lab values and vital signs in clinical decision making and patient safety for the acutely ill patient*, 2017. https://www.physicaltherapy.com/articles/essential-role-lab-values-and-3637. Accessed August 15, 2021.

National Heart, Lung and Blood Institute (NHLBI): *Overweight and obesity*, n.d.a. https://www.nhlbi.nih.gov/health-topics/overweight-and-obesity. Accessed September 30, 2021.

National Heart, Lung and Blood Institute (NHLBI): *DASH eating plan*, n.d.b. https://www.nhlbi.nih.gov/health-topics/dash-eating-plan. Accessed August 15, 2021.

National Institute for Health and Care Excellence (NICE): *Chronic obstructive pulmonary disease in over 16s: diagnosis and management*, NICE guideline [NG115]. December 05, 2018. https://www.nice.org.uk/guidance/ng115/chapter/Recommendations. Accessed August 26, 2021.

National Institute on Aging (NIA): *Four types of exercise can improve your health and physical activity*, 2021. https://www.nia.nih.gov/health/four-types-exercise-can-improve-your-health-and-physical-ability. Accessed August 15, 2021.

National Institutes of Health (NIH): *Four types of exercise can improve your health and physical ability*, 2021. https://www.nia.nih.gov/health/four-types-exercise-can-improve-your-health-and-physical-ability. Accessed August 25, 2021.

National Institutes of Health (NIH): *Osteoporosis and related bone diseases national resource center: exercise for your bone health*, 2018. https://www.bones.nih.gov/health-info/bone/bone-health/exercise/exercise-your-bone-health. Accessed August 15, 2021.

National Institute for Occupational Safety and Health (NIOSH): *Safe patient handling and mobility (SPHM)*, 2013. http://www.cdc.gov/niosh/topics/safepatient. Accessed August 15, 2021.

Nelson A, Baptiste AS: Evidence-based practices for safe patient handling and movement, *Orthop Nurs* 25(6):366, 2006.

Noble NL, Sweeney NL: Barriers to the use of assistive devices in patient handling, *Workplace Health Saf* 66(1):41–48, 2018.

Nystoriak MA, et al: Cardiovascular effects and benefits of exercise, *Front Cardiovasc Med* 5:135, 2018.

Occupational Safety & Health Association (OSHA): *Safe patient handling—preventing musculoskeletal disorders in nursing homes*, OSHA Publication 3108, 2014, https://www.osha.gov/Publications/OSHA3708.pdf. Accessed August 15, 2021.

Occupational Safety & Health Administration (OSHA): *Worker safety in hospitals*, OSHA Publication, n.d. https://www.osha.gov/dsg/hospitals/. Accessed August 15, 2021.

Occupational Safety & Health Administration (OSHA): *Handling with care: practicing safe patient handling*, 2017. https://www.jcrinc.com/assets/1/7/Pages_from_ECN_20_2017_08-2.pdf. Accessed August 15, 2021.

Office of Disease Prevention and Health Promotion (ODPHP): Physical activity. *Healthy People 2030*, US Department of Health and Human Services, n.d. https://health.gov/healthypeople/objectives-and-data/browse-objectives/physical-activity. Accessed August 15, 2021.

Patton KT: *Anatomy & physiology*, ed 10, St Louis, 2019, Elsevier.

Saffer H, et al: Racial, ethnic, and gender differences in physical activity, *J Hum Cap* 7(4):378, 2013.

Shibao C, et al: Evaluation and treatment of orthostatic hypotension, *J Am Soc Hypertens* 7(4):317, 2013.

Smith GL, et al: The association between social support and physical activity in older adults: a systematic review, *Int J Behav Nutr Phys Act* 14(1):56, 2017.

The Joint Commission (TJC): *2021 National patient safety goals*, Oakbrook Terrace, IL, 2021, The Commission. https://www.jointcommission.org/en/standards/national-patient-safety-goals/. Accessed August 15, 2021.

Touhy T, Jett K: *Ebersole and Hess' toward healthy aging*, ed 10, St Louis, 2020, Elsevier.

U.S. Department of Health and Human Services: *Physical activity guidelines for Americans*, ed 2, Washington, DC, 2018, U.S. Department of Health and Human Services. https://health.gov/sites/default/files/2019-09/Physical_Activity_Guidelines_2nd_edition.pdf. Accessed August 24, 2021.

US Department of Veterans Affairs (USDVA): *Safe patient handling app user manual*, 2019. https://mobile.va.gov/sites/default/files/user-manual-safe-patient-handling-app.pdf. Accessed August 15, 2021.

Washington University Physicians: *How to fit and use crutches*, 2017, Washington University Orthopedics. https://www.ortho.wustl.edu/content/Education/3628/Patient-Education/Educational-Materials/How-to-Fit-and-Use-Crutches.aspx. Accessed August 15, 2021.

Watson KB, et al: Physical inactivity among adults aged 50 years and older — United States, 2014, *MMWR Morb Mortal Wkly Rep* 65(36):954, 2016. https://www.cdc.gov/mmwr/volumes/65/wr/mm6536a3.htm. Accessed August 15, 2021.

Webster JB, Murphy DP, editors: *Atlas of orthoses and assistive devices*, ed 5, Philadelphia, 2019, Elsevier.

Wenger N, et al: *Cardiac rehabilitation: indications, efficacy, and safety in patients with coronary heart disease*, 2020, Up To Date. https://www.uptodate.com/contents/cardiac-rehabilitation-indications-efficacy-and-safety-in-patients-with-coronary-heart-disease/print. Accessed August 15, 2021.

World Health Organization (WHO): *Musculoskeletal conditions*, 2021. https://www.who.int/news-room/fact-sheets/detail/musculoskeletal-conditions. Accessed August 15, 2021.

Referências de pesquisa

Adams ML: *Preventing Chronic Disease: Differences between younger and older US adults with multiple chronic conditions*, vol 14, September 7, 2017, Centers for Disease Control and Prevention. https://www.cdc.gov/pcd/Issues/2017/16_0613.htm. Accessed August 15, 2021.

Bennett D, et al: Outcomes of pulmonary rehabilitation for COPD in older patients: a comparative study, *COPD* 14(2):170–175, 2017.

Biswas D, et al: Role of nurses and nurse practitioners in the recognition, diagnosis, and management of neurogenic orthostatic hypotension: a narrative review, *Int J Gen Med* 12:173–184, 2019.

Boynton T, et al: Banner Mobility Assessment Tool for nurses instrument validation, *Am J SPHM* 4(3):86, 2014.

Chimen M: What are the health benefits of physical activity in type 1 diabetes mellitus? A literature review, *Diabetologia* 55(3):542, 2012.

Dickinson S, et al: Integrating a standardized mobility program and safe patient handling, *Crit Care Nurs Q* 41(3):240, 2018.

Hodgson CL, et al: Early mobilization and recovery in mechanically ventilated patients in the ICU: a bi-national, multi-centre, prospective cohort study, *Crit Care* 19:81, 2015.

Hodgson CL, et al: Early mobilization of patients in intensive care: organization, communication and safety factors that influence translation into clinical practice, *Crit Care* 22(1):77, 2018.

Jang H, et al: Cultural influences on exercise participation and fall prevention: a systematic review and narrative synthesis, *Disabil Rehabil* 38(8):1–9, 2015.

Joseph MS, et al: The impact of structured exercise programs on metabolic syndrome and its components: a systematic review, *Diabetes Metab Syndr Obes* 12:2395–2404, 2019.

Kim K, et al: Relationship between mobility and self-care activity in children with cerebral palsy, *Ann Rehabil Med* 41(2):266, 2017.

King L, et al: Developing a progressive mobility activity protocol, *Orthop Nurs* 31(5):253, 2012.

Lavidan A, et al: Fear of falling in community-dwelling older adults: a cause of falls, a consequence, or both? *PLoS One* 13(5):e0197792, 2018. https://journals.plos.org/plosone/article?id=10.1371/journal.pone.0194967. Accessed August 15, 2021.

Linke CA, et al: Early mobilization in the ICU: a collaborative, integrated approach, *Crit Care Explor* 2(4):e0090. 2020. https://pubmed.ncbi.nlm.nih.gov/32426732/. Accessed August 25, 2021.

McArthur D, et al: Factors influencing adherence to regular exercise in middle-aged women: a qualitative study to inform clinical practice, *BMC Womens Health* 14:49, 2014.

Musich S, et al: The impact of mobility limitations on health outcomes among older adults, *Geriatr Nurs* 39(2):162, 2018.

O'Donoghue G, et al: Socio-economic determinants of physical activity across the life course: a DEterminants of DIet and Physical Activity (DEDIPAC) umbrella literature review, *PLoS One* 13(1):e0190737, 2018.

Onyemaechi N, et al: Impact of overweight and obesity on the musculoskeletal system using lumbosacral angles, *Patient Prefer Adherence* 10:291–296, 2016.

Pinto RM, et al: Basic and genetic aspects of food intake control and obesity: role of dopamine receptor D2 TAQIA polymorphism, *Obes Res Open J* 2:119, 2016.

Pinto RM, et al: Physical activity: benefits for prevention and treatment of childhood obesity, *J Child Obes* 3(S2-003), 2018.

Rawlings GH, et al: Exploring adults' experiences of sedentary behaviour and participation in non-workplace interventions designed to reduce sedentary behaviour: a thematic synthesis of qualitative studies. *BMC Public Health* 19:1099, 2019.

Schujmann D, et al: Progressive mobility program and technology to increase the level of physical activity and its benefits in respiratory, muscular system, and functionality of ICU patients: study protocol for a randomized controlled trial, *Trials* 19:272, 2018.

Shieh C, et al: Association of self-efficacy and self-regulation with nutrition and exercise behaviors in a community sample of adults, *J Community Health Nurs* 32(4):199, 2015.

Souto-Miranda S, et al: Pulmonary rehabilitation outcomes in individuals with chronic obstructive pulmonary disease: a systematic review, *Ann Phys Rehabil Med* 2021;101564. doi:10.1016/j.rehab.2021.101564. Online ahead of print.

Taylor AMW, et al: Mesolimbic dopamine signaling in acute and chronic pain: implications for motivation, analgesia, and addiction, *Pain* 157(6):1194–1198, 2016.

Tipping CJ, et al: The effects of active mobilisation and rehabilitation in ICU on mortality and function: a systematic review, *Intensive Care Med* 43:171, 2017.

Tomita Y, et al: Prevalence of fear of falling and associated factors among Japanese community-dwelling older adults, *Medicine (Baltimore)* 97(4):e9721, 2018.

Tsang M, et al: Examination of the readiness to learn and the best teaching method regarding health education and promotion within the Chinese elderly population, *Nurs Res* 64(2), 2015.

Walia S, et al: Early mobilization in the ICU: assessing a standardized early mobility protocol on neurological patients, *Neurology* 90(Suppl 15), 2018.

Wang J, et al: Tai chi for essential hypertension, *Evid Based Complement Alternat Med*, 2013, 215254, 2013. https://www.ncbi.nlm.nih.gov/pmc/articles/PMC3748756/. Accessed August 15, 2021.

39

Imobilidade

Objetivos

- Discutir as influências fisiológicas e patológicas na mobilidade
- Discutir alterações na função fisiológica e psicossocial associadas à imobilidade
- Explicar os fatores associados ao julgamento clínico sólido e ao pensamento crítico no cuidado de pacientes com imobilidade
- Avaliar o alinhamento corporal correto e prejudicado e a mobilidade
- Analisar pistas do histórico de enfermagem para formular diagnósticos de enfermagem corretos para pacientes com mobilidade prejudicada
- Explicar a importância de envolver os pacientes e de seus dados do histórico de enfermagem na definição de prioridades para o plano de cuidados centrado na imobilidade
- Discutir o papel do enfermeiro na prevenção de trombose venosa profunda (TVP) em pacientes com mobilidade reduzida
- Selecionar intervenções centradas no paciente para melhorar ou manter a mobilidade dos pacientes
- Avaliar os desfechos dos pacientes para melhorar ou manter a mobilidade.

Termos-chave

Alinhamento corporal
Amplitude de movimento (ADM)
Atelectasia
Atividades instrumentais da vida diária (AIVDs)
Atrito
Atrofia muscular
Balanço nitrogenado negativo
Barra tipo trapézio
Cálculos renais
Cisalhamento
Contratura articular
Embolia
Estase urinária
Fraturas patológicas
Hemiparesia
Hemiplegia
Hipotensão ortostática
Imobilidade
Lesão por pressão
Marcha
Mecânica corporal
Mobilidade
Osteoporose
Osteoporose por desuso
Queda plantar
Pneumonia hipostática
Repouso no leito
Rolo para trocânter
Tríade de Virchow
Trombo
Tromboembolismo venoso (TEV)

A Sr.ta Carnella Cavallo, uma paciente de 81 anos, foi internada em uma unidade de cuidados especializados em reabilitação 4 dias depois de se recuperar de uma fratura do quadril esquerdo corrigida cirurgicamente que ela sofreu durante uma queda. Ela tem história de tabagismo, mas parou de fumar há 40 anos. Tem histórico de osteoporose, mas não tem problemas cardíacos e nem hipertensão. Ela descreve ter "dores" e "rigidez" quando deitada quieta no leito, mas quando ela tenta se mover ou virar, ela classifica sua dor como 6 em uma escala de classificação de dor. As três pequenas incisões sobre o quadril esquerdo estão expostas ao ar livre, as bordas estão aproximadas e não há vermelhidão e nem secreção. Joseph é o chefe de enfermagem do caso na unidade de reabilitação. Ele é responsável por uma avaliação inicial da Sr.ta Cavallo e pelo desenvolvimento de seu plano de cuidados.

A mobilidade ideal está associada a desfechos positivos para os pacientes. As pessoas precisam de mobilidade para trabalhar, aproveitar seu tempo de lazer e comunicar emoções de forma verbal e não verbal. Mobilidade também é essencial para a autodefesa, atividades da vida diária (AVDs) e atividades recreativas. Muitas funções do corpo dependem da mobilidade. São necessários sistemas musculoesquelético e nervoso intactos para a mobilidade e o funcionamento físico ideal (ver Capítulo 38). Quando os pacientes perdem a capacidade de se manterem em movimento e ativos, é essencial que você aplique pensamento crítico no processo de enfermagem, para fazer julgamentos clínicos relevantes e precisos em relação às intervenções necessárias, a fim de prevenir complicações e melhorar a função existente.

Base de conhecimento científico

Natureza do movimento

O Capítulo 38 descreve em detalhes a natureza do movimento – como os músculos, os ossos e o sistema nervoso colaboram entre si para criar o movimento. Como enfermeiro, você precisa aprender como as condições físicas e psicológicas de cada paciente afetam o movimento corporal, incluindo equilíbrio, alinhamento corporal, postura e atividade física. Saber como os pacientes iniciam o movimento e compreender seus próprios movimentos requer conhecimento básico da física que envolve a mecânica corporal. A **mecânica corporal** descreve os esforços coordenados dos sistemas musculoesquelético e nervoso. A mecânica corporal aplicada nas técnicas de elevação e posicionamento historicamente utilizadas na prática de enfermagem geralmente causam lesões debilitantes nos enfermeiros e em outros profissionais da saúde (Kanaskie e Snyder, 2018; Noble e Sweeney, 2018). Atualmente, os enfermeiros usam informações baseadas em evidências sobre alinhamento corporal, equilíbrio, gravidade e atrito para posicionar pacientes, determinar o risco de queda deles e selecionar a maneira mais segura de movê-los ou transferi-los (ver Capítulo 38).

Mudanças que afetam a coordenação dos sistemas musculoesquelético e nervoso colocam os pacientes em risco de diversos problemas relacionados à saúde. Conhecer a fisiologia dessas mudanças te deixa preparado para antecipar melhor os problemas, implementar estratégias de prevenção e também intervir proativamente quando da ocorrência de problemas.

Equilíbrio e alinhamento. O alinhamento corporal correto reduz tensões nas estruturas musculoesqueléticas, auxilia na manutenção do tônus muscular adequado, promove conforto e contribui para o equilíbrio e a conservação da energia. Sem controle do equilíbrio, o centro de gravidade é deslocado. As pessoas precisam de equilíbrio para se manterem em posição estática (p. ex., sentar-se) e em movimento (p. ex., andar). Doenças, ferimentos, dor, desenvolvimento físico (p. ex., idade) e mudanças de vida (p. ex., gravidez) comprometem a capacidade de permanecer em equilíbrio. Medicações que causam tontura e imobilidade prolongada afetam o equilíbrio. O equilíbrio prejudicado é uma grande ameaça para a mobilidade e a segurança física, além de contribuir para sentimentos de medo de cair e restrições autoimpostas a atividades (Dickinson et al., 2018; Musich et al., 2018).

Gravidade e atrito. Peso é a força exercida sobre um corpo pela gravidade. A força do peso é sempre direcionada para baixo, e é esse o motivo pelo qual um objeto desequilibrado cai. Pacientes instáveis caem se seu centro de gravidade fica desequilibrado devido ao empuxe gravitacional de seu peso. Pacientes que estão sob risco de se tornar instáveis requerem o uso de técnicas de manuseio seguro de pacientes (ver Capítulo 38).

Atualmente, a elevação de pacientes é desencorajada como prática de cuidados. Para suspender com segurança uma pessoa que esteja levantando, é necessário transpor o peso do objeto e conhecer seu centro de gravidade. Em objetos inanimados simétricos, o centro de gravidade fica exatamente no centro do objeto. No entanto, as pessoas não são geometricamente perfeitas; seus centros de gravidade estão geralmente a 55 a 57% da altura em pé e na linha média, e, por isso, escolher usar somente os princípios da mecânica corporal para a elevação de pacientes geralmente leva a lesões em enfermeiros e outros profissionais da saúde (ver Capítulo 38).

Atrito é a força que ocorre em uma direção oposta à do movimento. Quanto maior a área de superfície do objeto movido, maior o atrito. Um objeto maior produz maior resistência ao movimento. Por exemplo, um paciente obeso produz maior resistência quando é movido contra a superfície do leito do que um paciente com peso normal. Além disso, a força exercida contra a pele enquanto ela se mantém estacionária e as estruturas ósseas se movem é chamada de cisalhamento. Um exemplo comum é quando a cabeceira do leito hospitalar é elevada além de 60°, e a gravidade empurra o paciente de forma que o esqueleto ósseo se move em direção ao pé do leito, enquanto a pele permanece encostada no lençol. Os vasos sanguíneos no tecido subjacente são esticados e danificados, resultando no obstrução do fluxo sanguíneo nos tecidos profundos. Por fim, geralmente se desenvolvem lesões por pressão no tecido comprometido; o tecido superficial parece menos afetado (ver Capítulo 48). Uma maneira de diminuir a área de superfície e reduzir o atrito quando os pacientes não conseguem levantar do leito é com o uso de dispositivos auxiliares ergonômicos, como o elevador hidráulico de corpo inteiro. O elevador tira o paciente da superfície do leito e, dessa forma, evita atrito, ruptura ou cisalhamento de pele delicada, além de proteger você e outros profissionais da saúde contra lesões (Noble e Sweeney, 2018).

Sistema esquelético. O sistema esquelético proporciona fixação para músculos e ligamentos e a força de alavanca necessária para a mobilidade. Os ossos são importantes para a mobilização, pois são firmes, rígidos e elásticos. O processo de envelhecimento, bem como alguns processos nutricionais e patológicos, tem o potencial de alterar os componentes do osso, o que impacta na mobilidade.

A firmeza dos ossos resulta de sais inorgânicos, como cálcio e fosfato, que são encontrados na matriz óssea. Ela está relacionada à rigidez dos ossos, que é necessária para mantê-los longos retos, e permite que eles sustentem o peso. A elasticidade e a flexibilidade esquelética mudam com a idade. O Capítulo 38 descreve as mudanças do desenvolvimento no sistema musculoesquelético.

O sistema esquelético protege os órgãos vitais (p. ex., o crânio ao redor do cérebro e as costelas ao redor do coração e pulmões) e auxilia na regulação do cálcio. Os ossos armazenam cálcio e o liberam na circulação, conforme a necessidade. Pacientes que têm menor regulação e metabolismo de cálcio e que estão imóveis têm risco de desenvolver osteoporose e **fraturas patológicas** (fraturas causadas pelo enfraquecimento do tecido ósseo).

A estrutura interna dos ossos longos contém medula óssea, participa da produção de glóbulos vermelhos (hemácias ou eritrócitos) e age como reservatório de sangue. Pacientes com função medular alterada ou produção de hemácias diminuída se cansam facilmente, devido à redução da capacidade das hemoglobinas e de transporte de oxigênio. Essa fadiga diminui sua mobilidade e aumenta o risco de quedas.

Articulações. A região onde dois ou mais ossos se juntam é chamada de articulação. Cada articulação é classificada de acordo com sua estrutura e grau de mobilidade (ver Capítulo 38).

Ligamentos, tendões e cartilagem. Ligamentos são tiras brancas brilhantes flexíveis de tecido fibroso que unem as articulações, conectam os ossos e cartilagens, e auxiliam na flexibilidade e no suporte das articulações. Tendões são tiras de tecido fibroso branco cintilante que conectam os músculos aos ossos e são fortes, flexíveis e inelásticos. A cartilagem é um tecido conjuntivo avascular (sem vasos sanguíneos) de sustentação localizada basicamente nas articulações e no tórax, traqueia, laringe, nariz e orelha (ver Capítulo 38). As características da cartilagem mudam ao longo do processo de envelhecimento, resultando em espessura reduzida e calcificação.

Músculo esquelético. O movimento dos ossos e das articulações envolve processos ativos que são cuidadosamente integrados para alcançar coordenação. Os músculos esqueléticos, devido à sua capacidade de se contrair e relaxar, são os elementos ativos do movimento. A estrutura anatômica e a fixação no esqueleto intensificam os elementos contráteis do músculo esquelético (ver Capítulo 38).

Sistema nervoso. O sistema nervoso regula o movimento e a postura. O giro pré-central, ou lâmina motora, é a maior área motora voluntária e se encontra no córtex cerebral. A maioria das fibras nervosas desce a partir da lâmina motora e atravessa no nível da medula. O movimento é prejudicado por transtornos que alteram a produção de neurotransmissores, a transferência dos impulsos dos nervos para os músculos, ou a ativação da atividade muscular.

Influências patológicas na mobilidade. Muitas condições patológicas afetam a mobilidade. É importante que você aplique o conhecimento dessas condições ao avaliar o estado de mobilidade dos pacientes, para prever os problemas de saúde que eles enfrentarão e as intervenções necessárias. Embora esteja além do escopo deste capítulo fazer uma descrição completa de cada condição, é apresentada uma visão geral de cinco influências patológicas.

Anormalidades posturais. Transtornos de postura e posicionamento são resultantes de uma desigualdade de tônus nos grupos musculares, devido à perda de reflexos posturais normais, resultando em problemas posturais dos membros (McCance e Huether, 2019) (Tabela 39.1). Anormalidades posturais também podem ser congênitas, como a escoliose, ou idiopáticas (de causa desconhecida). O equilíbrio e a estabilidade são prejudicados. Anormalidades posturais congênitas ou adquiridas afetam a eficiência do sistema musculoesquelético, o alinhamento corporal e a aparência (Figura 39.1). Anormalidades posturais podem causar dor e prejudicar o alinhamento ou a mobilidade, ou ambos. É necessário conhecer as características, as causas e o tratamento de anormalidades posturais comuns para realizar elevações, transferências e posicionamentos com segurança. Algumas anormalidades posturais limitam a amplitude de movimento (ADM). Enfermeiros intervêm para manter o máximo de ADM nas articulações não afetadas e colaboram com fisioterapeutas, que são especialistas em elaborar intervenções que fortaleçam os músculos e articulações afetados e melhorem a postura dos pacientes e o uso dos grupos musculares afetados e não afetados.

Anormalidades musculares. Dois tipos de anormalidades que afetam os músculos incluem alterações no tônus muscular e alterações no movimento dos músculos. O tônus muscular normal envolve leve resistência ao movimento articular passivo. Normalmente, à medida que uma articulação se move ao longo de sua ADM, a resistência muscular é suave, constante e regular (McCance e Huether, 2019). Um tipo de anormalidade de tônus muscular é a hipotonia. Trata-se de uma diminuição do tônus muscular com pouca ou nenhuma resistência durante o movimento muscular passivo. É comum em pacientes com danos cerebelares. Pacientes com hipotonia se cansam facilmente e têm dificuldade para se levantar quando sentados, sentar-se sem apoio e subir e descer escadas (McCance e Huether, 2019).

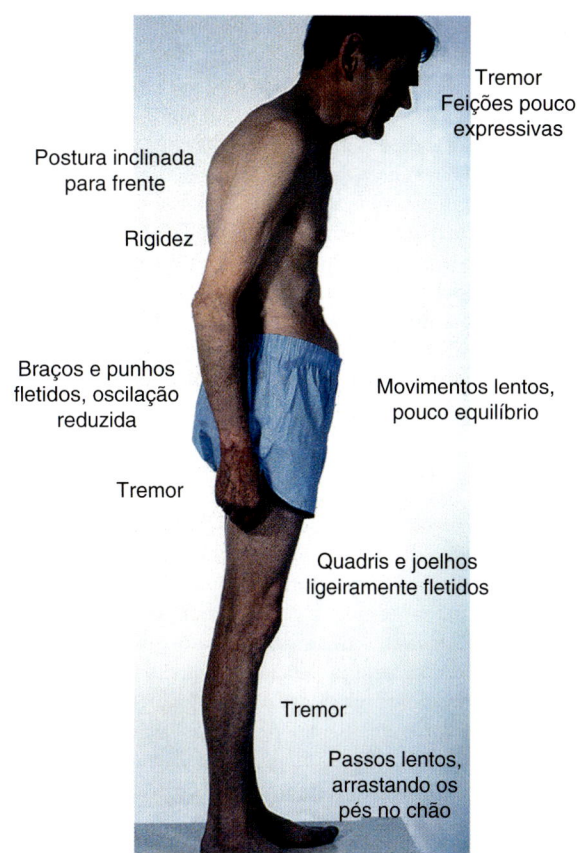

Figura 39.1 Postura inclinada para frente na doença de Parkinson. (De Perkin DG: *Mosby's color atlas and text of neurology*, ed 2, London, 2002, Mosby.)

Tabela 39.1 Anormalidades posturais.

Anormalidade	Descrição	Causa
Lordose	Curvatura convexa anterior exagerada da coluna lombar	Condição congênita; condição temporária (p. ex., gestação)
Cifose	Aumento da convexidade da curvatura da coluna torácica	Condição congênita; raquitismo, osteoporose; tuberculose espinal
Escoliose	Desvio lateral da coluna em forma de S ou C com rotação vertebral, alturas desiguais dos quadris e ombros	Ocasionalmente, consequente a diversos transtornos congênitos, idiopáticos e neuromusculares
Postura de decorticação (postura hemiplégica)	Extremidades superiores flexionadas na altura dos cotovelos e mantidas próximas do corpo; extremidades inferiores viradas para fora e em extensão	Causada por danos entre o cérebro e a medula espinhal; o tronco encefálico não é mais inibido pela área motora do córtex cerebral; observada em casos de acidente vascular encefálico
Postura de descerebração	Tônus aumentado nos músculos extensores e músculos do tronco, com reflexos tônicos do pescoço ativos	Causada por lesão grave no cérebro e tronco encefálico, resultando em superestimulação dos reflexos de correção postural e vestibulares
Distonia	Manutenção de uma postura anormal por meio de contrações musculares; pode durar de vários segundos até semanas; se duradoura, pode causar contraturas fixas permanentes	Observada em anormalidades dos núcleos da base; sua causa patológica exata é desconhecida
Postura de núcleo da base	Postura de inclinação anterior hiperflexionada com marcha de base limitada e de passos curtos; deve-se à perda de reflexos posturais normais	Comum na doença de Parkinson (Figura 39.1); a pessoa perde a estabilidade, não consegue mais fazer o ajuste postural a inclinações ou perda de equilíbrio e acaba caindo

Adaptada de Huether SE, et al: *Understanding pathophysiology*, ed 7, St Louis, 2020, Elsevier.

O movimento normal também requer uma alteração na contratilidade muscular; os músculos precisam se mover. Mudanças no movimento muscular ocorrem quando há uma disfunção do sistema nervoso central (SNC) que altera a inervação dos músculos (McCance e Huether, 2019). Alguns transtornos de movimento (p. ex., acinesias) resultam da insuficiência de dopamina para estimular o músculo ou do excesso de dopamina (p. ex., coreia). Também há transtornos de movimento que não estão associados à massa, à força ou ao tônus muscular, mas são transtornos neurológicos (McCance e Huether, 2019). Condições como doença de Parkinson e Huntington causam movimento insuficiente ou excessivo ou movimento involuntário.

Danos ao sistema nervoso central. Dano ou disfunção de qualquer componente do SNC que regule os movimentos voluntários resulta em alinhamento corporal e postura, equilíbrio e mobilidade prejudicados. Repouso prolongado no leito está associado à disfunção sensório-motora que comumente se manifesta como instabilidade postural e um senso de perda de equilíbrio (Yuan et al., 2018). Isso, com a redução da massa e da força muscular, aumenta o risco de quedas.

Trauma por ferimento na cabeça, isquemia decorrente de acidente vascular encefálico (AVE), ou infecção bacteriana, como meningite, podem danificar o cerebelo ou a lâmina motora do córtex cerebral. Danos ao cerebelo causam problemas de equilíbrio, e a debilidade motora está diretamente relacionada à quantidade de destruição da lâmina motora. Por exemplo, uma pessoa com hemorragia cerebral e necrose tem destruição da lâmina motora direita, que resulta em hemiplegia do lado esquerdo. Trauma medular também prejudica a mobilidade. Por exemplo, uma transecção completa da medula resulta em perda bilateral do controle dos movimentos voluntários abaixo do nível do trauma, pois as fibras motoras são cortadas.

Trauma direto do sistema musculoesquelético. Trauma direto do sistema musculoesquelético resulta em hematomas, contusões, rupturas, torções e fraturas. Uma fratura é um rompimento da continuidade do tecido ósseo. As fraturas são mais comumente resultantes de trauma externo direto, mas também podem ocorrer em consequência de alguma deformidade óssea (p. ex., fraturas patológicas da osteoporose, doença de Paget, câncer metastático ou osteogênese imperfeita). Crianças pequenas são normalmente capazes de formar novos ossos mais facilmente do que os adultos e, consequentemente, têm menos complicações após uma fratura. O tratamento geralmente inclui posicionamento do osso fraturado no alinhamento correto e imobilização para promover cicatrização e restaurar a função. Mesmo essa imobilização temporária resulta em um pouco de **atrofia muscular**, perda do tônus muscular e rigidez articular.

Doença articular. Uma das influências patológicas mais comuns na mobilidade vêm na forma de doença articular. À medida que a população norte-americana envelhece, a prevalência de artrite deve aumentar para 44% da população até o ano de 2040 (Centers for Disease Control and Prevention [CDC], 2019). A osteoartrite (OA) é uma das causas mais comuns de deficiência crônica em adultos devido à dor e à função articular alterada, afetando normalmente os joelhos e os quadris. A doença era considerada como um simples processo degenerativo de "desgaste" e, portanto, geralmente chamado erroneamente de doença articular degenerativa (Loeser, 2020). Contudo, a patogênese da OA é mais complexa e envolve uma variedade de fatores patogênicos, incluindo fatores biomecânicos e inflamatórios e proteases (Loeser, 2020). Artrite reumatoide é uma doença autoimune crônica, sistêmica e inflamatória. Os pacientes apresentam inchaço nas articulações, dores e destruição das articulações sinoviais. As articulações mais comumente afetadas incluem dedos das mãos, pés, punhos, cotovelos, tornozelos e joelhos. Outras articulações podem ser afetadas, além de tecidos dos pulmões, coração e rins (Huether et al., 2020). A doença articular causa dor e altera a mobilidade como consequência dessa dor, além de causar alterações patológicas nos ossos e cartilagem. No contexto do cuidado agudo, enfermeiros cuidam de pacientes com uma variedade de condições e que também apresentam história de doença articular. Além disso, cuidam de pacientes com problemas clínicos ou cirúrgicos relacionados a um distúrbio articular específico. Um exemplo disso é um paciente que é internado para colocação de uma prótese articular total.

> **Pense nisso**
>
> Como enfermeiro, você é responsável por realizar uma avaliação completa na internação de cada um de seus pacientes. Devido à prevalência dos problemas de comorbidade com potencial de impactar a mobilidade, quais são as cinco perguntas que você faria para começar a explorar as questões de mobilidade e imobilidade de seu paciente?

Base de conhecimento de enfermagem

O julgamento clínico sólido exige a aplicação de uma base científica de conhecimento de enfermagem. Entender perfeitamente o movimento e a mobilidade requer mais do que uma visão geral sobre a ciência básica do movimento e sobre a fisiologia e a regulação do movimento pelos sistemas musculoesquelético e nervoso. Você também precisa conhecer a ciência da imobilidade, muito pesquisada por enfermeiros e outros profissionais da saúde. Aplicar os princípios científicos de imobilidade no contexto clínico ajudará você a identificar a natureza específica de problemas de mobilidade de um paciente, a determinar a maneira mais segura de mover pacientes e a compreender o efeito da imobilidade nos aspectos fisiológico, psicossocial e de desenvolvimento do cuidado do paciente.

Efeitos da imobilidade

Mobilidade refere-se à capacidade de uma pessoa de se movimentar livremente, enquanto **imobilidade** se refere à incapacidade de se movimentar. Pense na mobilidade como um contínuo, com a mobilidade em uma extremidade e a imobilidade na outra, e graus variados de imobilidade parcial entre as duas extremidades. Alguns pacientes vêm e vão entre os extremos de mobilidade e imobilidade (p. ex., fratura curta de braço, esclerose lateral amiotrófica [ELA] progressiva), mas, para outros, a imobilidade é absoluta e continua indefinidamente (p. ex., traumatismo raquimedular). Os termos *repouso no leito* e *mobilidade física prejudicada* são usados frequentemente em discussões com os pacientes sobre o contínuo mobilidade-imobilidade.

Repouso no leito é uma intervenção que restringe os pacientes à cama por motivos terapêuticos, sendo às vezes prescrito para pacientes selecionados. Os motivos terapêuticos para o repouso no leito incluem menor necessidade de oxigênio no corpo, redução da carga cardiovascular e da dor e descanso para o paciente debilitado. O repouso no leito tem várias interpretações diferentes entre os profissionais da saúde. A duração do repouso no leito depende da doença ou lesão e do estado de saúde prévio do paciente. Pacientes que são hospitalizados não necessariamente precisam ficar em repouso no leito para estarem fisicamente inativos. Pacientes criticamente doentes são geralmente incapazes de realizar atividade física. Geralmente, idosos limitam suas atividades voluntariamente. Pesquisadores em enfermagem revelaram quatro motivos para essa limitação de atividade: medo de incomodar os funcionários, não querer sobrecarregar ainda mais os funcionários, achar que procurar ou receber ajuda é algo negativo e não querer se sentir dependente dos outros (Lafrenière et al., 2017).

A imobilidade causa graves consequências. A inatividade física pode ter efeitos significativos de perda de condicionamento do corpo humano, especialmente nos ossos, músculos e sistema cardiovascular (Kramer et al., 2017). Os efeitos da perda de condicionamento muscular associados à falta de atividade física são geralmente aparentes em questão de dias. Uma pessoa de altura e peso medianos e sem doença crônica que fica de repouso no leito perde os níveis de força muscular basais a uma taxa de aproximadamente 3% ao dia (McCance e Huether, 2019). Populações vulneráveis, como idosos, apresentam risco especial de perda de função durante doenças agudas e hospitalizações (Wald et al., 2019). O termo *atrofia por desuso* descreve a redução patológica do tamanho normal das fibras musculares após inatividade prolongada resultante de repouso no leito, trauma, engessamento de uma parte do corpo ou dano nervoso local (McCance e Huether, 2019).

Períodos de imobilidade devido a deficiência ou lesão ou longos períodos de repouso no leito por hospitalização causam grandes efeitos fisiológicos, psicológicos e sociais. Esses efeitos são gradativos ou imediatos e variam de paciente para paciente. Quanto maiores a extensão e o período de duração da imobilidade, mais pronunciadas são as consequências. O paciente com restrições totais de mobilidade está continuamente arriscado a enfrentar problemas da imobilidade. Quando possível, é imperativo que os pacientes, principalmente os idosos, tenham períodos limitados de repouso no leito e comecem a progressão da atividade assim que possível. Veja o protocolo de mobilidade precoce descrito no Capítulo 38. A perda de independência para andar aumenta os períodos de internação e a necessidade de serviços de reabilitação ou admissão em clínicas de repouso. Além disso, a perda de condicionamento relacionada à diminuição da atividade de caminhar aumenta o risco de queda dos pacientes (American Academy of Nursing [AAN], 2018; Krupp et al., 2018; Kruschke e Butcher, 2017).

Efeitos sistêmicos. Todos os sistemas corporais trabalham mais eficientemente com alguma forma de movimento. Quando há uma alteração da mobilidade, cada sistema corporal fica arriscado a ser prejudicado. A gravidade do prejuízo depende da saúde geral do paciente, do grau e extensão da imobilidade e da idade. Por exemplo, idosos com doenças crônicas desenvolvem efeitos pronunciados de imobilidade mais rapidamente do que pacientes mais jovens com o mesmo problema de imobilidade.

Alterações metabólicas. Mudanças na mobilidade alteram o metabolismo endócrino, a reabsorção de cálcio e o funcionamento do sistema gastrintestinal (GI). O sistema endócrino, composto de glândulas secretoras de hormônios, mantém e regula funções vitais, tais como: (1) resposta ao estresse e lesões; (2) crescimento e desenvolvimento; (3) reprodução; (4) manutenção do ambiente interno; e (5) produção, consumo e armazenamento de energia.

Quando ocorre uma lesão ou estresse, o sistema endócrino desencadeia uma série de reações que visam manter a pressão arterial e preservar a vida. É importante para a manutenção da homeostase. Tecidos e células vivem em um ambiente interno que o sistema endócrino ajuda a regular pela manutenção do equilíbrio de sódio, potássio, água e ácido-base. Ele também regula o metabolismo energético. O hormônio da tireoide aumenta a taxa metabólica basal (TMB), disponibilizando energia para as células por meio da ação integrada dos hormônios GI e pancreáticos (McCance e Huether, 2019).

A imobilidade interrompe os processos metabólicos normais, diminuindo a taxa metabólica; alterando o metabolismo dos carboidratos, gorduras e proteínas; causando desequilíbrios hidreletrolíticos e cálcio e causando transtornos GI, como diminuição do apetite e desaceleração do peristaltismo. Contudo, na presença de um processo infeccioso, a imobilização normalmente causa aumento da TMB como consequência de febre ou cicatrização de feridas, pois estas aumentam as demandas de oxigênio nas células (McCance e Huether, 2019).

Idosos geralmente sofrem de redução de estamina, diminuição do apetite e aumento da fadiga quando são hospitalizados, o que pode reduzir ainda mais sua capacidade de realizar AVDs (Mattison, 2021). Uma deficiência nas calorias e proteína é característica de pacientes com diminuição do apetite secundária à imobilidade. O corpo fica constantemente sintetizando proteínas e decompondo-as em aminoácidos para formar outras proteínas (ver Capítulo 45). Quando um paciente está imóvel, seu corpo geralmente excreta mais nitrogênio (o produto final da decomposição de aminoácidos) do que ingere por meio das proteínas, resultando em **balanço nitrogenado negativo**. Perda de peso, diminuição da massa muscular e fraqueza são resultantes do catabolismo dos tecidos (decomposição dos tecidos) (McCance e Huether, 2019).

Outra alteração metabólica associada à imobilidade é a reabsorção (perda) de cálcio nos ossos. A imobilidade causa a liberação de cálcio na circulação. Normalmente, os rins excretam o excesso de cálcio. No entanto, se eles não conseguirem responder adequadamente, o resultado é hipercalcemia. Fraturas patológicas podem ocorrer se a reabsorção de cálcio continuar enquanto o paciente estiver em repouso no leito ou permanecer imóvel (McCance e Huether, 2019).

Os problemas no funcionamento GI causados pela redução da mobilidade variam. Dificuldade para eliminar as fezes (constipação intestinal) é um sintoma comum. Uma condição denominada pseudodiarreia geralmente resulta de impactação fecal (acúmulo de fezes endurecidas). Esse achado não é uma diarreia normal, mas fezes líquidas sendo eliminadas ao redor da área de impactação fecal (ver Capítulo 47). Se não for tratada, a impactação fecal resulta em obstrução intestinal mecânica, que oclui parcial ou completamente o lúmen intestinal, bloqueando a propulsão normal de líquido e gases. O líquido resultante no intestino produz distensão e aumenta a pressão intraluminal. Com o tempo, a função intestinal fica deprimida, ocorrendo desidratação, a absorção cessa e os transtornos fluídicos e eletrolíticos pioram.

Alterações respiratórias. A falta de movimento e exercício coloca os pacientes sob risco de complicações respiratórias. Pacientes que estão imóveis têm maior risco de desenvolver **atelectasia** (colapso alveolar) pulmonar e **pneumonia hipostática** (inflamação do pulmão causada por estase ou acúmulo de secreções). Tanto a menor oxigenação quanto a recuperação prolongada causam mais desconforto para o paciente (Harding et al., 2020). Na atelectasia, as secreções bloqueiam um bronquíolo ou brônquio, e o tecido pulmonar distal (alvéolos) entra em colapso conforme o ar existente é absorvido, produzindo hiperventilação. O local do bloqueio afeta a gravidade da atelectasia. Às vezes, o lobo inteiro do pulmão ou o pulmão inteiro entra em colapso. Em algum ponto do desenvolvimento dessas complicações, há um declínio proporcional da capacidade do paciente de tossir de forma produtiva. Por fim, a distribuição de muco nos brônquios aumenta, especialmente quando o paciente está em decúbito dorsal, ventral ou lateral. O muco se acumula nas regiões dependentes das vias respiratórias (Figura 39.2). Frequentemente, ocorre pneumonia hipostática, pois o muco é um excelente local para crescimento de bactérias.

Alterações cardiovasculares. A imobilização também afeta o sistema cardiovascular, frequentemente resultando em hipotensão ortostática, aumento da carga cardíaca e formação de trombos. **Hipotensão ortostática** é uma queda da pressão sistólica de pelo menos 20 mmHg ou queda da pressão diastólica de pelo menos 10 mmHg em questão de 3 minutos após se levantar em posição ereta (Ball et al., 2019; Biswas et al., 2019). Os pacientes também sentem sintomas de tontura, atordoamento, náuseas, taquicardia, palidez ou desmaio quando saem do decúbito dorsal para a posição em pé (Ball et al., 2019).

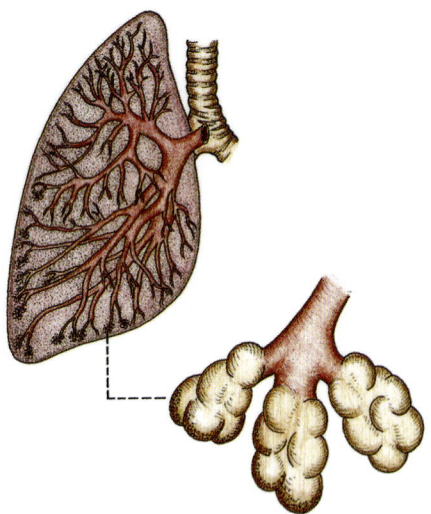

Figura 39.2 Acúmulo de secreções em regiões dependentes dos pulmões no decúbito dorsal.

Quando os pacientes estão imobilizados, ocorrem diminuição do volume fluídico circulante, acúmulo de sangue nas extremidades inferiores e redução da resposta autônoma. Esses resultados são especialmente evidentes em idosos.

Conforme a carga cardíaca aumenta, assim também aumenta o consumo de oxigênio. Portanto, o coração trabalha mais, porém com menos eficiência durante períodos de repouso prolongado. Conforme a imobilização aumenta, o débito cardíaco cai, diminuindo ainda mais a eficiência cardíaca e aumentando a carga.

Pacientes que estão imobilizados também estão sob risco de formação de trombo.

Um **trombo** é um acúmulo de plaquetas, fibrina, fatores de coagulação e elementos celulares do sangue aderidos à parede interna de uma veia ou artéria, que, às vezes, oclui o lúmen do vaso (Figura 39.3). Três fatores contribuem para a formação de trombo venoso: (1) danos na parede do vaso (p. ex., lesão durante procedimentos cirúrgicos), (2) alterações do fluxo sanguíneo (p. ex., fluxo lento de sangue nas veias da panturrilha associado ao repouso no leito) e (3) alterações nos elementos do sangue (p. ex., uma alteração nos fatores de coagulação ou aumento da atividade plaquetária). Esses três fatores são geralmente chamados **tríade de Virchow** (Huether et al., 2020).

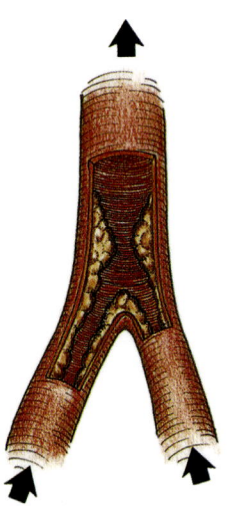

Figura 39.3 Formação de trombo em um vaso.

Um dos perigos de uma trombose venosa profunda (TVP) é o desenvolvimento de **embolia** pulmonar (EP). EP ocorre quando parte de um trombo ou coágulo se rompe e viaja até os pulmões e, então, bloqueia a artéria pulmonar, alterando o suprimento de sangue no tecido pulmonar. A EP tem uma variedade de apresentações características, desde nenhum sintoma até choque ou morte súbita. O sintoma mais comumente apresentado é dispneia, seguida de dor torácica pleurítica e tosse (Thompson et al., 2021). No entanto, muitos pacientes, incluindo os que desenvolvem grandes EPs, têm sintomas leves ou não específicos, ou são assintomáticos (Thompson et al., 2021). Como enfermeiro, você atuará em uma série de situações em que se deve prevenir a TVP, principalmente durante o cuidado perioperatório (ver Capítulo 50).

Alterações musculoesqueléticas. A imobilidade causa debilitação permanente ou temporária das estruturas musculoesqueléticas. Devido à decomposição de proteínas, o paciente perde massa muscular magra durante a imobilidade. A diminuição da massa muscular torna difícil para os pacientes manter a atividade sem se cansar mais. Se a imobilidade continuar e um paciente não se exercitar, há mais perda de massa muscular. Imobilidade prolongada geralmente leva à atrofia por desuso. Perda de resistência, menos massa e força muscular e instabilidade articular colocam os pacientes sob risco de quedas (ver Capítulo 27).

A imobilização também causa duas alterações esqueléticas: metabolismo de cálcio prejudicado e anormalidades articulares. Pelo fato de que a imobilização resulta em reabsorção óssea, o tecido ósseo é menos denso ou atrofiado, resultando em **osteoporose por desuso**. Quando a osteoporose por desuso ocorre, o paciente apresenta risco de fratura patológica.

A **osteoporose** é uma grande preocupação de saúde nos EUA. Até 2025, estima-se que aproximadamente 3 milhões de fraturas ocorrerão devido à osteoporose, com risco durante toda a vida de fratura por osteoporose de 50% entre as mulheres e de 20 a 25% entre os homens (Gupta et al., 2018). Embora a osteoporose primária tenha origem diferente da osteoporose resultante da imobilidade, é imperativo que os enfermeiros reconheçam que os pacientes têm alto risco de perda óssea acelerada quando eles estão imobilizados ou se já tiverem osteoporose primária.

A imobilidade pode levar a contraturas articulares. Uma **contratura articular** é uma condição anormal e possivelmente permanente caracterizada pela fixação de uma articulação. É importante observar que os músculos flexores das articulações são mais fortes do que os extensores, e, portanto, contribuem para a formação de contraturas. Desuso, atrofia e encurtamento das fibras musculares causam contraturas articulares. Quando uma contratura ocorre, a articulação não consegue alcançar a ADM total. Contraturas às vezes deixam a articulação ou articulações em uma posição não funcional, como se observa em pacientes que ficam permanentemente curvados em posição fetal. A prevenção precoce de contraturas é essencial (Boxe 39.1) (Meyers, 2017).

Uma contratura comum e debilitante é a queda plantar (Figura 39.4). Quando ocorre um caso de **queda plantar**, o pé fica permanentemente fixo em flexão plantar. A deambulação é difícil com o pé nessa posição, pois o paciente não consegue realizar a dorsiflexão do pé. O paciente com queda plantar não consegue levantar os dedos do chão, estando sempre em risco de tropeçar. Pacientes com paralisia do lado direito ou esquerdo (hemiplegia) devido a uma lesão nervosa ou um transtorno que afete os músculos, os nervos, o cérebro ou a medula espinhal (p. ex., compressão do nervo peroneal após cirurgia de artroplastia de quadril ou joelho, AVE, esclerose múltipla) estão arriscados a desenvolver queda plantar.

Alterações na eliminação urinária. A imobilidade altera a eliminação urinária do paciente. Na posição ereta, o fluxo de urina sai da pelve renal e entra nos ureteres e na bexiga devido a forças gravitacionais.

Boxe 39.1 Prática baseada em evidências

Prevenção de contraturas articulares nas extremidades inferiores

Questão PICOT: O uso precoce de alinhamento, exercícios e modalidades de tratamento mecânico pode reduzir contraturas articulares nas extremidades inferiores de pacientes com condições de risco em comparação a pacientes que não recebem nenhuma intervenção precoce?

Resumo das evidências

Contraturas articulares são distúrbios evitáveis comuns que podem resultar em morbidade significativa a longo prazo e diminuição da independência do paciente. Contratura é um encurtamento do tecido conjuntivo e é uma condição anormal e possivelmente permanente caracterizada pela redução da amplitude de movimento articular e/ou fixação da articulação. Contraturas ocorrem após posicionamento articular prolongado (imobilidade), transtornos neurológicos e manipulação cirúrgica da articulação (Odgaard et al., 2018). As evidências mostram que a prevenção precoce de contraturas é essencial. Pesquisadores verificaram que abordagens não cirúrgicas, incluindo medicações antiespasmódicas, engessamento seriado, colocação de talas e fisioterapia e terapia ocupacional, como exercícios de amplitude de movimento (ADM), foram úteis para prevenir e minimizar essa complicação da mobilidade prejudicada. Uma revisão sistemática da eficácia das intervenções para prevenção de contraturas demonstrou que programas de alongamento ativo para idosos saudáveis eram estatisticamente benéficos para a melhora da mobilidade articular (Saal et al., 2017). Contudo, também há pesquisas que sugerem que amplitude de movimento passiva (ADMP) não é eficaz para a prevenção e o tratamento de contraturas, e que o alongamento não previne e nem reverte contraturas articulares em pessoas com condições neurológicas (Seidel et al., 2020). Pelo fato de que muitos desses estudos clínicos não apresentaram tempo de duração suficiente de exercício ou não proporcionaram uma combinação de modalidades, as evidências não são claras. Portanto, ADMP, posicionamento adequado e alongamento ainda são recomendados para tratamento e prevenção (Seidel et al., 2020). São necessárias outras pesquisas para determinar o benefício de intervenções de enfermagem, como posicionamento e movimento passivo (Saal et al., 2017).

Aplicação na prática de enfermagem

- Em conjunto com uma equipe interprofissional de saúde, desenvolva um protocolo de intervenção precoce utilizando o posicionamento prescrito, exercícios de ADM e/ou talas para reduzir o risco de deformidade articular e formação de contraturas (Winterton e Baldwin, 2018)
- As instituições de saúde precisam fornecer os materiais (p. ex., talas) e treinar adequadamente os funcionários para reduzir o risco de contraturas
- Um plano de cuidados colaborativos, incluindo um plano de alta, com protocolo de prevenção de contraturas e fortalecimento muscular deve ser desenvolvido mediante a internação do paciente
- Use posicionamento e exercícios de ADM e alongamento de acordo com as necessidades individualizadas do paciente ou conforme prescrição (Winterton e Baldwin, 2018; Saal et al., 2017).

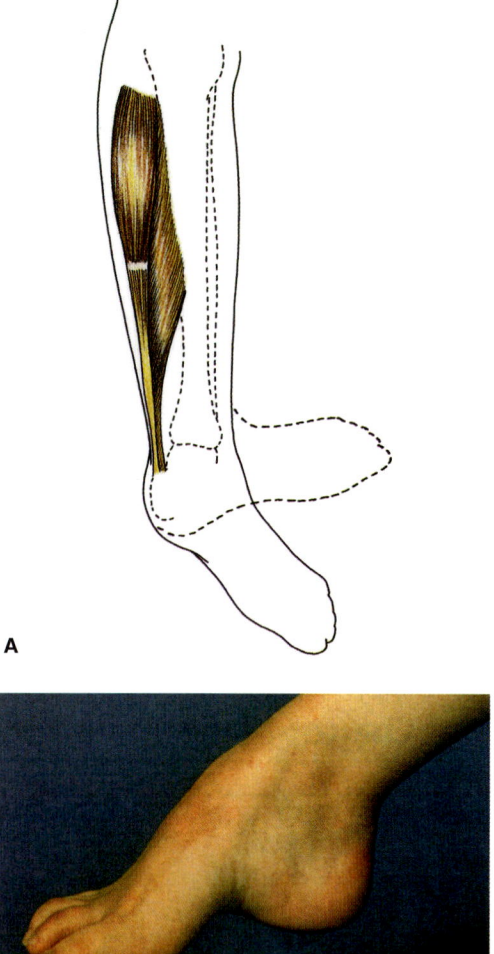

Figura 39.4 Queda plantar. **A.** O tornozelo fica fixo em flexão plantar. Normalmente, é possível flexionar o tornozelo (*linha pontilhada*), o que facilita a deambulação. **B.** Queda plantar. (B de Rosenberg RN: *Atlas of clinical neurology*, ed 2, Current Medicine Group, 2009, Springer Science and Business Media.)

Quando o paciente está reclinado ou deitado, os rins e ureteres se movem em direção a um plano mais nivelado. A urina formada pelos rins precisa entrar na bexiga sem auxílio da gravidade. Pelo fato de que as contrações peristálticas dos ureteres são insuficientes para transpor a gravidade, a pelve renal fica cheia antes de a urina entrar nos ureteres. Essa condição é chamada de **estase urinária** e eleva o risco de infecção do trato urinário (ITU) e cálculos renais (ver Capítulo 46).

Cálculos renais são pedras de cálcio que se alojam na pelve renal ou passam através dos ureteres. Os pacientes estão sob risco de desenvolver cálculos quando estão imobilizados, pois eles frequentemente têm hipercalcemia (McCance e Huether, 2019). Com a continuação do período de imobilidade, a ingestão de líquidos geralmente diminui. Quando combinado com outros problemas, como febre, o risco de desidratação aumenta. Consequentemente, o débito urinário cai no quinto ou sexto dia após a imobilização ou perto disso, e a urina se torna concentrada. Urina concentrada aumenta o risco de formação de cálculos e de infecção. Outra causa de ITU, especialmente em pacientes que estão imobilizados, é o uso de sondas urinárias fixas (ver Capítulo 46).

Alterações tegumentares. As alterações metabólicas que acompanham a imobilidade causam mais efeitos nocivos de pressão na pele. Isso faz com que a imobilidade seja um grande fator de risco para lesões por pressão. Qualquer ruptura na integridade da pele é difícil de curar. Prevenir qualquer lesão por pressão é muito mais barato do que tratá-la; portanto, intervenções de enfermagem preventivas são imperativas (Barnes-Daly et al., 2018; Berlowitz, 2020).

Uma **lesão por pressão** é um dano localizado na pele e no tecido mole subjacente, normalmente sobre uma proeminência óssea ou relacionada a um dispositivo médico ou outro tipo de dispositivo (Berlowitz, 2020). Desenvolve-se decorrente de isquemia (suprimento de sangue reduzido) prolongada nos tecidos agravada por ruptura superficial ou atrito (ver Capítulo 48). É inicialmente caracterizada por inflamação e normalmente se forma sobre uma proeminência óssea.

Isquemia se desenvolve quando a pressão sobre a pele é maior do que a pressão dentro dos pequenos vasos sanguíneos periféricos que suprem a pele de sangue (Agency for Healthcare Research and Quality [AHRQ], 2014). Vários fatores, além da imobilidade, promovem a formação de lesões por pressão, inclusive umidade da pele (p. ex., por diaforese ou incontinência), ingestão nutricional insatisfatória e cisalhamento e atrito na pele.

O metabolismo dos tecidos depende do suprimento de oxigênio e nutrientes para o sangue e da eliminação de seus resíduos metabólicos. A pressão afeta o metabolismo celular, diminuindo ou eliminando completamente a circulação no tecido. Quando um paciente se deita no leito ou senta em uma cadeira, o peso do corpo fica sobre as proeminências ósseas. Quanto maior o tempo em que a pressão é aplicada, maior o período de isquemia, e, portanto, o risco de ruptura de integridade da pele aumenta (Stephens et al., 2018). A prevalência de lesões por pressão é mais elevada em ambientes de cuidados prolongados, enquanto a taxa de lesões por pressão adquiridas em hospital é a mais prevalente em unidades de tratamento intensivo adultas (Ayello, 2017; Berlowitz, 2020).

Efeitos psicossociais. Pesquisas em enfermagem mostram que a imobilização geralmente causa reações emocionais e comportamentais, alterações sensoriais e mudanças no enfrentamento. Doenças que resultam em mobilidade limitada ou prejudicada podem causar isolamento social e solidão (Musich et al., 2018). Cada paciente reage diferentemente à imobilização.

Pacientes com mobilidade restrita às vezes podem vivenciar depressão. Depressão é um transtorno afetivo caracterizado por sentimentos exagerados de tristeza, melancolia, desânimo, autodepreciação, vazio interior e desesperança desproporcionais à realidade. A depressão resulta de preocupações em relação aos níveis atuais e futuros de saúde, dinheiro e necessidades familiares. Pelo fato de a imobilização tirar o paciente de sua rotina diária, o paciente tem mais tempo para se preocupar com a invalidez. Preocupações contribuem para a depressão, causando a retração dos pacientes, que não conseguem participar de seus próprios cuidados.

Mudanças do desenvolvimento

A imobilidade geralmente causa mudanças de desenvolvimento nos mais jovens e nos idosos. Um adulto jovem ou de meia-idade que está imobilizado, mas é saudável, sofre poucas ou nenhuma mudança de desenvolvimento. Contudo, há exceções. Por exemplo, uma mãe com complicações pós-parto pode precisar ficar de repouso no leito e, consequentemente, não pode interagir com seu recém-nascido conforme esperado.

Bebês, crianças pequenas e pré-escolares. À medida que uma criança cresce, o desenvolvimento musculoesquelético permite a sustentação do peso para ficar em pé e andar (ver Capítulo 12). A postura é esquisita, pois a cabeça e a parte superior do tronco se projetam para frente. Pelo fato de o peso corporal não ser distribuído uniformemente ao longo da linha de gravidade, a postura fica normalmente desequilibrada, e quedas ocorrem com frequência. Quando um bebê, criança pequena ou pré-escolar fica imobilizado, normalmente é por consequência de trauma ou de necessidade de corrigir uma anormalidade esquelética congênita. Imobilização prolongada retarda a progressão de habilidades motoras grossas, o desenvolvimento intelectual e o desenvolvimento musculoesquelético.

Adolescentes. A fase da adolescência normalmente começa com uma grande intensificação do crescimento (ver Capítulo 12). Quando o nível de atividade é reduzido devido a trauma, doença ou cirurgia, o adolescente geralmente fica atrasado em relação a seus pares na conquista da independência e na obtenção de determinadas habilidades, como conseguir tirar sua carteira de habilitação. O isolamento social é uma preocupação nessa faixa etária, quando ocorre imobilização.

Adultos. Um adulto que tem uma postura correta se sente bem, tem boa aparência e geralmente demonstra autoconfiança. O adulto saudável também apresenta o desenvolvimento musculoesquelético e a coordenação necessários para realizar AVDs (ver Capítulo 13). Quando ocorrem períodos prolongados de imobilidade, todos os sistemas fisiológicos estão em risco. Além disso, o papel do adulto geralmente muda em relação à estrutura familiar ou social. Alguns adultos perdem o emprego, o que afeta seu autoconceito (ver Capítulo 33).

Idosos. Uma perda progressiva da massa óssea total em idosos é resultante da diminuição da atividade física, de alterações hormonais e de reabsorção óssea. Idosos geralmente andam mais devagar, dão passos menores e parecem menos coordenados. Medicações prescritas geralmente afetam seu senso de equilíbrio ou sua pressão arterial quando mudam de posição rápido demais, aumentando seu risco de cair e se machucar (ver Capítulo 27). Os resultados de uma queda incluem não apenas possíveis ferimentos, mas também hospitalização, perda da independência, efeitos psicológicos e até mesmo óbito (Hallford et al., 2017; Musich et al., 2018; Wald et al., 2019).

Idosos geralmente sofrem alterações no estado funcional secundárias à hospitalização e à alteração do estado de mobilidade (Boxe 39.2). A imobilização de idosos aumenta sua dependência física de outras pessoas e acelera perdas funcionais (Chase et al., 2018). A imobilização de alguns idosos resulta de doenças degenerativas, trauma neurológico ou doença crônica. Em alguns, ela ocorre gradualmente e progressivamente; em outros, principalmente nos que sofreram AVEs, é repentina. Ao oferecer cuidados de enfermagem a um idoso, encoraje o paciente a realizar o máximo de atividades de autocuidado possível, mantendo, dessa forma, o nível mais elevado de mobilidade. Às vezes, os enfermeiros inadvertidamente contribuem para a imobilidade de um paciente quando oferecem auxílio desnecessário em atividades, como banho e transferência.

No caso em estudo, a Sr.ta Cavallo apresenta uma série de fatores que contribuem para os problemas da imobilidade, incluindo sua idade, atividade restrita durante a hospitalização, tipo de cirurgia e sua osteoporose. Joseph refletirá sobre seu conhecimento a respeito da natureza do movimento e os efeitos da imobilidade ao aplicar o processo de enfermagem nessa paciente.

Boxe 39.2 Foco em idosos

Declínio funcional em idosos como resultado de hospitalização e imobilização

Para muitos idosos, ser internado em uma instituição de saúde geralmente resulta em declínio funcional a despeito do tratamento para o qual eles foram internados. Alguns idosos têm problemas relacionados à mobilidade e rapidamente regridem a um estado de dependência (Chase et al., 2018). O envelhecimento normalmente está associado à diminuição da força muscular e da capacidade aeróbica, o que se torna exacerbado se o estado nutricional do paciente for insatisfatório.

- Inclua uma avaliação nutricional antes de desenvolver um plano de cuidados para idosos que estejam passando por um período de imobilização
- Anorexia e assistência insuficiente com a alimentação levam à desnutrição, o que contribui para os problemas conhecidos associados à imobilidade
- Uma nutrição melhor aumenta a capacidade do paciente de praticar exercícios de recondicionamento físico (Heflin, 2021; Kruschke e Butcher, 2017)
- Há uma relação direta entre o sucesso da reabilitação de idosos e seu estado nutricional (Barbour et al., 2017; Heflin, 2021)

Pensamento crítico

O pensamento crítico ao fazer julgamentos clínicos sobre a abordagem do cuidado de um paciente que esteja imobilizado pode ser complicado. Os efeitos físicos de quaisquer restrições de movimento causadas por uma enfermidade ou lesão súbita, com quaisquer condições de saúde preexistentes (p. ex., doença cardíaca, diabetes, lesão prévia), exigem que você considere um grande número de possíveis complicações. A chave é antecipação. Durante o processo de enfermagem, sempre antecipe os riscos potenciais de um paciente, bem como os riscos reais relacionados à imobilidade, enquanto você reúne dados, analisa e identifica diagnósticos e seleciona e realiza intervenções.

A aplicação de conhecimento científico e experiência no cuidado de pacientes que estão imobilizados promoverá o reconhecimento precoce de problemas. Testemunhar os efeitos da imobilidade o prepara para identificar problemas mais cedo em pacientes subsequentes. Demonstre humildade estando disposto a envolver outros profissionais da saúde, como fisioterapeutas e nutricionistas, que podem dar informações valiosas quanto à natureza dos problemas de imobilidade e as devidas estratégias intervencionais.

Há fatores ambientais que influenciam sua abordagem no cuidado de pacientes com mobilidade limitada. Saiba qual é a disponibilidade de técnicos/auxiliares de enfermagem e outros que podem ajudar nas tarefas que requeiram movimentação e posicionamento de pacientes. Há disponibilidade de recursos, como elevadores especiais e dispositivos de redução de atrito (DRA)? As condições ambientais em contextos de cuidados de saúde afetarão sua abordagem. No cuidado agudo, o foco está em manter a mobilidade e prevenir complicações, enquanto no cuidado em longo prazo, o foco está na reabilitação. Esses fatores influenciarão sua maneira de identificar os problemas que afetam a recuperação do paciente em longo prazo.

O uso de atitudes de pensamento crítico e padrões intelectuais permite que você seja minucioso em seu histórico de enfermagem e mais eficaz como agente de resolução de problemas. Por exemplo, ser disciplinado e curioso cria uma mentalidade para o entendimento de como a imobilidade afeta um paciente psicologicamente e o impacto que isso causa na participação do paciente no plano de cuidados.

Existem diversos padrões profissionais que incorporam abordagens baseadas em evidências para o cuidado de pacientes imobilizados. Exemplos incluem as recomendações do National Pressure Injury Advisory Panel (NPIAP), o *bundle* de intervenções recomendado pela Intensive Care Society (ICS) para prevenção de pneumonia associada à ventilação mecânica e as diretrizes da Society of Critical Care Medicine (SCCM)/American Society of Parenteral and Enteral Nutrition (ASPEN) para suporte nutricional precoce para doentes críticos.

> **Pense nisso**
>
> Três pacientes estão sendo internados em um hospital de cuidado agudo para cirurgia no quadril direito. O paciente nº 1 é do sexo masculino e tem 9 meses de vida; o paciente nº 2 é do sexo masculino e tem 44 anos, e o paciente nº 3 é uma mulher de 75 anos. De acordo com seus conhecimentos de fundamentos de enfermagem, compare e diferencie as necessidades de desenvolvimento, os efeitos da imobilidade e como seus planos de cuidado podem ser diferentes.

Processo de enfermagem

Aplique o processo de enfermagem e use o pensamento crítico para fazer julgamentos clínicos sólidos sobre sua abordagem de cuidados de um paciente. O processo de enfermagem oferece uma abordagem de tomada de decisão clínica para você desenvolver e implementar um plano individualizado, que reduzirá ameaças impostas pela imobilidade e manterá ou melhorará a função física existente. Pacientes com problemas de mobilidade preexistentes e os que estão em risco de imobilidade se beneficiarão muito de um plano de cuidado que melhore o estado funcional do paciente, promova seu autocuidado e mantenha o bem-estar psicológico.

❖ Histórico de enfermagem

Durante o histórico de enfermagem, considere o estado de mobilidade normal de seu paciente, os efeitos de quaisquer doenças ou condições na mobilidade e os riscos de alterações na mobilidade do paciente em decorrência de tratamentos (Figura 39.5). Considere também se o estado de mobilidade de um paciente impõe riscos de complicações da mobilidade. Analise criticamente os achados para garantir que você tome as decisões clínicas centradas no paciente necessárias para o cuidado seguro de enfermagem.

Pelos olhos do paciente. É impossível para você saber como uma pessoa que está menos móvel e repentinamente dependente de outras pessoas se sente. Lembre-se de que seu paciente é um importante parceiro para tomar decisões que contribuam para o plano de cuidados. Sua avaliação deve explorar como qualquer limitação na mobilidade é percebida pelo paciente, bem como as expectativas em relação ao cuidado. O paciente compreende se determinada doença ou condição provavelmente causará uma incapacidade permanente? O paciente já teve uma incapacidade por um período prolongado de tempo, e o paciente está bem adaptado ao uso de um dispositivo auxiliar ou até mesmo uma cadeira de rodas? A limitação de mobilidade é súbita e inesperada, fazendo com que o paciente sinta medo ou tenha muitas dúvidas? Sempre demonstre respeito pelas preferências, pelos valores e pelas necessidades do paciente durante o histórico de enfermagem e a elaboração de um plano de cuidado (Ackley e Ladwig, 2019).

Joseph sabe, por sua experiência de trabalho em um serviço de enfermagem qualificado, que muitos pacientes ficam apreensivos com sua transferência e sem saber o que esperar. Os hospitais geralmente dão poucas informações para os pacientes sobre clínicas de cuidados prolongados, seus serviços e padrões de qualidade. Joseph também sabe que, para incluir a Sr.ta Cavallo em um programa de reabilitação que seja benéfico, será necessária sua participação integral. Ele diz: "Sr.ta Cavallo, estamos felizes por recebê-la aqui. Meu nome é Joseph e eu serei o enfermeiro que coordenará seus cuidados aqui. Diga-me o que a Sr.ta sabe sobre por que está vindo para cá." A Sr.ta Cavallo responde: "Ah, eu queria tanto poder ir para casa. O hospital realmente tirou todas as minhas forças. Estou aqui para ficar melhor." Joseph então responde: "Sim, vai ficar. Estamos planejando atividades para que a Sr.ta volte a ficar forte. Quero fazer algumas perguntas para conhecê-la melhor e saber como podemos atender suas necessidades juntos."

Mobilidade e tolerância à atividade. Normalmente, você avaliará o grau de mobilidade e imobilidade de um paciente durante a entrevista de histórico e o exame físico (Boxe 39.3). Em caso de dúvida sobre as capacidades de um paciente, comece a avaliação de mobilidade com ele na posição com maior apoio possível e passe para níveis mais difíceis, de acordo a tolerância dele. Comece a avaliação do movimento com o paciente deitado e continue com ele sentado no leito, hábil para ser transferido para a cadeira e, finalmente, andando. Avalie o que o paciente pode fazer de forma independente. Se assistência for necessária, avalie o grau de ajuda necessário. Esse avanço da avaliação promove a segurança do paciente.

Quando um paciente está imóvel, a avaliação se concentra no estado do sistema musculoesquelético e inclui ADM, força muscular e tolerância à atividade, além de postura e alinhamento. **Amplitude de movimento (ADM)** é a quantidade máxima de movimento disponível em uma articulação em um dos três planos do corpo: sagital, transversal ou frontal (Figura 39.6). O plano sagital é uma linha que atravessa o corpo da frente para trás, dividindo-o em lado esquerdo e lado direito. O plano frontal atravessa o corpo de lado a lado e o divide em frente e trás. O plano transversal é uma linha horizontal que divide o corpo em partes superior e inferior.

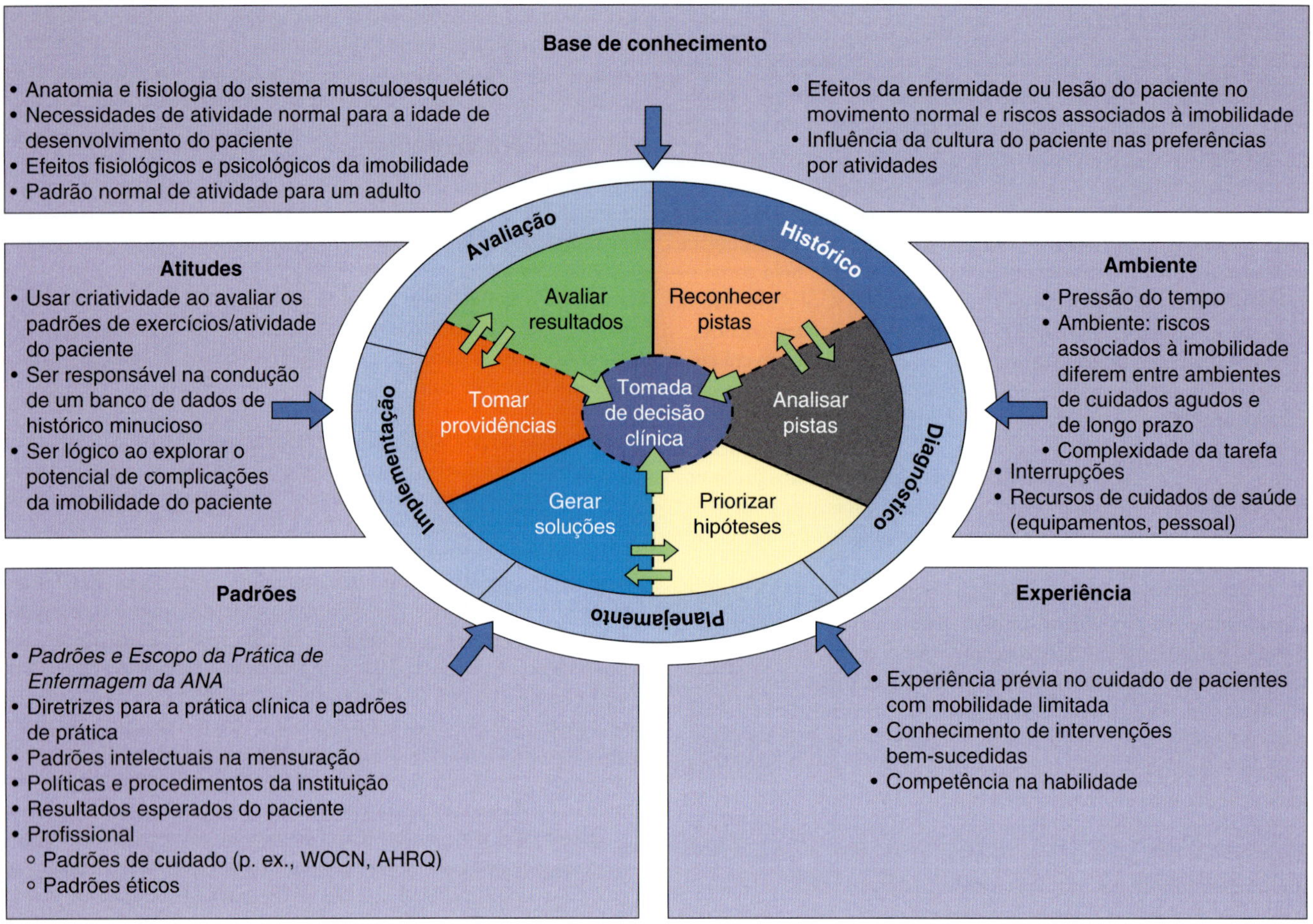

Base de conhecimento

- Anatomia e fisiologia do sistema musculoesquelético
- Necessidades de atividade normal para a idade de desenvolvimento do paciente
- Efeitos fisiológicos e psicológicos da imobilidade
- Padrão normal de atividade para um adulto

- Efeitos da enfermidade ou lesão do paciente no movimento normal e riscos associados à imobilidade
- Influência da cultura do paciente nas preferências por atividades

Atitudes
- Usar criatividade ao avaliar os padrões de exercícios/atividade do paciente
- Ser responsável na condução de um banco de dados de histórico minucioso
- Ser lógico ao explorar o potencial de complicações da imobilidade do paciente

Ambiente
- Pressão do tempo
- Ambiente: riscos associados à imobilidade diferem entre ambientes de cuidados agudos e de longo prazo
- Complexidade da tarefa
- Interrupções
- Recursos de cuidados de saúde (equipamentos, pessoal)

(Ciclo central: Avaliação — Histórico — Diagnóstico — Planejamento — Implementação, com Tomada de decisão clínica no centro: Avaliar resultados, Reconhecer pistas, Analisar pistas, Priorizar hipóteses, Gerar soluções, Tomar providências)

Padrões
- *Padrões e Escopo da Prática de Enfermagem da ANA*
- Diretrizes para a prática clínica e padrões de prática
- Padrões intelectuais na mensuração
- Políticas e procedimentos da instituição
- Resultados esperados do paciente
- Profissional
  ○ Padrões de cuidado (p. ex., WOCN, AHRQ)
  ○ Padrões éticos

Experiência
- Experiência prévia no cuidado de pacientes com mobilidade limitada
- Conhecimento de intervenções bem-sucedidas
- Competência na habilidade

Figura 39.5 Modelo de pensamento crítico para avaliação de mobilidade prejudicada. *AHRQ*, Agency for Healthcare Research and Quality; *ANA*, American Nurses Association; *WOCN*, Wound, Ostomy, and Continent Nurses Society. (Copyright do Modelo de Medida de Julgamento Clínico © NCSBN. Todos os direitos reservados.)

Boxe 39.3 Questões do histórico de enfermagem

Atividade e mobilidade
- Descreva suas atividades diárias normais, incluindo exercício. Explique como isso mudou recentemente
- Explique para mim. Você teve alguma rigidez, inchaço articular, dor muscular ou articular, ou dificuldade para se movimentar? Se sim, me diga como isso afeta seu movimento e atividades diárias
- Conte-me sobre quaisquer problemas que você teve ao caminhar. Você notou alguma falta de ar ou dor?
- Você precisa do auxílio de uma bengala ou andador para se locomover dentro de casa? E ao ar livre?

Imobilidade
- Como sua situação atual (movimentação limitada) faz você se sentir?
- Como seu apetite e alimentação mudaram desde que você teve esse problema de movimentação? Descreva o que você come normalmente no dia
- Seu dia parece longo demais?
- Descreva-me como é seu sono normalmente
- Você reparou se há algum ponto em sua pele que está vermelho ou se você tem feridas abertas?
- Descreva quaisquer mudanças que você tenha percebido na micção e/ou nos movimentos intestinais.

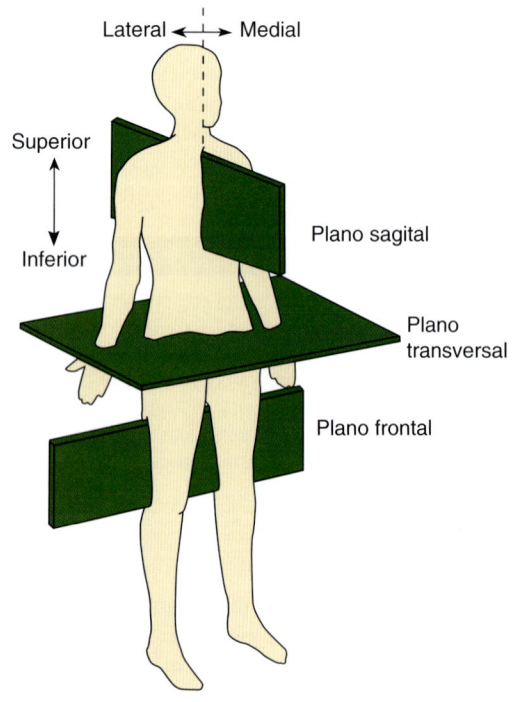

Figura 39.6 Planos do corpo.

Ligamentos, músculos e a natureza da articulação limitam a mobilidade articular em cada um dos planos. No entanto, alguns movimentos articulares são específicos de cada plano. No plano sagital, os movimentos são de flexão e extensão (p. ex., dedos e cotovelos), dorsiflexão e flexão plantar (pés) e extensão (p. ex., quadril). No plano frontal, os movimentos são abdução e adução (p. ex., braços e pernas) e eversão e inversão (pés). No plano transversal, os movimentos são pronação e supinação (mãos) e rotação interna e externa (quadris).

A avaliação da ADM é um importante parâmetro inicial que compara e avalia se a perda de mobilidade articular está se desenvolvendo ou já ocorreu. Veja a Tabela 39.2 para ADM normal das articulações para comparar com seus achados durante sua avaliação da ADM do paciente. Certifique-se de avaliar todas as articulações do corpo. Faça perguntas e o exame físico do paciente em relação a rigidez, inchaço, dor ou limitação de movimentos e compare os lados para ver se há desigualdade de movimentos (ver Capítulo 30). Se um paciente tem uma ADM limitada, sua informação o ajudará a colaborar com os fisioterapeutas para selecionar o tipo de exercício de ADM que ele é capaz de realizar, reduzindo o risco de complicações (Tabela 39.3).

Há três tipos de exercícios de ADM: ativa, ativa assistida e passiva (ADMP). Um exemplo de ADM ativa assistida consiste em ter que ajudar um paciente com fraqueza e assistir enquanto ele realiza a maioria do movimento articular. Alguns pacientes são capazes de movimentar algumas articulações de forma ativa e independente, enquanto você moverá outras passivamente. Ligamentos, músculos e a natureza da articulação limitam a mobilidade dos pacientes, e alguns movimentos articulares são específicos à sua localização no corpo. A abdução e a adução dos braços e pernas são um exemplo desse tipo específico de movimento. Abdução é o movimento de afastamento de uma extremidade em relação à linha média do corpo, e a adução é o movimento de aproximação de uma extremidade em relação à linha média do corpo.

As maiores alterações musculoesqueléticas esperadas durante a avaliação de um paciente que está imobilizado incluem diminuição da força muscular, perda de tônus e da massa muscular e contraturas. Pacientes com lesões musculoesqueléticas ou condições crônicas requerem palpação cuidadosa das articulações e extremidades para minimizar desconforto. Pelo fato de os pacientes que vivenciam a imobilidade estarem enfraquecidos, determine se a dificuldade de movimentar as articulações é resultado de fadiga ou de redução da ADM. Lembre-se de que todo o sistema musculoesquelético do paciente deve ser avaliado desde a cabeça e o pescoço até os dedos dos pés. Qualquer limitação não identificada precocemente pode resultar no desenvolvimento pelo paciente de uma complicação permanente que afetará a mobilidade futuramente.

Observar a postura e alinhamento do paciente quando ele está sentado e deitado determina o tipo de assistência que ele requer para ser reposicionado com segurança (ou seja, perceba qual método o paciente usa para se erguer no leito ou se ele agarra objetos para se

Tabela 39.2 Exercícios de amplitude de movimento.

Parte do corpo	Tipo de articulação	Tipo de movimento	Amplitude (graus)	Músculos primários
Pescoço, coluna cervical	Em pivô	*Flexão:* leva o queixo para repousar sobre o peito	45	Esternocleidomastóideo
		Extensão: retorna a cabeça à posição ereta	45	Trapézio
		Hiperextensão: inclina a cabeça para trás o máximo possível	10	Trapézio
		Flexão lateral: tomba a cabeça o mais longe possível em direção a cada ombro	40 a 45	Esternocleidomastóideo
		Rotação: vira a cabeça o mais longe possível em movimento circular	180	Esternocleidomastóideo, trapézio
Ombro	Esferóidea	*Flexão:* levanta o braço da posição lateral para frente para a posição acima da cabeça	45 a 180	Coracobraquial, bíceps braquial, deltoide, peitoral maior
		Extensão: retorna o braço para a lateral do corpo	180	Latíssimo do dorso, redondo maior, tríceps braquial
		Extensão do ombro: move o braço atrás do corpo, mantendo o cotovelo reto	0 a 60	Latíssimo do dorso, redondo maior, deltoide
		Rotação interna: com o cotovelo flexionado e o ombro em abdução, gira o ombro movendo o braço até o polegar virar para dentro e em direção às costas	70 a 90	Peitoral maior, latíssimo do dorso, redondo maior, subcapsular
		Rotação externa: com o cotovelo flexionado e o ombro em abdução, move o braço até que o polegar esteja para cima e lateral à cabeça	90	Infraespinal, redondo maior, deltoide
		Circundução: gira o braço 360°. (Circundução é a combinação de todos os movimentos das articulações esferóideas)	360	Deltoide, coracobraquial, latíssimo do dorso, redondo maior
Cotovelo	Em dobradiça	*Flexão:* dobra o cotovelo de forma que o antebraço se mova em direção ao ombro e a mão se nivele com o ombro	150	Bíceps braquial, braquial, braquiorradial
		Extensão: endireita o cotovelo baixando a mão	150	Tríceps braquial

(continua)

Tabela 39.2 Exercícios de amplitude de movimento. (Continuação)

Parte do corpo	Tipo de articulação	Tipo de movimento	Amplitude (graus)	Músculos primários
Antebraço	Em pivô	*Supinação:* vira o antebraço e a mão deixando a palma para cima	70 a 90	Supinador, bíceps braquial
		Pronação: vira o antebraço com a palma para baixo	70 a 90	Pronador redondo, pronador quadrado
Punho	Condilar	*Flexão:* move a palma em direção ao aspecto interno do antebraço	80 a 90	Flexor ulnar do carpo, flexor radial do carpo
		Extensão: move os dedos e a mão posterior à linha média, leva a superfície dorsal da mão atrás o mais longe possível	70 a 80	Extensor radial curto do carpo, extensor radial longo do carpo, extensor ulnar do carpo
		Desvio radial: dobra o punho medialmente em direção ao polegar	Até 30	Flexor radial curto do carpo, extensor radial curto do carpo, extensor radial longo do carpo
		Desvio ulnar: dobra o punho lateralmente em direção ao dedo mínimo	30	Flexor ulnar do carpo, extensor ulnar do carpo
Dedos	Condilar dobradiça	*Flexão:* fecha o punho	90	Lumbricais, interósseo volar, interósseo dorsal
		Extensão: estica os dedos	90	Extensor próprio do dedo mínimo, extensor digital comum, extensor próprio dos dedos
		Hiperextensão: dobra os dedos para trás o mais longe possível	30 a 60	Extensor digital
		Abdução: afastamento entre os dedos	30	Interósseo dorsal
		Adução: junção dos dedos	30	Interósseo volar
Polegar	Selar	*Flexão:* move o polegar pela superfície palmar da mão	0 a 90	Flexor curto do polegar
		Extensão: afasta o polegar imediatamente da mão	0 a 90	Extensor longo do polegar, extensor curto do polegar
		Abdução: estende o polegar lateralmente (normalmente quando os dedos são colocados em abdução e adução)	0 a 30	Abdutor curto do polegar
		Adução: faz o polegar voltar na direção da mão	0 a 30	Adutor oblíquo do polegar, adutor transverso do polegar
		Oposição: toca o polegar em cada dedo da mesma mão		Oponente do polegar, oponente do dedo mínimo
Quadril	Esferóidea	*Flexão:* move a perna para frente e para cima	110 a 120	Psoas maior, ilíaco, sartório
		Extensão: move a perna para trás e além da outra perna	90 a 120	Glúteo máximo, semitendíneo, semimembranáceo
		Hiperextensão: move a perna atrás do corpo o mais longe possível	30 a 50	Glúteo máximo, semitendíneo, semimembranáceo
		Abdução: afasta a perna lateralmente do corpo	30 a 50	Glúteo médio, glúteo mínimo
		Adução: volta a perna para a posição medial e além, se possível	20 a 30	Adutor longo, adutor curto, adutor magno
		Rotação interna: vira o pé e a perna em direção à outra perna	0 a 45	Glúteo médio, glúteo mínimo, tensor da fáscia lata
		Rotação externa: vira o pé e a perna para longe da outra perna	0 a 45	Obturador interno, obturador externo
		Circundução: move a perna em círculo de 360°		Psoas maior, glúteo máximo, glúteo médio, adutor magno
Joelho	Dobradiça	*Flexão:* retorna o calcanhar para trás da coxa	120 a 130	Bíceps femoral, semitendíneo, semimembranáceo, sartório
		Extensão: coloca a perna de volta no chão	120 a 130	Reto femoral, vasto lateral, vasto medial, vasto intermédio

Tabela 39.2 Exercícios de amplitude de movimento. (*Continuação*)

Parte do corpo	Tipo de articulação	Tipo de movimento	Amplitude (graus)	Músculos primários
Tornozelo	Dobradiça	*Flexão dorsal:* move o pé com os dedos apontados para cima	20 a 30	Tibial anterior
		Flexão plantar: move o pé com os dedos apontados para baixo	45 a 50	Gastrocnêmio, sóleo
Pé	Deslizante	*Inversão:* vira a sola do pé medialmente	35 ou menos	Tibial anterior, tibial posterior
		Eversão: vira a sola do pé lateralmente	10 ou menos	Fibular longo, fibular curto
Dedos dos pés	Condilar	*Flexão:* enrola os dedos para baixo	30 a 60	Flexor digital, lumbricais do pé, flexor curto do hálux
		Extensão: estica os dedos do pé	30 a 60	Extensor digital longo, extensor digital curto, extensor longo do hálux
		Abdução: afasta entre os dedos	15 ou menos	Abdutor do hálux, interósseo dorsal
		Adução: junção dos dedos	15 ou menos	Adutor do hálux, interósseo plantar

Tabela 39.3 Alterações na amplitude de movimento.

Parte do corpo	Alteração	Achados/características definidores
Pescoço	O pescoço de um paciente fica permanentemente flexionado com o queixo próximo ou realmente tocando o peito	Alinhamento corporal alterado, alterações no campo visual e nível de independência funcional reduzido
Ombro	O músculo mais forte que controla o ombro é o deltoide. Ele fica totalmente alongado na posição normal, mas, quando alterado, esse alongamento fica limitado	Dificuldade para movimentar os braços
Cotovelo	Fixo em extensão total	Dificuldade para flexionar e usar o braço para atividades de autocuidado
Antebraço	O antebraço fica fixo em supinação total	O uso da mão é limitado, incapaz de realizar atividades de autocuidado
Punho	O punho fica fixo, ligeiramente flexionado	O movimento de preensão é mais fraco
Dedos e polegar	Os dedos ficam mais flexionados; dor em movimentação	Incapaz de realizar tarefas motoras finas: pegar objetos, AVDs, trabalho com agulhas, desenhar
Quadril	Contraturas geralmente fixam o quadril em posições de deformidade. Abdução em excesso faz com que a perna afetada pareça curta demais, enquanto adução excessiva a faz parecer longa demais	Capacidade limitada de se mover; anda mancando. Contraturas de rotação interna e externa causam marcha anormal e desequilibrada
Joelho	Os joelhos não conseguem ficar estáveis sob condições de sustentação de peso, a menos que haja força suficiente nos quadríceps para mantê-los em extensão total	O joelho fica rígido. Se fixo em extensão total, a pessoa precisa se sentar com uma das pernas esticada à frente. Se o joelho estiver rígido na posição flexionada, a pessoa anda mancando
Tornozelo e pé	A articulação fica instável. Quando a pessoa relaxa, como quando dorme ou quando está em coma, o pé relaxa e assume uma posição de flexão plantar. Consequentemente, ele acaba ficando fixo em flexão plantar (queda plantar)	Marcha anormal. Capacidade de andar com independência prejudicada
Dedos do pé	Flexão excessiva dos dedos dos pés resulta em deformidade de garra. Se permanente, essa deformidade impede que o pé fique reto em relação ao chão	Marcha anormal

AVD, atividades da vida diária.

estabilizar). Alinhá-los adequadamente, de acordo com suas próprias restrições, ajuda a reduzir o desconforto e a aplicação de estresse em extremidades enfraquecidas ou lesionadas.

Tolerância à atividade. A tolerância à atividade é o tipo e a quantidade de exercício ou trabalho que uma pessoa é capaz de exercer sem esforço ou lesão indevidos. Muitos dos pacientes que ficam imobilizados podem ser bastante limitados em sua capacidade de andar ou mudar de posição no leito. O primeiro passo na avaliação da tolerância à atividade é coletar dados iniciais de referência de frequência cardíaca, respirações e pressão arterial. Então, se você avalia um paciente que inicialmente é móvel (como no pré-operatório), mas que você sabe que terá sua mobilidade reduzida após o tratamento (como no pós-operatório), faça com que o ele ande uma curta distância pelo corredor ou indo e voltando no quarto do hospital. O paciente apresenta dispneia, falta de ar, fadiga, dor no peito e/ou alterações na frequência cardíaca, na respiração ou na pressão arterial? Tanto a frequência cardíaca quanto a pressão arterial devem subir. O Capítulo 38 descreve como avaliar a tolerância de um paciente à atividade. A avaliação de tolerância à atividade é necessária para planejar atividades, como caminhar, exercícios de ADM ou AVDs. Use os sinais vitais do paciente como parâmetro para avaliar a tolerância à atividade durante encontros posteriores com os pacientes. Quando um paciente sofre uma diminuição na tolerância à atividade, avalie cuidadosamente quanto tempo é necessário para se recuperar. Tempos cada vez mais curtos de recuperação indicam melhora da tolerância à atividade.

Marcha. Marcha é a forma e o estilo de andar, incluindo ritmo, cadência, largura da passada e velocidade. A avaliação da marcha permite tirar conclusões sobre equilíbrio, postura e capacidade de andar sem assistência (ver Capítulo 38). Enquanto o paciente anda, verifique a conformidade no uso das extremidades, regularidade, uniformidade do ritmo e simetria da extensão do balanço da perna; balanço estável em relação à fase da marcha; e balanço simétrico e uniforme dos braços (Ball et al., 2019). Marcha anormal é um fator de risco comum para quedas de pacientes.

Padrão de exercício. Exercício é a atividade física para condicionamento do corpo, melhora da saúde e manutenção da aptidão física. Quando uma pessoa se exercita, ocorrem alterações fisiológicas benéficas em vários sistemas corporais. Avalie o histórico de exercícios de um paciente perguntando qual exercício ele normalmente pratica e a quantidade normal de exercício praticada por dia e por semana. Se ele não se exercita regularmente, você deverá focar na avaliação de tolerância à atividade. O Capítulo 38 descreve a abordagem para avaliação dos padrões de exercício de um paciente.

Pessoas deprimidas, preocupadas ou ansiosas são geralmente incapazes ou indispostas a participar de exercícios. A depressão muitas vezes faz com que os pacientes se retraiam, em vez de participar. Pacientes que estão preocupados ou ansiosos com frequência gastam uma quantidade enorme de energia mental e geralmente reportam fadiga. Sua avaliação deve ser ampla e relevante para o paciente: "De que tipo de exercício você gosta quando está ativo?" "Diga-me o que levou você a se exercitar menos." "Você me disse que está preocupado; isso afeta seu desejo de estar ativo?"

Alinhamento corporal. O primeiro passo da avaliação do alinhamento corporal é colocar os pacientes em uma posição confortável para que eles não assumam uma postura não natural ou rígida. Observe a aparência e a posição das extremidades de seu paciente e mensure a ADM das articulações dele durante sua avaliação do alinhamento corporal. Você deve começar com o paciente em pé e, então, progredir com base no nível de mobilidade do paciente. Ao avaliar o alinhamento corporal de um paciente com mobilidade reduzida ou que esteja inconsciente, remova os travesseiros e suportes de posicionamento no leito e o coloque em decúbito dorsal.

Em pé. Durante a avaliação, verifique a presença de características de alinhamento corporal correto com o paciente em pé:

1. A cabeça está ereta e na linha média.
2. Quando observados posteriormente, os ombros e quadris estão retos e paralelos.
3. Quando observada posteriormente, a coluna vertebral está reta.
4. Quando observada lateralmente, a cabeça está ereta e as curvas da coluna estão alinhadas em formato de S invertido. As vértebras cervicais são convexas anteriormente, as vértebras torácicas são convexas posteriormente, e as vértebras lombares são convexas anteriormente.
5. Quando observado lateralmente, o abdome está confortavelmente recolhido, e os joelhos e tornozelos estão levemente flexionados. A pessoa parece confortável e não parece estar consciente da flexão dos joelhos ou tornozelos.
6. Os braços ficam confortavelmente soltos nas laterais.
7. Os pés estão ligeiramente afastados para obter uma base de apoio, e os dedos dos pés estão apontados para frente.
8. Quando se visualiza o paciente pelas costas, o centro de gravidade está na linha média, e a linha de gravidade vai do meio da testa até um ponto médio entre os pés. Lateralmente, a linha de gravidade vai verticalmente desde o meio do crânio até o terço posterior do pé (Figura 39.7).

Sentado. A avaliação também inclui características do alinhamento correto do paciente sentado:

1. A cabeça está ereta, e o pescoço e a coluna vertebral estão em linha reta.
2. O peso corporal é distribuído uniformemente sobre as nádegas e as coxas.
3. As coxas estão paralelas e no plano horizontal.
4. Ambos os pés estão apoiados no chão (Figura 39.8), e os tornozelos estão confortavelmente flexionados. Com pacientes de estatura baixa, use uma banqueta de pé para garantir que os tornozelos estejam confortavelmente flexionados.
5. Um espaço de 2,5 a 5 cm é mantido entre a beira do assento e o espaço poplíteo na superfície posterior do joelho. Esse espaço garante que não haja pressão sobre a artéria ou nervo poplíteo, para diminuir a circulação ou prejudicar a função nervosa.
6. Os antebraços do paciente estão apoiados no braço da cadeira, no colo ou em uma mesa na frente da cadeira.

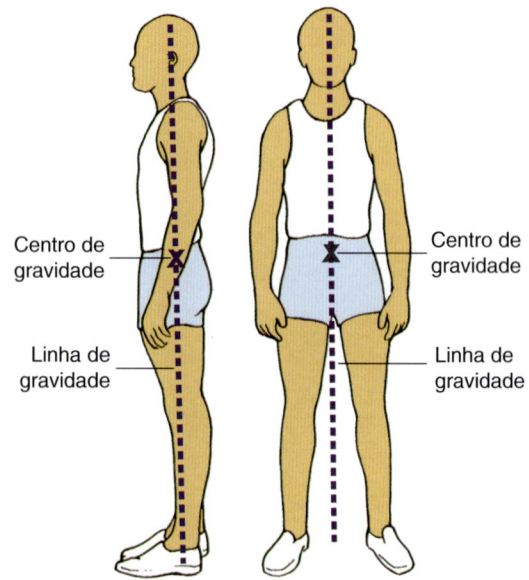

Figura 39.7 Alinhamento corporal correto em pé.

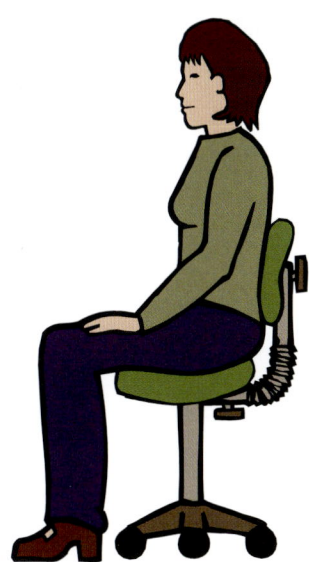

Figura 39.8 Alinhamento corporal correto na posição sentada.

É especialmente importante avaliar o alinhamento na posição sentada quando o paciente tem fraqueza muscular, paralisia muscular ou danos aos nervos. Pacientes que têm esses problemas têm menos sensibilidade na área afetada e são incapazes de perceber pressão ou diminuição da circulação. O alinhamento correto ao se sentar reduz o risco de danos no sistema musculoesquelético nesses pacientes. O paciente com doença respiratória grave que tem ortopneia às vezes assume uma postura de se debruçar sobre a mesa na frente de uma cadeira na tentativa de respirar mais facilmente.

Deitado. Pessoas que estão conscientes têm controle muscular voluntário e percepção normal de pressão. Consequentemente, elas normalmente assumem uma posição de conforto ao se deitar. Pelo fato de sua ADM, sensibilidade e circulação estarem dentro dos limites normais, elas mudam de posição quando percebem tensões musculares e circulação reduzida.

Avalie o alinhamento corporal de um paciente que esteja imobilizado ou acamado com ele na posição lateral (Figura 39.9). Remova todos os apoios de posicionamento do leito, com exceção do travesseiro sob a cabeça. Essa posição permite uma visão completa da coluna e das costas e ajuda a fornecer outros dados basais de alinhamento corporal, por exemplo, se ele é capaz de permanecer na posição sem auxílio. As vértebras normalmente devem estar alinhadas, e a posição não causa desconforto. Pacientes com mobilidade prejudicada (p. ex., tração ou artrite), sensibilidade reduzida (p. ex., déficit sensorial causado por hemiparesia após AVE), circulação prejudicada (p. ex., doença vascular periférica causada por diabetes) e ausência de controle muscular voluntário (p. ex., lesão medular) têm risco de dano à pele ao se deitarem.

Joseph inicia sua avaliação da Sr.ta Cavallo examinando sua mobilidade e nível de atividade atual, enquanto ela se encontra no leito. A paciente pesa 77,2 kg. Sua altura é de 1,67 m. Ela apresenta bom contato

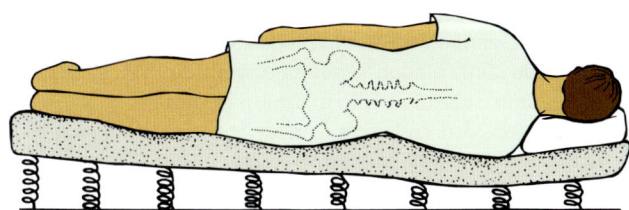

Figura 39.9 Alinhamento corporal correto na posição deitada.

visual e está atenta às perguntas de Joseph. Ela diz a Joseph que sua atividade favorita é jardinagem. Ela trabalha em seus canteiros de flores sentada em um banquinho. "Tenho problemas para dobrar muito minha coluna. Espero que este quadril não me impeça de cuidar do meu jardim quando eu voltar para casa." Além disso, Joseph fica sabendo que a Sr.ta Cavallo caminha cerca de 1,5 km por dia com uma vizinha, sem se sentir fatigada. A frequência cardíaca inicial é de 84 batimentos/minuto; 18 respirações/minuto; e sua pressão arterial é de 142/90 mmHg. Ela apresenta extensão e flexão total dos braços, mas movimenta suas extremidades lentamente. Sua preensão manual é de 3 bilateralmente com ADM completa contra a gravidade. A Sr.ta Cavallo consegue dobrar o joelho direito, estender a perna direita e girar o tornozelo direito com ADM normal; mexer os dedos do pé esquerdo e girar o pé lentamente; flexionar o quadril esquerdo para frente independentemente somente 10° em relação à superfície do leito. A flexão do joelho é de apenas 20 a 30°. Movimentar a perna esquerda causa desconforto. A dor mediante flexão do joelho é de seis em uma escala de zero a dez naquele momento. Joseph obtém assistência de um técnico/auxiliar de enfermagem e verifica que a paciente consegue ajudar a virar de lado. Ele observa uma área de eritema normal branqueável sobre sua região sacral e calcanhares. Ela não apresenta sinais de rupturas na pele em pontos de pressão.

Imobilidade. Um paciente que apresenta mobilidade prejudicada requer que você avalie reais e possíveis debilidades fisiológicas associadas à imobilidade durante a avaliação física da cabeça aos pés (Tabela 39.4) (ver Capítulo 30). À medida que você realizar seu histórico de enfermagem, considere seu conhecimento de como a imobilidade afeta o funcionamento fisiológico, especificamente em relação aos problemas de saúde do paciente. Essa informação permitirá que você reconheça riscos de complicações. Certifique-se de que seu histórico também se concentre nas dimensões psicossociais e de desenvolvimento do paciente.

Sistema metabólico. Medidas de altura e peso são importantes ao avaliar a função metabólica. Examine também o turgor da pele. Desidratação e edema aumentam a frequência de degradação da pele em pacientes imobilizados. Analise os registros de ingestão e débito para verificar o balanço hídrico. A ingestão é equivalente ao débito? Parâmetros de ingestão e eliminação ajudam a determinar se existe algum desequilíbrio hídrico (ver Capítulo 42). O monitoramento de dados laboratoriais, como níveis de eletrólitos, proteína sérica (albumina e proteína total) e nitrogênio ureico no sangue (BUN), também o ajuda a determinar o estado da função metabólica.

O monitoramento dos padrões de ingestão de alimentos e eliminação e a avaliação da cicatrização de feridas ajudam a determinar se o funcionamento GI está alterado e se há possíveis problemas do metabolismo. Se o paciente tem uma ferida, a taxa de cicatrização é afetada pela ingestão de alimentos e pela absorção dos nutrientes. O Capítulo 48 descreve a avaliação da ferida. Progressão normal da cicatrização indica que as necessidades metabólicas dos tecidos lesionados estão sendo satisfeitas. A anorexia comumente ocorre em pacientes que estão imobilizados. Avalie a ingestão de alimentos do paciente antes de remover a bandeja de refeição, para determinar a quantidade ingerida por ele. Avalie os padrões alimentares e preferências por comidas desde o início da imobilização, para ajudar a prevenir desequilíbrios nutricionais (ver Capítulo 45).

Sistema respiratório. Faça uma avaliação respiratória pelo menos a cada 2 horas em pacientes com restrição de atividade. Inspecione os movimentos da parede torácica durante o ciclo completo de inspiração-expiração. Se o paciente apresenta uma área de atelectasia, o movimento torácico é geralmente assimétrico. Ausculte toda a região do pulmão para identificar reduções de sons respiratórios, crepitações ou chiados (ver Capítulo 30). Concentre-se na auscultação dos campos dependentes do pulmão, pois secreções pulmonares tendem a se

Tabela 39.4 Avaliação dos riscos fisiológicos da imobilidade.

Sistema	Técnicas de avaliação	Achados anormais
Metabólico	Inspeção	Cicatrização mais lenta de feridas, parâmetros laboratoriais anormais
	Inspeção	Atrofia muscular
	Palpação	Edema generalizado
Respiratório	Inspeção	Movimento assimétrico da parede torácica, dispneia, aumento da frequência respiratória
	Ausculta	Crepitações, chiados
Cardiovascular	Ausculta	Hipotensão ortostática
	Ausculta, palpação	Aumento da frequência cardíaca, terceiro som cardíaco, pulsos periféricos fracos, edema periférico
Musculoesquelético	Inspeção	Redução da amplitude de movimento, eritema, aumento do diâmetro da panturrilha ou coxa
	Palpação	Contratura articular, força muscular reduzida
	Inspeção	Intolerância à atividade, atrofia muscular, contratura articular
Pele	Inspeção, palpação	Degradação da integridade da pele, textura esponjosa dos tecidos, inflamação da pele
Eliminação	Inspeção	Diminuição do débito urinário, urina turva ou concentrada, frequência de movimentos intestinais reduzida
	Palpação	Bexiga e abdome distendidos
	Ausculta	Diminuição dos ruídos intestinais

acumular nessas regiões mais inferiores. Os achados que indicam pneumonia incluem tosse produtiva com catarro amarelo-esverdeado; febre; dor ao respirar; e crepitações, chiados e dispneia.

Sistema cardiovascular. A avaliação cardiovascular de enfermagem de um paciente que se encontra imobilizado inclui o monitoramento da pressão arterial e da frequência cardíaca e a verificação do sistema arteriovenoso. Devido ao risco de hipotensão ortostática, verifique a pressão arterial quando ele se movimenta da posição deitada para sentada ou em pé. Mova os pacientes gradativamente durante mudanças de posição e os monitore atentamente quanto à tontura enquanto avalia a pressão arterial em cada posição. Esses parâmetros documentam a tolerância do paciente a mudanças posturais e são vitais para saber quando posicionar ou transferir os pacientes de uma posição para outra. Quanto maior o período de imobilidade, maior o risco de hipotensão ortostática quando o paciente se senta (McCance e Huether, 2019).

Avalie a frequência cardíaca, incluindo o pulso apical. Quando nos deitamos, a carga cardíaca aumenta e resulta em frequência de pulso mais alta. Em idosos, a frequência cardíaca geralmente não tolera a carga adicional, podendo se desenvolver uma forma de insuficiência cardíaca. Um terceiro som cardíaco, ouvido no ápice do coração, é um indicativo inicial de insuficiência cardíaca.

O monitoramento dos pulsos periféricos (ver Capítulo 30) permite que você avalie a capacidade do coração de bombear sangue e a condição do sistema arterial. Documente e relate imediatamente a ausência de um pulso periférico nas extremidades inferiores, principalmente se havia pulso anteriormente. Verifique o reenchimento dos capilares para determinar a perfusão do tecido. Também observe a cor das extremidades, já que alterações na função venosa e arterial alteram a cor da pele.

O edema às vezes se desenvolve em pacientes que sofreram lesões de tecidos ou cujo coração é incapaz de lidar com o aumento da carga de trabalho do repouso no leito. Devido ao fato de que o edema se move para regiões dependentes do corpo, a avaliação do paciente imobilizado inclui inspeção do sacro, pernas e pés em relação a edema. Se o coração não conseguir tolerar o aumento da carga de trabalho, as regiões periféricas do corpo, como mãos, pés, nariz e lóbulos da orelha, ficam mais frias do que as regiões centrais do corpo.

Tromboembolismo venoso (TEV) é um coágulo de sangue em uma veia, sendo o terceiro principal diagnóstico vascular após um ataque cardíaco e AVE, afetando entre 300 mil e 600 mil norte-americanos por ano (American Heart Association [AHA], 2017a). Existem dois tipos: TVP (um coágulo em uma veia profunda que normalmente envolve a perna ou a pelve, mas também pode ocorrer nos braços) e EP (um coágulo venoso profundo que se solta da parede de uma veia, viaja até o pulmão e bloqueia o suprimento de sangue parcialmente ou totalmente) (AHA, 2017a). O TEV é um dos perigos da imobilidade.

Fatores comuns de risco de TEV incluem condições que influenciam a tríade de Virchow: hipercoagulabilidade (p. ex., transtornos da coagulação hereditários, febre, desidratação); anormalidades da parede venosa (p. ex., cirurgia geral maior e ortopédica, varizes) e estase do fluxo sanguíneo (p. ex., imobilidade após lesão séria, enfermidade ou viagem de longa distância; obesidade e gravidez) (Cleveland Clinic, 2019; AHA, 2017b). Mais de 90% de todos os casos de EP começam nas veias profundas das extremidades inferiores (McCance e Huether, 2019).

Sinais de TVP normalmente ocorrem em um lado do corpo por vez, incluindo inchaço na perna ou braço afetado; pele quente e cianótica; e dor ou sensibilidade na extremidade afetada. O paciente pode se queixar de cãibra ou dor. Se houver suspeita de TVP, mantenha o paciente calmo e quieto no leito e chame o médico.

Sempre considere os fatores de risco de um paciente para TVP, especialmente quando ele estiver imóvel (Boxe 39.4). O escore de Wells é uma medida objetiva e amplamente utilizada para determinar o risco de um paciente desenvolver TVP (Tabela 39.5) (Wells, 1998; Modi et al., 2016; Shen et al., 2016). Relate indicadores clínicos de uma

Boxe 39.4 Fatores de risco de desenvolvimento de trombose venosa profunda (TVP)

- Cirurgia geral maior, cirurgia ortopédica maior
- Fratura de pelve, quadris ou ossos longos
- Paralisia de membros inferiores resultante de lesão da medula espinal
- Longos períodos de inatividade (repouso no leito, sentado, viagens longas de carro ou avião)
- Câncer (especialmente metastático) e terapia para câncer
- Histórico de TVP prévia
- Histórico familiar de tromboembolismo venoso (TEV)
- Envelhecimento
- Gravidez e 4 a 6 semanas após o parto
- Certas doenças, incluindo insuficiência cardíaca, doença inflamatória intestinal e alguns distúrbios renais
- Doença autoimune, incluindo lúpus sistêmico eritematoso
- Sobrepeso e obesidade
- Tabagismo
- Contraceptivos orais ou uso de estrógeno para menopausa
- Cateter fixado em uma veia importante (às vezes necessário para administrar medicamentos durante um período de tempo)
- Ser portador de trombofilia, uma de várias doenças nas quais o sangue não coagula corretamente.

De American Heart Association (AHA): *Risk factors for venous thromboembolism (VTE)*, 2017a. https://www.heart.org/en/health-topics/venous-thromboembolism/risk-factors-for-venous-thromboembolism-vte. Accessed August 7, 2021; e Bauer KA, Huisman MV: *Clinical presentation and diagnosis of the nonpregnant adult with suspected deep vein thrombosis of the lower extremity*, UpToDate, 2021. https://www.uptodate.com/contents/clinical-presentation-and-diagnosis-of-thenonpregnant-adult-with-suspected-deep-vein-thrombosis-of-the-lowerextremity. Accessed August 7, 2021.

Tabela 39.5 Escore de Wells para prognóstico de trombose venosa profunda (TVP).

Parâmetro	Escore
Câncer ativo (paciente em tratamento contra câncer nos últimos 6 meses ou atualmente recebendo tratamento paliativo)	1
Paralisia, paresia, ou recente imobilização gessada de extremidades inferiores	1
Acamado recentemente por 3 dias ou mais, ou cirurgia de grande porte nas últimas 12 semanas com anestesia geral ou regional	1
Dor localizada ao longo da distribuição do sistema venoso profundo	1
Inchaço em toda a perna	1
Inchaço na panturrilha com aumento mínimo de 3 cm em relação à perna assintomática	1
Edema de pressão localizado na perna sintomática	1
Veias superficiais colaterais	1
TVP prévia documentada	1
Diagnóstico alternativo de mesmo nível ou mais importante do que TVP	−2

Sistema de escore de Wells para TVP: −2 a 0: baixa probabilidade; 1 a 2 pontos: probabilidade moderada; 3 a 8 pontos: alta probabilidade. De Wells PS et al.: Use of a clinical model for safe management of patients with suspected pulmonary embolism. *Ann Intern Med* 129:997, 1998. doi: 10.7326/0003-4819-129-12-199812150-00002; e Modi S et al: Wells criteria for DVT is a reliable clinical tool to assess the risk of deep venous thrombosis in trauma patients. *World J Emerg Surg* 11:24, 2016. Published online 2016 Jun 8. https://www.ncbi.nlm.nih.gov/pmc/articles/PMC4898382/. Accessed May 12, 2020.

possível TVP para um profissional da saúde imediatamente e inclua o escore de Wells, se apropriado. Caso o paciente esteja usando meias antiembolismo ou um dispositivo de compressão sequencial ou móvel (DCS/DCM), remova as meias ou o dispositivo a cada 8 horas ou segundo as normas da instituição e reavalie as panturrilhas e coxas.

Meça a circunferência bilateral das panturrilhas e registre diariamente como uma avaliação alternativa de TVP. Para isso, marque um ponto em cada panturrilha 10 cm abaixo do meio da patela. Meça a circunferência todos os dias, usando essa marca para posicionamento da fita métrica. Aumentos unilaterais da circunferência da panturrilha são um indicativo precoce de trombose (Harding et al., 2020). Se o paciente tiver histórico de TVP, deve-se também medir as coxas diariamente, já que a parte superior da coxa é um local comum de formação de coágulos. Muitas instituições de saúde hoje em dia pedem ultrassonografia com Doppler para avaliar o fluxo de sangue nas artérias e veias e detectar a presença de coágulos. Há uma alta prevalência de TVPs assintomáticas, principalmente entre pacientes idosos.

Sistema musculoesquelético. Grandes anormalidades musculoesqueléticas a serem identificadas durante o histórico de enfermagem incluem diminuição do tônus e da força muscular, perda de massa muscular, ADM reduzida e contraturas. Durante a avaliação da ADM (descrita anteriormente) você pode detectar o tônus muscular pedindo para que o paciente relaxe e, então, passivamente, movimentando cada membro em várias articulações para sentir se há qualquer resistência ou rigidez presente. Você avalia a força muscular fazendo o paciente assumir uma posição estável para então realizar manobras para demonstrar a força dos grandes grupos musculares (ver Capítulo 30).

Uma avaliação física não consegue identificar osteoporose por desuso. Contudo, pacientes em repouso no leito por períodos prolongados, mulheres que estão na pós-menopausa, pacientes que tomam esteroides e pessoas com níveis mais elevados de cálcio sérico e urinário têm maior risco de sofrer desmineralização óssea. Considere o risco de osteoporose por desuso quando for planejar intervenções de enfermagem. Embora algumas quedas resultem em ferimentos, outras ocorrem devido a fraturas patológicas secundárias à osteoporose.

Sistema tegumentar. Avalie continuamente a pele do paciente em relação a degradações e alterações de cor, como palidez ou vermelhidão, especialmente em pacientes que estão imóveis. Avalie a integridade da pele durante qualquer contato de rotina com o paciente. Utilize consistentemente uma ferramenta de avaliação padronizada, como a escala de Braden, para uma medida basal e, em seguida, pelo menos diariamente. A ferramenta de investigação identifica pacientes em alto risco de terem a integridade da pele prejudicada ou alterações iniciais da condição da pele do paciente. A identificação precoce permite intervenções rápidas. Ao avaliar a pele durante os cuidados de rotina (p. ex., quando o paciente está virado, durante procedimentos de higiene e ao auxiliar nas necessidades de eliminação), certifique-se de inspecionar os pontos de pressão após o paciente se deitar em uma posição. A avaliação frequente da pele, que pode ser realizada desde hora em hora e é baseada no estado de mobilidade, hidratação e fisiológico do paciente, é essencial para identificar imediatamente as mudanças na pele e nos tecidos subjacentes (ver Capítulo 48).

Sistema de eliminação. Para determinar os efeitos da imobilidade na eliminação, avalie a ingestão e a eliminação normal do paciente de 24 horas e, então, compare e monitore a ingestão e a eliminação total a cada turno e a cada 24 horas. Compare as quantidades ao longo do tempo. Determine se o paciente está recebendo a quantidade e o tipo correto de líquidos por via oral (VO) ou parenteral (ver Capítulo 42). A ingestão e a eliminação inadequadas de líquidos e desequilíbrios de eletrólitos aumentam o risco de debilitação do sistema renal, que varia desde infecções recorrentes até insuficiência renal. Desidratação também aumenta o risco de constipação intestinal.

A imobilidade prejudica o peristaltismo GI. A avaliação do estado de eliminação intestinal inclui adequação das escolhas alimentares do paciente, sons intestinais, passagem de flatos e frequência e consistência dos movimentos intestinais (ver Capítulo 47). Uma avaliação precisa permite que você intervenha antes que ocorram constipação intestinal e impactação fecal.

Avaliação psicossocial. Pelo fato de que alterações na mobilidade podem levar a diversas complicações físicas, algumas delas potencialmente fatais, pode ser difícil para os enfermeiros ter tempo para coletar um histórico preciso e completo das reações psicossociais dos pacientes à perda de mobilidade. Contudo, a disciplina é um padrão intelectual a ser aplicado ao avaliar o estado psicossocial de um paciente que se encontra imóvel. O impacto que as alterações na mobilidade causam na saúde emocional, social e econômica de um paciente é significativo.

A capacidade de se movimentar e permanecer ativo afeta o quão dispostos os indivíduos se sentem (National Institutes of Health [NIH], 2019). Pesquisas demonstram que alterações no humor podem influenciar o desejo de uma pessoa de ser fisicamente ativa, mas estudos recentes indicam que a inatividade física pode levar a estados depressivos e a alterações de humor (NIH, 2019). Pacientes confinados ao repouso no leito geralmente experimentam uma redução dos estímulos ambientais e psicossociais devido a oportunidades limitadas de interações fora de seu ambiente imediato (Knight et al., 2018).

Essa restrição é geralmente chamada de privação sensorial. A restrição de mobilidade com o tempo pode levar a inquietação, aumento da agressividade e insônia (Knight et al., 2018). Também há incerteza e imprevisibilidade quando a enfermidade ou lesão da pessoa causa redução significativa da atividade física. Essa incerteza e a imprevisibilidade podem levar à ansiedade ou à desesperança. Como parte de sua avaliação, utilize uma ferramenta de triagem de depressão. Há uma disponibilidade cada vez maior de ferramentas rápidas e confiáveis de triagem de depressão (Bienenfeld, 2018). Pacientes cujo rastreio é positivo para depressão devem passar por uma entrevista clínica de seguimento por um psicólogo registrado ou psiquiatra, para fechar o diagnóstico de depressão clínica.

Reações psicossociais à imobilização podem ser menos graves do que a depressão, mas ainda afetam de forma significativa a motivação e a vontade do paciente de participar da recuperação da imobilização. Reações comuns à imobilização incluem tédio, ansiedade e sentimentos de isolamento e raiva. Esses pacientes geralmente têm intolerância a exercícios e, portanto, um potencial obstáculo para a recuperação. Peça para que os pacientes descrevam como sua perda de mobilidade afeta a forma com que eles se sentem sobre si mesmos. "Como essa perda de função em seu ____ afeta o senso de quem você é?" Seu reconhecimento do fato da existência de reações emocionais normais à perda de mobilidade pode ajudar os pacientes a se disponibilizarem a compartilhar seus pensamentos e sentimentos. Durante sua avaliação, observe mudanças nas respostas emocionais do paciente durante as interações e ouça atentamente a família, se ela relatar mudanças emocionais. Exemplos de mudanças comportamentais que indicam questões psicossociais são um paciente que se torna menos cooperativo ou que começa a pedir mais ajuda do que o necessário. Investigue os motivos dessas alterações. Identificar como o paciente normalmente enfrenta uma perda é vital (ver Capítulos 36 e 37). Uma mudança no estado de mobilidade, permanente ou não, causa uma reação de pesar. As famílias são um recurso importantíssimo de informação sobre mudanças de comportamento. Pelo fato de que alterações psicossociais geralmente ocorrem gradativamente, observe o comportamento do paciente diariamente.

Mudanças abruptas na personalidade geralmente têm causa fisiológica, como cirurgia, reação a medicamento, EP ou infecção aguda. Por exemplo, o sintoma principal de pacientes idosos comprometidos em caso de ITU ou febre é confusão. Identificar a confusão é um componente importante do histórico de enfermagem. Confusão aguda, ou delírio, é uma síndrome neuropsiquiátrica com alterações na excitação, atenção e cognição (American Psychiatric Association [APA], 2013; Francis e Young, 2020). O delírio pode ser desencadeado por uma variedade de condições médicas ou cirúrgicas (Mulkey et al., 2018). O delírio em idosos não é normal, principalmente após cirurgias ou procedimentos (ver Capítulo 50). Uma avaliação minuciosa de enfermagem é a prioridade (Chase et al., 2018).

Um elemento final da avaliação psicossocial é a determinação dos recursos sociais disponíveis para um paciente. O paciente recebe visitantes durante sua estadia em um ambiente de cuidados de saúde para proporcionar estímulo e incentivo para a recuperação? O paciente mora sozinho? Há algum familiar cuidador primário, e, se sim, como essa pessoa auxilia o paciente?

Avaliação do desenvolvimento. Inclua uma avaliação do desenvolvimento de pacientes que estão imobilizados. Quando estiver cuidando de uma criança pequena, determine se ela é capaz de cumprir tarefas do desenvolvimento e se está progredindo normalmente (ver Capítulo 12). O desenvolvimento da criança às vezes regride ou desacelera devido à imobilização.

A imobilização de um membro da família muda o funcionamento familiar. A reação da família a essa mudança geralmente leva a problemas de relacionamento, estresse e ansiedades. Quando crianças veem seus pais imobilizados, elas às vezes têm dificuldade para entender e lidar com o que está ocorrendo. Avalie as percepções da família em relação a como os papéis mudaram e como eles estão lidando com isso.

A imobilidade causa um efeito significativo nos níveis de saúde, independência e estado funcional de um idoso. Enfoque sua avaliação na capacidade do paciente de satisfazer necessidades de forma independente e de se adaptar às mudanças de desenvolvimento, como o declínio da função física e alterações nos relacionamentos familiares e com pares. Um declínio da função de desenvolvimento impulsiona a investigação imediata para determinar por que a mudança ocorreu e a identificação das intervenções que podem retornar o paciente ao nível ideal de funcionamento o mais rapidamente possível. Atividades que reduzam a imobilidade e promovam a participação nas AVDs são vitais para a prevenção do declínio funcional (Hallford et al., 2017; Musich et al., 2018).

Fatores ambientais. O ambiente do paciente em sua casa ou no contexto de cuidados de saúde influencia seu nível de mobilidade. Verifique se há algum obstáculo para que o paciente permaneça móvel. Por exemplo, no contexto de cuidados de saúde, há um caminho claro e livre de equipamentos quando você se prepara para auxiliar um paciente a deambular? Na residência, os pacientes com mobilidade prejudicada devido a lesões prolongadas ou condições crônicas também precisam de caminhos livres para deambular e para serem capazes de se levantar da cama e chegar ao banheiro. Pacientes restritos à cadeira de rodas se beneficiam quando podem sair facilmente de casa e se exercitar na calçada ou em uma rua segura. O Capítulo 38 detalha os fatores ambientais a serem considerados para pacientes que vivem em suas comunidades.

Tempo e carga designada ao paciente são sempre problemas que enfermeiros que trabalham em ambientes de cuidado agudo e de cuidados prolongados enfrentam. Um paciente que tem mobilidade limitada pode ter necessidades físicas agudas limitadas, mas é importante não ignorar ou retardar o atendimento deles para manutenção de seu movimento. Use o tempo que você tem à beira do leito para encorajar ADM o máximo possível e com a maior frequência possível.

Tratamentos. Inclua em sua avaliação os efeitos previstos dos tratamentos para imobilidade a que o paciente está atualmente sendo submetido. Por exemplo, se um paciente com uma fratura na perna for imobilizado com um dispositivo ou gesso, obtenha conhecimento de como os tratamentos funcionam terapeuticamente e a extensão de seu impacto na mobilidade. Um dispositivo aplicado em uma extremidade introduz um fator que pode causar pressão e atrito na pele, adicionando o risco de ruptura dela.

Nos contextos de saúde domiciliar e cuidados prolongados, é importante avaliar até que ponto as alterações na mobilidade afetam a capacidade do paciente de se automedicar. Vários medicamentos são apresentados em embalagens ou frascos difíceis de acessar por pessoas com deficiências ou mobilidade prejudicada das mãos. Outras tarefas de administração de medicamentos, como ativar um inalador, instilar colírios ou aplicar uma injeção, podem ser grandes obstáculos para a adesão ao tratamento. Observe os pacientes preparando as doses de medicação para avaliar se existem limitações de mobilidade.

Conforto. O Capítulo 44 descreve em detalhes com conduzir uma avaliação de dor. Pacientes imobilizados ou que estejam sofrendo uma redução na mobilidade frequentemente têm desconforto causado por trauma (físico ou cirúrgico), inflamação dos músculos e articulações e distensões musculares. Avaliar o nível de dor inicial é importante para você usar como padrão para posteriormente determinar se as medidas de alívio da dor conseguiram controlá-la com sucesso. Se o controle da dor do paciente não for possível, pode se tornar difícil realizar vários dos procedimentos de que ele necessita.

Joseph examina a incisão cirúrgica da Sr.ta Cavallo. A incisão permanece fechada e sem sinais de inflamação. Joseph apalpa a região sobre a incisão; a Sr.ta Cavallo menciona sensibilidade. Quando a Sr.ta Cavallo está quieta deitada, a dor na incisão é classificada como três em uma escala de zero a dez. Quando Joseph a ajuda a levantar a perna esquerda, a dor na área da incisão é classificada como seis. Joseph sabe por experiência prévia que o plano de reabilitação da Sr.ta Cavallo envolverá atividades progressivas que visam torná-la apta a se levantar e sentar em uma cadeira e deambular antes da alta. A Sr.ta Cavallo diz a Joseph que ela se levantou para sentar-se na cadeira umas duas vezes no hospital. Ele conta com a ajuda de técnicos/auxiliares de enfermagem para sentar a Sr.ta Cavallo na lateral do leito para avaliar sua tolerância. A paciente ajuda virando-se, e um aumento na dor é percebido à medida que ela se ergue até a posição sentada. A Sr.ta Cavallo reage: "Ai, ai! Isso dói demais!" Ela faz uma careta e coloca a mão sobre a parte superior de sua perna. A frequência cardíaca da Sr.ta Cavallo aumenta para 96 batimentos/minuto, sua pressão arterial vai a 136/84 mmHg, e sua frequência respiratória é de 20 respirações/minuto. A equipe de enfermagem leva a Sr.ta Cavallo de volta ao leito. Joseph decide consultar o médico para saber que tipo de analgésico a Sr.ta Cavallo pode tomar e em que posologia antes de a equipe poder levantá-la e colocá-la na cadeira esta tarde.

> **Pense nisso**
>
> O Sr. Brown, um homem de 50 anos, está no dia 1 do pós-operatório após cirurgia do ombro esquerdo para reparar uma lesão do manguito rotator devido a uma queda do telhado. Ele também fraturou a tíbia direita e teve uma leve concussão. Como estudante de enfermagem, você sabe que a avaliação da mobilidade se concentra em ADM, marcha, tolerância a exercícios e atividade e alinhamento corporal. Devido às lesões ocorridas em várias partes do corpo com a queda do Sr. Brown, reflita sobre quais limitações e achados físicos você poderia encontrar. Quais perguntas você pode fazer para obter mais informações sobre o que essas lesões significam para o Sr. Brown?

❖ Análise e diagnóstico de enfermagem

A análise crítica de todos os dados do histórico de enfermagem, comparando os achados com os efeitos previstos das alterações na mobilidade, revela padrões de dados que indicam diagnósticos de enfermagem. Há diagnósticos mais diretamente relacionados a problemas de mobilidade: *Mobilidade Física Prejudicada* e *Risco de Síndrome do Desuso*. O diagnóstico de *Mobilidade Física Prejudicada* se aplica a um paciente que tem alguma limitação, mas não está completamente imóvel. O diagnóstico de *Risco de Síndrome do Desuso* se aplica ao paciente que está imóvel e arriscado a desenvolver problemas multissistêmicos devido à inatividade. Existem diversos diagnósticos de enfermagem que poderiam se aplicar a pacientes com limitações de mobilidade, pois a imobilidade afeta diversos sistemas corporais. Possíveis diagnósticos de enfermagem incluem:

- Desobstrução Ineficaz das Vias Aéreas
- Risco de Motilidade Gastrintestinal Disfuncional
- Risco de Constipação
- Isolamento Social.

A avaliação revela agrupamentos de dados que indicam se o paciente está sob risco ou se há um diagnóstico negativo ou centrado no problema (Boxe 39.5). Os agrupamentos de dados revelam fatores de risco ou achados/características definidores que constituem pistas observáveis de avaliação para respaldar determinado diagnóstico. No caso de um diagnóstico negativo ou centrado no problema, os dados

---

Boxe 39.5 Processo de estabelecimento do diagnóstico de enfermagem

Mobilidade física prejudicada relacionada à dor no quadril/perna esquerdos

Atividades do histórico de enfermagem	Achados/características definidores
Mensure a ADM durante extensão e flexão do quadril	A paciente tem ADM limitada no quadril/perna esquerdos
Observe a tentativa do paciente de mover sua perna esquerda	A paciente requer apoio do enfermeiro (apoio sob a coxa) para levantar a perna esquerda do colchão
Meça a percepção de dor do paciente	A paciente identifica dor aguda (7, em uma escala de 0 a 10) no quadril e perna quando tenta movê-los
Pergunte ao paciente sobre resistência e tolerância à atividade	A paciente afirma não ter força muscular na perna esquerda. "Realmente tenho problemas ao movê-la sozinha"

da avaliação também revelarão um fator relacionado ao diagnóstico. Precisão na seleção de fatores relacionados ou fatores de risco é importante, pois você aplicará julgamento clínico na escolha das intervenções que tratam ou modificam ambos os fatores. Por exemplo, *Mobilidade Física Prejudicada relacionada à relutância em iniciar o movimento* requer intervenções ligeiramente diferentes do que em casos de *Mobilidade Física Prejudicada relacionada à dor no ombro esquerdo*. O diagnóstico que está relacionado à resistência em iniciar o movimento requer intervenções direcionadas a manter o paciente o mais móvel possível e encorajar o paciente a realizar atividades de autocuidado e de ADM. O diagnóstico relacionado à dor requer que você auxilie o paciente com medidas de conforto farmacológicas e não farmacológicas (ver Capítulo 44), para que o paciente ganhe mais disposição e capacidade de se movimentar. Em ambas as situações, você explicaria como a atividade melhora o funcionamento saudável do corpo.

Geralmente, a dimensão fisiológica é o principal foco do cuidado de enfermagem em pacientes com mobilidade prejudicada. Portanto, as dimensões psicossocial e de desenvolvimento são negligenciadas. No entanto, todas as dimensões são importantes para a saúde. Durante a imobilização, alguns pacientes sofrem uma diminuição das interações e estímulos sociais. Esses pacientes frequentemente usam a chamada de enfermagem para solicitar pequenos atendimentos físicos, porém, sua necessidade real é de se socializar mais. Diagnósticos de enfermagem para necessidades de saúde em áreas do desenvolvimento refletem mudanças nas atividades normais do paciente. A imobilidade leva a uma crise do desenvolvimento se o paciente não for capaz de resolver problemas e continuar amadurecendo.

A imobilidade também causa várias complicações (p. ex., cálculos renais, TVP, EP ou pneumonia). Se essas condições se desenvolverem, colabore com o médico ou enfermeiro de prática avançada para intervir com prescrição de terapia. Esteja atento e previna essas complicações potenciais sempre que possível.

Joseph analisa os dados coletados da Sr.ta Cavallo. Achados de dor no quadril esquerdo, sensibilidade à palpação da incisão, restrição do movimento da perna e manifestações faciais de incômodo são pistas que identificam **Dor Aguda**. *A paciente não consegue levantar a perna esquerda mais do que 10° em relação ao leito, a flexão do joelho é de 20°, há dor no lado esquerdo da perna, ela necessita de assistência para se sentar à beira do leito, e suas frequências cardíaca e respiratória aumentam mediante esforço. Esses dados indicam o diagnóstico de enfermagem de* **Mobilidade Física Prejudicada**. *A mobilidade prejudicada, os efeitos da dor e o peso corporal da Sr.ta Cavallo também a colocam em* **Risco de Integridade da Pele Prejudicada**. *Joseph também considera os dados relacionados ao desejo da Sr.ta Cavallo de voltar para casa, sua capacidade de participar, e sua história pregressa de ser ativa para sua idade. O diagnóstico de* **Capacidade de se Mobilizar** *é possível e importante para sua recuperação. Ele avaliará melhor essa questão.*

❖ Planejamento de enfermagem e identificação de resultados

Durante o planejamento, pensamento crítico e julgamento clínico sólido guiarão você a sintetizar o que você sabe sobre a imobilidade e a condição de um paciente; os diagnósticos de enfermagem do paciente; os recursos disponíveis; as condições ambientais; suas experiências clínicas anteriores; e os padrões clínicos para desenvolver um plano de cuidados (Figura 39.10). Envolver o paciente em

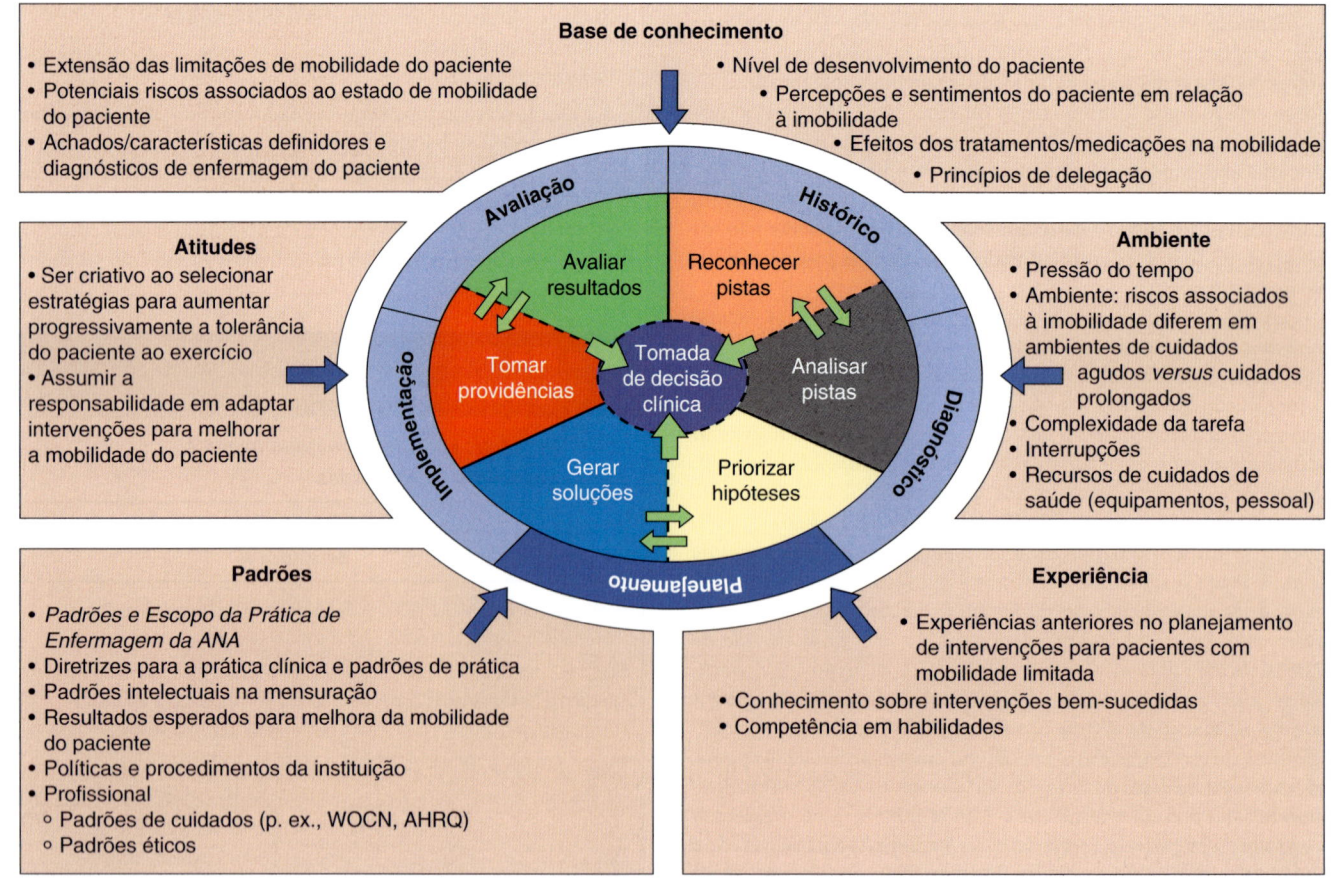

Figura 39.10 Modelo de pensamento crítico para o planejamento de mobilidade física prejudicada. *AHRQ*, Agency for Healthcare Research and Quality; *ANA*, American Nurses Association; *WOCN*, Wound, Ostomy, and Continent Nurses Society. (Copyright do Modelo de Medida de Julgamento Clínico © NCSBN. Todos os direitos reservados.)

decisões clínicas sobre sua abordagem de recuperação da mobilidade é essencial para obter envolvimento do paciente. Durante o planejamento, você confirma o nível de prioridade dos diagnósticos de enfermagem e outros problemas de saúde e, então, gera soluções identificando resultados e escolhendo intervenções para atender ou resolver esses resultados. Você refletirá sobre suas experiências anteriores com pacientes semelhantes ao selecionar as intervenções, mas certifique-se de que elas sejam adequadas para aquele determinado paciente. Da mesma forma, à medida que você planeja as intervenções, considere a competência que você tem em procedimentos, como posicionamento de pacientes e aplicação de dispositivos de compressão, e na realização de procedimentos (p. ex., aspiração de vias respiratórias, cuidados cutâneos avançados) para minimizar complicações da imobilidade. Envolva os colegas disponíveis que tenham mais experiência, quando necessário.

O pensamento crítico torna o planejamento metódico e racional. Ele garante que o plano de cuidados de um paciente integre tudo o que você sabe sobre aquele determinado paciente, enquanto você aplica os principais elementos do pensamento crítico. Dedicar um tempo para reconhecer a associação entre os diagnósticos de um paciente melhora a seleção das intervenções que potencialmente têm implicações mais amplas. Por exemplo, no caso da Sr.ta Cavallo, a seleção de intervenções para controle da dor serve a vários propósitos. O controle da dor reduzirá a dor aguda, melhorará a mobilidade da paciente e, consequentemente, diminuirá o risco de integridade da pele prejudicada.

Padrões profissionais merecem uma consideração especialmente importante durante o planejamento. Esses padrões geralmente estabelecem diretrizes cientificamente comprovadas para a seleção das intervenções de enfermagem efetivas. Finalmente, conforme dito anteriormente, o paciente é um parceiro integral na elaboração do plano de cuidados, e essa informação deve estar refletida ao se estabelecerem resultados. Esteja sempre atento a como a experiência da imobilidade afeta um paciente, para garantir a inclusão de intervenções psicossociais. A Figura 39.11 oferece um exemplo de mapa conceitual, demonstrando a relação entre os diagnósticos de enfermagem da Sr.ta Cavallo.

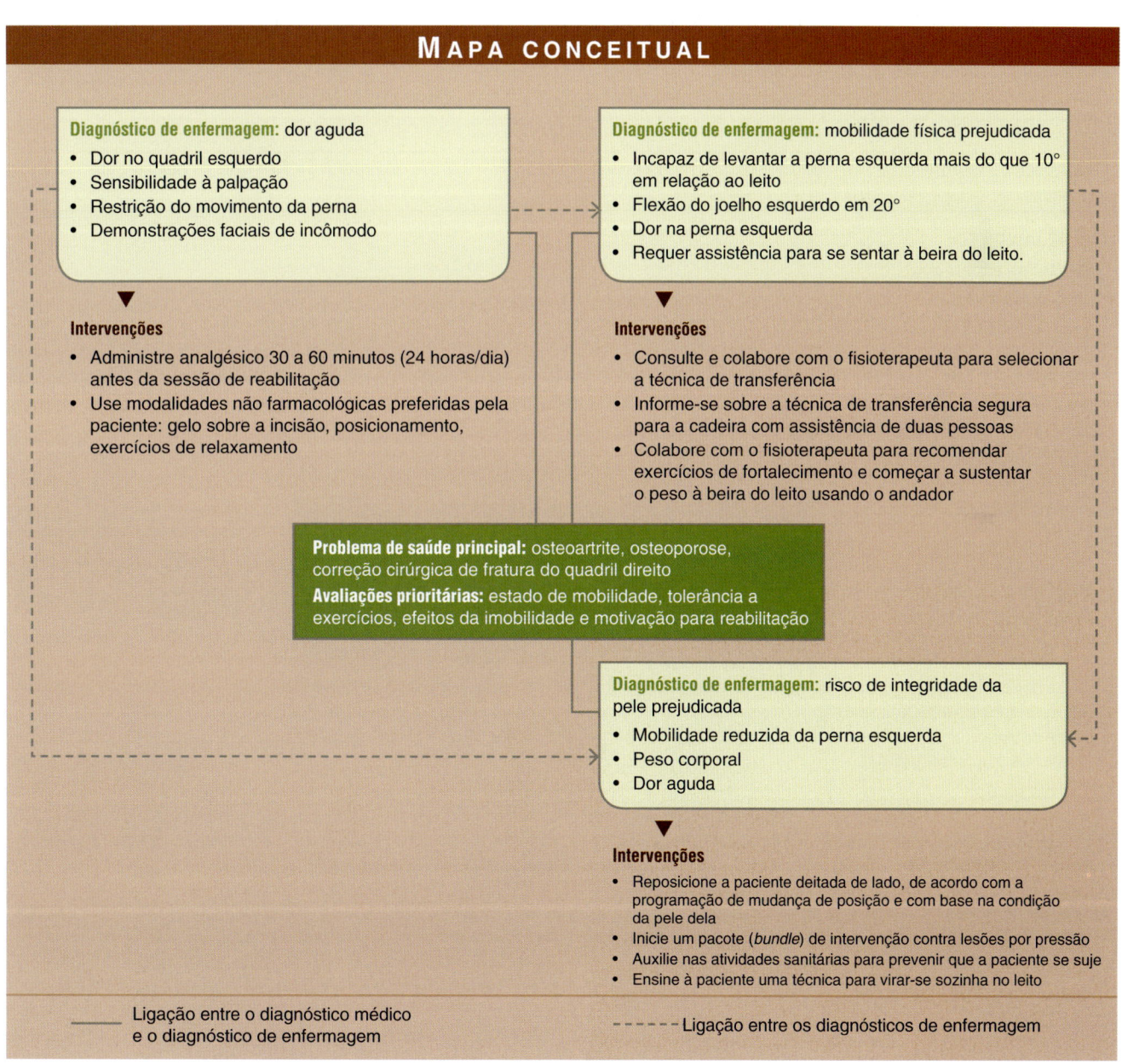

Figura 39.11 Mapa conceitual da Sr.ta Cavallo.

Resultados. A análise dos diagnósticos de enfermagem de um paciente cria condições para a identificação de resultados. Um diagnóstico de enfermagem identifica um problema de saúde. Um resultado é a mudança mensurável (p. ex., de comportamento, estado físico, percepção) que deve ser alcançada para melhorar ou minimizar o problema de saúde. A seleção de resultados adequados centrados no paciente leva à formação de um plano individualizado com intervenções relevantes de enfermagem (ver Plano de cuidados de enfermagem). Saber o que um paciente pode fazer fisicamente em comparação ao que ele potencialmente e realisticamente pode alcançar te ajuda a estabelecer resultados realistas. *No caso da Sr.ta Cavallo, a paciente era móvel antes de sua queda e cirurgia. Ela era ativa. Nesse momento, seu quadril está cicatrizando bem. Estabelecer resultados para que ela seja finalmente capaz de deambular com segurança até a alta da reabilitação é realista. Portanto, Joseph estabelece resultados de reposicionamento progressivo (auxiliar a paciente a se virar sozinha) e de transferência e sustentação de peso até uma cadeira. Ele quer aumentar a frequência do tempo na cadeira, usando como base o que a Sr.ta Cavallo fez no hospital.*

Plano de cuidados de enfermagem

Mobilidade física prejudicada

HISTÓRICO DE ENFERMAGEM

Atividades do histórico de enfermagem	*Achados/características definidores*[a]
Peça para que a Sr.ta Cavallo classifique sua dor em uma escala de 0 a 10.	Classifica a dor como 3 em uma escala de 0 a 10 em repouso; **aumenta para 7 com movimento de sua perna esquerda.**
Avalie a capacidade de transferência da Sr.ta Cavallo.	Ela é capaz de auxiliar nas viragens, requer assistência para se sentar à beira do leito.
Avalie a amplitude de movimento (ADM) das extremidades inferiores.	Consegue flexionar o quadril esquerdo para frente sozinha apenas 10° acima da superfície do leito. A flexão do joelho é de 20 a 30°.

[a] Achados/características definidores estão destacados em negrito.

Diagnóstico de enfermagem: mobilidade física prejudicada relacionada à debilitação musculoesquelética decorrente de cirurgia e dor mediante movimento

PLANEJAMENTO

Resultados esperados[b]

Controle da dor
A dor da Sr.ta Cavallo fica abaixo de 6 ao mover a perna esquerda em 24 horas.
O posicionamento corporal será autoiniciado em 72 horas.

Transferência
A Sr.ta Cavallo é capaz de se transferir do leito para a cadeira e de volta para o leito usando um andador e com assistência de 2 pessoas em 4 dias.
A Sr.ta Cavallo é capaz de se transferir da cadeira para a beira do leito usando seu andador em um prazo de 4 dias.

[b] Classificação de resultados de enfermagem extraída de Moorhead S et al., editors: *Nursing Outcomes Classification (NOC)*, ed 6, St Louis, 2018, Elsevier.

INTERVENÇÕES[c]	JUSTIFICATIVA
Atividade/terapia física: transferência	
Consulte e trabalhe com o fisioterapeuta para selecionar a técnica de transferência.	Garante que uma técnica de transferência segura seja usada, com menor risco de lesões para a paciente.
Oriente a Sr.ta Cavallo sobre a técnica de transferência segura para a cadeira em um ambiente com poucas distrações. Ofereça materiais por escrito e use o método de ensino de retorno para reforçar as instruções verbais.	Dar instruções em um ambiente sossegado e usar o método de ensino de retorno elevam a capacidade de aprendizado (Bodenheimer, 2018; Centrella-Nigro e Alexander, 2017).
Colabore com o fisioterapeuta para ensinar técnicas de mudança de posição para reposicionamento à Sr.ta Cavallo e passar exercícios de fortalecimento. Inicie a sustentação de peso à beira do leito usando um andador. Estabeleça incrementos de atividade realistas.	Exercícios de fisioterapia, atividade física e o estabelecimento de resultados realistas de deambulação encorajam idosos a praticarem atividades (Kruschke e Butcher, 2017; Musich et al., 2018).
Controle da dor	
Administre analgésicos ininterruptamente de forma a incluir doses antes de cada atividade planejada ou visita ao centro de reabilitação. Consulte o médico para pedir um ajuste da dose caso a paciente apresente sinais de dor ou afirme que a dor não é aliviada com o atual regime.	Obtenha prescrição de analgésicos para ajustar (aumentar ou diminuir) a dose com base no relato de intensidade da dor da paciente ou de sua capacidade de realizar atividades da vida diária (AVDs) (Bonkowski et al., 2018).
Introduza modalidades não farmacológicas preferida pela paciente, como gelo sobre a incisão, posicionamento e exercícios de relaxamento para complementar o controle farmacológico da dor.	The Joint Commission (TJC) revisou suas normas de dor, de forma a incluir a adição de terapias não farmacológicas baseadas em evidências para dor como elemento de mensuração de desempenho de uma instituição de saúde (TJC, 2018). Terapias não farmacológicas baseadas em evidências são componentes seguros e efetivos no controle da dor pós-cirúrgica e têm potencial de reduzir o uso de opioides e o risco relacionado a abuso (Tick et al., 2018).

[c] Designações de classificação de intervenções extraídas de Butcher HK et al.: *Nursing Interventions Classification (NIC)*, ed 7, St Louis, 2018, Elsevier.

Plano de cuidados de enfermagem (Continuação)

Mobilidade física prejudicada

AVALIAÇÃO

Atividades de avaliação	Resposta da paciente
Peça para que a Sr.ta Cavallo classifique seu nível de dor ao mover a perna esquerda.	A paciente relata sua dor como 5 ao levantar a perna e 4 ao dobrar o joelho.
Observe a capacidade da Sr.ta Cavallo de se virar e se reposicionar no leito.	A paciente necessita de assistência limitada para se virar sobre o lado direito; requer ajuda para levantar a perna esquerda. Consegue virar até a metade do caminho sobre o lado direito de forma independente.
Observe a Sr.ta Cavallo se transferir para a cadeira na presença de 2 técnicos/auxiliares de enfermagem.	A paciente consegue se sentar à beira do leito, requer assistência para ficar em pé, consegue usar o andador com assistência para alcançar a beira da cadeira e se sentar.
Observe a Sr.ta Cavallo se transferir até a cadeira sanitária à beira do leito.	A paciente requer assistência para alcançar a cadeira sanitária e se sentar.

Os desfechos devem ser individualizados e mensuráveis. Desenvolva desfechos para ajudar os pacientes a alcançar seu mais alto nível de saúde e mobilidade possível e reduzir os perigos da imobilidade. Ao estabelecer desfechos, inclua o paciente e o familiar cuidador quando possível. O plano de cuidados da Sr.ta Cavallo (ver Plano de cuidados de enfermagem) contém desfechos que refletem melhoras mensuráveis da dor, capacidade de transferência e deambulação. Cada desfecho apresenta parâmetros que são facilmente verificáveis e relevantes ao potencial de progresso do paciente. Se você estabelecer desfechos relativos a mudanças no ajuste psicossocial de um paciente à imobilização, escreva reações comportamentais claras que possam ser observadas. Por exemplo, os desfechos "A paciente reporta uso de apoio do cuidador para necessidades higiênicas em 3 dias" e "A paciente discute desfechos de recuperação em 2 dias" são adequados para pacientes com diagnóstico de desesperança devido à sua perda de independência.

Estabelecimento de prioridades. O efeito que os problemas exercem na saúde mental e física do paciente determina a urgência de quaisquer problemas. Estabeleça prioridades durante o planejamento do cuidado para garantir que as necessidades imediatas sejam atendidas em primeiro lugar. À medida que a condição do paciente muda, você reorganiza as prioridades de seus diagnósticos bem como as intervenções que você seleciona. Isso é particularmente importante quando os pacientes têm múltiplos diagnósticos. Planeje as terapias de acordo com a gravidade dos riscos para o paciente e individualize o plano conforme a fase de desenvolvimento do paciente, seu nível de saúde e o estilo de vida.

Ao estabelecer prioridades com pacientes que estão imobilizados, é especialmente importante certificar-se de que você não menospreza possíveis complicações. Muitas vezes, problemas reais, como lesões por pressão e síndrome de desuso, são tratados apenas quando eles aparecem. Portanto, monitore o paciente com frequência, use técnicas de prevenção de maneira intensa e supervisione os técnicos/auxiliares de enfermagem na realização de atividades voltadas à prevenção de complicações da mobilidade física prejudicada.

Trabalho em equipe e colaboração. O cuidado de pacientes que sofrem alterações de mobilidade requer uma abordagem de equipe. Enfermeiros geralmente delegam determinadas intervenções que são apropriadas para os técnicos/auxiliares de enfermagem realizarem. Por exemplo, no caso de pacientes que estejam sob risco de desenvolver problemas respiratórios devido à imobilidade temporária após à cirurgia, os técnicos/auxiliares de enfermagem podem encorajar o paciente a fazer exercícios com as pernas, usar o espirômetro de incentivo e tossir e respirar fundo (ver Capítulo 50). Quando os pacientes têm limitações de mobilidade em consequência de paralisia, os técnicos/auxiliares de enfermagem podem virar e posicionar os pacientes e vestir meias elásticas neles. Eles também podem ajudar o enfermeiro a medir as circunferências das pernas e verificar a altura e o peso.

Colabore com outros membros da equipe de saúde, como fisioterapeutas ou terapeutas ocupacionais, quando for essencial considerar necessidades de mobilidade. Compreender a necessidade e ter um canal de comunicação aberto com membros da equipe interprofissional resultam em melhores desfechos para os pacientes e, quem sabe, pode prevenir os perigos da imobilidade. É por meio desses esforços de colaboração e do trabalho em equipe que os pacientes mais se beneficiam. Por exemplo, fisioterapeutas são um recurso para planejamento de exercícios de ADM ou fortalecimento, e terapeutas ocupacionais são um recurso para planejamento de formas novas ou modificadas de realizar AVDs que os pacientes precisam aprender. Especialistas em feridas e terapeutas respiratórios geralmente são envolvidos no cuidado do paciente, especialmente com aqueles que estão tendo complicações relacionadas à sua imobilidade. Consulte um nutricionista certificado quando o paciente estiver tendo problemas nutricionais; encaminhe o paciente a um enfermeiro de saúde mental, a um assistente social certificado, ou a um psicólogo, para auxiliar no enfrentamento ou em outras questões psicossociais.

O planejamento de alta começa quando o paciente é admitido no sistema de saúde. Em antecipação à alta de um paciente de uma instituição, realize os encaminhamentos apropriados ou consulte um gestor de caso ou um planejador de alta para garantir que as necessidades do paciente sejam atendidas em casa. Considere o ambiente domiciliar do paciente, ao planejar terapias para manter ou melhorar o alinhamento corporal e a mobilidade. Encaminhamentos para cuidados domiciliares ou terapia ambulatorial são geralmente necessários se o paciente continuar tendo limitações de mobilidade mesmo depois da alta.

❖ Implementação

Promoção da saúde. As atividades de promoção da saúde incluem uma variedade de intervenções, como educação, prevenção e detecção precoce, para evitar alterações na mobilidade. Essas atividades se aplicam aos trabalhadores de saúde e aos pacientes. Exemplos de atividades de promoção de saúde que abordam a mobilidade e a imobilidade incluem prevenção de lesões relacionadas ao trabalho, medidas de prevenção de quedas, exercícios diários regulares e detecção precoce de escoliose.

Prevenção de lesões musculoesqueléticas relacionadas ao trabalho do profissional da saúde. O índice de lesões relacionadas ao trabalho nos ambientes de cuidado de saúde aumentou nos últimos anos.

Enfermeiros ficam em pé e se movimentam durante o dia todo, têm contato regular com o paciente e geralmente estão envolvidos em ações de levantar pacientes. Consequentemente, esforço excessivo e reação corporal são os eventos mais prevalentes que levam a lesões e doenças ocupacionais em profissionais de enfermagem, representando 45,6% de todos os casos na profissão em 2016 (U.S. Bureau of Labor Statistics, 2018). As causas desses eventos são esforço físico excessivo, movimentos de se inclinar, torcer, levantar e outros movimentos repetitivos. Lesões na coluna são, no geral, resultados diretos de movimentos indevidos de levantamento e flexão. A lesão mais comum de coluna é tensão no grupo muscular lombar, que inclui os músculos ao redor das vértebras lombares. Lesões nessas áreas afetam a capacidade de se inclinar para frente, para trás e lateralmente e limitam a capacidade de girar os quadris e a parte inferior das costas. Pesquisas demonstraram que programas ergonômicos, incluindo políticas de manuseio seguro de pacientes em instituições de saúde, são altamente efetivos em reduzir lesões em pacientes e trabalhadores de saúde, custos e dias de trabalho perdidos (Klein et al., 2018; Noble e Sweeney, 2018; Teeple et al., 2017).

Por conta do risco de lesões em profissionais de enfermagem, fique atento às políticas e aos protocolos locais de proteção dos funcionários e pacientes contra ferimentos. Ao fazer um levantamento, avalie o peso do paciente que será erguido e determine a assistência que será necessária. Algoritmos atuais de manuseio seguro de pacientes defendem o uso de dispositivos auxiliares mecânicos ou outros dispositivos ergonômicos como a maneira mais segura de reposicionar e levantar pacientes que não conseguem fazer essas atividades sozinhos. Muitas instituições criaram equipes especiais de levantamento de pacientes e têm políticas de levantamento mínimo vigentes (ver Capítulo 38).

Exercício. Embora muitas doenças e problemas físicos causem ou contribuam para a imobilidade, é importante lembrar que os programas de exercício aumentam a sensação de bem-estar e melhoram a resistência, a força e a saúde. Se a imobilidade for um evento agudo, o paciente poderá se recuperar e retornar às rotinas normais de exercícios. Exercícios reduzem o risco de piora de vários problemas de saúde, como doença cardiovascular, diabetes e osteoporose. É importante dar aos pacientes opções de como permanecer ativos e mudar seu comportamento, caso os exercícios não façam parte de sua rotina. Como enfermeiro, você pode encorajar todos os pacientes a encontrar um tipo de exercício que se encaixe em seus estilos de vida e que atenda necessidades de saúde individuais, uma vez que estejam recuperados. Por exemplo, um paciente com artrite grave nos joelhos pode se beneficiar mais da hidroginástica (exercícios na piscina) do que de caminhadas. Encoraje pacientes no hospital a se alongarem, fazer exercícios de ADM e caminhadas leves dentro dos limites de sua condição (ver Capítulo 38). Leve em consideração preferências culturais ao ajudar os pacientes a elaborar planos de exercícios (Boxe 39.6).

Saúde óssea em pacientes com osteoporose. Pacientes em risco de desenvolver ou que já foram diagnosticados com osteoporose têm necessidades especiais de promoção da saúde. Encoraje os pacientes em risco a fazerem exames de detecção de osteoporose regularmente e avalie suas alimentações em relação à ingestão de cálcio e vitamina D. Pacientes que são intolerantes à lactose necessitam de aconselhamento nutricional sobre fontes alternativas de cálcio.

Para pacientes diagnosticados com osteoporose, a avaliação precoce, a consulta e o encaminhamento a especialistas médicos, nutrólogos e fisioterapeutas são importantes intervenções, principalmente quando estão imobilizados. O objetivo do paciente com osteoporose é manter sua independência para realizar AVDs. Dispositivos auxiliares de deambulação, vestes adaptativas e barras de segurança ajudam os pacientes a manter a independência. A educação em saúde deve ser focada na limitação da gravidade da doença por meio de dieta e atividade (Boxe 39.7).

Boxe 39.6 Aspectos culturais do cuidado

Influências culturais na mobilidade

A cultura influencia as preferências de uma pessoa por determinadas atividades e exercícios. Certas culturas desencorajam o envolvimento em atividades físicas recreativas organizadas, como basquetebol, corridas e exercícios aeróbicos. Em contraste, danças étnicas podem ser uma atividade efetiva aceitável em várias culturas. Outras enfatizam os exercícios em termos de atividades da vida diária, como caminhadas, jardinagem e orações ou meditação. Um estilo de vida sedentário coloca a pessoa em risco de sobrepeso (ver Capítulo 38). Crianças de várias culturas que moram nos EUA estão se tornando mais sedentárias. Portanto, uma abordagem de saúde nacional é necessária para que as comunidades proporcionem ambientes sociais e físicos que promovam escolhas saudáveis. Os enfermeiros precisam incluir práticas de prevenção da saúde no processo educativo de pacientes de todas as idades.

Implicações para os cuidados centrados no paciente
- Avalie os padrões da vida diária e as atividades culturalmente prescritas antes de sugerir formas específicas de exercícios para os pacientes
- Ajude os pacientes a planejar atividades físicas que sejam culturalmente aceitáveis
- Crie programas de exercícios que sejam flexíveis e acomodem as responsabilidades familiares e comunitárias da cultura
- Encoraje intervenções culturalmente específicas e individualmente programadas para facilitar o comprometimento com a prática de exercícios
- Oriente os pacientes de todas as idades sobre a importância dos exercícios para a preservação da saúde e corrija quaisquer concepções errôneas.

Cuidado agudo. Pacientes em ambientes de cuidado agudo que passam por alterações na mobilidade física normalmente estão mais debilitados do que aqueles em ambientes ambulatoriais. Esses pacientes geralmente estão arriscados a enfrentar os perigos da imobilidade, como estado respiratório prejudicado, hipotensão ortostática, TVP e integridade da pele prejudicada. Portanto, elabore intervenções de enfermagem que reduzam o impacto da imobilidade nos sistemas corporais e os prepare para a fase de restauração do cuidado.

Sistema metabólico. Como o corpo necessita de proteína para reparar tecidos lesionados e reabastecer os estoques de proteínas esgotadas, consulte um nutricionista registrado para garantir que os pacientes que estão imobilizados recebam dietas ricas em proteínas e altamente calóricas. A ingestão de alimentos altamente calóricos proporciona combustível suficiente para atender às necessidades metabólicas e substituir o tecido subcutâneo. Garanta também que o paciente esteja tomando suplementos de vitaminas B e C, quando necessário. A suplementação com vitamina C é necessária para a integridade da pele e a cicatrização de feridas, e o complexo de vitaminas B auxilia no metabolismo energético. Você pode oferecer instrução alimentar sobre importantes elementos de dieta enquanto cuida de seu paciente.

Se ele não for capaz de comer, sua alimentação deve ser fornecida por via parenteral ou enteral. A nutrição parenteral total (NPT) refere-se ao suprimento de suplementos nutricionais através de um cateter intravenoso (IV) central ou periférico. Os sistemas de nutrição enteral incluem o suprimento através de uma sonda nasogástrica, gastrostomia ou jejunostomia de soluções ricas em proteínas e altamente calóricas, que suprem todas as necessidades de vitaminas, minerais e eletrólitos (ver Capítulo 45).

Sistema respiratório. Pacientes que estão imobilizados e têm ventilação reduzida podem se beneficiar de uma série de intervenções de enfermagem para promover expansão dos pulmões e remoção das secreções pulmonares. Os pacientes precisam frequentemente expandir totalmente seus pulmões para manter a retração elástica. Além disso,

> **Boxe 39.7 Educação em saúde**
>
> ### Educação de pacientes com osteoporose
>
> **Objetivo**
> - O paciente identificará estratégias de prevenção ou limitação da gravidade da osteoporose.
>
> **Estratégias de ensino**
> - Oriente o paciente e/ou familiar cuidador sobre os fatores de risco comuns e como modificar o estilo de vida (p. ex., parar de fumar, cafeína, álcool ou reposição hormonal, conforme recomendação médica)
> - Ensine o paciente e/ou o familiar cuidador sobre as quantidades diárias atualmente recomendadas de ingestão de cálcio e analise quais alimentos culturalmente específicos têm alto teor de cálcio (p. ex., leite fortificado com vitamina D, vegetais de folhas verdes, iogurte e queijo)
> - Oriente o paciente e/ou familiar cuidador sobre os tipos apropriados de exercícios de sustentação de peso, conforme recomendado pelo médico ou fisioterapeuta, para prevenir lesões ou fraturas
> - Ensine o paciente e/ou o familiar cuidador sobre segurança, prevenção de quedas, e estratégias para criar um ambiente domiciliar seguro (p. ex., remover tapetes soltos; garantir que os corredores e degraus estejam bem iluminados)
> - Oriente o paciente e/ou familiar cuidador sobre autoadministração de medicamentos prescritos utilizados no tratamento da osteoporose
> - Promova uma autoimagem positiva no paciente, dando *feedback* realista, porém otimista e positivo, sobre as mudanças na aparência e mobilidade.
>
> **Avaliação**
> Use os princípios de ensino de retorno para avaliar o aprendizado do paciente/familiar cuidador:
> - Quero ter certeza de que você entendeu as explicações sobre osteoporose. Então, diga-me três modificações de estilo de vida que você pode fazer para prevenir ou limitar a gravidade da osteoporose
> - Descreva quatro alimentos com alto teor de cálcio e vitaminas para incluir na sua alimentação
> - Demonstre-me exercícios de sustentação de peso e conte-me seu plano para quando fizer os exercícios
> - Descreva três estratégias de segurança para quando estiver em sua casa que prevenirão quedas
> - Explique a posologia que você seguirá com seus medicamentos para osteoporose e os efeitos colaterais aos quais você deverá ficar atento

secreções se acumulam nas áreas dependentes dos pulmões. Geralmente, pacientes com mobilidade restrita sofrem de fraqueza, e, conforme ela progride, o reflexo de tosse se torna gradativamente ineficiente. Todos esses fatores colocam o paciente em risco de desenvolver pneumonia. A estase de secreções nos pulmões é potencialmente fatal.

Exercícios de respiração profunda, espirometria de incentivo e tosse controlada estão entre as intervenções de enfermagem disponíveis para expandir os pulmões, deslocar e mobilizar secreções estagnadas e desobstruir os pulmões (ver Capítulos 41 e 50). Todas essas intervenções ajudam a reduzir o risco de pneumonia. É essencial implementar intervenções pulmonares precocemente em todos os pacientes com limitação de mobilidade, mesmo naqueles que não têm pneumonia e nem um diagnóstico de enfermagem de um problema respiratório real. *Por exemplo, Joseph e sua equipe garantirão que a Sr.ta Cavallo se vire lateralmente para alternar frequentemente os lados enquanto ela está deitada, mantendo a cabeceira do leito da paciente elevada na posição semi-Fowler e continuando a auxiliá-la a sentar-se na beira do leito e na cadeira. A equipe de cuidados aumentará a frequência com que a Sr.ta Cavallo se senta na cadeira o maior tempo possível. Todas as intervenções melhorarão a ventilação da paciente.*

Encoraje pacientes que estiverem imóveis a respirar profundamente e tossir a cada 1 ou 2 horas. Ensine pacientes a respirar profundamente ou bocejar a cada hora ou usar o espirômetro de incentivo (quando solicitado). Tosse controlada, uma terapia comum após a cirurgia, envolve respirar profundamente três vezes e, então, tossir na terceira expiração.

Garanta que os pacientes que estejam imóveis ingiram uma quantidade adequada de líquidos. A menos que haja alguma contraindicação médica, um adulto precisa beber pelo menos de 1.100 a 1.400 mℓ de líquidos não cafeinados diariamente. Isso ajuda a manter a limpeza mucociliar normal. A expectativa é de que as secreções pulmonares sejam removidas facilmente tossindo, e sua aparência deve ser rala, aquosa e transparente. Sem a hidratação adequada, as secreções pulmonares ficam espessas, firmes e difíceis de remover. Oferecer líquidos da preferência dos pacientes regularmente também ajuda na eliminação intestinal e urinária, na manutenção da circulação e na integridade da pele.

Sistema cardiovascular. Os efeitos do repouso no leito ou da imobilização para o sistema cardiovascular incluem hipotensão ortostática, aumento da carga cardíaca e formação de trombo. Selecione e individualize terapias de enfermagem para minimizar ou prevenir estas alterações.

Redução da hipotensão ortostática. Pacientes que estão de repouso no leito ou imobilizados que se movem para a posição sentada ou em pé normalmente sofrem uma hipotensão ortostática. Sua frequência de pulso aumenta, sua pressão de pulso baixa, e há queda da pressão arterial. Se os sintomas se intensificam suficientemente, o paciente pode desmaiar (McCance e Huether, 2019). Para prevenir ferimentos, implemente intervenções que reduzam ou eliminem os efeitos da hipotensão ortostática. Mobilize o paciente assim que a condição física permitir, mesmo que isso envolva apenas se sentar na beira do leito com as pernas penduradas ou ir até uma cadeira. Essa atividade mantém o tônus muscular e aumenta o retorno venoso. Exercícios isométricos (ou seja, atividades que envolvem tensão muscular sem encurtamento do músculo) não têm efeito benéfico para a prevenção de hipotensão ortostática, mas melhoram a tolerância à atividade. Quando for fazer um paciente imóvel se levantar pela primeira vez, avalie a situação usando um algoritmo de manuseio seguro de paciente (Martin et al., 2016; U.S. Department of Veterans Affairs, n.d.) ou outro sistema de escore adequado de avaliação ou investigação de mobilidade. Esse é um passo de precaução que protege você e o paciente contra lesões e também permite que ele faça o máximo da transferência possível.

Redução da carga cardíaca. Uma intervenção de enfermagem que reduz a carga cardíaca envolve orientar os pacientes a evitar a manobra de Valsalva para se mover no leito, defecar ou erguer objetos domésticos. Durante a manobra de Valsalva, o paciente prende a respiração e faz força, o que aumenta a pressão intratorácica e, por sua vez, diminui o retorno venoso e o débito cardíaco. Quando a força é liberada, o retorno venoso e o débito cardíaco aumentam imediatamente, e a pressão arterial sistólica e a pressão de pulso sobem. Essas mudanças de pressão produzem bradicardia de reflexo e uma possível diminuição da pressão arterial que pode resultar em morte cardíaca súbita em pacientes com doença cardíaca. Ensine os pacientes a expirar enquanto defecam, erguem pesos ou se movem de um lado para outro ou levantam no leito e a não prender a respiração e fazer força.

Prevenção de formação de trombos. Padrões clínicos bem estabelecidos para prevenção de TEV foram publicados pela American Society of Hematology (ASH) (Anderson et al., 2019; ASH, 2021). As recomendações da ASH incluem:

- Provisão de profilaxia farmacológica (terapia anticoagulante) para TEV em pacientes internados agudamente ou gravemente doentes com risco aceitável de hemorragia
- Uso de profilaxia mecânica (meias de compressão, compressão intermitente) quando o risco de hemorragia for inaceitável.

Recomendações condicionais incluem:

- Não usar profilaxia para TEV rotineiramente em pacientes de cuidados prolongados ou ambulatoriais com fatores de risco menores para TEV
- Uso de meias de compressão gradual ou heparina de baixo peso molecular em viajantes de longas distâncias somente se apresentarem risco de TEV.

Enfermeiros desempenham um papel fundamental na promoção de profilaxia mecânica para pacientes de risco, incluindo deambulação precoce, administração de anticoagulantes, aplicação de DCSs intermitentes ou meias de compressão e aplicação de bombas plantares (Boxe 39.8). A compressão mecânica de veias facilita o escoamento venoso por alterar os gradientes de pressão e reduzir a estase (Weinberger e Cipolle, 2016; Lip e Hull, 2021). Quando se aplica compressão (uniformemente ou sequencialmente), o aumento do gradiente de pressão arteriovenosa permite um aumento do fluxo de sangue arterial e diminui a resistência vascular periférica. Além de simplesmente resolver a estase, algumas formas de profilaxia mecânica para a TEV também parecem oferecer propriedades fibrinolíticas para combater o componente hipercoagulável da tríade de Virchow (Weinberger e Cipolle, 2016).

Todos os sistemas de compressão intermitente, incluindo DCSs e DCMs, bombeiam sangue nas veias profundas, removendo sangue acumulado e prevenindo a estase. Quando o manguito de compressão desinfla, as veias são preenchidas novamente, e, devido à natureza intermitente do sistema, isso garante fluxo periódico de sangue nas veias profundas enquanto houver suprimento. Meias de compressão parecem funcionar mais para a prevenção da distensão das veias. Um benefício adicional da compressão circunferencial é o aumento da pressão hidrostática nos espaços intersticiais extracelulares, que podem aumentar o fluxo de sangue e diminuir o edema (Weinberger e Cipolle, 2016). Os efeitos das meias de compressão são auxiliados pela atividade muscular do membro e podem ser menos eficazes em pacientes imóveis. Dispositivos de compressão pneumática intermitente (CPI) são preferíveis em relação a meias de compressão gradual devido à sua maior eficácia e maior adesão dos pacientes (Weinberger e Cipolle, 2016). Pesquisas demonstraram que CPI reduz significativamente o risco de TVP e aumenta a sobrevivência em uma variedade de pacientes que ficam imóveis após um AVE (Zhang et al., 2018). O uso de dispositivos adicionais, como dispositivos CPI mais meias de compressão graduada, não oferece benefício adicional para resultados para o TEV.

Outra opção para profilaxia mecânica são as bombas plantares de retorno venoso destinadas a promover retorno venoso mediante o bombeamento de sangue por compressão, imitando a ação natural de andar. Os músculos no pé, no entanto, são muito menos compressíveis e o volume total de sangue no plexo venoso plantar é muito menor em comparação à panturrilha, o que, portanto, requer forças compressivas maiores para obter efeitos semelhantes aos observados com DCSs ou meias de compressão (Weinberger e Cipolle, 2016). Essa maior necessidade de pressão pode causar mais dor e desconforto durante a aplicação das bombas plantares de retorno venoso, e menos adesão dos pacientes.

Os DCSs e DCMs consistem em manguitos ou meias feitas de tecido ou plástico que se ajustam ao redor das pernas e fechadas por Velcro® (Boxe 39.8). Uma vez aplicados, os manguitos são conectados a uma bomba que alternadamente infla e desinfla a meia ao redor da perna. Um ciclo típico é inflar por 10 a 15 segundos e desinflar por 45 a 60 segundos. A pressão de enchimento é de 40 mmHg, em média. Para o uso ideal, comece a utilizar DCS/DCM assim que possível (p. ex., imediatamente após cirurgia abdominal ou de articulações de grande porte) e mantenha até que o paciente volte a deambular completamente. O crescente número de dispositivos de CPI permite que os pacientes deambulem sem ter de tirar os dispositivos. Isso diminui a chance de o dispositivo ser removido ou desligado durante a deambulação e não conseguir ser reaplicado oportunamente (Link, 2018).

Meias elásticas (às vezes chamadas de *meias antiembólicas*) também auxiliam na manutenção da pressão externa sobre os músculos das extremidades inferiores e, assim, promovem o retorno venoso (Boxe 39.8). Para obter o tamanho correto, meça corretamente a largura da panturrilha, coxa e comprimento da perna do paciente. Ao considerar aplicar meias de compressão graduada, primeiramente avalie a aptidão do paciente para usá-las. Não coloque as meias se ele tiver uma condição local que afete a perna (p. ex., qualquer lesão cutânea, condição gangrenosa ou recente ligadura de veia), pois sua colocação compromete a circulação. Coloque-as adequadamente e remova-as pelo menos uma vez a cada turno. Certifique-se de avaliar a circulação nos dedos dos pés, para garantir que as meias não estejam apertadas demais.

O posicionamento correto reduz o risco de formação de trombo em um paciente, pois a compressão das veias da perna é minimizada. Portanto, quando for posicionar os pacientes, tome cuidado para prevenir pressão na parte posterior do joelho e nas veias profundas das extremidades inferiores. Ensine os pacientes a evitar as seguintes ações: cruzar as pernas, ficar sentado por períodos prolongados de tempo, usar roupas que apertem as pernas ou a cintura e massagear as pernas. Informe qualquer suspeita de TVP ou sinais de EP imediatamente ao médico do paciente. Avalie a perna, mas evite pressão sobre a área suspeita do trombo. Oriente a família, o paciente e todos os profissionais da saúde a não massagear a área devido ao perigo de deslocamento do trombo.

Exercícios de ADM e mobilidade precoce auxiliam na prevenção de trombos. A atividade causa contrações nos músculos esqueléticos, que então exerce pressão sobre as veias para promover o retorno venoso, reduzindo, dessa maneira, a estase venosa. Exercícios específicos que ajudam a prevenir tromboflebite são agitar os tornozelos, fazer círculos com o pé e flexionar os joelhos. Bombeamento dos tornozelos, às vezes também chamado de *bombeamento das panturrilhas*, inclui alternar flexões plantares e dorsiflexões. Círculos com o pé exigem que o paciente gire o tornozelo. Encoraje os pacientes a escrever com os pés as letras do alfabeto a cada 1 ou 2 horas. Flexão do joelho envolve estender e flexionar alternadamente o joelho. Esses exercícios às vezes são chamados de *exercícios antiembólicos* e precisam ser feitos de hora em hora durante o período de vigília, além de serem excelentes para pacientes em repouso no leito.

Manutenção da função musculoesquelética. Exercícios para prevenir atrofia muscular excessiva e contraturas articulares ajudam a manter a função musculoesquelética. A ADM ativa deve ser encorajada para qualquer paciente com risco de redução da força musculoesquelética ou funcionalidade melhorando a mobilidade articular. Quando um paciente tem fraqueza muscular, fadiga ou dor, exercícios de ADM ativa assistida são os mais apropriados. Um paciente necessita de assistência com movimento de uma força externa (p. ex., apoio manual de uma extremidade, posicionamento para aproveitamento dos efeitos da gravidade) devido a fraqueza, dor ou alterações no tônus muscular. Exercícios de ADM passiva são indicados quando o paciente não é capaz ou não está autorizado a mover uma parte do corpo, como no caso de uma extremidade paralisada ou fratura em consolidação.

Para garantir que os pacientes façam rotineiramente exercícios de ADM, programe-os para horários específicos, talvez durante outra atividade de enfermagem, como no banho do paciente. Isso permite que você reavalie sistematicamente a mobilidade enquanto melhora a ADM do paciente. Além disso, durante o banho, normalmente é necessário que as extremidades e articulações sejam colocadas em ADM completa.

Boxe 39.8 Diretrizes para o procedimento

Aplicação de dispositivos de compressão sequencial e meias elásticas

Delegação e colaboração

O procedimento de aplicação e manutenção de meias de compressão graduada, dispositivos de compressão sequencial (DCSs) e dispositivos de compressão móvel (DCMs) intermitentes pode ser delegado aos técnicos/auxiliares de enfermagem. O enfermeiro inicialmente determina o tamanho das meias elásticas e avalia as extremidades inferiores do paciente em relação a quaisquer sinais e sintomas de trombose venosa profunda (TVP) ou de circulação prejudicada. O enfermeiro os orienta a:

- Remover os manguitos do DCS antes de deixar o paciente sair do leito
- Informar o enfermeiro se a panturrilha ou coxa do paciente parecer maior do que a outra ou se estiver vermelha, dolorida, quente ou inchada, ou se o paciente se queixar de dor na panturrilha
- Informar o enfermeiro se há vermelhidão, coceira ou irritação nas pernas (sinais de reação alérgica ao elástico)
- Informar ao enfermeiro se o paciente está removendo rotineiramente o dispositivo de compressão das pernas.

Material

Fita métrica; talco ou amido de milho *(opcional)*; meias de compressão graduada ou manguito do dispositivo de compressão com fechamento em Velcro®; insuflador do DCS/DCM com as mangueiras de ar acopladas; bomba de compressão do dispositivo; materiais de higiene; *Opção*: malha tubular de algodão com DCM

Passos para o procedimento

1. Identificar o paciente utilizando pelo menos dois identificadores (p. ex., nome e data de nascimento ou nome e número do prontuário do paciente) de acordo com as políticas locais (TJC, 2021).
2. Rever o prontuário no que se refere a recomendações de DCSs/DCMs ou meias de compressão graduada.
3. Rever o prontuário para avaliar os fatores de risco do paciente para desenvolvimento de TVP (Boxe 39.4). Uma opção é usar o escore de Wells, um sistema de medida objetivo e amplamente utilizado para determinar o risco de um paciente desenvolver TVP (Wells et al., 1998; Modi et al., 2016) (Tabela 39.5).
4. Higienize as mãos (se o paciente tiver quaisquer lesões na pele, calce luvas descartáveis). Verifique se há contraindicações para uso de meias elásticas ou dispositivos de compressão:
   a. Dermatite ou lesões cutâneas abertas na área a ser coberta pelas meias/manguitos.
   b. Enxerto recente de pele na parte inferior da perna.
   c. Circulação arterial reduzida nas extremidades inferiores, conforme comprovado por extremidades cianóticas e frias, e/ou condições gangrenosas que afetem o(s) membro(s) inferior(es).
   d. Se houver sinais/sintomas de TVP, a manipulação poderia causar o descolamento do coágulo dentro da veia.
5. Avalie a condição da pele do paciente e a circulação nas pernas. Palpe os pulsos pediosos; observe qualquer veia palpável e inspecione a pele sobre as extremidades inferiores em relação a edema, manchas na pele, calor, presença de lesões.
6. Avalie o conhecimento sobre saúde e a experiência do paciente ou familiar cuidador.
7. Avalie o conhecimento do paciente com relação às meias elásticas de compressão ou aos dispositivos de compressão e às impressões sobre o procedimento.
8. Avalie as metas ou preferências do paciente sobre como a habilidade deve ser executada ou o que o paciente espera. Explique o procedimento e o motivo da colocação de meias elásticas/DCS/DCM para prevenir TVP.
9. Feche as cortinas da enfermaria ou a porta do quarto para privacidade. Obtenha e organize os materiais para aplicação de dispositivos de compressão sequencial e meias elásticas à beira do leito. Posicione o paciente em decúbito dorsal.
10. Higienize as mãos. Lave as pernas do paciente, se necessário. Seque completamente. Higienize as mãos.
11. **Aplique as meias de compressão graduada:**
    a. Use uma fita métrica para medir a perna do paciente e determinar o tamanho correto das meias elásticas (siga as instruções contidas na embalagem).
    b. *Opção:* aplique uma pequena quantidade de talco ou amido de milho nas pernas, desde que o paciente não seja alérgico.
    c. Vire a meia elástica do avesso: coloque uma das mãos dentro da meia, segurando o calcanhar da meia. Com a outra mão, puxe a meia de dentro para fora até alcançar o calcanhar (ver ilustração).
    d. Coloque os dedos do paciente no pé da meia elástica até o calcanhar, certificando-se de que a meia esteja lisa (ver ilustração).
    e. Deslize a parte restante da meia sobre o pé do paciente, certificando-se de que os dedos dos pés estejam cobertos. Certifique-se de que o pé se encaixe na posição entre os dedos e o calcanhar da meia. A meia agora ficará do lado certo (ver ilustração).

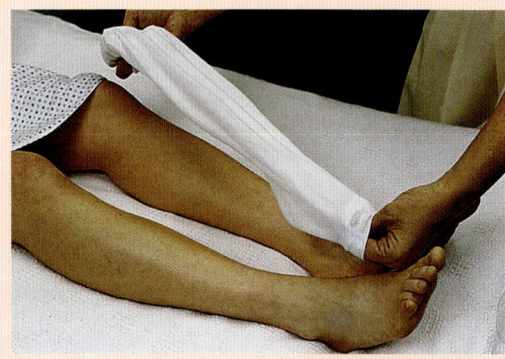

PASSO 11c Vire a meia do avesso; segure o calcanhar e puxe.

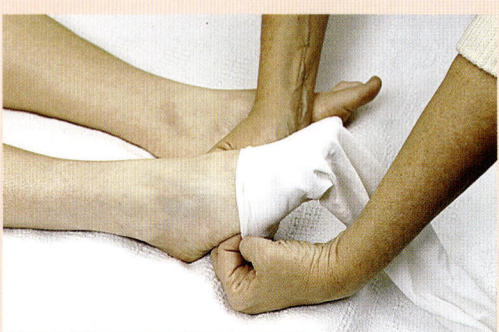

PASSO 11d Coloque os dedos dentro do pé da meia.

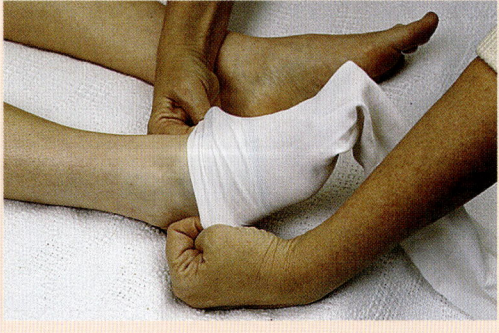

PASSO 11e Deslize a parte restante da meia sobre o pé.

(continua)

Boxe 39.8 Diretrizes para o procedimento (Continuação)

Aplicação de dispositivos de compressão sequencial e meias elásticas

    f. Deslize a meia para cima sobre a panturrilha do paciente até que ela esteja completamente esticada. Certifique-se de que a meia esteja lisa e que não haja dobras ou pregas (ver ilustração).
    g. Oriente o paciente a não enrolar as meias parcialmente para cima, evitar pregas, evitar cruzar as pernas e elevar as pernas enquanto estiver sentado.

12. Aplique o(s) manguito(s) do DCS:
    a. Remova os manguitos do DCS da embalagem plástica; desdobre e os nivele sobre o leito.
    b. Arrume o manguito do DCS debaixo da perna do paciente, de acordo com a posição indicada no revestimento interno do manguito.
    c. Coloque a perna do paciente sobre o manguito do DCS. A parte de trás do tornozelo deve estar alinhada à marca de tornozelo indicada no revestimento interno do manguito.
    d. Posicione a parte de trás do joelho com a abertura poplítea sobre a parte interna do manguito (ver ilustração).
    e. Prenda bem o manguito do DCS ao redor da perna do paciente. Verifique o encaixe correto do manguito do DCS colocando dois dedos entre a perna do paciente e o manguito (ver ilustração).
    f. Ligue o conector do manguito do DCS à unidade mecânica. As setas no conector se alinham às setas no plugue da unidade mecânica (ver ilustração).
    g. Ligue a unidade mecânica. A luz verde indica que a unidade está funcionando. Monitore o funcionamento do DCS durante um ciclo inteiro de enchimento e esvaziamento.

13. Aplique o manguito do DCM:
    a. É fornecida uma malha tubular de algodão com as botas de panturrilha. Aplique sobre as panturrilhas do paciente.
    b. Envolva o manguito suavemente ao redor da panturrilha do paciente e aperte-a, indo de cima para baixo.
    c. Coloque dois dedos entre a panturrilha do paciente e o manguito, para se certificar de que esteja firme, porém não apertado demais (ver ilustração).

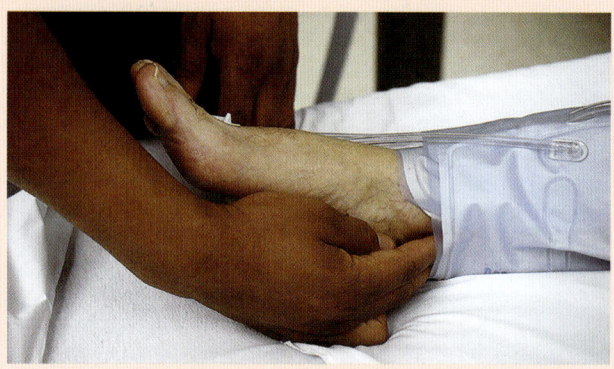

PASSO 12e Verifique o encaixe do manguito do dispositivo de compressão sequencial (DCS).

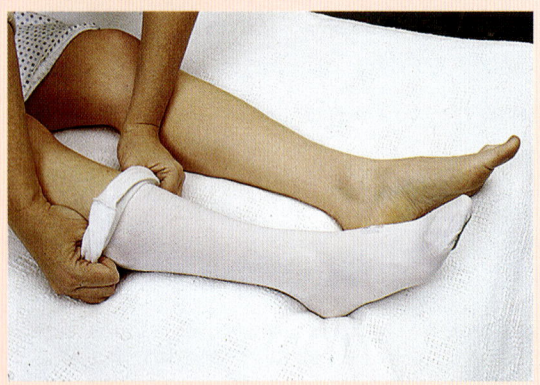

PASSO 11f Deslize a meia para cima na perna, até que fique completamente esticada.

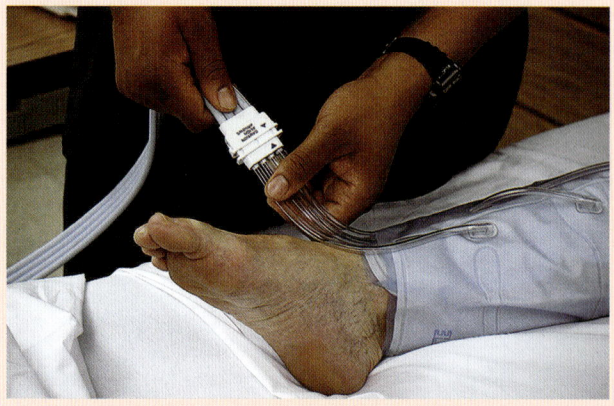

PASSO 12f Alinhe as setas ao conectar o plugue na unidade mecânica.

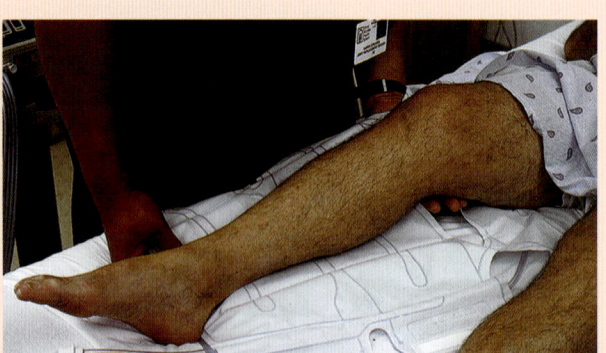

PASSO 12d Posicione a parte posterior do joelho na abertura poplítea.

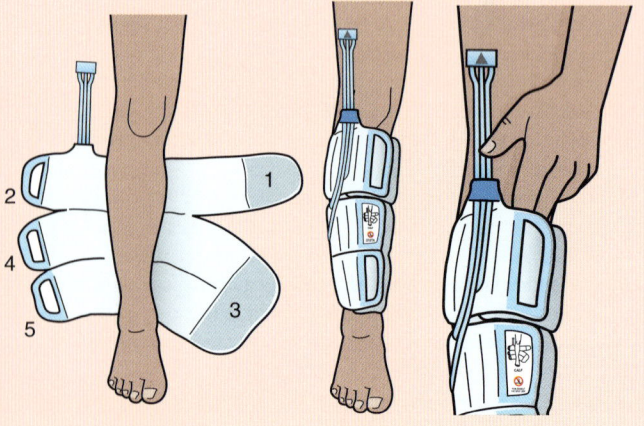

PASSO 13c Ajuste do manguito nas panturrilhas.

Capítulo 39 Imobilidade

Boxe 39.8 Diretrizes para o procedimento (*Continuação*)

Aplicação de dispositivos de compressão sequencial e meias elásticas

d. O dispositivo apresenta dois tubos de extensão idênticos (ver ilustração). Use uma extremidade do tubo de extensão no manguito e outra na bomba do dispositivo.
   (1) Conecte uma extremidade do tubo de extensão no conector do manguito. As setas brancas devem estar apontadas uma à outra.
   (2) Conecte a outra ponta do tubo de extensão na bomba do dispositivo. A seta branca deve estar apontada para cima.
e. Aperte o botão de ligar localizado na parte de trás do dispositivo na posição ON (ver ilustração). Depois de ligar o dispositivo, a Tela de Configuração surge no monitor de LCD, e as botas deverão começar a inflar imediatamente, de baixo para cima.
f. Aguarde 60 segundos pela operação automática do dispositivo. O dispositivo identifica automaticamente quais botas estão conectadas, seleciona o modo de tratamento adequado e mostra as informações na tela de LCD principal

14. Posicione o paciente confortavelmente. Então, deixe o sistema de chamada de enfermagem em um local acessível, ao alcance do paciente. Quando estiverem usando botas ajustáveis de DCM, os pacientes podem andar com o dispositivo posicionado (ver ilustração).

JULGAMENTO CLÍNICO: alerte o paciente a não sair do leito e andar com DCS na perna. Oriente o paciente a pedir ajuda. O paciente pode andar com um DCM posicionado (ver ilustração).

15. Levante as grades de proteção lateral (se adequado) e coloque o leito na posição mais baixa. Higienize as mãos.
16. Remova as meias de compressão ou as botas de DCS/DCM pelo menos uma vez durante o turno (p. ex., pelo tempo suficiente para inspecionar a pele quanto a irritações ou degradação e para determinar o nível de conforto do paciente).
17. Avalie a integridade da pele e a circulação do paciente nas extremidades inferiores, conforme solicitado (ver política da instituição).
18. Use o ensino de retorno: "Nós revisamos os sinais e sintomas que você pode apresentar caso se forme um coágulo em sua perna. Diga-me quais são esses sintomas." Revise suas orientações neste momento ou desenvolva um plano para ensino revisado do paciente/familiar cuidador se estes não conseguirem dar a explicação correta.
19. Registre a condição das extremidades inferiores, a aplicação de meias/DCSs/DCMs, resposta do paciente às orientações.
20. Informe o médico ou enfermeiro responsável quaisquer sinais que possam indicar formação de TVP.

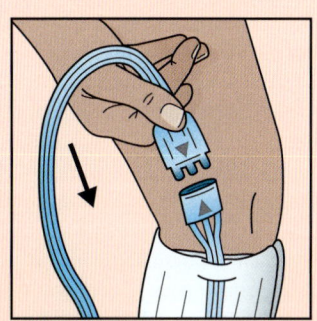

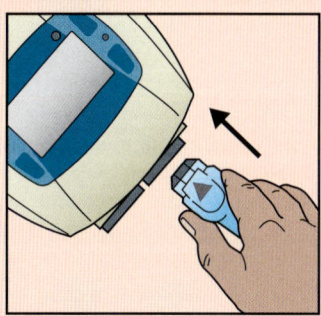

PASSO 13d Aplicação da mangueira do conector do DCM à bomba.

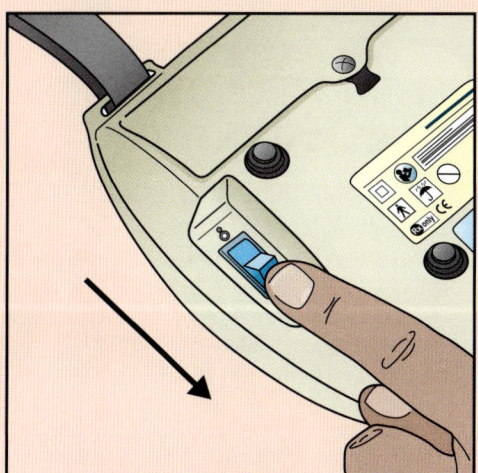

PASSO 13e Ligação do DCM.

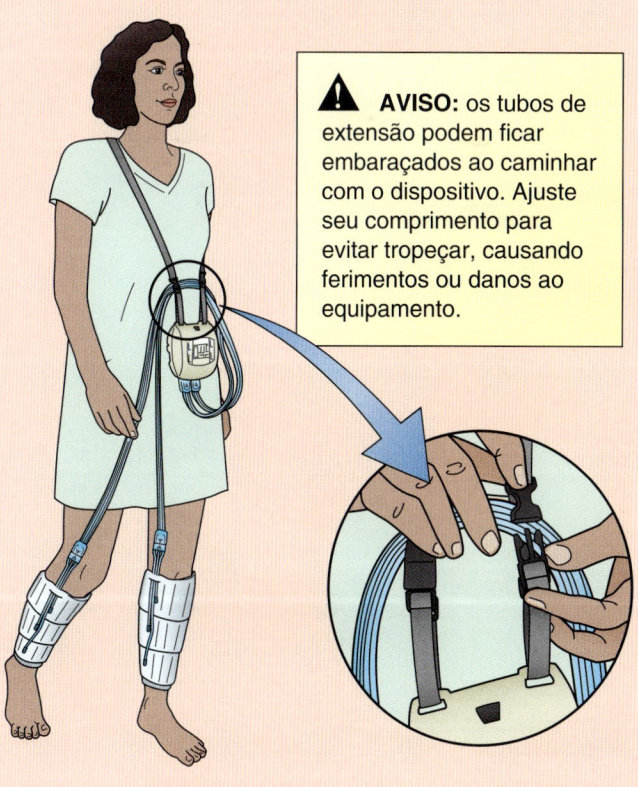

⚠ **AVISO:** os tubos de extensão podem ficar embaraçados ao caminhar com o dispositivo. Ajuste seu comprimento para evitar tropeçar, causando ferimentos ou danos ao equipamento.

PASSO 14 Deambulação com o DCM.

Exercícios de ADM passiva começam logo que o paciente perde a capacidade de movimentar uma extremidade ou articulação. Realize os movimentos lentamente e suavemente, dentro da amplitude recomendada, exatamente até o ponto de resistência. Exercícios de ADM não devem causar dor. Jamais force uma articulação além do ponto de resistência. Repita cada movimento articular cinco vezes durante uma sessão, com sessões realizadas duas a três vezes/dia. Ao realizar exercícios de ADM passiva, posicione-se do lado do leito mais próximo da articulação que está sendo exercitada. Use uma sequência da cabeça aos pés e siga a sequência de articulações maiores para menores. Se tiver de mover ou levantar uma extremidade, apoie a articulação segurando as áreas distal e proximal adjacentes à articulação (Figura 39.12). Use a mão em forma de concha para proporcionar apoio embaixo da articulação (Figura 39.13). Veja a Tabela 39.2 para detalhes sobre a ADM de cada articulação. Pacientes em repouso no leito podem se beneficiar de exercícios de ADM incorporados em suas programações diárias.

Técnicas de posicionamento. Pacientes com funções sistêmicas nervosa, esquelética ou muscular prejudicadas e mais fraqueza e fadiga geralmente requerem que os enfermeiros ajudem em seu posicionamento e manutenção de seu bom alinhamento corporal (ver Procedimento 39.1). Existem diversos dispositivos de posicionamento e manutenção do bom alinhamento corporal para os pacientes. Lençóis e pranchas de redução de atrito estão disponíveis para facilitar a movimentação dos pacientes para cima no leito ou lateralmente para a beira do leito. O uso de lençóis de redução de atrito reduz as forças de cisalhamento e de atrito na pele.

Travesseiros são auxílios de posicionamento que, às vezes, estão prontamente disponíveis. Antes de usar um travesseiro, determine se ele tem o tamanho correto. Um travesseiro alto sob a cabeça de um paciente aumenta a flexão cervical, o que não é desejável. Um travesseiro fino sob proeminências ósseas não protege a pele e os tecidos contra danos causados pela pressão. Quando não houver disponibilidade de travesseiros adicionais, ou se não forem do tamanho correto, use lençóis dobrados, cobertores ou toalhas como auxílios de posicionamento. Pacientes com mobilidade gravemente limitada nos pés ou que não estejam dispostos a mover ativamente seus pés e pernas se beneficiam de botas ortopédicas. Uma bota ortopédica previne queda plantar, mantendo um pé em dorsiflexão. Dispositivos ortóticos de tornozelo e pé (OTP) também ajudam a manter a dorsiflexão. Pacientes que usam botas de posicionamento ou OTPs precisam remover esses aparelhos periodicamente (p. ex., 2 horas com, 2 horas sem).

Um **rolo para trocânter** previne a rotação externa do quadril quando o paciente se encontra em decúbito dorsal. Isso é especialmente útil em pacientes que perderam a capacidade de movimentar as extremidades inferiores. Para formar um rolo para trocânter, dobre uma toalha de algodão no sentido do comprimento até uma largura que vá desde o trocânter maior do fêmur até a borda inferior do espaço poplíteo (Figura 39.14). Coloque o cobertor sob as nádegas e enrole-o no sentido anti-horário, até que a coxa esteja em uma posição neutra ou em rotação interna. Quando o quadril está alinhado corretamente, a patela aponta diretamente para cima. Use sacos de areia no lugar ou junto dos rolos para trocânter. Sacos de areia são tubos plásticos ou bolsas preenchidas com areia que acompanham os contornos do corpo.

Rolos para mãos mantêm o polegar em ligeira adução e em oposição aos dedos, mantendo uma posição funcional. Avalie o posicionamento do rolo de mão para se certificar de que ela realmente esteja em uma posição funcional. Rolos de mão são mais frequentemente usados em pacientes cujos braços estão paralisados ou que estão inconscientes. Não use panos de limpeza enrolados como rolos de mão, pois eles não permitem que o polegar fique bem abduzido, principalmente em pacientes com paralisia espástica. Talas de mão-punho são individualmente moldadas para que o paciente mantenha o alinhamento correto do polegar (ligeira adução) e do punho (ligeira dorsiflexão). Use talas somente em pacientes para os quais elas foram feitas e siga o cronograma de uso da tala (p. ex., 2 horas de uso, 2 horas sem a tala).

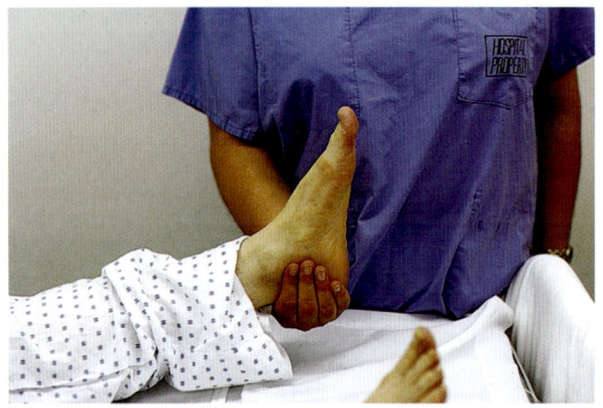

Figura 39.12 Use a mão em forma de concha sob a articulação para apoio.

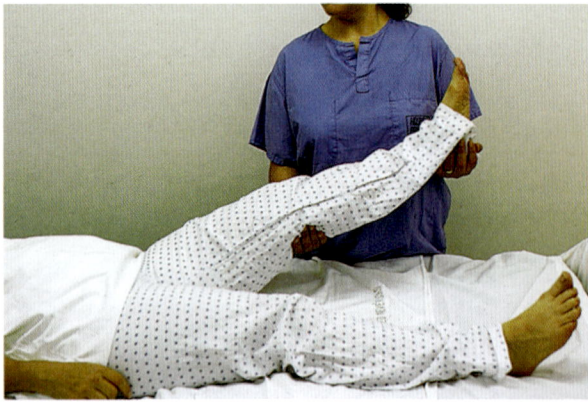

Figura 39.13 Apoie a articulação segurando pelas áreas distal e proximal adjacentes à articulação.

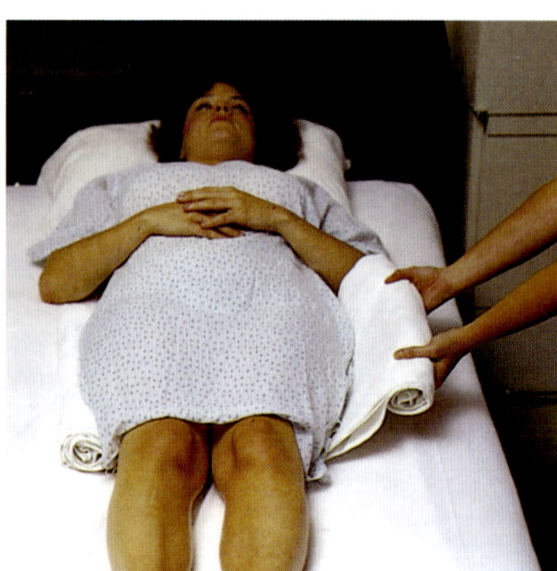

Figura 39.14 Rolo para trocânter.

A **barra tipo trapézio** é um dispositivo triangular que fica pendurado firmemente na cabeceira, fixado no estrado do leito. Ela permite que o paciente use as extremidades superiores para levantar o tronco do leito, auxilia na transferência do leito para a cadeira de rodas, ou pode ser usada para fazer exercícios de braço (Figura 39.15). Ela dá mais independência, mantém a força na parte superior do corpo e reduz a ação de cisalhamento causada pelo deslizamento sobre o lençol e por levantar e deitar no leito, conforme o paciente levanta os quadris.

Embora cada procedimento para posicionamento tenha diretrizes específicas, existem passos universais que devem ser seguidos para pacientes que requerem assistência para posicionamento. Seguir as instruções reduz o risco de lesões no sistema musculoesquelético quando o paciente está sentado ou deitado. Quando as articulações não estão apoiadas, seu alinhamento fica prejudicado. Assim, se as articulações não estiverem posicionadas em leve flexão, sua mobilidade é reduzida. Durante o posicionamento, avalie também se há pontos de pressão. Quando existem áreas de pressão reais ou potenciais, as intervenções de enfermagem envolvem a remoção da pressão, diminuindo o risco de desenvolvimento de lesões por pressão e outros traumas no sistema musculoesquelético. Nesses pacientes, use a posição lateral em 30° (ver Capítulo 48).

Posição de Fowler com apoio. Na posição de Fowler com apoio, a cabeceira do leito é elevada a 45 a 60°, e os joelhos do paciente ficam ligeiramente elevados, sem pressão que restrinja a circulação nas pernas. A doença e a condição geral do paciente influenciam o ângulo da cabeça e a elevação dos joelhos e o tempo durante o qual o paciente precisa ficar na posição de Fowler com apoio. Os apoios precisam permitir a flexão dos quadris e joelhos e o devido alinhamento das curvas normais das vértebras cervicais, torácicas e lombares. A seguir, descrevemos áreas problemáticas comuns para um paciente em posição de Fowler com apoio:

- Aumento da flexão cervical, pois o travesseiro de cabeça é alto demais e a cabeça é forçada para frente
- Extensão dos joelhos, permitindo que o paciente deslize para os pés do leito
- Pressão no aspecto posterior dos joelhos, diminuindo a circulação para os pés
- Rotação externa dos quadris
- Braços pendurados sem apoio nas laterais do corpo do paciente
- Pés sem apoio ou pressão nos calcanhares
- Pontos de pressão sem proteção no sacro e calcanhares
- Aumento da força de cisalhamento nas costas e calcanhares quando a cabeceira do leito é elevada em um ângulo acima de 60°.

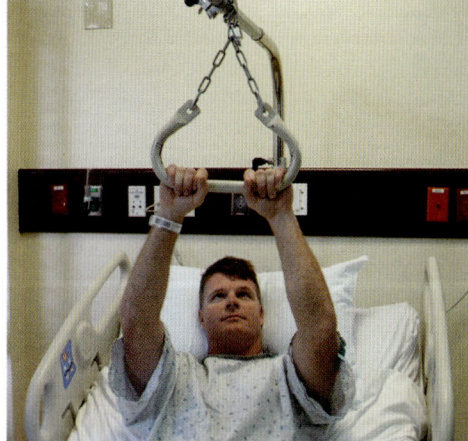

Figura 39.15 Paciente usando a barra tipo trapézio. (De Yoost BL, Crawford LR: *Fundamentals of nursing*, ed 3, St Louis, 2023, Elsevier.)

Decúbito dorsal. Pacientes em decúbito dorsal deitam-se de barriga para cima. No decúbito dorsal, a relação das partes do corpo é essencialmente a mesma que no bom alinhamento em pé, exceto pelo fato de que o corpo está no plano horizontal. Use travesseiros, rolos para trocânter e rolos de mão ou braço para aumentar o conforto e reduzir lesões de pele ou do sistema musculoesquelético. O colchão precisa ser suficientemente firme para apoiar as vértebras cervicais, torácicas e lombares. Os ombros ficam apoiados e os cotovelos, ligeiramente flexionados, para controlar a rotação do ombro. Um apoio de pé evita a formação de queda plantar e mantém o alinhamento correto. A seguir, descrevemos algumas áreas problemáticas para pacientes em decúbito dorsal:

- Travesseiro de cabeça alto demais, aumentando a flexão cervical
- Cabeça em alinhamento reto no colchão
- Ombros sem apoio e em rotação interna
- Cotovelos estendidos
- Polegar contrário aos dedos em oposição
- Quadris em rotação externa
- Pés sem apoio
- Pontos de pressão sem proteção na região occipital da cabeça, vértebras, cóccix, cotovelos e calcanhares.

Decúbito ventral. A posição de pronação é raramente usada, pois muitas pessoas, principalmente idosos, ficam simplesmente desconfortáveis nela. Condições como artrite no pescoço e quadris tornam fisicamente difícil se deitar de bruços. No entanto, a posição de pronação é considerada como primeira linha de terapia em pacientes criticamente doentes com síndrome respiratória aguda grave (SARS), como em pacientes com doença pelo coronavírus 2019 (covid-19), para reduzir o trauma pulmonar e otimizar a ventilação e a perfusão em regiões dos campos do pulmão dorsal dependente (Bahloul et al., 2021; Makic, 2020). Estudos demonstram que se deitar de bruços por até 16 horas por dia pode melhorar a oxigenação e reduzir a mortalidade nesses pacientes (American Association of Critical-Care Nurses [AACN], 2019).

Um paciente em decúbito ventral fica deitado de barriga para baixo. Geralmente, a cabeça fica virada para o lado, mas, se houver travesseiro embaixo da cabeça, ele precisa ser suficientemente fino para prevenir flexão ou extensão cervical e manter o alinhamento da coluna lombar. Colocar um travesseiro sob a perna permite a dorsiflexão dos tornozelos e um pouco de flexão dos joelhos, o que promove relaxamento. Se não houver travesseiro disponível, os tornozelos precisam ficar em dorsiflexão sobre a beira do colchão. Embora o decúbito ventral seja raramente usado na prática, o considere como uma alternativa, principalmente em pacientes que normalmente dormem nessa posição. Existem leitos especiais que posicionam em decúbito ventral com segurança os pacientes que estão agudamente doentes. Avalie a presença e corrija qualquer um dos seguintes pontos problemáticos em pacientes em decúbito ventral:

- Hiperextensão do pescoço
- Hiperextensão da coluna lombar
- Flexão plantar dos tornozelos
- Pontos de pressão sem proteção no queixo, cotovelos, seios femininos, quadris, joelhos e dedos dos pés.

Decúbito lateral. No decúbito lateral (posição de lado), o paciente deita-se de lado, com a maior parte do peso corporal apoiada sobre quadril e ombro dependentes. Uma posição de decúbito lateral em um ângulo de 30° é recomendada para pacientes com risco de desenvolver lesões por pressão (ver Capítulo 48). O alinhamento do tronco precisa ser o mesmo que na posição em pé. O paciente precisa manter as curvas estruturais da coluna, e a cabeça precisa estar apoiada alinhada à linha média do tronco, devendo-se evitar a rotação da coluna.

Os seguintes pontos problemáticos são comuns em pacientes em decúbito lateral:

- Flexão lateral do pescoço
- Curvas da coluna fora do alinhamento normal
- Articulações do ombro e quadril em rotação interna, adução ou sem apoio
- Ausência de apoio para os pés
- Ausência de proteção em pontos de pressão em orelha, ombro, espinha ilíaca anterior, trocânter e tornozelos
- Flexão lateral excessiva da coluna se o paciente tiver quadris largos e se não for colocado um travesseiro acima dos quadris, na altura da cintura.

Posição lateral recostada. A posição lateral recostada difere do decúbito lateral em termos de distribuição do peso do paciente. No decúbito lateral, o paciente se deita de lado com o mesmo quadril e extremidade inferior retos e com o quadril e joelho opostos flexionados. Pontos problemáticos nessa posição incluem os seguintes:

- Flexão lateral do pescoço
- Rotação interna, adução ou ausência de apoio dos ombros e quadris
- Ausência de apoio para os pés
- Ausência de proteção em pontos de pressão no ílio, úmero, clavícula, joelhos e tornozelos.

Movimentação de pacientes. Ao mover um paciente durante o reposicionamento, a prioridade sempre é a segurança da transferência. Pacientes requerem vários níveis de assistência para se levantar do leito, mudar de lado no leito, ou sentar-se ao lado do leito. Por exemplo, uma mulher jovem e saudável pode necessitar de pouquíssimo apoio para se sentar na beira do leito pela primeira vez depois do parto, enquanto um idoso pode precisar de ajuda de dois ou mais enfermeiros para se sentar na beira do leito após uma cirurgia. Dispositivos de transferência auxiliam no posicionamento do paciente.

Sempre peça para que os pacientes ajudem o máximo que puderem durante o posicionamento. Para determinar o que o paciente é capaz de fazer sozinho e quantas pessoas são necessárias para ajudar no posicionamento ou transferência (ver Capítulo 38), avalie o paciente para determinar se a doença contraindica esforço (p. ex., doença cardiovascular). Ele é cooperativo e consegue se mover? Depois, determine se ele compreende o que se espera dele. Por exemplo, um paciente recentemente medicado para dor pós-operatória está letárgico demais para entender as instruções; assim, para garantir sua segurança, dois enfermeiros são necessários para movimentá-lo. Então, determine seu nível de conforto. É importante avaliar sua força e conhecimento pessoal sobre o procedimento. Finalmente, determine se ele é pesado demais ou imóvel para que você consiga movimentá-lo sozinho (Kanaskie e Snyder, 2018; Olinsky e Norton, 2017) (ver Capítulo 38).

Prevenção de lesões ao sistema tegumentar. O maior risco para a pele causado pela restrição da mobilidade é a formação de lesões por pressão. A identificação precoce de pacientes de maior risco ajuda a prevenir lesões por pressão (ver Capítulo 48). Intervenções direcionadas à prevenção incluem virar e posicionar o paciente, além do uso de superfícies e dispositivos de apoio (p. ex., colchões com pouca perda de ar, botas com saltinho, colchões de água) para aliviar a pressão. Cuidados regulares da pele (limpeza de áreas sujas e uso de hidratantes) visam manter a condição da pele. Mude os pacientes imobilizados de posição de acordo com seu nível de atividade, capacidade de percepção, protocolos de tratamento e rotinas diárias. Por exemplo, você está cuidando de um paciente que é obeso e de outro que é caquético, ambos com incontinência intestinal. Os dois necessitarão de maior frequência de mudança de posição do que o normal.

Normalmente, o tempo durante o qual um paciente fica sentado ininterruptamente em uma cadeira é limitado a 1 hora. Esse intervalo é reduzido naqueles que apresentam alto risco de degradação de pele. Reposicione os pacientes frequentemente, pois pressão ininterrupta causa degradação da pele. Ensine os pacientes a alternar seu peso na cadeira a cada 15 minutos. Pacientes cadeirantes podem se beneficiar de assentos de alívio de pressão, como os de ar, líquido viscoso/espuma, ou gel/espuma que reduzam a pressão.

No caso da Sr.ta Cavallo, Joseph apresenta à equipe de reabilitação um plano para se certificar de que ela consiga virar lateralmente em um ângulo de 30° no mínimo a cada 2 horas enquanto estiver acordada. Ele consulta o fisioterapeuta para saber qual seria a melhor técnica para ajudá-la a aprender como virar-se sozinha, devido à sua mobilidade limitada na perna esquerda. A equipe também planeja fazer com que a Sr.ta Cavallo vá até a cadeira e se sente por duas vezes nessa tarde. O plano da Sr.ta Cavallo também inclui estratégias de prevenção de lesões por pressão. Joseph conversa com a paciente que, devido às áreas avermelhadas observadas em sua pele, por sua limitação de mobilidade e seu peso, ele aplicará uma superfície de redução de pressão em seu leito.

Sistema de eliminação. As intervenções de enfermagem para manutenção da função urinária ideal são direcionadas a manter o paciente bem hidratado e prevenir a estase urinária, cálculos e infecções, sem causar distensão da bexiga. Hidratação normal (p. ex., de 800 a 2.000 mℓ de líquidos não cafeinados diariamente) ajuda a prevenir cálculos renais e ITUs. Um paciente bem hidratado precisa eliminar grandes volumes de urina diluída aproximadamente equivalentes à quantidade de líquidos ingeridos. Anote também a frequência e a consistência dos movimentos intestinais. Ofereça uma alimentação rica em líquidos, frutas, vegetais e fibras, para facilitar o peristaltismo normal. Se o paciente não conseguir manter padrões intestinais regulares, às vezes é necessário usar amolecedores de fezes, catárticos ou enemas. Para pacientes incontinentes, modifique o plano de cuidado, de modo a incluir auxílios de banheiro e uma programação de higiene, de forma que os padrões de eliminação urinária ou intestinal não causem ruptura da integridade da pele.

Saúde psicossocial. Pessoas que têm tendência a depressão, sentimentos de impotência ou mudanças de humor requerem intervenções de enfermagem que mantenham o desenvolvimento normal e proporcionem estímulos físicos e psicossociais. Preveja mudanças no estado psicossocial dos pacientes e ofereça socialização informal e rotineira. Envolva a família e entes queridos quando apropriado. Observe a capacidade do paciente de enfrentar a restrição de mobilidade. O paciente fica frustrado quando não consegue se movimentar normalmente? Ele se recusa a se movimentar? Expressa raiva da equipe de cuidados? Quando surgem esses sinais de alerta, dê um tempo e reavalie os sentimentos e a motivação do paciente em relação ao controle do estresse. Concentre-se em intervenções que envolvam o que é importante para o paciente.

Em ambientes de cuidados institucionais, tente não programar atividades de enfermagem entre 22 h e 7 h, para minimizar interrupções do sono. Quando o cuidado for necessário, combine as atividades. Por exemplo, administre medicamentos, verifique a infusão IV e avalie os sinais vitais ao entrar no quarto para virar o paciente no leito ou realizar algum cuidado especial com a pele. Se o plano de cuidados de enfermagem não estiver melhorando os padrões de enfrentamento, consulte um enfermeiro clínico, aconselhador, assistente social, conselheiro espiritual ou outro profissional da saúde. Incorpore suas recomendações no plano de cuidados.

Joseph e a equipe são bem-sucedidos em auxiliar a Sr.ta Cavallo até a cadeira. O analgésico que ela tomou 45 minutos antes aliviou sua dor para 4 na escala de dor quando se sentou à beira do leito. Foi utilizada assistência de duas pessoas para movê-la da posição em pé com sustentação parcial do peso e, então, para a cadeira. Enquanto a Sr.ta Cavallo está na cadeira, Joseph aproveita o tempo para avaliar melhor como ele pode trabalhar com a Sr.ta Cavallo para mantê-la envolvida em sua reabilitação. Joseph diz: "Sr.ta Cavallo, você me contou o que gosta de fazer em casa. Você é obviamente uma pessoa ativa; como melhor podemos ajudá-la aqui na reabilitação?" e a Sr.ta Cavallo responde: "Dê-me algo para fazer. Meu quadril dói, mas ter algo para fazer ajuda a me distrair." Joseph então avalia de que tipo de atividades a Sr.ta Cavallo gosta. Ele fica sabendo que ela gosta de ler romances de mistério e fazer palavras cruzadas. Ele decidiu levar um livro e quebra-cabeças para a Sr.ta Cavallo. Depois, os dois discutem o plano para treinamento de deambulação na reabilitação.

Enfermeiros proporcionam estímulos significativos para manter a orientação de um paciente. Planeje as atividades de enfermagem de forma que o paciente possa falar e interagir com a equipe. Se possível, coloque o paciente em um quarto com outras pessoas que sejam móveis e interativas. Se for necessário um quarto particular, peça para que os membros da equipe façam visitas ao longo do turno, para proporcionar interação significativa. Um jornal diário ajuda a manter o paciente a par dos eventos e bem informado. Conversas à beira do leito são momentos apropriados para familiarizar o paciente com as atividades de enfermagem, refeições e horários de visitas. Livros ajudam a ocupá-lo quando está sozinho. Nas dependências da reabilitação, os pacientes podem participar de atividades de artesanato. Dispositivos eletrônicos, como televisão, dispositivos de plataformas de filmes, *smartphones* e *tablets* eletrônicos, também podem ser usados para proporcionar estimulação e ajudar a passar o tempo.

Envolva os pacientes em seu cuidado sempre que possível. Por exemplo, encoraje um paciente a determinar quando o leito deve ser arrumado e quando é preferível programar a deambulação. Alguns pacientes descansam melhor durante a noite quando lençóis limpos são colocados à noite, não de manhã. O paciente precisa fazer o máximo das atividades de autocuidado possível. Mantenha artigos de higiene e asseio ao alcance fácil dele. Encoraje os pacientes a usar óculos ou próteses dentárias e a se barbear e maquiar. As pessoas usam essas atividades para manter sua imagem corporal, melhorando sua maneira de ver as coisas.

Saúde e desenvolvimento. Idealmente, um paciente que esteja imobilizado por um período longo de tempo é capaz de manter processos normais de desenvolvimento. O cuidado de enfermagem promove o estímulo mental e físico adequado para a idade e estado de desenvolvimento dele. No caso de crianças pequenas, incorpore brincadeiras no plano de cuidados. Por exemplo, montar quebra-cabeças as ajuda a continuar desenvolvendo habilidades motoras finas, e ler auxilia com o desenvolvimento cognitivo. Encoraje os pais a ficarem com o filho hospitalizado. Coloque uma criança que esteja imobilizada com crianças da mesma idade que não estejam imobilizadas, exceto em caso de alguma doença contagiosa. Permita que a criança participe das intervenções de enfermagem, como trocas de curativos, cuidados com gessos e cuidado com tração. Aprenda a reconhecer mudanças significativas nos padrões normais de comportamento e consulte um enfermeiro pediatra, aconselhador ou outro profissional da saúde.

Restrição de mobilidade em pacientes idosos impõe problemas especiais de enfermagem. Pacientes idosos que são frágeis ou com doenças crônicas geralmente estão mais sujeitos aos perigos psicossociais da imobilidade. Manter um calendário ou um relógio de ponteiros grandes, conversar sobre eventos atuais e sobre membros da família e encorajar visitas de pessoas queridas reduzem o risco de isolamento social. Passar um tempo no quarto conversando e ouvindo o paciente é muito benéfico para a redução do risco de isolamento social.

Encoraje os idosos a realizar o máximo possível de AVDs sozinhos. Os pacientes precisam continuar realizando suas atividades de asseio pessoal se já faziam isso antes da restrição de sua mobilidade. Esse tipo de atividade preserva a dignidade do paciente e propicia uma sensação de conquista.

Cuidado restaurativo e contínuo. O objetivo do cuidado restaurativo para o paciente que está imóvel é maximizar a mobilidade funcional e a independência, e reduzir déficits funcionais residuais, como marcha prejudicada e resistência reduzida. O foco no cuidado restaurativo não está apenas nas AVDs relacionadas ao autocuidado físico, mas também em **atividades instrumentais da vida diária (AIVDs)**. AIVDs são atividades necessárias para sermos socialmente independentes, além de comer, se arrumar, se transferir e ir ao banheiro, e incluem habilidades como fazer compras, cozinhar, ir ao banco e tomar medicamentos.

Enfermeiros usam muitas das mesmas intervenções descritas nas seções de promoção da saúde e cuidado agudo, mas a ênfase está em trabalhar em colaboração com os pacientes e seus entes queridos, além de terapeutas ocupacionais, para facilitar o retorno de um paciente à capacidade funcional máxima, tanto nas AVDs quanto nas AIVDs.

Terapia intensiva especializada, como terapia ocupacional ou fisioterapia, é comum. Pacientes em uma instituição de reabilitação geralmente vão para o serviço de terapia funcional duas ou três vezes/dia. Seu papel é trabalhar em colaboração com esses profissionais e reforçar os exercícios e instruções. Por exemplo, após um AVE, provavelmente o paciente receberá treinamento de marcha de um fisioterapeuta; reabilitação de fala de um fonoaudiólogo; e ajuda de um terapeuta ocupacional, para realizar afazeres domésticos ou AVDs, como se vestir, tomar banho e ir ao banheiro. A terapia nem sempre é capaz de restaurar a saúde funcional completa, mas geralmente o ajuda a se adaptar às limitações ou complicações da mobilidade. Materiais frequentemente utilizados para ajudar os pacientes a se adaptarem às limitações de mobilidade incluem andadores, bengalas, cadeiras de rodas e dispositivos auxiliares, como extensores de assento de vaso sanitário, pegadores longos, utensílios e pratos especiais e roupas com fechamento de Velcro®.

> **Pense nisso**
>
> A Sra. Kline está atualmente em uma clínica de reabilitação e usa um andador. Sua alta está programada para dali 2 dias. Seu marido participou de sua reabilitação, mas acha que precisará de ajuda em casa. Seu plano de saúde cobrirá sessões domiciliares de fisioterapia três vezes/semana, durante 3 semanas. A primeira sessão será uma avaliação da casa. Quais itens da casa poderiam precisar de modificação depois da visita, e quais itens precisariam ser reposicionados para proporcionar uma passagem livre? Quais itens de cozinha podem precisar ser realocados para evitar ter que se esticar para alcançar?

Caminhada e exercício. Um paciente que esteja recebendo cuidados restaurativos continua participando de um programa de exercícios, incluindo caminhadas progressivas. O Capítulo 38 descreve em detalhes como ajudar um paciente a deambular. Qualquer paciente que esteja saindo do leito pela primeira vez requer assistência para se mover até uma cadeira ou para andar. O mesmo é verdadeiro para pacientes com sustentação limitada de peso em uma extremidade. Pacientes com **hemiplegia** (paralisia de um lado do corpo) ou **hemiparesia** (fraqueza de um lado do corpo) necessitarão de auxílio para andar. Muitos pacientes inicialmente requerem dispositivos auxiliares (p. ex., andador, bengala, muleta) para proporcionar estabilidade para caminhar. Ao ajudar um paciente com um dispositivo auxiliar a deambular, sempre aplique uma cinta de marcha no paciente e mantenha-se ligeiramente atrás e ao lado dele (do lado fraco/afetado ou do lado forte/ não afetado caso o paciente tenha uma condição ortopédica) (ver Capítulo 38). Não dê apoio aos pacientes segurando-os pelos braços, pois você não poderia abaixá-los facilmente até o chão, caso desmaiem ou caiam. Além disso, se o paciente cair enquanto o enfermeiro o segura pelo braço, pode ocorrer luxação de uma articulação do ombro.

Psicoterapia. Recuperar-se de uma incapacidade física é difícil. Telerreabilitação é uma abordagem terapêutica holística que reconhece a importância de tratar o corpo, o espírito e também a mente durante o trabalho terapêutico (Good Therapy, 2016; Capri et al., 2020). Os terapeutas combinam trabalho de movimentação física e técnicas de psicoterapia para ajudar os pacientes a ficarem mais conscientes sobre suas capacidades e como prosseguir em direção à recuperação. Psicólogos de reabilitação ajudam os indivíduos no enfrentamento dos desafios mentais e físicos que suas condições apresentam. Eles geralmente os ensinam como se adaptar e fazer escolhas de estilo de vida que promovam a boa saúde (American Psychological Association, 2015). Um enfermeiro envolvido na reabilitação de um paciente colabora com ele, com sua família e com outros terapeutas para dar continuidade ao suporte psicológico e à educação do paciente.

❖ **Avaliação**

Pelos olhos do paciente. Enfermeiros especialistas envolvem ativamente seus pacientes em todos os estágios do processo de enfermagem. Com a avaliação, não é diferente (Figura 39.16). É essencial pedir para que os pacientes avaliem seu plano de cuidados. Suas expectativas foram atendidas? Eles ficaram satisfeitos com seu nível de envolvimento no próprio cuidado? Perguntas que você pode fazer aos pacientes para avaliar seu cuidado incluem: Quais são suas percepções sobre sua recuperação? Você sente que sua mobilidade está melhorando? Se não, quais fatores você acredita que estejam impedindo sua melhora? Determine com o paciente e outras pessoas envolvidas no cuidado se os desfechos estabelecidos com e para o paciente foram de fato alcançados e se é necessário revisar o plano de cuidados. Um estudo envolvendo pacientes revelou que a intenção dos pacientes de se tornarem independentes depois de um AVE afetou positivamente sua recuperação motora, e as atitudes positivas dos membros da família promoveram a melhora cognitiva do paciente (Fang et al., 2017). O envolvimento do paciente e de sua família é fundamental.

Resultados para o paciente. À medida que a atividade for incorporada ao plano de cuidados, monitore a tolerância física do paciente e reavalie a presença de dispneia, falta de ar, fadiga, dor no peito e/ou alteração na frequência cardíaca ou na pressão arterial. Quais são os sinais e sintomas normais de melhora da mobilidade e os sinais e sintomas apresentados pelo paciente? O paciente que está fraco ou agudamente doente geralmente não consegue tolerar nem mesmo leves mudanças na atividade devido ao maior consumo de energia. Tarefas aparentemente simples, como comer e se movimentar no leito, geralmente resultam em extrema fadiga.

Quando um plano de cuidados inclui intervenções destinadas a prevenir complicações da imobilidade, compare os parâmetros de base do paciente aos sinais e sintomas de complicações dos quais o paciente tem maior risco. *Por exemplo, a Sr.ta Cavallo tem risco de integridade da pele prejudicada, principalmente sobre pontos de pressão. Joseph compara seus parâmetros iniciais de eritema branqueável normal para ver se houve alguma mudança. As áreas avermelhadas se tornaram não branqueáveis; há outras áreas avermelhadas?* Um julgamento clínico solido é muito importante para rastrear e reconhecer complicações precocemente.

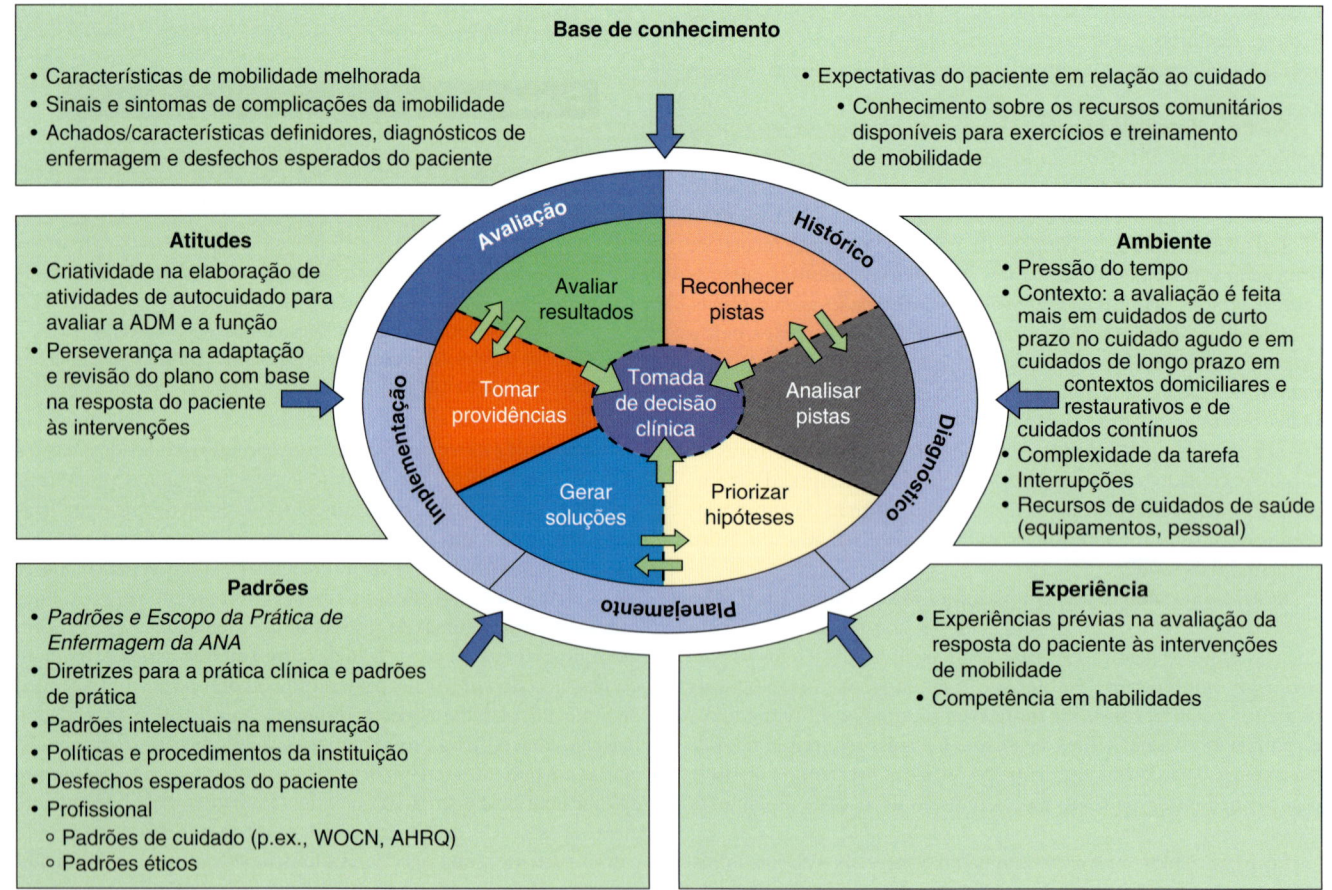

Figura 39.16 Modelo de pensamento crítico para avaliação da mobilidade prejudicada. *ADM*, amplitude de movimento; *AHRQ*, Agency for Healthcare Research and Quality; *ANA*, American Nurses Association; *WOCN*, Wound, Ostomy, and Continent Nurses Society. (Copyright do Modelo de Medida de Julgamento Clínico © NCSBN. Todos os direitos reservados.)

A partir de seu ponto de vista como enfermeiro, você avalia a resposta do paciente ao cuidado de enfermagem para determinar se os desfechos esperados foram alcançados. Lembre-se de que isso é feito quando você conduz atividades de avaliação semelhantes às realizadas durante o histórico de enfermagem, para observar se há mudanças. Sua base de conhecimento permite que você interprete criticamente seus achados para saber se o paciente está progredindo ou não. Por exemplo, você avalia a capacidade do paciente de manter ou melhorar a mobilidade articular ao observar a movimentação ou transferência e ao medir a ADM, a força muscular e o alinhamento corporal, a postura e o equilíbrio. Avalie a efetividade de intervenções específicas destinadas a promover alinhamento corporal, melhorar a mobilidade e proteger o paciente dos perigos da imobilidade. Avalie também a compreensão do paciente e da família sobre tudo que lhes foi ensinado. A natureza contínua da avaliação permite que você determine se são necessárias terapias novas ou revisões das terapias e se novos diagnósticos de enfermagem se desenvolveram.

Quando os desfechos não são alcançados, considere fazer as seguintes perguntas:

- Existem maneiras de ajudá-lo a aumentar seu nível de atividade?
- Quais atividades você está tendo dificuldade de realizar atualmente?
- Como você se sente em relação a não ser capaz de se vestir sozinho e fazer sua própria comida?
- Quais exercícios você considera mais úteis?
- Quais metas de atividade você gostaria de estabelecer agora?

Uma vez feitas essas perguntas e abordada a limitação da mobilidade e seus problemas relacionados pelos olhos do paciente, você estará preparado para adaptar o plano de cuidados para tratar dos problemas clínicos remanescentes que seu paciente está tendo em relação à imobilidade.

Diretrizes para segurança do paciente

Garantir a segurança do paciente é uma função essencial do enfermeiro profissional. Use julgamento clínico sólido ao se comunicar claramente com os membros da equipe de saúde, avaliar e analisar os achados clínicos de um paciente e incorporar as prioridades do paciente em relação ao cuidado e suas preferências. Use as melhores evidências, aplicando padrões profissionais, ao selecionar intervenções para usar na realização dos cuidados do paciente. Quando for realizar os procedimentos indicados neste capítulo, lembre-se dos pontos a seguir para garantir um cuidado seguro e centrado no paciente:

- Determine a quantidade e o tipo de assistência necessária para o posicionamento seguro, incluindo qualquer equipamento de transferência e número de funcionários para transferir o paciente com segurança e prevenir quaisquer lesões, tanto no paciente quanto nos profissionais da saúde
- Durante o posicionamento, levante a grade lateral de proteção do lado do leito contrário a onde você está posicionado, para prevenir que o paciente caia do leito daquele lado
- Arrume os materiais (ou seja, linhas IV, sondas de alimentação, cateteres fixos) para que eles não interfiram no processo de posicionamento
- Avalie o paciente em relação ao alinhamento corporal correto e riscos de pressão após o reposicionamento.

Procedimento 39.1 Movimentação e posicionamento de pacientes no leito

Delegação e colaboração

Os procedimentos de movimentação e posicionamento de pacientes no leito e de manutenção do alinhamento corporal correto podem ser delegados aos técnicos/auxiliares de enfermagem. O enfermeiro os orientam da seguinte forma:

- Explicando sobre qualquer restrição de movimentação e posicionamento (p. ex., evitar colocar o paciente em decúbito ventral, paciente tem fraqueza unilateral) e tipos de dispositivos de manuseio seguro do paciente necessários
- Designando horários específicos ao longo do turno em que o paciente deve ser reposicionado
- Dando informações a respeito das necessidades de alinhamento corporal individuais do paciente (p. ex., paciente com lesão medular ou contraturas graves), capacidade de ajudar e número de outros cuidadores necessários para auxiliar.

Material

- Travesseiros, dispositivo de redução de atrito/lençol ou rolo deslizante
- Dispositivo auxiliar adequado para o manuseio seguro de pacientes (p. ex., dispositivo de redução de atrito, como prancha ou lençol deslizante, barra de suspensão de teto ou elevador mecânico de chão)
- Botas terapêuticas ou talas *(opcional)*
- Rolo para trocânter
- Sacos de areia
- Rolos de mão
- Luvas de procedimentos.

Passo	Justificativa
Histórico	
1. Identifique o paciente utilizando pelo menos dois tipos de identificação (p. ex., nome e data de nascimento ou nome e número do prontuário do paciente) de acordo com as políticas locais.	Garante que o paciente correto seja tratado. Atende às normas de The Joint Commission e aumenta a segurança para o paciente (TJC, 2021).
2. Consulte o prontuário para obter os valores mais recentemente registrados de peso e altura do paciente.	Os dados determinam se há necessidade de dispositivos de elevação mecânica, dispositivo de transferência mecânica ou de redução de atrito para levantar o paciente do leito.
3. Verifique a prescrição médica em relação a qualquer restrição de movimento antes de posicionar o paciente, como lesão medular; fratura de quadril; dificuldades respiratórias; condições neurológicas e presença de incisões, drenos ou sondas.	Algumas posições podem ser contraindicadas para evitar lesão no paciente.
4. Avalie o conhecimento, a experiência e a instrução com o posicionamento.	Garante que o paciente tenha capacidade de obter, comunicar, processar e compreender informações básicas de saúde (CDC, 2021)

(continua)

Procedimento 39.1 Movimentação e posicionamento de pacientes no leito (Continuação)

Passo	Justificativa
5. Higienize as mãos.	Reduz a transmissão de microrganismos.
6. Avalie a ADM do paciente (ver Capítulo 30) das extremidades afetadas e o atual alinhamento corporal do paciente enquanto deitado.	Oferece informações iniciais para comparações futuras. Determina maneiras de melhorar a posição e o alinhamento.
7. Examine o paciente para avaliar os fatores de risco que contribuem para complicações da imobilidade.	Fatores de risco requerem que o paciente seja reposicionado com mais frequência.
a. *Sensibilidade reduzida*: acidente vascular encefálico (AVE), lesão medular ou neuropatia.	Com a sensibilidade reduzida, o paciente tem pouca consciência da pressão na parte do corpo envolvida. O paciente é incapaz de posicionar a parte do corpo e protegê-la contra pressões.
b. *Mobilidade prejudicada*: tração, artrite, AVE, lesão medular, fratura de quadril, cirurgia articular ou outros processos patológicos contribuintes.	Essas doenças e condições têm potencial para diminuição da ADM. Perda de função causada por AVE ou lesão medular pode levar a contraturas.
c. *Circulação prejudicada*: insuficiência arterial.	Redução da circulação predispõe o paciente a lesões por pressão.
d. *Idade*: muito jovem, idoso.	Prematuros e bebês pequenos precisam ser mudados de posição frequentemente devido à fragilidade de sua pele. Mudanças fisiológicas normais do envelhecimento predispõem a maiores riscos de desenvolver complicações da imobilidade.
8. Avalie o nível de consciência do paciente (ver Capítulo 30).	Determina a necessidade de auxílios ou dispositivos especiais. Pacientes com níveis alterados de consciência podem não entender as instruções e não conseguir ajudar com o posicionamento.
9. Avalie o paciente quanto à presença de dor; classifique-a em uma escala de 0 a 10 (ver Capítulo 44).	A dor reduz a motivação e a capacidade do paciente se movimentar. Alívio da dor antes da transferência aumenta a participação do paciente.
10. Realize uma avaliação completa da condição da pele do paciente, principalmente sobre proeminências ósseas (ver Capítulo 48). Conheça o escore do paciente na escala de Braden e o nível de risco para o desenvolvimento de lesão por pressão.	A condição da pele e os riscos de ruptura proporcionam uma referência inicial para determinar os efeitos do posicionamento e da frequência exigida. Posicionamento de rotina reduz a ocorrência de lesões por pressão.

JULGAMENTO CLÍNICO: um escore de 19 na escala Braden indica que o paciente apresenta risco de desenvolver lesões por pressão. Contudo, se examinar as subescalas (ver Capítulo 48), observe se o paciente tem uma pele muito úmida (subescala de umidade de 2) e se há um possível problema de atrito e cisalhamento (escore de 2 na subescala). Essas duas subescalas precisam ser abordadas no plano de cuidados e na determinação da frequência do reposicionamento, a despeito da pontuação geral. As subescalas são importantes indicadores de risco (AHRQ, 2014).

11. Avalie a visão e a audição do paciente (ver Capítulo 16).	Déficits sensoriais afetam a capacidade do paciente de cooperar durante o reposicionamento.
12. Higienize as mãos. Calce luvas de procedimentos (se necessário) para avaliar a presença de incisões, tubos de drenagem e materiais (p. ex., tração). Esvazie bolsas de drenagem antes do posicionamento. Remova e descarte as luvas. Higienize as mãos.	Altera o procedimento de posicionamento e o tipo de posição no qual colocar o paciente. Elimina barreiras para mover o paciente.
13. Avalie a motivação do paciente e a capacidade dos familiares cuidadores de participar da movimentação e do posicionamento quando o paciente receber alta.	Indica o nível de letramento em saúde que é necessário antes da alta.
14. Avalie as metas ou preferências do paciente em relação a como o procedimento deve ser feito e o que o paciente espera.	Permite que o cuidado seja individualizado para o paciente.

Planejamento

1. Se o paciente considerar que o nível de dor é suficiente para evitar o movimento, ofereça um analgésico (se prescrito) 30 minutos antes do reposicionamento.	Isso reduz o desconforto ao posicionar as extremidades. **Observação:** pode não ser possível administrar o analgésico na mesma frequência da necessidade de reposicionamento do paciente.
2. Remova todos os travesseiros e dispositivos utilizados na posição anterior.	Reduz interferências durante o procedimento de posicionamento.
3. Obtenha cuidadores adicionais e/ou dispositivos de suspensão ou transferência necessários para realizar o posicionamento.	Algoritmos de manuseio seguro (ver políticas da instituição e ilustração) determinam o número de cuidadores e os tipos de dispositivos necessários para posicionar o paciente se houver necessidade de suspensão (Nelson e Baptiste, 2006; Martin et al., 2016).
4. Explique o procedimento de posicionamento para o paciente usando linguagem simples.	Ajuda a diminuir a ansiedade e aumentar a cooperação.
5. Feche a porta do quarto ou as cortinas em volta do leito.	Dá privacidade ao paciente.
6. Obtenha e organize materiais para posicionar na cabeceira.	Garante um procedimento mais eficiente.

Capítulo 39 Imobilidade

Procedimento 39.1 Movimentação e posicionamento de pacientes no leito *(Continuação)*

Algoritmo 3 Reposicionamento no leito

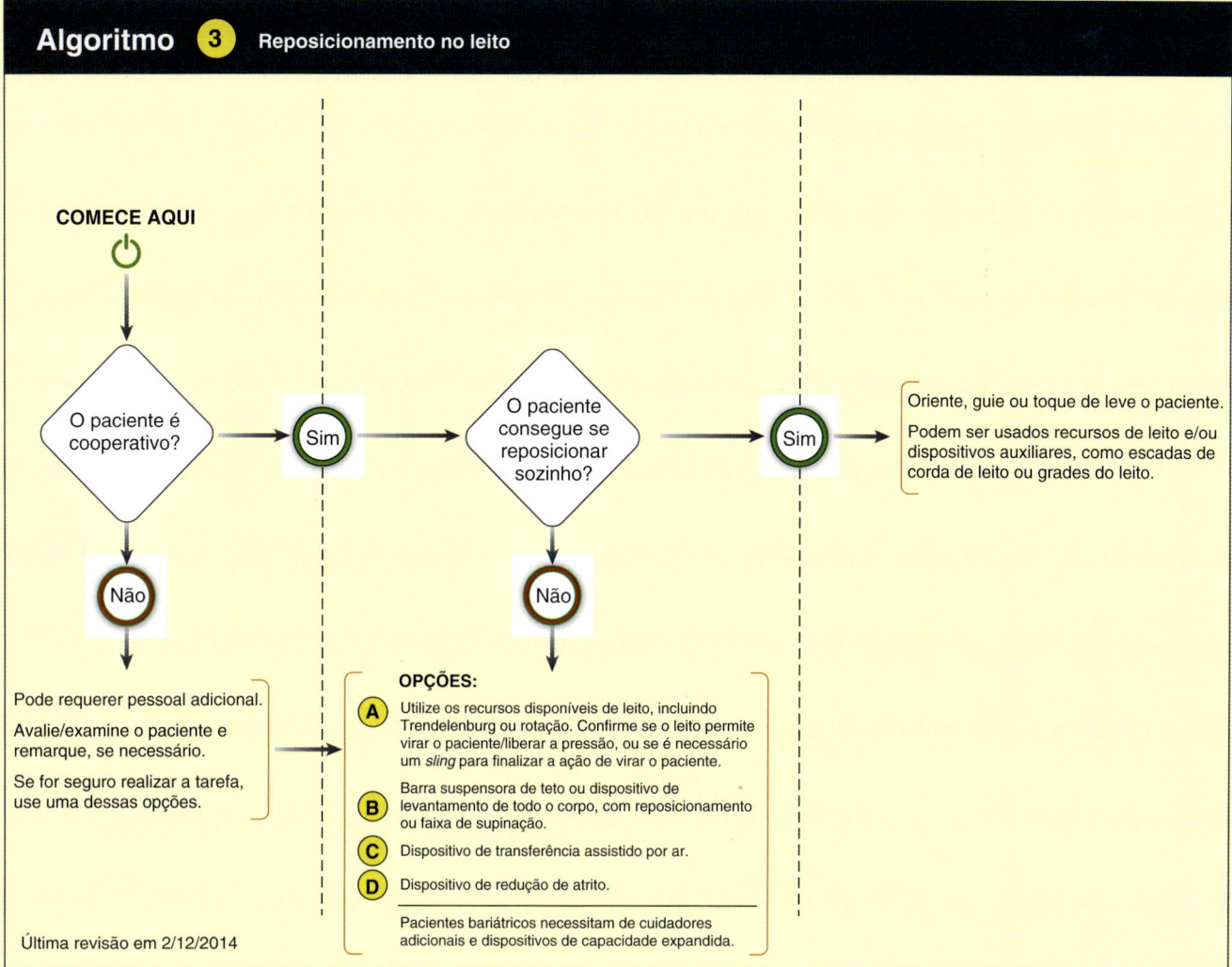

PASSO 3 Algoritmo para posicionamento de pacientes no leito. (Cortesia Tampa VA Research and Education Foundation, Inc.)

Passo	Justificativa
Implementação	
1. Higienize as mãos.	Reduz a transmissão de microrganismos.
2. Eleve o leito até uma altura confortável de trabalho, nivelando-o com seus cotovelos.	Eleva a altura de trabalho até seu centro de gravidade e reduz o risco de lesões nas costas.
3. Auxilie o paciente a se levantar no leito (ver Passo 3, Planejamento).	Esta não é uma tarefa somente para uma pessoa, a menos que o paciente consiga ajudar completamente (OSHA, n.d.b). Puxar pacientes que foram reposicionados no leito traz um risco extremamente alto de lesões nos cuidadores (Matz et al., 2019).
a. O paciente pode auxiliar totalmente:	Técnica promove a independência do paciente.
(1) Posicione-se ao lado do leito para ajudar com o posicionamento das sondas e equipamentos conforme o paciente se movimenta.	Previne deslocamento acidental de sondas.
(2) Faça com que o paciente apoie os pés sobre o colchão, segure dos dois lados da grade de proteção ou na barra tipo trapézio e, na contagem de 3, levante os quadris e empurre as pernas de forma que o corpo se mova para cima no leito.	A técnica previne cisalhamento e atrito sobre a pele.
(3) Posição de conforto.	
b. O paciente é parcialmente capaz de auxiliar:	
(1) Faça com que o paciente use um auxílio para reposicionamento, como um DRA (prancha deslizante ou lençol de transferência).	O dispositivo de reposicionamento reduz o atrito quando o paciente é movimentado no leito.
(2) O paciente pesa 91 kg ou menos: use DRA e dois ou três cuidadores.	Reduz o estresse musculoesquelético nos cuidadores.

(continua)

Procedimento 39.1 — Movimentação e posicionamento de pacientes no leito (Continuação)

Passo	Justificativa
(3) O paciente pesa mais de 91 kg: use DRA (p. ex., prancha deslizante ou lençol de transferência) e pelo menos três cuidadores.	Reduz o estresse musculoesquelético nos cuidadores.
i. Usando uma prancha deslizante com três enfermeiros, posicione o paciente em decúbito dorsal com a cabeceira do leito reta. Um enfermeiro fica de cada lado do leito.	Previne atrito pelo contato da pele com a prancha.
ii. Remova o travesseiro da cabeça e ombros e coloque-o na cabeceira do leito.	Permite que você movimente o paciente livremente até a cabeceira do leito.
iii. Vire o paciente de um lado para outro para colocar uma prancha deslizante sob o lençol de transferência no leito, com o dispositivo se estendendo dos ombros até as coxas/tornozelos.	O dispositivo de centralização garante o reposicionamento de todo o tronco e extremidades.
iv. Reposicione o paciente em decúbito dorsal.	
v. Faça com que dois enfermeiros segurem o lençol de transferência (um de cada lado do leito) firmemente e faça com que o terceiro enfermeiro segure a prancha deslizante na extremidade do leito.	Puxe os lençóis de transferência para cima, reduzindo o atrito e o cisalhamento, permitindo que o paciente se movimente para cima no leito com facilidade.
vi. Afaste os pés com postura para frente e para trás. Flexione os joelhos e quadris. Na contagem de 3, desloque o peso das costas para a perna da frente e mova o paciente e o lençol de transferência até a posição desejada no leito (ver Capítulo 38).	Posiciona o paciente suavemente, sem exercer força de cisalhamento contra a pele e sem o risco de lesões nos enfermeiros.
c. Paciente é incapaz de auxiliar:	
(1) Use três enfermeiros e o devido dispositivo de manuseio seguro (p. ex., faixa de supinação com suspensor de teto ou elevador de chão) para mover e posicionar o paciente (Martin et al., 2016).	O reposicionamento manual de pacientes está associado a alto risco de lesão musculoesquelética (Matz et al., 2019; OSHA, n.d.b).

JULGAMENTO CLÍNICO: *proteja os calcanhares do paciente contra força de cisalhamento fazendo com que outro profissional levante os calcanhares enquanto move o paciente no leito.*

Passo	Justificativa
4. Posicione o paciente no leito em uma das posições a seguir enquanto garante o correto alinhamento corporal. Em todos os casos, proteja áreas de pressão. Siga as diretrizes de peso e nível de assistência para determinar o número de enfermeiros necessários para posicionar o paciente.	Previne lesões no sistema musculoesquelético e tegumentar do paciente. Até mesmo o posicionamento do paciente de um lado para outro requer o uso de técnicas de mobilidade e manuseio seguro de pacientes.
a. Determine se o paciente pode auxiliar.	Determina o grau de risco do reposicionamento do paciente e a técnica necessária para ajudar o paciente com segurança.
b. Para um paciente que possa auxiliar, comece com o paciente deitado em decúbito dorsal e mova-o no leito seguindo os Passos 3a(1)–(3). Para um paciente somente parcialmente capaz de ajudar a assumir a posição supina, siga os Passos 3b(3)i–vi. Para um paciente incapaz de ajudar a assumir a posição supina, siga o Passo 3c(1).	Pesquisas defendem o uso de suspensores mecânicos para prevenir lesões musculoesqueléticas (Matz et al., 2019; OSHA, n.d.a).
c. **Posição semi-Fowler com apoio** (ver ilustração) ou **posição de Fowler**:	
(1) Com o paciente em decúbito dorsal, eleve a cabeceira do leito a 45 a 60° se não houver contraindicação.	Aumenta o conforto, promove a ventilação e aumenta a oportunidade de o paciente se socializar ou relaxar.
(2) Descanse a cabeça sobre o colchão ou travesseiro pequeno.	Previne contraturas de flexão das vértebras cervicais.

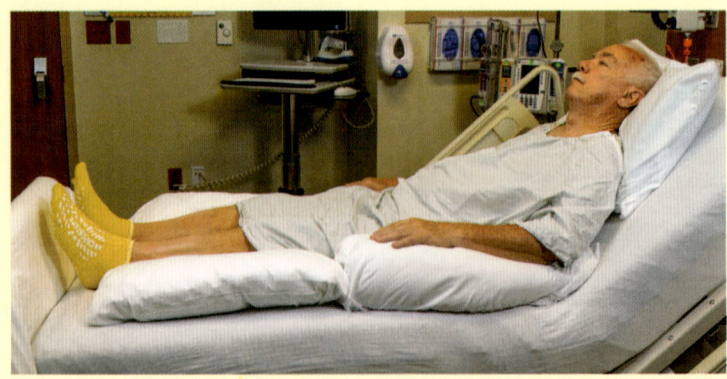

PASSO 4c Posição de semi-Fowler com apoio.

Procedimento 39.1 — Movimentação e posicionamento de pacientes no leito (Continuação)

Passo	Justificativa
(3) Use travesseiros para apoiar os braços e as mãos se o paciente não tiver controle ou movimentos voluntários dos braços e mãos.	Previne deslocamento de ombro pelo efeito do empuxe para baixo dos braços não apoiados, promove a circulação, prevenindo o acúmulo venoso, e previne contraturas de flexão nos braços e punhos.
(4) Coloque um travesseiro pequeno na região lombar.	Apoia as vértebras lombares e reduz a flexão das vértebras.
(5) Coloque travesseiros no sentido do comprimento sob cada perna (do meio das coxas até o tornozelo) para apoiar o joelho ligeiramente flexionado (evita hiperextensão) e para permitir que os calcanhares não toquem em nenhuma superfície.	Previne a hiperextensão dos joelhos e a oclusão da artéria poplítea contra a pressão do peso corporal. Os calcanhares não devem estar em contato com o leito. Calcanhares soltos previnem pressão prolongada do colchão sobre eles.

d. Paciente com hemiplegia colocado em posição semi-Fowler com apoio ou na posição de Fowler:

JULGAMENTO CLÍNICO: um paciente hemiplégico (p. ex., devido a um AVE ou lesão raquimedular) pode ter problemas de tônus muscular que poderiam afetar sua capacidade se de posicionar adequadamente. Considere consultar um fisioterapeuta ou um terapeuta ocupacional sobre suportes especiais de membros.

Passo	Justificativa
(1) Eleve a cabeceira do leito a 30 a 60°, de acordo com a condição do paciente. Por exemplo, os que têm maior risco de lesões por pressão são posicionados em um ângulo de 30° (ver Capítulo 48).	Aumenta o conforto, melhora a ventilação e aumenta a oportunidade de o paciente relaxar.
(2) Coloque o paciente na posição de semi-Fowler (Passo 4c) ou de Fowler o mais reto anatomicamente possível.	Compensa a tendência de cair em direção do lado afetado. Melhora a ventilação e o débito cardíaco; reduz a pressão intracraniana. Melhora a capacidade do paciente de deglutir e ajuda a prevenir a aspiração de alimentos, líquidos e secreções gástricas.
(3) Posicione a cabeça sobre um travesseiro pequeno com o queixo ligeiramente para frente. Se o paciente for totalmente incapaz de controlar o movimento da cabeça, evite a hiperextensão do pescoço.	Previne a hiperextensão do pescoço. Travesseiros demais sob a cabeça podem causar ou piorar contraturas de flexão no pescoço.
(4) Providencie apoio para o braço e mão envolvidos, afastando o braço da lateral do corpo do paciente e apoiando o cotovelo com um travesseiro.	Músculos paralisados não resistem automaticamente à atração normal da gravidade. Consequentemente, podem ocorrer subluxação do ombro, dor e edema.
(5) Coloque uma coberta enrolada (rolo de trocânter) ou travesseiros firmemente ao longo das pernas do paciente, para ajudar a evitar que o paciente tombe para o lado afetado.	Garante o alinhamento correto. Previne a rotação externa dos quadris, o que contribui para contraturas musculares.
(6) Apoie os pés em dorsiflexão com botas terapêuticas, talas ou sacos de areia (ver ilustração).	Previne contraturas de flexão plantar ou queda plantar por posicionar o tornozelo do paciente em dorsiflexão neutra. Posiciona os pés de forma que o calcanhar esteja alinhado na abertura da tala para prevenir pressão. Outras botas terapêuticas ou talas são fabricadas com acolchoamento espesso nos calcanhares para prevenção de lesões por pressão.

e. Decúbito dorsal com apoios:

Passo	Justificativa
(1) Coloque o paciente em decúbito dorsal com a cabeceira do leito reta.	Necessário para o alinhamento correto do paciente.
(2) Coloque uma pequena toalha enrolada sob a área lombar nas costas.	Proporciona apoio para a coluna lombar.
(3) Coloque um travesseiro sob a parte superior dos ombros, pescoço e cabeça.	Mantém o alinhamento correto e previne contraturas de flexão das vértebras cervicais.
(4) Coloque rolos de trocânter ou sacos de areia paralelamente à superfície lateral das coxas do paciente.	Reduz a rotação externa do quadril.
(5) Coloque botas terapêuticas ou talas nos pés do paciente.	Mantém o pé em dorsiflexão. Previne contraturas de flexão plantar ou queda plantar.
(6) Coloque travesseiros sob os antebraços pronados, mantendo a parte superior do braço paralelamente ao corpo do paciente (ver ilustração).	Reduz a rotação interna dos ombros e previne a extensão dos cotovelos. Mantém o alinhamento corporal correto.
(7) Coloque rolos de mão nas mãos do paciente. Considere encaminhamento para fisioterapia para uso de talas de mão.	Reduz a extensão dos dedos e a abdução do polegar. Mantém o polegar levemente aduzido e em oposição aos dedos.

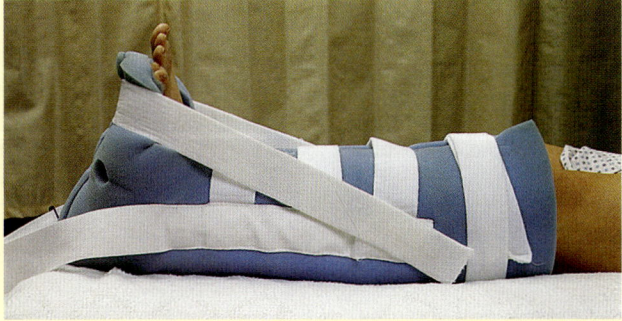

PASSO 4d(6) Bota terapêutica com extensão da parte inferior da perna.

(continua)

Procedimento 39.1 Movimentação e posicionamento de pacientes no leito (Continuação)

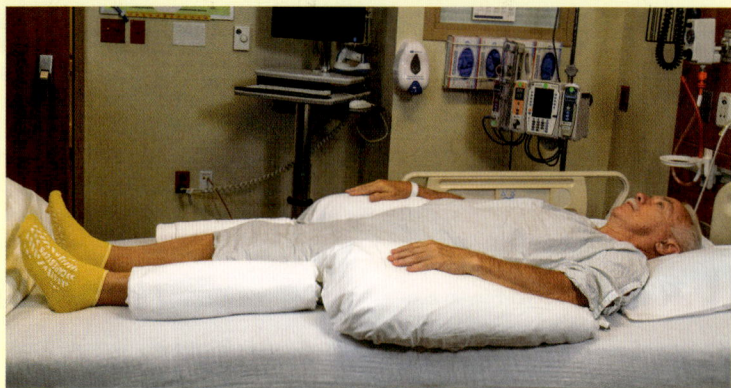

PASSO 4e(6) Decúbito dorsal com apoio com os travesseiros posicionados.

Passo	Justificativa
f. Coloque **pacientes com hemiplegia em decúbito dorsal**:	
(1) Coloque a cabeceira do leito reta.	Necessário para posicionamento em decúbito dorsal.
(2) Coloque uma toalha dobrada ou travesseiro pequeno sob o ombro do lado afetado.	Reduz a possibilidade de dor, contratura articular e subluxação. Mantém a mobilidade dos músculos ao redor do ombro para permitir padrões normais de movimento.
(3) Mantenha o braço afetado afastado do corpo com o cotovelo estendido e a palma da mão para cima. Coloque a mão afetada em uma das posições recomendadas para mãos flácidas ou espásticas. (Uma alternativa é afastar o braço para o lado, com o cotovelo dobrado e a mão na direção da cabeceira do leito.)	Mantém a mobilidade do braço, articulações e ombro para permitir padrões de movimento normais. (A posição alternativa compensa a limitação da capacidade de o braço girar para fora na altura do ombro [rotação externa]. A rotação externa deve estar presente para levantar o braço acima da cabeça sem dor.)
(4) Coloque uma toalha dobrada sob o quadril do lado envolvido.	Diminui o efeito da espasticidade em toda a perna ao controlar a posição do quadril.
(5) Flexione o joelho afetado a 30° apoiando-o sobre um travesseiro ou cobertor dobrado.	Uma leve flexão interrompe um padrão de extensão anormal da perna. A espasticidade de extensor é mais grave quando o paciente se encontra em decúbito dorsal.
(6) Apoie os pés em travesseiros macios colocados contra a sola dos pés em ângulo reto com a perna.	Mantém o pé em dorsiflexão e previne queda plantar. Travesseiros previnem a estimulação da planta do pé por superfícies duras, o que tende a aumentar o tônus muscular em pacientes com espasticidade de extensor da extremidade inferior.
g. Coloque o paciente em **decúbito lateral (deitado de lado) a 30°** (exemplo usando dois profissionais de enfermagem):	Essa posição é recomendada para prevenir o desenvolvimento de lesões por pressão por reduzir o contato direto do trocânter com a superfície de apoio (ver Capítulo 48).
(1) Abaixe a cabeceira do leito completamente ou até onde o paciente conseguir aguentar. Um profissional de cada lado do leito.	Oferece uma posição de conforto para o paciente e remove a pressão nas proeminências ósseas das costas.
(2) Abaixe as grades laterais de proteção e posicione o paciente no lado do leito na direção oposta à que o paciente será virado usando um dispositivo redutor de fricção. Mova o tronco superior, apoiando os ombros primeiro; então mova o tronco inferior, apoiando os quadris.	Proporciona espaço para o paciente virar de lado.
(3) Flexione o joelho do paciente que não ficará ao lado do colchão depois de ser virado e mantenha o pé sobre o colchão. O enfermeiro posicionado do lado para o qual o paciente será virado coloca uma das mãos na parte superior da perna dobrada perto do quadril e a outra mão no ombro do paciente.	O uso de um movimento de alavanca facilita a ação de virar o paciente de lado.
(4) Usando o joelho e o quadril como movimento de alavanca, o enfermeiro rola o paciente sobre a lateral.	A ação de rolar reduz trauma nos tecidos. Além disso, o paciente é posicionado de forma que o movimento de alavanca do quadril facilite a ação de virar.
(5) Coloque um travesseiro sob a cabeça e pescoço do paciente.	Mantém o alinhamento. Reduz a flexão lateral do pescoço. Diminui a tensão no músculo esternocleidomastóideo.
(6) O enfermeiro, de frente para as costas do paciente, coloca as mãos sob o ombro dependente do paciente e traz a escápula para a frente.	Evita que o peso do paciente seja apoiado diretamente sobre a articulação do ombro.
(7) Posicione ambos os braços do paciente ligeiramente flexionados. Apoie a parte superior do braço com um travesseiro nivelado na altura do ombro; posicione o outro braço confortavelmente contra o peito ou o abdome ou atrás da cabeça.	Diminui a rotação interna e a adução do ombro. Apoiar ambos os braços em uma posição levemente flexionada protege a articulação. A ventilação melhora, pois o tronco pode se expandir mais facilmente.
(8) O enfermeiro posicionado de frente para as costas do paciente coloca as mãos sob o quadril dependente e traz o quadril um pouco para próximo dele, de forma que o ângulo entre o quadril e o colchão seja de aproximadamente 30°.	A posição lateral a 30° reduz a pressão sobre o trocânter; destina-se a prevenir lesões por pressão.

Capítulo 39 Imobilidade   999

Procedimento 39.1 Movimentação e posicionamento de pacientes no leito (Continuação)

Passo	Justificativa
(9) Coloque uma pequena almofada atrás das costas do paciente. (Faça isso dobrando o travesseiro pelo comprimento. A área lisa fica levemente encaixada sob as costas do paciente.)	Oferece apoio para manter o paciente de lado.
(10) Coloque travesseiros sob a perna semiflexionada na altura do quadril da virilha ao pé (ver ilustração).	A flexão previne a hiperextensão da perna. Mantém a perna em alinhamento correto. Previne pressão sobre as proeminências ósseas.
(11) *Opção*: coloque travesseiros ou sacos de areia (se disponíveis) paralelamente contra a superfície plantar do pé dependente. Também pode ser usado OTP nos pés se houver disponibilidade.	Mantém a dorsiflexão do pé.
h. **Rolar o paciente em bloco** (exemplo usando três profissionais de enfermagem):	

JULGAMENTO CLÍNICO: *técnico/auxiliar de enfermagem é supervisionado pelo enfermeiro quando há prescrição de rolar o paciente em bloco. Pacientes com lesões medulares ou que estejam se recuperando de cirurgia no pescoço, costas ou coluna precisam manter a coluna reta para prevenir outras lesões.*

Passo	Justificativa
(1) Coloque um travesseiro pequeno entre os joelhos do paciente.	Previne tensão na coluna vertebral e a adução do quadril.
(2) Cruze os braços do paciente sobre o tronco.	Previne ferimentos nos braços.
(3) Posicione dois profissionais de enfermagem do lado em que o paciente será virado em bloco, e o enfermeiro supervisor fica na lateral para onde os travesseiros deverão ser colocados atrás das costas do paciente. Esse enfermeiro também apoia o pescoço do paciente quando necessário (ver ilustração).	Distribui o peso igualmente entre os enfermeiros durante o movimento de rolar. Evita flexão lateral do pescoço do paciente se os músculos estiverem fracos.
(4) Dobre o lençol de transferência em formato de leque ao longo das costas do paciente.	Proporciona apoio forte para os enfermeiros segurarem o lençol sem escorregar.
(5) Um profissional de enfermagem segura o lençol de transferência na altura abaixo dos quadris e coxas, enquanto outro segura o lençol de transferência na altura dos ombros do paciente e da região lombar; rolar o paciente em bloco único com um movimento suave e contínuo na contagem de 3 (ver ilustração).	Mantém o alinhamento correto movendo todas as partes do corpo ao mesmo tempo, prevenindo tensão ou entorse da coluna vertebral.
(6) O enfermeiro do lado oposto do leito coloca os travesseiros ao longo da altura do paciente para apoio (ver ilustração).	Mantém o paciente deitado de lado.
(7) Encoste delicadamente o paciente como um bloco único sobre os travesseiros para apoio (ver ilustração). Insira os pés do paciente em botas terapêuticas ou talas.	Garante o alinhamento reto contínuo da coluna vertebral, prevenindo lesões. Previne queda plantar.
5. Certifique-se de que o paciente esteja confortável na nova posição.	Dá sensação de bem-estar ao paciente.
6. Deixe o sistema de chamada de enfermagem em um local acessível ao alcance do paciente.	Garante que o paciente possa pedir ajuda, se necessário.

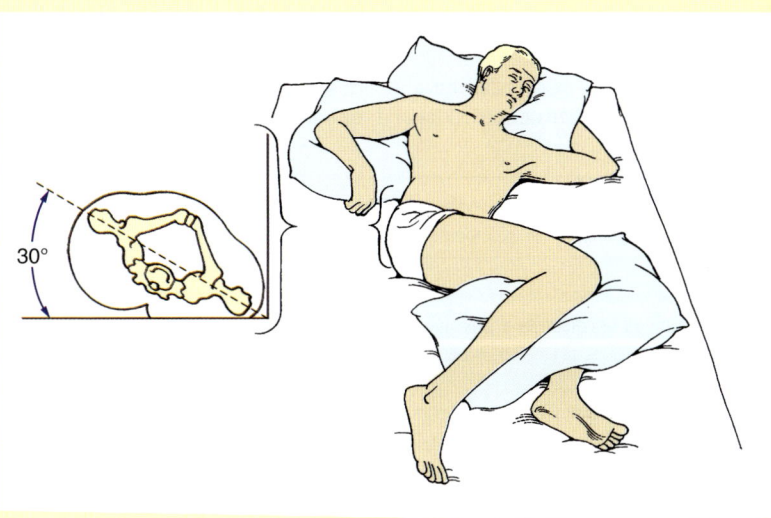

PASSO 4g(10) Posição lateral a 30° com travesseiros posicionados.

(continua)

Procedimento 39.1 — Movimentação e posicionamento de pacientes no leito (Continuação)

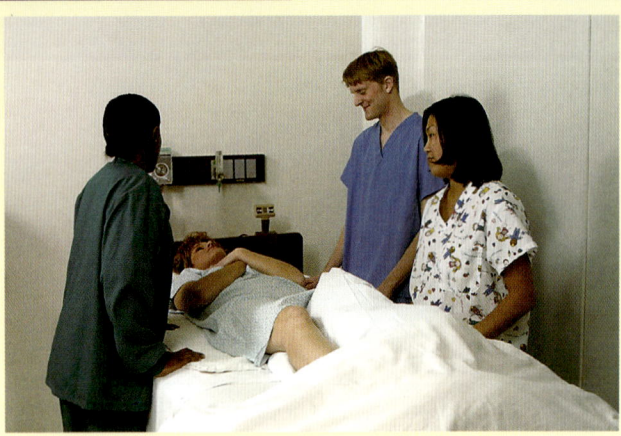

PASSO 4h(3) Preparação da paciente para a rolagem em bloco.

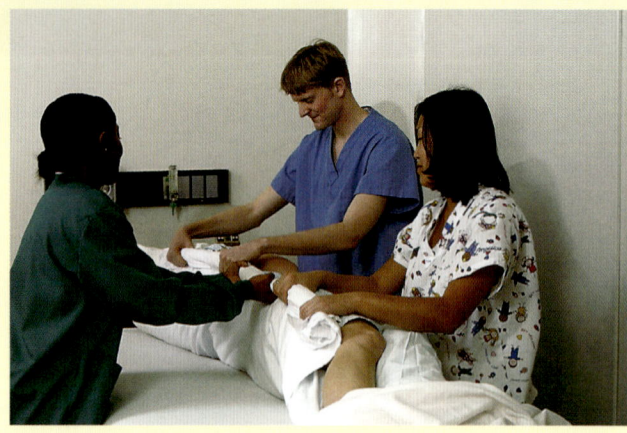

PASSO 4h(5) Mova a paciente como um bloco único, virando-a para o lado.

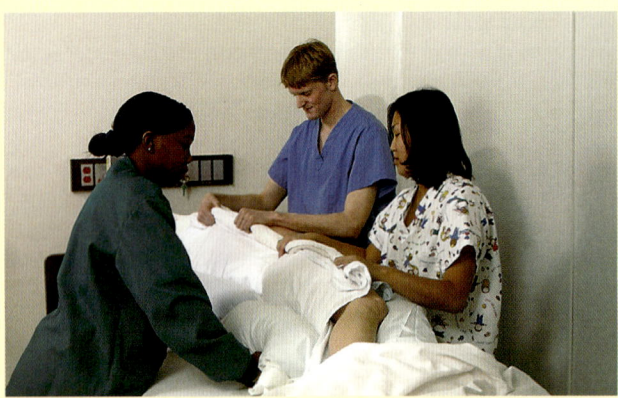

PASSO 4h(6) Coloque travesseiros ao longo das costas da paciente para apoio.

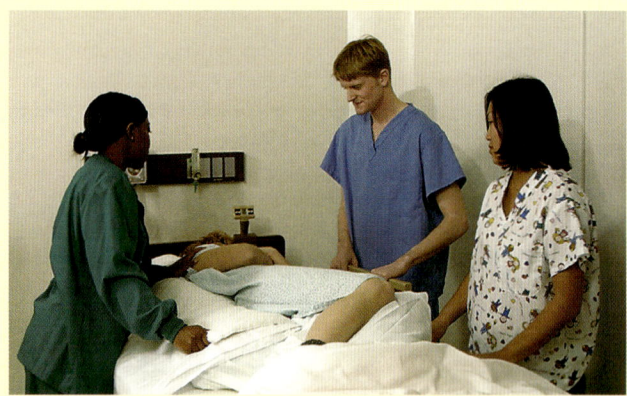

PASSO 4h(7) Como um bloco único, encoste delicadamente a paciente contra os travesseiros.

Passo	Justificativa
7. Levante as grades laterais de proteção (conforme adequado) e coloque o leito na posição mais baixa possível.	Promove a segurança do paciente.
8. Descarte quaisquer suprimentos contaminados em recipiente adequado. Higienize as mãos.	Reduz a transmissão de microrganismos.

Avaliação

1. Avalie o estado respiratório do paciente, seu alinhamento corporal, posição e nível de conforto em uma base contínua. O corpo do paciente deve estar apoiado por colchões adequados, e a coluna vertebral não deve exibir curvas observáveis.	Determina a efetividade do posicionamento e a tolerância do paciente. Outros apoios (p. ex., travesseiros, toalhas, cobertas) podem ser acrescentados ou removidos para promover conforto e o correto alinhamento corporal.

JULGAMENTO CLÍNICO: *avaliação contínua e feedback do paciente são fundamentais, já que ele normalmente está em melhor posição para indicar quando os sintomas desenvolvidos requerem reposicionamento.*

2. Observe alterações na articulação ADM.	A identificação precoce de desenvolvimento de contratura muscular é crítica.
3. Observe áreas de eritema ou degenerativas envolvendo a pele (ver Capítulo 48).	Proporciona observação contínua da pele e do sistema musculoesquelético do paciente. Indica complicações da imobilidade ou posicionamento incorreto da parte do corpo.
4. **Use ensino de retorno:** "Quero ter certeza de que expliquei os passos que vamos seguir para movê-lo e posicioná-lo no leito. Por favor, repita os passos que você consegue seguir para nos ajudar a movê-lo no leito." Revise suas instruções agora ou desenvolva um plano para revisão do aprendizado do paciente ou familiar cuidador caso estes não consigam explicar o procedimento corretamente.	Ensino de retorno é uma intervenção de letramento em saúde baseada em evidências que promove o envolvimento e a segurança do paciente, além de adesão e qualidade. O objetivo do ensino de retorno é garantir que você tenha explicado informações médicas claramente de forma que os pacientes e seus familiares compreendam o que você comunicou a eles (AHRQ, 2020).

Capítulo 39 Imobilidade 1001

Procedimento 39.1 — Movimentação e posicionamento de pacientes no leito (Continuação)

RESULTADOS INESPERADOS E INTERVENÇÕES RELACIONADAS

1. Desenvolvimento ou piora de contraturas articulares.
    - Aumente a frequência dos exercícios de ADM nas áreas afetadas e imobilizadas (ver Capítulo 38)
    - Considere uma consulta com o fisioterapeuta para posicionamento diferente.
2. A pele apresenta áreas localizadas de eritema ou degradação.
    - Aumente a frequência de reposicionamento
    - Use um dispositivo de redução de atrito diferente
    - Coloque uma programação de mudança de posição em cima do leito do paciente.
3. O paciente evita se movimentar.
    - Medique com analgésicos de acordo com a prescrição médica para garantir o conforto do paciente antes de movê-lo
    - Permita que a medicação para dor faça efeito antes de reposicionar o paciente.

Pontos-chave

- Lesões ou processos de doenças que afetam a coordenação e a regulação de grupos musculares influenciam patologicamente a mobilidade
- Períodos de imobilidade devido à deficiência ou à lesão ou, ainda, repouso no leito prolongado durante uma hospitalização causam grandes efeitos fisiológicos, psicológicos e sociais; quanto maior a extensão e maior a duração da imobilidade, mais pronunciadas serão as consequências
- A imobilidade aumenta o risco de degeneração da pele e também está diretamente relacionada ao desenvolvimento de trombose venosa profunda (TVP) e embolia pulmonar (EP)
- A imobilidade pode afetar negativamente a capacidade de realizar atividades diárias e levar ao tédio e isolamento social
- Julgamento clínico em sua abordagem de cuidado dos pacientes que estão imobilizados é complicado. Preveja os efeitos físicos de quaisquer restrições de movimento causadas por uma enfermidade ou lesão súbita e aplique conhecimento sobre as condições de saúde preexistentes do paciente, para que você possa considerar uma grande variedade de possíveis complicações
- Observe o aspecto das extremidades e meça a ADM das articulações em várias posições corporais, para avaliar o alinhamento correto do corpo e a mobilidade
- A análise crítica de todos os dados do histórico de enfermagem e a comparação dos achados aos efeitos previstos das alterações de mobilidade revelam padrões de dados que indicam diagnósticos de enfermagem
- Saber o que um paciente pode fazer fisicamente em comparação ao que o paciente potencialmente e realisticamente consegue fazer ajuda você a estabelecer desfechos realistas centrados no paciente no plano de cuidados
- Pacientes com alinhamento corporal e mobilidade prejudicados requerem o uso de técnicas de posicionamento correto
- Trabalhando em colaboração com os profissionais da saúde, o enfermeiro pode identificar nos pacientes fatores de risco de TVP e utilizar intervenções de enfermagem que reduzam os riscos, como, por exemplo, deambulação precoce; exercícios para as pernas, pés e tornozelos; ingestão regular de líquidos e frequentes trocas de posições
- Quando um plano de cuidados inclui intervenções destinadas a prevenir complicações da imobilidade, compare os parâmetros iniciais do paciente aos sinais e sintomas de complicações aos quais ele está mais em risco.

Para refletir

- Você é um enfermeiro de cuidados domiciliares. Você está atendendo uma paciente pela primeira vez em uma visita domiciliar. Você sabe que ela teve um AVE que afetou seu lado direito. Ao entrar na casa dela, seu histórico de enfermagem inicial descreve que a paciente é do sexo feminino, tem 78 anos, com fraqueza em ambos os braços e pernas no lado direito. Ela vai até sua cadeira na sala de estar usando um andador, e a postura da paciente é encurvada. A paciente diz estar feliz por você ter ido vê-la e quer que você a ajude com suas medicações. Qual informação do histórico na situação dessa paciente é a mais importante e de preocupação imediata para a segurança dela? (Reconhecer pistas)
- Quanto à sua preocupação imediata em relação à paciente acima, quais informações adicionais no exemplo de caso você poderia querer avaliar melhor e qual diagnóstico de enfermagem você acha que possivelmente é o mais relevante para ela? (Analisar pistas)
- Você analisa melhor a paciente e fica sabendo que ela caiu em casa há 2 semanas sem se ferir. Ela usa óculos e tem um certo declínio de audição. A paciente mostra a você as cinco medicações que ela está tomando atualmente. Você pede para que a paciente leia as bulas e verifica que ela não consegue explicar qual é o melhor horário para ela tomar cada dose dos medicamentos. Considerando os diagnósticos de *Risco de Quedas* e *Controle Ineficaz da Saúde*, qual diagnóstico é mais urgente? De que forma os diagnósticos podem estar relacionados? (Priorizar diagnósticos)
- Considerando a paciente do estudo de caso acima, quais desfechos você poderia selecionar para cada diagnóstico de enfermagem: *Risco de Quedas* e *Controle Ineficaz da Saúde*? (Gerar soluções)
- Identifique intervenções a serem implementadas para essa paciente no estudo de caso com base nos desfechos que você selecionou. Explique como você escolheu as intervenções com base no que você sabe sobre a paciente. Há alguma intervenção em particular que seja mais prioritária? (Tomar providências)
- Quais medidas você usaria para avaliar se a paciente alcançou os desfechos de cuidado selecionados? (Avaliar resultados)

Questões de revisão

1. Um paciente foi hospitalizado com uma infecção grave do tipo síndrome gripal e está em repouso no leito. Ele está recebendo vários medicamentos através de duas infusões IV diferentes e está em terapia por alto fluxo de oxigênio por meio de uma máscara de oxigênio. Atualmente, a cabeceira do leito do paciente está elevada na posição semi-Fowler. O paciente inicia pouco

movimento e responde apenas quando sacudido. Seus sinais vitais são: temperatura de 38,6°C; frequência cardíaca de 88 batimentos/minuto; pressão arterial de 140/84 mmHg; e frequência respiratória de 20. Quais dos seguintes achados/características definidores sugerem que o paciente apresenta risco de complicações por imobilidade? (Selecione todas as aplicáveis.)
   a. Terapia por alto fluxo de oxigênio com máscara.
   b. Posição semi-Fowler.
   c. Temperatura de 38,6°C.
   d. Uso de múltiplos medicamentos.
   e. Inicia pouco movimento.
   f. Reação consciente reduzida.
   g. Repouso no leito.
2. Um enfermeiro está cuidando de um paciente que sofreu um acidente de automóvel e foi encaminhado para reabilitação após 6 dias de hospitalização. O paciente sofreu múltiplas lesões internas e recebeu os diagnósticos de enfermagem de *Desesperança* e *Mobilidade Física Prejudicada* no momento da alta. O histórico de enfermagem revelou que o paciente pede para que os enfermeiros o deixem ficar no leito e ele está tendo envolvimento limitado na higiene e perda de apetite. O paciente está com sua mão esquerda não dominante engessada e tem movimento reduzido na perna direita, onde foi aplicada uma tala. O médico prescreveu deambulação para o paciente três vezes por dia. Qual dos seguintes é prioridade para o enfermeiro da reabilitação?
   a. Auxiliar nas refeições.
   b. Ensinar ao paciente exercícios para fortalecer a perna direita.
   c. Disponibilizar os produtos de higiene preferidos para uso do paciente.
   d. Determinar um tempo para discutir a relação entre desesperança e lesões.
3. Um paciente está acamado há mais de 5 dias. Qual desses achados durante a fase de histórico de enfermagem podem indicar uma complicação da imobilidade?
   a. Peristaltismo reduzido.
   b. Frequência cardíaca reduzida.
   c. Pressão arterial elevada.
   d. Débito urinário aumentado.
4. Coloque os passos a seguir na ordem correta de reposicionamento de um paciente deitado de lado a 30° usando dois profissionais de enfermagem.
   a. Usando o joelho e o quadril como alavanca, um dos profissionais rola o paciente lateralmente.
   b. O profissional que está de frente para as costas do paciente coloca as mãos sob o ombro dependente do paciente e traz a escápula do paciente para frente.
   c. Coloque travesseiros sob a perna superior semiflexionada nivelando com o quadril da virilha até o pé.
   d. Flexione o joelho do paciente que não ficará próximo do colchão após ser virado. Mantenha o pé sobre o colchão. O enfermeiro coloca uma das mãos na parte superior da perna dobrada do paciente.
   e. Coloque as mãos sob o quadril dependente e traga o quadril um pouco para a frente, de forma que o ângulo entre o quadril e o colchão seja de aproximadamente 30°.
   f. Posicione o paciente na beira do leito na direção oposta à que o paciente será virado e, então, mova o tronco superior e inferior.
   g. Abaixe a cabeceira do leito completamente ou até a altura que o paciente consiga tolerar. Um profissional permanece de cada lado do leito.
5. Os efeitos da imobilidade no sistema cardíaco incluem quais das seguintes alternativas? (Selecione todas as aplicáveis.)
   a. Formação de trombos.
   b. Aumento da carga cardíaca.
   c. Pulsos periféricos fracos.
   d. Batimentos cardíacos irregulares.
   e. Hipotensão ortostática.
6. Um paciente de 46 anos é internado no pronto atendimento após um acidente de carro. O paciente apresenta uma fratura pélvica e recebe prescrição de repouso no leito e de colocação de um dispositivo de imobilização para limitar maiores lesões até que a fratura possa ser reparada com segurança. Quais medidas são apropriadas para esse paciente para prevenir as complicações do repouso no leito? (Selecione todas as aplicáveis.)
   a. Administrar analgésicos IV conforme prescrição.
   b. Fazer com que o paciente use espirometria de incentivo.
   c. Auxiliar o paciente em exercícios de ADM ativa assistida das extremidades superiores.
   d. Oferecer ao paciente uma alimentação de baixo índice calórico.
   e. Aplicar DCSs nas pernas.
7. Foi prescrito a um paciente o uso de meias de compressão. Coloque os passos de aplicação das meias de compressão a seguir na ordem correta:
   a. Colocar os dedos do pé do paciente no pé da meia até o calcanhar, mantendo-a lisa.
   b. Usar uma fita métrica para medir as dimensões da perna do paciente para obter o tamanho correto da meia.
   c. Deslizar a meia sobre a panturrilha do paciente até que a meia fique totalmente esticada.
   d. Virar a meia elástica do avesso, mantendo a mão segurando o calcanhar por dentro. Com a outra mão, puxar a meia de dentro para fora até alcançar o calcanhar.
   e. Deslizar a parte restante da meia sobre o pé do paciente, cobrindo os dedos. Certificar-se de que o pé se acomode corretamente nos dedos e calcanhar da meia.
8. Um paciente idoso é internado após uma fratura de quadril e correção cirúrgica. Antes de deambular o paciente depois da cirurgia na primeira noite de pós-operatório, quais das seguintes alternativas seriam mais importantes para avaliar? (Selecione todas as aplicáveis.)
   a. O padrão de exercício habitual do paciente em casa.
   b. Horário e data do último movimento intestinal do paciente.
   c. Tolerância à atividade pré-internação.
   d. Frequência cardíaca basal e pressão arterial.
   e. Situação residencial do paciente.
9. Um enfermeiro está ajudando um paciente a realizar um exercício de ADM ativa assistida no cotovelo direito. Qual frase descreve a técnica correta?
   a. Apoie o cotovelo segurando a parte distal da extremidade.
   b. Segure firmemente a articulação com os dedos para proporcionar apoio.
   c. Faça com que o paciente movimente a articulação sozinho.
   d. Mova a articulação além do ponto de resistência.
   e. Faça o exercício três vezes durante a sessão e gradativamente vá aumentando.
10. Um paciente adulto de meia-idade apresenta mobilidade limitada após uma artroplastia total de joelho. Durante a avaliação, o enfermeiro observa que o paciente está tendo dificuldade para respirar enquanto posicionado em decúbito dorsal. Quais dados da avaliação corroboram um problema pulmonar relacionado à imobilidade? (Selecione todas as aplicáveis.)
    a. Saturação de oxigênio a 89%.
    b. Pulso radial irregular.
    c. Sons respiratórios diminuídos nas bases bilaterais dos pulmões.
    d. Pressão arterial 132/84 mmHg.
    e. Dor classificada como três em uma escala de zero a dez após a medicação.
    f. Frequência respiratória de 26.

Respostas: 1. a, c, e, f, g; **2.** d; **3.** a; **4.** g, f, d, a, b, e, c; **5.** a, b, e; **6.** b, c, e; **7.** b, d, a, e, c; **8.** c, d; **9.** a; **10.** a, c, f.

Referências bibliográficas

Ackley BJ, Ladwig GB: *Nursing diagnosis handbook: an evidence-based guide to planning care*, ed 12, St Louis, 2019, Elsevier.

Agency for Healthcare Research and Quality (AHRQ): *Health Literacy Universal Precautions Toolkit*, ed 2, Rockville, MD, 2020, Agency for Healthcare Research and Quality. https://www.ahrq.gov/health-literacy/quality-resources/tools/literacy-toolkit/healthlittoolkit2-tool5.html. Accessed August 8, 2021.

American Academy of Nursing (AAN): *Twenty-five things nurses and patients should question*, 2018. https://higherlogicdownload.s3.amazonaws.com/AANNET/c8a8da9e-918c-4dae-b0c6-6d630c46007f/UploadedImages/AAN_Nursing-Choosing-Wisely-List__11_19_18_.pdf. Accessed August 1, 2021.

American Association of Critical-Care Nurses (AACN): *ICUs turn to prone positioning for patients with ARDS*, 2019. https://www.aacn.org/newsroom/icus-turn-to-prone-positioning-for-patients-with-ards. Accessed August 8, 2021.

American Heart Association: *What is venous thromboembolism: VTE?* 2017a. https://www.heart.org/en/health-topics/venous-thromboembolism/what-is-venous-thromboembolism-vte. Accessed August 7, 2021.

American Heart Association (AHA): *Risk factors for venous thromboembolism (VTE)*. 2017b. https://www.heart.org/en/health-topics/venous-thromboembolism/risk-factors-for-venous-thromboembolism-vte. Accessed August 7, 2021.

American Psychiatric Association (APA): *Diagnostic and statistical manual of mental disorders*, ed 5, Arlington, VA, 2013, American Psychiatric Publishing.

American Psychological Association: *Rehabilitation psychology*, 2015. https://www.apa.org/ed/graduate/specialize/rehabilitation. Accessed August 8, 2021.

Ayello EA: CMS MDS 3.0 section M skin conditions in long-term care: pressure ulcers, skin tears, and moisture-associated skin damage data update, *Adv Skin Wound Care* 30(9):415–429, 2017.

Ball JE, et al: *Seidel's guide to physical examination*, ed 9, St Louis, 2019, Elsevier.

Barbour KE, et al: Vital signs: prevalence of doctor-diagnosed arthritis and arthritis-attributable activity limitation—United States, 2013–2015, *MMWR Morb Mortal Wkly Rep* 66(9):246–253, 2017.

Barnes-Daly MA, et al: Improving health care for critically ill patients using an evidence-based collaborative approach to the ABCDEF bundle dissemination and implementation. *Worldviews Evid Based Nurs* 15(3):206–216, 2018.

Bienenfeld D: *Screening tests for depression*, 2018, MedScape. https://emedicine.medscape.com/article/1859039-overview. Accessed August 7, 2021.

Biswas D, et al: Role of nurses and nurse practitioners in the recognition, diagnosis, and management of neurogenic orthostatic hypotension: a narrative review, *Int J Gen Med* 12:173–184, 2019.

Bodenheimer T: Teach-back: a simple technique to enhance patients' understanding, *Fam Pract Manag* 25(4):20–22, 2018. Available at: https://www.aafp.org/fpm/2018/0700/p20.html. Accessed August 7, 2021.

Bonkowski SL, et al: Evaluation of a pain management education program and operational guideline on nursing practice, attitudes, and pain management, *J Contin Educ Nurs* 49(4):178–185, 2018.

Centers for Disease Control and Prevention (CDC): *Disabilities and limitations*, 2019, https://www.cdc.gov/arthritis/data_statistics/disabilities-limitations.htm. Accessed August 8, 2021.

Centers for Disease Control and Prevention (CDC): *What is health literacy*, 2021. https://www.cdc.gov/healthliteracy/learn/index.html. Accessed August 8, 2021.

Centrella-Nigro A, Alexander C: Using the teach-back method in patient education to improve patient satisfaction, *J Contin Educ Nurs* 48(1):47–52, 2017.

Cleveland Clinic: *Deep Vein Thrombosis (DVT)*, 2019. https://my.clevelandclinic.org/health/diseases/16911-deep-vein-thrombosis-dvt. Accessed August 16, 2021.

Dickinson S, et al: Integrating a standardized mobility program and safe patient handling, *Crit Care Nurs Q* 41(3):240–252, 2018.

Good Therapy: *Psycho-physical therapy*, 2016. https://www.goodtherapy.org/learn-about-therapy/types/psycho-physical-therapy. Accessed August 8, 2021.

Gupta MJ, et al: Rush fracture liaison service for capturing "missed opportunities" to treat osteoporosis in patients with fragility fractures. *Osteoporos Int* 29(8):1861–1874, 2018.

Harding MH, et al: *Lewis' medical-surgical nursing*, ed 11, St Louis, 2020, Elsevier.

Huether SE, et al: Understanding pathophysiology, ed 7, St. Louis, 2020, Elsevier.

Kruschke C, Butcher HK: Evidence-based practice guideline: fall prevention for older adults. *J Gerontol Nurs* 43(11):15–21, 2017.

Knight J, et al: Effects of bedrest 3: gastrointestinal, endocrine and nervous systems. *Nursing Times* 115:(2):50–53, 2018.

Link T: Guideline implementation: prevention of venous thromboembolism, *AORN J* 107(6):737–748, 2018.

Loeser RF: *Pathogenesis of osteoarthritis*, 2020, Up to Date. https://www.uptodate.com/contents/pathogenesis-of-osteoarthritis. Accessed July 30, 2021.

Makic MBF: Prone position of patients with COVID-19 and acute respiratory distress syndrome, *J Perianesth Nurs* 35(4):437–438, 2020.

Martin M, et al: *New and improved VA algorithms*, 2016. https://view.officeapps.live.com/op/view.aspx?src=https%3A%2F%2Fasphp.org%2Fwp-content%2Fuploads%2F2016%2F06%2FNew-and-Improved-VA-Algorithms-and-New-SPHM-App-ASPHP-rev-MMM.pptx. Accessed August 17, 2021.

Matz M, et al: *Patient handling and mobility assessments*, ed 2, 2019, The Facility Guidelines Institute. http://www.fgiguidelines.org/wp-content/uploads/2019/10/FGI-Patient-Handling-and-Mobility-Assessments_191008.pdf. Accessed August 8, 2021.

McCance KL, Huether SE: *Pathophysiology: the biologic basis for disease in adults and children*, ed 8, St Louis, 2019, Elsevier.

Mulkey MA, et al: Choosing the right delirium assessment tool, *J Neurosci Nurs* 50(6):343–348, 2018.

Musich S, et al: The impact of mobility limitations on health outcomes among older adults, *Geriatr Nurs* 39(2):162–169, 2018.

National Institutes of Health (NIH): *NIH Research Matters - Physical activity may reduce depression symptoms*, 2019. https://www.nih.gov/news-events/nih-research-matters/physical-activity-helps-reduce-depression-symptoms. Accessed August 7, 2021.

Occupational Safety and Health Administration (OSHA): *Safe patient handling*, n.d.a. https://www.osha.gov/SLTC/healthcarefacilities/safepatienthandling.html. Accessed July 14, 2020.

Occupational Safety and Health Administration (OSHA): *Ergonomics*, n.d.b. https://www.osha.gov/SLTC/etools/hospital/hazards/ergo/ergo.html#residenthandling program. Accessed August 8, 2021.

Olinsky C, Norton CE: Implementation of a safe patient handling program in a multihospital health system from inception to sustainability, *Workplace Health Saf* 65(11):546–559, 2017.

Seidel BJ, et al: Contractures, 2020, PM & R Knowledge Now. https://now.aapmr.org/contractures/. Accessed August 16, 2021.

Stephens M, et al: Developing the tissue viability seating guidelines, *J Tissue Viability* 27(1):74–79, 2018.

The Joint Commission (TJC): *2021 National patient safety goals*, Oakbrook Terrace, IL, 2021, The Commission. https://www.jointcommission.org/en/standards/national-patient-safety-goals/. Accessed August 7, 2021.

The Joint Commission (TJC): Non-pharmacologic and non-opioid solutions for pain management, *Quick Safety* (44), 2018. https://www.jointcommission.org/-/media/tjc/documents/resources/painmanagement/qs_nonopioid_pain_mgmt_8_15_18_final1.pdf. Accessed August 8, 2021.

Tick H, et al: Evidence-based nonpharmacologic strategies for comprehensive pain care: the Consortium Pain Task Force white paper, *Explore (NY)* 14(3):177–211, 2018.

U.S. Bureau of Labor Statistics: *Monthly Labor Review - Occupational injuries and illnesses among registered nurses*, 2018. https://www.bls.gov/opub/mlr/2018/article/occupational-injuries-and-illnesses-among-registered-nurses.htm. Accessed August 7, 2021.

U.S. Department Veterans Affairs: *Safe patient handling app*, n.d. https://mobile.va.gov/app/safe-patient-handling. Accessed August 7, 2021.

Wald HL, et al: The case for mobility assessment in hospitalized older adults: American Geriatric Society white paper executive summary, *J Am Geriatr Soc* 67(1):11, 2019.

Weinberger J, Cipolle M: Mechanical prophylaxis for post-traumatic VTE: stockings and pumps, *Curr Trauma Rep* 2(1):35–41, 2016.

Winterton MT, Baldwin K: The neuro-orthopedic approach, *Phys Med Rehabil Clin N Am* 29(3):567–591, 2018.

Referências de pesquisa

Agency for Healthcare Research and Quality (AHRQ): *Preventing pressure ulcers in hospitals: a toolkit for improving quality of care*, 2014. https://www.ahrq.gov/patient-safety/settings/hospital/resource/pressureulcer/tool/index.html. Accessed August 1, 2021.

American Society of Hematology (ASH): *Clinicians: ASH clinical practice guidelines on venous thromboembolism*, 2021. https://www.hematology.org/education/clinicians/guidelines-and-quality-care/clinical-practice-guidelines/venous-thromboembolism-guidelines. Accessed August 16, 2021.

Anderson D, et al: American Society of Hematology 2019 guidelines for management of venous thromboembolism: prevention of venous thromboembolism in surgical hospitalized patients, *Blood Adv* 3(23):3898–3944, 2019.

Bahloul M, et al: Impact of prone position on outcomes of COVID-19 patients with spontaneous breathing, *Acute Crit Care* 36:208–214, 2021, doi:10.4266/acc.2021.00500.

Berlowitz D: *Prevention of pressure-induced skin and soft tissue injury*, 2020, UpToDate. https://www.uptodate.com/contents/clinical-staging-and-management-of-pressure-induced-skin-and-soft-tissue-injury. Accessed August 1, 2021.

Capri T, et al: The TCTRS Project: a holistic approach for telerehabilitation in Rett syndrome, *Electronics* 9(3):491, 2020.

Chase JD, et al: Identifying factors associated with mobility decline among hospitalized older adults, *Clin Nurs Res* 27(1):81–104, 2018.

Fang Y, et al: Patient and family member factors influencing outcomes of poststroke inpatient rehabilitation, *Arch Phys Med Rehabil* 98(2):249-255.e2, 2017.

Francis J, Young G: *Diagnosis of delirium and confusional states*, 2020, UpToDate. https://www.uptodate.com/contents/diagnosis-of-delirium-and-confusional-states. Accessed August 7, 2021.

Hallford DJ, et al: The association between anxiety and falls: a meta-analysis, *J Gerontol B Psychol Sci Soc Sci* 72(5):729–741, 2017.

Heflin M: *Geriatric health maintenance*, 2021, UpToDate. https://www.uptodate.com/contents/geriatric-health-maintenance. Accessed August 1, 2021.

Kanaskie ML, Snyder C: Nurses and nursing assistants decision-making regarding use of safe patient handling and mobility technology: a qualitative study, *Appl Nurs Res* 39:141–147, 2018.

Klein LM, et al: Increasing patient mobility through an individualized goal-centered hospital mobility program: a quasi-experimental quality improvement project, *Nurs Outlook* 66(3):254–262, 2018.

Kramer A, et al: How to prevent the detrimental effects of two months of bed-rest on muscle, bone and cardiovascular system: an RCT, *Sci Rep* 7:13177, 2017.

Krupp A, et al: A systematic review evaluating the role of nurses and processes for delivering early mobility interventions in the intensive care unit, *Intensive Crit Care Nurs* 47:30–38, 2018.

Lafrenière S, et al: Strategies used by older patients to prevent functional decline during hospitalization, *Clin Nurs Res* 26(1):6–26, 2017.

Lip GYH, Hull RD: *Overview of the treatment of lower extremity deep vein thrombosis (DVT)*, 2021, UpToDate. https://www.uptodate.com/contents/overview-of-the-treatment-of-lower-extremity-deep-vein-thrombosis-dvt. Accessed August 7, 2021.

Mattison M: *Hospital management of older adults*, 2021, UpToDate. https://www.uptodate.com/contents/hospital-management-of-older-adults/print. Accessed August 1, 2021.

Meyers T: Prevention of heel pressure injuries and plantar flexion contractures with use of a heel protector in high-risk neurotrauma, medical, and surgical intensive care units: a randomized controlled trial, *J Wound Ostomy Continence Nurs* 44(5):429, 2017.

Modi S, et al: Wells criteria for DVT is a reliable clinical tool to assess the risk of deep venous thrombosis in trauma patients, *World J Emerg Surg* 11:24, 2016.

Nelson A, Baptiste AS: Evidence-based practices for safe patient handling and movement, *Orthop Nurs* 25(6):366, 2006.

Noble NL, Sweeney NL: Barriers to the use of assistive devices in patient handling, *Workplace Health Saf* 66(1):41–48, 2018.

Odgaard L, et al: Nursing sensitive outcomes after severe traumatic brain injury: a nationwide study, *J Neurosci Nurs* 50(3):149–156, 2018.

Saal S, et al: Interventions for the prevention and treatment of disability due to acquired joint contractures in older people: a systematic review, *Age and Ageing* 46(3):373–382, 2017.

Shen J, et al: Comparison of the Wells score with the revised Geneva score for assessing suspected pulmonary embolism: a systematic review and meta-analysis, *J Thromb Thrombolysis* 41(3):482–492, 2016.

Teeple E, et al: Outcomes of safe patient handling and mobilization programs: a meta-analysis, *Work* 58(2):173–184, 2017.

Thompson BT, et al: *Clinical presentation, evaluation, and diagnosis of the nonpregnant adult with suspected acute pulmonary embolism*, 2021, UpToDate. https://www.uptodate.com/contents/clinical-presentation-evaluation-and-diagnosis-of-the-nonpregnant-adult-with-suspected-acute-pulmonary-embolism?topicRef=8253&source=see_link. Accessed August 16, 2021.

Wells PS, et al: Use of a clinical model for safe management of patients with suspected pulmonary embolism, *Ann Intern Med* 1998;129:997–1005. doi:10.7326/0003-4819-129-12-199812150-00002.

Yuan P, et al: Vestibular brain changes within 70 days of head down bed rest, *Hum Brain Mapp* 39(7):2753–2763, 2018.

Zhang DZ, et al: Effect of intermittent pneumatic compression on preventing deep vein thrombosis among stroke patients: a systematic review and meta-analysis, *Worldviews Evid Based Nurs* 15(3):189–196, 2018.

40

Higiene

Objetivos

- Descrever os fatores que influenciam as práticas de higiene pessoal
- Discutir como o enfermeiro aplica o julgamento clínico ao avaliar os problemas de higiene dos pacientes
- Avaliar todas as necessidades de higiene do paciente
- Discutir as condições que colocam os pacientes em risco de integridade de pele prejudicada
- Discutir os fatores que influenciam a condição das unhas e dos pés
- Explicar a importância dos cuidados com os pés ao paciente com diabetes melito
- Discutir as condições que colocam os pacientes em risco de integridade da membrana mucosa oral prejudicada
- Resumir os problemas comuns de cabelo e couro cabeludo e suas respectivas intervenções
- Explicar como os cuidados de higiene em pacientes idosos diferem dos cuidados em pacientes mais jovens
- Explicar como o julgamento clínico é usado para implementar intervenções centradas no paciente para manter o conforto e a segurança do paciente durante os cuidados de higiene
- Discutir como adaptar os cuidados de higiene em um paciente com deficiência cognitiva
- Demonstrar procedimentos de higiene para cuidado da pele, períneo, pés e unhas, boca, olhos, orelhas e nariz.

Termos-chave

Alopecia
Banho completo no leito
Banho parcial no leito
Cáries dentárias
Cerume
Cuidados íntimos
Edêntulo
Effleurage
Estomatite
Gengivite
Glossite
Halitose
Maceração
Mucosite
Pediculose de cabeça
Queilite
Xerostomia

A sra. White tem 78 anos e é residente de um residencial para idosos. Ela foi internada no hospital para uma ressecção de cólon. Ela também tem artrite reumatoide, diabetes melito, hipertensão e um índice de massa corporal (IMC) de 40. A artrite resultou em dor crônica e deformidade nas mãos e joelhos. A dor e a deformidade articular deixaram limitada a sua capacidade de usar as mãos. Ela vive só, mas sua neta está estudando enfermagem e ofereceu-se para ajudar quando a avó voltar para sua residência. Jamie está no primeiro semestre do curso de enfermagem e foi designada a cuidar da sra. White.

A higiene pessoal influencia o conforto, a segurança e o bem-estar dos pacientes. A higiene inclui atividades de limpeza e asseio que mantêm a limpeza e a aparência pessoal do corpo. Uma variedade de fatores pessoais, emocionais, sociais, econômicos, ambientais e culturais influencia as práticas de higiene. Como os cuidados de higiene requerem contato próximo com seus pacientes, utilize habilidades de comunicação (p. ex., ouvir, refletir, focar) para promover relacionamentos terapêuticos atenciosos (ver Capítulo 24). Ao realizar medidas de higiene, integre outras atividades de enfermagem. Por exemplo, realizar avaliações contínuas de pacientes ou intervenções como exercícios de amplitude de movimento (ADM), aplicação de curativos, observação de lesões por pressão ou inspeção e cuidado de pontos intravenosos (IV).

Pessoas saudáveis normalmente são capazes de atender às suas próprias necessidades de higiene. Contudo, debilitações físicas ou cognitivas e dificuldades emocionais geralmente fazem com que as pessoas precisem de algum grau de assistência com cuidados de higiene.

Em ambientes institucionais de saúde e de cuidados domiciliares, avalie a capacidade de cada paciente realizar cuidados de higiene por conta própria de acordo com as necessidades e preferências individuais. Pensamento crítico aplicado com julgamento clínico permite que você planeje e implemente um plano de cuidados de higiene centrado nos seus pacientes. Ao planejar e fazer adaptações nas intervenções e abordagens de higiene, sempre garanta a privacidade, demonstre respeito e promova a independência, segurança e conforto do paciente.

Base de conhecimento científico

Os cuidados adequados de higiene requerem conhecimento da anatomia e fisiologia da pele, unhas, cavidade oral, olhos, orelhas e nariz. A pele e as células mucosas realizam troca de oxigênio, nutrientes e fluidos com os vasos sanguíneos subjacentes. As células requerem nutrição, hidratação e circulação adequadas para resistir a ferimentos e doenças. Boas técnicas de higiene promovem estrutura e função normais desses tecidos.

Seu conhecimento de fisiopatologia o auxilia a realizar medidas preventivas de higiene. Por exemplo, você pode reconhecer estados patológicos que criam alterações no sistema tegumentar, cavidade oral e órgãos sensoriais. Diabetes melito geralmente resulta em alterações vasculares crônicas que prejudicam a cicatrização da pele e mucosas. Nos estágios iniciais da síndrome da imunodeficiência adquirida (AIDS), infecções fúngicas da cavidade oral são comuns.

Paralisia do nervo trigêmeo (nervo craniano V) elimina o reflexo de piscar, causando risco de ressecamento de córnea. Na presença de condições como essas, use seu julgamento clínico para fazer adaptações das práticas de higiene com o intuito de minimizar lesões. Ao implementar higiene, é importante que você use seu tempo com os pacientes como uma oportunidade adicional de avaliar e identificar completamente anormalidades de pele e musculoesqueléticas e qualquer déficit de autocuidado relacionado à higiene. Consequentemente, você terá informações suficientes para estabelecer um plano de cuidados e individualizar as intervenções de higiene indicadas para prevenir mais lesões nos tecidos sensíveis.

Pele

A pele tem diversas funções, incluindo proteção, secreção, excreção, regulação da temperatura corporal e sensação cutânea (Tabela 40.1). As camadas da pele incluem a epiderme, a derme e o tecido subcutâneo (também conhecido como *hipoderme*), o qual compartilha algumas das funções protetoras da pele.

A epiderme (camada mais externa) protege os tecidos subjacentes da perda hídrica e de ferimentos, previne a entrada de microrganismos que produzem doenças e gera novas células para repor as células mortas que são continuamente eliminadas da superfície da pele. Bactérias (flora normal) comumente residem na epiderme externa. A flora normal residente não causa doenças; ao contrário, inibe a multiplicação de microrganismos que causam doenças (ver Capítulo 28).

Feixes de colágeno e fibras elásticas formam a derme mais espessa que serve de base e sustentação para a epiderme. Fibras nervosas, vasos sanguíneos, glândulas sudoríparas e folículos pilosos correm através das camadas da derme. Glândulas sebáceas secretam uma substância gordurosa, um fluido oleoso e odorífero, nos folículos pilosos. Essa substância amacia, lubrifica e retarda a perda hídrica da pele quando a umidade está baixa. O mais importante é que ela tem ação bactericida.

O tecido subcutâneo age como isolante térmico, ajuda as camadas superiores da pele a suportar estresses e pressão, e fixa a pele livremente às estruturas subjacentes, como os músculos. A camada de tecido subcutâneo contém vasos sanguíneos, tecido linfático e tecido conjuntivo frouxo, preenchido por células de gordura. Existe pouco tecido subcutâneo sob a mucosa oral.

A pele geralmente reflete uma mudança na condição física por meio de alterações de cor, espessura, textura, turgor, temperatura e hidratação (ver Capítulo 30). Se a pele permanecer intacta e saudável, sua função fisiológica continua ideal. Práticas de higiene frequentemente influenciam a condição da pele e podem ter efeitos benéficos e negativos na pele. Por exemplo, banhos frequentes demais e uso de água quente levam, muitas vezes, ao ressecamento, à descamação e à perda de óleos protetores da pele.

Pés, mãos e unhas

Os pés, as mãos e as unhas geralmente requerem atenção especial para a prevenção de infecções, odores e ferimentos. A condição das mãos e dos pés de um paciente influencia a capacidade de realizar cuidados de higiene. Sem a capacidade de sustentar peso, deambular ou manipular as mãos, o paciente encontra-se em risco de perder sua capacidade de autocuidado.

A mão é capaz de uma enorme variedade de destrezas devido ao movimento entre o polegar e os dedos. Qualquer condição (p. ex., artrite, esclerose múltipla, ferimento traumático de mão) que interfira no movimento da mão (p. ex., dor superficial ou profunda ou inflamação articular) prejudica as capacidades de autocuidado dos pacientes. Dor no pé geralmente muda a marcha do paciente, causando tensões em diferentes articulações e grupos musculares. Desconforto ao ficar em pé ou andar limita as capacidades de autocuidado.

Tabela 40.1 Função da pele e implicações para os cuidados.

Função/descrição	Implicações para os cuidados
Proteção A epiderme é uma camada relativamente impermeável que previne a entrada de microrganismos. Embora existam microrganismos na superfície da pele e nos folículos pilosos, o ressecamento relativo da superfície da pele inibe o crescimento de bactérias. A oleosidade remove as bactérias dos folículos pilosos. O pH ácido da pele retarda ainda mais o crescimento de bactérias	O enfraquecimento da epiderme ocorre quando sua superfície é arranhada ou removida (p. ex., pelo uso de lâminas secas, remoção de esparadrapos, técnicas incorretas de virar e posicionar pacientes) Ressecamento excessivo causa rachaduras e rupturas na pele e na mucosa que permitem a entrada de bactérias. Emolientes amaciam a pele e previnem a perda de umidade, e a hidratação da mucosa previne o ressecamento A exposição constante da pele à umidade causa maceração ou amolecimento, interrompendo a integridade dérmica e promovendo a formação de úlceras e crescimento de bactérias Mantenha os lençóis e as roupas secos O uso indevido de sabonetes, detergentes, cosméticos, desodorantes e depilatórios causa irritação química. Sabonetes alcalinos neutralizam a condição ácida protetora da pele. A limpeza da pele remove o excesso de óleo, suor, células mortas da pele e sujeira que promovem o crescimento de bactérias Minimize o atrito para evitar perda da camada córnea, o que aumenta o risco de lesões por pressão
Sensibilidade A pele contém órgãos sensoriais de toque, dor, calor, frio e pressão	Deixe a roupa de cama bem esticada para remover fontes de irritação mecânica Certifique-se de que a água do banho não seja nem quente nem fria demais
Regulação da temperatura Radiação, evaporação, condução e convecção controlam a temperatura corporal	Fatores que interferem na perda de calor alteram o controle da temperatura Roupas de cama ou camisolas molhadas aumentam a perda de calor. Excesso de cobertores ou cobertas conservam o calor e interferem na perda de calor por meio de radiação e condução Cobertas promovem conservação do calor
Excreção e secreção O suor promove perda de calor pela evaporação. A oleosidade lubrifica a pele e o cabelo	A transpiração e os óleos às vezes abrigam microrganismos O banho remove o excesso de secreções corporais, mas banhos em excesso causam ressecamento da pele

As unhas são tecidos epiteliais que crescem a partir da raiz do leito ungueal, localizadas na pele, no sulco ungueal, e encobertas por uma prega de pele chamada *cutícula*. Uma unha saudável normal é transparente, lisa e convexa, com um leito ungueal rosado e ponta branca translúcida. Nutrição inadequada e doenças causam alterações no formato, na espessura e na curvatura das unhas (ver Capítulo 30).

Cavidade oral

A cavidade oral consiste nos lábios que circundam a abertura da boca, as bochechas que se encontram ao longo das paredes laterais da cavidade, a língua e seus músculos e o palato duro e mole. A membrana mucosa, contínua com a pele, reveste a cavidade oral. O assoalho da boca e a superfície inferior da língua são ricamente alimentados por vasos sanguíneos. A mucosa oral normal é brilhosa e de cor rosada, macia, úmida, lisa e sem lesões. Ulcerações ou trauma frequentemente resultam em sangramento significativo. Várias glândulas, dentro e fora da cavidade oral, secretam saliva. A saliva limpa a boca, dissolve substâncias químicas dos alimentos para promover o paladar, umedece o alimento para facilitar a formação do bolo e contém enzimas. Medicações, exposição à radiação, desidratação e respiração pela boca podem prejudicar a secreção de saliva na boca, o que aumenta o risco de o paciente desenvolver **xerostomia**, ou boca seca.

Um dente normal consiste em coroa, no colo e na raiz. Dentes saudáveis podem ter uma série de tons de branco, são lisos, brilhantes e alinhados. A condição da cavidade oral reflete a saúde geral e indica necessidades de higiene oral (ver Capítulo 30).

Dificuldade para mastigar se desenvolve quando os tecidos gengivais adjacentes ficam inflamados ou infectados, ou quando se perdem dentes ou estes ficam moles. A higiene oral regular ajuda a prevenir a **gengivite** (inflamação das gengivas) e **cáries dentárias** (deterioração do dente produzida pela interação de alimentos com bactérias).

Cabelo

O crescimento, a distribuição e o padrão capilar indicam a condição geral de saúde de uma pessoa. Práticas especiais de cuidados com os cabelos se concentram no cuidado do couro cabeludo, axilas e regiões pubianas. Mudanças hormonais, alimentares, estresse emocional e físico, envelhecimento, infecção e algumas doenças afetam as características capilares. O fio de cabelo em si não é vivo e fatores fisiológicos não o afetam diretamente. No entanto, deficiências hormonais e de nutrientes no folículo piloso causam mudanças na cor ou condição do cabelo.

Olhos, orelhas e nariz

Ao realizar medidas de higiene, os olhos, orelhas e nariz requerem atenção especial por serem estruturas anatômicas sensíveis. Por exemplo, a córnea do olho contém diversas terminações nervosas sensíveis a irritantes, como sabonetes.

Os olhos secretam lágrimas, que contêm substâncias que limpam e lubrificam o olho e o protegem contra bactérias. Glândulas especializadas no canal auricular secretam cerume, que encarceram corpos estranhos e repelem insetos. O cerume se acumula e fica impactado em algumas pessoas. Pacientes com alterações em um ou mais sentidos geralmente precisam de ajuda para atender às suas necessidades de higiene. O Capítulo 30 descreve a estrutura e a função destes órgãos.

> **Pense nisso**
>
> Durante as aulas de anatomia e fisiologia, você aprendeu sobre a pele e as membranas mucosas. Pense no impacto do sol sobre a pele. Quais tipos de problemas de curto ou longo prazo podem ocorrer na pele exposta ao sol?

Base de conhecimento de enfermagem

Uma série de fatores influencia as preferências pessoais de higiene e a capacidade de manter sua prática. Como nenhum indivíduo realiza cuidados de higiene igual aos outros, você deve individualizar os cuidados com base nas avaliações obtidas sobre as práticas e preferências de higiene exclusivas do seu paciente. O cuidado individualizado de higiene requer conhecer o paciente e usar habilidades de comunicação terapêutica para promover um relacionamento terapêutico de confiança. Aproveite as oportunidades criadas durante o cuidado de higiene para avaliar as práticas de promoção de saúde do paciente, seu estado emocional e necessidades de educação em saúde para depois oferecer intervenções educativas. Esteja ciente de que mudanças de desenvolvimento também influenciam a necessidade e as preferências em relação aos tipos de cuidados de higiene.

Fatores que influenciam a higiene

Práticas sociais. Práticas sociais influenciam as preferências e práticas de higiene de uma pessoa, incluindo os tipos de produtos de higiene usados e a natureza e a frequência das práticas de cuidados pessoais. Pais e cuidadores realizam os cuidados de higiene em bebês e crianças pequenas. Os costumes da família desempenham um grande papel, durante a infância, na determinação das práticas de higiene como frequência e horário de banhos, e até mesmo se certas práticas de higiene, como escovar os dentes ou passar fio dental, são realizadas. Conforme a criança chega à adolescência, grupos de pares e a mídia influenciam as práticas de higiene, e a educação em saúde é importante. Por exemplo, a educação em saúde impacta as escolhas de meninas em relação à higiene menstrual (Kole et al., 2018). As meninas se tornam mais interessadas em sua aparência pessoal e começam a usar maquiagem. Na vida adulta, o envolvimento com amigos e colegas de trabalho define as expectativas das pessoas em relação à aparência pessoal. Algumas práticas de higiene das pessoas mudam devido a mudanças nas condições de vida e recursos disponíveis. Isto é comum em idosos com alterações no estado funcional e/ou que têm finanças limitadas, e em moradores de rua e pessoas que vivem em condição de pobreza.

Preferências pessoais. Os pacientes têm preferências individuais sobre como e quando realizar cuidados de higiene e asseio. Alguns pacientes preferem tomar uma ducha, enquanto outros preferem tomar banho de banheira. Os pacientes escolhem diferentes produtos de higiene e asseio de acordo com suas preferências pessoais. Conhecer as preferências pessoais e práticas culturais dos pacientes promove o cuidado individualizado (Boxe 40.1) (ver Capítulo 9). Ajude o paciente a desenvolver novas práticas de higiene quando indicado por uma doença ou condição. Por exemplo, você pode precisar ensinar um paciente com diabetes melito a cuidar adequadamente da higiene dos pés ou um paciente bariátrico a usar métodos adaptados de banho. Os cuidados de enfermagem seguros e efetivos centrados no paciente aumentam a satisfação, os desfechos de saúde e a adesão aos tratamentos do paciente, além de reduzir custos (Mason et al., 2019).

Imagem corporal. Imagem corporal é o conceito subjetivo que uma pessoa tem de seu próprio corpo, incluindo aparência física, estrutura ou função (ver Capítulo 33). A imagem corporal afeta a maneira pela qual as pessoas mantêm a higiene pessoal. Se um paciente mantém uma aparência social bem asseada, certifique-se de considerar os detalhes do asseio no planejamento dos cuidados e de consultar o paciente antes de tomar quaisquer decisões sobre como realizar medidas de higiene. Pacientes que têm uma aparência desgrenhada ou que parecem desinteressados em higiene às vezes precisam ser avaliados mais a fundo quanto à sua capacidade de participar das atividades de higiene diária ou ser educados em relação à sua importância.

Boxe 40.1 Aspectos culturais do cuidado

Práticas de higiene

É importante oferecer a seu paciente um plano culturalmente congruente de cuidados de higiene. Para muitos pacientes, a cultura influencia as práticas de higiene, por isso cuidados de higiene podem se tornar uma potencial fonte de conflitos e estresse no ambiente de prestação de cuidados (Marion et al., 2017). O cuidado centrado no paciente exige que o cuidado esteja alinhado aos valores, necessidades, práticas e expectativas dos pacientes, proporcionando cuidado equitativo, ético e baseado no respeito às origens culturais de cada paciente (Henderson et al., 2018). Ao cuidar da higiene de um paciente, esteja atento a outros fatores socioculturais como o nível de escolaridade e de desenvolvimento do paciente, a extensão de quaisquer deficiências físicas e a localização geográfica de sua residência.

Implicações para os cuidados centrados no paciente
- Mantenha a privacidade, principalmente para mulheres de culturas que valorizam o recato feminino, e permita que o atendimento seja realizado por cuidadores do mesmo gênero (Giger e Haddad, 2021)
- Colabore com líderes comunitários ao ministrar educação em saúde para uma comunidade diversificada (LaFleur et al., 2017)
- Permita que os familiares participem dos cuidados, se eles quiserem, adaptando a programação das atividades de higiene
- Esteja atento a práticas culturais que possam afetar os horários das atividades de higiene. Por exemplo, o banho precisa ocorrer antes ou depois das orações? Há alguma prática de higiene específica durante feriados religiosos (Giger e Haddad, 2021)?
- Reconheça que algumas culturas proíbem ou restringem o toque. Incorpore a conscientização de que pessoas de origens culturais diferentes têm preferências diferentes em relação ao espaço pessoal. Em alguns casos, o toque é considerado mágico e curativo; em outros, é visto como maligno ou causador de ansiedade (Giger e Haddad, 2021)
- Reconheça as práticas culturais referentes ao cabelo, e não corte o cabelo ou barbeie um paciente sem antes discutir o assunto com o paciente ou sua família (Bowen e O'Brien-Richardson, 2017; O'Brien-Richardson, 2019)
- Esteja ciente de que as práticas de uso de banheiro variam de acordo com a cultura (Giger e Haddad, 2021)
- Reconheça que diferentes culturas têm preferências em relação a água fria ou quente e seus efeitos na cura ou nas doenças (Morgan-Consoli e Unzueta, 2018)

Cirurgia, doença ou alteração do estado emocional ou funcional geralmente afetam a imagem corporal de um paciente. Desconforto e dor, estresse emocional e fadiga diminuem a capacidade ou desejo de realizar autocuidado de higiene e requerem esforço adicional para promover a higiene e o asseio.

Condição socioeconômica. Os recursos econômicos de uma pessoa influenciam o tipo e a extensão das práticas de higiene realizadas. Seja sensível em sua consideração de que a condição econômica do paciente influencia a capacidade de manter regularmente a higiene. O paciente pode não conseguir arcar com os suprimentos básicos desejados como desodorante, xampu e creme dental. O paciente pode precisar modificar o ambiente domiciliar acrescentando dispositivos de segurança como superfícies antiderrapantes e barras de apoio no banheiro para realizar o autocuidado higiênico com segurança. Quando os pacientes carecem de recursos socioeconômicos, torna-se difícil para eles participar e assumir papéis de responsabilidade nas atividades de promoção de saúde, como higiene básica.

Convicções sobre saúde e motivação. Saber sobre a importância da higiene e suas implicações para o bem-estar influencia as práticas de higiene. Contudo, o conhecimento isoladamente não é suficiente. A motivação também desempenha um papel fundamental nas práticas de higiene do paciente. Uma entrevista motivacional durante a avaliação pode ajudá-lo a identificar como o paciente percebe benefício na prática de higiene e a disposição dele para mudar seu comportamento (ver Capítulo 24). Adapte o que você aprendeu sobre a disposição do paciente em mudar na sua abordagem de educação em saúde. Dê informações direcionadas às questões relacionadas à saúde do próprio paciente que sejam relevantes para os comportamentos desejados de cuidados de higiene. As percepções do paciente sobre os benefícios dos cuidados de higiene e a suscetibilidade e a gravidade do desenvolvimento de um problema afetam a motivação para a mudança de comportamento. Por exemplo, os pacientes percebem que têm risco de desenvolver doença odontológica ou que doenças odontológicas são graves, e que escovação e uso do fio dental são medidas eficazes para reduzir esse risco? Quando eles reconhecem que há um risco e que podem tomar atitudes razoáveis em termos de custo-benefício sem consequências negativas, eles ficam mais propensos a ser receptivos na adoção comportamentos saudáveis (Gomes et al., 2020; Broadbent et al., 2016).

Variáveis culturais. Crenças culturais, práticas religiosas e valores pessoais influenciam os cuidados de higiene (Boxe 40.1). Pessoas de origens culturais diversas (p. ex., nível de escolaridade, preferência de gênero, localização geográfica) frequentemente seguem práticas diferentes de autocuidado (ver Capítulo 9). Por exemplo, manter a limpeza não tem a mesma importância para alguns grupos étnicos ou sociais que para outros (Giger e Haddad, 2027). Na América do Norte, muitos são felizes por poder tomar banho todos os dias e usar desodorante para prevenir odores corporais. No entanto, pessoas de alguns grupos socioeconômicos ou culturais não são sensíveis a odores corporais, preferem se banhar com menos frequência, e não usam desodorante. Evite expressar desaprovação ou forçar mudanças nas práticas de higiene a menos que essas práticas afetem a saúde do paciente. Nessas situações, seja cauteloso, dê informações e permita escolhas.

Fase do desenvolvimento. O processo normal de envelhecimento afeta a condição dos tecidos e estruturas do corpo. Use seu conhecimento sobre mudanças físicas e psicossociais do desenvolvimento durante a avaliação de seus pacientes e planeje, implemente e avalie os cuidados de higiene. A fase de desenvolvimento em que o paciente se encontra afeta a capacidade de a pessoa realizar cuidados de higiene e o tipo de cuidado necessário.

Pele. A pele de um recém-nascido é relativamente imatura no nascimento. A epiderme e a derme estão unidas livremente, e a pele é muito fina. Atrito sobre as camadas da pele causa hematomas. Manipule recém-nascidos cuidadosamente durante o banho. Qualquer rompimento na pele resulta facilmente em infecção.

As camadas da pele de uma criança pequena ficam mais firmemente unidas. Sendo assim, a criança tem mais resistência a infecções e irritabilidade cutâneas. Contudo, pela maior atividade de brincadeiras e ausência de hábitos estabelecidos de higiene da criança, pais e cuidadores precisam realizar todas as medidas de higiene e ensinar bons hábitos.

Durante a adolescência, o crescimento e a maturação do sistema tegumentar aumentam. Nas meninas, a secreção de estrogênio faz com que a pele fique macia, lisa e mais espessa com o aumento da vascularização. Nos meninos, os hormônios masculinos produzem o aumento da espessura da pele, com um pouco de escurecimento. As glândulas sebáceas se tornam mais ativas, predispondo os adolescentes à acne (ou seja, inflamação ativa das glândulas sebáceas acompanhada de espinhas).

As glândulas sudoríparas se tornam totalmente funcionais durante a puberdade. Os adolescentes normalmente começam a usar antitranspirantes. O aumento da frequência de banhos e uso de xampu também se torna necessário para reduzir os odores corporais e eliminar a oleosidade do cabelo.

A condição da pele do adulto depende de práticas de banho e exposição a irritantes ambientais. Normalmente, a pele é elástica, bem hidratada, firme e lisa. Quando um adulto toma banhos frequentes ou é exposto a um ambiente de baixa umidade, a pele fica seca e escamosa. Com o envelhecimento, a taxa de reposição de células epidérmicas desacelera, a pele afina e perde sua resiliência. A pele perde umidade, elevando o risco de hematomas e outros tipos de ferimentos. À medida que a produção de substâncias lubrificantes pelas glândulas da pele diminui, ela fica ressecada e com prurido (Touhy e Jett, 2021). Essas alterações merecem atenção durante o banho, mudança de posição e reposicionamento de idosos. Banhos demasiadamente frequentes e banhos com água quente ou sabonetes agressivos fazem com que a pele fique excessivamente seca (American Academy of Dermatology, 2020).

Pés e unhas. A saúde dos pés é um componente essencial para a mobilidade, saúde e bem-estar geral de uma pessoa. Com o envelhecimento e exposição contínua ao trauma de andar e sustentar peso, o paciente fica mais propenso a desenvolver problemas crônicos nos pés, intensificados em decorrência de cuidados insatisfatórios dos pés, uso de sapatos que não calçam direito, anormalidades locais e doenças sistêmicas (Sibbald et al., 2019; Persaud et al., 2018). Por exemplo, neuroma de Morton, uma condição comum em mulheres de meia-idade, afeta a qualidade de vida relacionada à saúde por causar queimação, dormência e dor nos pés mediante sustentação do peso (Park et al., 2018).

Idosos nem sempre têm a força, flexibilidade, acuidade visual ou destreza manual para cuidar de seus pés e unhas. Problemas nos pés podem ser negligenciados e afetar o conforto, a mobilidade e a qualidade de vida do paciente. Idosos frequentemente se queixam de dor nos pés e esta dor dá origem a quedas. Modificações nos calçados usados podem reduzir esse risco e aumentar o conforto e a segurança da mobilidade (Halton e Rome, 2019). Pés secos são resultado da diminuição da secreção das glândulas sebáceas e desidratação das células da epiderme. Além da dor, outros problemas comuns dos pés que afetam idosos incluem verrugas, calos, joanetes, dedos em martelo, maceração entre os dedos e infecções fúngicas (Arthritis Foundation, 2017).

Boca. Perto dos 6 a 8 meses, os dentes dos bebês começam a irromper. Os primeiros dentes permanentes (secundários) irrompem aproximadamente aos 6 anos (Hockenberry et al., 2019). A partir da adolescência, quando todos os dentes já nasceram, até meados da fase adulta os dentes e gengivas permanecem saudáveis se a pessoa seguir padrões de alimentação saudável e de cuidados com os dentes. Evitar carboidratos fermentáveis e doces grudentos ajuda a manter os dentes livres de cáries. Além disso, escovação regular (2 vezes/dia) e uso de fio dental reduzem as cáries e as doenças periodontais.

Conforme a pessoa envelhece, diversos fatores resultam em saúde oral insatisfatória, incluindo mudanças na boca relacionadas à idade, alterações resultantes de doenças crônicas como diabetes melito, incapacidades físicas envolvendo o movimento de preensão manual ou a força das mãos que afetam a capacidade de realizar cuidados orais, falta de atenção aos cuidados orais e medicações que causam efeitos colaterais orais. As gengivas perdem vascularização e elasticidade do tecido, o que faz com que próteses não se encaixem corretamente.

Cabelo. Ao longo da vida, mudanças no crescimento, distribuição e condição do cabelo influenciam sua higiene. Conforme os meninos chegam à adolescência, barbear-se se torna parte da rotina de asseio. Meninas que chegam à puberdade geralmente começam a depilar as pernas e axilas. Com o envelhecimento, à medida que o cabelo vai afinando e ficando mais seco, lavar os cabelos com xampu acaba acontecendo com menos frequência.

Olhos, orelhas e nariz. Mudanças na audição, visão e olfato podem ocorrer ao longo da vida (ver Capítulo 49). Alterações na função sensorial geralmente requerem modificações nos hábitos de higiene. A higiene de estruturas sensoriais deve ser realizada de forma a prevenir ferimentos nos tecidos sensíveis, como na córnea do olho e no canal da orelha interna.

Condição física. Pacientes com certos tipos de limitações funcionais ou incapacidades associadas a doenças e lesões não dispõem de energia física e/ou destreza para realizar autocuidado de higiene com segurança. Uma preensão fraca resultante de atrite, acidente vascular encefálico (AVE) ou distúrbios musculares dificulta ou torna ineficaz o uso de uma escova de dente, toalha de rosto ou secador de cabelo.

Jamie dedicou um tempo para estudar sobre artrite reumatoide e o impacto da doença no estilo de vida e independência da pessoa. A sra. White tem artrite reumatoide e quando Jamie analisa seu prontuário nota que ela apresenta alterações físicas nos braços e nas mãos que resultam em dor e redução da destreza. Jamie sabe que essas alterações afetam a capacidade da sra. White realizar de forma independente sua higiene pessoal. Jamie também observa que ela quer voltar ao seu apartamento no residencial de idosos.

Déficits sensoriais alteram a capacidade de o paciente se cuidar. Entretanto, a diminuição da sensibilidade também coloca um paciente em risco de lesões por pressão ou térmicas. Segurança é prioridade para um paciente com déficit sensorial. Por exemplo, um paciente com parestesia, que não consegue sentir que a água do banho está quente demais, pode sofrer uma queimadura durante o banho.

Doenças crônicas, como doenças cardíacas, pulmonares e neurológicas, câncer e algumas doenças mentais geralmente exaurem ou incapacitam os pacientes. Pacientes que ficam cansados ou com falta de ar às vezes precisam receber cuidados de higiene abrangentes. Inclua períodos de descanso durante o cuidado para permitir que os pacientes que sentem cansaço tenham a oportunidade de participar de seus cuidados. Dor geralmente acompanha doenças e lesões, limitando a capacidade dos pacientes de tolerar atividades de higiene e asseio ou de realizar o autocuidado. Dor frequentemente limita a ADM resultando no uso prejudicado dos braços ou mãos ou na limitação da habilidade de se movimentar no ambiente, prejudicando a capacidade de realizar o autocuidado. Quando possível, administre um analgésico para dor 30 minutos antes dos cuidados de higiene. No entanto, esteja ciente de que sedação e sonolência associadas a analgésicos usados para controle da dor também podem limitar a capacidade de o paciente participar do cuidado com segurança.

Mobilidade limitada causada por uma série de fatores (p. ex., obesidade, lesões físicas, fraqueza, cirurgia, dor, inatividade prolongada, efeito de medicação e presença de dispositivos médicos [p. ex., sondas fixas, sonda de alimentação ou linha IV]) diminui a capacidade de o paciente realizar atividades de autocuidado higiênico com segurança. Os cuidados individualizados consideram a capacidade de o paciente se cuidar, a quantidade de assistência necessária e a necessidade de dispositivos auxiliares e de segurança para facilitar o cuidado seguro de higiene.

Deficiências cognitivas agudas e crônicas resultantes de condições como AVE, lesão cerebral, psicoses e demência geralmente resultam em incapacidade de realizar o autocuidado de forma independente. Pacientes com demência geralmente se esquecem de cumprir com suas necessidades básicas de higiene. Quando pessoas com deficiências cognitivas não são conscientes de suas necessidades de higiene e asseio ficam temerosas e agitadas durante os cuidados higiênicos, resultando em comportamento agressivo (Mendes, 2018). O cuidado seguro, efetivo e centrado no paciente leva em consideração o efeito da deficiência cognitiva nos cuidados pessoais e realiza as devidas modificações (Scales et al., 2018).

Pensamento crítico

O atendimento de qualquer paciente que requeira cuidados completos de higiene é complexo. Um bom julgamento clínico requer pensamento crítico, síntese de conhecimento, experiência, fatores ambientais, atitudes de pensamento crítico e padrões intelectuais e profissionais. Julgamentos clínicos sólidos requerem que você considere a condição do paciente, preveja quaisquer riscos ou problemas, reúna dados detalhados de avaliação e, então, analise os dados para formar diagnósticos de enfermagem. O pensamento crítico permitirá que você tome as decisões clínicas necessárias para identificar um diagnóstico de enfermagem apropriado (Figura 40.1).

Integre o conhecimento de enfermagem com conhecimento de outras disciplinas. Por exemplo, um paciente com diabetes melito tem necessidades de cuidados especiais com as unhas e pés para prevenir ferimentos e infecções. Entender a fisiopatologia do diabetes melito e seus possíveis efeitos no estado de circulação periférica e sensorial de um paciente oferece a base de conhecimento científico necessária para implementar cuidados seguros e eficazes dos pés. Além disso, integre conhecimentos sobre influências desenvolvimentais e culturais na identificação e no atendimento das necessidades de higiene.

Pense em experiências anteriores conforme você ajuda nos cuidados de higiene de seus pacientes. Você ajudou algum familiar ou outras pessoas próximas em suas práticas de higiene? Frequentemente, uma experiência clínica inicial envolve realizar ou auxiliar em procedimentos de cuidados de higiene de um paciente. Além disso, você pode ter tido uma experiência ao ajudar um colega a prestar cuidados de higiene a um paciente complicado.

Determine se há qualquer fator ambiental que possa impactar o cuidado do paciente. Por exemplo, o paciente tem um companheiro de quarto que tem necessidades complicadas de higiene? O paciente está em uma unidade agitada do hospital em que interrupções de outros profissionais da saúde afetam o cuidado? Identifique qualquer fator ambiental e, sempre que possível, incorpore-o na programação do cuidado.

Antes de realizar o histórico de enfermagem, revise o prontuário do paciente para checar a existência de novas informações – por exemplo, práticas específicas de cuidados com a pele, restrições de mobilidade, ou novos pedidos de equipamentos médicos, dispositivos de adaptação ou terapias. Evite conflitos de tempo. Por exemplo, determine se há necessidade de pessoal adicional para certas atividades de cuidado ou se terapias, equipamentos médicos ou dispositivos adicionais aumentam o tempo necessário para a realização de cuidados de higiene.

Fique atento ao impacto das atitudes de pensamento crítico no seu planejamento e implementação do cuidado. Por exemplo, pense com criatividade para ajudar os pacientes a se adaptarem às práticas existentes de higiene ou desenvolverem novas práticas quando doenças, perda de função ou diminuição da tolerância à atividade prejudicarem as capacidades de autocuidado. Procure não julgar e ser confiante ao prestar atendimento. Devido às variações nas condições físicas e nas práticas de higiene, você precisa abordar o cuidado com uma atitude de flexibilidade. Por exemplo, quando for cuidar de um

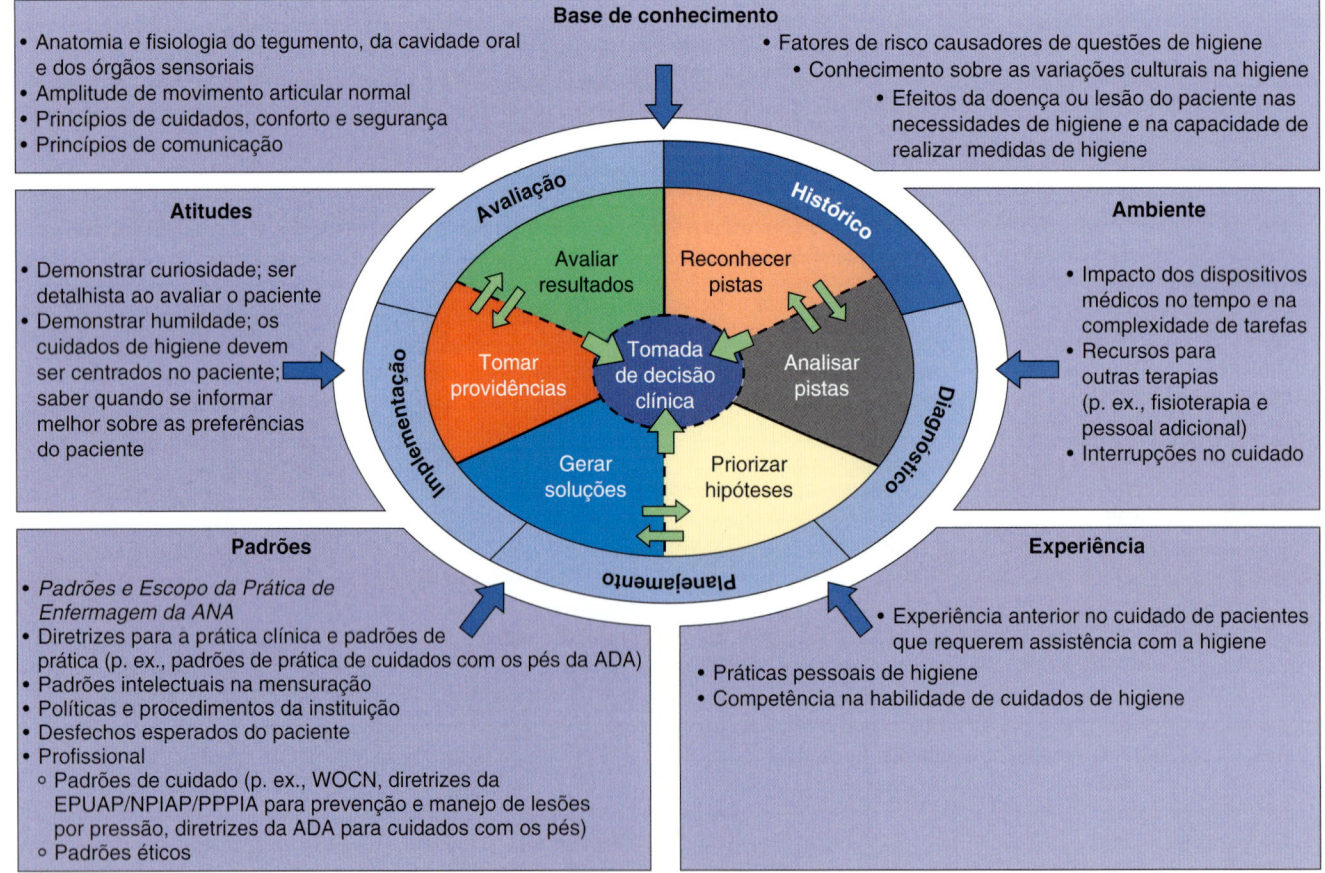

Figura 40.1 Modelo de pensamento crítico para avaliação da higiene. (Copyright de Modelo de Medida de Julgamento Clínico © NCSBN. Todos os direitos reservados.)

paciente com tolerância à atividade reduzida, busque o equilíbrio entre as atividades e planeje períodos de descanso durante o banho e outras medidas de higiene.

Finalmente, baseie-se em padrões profissionais, como os de cuidados com a pele e os pés de grupos de especialidades (p. ex., a Wound Ostomy and Continence Nurses Society [WOCN] e a American Diabetes Association [ADA]), e padrões éticos para planejar os cuidados de atendimento às necessidades de higiene do paciente. À medida que você adquire mais experiência e conhecimento, seu conforto e *expertise* em atender às necessidades individualizadas de higiene de seus pacientes aumentam.

> **Pense nisso**
>
> Você sabe que as pessoas e culturas diferem em seus tipos de frequências de práticas de higiene. Pense em como você poderia eliminar seus próprios vieses pessoais de modo possa proporcionar cuidados de higiene mais centrados no paciente em ocasiões futuras.

Processo de enfermagem

Aplique o processo de enfermagem e use uma abordagem de pensamento crítico ao identificar as necessidades de seus pacientes e planeje cuidados individualizados. O processo de enfermagem oferece uma abordagem de tomada de decisão clínica para que você desenvolva e implemente um plano individualizado de cuidado.

❖ Histórico de enfermagem

Durante a realização do histórico, use pensamento crítico para fazer julgamentos clínicos que apliquem o conhecimento sobre o conforto e a privacidade do paciente, fatores de risco iniciais de integridade da pele ou da mucosa oral prejudicadas, e o impacto da circulação prejudicada na integridade da pele e das unhas. Analise suas experiências anteriores para determinar como avaliar completamente seu paciente em relação às preferências de higiene individuais. Inclua informações de práticas de higiene pessoal e experiências profissionais, e colabore com seu paciente. Práticas de higiene são pessoais e privativas e seu paciente deve ser tranquilizado de que você manterá sua privacidade. Analise criticamente seus achados para garantir que você tome decisões clínicas centradas no paciente necessárias para a segurança e efetividade da higiene. Inclua uma revisão das medicações do paciente, história clínica e de cirurgia, e fatores de risco específicos que ele apresente.

A avaliação do estado de higiene de um paciente e de suas habilidades de autocuidado requer que você elabore um histórico de enfermagem e realize uma avaliação física (ver Capítulo 30). Você não avalia rotineiramente todas as regiões do corpo antes de realizar medidas de higiene. Contudo, conduza um rápido histórico para determinar áreas prioritárias (p. ex., paciente diabético com úlceras nos pés, dobras da pele de um paciente obeso, condição da pele de um paciente imobilizado) para ajudá-lo a planejar os cuidados relevantes e individualizados. A avaliação da capacidade de o paciente realizar autocuidado de higiene ajuda você a decidir o tipo e a quantidade de cuidado de higiene que deve ser oferecido e o quanto o paciente pode ser encorajado a participar dos cuidados.

Pelo olhar do paciente. Como os pacientes têm expectativas diferentes, você precisa evitar considerar a realização de práticas de higiene pessoal como simples rotina. Elabore um histórico de enfermagem que não apenas contemple as preferências e práticas pessoais, mas também aborde os costumes e crenças culturais e religiosas do paciente.

Explore o ponto de vista do paciente em relação aos cuidados de higiene perguntando sobre produtos de cuidados pessoais desejados e preferências como frequência, horário do dia e quantidade de assistência necessária. Também faça perguntas como "Para deixá-lo mais à vontade e ajudá-lo a se sentir em casa, como realizar melhor seu banho e cuidados pessoais?" Determine qual é a consciência do paciente sobre qualquer problema relacionado à higiene e seu conhecimento e capacidade de realizar suas próprias medidas de cuidados de higiene (Boxe 40.2). Informar-se sobre as expectativas do paciente e aplicá-las na prática promove a formação de um relacionamento atencioso. Individualizar completamente o cuidado de higiene demonstra seu respeito pelas necessidades dele. Conforme você vai entendendo o que o paciente espera, essas informações são incorporadas em um plano de cuidados.

Boxe 40.2 Questões do histórico de enfermagem

Práticas culturais e/ou religiosas
- Você tem alguma preferência em relação a banho, lavagem de cabelo, escovação dos dentes ou cuidados com seus pés?
- Você se sente à vontade com alguém ajudando você a tomar banho? Você prefere um cuidador do mesmo gênero que o seu?
- De que maneira posso lhe ajudar a tomar banho, cuidar da pele, dos cabelos e das unhas?

Tolerância às atividades de higiene
- Fale-me sobre qualquer sintoma como falta de ar, dor ou fadiga que você tenha experimentado durante o banho
- O que eu posso fazer para minimizar esses sintomas?
- Quais aspectos do banho, escovação dos dentes ou cuidados com os cabelos ou os pés causam desconforto ou fadiga?
- Há algum horário do dia em especial em que as atividades de higiene podem ser menos fatigantes?

Assistência com a higiene
- Você usa algum auxílio quando toma banho, como segurar em barras de segurança em seu chuveiro ou banheira?
- Quais partes do banho, escovação dos dentes e cuidados com os pés você consegue fazer sozinho? Em quais partes do cuidado de higiene você precisa de ajuda?

Cuidados com a pele
- Qual tipo de banho você prefere?
- Com que frequência e em que horário você normalmente toma banho?
- Você tem preferência por sabonete em barra ou líquido?
- Você notou alguma mudança ou irritação na pele?
- Você tem alguma alergia ou reação conhecida a sabonetes, cosméticos ou produtos para cuidados com a pele?

Cuidados orais
- Você sente qualquer dor na boca ou dor de dente? Você notou alguma ferida na sua boca? Suas gengivas sangram durante a escovação ou uso do fio dental?
- Você usa dentaduras ou próteses parciais?

Cuidados com os pés e as unhas
- Como você normalmente cuida de seus pés e unhas? Você deixa os pés de molho?
- Você lixa ou corta suas próprias unhas das mãos e dos pés?

Cuidados com os cabelos e couro cabeludo
- Você sentiu, recentemente, coceira no couro cabeludo ou percebeu descamações ou caspas?
- Você notou alguma mudança na textura ou espessura de seu cabelo?

Avaliação da capacidade de autocuidado. Avalie a capacidade física de um paciente realizar ou auxiliar no cuidado de higiene de forma segura e eficiente; inclua a avaliação da dor e das medidas para controle da dor, nível de fadiga, força muscular, flexibilidade, equilíbrio, acuidade visual e capacidade de detectar estímulos térmicos e táteis. Determine o estado mental de seu paciente, incluindo orientação e função cognitiva (ver Capítulo 30). Um paciente com função cognitiva prejudicada pode ser menos capaz de seguir orientações adicionais nos cuidados. Observe o paciente realizar seus próprios cuidados de higiene, anotando queixas ou manifestações físicas que sugiram intolerância à atividade. Avalie a frequência respiratória e o esforço, a cor da pele e a frequência de pulso. Faça perguntas para verificar se ele sente tontura, fraqueza ou fadiga. Para determinar a quantidade de assistência requerida pelo paciente, observe-o realizando atividades de cuidados como escovar os dentes ou pentear o cabelo (Figura 40.2). Pacientes que têm mobilidade e força limitadas nas extremidades superiores, visão reduzida, fadiga ou incapacidade de agarrar pequenos objetos requerem ajuda. Pacientes com dificuldades de destreza manual e função cognitiva são propensos a demonstrar deterioração da saúde física ou oral. Cuidados orais insatisfatórios aumentam o risco de pneumonia por aspiração em pacientes que estão se recuperando de um AVE ou nos que têm demência (Murray e Scholten, 2018). Observe também a presença de dispositivos médicos como sondas de alimentação, linhas IV ou cateteres urinários. Esses dispositivos requerem medidas especiais e mais complexas de higiene, além de mais tempo de cuidado.

Quando os pacientes têm limitações de autocuidado, os familiares cuidadores podem ajudar. Trabalhe com a família para elaborar o cuidado centrado no paciente. *A neta da sra. White manifestou o desejo de ajudar a avó quando ela voltar para sua residência. Jamie terá de envolver a neta em parte dos cuidados.* Determine como a família pode ajudar o paciente, com que frequência os membros da família podem prestar essa assistência e seus sentimentos em relação ao papel de cuidadores (Pinkert et al., 2018). Além disso, quando necessário, avalie o ambiente domiciliar e sua influência nas práticas de higiene do paciente. Há alguma barreira na casa que afete as habilidades de autocuidado do paciente (p. ex., torneiras apertadas demais para se ajustar facilmente, banheiras com laterais altas, banheiro pequeno demais para caber uma cadeira na frente da pia, ou ausência de um leito ajustável ou equipamento de adaptação disponível para auxiliar no banho)?

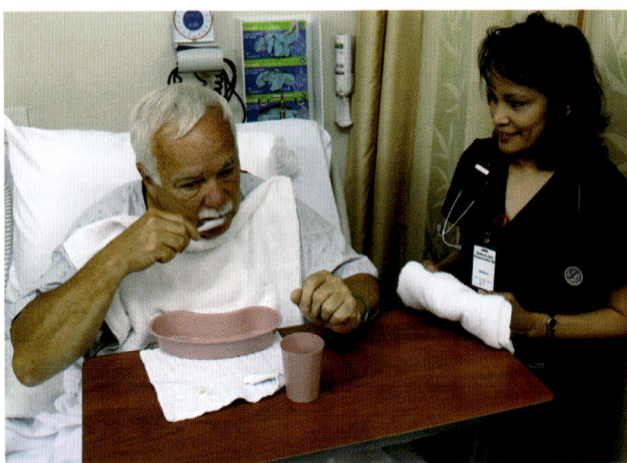

Figura 40.2 Enfermeira observando o paciente a escovar os dentes. Durante essa observação, ela pode determinar a quantidade de assistência de que o paciente necessita.

Fatores ambientais. Determine se há qualquer fator ambiental que possa impactar o cuidado do paciente e as práticas de higiene. Revise o prontuário do paciente para informações como novos pedidos de equipamentos médicos ou terapias. Evite conflitos de tempo determinando se há necessidade de pessoal adicional para certas atividades de cuidado ou se terapias, equipamentos médicos ou dispositivos adicionais aumentarão o tempo necessário para administrar a higiene.

Avaliação da pele. Realize uma avaliação da pele (ver Capítulo 30) observando cor, textura, espessura, turgor, temperatura e hidratação. Em uma pessoa saudável, a pele é lisa, morna e flexível, com bom turgor. Preste atenção especial à presença, à localização e à condição de quaisquer lesões. Observe se há ressecamento indicado por descamação, vermelhidão e rachaduras. Também inspecione cuidadosamente áreas da pele em contato com qualquer dispositivo médico pelo menos 1 vez/dia (p. ex., a pele sob uma cânula de oxigênio ou a mucosa nasal sob uma sonda endotraqueal ou de alimentação) (EPUAP/NPIAP/PPPIA, 2019a, 2019b; Fumarola et al., 2020) (ver Capítulo 48). Verifique se há edema sob esses pontos. Descobrir manifestações de problemas na pele influencia a forma de administrar cuidados de higiene e práticas de prevenção (Tabela 40.2).

Determine o nível de limpeza do paciente observando a aparência da pele e detectando odores corporais que possam indicar limpeza inadequada ou transpiração excessiva causada por febre ou dor. Inspecione superfícies cutâneas menos óbvias ou mais difíceis de alcançar, como sob os seios ou escroto, ao redor do períneo de pacientes do sexo feminino, ou na virilha quando há vermelhidão, umidade excessiva e sujidades ou resíduos. Separe as dobras da pele para observação e palpação. É importante manter essas áreas secas, principalmente em pacientes com sobrepeso. Uma leve aplicação de amido de milho pode ser usada para reduzir o atrito e absorver a umidade (Dial et al., 2018).

Fique atento às características dos problemas de pele que são mais influenciados por medidas de higiene. A pele está seca devido a banhos demais ou devido ao uso de água quente ou sabonete irritante? O paciente tem uma erupção cutânea causada por reação alérgica a um produto de cuidado com a pele? Certas condições colocam o paciente em risco de integridade de pele prejudicada (Tabela 40.3). Devido ao aumento do risco, fique especialmente atento ao avaliar pacientes com sensibilidade reduzida, circulação prejudicada, alterações de nutrição ou hidratação, secreções corporais, incontinência, cognição alterada, dispositivos médicos externos e mobilidade diminuída. Os pacientes podem não estar cientes dos problemas de pele por serem incapazes de sentir dor ou pressão, ou enxergar a pele em alguns locais (p. ex., nas costas ou nos pés). Avalie minuciosamente a pele sob dispositivos ortopédicos (calhas, talas, gessos) e embaixo de itens como meias antiembólicas e faixas. Avalie a condição e a limpeza das regiões do períneo e ânus durante os cuidados de higiene e quando o paciente necessitar de ajuda para ir ao banheiro. Quando houver contato prolongado com urina ou fezes, como em casos de diarreia ou incontinência, geralmente ocorre degradação da pele. A maioria das pessoas considera essas regiões como íntimas; portanto, seja sensível em sua abordagem (Touhy e Jett, 2021).

Ao cuidar de pacientes com pigmentação de pele preta, certifique-se de utilizar técnicas de avaliação e verificar as características cutâneas exclusivas a peles altamente pigmentadas (Ball et al., 2019). Várias condições de pele são mais comuns em pessoas de pele preta, incluindo certas dermatites atópicas, melanoma, vitiligo e hiperpigmentação (melasma) (Espinosa e Lio, 2019). Essas condições requerem abordagens especiais de cuidado com a pele. Também seja muito cuidadoso ao avaliar pacientes com a pele preta, os quais estão em risco de lesões por pressão (ver Capítulo 48).

Tabela 40.2 Problemas comuns de pele.

Características	Implicações	Intervenções
Pele seca Textura escamosa e áspera em áreas expostas como mãos, braços, pernas ou rosto	A pele infecciona se a camada epidérmica rachar	Reduza a frequência dos banhos e use água morna, não quente. Enxágue o corpo removendo todo o sabonete, pois os resíduos deixados na pele podem causar irritação e degradação Adicione umidade ao ar usando um umidificador de ambiente Aumente a ingestão de líquidos quando a pele estiver seca Use creme hidratante para auxiliar na cicatrização (o creme forma uma barreira de proteção e ajuda a manter a hidratação interna da pele) Use cremes para limpar peles secas ou alérgicas a sabonetes e detergentes
Acne Erupção inflamatória papulopustulosa da pele, normalmente envolvendo a ação bacteriana da substância sebácea; pode ser encontrada em rosto, pescoço, ombros e costas	O material infectado dentro da pústula se espalha caso a área seja espremida ou apertada. Pode resultar em cicatrizes permanentes	Lave bem os cabelos e a pele todos os dias com água morna e sabonete para remover oleosidades Use cosméticos com parcimônia. Cosméticos ou cremes oleosos se acumulam nos poros, piorando a condição Implemente restrições alimentares, se necessário (elimine da dieta alimentos que agravam a condição) Use antibióticos tópicos prescritos para formas graves de acne
Erupções cutâneas Erupções cutâneas que resultam da exposição exagerada ao sol ou umidade, ou de uma reação alérgica (baixas ou altas, localizadas ou sistêmicas, com coceira ou sem coceira)	Se a pele for coçada continuamente, podem ocorrer inflamação e infecção. Erupções também causam desconforto	Lave bem a área e aplique *spray* ou loção antisséptica para prevenir que o prurido continue e para auxiliar no processo de cicatrização. Aplique compressas mornas ou frias para aliviar a inflamação, se indicado
Dermatite de contato Inflamação da pele caracterizada pela manifestação abrupta de eritema, prurido, dor e surgimento de lesões escamosas e exsudativas (observadas em rosto, pescoço, mãos, antebraços e genitália)	Geralmente é difícil eliminar a dermatite, pois a pessoa normalmente está em contato contínuo com a substância causadora da reação cutânea. Na maior parte das vezes, é difícil identificar a substância	Evite os agentes causais (p. ex., adesivos, demaquilantes e sabonetes)
Abrasão Arranhões e escoriações da epiderme que resultam em sangramento localizado e posterior secreção de fluido seroso	Infecção ocorre facilmente devido à perda da camada protetora da pele	Remova joias e apare as unhas a fim de não arranhar o paciente durante os cuidados de higiene Lave as áreas que têm escoriações com sabonete neutro e água; seque bem e delicadamente Observe se os curativos ou ataduras estão úmidos pois isso aumenta o risco de infecção

Tabela 40.3 Fatores de risco para cuidados de higiene.

Riscos	Implicações para a higiene
Problemas orais	
Incapacidade de usar as extremidades superiores devido a paralisia, fraqueza ou restrição (p. ex., gesso, curativo)	O paciente não tem força ou destreza nas extremidades superiores para escovar os dentes (Harding et al., 2020)
Desidratação, incapacidade de ingerir líquidos ou alimentos pela boca (dieta zero)	Causa ressecamento excessivo e fragilidade da mucosa; aumenta o acúmulo de secreções na língua e nas gengivas
Presença de sondas nasogástricas ou de oxigênio; respirar pela boca	As sondas causam pressão, atrito e ressecamento da mucosa e/ou lábios

(continua)

Tabela 40.3 Fatores de risco para cuidados de higiene. (Continuação)

Riscos	Implicações para a higiene
Medicamentos quimioterápicos	Os medicamentos matam as células de reprodução rápida, incluindo células normais que revestem a cavidade oral. Úlceras e inflamação se desenvolvem
Pastilhas, balas para tosse, antiácidos e vitaminas mastigáveis livres de prescrição	Os medicamentos contêm grandes quantidades de açúcar. Seu uso repetido aumenta o conteúdo de açúcar ou ácidos na boca, causando cáries dentárias
Radioterapia em cabeça e pescoço	Reduz o fluxo salivar e baixa o pH da saliva; leva a estomatite e cáries dentárias (Harding et al., 2020)
Cirurgia na boca, trauma oral, colocação de via respiratória orofaríngea	Causam trauma na cavidade oral, com inchaço, ulcerações, inflamação e sangramento
Imunossupressão; coagulação sanguínea alterada	Predispõem a inflamação e sangramento nas gengivas
Diabetes melito	Os pacientes são propensos a ressecamento da boca, gengivite, doença periodontal e perda de dentes
Intubação endotraqueal com ventilação mecânica	Existe a possibilidade de pneumonia associada à ventilação (PAV). Gliconato de clorexidina (CHG) 0,12% utilizado nos cuidados orais foi apontado como um possível agente de prevenção do desenvolvimento de pneumonia associada à ventilação em pacientes muito doentes tratados em unidades de terapia intensiva, de acordo com um estudo de revisão (Zhao et al., 2020)
Diálise	Problemas orais comumente encontrados nesses pacientes incluem halitose, xerostomia (boca seca), gengivite, estomatite, cáries dentárias, perda de dentes e problemas mandibulares. Suas causas podem incluir deficiências de micronutrientes, níveis elevados de açúcar no sangue, artrite reumatoide, controle do peso e tabagismo (Chapple et al., 2017)
Deficiência cognitiva	Os pacientes são propensos a saúde oral deficiente e correm risco de desenvolver pneumonia por aspiração (Murray e Scholten, 2017)
Problemas de pele	
Imobilização	Partes dependentes do corpo são expostas à pressão pelas superfícies subjacentes. A incapacidade de virar-se ou mudar de posição aumenta o risco de lesões por pressão
Presença de dispositivos médicos externos (p. ex., gesso, contenção, máscara de oxigênio, sonda nasogástrica (ver Capítulo 48)	Dispositivos como gessos, vestes de contenção, ataduras, sondas e dispositivos ortopédicos exercem pressão ou atrito sobre a superfície da pele e aumentam o risco de lesões por pressão relacionadas a dispositivos médicos (LPRDM) (EPUAP/NPIAP/PPPIA, 2019a, b)
Presença de adesivos para fixar bolsas de estomia, curativos, linhas etc. (ver Capítulo 48)	Lesão de pele associada a adesivos médicos (LPAAM) é uma ocorrência na qual eritema e/ou outras manifestações de anormalidade cutânea (incluindo, porém não se limitando a, vesículas, bolhas, erosão ou laceração de pele) persistem por 30 min ou mais após a remoção de um dispositivo ou adesivo de fixação de dispositivo (Kelly-O'Flynn et al., 2020; Fumarola et al., 2020). Avalie se há LPAAM verificando a presença de descamações na pele, lacerações na pele, maceração, dermatite, inflamação e/ou queimaduras por adesivos. Essas lesões se desenvolvem mediante a remoção repetida de adesivos e aplicação de dispositivos, comuns ao redor de pontos de acesso intravenoso. É uma lesão de pele comumente negligenciada e subestimada
Paciente bariátrico	O paciente não consegue visualizar adequadamente a pele e mantê-la limpa e seca O excesso de tecido adiposo cria pressão pelo peso, falta de circulação de ar e aumento da umidade com pouca perfusão dos tecidos (Dial et al., 2018). Eleva o risco de lesões por pressão
Sensibilidade reduzida causada por acidente vascular encefálico, lesão medular, diabetes, danos nervosos locais	O paciente é incapaz de sentir ferimentos na pele, não recebe a transmissão normal dos impulsos nervosos quando da aplicação de calor ou frio excessivos, pressão, atrito ou irritantes químicos na pele. Eleva o risco de lesões por pressão
Cognição alterada resultante de demência, transtornos psicológicos ou delírio temporário	O paciente é incapaz de verbalizar necessidades de cuidados com a pele. Não percebe o efeito da pressão ou do contato prolongado com excreções ou secreções, necessitando de avaliação mais atenta
Ingestão limitada de proteínas ou calorias e hidratação reduzida (p. ex., febre, queimaduras, alterações gastrintestinais, dentaduras mal encaixadas)	Predispõem a síntese de tecidos prejudicada. A pele fica mais fina, menos elástica e mais suave com perda de tecido subcutâneo. O resultado é a cicatrização insatisfatória de feridas. Hidratação reduzida prejudica o turgor da pele

Tabela 40.3 Fatores de risco para cuidados de higiene. (Continuação)

Riscos	Implicações para a higiene
Secreções ou excreções excessivas na pele pela transpiração, urina, material fecal líquido e drenagem de feridas	Umidade é um meio para crescimento de bactérias; causa irritação local da pele, amolecimento de células epidérmicas e maceração da pele. Aumenta o risco para lesões por pressão
Insuficiência vascular	O suprimento de sangue arterial nos tecidos é inadequado, ou o retorno venoso é prejudicado, causando diminuição da circulação nas extremidades. Isquemia e degradação dos tecidos geralmente ocorrem. O risco de infecção é alto
Problemas nos pés	
O paciente é incapaz de dobrar o corpo ou tem acuidade visual reduzida	O paciente é incapaz de visualizar inteiramente a superfície de cada pé, prejudicando a capacidade de avaliar adequadamente a condição da pele e das unhas
Problemas nos olhos	
Destreza e coordenação manual reduzidas	Limitações físicas criam incapacidade de inserir e remover lentes de contato com segurança

Avaliação dos pés e unhas. Uma variedade de problemas comuns de pés e unhas pode ser causada por higiene inadequada e são quase sempre detectados durante os cuidados de higiene. Às vezes, os problemas resultam de abuso ou maus-tratos aos pés e mãos, como roer unhas, corte impróprio de unhas, exposição a substâncias químicas agressivas e sapatos que não calçam bem. Questione o paciente para determinar o tipo de calçado e as práticas habituais de cuidados com pés e unhas.

Examine todas as superfícies da pele dos pés, incluindo as áreas entre os dedos e sobre toda a sola do pé. Verifique se há trauma, calosidades, ulceração e deformidade dos pés e dedos, o que indica maior risco de úlceras do pé diabético (Woody, 2020). Sapatos que calçam mal geralmente irritam os calcanhares, solas e laterais dos pés. Inspecionar a presença de lesões nos pés inclui a observação de áreas de ressecamento, inflamação ou rachaduras (Chapman, 2017). Problemas crônicos de pés são comuns em idosos, que geralmente sofrem de ressecamento nos pés devido a diminuição da secreção das glândulas sebáceas, desidratação ou más condições dos calçados.

As pessoas geralmente não reconhecem problemas de pés ou unhas até que surja dor ou desconforto. Avalie os pacientes com doenças que afetam a circulação periférica e a sensibilidade quanto à adequação da circulação e à sensibilidade nos pés. Neuropatia diabética e circulação periférica diminuída colocam as pessoas com diabetes melito sob maior risco de desenvolver problemas nos pés. Inspeção diária e cuidados preventivos com os pés ajudam a manter os pés livres de úlceras (Chapman, 2017). Inspecione os sapatos do paciente e inspecione os pés em relação a áreas de bolhas ou abrasões devido a tipos ou formas inadequadas de calçados (Jeffcoate et al., 2018). Palpe os pulsos dorsal do pé e tibial posterior, e avalie se a sensibilidade a toque leve, formigamento e temperatura permanece inalterada (Ball et al., 2019).

Observe a marcha do paciente. Distúrbios dolorosos dos pés ou sensibilidade reduzida fazem com que o paciente manque ou tenha uma marcha não natural. Pergunte se o paciente sente desconforto nos pés e determine os fatores que agravam a dor. Problemas de pés às vezes resultam de alterações ósseas ou musculares ou de sapatos que calçam mal.

Inspecione a condição das unhas das mãos e dos pés, procurando por lesões, ressecamentos, inflamação ou rachaduras que estão geralmente associados a uma variedade de problemas comuns de pés e unhas (Tabela 40.4). A cutícula que envolve a unha pode crescer sobre esta e ficar inflamada se não for realizado o cuidado correto e periódico das unhas. Pergunte às mulheres se elas pintam as unhas e usam removedor de esmalte frequentemente, pois as substâncias químicas contidas nesses produtos causam ressecamento excessivo das unhas. Doenças modificam o formato e a curvatura das unhas (Ball et al., 2019). Lesões inflamatórias e fungos no leito ungueal causam unhas espessadas e calejadas que se separam do leito ungueal.

Avaliação da cavidade oral. A condição da cavidade oral reflete a saúde em geral e também indica necessidades de higiene oral. Inspecione todas as áreas da boca cuidadosamente quanto a coloração, hidratação, textura e lesões (ver Capítulo 30). Os pacientes frequentemente desenvolvem problemas orais como resultado de cuidados

Tabela 40.4 Problemas comuns dos pés e unhas.

Problema	Características	Implicações	Intervenções
Calos	Porção espessada da epiderme, consistindo em massa de células córneas queratinizadas; geralmente planos e indolores; encontrados na superfície inferior do pé ou na palma da mão; causado por atrito ou pressão local	Calos de pé geralmente causam desconforto quando são usados calçados apertados	Encaminhe o paciente ao podiatra; não deve tratar por conta própria. O uso de dispositivos ortóticos amortece e redistribui o peso para aliviar a pressão sobre os calos

(continua)

Tabela 40.4 Problemas comuns dos pés e unhas. (Continuação)

Problema	Características	Implicações	Intervenções
Cistos encravados De Weston WL, Lane AT: *Color textbook of pediatric dermatology*, ed 4, St Louis, 2007, Mosby	Queratose causada por atrito e pressão dos calçados; principalmente encontrados nos dedos dos pés, sobre proeminências ósseas; normalmente em forma de cone, arredondados e em relevo; calos com centro doloroso	O formato cônico comprime a derme subjacente, deixando-a fina e sensível. Sapatos apertados agravam a dor. O tecido adere ao osso se não for tratado. O paciente pode sofrer alteração na marcha devido à dor	Encaminhe o paciente ao podiatra. Evite o uso de protetores ovais de cistos encravados, que aumentam a pressão nos dedos Use sapatos frouxos e macios
Verrugas plantares De Zitelli BJ et al.: *Zitelli and Davis' Atlas of pediatric physical diagnosis*, ed 7, Philadelphia, 2018, Elsevier.	Lesão fúngica que se manifesta na sola dos pés; causadas por papilomavírus	As verrugas às vezes são contagiosas; são dolorosas e dificultam a ação de andar	Encaminhe o paciente ao podiatra
Pé de atleta (*tinea pedis*)	Infecção fúngica dos pés; descamação e rachaduras na pele entre os dedos e nas solas dos pés; surgem pequenas bolhas cheias de líquidos, aparentemente induzida por sapatos fechados (p. ex., tênis)	O pé de atleta pode se espalhar para outras partes do corpo, principalmente nas mãos. É contagioso e geralmente reincidente	Os pés devem ficar bem ventilados. Secar bem os pés após o banho e aplicar talco ajuda a prevenir infecção. Usar meias ou meias-calças limpas reduz a incidência. O médico pode prescrever a aplicação de griseofulvina, nitrato de miconazol ou tolnaftato
Unha encravada De Habif TP: *Clinical dermatology: a color guide to diagnosis and therapy*, ed 2, St Louis, 1990, Mosby	Unha do pé ou da mão que cresce para dentro, encravando-se no tecido mole ao redor da unha; resulta de corte incorreto das unhas, sapatos mal ajustados ou hereditariedade	Unhas encravadas causam inchaço e dor localizada na lateral da unha; algumas podem infeccionar	O tratamento é feito deixando frequentemente os pés de molho em solução antisséptica morna (exceção: pacientes com diabetes melito ou outras doenças vasculares, como doença de Buerger) e remoção de parte da unha que cresceu para dentro da pele. Ensine o paciente como cortar corretamente as unhas. Encaminhe ao podiatra
Paroniquia	Inflamação do tecido entre a dobra e a placa ungueal	A área às vezes fica infeccionada	O tratamento é feito com compressas mornas ou imersão do pé (exceção: *pacientes diabéticos*) e aplicação local de pomadas antibióticas. Paroniquia pode ser prevenida fazendo as unhas (manicure) cuidadosamente
Odores nos pés	Resultado do excesso de transpiração que promove o crescimento de microrganismos; higiene insatisfatória dos pés ou uso de calçados inadequados causam odores nos pés	O odor frequentemente deixa os pacientes envergonhados	Lavagem frequente, uso de desodorantes e talcos para os pés e calçados limpos previnem ou reduzem esse problema

orais inadequados ou doença (p. ex., malignidades orais), ou como efeito colateral de tratamentos como radioterapia e quimioterapia. Esses problemas incluem retração gengival, inflamação das gengivas (gengivite), língua saburrosa, **glossite** (inflamação na língua), manchas nos dentes (especialmente ao longo das margens da gengiva), **queilite** (lábios rachados), cáries dentárias, perda de dentes e **halitose** (hálito malcheiroso). Dor localizada e infecção comumente acompanham problemas orais.

Calce luvas de procedimento para palpar qualquer área dolorida ou lesão. Observe a limpeza e use o olfato para detectar halitose. Se você identificar qualquer problema oral, notifique o médico do paciente. A identificação precoce de práticas de higiene oral insatisfatórias e problemas orais comuns reduz o risco de doença periodontal e de cáries dentárias (USDHHS, 2020). Se um idoso se tornar **edêntulo** (ou seja, sem dentes) e usar dentaduras completas ou parciais, inclua uma avaliação das gengivas e do palato.

Avaliação dos cabelos. Avalie a condição dos cabelos e couro cabeludo do paciente antes de realizar cuidados com o cabelo. Os achados ajudam a determinar a frequência e o tipo de cuidado necessário. Você pode antecipar certos pacientes que possam requerer uma avaliação mais focal, como um paciente que sofreu traumatismo craniano ou um paciente em situação de rua incapaz de realizar higiene regular. Normalmente, os cabelos estão limpos, brilhosos e desembaraçados, e o couro cabeludo está livre de lesões. A Tabela 40.5 resume os problemas de cabelo e couro cabeludo como implicações e intervenções.

Observe a habilidade do paciente em cuidar do cabelo. A aparência e a sensação de bem-estar de uma pessoa estão relacionadas ao seu aspecto e sensibilidade. Doenças, deficiências e condições como artrite, fadiga, obesidade e presença de obstáculos físicos (p. ex., gesso ou acesso IV) alteram a capacidade de o paciente manter os cuidados diários dos cabelos.

Em ambientes de saúde comunitária e de cuidados domiciliares é especialmente importante inspecionar os cabelos em relação à presença de piolhos para que você possa proporcionar o tratamento higiênico

Tabela 40.5 Problemas dos cabelos e do couro cabeludo.

Características	Implicações	Intervenções
Caspa A descamação do couro cabeludo vem acompanhada de coceira. Em casos graves, observa-se caspa até nas sobrancelhas	Caspa causa constrangimento. Se entra nos olhos, geralmente resulta em conjuntivite	Lave regularmente com xampu medicinal. Em casos graves, consulte o médico
Carrapatos Pequenos parasitas cinza-amarronzados que se enterram na pele e sugam o sangue	Carrapatos podem transmitir doenças para as pessoas, incluindo febre maculosa das Montanhas Rochosas, tularemia e doença de Lyme	Use pinças de pontas finas para pegar o carrapato o mais perto da superfície da pele possível. Puxe para fora exercendo uma pressão constante e uniforme. Não torça ou arranque o carrapato; isto pode fazer com que o ferrão se desprenda e permaneça na pele. Se isto acontecer, remova os ferrões com pinças. Se você não conseguir remover o ferrão facilmente com pinças limpas, deixe assim até que a pele cicatrize. Depois de remover o carrapato, limpe bem as áreas das picadas e suas mãos esfregando-as com álcool e iodo ou sabão e água. Descarte carrapatos vivos colocando-os em um frasco com álcool, lacrando-o com fita adesiva ou jogando-o no vaso sanitário e dando descarga (CDC, 2019b) **Acompanhamento:** se você desenvolver erupções cutâneas ou febre várias semanas depois da remoção do carrapato, entre em contato com seu médico e informe ter sido picado por carrapato
Pediculose (piolho) *Pediculose da cabeça (piolho-da-cabeça)* O parasita reside no couro cabeludo, preso aos fios do cabelo. Seus ovos parecem partículas ovais semelhantes à caspa. As mordidas ou pústulas podem ser observadas atrás da orelha e na linha do cabelo	Piolhos-da-cabeça são difíceis de remover e se espalham para móveis e para outras pessoas se não houver tratamento. Eles não são vetores de doenças, não conseguem voar ou pular e são transportados por animais	Usando luvas, verifique todo o couro cabeludo usando um afastador de língua ou pente especial para piolhos. Use xampu medicinal para eliminar os piolhos. *Fique alerta para uso de produtos que contenham lindano, pois o ingrediente é tóxico e conhecido por causar reações adversas* (CDC, 2019a). Verifique se há lêndeas no cabelo e use um pente fino por 2 ou 3 dias até que todos os piolhos e lêndeas sejam removidos. Passe aspirador nas áreas infestadas da casa
Pediculose corporal (piolho-do-corpo) Os parasitas tendem a se agarrar nas roupas; sendo assim, nem sempre são fáceis de detectar. Piolhos-do-corpo sugam sangue e botam ovos nas roupas e nos móveis	O paciente se coça frequentemente. Os aranhões observados na pele infeccionam. Pontos hemorrágicos aparecem na pele onde os piolhos sugam sangue	Tome um bom banho de banheira ou chuveiro. Depois que a pele estiver seca, aplique a loção pediculicida recomendada. Após 12 a 24 h, tome outro banho. Embale as roupas e lençóis infectados até que possam ser lavados com água quente. Passe o aspirador de pó cuidadosamente nos cômodos da casa e jogue fora o saco do aspirador ao terminar
Pediculose pubiana (piolho-do-púbis; chato) Parasita encontrado nos pelos pubianos. Os piolhos-do-púbis têm uma coloração cinza-esbranquiçada e patas vermelhas	Os piolhos-do-púbis se espalham pelos lençóis, roupas ou móveis, ou para pessoas por meio de contato sexual	Depile a área afetada. Limpe da mesma forma que no caso de piolhos-do-corpo. Se o piolho-do-púbis tiver sido transmitido por contato sexual, notifique o parceiro
Queda de cabelo (alopecia) Alopecia ocorre em todas as raças. Segmentos de calvície se encontram na periferia da linha do cabelo. O cabelo fica frágil e quebradiço	Segmentos de crescimento irregular ou queda de cabelo alteram a aparência do paciente	Suspenda práticas de cuidados que danifiquem os cabelos (p. ex., desfiar o cabelo, usar pente-garfo, tranças muito apertadas, calor excessivo do secador)

adequado. Caso suspeite de **pediculose de cabeça** (piolho-da-cabeça), proteja-se contra autoinfestação por meio de higienização das mãos e uso de luvas e abaixadores de língua para inspecionar o cabelo do paciente.

Queda de cabelo (**alopecia**) resulta dos efeitos da quimioterapia, mudanças hormonais ou práticas de cuidados capilares impróprias. Alopecia geralmente se manifesta na forma de cabelos frágeis e quebradiços que progridem para segmentos de calvície. Se observada, certifique-se de questionar o paciente sobre práticas específicas de cuidados dos cabelos, principalmente quanto ao uso de produtos químicos e aplicação de calor durante o cuidado com o cabelo.

Avaliação dos olhos, orelhas e nariz. Examine a condição e a função dos olhos, orelhas e nariz (ver Capítulo 30). O olho saudável não tem inflamações ou secreções. A presença de vermelhidão indica conjuntivite alérgica ou infeciosa, que pode ser altamente contagiosa. A secreção do tipo crosta associada à conjuntivite facilmente se espalha de um olho para o outro. Use luvas de procedimento para examinar os olhos e higienize bem as mãos antes e depois do exame. Verifique se o paciente usa lentes de contato, principalmente se, ao ser internado na instituição de saúde, o paciente estiver desacordado ou confuso. Para determinar se o paciente está usando lentes de contato, posicione-se ao lado paciente e observe se há uma lente rígida ou gelatinosa sobre a córnea. Lentes de contato não detectadas causam lesão de córnea se permanecerem nos olhos por muito tempo.

A avaliação das estruturas externas da orelha inclui a inspeção do canal auricular e da orelha externa (ver Capítulo 30). Observe se há acúmulo de **cerume** (cera de ouvido) ou secreções no canal auricular e inflamação local. Questione os pacientes sobre sensibilidade à palpação ou sobre a presença de dor e pergunte como eles normalmente limpam as orelhas.

Inspecione as narinas para verificar sinais de inflamação, secreções, lesões, edema e deformidade (ver Capítulo 30). A mucosa nasal é normalmente rosada e clara, com pouca ou nenhuma secreção. Alergias causam coriza aquosa e transparente. Se os pacientes têm alguma forma de sonda no nariz (p. ex., nasogástrica), verifique se há edema, ulceração da pele, sensibilidade localizada, inflamação, secreções e sangramentos nos pontos de contato da sonda com as narinas. Também observe a superfície do nariz caso seja usado adesivo para manter qualquer linha no lugar.

Uso de auxílios sensoriais. Para os pacientes que usam óculos, lentes de contato, próteses oculares ou aparelhos auditivos, avalie o conhecimento e os métodos que utilizam para cuidado e peça que eles descrevam a abordagem normalmente utilizada nos cuidados de rotina (ver Capítulo 49). Quando possível, observe o paciente realizando o cuidado. Compare as informações obtidas do paciente às técnicas adequadas de cuidados desses dispositivos. Qualquer diferença entre a prática do paciente e a prática padrão oferece uma oportunidade para proporcionar educação em saúde.

Avaliação das práticas de cuidados de higiene. A avaliação das práticas de higiene revela as preferências do paciente em relação ao asseio. Por exemplo, o paciente gosta de arrumar o cabelo de determinado jeito ou de cortar as unhas de certa maneira. Quando o paciente tem uma deficiência física, geralmente são necessárias precauções especiais de segurança para arrumá-los. Por exemplo, ensine os pacientes com perda de sensibilidade a lixar as unhas em vez de cortá-las. Ao observar o paciente realizando cuidados de higiene, você consegue detectar quaisquer áreas que necessitam de educação ou assistência, ao mesmo tempo mantendo o nível máximo de independência do paciente.

Avaliação das influências culturais. Pergunte o que deixará o paciente mais confortável durante o banho ou outras medidas de higiene enquanto estiver recebendo cuidados de saúde. Como a higiene é muito pessoal, essa pergunta pode ajudar a revelar práticas culturais. Talvez o paciente prefira que o enfermeiro dê um banho parcial e não um banho completo, e que um familiar finalize o banho em partes mais íntimas do corpo.

Alguns pacientes adiam a higiene. Por exemplo, se você acredita que cuidados frequentes da pele são essenciais para prevenir a sua ruptura, dedique um tempo para compreender as preocupações do paciente sobre a frequência da higiene e então explique o raciocínio usando linguagem simples. Muitas instituições de saúde estão usando gliconato de clorexidina (CHG) para banhos diários. O CHG pode deixar a pele um pouco pegajosa. Se os pacientes se queixarem sobre seu uso, você precisa explicar a vulnerabilidade deles a infecções e como o CHG ajuda a reduzir a incidência de infecção associada aos cuidados de saúde (IACS). Considere o nível de instrução do paciente e certifique-se de adaptar suas perguntas de avaliação a um nível compreensível para ele (CDC, 2019c).

Pacientes com risco de problemas de higiene. Alguns pacientes apresentam riscos que requerem cuidados de higiene mais atenciosos e rigorosos (Tabela 40.3). Esses riscos podem resultar de efeitos colaterais de medicamentos ou outros tratamentos médicos; falta de conhecimento; imobilização, incapacidade de realizar medidas de higiene; ou condição física que tenha potencial de danificar a pele, a boca, os pés e as unhas ou o cabelo. Antecipe se o paciente tem predisposição a riscos e prossiga com uma avaliação completa. Por exemplo, se o paciente está fazendo quimioterapia para tratamento de câncer, há risco de que a medicação produza úlceras na boca, que são dolorosas e criam risco de infecção e nutrição prejudicada devido à relutância em comer e beber. Um paciente que toma um antibiótico de amplo espectro pode desenvolver uma infecção oportunista quando a flora normal da boca é prejudicada pelo antibiótico. Seja minucioso e detalhista durante o exame bucal, verificando todas as superfícies da língua e da mucosa. Com pacientes bariátricos ou diaforéticos, dê atenção especial a áreas do corpo como embaixo dos seios de uma mulher e na virilha, dobras da pele e períneo, nos quais há mais unidade, irritando as superfícies cutâneas, resultando em danos cutâneos associados à umidade (DCAU) (Mitchell e Hill, 2020).

É o segundo dia de pós-operatório da sra. White. Antes de iniciar o cuidado, Jamie revisou o prontuário dela e com a ajuda de seu preceptor de enfermagem, ela elaborou a abordagem de avaliação das necessidades da sra. White. Seu preceptor apontou alguns problemas ambientais como necessidade de dispositivos adaptativos e atividades de terapia ocupacional e fisioterapia, que podem ter o potencial de interromper algumas atividades de higiene. Jamie e seu preceptor discutiram como evitar e ajustar-se a algumas dessas interrupções, caso ocorram.

Jamie verificou no prontuário que a sra. White tinha uma incisão abdominal e recebeu medicamento para dor antes de dormir. Por causa dessa informação, o nível de conforto da sra. White é uma prioridade. Jamie avalia, em primeiro lugar, a dor da sra. White. Ela avalia seu desconforto abdominal como 7/10, e indicou que o medicamento para dor que tomou na noite anterior aliviou seu desconforto. Hoje ela disse que suas nádegas, coxas e seios parecem inflamados. A sra. White também comentou que seus braços estavam "rígidos". Durante a revisão do prontuário da paciente, Jamie notou que estava na hora de fornecer seu medicamento. Ela administrou um analgésico 30 minutos antes da avaliação. Jamie organizou seu equipamento de avaliação e higiene para uma progressão suave da avaliação para o banho no leito.

Antes de conduzir sua avaliação, Jamie quis determinar se a medicação para dor foi eficaz e pediu que a sra. White classificasse seu nível de dor, que melhorou para 2/10. Jamie observou vermelhidão, mas a pele estava intacta nas nádegas e coxas da sra. White e nas dobras de pele sob os seios. A amplitude de movimento da paciente diminuiu, e ela não conseguia segurar objetos como a toalha de limpeza. A sra. White estava chorando e triste por estar tão dependente e por necessitar de tanta assistência.

> **Pense nisso**
>
> Pense em como você modificaria o histórico de enfermagem para identificar corretamente os riscos de higiene para um paciente idoso.

❖ Análise e diagnóstico de enfermagem

O julgamento clínico requer a aplicação de pensamento crítico para analisar os achados e características definidores. Você considera o conhecimento que tem sobre a condição de um paciente e seus achados e características definidores para diferenciar achados normais e anormais. Sua revisão de dados interpretará as condições de higiene e as capacidades de autocuidado de seu paciente, e revelará agrupamentos para identificar e classificar claramente os problemas de saúde do paciente relacionados à higiene. *A sra. White tem artrite reumatoide; Jamie observou que as mãos estavam inchadas e doloridas, e avaliou a ADM como limitada.* Uma revisão mais atenta dos dados confirma que sua paciente tem dificuldade para usar uma escova de cabelo, se virar no leito e regular uma torneira; ela não consegue lavar completamente algumas partes do corpo. O diagnóstico de enfermagem de *Déficit no Autocuidado para Banho* se torna parte do plano de cuidados. A seleção correta dos diagnósticos de enfermagem requer pensamento crítico para identificar problemas reais e potenciais. Seja minucioso na avaliação para revelar todos os achados ou fatores de risco apropriados para que você possa realizar um diagnóstico preciso (Boxe 40.3).

Boxe 40.3 Processo de diagnóstico de enfermagem

Déficit no autocuidado para banho

Atividades do histórico de enfermagem	Achados/características definidores
Observe a paciente em sua tentativa de lavar o corpo	A paciente é incapaz de mudar de posição para lavar as partes inferiores do corpo, as costas ou região do períneo
Avalie a força e amplitude de movimento da extremidade superior da paciente	A paciente tem amplitude de movimento restrita na extremidade superior nos cotovelos e fraqueza nas mãos
	A paciente tem dificuldade para se virar no leito sozinha ou alcançar os objetos necessários
	A paciente não consegue abrir e fechar torneiras sem sentir dores na mão
Observe a capacidade da paciente de se transferir do leito para o banheiro e suas manobras dentro do banheiro	A paciente não consegue se transferir do leito para a cadeira sem assistência, não consegue deambular, usa cadeira de rodas para ir de um lugar para outro, é incapaz de operar a cadeira de rodas no banheiro sem ajuda ou de se transferir para a cadeira de banho sem auxílio
	A paciente necessita de dispositivo de elevação para transferências

Use a alteração real do paciente (p. ex., *Integridade Tissular Prejudicada*) ou alguma que o paciente tenha risco de desenvolver (p. ex., *Risco de Infecção*) para determinar o foco das intervenções de enfermagem. Quando um paciente tem uma alteração real como *Integridade Tissular Prejudicada*, é necessária uma higiene de rotina mais minuciosa. Inicie o cuidado mais frequentemente para manter as superfícies da pele limpas e secas e para eliminar fatores como umidade e secreções. Também realize cuidado para promover a cicatrização de tecidos e superfícies cutâneas feridos (ver Capítulo 48). Se um paciente apresenta risco de desenvolver um problema, tome medidas preventivas. Por exemplo, se o paciente apresenta risco de desenvolver uma infecção na boca e tem o diagnóstico de enfermagem de *Risco de Integridade da Membrana Mucosa Oral Prejudicada*, mantenha a mucosa oral bem hidratada, minimize alimentos irritantes para os tecidos e realize uma limpeza que suavize e reduza a inflamação tecidual.

Para chegar a um diagnóstico de enfermagem é preciso identificar o fator relacionado para um diagnóstico, focalizado no problema ou negativo, que orientará sua seleção das intervenções de enfermagem. Um diagnóstico de *Integridade da Membrana Mucosa Oral Prejudicada relacionada a desnutrição* e um diagnóstico de *Integridade da Membrana Mucosa Oral Prejudicada relacionada a efeitos colaterais de quimioterapia* requerem diferentes intervenções. Quando a desnutrição é o fator causador, você precisa consultar um nutricionista para saber os suplementos nutricionais adequados e incorporar educação em saúde no plano. Quando a quimioterapia danifica a mucosa oral, você deve seguir as diretrizes de enfermagem relacionadas a cuidados com a **mucosite** oral (ou seja, inflamação dolorosa das membranas mucosas orais), incluindo escovações delicadas frequentes com escova de dentes macia, uso de fio dental, enxágue com enxaguante neutro, limitação da dieta a alimentos macios e aplicação de hidratantes labiais hidrossolúveis (USDHHS, 2020).

Embora existam outros diagnósticos de enfermagem possíveis para pacientes que necessitam de apoio em cuidados de higiene, os diagnósticos de enfermagem mencionados nos parágrafos anteriores e a lista a seguir representam exemplos de diagnósticos comumente associados a esses problemas.

- Intolerância à Atividade
- Mobilidade Física Prejudicada
- Manutenção Ineficaz da Saúde
- Integridade da Pele Prejudicada
- Baixa Autoestima.

Durante a avaliação, Jamie observa as mãos inchadas e deformadas da sra. White. Quando ela pede que a sra. White segure objetos de cuidados de higiene básicos, ela nota que a paciente é lenta para movimentar as mãos e é incapaz de segurar o sabonete líquido de banho e a toalha de limpeza. Esses padrões de achados e características definidores corroboram o diagnóstico de **Déficit no Autocuidado para Banho**. *Jamie também identifica achados e características definidores de pele anormal; embora a pele esteja intacta, há vermelhidão sob as nádegas, coxas e seios da sra. White. A vermelhidão foi uma pista inicial de lesões por pressão e de* **Risco de Integridade da Pele Prejudicada**. *Pela literatura de enfermagem, Jamie sabe que é imperativo prevenir lesões por pressão e ela terá de tomar medidas de enfermagem para reduzir esse risco.*

❖ Planejamento e identificação de resultados

Depois de identificados os diagnósticos de enfermagem, use julgamento clínico para desenvolver um plano de cuidados que atenda às preferências e necessidades de higiene de seu paciente. Durante o planejamento de enfermagem, sintetize informações de diversas fontes (Figura 40.3). A aplicação de pensamento crítico garante que você

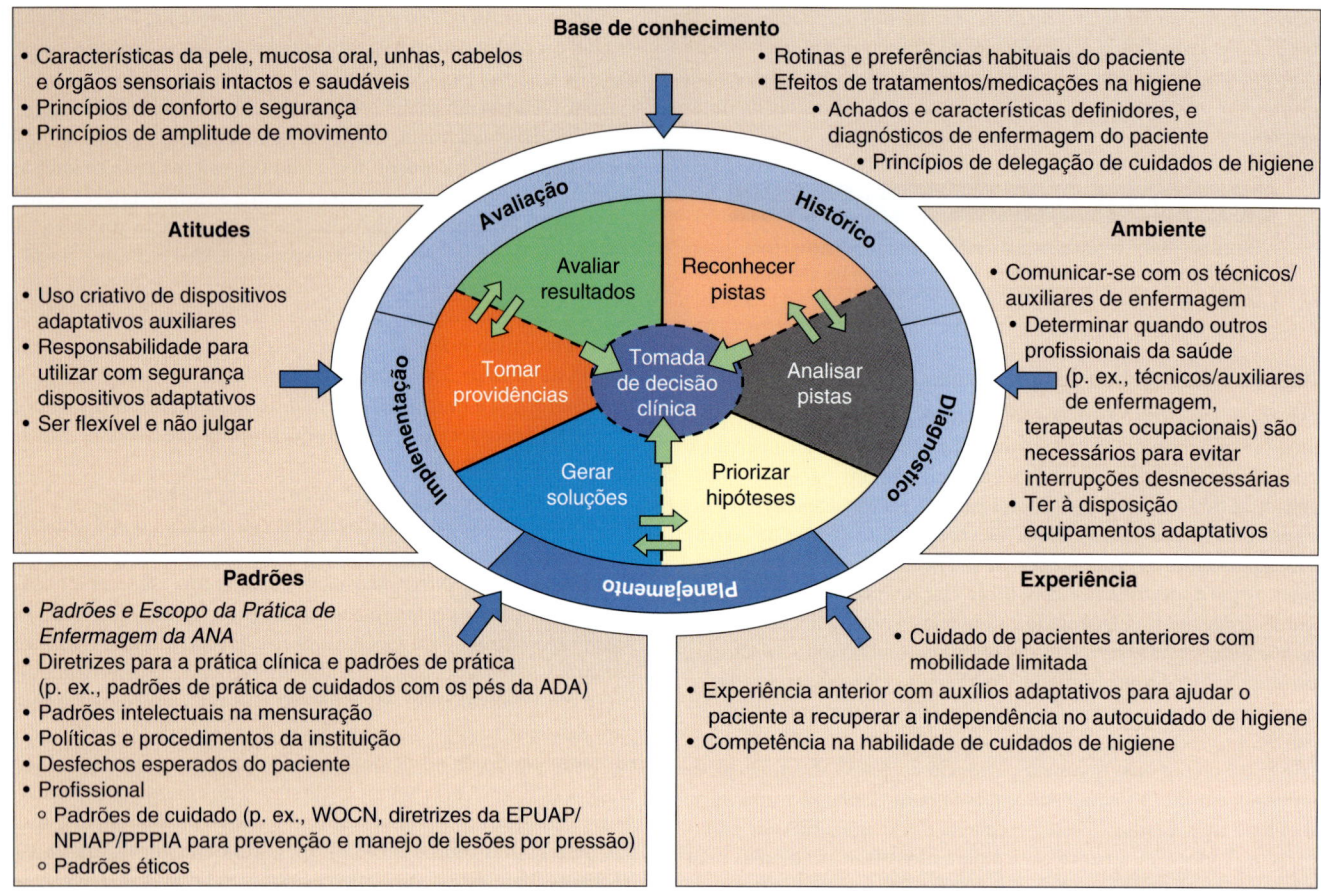

Figura 40.3 Modelo de pensamento crítico para planejamento da higiene. (Copyright de Modelo de Medida de Julgamento Clínico © NCSBN. Todos os direitos reservados.)

integre suas experiências e tudo o que você sabe sobre aquele determinado paciente para formular um plano de cuidados adequado, centrado no paciente. Os pacientes que precisam de auxílio com a higiene pessoal têm múltiplos diagnósticos de enfermagem. Use um mapa conceitual para ajudar a visualizar e entender como os diagnósticos de enfermagem se inter-relacionam uns com os outros (Figura 40.4). Baseie-se no seu conhecimento, experiência e padrões estabelecidos de cuidado ao desenvolver um plano de cuidados.

Experiência pessoal e anterior, e conhecimento sobre os efeitos de doenças crônicas e da mobilidade prejudicada na integridade da pele de um paciente, sentimentos de conforto e bem-estar em geral, e independência funcional guiarão você na elaboração de um plano de cuidados de higiene de seus pacientes. Talvez você e um colega tenham dado um banho completo no leito em um paciente com mobilidade física limitada. Você aprendeu como usar os dispositivos adaptativos com segurança e observou como esses dispositivos aumentavam a independência do paciente. Você pode ter tido experiência com dispositivos médicos como máscaras de oxigênio e sistemas de drenagem de feridas, e adquiriu conhecimento sobre os riscos de lesões por pressão associadas a dispositivos médicos (LPADM) e a importância de observar se a pele do paciente apresenta vermelhidão ou formação de bolhas sob esses dispositivos.

Experiência prévia com outros pacientes também auxiliará no reconhecimento de alguns fatores ambientais que impactam o cuidado de higiene. Por exemplo, quando você precisa de técnicos ou auxiliares de enfermagem para ajudar no cuidado do paciente, comunique qual tipo de assistência você necessita, e planeje um tempo para que eles estejam prontos. Frequentemente, pacientes que requerem banho completo estão agudamente doentes, têm mobilidade e/ou tolerância à atividade limitadas, ou requerem cuidados de reabilitação. Ao cuidar desses pacientes, reconheça que há a possibilidade de interrupção no cuidado por parte de outros profissionais da saúde que administrarão terapias, como fisioterapia e terapia ocupacional. Identifique essas potenciais interrupções e verifique quando essas terapias estão agendadas para planejar os cuidados de higiene de acordo, a fim de reduzir interrupções desnecessárias.

Atitudes de pensamento crítico, como criatividade e confiança, são úteis no desenvolvimento de um plano de cuidados de higiene centrado no paciente. Trabalhe em parceria com o paciente para identificar desfechos dele, estabelecer prioridades de cuidados e planejar intervenções baseadas em evidências. Considere a continuidade dos cuidados e envolva outros membros da equipe de saúde (p. ex., terapeutas ocupacionais ou fisioterapeutas) ao desenvolver o plano.

Padrões profissionais ajudam a guiar a seleção das intervenções de enfermagem mais efetivas. Esses padrões são diretrizes baseadas em evidências para o cuidado. A incorporação dessas diretrizes em sua base de conhecimento e aprendizagem prática aperfeiçoará seu julgamento clínico durante o planejamento e a implementação de cuidados de higiene centrados em cada um de seus pacientes.

Resultados. Trabalhe em parceria com o paciente e sua família para identificar resultados esperados a fim de desenvolver um plano mutuamente definido de cuidado baseado nos diagnósticos de enfermagem do paciente (ver Plano de cuidados de enfermagem). Use julgamento clínico para estabelecer desfechos realistas que se alinhem às preferências, às capacidades e aos recursos de autocuidado do paciente e concentre-se na manutenção ou melhora da higiene geral dele. Defina desfechos

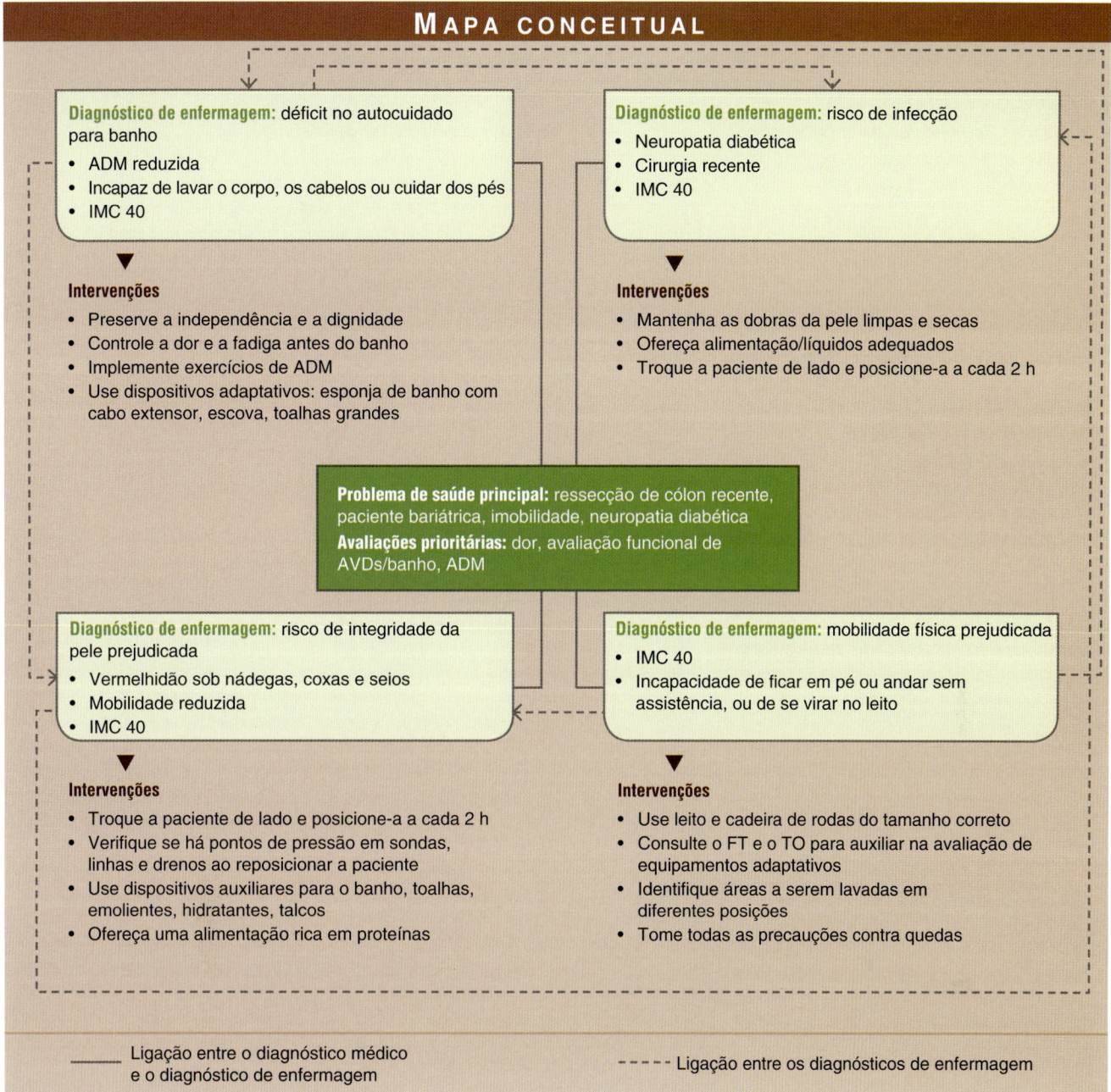

Figura 40.4 Mapa conceitual da sra. White. *ADM*, amplitude de movimento; *AVDs*, atividades da vida diária; *FT*, fisioterapeuta; *IMC*, índice de massa corporal; *TO*, terapeuta ocupacional.

mensuráveis e factíveis de acordo com as limitações do paciente. Além disso, trabalhe com ele para selecionar medidas de higiene individualizadas. Por exemplo, um enfermeiro e um paciente com paralisia unilateral decorrente de um AVE desenvolvem o seguinte desfecho: "o paciente será capaz de se arrumar (vestir-se e lavar o corpo) sozinho antes da alta." O enfermeiro estabelece desfechos esperados realistas, mensuráveis e individualizados para mensurar a resposta do paciente aos cuidados. Exemplos desses desfechos incluem:

- O paciente é capaz de lavar o corpo de forma independente na frente de uma pia
- O paciente usa dispositivos auxiliares (luva de banho e esponja com cabo extensor ou longo) para se lavar
- O paciente se veste sozinho, usando dispositivos auxiliares para vestir-se e calçar meias.

Estabelecimento de prioridades. A condição do paciente influencia suas prioridades de cuidados de higiene. Estabeleça prioridades baseadas na sua avaliação da assistência de que o paciente necessita, na extensão dos problemas relacionados à higiene, e na natureza dos diagnósticos de enfermagem do paciente. Por exemplo, um paciente gravemente doente normalmente precisa tomar banho diariamente, pois há acúmulo de secreções corporais, e o paciente não consegue se manter limpo sozinho. Alguns idosos precisam de ajuda domiciliar externa para tomar um banho de banheira ou de chuveiro. Pacientes que são normalmente inativos durante o dia e cuja pele tende a ser seca podem necessitar tomar banho somente 2 vezes/semana, enquanto um paciente com incontinência urinária e intestinal necessita de higiene íntima depois de cada episódio de excreção. Planeje ajudar os pacientes que estejam

Plano de cuidados de enfermagem

Déficit no autocuidado para banho relacionado à deformidade das mãos e à diminuição da ADM

HISTÓRICO DE ENFERMAGEM

Atividades do histórico de enfermagem

Pergunte à sra. White qual cuidado de higiene é importante esta manhã.
Avalie a condição da pele da sra. White.

Avalie a capacidade de a sra. White lavar o corpo, incluindo uma avaliação de sua amplitude de movimento (ADM) e da força das extremidades superior e inferior.

Achados e características definidoras[a]

A sra. White diz: "Quero me sentir confortável, limpa e cheirosa."
À inspeção visual, revela-se vermelhidão sob as nádegas, coxas e seios. A incisão abdominal está seca e rosada; a linha da sutura está bem fechada.
A sra. White **não consegue alcançar os produtos de banho** devido à sua deformidade na mão e **mobilidade limitada das mãos**. Seus braços têm **ADM** e sensibilidade **reduzidas**.

[a]**Achados e características definidoras** estão destacados em negrito.

Diagnóstico de enfermagem: déficit no autocuidado para banho relacionado à mobilidade reduzida das mãos e à ADM limitada

PLANEJAMENTO

Desfechos esperados (NOC)[b]

Autocuidado: banho

A sra. White afirma se sentir confortável e limpa depois do banho.
A pele está limpa e seca, sem rupturas entre as dobras da pele.
A sra. White consegue demonstrar o uso correto de dispositivos de adaptação durante o banho até a alta.

[b]Classificação de desfecho extraídas de Moorhead S et al.: *Nursing outcomes classification (NOC)*, ed 6, St Louis, 2018, Elsevier.

INTERVENÇÕES (NIC)[c]

Assistência no autocuidado: banho/higiene

Administre analgésico prescrito (mediante necessidade) antes do banho; comece o banho 20 a 30 min depois.

Ajude a paciente a tomar banho no chuveiro, em uma cadeira de banho. Demonstre à paciente como usar a barra de segurança e como usar a luva de banho com compartimento para sabonete. Fique por perto para prevenir quedas acidentais.

Ensine a paciente e sua neta (se necessário) a usar o equipamento de adaptação para banho, habilidades de manuseio seguro de pacientes e como realizar avaliações cutâneas. Ajude a sra. White a planejar o cronograma de higiene com sua neta.

JUSTIFICATIVA

A participação da paciente no banho ou em outras atividades de autocuidado melhorará com o controle da dor. Administre medicamento para dor (mediante necessidade) antes que a dor se intensifique (Butcher et al., 2018).

A devida orientação sobre o uso de assentos de chuveiro, barras de segurança em chuveiros/banheiras e dispositivos auxiliares reduz o risco de ferimentos durante o banho (King et al., 2018). Usar uma luva de banho com compartimento para sabonete ou um dispensador de sabonete de parede minimiza a dificuldade de manipular o sabonete e mais a esponja. Uma cadeira de banho ou banco de banheira facilita a manutenção do foco do paciente no banho em si e não no equilíbrio necessário para ficar em pé (King et al., 2018).

Familiares que aprendem métodos para atender às necessidades de banho aumentam a satisfação do paciente, tornando a experiência segura, fácil e bem-sucedida (King et al., 2018). Os dispositivos auxiliares corretos estimulam a independência.

[c]Denominações de classificação de intervenções extraídas de Butcher HK et al.: *Nursing interventions classification (NIC)*, ed 7, St Louis, 2018, Elsevier.

AVALIAÇÃO

Atividades de avaliação

Pergunte à sra. White como ela se sente depois do banho.

Inspecione a pele da sra. White, especialmente as áreas avermelhadas, após o banho.

Observe a sra. White usando uma cadeira de banho e dispositivos de adaptação.

Resposta da paciente

A sra. White diz que se sente confortável e limpa e que está satisfeita por conseguir tomar banho sozinha.

A pele da sra. White está limpa e íntegra; não há eritema na pele das nádegas e coxas. O eritema embaixo dos seios está melhorando, mas a pele parece irritada.

A sra. White demonstra como usar as barras de segurança no chuveiro para se transferir com segurança entre o andador e a cadeira de banho.

A sra. White demonstra o uso de um dispensador de sabonete e da luva de banho enquanto permanece sentada, em segurança, em uma cadeira de banho.

---

enfraquecidos ou que tenham pouca coordenação. Por exemplo, um paciente que tenha hemiplegia (paralisia em um lado do corpo) e apresente dificuldade de sair da banheira precisa de uma cadeira de banheira, bem como de corrimãos ou pessoal a mais para assistência.

O horário também é importante no planejamento dos cuidados de higiene. Ser interrompido no meio do banho geralmente causa frustração e constrangimento para o paciente. Avalie as preferências culturais referentes ao momento do dia e a quem pode ajudar o paciente nos cuidados de higiene.

Trabalho em equipe e colaboração. Durante a hospitalização, conheça a programação do paciente para procedimentos terapêuticos ou diagnósticos e planeje os cuidados de higiene de acordo. Colabore com outros membros da equipe de saúde conforme indicado (p. ex., trabalhe com o terapeuta ocupacional ou com o fisioterapeuta para aumentar a independência do paciente em atividades de autocuidado). Se o paciente estiver hospitalizado, planeje o cuidado antes da alta, ou encaminhamento para o centro de reabilitação ou um estabelecimento de cuidados prolongados. Certifique-se de que os familiares cuidadores conheçam quaisquer limitações físicas ou cognitivas que afetarão sua capacidade de proporcionar cuidados de higiene de maneira segura e eficaz. Por exemplo, um paciente com sensibilidade reduzida em um pé apresenta risco de queimaduras com água quente; nesse caso, planeje ensinar ao paciente como cuidar adequadamente dos pés e como testar com segurança a temperatura da água.

Quando um paciente precisa de ajuda devido a uma limitação de autocuidado e os familiares cuidadores são aqueles que dão essa ajuda, deve-se incluir a devida educação e preparação destes no plano de cuidados. *Por exemplo, Jamie sabe que a neta da sra. White está disposta a auxiliar nos cuidados em casa, e é importante que Jamie a inclua no plano de cuidados e na educação em saúde da paciente.* Dê orientações claras de como realizar a higiene e como obter os dispositivos adaptáveis apropriados assim como os suprimentos. Os membros da família também precisam de orientação quanto à segurança e às técnicas de adaptação para atender às limitações do paciente. Fique a par dos equipamentos e procedimentos utilizados na instituição e ajude o paciente e sua família a saber como fazer as devidas adaptações. Dependendo das limitações do paciente, alguns planos de saúde cobrem os serviços de assistentes de cuidados domiciliares para ajuda com necessidades básicas de higiene. Explore esta opção com o paciente e os familiares.

Colabore com as instituições da comunidade, conforme a necessidade. Por exemplo, um enfermeiro envolvido no cuidado de um paciente em situação de rua precisa saber onde se localizam os centros de distribuição de itens de vestuário e higiene básica, abrigos nos quais se possa tomar banho e organizações que ofereçam serviços de saúde gratuitos ou a preços reduzidos. Trabalhe em parceria com assistentes sociais ou equipes de igrejas locais, organizações sem fins lucrativos e escolas para se certificar de que os pacientes tenham os recursos de que precisam para manter sua higiene.

Jamie começa a planejar cuidados de higiene pessoal centrados na paciente ao mesmo tempo dando atenção ao nível de conforto físico e emocional da sra. White. Manter a dor da paciente abaixo de 5/10 é um desfecho de controle da dor, e Jamie observa que a sra. White classifica seu nível de dor como 2/10. Um segundo desfecho é aumentar o nível de autocuidado de higiene da sra. White. Para começar a alcançar esse desfecho, Jamie colabora com o terapeuta ocupacional para ajudar a planejar intervenções que auxiliem a sra. White a usar corretamente os equipamentos de adaptação (p. ex., uma cadeira de banho e a luva de banho). Como parte do plano, Jamie inclui a neta da sra. White, que deseja ajudá-la quando ela retornar à sua residência.

❖ Implementação

A higiene é uma parte essencial do cuidado básico dos pacientes. Quando usa práticas atenciosas para realizar medidas de higiene, você reduz a ansiedade do paciente e promove seu conforto e relaxamento. Por exemplo, use uma abordagem gentil ao dar banho nos pacientes e trocar suas camisolas enquanto os vira e os reposiciona. Usar um tom de voz suave e gentil para conversar com os pacientes alivia medos ou preocupações. Para pacientes que sofrem de sintomas como dor ou náuseas, administre medicamentos para aliviar os sintomas antes de realizar medidas de higiene a fim de manter o conforto deles durante os procedimentos.

Considere o estresse que os cuidados de higiene podem causar e esteja atento a qualquer dica de constrangimento ou ansiedade. Alguns pacientes temem sentir dor, ficam com medo de queda ou de se machucar ao serem auxiliados para ir ao banheiro.

A implementação também se concentra em auxiliar e preparar os pacientes a realizar uma boa parte de seus cuidados de higiene sozinhos. Discuta quaisquer sinais e sintomas de problemas de higiene. Ensine técnicas adequadas de higiene aos pacientes e diga como seu uso está associado a uma saúde melhor. Informe os pacientes sobre os recursos disponíveis na comunidade.

Jamie prioriza dois diagnósticos de enfermagem – Déficit no Autocuidado para Banho relacionado às deformidades nas mãos e à ADM reduzida e Risco de Integridade da Pele Prejudicada relacionado a áreas avermelhadas nas coxas, nádegas e embaixo dos seios. Por sua experiência clínica prévia, Jamie sabe que pacientes querem e precisam dar informações sobre seus cuidados de enfermagem. Jamie encoraja a sra. White a tomar decisões a respeito de como proceder com seus cuidados de higiene envolvendo-a em uma conversa terapêutica.

Jamie sabe que uma prioridade para a sra. White é manter sua independência no autocuidado de higiene e em outras atividades de vida diária, e parte de sua rotina normal é lavar o rosto e as mãos e cuidar de sua dentadura antes do café da manhã, mas então ela diz a Jamie que neste momento ela não consegue fazer essas coisas sozinha e que ela não quer se tornar "um estorvo". Jamie tranquiliza a sra. White afirmando que ajudá-la em sua higiene antes do café da manhã é uma prioridade. Ela também explica à sra. White como a terapia ocupacional e o uso correto de dispositivos de adaptação aumentarão sua independência.

Mesmo com um nível ideal de funcionamento com assistência, a sra. White está sob risco contínuo de déficits no autocuidado. Durante os cuidados de higiene, a paciente começa a fazer perguntas sobre como utilizar os dispositivos de adaptação para banho de modo a ajudá-la em seus cuidados pessoais. Jamie sabe que a sra. White demonstra estar pronta para aprender algumas coisas. A enfermeira quer preservar o máximo possível da independência da paciente garantindo privacidade e promovendo seu bem-estar físico.

Promoção da saúde. Em situações de cuidados básicos de saúde, eduque e aconselhe os pacientes e familiares cuidadores sobre os motivos pelos quais boas técnicas de higiene são necessárias. Por exemplo, uma jovem mãe precisa aprender a dar banho em seu recém-nascido para reduzir o risco de irritação e infecção de pele, enquanto um idoso necessita de informações sobre a importância dos cuidados regulares da orelha para evitar o acúmulo de cerume e déficit auditivo. As habilidades de higiene descritas neste capítulo oferecem padrões para um excelente cuidado físico. Ao cuidar de pacientes em contextos de cuidados básicos de saúde, mantenha esses padrões e incorpore as adaptações necessárias para atender ao estilo de vida, *status* funcional, mecanismos de subsistência e preferências dos pacientes. Os pontos-chave na educação dos pacientes em higiene incluem:

- Fazer com que qualquer instrução seja relevante com base em sua avaliação do conhecimento, motivação, preferências, práticas culturais e crenças de saúde do paciente. Por exemplo, ao ensinar um paciente com diabetes melito, inclua os riscos de circulação dos pés prejudicada e como isso causa risco de infecção e cicatrização insatisfatória, principalmente quando a pele está ferida ou degradada
- Adaptar as orientações às instalações e aos recursos pessoais de banho do paciente. Nem todos os pacientes têm a situação ideal que existe em um ambiente de cuidado de saúde (p. ex., fácil acesso ao chuveiro ou mesa de cabeceira que pode ser usada em cima do leito). Adapte os recursos disponíveis para que o paciente consiga alcançar e usar os itens necessários com conforto e segurança. Por exemplo, um casal idoso precisa adaptar sua banheira para acomodar uma cadeira de banho

- Ensine aos pacientes maneiras de evitar ferimentos. Praticamente todos os procedimentos de higiene acarretam riscos (p. ex., cortar uma unha rente demais à pele ou não conseguir ajustar a temperatura da água do banho). Inclua riscos para a segurança e dicas em todas as orientações
- Reforce as práticas de controle de infecções. Danos na pele, mucosa, olhos ou outros tecidos criam um risco imediato de infecção. Verifique se o paciente entende a relação entre pele e tecidos saudáveis e intactos, práticas de higienização das mãos e prevenção de infecções (ver Capítulo 28).

Cuidado agudo, restaurador e contínuo. Os conhecimentos e habilidades de enfermagem necessários para realizar cuidados de higiene são consistentes para todos os contextos de cuidado em saúde. Além disso, algumas das habilidades discutidas nesta seção são aplicáveis em áreas de promoção de saúde. A variedade, a frequência e o momento das medidas de higiene variam entre os ambientes de cuidado de saúde e de acordo com as necessidades individuais dos pacientes. No contexto do cuidado de saúde agudo, fatores como planos de diagnóstico e tratamento frequentes, sintomas do paciente e a necessidade de cuidados de higiene mais extensivos resultantes de doença ou lesão aguda impactam o tempo e a frequência de cuidados. Em ambientes de cuidados extensivos e casas de repouso, banhos podem ser programados com menos frequência.

Banho e cuidados com a pele. Extensão, tipo e horário ou frequência de banhos e os métodos usados dependem das capacidades físicas do paciente, seus problemas de saúde, preferências pessoais e grau de higiene necessária (Boxes 40.4 e 40.5). Além de banhos para lavar o corpo, pode haver prescrição de banhos terapêuticos, incluindo banhos de assento. Banhos com produtos especiais (p. ex., aveia, amido de milho, ou Aveeno®) podem ser recomendados no ambiente domiciliar. Um banho de assento limpa e reduz a dor e a inflamação das áreas do períneo e ânus (ver Capítulo 48). Banhos com produtos especiais aliviam a irritação cutânea e criam um efeito antibacteriano e curativo.

Gliconato de clorexidina (CHG) é geralmente adicionado à água de banho dos pacientes para reduzir o risco de infecções associadas a cuidados de saúde (IACSs). IACS é um dos eventos adversos mais comuns durante a hospitalização. Embora doentes críticos possam ser mais suscetíveis, todos os pacientes hospitalizados estão em risco (Frost et al., 2018). O uso dessa solução no banho de pacientes é detalhado em uma seção mais adiante.

Se o paciente for fisicamente dependente ou cognitivamente debilitado, aumente a frequência das avaliações dermatológicas e realize cuidados com a pele direcionados à redução do risco de ruptura da integridade da pele. Quando fizer o banho em pacientes com problemas cognitivos, considere suas necessidades e desafios especiais (Sullivan et al., 2018; Wilson, 2018). Esses pacientes se amedrontam facilmente. Pacientes com demência geralmente se recusam, retraem ou lutam durante um banho ou chuveirada. Uma abordagem centrada no paciente permite que você maneje melhor suas limitações físicas e comportamentos agressivos (Boxe 40.6). Use habilidades de avaliação e comunicação para conhecer possíveis gatilhos que afetam a participação nos cuidados de higiene (Villar et al., 2018; Yevchak et al., 2017). Por exemplo, dor não controlada, sentir frio, sentir-se com medo, vulnerável e exposto, sentir-se constrangido, sentimento de perda do controle ou não compreender o que está acontecendo geralmente causa comportamentos agressivos. Adapte seus procedimentos de banho e o ambiente para reduzir os gatilhos. Por exemplo, administre qualquer analgésico prescrito 30 min antes do banho e seja gentil em sua abordagem. Mantenha o corpo do paciente na melhor temperatura possível com toalhas mornas e certifique-se de que a temperatura ambiente esteja confortável. Reduza o medo certificando-se de que todos os dispositivos de segurança (p. ex., barras de apoio no chuveiro, tapetes de banheiro) estejam disponíveis.

Boxe 40.4 Programação de cuidados de higiene em ambientes de cuidado agudo e prolongado

Cuidados logo ao acordar
O pessoal do turno noturno de enfermagem pode realizar medidas básicas de higiene para deixar os pacientes prontos para o café da manhã, exames agendados ou cirurgia de manhã cedo. O "cuidado matinal" inclui oferecer uma comadre ou urinol caso o paciente não deambule, lavar as mãos e rosto do paciente e ajudar nos cuidados orais.

Cuidados matinais de rotina
Depois do café da manhã, ajude oferecendo uma comadre ou urinol para os pacientes que estão confinados no leito; dê um banho completo ou parcial no paciente, incluindo cuidados íntimos e orais, nos pés, unhas e cuidados com os cabelos; esfregue suas costas; troque a camisola ou pijama do paciente; troque os lençóis; e arrume a mesa de cabeceira e o quarto. Isso é normalmente chamado de "cuidados matinais completos".

Cuidados vespertinos
Pacientes hospitalizados geralmente são submetidos a vários exames diagnósticos ou procedimentos exaustivos de manhã. Nos centros de reabilitação, os pacientes participam de fisioterapia pela manhã. O cuidado de higiene vespertino inclui lavagem das mãos e rosto, ajuda com cuidados orais, oferta de comadre ou urinol e arrumação da roupa de cama.

Cuidados noturnos e antes de dormir
Antes da hora de dormir, ofereça cuidados de higiene pessoais que ajudem os pacientes a relaxar e que promovam o sono. "Cuidados noturnos" geralmente incluem trocar lençóis, camisolas ou pijamas sujos; ajudar o paciente a lavar o rosto e as mãos; proporcionar higiene oral; massagear as costas; e oferecer a comadre ou urinol a pacientes que não deambulam. Alguns pacientes gostam de beber alguma coisa, como um suco; verifique a dieta prescrita para saber quais bebidas são permitidas.

Boxe 40.5 Tipos de banho

Banho completo no leito: banho dado no leito de pacientes totalmente dependentes.

Banho parcial no leito: banho no leito que consiste em lavar somente as partes do corpo que causariam desconforto se não estivessem limpas como mãos, rosto, axilas e região íntima. O banho parcial também inclui lavagem e esfregação das costas. Pacientes dependentes que necessitem de higiene parcial ou pacientes acamados autossuficientes que não sejam capazes de alcançar todas as partes do corpo recebem um banho no leito parcial.

Banho de esponja na pia ou bacia: envolve lavar o corpo com uma bacia de banho ou na pia, com o paciente sentado em uma cadeira. O paciente pode lavar parte do corpo sozinho. Os enfermeiros auxiliam nas áreas de difícil alcance.

Banho de banheira: envolve a imersão do paciente em uma banheira com água, permitindo uma lavagem e enxágue mais completo do que um banho no leito. Comumente, os pacientes podem necessitar de ajuda do enfermeiro. Algumas instituições contam com banheiras equipadas com dispositivos de elevação que facilitam o posicionamento de pacientes dependentes na banheira.

Chuveiro: o paciente se senta ou fica em pé sob uma corrente contínua de água. O chuveiro permite uma lavagem mais completa do que um banho no leito, mas pode ser cansativo.

Banho no leito com toalhas umedecidas/banho de viagem: a embalagem com lenços umedecidos contém vários lencinhos de tecido não tecido de algodão pré-umedecidos com uma solução de limpeza surfactante e emoliente sem enxágue. Os lenços umedecidos oferecem uma alternativa devido à sua facilidade de uso, redução do tempo de banho e conforto do paciente.

Banho com gliconato de clorexidina (CHG): agente antimicrobiano usado para reduzir a incidência de infecções hospitalares na pele, em linhas invasivas e cateteres (Frost et al., 2018; Dray et al., 2019).

> **Boxe 40.6** Prática baseada em evidências
>
> ***Como melhorar os cuidados de higiene em pacientes com deficiências cognitivas***
>
> **Questão PICOT:** A implementação de uma abordagem de cuidados de higiene centrada na pessoa melhora a cooperação do paciente e a satisfação do enfermeiro em adultos com deficiências cognitivas?
>
> **Resumo das evidências**
> Ambientes barulhentos e desconhecidos são muito perturbadores para pacientes com deficiências cognitivas, como confusão ou demência. Além disso, essa perturbação é piorada pela doença física, dor, desidratação, necessidades de uso do banheiro, medicações do paciente, além dos estímulos do ambiente hospitalar (Mendes, 2018). Uma abordagem centrada na pessoa pode funcionar para o familiar cuidador, o paciente e a equipe de saúde elaborarem medidas e rotinas de higiene que estejam de acordo com as práticas habituais do paciente (Shelton et al., 2018). Pesquisas defendem o uso de intervenções de cuidados centrados na pessoa facilitados pela enfermagem ao cuidar de pacientes com transtornos cognitivos (Yevchak et al., 2017).
>
> **Aplicação na prática de enfermagem**
> - Elabore um plano de cuidados centrados na pessoa para atender às necessidades individuais dos pacientes e minimizar restrições institucionais nas rotinas de cuidados (Pinkert et al., 2018)
> - Não se apresse e fale em voz baixa e agradável, dando informações antes e durante todo o processo do banho (Rokstad et al., 2017)
> - Trabalhe com a família e o paciente para determinar fatores que possam desencadear ansiedade ou redução da cooperação. Esses gatilhos podem variar de pessoa para pessoa, e podem incluir (mas não se limitar a) nova equipe de enfermagem, bexiga cheia, hora do dia ou barulho ambiental excessivo (Hirschman e Hodgson, 2018; Yevchak et al., 2017)
> - Evite preferências de cuidados incongruentes entre o paciente e os cuidados da instituição para reduzir a ansiedade do paciente (Shelton et al., 2018)
> - Envolva o paciente no plano de cuidados de higiene e mantenha as rotinas pré-hospitalares (Villar et al., 2018; Mendes, 2018)
> - Comunique as preferências do paciente em relação à higiene e às AVDs a todos os cuidadores da instituição para promover conforto do paciente, reduzir sua ansiedade e aumentar a satisfação do enfermeiro (Rokstad et al., 2017; Shelton et al., 2018).

Peça permissão para realizar o banho, e dê ao paciente opções para tomar decisões (p. ex., escolher o sabonete, o momento de lavar o rosto). Use palavras de conforto durante o banho para proporcionar mais relaxamento ao paciente. Colabore e comunique-se com os familiares para ensiná-los a conversar e ajudar a dar banho em pacientes cognitivamente prejudicados para obter os melhores resultados possíveis quando o paciente receber alta (Vaingankar et al., 2016).

Banho completo no leito. Um **banho completo no leito** (ver Procedimento 40.1), banho de banheira ou de chuveiro normalmente deixa o paciente exausto. Virar o paciente de lado durante o banho no leito para administrar cuidados nas costas aumenta o consumo e a demanda de oxigênio. Sair de uma banheira baixa requer um esforço considerável. Avalie e fique atento à intolerância do paciente para a atividade durante os cuidados de higiene. A avaliação da frequência cardíaca antes, durante e depois de um banho proporciona um parâmetro da tolerância física do paciente. Dê um **banho parcial no leito** (ver Procedimento 40.1) em pacientes que são idosos, dependentes, que necessitam apenas de higiene parcial, ou naqueles que estão acamados e incapazes de alcançar todas as partes do corpo. Use luvas de procedimento quando houver risco de contato com fluidos corporais. Controle fatores ambientais que alterem a integridade da pele, incluindo umidade, calor e fontes externas de pressão, como dobras nos lençóis e tubos de drenagem mal colocados.

Tradicionalmente, banhos são dados usando sabonete e água morna. A questão de usar ou não bacias de banho com água e sabão é um problema, pois bacias de banho proporcionam um ambiente para bactérias e são uma possível fonte de transmissão de IACSs (Alserehi et al., 2018). Banhos diários com clorexidina reduzem substancialmente a carga microbiana cutânea dos pacientes, dessa forma reduzindo o risco de o paciente adquirir IACS na corrente sanguínea, incluindo *Staphylococcus aureus* resistente à meticilina (SARM) e infecções por *Enterococcus* resistente à vancomicina (ERV) (Frost et al., 2018).

Há uma ligação entre patógenos transmitidos pela água e o desenvolvimento de biofilme (múltiplas colônias de microrganismos aderidos a uma superfície, como uma bacia de banho). A formação de um biofilme combinada com a transmissão de organismos por meio do contato com mãos não lavadas pode criar um antro para bactérias. As bactérias podem ser transferidas e mantidas na bacia de banho de um paciente. Em compensação, o uso de uma solução de CHG a 4% no lugar da habitual combinação de água e sabão em bacias de banho demonstrou diminuir o crescimento de bactérias nas bacias e reduzir a presença de SARM (Dray et al., 2019). É importante secar totalmente as bacias de banho com ar e não usá-las para guardar produtos.

Outra opção para uso de CHG em bacias de banho é usar toalhas de rosto descartáveis impregnadas com CHG a 2%. O CHG nas toalhas tem ação rápida, apresenta amplo espectro de cobertura contra microrganismos, mantém a atividade antimicrobiana por até 24 horas após a aplicação, não precisa de enxágue e é descartável. As toalhas podem ser usadas em qualquer contexto e para todas as finalidades de banho, incluindo banho de corpo inteiro 1 vez/dia, cuidados em incontinência, ou por qualquer motivo de limpeza adicional (AHRQ, 2013). Pesquisas indicaram que banho com CHG é especialmente eficaz para os pacientes de UTI (Ruiz et al., 2017; Johns Hopkins Medicine, 2021). Banhos diários com toalhas de rosto impregnadas com CHG a 2% em comparação a toalhas de rosto não antimicrobianas reduzem a contaminação cruzada e a colonização de organismos resistentes a múltiplos fármacos (Martin et al., 2017; Ruiz et al., 2017). Banhos diários com alguma forma de CHG estão se tornando uma prática padrão nos hospitais. Os pacientes geralmente descrevem que sua pele fica um pouco grudenta. Explique aos pacientes a importância de usar CHG para protegê-los contra infecções graves. Quando for usar solução de CHG na água do banho ou em toalhas de rosto, use uma toalha limpa impregnada com CHG para cada área do corpo (ver Procedimento 40.1, Passo 26).

Há precauções a serem seguidas para uso de CHG. Ele é seguro para uso em feridas superficiais, abrasões e erupções (AHRQ, 2013). No caso de feridas abertas ou profundas, como nas lesões por pressão de estágio 3 ou 4, faça a assepsia com CHG ao redor do curativo ou da ferida. Não use CHG em queimaduras de terceiro ou quarto graus (AHRQ, 2013).

Use uma banheira ou chuveiro (ver Procedimento 40.1) para dar banhos mais completos do que os banhos no leito. Pode-se usar uma solução de CHG a 4% em chuveiros, mas oriente os pacientes a sair do chuveiro após a aplicação e a não enxaguar o CHG do corpo. Implemente medidas de segurança para prevenir ferimentos por quedas devido à natureza escorregadia do assoalho da banheira ou do piso do chuveiro. Em alguns contextos, é necessária uma prescrição médica para banho de chuveiro ou banheira. Coloque uma cadeira no chuveiro para pacientes com fraqueza ou pouco equilíbrio. Tanto banheiras quanto chuveiros precisam conter barras de apoio de segurança nas quais os pacientes possam segurar para entrar e sair do chuveiro e para se movimentar durante o banho. O grau de assistência física requerida dos cuidadores depende de cada paciente. Independentemente do tipo de banho que o paciente toma, siga as diretrizes a seguir:

- *Dê privacidade*: feche a porta do quarto e/ou as cortinas ao redor da área do banho. Enquanto estiver dando banho em um paciente, exponha somente as áreas que estão sendo lavadas, cobrindo adequadamente o restante do corpo do paciente

- *Mantenha a segurança*: mantenha as grades laterais levantadas quando estiver longe da beira do leito com pacientes dependentes ou inconscientes. **Observação**: quando as grades laterais funcionam como contenção, é necessária uma indicação clínica com prescrição (ver políticas de uso de contenção específicas à instituição) (ver Capítulo 27). Coloque o sistema de chamada de enfermagem ao alcance do paciente se tiver de sair temporariamente de perto do leito
- *Mantenha o aquecimento local*: mantenha o quarto aquecido, pois o paciente estará parcialmente descoberto e pode ficar facilmente resfriado. Pele molhada causa perda excessiva de calor por meio da evaporação. Controle golpes de ar e mantenha as janelas fechadas. Mantenha o paciente coberto. Exponha apenas a parte do corpo que está sendo lavada durante o banho
- *Promova a independência*: encoraje o paciente a participar o máximo possível de atividades no banho. Ofereça ajuda quando necessário
- *Antecipe-se às necessidades*: deixe uma nova troca de roupas e um conjunto de produtos de higiene ao lado do leito ou no banheiro.

Ensine os pacientes a seguirem algumas regras gerais de saúde da pele. Encoraje-os a inspecionar rotineiramente sua pele em relação a mudanças de coloração ou textura e a relatarem anormalidades ao médico. Oriente-os a manusear a pele delicadamente, evitando esfregá-la excessivamente. Pacientes com pele excessivamente seca têm predisposição a fragilidade cutânea. Se os pacientes usam sabonete em barra em casa, recomende que eles escolham um que contenha emolientes hidratantes para pele seca. Evite água excessivamente quente, pois isto pode ressecar a pele por remover seus óleos naturais. Lubrifique a pele com loções emolientes para reduzir o ressecamento.

Para a boa saúde da pele, é necessário que os pacientes tenham uma alimentação nutritiva que inclua todos os grupos alimentares, incluindo os que são ricos em vitaminas e minerais, e que ingiram a quantidade correta de líquidos. Destaque as preocupações de segurança, como não conseguir ajustar ou verificar a temperatura da água e escorregar em superfícies molhadas. Certifique-se de que os pacientes entendam que manter a pele e os tecidos saudáveis e intactos os protege contra infecções. Reforce as práticas de controle de infecções, incluindo a higiene adequada.

Cuidados íntimos. Um paciente rotineiramente recebe **cuidados íntimos** durante um banho total no leito (ver Procedimento 40.1). No entanto, são necessários cuidados íntimos mais frequentes aos pacientes que apresentam risco de adquirir uma infecção, como os que têm dermatite associada à incontinência (DAI), pacientes com cateter permanente de Foley, mulheres em fase de pós-parto, ou pacientes que estão se recuperando de cirurgia retal ou genital. Isto é especialmente importante para os pacientes com cateteres permanentes de Foley com o intuito de reduzir infecções do trato urinário associadas a cateter vesical (ITU-ACs) (Galiczewski, 2016; Meddings et al., 2017) (ver Capítulo 46). Além disso, mulheres que estão menstruadas requerem cuidados íntimos. CHG pode ser usado com segurança no períneo e na mucosa externa para limpeza total (AHRQ, 2013).

Quando a condição do paciente permitir, encoraje-o a realizar seus próprios cuidados íntimos. Às vezes, podemos nos sentir constrangidos de realizar cuidados íntimos, especialmente em pacientes do sexo oposto; mas pode se constranger também com pessoas do mesmo sexo. Não deixe que o constrangimento faça você negligenciar as necessidades de higiene do paciente. Quando houver possibilidade, designe um cuidador do mesmo gênero do paciente. Uma abordagem profissional, digna e sensível reduz o constrangimento e ajuda a tranquilizar o paciente.

Se o paciente realiza seu autocuidado, vários problemas como corrimento vaginal e uretral, irritação cutânea e odores desagradáveis geralmente passam despercebidos. Destaque a importância dos cuidados íntimos para a prevenção de rupturas da pele e infecção. Esteja atento a queixas de ardência durante a urinação ou sensibilidade localizada, escoriações ou dor no períneo. Inspecione as áreas vaginal e perineal e o lençol da paciente em relação a sinais de corrimento, e use seu sentido do olfato para detectar odores anormais. Fatores de risco de degradação da pele na área perineal incluem incontinência urinária ou fecal, curativos de cirurgias do reto e períneo, sondas fixas urinárias e obesidade mórbida.

Esfregação nas costas. Um bom momento para esfregação ou massagem nas costas é depois do banho do paciente, a fim de promover relaxamento, aliviar tensão muscular e diminuir a percepção de dor. *Effleurage* (ou seja, os movimentos longos, lentos e deslizantes da massagem) está associada a reduções dos parâmetros de ansiedade, frequência cardíaca e frequência respiratória. Estudos mostram que 3 minutos de massagem nas costas com movimentos lentos e 10 minutos de massagem nas mãos melhoram significativamente os indicadores tanto fisiológicos quanto psicológicos de relaxamento em idosos (Touhy e Jett, 2021).

Ao realizar esfregação nas costas, intensifique o relaxamento reduzindo os ruídos e garantindo que o paciente esteja confortável. É importante perguntar se o paciente quer receber esse tipo de massagem, pois algumas pessoas não gostam de contato físico. Consulte o prontuário para verificar se há alguma contraindicação para massagens (p. ex., fratura de quadril, queimaduras, cirurgia cardíaca). O Capítulo 44 descreve os passos da massagem nas costas.

> **Pense nisso**
>
> Você teve sua primeira experiência clínica de higienização de um paciente com diagnóstico de doença de Alzheimer que ficou aterrorizado e não cooperativo durante o banho. Utilizando as informações desta seção e do Boxe 40.6, pense quais estratégias você poderia usar para fazer com que a higiene se torne uma experiência mais gratificante.

Cuidados com os pés e as unhas. A rotina de cuidados com os pés e as unhas envolve deixar mãos e pés em imersão para amolecer as cutículas e camadas de células córneas, limpar bem, secar e cortar adequadamente as unhas. A única exceção se refere a pacientes com diabetes melito ou doença vascular periférica, que apresentam risco de ulceração ou infecção de tecidos pelo fato de a imersão causar amolecimento ou **maceração** tissular.

Ao realizar os cuidados com as unhas, mantenha o paciente no leito ou coloque-o sentado em uma cadeira (ver Procedimento 40.2). Em alguns contextos, como os de cuidados prolongados ou com pacientes específicos como uma pessoa com diabetes melito ou doença vascular periférica, você precisará de uma prescrição para cortar as unhas dos pés. O risco de cortar acidentalmente a pele ao redor da unha e predispor o paciente a infecções é o motivo pelo qual é necessária essa prescrição. Verifique as políticas da instituição para determinar a sua necessidade ou não.

Dedique um tempo durante o procedimento para ensinar ao paciente e aos familiares cuidadores as técnicas adequadas de limpeza e corte de unhas. Enfatize a importância do cuidado correto das unhas para a prevenção de infecções e para a promoção da boa circulação. Todos os pacientes devem aprender a proteger os pés contra ferimentos, a nunca andar descalços, a manter os pés limpos e secos e usar sapatos que calcem bem. Oriente os pacientes sobre a maneira correta de inspecionar todas as superfícies dos pés e mãos em relação a vermelhidão, lesões, ressecamento ou sinais de infecção. Ensine como cuidar dos pés aos familiares cuidadores de pacientes que necessitam de cuidados regulares dos pés e que tenham doença vascular periférica, dificuldades visuais, restrições físicas que impeçam o movimento ou problemas cognitivos.

Certas condições fazem com que os pacientes com diabetes melito tenham maior risco de necessitar de amputação (ADA, 2020). Entre esses fatores incluem-se neuropatia periférica, mobilidade articular limitada, deformidades ósseas, doença vascular periférica e histórico de úlceras de pele ou amputação prévia. Verifique se há alterações que indiquem neuropatia periférica ou insuficiência vascular (Boxe 40.7). Aconselhe os pacientes a seguirem as diretrizes adiante em um programa de rotina de cuidados com os pés e unhas (ADA, 2020; CDC, 2019c):

- Inspecione os pés diariamente, inclusive as solas e dorsos, calcanhares e áreas entre os dedos. Use um espelho para ajudar a inspecionar os pés cuidadosamente, ou peça que alguém da família o faça diariamente
- Lave os pés todos os dias com água morna. Seque bem, principalmente entre os dedos. Evite substâncias químicas agressivas ou longos períodos de imersão, que podem afinar a pele ou causar maceração do tecido, levando a ulceração ou infecção. Não faça imersão dos pés
- Use sapatos que calcem bem e meias limpas e secas em todos os momentos; nunca ande descalço. Verifique o interior dos sapatos antes de calçá-los para confirmar a inexistência de áreas irregulares ou objetos que possam causar incômodo
- Mantenha a pele macia e lisa aplicando uma loção emoliente sobre todas as superfícies dos pés, menos entre os dedos
- Se você conseguir enxergar e alcançar os dedos dos pés, corte reto as unhas e dê um acabamento quadrado, lixando as pontas das unhas
- Mantenha o sangue circulando nos seus pés colocando-os para cima quando estiver sentado e mexendo os dedos e os tornozelos para cima e para baixo por 5 minutos, 2 a 3 vezes/dia. Não cruze as pernas por longos períodos e não fume
- Proteja os pés do calor e do frio. Não use bolsas de água quente ou cobertores elétricos e sempre use calçados na praia e em pavimentos quentes.

Higiene oral. Higiene oral regular, incluindo escovação, uso de fio dental e enxágue, previne e controla doenças orais associadas à placa. A escovação remove partículas de alimentos, placa e bactérias dos dentes. Também massageia as gengivas e alivia o desconforto resultante de odores e sabores desagradáveis. O uso diário do fio dental remove partículas de alimentos, placa e tártaro que se acumulam entre os dentes na linha da gengiva. O enxágue remove partículas de alimentos soltas e o excesso de creme dental. A higiene oral completa eleva o bem-estar e o conforto, além de estimular o apetite.

Quando os pacientes adoecem, vários fatores influenciam sua necessidade de higiene oral, como a capacidade de ingerir líquidos por via oral (VO), a presença de lesões ou traumas orais e nível de consciência. Pacientes inconscientes ou em uso de vias respiratórias artificiais, como uma traqueostomia ou tubo endotraqueal, têm precauções especiais de cuidados orais, pois eles não têm reflexo faríngeo. Pacientes em hospitais ou em instituições de cuidados prolongados nem sempre recebem os cuidados orais agressivos de que precisam. Baseie a frequência do cuidado na condição da cavidade oral, risco de aspiração de saliva e nível de conforto do paciente. Alguns pacientes (p. ex., em casos de AVE, trauma na cavidade oral ou presença de tubo endotraqueal) requerem cuidados orais com frequência de até 1 a 2 horas.

Escovação. As diretrizes da American Dental Association (2020) para higiene oral efetiva incluem escovação dos dentes pelo menos 2 vezes/dia com creme dental fluorado aprovado por aquela associação. Flúor e enxaguantes bucais antimicrobianos ajudam a prevenir cáries dentárias. Não use enxaguantes com flúor em crianças menores de 6 anos devido ao risco de engolir o enxaguante.

Use cremes dentais antimicrobianos e enxaguantes orais à base de CHG a 0,12% em pacientes com maior risco de higiene oral deficiente (p. ex., idosos e pacientes com cognição prejudicada, ou em pessoas imunocomprometidas) (Jenson et al., 2018). Em pacientes criticamente doentes, o uso de um protocolo de higiene oral com gliconato de clorexidina (CHG) como parte dos cuidados orais diários reduz a incidência de infecções orais e de pneumonia associada à ventilação (PAV) (de Lacerda Vidal et al., 2017). O Institute for Healthcare Improvement (2020) recomenda o uso de gliconato de clorexidina (CHG) a 0,12% como parte dos cuidados orais diários de pacientes criticamente doentes.

A escova de dentes deve ter cabo reto e ser suficientemente pequena para alcançar todas as áreas da boca. Cerdas macias e arredondadas estimulam as gengivas sem causar abrasão ou sangramento. Qualquer paciente com destreza reduzida decorrente de uma condição médica ou do processo de envelhecimento requer um cabo mais longo e mais fácil de segurar (Boxe 40.8).

Escove bem todas as superfícies dos dentes (Boxe 40.9). Esponjas de limpeza oral comercialmente disponíveis não são eficazes para a remoção de placa. Escovas de dentes elétricas, ou movidas a pilha, melhoram a qualidade da limpeza e podem ser mais fáceis de usar do que as escovas manuais quando enfermeiros cuidam de pacientes dependentes. Não use esponjas com limão glicerinadas, pois elas ressecam as membranas mucosas e causam erosão do esmalte dos dentes.

Boxe 40.7 Sinais de neuropatia periférica ou insuficiência vascular

Neuropatia periférica	Insuficiência vascular
• Perda muscular nas extremidades inferiores • Deformidades nos pés • Infecção de tecido mole nas extremidades inferiores • Marcha anormal • Ausência ou diminuição dos reflexos tendinosos profundos e/ou da resposta a estímulos vibratórios, de toque ou dolorosos	• Diminuição do crescimento de pelos nas pernas e pés • Ausência ou diminuição de pulsos • Infecção no pé • Cicatrização deficiente de feridas • Unhas espessadas • Aparência brilhosa da pele • Pele esbranquiçada quando eleva o pé

De Ball J et al.: *Seidel's guide to physical examination*, ed 9, St Louis, 2019, Mosby.

Boxe 40.8 Foco em idosos

Saúde oral

- Alguns pacientes podem perder a destreza manual necessária para realizar a higiene oral e precisar de assistência de membros da família ou de cuidadores domiciliares
- Muitos idosos são edêntulos (não têm dentes), e os dentes que eles ainda têm geralmente estão doentes ou cariados (Touhy e Jett, 2021)
- A membrana periodontal vai se enfraquecendo com o envelhecimento, tornando-se mais propensa a infecções. Doença periodontal predispõe idosos a infecções sistêmicas
- Dentaduras ou pontes parciais nem sempre têm um encaixe adequado, causando dor e desconforto, o que, por sua vez, afeta a mastigação, os processos digestivos, o prazer de comer e o estado nutricional
- Declínios relacionados à idade na secreção de saliva e alguns medicamentos (p. ex., anti-hipertensivos, diuréticos, anti-inflamatórios e antidepressivos) causam boca seca (Touhy e Jett, 2021)
- Mudanças nas práticas de saúde oral e higiene oral também impactam o estado nutricional. Destaque a necessidade de manter uma alimentação saudável, e ensine os pacientes a selecionar alimentos macios e nutritivos
- Limitações financeiras e a crença de que dentaduras eliminam a necessidade de cuidados dentários rotineiros são alguns dos motivos pelos quais idosos não procuram o dentista (Touhy e Jett, 2021).

Boxe 40.9 Diretrizes para o procedimento

Manejo da higiene oral

Delegação e colaboração
O procedimento de higiene oral (incluindo escovação dos dentes, uso de fio dental e enxágue) pode ser delegado aos técnicos/auxiliares de enfermagem. Porém, o enfermeiro é responsável por avaliar o reflexo faríngeo do paciente para determinar se ele apresenta risco de broncoaspiração. O enfermeiro orienta os técnicos/auxiliares quanto a:

- Tipos de alterações na mucosa oral a serem informadas ao enfermeiro
  - Reportar ulcerações, lesões, feridas abertas ou sangramentos da mucosa oral ou gengivas e relatos de dor do paciente
- Posicionamento do paciente para evitar aspiração
  - Manter a cabeceira do leito elevada entre 30 e 45°
- A necessidade de notificar imediatamente o enfermeiro se o paciente tossir demais, babar ou se engasgar durante ou após a higiene oral.

Material
Escova de dentes com cerdas macias; creme dental com flúor não abrasivo; solução de gliconato de clorexidina (CHG) (ver política da instituição); abaixador de língua; copo com água fria, solução salina normal ou enxaguante bucal antisséptico (*opcional, dependendo da preferência do paciente*); lubrificante hidratante para lábios (*opcional*); cuba-rim; toalhas de papel; luvas de procedimento; caneta-lanterna; cesto ou saco de roupa de cama.

Passos do procedimento
1. Identifique o paciente utilizando pelo menos dois tipos de identificação (p. ex., nome e data de nascimento ou nome e número do registro do prontuário) de acordo com as políticas locais (TJC, 2021).
2. Reveja o prontuário e identifique a presença de problemas comuns de higiene oral.
3. Determine conhecimento, experiência e letramento em saúde do paciente ou de seus familiares cuidadores.
4. Avalie as práticas de higiene oral do paciente como frequência de escovação e uso de fio dental, tipo de creme dental e enxaguante bucal usado, frequência de consultas ao dentista e data da última consulta.
5. Higienize as mãos e calce luvas de procedimento.
6. Usando o abaixador de língua e uma lanterna, inspecione a integridade de lábios, dentes, mucosa bucal, gengivas, palato e língua; avalie também o reflexo faríngeo e a capacidade de deglutição (ver Capítulo 30). Observe a presença de cáries dentárias – manchas brancas tipo giz nos dentes ou presença de manchas marrons ou pretas; gengivite – inflamação das gengivas; periodontite – retração da linha da gengiva, inflamação, vãos entre os dentes; halitose – mau hálito; queilite – lábios rachados; língua seca, rachada e saburrosa.
7. Remova e descarte as luvas e higienize as mãos.
8. Explique o procedimento ao paciente, discutindo suas preferências; avalie a capacidade de o paciente segurar e manipular a escova de dentes e sua disposição para ajudar no cuidado oral.
9. Coloque lenços de papel na mesa de cabeceira e disponha outros materiais ao fácil alcance do paciente.
10. Proporcione privacidade fechando as portas do quarto e cerrando a cortina divisória. Eleve a cabeceira do leito até uma posição confortável de trabalho.
11. Eleve a cabeceira do leito (se permitido) e abaixe a grade lateral próxima. Mova o paciente ou ajude-o a ficar mais perto da beira do leito. Coloque o paciente deitado de lado se necessário (se houver risco de broncoaspiração). Coloque uma toalha no colo do paciente.
12. Calce luvas de procedimento. Aplique creme dental suficiente para cobrir a extensão das cerdas. Segure a escova acima da cuba-rim. Despeje uma pequena quantidade de água sobre o creme dental.
13. O paciente pode ajudar na escovação. Segure a escova com as cerdas a um ângulo de 45° em relação à linha da gengiva (ver ilustração A). Certifique-se de que as pontas das cerdas encostem e penetrem sob a linha da gengiva. Escove as superfícies interna e externa dos dentes de cima e de baixo, da gengiva para a coroa de cada dente. Limpe as superfícies de mordida dos dentes segurando a escova com as pontas das cerdas paralelas aos dentes e escovando delicadamente para frente e para trás (ver ilustração B). Escove as laterais dos dentes movendo as cerdas para trás e para frente (ver ilustração C).
14. Faça o paciente segurar a escova em um ângulo de 45° e escovar levemente a superfície e as laterais da língua. Evite causar reflexo faríngeo.
15. Permita que o paciente enxágue bem a boca dando pequenos goles de água fria, bochechando a água em todas as superfícies dos dentes, e cuspindo na cuba-rim. Aproveite esse momento para observar a técnica de escovação do paciente e ensinar a importância da higiene regular (Figura 40.2).
16. Faça o paciente enxaguar a boca com enxaguante antisséptico por 30 segundos. Depois, peça que o paciente cuspa o enxaguante.
17. Permita que o paciente enxágue bem a boca com água fria e cuspa na cuba-rim. Ajude o paciente a enxugar a boca.
18. Inspecione a cavidade oral para determinar a efetividade da higiene e enxágue oral. Pergunte ao paciente se ele sente que sua boca está limpa ou se há alguma úlcera ou área dolorida. Remova a toalha e coloque-a no saco de roupa de banho/cama.
19. Remova e descarte as luvas e higienize as mãos. Retorne o paciente a uma posição confortável. Levante as grades laterais (conforme apropriado) e desça o leito para a posição mais baixa possível. Coloque o sistema de chamada de enfermagem ao alcance do paciente.
20. **Use o método de explicar de volta:** "Quero ter certeza de que você sabe com que frequência deve usar o fio dental. Mostre-me como você passa fio dental nos seus dentes." Reforce suas orientações nesse momento ou desenvolva um plano para ensino revisado do paciente/familiar cuidador se estes não conseguirem dar a explicação correta.
21. Registre e relate sangramentos, dor ou presença de lesões ao enfermeiro responsável ou ao médico.

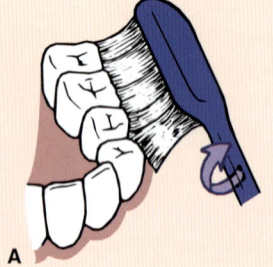 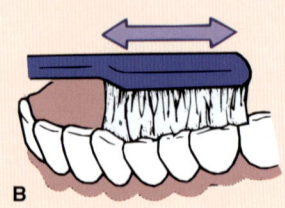 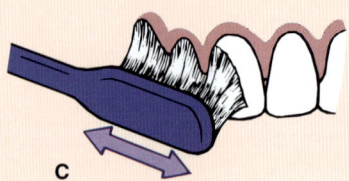

PASSO 13 Direção da escovação com a escova de dentes.

Para prevenir contaminação cruzada, ensine os pacientes a evitar compartilhar escovas de dentes com familiares ou colocar a boca diretamente no frasco de enxaguante bucal. Comprimidos ou soluções reveladoras que tingem a placa que se acumula na linha da gengiva são úteis para mostrar aos pacientes a eficácia da escovação que eles realizam. Oriente os pacientes a trocar a escova de dentes a cada 3 meses ou depois de uma gripe ou infecção respiratória superior para minimizar o crescimento de microrganismos nas superfícies da escova (American Dental Association, 2020).

Fio dental. O fio dental remove a placa e o tártaro entre os dentes, e faz parte da saúde oral. A atividade envolve inserir um fio dental, encerado ou não, entre todas as superfícies dos dentes, uma por vez. O movimento de serrote utilizado para passar o fio dental entre os dentes remove a placa e o tártaro do esmalte dos dentes. Use fio dental não encerado e evite passar o fio dental com força perto da linha da gengiva em pacientes que estejam fazendo quimioterapia, radioterapia ou terapia anticoagulante para prevenir sangramentos. Se for aplicado creme dental nos dentes antes do uso do fio dental, o flúor entra em contato direto com as superfícies do dente, ajudando na prevenção de cáries. De acordo com as recomendações da American Dental Association (2020), é suficiente passar o fio dental 1 vez/dia. Passar fio dental nos dentes de um paciente não é realista ou apropriado em todos os contextos de cuidados de saúde.

Pacientes com deficiências e necessidades de cuidados especiais. Alguns pacientes requerem métodos especiais de higiene oral. Por exemplo, pacientes com diabetes melito ou que fazem quimioterapia frequentemente têm doença periodontal. Portanto, eles precisam ir ao dentista a cada 3 ou 4 meses, limpar os dentes até 4 vezes/dia e manipular os tecidos orais delicadamente, causando o mínimo de trauma. Xerostomia, bruxismo e cáries dentárias podem estar presentes em pacientes usuários de metanfetaminas. Fissuras por doces podem causar cáries e doença gengival.

Os pacientes podem depender de seus cuidadores para a realização dos cuidados orais. Estar inconsciente ou ter uma via respiratória artificial (p. ex., tubos endotraqueais ou cânulas de traqueostomia) aumenta a suscetibilidade dos pacientes de sofrerem ressecamento de secreções salivares, pois não conseguem comer ou beber, não são capazes de deglutir, e frequentemente respiram pela boca. Pacientes inconscientes muitas vezes têm reflexo faríngeo reduzido, ou não conseguem engolir as secreções salivares que se acumulam na boca. O acúmulo de secreções salivares no fundo da garganta pode gerar crescimento de microrganismos. Essas secreções geralmente contêm bactérias gram-negativas que causam pneumonia se aspiradas até o pulmão. A higiene oral correta requer manter a mucosa úmida e remover secreções que contribuem para infecções. Enquanto estiver fazendo a higiene oral do paciente, proteja-o contra engasgo e broncoaspiração e use CHG tópico, principalmente em pacientes em ventilação artificial (Procedimento 40.3). Evidências atuais demonstram que o uso de CHG na higiene oral reduz o risco de PAV (IHI, 2020).

Para realizar cuidados orais nesses pacientes, dois enfermeiros devem realizar o cuidado; vire a cabeça do paciente em direção a você e coloque o leito na posição semi-Fowler. Você pode contar com o auxílio de técnicos/auxiliares de enfermagem. Um enfermeiro faz a limpeza em si, e outra pessoa remove as secreções com o dispositivo de aspiração. Algumas instituições de saúde usam materiais que combinam esponjas de limpeza oral e um sugador; você pode usar esse equipamento sozinho, com segurança. Enquanto estiver limpando a cavidade oral, use uma pequena via respiratória oral ou um abaixador de língua para manter a boca aberta. Nunca use seus dedos para segurar a boca do paciente aberta. A mordida de um ser humano contém múltiplos microrganismos patogênicos. Mesmo que o paciente não esteja acordado ou alerta, explique os passos do cuidado oral e as sensações que serão sentidas. Diga também ao paciente quando o procedimento estiver concluído.

Alguns tratamentos, como quimioterapia, agentes imunossupressores, radiação na cabeça e pescoço e intubação nasogástrica, colocam os pacientes em maior risco de sofrer de estomatite ou inflamação da mucosa oral. **Estomatite** causa ardência, dor e alteração na tolerância a alimentos e líquidos. Ao cuidar de pacientes com estomatite, escove com uma escova de dentes macia e passe o fio dental delicadamente para prevenir sangramento das gengivas. Em alguns casos, é preciso omitir temporariamente o uso do fio dental dos cuidados orais. Avise os pacientes para evitar enxaguantes bucais alcoólicos e comercialmente disponíveis e a não fumar. Enxaguantes de solução salina comum (aproximadamente 30 mℓ) ao acordar pela manhã, após cada refeição e antes de dormir ajudam a limpar a cavidade oral. Os pacientes podem aumentar a frequência dos enxágues para cada 2 horas, se necessário. Consulte o médico para prescrições de analgésicos tópicos ou orais para controle da dor.

Cuidados com dentaduras. Encoraje os pacientes a limparem suas dentaduras regularmente para evitar infecção e irritação nas gengivas. Quando os pacientes ficam incapacitados, outra pessoa assume a responsabilidade de cuidar das dentaduras (Boxe 40.10). Dentaduras são consideradas propriedade pessoal do paciente e devem ser manuseadas com cuidado, pois quebram facilmente. Elas devem ser removidas à noite para descansar as gengivas e prevenir acúmulo de bactérias. Para prevenir que se deformem, mantenha as dentaduras mergulhadas em água enquanto não estiverem em uso e sempre as guarde em um copo com tampa, identificado e deixado ao lado da mesinha de cabeceira do paciente. Desencoraje os pacientes de remover suas dentaduras e colocar sobre um guardanapo ou lenço de papel, pois poderiam ser facilmente jogadas no lixo.

Implemente medidas para prevenir estomatite induzida por dentaduras ao cuidar de pacientes que usam dentaduras. Dentaduras mal encaixadas, dormir usando dentaduras e hábitos insatisfatórios de higiene dental contribuem para estomatite induzida por dentaduras (Yoon et al., 2018; Maciag et al., 2017). Os sinais e sintomas variam desde vermelhidão e inchaço embaixo das dentaduras até úlceras vermelhas dolorosas no céu da boca e infecção fúngica por *Candida albicans*. Alguns pacientes negam sentir dor, enquanto outros se queixam de que a dor piora quando usam dentadura. Para prevenir a estomatite induzida por dentaduras, enxágue a boca e as dentaduras após as refeições, limpe-as cuidadosamente e regularmente, remova-as e deixe-as mergulhadas em copos com água durante a noite, escove e passe fio dental em qualquer dente remanescente (se apropriado), e faça exames odontológicos regularmente (American Dental Association, 2020).

Cuidados com os cabelos e couro cabeludo. A aparência de uma pessoa e sua sensação de bem-estar geralmente dependem da aparência pessoal e da relacionada ao cabelo. Doença ou incapacidade impedem o paciente de manter os cuidados diários com os cabelos. Quando os pacientes estão imobilizados, seu cabelo logo fica embaraçado. Alguns curativos ou procedimentos diagnósticos deixam resíduos grudentos no cabelo. O cuidado básico dos cabelos e do couro cabeludo inclui escovar, pentear e lavar com xampu.

Escovar e pentear. Escovar os cabelos com frequência os mantém limpos e distribui uniformemente a oleosidade pelos fios. Pentear previne que o cabelo fique embaraçado. Encoraje os pacientes a manter a rotina de cuidados com os cabelos e dê assistência aos pacientes com mobilidade reduzida ou fraqueza e àqueles que estão confusos ou enfraquecidos por alguma doença. Pacientes em ambientes hospitalares ou de cuidados prolongados apreciam a oportunidade de poder escovar e pentear os cabelos antes de serem vistos por outras pessoas.

Boxe 40.10 Diretrizes para o procedimento

Cuidados com dentaduras

Delegação e colaboração

O procedimento de cuidado com dentaduras pode ser delegado aos técnicos/auxiliares de enfermagem. O enfermeiro os orienta a:
- Não usar água quente ou excessivamente fria ao cuidar de dentaduras
- Informar ao enfermeiro se a dentadura estiver trincada
- Informar ao enfermeiro se o paciente tiver algum desconforto oral ou se feridas, lesões ou sangramentos forem observados.

Material

Escova de dentes com cerdas macias ou escova para dentaduras; dentifrício ou creme dental para dentaduras, adesivo de dentadura (*opcional*); copo com água; uma cuba-rim ou pia; gaze de 10 cm × 10 cm; toalha de rosto; copo para dentaduras (para armazenamento); luvas de procedimento.

Passos para o procedimento

1. Identifique o paciente utilizando pelo menos dois tipos de identificação (p. ex., nome e data de nascimento ou nome e número do registro do prontuário) de acordo com as políticas locais (TJC, 2021).
2. Avalie a segurança do ambiente (p. ex., verifique se há alguma superfície molhada no quarto; certifique-se de que o leito esteja abaixado e travado).
3. Determine conhecimento, experiência e letramento em saúde do paciente ou de seus familiares cuidadores.
4. Higienize as mãos.
5. Pergunte ao paciente se as dentaduras têm o tamanho certo e se há alguma dor ou irritação nas gengivas ou na membrana mucosa. Pergunte ao paciente quais são suas preferências em relação aos cuidados e produtos para dentaduras.
6. Determine se o paciente tem a destreza necessária para limpar suas dentaduras sozinho ou se precisa de ajuda.
7. Abaixe a grade lateral. Posicione o paciente confortavelmente sentado no leito ou ajude o paciente a ir do leito até a cadeira colocada na frente da pia.
8. Encha a cuba-rim recipiente com água morna. (Se estiver usando a pia, coloque uma toalha de rosto no fundo da pia e encha-a com aproximadamente 2,5 cm de água).
9. Higienize as mãos novamente e calce luvas de procedimento.
10. Peça ao paciente que remova as dentaduras. Se o paciente não conseguir fazer isso sozinho, segure a chapa superior pela frente com o polegar e o indicador enrolados com gaze e puxe-a para baixo. Delicadamente, eleve a dentadura inferior do maxilar e gire um lado para baixo para removê-la da boca do paciente. Coloque as dentaduras na cuba-rim ou pia forrada com a toalha de rosto e com 2,5 cm de água.
11. Inspecione a cavidade oral, prestando atenção as gengivas, língua e palato superior. Observe se há lesões, placas e áreas de irritação. Palpe as áreas, se necessário.

JULGAMENTO CLÍNICO: lesões da mucosa oral são comuns em idosos, principalmente nos pacientes em lares de longa permanência. Essas lesões estão associadas a fatores locais e sistêmicos (p. ex., dentaduras mal encaixadas, infecção). Lesões podem ocorrer em qualquer lugar na cavidade oral (Yoon et al., 2018).

12. Aplique o agente de limpeza para escovar as superfícies das dentaduras (ilustração). Segure as dentaduras perto da água. Segure a escova horizontalmente e faça movimentos de vaivém para limpar as superfícies de mordida. Use pequenos golpes da parte superior da dentadura para as superfícies de mordida para limpar as superfícies externas dos dentes. Segure a escova na posição vertical e use pequenos golpes para limpar

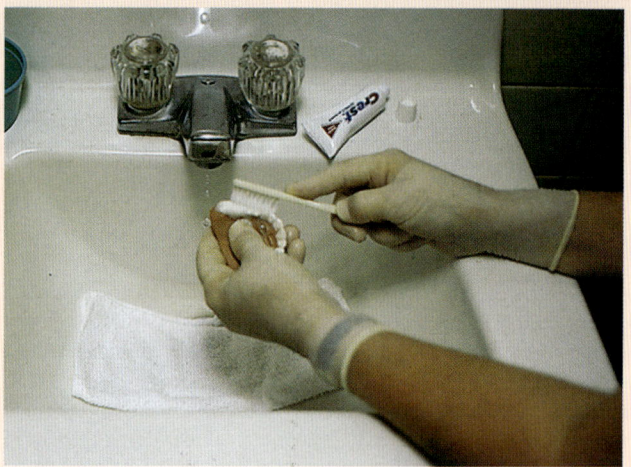

PASSO 12 Escovação da superfície de uma dentadura.

as superfícies internas dos dentes. Segure a escova horizontalmente e faça movimentos de vaivém para limpar a superfície inferior das dentaduras (Boxe 40.9).

13. Enxágue bem em água morna. Se a água estiver fria demais, as dentaduras podem trincar. Se estiver quente demais, as dentaduras podem entortar e não encaixar mais.
14. Quando necessário, aplique uma fina camada de adesivo na parte de dentro das dentaduras antes de inseri-las.
15. Recoloque as dentaduras tão logo possível. Se o paciente precisar de ajuda para colocar as dentaduras, umedeça a dentadura superior e aperte-a firmemente para encaixá-la no lugar. Insira a dentadura inferior umedecida (se aplicável). Pergunte se as dentaduras estão encaixadas confortavelmente na boca. **Observação**: é comum os pacientes preferirem não usar suas dentaduras durante uma doença aguda.
16. Alguns pacientes preferem guardar suas dentaduras para dar um descanso às gengivas e reduzir o risco de infecção. Guarde-as mergulhadas em água morna em um copo especial com tampa e identificação. Mantenha o copo com as dentaduras em um local seguro com etiqueta identificando o nome do paciente para prevenir perda quando não estiver em uso (p. ex., à noite ou durante uma cirurgia).

JULGAMENTO CLÍNICO: próteses dentárias são caras. Ajude a prevenir a possibilidade de perda de próteses dentárias entregando-as a um membro da família, quando possível (p. ex., quando o paciente entra em cirurgia). Nem sempre um paciente volta à mesma sala de pré-operatório; entregar próteses dentárias a um membro da família ajuda a evitar extravios de próteses.

17. **Use o método de explicar de volta:** "Quero ter certeza de que expliquei claramente como limpar suas próteses dentárias. Mostre-me como escovaria sua dentadura inferior." Revise sua orientação nesse momento ou desenvolva um plano para revisar o aprendizado do paciente/familiar cuidador caso estes não consigam explicar o procedimento corretamente.
18. Descarte os materiais. Remova e descarte as luvas e higienize as mãos.
19. Retorne o paciente a uma posição confortável. Levante as grades laterais (conforme apropriado) e baixe o leito para a posição mais baixa possível. Deixe o sistema de chamada de enfermagem ao alcance do paciente.
20. Registre e relate quaisquer anormalidades observadas envolvendo a mucosa oral.

Ao cuidar de pacientes de diferentes culturas, aprenda o máximo possível com suas famílias sobre as preferências de práticas de cuidados com os cabelos. Por exemplo, pessoas de algumas culturas tendem a ter o cabelo bem seco. Use condicionadores especiais à base de lanolina para condicionar os cabelos. Preferências culturais também afetam a forma de pentear e arrumar o cabelo e se ele pode ser cortado ou não.

Cabelos compridos ficam opacos facilmente quando o paciente está acamado, mesmo que por pouco tempo. Quando lacerações ou incisões envolvem o couro cabeludo, sangue e medicamentos tópicos também embaraçam o cabelo. Escovar e pentear frequentemente ajuda a manter os cabelos compridos bem arrumados. Tranças ajudam a evitar que o cabelo embarace repetidamente; porém, os pacientes precisam soltar as tranças periodicamente e pentear o cabelo para garantir uma boa higiene. Tranças apertadas demais causam segmentos de calvície. Obtenha permissão do paciente antes de trançar o cabelo.

Para escovar o cabelo, divida-o em duas partes e cada uma delas em mais duas seções. A escovação da raiz para as pontas minimiza puxões. Umedecer o cabelo com água ou o uso de um produto desembaraçante sem álcool facilita o pentear do cabelo. Nunca corte o cabelo de um paciente sem consentimento.

Pacientes com piolhos-da-cabeça requerem considerações especiais quanto à maneira de pentear o cabelo (Boxe 40.11). O piolho é pequeno, mais ou menos do tamanho de uma semente de gergelim; assim, você precisará de bastante claridade ou luz natural do sol para enxergá-los. Se for prescrito um xampu pediculicida, revise as respectivas informações e oriente o paciente e o cuidador a usar corretamente o produto. Use com cuidado, pois esses xampus podem causar efeitos colaterais neurológicos graves. Certifique-se de enxaguar muito bem o xampu do cabelo para evitar coceiras.

Lavagem com xampu. A frequência das lavagens com xampu depende da rotina diária da pessoa e da condição do cabelo. Lembre aos pacientes hospitalizados ou internados em instituições de cuidados prolongados ou de longa permanência (ILP) que o aumento do tempo no leito, o excesso de transpiração ou os tratamentos que deixam resíduos de sangue ou soluções nos cabelos requerem lavagens mais frequentes com xampu. Em algumas instituições de saúde, é necessária uma prescrição médica para aplicar xampu em um paciente que seja dependente, que tenha lesões no pescoço e/ou na cabeça ou que tenha mobilidade limitada, pois é desafiador encontrar maneiras de aplicar xampu de modo seguro nos cabelos sem causar ferimentos.

O paciente que consegue lavar o corpo no chuveiro ou na banheira normalmente consegue lavar o cabelo com xampu sem dificuldades. Uma cadeira de banho (tanto para chuveiro quanto para banheira) facilita a lavagem com xampu para os pacientes que deambulam e que conseguem sustentar seu próprio peso, mas que ficam cansados ou fracos. Duchinhas de mão permitem que os pacientes lavem facilmente o cabelo na banheira ou no chuveiro. Alguns pacientes que podem se sentar em cadeiras optam por lavar os cabelos na pia ou em uma bacia; no entanto, certas condições (p. ex., cirurgia oftálmica ou lesão cervical) limitam a capacidade de abaixar a cabeça. Nessas situações, ensine o paciente e seus familiares o grau de inclinação permitido.

Se o paciente não consegue sentar, mas pode ser transferido, coloque-o em uma maca de transporte e leve-o até uma pia ou chuveiro equipado com uma duchinha de mão. Tome cuidado ao posicionar a cabeça e o pescoço do paciente, principalmente no caso de pacientes com qualquer forma de lesão na cabeça ou pescoço.

Se o paciente não consegue sentar em uma cadeira e nem pode ser transferido para uma maca, lave o cabelo dele no leito mesmo (Boxe 40.12). Posicione um lavatório especial sob a cabeça do paciente para captar a água e a espuma do xampu. Depois da lavagem, os pacientes gostam de arrumar e secar o cabelo. A maioria das instituições de saúde dispõe de secadores portáteis de cabelo. Xampus a seco que reduzem a necessidade de molhar o cabelo do paciente também estão disponíveis, mas não são muito eficazes. Toucas de xampu descartáveis, sem enxágue, proporcionam uma massagem com calor e umidade no couro cabeludo enquanto limpam os cabelos.

Barbeação ou depilação. Remova os pelos faciais de um paciente após o banho ou lavagem do cabelo com xampu. Algumas mulheres preferem depilar as pernas ou axilas durante o banho. Ao ajudar um paciente, tome cuidado para não cortá-lo com a lâmina. Pacientes propensos a sangramentos (p. ex., os que tomam anticoagulantes ou altas doses de ácido acetilsalicílico, ou os que têm baixa contagem de plaquetas) devem usar seus próprios barbeadores elétricos. Antes de usar um barbeador elétrico, verifique se os fios estão devidamente encapados e se não há nenhum outro risco elétrico. Use um barbeador elétrico diferente para cada paciente, devido às considerações de controle de infecções.

Boxe 40.11 Cuidados de higiene com piolhos-da-cabeça

- Higienize as mãos e use vestes e luvas descartáveis
- Use um pente fino ou escova de cabelo para remover cabelos embaraçados. Não use xampu ou condicionador antes de usar o remédio para piolho
- Aplique medicamento para piolho de acordo com as orientações da embalagem. Observe que pode demorar de 8 a 12 horas para o medicamento fazer efeito. O medicamento é eficaz quando se observam piolhos mortos ou movimentando-se lentamente. **Observação:** se depois de 8 a 12 horas de tratamento não for encontrado nenhum piolho morto, o medicamento pode não estar surtindo efeito. Não reaplique o tratamento sem consultar o médico (CDC, 2019a)
- Divida o cabelo do paciente em partes, e prenda as partes que não estiverem sendo penteadas
- Utilize o pente (também chamado de pente fino) que vem com o tratamento. Penteie da raiz para as pontas do cabelo (pentes especiais podem ser encontrados nas farmácias)
- Mergulhe o pente em um recipiente com água ou use um papel-toalha para remover os piolhos entre cada passada com o pente
- Depois de pentear, verifique cuidadosamente se há piolhos grudados no cabelo; você consegue pegar piolhos vivos com uma pinça ou pente
- Depois de pentear bem, passe para a próxima mecha de cabelo
- Mergulhe pentes e escovas em água quente, a pelo menos 54°C, por 5 a 10 minutos (CDC, 2019a). O ideal é descartar o pente após cada uso, mas a situação financeira de alguns pacientes impede a compra de vários pentes
- Oriente o paciente e a família a não lavar o cabelo novamente por 1 a 2 dias depois do tratamento
- Oriente a família a pentear e examinar o cabelo diariamente para verificar se ainda há piolhos
- Oriente a família a separar, embalar e lacrar o saco com as roupas, as roupas de cama e as toalhas de banho do paciente; instrua que sejam lavadas em água quente, pelo menos a 54°C, e secas em ciclo quente (CDC, 2019a) ou ao sol
- Oriente a família a passar o aspirador de pó no chão, na mobília e no quarto do paciente, e imediatamente descartar o saco do aspirador ou esvaziar o coletor, quando não houver saco
- Oriente os cuidadores a prevenir a transmissão de piolhos: não compartilhar roupas de cama ou produtos de cuidados com os cabelos. Evite colocar a mão diretamente na cabeça do paciente. Lave as mãos imediatamente após os cuidados com os cabelos.

Boxe 40.12 Diretrizes para o procedimento

Cuidados com os cabelos e a barba: lavagem com xampu e barbeação

Delegação e colaboração
Os procedimentos de pentear, lavar com xampu e barbear podem ser delegados a técnicos/auxiliares de enfermagem. O enfermeiro os orienta a:
- Posicionar corretamente os pacientes com restrições de mobilidade da cabeça ou pescoço
- Realizar medidas adequadas de cuidados em casos de piolhos-da-cabeça, enfatizando os passos a serem seguidos para prevenir transmissão a outros pacientes
- Relatar como o paciente tolerou o procedimento e quaisquer outras preocupações (p. ex., dor no pescoço)
- Usar um barbeador elétrico em qualquer paciente que tenha risco de tendência a sangramentos.

Material
Cuidado dos cabelos
- Toalhas de banho; luvas de procedimento; touca limpa (*opcional* – se souber que o paciente tem piolhos na cabeça); pente e escova limpos; pente de dentes largos (*opcional*).

Xampu neutro
- Toalha de rosto; xampu, condicionador (*opcional*), mistura de peróxido de hidrogênio e solução salina 50/50 (*opcional se houver sangue no cabelo*); jarra com água morna; lavatório ou bacia de plástico; toalha de banho, protetor à prova d'água.

Xampu descartável
- Touca de cabelo descartável.

Barba feita com lâmina
- Lâmina nova, descartável, ou barbeador elétrico; luvas de procedimento; toalha(s) de banho, espelho, toalha de rosto, bacia; creme ou sabonete de barbear, loção pós-barba (se o paciente desejar e não houver contraindicação).

Cuidado do bigode
- Tesouras, escova ou pente; toalha de banho; luminária de mesa ou suspensa.

Passos do procedimento
1. Identifique o paciente utilizando pelo menos dois tipos de identificação (p. ex., nome e data de nascimento ou nome e número do registro do prontuário) de acordo com as políticas locais (TJC, 2021).
2. Avalie se o paciente tem tendência a sangramentos. Reveja o histórico médico, medicações e parâmetros laboratoriais (p. ex., contagem de plaquetas, exames de anticoagulação).

    JULGAMENTO CLÍNICO: use barbeadores elétricos em qualquer paciente que esteja tomando anticoagulantes ou que tenha baixa contagem de plaquetas.

3. Revise o prontuário do paciente para determinar se não há contraindicações para o procedimento (p. ex., posição ou manipulação de cabeça e pescoço). Verifique as políticas da instituição sobre prescrições médicas, se necessário. Certas condições clínicas colocam o paciente em risco de ferimentos.

    JULGAMENTO CLÍNICO: certas condições clínicas como lesões de cabeça e pescoço, lesões medulares e artrite, colocam o paciente em risco de ferimentos durante a lavagem do cabelo com xampu devido ao posicionamento e manipulação da cabeça e do pescoço. Além disso, pacientes com vertigem posicional não conseguem tolerar a hiperextensão do pescoço, pois pode aumentar a vertigem.

4. Avalie a segurança do ambiente (p. ex., verifique se há alguma superfície molhada no quarto; certifique-se de que o leito esteja abaixado e travado.
5. Determine o letramento em saúde do paciente ou de seus familiares cuidadores.
6. Higienize as mãos. Inspecione a condição do cabelo e do couro cabeludo (isso também pode ser feito antes de começar a lavar ou pentear o cabelo). Verifique se há alguma infestação (p. ex., pediculose). Inspecione se alguma ferida na cabeça está com secreção purulenta. **Observação:** calce luvas de procedimento se houver suspeita de secreções ou infestações. Use vestes descartáveis em caso de suspeita de infestação (National Pediculosis Association, 2020).
7. Remova e descarte as luvas e higienize as mãos.
8. Avalie as preferências do paciente em relação a produtos de cabelo e barba (p. ex., xampu, loção pós-barba, condicionador).
9. Avalie o conhecimento e as experiências prévias do paciente com a remoção de piolhos do cabelo, bem como as impressões sobre o procedimento.
10. Avalie a capacidade do paciente de manipular pentes, escovas ou lâminas.
11. Deixe todos os materiais e equipamentos ao lado do leito do paciente. Explique sua intenção de cuidar dos cabelos/barba dele. Peça que o paciente explique, durante o procedimento, os passos a serem seguidos ao pentear o cabelo e/ou barbear. Peça que o paciente indique se ele se sentir desconfortável durante o procedimento.
12. Posicione o paciente sentado em uma cadeira ou levante a cabeceira do leito até um ângulo de 45 a 90° (conforme tolerância).
13. Dê privacidade; feche a porte ou cerre a cortina. Organize os materiais na mesa de cabeceira e ajuste a iluminação.
14. Higienize as mãos.
15. Para pentear e escovar o cabelo:
    a. Calce luvas de procedimento, se necessário. Divida o cabelo em duas partes e, então, divida cada parte em duas mechas ou mais (ver ilustrações).
    b. Escove ou penteie da raiz para as pontas.
    c. Umedeça um pouco o cabelo com água, condicionador ou desembaraçante sem álcool antes de pentear.
    d. Passe os dedos entre os fios para soltar qualquer embaraçado maior.
    e. Usando um pente de dentes largos, comece por um lado da cabeça e coloque o pente com os dentes para cima no cabelo perto do couro cabeludo. Penteie o cabelo em movimento circular girando o pulso para acompanhar o movimento para cima e para fora. Continue até que todo o cabelo esteja penteado e arrumado.
16. Lavagem de cabelo com lavatório portátil em pacientes acamados:
    a. Calce luvas de procedimento. Coloque um protetor impermeável sob os ombros, pescoço e cabeça do paciente.
    b. Posicione o paciente em decúbito dorsal com a cabeça e ombros na extremidade superior do leito. Coloque o lavatório portátil sob a cabeça do paciente e uma bacia de coleta sob a calha do lavatório (ver ilustração). Certifique-se de que a calha esteja posicionada além da beira do colchão.
    c. Coloque uma toalha enrolada sob o pescoço do paciente e uma toalha de banho sobre os ombros do paciente.
    d. Escove e penteie o cabelo do paciente.
    e. Peça que o paciente segure um pano ou toalha de rosto sobre os olhos.
    f. Teste a temperatura da água. Despeje lentamente a água do jarro sobre os cabelos até que estejam completamente molhados (ver ilustração). Se houver sangue coagulado nos cabelos, aplique peróxido de hidrogênio para dissolver os coágulos e enxágue com solução salina. Aplique uma pequena quantidade de xampu.
    g. Massageie fazendo espuma com ambas as mãos. Comece pelo contorno do couro cabeludo e continue até à nuca. Levante um pouquinho a cabeça com uma das mãos para lavar a nuca. Passe xampu nas laterais da cabeça. Massageie o couro cabeludo aplicando pressão com as pontas dos dedos.
    h. Enxágue o cabelo com água. Certifique-se de que a água esteja sendo drenada para a bacia. Repita o enxágue até que não haja mais xampu no cabelo. (Se for necessário encher o jarro novamente, eleve a grade lateral do leito antes de sair.)

Boxe 40.12 Diretrizes para o procedimento (Continuação)

Cuidados com os cabelos e a barba: lavagem com xampu e barbeação

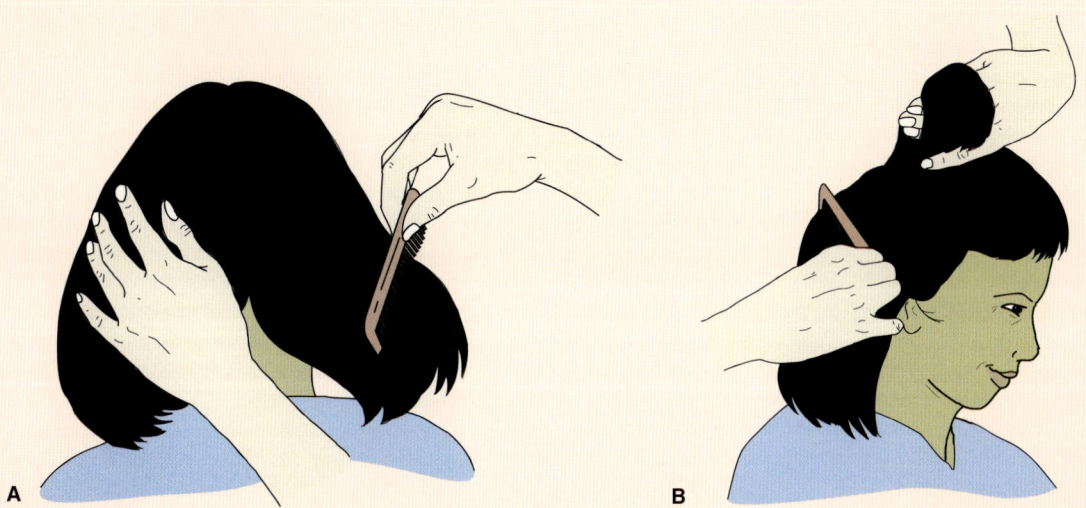

PASSO 15a Divisão do cabelo. **A.** Divida o cabelo ao meio e, então, divida cada parte em mais duas mechas grandes. **B.** Reparta a mecha principal em duas mechas menores.

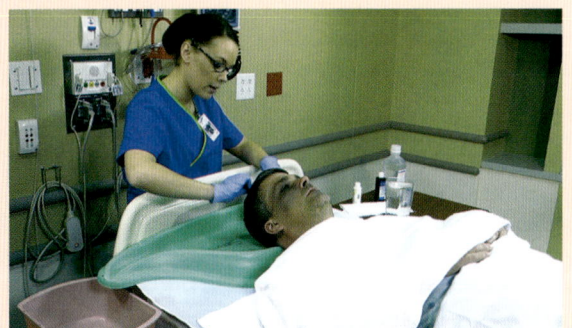

PASSO 16b Paciente posicionado sobre o lavatório portátil. (Copyright © Mosby's. Clinical Skills: Essentials Collection.)

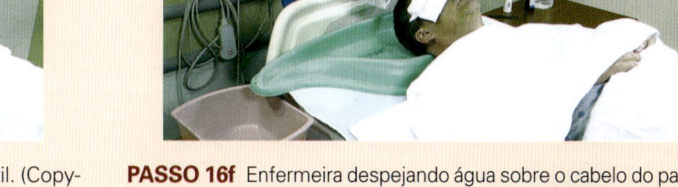

PASSO 16f Enfermeira despejando água sobre o cabelo do paciente. (Copyright © Mosby's Clinical Skills: Essentials Collection.)

    i. Aplique condicionador ou creme rinse, se necessário, e enxágue bem o cabelo.
    j. Enrole uma toalha de banho na cabeça do paciente. Enxugue seu rosto com a toalha usada para proteger os olhos. Seque qualquer umidade no pescoço ou nos ombros.
    k. Seque o cabelo e o couro cabeludo do paciente. Use uma segunda toalha se a primeira ficar molhada demais.
    l. Penteie o cabelo, para remover embaraçados, e seque com secador, se desejado.
    m. Aplique óleo nas pontas dos cabelos ou *leave-in* no cabelo, se o paciente assim desejar.
    n. Variação para cabelos crespos ou encaracolados: condicione o cabelo após a lavagem. Para desembaraçar o cabelo, use um pente de dentes largos. Começando pela nuca, penteie pequenas subseções de cabelo, começando pelas pontas. Continue o mesmo processo nas outras subseções até que não haja mais nenhum cabelo embaraçado.
17. Lavagem de cabelo com touca descartável:
    a. O paciente pode ficar sentado em uma cadeira ou no leito. Calce luvas de procedimento.
    b. Penteie o cabelo para remover qualquer cabelo embaraçado ou resíduos (ver Passo 15, anteriormente).
    c. Abra a embalagem, coloque a touca e coloque todo o cabelo dentro dela (ver ilustração).

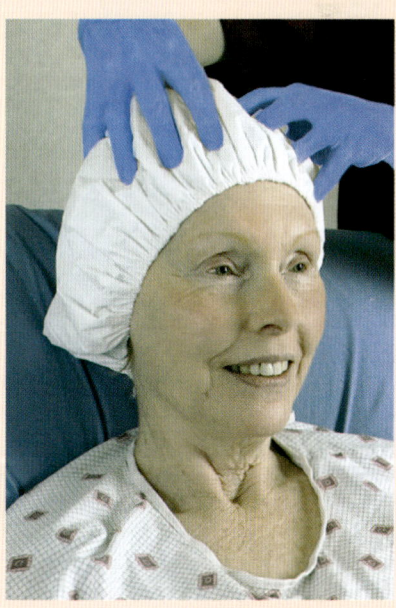

PASSO 17c Paciente utilizando uma touca descartável para lavagem dos cabelos.

(continua)

Boxe 40.12 Diretrizes para o procedimento (Continuação)

Cuidados com os cabelos e a barba: lavagem com xampu e barbeação

    d. Massageie a cabeça por sobre a touca. Verifique se a touca está corretamente posicionada ao redor do couro cabeludo.
    e. Massageie de 2 a 4 min, de acordo com as orientações na embalagem; pode ser necessário um tempo maior para cabelos mais compridos ou quando há sangue coagulado no cabelo.
    f. Descarte a touca no lixo; não jogue no vaso sanitário, pois o produto pode entupir os canos.
    g. Se o paciente desejar, seque o cabelo com uma toalha. Escove ou penteie o cabelo do paciente.
18. Barbeação com lâmina descartável:
    a. Coloque uma toalha de banho sobre o tórax e os ombros do paciente.
    b. Coloque água morna em uma bacia. Verifique a temperatura da água.
    c. Coloque uma toalha de rosto na bacia e torça bem. Aplique a toalha sobre todo o rosto do paciente por alguns segundos.
    d. Aplique aproximadamente 6 mm de creme de barbear ou sabonete no rosto do paciente. Espalhe o creme uniformemente de cada lado do rosto, queixo e sob o nariz.
    e. Segure a lâmina com a mão dominante em um ângulo de 45° em relação à pele do paciente. Comece barbeando um lado do rosto do paciente com movimentos curtos e firmes na direção do crescimento dos fios (ver ilustração). Use a mão não dominante para, delicadamente, esticar a pele durante o processo. Pergunte se o paciente está se sentindo confortável.

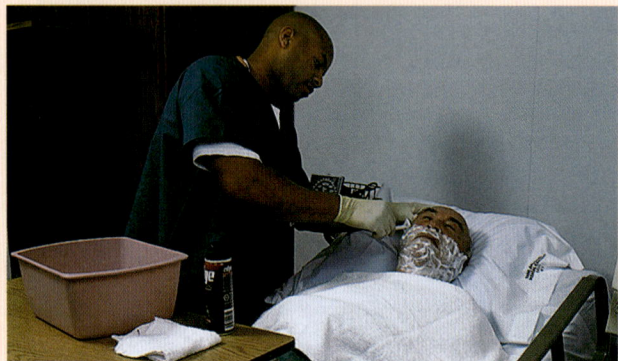

PASSO 18e O paciente deve ser barbeado com movimentos curtos e firmes.

    f. Mergulhe a lâmina de barbear na água, pois o creme de barbear se acumula nas bordas da lâmina.
    g. Depois de barbear todos os pelos faciais, enxágue bem o rosto com uma toalha de rosto umedecida com água morna.
    h. Seque bem o rosto e aplique loção pós-barba, se desejado. Remova a toalha.
19. Barbeação com barbeador elétrico:
    a. Coloque uma toalha de banho sobre o tórax e ombros do paciente.
    b. Aplique condicionador de pele ou preparação pré-barba.
    c. Ligue o barbeador e comece a barbear de um lado do rosto. Delicadamente, segure a pele esticada enquanto estiver passando o barbeador. Faça movimentos delicados com o barbeador em direção ao crescimento do pelo.
    d. Depois de terminar de barbear, desligue o barbeador, remova a toalha e aplique loção pós-barba, se desejado e não contraindicado.
20. Cuidados com bigode e barba:
    a. Coloque uma toalha de banho sobre o tórax e ombros do paciente.
    b. Se necessário, penteie delicadamente o bigode ou barba. Ofereça ao paciente a opção de lavar a barba com xampu.
    c. Permita que o paciente use um espelho e direcione as áreas que devem ser cortadas com a tesoura.
    d. Ao terminar, remova a toalha.
21. Descarte as roupas de banho e/ou de cama no saco de roupa suja. Remova e descarte as luvas. Higienize as mãos.
22. Ajude o paciente a se posicionar confortavelmente, levante as grades laterais (conforme apropriado) e abaixe o leito para a posição mais baixa possível. Deixe o sistema de chamada de enfermagem ao alcance do paciente.
23. Coloque de volta os equipamentos reutilizáveis nos seus devidos lugares.
24. Inspecione a condição do cabelo e do couro cabeludo, condição da área barbeada e a pele sob a barba ou bigode. Procure por áreas de sangramento localizado devido a cortes e áreas de ressecamento.
25. Pergunte ao paciente se ele sente que sua pele está limpa e confortável.
26. **Use o método de explicar de volta**: "Como você está tomando remédio anticoagulante, quero ter certeza de ter lhe explicado os riscos de usar uma lâmina comum em casa, inclusive qual tipo de lâmina você deve usar. Diga-me ao que você deve estar atento em relação à tendência a sangramentos." Reveja suas orientações nesse momento ou desenvolva um plano de ensino revisado com o paciente/familiar cuidador se estes não conseguirem dar a explicação correta.
27. Registre ou relate quaisquer lesões ou presença de piolhos ao médico.

Ao usar lâminas para barbear, amacie a pele para prevenir reação, arranhões ou cortes. Umedeça a pele com água morna e aplique o creme de barbear. Sabonete em barra pode deixar um filme sobre a lâmina, resultando em um barbear de menor qualidade. Você precisará barbear pacientes quando não conseguirem fazê-lo sozinhos. Para evitar desconforto ou cortes da lâmina, delicadamente, estique a pele e faça movimentos longos e firmes na direção do crescimento do pelo (Figura 40.5). Movimentos curtos para baixo funcionam melhor para remover pelos entre o nariz e o lábio e no queixo. O paciente normalmente explica a melhor maneira de movimentar a lâmina na pele.

Os pelos faciais de pessoas de cor preta tendem a ser encaracolados e encravam se não forem removidos rente à pele. Contudo, há lesões de pele, comuns entre pessoas pretas, que requerem uma técnica diferente de barbear. Um exemplo é a condição comum chamada pseudofoliculite da barba, comumente chamada de pelo encravado e reconhecida como uma inflamação dos folículos pilosos e pápulas e pústulas hiperpigmentadas (Adotama et al., 2017). Isso normalmente é resultado de cortar os pelos penetrando na pele. A ideia é evitar ter

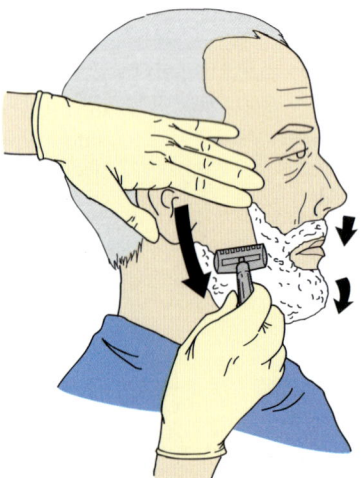

Figura 40.5 Faça a barba do paciente usando movimentos curtos e firmes na direção do crescimento do pelo.

de raspar totalmente para tratar essa condição; no entanto, quando a preferência é por raspar, use as seguintes técnicas para essa condição: evite cortes rentes, deixando o pelo com 0,5 mm a 3 mm de comprimento; use cortadores, lâminas simples, remova os pelos na direção do crescimento e não estique a pele para barbear (Adotama et al., 2017).

Cuidados com bigodes e barbas. Bigodes ou barbas requerem cuidados diários, inclusive lavagem com xampu. Sua higienização previne que partículas de alimentos e muco fiquem aderidas aos pelos. Se o paciente não for capaz de realizar o autocuidado, faça isto por ele, mediante sua solicitação. Penteie barbas delicadamente e obtenha permissão do paciente antes de aparar ou remover um bigode ou barba.

Cuidados com os olhos, orelhas e nariz. Dê atenção especial à limpeza dos olhos, orelhas e nariz durante os banhos de rotina e quando materiais de drenos ou secreções se acumularem. Esse aspecto da higiene não apenas deixa o paciente mais confortável, como também melhora a resposta sensorial (ver Capítulo 49). O cuidado se concentra em prevenir infecções e manter a função sensorial normal. Além disso, o cuidado dos olhos, orelhas e nariz requer abordagens que considerem as necessidades especiais do paciente.

Dispositivos médicos. Se foi inserido, em um paciente, um tubo de oxigênio ou uma sonda nasotraqueal, é essencial cuidar da área da pele ao redor do nariz ou orelhas que fica embaixo do dispositivo para proteger o paciente contra lesões por pressão associadas a dispositivos médicos (LPADM) (Fumarola et al., 2020). O National Pressure Ulcer Advisory Panel (EPUAP/NPIAP/PPPIA, 2019a; 2019b) recomenda o seguinte: acolchoe e proteja a pele com curativos em áreas de alto risco (p. ex., ponte nasal) (ver Capítulo 48), não coloque dispositivo(s) sobre locais de lesões por pressão, anteriores ou atuais, e certifique-se de limpar delicadamente a área de potencial de irritação sob qualquer dispositivo pelo menos 1 vez/dia.

Cuidados básicos dos olhos. Limpar os olhos envolve simplesmente lavá-los com uma toalha de rosto umedecida com água (Procedimento 40.1). Sabonete pode causar ardência e irritação. Nunca aplique pressão direta sobre o globo ocular, pois isso causa lesões graves. Ao limpar os olhos de um paciente, pegue uma toalha de rosto limpa e limpe do canto interno para o canto externo. Use uma parte diferente da toalha de rosto para cada olho. **Observação: nunca usar solução ou lenços à base de clorexidina para limpar olhos, orelhas ou rosto.**

Pacientes inconscientes requerem cuidados oculares mais frequentes. Uma complicação da sedação e do coma é que alguns pacientes são incapazes de manter o fechamento efetivo dos olhos, o que resulta em ceratopatia de exposição. Portanto, esses pacientes perdem seus mecanismos naturais de proteção da córnea. Quando desprotegidos, há um risco maior de desidratação, abrasão, perfuração e infecção de córnea (Morris et al., 2018). Mecanismos normais de proteção incluem a ação de piscar, que lubrifica o olho. Piscar oferece uma barreira mecânica a ferimentos e previne a desidratação. Secreções se acumulam ao longo das margens das pálpebras e no canto interno na ausência de reflexo de piscar ou quando o olho não fecha completamente. A avaliação imediata de piscar prejudicado é essencial para proteger os olhos dos pacientes. Quando o olho não fecha completamente, você pode precisar colocar um tampão sobre ele para evitar ressecamento e irritação de córnea. Aplique colírios lubrificantes mediante prescrição médica para ajudar a prevenir danos à córnea (Kocacal et al., 2018). Quando acaba ocorrendo uma abrasão ou trauma de córnea, medicamentos anti-inflamatórios não esteroidais (AINEs) tópicos são uma opção de tratamento (Kaye et al., 2019).

Óculos. Óculos são caros. Seja cuidadoso ao limpar óculos e proteja-os de serem quebrados ou de outros danos quando não estejam sendo usados. Coloque-os em um estojo dentro de uma gaveta da mesa de cabeceira quando não estiverem sendo usados. Água fria é suficiente para limpar as lentes dos óculos. Previna riscos usando um pano macio para enxugá-las; não use papel-toalha. Lentes de plástico, especialmente, riscam com facilidade; existem no mercado soluções especiais de limpeza e tecidos para secar lentes.

Lentes de contato. Uma lente de contato é um disco fino e transparente que se encaixa diretamente sobre a córnea do olho. Lentes de contato corrigem erros de refração do olho ou anormalidades no formato da córnea. Em contextos ambulatoriais ou domiciliares, oriente os pacientes sobre as rotinas a serem seguidas para limpeza e cuidados regulares (Boxe 40.13). Explique que todas as lentes de contato devem ser removidas periodicamente para prevenir infecção ocular e úlceras ou abrasões de córnea causadas por agentes infecciosos, como *Pseudomonas aeruginosa* e estafilococos. Dor, lacrimejamento, desconforto e vermelhidão da conjuntiva indicam uso excessivo de lentes. Encoraje os pacientes a informar ao médico caso esses sintomas persistam mesmo após a remoção das lentes.

Quando os pacientes dão entrada na instituição de saúde em estado inconsciente ou de confusão, verifique se eles normalmente usam lentes de contato e se estão com elas naquele momento. Se o paciente usa lentes de contato e ninguém percebe isso, pode ocorrer lesão grave

---

Boxe 40.13 Educação em saúde

Cuidados com lentes de contato

Objetivo
- O paciente verbaliza e/ou demonstra cuidado adequado com as lentes de contato e sinais de alerta comuns de problemas associados ao uso de lentes de contato.

Estratégias de ensino
- Oriente os pacientes a fazer o seguinte:
  - Não usar as unhas para remover sujidades ou resíduos das lentes
  - Não usar água da torneira para limpar lentes de contato gelatinosas
  - Seguir as recomendações do fabricante da lente ou do oftalmologista para inserir, limpar e desinfetar as lentes
  - Manter as lentes úmidas ou molhadas quando não estiverem sendo usadas
  - Usar solução nova diariamente para armazenar e desinfetar as lentes
  - Lavar e enxaguar bem o estojo das lentes diariamente. Limpar periodicamente com sabão ou detergente líquido, enxaguar bem com água morna e deixar secar ao ar livre
  - Se a lente cair, umedece o dedo com solução de limpeza ou umectante e tocar delicadamente a lente para pegá-la. Depois limpar, enxaguar e desinfetar a lente
- Para evitar trocas, oriente o paciente a sempre começar pelo mesmo lado quando for colocar ou tirar as lentes
- Jogue fora qualquer lente descartável ou de troca programada após o período de uso prescrito
- Encoraje o paciente a se lembrar da sigla VSVD: *V*ermelhidão, *S*ensibilidade, problemas de *V*isão e *D*or. Se um desses problemas ocorrer, remova as lentes de contato imediatamente. Se o problema persistir, procure um oftalmologista (Harding et al., 2020).

Avaliação
Use os princípios de explicar de volta para avaliar o aprendizado do paciente/familiar cuidador:
- Explique-me quais são os sinais de alerta de irritação de córnea e infecção ocular
- Descreva os métodos de cuidados com lentes de contato que levam a infecções
- Quero ter certeza de que você entendeu as informações sobre limpeza e armazenamento de lentes de contato. Mostre-me como você vai limpar e armazenar suas lentes.

de córnea. Se você perceber que seu paciente está usando lentes de contato e não consegue removê-las, procure ajuda. Uma vez removidas as lentes, documente a remoção, a condição dos olhos do paciente após a remoção, e o armazenamento das lentes.

Cuidados das orelhas. Os cuidados rotineiros das orelhas envolvem limpeza da orelha externa com uma toalha de rosto e água morna. Limpe o canal auricular externo fazendo movimentos circulares com a ponta de uma toalha úmida no canal. Retração delicada para baixo na entrada do canal auricular normalmente faz com que o cerume visível se descole e solte. Oriente os pacientes a jamais usar objetos como grampos de cabelo, palitos de dentes ou aplicadores de ponta de algodão para remover cera do ouvido. Esses objetos podem machucar o canal auricular e romper a membrana timpânica. Eles também podem impactar o cerume dentro do canal auricular.

Crianças e idosos comumente têm cerume impactado. Normalmente, é possível remover cerume excessivo ou impactado por meio de irrigação, mas, para isso, é necessária uma prescrição médica. Consulte a prescrição para verificar o tipo de solução e qual orelha (ou ambas) deverá ser irrigada. Antes da irrigação, pergunte se o paciente tem histórico de rompimento de tímpano e inspecione a membrana timpânica para ter certeza de que ela esteja intacta; a membrana timpânica perfurada é uma contraindicação à irrigação. Inspecione visualmente a pina e o meato externo em relação a vermelhidão, inchaço, drenagem e presença de objetos estranhos. Também determine a capacidade de o paciente escutar com a orelha afetada antes da irrigação.

Para irrigar a orelha, faça o paciente se sentar ou deitar de lado com a orelha afetada para cima. Para adultos ou crianças com mais de 3 anos, puxe delicadamente o lóbulo da orelha para cima e para trás. Em crianças com 3 anos ou menos, a pina deve ser puxada para baixo e para trás. Usando uma seringa de bulbo, irrigue delicadamente o canal auricular com solução morna (37°C), tomando cuidado para não ocluir o canal, o que resultaria em pressão na membrana timpânica. Direcione o fluido lenta e delicadamente em direção ao aspecto superior do canal auricular, mantendo um fluxo constante. Periodicamente, durante a irrigação, pergunte se o paciente está sentindo alguma dor, náuseas ou vertigem. Esses sintomas indicam que a solução está quente ou fria demais, ou que está sendo instilada com pressão demasiada. Depois de limpar o canal, enxugue bem a orelha com chumaços de algodão e inspecione o canal para verificar se há algum cerume remanescente.

Cuidados com aparelhos auditivos. Um aparelho auditivo amplifica os sons de maneira controlada; o aparelho recebe informações de sons normais de baixa intensidade e os transmite para a orelha do paciente em um volume mais elevado. Há uma variedade de tipos de aparelhos auditivos. A nova classe de aparelhos auditivos reduz a interferência de ruídos de fundo. *Chips* de computador colocados nos aparelhos permitem ajustes finos para as necessidades de audição específicas do paciente. Certifique-se de que o paciente guarde o aparelho quando não estiver sendo usado. Muitos necessitam de recarregamento regular.

Há vários tipos populares de aparelhos auditivos. O aparelho tipo microcanal (CIC) (Figura 40.6 A) é o mais novo, menor e menos visível, e se encaixa inteiramente dentro do canal auricular. É usado em pacientes com perda de audição moderada a grave. Tem apelo estético, é fácil de manipular e de colocar na orelha e não interfere no uso de óculos ou de telefone. O paciente pode usá-lo durante a maioria dos exercícios físicos. No entanto, ele requer diâmetro e profundidade adequados da orelha para encaixe perfeito. Não se adapta à perda progressiva de audição, e requer destreza manual para operar, inserir, remover e trocar as baterias. Além disso, cerume tende a tampar esse modelo mais do que outros.

Um aparelho auditivo intra-auricular (ITE, ou dentro do canal) (Figura 40.6 B) é encaixado no canal auricular externo e conta com ajuste fino. É mais potente, forte, e portanto, é mais útil para perda de audição leve a grave do que o aparelho CIC. É mais fácil de colocar e ajustar, e não interfere no uso de óculos. Porém, é mais perceptível do que o aparelho tipo CIC e não serve para pessoas com problemas de umidade ou de pele no canal auricular.

Um aparelho auditivo retroauricular (BTE, ou atrás da orelha) (Figura 40.6 C) se encaixa ao redor e atrás da orelha. É conectado por um tubo plástico curto, transparente e oco a um molde auricular inserido no canal auricular externo. O aparelho BTE permite ajuste fino. É o maior aparelho e é útil a pacientes com perda auditiva leve a profunda ou com dificuldades de destreza, ou para aqueles que consideram oclusão auricular parcial intolerável. As maiores dimensões desse tipo de aparelho podem dificultar o uso de óculos e telefones; é mais difícil de manter no lugar durante exercícios físicos.

Aparelhos auditivos digitais (Figura 40.6 D) analisam os sons e removem ruídos de fundo. Esse aparelho é benéfico para pessoas com perda de audição leve a grave. Aparelhos auditivos digitais programam sons de baixa e alta frequência e devem ser programados e ajustados por um profissional qualificado. O Boxe 40.14 revisa as diretrizes para cuidados e limpeza de aparelhos auditivos.

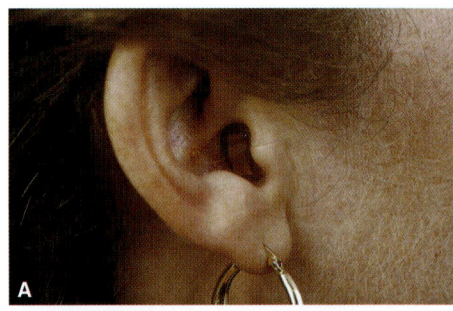
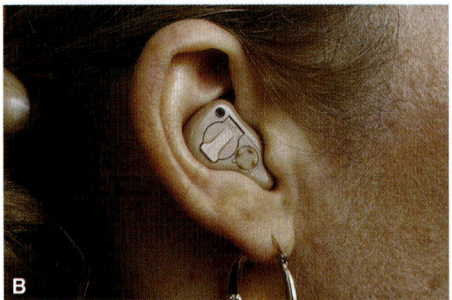
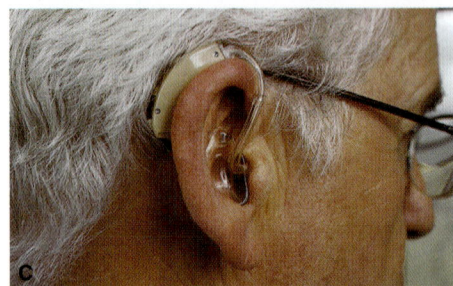
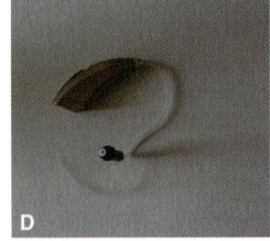
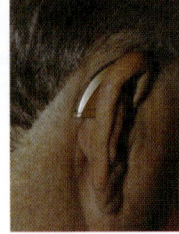

Figura 40.6 Tipos comuns de aparelhos auditivos. **A.** Aparelho auditivo tipo microcanal (CIC). **B.** Aparelho auditivo intra-auricular (ITE). **C.** Aparelho auditivo retroauricular (BTE). **D.** Aparelho auditivo digital.

> **Boxe 40.14** Cuidados e uso de aparelhos auditivos
>
> - Inicialmente, use o aparelho auditivo por 15 a 20 minutos; aumente gradativamente o tempo de uso para 10 a 12 horas
> - Uma vez inserido, coloque lentamente o volume do aparelho em um terço a metade
> - Som de apito indica inserção incorreta do aparelho, encaixe inadequado do aparelho ou acúmulo de cera de ouvido ou fluido
> - Ajuste o volume até um nível confortável para conversar a uma distância de 90 cm
> - Não use o aparelho sob lâmpadas quentes ou secadores de cabelo, ou em climas muito úmidos ou frios
> - As baterias duram 1 semana com uso diário de 10 a 12 horas
> - Remova ou desconecte a bateria quando não estiver usando o aparelho
> - Substitua os moldes a cada 2 ou 3 anos
> - Verifique diariamente o compartimento de bateria. Está limpo? As baterias estão inseridas corretamente? O compartimento está totalmente vedado?
> - Certifique-se de que os seletores do aparelho auditivo estejam limpos e fáceis de girar, sem criar estática durante o ajuste
> - Mantenha o aparelho limpo. Veja as orientações do fabricante. Normalmente, os aparelhos são limpos com um pano macio
> - Evite o uso de *spray* de cabelos e perfume quando estiver usando aparelhos auditivos; os resíduos do *spray* fazem com que o aparelho fique oleoso e gorduroso
> - Não mergulhe em água
> - Verifique rotineiramente os cabos ou tubos (dependendo do tipo de aparelho) quanto à presença de rachaduras, descascados ou conexões problemáticas
> - Recomenda-se acompanhamento regular com o otorrino para avaliar a eficácia do atual aparelho

Dados de Touhy T, Jett P: *Ebersole and Hess' gerontological nursing & healthy aging,* ed 5, St Louis, 2018, Elsevier.

Cuidado do nariz. Se o paciente não consegue remover as secreções nasais, ajude-o usando uma toalha de rosto molhada ou uma haste com ponta de algodão umedecida em água ou solução salina. Nunca insira a haste para além da extensão da ponta de algodão. Você também pode remover excesso de secreções nasais por meio de aspiração nasal delicada (ver Capítulo 41).

Quando se inserem sondas nasogástricas, de alimentação ou endotraqueais pelo nariz do paciente, troque a fita que segura a sonda pelo menos 1 vez/dia. Quando a fita fica umedecida com secreções nasais, a pele e a mucosa podem facilmente ficar maceradas (amolecidas pela imersão). O atrito de uma sonda causa ferimentos nos tecidos. Fixe a sonda corretamente com esparadrapo ou dispositivos de fixação para minimizar a tensão ou atrito nas narinas (ver Procedimento 47.2).

Ambiente do quarto do paciente. Tente deixar o quarto do paciente tão confortável quanto na casa dele. Ele precisa ser seguro e suficientemente amplo para permitir que o paciente e os visitantes se movimentem livremente. Remoção de obstáculos ao redor do leito e ao longo dos locais de passagem reduz o risco de quedas. Controle a temperatura, ventilação, ruídos e odores do quarto. Manter o quarto limpo e arrumado também contribui para a sensação de bem-estar do paciente.

Manutenção do conforto. O que torna um ambiente confortável depende da idade do paciente, da gravidade da doença e do nível de atividade diária normal. Dependendo da idade e da condição física, mantenha a temperatura ambiente entre 20°C e 23°C. Lactentes, idosos ou pessoas com doenças agudas geralmente necessitam de uma temperatura ambiente mais alta. Contudo, certos pacientes doentes se beneficiam de temperaturas ambientes mais frias para reduzir as demandas metabólicas do corpo.

Um sistema efetivo de ventilação previne ar viciado e odores persistentes no quarto. Uma boa ventilação reduz a persistência de odores causados por feridas drenantes, êmese, movimentos intestinais, comadres e urinóis utilizados. Sempre esvazie e limpe comadres e urinóis imediatamente. Desodorizadores de ambiente ajudam a remover odores desagradáveis. Antes de usar desodorizadores de ambiente, verifique se seu paciente não é alérgico ou sensível ao desodorizador.

Pacientes doentes parecem ser mais sensíveis a ruídos e iluminação comumente encontrados nos ambientes de cuidados de saúde. Tente controlar o nível de ruídos, principalmente quando o paciente está tentando dormir. Explique a fonte de ruídos desconhecidos, como bomba IV ou alarmes de oximetria de pulso.

Uma iluminação adequada proporciona segurança e conforto. Um quarto bem iluminado normalmente é estimulante, enquanto um quarto mais escuro promove o descanso e o sono. Ajuste a iluminação do quarto fechando ou abrindo cortinas, regulando as luzes de cabeceira e de chão, e fechando ou abrindo as portas do quarto. Ao entrar em um quarto de paciente à noite, abstenha-se de acender a luz de teto abruptamente, a menos que seja necessário.

Mobiliário e materiais do quarto. Embora existam variações entre os ambientes de cuidados de saúde, um quarto típico de hospital contém os seguintes móveis básicos: suporte tipo bandeja de leito, mesa de cabeceira, cadeiras e um leito (Figura 40.7). O suporte tipo bandeja é o espaço de trabalho ideal para a realização de procedimentos. Também serve de apoio para bandejas de refeição, itens de higiene pessoal e objetos que o paciente usa com frequência. Limpe a superfície do suporte com um limpador antisséptico antes de usá-lo para refeições. Não coloque comadres ou urinóis sobre o suporte. Use a mesa de cabeceira para guardar os objetos pessoais do paciente e os materiais de higiene. Os pacientes geralmente usam mesinhas de cabeceira para apoiar o telefone, jarra de água e copo.

A maioria dos quartos de paciente contém uma cadeira de encosto reto ou uma espreguiçadeira acolchoada com braços. Cadeiras de encosto reto sem braço são convenientes para transferir temporariamente o paciente do leito, como durante a troca dos lençóis do leito. Espreguiçadeiras acolchoadas ou cadeiras reclináveis tendem a ser mais confortáveis para os pacientes que podem ficar sentados por períodos mais prolongados de tempo.

Cada quarto geralmente tem uma luminária de teto e iluminação noturna de chão. Os pacientes precisam ser orientados sobre como acessar a iluminação e outros controles por meio de seu sistema de chamada de enfermagem, que também podem estar integrados às grades laterais (Figura 40.8). Luminárias de exame portáteis ou fixas adicionais proporcionam iluminação extra durante procedimentos ao lado do leito.

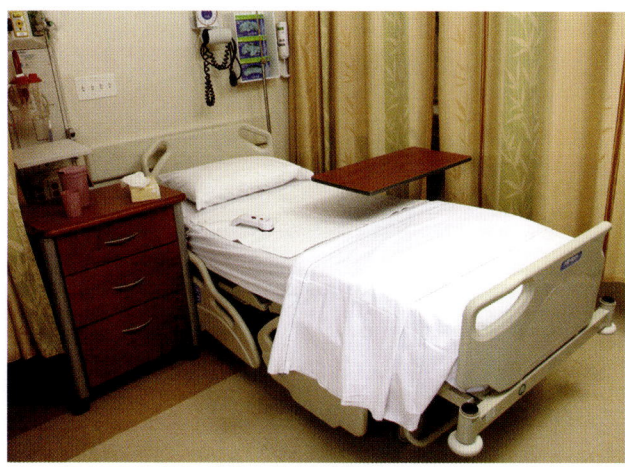

Figura 40.7 Típico quarto de hospital.

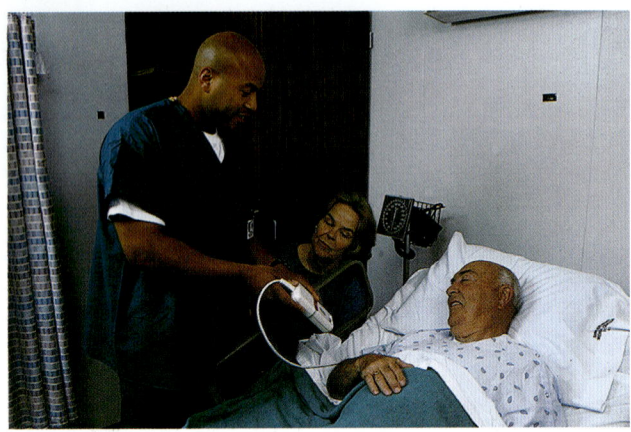

Figura 40.8 Enfermeiro orientando o paciente sobre o uso do sistema de chamada de enfermagem e controles do leito.

e para ser adaptável a mudanças de posição. Um leito típico de hospital conta com um colchão firme sobre uma estrutura de metal que pode ser elevada ou abaixada horizontalmente. Um número cada vez maior de hospitais está trocando os leitos hospitalares padrão por um tipo em que a superfície do colchão pode ser ajustada eletronicamente para segurança e conforto. Por exemplo, leitos baixos estão sendo usados para prevenir quedas, e leitos que regulam a pressão no colchão ajudam a reduzir os casos de lesões por pressão. Diferentes posições do leito promovem conforto do paciente, minimizam sintomas, promovem expansão dos pulmões e melhoram o acesso durante certos procedimentos (Tabela 40.6).

Você normalmente muda a posição de um leito usando os controles elétricos que estão inseridos no sistema de chamada de enfermagem do paciente ou em um painel na lateral ou nos pés do leito (Figura 40.8). Saiba como usar os controles do leito. Tranquilidade para levantar e abaixar o leito e mudar a posição da cabeceira e dos pés elimina tensões musculoesqueléticas indevidas. Também oriente os pacientes e membros da família sobre o uso correto dos controles e advirta-os a não elevarem o leito a uma posição que prejudique o paciente. Mantenha a altura do leito na posição horizontal mais baixa possível quando o paciente estiver sozinho.

Os leitos têm recursos de segurança, como travas nas rodinhas ou rodízios. Trave as rodinhas quando o leito estiver parado para prevenir movimentos acidentais. As grades laterais permitem que os pacientes se movam mais facilmente no leito e previnem acidentes. Não use as grades laterais para restringir a movimentação do paciente no leito. *Para usar as grades laterais como contenção, é necessária uma prescrição médica* (ver Capítulo 27). Você pode remover a cabeceira e os pés da maioria dos leitos. Isso é importante quando a equipe precisa de acesso rápido ao paciente, como durante reanimação cardiopulmonar.

Outros materiais normalmente encontrados em um quarto de paciente incluem o sistema de chamada de enfermagem (geralmente instalado nas grades laterais de proteção), uma televisão, um medidor de pressão arterial de parede, saídas de oxigênio e vácuo e itens de cuidados pessoais. Materiais especiais destinados ao conforto ou posicionamento dos pacientes incluem botas para os pés e colchões especiais (ver Capítulo 48). Sempre que usar equipamentos para conforto e posicionamento, verifique as políticas da instituição e as orientações do fabricante antes de utilizá-los.

Leitos. Pacientes gravemente doentes ficam no leito por muito tempo. Pelo fato de o leito ser o equipamento mais usado pelo paciente hospitalizado, ele é projetado para proporcionar conforto, segurança

Tabela 40.6 Posições comuns de leito.

Posição	Descrição	Usos
Fowler	Cabeceira do leito elevada a um ângulo de 45 a 90°; posição semissentada; os pés do leito também podem ser elevados na altura do joelho	Enquanto o paciente está comendo Durante inserção de sonda nasogástrica e sucção nasotraqueal Promove expansão pulmonar Melhora a respiração
Semi-Fowler	Cabeceira do leito elevada a aproximadamente 30 a 45°; inclinação menor do que na posição de Fowler; os pés do leito também podem ser elevados na altura do joelho	Promove expansão pulmonar, principalmente em pacientes assistidos por ventilação Usada para cuidados orais nos pacientes e para alimentações gástricas, para reduzir regurgitação e risco de broncoaspiração

Tabela 40.6 Posições comuns de leito. (*Continuação*)

Posição	Descrição	Usos
Trendelenburg	Toda a estrutura do leito inclinada com a cabeceira para baixo	Usada para drenagem postural Facilita o retorno venoso em pacientes com perfusão periférica insatisfatória
Trendelenburg invertida	Toda a estrutura do leito inclinada com os pés para baixo	Pouco utilizada Promove esvaziamento gástrico Previne refluxo esofágico
Plana	Toda a estrutura do leito em posição horizontal em relação ao chão	Usada em pacientes com lesões vertebrais e na tração cervical Usada em pacientes hipotensos Posição preferida dos pacientes para dormir

Arrumação do leito. Mantenha o leito do paciente limpo e confortável. Isso requer inspeção frequente para se certificar de que a roupa de cama esteja limpa, seca e esticada. Quando os pacientes são diaforéticos, têm feridas que drenam ou são incontinentes, verifique com mais frequência se os lençóis estão sujos ou molhados.

Normalmente, o leito é arrumado pela manhã, depois do banho dos pacientes ou enquanto eles estão lavando o corpo na pia ou no chuveiro, enquanto os pacientes estão sentados em uma cadeira comendo ou quando eles estão fora do quarto para realizar um procedimento ou exame. Ao longo de todo o dia, estique roupas de cama que estejam soltas ou enrugadas. Também verifique se há resíduos de comidas na roupa de cama após refeições e se ela está molhada ou suja. Troque a roupa de cama sempre que estiver suja ou molhada.

Ao trocar a roupa de cama, siga os princípios de assepsia mantendo os lençóis sujos longe de seu uniforme (Figura 40.9). Coloque as roupas de cama sujas em sacos especiais de lavanderia antes de colocá-los em um cesto. Para evitar correntes de ar que espalham

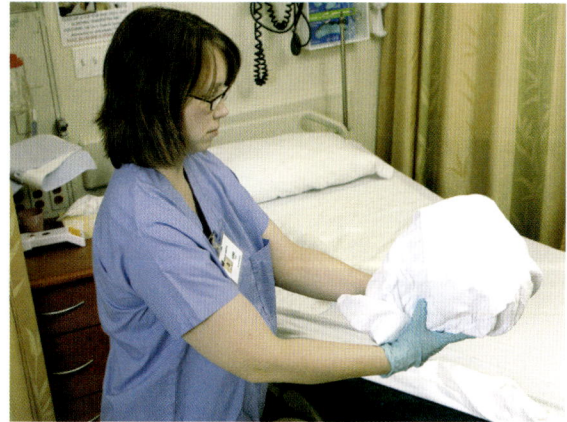

Figura 40.9 Segurar a roupa de cama longe do uniforme previne contato com microrganismos.

microrganismos, nunca sacuda a roupa de cama. Para evitar transmissão de infecção, não coloque lençóis sujos no chão. Se o lençol limpo tocar no chão ou em qualquer superfície suja, imediatamente coloque-o no compartimento de roupa de cama suja.

Quando for arrumar o leito, siga procedimentos de manuseio seguro de pacientes (ver Capítulo 27). Sempre eleve o leito até a altura adequada antes de trocar os lençóis para minimizar que você se dobre ou se estenda demais sobre o colchão. Vá de um lado para outro no leito quando for estender o lençol limpo. Mecânica corporal e manuseio seguro são importantes ao virar ou reposicionar o paciente no leito.

Quando os pacientes estão confinados ao leito, você deve arrumar o leito ocupado. Organize as atividades de arrumação do leito para economizar tempo e energia (Boxe 40.15). Privacidade, conforto e segurança do paciente são todos importantes ao arrumar o leito. Usar as grades laterais para ajudar a posicionar e virar o paciente, mantendo os sistemas de chamada de enfermagem ao alcance dele e mantendo a posição adequada do leito ajuda a promover conforto e segurança. Depois de arrumar o leito, retorne-o à posição horizontal mais baixa e verifique se as rodinhas estão travadas para prevenir quedas acidentais quando o paciente se levantar e deitar no leito.

Boxe 40.15 Diretrizes para o procedimento

Arrumação do leito ocupado

Delegação e colaboração

O procedimento de arrumar um leito ocupado pode ser delegado aos técnicos/auxiliares de enfermagem. O enfermeiro os orienta sobre:

- Qualquer restrição de posição ou atividade aplicável
- Procurar por feridas que estejam drenando ou equipamentos deslocados que possam se encontrar na roupa de cama
- Quando pedir ajuda de outras pessoas para posicionar um paciente durante a troca de lençóis, sobre a importância de usar técnicas de manuseio seguro de pacientes e de promover o alinhamento do paciente
- Usar precauções especiais (p. ex., precauções contra aspiração [ver Capítulo 45] ou posicionamento para infusão de sonda de alimentação [ver Capítulo 45]) ao posicionar um paciente durante a arrumação do leito.

Material

Sacos de roupa de cama: protetor de colchão (deve ser trocado somente quando estiver sujo); lençol de baixo (com ou sem elástico); lençol de transferência (*opcional*); lençol de cima, cobertor, colcha, fronhas; protetores impermeáveis (*opcional*); luvas de procedimento (se o lençol estiver sujo ou houver risco de exposição a fluidos corporais); limpador antisséptico; toalha de rosto.

Passos do procedimento

1. Revise o prontuário do paciente e avalie se há restrições de mobilidade/posicionamento do paciente.
2. Organize os materiais e feche a porta do quarto ou a cortina divisória para proporcionar privacidade.
3. Avalie a segurança do ambiente (p. ex., verifique se há alguma superfície molhada no quarto; certifique-se de que o leito esteja funcionando corretamente, que esteja travado e que o número correto de grades laterais esteja elevado).
4. Higienize as mãos. Calce luvas de procedimento se o paciente vier apresentando incontinência ou se houver presença de secreções no lençol.
5. Explique o procedimento ao paciente observando que ele terá de se virar sobre camadas de lençóis.
6. Eleve o leito até uma posição confortável de trabalho; abaixe a cabeceira do leito até a altura tolerável, mantendo o paciente confortável. Remova o sistema de chamada de enfermagem (se estiver separado das grades de proteção do leito).

JULGAMENTO CLÍNICO: se forem recomendadas precauções de aspiração no paciente ou se ele estiver se alimentando por sonda, sempre mantenha a cabeceira do leito a 30° ou mais.

7. Abaixe a grade lateral do lado em que você está. Solte todo o lençol de cima. Remova a colcha e o cobertor separadamente, deixando o paciente coberto com o lençol de cima. Se o cobertor ou colcha estiver sujo, coloque-o no saco de roupa de cama. Se for reutilizá-los, dobre-os e coloque-os sobre o encosto da cadeira.
8. Cubra o paciente com uma toalha de banho limpa desdobrando-a sobre o lençol de cima. Faça o paciente segurar a ponta de cima da toalha de banho ou prendê-la sob os ombros. Agarre a ponta do lençol sob a toalha de banho na altura dos ombros do paciente e puxe o lençol para baixo, em direção aos pés do leito. Remova o lençol e descarte-o no saco de roupa suja.
9. Posicione o paciente na extremidade oposta do leito, virado para o lado e de costas para você. **Observação**: essa técnica se aplica quando uma segunda pessoa puder ajudá-lo ficando do outro lado do leito. Encoraje o paciente a usar a grade lateral para se virar. Ajuste o travesseiro sob a cabeça do paciente.
10. Certifique-se de que não haja tensão em nenhum dispositivo médico externo.
11. Solte os lençóis de baixo, movendo-os da cabeceira para os pés. Dobre em formato de leque ou enrole qualquer protetor de incontinência, traçado (se houver) e lençol de forrar (nessa ordem) em direção ao paciente. Prenda as pontas do lençol usado bem embaixo das nádegas, costas e ombros do paciente (ver ilustração). Não dobre em formato de leque o protetor de colchão (se for reutilizado). Remova quaisquer protetores descartáveis e descarte-os no recipiente.
12. Limpe, desinfete e seque a superfície do colchão caso esteja suja ou úmida (ver política da instituição).
13. Coloque lençóis limpos sobre a metade exposta do leito em camadas distintas. Quando necessário, comece por um novo protetor de colchão colocando-o no sentido do comprimento com a dobra central no meio do leito. Dobre o protetor em formato de leque até o centro do leito ao lado do paciente. Repita o processo com o lençol de forrar o colchão.

Materiais para arrumar um leito ocupado.

- Protetor de incontinência usado (opcional)
- Traçado em tecido de algodão, usado (opcional)
- Forro e protetor de colchão usado
- Lençol de forrar e protetor de colchão limpos
- Traçado em tecido de algodão limpo (opcional)
- Protetor de incontinência limpo (opcional)

Boxe 40.15 Diretrizes para o procedimento (Continuação)

Arrumação do leito ocupado

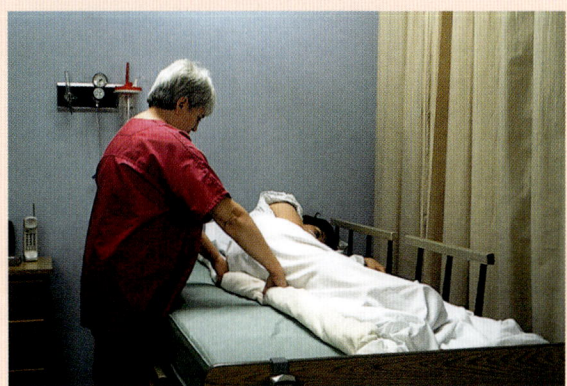

PASSO 11 Prenda todos os lençóis usados em um dos lados do leito ao longo das costas do paciente. (De Harkreader H, Hogan MA, Thobaben M: *Fundamentals of nursing: caring and clinical judgment*, ed 3, St Louis, 2007, Elsevier.)

14. Se o lençol de forrar tiver elástico, puxe os cantos do novo lençol com cuidado sobre os cantos do colchão na cabeceira e pés do leito. Dobre o restante do lençol sobre a superfície do leito, em direção às costas do paciente.
15. Se o lençol de forrar não tiver elástico, coloque-o sobre o colchão. Deixe que a parte do lençol mais perto de você fique pendurada cerca de 25 cm sobre o canto do colchão de um lado e na cabeceira do leito. Certifique-se de que a costura da bainha inferior do lençol de forrar fique para baixo ao longo da borda inferior do colchão. Estique a parte restante do lençol sobre o colchão em direção às costas do paciente.
16. Para lençóis sem elástico, dobre a ponta superior na cabeceira do leito.
    a. Fique em posição diagonal à cabeceira do leito. Coloque a mão sob o canto superior do colchão, perto da borda, na altura da cabeceira do leito e levante o colchão.
    b. Com a outra mão, prenda o canto superior do lençol de baixo uniformemente sob o colchão de forma que as bordas laterais do lençol em cima e embaixo do colchão se encontrem quando unidas.
    c. Para dobrar um canto, segure a borda superior do lençol a uma distância de aproximadamente 45 cm em relação à extremidade superior do colchão (ver ilustração).
    d. Levante o lençol e disponha-o sobre a parte superior do colchão formando uma dobra triangular perfeita com a base inferior do triângulo nivelada com as bordas laterais do colchão (ver ilustração).
    e. Prenda a ponta inferior do lençol, que está pendurada solta abaixo e sob o colchão. Prenda com as palmas das mãos para baixo, sem puxar a dobra triangular.
    f. Segure a parte do lençol que está cobrindo um lado do colchão no lugar com uma das mãos (ver ilustrações). Com a outra mão pegue a ponta

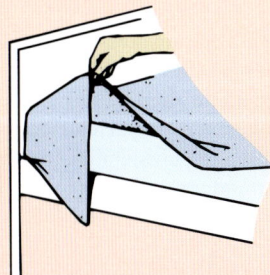

PASSO 16c Pega do canto superior do lençol.

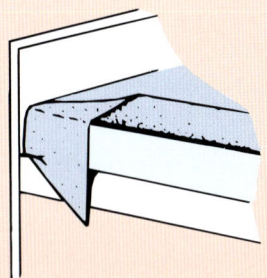

PASSO 16d Lençol na parte superior do colchão dobrado em formato de triângulo.

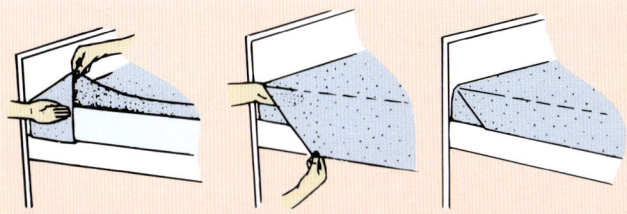

PASSO 16f Dobra triangular colocada sobre a lateral do colchão; lençol preso sob o colchão.

da dobra triangular do lençol e coloque-a para baixo nas laterais do colchão. Prenda embaixo do colchão com as palmas para baixo sem puxar a dobra (ver ilustração).

17. Prenda o restante do lençol sob a lateral do colchão, em direção aos pés do leito. Mantenha o lençol liso.
18. Coloque um novo lençol de transferência ao longo do meio do leito no sentido do comprimento. Dobre em formato de leque ou enrole o lençol de transferência em cima do lençol de baixo limpo. Prenda sob as nádegas e torso do paciente sem tocar no lençol anterior.
19. Adicione um protetor impermeável (lado absorvente para cima) sobre o traçado com a costura para baixo. Dobre em forma de leque em direção ao paciente. Continue mantendo os lençóis limpos e sujos separados. Também mantenha os lençóis sob o paciente o mais esticados possível, pois ele precisará rolar sobre os lençóis antigos e sobre as novas camadas de lençóis quando estiver pronto para arrumar o outro lado do leito.
20. Advirta o paciente que ele terá de rolar sobre uma camada grossa de lençóis. Mantendo o paciente coberto, peça que ele role em sua direção, lentamente, sobre as camadas de lençóis sem levantar os quadris (ver ilustração). Enfatize a necessidade de rolar mantendo o alinhamento.

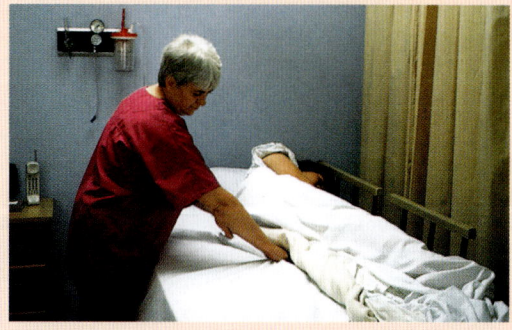

PASSO 20 O paciente começa a rolar sobre as camadas de lençóis. (De Harkreader H, Hogan MA, Thobaben M: *Fundamentals of nursing: caring and clinical judgment*, ed 3, St Louis, 2007, Elsevier.)

(continua)

Boxe 40.15 Diretrizes para o procedimento (Continuação)

Arrumação do leito ocupado

21. Agora você deve elevar a grade lateral e passar para o outro lado do leito. *Opção:* um assistente o ajudará a posicionar o paciente. Faça com que o paciente role na direção oposta a você, para o outro lado do leito, sobre todas as camadas de lençóis. Novamente, o paciente não deve elevar os quadris.
22. Abaixe a grade lateral. Solte as pontas do lençol sujo sob o colchão. Remova o lençol sujo dobrando-o como fardo ou quadrado.
23. Segure a roupa de cama longe do corpo e coloque-a em um saco de roupa suja.
24. Limpe, desinfete e seque a outra metade do colchão, conforme a necessidade.
25. Puxe o protetor de colchão limpo dobrado ou enrolado; o lençol de forrar; o traçado; e o protetor de incontinência que está sob o paciente em sua direção. Estique todos os lençóis sobre o colchão da cabeceira até os pés do leito. Ajude o paciente a rolar de volta para a posição supina e reposicione o travesseiro.
26. Se o lençol de baixo tiver elástico, puxe as pontas sobre os cantos do colchão. Estique o lençol.
27. Se for usado um lençol sem elástico, dobre a ponta superior do lençol de forrar (ver Passos 16a a 16f).
28. De frente para a lateral do leito, segure a outra ponta do lençol de forrar sem elástico. Incline-se ligeiramente para trás, mantenha as costas retas e puxe enquanto prende o excesso de lençol sob o colchão da cabeceira do leito para os pés do leito. Evite levantar o colchão para prender o lençol.
29. Estique o traçado dobrado em forma de leque sobre o lençol de forrar (não há necessidade de prendê-lo ao colchão). Estique os protetores de incontinência impermeáveis, certificando-se de que a superfície do leito esteja totalmente lisa.
30. Coloque o lençol de cobrir sobre o paciente com a dobra central vertical na direção do comprimento para baixo da metade do leito e com a costura da bainha virada para cima. Abra o lençol da cabeceira para os pés e desdobre-o sobre o paciente. Certifique-se de que a parte superior do lençol esteja nivelada com a parte superior do colchão.
31. Coloque cobertores limpos ou reutilizados no leito sobre o paciente. Certifique-se de que a parte superior esteja paralela à parte superior do lençol e de 15 a 20 cm de distância do lençol de cobrir. Eleve a grade lateral.
32. Vá para o outro lado do leito. Abaixe a grade lateral. Estique o lençol e o cobertor uniformemente.
33. Faça com que o paciente segure o lençol e o cobertor enquanto você remove a toalha de banho; descarte no saco de roupa suja.
34. Faça uma dobradura virando a barra do lençol de cima para baixo sobre a parte superior do cobertor.
35. Faça uma dobra horizontal no pé; posicione-se aos pés do leito e dobre o lençol e o cobertor em forma de leque, 5 a 10 cm no leito. Puxe o lençol e o cobertor de baixo para cima para fazer uma dobra de aproximadamente 15 cm a partir do canto inferior do colchão.
36. Posicionado ao lado do leito, prenda a parte restante do lençol e do cobertor sob o colchão, nos pés do leito. Prenda o lençol de cima e o cobertor juntos. Certifique-se de que as dobras do pé não se soltem.
37. Faça uma dobra de canto modificada com o lençol de cobrir e o cobertor (siga os Passos 16a a 16f.) Depois de fazer a dobra triangular, não prenda a ponta do triângulo (ver ilustração).
38. Vá para o outro lado do leito. Repita os Passos 35 e 37.
39. Troque as fronhas. Faça o paciente levantar a cabeça. Enquanto apoia o pescoço com uma das mãos, remova a fronha. Deixe o paciente abaixar a cabeça. Remova a fronha suja e coloque-a no saco de roupas sujas. Pegue uma fronha limpa pelo centro da ponta fechada. Franza a fronha, virando-a do avesso sobre a mão que a está segurando. Com a mesma mão, pegue o meio de uma extremidade da fronha. Puxe a fronha para baixo sobre o travesseiro com a outra mão. Não encoste a fronha em seu uniforme. Certifique-se de que os cantos do travesseiro se encaixem perfeitamente nos cantos da fronha. Reposicione o travesseiro sob a cabeça do paciente.
40. Ajude o paciente a se posicionar confortavelmente. Eleve as grades laterais (conforme apropriado) e abaixe o leito para a posição mais baixa possível.
41. Coloque o sistema de chamada de enfermagem ao alcance do paciente.
42. Coloque toda a roupa de cama que foi usada em um saco de roupas sujas. Remova e descarte as luvas.
43. Arrume e organize o quarto do paciente e higienize as mãos.
44. Durante o procedimento, inspecione a pele em relação a áreas de irritação. Observe se o paciente apresenta sinais de fadiga, dispneia, dor ou outras fontes de desconforto.

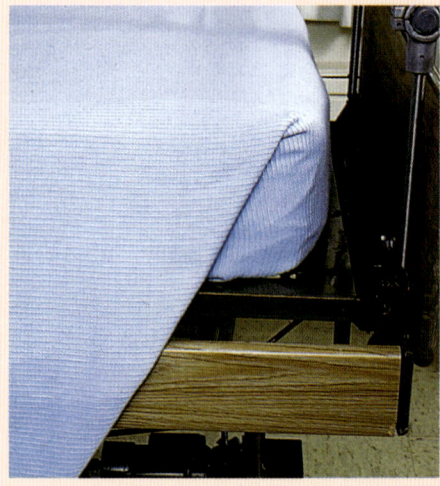

PASSO 37 Dobra de canto modificada.

Quando possível, arrume o leito enquanto estiver vazio (Boxe 40.16). Use julgamento clínico para determinar o melhor momento para o paciente se sentar em uma cadeira de modo que você possa arrumar o leito. Ao arrumar um leito desocupado, siga os mesmos princípios básicos que a arrumação do leito ocupado.

Um leito desocupado pode ser arrumado como leito aberto ou fechado. Em um leito aberto, as cobertas são dobradas no sentido diagonal, para ficar mais fácil para o paciente se deitar. O lençol de cima, cobertor e colcha devem ser estendidos até a cabeceira do leito, com um travesseiro colocado na parte superior do colchão ao arrumar um leito fechado. Um leito fechado é arrumado em um quarto de hospital antes que um novo paciente seja designado àquele quarto. Um leito cirúrgico, de recuperação ou pós-operatória é uma versão modificada do leito aberto. O lençol de cobrir é estendido para facilitar a transferência do paciente da maca para o leito. Os lençóis de cobrir permanecem estendidos e soltos ou dobrados nos cantos em vez de dobrados em um dos lados ou na altura do terço inferior do leito (Figura 40.10). Isto facilita a transferência para o leito.

Roupas de cama e banho. Muitas instituições de saúde dispõem de "carrinhos de enfermagem" dentro ou bem perto dos quartos dos pacientes nos quais são guardados suprimentos diários de roupas de

Boxe 40.16 Diretrizes para o procedimento

Arrumação do leito desocupado

Delegação e colaboração
O procedimento de arrumar um leito desocupado pode ser delegado aos técnicos/auxiliares de enfermagem.

Material
Saco de roupa de cama suja, protetor de colchão (trocar somente quando estiver sujo), lençol de forrar (com ou sem elástico), traçado (*opcional*), lençol de cobrir, cobertor, colcha, protetores impermeáveis (*opcionais*), fronhas, cadeira ou mesa de cabeceira, luvas de procedimento (se a roupa de cama estiver suja), toalha de rosto ou lenço de papel e solução antisséptica.

Passos do procedimento
1. Higienize as mãos. Se o paciente for incontinente ou se houver excesso de secreções nos lençóis, é necessário usar luvas.
2. Verifique as ordens de atividades ou restrições de mobilidade no planejamento de enfermagem se o paciente puder sair do leito para o procedimento. Ajude o paciente a se sentar na cadeira ou espreguiçadeira.
3. Abaixe as grades laterais de ambos os lados do leito e levante-o até uma posição de trabalho confortável.
4. Remova os lençóis sujos e coloque-os no saco de roupa de cama suja. Evite sacudir ou chacoalhar os lençóis.
5. Reposicione o colchão e seque qualquer umidade com uma toalha de rosto ou toalha de papel umedecida com solução antisséptica. Enxugue bem.
6. Coloque todo o lençol de baixo de um lado do leito (antes de passar para o outro lado):
   a. Para colocar um lençol com elástico, certifique-se de que ele esteja bem esticado sobre o colchão.
   b. Para colocar um lençol sem elástico, deixe aproximadamente 25 cm pendurados nas bordas laterais do colchão (dos lados e na cabeceira do leito). Certifique-se de que a costura da bainha inferior do lençol fique para baixo, mesmo na parte inferior do colchão. Puxe a parte de cima restante do lençol sobre o canto superior do colchão.
7. Em pé, perto da cabeceira do leito, dobre o canto superior do lençol de baixo (Boxe 40.15, Passos 16a a 16f).
8. Prenda o restante do lençol sem elástico sob o colchão da cabeceira para os pés do leito.
9. *Opcional:* Coloque um lençol de transferência e o protetor impermeável de incontinência, deixando as dobras centrais ao longo do meio do leito, no sentido do comprimento. Estique o lençol de transferência e o protetor sobre o colchão e prenda o excesso do lençol de transferência sob o colchão, mantendo as palmas das mãos para baixo. Centralize a posição do protetor sobre o lençol de baixo.
10. Passe para o outro lado do leito e estique bem o lençol de baixo sobre o canto do colchão, da cabeceira para os pés do leito.
11. Coloque o lençol com elástico bem esticado sobre cada canto do colchão. Para lençóis sem elástico, dobre o canto superior do lençol de baixo (Passo 7), certificando-se de que o canto esteja esticado.
12. Segure o canto remanescente do lençol de baixo sem elástico e prenda-o firmemente sob o colchão enquanto vai da cabeceira até os pés do leito.
13. Desdobre o traçado sobre o lençol de forrar e prenda-o sob o colchão, primeiro pelo meio, depois em cima e, então, sob o colchão.
14. Se necessário, coloque um protetor impermeável (oleado) entre o lençol de forrar e o traçado.
15. Coloque o lençol de cobrir sobre o leito com a dobra vertical central no sentido do comprimento do meio para baixo do leito. Abra o lençol da cabeceira para os pés, certificando-se de que a parte superior do lençol esteja nivelada com a parte superior do colchão.
16. Faça uma dobra horizontal no pé; posicione-se aos pés do leito e dobre o lençol e o cobertor em forma de leque 5 a 10 cm no leito. Puxe o lençol de baixo para cima para fazer uma dobra de aproximadamente 15 cm a partir do canto inferior do colchão.
17. Prenda a parte restante do lençol sob o colchão, na parte em que ficam os pés. Coloque o cobertor sobre o leito com a parte superior paralela à parte superior do lençol e de 15 a 20 cm de distância do lençol de cobrir. (*Opcional:* coloque mais uma colcha sobre o leito.)
18. Faça uma dobra virando o lençol de cobrir sobre a parte superior do cobertor e da colcha.
19. Posicionado de um lado dos pés do leito, levante um pouco o canto do colchão com uma das mãos; com a outra mão prenda o lençol de cima, o cobertor e a colcha sob o colchão. Certifique-se de que as dobras de pé não se soltem.
20. Faça uma dobra de canto modificada com o lençol de cima, cobertor e colcha. Depois de fazer a dobra triangular, não prenda a ponta do triângulo (Boxe 40.15, Passo 37).
21. Vá para o outro lado do leito. Estique o lençol, o cobertor e a colcha uniformemente. Faça uma dobra virando o lençol de cobrir sobre o cobertor. Faça um canto modificado nos pés do leito.
22. Coloque fronhas limpas.
23. Coloque o sistema de chamada de enfermagem ao alcance do paciente na grade do leito ou perto do travesseiro e retorne o leito à posição baixa permitindo a transferência do paciente. Trave as rodinhas. Ajude o paciente a voltar para o leito.
24. Arrume o quarto do paciente. Remova e descarte suprimentos. Higienize as mãos.

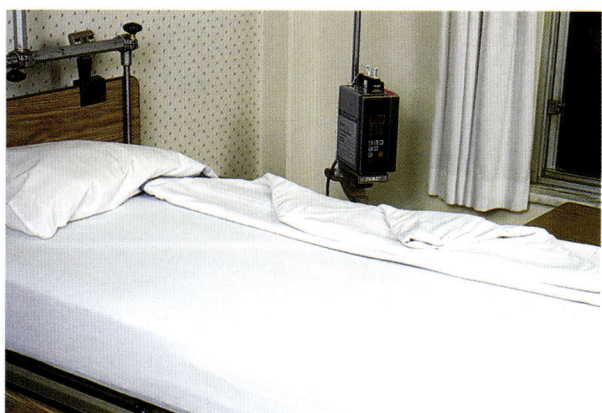

Figura 40.10 Leito cirúrgico ou de recuperação.

cama e banho. Devido à importância de controlar os custos no cuidado de saúde, evite colocar uma quantidade exagerada de roupas de cama e banho à disposição no quarto do paciente. Quando se traz roupa de cama ou banho para dentro de um quarto de paciente, se não for usada, ela precisa ser mandada para a lavanderia novamente. Excesso de roupa de cama e banho ao redor do quarto do paciente gera obstáculos e desorganização para as atividades de cuidado dele.

Antes de arrumar um leito, reúna as roupas de cama necessárias e os itens pessoais do paciente. Desta forma, todos os materiais ficam acessíveis para a preparação do leito e do quarto. Quando não houver lençóis com elástico, os lençóis sem elástico normalmente são passados com um vinco central, que deve ser posicionado no centro do leito. Os lençóis se desdobram facilmente para os lados, com os vincos geralmente se encaixando nos cantos do colchão. Coloque roupas de cama limpas sempre que houver alguma sujidade.

Manuseie roupas de cama adequadamente para minimizar a disseminação de infecções (ver Capítulo 28). As políticas da instituição oferecem diretrizes sobre a maneira correta de ensacar e descartar lençóis sujos. Mediante a alta do paciente, todas as roupas de cama vão para a lavanderia e o pessoal da limpeza higieniza o colchão e o leito antes da colocação de novos lençóis.

❖ Avaliação

Pelo olhar do paciente. Durante a avaliação, você reúne informações sobre as expectativas do paciente em relação ao cuidado. Tanto durante quanto após a higiene, pergunte ao paciente se o cuidado está sendo prestado de uma maneira aceitável e esperada. Por exemplo, enquanto o paciente está tomando banho, encoraje a verbalização de qualquer desconforto como água muito fria ou desconforto durante um movimento. Para avaliar a satisfação de um paciente em relação ao seu cuidado, faça perguntas do tipo: "Você acha que o banho o ajudou a se sentir mais confortável?", "O que podemos fazer para você se sentir menos cansado durante o banho?", "Você gostou da maneira como lavamos e cuidamos de seus pés?" Estar ciente e atender às expectativas e quaisquer preocupações do paciente cria um relacionamento terapêutico atencioso.

Determine se qualquer fator ambiental modificável promoveu ou impediu a eficiência do cuidado. Por exemplo, se as interações de outros profissionais da saúde foram coordenadas com os cuidados de higiene ou se elas interromperam o cuidado; se foi necessário pessoal adicional, se eles estavam prontamente disponíveis, ou se o cuidado precisou ser adiado. O reconhecimento desses fatores é importante para o planejamento da continuidade do cuidado dos pacientes.

Resultados para o paciente. Avalie as respostas dos pacientes em relação às medidas de higiene tanto durante quanto depois de cada intervenção de higiene. Por exemplo, durante o banho do paciente, inspecione a pele cuidadosamente para verificar se sujidades ou secreções foram devidamente removidas. Uma vez concluído o banho, avalie se o paciente se sente mais confortável perguntando o nível de conforto usando uma escala de dor (ver Capítulo 44). Normalmente leva tempo até que o cuidado de higiene resulte em melhora da condição do paciente.

Avalie as intervenções de enfermagem que promovam ou mantenham a higiene pessoal determinando a resposta do paciente e comparando-a com os desfechos esperados para determinar se os desfechos de cuidado foram alcançados (Figura 40.11). A presença de lesões orais, infestações do couro cabeludo ou escoriações de pele geralmente requer medidas repetidas e uma combinação de intervenções de enfermagem para se resolver totalmente o problema. Uma avaliação contínua da resposta do paciente a medidas higiênicas determina a efetividade das intervenções. Sua base de conhecimento e experiência proporcionam importantes perspectivas ao analisar os dados de avaliação. Por exemplo, a observação frequente da pele ajuda a determinar a efetividade das práticas de higiene. Uma erupção se resolve ou uma lesão por pressão demonstra sinais de piora? O paciente é capaz de realizar o cuidado de higiene usando dispositivos adaptativos?

Use o método de explicar de volta para avaliar a capacidade de um paciente ou familiar cuidador realizar medidas de autocuidado higiênico. Por exemplo, diga: "Quero ter certeza de que vocês sabem por que os cuidados com os pés são tão importantes para você, que tem diabetes. Diga-me três coisas que você pode fazer para proteger seus

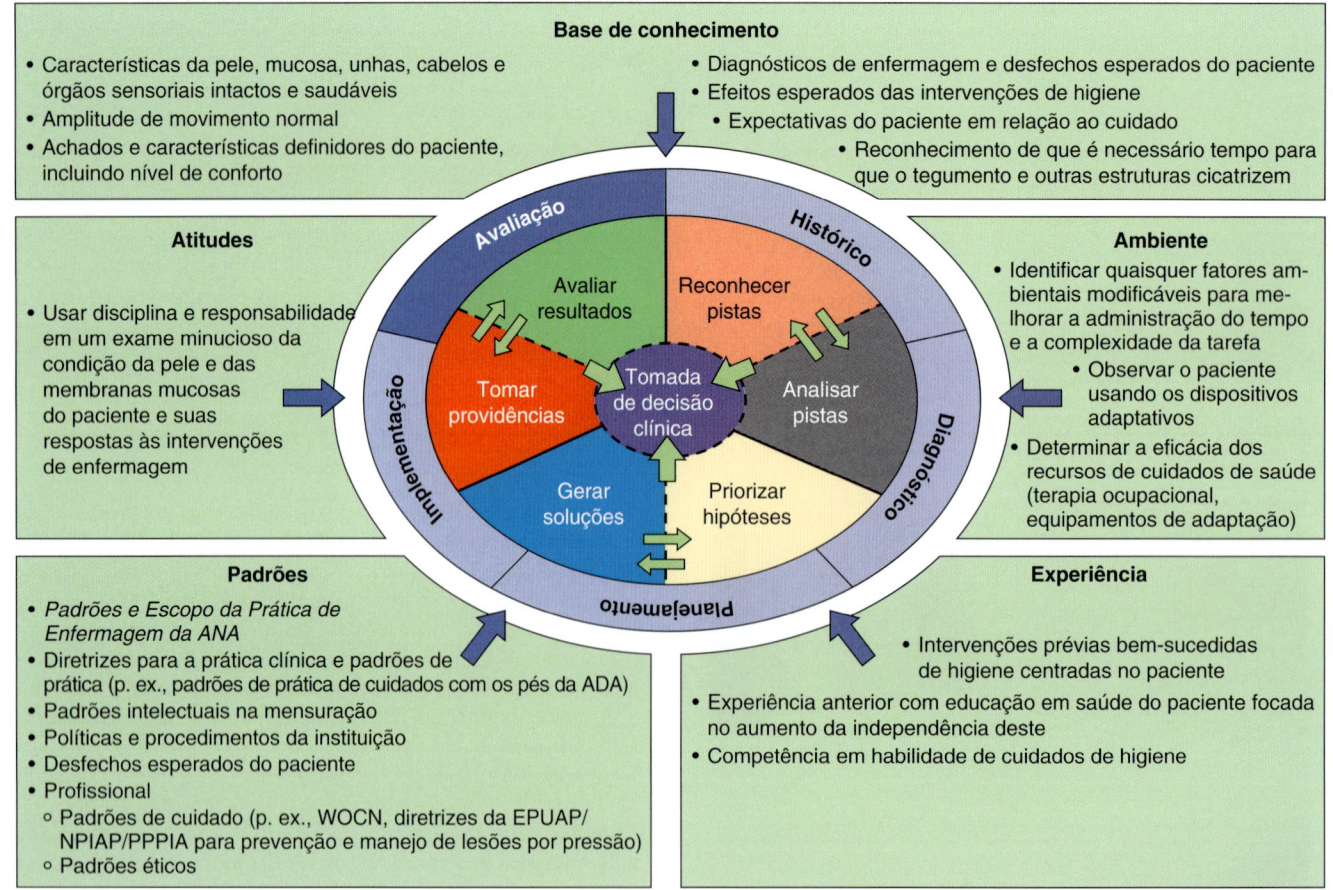

Figura 40.11 Modelo de pensamento crítico para avaliação da higiene. (Copyright de Modelo de Medida de Julgamento Clínico © NCSBN. Todos os direitos reservados.)

pés contra infecções." Outro exemplo seria: "Nós conversamos sobre maneiras de prevenir o ressecamento da sua pele. Descreva como você vai proteger sua pele de ressecamentos."

Quando os desfechos estabelecidos no plano de cuidado não são alcançados, revise o plano. Use julgamento clínico ao revisar os achados da avaliação e, então, determine as devidas modificações nas intervenções. Faça perguntas a si mesmo, como:

- Há outras medidas de cuidados com a pele disponíveis para reduzir o ressecamento?
- Preciso consultar um especialista em pele/cuidados com feridas para novas intervenções de proteção da pele do meu paciente?

Também há momentos em que você precisa envolver o paciente ou o familiar cuidados nas mudanças nos cuidados. Exemplos de perguntas incluem:

- O que o está impedindo de conseguir realizar o cuidado de seus pés em casa?
- Quais outras medidas você considera necessárias para manter a sensação de limpeza em sua boca?
- O que você acha que o ajudaria a ser mais independente em sua higiene?

Jamie inclui a sra. White na avaliação de cuidado e do uso de dispositivos adaptativos para aumentar a sua capacidade de autocuidado. A sra. White expressa verbalmente satisfação tanto com seu envolvimento no planejamento dos cuidados de higiene quanto com a consideração da cuidadora em relação às suas preferências e necessidades. Ela explica que o uso dos dispositivos de adaptação era mais fácil do que ela imaginava e que a cadeira de banho ajudou a reduzir sua fadiga. Além disso, os dispositivos de assistência deixaram-na com menos medo de cair durante o banho.

Jamie diz à sra. White que a pele embaixo de seus seios ainda está avermelhada, mas que as outras áreas de vermelhidão já desapareceram. Jamie lembra a paciente de que, aumentando sua mobilidade, como andando e mudando de posição, se previnem futuras áreas de vermelhidão nas coxas e nas nádegas. Jamie usa um espelho para mostrar à sra. White que a vermelhidão sob seus seios está menor, mas que a pele está irritada. Durante uma conversa sobre medidas para reduzir a vermelhidão e a irritação, a paciente explicou que ela já havia sentido essa irritação várias vezes antes desta hospitalização mais recente, mas tinha vergonha demais de contar esse problema a alguém. Juntas, elas modificaram o plano de cuidados de forma a incluir uma consulta com um dermatologista/especialista em cuidados de feridas.

Diretrizes para segurança do paciente

Garantir a segurança do paciente é uma função essencial do enfermeiro. Use julgamento clínico sólido para se comunicar claramente com os membros da equipe de saúde, avaliar e analisar os achados clínicos do paciente e incorporar as prioridades dele em relação ao cuidado e suas preferências. Use as melhores evidências, aplicando padrões profissionais, ao selecionar intervenções para usar ao realizar os cuidados do paciente. Quando for realizar os procedimentos deste capítulo, lembre-se dos pontos a seguir para garantir um cuidado seguro e centrado no paciente:

- Pacientes totalmente dependentes de outra pessoa requerem ajuda com higiene pessoal ou devem aprender ou se adaptar a novas técnicas de higiene. Ao realizar higiene pessoal, princípios importantes de segurança a serem seguidos são prevenção de infecções e de lesões no paciente
- Para reduzir o risco de infecção, sempre realize medidas de higiene enquanto estiver passando de uma área mais limpa para áreas menos limpas ou sujas (**Observação**: isto geralmente requer que você troque as luvas e higienize as mãos durante as atividades do cuidado)
- Problemas de continência em pessoas com capacidade cognitiva prejudicada ou demência são difíceis de manejar e impõem ameaças à integridade da pele do paciente, aumentam o risco de quedas e pioram o isolamento social (Wilson, 2018)
- Use luvas de procedimento quando houver previsão de contato com peles ou membranas mucosas não intactas ou quando houver ou puder haver contato com substâncias drenadas, secreções ou sangue. Precauções adicionais que requerem outros equipamentos de proteção individual (EPIs) podem ser necessárias, dependendo da condição do paciente (ver políticas da instituição e Capítulo 28)
- Quando usar água ou soluções para cuidados de higiene, certifique-se de testar a temperatura da solução para prevenir queimaduras. Isso é especialmente importante para os pacientes com sensibilidade reduzida, como os que têm diabetes melito, neuropatia periférica ou lesão raquimedular
- Mantenha todos os itens de higiene pessoal ao alcance do paciente. Quando a cabeceira do leito está elevada, a mesinha de cabeceira normalmente não pode ser facilmente acessada e deve ser empurrada para a frente. Se o paciente precisar sair do leito para ir ao banheiro, certifique-se de que o caminho esteja livre para evitar quedas
- Para evitar sangramento, monitore achados laboratoriais, como exames de coagulação, antes de realizar a higiene oral ou barbear um paciente.

Procedimento 40.1 Banho e cuidados íntimos

Delegação e colaboração

A avaliação de pele, nível de dor e ADM do paciente não pode ser delegada aos técnicos/auxiliares de enfermagem. O procedimento de banho e cuidados íntimos pode ser delegado para eles. Oriente-os a:

- Não massagear áreas avermelhadas de pele durante o banho (EPUAP/NPIAP/PPPIA, 2019b)
- Verificar contraindicações para imersão dos pés do paciente
- Relatar quaisquer sinais de integridade de pele prejudicada ao enfermeiro
- Posicionar corretamente os pacientes com limitações musculoesqueléticas e sondas fixas ou linhas intravenosas (IV)
- Relatar se o paciente apresenta fadiga, falta de ar ou dor durante os cuidados de higiene.

Material

- Toalhas de rosto e de banho
- Lençol de banho
- Sabonete em barra ou líquido, ou frasco de 120 mℓ de gliconato de clorexidina (CHG) entre 2 e 4% (dispensado em um único frasco de banho) (*opção*: toalhas de limpeza com CHG a 2%)
- Itens de toalete (desodorante, loção). **Observação**: se for usar CHG, use uma loção que seja aprovada pela instituição
- Lenços umedecidos descartáveis
- Água morna
- Camisola hospitalar ou pijama/camisola do próprio paciente
- Saco de roupas sujas
- Luvas de procedimento
- Bacia de limpeza destinada somente para uso em banho
- Oclusor/tampão ocular e esparadrapo não alergênico (para os pacientes inconscientes).

(continua)

Procedimento 40.1 — Banho e cuidados íntimos (Continuação)

Passo	Justificativa
Histórico	
1. Identifique o paciente utilizando pelo menos dois tipos de identificação (p. ex., nome e data de nascimento ou nome e número do prontuário) de acordo com as políticas locais.	Garante que o paciente correto seja tratado. Atende às normas de The Joint Commission e aumenta a segurança para o paciente (TJC, 2021).
2. Consulte o prontuário para verificar se há indicação de precauções específicas referentes a movimentação ou posicionamento do paciente e se há indicação de banhos terapêuticos.	Previne ferimentos acidentais no paciente durante as atividades de banho. Determina o nível de ajuda de que o paciente necessita.
3. Revise as anotações de enfermagem anteriores para determinar a tolerância do paciente ao banho: tolerância à atividade, nível de conforto, função musculoesquelética e presença de falta de ar.	Determina a capacidade de o paciente realizar ou tolerar o banho e o tipo de banho a ser dado (p. ex., de banheira, banho no leito).
4. Revise o prontuário eletrônico para determinar o risco de o paciente desenvolver uma lesão cutânea associada a adesivo médico (LCAAM) pelo uso de dispositivos aderentes ou adesivos na pele: idade, desidratação, desnutrição, exposição a radioterapia, condições crônicas subjacentes (p. ex., diabetes, imunossupressão) e edema de pele.	Fatores comuns de risco de LCAAM (Fumarola et al., 2020).
5. Avalie a segurança do ambiente do quarto (p. ex., verifique se o piso está molhado; certifique-se de que os equipamentos estejam operando corretamente e que o leito esteja na posição baixa e travado).	Identifica riscos de segurança no ambiente do paciente que poderiam causar ou potencialmente levar a ferimentos (QSEN, n.d.).
6. Avalie o letramento em saúde do paciente e do familiar cuidador.	Garante que o paciente ou familiar cuidador tenham capacidade de obter, comunicar, processar e compreender informações básicas de saúde (CDC, 2021).
7. Higienize as mãos. Avalie o risco de queda do paciente (se o banho parcial ou o banho corporal realizado pelo próprio paciente forem implementados fora do leito).	Reduz a transmissão de microrganismos. Permite que você antecipe precauções necessárias, como colocar o paciente sentado em uma cadeira de frente para uma bacia.
8. Avalie a tolerância do paciente ao banho: tolerância à atividade, nível de conforto durante o movimento, função cognitiva, função musculoesquelética e presença de falta de ar (ver Capítulo 30).	Determina o nível de conforto do paciente e sua capacidade de realizar ou tolerar banhos e o nível de assistência necessária (p. ex., banho de banheira, banho parcial no leito).
9. Se o nível cognitivo for reduzido, avalie a capacidade cognitiva (Miniexame de Estado Mental) e o estado funcional do paciente (p. ex., índice de Barthel ou o índice de atividades da vida diária [AVDs] para avaliar a capacidade de autocuidado). Para os pacientes com suspeita de demência, observe o comportamento, principalmente depois de dizer ao paciente que é hora do banho; o paciente fica agitado?	Todas as pessoas admitidas em ambientes de cuidados prolongados devem ter a capacidade cognitiva e o estado funcional formalmente avaliados (Hirschman e Hodgson, 2018; Shelton et al., 2018). O estado funcional avalia a capacidade de o paciente tomar banho sozinho e o nível de supervisão/ajuda necessário para a realização de tarefas da vida diária (AVDs). Deve-se fazer o máximo para evitar dar banho em uma pessoa contra sua vontade.

JULGAMENTO CLÍNICO: *pacientes com demência podem ficar agitados e agressivos durante atividades de banho. Considere usar procedimentos alternativos de banho, como lenços umedecidos descartáveis, nesses pacientes (Villar et al., 2018; Scales et al., 2018). Mantenha o ambiente tranquilo, não ameaçador e calmo usando comunicação terapêutica (Boxe 40.6).*

Passo	Justificativa
10. Avalie a condição visual do paciente, sua capacidade de se sentar sem apoio, segurar no braço, ADM das extremidades.	Determina o grau de assistência de que o paciente precisa para tomar banho. A ADM pode ser delegada aos auxiliares de enfermagem.
11. Avalie a presença e a posição de dispositivos/equipamentos médicos externos (p. ex., linha intravenosa [IV], tubos de oxigênio, cateter de Foley).	Afeta a forma com que você planeja as atividades de banho e posicionamento. Ajuda a determinar como organizar os suprimentos.
12. Avalie as preferências de banho do paciente: frequência e horário preferido do dia, tipo de produtos de higiene usados e outros fatores relacionados às preferências.	Permite que o paciente participe do plano de cuidados. Promove o conforto e disposição do paciente em cooperar. Usar uma rotina estabelecida do paciente pode reduzir a agitação em um paciente com demência (Scales et al., 2018).
13. Pergunte se o paciente notou algum problema relacionado à condição da pele e da genitália: excesso de umidade, inflamação, secreções ou excreções de lesões ou cavidades corporais, erupções cutâneas ou outras lesões de pele.	Oferece informações para que você possa direcionar a avaliação física da pele e da genitália durante o banho. Também influencia a seleção dos produtos de cuidados com a pele.
14. Identifique riscos de danos à pele: idade avançada, imobilização, sensibilidade, nutrição e hidratação reduzidas, excesso de umidade ou secreções na pele, cisalhamento ou atrito na pele, insuficiências vasculares, presença de dispositivos externos. *Opção:* use uma ferramenta de avaliação de lesões por pressão (p. ex., escala de Braden; ver Capítulo 48).	Fatores de risco aumentam a probabilidade de lesões na pele devido a pressão, síntese tissular prejudicada, amolecimento ou atrito nos tecidos, e circulação prejudicada (EPUAP/NPIAP/PPPIA, 2019b).
15. Antes e durante o banho, avalie a condição da pele do paciente. Observe a presença de ressecamento indicado por descamação, vermelhidão, rachaduras ou descascados.	Oferece uma referência básica para comparação ao longo do tempo para determinar se o banho melhora a condição da pele.
16. Avalie o conforto do paciente em uma escala de dor de 0 a 10.	Oferece um parâmetro inicial. Determina se o paciente precisa de medicação para dor antes do banho. O banho também pode ser relaxante e reconfortante para o paciente.

Procedimento 40.1   Banho e cuidados íntimos *(Continuação)*

Passo	Justificativa
17. Avalie o conhecimento e a experiência anterior do paciente com higiene da pele em termos de sua importância, medidas preventivas a tomar e problemas comuns.	Revela necessidade de orientação e/ou apoio ao paciente.
18. Avalie os objetivos ou preferências do paciente em relação a como o procedimento deve ser realizado ou o que o paciente espera.	Permite que o cuidado seja individualizado ao paciente.

Planejamento

1. Ajuste a temperatura e a ventilação do quarto, feche as portas e janelas do quarto e cerre a cortina divisória.	Um quarto aquecido, livre de correntes de ar, previne a perda rápida de calor corporal durante o banho. Privacidade proporciona conforto mental e físico ao paciente.
2. Explique o procedimento e peça sugestões do paciente de como preparar os suprimentos. Se for um banho parcial, pergunte quanto do banho o paciente quer realizar. Se estiver usando CHG, explique o benefício de redução de infecção e que a solução deixa uma sensação meio pegajosa na pele.	Promove a cooperação e a participação do paciente. Pacientes que preferem usar seus próprios produtos de banho podem precisar discutir os benefícios do CHG.
3. Prepare os equipamentos e organize os suprimentos sobre a mesinha de cabeceira. Se for necessário sair do quarto, certifique-se de que o sistema de chamada de enfermagem esteja ao alcance do paciente, que o leito esteja na posição mais baixa e que as rodinhas estejam travadas.	Área de trabalho organizada evita interromper o procedimento ou deixar o paciente sozinho para pegar equipamentos faltantes. Proporciona segurança ao paciente.

JULGAMENTO CLÍNICO: *nunca saia da beira do leito sem se certificar de que o número adequado de grades laterais tenha sido elevado (ver política da instituição). O número de grades laterais depende da avaliação do risco de queda do paciente; porém, deixar todas as grades elevadas é considerado uma contenção.*

Implementação

1. Ofereça a comadre ou urinol ao paciente. Calce luvas de procedimento para ajudar o paciente, se necessário. Dê papel higiênico ao paciente e descarte qualquer excremento adequadamente. Dê ao paciente toalha e pano de limpeza. Descarte as luvas se aplicadas e higienize as mãos.	O paciente se sente mais confortável após esvaziar a bexiga. Previne a interrupção do banho. Reduz a transmissão de microrganismos.
2. Levante o leito até uma altura de trabalho confortável. Abaixe a grade lateral mais próxima de você e ajude o paciente a assumir uma posição supina confortável, mantendo o alinhamento corporal. Traga o paciente para o lado mais perto de você (permanecendo em posição supina).	Ajuda a ter acesso ao paciente. Mantém o conforto do paciente durante todo o procedimento. Utilizar a devida mecânica corporal, dessa forma, minimiza esforços excessivos nos músculos das costas. Se o paciente tiver sobrepeso, use outra pessoa ou um dispositivo de suspensão para posicionamento (ver Capítulo 39).
3. Banho completo ou parcial no leito.	
a. Se a pele do paciente não estiver íntegra ou se a pele estiver suja com substâncias drenadas, excreções ou secreções corporais, calce luvas de procedimento. Certifique-se de que o paciente não seja alérgico a látex.	Previne reações alérgicas se forem usadas luvas de látex.
b. Coloque o lençol de banho sobre o paciente, solte e remova as cobertas de cima sem expor o paciente. Se possível, peça que o paciente segure a barra do lençol de banho enquanto você remove as cobertas. Coloque os lençóis sujos no saco de roupa suja. Tome cuidado para não deixar o lençol encostar em seu uniforme. *Opcional:* use o lençol de cobrir quando não houver lençol de banho disponível ou se o paciente assim preferir.	O lençol de banho proporciona calor e privacidade durante o banho.
4. Remova a camisola ou pijama do paciente.	Proporciona exposição total das partes do corpo durante o banho.
a. Se a camisola for de amarrar ou tiver mangas com fechos, simplesmente desamarre ou solte o fecho da camisola sem puxar a linha IV (se houver).	
b. Se uma camisola comum estiver sendo usada e o paciente tiver mobilidade reduzida e um acesso IV, remova a camisola *primeiro pelo lado não afetado*.	Despir primeiro o lado não afetado permite uma manipulação mais fácil da camisola sobre a parte do corpo com ADM reduzida.
c. Se o paciente tiver uma linha IV e a camisola não tiver fecho, remova a camisola primeiro pelo braço sem a linha IV. Depois, remova a camisola pelo braço com a linha IV (ilustração A). Pause a infusão IV apertando o devido sensor na bomba IV. Remova a linha IV da bomba; use o regulador para desacelerar a infusão IV. Remova a bolsa de solução IV da haste (ilustração B) e passe a bolsa de solução IV pelo braço da camisola do paciente (ver ilustração C). Pendure novamente a bolsa de solução IV (ver ilustração D), reconecte a linha na bomba, abra a trava do regulador e reinicie a infusão de solução IV pressionando o botão sensor na bomba IV. Se a infusão das soluções IV for feita por sistema de gravidade, verifique a velocidade de infusão IV e regule, se necessário. *Não desconecte as linhas IV para remover a camisola.*	A manipulação dos tubos e frascos IV pode interromper a velocidade do fluxo. Nos Estados Unidos **não** se delega a regulação da velocidade do fluxo IV a técnicos de enfermagem.

(continua)

Procedimento 40.1 Banho e cuidados íntimos (Continuação)

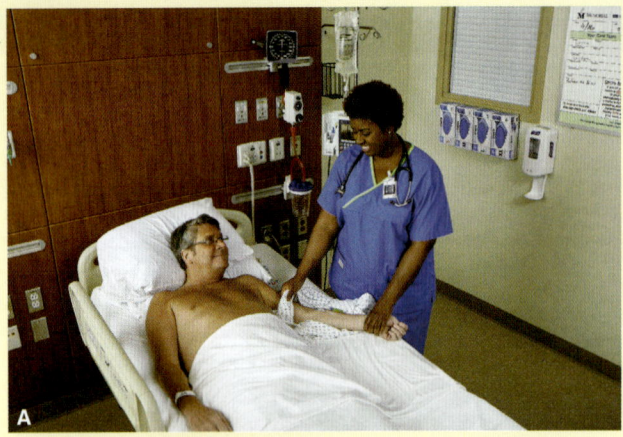
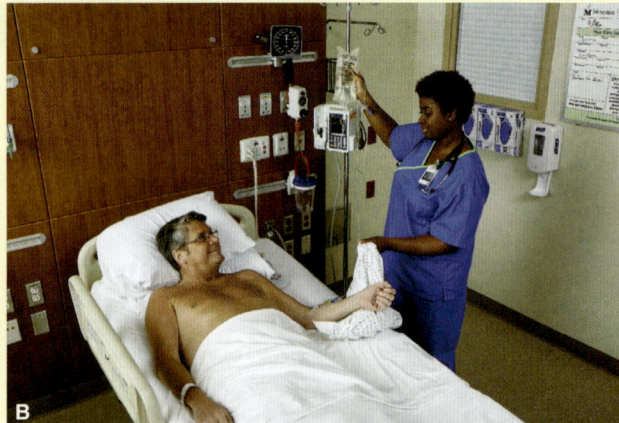
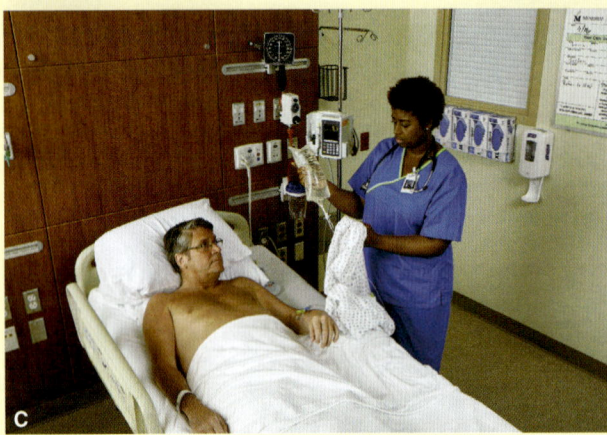
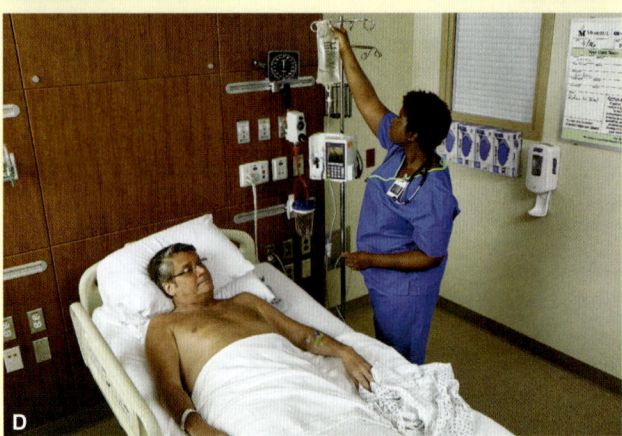

PASSO 4c A. Remova a camisola do paciente. **B.** Remova as linhas IV da haste. **C.** Passe as linhas IV pelo braço da camisola do paciente. **D.** Pendure novamente a bolsa de solução IV.

Passo	Justificativa
5. Levante a grade lateral. Abaixe o leito temporariamente até a posição mais baixa. Encha a bacia de limpeza com dois terços de água morna. Coloque a bacia e os suprimentos na mesa de cabeceira. Suba o leito até uma posição confortável de trabalho. Verifique a temperatura da água e também faça o paciente colocar os dedos na água para testar sua tolerância à temperatura. Coloque o recipiente plástico da loção de banho na água do banho para aquecê-la, se desejar.	Levantar a grade lateral e abaixar a altura do leito mantém a segurança do paciente enquanto você estiver fora do quarto. Manter o leito na posição de trabalho durante o banho previne tensões nas costas. Água morna promove conforto, relaxa os músculos e previne resfriamentos desnecessários. CHG é mais eficaz em sua concentração máxima. Testar a temperatura previne queimaduras acidentais. A água do banho aquece a loção para aplicação na pele do paciente.
6. Abaixe a grade lateral, remova o travesseiro se o paciente tolerar, e eleve a cabeceira do leito entre 30 e 45°, se permitido. Coloque a toalha de banho sob a cabeça do paciente. Coloque uma segunda toalha de banho sobre o tórax do paciente.	A remoção do travesseiro facilita a limpeza das orelhas e do pescoço do paciente. Colocar toalhas previne que as roupas de cama e a manta de banho fiquem sujas ou molhadas.
7. Lave o rosto.	

JULGAMENTO CLÍNICO: não use água de banho com solução de CHG a 4% ou lenços de banho com CHG a 2% nos olhos ou no rosto. Use somente água pura ou sabonete neutro e água no rosto (AHRQ, 2013).

a. Pergunte se o paciente está usando lentes de contato. Você pode optar por removê-las nesse momento.	Previne ferimentos acidentais nos olhos.
b. Forme uma luva com a toalha (ver ilustração). Mergulhe a luva na água e torça bem.	A luva retém melhor a água e o calor do que a toalha solta; impede que as pontas frias rocem a pele do paciente e previne respingos.
8. Lave os olhos do paciente com água morna. Use uma parte diferente da luva para cada olho. Mova a luva do canto interno para o canto externo (ver ilustração). Deixe uma compressa com água agir por 2 a 3 min no caso de quaisquer crostas nas pálpebras antes de tentar removê-las. Enxugue bem os olhos, porém com delicadeza.	Sabonete irrita os olhos. O uso de partes distintas da luva reduz a transmissão de infecções. Lavar o olho do canto interno para o canto externo previne que secreções entrem pelo ducto nasolacrimal. Pressão pode causar danos internos.

| Procedimento 40.1 | Banho e cuidados íntimos *(Continuação)* |

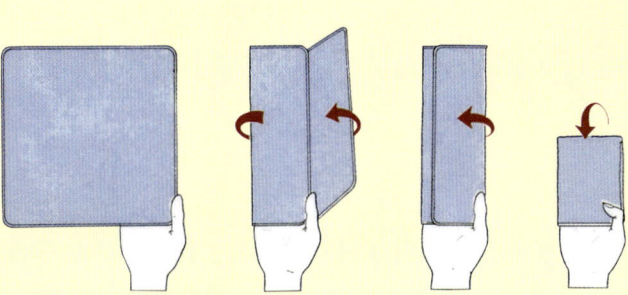

PASSO 7b Passos para dobrar a toalha de rosto no formato de luva.

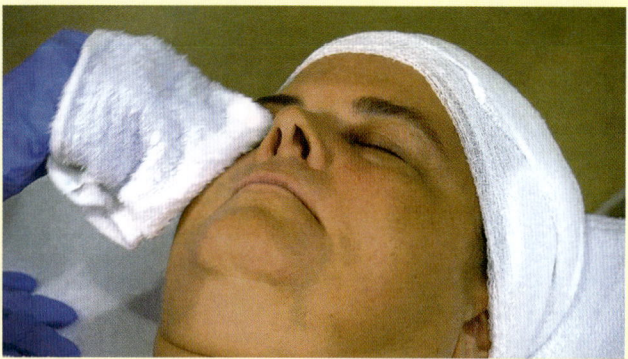

PASSO 8 Lave os olhos do canto interno para o cante externo. (Copyright © Mosby's Clinical Skills: Essentials Collection.)

Passo	Justificativa
9. Pergunte se o paciente prefere usar sabonete no rosto. Caso contrário, lave, enxágue e seque a testa, bochechas, nariz, pescoço e orelhas sem usar sabonete. (Homens podem querer se barbear nesse momento ou aguardar até o banho terminar.)	Sabonete tende a ressecar a pele do rosto, que fica exposto ao ar mais do que outras partes do corpo.
10. Realize os cuidados oculares em um paciente inconsciente.	Pacientes inconscientes perdem o reflexo normal de piscar que protege a córnea, aumentando o risco de ressecamento e abrasão de córnea e infecção ocular (Kaye et al., 2019; Morris et al., 2018).
a. Instile colírios ou pomadas de acordo com a prescrição do médico (ver Capítulo 31).	Mantém a córnea lubrificada.
b. Na ausência do reflexo de piscar, mantenha as pálpebras fechadas. Feche os olhos delicadamente, com a parte externa da ponta do dedo, antes de colocar o oclusor ou tampão no olho. Coloque um esparadrapo sobre o oclusor ou tampão. Não coloque esparadrapo sobre a pálpebra.	Na ausência do reflexo de piscar, o paciente perde seu mecanismo de proteção. Manter as pálpebras fechadas mantém a umidade ocular e previne lesões (Kocacal et al., 2018).
11. Lave o tronco e as extremidades superiores. *Opção:* troque a água do banho nesse momento. Obtenha uma nova bacia de 5,5 *l* e misture o conteúdo de um frasco de 120 m*l* de CHG a 4% com água morna (Dray et al., 2019).	Há evidências de que o uso de CHG nos banhos diários pode reduzir a incidência de infecções hospitalares (Martin et al., 2017; Dray et al., 2019). O CHG reduz a carga bacteriana por até 24 h e previne infecções (AHRQ, 2013).

JULGAMENTO CLÍNICO: *ao usar CHG em uma bacia com água para banho, use uma toalha para lavar cada parte principal do corpo. Depois, descarte a toalha e use uma nova para a próxima parte do corpo (Martin et al., 2017). Mergulhar novamente a mesma toalha na bacia contamina a solução e deixa o CHG menos eficaz. Não enxágue depois de usar solução de CHG. Deixe o CHG secar na pele para obtenção dos efeitos antimicrobianos.*

a. Remova o lençol de banho do braço do paciente que está mais próximo a você. Coloque a toalha de banho no sentido do comprimento sob o braço. Lave o braço com água e sabonete fazendo movimentos longos e firmes das áreas distais para as áreas proximais (dos dedos para as axilas).	A toalha previne que o lençol fique sujo. O sabonete reduz a tensão superficial e facilita a remoção de resíduos e bactérias quando se aplica fricção durante a lavagem. Movimentos longos e firmes estimulam a circulação; o movimento distal para proximal promove retorno venoso.
b. Eleve e apoie o braço acima da cabeça (se possível) para lavar, enxaguar e secar bem as axilas (ver ilustração). Aplique desodorante ou talco nas axilas se desejado ou se necessário.	O movimento do braço expõe as axilas e exercita a ADM normal da articulação. Resíduos alcalinos de sabonete desestimulam o crescimento de bactérias normais da pele. A secagem previne o excesso de umidade, o que pode causar maceração ou amolecimento da pele. Respeite as preferências do paciente quanto ao uso de produtos de higiene.
c. Passe para o outro lado do leito e repita os passos no outro braço.	Proporciona melhor acesso ao paciente e ajuda a prevenir tensões nas costas.
d. Cubra o tórax do paciente com uma toalha de banho e dobre o lençol de banho até o umbigo. Lave o tórax com movimentos longos e firmes. Tome cuidado especial com a pele sob os seios de pacientes do sexo feminino, levantando o seio, se necessário, para lavar a área. Enxágue se estiver usando água e sabonete e seque bem.	Cobrir o paciente previne exposições desnecessárias de partes do corpo. A toalha mantém o calor e a privacidade. Secreções e sujidades se acumulam em áreas de dobras justas de pele. A pele sob os seios das mulheres é vulnerável a escoriações se não for mantida limpa e seca.
12. Lave as mãos e unhas.	
a. Dobre uma toalha ao meio e coloque-a sobre o leito ao lado do paciente. Coloque a bacia sobre a toalha. Mergulhe a mão do paciente na água. Deixe a mão de molho por 2 a 3 min antes de lavar a mão e as unhas. Remova a bacia e seque bem a mão. Repita com a outra mão.	A imersão amolece as cutículas e calos das mãos, remove sujidades sob as unhas e aumenta a sensação de limpeza. Enxugar perfeitamente remove a umidade entre os dedos.

(continua)

Procedimento 40.1 Banho e cuidados íntimos (Continuação)

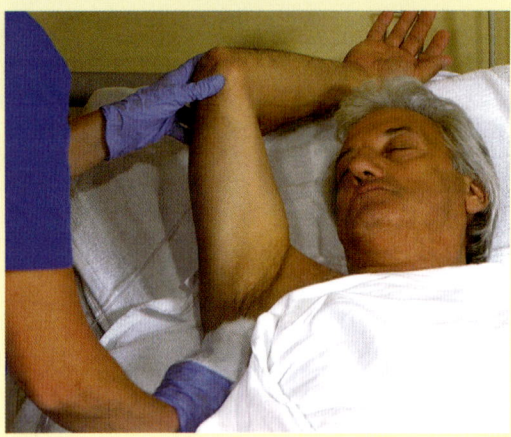

PASSO 11b Posicionamento do braço para lavagem das axilas. (Copyright © Mosby's Clinical Skills: Essentials Collection.).

Passo	Justificativa
JULGAMENTO CLÍNICO: *não coloque os dedos de pacientes com diabetes melito em imersão (CDC, 2019c). A imersão das mãos de pacientes com diabetes melito pode levar a maceração e risco de infecção. Quando um paciente tem diabetes, limpe delicadamente quaisquer sujidades sob as unhas e lixe-as (Procedimento 40.2).*	
13. Verifique a temperatura da água do banho e troque-a quando estiver fria ou cheia de sabão. **Observação**: se estiver usando uma solução de CHG na água do banho, não descarte a água. Um frasco de sabonete com CHG é suficiente para um banho completo.	Água morna mantém o conforto do paciente.
JULGAMENTO CLÍNICO: *se o paciente apresenta risco de queda, certifique-se de que as grades de ambos os lados do leito estejam elevadas antes de buscar mais água limpa. Além disso, abaixe o leito quando for necessário sair do quarto. Observação: elevar todas as grades laterais é considerado uma contenção. Verifique as políticas da instituição.*	

14. Lave o abdome.
  a. Coloque uma toalha de banho no sentido do comprimento sobre o tórax e o abdome (podem ser necessárias duas toalhas). Dobre o lençol de banho para baixo exatamente até acima da região púbica. Com uma das mãos, puxe a toalha de banho para cima. Com a toalha em forma de luva, lave e enxágue o abdome, prestando atenção especial ao umbigo e às dobras de pele do abdome e da virilha. Os movimentos são de um lado para outro. Mantenha o abdome coberto entre a lavagem e o enxágue. Enxágue e seque bem.
  b. Vista uma camisola ou blusa de pijama limpo no paciente. Se uma extremidade estiver machucada ou imobilizada, vista o lado afetado primeiro. (Esse passo pode ser omitido até a conclusão do banho; a camisola não pode ficar suja durante o restante do banho.)
	Cobrir o paciente previne exposições desnecessárias de partes do corpo. A toalha mantém o calor e a privacidade. Manter as dobras da pele limpas e secas ajuda a prevenir odores e irritação da pele. Umidade e sedimentos que se acumulam nas dobras da pele predispõem a pele à maceração.
	
	Proporciona calor e conforto ao paciente. Vestir o lado afetado primeiro permite uma manipulação mais fácil da camisola sobre a parte do corpo com ADM reduzida.

JULGAMENTO CLÍNICO: *se uma extremidade estiver machucada ou imobilizada, sempre vista primeiro o lado afetado.*	

15. Lave as extremidades inferiores.
  a. Cubra o tórax e o abdome com a parte de cima da manta de banho. Exponha a perna mais próxima dobrando a manta na altura da linha média. Certifique-se de manter a outra perna e a região íntima cobertas. Coloque uma toalha de banho sob a perna para apoiar o joelho e o tornozelo do paciente.
  b. Lave a perna com movimentos longos e firmes, do tornozelo para o joelho e do joelho para a coxa (ver ilustração). Enxágue e seque bem. Remova e descarte a toalha.
	Previne exposição desnecessária.
	
	Promove a circulação e o retorno venoso. Excesso de massagem na panturrilha pode soltar um trombo venoso profundo. Secreções e umidade podem estar presentes entre os dedos dos pés, predispondo o paciente a maceração e rupturas.
	Não corte as unhas de um paciente com diabetes. Siga as políticas da instituição para cuidados de podiatria.

Procedimento 40.1 Banho e cuidados íntimos (Continuação)

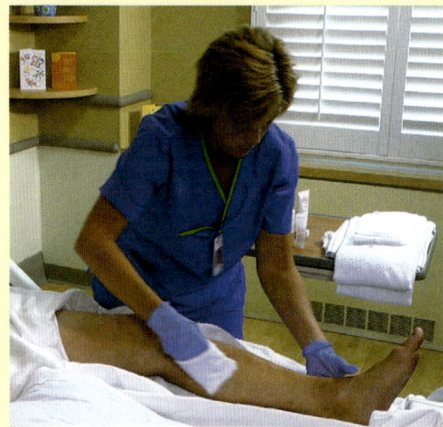

PASSO 15b Lavagem da perna. (Copyright © Mosby's Clinical Skills: Essentials Collection.)

Passo	Justificativa
JULGAMENTO CLÍNICO: *ao lavar extremidades inferiores, avalie a presença de sinais de calor, vermelhidão, sensibilidade e dor nesses locais, pois podem ser sinais iniciais de trombose venosa profunda (TVP).*	
c. Limpe o pé, certificando-se de lavar entre os dedos. Enxágue e seque os dedos e os pés completamente. Limpe e lixe as unhas, se necessário (ver Procedimento 40.2).	Secreções e umidade geralmente estão presentes entre os dedos dos pés, predispondo o paciente a maceração e rupturas na pele.
d. Levante a grade lateral, passe para o outro lado do leito e repita os passos para os outros perna e pé. Se a pele estiver seca, aplique um hidratante. Quando acabar, cubra o paciente com a manta de banho.	Uma pele hidratada apresenta menos risco de degeneração. Hidratantes são eficazes para reduzir o ressecamento da pele; no entanto, em excesso, podem causar maceração.
e. Cubra o paciente com uma manta de banho, levante a grade lateral para segurança do paciente, remova e descarte luvas sujas e higienize as mãos. Troque a água de banho e/ou a solução de CHG e água.	Temperaturas mais baixas da água do banho causam resfriados. Água limpa reduz a transmissão de microrganismos para as partes íntimas.
16. Realize a higiene das partes íntimas.	
a. Se o paciente conseguir manobrar e manusear a toalha de rosto, deixe que ele lave suas partes íntimas sozinho.	Mantém a dignidade e a capacidade de autocuidado do paciente.
JULGAMENTO CLÍNICO: *CHG é seguro para a higiene das áreas do períneo e mucosa externa (AHRQ, 2013); no entanto, a limpeza do meato urinário é mais bem realizada com água e sabão (Manojlovich, n.d.).*	
b. Paciente do sexo feminino	
(1) Calce um par de luvas de procedimento. Abaixe a grade lateral. Ajude a paciente a ficar na posição supina. Observe se há restrições ou limitações de posicionamento da paciente. Coloque um protetor impermeável sob as nádegas da paciente. Cubra-a com lençol de banho disposto na forma de losango. Levante o canto inferior do lençol de banho para expor o períneo (ver ilustração).	Proporciona exposição total da genitália feminina. Se a paciente for totalmente dependente, auxilie apoiando a paciente deitada de lado e levantando a perna para higiene da área do períneo. Se a posição causar desconforto para a paciente, reduza o grau de abdução dos quadris.
(2) Dobre o canto inferior da manta de banho para cima entre as pernas da paciente sobre o abdome. Lave e enxugue as coxas da paciente.	Manter a paciente coberta até o início do procedimento minimiza ansiedades. O acúmulo de secreções nas áreas íntimas suja as superfícies da pele ao redor.
(3) Lave os grandes lábios. Use a mão não dominante para retrair delicadamente os lábios em direção à coxa; com a mão dominante, lave cuidadosamente as dobras de pele. Enxugue do períneo em direção ao reto. Repita no lado oposto com uma parte diferente da toalha. Enxágue e seque bem toda a área.	Os cuidados íntimos envolvem a limpeza correta da genitália externa da paciente e da pele circunvizinha. Dobras de pele podem conter secreções corporais que abrigam microrganismos. A limpeza de frente para trás reduz as chances de transmissão de organismos fecais para o meato urinário.
(4) Afaste delicadamente os pequenos lábios com a mão não dominante para expor o meato uretral e a entrada da vagina. Com a mão dominante, lave de cima para baixo, da região púbica em direção ao reto em um movimento uniforme (ver ilustração). Lave o meio e ambos os lados do períneo. Use uma parte separada da toalha para cada movimento. Limpe bem ao redor dos pequenos lábios, clitóris e orifício vaginal. Evite colocar tensão em sondas fixas quando presentes e limpe bem a área ao redor delas.	O método de limpeza reduz a transferência de microrganismos para o meato urinário. (Para mulheres menstruadas ou pacientes com sondas fixas, limpe com chumaços de algodão.)

(continua)

Parte 7 Base Fisiológica para a Prática de Enfermagem

Procedimento 40.1 | Banho e cuidados íntimos (Continuação)

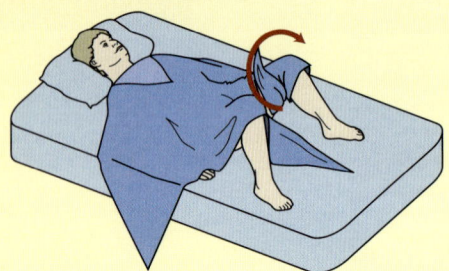

PASSO 16b(1) Cubra a paciente para realizar a higiene íntima.

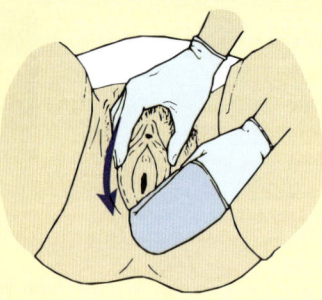

PASSO 16b(4) Limpe do períneo para o reto (de frente para trás).

Passo	Justificativa
(5) Realize os cuidados da sonda conforme a necessidade e de acordo com as exigências da instituição (ver Capítulo 46).	Limpar corretamente ao redor da área periuretral e a sonda reduz o risco de infecções do trato urinário associadas a sondas (ITUAS) (CDC, 2015).
(6) Enxágue bem a área. Pode ser usada uma comadre para que seja possível despejar água morna sobre a área do períneo. Seque bem, de frente para trás.	O enxágue remove resíduos de sabonete e microrganismos de maneira mais eficaz do que enxugar. A retenção de umidade abriga microrganismos.
(7) Dobre a ponta inferior da manta de banho para trás entre as pernas da paciente e sobre o períneo. Peça que a paciente abaixe a perna e se acomode em uma posição confortável.	
c. Paciente do sexo masculino	
(1) Calce luvas de procedimento. Abaixe a grade lateral. Ajude o paciente a se colocar na posição supina. Observe qualquer restrição de mobilidade.	Proporciona exposição total da genitália masculina. Posicione de lado os pacientes que não conseguem ficar em decúbito dorsal.
(2) Dobre a metade de baixo do lençol de banho para cima para expor a parte superior das coxas. Lave e enxugue as coxas.	O acúmulo de secreções na área íntima suja as superfícies da pele ao redor.
(3) Cubra as coxas com toalhas de banho. Levante o lençol de banho até expor a genitália. Eleve delicadamente o pênis e coloque uma toalha de banho sob ele. Segure delicadamente o corpo do pênis. Se o paciente não for circuncisado, retraia o prepúcio (ver ilustração). Se o paciente tiver uma ereção, deixe o procedimento para mais tarde.	Cobrir o paciente minimiza sua ansiedade. A toalha evita o acúmulo de umidade na área inguinal. O manuseio delicado, porém firme, do pênis reduz a chance de uma ereção. Secreções capazes de abrigar microrganismos se acumulam embaixo do prepúcio.
(4) Lave a ponta do pênis primeiro pelo meato uretral. Fazendo um movimento circular, limpe do meato para fora (ver ilustração). Descarte a toalha e repita com uma toalha limpa até que o pênis esteja limpo. Enxágue e seque delicadamente.	A direção da limpeza vai da área de menor contaminação para a área de maior contaminação, prevenindo que microrganismos entrem na uretra.
(5) Retorne o prepúcio à sua posição natural. Isso é extremamente importante em pacientes com sensibilidade reduzida nas extremidades inferiores.	A retração do prepúcio ao redor do corpo do pênis causa edema e desconforto local. Pacientes com sensibilidade reduzida não sentem a retração do prepúcio.
(6) Delicadamente limpe o corpo do pênis e a bolsa escrotal fazendo com que o paciente abra as pernas. Preste atenção especial à superfície sob o pênis. Levante a bolsa cuidadosamente e lave as dobras de pele subjacentes. Enxágue e seque bem.	Massagem vigorosa no pênis pode causar uma ereção. A superfície embaixo do pênis é uma área em que há acúmulo de secreções. A abdução das pernas proporciona acesso mais fácil aos tecidos escrotais. Secreções se acumulam facilmente entre as dobras da pele.
(7) Evite tensionar sondas fixas se presentes, e limpe bem a área ao seu redor. Realize os cuidados com a sonda (ver Capítulo 46).	Limpeza ao longo da sonda a partir do ponto de saída reduz a incidência de infecção urinária nosocomial.
17. Remova as luvas sujas e descarte-as no lixo; levante a grade lateral antes de sair do lado do leito para trocar a água do banho.	Previne a transmissão de infecção. Protege o paciente contra ferimentos.

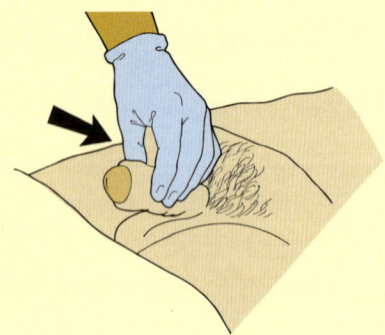

PASSO 16c(3) Retraia o prepúcio.

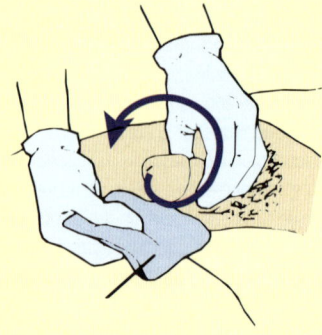

PASSO 16c(4) Faça movimentos circulares para limpar a ponta do pênis.

Capítulo 40 Higiene

Procedimento 40.1 Banho e cuidados íntimos (Continuação)

Passo	Justificativa
18. Lave as costas. (Essa é a sequência após a higiene íntima de pacientes dos sexos feminino e masculino.)	
a. Higienize as mãos e calce luvas de procedimento. Ajude o paciente a se posicionar em decúbito ventral ou lateral (conforme aplicável). Coloque uma toalha no sentido do comprimento ao longo do corpo do paciente e mantenha-o coberto com um lençol de banho.	Expõe as costas e nádegas para o banho, ao mesmo tempo limitando a exposição.
b. Mantenha o paciente coberto puxando o lençol de banho sobre os ombros e coxas durante o banho. Lave, enxágue e seque as costas, da nuca até as nádegas fazendo movimentos longos e firmes.	Limpar as costas antes das nádegas e o ânus previne contaminação da água.
c. A seguir, passe das costas para as nádegas e ânus. Faça com que o paciente permaneça em decúbito ventral ou lateral e mantenha-o coberto para evitar resfriados. Limpe o ânus e as nádegas.	Expõe as costas e nádegas para o banho, ao mesmo tempo limitando a exposição.
d. Se houver material fecal presente, envolva-o dentro da fralda ou do papel higiênico dobrado e remova com lenços umedecidos descartáveis.	As dobras de pele próximas das nádegas e do ânus contêm secreções fecais que abrigam microrganismos.
e. Limpe as nádegas e ânus, lavando de frente para trás (ver ilustração). Lave, enxágue e seque bem a área. Se necessário, coloque uma fralda limpa no paciente. Remova as luvas contaminadas. Levante a grade lateral e higienize as mãos.	O movimento de limpeza previne a contaminação da área do períneo com material fecal ou microrganismos.
19. Volte ao leito e abaixe a grade lateral; faça uma massagem leve nas costas (ver Capítulo 44).	Promove o relaxamento do paciente. Certifique-se de que a massagem nas costas é adequada para seu paciente. Massagens nas costas são contraindicadas em alguns pacientes cardíacos.
a. Aplique mais loção corporal ou óleo sobre a pele do paciente, conforme necessário. Quando acabar, levante a grade lateral.	Loção hidratante previne ressecamento e rachaduras na pele.
20. Remova a roupa de cama suja e coloque-a em um saco de roupa suja. Limpe e troque os materiais de banho. Higienize as mãos.	Reduz a transmissão de microrganismos.
21. Métodos opcionais de banho	
a. Bolsas comerciais para banho ou pacote higiênico de CHG:	
(1) Um pacote higiênico contém de seis a oito toalhas higiênicas pré-umedecidas. Aqueça o conteúdo do pacote no micro-ondas seguindo as orientações da embalagem. Se você estiver dando banho em um paciente usando toalhas aquecidas comerciais ou de CHG, verifique a temperatura da toalha antes de usar. Luvas diminuem a sensação de calor.	Oferece aquecimento que acalma e relaxa. O CHG demonstrou reduzir as bactérias por até 24 h e prevenir infecções, como infecção da corrente sanguínea e organismos resistentes a medicamentos (Frost et al., 2018; AHRQ, 2013). Checar a temperatura previne queimaduras de pele.
(2) Use todas as seis toalhas com CHG na ordem a seguir (ver ilustração): • Toalha 1: pescoço, ombros e tórax • Toalha 2: braços, mãos, espaços entre os dedos e axilas • Toalha 3: abdome e depois virilha/área íntima • Toalha 4: perna direita, pé direito e espaços entre os dedos • Toalha 5: perna esquerda, pé esquerdo e espaços entre os dedos • Toalha 6: nuca, costas e nádegas	Reduz a transmissão de microrganismos.

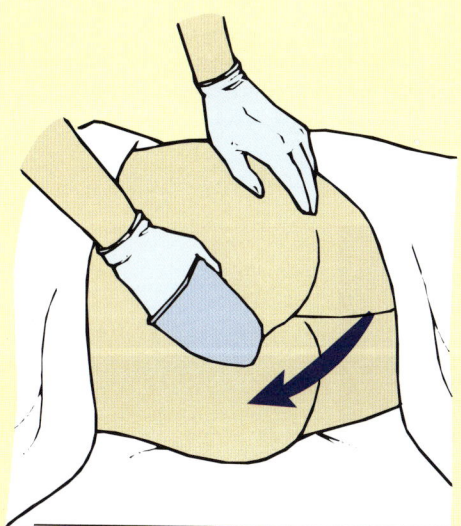

PASSO 18e Limpe as nádegas de frente para trás.

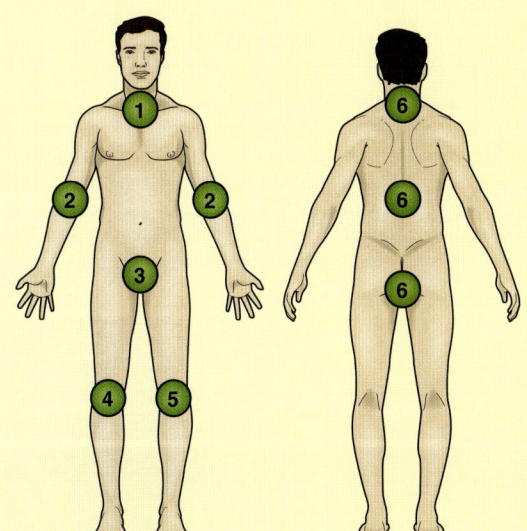

PASSO 21a(2) Uso de toalhas de banho com CHG. (De Universal ICU decolonization: *An enhanced protocol*. Appendix E: *Training and educational materials*, Rockville, MD, September 2013, Agency for Healthcare Research and Quality.)

(*continua*)

Procedimento 40.1 — Banho e cuidados íntimos (Continuação)

Passo	Justificativa
(3) Massageie firmemente a pele quando estiver usando as toalhas. Deixe a pele secar ao ar livre por 30 s. Não enxágue. Pode-se cobrir levemente o paciente com uma toalha de banho para prevenir arrepios.	Secar a pele com uma toalha remove o emoliente deixado após a evaporação da água/solução de limpeza.

JULGAMENTO CLÍNICO: *se houver muita sujeira (p. ex., na região do períneo), use uma toalha a mais ou panos convencionais, sabonete, água e toalhas.*

22. Ajude o paciente a se vestir. Penteie o cabelo do paciente. Se uma mulher quiser se maquiar, ajude-a com o necessário.	Promove a imagem corporal do paciente.
23. Arrume o leito do paciente (Boxe 40.15 e Boxe 40.16).	Proporciona um ambiente limpo e confortável.
24. Verifique o funcionamento e a posição dos dispositivos externos (p. ex., sondas uretrais fixas, sondas nasogástricas, linhas IV).	Garante que os sistemas continuem funcionando após as atividades de banho.
25. Ajude o paciente a se posicionar confortavelmente.	Reestabelece o conforto e a sensação de bem-estar.
26. Coloque o leito na posição mais baixa. Trave as rodas. Levante as grades laterais, se apropriado.	Mantém a segurança o paciente ao diminuir a altura do estrado do leito em relação ao chão.
27. Reposicione o sistema de chamada de enfermagem e os objetos pessoais. Deixe o quarto o mais limpo e confortável possível. Higienize as mãos.	Previne a transmissão de infecções. Um ambiente limpo promove o conforto do paciente. Manter o sistema de chamada de enfermagem e os artigos de higiene ao alcance do paciente promove sua segurança.
28. Banho de banheira ou chuveiro:	
a. Considere a condição do paciente e revise as ordens de precauções referentes a movimentação ou posicionamento dele.	Previne ferimentos acidentais no paciente durante o banho.
b. Programe o uso do chuveiro ou banheira.	Previne esperas desnecessárias, o que causa fadiga.
c. Verifique se a banheira ou chuveiro estão limpos. Use as técnicas de limpeza destacadas nas políticas locais. Coloque um tapete de borracha na banheira ou piso do chuveiro. Coloque um tapete de banheiro ou toalha descartável no chão, na frente da banheira ou na saída do chuveiro.	Limpeza previne a transmissão de microrganismos. Tapetes previnem que o paciente escorregue e caia.
d. Reúna todos os auxílios higiênicos, itens de toalete e roupas de banho solicitados pelo paciente. Coloque-os ao alcance do paciente na banheira ou chuveiro.	Deixar os itens à mão previne possíveis quedas na tentativa de o paciente alcançar materiais.
e. Auxilie o paciente a ir até o banheiro, se necessário. Faça com que ele use um roupão e chinelos.	Assistência previne quedas acidentais. Usar um roupão e chinelos previne arrepios.
f. Demonstre como usar a campainha de chamada no banheiro para assistência.	Os banheiros são equipados com dispositivos de sinalização caso o paciente sinta vertigem ou fraqueza, ou necessite de assistência imediata. Os pacientes preferem privacidade durante o banho, se não houver ameaça à segurança.
g. Oriente o paciente a usar as barras de segurança para entrar e sair da banheira ou do chuveiro. Advirta o paciente a não colocar óleo de banho na água do banho ou da banheira.	Previne escorregões e quedas. Óleo deixa as superfícies da banheira escorregadias.

JULGAMENTO CLÍNICO: *antes de deixar o paciente sozinho na banheira ou no boxe do chuveiro, faça com que ele demonstre como usar as barras de segurança e o sistema de chamada da enfermagem. É importante que o paciente possa utilizar corretamente esses dispositivos de segurança caso sinta fraqueza, tontura ou necessite de assistência imediata.*

h. Coloque uma placa de "ocupado" na porta do banheiro.	Mantém a privacidade do paciente.
i. Encha a banheira pela metade com água morna. Verifique a temperatura da água do banho, faça o paciente testar a água e ajuste a temperatura se a água estiver quente demais. Explique quais torneiras controlam a água quente. Se o paciente estiver tomando banho de chuveiro, ligue-o e ajuste a temperatura da água antes que ele entre no boxe. Use uma cadeira ou banqueta de banho, se necessário (ver ilustração).	Ajustar a temperatura da água previne queimaduras acidentais. Idosos e pacientes com alterações neurológicas (p. ex., diabetes, lesão medular) têm maior risco de queimadura devido à redução da sensibilidade. O uso de dispositivos auxiliares facilita o banho e minimiza esforços físicos.

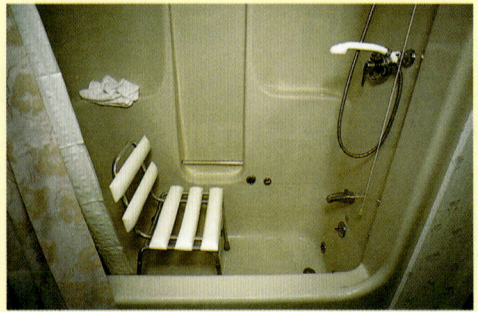

PASSO 28i Cadeira de banho para segurança do paciente.

Capítulo 40 Higiene

Procedimento 40.1 Banho e cuidados íntimos (Continuação)

Passo	Justificativa
j. Oriente o paciente e não ficar na banheira por mais de 10 ou 15 min. Monitore o paciente a cada 5 min.	A exposição prolongada à água quente causa vasodilatação e acúmulo de sangue em alguns pacientes, levando a vertigens ou tonturas.
k. Volte ao banheiro quando o paciente sinalizar e bata na porta antes de entrar.	Proporciona privacidade.
l. Para pacientes instáveis, drene a água da banheira antes que eles tentem sair. Coloque uma toalha de banho sobre os ombros do paciente. Ajude o paciente a sair da banheira, se necessário, e ajude-o a se enxugar.	Previne quedas acidentais. O paciente pode ficar resfriado quando a água é drenada.

JULGAMENTO CLÍNICO: *pacientes fracos ou instáveis necessitam de assistência adicional para sair da banheira. Planejar ajuda adicional é essencial antes de tentar ajudar o paciente. Equipamentos de elevação podem ser usados para a transferência. Veja as políticas da instituição.*

Passo	Justificativa
m. Auxilie o paciente, conforme a necessidade, a se vestir com uma camisola ou pijama limpo, chinelos e robe (no ambiente domiciliar, o paciente pode vestir uma roupa normal).	Mantém o calor e previne resfriamento.
n. Ajude o paciente a voltar para o quarto e coloque-o em uma posição confortável no leito ou na cadeira.	Mantém o relaxamento obtido com o banho.
o. Coloque o sistema de chamada de enfermagem em um local acessível ao alcance do paciente.	Garante que o paciente consiga pedir auxílio, se necessário, além de promover a segurança e prevenir quedas.
p. Levante as grades laterais (conforme adequado) e coloque o leito na posição mais baixa possível.	Promove segurança e previne quedas.
q. Limpe a banheira ou chuveiro de acordo com as políticas da instituição.	Previne a transmissão de infecções por meio de roupas de cama e banho sujas e umidade.
r. Remova roupas de banho sujas e coloque-as em um saco de roupa suja. Jogue fora os materiais descartáveis em seus devidos receptáculos. Coloque a placa de "livre" na porta do banheiro. Devolva os suprimentos para a área de armazenamento.	Reduz a transmissão de infecções.
s. Higienize as mãos.	Reduz a transferência de microrganismos.

Avaliação

1. Observe a pele, prestando atenção especial a áreas previamente sujas, avermelhadas, ressecadas ou que demonstram sinais precoces de lesões por pressão.
   — Técnicas usadas durante o banho deixam a pele limpa e fresca. Com o tempo, o ressecamento da pele diminui. Se o paciente apresentar áreas de vermelhidão, use a escala de Braden para calcular o risco de lesões por pressão (ver Capítulo 48).
2. Observe a ADM durante o banho.
   — Mensura a mobilidade articular.
3. Peça que o paciente classifique seu nível de conforto (em uma escala de 0 a 10).
   — Determina a tolerância do paciente às atividades de banho.
4. Peça que o paciente classifique seu nível de fadiga (em uma escala de 0 a 10).
   — Determina a tolerância do paciente às atividades de banho.
5. **Use o método de explicar de volta.** "Nós conversamos sobre a importância de manter sua pele limpa com estas toalhas especiais de banho. Explique-me por que estamos usando estas toalhas em seu banho." Revise suas orientações agora ou desenvolva um plano para revisão do aprendizado do paciente/familiar cuidador caso estes não consigam explicar o procedimento corretamente.
   — Explicar de volta é uma intervenção de letramento em saúde baseada em evidências que promove o envolvimento, a segurança, a adesão e a qualidade do cuidado do paciente. O objetivo de explicar de volta é garantir que você tenha explicado informações de saúde claramente, de forma que os pacientes e seus familiares compreendam o que você comunicou a eles (AHRQ, 2020).

RESULTADOS INESPERADOS E INTERVENÇÕES RELACIONADAS

1. Áreas de ressecamento excessivo, erupções cutâneas, feridas por pressão ou LCAAM surgem na pele.
   - Realize a avaliação de lesões por pressão (ver Capítulo 48)
   - Aplique loções hidratantes ou produtos dermatológicos tópicos de acordo com as políticas locais
   - Limite a frequência de banhos completos. Pode ser necessário (se o paciente for sensível a CHG) trocar para sabonete neutro e água
   - Arrume uma superfície especial de leito caso o paciente apresente risco de ruptura da integridade da pele.
2. O paciente fica excessivamente cansado ou é incapaz de cooperar ou participar do banho.
   - Remarque o banho para um momento em que o paciente esteja mais descansado
   - Coloque um travesseiro ou eleve a cabeceira do leito durante o banho de pacientes com dificuldade para respirar
   - Notifique o médico caso haja uma alteração no nível de fadiga do paciente
   - Realize medidas de higiene por estágios entre os períodos de descanso programados.
3. O reto, o períneo ou a área genital está inflamado ou inchado ou apresenta odor desagradável.
   - Forneça higiene íntima frequente e mantenha a área limpa e seca
   - Obtenha uma prescrição para banho de assento
   - Aplique pomada de barreira protetora ou creme anti-inflamatório
   - Relate os achados ao médico.

(continua)

Procedimento 40.1 — Banho e cuidados íntimos (Continuação)

REGISTRO E RELATO

- Registre o procedimento, a quantidade de assistência oferecida, a participação do paciente no cuidado, o nível de fadiga e a condição da pele, inclusive quaisquer achados significativos (p. ex., áreas avermelhadas, rupturas na pele, inflamação, ulcerações).
- Registre sua avaliação sobre o aprendizado do paciente.
- Relate qualquer irritação na pele, rupturas na pele ou ulcerações ao enfermeiro responsável ou ao médico. Essas podem ser situações graves em pacientes com circulação alterada das extremidades inferiores.
- Relate a intolerância à atividade ao enfermeiro do próximo turno.

CONSIDERAÇÕES SOBRE CUIDADOS DOMICILIARES

- Avalie a área da banheira e do chuveiro do paciente para verificar a necessidade de dispositivos de segurança (p. ex., barras de apoio, cadeira de banho, ducha de mão).
- Avalie a necessidade do paciente de dispositivos auxiliares de banho (p. ex., escova de cabo longo, espelhos ou equipamentos de elevação).

Procedimento 40.2 — Cuidados com as unhas e os pés

Delegação e colaboração

O procedimento de cuidados com as unhas e os pés de pacientes *sem diabetes melito* ou *doença vascular periférica* pode ser delegado aos técnicos/auxiliares de enfermagem. O enfermeiro os orienta a:

- Não cortar as unhas do paciente (a menos que permitido pela instituição ou pelo médico)
- Considerações especiais de posicionamento do paciente
- Relatar ao enfermeiro quaisquer rupturas na pele, vermelhidão, dormência, inchaço ou dor.

Material

- Bacia de limpeza
- Cuba-rim
- Pano de limpeza e toalha
- Cortadores de unha (verifique a política da instituição)
- Escova macia para unhas ou cutículas
- Haste plástica
- Lixa de unha
- Loção corporal
- Tapete de banheiro descartável
- Luvas de procedimento.

Passo	Justificativa
Histórico	
1. Identifique o paciente utilizando pelo menos dois tipos de identificação (p. ex., nome e data de nascimento ou nome e número do prontuário) de acordo com as políticas locais.	Garante que o paciente correto seja tratado. Atende às normas de The Joint Commission e aumenta a segurança para o paciente (TJC, 2021).
2. Revise o prontuário do paciente, incluindo pedidos do médico e anotações da enfermagem. Verifique se há indicação clínica para cortar unhas (verifique as políticas da instituição).	Pacientes com diabetes ou circulação periférica reduzida apresentam maior risco de infecção. Cortes acidentais da pele aumentam o risco de infecção. Um podiatra deve avaliar e desenvolver uma programação regular de cuidados com as unhas dos pacientes com insuficiência vascular ou neuropatia periférica.
3. Identifique os pacientes que apresentam risco de problemas de pés ou unhas.	Certas condições elevam o risco de problemas de pés e unhas (p. ex., diabetes melito, imunocomprometidos).
a. Idosos	Mudanças fisiológicas normais, como o comprometimento da visão, falta de coordenação ou incapacidade de dobrar o corpo, contribuem para a dificuldade em realizar cuidados de pés e unhas (Touhy e Jett, 2021). Alterações fisiológicas normais do envelhecimento podem resultar em unhas quebradiças. Unhas manchadas, extremamente espessadas e deformadas podem indicar infecção, fungo ou doença (Howes-Trammel e Bryant, 2016).
b. Diabetes melito	Alterações vasculares reduzem o fluxo de sangue nos tecidos periféricos. Rupturas na integridade da pele colocam o paciente com diabetes melito sob maior risco de infecções dermatológicas (CDC, 2019c; ADA, 2020).
c. Insuficiência cardíaca, doença renal	Ambas as condições aumentam o edema tecidual, especialmente em áreas dependentes (p. ex., pés). Edema reduz o fluxo sanguíneo nos tecidos adjacentes.
d. Acidente vascular encefálico (AVE)	A presença de fraqueza ou paralisia residual nos pés ou pernas resulta em padrões alterados de deambulação. O padrão de marcha alterado causa aumento do atrito e da pressão nos pés.
e. Histórico de dor nas pernas	Dor que faz claudicar está relacionada a isquemia com distúrbios diabéticos e neuropáticos.
4. Avalie a segurança do ambiente do quarto (p. ex., verifique se o piso está molhado; certifique-se de que os equipamentos estejam operando corretamente e que o leito esteja na posição baixa e travada).	Reduz o risco de quedas.

Procedimento 40.2 Cuidados com as unhas e os pés (Continuação)

Passo	Justificativa
5. Avalie o letramento em saúde do paciente ou do familiar cuidador.	Garante que o paciente ou o familiar cuidador tenha a capacidade de obter, comunicar, processar e compreender informações básicas de saúde (CDC, 2021).
6. Avalie a capacidade de o paciente cuidar dos pés (visão, função musculoesquelética) e suas práticas de cuidados com os pés e as unhas. Descarte o uso das seguintes práticas nos problemas existentes de pé:	Identifica a capacidade de autocuidado do paciente e se as práticas de autocuidado colocam o paciente em risco de lesões nos pés. Identifica necessidades de educação do paciente.
a. Uso de preparações líquidas de venda livre para remoção de cistos encravados.	Preparações líquidas causam queimaduras e ulcerações.
b. Extração de cistos encravados ou calos com lâminas ou alicates.	A extração de cistos encravados ou calos às vezes resulta em infecção causada por uma ruptura na integridade da pele. O paciente com diabetes ou qualquer paciente com circulação periférica reduzida jamais deve extrair cistos encravados ou calos em decorrência do risco de infecção secundária a uma ruptura da integridade da pele (CDC, 2019c).
c. Uso de protetores ovais de cistos encravados.	Protetores ovais exercem pressão nos dedos dos pés, diminuindo, dessa forma, a circulação nos tecidos circundantes.
d. Aplicação de esparadrapo.	A pele do idoso é fina e delicada, e propensa a rupturas quando o esparadrapo é removido (Touhy e Jett, 2021).
7. Pergunte às pacientes do sexo feminino se elas usam esmalte de unha e removedor de esmalte com frequência.	As substâncias químicas contidas nesses produtos causam ressecamento excessivo.
8. Avalie o tipo de calçado usado pelos pacientes, incluindo o tipo e limpeza das meias, tipo e formato dos calçados e se são usadas cintas-ligas ou meias três-quartos.	Os tipos dos sapatos e calçados predispõem os pacientes a problemas de pés e unhas (p. ex., infecção, áreas de atrito, ulcerações). Essas condições diminuem a mobilidade e aumentam o risco de amputação em pacientes diabéticos (Chapman, 2017).
9. Se possível, observe os pacientes andando para avaliar sua marcha.	Úlceras ou alterações em estruturas ósseas dos pés ou feridas causam dor, desequilíbrio e marcha instável.
10. Higienize as mãos. Calce luvas de procedimento se houver substâncias de drenagem. Inspecione todas as superfícies dos dedos das mãos e dos pés, os pés e as unhas. Preste atenção especial a áreas de ressecamento, inflamação ou rachaduras. Também inspecione as áreas entre os dedos, calcanhares e solas dos pés.	A integridade dos pés e unhas determina a frequência e o nível de higiene necessários. Calcanhares, solas e laterais dos pés são propensos a irritação causada por sapatos mal ajustados.

JULGAMENTO CLÍNICO: *pacientes com doenças vasculares periféricas ou diabetes melito, idosos e pacientes imunossuprimidos geralmente requerem cuidados especializados de podiatria para reduzir o risco de lesões de tecidos e infecções. Apenas lave os pés e adie os demais cuidados nesses casos até que o paciente possa ser avaliado.*

Passo	Justificativa
11. Avalie a cor e a temperatura dos dedos dos pés e das mãos, e os pés. Avalie o reenchimento capilar das unhas. Palpe o pulso radial e ulnar de cada mão e o pulso dorsal de cada pé; observe a característica dos pulsos (ver Capítulo 30). Remova e descarte as luvas. Higienize as mãos.	Avalia a adequação do fluxo de sangue nas extremidades. Alterações na circulação modificam a integridade das unhas e aumentam as chances de o paciente desenvolver infecção localizada quando há ruptura da integridade da pele.
12. Avalie o conhecimento, as experiências prévias e as preferências do paciente de cuidar dos pés ou unhas.	Determina a capacidade de o paciente realizar o autocuidado e o grau de assistência de enfermagem necessária. Revela necessidade de orientar e apoiar o paciente.
13. Avalie os objetivos do paciente a respeito de como o procedimento deverá ser feito ou o que o paciente espera.	Permite que o cuidado seja individualizado ao paciente.

Planejamento

Passo	Justificativa
1. Prepare os materiais e coloque os suprimentos sobre a mesinha de cabeceira.	Proporciona fácil acesso ao material e promove um procedimento organizado.
2. Feche a porta do quarto ou cerre a cortina ao redor do leito do paciente.	Proporciona privacidade.
3. Explique o procedimento, incluindo a necessidade de imersão, o que demora alguns minutos.	O paciente precisa ser capaz de colocar os dedos das mãos e os pés em uma bacia por 10 a 20 min. Alguns pacientes podem ficar cansados.

Implementação

Passo	Justificativa
1. Ajude pacientes que deambulam a se sentar na cadeira ao lado do leito. Ajude pacientes acamados a se posicionar em decúbito dorsal com a cabeceira do leito elevada. Coloque um tapete de banho descartável ou uma toalha no chão sob os pés do paciente, ou coloque uma toalha no leito.	Sentar-se em uma cadeira facilita a imersão dos pés na bacia. O tapete de banheiro ou toalha protege os pés contra exposição a sujidades ou microrganismos no chão; a toalha reduz as chances de cair água no chão ou no leito.

JULGAMENTO CLÍNICO: *não é recomendado imergir os pés de pacientes com diabetes ou doença vascular periférica. A imersão pode levar a maceração (amolecimento excessivo da pele) e ressecamento da pele (CDC, 2019c; ADA, 2020), levando a rupturas do tecido e infecção.*

(continua)

Procedimento 40.2 Cuidados com as unhas e os pés (Continuação)

Passo	Justificativa
2. Encha a bacia com água morna. Teste a temperatura da água. Coloque a bacia no chão e abaixe a grade lateral ou coloque a bacia sobre um protetor impermeável de colchão. Ajude o paciente a colocar os pés na água.	Água morna amolece as unhas e as células espessadas da epiderme, reduz inflamações da pele e promove circulação local. A temperatura adequada da água previne queimaduras.
3. Ajuste o suporte de cabeceira na posição baixa e coloque-o sobre o colo do paciente. (Com o paciente sentado na cadeira ou deitado no leito.)	Acesso fácil previne derramamentos acidentais.
4. Oriente o paciente a colocar os dedos na cuba-rim e os braços em uma posição confortável.	O posicionamento prolongado causa desconforto, a menos que se mantenha o alinhamento anatômico normal.
5. Deixe os pés e os dedos das mãos do paciente de molho por 10 a 20 min. Reaqueça a água após 10 min. **Observação**: se o paciente for diabético ou sofrer de doença vascular periférica, pule essa etapa (CDC, 2019c).	O amolecimento de cistos encravados, calos e cutículas garante a fácil remoção de células mortas e a manipulação das cutículas. *Não use esta técnica em pacientes diabéticos.*
6. Higienize as mãos e calce luvas de procedimento. Limpe delicadamente sob as unhas com uma haste de plástico ou uma escova macia enquanto os dedos estão imersos (ver ilustração).	Remove sujidades sob as unhas que abrigam microrganismos.

JULGAMENTO CLÍNICO: verifique as políticas da instituição quanto ao processo apropriado de limpeza sob as unhas. Não use um pau de laranjeira ou hastes flexíveis comerciais; esses produtos lascam e podem causar ferimentos.

Passo	Justificativa
7. Use uma escova macia de cutícula ou de unhas para limpar ao redor das cutículas e desacelerar seu crescimento.	A escova de unhas ajuda a prevenir inflamação e ferimentos nas cutículas. A cutícula cresce lentamente sobre a unha e precisa ser empurrada para dentro com uma escova macia de unhas regularmente.
8. Remova as mãos da bacia e seque bem.	Secar bem impede o crescimento de fungos nas unhas e previne maceração dos tecidos.

JULGAMENTO CLÍNICO: verifique a política da instituição para cuidados com as unhas no que diz respeito a como lixar e aparar unhas.

Passo	Justificativa
9. Lixe as unhas das mãos em formato reto e rentes às pontas dos dedos (CDC, 2019a). Se permitido pelas políticas locais, use cortadores de unha para cortar as unhas em formato reto e rente às pontas dos dedos (ver ilustração); depois, dê acabamento com a lixa. Use lixas de unha comuns, descartáveis, e lixe as unhas para garantir que não existam cantos pontiagudos.	Lixar as unhas por inteiro para eliminar cantos pontiagudos minimiza o risco de que a unha possa machucar os tecidos adjacentes (Howes-Trammel e Bryant, 2016).
10. Afaste o suporte de cabeceira do paciente.	Proporciona melhor acesso aos pés do paciente.
11. Higienize as mãos e calce luvas de procedimento. Comece a limpeza dos pés esfregando áreas de calosidades dos pés com um pano de limpeza. Limpe entre os dedos com o pano.	A fricção remove as camadas de células mortas. As luvas previnem a transmissão de infecções fúngicas. As áreas entre os dedos abrigam sujidades.
12. Seque bem os pés e limpe sob as unhas (ver Passo 6).	As unhas abrigam sujidades e resíduos e são uma fonte de possíveis infecções causadas por maus hábitos de higiene (Ball et al., 2019).
13. Corte as unhas dos pés em formato reto e alise suavemente quaisquer bordas afiadas com uma lixa (CDC, 2019c). **Observação:** não lixe os cantos das unhas dos pés. Verifique a política da instituição referente a cortar unhas dos pés dos pacientes.	Alisar as bordas afiadas evita danos aos tecidos ao redor dos dedos. Formatar os cantos das unhas dos pés danifica os tecidos, o que aumenta o risco de infecção (Jeffcoate et al., 2018).

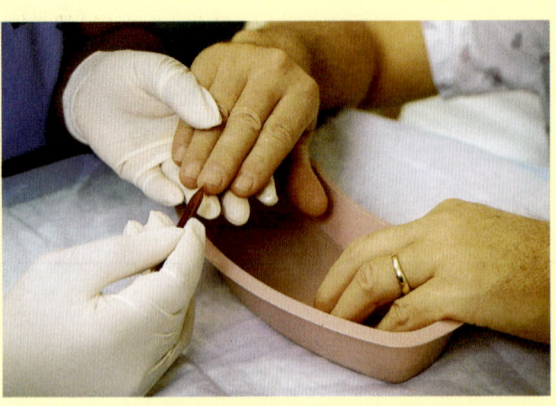

PASSO 6 Limpe sob as unhas.

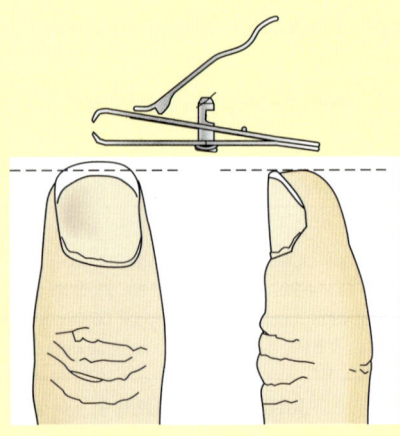

PASSO 9 Corte as unhas em formato reto quando estiver usando um cortador.

Procedimento 40.2 Cuidados com as unhas e os pés *(Continuação)*

Passo	Justificativa
14. Aplique loção nas mãos e nos pés. Esfregue bem. Não deixe excesso de loção entre os dedos dos pés.	A loção lubrifica a pele ressecada, ajudando a reter a umidade. Loção em excesso pode macerar a pele.
15. Ajude o paciente a voltar para o leito ou para uma cadeira confortável.	Reestabelece o conforto e a sensação de bem-estar.
16. Coloque o sistema de chamada de enfermagem ao alcance do paciente.	Garante que o paciente possa pedir ajuda, se necessário; promove segurança e evita quedas.
17. Eleve as grades laterais (se apropriado) e baixe o leito para a posição mais baixa possível.	Promove segurança e evita quedas.
18. Desinfete os materiais de acordo com as políticas da instituição. Descarte qualquer material usado, descarte as luvas e higienize as mãos.	Reduz a transmissão de infecções.

JULGAMENTO CLÍNICO: *oriente os pacientes a relatar qualquer ocorrência a seguir para os profissionais da saúde: qualquer formigamento, queimação ou dor nos pés; sensibilidade reduzida ao calor e ao frio nos pés; alterações no formato dos pés; perda de pelos nos dedos ou parte inferior das pernas; anormalidades ou alterações nas unhas, incluindo mudanças de formato e cor das unhas; sangramentos ao redor das unhas; afinamento ou espessamento das unhas, vermelhidão, inchaço ou dor ao redor das unhas (CDC, 2019c).*

Avaliação

1. Inspecione as unhas, cutículas e áreas entre os dedos das mãos e pés e superfícies de pele adjacentes.	A inspeção permite que você avalie a condição da pele e das unhas. Permite que você observe quaisquer cantos de unha ásperos remanescentes.
2. Quando possível, observe o paciente andar após o cuidado dos pés e das unhas. Pergunte ao paciente se há dor ou desconforto.	Avalia o nível de conforto e se o cuidado das unhas removeu excessos de pele ou superfícies irregulares das unhas que estavam causando desconforto ou problemas de mobilidade.
3. **Use o método de explicar de volta:** "Quero assegurar-me de que você saiba quais problemas pode ter se não cortar suas unhas corretamente. Mostre-me como cortar corretamente as unhas dos pés." Revise suas orientações nesse momento ou desenvolva um plano para revisão do aprendizado do paciente/familiar cuidador caso estes não consigam explicar o procedimento corretamente.	Explicar de volta é uma intervenção de letramento em saúde baseada em evidências que promove o envolvimento do paciente, sua segurança, adesão e qualidade. O objetivo de explicar de volta é garantir que você tenha explicado informações de saúde claramente, de modo que os pacientes e seus familiares compreendam o que você comunicou a eles (AHRQ, 2020).

RESULTADOS INESPERADOS E INTERVENÇÕES RELACIONADAS

1. Cutículas e tecidos adjacentes estão inflamados e sensíveis ao toque.
   - São necessárias imersões repetidas para aliviar a inflamação e soltar as camadas de células da pele
   - Pacientes com doença vascular periférica ou diabetes geralmente requerem encaminhamento a um podiatra
   - Avalie a necessidade de usar um creme antifúngico.
2. Ocorrência de áreas localizadas de sensibilidade nos pés, com calos ou cistos encravados no ponto de atrito.
   - Recomende trocar o tipo de calçado, se necessário
   - Encaminhe o paciente ao podiatra.
3. Surgimento de ferimento tecidual entre os dedos ou outras áreas de pressão nos pés.
   - Institua políticas de cuidados de feridas (ver Capítulo 48)
   - Consulte um especialista em cuidados de feridas e/ou um podiatra
   - Aumente a frequência de avaliações e higiene.

REGISTRO E RELATO

- Registre o procedimento e as observações referentes ao tegumento (p. ex., rupturas na pele, inflamação, ulcerações)
- Relate qualquer ruptura de pele ou lesão tecidual ao médico ou ao enfermeiro responsável. Essas situações são graves em pacientes com doença vascular periférica e doenças nas quais a circulação do paciente é prejudicada. Tratamentos especiais nos cuidados dos pés são, geralmente, necessários
- Registre sua avaliação sobre o aprendizado do paciente.

CONSIDERAÇÕES SOBRE CUIDADOS DOMICILIARES

- Oriente a família e o paciente a eliminar riscos para os pés em casa (p. ex., tapetes soltos, objetos que bloqueiem as passagens ou pisos irregulares)
- Terapias alternativas: aplicação de amaciadores cutâneos em áreas dos pés que sofrem atrito tem menor probabilidade de causar pressão nos tecidos; envolver os dedos com pequenos pedaços de lã de carneiro reduz a irritação de cistos encravados macios entre os dedos
- Ofereça informações de contato de um podiatra; isso é especialmente importante para os pacientes com diabetes ou doença vascular periférica.

(continua)

Procedimento 40.3 — Realização de cuidados orais em pacientes inconscientes ou debilitados

Delegação e colaboração
O procedimento de realização de higiene oral em um paciente inconsciente ou debilitado pode ser delegado aos técnicos/auxiliares de enfermagem. O enfermeiro é responsável por avaliar o reflexo faríngeo do paciente. O enfermeiro os orienta a:
- Ter outro técnico/auxiliar de enfermagem ajudando e posicionando adequadamente o paciente para o cuidado com a boca
- Ficar a par das precauções de broncoaspiração
- Usar sonda de aspiração oral para limpar secreções orais (ver Capítulo 41, Procedimento 41.1)
- Relatar quaisquer sinais de integridade de mucosa oral prejudicada, sangramentos de mucosa ou gengiva, tosse excessiva ou engasgamento ao enfermeiro.

Material
- Escova de dentes pediátrica pequena de cerdas macias, esponjas de limpeza oral, ou escova de dentes com sugadores para os pacientes nos quais a escovação é contraindicada
- Solução antibacteriana consistente com as políticas da instituição (p. ex., gliconato de clorexidina [CHG] a 0,12%)
- Creme dental com flúor
- Umedecedor de boca hidrossolúvel
- Abaixador de língua
- Caneta-lanterna
- Equipamento de aspiração oral
- Via respiratória oral (pacientes não cooperativos ou paciente com reflexo de mordida)
- Lubrificante labial hidrossolúvel
- Copo com água fria
- Toalha de rosto e banho
- Cuba-rim
- Luvas de procedimento.

Passo	Justificativa
Histórico	
1. Identifique o paciente utilizando pelo menos dois tipos de identificação (p. ex., nome e data de nascimento ou nome e número do prontuário) de acordo com as políticas locais.	Garante que o paciente correto seja tratado. Atende às normas de The Joint Commission e aumenta a segurança para o paciente (TJC, 2021).
2. Avalie o risco de o paciente apresentar problemas de higiene oral (ver Boxe 40.9).	Certas condições aumentam a probabilidade de alterações na integridade da mucosa e estruturas da cavidade oral, necessitando de cuidados mais frequentes.
3. Avalie conhecimento, experiência e letramento em saúde do paciente ou familiar cuidador.	Garante que o paciente ou o familiar cuidador tenha a capacidade de obter, comunicar, processar e compreender informações básicas de saúde (CDC, 2021).
4. Higienize as mãos e calce luvas de procedimento.	Reduz a transmissão de microrganismos e sangue ou saliva.
5. Avalie a presença de reflexo faríngeo colocando o afastador de língua na parte mais interna da língua.	Ajuda a determinar se há risco de broncoaspiração.
JULGAMENTO CLÍNICO: *pacientes com reflexo faríngeo prejudicado não conseguem limpar as secreções das vias respiratórias, geralmente acumulam secreções na parte posterior da cavidade oral e apresentam maior risco de aspiração. Mantenha o sugador disponível quando cuidar de pacientes com risco de aspiração.*	
6. Inspecione a condição da cavidade oral. Inspecione lábios, dentes, gengivas, mucosa bucal, palato e língua usando o afastador de língua e a caneta-lanterna, se necessário. Observe coloração, umidade, lesões, feridas ou úlceras, além da condição dos dentes ou dentaduras (ver Capítulo 30).	Determina a condição da cavidade oral e as necessidades de higiene. Estabelece um parâmetro básico para verificação de melhora após os cuidados orais.
JULGAMENTO CLÍNICO: *o paciente criticamente doente com uma via respiratória artificial e submetido a ventilação mecânica apresenta risco de desenvolver pneumonia associada à ventilação mecânica (PAV). Quando o paciente é intubado, a via respiratória artificial desvia as defesas da via respiratória normal, o que também causa uma rápida mudança na flora oral normal (IHI, 2020; de Lacerda Vidal et al., 2017). Estudos demonstraram que o uso de CHG reduzia significativamente a incidência de PAV (Kallet, 2019). Em uma revisão de literatura, foi verificado que CHG era eficaz na prevenção de pneumonia nosocomial entre populações adultas de unidades de terapia intensiva (UTIs) cardiotorácicas (Rabello et al., 2018). Em uma revisão Cochrane, higiene oral com CHG foi considerada um provável fator de prevenção do desenvolvimento de PAV em pacientes muito doentes tratados em UTIs (Zhao et al., 2020).*	
7. Avalie as respirações do paciente e/ou a saturação de oxigênio (*opcional*).	Auxilia no reconhecimento rápido de broncoaspiração.
8. Remova e descarte as luvas. Higienize as mãos.	Previne a transmissão de infecções.
Planejamento	
1. Garanta a segurança do ambiente (p. ex., verifique se há alguma superfície molhada; certifique-se de que o sugador esteja funcionando corretamente, e verifique se o leito está travado e na posição baixa).	Identifica riscos de segurança no ambiente do paciente que podem causar ou possivelmente levar a danos.
2. Forneça privacidade e coloque os equipamentos e suprimentos sobre a mesinha de cabeceira.	Evita interromper o procedimento ou deixar o paciente sozinho para pegar materiais faltantes.
3. Explique o procedimento ao paciente ou familiar cuidador, se presente.	Mesmo pacientes debilitados ou intubados geralmente conseguem ouvir. A explicação pode reduzir a ansiedade.

Capítulo 40 Higiene

Procedimento 40.3 Realização de cuidados orais em pacientes inconscientes ou debilitados (Continuação)

Passo	Justificativa
Implementação 1. Higienize as mãos e calce luvas de procedimento. 2. Eleve o leito até a altura apropriada de trabalho; abaixe a grade lateral o mais perto de você. 3. Coloque uma toalha sobre o suporte de cabeceira e organize os materiais. Se necessário, ligue o sugador e conecte os tubos no cateter de sucção. 4. A menos que contraindicado (p. ex., lesão craniana, traumatismo de pescoço) coloque o paciente na posição de lado. Vire a cabeça do paciente em direção ao colchão na posição dependente com a cabeceira do leito elevada pelo menos a 30°. 5. Coloque uma segunda toalha sob a cabeça do paciente e a cuba-rim sob o queixo. 6. Remova dentaduras ou próteses parciais, se presentes. 7. Se o paciente não for cooperativo ou tiver dificuldade manter a boca aberta, insira uma via respiratória oral. Insira de cima para baixo e gire a via respiratória de lado e sobre a língua para manter os dentes afastados. Insira quando o paciente estiver relaxado, se possível. Não use força.	Reduz a transferência de microrganismos. Promove boa mecânica corporal para o cuidador. Evita sujar o tampo da mesinha de suporte. A preparação antecipada dos materiais garante que o procedimento seja feito com tranquilidade e segurança. Deixar os suprimentos à mão gera organização do espaço de trabalho. A posição promove a drenagem das secreções pela boca em vez de se acumular atrás da faringe. Previne aspiração. Evita que a roupa de cama fique suja. Permite a limpeza completa das próteses, posteriormente. Oferece melhor acesso à cavidade oral. Previne que o paciente morda os dedos do enfermeiro e oferece acesso à cavidade oral.

JULGAMENTO CLÍNICO: *nunca coloque os dedos dentro da boca de um paciente inconsciente ou debilitado. Isto pode ocluir a via respiratória. Além disso, a reação normal do paciente é morder.*

8. Limpe a boca usando uma escova umedecida com água. Aplique creme dental ou use uma solução antibacteriana primeiro para soltar qualquer crosta. Segure a escova de dentes com as cerdas a um ângulo de 45° em relação à linha da gengiva. Certifique-se de que as pontas das cerdas encostem e penetrem sob a linha da gengiva. Escove as superfícies internas e externas dos dentes superiores e inferiores com movimentos da gengiva para a coroa de cada dente; depois, limpe as superfícies de mordida dos dentes mantendo as pontas das cerdas paralelas aos dentes e escovando delicadamente para trás e para a frente (Boxe 40.9). Escove as laterais dos dentes movendo as cerdas para trás e para frente. Use uma esponja de limpeza oral se o paciente tiver tendência a sangramentos ou se o uso da escova de dentes for contraindicado (ver ilustração). Sugue quaisquer secreções acumuladas. Umedeça a escova com água limpa ou solução de CHG para enxaguar. Use a escova ou esponja de limpeza oral para higienizar o céu da boca, gengivas e por dentro das bochechas. Escove delicadamente a língua, mas evite estimular o reflexo faríngeo (se presente). Repita o enxágue várias vezes e use aspiração para remover secreções. Use uma toalha para enxugar os lábios. 9. Aplique uma fina camada de hidratante hidrossolúvel nos lábios (ver ilustração).	A ação de escovar remove resíduos de alimentos dos dentes e ao longo das superfícies de mastigação, e remove crostas e secreções da mucosa. O uso de um protocolo de higiene oral com gliconato de clorexidina (CHG) como parte do cuidado oral diário reduz a incidência de pneumonia associada à ventilação mecânica (PAV) (Jenson et al., 2018; de Lacerda Vidal et al., 2017). O Institute for Healthcare Improvement (2020) recomenda o uso de gliconato de clorexidina (CHG) a 0,12% como parte do cuidado oral diário de pacientes criticamente doentes. A repetição do enxágue remove todos os resíduos e ajuda a hidratar a mucosa. A aspiração na parte posterior da faringe reduz o risco de broncoaspiração. Lubrifica os lábios para prevenir ressecamento e rachaduras.

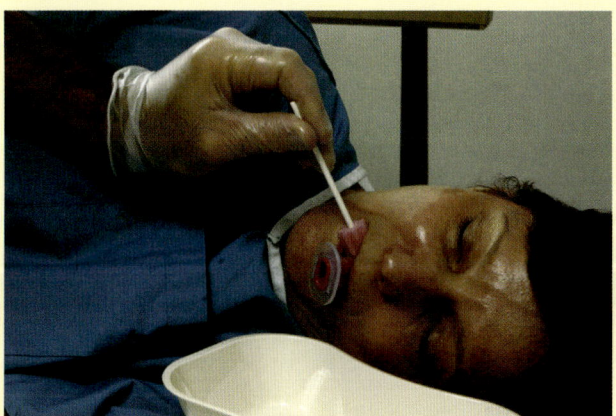

PASSO 8 Limpeza dos lábios e da mucosa ao redor da via respiratória oral com esponja de limpeza oral.

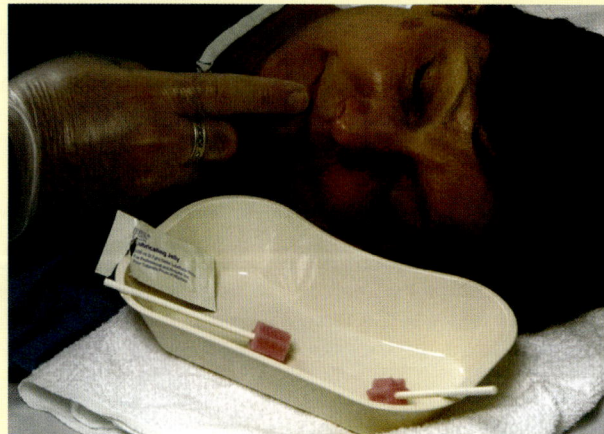

PASSO 9 Aplicação de hidratante hidrossolúvel nos lábios.

(*continua*)

Procedimento 40.3 — Realização de cuidados orais em pacientes inconscientes ou debilitados (Continuação)

Passo	Justificativa
10. Informe o paciente que o procedimento acabou. Retorne o paciente a uma posição confortável e segura.	Proporciona estímulo significativo para pacientes inconscientes ou menos responsivos.
11. Limpe os equipamentos e devolva-os aos seus devidos locais. Coloque roupas de cama e banho sujas no saco de roupa suja.	O descarte correto de equipamentos contaminados previne a disseminação de infecções.
12. Remova e descarte as luvas no recipiente adequado e higienize as mãos.	Reduz a transmissão de microrganismos.
13. Quando o material de aspiração for usado, certifique-se de ter um cateter de aspiração limpo à disposição e acoplado à fonte de sucção.	No caso de uma emergência, o equipamento de aspiração está limpo e pronto para ser usado para desobstruir a via respiratória do paciente.
14. Levante as grades laterais (se apropriado) e abaixe o leito para a posição mais baixa possível.	Promove a segurança e evita quedas.
15. Coloque o sistema de chamada de enfermagem ao alcance do paciente.	Garante que o paciente possa pedir ajuda, se necessário, promove segurança e evita quedas.

Avaliação

1. Calce luvas de procedimento e use o afastador de língua e a caneta-lanterna para inspecionar a cavidade oral.	Determina a eficácia da higienização. Uma vez removidas as secreções mais grossas, inflamação ou lesões subjacentes podem ser reveladas.
2. Pergunte ao paciente debilitado se ele sente que sua boca está limpa.	Avalia o nível de conforto.
3. **Use o método de explicar de volta:** "Expliquei o que é preciso para reduzir o risco de que seu marido engasgue com as secreções em sua garganta. Diga-me como evitar que ele engasgue." Revise suas orientações nesse momento ou desenvolva um plano para revisão do aprendizado do paciente/familiar cuidador caso estes não consigam explicar o procedimento corretamente.	Explicar de volta é uma intervenção de letramento em saúde baseada em evidências que promove o envolvimento do paciente, sua segurança, adesão e qualidade. O objetivo de explicar de volta é garantir que você tenha explicado informações de saúde claramente de forma que os pacientes e seus familiares compreendam o que você comunicou a eles (AHRQ, 2020).

RESULTADOS INESPERADOS E INTERVENÇÕES RELACIONADAS

1. Secreções ou crostas permanecem na mucosa, língua ou gengivas.
   - Faça a higienização oral com mais frequência.
2. Há presença de inflamação localizada ou sangramento de gengiva ou da mucosa.
   - Faça a higienização oral com mais frequência usando esponjas de limpeza oral
   - Aplique um hidratante bucal hidrossolúvel para proporcionar mais umidade e manter a integridade da mucosa oral
   - Quimioterapia e radioterapia podem causar mucosite (inflamação das membranas mucosas da boca) devido à exsudação do tecido epitelial. Enxaguantes à base de solução salina, bicarbonato e água estéril em temperatura ambiente, e cuidado oral com escovas de dentes de cerdas macias diminuem a gravidade e a duração da mucosite.
3. Os lábios estão rachados ou inflamados.
   - Aplique hidratante em gel ou lubrificante hidrossolúvel nos lábios com mais frequência.
4. O paciente aspira as secreções.
   - Faça a sucção da via respiratória oral para manter sua permeabilidade (ver Capítulo 41)
   - Eleve a cabeceira do leito do paciente para facilitar a respiração
   - Se houver suspeita de aspiração, notifique o médico imediatamente. Prepare o paciente para radiografia de tórax.

REGISTRO E RELATO

- Registre o procedimento, a aparência da cavidade oral antes e depois do procedimento, a presença de reflexo faríngeo e a reação do paciente ao procedimento
- Registre sua avaliação do aprendizado do paciente/familiar cuidador
- Use relatórios padronizados pela instituição para comunicar aos responsáveis pelo próximo turno os riscos específicos de aspiração e boca seca do paciente. Discuta intervenções específicas realizadas no paciente
- Relate quaisquer achados incomuns (p. ex., sangramento, ulceração, lesões, reação de engasgamento) ao enfermeiro responsável ou ao médico
- Relate imediatamente ao médico caso o paciente tenha aspirado.

CONSIDERAÇÕES SOBRE CUIDADOS DOMICILIARES

- Irrigue a cavidade oral com seringa de bulbo; o paciente pode usar uma seringa sugadora de cozinha para remover as secreções
- Realize os cuidados orais pelo menos 2 vezes/dia
- Peça aos cuidadores que demonstrem como posicionar o paciente para prevenir broncoaspiração.

Pontos-chave

- Diversas crenças de saúde e fatores pessoais, socioculturais, econômicos e de desenvolvimento influenciam as preferências e práticas de higiene dos pacientes
- O julgamento clínico sólido requer que você considere a condição de um paciente, preveja quaisquer riscos ou problemas, reúna dados completos de histórico de enfermagem e, então, analise os dados para formar diagnósticos de enfermagem
- As necessidades e preferências de higiene, assim como a capacidade de participar dos cuidados, mudam conforme as pessoas envelhecem
- Avalie pele, pés e unhas, mucosa oral, cabelos, olhos e orelhas para obter uma avaliação completa das necessidades de higiene do paciente
- Avalie a capacidade física e cognitiva do paciente para a realização de medidas básicas de higiene
- Insuficiência vascular e mobilidade, cognição e sensibilidade reduzidas aumentam o risco de integridade da pele prejudicada do paciente
- Diabetes melito e doenças vasculares periféricas elevam o risco de o paciente desenvolver problemas nos pés e nas unhas
- Julgamento clínico e pensamento crítico sobre as preferências, necessidades e capacidade de o paciente participar do cuidado resultam em cuidados de higiene centrados no paciente que atendem às necessidades e preferências deste
- Administrar terapias para aliviar sintomas como dor ou náuseas antes da higiene prepara melhor os pacientes para qualquer procedimento
- Posicione os pacientes e deixe um sugador disponível para reduzir o risco de broncoaspiração ao realizar cuidados orais em pacientes inconscientes
- O ambiente do paciente precisa ser confortável, seguro e suficientemente amplo para a realização dos cuidados e para permitir que o paciente e seus visitantes tenham espaço para se movimentar livremente
- A avaliação dos procedimentos de higiene é baseada nos resultados do cuidado, sensação de conforto, relaxamento e bem-estar do paciente, e o conhecimento dele sobre as técnicas de higiene.

Para refletir

A prestação de cuidados de higiene completos deve ser centrada no paciente. O estudo de caso apresentado neste capítulo oferece orientações para responder às perguntas a seguir. No entanto, se você teve a oportunidade de realizar cuidados de higiene pessoal completos em um paciente com déficit no autocuidado e com risco de integridade da pele prejudicada, use as informações que adquiriu mediante sua experiência para refletir sobre essas questões.

- Descreva os dados do histórico de enfermagem que colocam a sra. White em risco de capacidade de autocuidado prejudicada contínua de realizar sua higiene à medida que ela recebe alta do hospital para casa (Reconhecer pistas)
- Pelo caso em estudo, plano de cuidados de enfermagem e mapa de conceito, identifique outros dados do histórico de enfermagem e pistas que corroborem diagnósticos de enfermagem adicionais (Analisar pistas)
- Considere a informação do histórico no caso em estudo e o plano de cuidados de enfermagem da sra. White para priorizar os problemas de saúde ou os diagnósticos de enfermagem (Priorizar diagnósticos)
- Depois de rever as informações do caso em estudo e o plano de cuidados de enfermagem da sra. White, descreva outras intervenções de enfermagem para manter ou melhorar a mobilidade e prevenir lesões por pressão (Gerar soluções)
- A partir da lista a seguir, identifique as prioridades durante o planejamento e a provisão de cuidados de higiene da sra. White. Relacione-as por ordem de prioridade, sendo a número 1 a mais importante (Tomar providências)
    1. Cuidados com a pele
    2. Controle da dor
    3. Atividades de amplitude de movimento
    4. Início da consulta com o especialista em pele/cuidados de feridas
    5. Educação da paciente em relação aos dispositivos adaptativos
- Além das informações no plano de cuidados, identifique outros fatores que utilizaria para determinar a eficácia de seu plano de cuidados para a sra. White. Quais achados da avaliação indicariam uma necessidade de modificar o plano de cuidados? (Avaliar resultados)

Questões de revisão

1. Qual é a posição correta para um paciente não responsivo durante o cuidado oral de modo a prevenir broncoaspiração? (Selecione todas as aplicáveis.)
   a. Decúbito ventral.
   b. Decúbito lateral esquerdo modificado.
   c. Posição semi-Fowler com a cabeça para o lado.
   d. Posição de Trendelenburg.
   e. Decúbito dorsal.
2. O estudante de enfermagem está ensinando o filho sobre a importância do cuidado dos pés de sua mãe, que tem diabetes melito. Quais precauções de segurança são importantes que os membros da família conheçam para prevenir infecções? (Selecione todas as aplicáveis.)
   a. Cortar as unhas frequentemente.
   b. Avaliar diariamente se há vermelhidão, abrasões ou áreas abertas na pele.
   c. Deixar os pés de molho na água por pelo menos 10 min antes de cuidar das unhas.
   d. Aplicar loção nos pés diariamente.
   e. Limpar entre os dedos após o banho.
3. Quais dos seguintes fatores prejudicam diretamente a secreção da glândula salivar? (Selecione todas as aplicáveis.)
   a. Uso de balas para tosse.
   b. Imunossupressão.
   c. Radioterapia.
   d. Desidratação.
   e. Presença de via respiratória oral.
4. Um enfermeiro é designado para cuidar dos pacientes a seguir. Qual paciente apresenta maior risco de desenvolver problemas de pele que necessitarão de banho completo e cuidados com a pele?
   a. Uma mulher de 44 anos que passou por um procedimento de remoção de lesão de mama e está com dor e sem disposição para deambular no pós-operatório.
   b. Um homem de 56 anos que vive em situação de rua, deu entrada no pronto-socorro com desnutrição e desidratação e que tem uma linha intravenosa.
   c. Uma mulher de 60 anos que sofreu um AVE com paralisia do lado direito e que tem uma braçadeira ortopédica na perna esquerda.
   d. Um paciente de 70 anos que tem diabetes e demência, e apresenta incontinência urinária e intestinal.
5. Quando o enfermeiro é designado a um paciente com nível reduzido de consciência e que requer cuidados orais, quais técnicas de avaliação física ele deve usar antes do procedimento? (Selecione todas as aplicáveis.)
   a. Saturação de oxigênio.
   b. Frequência cardíaca.

c. Respirações.
d. Reflexo faríngeo.
e. Resposta a estímulo doloroso.

6. A American Dental Association sugere que os pacientes que estão em risco de higiene insatisfatória utilizem as seguintes intervenções para o cuidado oral: (Selecione todas as aplicáveis.)
   a. Usar creme dental com flúor.
   b. Escovar os dentes 4 vezes/dia.
   c. Usar enxágues orais de gliconato de clorexidina (CHG) a 0,12% para pacientes em alto risco.
   d. Usar uma escova de dentes macia para o cuidado oral.
   e. Evitar limpar as gengivas e a língua.

7. Durante o planejamento do cuidado matutino, qual dos seguintes pacientes teria prioridade de um banho em relação aos demais?
   a. Um paciente que acaba de retornar à enfermaria depois de um exame diagnóstico.
   b. Um paciente com febre que acabou de terminar uma dose intravenosa de antibiótico.
   c. Um paciente que está sofrendo episódios frequentes de incontinência intestinal diarreica e urinária.
   d. Um paciente que ficou acordado a noite inteira devido a dor classificada em 8 de 10.

8. Um paciente com um tumor maligno no cérebro necessita de cuidado oral. O nível de consciência do paciente declinou e ele, agora, só consegue responder a comandos de voz. Coloque os passos a seguir na ordem correta para administração do cuidado oral.
   a. Se o paciente não for cooperativo ou tiver dificuldade para manter a boca aberta, insira uma via respiratória oral.
   b. Eleve o leito, abaixe a grade lateral e posicione o paciente perto da beira do leito com a cabeceira elevada até 30°.
   c. Usando uma escova umedecida com pasta de clorexidina, limpe primeiro as superfícies de mordida e interna dos dentes.
   d. Para pacientes sem dentes, use uma esponja de limpeza oral umedecida com enxaguante bucal à base de clorexidina para limpar a cavidade oral.
   e. Remova próteses parciais ou dentaduras, se presentes.
   f. Delicadamente, escove a língua, mas evite estimular o reflexo faríngeo.

9. O enfermeiro delega aos técnicos/auxiliares de enfermagem o cuidado de higiene de um paciente idoso consciente que teve um AVE. Qual intervenção seria apropriado realizar durante o banho? (Selecione todas as aplicáveis.)
   a. Verificar os pulsos distais.
   b. Realizar exercícios de amplitude de movimento (ADM) nas extremidades.
   c. Determinar o tipo de tratamento para o Estágio 1 de lesões por pressão.
   d. Trocar o curativo do acesso venoso.
   e. Realizar cuidados especiais com a pele, conforme indicado pelo enfermeiro.

10. O enfermeiro vai delegar os cuidados de higiene de dois pacientes de diferentes culturas aos técnicos/auxiliares de enfermagem. Quais informações culturais o enfermeiro precisa transmitir a eles? (Selecione todas as aplicáveis.)
    a. Produtos de higiene específicos.
    b. Horários dos cuidados de higiene.
    c. Condições socioeconômicas.
    d. Necessidade de cuidador coerente com seu gênero.
    e. Práticas religiosas.

Respostas: 1. b, c; 2. b, d, e; 3. c, d; 4. d; 5. a, c, d; 6. a, c, d; 7. c; 8. b, e, a, c, f, d; 9. b, e; 10. a, b, d, e.

Referências bibliográficas

Adotama P, et al: Barber knowledge and recommendations regarding pseudofolliculitis barbae and Acne keloidalis nuchae in an urban setting, *JAMA Dermatology* 153(2):1325, 2017.

Agency for Healthcare Research and Quality (AHRQ): *Health literacy universal precautions toolkit*, ed 2, Rockville, MD, 2020, Agency for Healthcare Research and Quality. https://www.ahrq.gov/health-literacy/quality-resources/tools/literacy-toolkit/healthlittoolkit2-tool5.html. Accessed August 23, 2020.

Agency for Healthcare Research and Quality (AHRQ): *Universal ICU decolonization: an enhanced protocol*, 2013. https://www.ahrq.gov/professionals/systems/hospital/universal_icu_decolonization/universal-icu-overvw.html. Accessed May 2020.

American Academy of Dermatology: *Dermatologists' top tips for relieving dry skin*, 2020. https://www.aad.org/public/skin-hair-nails/skin-care/dry-skin. Accessed May 2020.

American Dental Association: *Mouth healthy: brushing your teeth*, 2020. https://www.mouthhealthy.org/en/az-topics/b/brushing-your-teeth. Accessed May 2020.

American Diabetes Association (ADA): *Foot complications*, 2020. https://www.diabetes.org/diabetes/complications/foot-complications. Accessed May 2020.

Arthritis Foundation: Foot pain, *Arthritis Today* 31(2):36, 2017.

Ball J, et al: *Seidel's guide to physical examination*, ed 8, St Louis, 2019, Elsevier.

Bowen F, O'Brien-Richardson P: Cultural hair practices, physical activity, and obesity among urban African-American girls, *J Am Assoc Nurse Pract* 29(12):754, 2017.

Broadbent JM, et al: Oral health-related beliefs, behaviors, and outcomes through life course, *J Dent Res* 95(7):808, 2016.

Butcher HK, et al: *Nursing interventions classification (NIC)*, ed 7, St. Louis, 2018, Elsevier.

Centers for Disease Control and Prevention (CDC): *Catheter-associated urinary tract infections (CAUTI): guidelines for prevention of CAUTI 2009*, 2015. https://www.cdc.gov/hai/ca_uti/uti.html. Accessed August 23, 2020.

Centers for Disease Control and Prevention (CDC): *Parasites-lice-head lice*, 2019a. http://www.cdc.gov/parasites/lice/head/treatment.html. Accessed September 2020.

Centers for Disease Control and Prevention (CDC): *Tick removal*, 2019b. https://www.cdc.gov/lyme/removal/index.html. Accessed September 2020.

Centers for Disease Control and Prevention (CDC): *Diabetes and your feet*, 2019c. https://www.cdc.gov/diabetes/library/features/healthy-feet.html. Accessed September 16, 2020.

Centers for Disease Control and Prevention (CDC): *What is health literacy*, 2021, https://www.cdc.gov/healthliteracy/learn/index.html. Accessed October 2021.

Chapman S: Foot care for people with diabetes: prevention of complications and treatment, *Br J Community Nurs* 22(5):226, 2017.

Espinosa M, Lio P: Skin and disparity issues that affect patients with skin of color, *Dermatol Times* 40(2):20, 2019.

European Pressure Ulcer Advisory Panel (EPUAP) and National Pressure injury Advisory Panel (NPIAP) and Pan Pacific Pressure Injury Alliance (PPPIA): Treatment of pressure ulcers/injuries: Clinical Practice Guideline. The International Guideline, Emily Haesler (ED). EPUAP/NPIAP/PPPIA, 2019a.

European Pressure Ulcer Advisory Panel (EPUAP) and National Pressure injury Advisory Panel (NPIAP) and Pan Pacific Pressure Injury Alliance (PPPIA): Treatment of pressure ulcers/injuries: Quick Reference Guide, Emily Haesler (ED). EPUAP/NPIAP/PPPIA, 2019b.

Giger J, Haddad LG: *Transcultural nursing: assessment and intervention*, ed 8, St Louis, 2021, Elsevier.

Halton AL, Rome K: Falls, footwear, and podiatric intervention in older adults, *Clin Geriatr Med* 35(2):161, 2019.

Harding MM, et al: *Lewis's medical-surgical nursing: assessment and management of clinical problems*, ed 11, St Louis, 2020, Elsevier.

Hockenberry ML, et al: *Wong's nursing care of infants and children*, ed 11, St Louis, 2019, Elsevier.

Howes-Trammel S, Bryant RA: Foot and nail care. In Bryant RA, Nix DP, editors: *Acute and chronic wounds: current management concepts*, ed 5, St Louis, 2016, Elsevier.

Institute for Healthcare Improvement (IHI): *Ventilator-associated pneumonia*, 2020. http://www.ihi.org/Topics/VAP/Pages/default.aspx. Accessed September 2020.

Jeffcoate WJ, et al: Current challenges and opportunities in the prevention and management of diabetic foot ulcers, *Diabetes Care* 41(4):645, 2018.

Johns Hopkins Medicine: CHG bathing to prevent healthcare-associated infections, 2021, https://www.hopkinsmedicine.org/health/treatment-tests-and-therapies/chg-bathing-to-prevent-healthcareassociated-infections. Accessed November 2021.

Kelly-O'Flynn S, et al: Medical adhesive-related skin injury, Br J Nurs 29(6):S20 (Stoma Care Supplement), 2020.

King EC, et al: Care challenges in the bathroom: the views of professional care providers working in clients' homes, J Appl Gerontol 37(4):493, 2018.

Manojlovich M: Indwelling urinary catheter insertion and maintenance, Centers for Disease Control (CDC), Health Research and Educational Trust, n.d., https://www.cdc.gov/infectioncontrol/pdf/strive/CAUTI104-508.pdf. Accessed October 2021.

Marion L, et al: Implementing the new ANA Standard 8: culturally congruent practice, Online J Issues Nurs 22(1):1, 2017.

Mendes A: Meeting the care needs of a person with dementia who is distressed, Br J Nurs 27(4):219, 2018.

Mitchell A, Hill B: Moisture-associated skin damage: an overview of its diagnosis and management, Br J Community Nurs 25(3):S12, 2020.

Morgan-Consoli ML, Unzueta E: Female Mexican immigrants in the United States: cultural knowledge and healing, Women Ther 41(2):165, 2018.

National Pediculosis Association: Welcome to headlice.org, 2020. http://www.headlice.org/index.html. Accessed May 2020.

Quality Safety Education for Nurses (QSEN): QSEN competencies, n.d. https://qsen.org/competencies/pre-licensure-ksas/. Accessed September 16, 2020.

Scales K, et al: Evidence-based nonpharmacological practices to address behavior and psychological symptoms of dementia, Gerontologist 58:S88, 2018.

Sullivan WF, et al: Primary care of adults with intellectual and developmental disabilities: 2018 Canadian Guidelines, Can Fam Phys 64:254, 2018.

The Joint Commission (TJC): 2021 National patient safety goals, Oakbrook Terrace, IL, 2021, The Commission. https://www.jointcommission.org/en/standards/national-patient-safety-goals/. Accessed August 3, 2021.

Touhy T, Jett P: Ebersole & Hess' Toward healthy, ed 10, St Louis, 2021, Elsevier.

US Department of Health and Human Services (USDHHS): Oral health, 2020. http://www.healthypeople.gov/2020/topics-objectives/topic/oral-health. Accessed May 2020.

Wilson M: Skin care for older people living with dementia, Nurs Resid Care 20(3):151, 2018.

Woody J: Overview of diabetic foot care for the nurse practitioner, J Nurs Pract 16(1):28, 2020.

Referências de pesquisa

Alserehi H, et al: Chlorhexidine gluconate bathing practices and skin concentrations in intensive care unit patients, Am J Infect Control 46(2):226, 2018.

Chapple ILC, et al: Interaction of lifestyle, behaviour or systemic diseases with dental caries and periodontal diseases: consensus report of group2 of the joint EFP/ORCA workshop on the boundaries between caries and periodontal diseases, J Clin Periodontol 44(Suppl 18):S39, 2017.

de Lacerda Vidal CF, et al: Impact of oral hygiene involving toothbrushing versus chlorhexidine irrigation in the prevention of ventilator-associated pneumonia: a randomized study, BMC Infect Dis 17(1):112, 2017.

Dial M, et al: "I do the best I can:" Personal care preferences of patients of size, Appl Nurs Res 39:259, 2018.

Dray S, et al: What's new in the prevention of health-care associated infections using chlorhexidine gluconate impregnated wash cloths, Intensive Care Med 45(2):249, 2019.

Frost SA, et al: Evidence for the effectiveness of chlorhexidine bathing and health care-associated infections among adult intensive care patients: a trial sequential meta-analysis, BMC Infect Dis 18(1):1474, 2018.

Fumarola S, et al.: Overlooked and underestimated: medical adhesive-related skin injuries. Best practice consensus document on prevention. J Wound Care 29(Suppl 3c):S1, 2020.

Galiczewski JM: Intervention for prevention of catheter associated urinary tract infections in intensive care units: an integrative review, Intensive Crit Care Nurs 32:1, 2016.

Gomes AC, et al: Socioeconomic status, social support, oral health beliefs, psychosocial factors, health behaviours and health-related quality of life in adolescents, Qual Life Res 29:141, 2020.

Henderson S, et al: Cultural competence in healthcare in the community: a concept analysis, Health Soc Care Community 26(4):590, 2018.

Hirschman KB, Hodgson NA: Evidence-based interventions for transitions in care for individuals living with dementia, Gerontol 58(Suppl 1):S129, 2018.

Jenson H, et al: Improving oral care in hospitalized non-ventilated patients: standardizing products and protocol, Medsurg Nurs 27(1):38, 2018.

Kallet RH: Ventilator bundles in transition: from prevention of ventilator associated pneumonia to prevention of ventilator associated events, Respir Care 64(8):994, 2019.

Kaye AD, et al: Postoperative management of corneal abrasions and clinical implications: a comprehensive review, Curr Pain Headache Rep 23(7):1, 2019.

Kocacal G, et al: Nurses can play an active role in the early diagnosis of exposure keratopathy in intensive care patients, Crit Care Nurs 15(1):31, 2018.

Kole U, et al: Knowledge in practice regarding menstrual hygiene among female students in selected schools, Int J Nurs Educ 10(2):85, 2018.

LaFleur RC, et al: Improving culturally congruent health care for children with disabilities: stakeholder perspectives of cultural competence training in an interdisciplinary training program, J Transcult Nurs 29(1):101, 2017.

Maciag J, et al: The effects of treatment of denture-related stomatitis on peripheral T cells and monocytes, Oral Health Prev Dent 15(3):259, 2017.

Martin ET, et al: Bathing hospitalized dependent patients with prepackaged disposable washcloths instead of traditional bath basins: a case crossover study, Am J Infect Control 45(9):990, 2017.

Mason NR, et al: A patient-centered approach to comparative effectiveness research focused on older adults: lessons from the patient-centered outcomes research institute, J Am Geriatr Soc 67(1):22, 2019.

Meddings J, et al: Systematic review of intervention to reduce urinary tract infection in nursing home residents, J Hosp Med 12(5):356, 2017.

Morris A, et al: Effectiveness of corneal abrasion prevention interventions for adults undergoing general anesthesia for more than one hour: a systematic review protocol, JBI Database System Rev Implement Rep 16(9):1785, 2018.

Murray J, Scholten I: An oral hygiene protocol improves oral health for patients in inpatient stroke rehabilitation, Gerodontology 35(1):18, 2018.

O'Brien-Richardson P: The case for hair health in health education: exploring hair and physical activity among urban African American Girls, AM J Health Educ 50(2):135, 2019.

Park YH, et al: Risk factors and the associated cutoff values for failure of corticosteroid injection in treatment of Morton's neuroma, Int Orthop 42(2):323, 2018.

Persaud R, et al: Validation of the healthy foot screen: a novel assessment tool for common clinical abnormalities, Adv Skin Wound Care 31(4):154, 2018.

Pinkert C, et al: Experiences of nurses with care of patients with dementia in acute hospitals: a secondary analysis, J Clin Nurs 27:163, 2018.

Rabello F, et al.: Effectiveness of oral chlorhexidine for the prevention of nosocomial pneumonia and ventilator-associated pneumonia in intensive care units: Overview of systematic reviews, Int J Dent Hyg 16(4):441, 2018.

Rokstad AMM, et al: The impact of the Dementia ABC educational programme on competence in person-centered dementia care and job satisfaction of care staff, Int J Older People Nurs 12(2), n/a N.PAG, 2017.

Ruiz J, et al: Daily bathing strategies and cross-contamination of multidrug-resistant organisms: impact of chlorhexidine-impregnated wipes in a multidrug-resistant gram-negative bacteria endemic intensive care unit, Am J Infect Control 45(10):1069, 2017.

Shelton EG, et al: Does it matter if we disagree? The impact of incongruent care preferences on persons with dementia and their care partners, Gerontologist 58(3):556, 2018.

Sibbald RG, et al: Validated 60 second general foot screen: a pilot trial and guide to diagnosis and treatment, Adv Skin Wound Care 32(11):490, 2019.

Vaingankar JA: Care participation and burden among informal caregivers of older adults with care needs and associations with dementia, Int Psychogeriatr 28(2):221, 2016.

Villar F, et al: Involving institutionalised people with dementia in their care-planning meetings: lessons learnt by staff, Scand J Caring Sci 32(2):567, 2018.

Yevchak A, et al: Implementing nurse-facilitated person-centered care approaches for patient with delirium superimposed on dementia in the acute care setting, J Gerontol Nurs 43(12):21, 2017.

Yoon MN, et al: Oral health status of long-term residents in Canada, Gerodontology 35(4):359, 2018.

Zhao T, et al.: Oral hygiene care for critically ill patients to prevent ventilator-associated pneumonia, Cochrane Review, 2020, https://www.cochrane.org/CD008367/ORAL_oral-hygiene-care-critically-ill-patients-prevent-ventilator-associated-pneumonia. Accessed October 2021.

41

Oxigenação

Objetivos

- Descrever a estrutura e a função do sistema cardiopulmonar
- Explicar a inter-relação de ventilação, perfusão e troca de gases respiratórios
- Explicar a inter-relação de débito cardíaco, fluxo sanguíneo do miocárdio e circulação sistêmica
- Explicar a relação do débito cardíaco (pré-carga, pós-carga, contratilidade e frequência cardíaca) com o processo de oxigenação, hipoventilação e/ou hipoxemia
- Explicar a relação entre o sistema de condução cardíaca e disfunção mecânica do coração
- Discutir o efeito do nível de saúde, idade, estilo de vida e ambiente do paciente na oxigenação
- Saber avaliar os fatores de risco que afetam a oxigenação de um paciente
- Identificar como o julgamento clínico na avaliação reconhece as manifestações físicas que ocorrem quando há alterações na oxigenação
- Identificar os possíveis resultados clínicos que ocorrem em consequência de distúrbios na condução, débito cardíaco alterado, função valvar prejudicada, isquemia do miocárdio e/ou perfusão tecidual prejudicada
- Desenvolver um plano de cuidados para um paciente com oxigenação alterada
- Explicar como o julgamento clínico é usado para identificar diagnósticos de enfermagem e intervenções para promover a oxigenação nos contextos de promoção de saúde, cuidados agudos e cuidados restaurativos e contínuos
- Avaliar as respostas do paciente às intervenções de enfermagem para promover oxigenação.

Termos-chave

Angina de peito
Broncoscopia
Cânula nasal
Capnografia
Débito cardíaco
Difusão
Drenagem postural
Dreno torácico
Eletrocardiograma (ECG)
Espirometria de incentivo
Fibrilação ventricular
Fisioterapia torácica
Hematêmese
Hemoptise
Hemotórax
Hiperventilação
Hipoventilação

Hipovolemia
Hipoxia
Infarto do miocárdio (IM)
Isquemia do miocárdio
Nebulização
Ortopneia
Perfusão
Pneumonia associada a ventilação mecânica (PAVM)
Pneumotórax
Pós-carga
Pré-carga
Pressão positiva contínua nas vias aéreas (CPAP)
Pressão positiva binivelada nas vias aéreas (BiPAP)
Reabilitação cardiopulmonar

Reanimação cardiopulmonar (RCP)
Respiração com lábios entreabertos
Respiração de Cheyne-Stokes
Respiração de Kussmaul
Respiração diafragmática
Síndrome coronariana aguda (SCA)
Tubo endotraqueal (TE)
Umidificação
Ventilação
Ventilação mecânica invasiva
Ventilação não invasiva por pressão positiva (VNIPP)
Volume sistólico
Taquicardia ventricular
Traqueostomia

O sr. Edwards, de 62 anos, foi internado no hospital com histórico de 6 dias de dor no peito, fadiga e falta de ar. O exame físico de admissão e a radiografia do tórax confirmaram que ele tinha pneumonia adquirida na comunidade no lobo superior direito com tosse produtiva intermitente, com catarro ocasional espesso e amarelo. Quando se deitava na horizontal, a falta de ar aumentava e a tosse piorava. John Smith, um estudante de enfermagem, é designado para cuidar do sr. Edwards.

Oxigênio é uma necessidade básica humana. Quando os níveis de oxigênio de um paciente caem, o corpo não consegue realizar funções vitais básicas. Problemas na oxigenação geralmente resultam de troca gasosa ineficaz (pulmões) ou de bombeamento ineficaz (coração). Você usará seu conhecimento sobre a função e a fisiologia do sistema cardiopulmonar para entender como o coração e os pulmões trabalham em conjunto para levar oxigênio aos tecidos. Julgamento clínico com a aplicação de pensamento crítico permitirá que você identifique as necessidades do paciente, planeje cuidados centrados no paciente e baseados em evidências, e selecione intervenções para melhorar efetivamente o estado da oxigenação.

Base de conhecimento científico

Os sistemas cardíaco e respiratório trabalham juntos para fornecer ao corpo o oxigênio necessário para a realização dos processos respiratório e metabólico necessários para a manutenção da vida. O sangue é oxigenado por meio dos mecanismos de ventilação, perfusão e transporte de gases respiratórios. Reguladores neurais e químicos controlam a frequência e a profundidade da respiração em resposta a diferentes demandas de oxigênio nos tecidos. O sistema cardiovascular fornece os mecanismos de transporte para distribuição do oxigênio nas células e nos tecidos do corpo (McCance e Huether, 2019).

Fisiologia respiratória

Respiração é a troca de oxigênio e dióxido de carbono durante o metabolismo celular. É comumente confundida com a movimentação do ar para dentro e para fora dos pulmões, o que, na verdade, chamamos de ventilação. As vias respiratórias (aéreas) do pulmão transferem oxigênio da atmosfera para os alvéolos e a membrana capilar alveolar, nos quais os gases respiratórios, o oxigênio e o dióxido de carbono (CO_2) são trocados. Três passos estão envolvidos no processo de oxigenação: ventilação, perfusão e difusão (McCance e Huether, 2019).

Estrutura e função. Os músculos respiratórios, o espaço pleural, os pulmões e alvéolos são essenciais para a ventilação, a perfusão e a troca de gases respiratórios. Os gases entram e saem dos pulmões mediante mudanças de pressão. A pressão intrapleural é negativa, ou menor que a pressão atmosférica, que é de 760 mmHg ao nível do mar. Para que o ar entre nos pulmões, a pressão intrapleural fica negativa, estabelecendo um gradiente de pressão entre a atmosfera e os alvéolos. O diafragma e os músculos intercostais externos se contraem (movem-se para baixo e para fora) para criar uma pressão pleural negativa e aumentar o tamanho do tórax para a inspiração. O relaxamento do diafragma e a contração dos músculos intercostais internos permitem que o ar saia dos pulmões (Cedar, 2018; McCance e Huether, 2019).

Ventilação é o processo de movimentar gases para dentro e para fora dos pulmões, com o ar entrando nos pulmões durante a inalação (inspiração) e saindo dos pulmões durante a exalação (expiração). Ela requer coordenação das propriedades musculares e elásticas dos pulmões e do tórax. O principal músculo inspiratório da respiração é o diafragma. Ele é inervado pelo nervo frênico, que sai da medula espinal na altura da quarta vértebra cervical. **Perfusão** se refere à capacidade de o sistema cardiovascular bombear sangue oxigenado para os tecidos e retornar sangue desoxigenado para os pulmões. Finalmente, a **difusão** é responsável por movimentar os gases respiratórios de uma área para outra por gradientes de concentração. Para que a troca de gases respiratórios ocorra, os órgãos, nervos e músculos respiratórios precisam estar intactos, e o sistema nervoso central precisa ser capaz de regular o ciclo respiratório (Cedar, 2018; McCance e Huether, 2019).

Condições ou doenças que mudam a estrutura e a função do sistema pulmonar alteram a respiração. Algumas destas condições incluem doença pulmonar obstrutiva crônica (DPOC), asma, câncer de pulmão e fibrose cística (FC). Nessas condições, os pacientes podem experimentar aumento da frequência respiratória, menores níveis de saturação de oxigênio, diminuição da expansão pulmonar ou ruídos adventícios (McCance e Huether, 2019).

Trabalho respiratório. Trabalho respiratório é o esforço necessário para expandir e contrair os pulmões. Em pessoas saudáveis, a respiração é tranquila e realizada com mínimo esforço. A quantidade de energia despendida na respiração depende da frequência e da profundidade da respiração, da facilidade com que os pulmões conseguem se expandir (complacência) e da resistência da via respiratória (McCance e Huether, 2019).

A inspiração é um processo ativo, estimulado por quimiorreceptores que monitoram pH, Pa_{CO_2} e Pa_{O_2} no sangue. A expiração é um processo passivo, que depende das propriedades do retorno elástico dos pulmões, requerendo pouco ou nenhum trabalho muscular. Surfactante é uma substância química produzida nos pulmões para manter a tensão superficial dos alvéolos e evitar que estes entrem em colapso. Pacientes com DPOC avançada perdem o retorno elástico dos pulmões e do tórax. Consequentemente, o trabalho respiratório do paciente aumenta. Além disso, pacientes com certas doenças pulmonares têm produção reduzida de surfactante e às vezes desenvolvem atelectasia. Atelectasia é um colapso dos alvéolos que impede a troca normal de oxigênio e dióxido de carbono (McCance e Huether, 2019).

Os músculos acessórios da respiração (músculos intercostais na caixa torácica e músculos abdominais) podem aumentar o volume do pulmão durante a inspiração. Pacientes com DPOC, principalmente enfisema, frequentemente usam esses músculos para aumentar o volume pulmonar. O uso prolongado dos músculos acessórios não promove uma ventilação efetiva e acaba causando fadiga. Durante a avaliação, as clavículas do paciente podem se elevar durante a inspiração, o que pode indicar fadiga ventilatória, falta de ar ou menor expansão pulmonar (McCance e Huether, 2019).

Complacência é a capacidade de os pulmões se distenderem ou expandirem em resposta ao aumento da pressão intra-alveolar. A complacência é reduzida em doenças como edema pulmonar, fibrose intersticial e pleural, e anormalidades estruturais congênitas ou traumáticas, como cifose ou fraturas de costelas (McCance e Huether, 2019).

Resistência da via respiratória é o aumento na pressão que ocorre conforme o diâmetro das vias respiratórias diminui da boca/nariz até os alvéolos. Qualquer outra diminuição de diâmetro nas vias respiratórias, causada por broncoconstrição ou pela presença de excesso de muco, pode aumentar a resistência das vias respiratórias. Doenças que causam obstrução de via respiratória, como asma, edema traqueal ou DPOC, aumentam a resistência das vias respiratórias. Quando a resistência das vias respiratórias aumenta, a quantidade de oxigênio transportada para os alvéolos diminui (McCance e Huether, 2019).

Maior uso de músculos acessórios, diminuição da complacência pulmonar e maior resistência das vias respiratórias aumentam o trabalho respiratório, resultando em maior gasto energético. Portanto, o corpo aumenta sua taxa metabólica e sua necessidade de oxigênio. A necessidade de eliminar dióxido de carbono também aumenta. Essa sequência é um ciclo vicioso para um paciente com ventilação prejudicada, causando ainda mais deterioração da condição respiratória e da capacidade de oxigenação adequada (McCance e Huether, 2019).

Volumes pulmonares. Os volumes pulmonares normais são determinados por idade, gênero e altura. Volume corrente é a quantidade de ar expirado após uma inspiração normal. Volume residual é a quantidade de ar que permanece nos alvéolos após uma expiração completa. Capacidade vital forçada é a quantidade máxima de ar que pode ser removida dos pulmões durante a expiração forçada (McCance e Huether, 2019). Variações no volume corrente e em outros volumes pulmonares estão associadas a alterações no estado de saúde ou na atividade dos pacientes como gestação, exercícios, obesidade ou condições obstrutivas e restritivas dos pulmões.

Circulação pulmonar. A principal função da circulação pulmonar é passar o sangue de e para a membrana alveolocapilar para troca gasosa. A circulação pulmonar começa na artéria pulmonar, que recebe uma mistura de sangue pouco oxigenado e sangue venoso do ventrículo direito. O fluxo de sangue por meio desse sistema depende da capacidade de bombeamento do ventrículo direito. O fluxo continua da artéria pulmonar, passando pelas arteríolas pulmonares até os capilares pulmonares, nos quais o sangue entra em contato com a membrana alveolocapilar e a troca de gases respiratórios ocorre. O sangue, então, rico em oxigênio, circula através das vênulas e veias pulmonares, retornando ao átrio esquerdo (McCance e Huether, 2019).

Troca de gases respiratórios. Difusão é o processo de troca de gases respiratórios nos alvéolos dos pulmões e nos capilares dos tecidos corporais. A difusão de gases respiratórios ocorre na membrana alveolocapilar (Figura 41.1). A espessura da membrana afeta a velocidade de difusão. O aumento da espessura da membrana impede a difusão, pois demora mais para os gases atravessarem a membrana. Pacientes com edema pulmonar, infiltrados pulmonares ou derrame pulmonar têm membranas mais espessas, resultando em difusão lenta, desaceleração da troca de gases respiratórios e menor aporte de oxigênio nos tecidos. Doenças crônicas (p. ex., enfisema), doenças agudas (p. ex., pneumotórax) e processos cirúrgicos (p. ex., lobectomia) geralmente alteram o tamanho da área de superfície da membrana alveolocapilar (McCance e Huether, 2019).

Transporte de oxigênio. O sistema de transporte de oxigênio é composto dos pulmões e do sistema cardiovascular. A distribuição depende da quantidade de oxigênio que entra nos pulmões (ventilação), do fluxo sanguíneo para os pulmões e tecidos (perfusão), da taxa de difusão e da capacidade de transporte de oxigênio. Três fatores influenciam a capacidade de o sangue transportar oxigênio: a quantidade de oxigênio dissolvido no plasma, a quantidade de hemoglobina e a capacidade de ligação da hemoglobina ao oxigênio. A hemoglobina, que é um transportador de oxigênio e dióxido de carbono, transporta a maior parte do oxigênio (aproximadamente 97%). A molécula de hemoglobina se combina com o oxigênio, formando a oxi-hemoglobina. A formação de oxi-hemoglobina é facilmente reversível, permitindo que a hemoglobina e o oxigênio se dissociem (desoxi-hemoglobina), liberando a entrada de oxigênio nos tecidos. Pacientes acidóticos (com pH abaixo de 7,35; observado em pacientes com sepse ou cetoacidose diabética), hipercápnicos (níveis elevados de Pa_{CO_2}; observado em pacientes com DPOC), ou pacientes com níveis baixos de hemoglobina (observado em pacientes com anemia ou perda excessiva de sangue) têm menor capacidade de transportar oxigênio, portanto, de fornecer oxigênio para os tecidos (McCance e Huether, 2019).

Transporte de dióxido de carbono. O dióxido de carbono, que é um produto do metabolismo celular, se difunde nos glóbulos vermelhos do sangue e é rapidamente hidratado em ácido carbônico (H_2CO_3). O ácido carbônico, então, se dissocia em íons hidrogênio (H) e bicarbonato (HCO_3^-). A hemoglobina amortece o íon hidrogênio, e o HCO_3^- se difunde no plasma. A hemoglobina reduzida (desoxi-hemoglobina) se combina com o dióxido de carbono e o sangue venoso transporta a maioria do dióxido de carbono de volta para os pulmões, para ser exalado (McCance e Huether, 2019).

Regulação da ventilação. A regulação da ventilação é necessária para garantir a entrada de oxigênio suficiente e a eliminação do dióxido de carbono para atender às demandas do corpo (p. ex., durante exercícios, infecção ou gestação). Reguladores neurais e químicos controlam o processo de ventilação. A regulação neural inclui o controle do sistema nervoso central (SNC) da frequência, da profundidade e do ritmo respiratório. O córtex cerebral regula o controle voluntário da respiração levando impulsos aos neurônios motores respiratórios via medula espinal. A regulação química mantém frequência e profundidade adequada das respirações com base nas mudanças das concentrações de dióxido de carbono (CO_2), oxigênio (O_2), e íon hidrogênio (H^+) (pH) no sangue. Alterações nos níveis de O_2, CO_2 e H^+ (pH) estimulam os quimiorreceptores localizados no bulbo, no corpo aórtico e no corpo carotídeo que, por sua vez, estimulam os reguladores neurais para ajustar a frequência e a profundidade da ventilação para manter os níveis normais de gases sanguíneos arteriais (McCance e Huether, 2019).

Fisiologia cardiovascular

A fisiologia cardiopulmonar envolve a distribuição de sangue desoxigenado (sangue rico em dióxido de carbono e pobre em oxigênio) para o lado direito do coração e depois para os pulmões, no qual é oxigenado. O sangue oxigenado (sangue rico em oxigênio e pobre em dióxido de carbono), então, viaja dos pulmões para o lado esquerdo do coração e para os tecidos. O sistema cardíaco leva oxigênio, nutrientes e outras substâncias para os tecidos e facilita a remoção de produtos residuais do metabolismo celular via corrente sanguínea por meio de outros sistemas corporais, como o respiratório, o digestório e o renal (McCance e Huether, 2019).

Estrutura e função. O ventrículo direito bombeia sangue desoxigenado por meio da circulação pulmonar (Figura 41.2). O ventrículo esquerdo bombeia sangue oxigenado por meio da circulação sistêmica.

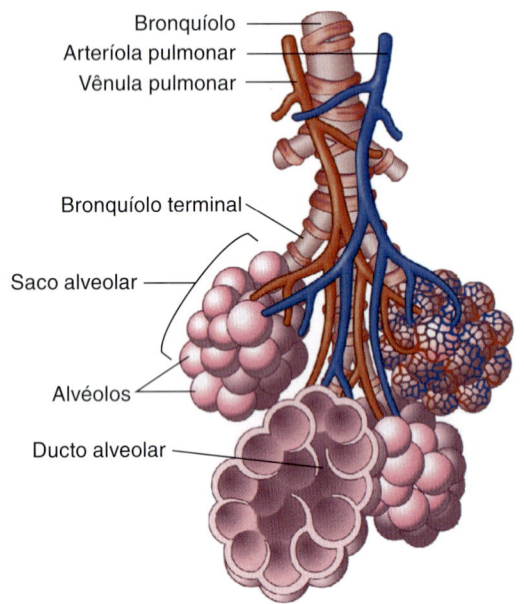

Figura 41.1 Alvéolos na extremidade terminal da via respiratória inferior. (De Patton KT, Thibodeau GA: *Human body in health and disease,* ed 7, St Louis, 2018, Elsevier.)

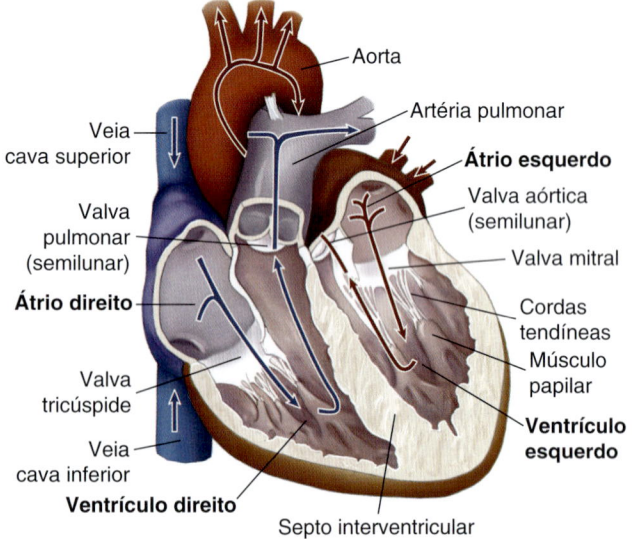

Figura 41.2 Representação esquemática do fluxo sanguíneo através do coração. As *setas* indicam a direção do fluxo e a circulação pulmonar. (Adaptada de Harding MM et al.: *Lewis's Medical-surgical nursing: assessment and management of clinical problems,* ed 11, St Louis, 2020, Elsevier.)

Conforme o sangue passa pelo sistema circulatório, ocorre uma troca de gases respiratórios, nutrientes e produtos residuais entre o sangue e os tecidos. Alterações na estrutura e na função do coração podem levar a uma variedade de sintomas, incluindo, mas não se limitando a, dispneia, edema e pulsos fracos. Enfermeiros escutam sons anormais do coração, como sopros ou atritos, quando a estrutura do coração é alterada (McCance e Huether, 2019).

Bomba do miocárdio. A ação de bombeamento do coração é essencial para a distribuição de oxigênio. Existem quatro câmaras cardíacas: dois átrios e dois ventrículos. Os ventrículos se enchem de sangue durante a diástole e se esvaziam durante a sístole. O volume de sangue ejetado dos ventrículos durante a sístole é o **volume sistólico**. Hemorragia e desidratação causam uma diminuição do volume de sangue circulante e uma redução do volume sistólico (McCance e Huether, 2019).

As fibras do miocárdio têm propriedades contráteis que permitem que elas se alonguem durante o preenchimento cardíaco. Em um coração saudável, esse alongamento está proporcionalmente relacionado à força da contração. À medida que o miocárdio se alonga, a força da contração subsequente aumenta; isso é conhecido como *lei de Frank-Starling* (ou, simplesmente, de *Starling*). Em um coração doente (com cardiomiopatia), a lei de Starling não se aplica porque o maior alongamento do miocárdio está além dos limites fisiológicos do coração. A resposta contrátil subsequente resulta em volume sistólico insuficiente e o sangue começa a se "reservar" na circulação pulmonar (insuficiência cardíaca esquerda) ou sistêmica (insuficiência cardíaca direita) (McCance e Huether, 2019).

Fluxo sanguíneo do miocárdio. Para manter o fluxo sanguíneo adequado na circulação pulmonar e sistêmica, o fluxo sanguíneo do miocárdio deve fornecer oxigênio e nutrientes suficientes para o próprio miocárdio. O fluxo sanguíneo pelo coração é unidirecional. As quatro valvas cardíacas garantem esse fluxo sanguíneo progressivo (Figura 41.2). Durante a diástole ventricular, as valvas atrioventriculares (mitral e tricúspide) se abrem e o sangue flui dos átrios de maior pressão para os ventrículos relaxados. Conforme a sístole começa, a pressão ventricular aumenta e as valvas mitral e tricúspide se fecham. O fechamento valvar causa o primeiro som cardíaco (S_1) (McCance e Huether, 2019) (ver Capítulo 30).

Durante a fase sistólica, as valvas semilunares (aórtica e pulmonar) se abrem, e o sangue flui dos ventrículos para a aorta e artéria pulmonar. As valvas mitral e tricúspide ficam fechadas durante a sístole, de forma que todo o sangue é mandado para a artéria pulmonar e para a aorta. Conforme os ventrículos se esvaziam, a pressão ventricular diminui, permitindo o fechamento das valvas aórtica e pulmonar. O fechamento valvar causa o segundo som cardíaco (S_2). Alguns pacientes com doença valvar têm refluxo ou regurgitação de sangue através da valva incompetente, causando um sopro que pode ser ouvido à auscultação (McCance e Huether, 2019) (ver Capítulo 30).

Circulação da artéria coronária. A circulação coronária é o ramo da circulação sistêmica que abastece o miocárdio de oxigênio e nutrientes e remove resíduos. As artérias coronárias se preenchem durante a diástole ventricular. A artéria coronária esquerda tem o suprimento mais abundante de sangue e alimenta o miocárdio ventricular esquerdo mais muscular, o qual faz a maioria do trabalho do coração (McCance e Huether, 2019).

Circulação sistêmica. As artérias da circulação sistêmica levam nutrientes e oxigênio aos tecidos, e as veias removem resíduos dos tecidos. O sangue oxigenado passa do ventrículo esquerdo através da aorta alcançando as grandes artérias sistêmicas. Essas artérias se ramificam em artérias menores, depois em arteríolas, até finalmente nos menores vasos, que são os capilares. A troca de gases respiratórios ocorre no nível dos capilares, nos quais os tecidos são oxigenados. Os produtos residuais saem da rede capilar através das vênulas que se unem, formando as veias. Essas veias ficam maiores e formam a veia cava, que carrega o sangue desoxigenado de volta ao lado direito do coração, no qual, então, ele retorna à circulação pulmonar (McCance e Huether, 2019).

Regulação do fluxo sanguíneo. O **débito cardíaco** é a quantidade de sangue ejetada do ventrículo esquerdo por minuto. O débito cardíaco normal é de 4 a 8 ℓ/min em um adulto saudável, em repouso. O volume circulante do sangue muda de acordo com as necessidades metabólicas e de oxigênio do corpo. Por exemplo, o débito cardíaco aumenta durante exercícios, gravidez e febre, mas diminui durante o sono. A fórmula a seguir representa o débito cardíaco:

$$\text{Débito cardíaco} = \text{volume sistólico (VS)} \times \text{frequência cardíaca (FC)}$$

Volume sistólico é a quantidade de sangue ejetada do ventrículo a cada contração. A faixa normal para um adulto saudável é de 50 a 75 mℓ por contração. Contratilidade pré-carga, pós-carga e do miocárdio afetam o volume sistólico. **Pré-carga** é a quantidade de sangue no ventrículo esquerdo ao fim da diástole, antes da próxima contração. Geralmente é chamada de volume diastólico final. Os ventrículos se esticam quando estão sendo preenchidos com sangue. Quanto maior o alongamento do músculo ventricular, maior a contração e maior o volume sistólico (lei de Starling). Em determinadas situações clínicas, o tratamento médico altera o volume pré-carga e os volumes sistólicos subsequentes alterando a quantidade de volume de sangue na circulação. Por exemplo, quando um paciente que está com hemorragia é tratado, o aumento da fluidoterapia e a reposição do sangue aumentam o volume circulante, dessa forma, aumentando o volume pré-carga e sistólico que, por sua vez, aumenta o débito cardíaco. Se o volume não for reposto, o volume sistólico pré-carga e o subsequente débito cardíaco diminuem (McCance e Huether, 2019).

Pós-carga é a resistência à ejeção do sangue pelo ventrículo esquerdo. O coração trabalha mais para vencer a resistência para que o sangue possa ser ejetado do ventrículo esquerdo. A pressão aórtica diastólica é uma boa medida clínica de pós-carga. Na hipertensão, a pós-carga aumenta, causando um aumento da carga de trabalho cardíaca (McCance e Huether, 2019).

Contratilidade do miocárdio é a capacidade de o coração espremer sangue dos ventrículos. Também afeta o volume sistólico e o débito cardíaco. Contração ventricular insatisfatória diminui a quantidade de sangue ejetado. Lesões no músculo do miocárdio, como infarto agudo do miocárdio (IAM), causam uma diminuição da contratilidade do miocárdio (McCance e Huether, 2019). O miocárdio em alguns idosos é mais rígido, com preenchimento ventricular mais lento e tempo prolongado de contração (Touhy e Jett, 2018).

A frequência cardíaca afeta a circulação sanguínea devido à relação entre a frequência cardíaca e o tempo de preenchimento diastólico. Por exemplo, uma frequência cardíaca constantemente acima de 160 bpm diminui o tempo de preenchimento diastólico, o que diminui o volume sistólico e o débito cardíaco (McCance e Huether, 2019). A frequência cardíaca dos idosos fica mais lenta para poder aumentar em situações de estresse, mas estudos apontam que isso pode ser causado mais pela perda de condicionamento do que pela idade. Exercícios são benéficos para a manutenção da função em qualquer idade (Touhy e Jett, 2018).

Sistema de condução. O ciclo rítmico de relaxamento e contração dos átrios e ventrículos depende da transmissão contínua e organizada dos impulsos elétricos. O sistema de condução cardíaca gera e transmite esses impulsos (Figura 41.3).

O sistema de condução do coração gera os impulsos necessários para iniciar a cadeia de eventos elétricos de um batimento cardíaco normal. O sistema nervoso autônomo influencia a frequência da geração dos impulsos e a velocidade da transmissão através da via

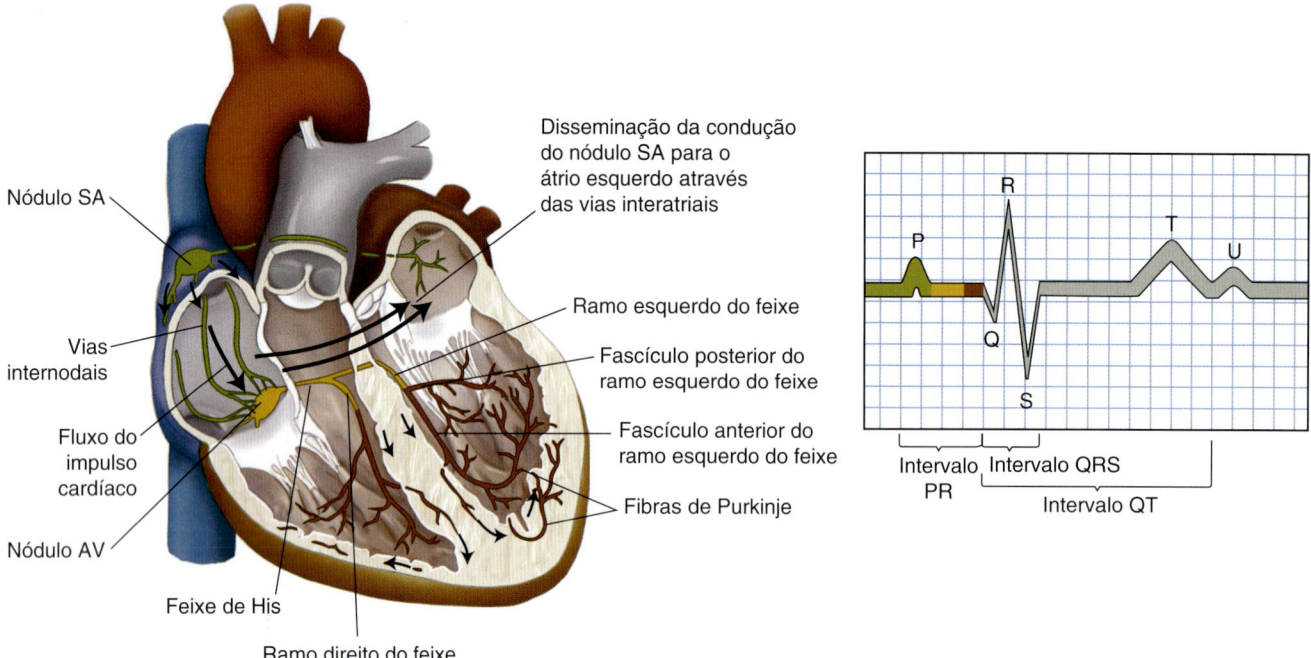

Figura 41.3 Sistema de condução do coração. *AV*, atrioventricular; *SA*, sinoatrial. (De Harding MM et al.: *Lewis's Medical-surgical nursing: assessment and management of clinical problems*, ed 11, St Louis, 2020, Elsevier.)

condutiva e da força das contrações atriais e ventriculares. Fibras nervosas simpáticas e parassimpáticas inervam todas as partes dos átrios e ventrículos, além dos nódulos sinoatriais (SA) e atrioventriculares (AV). Fibras simpáticas aumentam a frequência da geração de impulsos e a velocidade de transmissão. As fibras parassimpáticas, que se originam do nervo vago, reduzem a frequência (McCance e Huether, 2019).

O sistema de condução se origina no nódulo SA, o "marca-passo" do coração. O nódulo SA se encontra no átrio direito ao lado da entrada da veia cava superior. Os impulsos são iniciados no nódulo SA a uma taxa intrínseca de 60 a 100 potenciais de ação cardíacos por minuto em um adulto em repouso. Os impulsos elétricos são transmitidos através dos átrios ao longo das vias intra-atrial e internodal até o nódulo AV. O nódulo AV medeia os impulsos entre os átrios e os ventrículos. Ele auxilia o esvaziamento atrial retardando o impulso antes de transmiti-lo através do feixe de His e da rede ventricular de Purkinje. Um ritmo sinusal normal é necessário para garantir a perfusão ideal dos tecidos no corpo (McCance e Huether, 2019).

Um **eletrocardiograma (ECG)** é uma medida da atividade elétrica do sistema de condução. O ECG monitora a regularidade e o trajeto do impulso elétrico por meio do sistema de condução; porém, ele não reflete o trabalho muscular do coração. A sequência normal no ECG é chamada de ritmo sinusal normal (RSN) (Figura 41.3) (Urden et al., 2020).

O RSN implica que o impulso se origina no nódulo SA e segue a sequência normal através do sistema de condução. A onda P (despolarização atrial) representa a condução elétrica através de ambos os átrios. A contração atrial ocorre logo após a onda P. O intervalo PR representa o tempo de viagem do impulso desde nódulo SA passando pelo nódulo AV, pelo feixe de His e pelas fibras de Purkinje. A duração normal do intervalo PR é de 0,12 a 0,2 segundo. Um aumento no tempo acima de 0,2 segundo indica um bloqueio da transmissão do impulso através do nódulo AV, enquanto uma diminuição, para menos de 0,12 segundo, indica iniciação do impulso através de outra origem que não o nódulo SA (Urden et al., 2020).

O complexo QRS (despolarização vertical) indica que o impulso elétrico viajou através dos ventrículos. A duração normal do QRS é de 0,06 a 0,1 segundo. Um aumento da duração do QRS indica um atraso no tempo de condução através dos ventrículos. A contração ventricular normalmente vem depois do complexo QRS (Urden et al., 2020).

O intervalo QT representa o tempo necessário para despolarização e repolarização ventricular. O intervalo QT normal é de 0,12 a 0,42 segundo. Esse intervalo varia inversamente com mudanças na frequência cardíaca. Alterações nos valores de eletrólitos, como hipocalcemia ou hipomagnesemia, ou terapias medicamentosas (disopiramida, amiodarona, haloperidol e azitromicina são exemplos) aumentam o intervalo QT. Um intervalo QT maior eleva o risco de uma pessoa desenvolver arritmias letais (Urden et al., 2020).

Fatores que afetam a oxigenação

Quatro tipos de fatores influenciam a adequação da circulação, ventilação, perfusão e transporte de gases respiratórios para os tecidos: (1) fisiológicos, (2) desenvolvimentais, (3) de estilo de vida e (4) ambientais. Os fatores fisiológicos são discutidos aqui, sendo que os demais serão discutidos na seção Base de conhecimento de enfermagem, a seguir.

Fatores fisiológicos. Qualquer condição que afete o funcionamento cardiopulmonar afeta a capacidade de o corpo atender às demandas de oxigênio. Distúrbios respiratórios incluem hiperventilação, hipoventilação e hipoxia. Distúrbios cardíacos incluem problemas de condução, função valvar prejudicada, hipoxia do miocárdio, cardiomiopatias e hipoxia de tecido periférico. Outros processos fisiológicos que afetam a oxigenação de um paciente incluem alterações que afetam a capacidade de o sangue carregar oxigênio (anemia), menor concentração de oxigênio inspirado, aumentos de demanda metabólica do corpo (febre) e alterações que afetam o movimento da parede torácica causadas por anormalidades ou alterações neuromusculares (distrofia muscular) (McCance e Huether, 2019; Urden et al., 2020).

Capacidade reduzida de transporte de oxigênio. A hemoglobina carrega a maior parte do oxigênio para os tecidos. Anemia e inalação de substâncias tóxicas diminuem a capacidade de o sangue transportar oxigênio por reduzir a quantidade de hemoglobina disponível para transportá-lo. Anemia (p. ex., nível de hemoglobina abaixo do normal) resulta de uma redução na produção de hemoglobina, aumento da destruição de glóbulos vermelhos e/ou perda de sangue. Os pacientes sentem fadiga, menor tolerância à atividade, mais falta de ar, frequência cardíaca aumentada e palidez (observada principalmente na conjuntiva ocular). A oxigenação diminui como efeito secundário da anemia. A resposta fisiológica à hipoxemia crônica é o desenvolvimento de aumento de glóbulos vermelhos (policitemia). Essa é a resposta adaptativa do corpo ao aumento da quantidade de hemoglobina e dos locais de ligação de oxigênio disponíveis (Harding et al., 2020; McCance e Huether, 2019).

Monóxido de carbono (CO) é um gás incolor e inodoro que causa redução da capacidade de o sangue transportar oxigênio. Na toxicidade por CO, a hemoglobina se liga fortemente ao CO, criando uma anemia funcional. Devido à força da ligação, o CO não se dissocia facilmente da hemoglobina, tornando-a indisponível para transporte de oxigênio. Pessoas com envenenamento por CO geralmente não sabem que estão sendo expostas a esse gás, e os sintomas de envenenamento por CO (dor de cabeça, tontura, náuseas, vômito e dispneia) imitam os de outras doenças (Urden et al., 2020).

Hipovolemia. Condições como choque e desidratação grave causam perda de fluido extracelular e redução do volume de sangue circulante, ou **hipovolemia**. O menor volume de sangue circulante resulta em hipoxia dos tecidos corporais. Com perda significativa de líquido, o corpo tenta se adaptar por meio de vasoconstrição periférica e aumento da frequência cardíaca para elevar o volume de sangue que retorna ao coração, dessa forma aumentando o débito cardíaco (McCance e Huether, 2019).

Menor concentração de oxigênio inspirado. Com o declínio da concentração de oxigênio inspirado, a capacidade de transporte de oxigênio pelo sangue diminui. Diminuições na fração da concentração de oxigênio inspirado (FI_{O_2}) são causadas por obstrução de via respiratória superior ou inferior, que limita o aporte de oxigênio inspirado nos alvéolos; diminuição do oxigênio ambiental (em altitudes elevadas); ou hipoventilação (que ocorre em casos de superdosagem de opiáceos) (Harding et al., 2020).

Aumento da taxa metabólica. O aumento da atividade metabólica aumenta a demanda de oxigênio. Uma taxa metabólica aumentada é normal durante a gestação, na cicatrização de feridas e durante os exercícios, pois o corpo está usando energia para construir tecidos. A maioria das pessoas consegue atender ao aumento da demanda de oxigênio e não apresenta sinais de privação de oxigênio. O nível de oxigenação cai quando os sistemas cardiopulmonares são incapazes de atender essa demanda.

Por exemplo, febre intensifica a necessidade dos tecidos por oxigênio; consequentemente, a produção de dióxido de carbono aumenta. Quando a febre persiste, a taxa metabólica permanece alta, e o corpo começa a queimar seus estoques de proteínas. Isso causa perda muscular e diminuição da massa muscular, inclusive dos músculos respiratórios como o diafragma e os músculos intercostais. O corpo tenta se adaptar ao aumento dos níveis de dióxido de carbono elevado a frequência e a profundidade da respiração. O aumento do trabalho respiratório do paciente provoca sinais e sintomas de hipoxemia. Pacientes com doenças pulmonares apresentam maior risco de desenvolver hipoxemia (McCance e Huether, 2019).

Condições que afetam o movimento da parede torácica. Qualquer condição que reduza o movimento da parede torácica resulta em diminuição da ventilação. Se o diafragma não descer completamente com a respiração, o volume do ar inspirado diminui, levando menos oxigênio para os alvéolos e tecidos (McCance e Huether, 2019).

Gestação. Conforme o feto cresce ao longo da gestação, o útero em expansão empurra os conteúdos abdominais para cima, contra o diafragma. No último trimestre de gestação, a capacidade inspiratória diminui, resultando em dispneia de esforço e aumento da fadiga (Ball et al., 2019).

Obesidade. Pacientes com obesidade mórbida têm menores volumes pulmonares devido ao peso do tórax inferior e abdome, especialmente quando estão deitados e em decúbito dorsal; isso quase sempre causa apneia obstrutiva do sono. A obesidade mórbida cria uma redução da complacência dos pulmões e da parede torácica do paciente devido à invasão do abdome no tórax, maior trabalho respiratório e menores volumes pulmonares. Alguns pacientes desenvolvem síndrome da hipoventilação por obesidade, na qual há redução da oxigenação e retenção de dióxido de carbono. O paciente também é suscetível a atelectasia ou pneumonia pós-operatória, pois os pulmões não se expandem totalmente e os lobos inferiores retêm secreções pulmonares (McCance e Huether, 2019).

Anormalidades musculoesqueléticas. Problemas musculoesqueléticos na região torácica reduzem a oxigenação. Tais problemas resultam de configurações estruturais anormais, traumatismo, doenças musculares e doenças do sistema nervoso central. Configurações estruturais anormais que prejudicam a oxigenação incluem aquelas que afetam a caixa torácica, como *pectus excavatum*, e a coluna vertebral, como cifose, lordose ou escoliose (Ball et al., 2019; McCance e Huether, 2019).

Trauma. Qualquer fratura ou contusão de costela causa dor e, consequentemente, redução da ventilação. Tórax instável é uma condição na qual múltiplas fraturas de costela causam instabilidade da parede torácica. Essa instabilidade faz com que o pulmão sob a área lesionada contraia na inspiração e se expanda na expiração, resultando em hipoxia. Pacientes com incisões cirúrgicas torácicas ou na parte superior do abdome usam respirações superficiais para evitar dor, o que também reduz o movimento da parede torácica. Opioides para a dor deprimem o centro respiratório, diminuindo ainda mais a frequência respiratória e a expansão da parede torácica (Urden et al., 2020).

Doenças neuromusculares. Doenças neuromusculares afetam a oxigenação tissular ao reduzir a capacidade de o paciente expandir e contrair a parede torácica. A ventilação fica prejudicada, resultando em atelectasia, hipercapnia e hipoxemia. Exemplos de condições que causam hipoventilação incluem miastenia *gravis* e síndrome de Guillain-Barré (McCance e Huether, 2019).

Alterações do sistema nervoso central. Doenças ou traumatismo do bulbo e/ou da medula espinal resultam em ventilação prejudicada. Quando o bulbo é afetado, a regulação neural da ventilação fica prejudicada e padrões de respiração anormais se desenvolvem. Traumatismo cervical na altura de C3 a C5 normalmente resulta em paralisia do nervo frênico. Quando o nervo frênico é danificado, o diafragma não desce adequadamente, dessa forma reduzindo os volumes pulmonares inspiratórios e causando hipoxemia. Traumatismo de medula espinal abaixo da vértebra C5 normalmente deixa o nervo frênico intacto, mas danifica nervos que inervam os músculos intercostais, impedindo a expansão anteroposterior do tórax.

Influências de doenças pulmonares crônicas. A oxigenação cai em consequência direta de doença pulmonar crônica devido a alterações alveolares e/ou das vias respiratórias. Alterações no diâmetro anteroposterior da parede torácica (tórax em barril) ocorrem devido ao uso excessivo dos músculos acessórios e da retenção de ar na DPOC ou FC. Doença pulmonar crônica resulta em graus variados de dispneia, taquipneia, hipoxemia e/ou hipercapnia (Ball et al., 2019; Harding et al., 2020; McCance e Huether, 2019).

Alterações na função respiratória

Doenças e condições que afetam a ventilação ou o transporte de oxigênio alteram a função respiratória. As três alterações básicas são hipoventilação, hiperventilação e hipoxia.

O objetivo da ventilação é produzir uma pressão normal de dióxido de carbono arterial (Pa_{CO_2}) entre 35 e 45 mmHg e uma pressão normal de oxigênio arterial (Pa_{O_2}) entre 80 e 100 mmHg. Hipoventilação e hiperventilação são geralmente determinadas pela gasometria arterial (McCance e Huether, 2019). Hipoxemia se refere a uma diminuição da quantidade de oxigênio nas artérias. Enfermeiros monitoram a saturação de oxigênio arterial (Sp_{O_2}) usando um oxímetro de pulso, um monitor não invasivo de saturação de oxigênio. Normalmente, a Sp_{O_2} é maior ou igual a 95% (ver Capítulo 30).

Hipoventilação. A hipoventilação ocorre quando a ventilação alveolar é inadequada para atender à demanda de oxigênio do corpo ou para eliminar dióxido de carbono suficiente. Conforme a ventilação alveolar diminui, o corpo retém o dióxido de carbono. Por exemplo, a atelectasia, que significa um colapso dos alvéolos, impede a troca normal de oxigênio e dióxido de carbono. À medida que mais alvéolos entram em colapso, menor parte do pulmão é ventilada, levando à hipoventilação.

Em pacientes com DPOC, a administração de oxigênio em excesso pode resultar em hipoventilação. Esses pacientes se adaptaram a um nível elevado de dióxido de carbono; portanto, seus quimiorreceptores sensíveis a dióxido de carbono não funcionam normalmente. Seus quimiorreceptores periféricos do arco aórtico e corpos carotídeos são sensíveis, em primeiro lugar, a níveis baixos de oxigênio, causando aumento da ventilação. Pelo fato de que o estímulo para a respiração é a diminuição do nível de oxigênio arterial (Pa_{O_2}) (impulso hipóxico de respiração), a administração de oxigênio maior do que 24 a 28% (1 a 3 ℓ/min) impede que a Pa_{O_2} caia a um nível (60 mmHg) que estimule os receptores periféricos, destruindo, assim, o estímulo para respirar. A consequente hipoventilação causa retenção excessiva de dióxido de carbono, o que pode levar a acidose respiratória e parada respiratória. Sinais e sintomas de hipoventilação incluem alterações do estado mental, arritmias e possível parada cardíaca. Se não tratada, a condição do paciente se deteriora rapidamente, levando a convulsões, perda da consciência e óbito (McCance e Huether, 2019).

Hiperventilação. A hiperventilação é um estado de ventilação no qual os pulmões removem dióxido de carbono mais rápido do que ele é produzido pelo metabolismo celular. Ansiedade grave, infecção, medicamentos ou desequilíbrio ácido-básico induzem hiperventilação (ver Capítulo 42). Ansiedade aguda leva a hiperventilação e expiração de quantidades excessivas de dióxido de carbono. O aumento da temperatura corporal (febre) aumenta a taxa metabólica intensificando a produção de dióxido de carbono. A elevação do nível de dióxido de carbono estimula um aumento da frequência e profundidade de respiração do paciente, causando hiperventilação (McCance e Huether, 2019).

Hiperventilação, às vezes, pode ser induzida quimicamente. Por exemplo, intoxicação por salicilato (ácido acetilsalicílico) e uso de anfetamina resultam em produção excessiva de dióxido de carbono, estimulando o centro respiratório a compensar aumentando a frequência e a profundidade da respiração. Também ocorre conforme o corpo tenta compensar a acidose metabólica. Por exemplo, o paciente diabético com cetoacidose produz grande quantidade de ácidos metabólicos. O sistema respiratório tenta corrigir o equilíbrio ácido-básico com excesso de respiração. A ventilação aumenta para reduzir a quantidade de dióxido de carbono disponível para formar ácido carbônico (ver Capítulo 42). Isso também pode resultar no desenvolvimento de alcalose respiratória por parte do paciente. Sinais e sintomas de hiperventilação incluem respirações rápidas, suspiros, dormência e formigamento de mãos/pés, vertigem e perda de consciência (McCance e Huether, 2019).

Hipoxia. Hipoxia é a oxigenação inadequada dos tecidos no nível celular. Ela resulta de uma deficiência no transporte de oxigênio ou do uso do oxigênio no nível celular. Trata-se de uma condição potencialmente letal. Se não tratada, tem potencial para produzir arritmias cardíacas fatais (McCance e Huether, 2019).

Entre as causas de hipoxia estão: (1) redução do nível de hemoglobinas e menor capacidade de o sangue transportar oxigênio; (2) concentração reduzida do oxigênio inspirado, o que ocorre em altitudes elevadas; (3) incapacidade dos tecidos para extração de oxigênio do sangue, como no envenenamento por cianeto; (4) menor difusão de oxigênio dos alvéolos para o sangue, como na pneumonia ou no edema pulmonar; (5) perfusão insatisfatória de sangue oxigenado nos tecidos, como no caso de choque; e (6) ventilação prejudicada, como em múltiplas fraturas de costela ou traumatismo torácico (McCance e Huether, 2019).

Os sinais e sintomas clínicos de hipoxia incluem apreensão, agitação (normalmente um sinal inicial), incapacidade de se concentrar, menor nível de consciência, tontura e mudanças de comportamento. O paciente com hipoxia é incapaz de deitar na horizontal e parece tanto fatigado quanto agitado. Alterações nos sinais vitais incluem aumento da pulsação e aumento da frequência e profundidade da respiração. Durante as fases iniciais da hipoxia, a pressão arterial se eleva, a menos que a condição seja causada por choque. À medida que a hipoxia piora, a frequência respiratória cai em consequência de fadiga do músculo respiratório (Harding et al., 2020).

Cianose, ou coloração azulada da pele e das membranas mucosas causada pela presença da dessaturação de hemoglobina nos capilares, é um sinal tardio de hipoxia. A presença ou ausência de cianose não é um parâmetro confiável do estado de oxigênio. Cianose central, observada em língua, palato mole e conjuntiva ocular, nos quais o fluxo de sangue é alto, indica hipoxemia. Cianose periférica, observada nas extremidades, leitos ungueais e lobos auriculares, é geralmente resultado de vasoconstrição e estagnação do fluxo sanguíneo (Ball et al., 2019; Harding et al., 2020).

Alterações na função cardíaca

Doenças e condições que afetam o ritmo cardíaco, a força de contração, o fluxo sanguíneo pelo coração ou para o músculo cardíaco e diminuição da circulação periférica alteram a função cardíaca. Por exemplo, idosos têm alterações estruturais no coração, incluindo enrijecimento vascular e valvar, espessamento da parede ventricular esquerda e alterações no sistema de condução. Doença cardíaca crônica, incluindo insuficiência cardíaca e doença arterial coronariana, é a doença crônica mais prevalente nos Estados Unidos (CDC, 2021f).

Problemas na condução. Impulsos elétricos que não se originam do nódulo SA causam problemas de condução. Esses problemas de ritmo são chamados de arritmias, ou seja, um desvio do ritmo sinusal normal do coração. As arritmias ocorrem como problemas de condução primários, como em resposta a isquemia; anormalidade valvar; ansiedade; toxicidade medicamentosa; consumo de cafeína, álcool ou tabaco; ou complicação de desequilíbrio ácido-básico ou de eletrólitos (ver Capítulo 42).

As arritmias são classificadas de acordo com a resposta cardíaca e local de origem do impulso. A resposta cardíaca é taquicardia (acima de 100 bpm), bradicardia (abaixo de 60 bpm), batimento prematuro (antecipado), ou batimento bloqueado (retardado ou ausente). Taquiarritmias e bradiarritmias reduzem o débito cardíaco e a pressão arterial. Taquiarritmias reduzem o débito cardíaco ao diminuírem o tempo de reenchimento diastólico. As bradiarritmias reduzem o débito cardíaco devido à diminuição da frequência cardíaca (McCance e Huether, 2019; Urden et al., 2020).

A fibrilação atrial é um tipo de arritmia comum em idosos. O impulso elétrico nos átrios é caótico e se origina de diversos locais. O ritmo é irregular devido aos vários locais de marca-passos e à condução imprevisível dos ventrículos. O complexo QRS é normal; contudo, ele ocorre em intervalos irregulares. A fibrilação atrial é geralmente descrita como um ritmo irregularmente irregular. Ela reduz o débito cardíaco por alterar a pré-carga e a contratilidade (Hartjes, 2018; McCance e Huether, 2019; Urden et al., 2020).

Impulsos anormais que se originam acima dos ventrículos são arritmias supraventriculares. A anormalidade no formato de onda é a configuração e a localização da onda P. A condução ventricular geralmente permanece normal e há um complexo QRS normal. Taquicardia paroxística supraventricular é uma taquicardia súbita e de início rápido que se origina acima do nódulo AV. Ela geralmente começa e termina espontaneamente. Às vezes, euforia, fadiga, cafeína, tabagismo ou consumo de álcool precipitam a taquicardia paroxística supraventricular (McCance e Huether, 2019; Urden et al., 2020).

Arritmias ventriculares representam um local ectópico de formação de impulsos dentro dos ventrículos. Elas são ectópicas no sentido de que o impulso se origina no ventrículo, e não no nódulo SA. A configuração do complexo QRS é normalmente ampliada e errática. Ondas P nem sempre estão presentes; geralmente, elas estão enterradas no complexo QRS. **Taquicardia ventricular** e **fibrilação ventricular** são ritmos potencialmente fatais que requerem intervenção imediata. Taquicardia ventricular é um tipo de arritmia potencialmente fatal devido à redução do débito cardíaco e do potencial de se deteriorar para fibrilação ventricular ou morte súbita cardíaca (Hartjes, 2018; Urden et al., 2020).

Débito cardíaco alterado. A falha do miocárdio em ejetar volume suficiente para as circulações sistêmica e pulmonar ocorre na insuficiência cardíaca. Doença arterial coronariana primária, cardiomiopatia, distúrbios valvares e doença pulmonar levam à falha da bomba do miocárdio (McCance e Huether, 2019; Urden et al., 2020).

Insuficiência cardíaca esquerda. A insuficiência cardíaca esquerda é uma condição anormal caracterizada pela diminuição do funcionamento do ventrículo esquerdo. Se a insuficiência ventricular esquerda for significativa, a quantidade de sangue ejetado do ventrículo esquerdo diminui muito, resultando em menor débito cardíaco. Seus sinais e sintomas incluem fadiga, falta de ar, tontura e confusão decorrente da hipoxia tissular consequente à redução do débito cardíaco. Conforme o ventrículo esquerdo continua falhando, o sangue começa a se acumular na circulação pulmonar, causando congestão pulmonar. Achados clínicos incluem crepitações nas bases dos pulmões à ausculta, hipoxia, falta de ar com o esforço, tosse e dispneia paroxística noturna (Hartjes, 2018; McCance e Huether, 2019).

Insuficiência cardíaca direita. A insuficiência cardíaca direita resulta do funcionamento prejudicado do ventrículo direito. Mais comumente, é uma consequência de doença pulmonar ou de insuficiência esquerda duradoura. O principal fator patológico na insuficiência direita é a elevação da resistência vascular pulmonar (RVP). Conforme a RVP continua aumentando, o ventrículo direito trabalha mais e a demanda de oxigênio do coração aumenta. À medida que a falha continua, a quantidade de sangue ejetada pelo ventrículo direito diminui, e o sangue começa a formar uma "reserva" na circulação sistêmica. Clinicamente, o paciente apresenta sintomas sistêmicos como ganho de peso, distensão das veias do pescoço, hepatomegalia e esplenomegalia, e edema periférico dependente (Hartjes, 2018; McCance e Huether, 2019).

Função valvar prejudicada. Doença cardíaca valvar é um distúrbio adquirido ou congênito de uma valva cardíaca que causa endurecimento (estenose) ou fechamento prejudicado (regurgitação) das valvas. Quando ocorre estenose, o fluxo de sangue pelas valvas é obstruído. Por exemplo, quando ocorre a estenose nas valvas semilunares (valvas aórtica e pulmonar), os ventrículos adjacentes precisam trabalhar mais para levar o volume de sangue ventricular para além da valva estenótica. Com o tempo, a estenose causa hipertrofia (aumento) do ventrículo e, se a condição não for tratada, ocorre insuficiência cardíaca esquerda ou direita. Quando ocorre regurgitação, há retorno de sangue para uma câmara adjacente. Por exemplo, na regurgitação mitral, as cúspides mitrais não se fecham completamente. Quando os ventrículos se contraem, o sangue escapa de volta para dentro dos átrios, causando um sopro, ou som de "sussurro" (ver Capítulo 30) (Hartjes, 2018; McCance e Huether, 2019).

Isquemia do miocárdio. A isquemia do miocárdio ocorre quando o suprimento de sangue no miocárdio pelas artérias coronárias é insuficiente para atender às demandas de oxigênio do miocárdio. Dois resultados comuns dessa isquemia são a angina de peito e o infarto do miocárdio (Hartjes, 2018; McCance e Huether, 2019).

Angina. Angina de peito é um desequilíbrio passageiro entre o suprimento e a demanda de oxigênio no miocárdio. A condição resulta em dor no peito intensa, aguda, crepitante e ardente que parece uma pressão. Normalmente, a dor no peito é sentida do lado esquerdo ou abaixo do esterno, e geralmente se irradia para o braço esquerdo ou ambos os braços, maxilar, pescoço e costas. Em alguns pacientes, a dor da angina não irradia. Ela geralmente dura de 3 a 5 min. Os pacientes reportam que muitas vezes ela é precipitada por atividades que aumentam a demanda de oxigênio no miocárdio (p. ex., fazer refeições pesadas, exercícios ou por estresse). Em geral é aliviada com repouso e vasodilatadores coronarianos, sendo o mais comum desses uma fórmula à base de nitroglicerina.

Mulheres têm sintomas diferentes ou nem mesmo têm sintomas. Algumas também podem ter sintomas atípicos, como palpitações, ansiedade, fraqueza e fadiga. Além disso, observa-se isquemia no eletrocardiograma de muitas das mulheres com angina, porém sem evidência de doença arterial coronariana (McCance e Huether, 2019).

Infarto do miocárdio. Infarto do miocárdio (IM) ou **síndrome coronariana aguda (SCA)** resulta de diminuições súbitas do fluxo de sangue coronariano ou de um aumento da demanda de oxigênio no miocárdio sem perfusão coronária adequada. O infarto ocorre porque a isquemia não é revertida. A morte celular ocorre 20 minutos depois da isquemia do miocárdio (McCance e Huether, 2019).

A dor no peito associada ao IM em homens é normalmente descrita como uma sensação de esmagamento, aperto ou punhalada. A dor geralmente é sentida do lado esquerdo do peito e na área do esterno; pode ser sentida nas costas e se irradia para baixo, para o braço esquerdo, pescoço, maxilares, dentes, área epigástrica e costas. Pode ocorrer em repouso ou em virtude de esforço, e dura mais de 20 minutos. Repouso, mudança de posição ou administração de nitroglicerina sublingual não aliviam a dor (Hartjes, 2018; McCance e Huether, 2019).

Há diferenças entre homens e mulheres em relação à doença arterial coronariana. À medida que as mulheres envelhecem, seu risco de doença cardíaca aumenta, tornando-a a principal causa de óbito entre mulheres nos EUA. Em média, as mulheres têm níveis melhores de colesterol e triglicerídeos no sangue do que os homens. Obesidade entre mulheres é mais prevalente, o que também aumenta o risco de diabetes e doença cardíaca. Os sintomas nas mulheres e nos homens são diferentes. O sintoma inicial mais comum nas mulheres é angina, mas elas também apresentam sintomas atípicos, como fadiga, indigestão, falta de ar e dor nas costas ou no maxilar. Mulheres têm o dobro do risco de morrer em até 1 ano após uma parada cardiorrespiratória do que os homens (CDC, 2020a; Ball et al., 2019; Harding et al., 2020).

> **Pense nisso**
>
> Você está cuidando de um paciente que recebeu um diagnóstico recente de débito cardíaco reduzido devido a fibrilação atrial. Como você descreveria o que é débito cardíaco, o sistema de condução e essa arritmia ao paciente?

Base de conhecimento de enfermagem

Fatores que influenciam a oxigenação

Além dos fatores fisiológicos, diversos fatores do desenvolvimento, estilo de vida e ambientais afetam o estado de oxigenação dos pacientes. É importante reconhecê-los como possíveis riscos ou fatores que impactam suas metas de cuidados de saúde.

Fatores do desenvolvimento. A fase de desenvolvimento de um paciente e o processo normal de envelhecimento afetam a oxigenação dos pacientes.

Bebês e crianças pequenas. Presume-se que lactentes saudáveis com menos de 3 meses estejam menos expostos à taxa de infecção devido a função protetora dos anticorpos maternos. A taxa de infecção aumenta em lactentes de 3 a 6 meses. Bebês e crianças pequenas têm risco de desenvolver infecções do sistema respiratório superior, principalmente quando são expostos a tabagismo passivo ou a outras crianças. Infecções do sistema respiratório superior normalmente não são perigosas, e bebês e crianças pequenas se recuperam com pouca dificuldade. Lactentes e crianças pequenas também apresentam risco de obstrução de via respiratória porque suas vias respiratórias são anatomicamente menores e por causa de sua tendência a levar objetos estranhos à boca (Hockenberry et al., 2019).

Crianças em idade escolar e adolescentes. Crianças em idade escolar e adolescentes são expostos a infecções respiratórias e a fatores de risco respiratórios como tabagismo ativo ou passivo. Essa faixa etária também apresenta risco de experimentar cigarros e outros inalantes recreativos. Uma criança saudável normalmente não tem efeitos pulmonares adversos de infecções respiratórias. Os Centers for Disease Control and Prevention (CDC) (2018a) revelaram que 5,6% das crianças do ensino fundamental e 19,6% das crianças do ensino médio usam produtos de tabaco, sendo os cigarros eletrônicos o produto de tabaco mais comumente usado entre essas faixas etárias. Crianças em idade escolar e adolescentes têm outros fatores de risco de doença cardiopulmonar como obesidade, sedentarismo, alimentação não saudável e uso excessivo de bebidas cafeinadas ou outras bebidas energéticas (Hockenberry et al., 2019).

Jovens e adultos de meia-idade. Jovens e adultos de meia-idade estão expostos a diversos fatores de risco cardiovasculares: alimentação não saudável, falta de exercícios, estresse, medicamentos de prescrição e de venda livre utilizados de forma indevida, substâncias ilegais e tabagismo. A redução desses fatores modificáveis diminui o risco de um paciente desenvolver doenças cardíacas ou pulmonares. Também essa é a época em que as pessoas estabelecem hábitos e estilos de vida permanentes. É importante ajudar seus pacientes a fazer boas escolhas e tomar decisões conscientes sobre suas práticas de cuidado de saúde. O aumento dos preços dos cigarros, juntamente com políticas que defendem uma atmosfera livre de cigarros, leis que proíbem fumar em locais públicos e acesso a programas e medicamentos já se provaram úteis para a cessação do tabagismo (CDC, 2018b).

Idosos. Os sistemas cardíaco e respiratório sofrem alterações ao longo do processo de envelhecimento (Boxe 41.1). As mudanças estão associadas à calcificação das valvas cardíacas, enrijecimento vascular e espessamento da parede ventricular esquerda, função dos nódulos SA prejudicada e enrijecimento da cartilagem costal. O sistema arterial desenvolve placas ateroscleróticas.

> **Boxe 41.1** Foco em idosos
>
> *Implicação cardiopulmonar em idosos*
>
> - Pacientes idosos têm maior risco de desenvolver tuberculose (TB) por meio de exposição ou reativação de organismos latentes que estão presentes no organismo há décadas (CDC, 2019)
> - Ao rastrear idosos para TB, utiliza-se um processo de dois passos. O teste de Mantoux 5-TU padrão é administrado e repetido ou repetido na concentração de 250-TU para criar um efeito de reforço. Se o paciente idoso tiver uma reação positiva, é necessário colher um histórico completo para determinar quaisquer fatores de risco
> - Problemas cardíacos diferem de outras condições crônicas pois, quando se tornam agudos, os sintomas pioram rapidamente e necessitam de hospitalização, enquanto outras condições crônicas podem ser tratadas em casa (Touhy e Jett, 2018)
> - Controlar a pressão arterial em idosos resulta em 30% menos acidentes vasculares encefálicos, 64% menos insuficiência cardíaca, 23% menos eventos cardíacos fatais e 21% menos óbitos relacionados a problemas cardíacos (Touhy e Jett, 2018)
> - Alterações do estado mental são geralmente os primeiros sinais de problemas cardíacos e/ou respiratórios e normalmente incluem esquecimentos e irritabilidade
> - Alterações no mecanismo de tosse dos idosos levam à retenção de secreções pulmonares, oclusão de via respiratória e atelectasia, caso o paciente não use antitussígenos com cautela
> - Alterações no sistema imune relacionadas à idade levam a um declínio tanto da imunidade mediada por células quanto da imunidade humoral, resultando em aumento do risco de infecções respiratórias (McCance e Huether, 2019)
> - Alterações no tórax que decorrem de ossificação da cartilagem costal, diminuição do espaço entre as vértebras e enfraquecimento dos músculos respiratórios levam a problemas de expansão torácica e oxigenação (Touhy e Jett, 2018).

Osteoporose leva a mudanças no tamanho e formato do tórax. A traqueia e os grandes brônquios se expandem devido à calcificação das vias respiratórias. Os alvéolos aumentam de tamanho, diminuindo a área de superfície disponível para a troca gasosa. O número de cílios funcionais é reduzido, causando uma redução da eficácia do mecanismo de tosse, colocando o idoso em maior risco de infecções respiratórias (Touhy e Jett, 2018).

Fatores de estilo de vida. Modificações de estilo de vida são difíceis para os pacientes, pois eles geralmente têm que se abster de um hábito prazeroso como fumar cigarros ou comer certos alimentos. A modificação do fator de risco é importante e inclui cessação do tabagismo, redução do peso, alimentação baixa em colesteróis e sódio, controle da hipertensão e exercícios moderados (ver Capítulo 6). Embora seja difícil modificar um comportamento duradouro, ajudar os pacientes a adquirir comportamentos saudáveis reduz o risco, retarda ou interrompe a progressão de doenças cardiopulmonares.

Alimentação. Uma boa alimentação afeta a função cardiopulmonar por promover funções metabólicas normais. Uma alimentação insatisfatória leva a fatores de risco que afetam o coração e os pulmões. Sem os nutrientes essenciais, um paciente pode sofrer desgaste dos músculos respiratórios, resultando em perda de força muscular e excursão respiratória. A eficiência da tosse é reduzida em consequência do enfraquecimento dos músculos respiratórios, colocando o paciente em risco de retenção de secreções pulmonares. Um paciente com doença pulmonar crônica normalmente requer uma alimentação mais calórica e refeições menores e mais frequentes devido ao maior trabalho de respirar. A alimentação com uma quantidade moderada de carboidratos é recomendada para prevenir um aumento da produção de dióxido de carbono. Obesidade afeta os sistemas respiratório e cardiovascular. Pode levar a redução da expansão dos pulmões e aumento da demanda de oxigênio para atender às demandas metabólicas (Harding et al., 2020).

As práticas alimentares também influenciam a prevalência de doenças cardiovasculares (ver Capítulo 45). Pacientes com alterações nutricionais têm risco de desenvolver anemia, o que reduz a capacidade de o sangue transportar oxigênio e pode alterar o débito cardíaco. Uma alimentação cardioprotetora inclui alimentos ricos em fibras, grãos integrais, frutas e vegetais frescos, castanhas, antioxidantes, carnes magras, peixes e frango, além de ácidos graxos ômega-3. Uma alimentação composta por frutas, vegetais e laticínios desnatados que sejam ricos em fibras, potássio, cálcio e magnésio e pobres em gorduras saturadas e totais ajuda a prevenir e reduzir os efeitos da hipertensão (Harding et al., 2020).

Hidratação. A ingestão de líquidos é essencial para a saúde celular. O excesso de volume de líquidos pode levar à congestão vascular em pacientes com doenças cardíacas, renais ou pulmonares e prejudicar a capacidade de o corpo levar oxigênio aos tecidos. Desidratação ou deficiência no volume de líquidos podem resultar em tontura, desmaios, hipotensão ou espessamento das secreções respiratórias, o que torna difícil para o paciente expectorar as secreções (Harding et al., 2020).

Exercícios. Exercícios intensificam a atividade metabólica e a demanda de oxigênio do corpo. A frequência e a profundidade da respiração aumentam, permitindo que a pessoa inale mais oxigênio e exale o excesso de dióxido de carbono. Um programa de exercícios físicos traz vários benefícios (ver Capítulo 38). Pessoas que se exercitam durante 30 a 60 min por dia têm frequências de pulso e pressões arteriais mais baixas, menores níveis de colesterol, melhor circulação sanguínea e maior extração de oxigênio dos músculos utilizados (Harding et al., 2020).

Tabagismo. Tabagismo ativo e passivo está associado a uma série de doenças, incluindo doenças cardíacas, DPOC e câncer de pulmão. O tabagismo piora doenças vasculares periféricas e doenças arteriais coronarianas. A nicotina inalada causa vasoconstrição dos vasos sanguíneos periféricos e coronários, elevando a pressão arterial e reduzindo o fluxo sanguíneo para os vasos periféricos (McCance e Huether, 2019).

Mulheres que tomam pílulas anticoncepcionais e fumam têm maior risco de desenvolver tromboflebite e êmbolos pulmonares. Fumar durante a gestação pode resultar em bebês abaixo do peso, partos prematuros e bebês com função pulmonar reduzida (CDC, 2020a).

O tabagismo é responsável por aproximadamente 30% de todos os óbitos por câncer nos Estados Unidos, incluindo 80% de todos os óbitos decorrentes de câncer de pulmão. O tabagismo foi correlacionado ao desenvolvimento de outros cânceres, inclusive cânceres de boca, esôfago, fígado, bexiga, rins, colo de útero e leucemia mieloide (ACS, 2020a). Adesivos de nicotina, gomas de mascar e pastilhas são vendidos sem necessidade de receita médica, e *sprays* nasais e inaladores de nicotina podem ser obtidos mediante prescrição médica. Medicamentos prescritos, como bupropiona e vareniclina, também estão disponíveis para ajudar as pessoas a pararem de fumar (ACS, 2020b).

A exposição ambiental à fumaça de cigarro (tabagismo passivo) aumenta o risco de câncer de pulmão e de doença cardiovascular em não fumantes. Crianças cujos pais fumam têm maior incidência de asma, pneumonia e infecções de ouvido. Bebês expostos ao tabagismo passivo têm maior risco de síndrome da morte súbita do lactente (NCI, 2018).

Uso abusivo de substâncias. O consumo excessivo de álcool e outras drogas ilícitas prejudica a oxigenação tissular de duas maneiras. A primeira, é que a pessoa que abusa cronicamente de substâncias geralmente se alimenta mal. Com a resultante diminuição do consumo de alimentos ricos em ferro, a produção de hemoglobina cai. A segunda é que o uso excessivo de álcool e certas outras drogas deprime o centro respiratório, reduzindo a frequência e a profundidade da respiração e a quantidade de oxigênio inalado. O abuso de substâncias tanto por tabagismo ou inalação de substâncias, como *crack*, cocaína, gases de tintas ou cola causa lesão direta no tecido pulmonar, que leva a danos pulmonares permanentes (McCance e Huether, 2019). O relato de abuso de inalantes (*huffing*) por adolescentes para obter um efeito de euforia inclui o uso de uma ampla variedade de substâncias como tíner, removedor de esmaltes, cola, tinta *spray*, óxido nitroso e outros produtos domésticos comuns. Pode ocorrer morte súbita por arritmias cardíacas, ou o abuso crônico pode causar danos ao coração, pulmões e rins (NIDA, 2020).

Estresse. O estresse é uma ameaça percebida que resulta em um estímulo simpático. Estresse contínuo afeta adversamente a saúde e o bem-estar do paciente (ver Capítulo 37). Um estado contínuo de estresse aumenta a taxa metabólica e a demanda de oxigênio do corpo. O corpo reage ao estresse com aumento da frequência e profundidade da respiração e aumento do débito cardíaco. O estresse causa a liberação de cortisol, que afeta o metabolismo de gorduras e cria um risco de doença arterial coronariana (DAC) e hipertensão. Estressores podem ser um gatilho para exacerbações de asma. Pacientes com doenças crônicas ou doenças potencialmente fatais não conseguem suportar as demandas de oxigênio associadas ao estresse (McCance e Huether, 2019).

Fatores ambientais. Considere o ambiente dos pacientes. Populações rurais têm mais problemas associados a DPOC que não estão diretamente relacionados ao ambiente, mas sim relacionados ao fato de que mais pessoas fumam, há maior exposição ao tabagismo passivo e menos acesso a programas de cessação do tabagismo, além de maior probabilidade de residentes de áreas rurais não terem convênios médicos nos Estados Unidos (CDC, 2018c). O local de trabalho de um paciente às vezes aumenta o risco de doença pulmonar. Poluentes ocupacionais incluem amianto, pó de talco, poeira e fibras em suspensão. Por exemplo, fazendeiros em regiões secas do sudoeste dos Estados Unidos têm risco de desenvolver coccidioidomicose, uma doença fúngica causada pela inalação de esporos do fungo *Coccidioides immitis* presentes no ar (CDC, 2020b). Asbestose é uma doença pulmonar ocupacional que se desenvolve pela exposição a amianto. O pulmão com asbestose geralmente apresenta fibrose intersticial difusa, criando uma doença pulmonar restritiva. Pacientes expostos a amianto apresentam risco de desenvolvimento de câncer de pulmão, e esse risco aumenta com a exposição ao tabagismo (McCance e Huether, 2019).

John utiliza seu conhecimento sobre o sistema pulmonar e o impacto de determinados fatores de risco no funcionamento dos pulmões para planejar uma avaliação cardiopulmonar completa no sr. Edwards. A experiência prévia de John com avaliação de saúde e seu julgamento clínico o ajudam a objetivar importantes áreas de avaliação sem aumentar a angústia respiratória ou piorar a fadiga do sr. Edwards. Antes de começar a avaliação, ele analisa o prontuário do sr. Edwards e observa que a sra. Edwards tem histórico de tabagismo.

Pensamento crítico

Cuidar de pacientes com oxigenação prejudicada pode ser complexo. O julgamento clínico na aplicação do processo de enfermagem requer pensamento crítico, síntese de conhecimento, experiência, fatores ambientais, dados levantados dos pacientes, atitudes de pensamento crítico e padrões intelectuais e profissionais para garantir segurança e cuidados necessários. Julgamentos clínicos e pensamento crítico requerem que você antecipe informações, analise os dados, reconheça pistas e tome decisões sobre o cuidado de seu paciente. Durante a avaliação, considere todos os elementos que o auxiliarão a tomar decisões clínicas para identificar diagnósticos de enfermagem apropriados (Figura 41.4).

O conhecimento da fisiologia cardíaca e respiratória e do suprimento e demanda de oxigênio oferece uma base científica para sua abordagem do histórico de enfermagem de seu paciente. À medida que você conduz

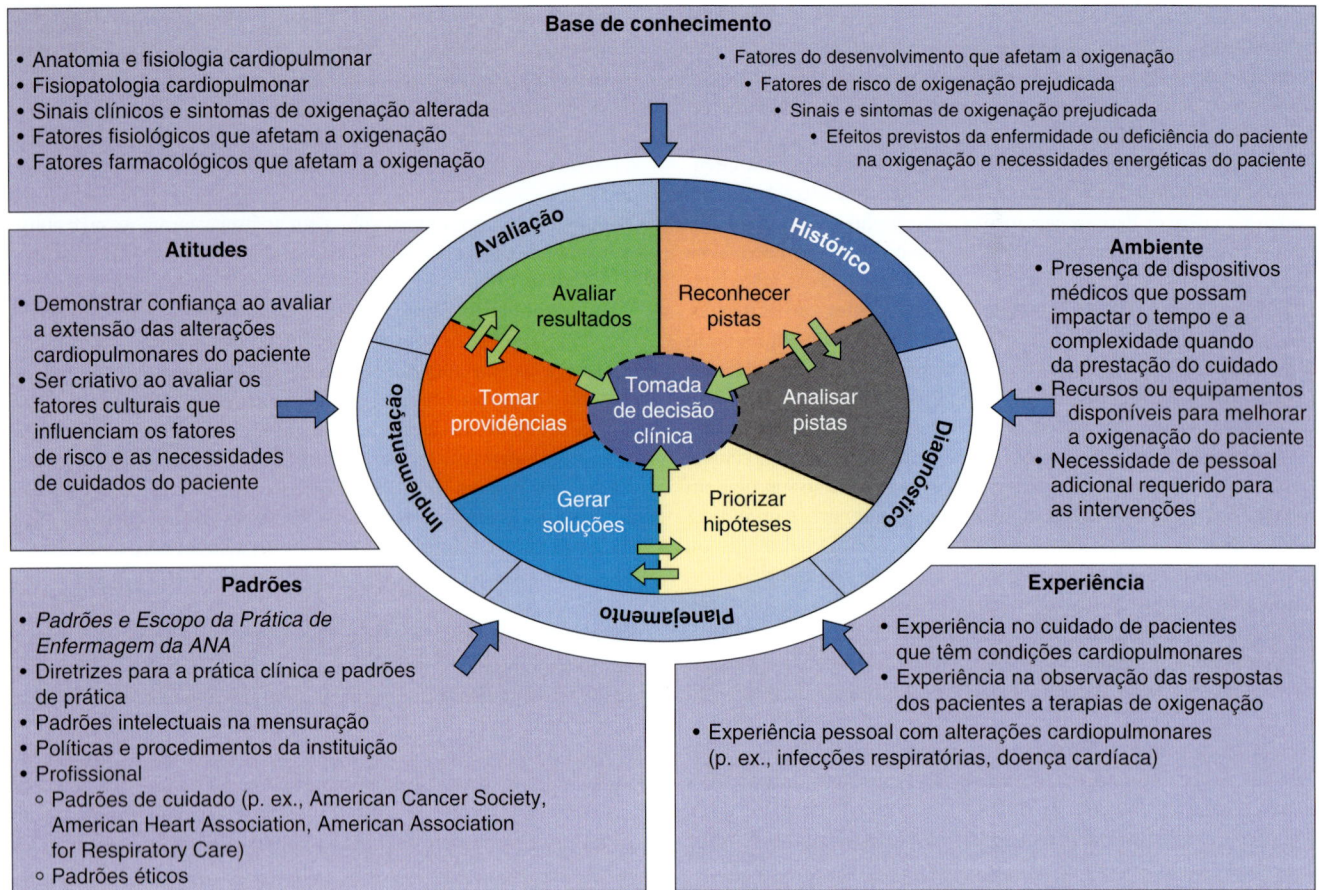

Figura 41.4 Modelo de pensamento crítico para avaliação da oxigenação. (Copyright de Modelo de Medida de Julgamento Clínico © NCSBN. Todos os direitos reservados.)

o histórico, considere também a patogênese e o impacto na saúde geral e na função em um paciente com doenças cardiopulmonares, e os possíveis efeitos de doenças subjacentes. Atitudes de pensamento crítico garantem que você aborde o cuidado do paciente de maneira metódica e lógica. Por exemplo, você vai avaliar um paciente que tem DAC, doença pulmonar crônica e diabetes de uma maneira diferente de um paciente que tem pneumonia e diabetes. A avaliação diferirá de acordo com a natureza da condição do paciente. Um paciente com problemas cardíacos primários terá um foco cardíaco, enquanto uma condição como pneumonia tem foco pulmonar. Use julgamento clínico para integrar o que você aprende sobre seu paciente, conhecimento de enfermagem e de outras disciplinas, experiências anteriores com outros pacientes e diretrizes clínicas relevantes. O uso de padrões internacionais, como aqueles da American Association for Respiratory Care (AARC) e da American Nurses Association (ANA), oferece orientações valiosas nos cuidados e manejo de pacientes (Figura 41.4). Sua capacidade de manejar o cuidado de pacientes com alterações na oxigenação melhorará conforme você adquire experiência e competência.

> **Pense nisso**
>
> Você está se preparando para ministrar uma aula a jovens sobre hábitos de estilo de vida e sua relação com doenças cardíacas e pulmonares. Quais informações você incluiria no plano de ensino, específicas para esta população? Compare esse plano de ensino com o que você teria para um grupo de adultos de meia-idade. No que eles seriam diferentes? Os conteúdos seriam iguais?

Processo de enfermagem

Aplique julgamento clínico conforme usa o processo de enfermagem e uma abordagem de pensamento crítico ao cuidar de seus pacientes. O processo de enfermagem oferece uma abordagem de tomada de decisão clínica para que você desenvolva e implemente um plano individualizado de cuidado centrado no paciente.

❖ Histórico de enfermagem

Durante o processo de avaliação, avalie minuciosamente cada paciente, analise criticamente seus achados e identifique pistas para garantir que você tome decisões clínicas centradas no paciente sobre a natureza dos problemas de saúde dele. Você utilizará julgamento clínico ao avaliar a atual condição do paciente comparando-a com sinais e sintomas previstos de condições médicas conhecidas para identificar se existem manifestações físicas de oxigenação alterada. A avaliação de enfermagem inclui um histórico aprofundado da função cardiopulmonar normal e atual do paciente; problemas anteriores na função cardíaca, circulatória ou respiratória; e os métodos que o paciente usa para otimizar a oxigenação. O histórico de enfermagem inclui uma revisão de alergias a medicamentos, alimentos ou outras coisas. O exame físico referente à condição cardiopulmonar do paciente revela a extensão dos sinais e sintomas existentes (Ball et al., 2019) (ver Capítulo 30). A utilização de parâmetros como oximetria de pulso e capnografia auxilia na avaliação de pacientes com respiração espontânea, pacientes que estão intubados e pacientes que requerem oxigenoterapia ou ventilação mecânica. A oximetria de pulso proporciona resposta instantânea sobre o nível de oxigenação do paciente. A **capnografia**, também conhecida como *monitoramento de CO_2 na corrente final*, oferece informação instantânea sobre a ventilação do paciente (quão efetivamente o CO_2 está sendo eliminado pelo sistema pulmonar), perfusão (quão efetivamente o CO_2 está sendo transportado através do sistema vascular), e quão efetivamente o CO_2 é produzido pelo metabolismo celular (Hartjes, 2018; Urden et al., 2020). A capnografia é verificada perto do fim da exalação. Finalmente, uma revisão dos exames laboratoriais e diagnósticos oferece dados valiosos para a avaliação.

Pelo olhar do paciente. Conforme você conduz seu histórico, pergunte aos pacientes quais são suas prioridades e o que eles esperam de sua consulta de cuidado de saúde. A identificação de suas expectativas em relação à saúde, seus sintomas e plano de tratamento garante que você envolva os pacientes no processo de tomada de decisão, o que ajuda a participar do próprio cuidado. Por exemplo, planejar um programa de exercícios para um paciente que expressa o desejo de aumentar sua tolerância à atividade ajuda a alcançar os objetivos de saúde do paciente. Em compensação, planejar um programa de cessação do tabagismo para um paciente que não está pronto para a mudança é frustrante tanto para o paciente quanto para você.

Estabeleça resultados realistas a curto prazo. Por exemplo, programas de exercícios e tratamentos para cessação do tabagismo são eficazes na melhora da função cardiopulmonar, mas o paciente precisa estar disposto a participar do programa e pode precisar usar várias estratégias a curto prazo para conseguir. Educar o paciente sobre as oportunidades de aconselhamento individual, em grupo ou por telefone e identificar um sistema de apoio social dá mais opções individuais durante o desenvolvimento do plano. Vários centros comunitários têm diversos programas de exercícios individualizados aos resultados específicos de cada pessoa. Quando a cessação do tabagismo é uma prioridade para o paciente, há programas de cessação do tabagismo e vários medicamentos à base de nicotina ou não que podem ser discutidos para identificar qual deles se encaixa ao estilo de vida do paciente. Uma combinação de terapia e medicação é mais eficaz do que cada um desses individualmente (CDC, 2018b).

Lembre-se de que seus resultados e expectativas nem sempre coincidem com os do seu paciente. Abordando as preocupações e expectativas do paciente, você cria um relacionamento que aborda como alcançar outros resultados esperados. Conhecer as perspectivas e expectativas de seus pacientes e respeitar seus desejos é de grande ajuda para que eles consigam fazer mudanças benéficas significativas de estilo de vida.

Histórico de enfermagem. O histórico de enfermagem deve estar focado na capacidade de o paciente atender às necessidades de oxigênio e manter a saúde cardiorrespiratória. O histórico de enfermagem da função respiratória inclui a exclusão da presença de tosse, falta de ar, dispneia, chiados, dor, exposições ambientais, frequência de infecções do sistema respiratório, fatores de risco pulmonares, problemas respiratórios prévios, uso atual de medicamentos e histórico de tabagismo ou exposição a tabagismo passivo. O histórico de enfermagem para a função cardíaca inclui dor e características de dor, fadiga, circulação periférica, fatores de risco cardíaco, alimentação e presença de condições cardíacas concomitantes ou prévias. Assim, é importante fazer perguntas específicas relacionadas a doenças cardiopulmonares e analisar cuidadosamente todos os achados e características definidores para pistas que indiquem possíveis motivos e tratamentos para a oxigenação alterada de um paciente (Boxe 41.2).

Riscos à saúde. Determine os fatores de risco hereditários, como histórico familiar de câncer de pulmão ou doença cardiovascular. A documentação inclui parentes consanguíneos que tiveram doença cardiopulmonar e seu atual nível de saúde ou com que idade morreram. Avalie se houve exposição a organismos infecciosos, como TB. Avalie também fatores de risco ocupacionais e ambientais (p. ex., exposição a amianto) (Ball et al., 2019; McCance e Huether, 2019).

Dor. A presença de dor no peito requer uma avaliação minuciosa imediata, incluindo localização, duração, radiação e frequência. Além disso, é importante observar quaisquer outros sintomas associados a dor no peito, como náuseas, diaforese, fadiga extrema ou fraqueza. Dor cardíaca não ocorre com variações respiratórias. Dor no peito em homens mais comumente ocorre do lado esquerdo do peito e se irradia para o braço esquerdo. Dor no peito em mulheres é muito menos definitiva e geralmente se manifesta como uma sensação de falta de ar, dor nos maxilares ou nas costas, náuseas e/ou fadiga (CDC, 2020a). Dor pericárdica resulta de inflamação do saco pericárdico, ocorre ao inspirar e normalmente não se irradia (Ball et al., 2019).

Boxe 41.2 Questões do histórico de enfermagem

Natureza do problema cardiopulmonar
- Descreva o problema que você está sentindo com seu coração
- O problema (p. ex., dor no peito, frequência cardíaca acelerada) ocorre em um momento específico do dia, durante ou após exercícios, ou o tempo todo?
- Você percebe batimentos anormais? Esses batimentos ocorrem em um horário específico do dia ou durante/após atividades? O que melhora ou piora esses batimentos anormais?
- O problema afeta sua capacidade de realizar atividades diárias?

Perguntas a serem feitas em relação à respiração
- Descreva os problemas de respiração que você está sentindo
- No que seu padrão de respiração mudou?
- Você tem tosse? A tosse está aumentando? Fica pior em determinada hora do dia?
- Descreva sua tosse. É seca ou produtiva? Você expele catarro quando tosse? Esse catarro tem cor, volume ou espessura diferente?
- Em uma escala de 0 a 10, sendo 10 a mais grave, classifique sua falta de ar. O que ajuda a aliviar sua falta de ar?

Perguntas a serem feitas em relação à dor no peito
- Se você está sentindo dor no peito, o que causa a dor e quanto tempo ela dura? É um tipo diferente de dor? O que a alivia ou piora? Mostre-me exatamente onde é que sente essa dor
- A dor no peito ocorre quando você tosse?
- Em uma escala de 0 a 10, sendo 0 nenhuma dor e 10 a pior dor possível, classifique sua pior dor no peito. Como você descreveria sua dor? A dor está diferente hoje?
- Você tem algum outro sintoma como náusea, dormência e formigamento nos braços, palpitações ou ansiedade quando você tem dor no peito?

Perguntas a serem feitas sobre fatores de predisposição
- Você foi exposto a gripes, resfriados ou outras doenças respiratórias?
- Diga-me quais medicamentos você está tomando. Você está tomando medicamentos de venda livre ou suplementos? Se sim, quais?
- Você fuma? Há quanto tempo você fuma? Quantos cigarros você fuma por dia? Você já foi exposto a tabagismo passivo?
- Você tem feito algum exercício não habitual?

Perguntas a serem feitas sobre efeitos dos sintomas
- Descreva-me sua alimentação diária típica
- Diga-me como os sintomas afetam suas atividades diárias, apetite, sono e rotina de exercícios.

Dor no peito pleurítica resulta de inflamação do espaço pleural dos pulmões; a dor é periférica e se irradia para as regiões escapulares. Manobras inspiratórias como tossir, bocejar e suspirar pioram a dor no peito pleurítica. Os pacientes geralmente descrevem essa dor como uma facada, com duração de um minuto até horas e sempre em associação à inspiração. Dor musculoesquelética geralmente se apresenta após exercícios, traumatismo nas costelas e episódios de tosse prolongada. A inspiração piora essa dor, e os pacientes geralmente a confundem com dor no peito pleurítica (Ball et al., 2019).

Fadiga. É uma sensação subjetiva na qual o paciente reporta perda de resistência. Fadiga em um paciente com alterações cardiopulmonares é normalmente um sinal inicial de piora do processo crônico subjacente. Para proporcionar uma medida objetiva da fadiga, peça que o paciente a classifique usando uma escala de 0 a 10, na qual 10 representa o pior nível e 0 representa ausência de fadiga. Pergunte a seus pacientes quando eles observam a fadiga, o que faz com que ela melhore ou piore, se ela começa de forma súbita ou gradativa, se é pior pela manhã ou mais para o fim do dia, e como a fadiga afeta o que eles desejam fazer (Ball et al., 2019; Harding et al., 2020).

Dispneia. Está associada a hipoxia. É a sensação subjetiva de respiração difícil ou desconfortável ou a respiração difícil observada com falta de ar. Dispneia está normalmente associada a exercícios ou excitação, mas, em alguns pacientes, ela está presente sem nenhuma relação com atividade ou exercício. Dispneia está associada a várias condições como doenças pulmonares, doenças cardiovasculares, condições neuromusculares e anemia. Além disso, ela ocorre em gestantes nos meses finais da gravidez. Finalmente, fatores ambientais, tais como poluição, ar frio e tabagismo também causam ou pioram a dispneia (Ball et al., 2019).

Ao coletar informações sobre a sensação de dispneia de um paciente, pergunte a ele quando a dispneia ocorre (p. ex., mediante esforço, estresse ou infecção do sistema respiratório) e o que melhora a dispneia (p. ex., repouso, medicação inalada ou mudança de posição). Determine se a dispneia do paciente afeta sua capacidade de se deitar horizontalmente. **Ortopneia** é uma condição anormal na qual o paciente usa vários travesseiros para reclinar a fim de respirar melhor ou se senta inclinado para a frente com os braços elevados. O número de travesseiros usados geralmente ajuda a quantificar a ortopneia (p. ex., ortopneia de dois ou três travesseiros). Pergunte também se o paciente precisa dormir em uma cadeira reclinável para respirar melhor. Dispneia paroxística noturna (DPN) ocorre quando o paciente está dormindo. O paciente geralmente acorda em pânico, com uma sensação de sufocamento, e tem uma necessidade premente de se sentar para aliviar a falta de ar (Ball et al., 2019).

Tosse. Tossir é um reflexo de proteção para limpar a traqueia, os brônquios e os pulmões de irritações e secreções. Pacientes com tosse crônica tendem a negar, subestimar ou minimizar sua tosse, geralmente por estarem tão acostumados a ela que nem percebem sua frequência (Ball et al., 2019).

Se um paciente tem tosse, verifique quando começa a tosse, com que frequência ela ocorre, e se ela é produtiva ou não produtiva. Tosses crônicas são normalmente um sinal de doença pulmonar crônica, enquanto tosses agudas podem ser um sinal de infecção ou de inalação de um irritante. Uma tosse não produtiva está geralmente associada a alergias ou doença do refluxo gastresofágico. Uma tosse produtiva resulta na produção de catarro (p. ex., material expelido dos pulmões por meio da tosse, que o paciente engole ou expectora). O catarro contém muco, resíduos celulares, microrganismos e, às vezes, pus ou sangue. Colete informações sobre o tipo e a quantidade do catarro. Oriente os pacientes a tentar tossir um pouco de catarro e a não simplesmente limpar a garganta, o que produz somente saliva. Faça o paciente tossir em um recipiente de amostragem. Inspecione a cor do catarro (se é esverdeado ou manchado de sangue), sua consistência (se ralo ou espesso), o odor (inodoro ou malcheiroso) e a quantidade em colheres de sopa ou milímetros (Ball et al., 2019).

Se houver presença de **hemoptise** (sangue no catarro), determine se está associada a tosse e sangramento do sistema respiratório superior, drenagem sinusal ou do sistema digestório (**hematêmese**). A hemoptise tem um pH alcalino, e a hematêmese tem pH ácido; assim, a testagem de pH da amostra pode ajudar a determinar a fonte (McCance e Huether, 2019). Descreva a hemoptise de acordo com a quantidade e a cor, e se está misturada com catarro. Observe se o paciente faz tratamento com anticoagulantes. Quando o catarro tem sangue ou está manchado de sangue, os médicos normalmente realizam exames diagnósticos, como exames das amostras de catarro, radiografias de tórax, **broncoscopia** e outros testes.

Fatores ambientais e ocupacionais. Exposição ambiental a substâncias inaláveis como fumaça, poeira, silício, mofo, baratas, pelos de animais e amianto está relacionada a doenças respiratórias. Investigue exposições na residência, no local de trabalho do paciente e em viagens recentes. Além disso, determine se o paciente que não fuma é exposto a tabagismo passivo (ATSDR, 2018; McCance e Huether, 2019).

Envenenamento por monóxido de carbono (CO) geralmente resulta de exaustores de fumaça ou lareiras não devidamente ventiladas. O paciente terá queixas vagas de mal-estar em geral, sintomas tipo gripe e sonolência excessiva. Os pacientes estão sob risco ainda maior no fim do outono, quando ligam suas caldeiras ou quando voltam a usar as lareiras novamente (CDC, 2020c). Pergunte se há detector de CO na casa.

Gás radônio é uma substância radioativa derivada do urânio encontrada em solo, pedras e água, que entra nas casas por meio de lençóis freáticos ou água de poço. Quando a casa é mal ventilada, esse gás não consegue sair, ficando preso. Se um paciente que fuma também mora em uma casa com nível elevado de gás radônio, o risco de câncer de pulmão é altíssimo (EPA, 2016). Pergunte se o paciente tem algum detector de radônio em casa.

Tabagismo. É importante determinar a exposição direta e secundária do paciente ao tabaco. Pergunte sobre qualquer histórico de tabagismo; inclua o número de anos que a pessoa fumou e o número de maços fumados por dia. Isso é registrado como histórico de maços-ano (maços por dia × anos de tabagismo). Por exemplo, se um paciente fumou dois maços por dia durante 20 anos, ele tem um histórico de 40 maços-ano. Determine a exposição a tabagismo passivo, pois qualquer forma de exposição ao tabaco aumenta o risco de um paciente desenvolver doenças cardiopulmonares (American Lung Association [ALA], 2020a).

Infecções respiratórias. Obtenha informações sobre a frequência e a duração de infecções do sistema respiratório de um paciente. Embora ocasionalmente todos tenham um resfriado autolimitante, algumas pessoas desenvolvem bronquite ou pneumonia. Em média, os pacientes têm quatro resfriados por ano. Determine se e quando o paciente tomou vacina pneumocócica ou contra *influenza* (gripe). Isso é especialmente importante quando se avaliam idosos devido a seu maior risco de doenças respiratórias (Touhy e Jett, 2018). Pergunte sobre qualquer exposição conhecida a TB e a data e os resultados da última prova tuberculínica.

Determine o risco de o paciente contrair o vírus da imunodeficiência humana (HIV). Pacientes com histórico de uso de drogas intravenosas (IV) e múltiplos parceiros sexuais sem uso de proteção estão em risco de desenvolver infecção pelo HIV. Nem sempre os pacientes apresentam sintomas de infecção pelo HIV, a menos que apresentem pneumonia *pneumocística* ou *micoplásmica*. Pacientes com HIV/AIDS (síndrome da imunodeficiência adquirida) ou outras condições de imunocomprometimento apresentam maior risco de infecções respiratórias (McCance e Huether, 2019).

A pandemia de covid-19 implica maiores riscos para a saúde. Embora pessoas de qualquer idade, mesmo jovens adultos saudáveis, possam se contaminar com o vírus, o risco de doença grave aumenta com a idade, sendo que idosos apresentam maior risco. Pessoas que apresentam condições clínicas subjacentes, incluindo, porém não se limitando a, câncer, doença cardiopulmonar crônica, imunossupressão, obesidade, diabetes ou síndrome de Down, também têm mais risco de desenvolver doença grave. Essa é uma infecção respiratória facilmente transmissível por meio de gotículas respiratórias e pelo ar; ela comumente se espalha por intermédio de contato próximo. Os sintomas iniciais são semelhantes ao de uma gripe, mas o vírus se espalha de maneira mais eficiente do que os vírus influenza (CDC, 2021d).

Alergias. Pergunte a seu paciente sobre exposição a alergênios aéreos (p. ex., pelos de animais, pólen ou mofo). Sintomas alérgicos típicos incluem lacrimação, espirros, coriza ou sintomas respiratórios como tosse ou chiados. Ao obter as informações do paciente, faça perguntas específicas sobre o tipo de alergênio, reação a esses alergênios e medidas de alívio bem e malsucedidas. Além disso, determine o efeito da qualidade do ar ambiental e da exposição a tabagismo passivo na alergia e nos sintomas do paciente. A prática segura de enfermagem também inclui obter informações sobre alergias alimentares, medicamentosas ou a insetos no histórico e exame físico iniciais. Contudo, sempre confirme essas informações com o paciente em avaliações subsequentes, principalmente no que diz respeito a alergênios respiratórios (Ball et al., 2019).

Medicamentos. Outro componente do histórico de enfermagem inclui a verificação de todos os medicamentos que o paciente está usando. Entre eles, incluem-se medicamentos prescritos, medicamentos de venda livre, medicina popular, medicamentos fitoterápicos, terapias alternativas e drogas, e substâncias ilícitas. Algumas dessas fórmulas têm seus próprios efeitos adversos ou decorrentes de interações com outros fármacos (Ball et al., 2019). Por exemplo, uma pessoa que usa um medicamento broncodilatador de prescrição pode optar por usar também um inalante de venda livre. Muitos desses inalantes contêm efedrina ou *ma huang*, uma efedrina natural que age como a epinefrina. Esse produto reage com o medicamento prescrito potencializando ou reduzindo o efeito desse medicamento. Pacientes que tomam varfarina para afinar o sangue prolongam o tempo de protrombina (TP)/resultados da razão normalizada internacional (RNI) se estiverem tomando ginkgo biloba, alho ou ginseng com o anticoagulante. A interação medicamentosa pode precipitar sangramento potencialmente fatal, como sangramento gastrintestinal (Harding et al., 2020).

É importante determinar se o paciente usa drogas ilícitas. Opioides inaláveis, que geralmente são diluídos com pó de talco, causam distúrbios pulmonares resultantes do efeito irritante do pó nos tecidos do pulmão. Maconha geralmente é fumada enrolada como cigarro ou em cachimbos. A fumaça da maconha é irritante para os pulmões, colocando os usuários em maior risco de desenvolver doenças respiratórias (NIDA, 2019). A cocaína é cheirada pelo nariz, colocada nas gengivas, fumada ou injetada. Usuários de cocaína podem sofrer alterações cardiovasculares agudas, como constrição dos vasos sanguíneos e aumento da frequência cardíaca e da pressão arterial. Pessoas que usam cocaína em sua forma inalável geralmente desenvolvem infecções respiratórias, como pneumonia. As mortes por uso de cocaína são, em geral, causadas por paradas cardiorrespiratórias ou acidentes vasculares encefálicos (AVE) (NIDA, 2018).

Assim como com todos os medicamentos, avalie o conhecimento de um paciente e sua capacidade de autoadministrar medicamentos corretamente (ver Capítulo 31). É especialmente importante avaliar se o seu paciente conhece os possíveis efeitos colaterais dos medicamentos. Os pacientes precisam reconhecer as reações adversas e estar cientes dos perigos de combinar medicamentos de prescrição com produtos de venda livre.

Exame físico. O exame físico inclui a avaliação do sistema cardiopulmonar (ver Capítulo 30). Dê atenção especial ao avaliar mudanças, em um paciente idoso, que ocorrem com o processo de envelhecimento (Tabela 41.1). Essas mudanças afetam a tolerância do paciente à atividade e o nível de fadiga ou causam mudanças passageiras nos sinais vitais, e nem sempre estão associadas a uma doença cardiopulmonar específica. Use julgamento clínico para garantir a análise apropriada dos dados do histórico de enfermagem.

Inspeção. Utilizando técnicas de inspeção, faça uma observação do paciente dos pés à cabeça em relação à cor da pele e da membrana mucosa, aparência geral, nível de consciência, adequação da circulação sistêmica, padrões respiratórios e movimento da parede torácica (Tabela 41.2). Identifique achados inesperados e investigue-os a fundo durante a palpação, percussão e ausculta.

A inspeção inclui observações se as unhas estão baqueteadas ou não (ver Capítulo 30). Unhas baqueteadas geralmente ocorrem em pacientes com deficiência crônica de oxigênio, como na FC e em defeitos cardíacos congênitos. Também observe o formato da parede torácica. Condições como idade avançada e DPOC fazem com que o tórax assuma um formato arredondado, tipo "barril" (Ball et al., 2019; Harding et al., 2020).

Observe se há retração no movimento da parede torácica (p. ex., penetração dos tecidos moles do tórax entre os espaços intercostais) e o uso de músculos acessórios. A elevação das clavículas do paciente em repouso revela maior trabalho respiratório. Também observe o padrão respiratório do paciente e avalie a presença de respiração paradoxal (a parede torácica se contrai durante a inspiração e se expande durante a

Tabela 41.1 Efeitos do envelhecimento nos achados da avaliação cardiopulmonar.

Função	Mudança fisiopatológica	Principais achados clínicos
Coração		
Contração muscular	Espessamento da parede ventricular, mais colágeno e menos elastina no músculo cardíaco	Débito cardíaco reduzido (edema, dispneia, intolerância à atividade, incapacidade de deitar-se horizontalmente por muito tempo)
Circulação sanguínea	As valvas cardíacas ficam mais espessas e rígidas, com maior frequência as valvas mitral e aórtica	Sopro de ejeção sistólica
Sistema de condução	O nódulo SA fica fibrótico pela calcificação; número reduzido de células marca-passo no nódulo SA	Aumento dos intervalos P-R, QRS, e Q-T, menor amplitude do complexo QRS; menor tolerância à taquicardia
Complacência dos vasos arteriais	Vasos calcificados, perda de distensibilidade arterial, menos elastina nas paredes dos vasos, vasos mais sinuosos	Hipertensão com aumento da pressão arterial sistólica

(*continua*)

Tabela 41.1 Efeitos do envelhecimento nos achados da avaliação cardiopulmonar. (Continuação)

Função	Mudança fisiopatológica	Principais achados clínicos
Pulmões		
Mecânica respiratória	Menor complacência da parede torácica, perda do recuo elástico Redução da massa/força dos músculos respiratórios	Fase de exalação prolongada Diminuição da capacidade vital Intolerância à atividade
Oxigenação	Diminuição da área de superfície alveolar Redução da capacidade de difusão de dióxido de carbono	Redução da Pa_{O_2} Leve aumento da Pa_{CO_2}
Controle da respiração/Padrão da respiração	Menor capacidade de reação dos quimiorreceptores centrais e periféricos à hipoxemia e à hipercapnia	Aumento da frequência respiratória Diminuição do volume corrente
Mecanismos de defesa dos pulmões	Menor número de cílios Diminuição da produção de IgA e de imunidade humoral e celular Membranas mucosas mais ressecadas	Diminuição da depuração de via respiratória Diminuição do reflexo de tosse Maior risco de infecção
Sono e respiração	Impulso respiratório reduzido Tônus reduzido dos músculos das vias respiratórias superiores	Maior risco de aspiração e infecção respiratória Ronco, apneia obstrutiva do sono

IgA, Imunoglobulina A; Pa_{CO_2}, pressão do dióxido de carbono arterial; Pa_{O_2}, pressão de oxigênio arterial; SA, sinoatrial. (De Ball JW et al.: *Seidel's guide to physical examination*, ed 9, St Louis, 2019, Elsevier, e Touhy T, Jett K: *Gerontological nursing and healthy aging*, ed 5, St Louis, 2018, Elsevier.)

Tabela 41.2 Inspeção do estado cardiopulmonar.

Anormalidade	Causa
Olhos	
Xantelasma (lesões lipídicas amareladas nas pálpebras)	Hiperlipidemia
Palidez conjuntival	Anemia
Conjuntiva cianótica	Hipoxemia
Petéquias conjuntivais	Embolia gordurosa ou endocardite bacteriana
Nariz	
Narinas abertas	Falta de ar, dispneia
Boca e lábios	
Membranas mucosas cianóticas	Oxigenação reduzida (hipoxia)
Respiração com lábios franzidos	Associada a doença pulmonar crônica
Palidez	Anemia
Veias do pescoço	
Distensão	Associada a insuficiência cardíaca direita
Tórax	
Retrações	Maior trabalho respiratório, dispneia
Assimetria	Lesão na parede torácica
Tórax em barril	DPOC; pode ser normal em alguns idosos
Pontas dos dedos e leitos ungueais	
Cianose	Débito cardíaco reduzido ou hipoxia
Pontos de hemorragia nas unhas	Endocardite infecciosa
Baqueteamento dos leitos ungueais	Hipoxemia crônica
Pele	
Cianose periférica	Vasoconstrição e diminuição do fluxo de sangue; ambientes frios
Cianose central	Hipoxemia
Diminuição do turgor da pele	Desidratação (achado normal em idosos em consequência da perda de elasticidade da pele)
Edema dependente	Associado a insuficiência cardíaca direita e esquerda
Edema periorbital	Associado a doença renal

De Ball JW et al.: *Seidel's Physical examination handbook*, ed 9, St Louis, 2019, Elsevier.

expiração) ou respiração dessincronizada. Em repouso, a frequência respiratória normal de um adulto é de 12 a 20 respirações por minuto. Bradipneia é considerada quando há menos de 12 respirações por minuto, e taquipneia quando acima de 20 respirações por minuto (ver Capítulo 29). Em algumas condições, como na acidose metabólica, o pH ácido estimula o aumento da frequência, geralmente acima de 35 respirações por minuto, e a profundidade das respirações (**respiração de Kussmaul**) para compensar a redução dos níveis de dióxido de carbono. Apneia é a ausência de respirações por 5 a 20 s ou mais. **Respiração de Cheyne-Stokes** ocorre quando há uma diminuição do fluxo de sangue ou lesão no tronco encefálico. Esse tipo de respiração é um padrão respiratório anormal, com períodos de apneia seguidos por períodos de respirações profundas e depois de respirações superficiais seguidas de mais apneia (McCance e Huether, 2019; Harding et al., 2020).

Palpação. A palpação do tórax proporciona informações de avaliação em várias áreas. Ela documenta o tipo e a quantidade de excursão torácica; verifica quaisquer áreas de sensibilidade, ajuda a identificar frêmito tátil, vibrações e agitações, e o ponto cardíaco de impulso máximo (PIM). A palpação das extremidades fornece dados sobre a circulação periférica (p. ex., presença e qualidade dos pulsos periféricos, temperatura da pele, cor e repreenchimento dos capilares) (ver Capítulo 30).

A palpação dos pés e pernas determina a presença ou ausência de edema periférico. Pacientes com alterações na função cardíaca, com insuficiência cardíaca ou hipertensão, geralmente apresentam edema podal ou de extremidade inferior. O edema é classificado como 1+ a 4+, dependendo da profundidade da depressão na pele, que é visível após compressão digital firme (ver Capítulo 30).

Palpe os pulsos no pescoço e extremidades para avaliar a circulação sanguínea arterial (ver Capítulo 30). Use uma escala de 0 (ausência de pulso) para 4+ (pulso total e forte) para descrever o que você sente. O pulso normal é 2+; um pulso fraco e oscilante é um pulso 1+. *Nunca palpe ambas as artérias carótidas ao mesmo tempo*, já que isso pode fazer o paciente perder a consciência (Ball et al., 2019).

Percussão. A percussão detecta a presença anormal de líquidos ou ar nos pulmões. Ela também determina a excursão diafragmática (ver Capítulo 30).

Ausculta. A ausculta identifica a presença de sons cardíacos e pulmonares normais e anormais (ver Capítulo 30). A auscultação do sistema cardiovascular inclui a avaliação de sons S_1 e S_2 normais e a presença de sons S_3 e S_4 anormais (galopantes), sopros ou atritos. Identifique localização, intensidade, altura e qualidade de um sopro. A ausculta também identifica quaisquer vibrações acima da carótida, aorta abdominal e artérias femorais (Ball et al., 2019).

"Sons respiratórios adventícios" é outro termo para sons ou ruídos respiratórios anormais. Esses sons incluem chiados, crepitações e roncos. Chiado é um som musical contínuo e agudo causado por movimento de alta velocidade do ar através de uma via respiratória estreitada. Está associado a asma, bronquite aguda ou pneumonia. Ocorre durante a inspiração, expiração ou ambos. Determine se há algum fator desencadeante como infecção respiratória, alergênios, exercícios ou estresse. Crepitações são sons intermitentes de várias alturas, mais frequentemente ouvidos durante a inspiração. Elas são resultado da interrupção das pequenas passagens respiratórias e não podem ser limpas pela tosse. São geralmente ouvidas em pacientes com pneumonia, enfisema ou bronquite crônica. Roncos, ou chiados sonoros, têm um tom mais grave do que as crepitações e são geralmente ouvidos durante a expiração. Eles refletem a presença de secreções espessas ou espasmos musculares na via respiratória. Roncos normalmente podem ser eliminados pela tosse e são mais comumente ouvidos em pacientes com asma ou pneumonia (Ball et al., 2019).

Exames diagnósticos. Utiliza-se uma série de exames diagnósticos para monitorar e avaliar a função cardiopulmonar. Alguns desses exames não são invasivos, enquanto outros são mais invasivos. Os exames diagnósticos utilizados na análise e avaliação de pacientes com alterações cardiopulmonares são resumidos nas Tabelas 41.3 a 41.5. Ao revisar os resultados dos estudos de função pulmonar, esteja ciente das variações esperadas em pacientes de diferentes culturas (Boxe 41.3).

Um exame de detecção é o teste de Mantoux (Boxe 41.4). Esse é um exame simples, recomendado para profissionais da saúde que cuidam de pacientes com maior risco de TB. Os pacientes de maior risco incluem pessoas de outros países nos quais a doença da TB é comum (maioria dos países da América Latina, África e Ásia, por exemplo), detentos e funcionários de presídios, e residentes de instituições de cuidados prolongados (CDC, 2016a).

Exames diagnósticos invasivos, como a toracentese, são dolorosos. O nível de dor produzido por um procedimento diagnóstico depende da tolerância do paciente à dor (ver Capítulo 44). Diminua a ansiedade explicando o procedimento e dizendo aos pacientes o que esperar. Certifique-se de que os pacientes entendam a importância de seguir as

Tabela 41.3 Exames de sangue para diagnóstico cardiopulmonar.

Exame e valores normais	Interpretação
Hemograma completo	
Os valores normais de um hemograma completo (HC) variam de acordo com a idade e o sexo	Um HC determina o número e o tipo de glóbulos vermelhos e brancos por milímetro cúbico de sangue. Por dos glóbulos brancos, avalia-se a presença de infecção. Os glóbulos vermelhos e a hemoglobina determinam a presença de anemia e a capacidade de o sangue levar oxigênio aos tecidos
Enzimas cardíacas	
Creatinoquinase (CK-MB): enzima cardioespecífica liberada pelas células quando o tecido do miocárdio é danificado. Níveis de CK total acima de 4 a 6% são altamente indicativos de IM; os níveis aumentam em questão de 4 a 6 h após o IM	Os médicos usam as enzimas cardíacas, juntamente com a troponina, para diagnosticar infartos agudos do miocárdio
Troponinas cardíacas	
Troponina I cardíaca no plasma < 0,03 ng/mℓ	O valor aumenta em até 3 h depois da lesão do miocárdio
Troponina T cardíaca no plasma < 0,1 ng/mℓ	O valor geralmente permanece elevado por 10 a 14 dias

(*continua*)

Tabela 41.3 Exames de sangue para diagnóstico cardiopulmonar. (*Continuação*)

Exame e valores normais	Interpretação
Eletrólitos séricos Potássio (K⁺) 3,5 a 5 mEq/ℓ ou 3,5 a 5 mmol/ℓ	Pacientes em terapia diurética têm risco de desenvolver hipopotassemia (baixos níveis de potássio) Pacientes que tomam inibidores da enzima conversora de angiotensina (ECA) têm risco de desenvolver hiperpotassemia (altos níveis de potássio) Devido ao potássio exercer um efeito no ritmo cardíaco, é importante manter esse valor o mais próximo possível do normal
Colesterol Adulto < 200 mg/dℓ ou < 5,2 mmol/ℓ (unidades SI)	Fatores contribuintes incluem sedentarismo e consumo de ácidos graxos saturados, além de hipercolesterolemia familiar
Lipoproteínas de baixa densidade (LDLs) (colesterol ruim) < 130 mg/dℓ Lipoproteínas de densidade muito baixa (VLDLs) 7 a 32 mg/dℓ	Colesterol tipo LDL alto (hipercolesterolemia) é causado pela ingestão excessiva de ácidos graxos saturados, ingestão de colesterol pela alimentação e obesidade. Hipercolesterolemia e hiperlipidemia familiar, hipotireoidismo, síndrome nefrótica e diabetes melito também são fatores contribuintes. VLDLs são as transportadoras predominantes de triglicerídeos e podem ser convertidas em LDL por lipase de lipoproteína. Níveis acima de 25 a 50% indicam risco aumentado de doença cardíaca
Lipoproteínas de alta densidade (HDLs) (colesterol bom) Homens: > 45 mg/dℓ; mulheres: > 55 mg/dℓ	Fatores como tabagismo, obesidade, sedentarismo, agentes bloqueadores beta-adrenérgicos, distúrbios genéticos do metabolismo de HDL, hipertrigliceridemia e diabetes tipo 2 causam baixos níveis de colesterol HDL
Triglicerídeos Homens: 40 a 160 mg/dℓ; mulheres: 35 a 135 mg/dℓ	Obesidade, consumo excessivo de bebidas alcóolicas, diabetes melito, agentes bloqueadores beta-adrenérgicos e histórico familiar causam a hipertrigliceridemia
Outros exames Peptídio natriurético cerebral < 100 pg/mℓ	Seu aumento pode ser usado para ajudar a determinar a gravidade da insuficiência cardíaca congestiva
Proteína C reativa < 0,1/dℓ ou < 10 mg/ℓ	Exame utilizado para detectar inflamação se houver forte suspeita de lesão tissular ou infecção em algum local do corpo. Também pode ser usado para avaliar o risco de um paciente desenvolver doença arterial coronariana e acidente vascular encefálico. Utilizado para ajudar a avaliar sepse nos pacientes

De Pagana KD et al.: *Mosby's diagnostic and laboratory test reference,* ed 15, St Louis, 2021, Elsevier.

Tabela 41.4 Exames diagnósticos de função cardíaca.

Exame	Importância
Holter	ECG portátil usado pelo paciente em casa, no trabalho ou na escola. O exame traça um ECG contínuo durante um período de tempo. Os pacientes usam um diário ou aplicativo de *smartphone* para anotar quando sentem alguma aceleração nos batimentos cardíacos ou tontura. A avaliação dos resultados do ECG juntamente com o diário oferecem informações sobre a atividade elétrica do coração durante atividades da vida diária
Exame de ECG sob estresse ou esforço físico	O ECG é monitorado enquanto o paciente caminha sobre uma esteira ergométrica a determinadas velocidade e duração. O exame avalia a resposta cardíaca ao estresse físico. Não é uma ferramenta valiosa para avaliação da resposta cardíaca em mulheres devido ao número elevado de achados falso-positivos
Cintilografia do miocárdio com tálio	Exame de ECG sob estresse com a adição de injeção intravenosa de tálio 201. Esse exame verifica alterações no fluxo de sangue coronariano mediante aumento da atividade. Geralmente usado para pessoas que não conseguem andar na esteira
Estudo eletrofisiológico (EFS)	O EFS é um exame invasivo das vias elétricas intracardíacas. Ele fornece informações mais específicas sobre arritmias difíceis de tratar e avalia a adequação da medicação antiarrítmica
Ecocardiografia transtorácica	Exame não invasivo da estrutura do coração e movimentação da parede cardíaca. Demonstra graficamente o desempenho cardíaco geral
Cintilografia	Cintilografia é uma angiografia de radionuclídeo, usada para avaliar a estrutura cardíaca, a perfusão e a contratilidade do miocárdio
Cateterismo e angiografia	São usados para visualizar as câmaras cardíacas, valvas, grandes vasos e artérias coronárias. As pressões e os volumes internos das quatro câmaras do coração também são medidos

ECG, eletrocardiograma. (De Pagana KD et al.: *Mosby's diagnostic and laboratory test reference,* ed 15, St Louis, 2021, Elsevier.)

Tabela 41.5 Estudos diagnósticos de ventilação e oxigenação.

Exame e valores normais	Interpretação/Finalidade
Gases do sangue arterial pH 7,35 a 7,45 P_{CO_2} 35 a 45 mmHg HCO_3 21 a 28 mEq/ℓ P_{O_2} 80 a 100 mmHg Saturação Sa_{O_2} 95 a 100% Idosos: 95% Excesso de base 0 ± 2 mEq/ℓ	Fornecem informações importantes para avaliação do equilíbrio ácido-básico respiratório e metabólico e da adequação da oxigenação (ver Capítulo 42)
Exames de função pulmonar Estudos básicos de ventilação (as funções pulmonares variam entre os grupos étnicos)	Determinam a capacidade de os pulmões trocarem com eficiência o oxigênio e o dióxido de carbono Usados para diferenciar doença pulmonar obstrutiva de restritiva
Pico de fluxo expiratório (PFE) O ponto de maior fluxo durante expiração máxima (o normal em adultos é baseado na idade e no peso corporal)	Reflete alterações nos tamanhos de grandes vias respiratórias; um excelente prognosticador de resistência geral da via respiratória em pacientes com asma Verificação diária para detecção precoce de exacerbações de asma
Broncoscopia Vias respiratórias normais, sem massas, pus ou corpos estranhos	Exame visual da árvore traqueobrônquica por meio de um broncoscópio de fibra óptica fina e flexível Realizada para coletar amostras de fluidos, catarro ou material para biopsia; remove obstruções de muco ou corpos estranhos
Tomografia de pulmão Estrutura pulmonar normal sem massas	Exame de varredura nuclear utilizado para identificar massas de tamanhos e locais anormais A identificação de massas é usada para planejar terapias e tratamentos Também usada para encontrar coágulos de sangue que estejam impedindo perfusão ou ventilação normais ($\dot{V}/\dot{Q}$ scan)
Toracentese Perfuração cirúrgica da parede torácica e do espaço pleural com uma agulha para aspirar fluidos para fins diagnósticos ou terapêuticos ou para remover uma amostra para biopsia; realizada por meio de técnica asséptica com anestesia local (o paciente normalmente fica sentado com as costas eretas e com o tórax anterior apoiado em travesseiros ou no suporte do leito)	Amostra de fluido pleural obtida para exame citológico Os resultados podem indicar uma infecção ou doença neoplásica A identificação de infecção ou de um tipo de câncer é importante para determinar o plano de cuidados
Amostras de catarro • Normal: negativo	Aspirados/esfregaços para vírus sincicial respiratório, influenza; às vezes obtidos enquanto o paciente expectora em um recipiente de coleta de amostra; culturas de catarro reais são obtidas por meio de aspiração da via respiratória ou de broncoscopia
• Cultura e sensibilidade do catarro	Realizada para identificar um microrganismo ou organismo específico que esteja se replicando no catarro Identifica resistência e sensibilidade a medicamentos para determinar a correta antibioticoterapia
• Catarro para bacilo ácido-rápido (AFB)	Verifica a presença de AFB para detecção de tuberculose nas primeiras amostras da manhã durante 3 dias consecutivos
• Catarro para citologia	Realizado para identificar câncer de pulmão Diferencia o tipo de célula oncológica (célula pequena, linfocitoide [*oat cell*], célula grande)

De Pagana KD et al.: *Mosby's diagnostic and laboratory test reference*, ed 15, St Louis, 2021, Elsevier.

Boxe 41.3 Aspectos culturais do cuidado

Impacto cultural em doenças pulmonares

O impacto das doenças pulmonares para os pacientes e seus familiares varia entre as culturas. É importante compreender essas variações em termos de avaliação e prestação de cuidados de pacientes com doenças de pulmão. Em 2018, aproximadamente dois terços dos novos casos de TB diagnosticados nos Estados Unidos ocorreram em pessoas não nascidas naquele país. A maior probabilidade é de que esses pacientes tenham nascido no México, nas Filipinas, na Índia, no Vietnã e na China (CDC, 2016a).

A porcentagem de fumantes nos Estados Unidos é maior entre povos nativos do Alasca (24,6%), seguida por caucasianos (15,3%), afro-americanos (15,1%), hispânicos (9,9%) e asiáticos (7,0%). Os índices de tabagismo também são mais altos entre os que concluíram até o ensino fundamental (22%) do que nos que têm curso superior ou acima (5,8%). O tabagismo aumenta o risco de uma série de tipos de câncer, doença pulmonar obstrutiva crônica (DPOC) e doença cardíaca (ALA, 2020c).

Pessoas de determinadas origens étnicas ou culturais tendem a morar nas mesmas áreas, o que pode afetar sua exposição a certos poluentes ambientais ou gatilhos de exacerbações respiratórias. O local em que eles vivem também pode afetar a condição socioeconômica e seu acesso a serviços de saúde, o que também pode causar um grande impacto em sua saúde pulmonar (Celedon et al., 2017).

Embora diferenças étnicas e culturais possam contribuir para a saúde em geral é preciso observar que, com a globalização atual, os médicos devem considerar mais a aculturação (compartilhamento cultural de crenças, valores ou comportamentos em decorrência de interações com pessoas de outras culturas) como uma influência para a saúde da pessoa ou da família. Por exemplo, as taxas de tabagismo são mais altas em mulheres descendentes de mexicanos que moram nos Estados Unidos (Celedon et al., 2017).

A American Thoracic Society e o National Heart, Lung, and Blood Institute dos Estados Unidos recomendam considerar mais o indivíduo do que a raça ou etnia da pessoa ao tentar desenvolver um plano de cuidados. Há uma discussão sobre considerar o código genético da pessoa para desenvolver um plano de cuidado, já que o teste genético poderia determinar o risco atual de uma doença e quais medicamentos funcionariam melhor naquele determinado paciente (Celedon et al., 2017).

Implicações para os cuidados centrados no paciente

- Pergunte aos pacientes nascidos fora dos Estados Unidos se eles já tomaram a vacina do bacilo Calmette-Guérin (BCG), que pode causar uma reação positiva ao teste cutâneo de TB. Avalie também sua exposição a pessoas com TB comprovada ou outras doenças infecciosas pulmonares (CDC, 2016a, 2016b)
- Clínicas de imunização devem se concentrar nas comunidades urbanas e rurais carentes, principalmente nas que têm muitos habitantes idosos. Ofereça exames diagnósticos de TB, e vacinas de gripe e de pneumonia, conforme a necessidade
- As secretarias de saúde locais precisam objetivar populações de alto risco para a aplicação de vacinas contra a gripe e pneumonia nas clínicas
- Programas de saúde pública para os grupos de risco de doenças pulmonares devem focar na prevenção da poluição, imunizações e programas de cessação do tabagismo

Boxe 41.4 Teste cutâneo de tuberculose

- O teste cutâneo determina se a pessoa está infectada com *Mycobacterium tuberculosis*
- O teste cutâneo de tuberculose (TB) é realizado por meio de uma injeção intradérmica de 0,1 mℓ de derivado purificado da proteína (PPD, em inglês) tuberculina na superfície interna do antebraço (ver Capítulo 31). A injeção produz uma elevação pálida da pele (pápula) de 6 a 10 mm de diâmetro. Subsequentemente, o local da injeção é marcado com um círculo, e o paciente é instruído a não lavar a área
- O resultado do teste cutâneo de tuberculina sai em 48 a 72 h. Se o local não for analisado em até 72 h, o paciente deve fazer outro teste cutâneo
- *Resultados positivos*: área palpável elevada e enrijecida ao redor do local da injeção, causada por edema e inflamação pela reação antígeno-anticorpo, mensurada em milímetros (ver Capítulo 31 para avaliação de resultados positivos por milímetro)
- Pessoas nascidas fora dos Estados Unidos podem ter tomado a vacina do bacilo Calmette-Guérin (BCG) para doença de TB, o que resulta em uma reação positiva ao teste cutâneo e pode complicar o plano de tratamento. A reação cutânea positiva não indica que a vacina BCG proporcionou proteção contra a doença (CDC, 2016a, 2016b)
- Áreas planas avermelhadas *não* constituem reações positivas e não são mensuradas
- O teste cutâneo de tuberculose é menos confiável em idosos (Boxe 41.1) e nos que têm a função imune alterada, como pacientes com artrite reumatoide, com o vírus da imunodeficiência humana (HIV) ou naqueles que fazem quimioterapia

---

orientações relacionadas ao procedimento. Por exemplo, um paciente submetido a toracentese precisará entender a importância de não tossir durante o procedimento. Ofereça os devidos agentes analgésicos de 30 a 60 min antes dos procedimentos, conforme prescrição, para reduzir a percepção de dor. Depois de qualquer procedimento, monitore o paciente quanto a sinais de alterações no funcionamento cardiopulmonar, como faltas de ar súbitas, dor, dessaturação de oxigênio e ansiedade.

Pense nisso

Você está se preparando para avaliar um paciente com DPOC. O que seria importante perguntar a esse paciente durante a coleta da história de saúde? Quais são os achados que você espera da avaliação física? Quais exames diagnósticos você espera que o médico solicitará para esse paciente?

O histórico do sr. Edwards revela fatores de risco (abuso de álcool, estilo de vida sedentário) além de um histórico de 40 anos fumando 2 maços de cigarros por dia, e ele ainda continua fumando. John sabe que o atual aumento da falta de ar do sr. Edwards se deve à sua infecção respiratória. As secreções estão obstruindo sua membrana alveolocapilar, impedindo a oxigenação do sangue em algumas partes de seu pulmão.

O sr. Edwards trabalha como vendedor e mora com sua esposa. Ele tem história de DPOC e abuso de álcool, mas não bebe mais atualmente. A sra. Edwards também fuma 2 maços de cigarros por dia há mais de 40 anos. O sr. Edwards costumava ajudar nas tarefas domésticas e afirma adorar mexer no jardim; no entanto, ultimamente ele não tem conseguido participar de nenhuma dessas atividades. Sua esposa diz: "Parece que tudo o que ele consegue fazer é se sentar na cadeira e assistir à TV."

Quando John se encontra com o sr. Edwards e realiza a avaliação matutina, ele observa a respiração do paciente; sua frequência respiratória é de 26, e cada respiração parece uma luta. Ele apresenta taquicardia, com uma frequência cardíaca de 110 bpm, suas saturações de oxigênio estão em 86% e está extremamente ansioso. O sr. Edwards ainda sente dor no peito ao inspirar; ele classifica sua dor como 4 de 10. Os sons respiratórios estão reduzidos no pulmão direito e há crepitação à ausculta. John também observa que os sons pulmonares não melhoram com a tosse, e o sr. Edwards tem muita dificuldade para manejar suas secreções respiratórias. O sr. Edwards pediu a ajuda de John para levantar-se do leito para a cadeira à beira do leito. Depois que o sr. Edwards estava confortavelmente acomodado na cadeira, ele comentou que "sair do leito consumiu toda minha energia".

❖ Análise e diagnóstico de enfermagem

O julgamento clínico requer a aplicação de pensamento crítico para analisar os achados e características definidores. Considere o conhecimento que você tem sobre a condição do paciente e os achados e características definidoras para diferenciar os achados normais dos anormais. Sua revisão e análise dos dados do histórico de enfermagem revelarão pistas e agrupamentos de dados que revelam informações sobre quaisquer fatores relacionados ou de risco (Boxe 41.5). Reflita cuidadosamente sobre os dados do histórico de seu paciente e use julgamento clínico para identificar os diagnósticos de enfermagem mais apropriados. Por exemplo, tanto *Troca de Gases Prejudicada* quanto *Padrão Respiratório Ineficaz* envolvem dispneia e abertura das narinas. Uma análise mais atenta dos achados e características definidores e do histórico do paciente ajuda você a selecionar o diagnóstico correto. Por exemplo, um paciente que se envolveu em um acidente automobilístico e que fraturou costelas, apresenta dor à inspiração e aumento da frequência respiratória é mais provável que tenha *Padrão Respiratório Ineficaz*. As pistas, achados e características definidores agrupados e fatores relacionados corroboram um problema ou diagnóstico de enfermagem negativo. Se a avaliação resultar no agrupamento de fatores de risco, um diagnóstico de risco será formado. É importante lembrar que o estado de oxigenação do paciente está relacionado à função integrada dos sistemas cardíaco e respiratório, e uma enfermidade em um sistema afeta o outro. Por exemplo, quando um paciente tem insuficiência cardíaca congestiva, o coração não consegue bombear sangue com eficiência pela circulação, acumulando líquidos no pulmão, causando edema pulmonar, o que diminui a oxigenação. Se um paciente tiver embolia pulmonar e a saturação de oxigênio (Sa_{O_2}) cair, a frequência cardíaca aumentará para atender à demanda de oxigênio do paciente. Diagnósticos de enfermagem adicionais associados a oxigenação prejudicada podem incluir os exemplos a seguir:

- Débito Cardíaco Diminuído
- Dor Aguda
- Intolerância à Atividade
- Fadiga
- Função Cardíaca Prejudicada.

*A análise de John dos dados do histórico de enfermagem do sr. Edwards identificou várias áreas problemáticas que levam a múltiplos diagnósticos de enfermagem. John focou nas pistas do histórico relacionadas aos problemas respiratórios do paciente e identificou dois diagnósticos de enfermagem prioritários. John observou a dificuldade do sr. Edwards em respirar e eliminar suas secreções respiratórias; auscultou os pulmões do paciente e observou uma diminuição dos sons de respiração e crepitações, o que corrobora o diagnóstico de **Desobstrução Ineficaz das Vias Aéreas**. Suas respirações rápidas, dificuldade de respirar e saturação de oxigênio reduzida são pistas para o diagnóstico de **Troca de Gases Prejudicada**.*

❖ Planejamento e identificação de resultados

Uma vez identificados os diagnósticos de enfermagem, use julgamento clínico para desenvolver um plano de cuidados centrado no paciente para melhorar e manter o estado de oxigenação de um paciente. Durante o planejamento de enfermagem, sintetize informações de diversas fontes (Figura 41.5). O pensamento crítico e o julgamento clínico garantem que seu plano de cuidados seja baseado no conhecimento dos achados e características definidores do paciente e suas expectativas em relação ao cuidado, e também inclui como o hospital ou questões ambientais do cuidado de saúde impactam o cuidado centrado no paciente. Por exemplo, a frequência da aspiração das vias respiratórias se baseia na avaliação respiratória do paciente, sendo geralmente um procedimento complicado. Além disso, muitos pacientes que necessitam de aspiração das vias respiratórias requerem cuidados de outras disciplinas, como fisioterapia, terapia ocupacional e terapia respiratória. Consequentemente, a coordenação do cuidado entre as disciplinas é crucial para manter o cuidado centrado no paciente.

Padrões profissionais são uma consideração especialmente importante ao desenvolver um plano de cuidados. Esses padrões geralmente estabelecem diretrizes cientificamente comprovadas para a seleção de intervenções de enfermagem eficazes.

Resultados. Desenvolva um plano individualizado de cuidado para cada diagnóstico de enfermagem (ver Plano de cuidados de enfermagem). Em conjunto com seu paciente, estabeleça expectativas realistas e resultados mensuráveis de cuidados.

Pacientes com oxigenação prejudicada requerem um plano de cuidados de enfermagem direcionado ao atendimento de suas necessidades reais ou potenciais de oxigenação. Colabore com seu paciente e o cuidador familiar. Desenvolva resultados individuais baseados em expectativas e problemas do paciente. Por exemplo, se a prioridade do paciente é melhorar o padrão de respiração, selecione resultados esperados específicos, como os descritos a seguir:

- A frequência respiratória do paciente deve estar entre 12 e 20 respirações por minuto
- O paciente alcança expansão pulmonar bilateral
- O paciente respira sem usar músculos acessórios.

Boxe 41.5 Processo de diagnóstico de enfermagem

Troca de gases prejudicada relacionada à expansão reduzida do pulmão

Atividades do histórico de enfermagem	Achados e características definidores
Pergunte ao paciente ou familiares sobre humor, nível de atenção, memória e nível de atividade do paciente	Confusão Redução da atividade Fadiga Irritabilidade Agitação Sonolência
Observe frequência, ritmo e profundidade das respirações do paciente	Dispneia Abertura das narinas Taquipneia Uso de músculos acessórios
Inspecione a pele e as membranas mucosas	Diaforese Palidez Cianose
Ausculte o tórax	Excursão respiratória diminuída Sons pulmonares anormais e distantes

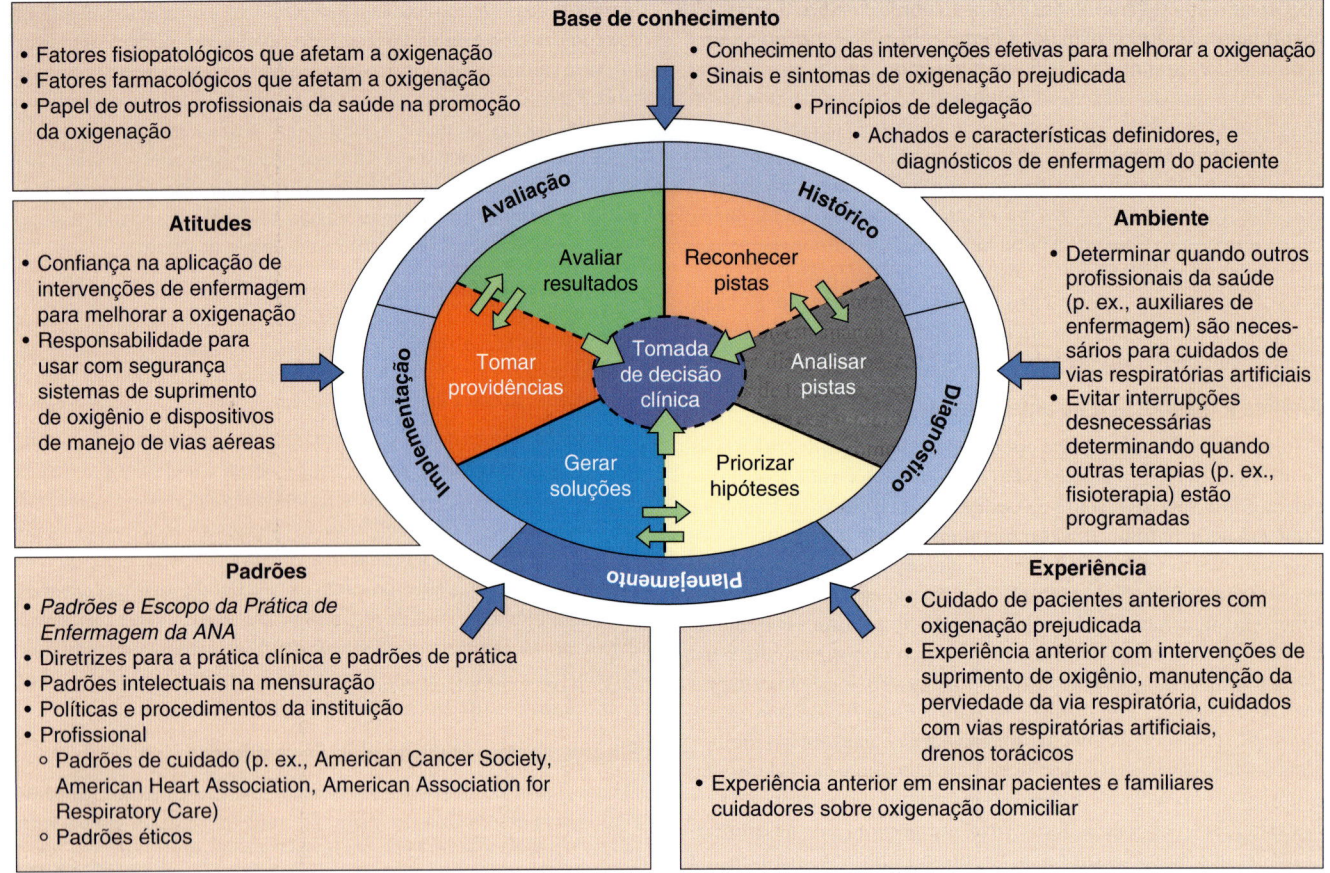

Figura 41.5 Modelo de pensamento crítico para planejamento de oxigenação. (Copyright de Modelo de Medida de Julgamento Clínico © NCSBN. Todos os direitos reservados.)

Plano de cuidados de enfermagem

Desobstrução ineficaz das vias respiratórias

HISTÓRICO DE ENFERMAGEM

Atividades do histórico de enfermagem	Achados e características definidores[a]
Pergunte ao sr. Edwards há quanto tempo ele está com falta de ar.	Ele diz: "Tenho sentido **falta de ar há 1 semana**, e ela **piorou, principalmente quando deito na horizontal**." Seus sinais vitais são: pulsação de 110 bpm; temperatura oral de 38,8°C; **frequência respiratória de 26 respirações por minuto**; pressão arterial de 110/45 mmHg; e **Sp_{O_2} de 86% no ar ambiente**. O sr. Edwards tem falta de ar enquanto responde às perguntas.
Pergunte ao sr. Edwards há quanto tempo ele está com essa tosse e se ela é produtiva.	"Normalmente, eu **tusso** quando acordo de manhã. Três dias atrás eu percebi que eu **estava tossindo um muco espesso amarelo-esverdeado** que não parou."
Ausculte os campos pulmonares do sr. Edward.	À ausculta, há **chiados expiratórios audíveis, crepitações, e sons respiratórios reduzidos** sobre o lobo inferior direito.
Peça que o sr. Edwards produza uma amostra de catarro.	O catarro é **espesso** e **descolorido (amarelo-esverdeado)**.

[a]**Achados e características** definidores estão destacados em negrito.

Diagnóstico de enfermagem: desobstrução ineficaz das vias respiratórias relacionada à retenção de secreções pulmonares espessas

PLANEJAMENTO

Resultados esperados (NOC)[b]

Estado respiratório: troca gasosa

Ruídos respiratórios adventícios começam a desaparecer em 24 h.
A frequência respiratória retornará aos valores normais em 24 h.
A Sp_{O_2} será de 95% em 24 h.

[b]Classificação de resultados extraídas de Moorhead S et al., editors: *Nursing outcomes classification (NOC)*, ed 6, St Louis, 2018, Elsevier.

Plano de cuidados de enfermagem (Continuação)

Desobstrução ineficaz das vias respiratórias

INTERVENÇÕES (NIC)[c]	JUSTIFICATIVA
Manejo das vias respiratórias	
Posicione o sr. Edwards com a cabeceira do leito elevada a 30 a 45° ou sentado em uma cadeira.	Aumenta a profundidade da expansão pulmonar, reduz a resistência e melhora a troca de gases respiratórios (Elliott e Morrell-Scott, 2017).
Faça o paciente deambular pelo quarto ou corredor progressivamente, conforme a tolerância, pelo menos 2 vezes/dia.	Mobilização precoce e mudanças de posicionamento previnem fraqueza muscular. A mobilização facilita a expectoração de secreções respiratórias (Harding et al., 2020).
Faça o sr. Edwards respirar profundamente e tossir, usando a técnica de *huffing*, a cada 2 h enquanto acordado.	Auxilia na expectoração do catarro. Secreções retidas predispõem o paciente a atelectasia e piora da pneumonia. Tosse controlada melhora a efetividade da tosse e a remoção das secreções das vias respiratórias (Urden et al., 2020).
Encoraje o sr. Edwards a aumentar a ingestão de líquidos para, pelo menos, 2.500 mℓ em 24 h, se não houver contraindicação.	Líquidos ajudam a liquefazer secreções das vias respiratórias, o que ajuda o paciente a expectorar secreções de maneira efetiva. A hidratação também alivia o ressecamento da mucosa oral e da pele (Harding et al., 2020).
Evite bebidas cafeinadas e alcoólicas; recomende água.	Bebidas cafeinadas e alcoólicas promovem a diurese e a desidratação.

[c]Designações de classificação de intervenções extraídas de Bulechek GM et al., editors: *Nursing interventions classification (NIC)*, ed 7, St Louis, 2018, Elsevier.

AVALIAÇÃO

Atividades de avaliação	Resposta do paciente
Auscultar os pulmões.	Sons bilaterais ausentes, sem crepitações. Frequência respiratória de 18 respirações por minuto. Sp_{O_2} de 95%.
Pedir ao sr. Edwards que mantenha um acompanhamento de sua ingestão de líquidos.	O sr. Edwards preencheu uma lista de ingestão diária corretamente, com uma média de 2.700 mℓ/dia.
Revisar o fluxograma para verificar os sinais vitais recentes.	O conjunto 0600 de sinais vitais do sr. Edwards mostra uma frequência cardíaca de 98 bpm, frequência respiratória de 20 respirações/min, temperatura oral de 37°C, PA de 112/62 mmHg e oximetria de pulso de 95% no ar ambiente.

Geralmente, um paciente com doença cardiopulmonar tem múltiplos diagnósticos de enfermagem (Figura 41.6). Nesse caso, identifique quando os resultados se aplicam a mais de um diagnóstico. A presença de múltiplos diagnósticos também torna a definição de prioridades uma atividade essencial.

Estabelecimento de prioridades. O nível de saúde, idade, estilo de vida e fatores de risco ambientais de um paciente afetam a oxigenação tecidual. Pacientes com debilitação grave de oxigenação frequentemente têm prioridades de cuidados múltiplos.

Use seu julgamento clínico para determinar qual resultado é o de maior prioridade. Por exemplo, no contexto de cuidados agudos, manter a permeabilidade das vias respiratórias tem maior prioridade do que melhorar a tolerância do paciente a exercícios. A necessidade de manter a via respiratória desobstruída é imediata; à medida que o nível de oxigenação do paciente melhora, a tolerância à atividade aumenta (Urden et al., 2020). Em um segundo exemplo, ao cuidar de um paciente com uma incisão abdominal, a prioridade é controlar a dor. Nessa situação, controlar a dor do paciente facilita o ato de tossir, a respiração profunda e a atividade (Harding et al., 2020). Porém, em um ambiente de atendimento básico ou comunitário, as prioridades normalmente se concentram em atividades de promoção de saúde primária ou terciária, como cessação do tabagismo, exercícios e/ou mudanças alimentares.

Você e o paciente precisam estar focados nos mesmos resultados esperados. Além de individualizar cada resultado, certifique-se de que os resultados sejam realistas, tenham cronogramas razoáveis e sejam factíveis para o paciente. Certifique-se de respeitar as preferências do paciente em relação ao grau de envolvimento no processo do cuidado. Alguns pacientes optarão por ser muito ativos e desejarão tomar as decisões dia a dia. Outros poderão optar por assumir um papel mais passivo, preferindo que você escolha um curso de ação, mantendo-os informados (Harding et al., 2020).

Trabalho em equipe e colaboração. O tempo passado com um paciente em qualquer ambiente é limitado. Portanto, colabore com os familiares, colegas e outros especialistas de saúde para alcançar os resultados estabelecidos esperados. Alguns pacientes precisam melhorar sua tolerância a exercícios e atividade; para outros pacientes, a continuação dos cuidados envolve participar de um programa de reabilitação cardiopulmonar promovido pela comunidade. Alguns pacientes necessitam de fisioterapia em domicílio.

Colaboração com fisioterapeutas, nutricionistas, terapeutas respiratórios e enfermeiros da comunidade é valiosa para pacientes com insuficiência cardíaca ou condições pulmonares crônicas. Esses profissionais trabalham com pacientes e seus cuidadores utilizando recursos da comunidade para alcançar e manter o nível mais elevado possível de bem-estar. Além disso, os profissionais identificam recursos comunitários e sistemas de apoio para ajudar a prevenir e manejar sintomas relacionados a doenças cardiopulmonares. A comunicação entre todos da equipe de saúde do paciente e o reconhecimento das contribuições de todos para o alcance dos resultados de saúde do paciente são imperativos.

As prioridades de John para o cuidado do sr. Edwards são melhorar a desobstrução de sua via aérea e a troca de gases. John planeja intervenções para ensinar ao paciente técnicas eficazes de tossir, como colocá-lo em posição semi-Fowler até a posição de Fowler alta, manter a hidratação e começar a deambulação. À medida que a via aérea vai ficando mais desobstruída, a troca de gases melhora e sua dispneia e saturação de oxigênio também melhorarão.

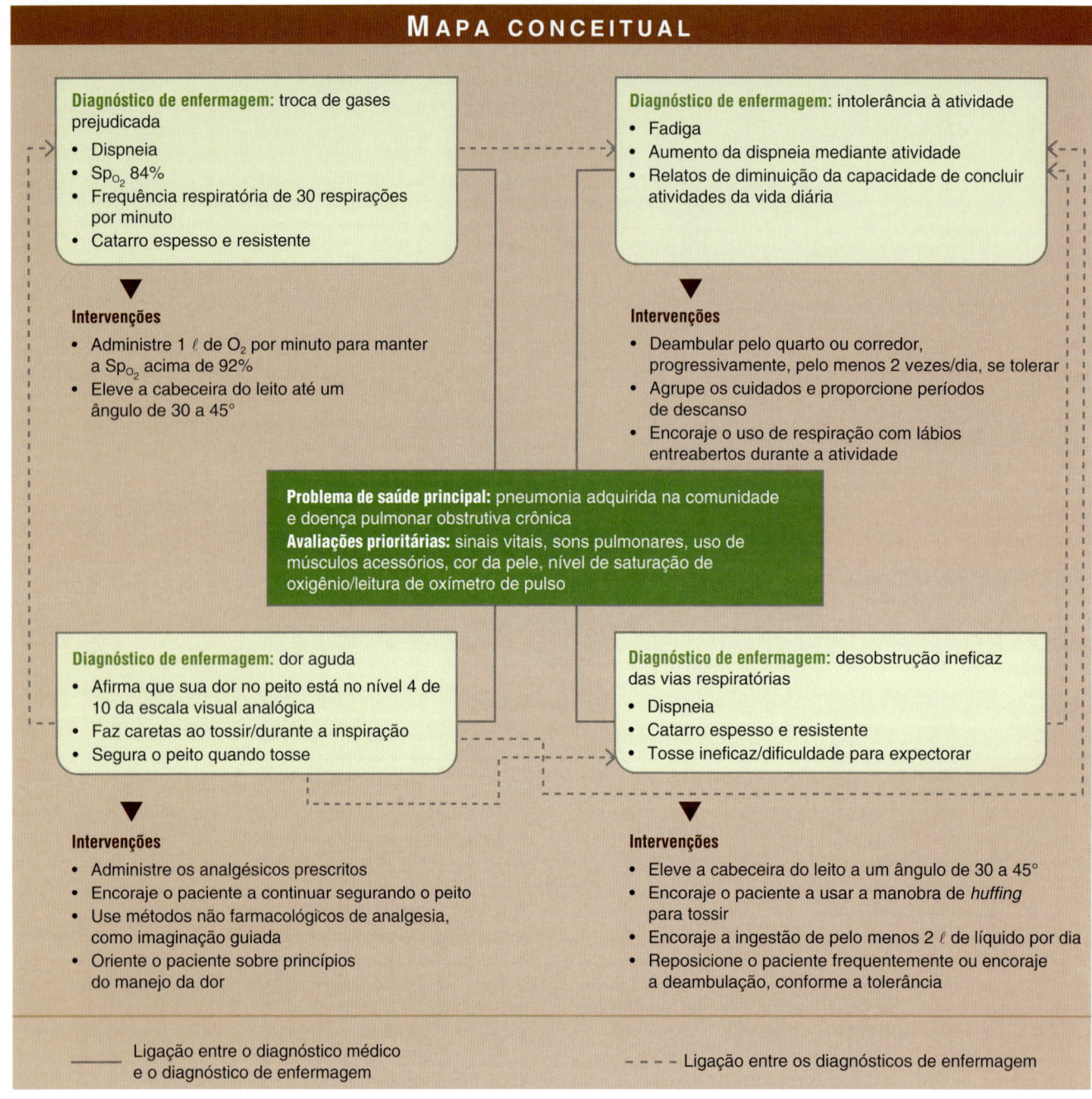

Figura 41.6 Mapa conceitual do sr. Edwards.

John sabe que o histórico de tabagismo do sr. e da sra. Edwards representa riscos para o desenvolvimento de doença respiratória, mas o sr. Edwards apresenta o maior risco. À medida que o sr. Edwards melhora, John pretende verificar o conhecimento do casal em relação a como fumar afeta a saúde do sr. Edwards. Informações sobre cessação do tabagismo podem ser úteis caso eles estejam receptivos. Ele sabe, por experiência, que problemas de cuidados agudos precisam ser resolvidos antes que o paciente possa se beneficiar da educação em saúde.

❖ Implementação

Há intervenções para a promoção e a manutenção da oxigenação adequada no contínuo dos cuidados. Como enfermeiro, você usa julgamento clínico para determinar quais intervenções são apropriadas para seus pacientes. Você será responsável por intervenções independentes como posicionamento, manobras de tosse e educação em saúde para a prevenção de doenças. Além disso, você proporcionará intervenções iniciadas pelo médico como oxigenoterapia, técnicas de insuflação dos pulmões e fisioterapia torácica.

Promoção da saúde. Manter o nível ideal de saúde de um paciente reduz o número e/ou a gravidade dos sintomas respiratórios. A prevenção de infecções respiratórias é uma prioridade na manutenção da saúde ideal (Boxe 41.6). Transmitir informações relacionadas à saúde cardiopulmonar é uma importante responsabilidade de enfermagem.

As informações de saúde que seus pacientes e suas famílias trazem à tona é variável. Alguns pacientes têm muito acesso a informações de cuidados de saúde e compreendem seus planos de tratamento. Outras famílias podem ter bastante acesso a informações de saúde, mas não conseguem entender e seguir os planos de tratamento. Por fim, você poderá se deparar com famílias que estão tendo seu primeiro

> **Boxe 41.6** Educação em saúde
>
> *Prevenção de infecções respiratórias recorrentes*
>
> **Objetivo**
> - O paciente será capaz de descrever como reduzir os fatores de risco de recorrência de infecções respiratórias.
>
> **Estratégias de ensino**
> - Adapte as estratégias de ensino segundo o nível de instrução, conhecimento, formação e preferências culturais do paciente (CDC, 2021a)
> - Oriente o paciente e sua família sobre as técnicas adequadas de higienização das mãos para reduzir a transmissão de microrganismos
> - Oriente o paciente e seus familiares a identificar os resultados para reduzir os fatores de risco
> - Explique a ligação entre tabagismo e aumento do risco de infecções respiratórias (CDC, 2018a; McCance e Huether, 2019)
> - Encaminhe o paciente a programas de cessação do tabagismo e discuta os medicamentos adequados que ajudam a parar de fumar com o médico responsável (ACS, 2020b)
> - Se o paciente não for fumante, ensine a importância de evitar o tabagismo passivo e áreas muito poluídas
> - Explique ao paciente e à família por que as vacinas anuais contra *influenza* e as vacinas corretas de pneumonia são necessárias (CDC, 2020d; 2021b)
> - Oriente o paciente e a família sobre sinais e sintomas de infecção respiratória que devem ser relatados ao médico, como aumento de tosse, falta de ar, mudança de cor do catarro, febre e fadiga.
>
> **Avaliação**
> Use os princípios de explicar de volta para avaliar o aprendizado do paciente/familiar cuidador.
> - Peça que o paciente descreva os benefícios de parar de fumar e os riscos do tabagismo passivo
> - Conte-me sobre seus planos familiares de vacinação contra gripe e pneumonia
> - Como você saberia se estivesse com uma infecção respiratória?
> - Descreva quais sintomas o levariam a entrar em contato com seu médico.

contato com informações de saúde e são bastante reticentes sobre sua interpretação das informações. Ao dar informações de saúde, certifique-se de avaliar o conhecimento do paciente sobre saúde e, então, individualize os achados em uma sessão particular de educação (ver Capítulo 25).

Vacinações. A vacina contra gripe sazonal protege contra os vírus influenza que as pesquisas indicam serem mais comuns durante aquele ano. As vacinas são formuladas anualmente com base em dados de vigilância mundiais. Vacinas anuais contra gripe são recomendadas para todas as pessoas a partir de 6 meses de vida. Pacientes com doenças crônicas (do coração, pulmões, rins ou imunocomprometidos), bebês, idosos e mulheres gestantes podem ficar gravemente doentes; portanto, devem ser imunizados (CDC, 2021b). A vacina também é recomendada para pessoas que têm contato próximo com qualquer pessoa pertencente a um grupo de risco, incluindo bebês e profissionais da área da saúde. As vacinas são eficazes para reduzir a gravidade da doença, o risco de complicações graves e a morte. É importante avaliar se o paciente tem alergias e qualquer reação alérgica a vacinas ou qualquer um de seus componentes. Pessoas com hipersensibilidade comprovada a ovos ou outros componentes da vacina devem consultar o médico antes de tomá-la (CDC, 2021b). Adultos que estiverem com febre devem remarcar sua vacinação até que estejam recuperados. A vacina de *spray* nasal de vírus vivo atenuado é administrada a pessoas saudáveis na faixa etária de 2 a 49 anos, se não estiverem grávidas.

A vacina viva também não é indicada para pessoas imunocomprometidas ou pessoas com certas condições crônicas de saúde como asma ou doença cardíaca (CDC, 2021b).

A vacina pneumocócica (PCV13) é rotineiramente administrada em crianças menores de 2 anos, e é recomendada para os pacientes portadores de certas condições médicas (como doença cardíaca) que apresentem risco de complicações de doenças pneumocócicas (CDC, 2020d). Adultos acima de 65 anos e qualquer adulto que fume pode tomar a vacina pneumocócica polissacarídica (PPSV23). Essas vacinas não devem ser administradas caso o paciente tenha sofrido alguma reação alérgica a vacinas anteriores ou enquanto o paciente estiver se recuperando de doença febril. Mulheres não devem tomar a vacina se estiverem grávidas; em vez disso, elas devem tentar tomar a vacina antes de engravidarem.

Em 2020, a covid-19 causou uma pandemia global, e a necessidade de desenvolver vacinas para a covid se tornou uma prioridade de saúde mundial. Pesquisas demonstraram que as vacinas de covid-19 eram eficazes para prevenir que as pessoas se infectassem pelo vírus da covid-19 ou ficassem gravemente doentes quando fossem contaminadas pelo vírus. Essas vacinas ensinam nossos sistemas imunes a reconhecer e combater o vírus que causa a covid-19. Normalmente, são necessárias 2 semanas após a última dose da vacina para que o corpo desenvolva proteção (imunidade) contra o vírus que causa a covid-19. Isso significa que é possível que uma pessoa ainda seja contaminada pelo vírus da covid-19 antes ou logo após a vacinação e fique doente porque a vacina não teve tempo suficiente para proporcionar proteção (CDC, 2021e).

Estilo de vida saudável. A identificação e a eliminação de fatores de risco de doença cardiopulmonar são partes importantes do cuidado básico. Os fatores de risco de doença cardíaca são menores quando os níveis de colesterol estão abaixo de 200 mg/dℓ, os níveis de lipoproteína de alta densidade (HDL) estão acima de 40 mg/dℓ em homens e de 50 mg/dℓ em mulheres, e os níveis de lipoproteína de baixa densidade (LDL) estão abaixo de 160 mg/dℓ (Harding et al., 2020). Encoraje os pacientes ao consumo de uma alimentação saudável, com baixos teores de gordura, rica em fibras e a manutenção do peso corporal proporcional à sua altura (ver Capítulo 45). A dieta DASH (Dietary Approaches to Stop Hypertension [abordagem alimentar para reduzir a hipertensão]), juntamente com exercícios, redução do estresse e limitação do consumo de bebidas alcoólicas, demonstrou reduzir o risco de o paciente desenvolver hipertensão (NHLBI, n.d.a). Eliminar cigarros e o uso de outros produtos à base de tabaco e hidratar-se adequadamente são outros comportamentos saudáveis. Encoraje os pacientes a analisar seus hábitos e a realizar as devidas mudanças. Pacientes com alterações cardiopulmonares precisam minimizar seu risco de infecção, principalmente durante os meses de inverno (Boxe 41.6).

Exercício físico é um fator essencial na promoção e manutenção da saúde do coração e dos pulmões. Encoraje os pacientes a praticar pelo menos 150 min por semana de exercícios de intensidade moderada e pelo menos 2 dias por semana de atividade de fortalecimento muscular (USDHHS, 2018). Exercícios aeróbicos são necessários para melhorar a função pulmonar e cardíaca e para fortalecer os músculos. Caminhar é a maneira mais eficiente de fazer um bom treino aeróbico. Nos Estados Unidos, muitos *shopping centers* permitem que as pessoas caminhem dentro dos prédios antes da abertura das lojas. Durante os meses quentes de verão, oriente os pacientes a limitar as atividades somente de manhã cedo ou à noite, quando as temperaturas estão mais baixas. Além disso, oriente sobre a importância de manter a hidratação e ingestão de sódio adequadas, principalmente se estiverem tomando diuréticos. Aconselhe os pacientes com doença cardíaca conhecida e pessoas com múltiplos fatores de risco a evitar esforço físico em climas frios. Remover a neve é especialmente arriscado e geralmente precipita um evento cardíaco. Outras atividades, como pendurar luzes e decorações de Natal sob frio intenso, podem precipitar dor no peito e broncoespasmo. Favor ver o Capítulo 38 para uma discussão mais aprofundada sobre atividade e exercícios.

Poluentes ambientais. Evitar se expor ao tabagismo passivo é essencial para manter a função cardiopulmonar ideal (ALA, 2020a). Na maioria dos locais públicos, como estabelecimentos comerciais ou restaurantes, é proibido fumar ou há áreas separadas designadas para fumantes. Ofereça aconselhamento e apoio para que um paciente que conviva com tabagismo passivo em casa compreenda seus efeitos. Se o paciente estiver fumando e quiser parar, encoraje a família dele a apoiá-lo em sua tentativa de abandonar o vício.

Ajude os pacientes a desenvolver um plano para evitar riscos ambientais em suas residências ou ambientes de trabalho, quando possível. Por exemplo, ensine os pacientes que sabem que pólen desencadeia uma exacerbação da asma a manter as janelas fechadas e usar filtros de ar quando os níveis de pólen aéreo estiverem elevados (Hockenberry et al., 2019; Harding et al., 2020). O código de vestuário de muitas instituições de saúde proíbem o uso de perfumes ou colônias, pois eles geralmente afetam os padrões de respiração do paciente e podem causar alergias. Pessoas em algumas ocupações, como trabalhadores de fazendas, pintores e marceneiros, podem se beneficiar do uso de máscaras com filtro de partículas para reduzir a inalação de partículas.

Cuidado agudo. Pacientes com doenças pulmonares agudas requerem intervenções de enfermagem direcionadas à interrupção dos processos patológicos (p. ex., infecção do sistema respiratório), abreviação da duração e gravidade de uma doença (p. ex., hospitalização por pneumonia), e prevenção de complicações de doenças ou tratamentos (p. ex., infecção adquirida no hospital resultante de procedimentos invasivos) (Harding et al., 2020; Urden et al., 2020).

Manejo da dispneia. Dispneia é difícil de tratar. Os médicos individualizam os tratamentos para cada paciente e normalmente implementam mais de uma terapia. O tratamento do processo subjacente causador da dispneia é subsequentemente realizado por meio de outras terapias (p. ex., medidas farmacológicas, oxigenoterapia, terapêuticas físicas e técnicas psicossociais). Os agentes farmacológicos incluem broncodilatadores, esteroides inaláveis, mucolíticos e medicamentos com baixas dosagens de ansiolíticos. A oxigenoterapia reduz a dispneia associada a exercícios e hipoxemia. Terapêuticas físicas e terapias psicológicas, como recondicionamento cardiopulmonar (p. ex., exercícios, técnicas de respiração e controle da tosse), técnicas de relaxamento, *biofeedback* e meditação também são benéficas (Harding et al., 2020).

Manutenção das vias respiratórias. A via respiratória é patente quando a traqueia, os brônquios e as grandes vias respiratórias estão livres de obstruções. A manutenção das vias respiratórias requer hidratação adequada para prevenir secreções espessas e resistentes. Técnicas adequadas de tosse removem secreções e mantêm a via respiratória aberta. Uma variedade de intervenções, como aspiração, fisioterapia torácica e terapia com nebulizador auxiliam os pacientes a manejar alterações na desobstrução das vias respiratórias (Urden et al., 2020).

Mobilização das secreções pulmonares. A capacidade de um paciente mobilizar as secreções pulmonares faz a diferença entre uma enfermidade de curta duração e uma enfermidade envolvendo longa recuperação com complicações. Intervenções de enfermagem que promovem a remoção de secreções pulmonares, como reposicionamento e aspiração, auxiliam na desobstrução e manutenção das vias respiratórias e ajudam a promover a expansão dos pulmões e a troca de gases (Mendes et al., 2019; Strickland et al., 2013; Strickland, 2015).

Hidratação. A manutenção da hidratação sistêmica adequada permite a desobstrução mucociliar normal. Em pacientes devidamente hidratados, as secreções pulmonares são finas, brancas, aquosas e facilmente removíveis com tosse mínima. Tossir excessivamente para expelir secreções espessas e resistentes é cansativo e consome muita energia. Também pode causar dor nos músculos torácicos e nas costelas, o que diminui ainda mais a capacidade de tossir e eliminar as secreções. A melhor maneira de manter secreções finas é por meio da ingestão de 1.500 a 2.500 mℓ de líquidos por dia, a menos que haja contraindicação cardíaca ou renal. Cor, consistência e facilidade de expectoração do muco determinam a adequação da hidratação (Harding et al., 2020).

Umidificação. Umidificação é o processo de adicionar água no gás para manter as vias respiratórias úmidas. É necessária para os pacientes que recebem oxigenoterapia com taxas de fluxo altas, normalmente acima de 4 ℓ por minuto (ver protocolos locais). A umidificação do oxigênio via cânula nasal ou máscara facial é obtida separando o oxigênio obtido da vaporização de água estéril (Procedimento 41.4). Deve-se usar água estéril para diminuir o risco de infecção hospitalar; siga os protocolos locais para trocar a solução (Wen et al., 2017).

Quando estiver cuidando de pacientes pediátricos, a umidade pode ser aplicada a todos os dispositivos de oxigênio, independentemente das taxas de fluxo. Lactentes e crianças têm vias respiratórias menores que as dos adultos, e há maior probabilidade de que as secreções obstruam as vias respiratórias de populações mais jovens. A umidade é acrescentada para ajudar a facilitar a capacidade de lactentes e crianças maiores de desobstruírem suas vias respiratórias (ATS, 2019; Walsh e Smallwood, 2017).

Nebulização. A **nebulização** acrescenta umidade ao ar inspirado por misturar partículas de tamanhos variados com o ar. A aerossolização suspende a máxima quantidade de gotas de água ou partículas do tamanho desejado no ar inspirado. Quando a fina camada de fluido que reveste a camada mucosa sobre os cílios resseca, os cílios ficam danificados e incapazes de desobstruir adequadamente a via respiratória. A umidificação por nebulização melhora a desobstrução mucociliar, o mecanismo natural do corpo de remoção do muco e de resíduos celulares do sistema respiratório. Isso, por sua vez, melhora a eliminação das secreções pulmonares. Nebulização também é um método de administração de certos medicamentos, como broncodilatadores e agentes mucolíticos (Harding et al., 2020).

Técnicas de tosse e respiração profunda. Tossir é uma técnica eficaz para manter a permeabilidade da via respiratória. O exercício de respiração profunda com tosse é uma manobra de desobstrução das vias respiratórias eficaz quando a tosse espontânea é inadequada (Hanada et al., 2020; Eltorai et al., 2018). Ela permite que o paciente remova secreções tanto das vias respiratórias superiores quanto inferiores. A sequência normal de eventos na tosse direcionada é inspiração profunda, fechamento da glote, contração ativa dos músculos expiratórios e abertura da glote. A inspiração profunda aumenta o volume dos pulmões e o diâmetro da via respiratória, permitindo que o ar passe através dos tampões de muco que estão causando a obstrução parcial ou de outros materiais estranhos. A contração dos músculos expiratórios contra a glote fechada causa o desenvolvimento de alta pressão intratorácica. Quando a glote se abre, um grande fluxo de ar é expelido a uma alta velocidade, impulsionando a movimentação do muco para as vias respiratórias superiores e permitindo que o paciente o expectore ou o engula.

Tossir usando a manobra de *huffing* estimula o reflexo da tosse natural, e é geralmente usada para ajudar a transportar as secreções das grandes vias respiratórias. O paciente inspira profundamente e então prende a respiração por 2 a 3 segundos. Enquanto expira forçadamente, o paciente abre a glote dizendo *huff*. Com prática, o paciente inala mais ar e consegue avançar para a tosse em cascata. Para tossir em cascata, o paciente respira fundo e lentamente, prende a respiração por 1 ou 2 segundos, e depois abre a boca e tosse sequencialmente ao longo da expiração. Essa técnica é geralmente usada em pacientes com grandes quantidades de catarro, como na FC (CFF, n.d.b).

A técnica de *tosse abdominal*, ou *tosse assistida*, destina-se a pacientes que não têm controle dos músculos abdominais, como nos que têm lesões medulares. Enquanto o paciente solta o ar com esforço expiratório máximo, o paciente ou o enfermeiro empurra os músculos abdominais para dentro e para cima, em direção ao diafragma, causando a tosse (Chatwin et al., 2018).

Respiração diafragmática é uma técnica que estimula a inspiração nasal profunda para levar mais fluxo de ar à parte inferior dos pulmões. O diafragma desce (a barriga distende) na inspiração e sobe (a barriga achata) na expiração. Para os pacientes com DPOC, essa técnica aumenta o volume corrente do paciente e a saturação de oxigênio, reduz a dispneia e melhora a troca de gases respiratórios (Mendes et al., 2019).

Encoraje os pacientes com doenças pulmonares crônicas, infecções do sistema respiratório superior e infecções do sistema respiratório inferior a respirar profundamente e tossir pelo menos a cada 2 horas enquanto estiverem acordados. Encoraje os pacientes com grandes quantidades de catarro a tossir de 1 em 1 hora enquanto estiverem acordados. Após algumas cirurgias, recomenda-se que os pacientes executem técnicas de respiração profunda e tosse a cada 2 ou 4 horas enquanto estiverem acordados para prevenir o acúmulo de secreções. Ofereça aos pacientes pós-cirúrgicos dispositivos auxiliares (cobertor dobrado, travesseiro ou mãos espalmadas) para segurar uma incisão abdominal ou torácica a fim de minimizar a dor durante a tosse direcionada. Tosse é uma fonte de transmissão de gotículas de patógenos pulmonares; assim sendo, o profissional da saúde deve seguir as precauções padrão (Harding et al., 2020).

Fisioterapia torácica (FTT). Fisioterapia torácica é a manipulação da parede torácica externa usando percussão, vibração ou compressão da parede torácica de alta frequência (CPTAF) (Figura 41.7). É geralmente usada em conjunto com a drenagem postural e pode ajudar a mobilizar secreções pulmonares em um seleto grupo de pacientes. O Boxe 41.7 descreve as diretrizes para determinar se FTT é indicada. Uma vez que não há evidências que apoiem seu uso rotineiro em todas as populações de pacientes, a American Association for Respiratory Care (AARC) não recomenda o uso rotineiro de FTT em todos os pacientes. Em vez disso, FTT é usada em pacientes com secreções retidas que não conseguem expectorar, como pacientes com FC (Strickland, 2015; Strickland et al., 2013).

Boxe 41.7 Diretrizes para fisioterapia torácica

Enfermeiros e terapeutas respiratórios colaboram com o médico para determinar se a fisioterapia torácica (FTT) é benéfica para o paciente. As seguintes diretrizes ajudam na avaliação física e no subsequente processo de tomada de decisão.

- Conduza uma avaliação respiratória completa para confirmar a necessidade de FTT, incluindo produção de catarro, eficácia da tosse, histórico de problemas pulmonares aliviados com sucesso por meio da FTT, sons pulmonares anormais e condições documentadas, como atelectasia, pneumonia complicada, sinais vitais ou alterações no estado de oxigenação (Harding et al., 2020; Strickland et al., 2013)
- Conheça os medicamentos que o paciente toma. Certas medicações, especialmente os diuréticos e anti-hipertensivos, causam alterações fluídicas e hemodinâmicas. Isso reduz a tolerância do paciente a mudanças de posição e à drenagem postural. O uso prolongado de esteroides eleva o risco de o paciente sofrer fraturas patológicas de costela, e geralmente constitui uma contraindicação à vibração
- Conheça a história clínica do paciente. Certas condições, como aumento da pressão intracraniana, lesões medulares e ressecção de aneurisma abdominal são contraindicações para mudanças de posição da drenagem postural. Traumatismo ou cirurgia torácica contraindicam percussão e vibração
- Conheça o nível de função cognitiva do paciente. A participação em técnicas de tosse controlada requer que o paciente siga instruções. Limitações cognitivas congênitas ou adquiridas alteram a capacidade de aprendizado e a participação do paciente nessas técnicas
- Esteja ciente da tolerância do paciente a exercícios. As manobras de FTT são cansativas (Strickland, 2015).

Drenagem postural é um componente da higiene pulmonar; ela consiste em drenagem, posicionamento e troca de lado, e às vezes é acompanhada de percussão e vibração torácica. Auxilia na eliminação das secreções e na oxigenação. O posicionamento envolve drenar os segmentos afetados do pulmão (Tabela 41.6) e ajuda a drenar as secreções desses segmentos dos pulmões e brônquios para a traqueia. Alguns pacientes não necessitam de drenagem postural de todos os segmentos do pulmão. A avaliação clínica é crucial para identificar os segmentos específicos do pulmão que necessitam disso. Por exemplo, pacientes com atelectasia no lobo inferior esquerdo requerem drenagem postural somente da região afetada, enquanto uma criança com FC geralmente requer drenagem postural de todos os segmentos do pulmão (CFF, n.d.a; Hockenberry et al., 2019; Harding et al., 2020).

A percussão torácica manual envolve a tapotagem ritmada da parede torácica sobre a área a ser drenada para forçar a movimentação das secreções para vias respiratórias maiores para expectoração (Strickland et al., 2013). Normalmente, é realizada por terapeutas respiratórios em grandes centros de saúde. Posicione sua mão de forma que os dedos e o polegar se toquem e as mãos fiquem em forma de concha. Esta configuração faz com que a mão se ajuste à parede torácica e ao mesmo tempo retenha um pouco de ar para suavizar a intensidade da tapotagem. O procedimento deve produzir um som oco e não deve causar dor. Realize a percussão torácica fazendo movimentos vigorosos com a mão em concha alternadamente sobre a parede torácica (Figura 41.8). Realize a percussão sobre uma única camada de roupa, e não sobre botões, fechos ou cordões. A única camada de roupa evita machucar a pele do paciente. Camadas mais grossas de tecido ou várias camadas de roupa amortecem as vibrações. A percussão é contraindicada em pacientes com distúrbios hemorrágicos, osteoporose ou costelas fraturadas. Evite realizar percussão sobre queimaduras, feridas abertas ou infecções de pele na região do tórax. Tome cuidado para realizar a percussão das áreas do pulmão abaixo das costelas e não sobre coluna, esterno, estômago ou região lombar, pois

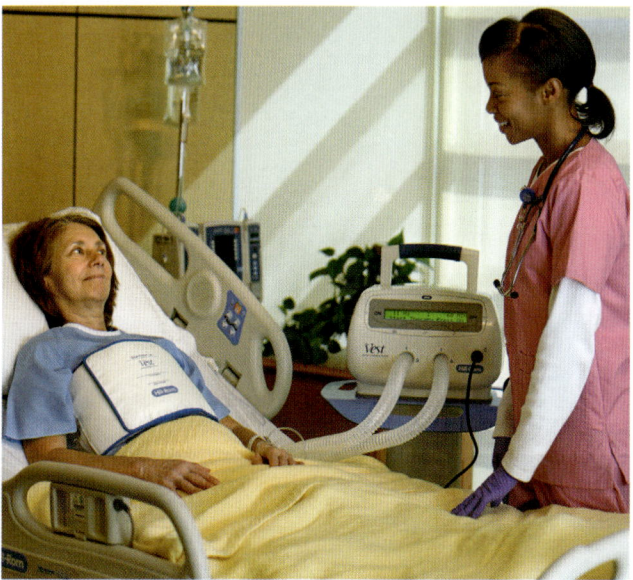

Figura 41.7 Compressão da parede torácica de alta frequência (CPTAF). (Copyright © 2019 Hill-Rom Services, Inc. Reimpressa com permissão. Todos os direitos reservados.)

Tabela 41.6 Posições para drenagem postural.

Segmento do pulmão	Posição do paciente	Segmento do pulmão	Posição do paciente
Adulto – certifique-se de avaliar o paciente antes do posicionamento. Alguns pacientes, como os que sofreram traumatismos cranianos, insuficiência cardíaca ou embolia pulmonar, não devem ser colocados na posição de Trendelenburg (Harding et al., 2020)			
Bilateral	*Fowler* elevada	Lobo inferior esquerdo – segmento lateral	Decúbito lateral direito na posição de Trendelenburg
Segmentos apicais	Sentado na lateral do leito	Lobo inferior direito – segmento lateral	Decúbito lateral esquerdo na posição de Trendelenburg
Lobo superior direito – segmento anterior	Decúbito dorsal com a cabeceira elevada	Lobo inferior direito – segmento posterior	Decúbito ventral com o lado direito do tórax elevado na posição de Trendelenburg
Lobo superior esquerdo – segmento anterior	Decúbito dorsal com a cabeceira elevada	Lobo médio direito – segmento posterior	Decúbito ventral com o tórax e o abdome elevados
Lobo superior direito – segmento posterior	Decúbito lateral com o lado direito do tórax elevado com travesseiros	Ambos os lobos inferiores – segmentos anteriores	Decúbito dorsal na posição de Trendelenburg
Lobo superior esquerdo – segmento posterior	Decúbito lateral com o lado esquerdo do tórax elevado com travesseiros	Ambos os lobos inferiores – segmentos posteriores	Decúbito ventral na posição de Trendelenburg
Lobo médio direito – segmento anterior	Decúbito dorsal a três quartos com o pulmão dependente na posição de Trendelenburg		

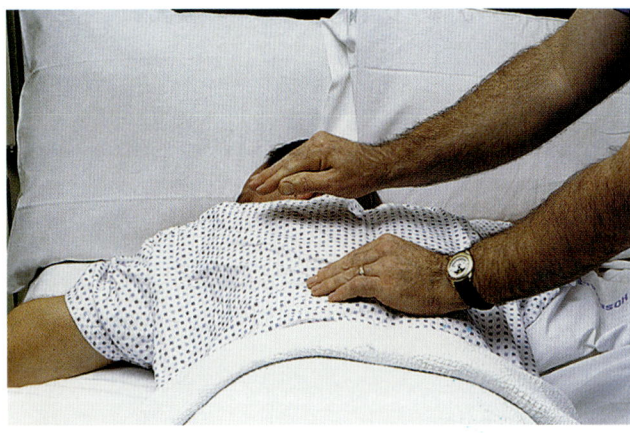

Figura 41.8 Percussão da parede torácica, com movimentos alternados com a mão em concha.

isto poderia resultar em traumatismo no baço, fígado ou rins. Dispositivos comerciais de formato semelhante a conchas também estão disponíveis para uso na realização de percussão torácica (CFF, n.d.a).

Vibração é uma leve pressão de tremor aplicada na parede torácica somente durante a exalação para agitar as secreções para as vias respiratórias maiores. Essa pressão pode ser aplicada manualmente ou por meio de um dispositivo comercialmente disponível. A vibração pode ser mais tolerável do que a percussão. Mais frequentemente se utiliza vibração em pacientes com FC (CFF, n.d.a).

A CPTAF consiste em um colete inflável ligado a um gerador de pulso pneumático (Figura 41.9). Essa compressão solta e remove as secreções da via respiratória emitindo pulsos expiratórios de alta frequência e pequeno volume na parede torácica externa do paciente. O colete pode ser usado sobre a roupa. Essa terapia é benéfica para os pacientes com doenças neuromusculares e pacientes com doenças pulmonares crônicas com catarro espesso, como na FC (Strickland, 2015; Strickland et al., 2013).

Pressão expiratória positiva (PEP). É uma técnica de desobstrução de via respiratória que pode ser usada com ou sem vibração. Seu uso é normalmente reservado aos pacientes com FC ou outras doenças pulmonares nas quais há retenção de catarro (Franks et al., 2019; Strickland, 2015). Os dispositivos Acapella e *flutter* são aparelhos de PEP comumente usados (Figura 41.10). A PEP permite que o ar seja inalado facilmente, mas força o paciente a exalá-lo contra resistência. Essa ação

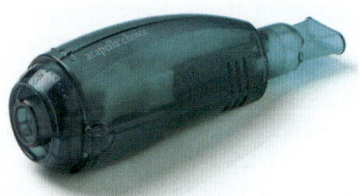

Figura 41.10 Dispositivo de desobstrução de via respiratória Acapella. (Cortesia de Smiths Medical North America.)

ajuda o ar a entrar por trás do muco, dessa maneira, facilitando sua expectoração (CFF, n.d.c; Franks et al., 2019). Os pacientes devem ser fisicamente capazes de fazer uma embocadura no dispositivo.

Manutenção e promoção da expansão dos pulmões. Intervenções de enfermagem para manter ou promover a expansão dos pulmões incluem técnicas não invasivas, como deambulação, posicionamento e espirometria de incentivo.

Deambulação. Imobilidade é um dos principais fatores de desenvolvimento de atelectasia, pneumonia associada a ventilação mecânica (PAVM) e limitações funcionais, incluindo fraqueza muscular e fadiga (Nuwi e Irwan, 2018). Esse declínio de estado funcional é normalmente chamado de descondicionamento. Estudos sobre deambulação precoce indicam que os benefícios terapêuticos da atividade incluem um aumento da força geral e da expansão pulmonar. Mesmo o paciente que requer ventilação mecânica invasiva se beneficia de um programa de mobilidade precoce. Tais programas de mobilidade devem incluir informações tanto de fisioterapeutas quanto de terapeutas respiratórios no plano de tratamento. Mobilização progressiva, desde deixar as pernas suspensas até levantar e depois andar, é segura para os pacientes intubados (Hartjes, 2018) (ver Capítulo 38).

Posicionamento. A pessoa saudável e completamente móvel mantém a ventilação e a oxigenação adequadas mudando de posição frequentemente durante atividades diárias. Contudo, quando a enfermidade ou a lesão de uma pessoa restringe sua mobilidade, o risco de prejuízo respiratório aumenta. Mudanças frequentes de posição são métodos simples e custo-efetivos para reduzir a estase das secreções pulmonares e a diminuição da expansão da parede torácica, sendo que ambas aumentam o risco de pneumonia.

A posição semi-Fowler a 45° é a mais eficaz para promoção da expansão pulmonar e redução da pressão do abdome sobre o diafragma. Quando o paciente estiver nessa posição, certifique-se de que ele não escorregue em direção aos pés do leito, o que pode reduzir a expansão dos pulmões. O movimento de escorregar também aumenta o risco de lesões por pressão. A posição de um paciente com doença pulmonar unilateral, como pneumotórax, atelectasia ou pneumonia em um só pulmão, deve ser de forma a promover a perfusão do pulmão saudável e melhorar a oxigenação. Na maioria dos casos, você posiciona o paciente com o pulmão bom para baixo. A maioria dos pacientes de covid-19 que desenvolvem síndrome de angústia respiratória aguda (SARA) e recebem ventilação mecânica tem sua oxigenação melhorada quando posicionados em decúbito ventral, provavelmente devido a um melhor alinhamento da ventilação-perfusão (Langer et al., 2021). Na presença de abscesso pulmonar ou hemorragia, posicione o paciente com o pulmão afetado para baixo, para prevenir drenagem em direção ao pulmão saudável.

Espirometria de incentivo. Espirometria de incentivo estimula a respiração profunda voluntária proporcionando *feedback* visual aos pacientes sobre o volume inspiratório. É uma intervenção comumente utilizada, que promove a respiração profunda e é considerada como um elemento de prevenção ou tratamento de atelectasia em pacientes pós-cirúrgicos. Evidências recentes sugerem que o uso de espirometria de incentivo não é tão eficaz na prevenção de complicações pulmonares pós-operatórias como se acreditava anteriormente.

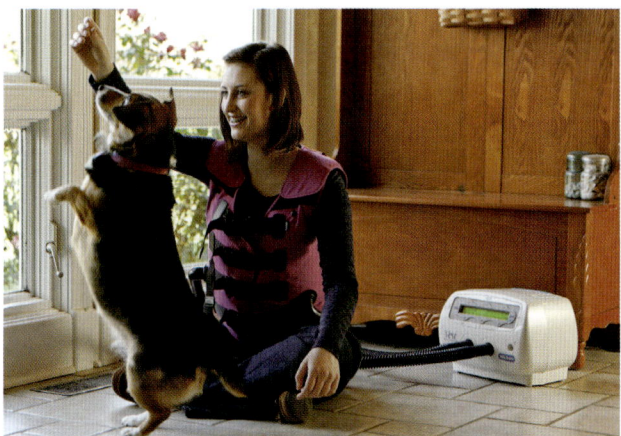

Figura 41.9 Colete de vibração da parede torácica de alta frequência para uso domiciliar. (Copyright © 2012 Hill-Rom Services, Inc. Reimpresso com permissão. Todos os direitos reservados.)

A AARC recomenda que seu uso seja reservado a pacientes que já tinham atelectasia ou para aqueles que apresentam fatores de risco de desenvolver atelectasia, como os submetidos a cirurgias torácicas ou abdominais, pacientes acamados por períodos prolongados, ou pacientes com doença neuromuscular ou lesões medulares (Eltorai et al., 2018).

Há dois tipos de espirômetros de incentivo. Os espirômetros de incentivo a fluxo consistem em uma ou mais câmaras plásticas que contêm bolinhas coloridas internas soltas. O paciente inspira lentamente e com um fluxo uniforme para elevar as bolinhas e mantê-las flutuando o máximo de tempo possível para garantir o máximo de sustentação da inalação possível. A espirometria de incentivo a volume dispõe de foles que são elevados até determinado volume por uma inspiração (Figura 41.11). Um contador ou luz de alcance oferece *feedback* visual. Alguns dispositivos são construídos de forma que a luz não acenda a menos que os foles sejam mantidos a um volume mínimo desejado por um período específico de tempo para aumentar a expansão pulmonar (ver Capítulo 50).

As diretrizes da AARC (2011) recomendam de 5 a 10 respirações por sessão a cada 1 hora durante o período de vigília. A administração de medicamentos para dor antes da espirometria de incentivo ajuda o paciente a alcançar uma respiração profunda com menos dor e sem usar apoio. Use a espirometria de incentivo em combinação com outras medidas pulmonares, como respiração profunda e tosse e mobilização precoce, em pacientes que apresentem risco de atelectasia (Hanada et al., 2020).

Manutenção da perviedade da via respiratória. As intervenções de enfermagem que almejam a manutenção da perviedade da via respiratória incluem manejo das vias respiratórias artificiais e aspiração das vias respiratórias.

Vias respiratórias artificiais. Uma via respiratória artificial é usada em pacientes com nível de consciência reduzido ou com obstrução de via respiratória ou naqueles que estejam necessitando de suporte ventilatório prolongado; auxilia na remoção de secreções traqueobrônquicas e manutenção da perviedade da via respiratória. A presença de uma via respiratória artificial coloca o paciente em alto risco de infecção e lesão na via respiratória. Use uma técnica limpa para vias respiratórias orais, porém a técnica precisa ser estéril quando for cuidar e manter vias respiratórias traqueais e endotraqueais para prevenir infecções associadas ao cuidado de saúde (IACS). Vias respiratórias artificiais precisam ser mantidas na posição correta para prevenir danos na via respiratória (Urden et al., 2020; Wiegand, 2017) (Procedimento 41.2).

Via respiratória oral. A via respiratória oral, o tipo mais simples de via respiratória artificial, previne a obstrução da traqueia ao deslocar a língua para a orofaringe (Figura 41.12). A via respiratória oral se estende

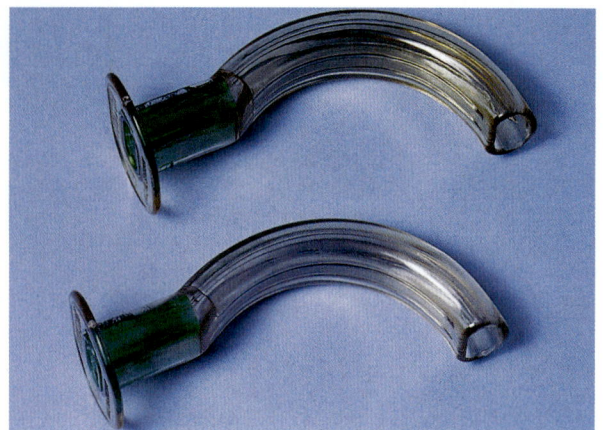

Figura 41.12 Vias respiratórias orais artificiais.

dos dentes até a orofaringe, mantendo a língua na posição normal. Determine o tamanho correto da via respiratória oral medindo a distância do canto da boca ao ângulo do maxilar bem embaixo da orelha. O comprimento é igual à distância do rebordo da via respiratória até a ponta. Use somente vias respiratórias do tamanho correto. Se a via respiratória for pequena demais, a língua não fica na porção anterior da boca; se a via respiratória for grande demais, ela força a língua em direção à epiglote e obstrui a via respiratória (Wiegand, 2017).

Insira a via respiratória de cabeça para baixo, e então faça a curva da via respiratória em direção à bochecha e coloque-a sobre a língua. Quando a via respiratória estiver na orofaringe, gire-a de forma que os pontos de abertura apontem para baixo. Quando inserida corretamente, a via respiratória empurra a língua, afastando-a da orofaringe, e o rebordo (p. ex., a parte reta da via respiratória) fica encostado nos dentes do paciente. A inserção incorreta meramente força a língua de volta para a orofaringe (Wiegand, 2017).

Vias respiratórias endotraqueais e traqueais. Um **tubo endotraqueal (TE)** é uma via respiratória artificial de curta duração utilizada para administrar ventilação mecânica invasiva, aliviar a obstrução da via respiratória superior, proteger contra aspiração ou eliminar secreções. Nos Estados Unidos, um médico ou profissional da saúde especialmente treinado insere o tubo TE. O tubo é passado pela boca do paciente, atravessa a faringe e chega até a traqueia (Figura 41.13). O tubo é geralmente

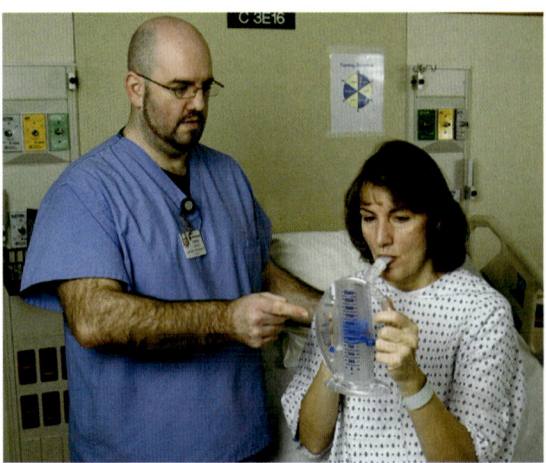

Figura 41.11 Espirômetro de incentivo a volume.

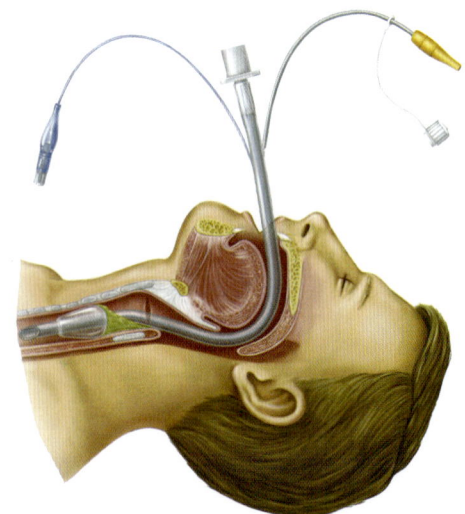

Figura 41.13 Tubo endotraqueal inserido na traqueia. Manguito inflado para manter a posição. (Copyright © 2015 Medtronic. Todos os direitos reservados. Usado com permissão de Medtronic.)

removido em até 14 dias; no entanto, às vezes pode ser usado por um período maior de tempo se o paciente ainda estiver demonstrando progresso no desmame da ventilação mecânica invasiva e extubação (remoção do tubo endotraqueal) (Urden et al., 2020; Wiegand, 2017).

Se o paciente requer assistência prolongada de uma via respiratória artificial, uma **traqueostomia** é realizada por meio da inserção de um tubo de traqueostomia (TT) Um TT é inserido cirurgicamente ou percutaneamente, diretamente na traqueia, por meio de uma pequena incisão feita no pescoço do paciente. Motivos para a inserção de um TT incluem necessidade de ventilação mecânica por períodos prolongados, obstrução de via respiratória superior secundária a traumatismo ou tumor, ou dificuldades de desobstruir uma via respiratória que podem ocorrer em condições como lesão medular ou doença neuromuscular (Urden et al., 2020). A maioria dos TT tem um pequeno tubo plástico interno que é encaixado em outro, mais largo (a cânula interna). A complicação mais comum de um TT é a obstrução parcial ou total da via respiratória causada por acúmulo de secreções respiratórias. Se isso ocorrer, o tubo interno pode ser removido e limpo ou substituído por um tubo interno reserva temporário que deve ser mantido ao lado do leito do paciente. Mantenha dilatadores de traqueia ao lado do leito para acesso rápido em caso de substituição ou reinserção emergencial do tubo. Umidificação proporcionada por umidificadores de ar ou máscaras de oxigênio para umidificação de traqueostomia podem ajudar a prevenir o ressecamento de secreções que causam oclusão. Faça a aspiração da traqueostomia na medida do necessário para limpar as secreções. A aspiração traqueal tem suas complicações, incluindo hipoxemia, arritmias cardíacas, alterações na pressão arterial (que podem ser hipertensivas ou hipotensivas), espasmo de laringe ou broncoespasmo, dor, infecção ou bradicardia. Bradicardia está associada à estimulação do nervo vago. Podem até ocorrer paradas respiratórias ou cardíacas em consequência da aspiração traqueal. A maioria dos pacientes traqueostomizados não consegue falar, pois o tubo é inserido abaixo das cordas vocais. É importante usar estratégias de comunicação escrita ou não verbal (leitura labial) para ajudar os pacientes a se comunicarem. Certifique-se de avaliar a ansiedade dos pacientes causada pela incapacidade de falar. Os cuidados e limpeza do tubo de traqueostomia são discutidos no Procedimento 41.2 (Urden et al., 2020; Wiegand, 2017).

Aspiração das vias respiratórias aberta e fechada. Os dois métodos atuais de aspiração das vias respiratórias são os métodos aberto e fechado. Aspiração entrando pelo nariz até a traqueia e a faringe em traqueostomias de longa duração é mais comumente realizada utilizando-se aspiração aberta. Quando o paciente está ligado a um ventilador, a aspiração aberta é realizada introduzindo-se o cateter por meio de um acesso em que o tubo endotraqueal se conecta com o ventilador. A aspiração aberta é, às vezes, necessária em pacientes ventilados de quem é necessário coletar amostras de catarro. A aspiração aberta envolve o uso de um novo cateter estéril para cada sessão de aspiração (Wiegand, 2017). Use luvas estéreis e siga as precauções padrão durante o procedimento de aspiração.

A aspiração fechada envolve o uso de sistema de sonda de aspiração que está incluído no circuito ventilatório de um paciente ligado a um ventilador mecânico. O cateter de aspiração estéril reutilizável é envolvido em uma capa plástica para protegê-lo entre as sessões de aspiração (Procedimento 41.1). Aspiração fechada é usada em novas vias respiratórias artificiais, tubos endotraqueais e traqueais, e permite que você introduza o cateter de aspiração nas vias respiratórias sem desconectar o paciente do ventilador. A aspiração fechada corrobora os esforços respiratórios de um paciente, pois permite a administração contínua de oxigênio enquanto a aspiração é realizada e reduz o risco de dessaturação de oxigênio. Embora não sejam usadas luvas estéreis nesse procedimento, luvas não estéreis são recomendadas para prevenir o contato com respingos de fluidos corporais (Procedimento 41.1).

Quando se compara a aspiração aberta à fechada, há um menor risco de infecção para um profissional da saúde pela exposição a secreções do paciente com um sistema fechado e uma diminuição no desenvolvimento de pneumonia associada à ventilação de início tardio para o paciente (Letchford e Bench, 2018; Urden et al., 2020).

Técnicas de aspiração. A aspiração da faringe e das vias respiratórias traqueais é necessária quando os pacientes são incapazes de remover as secreções respiratórias. Quando as secreções estão apenas na boca, é indicada aspiração orofaríngea (Procedimento 41.1). Secreções que não são removidas são mais provavelmente aspiradas para dentro dos pulmões, aumentando o risco de infecção, PAVM e insuficiência respiratória. As técnicas de aspiração incluem aspiração oro e nasofaríngea, aspiração oro e nasotraqueal e aspiração de via respiratória artificial.

Na maioria dos casos, use técnica estéril para aspirar, pois a orofaringe e a traqueia são consideradas estéreis. A boca é considerada limpa; portanto, requer apenas uma técnica limpa. Ao aspirar tanto a orofaringe quanto a traqueia, sempre aspire a traqueia (estéril) antes da orofaringe (limpa) (Wiegand, 2017).

Cada tipo de aspiração requer o uso de um cateter flexível de ponta arredondada com orifícios nas laterais e na extremidade. Na aspiração, você aplica pressões negativas (80 a 150 mmHg em adultos) durante a remoção do cateter e **nunca** na inserção (Urden et al., 2020; Wiegand, 2017). A avaliação do paciente determina a frequência da aspiração. É indicada quando roncos, sons de respiração borbulhante e sons de respiração diminuídos são audíveis à auscultação ou quando há presença de secreções visíveis depois que outros métodos para remoção de secreções da via respiratória tiverem falhado. Você também pode usar a aspiração para obter uma amostra de catarro para cultura ou citologia, caso o paciente não consiga tossir produtivamente. Não há evidência que corrobore o uso de aspiração programada. Aspiração demasiadamente frequente coloca os pacientes em risco de desenvolver hipoxemia, hipotensão, arritmias e possíveis traumatismos na mucosa dos pulmões (Urden et al., 2020; Wiegand, 2017).

Aspiração orofaríngea e nasofaríngea. Realize a aspiração orofaríngea ou nasofaríngea quando o paciente conseguir tossir eficientemente mas for incapaz de eliminar as secreções por meio da expectoração. Aplique a aspiração depois que o paciente tiver tossido (Procedimento 41.1). Uma vez que as secreções pulmonares diminuírem e o paciente estiver menos fatigado, ele poderá, então, expectorar ou engolir o muco, tornando a aspiração desnecessária.

Aspiração orotraqueal ou nasotraqueal. Realize a aspiração orotraqueal ou nasotraqueal quando um paciente com secreções pulmonares for incapaz de manejar as secreções por meio da tosse e não houver via respiratória artificial nesse paciente (Procedimento 41.1). Passe um cateter estéril pela boca ou nariz até chegar à traqueia. O nariz é a rota preferida, pois há mínima estimulação do reflexo faríngeo. O procedimento é semelhante à aspiração nasofaríngea, porém o cateter é avançado além, até a traqueia do paciente. Todo o procedimento, desde a passagem do cateter até sua remoção, é feito rapidamente, em no máximo 10 a 15 segundos (Wiegand, 2017). Deixe o paciente descansar entre as passagens do cateter. Se o paciente desenvolver angústia respiratória, interrompa a aspiração, a menos que o acúmulo de secreções esteja causando a angústia. Se o paciente estiver usando oxigênio suplementar, troque a cânula ou máscara de oxigênio durante os períodos de descanso.

Aspiração traqueal. Realize a aspiração traqueal por meio de uma via respiratória artificial, como um TE ou TT. O tamanho do cateter deve ser o menor possível, mas suficientemente grande para remover as secreções. Nunca aplique pressão de aspiração enquanto estiver inserindo o cateter para evitar traumatismos na mucosa do pulmão. Uma vez inserido o cateter até o ponto necessário, mantenha a pressão de aspiração entre 80 e 120 mmHg (Wiegand, 2017) enquanto vai removendo o cateter. Aplique aspiração intermitente somente enquanto estiver removendo o cateter. Girar o cateter intensifica a remoção das secreções aderidas nas laterais da via respiratória.

A prática de instilação de solução salina (ISS) normal nas vias respiratórias artificiais para melhorar a remoção das secreções pode ser perigosa e não é recomendada. Estudos clínicos comparando os resultados da aspiração após ISS com aspiração padrão não demonstraram nenhum resultado clínico ou significativo (Wang et al., 2017).

> **Pense nisso**
>
> Você está cuidando de um paciente com fibrose cística. Ao entrar no quarto, você percebe que o paciente está em decúbito dorsal e se queixando de tosse não produtiva frequente. Quais intervenções você pode realizar para ajudar o paciente a melhorar sua capacidade de expectorar o catarro?

Manutenção da ventilação. Uma variedade de condições afeta a capacidade de o paciente ventilar normalmente ou afeta o nível da oxigenação e requer suporte artificial para a troca de gases cardiopulmonares. Intervenções médicas invasivas, como ventilação mecânica, ventilação não invasiva e inserção e manutenção de drenos torácicos, ajudam a restaurar a capacidade ventilatória dos pulmões.

Ventilação mecânica invasiva. **Ventilação mecânica invasiva**, também chamada de ventilação de pressão positiva, é uma técnica que salva vidas usada com vias respiratórias artificiais (TE ou traqueostomia) para diversas indicações fisiológicas e clínicas. As indicações fisiológicas da ventilação mecânica invasiva incluem suporte para a troca de gases cardiopulmonares (ventilação alveolar e oxigenação arterial), aumento do volume pulmonar (ventilação) e redução do trabalho da respiração (Urden et al., 2020). As indicações clínicas para ventilação mecânica invasiva incluem reversão de hipoxia e de acidose respiratória aguda; alívio de angústia respiratória; prevenção ou reversão de atelectasia e fadiga dos músculos respiratórios; para proporcionar sedação e/ou outros bloqueios neuromusculares diminuindo, dessa forma, o consumo de oxigênio e estabilizando a parede torácica (Urden et al., 2020). Pode ser usada para substituir total ou parcialmente a respiração espontânea, dependendo da necessidade do paciente. A ventilação mecânica invasiva também redistribui a demanda de oxigênio dos músculos respiratórios ativos para outros órgãos vitais.

Pneumonia associada a ventilação mecânica (PAVM) é uma das IACS, comum nas unidades de terapia intensiva (UTIs). Está associada a períodos mais prolongados de hospitalização, aumento da mortalidade e maiores custos hospitalares, estimados em US$ 40.000 por paciente (Alja'afreh et al., 2019; Ferrer e Torres, 2018; Letchford e Bench, 2018). PAVM é normalmente descrita como uma pneumonia que se desenvolve 48 h após a inserção de uma via respiratória artificial ou a instauração da ventilação mecânica, sendo um tipo de evento associado à ventilação (EAV) (CDC, 2021c; Ferrer e Torres, 2018) (Boxe 41.8). Os hospitais não recebem reembolso por custos associados à PAVM.

Boxe 41.8 Prática baseada em evidências

Efeito da adesão às medidas de um pacote de cuidados de ventilação para redução da pneumonia associada a ventilação mecânica

Questão PICOT: Em pacientes agudamente enfermos, que necessitam de ventilação mecânica invasiva, a adesão às medidas de um pacote de cuidados de ventilação baseadas em evidências contribui para a redução de pneumonia associada à ventilação mecânica (PAVM)?

Resumo das evidências

A PAVM é uma das IACS desenvolvida em uma pessoa que requer ventilação mecânica invasiva (via intubação endotraqueal ou tubo de traqueostomia) por pelo menos 48 horas (Alja'afreh et al., 2019; Ferrer e Torres, 2018). *Pseudomonas, Acinetobacter* e *Staphylococcus aureus* resistentes à meticilina são causas bacterianas frequentes de PAVM (Chacko et al., 2017). Pacientes com PAVM têm febre, aumento de secreções e infiltrados pulmonares observados na radiografia de tórax. Com o tempo, esses infiltrados aumentam progressivamente e as funções pulmonares do paciente declinam. A PAVM aumenta o tempo de permanência do paciente na unidade de terapia intensiva, está associada a um aumento da morbidade e da mortalidade, e aumenta os custos da hospitalização.

Em 2012, o Institute for Healthcare Improvement publicou um guia de procedimentos baseado em evidências para prevenção de PAVM (IHI, 2012). Esse guia foi o primeiro de uma série de intervenções baseadas em evidências relacionadas a cuidados de ventilação que, quando implementadas juntas, alcançam resultados significativamente melhores do que quando implementadas individualmente (Bassi et al., 2017). Os principais elementos do pacote de prevenção de PAVM incluem:

- Uso de medidas adequadas de higienização das mãos antes e depois de contatos com os pacientes
- Elevação da cabeceira do leito para, ao menos, 30°, a menos que contraindicado
- Cuidados orais diários com clorexidina pelo menos 2 vezes/dia (AACN, 2017a; Alja'afreh et al., 2019)
- Profilaxia de úlcera péptica (Virk e Wiersinga, 2019)
- "Descansos de sedação" diários e avaliação da prontidão para extubação
- Profilaxia de tromboembolismo venoso
- Monitoramento de delírio

- Uso de tubos endotraqueais revestidos com prata quando possível (Tokmaji et al., 2018; Rouzé et al., 2017).

O uso de probióticos não demonstrou causar nenhum efeito nas taxas de PAVM (Mahmoodpoor et al., 2019). Sua segurança não foi estabelecida para uso em pacientes criticamente doentes (Virk e Wiersinga, 2019).

Aplicação na prática de enfermagem

- Implemente o pacote de prevenção de PAVM quando a ventilação mecânica for iniciada (Anand et al., 2018)
- Evite manter o paciente em decúbito dorsal por muito tempo. A aspiração pulmonar é maior com a posição supina e o acúmulo de secreções acima do manguito do tubo TE (AACN, 2018)
- O posicionamento do paciente com elevação da cabeceira do leito em 45° ou mais reduz significativamente o refluxo gástrico e a PAVM
- Use sondas orotraqueais ou orogástricas, quando possível, em vez de dispositivos nasais para reduzir o risco de PAVM (Rouzé et al., 2017)
- Inicie a mobilização precoce (Bassi et al., 2017)
- Aspire secreções orofaríngeas e subglóticas para reduzir o risco de PAVM de início precoce. Utilize aspiração subglótica para reduzir a quantidade de secreções que se acumulam na cavidade orofaríngea (Bassi et al., 2017; Huang et al., 2018)
- Realize aspiração endotraqueal e do tubo de traqueostomia somente quando indicado pelos achados na avaliação do paciente e não de maneira programada
- Monitore a pressão do manguito nos tubos endotraqueal e de traqueostomia frequentemente para garantir a vedação correta e para prevenir aspiração de secreções. Mantenha a pressão do manguito na via respiratória entre 20 e 30 mmHg (AACN, 2017b)
- Sempre drene a condensação do circuito do ventilador longe do paciente e em um recipiente apropriado. Drene a tubulação de hora em hora para prevenir acúmulos
- Avalie a presença e trate delírios
- Troque os circuitos do ventilador somente quando estiverem sujos ou contaminados e não em uma base rotineira (AACN, 2017b).

Ventilação não invasiva. **Ventilação não invasiva por pressão positiva (VNIPP)**, uma forma de ventilação não invasiva (VNI), mantém uma pressão positiva na via respiratória e melhora a ventilação alveolar sem a necessidade de uma via respiratória artificial. Há dois tipos de VNIPP: pressão positiva contínua nas vias respiratórias (CPAP) e pressão positiva binivelada nas vias respiratórias (BiPAP). BiPAP e CPAP são geralmente aplicadas por meio de uma máscara que cobre o nariz ou o nariz e a boca, mas aqueles que necessitam de CPAP em casa podem usar cânulas nasais em vez da máscara (Hill et al., 2019; Rochwerg et al., 2017).

VNIPP é usada tanto em contextos de cuidados agudos como cada vez mais em contextos de cuidados domiciliares para tratamento de uma variedade de condições, incluindo apneia obstrutiva do sono (AOS), DPOC, edema pulmonar cardiogênico, insuficiência respiratória hipóxica e/ou hipercápnica e transtornos neuromusculares. É comumente usada nessas condições para evitar as complicações das estratégias de ventilação invasiva, incluindo pneumonia e broncoaspiração. Não deve ser usada em pacientes que não conseguem proteger suas vias respiratórias ou em pacientes com impulso respiratório inadequado ou apneia, e deve ser usada com cautela em pacientes com asma, lesões faciais e pacientes que não sejam cooperativos ou estejam hemodinamicamente instáveis (Ghosh e Elliott, 2019; Hill et al., 2019).

As vantagens desse tipo de ventilação em relação à ventilação invasiva incluem maior capacidade de se comunicar com os cuidadores e familiares, maior capacidade de tossir e eliminar secreções, além de permitir que o paciente coma e beba se estiver estável e não tiver risco de aspiração. Há desvantagens, problemas e preocupações em relação a esse tipo de ventilação. A máscara deve se encaixar firmemente e ter uma boa vedação para prevenir vazamento de ar. Essa pressão pode causar sensação de claustrofobia e intolerância nos pacientes, o que pode levar a problemas de adesão à terapia. A máscara firmemente encaixada também pode causar lesões por pressão relacionadas a dispositivos médicos (LPRDM), especialmente no dorso do nariz (Hill et al., 2019; Jackson et al., 2019; Wiegand, 2017).

A **pressão positiva contínua nas vias respiratórias (CPAP)** mantém um fluxo contínuo de pressão ao longo de todo o ciclo de respiração do paciente. Ela beneficia pacientes com AOS, pacientes com insuficiência cardíaca e bebês prematuros com pulmões não desenvolvidos. Na AOS, a via respiratória superior entra em colapso, causando uma obstrução que produz respiração superficial ou ausência de respiração. Qualquer ar que ultrapasse a obstrução resulta em ronco alto. Um estudo de uma noite inteira de sono pode ser necessário para determinar a necessidade e os parâmetros corretos do aparelho de CPAP (ver Capítulo 43). O equipamento inclui uma máscara (Figura 41.14) que se encaixa sobre o nariz, ou sobre o nariz e a boca, e um aparelho de CPAP que leva o ar até à máscara. A menor máscara que melhor se ajuste é a mais eficaz. Ela deve se encaixar suficientemente bem para formar uma vedação no rosto de modo que o ar não escape, mas não tão apertada que cause formação de lesão por pressão ou necrose nos locais de contato entre a máscara e o rosto.

A **pressão positiva binivelada nas vias respiratórias (BiPAP)** age auxiliando durante a inspiração e prevenindo o fechamento alveolar durante a expiração. Ela proporciona tanto pressão positiva inspiratória nas vias respiratórias (PPIVA) quanto pressão expiratória nas vias respiratórias (PEVA), também conhecida como *pressão positiva expiratória final (PEEP)*. Durante a inalação, a pressão positiva aumenta o volume corrente do paciente e a ventilação alveolar. O suporte da pressão diminui quando o paciente expira, permitindo uma exalação mais fácil. O resultado geral da BiPAP é o aumento da quantidade de ar nos pulmões ao fim da expiração (capacidade residual funcional), redução do fechamento das vias respiratórias, expansão de áreas de atelectasia e melhor oxigenação (Hartjes, 2018; Urden et al., 2020).

Complicações da ventilação não invasiva incluem ferimentos faciais e nasais e colapsos de pele, ressecamento de membranas mucosas e espessamento de secreções, aspiração de conteúdos gástricos em caso de ocorrência de vômito (AACN, 2018). Complicações evitadas pela ventilação não invasiva são: PAVM, sinusite e efeitos de grandes doses de agentes sedativos. O uso de ventilação não invasiva resulta em menor tempo de permanência em UTIs e de hospitalização (Ghosh e Elliot, 2019).

Dreno torácico. Um **dreno torácico** (Figura 41.15) é um tubo de drenagem inserido através da caixa torácica dentro do espaço pleural para remoção de ar, fluidos ou sangue; para prevenir que ar ou fluidos entrem novamente no espaço pleural; ou para restabelecer as pressões intrapleural e intrapulmonar normais após traumatismo ou cirurgia (Chotai e Mosenifar, 2018). Drenos torácicos são comuns após cirurgias torácicas e traumatismos torácicos e são usados para tratamento de pneumotórax e hemotórax para promover a reexpansão pulmonar (Procedimento 41.3).

Pneumotórax é a presença de ar livre no espaço pleural. A perda da pressão intrapleural negativa faz com que o pulmão se comprima. Há uma variedade de causas para pneumotórax. Um pneumotórax pode ocorrer em consequência de traumatismo torácico (p. ex., facada, ferimento por arma de fogo ou fratura de costelas). Outras causas de pneumotórax são ruptura de uma bolha enfisematosa na superfície do pulmão (destruição causada por enfisema), ruptura da pleura por procedimento invasivo, como cirurgia, inserção de linha IV subclávia e ventilação

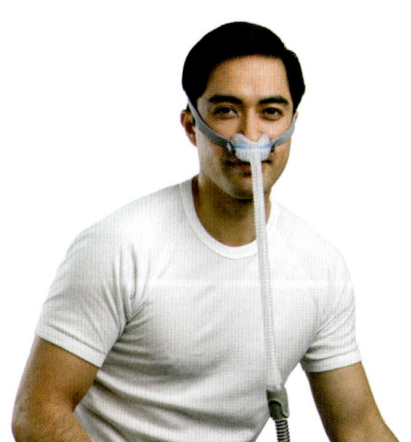

Figura 41.14 Máscara de CPAP. ResMed's AirFit N30™. (© ResMed. Todos os direitos reservados.)

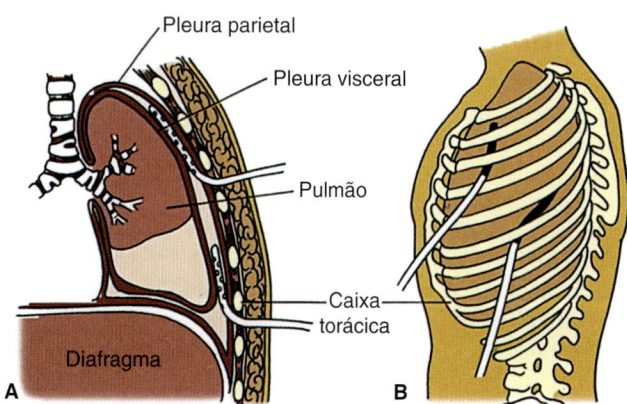

Figura 41.15 Diagrama dos locais de inserção de drenos torácicos. **A.** Ilustração anatômica da colocação de dreno superior para remoção de ar e colocação de dreno inferior para sangue e fluidos. **B.** Visualização dos tubos saindo pelos pontos intercostais.

mecânica invasiva, incluindo PEEP. Pneumotórax espontâneo ocorre devido à ruptura de pequenas bolhas (bolsas cheias de ar). Pneumotórax espontâneo pode ocorrer em indivíduos jovens e saudáveis ou em pacientes com histórico de doença pulmonar, como DPOC ou FC (Harding et al., 2020). Um paciente com pneumotórax normalmente sente uma dor aguda que é pleurítica e que piora ao inspirar. Dispneia é comum e piora à medida que o tamanho do pneumotórax aumenta.

Pneumotórax de tensão é uma condição potencialmente fatal, na qual o ar entra no espaço pleural e não consegue sair. O acúmulo de ar acaba levando à compressão do pulmão afetado e à pressão no coração, fazendo com que o coração e os grandes vasos se desviem para o lado não afetado. O desvio, então, leva à compressão do pulmão não afetado, provocando uma redução da oxigenação e do débito cardíaco. Suas manifestações clínicas incluem dispneia, taquicardia, desvio lateral da traqueia e ausência de sons de respiração no lado afetado. Um pneumotórax de tensão é uma emergência médica que requer intervenção imediata, incluindo descompressão com agulha e colocação de dreno torácico (Sasa, 2019; Urden et al., 2020).

Hemotórax é um acúmulo de sangue e fluidos no espaço pleural, normalmente decorrente de traumatismo. Ele produz uma contrapressão e impede o pulmão de se expandir completamente. Uma ruptura de pequenos vasos sanguíneos causada por processos inflamatórios, como pneumonia ou TB, pode causar um hemotórax, assim como um traumatismo também pode. Além de dor e dispneia, desenvolvem-se sinais e sintomas de choque caso a perda de sangue seja grande (Harding et al., 2020; Urden et al., 2020).

Uma variedade de drenos torácicos está disponível para drenagem de ar ou excesso de fluidos do espaço pleural para aliviar a angústia respiratória. Normalmente, um dreno torácico de pequeno calibre (de 12 a 20 Fr) é usado para remover uma pequena quantidade de ar, e um dreno torácico de calibre maior (acima de 20 Fr) é usado para remover grandes quantidades de fluido ou sangue (Urden et al., 2010; Wiegand, 2017).

Depois de inserido o dreno torácico, ele é ligado a um sistema de drenagem. Uma unidade de drenagem torácica (UDT) tradicional conta com três câmaras para coleta de materiais drenados, blindagem contra água e controle de aspiração. Essa unidade pode drenar uma grande quantidade tanto de fluido quanto de ar. Sistemas de drenagem torácica descartáveis, como Codman®, Pleur-evac® ou Atrium, permitem mais mobilidade do que os antigos sistemas de garrafas e são mais comumente usados hoje em dia. Esses sistemas descartáveis também permitem uma capacidade superior de manutenção da esterilidade do sistema (Chotai e Mosenifar, 2018). Pacientes que não estão em ventiladores e pacientes que foram submetidos a cirurgia toracoscópica de pulmão ou cirurgia cardíaca minimamente invasiva sentem-se bem com esses drenos torácicos portáteis.

Considerações especiais. Mantenha o sistema de drenagem torácica fechado e abaixo do nível do tórax (ver Procedimento 41.3). O dreno torácico deve ser fixado na parede torácica. Preste atenção ao borbulhamento lento e constante na câmara de selo d'água e mantenha-a preenchida com água estéril no nível prescrito. Borbulhamento constante ou intermitente na câmara de selo d'água, ou o borbulhamento mais vigoroso, indica vazamento no sistema de drenagem ou outro pneumotórax, e você precisa avaliar o sistema e o paciente para identificar precisamente a fonte do vazamento. Preste atenção à flutuação (decantação) do nível de líquido para garantir que o dreno torácico e o sistema estejam funcionando. Marque o nível por fora das câmaras de coleta a cada troca. Relate qualquer drenagem turva ou sanguinolenta inesperada. Evite dobras e alças dependentes nas linhas. Idealmente, elas devem ficar acomodadas horizontalmente sobre o leito ou a cadeira antes de caírem verticalmente no dispositivo de drenagem. Encoraje seu paciente a tossir, respirar profundamente e usar o espirômetro de incentivo. Certifique-se de que o paciente esteja em posição semi-Fowler ou Fowler alta (45 a 90°) e que deambule,

caso não haja contraindicação. Avalie rotineiramente a frequência respiratória, os sons da respiração, os níveis de Sp_{O_2} e os pontos de inserção para enfisema subcutâneo (Chotai e Mosenifar, 2018). Enfisema subcutâneo é a presença de ar sob a pele, e crepitação à palpação na área em que ele está localizado (Hartjes, 2018).

Travamento de dreno torácico é contraindicado na deambulação e transporte do paciente. Travamento pode resultar em pneumotórax de pressão. A pressão do ar se acumula no espaço pleural, comprimindo o pulmão e criando um evento potencialmente fatal. O dreno torácico somente pode ser travado durante a troca do sistema de drenagem torácica, avaliação de um vazamento de ar, ou como tentativa antes da remoção para avaliar se o vazamento de ar foi interrompido. Ordenha manual ou com pinça dos drenos torácicos para manter sua perviedade é baseada na avaliação da enfermagem e pode ser necessária para remover coágulos no tubo (Chotai e Mosenifar, 2018). A ordenha manual ou com pinça rotineira dos drenos torácicos não é recomendada, pois isto pode causar aumento da pressão intratorácica e danos tissulares (Wiegand, 2017).

Manuseie a unidade de drenagem torácica com cuidado e mantenha o dispositivo de drenagem abaixo do tórax do paciente. A unidade de drenagem deve sempre ser mantida na vertical. Se a unidade cair, é necessário substituí-la (Chotai e Mosenifar, 2018).

A remoção de drenos torácicos requer preparação do paciente. As sensações mais frequentemente relatadas pelos pacientes durante a remoção do dreno torácico incluem ardência, dor e sensação de empuxe. Certifique-se de que o paciente receba medicação para dor com pelo menor 30 minutos de antecedência da remoção. Auxilie o médico na remoção do dreno torácico, monitore o curativo aplicado sobre o local de inserção e o estado respiratório do paciente após a remoção do dreno (Wiegand, 2017). Uma remoção não planejada do dreno torácico, como no caso de remoção acidental ao reposicionar o paciente, requer que você cubra o local com as mãos enluvadas e peça ajuda para recolher os materiais para cobrir o local. Gaze vaselinada, gaze seca e esparadrapo são necessários para cobertura do local. Se o dreno torácico se desconectar do sistema de drenagem, bloqueie as linhas com uma pinça com ponta romba ou pince o tubo com as mãos (usando luvas) para impedir a entrada de ar no espaço pleural. Peça que alguém traga um novo sistema de drenagem torácica e conecte-o ao dreno torácico por meio de técnica estéril. Independentemente de como o dreno sair, monitore o paciente em relação a sinais de angústia respiratória e ausculte os sons pulmonares (Urden et al., 2020; Muzzy e Butler, 2015).

Manutenção e promoção da oxigenação. A promoção da expansão pulmonar, a mobilização de secreções e a manutenção da perviedade das vias respiratórias auxiliam os pacientes a satisfazer suas necessidades de oxigenação. Porém, alguns pacientes também requerem oxigenoterapia para manter um nível saudável de oxigenação dos tecidos.

Oxigenoterapia. Há uma ampla disponibilidade de oxigenoterapia, em uma série de ambientes, para aliviar ou prevenir hipoxia que pode levar a hipoxemia. O objetivo da oxigenoterapia é prevenir ou aliviar a hipoxemia fornecendo a maior quantidade possível de oxigênio para alcançar a oxigenação tecidual adequada (Walsh e Smallwood, 2017). A dosagem ou concentração de oxigênio é monitorada continuamente. Verifique rotineiramente as prescrições médicas para confirmar se o paciente está recebendo a concentração de oxigênio prescrita. Os sete certos da administração de medicamentos também se referem à administração de oxigênio (ver Capítulo 31).

Terapia com oxigênio suplementar oferece vários benefícios para os pacientes com doenças cardiopulmonares agudas e/ou crônicas. Essa terapia reduz a mortalidade, aumenta a tolerância a exercícios, reduz a hipertensão pulmonar e melhora a qualidade de vida do paciente (Wen et al., 2017). É importante explicar a seus pacientes o motivo pelo qual eles podem necessitar de oxigênio suplementar no ambiente de cuidado agudo, bem como seu possível uso domiciliar (Boxe 41.9).

Boxe 41.9 Diretrizes para o procedimento

Aplicação de cânula nasal ou máscara de oxigênio

Delegação e colaboração

O procedimento de aplicação de cânula nasal ou máscara de oxigênio pode ser delegado aos técnicos/auxiliares de enfermagem depois que o método de administração e a porcentagem de oxigênio necessária para o paciente forem determinados. O enfermeiro é responsável por avaliar o sistema respiratório do paciente e sua resposta à oxigenoterapia. O enfermeiro, em algumas instituições, pode colaborar com o terapeuta respiratório nas preparações para a oxigenoterapia, inclusive no ajuste do volume de fluxo de oxigênio. O enfermeiro orienta o auxiliar de enfermagem a:

- Ajustar o dispositivo com segurança (p. ex., soltar a tira de fixação da cânula de oxigênio ou da máscara) e explica como colocá-la e posicioná-la corretamente
- Informar o enfermeiro imediatamente sobre quaisquer alterações nos sinais vitais; alterações na oximetria de pulso (Sp_{O_2}); alterações no nível de consciência (NDC); irritação de pele causada pela cânula, máscara ou correias, ou queixas do paciente de dor ou falta de ar
- Dar mais atenção aos cuidados da pele ao redor das orelhas, nariz e outras partes do corpo do paciente que possam ficar irritadas pelo uso do dispositivo.

Material

(**Observação**: se o dispositivo for usado em casa, o vendedor do equipamento de cuidados domiciliares fornece o equipamento.)

Dispositivo de fornecimento de oxigênio conforme solicitação do médico; linhas de oxigênio (considere extensões, se necessário); umidificador, se indicado; água estéril para o umidificador; fonte de oxigênio; fluxímetro de oxigênio; aviso de "Oxigênio em uso"; oxímetro de pulso; estetoscópio; luvas de procedimentos; equipamento de proteção pessoal adicional, conforme necessário, por exemplo, protetor facial, se houver risco de respingos de secreções.

Passos do procedimento

1. Identifique o paciente utilizando pelo menos dois tipos de identificação (p. ex., nome e data de nascimento ou nome e número do registro médico) de acordo com as políticas locais. Compare as identificações com as informações contidas na ficha de medicações administradas ou na ficha médica do paciente.
2. Revise a prescrição médica para a administração de oxigênio observando o método de administração, o volume de fluxo, a duração da oxigenoterapia e os parâmetros para titulação das definições de oxigênio.
3. Verifique os dados do prontuário do paciente (sinais vitais, oximetria de pulso, valores da gasometria arterial).
4. Avalie conhecimento, experiência e grau de letramento em saúde do paciente e do familiar cuidador.
5. Higienize as mãos e calce luvas de procedimentos. Avalie a respiração, incluindo simetria da expansão da parede torácica, anormalidades na parede torácica (p. ex., cifose), condições temporárias (p. ex., gravidez, traumatismo) que afetam a ventilação, frequência e profundidade respiratória, produção de catarro, sons pulmonares e sinais e sintomas associados a hipoxia.
6. Inspecione a condição da pele ao redor do nariz e orelhas. Observe se o paciente tem histórico de sensibilidade prejudicada, pouca perfusão, tolerância tissular alterada, desnutrição, edema e tendência a desenvolver umidade sob o dispositivo – todos esses dados representam fatores de risco de lesão por pressão relacionada a dispositivos médicos (LPRDP) (Fumarola et al., 2020).
7. Observe se há alterações cognitivas e/ou de comportamento (p. ex., apreensão, ansiedade, confusão, menor capacidade de concentração, NDC diminuído, fadiga e tontura).

JULGAMENTO CLÍNICO: pacientes com alterações repentinas nos sinais vitais, NDC ou de comportamento podem estar sofrendo de hipoxia profunda. Pacientes que demonstram alterações sutis com o tempo podem estar sofrendo piora de uma condição crônica ou existente ou de uma nova condição médica (Harding et al., 2020).

8. Avalie a perviedade das vias respiratórias e remova secreções das mesmas fazendo com que o paciente tussa e expectore o muco ou por meio de aspiração (Procedimento 41.1). **Observação**: Continue a usar luvas. No entanto, remova, descarte-as e higienize as mãos em caso de contato com muco. Depois, calce novas luvas se houver probabilidade de contato com muco.

JULGAMENTO CLÍNICO: quantidades excessivas de secreções, sinais de angústia respiratória (maior trabalho de respiração, aumento da frequência respiratória), presença de roncos à auscultação, tosse excessiva ou queda na saturação de oxigênio indicam necessidade de aspiração.

9. Coloque um protetor facial caso haja risco de exposição a respingos de muco.
10. Conecte o dispositivo de fornecimento de oxigênio (p. ex., cânula, máscara) nas linhas de oxigênio e conecte a extremidade das linhas na fonte de oxigênio umidificado ajustada para o volume de fluxo prescrito (ver ilustração).
11. Coloque o dispositivo de oxigênio e verifique a função:
    a. *Cânula nasal:* insira as pontas da cânula nas narinas do paciente. Se as pontas forem curvas, devem apontar para baixo, dentro da fossa nasal; então, passe as linhas da cânula por cima e sobre as orelhas do paciente. Ajuste a tira de fixação de forma que a cânula se encaixe firmemente, porém não apertada demais e sem pressão nas narinas e orelhas do paciente (ver ilustração). A cânula está posicionada corretamente nas narinas se o oxigênio flui através das pontas.

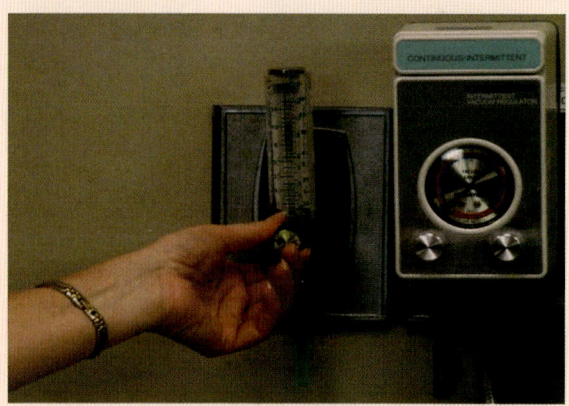

PASSO 10 Fluxímetro conectado à fonte de oxigênio.

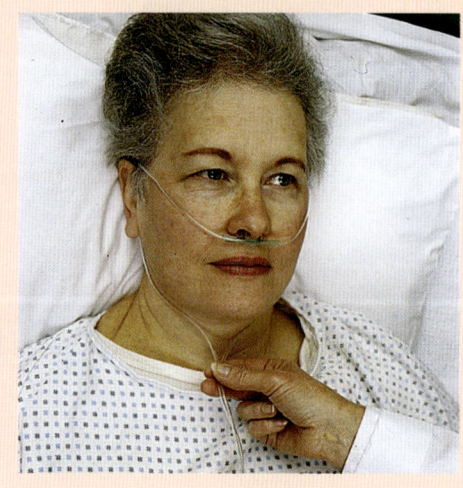

PASSO 11a Cânula nasal perfeitamente ajustada.

(continua)

Boxe 41.9 Diretrizes para o procedimento (Continuação)

Aplicação de cânula nasal ou máscara de oxigênio

b. *Máscara não reinalante parcial:* a máscara facial plástica fica bem vedada ao redor da boca usando tiras ajustáveis. É projetada para capturar os primeiros 150 mℓ de ar expirado e segurá-los para que sejam usados na próxima inspiração; desse modo, o reservatório é preenchido na exalação e fica praticamente murcho na inspiração. O reservatório não deve murchar totalmente (ver ilustração).

c. *Cânula de conservação de oxigênio (Oximizer):* configuração igual à da cânula nasal. O reservatório está localizado em baixo do nariz do paciente e pode ser usado pendurado (ver ilustração).

d. *Máscara não reinalante (NRB, do ingês nonrebreather mask):* coloque como uma máscara comum. Contém válvulas de via única com reservatório. É projetada para ser preenchida com oxigênio e, à medida que o oxigênio acaba devido à respiração do paciente, ela se enche de oxigênio fornecido por uma fonte de oxigênio. O ar exalado não entra na bolsa reservatória. A NRB ajuda na distribuição de altas concentrações de oxigênio. Ela pode ser combinada com cânula nasal para aumentar a concentração de oxigênio inspirado (Fi$_{O_2}$).

e. *Máscara facial simples* (ver ilustração): usada para distribuição de oxigênio a curto prazo.

f. *Máscara Venturi* (ver ilustração): coloque como uma máscara comum. Selecione o volume de fluxo adequado (Tabela 41.7).

g. *Cânula nasal de alto fluxo* (ver ilustração): terapia com cânula nasal de alto fluxo (CNAF) é um sistema de suprimento de oxigênio capaz de fornecer até 100% de oxigênio umidificado e aquecido a uma velocidade de fluxo de até 60 ℓ por minuto.

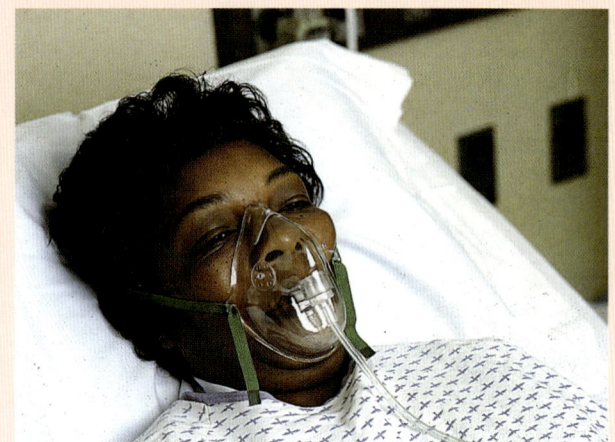

PASSO 11e Máscara facial simples.

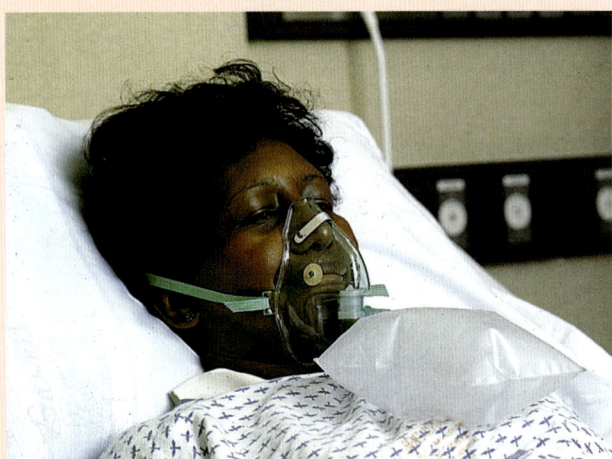

PASSO 11b Máscara plástica facial com reservatório.

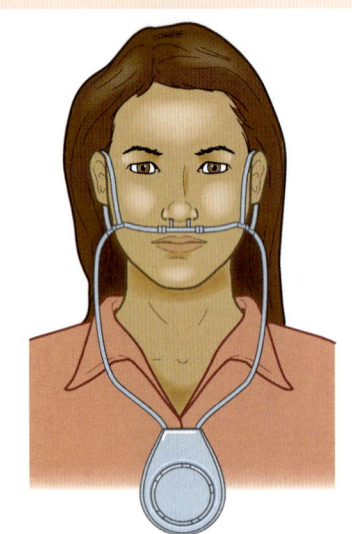

PASSO 11c Cânula de reserva de oxigênio. (De Lewis S et al.: *Medical-surgical nursing: assessment and management of clinical problems*, ed 9, St Louis, 2014, Mosby.)

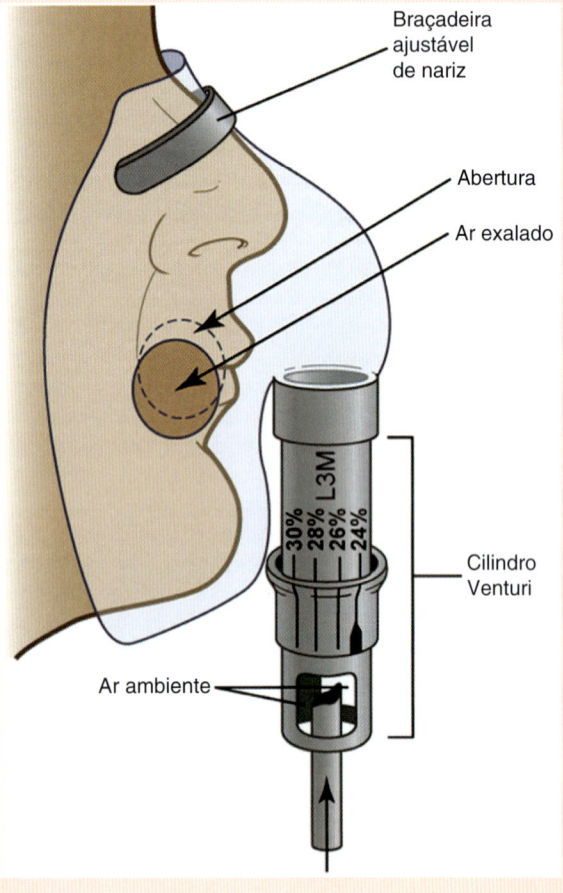

PASSO 11f Máscara Venturi.

Boxe 41.9 Diretrizes para o procedimento (Continuação)

Aplicação de cânula nasal ou máscara de oxigênio

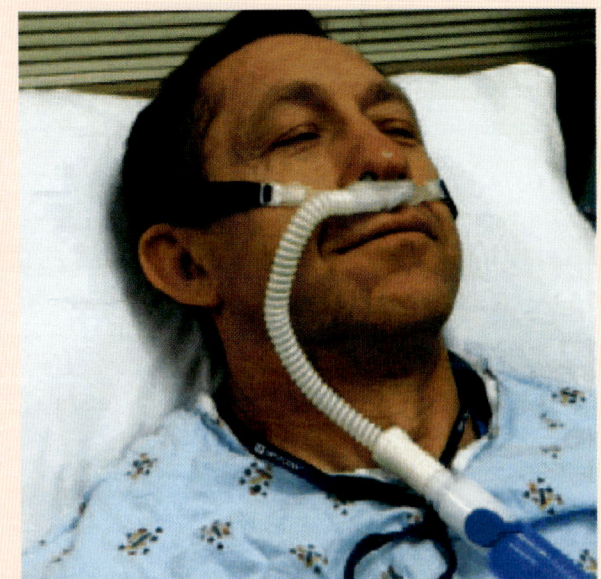

PASSO 11g Cânula nasal de alto fluxo. (Cortesia de Fischer & Paykel Healthcare.)

12. Verifique se os parâmetros do fluxímetro e da fonte de oxigênio estão de acordo com a configuração adequada e com o volume de fluxo prescrito.
13. Verifique a cânula/máscara a cada 4 h ou conforme indicado pelas políticas da instituição. Mantenha o recipiente de umidificação sempre cheio.

JULGAMENTO CLÍNICO: pressão causada por máscaras faciais resultam em lesões por pressão relacionadas a dispositivos médicos (LPRDM). Pacientes com peles sensíveis (p. ex., idosos, pacientes criticamente doentes) necessitarão de avaliações mais frequentes em áreas sob e ao redor da máscara facial (ver Capítulo 48).

14. Coloque avisos de "Oxigênio em uso" na parede atrás do leito e na porta de entrada do quarto.
15. Descarte as luvas adequadamente (se usadas) e higienize as mãos.
16. Coloque o sistema de chamada de enfermagem em um local acessível ao alcance do paciente.
17. Monitore a resposta do paciente a alterações no volume de fluxo de oxigênio com Sp_{O_2}. **Observação**: monitore a gasometria arterial quando solicitado; porém, obter valores de gasometria arterial é um procedimento invasivo, e não é avaliado frequentemente.
18. Realize uma avaliação física, ausculte os sons pulmonares; palpe a excursão torácica; inspecione a cor e a condição da pele, e observe se há diminuição de ansiedade, melhora do NDC e das capacidades cognitivas, menos fadiga e ausência de tontura. Verifique os sinais vitais.
19. Avalie a adequação do fluxo de oxigênio a cada troca ou conforme determinado pelas políticas da instituição.
20. Observe a orelha externa do paciente, o dorso do nariz, as narinas e as membranas mucosas nasais em relação a evidências de LPRDM.
21. **Use a explicação de volta**: "Quero ter certeza de que expliquei como o oxigênio vai lhe ajudar. Diga-me, por que o oxigênio é benéfico para você?" Revise suas orientações agora ou desenvolva um plano para revisão do aprendizado do paciente/familiar cuidador caso estes não consigam explicar o procedimento corretamente.

Tabela 41.7 Sistemas de fornecimento de oxigênio.

Sistema	Fi_{O_2} fornecida	Vantagens	Desvantagens
Dispositivos de baixo fluxo			
Cânula nasal	1 a 6 ℓ/min: 24 a 44%	Segura e simples Facilmente tolerada Eficaz para baixas concentrações Não impede o paciente de se alimentar ou falar Barata, descartável	Não pode ser usada com obstrução nasal Ressecamento das membranas mucosas Pode se deslocar facilmente Pode causar irritação ou colapso de pele ao redor das orelhas ou narinas O padrão de respiração do paciente (bucal ou nasal) afeta a Fi_{O_2} exata
Cânula de conservação de oxigênio (*Oxymizer*)	8 ℓ/min: até 30 a 50%	Indicado para uso domiciliar prolongado de O_2 Permite uma concentração maior de O_2 com menor fluxo	Não é possível limpar a cânula Mais cara do que a cânula comum
Máscara facial simples	6 a 12 ℓ/min: 35 a 50%	Útil para curtos períodos, como para transporte do paciente	Contraindicada em pacientes que retêm CO_2 Pode induzir sensações de claustrofobia Interrupção da terapia para alimentação e hidratação Maior risco de aspiração
Máscaras parciais e não reinalantes (**Observação**: o reservatório deve sempre permanecer parcialmente inflado)	10 a 15 ℓ/min: 60 a 90%	Útil para curtos períodos Fornecem mais Fi_{O_2} Umidificam facilmente o O_2 Não ressecam as membranas mucosas	Quentes e limitantes; podem irritar a pele; necessário fechamento hermético Interfere na alimentação e fala A bolsa pode ficar torcida ou dobrada; não deve desinflar totalmente

(continua)

Tabela 41.7 Sistemas de fornecimento de oxigênio. (Continuação)

Sistema	FI_{O_2} fornecida	Vantagens	Desvantagens
Dispositivos de alto fluxo			
Máscara Venturi	24 a 50%	Fornece uma quantidade específica de oxigênio acrescido de umidade Administra um fluxo baixo e constante de O_2	A máscara e a umidade adicional podem irritar a pele Terapia interrompida para alimentação e hidratação Deve-se seguir um volume de fluxo específico
Cânula nasal de alto fluxo	FI_{O_2} ajustável (0,21 a 1) com fluxo modificável (até 60 ℓ/min)	Ampla faixa de FI_{O_2} Pode ser usada em adultos, crianças e bebês	FI_{O_2} dependente do padrão respiratório e das informações de fluxo do paciente Risco de infecção (Urden et al., 2020)
Ventilação não invasiva			
Pressão positiva contínua nas vias respiratórias (CPAP) e pressão positiva binivelada nas vias respiratórias (BiPAP)	21 a 100%	Evita o uso de via respiratória artificial em alguns pacientes com angústia respiratória, insuficiência respiratória pós-intubação ou transtornos neuromusculares Trata eficientemente a apneia obstrutiva do sono	Almofadas nasais/máscaras faciais podem causar colapso de pele Podem causar claustrofobia em alguns pacientes

A FI_{O_2} fornecida pode diferir de acordo com o fabricante; verifique as diretrizes do fabricante. CO_2, Dióxido de carbono; FI_{O_2}, fração da concentração de oxigênio inspirado. (Dados referentes à cânula nasal de alto fluxo: Walsh BK, Smallwood CD: Pediatric oxygen therapy: a review and update, *Respir Care* 62[6]:645, 2017. Fonte referente à ventilação não invasiva: Wiegand D: *AACN procedure manual for high acuity, progressive, and critical care*, ed 7, St Louis, 2017, Elsevier.)

Precauções de segurança. O oxigênio é um gás altamente inflamável. Embora não queime espontaneamente ou cause uma explosão, ele pode facilmente causar um incêndio no quarto do paciente se houver uma faísca de uma chama acesa ou equipamento elétrico (Moore, 2019). Com o crescente uso de oxigenoterapia domiciliar, os pacientes e profissionais da saúde precisam estar atentos aos perigos de combustão (Moore, 2019). Conheça os procedimentos da instituição para controle de incêndios ou tenha o número do serviço de emergência local (193, no Brasil) em caso de incêndio na residência do paciente.

Respeite as seguintes precauções de segurança ao usar oxigênio:

- Oxigênio é um gás terapêutico e deve ser administrado e ajustado somente mediante prescrição de um profissional da saúde. Sua distribuição deve ser feita em conformidade com as leis federais, estaduais e municipais (Jacobs et al., 2018)
- Oxigênio é uma substância inflamável. Determine se todos os equipamentos elétricos no quarto estão funcionando corretamente e com o devido aterramento (ver Capítulo 27). Uma faísca elétrica na presença de oxigênio pode resultar em incêndio grave, já que o oxigênio serve como combustível
- Notifique o corpo de bombeiros local de que é usado oxigênio na residência (Fields et al., 2020)
- Mantenha os sistemas de fornecimento de oxigênio a 3 m de distância de qualquer chama acesa
- Certifique-se de que a casa tenha detectores de fumaça funcionando
- Ao utilizar cilindros de oxigênio, proteja-os para que não tombem. Armazene-os na vertical e presos com correntes ou em suportes adequados
- Verifique o nível de oxigênio dos cilindros portáteis antes de transportar um paciente para garantir que haja oxigênio suficiente
- Certifique-se de que os pacientes tenham linhas de oxigênio de tamanho adequado para se movimentarem livremente pela instituição ou em casa
- Informe as empresas de energia elétrica e telefonia de que é usado oxigênio na residência para que elas possam priorizar a restauração dos serviços em casos de interrupção de energia (Fields et al., 2020)

Suprimento de oxigênio. Oxigênio é fornecido à beira do leito do paciente tanto por meio de cilindros de oxigênio quanto de um sistema de tubulação fixa de parede. Cilindros de oxigênio são transportados em grandes suportes básicos que permitem que seja posicionado na vertical ao lado do leito. Reguladores controlam a quantidade de oxigênio fornecido. Um tipo comum é um manômetro vertical com válvula de ajuste na parte superior. Outro tipo é um indicador cilíndrico com cabo de ajuste de fluxo.

Métodos de fornecimento de oxigênio. A cânula nasal e as máscaras de oxigênio são os dispositivos mais comuns para fornecimento de oxigênio aos pacientes. Esses dispositivos fornecem diferentes níveis de oxigênio aos pacientes (Boxe 41.9 e Tabela 41.7).

CÂNULA NASAL. A **cânula nasal** tem duas linhas ligeiramente curvas que são inseridas nas narinas do paciente. Para manter as cânulas nasais no lugar, encaixe as linhas atrás das orelhas do paciente e fixe-as sob o queixo utilizando o conector deslizante. Avalie o paciente quanto a rompimentos de pele nas orelhas e narinas, o que é comum quando o tubo de oxigênio é colocado apertado demais contra a pele. Conecte a cânula nasal à fonte de oxigênio com um volume de fluxo de 1 a 6 ℓ por minuto (24 a 44% de oxigênio). Volumes de fluxo iguais ou maiores que 4 ℓ por minuto têm um efeito secante na mucosa; portanto, é necessária a umidificação (Hartjes, 2018). Saiba qual volume de fluxo produz determinada porcentagem de concentração de oxigênio inspirado (FI_{O_2}).

CÂNULA NASAL DE ALTO FLUXO. A cânula nasal de alto fluxo (CNAF) é um método relativamente novo de fornecimento de oxigênio. Ela fornece oxigênio aquecido e umidificado por meio de uma cânula nasal a volumes de fluxo de até 60 ℓ por minuto enquanto um misturador de ar e oxigênio permite a titulação da FI_{O_2}. A cânula tem um diâmetro normalmente maior do que a cânula nasal padrão. A CNAF é usada para tratar insuficiência respiratória, e evidências preliminares indicam que há menos necessidade de ventilação invasiva em pacientes inicialmente tratados com CNAF (Walsh e Smallwood, 2017; Xu et al., 2018).

MÁSCARAS DE OXIGÊNIO. Uma máscara de oxigênio é um dispositivo plástico que se encaixa hermeticamente sobre a boca e o nariz, e é mantida no lugar com uma faixa. Ela fornece oxigênio conforme o paciente respira pela boca ou pelo nariz por meio de uma linha plástica localizada na base da máscara que é conectada a uma fonte de oxigênio. Uma faixa elástica ajustável é fixada em ambas as laterais da máscara e deve ser passada por cima da cabeça até acima das orelhas para manter a máscara no lugar. Há dois tipos básicos de máscaras de oxigênio: as que fornecem baixas concentrações de oxigênio e as que fornecem altas concentrações.

A máscara facial simples é usada para oxigenoterapia a curto prazo. Ela tem encaixe não hermético e fornece concentrações de oxigênio de 6 a 12 ℓ por minuto (35 a 50% de oxigênio). A máscara é contraindicada para pacientes com retenção de dióxido de carbono, pois essa retenção pode ser agravada, levando a uma redução do nível de consciência. As taxas de fluxo devem ser de 6 ℓ ou mais para evitar reinalação do dióxido de carbono exalado retido na máscara. Fique atento a colapsos de pele sob a máscara em casos de uso prolongado (Hartjes, 2018).

Máscaras com reinalação parcial e máscaras não reinalantes são máscaras simples, capazes de fornecer concentrações mais elevadas de oxigênio por um curto período de tempo (oxigênio a 60 a 90% a um volume de fluxo de 10 a 15 ℓ por minuto). Inspecione frequentemente o reservatório para se certificar de que ele esteja inflado. Se estiver desinflado o paciente está respirando grandes quantidades de dióxido de carbono exalado (Hartjes, 2018; Harding et al., 2020).

A máscara Venturi fornece concentrações de oxigênio de alto fluxo, de 24 a 60%, e normalmente requer taxas de fluxo de oxigênio de 4 a 12 ℓ por minuto, dependendo do manômetro selecionado. Seu uso é normalmente reservado a pacientes com DPOC que precisam de concentrações baixas e constantes de oxigênio (Hartjes, 2018; Harding et al., 2020).

Restauração da função cardiopulmonar. Hipoxia grave e prolongada é uma das causas de parada cardíaca. Outras causas incluem, porém não se limitam a, hipovolemia, desequilíbrios eletrolíticos e ácido-básicos, trauma grave e infecção. Uma parada cardiorrespiratória é uma súbita cessação do débito cardíaco e da circulação. Quando isso ocorre, o oxigênio não é mais distribuído nos tecidos, o dióxido de carbono não é transportado dos tecidos, o metabolismo tissular se torna anaeróbico, e ocorre acidose metabólica e respiratória. Danos permanentes ao coração, cérebro e outros tecidos ocorrem em questão de 4 a 6 minutos.

Reanimação cardiopulmonar. Durante uma parada cardiorrespiratória, não há presença de pulso e nem de respiração. Os pacientes em parada cardiorrespiratória requerem **reanimação cardiopulmonar (RCP)** imediata, um procedimento básico de emergência de respiração artificial e massagem cardíaca externa manual. A sequência de RCP é C-A-B: <u>c</u>ompressão torácica, desfibrilação precoce com <u>a</u>bertura das vias respiratórias e <u>b</u>oa ventilação (Link et al., 2015).

A American Heart Association (AHA, 2020) continua a analisar e revisar pesquisas relacionadas a tratamentos e resultados de paradas cardiorrespiratórias. Em adultos (que constituem a maioria das paradas cardiorrespiratórias) os elementos críticos considerados essenciais para a sobrevivência foram compressões torácicas adequadas e desfibrilação precoce. Compressões adequadas em adultos precisam ser feitas a uma frequência de 100 a 120 por minuto com uma profundidade de pelo menos 5 centímetros e permitir recuo total do peito entre as compressões. Se não houver nenhuma via respiratória artificial (p. ex., tubo endotraqueal/traqueal), mantenha uma proporção de 30 compressões para duas ventilações. Se o paciente tiver uma via respiratória artificial, ventile uma respiração a cada 6 segundos (10/minuto) (AHA, 2020).

Quando o paciente tem um ritmo de choque, como na fibrilação ventricular, a desfibrilação é eficaz quando administrada precocemente em uma parada cardíaca. A desfibrilação envia uma corrente elétrica ao miocárdio que interrompe toda a atividade elétrica e permite que o marca-passo normal do coração retome sua atividade normal (Wiegand, 2017). Recomenda-se que a desfibrilação ocorra dentro de 5 minutos em caso de parada cardiorrespiratória súbita fora do hospital e em 3 minutos para os pacientes hospitalizados (AHA, 2020). Um desfibrilador externo automatizado (DEA) (Boxe 41.10), disponível em diversos locais públicos, como em escolas, aeroportos e locais de trabalho, pode ser usado tanto por profissionais da saúde quanto por leigos para desfibrilar pessoas em parada cardiorrespiratória (AHA, 2018; Neumar et al., 2015).

Se a pessoa estiver se asfixiando e tiver uma via respiratória obstruída, faça movimentos de pressão no abdome até que a pessoa consiga falar e respirar sem ajuda ou fique inconsciente. Então, realize a RCP. Você pode abrir a boca do paciente e remover o corpo estranho caso consiga vê-lo (AHA, 2020).

Cuidados restaurativos e contínuos. Os cuidados restaurativos e contínuos enfatizam o recondicionamento cardiopulmonar como um programa de reabilitação estruturado. A **reabilitação cardiopulmonar** ajuda os pacientes a alcançar e manter o nível ideal de saúde por meio de exercícios físicos controlados, aconselhamento nutricional, técnicas de relaxamento e controle do estresse, medicações e oxigênio prescritos. À medida que o recondicionamento ocorre, as queixas do paciente de dispneia, dor no peito, fadiga e intolerância à atividade diminuem. A ansiedade, a depressão ou as preocupações somáticas do paciente geralmente diminuem também. O paciente e a equipe de reabilitação definem os resultados esperados da reabilitação.

Treinamento dos músculos respiratórios. O treinamento dos músculos respiratórios melhora a força e a resistência muscular, resultando em maior tolerância à atividade. Normalmente, consiste em exercícios repetitivos de respiração realizados contra alguma força externa ou carga. O treinamento dos músculos respiratórios previne insuficiência respiratória em pacientes com DPOC. Há diversos dispositivos e métodos disponíveis para esse tipo de treinamento. Um método para treinamento de músculos respiratórios é o espirômetro de incentivo (Mendes et al., 2019; Menzes et al., 2018).

Exercícios de respiração. Exercícios de respiração incluem técnicas para melhorar a ventilação e a oxigenação. As três técnicas básicas são exercícios de respiração profunda e tosse, respiração com lábios entreabertos e respiração diafragmática. Exercícios de respiração profunda e tosse, discutidos anteriormente, são intervenções rotineiras utilizadas por pacientes pós-cirúrgicos (ver Capítulo 50).

Boxe 41.10 Desfibrilador externo automatizado

- O desfibrilador externo automatizado (DEA) é um dispositivo utilizado para administrar um choque elétrico no coração, através da parede torácica, para interromper o ritmo anormal e restaurar o ritmo normal do coração
- O DEA dispõe de computadores internos que avaliam o ritmo cardíaco do paciente e determinam se é necessária a desfibrilação. A nova tecnologia tornou-os mais fáceis de usar, com dicas audiovisuais dizendo aos usuários o que fazer para usá-los. O DEA dá um choque no paciente após anunciar "Afastem-se todos do paciente". O choque é dado somente se o paciente precisar dele (NHLBI, n.d.b)
- Programas de DEA para socorristas leigos treinam pessoas leigas para usar um DEA (AHA, 2018)
- Quando usado corretamente, o DEA aumenta a chance de sobrevivência. Pacientes que receberam choque de um DEA disponível em um local público tiveram uma taxa de sobrevivência e de alta hospitalar superior aos que não receberam (AHA, 2018)
- Para fibrilação ventricular testemunhada, a reanimação cardiopulmonar precoce com desfibrilação nos primeiros 3 a 5 minutos resulta em taxas de sobrevivência mais elevadas (Harding et al., 2020).

Respiração com lábios entreabertos. **Respiração com lábios entreabertos** envolve uma inspiração profunda e uma expiração prolongada pelos lábios franzidos para prevenir colapso alveolar. Oriente o paciente, enquanto estiver sentado, a respirar profundamente e expirar lentamente com os lábios entreabertos, como se estivesse apagando uma vela. Os pacientes precisam obter controle da fase de expiração para que esta seja mais longa do que a inspiração. O paciente é normalmente capaz de aperfeiçoar essa técnica contando o tempo de inalação e gradativamente aumentando a contagem da expiração (COPD Foundation, 2021). Em estudos utilizando a respiração com lábios entreabertos como método para melhorar a tolerância de pacientes com DPOC a exercícios, os pacientes conseguiram demonstrar melhoras em sua tolerância aos exercícios, padrão respiratório e saturação de oxigênio arterial (Mendes et al., 2019).

Respiração diafragmática. A **respiração diafragmática** é útil para os pacientes com doença pulmonar e dispneia secundária à insuficiência cardíaca. Esse tipo de respiração aumenta o volume corrente e diminui a frequência respiratória, levando à melhora geral do padrão respiratório e da qualidade de vida (Mendes et al., 2019).

A respiração diafragmática é mais difícil do que os outros métodos de respiração, pois requer que o paciente relaxe os músculos respiratórios acessórios e intercostais enquanto inspira profundamente, o que requer prática. O paciente coloca uma das mãos espalmada abaixo do esterno (mão superior) e a outra mão (mão inferior) espalmada sobre o abdome. Peça que o paciente inspire lentamente, fazendo o abdome expandir (conforme o diafragma contrai, o abdome deve se estender) e movendo a mão inferior para fora. Quando o paciente expira, o abdome contrai (o diafragma sobe e empurra os pulmões para ajudar a expelir o ar retido). O paciente pratica esses exercícios inicialmente na posição supina e depois sentado e em pé. O exercício é geralmente utilizado com a técnica de respiração com os lábios entreabertos.

Oxigenoterapia domiciliar. Entre as indicações para oxigenoterapia domiciliar estão pressão parcial arterial (Pa_{O_2}) de 55 mmHg ou menos ou saturação de oxigênio arterial (Sa_{O_2}) de 88% ou menos no ar ambiente em repouso, ou se, durante o exercício, um paciente tiver uma diminuição na Pa_{O_2} de 55 mmHg ou menos e Sa_{O_2} de 88% ou menos (CMS, 20207). A oxigenoterapia domiciliar é administrada via cânula nasal ou máscara facial. Pacientes com traqueostomias permanentes usam ou um tubo T ou um colar de traqueostomia (Wiegand, 2017). A oxigenoterapia domiciliar tem efeitos benéficos para os pacientes com doenças cardiopulmonares crônicas. Essa terapia melhora a tolerância do paciente a exercícios e os níveis de fadiga e, em algumas situações, auxilia no manejo da dispneia (Procedimento 41.4).

Existem três tipos de sistema de fornecimento de oxigênio: cilindros de gás comprimido, oxigênio líquido e concentradores de oxigênio. Antes de instalar determinado sistema de fornecimento em uma residência, avalie as vantagens e as desvantagens de cada tipo (Tabela 41.8), juntamente com as necessidades do paciente e recursos comunitários. Em casa, a principal consideração é a fonte de fornecimento de oxigênio.

Os pacientes e seus familiares cuidadores necessitam de treinamento extensivo para conseguirem manejar a oxigenoterapia com eficiência e segurança (Procedimento 41.4). Ensine o paciente e sua família sobre uso domiciliar de oxigênio (p. ex., segurança com oxigênio, regulação da quantidade de oxigênio e como usar o sistema prescrito de oxigenoterapia domiciliar) para garantir sua capacidade de manter o sistema de fornecimento de oxigênio. O enfermeiro de saúde domiciliar coordena os trabalhos com o paciente e a família, com o terapeuta respiratório domiciliar e com o fornecedor do equipamento de oxigênio domiciliar. Assistentes sociais normalmente ajudam inicialmente nos contatos com o enfermeiro de cuidados domiciliares e com o fornecedor do oxigênio.

John identifica que uma prioridade do cuidado do sr. Edwards é desobstrução das vias aéreas. Para alcançar esse resultado, John ensina ao paciente a técnica de huffing *(bufar) para tossir e o encoraja a expectorar as secreções. John faz com que o sr. Edwards pratique esse tipo de*

Tabela 41.8 Exemplos de sistemas domiciliares de administração de oxigênio.

	Vantagens	Desvantagens
Oxigênio comprimido O oxigênio é armazenado sob pressão em um cilindro equipado com um regulador que controla o volume de fluxo	Um dispositivo de conservação de oxigênio pode ser acoplado ao sistema para evitar desperdícios; o dispositivo libera o gás somente mediante a inalação e é interrompido no momento da expiração; não requer fonte de eletricidade; há disponibilidade de cilindros menores	Cilindros grandes são pesados e adequados somente para uso estacionário. O paciente deve saber como ler o regulador e entender quando deve chamar o técnico para proceder à troca do cilindro
Sistema de oxigênio líquido O oxigênio é armazenado como líquido extremamente gelado em um recipiente semelhante a uma garrafa térmica. Quando aberto, o líquido se converte em gás e é inalado exatamente como o gás comprimido	O método de armazenamento toma menos espaço do que o cilindro de gás comprimido; pode-se transferir o líquido para um recipiente menor e portátil para uso em casa	É mais caro do que o gás comprimido e o recipiente perde o ar quando não está em uso. Um dispositivo de conservação de oxigênio pode ser embutido no recipiente para conservar o oxigênio
Concentrador de oxigênio Ele separa o oxigênio do ar, concentra-o e armazena-o	Não precisa ser reposto e não é tão caro quanto o oxigênio líquido. A tubulação extra permite que o usuário se movimente com mínima dificuldade. Sistemas portáteis pequenos foram desenvolvidos para proporcionar mobilidade ainda maior	É necessário ter um cilindro de oxigênio de reserva no caso de interrupção do fornecimento de energia elétrica

Adaptada de American Thoracic Society (ATS): *Oxygen therapy*, updated 2020, http://www.thoracic.org/patients/patient-resources/resources/oxygentherapy.pdf. Accessed August, 2021.

tosse pelo menos uma vez a cada hora. Além disso, ele explica ao sr. Edwards os benefícios de ficar sentado e andar um pouco pela unidade hospitalar. Juntos, eles decidem que uma caminhada após os cuidados de higiene e antes do almoço será benéfica.

O sr. Edwards diz: "Eu deveria parar de fumar." Pela experiência de John com educação de pacientes, ele sabe que o sr. Edwards está demonstrando interesse em parar de fumar. Ele diz ao paciente que gostaria de trazer alguns materiais amanhã, caso o sr. Edwards continue se sentindo melhor. John sabe que ele também precisa incluir a sra. Edwards na educação do paciente, já que ela também é fumante. John sabe que é mais fácil parar de fumar em uma casa na qual ninguém mais fuma. John também sabe que às vezes a fase aguda não é a melhor hora para educar pacientes e familiares sobre cessação do tabagismo. John sabe que ele terá de conversar tanto com o sr. quanto com a sra. Edwards para determinar se eles estão prontos para receber educação sobre como cessar o tabagismo e parar de fumar.

❖ Avaliação

A avaliação de pacientes com oxigenação prejudicada requer julgamento clínico com a aplicação de pensamento crítico para avaliar mudanças no estado de oxigenação de um paciente. Avalie a resposta do paciente às intervenções de enfermagem comparando as respostas físicas e comportamentais atuais com os resultados esperados e expectativas.

Pelo olhar do paciente. É importante determinar as percepções de cuidado de um paciente. Por exemplo, o paciente e/ou o familiar cuidador sente-se mais no controle da situação de saúde do paciente? O paciente sente que recebeu informações e fisioterapia suficientes para melhorar a tolerância à atividade quando receber alta? Esteja atento à necessidade de mudar um plano de tratamento de forma a ser culturalmente sensível para melhorar a adesão. Concentre-se em avaliar como a doença está afetando as atividades cotidianas e a resposta ao tratamento percebida pelo paciente. Por exemplo, o paciente domiciliar sente que as intervenções melhoraram sua capacidade de manter um estilo de vida mais normal, ou o paciente hospitalizado se sente mais confortável ao respirar?

Resultados dos pacientes. Compare o progresso real do paciente aos resultados esperados do plano de cuidados de enfermagem para determinar a eficácia dos cuidados de enfermagem e o estado de saúde do paciente (Figura 41.16). Se um paciente não estiver alcançando os resultados esperados, reflita sore a eficácia das medidas de enfermagem para identificar as que podem ter sido malsucedidas para a melhora do estado de oxigenação, modifique o plano de cuidado de maneira apropriada e reavalie o estado de oxigenação de seu paciente. Uma avaliação contínua e em andamento ajuda a determinar se terapias novas ou revisadas são necessárias e se novos diagnósticos de enfermagem se desenvolveram, necessitando de um novo plano de cuidados. Não hesite em notificar o médico sobre a deterioração do estado de oxigenação de um paciente. A notificação imediata ajuda a evitar uma situação de emergência ou até mesmo a necessidade de RCP. Exemplos de medidas de avaliação incluem o seguinte:

- Perguntar ao paciente sobre o grau de falta de ar
- Observar a frequência respiratória e o uso de músculos respiratórios antes, durante e depois de qualquer atividade ou procedimento
- Monitorar a oximetria de pulso e a frequência de pulso antes, durante e depois de qualquer atividade ou procedimento
- Perguntar ao paciente sobre fadiga durante a deambulação

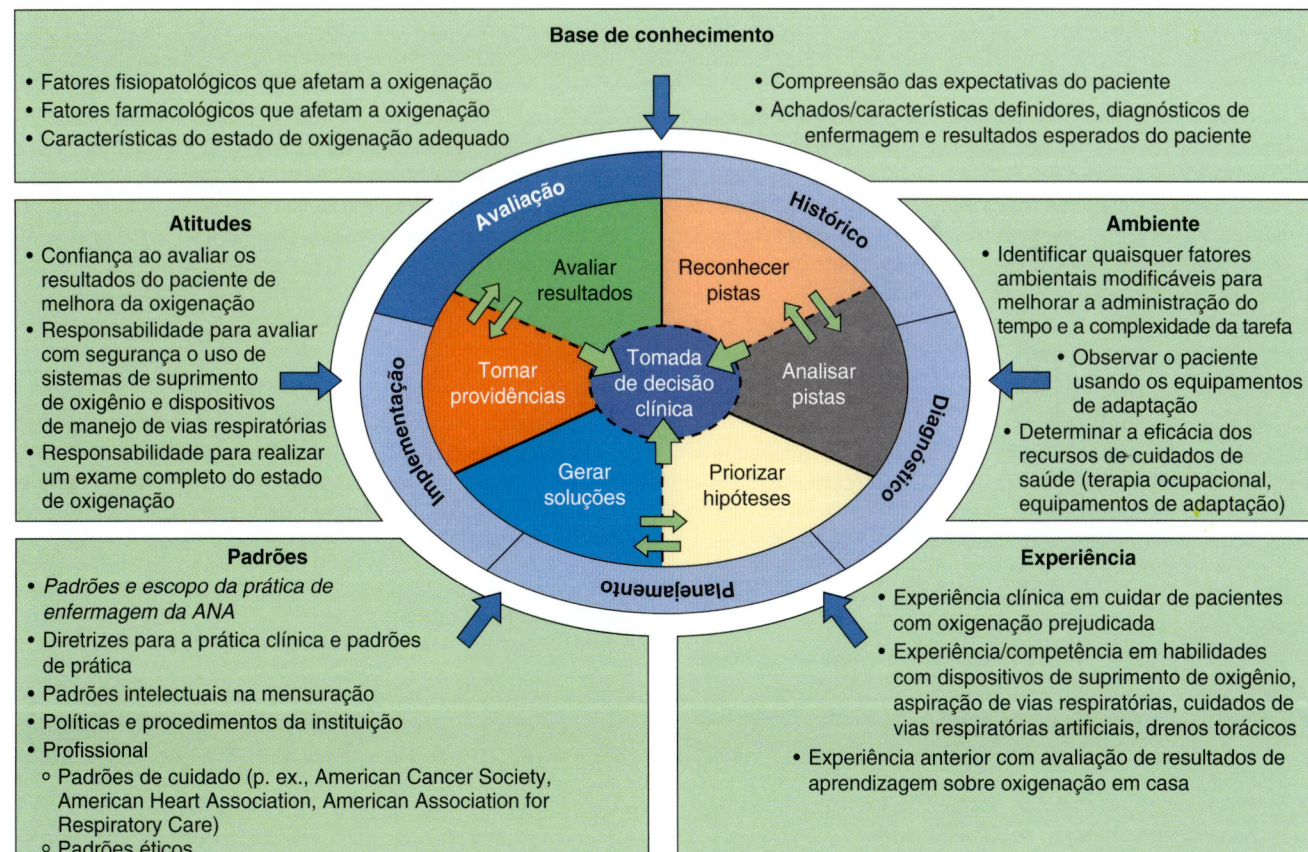

Figura 41.16 Modelo de pensamento crítico para avaliação da oxigenação. (Copyright de Modelo de Medida de Julgamento Clínico © NCSBN. Todos os direitos reservados.)

- Pedir que o paciente classifique sua falta de ar em uma escala de 0 a 10, na qual 0 representa ausência de falta de ar e 10 falta de ar grave
- Perguntar ao paciente quais intervenções ajudam a reduzir a dispneia
- Perguntar ao paciente sobre frequência de tosse e produção de catarro, e avaliar qualquer secreção produzida
- Auscultar os sons pulmonares para melhora dos ruídos adventícios
- Quando necessário, monitorar a gasometria arterial, os exames de função pulmonar, radiografias de tórax, ECGs e dados de avaliações físicas para obtenção de parâmetros objetivos de sucesso de terapias e tratamentos.

John cuida do sr. Edwards durante todo seu período de hospitalização. O paciente está afebril, sua saturação de oxigênio e parâmetros laboratoriais estão dentro dos limites normais, e suas culturas de escarro são negativas no dia de sua alta. Seus sons pulmonares e vias aéreas estão desobstruídos, e ele tosse e expectora secreção amarelada fina facilmente.

Enquanto John observa o sr. Edwards se preparando para receber alta, fica claro que o paciente está usando as técnicas de respiração e tosse que eles trabalharam juntos. Ele já pode ir para casa com melhoras em suas atividades de vida diária. Ele e sua esposa afirmam que vão tentar parar de fumar. A sra. Edwards até parece menos ansiosa e diz que se sente como se fosse a primeira vez que eles deram um pequeno passo para melhorar a qualidade de suas vidas.

Diretrizes para a segurança do paciente

Garantir a segurança do paciente é uma função essencial do enfermeiro profissional. Use julgamento clínico sólido para se comunicar claramente com os membros da equipe de saúde, avaliar e analisar os achados clínicos do paciente e incorporar as prioridades dele em relação ao cuidado e preferências individuais. Use as melhores evidências, aplicando padrões profissionais, ao selecionar intervenções para usar ao realizar os cuidados do paciente. Quando for realizar os procedimentos deste capítulo, lembre-se dos pontos a seguir para garantir um cuidado seguro e centrado no paciente.

- Conheça a faixa de referência de sinais vitais do paciente. Pacientes com alterações súbitas em seus sinais vitais, nível de consciência ou comportamento possivelmente estão sofrendo de hipoxemia profunda. Pacientes que demonstram alterações sutis ao longo do tempo apresentam piora de uma condição crônica ou existente, ou ainda uma nova condição clínica (Hartjes, 2018)
- Identifique condições que aumentem o risco de um paciente aspirar conteúdos gástricos para o pulmão, resultando em obstrução de via respiratória ou pneumonia. Incluem-se aqui a presença de sondas de alimentação enteral ou sondas gástricas nasais e orais, menor nível de consciência e menor capacidade de deglutição (AACN, 2018)
- Vias respiratórias artificiais alteram a capacidade de o paciente se comunicar, possivelmente causando sentimentos de medo, frustração, ansiedade e vulnerabilidade (Leung et al., 2018)
- Realize a aspiração traqueal antes da aspiração da orofaringe, sempre que possível. A boca e a faringe contêm mais bactérias do que a traqueia. Se houver abundância de secreções orais antes do início do procedimento, aspire a boca com um dispositivo de aspiração oral separado

- Tome cuidado ao aspirar pacientes com traumatismo craniano. O procedimento de aspiração eleva a pressão intracraniana (PIC). Reduza esse risco pré-aspirando a hiperventilação, o que resulta em hipocarbia. Isso, por sua vez, induz vasoconstrição, reduzindo, assim, o risco de elevação da PIC (Harding et al., 2020; Urden et al., 2020)
- O uso rotineiro de instilação de solução salina (ISS) na via respiratória antes da aspiração endotraqueal e da traqueostomia não é recomendado. O uso de ISS está associado aos efeitos adversos de tosse excessiva, broncospasmo, disseminação de organismos no sistema respiratório inferior e queda da saturação de oxigênio (Wang et al., 2017). Em determinadas circunstâncias, se for necessário estimular tosse, solução salina normal pode ser indicada. Isso requer colaboração da equipe de saúde
- A mais grave complicação da traqueostomia é obstrução da via respiratória, que pode resultar em parada cardiorrespiratória. A maioria dos tubos de traqueostomia é projetada com um pequeno tubo/cânula de plástico interno que se encaixa dentro do maior. Se a via respiratória ficar ocluída, o menor pode ser removido e substituído por um reserva temporário. É importante sempre ter um reserva ao lado do leito para substituição de emergência
- Reveja a política institucional antes de ordenhar drenos torácicos manualmente ou com pinça. A maioria das instituições abandonou essa prática pois a ordenha do tubo com pinça aumenta muito a pressão intrapleural, o que pode danificar o tecido pleural e causar pneumotórax ou piorar um pneumotórax existente.

Procedimento 41.1 Aspiração

Delegação e colaboração

O procedimento de aspiração de via respiratória artificial, no caso de vias respiratórias artificiais recém-inseridas, não pode ser delegado aos técnicos/auxiliares de enfermagem, nos Estados Unidos. Quando o enfermeiro avalia um paciente como estável, ele pode delegar a aspiração orofaríngea e de tubo de traqueostomia bem estabelecida. **Observação**: não delegue a aspiração orofaríngea em pacientes submetidos a cirurgia oral ou de pescoço no período pós-operatório imediato. O enfermeiro orienta os auxiliares sobre:

- Quaisquer modificações no procedimento, como a necessidade de oxigênio suplementar
- Os devidos limites de aspiração para aspiração nasotraqueal e para aspiração de TETs e TTs e os riscos de aplicar pressão de aspiração excessiva ou inadequada
- Evitar suturas na boca, a aplicação de aspiração contra tecidos sensíveis e deslocamento de tubos no nariz ou boca do paciente
- Relatar qualquer alteração no base estado respiratório do paciente, sinais vitais, oximetria de pulso (Sp_{O_2}), nível de dor, nível de consciência, agitação, coloração e quantidade de secreções, e tosse não resolvida e náusea

- Relatar quaisquer sinais de lesão tecidual em volta da via respiratória oral (tubo endotraqueal) ou estoma traqueal e da área peristomal (tubo de traqueostomia).

Quando apropriado, o enfermeiro pode colaborar com o terapeuta respiratório, já que esse profissional também está apto a realizar esse procedimento em certas instituições de saúde.

Material
Aspiração orofaríngea
- Sonda de aspiração limpa não estéril ou ponteira de aspiração Yankauer
- Luvas de procedimentos
- Toalha limpa ou campo de papel
- Máscara, óculos ou protetor facial, se indicados; avental, conforme exigido pelos procedimentos de isolamento (verifique a política da instituição)
- Recipiente ou bacia descartável
- Água potável ou solução salina normal (aproximadamente 100 mℓ)
- Aparelho de aspiração ou dispositivo de aspiração de parede com regulador
- Linhas de conexão (182,8 cm)
- Estetoscópio
- Oxímetro de pulso

Procedimento 41.1 Aspiração (Continuação)

- Via respiratória oral (se indicado)
- Toalha de rosto
- Bolsa de reanimação manual autoinflável (bolsa-válvula-máscara) com linhas de conexão de oxigênio.

Aspiração nasotraqueal
- Sonda de aspiração estéril (12 a 16 Fr) (menor calibre que remova efetivamente as secreções)
- Duas luvas estéreis ou uma luva estéril e uma luva de procedimento
- Bacia ou cuba estéril (p. ex., recipiente estéril descartável)
- Água estéril ou solução salina normal (aproximadamente 100 mℓ)
- Toalha limpa ou campo de papel
- Máscara, óculos ou protetor facial, se indicados; avental, conforme exigido pelos procedimentos de isolamento (verifique a política da instituição)
- Estetoscópio
- Oxímetro de pulso
- Aparelho de aspiração ou dispositivo de aspiração de parede com regulador
- Linhas de conexão (182,8 cm)
- Bolsa de reanimação manual autoinflável (bolsa-válvula-máscara) com linhas de conexão de oxigênio.

Aspiração endotraqueal ou de traqueostomia
- Estetoscópio
- Oxímetro de pulso (opção para aspiração de via respiratória artificial: monitor de CO_2 corrente final)
- Sonda de aspiração do tamanho adequado, normalmente de 12 a 16 Fr (menor calibre que remova efetivamente as secreções; preferencialmente um de no máximo metade do diâmetro interno da via respiratória artificial para minimizar quedas na Pa_{O_2}) (Billington e Luckett, 2019)
- Aparelho de aspiração ou dispositivo de aspiração de parede com regulador
- Bacia ou cuba estéril e solução salina normal/estéril (aproximadamente 100 mℓ)
- Toalha limpa ou campo estéril
- Duas luvas estéreis ou uma luva estéril e outra de procedimento
- Máscara, óculos ou protetor facial, se indicados; avental, conforme exigido pelos procedimentos de isolamento (verifique a política da instituição)
- Adaptador Y pequeno (caso o cateter não tenha um acesso de controle de aspiração)
- Bolsa de reanimação manual autoinflável (bolsa-válvula-máscara) com linhas de conexão de oxigênio
- Válvula PEEP para bolsa de reanimação.

Sistema de aspiração fechada ou em linha (Figura 41.12)
- Sonda para sistema de aspiração fechada ou em linha
- 5 a 10 mℓ de solução salina normal seringada ou em frascos
- Duas luvas de procedimentos
- Aparelho de aspiração ou dispositivo de aspiração de parede com regulador
- Linhas de conexão (182,8 cm)
- *Kit*/materiais de aspiração oral para aspiração orofaríngea
- Máscara, óculos ou protetor facial, se indicados; avental se os procedimentos de isolamento assim exigirem
- Oxímetro de pulso e estetoscópio
- Bolsa de reanimação manual autoinflável (bolsa-válvula-máscara) com linhas de conexão de oxigênio que, embora não necessária para o procedimento, é seguro ter em mãos.

Passo	Justificativa
Histórico	
1. Identifique o paciente utilizando pelo menos dois tipos de identificação (p. ex., nome e data de nascimento ou nome e número do prontuário) de acordo com as políticas locais.	Garante que o procedimento seja realizado no paciente certo. Atende às normas de The Joint Commission e aumenta a segurança para o paciente (TJC, 2021).
2. Consulte o prontuário eletrônico do paciente para verificar se há contraindicações para a aspiração nasotraqueal: passagens nasais ocluídas; sangramento nasal; epiglotite ou crupe; cirurgia ou traumatismo craniano, facial ou cervical agudo; coagulopatia ou distúrbio hemorrágico; via respiratória irritável; laringospasmo ou broncospasmo; cirurgia gástrica com anastomose importante; infarto do miocárdio (Hockenberry et al., 2019; Wiegand, 2017).	A passagem do cateter de aspiração pelas vias nasais causa traumatismo em casos de cirurgia ou traumatismo facial, aumenta o sangramento nasal ou causa grave hemorragia na presença de coagulopatia ou distúrbios hemorrágicos. Na presença de epiglotite ou crupe, laringospasmo ou via respiratória irritável, a passagem do cateter de aspiração pelo nariz causa tosse intratável, hipoxemia e broncospasmo grave, necessitando de intubação de emergência ou traqueostomia. A hipoxemia poderia piorar os danos cardíacos em casos de infarto do miocárdio (Hockenberry et al., 2019; Wiegand, 2017).
3. Reveja os dados microbiológicos do escarro no relatório laboratorial.	Certas bactérias são transmitidas facilmente ou requerem isolamento devido à sua virulência ou resistência a antibióticos.
4. Revise o prontuário eletrônico do paciente: história clínica, oximetria de pulso normal e valores de CO_2 na corrente final, tendências de sinais vitais, resposta anterior e tolerância ao procedimento de aspiração, e cor e quantidade de catarro.	Os dados ajudam a prever ou prevenir resultados inesperados. Alterações no estado neurológico e comprometimento neuromuscular aumentam a probabilidade de que o paciente não consiga expelir secreções respiratórias. Anatomia anormal ou cirurgia/traumatismo de cabeça e pescoço e tumores na via respiratória inferior e ao redor dela reduzem a desobstrução normal de secreções na via respiratória inferior (Urden et al., 2020).
5. Identifique contraindicações à aspiração nasotraqueal: passagens nasais ocluídas; sangramento nasal; epiglotite ou crupe; lesão aguda ou cirurgia craniana, facial ou cervical; coagulopatia ou distúrbio hemorrágico; via respiratória irritável; laringospasmo ou broncospasmo; cirurgia gástrica com anastomose alta; infarto do miocárdio (Hockenberry et al., 2019; Urden et al., 2020; Wiegand, 2017).	A aspiração nasotraqueal é contraindicada nessas condições, pois a passagem do cateter de aspiração pelas vias nasais causa traumatismo em casos de cirurgia ou traumatismo facial, aumenta o sangramento nasal ou causa grave hemorragia na presença de coagulopatia ou distúrbios hemorrágicos. Na presença de epiglotite ou crupe, laringospasmo ou via respiratória irritável, a passagem do cateter de aspiração pelo nariz causa tosse intratável, hipoxemia e broncospasmo grave, necessitando de intubação de emergência ou traqueostomia. A hipoxemia poderia piorar os danos cardíacos em casos de infarto do miocárdio (Wiegand, 2017; Urden et al., 2020)

(continua)

Procedimento 41.1   Aspiração (Continuação)

Passo	Justificativa
JULGAMENTO CLÍNICO: avalie os sinais vitais, a oximetria de pulso, o CO_2 na corrente final, pressões e volumes do ventilador (se estiver recebendo ventilação mecânica) e o estado respiratório do paciente antes e durante todo o procedimento (Wiegand, 2017).	
6. Avalie o letramento em saúde do paciente ou familiar cuidador.	Garante que o paciente ou o familiar cuidador tenha a capacidade de obter, comunicar, processar e compreender informações básicas de saúde (CDC, 2021a).
7. Higienize as mãos e calce luvas e outros equipamentos de proteção individual (EPI) se houver exposição a secreções de vias respiratórias.	Previne a transmissão de microrganismos.
8. Avalie sinais e sintomas de obstrução de vias respiratórias superiores e inferiores que requeiram aspiração: frequência respiratória anormal, sons pulmonares adventícios, secreções nasais, refluxo, sialorreia, agitação, secreções gástricas ou vômito na boca, e tosse sem limpeza das secreções nas vias respiratórias e/ou melhora dos sons pulmonares adventícios.	Sinais e sintomas físicos resultam de secreções nas vias respiratórias superiores e inferiores e da diminuição do oxigênio tecidual. A avaliação pré-aspiração fornece informações iniciais de referência para identificar a necessidade de aspiração e mensura a eficácia dos procedimentos de aspiração (Wiegand, 2017).
9. Ausculte os pulmões e avalie os sinais vitais e o nível de saturação de oxigênio para os sinais e sintomas associados a angústia respiratória, hipoxia e hipercapnia: queda da oximetria de pulso (Sp_{O_2}), aumento do pulso e da pressão arterial, bradicardia, taquipneia, diminuição dos sons respiratórios, palidez e cianose (um sinal tardio de hipoxia). Mantenha o oxímetro de pulso no paciente para avaliação contínua de Sp_{O_2}.	Sinais e sintomas físicos resultantes da diminuição da oxigenação tecidual. Oferece informações de referência pré-aspiração para avaliar a tolerância do paciente à aspiração e a eficácia da aspiração nos níveis de Sp_{O_2}.
10. Identifique os pacientes com maior risco de desobstrução ineficaz de via respiratória (p. ex., pacientes com nível de consciência reduzido, mobilidade prejudicada, problemas neuromusculares ou neurológicos, ou fatores anatômicos que influenciem o funcionamento das vias respiratórias superiores e inferiores, como cirurgia recente; traumatismo craniano, torácico ou cervical; tumores), com sonda de alimentação nasal, menor reflexo da tosse ou faríngeo, ou menor capacidade de deglutição.	Fatores de risco podem prejudicar a capacidade de um paciente de eliminar secreções das vias respiratórias e elevar o risco de retenção de secreções. Mudanças no estado neurológico e problemas neuromusculares aumentam a probabilidade de um paciente não conseguir eliminar secreções respiratórias. Anatomia anormal ou cirurgia/traumatismo craniano e cervical e tumores na via respiratória inferior ou ao redor dela prejudicam a eliminação normal de secreções. O acúmulo de secreções pulmonares impede a capacidade de o paciente desobstruir efetivamente a via respiratória por meio do mecanismo da tosse (Urden et al., 2020).
11. Verifique se há quantidades excessivas de secreções ou secreções visíveis na cavidade oral ou na via respiratória artificial, sinais de angústia respiratória (maior trabalho de respiração, maior frequência respiratória), presença de ronco à ausculta, tosse excessiva, aumento do pico de pressão inspiratória (se em ventilação mecânica), padrão de dente serrilhado no monitor do ventilador, ou alterações no formato de onda da capnografia (se o paciente estiver em ventilação mecânica) ou queda da oximetria de pulso do paciente (Wiegand, 2017).	Realize a aspiração com base no histórico de enfermagem do paciente e não em um cronograma de rotina, como de hora em hora (Harding et al., 2020; Urden et al., 2020).
12. Avalie a perviedade do TET (se presente) com capnografia/detector de dióxido de carbono (CO_2) na corrente final.	O TET pode se deslocar ou ficar obstruído por secreções. A capnografia permite a detecção de secreções mediante a visualização de um padrão de dente serrilhado no monitor de capnografia (Wiegand, 2017).
13. Avalie os fatores que podem afetar o volume e a consistência das secreções.	Secreções espessas ou abundantes aumentam o risco de obstrução de via respiratória.
a. Equilíbrio hídrico	Sobrecarga de fluidos aumenta a quantidade de secreções. Desidratação pode causar secreções mais espessas.
b. Falta de umidade	O meio ambiente influencia a formação de secreções e a troca de gases. Aspiração da via respiratória é necessária quando o paciente não consegue expelir as secreções efetivamente.
c. Infecção (p. ex., pneumonia)	Pacientes com infecções respiratórias são propensos a ter mais secreções de consistência mais espessa e às vezes mais difíceis de expectorar.
14. Para aspiração endotraqueal, avalie o pico de pressão inspiratória do paciente quando em ventilação controlada por volume ou o volume corrente quando em ventilação controlada por pressão. Remova as luvas e higienize as mãos.	Aumento do pico de pressão inspiratória ou diminuição do volume corrente podem indicar obstrução de via respiratória (Urden et al., 2020; Wiegand 2017). Previne a transmissão de microrganismos.
15. Remova e descarte as luvas. Higienize as mãos. (Outros EPIs podem ser mantidos para a aspiração real.)	Reduz a transmissão de microrganismos.
16. Determine a presença de apreensão, ansiedade, menor capacidade de concentração, letargia, redução do nível de consciência (principalmente aguda), aumento da fadiga, tontura, mudanças de comportamento (principalmente irritabilidade), palidez, cianose, dispneia, ou uso de músculos acessórios.	Esses são sinais e sintomas comportamentais de hipoxia e/ou hipercapnia, que podem indicar necessidade de aspiração. Esses sinais também podem ajudar a identificar a capacidade de o paciente cooperar no procedimento.
17. Avalie as metas ou preferências do paciente a respeito de como a aspiração deve ser realizada.	A adesão do paciente aumenta quando ele é envolvido no planejamento do cuidado. Permite que o cuidado seja individualizado.

Procedimento 41.1 Aspiração (Continuação)

Passo	Justificativa
Planejamento	
1. Prepare e organize os equipamentos. Coloque uma toalha sobre o peito do paciente.	Reduz a transmissão de microrganismos. Garante que o enfermeiro tenha os materiais necessários para implementar todas as intervenções que devem ser realizadas no paciente.
2. Feche a porta do quarto ou puxe a cortina ao redor do leito.	Proporciona privacidade.
3. Auxilie o paciente a se posicionar confortavelmente, normalmente em posição semi-Fowler ou Fowler elevada.	Reduz o estímulo de reflexo faríngeo, promove conforto do paciente, drenagem de secreções e previne aspiração.
4. Se ainda não estiver presente, coloque o oxímetro de pulso no dedo do paciente. Faça a leitura e deixe o oxímetro posicionado.	Verifica continuamente o valor de Sp_{O_2} para determinar a resposta do paciente à aspiração.
5. Explique ao paciente como o procedimento desobstruirá suas vias respiratórias e aliviará um pouco da dificuldade de respirar. Explique que é normal tossir, espirrar, ter ânsia ou falta de ar durante o procedimento, mas que tudo isso é passageiro.	Estimula a cooperação e minimiza a ansiedade e a dor do procedimento.
Implementação	
1. Higienize as mãos e coloque os devidos equipamentos de proteção pessoal se não tiverem sido colocados durante o histórico (máscara com protetor facial ou óculos; avental, se necessário).	Reduz a transmissão de microrganismos.
2. Ajuste o leito na altura apropriada (se já não estiver na altura correta) e abaixe a grade lateral do lado em que você está. Verifique se as rodas do leito estão travadas.	Minimiza tensões musculares no cuidador e previne lesões. Evita que o leito se mova.
3. Conecte uma ponta das linhas no dispositivo de aspiração de parede e coloque a outra ponta em um local conveniente, perto do paciente. Ligue o dispositivo de aspiração e coloque a pressão de aspiração no nível mais baixo possível que seja capaz de limpar efetivamente as secreções. Esse valor normalmente fica entre 80 e 150 mmHg (AARC, 2010; Urden et al., 2020; Wiegand, 2017).	Garante que o equipamento esteja funcionando. Pressão negativa excessiva danifica a mucosa da traqueia e induz ainda mais hipoxia (Wiegand, 2017).
4. Prepare para a aspiração aberta.	
a. Higienize as mãos. Usando uma técnica asséptica, abra o *kit* de aspiração ou a embalagem do cateter. Se houver disponibilidade de campo estéril, coloque-o sobre o tórax do paciente ou na mesa de cabeceira. Não deixe que o cateter de aspiração toque nenhuma superfície não estéril. **Observação**: quando realizar somente aspiração orofaríngea, não há necessidade de usar campo estéril por se tratar de um procedimento limpo, mas não estéril.	Prepara o cateter, mantém a assepsia e reduz a transmissão de microrganismos. Proporciona uma superfície estéril para o acondicionamento do cateter entre as passadas.
b. Desembale ou abra a bacia ou cuba estéril e coloque-a na mesa de cabeceira. Tome cuidado para não tocar o interior da bacia ou cuba. Encha com aproximadamente 100 mℓ de solução salina normal ou água (ver ilustração).	Solução salina ou água são usadas para limpar as linhas após cada passada de aspiração.
c. Se estiver realizando aspiração nasotraqueal, abra o pacote de lubrificante hidrossolúvel e aplique uma pequena quantidade (cerca de 2,5 cm) ao longo da ponta do cateter. **Observação**: *não é necessário lubrificante para aspiração de via respiratória artificial.*	Lubrificante hidrossolúvel evita pneumonia por aspiração de gordura. Excesso de lubrificante oclui o cateter.
d. Para a aspiração orofaríngea, técnica limpa usando luvas de procedimentos é adequada. Para aspiração nasotraqueal, tubo endotraqueal ou tubo traqueal, calce luvas estéreis em cada mão ou luva não estéril na mão não dominante e luva estéril na mão dominante.	Reduz a transmissão de microrganismos e mantém a esterilidade do cateter de aspiração.
e. Pegue o cateter de aspiração ou o aspirador Yankauer com a mão dominante sem tocar nas superfícies estéreis. Pegue as linhas de conexão com a mão não dominante. Conecte o cateter nas linhas (ver ilustração).	Mantém a esterilidade do cateter. Conecta o cateter à aspiração.
f. Coloque a ponta do cateter na bacia estéril e aspire uma pequena quantidade de solução salina normal da bacia ou cuba ocluindo o respiro da aspiração.	Confirma o funcionamento do equipamento. Lubrifica o interior do cateter e das linhas.

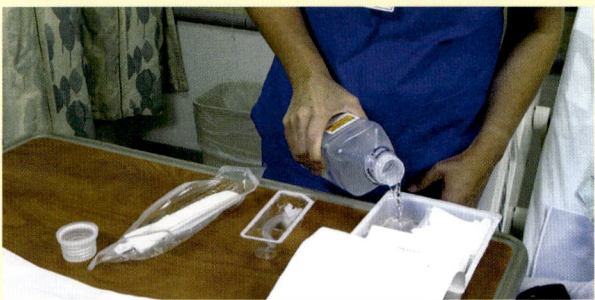

PASSO 4b Solução salina sendo depositada no recipiente.

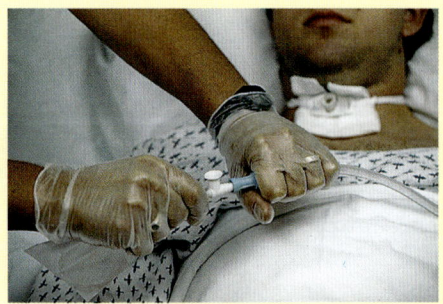

PASSO 4e Conexão do cateter de aspiração às linhas de aspiração.

(*continua*)

Procedimento 41.1 Aspiração (Continuação)

Passo	Justificativa
5. Aspire a via respiratória usando aspiração aberta. **a. Aspiração orofaríngea**	Remove secreções orais.
JULGAMENTO CLÍNICO: *em pacientes que requerem aspiração estéril das vias respiratórias, a aspiração orofaríngea é realizada depois da aspiração estéril para prevenir contaminação dos cateteres de aspiração, ou das linhas, com bactérias presentes na cavidade oral (Wiegand, 2017).*	
(1) Remova a máscara de oxigênio do paciente, se presente, mas mantenha-a perto. A cânula nasal pode permanecer no lugar.	Permite acesso à boca. Reduz a chance de hipoxia.
JULGAMENTO CLÍNICO: *esteja preparado para reaplicar rapidamente o oxigênio suplementar caso o valor de Sp_{O_2} caia para menos de 90% ou se houver desenvolvimento de angústia respiratória ou ao fim da aspiração orofaríngea. Esteja preparado para usar a bolsa-válvula-máscara caso o paciente apresente angústia respiratória aguda grave ou uma diminuição da Sp_{O_2}.*	
JULGAMENTO CLÍNICO: *se o paciente foi aspirado via traqueia antes da aspiração orofaríngea, ele pode precisar se recuperar um pouco do procedimento de aspiração antes da realização da aspiração orofaríngea. Permita que essa recuperação aconteça reaplicando a máscara de oxigênio até exatamente antes da aspiração orofaríngea.*	
(2) Insira o cateter na boca ao longo da linha da gengiva até a faringe. Mova o aspirador Yankauer ao redor da boca até que as secreções tenham sido eliminadas. Encoraje o paciente a tossir. Recoloque a máscara de oxigênio. **Observação**: se um TE estiver presente, tome cuidado ao movimentar o aspirador para não deslocá-lo.	O movimento do aspirador previne que a ponteira de aspiração sugue superfícies da mucosa oral e cause traumatismo. O ato de tossir movimenta as secreções da via respiratória inferior para a boca e via respiratória superior.
JULGAMENTO CLINICO: *tenha cuidado ao aspirar um paciente recentemente submetido a cirurgia oral ou de cabeça/pescoço. Aspiração agressiva e tosse em excesso não devem ser utilizadas ou encorajadas em pacientes submetidos a cirurgia de garganta, como tonsilectomia. Aspiração agressiva nessas populações de pacientes pode agravar o sítio cirúrgico, aumentando o risco de hemorragia ou infecção (Urden, 2020).*	
(3) Enxágue o cateter com água ou solução salina comum até que o tubo de conexão esteja livre de secreções. Desligue a aspiração. Coloque o cateter em uma área limpa e seca. **b. Aspiração nasofaríngea e nasotraqueal:**	Limpa o cateter e reduz a probabilidade de transmissão de microrganismos. Linhas de aspiração limpas aperfeiçoam a produção da pressão de aspiração que foi estabelecida. O cateter pode ser reutilizado.
(1) Peça que o paciente respire profundamente algumas vezes, se puder, ou aumente o volume de fluxo de oxigênio no dispositivo de oxigenação através de cânula ou máscara (se solicitado)	Pode ajudar a reduzir riscos de hipoxemia.
(2) Cubra levemente 6 a 8 cm distais do cateter com lubrificante hidrossolúvel.	Lubrifica o cateter para facilitar a inserção.
(3) Remova o dispositivo de administração de oxigênio, se aplicável, com a mão não dominante.	Permite acesso às narinas e à sonda.
JULGAMENTO CLÍNICO: *certifique-se de inserir o cateter durante a inspiração do paciente, principalmente se for na traqueia, pois a epiglote está aberta. Não insira durante deglutição ou o cateter muito provavelmente entrará no esôfago.* **Nunca aplique aspiração durante a inserção**. *O paciente deve tossir. Se o paciente tiver ânsia ou sentir náuseas, provavelmente o cateter está no esôfago, sendo necessário removê-lo (Wiegand, 2017).*	
(4) *Nasofaríngea* (sem aplicar aspiração): conforme o paciente respira profundamente, insira o cateter seguindo a anatomia natural do nariz; incline o cateter ligeiramente para baixo e avance até a parte posterior da faringe. Não force a passagem pelas narinas. Em adultos, insira aproximadamente 16 cm do cateter; em crianças mais velhas, de 8 a 12 cm; em bebês e crianças pequenas, de 4 a 7,5 cm. A regra de ouro é inserir o cateter na distância entre a ponta do nariz (ou boca) até o ângulo da mandíbula.	Garante que a ponta do cateter alcance a faringe para aspiração.
JULGAMENTO CLÍNICO: *se encontrar resistência durante a inserção, você pode tentar a outra narina. Não force o cateter nas narinas, pois isto causaria danos na mucosa.*	

Procedimento 41.1 Aspiração (*Continuação*)

Passo	Justificativa
(5) *Nasotraqueal* (sem aplicar aspiração): conforme o paciente respira profundamente, coloque o cateter seguindo a anatomia natural do nariz. Avance o cateter, ligeiramente inclinado e para baixo, até exatamente acima da entrada da laringe e, então, na traqueia. Enquanto o paciente respira profundamente, insira rapidamente o cateter: em adultos, insira aproximadamente 16 a 20 cm na traqueia (ver ilustração). Enquanto o paciente respira profundamente, insira rapidamente o cateter. O paciente começará a tossir; então retraia o cateter 1 a 2 cm antes de aplicar aspiração. **Observação**: em crianças mais velhas, insira de 16 a 20 cm; em bebês e crianças pequenas, de 8 a 14 cm.	Garante que a ponta do cateter alcance a traqueia para aspiração.
JULGAMENTO CLÍNICO: *quando utilizar a abordagem nasal, realize a aspiração orotraqueal antes da aspiração faríngea sempre que possível. A boca e a faringe contêm mais bactérias do que a traqueia. Se houver secreções orais em abundância antes de iniciar o procedimento, aspire primeiro a boca com um dispositivo de aspiração oral (ver Passo 5a).*	
JULGAMENTO CLÍNICO: *quando houver dificuldade para passar o cateter, peça que o paciente tussa ou que diga "aaa", ou tente avançar o cateter durante a inspiração. Ambas as medidas ajudam a abrir a glote para permitir a passagem do cateter até a traqueia.*	
(a) *Opção de posicionamento:* em alguns casos, virar a cabeça do paciente ajuda a aspirar com mais eficiência. Se você sentir resistência após a inserção do cateter, tome cuidado; provavelmente, ele atingiu a carina. Retraia o cateter 1 a 2 cm antes de aplicar aspiração (Wiegand, 2017). i. Aplique aspiração intermitente por, no máximo, 10 a 15 s tampando e destampando o respiro do cateter com o polegar não dominante. Retire lentamente o cateter girando-o para frente e para trás entre o polegar e o indicador.	Virar a cabeça do paciente para um lado eleva a passagem brônquica do lado oposto. Virar a cabeça para a direita ajuda na aspiração do brônquio principal esquerdo; virar a cabeça para a esquerda ajuda a aspirar o brônquio principal direito. Aspiração demasiadamente profunda pode causar traumatismo na mucosa traqueal. Aspiração intermitente de 10 a 15 s remove as secreções com segurança. Aspiração por mais de 15 s aumenta o risco de hipoxemia induzida por aspiração (Urden et al., 2020; Wiegand, 2017). Aspiração intermitente e rotação do cateter previnem ferimentos na mucosa traqueal. Se o cateter "agarrar" a mucosa, solte o polegar para liberar a aspiração.
JULGAMENTO CLÍNICO: *monitore os sinais vitais do paciente e a saturação de oxigênio durante todo o processo de aspiração. Pare de aspirar se houver uma alteração de 20 bpm (a mais ou a menos) na frequência de pulso ou se a Sp_{O_2} ficar abaixo de 90% ou cair 5% em relação ao valor inicial de referência.*	
(6) Reaplique o dispositivo de administração de oxigênio e encoraje o paciente a respirar profundamente algumas vezes, se possível.	Ajuda a diminuir o risco de hipoxia. Aumenta o conforto do paciente.
(7) Enxágue o cateter e as linhas de conexão com solução salina normal ou água até que estejam limpas.	Secreções que permanecem no cateter de aspiração ou nas linhas de conexão reduzem a eficiência da aspiração.

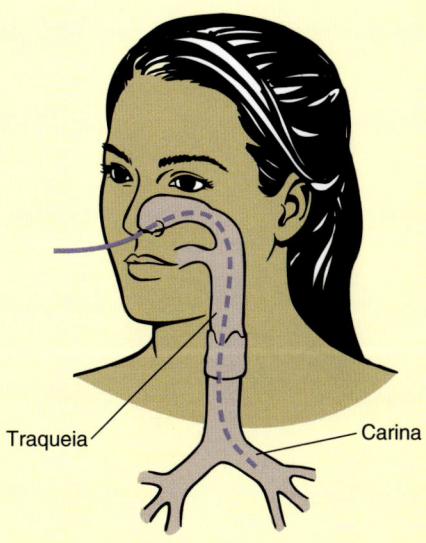

PASSO 5b(5) Distância de inserção do cateter nasotraqueal.

(*continua*)

Procedimento 41.1   Aspiração (Continuação)

Passo	Justificativa
(8) Avalie se há necessidade de repetir a aspiração. Não passe o cateter mais do que duas vezes em uma sessão. Permita que o paciente descanse pelo menos 1 min (AARC, 2010a; Wiegand, 2017). Peça ao paciente que respire profundamente e tussa.	Observe se há alterações no estado cardiopulmonar. Aspiração induz hipoxemia, pulsação irregular, laringospasmo e broncospasmo. Hiperoxigenação é recomendada antes, durante e depois da aspiração para reduzir hipoxemia induzida por aspiração (Urden et al., 2020; Wiegand, 2017).
c. Aspiração de via respiratória artificial:	
(1) Com a ajuda da terapia respiratória, quando o paciente tem uma via respiratória artificial, hiperoxigene o paciente com oxigênio a 100% por pelo menos 30 a 60 s antes da aspiração (1) apertando o botão de hiperoxigenação para aspiração no ventilador OU (2) aumentando o nível da fração de oxigênio inspirado (FI_{O_2}) inicial de referência no ventilador mecânico OU (3) desconectando o ventilador, conectando o dispositivo de bolsa-válvula de reanimação autoinflável com a mão não dominante (ou peça para o auxiliar fazer isso), e administrando 5 a 6 respirações durante 30 s (ou peça para o auxiliar fazer isso) (Wiegand, 2017). **Observação**: alguns ventiladores mecânicos têm um botão que, quando apertado, fornece oxigênio a 100% por alguns minutos e depois volta para a configuração anterior.	Pré-oxigenação diminui o risco de queda dos níveis de oxigênio arterial enquanto a ventilação ou a oxigenação são interrompidas e o volume é perdido durante a aspiração. Alguns modelos de bolsa de reanimação não fornecem oxigênio a 100%; portanto, essa não é a melhor maneira de oxigenar o paciente (Wiegand, 2017).
(2) Se o paciente estiver recebendo ventilação mecânica, abra o adaptador giratório ou, se necessário, remova o dispositivo de fornecimento de oxigênio ou umidade com a mão não dominante.	Expõe a via respiratória artificial.

JULGAMENTO CLÍNICO: a aspiração pode causar elevações na pressão intracraniana (PIC) em pacientes com traumatismos cranianos. Reduza esse risco por meio de hiperoxigenação pré-aspiração, o que resulta em hipocarbia que, por sua vez, induz vasoconstrição. A vasoconstrição reduz a possibilidade de aumento da PIC (Urden et al., 2020).

JULGAMENTO CLÍNICO: certifique-se de inserir o cateter durante a inspiração do paciente, principalmente se estiver inserindo-o na traqueia, pois a epiglote estará aberta. Não insira durante a deglutição ou o cateter mais provavelmente entrará no esôfago. **Nunca aplique aspiração durante a inserção.** O paciente deve tossir. Se o paciente engasgar ou ficar nauseado, provavelmente o cateter estará no esôfago e você precisará removê-lo (Wiegand, 2017).

(3) Avise o paciente que você está prestes a começar a aspiração. Sem aplicar aspiração, delicadamente, porém rapidamente, insira o cateter na via respiratória artificial usando o polegar e o indicador dominantes (é melhor tentar coincidir o momento de inserção do cateter na via respiratória artificial com o da inspiração) (ver ilustração). Avance o cateter até que o paciente tussa, que é usualmente 0,5 a 1 cm abaixo do nível do tubo; então, recue o cateter 1 cm antes de iniciar a sucção (Billington e Luckett, 2019).	A aplicação de aspiração enquanto introduz o cateter na traqueia aumenta o risco de danos à mucosa da traqueia e de aumento da hipoxia. Recuar estimula a tosse e remove o cateter da parede da mucosa de forma que o cateter não fique encostado na mucosa traqueal durante a aspiração. Recomenda-se aspiração superficial para prevenir traumatismo na mucosa traqueal (Urden et al., 2020; Wiegand, 2017).

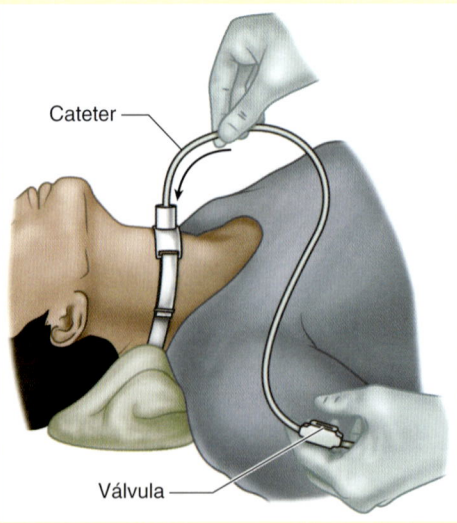

PASSO 5c(3) Aspiração da traqueostomia.

Procedimento 41.1   Aspiração (Continuação)

Passo	Justificativa
JULGAMENTO CLÍNICO: *se não conseguir passar o cateter além do fim do TE, o cateter provavelmente está preso no olho de Murphy (ou seja, no orifício lateral na extremidade distal do TE que permite fluxo de ar colateral no caso de intubação traqueal principal). Se isso ocorrer, gire o cateter para reposicioná-lo afastado do olho de Murphy ou remova-o rapidamente e reinsira na próxima inspiração. Normalmente, o cateter encontra resistência na carina. Uma indicação de que o cateter está na carina é o início agudo de tosse, pois a carina contém vários receptores da tosse. Recue o cateter 1 cm (Billington e Luckett, 2019).*	
(4) Aplique aspiração intermitente por 10 a 15 s (Wiegand, 2017). Aplique aspiração intermitente tampando e destampando o respiro do cateter com o polegar não dominante; retire lentamente o cateter girando-o para frente e para trás entre o polegar e o indicador. Não aspire por mais de 15 s. Encoraje o paciente a tossir. Fique atento a angústia respiratória.	Aspiração intermitente por até 10 a 15 s remove as secreções faríngeas com segurança. Aspiração por mais de 15 s aumenta o risco de hipoxemia induzida por aspiração (Urden et al., 2020; Wiegand, 2017). Aspiração intermitente e rotação do cateter previnem ferimentos na mucosa traqueal. Se o cateter "agarrar" a mucosa, solte o polegar para liberar a aspiração.
JULGAMENTO CLÍNICO: *se o paciente desenvolver angústia respiratória durante o procedimento de aspiração, retire imediatamente o cateter e administre mais oxigênio e mais respirações, conforme a necessidade. Em uma emergência, administre oxigênio diretamente pelo cateter. Desconecte a aspiração e conecte o oxigênio no volume de fluxo prescrito por meio do cateter. Se o paciente não tolerar o procedimento de aspiração, você talvez precisará considerar passar para aspiração fechada (em linha) ou permitir períodos mais longos de recuperação. Notifique o médico caso o paciente desenvolva comprometimento cardiopulmonar significativo durante a aspiração (Urden et al., 2020; Wiegand, 2017).*	
(5) Se o paciente estiver em ventilação mecânica, feche o adaptador giratório ou troque o dispositivo de fornecimento de oxigênio. Hiperoxigene o paciente por 30 a 60 s.	Restabelece a via respiratória artificial. Ajuda a diminuir os riscos de hipoxia.
(6) Enxágue o cateter e as linhas de conexão com solução salina normal ou água até que estejam limpas. Use aspiração contínua.	Remove as secreções do cateter. Secreções deixadas nas linhas reduzem a eficiência da aspiração e dão margem ao crescimento de microrganismos.
(7) Avalie os sinais vitais do paciente, seu estado cardiopulmonar e medidas de ventilação para eliminação de secreções. Repita os Passos (1) a (6) anteriores mais uma ou duas vezes para limpar as secreções. A menos que o paciente esteja em angústia respiratória, dê um tempo adequado (pelo menos 1 min) entre as passadas de aspiração (Wiegand, 2017).	A aspiração pode induzir arritmias, hipoxia e broncoespasmo e prejudicar a circulação cerebral ou afetar adversamente a estabilidade hemodinâmica (Wiegand, 2017).
JULGAMENTO CLÍNICO: *baseie o número de passadas de aspiração na avaliação do paciente e na presença de secreções. Se as secreções persistirem após duas passadas, reaplique a fonte de oxigênio e dê um tempo maior para o paciente descansar e se recuperar antes de aspirar novamente (Wiegand, 2017).*	
JULGAMENTO CLÍNICO: *antigamente, a prática de instilar solução salina comum na via respiratória artificial era realizada para tentar afinar as secreções, tornando-as mais fáceis de aspirar da via respiratória. Evidências indicam que essa prática não deve mais ser adotada por causar mais danos aos pulmões (Larrow e Klich-Heartt, 2016; Wiegand, 2017).*	
(8) Quando a traqueia estiver suficientemente limpa de secreções, realize a aspiração orofaríngea (Passo 5a) para remover as secreções da boca. Não aspire novamente o nariz depois de ter aspirado a boca.	Remove as secreções das vias respiratórias superiores. Geralmente, há mais microrganismos presentes na boca. A via respiratória superior é considerada "limpa" e a via respiratória inferior é considerada "estéril". Você pode usar o mesmo cateter para aspirar de áreas estéreis para áreas limpas (p. ex., aspiração da traqueia para aspiração orofaríngea), mas não de áreas limpas para áreas estéreis.
6. Aspiração fechada da via respiratória artificial utilizando aspiração em linha (ver ilustração) **a.** Ligue o dispositivo de aspiração, configure o regulador de vácuo na pressão negativa adequada (normalmente, de 80 a 150 mmHg), e verifique a pressão. Veja as diretrizes do fabricante para recomendações das pressões a serem usadas com a marca de cateter da instituição.	Pressão negativa em excesso danifica a mucosa da traqueia e induz mais hipoxia (Wiegand, 2017).

(continua)

Parte 7 Base Fisiológica para a Prática de Enfermagem

Procedimento 41.1 Aspiração (Continuação)

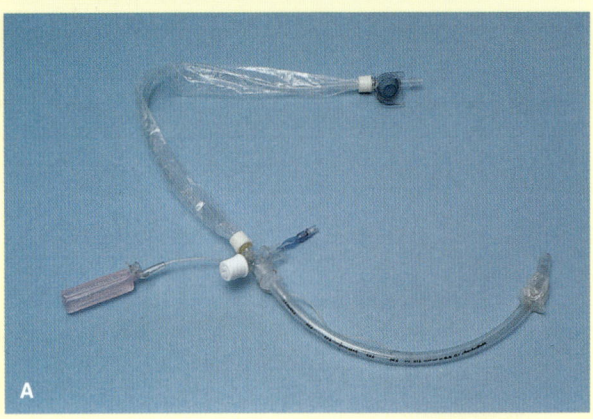

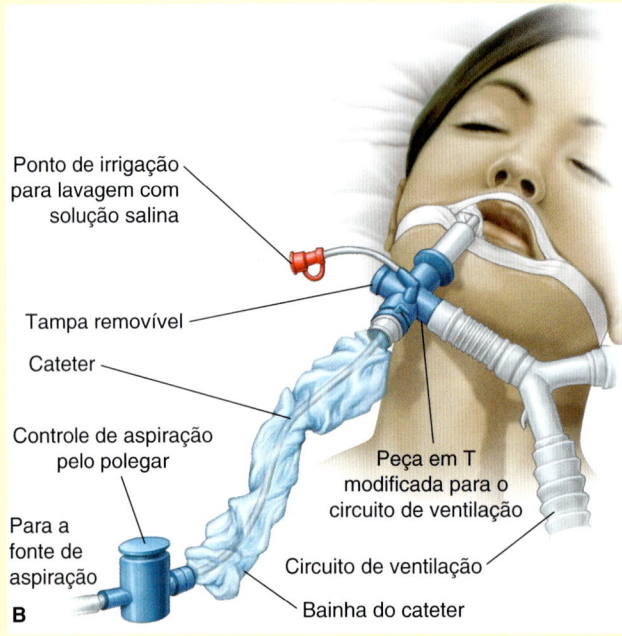

PASSO 6 A. Cateter de aspiração de sistema fechado fixado ao tubo endotraqueal. **B.** Sistema de aspiração fechada acoplado a um tubo endotraqueal. (**B** de Rothrock JC, McEwen DR, editors: *Alexander's care of the patient in surgery*, ed 14, St Louis, 2011, Mosby.)

Passo	Justificativa
b. Conecte o sistema de aspiração. Em muitas instituições o terapeuta respiratório conecta o cateter ao circuito do ventilador mecânico. Se o cateter ainda não estiver no lugar, calce luvas estéreis ou uma luva estéril na mão dominante e uma luva de procedimento na mão não dominante (ver política da instituição). Abra o pacote que contém o cateter de aspiração utilizando técnica asséptica, e conecte o cateter de aspiração de sistema fechado ao circuito de ventilação removendo o adaptador giratório e colocando o cateter de aspiração de sistema fechado no tubo endotraqueal (TE) ou no tubo de traqueostomia (TT). Conecte o circuito de ventilação mecânica à sonda de aspiração de sistema fechado com a linha flexível.	Mantém assepsia cirúrgica durante a aspiração.
c. Com a ajuda da terapia respiratória, quando o paciente tem uma via respiratória artificial ou está no ventilador, hiperoxigene o paciente com oxigênio a 100% por pelo menos 30 a 60 s antes de aspirar (1) apertando o botão de hiperoxigenação para aspiração no ventilador (ventiladores mecânicos que contam com esse botão fornecem oxigênio a 100% por poucos minutos e, depois, são reconfigurados para o parâmetro anterior) **OU** (2) aumentando o nível da fração de oxigênio inspirado (FI_{O_2}) inicial de referência no ventilador mecânico	Pré-oxigenação diminui o risco de queda dos níveis de oxigênio arterial enquanto a ventilação ou a oxigenação são interrompidas e o volume é perdido durante a aspiração (AARC, 2010; Wiegand, 2017). Alguns modelos de bolsa de reanimação não fornecem oxigênio a 100%; portanto, essa não é a melhor maneira de hiperoxigenar o paciente (Wiegand, 2017).

Capítulo 41 Oxigenação 1115

Procedimento 41.1 Aspiração (Continuação)

Passo	Justificativa
JULGAMENTO CLÍNICO: bolsas de reanimação manuais nem sempre fornecem oxigênio a 100%, não sendo recomendadas para hiperoxigenação antes da aspiração (Wiegand, 2017).	
JULGAMENTO CLÍNICO: a aspiração pode causar elevações na pressão intracraniana (PIC) em pacientes com traumatismos cranianos. Reduza esse risco por meio de hiperoxigenação pré-aspiração, o que resulta em hipocarbia que, por sua vez, induz vasoconstrição. A vasoconstrição reduz a possibilidade de aumento da PIC (Urden et al., 2020).	
d. Destrave o mecanismo de controle de aspiração, se exigido pelo fabricante. Abra o compartimento de solução salina e conecte a seringa ou frasco de solução salina.	Permite a aspiração e prepara a solução salina, o que permite irrigar o lúmen do cateter.
e. Pegue o cateter de aspiração envolto em uma bainha plástica com a mão dominante.	
f. Insira o cateter. Avise o paciente que você está prestes a começar a aspiração. Aguarde até que o paciente inspire para inserir o cateter, então, insira o cateter usando uma manobra repetitiva de empurrar o cateter e retraí-lo do reservatório, com um movimento de deslizamento, entre o polegar e o indicador até que se sinta resistência ou que o paciente tussa.	A aplicação de pressão de aspiração enquanto introduz o cateter na traqueia aumenta o risco de danos à mucosa da traqueia e de aumento da hipoxia. O recuo estimula a tosse e remove o cateter da parede da mucosa para que não fique justaposto à mucosa traqueal durante a aspiração. Recomenda-se aspiração superficial para prevenir traumatismo na mucosa traqueal (Wiegand, 2017).
JULGAMENTO CLÍNICO: se não for capaz de inserir o cateter até além do fim do TE, o cateter provavelmente ficou preso no olho de Murphy (ou seja, no orifício lateral na extremidade distal do TE que permite o fluxo de ar colateral no caso de intubação traqueal direta). Se isso ocorrer, gire o cateter para reposicioná-lo longe do olho de Murphy ou retire-o levemente e reinsira na próxima inspiração. Normalmente, o cateter encontra resistência na carina. Uma indicação de que o cateter está na carina é a manifestação aguda de tosse, pois a carina contém vários receptores da tosse. Retraia o cateter 1 cm (Billington e Luckett, 2019).	
g. Retraia o cateter 1 cm antes de aplicar a aspiração para evitar danos no tecido da carina. **Observação:** se o paciente tiver histórico de sangramento durante procedimentos anteriores de aspiração, deve-se tomar cuidado para evitar atingir a carina com o cateter de aspiração.	Evita danos à carina traqueal.
h. Encoraje o paciente a tossir e aplique aspiração apertando o mecanismo de controle de aspiração enquanto retira o cateter. Certifique-se de retirar o cateter completamente do reservatório e ultrapassar a ponta da via respiratória de forma a não obstruir o fluxo de ar.	
i. Aplique aspiração contínua por 10 s à medida que vai removendo o cateter de aspiração (AARC, 2010; Wiegand, 2017). Certifique-se de retirar completamente o cateter do reservatório além da ponta da via respiratória para que ele não obstrua o fluxo de ar.	Tempo para a aspiração reduz a incidência de dessaturação do oxigênio.
j. Reavalie os sinais vitais do paciente, seu estado cardiopulmonar, e medidas de ventilação para eliminação de secreções. Repita os Passos 6a e 6b mais uma ou duas vezes para limpar as secreções. Permita um tempo adequado (pelo menos 1 min) entre as passadas de aspiração.	A aspiração pode induzir arritmias, hipoxia e broncospasmo e prejudicar a circulação cerebral ou afetar adversamente a estabilidade hemodinâmica (Wiegand, 2017).
k. Quando a via respiratória estiver limpa, retire o cateter completamente para dentro da bainha. Certifique-se de que a linha indicadora colorida do cateter esteja visível na bainha. Conecte o recipiente de lavagem com solução estéril ou a seringa de solução salina ou água estéril na entrada lateral do cateter de aspiração. Aperte o frasco de solução ou avance a seringa enquanto aplica aspiração para enxaguar o lúmen interno do cateter. **Observação:** não deixe que a solução salina chegue até o TE ou TT. Use pelo menos 5 a 10 mℓ de solução salina para enxaguar o cateter até que ela esteja livre de secreções retidas, o que pode ocasionar o crescimento de bactérias e aumentar o risco de infecção (Wiegand, 2017).	Limpa o cateter de aspiração, reduzindo, desta forma, o risco de crescimento de bactérias e de infecção.
l. Hiperoxigene por pelo menos 30 s seguindo a mesma técnica usada na pré-oxigenação (Wiegand, 2017).	Previne hipoxemia.
m. Se o paciente requer aspiração oral ou nasal, aspire o paciente com um aspirador Yankauer separado com um cateter padrão.	Limpa secreções mucosas das passagens orais e nasais.
n. Trave o mecanismo de aspiração, se aplicável. Realize a aspiração orofaríngea caso o paciente necessite disso (Passo 5a).	Previne a migração do cateter de aspiração para a via respiratória, o que poderia levar a obstruções.

(continua)

Procedimento 41.1 Aspiração (Continuação)

Passo	Justificativa
7. Quando o procedimento de aspiração estiver concluído, desconecte o cateter das linhas de conexão. Enrole o cateter entre os dedos da mão dominante. Tire a outra luva sobre a primeira luva da mesma maneira. Descarte no recipiente adequado. Higienize as mãos.	Isola os contaminantes nas luvas. Reduz a transmissão de microrganismos.
8. Remova a toalha, coloque no saco de lavanderia ou no recipiente adequado, e reposicione o paciente.	Reduz a transmissão de microrganismos.
9. Se o nível de oxigênio tiver se alterado durante o procedimento, reajuste o oxigênio no nível original solicitado, pois o nível de oxigênio no sangue do paciente deveria ter retornado ao valor inicial de referência.	Previne atelectasia por absorção (ou seja, a tendência de as vias respiratórias colapsarem se obstruídas proximalmente pelas secreções). Previne toxicidade de oxigênio enquanto dá tempo para que o paciente reoxigene o sangue.
10. Descarte o restante da solução salina normal no devido recipiente. Se a bacia ou cuba for descartável, descarte-a no recipiente próprio. Se a bacia ou cuba for reutilizável, enxágue-a e coloque-a na sala de materiais sujos. Higienize as mãos.	Reduz a transmissão de microrganismos.
11. Coloque o *kit* de aspiração não aberto na mesa do equipamento de aspiração ou na cabeceira do leito.	Proporciona acesso imediato ao cateter de aspiração para o próximo procedimento.
12. Calce luvas de procedimentos para continuar com os cuidados pessoais, como lavar o rosto do paciente ou fazer a higiene oral.	Promove conforto.
13. Ajude o paciente a se posicionar confortavelmente e faça a higiene oral, conforme necessário.	
14. Levante as grades laterais (se adequado); coloque o leito na posição mais baixa.	Garante a segurança do paciente.
15. Coloque o sistema de chamada de enfermagem em um local acessível ao alcance do paciente.	Garante a capacidade de o paciente pedir auxílio, se necessário.
16. Remova os equipamentos de proteção pessoal e as luvas. Descarte-os no recipiente adequado. Higienize as mãos.	Reduz a transmissão de microrganismos.

Avaliação

1. Compare os sinais vitais, avaliações cardiopulmonares, valores de E_tCO_2 e Sp_{O_2} do paciente antes e depois da aspiração. Se estiver usando ventilador, compare a Fl_{O_2} e os volumes correntes e picos de pressão inspiratória.	Identifica os efeitos fisiológicos do procedimento de aspiração para restauração da perviedade da via respiratória.
2. Pergunte ao paciente se está mais fácil respirar e se a congestão diminuiu.	Proporciona confirmação subjetiva de que o procedimento de aspiração aliviou a via respiratória.
3. Ausculte os pulmões e compare a avaliação respiratória do paciente antes e depois da aspiração.	Proporciona informações objetivas sobre qualquer alteração nos sons pulmonares.
4. Observe a característica das secreções da via respiratória.	Oferece informações para documentar a presença ou ausência de infecção de sistema respiratório ou espessamento de secreções.
5. **Use a explicação de volta:** "Preciso aspirar seu pai, e quero ter certeza de que expliquei o procedimento de aspiração e quando eu preciso fazê-lo. Por favor, descreva com suas palavras por que a aspiração é benéfica." Revise suas orientações agora ou desenvolva um plano para revisão do aprendizado do paciente/familiar cuidador caso estes não consigam explicar o procedimento corretamente.	Explicar de volta é uma intervenção de letramento em saúde baseada em evidências que promove o envolvimento do paciente, sua segurança, adesão e qualidade do cuidado. O objetivo de explicar de volta é garantir que você tenha explicado informações médicas claramente, de forma que os pacientes e seus familiares compreendam o que você comunicou a eles (AHRQ, 2020).

RESULTADOS INESPERADOS E INTERVENÇÕES RELACIONADAS

1. O paciente teve uma queda no estado cardiopulmonar geral comprovada por queda na Sp_{O_2}, aumento de E_tCO_2, taquipneia contínua, aumento contínuo do trabalho de respiração e arritmias cardíacas.
   - Limite o tempo de duração da aspiração
   - Determine a necessidade de aspirações mais frequentes, possivelmente de menor duração
   - Determine a necessidade de oxigênio suplementar ou de aumento do oxigênio suplementar. Dê oxigênio entre as passadas de aspiração
   - Notifique o médico.
2. Retorno de secreções sanguinolentas durante a aspiração.
   - Determine a pressão de aspiração utilizada. Pode ser necessário reduzi-la
   - Certifique-se de que a aspiração seja realizada corretamente, usando aspiração intermitente e rotação do cateter. Não aplique aspiração até que o cateter tenha sido recuado 1 cm para prevenir a aplicação de aspiração enquanto o cateter está tocando a carina
   - Avalie a frequência de aspiração
   - Proporcione higiene oral mais frequentemente.
3. Incapacidade de obter secreções durante o procedimento de aspiração.
   - Avalie o estado de hidratação do paciente e a adequação da umidificação no dispositivo de administração de oxigênio
   - Avalie se há sinais de infecção
   - Determine a necessidade de fisioterapia torácica.

Capítulo 41 Oxigenação 1117

Procedimento 41.1 — Aspiração (Continuação)

Passo	Justificativa

REGISTRO E RELATO

- Avaliações respiratórias (incluindo sinais vitais, valores de oximetria de pulso e de E_tCO_2, se aplicável). antes e depois da aspiração; tamanho do cateter utilizado; via de aspiração; quantidade, consistência e cor das secreções obtidas; frequência da aspiração; e necessidade de oxigênio após o procedimento
- Anote qual narina foi/deve ser usada para aspiração nasofaríngea/nasotraqueal e por quê
- Relate quantidade e qualidade do catarro obtido durante o procedimento de aspiração, inclusive se havia presença de sangue ou não
- Documente sua avaliação sobre o conhecimento do paciente.

CONSIDERAÇÕES SOBRE CUIDADOS DOMICILIARES

- Siga as melhores práticas de controle de infecções ao mesmo tempo ponderando sua custo-efetividade na presença de uma situação crônica. Se um paciente tem uma traqueostomia estabelecida ou requer aspiração nasotraqueal a longo prazo, mas sem a presença de infecção, a técnica de aspiração limpa pode ser adequada
- Embora a maioria dos pacientes com problemas de desobstrução de via respiratória no ambiente domiciliar tenha uma traqueostomia, alguns requerem aspiração nasofaríngea. Os cateteres são, geralmente, usados por um período de 24 h, e depois são limpos e desinfetados, ou são limpos com água e sabão após cada uso e descartados após 24 h
- Enfatize para os familiares cuidadores a importância de breves intervalos entre as aplicações de pressão de aspiração. Oriente as pessoas que farão a aspiração a prender a respiração durante a aplicação de pressão negativa de aspiração para lembrá-los de não aspirar por muito tempo
- Oriente o paciente e o familiar cuidador sobre práticas de controle de infecção (p. ex., limpar e desinfetar ou trocar o recipiente de coleta de secreções a cada 24 h, de acordo com o protocolo domiciliar ou institucional e evitar respingos ao esvaziar o recipiente de resíduos de aspiração no vaso sanitário). Oriente o cuidador a usar máscara (protetor facial, se disponível) e luvas e a levar o recipiente o mais próximo possível do vaso sanitário para diminuir o risco de respingos
- Garanta que as companhias de energia sejam notificadas sobre as casas em que moram pacientes que recebem aspiração ou ventilação domiciliar. No caso de queda de energia, essas residências são prioridade para o fornecimento de energia.

Procedimento 41.2 — Cuidados com via respiratória artificial

Delegação e colaboração

O procedimento de realização de cuidados endotraqueais não pode ser delegado aos técnicos/auxiliares de enfermagem. Esses profissionais podem assistir o enfermeiro nos cuidados endotraqueais. Geralmente, o enfermeiro colabora com o terapeuta respiratório na realização dessa tarefa. Em alguns contextos, o procedimento de cuidados com tubo traqueal (TT) em pacientes com um TT bem estabelecido pode ser delegado ao técnico de enfermagem. O enfermeiro os orienta a:

- Relatar imediatamente quaisquer sinais de problemas respiratórios ou aumento das secreções nas vias respiratórias
- Relatar imediatamente se o TE ou TT aparentemente se moveu ou ficou obstruído ou deslocado
- Relatar imediatamente alterações no humor, nível de consciência, irritabilidade, sinais vitais, queda do valor da oximetria de pulso do paciente ou mudanças nos valores de CO_2 expiratório final
- Relatar imediatamente qualquer vermelhidão, irritação ou lesão ao redor da boca, pescoço, lábios ou narinas do paciente
- Relatar imediatamente coloração anormal do estoma e drenagem.

Material

- Toalha
- Estetoscópio
- Oxímetro de pulso e detector de CO_2 expiratório final
- Equipamentos de proteção individual: óculos/máscara/protetor facial; luvas; avental
- Materiais para aspiração oral e de via respiratória artificial (Procedimento 41.1)
- Fonte de oxigênio
- Dispositivo de reanimação com bolsa valvular autoinflável manual e tamanho adequado da máscara
- Materiais para higiene oral: escova de dentes macia (ou escova de dentes com aspiração); *swab* oral à base de espuma; solução de limpeza: enxaguante bucal à base de clorexidina 0,12 a 0,20% (*opção:* peróxido de hidrogênio a 1,5% ou solução antisséptica a 0,05%), umidificante bucal ou gel
- Limpador facial (p. ex., toalha de rosto úmida, toalha de banho, sabão, materiais para barbear)
- Dispositivo de comunicação – *opcional* (quadro de letras ou figuras, *tablet*, caneta e papel)
- Material para reintubação à beira do leito em caso de deslocamento acidental do tubo.

Cuidados com o tubo endotraqueal
- Outro membro da equipe de cuidados de saúde (são necessárias duas pessoas para realizar com segurança alguns dos passos de cuidados endotraqueais)
- Dois pares de luvas de procedimentos
- O dispositivo de estabilização TE ou 2,5 a 4 cm de fita adesiva ou esparadrapo impermeável
- Removedor de adesivo/esparadrapo
- Barreira cutânea líquida
- Gaze limpa tamanho 5 × 5 cm
- Via respiratória oral ou bloco de mordida
- Abaixador de língua (*opcional*).

Cuidados com traqueostomia
- Outro membro da equipe de cuidados de saúde (são necessárias duas pessoas para realizar com segurança alguns dos passos de cuidados com TT)
- *Kit* estéril de cuidados de traqueostomia, se disponível, ou:
  - Três blocos de gaze tamanho 10 × 10 cm
  - Aplicadores estéreis com ponta de algodão
  - Curativo estéril para traqueostomia
  - Bacia ou cuba estéril
  - Escova pequena estéril (ou cânula descartável)
  - Fechos de traqueostomia (p. ex., cadarços, fechos comerciais de traqueostomia, fechos de Velcro® para traqueostomia)
  - Dispositivo de estabilização de traqueostomia (**opcional**)
- Solução salina normal ou água estéril
- Tesouras
- Par de luvas estéreis e luvas de procedimentos
- Cânula interna descartável, se o paciente já tiver uma
- Produto de barreira cutânea
- *Kit* estéril de traqueostomia sobressalente
- Manômetro de pressão de braço.

(*continua*)

Procedimento 41.2 Cuidados com via respiratória artificial (Continuação)

Passo	Justificativa

Histórico

Passo	Justificativa
1. Identifique o paciente utilizando pelo menos dois tipos de identificação (p. ex., nome e data de nascimento ou nome e número do prontuário) de acordo com as políticas locais.	Garante que o tratamento seja realizado no paciente certo. Atende às normas de The Joint Commission e aumenta a segurança para o paciente (TJC, 2021).
2. Revise o prontuário para avaliar o estado de hidratação do paciente, a umidade distribuída para a via respiratória/circuito do ventilador, estado de qualquer infecção existente, o estado nutricional do paciente e sua capacidade de tossir.	Determina fatores que afetam a quantidade e a consistência das secreções em TE/TT e a capacidade de o paciente desobstruir a via respiratória.
3. Avalie o letramento em saúde do paciente ou familiar cuidador.	Garante que o paciente ou o familiar cuidador tenha a capacidade de obter, comunicar, processar e compreender informações básicas de saúde (CDC, 2021a).
4. Higienize as mãos e calce luvas e outros EPIs conforme determinado pela condição do paciente e pelas políticas da instituição.	Reduz a transmissão de organismos.
5. Realize uma avaliação completa do estado cardiopulmonar do paciente, incluindo sons pulmonares, oximetria de pulso, E_tCO_2, sinais vitais e nível de consciência. Mantenha o oxímetro de pulso posicionado.	Oferece uma referência para determinar o estado da ventilação e a resposta e tolerância do paciente à terapia.
6. Observe a condição dos tecidos ao redor do TE/TT em relação a integridade prejudicada da pele (p. ex., bolhas, abrasões, lesões por pressão) nas narinas, lábios, bochechas, cantos da boca, ou no pescoço; excesso de secreções nasais ou orais; paciente movimentando o tubo com a língua ou mordendo o tubo ou a língua; ou mau odor na boca.	Maior risco de desenvolver lesões por pressão ao redor do TE ou TT devido à circulação prejudicada conforme o tubo é puxado ou pressionado contra os tecidos da mucosa oral. A exposição a adesivos médicos pode causar lesão de pele relacionada a adesivo médico (LPRAM). O tubo prejudica a capacidade de o paciente engolir secreções orais (Wiegand, 2017).
7. Observe a perviedade da via respiratória: excesso de secreções peristomais, intratraqueais ou endotraqueais; redução do fluxo de ar; ou sinais e sintomas de obstrução de via respiratória.	O acúmulo de secreções no TE/TT prejudica a distribuição de oxigênio e a subsequente oxigenação tissular. O excesso de secreções nas vias respiratórias artificiais pode indicar necessidade de aspiração antes de realizar qualquer outro cuidado de via respiratória.
8. Observe se há sinais e sintomas de refluxo na expiração, menor volume corrente exalado (paciente mecanicamente ventilado), sinais e sintomas de ventilação inadequada (elevação da concentração de dióxido de carbono na corrente final [E_tCO_2], assincronia entre paciente e ventilador ou dispneia), tosse espasmódica, distensão do balão no tubo de ensaio, flacidez do balão no tubo de ensaio e capacidade de falar ou vocalizar.	Subinflação do manguito aumenta o risco de aspiração, permite que as secreções entrem na traqueia e permite a vocalização. A superinflação do manguito pode causar isquemia ou necrose do tecido traqueal por obstrução do leito dos capilares, resultando em traqueomalácia ou fístula traqueoesofágica (Sanaie et al., 2019; Rouzé et al., 2017). A concentração de dióxido de carbono na corrente final [E_tCO_2] valida o posicionamento correto do TE ao analisar os níveis de dióxido de carbono no gás exalado (Wiegand, 2017).

JULGAMENTO CLÍNICO: *quando o histórico de enfermagem indicar possível superinflação ou subinflação do manguito TE menor que 20 mmHg ou maior que 25 mmHg), notifique o terapeuta respiratório e siga as políticas da instituição para correção de pressões no manguito (Sanaie et al., 2019; Wiegand, 2017).*

Passo	Justificativa
9. Observe se há fatores que aumentam o risco de complicações do TE/TT: tipo e tamanho do tubo, movimentação do tubo para cima e para baixo na traqueia (para dentro e para fora), duração da permanência do tubo, presença de traumatismo facial, desnutrição e radiação no pescoço e tórax.	A rotação do tubo de um lado para outro causa LPRDM. O tubo pode se deslocar da via respiratória inferior (extubação incidental), ou pode entrar no brônquio principal direito. Intubação de duração prolongada está associada a um aumento do risco de complicações de via respiratória inferior, como pneumonia associada a ventilação mecânica (PAVM) (Urden et al., 2020; Wang et al., 2019).
10. **PARA TE:** determine a profundidade adequada do TE em centímetros na altura do lábio ou linha da gengiva. Essa linha é marcada no tubo e registrada na ficha do paciente no momento da intubação e a cada turno. Remova e descarte as luvas. Higienize as mãos.	Garante que o tubo esteja na profundidade correta para ventilar adequadamente ambos os pulmões e que não esteja alto demais para não causar danos às cordas vocais ou baixo demais, o que resultaria em intubação principal direita, na qual somente o pulmão direito é ventilado. Reduz a transmissão de microrganismos.
11. Determine quando os cuidados orais e de via respiratória foram realizados pela última vez. Conheça os protocolos e procedimentos de cuidados de saúde da instituição, mas esteja atento a necessidades de cuidados mais frequentes específicas ao paciente.	Os protocolos de cuidado oral ajudam a reduzir a incidência de PAVM (AACN, 2017a; IHI, 2012; Wiegand, 2017).
12. Avalie o conhecimento e a experiência do paciente e do cuidador com o cuidado da via respiratória superficial.	Ajuda a determinar quanto deve ser ensinado ao paciente e ao familiar cuidador, bem como oferece a oportunidade de corrigir quaisquer desinformações que eles possam ter. Ajuda a identificar seu nível de conforto com o procedimento. Encoraja a cooperação, minimiza riscos e ansiedade.
13. Avalie os objetivos ou preferências do paciente em relação a como o cuidado deve ser realizado.	A adesão dos pacientes é maior quando eles são envolvidos no planejamento do cuidado. Permite que o cuidado seja individualizado.

Planejamento

Passo	Justificativa
1. Higienize as mãos. Reúna os equipamentos/materiais e organize-os ao lado do leito.	Reduz a transmissão de microrganismos. Garante que o enfermeiro tenha os equipamentos necessários para implementar todas as intervenções que devem ser feitas no paciente.

Capítulo 41 Oxigenação 1119

Procedimento 41.2 Cuidados com via respiratória artificial *(Continuação)*

Passo	Justificativa
2. Obtenha auxílio dos funcionários disponíveis.	Reduz o risco de extubação acidental do TE ou deslocamento do TT.
3. Feche a porta do quarto ou as cortinas em volta do leito.	Garante a privacidade do paciente.
4. Auxilie o paciente a se posicionar confortavelmente tanto para ele próprio quanto para a equipe. Eleve a cabeceira do leito do paciente a pelo menos 30°, a menos que contraindicado.	Oferece acesso ao local e facilita a realização do procedimento. Prepara o paciente para qualquer aspiração que venha a ser necessária. O posicionamento pode reduzir o risco de aspiração (AACN, 2018).
5. Explique o procedimento e a necessidade de o paciente participar, inclusive não morder ou movimentar o TE com a língua, tentar não tossir quando o esparadrapo ou fixador não estiver segurando o TE/TT, manter as mãos abaixadas e não puxar as linhas.	Reduz a ansiedade, estimula a cooperação e reduz o risco de extubação acidental ou deslocamento do tubo.

JULGAMENTO CLÍNICO: *pacientes com vias respiratórias artificiais nem sempre são capazes de verbalizar suas vontades, medos, ansiedades ou necessidades. Essa capacidade prejudicada de se comunicar pode levar a um aumento da ansiedade e apreensão. Embora o paciente possa geralmente entender o que está sendo dito, auxílios de comunicação devem ser oferecidos aos pacientes para permitir que eles façam perguntas ou comuniquem suas preocupações (Karlsen et al., 2018; Leung et al., 2018; Salem e Ahmad, 2018).*

Implementação

1. Higienize as mãos. Calce luvas de procedimentos e coloque máscara, óculos, ou protetor facial, se indicado. Peça para que o auxiliar faça o mesmo.	Reduz a transmissão de microrganismos.
2. Ajuste o leito na altura apropriada e abaixe a grade lateral do lado mais próximo de você. Verifique se as rodinhas do leito estão travadas.	Minimiza o esforço muscular do cuidador e previne lesões. Previne que o leito se mova.
3. Coloque uma toalha limpa sobre o tórax do paciente.	Previne que as roupas de cama e cobertas fiquem sujas.
4. Realize a aspiração da via respiratória, se indicado (Procedimento 41.1).	Remove secreções. Reduz a necessidade de o paciente tossir durante o procedimento.
5. Realize os cuidados ET:	
a. Conecte o cateter de aspiração Yankauer à fonte de aspiração e deixe-a pronta para uso. Garanta que a fonte e o aparelho de aspiração oral estejam ligados e funcionando adequadamente.	É necessário que o equipamento esteja funcionando corretamente para realizar o cuidado oral adequado. Prepara o aparelho de aspiração.
b. Remova a via respiratória oral ou o bloco de mordida, se presentes, e limpe-os com sabão neutro, água e enxágue. Coloque-os sobre a toalha.	Oferece acesso à cavidade oral do paciente e sua completa visualização.

JULGAMENTO CLÍNICO: *se o paciente estiver mordendo o tubo, não remova o bloco de mordida até que seja absolutamente necessário. Isto previne obstrução do TE e oclusão da via respiratória artificial. Aguarde até que um novo dispositivo comercial seja colocado e parcialmente ou completamente fixado.*

c. Escove os dentes com uma escova de dentes macia, usando solução ou creme dental que ajude a eliminar o acúmulo de placa nos dentes. Aspire as secreções orofaríngeas conforme a necessidade.	Pode ser necessário usar uma escova de dentes pediátrica, dependendo do tamanho da cavidade oral do paciente. Recomenda-se escovar os dentes pelo menos 2 vezes/dia (AACN, 2017a; Wiegand, 2017).
d. Use solução de clorexidina a 0,12%, peróxido de hidrogênio a 1,5% ou solução antisséptica a 0,05% e compressas orais para higienizar a boca. Aspire secreções orofaríngeas, conforme a necessidade. Aplique hidratante bucal na mucosa oral e nos lábios após cada limpeza. Esse passo deve ser realizado a cada 2 a 4 h (verifique a política institucional)	O uso de solução de clorexidina é eficaz para a redução de PAVM (AACN, 2017a; Alja'afreh et al., 2019; Wiegand, 2017).
e. Realize a drenagem de secreções subglóticas (DSS) se não estiver sendo continuamente realizada. **Observação:** muitos ventiladores têm um mecanismo de secreção subglótica integrado.	A DSS permite a aspiração de secreções acima do manguito do TE. Seu uso, seja ele contínuo ou intermitente, ajuda a reduzir a incidência de PAVM (Letchford e Bench, 2018; Wiegand, 2017).

JULGAMENTO CLÍNICO: *a capacidade de realizar DSS não está disponível em todos os TE ou em todas as instituições. Utilize DSS caso o paciente esteja intubado há mais de 48 a 72 h, mas o médico deve escolher o tubo que permita a DSS enquanto o paciente está intubado (AACN, 2017b; Rouzé et al., 2017). DSS contínua está associada a um aumento do risco de hemorragia ou necrose traqueal; portanto, esses pacientes devem ser monitorados atentamente (Huang et al., 2018).*

f. Prepare a fixação do TE: (1) Abra o pacote da fixação do TE comercialmente disponível de acordo com as instruções do fabricante. Coloque o dispositivo de lado com o protetor da cabeça posicional no lugar e as tiras de Velcro® abertas.	Dispositivos comerciais não contêm látex, são convenientes, descartáveis e fornecem acesso à mucosa oral para limpeza. Reduz o risco de LPRAM.

(continua)

Procedimento 41.2 Cuidados com via respiratória artificial (Continuação)

JULGAMENTO CLÍNICO: *fixadores de TE comercialmente disponíveis são recomendados para uso em pacientes. Os TEs são normalmente fixados com fitas adesivas para uso a curto prazo, como em intubação cirúrgica, quando a extubação é prevista, para assim que o paciente acordar da anestesia ou emergencialmente nos prontos-socorros (PS) (Smith e Pietrantonio, 2016; Wiegand, 2017). Contudo, o uso de fita adesiva pode levar a lesão de pele relacionada a adesivos médicos (LPRAM). Essa lesão ocorre durante a remoção da fita quando a aderência entre a pele e o adesivo é mais forte do que entre as células individuais, causando a separação das células epidérmicas ou o descolamento completo entre a epiderme e a derme (traumatismo mecânico) (Fumarola et al., 2020). O procedimento para aplicação de um TE com fita adesiva pode ser encontrado no Boxe 41.11.*

Boxe 41.11 Passos para fixação de um TE com fita adesiva

1. Prepare o esparadrapo cortando pedaços suficientemente longos para dar uma volta completa ao redor da cabeça do paciente, de narina a narina, e acrescentando mais 15 cm. O tamanho total é, normalmente, de 30 a 60 cm.
2. Deixe o esparadrapo na mesa de cabeceira com o lado adesivo para cima.
3. Corte e aplique de 8 a 15 cm de um segundo pedaço de esparadrapo juntando os lados adesivos, no centro da tira longa para evitar que o esparadrapo grude no cabelo. A tira menor de esparadrapo deve cobrir a área entre as orelhas ao redor da parte de trás da cabeça (ver ilustração A).

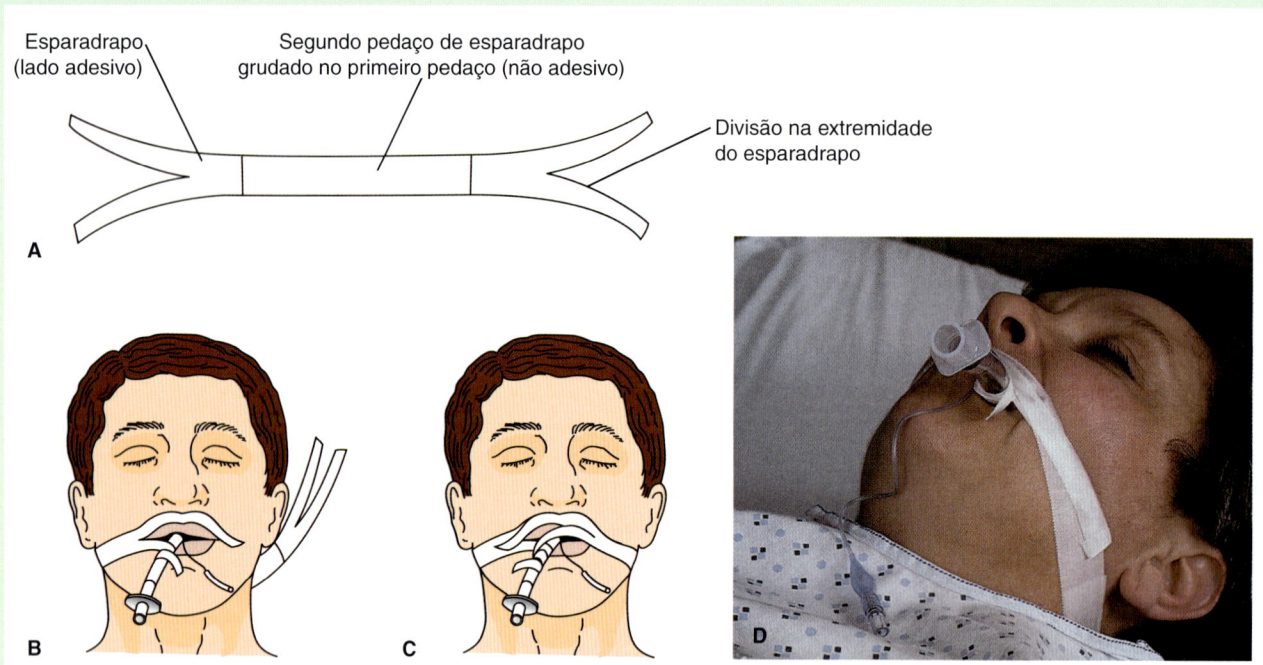

4. Enquanto uma pessoa está segurando e estabilizando o TE, a outra pessoa deve remover o esparadrapo antigo do paciente usando removedor de adesivo para remover os resíduos aderentes à pele do paciente. Também será necessário remover o esparadrapo do próprio TE. Observe que se o resíduo de cola do adesivo não for removido, a nova fita adesiva não vai aderir adequadamente no tubo e/ou na pele do paciente.
5. Enquanto uma pessoa continua segurando e estabilizando o TE, limpe o rosto e barbeie o paciente, se necessário. Aplique uma barreira cutânea na área em que a fita for aplicada.
6. Passe a fita preparada embaixo da cabeça e pescoço do paciente, com o lado adesivo para cima. Tome cuidado para não torcer a fita ou grudar no cabelo. Não deixe que a fita fique aderida nela mesma. Então, passe a fita por baixo do pescoço do paciente. **Observação:** em algumas situações, pode ajudar aderir de leve a ponta da fita em um abaixador de língua para servir de guia.
7. Centralize a fita de forma que a fita dupla-face se estenda ao redor da nuca de orelha a orelha.
8. Na lateral do rosto coloque a fita da orelha até a narina (TE nasal) ou sobre o lábio (TE oral).
9. Corte a fita restante pela metade no sentido do comprimento, formando dois pedaços de 1 a 1,5 cm de largura.
10. Passe a metade inferior da fita sobre o lábio superior (TE oral) ou sobre o topo do nariz (TE nasal) até a orelha oposta.
11. Enrole a metade superior da fita ao redor do tubo e de baixo para cima (ver ilustração B). A fita deve dar pelo menos duas voltas no tubo por segurança.
12. Puxe delicadamente o outro lado da fita firmemente para pegá-la sem esticar e fixá-la do lado oposto do rosto e no TE da mesma forma que o primeiro pedaço (ver ilustração C). **Observação:** o TE está seguro.
13. O assistente pode soltar o dispositivo de fixação.
14. Verifique o marcador de profundidade no lábio ou linha da gengiva.

Ilustrações A a C de *Wiegand's AACN procedure manual for high acuity, progressive and acuity care*, St Louis, 2017, Elsevier.

Capítulo 41 Oxigenação

Procedimento 41.2 Cuidados com via respiratória artificial (Continuação)

Passo	Justificativa
(2) Remova as tiras de Velcro® do TE e remova o suporte de TE do paciente.	Tiras adesivas de Velcro® mantêm o TE no lugar e oferecem um marcador para medir a distância até os lábios ou gengivas do paciente. Todos esses dispositivos permitem acesso à boca e aos lábios do paciente para facilitar a aspiração orofaríngea, a avaliação da pele e a higiene oral.
JULGAMENTO CLÍNICO: *limpe a parte externa do TE com água e sabão, conforme a necessidade. Se a fita adesiva tiver sido usada inicialmente para segurar o TE, **NÃO** aplique removedor de fita adesiva no próprio TE. Essa ação torna praticamente impossível aderir adequadamente um novo dispositivo de fixação comercial disponível de TE, o que aumenta o risco de deslocamento do tubo. Não permita que o auxiliar segure o tubo fora dos lábios ou narinas. Isso causa movimento demasiado no tubo, aumentando o risco de movimentação do tubo e extubação acidental. Oriente o assistente a não soltar o TE, pois ele pode se deslocar.*	
(3) Remova o excesso de secreções ou de adesivo do rosto do paciente. Limpe a pele do rosto com sabonete neutro e água e seque bem. Barbeie o paciente do sexo masculino se necessário.	A aplicação de produto para aderência de esparadrapo sobre a pele seca é necessária para que o novo dispositivo seja fixado no rosto do paciente (Wiegand, 2017).
JULGAMENTO CLÍNICO: *certifique-se de que haja um assistente para segurar o tubo de TE na posição enquanto você barbeia o paciente. Quando for barbear os pacientes, tome muito cuidado para manter a porta de enchimento do manguito longe da lâmina. A lâmina pode inadvertidamente cortar ou partir as linhas, causando perda de ar do manguito e possível necessidade de reintubação.*	
(4) Observe o nível do TE olhando na marca ou anotando o valor em centímetros no próprio tubo. Mova o TE oral para o outro lado da boca e garanta que a marcação do tubo no lábio esteja inalterada. **Faça com que o assistente segure o tubo firmemente; não avance ou retraia o tubo.** Realize o cuidado oral necessário do lado em que o tubo estava inicialmente posicionado.	O TE deve ser reposicionado pelo menos diariamente. Trocar os lados do TE remove a pressão e diminui o risco de lesão tecidual nos cantos da boca e na mucosa oral (Wiegand, 2017).
JULGAMENTO CLÍNICO: *o manguito do TE pode precisar ser desinflado antes de ser trocado de posição. Se houver necessidade de realizar esse passo, deve-se fazer aspiração oral profunda antes de desinflar o manguito. Não realize cuidados orais até que o manguito seja devidamente reinflado (Wiegand, 2017).*	
JULGAMENTO CLÍNICO: *o paciente pode tossir excessivamente quando o tubo está sendo movimentado. A pessoa que está segurando o tubo no lugar deve estar preparada para isso e ter cuidado adicional enquanto estiver segurando. O assistente precisa continuar segurando o TE no lugar até que os cuidados orais e, se necessário, a barba for completada, e até que o suporte comercial de TE seja estabilizado e fixado. Em alguns casos, o paciente pode precisar de um ansiolítico ou de um sedativo.*	
JULGAMENTO CLÍNICO: *se um tubo nasotraqueal estiver inserido, tome especial cuidado ao remover e reaplicar a fita para segurar o tubo. O tubo nasotraqueal não é movido ou reposicionado. Está fora do escopo da prática da enfermagem mover o tubo nasotraqueal de uma narina para outra, o que poderia causar grande dano ao paciente.*	
g. Fixe o tubo (**Observação**: o auxiliar deve continuar segurando o TE no lugar.)	
(1) Passe o TE pela abertura destinada a fixá-lo. Certifique-se de que o balão piloto esteja acessível.	Suportes comercialmente disponíveis têm uma fenda na frente do dispositivo destinado a fixar o TE.
(2) Coloque as tiras de fixação do TE sob a região occipital do paciente.	
(3) Confirme se o TE está na profundidade determinada usando o lábio ou a linha da gengiva como guia.	Garante que o TE permaneça na profundidade correta, conforme determinado durante a avaliação.
(4) Conecte as tiras de Velcro® na base da cabeça do paciente. Deixe uma folga de 1 cm de tira.	
(5) Confirme se o tubo está firme, se não está puxado pra fora da boca do paciente e nem empurrado para dentro, em direção à garganta do paciente, e que não há áreas de pressão sobre a mucosa oral ou região occipital da cabeça (ver ilustração).	O tubo deve estar firme para que permaneça na profundidade correta. Ele pode ser fixado sem estar muito apertado a ponto de causar pressão.
h. Para o paciente que está inconsciente, reinsira a via respiratória oral limpa sem empurrar a língua em direção à orofaringe, e fixe-a com esparadrapo.	Previne que o paciente morda o TE e permite acesso para aspiração orofaríngea. Vias respiratórias orais não são usadas em um paciente que está consciente e cooperativo, pois causa reflexo faríngeo excessivo e áreas de pressão na boca e língua.

(continua)

Procedimento 41.2 Cuidados com via respiratória artificial *(Continuação)*

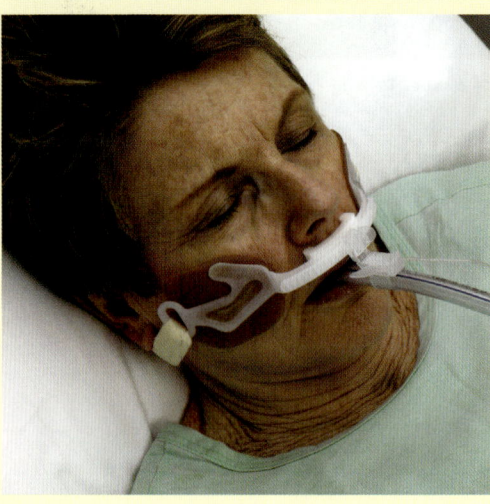

PASSO 5g(5) Suporte de tubo endotraqueal comercial. (Modificada de Sills JR: *Entry-level respiratory therapist exam guide*, St Louis, 2000, Mosby.)

Passo	Justificativa
i. Certifique-se de que o manguito infle corretamente utilizando o manômetro de pressão para manter a pressão entre 20 e 25 mmHg (Larrow e Klich-Heartt, 2016).	Manguitos subinflados levam a um maior risco de PAVM, enquanto manguitos superinflados aumentam o risco de isquemia ou dano traqueal (Rouzé et al., 2017; Sanaie et al., 2019; Wiegand, 2017).
JULGAMENTO CLÍNICO: *outros métodos para verificar a pressão do manguito (técnica de vazamento mínimo e volume mínimo de oclusão) são utilizados nas instituições sem acesso a manômetros. Essas técnicas foram consideradas não tão precisas e podem fazer com que os manguitos fiquem subinflados ou superinflados (Sanaie et al., 2019; Stevens et al., 2018).*	
j. Limpe o restante do rosto e pescoço do paciente com um pano ensaboado, enxágue e seque bem.	Promove o conforto do paciente.
6. Realize os cuidados com o tubo de traqueostomia:	
a. Pré-oxigene o paciente por 30 s ou peça que o paciente respire profundamente 5 a 6 vezes. Então, aspire a traqueostomia (Procedimento 41.1). Antes de tirar as luvas, remova curativos sujos da traqueostomia e descarte-os dentro da luva com o cateter enrolado.	Remove as secreções para evitar oclusão da cânula externa enquanto a cânula interna é removida. Reduz a necessidade de o paciente tossir.
b. Higienize as mãos. Disponha o material na mesa de cabeceira.	Permite a realização tranquila e organizada do cuidado com a traqueostomia. Os cuidados com a traqueostomia devem ser realizados a cada 4 ou 8 h ou de acordo com o protocolo da instituição (Wiegand, 2017).
c. Abra o *kit* estéril de traqueostomia. Abra dois pacotes de gaze tamanho 10 × 10 cm usando técnica asséptica e despeje solução salina normal em um pacote. Deixe o segundo pacote seco. Abra dois pacotes de haste de ponta de algodão e despeje solução salina normal em um pacote. Não tampe novamente a solução salina normal.	Diminui o risco de infecção. Prepara o equipamento e permite a realização tranquila e organizada do cuidado com a traqueostomia. Realize os cuidados com a traqueostomia a cada 4 ou 8 h ou de acordo com o protocolo da instituição (Wiegand, 2017).
d. Abra o pacote de curativo estéril de traqueostomia.	
e. Desembale a bacia ou cuba estéril e despeje nela aproximadamente 0,5 a 2 cm de solução salina normal.	
f. Abra o pequeno pacote da escova estéril e coloque-a assepticamente na bacia estéril.	
g. Prepare o dispositivo de fixação do TT.	
(1) Se for usar esparadrapo: prepare o esparadrapo cortando pedaços suficientemente longos para dar duas voltas ao redor da nuca do paciente, de aproximadamente 60 a 75 cm. Corte as pontas na diagonal. Deixe do lado, em um local seco.	Cortar as pontas do cadarço na diagonal ajuda a passar o cadarço pelo ilhós.
(2) Se for usar suporte de TT comercialmente disponível, abra o pacote de acordo com as instruções do fabricante.	
h. Abra a embalagem da cânula interna (se for inserir uma nova, como no caso de cânulas internas descartáveis ou caso o paciente não tolere ser desconectado da fonte de oxigênio durante a limpeza da cânula interna reutilizável).	

Capítulo 41 Oxigenação 1123

Procedimento 41.2 — Cuidados com via respiratória artificial *(Continuação)*

Passo	Justificativa
i. Calce luvas estéreis. Mantenha a mão dominante estéril durante todo o procedimento. **j.** Remova a fonte de oxigênio, se presente.	Reduz a transmissão de microrganismos.

JULGAMENTO CLÍNICO: é importante estabilizar o TT em todos os momentos, durante os cuidados com a traqueostomia, para prevenir ferimentos, desconforto desnecessário ou extubação acidental. Oriente o assistente a calçar luvas de procedimentos e como estabilizar o TT.

k. Cuidado da traqueostomia com cânula interna reutilizável: **(1)** Enquanto estiver tocando apenas o aspecto externo do tubo, destrave e remova a cânula interna com a mão não dominante seguindo a linha da traqueostomia. Jogue a cânula interna na bacia com solução salina normal. Limpe 2 vezes/dia ou a cada 8 h, dependendo da política da instituição (Billington e Luckett, 2019; Masood et al., 2018).	Remove a cânula interna para limpeza. Solução salina normal desprende as secreções da cânula interna.

JULGAMENTO CLÍNICO: se o paciente estiver recebendo ventilação mecânica, oriente o assistente a calçar luvas de procedimentos, a segurar e estabilizar o TT e a remover o tubo de ventilação do conector enquanto você remove a cânula interna. Essa ação ajuda a garantir que o TT em si não seja removido acidentalmente se houver dificuldades para remover o ventilador do TT ou para remover a cânula interna do TT.

(2) Coloque o colar de traqueostomia, o tubo T ou fonte de oxigênio do ventilador sobre a cânula externa. (**Observação**: pode não ser possível conectar o tubo T e os dispositivos de oxigênio do ventilador a todas as cânulas externas durante a remoção da cânula interna.)	Mantém o suprimento de oxigênio do paciente de acordo com a necessidade.

JULGAMENTO CLÍNICO: se o paciente não conseguir tolerar ser desconectado do ventilador, substitua a cânula interna por uma nova e reconecte o ventilador à traqueostomia. Depois, prossiga com a limpeza da cânula interna original, conforme descrito nos próximos passos e armazene-a em um recipiente estéril até a próxima troca de cânula interna (Wiegand, 2017).

(3) Para prevenir dessaturação de oxigênio caso o paciente seja afetado, pegue rapidamente a cânula interna e use uma escovinha para remover as secreções por dentro e por fora da cânula interna (ver ilustração).	A escova de traqueostomia proporciona força mecânica para remover secreções espessas ou secas.
(4) Segure a cânula interna acima da bacia e enxágue-a com solução salina normal estéril, usando a mão não dominante (limpa) para despejar a solução salina normal.	Remove secreções e solução salina normal da cânula interna.
(5) Remova a fonte de oxigênio, substitua a cânula interna (ver ilustração), e acione o mecanismo de "travamento". Recoloque o ventilador, o colar de traqueostomia ou o tubo T. Hiperoxigene o paciente, se necessário.	Fixa a cânula interna e restabelece a administração de oxigênio.

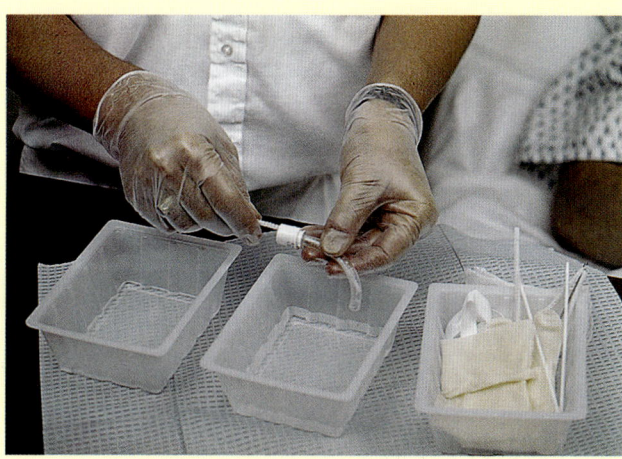

PASSO 6k(3) Limpeza da cânula interna de traqueostomia.

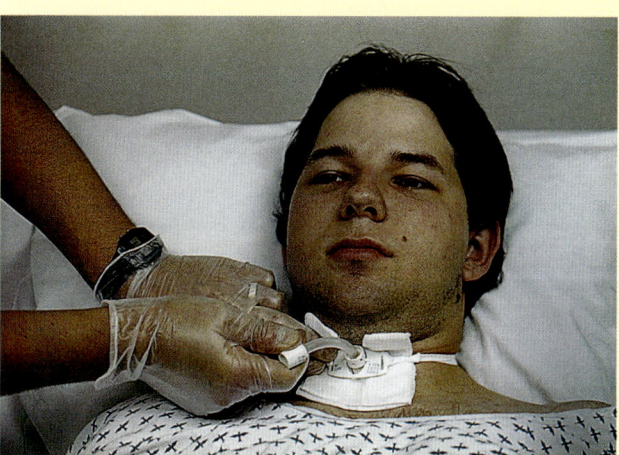

PASSO 6k(5) Reinserção da cânula interna.

(continua)

Procedimento 41.2 Cuidados com via respiratória artificial (Continuação)

Passo	Justificativa
l. Traqueostomia com cânula interna descartável: (1) Tire a nova cânula da embalagem original. (2) Enquanto estiver tocando apenas o aspecto externo do tubo, retire a cânula interna e substitua-a pela nova cânula inserindo-a em um ângulo de 90° e depois girando-a para baixo. Trave-a na posição.	Deixa você preparado para a troca da cânula interna. Deve ser trocada 2 vezes/dia (Masood et al., 2018) Mantém uma cânula interna limpa e estéril para o paciente.

> **JULGAMENTO CLÍNICO:** se o paciente estiver recebendo ventilação mecânica, oriente o assistente a calçar luvas de procedimentos, a segurar e estabilizar o TT e a remover o tubo de ventilação do conector enquanto você remove a cânula interna. Essa ação ajuda a garantir que o TT em si não seja removido acidentalmente se houver dificuldades para remover o ventilador do TT ou remover a cânula interna do TT.

(3) Descarte a cânula contaminada no devido recipiente e reconecte-a ao ventilador ou fonte de oxigênio.	Previne a transmissão de infecções. Restaura a administração de oxigênio.
m. Usando hastes de ponta de algodão saturadas com solução salina normal e gazes de 10 × 10 cm, limpe as superfícies expostas da cânula externa e o estoma sob o rebordo se estendendo de 5 a 10 cm em todas as direções a partir do estoma (ver ilustração). Limpe com movimentos circulares do estoma para fora com a mão dominante para manusear materiais estéreis. Não passe novamente sobre áreas já limpas.	Remove assepticamente secreções do local do estoma. O movimento circular para fora leva o muco e outros contaminantes do estoma para a periferia (Bolsega e Sole, 2018; Sole et al., 2015).
n. Usando gaze seca tamanho 10 × 10 cm, toque suavemente sobre a pele e sobre as superfícies expostas da cânula externa.	Superfícies secas impedem a formação de ambientes úmidos que propiciam o crescimento de microrganismos e escoriação da pele (Wiegand, 2017).
o. Fixe a traqueostomia.	

> **JULGAMENTO CLÍNICO:** algumas instituições não recomendam trocar o dispositivo de fixação nas primeiras 72 h após a inserção do TT devido ao risco de fechamento do estoma caso o tubo se desloque acidentalmente (Wiegand, 2017).

(1) Método de fixação da traqueostomia com fita adesiva: (a) Oriente o assistente, se houver, a calçar luvas de procedimentos e segurar o TT firmemente no lugar. Com o assistente segurando o TT, corte as fixações antigas. **Não corte o balão piloto do manguito.**	Previne a transmissão de infecção. Segura o TT para evitar deslocamentos acidentais. Se o balão piloto for cortado, não será mais possível inflar o manguito (Wiegand, 2017).

> **JULGAMENTO CLÍNICO:** o assistente não pode soltar o TT até que novas fixações estejam firmemente colocadas. Se estiver trabalhando sem assistente, não corte as fixações antigas até que as novas estejam firmemente colocadas (Harding et al., 2020). Quando são tiradas as fixações, é um bom momento para limpar a nuca do paciente e avaliar a pele dele sob o rebordo do TT e sob as fixações ou suporte do tubo, certificando-se de que a pele esteja intacta, livre de pressões e seca antes de aplicar o dispositivo de fixação.

(b) Pegue o esparadrapo preparado, insira uma ponta pelo ilhós do rebordo e puxe as pontas, nivelando-as (ver ilustração). (c) Deslize ambas as pontas da fixação por trás da cabeça e ao redor do pescoço até o outro ilhós e insira uma fixação através do segundo ilhós.	Cortes diagonais facilitam a passagem da ponta da fixação pelos orifícios do ilhós (Wiegand, 2017).

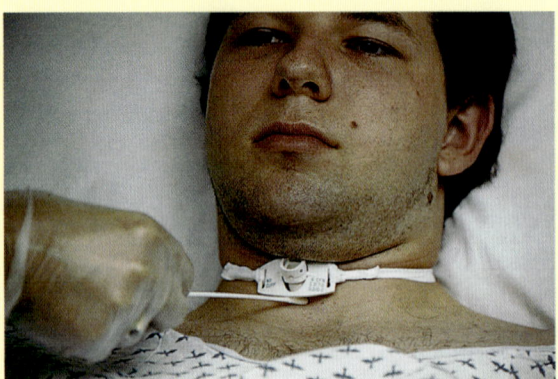

PASSO 6m Limpeza ao redor do estoma.

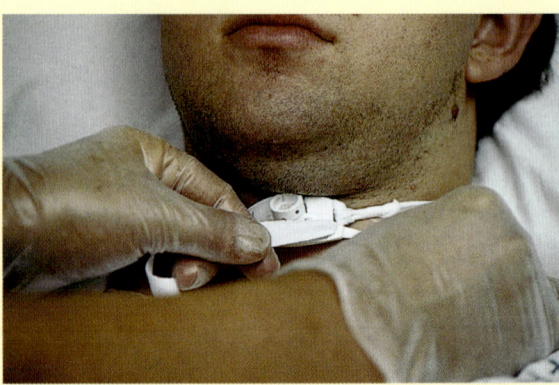

PASSO 6o(1)(b) Substituição das fixações da traqueostomia. Não remova fixações de traqueostomia antigas antes de fixar as novas.

Procedimento 41.2 Cuidados com via respiratória artificial (Continuação)

Passo	Justificativa
(d) Puxe firmemente.	Mantém o TT.
(e) Amarre as pontas firmemente com nó quadrado duplo, deixando um espaço para a inserção de somente um ou dois dedos de largura entre a fixação e o pescoço (ver ilustração).	Uma folga de um dedo de largura evita que as fixações fiquem apertadas demais na presença de curativo de traqueostomia e previne movimento do tubo de traqueostomia para a via respiratória inferior (Wiegand, 2017).
(f) Aplique uma barreira cutânea no pescoço, no local em que o curativo será aplicado, e deixe secar. Insira um novo curativo limpo de traqueostomia de 10 × 10 cm sob fixações e rebordos limpos (ver ilustração).	Absorve drenagens. O curativo previne pressão sobre as cabeças claviculares (Bolsega e Sole, 2018; Wiegand, 2017). No entanto, curativos com gaze podem reter secreções e manter a área úmida, levando a um aumento do risco de ruptura de pele. O produto de barreira ajuda a prevenir ruptura de pele ao redor do estoma (Karaca e Korkmaz, 2018).

JULGAMENTO CLÍNICO: *nunca corte um bloco de gaze de 5 × 5 cm ou 10 × 10 cm pois suas bordas cortadas desfiam e aumentam o risco de infecção (Wiegand, 2017).*

(2) Método de fixação de tubo de traqueostomia:	
(a) Oriente o assistente, se houver, a calçar luvas de procedimentos e segurar o TT firmemente no lugar. Quando não houver assistente disponível, deixe o suporte de TT antigo no lugar até que um novo dispositivo seja fixado.	Garante que a traqueostomia permaneça na posição correta. Previne deslocamento acidental do tubo.
(b) Alinhe as tiras sob o pescoço do paciente. Certifique-se de que as fixações de Velcro® estejam de cada lado do TT.	Garante a fixação correta do TT.
(c) Coloque a extremidade estrita das fixações embaixo e através dos ilhoses do rebordo. Puxe as pontas uniformemente e fixe-as no fechamento de Velcro® (ver ilustração).	

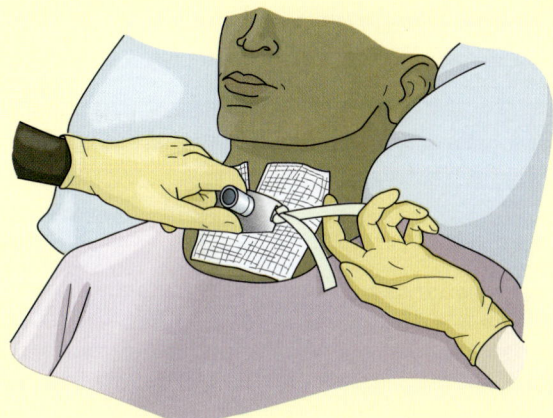

PASSO 6o(1)(e) Fixações de traqueostomia colocadas corretamente. (De Sorrentino SA: *Mosby's textbook for nursing assistants*, ed 8, St Louis, 2013, Mosby.)

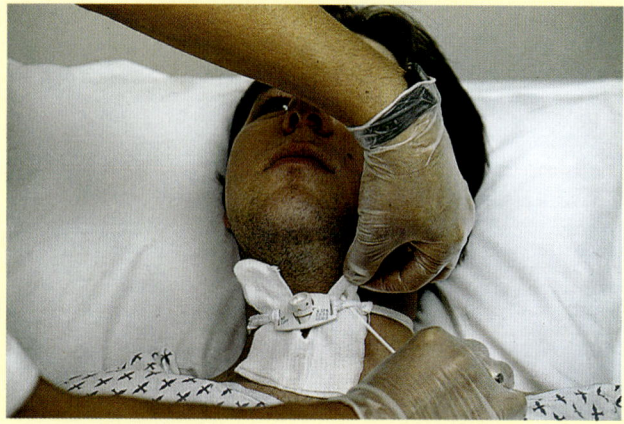

PASSO 6o(1)(f) Colocação de curativo na traqueostomia.

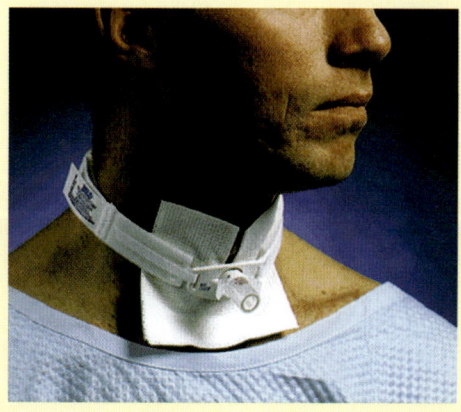

PASSO 6o(2)(c) Fixação do tubo de traqueostomia corretamente posicionado. (Cortesia de Dale Medical Products, Plainville, MA.)

(continua)

Procedimento 41.2 — Cuidados com via respiratória artificial (Continuação)

Passo	Justificativa
(d) Verifique se há espaço somente de um dedo grosso ou dois dedos finos de largura na tira do pescoço.	Garante a fixação adequada do TT sem que o dispositivo fique apertado demais.
(e) Aplique o produto de barreira sobre a pele na qual o curativo será aplicado. Insira um novo curativo de 10 × 10 cm antes do corte da traqueostomia sob a placa do pescoço limpa (ver Passo 6o[1][f]).	Absorve drenagens. O curativo previne pressão sobre as cabeças claviculares (Bolsega e Sole, 2018; Wiegand, 2017). No entanto, curativos com gaze podem reter secreções e manter a área úmida, levando a um aumento do risco de ruptura de pele. O produto de barreira ajuda a prevenir ruptura de pele ao redor do estoma (Karaca e Korkmaz, 2018).

JULGAMENTO CLÍNICO: nunca corte uma gaze de 5 × 5 cm ou de 10 × 10 cm, pois as bordas cortadas desfiam e aumentam o risco de infecção (Wiegand, 2017).

7. Certifique-se de que o tubo de traqueostomia esteja na linha média e que não seja aplicada tração excessiva.	Previne o desenvolvimento de complicações, como erosão traqueal ou ulcerações de pele (Wiegand, 2017).
8. Realize os cuidados orais com escova de dentes ou esponjas de higiene oral e enxaguante à base de clorexidina.	O uso de clorexidina pode reduzir o risco de um paciente desenvolver um evento associado a ventilação mecânica/pneumonia associada a ventilação mecânica (PAVM) e promove conforto para o paciente (AACN, 2017b; Huang et al., 2018).
9. Verifique a pressão do manguito com o manômetro; adicione ou remova ar/solução salina/água do manguito para manter a pressão entre 20 e 25 mmHg.	Fazer isso pelo menos uma vez por turno, mas poderia ser feito a cada 2 ou 4 h (siga a política da instituição). Previne aspiração de secreções orais. Previne danos traqueais (Billington e Luckett, 2019; Wiegand, 2017).

JULGAMENTO CLÍNICO: manguitos superinflados (pressão maior que 25 cmH$_2$O) podem levar a estenose traqueal, necrose, traqueomalácia e formação de fístula. Manguitos subinflados podem levar a ventilação mecânica ineficaz e aumento do risco de broncoaspiração (Billington e Luckett, 2019; Wiegand, 2017).

JULGAMENTO CLÍNICO: se o manguito for desinflado durante o uso da válvula de fala, infle o manguito uma vez que o uso da válvula terminar e verifique as pressões do manguito. Aspiração oral e/ou subglótica deve ser realizada antes de desinflar o manguito (Pozuelo-Carrascosa et al., 2020).

10. Descarte itens sujos no recipiente adequado; remova a toalha e mande-a para a lavanderia. Remova as luvas e a máscara, óculos ou protetor facial, ou avental; descarte no recipiente e higienize as mãos (o assistente deve seguir os mesmos passos). Coloque os itens limpos (p. ex., solução para cuidado oral, hastes de limpeza excedentes) em seus devidos locais de armazenamento.	Reduz a transmissão de microrganismos. Garante que luvas e mãos contaminadas não toquem nos itens limpos.
11. Certifique-se de que as fontes de suprimento de oxigênio ou umidificação estejam instaladas e configuradas nos níveis corretos.	A umidificação fornece umidade na via respiratória, facilita a aspiração de secreções e reduz o risco de tampões de muco.
12. Reposicione o paciente confortavelmente, com a cabeceira do leito elevada a pelo menos 30° (a menos que contraindicado) e avalie o estado respiratório. Eleve as grades laterais (se adequado) e coloque o leito na posição mais baixa possível.	Promove conforto. Alguns pacientes necessitam de cuidados de aspiração pós-traqueostomia. Manter a cabeceira do leito em 30 a 45° ajuda a diminuir o risco de PAVM (Wiegand, 2017). Garante a segurança do paciente.
13. Coloque o sistema de chamada de enfermagem em um local acessível ao alcance do paciente.	Garante que o paciente consiga pedir ajuda em caso de necessidade.
14. Recoloque a tampa nos frascos de solução salina normal reutilizável. Armazene líquidos reutilizáveis, coloque a data no recipiente e armazene materiais não utilizados nos devidos lugares. Higienize as mãos.	Uma vez aberta, uma solução salina normal é considerada livre de bactérias por 24 h.

Avaliação

1. Compare as avaliações respiratórias antes e depois dos cuidados com TE/TT.	Identifica qualquer alteração fisiológica, incluindo a presença e a qualidade dos sons respiratórios após o procedimento.
2. Observe a profundidade e a posição do TE de acordo com a recomendação médica.	Não altere a posição do TE.
3. Avalie a fixação da fita retraindo **delicadamente** o tubo.	O tubo deve permanecer fixado ao rosto. O paciente pode tossir durante a puxada.
4. Avalie a pele ao redor da boca, das membranas mucosas orais e/ou estoma traqueal para verificar se estão intactas ou se há lesões por pressão ou LPRAM.	O esparadrapo não pode lesar a pele. Não deve haver áreas de pressão (bolhas, lacerações).
5. Compare os valores da oximetria de pulso e de E$_t$CO$_2$ de antes e depois dos cuidados com TE/TT.	Alterações na saturação de oxigênio e E$_t$CO$_2$ podem ajudar a identificar deslocamento ou desalojamento do TE/TT.
6. Observe se há fonação excessiva ou presença de secreções gástricas nas secreções da via respiratória.	Ocorre com inflação inadequada ou excessiva do manguito.

Capítulo 41 Oxigenação **1127**

Procedimento 41.2 Cuidados com via respiratória artificial *(Continuação)*

Passo	Justificativa
7. Use explicação de volta: "Quero ter certeza de que expliquei por que precisamos limpar seu tubo de respiração rotineiramente. Diga-me por que a limpeza do tubo é importante para sua respiração." Revise suas orientações agora ou desenvolva um plano para revisão do aprendizado do paciente/familiar cuidador caso estes não consigam explicar o procedimento corretamente.	Explicar de volta é uma intervenção de letramento em saúde baseada em evidências que promove o envolvimento, a segurança, a adesão do paciente e a qualidade do cuidado. O objetivo de explicar de volta é garantir que você tenha explicado informações médicas claramente de forma que os pacientes e seus familiares compreendam o que você comunicou a eles (AHRQ, 2020).

RESULTADOS INESPERADOS E INTERVENÇÕES RELACIONADAS

1. O tubo se desloca ou sai do lugar acidentalmente, incluindo extubação.
    - Fique com o paciente enquanto pede ajuda
    - Ventile com bolsa-válvula-máscara conforme necessário
    - Avalie a perviedade da via respiratória do paciente, sua respiração espontânea e sinais vitais
    - Prepare-se para o procedimento de refixação/recolocação ou reintubação.
2. O paciente apresenta lesões por pressão na boca, lábios, narinas ou estoma traqueal, ou LPRAM embaixo de qualquer adesivo.
    - Aumente a frequência dos cuidados com o TE
    - Aplique pomada antimicrobiana de acordo com o protocolo da instituição
    - Alinhe as linhas de suprimento de oxigênio e umidade de forma que elas não puxem o TE, criando lesões por pressão
    - Monitore infecções. Se houver ruptura de pele nas bochechas ou sobre o nariz ou lábio superior, aplique uma barreira protetora, como adesivo de estoma ou curativo hidrocoloide e ponha um esparadrapo por cima. Considere a utilização de dispositivo de fixação comercialmente disponível caso já tenha sido usada fita anteriormente.
3. Ocorre vazamento do manguito.
    - Verifique a posição do tubo, notifique o terapeuta respiratório e siga as políticas da instituição.

REGISTRO E RELATO

- Registre as avaliações respiratórias antes e depois dos cuidados com o tubo, condição da pele e das áreas subjacentes ao tubo, profundidade do TE ou tipo e tamanho do tubo de traqueostomia, frequência e extensão do cuidado, tolerância do paciente e quaisquer complicações relacionadas à presença do tubo
- Documente sua avaliação sobre o aprendizado do paciente
- Relate sinais de infecção ou deslocamento do TE ou do tubo de traqueostomia imediatamente
- Relate o horário e a tolerância do paciente aos cuidados, incluindo alterações nos sinais vitais ou quaisquer alterações na oximetria de pulso E_tCO_2, ou estado respiratório, e a presença de quaisquer áreas de integridade da pele prejudicada no rosto ou pescoço, na boca ou ao redor das narinas ou estoma traqueal.

CONSIDERAÇÕES SOBRE CUIDADOS DOMICILIARES

- Oriente os familiares cuidadores a obter suprimentos. Realize o cuidado rotineiro da traqueostomia pelo menos 1 vez/dia depois da alta hospitalar. Em casa, geralmente é usada técnica limpa com luvas não estéreis
- Pacientes com traqueostomias podem precisar se comunicar com outras pessoas por escrito ou usar um computador. Garanta que eles tenham dispositivos de comunicação que atendam às suas necessidades
- Oriente os familiares cuidadores sobre os sinais e sintomas de angústia respiratória, disfunção do tubo e infecções respiratórias e de estoma. Procure o médico caso o paciente sinta dor ou desconforto por mais de 1 semana após a inserção, caso a respiração não melhore após o método usual de limpeza de secreções, ou caso as secreções fiquem mais espessas ou se formem rolhas de muco
- Em ambientes externos, use protetores de traqueostomia para proteger contra poeira ou ar frio
- Nunca remova a cânula interna a menos que recomendado pelo médico a fazer isto.

Procedimento 41.3 Cuidado de pacientes com drenos torácicos

Delegação e colaboração

O procedimento de manejo de dreno torácico não pode ser delegado aos técnicos/auxiliares de enfermagem nos Estados Unidos. O enfermeiro os orienta quanto a:

- Posicionamento adequado do paciente com dreno torácico para facilitar sua drenagem e funcionamento ideal do sistema
- Deambular, reposicionar e transferir pacientes com o sistema de dreno torácico no lugar
- Relatar alterações nos sinais vitais, queixas de dor no peito ou falta de ar súbita, ou excesso de borbulhamento na câmara de selo d'água ao enfermeiro imediatamente
- Perigo de qualquer desconexão do sistema de drenagem, alteração no tipo e quantidade de drenagem, sangramento súbito, ou cessação súbita de borbulhamento.

Material

- Sistema prescrito de drenagem torácica
- Selo d'água ou sem água (sistema de aspiração a seco): água estéril ou solução salina normal de acordo com as instruções do fabricante
- Fonte e *kit* de aspiração
- Solução estéril para preparação da pele (soluções de iodopovidona ou clorexidina)
- Luvas de procedimentos
- Compressas de gaze estéril
- Anestésico local, se não for um procedimento emergencial
- Bandeja de dreno torácico (todos os itens estéreis): cabo para bisturi (1), lâmina de bisturi nº 10 ou bisturi de segurança descartável nº 10, fixadores de dreno torácico, pinça hemostática pequena com ponta de borracha, porta-agulhas,

(continua)

Procedimento 41.3 — Cuidado de pacientes com drenos torácicos (Continuação)

suturas de seda tamanho 3-0, campo para bandeja (campo estéril), pinças Kelly curvas de 20 cm (2), esponjas de 10 × 10 cm (10), tesoura de sutura, toalhas de mão (3) e luvas estéreis
- Curativos: gaze vaselinada ou gaze de Xeroform™, curativo dividido para dreno torácico, diversos curativos de gaze de 10 × 10 cm (2), curativos de gaze maiores (2) e esparadrapo de 10 cm
- Equipamento de proteção individual (EPI): touca, máscara facial/*face shield*, luvas estéreis
- Dois hemostatos com ponta de borracha (recobertos) para cada dreno torácico
- Esparadrapo impermeável de 2,5 cm ou presilhas plásticas para fixação das conexões
- Estetoscópio, esfigmomamômetro e oxímetro de pulso.

Passo	Justificativa
Histórico	
1. Identifique o paciente utilizando pelo menos dois tipos de identificação (p. ex., nome e data de nascimento ou nome e número do prontuário) de acordo com as políticas locais.	Garante que o procedimento seja realizado no paciente certo. Atende às normas de The Joint Commission e aumenta a segurança do paciente (TJC, 2021).
2. Revise as prescrições médicas de colocação de dreno torácico.	A inserção do dreno torácico é uma indicação médica.
3. Avalie o prontuário eletrônico em relação a história clínica significativa ou relatos de lesão, incluindo doença pulmonar crônica, pneumotórax espontâneo, doença pulmonar, procedimentos terapêuticos e mecanismo da lesão (Pickett, 2017).	O histórico médico ou a lesão podem mostrar o motivo da ocorrência do pneumotórax, hemotórax, empiema e/ou derrame pleural.
4. Se não for um caso de emergência, avalie o letramento em saúde do paciente ou do familiar cuidador.	Garante que o paciente ou o familiar cuidador tenha a capacidade de obter, comunicar, processar e compreender informações básicas de saúde (CDC, 2021a).
5. Revise a prescrição de medicação do paciente para terapia anticoagulante, incluindo ácido acetilsalicílico, varfarina, heparina ou inibidores da agregação plaquetária, como ticlopidina ou dipiridamol.	Terapia anticoagulante pode aumentar a perda de sangue relacionada ao procedimento.
6. Avalie se o paciente tem alergias conhecidas. Pergunte ao paciente sobre qualquer histórico de problemas (como sensibilidade da pele) com medicações, látex ou qualquer coisa aplicada sobre a pele.	Iodopovidona ou clorexidina são soluções antissépticas geralmente usadas para limpar a pele antes da inserção do tubo (Huggins et al., 2021; Walters, 2017). Lidocaína é um anestésico local administrado para reduzir a dor. O dreno torácico é mantido no lugar com esparadrapo e suturas (Wiegand, 2017).
7. Inspecione a condição da pele ao redor do tórax. Observe se o paciente está diaforético ou se tem histórico de perfusão prejudicada, tolerância tecidual alterada, desnutrição ou edema.	Proporciona uma referência inicial para monitorar o desenvolvimento de lesão por pressão relacionada a dispositivo médico (LPRDM) (Fumarola et al., 2020).
8. Revise os níveis de hemoglobina e hematócrito do paciente.	Os parâmetros refletem se está ocorrendo perda de sangue, o que pode afetar a oxigenação.
9. Avalie o nível de conforto do paciente em uma escala de 0 a 10.	Proporciona uma referência para comparação após a inserção do dreno torácico.

JULGAMENTO CLÍNICO: *em algumas situações, pode ser necessário administrar analgésicos ou sedativos prescritos durante a fase de avaliação. As medicações reduzem o desconforto e a ansiedade do paciente e ajudam a facilitar a cooperação do paciente durante a avaliação e o subsequente procedimento (Huggins et al., 2021; Pickett, 2017).*

Passo	Justificativa
10. Higienize as mãos e realize uma avaliação respiratória completa, sinais vitais iniciais e oximetria de pulso (SpO_2).	A avaliação inicial e os sinais vitais são essenciais para qualquer procedimento invasivo. A inserção do dreno torácico normalmente alivia a angústia respiratória.
a. Avalie se há sinais e sintomas de aumento da angústia respiratória e hipoxia (p. ex., diminuição dos sons respiratórios nos pulmões afetado e não afetado, cianose acentuada, movimentos torácicos assimétricos, deslocamento traqueal, falta de ar e confusão).	Sinais e sintomas associados a angústia respiratória estão relacionados a tipo e tamanho do pneumotórax, hemotórax ou doença preexistente. Sinais de hipoxia são relacionados ao aporte inadequado de oxigênio nos tecidos.
b. Avalie se há presença de dor torácica aguda e lancinante ou dor no peito ao inspirar, hipotensão e taquicardia. Se possível, peça que o paciente classifique o nível de conforto em uma escala de 0 a 10.	Dor torácica aguda ou lancinante com ou sem queda na pressão arterial e aumento da frequência cardíaca pode indicar pneumotórax de tensão. A presença de pneumotórax ou hemotórax é dolorosa, frequentemente causando dor aguda ao inspirar. Além disso, desconforto está associado à presença de dreno torácico, não apenas durante sua inserção. O controle adequado da dor promove maior participação do paciente na atividade (Chotai e Mosenifar, 2018).
11. Para os pacientes que já têm drenos torácicos, observe:	
a. Inspecione a pele em volta do curativo do dreno torácico e as áreas ao redor da inserção do tubo. Mantenha uma caixa de gazes estéreis de 10 × 10 cm e de gaze vaselinada à beira do leito.	Garante que o curativo esteja intacto e que o selo oclusivo permaneça sem vazamentos de ar ou fluidos e que a área ao redor do local de inserção esteja livre de drenagens ou irritação de pele (Chotai e Mosenifar, 2018). As gazes de 10 × 10 cm são usadas no caso de deslocamento do dreno torácico. É essencial cobrir o local imediatamente e selar o curativo nos três lados. Notifique o médico imediatamente.
b. Verifique a quantidade e o tipo de drenagem do dreno torácico marcando o nível da drenagem por fora da câmara de coleta de drenagem a cada hora ou a cada turno, ou de acordo com a periodicidade estabelecida pelo médico ou política da instituição.	Marcar o contêiner proporciona um ponto de referência para futuras medições. A drenagem deve diminuir gradativamente e mudar de sanguinolenta para a cor rósea ou palha. Um fluxo súbito de drenagem sanguinolenta que ocorre em mudanças de posição geralmente é de sangue coagulado.

Capítulo 41 Oxigenação 1129

Procedimento 41.3	Cuidado de pacientes com drenos torácicos (*Continuação*)
Passo	**Justificativa**
c. Se há dobras, voltas dependentes ou coágulos nas linhas.	Mantém a perviedade e a drenagem livre do sistema, prevenindo o acúmulo de fluidos na cavidade torácica. Quando as linhas estão enroladas, espiraladas ou obstruídas, a drenagem é impedida, e há aumento do risco de pneumotórax de tensão ou enfisema cirúrgico (Chotai e Mosenifar, 2018; Pickett, 2017).
d. Verifique se o sistema de drenagem torácica está na vertical e abaixo do nível da inserção do dreno.	Manter o sistema de drenagem na vertical facilita a drenagem e mantém o selo d'água.
12. Remova e descarte as luvas. Higienize as mãos.	
13. Avalie o conhecimento do paciente, sua experiência anterior com drenos torácicos e sentimentos em relação ao procedimento.	Revela a necessidade de orientar e/ou apoiar o paciente.
14. Avalie os objetivos ou preferências do paciente em relação a como o procedimento deverá ser feito ou o que o paciente espera.	Permite que o cuidado seja individualizado ao paciente.

Planejamento

1. Higienize as mãos. Organize os equipamentos/materiais e arrume-os à beira do leito.	Reduz a transmissão de infecção e garante que os equipamentos necessários estejam à disposição para implementar todas as intervenções que devem ser feitas.
2. Feche a porta do quarto ou a cortina.	Mantém a privacidade.
3. Auxilie o paciente a assumir uma posição de decúbito dorsal ou semirreclinada para inserção do dreno torácico. Auxilie para uma posição de maior conforto durante outros cuidados do dreno torácico.	O posicionamento adequado é importante para a inserção correta do dreno torácico. A posição mais confortável, uma vez inserido o dreno, permitirá o aumento da atividade física, incluindo respirações profundas, tosse e uso do espirômetro de incentivo.
4. Esteja à disposição enquanto o médico explica o procedimento de inserção ao paciente. Uma vez que o dreno estiver inserido e durante o manejo normal, explique o cuidado que será ministrado. Se for o caso, ensine o paciente a se movimentar com o dreno torácico no lugar.	Reduz a ansiedade e estimula a cooperação.

Implementação

1. Verifique as políticas da instituição e determine se é necessário consentimento informado. Realize o procedimento de "pausa".	Procedimentos invasivos normalmente requerem consentimento informado. A "pausa" é feita para determinar se é o paciente certo, o procedimento e o local da inserção ou incisão certos (Wiegand, 2017).
2. Higienize as mãos e coloque os devidos EPIs.	Reduz a transmissão de microrganismos.
3. Configure o sistema com selo d'água (ou o sistema seco com aspiração); ver orientações do fabricante.	O sistema com selo d'água contém dois ou três compartimentos ou câmaras. O fluido é drenado na primeira câmara. A segunda câmara contém o selo d'água, que permite que o ar saia devido à força de expiração e não entre novamente na inspiração. Se for necessária aspiração, usa-se a terceira câmara.
a. Prepare o sistema de drenagem torácica. Remova as embalagens e prepare a configuração para sistema de duas ou três câmaras.	Mantém a esterilidade do sistema para uso sob condições de centro cirúrgico estéril.
b. Enquanto mantém a esterilidade das linhas de drenagem, coloque o sistema na vertical e adicione água estéril ou solução salina normal (soro fisiológico 0,9% – SF 0,9%) nos devidos compartimentos.	Reduz a possibilidade de contaminação.
(1) *Sistema de duas câmaras (sem aspiração):* adicione solução estéril na câmara com selo d'água (segunda câmara), deixando o líquido no nível correto, conforme indicado ou solicitado pelo profissional da saúde.	A câmara com selo d'água age como válvula unidirecional, de forma que o ar não pode entrar no espaço pleural (Sasa, 2019; Chotai e Mosenifar, 2018).
(2) *Sistema de três câmaras (com aspiração):* adicione solução estéril na câmara com selo d'água (segunda câmara). Adicione a quantidade de solução estéril prescrita pelo médico na câmara de controle de aspiração (terceira câmara), geralmente com pressão de −20 cmH$_2$O. Conecte a linha da câmara de controle de aspiração à fonte de aspiração. Personalize o comprimento do dreno para cada paciente. **Observação**: o respiro (saída de ar) da câmara de controle de aspiração não deve ser ocluído quando for utilizar a aspiração (ver ilustração).	A profundidade do nível de líquido dita a maior quantidade de pressão negativa que pode estar presente no sistema. Por exemplo, 20 cm de água têm aproximadamente −20 cm de pressão de H$_2$O. Depois de inserido o dreno torácico, ligue o dispositivo de aspiração de parede ou portátil até que a água no compartimento de controle de aspiração demonstre um leve e contínuo borbulhamento.

JULGAMENTO CLÍNICO: *quando aumentar a aspiração, lembre-se de que o aumento do borbulhamento não resulta em mais aspiração na cavidade torácica, mas sim serve somente para evaporar a água mais rapidamente. A pressão de aspiração não deve exceder −20 cmH$_2$O pois podem ocorrer danos tissulares (Chotai e Mosenifar, 2018).*

(*continua*)

1130 Parte 7 Base Fisiológica para a Prática de Enfermagem

Procedimento 41.3 — Cuidado de pacientes com drenos torácicos (Continuação)

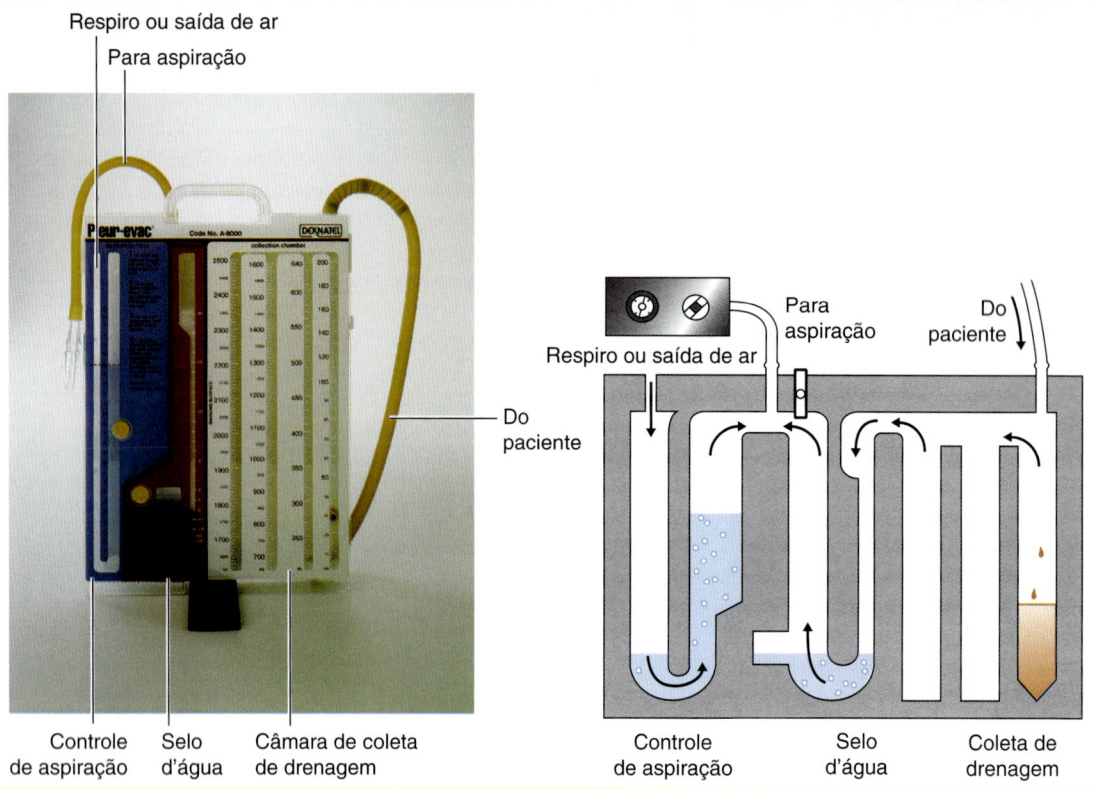

PASSO 3b(2) *Esquerda*, sistema de drenagem de três câmaras Pleur-Evac®. *Direita*, ilustração esquemática do dispositivo de drenagem.

Passo	Justificativa
(3) *Sistema de aspiração a seco:* preencha a câmara com selo d'água com solução estéril. Ajuste o botão de controle de aspiração para o nível de aspiração prescrito; a aspiração varia de −10 a −40 cm de pressão hídrica. O respiro ou saída de ar da câmara de controle de aspiração nunca deve ser ocluído quando estiver usando aspiração. **Observação**: no sistema de aspiração a seco, **NÃO** obstrua a válvula de descompressão positiva. Isso faz com que o ar escape.	A válvula de controle automático no dispositivo de controle de aspiração a seco se adapta às mudanças nos vazamentos de ar do paciente e à flutuação na fonte de aspiração e vácuo para administrar a quantidade prescrita de aspiração.
4. Configure o sistema sem água (ver instruções do fabricante).	Um sistema sem água é igual a um sistema com selo d'água com exceção de que não é necessária água estéril para a aspiração. A câmara de controle de aspiração é substituída por uma válvula unidirecional localizada próxima à parte de cima do sistema. A câmara de controle de aspiração contém uma bola flutuante de controle de aspiração que é configurada por um botão de controle de aspiração (entre −10 e −40 cmH$_2$O depois de conectada e ligada a aspiração) (Zisis et al., 2015).

5. Fixe todas as conexões de linhas com esparadrapo aplicado em forma de dupla-hélice usando esparadrapo de 2,5 cm ou amarrilho (de náilon) com presilha. Verifique a perviedade do sistema da seguinte maneira:
  a. Prendendo a linha de drenagem que será conectada ao dreno torácico do paciente.
  b. Conectando a linha da câmara de bola flutuante na fonte de aspiração.
  c. Ligando a aspiração no nível prescrito.
	Previne que o ar atmosférico vaze para dentro do sistema e para o espaço intrapleural do paciente. Oferece a oportunidade de garantir que o sistema esteja hermeticamente fechado antes de conectá-lo ao paciente.

6. Desligue a fonte de aspiração e solte a linha de drenagem antes de conectar o paciente ao sistema. A fonte de aspiração é novamente ligada depois que o paciente estiver conectado.	Conectar o paciente à aspiração quando ela já tiver sido iniciada poderia danificar os tecidos pleurais pelo aumento súbito da pressão negativa. Linhas enroladas ou espiraladas impedem a drenagem adequada e podem causar pneumotórax de tensão (Pickett, 2017; Wiegand, 2017).
7. Se não administradas durante a avaliação, administre medicações para o procedimento, como sedativos ou analgésicos, conforme prescrição. (Dê as medicações 30 min antes do procedimento.)	Reduz a ansiedade do paciente e a dor durante o procedimento.

Capítulo 41 Oxigenação 1131

Procedimento 41.3 Cuidado de pacientes com drenos torácicos *(Continuação)*

Passo	Justificativa
JULGAMENTO CLÍNICO: *durante o procedimento, monitore cuidadosamente o paciente em relação a alterações no nível de sedação.*	
8. Ofereça apoio psicológico ao paciente (Kirkwood, 2017).	
a. Reforce a explicação sobre o procedimento.	Reduz a ansiedade do paciente e ajuda a realizar o procedimento com eficiência.
b. Oriente e apoie o paciente ao longo de todo o procedimento.	
9. Higienize as mãos e calce luvas de procedimentos. Verifique a posição do paciente para inserção do dreno de forma que o lado em que o dreno será inserido fique acessível para o médico.	Reduz a transmissão de microrganismos. Para pneumotórax, coloque o paciente em posição supina lateral. Para hemotórax, coloque o paciente na posição semi-Fowler (Chotai e Mosenifar, 2018).
10. Auxilie o médico na inserção do dreno torácico fornecendo os materiais necessários e o analgésico local. O médico anestesia a pele sobre o local da inserção, faz pequenas incisões cutâneas, insere o dreno com as presilhas, sutura o dreno na posição correta e aplica um penso oclusivo.	Garante a inserção suave.
11. Ajude o médico a conectar o tubo de drenagem no dreno torácico; remova a presilha. Ligue a aspiração no nível prescrito.	Conecta o sistema de drenagem e a aspiração (se solicitada) ao dreno torácico.
12. Aplique esparadrapo ou feche com presilhas todas as conexões entre o dreno torácico e o tubo de drenagem. (**Observação**: o dreno torácico é normalmente enfaixado pelo médico no momento da inserção do tubo; verifique as políticas da instituição.)	Liga o dreno torácico ao sistema de drenagem e reduz o risco de vazamento de ar que causa interrupções no sistema hermético (Chotai e Mosenifar, 2018; Wiegand, 2017).
13. Verifique se os sistemas estão funcionando corretamente. O médico solicita uma radiografia de tórax.	Verifica o posicionamento intrapleural do tubo.
14. Após a colocação do tubo, posicione o paciente:	Permite a drenagem ideal de fluidos e/ou ar.
a. Posição semi-Fowler ou Fowler elevada para evacuação de ar (pneumotórax) (Chotai e Mosenifar, 2018)	
b. Posição de Fowler elevada para evacuação de fluidos (hemotórax) (Chotai e Mosenifar, 2018)	
15. Verifique a perviedade dos respiros (saída de ar) no sistema.	
a. O respiro do selo d'água não deve ser ocluído de maneira alguma.	Permite que o ar deslocado seja disperso na atmosfera.
b. O respiro da câmara de controle de aspiração não é ocluído quando a aspiração é usada.	Proporciona o fator de segurança de liberação de excesso de pressão negativa na atmosfera.
c. Sistemas sem água têm válvulas descompressoras sem tampas.	Proporciona o fator de segurança de liberação de excesso de pressão negativa.
16. Posicione o excesso de linhas horizontalmente sobre o colchão ao lado do paciente. Prenda com a presilha fornecida de forma que não obstrua as linhas.	Previne que o excesso de linhas fique pendurado no colhão em uma alça dependente. A drenagem acumulada na alça pode ocluir o sistema de drenagem, o que predispõe o paciente a pneumotórax de tensão (Pickett, 2017; Wiegand, 2017).
17. Ajuste as linhas de forma que fiquem em linha reta com o dreno torácico para a câmara de drenagem.	Promove a drenagem e previne que fluido ou sangue se acumulem na cavidade pleural.
JULGAMENTO CLÍNICO: *a elevação frequente e delicada da drenagem permite que a gravidade ajude a levar o sangue e outros materiais viscosos até o recipiente de drenagem. Pacientes com cirurgias ou traumatismos recentes de tórax precisam que o dreno torácico seja elevado na base da avaliação da quantidade de drenagem; alguns pacientes podem precisar que os drenos torácicos sejam elevados a cada 5 ou 10 min até que o volume de drenagem diminua. Contudo, quando for inevitável enrolar ou enlaçar a linha, eleve a linha a cada 15 min no mínimo para promover a drenagem (Pickett, 2017).*	
18. Coloque duas pinças hemostáticas com ponta de borracha (para cada dreno torácico) em uma posição de fácil acesso (p. ex., em cima da cabeceira do paciente). As pinças hemostáticas devem permanecer com o paciente quando ele for deambular.	Drenos torácicos são duplamente fixados em circunstâncias específicas: (1) para avaliação de vazamento de ar, (2) para esvaziar ou trocar rapidamente sistemas descartáveis, (3) para avaliar se o paciente está pronto para a remoção do dreno, ou (4) se o dreno torácico se desconectar acidentalmente do sistema de drenagem (Muzzy e Butler, 2015).
JULGAMENTO CLÍNICO: *no caso de desconexão de dreno torácico ou se o sistema de drenagem quebrar, mergulhe a parte distal do tubo 2,5 a 5 cm abaixo da superfície de uma garrafa de 250 mℓ de água estéril ou SF 0,9% até que um novo dreno torácico possa ser colocado (Harding et al., 2020).*	
19. Descarte objetos perfurocortantes no recipiente adequado, descarte os materiais utilizados.	Reduz a transmissão de microrganismos.

(continua)

Procedimento 41.3   Cuidado de pacientes com drenos torácicos (Continuação)

Passo	Justificativa

20. Cuidado do paciente após inserção de dreno torácico:
a. Higienize as mãos e calce luvas de procedimentos. Avalie sinais vitais; saturação de oxigênio; cor da pele; sons respiratórios; frequência, profundidade e esforço respiratório; e local da inserção a cada 15 min durante as primeiras 2 h e depois pelo menos uma vez a cada turno (ver políticas da instituição).
b. Para dor grave, administre os analgésicos prescritos e utilize medidas complementares de alívio da dor (p. ex., reposicionamento) conforme a necessidade.
c. Monitore cor, consistência e quantidade de drenagem do dreno torácico a cada 15 min durante as primeiras 2 h após a inserção. Indique o nível de fluido drenado, a data e o horário na superfície da câmara.
  (1) Do tubo mediastinal, espere menos de 100 mℓ por hora imediatamente após a cirurgia e não mais de 500 mℓ nas primeiras 24 h.
 	
  (2) Pelo dreno torácico posterior, a drenagem é basicamente sanguinolenta durante as primeiras horas após a cirurgia e muda para serosa (Harding et al., 2020).
  (3) Espere pouca ou nenhuma produção do dreno torácico anterior inserido para pneumotórax (Wiegand, 2017).
	Proporciona informações imediatas sobre complicações relacionadas ao procedimento, como angústia respiratória e vazamento.
	
	Proporciona uma referência para avaliação contínua do tipo e volume de drenagem. Garante a detecção precoce de complicações.
	
	Um súbito jato de drenagem pode resultar de tosse ou de mudança no posicionamento do paciente (i. e., liberação de sangue retido/acumulado e não como indicativo de sangramento ativo). Sangramento agudo indica hemorragia. Notifique o médico se houver mais de 100 a 200 mℓ de drenagem com sangue em uma hora (Harding et al., 2020; Wiegand, 2017).
	Sangramento agudo indica hemorragia. Notifique o médico caso haja mais que 200 mℓ de drenagem sanguinolenta em uma hora (Harding et al., 2020; Pickett, 2017).

JULGAMENTO CLÍNICO: *ordenhar rotineiramente o dreno torácico manualmente ou com pinça não é uma prática recomendada. Isso pode resultar em aumento da pressão na cavidade torácica, causando danos aos pulmões e tecidos pleurais. Se houver um coágulo visível na linha, pode ser indicada ordenha manual delicada da linha (apertar e soltar delicadamente partes da linha), mas somente se o paciente apresentar risco de outros danos pelo coágulo, como desenvolvimento de pneumotórax de tensão (Wiegand, 2017).*	
d. Observe se há drenagem pelo curativo torácico e se ainda mantém-se oclusivo.	Drenagem ao redor do tubo pode indicar bloqueio do dreno. Muitas instituições de saúde requerem que os curativos de dreno torácico sejam oclusivos.
JULGAMENTO CLÍNICO: *se o curativo não for oclusivo ou estiver saturado de material de drenagem, pode ser necessário trocá-lo. Não há padrão para a realização da troca de curativos de dreno torácico, como a troca de curativo estéril ou não. Conheça os padrões da instituição para esse procedimento. Algumas instituições de saúde exigem o uso de gaze vaselinada ao redor do dreno torácico, mas outras não (Gross et al., 2016).*	
e. Higienize as mãos e calce luvas de procedimentos. Observe o curativo torácico quanto à drenagem e palpe ao redor do tubo para verificar se há inchaço ou crepitação (enfisema subcutâneo) observada por estalos.	Indica a presença de ar encarcerado em tecidos subcutâneos. A maior parte das ocorrências de crepitação é de menor significância conforme pequenas quantidades são comumente absorvidas. Grandes quantidades são potencialmente perigosas, e você deve notificar o profissional da saúde (Pickett, 2017; Sasa, 2019).
JULGAMENTO CLÍNICO: *quando os pacientes desenvolvem enfisema subcutâneo (ou seja, um acúmulo de ar sob a pele após a colocação de um dreno torácico), uma crepitação (sensação de estalo) é sentida com frêmito tátil à palpação. O enfisema subcutâneo pode ocorrer se a linha for bloqueada ou dobrar-se.*	
f. Verifique as linhas para ter certeza de que estejam livres de dobras e alças dependentes.	Promove a drenagem e previne o desenvolvimento de pneumotórax de tensão.
g. Observe se há flutuação da câmara com selo d'água e drenagem na linha durante a inspiração e a expiração. Observe se há coágulos ou sujidades na linha.	Se a flutuação ou fluxo parar, significa que ou o pulmão está totalmente expandido ou o sistema está obstruído. No paciente que respira espontaneamente, os fluidos no selo d'água ou no indicador diagnóstico (sistema sem água) aumentam na inspiração e diminuem na expiração. O contrário acontece em pacientes mecanicamente ventilados. Isso indica que o sistema está funcionando corretamente (Wiegand, 2017).

Procedimento 41.3 Cuidado de pacientes com drenos torácicos (Continuação)

Passo	Justificativa
h. Mantenha o sistema de drenagem na vertical e abaixo do nível do tórax do paciente.	Promove drenagem pela gravidade e previne o refluxo de líquidos e ar no espaço pleural.
i. Verifique a presença de vazamentos de ar monitorando o borbulhamento na câmara com selo d'água. Borbulhamento intermitente é normal durante a expiração quando o ar está sendo evacuado da cavidade pleural, mas borbulhamento contínuo tanto durante a inspiração quanto durante a expiração indica vazamento no sistema.	Ausência de borbulhamento pode indicar que o pulmão está totalmente expandido em pacientes com pneumotórax. Verifique todas as conexões e localize as fontes de vazamento de ar.
21. Oriente o paciente a respirar profundamente com regularidade e a se reposicionar com a maior frequência possível.	Facilita e mantém a expansão do pulmão.
22. Auxilie o paciente a adotar a posição semi-Fowler ou Fowler elevada. Verifique se o paciente está confortável.	Facilita a expansão pulmonar e a drenagem do dreno torácico. Promove a segurança e o conforto do paciente.
23. Eleve as grades laterais (conforme adequado) e coloque o leito na posição mais baixa possível.	Garante a segurança do paciente.
24. Coloque o sistema de chamada de enfermagem em um local acessível ao alcance do paciente.	Garante que o paciente possa pedir ajuda quando necessário.
25. Descarte todos os materiais contaminados nos recipientes adequados, remova e descarte as luvas, e higienize as mãos.	Reduz a transmissão de microrganismos. Use recipientes de descarte apropriados caso o paciente esteja tomando medicamentos perigosos (Oncology Nursing Society [ONS], 2018).

Avaliação

1. Observe o paciente quanto à redução da angústia respiratória e da dor no peito. Ausculte os pulmões do paciente e observe a expansão do tórax.	Determina o estado da expansão pulmonar.
2. Monitore os sinais vitais e a Sp_{O_2}.	Determina se o nível de oxigenação melhorou.
3. Determine o nível de conforto do paciente em uma escala de 0 a 10, comparando o nível de conforto com o de antes da inserção do dreno torácico e/ou da administração de medicamento para dor.	Indica a necessidade de analgesia. O paciente desconfortável com o dreno torácico hesita em respirar profundamente e, consequentemente, apresenta maior risco de pneumonia e atelectasia.
4. Observe a capacidade de o paciente fazer exercícios de respiração profunda e de se reposicionar mantendo seu nível de conforto.	Indica a capacidade de o paciente promover a expansão pulmonar e prevenir complicações. Os pacientes precisam ser reposicionados a cada 2 h quando tiverem drenos torácicos implantados (Wiegand, 2017).
5. Monitore o funcionamento contínuo do sistema conforme indicado pela redução do volume drenado, resolução do vazamento de ar e reexpansão completa do pulmão.	Detecta sinais iniciais de complicações do sistema ou indica possível remoção do dreno torácico.
6. **Use a explicação de volta:** "Quero ter certeza de que expliquei por que você tem um dreno torácico implantado. Explique-me por que você tem esse dreno e o que estamos fazendo para manter o sistema funcionando." Revise suas orientações agora ou desenvolva um plano para revisão do aprendizado do paciente/familiar cuidador caso estes não consigam explicar o procedimento corretamente.	Explicar de volta é uma intervenção de letramento em saúde baseada em evidências que promove o envolvimento, a segurança, a adesão do paciente e a qualidade do cuidado. O objetivo de explicar de volta é garantir que você tenha explicado informações médicas claramente de forma que os pacientes e seus familiares compreendam o que você comunicou a eles (AHRQ, 2020).

RESULTADOS INESPERADOS E INTERVENÇÕES RELACIONADAS

1. O paciente desenvolve angústia respiratória. Dor no peito, diminuição dos sons da respiração nos pulmões afetados e não afetados, cianose acentuada, movimentos torácicos assimétricos, presença de enfisema subcutâneo ao redor do local de inserção do cateter ou no pescoço, hipotensão, taquicardia e/ou deslocamento mediastinal são críticos e indicam alteração grave do estado do paciente, como perda excessiva de sangue ou pneumotórax de tensão.
   - Notifique o médico imediatamente
   - Verifique os sinais vitais e a Sp_{O_2}
   - Prepare o paciente para radiografia de tórax
   - Forneça oxigênio conforme solicitação
   - Certifique-se de que a cabeceira do leito do paciente esteja elevada a 45°.
2. O vazamento de ar não está relacionado às respirações do paciente.
   - Localize o vazamento prendendo o dreno torácico com duas pinças com ponta de borracha ou presilhas não denteadas perto da parede torácica. Se o borbulhamento parar, o vazamento de ar se encontra dentro do tórax do paciente ou no local da inserção, e o médico deve ser notificado
   - Se o borbulhamento continuar com as presilhas próximas à parede torácica, gradualmente mova uma presilha de cada vez para baixo na linha de drenagem longe do paciente e em direção à câmara de drenagem. Quando o borbulhamento parar, o vazamento estará na seção da linha entre as duas presilhas. Se ocorrer vazamento quando as presilhas estiverem perto do sistema de drenagem, o vazamento estará no próprio sistema de drenagem. Se houver vazamento na linha ou no sistema de drenagem, o enfermeiro poderá substituir as linhas ou o sistema de drenagem (Wiegand, 2017).
3. O dreno torácico foi desconectado/deslocou-se.
   - Verifique as conexões e conecte novamente usando técnica estéril (Chotai e Mosenifar, 2018)
   - Aplique imediatamente pressão sobre o local de inserção do dreno torácico
   - Faça com que um assistente obtenha um curativo tipo gaze vaselinada. Aplique conforme o paciente expira. Fixe o curativo vedando-o bem. Cobrir três ou quatro lados com fita adesiva pode permitir que o ar escape se houver pneumotórax residual
   - Notifique o médico.

(continua)

Parte 7 Base Fisiológica para a Prática de Enfermagem

Procedimento 41.3 Cuidado de pacientes com drenos torácicos (Continuação)

REGISTRO E RELATO

- Registre e relate a avaliação respiratória; quantidade de aspiração, se usada; quantidade de drenagem desde a avaliação anterior; tipo e volume de drenagem na linha torácica; presença ou ausência de vazamento de ar, incluindo a quantidade se presente; e o nível de conforto do paciente
- Registre a integridade do curativo, a presença de material de drenagem no curativo e a condição da pele em volta do curativo e do local da inserção do tubo
- Documente sua avaliação sobre o aprendizado do paciente
- Registre e relate a tolerância do paciente à inserção de novo dreno torácico; nível de conforto e qualquer analgesia; avaliação respiratória antes e depois da inserção; quantidade e qualidade de drenagem no dreno torácico.

CONSIDERAÇÕES SOBRE CUIDADOS DOMICILIARES

- Pacientes com condições crônicas (p. ex., pneumotórax não complicado, derrames ou empiema) que requeiram dreno torácico por períodos prolongados podem receber alta com drenos móveis menores (Venuta et al., 2017)
- Oriente o paciente a deambular e permanecer ativo com um sistema de drenagem torácica móvel
- Oriente o paciente e os familiares cuidadores sobre quando contatar o médico ou procurar atendimento médico de emergência em caso de mudanças no sistema de drenagem (p. ex., dor no peito, falta de ar, alterações na cor ou quantidade de drenagem, extravasamento no penso ao redor do dreno torácico).

Procedimento 41.4 Como utilizar o equipamento de oxigênio domiciliar

Delegação e colaboração

O procedimento de administração de oxigênio domiciliar não pode ser delegado aos técnicos/auxiliares de enfermagem nos Estados Unidos. Contudo, em alguns casos, os técnicos/auxiliares de enfermagem vão à casa do paciente para prestar cuidados de higiene e outros tipos de cuidados. Portanto, é importante orientá-los sobre:

- As necessidades exclusivas do paciente (p. ex., grau de assistência para aplicação da cânula nasal ou máscara) e qualquer auxílio necessário para o preenchimento de recipientes de oxigênio líquido
- O tipo de equipamento que o paciente deve ter em casa e o volume de fluxo do oxigênio
- Relatar imediatamente ao enfermeiro sobre um aumento na frequência respiratória, redução do nível de consciência, estado de confusão ou dor
- Relatar ao enfermeiro sobre problemas possíveis ou reais com o equipamento de oxigênio domiciliar.

Materiais

- Cânula nasal, máscara de oxigênio ou outros dispositivos prescritos (ver Diretrizes para o procedimento, Boxe 41.9, para os materiais necessários)
- Dispositivo de umidificação, caso a administração de oxigênio seja maior que 4 ℓ por minuto
- Disponibilidade de linhas de oxigênio de até 1,5 metro
- Sistema domiciliar de fornecimento de oxigênio (oxigênio comprimido, concentrador de oxigênio ou oxigênio líquido) com os devidos equipamentos exigidos (varia de fornecedor e sistema usado)
- Aviso de "Não Fumar/Oxigênio em Uso" em cada entrada da casa.

Passo	Justificativa
Histórico	
1. Identifique o paciente utilizando pelo menos dois tipos de identificação (p. ex., nome e data de nascimento ou nome e número do prontuário) de acordo com as políticas locais.	Garante que o procedimento seja realizado com o paciente certo. Atende às normas de The Joint Commission e aumenta a segurança para o paciente (TJC, 2021).
2. Revise as prescrições médicas do dispositivo de administração de oxigênio domiciliar.	É necessária uma prescrição médica para uso de oxigênio domiciliar.
3. Revise o prontuário do paciente em relação a sessões de ensino anteriores sobre oxigenoterapia domiciliar e à resposta do paciente ou familiar cuidador ao que foi ensinado.	Identifica o estado do aprendizado do paciente e possíveis preocupações do paciente e/ou familiar cuidador em relação a como manejar o equipamento de oxigênio em casa.
4. Avalie o letramento em saúde do paciente e do familiar cuidador.	Garante que o paciente ou familiar cuidador tenham capacidade de obter, comunicar, processar e compreender informações básicas de saúde (CDC, 2021a).
5. Enquanto o paciente ainda estiver no hospital, determine a capacidade do paciente ou do familiar cuidador de usar corretamente o equipamento de oxigênio. No ambiente domiciliar, reavalie o acesso ao equipamento e seu uso correto.	Debilitações físicas ou cognitivas requerem que um membro da família ou pessoa significativa seja instruído a operar o equipamento de oxigênio domiciliar. Avaliação contínua permite que você determine os componentes específicos do procedimento que o paciente ou familiar pode realizar facilmente.
6. Informe o paciente/familiar cuidador que o fornecedor de oxigênio avaliará o ambiente domiciliar para verificar a adequação do fornecimento de energia caso seja solicitado concentrador de oxigênio.	Concentradores de oxigênio requerem eletricidade para funcionar. Oxigenoterapia contínua não deve ser interrompida.
7. Efetue uma avaliação de risco que inclua uma verificação do estado de tabagismo do paciente e dos membros da família e visitantes, e outros riscos domésticos de incêndio, quedas ou outras lesões (Suntharalingam et al., 2018). **Observação**: isso pode ser feito com os serviços de enfermagem domiciliar e com o fornecedor do equipamento.	Garante o suprimento seguro e contínuo do oxigênio residencial.

Capítulo 41 Oxigenação 1135

Procedimento 41.4 Como utilizar o equipamento de oxigênio domiciliar (Continuação)

Passo	Justificativa
8. Avalie o conhecimento do paciente e da família sobre uso do oxigênio, sua capacidade de entender as precauções de segurança e sua capacidade de observar sinais e sintomas de hipoxia: apreensão, ansiedade, menor capacidade de concentração, redução do nível de consciência, aumento da fadiga, tontura, mudanças de comportamento, aumento do pulso, aumento da frequência respiratória, palidez ou cianose das membranas mucosas.	Hipoxia ocorre em casa a despeito do uso de oxigenoterapia. Uma piora da condição física do paciente ou outra condição subjacente, como uma mudança no estado respiratório, podem causar hipoxia.
9. Avalie os objetivos ou preferências do paciente em relação a como o procedimento deve ser realizado ou o que o paciente espera.	Permite que o cuidado seja individualizado ao paciente.

Planejamento

1. Explique a necessidade de oxigenoterapia domiciliar e como usá-la.	Melhora a adesão ao regime de tratamento. Diminui a ansiedade e a necessidade de oxigênio domiciliar.
2. Planeje um tempo para que o paciente e o familiar cuidador se encontrem com o fornecedor de oxigênio domiciliar, e para determinar os recursos comunitários adequados para equipamentos e assistência, incluindo manutenção e serviços de reparos e fornecedores de equipamentos médicos.	Garante assistência imediata para os pacientes com sistemas de oxigênio domiciliar. A entrega e a instalação com instruções básicas de uso e manutenção de equipamentos de oxigênio domiciliar devem estar de acordo com as leis federais, estaduais e municipais (CMS, 2020; Jacobs et al., 2018).
3. Ofereça recursos para a família verificar as exigências municipais para uso de dispositivos médicos domiciliares, principalmente oxigênio.	Muitos municípios requerem que os pacientes com equipamentos de oxigênio domiciliar notifiquem o serviço de assistência médica de emergência (SAMU) antes de instalar os equipamentos em casa. Quando há uma queda de energia, o SAMU liga para a residência e, em alguns casos, coloca a residência em uma lista de prioridade para restauração da energia.
4. Obtenha os encaminhamentos adequados para determinar se o paciente atende aos requisitos de reembolso de terceiros.	Indicações para oxigenoterapia domiciliar incluem: (1) Pa_{O_2} menor ou igual a 55 mmHg ou Sa_{O_2} menor ou igual a 88% respirando ar ambiente; (2) Pa_{O_2} menor ou igual a 56 a 59 mmHg ou Sa_{O_2} menor ou igual a 89% com condições como *cor pulmonale*, insuficiência cardíaca, ou hematócrito acima de 56%; ou (3) oxigenoterapia é necessária durante atividades que causam hipoxia, como deambular, dormir ou se exercitar, causando uma Sa_{O_2} menor ou igual a 88% (CMS, 2020). Apresentar comprovação dos critérios de inclusão geralmente é necessário para reembolso de terceiros.

Implementação

1. Higienize as mãos e ensine o paciente ou o familiar cuidador como higienizar as mãos antes de manusear o equipamento de oxigênio.	Reduz a transmissão de infecção.
2. Coloque o sistema de administração de oxigênio em um ambiente livre de desorganizações e bem ventilado; afastado de paredes, cortinas, lençóis e materiais combustíveis; e a pelo menos 2,4 metros de distância de fontes de calor.	Previne lesões por posicionamento inadequado do equipamento de oxigênio (ATS, 2016).

JULGAMENTO CLÍNICO: *não coloque o sistema de suprimento de oxigênio em um armário. Mantenha o equipamento longe de graxas, óleos e derivados de petróleo. Desligue o equipamento quando não estiver sendo usado (ALA, 2020b).*

3. Demonstre cada passo para preparação e realização da oxigenoterapia.	Ensina habilidades psicomotoras e permite que o paciente faça perguntas. Quando os pacientes e familiares cuidadores estão adequadamente informados sobre oxigenoterapia suplementar, o uso consistente da terapia pelo paciente é melhorado (Harding et al., 2020).
a. Sistema de oxigênio comprimido	
(1) Dê duas ou três voltas na válvula do cilindro no sentido anti-horário com uma chave inglesa.	Liga o oxigênio.
(2) Verifique os cilindros por meio da leitura do valor no medidor de pressão.	Confirma o suprimento adequado de oxigênio para uso pelo paciente.
(3) Guarde a chave-inglesa junto do cilindro de oxigênio ou em outro local seguro perto do cilindro.	Armazenar a chave-inglesa em local seguro garante que ela estará disponível sempre que necessário.
b. Sistema de concentração de oxigênio	Extrai o oxigênio de outros gases no ar atmosférico (ATS, 2016).
(1) Ligue o concentrador em uma tomada adequada.	Proporciona eletricidade. Certifique-se de que o concentrador esteja em uma área aberta e nunca em um armário ou outro espaço fechado.
(2) Aperte o botão de ligar.	Aciona o motor do concentrador.
(3) Um alarme soa por alguns segundos.	O alarme desliga quando a pressão desejada é alcançada dentro do concentrador.

(continua)

Procedimento 41.4	Como utilizar o equipamento de oxigênio domiciliar (Continuação)
Passo	**Justificativa**

c. Sistemas de oxigênio líquido

(1) Verifique o sistema líquido apertando o botão geralmente localizado no canto inferior direito, e lendo o mostrador no reservatório estacionário de oxigênio ou no cilindro portátil.	Verifica a quantidade de suprimento de oxigênio para uso pelo paciente.
(2) Colabore com o fornecedor de equipamentos médicos duráveis (EMD) para dar instruções sobre reabastecimento do cilindro portátil.	Garante a continuação da oxigenoterapia domiciliar.

JULGAMENTO CLÍNICO: *há várias opções para equipamentos de oxigênio disponíveis para os pacientes. Em algumas situações, o fornecedor do EMD demonstrará como reabastecer o cilindro de oxigênio ou fará mais visitas para reabastecer o cilindro. Mantenha o número de contato do fornecedor do EMD em um local visível em caso de dúvidas sobre o equipamento (Jacobs et al., 2018). Avise os vizinhos e amigos que há um cilindro de oxigênio na casa.*

(3) Para reabastecer o cilindro de oxigênio:	
(a) Enxugue os dois conectores de abastecimento com um pano limpo, seco e que não solte pelos.	Remove poeiras e umidades do sistema.
(b) Desligue o seletor de fluxo da unidade portátil.	
(c) Conecte a unidade portátil ao reservatório estacionário inserindo o adaptador fêmea do cilindro portátil no adaptador macho do reservatório estacionário (ver ilustração).	Fixa a conexão entre o reservatório de oxigênio e o cilindro portátil.
(d) Abra a válvula de abastecimento no cilindro (p. ex., alavanca ou botão) portátil e aplique pressão firme na parte superior do reservatório estacionário (ver ilustração). Não saia de perto da unidade enquanto estiver abastecendo. Você ouvirá um som sibilante alto. O cilindro enche em aproximadamente 2 min.	Previne vazamento de oxigênio durante o processo de abastecimento. Se vazar oxigênio durante o processo de abastecimento, a conexão entre o cilindro portátil e o reservatório congela e as válvulas ficam coladas uma na outra.
(e) Desconecte a unidade portátil do reservatório estacionário quando o som sibilante mudar e uma nuvem de vapor começar a se formar na unidade estacionária.	Encher demasiadamente a unidade portátil causa defeitos no equipamento devido à alta pressão dentro do cilindro.

JULGAMENTO CLÍNICO: *se a unidade portátil não desacoplar facilmente, as válvulas do reservatório e da unidade portátil podem ter se congelado juntas. Aguarde até que as válvulas se aqueçam para desconectar (aproximadamente 5 a 10 min). Não toque em nenhuma área congelada, pois o contato com a pele pode causar queimaduras de frio.*

(f) Enxugue os dois conectores de abastecimento com um pano limpo, seco e que não solte pelos.	Às vezes, ocorre formação de gelo durante o abastecimento. Remove umidade do sistema de oxigênio.

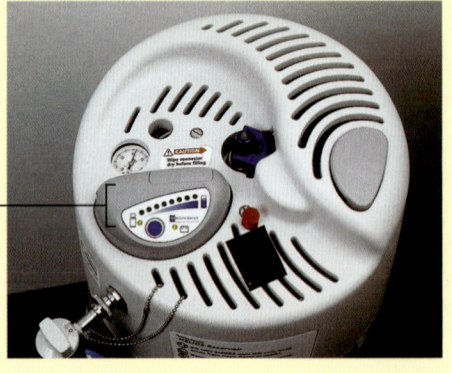

PASSO 3c(3)(c) Visão superior do reservatório estacionário.

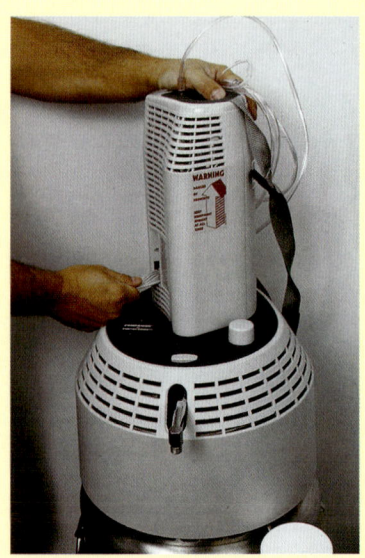

PASSO 3c(3)(d) A válvula de abastecimento no cilindro é aberta enquanto se aplica pressão firme na parte superior da unidade portátil.

Procedimento 41.4 — Como utilizar o equipamento de oxigênio domiciliar *(Continuação)*

Passo	Justificativa
4. Conecte o dispositivo de administração de oxigênio ao sistema de oxigênio (ver ilustração).	Conecta a fonte de oxigênio ao sistema de administração.
5. Ajuste para o volume de fluxo prescrito (litros por minuto).	Garante a prescrição no volume certo de oxigênio.
6. Faça o paciente ou o familiar cuidador aplicar o dispositivo de administração de oxigênio. Certifique-se de que o paciente saiba que deve ter dois conjuntos de dispositivos de administração de oxigênio e linhas.	Confirma se o paciente ou o familiar cuidador podem aplicar o dispositivo. Um conjunto sobressalente de equipamentos é necessário para limpeza ou em caso de defeito do equipamento.
7. Oriente o paciente e o familiar cuidador a não mudar o volume de fluxo do oxigênio. Também explique a justificativa.	Ultrapassar a quantidade prescrita de oxigênio é prejudicial em alguns pacientes, como nos portadores de DPOC.
8. Faça com que o paciente ou o familiar cuidador realizem cada passo com orientação. Ofereça materiais por escrito para reforço e revisão.	Permite que você corrija erros na técnica e discuta suas implicações.
9. Oriente o paciente ou o familiar cuidador a notificar o médico em caso de ocorrência de sinais ou sintomas de hipoxia, incluindo apreensão, ansiedade, capacidade reduzida de se concentrar, níveis reduzidos de consciência, aumento da fadiga, tontura, mudanças de comportamento, aumento da pulsação, aumento da frequência respiratória, palidez e cianose ou infecção de sistema respiratório (p. ex., febre, aumento da quantidade de catarro, alterações na cor do catarro ou odor fétido do catarro).	Às vezes ocorre hipoxia quando o paciente usa oxigênio no domicílio. As possíveis causas de hipoxia incluem conexões inadequadas dos tubos; uso de tubos de oxigênio longos; ou piora da condição física do paciente, com alteração do estado respiratório. Infecções do sistema respiratório aumentam a demanda de oxigênio e costumam afetar a transferência de oxigênio dos pulmões para o sangue, criando exacerbação da doença pulmonar do paciente.
10. Discuta o plano de emergência para queda de energia, desastres naturais e angústia respiratória aguda. Faça o paciente ou o familiar cuidador ligar para o serviço de emergência local e notificar o médico e a empresa de cuidados domiciliares.	Garante uma reação apropriada e previne a piora da condição do paciente. As empresas de energia elétrica geralmente dão prioridade de suprimento às residências que requerem oxigenoterapia.
11. Oriente o paciente e o familiar cuidador sobre práticas seguras de manuseio de oxigênio domiciliar, incluindo a colocação de avisos de "Não fumar/Oxigênio em Uso" em cada entrada da casa, não fumar na casa, manter os cilindros de oxigênio 2,4 metros longe de chamas vivas, eliminando potenciais riscos de tropeço relacionados a linhas e cilindros e armazenar os cilindros de oxigênio na vertical.	Garante segurança no uso do oxigênio em casa e previne lesões no paciente e familiares (Suntharalingam et al., 2018).
12. Oriente o paciente e o familiar cuidador que o dispositivo de administração de oxigênio domiciliar deve ser cuidado e submetido a manutenção técnica rotineiramente, de acordo com as instruções do fabricante (CMS, 2020).	Manutenção rotineira garante o funcionamento adequado do equipamento.
13. Auxilie o paciente a se posicionar confortavelmente.	Garante conforto e bem-estar.
14. Remova e descarte quaisquer materiais estranhos. Higienize as mãos.	Reduz a transmissão de microrganismos. O paciente e o familiar cuidador precisam estar cientes das técnicas de prevenção de infecções.

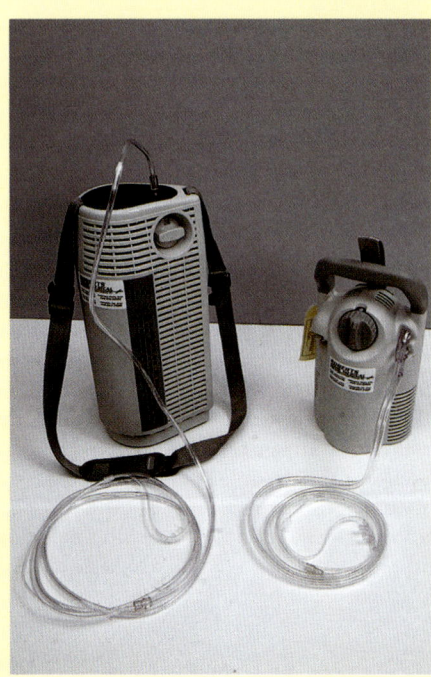

PASSO 4 Dispositivo de administração de oxigênio (cânulas nasais) e linhas conectadas aos cilindros de oxigênio portáteis.

(continua)

Procedimento 41.4 Como utilizar o equipamento de oxigênio domiciliar (Continuação)

Passo	Justificativa
Avaliação 1. Monitore o volume de administração de oxigênio no início de cada visita na residência. 2. Pergunte ao paciente e ao familiar cuidador sobre a facilidade de administração e quaisquer problemas ou preocupações em relação ao equipamento e a administração de oxigênio domiciliar. 3. Peça que o paciente e o familiar cuidador descrevam as orientações de segurança, precauções de emergência e plano de emergência. 4. **Use a explicação de volta:** "Quero ter certeza de que expliquei como administrar e usar o equipamento de oxigênio domiciliar. Mostre-me como colocar sua cânula nasal e regular a fonte de oxigênio." Revise suas orientações agora ou desenvolva um plano para revisão do aprendizado do paciente/familiar cuidador caso estes não consigam explicar o procedimento corretamente.	Determina se o paciente ou familiar cuidador está regulando o oxigênio no volume prescrito. Determina se o paciente e os familiares cuidadores são capazes de usar com segurança o equipamento e resolver pequenos problemas. Determina o conhecimento do paciente sobre o que fazer em caso de queda de energia, problemas no equipamento ou piora do estado de saúde do paciente. Explicar de volta é uma intervenção de letramento em saúde baseada em evidências que promove o envolvimento, a segurança, a adesão do paciente e a qualidade do cuidado. O objetivo de explicar de volta é garantir que você tenha explicado informações médicas claramente de forma que os pacientes e seus familiares compreendam o que você comunicou a eles (AHRQ, 2020).

RESULTADOS INESPERADOS E INTERVENÇÕES RELACIONADAS

1. O paciente apresenta sinais e sintomas associados a hipoxia.
   - Determine se o dispositivo de suprimento de oxigênio e a fonte de oxigênio estão liberando oxigênio corretamente
   - Determine se o volume de fluxo prescrito de oxigênio está configurado adequadamente
   - Avalie se o paciente apresenta alteração no estado respiratório como obstrução de via respiratória, infecção do sistema respiratório ou broncospasmo.
2. O paciente ou familiar cuidador usa práticas inseguras na oxigenoterapia, usa o oxigênio perto do fogo ou de alguém fumando ou configura incorretamente o volume de fluxo.
   - Reforce a educação do paciente e realize uma reavaliação de seguimento
   - Inclua o cuidador na orientação, e faça exercícios de resolução de problemas com o paciente.
3. O paciente ou familiar cuidador não consegue abastecer o sistema portátil.
   - Identifique e oriente o familiar cuidador ou o amigo da família que possa ajudar o paciente a abastecer o sistema portátil.

REGISTRO E RELATO

- Registre o plano de ensino e descreva a capacidade que o paciente e seu familiar cuidador têm para usarem com segurança o equipamento de oxigênio domiciliar
- Registre o tipo de equipamento de oxigênio que está sendo usado e o volume de fluxo de oxigênio, conhecimento das orientações de segurança, como usar o equipamento, resultados inesperados a observar e capacidade de demonstrar como usar adequadamente o dispositivo de administração de oxigênio.

CONSIDERAÇÕES SOBRE CUIDADOS DOMICILIARES

- Certifique-se de que os números de emergência estejam programados em um telefone ou prontamente disponíveis para uso em caso de emergência. Esses números incluem o do médico, do fornecedor de equipamentos médicos e da empresa de serviço de utilidade pública
- Coloque os números de emergência ao lado de todos os telefones na casa
- As companhias de energia devem ser notificadas sobre residências nas quais moram pacientes que recebem oxigênio domiciliar. No caso de queda de energia, essas residências seriam consideradas prioridades para religação de energia.

Pontos-chave

- O sistema cardiopulmonar consiste em coração, pulmões, vias respiratórias e vasos sanguíneos. Sua função é fornecer e distribuir oxigênio nos tecidos e remover o dióxido de carbono do corpo
- Ventilação, difusão, respiração e perfusão são processos para proporcionar a oxigenação adequada dos alvéolos para o sangue
- O débito cardíaco é determinado pela frequência cardíaca do paciente, sua força de contração, quantidade de sangue no ventrículo e quantidade de resistência que o coração precisa superar para ejetar o sangue
- Fluxo sanguíneo do miocárdio é a rota que o sangue segue para perfundir os músculos do coração
- A circulação sistêmica permite a perfusão tissular, levando oxigênio aos tecidos e removendo o dióxido de carbono e outras substâncias residuais dos tecidos
- Pacientes com débito cardíaco reduzido têm dificuldades para distribuir o oxigênio nos tecidos
- Pacientes hipóxicos têm risco de diminuição do débito cardíaco
- Alteração no nível de consciência, taquipneia, dispneia e ansiedade são sinais de hipoxemia
- Condução anormal pode causar arritmias cardíacas e diminuição do débito cardíaco, causando redução da distribuição de oxigênio nos tecidos
- Isquemia do miocárdio pode danificar o músculo cardíaco, diminuindo, desta forma, o débito cardíaco, o que leva à redução do aporte de oxigênio nos tecidos
- Queda dos níveis de hemoglobina observada em pacientes com anemia ou perda de sangue altera a capacidade de o paciente de transportar oxigênio, causando problemas na oxigenação
- Idade (tanto pouca quanto avançada), consumo de alimentos, estado de hidratação, nível de exercício, exposição a tabaco ou

outros poluentes ambientais, além de estresse, podem exercer um impacto negativo no estado de oxigenação de um paciente
- O enfermeiro usa julgamento clínico ao avaliar a condição atual de um paciente comparando-a com sinais e sintomas previstos de acordo com as condições médicas conhecidas para identificar se há manifestações físicas de oxigenação alterada
- Enfermeiros e médicos devem perguntar aos pacientes sobre fatores de risco de oxigenação alterada como histórico de tabagismo, abuso de substâncias, exposição a poluentes e substâncias ambientais, padrões de exercícios, padrões alimentares e enfermidades crônicas
- A avaliação de enfermagem inclui frequência e padrão respiratório, presença de tosse e/ou secreções, fadiga, dispneia, chiados, dor no peito, saturação de oxigênio, sinais vitais e sinais de infecção respiratória. Além disso, avalie a presença de sinais de hipoxemia crônica, como baqueteamento dos dedos ou tórax em barril
- O plano de cuidados de enfermagem deve incluir posicionamento, administração de medicações, administração de oxigênio, treinamento muscular respiratório e aspiração de via respiratória
- A oxigenoterapia, seja por cânula nasal, máscara ou ventilação mecânica, ajuda a melhorar a oxigenação tissular por aumentar a quantidade de oxigênio disponível para o paciente
- Exercícios de respiração, como respiração diafragmática e respiração com lábios entreabertos, beneficiam pacientes com doença pulmonar crônica
- Fisioterapia torácica é reservada para uso em pacientes com secreções espessas, para ajudá-los a mobilizar essas secreções
- Vacinações, programas de cessação de tabagismo, programas de exercícios e suporte nutricional são estratégias de promoção de saúde a serem trabalhadas com pacientes e suas famílias
- A mobilização das secreções por meio de posicionamento e hidratação adequada ajuda a manutenção da via respiratória
- Pode ser necessária aspiração para manter a perviedade da via respiratória em pacientes que têm dificuldade de manter sua própria via respiratória
- Vias respiratórias artificiais podem ser usadas em pacientes que não conseguem manter sua própria via respiratória
- Avalie sons da respiração, níveis de Sp_{O_2}, frequência e padrões respiratórios, tolerância à atividade, nível de fadiga e capacidade de manter a via respiratória para determinar a resposta do paciente às terapias.

Para refletir

- Descreva os dados do histórico de enfermagem que colocariam o sr. Edwards em risco de piora da **Desobstrução Ineficaz das Vias Respiratórias** durante seu período de hospitalização (Reconhecer pistas)
- Pelo estudo do caso e pelo plano de cuidados de enfermagem, identifique outros dados do histórico de enfermagem que corroboram diagnósticos de enfermagem adicionais para o sr. Edwards (Analisar pistas)
- Considere todas as informações do histórico de enfermagem no caso em estudo e os diagnósticos de enfermagem adicionais que você acabou de identificar para o sr. Edwards. Priorize os problemas de saúde ou diagnósticos de enfermagem (Priorizar diagnósticos)
- Revise as informações do caso em estudo, o plano de cuidados de enfermagem do sr. Edwards e seu mapa de conceito. Descreva outras intervenções de enfermagem para promoção de desobstrução de vias respiratórias e melhora da troca de gases respiratórios (Gerar soluções)
- Priorize as devidas ações de enfermagem ao planejar e efetuar as intervenções para melhora da desobstrução das vias respiratórias para o sr. Edwards (Tomar providências)

- Além das informações no plano de cuidados, identifique fatores mensuráveis/objetivos que você utilizaria para determinar a eficácia de suas intervenções de enfermagem para o sr. Edwards. Quais achados da avaliação indicariam uma necessidade de modificar o plano de cuidados? (Avaliar resultados)

Questões de revisão

1. O enfermeiro está se preparando para realizar uma aspiração nasotraqueal em um paciente. Coloque os passos na ordem correta.
   a. Aplicar aspiração.
   b. Auxiliar o paciente a se colocar na posição semi-Fowler ou posição de Fowler elevada, se possível.
   c. Avançar o cateter pelas narinas até chegar na traqueia.
   d. Fazer o paciente respirar profundamente algumas vezes.
   e. Lubrificar o cateter com lubrificante hidrossolúvel.
   f. Calçar luvas estéreis.
   g. Higienizar as mãos.
   h. Retirar o cateter.
2. Quais procedimentos o enfermeiro pode delegar aos técnicos/auxiliares de enfermagem nos Estados Unidos? (Selecione todas as aplicáveis.)
   a. Iniciar a oxigenoterapia via cânula nasal.
   b. Realizar a aspiração nasotraqueal de um paciente.
   c. Ensinar o paciente a usar o espirômetro de incentivo.
   d. Auxiliar nos cuidados de um tubo de traqueostomia estabelecido.
   e. Reposicionar um paciente com dreno torácico.
3. O enfermeiro está cuidando de um paciente com pneumonia. Ao entrar no quarto, ele encontra o paciente deitado no leito, tossindo e incapaz de expelir as secreções. O que o enfermeiro deve fazer primeiro?
   a. Ligar o oxigênio a um volume de 2 ℓ por minuto via cânula nasal.
   b. Elevar a cabeceira do leito a 45°.
   c. Encorajar o paciente a usar o espirômetro de incentivo.
   d. Notificar o médico.
4. O enfermeiro está dando orientações de alta a um paciente com doença pulmonar obstrutiva crônica (DPOC). Qual frase dita pelo paciente indica a necessidade de mais orientação?
   a. "Respiração com lábios entreabertos é como um exercício para meus pulmões e vai me ajudar a fortalecer meus músculos respiratórios."
   b. "Quando fico doente, devo limitar a quantidade de líquidos ingeridos para que eu não produza muco em excesso."
   c. "Vou me certificar de tomar a vacina contra *influenza* todos os anos, preferencialmente no outono."
   d. "Vou procurar um grupo de apoio para cessação do tabagismo em meu bairro."
5. Quais achados e características definidores indicam que o paciente está sofrendo uma perturbação aguda na oxigenação que requer intervenção imediata? (Selecione todas as aplicáveis.)
   a. Sp_{O_2} de 95%.
   b. Retrações torácicas.
   c. Frequência respiratória de 28 respirações por minuto.
   d. Narinas abertas.
   e. Baqueteamento dos dedos.
6. O enfermeiro está cuidando de um paciente com via respiratória artificial. Por quais motivos se deve aspirar o paciente? (Selecione todas as aplicáveis.)
   a. O paciente tem secreções visíveis na via respiratória.
   b. Há um padrão de dente serrilhado no monitor de E_tCO_2 do paciente.

c. O paciente apresenta sons de respiração claros.
d. Já se passaram 3 horas da última aspiração do paciente.
e. O paciente está tossindo excessivamente.

7. O enfermeiro está cuidando de um paciente com um dreno torácico para tratamento de um pneumotórax direito. Qual achado ou característica definidor necessita de notificação imediata do médico?
    a. Borbulhamento novo e intenso na câmara com selo d'água.
    b. Escassez de material de drenagem sanguinolenta observada no curativo.
    c. Sons respiratórios limpos, porém ligeiramente diminuídos do lado direito do tórax.
    d. Classificação de dor nível 2 uma hora após a administração do analgésico prescrito.

8. O enfermeiro acaba de presenciar uma parada cardiorrespiratória de seu paciente. A família está no quarto do paciente no momento em que a parada cardiorrespiratória ocorre. Quais intervenções prioritárias o enfermeiro deve realizar nesse momento? (Selecione todas as aplicáveis.)
    a. Realizar compressões torácicas.
    b. Pedir que alguém traga o desfibrilador externo automatizado (DEA) para o quarto para desfibrilação imediata.
    c. Aplicar oxigênio via cânula nasal.
    d. Colocar o paciente na posição de decúbito dorsal.
    e. Educar a família sobre a necessidade de RCP.

9. O enfermeiro está ministrando cuidados de traqueostomia em um paciente. Qual achado indicaria que o tubo de traqueostomia se deslocou?

    a. Sons respiratórios limpos.
    b. O paciente está falando com o enfermeiro.
    c. Leitura de Sp_{O_2} de 96%.
    d. Frequência respiratória de 18 respirações por minuto

10. Que número corresponde ao ponto no qual você avaliaria um vazamento de ar em um paciente com dreno torácico?

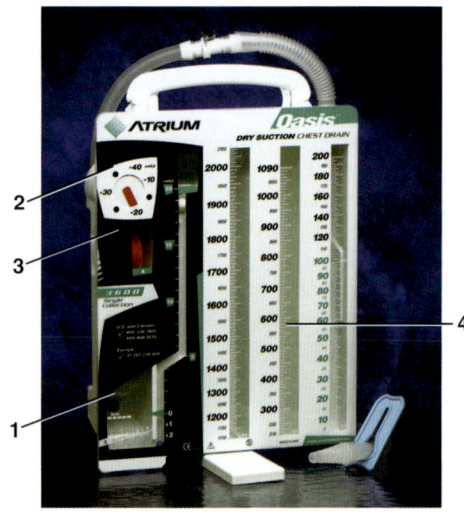

Respostas: 1. g, b, f, d, e, c, a, h; **2.** d, e; **3.** b; **4.** b; **5.** b, c, d; **6.** a, b, e; **7.** a; **8.** a, b; d; **9.** b; **10.** 1.

Referências bibliográficas

Agency for Healthcare Research and Quality (AHRQ): *Teach-Back: Intervention. Quick Start Guide Full Page*, Rockville, MD, 2020, Agency for Healthcare Research and Quality. https://www.ahrq.gov/health-literacy/quality-resources/tools/literacy-toolkit/healthlittoolkit2-tool5.html. Accessed August 2021.

Agency for Toxic Substances and Disease Registry (ATSDR): *Environmental triggers of asthma*, 2018. https://www.atsdr.cdc.gov/csem/asthma/overview_of_asthma.html. Accessed August 2021.

American Association of Critical Care Nurses (AACN): *AACN practice alert: prevention of aspiration*, 2018. http://www.aacn.org/wd/practice/content/practicealerts/aspiration-practice-alert.pcms?menu=practice. Accessed August 2021.

American Association of Critical Care Nurses (AACN): AACN practice alert: oral care for acutely and critically ill patients, *Crit Care Nurse* 37(3):e19, 2017a.

American Association of Critical Care Nurses (AACN): *AACN practice alert: prevention of ventilator-associated pneumonia in adults*, 2017b. https://www.aacn.org/clinical-resources/practice-alerts/ventilator-associated-pneumonia-vap. Accessed August 2021.

American Association of Respiratory Care (AARC): AARC clinical practice guideline, endotracheal suctioning of mechanically ventilated patients with artificial airways—2010 update, *Respir Care* 55(60):758, 2010.

American Association of Respiratory Care (AARC): Clinical practice guideline: incentive spirometry, *Respir Care* 56(10):1600, 2011.

American Cancer Society (ACS): *Health risks of smoking tobacco*, 2020a. https://www.cancer.org/cancer/cancer-causes/tobacco-and-cancer/health-risks-of-smoking-tobacco.html. Accessed March 2021.

American Cancer Society (ACS): *Prescription drugs to help you quit tobacco*, 2020b. https://www.cancer.org/healthy/stay-away-from-tobacco/guide-quitting-smoking/prescription-drugs-to-help-you-quit-smoking.html. Accessed March 2021.

American Heart Association (AHA): *Cardiac arrest survival greatly increases when bystanders use an automated external defibrillator*, 2018. http://newsroom.heart.org/news/cardiac-arrest-survival-greatly-increases-when-bystanders-use-an-automated-external-defibrillator. Accessed March 2021.

American Heart Association (AHA): *Highlights of the 2020 American Heart Association guidelines update for CPR and ECC*, 2020. https://cpr.heart.org/-/media/cpr-files/cpr-guidelines-files/highlights/hghlghts_2020_ecc_guidelines_english.pdf?la=en. Accessed March 2021.

American Lung Association (ALA): *Health effects of secondhand smoke*, 2020a. https://www.lung.org/stop-smoking/smoking-facts/health-effects-of-secondhand-smoke.html. Accessed March 2021.

American Lung Association (ALA): *Using oxygen at home*, 2020b. https://www.lung.org/lung-health-and-diseases/lung-procedures-and-tests/oxygen-therapy/using-oxygen-at-home.html. Accessed August 2021.

American Lung Association (ALA): *Health effects of smoking*, 2020c. https://www.lung.org/quit-smoking/smoking-facts/health-effects/smoking. Accessed March 2021.

American Thoracic Society: *ATS publishes new clinical guideline on home oxygen for children*, 2019. https://www.thoracic.org/about/newsroom/press-releases/journal/2019/ats-publishes-new-clinical-guideline-on-home-oxygen-for-children.php. Accessed August 2021.

American Thoracic Society (ATS): *Oxygen therapy*, 2016. http://www.thoracic.org/patients/patient-resources/resources/oxygen-therapy.pdf. Accessed August 2021.

Ball J, et al: *Seidel's guide to physical examination*, ed 9, St. Louis, 2019, Elsevier.

Billington J, Luckett A: Care of the critically ill patient with a tracheostomy, *Nurs Stand* 34(2):59, 2019.

Bolsega T, Sole M: Tracheostomy care practices in a simulated setting: an exploratory study, *Clin Nurse Spec* 32(4):182, 2018.

Cedar SH: Every breath you take: the process of breathing explained, *Nurs Times* 114(1):47, 2018.

Centers for Disease Control and Prevention (CDC): *What is health literacy?* 2021a. https://www.cdc.gov/healthliteracy/learn/index.html. Accessed March 2021.

Centers for Disease Control and Prevention (CDC): *Who should do it, who should not, and who should take precautions*, 2021b. https://www.cdc.gov/flu/prevent/whoshouldvax.htm. Accessed March 2021.

Centers for Disease Control and Prevention (CDC): *Ventilator-associated event (VAE)*, 2021c. https://www.cdc.gov/nhsn/PDFs/pscManual/10-VAE_FINAL.pdf, Accessed March 2021.

Centers for Disease Control and Prevention (CDC): *How COVID-19 spreads*, 2021d. https://www.cdc.gov/coronavirus/2019-ncov/prevent-getting-sick/how-covid-spreads.html. Accessed March 2021.

Centers for Disease Control and Prevention (CDC): *Key things to know about COVID-19 vaccines*, 2021e. https://www.cdc.gov/coronavirus/2019-ncov/vaccines/keythingstoknow.html. Accessed March 2021.

Centers for Disease Control and Prevention: *National Center for Chronic Disease Prevention and Health Promotion*, 2021f, https://www.cdc.gov/chronicdisease/resources/infographic/chronic-diseases.htm.

Centers for Disease Control and Prevention (CDC): *Women and heart disease*, 2020a. https://www.cdc.gov/heartdisease/women.htm. Accessed March 2021.

Centers for Disease Control and Prevention (CDC): *Valley fever: coccidioidomycosis*, 2020b. https://www.cdc.gov/fungal/diseases/coccidioidomycosis/index.html. Accessed March 2021.

Centers for Disease Control and Prevention (CDC): *Carbon monoxide poisoning*, 2020c, https://www.cdc.gov/co/faqs.htm. Accessed March 2021.

Centers for Disease Control and Prevention (CDC): *Pneumococcal vaccination: what everyone should know*, 2020d. https://www.cdc.gov/vaccines/vpd/pneumo/public/index.html. Accessed March 2021.

Centers for Disease Control and Prevention (CDC): Tuberculosis – United States, 2018, *MMWR Morb Mortal Wkly Rep* 68(11):257, 2019. https://www.cdc.gov/mmwr/volumes/68/wr/pdfs/mm6811-H.pdf. Accessed March 2021.

Centers for Disease Control and Prevention (CDC): Tobacco product use among middle and high school students — United States, 2011–2017, *MMWR Morb Mortal Wkly Rep* 67(22):629–633, 2018a. https://www.cdc.gov/mmwr/volumes/67/wr/mm6722a3.htm. Accessed March 2021.

Centers for Disease Control and Prevention (CDC): Current cigarette smoking among adults — United States, 2016, *MMWR Morb Mortal Wkly Rep* 67(2):53, 2018b. https://www.cdc.gov/mmwr/volumes/67/wr/mm6702a1.htm. Accessed March 2021.

Centers for Disease Control and Prevention (CDC): *Urban-rural differences in chronic obstructive pulmonary disease (COPD)*, 2018c. https://www.cdc.gov/ruralhealth/copd/; https://www.cdc.gov/ruralhealth/copd/index.html. Accessed March 2021.

Centers for Disease Control and Prevention (CDC): *Tuberculosis: who should be tested*, 2016a. https://www.cdc.gov/tb/topic/testing/whobetested.htm. Accessed March 2021.

Centers for Disease Control and Prevention (CDC): *Tuberculosis: basic TB facts*, 2016b. https://www.cdc.gov/tb/topic/basics/default.htm. Accessed March 2021.

Centers for Medicare and Medicaid Services (CMS): *Home oxygen therapy*, 2020. https://www.cms.gov/Research-Statistics-Data-and-Systems/Computer-Data-and-Systems/Electronic-Clinical-Templates/DMEPOS-Templates/DMEPOS-Home-Oxygen-Therapy. Accessed March 2021.

Chotai P, Mosenifar Z: *Tube thoracostomy management*, 2018. https://emedicine.medscape.com/article/1503275-overview. Accessed August 2021.

COPD Foundation: *Breathing exercises and techniques for COPD*, 2021. https://www.copdfoundation.org/Learn-More/I-am-a-Person-with-COPD/Breathing-Techniques.aspx. Accessed August 2021.

Cystic Fibrosis Foundation (CFF): *Basics of postural drainage and percussion*, n.d.a. https://www.cff.org/Life-With-CF/Treatments-and-Therapies/Airway-Clearance/Basics-of-Postural-Drainage-and-Percussion/. Accessed August 2021.

Cystic Fibrosis Foundation (CFF): *Coughing and huffing*, n.d.b. https://www.cff.org/Life-With-CF/Treatments-and-Therapies/Airway-Clearance/Coughing-and-Huffing/. Accessed August 2021.

Cystic Fibrosis Foundation (CFF): *Positive expiratory pressure*, n.d.c. https://www.cff.org/Life-With-CF/Treatments-and-Therapies/Airway-Clearance/Positive-Expiratory-Pressure/. Accessed August 2021.

Environmental Protection Agency (EPA): *A citizen's guide to radon: the guide to protecting yourself and your family from radon*, 2016. https://www.epa.gov/sites/production/files/2016-12/documents/2016_a_citizens_guide_to_radon.pdf. Accessed March 2021.

Fields BE, et al: Home oxygen therapy, *Am J Nurs*, 120(11):51, 2020.

Franks LJ, et al: Comparing the performance characteristics of different positive expiratory pressure devices, *Respir Care* 64(4):434, 2019.

Fumarola S, et al.: Overlooked and underestimated: medical adhesive-related skin injuries. Best practice consensus document on prevention. *J Wound Care* 29(Suppl 3c):S1–S24, 2020.

Ghosh D, Elliott M: Acute non-invasive ventilation – getting it right on the acute medical take, *Clin Med J* 19(3):237, 2019.

Harding MM, et al: *Medical surgical nursing, assessment and management of clinical problems*, ed 11, St. Louis, 2020, Elsevier.

Hartjes TM: *AACN core curriculum for high acuity, progressive, and critical care nursing*, ed 7, St. Louis, 2018, Elsevier.

Hill N, et al: Noninvasive ventilatory support for acute hypercapnic respiratory failure, *Respir Care* 64(6):647, 2019.

Hockenberry MJ, et al: *Wong's nursing care of infants and children*, ed 11, St. Louis, 2019, Elsevier.

Huang X, et al: Influence of subglottic secretion drainage on the microorganisms of ventilator associated pneumonia, *Medicine* 97(28):1, 2018.

Huggins J, et al: *Placement and management of thoracostomy tubes and catheters in adults and children*, 2021. https://www.uptodate.com/contents/placement-and-management-of-thoracostomy-tubes-and-catheters-in-adults-and-children. Accessed August 2021.

Institute for Healthcare Improvement (IHI): *How-to guide: prevent ventilator-associated pneumonia*, 2012. http://www.ihi.org/resources/Pages/Tools/HowtoGuidePreventVAP.aspx. Accessed March 2021.

Jacobs SS, et al: Optimizing home oxygen therapy: an official American Thoracic Society workshop report, *Ann Am Thorac Soc* 15(12):1369, 2018.

Karlsen M, et al: Communication with patients in intensive care units: a scoping review, *Nurs Crit Care* 24(3):115, 2019.

Kirkwood P: Chest tube removal (assist). In Wiegand D, editor: *AACN procedure manual for critical care*, ed 7, St. Louis, 2017, Elsevier.

Larrow V, Klich-Heartt EI: Prevention of ventilator-associated pneumonia in the intensive care unit: beyond the basics, *J Neurosci Nurs* 48(3):160, 2016.

Letchford E, Bench S: Ventilator-associated pneumonia and suction: a review of the literature, *Br J Nurs* 27(1):13, 2018.

Leung C, et al: Exploring the scope of communication content of mechanically ventilated patients, *J Crit Care* 44:136, 2018.

Link M, et al: Part 7: Adult advanced cardiovascular life support: 2015 American Heart Association guidelines update for cardiopulmonary resuscitation and emergency cardiovascular care, *Circulation* 132(18 Suppl 2):S444, 2015.

Masood M, et al: Association of standardized tracheostomy care protocol implementation and reinforcement with the prevention of life-threatening respiratory events, *JAMA Otolaryngol Head Neck Surg*, 144(6):527, 2018.

McCance KL, Huether SE: *Pathophysiology: the biologic basis for disease in adults and children*, ed 8, St. Louis, 2019, Elsevier.

Menzes KKP, et al: A review on respiratory muscle training devices, *J Pulm Respir Med* 8(2):451, 2018.

Moore D: Home oxygen therapy in patients with COPD: safety issues for nurse prescribers, *Br J Nurs*, 28(14): 912, 2019.

Muzzy AC, Butler AK: Managing chest tubes: air leaks and unplanned tube removal, *Am Nurse Today* 10(5), 2015.

National Cancer Institute (NCI): *Secondhand smoke and cancer*, 2018. https://www.cancer.gov/about-cancer/causes-prevention/risk/tobacco/second-hand-smoke-fact-sheet. Accessed March 2021.

National Heart Lung and Blood Institute (NHLBI): *DASH eating plan*, n.d.a, National Institutes of Health. https://www.nhlbi.nih.gov/health-topics/dash-eating-plan. Accessed March 2021.

National Heart Lung and Blood Institute (NHLBI): *Defibrillators*, n.d.b, National Institutes of Health. https://www.nhlbi.nih.gov/health-topics/defibrillators. Accessed March 2021.

National Institute on Drug Abuse (NIDA): *Marijuana DrugFacts*, 2019, National Institutes of Health. https://www.drugabuse.gov/publications/drugfacts/marijuana. Accessed March 2021.

National Institute on Drug Abuse (NIDA): *Cocaine DrugFacts*, 2018, National Institutes of Health. https://www.drugabuse.gov/publications/drugfacts/cocaine. Accessed March 2021.

National Institute on Drug Abuse (NIDA): *Inhalants DrugFacts*, 2020, National Institutes of Health. https://www.drugabuse.gov/publications/drugfacts/inhalants. Accessed March 2021.

Neumar RW, et al: Part 1: Executive summary 2015 American Heart Association guidelines update for cardiopulmonary resuscitation and emergency cardiovascular care, *Circulation* 132(18 Suppl 2): S315, 2015.

Oncology Nursing Society (ONS): *Toolkit for safe handling of hazardous drugs for nursing in oncology*, 2018. https://www.ons.org/sites/default/files/2018-06/ONS_Safe_Handling_Toolkit_0.pdf. Accessed August 2021.

Pickett J: Closed chest-drainage system. In Wiegand D, editor: *AACN procedure manual for critical care*, ed 7, St. Louis, 2017, Elsevier.

Rochwerg B, et al: Official ERS/ATS clinical practice guidelines: noninvasive ventilation for acute respiratory failure, *Eur Respir J* 50:1, 2017.

Rouzé A, et al: Tracheal tube design and ventilator-associated pneumonia, *Respir Care* 62(10):1316, 2017.

Sasa R: Evidence-based update on chest tube management: Is your practice current? *Am Nurse Today*, 14(4):10, 2019.

Smith SG, Pietrantonio T: Best method for securing an endotracheal tube, *Crit Care Nurs* 36(2):78, 2016.

Sole ML, et al: Clinical indicators for endotracheal suctioning in adult patients receiving mechanical ventilation, *Am J Crit Care* 24(4):318, 2015.

Stevens G, et al: Intraoperative endotracheal cuff pressure study: how education and availability of manometers help guide safer pressure, *Mil Med* 183:e416, 2018.

Strickland SL: Year in review 2014: airway clearance, *Respir Care* 60(4):603, 2015.

Strickland SL, et al: AARC clinical practice guideline: effectiveness of nonpharmacologic airway clearance techniques in hospitalized patients, *Respir Care* 58(12):2187, 2013.

Suntharalingam J, et al: British Thoracic Society quality standards for home oxygen use in adults, *BMJ Open Respir Res* 18:4(1):e000223, 2018.

The Joint Commission (TJC): *2021 National Patient Safety Goals*, Oakbrook Terrace, IL, 2021, The Commission. http://www.jointcommission.org/en/standards/national-patient-safety-goals/. Accessed August 2021.

Tokmaji G, et al: Silver-coated endotracheal tubes for prevention of ventilator-associated pneumonia in critically ill patients (review), *Cochrane Database Syst Rev* 2015(8):1, 2018.

Touhy T, Jett K: *Gerontological nursing and healthy aging*, ed 5, St. Louis, 2018, Elsevier.

Urden LD, et al: *Priorities in critical care nursing*, ed 8, St. Louis, 2020, Elsevier.

US Department of Health and Human Services (USDHHS): *Physical activity guidelines for Americans*, ed 2, 2018. https://health.gov/paguidelines/second-edition/pdf/Physical_Activity_Guidelines_2nd_edition.pdf. Accessed March 2021.

Venuta F, et al: Chest tubes: generalities, *Thorac Surg Clin* 27(1):1, 2017.

Walsh BK, Smallwood CD: Pediatric oxygen therapy: a review and update, *Respir Care* 62(6):645, 2017.

Walters J: Chest tube placement (assist): In Wiegand D, editor: *AACN procedure manual for high acuity, progressive, and critical care*, ed 7, St. Louis, 2017, Elsevier.

Wiegand D: *AACN procedure manual for high acuity, progressive, and critical care*, ed 7, St. Louis, 2017, Elsevier.

Virk H, Wiersinga J: Current place of probiotics for VAP, *Crit Care* 23:46, 2019.

Zisis C, et al: Chest drainage systems in use, *Ann Transl Med* 3(3):43, 2015.

Referências de pesquisa

Alja'afreh M, et al: The effects of oral care protocol on the incidence of ventilator-associated pneumonia in selected intensive care units in Jordan, *Dimens Crit Care Nurs* 38(1):5, 2019.

Anand T, et al: Results from a quality improvement project to decrease infection-related ventilator events in trauma patients at a community teaching hospital, *Am Surg* 84(10):1701, 2018.

Bassi GL, et al: Prevention of ventilator-associated pneumonia, *Curr Opin Infect Dis* 30(2):214, 2017.

Celedon JC, et al: An American Thoracic Society/National Heart, Lung, and Blood Institute workshop report: addressing respiratory health equality in the United States, *Ann Am Thorac Soc* 14(5):814, 2017.

Chacko R, et al: Oral decontamination techniques and ventilator-associated pneumonia, *Br J Nurs* 26(11):594, 2017.

Chatwin M, et al: Airway clearance techniques in neuromuscular disorders: a state of the art review, *Respir Med* 136:98, 2018.

Elliott S, Morrell-Scott N: Care of patients undergoing weaning from mechanical ventilation in critical care, *Nurs Stand* 32(13):41, 2017.

Eltorai AE, et al: Perspectives on incentive spirometry utility and patient protocols, *Respir Care* 63(5):519, 2018.

Ferrer M, Torres A: Epidemiology of ICU-acquired pneumonia, *Curr Opin Crit Care* 24(5):325, 2018.

Fumarola S, et al: Overlooked and underestimated: medical adhesive-related skin injuries. Best practice consensus document on prevention. *J Wound Care* 29(Suppl 3c):S1–S24, 2020.

Gross SL, et al: Comparison of three practices for dressing chest tube insertion sites: a randomized controlled trial, *Medsurg Nurs* 25(4):229, 2016.

Hanada M, et al: Aerobic and breathing exercises improve dyspnea, exercise capacity and quality of life in idiopathic pulmonary fibrosis patients: a systematic review and meta-analysis, *J Thorac Dis* 12(3):1041, 2020.

Jackson D, et al: Medical device-related pressure ulcers: a systematic review and meta-analysis, *Int J Nurs Stud* 92:109, 2019.

Karaca T, Korkmaz F: A quasi-experimental study to explore the effect of barrier cream on the peristomal skin of patients with a tracheostomy, *Ostomy Wound Manage* 64(3):32, 2018.

Langer T, et al.: Prone position in intubated, mechanically ventilated patients with COVID-19: a multi-centric study of more than 1000 patients *Crit Care* 25:128, 2021. Published online 2021 Apr 6. doi: 10.1186/s13054-021-03552-2

Mahmoodpoor A, et al: Effect of a probiotic preparation on ventilator-associated pneumonia in critically ill patients admitted to the intensive care unit: a prospective double-blind randomized controlled trial, *Nutr Clin Pract* 34(1):156, 2018.

Mendes LPA, et al: Effects of diaphragmatic breathing with and without pursed-lips breathing in subjects with COPD, *Respir Care* 64(2):136, 2019.

Nuwi D, Irwan AM: Effect of active mobilization on patients in the intensive care unit: a systematic review, *Int J Caring Sci* 11(3):1942, 2018.

Pozuelo-Carrascosa DP, et al: Subglottic secretion drainage for preventing ventilator associated pneumonia: an overview of systematic reviews and an updated meta-analysis, *Eur Respir Rev* 29(155), 2020.

Salem A, Ahmad M: Communication with invasive mechanically ventilated patients and the use of alternative devices: integrative review, *J Res Nurs* 23(7):614, 2018.

Sanaie S, et al: Comparison of tracheal tube cuff pressure with two techniques: fixed volume and minimal leak test techniques, *J Cardiovasc Thorac Res* 11(1):48, 2019.

Wang R, et al: The impact of tracheotomy timing in critically ill patients undergoing mechanical ventilation: a meta-analysis of randomized controlled clinical trials with trial sequential analysis, *Heart Lung* 48:46, 2019.

Wang CH, et al: Normal saline instillation before suctioning: a meta-analysis of randomized controlled trials, *Aust Crit Care* 30(5):260, 2017.

Wen Z, et al: Is humidified better than non-humidified low-flow oxygen therapy? A systematic review and meta-analysis, *J Adv Nurs* 73(11):2522, 2017.

Xu Z, et al: High-flow nasal cannula in adults with acute respiratory failure and after extubation: a systematic review and meta-analysis, *Respir Res* 19(1):202, 2018.

42

Equilíbrio Hidreletrolítico e Ácido-Básico

Objetivos

- Determinar quais processos regulam a distribuição hídrica, o volume de líquido extracelular e a osmolaridade dos líquidos do corpo
- Explicar os processos que regulam o equilíbrio eletrolítico
- Explicar os processos que regulam o equilíbrio ácido-básico
- Relembrar desequilíbrios hidreletrolíticos e ácido-básicos comuns
- Identificar fatores de risco de desequilíbrios hidreletrolíticos e ácido-básicos
- Usar julgamento clínico ao aplicar o processo de enfermagem no cuidado de pacientes com desequilíbrios hidreletrolíticos e ácido-básicos
- Usar julgamento clínico para selecionar as avaliações clínicas adequadas para desequilíbrios hidreletrolíticos e ácido-básicos específicos
- Explicar a justificativa e os procedimentos para a introdução de um acesso venoso; manutenção do sistema; troca de recipientes de solução intravenosa (IV), equipos e curativos, e; interrupção de acesso venoso periférico
- Explicar as possíveis complicações da terapia IV e o que fazer caso ocorram
- Discutir o procedimento para a instauração e monitoramento de transfusão de sangue e as devidas ações de enfermagem a serem conduzidas caso ocorram reações à transfusão
- Identificar como avaliar os resultados do cuidado dos pacientes com desequilíbrios hidreletrolíticos e ácido-básicos.

Termos-chave

Acidose
Acidose metabólica
Acidose respiratória
Alcalose
Alcalose metabólica
Alcalose respiratória
Coloides
Cristaloides
Déficit de volume extracelular
Dispositivos de acesso vascular (DAVs)
Excesso de volume extracelular
Extravasamento
Filtração
Flebite
Gasometria arterial

Hiato aniônico
Hipercalcemia
Hipermagnesemia
Hipernatremia
Hiperpotassemia
Hipertônica
Hipocalcemia
Hipomagnesemia
Hiponatremia
Hipopotassemia
Hipotônica
Hipovolemia
Infiltração
Isotônico
Líquido

Líquido extracelular (LEC)
Líquido intersticial
Líquido intracelular (LIC)
Líquido intravascular
Osmolaridade
Osmose
Pressão hidrostática
Pressão oncótica
Pressão osmótica
Pressão osmótica coloidal
Punção venosa
Reação à transfusão
Tamponadores
Transfusão autóloga

A sra. Mendoza, de 77 anos, caiu em casa depois de episódios de vômitos e diarreia por 24 horas. Ela foi internada no hospital para reidratação oral e intravenosa (IV) depois que suas radiografias indicaram a inexistência de fratura óssea. A paciente mora sozinha em um apartamento e não tem doenças crônicas, com exceção de osteoartrite nas mãos.

Robert é um estudante de enfermagem designado a cuidar da sra. Mendoza. Ele já cuidou de outros pacientes com distúrbios gastrintestinais, mas nenhum deles com desequilíbrios hidreletrolíticos. Robert planeja seu cuidado revisando o prontuário eletrônico da sra. Mendoza e a prescrição médica.

Há líquido no interior e ao redor de todas as células do corpo. Os líquidos celulares contêm eletrólitos, como sódio e potássio e também têm um grau de acidez. O equilíbrio hidreletrolítico e ácido-básico dentro do corpo mantém a saúde e a função de todos os sistemas corporais. As características dos líquidos corporais influenciam o funcionamento do sistema corporal devido aos seus efeitos na função celular. Essas características incluem quantidade de líquido (volume), concentração (osmolaridade), composição (concentração de eletrólitos) e grau de acidez (pH). Todas essas características têm mecanismos de regulação que as mantêm em equilíbrio para o funcionamento celular normal. É importante compreender como o corpo normalmente mantém o equilíbrio hidreletrolítico e ácido-básico. Você também precisa saber como se desenvolvem desequilíbrios, como os diversos desequilíbrios hidreletrolíticos e ácido-básicos afetam os pacientes e como ajudar os pacientes a manter ou recobrar seu equilíbrio com segurança.

Base de conhecimento científico

Esta seção oferece os fundamentos básicos do conhecimento científico para seu julgamento clínico e decisões clínicas sobre os pacientes que têm ou que estão arriscados a ter desequilíbrios hidreletrolíticos ou ácido-básicos.

Localização e movimentação de água e eletrólitos

Água compreende uma parte substancial do peso corporal. Na verdade, aproximadamente 60% do peso corporal de um adulto são compostos por água. Essa proporção diminui com a idade; aproximadamente 50% do peso de um idoso são de água. Mulheres normalmente têm um conteúdo menor de água do que os homens. Pessoas obesas têm menos água em seus corpos do que as pessoas magras, pois a gordura contém menos água do que os músculos (Huether et al., 2020). O termo **líquido** se refere à água que contém substâncias dissolvidas ou suspensas, como glicose, sais minerais e proteínas.

Distribuição hídrica. Os líquidos corporais estão localizados em dois compartimentos distintos: **líquido extracelular (LEC)** fora das células e **líquido intracelular (LIC)** dentro das células (Figura 42.1). Nos adultos, o LIC compreende aproximadamente dois terços do conteúdo total de água no corpo. O LEC compõe aproximadamente um terço do conteúdo hídrico do corpo. O LEC se divide em duas partes principais (**líquido intravascular** e **líquido intersticial**) e em uma parte menor (líquidos transcelulares). O líquido intravascular é a parte líquida do sangue (ou seja, o plasma). O líquido intersticial se localiza entre as células e fora dos vasos sanguíneos. Os líquidos transcelulares, como os líquidos cefalorraquidiano, pleural, peritoneal e sinovial, são secretados pelas células epiteliais (Huether et al., 2020).

Composição dos líquidos corporais. O líquido nos compartimentos do corpo contém sais minerais, tecnicamente conhecidos como eletrólitos. Um eletrólito é um composto que se dissocia em íons (partículas com cargas) quando dissolvido na água. Íons com carga positiva são chamados de cátions; íons que têm carga negativa são chamados de ânions. Os cátions dos líquidos corporais são os íons sódio (Na^+), potássio (K^+), cálcio (Ca^{2+}) e magnésio (Mg^{2+}). Os ânions dos líquidos corporais são o cloro (Cl^-) e o bicarbonato (HCO_3^-). Ânions e cátions se combinam para formar sais. Se você colocar sal de cozinha (NaCl) na água, ele será separado em Na^+ e Cl^-. Outras combinações de ânions e cátions fazem a mesma coisa. Laboratórios de análises clínicas normalmente apresentam as medições de eletrólitos em miliequivalentes por litro (mEq/ℓ) ou milimoles por litro (mmol/ℓ), que são duas unidades de concentração diferentes (Tabela 42.1). Milimoles por litro representam o número de miligramas do eletrólito dividido por seu peso molecular contidos em um litro do líquido que está sendo analisado (normalmente plasma ou soro sanguíneo). Miliequivalentes por litro são os milimoles por litro multiplicados pela carga do eletrólito (p. ex., 1 para Na^+, 2 para Ca^{2+}). Um miliequivalente de um eletrólito pode se combinar com um miliequivalente de outro eletrólito, e é por isso que essa unidade de medida é utilizada.

Líquido que contém um grande número de partículas dissolvidas é mais concentrado do que a mesma quantidade de líquido que contém apenas algumas partículas. A **osmolaridade** de um líquido é uma medida do número de partículas por quilograma de água.

Tabela 42.1 Valores laboratoriais normais para adultos.

Item mensurado	Valor normal no soro ou sangue
Osmolaridade	285 a 295 mOsm/kg H_2O (285 a 295 mmol/kg H_2O)
Eletrólitos	
Sódio (Na^+)	136 a 145 mEq/ℓ (136 a 145 mmol/ℓ)
Potássio (K^+)	3,5 a 5,0 mEq/ℓ (3,5 a 5 mmol/ℓ)
Cloro (Cl^-)	98 a 106 mEq/ℓ (98 a 106 mmol/ℓ)
CO_2 total (conteúdo total de CO_2)	22 a 30 mEq/ℓ (22 a 30 mmol/ℓ)
Bicarbonato (HCO_3^-)	Arterial 21 a 28 mEq/ℓ (21 a 28 mmol/ℓ) Venoso 24 a 30 mEq/ℓ (24 a 30 mmol/ℓ)
Cálcio total (Ca^{2+})	9,0 a 10,5 mg/dℓ (2,25 a 2,62 mmol/ℓ)
Cálcio ionizado (Ca^{2+})	4,5 a 5,6 mg/dℓ (1,05 a 1,3 mmol/ℓ)
Magnésio (Mg^{2+})	1,3 a 2,1 mEq/ℓ (0,65 a 1,05 mmol/ℓ)
Fosfato	3,0 a 4,5 mg/dℓ (0,97 a 1,45 mmol/ℓ)
Hiato aniônico	6 +/− 4 mEq/ℓ (6 +/−4 mmol/ℓ)
Gases do sangue arterial	
pH	7,35 a 7,45
$PaCO_2$	35 a 45 mmHg (4,7 a 6 kPa)
PaO_2	80 a 100 mmHg (10,7 a 13,3 kPa)
Saturação de O_2	95 a 100% (0,95 a 1,00)
Excesso de base	−2 a +2 mEq/ℓ (mmol/ℓ)

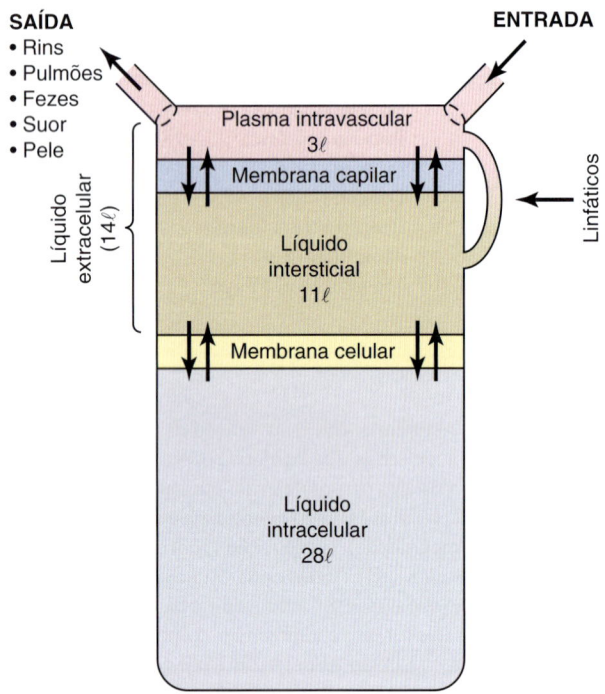

Figura 42.1 Compartimentos dos líquidos do corpo. (De Hall JE, Hall ME: *Guyton and Hall textbook of medical physiology*, ed 14, Philadelphia, 2021, Elsevier.)

Algumas partículas (p. ex., ureia) atravessam facilmente as membranas celulares; outras, como o Na⁺, não conseguem atravessar com facilidade. As partículas que não conseguem atravessar as membranas celulares facilmente determinam a tonicidade (concentração efetiva) de um líquido. Um líquido com a mesma tonicidade que o sangue normal é chamado de **isotônico**. Uma solução **hipotônica** é mais diluída do que o sangue, e uma solução **hipertônica** é mais concentrada do que o sangue normal (Figura 42.2).

Movimentação da água e dos eletrólitos. Transporte ativo, difusão, osmose e filtração são processos que movimentam a água e os eletrólitos entre os compartimentos do corpo. Esses processos mantêm a igualdade da osmolaridade em todos os compartimentos e ao mesmo tempo permitem diferentes concentrações de eletrólitos.

Transporte ativo. Líquidos em diferentes compartimentos do corpo têm diferentes concentrações de eletrólitos que são necessárias para o funcionamento normal. Por exemplo, concentrações de Na⁺, Cl⁻ e HCO_3^- são maiores no LEC, enquanto concentrações de K⁺, Mg²⁺ e fosfato são mais altas no LIC. As células mantêm sua alta concentração intracelular de eletrólitos por meio do transporte ativo. O transporte ativo requer energia na forma de trifosfato de adenosina (ATP) para movimentar os eletrólitos pelas membranas celulares contra o gradiente de concentração (de áreas de menor concentração para áreas de maior concentração). Um exemplo de transporte ativo é a bomba de sódio-potássio, que retira o Na⁺ e coloca K⁺ na célula, mantendo o LIC mais baixo em Na⁺ e mais alto em K⁺ do que o LEC.

Difusão. Difusão é o movimento passivo descendente dos eletrólitos e outras partículas em um gradiente de concentração (de áreas de maior concentração para áreas de menor concentração). Dentro de um compartimento corporal, os eletrólitos se difundem facilmente por meio de movimentos aleatórios até que a concentração seja a mesma em todas as áreas. Contudo, a difusão de eletrólitos pelas membranas celulares requer proteínas que agem como canais iônicos. Por exemplo, quando um canal de sódio em uma membrana celular está aberto, ocorre a difusão passiva de Na⁺ pela membrana para dentro do LIC, pois a concentração é menor no LIC. A abertura dos canais iônicos é rigidamente controlada e desempenha um importante papel na função muscular e nervosa.

Osmose. A água passa pelas membranas celulares por **osmose**, um processo pelo qual a água atravessa uma membrana que separa líquidos de diferentes concentrações de partículas (Figura 42.3). As membranas celulares são semipermeáveis, o que significa que a água as atravessa facilmente, mas elas não são totalmente permeáveis para vários tipos de partículas, incluindo eletrólitos como sódio e potássio. Essas membranas celulares semipermeáveis separam o líquido intersticial do LIC. O líquido em cada um desses compartimentos exerce **pressão osmótica**, uma força de empuxo para dentro causada pelas partículas no líquido. As partículas já presentes dentro da célula exercem pressão osmótica no LIC, o que tende a puxar água para dentro da célula. As partículas no líquido intersticial exercem pressão osmótica no líquido intersticial, o que tende a puxar água para fora da célula (força de empuxo interno) até que a concentração de partículas seja igual nos dois compartimentos.

Se a concentração de partículas no compartimento intersticial se altera, a osmose ocorre rapidamente, colocando ou retirando água nas células para equalizar as pressões osmóticas. Por exemplo, quando uma solução hipotônica (mais diluída do que os líquidos normais do corpo) é administrada IV, ela dilui o líquido intersticial, reduzindo sua pressão osmótica abaixo da pressão osmótica intracelular. A água rapidamente entra nas células até que as duas pressões osmóticas sejam novamente iguais. Por outro lado, a infusão de uma solução IV hipertônica (mais

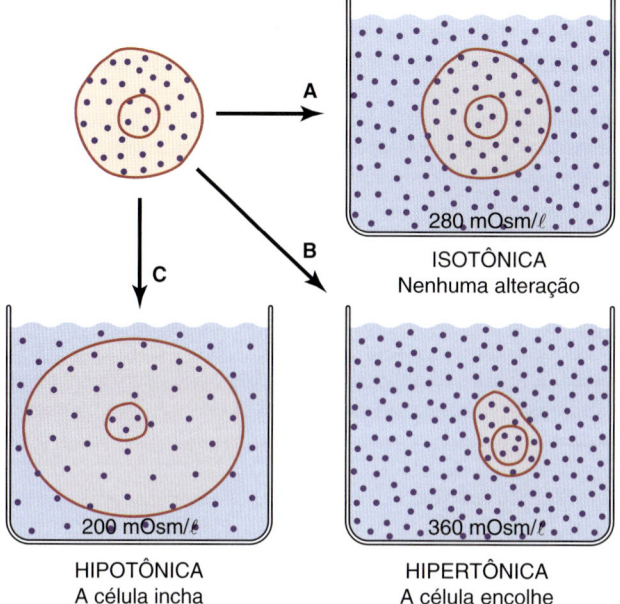

Figura 42.2 Efeitos das soluções (**A**) isotônicas, (**B**) hipotônicas e (**C**) hipertônicas. (De Hall JE, Hall ME: *Guyton and Hall textbook of medical physiology*, ed 14, Philadelphia, 2021, Elsevier.)

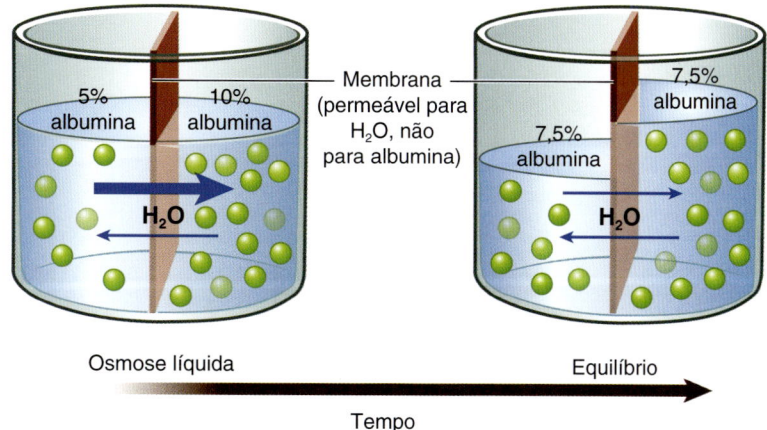

Figura 42.3 A osmose movimenta a água através de membranas semipermeáveis. (De Patton KT, Thibodeau GA: *The human body in health and disease*, ed 7, St Louis, 2018, Elsevier.)

concentrada do que os líquidos corporais normais) faz com que a água saia das células por osmose para equalizar a osmolaridade entre os compartimentos intersticial e intracelular.

Filtração. Os líquidos entram e saem dos capilares (entre os compartimentos vascular e intersticial) mediante o processo de **filtração** (Figura 42.4). Filtração é o efeito líquido de quatro forças: duas que tendem a extrair líquido dos capilares e pequenas veias, e duas que tendem a devolver líquido para eles. **Pressão hidrostática** é a força do líquido pressionando para fora contra uma superfície. Similarmente, a pressão hidrostática capilar é uma força relativamente intensa de empuxo para fora que ajuda a passar os líquidos dos capilares para a área intersticial. Pressão hidrostática do líquido intersticial é uma força oposta mais fraca que tende a empurrar líquido de volta nos capilares (Huether et al., 2020).

O sangue contém albumina e outras proteínas conhecidas como **coloides**. Essas proteínas são muito maiores do que as moléculas de eletrólitos, glicose e outras que se dissolvem facilmente. A maioria dos coloides é grande demais para atravessar os capilares e entrar no líquido que é filtrado; dessa forma, eles permanecem no sangue. Pelo fato de serem partículas, os coloides exercem pressão osmótica. A **pressão osmótica coloidal**, também chamada de **pressão oncótica**, é uma força de empuxo para dentro causada por proteínas do sangue que ajuda a remover líquido da área intersticial devolvendo-o aos capilares. A pressão osmótica coloidal do líquido intersticial normalmente é uma pequena força de oposição.

A pressão hidrostática capilar é mais forte na extremidade arterial de um capilar normal. O líquido passa do capilar para a área intersticial, levando nutrientes para as células. Na extremidade venosa, a pressão hidrostática capilar é mais fraca e a pressão osmótica coloidal do sangue é mais forte. Portanto, o líquido entra nos capilares pela extremidade venosa removendo produtos residuais do metabolismo celular. Os vasos linfáticos removem qualquer líquido e proteínas a mais que tenham escapado no líquido intersticial.

Processos patológicos e outros fatores que alteram essas forças podem causar acúmulo de excesso de líquido no espaço intersticial, o que é conhecido como *edema*. Por exemplo, pessoas com insuficiência cardíaca geralmente desenvolvem edema. Nessa situação, a congestão venosa de um coração enfraquecido que não bombeia mais efetivamente aumenta a pressão hidrostática capilar, causando edema pela movimentação de excesso de líquido para dentro do espaço intersticial. Inflamação é outra causa de edema. Ela aumenta o fluxo de sangue nos capilares e permite que os capilares secretem coloides no espaço intersticial. O consequente aumento da pressão hidrostática capilar e da pressão osmótica coloidal intersticial produz edema localizado nos tecidos inflamados.

Equilíbrio hídrico

A homeostase hídrica é a interação dinâmica de três processos: ingestão e absorção de líquidos, distribuição hídrica e perda hídrica (Felver, 2021c). Para manter o equilíbrio hídrico, a ingestão de líquidos deve ser equivalente à perda hídrica. Pelo fato de algumas perdas hídricas diárias normais (p. ex., urina, suor) serem soluções salinas hipotônicas, as pessoas devem ingerir uma quantidade equivalente de líquidos hipotônicos com sódio (ou água mais alimentos com um pouco de sal) para manter o equilíbrio hídrico (ingestão igual à perda).

Ingestão de líquidos. A ingestão de líquidos ocorre por via oral (VO), por meio de bebidas e também de comidas, pois a maioria dos alimentos contém um pouco de água. O metabolismo dos alimentos cria ainda mais água. A ingestão média de líquidos por essas rotas em adultos saudáveis é de aproximadamente 2.300 mℓ, embora essa quantidade possa variar amplamente, dependendo dos hábitos de exercícios, preferências e do meio ambiente (Tabela 42.2). Outras rotas de ingestão de líquidos incluem IV, retal (p. ex., enemas) e irrigação das cavidades corporais que podem absorver líquidos.

Embora você possa pensar que o principal regulador da ingestão de líquidos VO é a sede, questões habituais e sociais também desempenham um papel importantíssimo na ingestão de líquidos. A sede, ou o desejo consciente de beber água, é um importante regulador da ingestão de líquidos quando a osmolaridade do plasma aumenta (sede mediada por osmorreceptores) ou o volume de sangue diminui (sede mediada por barorreceptores e sede mediada pela angiotensina II e III) (Gizowski e Bourgue, 2018). O mecanismo de controle da sede está localizado no hipotálamo, no cérebro (Figura 42.5). Osmorreceptores continuamente monitoram a osmolaridade plasmática; quando ela aumenta, eles causam sede por meio da estimulação dos neurônios no hipotálamo. Pessoas que estão lúcidas conseguem obter líquidos ou informar outras pessoas de que estão com sede, e a ingestão de líquidos restaura o equilíbrio hídrico. Bebês, pacientes com problemas neurológicos ou psicológicos e alguns idosos que não conseguem perceber ou comunicar sua sede apresentam risco de desidratação.

Distribuição hídrica. O termo *distribuição hídrica* se refere à movimentação de líquidos entre seus diversos compartimentos. A distribuição hídrica entre os compartimentos extracelular e intracelular ocorre por osmose. A distribuição hídrica entre as partes vascular e intersticial do LEC ocorre por filtração.

Perda hídrica. A perda hídrica normalmente ocorre por meio de quatro conjuntos de órgãos: pele, pulmões, sistema digestório e rins. Exemplos de perda hídrica anormal incluem vômito, drenagem de feridas ou

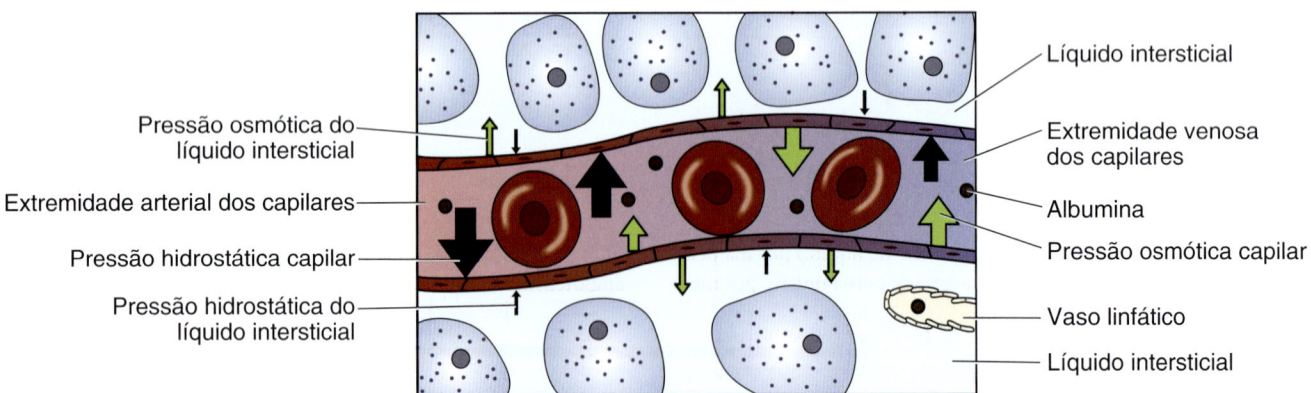

Figura 42.4 A filtração capilar movimenta o líquido entre os compartimentos vascular e intersticial. (De Banasik JL, Copstead LC: *Pathophysiology*, ed 6, St Louis, 2019, Saunders.)

Tabela 42.2 Ingestão e perda média saudável de líquidos em um adulto.

	Normal (por dia)	Exercício pesado prolongado (por hora)
Ingestão de líquidos		
Líquidos ingeridos, oral	1.100 a 1.400 mℓ	280 a 1.100 mℓ/hora
Alimentos	800 a 1.000 mℓ	Altamente variável
Metabolismo	300 mℓ	16 a 50 mℓ/hora
Total	2.200 a 2.700 mℓ	300 a 1.150 mℓ/hora
Perda hídrica		
Pele (insensível e suor)	500 a 600 mℓ	300 a 2.100 mℓ/hora
Pulmões insensíveis	400 mℓ	20 mℓ/hora
Gastrintestinal	100 a 200 mℓ	Desprezível, a menos que ocorra diarreia durante o exercício
Urina	1.200 a 1.500 mℓ	20 a 1.000 mℓ/hora, dependendo do estado de hidratação
Total	2.200 a 2.700 mℓ	340 a 3.120 mℓ/hora. Necessário reidratar com líquido contendo Na$^+$ após exercício vigoroso prolongado

De Hall JE: *Guyton and Hall textbook of medical physiology*, ed 14, Philadelphia, 2020, Saunders.

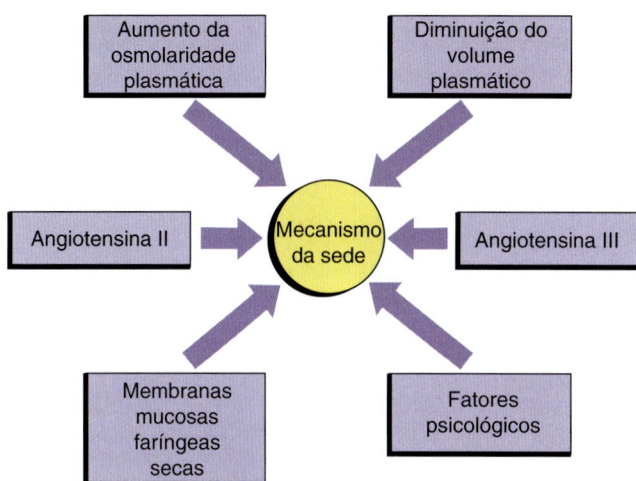

Figura 42.5 Estímulos que afetam o mecanismo da sede.

hemorragia (Felver, 2021c). A Tabela 42.2 mostra as quantidades médias de excreção de líquido entre adultos saudáveis, embora a perda pela urina varie amplamente, dependendo da ingestão de líquidos. A perda insensível (não visível) de água por meio da pele e dos pulmões é contínua. Ela aumenta quando a pessoa tem febre ou queimadura de pele recente (Kamel e Halperin, 2017; Sterns, 2021). Suor, que é visível e contém sódio, ocorre intermitentemente e aumenta substancialmente a perda hídrica. O sistema digestório desempenha um papel vital no equilíbrio hídrico. Aproximadamente 3 a 6ℓ de líquido entram no sistema digestório diariamente e retornam ao LEC. Em média, um adulto excreta normalmente apenas 100 mℓ de líquido por dia pelas fezes. No entanto, diarreia causa uma grande perda hídrica por meio do sistema digestório (Kear, 2017; Sterns, 2021).

Os rins são os principais reguladores da perda hídrica, pois eles reagem a hormônios que influenciam a produção de urina. Quando adultos saudáveis bebem mais água, os rins aumentam a produção de urina para manter o equilíbrio hídrico. Se as pessoas bebem menos água, suam muito ou perdem líquido pelo vômito, seu volume urinário diminui para manter o equilíbrio hídrico. Esses ajustes são basicamente causados pelas ações do hormônio antidiurético (ADH), do sistema renina-angiotensina-aldosterona (SRAA) e dos peptídios natriuréticos atriais (PNAs) (Huether et al., 2020) (Figura 42.6).

Hormônio antidiurético. O ADH regula a osmolaridade dos líquidos corporais influenciando a quantidade de água que é excretada na urina. Ele é sintetizado por neurônios no hipotálamo que o liberam pela neuro-hipófise. O ADH circula no sangue até chegar aos rins, onde age nos ductos coletores (Huether et al., 2020). Seu nome – hormônio antidiurético – já revela o que ele faz. Ele faz com que as células renais reabsorvam a água, levando-a do líquido tubular renal e devolvendo-a no sangue. Essa ação diminui o volume de urina, concentrando a urina e ao mesmo tempo diluindo o sangue pela adição de água a ele (Figura 42.6 A).

As pessoas normalmente têm um pouco de liberação de ADH para manter o equilíbrio hídrico. Mais ADH é liberado se os líquidos corporais ficarem mais concentrados. Fatores que elevam os níveis de ADH incluem volume sanguíneo gravemente reduzido (p. ex., desidratação, hemorragia), dor, estressores e alguns medicamentos.

Os níveis de ADH diminuem se os líquidos corporais ficarem demasiadamente diluídos. Isso permite que mais água seja excretada pela urina, criando um volume maior de urina diluída e concentrando os líquidos corporais de volta à osmolaridade normal.

Sistema renina-angiotensina-aldosterona. O SRAA regula o volume do LEC influenciando as quantidades de sódio e água que são excretadas pela urina. Ele também contribui para a regulação da pressão arterial (PA). Células especializadas nos rins liberam a enzima renina, que age no angiotensinogênio, uma proteína inativa secretada pelo fígado e que circula pelo sangue. A renina converte o angiotensinogênio em angiotensina I, que é convertida em angiotensina II por outras enzimas nos capilares pulmonares (Huether et al., 2020). A angiotensina II tem várias funções; uma delas é a vasoconstrição em alguns leitos vasculares. As importantes funções da angiotensina II na homeostase hídrica incluem a estimulação da liberação de aldosterona pelo córtex adrenal.

A aldosterona circula até os rins, nos quais causa a reabsorção do sódio e da água em proporção isotônica nos túbulos renais distais. A remoção do sódio e da água dos túbulos renais e a devolução de ambos

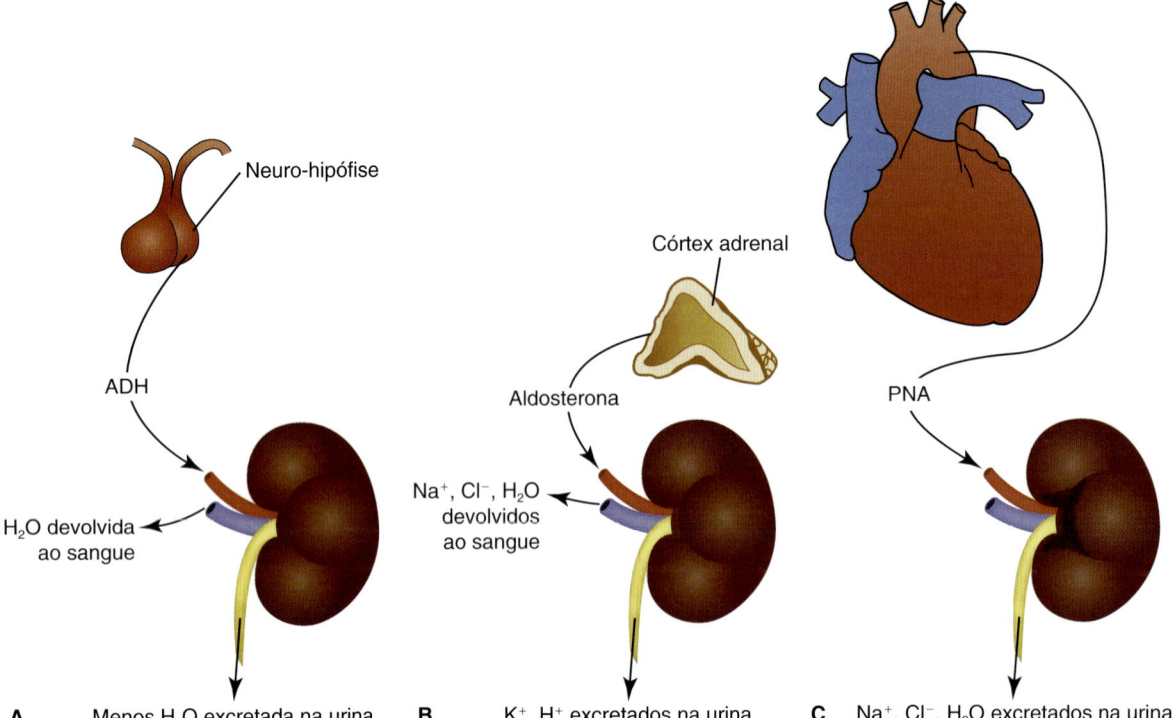

Figura 42.6 Principais hormônios que influenciam a excreção renal de líquidos. **A.** Hormônio antidiurético (*ADH*). **B.** Aldosterona. **C.** Peptídio natriurético atrial (*PNA*).

para o sangue aumenta o volume do LEC (Figura 42.6 B). A aldosterona também contribui para o equilíbrio eletrolítico e ácido-básico por aumentar a excreção urinária de íons potássio e hidrogênio.

Para manter o equilíbrio hídrico, normalmente ocorre alguma ação do SRAA. Certos estímulos aumentam ou diminuem a atividade desse sistema para restaurar o equilíbrio hídrico. Por exemplo, se hemorragia ou vômito reduzirem o volume de líquido extracelular (VEC), a circulação sanguínea pelas artérias renais também diminui, liberando mais renina. Esse aumento da atividade do SRAA causa mais retenção de sódio e água, ajudando a restaurar o VEC.

Peptídio natriurético atrial. O PNA também regula o VEC por influenciar a quantidade de sódio e água que serão excretados pela urina. Células no átrio do coração liberam PNA quando são alongadas (p. ex., por aumento do VEC). O PNA é um hormônio fraco que aumenta a perda de sódio e água pela urina (Figura 42.6 C). Dessa forma, o PNA combate os efeitos da aldosterona (Huether et al., 2020).

Desequilíbrios hídricos

Se processos patológicos, medicamentos ou outros fatores desestabilizarem a ingestão ou perda hídrica, às vezes ocorrem desequilíbrios (Felver, 2021c). Por exemplo, com a diarreia, há um aumento da perda hídrica, ocorrendo um desequilíbrio hídrico (desidratação) se a ingestão de líquidos não for devidamente aumentada. Há dois grandes tipos de desequilíbrio hídrico: desequilíbrios de volume e desequilíbrios de osmolaridade (Figura 42.7). Desequilíbrios de volume são perturbações da *quantidade de líquido no compartimento extracelular*. Desequilíbrios de osmolaridade são perturbações da *concentração de líquidos corporais*. Desequilíbrios de volume e osmolaridade podem ocorrer isoladamente ou em conjunto.

Desequilíbrios no volume de líquido extracelular.

Em um desequilíbrio do VEC, ocorre escassez (déficit de VEC) ou abundância (excesso de VEC) demasiada de líquido isotônico. **Déficit de volume extracelular** está presente quando há líquido isotônico

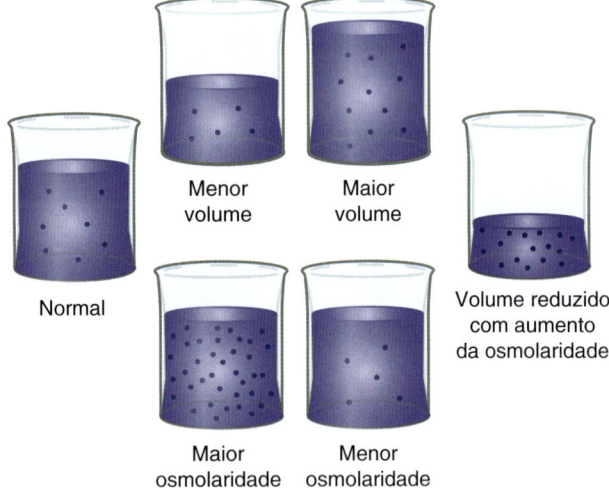

Figura 42.7 Desequilíbrios hídricos de volume e osmolaridade. (De Banasik JL, Copstead LC: *Pathophysiology online for pathophysiology*, ed 6, St Louis, 2019, Elsevier.)

insuficiente no compartimento extracelular. Lembre-se de que há muito sódio no LEC normal. Com o déficit de VEC, a perda de líquido isotônico excede a ingestão de líquido contendo sódio. Pelo fato de o LEC ser tanto vascular quanto intersticial, os sinais e sintomas surgem da falta de volume em ambos os compartimentos. A Tabela 42.3 elenca as causas específicas e os sinais e sintomas de déficit de VEC. O termo **hipovolemia** se refere a uma diminuição do volume vascular, sendo geralmente usado em discussões sobre déficit de VEC (Huether et al., 2020).

Excesso de volume extracelular ocorre quando há líquido isotônico demais no compartimento extracelular. A ingestão de líquido isotônico contendo sódio superou a perda hídrica. Por exemplo, quando você

Tabela 42.3 Desequilíbrios hídricos.

Desequilíbrio e causas relacionadas	Sinais e sintomas
Desequilíbrios isotônicos – água e sódio perdidos ou ganhos em proporções iguais ou isotônicas	
Déficit de volume de líquido extracelular – menor volume de líquidos corporais, porém com osmolaridade normal	
Ingestão de sódio e água menor do que a perda, causando perda isotônica Ingestão intensamente menor de água e sal Maior perda GI: vômito, diarreia, uso excessivo de laxantes, drenagem de fístulas ou tubos Maior perda renal: uso de diuréticos, insuficiência adrenal (déficit de cortisol e aldosterona) Perda de sangue ou plasma: hemorragia, queimaduras Sudorese massiva sem ingestão de água e sal	*Exame físico:* perda súbita de peso (de um dia para outro), hipotensão postural, taquicardia, pulso fraco, membranas mucosas secas, turgor insatisfatório da pele, preenchimento lento dos vasos, veias do pescoço aplainadas quando em decúbito dorsal, urina amarela escura Se grave: sede, inquietação, confusão, hipotensão; oligúria (excreção urinária **abaixo de** 30 mℓ/hora); pele fria e úmida; choque hipovolêmico *Achados laboratoriais:* aumento do hematócrito; aumento do BUN **acima de** 20 mg/dℓ (7,1 mmol/ℓ) (hemoconcentração); gravidade específica da urina normalmente **acima de** 1,030, a menos que a causa seja renal
Excesso de volume de líquido extracelular – maior volume de líquidos corporais, porém com osmolaridade normal	
Ingestão de sódio e água maior do que a perda, causando ganho isotônico Administração excessiva de líquidos isotônicos contendo Na⁺ ou de ingestão oral de alimentos salgados e água Retenção renal de Na⁺ e água: Insuficiência cardíaca, cirrose, excesso de aldosterona ou glicocorticoide, doença renal oligúrica aguda ou crônica	*Exame físico:* ganho súbito de peso (de um dia para outro), edema (principalmente em áreas dependentes), veias do pescoço cheias quando ereto ou semiereto, crepitações nos pulmões Se grave: confusão, edema pulmonar *Achados laboratoriais:* diminuição do hematócrito, diminuição do BUN **abaixo de** 10 mg/dℓ (3,6 mmol/ℓ) (hemodiluição)
Desequilíbrios de osmolaridade	
Hipernatremia (déficit hídrico; desequilíbrio hiperosmolar) – líquidos do corpo demasiadamente concentrados	
Perda de relativamente mais água do que sal Diabetes insípido (deficiência de ADH) Diurese osmótica Intensa transpiração e perda hídrica respiratória insensível sem aumento da ingestão de água **Ganho de relativamente mais sal do que água** Administração de sondas de alimentação, líquidos parenterais hipertônicos, ou cápsulas de sal Falta de acesso à água, privação deliberada de água, incapacidade de reagir à sede (p. ex., imobilidade, afasia) Disfunção do mecanismo da sede mediada por osmorreceptores	*Exame físico:* diminuição do nível de consciência (confusão, letargia, coma), talvez sede, convulsões se o desenvolvimento for rápido ou muito grave *Achados laboratoriais:* nível de Na⁺ sérico **acima de** 145 mEq/ℓ (145 mmol/ℓ), osmolaridade sérica **acima de** 295 mOsm/kg (295 mmol/kg)
Hipernatremia (excesso de água; intoxicação hídrica; desequilíbrio hipo-osmolar) – líquidos corporais demasiadamente diluídos	
Ganho de relativamente mais água do que sal Excesso de ADH (SIADH) Polidipsia psicogênica ou ingestão excessiva forçada de água Administração excessiva de D₅W IV Uso de soluções de irrigação hipotônicas Enemas com água de torneira **Perda de relativamente mais sal do que água** Reposição de grande perda hídrica corporal (p. ex., diarreia, vômito) com água, mas sem sal	*Exame físico:* diminuição do nível de consciência (confusão, letargia, coma), convulsões se o desenvolvimento for rápido ou muito grave *Achados laboratoriais:* nível sérico de Na⁺ **abaixo de** 136 mEq/ℓ (136 mmol/ℓ), osmolaridade sérica **abaixo de** 285 mOsm/kg (285 mmol/kg)
Desequilíbrios de volume e osmolaridade combinados	
Desidratação clínica (déficit de VEC mais hipernatremia) – redução do volume e concentração excessiva dos líquidos corporais	
Ingestão de sódio e água menor do que a excreção, com perda de relativamente mais água do que sal Todas as causas de déficit de VEC (ver causas anteriores) acrescidas de pouca ou nenhuma ingestão de água, geralmente com febre causando aumento de perda hídrica insensível	*Exame físico e achados laboratoriais:* combinação dos referentes a déficit de VEC mais os de hipernatremia (ver sinais anteriores)

ADH, hormônio antidiurético; *BUN*, nitrogênio ureico no sangue; *D₅W*, 5% dextrose em água; *GI*, gastrintestinal; *IV*, intravenoso; *SIADH*, síndrome da secreção inadequada de hormônio antidiurético; *VEC*, volume de líquido extracelular.

come mais alimentos salgados do que o normal e toma água, você pode perceber que seus tornozelos incham ou que os anéis parecem mais apertados nos dedos e que você ganha 1 kg (2 libras) ou mais de peso de um dia para outro. Essas são manifestações de leve excesso de VEC. Ver Tabela 42.3 para outras causas específicas e seus sinais e sintomas.

Desequilíbrios de osmolaridade. Em um desequilíbrio de osmolaridade, os líquidos corporais se tornam hipertônicos ou hipotônicos, o que causa alterações osmóticas da água entre as membranas celulares. Os desequilíbrios de osmolaridade são chamados de *hipernatremia* e *hiponatremia*.

Hipernatremia, também chamada de *déficit hídrico*, é uma condição hipertônica. Duas causas gerais tornam os líquidos corporais concentrados demais: perda de relativamente mais água do que sal, ou ganho de relativamente mais sal do que água (Felver, 2021c). A Tabela 42.3 relaciona as causas específicas dessas categorias. Quando o líquido intersticial fica hipertônico, a água sai das células por osmose, deixando-as murchas. Os sinais e sintomas de hipernatremia são os mesmos de disfunção cerebral, que surgem quando as células do cérebro murcham. Hipernatremia pode ocorrer em combinação com déficit de VEC; esse distúrbio combinado é chamado de *desidratação clínica*.

Hiponatremia, também denominada *excesso de água* ou *intoxicação hídrica*, é uma condição hipotônica. Decorre do ganho de relativamente mais água do que sal ou da perda de relativamente mais sal do que água (Felver, 2021c) (Tabela 42.3). A condição excessivamente diluída do líquido intersticial faz com que a água entre nas células por osmose, fazendo com que elas inchem. Os sinais e sintomas de disfunção cerebral ocorrem quando as células cerebrais incham (Hoorn et al., 2017; Sterns, 2021).

Desidratação clínica. Déficit de VEC e hipernatremia geralmente ocorrem ao mesmo tempo; essa combinação é chamada de *desidratação clínica*. O VEC é baixo demais e os líquidos corporais estão demasiadamente concentrados. Desidratação clínica é comum na gastrenterite ou outras causas de vômito e diarreia graves quando as pessoas não conseguem repor suas perdas hídricas com a ingestão suficiente de líquidos diluídos contendo sódio. Os sinais e sintomas de desidratação clínica são os mesmos tanto do déficit de VEC quanto de hipernatremia (Tabela 42.3).

Equilíbrio eletrolítico

Consegue-se entender melhor o equilíbrio eletrolítico quando se consideram os três processos envolvidos na homeostase eletrolítica: ingestão e absorção de eletrólitos, distribuição de eletrólitos e perda eletrolítica (Tabela 42.4) (Felver, 2021c). Embora o sódio seja um eletrólito, ele não é incluído aqui, pois desequilíbrios no sódio sérico são os desequilíbrios de osmolaridade discutidos anteriormente.

Tabela 42.4 Ingestão e absorção, distribuição e perda de eletrólitos.

Eletrólito	Ingestão e absorção	Distribuição	Excreção/perda	Função importante
Potássio (K^+)	Frutas Batata Café instantâneo Melaço Castanha-do-pará Fácil absorção	Baixa no LEC, alta no LIC Insulina, epinefrina e alcalose levam K^+ para as células Alguns tipos de acidose removem K^+ das células	Aldosterona, alcaçuz preto, hipomagnesemia e poliúria aumentam a excreção renal; oligúria diminui a excreção renal Diarreia aguda ou crônica aumenta a excreção fecal	Mantém o potencial de repouso da membrana de músculos esqueléticos, lisos e cardíacos, permitindo a função muscular normal
Cálcio (Ca^{2+})	Laticínios Peixes enlatados com espinha Brócolis Laranja Precisa de vitamina D para ser mais bem absorvido Gorduras não digeridas impedem sua absorção	Ca^{2+} é baixo no LEC, principalmente nos ossos e dentro da célula Parte do Ca^{2+} no sangue é de ligação e inativo; somente o Ca^{2+} ionizado é ativo. O hormônio paratireoidiano retira Ca^{2+} dos ossos; calcitonina leva Ca^{2+} aos ossos Ca^{2+} diminui no sangue caso o fosfato aumente e vice-versa	Diuréticos à base de tiazida reduzem a excreção renal. Diarreia crônica e gordura não digerida aumentam a excreção fecal	Influencia a excitabilidade das células nervosas e musculares; necessário para contração muscular
Magnésio (Mg^{2+})	Vegetais de folhas verde-escuras Grãos integrais Laxantes e antiácidos contendo Mg^{2+} Gordura não digerida impede sua absorção	Mg^{2+} é baixo no LEC, principalmente nos ossos e dentro da célula Parte do Mg^{2+} no sangue é de ligação e inativo; somente Mg^{2+} livre é ativo	Níveis mais elevados de etanol no sangue aumentam a excreção renal; oligúria diminui a excreção renal Diarreia crônica e gordura não digerida aumentam a excreção fecal	Influencia a função das junções neuromusculares; é um fator coadjuvante para várias enzimas
Fosfato	Leite Alimentos processados Antiácidos à base de alumínio previnem sua absorção	Fosfato é baixo no LEC; é mais alto no LIC e nos ossos Insulina e epinefrina levam fosfato para dentro das células Seu nível cai no sangue se o cálcio aumenta e vice-versa	Oligúria e aumento do fator de crescimento de fibroblastos 23 (FGF-23) diminuem a excreção renal	Necessário para a produção de ATP, a fonte de energia do metabolismo celular

ATP, trifosfato de adenosina; *LEC*, volume de líquido extracelular; *LIC*, líquido intracelular.

A distribuição de eletrólitos é uma questão importante. As concentrações plasmáticas de K^+, Ca^{2+}, Mg^{2+} e fosfato são muito baixas em comparação às suas concentrações nas células e nos ossos (Huether et al., 2020). Essas diferenças de concentração são necessárias para a função muscular e nervosa normal. Os valores dos eletrólitos que você vê em relatórios de laboratório são medidos no soro sanguíneo e não verificam os níveis intracelulares.

A perda de eletrólitos ocorre por meio da excreção normal pela urina, fezes e suor. Também ocorre perda por vômito, drenos ou fístulas. Quando a perda de eletrólitos aumenta, a ingestão de eletrólitos também precisa aumentar para manter o equilíbrio eletrolítico. Da mesma forma, se a perda de eletrólitos diminuir, como na oligúria, a ingestão de eletrólitos também deve diminuir para manter o equilíbrio (Felver, 2021b).

Desequilíbrios eletrolíticos

Fatores como diarreia, distúrbios endócrinos e medicamentos que prejudicam a homeostase eletrolítica causam desequilíbrios eletrolíticos. Ingestão de eletrólitos maior do que a perda eletrolítica ou uma transferência de eletrólitos das células ou ossos para o LEC causa excesso de eletrólitos no plasma. Ingestão de eletrólitos menor que a perda ou transferência de eletrólitos do LEC para as células ou ossos causa déficit de eletrólitos plasmáticos (Felver, 2021b).

Desequilíbrios de potássio.
Hipopotassemia é uma concentração anormalmente baixa de potássio no sangue. Ela resulta da ingestão e absorção reduzidas de potássio, uma transferência do potássio do LEC para as células e de aumento da perda de potássio (Tabela 42.5). Causas comuns de hipopotassemia por aumento da perda de potássio incluem diarreia, episódios repetidos de vômito e uso de diuréticos não poupadores de potássio (Kovesdy et al., 2017; Mount, 2019). Pessoas portadoras dessas condições precisam aumentar sua ingestão de potássio para reduzir o risco desse desequilíbrio. A hipopotassemia causa fraqueza muscular, que se torna potencialmente fatal se incluir os músculos respiratórios. Também pode causar arritmias cardíacas potencialmente letais.

Hiperpotassemia significa concentração anormalmente alta de íons potássio no sangue. Suas causas gerais são maiores ingestão e absorção de potássio, transferência de potássio das células para o LEC e menor perda de potássio (Tabela 42.5). Pessoas que têm oligúria (excreção urinária reduzida) têm risco de desenvolver hiperpotassemia pela resultante diminuição da perda de potássio, a menos que sua ingestão de potássio também diminua substancialmente. Entender esse princípio ajuda você a se lembrar de verificar a produção de urina antes de administrar soluções IV contendo potássio. Hiperpotassemia pode causar fraqueza muscular, arritmias cardíacas potencialmente fatais e parada cardiorrespiratória (Heckle et al., 2018).

Desequilíbrios de cálcio.
Hipocalcemia é uma concentração anormalmente baixa de cálcio no sangue (Tabela 42.5). A forma fisiologicamente ativa de cálcio no sangue é o cálcio ionizado. O cálcio total no sangue também contém formas inativas que se ligam a proteínas no plasma e pequenos ânions, como o citrato. Fatores que fazem com que muito cálcio ionizado seja transferido para as formas de ligação

---

Tabela 42.5 Desequilíbrios eletrolíticos.

Desequilíbrio e causas relacionadas	Sinais e sintomas
Hipopotassemia – baixa concentração de potássio (K^+) sérico **Menor ingestão de K^+**: uso excessivo de soluções IV sem K^+ **Transferência de K^+ para as células**: alcalose; tratamento de cetoacidose diabética com insulina **Maior perda de K^+**: diarreia aguda ou crônica; vômito; outras perdas GI (p. ex., drenagem nasogástrica ou de fístula); uso de diuréticos não poupadores de potássio; excesso de aldosterona; poliúria; terapia com glicocorticoide	*Exame físico:* fraqueza muscular bilateral que começa no quadríceps e pode subir para os músculos respiratórios, distensão abdominal, diminuição dos sons intestinais, constipação intestinal, arritmias *Achados laboratoriais:* nível de K^+ sérico **abaixo de** 3,5 mEq/ℓ (3,5 mmol/ℓ) Anormalidades no ECG: ondas U; ondas T planas ou invertidas; depressão do segmento ST
Hiperpotassemia – alta concentração de potássio (K^+) sérico **Maior ingestão de K^+**: administração iatrogênica de grandes quantidades de K^+ IV; infusão rápida de sangue armazenado; ingestão excessiva de substitutos do sal com K^+ **Transferência de K^+ para fora das células**: dano celular massivo (p. ex., trauma por esmagamento, quimioterapia citotóxica); insulina insuficiente (p. ex., cetoacidose diabética); alguns tipos de acidose **Menor perda de K^+**: Oligúria aguda ou crônica (p. ex., déficit grave de VEC, doença renal de estágio terminal); uso de diuréticos poupadores de potássio; insuficiência adrenal (déficit de cortisol e aldosterona)	*Exame físico:* fraqueza muscular bilateral no quadríceps, cólicas abdominais passageiras, diarreia, arritmias, parada cardiorrespiratória, se grave *Achados laboratoriais:* nível de K^+ sérico **acima de** 5 mEq/ℓ (5 mmol/ℓ) Anormalidades no ECG: ondas T com picos; complexo QRS ampliado; prolongação do intervalo PR; padrão sinusal terminal
Hipocalcemia – baixa concentração de cálcio (Ca^{2+}) sérico **Menores ingestão e absorção de Ca^{2+}**: dieta deficiente em cálcio; deficiência de vitamina D (inclui doença renal de estágio terminal); diarreia crônica; uso incorreto de laxantes; esteatorreia **Transferência de Ca^{2+} para os ossos ou forma inativa**: hipoparatireoidismo; administração rápida de sangue com citrato; hipoalbuminemia; alcalose; pancreatite; hiperfosfatemia (inclui doença renal de estágio terminal) **Maior perda de Ca^{2+}**: diarreia crônica; esteatorreia	*Exame físico:* adormecimento e formigamento dos dedos das mãos e pés e da região circum-oral (ao redor da boca), sinal de Chvostek positivo (contração dos músculos faciais ao bater levemente no nervo facial), reflexos hiperativos, espasmos e cãibras musculares; espasmos carpais e podais, tetania, convulsões, laringospasmo, arritmias *Achados laboratoriais:* nível de Ca^{2+} total sérico **abaixo de** 9,0 mg/dℓ (2,25 mmol/ℓ) ou nível de Ca^{2+} ionizado sérico **abaixo de** 4,5 mg/dℓ (1,05 mmol/ℓ) Anormalidades no ECG: segmentos ST prolongados

(continua)

Tabela 42.5 Desequilíbrios eletrolíticos. (Continuação)

Desequilíbrio e causas relacionadas	Sinais e sintomas
Hipercalcemia – alta concentração de cálcio (Ca^{2+}) sérico **Maiores ingestão e absorção de Ca^{2+}:** síndrome do leite alcalino **Transferência de Ca^{2+} para fora dos ossos:** imobilização prolongada; hiperparatireoidismo; tumores ósseos; cânceres não ósseos que secretam fatores de reabsorção óssea **Menor perda de Ca^{2+}:** uso de diuréticos à base de tiazida	*Exame físico:* anorexia, náuseas e vômito, constipação intestinal, fadiga, diminuição dos reflexos, letargia, diminuição do nível de consciência, confusão, mudança de personalidade, parada cardiorrespiratória, se grave *Achados laboratoriais:* nível de Ca^{2+} total sérico **acima de** 10,5 mg/dℓ (2,62 mmol/ℓ) ou nível de Ca^{2+} ionizado sérico **acima de** 5,6 mg/dℓ (1,3 mmol/ℓ) Anormalidades no ECG: bloqueio cardíaco, segmentos ST encurtados
Hipomagnesemia – baixa concentração de magnésio (Mg^{2+}) sérico **Menores ingestão e absorção de Mg^{2+}:** desnutrição; alcoolismo crônico; diarreia crônica; uso incorreto de laxantes; esteatorreia **Transferência de Mg^{2+} para a forma inativa:** administração rápida de sangue com citrato **Maior perda de Mg^{2+}:** diarreia crônica; esteatorreia, outras perdas GI (p. ex., vômito, drenagem nasogástrica ou de fístula); uso de diuréticos à base de tiazida ou de alça; excesso de aldosterona	*Exame físico:* sinal de Chvostek positivo, reflexos tendíneos profundos hiperativos, espasmos e cãibras musculares, caretas, disfagia, tetania, convulsões, insônia, taquicardia, hipertensão, arritmias *Achados laboratoriais:* nível de Mg^{2+} sérico **abaixo de** 1,3 mEq/ℓ (0,65 mmol/ℓ) Anormalidades no ECG: intervalo QT prolongado
Hipermagnesemia – alta concentração de magnésio (Mg^{2+}) sérico **Maiores ingestão e absorção de Mg^{2+}:** uso excessivo de laxantes e antiácidos contendo Mg^{2+}; sobrecarga de magnésio parenteral **Menor perda de Mg^{2+}:** doença renal oligúrica de estágio terminal; insuficiência adrenal	*Exame físico:* letargia, reflexos tendíneos profundos hipoativos, bradicardia, hipotensão Elevação aguda dos níveis de Mg^{2+}: rubor, sensação de calor Hipermagnesemia grave aguda: diminuição da frequência e profundidade respiratória, arritmias, parada cardiorrespiratória *Achados laboratoriais:* nível de Mg^{2+} sérico **acima de** 2,1 mEq/ℓ (1,05 mmol/ℓ) Anormalidades no ECG: intervalo PR prolongado

ECG, eletrocardiograma; GI, gastrintestinal; IV, intravenoso; VEC, volume de líquido extracelular. (De Felver L: Fluid and electrolyte homeostasis and imbalances. In Banasik JL, Copstead LC, editors: *Pathophysiology*, ed 6, St Louis, 2019, Elsevier.)

causam hipocalcemia ionizada sintomática (Kyle et al., 2018). Pessoas que têm pancreatite aguda geralmente desenvolvem hipocalcemia, pois o cálcio se liga à gordura não digerida em suas fezes, sendo excretado. Esse processo reduz a absorção do cálcio alimentar e também aumenta a perda de cálcio ao impedir a absorção do cálcio contido nos fluidos gastrintestinais. A hipocalcemia aumenta a excitabilidade neuromuscular, a base de seus sinais e sintomas.

Hipercalcemia é uma concentração anormalmente alta de cálcio no sangue. A hipercalcemia resulta de menores ingestão e absorção de cálcio, transferência de cálcio dos ossos para o LEC e menor perda de cálcio (Tabela 42.5). Pacientes com alguns tipos de câncer, como câncer de pulmão e mama, geralmente desenvolvem hipercalcemia, pois algumas células cancerosas secretam substâncias químicas no sangue que estão relacionadas ao hormônio da paratireoide. Quando essas substâncias químicas alcançam os ossos, elas causam esse deslocamento do cálcio dos ossos para o LEC. Isto enfraquece os ossos, e a pessoa às vezes desenvolve fraturas patológicas (ou seja, quebra de ossos causada por forças que não quebrariam um osso saudável). A hipercalcemia reduz a excitabilidade neuromuscular, que é a base de seus outros sinais e sintomas, sendo o mais comum deles a letargia (Huether et al., 2020).

Desequilíbrios de magnésio. **Hipomagnesemia** é uma concentração anormalmente baixa de magnésio no sangue. Suas causas gerais são menores ingestão e absorção de magnésio, transferência do magnésio do plasma para sua forma inativa de ligação, e maior perda de magnésio (Tabela 42.5). Seus sinais e sintomas são parecidos com os da hipocalcemia, pois a hipomagnesemia também aumenta a excitabilidade neuromuscular (Huether et al., 2020).

Hipermagnesemia é a concentração anormalmente alta de magnésio no sangue (Tabela 42.5). Doença renal de estágio terminal causa hipermagnesemia, a menos que a pessoa reduza a ingestão de magnésio para compensar a redução da perda. Seus sinais e sintomas são causados pela redução da excitabilidade neuromuscular, sendo que os mais comuns são letargia e diminuição dos reflexos tendíneos profundos (Kala e Abudayyeh, 2017; Huether et al., 2020).

Equilíbrio ácido-básico

Para o funcionamento ideal das células, o corpo mantém o equilíbrio entre ácidos e bases. A homeostase ácido-básica reflete a interação dinâmica de três processos: produção de ácidos, tamponamento de ácidos e excreção de ácidos (Felver, 2021a). O equilíbrio ácido-básico normal é mantido quando a excreção e a produção de ácidos são equivalentes. Ácidos liberam íons hidrogênio (H^+); bases (substâncias alcalinas) absorvem íons H^+. Quanto mais íons H^+ estiverem presentes, mais ácida é a solução.

O grau de acidez no sangue e em outros fluidos corporais é apresentado na análise clínica laboratorial como pH. A escala de pH vai de 1,0 (muito ácido) a 14,0 (muito alcalino; básico). Um pH de 7,0 é considerado neutro. A faixa de pH normal do sangue arterial de um adulto é de 7,35 a 7,45. Manter o pH dentro dessa faixa normal é muito importante para o funcionamento perfeito das células. Se o pH estiver fora da faixa normal, as enzimas dentro das células não funcionam adequadamente, a hemoglobina não maneja o oxigênio adequadamente e problemas fisiológicos graves ocorrem, incluindo óbito. Exames laboratoriais de uma amostra de sangue arterial chamados de **gasometria arterial** são usados para monitorar o equilíbrio ácido-básico de um paciente (Felver, 2021a) (Tabela 42.6).

Tabela 42.6 Parâmetros da gasometria arterial.

Parâmetro laboratorial	Faixa normal no sangue arterial de adultos	Definição e interpretação
pH	7,35 a 7,45	pH é um logaritmo negativo da concentração de H^+ livre, uma medida da acidez ou alcalinidade do sangue. Valores abaixo de 7,35 indicam acidez anormal; acima de 7,45, indicam alcalinidade anormal. Pequenas alterações no pH denotam grandes mudanças na concentração de H^+ e são clinicamente importantes
$PaCO_2$	35 a 45 mmHg (4,7 a 6 kPa)	$PaCO_2$ é a pressão parcial de dióxido de carbono (CO_2), uma medida do quão bem os pulmões estão excretando o CO_2 produzido pelas células. O aumento da $PaCO_2$ indica acúmulo de CO_2 no sangue (mais ácido carbônico) causado por hipoventilação; a diminuição da $PaCO_2$ indica excreção excessiva de CO_2 (menos ácido carbônico) por meio da hiperventilação
HCO_3^-	21 a 28 mEq/ℓ (21 a 28 mmol/ℓ)	HCO_3^- é a concentração da base (substância alcalina) bicarbonato, uma medida do quão bem os rins estão excretando os ácidos metabólicos. Um aumento do HCO_3^- indica que o sangue tem demasiadamente poucos ácidos metabólicos; uma diminuição do HCO_3^- indica que o sangue tem ácidos metabólicos demais
PaO_2	80 a 100 mmHg (10,7 a 13,3 kPa)	PaO_2 é a pressão parcial de oxigênio (O_2), uma medida do quão bem a troca de gases está ocorrendo nos alvéolos pulmonares. Valores abaixo do normal indicam oxigenação insuficiente do sangue
SaO_2	95 a 100%	SaO_2 é a saturação de oxigênio, a porcentagem da hemoglobina que está transportando o máximo possível de O_2. Ela é influenciada pelo pH, pela $PaCO_2$ e pela temperatura corporal. Ela cai rapidamente quando a PaO_2 fica abaixo dos 60 mmHg (8 kPa)
Excesso de base	−2 a +2 mEq/ℓ (mmol/ℓ)	Excesso de base é a capacidade de tamponamento observada menos a capacidade de tamponamento normal, uma medida do quão bem os tamponadores do sangue estão manejando os ácidos metabólicos. Valores abaixo de −2 (excesso de base negativo) indicam excesso de ácidos metabólicos; valores acima de +2 indicam quantidades excessivas de bicarbonato

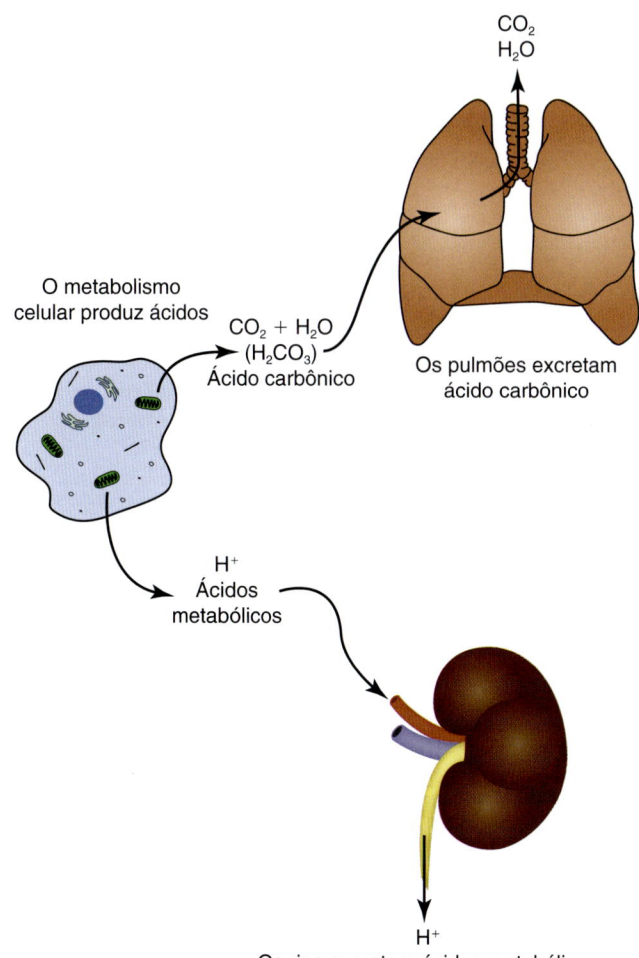

Figura 42.8 Produção e excreção de ácidos.

Produção de ácidos. O metabolismo celular constantemente cria dois tipos de ácidos: o ácido carbônico e os ácidos metabólicos (Figura 42.8). Conforme mostrado na fórmula a seguir, as células produzem dióxido de carbono (CO_2), que se combina com a água para produzir ácido carbônico (H_2CO_3). O ácido carbônico (H_2CO_3) pode, então, se dividir em um íon hidrogênio (H^+) e um íon bicarbonato (HCO_3^-):

$$CO_2 + H_2O \leftrightarrow H_2CO_3 \leftrightarrow H^+ + HCO_3^-$$

Dióxido de carbono + água $\leftrightarrow$ ácido carbônico $\leftrightarrow$ íon hidrogênio + bicarbonato

Ácidos metabólicos são quaisquer ácidos que não sejam carbônicos. Eles incluem ácido cítrico, ácido láctico e muitos outros.

Tamponador ácido. Soluções tampões ou **tamponadores** são pares de substâncias químicas que agem em conjunto para manter o pH dos fluidos corporais. Se houver íons H^+ demais, o tamponador os absorve, de forma que eles não fiquem mais livres. Se houver demasiadamente poucos íons H^+, o tamponador pode liberar mais íons para prevenir um desequilíbrio ácido-básico. Tamponadores agem rapidamente, em questão de segundos.

Todos os fluidos corporais contêm tamponadores. O principal tamponador no LEC é o sistema de tamponamento do bicarbonato (HCO_3^-), que realiza o tamponamento dos ácidos metabólicos. Ele consiste em muito bicarbonato e uma pequena quantidade de ácido carbônico (normalmente, a uma proporção de 20 para 1). A adição de H^+ liberado por um ácido metabólico em um íon bicarbonato forma mais ácido carbônico. Agora, o H^+ não está mais livre e não abaixará o pH do sangue:

$$HCO_3^- + H^+ \leftrightarrow H_2CO_3$$

Íon bicarbonato + íon hidrogênio $\leftrightarrow$ ácido carbônico

Se houver muito poucos íons H⁺, a parte do tamponador formada por ácido carbônico libera um pouco desse íon, aumentando o bicarbonato e novamente retornando o pH ao normal.

$$H_2CO_3 \leftrightarrow HCO_3^- + H^+$$

Ácido carbônico ↔ íon bicarbonato + íon hidrogênio

Outros tamponadores incluem hemoglobina, tamponadores proteicos e tamponadores à base de fosfato. Tamponadores celulares e ósseos também contribuem para o equilíbrio ácido-básico. Tamponadores normalmente impedem que o sangue fique ácido demais quando os ácidos produzidos pelas células circulam para os pulmões e rins para excreção.

Excreção de ácidos. O corpo conta com dois sistemas de excreção de ácidos: os pulmões e os rins. Os pulmões excretam ácido carbônico; os rins excretam ácidos metabólicos (Figura 42.8).

Excreção de ácido carbônico. Quando você expira, excreta ácido carbônico na forma de CO_2 e água. Se a $PaCO_2$ (ou seja, o nível de CO_2 no sangue) aumenta, os quimiorreceptores provocam respirações mais rápidas e mais profundas para excretar o excesso. Se a $PaCO_2$ cai, os quimiorreceptores provocam respirações mais lentas e mais superficiais, de forma que maior parte do CO_2 produzido pelas células permaneça no sangue e compense o déficit. Essas alterações na frequência e profundidade respiratória mantêm a parte do ácido carbônico do equilíbrio ácido-básico (Kamel e Halperin, 2017; Huether et al., 2020). Pessoas que têm doenças respiratórias podem não ser capazes de excretar ácido carbônico suficiente, o que faz com que o sangue se torne mais ácido e o CO_2 do sangue aumente. Se o aumento da frequência respiratória não conseguir corrigir o problema, os rins começam a realizar uma excreção compensatória do ácido metabólico.

Excreção de ácidos metabólicos. Os rins excretam todos os ácidos metabólicos, exceto ácido carbônico. Eles secretam H⁺ no líquido tubular renal, devolvendo HCO_3^- no sangue, ao mesmo tempo. Se houver íons H⁺ demais no sangue, as células renais levam mais íons H⁺ para os túbulos renais para excreção, retendo mais HCO_3^- no processo. Se houver uma quantidade muito pequena de íons H⁺ no sangue, as células renais secretam menos íons H⁺.

Tamponadores à base de fosfato no fluido tubular renal impedem que a urina se torne ácida demais quando os rins excretam íons H⁺. Se os rins precisam excretar muito H⁺, as células do túbulo renal secretam amônia, que se combina com os íons H⁺ nos túbulos para formar NH_4^+, íons amônio. Tamponamento por fosfato e a criação de NH_4^+ liberam íons H⁺ em outras moléculas do fluido tubular renal (Kamel e Halperin, 2017; Huether et al., 2020). Esse processo permite a excreção do ácido metabólico na urina sem deixar a urina ácida demais. Pessoas que têm doença renal oligúrica geralmente são incapazes de excretar os ácidos metabólicos normalmente e esses ácidos se acumulam, tornando o sangue ácido demais (Nagami e Hamm, 2017). Se os rins não conseguirem corrigir esse problema, a frequência e a profundidade respiratória aumentam, causando excreção compensatória de ácido carbônico.

Desequilíbrios ácido-básicos

As pessoas desenvolvem desequilíbrios ácido-básicos quando seus mecanismos homeostáticos normais são disfuncionais ou sobrecarregados. O termo **acidose** descreve uma condição que tende a tornar o sangue relativamente ácido demais. Pelo fato de que nossas células produzem dois tipos de ácido, há dois tipos distintos de acidose: acidose respiratória e acidose metabólica. O termo **alcalose** descreve uma condição que tende a deixar o sangue relativamente básico (alcalino) demais. Existem dois tipos de alcalose: alcalose respiratória e alcalose metabólica.

O corpo dispõe de mecanismos compensatórios que limitam a extensão das alterações de pH com desequilíbrios ácido-básicos (Kamel e Halperin, 2017; Huether et al., 2020). A compensação envolve mudanças fisiológicas que ajudam a normalizar o pH, mas não corrigem a causa do problema. Se o problema for um desequilíbrio ácido-básico respiratório, somente os pulmões podem corrigir o problema, mas os rins podem compensar isso alterando a quantidade de ácido metabólico no sangue. Se o problema for um desequilíbrio ácido-básico metabólico, somente os rins podem corrigir o problema, embora os pulmões possam compensar alterando a quantidade de ácido carbônico no sangue. Dessa forma, os rins compensam desequilíbrios ácido-básicos respiratórios, e o sistema respiratório compensa desequilíbrios ácido-básicos metabólicos. Esses mecanismos de compensação não corrigem o problema, mas ajudam o corpo a sobreviver levando o pH do sangue à normalidade. Porém, se a condição subjacente não for corrigida, esses mecanismos de compensação finalmente falharão.

Acidose respiratória. Acidose respiratória resulta de hipoventilação alveolar; os pulmões não conseguem excretar CO_2 suficiente. A $PaCO_2$ aumenta, criando um excesso de ácido carbônico no sangue, que diminui o pH (Tabela 42.7). Os rins compensam isso aumentando a excreção dos ácidos metabólicos na urina, o que aumenta o nível de bicarbonato no sangue. Esse processo compensatório é lento, demorando geralmente 24 horas para demonstrar efeito clínico e de 3 a 5 dias para alcançar o estado de estabilidade. Reduções no pH do líquido cefalorraquidiano (LCR) e do pH intracelular das células cerebrais diminuem o nível de consciência.

Alcalose respiratória. Alcalose respiratória resulta de hiperventilação alveolar; os pulmões excretam ácido carbônico demais (CO_2 e água). A $PaCO_2$ cai, criando um déficit de ácido carbônico no sangue, o que faz aumentar o pH (Tabela 42.7). A alcalose respiratória normalmente tem curta duração; portanto, os rins não têm tempo de compensar. Quando o pH do sangue, de LCR e de LIC aumenta agudamente, a excitabilidade das membranas celulares também aumenta, o que pode causar sintomas neurológicos como excitação, confusão e parestesia. Se o pH aumenta a determinado ponto, pode ocorrer depressão do sistema nervoso central (SNC).

Acidose metabólica. Acidose metabólica ocorre a partir de um aumento dos ácidos metabólicos ou uma redução de bases (bicarbonato). Os rins não conseguem excretar suficientemente os ácidos metabólicos, que se acumulam no sangue, ou o bicarbonato é removido do corpo diretamente como na diarreia (Tabela 42.7). Em qualquer dos casos, o nível de HCO_3^- no sangue cai, assim como o pH (Ferrari et al., 2017; Huether et al., 2020). Com o aumento dos ácidos metabólicos, o nível de HCO_3^- no sangue diminui, pois ele tampona os ácidos metabólicos. Da mesma forma, quando os pacientes têm condições que causam remoção de HCO_3^-, a quantidade de HCO_3^- no sangue diminui. Para ajudar a identificar a causa específica, os médicos e laboratórios calculam o **hiato aniônico**, um reflexo dos ânions não mensurados no plasma. O hiato aniônico é calculado subtraindo-se a soma das concentrações dos ânions Cl⁻ e HCO_3^- da concentração plasmática do cátion Na⁺ (Kamel e Halperin, 2017; Emmett e Hoorn, 2020). Ao analisar relatórios laboratoriais, verifique os valores de referência do laboratório que mensurou as concentrações de eletrólitos (Tabela 42.8).

O pH anormalmente baixo na acidose metabólica estimula os quimiorreceptores de forma que o sistema respiratório compensa a acidose por meio de hiperventilação. A hiperventilação compensatória começa em questão de alguns minutos e remove o ácido carbônico do corpo. Esse processo não corrige o problema, mas ajuda a limitar a queda no pH. A acidose metabólica diminui o nível de consciência da pessoa (Tabela 42.7).

Tabela 42.7 Desequilíbrios ácido-básicos.

Desequilíbrio e causas relacionadas	Sinais e sintomas

Acidose respiratória – excesso de ácido carbônico causado por hipoventilação alveolar
Troca de gases prejudicada
   DPOC tipo B (bronquite crônica) ou DPOC tipo A de estágio terminal (enfisema)
   Pneumonia bacteriana
   Obstrução de via respiratória
   Atelectasia extensiva (colapso dos alvéolos)
   Episódio grave de asma
Função neuromuscular prejudicada
   Fraqueza ou paralisia dos músculos respiratórios por hipopotassemia ou disfunção neurológica
   Fadiga dos músculos respiratórios, insuficiência respiratória
   Lesão ou cirurgia na parede torácica causando dor ao respirar
Disfunção do controle respiratório do tronco encefálico
   Superdosagem de medicamento depressor da respiração
   Alguns tipos de lesões na cabeça
	Exame físico: dor de cabeça, vertigem, redução do nível de consciência (confusão, letargia, coma), arritmias
	Achados laboratoriais: alterações na gasometria arterial: pH **abaixo de** 7,35, $PaCO_2$ **acima de** 45 mmHg (6 kPa), nível de HCO_3^- normal se não compensada ou **acima de** 28 mEq/ℓ (28 mmol/ℓ) se compensada

Alcalose respiratória – deficiência de ácido carbônico causada por hiperventilação alveolar Hipoxemia de qualquer causa (p. ex., parte inicial de episódio de asma, pneumonia) Dor aguda Ansiedade, angústia psicológica, soluços Parâmetros inadequados do ventilador mecânico Estimulação do controle respiratório do tronco encefálico (p. ex., meningite, sepse gram-negativa, lesões na cabeça, superdosagem de ácido acetilsalicílico)	*Exame físico:* vertigem, adormecimento e formigamento dos dedos das mãos e dos pés e da região circum-oral, aumento da frequência e da profundidade respiratória, excitação e confusão possivelmente seguidas por diminuição do nível de consciência, arritmias *Achados laboratoriais:* alterações na gasometria arterial: pH **acima de** 7,45, $PaCO_2$ **abaixo de** 35 mmHg (4,7 kPa), nível normal de HCO_3^- se de curta duração ou não compensada ou **abaixo de** 21 mEq/ℓ (21 mmol/ℓ) se compensada

Acidose metabólica – excesso de ácidos metabólicos
Aumento dos ácidos metabólicos (hiato aniônico alto)
   Cetoacidose (diabetes, inanição, alcoolismo)
   Estado hipermetabólico (hipertireoidismo grave, queimaduras, infecção grave)
   Doença renal oligúrica (lesão renal aguda, doença renal de estágio terminal)
   Choque circulatório (acidose láctica)
   Ingestão de ácido ou precursores de ácido (p. ex., metanol, etilenoglicol, ácido bórico)
Perda de bicarbonato (hiato aniônico normal)
   Diarreia
   Fístula pancreática ou descompressão intestinal
   Acidose tubular renal
	Exame físico: diminuição do nível de consciência (letargia, confusão, coma), dor abdominal, arritmias, aumento da frequência e da profundidade das respirações (hiperventilação compensatória)
	Achados laboratoriais: alterações na gasometria arterial: pH **abaixo de** 7,35, $PaCO_2$ normal se não compensada ou **abaixo de** 35 mmHg (4,7 kPa) se compensada, nível de HCO_3^- **abaixo de** 21 mEq/ℓ (21 mmol/ℓ)

Alcalose metabólica – deficiência de ácidos metabólicos
Aumento do bicarbonato
   Administração excessiva de bicarbonato de sódio
   Transfusão massiva de sangue (o fígado converte citrato em HCO_3^-)
   Déficit leve ou moderado de VEC (alcalose de contração)
Perda de ácido metabólico
   Excesso de vômito ou aspiração gástrica
   Hipopotassemia
   Excesso de aldosterona
	Exame físico: vertigem, adormecimento e formigamento de dedos das mãos e dos pés e da região circum-oral; cãibras; possível excitação e confusão seguidas por diminuição do nível de consciência, arritmias (podem ser causadas por hipopotassemia concomitante)
	Achados laboratoriais: alterações na gasometria arterial: pH **acima de** 7,45, $PaCO_2$ normal se não compensada ou **acima de** 45 mmHg (6,0 kPa) se compensada, HCO_3^- **acima de** 28 mEq/ℓ (28 mmol/ℓ)

DPOC, doença pulmonar obstrutiva crônica, VEC, volume de líquido extracelular. (De Felver L: Acid-base homeostasis and imbalances. In Banasik JL, Copstead LC, editors: *Pathophysiology*, ed 6, St Louis, 2019, Saunders.)

Tabela 42.8 Hiato aniônico na acidose metabólica.

Tipo de hiato aniônico	Valores (sem K+)	Causas
Hiato aniônico normal	6 +/− 4 mEq/ℓ (6 +/− 4 mmol/ℓ) Varia, dependendo do laboratório	*Perda excessiva de bicarbonato:* diarreia, fístula pancreática, descompressão intestinal, acidose tubular renal *Aumento de ácidos contendo cloro:* terapia de HCl parenteral
Hiato aniônico alto	Mais de 5 mEq/ℓ (5 mmol/ℓ) acima da faixa de referência do laboratório	*Aumento de qualquer ácido, exceto HCl:* cetoácidos (CAD, inanição, alcoolismo), ácido láctico (choque circulatório, exercício extremo), excesso de ácidos metabólicos normais (lesão renal oligúrica aguda, doença renal de estágio terminal, hipertireoidismo grave, queimaduras, infecção grave), ácidos orgânicos incomuns (superdosagem de salicilato, ácidos metabolizados do metanol, etilenoglicol, para-aldeído)

CAD, cetoacidose diabética. (De Kamel K, Halperin M: *Fluid, electrolyte, and acid-base physiology*, ed 5, St Louis, 2017, Elsevier.)

Alcalose metabólica. *Alcalose metabólica* ocorre devido a um aumento direto da base HCO_3^- ou de uma diminuição do ácido metabólico que aumenta o HCO_3^- do sangue com a liberação originada por sua função de tamponamento. Causas comuns incluem vômito e aspiração gástrica (Tabela 42.7). A compensação respiratória para a alcalose metabólica é a hipoventilação. A diminuição da frequência e da profundidade respiratória permite a elevação do ácido carbônico no sangue como observado pelo aumento da $PaCO_2$. A necessidade de oxigênio pode limitar o grau de compensação respiratória da alcalose metabólica. Pelo fato de o HCO_3^- ter dificuldade para atravessar a barreira hematencefálica, os sinais e sintomas neurológicos são menos graves ou até mesmo ausentes na alcalose metabólica (Kamel e Halperin, 2017; Huether et al., 2020).

> **Pense nisso**
>
> Pense sobre o risco específico de desequilíbrio hidreletrolítico e ácido-básico quando estiver cuidando de um paciente com diarreia crônica. Quais tipos de desequilíbrios provavelmente o paciente apresentaria?

Base de conhecimento de enfermagem

Você aplicará conhecimentos sobre desequilíbrios hidreletrolíticos e ácido-básicos em vários contextos clínicos. Além do conhecimento científico, há uma base de conhecimento de enfermagem estabelecido por pesquisas e práticas de enfermagem, como os padrões de práticas da Infusion Nurses Society (INS). O conhecimento de enfermagem também inclui os fatores de risco de desequilíbrios hídricos.

Um exemplo de como usar esse conhecimento ao fazer julgamentos clínicos é incorporar esse conhecimento juntamente com a fisiologia do envelhecimento normal ao avaliar idosos, sabendo que essa faixa etária apresenta alto risco de desequilíbrios hídricos (Touhy e Jett, 2021). Robert sabe que a sra. Mendoza tem 77 anos e que isso pode colocá-la em risco adicional de desequilíbrios hídricos. Ele planeja incorporar em seu histórico de enfermagem como esse fator pode contribuir para os outros riscos que ela apresenta de desequilíbrio hidreletrolítico.

Seu conhecimento de enfermagem ajuda a formular perguntas de avaliação para determinar os fatores de risco do paciente para o desenvolvimento de desequilíbrios hidreletrolíticos e ácido-básicos, avaliar a presença de sinais e sintomas desses desequilíbrios e implementar intervenções de enfermagem e colaborativas para manter ou restaurar o equilíbrio hidreletrolítico e ácido-básico (Felver, 2029a; Felver, 2021b; Felver, 2021c). Robert revisou o prontuário eletrônico da sra. Mendoza e sabe que ela apresentou vômito e diarreia por 24 horas, então ele usa seu conhecimento sobre equilíbrio hidreletrolítico e todos os fatores de risco da paciente para identificar áreas a serem avaliadas e resultados de exames laboratoriais a serem revisados.

Pensamento crítico

O sucesso do julgamento clínico requer pensamento crítico com uma síntese de conhecimento, experiência, fatores ambientais, atitudes de pensamento crítico e padrões intelectuais e profissionais. Julgamentos clínicos requerem que você antecipe informações, analise os dados e tome decisões em relação ao cuidado do paciente. Durante a avaliação, considere todos os elementos necessários para realizar um diagnóstico de enfermagem apropriado (Figura 42.9).

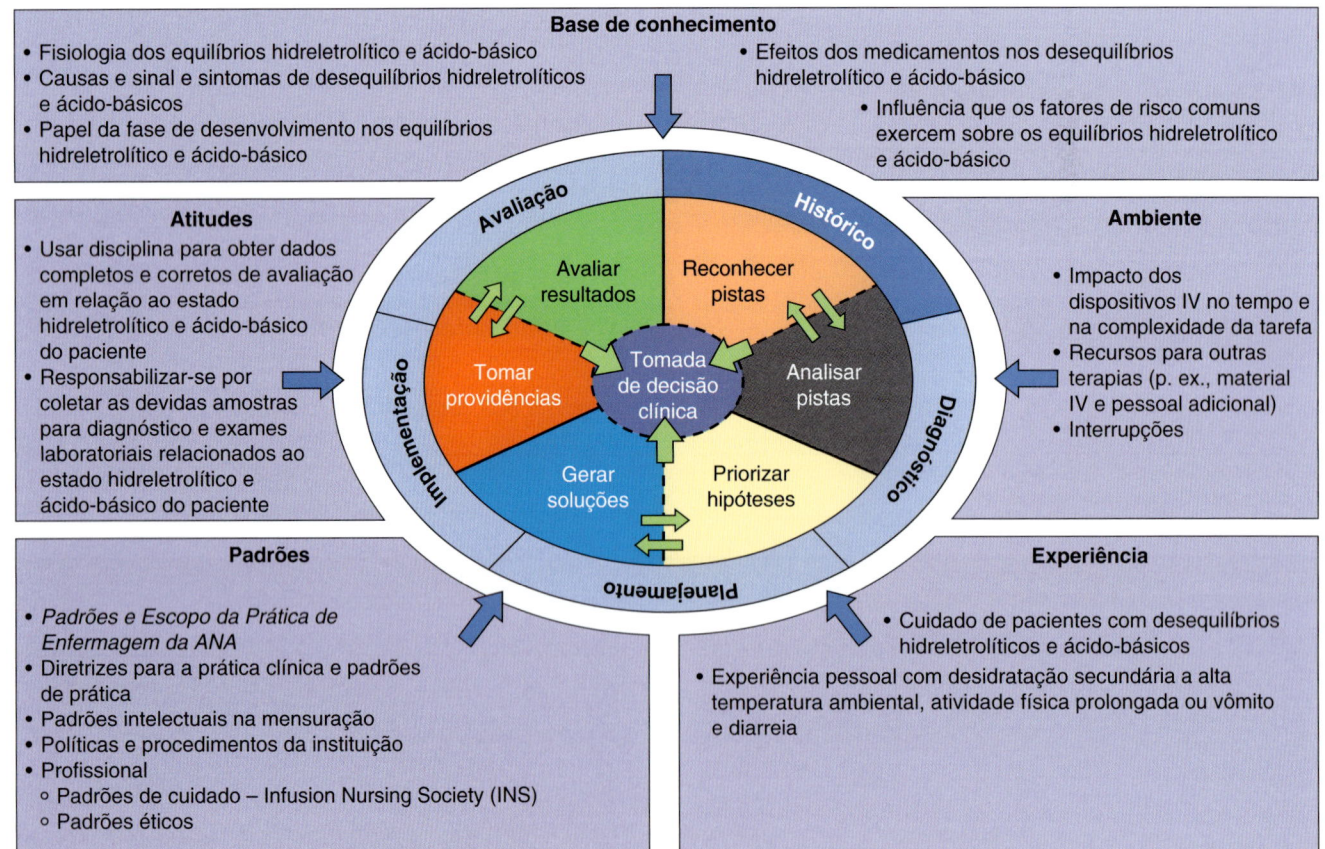

Figura 42.9 Modelo de pensamento crítico para avaliação do equilíbrio hidreletrolítico e ácido-básico. *IV*, intravenoso. (Copyright de Modelo de Medida de Julgamento Clínico © NCSBN. Todos os direitos reservados.)

Determine se quaisquer fatores ambientais impactarão a forma que você cuidará do paciente. Antes do histórico de enfermagem, revise o prontuário do paciente em relação a novas informações – por exemplo, práticas hidreletrolíticas específicas, novos pedidos de equipamentos IV ou terapias. Evite problemas de tempo e recursos, por exemplo, determine se há necessidade de pessoal adicional para certas atividades de cuidado ou se é preciso obter equipamentos ou dispositivos médicos adicionais para que você possa manejar as alterações hidreletrolíticas do paciente.

No caso do equilíbrio hidreletrolítico e ácido-básico, integre os conhecimentos sobre fisiologia, fisiopatologia e farmacologia, além de experiências anteriores e informações obtidas dos pacientes. A análise crítica dos dados permite entender como os desequilíbrios hidreletrolíticos e ácido-básicos afetam determinados paciente e família. Além disso, atitudes de pensamento crítico, como responsabilidade, disciplina e integridade aplicados durante a avaliação ajudam a identificar os diagnósticos de enfermagem corretos e planejar futuras intervenções. Padrões profissionais, como os padrões de práticas da INS (Gorski et al., 2021), oferecem orientações baseadas em evidências para uma avaliação apropriada.

> **Pense nisso**
> Você está se preparando para cuidar de um paciente com desidratação. Quais conceitos e padrões científicos o guiarão para obter dados precisos de avaliação sobre o estado hidreletrolítico e ácido-básico do paciente?

Processo de enfermagem

Use julgamento clínico ao aplicar pensamento crítico ao processo de enfermagem. O processo de enfermagem oferece uma abordagem de tomada de decisão clínica para que você identifique os problemas do paciente, desenvolva e implemente um plano de cuidado centrado no paciente. No caso dos pacientes com alto risco de desequilíbrio hidreletrolítico e/ou ácido-básico, uma abordagem individualizada é a base para a segurança e eficácia do cuidado de enfermagem centrado no paciente.

❖ Histórico de enfermagem

Durante o processo de avaliação, avalie minuciosamente cada paciente e analise criticamente seus achados para garantir que você tome decisões clínicas centradas no paciente necessárias para a segurança dos cuidados de enfermagem. Usar uma abordagem sistemática para a avaliação permite que você ajude os pacientes a manter ou restaurar o equilíbrio hidreletrolítico e ácido-básico com segurança (Figura 42.9).

Robert inicia seu histórico de enfermagem da sra. Mendoza utilizando seu conhecimento sobre líquidos e eletrólitos para determinar o estado de hidratação a partir de suas avaliações relacionadas. As prescrições médicas incluem infusão IV de solução salina 0,9% a 125 mℓ/hora, registros de ingestão e excreção (I&E), sinais vitais a cada 4 horas e pesagens diárias. Sua avaliação revela que os atuais sinais vitais são de temperatura de 37,6°C, pulso de 110 batimentos/min e regular, PA na posição supina de 90/58 mmHg sem alterações quando em pé; frequência respiratória de 18 respirações por minuto. Seus sinais vitais demonstram achados de déficit de VEC.

Pelo olhar do paciente. O desequilíbrio hidreletrolítico ou ácido-básico de um paciente às vezes é tão grave que é difícil determinar necessidades, valores e preferências dele. Contudo, quando o paciente está suficientemente alerta para discutir o cuidado, certifique-se de avaliar as percepções do paciente em relação à enfermidade. Por exemplo, para um paciente que esteja hospitalizado devido a desidratação clínica causada por diarreia, pergunte sobre as experiências anteriores que teve com desidratação e avalie a interpretação do paciente a respeito dos sinais e sintomas apresentados e suas possíveis causas. Considere terapias que o paciente pode ter recebido. O paciente já precisou de terapia IV anteriormente? Se sim, como foi a experiência? Pergunte também como a pessoa controlou a diarreia em casa para avaliar o entendimento de como prevenir a ocorrência de desequilíbrios no futuro. Avalie possíveis obstáculos para a reidratação, como preocupações em relação à terapia IV. Pergunte quais são as maiores preocupações do paciente a respeito do estado hídrico para formar a base da parceria ativa no planejamento, implementação e avaliação do cuidado centrado no paciente.

Anamnese. A avaliação clínica começa com a anamnese do paciente, destinada a revelar fatores de risco que causam ou contribuem para desequilíbrios hidreletrolíticos e ácido-básicos (Tabela 42.9). Faça perguntas específicas e focadas para a identificação de fatores que possam contribuir com possíveis desequilíbrios (Boxe 42.1).

Idade. Em primeiro lugar, considere a idade do paciente. A proporção de água em todo o corpo de um bebê (70 a 80% do peso corporal total) é maior do que a de crianças e adultos. Bebês e crianças pequenas têm necessidade de mais água e seus rins ainda são imaturos (Hockenberry et al., 2019; Huether et al., 2020). Eles apresentam maior risco de déficit de VEC e hipernatremia devido à perda hídrica corporal ser proporcionalmente maior por quilograma de peso (Boxe 42.2).

Crianças entre os 2 e 12 anos frequentemente reagem a doenças com febre ou temperaturas mais elevadas e por períodos mais longos do que os adultos (Hockenberry et al., 2019). Em qualquer idade, a febre aumenta a velocidade de perda hídrica insensível. Adolescentes têm um metabolismo e uma produção hídrica mais acelerados devido às mudanças rápidas do crescimento. Flutuações no equilíbrio hídrico são maiores em meninas adolescentes devido às alterações hormonais associadas ao ciclo menstrual.

Idosos passam por uma série de mudanças relacionadas à idade que podem afetar o equilíbrio hidreletrolítico e ácido-básico (Boxe 42.2). Esses pacientes normalmente têm mais dificuldade para se recuperar de desequilíbrios resultantes de efeitos combinados do envelhecimento normal, diversas condições de saúde e múltiplos medicamentos (Kear, 2017; Touhy e Jett, 2021).

Ambiente. Ambientes quentes aumentam a perda hídrica por meio do suor. Suor é um líquido hipotônico que contém sódio. Suor excessivo sem a reposição adequada de sal e água pode levar a déficit de VEC, hipernatremia ou desidratação clínica (McDermott et al., 2017; Sterns, 2020). Pergunte aos pacientes sobre seu nível normal de atividade física e se eles praticam exercícios vigorosos em ambientes quentes. Os pacientes fazem reposição hídrica com líquidos contendo sal durante os exercícios e atividades?

Ingestão alimentar. Avalie a ingestão alimentar de líquidos; sal; e alimentos ricos em potássio, cálcio e magnésio (Tabela 42.4). Pergunte aos pacientes se eles seguem dietas para perda de peso, pois elas representam riscos. Dietas de jejum ou as de alto teor em gorduras e sem carboidratos geralmente levam à acidose metabólica (Tabela 42.7). Além disso, avalie a capacidade de o paciente mastigar e engolir que, se alterada, interfere na ingestão adequada de alimentos e líquidos ricos em eletrólitos.

Ingestão de álcool. Avalie a quantidade de bebida alcoólica que seu paciente ingere. Quantos dias por semana a pessoa consome bebidas alcoólicas e quantos drinques a pessoa toma por dia? Abuso crônico de álcool normalmente causa hipomagnesemia, em parte porque ele aumenta a excreção renal de magnésio (Huether et al., 2020; Palmer e Clegg, 2017).

Medicamentos. Obtenha uma lista completa dos medicamentos que seu paciente toma atualmente, incluindo produtos de venda livre ou fitoterápicos, para avaliar o risco de desequilíbrios hidreletrolíticos e ácido-básicos (Boxe 42.3). Use um livro de referência de fármacos

Tabela 42.9 Fatores de risco para desequilíbrios hidreletrolíticos e ácido-básicos.

Relacionados à idade	*Muito jovem:* déficit de VEC, desequilíbrios de osmolaridade, desidratação clínica *Muito velho:* excesso ou déficit de VEC, desequilíbrios de osmolaridade
Ambientais	*Alimentação rica em sódio:* excesso de VEC *Alimentação pobre em eletrólitos:* déficits eletrolíticos *Climas quentes:* desidratação clínica
Perda gastrintestinal	*Diarreia:* déficit de VEC, desidratação clínica, hipopotassemia, hipocalcemia (se crônica), hipomagnesemia (se crônica), acidose metabólica *Drenagem (p. ex., aspiração nasogástrica, fístulas):* déficit de VEC, hipopotassemia; acidose metabólica se a drenagem for intestinal ou pancreática *Vômito:* déficit de VEC, desidratação clínica, hipopotassemia, hipomagnesemia, alcalose metabólica
Doenças crônicas	*Câncer:* hipercalcemia; com síndrome de lise tumoral – hiperpotassemia, hipocalcemia, hiperfosfatemia; outros desequilíbrios, dependendo dos efeitos colaterais da terapia *Doença pulmonar obstrutiva crônica:* acidose respiratória *Cirrose:* excesso de VEC, hipopotassemia *Insuficiência cardíaca:* excesso de VEC; outros desequilíbrios, dependendo a terapia *Doença renal oligúrica:* excesso de VEC, hiperpotassemia, hipermagnesemia, hiperfosfatemia, acidose metabólica
Trauma	*Queimaduras:* déficit de VEC, acidose metabólica *Ferimentos por esmagamento:* hiperpotassemia *Lesões na cabeça:* hiponatremia ou hipernatremia, dependendo da resposta do ADH *Hemorragia:* déficit de VEC, hiperpotassemia se choque circulatório
Terapias	**Diuréticos e outros medicamentos** (Boxe 42.3) *Terapia IV:* excesso de VEC, desequilíbrios de osmolaridade, excessos de eletrólitos *NP:* qualquer desequilíbrio hídrico ou eletrolítico, dependendo dos componentes da solução

ADH, hormônio antidiurético; IV, intravenosa; NP, nutrição parenteral; VEC, volume do líquido extracelular.

Boxe 42.1 Questões do histórico de enfermagem

Ambiente
- Diga-me em que tipo de ambiente você trabalha. É um ambiente quente?
- Se sim, o que você faz para gerenciar o calor?

Ingestão alimentar
- Aproximadamente quantos copos de líquidos normalmente você bebe por dia? Que tipo de líquido normalmente você bebe?
- Conte-me o que normalmente você come em um dia
- No último mês, teve algum dia que você ficou com fome por não ter dinheiro suficiente para comprar comida?
- Que tipo de lanche normalmente você come?
- Você está fazendo alguma dieta especial por algum problema médico? Como está indo essa dieta?
- Você está seguindo algum programa de perda de peso?
- Você usa algum substituto de sal?
- Você toma suplementos de cálcio, magnésio ou potássio? Se sim, com que frequência?
- Você tem alguma dificuldade para mastigar ou engolir?

Estilo de vida
- Qual é a quantidade de bebida alcoólica que você consome em uma semana normal?

Perda gastrintestinal
- Você teve vômito ou diarreia recentemente? Se sim, por quanto tempo? Quantas vezes por dia?

Medicamentos e outras terapias
- Quais medicamentos, incluindo os remédios de venda livre e fitoterápicos, você toma regularmente? E ocasionalmente?
- Você toma diuréticos? Medicamento para pressão alta?
- Você usa antiácidos? Se sim, quais? Com que frequência? Você já usou fermento químico como antiácido? Você usa medicamentos efervescentes para resfriados?
- Você usa laxantes? Se sim, com que frequência? Como ficam as fezes quando você toma laxante?
- O que você usa quando tem dor de estômago?

Sinais e sintomas
- Se você se pesa todos os dias, como seu peso mudou nos últimos dias?
- Você sente vertigem quando se levanta?
- Você tem sede, boca seca ou percebe escassez de lágrimas?
- Você percebeu alguma mudança na sua produção de urina como diminuição do volume, coloração mais escura ou aparência de concentrada?
- Você percebe se seus dedos, pés ou tornozelos estão inchados?
- Você tem dificuldade para respirar quando se deita na cama?
- Você está tendo dificuldade para se concentrar ou se sente confuso? O que é normal para você?
- Você está sentindo mais dificuldade do que o normal para se levantar do sofá ou de uma cadeira macia? Suas pernas ficam incomumente pesadas quando você sobe escadas? Você sente uma fraqueza muscular estranha?
- Você já teve cãibras ou sensações incomuns, como adormecimento ou formigamento nos dedos?

Boxe 42.2 Foco em idosos

Fatores que afetam o equilíbrio hidreletrolítico e ácido-básico

- Durante o envelhecimento, a composição corporal muda, causando uma diminuição da porcentagem de água no peso corporal (50%), o que aumenta o risco de déficit do volume de líquido extracelular (VEC) e desidratação (Felver, 2021c)
- Os efeitos combinados da idade (recém-nascidos, bebês e idosos), doenças crônicas e múltiplos medicamentos geralmente impõem desafios para a manutenção do equilíbrio hidreletrolítico
- Pacientes com mobilidade prejudicada ou problemas de controle de bexiga podem restringir a ingestão de líquidos, o que aumenta o risco de hipernatremia e déficit de VEC
- Sensação de sede reduzida aumenta o risco de hipernatremia e desidratação; não confie na sede como fator de avaliação de hipernatremia, déficit de VEC ou desidratação em pacientes que estejam confusos, pacientes com alterações no nível de consciência, nos muito jovens e nos idosos
- Desidratação grave pode resultar em hipotensão postural; faça com que os pacientes, principalmente os idosos, levantem-se lentamente quando você faz medições da pressão arterial ortostática
- Doenças cardiovasculares podem reduzir a capacidade de o corpo se adaptar ao aumento súbito do volume vascular, aumentando o risco de edema pulmonar com a infusão rápida de líquidos intravenosos isotônicos
- Doença renal crônica resulta em uma redução da capacidade de os rins concentrarem a urina, dessa forma aumentando o risco de hipernatremia, déficit de VEC e desidratação
- Alterações renais normais do envelhecimento tornam mais difícil excretar uma grande carga de ácidos, aumentando o risco de acidose metabólica (Touhy e Jett, 2021)

Boxe 42.3 Medicamentos comumente usados que causam desequilíbrios hidreletrolíticos e ácido-básicos

- Inibidores da ECA (p. ex., captopril) e bloqueadores dos receptores de angiotensina II (p. ex., losartana): hiperpotassemia
- Antidepressivos, ISRS (p. ex., fluoxetina [Prozac®]): hiponatremia
- Antiácidos de carbonato de cálcio: hipercalcemia, leve alcalose metabólica
- Corticosteroides (p. ex., prednisona): hipopotassemia, alcalose metabólica
- Diuréticos não poupadores de potássio (p. ex., furosemida [Lasix®], tiazidas): déficit de VEC, hiponatremia (tiazidas), hipopotassemia, hipomagnesemia, leve alcalose metabólica
- Diuréticos poupadores de potássio (p. ex., espironolactona): hiperpotassemia, leve acidose metabólica
- Antiácidos efervescentes e medicamentos para gripe (de alto teor de Na$^+$): excesso de VEC
- Laxantes: déficit de VEC, hipopotassemia, hipocalcemia, hipomagnesemia, acidose metabólica
- Hidróxido de magnésio (p. ex., leite de magnésia): hipermagnesemia
- Anti-inflamatórios não esteroidais (p. ex., ibuprofeno): leve excesso de VEC, hiponatremia
- Altas doses de penicilinas (p. ex., carbenicilina): hipopotassemia, alcalose metabólica; hiperpotassemia com penicilina G (contém K$^+$)

ECA, enzima conversora da angiotensina; *ISRS*, inibidor seletivo da recaptação de serotonina; *VEC*, volume do líquido extracelular. (De Burchum JR, Rosenthal LD: *Lehne's pharmacology for nursing care*, ed 10, St Louis, 2019, Elsevier.)

ou um banco de dados *online* confiável para verificar os possíveis efeitos de outras medicações. Pergunte especificamente sobre uso de bicarbonato de sódio como antiácido; ele pode causar excesso de VEC devido a seu alto conteúdo de sódio que retém a água nos compartimentos extracelulares. Para uma pessoa que usa laxantes, pergunte sobre o tipo de laxante, frequência de uso e consistência e frequência das fezes. Múltiplas fezes moles removem líquido e eletrólitos do corpo causando, dessa forma, diversos desequilíbrios.

História clínica

Cirurgia recente. Cirurgias causam uma reação de estresse fisiológico, que aumenta em caso de grandes cirurgias e perdas de sangue. Durante as primeiras 24 a 48 horas após a cirurgia, o aumento da secreção de aldosterona, glicocorticoides e ADH causa aumento do VEC, diminuição da osmolaridade e aumento da excreção de potássio (Harding et al., 2020). Em pacientes saudáveis esses desequilíbrios se resolvem sem dificuldades, mas pacientes que têm enfermidades preexistentes ou outros fatores de risco normalmente necessitam de tratamento durante esse período.

Perda gastrintestinal. O aumento da perda hídrica por meio do sistema digestório é uma causa comum e importante de desequilíbrios hidreletrolíticos e ácido-básicos e requer medição e avaliação precisas. Observe sempre o volume e a aparência de qualquer perda. Vômito e diarreia, sejam agudos, sejam crônicos, podem causar déficit de VEC, hipernatremia, desidratação clínica e hipopotassemia por aumentarem a perda de água, Na$^+$ e K$^+$. Além disso, diarreia crônica pode causar hipocalcemia e hipomagnesemia por reduzir a absorção de eletrólitos. A remoção do ácido gástrico do corpo mediante vômito ou aspiração nasogástrica pode causar alcalose metabólica. Em compensação, a remoção de líquidos intestinais ou pancreáticos ricos em bicarbonato por meio de diarreia, aspiração intestinal ou fístulas pode causar acidose metabólica (Ferrari et al., 2017).

Doença aguda ou trauma. Condições agudas que colocam os pacientes em risco de desenvolver alterações hídricas, eletrolíticas e ácido-básicas incluem doenças respiratórias, queimaduras, alterações gastrintestinais e doença renal oligúrica aguda.

Distúrbios respiratórios. Vários deles predispõem os pacientes à acidose respiratória. Por exemplo, pneumonia bacteriana causa o preenchimento dos alvéolos com exsudatos que prejudicam a troca de gases, fazendo com que o paciente retenha dióxido de carbono, o que leva ao aumento da PaCO$_2$ e acidose respiratória. Meça a frequência respiratória de maneira precisa e ausculte os sons pulmonares.

Queimaduras. Colocam os pacientes em alto risco de déficit de VEC mediante diversos mecanismos, incluindo transferência do plasma para o líquido intersticial e aumento da perda evaporativa e exsudativa. A perda hídrica aumenta conforme a porcentagem de superfície corporal queimada (Harding et al., 2020). Pacientes com queimaduras têm grandes danos celulares que liberam potássio no sangue, e eles podem ficar hiperpotassêmicos. Além disso, esses pacientes geralmente desenvolvem acidose metabólica devido à intensa aceleração do metabolismo celular, que produz mais ácidos metabólicos do que os rins conseguem excretar. Sua avaliação incluirá a profundidade da lesão tissular (p. ex., superficial, de espessura parcial superficial, de espessura parcial profunda, de espessura total e de quarto grau para as mais graves) e a extensão da superfície corporal afetada. Feridas de queimaduras são dinâmicas e podem progredir; portanto, uma avaliação precisa da profundidade da queimadura pode ser difícil inicialmente (Rice e Orgill, 2021). Podem ser necessários vários dias para se chegar à determinação final.

Trauma. Quando um paciente vivencia trauma, considere a causa e os efeitos potenciais. Hemorragia por qualquer tipo de trauma causa déficit de VEC por perda de sangue. Alguns tipos de trauma criam riscos adicionais. Por exemplo, ferimentos por esmagamento destroem a estrutura celular, causando hiperpotassemia pela liberação massiva do K^+ intracelular no sangue.

Lesões na cabeça normalmente alteram a secreção de ADH. Podem causar diabetes insípido (déficit de ADH), na qual os pacientes excretam grandes volumes de urina muito diluída e desenvolvem hipernatremia. Em compensação, lesões na cabeça podem causar síndrome da secreção inapropriada de hormônio antidiurético (SIADH), na qual a secreção excessiva de ADH causa hiponatremia por reter água demais e concentrar a urina (Harding et al., 2020).

Doença crônica. Muitas doenças crônicas criam um risco contínuo de desequilíbrios hidreletrolíticos e ácido-básicos. Por exemplo, doença pulmonar obstrutiva crônica (DPOC) tipo B geralmente causa acidose respiratória crônica. Além disso, regimes de tratamento de doenças crônicas geralmente causam desequilíbrios. Avalie se essas condições estão presentes nos pacientes e os sinais e sintomas sugestivos de desequilíbrios hidreletrolíticos (Boxe 42.2).

Câncer. Os desequilíbrios hidreletrolíticos específicos que ocorrem em pacientes oncológicos dependem do tipo e progressão do câncer e do regime de tratamento. Muitos pacientes oncológicos desenvolvem hipercalcemia quando seus cânceres secretam substâncias químicas que circulam nos ossos e fazem com que o cálcio seja inserido na corrente sanguínea. Outros desequilíbrios hidreletrolíticos ocorrem no câncer porque alguns tipos de tumores causam anormalidades metabólicas e endócrinas (Wagner e Arora, 2017). Além disso, pacientes oncológicos têm risco de desenvolver desequilíbrios hidreletrolíticos em consequência dos efeitos colaterais (p. ex., anorexia, diarreia) da quimioterapia, dos modificadores de resposta biológica ou da radiação (Harding et al., 2020).

Insuficiência cardíaca. Pacientes portadores de insuficiência cardíaca crônica têm menor débito cardíaco, o que reduz a perfusão renal e ativa o SRAA. A ação da aldosterona nos rins causa excesso de VEC e risco de hipopotassemia. A maioria dos diuréticos usados para tratar insuficiência cardíaca aumenta o risco de hipopotassemia e ao mesmo tempo reduz o excesso de VEC. Restrição de sódio alimentar é importante na insuficiência cardíaca, já que o Na^+ retém água no LEC, piorando o excesso de VEC. Na insuficiência cardíaca grave, restrição tanto de líquidos quanto de sódio pode ser prescrita para diminuir a carga de trabalho do coração ao reduzir o excesso de volume de líquido circulante (Harding et al., 2020).

Doença renal oligúrica. Oligúria ocorre quando os rins têm capacidade reduzida de produzir urina. Algumas condições como nefrite aguda causam o surgimento súbito de oligúria, enquanto outros problemas, como doença renal crônica, levam a oligúria crônica. Doença renal oligúrica impede a excreção normal de fluidos, eletrólitos e ácidos metabólicos, resultando em excesso de VEC, hiperpotassemia, hipermagnesemia, hiperfosfatemia e acidose metabólica. A gravidade desses desequilíbrios é proporcional ao grau de insuficiência renal. Embora a doença renal crônica seja progressiva, é possível manejar com sucesso os desequilíbrios com restrições alimentares de sódio e outros eletrólitos, restrição da ingestão de líquidos em casos graves e, eventualmente, diálise ou transplante renal (Harding et al., 2020).

Avaliação física. Dados coletados por meio de uma avaliação física focada validam e prolongam as informações reunidas no histórico do paciente. A Tabela 42.10 resume as avaliações focadas para pacientes com desequilíbrios hidreletrolíticos e ácido-básicos. Use julgamento clínico para concentrar sua avaliação nas áreas pertinentes à situação de cada paciente. Por exemplo, para os pacientes com risco de desequilíbrio hídrico, concentre sua avaliação em alterações no peso corporal, marcadores clínicos de volume vascular e intersticial, sede, mudanças de comportamento e nível de consciência. Outras avaliações focadas incluem marcadores cardíacos, respiratórios, neuromusculares e gastrintestinais específicos. Agrupar avaliações sob essas categorias ajuda a saber quais avaliações priorizar e permite que você avalie de forma eficaz.

Tabela 42.10 Avaliações de enfermagem centradas em pacientes com desequilíbrios hidreletrolíticos e ácido-básicos.

Avaliação	Desequilíbrios
Alterações no peso corporal em relação ao dia anterior	
Perda de 1 kg ou mais em 24 horas em adultos	Déficit de VEC
Ganho de 1 kg ou mais em 24 horas em adultos	Excesso de VEC
Marcadores clínicos de volume vascular	
Pressão arterial:	
Hipotensão ou hipotensão ortostática	Déficit de VEC
Vertigem ao se sentar ereto ou se levantar	Déficit de VEC
Frequência e característica do pulso:	
Rápido, fraco	Déficit de VEC
Forte	Excesso de VEC
Calibre das veias do pescoço:	
Adelgaçadas ou colabadas na inalação quando em decúbito dorsal	Déficit de VEC
Cheias ou distendidas quando em pé ou semiereto	Excesso de VEC
Outras avaliações do volume vascular:	
Reenchimento ou retorno do enchimento capilar: lento	Déficit de VEC
Ausculta pulmonar, lobo dependente: crepitações ou roncos com dispneia progressiva	Excesso de VEC
Excreção urinária: pequeno volume de urina de cor amarelo-escura	Déficit de VEC

Tabela 42.10 Avaliações de enfermagem centradas em pacientes com desequilíbrios hidreletrolíticos e ácido-básicos. (*Continuação*)

Avaliação	Desequilíbrios
Marcadores clínicos de volume intersticial	
Inspeção e palpação	
Presença de edema: presente em áreas dependentes (tornozelos ou sacro) e possivelmente nos dedos ou em volta dos olhos	Excesso de VEC
Membranas mucosas: secas entre as bochechas e gengivas, diminuição ou ausência de lágrimas	Déficit de VEC
Turgor da pele: quando beliscada, a pele demora mais de 3 segundos para voltar à posição normal	Déficit de VEC
Presença de sede: sede presente	Hipernatremia, déficit grave de VEC
Comportamento e nível de consciência:	
Inquietação e leve confusão	Déficit grave de VEC
Diminuição do nível de consciência (letargia, confusão, coma)	Hiponatremia, hipernatremia, hipercalcemia, desequilíbrios ácido-básicos
Sinais cardíacos e respiratórios de desequilíbrios eletrolíticos ou ácido-básicos	
Ritmo do pulso e ECG: pulso irregular e alterações no ECG	Desequilíbrios de K^+, Ca^{2+}, Mg^{2+} e/ou ácido-básicos
Frequência e profundidade respiratória:	
Aumento da frequência e profundidade	Acidose metabólica (mecanismo compensatório); alcalose respiratória (causa)
Diminuição da frequência e profundidade	Alcalose metabólica (mecanismo compensatório); acidose respiratória (causa)
Marcadores neuromusculares de desequilíbrios eletrolíticos ou ácido-básicos	
Força muscular bilateral, principalmente dos músculos quadríceps:	
Fraqueza muscular	Hipopotassemia, hiperpotassemia
Reflexos e sensações:	
Diminuição dos reflexos tendíneos profundos	Hipercalcemia, hipermagnesemia
Reflexos hiperativos, espasmos musculares e cãibras, tetania	Hipocalcemia, hipomagnesemia
Adormecimento, formigamento nas pontas dos dedos e ao redor da boca	Hipocalcemia, hipomagnesemia, alcalose respiratória
Cãibras, tetania	Hipocalcemia, hipomagnesemia, alcalose respiratória
Tremores	Hipomagnesemia
Sinais gastrintestinais de desequilíbrios eletrolíticos	
Inspeção e auscultação:	
Distensão abdominal	Hipopotassemia, entrada de líquido no terceiro espaço
Diminuição dos sons abdominais	Hipopotassemia
Motilidade: constipação intestinal	Hipopotassemia, hipercalcemia

ECG, eletrocardiograma; *VEC*, volume de líquido extracelular.

Medição diária de peso e de ingestão e perda de líquidos. Pesagens diárias são importantes indicadores do estado hídrico (Felver, 2021c). Cada kg de peso ganho ou perdido de um dia para outro é igual a 1ℓ de líquido retido ou perdido. Esses ganhos ou perdas de líquido indicam mudanças na quantidade hídrica total do corpo, normalmente no LEC, mas não indicam transferência entre os compartimentos do corpo. Pese diariamente os pacientes com insuficiência cardíaca e os que apresentam alto risco ou que de fato tenham excesso de VEC. Pesagens diárias também são úteis para os pacientes com desidratação clínica ou outras causas ou riscos de déficit de VEC. Faça com que o paciente urine e pese o paciente sempre no mesmo horário do dia com a mesma balança. Calibre a balança todos os dias ou segundo determinada rotina. O paciente precisa usar sempre as mesmas roupas ou roupas que tenham o mesmo peso; se for utilizar uma balança de leito, use o mesmo número de lençóis na balança a cada pesagem. Compare o peso de cada dia com o do dia anterior para determinar ganhos ou perdas de líquido. Verifique os pesos ao longo de vários dias para reconhecer tendências. A interpretação dos pesos diários guia a terapia médica e os cuidados de enfermagem.

Ensine os pacientes com insuficiência cardíaca a se pesarem e registrar seus pesos diariamente em casa e a entrar em contato com o médico caso seu peso aumente subitamente até determinado limite (obtenha os parâmetros com os médicos). Reconhecer tendências nos pesos diários verificados em casa é importante (Horwitz e Krumholz, 2020; Park et al., 2017). Pacientes que estão hospitalizados por insuficiência cardíaca descompensada geralmente apresentam aumentos diários constantes de peso durante a semana anterior à hospitalização.

Medir e registrar todo o líquido I&E durante um período de 24 horas é um importante aspecto da avaliação do equilíbrio hídrico. Compare a ingestão do paciente em 24 horas à excreção em 24 horas. As duas medidas devem ser aproximadamente iguais se a pessoa tem um equilíbrio hídrico normal (Felver, 2021c). Para interpretar situações nas quais I&E são substancialmente diferentes, considere o paciente individualmente. Por exemplo, se a ingestão for substancialmente maior do que a excreção, existem duas possibilidades: o paciente pode estar ganhando excesso de líquido ou retornando ao estado hídrico normal, repondo o líquido perdido anteriormente pelo corpo. Da mesma maneira, se a ingestão for substancialmente menor do que a excreção, também há duas possibilidades: o paciente pode estar perdendo líquido necessário para o corpo e desenvolvendo déficit de VEC e/ou hipernatremia, ou pode estar voltando ao estado hídrico normal mediante a excreção do excesso de líquido ganho anteriormente.

Na maioria dos ambientes de cuidados de saúde, a medição de I&E é uma avaliação de enfermagem. Algumas instituições exigem pedido médico para I&E. Se quiser medir a I&E de um paciente com estado hídrico comprometido, verifique as políticas da sua instituição para determinar se você pode tomar esta providência ou se é necessária uma solicitação do médico.

A ingestão hídrica inclui todos os líquidos que a pessoa consome (p. ex., gelatina, sorvete, sopa), bebe (p. ex., água, café, suco) ou recebe por meio de sondas de alimentação nasogástricas ou por jejunostomia (ver Capítulo 45). Líquidos IV (infusões contínuas e sistemas *piggyback* de infusão IV intermitente) e hemoderivados também são fontes de ingestão. A água engolida quando se tomam comprimidos ou medicamentos líquidos conta como ingestão. Pacientes alimentados por sonda geralmente recebem vários medicamentos líquidos e água para enxaguar a sonda antes e/ou depois das medicações. Por um período de 24 horas, esses líquidos equivalem a uma ingestão significativa e sempre são registrados em uma ficha de I&E. Peça aos pacientes que estiverem alertas e orientados a ajudar na medição de sua ingestão oral e explique aos familiares por que eles não devem comer ou beber nada da bandeja do paciente ou de sua jarra de água.

A excreção de líquidos inclui urina, diarreia, vômito, aspiração gástrica e drenagem de feridas pós-operatórias ou de outros drenos (ver Capítulo 50). Registre a excreção urinária do paciente após cada urinação. Oriente os pacientes que estiverem alertas, orientados e deambulando a guardar sua urina em um urinol/comadre ou recipiente medidor que se encaixa na borda do vaso sanitário (Figura 42.10). Explique aos pacientes e seus familiares o motivo pelo qual são feitas medições de I&E. Ensine-os também a avisar o enfermeiro ou os técnicos/auxiliares de enfermagem para esvaziar qualquer recipiente com urina ou como medir e esvaziar sozinhos o recipiente e relatar o resultado apropriadamente. Os pacientes precisam ter boa visão e boas habilidades motoras para realizar essas medições. O envolvimento ativo do paciente e dos familiares é um aspecto dos cuidados centrados no paciente essencial para manter medições precisas de I&E. Quando o paciente tem uma sonda urinária, de dreno ou de aspiração fixa, registre a quantidade excretada (p. ex., ao fim de cada turno de enfermagem ou a cada hora) conforme exigido pela condição do paciente.

Você pode delegar partes da medição e registro de I&E a um técnico de enfermagem devidamente competente nesse procedimento. A medição real de volumes líquidos é mais precisa do que estimativas visuais. Em muitas instituições, o técnico de enfermagem registra a ingestão oral, mas não a ingestão por sonda de alimentação ou IV, que são responsabilidades do enfermeiro. Da mesma forma, o técnico de enfermagem geralmente registra a perda pela urina, diarreia e vômito, mas não a drenagem de tubos. O enfermeiro responsável e o técnico de enfermagem trabalham em equipe para registrar as medições no local designado no prontuário eletrônico do paciente (PEP), geralmente em um fluxograma com outras informações. O programa do PEP normalmente calcula os totais de 24 horas. Se não for usado um PEP, registre os valores de I&E em formulários em papel deixados na prancheta ao lado do leito ou na porta do quarto. Você ou o técnico de enfermagem calcula os totais de 24 horas (ver políticas locais). Registros precisos de I&E facilitam a avaliação contínua do estado hídrico de um paciente.

Valores laboratoriais. Analise os resultados dos exames laboratoriais do paciente e compare-os às faixas normais para obter mais dados objetivos sobre o equilíbrio hidreletrolítico e ácido-básico. Resultados normais e anormais de exames estão resumidos nas Tabelas 42.1, 42.3, 42.5 a 42.7. A frequência de verificação de níveis de eletrólitos depende da gravidade da doença do paciente. A análise de resultados laboratoriais de um paciente requer que você seja minucioso e aplique extensivos conhecimentos científicos e de enfermagem, principalmente se a pessoa desenvolver um desequilíbrio agudo durante o curso de uma doença crônica. Exames de eletrólitos séricos normalmente são rotineiros em pacientes internados para avaliação de desequilíbrios e servem como referência para futuras comparações.

> **Pense nisso**
>
> Como suas avaliações relacionadas a desequilíbrios hidreletrolíticos e ácido-básicos difeririam entre pacientes com doenças agudas e pacientes com doenças crônicas?

❖ Análise e diagnóstico de enfermagem

Ao cuidar de pacientes com suspeitas de desequilíbrio hidreletrolítico e ácido-básico, é especialmente importante usar o pensamento crítico para formular diagnósticos de enfermagem. Os dados da avaliação que estabelecem o risco ou a presença real de um diagnóstico de enfermagem podem ser sutis, e os padrões e tendências surgem somente quando se realiza uma avaliação inteligente. Múltiplos sistemas corporais estão geralmente envolvidos; o cuidadoso agrupamento dos achados e características definidores leva à seleção dos diagnósticos corretos (Boxe 42.4).

Além do agrupamento preciso dos dados da avaliação, uma parte importante para a formulação de diagnósticos de enfermagem é identificar o respectivo fator causador ou relacionado (quando o diagnóstico é negativo, ou focado no problema) ou os fatores de risco (quando se trata de um diagnóstico de risco). Você escolhe intervenções que tratem ou modifiquem o fator relacionado específico ou o fator de risco para que o diagnóstico seja resolvido. Por exemplo, *Volume de Líquidos Deficientes relacionado à perda de líquidos gastrintestinais por vômito* requer terapias que controlem a êmese do paciente e restaurem o volume hídrico com terapia IV. Em compensação, o diagnóstico de *Risco de Volume de Líquidos Desequilibrado relacionado a temperatura corporal elevada* requer

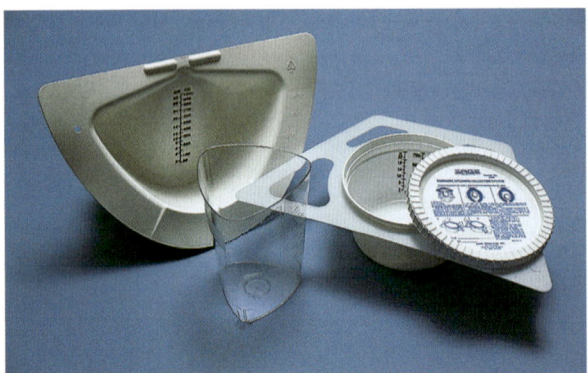

Figura 42.10 Recipientes para medição da quantidade de urina excretada.

Capítulo 42 Equilíbrio Hidreletrolítico e Ácido-Básico

Boxe 42.4 Processo de diagnóstico de enfermagem

Volume de líquidos deficiente relacionado à perda gastrintestinal de líquidos via vômito

Atividades do histórico de enfermagem	Achados e características definidores
Obtenha a pressão arterial postural e o pulso.	A paciente apresenta hipotensão postural com aumento da frequência cardíaca; pulso fraco.
Inspecione o grau de umidade das membranas mucosas orais.	As membranas mucosas orais entre as bochechas e a gengiva estão secas.
Obtenha medições diárias do peso.	O paciente adulto perde 1 kg ou mais em 24 h.
Faça a medição da excreção urinária e observe a cor; se possível, avalie a gravidade específica da urina.	A paciente produz um volume pequeno de urina amarelo-escura; a gravidade específica da urina está aumentada.
Teste o turgor da pele (não confiável para idosos).	Observada redução do turgor da pele.

terapias que reduzam a temperatura corporal do paciente e reponham os líquidos corporais perdidos mediante a reposição de líquidos VO ou possivelmente por terapia IV. Possíveis diagnósticos de enfermagem para os pacientes com alterações hídricas, eletrolíticas e ácido-básicas incluem os listados a seguir:

- Risco de Volume de Líquidos Desequilibrado
- Volume de Líquidos Deficiente
- Risco de Desequilíbrio Eletrolítico
- Desequilíbrio Ácido-básico
- Conhecimento Deficiente sobre Regime Hídrico.

As avaliações de Robert revelam que a sra. Mendoza teve vômito e diarreia nos últimos 6 dias, perdeu peso, sente tontura e aumento da frequência cardíaca ao se levantar, e tem hipotensão postural. Robert também observa que a sra. Mendoza teve três episódios de eliminação de fezes marrons e líquidas nesta manhã, bem como sons intestinais hipoativos com cólicas abdominais. Ele também observou uma área de 3 cm de vermelhidão no períneo com pele intacta e turgor reduzido da pele. À medida que Robert analisa esses achados/características definidores, os agrupamentos de dados dão a ele pistas que o levam a identificar **Volume de Líquidos Deficiente** como um diagnóstico de enfermagem prioritário para o plano de cuidados. Juntamente com esse diagnóstico, Robert reconhece que a paciente também está sentindo **Náusea**, afirmando que ela está atualmente "levemente nauseada", e **Diarreia** devido à diarreia líquida amarronzada persistente que inclui mais de 6 defecações no dia anterior. Robert reconhece que a sra. Mendoza apresenta **Risco de Integridade da Pele Prejudicada** devido à diarreia persistente.

❖ Planejamento e identificação de resultados

Durante o processo de planejamento de enfermagem, aplique julgamento clínico para sintetizar informações de diversas fontes, de modo que os resultados relevantes e as intervenções sejam escolhidos (Figura 42.11). Certifique-se de que o planejamento dos cuidados do paciente integre tanto o conhecimento científico quanto de enfermagem e todas as informações que você coletou sobre aquele determinado paciente.

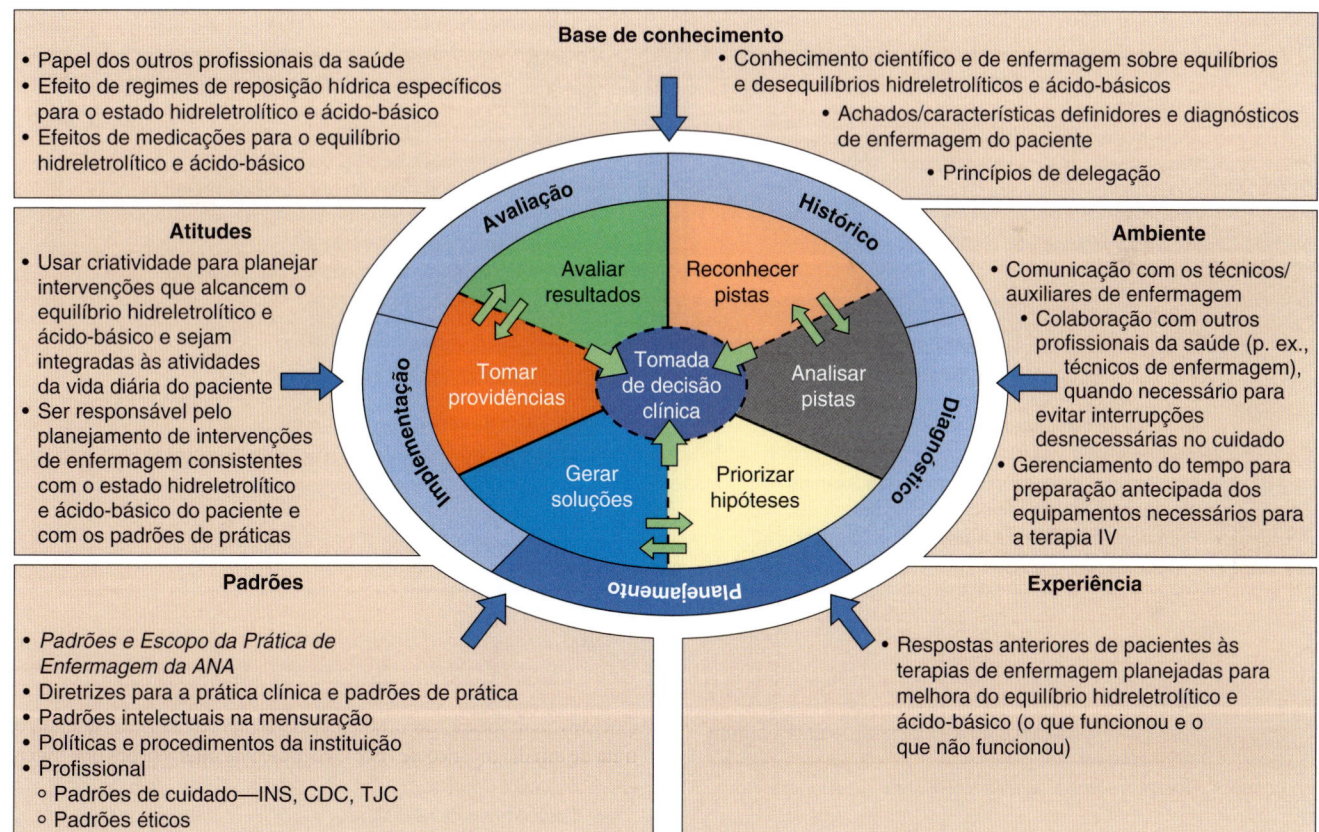

Figura 42.11 Modelo de pensamento crítico para planejamento do equilíbrio hidreletrolítico e ácido-básico. *CDC*, Centers for Disease Control and Prevention; *INS*, Infusion Nurses Society; *TJC*, The Joint Commission. (Copyright de Modelo de Medida de Julgamento Clínico © NCSBN. Todos os direitos reservados.)

Como enfermeiro, sua experiência pessoal e anterior com equilíbrio e desequilíbrio hidreletrolítico e ácido-básico será seu guia no cuidado dos pacientes. Sua experiência com dados laboratoriais e equipamentos IV (p. ex., bombas, dispositivos de infusão eletrônica [DIEs], fluidos IV) auxiliará no manejo de pacientes com alterações no estado hidreletrolítico e ácido-básico.

Também é importante reconhecer fatores ambientais que afetam questões de balanço hidreletrolítico e ácido-básico, como quando você pode utilizar o técnico de enfermagem no cuidado do paciente. É essencial identificar as necessidades do paciente e planejar o cuidado ao redor dessas necessidades.

Resultados. Desenvolva um plano individualizado de cuidado para cada diagnóstico de enfermagem (ver o Plano de cuidados de enfermagem) que inclua resultados esperados mutuamente estabelecidos para cada diagnóstico. Colabore com os pacientes e os mantenha informados durante o processo de individualização dos resultados realistas e mensuráveis esperados. Por exemplo, em um diagnóstico de enfermagem de *Volume de Líquidos Deficiente*, os seguintes resultados relacionados são apropriados para um paciente alcançar a normalidade do estado de hidratação até a alta:

- O paciente está livre de complicações associadas ao dispositivo IV durante todo o decorrer da terapia IV
- O paciente demonstra leituras equilibradas de I&E em 48 horas.

No plano de cuidados de enfermagem, Robert estabelece resultados para melhorar o estado hídrico da sra. Mendoza. As intervenções escolhidas para a prestação do cuidado estarão focadas em um ou mais resultados. Depois que as intervenções forem implementadas, Robert decidirá se os resultados foram alcançados (p. ex., por meio do monitoramento do resultado de avaliações focadas e em I&E). Cada resultado precisa de um prazo para ser alcançado.

Estabelecimento de prioridades. A condição clínica do paciente determina quais dos diagnósticos de enfermagem têm a maior prioridade. Muitos diagnósticos no campo de alterações hídricas, eletrolíticas e ácido-básicas são de altíssima prioridade, já que as consequências para o paciente podem ser graves ou até mesmo potencialmente fatais. Por exemplo, no mapa de conceito (Figura 42.12) da sra. Mendoza, a

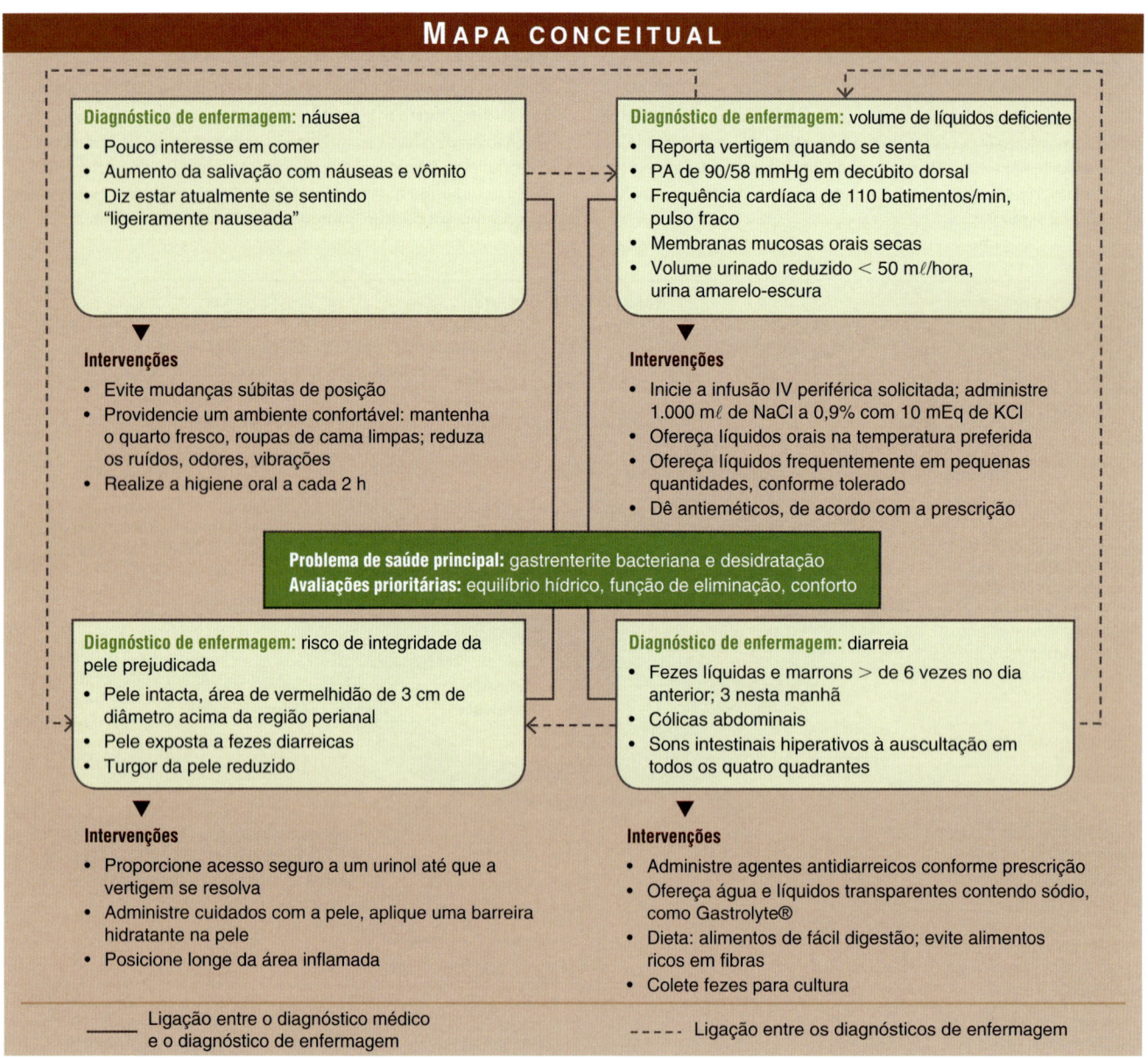

Figura 42.12 Mapa conceitual da sra. Mendoza. *IV*, infusão intravenosa; *PA*, pressão arterial.

ocorrência de vômito e diarreia criou um diagnóstico de enfermagem de alta prioridade de *Volume de Líquidos Deficiente*. A prioridade para a sra. Mendoza é restaurar seu equilíbrio hídrico. Para que essa prioridade seja atendida, seu vômito e diarreia precisam ser controlados e resolvidos, e seu volume hídrico reposto. Se esses resultados não forem alcançados, o desequilíbrio hídrico da sra. Mendoza provavelmente piorará.

Trabalho em equipe e colaboração. Uma consulta com o médico do paciente ajuda a estabelecer cronogramas realistas para os resultados do cuidado, especialmente quando a condição fisiológica do paciente é instável. Comunicação e consultas contínuas são importantes, pois a condição do paciente pode se alterar rapidamente. Colaboração com o paciente, familiares e outros membros da equipe interprofissional de cuidados de saúde, como enfermeiros de terapia IV e farmacêuticos, ajuda a alcançar os resultados do paciente. Pacientes e familiares são muito úteis para identificar abordagens para terapias bem-sucedidas, como formas de aumentar a ingestão de líquidos. Incorpore as preferências e recursos do paciente no plano de cuidados. Nos Estados Unidos não se delegam a administração de fluidos IV e a avaliação hemodinâmica a técnicos de enfermagem. Quando o paciente está estável, você pode delegar pesagens diárias, I&E e cuidados físicos diretos ao técnico de enfermagem (Gorski et al., 2021).

Inicie o planejamento de alta precocemente para os pacientes com problemas hidreletrolíticos agudos ou crônicos antecipando as necessidades deles e de seus familiares na transição para outro ambiente. No hospital, a colaboração com outros membros da equipe de saúde garante que o cuidado continuará no ambiente domiciliar ou de cuidados de longa permanência com poucas perturbações. Você garante que os regimes terapêuticos estabelecidos em um ambiente continuem até sua conclusão no próximo ambiente. Por exemplo, para um paciente que recebe alta ainda em terapia IV, você deve avaliar o conhecimento e as habilidades de um membro da família ou amigo que assumirá as responsabilidades de cuidar do paciente e inicia um encaminhamento para terapia IV domiciliar assim que possível. A estreita colaboração com os membros da equipe de saúde, como com o médico, o nutricionista e o farmacêutico, é essencial para garantir resultados positivos para os pacientes. Um nutricionista é um recurso valioso para a recomendação de fontes alimentares para aumentar ou reduzir a ingestão de eletrólitos específicos, incorporando as preferências do paciente sempre que possível (ver Capítulo 45). Um farmacêutico ajuda a identificar os medicamentos que podem causar problemas eletrolíticos ou ácido-básicos e oferece informações para ensinar ao paciente sobre efeitos colaterais esperados com alguns medicamentos prescritos. O médico do paciente direciona o tratamento dos desequilíbrios hidreletrolítico ou ácido-básico.

❖ Implementação

Promoção da saúde. As atividades de promoção de saúde se concentram basicamente na educação do paciente que você ministra, com base no nível de conhecimento dele e da família sobre saúde. Use linguagem leiga para ensinar os pacientes e cuidadores a reconhecer os fatores de risco para o desenvolvimento de desequilíbrios hidreletrolíticos e implementar as devidas medidas preventivas. Por exemplo, pais de bebês precisam entender que perdas gastrintestinais levam rapidamente a desequilíbrios graves; portanto, mediante a ocorrência de vômito ou diarreia em um bebê, os pais precisam reidratá-lo imediatamente com líquidos contendo sódio ou procurar o médico para restaurar o equilíbrio normal. Pessoas de qualquer idade precisam aprender a repor perdas hídricas corporais com líquido contendo sódio e água, especialmente durante o exercício ou ao passar um tempo fora no clima quente.

Plano de cuidados de enfermagem

Volume de líquidos deficiente

HISTÓRICO DE ENFERMAGEM	
Atividades do histórico de enfermagem	*Achados/características definidores[a]*
Peça que a sra. Mendoza descreva quando o vômito e a diarreia começaram e quaisquer sinais ou sintomas que os acompanharam.	Os problemas gastrintestinais (GI) começaram repentinamente no dia anterior. Ela reporta **sensação de fraqueza e vertigem quando se levanta ou se senta com as costas eretas.**
Pergunte sobre seu atual estado de vômito e diarreia.	Ela diz que vomitou de manhã cedo, mas não nas últimas 3 horas. Teve três episódios de diarreia líquida nesta manhã e mais de seis no dia anterior.
Verifique os sinais vitais da sra. Mendoza.	**Frequência cardíaca de 110** bpm; **pulso fraco**, regular; **pressão arterial (PA) supina de 90/58 mmHg**. Temperatura e respirações dentro dos limites normais. PA postural omitida para segurança da paciente.
Avalie os sinais físicos de volume de líquido extracelular (VEC).	Veias do pescoço adelgaçadas quando em decúbito dorsal; 100 mℓ de urina amarelo-escura nas últimas 4 horas; membranas mucosas secas entre as bochechas e gengiva; tempo prolongado de reenchimento capilar de 5 segundos.
Pese a sra. Mendoza usando uma balança de leito.	Peso: 54,4 kg. Diz que seu peso normal em casa é de 57,7 kg **(perda de peso de 3,17 kg)**.

[a]Achados/características definidores estão destacados em negrito.

Diagnóstico de enfermagem: volume de líquidos deficiente relacionado a vômito e diarreia prolongados

PLANEJAMENTO

Resultados esperados (NOC)[b]

Equilíbrio hídrico
- A sra. Mendoza negará sentir vertigem ao se sentar ou levantar em 24 horas
- A excreção diária de urina amarelo-clara é equivalente à ingestão de pelo menos 1.500 mℓ até a alta
- Vômito e diarreia estão ausentes em 48 horas.

[b]Classificação de resultado extraída de Moorhead S et al.: *Nursing Outcomes Classification (NOC)*, ed 6, St Louis, 2018, Elsevier.

(continua)

Plano de cuidados de enfermagem (Continuação)

Volume de líquidos deficiente

INTERVENÇÕES (NIC)[c]	JUSTIFICATIVA
Controle hidreletrolítico	
Dê à sra. Mendoza seus líquidos favoritos na temperatura que ela preferir.	O cuidado centrado no paciente leva em consideração as preferências individuais; os tipos e temperaturas dos líquidos orais podem influenciar a ingestão oral (Giger e Haddad, 2021; Rong et al., 2017).
Deixe uma jarra de água na temperatura preferida e um copo na mesa de cabeceira da sra. Mendoza; certifique-se de que ela tenha acesso e que consiga se servir facilmente; dê um canudo, se ela quiser.	Doença crônica, como osteoartrite nas mãos, pode dificultar a manipulação de uma jarra cheia de água. Deixe o líquido disponível de uma forma que seja fácil para a paciente se servir (Felver, 2021c).
Administre terapia intravenosa (IV) conforme prescrito, monitorando atentamente quaisquer efeitos colaterais iniciais ou complicações.	A reposição IV de líquidos complementa a reposição oral quando há déficit de VEC. É necessário prestar cuidados compatíveis com a idade devido às mudanças anatômicas e fisiológicas dos idosos que afetam a produção do volume (Touhy e Jett, 2021).
Administre medicamentos (antidiarreia), conforme solicitado para vômito e diarreia.	É necessário o manejo da causa de gastroenterite para reduzir a perda hídrica.

[c]Designações de classificação de intervenções extraídas de Butcher HK et al.: *Nursing Interventions Classification (NIC)*, ed 7, St Louis, 2018, Elsevier.

AVALIAÇÃO

Atividades de avaliação	Resposta da paciente
Monitore sinais vitais, ingestão e excreção (I&E), peso diário e PA postural.	Temperatura, 37°C; frequência respiratória, 10 incursões/minuto, frequência cardíaca, 72 batimentos/minuto; pressão arterial, 120/78 sentada, 122/78 em pé; nega sentir vertigem.
	Ingestão de 2.000 mℓ, excreção de 2.000 mℓ de urina amarelo-clara.
	Peso atual: 58,5 kg.
Avalie a ingestão, a excreção e as membranas mucosas.	Membranas mucosas úmidas.
Questione a paciente sobre a sensação de náusea.	Paciente nega náusea.

Pacientes com alterações crônicas de saúde geralmente precisam conhecer seus próprios fatores de risco e as providências que eles precisam tomar para evitar desequilíbrios hidreletrolíticos. Por exemplo, pacientes com doença renal de estágio terminal geralmente precisam restringir a ingestão de líquidos, sódio, potássio, magnésio e fosfato (Berns, 2020; Norton et al., 2017). Por meio de educação nutricional, esses pacientes aprendem quais tipos de alimentos evitar e o volume adequado de líquido que eles podem tomar por dia (ver Capítulo 45). Ensine os pacientes com doenças crônicas e seus familiares cuidadores a identificar os sinais e sintomas iniciais de desequilíbrios hidreletrolíticos e ácido-básicos, os quais eles estão arriscados a desenvolver, e o que fazer caso ocorram.

> **Pense nisso**
> O que você deveria ensinar a um idoso que tem diarreia frequente a respeito da reposição de líquidos para evitar desidratação?

Cuidado agudo. Embora desequilíbrios hidreletrolíticos e ácido-básicos ocorram em todos os contextos, eles são comuns no cuidado agudo. Enfermeiros de cuidados agudos administram medicamentos e líquidos VO e IV para repor os déficits hidreletrolíticos ou para manter a homeostase normal; eles também ajudam a restringir a ingestão como parte da terapia de excesso de líquido.

Reposição oral de líquidos. A reposição oral de líquidos e eletrólitos é apropriada desde que o paciente não esteja tão instável fisiologicamente que tal reposição não possa ser obtida rapidamente (Carson et al., 2017; Heuschkel e Duggan, 2019). A reposição oral de líquidos é contraindicada quando o paciente tem uma obstrução mecânica do sistema digestório, tem náuseas graves, apresenta risco de aspiração ou tem deglutição prejudicada. Alguns pacientes que não conseguem tolerar alimentos sólidos ainda são capazes de ingerir líquidos. Estratégias para encorajar a ingestão de líquidos incluem oferecer frequentemente pequenos goles de líquidos, picolés e lascas de gelo. Registre metade do volume para lascas de gelo na medição de I&E. Por exemplo, se o paciente ingerir 240 mℓ de gelo, você registra 120 mℓ de ingestão. Estimule os pacientes a manter seu próprio registro de ingestão para envolvê-los ativamente. Familiares devidamente instruídos também podem ajudar. Preste atenção à temperatura preferida para líquidos orais de cada paciente. Crenças culturais relacionadas aos líquidos adequados e à temperatura destes podem se tornar uma barreira para a obtenção da ingestão adequada de líquidos, a menos que o líquido na temperatura preferida esteja disponível (Boxe 42.5).

Quando for repor líquidos VO em um paciente com déficit de VEC, escolha líquidos que contenham sódio (p. ex., Pedialyte® e Gastrolyte®). Líquidos que contêm lactose ou com baixo teor de sódio são inadequados quando o paciente tem diarreia.

Uma sonda de alimentação é adequada quando o sistema digestório do paciente é saudável mas líquidos orais não podem ser ingeridos (p. ex., após cirurgia oral ou quando há deglutição prejudicada). Opções para administração de líquidos incluem instilações ou infusões por gastrostomia ou jejunostomia por meio de sondas de alimentação nasogástricas de pequeno calibre (ver Capítulo 45).

Restrição de líquidos. Pacientes que têm hiponatremia normalmente requerem ingestão restrita de água. Pacientes que têm excesso de VEC muito grave às vezes têm restrições tanto de sódio quanto de líquidos. Restrição de líquidos geralmente é difícil para os pacientes, principalmente se eles tomam medicamentos que ressecam as membranas mucosas orais ou se eles respiram pela boca. Explique o motivo da restrição de líquidos. Certifique-se de que o paciente, sua família e visitantes saibam a quantidade de líquido permitida VO e entendam que lascas de gelo, gelatina e sorvete são líquidos. Ajude o paciente a decidir a quantidade de bebida que pode ser tomada a cada refeição, entre as refeições, antes de dormir e com medicamentos.

Boxe 42.5 Aspectos culturais do cuidado

Terapia de hidratação

Crenças culturais e religiosas influenciam seu modo de manejar a terapia de hidratação e como os pacientes comunicam suas necessidades. Por exemplo, um ancião da família pode ser a pessoa que recebe as explicações e toma as decisões de saúde, em vez do paciente. Uma pessoa pode recusar terapias devido a crenças culturais e religiosas. Por exemplo, crenças a respeito de quente-frio fazem com que alguns pacientes se recusem a beber líquidos frios VO quando têm certas doenças, pois acreditam que são necessários líquidos quentes para restaurar o equilíbrio (Giger e Haddad, 2021). Práticas religiosas podem exigir modificações no comprimento das linhas intravenosas (IV) (p. ex., quando os pacientes precisam se ajoelhar no chão e rezar várias vezes por dia).

Implicações para os cuidados centrados no paciente

- Estabeleça uma comunicação; um profissional intérprete pode ser necessário. Se adequado, determine quem toma as decisões para o paciente e explique a restrição de líquidos ou os procedimentos da terapia IV
- Procure saber quais são os valores e preferências do paciente/família em sua entrevista clínica. Pergunte especificamente sobre temperatura preferida de líquidos orais e os forneça dessa maneira (se for permitida a ingestão oral)
- Determine o comprimento necessário das linhas IV e incorpore um ou mais segmentos de extensão na configuração da terapia IV caso o paciente tenha que se ajoelhar no chão para rezar
- Determine a aceitação ou a abstinência de regimes terapêuticos e respeite as opções do paciente/família referentes à terapia (Boucher et al., 2017)
- Conheça as crenças do paciente em relação a hemoterapias. Embora alguns pacientes recusem tomar sangue total ou concentrado de hemácias devido a crenças religiosas ou pessoais, eles podem aceitar outros produtos ou alternativas ao sangue (Tingle, 2017).

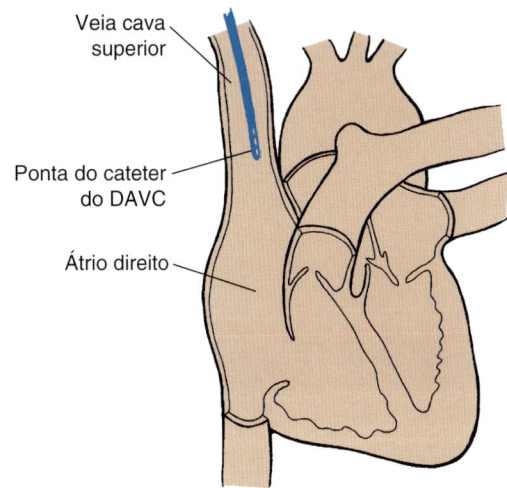

Figura 42.13 As linhas venosas centrais levam líquido intravenoso para a veia cava superior, próxima ao coração. *DAVC*, dispositivo de acesso venoso central.

É importante permitir que os pacientes escolham os líquidos de sua preferência, a menos que sejam contraindicados. Frequentemente, os pacientes com restrição de líquidos conseguem engolir vários comprimidos com apenas 30 ml de líquido.

Em ambientes de cuidados agudos, as restrições de líquidos normalmente distribuem metade do total de líquidos orais entre as 7 e as 15 horas (ou seja, o período em que os pacientes estão mais ativos, recebem duas refeições e tomam a maioria de seus medicamentos orais). Ofereça o restante dos líquidos ao longo do fim da tarde e no turno da noite. Pacientes com restrição de líquidos necessitam de cuidados frequentes de boca para hidratar as membranas mucosas, reduzir a chance de ressecamento e rachadura de mucosa e para manter o conforto (ver Capítulo 40).

Reposição parenteral de líquidos e eletrólitos. Líquido e eletrólitos podem ser repostos por meio da infusão de líquidos diretamente nas veias (intravenosa) em vez do sistema digestório. A reposição parenteral inclui nutrição parenteral (NP), terapia hídrica e eletrolítica IV (**cristaloides**), e administração de sangue e componentes do sangue (coloides). Os dispositivos IV são chamados de *IVs periféricos* quando a ponta da sonda é inserida em uma veia de uma das extremidades; eles são chamados de *acessos venosos centrais (AVCs)* ou *IVs* quando a ponta do acesso é inserida no sistema circulatório central (p. ex., na veia cava perto do átrio direito do coração) (Figura 42.13).

Tome as precauções padrão para líquidos corporais e controle de infecção quando estiver preparando e administrando líquidos parenterais (ver Capítulo 28) para minimizar seu próprio risco de exposição a patógenos transmitidos pelo sangue. Leia e compreenda as políticas e procedimentos para infusões parenterais da instituição na qual você trabalha.

Robert sabe que a sra. Mendoza precisará de monitoramento cuidadoso da I&E e estabilização da função GI, incluindo o manejo e monitoramento de sua terapia IV. Quando Robert verifica as políticas e procedimentos daquela instituição para protocolos de terapia IV, ele aplica padrões profissionais na prática. Ele revisa os padrões para iniciar e manter acessos IV para se familiarizar com os procedimentos.

Nutrição parenteral (NP). A NP, também chamada de *NP total (NPT)*, é a administração, por via intravenosa, de uma solução complexa altamente concentrada contendo nutrientes e eletrólitos e formulada para atender às necessidades de um paciente. Dependendo da osmolaridade, as soluções de NP são administradas por meio de um AVC em casos de alta osmolaridade ou por intermédio de uma linha intravenosa (IV) periférica para soluções de menor osmolaridade. A segurança da administração depende da devida avaliação das necessidades nutricionais, do manejo meticuloso do AVC ou da linha IV para prevenção de infecções e do monitoramento cuidadoso para prevenir complicações metabólicas. O Capítulo 45 revisa os princípios e diretrizes para administração de NP, que é usada quando os pacientes não conseguem receber alimentação suficiente VO ou mediante alimentação enteral.

Terapia intravenosa (cristaloides). O objetivo da administração de líquidos IV é corrigir ou prevenir problemas hidreletrolíticos. Essa modalidade permite acesso direto ao sistema vascular, permitindo a infusão contínua de líquidos durante um período de tempo. Terapia IV exige um pedido médico descrevendo tipo, quantidade e velocidade de administração de uma solução. Você regula a terapia IV de líquidos ininterruptamente devido às alterações contínuas no equilíbrio hidreletrolítico dos pacientes e no estado cardiovascular. Para administrar uma terapia segura e apropriada aos pacientes que precisam de líquidos IV, aplique conhecimento sobre a solução correta solicitada, o motivo pelo qual a solução foi solicitada, os equipamentos necessários, os procedimentos requeridos para iniciar uma infusão, como regular a velocidade de infusão e manter o sistema, como identificar e corrigir problemas, e como interromper a infusão.

Tipos de soluções. Existem várias soluções IV preparadas para uso (Tabela 42.11). Uma solução IV pode ser isotônica, hipotônica ou hipertônica. Soluções isotônicas têm a mesma osmolaridade efetiva que os fluidos corporais. Soluções isotônicas contendo sódio, como solução salina normal, são indicadas para reposição do VEC para prevenir ou tratar déficit de VEC. Soluções hipotônicas têm uma osmolaridade efetiva menor do que a dos fluidos corporais, reduzindo,

Tabela 42.11 Soluções intravenosas.

Solução	Concentração no recipiente de IV e na ponta do DAV	Concentração efetiva no corpo	Comentários
Glicose (dextrose) diluída em água			
Glicose 5% (dextrose 5%) ou SG 5% em água	Isotônica	Hipotônica	Isotônica ao entrar pela primeira vez na veia; a dextrose entra nas células rapidamente, deixando água livre, que dilui o LEC; a maior parte da água, então, entra nas células por osmose
Glicose 10% (dextrose 10%) ou SG 10% em água	Hipertônica	Hipotônica	Hipertônica ao entrar pela primeira vez na veia; a dextrose entra nas células rapidamente, deixando água livre, que dilui o LEC; a maior parte da água então entra nas células por osmose
Soluções salinas (cloreto de sódio [NaCl] em água)			
NaCl 0,225% (1/4 de SF 0,9% [0,225%])	Hipotônica	Hipotônica	Expande o VEC (vascular e intersticial) e reidrata as células
NaCl 0,45% (1/2 SF 0,9% [0,45%])	Hipotônica	Hipotônica	Expande o VEC (vascular e intersticial) e reidrata as células
NaCl 0,9% (SF 0,9%)	Isotônica	Isotônica	Expande o VEC (vascular e intersticial); não entra nas células
NaCl 3 ou 5% (solução salina hipertônica; NaCl 3 ou 5%)	Hipertônica	Hipertônica	Tira água das células e coloca no LEC por osmose
Dextrose ou solução de glicose diluída em soluções salinas [SF 0,9%]			
SG 5% em NaCl 0,45% (½ SF 0,9%; SG 5% em NaCl 0,45%)	Hipertônica	Hipotônica	A dextrose entra nas células rapidamente, deixando NaCl 0,45%
Glicose 5% em NaCl 0,9% (SG 5% em NaCl 0,9%)	Hipertônica	Isotônica	A dextrose entra nas células rapidamente, deixando NaCl 0,9%
Soluções eletrolíticas múltiplas			
Solução de Ringer lactato (RL)	Isotônica	Isotônica	RL contém Na^+, K^+, Ca^{2+}, Cl^- e lactato, que o fígado metaboliza em HCO_3^-; expande o VEC (vascular e intersticial); não entra nas células
Glicose 5% em Ringer lactato (SG 5% em RL)	Hipertônica	Isotônica	A dextrose entra nas células rapidamente, deixando RL

DAV, dispositivo de acesso vascular; IV, intravenoso; LEC, líquido extracelular; SF, solução fisiológica; VEC, volume de líquido extracelular.

dessa forma, a osmolaridade por diluírem os fluidos corporais e levarem água para dentro das células. Soluções hipertônicas têm uma osmolaridade efetiva maior do que a dos fluidos corporais. Se forem soluções hipertônicas contendo sódio, elas aumentam a osmolaridade rapidamente e retiram água das células, fazendo com que murchem (Huether et al., 2020). A decisão de usar uma solução hipotônica ou hipertônica é tomada com base no desequilíbrio hidreletrolítico específico do paciente. Por exemplo, um paciente com hipernatremia, que não pode ser tratado com água VO, geralmente recebe uma solução IV hipotônica para diluir o LEC e reidratar as células. Infusão rápida demais ou excessiva de qualquer líquido IV tem potencial de causar graves problemas ao paciente.

Aditivos como cloreto de potássio (KCl) são comuns em soluções IV (p. ex., 1.000 mℓ de SG 5% em ½ (0,45%) da concentração de SF [NaCl] 0,9% com 20 mEq KCl a 125 mℓ/hora). Administre KCl com cautela, pois hiperpotassemia pode causar arritmias cardíacas fatais. **Em nenhuma circunstância deve-se administrar KCl por injeção IV direta (diretamente através de um acesso venoso ou na linha IV).** Confirme se o paciente tem uma boa função renal e excreção de urina antes de administrar uma solução que contenha potássio. Pacientes com função renal normal que estejam em dieta zero devem receber soluções IV com adição de potássio. O corpo não consegue conservar o potássio, e os rins continuam excretando-o mesmo quando seu nível plasmático cai. Sem a ingestão de potássio, hipopotassemia se desenvolve rapidamente.

Dispositivos de acesso vascular. **Dispositivos de acesso vascular (DAVs)** são cateteres ou portas de infusão destinados a acesso repetido ao sistema vascular. Cateteres periféricos são para uso a curto prazo (p. ex., reposição hídrica pós-cirúrgica e administração de antibióticos a curto prazo). Dispositivos para uso por períodos prolongados incluem cateteres centrais e acessos implantados, que são inseridos no interior de uma veia central. Lembre-se de que o termo *central* se aplica à localização da ponta do cateter, e não ao local da inserção. Cateteres centrais de inserção periférica (linhas CCIP) são inseridos em uma veia periférica do braço e se estendem pelo sistema venoso até a veia cava superior, na qual terminam. Outras linhas centrais são inseridas em uma veia central, como a veia subclávia ou jugular ou são tunelizados seguindo um trajeto subcutâneo antes de se inserirem em uma veia central. Linhas centrais são mais eficazes do que os cateteres periféricos para a administração de grandes volumes de líquidos, NP e medicamentos ou líquidos que irritem as veias. O cuidado adequado dos locais de inserção das linhas centrais é crítico para a prevenção de infecção da corrente sanguínea associada ao acesso central (ICSAC) (Boxe 42.6) (Centers for Disease Control and Prevention [CDC], 2020;

> **Boxe 42.6** Prática baseada em evidências
>
> *Prevenção de infecções da corrente sanguínea associadas a acesso central (ICSAC)*
>
> **Questão PICOT:** Em pacientes que estão hospitalizados, um pacote de intervenções em comparação ao cuidado local rotineiro do acesso central isoladamente previne ICSAC?
>
> **Resumo das evidências**
> ICSAC é uma complicação grave da terapia intravenosa (IV) que aumenta a morbidade, o tempo de hospitalização e os custos de saúde. Pesquisas revelam que estratégias efetivas para prevenção de ICSAC incluem o uso integrado de várias práticas baseadas em evidência como um *bundle* (pacote) multicomponente (Biasucci et al., 2018; Layne e Anderson, 2019). Tais *bundles* são eficazes em reduzir ICSACs no momento da inserção de acessos centrais e também durante sua manutenção (Biasucci et al., 2018; Layne e Anderson, 2019). Os padrões de prática da Infusion Nursing Society (INS) (Gorski et al., 2021) e The Joint Commission (TJC, 2021b) especificam um *bundle* para acesso central: higienização das mãos; precauções de barreira estéril máxima; uso de antissépticos à base de clorexidina (> 0,5%) em álcool; evitar usar a veia femoral para acesso central em adultos; e inserção sob condições controladas planejadas. A redução efetiva de ICSACs requer treinamento contínuo dos profissionais para promover a adesão consistente aos componentes do *bundle* e atenção ao suporte e cultura institucional, além do uso do pacote de inserção de acesso central e práticas de manutenção (Hawes e Lee, 2018; TJC, 2021b).
>
> **Aplicação na prática de enfermagem**
> - Verifique e use todos os componentes do pacote de prevenção de ICSAC (Biasucci et al., 2018; Hawes e Lee, 2018)
> - Trabalhe com um comitê de práticas ou de controle de infecções para realizar uma auditoria da adesão às práticas de prevenção de ICSAC em sua unidade (Gorski et al., 2021; TJC, 2021b)
> - Se sua instituição não tem um programa multidisciplinar de prevenção de ICSAC, colabore com a equipe de controle de infecções e com a administração médica e de enfermagem para implementar um que inclua apoio institucional para treinamento, demonstração de competência, uso de pacotes de inserção e manutenção e auditorias de acesso diárias com *feedback* para os enfermeiros (TJC, 2021b)
> - Fatores clínicos que podem reduzir ICSACs incluem seleção do cateter, seleção do local de inserção do cateter, técnica de inserção e manutenção adequada do cateter (Layne e Anderson, 2019).

Gorski et al., 2021; Wei et al., 2019). Enfermeiros e médicos devem receber treinamento especializado em cuidados de AVCs e portas de infusão implantadas (The Joint Commission [TJC], 2021b). As responsabilidades da enfermagem em relação a acessos centrais incluem monitoramento cuidadoso, lavagem para manutenção da perviedade da linha e cuidados locais e trocas de curativos para prevenir ICSACs (Gorski et al., 2021; Layne e Anderson, 2019).

Equipamento ou material. A seleção e a preparação correta do material IV ajudam na implantação rápida e segura de um acesso venoso. Pelo fato de que os líquidos são infundidos diretamente na corrente sanguínea, é necessário usar uma técnica asséptica. Organize todos os equipamentos ao lado do leito para uma inserção eficiente. O material IV inclui DAVs; torniquete; luvas de procedimentos; curativos; frascos de solução IV; vários tipos de linhas; e DIEs, também chamados de *bombas de infusão eletrônicas*. DAVs, que são cateteres IV periféricos de curta permanência, estão disponíveis em uma variedade de calibres, como os comumente usados, de 20 e 22 gauge. Um calibre (gauge) maior indica menor diâmetro do acesso. Um DAV periférico é chamado de cateter agulhado, que consiste em um pequeno tubo plástico ou cateter rosqueado sobre um estilete afiado (agulha). Uma vez que você insere a agulha e enfia o cateter na veia, você tira a agulha e deixa o cateter no lugar. Esses dispositivos têm um mecanismo de segurança que protege a agulha afiada no momento de sua retirada com o intuito de reduzir o risco de ferimento perfurocortante (Figura 42.14). Sistemas não agulhados permitem que você faça conexões sem usar agulhas, o que reduz a ocorrência de ferimentos perfurocortantes.

A solução IV principal usada em infusão contínua flui por meio de uma tubulação chamada de *linha primária*. A linha primária se conecta ao acesso venoso. Medicamentos injetáveis, como antibióticos, são normalmente adicionados a um pequeno frasco ou equipo de infusão de solução IV e ligado como "*piggyback*", como uma montagem secundária à linha primária ou como infusão primária intermitente a ser administrada durante um período de 30 a 60 minutos (Thoele et al., 2018). O tipo e a quantidade de solução são prescritos pelo médico e dependem da medicação adicionada e do estado fisiológico do paciente. Se uma infusão IV estiver conectada a um DIE, use as linhas destinadas àquele DIE. Para a infusão de soluções IV por gravidade (sem usar um DIE), selecione as linhas conforme descrito na lista de materiais do Procedimento 42.1. Adicione uma extensão de linha IV para aumentar o comprimento da linha primária, o que reduz puxões na linha e aumenta a mobilidade do paciente nas mudanças de posição.

Inserção do acesso venoso. A Infusion Nurses Society (INS) atualmente recomenda o uso de técnica asséptica sem toque padrão (Aseptic Non-Touch Technique [ANTT]®) para inserção e manutenção de DAVs. ANTT® é uma combinação de precauções padrão e uma abordagem para proteção de qualquer acesso de DAV e qualquer equipamento que faça parte do procedimento que, se contaminado, provavelmente contaminará o paciente (p. ex., durante a inserção da ponta da seringa ou agulha furando um *kit* de infusão) (Gorski et al., 2021). ANTT® padrão envolve precauções padrão, uso de equipamento de proteção individual (EPI) adequado, gerenciamento do campo estéril durante a inserção, uso de técnica sem toque e uso de materiais esterilizados. Se for necessário tocar diretamente o ponto do DAV ou partes do equipamento, então devem-se usar luvas estéreis (Gorski et al., 2021). Para realizar uma ANTT® padrão, faça a antissepsia correta da pele e mantenha a assepsia durante o tempo em que o DAV permanecer no local mediante o uso e manejo de curativos estéreis e dispositivos de fixação apropriados (Gorski et al., 2021).

Depois de reunir os materiais ao lado do leito do paciente, prepare-se para inserir o acesso venoso avaliando um local para a punção do paciente (ver Procedimento 42.1). O local mais comum para inserção de acesso venoso é a parte interna do braço (Figura 42.15). Não use as veias das mãos em idosos ou em pacientes que deambulam.

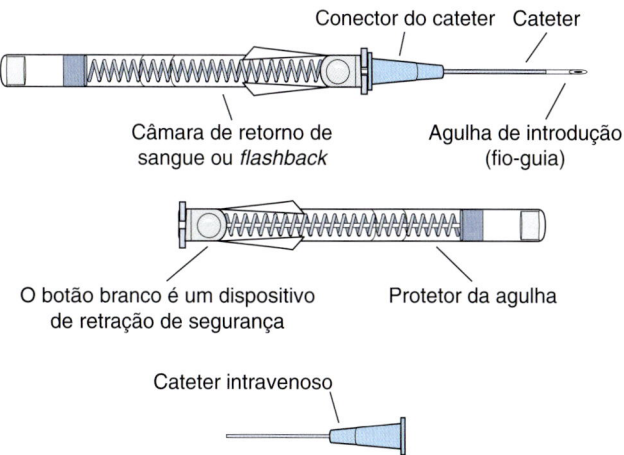

Figura 42.14 Cateter agulhado para punção venosa.

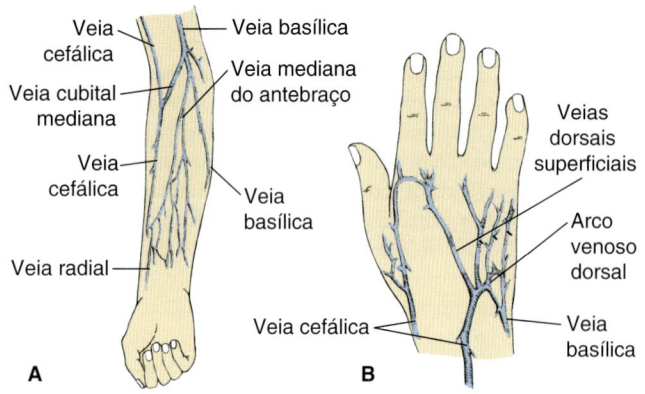

Figura 42.15 Veias cefálica, basílica e cubital mediana são melhores para inserção de acesso venoso em adultos.

Boxe 42.7 Foco em idosos

Proteção da pele e das veias durante terapia intravenosa

- Use o cateter ou agulha de menor calibre possível (p. ex., 22 a 24 gauge). As veias são muito frágeis, e um calibre menor permite melhor fluxo de sangue para proporcionar maior hemodiluição dos líquidos ou medicamentos intravenosos (IV) (Gorski et al., 2021)
- Evite o dorso da mão, que pode comprometer a necessidade de independência e mobilidade do paciente
- Evite inserir um acesso venoso em veias que ficam facilmente salientes, pois o tecido subcutâneo dos idosos tem menos sustentação (Touhy e Jett, 2021)
- Evite fricção vigorosa ao limpar um local para prevenir rupturas na pele frágil
- Se o paciente tem a pele e as veias frágeis, use pressão mínima ou nenhuma pressão de torniquete (Gorski et al., 2021)
- Se for usar um torniquete, coloque-o sobre a manga do paciente ou use um manguito de pressão
- Com a perda do tecido de sustentação, as veias tendem a ficar mais superficiais; abaixe o ângulo de punção venosa para 10 a 15° após penetrar na pele
- As veias fogem da agulha facilmente devido à perda de tecido subcutâneo. Para estabilizar uma veia, aplique tração na pele abaixo do local de inserção programado
- Fixe o local do acesso venoso com um dispositivo de estabilização de cateter, evitando o uso excessivo de esparadrapo na pele frágil; considere cobrir o local adicionalmente com malha elástica cirúrgica
- Diversas medicações e suplementos (p. ex., anticoagulantes, antibióticos, glicocorticoides e alho) aumentam a probabilidade de hematomas e sangramentos (Burchum e Rosenthal, 2019).

A inserção de acesso venoso em uma veia do pé é comum em crianças, mas evite esses locais em adultos devido ao aumento do risco de tromboflebite (Gorski, 2018; Gorski et al., 2021). Considere o uso de tecnologia de visualização vascular (p. ex., infravermelho próximo, ultrassom), se houver disponibilidade, para aumentar o sucesso em pacientes com acesso venoso difícil (Gorski et al., 2021).

Enquanto você avalia possíveis locais para punção venosa do paciente, considere as condições que excluem certos pontos. Punção venosa é contraindicada em um local que apresente sinais de infecção, infiltração ou trombose. Um local infectado fica vermelho, dolorido, inchado e possivelmente quente quando tocado. Pode haver exsudato. Não use um local infectado devido ao perigo de introduzir bactérias da superfície da pele na corrente sanguínea. Evite usar uma extremidade com fístula/implante vascular (diálise) ou do mesmo lado que uma mastectomia. Não use veias visíveis do tórax, mamas, abdome ou outros locais no tronco do corpo já que não há evidência que sustente a segurança de seus resultados (Gorski et al., 2021). Evite áreas de flexão, se possível, e veias comprometidas (Gorski et al., 2021).

Punção venosa é uma técnica na qual uma veia é puncionada pela pele por um fio-guia rígido afiado (p. ex., fio guia de metal). O fio-guia é parcialmente coberto por um cateter plástico ou por uma agulha acoplada a uma seringa. As finalidades gerais da punção venosa são coletar amostras de sangue, iniciar uma infusão IV, proporcionar acesso vascular para uso posterior, instilar um medicamento ou injetar uma substância radiopaca ou outro contraste para exames diagnósticos especiais. O Procedimento 42.1 descreve a punção venosa para infusão IV periférica de líquidos, incorporando os padrões de prática da INS (Gorski et al., 2021). É preciso prática para se tornar proficiente em punção venosa. Gorski et al. (2021) recomendam que, após duas tentativas mal-sucedidas de realizar uma punção venosa, o enfermeiro deve buscar alguém que tenha um nível de habilidade mais elevado para fazer a punção e/ou considerar vias alternativas de administração. Somente profissionais experientes devem realizá-la em pacientes cujas veias são frágeis ou rompem facilmente, como em idosos. O Boxe 42.7 descreve os princípios a serem seguidos para a realização de punção venosa em idosos.

Os enfermeiros precisam de conhecimento e capacitação especializada para inserir CCIPs. Alguns cateteres centrais e acessos implantados requerem que os médicos ou enfermeiros de práticas avançadas os insiram. Ambos os tipos de cateteres centrais requerem monitoramento e manutenção ativos. Este capítulo se concentrará nos cateteres periféricos.

Regulação da velocidade de fluxo de infusão. Após implantar um acesso venoso periférico para infusão e verificar sua perviedade, regule a velocidade de gotejamento da infusão de acordo com a prescrição médica (ver Procedimento 42.2). Para a segurança do paciente, evite o fluxo descontrolado de líquido IV em um paciente. Você é responsável por calcular a velocidade de fluxo (mililitros por hora) que assegura o volume adequado do líquido IV dentro do prazo prescrito. A velocidade de infusão IV correta garante a segurança do paciente por prevenir a administração lenta ou rápida demais dos líquidos IV. Uma velocidade de infusão lenta demais geralmente leva a mais comprometimentos fisiológicos em um paciente que está desidratado, em choque circulatório ou criticamente doente. Uma velocidade de infusão rápida demais sobrecarrega o paciente com líquidos IV, causando desequilíbrios hidreletrolíticos e complicações cardíacas em pacientes vulneráveis (p. ex., idosos ou pacientes com doenças cardíacas preexistentes).

DIEs, também chamados de *bombas IV* ou *bombas de infusão*, proporcionam uma velocidade de infusão IV precisa de hora em hora. Um DIE usa pressão positiva para manter velocidades de fluxo corretas e perviedade do cateter para fornecer uma quantidade determinada de líquido durante determinado espaço de tempo (p. ex., 100 mℓ por hora). Bombas de infusão são necessárias para os pacientes que requerem baixos volumes/hora, estão em risco de sobrecarga de volume, têm função renal prejudicada ou estão recebendo soluções ou medicações que requerem um volume específico por hora. Muitos DIEs têm recursos operacionais e programáveis que permitem a infusão de uma ou várias soluções a velocidades diferentes. Familiarize-se com a marca do DIE usado em sua instituição para que você possa configurar a velocidade de fluxo precisamente. Detectores e alarmes eletrônicos reagem a ar nas linhas IV, oclusões, término da infusão, pressão alta e baixa e pouca bateria restante.

Quando você abre a pinça rolete ou qualquer tipo de trava em um equipo de infusão que não esteja ainda devidamente inserido em um DIE ou em um sistema gravitacional, o líquido IV é infundido muito rapidamente. Quando a variação na velocidade de fluxo não for crítica (como solução de manutenção do acesso venoso), considere usar um regulador manual de fluxo no lugar da pinça rolete para permitir uma regulação mais rápida e um fluxo mais consistente (Gorski et al., 2021). Para evitar infusões rápidas, são ocasionalmente usados dispositivos de controle de volume não eletrônicos com uma solução IV infundida por gravidade para prevenir a infusão acidental de um grande volume de líquido. Esses dispositivos são mais comumente usados em crianças. O regulador de fluxo de volume controlado utiliza a gravidade para entregar apenas uma quantidade limitada de solução e é colocado entre o frasco da solução IV e a ponta de inserção e a câmara gotejadora de um *kit* de administração. Dispositivos de infusão mecânica (p. ex., dispositivos elastoméricos, bombas movidas a pistão) regulam as velocidades de infusão sem nenhuma fonte de energia externa.

Perviedade de um cateter IV significa que o líquido IV flui facilmente através dele. Para haver perviedade, não podem existir coágulos na ponta do cateter, e a ponta do cateter não deve encostar diretamente a parede da veia. Um cateter ocluído retarda ou interrompe a velocidade de infusão dos líquidos IV. Um cateter pode ficar ocluído pelos seguintes motivos: cateter inclinado, cateter posicional (cateter encostado na parede do cateter), dobras ou nós na linha de infusão, pressão externa sobre a linha, formação de coágulo ou formação de precipitado pela administração de medicamentos ou soluções incompatíveis (Gorski, 2018). A velocidade de fluxo IV também pode ser desacelerada por infiltração e vasospasmo. Se o fluxo diminuir ou parar e o DIE estiver funcionando corretamente, inspecione a linha. Às vezes, o paciente está deitado ou sentado em cima dela. A linha pode estar dobrada ou presa sob o equipamento. Também inspecione a área ao redor do local da inserção para verificar se há qualquer obstrução do fluxo dos líquidos IV. Para fluxo gravitacional, a altura do recipiente influencia a velocidade de fluxo. Elevar o recipiente normalmente aumenta a velocidade, devido ao aumento da pressão motriz.

Dispositivos de estabilização articular promovem a infusão do líquido IV e mantêm a função do DAV; contudo, seu uso deve ser evitado, se possível, para não restringir o movimento da parte do corpo (Gorski et al., 2021). Flexão de uma extremidade, especialmente da mão e punho ou cotovelo, pode diminuir a velocidade de fluxo IV por compressão da veia. Quando a estabilização articular se tornar necessária, os padrões da INS especificam o uso de um estabilizador de articulação de mão ou braço para proteger o local do acesso venoso, mantendo a articulação em extensão (Gorski et al., 2021). O dispositivo deve ser aplicado de forma a permitir a inspeção visual e a avaliação do acesso do DAV, a trajetória vascular e não exercer pressão que possa causar constrição circulatória, lesão por pressão ou danos aos nervos na área da flexão ou sob o dispositivo (Gorski et al., 2021). Use acolchoamento em talas de braço, pois estas podem causar danos por pressão cutâneas ou aos nervos. Iniciar uma infusão em um novo local em vez de confiar em um local que causa problemas pode ser mais confortável para o paciente. Antes de interromper a infusão atual, escolha outro local e comece a infusão para verificar se o paciente tem outras veias acessíveis.

Manutenção do sistema. Depois de inserir um acesso venoso e de regular a velocidade de fluxo, faça a manutenção do sistema IV. A manutenção do acesso envolve: (1) o uso de ANTT® padrão para manter o sistema estéril e intacto; (2) o uso de ANTT® padrão para trocar os recipientes de líquido IV, linhas e curativos locais contaminados; (3) ajudar o paciente nas atividades de autocuidado de forma a não interromper o sistema; e (4) monitorar possíveis complicações da terapia IV. A frequência e as opções de manutenção do sistema são identificadas nas políticas da instituição.

Um importante elemento dos cuidados do paciente é a manutenção da integridade do acesso venoso para prevenção de infecções. Possíveis locais de contaminação de DAVs são mostrados na Figura 42.16. Inserir um acesso venoso usando a técnica asséptica adequada reduz as chances de contaminação pela pele do paciente. Após a inserção,

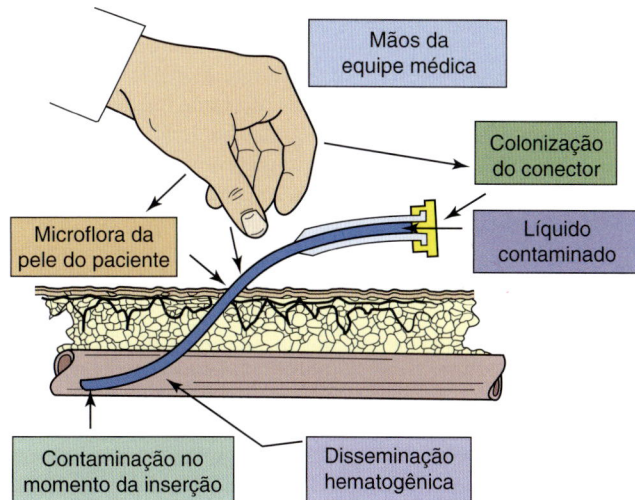

Figura 42.16 Possíveis pontos de contaminação de dispositivos de acesso vascular.

previna infecções mediante o uso consciente de princípios de controle de infecções, como higienização minuciosa das mãos antes e depois de manusear qualquer parte do sistema IV e mantendo a esterilidade do sistema durante trocas de linhas e recipientes de líquidos.

Sempre mantenha a integridade de um sistema IV. Nunca desconecte as linhas por estarem embaraçadas ou por parecer mais conveniente para posicionar ou movimentar um paciente ou colocar um avental. Se o paciente precisar de mais espaço de manobra, use técnica asséptica para acrescentar uma extensão em uma linha IV. Contudo, restrinja o uso de extensões ao máximo, pois cada conexão de linha proporciona uma oportunidade de contaminação. *Jamais deixe a linha IV tocar no chão.* Não use válvulas reguladoras para conectar mais de uma solução a um único acesso venoso pois estas são fontes de contaminação (Hadaway, 2018; Gorski et al., 2021). As linhas IV contêm portas de injeção não agulhadas por meio das quais seringas ou outros adaptadores podem ser inseridos para administração de medicamentos. Limpe bem uma entrada de injeção com clorexidina 2% à base de álcool (preferencialmente), álcool 70% ou solução de iodopovidona e deixe secar antes de acessar o sistema (Gorski et al., 2021; Jacob e Gaynes, 2021).

Gorski et al. (2021) recomendam um dispositivo de fixação além do curativo primário para estabilizar e fixar DAVs. Há dois tipos de dispositivos para DAVs periféricos curtos: (1) o dispositivo de fixação adesivo (DFA), um dispositivo que tem um lado para ser grudado na pele com um mecanismo que segura o DAV no lugar (Figura 42.17)

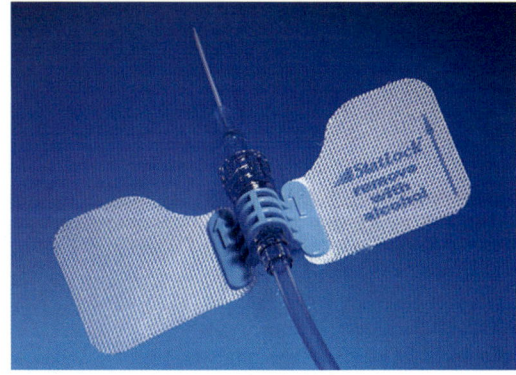

Figura 42.17 Dispositivo de estabilização de cateter. (Copyright © C.R. Bard, Inc. Utilizado com permissão.)

(tanto o curativo quanto o DFA devem ser removidos e substituídos em intervalos específicos de tempo durante o tempo de permanência do DAV) e (2) o dispositivo de fixação integrado (DFI), um dispositivo que combina um curativo com funções de fixação (curativo transparente semipermeável e um colarinho bordejado de tecido com tecnologia de fixação interna). Se você optar por usar um DFA, monitore cuidadosamente o paciente quanto ao desenvolvimento de lesão por pressão relacionada a dispositivo médico (LPRDM). Esses dispositivos são destinados a prevenir movimentos ou deslocamentos acidentais de um DAV. Evite o uso de esparadrapo não estéril como opção (Gorski et al., 2021). O uso de dispositivos de segurança é uma questão de salvaguarda para o paciente. O movimento do DAV em uma veia pode causar flebite e infiltração; deslocamento do DAV requer o uso de outro DAV em um novo local de infusão IV.

Troca de recipientes de líquido intravenoso, linhas e curativos. Pacientes que recebem terapia IV por vários dias requerem trocas periódicas dos recipientes de líquido IV (ver Procedimento 42.3). É importante organizar as tarefas para que você possa trocar os recipientes rapidamente antes que se forme um trombo em um cateter.

A troca das linhas IV requer o uso de práticas de ANTT® padrão. A frequência de uma troca é baseada na condição do paciente e no tipo, velocidade e frequência da solução administrada, bem como imediatamente após suspeita de contaminação da linha ou inserção de um novo DAV (Gorski et al., 2021). Substitua *kits* de administração *contínua* primários e secundários utilizados para soluções cristaloides e medicações a uma *frequência máxima* de 96 horas, mas pelo menos a cada 7 dias (a menos que recomendado em contrário pelas instruções do fabricante (Gorski et al., 2021).

Em compensação, a troca de linhas de infusões *intermitentes* deve ser feita a cada 24 horas devido ao maior risco de contaminação pela abertura do sistema IV (Gorski et al., 2021). Sangue, componentes do sangue e lipídios podem promover o crescimento de bactérias na linha. Os padrões da INS (Gorski et al., 2021) determinam trocas das linhas a cada 4 horas para sangue e componentes do sangue e a cada 24 horas para lipídios IV contínuos. Para lipídios, use linhas que sejam livres de dietil-hexil ftalato (DEHP), uma toxina que penetra em soluções lipídicas (Gorski et al., 2021). Sempre que possível, programe trocas de linhas quando for a hora de colocar um novo recipiente IV para reduzir o risco de infecção. Para prevenir a entrada de bactérias na corrente sanguínea, mantenha a esterilidade usando práticas de ANTT® padrão durante trocas de linhas e de recipientes de líquidos IV.

Um curativo estéril sobre um acesso venoso reduz a entrada de bactérias no ponto de inserção. Curativos transparentes – o tipo mais comum – ajudam a manter o DAV no lugar, permitem inspeção visual contínua do acesso venoso e sujam ou umedecem menos facilmente do que curativos com gaze. Troque curativos de membrana semipermeável transparentes (MST) pelo menos a cada 7 dias (exceto em pacientes neonatais) ou imediatamente caso a integridade do curativo seja afetada (p. ex., elevação/descolamento de qualquer ponta da borda ou dentro da parte transparente do curativo, quando visivelmente sujo, presença de umidade, drenagem ou sangue) ou se a integridade da pele estiver comprometida sob o curativo (Gorski et al., 2021). Se estiver sendo usado um curativo de gaze, troque o curativo a cada 48 horas no momento de uma inspeção ou se a integridade do curativo estiver afetada (p. ex., se estiver úmido, solto ou visivelmente sujo) (Gorski et al., 2021) (ver Procedimento 42.4).

Uma complicação diretamente relacionada a um curativo de acesso venoso é lesão de pele relacionada a adesivo médico (LPRAM). Essas lesões podem ocorrer com o uso de qualquer adesivo (p. ex., esparadrapo, dispositivo aderente) base resulte em lesão mecânica (esfoliação da pele, formação de bolhas, rupturas na pele), dermatite (irritação em resposta ao adesivo) e outras complicações (maceração e foliculite) (Fumarola et al., 2020). O uso de barreiras cutâneas durante a aplicação de qualquer dispositivo adesivo e o uso de removedores de adesivo estéreis são recomendados para prevenção de LPRAM (Fumarola et al., 2020).

Como ajudar os pacientes a proteger a integridade do acesso venoso. Para prevenir a interrupção acidental de um sistema IV, o paciente geralmente precisa de ajuda com os procedimentos de higiene, medidas de conforto, refeições e deambulação. Trocar de roupa hospitalar é difícil para um paciente que tem um acesso venoso no braço. Mostre aos técnicos de enfermagem (ou auxiliares de enfermagem) e pacientes que eles não precisam romper a integridade de um acesso venoso para trocar de roupa, pois isso pode causar contaminação. É útil usar uma roupa com botões de pressão ao longo da costura da manga para facilitar a troca da roupa sem perturbar o local da punção venosa. Troque as vestes regulares conforme os passos a seguir para máxima velocidade e mobilidade do braço (ver também Procedimento 40.1, no Capítulo 40, para fotos).

1. *Para retirar uma veste*, remova a manga do braço que não tem acesso venoso, mantendo a privacidade do paciente.
2. Retire a manga da veste pelo braço com o acesso venoso.
3. Remova o recipiente com a solução IV do suporte e passe-o junto com a linha pela manga (se isso envolver a remoção da linha de um DIE, use a pinça rolete para desacelerar a infusão para prevenir infusão acidental de um grande volume de solução ou medicação).
4. *Para colocar uma veste*, passe o recipiente de solução IV e a linha pela manga da veste limpa e pendure-o no suporte (se o acesso venoso for controlado por um DIE, remonte, ligue a bomba e abra a pinça rolete).
5. Coloque o braço em que o acesso venoso está implantado na manga da veste.
6. Coloque o braço livre na outra manga da veste.

Um paciente com uma infusão na mão ou no braço pode andar, a menos que seja contraindicado. Ofereça um suporte de soro com rodinhas. Ajude o paciente a sair do leito e a colocar o suporte do lado do braço envolvido. Ensine o paciente a segurar o suporte com a mão envolvida e a empurrá-lo enquanto anda. Verifique se o recipiente de líquido IV está na altura correta, se não há tensão na linha e se a velocidade de fluxo está correta. Bombas de infusão se conectam ao suporte de soro e podem ser usadas durante a deambulação, pois elas operam a bateria durante o tempo em que o paciente estiver andando. Oriente o paciente a relatar qualquer sangue observado na linha, interrupção no fluxo ou aumento do desconforto. Assim que o paciente voltar para o leito ou para a cadeira, ligue a bomba de infusão na tomada.

Complicações da terapia intravenosa. Avalie e monitore cuidadosamente a resposta de seu paciente à terapia IV (Tabela 42.12). Uma complicação grave é sobrecarga circulatória, que ocorre quando o paciente recebe uma quantidade excessiva de líquidos ou quando estes são administrados rápido demais. Os achados dependem do tipo de solução IV infundida em excesso. Os sinais e sintomas de sobrecarga circulatória e de outras complicações geralmente se manifestam rapidamente, o que destaca a importância de avaliações frequentes de pacientes que estão recebendo terapia IV.

As outras complicações mais comuns da terapia IV envolvem flebite e infiltração. A prevenção desse tipo de complicações requer avaliação frequente do local do DAV periférico para verificar se a substituição de um DAV é clinicamente indicada. Os padrões de Gorski et al. (2021) recomendam o procedimento a seguir.

1. Avalie o local do DAV, o sistema de infusão inteiro e o paciente em relação a sinais de complicações a uma frequência dependente dos fatores do paciente como idade, condição clínica e cognição; tipo/frequência da solução de infusão; e ambiente de cuidados de saúde.

2. Palpe e inspecione o local do DAV, incluindo a trajetória do cateter na veia, verificando a integridade da pele, o curativo e o dispositivo de fixação.
3. Em serviços de cuidados agudos e de enfermagem, avalie o local do DAV pelo menos uma vez por dia.
4. Em ambientes ambulatoriais ou de cuidados domiciliares, avalie o local do DAV em cada visita. Ensine o paciente ou o familiar cuidador a checar o local do DAV a cada infusão ou pelo menos uma vez por dia ou, para infusões contínuas com CCIP, a cada 4 horas enquanto o paciente estiver acordado.

Infiltração ocorre quando um cateter IV se desloca ou quando uma veia rompe e líquidos IV entram inadvertidamente no tecido subcutâneo ao redor do local da punção venosa (Helm, 2019). Quando o líquido IV contém aditivos que danificam os tecidos, ocorre **extravasamento** (Helm, 2019; Matsui et al., 2017). Infiltração e extravasamento causam frieza, palidez e inchaço da área. Quando ocorrer infiltração, avalie imediatamente se há qualquer aditivo no líquido infiltrado para determinar o tipo de ação necessária para prevenir danos e descamação do tecido local. Vasoconstritores, potássio em altas doses e outros aditivos IV no tecido subcutâneo requerem

Tabela 42.12 Complicações da terapia intravenosa com intervenções de enfermagem.

Complicação	Descrição	Achados e características definidores	Intervenções de enfermagem
Sobrecarga circulatória de solução IV	Quantidade ou rapidez excessiva de infusão da solução IV	Depende do tipo de solução Excesso de VEC com líquido isotônico contendo Na^+ (crepitações nas partes dependentes dos pulmões, falta de ar, edema dependente) Hiponatremia com líquido hipotônico (confusão, convulsões) Hipernatremia com líquido hipertônico contendo Na^+ (confusão, convulsões) Hiperpotassemia por líquido contendo K^+ (arritmias cardíacas, fraqueza muscular, distensão abdominal)	Se surgirem sintomas, reduza a velocidade de fluxo IV e notifique o médico do paciente No excesso de VEC, eleve a cabeceira do leito; administre oxigênio e diuréticos, se solicitado Monitore os sinais vitais e os resultados laboratoriais dos níveis séricos O médico pode ajustar os aditivos na solução IV ou o tipo de líquido IV; verifique e implemente as solicitações
Infiltração e extravasamento	Entrada de líquido IV no tecido subcutâneo ao redor do local da punção venosa Extravasamento: termo técnico usado quando um medicamento vesicante (prejudicial para os tecidos) (p. ex., quimioterápicos) entra nos tecidos	Elevação da pele ao redor do local do acesso, com aspecto esbranquiçado, fria ao toque, edematosa; pode ser dolorosa conforme a infiltração ou o extravasamento aumenta; a infusão pode desacelerar ou parar	Use uma escala padrão para avaliar e documentar a infiltração (Gorski et al., 2021) Pare a infusão Interrompa a infusão IV se não houver medicamento vesicante (ver Procedimento 42.3) Se houver, desconecte a linha IV e aspire o medicamento do cateter. As políticas e procedimentos da instituição podem requerer a administração de antídoto através do cateter antes de sua remoção Eleve a extremidade afetada Evite aplicar pressão no local; pode forçar o contato da solução com outros tecidos Chame o médico se a solução contiver KCl, um vasoconstritor ou outro potencial vesicante Aplique compressas mornas úmidas ou frias de acordo com o procedimento para o tipo de solução infiltrada Abra um novo acesso venoso em outra extremidade
Flebite	Inflamação da camada interna de uma veia	Vermelhidão, sensibilidade, dor, calor ao longo da veia, começando pelo local do acesso; possível vergão vermelho e/ou cordão palpável ao longo da veia	Use uma escala padrão para avaliar e documentar a flebite (Gorski et al., 2021) Pare a infusão e interrompa o acesso venoso (ver Procedimento 42.3) Abra um novo acesso venoso em outra extremidade ou proximal em relação ao local de inserção prévio se for necessária terapia IV continuada Aplique compressa morna e úmida ou entre em contato com a equipe de terapia IV ou com o médico se houver necessidade de tratamentos adicionais na área Eleve a extremidade afetada Documente a flebite usando uma escala padronizada, incluindo as intervenções de enfermagem de acordo com as políticas e procedimentos da instituição

(*continua*)

Tabela 42.12 Complicações da terapia intravenosa com intervenções de enfermagem. (Continuação)

Complicação	Descrição	Achados e características definidores	Intervenções de enfermagem
Infecção local	Infecção no ponto de inserção do cateter na pele durante a infusão ou após a remoção de um cateter IV	Vermelhidão, calor, inchaço no ponto de inserção do cateter na pele; possível drenagem purulenta	Envie qualquer drenagem para cultura (se solicitado) Limpe a pele com álcool; remova o cateter e guarde-o para cultura; aplique curativo estéril Notifique o médico Abra um novo acesso venoso em outra extremidade Inicie o devido cuidado da ferida (ver Capítulo 48), se necessário
Embolia aérea	Ar na veia por falta de eliminação do ar da seringa ou da linha	Manifestação súbita de dispneia, tosse, dor no peito, hipotensão, taquicardia, diminuição do nível de consciência e possíveis sinais de acidente vascular encefálico	Previna a entrada de mais ar no sistema travando ou tampando o vazamento Coloque o paciente do lado esquerdo, preferencialmente com a cabeceira do leito elevada, para reter o ar na parte inferior do ventrículo esquerdo Chame a equipe de apoio emergencial e notifique o médico do paciente
Sangramento no local da punção venosa	Infiltração contínua gotejante ou lenta de sangue pelo ponto da punção venosa	Sangue fresco evidente no local da punção venosa, às vezes se acumulando sob a extremidade	Avalie se o sistema IV está intacto Se o cateter estiver dentro da veia, aplique curativo de pressão sobre o local ou troque o curativo Abra um novo acesso em outra extremidade ou proximal ao local de inserção anterior se o DAV estiver deslocado, se o sistema IV estiver desconectado ou se o sangramento local não parar

DAV, dispositivo de acesso vascular; IV, intravenoso; VEC, volume extracelular.

diferentes tratamentos daqueles necessários para um líquido IV infiltrado sem aditivos (Tabela 42.12). Embora a INS não inclua uma escala de infiltração para adultos em seus padrões de 2021, a sociedade de fato recomenda o uso de uma escala padronizada para documentação (Gorski et al., 2021).

Flebite (ou seja, inflamação de uma veia) resulta de causas químicas, mecânicas transitórias, infecciosas ou após infusão (Helm, 2019; Gorski et al., 2021). Os fatores de risco para desenvolvimento de flebite incluem soluções IV ácidas ou hipertônicas; velocidade de infusão acelerada; medicamentos IV, como KCl, vancomicina e penicilina; DAV inserido em área de flexão; cateter mal fixado; higienização incorreta das mãos; e ausência de técnica asséptica. Os sinais comuns de inflamação (ou seja, calor, eritema [vermelhidão], dor) ocorrem ao longo do trajeto da veia. A Tabela 42.13 oferece uma escala amplamente utilizada para avaliação da gravidade da flebite; entretanto, estudos adicionais são recomendados para uma ferramenta de avaliação válida e confiável (Gorski et al., 2021). Quando o paciente tem pele escura, esses sinais podem ser menos óbvios; avalie cuidadosamente quaisquer mudanças sutis de cor no DAV que possam indicar flebite.

Flebite é perigosa, pois a inflamação da parede da veia pode levar à formação de coágulos sanguíneos (tromboflebite). Formam-se coágulos ao longo da veia que, em alguns casos, podem causar uma embolia, que pode se romper e entrar na circulação. Isso pode danificar permanentemente as veias. Não são recomendadas trocas frequentes de cateteres IV periféricos para reduzir infecções (Gorski et al., 2021).

Na ausência de flebite, infecção no local da punção venosa é geralmente causada por técnica asséptica insatisfatória durante a inserção do cateter, durante o monitoramento diário ou na remoção do cateter. O reconhecimento e o tratamento precoce de infecção local são importantes para prevenir a entrada de bactérias na corrente sanguínea (Tabela 42.12). Infecções na corrente sanguínea podem surgir de locais de inserção de cateteres IV periféricos de curta permanência.

A embolia aérea ocorre quando há ar dentro das seringas, quando a linha IV não está totalmente preenchida com líquido, ou quando os conectores não são removidos antes do uso, fazendo com que entre ar na veia do paciente. Também pode ocorrer se o DAV não for pinçado antes da troca da linha ou se a linha IV for perfurada inadvertidamente (Gorski et al., 2021; Mattox, 2017).

Pode ocorrer sangramento em volta do local da punção venosa durante a infusão ou pelo cateter ou linha se estes se desconectarem inadvertidamente (Tabela 42.12). Sangramento é mais comum em pacientes que recebem heparina ou outros anticoagulantes ou nas pessoas com distúrbios hemorrágicos (p. ex., hemofilia ou trombocitopenia).

Interrupção do acesso intravenoso periférico. Interrompa o acesso venoso após a infusão do volume prescrito de líquido; quando da ocorrência de infiltração, flebite ou infecção local; ou se a infusão desacelerar ou parar, indicando o desenvolvimento de um trombo na ponta do cateter. O Procedimento 42.3 descreve os passos para interrupção de acesso venoso periférico. Ajude os pacientes e familiares a entender que a transição de infusão IV para ingestão de líquidos VO é um sinal de progresso em direção à recuperação.

Transfusão de sangue. Transfusão de sangue, ou hemoterapia, é a administração IV de sangue total ou de algum componente do sangue, como concentrados de hemácias, plaquetas ou plasma. Os objetivos da administração de transfusões de sangue incluem (1) aumentar o volume de sangue circulante após uma cirurgia, trauma ou hemorragia; (2) aumentar o número de hemácias e manter os níveis de hemoglobina em pacientes com anemia grave; e (3) fornecer componentes celulares selecionados como terapia de reposição (p. ex., fatores de coagulação, plaquetas, albumina).

Cuidar de pacientes que recebem transfusão de sangue ou de hemoderivados é uma responsabilidade da enfermagem. Você deve ser minucioso na avaliação do paciente, verificando se o hemoderivado está de acordo com a prescrição médica, checando-o em relação aos identificadores do paciente e monitorando quaisquer reações adversas.

Tabela 42.13 Escala de flebite.

Classe	Critérios clínicos
0	Sem sintomas
1	Eritema no local do acesso com ou sem dor
2	Dor no local do acesso com eritema e/ou edema
3	Dor no local do acesso com eritema; formação de vergão; cordão venoso palpável
4	Dor no local do acesso com eritema; formação de vergão; cordão venoso palpável > 2,54 cm de comprimento; drenagem purulenta

Escala visual de flebite em infusão

Escore	Observação
0	O acesso venoso parece saudável
1	Um dos seguintes sinais é evidente • Leve dor perto do acesso venoso *ou* leve vermelhidão perto do acesso venoso
2	Dois dos seguintes sinais são evidentes • Dor no acesso venoso • Eritema • Inchaço
3	Todos os seguintes sinais são evidentes • Dor ao longo da trajetória da cânula • Endurecimento
4	Todos os seguintes sinais são evidentes e generalizados: • Dor ao longo da trajetória da cânula • Eritema • Endurecimento • Cordão venoso palpável
5	Todos os seguintes sinais são evidentes e generalizados: • Dor ao longo da trajetória da cânula • Eritema • Endurecimento • Cordão venoso palpável • Pirexia

De Gorski LA et al. Infusion therapy standards of practice, ed. 8, *J Infus Nurs*, 44(1 Suppl):S1, 2021.

Transfusões de sangue jamais são consideradas rotineiras; negligenciar qualquer detalhe mínimo pode resultar em eventos perigosos e potencialmente fatais para um paciente (American Association of Blood Banks [AABB], 2020a; AABB, 2020b).

Grupos e tipos sanguíneos. Transfusões de sangue devem corresponder ao tipo e grupo do paciente para evitar incompatibilidades. As hemácias têm antígenos em suas membranas; o plasma contém anticorpos contra antígenos específicos dos glóbulos vermelhos. Se for feita uma transfusão de sangue incompatível (ou seja, se os antígenos das hemácias do paciente diferirem dos do sangue recebido), os anticorpos do paciente provocam destruição dos glóbulos vermelhos em uma **reação à transfusão** (ou seja, uma resposta imune aos componentes do sangue transfundido) potencialmente perigosa.

O agrupamento mais importante para fins de transfusão é o sistema ABO, que identifica os tipos sanguíneos A, B, O e AB. A determinação do tipo de sangue é feita com base na presença ou ausência de antígenos A e B nas hemácias. Pessoas com tipo sanguíneo A têm antígenos A em suas hemácias e anticorpos anti-B em seu plasma. Pessoas com tipo sanguíneo B têm antígenos B em suas hemácias e anticorpos anti-A em seu plasma. Uma pessoa que tem o tipo sanguíneo AB tem tanto antígenos A quanto B em suas hemácias e nenhum anticorpo contra nenhum dos dois antígenos no plasma. Uma pessoa de tipo sanguíneo O não tem nem antígenos A nem B, mas tem anticorpos tanto anti-A quanto anti-B no plasma (Gorski, 2018). A Tabela 42.14 mostra as compatibilidades entre os tipos sanguíneos de doadores e receptores. Pessoas com o tipo sanguíneo O negativo são consideradas *doadoras universais de sangue*, pois podem doar concentrados de hemácias e plaquetas para pessoas de qualquer tipo sanguíneo ABO. Pessoas com o tipo sanguíneo AB positivo são chamadas de *receptoras universais de sangue*, pois podem receber concentrado de hemácias e plaquetas de qualquer tipo de sangue ABO.

Outra consideração ao adequar hemocomponentes para transfusão é o fator Rh, que se refere a outro antígeno nas membranas das hemácias. A maioria das pessoas tem esse antígeno, sendo, portanto, Rh-positivas; uma pessoa que não tem esse antígeno é chamada de Rh-negativa. Pessoas que são Rh-negativas recebem apenas hemocomponentes Rh-negativos.

Transfusão autóloga. Transfusão autóloga (autotransfusão) é a coleta e reinfusão de sangue do próprio paciente. Sangue para transfusão autóloga é mais comumente obtido por meio de doação pré-operatória com até 6 semanas de antecedência de uma cirurgia programada (p. ex., cardíaca, ortopédica, plástica ou ginecológica). Um paciente pode doar várias unidades de sangue, dependendo do tipo de cirurgia e da capacidade do paciente de manter um nível de hematócrito aceitável. Sangue para transfusão autóloga também é obtido no momento da cirurgia por meio de salvamento do sangue (p. ex., durante cirurgias para transplante de fígado, trauma ou condições vasculares e ortopédicas). Após a cirurgia o sangue é salvo por meio da saída por drenos torácicos ou cavidades articulares. Transfusões autólogas são

Tabela 42.14 Compatibilidades ABO para terapia de transfusão.

Componente	Compatibilidades	
Sangue total	Dar somente sangue específico ao tipo	
Concentrados de hemácias (armazenadas, lavadas ou congeladas/lavadas)	Doador O A B AB	Receptor O, A, B, AB A, AB B, AB AB
Plasma fresco congelado	Doador O A B AB	Receptor O A, O B, O AB, B, A, O
Plaquetas	Hemácias: compatível com ABO e Rh *preferencialmente*	
	Doador O A B AB	Receptor O, A, B, AB A, AB B, AB AB

ABO, agrupamento sanguíneo que consiste nos tipos A, AB, B e O.

mais seguras para os pacientes, pois diminuem o risco de sangue incompatível e de exposição a agentes infecciosos de transmissão sanguínea (AABB, 2020a; Gorski, 2018).

Transfusão do sangue. Transfusão de sangue ou de hemocomponente é um procedimento de enfermagem que requer prescrição médica. A segurança do paciente é a prioridade da enfermagem, e a avaliação do paciente, a confirmação do pedido médico e a confirmação dos hemoderivados corretos para o paciente certo são imperativos (AABB, 2020a; AABB, 2020b).

Realize uma avaliação minuciosa do paciente antes de iniciar uma transfusão e monitore atentamente durante e após a transfusão. A avaliação é fundamental devido ao risco de reações à transfusão. A avaliação pré-transfusão inclui estabelecer se o paciente sabe o motivo da transfusão sanguínea e se ele já passou por uma transfusão de sangue ou se teve uma reação à transfusão anteriormente. Um paciente que tenha sofrido uma reação à transfusão normalmente não apresenta risco aumentado de reação em uma transfusão subsequente, mas pode ficar ansioso com a transfusão, requerendo intervenção de enfermagem. Antes de iniciar uma transfusão, explique o procedimento e oriente o paciente (se alerta) a comunicar qualquer efeito colateral (p. ex., calafrios, tontura ou febre) uma vez que a transfusão seja iniciada. Providencie um tradutor profissional caso o paciente não fale o idioma local. Certifique-se de que o paciente assine um formulário de consentimento informado. Pacientes de determinadas origens culturais e religiosas podem se recusar a receber transfusões de sangue (Boxe 42.5).

Devido ao perigo de reações à transfusão e de sobrecarga de volume hídrico, sua avaliação inicial pré-transfusão sempre inclui os sinais vitais do paciente, avaliação dos pulmões, identificação de condições que possam aumentar o risco de reações adversas relacionadas à transfusão (p. ex., existência de febre, insuficiência cardíaca, doença renal, e risco de excesso de volume hídrico [EVH] do paciente), presença de um DAV adequado e pérvio e atuais valores laboratoriais (Gorski et al., 2021). Essa medição de informações fisiológicas permite que você identifique possíveis ocorrências de alterações nos sinais vitais em consequência de uma reação à transfusão.

Sempre siga as políticas e procedimentos da instituição antes de iniciar qualquer hemoterapia. Para a segurança do paciente, confirme três coisas: (1) se os hemocomponentes fornecidos são os mesmos que foram prescritos, (2) se o sangue administrado no paciente é compatível com o tipo sanguíneo constante no prontuário dele, e (3) se o paciente correto estará recebendo o sangue. Juntos, dois Enfermeiros Certificados ou um Enfermeiro Certificado e um TEC (verifique as políticas e procedimentos da instituição) devem checar se a etiqueta no hemoderivado corresponde ao prontuário do paciente e ao número da identificação do paciente, seu grupo sanguíneo e nome completo. Mesmo se houver uma mínima discrepância, não administre a transfusão; notifique o banco de sangue imediatamente para prevenir erros de infusão.

Para administrar uma transfusão, você precisará de um cateter IV de tamanho adequado e linha de administração de sangue com um filtro interno especial (Figura 42.18). Adultos requerem cateteres maiores (p. ex., de 20 a 24 gauge, com base no tamanho da veia e na preferência do paciente) ou o uso de cateter com calibre maior quando da necessidade de transfusão rápida (p. ex., 18 a 20 gauge), pois o sangue é mais viscoso do que os líquidos IV cristaloides (Gorski et al., 2021). DAVCs podem ser usados para transfusão de sangue. Crianças com veias pequenas precisam de cateteres menores; portanto, use a veia umbilical (neonatos) ou uma veia suficientemente larga para um cateter de 22 a 24 gauge (Gorski et al., 2021). Preencha a linha com cloreto de sódio a 0,9% (soro fisiológico normal) para prevenir hemólise ou decomposição dos glóbulos vermelhos.

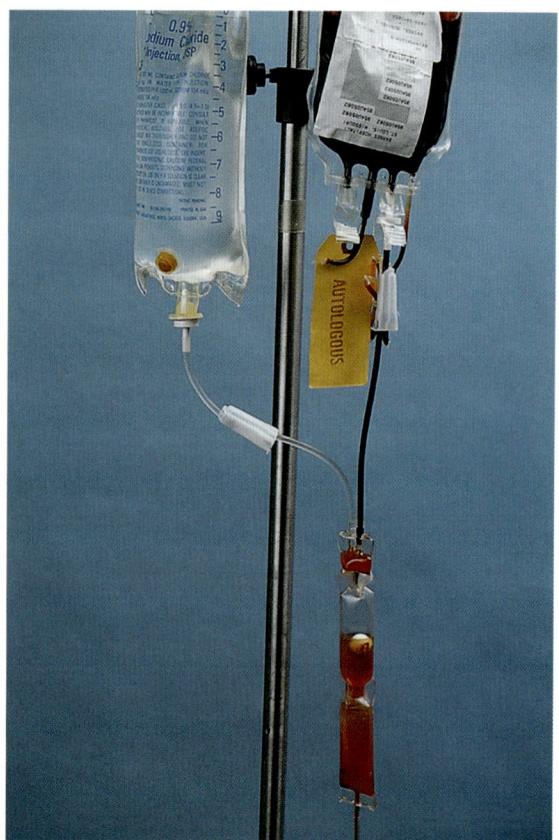

Figura 42.18 Enchimento de linhas para administração de sangue.

A velocidade de transfusão normalmente é especificada nas prescrições médicas. Idealmente, uma unidade de sangue total ou de concentrado de hemácias é transfundida em 2 horas. Esse tempo pode ser prolongado para 4 horas se o paciente apresentar risco de excesso de VEC. Além de 4 horas há risco de contaminação bacteriana do sangue.

Inicie a transfusão não emergencial lentamente para permitir a detecção precoce de qualquer reação ao procedimento. Permaneça perto do paciente; reações importantes normalmente surgem antes dos primeiros 50 mℓ a serem transfundidos (Gorski et al., 2021). Aumente a velocidade de infusão após 15 minutos quando não houver sinais de reação e para garantir a transfusão da unidade total em até 4 horas (Gorski et al., 2021). Sempre tenha um segundo frasco de infusão IV contendo cloreto de sódio a 0,9% de reserva caso se torne necessário parar a infusão do sangue. Mantenha a velocidade de infusão recomendada, monitore efeitos colaterais, avalie os sinais vistais e registre prontamente todos os achados de acordo com a política da instituição. Se houver previsão ou suspeita de uma reação à transfusão, obtenha os sinais vitais com mais frequência (Tabela 42.15). Monitore os pacientes em relação a reações transfusionais por pelo menos 4 a 6 horas para detectar reações febris ou pulmonares associadas à transfusão (Gorski et al., 2021).

Quando os pacientes sofrem uma perda intensa de sangue, como em uma hemorragia, eles geralmente recebem transfusões rápidas por meio de um AVC. Um dispositivo de aquecimento do sangue geralmente é necessário, pois a ponta do AVC fica na veia cava superior, acima do átrio direito. A administração rápida de sangue frio pode causar arritmias cardíacas. Pacientes que recebem grandes volumes de transfusão de sangue com citrato apresentam alto risco de hiperpotassemia, hipocalcemia, hipomagnesemia e alcalose metabólica; portanto, esses pacientes necessitam de monitoramento atento (Lim et al., 2017; Teruya, 2021).

Tabela 42.15 Reações da transfusão.

Reação	Etiologia	Início	Sinais e sintomas	Prevenção	Intervenções de enfermagem
Aguda imediata (< 24 horas)					
Febril, não hemolítica	Tipo mais comum de reação à transfusão; causada por reação antígeno-anticorpo leucocitária	Pode se manifestar logo no início da transfusão ou em até várias horas após o término	Aumento de 0,1° C ou mais em relação à temperatura inicial, calafrios, dor de cabeça, vômito	Pré-medique, conforme solicitado, com antipiréticos se houver histórico de reação anterior. Use hemoderivados com leucócitos reduzidos	**Interrompa a transfusão.** Troque o *kit* de administração e administre cloreto de sódio 0,9% a uma velocidade que mantenha o acesso venoso pérvio. Implemente o protocolo de reação à transfusão. Administre antipiréticos conforme solicitado para tratar a febre. Documente os sintomas clínicos, quando a transfusão foi interrompida, notificação do médico e do banco de sangue, as intervenções de enfermagem e o que foi ensinado ao paciente
Reação hemolítica transfusional aguda (RHTA)	Transfusão de hemácias ABO incompatíveis no sangue; normalmente causada por erros de identificação ou etiquetagem incorreta	Em questão de minutos após o início da transfusão	Febre com ou sem calafrios; taquicardia; hipotensão; dor abdominal, no peito, nas costas e nos flancos; dispneia; urina vermelha ou escura; choque	Tome extremo cuidado durante todo o processo de identificação do paciente; etiquetação adequada da amostra de sangue; verificação meticulosa da compatibilidade ABO/Rh entre o doador e o receptor antes da administração; inicie a transfusão lentamente e monitore cuidadosamente durante os primeiros 15 minutos	**Interrompa a transfusão.** Obtenha ajuda imediatamente. Troque o *kit* de administração e administre cloreto de sódio 0,9% a uma velocidade que mantenha o acesso venoso pérvio. Notifique o médico e o banco de sangue. Trate o choque. Mantenha a pressão arterial e a perfusão renal. Insira um cateter de Foley. Monitore a ingestão e eliminação de hora em hora. Pode ser necessária diálise. Obtenha amostras de sangue e urina e envie-as para o laboratório com a parte não usada da unidade de sangue. Documente a reação de acordo com a política da instituição
Reação alérgica (leve a moderada)	Causada pela sensibilidade do receptor a alérgenos nos componentes do sangue	Em questão de minutos após o início da transfusão	Urticária, prurido, rubor facial, leve chiado	Pode-se administrar anti-histamínicos 30 minutos antes da transfusão, se prescritos.	**Interrompa a transfusão.** Troque o *kit* de administração e administre cloreto de sódio 0,9% a uma velocidade que mantenha o acesso venoso pérvio. Notifique o médico e o banco de sangue. Administre o anti-histamínico conforme solicitado. Monitore e registre os sinais vitais a cada 15 minutos. A transfusão pode ser reiniciada se não houver febre, dispneia e chiados

(continua)

Tabela 42.15 Reações da transfusão. (Continuação)

Reação	Etiologia	Início	Sinais e sintomas	Prevenção	Intervenções de enfermagem
Reação alérgica grave (anafilaxia)	Causada por alergia do receptor a um antígeno do doador (normalmente, IgA) Aglutinação de hemácias obstruindo capilares e bloqueando o fluxo sanguíneo, causando sintomas em todos os principais sistemas orgânicos	Em questão de minutos após o início da transfusão	Hipotensão, taquicardia, urticária, broncospasmo, ansiedade, choque, náusea, vômito, diarreia, dor abdominal	Use sangue autólogo ou sangue de doadores que sejam deficientes em IgA Transfusão de concentrado de hemácias lavadas em solução salina ou pobres em leucócitos	**Interrompa a transfusão.** Troque o *kit* de administração e administre cloreto de sódio 0,9% a uma velocidade que mantenha o acesso venoso pérvio. Notifique o médico e o banco de sangue Administre anti-histamínicos, corticosteroides, epinefrina e antipiréticos, conforme solicitação. Monitore e documente os sinais vitais até que o paciente esteja estabilizado. Inicie reanimação cardiopulmonar, se necessário
Lesão pulmonar aguda relacionada à transfusão (TRALI)	Presença de anticorpos de hemácias do doador que tem um agente ativador de leucócitos no sangue. Principal causa de morte relacionada à transfusão	Durante ou em questão de 6 horas após a transfusão	Febre, insuficiência respiratória, hipoxemia, hipotensão, edema pulmonar	Atualmente, não existe nenhum método para identificar pacientes em risco	**Interrompa a transfusão.** Forneça suporte respiratório, administre oxigênio; ventilação mecânica é frequentemente necessária; administre agentes vasopressores
Sobrecarga circulatória associada à transfusão (TACO)	Relacionada a sobrecarga de volume Pacientes acima de 70 anos e bebês apresentam maior risco	Normalmente ocorre durante ou em questão de 6 horas após a transfusão	Dispneia, ortopneia, cianose, taquicardia, distensão da veia jugular (DVJ), hipertensão, tosse	Monitoramento frequente do paciente é necessário para os que apresentam alto risco, incluindo diminuição da velocidade de infusão	**Interrompa a transfusão.** Coloque o paciente em posição de Fowler elevada, notifique o médico e administre oxigênio e diuréticos
Reações transfusionais tardias					
Doença do enxerto contra o hospedeiro associada à transfusão (TA-GVHD)	Normalmente rara, porém fatal. Os linfócitos do doador são destruídos pelo sistema imune do receptor Em pacientes imunocomprometidos, os linfócitos do doador são identificados como corpos estranhos; porém, o sistema imune do paciente não é capaz de destruí-los, sendo assim, os linfócitos do próprio paciente são destruídos	De 8 a 10 dias após a transfusão	*Rash* maculopapular, diarreia líquida, febre, icterícia causada por disfunção hepática, supressão da medula óssea (pancitopenia)	Administração de sangue irradiado e produtos de hemácias pobres em leucócitos conforme prescrição	Nenhuma terapia eficaz. Tratamento sintomático
Sobrecarga de ferro	O ferro do sangue doado se liga a proteínas e não é eliminado	Normalmente ocorre quando múltiplas unidades (>100 unidades de concentrados de hemácias) são transfundidas	Disfunção cardíaca, falência de órgãos, arritmias, sintomas de insuficiência cardíaca, aumento da transferrina sérica, aumento das enzimas hepáticas, icterícia	Quelação de ferro, flebotomia, monitoramento dos níveis de ferro no sangue	Nenhuma terapia eficaz. Terapia de quelação de ferro Monitorar o paciente quanto a insuficiência cardíaca, distúrbio cardíaco, distúrbio hepático, transferrina sérica

Tabela 42.15 Reações da transfusão. (*Continuação*)

Reação	Etiologia	Início	Sinais e sintomas	Prevenção	Intervenções de enfermagem
Complicações relacionadas à infecção					
Contaminação bacteriana	Contaminação de produto infundido por microrganismos durante a doação ou na preparação do componente para infusão Maior risco quando se administram plaquetas	Ocorre no momento da doação Os sintomas podem surgir durante a transfusão ou em questão de 4 horas após o término	Febre alta, calafrios intensos, hipotensão, pele ruborizada, choque, hemoglobinúria, insuficiência renal, CID	Faça uma boa antissepsia da pele antes da punção venosa Inspecione a unidade de sangue cuidadosamente e não administre se houver coágulos, bolhas, vazamentos no frasco ou descoloração observados na unidade	**Interrompa a transfusão.** Trate o choque e administre os esteroides e antibióticos prescritos. Envie para cultura o sangue do paciente, o componente do sangue e todas as soluções intravenosas

CID, coagulação intravascular disseminada; *IgA*, imunoglobulina A; *IV*, intravenoso. (Adaptada de American Association of Blood Banks (AABB): *Technical manual of the American Association of Blood Banks*, ed 19, Bethesda, MD, 2020, American Association of Blood Banks; e Gorski L: *Phillip's manual of IV therapeutics: evidence-based practice for infusion therapy*, ed 7, Philadelphia, 2018, FA Davis.)

Reações à transfusão. Uma reação à transfusão é um evento adverso que decorre da transfusão de um hemoderivado (DeLisle, 2018). Muitas reações a transfusões envolvem uma reação do sistema imune à transfusão que varia de uma reação leve a choque anafilático grave ou hemólise intravascular aguda, sendo que ambas podem ser fatais. A Tabela 42.15 apresenta as causas, manifestações, manejo e prevenção das reações agudas mais comuns a transfusões. Intervenção imediata quando uma reação à transfusão ocorre mantém ou restaura a estabilidade fisiológica do paciente. Quando você suspeitar de hemólise intravascular aguda, tome as providências a seguir (DeLisle, 2018).

- Pare a transfusão imediatamente
- Mantenha o acesso venoso aberto substituindo a linha IV até o conector do cateter por uma linha nova e deixando fluir cloreto de sódio a 0,9% (solução salina ou soro fisiológico normal) a uma velocidade lenta
- **Não** feche o sangue e simplesmente abra o cloreto de sódio 0,9% (solução salina normal) que está conectado ao equipo de infusão Y. Isto faria com que o sangue restante na linha IV fosse infundido no paciente. Mesmo uma pequena quantidade de sangue adicional pode piorar a situação. **Você deve trocar todas as linhas IV**
- Notifique imediatamente o médico ou a equipe de resposta a emergências
- Fique com o paciente, observando sinais e sintomas e monitorando os sinais vitais pelo menos a cada 5 minutos
- Prepare-se para administrar medicamentos de emergência, como anti-histamínicos, vasopressores, líquidos e corticosteroides de acordo com as prescrições ou protocolos clínicos
- Prepare-se para realizar reanimação cardiopulmonar
- Guarde o recipiente contendo sangue, as linhas, os materiais etiquetados e o registro de transfusão para devolução ao banco de sangue
- Colete amostras de sangue e urina de acordo com as prescrições ou protocolos clínicos.

Reações agudas à transfusão que não envolvam uma resposta imune aos componentes do sangue também podem ocorrer (Tabela 42.15). Sobrecarga circulatória associada à transfusão (SCAT) é um risco quando o paciente recebe transfusões massivas de sangue total ou concentrado de hemácias devido a choque hemorrágico massivo ou quando um paciente com volume normal de sangue recebe sangue. Pacientes especialmente em risco de desenvolver sobrecarga circulatória são os idosos e as pessoas com doenças cardiopulmonares. Transfusão de hemocomponentes que estejam contaminados com bactérias, principalmente bactérias gram-negativas, pode causar sepse.

Sangue de doadores com infecção e assintomáticos pode transmitir doenças. Os sintomas dessas condições podem surgir muito depois da transfusão. Doenças transmitidas por transfusões incluem hepatites B e C, vírus da imunodeficiência humana (HIV) e síndrome da imunodeficiência adquirida (AIDS), doença de Chagas e infecção por citomegalovírus. Nos Estados Unidos, todas as unidades de sangue para bancos de sangue são submetidas a exames de HIV, vírus das hepatites B e C, sífilis, vírus do oeste do Nilo e Zika, para reduzir o risco de aquisição dessas infecções transmitidas pelo sangue (CDC, 2020).

Intervenções para desequilíbrios eletrolíticos. Além da administração das terapias médicas prescritas, as intervenções de enfermagem preservam ou restauram o desequilíbrio eletrolítico (Felver, 2021c). Por exemplo, pessoas que têm hipopotassemia ou hipercalcemia geralmente necessitam de manejo intestinal para constipação intestinal. Intervenções de segurança do paciente para prevenir quedas são vitais para pacientes que ficam letárgicos pela hipercalcemia e para os que têm fraqueza muscular. Pacientes que têm hipercalcemia precisam de maior ingestão de líquidos para prevenir danos renais; os enfermeiros podem ajudá-los a cumprir suas metas de ingestão oral de líquidos. Explique aos pacientes os motivos para as terapias e a importância de equilibrar a I&E eletrolítica para prevenir desequilíbrios futuros.

Intervenções para desequilíbrios ácido-básicos. Intervenções de enfermagem para promover o equilíbrio ácido-básico apoiam as terapias médicas prescritas e visam reverter o desequilíbrio ácido-básico existente e ao mesmo tempo proporcionar segurança ao paciente (Felver, 2021b). Quando esses desequilíbrios são potencialmente fatais, eles requerem tratamento rápido. Mantenha um acesso venoso funcional e verifique as prescrições médicas frequentemente quanto a novos medicamentos ou líquidos. Faça a reposição hidreletrolítica e administre os medicamentos prescritos, como insulina, imediatamente. Além disso, monitore os pacientes atentamente quanto a alterações em seu estado. Use medidas de proteção, como colocar os pacientes deitados de lado e implementar protocolos de prevenção de quedas para os pacientes com nível reduzido de consciência. Promova hiperventilação compensatória em pacientes com acidose metabólica mantendo suas membranas mucosas orais úmidas e posicionando-os de forma a facilitar a expansão torácica. O Capítulo 41 descreve as terapias adequadas para os pacientes com acidose respiratória. Pacientes com desequilíbrios ácido-básicos geralmente requerem exames repetidos de gasometria arterial.

Gasometria arterial. A determinação do estado ácido-básico de um paciente requer a obtenção de uma amostra de sangue arterial para exame laboratorial. A gasometria arterial revela o estado ácido-básico e a adequação da ventilação e da oxigenação. Um enfermeiro qualificado ou outro profissional da saúde retira o sangue arterial de uma artéria periférica (normalmente da artéria radial) ou de um acesso arterial existente (ver políticas e procedimentos da instituição). Antes de coletar o sangue arterial, faça um teste de Allen, que avalia a circulação arterial na mão (Pagana et al., 2021). Para realizar o teste de Allen, aplique pressão tanto sobre a artéria ulnar quanto radial na mão selecionada. Os dedos da mão devem ficar pálidos e esbranquiçados, indicando ausência de fluxo sanguíneo arterial. Solte a artéria ulnar e observe se a cor retorna aos dedos e à mão, o que indica circulação colateral adequada na mão e nos dedos através da artéria ulnar. O teste de Allen garante que o paciente tenha um fluxo de sangue adequado na mão caso a artéria radial seja danificada. Se a cor não voltar, não realize a punção da artéria radial naquele braço. Depois da punção para gasometria arterial, aplique pressão no local da punção por pelo menos 5 minutos para reduzir o risco de formação de hematoma. É necessário um tempo maior caso o paciente tome medicamentos anticoagulantes. Reavalie o pulso radial após remover a pressão. Depois da obtenção da amostra, tome cuidado para evitar a entrada de ar na seringa, pois isso altera o resultado da gasometria. Para reduzir o consumo de oxigênio das células do sangue, mergulhe a seringa em gelo picado e transporte-a imediatamente para o laboratório.

Cuidados restaurativos. Após sofrer alterações agudas do equilíbrio hidreletrolítico ou ácido-básico, os pacientes normalmente requerem manutenção contínua para prevenção de recorrência de alterações de saúde. Idosos requerem considerações especiais para prevenir o desenvolvimento de complicações (Boxe 42.2).

Terapia intravenosa domiciliar. A terapia IV geralmente continua no ambiente domiciliar para os pacientes que requerem hidratação a longo prazo, NP ou administração de medicamentos a longo prazo. Inicie o encaminhamento do paciente para planejamento de alta ao serviço social, conselho ou coordenação de cuidados domiciliares para avaliação do paciente e recursos comunitários. Um enfermeiro de terapia IV domiciliar trabalha em estreita colaboração com o paciente para garantir a manutenção da esterilidade do sistema IV e para que qualquer complicação possa ser evitada ou reconhecida imediatamente. O Boxe 42.8 resume as diretrizes de educação do paciente para terapia IV domiciliar.

Suporte nutricional. A maioria dos pacientes que tiveram distúrbios eletrolíticos ou desequilíbrios ácido-básicos metabólicos requer suporte nutricional contínuo. Dependendo do tipo de distúrbio, a ingestão de líquidos ou alimentos pode ser encorajada ou restrita (ver Capítulo 45). Pacientes ou membros da família, responsáveis pela preparação dos alimentos, precisam aprender a entender o conteúdo nutricional dos alimentos e a ler os rótulos de alimentos industrializados. Pacientes mais gravemente doentes podem receber nutrição parenteral total (NPT) em casa. Isso, novamente, requer o envolvimento de terapia IV domiciliar. A European Society for Clinical Nutrition and Metabolism (ESPEN) oferece diretrizes para NPT em casa (Pironi et al., 2020).

Boxe 42.8 Educação em saúde

Terapia intravenosa domiciliar

Objetivo
- O paciente e/ou familiar cuidador demonstrará competência na administração de terapia intravenosa (IV), com segurança, na residência.

Estratégias de ensino
- Explique a importância da terapia IV para a manutenção da hidratação e do acesso para a administração de medicamentos
- Enfatize os riscos envolvidos quando a esterilidade do sistema IV não é mantida
- Certifique-se de que o paciente e/ou familiar cuidador seja capaz de manipular o equipamento necessário
- Ensine técnicas assépticas e de higienização das mãos para o manuseio de todos os materiais IV
- Ensine como trocar as soluções IV, linhas e curativos quando ficarem sujos ou deslocados (Gorski et al., 2021). (**Observação**: como enfermeiro de cuidados domiciliares, você poderá visitar o paciente com frequência suficiente para realizar trocas programadas de equipos)
- Ensine procedimentos para descarte seguro de todos os materiais perfurocortantes e IV expostos ao sangue em recipientes adequados. Verifique com o serviço de coleta de lixo local ou com o serviço de saúde quais são os métodos de descarte disponíveis na comunidade (U.S. Food and Drug Administration, 2021). Opções incluem:
    - *Drop box* ou locais de coleta supervisionada: localizados nos devidos pontos de coleta como consultórios médicos, hospitais, farmácias, departamentos de saúde, estabelecimentos de resíduos médicos e delegacias de polícia e corpo de bombeiros. Os serviços podem ser gratuitos ou cobrar uma tarifa nominal
    - Pontos de coleta de resíduos residenciais perigosos: localizados em pontos públicos locais de coleta de resíduos perigosos residenciais. São locais que normalmente também aceitam materiais perigosos, como produtos de limpeza domésticos, tintas e óleos de motor
    - Programas de retorno de correspondência: você pode enviar pelo correio certos contêineres para descarte de objetos perfurocortantes permitidos pela FDA a um ponto de coleta para descarte adequado, normalmente mediante pagamento de uma taxa
- Mantenha recipientes de materiais perfurocortantes longe do alcance das crianças (ver Capítulo 28)
- Oriente o paciente a aplicar a pressão com gaze estéril se o cateter atravessar e, se o paciente tomar anticoagulantes, a pressionar pedaços de gaze estéril no local por pelo menos 20 minutos ou até que o sangramento pare
- Oriente o paciente sobre sinais e sintomas de infiltração, flebite e infecção; seu significado; e sobre a necessidade de relatar sintomas imediatamente
- Oriente o paciente e/ou familiar cuidador a informar caso a infusão desacelere ou pare, ou se observar sangue na linha
- Ensine o paciente, com auxílio do familiar cuidador, a deambular, realizar higiene, e participar de outras atividades da vida diária sem deslocar ou desconectar o cateter e a linha:
    - Para tomar banho de chuveiro, proteja o acesso venoso e o curativo contra umidade cobrindo-o completamente com um plástico. Se estiver usando um dispositivo de infusão eletrônica, desconecte quando próximo da água
    - Use roupas que evitem pressão sobre o acesso venoso, e evite trauma no local ao trocar de roupa
    - Peça que o paciente evite exercícios extenuantes com o braço no qual está o acesso venoso.

Avaliação
Use os princípios de explicar de volta para avaliar o aprendizado do paciente/familiar cuidador:
- Quero ter certeza de que expliquei como cuidar de seu acesso venoso corretamente. Por favor, diga-me e/ou mostre-me como você iniciará e parará sua infusão, e como trocar o recipiente, linhas e curativos IV
- Descreva o que você faria caso a velocidade de fluxo de sua infusão fosse interrompida
- O que você veria caso a pele ao redor do acesso venoso ficasse vermelha ou inchada? O que significaria? O que você faria em seguida?

Segurança de medicamentos. Diversos medicamentos, produtos farmacêuticos de venda livre e fitoterápicos contêm componentes ou criam possíveis efeitos colaterais que podem alterar o equilíbrio hidreletrolítico. Pacientes com doenças crônicas e que tomam diversos medicamentos e as pessoas com distúrbios renais têm grande risco de desenvolver desequilíbrios. Uma vez que os pacientes retornam ao contexto de cuidados restaurativos, seja na residência, estabelecimentos de cuidados permanentes ou outros ambientes, a segurança dos medicamentos é muito importante. É essencial educar o paciente e sua família sobre possíveis efeitos colaterais e interações medicamentosas que podem alterar o equilíbrio hidreletrolítico ou ácido-básico. Revise todos os medicamentos com os pacientes e encoraje-os a se consultar com o farmacêutico local, principalmente se quiserem experimentar um novo produto de venda livre ou fórmula fitoterápica (ver Capítulo 32).

❖ **Avaliação**

Pelo olhar do paciente. Avalie com os pacientes e os familiares cuidadores (conforme necessário) quão bem suas principais preocupações e expectativas quanto ao manejo hidreletrolítico ou ácido-básico foram aliviadas ou atendidas. Por exemplo, pergunte a um paciente internado devido a desidratação e que estava preocupado em cair por causa da vertigem: "Diga-me se você acha que tomamos todas as precauções necessárias para reduzir seu risco de queda." Se a preocupação do paciente era com a sensação de desconforto pela boca muito seca, pergunte: "Como está sua boca agora? Você acha que conseguimos deixá-lo mais confortável?" Se o paciente tinha uma preocupação sobre maior conhecimento sobre um problema de saúde crônico, concentre a avaliação no conhecimento e na habilidade de o paciente aplicar o conhecimento às necessidades de cuidados domiciliares. As perspectivas de um paciente a respeito do cuidado geralmente dependem, em parte, do envolvimento da família e dos amigos. Se os pacientes têm preocupações sobre a volta para casa ou sobre um ambiente de cuidados diferente, é importante avaliar quão bem preparados eles se sentem para a transição do contexto de cuidado agudo. Quando o paciente recebe cuidados domiciliares, pergunte aos familiares cuidadores se eles se sentem confortáveis e competentes para realizar a terapia IV em casa; quando for avaliar os resultados, faça com que eles demonstrem suas habilidades.

Resultados do paciente. Julgamento clínico durante a avaliação envolve a aplicação de pensamento crítico ao considerar o conhecimento da condição do paciente e então comparar os achados e características definidoras com os parâmetros dos resultados. Essa comparação revelará a eficácia das intervenções para os diagnósticos de enfermagem do paciente. Por exemplo, um paciente com o diagnóstico de enfermagem de *Risco de Desequilíbrio Eletrolítico* com hipopotassemia demonstra melhora quando o potássio sérico vai aumentando para níveis mais próximos do normal e quando os sinais e sintomas físicos da hipopotassemia começam a desaparecer ou diminuir em intensidade. Especificamente, os músculos quadríceps do paciente ficam mais fortes, a função intestinal normal retorna e o ritmo cardíaco se torna mais regular. A avaliação do estado clínico do paciente é especialmente importante se existirem desequilíbrios hidreletrolíticos e/ou ácido-básicos agudos. A condição de um paciente pode mudar muito rapidamente, e é importante reconhecer problemas prementes integrando informações sobre os fatores de risco apresentados, seu estado clínico, efeitos do atual regime de tratamento e possível agente causador. Ao tomar decisões clínicas durante a avaliação, aplique conhecimento de como as várias condições fisiopatológicas afetam o equilíbrio hidreletrolítico e ácido-básico; os efeitos de medicamentos e líquidos; e o atual estado clínico do paciente (Figura 42.19).

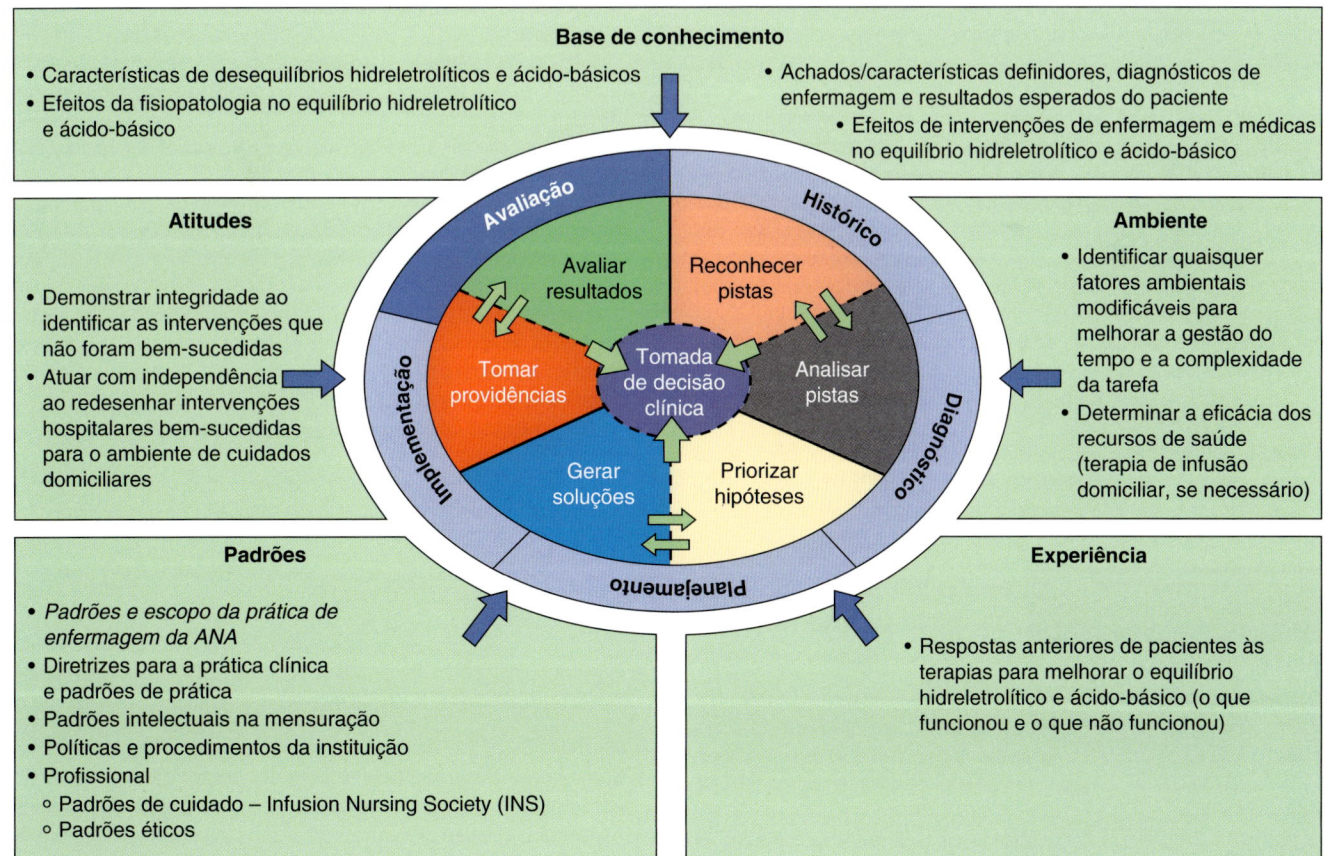

Figura 42.19 Modelo de pensamento crítico para avaliação de equilíbrios hidreletrolítico e ácido-básico. (Copyright de Modelo de Medida de Julgamento Clínico © NCSBN. Todos os direitos reservados.)

Robert continua cuidando da sra. Mendoza 2 dias após sua internação. Ele pergunta a ela como se sente e se prepara para conduzir uma rápida avaliação física. A paciente comenta: "Sinto-me muito melhor. Não tive náusea desde ontem de manhã e não tive diarreia desde o fim da tarde de ontem." A infusão IV de cloreto de sódio a 0,9% (solução salina normal) ainda está sendo feita no antebraço direito, agora a uma velocidade de 100 mℓ/hora. Não há vermelhidão, dor ou inflamação no acesso venoso. Já que a sra. Mendoza está tolerando líquidos por via oral, seu médico acaba de determinar a redução da velocidade de infusão IV para 40 mℓ/hora. Durante o exame, Robert nota que o turgor da pele voltou ao normal, mas sua mucosa oral ainda está ligeiramente ressecada. Os sinais vitais da sra. Mendoza são: PA de 100/58 mmHg; pulso de 80 batimentos/min; e frequência respiratória de 18 respirações/minutos.

Robert está entusiasmado com o progresso da sra. Mendoza. Ele traz sua bandeja de café da manhã, incluindo o primeiro alimento pastoso que ela vai comer desde que foi hospitalizada. Robert se senta e discute com a sra. Mendoza a necessidade de continuar com os líquidos IV para restaurar totalmente seu equilíbrio hidreletrolítico. Robert diz: "Agora que a senhora está se sentindo melhor, diga-me por que é importante aumentar a ingestão de líquidos orais para podermos remover o acesso venoso." A paciente identifica três motivos para ela beber mais líquidos para que a linha IV possa ser removida.

Para os pacientes com alterações menos agudas, a avaliação provavelmente ocorrerá durante um período mais longo de tempo. Nessa situação, a avaliação pode ser mais focada nas mudanças de comportamento (p. ex., adesão do paciente às restrições alimentares e aos regimes de medicação). Outro importante elemento da avaliação é a capacidade de a família prever alterações e prevenir a recorrência de problemas.

O nível de progresso do paciente determina se o plano de cuidados precisa continuar ou ser revisado. Se os resultados não forem atingidos você poderá precisar consultar o médico para discutir métodos adicionais, como aumentar a frequência de uma intervenção (p. ex., dar mais líquidos a um paciente com desidratação), introduzir uma nova terapia (p. ex., iniciar a inserção de um acesso venoso), ou descontinuar uma terapia. Uma vez que os resultados são alcançados, houve a resolutividade do diagnóstico de enfermagem e você pode focar em outras prioridades, incluindo manter o equilíbrio hidreletrolítico e ácido-básico normal. Se os resultados estabelecidos não forem alcançados, explore os fatores que contribuíram para o insucesso dos resultados planejados. A modificação do plano de cuidados ocorre após essa avaliação. Se os resultados não forem alcançados, as perguntas que você pode fazer incluem as seguintes.

- "Quais dificuldades você está tendo para medir e manter um registro diário de I&E?"
- "Quais obstáculos estão impedindo que você obtenha os alimentos ricos em potássio de que precisa?"
- "Você continua tendo fezes moles ou diarreia frequentemente?"
- "Você comprou algum antiácido ou ainda está usando bicarbonato de sódio como antiácido?"

Diretrizes para segurança do paciente

Garantir a segurança do paciente é uma função essencial do enfermeiro. Use julgamento clínico sólido para se comunicar claramente com os membros da equipe de saúde, avaliar e analisar os achados clínicos do paciente e incorporar as prioridades de cuidados e preferências do paciente. Use as melhores evidências, aplicando padrões profissionais, ao selecionar intervenções para usar ao realizar os cuidados. Quando for realizar os procedimentos deste capítulo, lembre-se dos pontos a seguir para garantir um cuidado seguro e centrado no paciente:

- Verifique se você dispõe das informações necessárias, o pedido do médico (se necessário), e os materiais disponíveis para o procedimento antes de começar
- Antes de iniciar a terapia, verifique a identificação do paciente usando dois identificadores de paciente (TJC, 2021a), avalie a rota e a velocidade de infusão adequadas e potenciais incompatibilidades entre os líquidos e medicamentos infundidos (Gorski et al., 2021)
- Determine se o paciente tem alergia a látex, como crianças com condições congênitas/doenças que requerem múltiplas cirurgias/cateteres vesicais de demora, pacientes com mielomeningocele e múltiplas cirurgias, e pacientes com alergia a frutas tropicais (p. ex., abacate, banana, castanha, *kiwi*) que tenham reação cruzada intensa a látex, já que essas frutas contêm proteínas com similaridades alergênicas ao látex (Gorski et al., 2021). Use luvas sem talco e materiais sem látex se o paciente for alérgico a látex (Gorski et al., 2021)
- Faça um histórico e avaliação física completos, incluindo sinais vitais e verificação de achados laboratoriais antes de iniciar qualquer infusão de soluções ou medicamentos
- Conheça as indicações para a terapia prescrita antes de iniciar a terapia IV. Obtenha e revise as prescrições médicas para garantir a adequação da solução de medicações prescritas (Gorski et al., 2021)
- Use equipos especialmente designados para a marca de DIE e para transfusões de sangue e algumas medicações
- Revise os passos do procedimento mentalmente antes de entrar no quarto do paciente (ou seja, considere modificações que você possa precisar fazer para esse paciente específico e confirme se o tipo de solução IV é adequado para ele)
- Siga as diretrizes ANTT® padrão, que incluem precauções padrão, uso de EPIs adequados, ou técnicas sem toque ou de esterilidade rígida ao manusear conexões com linhas e dispositivos DAV e manuseio de sistemas de infusão (Gorski et al., 2021)
- Se você contaminar um objeto estéril durante o procedimento, não o use. Use um novo objeto estéril
- Coloque todos os itens descartáveis contaminados com sangue e itens perfurocortantes nos respectivos recipientes de materiais de risco biológico.

Procedimento 42.1 — Inserção de um dispositivo intravenoso periférico de curta permanência

Delegação e colaboração

O procedimento de inserção de um dispositivo de acesso venoso periférico de curta permanência não pode ser delegado aos técnicos/auxiliares de enfermagem, nos EUA. A delegação por categoria de profissional de enfermagem varia de acordo com as leis estaduais de práticas de enfermagem, naquele país. Oriente-os a:

- Notificar o enfermeiro caso o paciente se queixe de quaisquer complicações relacionadas ao acesso venoso como vermelhidão, dor, sensibilidade, inchaço, sangramento, drenagem ou vazamento por baixo do curativo
- Notificar o enfermeiro caso o curativo do paciente fique úmido ou solto
- Notificar o enfermeiro caso o nível de líquido no frasco de solução venosa esteja baixo ou se o alarme do DIE disparar.

Material

- Suprimentos de *kits* iniciais de IV periférica de curta permanência (disponíveis em algumas instituições): torniquete de uso único, esparadrapo (**Observação**: é preferível fita plástica para uso em curto prazo), curativo de filme transparente semipermeável (FTS) ou gaze estéril e esparadrapo estéril, lenços antissépticos (preferencialmente solução de gliconato de clorexidina [GC] 2% à base de álcool, iodopovidona ou álcool 70%), pacotes de gaze de 5 × 5 cm e etiqueta

Capítulo 42 Equilíbrio Hidreletrolítico e Ácido-Básico   **1183**

Procedimento 42.1	Inserção de um dispositivo intravenoso periférico de curta permanência *(Continuação)*

- Cateter de calibre menor (com mecanismo de segurança) para IV periférico curto que se encaixe à terapia prescrita e à necessidade do paciente (Gorski et al., 2021)
  - Adultos: selecione os de 20 a 24 gauge
  - Neonatos, crianças, idosos e pacientes adultos com opções venosas limitadas para minimizar o trauma relacionado à inserção: cateter de 22 a 26 gauge
  - Selecione um cateter de calibre maior (p. ex., cateter de 20 gauge) para pacientes adultos e pediátricos quando houver necessidade de reposição rápida de fluidos
- Luvas de procedimentos (sem pó e livres de látex para os pacientes alérgicos a látex); são necessárias luvas estéreis se for palpar o local após antissepsia da pele (Gorski et al., 2021)
- Aparadores descartáveis ou tesoura para cortar os pelos, se indicado
- Linhas de extensão curtas com conector fundido não agulhado ou conector separado não agulhado (também chamado de *tampa para injeção, trava de solução salina, trava de heparina, plugue IV, tampão ou adaptador PRN*)
- Seringa pré-preenchida com 10 mℓ de cloreto de sódio 0,9% sem conservantes (solução salina normal [SF 0,9%])
- *Swabs* de clorexidina a 2% à base de álcool ou, se houver sensibilidade, use álcool 70% ou *swabs* antissépticos de iodopovidona
- Produto de barreira cutânea estéril sem álcool, compatível com o agente antisséptico de pele
- Dispositivo de segurança de cateter projetado (se disponível) e protetor de pele à base de polímero
- *Opção:* dispositivo e proteção de acesso venoso
- Solução ou medicação IV prescrita
- *Kit* de administração por via intravenosa (equipo IV), equipos de macrogotejamento ou microgotejamento, dependendo da velocidade prescrita; se estiver usando um DIE, seu respectivo *kit* de administração
- Filtro de 0,2 mícron para soluções não lipídicas (emulsões gordurosas) (pode ser incluído no *kit* de infusão)
- Equipamento de proteção individual (EPI) adicional: óculos e máscara (*opcional*, dependendo das políticas da instituição)
- DIE e suporte de soro
- Dispositivo de visualização de veia (*opcional*, dependendo das políticas da instituição)
- Estetoscópio
- Relógio com ponteiro de segundos para calcular a velocidade de gotejamento
- Veste especial de paciente com fecho de pressão nas costuras do ombro, se disponível
- Recipiente para descarte de materiais perfurocortantes (caixa de lixo perfurocortante ou recipiente para materiais de risco biológico)
- *Opção:* dispositivo de estabilização de mão ou articulação do braço.

Passos	Justificativa
Histórico	
1. Verifique se o pedido médico está certo: data e horário, solução IV, via de administração, volume, velocidade, duração e assinatura do médico solicitante (Gorski, 2018). Siga os sete certos da administração de medicamentos (ver Capítulo 31).	Antes da terapia IV, é necessário um pedido médico (Gorski et al., 2021). Verificar se o pedido está completo previne erros de medicações.
a. Consulte o banco de dados *online* aprovado, o guia de referência de fármacos ou o farmacêutico sobre a composição da solução IV, finalidade, possíveis incompatibilidades, reações adversas e efeitos colaterais.	Garante a administração segura e correta da opção adequada de DAV.
2. Avalie o nível de letramento em saúde do paciente.	Garante que o paciente ou o familiar cuidador tenha a capacidade de obter, comunicar, processar e compreender informações básicas de saúde (CDC, 2021).
3. Higienize as mãos. Obtenha dados do PE do paciente ou realize exame físico sobre fatores/condições clínicas que reagirão à administração de soluções IV ou que serão afetados por ela.	Reduz a transmissão de microrganismos durante medições físicas. Oferece uma referência inicial para determinar a eficácia da terapia prescrita. Uma abordagem sistemática é recomendada para a avaliação de desequilíbrios hidreletrolíticos (Gorski, 2018).
a. Peso corporal	Alterações no peso corporal podem ser um indicativo de perda ou ganho hídrico (Gorski, 2018).
b. Marcadores clínicos de volume vascular:	
(1) Excreção de urina (reduzida, amarelo-escura)	Os rins reagem ao déficit de VEC reduzindo a produção de urina e concentrando a urina. Doença renal também pode causar oligúria.
(2) Sinais vitais: PA, respirações, pulso, temperatura	Alterações na PA podem estar associadas ao estado do volume hídrico (déficit de volume hídrico [DVH]) observadas na hipotensão postural.
	As respirações podem ficar alteradas na presença de desequilíbrios ácido-básicos.
	Elevações na temperatura aumentam a necessidade de líquido (temperatura de 38,3 a 39,4° C requer pelo menos 500 mℓ de reposição hídrica em um período de 24 horas) (Gorski, 2018).
(3) Veias jugulares do pescoço distendidas (normalmente, as veias ficam cheias quando a pessoa se encontra em decúbito dorsal e planas quando a pessoa está ereta)	Indicador do estado do volume hídrico: planas ou colabando em decúbito dorsal com déficit de VEC; cheias quando em posição ereta ou semiereta com excesso de VEC.
(4) Ausculta pulmonar	Crepitações ou roncos em partes dependentes do pulmão podem ser sinal de acúmulo de líquido causado por excesso de VEC.
(5) Reenchimento dos capilares	Medida indireta de perfusão tissular (lenta no déficit de VEC).

(continua)

Procedimento 42.1 — Inserção de um dispositivo intravenoso periférico de curta permanência (*Continuação*)

Passos	Justificativa
c. Marcadores clínicos de volume intersticial:	
(1) Turgor da pele (pinçamento da pele sobre o esterno ou na parte interna do antebraço)	Quando a pele não consegue retornar à posição normal depois de vários segundos é indicativo de DVH (Gorski, 2018).
(2) Edema dependente (com ou sem depressão)	O edema normalmente não é aparente até que se retenha 2 a 4 kg de líquido. Um ganho de peso de 1 kg é equivalente à retenção de 1 ℓ de líquido corporal (Gorski, 2018).
(3) Membrana mucosa oral entre a bochecha e a gengiva	Indicador mais confiável do que lábios ou pele seca. Ressecamento entre as bochechas e gengivas indica déficit de VEC.
d. Sede	Ocorre com hipernatremia e déficit de VEC grave. Não é um indicador confiável para idosos (Gorski, 2018; Kear, 2017).
e. Comportamento e nível de consciência	
(1) Inquietação e leve confusão	Ocorre com DVH ou desequilíbrio ácido-básico.
(2) Diminuição do nível de consciência (letargia, confusão, coma)	Ocorre com déficit de VEC grave. Pode ocorrer com desequilíbrios de osmolaridade, hidreletrolíticos e ácido-básicos.
4. Revise com a equipe interprofissional as medicações que devem ou não ser administradas por meio de acesso venoso periférico.	Permite a colaboração com uma equipe interprofissional para identificar as medicações que devem e as que não devem ser administradas por meio de veias periféricas (Gorski et al., 2021).
5. Determine se o paciente será submetido a quaisquer operações ou procedimentos planejados.	Permite a antecipação e implantação do DAV correto para infusão e evita a implantação em uma área que interferirá com os procedimentos médicos (Gorski et al., 2021).
6. Avalie os dados laboratoriais disponíveis (p. ex., hematócrito, eletrólitos séricos, gasometria arterial e funções renais [nitrogênio ureico no sangue, gravidade específica da urina e osmolaridade da urina]).	Ajuda a determinar avaliações prioritárias e estabelece uma referência para determinar se a terapia é eficaz. Os valores laboratoriais são uma avaliação do estado de hidratação (Gorski, 2018).
7. Peça que o paciente descreva seu histórico de alergias: tipos de alergias conhecidas e tipo de reação alérgica. Concentre-se em alergia ou sensibilidade a látex, adesivos e medicamentos. Verifique a pulseira de alergia do paciente.	A identificação precoce de alergias previne a ocorrência de reações alérgicas.
8. Avalie o conhecimento e experiência anterior do paciente e do familiar cuidador com a terapia IV.	Determina o nível de instrução necessário e a familiaridade do paciente em relação à participação no procedimento.
9. Avalie os sentimentos do paciente em relação ao procedimento como preocupação com dor durante o procedimento.	Revela a necessidade de apoio do paciente. Podem ser tomadas providências para minimizar a dor da inserção (Gorski et al., 2021).
10. Avalie os objetivos ou preferências do paciente em relação a como o procedimento deve ser realizado e o que o paciente espera.	Permite que o cuidado seja individualizado ao paciente.
11. Avalie a preferência do paciente em relação ao local para implantação do acesso venoso.	Oferece cuidado centrado no paciente. Discuta a seleção do ponto com o paciente e/ou cuidador, incluindo recomendações de usar acessos do lado não dominante (Gorski et al., 2021).

Planejamento

1. Feche a porta do quarto ou a cortina ao redor do leito. Remova desordens na mesa de apoio e de cabeceira.	Proporcionar privacidade e prepara o ambiente, garante o conforto do paciente e organiza o procedimento.
2. Higienize as mãos. Reúna e organize os materiais sobre a mesa de cabeceira limpa. Verifique se você está em posse do equipo de infusão correto para o DIE que será usado.	Reduz a transmissão de microrganismos. O fácil acesso aos materiais melhora a eficiência. Garante a segurança do paciente.
3. Selecione o cateter do tamanho adequado; abra e prepare as embalagens estéreis usando uma técnica estéril asséptica (ver Capítulo 28).	Use o cateter periférico de menor calibre que se adapte à terapia prescrita e às necessidades do paciente (Gorski et al., 2021).
4. Ajude o paciente a se sentar ou deitar em decúbito dorsal confortavelmente. Troque a veste do paciente para uma que seja mais fácil de remover, com fechos de pressão no ombro, se disponível. Providencie iluminação adequada.	Promove conforto e relaxamento ao paciente. O uso desse tipo de veste diminui o risco de deslocamento acidental do cateter ou do equipo. Auxilia na localização bem-sucedida da veia.
5. Explique/oriente o paciente sobre a justificativa para a infusão, incluindo a solução e os medicamentos prescritos, o procedimento para inserção do acesso venoso e os sinais e sintomas de complicações (p. ex., sangramentos, dor e inchaço) a serem observados.	Dá informações ao paciente sobre o procedimento e promove a adesão (Gorski et al., 2021). Pode minimizar a ansiedade.

Implementação

1. Identifique o paciente utilizando pelo menos dois tipos de identificação (p. ex., nome e data de nascimento ou nome e número do prontuário do paciente) de acordo com as políticas da instituição. Compare os identificadores com as informações no registro de administração de medicamentos (RAM) ou prontuário médico do paciente.	Garante que o paciente correto seja tratado. Atende às normas de The Joint Commission e aumenta a segurança do paciente (TJC, 2021a).

Procedimento 42.1	**Inserção de um dispositivo intravenoso periférico de curta permanência** (Continuação)

Passos	Justificativa
2. *Opção:* higienize as mãos. Use um agente anestésico local para reduzir a dor em todas as populações adultas e pediátricas antes de inserir o acesso venoso – *spray* gelado, agente transdérmico tópico, injeção de lidocaína aplicada com alta pressão de ar comprimido (método sem agulha), lidocaína intradérmica (deve ser evitada durante a gestação). Também planeje usar medidas de distração durante a inserção.	Pode reduzir a dor durante a inserção, embora os estudos sejam inconclusivos (Gorski et al., 2021).
JULGAMENTO CLÍNICO: *anestésico local pode reduzir o desconforto associado à inserção de DAV. Tanto medicamentos tópicos quanto injetáveis requerem prescrição do médico. Aplique anestésico tópico local sobre o local pretendido do acesso venoso 30 minutos antes do procedimento. Siga as recomendações do fabricante e monitore quaisquer reações alérgicas (Gorski et al., 2021).*	
3. Higienize as mãos. Prepare uma linha de extensão curta com conector fundido não agulhado ou um conector separado não agulhado (tampa para injeção) para conectar ao cateter.	A tampa para injeção facilita a infusão intermitente de soluções e medicações. A principal finalidade dos conectores sem agulha é eliminar o uso de agulhas ao conectar *kits* de administração e/ou seringas nos locais de DAV ou de injeção e reduzir subsequentes ferimentos causados por agulhas e exposição a patógenos transmitidos pelo sangue (Gorski et al., 2021).
JULGAMENTO CLÍNICO: *evite usar um conector não agulhado para transfusão de hemácias e quando houver necessidade de infusão contínua ou de velocidades de fluxo rápidas de soluções cristaloides. Conectores não agulhados demonstraram reduzir as velocidades de fluxo através de cateteres de grande diâmetro. Resultados clínicos negativos podem ser produzidos quando velocidades de fluxo rápidas são prejudicadas (Gorski et al., 2021).*	
a. Remova a cobertura protetora do conector não agulhado e conecte a seringa com 1 a 3 mℓ de cloreto de sódio 0,9% (solução salina normal [SF 0,9%]), mantendo a esterilidade. Injete lentamente uma quantidade suficiente de solução salina para preencher a linha de extensão curta e o conector, removendo todo o ar. Deixe a seringa conectada à linha.	Substitui o ar por SF 0,9%, evitando que o ar entre na veia do paciente posteriormente, durante a inserção do DAV.
b. Adira ao padrão ANTT®, mantendo a esterilidade da extremidade do conector recolocando as tampas de extremidade e reservando-o para conexão ao conector do cateter após a realização bem-sucedida da punção venosa. Não aperte demasiadamente as tampas de extremidade.	Previne contaminação por toque, o que permite que microrganismos entrem no equipamento de infusão e na corrente sanguínea. Apertar demais as tampas de extremidade dificulta sua posterior remoção.
JULGAMENTO CLÍNICO: *equipos de extensão curta podem ser usados em cateteres periféricos de curta permanência. Para segurança do paciente, todas as conexões devem ser do tipo Luer-Lok™ (Gorski et al., 2021). Conexões Luer-Lok™ previnem desconexão acidental e vazamentos (Gorski et al., 2021). Muitas instituições usam linhas de extensão curta para infusões contínuas e travas de solução salina independentes (cateteres com tampa).*	
4. Prepare a linha e a solução IV para infusão contínua. Adira aos princípios do padrão ANTT®.	Segue o padrão da INS (Gorski et al., 2021).
a. Verifique a solução IV usando os sete certos da administração de medicamentos (ver Capítulo 31) e confirme se na etiqueta estão descritos o nome e a concentração da solução, o tipo e concentração de quaisquer aditivos, volume, data de vencimento, validade e estado de esterilidade corretos. Se códigos de barra forem usados, escaneie o código de barras na pulseira do paciente e então no recipiente do líquido IV. Certifique-se de que os aditivos prescritos, como potássio e vitaminas, tenham sido adicionados. Verifique cor e transparência da solução. Verifique se não há vazamentos no frasco.	Checar a acurácia da etiqueta reduz o risco de erros de medicação (Gorski et al., 2021). O risco de erros de medicação pode ser reduzido com práticas seguras de medicação, incluindo (Gorski et al., 2021): • Não adicionar medicamentos nos recipientes de infusão de soluções IV • Não usar soluções IV que estejam manchadas, contenham precipitados ou que estejam vencidas.
b. Abra o equipo de infusão IV, mantendo a esterilidade. **Observação**: DIEs às vezes têm equipos de administração próprios; siga as instruções do fabricante.	Previne contaminação por toque, o que permite que microrganismos entrem no equipamento de infusão e na corrente sanguínea.

(continua)

Procedimento 42.1 — Inserção de um dispositivo intravenoso periférico de curta permanência (Continuação)

Passos	Justificativa
c. Posicione a pinça rolete (ilustração A) a aproximadamente 2,5 a 5 cm abaixo da câmara gotejadora e coloque a pinça rolete na posição "fechada" (ilustração B).	A proximidade entre a pinça rolete e a câmara gotejadora permite uma regulação mais precisa da velocidade de fluxo. Colocar a pinça na posição "fechada" previne derramamento acidental de solução IV durante o preenchimento.
d. Remova a bainha de proteção da porta da linha IV sobre o frasco plástico de solução IV (ver ilustração) ou em cima da garrafa de solução IV, mantendo a esterilidade.	Proporciona acesso para inserção da ponteira do equipo IV na solução usando técnica estéril.
e. Remova a capa de proteção da ponteira do equipo IV enquanto mantém a esterilidade da ponteira. Insira a ponteira na entrada do frasco IV fazendo um movimento giratório (ver ilustração). Se o recipiente da solução for uma garrafa de vidro, limpe a tampa de borracha com algodão com antisséptico e insira a ponteira pela tampa de borracha da garrafa IV. Garrafas requerem equipos com respiro.	A superfície plana na parte de cima da solução engarrafada pode conter contaminantes, ao passo que a abertura do frasco plástico é recuada. Previne a contaminação da solução engarrafada durante a inserção da ponteira. Se a esterilidade da ponteira for comprometida, descarte o equipo IV e obtenha um novo.

JULGAMENTO CLÍNICO: *se o recipiente da solução for um frasco de vidro, limpe o lacre de borracha da garrafa de solução com* swab *antisséptico e insira a ponteira no lacre de borracha do frasco IV. Frascos de vidro requerem linhas com ventilação.*
Fundamento lógico: *previne contaminação da solução engarrafada durante a inserção da ponteira. Se a esterilidade da ponteira for comprometida, descarte a linha IV e obtenha uma nova.*

f. Aperte e solte a câmara gotejadora, deixando que ela seja preenchida de um terço a metade (ver ilustração).	A compressão cria um efeito de sucção; o líquido entra na câmara gotejadora para prevenir a entrada de ar na linha.

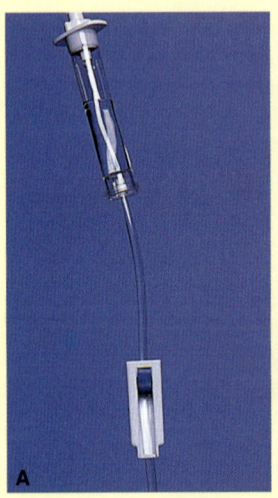
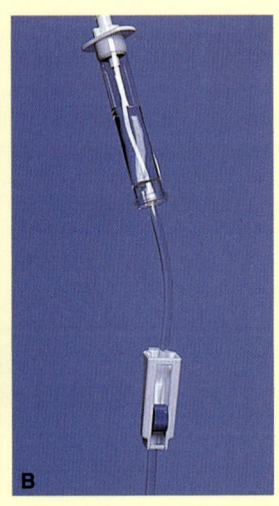

PASSO 4c **A.** Pinça rolete na posição aberta. **B.** Pinça rolete na posição fechada.

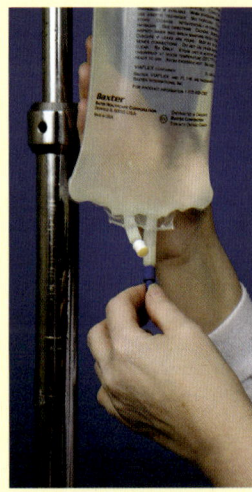

PASSO 4d Remoção da bainha de proteção da porta da linha intravenosa.

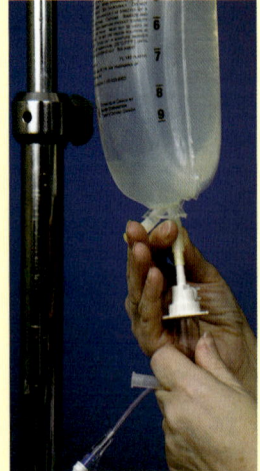

PASSO 4e Inserção da ponteira no frasco da linha intravenosa.

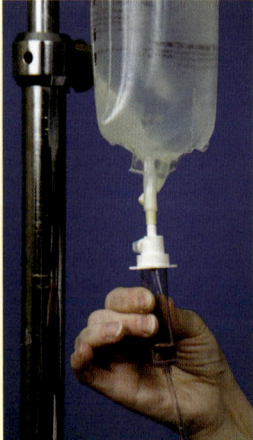

PASSO 4f Câmara gotejadora sendo apertada para preenchimento de um terço a metade de sua capacidade com líquido.

Capítulo 42 Equilíbrio Hidreletrolítico e Ácido-Básico

Procedimento 42.1 — Inserção de um dispositivo intravenoso periférico de curta permanência (Continuação)

Passos	Justificativa
g. Remova o ar da linha IV preenchendo-a com solução IV: Remova a tampa de proteção da ponta da linha IV (algumas linhas podem ser preenchidas sem a necessidade de remover a tampa de proteção) e abra lentamente a pinça rolete para permitir que o líquido flua da câmara gotejadora até a extremidade distal da linha IV. Se a linha tiver um conector Y, inverta-o quando o líquido alcançá-lo para deslocar o ar. Retorne a pinça rolete para a posição "fechada" após preencher a linha (com líquido IV). Troque a tampa de proteção na extremidade distal da linha. Etiquete a linha IV com a data, de acordo com as políticas e procedimentos da instituição.	O preenchimento garante que a linha IV esteja livre de ar e preenchida com solução IV antes da conexão ao DAV. O preenchimento lento da linha diminui a turbulência e a chance de formação de bolhas. Fechar a pinça previne perda acidental de líquido. Mantém a esterilidade. Etiquetar a linha IV permite o reconhecimento do tempo de uso do equipo e quando trocá-lo.
h. Certifique-se de que a linha IV esteja livre de ar e de bolhas de ar. Para remover pequenas bolhas de ar, bata firmemente na linha em que as bolhas estão. As bolhas de ar subirão para a câmara gotejadora. Verifique toda a extensão da linha para garantir que todas as bolhas de ar tenham sido removidas (ver ilustração).	Grandes bolhas de ar agem como êmbolos e devem ser evitadas (Gorski, 2018; Mattox, 2017).
i. Se estiver usando opcionalmente linhas de extensão longa, remova a tampa de proteção e conecte-a à extremidade distal da linha IV, mantendo a esterilidade e, então, preencha a linha com solução IV. Insira a linha IV no DIE com a energia desligada.	O preenchimento remove ar de linhas de longa extensão de forma que ele não entre no sistema vascular do paciente. Facilita a iniciação da infusão assim que o acesso venoso estiver pronto.
5. Higienize as mãos.	Diminui o potencial de risco de contaminação microbiana e contaminação cruzada.

JULGAMENTO CLÍNICO: *não é necessário usar luvas para localizar uma veia, mas devem ser usadas para inserção do DAV usando técnica sem toque ANTT® padrão, na qual o local não é palpado após a antissepsia da pele (Gorski et al., 2021).*

6. Aplique o torniquete ao redor do braço aproximadamente 10 a 15 cm acima do local de inserção selecionado (ver ilustração). Não aperte demais o torniquete no braço do paciente. Verifique a presença de pulso distal em relação ao torniquete. *Opção A:* aplique o torniquete sobre uma fina camada de roupa, como uma manga da camisola, para proteger peles frágeis ou peludas. *Opção B:* o manguito de PA pode ser usado no lugar do torniquete – ative o manguito e mantenha-o em aproximadamente 50 mmHg.	O torniquete deve estar suficientemente firme para impedir o fluxo venoso enquanto mantém a circulação arterial. Reduz trauma cutâneo.

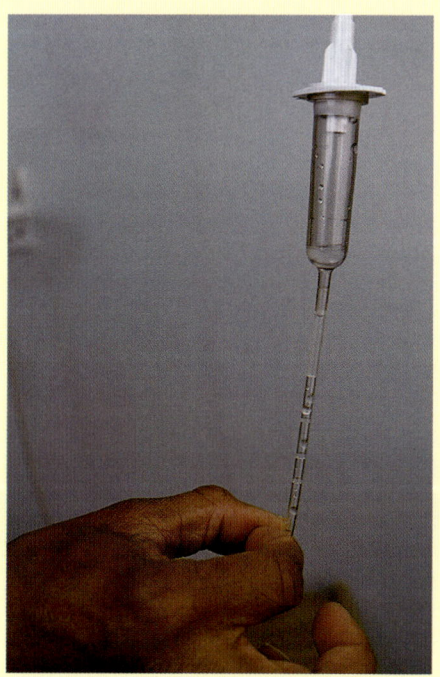

PASSO 4h Remoção de bolhas de ar da linha.

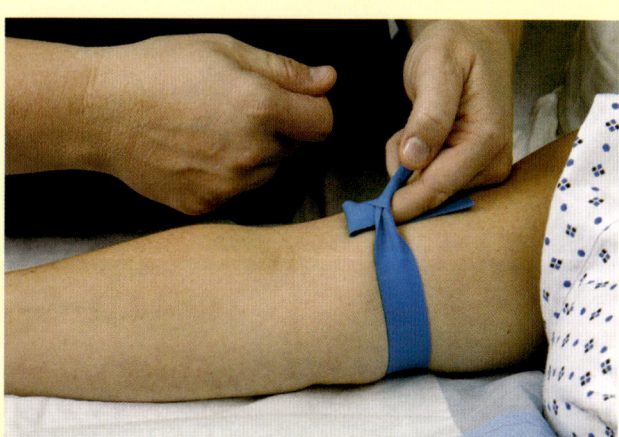

PASSO 6 Torniquete aplicado no braço para seleção inicial da veia.

(*continua*)

Procedimento 42.1 — Inserção de um dispositivo intravenoso periférico de curta permanência *(Continuação)*

Passos	Justificativa
7. Selecione um ponto venoso que mais provavelmente dure por todo o tempo da terapia prescrita (Gorski et al., 2021) (Figura 42.15). Discuta a preferência pelo local do DAV com o paciente. *Opção:* use tecnologia de visualização vascular. As veias nas superfícies dorsal e ventral dos braços (p. ex., metacarpiana, cefálica, basílica ou mediana) são preferíveis em adultos.	A veia e ponto de inserção mais apropriados são selecionados para acomodar melhor o DAV para a terapia de infusão prescrita (Gorski et al., 2021). Garante a veia adequada mais fácil de puncionar e com menor probabilidade de rompimento.
a. Use o local mais distal do braço não dominante, se possível.	Pacientes com DAV implantado em sua mão dominante têm menor capacidade de realizar autocuidado.
b. Com a ponta do dedo, palpe a veia no local pretendido de inserção pressionando-o para baixo. Observe qualquer sensação de resiliência, maleabilidade ou elasticidade enquanto solta a pressão (ver ilustração).	A ponta do dedo é mais sensível e melhor para avaliar a localização e a condição de uma veia.
c. Escolha uma veia bem dilatada. Métodos para melhorar a distensão vascular:	O aumento do volume de sangue na veia no local da punção venosa deixa a veia mais visível.
(1) Posicione a extremidade abaixo do nível do coração, faça com que o paciente feche e solte o punho lentamente, e puncione delicadamente a veia no sentido descendente.	O uso da gravidade promove distensão vascular (Gorski et al., 2021).
(2) Aplique calor seco sobre a extremidade por vários minutos.	Foi demonstrado que calor seco promove a dilatação das veias e aumenta o sucesso da inserção de cateteres periféricos (Gorski et al., 2021).

JULGAMENTO CLÍNICO: *fricção vigorosa, tapinhas ou batidas fortes em uma veia, principalmente de idosos, podem causar constrição venosa e/ou machucados e hematomas (Gorski, 2018).*

Passos	Justificativa
8. Ao selecionar uma veia: a. Evite escolher veias em: (1) Área de flexão articular (p. ex., pulso, fossa antecubital) (2) Área com dor à palpação (3) Local distal a um local de punção venosa prévia, veias escleroradas ou enrijecidas, infiltrações ou extravasamentos anteriores, áreas de válvulas venosas ou vasos flebíticos (4) Comprometimento da pele e dos locais distais a essas áreas (p. ex., áreas com feridas abertas, extremidades com uma infecção) (5) Locais que interfiram nos procedimentos planejados (6) Veias comprometidas (extremidade superior do lado de mastectomia com dissecção de nódulo axilar ou linfedema ou após radiação, fístulas/enxertos arteriovenosos [AV] ou extremidade afetada de acidente vascular encefálico [AVE]) (7) Veias dorsais frágeis em idosos b. Escolha um local que não interfira nas atividades da vida diária (AVDs) do paciente, no uso de dispositivos auxiliares ou procedimentos planejados.	Auxilia na seleção de uma veia que prolongará o tempo de inserção, aumentará a probabilidade de o cateter IV durar por todo o tempo da terapia prescrita, diminuirá a dor durante o tempo de inserção, promoverá o autocuidado e prevenirá remoção acidental e oclusões (Gorski et al., 2021). As veias mais comumente usadas se encontram nas superfícies dorsal e ventral das extremidades superiores, incluindo as veias metacarpianas, cefálicas, basílicas e medianas (Gorski et al., 2021). Aumenta o risco de complicações, como infecção, linfedema ou danos vasculares. Mantém a máxima mobilidade possível do paciente.

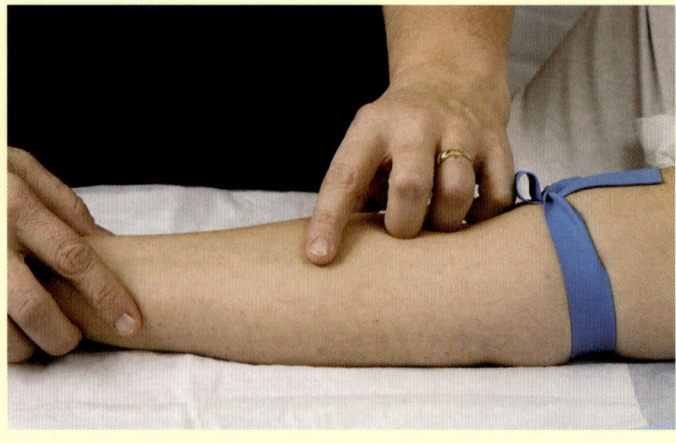

PASSO 7b Palpe a veia.

Procedimento 42.1 — Inserção de um dispositivo intravenoso periférico de curta permanência (Continuação)

Passos	Justificativa
9. Solte temporariamente o torniquete.	Restaura o fluxo sanguíneo e previne venospasmo quando estiver preparando a punção venosa.

JULGAMENTO CLÍNICO: *remova o excesso de pelos no local da inserção, se necessário, para facilitar a aplicação de curativos de DAV. Use tesouras de uso exclusivo do paciente ou aparadores cirúrgicos de cabeça descartável; não raspe os pelos pois isso pode aumentar o risco de infecção (Gorski et al., 2021).*

Passos	Justificativa
10. Higienize as mãos e calce luvas de procedimentos. Use protetores oculares e máscara (ver política local) se houver possibilidade de jatos ou respingos de sangue.	O ANTT® padrão diminui o potencial de risco de contaminação microbiana e contaminação cruzada (Gorski et al., 2021).
11. Coloque a ponta do adaptador do equipo de curta extensão (preparado no Passo 3) ou o conector não agulhado (tampa para injeção) para travamento da solução salina em um local próximo na embalagem estéril.	Permite a conexão fácil e rápida da infusão no cateter periférico de curta permanência uma vez que a veia seja acessada. Mantém os itens estéreis.
12. Se a área de inserção estiver visivelmente suja, primeiro limpe o local com sabonete antisséptico e água, e seque. Realize a antissepsia da pele com solução de clorexidina 2% à base de álcool esfregando com um movimento de vaivém (ver ilustração) por 30 s e deixe secar totalmente. Se estiver usando álcool normal ou iodopovidona, limpe em círculos concêntricos, partindo do local da inserção para fora, com um algodão. Deixe secar entre uma aplicação de produto e outra caso sejam usados agentes em combinação (álcool e iodopovidona).	Esse padrão de fricção mecânica permite a penetração da solução antisséptica na camada epidérmica da pele. Reduz a incidência de infecções relacionadas ao cateter. Siga as instruções de uso do fabricante para determinar os tempos corretos de aplicação e secagem do produto (normalmente, pelo menos 30 segundos); sempre deixe o produto secar naturalmente para uma antissepsia completa (Gorski et al., 2021).

JULGAMENTO CLÍNICO: *se for necessário palpar a veia depois de realizar a antissepsia da pele, use luvas estéreis para palpação ou faça a antissepsia da pele novamente, pois tocar uma área limpa transfere microrganismos de seu dedo para o local (Gorski et al., 2021).*

Passos	Justificativa
13. Reaplique o torniquete de 10 a 15 cm acima do local de inserção selecionado. Se a veia não estiver distendida, use gravidade (mantendo a mão e o braço em posição dependente). Verifique a presença de pulso distal em relação ao torniquete.	A pressão do torniquete promove distensão da veia. A diminuição do fluxo arterial previne o preenchimento venoso. Não aplique calor nesse momento, pois isso contaminaria o ponto de inserção antisséptico.

14. Realize a punção venosa. Ancore a veia abaixo do local selecionado de inserção colocando o polegar de 4 a 5 cm acima da veia, distal em relação ao local (ver ilustração) e esticando delicadamente a pele na direção contrária à inserção. Oriente o paciente a relaxar a mão ou o braço.
  a. Avise ao paciente que sentirá uma picada.
 	
  b. Segure o DAV com o bisel da agulha para cima. Alinhe o cateter em cima da veia, a um ângulo de 10 a 30°. Perfure a pele e a parede anterior da veia (ver ilustração).
	Estabiliza a veia para a inserção da agulha, evita que a veia serpenteie e estica bem a pele, reduzindo arrastamentos durante a inserção. Alguns dispositivos requerem a soltura da agulha (estilete) do cateter antes da punção venosa. Siga as instruções de uso do fabricante.
	Acessar a veia de forma angulada reduz o risco de perfuração da parede posterior da veia.
	Veias superficiais requerem ângulos menores. Veias mais profundas requerem ângulos maiores.

JULGAMENTO CLÍNICO: *use cada cateter somente uma vez para cada tentativa de inserção.*

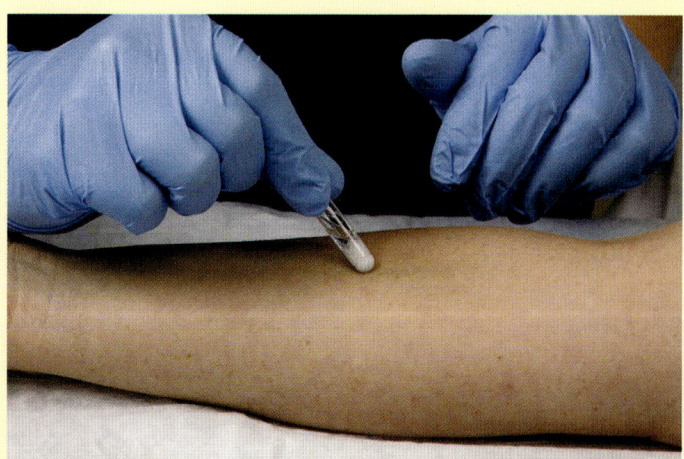

PASSO 12 Limpe o local com algodão embebido em antisséptico (preferencialmente solução de clorexidina 2% à base de álcool, álcool 70% ou iodopovidona).

(continua)

| Procedimento 42.1 | Inserção de um dispositivo intravenoso periférico de curta permanência (Continuação) |

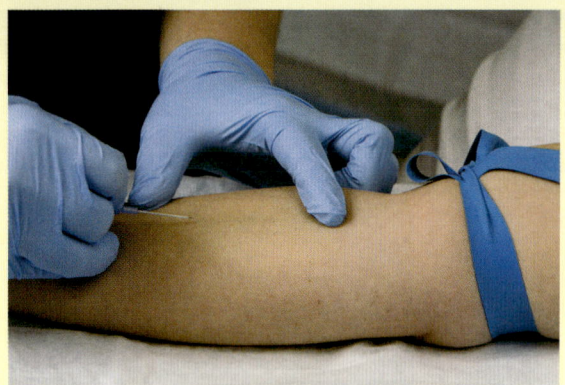

PASSO 14 Estabilize a veia abaixo do local de inserção.

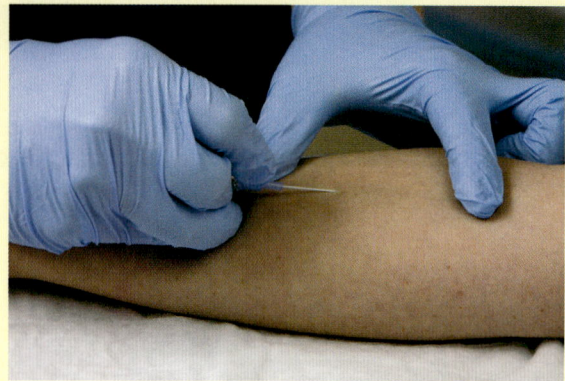

PASSO 14b Perfure a pele com o cateter a um ângulo de 10 a 30°.

Passos	Justificativa
15. Observe se o sangue retorna no cateter ou na câmara de *flashback* do cateter, indicando que o bisel da agulha entrou na veia (ver ilustração A). Avance o DAV aproximadamente 0,6 cm na veia e solte a agulha do cateter. Continue segurando a pele estirada enquanto estabiliza o DAV e, com o dedo indicador na aba de desconexão do DAV, avance o cateter sem a agulha na veia até que o conector fique no local da punção venosa (ver ilustração B). *Não reinsira a agulha no cateter quando ele já tiver sido inserido na veia*. Avance o cateter enquanto o dispositivo de segurança retrai automaticamente a agulha (as técnicas de retração de agulha variam de acordo com cada DAV). Coloque a agulha diretamente no coletor de objetos perfurocortantes.	O aumento da pressão venosa produzido pelo torniquete causa refluxo de sangue no cateter e/ou na câmara de *flashback*. Alguns DAVs têm um entalhe na agulha, permitindo que o sangue volte para o cateter. A estabilização do DAV permite a colocação do cateter na veia e o avanço do cateter sem a agulha. Se a agulha inteira for introduzida na veia, ela pode penetrar na parede da veia, resultando em hematoma. Avançar o cateter com o dedo sobre o conector aberto causa contaminação. Reinserção da agulha pode quebrar o cateter e causar embolia na veia. Dispositivos com mecanismos de segurança e o descarte adequado de materiais perfurocortantes previnem ferimentos causados por agulhas (Occupational Safety and Health Administration [OSHA], n.d.).

JULGAMENTO CLÍNICO: *um único profissional não deve fazer mais do que duas tentativas malsucedidas de abertura de acesso venoso. Limite o total de tentativas (Gorski et al., 2021). Várias tentativas malsucedidas causam dor ao paciente, atrasam o tratamento, limitam futuros acessos vasculares, aumentam o custo e aumentam o risco de complicações (Gorski et al., 2021).*

16. Estabilize o DAV com a mão não dominante e solte o torniquete ou o manguito de PA com a outra. Aplique pressão delicada, porém firme, com o dedo médio da mão não dominante 3 cm acima do local da inserção. Mantenha o cateter estável com o dedo indicador.	Permite o fluxo venoso e reduz o refluxo de sangue. A pressão digital minimiza a perda de sangue e permite o acoplamento da extensão ou do conector não agulhado.
17. Conecte rapidamente a ponta do Luer-Lok™ da linha de extensão curta no conector não agulhado na ponta do conector do cateter. Fixe a conexão. Evite tocar as pontas estéreis de conexão. *Opção:* a linha IV pode ser conectada diretamente no conector do cateter no lugar da linha de extensão curta ou do conector não agulhado.	A conexão imediata mantém a perviedade da veia, minimiza a perda de sangue e previne o risco de exposição ao sangue. Mantém a esterilidade.

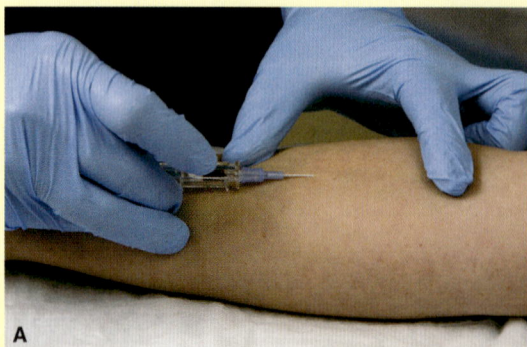
A

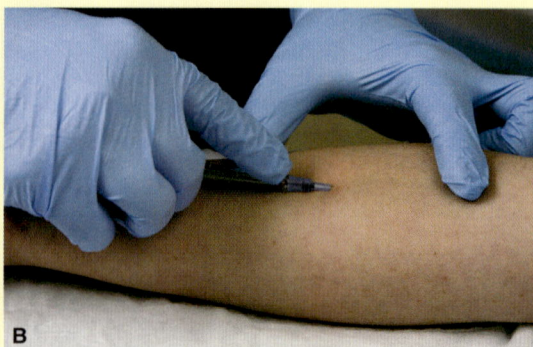
B

PASSO 15 **A.** Observe o retorno do sangue no cateter e/ou câmara de *flashback*. **B.** Introduza o cateter na veia até que o conector alcance o ponto da punção venosa.

Capítulo 42 Equilíbrio Hidreletrolítico e Ácido-Básico

Procedimento 42.1 Inserção de um dispositivo intravenoso periférico de curta permanência (Continuação)

Passos	Justificativa
18. Pegue a seringa acoplada anteriormente pré-preenchida com 10 mℓ de cloreto de sódio 0,9% (solução salina normal [SF 0,9%]) e que está conectada à linha de extensão curta. Aspire puxando o êmbolo da seringa para remover o ar e avaliar o retorno do sangue. Depois, lentamente, injete a SF 0,9% da seringa no DAV (ilustração A). Remova e descarte a seringa. *Opção:* para iniciar a infusão primária, passe um algodão com antisséptico no conector não agulhado e conecte a ponta do Luer-Lok™ da linha IV ao conector não agulhado (ilustração B). Abra a pinça rolete da linha IV, ligue o DIE e programe-o. Inicie a infusão na velocidade correta. Se estiver usando fluxo gravitacional em vez de DIE, comece a infusão abrindo lentamente a pinça rolete para regular a velocidade.	A aspiração do ar previne a embolia aérea. O retorno de sangue, da cor e consistência de sangue total, confirma a introdução do cateter na veia (Gorski et al., 2021). A lavagem previne refluxo de sangue no cateter e oclusão (Gorski et al., 2021). Inicia o fluxo do líquido pelo cateter IV, prevenindo entupimento do dispositivo. Inchaço indica infiltração, requerendo remoção do cateter. Inicia o fluxo do líquido pelo cateter IV, prevenindo entupimento do DAV.

JULGAMENTO CLÍNICO: *conectores não agulhados protegem os profissionais da saúde e diminuem o risco de ferimentos perfurocortantes. Eles têm diferentes mecanismos internos para deslocamento de líquidos (p. ex., deslocamento negativo ou positivo, neutro ou antirrefluxo). Siga as instruções do fabricante para jateamento, travamento e desconexão (Gorski et al., 2021). Na ausência de instruções do fabricante, considere o volume de refluxo reportado para cada tipo e use a seguinte sequência:*
- *Deslocamento negativo: jatear, travar, desconectar*
- *Deslocamento positivo: jatear, desconectar, travar*
- *Neutro e antirrefluxo: nenhuma sequência específica necessária.*

19. Observe se há inchaço no local da inserção.	Inchaço indica infiltração, o que requer remoção imediata do cateter.
20. *Opção:* fixe o cateter IV utilizando um dispositivo de fixação projetado (siga as instruções do fabricante e a política da instituição). (O exemplo descrito nos passos e demonstrado na ilustração é um dispositivo de fixação adesivado.)	O uso de dispositivos de fixação projetados, que permitam a inspeção visual do ponto de inserção, podem reduzir o risco de complicações do DAV (ou seja, flebite, infecção, migração) e perda não intencional do acesso (Gorski et al., 2021).

JULGAMENTO CLÍNICO: *dispositivos de fixação adesivados são contraindicados em pacientes com sensibilidade ou alergia conhecida a adesivos.*

a. Uma vez que o cateter IV estiver no lugar, aplique uma pequena tira de esparadrapo estéril, fornecido junto com o dispositivo, através do eixo do cateter.	Fixa temporariamente o cateter.
b. Aplique um *swab* de álcool para limpar e desengordurar a pele. Deixe secar completamente.	Permite que dispositivos adesivados grudem na pele.
c. Aplique protetor de pele à base de polímero (barreira cutânea) sobre a área da pele ao redor do acesso venoso utilizando creme ou lenço) e deixe secar completamente.	O risco de lesão de pele relacionada a adesivos médicos (LPRAM) aumenta devido a idade, movimento da articulação e edema; o uso de protetor de pele pode reduzir esse risco (Gorski et al., 2021).
d. Alinhe os estabilizadores do dispositivo com a seta direcional apontada para o ponto de inserção. Aperte o retentor do dispositivo sobre o conector Luer-Lok™ enquanto apoia a conexão de baixo.	Mantém o cateter IV no lugar.
e. Estabilize e fixe o cateter, descole um lado do invólucro e aperte para aderir à pele. Repita do outro lado.	Fixa o IV no lugar

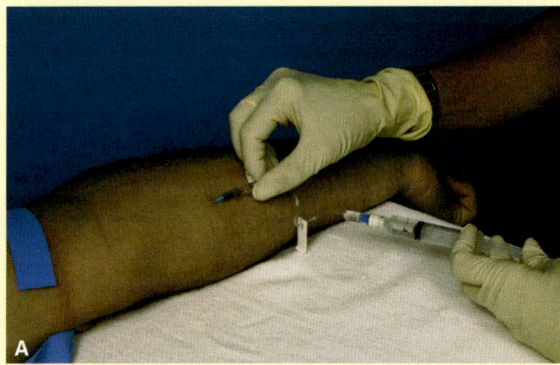 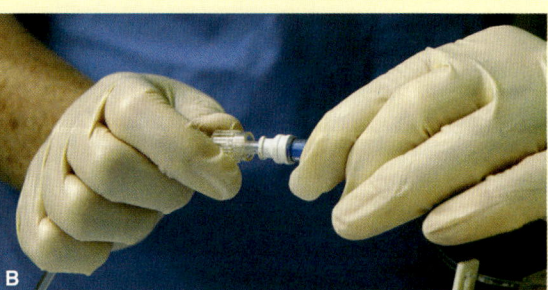

PASSO 18 A. Lave o equipo de extensão curta após aspirar o ar e avaliar o retorno de sangue. **B.** Conecte a linha intravenosa no equipo de extensão curta acoplado ao cateter.

(continua)

Procedimento 42.1 Inserção de um dispositivo intravenoso periférico de curta permanência (Continuação)

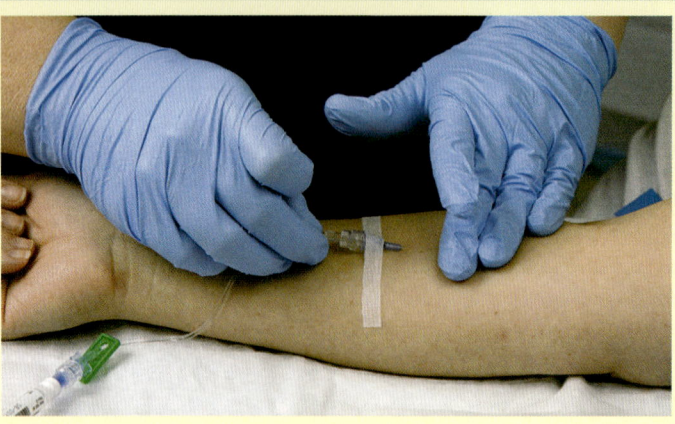

PASSO 20a Coloque um esparadrapo estéril sobre o conector do cateter.

Passos	Justificativa
21. Aplique curativo estéril sobre o local. **a.** Se houver um dispositivo de estabilização projetado, então a pele já terá sido preparada com removedor de adesivo e gordura e com protetor tipo barreira cutânea. Caso não esteja sendo usado um dispositivo de estabilização projetado:	
(1) Aplique um *swab* de álcool para limpar e desengordurar a pele. Deixe secar completamente.	Permite que dispositivos adesivados grudem na pele.
(2) Aplique protetor de pele à base de polímero (barreira cutânea) sobre a área da pele ao redor do acesso venoso utilizando creme ou lenço e deixe secar completamente.	A barreira cutânea previne rupturas de pele, bolhas e eritema – todas as formas de LPRAM (Gorski et al., 2021). Curativo de FTS permite a visualização total do acesso venoso e permite menos trocas de curativos (Gorski et al., 2021).
b. Curativo de FTS: **(1) Observação:** *se o dispositivo de estabilização foi aplicado, coloque o FTS sobre o dispositivo de fixação a menos que o dispositivo já contenha um curativo de FTS.* Pacientes com peles em risco incluem idosos/neonatos; pacientes negros; e pacientes em risco de LPRAM (p. ex., desnutrição, desidratação, condições dermatológicas, edema, diabetes melito, insuficiência renal, imunossupressão, malignidades hematológicas, pouca/muita umidade; radioterapia, medicamentos como agentes antineoplásicos, anti-inflamatórios, uso prolongado de corticosteroides, anticoagulantes e uso de método de fixação adesivado).	
(2) Continue segurando o conector do cateter com a mão não dominante ou estabilize o dispositivo para proteger o cateter. Remova a capa da parte aderente do curativo. Aplique um lado do curativo e deslize delicadamente sobre o local do acesso venoso e o dispositivo de segurança. Deixe a conexão Luer-Lok™ entre a linha e o conector do cateter descoberto. Aplique na orientação correta para permitir a extensão da parte do corpo caso haja previsão de movimento ou inchaço. Aplique uniformemente, sem falhas ou enrugamentos. Remova a camada de proteção e alise o curativo delicadamente sobre o local (ver ilustrações).	O curativo de FTS protege o local da inserção do cateter e minimiza o risco de infecção (Gorski, 2018). Permite a visualização do local de inserção e da área circundante para verificar possíveis complicações (Gorski et al., 2021). O acesso à conexão Luer-Lok™ entre a linha e o cateter facilita a troca do equipo, se necessário. Os passos da aplicação seguem diretrizes baseadas em evidências para prevenção de lesões de pele relacionadas a adesivos médicos (LPRAM) (Fumarola et al., 2020).
c. Curativo com gaze estéril: **(1)** Certifique-se de que a barreira cutânea esteja seca. Coloque um pedaço de esparadrapo estéril de 5 cm sobre o conector do cateter (ilustração do Passo 20a). **Observação**: fita plástica é preferível em relação a outros tipos de esparadrapos para uso em curto prazo para prevenir LPRAM (Fumarola et al., 2020).	A umidade reduz a efetividade da adesão (Fumarola et al., 2020). Estabiliza o cateter sob o curativo com gaze.
(2) Coloque um pedaço de gaze de 5 × 5 cm sobre o local da inserção e na borda do conector do cateter. Fixe todas as bordas com esparadrapo. Não coloque esparadrapo sobre o local da inserção. Não cubra a conexão entre a linha IV e o conector do cateter (ver ilustração).	Use curativos de gaze quando houver drenagem do local, transpiração excessiva ou sensibilidade/reações alérgicas a curativos tipo FTS (Gorski et al., 2021; Gorski, 2018).

Capítulo 42   Equilíbrio Hidreletrolítico e Ácido-Básico

Procedimento 42.1	Inserção de um dispositivo intravenoso periférico de curta permanência (Continuação)

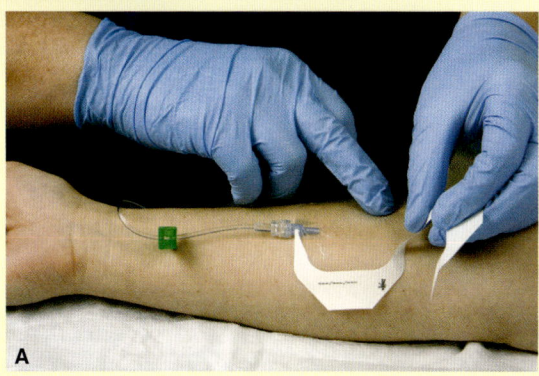
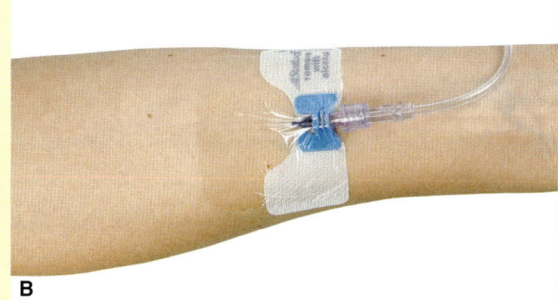

PASSO 21b(2) A. Curativo de filme transparente aplicado sem dispositivo de estabilização. **B.** Dispositivo de estabilização com filme transparente semipermeável. (**B** cortesia de C.R. Bard, Inc. Todos os direitos reservados.).

Passos	Justificativa
(3) Dobre uma gaze 5 × 5 cm ao meio e cubra com esparadrapo de 2,5 cm de largura de forma a sobrar aproximadamente uma polegada de cada lado. Coloque sob a conexão Luer-Lok™ (ver ilustração). Fixe a conexão Luer-Lok™ e a linha no esparadrapo sobre a gaze dobrada com um pedaço de esparadrapo de 2,5 cm. Evite aplicar esparadrapo ou gaze em volta do braço. Não use ataduras com ou sem elástico para fixar o DAV. Pode-se eliminar as batidas na conexão Luer-Lok™ se for usado um dispositivo de estabilização projetado.	Esparadrapo na ponta da gaze facilita o acesso à junção conector/linha. Um bloco de gaze separa o conector da pele para prevenir áreas de pressão. Previne o movimento de vaivém do cateter. Ataduras não fixam adequadamente o DAV, podem prejudicar a circulação ou o fluxo da infusão e obscurecer a visualização de possíveis complicações.
22. *Opção:* aplique um dispositivo de proteção local (p. ex. IV House Ultra Dressing®).	Reduz o risco de deslocamento do DAV (Gorski et al., 2021).
23. Enrole a linha IV curta ou extensão junto ao curativo no braço e fixe-a com um segundo pedaço de esparadrapo diretamente sobre a linha (ver ilustração).	A fixação da linha reduz, ainda, o risco de deslocamento do cateter caso a linha IV seja puxada (ou seja, ela se desenrola antes que o cateter se desloque).
24. Para infusão contínua, confirme a velocidade de infusão prescrita e certifique-se de que o DIE esteja programado corretamente. No caso de infusão gravitacional, ajuste a velocidade de fluxo para corrigir as gotas por minuto.	Garante a velocidade de infusão prescrita.
25. Etiquete o curativo de acordo com as políticas da instituição. Inclua data e horário da inserção IV, comprimento e calibre do DAV, e suas iniciais (ver ilustração).	Permite o reconhecimento do tipo de dispositivo e tempo de permanência do dispositivo no paciente.

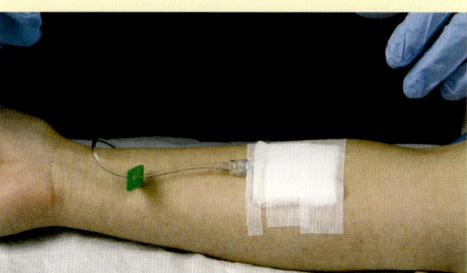

PASSO 21c(2) Coloque uma gaze 5 × 5 cm sobre o local de inserção e o conector do cateter.

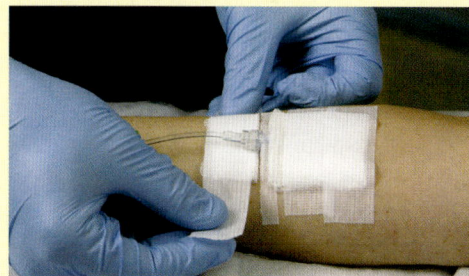

PASSO 21c(3) Aplique um curativo de gaze 5 × 5 cm sob a junção da linha.

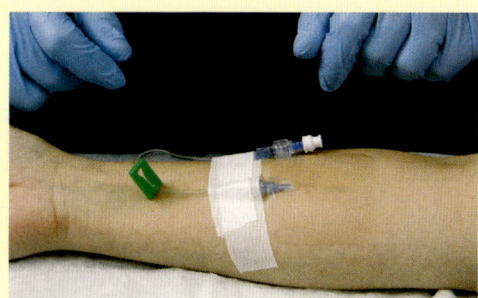

PASSO 23 Amarre e fixe a linha.

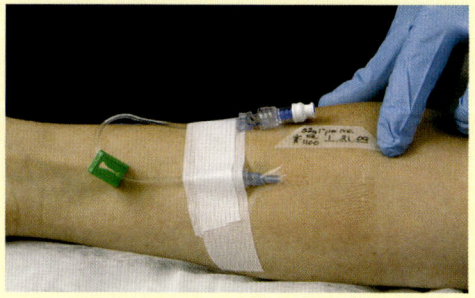

PASSO 25 Etiquete o curativo intravenoso.

(continua)

Procedimento 42.1 — Inserção de um dispositivo intravenoso periférico de curta permanência (Continuação)

Passos	Justificativa
26. Descarte qualquer material perfurocortante nos devidos recipientes. Descarte os suprimentos.	Previne ferimentos perfurocortantes acidentais (OSHA, n.d.).
27. Descarte todos os materiais contaminados nos devidos receptáculos, remova e descarte as luvas e higienize as mãos.	Reduz a transmissão de microrganismos. Use os devidos receptáculos de descarte caso o paciente esteja tomando medicamentos perigosos. O National Institute for Occupational Safety and Health (NIOSH) fornece uma lista atualizada de antineoplásicos, não antineoplásicos, outras categorias de medicamentos e agentes biológicos que se enquadram na definição de medicamentos perigosos (Gorski et al., 2021).
28. Ajude o paciente a se posicionar confortavelmente e oriente-o sobre como se movimentar e virar sem deslocar o DAV.	Restabelece o conforto e a sensação de bem-estar. Instrução previne o deslocamento acidental do cateter e minimiza o risco de quedas.
29. Eleve as grades laterais (se adequado) e coloque o leito na posição mais baixa possível.	Promove a segurança e previne quedas.
30. Coloque o sistema de chamada de enfermagem em um local acessível ao alcance do paciente. Oriente o paciente a usá-lo.	Garante que o paciente possa pedir ajuda quando necessário e promove segurança e previne quedas.

Avaliação

1. Observe o paciente a cada 1 ou 2 h, ou nos intervalos estabelecidos pelas políticas e procedimentos da instituição em relação ao funcionamento, integridade e perviedade do sistema IV e à velocidade de infusão e tipo/quantidade correta de solução IV infundida observando o nível no recipiente IV.	Garante a administração do volume prescrito durante o período prescrito e diminui o risco de desequilíbrio hidreletrolítico.
2. Avalie o paciente para determinar sua resposta à terapia (p. ex., valores laboratoriais, I&E, peso, sinais vitais e avaliações pós-procedimento).	O reconhecimento precoce de complicações leva ao tratamento imediato.
3. Avalie o local de inserção pelo menos a cada 4 h ou a cada 1 a 2 h para pacientes que estejam criticamente doentes, sedados ou com déficits cognitivos (Gorski et al., 2021). Avalie o local da junção entre o cateter do DAV e a pele e a área ao redor inspecionando visualmente e palpando o curativo intacto para verificar a eventual presença de vermelhidão, dor, inchaço, drenagem e sinais de complicações relacionadas ao cateter.	Identifica complicações que comprometem a integridade do DAV ou causam uma velocidade de fluxo incorreta da solução IV.
4. Inspecione a pele ao redor do ponto de inserção em relação a sinais de LPRAM (p. ex., formação de vesículas, bolhas, erosão ou rupturas na pele).	LPRAM é um termo usado para definir qualquer dano cutâneo relacionado ao uso de produtos ou dispositivos médicos adesivos, tais como esparadrapos, curativos, produtos para estoma, dispositivos de fixação, eletrodos, medicamentos em adesivos e fitas para fechamento de feridas (Fumarola et al., 2020).

JULGAMENTO CLÍNICO: *se a infusão IV for posicional, o líquido fluirá lentamente ou parará, dependendo da posição do braço do paciente; se isto continuar, talvez você tenha que reabrir um acesso venoso.*

5. **Use o método de explicar de volta:** "Quero ter certeza de que expliquei os problemas que podem ocorrer com seu acesso venoso. Diga-me quais sinais ou sintomas você deve informar para mim ou para os outros enfermeiros." Revise suas orientações agora ou desenvolva um plano para revisão do aprendizado do paciente/familiar cuidador caso estes não consigam explicar o procedimento corretamente.	Explicar de volta é uma intervenção de letramento em saúde baseada em evidências que promove o envolvimento, a segurança, a adesão do paciente e a qualidade do cuidado. O objetivo de explicar de volta é garantir que você tenha explicado informações médicas claramente de forma que os pacientes e seus familiares compreendam o que foi explicado (AHRQ, 2020).

RESULTADOS INESPERADOS E INTERVENÇÕES RELACIONADAS

1. Desequilíbrios hidreletrolíticos, incluindo DVH, excesso de volume hídrico (EVH), e níveis anormais de eletrólitos séricos.
    - Notifique o médico
    - Reajuste a velocidade de infusão de acordo com a prescrição médica
    - Ajuste os aditivos no tipo de líquido IV conforme prescrição.
2. Complicações relacionadas ao acesso venoso, incluindo infiltração, flebite, infecção local, embolia aérea e sangramento.
    - Ver Tabela 42.12.
3. Oclusão do cateter.
    - Determine a causa e considere remover o cateter
    - Cateteres posicionais podem ser reposicionados para melhorar o fluxo IV
    - Remova o cateter IV ocluído. Cateteres ocluídos não devem ser lavados, pois pode resultar em embolia por deslocamento de um coágulo (Gorski, 2018).
4. Infecção relacionada ao cateter pode se apresentar como eritema que se estende pelo menos 1 cm além do local de inserção, endurecimento, exsudato, febre sem nenhuma causa óbvia de infecção, ou quando o paciente reporta qualquer dor ou sensibilidade associada ao cateter (Gorski et al., 2021).
    - Notifique o médico. Obtenha pedido de amostras da drenagem para cultura (Gorski et al., 2021)
    - Remova o cateter IV e colete o material purulento ao redor do acesso venoso para cultura (ver Capítulo 48) (Gorski et al., 2021).

Capítulo 42 Equilíbrio Hidreletrolítico e Ácido-Básico 1195

Procedimento 42.1 — Inserção de um dispositivo intravenoso periférico de curta permanência (Continuação)

REGISTRO E RELATO

- Registre o número de tentativas de inserção; data e horário da inserção; tipo de solução e aditivos utilizados; descrição precisa o local de inserção; calibre, tipo, comprimento e marca do cateter; velocidade e método de infusão (p. ex., gravitacional ou nome do DIE); finalidade da infusão; reação do paciente à inserção (p. ex., o que o paciente reporta); e horário de início da infusão. Sempre complete o lançamento com assinatura completa e credenciais
- Após cada avaliação regular do ponto de inserção, registre a condição do local, o curativo, o tipo de fixação do cateter, troca de curativos, cuidados locais, relatos do paciente de desconforto/dor e alterações relacionadas ao DAV ou local do acesso (Gorski et al., 2021)
- Registre e relate sinais ou sintomas de complicações relacionadas ao acesso venoso observadas ou relatadas pelo paciente (p. ex., vermelhidão, dor, inchaço, drenagem, vazamento por baixo do curativo, alteração na velocidade de fluxo ou infecção)
- Documente sua avaliação sobre o aprendizado do paciente
- Informe o médico sobre a ocorrência de qualquer evento adverso durante a implantação do DAV (p. ex., dor persistente ou suspeita de dano ao nervo, formação de hematoma ou punção arterial)
- Informe o médico sobre quaisquer sinais ou sintomas de complicações.

CONSIDERAÇÕES SOBRE CUIDADOS DOMICILIARES

- Certifique-se de que o paciente seja capaz e esteja disposto a administrar terapia IV em si mesmo ou se um familiar cuidador confiável está disposto a fazer isso em casa
- Dê ao paciente e ao familiar cuidador as informações necessárias para administrar terapia IV com segurança (Boxe 42.8). Considere suas normas culturais (p. ex., crenças de saúde e conforto com cuidadores usando toque).

Procedimento 42.2 — Regulação da velocidade de fluxo de solução intravenosa

Delegação e colaboração

O procedimento de controle de velocidade do fluxo de solução IV não pode ser delegado aos técnicos/auxiliares de enfermagem, nos Estados Unidos. A delegação do procedimento a técnicos/auxiliares de enfermagem varia de acordo com as leis estaduais de práticas de enfermagem. O enfermeiro os orienta a:
- Informar o enfermeiro quando o alarme do DIE disparar
- Informar o enfermeiro quando o recipiente do líquido IV estiver quase acabando
- Relatar quaisquer queixas de desconforto do paciente relacionado à infusão, como dor no local do acesso venoso, ardência, sangramento ou inchaço.

Material
- Relógio com ponteiro de segundos
- Calculadora, papel e lápis/caneta
- Etiqueta
- Frasco de solução IV e seu respectivo equipo de administração
- DIE, dispositivo regulador de infusão IV
- Luvas de procedimentos.

Passos	Justificativa
Histórico	
1. Verifique no prontuário do paciente se o pedido médico está certo e completo com o nome do paciente, tipo e volume do líquido IV, aditivos; velocidade de infusão e duração da terapia IV. Siga os sete certos da administração de medicamentos.	Garante a administração do líquido IV correto na velocidade correta. Líquidos IV são medicamentos. Os sete certos previnem erros de administração de medicações.
2. Revise o prontuário do paciente e identifique riscos de desequilíbrios hidreletrolíticos devido ao tipo de solução IV (p. ex., recém-nascido, história de doença cardíaca ou renal).	Ajuda a priorizar as avaliações. O controle do volume precisa ser rígido. Determina a seleção do dispositivo de infusão.
3. Higienize as mãos e calce luvas de procedimentos.	Reduz o risco de contaminação usando ANTT® padrão (Gorski et al., 2021).
4. Avalie o nível de letramento em saúde do paciente e do familiar cuidador.	Garante que o paciente ou o familiar cuidador tenham a capacidade de obter, comunicar, processar e compreender informações básicas de saúde (CDC, 2021).
5. Verifique a integridade do sistema de infusão desde o recipiente até o local de inserção do DAV.	Identifica complicações que podem comprometer a integridade do DAV e a segurança do paciente.
a. Avalie se há alteração na cor ou turbidez do líquido IV, vazamentos e data de validade.	A incompatibilidade de soluções ou medicações compromete a integridade do DAV e a segurança do paciente (Gorski, 2018).
b. Avalie se há furos, contaminação ou oclusão na linha IV.	Linhas comprometidas resultam em vazamento de líquido e contaminação bacteriana.
6. Avalie a integridade, perviedade e funcionamento do DAV atual (de acordo com as políticas da instituição). Avalie o ponto de junção entre o cateter do DAV, a pele e a área ao redor quanto à existência de complicações relacionadas ao cateter inspecionando visualmente e palpando o curativo intacto. Inspecione para verificar presença de vermelhidão, dor, inchaço e drenagem. Pergunte ao paciente se a vermelhidão está presente à palpação.	Identifica complicações que comprometem a integridade do DAV e que requerem troca do DAV.

(continua)

Procedimento 42.2 — Regulação da velocidade de fluxo de solução intravenosa (Continuação)

Passos	Justificativa
7. Remova e descarte as luvas e higienize as mãos.	Reduz o risco de contaminação.
8. Avalie o conhecimento, experiência prévia da terapia IV e impressões do paciente sobre o procedimento.	Revela necessidade de instrução e/ou apoio para o paciente.
9. Avalie os objetivos ou preferências do paciente em relação a como o procedimento será realizado ou o que o paciente espera.	Permite que o cuidado seja individualizado ao paciente.

Planejamento

1. Prepare e organize os materiais.

   a. Pegue papel e caneta ou uma calculadora para calcular a velocidade de fluxo.

   Justificativa: Calcular as velocidades de fluxo por hora garante que a quantidade prescrita de líquido a ser infundida ao longo do período de tempo determinado esteja correta.

   b. Verifique a prescrição médica para checar por quanto tempo cada litro de líquido deve ser infundido. Se a velocidade por hora (mililitros por hora) não for discriminada no pedido, calcule-a dividindo o volume pelo número de horas. Por exemplo:

   Justificativa: Base de cálculo para garantir que a infusão da solução seja feita de acordo com a velocidade prescrita.

   $$m\ell/h = \frac{\text{Volume total de infusão (m}\ell\text{)}}{\text{Horas de infusão}}$$

   1.000 mℓ/8 h = 125 mℓ por hora
   ou se a prescrição for de 3ℓ em 24 h,
   3.000 mℓ/24 h = 125 mℓ por hora

JULGAMENTO CLÍNICO: é comum os médicos escreverem o pedido de forma abreviada, por exemplo, *"SG 5% com 20 mEq KCl 125 mℓ/h contínua."* Essa prescrição significa que a infusão IV deve ser mantida nessa velocidade até que se receba outra prescrição para interromper a infusão IV ou até que outro pedido seja feito.

---

c. Se a velocidade de infusão para manutenção de acesso venoso for solicitada, verifique as políticas da instituição relacionadas à velocidade de fluxo.

Justificativa: Previne obstrução do cateter e, dessa forma, preserva o acesso venoso enquanto infunde uma quantidade mínima de líquido. Um pedido de velocidade de fluxo de manutenção deve especificar uma velocidade de infusão de acordo com os sete certos da administração de medicamentos (ver Capítulo 31). As velocidades podem variar de 0,5 mℓ por hora a 30 mℓ por hora com base no tipo de DAV, terapia específica do paciente e método de infusão (gravitacional ou DIE).

d. Use velocidades por hora para programar o DIE (ver Implementação) ou, se estiver usando infusão gravitacional, use velocidades de fluxo por minuto (gotas por minuto; gtt/min).

Justificativa: O DIE automaticamente administra a velocidade correta de fluxo por minuto. Infusão gravitacional requer cálculo de gtt/min.

e. Conheça a calibração (fator de gotejamento), em gotas por mililitro (gtt/mℓ) do equipo de infusão utilizado pela instituição.

Justificativa: O fator de gotejamento para equipos de macrogotejamento varia de acordo com o fabricante.

   (1) *Microgotejamento:* 60 gtt/mℓ: usado para administrar velocidades de menos de 100 mℓ por hora.

   Justificativa: O equipo de microgotejamento universalmente administra 60 gtt/mℓ. É utilizado quando são solicitados volumes pequenos ou precisos.

   (2) *Macrogotejamento:* 10 ou 15 gtt/mℓ: usado para administrar velocidades de mais de 100 mℓ por hora.

   Justificativa: Esses são equipos parenterais comerciais diferentes para infusão por macrogotejamento. Utilizados quando são necessários grandes volumes ou velocidades aceleradas. **Conheça o fator de gotejamento do equipo que está sendo usado.**

f. Selecione uma das fórmulas a seguir para calcular a velocidade de fluxo por minuto (gotas/minuto) baseada no fator de gotejamento do equipo:

   (1) mℓ por hora/60 min = mℓ/min
       Fator de gotejamento × mℓ/min = gtt/min
       Ou
   (2) mℓ por hora × fator de gotejamento/60 min = gtt/min

   Justificativa: As fórmulas calculam a velocidade de fluxo correta em um período de 1 min.

   Calcule a velocidade de fluxo por minuto de um frasco de 1.000 mℓ com 20 mEq de KCl a 125 mℓ por hora:
   Microgotejamento:
   125 mℓ por hora × 60 gtt/mℓ = 7.500 gtt/h
   7.500 gtt ÷ 60 min = 125 gtt/min
   Macrogotejamento:
   125 mℓ por hora × 15 gtt/mℓ = 1.875 gtt/h
   1.875 gtt ÷ 60 min = 31 a 32 gtt/min

   Justificativa: Uma vez determinada a velocidade por hora, essas fórmulas calculam a velocidade de fluxo correta.
   Quando estiver usando microgotejamento, mℓ por hora sempre é igual a gtt/min.
   Multiplique a velocidade por hora (mℓ por hora) pelo fator de gotejamento e divida o resultado por 60 para converter horas em minutos.

Procedimento 42.2 — Regulação da velocidade de fluxo de solução intravenosa *(Continuação)*

Passos	Justificativa
2. Prepare o paciente e o familiar cuidador explicando o procedimento, sua finalidade e o que é esperado do paciente.	Dá informações ao paciente e familiar cuidador sobre o procedimento e promove adesão (Gorski et al., 2021).
Implementação **1.** Identifique o paciente utilizando pelo menos dois tipos de identificação (p. ex., nome e data de nascimento ou nome e número do prontuário do paciente) de acordo com as políticas locais. Compare os identificadores com as informações contidas no prontuário do paciente.	Garante que o paciente correto seja tratado. Atende às normas de The Joint Commission e aumenta a segurança para o paciente (TJC, 2021a).

JULGAMENTO CLÍNICO: *dispositivos manuais e mecânicos de controle de fluxo podem ser usados para infusões de baixo risco nas quais alguma variação na velocidade de fluxo não seja crítica (Gorski et al., 2021). Considere o uso de um regulador de fluxo manual em vez de uma pinça rolete (p. ex., permite estabelecer a velocidade de infusão em mililitros por hora) para permitir uma regulação mais fácil e um fluxo mais consistente (Gorski et al., 2021). Líquidos administrados gravitacionalmente são ajustados por meio do uso de um controle/regulador de fluxo. Reguladores manuais de fluxo (ou seja, pinça rolete, botões giratórios ou em forma de tonel) não são recomendados para uso em bebês e crianças, pois sua precisão não pode ser garantida (Gorski, 2018) e podem ser afetados por fatores mecânicos e do próprio paciente.*

Passos	Justificativa
2. Regule a infusão gravitacional:	
a. Certifique-se de que o recipiente IV esteja pelo menos a 76,2 cm acima do acesso venoso em adultos, e aumente a altura para líquidos mais viscosos.	A pressão causada pela gravidade é necessária para ultrapassar a pressão venosa e vencer a resistência do equipo e cateter.
b. Abra lentamente a pinça rolete no equipo até que você veja gotas na câmara gotejadora. Segure o relógio com ponteiro de segundos no mesmo nível que a câmara gotejadora e conte a velocidade de gotas por 1 min (ver ilustração). Ajuste a pinça rolete para aumentar ou diminuir a velocidade de infusão.	Regula o fluxo para a velocidade prescrita.
c. Monitore a velocidade de gotejamento pelo menos a cada hora.	Vários fatores influenciam a velocidade de gotejamento; o monitoramento frequente garante que o líquido IV seja administrado conforme a prescrição.

JULGAMENTO CLÍNICO: *vários detectores e alarmes reagem à presença de ar nas linhas IV, no término da infusão, a pressão alta ou baixa, pouca bateria, oclusão e incapacidade de administrar o líquido na velocidade preestabelecida. O uso de um DIE ainda requer seu monitoramento para garantir que a bomba esteja funcionando e realizando a infusão de acordo com a velocidade prescrita.*

Passos	Justificativa
3. Regule o DIE (bomba de infusão ou bomba inteligente): siga as orientações do fabricante para configuração do DIE. Certifique-se de usar um equipo de infusão compatível com o DIE.	Bombas inteligentes com *software* de segurança de medicamentos são projetadas para administrar líquidos IV contendo medicações.
a. Feche a pinça rolete quando a linha de infusão IV estiver preenchida. A pinça rolete no equipo fica entre o DIE e o paciente.	Previne o vazamento de líquidos.
b. Insira a linha de infusão no mecanismo da câmara de controle (ver instruções do fabricante) (ver ilustração).	A maioria dos DIEs usa pressão positiva para fazer a infusão. Bombas de infusão impulsionam o líquido através da linha comprimindo e ordenhando a linha IV.
c. Passe parte do equipo IV pelo sistema de alarme "ar na linha". Feche a porta (ilustração A) e ligue o botão de acionamento, selecione as gotas por minuto ou volume por hora solicitado, fecha a porta da câmara de controle e aperte o botão iniciar (ilustração B). Se estiver infundindo medicação, acesse a biblioteca de medicamentos da bomba inteligente e determine a velocidade e os limites de dose apropriados. Se o alarme da bomba inteligente soar, desligue imediatamente, pois suas configurações estão fora dos parâmetros da unidade.	Garante a administração segura da velocidade de fluxo ou dose de medicamento solicitadas. Bombas inteligentes requerem informações adicionais, como unidade e medicação do paciente. O computador compara a configuração da bomba com o banco de dados de medicamentos e sistemas de redução de erros de dose (DERSs) proporcionam uma maneira de minimizar os erros de administração de medicamentos IV (Wolf e Hughes, 2019).

JULGAMENTO CLÍNICO: *uma medida de segurança anti-fluxo livre (que previne a infusão em bólus no caso de defeito do aparelho ou quando a linha é removida do aparelho) é um elemento importante em um DIE, além de ser obrigatória. Sempre verifique e siga as recomendações do fabricante para recursos específicos do dispositivo (Gorski, 2018).*

Passos	Justificativa
d. Abra totalmente a pinça rolete na linha de infusão enquanto o DIE estiver em uso.	Garante que a bomba regule livremente a velocidade de infusão.
e. Monitore a velocidade de infusão e o acesso venoso em relação a complicações, de acordo com as políticas locais. Use um relógio para verificar a velocidade de infusão, mesmo quando estiver usando um DIE (Gorski et al., 2021).	Controladores de fluxo e bombas não substituem avaliações frequentes e precisas. Os DIEs podem continuar infundindo soluções IV mesmo depois do desenvolvimento de uma complicação.

(continua)

Procedimento 42.2 Regulação da velocidade de fluxo de solução intravenosa (Continuação)

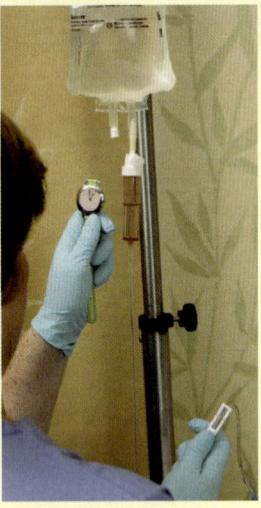

PASSO 2b Enfermeira fazendo a contagem da velocidade de gotejamento na infusão gravitacional.

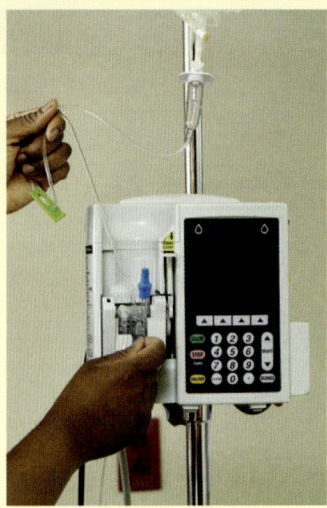

PASSO 3b Insira a linha intravenosa no mecanismo da câmara de controle.

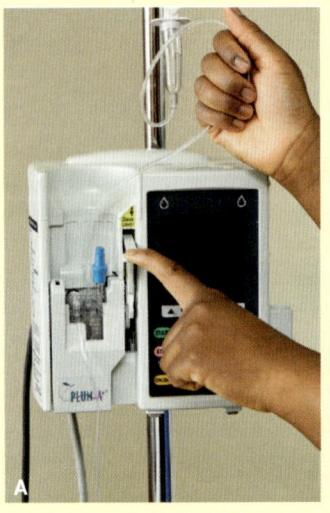
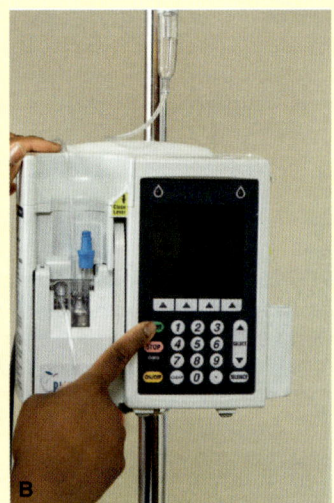

PASSO 3c A. Feche a porta do mecanismo de controle. B. Selecione velocidade e volume a serem infundidos e pressione o botão de início.

Passos	Justificativa
JULGAMENTO CLÍNICO: reconheça o problema da fadiga de alarme e alerta com múltiplos dispositivos terapêuticos e de monitoramento eletrônicos. Implemente recomendações baseadas em evidências (p. ex., configuração dos parâmetros de alarme, altura da bomba/fluido de infusão) de instituições profissionais e de fabricantes de dispositivos por intermédio da colaboração com a equipe de cuidados de saúde (Gorski et al., 2021).	
f. Avalie o sistema IV desde o recipiente até a inserção do DAV quando o alarme soar.	O alarme indica situações que requerem atenção. Recipiente de solução vazio, dobras nas linhas, pinça fechada, infiltração, cateter entupido, ar na linha e/ou bateria fraca podem desencadear um alarme no DIE.
4. Coloque uma etiqueta no recipiente de solução IV contendo a data e horário da troca do recipiente (verifique as políticas da instituição).	Oferece uma referência para determinar quando deverá ocorrer a próxima troca de recipiente, principalmente com velocidade de "manutenção do acesso venoso", que contenha uma velocidade de infusão específica prescrita pelo médico.
5. Explique ao paciente a finalidade do DIE caso a terapia de infusão seja feita com esse dispositivo, o motivo dos alarmes, ensinando-o a não levantar a mão ou o braço para não afetar a velocidade de fluxo, e a evitar tocar na pinça de controle.	Essas informações permitem que o paciente proteja o acesso venoso e descreve a justificativa para não alterar a velocidade de controle.

Capítulo 42 Equilíbrio Hidreletrolítico e Ácido-Básico 1199

Procedimento 42.2 Regulação da velocidade de fluxo de solução intravenosa (Continuação)

Passos	Justificativa
6. Descarte todos os materiais contaminados nos devidos receptáculos, remova e descarte as luvas e higienize as mãos.	Reduz a transmissão de microrganismos. Use os devidos receptáculos para descarte caso o paciente esteja tomando medicamentos perigosos.
7. Ajude o paciente a se posicionar confortavelmente e oriente-o sobre como se movimentar e virar sem deslocar o DAV.	Reestabelece o conforto e a sensação de bem-estar. A instrução previne o deslocamento acidental do cateter e minimiza o risco de quedas.
8. Levante as grades laterais (se adequado) e coloque o leito na posição mais baixa possível.	Promove a segurança e previne quedas.
9. Coloque o sistema de chamada de enfermagem em um local acessível ao alcance do paciente. Oriente o paciente a usá-lo.	Garante que o paciente consiga pedir ajuda em caso de necessidade e promove segurança e risco de quedas.

Avaliação

1. Avalie todo o sistema de infusão por meio de inspeção visual, desde o frasco da solução, avançando pelo equipo até o paciente e o ponto de inserção do DAV em cada intervenção de infusão e de acordo com as políticas da instituição. Observe o volume de líquido IV administrado e a velocidade de infusão. Avalie equipos de infusão manualmente regulados a intervalos regulares; verifique o fluxo contando as gotas e monitorando o volume de líquido infundido (Gorski et al., 2021).	Garante a administração do volume prescrito durante o tempo prescrito e diminui o risco de desequilíbrio hidreletrolítico.
2. Avalie a resposta do paciente à terapia (p. ex., valores laboratoriais, ingestão e excreção [I&E]), peso, sinais vitais e avaliações pós-procedimento).	Proporciona uma avaliação contínua do estado hídrico do paciente, incluindo o monitoramento de EVH ou DVH. O reconhecimento precoce de complicações leva ao tratamento imediato.
3. Avalie o local de inserção do acesso venoso pelo menos a cada 4 h, a cada 1 a 2 h para pacientes criticamente doentes/sedados ou com déficits cognitivos e, com mais frequência, em pacientes que estiverem recebendo vesicantes (Gorski et al., 2021). Avalie o acesso venoso para verificar eventuais sinais e sintomas de complicações relacionadas a ele, principalmente infiltração ou extravasamento.	Identifica complicações que comprometem a integridade do DAV ou causam uma velocidade de fluxo incorreta da solução IV. DEIs não detectam infiltração ou extravasamento (Gorski et al., 2021).
4. **Use o método de explicar de volta:** "Quero ter certeza de que expliquei a importância de administrar seus líquidos IV de acordo com a velocidade prescrita. Diga-me o que você acha que pode acionar o alarme da bomba e o que você faria." Revise suas orientações agora ou desenvolva um plano para revisão do aprendizado do paciente/familiar cuidador caso estes não consigam explicar o procedimento corretamente.	Explicar de volta é uma intervenção de letramento em saúde baseada em evidências que promove o envolvimento, a segurança, a adesão do paciente e a qualidade do cuidado. O objetivo de explicar de volta é garantir que você tenha explicado informações médicas claramente, de forma que os pacientes e seus familiares compreendam (AHRQ, 2020).

RESULTADOS INESPERADOS E INTERVENÇÕES RELACIONADAS

1. A solução não é infundida na velocidade prescrita.
   a. Ocorre uma súbita infusão de um grande volume de solução; o paciente desenvolve dispneia, crepitações nos pulmões, edema dependente (edema nas pernas), e aumento da excreção de urina, indicando EVH.
      - Desacelere a velocidade de infusão: velocidades de gotejamento de manutenção do acesso venoso devem ser especificamente prescritas pelo médico
      - Notifique o médico imediatamente
      - Coloque o paciente em posição de Fowler elevada
      - Antecipe novos pedidos de infusão IV
      - Antecipe a administração de oxigênio, conforme prescrição
      - Administre diuréticos, se prescritos.
   b. A solução IV é infundida mais lentamente do que prescrito.
      - Verifique fatores que possam causar a oclusão (p. ex., mudança de posição que afete a velocidade, altura do recipiente IV, dobras ou obstrução na linha)
      - Verifique o local do DAV para eventuais complicações
      - Consulte o médico para receber um novo pedido e providenciar o volume necessário de líquido.
2. O acesso venoso não está mais pérvio
   - Interrompa a infusão IV em andamento e recoloque um novo cateter periférico de curta permanência em um novo local.

REGISTRO E RELATO

- Registre o tipo e velocidade de infusão em milímetros por hora (gotas por minuto, se gravitacional) no prontuário do paciente e qualquer alteração solicitada nas velocidades de líquido, velocidade de infusão e volume restante na infusão. Ao fim do turno, preencha o registro de I&E. Documente o uso de DIE
- Documente sua avaliação sobre o aprendizado do paciente
- Relate, ao fim do turno, a velocidade de fluxo IV atual e o estado do acesso venoso
- Relate ao médico quaisquer sinais ou sintomas de complicação relacionada à infusão IV (p. ex., desequilíbrios hidreletrolíticos).

(continua)

Procedimento 42.2   Regulação da velocidade de fluxo de solução intravenosa (Continuação)

CONSIDERAÇÕES SOBRE CUIDADOS DOMICILIARES

- Certifique-se de que o paciente ou familiar cuidador seja capaz e esteja disposto a operar a bomba de infusão e administrar a terapia IV. Avalie quaisquer limitações visuais ou físicas para a conexão ou desconexão da terapia de infusão e para resolver problemas de mau funcionamento da bomba de infusão
- O enfermeiro de cuidados domiciliares deve estar na residência durante a iniciação da terapia de infusão para garantir a configuração correta de solução, velocidade, tempo e alarmes da bomba. O enfermeiro garante que o DIE esteja funcionando corretamente antes do uso e que as tomadas de energia da casa do paciente estejam devidamente aterradas
- Dê um número de telefone de assistência 24 h para o paciente ligar em caso de necessidade.

Procedimento 42.3   Manutenção do sistema intravenoso

Delegação e colaboração

O procedimento de troca de frascos de soluções IV, de equipo e descontinuação de um acesso venoso não pode ser delegado aos técnicos/auxiliares de enfermagem nos Estados Unidos. A delegação desse procedimento a técnicos/auxiliares de enfermagem varia de acordo com as leis estaduais de práticas de enfermagem. O enfermeiro os orienta a:

- Informar o enfermeiro quando o recipiente IV estiver quase vazio
- Relatar qualquer vazamento ocorrido através ou ao redor do acesso venoso e qualquer turbidez ou presença de precipitados na solução IV
- Relatar qualquer alarme disparado no DIE
- Relatar quaisquer queixas de desconforto do paciente relacionado à infusão, como dor, ardência no local, sangramento ou inchaço
- Relatar se houve contaminação do equipo (ficou no chão)
- Proteger o curativo IV durante atividades de higiene e da vida diária (AVDs).

Material

- Leitor manual de código de barras se estiver usando um sistema de código de barras para abastecer suprimentos.

Troca do recipiente intravenoso

- Volume e tipo de solução corretos (com aditivos, se indicado), de acordo com o pedido do médico
- Etiqueta de tempo
- Caneta.

Troca do equipo de infusão

- Luvas de procedimentos
- Chumaços de algodão com antisséptico (preferencialmente solução de clorexidina 2% à base de álcool, álcool 70% ou iodopovidona)
- Etiqueta para equipo
- Blocos de gaze estéril 5 × 5 cm (opcional).

Infusão IV contínua

- Equipo para microgotejamento ou macrogotejamento, conforme apropriado
- Dispositivo adicional, se necessário (p. ex., filtros, extensões, conector não agulhado).

Kit *de extensão intermitente*

- Seringa pré-preenchida com cloreto de sódio 0,9% (solução salina normal [SF 0,9%]) sem conservantes (Gorski et al., 2021)
- Linha de extensão curta (se necessário), tampa para injeção.

Interrupção de acesso venoso periférico

- Luvas de procedimentos
- Blocos de gaze estéril 5 × 5 cm ou de 10 × 10 cm
- Chumaços de algodão com antisséptico (preferencialmente solução de clorexidina 2% à base de álcool) (Gorski et al., 2021)
- Etiqueta.

Passos	Justificativa
Histórico	
1. Verifique no prontuário do paciente se o pedido médico está correto e completo com o nome do paciente e solução correta: tipo, volume, aditivos, velocidade de infusão e duração da terapia IV. Siga os sete certos da administração de medicamentos.	Garante a administração do líquido IV correto dentro do tempo prescrito (Gorski et al., 2021).
2. Verifique o prontuário do paciente para dados laboratoriais pertinentes, como nível de potássio.	Compare os dados com a referência inicial para determinar a resposta contínua à administração de solução IV.
3. Para descontinuação do IV, verifique se há prescrição médica no prontuário eletrônico.	É preciso ter uma prescrição médica.
4. Para descontinuação, avalie se o paciente está tomando algum anticoagulante ou se tem histórico de coagulopatia.	Fatores podem aumentar o sangramento no acesso venoso quando o cateter é removido.
5. Determine a compatibilidade de todas as soluções IV consultando o banco de dados *online* aprovado, o guia de referência de medicamentos ou o farmacêutico.	Incompatibilidades causam alterações físicas, químicas e terapêuticas com resultados adversos para os pacientes (Gorski, 2018).
6. Higienize as mãos e calce luvas de procedimentos.	Reduz o risco de contaminação e contaminação cruzada.
7. Coloque etiquetas no equipo informando data e horário da última troca.	Garante que a troca de equipos seja feita no momento correto. Reduz o risco de infecção.
8. Verifique a integridade do sistema de infusão desde o recipiente de solução até o local de inserção do DAV, incluindo perviedade e funcionamento do sistema.	Identifica complicações que podem comprometer a integridade do DAV e a segurança do paciente. Trocas de equipos são realizadas a uma frequência baseada em fatores como condição do paciente; tipo, velocidade e frequência da solução administrada; imediatamente, mediante suspeita de contaminação; quando a integridade do produto ou do sistema tiver sido comprometida; e quando um novo DAV está sendo colocado (Gorski et al., 2021).

Capítulo 42 Equilíbrio Hidreletrolítico e Ácido-Básico

Procedimento 42.3 Manutenção do sistema intravenoso (*Continuação*)

Passos	Justificativa
a. Verifique se há manchas, turbidez ou vazamentos no recipiente de líquido IV e sua data de vencimento. b. Avalie o equipo IV quanto à presença de perfurações, contaminação ou oclusão.	A incompatibilidade de soluções ou medicamentos compromete a integridade do DAV e a segurança do paciente (Gorski, 2018). Equipos comprometidos resultam em vazamento de líquido e contaminação bacteriana.

JULGAMENTO CLÍNICO: *se o equipo e/ou o frasco IV forem danificados, estiverem vazando ou forem contaminados devem ser trocados, independentemente da programação prévia de troca. Se houve uma violação na integridade do recipiente de solução, é necessário um novo recipiente (Gorski, 2018).*

Passos	Justificativa
9. Determine quando o curativo no DAV foi trocado pela última vez. Certifique-se de que a etiqueta contenha data e horário da aplicação, tamanho e tipo de DAV e data de inserção.	Oferece informações sobre o período de permanência do curativo no local e permite planejamento de troca de curativos (Procedimento 42.1).
10. Avalie o local da junção entre o cateter do DAV e a pele em relação a complicações relacionadas ao cateter inspecionando visualmente e palpando curativos intactos para verificação de eventual vermelhidão, dor, inchaço e drenagem.	Identifica complicações que comprometem a integridade do DAV que requerem troca do DAV.
11. Remova e descarte as luvas e higienize as mãos.	Reduz o risco de contaminação.
12. Avalie o conhecimento, instrução e experiência sobre saúde do paciente e do familiar cuidador a respeito de proteção do acesso venoso, necessidade de troca do equipo ou motivo para interrupção da infusão IV.	Garante que o paciente ou familiar cuidador tenham capacidade de obter, comunicar, processar e compreender informações básicas de saúde (CDC, 2021). Determina a necessidade de orientar o paciente.
13. Avalie os objetivos ou preferências do paciente em relação a como o procedimento será realizado ou o que o paciente espera.	Permite que o cuidado seja individualizado ao paciente.

Planejamento

Passos	Justificativa
1. Feche a porta do quarto ou a cortina ao redor do leito. Remova desordens na mesa de apoio e de cabeceira.	Proporciona privacidade. Prepara o ambiente para o procedimento.
2. Higienize as mãos. Reúna e organize os materiais sobre um local limpo, sobre o leito ou na mesa de cabeceira. a. Deixe a próxima solução preparada pelo menos 1 h antes de ser usada. Se preparada na farmácia, certifique-se de que ela tenha sido encaminhada à unidade de cuidados do paciente. Verifique se a solução é a correta e se está devidamente rotulada. Deixe a solução aquecer até a temperatura ambiente, se refrigerada. Siga os sete certos da administração de medicamentos e verifique a data de vencimento da solução. Observe se há precipitados, manchas e vazamentos. b. Confirme o equipo certo para o tipo de infusão e DIE. Coordene as trocas de equipos de IV junto das trocas de solução, se possível (Gorski et al., 2021). Substitua a linha de infusão contínua primária para administrar soluções que não sejam lipídios, sangue ou hemoderivados com uma frequência máxima de 96 horas, mas pelo menos a cada 7 dias (Gorski et al., 2021).	Reduz a transmissão de microrganismos. Mantém o procedimento organizado e proporciona segurança ao paciente. O planejamento adequado de troca de soluções reduz o risco de formação de coágulos na ponta do cateter causados por ausência de fluxo de um recipiente IV vazio. Verificar se a solução é a correta previne erros de medicação (Gorski et al., 2021). Garante a segurança do paciente. Diminuir o número de vezes que o sistema é aberto reduz a transmissão de infecções e a contaminação dos materiais.
3. Ajude o paciente a se posicionar confortavelmente.	Promove conforto e relaxamento.
4. Explique ao paciente/familiar o que é o procedimento, sua finalidade e o que se espera do paciente. a. *Para remoção do acesso venoso periférico:* explique que o paciente precisa manter a extremidade imóvel; que poderá sentir uma ardência no momento da remoção do cateter; e que o procedimento demorará aproximadamente 5 min.	Oferece informações ao paciente e ao familiar cuidador sobre o procedimento e promove adesão (Gorski et al., 2021). Também pode minimizar a ansiedade.

Implementação

Passos	Justificativa
1. Identifique o paciente utilizando pelo menos dois tipos de identificação (p. ex., nome e data de nascimento ou nome e número do prontuário do paciente) de acordo com as políticas locais. Compare os identificadores com as informações contidas no prontuário do paciente.	Garante que o paciente correto seja tratado. Atende às normas de The Joint Commission e aumenta a segurança para o paciente (TJC, 2021a).
2. Troca do recipiente do líquido IV.	Pacientes submetidos a terapia IV periodicamente requerem trocas das soluções IV ou de seus recipientes dependendo da velocidade de infusão, volume no recipiente e estabilidade da solução ou medicamento (Gorski et al., 2021). Torna-se clinicamente apropriado trocar o tipo de solução, dependendo do equilíbrio hidreletrolítico do paciente, sua resposta à terapia (p. ex., monitoramento de medicamento terapêutico) e metas da terapia.

(*continua*)

Procedimento 42.3 — Manutenção do sistema intravenoso (Continuação)

Passos	Justificativa
a. Troque a solução quando houver líquido somente no gargalo do recipiente (cerca de 50 mℓ) ou quando um novo tipo de solução tiver sido prescrito.	Previne desperdício de solução.

> **JULGAMENTO CLÍNICO:** *o tempo máximo de permanência de um recipiente IV para troca de rotina é determinado pelas políticas e procedimentos da instituição. O tempo máximo é baseado em fatores como uso de ANTT® padrão rigoroso, se o sistema permanece fechado sem portas de injeção ou linhas adicionais, da estabilidade da solução ou medicamento que está sendo infundido e por quanto tempo a solução durará no recipiente IV (Gorski, 2018; Gorski et al., 2021). Recipientes de solução e medicação em dispositivos de infusão ambulatoriais podem permanecer por mais de 24 h se for usada técnica asséptica, se o sistema permanecer fechado sem portas de injeção ou adição de linhas e se o medicamento for estável pelo tempo previsto de infusão (Gorski, 2018).*

Passos	Justificativa
b. Higienize as mãos.	Reduz a transmissão de microrganismos.
c. Prepare a nova solução para troca. Se estiver usando frasco plástico, pendure-a no suporte de soro e remova a tampa de proteção da entrada do equipo IV. Se estiver usando frasco de vidro, remova a tampa metálica e os discos metálico e de borracha.	Recipientes ou frascos de solução e medicamentos incluem bolsas plásticas, garrafas plásticas e garrafas de vidro. Permite a troca rápida, tranquila e organizada do recipiente velho pelo novo.
d. Feche a pinça rolete atualmente em uso para interromper a velocidade de fluxo. Remova o equipo do DIE (se usado). Depois, remova o recipiente de solução usado do suporte de soro. Segure o recipiente com a entrada do equipo para cima.	Previne que a solução restante na câmara gotejadora seja esvaziada enquanto as soluções são trocadas. Previne que a solução no frasco seja derramada.
e. Remova rapidamente a ponteira de dentro do recipiente de solução e, sem tocar em sua ponta, insira a ponteira no novo recipiente (ver ilustrações).	Reduz o risco de que a solução na câmara gotejadora esvazie e mantém a esterilidade.

> **JULGAMENTO CLÍNICO:** *se a ponteira for contaminada por tocar em um objeto não estéril, será necessário um novo equipo IV.*

Passos	Justificativa
f. Pendure o novo recipiente de solução no suporte de soro.	A gravidade ajuda o líquido a entrar na câmara gotejadora.
g. Verifique se há ar na linha IV. Caso se formem bolhas de ar, remova-as fechando a pinça rolete, esticando a linha na vertical e batendo levemente na linha com o dedo (as bolhas do líquido sobem para a câmara gotejadora) (Procedimento 42.1, Passo 4h).	Reduz o risco de entrada de ar na linha. O uso de filtro de eliminação de ar também reduz este risco.
h. Certifique-se de que a câmara gotejadora esteja um terço ou metade cheia. Se a câmara gotejadora estiver cheia demais, pode-se reduzir seu nível removendo o frasco do suporte de soro, apertando a linha IV abaixo da câmara gotejadora, invertendo o recipiente, espremendo a câmara gotejadora (ver ilustração), soltando e virando para cima o recipiente de solução, e liberando o pinçamento da linha.	Reduz o risco de entrada de ar na linha IV. Se a câmara estiver cheia, você não consegue observar ou regular a velocidade de gotejamento.

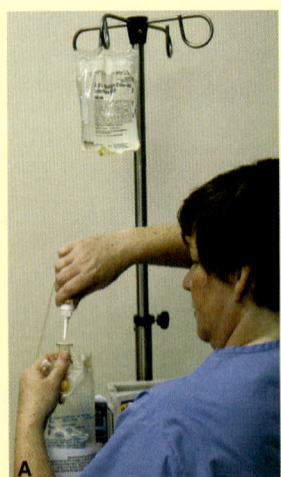
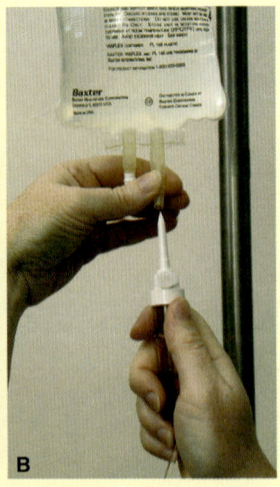

PASSO 2e A. Remova a ponteira do recipiente de solução antigo. **B.** Sem tocar em sua ponta, insira a ponteira no novo recipiente.

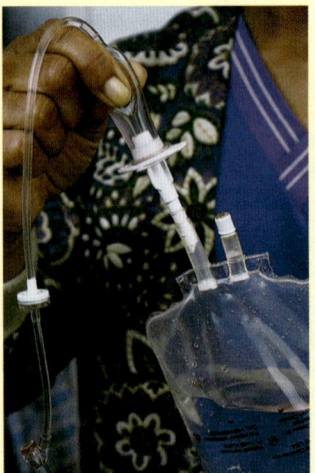

PASSO 2h Aperte a câmara gotejadora para preenchê-la com líquido. Certifique-se de preencher de um terço a metade da câmara.

Capítulo 42 Equilíbrio Hidreletrolítico e Ácido-Básico 1203

Procedimento 42.3 — Manutenção do sistema intravenoso (Continuação)

Passos	Justificativa
i. Regule o fluxo na velocidade prescrita abrindo e ajustando a pinça rolete no equipo IV ou abrindo a pinça rolete e programando e ligando o DIE.	Mantém as medidas para restaurar o equilíbrio hídrico e administrar a solução IV de acordo com a prescrição.
j. Coloque uma etiqueta de tempo na lateral do recipiente informando o horário de início, horário de término e os devidos intervalos. Se estiver usando bolsa plástica, marque somente na etiqueta, e não no recipiente.	Proporciona uma comparação visual do volume infundido com a velocidade de infusão prescrita.
k. Oriente o paciente sobre o objetivo da nova solução IV, aditivos, velocidade de fluxo, possíveis efeitos colaterais, como evitar a oclusão da linha e o que relatar.	Informa o paciente sobre a finalidade da continuação da terapia IV, o que relatar e como proteger a perviedade do DAV.
3. Troca do equipo de infusão.	

> **JULGAMENTO CLÍNICO:** *equipos representam o principal método para infusão de soluções ou medicações em um paciente. Esses equipos são considerados como o conjunto básico. Além disso, os pacientes podem contar com dispositivos adicionais (p. ex., filtros, extensões), que são conectados ao conjunto básico, conforme indicado pela terapia prescrita. Conjuntos secundários podem ser usados como método para administração de medicamentos adicionais juntamente com a infusão primária (p. ex., antibióticos). Siga as políticas e os procedimentos da instituição para requisitos específicos.*

Passos	Justificativa
a. Higienize as mãos. Abra o novo equipo de infusão e conecte as peças adicionais (p. ex., filtros, extensões) usando técnica asséptica. Mantenha as capas protetoras sobre a ponteira de infusão e o adaptador distal. Posicione a pinça rolete aproximadamente 2,5 a 5 cm abaixo da câmara gotejadora e coloque-a na posição "fechada". Fixe todas as conexões.	A proximidade da pinça rolete com a câmara gotejadora permite uma regulação mais precisa da velocidade de fluxo. Fixar as conexões reduz riscos posteriores de embolia aérea e infecção. Capas protetoras reduzem a introdução de microrganismos. Todas as conexões devem ser do tipo Luer-Lok™ (Gorski et al., 2021).
b. Calce luvas de procedimentos. Se o conector da cânula IV do paciente não estiver visível, remova o curativo IV conforme descrito no Procedimento 42.4. **Não** remova o esparadrapo que segura a cânula à pele.	O conector da cânula deve ser visível para proporcionar uma transição suave quando for trocar uma linha antiga por outra nova.
c. Para preparar o novo equipo com a novo frasco de infusão (Procedimento 42.1, Passo 4), use técnica ANTT® padrão.	Previne contaminação de sistema de infusão.
d. Para preparar o equipo IV com frasco de infusão IV contínua existente:	
(1) Coloque a pinça rolete do novo equipo IV na posição "fechada".	Previne o derramamento de líquido.
(2) Desacelere a velocidade de infusão na linha antiga para a velocidade de gotejamento, de modo a manter o acesso venoso, usando o DIE ou a pinça rolete.	Previne oclusão do DAV.
(3) Comprima e preencha a câmara gotejadora da linha antiga.	Garante que a câmara gotejadora continue cheia até que a nova linha seja trocada.
(4) Inverta o recipiente e remova a linha antiga. Mantenha a ponteira estéril e apontada para cima.	A solução na câmara gotejadora continuará escorrendo e mantendo a perviedade do cateter.
(5) Insira a ponteira da nova linha de infusão no recipiente de solução. Pendure o frasco de solução no suporte de soro, comprima a câmara gotejadora do novo equipo e solte-a, permitindo que ela encha até um terço ou metade de sua capacidade.	Permite que a câmara gotejadora seja preenchida e promove o fluxo rápido e suave de solução pela linha.
(6) Remova o ar do equipo IV preenchendo-o com solução IV: remova a capa protetora na ponta do equipo e, lentamente, abra a pinça rolete para permitir que a solução flua da câmara gotejadora para a extremidade distal do equipo IV. Se o equipo contar com um conector Y, inverta-o quando a solução alcançá-lo para deslocar o ar. Volte a pinça à posição "fechada" após o preenchimento da linha (com solução IV). Recoloque a capa protetora na extremidade do equipo IV. Coloque a ponta do adaptador perto do acesso venoso do paciente.	O preenchimento da linha garante que ela não contenha ar antes de conectar o DAV e de preenchê-la com solução IV. O preenchimento lento da linha diminui a turbulência e a chance de formação de bolhas. Fechar a pinça previne perdas acidentais de líquido. Mantém a esterilidade. O equipamento é posicionado para conexão rápida de um novo equipo.
(7) Desligue o DIE ou coloque a pinça rolete do equipo antigo na posição "fechada".	Previne derramamento de líquido. Prepara o DIE para a inserção de um novo equipo.
e. Prepare o equipo com extensão ou trava de solução salina.	A colocação de uma linha de extensão curta ou alça entre o conector do cateter e a tampa para injeção permite a manipulação da tampa para injeção sem movimentar o cateter.

> **JULGAMENTO CLÍNICO:** *a extensão de linha permanece conectada ao cateter periférico de curta permanência e é trocada juntamente com o cateter.*

(continua)

Procedimento 42.3 — Manutenção do sistema intravenoso (Continuação)

Passos	Justificativa
(1) Se for necessária linha de extensão curta, use técnica ANTT® padrão para conectar a nova tampa para injeção na nova extensão ou equipo IV (Gorski et al., 2021).	Prepara a extensão para conexão com IV.
(2) Limpe a tampa para injeção com algodão embebido em antisséptico por pelo menos 15 s e deixe secar completamente. Conecte uma seringa contendo 3 a 5 mℓ de SF 0,9% para lavagem e injete-a pela tampa dentro da extensão.	Garante a eficácia da desinfecção. Mantém a perviedade do cateter.
f. Restabeleça a infusão.	
(1) Desconecte delicadamente o equipo antigo da extensão (ou do conector do cateter IV) e rapidamente insira a ponta Luer-Lok™ da nova linha ou a trava de solução salina no conector da linha de extensão (ou conector do cateter IV) (ver ilustrações para exemplos de conexão do equipo ao *kit* de extensão curta).	Permite a troca tranquila de equipos antigos por novos, minimizando o tempo em que o sistema fica aberto.
(2) Para infusão contínua, abra a pinça rolete no novo equipo e regule a velocidade de gotejamento usando a pinça rolete, ou insira a linha do DIE, programe para a velocidade desejada e aperte o botão ligar.	Garante a perviedade do cateter e previne oclusão.
(3) Coloque um pedaço de esparadrapo ou etiqueta já impressa com data e horário da troca do equipo IV abaixo da câmara gotejadora.	Oferece uma referência para determinar a data da próxima troca de equipo.
(4) Faça uma alça com a linha e prenda-a no braço do paciente com um pedaço de esparadrapo.	Evita que o cateter seja puxado acidentalmente, desestabilizando-o.
(5) Se necessário, aplique um novo curativo (Procedimento 42.4).	Mantém a integridade do local de inserção do DAV.

JULGAMENTO CLÍNICO: *talvez você precise auxiliar pacientes em várias medidas de higiene (p. ex., troca de roupa, banho) enquanto os pacientes estiverem recebendo terapia IV. Nunca desconecte a linha de infusão para trocar uma camisola ou qualquer peça de roupa. Coordene o cuidado para que o banho ou as atividades de higiene sejam realizadas após a interrupção de um acesso venoso e antes que a outra punção venosa seja feita. Se a infusão não puder ser interrompida, use "vestes IV" especiais, se disponíveis.*

4. Interrupção de acesso venoso periférico.

a. Higienize as mãos. Calce luvas limpas.	Reduz a transmissão de microrganismos.
b. Observe o acesso venoso existente em relação a sinais e sintomas de complicações relacionadas à terapia IV (vermelhidão no local, dor, sensibilidade, inchaço, sangramento, drenagem ou vazamento por baixo do curativo). Palpe o local do cateter pelo curativo intacto.	Identifica a necessidade de intervenções pós-procedimento, como compressas mornas no local. Remova o cateter IV periférico quando a infusão IV for descontinuada ou quando clinicamente indicado com base nos achados da avaliação do local e/ou quando houver sinais e sintomas clínicos de flebite, infiltração ou complicações sistêmicas (Gorski et al., 2021).
c. Desligue o DIE e a pinça rolete próxima ou, se não houver DIE, feche a pinça rolete que controla a velocidade.	Previne derramamento de líquido IV.
d. Remova o curativo e o dispositivo de estabilização de cateter projetado do acesso venoso (Procedimento 42.4). Não use tesouras. Evite romper a pele do paciente.	Expõe o cateter com mínimo desconforto. Tesouras podem acidentalmente danificar o cateter ou ferir o paciente (Gorski et al., 2021).

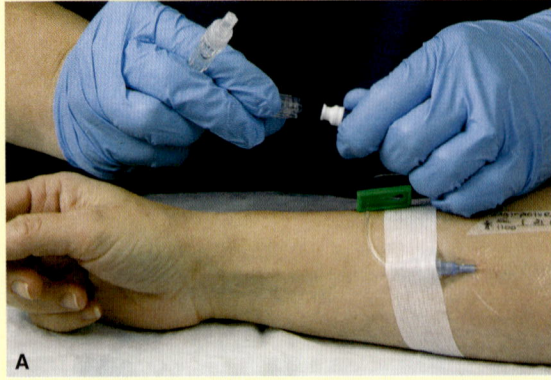 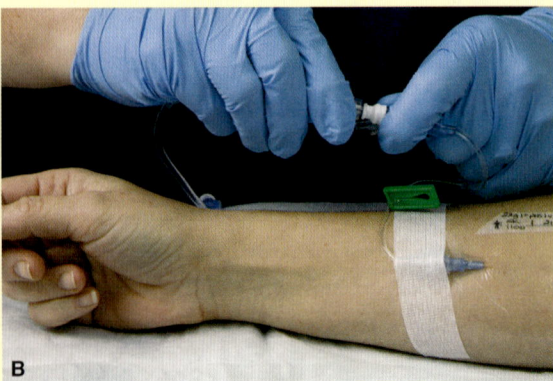

PASSO 3f(1) **A.** Desconecte a linha antiga. **B.** Insira o adaptador da nova linha.

Procedimento 42.3 — Manutenção do sistema intravenoso (Continuação)

Passos	Justificativa
e. Estabilize o conector do cateter IV e limpe o local com algodão embebido em antisséptico. Deixe secar completamente.	Remove secreções na pele ao redor do local da punção.
f. Coloque uma gaze estéril acima do ponto de inserção e, usando a mão dominante, retire o cateter com um movimento lento e constante, mantendo o conector paralelamente à pele (ver ilustração). Não levante ou tire o cateter antes que esteja completamente fora da veia. Inspecione a ponta do cateter, certificando-se de que ele esteja intacto após a remoção.	Gaze seca causa menos irritação no local da punção. A técnica de remoção evita traumatismo à veia ou formação de hematoma. A inspeção determina se a ponta do cateter está intacta. A ponta do cateter pode quebrar causando embolia, o que representa uma situação de emergência.
g. Mantenha a gaze no lugar e aplique pressão contínua sobre o local por 30 s ou até que o sangramento estanque.	Controla sangramentos e formação de hematoma. Deve-se aplicar pressão até que ocorra hemostasia (Gorski, 2018).

JULGAMENTO CLÍNICO: se o paciente toma anticoagulantes ou inibidores plaquetários (p. ex., ácido acetilsalicílico de baixa dosagem, varfarina sódica, heparina) ou tem contagem plaquetária baixa, aplique pressão constante por mais tempo (de 5 a 10 min) e avalie o sangramento.

Passos	Justificativa
h. Aplique um curativo com gaze estéril dobrada sobre o local de inserção e fixe-o com esparadrapo.	Mantém a pressão para prevenir sangramentos e reduz a introdução de bactérias pelo local da punção.
5. Descarte todos os materiais contaminados nos devidos receptáculos, remova e descarte as luvas e higienize as mãos.	Reduz a transmissão de microrganismos. Use os devidos receptáculos de descarte caso o paciente esteja tomando medicamentos perigosos.
6. Ajude o paciente a se posicionar confortavelmente e ensine-o como se movimentar e virar corretamente com o DAV.	Reestabelece o conforto e a sensação de bem-estar. A instrução previne deslocamento acidental do cateter IV.
7. Levante as grades laterais (conforme adequado) e coloque o leito na posição mais baixa possível.	Promove segurança e previne quedas.
8. Coloque o sistema de chamada de enfermagem em um local acessível ao alcance do paciente. Oriente o paciente a usá-lo.	Garante que o paciente possa pedir ajuda quando necessário e promove segurança e previne quedas.

Avaliação

1. Observe o paciente com acesso venoso periférico de curta permanência pelo menos a cada 4 h ou a cada 1 a 2 h para pacientes criticamente doentes, sedados ou com déficits cognitivos, ou a intervalos estabelecidos nas políticas e procedimentos da instituição em relação a:	Garante a administração da terapia de infusão conforme a prescrição.
a. Tipo e quantidade certos de solução infundida e a aparência dela.	Garante a administração do volume prescrito durante o tempo prescrito e diminui o risco de desequilíbrio hidreletrolítico. Solução turva pode estar contaminada.
b. Vazamento nos pontos de conexão.	Minimiza o risco de infecção causada por violação da integridade do sistema.
c. Função, integridade e perviedade do sistema IV.	Confirma se o acesso venoso está pérvio e infundindo corretamente. A manipulação do cateter e do equipo pode afetar a velocidade de infusão.
d. Complicações relacionadas à terapia IV inspecionando visualmente e palpando delicadamente a pele ao redor e acima do acesso venoso através do curativo intacto.	Identifica complicações que comprometem a integridade do DAV ou causam uma velocidade de fluxo incorreta da solução IV.
2. Avalie a resposta do paciente à terapia (p. ex., valores laboratoriais, I&E), peso, sinais vitais e avaliações pós-procedimento).	Proporciona uma avaliação contínua do estado hídrico do paciente.
3. Monitore o paciente quanto a sinais de excesso de VEC, déficit de VEC ou sinais e sintomas de desequilíbrios eletrolíticos.	O reconhecimento precoce de complicações leva ao tratamento imediato.

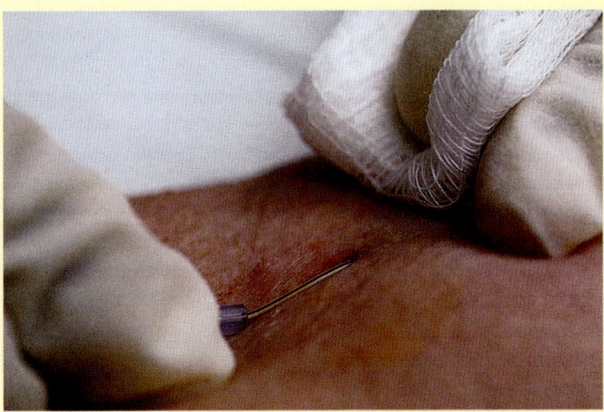

PASSO 4f Remova o cateter intravenoso lentamente, mantendo-o paralelo à veia.

(continua)

Procedimento 42.3 — Manutenção do sistema intravenoso (Continuação)

Passos	Justificativa
4. **Use o método de explicar de volta:** "Nós conversamos sobre a importância de administrar suas soluções IV conforme a prescrição médica. Quero ter certeza de que expliquei isso claramente. Diga-me com suas próprias palavras o que você deve fazer se perceber que o líquido não está pingando ou se você perceber algum vazamento." Revise suas orientações agora ou desenvolva um plano para revisão do aprendizado do paciente/familiar cuidador caso estes não consigam explicar o procedimento corretamente.	Explicar de volta é uma intervenção de letramento em saúde baseada em evidências que promove o envolvimento, a segurança, a adesão do paciente e a qualidade do cuidado. O objetivo de explicar de volta é garantir que você tenha explicado informações médicas claramente, de forma que os pacientes e seus familiares compreendam (AHRQ, 2020).
5. Para interrupção de acesso venoso periférico de curta permanência:	
a. Observe o local para ver se há sangramento logo após o procedimento e vermelhidão no local, dor, drenagem ou inchaços em uma avaliação posterior.	Detecta sangramento após a remoção do cateter. Detecta infecção local ou flebite pós-infusão (Gorski et al., 2021).
b. **Use o método de explicar de volta:** "Quero ter certeza de que expliquei por que removi o acesso venoso. Por favor, me diga por que você não precisa mais de um acesso venoso." Revise suas orientações agora ou desenvolva um plano para revisão do aprendizado do paciente/familiar cuidador caso estes não consigam explicar o procedimento corretamente.	Explicar de volta é uma intervenção de letramento em saúde baseada em evidências que promove o envolvimento, a segurança, a adesão do paciente e a qualidade do cuidado. O objetivo de explicar de volta é garantir que você tenha explicado informações médicas claramente, de forma que os pacientes e seus familiares compreendam (AHRQ, 2020).

RESULTADOS INESPERADOS E INTERVENÇÕES RELACIONADAS

1. A velocidade de fluxo está incorreta; o paciente recebe demasiadamente pouca ou muita solução.
   - Notifique o médico caso a infusão prevista do paciente seja de 100 a 200 mℓ a menos ou a mais do que o previsto (de acordo com as políticas e procedimentos da instituição)
   - Avalie o paciente quanto à presença de sinais e sintomas de efeitos adversos da infusão (p. ex., excesso ou déficit de VEC)
   - Consulte o médico para obter um novo pedido para administração do volume de líquido necessário
   - Verifique o acesso venoso posicional e reposicione o cateter; aplique um novo curativo, se necessário
   - Verifique o cateter IV em relação a perda de perviedade ou deslocamento; pode haver necessidade de recolocar o cateter
   - Verifique o local de inserção do DAV quanto à presença de complicações.
2. Há vazamento na conexão IV.
   - Determine o ponto de vazamento e fixe a conexão assepticamente
   - Aplique um novo curativo, se necessário (Procedimento 42.4).
3. O cateter IV foi removido ou deslocado acidentalmente.
   - Reinicie um novo acesso venoso periférico de curta permanência na outra extremidade ou acima do local de inserção anterior, se for necessária terapia contínua (Procedimento 42.1).
4. Falta a ponta do cateter quando este é retirado.
   - Aplique o torniquete na parte alta da extremidade para restringir a mobilidade do êmbolo do cateter
   - Notifique o médico imediatamente.

REGISTRO E RELATO

- Registre trocas de solução e equipo, tipo de solução infundida, incluindo quaisquer aditivos, volume do recipiente e velocidade de infusão. Registre o horário da interrupção da infusão da solução ou medicamento IV
- Ao descontinuar um DAV periférico, documente a condição do local, a condição do DAV (p. ex., comprimento do cateter em relação ao comprimento documentado na inserção), o motivo para remoção do dispositivo, intervenções durante a remoção, o curativo aplicado, data/horário da remoção e qualquer controle contínuo necessário contra complicações (Gorski et al., 2021)
- Documente sua avaliação sobre o aprendizado do paciente
- Relate detalhes das trocas de equipos ou materiais ou da interrupção do acesso venoso. Relate quaisquer complicações ou tratamentos; relate quaisquer alterações no cateter IV, linha e tipo e velocidade de infusão do líquido IV
- Notifique a equipe de cuidados de saúde se houver sinais e sintomas de suspeita de infecção de corrente sanguínea associada a cateter venoso e discuta a necessidade de obter culturas antes de remover um cateter IV periférico (Gorski et al., 2021).

CONSIDERAÇÕES SOBRE CUIDADOS DOMICILIARES

- Certifique-se de que o paciente seja capaz e esteja disposto a gerir por sua própria conta a terapia IV (inclusive trocar os recipientes de líquido IV) ou se um familiar cuidador confiável esteja disposto a fazer isso em casa
- Ensine ao paciente ou ao familiar cuidador o procedimento para realizar a troca de uma solução e de equipo IV. Considere suas normas culturais (p. ex., crenças sobre saúde e conforto com cuidadores usando toque)
- Oriente o paciente ou o cuidador a notificar o médico se observarem sangramentos ou drenagem no local da inserção, ou em caso de dor ou sensibilidade em até 4 dias após a remoção do cateter.

Capítulo 42 Equilíbrio Hidreletrolítico e Ácido-Básico

Procedimento 42.4 — Troca de curativo intravenoso periférico de curta permanência

Delegação e colaboração

O procedimento de troca de curativo do acesso venoso periférico de curta permanência não pode ser delegado aos técnicos/auxiliares de enfermagem nos Estados Unidos. A delegação a técnicos/auxiliares enfermagem varia de acordo com as leis estaduais de práticas de enfermagem. O enfermeiro os orienta a:

- Relatar ao enfermeiro se houver indícios de umidade ou soltura de um curativo IV
- Proteger o curativo IV durante atividades de higiene e de vida diária (AVDs).

Materiais

- Luvas de procedimentos
- Algodão com antisséptico (preferencialmente solução de gliconato de clorexidina (GC) 2% à base de álcool, iodopovidona ou álcool 70%)
- Removedor adesivo estéril
- Protetor tipo barreira cutânea (filme, creme, *swab* ou lenço)
- Dispositivo de estabilização projetado ou tiras pré-cortadas de esparadrapo estéril
- Dispositivo de proteção de acesso venoso comercialmente disponível *(opcional)*
- Curativo estéril tipo filme transparente semipermeável (FTS) ou bloco de gaze estéril 5 × 5 cm ou 10 × 10 cm.

Passos	Justificativa
Histórico	
1. Verifique as políticas locais referentes à troca de curativos IV periféricos. Curativos transparentes (FTS) devem ser trocados pelo menos a cada 7 dias (exceto em pacientes neonatais) ou imediatamente caso a integridade do curativo seja comprometida (p. ex., quando as pontas de qualquer borda ou dentro da parte transparente do curativo estiverem levantadas/descoladas ou se estiver visivelmente sujo, mediante presença de umidade, drenagem ou sangue) ou se a integridade da pele estiver comprometida sob o curativo (Gorski et al., 2021). Curativos com gaze podem ser trocados a cada 2 dias ou antes, caso o curativo esteja comprometido (Gorski et al., 2021).	A troca de curativos aumenta o risco de deslocamento do cateter e é realizada somente se o curativo estiver comprometido.
2. Reveja o prontuário eletrônico para determinar o risco de o paciente desenvolver uma lesão de pele relacionada a adesivo médico (LPRAM) com o uso de dispositivos adesivos ou esparadrapo: idade, desidratação, desnutrição, exposição a radioterapia, condições crônicas subjacentes (p. ex., diabetes, imunossupressão) e edema de extremidades.	Fatores de risco comuns de LPRAM (Fumarola et al., 2020).
3. Avalie conhecimento, experiência e instrução sobre saúde do paciente e do familiar cuidador no que se refere à necessidade de continuar com a terapia IV.	Garante que o paciente ou familiar cuidador tenham capacidade de obter, comunicar, processar e compreender informações básicas de saúde (CDC, 2021).
4. Peça que o paciente descreva seu histórico de alergias: tipos de alergia conhecidos e reação alérgica normal. Concentre-se em látex, antissépticos e adesivos. Verifique a pulseira de alergia do paciente.	A comunicação das alergias do paciente é essencial para a administração segura de medicações.
5. Higienize as mãos e calce luvas limpas. Observe se o curativo atual está úmido ou intacto. Determine se a umidade é consequente de vazamento do acesso ou de fonte externa.	Umidade é um meio de crescimento bacteriano e contamina o curativo. Curativos soltos aumentam o risco de contaminação bacteriana do local da punção venosa ou deslocamento do dispositivo de DAV.
6. Inspecione e palpe delicadamente a pele ao redor e acima do acesso venoso sobre o curativo. Avalie o DAV em relação a perviedade e sinais e sintomas de complicações relacionadas à infusão IV (p. ex., infiltração, oclusão do DAV, flebite, infecção, queixas de dor do paciente ou extravasamento sob o curativo).	Uma diminuição inexplicável da velocidade de fluxo requer investigação da inserção e perviedade do DAV. Dor está associada tanto a flebite quanto a infiltração.
7. Avalie a pele ao redor do curativo em relação a temperatura, cor, nível de umidade, turgor, fragilidade e integridade. Observe se há sinais locais de irritação ou danos cutâneos no local em que qualquer adesivo tenha sido ou venha a ser aplicado.	Sinais e sintomas de LPRAM (Fumarola et al., 2020).
8. Remova e descarte as luvas no devido receptáculo e higienize as mãos.	Reduz a transmissão de infecções.
9. Avalie os objetivos ou preferências do paciente em relação a como o procedimento será realizado ou o que o paciente espera.	Permite que o cuidado seja individualizado ao paciente.
Planejamento	
1. Feche as cortinas ou a porta do quarto. Prepare o ambiente removendo desordens na mesa de apoio ou cabeceira.	Proporciona privacidade. Prepara o ambiente para um procedimento eficiente.
2. Higienize as mãos. Reúna e organize os materiais sobre um local limpo, sobre o leito ou na mesa de cabeceira.	Reduz a transmissão de microrganismos. Mantém o procedimento organizado e proporciona segurança ao paciente.
3. Explique o procedimento e sua finalidade ao paciente e familiares. Explique que o paciente deve manter a extremidade imóvel e quanto tempo o procedimento durará.	Diminui a ansiedade, promove a cooperação e dá ao paciente uma ideia de tempo para planejar suas atividades pessoais.
Implementação	
1. Identifique o paciente usando pelo menos dois tipos de identificação (p. ex., nome e data de nascimento ou nome e número do prontuário do paciente) de acordo com a política da instituição. Compare os identificadores com as informações no registro de administração de medicamentos (RAM) ou prontuário médico do paciente.	Garante que o paciente correto seja tratado. Atende às normas de The Joint Commission e aumenta a segurança do paciente (TJC, 2021a).

(continua)

Procedimento 42.4 — Troca de curativo intravenoso periférico de curta permanência (Continuação)

Passos	Justificativa
2. Higienize as mãos e calce luvas limpas.	Reduz a transmissão de microrganismos.
3. Remova o curativo atual:	
a. Para curativo tipo FTS:	O uso de removedor de adesivo estéril em curativos de FTS na pele do paciente solta o curativo sem a necessidade de puxá-lo. (Fumarola et al., 2020).
(1) Estabilize o cateter com a mão não dominante.	
(2) Solte as pontas do curativo de FTS com os dedos da mão dominante empurrando a pele para baixo e longe do curativo de FTS.	
(3) Com os dedos da mão dominante, solte um canto do curativo e estique-o horizontalmente na direção oposta do acesso venoso (técnica de extensão e relaxamento) (ver ilustração). Passe os dedos sob o curativo para continuar esticando-o. Uma das mãos deve segurar a pele aderida ao curativo de FTS continuamente.	
(4) Esse processo pode ser repetido ao redor do curativo. Use removedor de adesivo médico, se necessário, para remover a cola do adesivo. Siga as instruções de uso do fabricante.	
b. Para curativo de gaze:	Diretrizes para a prevenção de LPRAM (Fumarola et al., 2020)
(1) Estabilize o conector do cateter.	
(2) Remova as tiras de esparadrapo levantando-as ligeiramente e removendo cada lado em direção ao centro do curativo. Quando ambos os lados estiverem completamente soltos, levante o esparadrapo a partir do centro do curativo.	
(3) Remova o curativo antigo uma camada por vez, puxando em direção ao local da inserção. Tome cuidado se a linha ficar emaranhada entre duas camadas de curativo. Use removedor de adesivo médico, se necessário, para remover a cola do adesivo.	
4. Avalie o local da inserção do DAV exposto novamente em relação a sinais e sintomas de complicações relacionadas à terapia IV (Tabelas 42.12 a 42.14) ou dano tecidual. Se houver complicações, determine se há necessidade de remover o DAV. Remova o cateter se o médico determinar (Procedimento 42.3).	A presença de complicação pode requerer a remoção do DAV.
5. Se o cateter for permanecer no lugar, avalie a integridade do dispositivo de estabilização projetado. Continue estabilizando o cateter e remova conforme recomendado nas instruções de uso do fabricante. Inspecione se há presença de resíduo de adesivo ou sinais de LPRAM. Adicione um novo dispositivo de estabilização (Procedimento 42.1, Passo 20). **Observação**: alguns dispositivos de estabilização se destinam a permanecer no local durante todo o tempo em que o DAV estiver em uso desde que confirmada a estabilização adequada.	A remoção do dispositivo de estabilização permite a antissepsia apropriada da pele antes de aplicar o curativo e o novo dispositivo de estabilização (Gorski et al., 2021). A estabilização previne deslocamento acidental do DAV.

JULGAMENTO CLÍNICO: *mantenha um dedo estabilizando o DAV em todos os momentos até que o dispositivo de estabilização ou curativo segure o conector do cateter. Isso requer cuidadoso planejamento da colocação e abertura dos materiais e como trabalhar com uma mão. Se o paciente for inquieto ou não cooperativo, é útil contar com a ajuda de outro membro da equipe para o procedimento.*

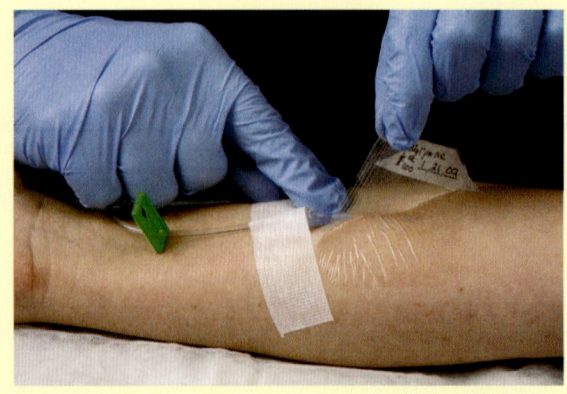

PASSO 3a(3) Remova o curativo tipo filme transparente semipermeável (FTS) puxando-o para o lado. (Cortesia de I.V. House, St Louis, MO.)

Capítulo 42 Equilíbrio Hidreletrolítico e Ácido-Básico

Procedimento 42.4 — Troca de curativo intravenoso periférico de curta permanência (Continuação)

Passos	Justificativa
6. Enquanto continua a estabilizar o acesso venoso, use removedor de adesivo para remover os resíduos de cola, se necessário. Então, realize a assepsia da pele no local da inserção com algodão com antisséptico esfregando em um movimento de vaivém por 30 s; deixe secar completamente, Se estiver usando álcool ou iodopovidona, limpe em movimentos circulares concêntricos, do ponto de inserção para fora com o algodão (ver ilustração). Deixe a solução antisséptica secar totalmente.	Resíduos de cola reduzem a capacidade de o novo esparadrapo aderir perfeitamente à pele. A antissepsia da pele reduz a incidência de infecções relacionadas ao cateter (Gorski, 2018). Permite que qualquer agente antisséptico cutâneo seque completamente para promover assepsia total (Gorski, 2021).
7. Aplique protetor de pele na área em que você aplicará o esparadrapo, curativo ou dispositivo de estabilização projetado. Deixe secar.	Reveste a pele com uma solução protetora para manter a integridade da pele, previne irritações causadas pelo adesivo, previne LPRAM e promove a aderência do curativo (Fumarola et al., 2020).
8. Enquanto estabiliza o DAV, aplique um novo curativo sobre o local (os procedimentos variam; siga as políticas da instituição).	Previne o deslocamento acidental do cateter e protege o local contra infecções (Gorski et al., 2021).

JULGAMENTO CLÍNICO: *pelo fato de curativos tipo Band-Aid® não serem oclusivos e nem estéreis, o risco de infecção no local da inserção é maior; portanto, não os use sobre pontos de inserção de cateter.*

Passos	Justificativa
a. *Curativo tipo FTS:* aplique de acordo com as orientações descritas no Procedimento 42.1, Passo 21b.	O curativo oclusivo protege o local contra contaminação bacteriana.
b. *Curativo de gaze:* aplique de acordo com as orientações descritas no Procedimento 42.1, Passo 21c.	Usado menos frequentemente do que os curativos transparentes.
9. *Opção:* aplique um dispositivo de proteção (p. ex., I.V. House) sobre a área se o paciente puder se enroscar ou bater no curativo (ver ilustração).	Dispositivos de proteção local incluem coberturas plásticas com respiro ou de malha elástica para as mãos. São destinados a reduzir o risco de flebite, infiltração, ou deslocamento do cateter por ação mecânica.
10. Ancore a linha de extensão ou a linha IV ao longo do curativo no braço e fixe com esparadrapo diretamente acima da linha. Quando estiver usando curativo tipo FTS, evite colocar esparadrapo sobre o curativo.	Previne deslocamento acidental do DAV ou equipo. Trocas mais frequentes de curativo devido a deslocamentos estão associadas a um risco maior de infecção (Gorski et al., 2021).
11. Etiquete o curativo de acordo com as políticas da instituição. As informações na etiqueta devem incluir data e horário da inserção IV original, calibre e comprimento do DAV e suas iniciais.	Informa o tipo de dispositivo e o intervalo de tempo para troca do curativo.
12. Descarte todos os materiais contaminados nos seus devidos receptáculos, remova e descarte as luvas e higienize as mãos.	Reduz a transmissão de microrganismos. Use os devidos receptáculos de descarte caso o paciente esteja tomando medicamentos perigosos.
13. Ajude o paciente a se posicionar confortavelmente e ensine-o como se movimentar e virar corretamente com o DAV.	Reestabelece o conforto e a sensação de bem-estar. A instrução previne deslocamentos acidentais do cateter IV.
14. Eleve as grades laterais (se adequado) e coloque o leito na posição mais baixa possível.	Promove a segurança e previne quedas.
15. Coloque o sistema de chamada de enfermagem em um local acessível ao alcance do paciente. Oriente o paciente a usá-lo.	Garante que o paciente possa pedir ajuda quando necessário e promove segurança e previne quedas.

Avaliação

1. Observe o novo curativo para confirmar se ele está corretamente aplicado, com o esparadrapo colocado e devidamente etiquetado. Continue com o monitoramento de rotina do sistema de infusão, do acesso venoso e do curativo.	Confirma a qualidade da troca de curativo realizada.

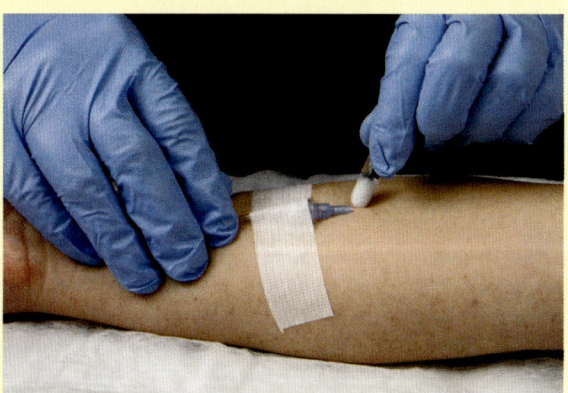

PASSO 6 Limpe o local de inserção IV com haste de algodão com antisséptico.

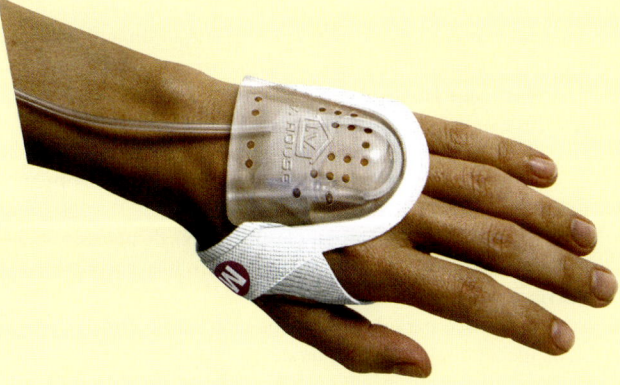

PASSO 9 Dispositivo de proteção I.V. House.

(continua)

Procedimento 42.4 — Troca de curativo intravenoso periférico de curta permanência (Continuação)

Passos	Justificativa
2. Certifique-se de que a velocidade de fluxo esteja correta.	Confirma se o acesso venoso está pérvio e funcionando corretamente. A manipulação do cateter e do equipo pode afetar a velocidade de infusão.
3. **Use o método de explicar de volta:** "Quero ter certeza de que expliquei por que troquei seu curativo IV. Diga-me por que precisei trocar seu curativo." Revise suas orientações agora ou desenvolva um plano para revisão do aprendizado do paciente/familiar cuidador caso estes não consigam explicar o procedimento corretamente.	Explicar de volta é uma intervenção de letramento em saúde baseada em evidências que promove o envolvimento, a segurança, a adesão do paciente e a qualidade do cuidado. O objetivo de explicar de volta é garantir que você tenha explicado informações médicas claramente de forma que os pacientes e seus familiares compreendam (AHRQ, 2020).

RESULTADOS INESPERADOS E INTERVENÇÕES RELACIONADAS

1. O DAV foi acidentalmente deslocado ou removido
   - Abra um novo acesso venoso em outra extremidade ou em uma região próxima ao local de inserção anterior caso seja necessário continuar a terapia.
2. Há desenvolvimento de infiltração, flebite, LPRAM ou infecção local no acesso venoso
   - Ver Tabela 42.12.

REGISTRO E RELATO

- Registre o horário da troca do curativo periférico, o motivo da troca, o tipo de material usado para curativo, perviedade do sistema e velocidade de infusão IV, além da descrição do local da punção venosa
- Documente qualquer complicação relacionada ao DAV
- Documente sua avaliação sobre o aprendizado do paciente
- Relate ao enfermeiro responsável ou para ao enfermeiro do próximo turno que o curativo foi trocado e quaisquer outras informações significativas sobre a integridade do sistema
- Relate quaisquer complicações ao médico.

Pontos-chave

- Fluidos corporais contendo água, Na^+ e outros eletrólitos são distribuídos entre compartimentos de líquido extracelular (LEC) e líquido intracelular (LIC) pelo processo de transporte ativo, difusão, osmose e filtração
- A interação de ingestão de líquidos (sede, hábito, aspectos sociais, vias não orais), distribuição hídrica (filtração e osmose), e perda hídrica (pela pele, pulmões, sistema digestório, rins) determina a localização, o volume e a osmolaridade do líquido corporal
- Os líquidos se movimentam entre os vasos sanguíneos e o líquido intersticial por filtração; a água se movimenta entre o LEC e o LIC por osmose; ambos os processos mantêm o líquido e o equilíbrio eletrolítico
- A relação da ingestão e absorção de eletrólitos; a distribuição de eletrólitos entre o plasma, células e ossos; e a perda de eletrólitos determina as concentrações plasmáticas dos íons potássio, cálcio, magnésio e fosfato
- A homeostase ácido-básica reflete a interação dinâmica de três processos – produção de ácidos, tamponamento de ácidos e excreção de ácidos –, que são regulados pelo metabolismo e função normal dos rins e pulmões
- Déficit e excesso de volume de líquido extracelular (VEC) são volumes anormais de líquidos isotônicos nos compartimentos vascular e intersticial
- Desequilíbrios eletrolíticos no plasma (p. ex., de potássio, sódio, cálcio e magnésio) afetam o conteúdo eletrolítico corporal e/ou a distribuição anormal de eletrólitos
- Fatores de risco para desequilíbrios hidreletrolíticos e ácido-básicos incluem fatores que alteram os mecanismos regulatórios como idade (muito jovem ou muito idoso), fatores ambientais, aumentos de perdas gastrintestinais, doenças crônicas, trauma e terapias, como medicações ou infusões intravenosas (IV)
- O julgamento clínico para a seleção de intervenções de enfermagem requer a síntese de conhecimentos sobre equilíbrio hidreletrolítico normal, condição clínica do paciente e sinais apresentados, e os tratamentos prescritos para o paciente
- Os desequilíbrios de osmolaridade hiponatremia e hipernatremia se manifestam com nível reduzido de consciência e níveis anormais de Na^+ no soro
- Desequilíbrios de potássio se manifestam com fraqueza muscular bilateral, arritmias cardíacas e níveis anormais de K^+ no soro
- Desequilíbrios de cálcio e magnésio se manifestam com alterações na excitabilidade neuromuscular e níveis anormais de Ca^{2+} ou Mg^{2+} no soro
- Desequilíbrios ácido-básicos se manifestam com alterações no nível de consciência, padrões anormais de respiração e anormalidades de $PaCO_2$, HCO_3^- e pH
- Avaliações clínicas de desequilíbrios no VEC incluem alterações súbitas no peso corporal e marcadores de volume vascular e intersticial
- Durante a implantação e a manutenção da terapia IV, os enfermeiros previnem a infecção mantendo a esterilidade e a perviedade do sistema seguindo diretrizes de segurança e tomando decisões clínicas relativas aos achados do histórico de enfermagem, planejamento organizado com os materiais adequados, implementação habilidosa dos passos dos procedimentos, avaliações de resultados e registros e relatos minuciosos
- Os enfermeiros monitoram e tomam as providências imediatamente em caso de complicações da terapia IV, incluindo sobrecarga circulatória da solução IV, infiltração e extravasamento, flebite, infecção local, embolia aérea, e sangramento no local da inserção
- Ações para reduzir flebite e infiltração incluem garantir que o cateter IV esteja fixado e que precauções ANTT® padrão sejam usadas para prevenir infecções durante trocas de curativos e de linhas

- Sangue e hemoderivados devem ser equivalentes com cada paciente para evitar incompatibilidades. A administração envolve passos de segurança do paciente e uso de materiais especiais, monitoramento cuidadoso e ação rápida e consciente no caso de reação à transfusão ou outros eventos adversos agudos
- A avaliação das intervenções para desequilíbrios hidreletrolíticos e ácido-básicos específicos requer uma comparação dos atuais sinais e sintomas clínicos e do estado laboratorial com achados anteriores, discussões sobre as preocupações e expectativas dos pacientes e da avaliação do aprendizado destes sobre prevenção e tratamento de desequilíbrios hidreletrolíticos ou ácido-básicos.

Para refletir

- Pense na sra. Mendoza e descreva os dados do histórico de enfermagem que a colocam em risco para o desenvolvimento de desequilíbrios hidreletrolíticos e ácido-básicos (Reconhecer pistas)
- Levando em conta o ambiente hospitalar, você verificou quais fatores ambientais, organizacionais ou outros que influenciam a ingestão ou a perda de líquidos e eletrólitos da sra. Mendoza? (Analisar pistas)
- Considerando seus achados e características definidoras e histórico, quais seriam os problemas clínicos prioritários da sra. Mendoza? (Priorizar diagnósticos)
- Considere a situação clínica da sra. Mendoza e descreva quais intervenções médicas e de enfermagem para o manejo de desequilíbrios hidreletrolíticos e ácido-básicos você poderia empregar (Gerar soluções)
- Quais intervenções médicas e de enfermagem deveriam ter prioridade de implementação no plano de cuidados da sra. Mendoza? (Tomar providências)
- Considerando a implementação das prescrições médicas da sra. Mendoza, como você determinaria se elas foram eficazes com base em seus atuais dados de avaliação? (Avaliar resultados)

Questões de revisão

1. A infusão de um líquido IV está fluindo mais devagar do que o que foi solicitado. A bomba de infusão está configurada corretamente. Quais fatores poderiam estar causando essa lentidão? (Selecione todas as aplicáveis.)
   a. Infiltração no local de inserção do DAV.
   b. O paciente está deitado sobre a linha.
   c. A pinça rolete está totalmente aberta.
   d. A linha está dobrada nas grades do leito.
   e. Sobrecarga circulatória.
2. O enfermeiro avalia a dor e vermelhidão em um local de inserção de DAV. Qual é a primeira providência a ser tomada?
   a. Aplicar compressa úmida e morna.
   b. Aspirar o líquido do DAV.
   c. Relatar a situação ao médico.
   d. Interromper a infusão IV.
3. Ao delegar a medição da I&E aos técnicos/auxiliares de enfermagem, o enfermeiro os orienta a registrar quais informações para lascas de gelo?
   a. Dois terços do volume.
   b. Metade do volume.
   c. Um quarto do volume.
   d. O dobro do volume.
4. Quais avaliações faz um enfermeiro antes de pendurar um líquido IV que contenha potássio? (Selecione todas as aplicáveis.)
   a. Excreção urinária.
   b. Gasometria arterial.
   c. Verificação do calibre das veias do pescoço.
   d. Valor laboratorial de potássio sérico no prontuário.
   e. Nível de consciência.
5. A prescrição médica é de 500 mℓ de NaCl 0,9% IV durante 4 h. Qual velocidade o enfermeiro programa na bomba de infusão?
   a. 100 mℓ por hora.
   b. 125 mℓ por hora.
   c. 167 mℓ por hora.
   d. 200 mℓ por hora.
6. Quais dos passos a seguir são necessários para a inserção de um acesso venoso periférico curto? (Selecione todas as aplicáveis.)
   a. Aplicar o torniquete no braço a 10 a 15 cm (acima do local de inserção pretendido.
   b. Limpar a pele usando um agente antisséptico aprovado, como clorexidina a 2% à base de álcool e deixar secar completamente.
   c. Estabilizar a veia colocando o polegar em posição proximal em relação ao ponto de inserção, esticando a pele na direção da inserção.
   d. Usar o cateter de menos calibre e mais curto disponível e inseri-lo com o bisel para cima a um ângulo de 10 a 15 graus.
   e. Observar se há sangue na câmara *flashback* do cateter e avançar o cateter desacoplando-o da agulha até a veia.
   f. Soltar o torniquete assim que o cateter estiver fixado e que o curativo for aplicado.
7. Coloque os seguintes passos de interrupção de acesso venoso na ordem correta:
   a. Higienizar as mãos e calçar luvas.
   b. Explicar o procedimento ao paciente.
   c. Remover o curativo e o esparadrapo do acesso venoso.
   d. Usar dois identificadores para garantir que o paciente certo receba o tratamento.
   e. Parar a infusão e travar a linha.
   f. Verificar cuidadosamente o pedido do médico.
   g. Limpar o local, retirar o cateter e aplicar pressão.
8. Um paciente apresenta hipopotassemia com função cardíaca estável. Quais são as intervenções prioritárias de enfermagem? (Selecione todas as aplicáveis.)
   a. Intervenções para prevenção de quedas.
   b. Informar sobre a restrição de sódio.
   c. Encorajar o aumento da ingestão de líquidos.
   d. Monitorar a constipação intestinal.
   e. Explicar como se pesar diariamente.
9. Um paciente dá entrada no hospital com dispneia e chiado graves. Os níveis da gasometria arterial no momento da entrada são: pH de 7,26; PaO_2 de 68 mmHg; $PaCO_2$ de 55 mmHg; e HCO_3^- de 24. Como o enfermeiro interpreta esses valores laboratoriais?
   a. Acidose metabólica.
   b. Alcalose metabólica.
   c. Acidose respiratória.
   d. Alcalose respiratória.
10. Qual avaliação o enfermeiro usa como marcador clínico de volume vascular em um paciente com alto risco de déficit de VEC?
    a. Ressecamento das membranas mucosas.
    b. Turgor da pele.
    c. Calibre das veias do pescoço em decúbito dorsal.
    d. Calibre das veias do pescoço na posição ereta.

Respostas: 1. a, b, d; **2.** d; **3.** b; **4.** a, d; **5.** b; **6.** a, b; d, e; **7.** f, d, b, a, e, c, g; **8.** a, d; **9.** c; **10.** c.

Referências bibliográficas

Agency for Healthcare Research and Quality (AHRQ): *Health Literacy Universal Precautions Toolkit*, ed 2, Rockville, MD, 2020, Agency for Healthcare Research and Quality. https://www.ahrq.gov/health-literacy/quality-resources/tools/literacy-toolkit/healthlittoolkit2-tool5.html. Accessed May 2020.

American Association of Blood Banks (AABB): *Standards for blood banks and transfusion services*, ed 32, Bethesda, MD, 2020a, AABB.

American Association of Blood Banks (AABB): *Technical manual of the American Association of blood banks*, ed 19, Bethesda, MD, 2020b, AABB.

Berns J: *Patient education: hemodialysis (beyond the basics)*, 2020, UpToDate. https://www.uptodate.com/contents/hemodialysis-beyond-the-basics/print.

Boucher N, et al: Supporting Muslim patients during advanced illness, *Perm J* 21:16, 2017.

Burchum JR, Rosenthal LD: *Lehne's pharmacology for nursing care*, ed 10, St. Louis, 2019, Elsevier.

Centers for Disease Control and Prevention (CDC): *Blood safety basics*, 2020. https://www.cdc.gov/bloodsafety/basics.html. Accessed August 2, 2020.

Centers for Disease Control and Prevention (CDC): *What is health literacy?* 2021. https://www.cdc.gov/healthliteracy/learn/index.html. Accessed August 28, 2021.

DeLisle J: Is this a blood transfusion reaction? Don't hesitate; check it out, *J Infus Nurs* 41(1):42, 2018.

Emmett M, Hoorn E: *Serum anion gap in conditions other than metabolic acidosis*, 2020, UpToDate, 2020. https://www.uptodate.com/contents/serum-anion-gap-in-conditions-other-than-metabolic-acidosis.

European Pressure Ulcer Advisory Panel (EPUAP) and National Pressure injury Advisory Panel (NPIAP) and Pan Pacific Pressure Injury Alliance: *Treatment of pressure ulcers/injuries: Clinical Practice Guideline. The International Guideline*, Emily Haesler (ED). EPUAP/NPIAP/PPPIA, 2019.

Felver L: Acid-base balance. In Giddens JF, editor: *Concepts for nursing practice*, ed 3, St. Louis, 2021a, Mosby.

Felver L: Fluid and electrolyte balance. In Giddens JF, editor: *Concepts for nursing practice*, ed 3, St. Louis, 2021b, Mosby.

Felver L: Fluid and electrolyte homeostasis and imbalances. In Banasik JL, Copstead LC, editors: *Pathophysiology*, ed 6, St. Louis, 2021c, Saunders.

Ferrari MC, et al: Watery stools and metabolic acidosis, *Intern Emerg Med* 12(4):487, 2017.

Giger JN, Haddad L: *Transcultural nursing: assessment and intervention*, ed 8, St. Louis, 2021, Elsevier.

Gizowski C, Bourgue CW: The neural basis of homeostatic and anticipatory thirst, *Nat Rev Nephrol* 14(1):11, 2018.

Gorski L: *Manual of IV therapeutics: evidence-based practice for infusion therapy*, ed 7, Philadelphia, 2018, FA Davis.

Gorski LA, et al. *Infusion therapy standards of practice*, ed 8, *J Infus Nurs* 44(Suppl 1):S1–S224, 2021. doi:10.1097/NAN.0000000000000396.

Hadaway L: Stopcocks for infusion therapy: evidence and experience, *J Infus Nurs* 41(1):24, 2018.

Harding M, et al: *Lewis's medical-surgical nursing: assessment and management of clinical problems*, ed 11, St. Louis, 2020, Elsevier.

Heckle M, et al: ST elevations in the setting of hyperkalemia, *JAMA Intern Med* 178:133, 2018.

Heuschkel R, Duggan C: *Enteral feeding: gastric versus post-pyloric*, 2019, UpToDate. https://www.uptodate.com/contents/enteral-feeding-gastric-versus-post-pyloric.

Hockenberry MJ, et al: *Wong's nursing care of infants and children*, ed 11, St. Louis, 2019, Elsevier.

Hoorn EJ, et al: Diagnosis and treatment of hyponatremia: compilation of the guidelines, *J Am Soc Nephrol* 28(5):1340, 2017.

Huether S, et al: *Understanding pathophysiology*, ed 7, St. Louis, 2020, Elsevier.

Infusion Nurses Society (INS): *Policy and procedures for infusion therapy*, ed 5, Norwood, MA, 2016, Author.

Jacob J, Gaynes R: *Intravascular catheter-related infection: prevention*, 2021, UpToDate. https://www.uptodate.com/contents/intravascular-catheter-related-infection-prevention.

Kala J, Abudayyeh A: Magnesium: an overlooked electrolyte, *J Emerg Med* 52(5):741, 2017.

Kamel K, Halperin M: *Fluid, electrolyte, and acid–base physiology*, ed 5, St. Louis, 2017, Elsevier.

Kear TM: Fluid and electrolyte management across the age continuum, *Nephrol Nurs J* 44(6):491, 2017.

Kovesdy CP, et al: Potassium homeostasis in health and disease: a scientific workshop cosponsored by the National Kidney Foundation and the American Society of Hypertension, *Am J Kidney Dis* 70:844, 2017.

Lim F, et al: Managing hypocalcemia in massive blood transfusion, *Nursing* 47(5):26, 2017.

Mattox EA: Complications of peripheral venous access devices: prevention, detection, and recovery strategies, *Crit Care Nurs* 37(2):e1, 2017.

McDermott BP, et al: National athletic trainers' association position statement: fluid replacement for the physically active, *J Athl Train* 52(9):877, 2017.

Mount D: *Clinical manifestations and treatment of hypokalemia in adults*, 2019, UpToDate. https://www.uptodate.com/contents/clinical-manifestations-and-treatment-of-hypokalemia-in-adults.

Nagami GT, Hamm LL: Regulation of acid-base balance in chronic kidney disease, *Adv Chronic Kidney Dis* 24(5):274, 2017.

Norton JM, et al: Improving outcomes for patients with chronic kidney disease: part 1, *Am J Nurs* 117(2):22, 2017.

Occupational Safety and Health Administration (OSHA): *Bloodborne pathogens standard*, n.d., US Department of Labor. https://www.osha.gov/laws-regs/regulations/standardnumber/1910/1910.1030. Accessed August 2, 2020.

Pagana KD, et al: *Mosby's manual of diagnostic and laboratory tests*, ed 7, St. Louis, 2021, Elsevier.

Palmer BF, Clegg DJ: Electrolyte disturbances in patients with chronic alcohol-use disorder, *N Engl J Med* 377(14):1368, 2017.

Rice PL, Orgill DP: *Assessment and classification of burn injury*, 2021, Up To Date. https://www.uptodate.com/contents/assessment-and-classification-of-burn-injury#:~:text=1%20A%20burn%20is%20defined%20as%20a%20traumatic,the%20epidermal%20layer%20of%20skin.%20More%20items…%20. Accessed August 30, 2021.

Rong X, et al: Cultural factors influencing dietary and fluid restriction behaviour: perceptions of older Chinese patients with heart failure, *J Clin Nurs* 26(5/6):717, 2017.

Sterns R: *Etiology, clinical manifestations, and diagnosis of volume depletion in adults*, 2020, UpToDate. https://www.uptodate.com/contents/etiology-clinical-manifestations-and-diagnosis-of-volume-depletion-in-adults.

Sterns R: *Maintenance and replacement fluid therapy in adults*, 2021, UpToDate. https://www.uptodate.com/contents/maintenance-and-replacement-fluid-therapy-in-adults.

Teruya J: *Red blood cell transfusion in infants and children: selection of blood products*, 2020, UpToDate. https://www.uptodate.com/contents/red-blood-cell-transfusion-in-infants-and-children-indications.

The Joint Commission (TJC): *2021 National Patient Safety Goals*, Oakbrook Terrace, IL, 2021a, The Commission. https://www.jointcommission.org/en/standards/national-patient-safety-goals/. Accessed August 2, 2021.

The Joint Commission (TJC): *CLABSI Toolkit – Introduction Central Line-Associated Bloodstream Infection Introduction*, 2021b. https://www.jointcommission.org/resources/patient-safety-topics/infection-prevention-and-control/central-line-associated-bloodstream-infections-toolkit-and-monograph/clabsi-toolkit-—-introduction/. Accessed August 2, 2020.

Tingle J: Patient consent and conscientious objection, *Brit J Nurs* 26(2):118, 2017.

Touhy TA, Jett KF: *Ebersole and Hess' gerontological nursing & healthy aging*, ed 6, St. Louis, 2021, Elsevier.

US Food and Drug Administration: *Best way to get rid of used needles and other sharps*, 2021 https://www.fda.gov/medical-devices/safely-using-sharps-needles-and-syringes-home-work-and-travel/best-way-get-rid-used-needles-and-other-sharps. Accessed August 31, 2021.

Wagner J, Arora S: Oncologic metabolic emergencies, *Hematol Oncol Clin North Am* 31:941, 2017.

Wolf Z, Hughes R: Best practices to decrease infusion-associated medication errors, *J Infus Nurs* 42(4):183, 2019.

Referências de pesquisa

Biasucci DG, et al: Targeting zero catheter-related bloodstream infections in pediatric intensive care unit: a retrospective matched case-control study, *J Vasc Access* 19(2):119, 2018.

Carson RA, et al: Evaluation of a nurse-initiated acute gastroenteritis pathway in the pediatric emergency department, *J Emerg Nurs* 43(5):406, 2017.

Fumarola S, et al: Overlooked and underestimated: medical adhesive-related skin injuries. Best practice consensus document on prevention, *J Wound Care* 29(Suppl 3c):S1, 2020.

Hawes JA, Lee KS: Reduction in central line-associated bloodstream infections in a NICU: practical lessons for its achievement and sustainability, *J Neonatal Netw* 37(2):105, 2018.

Helm R: Accepted but unacceptable: peripheral IV catheter failure, *J Infus Nurs* 42(3):149, 2019.

Horwitz L, Krumholz H: *Heart failure self-management*, 2020, UpToDate. https://www.uptodate.com/contents/heart-failure-self-management.

Kyle T, et al: Ionised calcium levels in major trauma patients who received blood en route to a military medical treatment facility, *Emerg Med J* 35(3):176, 2018.

Layne D, Anderson T: A collaborative approach to reducing central line-associated bloodstream infections, *J Nurs Care Qual* 34(4):285, 2019.

Matsui Y, et al: Evaluation of the predictive validity of thermography in identifying extravasation with intravenous chemotherapy infusions, *J Infus Nurs* 40(6):367, 2017.

Park LG, et al: Symptom diary use and improved survival for patients with heart failure, *Circ Heart Fail* 10:e003874, 2017.

Pironi L, et al: ESPEN guideline on home parenteral nutrition, *Clin Nutr* 39:1645–1666, 2020. https://www.espen.org/files/ESPEN-Guidelines/ESPEN_guideline_on_home_parenteral_nutrition.pdf. Accessed September 1, 2021.

Thoele K, et al: Optimizing drug delivery of small-volume infusions, *J Infus Nurs* 41(2):113, 2018.

Wei L, et al.: Chlorhexidine-impregnated dressing for the prophylaxis of central venous catheter-related complications: a systematic review and meta-analysis. *BMC Infect Dis* 19:429, 2019.

43

Sono

Objetivos

- Explicar os efeitos que o ciclo sono-vigília de 24 horas exerce na função biológica
- Resumir os mecanismos que regulam o sono
- Descrever os estágios do ciclo do sono normal
- Explicar as funções do sono
- Comparar e contrastar as necessidades de sono nas diferentes faixas etárias
- Identificar fatores que normalmente promovem e perturbam o sono
- Comparar e contrastar as características dos transtornos comuns do sono
- Entrevistar um paciente para conduzir um histórico de sono
- Selecionar intervenções de enfermagem destinadas a promover ciclos de sono normais para pacientes de todas as idades
- Avaliar a efetividade das terapias de sono.

Termos-chave

Apneia do sono
Cataplexia
Higiene do sono
Hipersonolência
Hipnóticos
Insônia
Narcolepsia
Noctúria
Polissonografia
Privação do sono
Relógios biológicos
Repouso
Ritmo circadiano
Sedativos
Sono
Sono com movimento rápido dos olhos (REM)
Sono sem movimento rápido dos olhos (não REM)
Sonolência diurna excessiva (SDE)

Susan, uma enfermeira de família recém-contratada em uma clínica de saúde está se preparando para atender sua primeira paciente do dia, Julie Arnold, uma advogada de 51 anos. Durante a revisão do prontuário, Susan nota que Julie foi diagnosticada com depressão no ano passado e toma antidepressivo. Quando Susan pergunta a Julie como ela está, Julie diz a Susan que está tendo dificuldades para dormir. Julie é casada e tem dois filhos no Ensino Médio. O marido de Julie, Blake, é advogado em outro escritório jurídico. Ele trabalha muitas horas por semana e geralmente chega em casa bem tarde da noite.

Quando Susan investiga mais profundamente Julie sobre sua dificuldade para dormir, Julie explica que ela acorda uma ou duas vezes à noite. Ela diz: "Sinto cansaço quando acordo e tenho problemas para me concentrar no trabalho à tarde." Julie relata que, por causa de sua intensa agenda de trabalho, ela parou com sua rotina de caminhar de 1,5 a 3 quilômetros por dia. Ela relata não ter tempo para fazer atividade física quando chega em casa, pois precisa fazer comida para a família, cuidar de sua mãe e ajudar os filhos com a lição de casa. Julie relata que vai para a cama entre meia-noite e 1 da manhã, que são 2 horas mais tarde do que seu horário habitual. Demora 1 hora para ela pegar no sono. Ela diz que costumava dormir de 7 a 8 horas por noite e agora está mais para 5 a 6 horas. Ela bebe duas ou três xícaras de café depois do jantar enquanto trabalha em seus casos antes de ir dormir.

Julie também diz a Susan que sua mãe de 80 anos, Louise, mudou-se para a casa deles há 2 semanas. Louise acabara de receber alta de uma instituição de saúde onde passou por reabilitação depois de ser operada devido a uma fratura de quadril resultante de uma queda em casa. Louise tem histórico de hipertensão, insuficiência cardíaca, diabetes melito e osteoartrite. Julie expressa preocupação com sua mãe, sobre como ela parece estar se recuperando e como precisa tomar conta dela, além de suas outras responsabilidades profissionais e pessoais. O plano é que Louise fique com Julie e sua família até que ela esteja suficientemente forte para voltar para sua própria casa. Julie ajuda sua mãe em suas atividades de higiene pessoal e com outras necessidades dela após o jantar à noite. Julie está preocupada que sua mãe esteja tendo problemas para dormir também, pois ela consegue ouvi-la perambulando à noite e ela parece bem cansada durante o dia. Julie diz que tomar conta da sua mãe a atrasa para começar a trabalhar nas tarefas que ela traz para casa. Julie diz a Susan: "Não sei como posso continuar cuidando de todos em casa e trabalhando no ritmo que tenho trabalhado."

Repouso e sono adequados são tão importantes para a saúde quanto uma boa alimentação e atividades físicas adequadas. A saúde física e emocional depende da capacidade de satisfazer essas necessidades básicas humanas. As pessoas necessitam de diferentes quantidades de sono e repouso. Sem sono e descanso adequados, a capacidade de concentração, formular julgamentos e participar de atividades diárias diminui, aumentando a irritabilidade.

Como enfermeiro, você usará pensamento crítico e julgamento clínico para identificar e tratar problemas nos padrões de sono dos pacientes. Para ajudar os pacientes, você precisa entender a natureza do sono, os fatores que o influenciam e os hábitos de sono dos pacientes. Essa compreensão ajudará você a reunir e analisar dados da avaliação para identificar o problema de sono prioritário do paciente. Os pacientes requerem abordagens individualizadas baseadas em seus hábitos pessoais, preferências, padrões de sono e problemas que influenciam o sono. Um plano de cuidado de enfermagem centrado no paciente com intervenções de enfermagem individualizadas é geralmente eficaz para a resolução de problemas de sono de curto e longo prazo.

O sono é curativo e reparador (Huether et al., 2020). Alcançar a melhor qualidade possível de sono é importante para a promoção da boa saúde e da recuperação de doenças. Pacientes que estão doentes geralmente precisam dormir e repousar mais do que os pacientes saudáveis. No entanto, a natureza da doença geralmente impede que alguns pacientes tenham o repouso e o sono adequados. O ambiente de um instituição de saúde ou de instituições de cuidados permanentes e as atividades dos profissionais da saúde geralmente dificultam o sono. Alguns pacientes têm problemas preexistentes de sono; outros desenvolvem problemas de sono devido a uma doença ou hospitalização.

Base de conhecimento científico

Fisiologia do sono

Sono é um processo fisiológico cíclico que se alterna com períodos mais longos de vigília. O ciclo sono-vigília influencia e regula a função fisiológica e as respostas comportamentais.

Ritmos circadianos. As pessoas têm ritmos cíclicos como parte de suas vidas cotidianas. O ritmo mais familiar é o de 24 horas, o ciclo de dia e noite conhecido como ritmo diurno ou **ritmo circadiano** (derivado do latim *circa*, "acerca," e *dies*, "dia"). As células nervosas do núcleo supraquiasmático (NSQ) no hipotálamo controlam o ritmo do ciclo sono-vigília e o coordenam com outros ritmos circadianos (Huether et al., 2020). Os ritmos circadianos influenciam o padrão de importantes funções biológicas e comportamentais. Alteração previsível na temperatura corporal, frequência cardíaca, pressão arterial, secreção de hormônios, acuidade sensorial e no humor depende da manutenção do ciclo circadiano de 24 horas (Kryger et al., 2017).

Fatores como iluminação, temperatura, atividades sociais e rotinas de trabalho afetam os ritmos circadianos e os ciclos sono-vigília diários. Todas as pessoas têm **relógios biológicos** que sincronizam seus ciclos de sono. Isso explica por que algumas pessoas dormem às 20 h, enquanto outras vão para a cama à meia-noite ou de madrugada. Pessoas diferentes também funcionam melhor em diferentes horários do dia.

Instituições de saúde ou de instituições de longa permanência não adaptam o cuidado às preferências de ciclo sono-vigília de cada pessoa. Rotinas hospitalares normais interrompem o sono ou impedem que os pacientes peguem no sono em seus horários habituais. Qualidade insatisfatória de sono resulta quando o ciclo sono-vigília da pessoa é alterado. Inversões do ciclo sono-vigília, como quando a pessoa que normalmente está acordada durante o dia pega no sono durante o dia, às vezes indicam doenças graves.

O ritmo biológico do sono frequentemente se sincroniza com outras funções do corpo. Por exemplo, alterações na temperatura corporal estão relacionadas a padrões do sono. Normalmente, a temperatura corporal alcança seu pico à tarde, diminui gradativamente e cai bruscamente depois que a pessoa pega no sono. Quando o ciclo sono-vigília é interrompido (p. ex., quando se trabalha em rodízio de turnos), outras funções fisiológicas normalmente também mudam. Por exemplo, um novo enfermeiro que começa a trabalhar no turno da noite sente menos apetite e perde peso. Ansiedade, inquietação, irritabilidade de julgamento prejudicado são outros sintomas comuns de perturbações do ciclo do sono. A impossibilidade de manter o ciclo sono-vigília habitual de um indivíduo influencia negativamente a saúde geral do paciente.

Regulação do sono. O sono envolve uma sequência de estados fisiológicos mantidos por atividade altamente integrada do sistema nervoso central (SNC). Está associado a alterações no sistema nervoso periférico, endócrino, cardiovascular, respiratório e muscular (Huether et al., 2020). Reações fisiológicas específicas e padrões de atividade cerebral identificam cada sequência. Instrumentos como o eletroencefalograma (EEG), que mensura a atividade elétrica no córtex cerebral; o eletromiograma (EMG), que mensura o tônus muscular, e o eletro-oculograma (EOG), que mensura os movimentos dos olhos, oferecem informações sobre alguns dos aspectos fisiológicos estruturais do sono.

O principal centro do sono no corpo é o hipotálamo (Chen et al., 2018). Ele secreta hipocretinas (orexinas) que promovem a vigília e o sono com movimentos rápidos dos olhos (REM). Prostaglandina D_2, L-triptofano e fatores de crescimento controlam o sono (Huether et al., 2020).

Pesquisadores acreditam que o sistema ativador reticular (SAR) ascendente localizado no tronco encefálico superior contenha células especiais que mantêm a atenção e a vigília. O SAR recebe estímulos sensoriais visuais, auditivos, de dor e táteis. A atividade do córtex cerebral (p. ex., emoções ou processos de pensamento) também estimula o SAR. O despertar, a vigília e a manutenção da consciência resultam da liberação de catecolaminas, como a norepinefrina, pelos neurônios do SAR (Kryger et al., 2017).

Evidências atuais sugerem que dois processos ajudam a regular os ciclos sono/vigília. O processo homeostático (Processo S), que basicamente regula a duração e a profundidade do sono, e os ritmos circadianos (Processo C: "relógios de ponto biológicos"), que influenciam a organização interna do sono e o horário e duração dos ciclos sono-vigília, operam simultaneamente para regular o sono e a vigília (Kryger et al., 2017). O horário de despertar é definido pela intersecção do Processo S e do Processo C (Figura 43.1).

Fases do sono. O sono é dividido em duas fases: **sono sem movimento rápido dos olhos (não REM)** e **sono com movimento rápido dos olhos (REM)** (Boxe 43.1). Na definição clássica de sono não REM, as pessoas passam por quatro estágios durante um típico ciclo de sono de 90 minutos. A American Academy of Sleep Medicine define três estágios do sono não REM, combinando os estágios 3 e 4 (Kryger et al., 2017). A qualidade do sono do estágio 1 até o estágio 3 torna-se cada vez mais profunda. Sono mais leve é característico dos estágios 1 e 2, quando a pessoa desperta mais facilmente. O estágio 3 (anteriormente estágios 3 e 4) envolve um sono mais profundo,

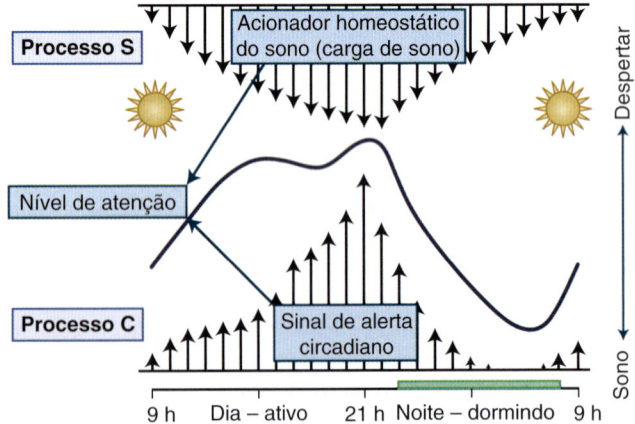

Figura 43.1 O modelo biprocessual de regulação do sono mostra o decorrer do processo homeostático (*Processo S*) e o processo circadiano (*Processo C*). O Processo S se intensifica durante a vigília e cai durante o sono. A intersecção entre o Processo S e o Processo C define o horário de despertar. (De Jankovic J et al.: *Bradley and Daroff's neurology in clinical practice*, ed 8, Philadelphia, 2022, Elsevier.)

Boxe 43.1 Estágios do ciclo do sono

Sono não REM (75% da noite)

N1 (antigo estágio 1)
- Estágio do sono mais leve, que dura poucos minutos
- O declínio da atividade fisiológica começa com uma queda gradativa dos sinais vitais e do metabolismo
- Estímulos sensoriais, como ruídos, despertam facilmente a pessoa que está dormindo
- Se for acordada, a pessoa tem a sensação de ter devaneado.

N2 (antigo estágio 2)
- Estágio de sono mais profundo em que o relaxamento progride
- Ainda é relativamente fácil despertar
- A atividade cerebral e muscular continuam desacelerando.

N3 (antigos estágios 3 e 4)
- Chamado de sono de ondas lentas
- O estágio mais profundo do sono
- É difícil acordar a pessoa que está dormindo, que raramente se move
- A atividade cerebral e muscular é significativamente reduzida
- Os sinais vitais ficam mais baixos do que durante as horas de vigília.

Sono REM (25% da noite)
- Fase em que ocorrem sonhos vívidos e coloridos
- Essa fase normalmente começa 90 minutos depois do início do sono
- A fase é marcada pela reação autônoma de movimentos rápidos dos olhos, frequências cardíaca e respiratória oscilantes e aumento ou oscilação da pressão arterial
- Ocorre perda do tônus dos músculos esqueléticos
- Há aumento das secreções gástricas
- É muito difícil acordar a pessoa que está em sono REM
- A duração do sono REM aumenta a cada ciclo, e sua média é de 20 minutos.

não REM, sem movimento rápido dos olhos; *REM*, com movimento rápido dos olhos. (De American Sleep Association: *What is sleep?* 2020, https://sleepassociation.org/patients-general-public/what-is-sleep, accessed July 18, 2020; Kryger M et al.: *Principles and practice of sleep medicine*, 6e, St Louis, 2017, Elsevier; National Sleep Foundation: *What happens when you sleep?* 2020, https://sleepfoundation.org/how-sleep-works/what-happens-when-you-sleep, accessed July 18, 2020.)

chamado sono de ondas lentas, a partir do qual a pessoa tem mais dificuldade para despertar (Kryger et al., 2017). O sono REM é a fase ao fim de cada ciclo de 90 minutos de sono. Durante o sono REM, há maior atividade cerebral associada a movimentos rápidos dos olhos e atonia muscular.

Ciclo do sono. Normalmente, o padrão rotineiro de sono de um adulto começa com um período pré-sono, durante o qual a pessoa percebe somente uma sonolência se desenvolvendo gradualmente. Esse período dura normalmente de 10 a 30 minutos. Pessoas que têm dificuldade para cair no sono geralmente permanecem nesse estágio por 1 hora ou mais. Uma vez adormecida, a pessoa normalmente passa por quatro a seis ciclos completos de sono, e cada um desses ciclos consiste em três fases de sono não REM e um período de sono REM, totalizando algo entre 90 e 110 minutos (Huether et al., 2020).

A cada ciclo sucessivo, o estágio 3 de sono não REM se encurta, e o sono REM aumenta. O sono REM dura até 60 minutos durante o último ciclo de sono. Nem todas as pessoas progridem consistentemente entre os estágios normais do sono. Por exemplo, uma pessoa pode ficar durante alguns períodos curtos flutuando entre os estágios 2 e 3 do sono não REM antes de entrar no sono REM. O tempo de permanência em cada estágio varia. O número de ciclos de sono depende do tempo total que a pessoa passa dormindo.

Funções do sono

O sono funciona como um momento de recuperação, consolidação da memória e preparação para o próximo período de vigília (Huether et al., 2020). Durante o sono não REM, as funções biológicas desaceleram. A frequência cardíaca de um adulto saudável cai de uma média normal de 70 a 80 bpm para 60 bpm ou menos durante o sono, preservando a função cardíaca. Outras funções biológicas que diminuem durante o sono são as respirações, a temperatura, a pressão arterial e o tônus muscular (Kryger et al., 2017).

O sono restaura os processos biológicos. Durante o estágio 3 do sono não REM, o corpo libera hormônio do crescimento humano para reparação e renovação das células epiteliais e das células especializadas, como as células do cérebro (Huether et al., 2020). Também ocorrem síntese de proteínas e divisão celular para renovação dos tecidos. A taxa metabólica basal cai durante o sono, o que conserva as reservas de energia do corpo (Huether et al., 2020).

O sono REM parece ser importante para o desenvolvimento inicial do cérebro, para a cognição e para a memória. Pesquisadores associam o sono REM a alterações cerebrais, inclusive na circulação de sangue no cérebro e no aumento da atividade cortical. Além disso, há maior consumo de oxigênio e liberação de epinefrina. Essas alterações estão associadas ao armazenamento de memórias e ao aprendizado (Huether et al., 2020).

Os benefícios do sono geralmente passam despercebidos até que a pessoa desenvolve um problema decorrente de privação do sono. Estimativas atuais indicam que de 50 milhões a 70 milhões de adultos nos EUA têm algum tipo de distúrbio do sono (American Sleep Association, 2020). A privação do sono afeta a função imune, o metabolismo, o equilíbrio de nitrogênio e o catabolismo de proteínas. Uma perda do sono REM geralmente leva à confusão e à desconfiança. Perda de sono prolongada altera diversas funções corporais (p. ex., humor, desempenho motor, memória, equilíbrio) (National Sleep Foundation, 2020b). Indivíduos com problemas de sono também são mais propensos a ter doenças crônicas, como hipertensão, doença cardiovascular, diabetes melito, obesidade e depressão (Jike et al., 2018; Tan et al., 2018). Além disso, eles podem ter baixa qualidade de vida e produtividade (Jike et al., 2018). Milhões de dólares destinados à saúde são gastos com custos indiretos relacionados à privação do sono, como acidentes automotivos e industriais, ações judiciais, danos à propriedade, hospitalização, erros médicos e morte (Hillman et al., 2018; Sleep Advisor, 2020).

Sonhos. Embora os sonhos ocorram tanto durante o sono não REM quanto no sono REM, os sonhos do sono REM são mais vívidos e elaborados, e alguns acreditam que eles sejam funcionalmente importantes para o aprendizado, o processamento da memória e a adaptação ao estresse (Kryger et al., 2017). Os sonhos REM progridem em conteúdo ao longo de toda a noite, desde sonhos sobre eventos atuais a sonhos emocionais sobre a infância ou o passado. A personalidade influencia a qualidade dos sonhos (p. ex., uma pessoa criativa tem sonhos elaborados e complexos, enquanto uma pessoa deprimida sonha com incapacidades).

A maioria das pessoas sonha com preocupações imediatas, como uma discussão com o cônjuge ou a vida profissional. Às vezes, uma pessoa não reconhece os medos representados em sonhos bizarros. Psicólogos clínicos tentam analisar a natureza simbólica dos sonhos como parte da psicoterapia do paciente. A capacidade de descrever um sonho e interpretar seu significado em alguns momentos ajuda a resolver preocupações ou medos pessoais.

Outra teoria sugere que os sonhos apagam certas fantasias ou memórias disparatadas. A maioria das pessoas esquece seus sonhos, e poucos se lembram dos sonhos ou nem mesmo acreditam que sonharam.

Para se lembrar de um sonho, a pessoa precisa pensar conscientemente sobre ele ao despertar. Pessoas que se lembram vividamente dos sonhos normalmente acordam logo depois de um período de sono REM.

Doenças físicas

Qualquer condição que cause dor, desconforto físico ou problemas de humor, como ansiedade ou depressão, geralmente resulta em problemas no sono. Pessoas com essas alterações frequentemente têm problemas para pegar no sono ou permanecer adormecidas. Doenças também forçam as pessoas a dormir em posições com as quais não estão acostumadas. Por exemplo, é difícil para um paciente com um braço ou perna em tração descansar confortavelmente.

Doença respiratória também interfere no sono. Pacientes com doença pulmonar crônica, como enfisema, têm falta de ar e frequentemente não conseguem dormir sem dois ou três travesseiros levantando sua cabeça. Asma, bronquite e rinite alérgica alteram o ritmo da respiração e perturbam o sono. Uma pessoa com um resfriado comum tem congestão nasal, drenagem dos seios nasais e dor de garganta, que prejudicam a respiração e a capacidade de relaxar.

Existem associações entre doença cardíaca, sono e transtornos do sono. Transtornos respiratórios relacionados ao sono estão ligados a um aumento da incidência de angina (dor no peito) noturna, aumento da frequência cardíaca, alterações no eletrocardiograma, pressão arterial elevada e risco de doenças cardíacas e acidentes vasculares encefálicos (AVE) (Huether et al., 2020). Hipertensão normalmente causa despertar durante a madrugada e fadiga. Pesquisas também apontam para um aumento do risco de morte súbita cardíaca nas primeiras horas após o despertar. Interrupções do sono e despertares frequentes ocorrem em pessoas com insuficiência cardíaca devido a apneia, hipercapnia e hipoxemia, que se desenvolvem conforme a doença progride (Kryger et al., 2017). Hipotireoidismo reduz o último estágio do sono, enquanto o hipertireoidismo faz com que as pessoas demorem mais para adormecer.

A **noctúria**, ou urinação durante a noite, interrompe o sono e o ciclo do sono, quase sempre levando a sonolência ou fadiga excessivas durante o dia. Após repetidos despertares para urinar, voltar a dormir é difícil, e o ciclo do sono fica incompleto. Embora essa condição seja mais comum em idosos com tônus reduzido de bexiga ou em pessoas com doenças cardíacas, diabetes melito, uretrite ou doença de próstata, ela também ocorre em um número significativo de jovens (Cleveland Clinic, 2020).

Muitas pessoas sofrem de síndrome das pernas inquietas (SPI), que ocorre depois de pegar no sono. Mais comum em mulheres, idosos e nos que têm anemia por deficiência de ferro, os sintomas de SPI incluem movimentos recorrentes e rítmicos dos pés e pernas. A gravidade da SPI em adultos tem sido associada à deficiência de vitamina D (Wali et al., 2018). Os pacientes têm uma sensação de coceira bem profundamente nos músculos. O alívio só é obtido movimentando as pernas, o que impede o relaxamento e, subsequentemente, o sono. A SPI é, às vezes, uma condição relativamente benigna, dependendo de quão gravemente o sono é interrompido. Primariamente, a SPI é um transtorno do SNC. Pesquisadores acreditam que a SPI de manifestação precoce poderia ser transmitida como traço autossômico dominante. A SPI de manifestação tardia pode ocorrer em pessoas anêmicas, gestantes, com uremia, insuficiência renal, estresse ou como efeito colateral de medicamentos (Chaiard e Weaver, 2019b). SPI de manifestação tardia geralmente ocorre em pessoas acima de 45 anos e tem progressão mais rápida, com sintomas mais graves (Chaiard e Weaver, 2019b).

Pesquisadores verificaram relação entre o sono e doenças gastrintestinais. Pessoas com úlcera péptica geralmente acordam no meio da noite. Estudos demonstrando a relação entre secreção de ácidos gástricos e as fases do sono são conflitantes. Um achado consistente é que pessoas com úlceras duodenais não conseguem inibir a secreção de ácidos nas primeiras 2 horas de sono (Kryger et al., 2017). O desafio para os pesquisadores é determinar se a interrupção do sono impacta problemas gastrintestinais, como refluxo gastresofágico e doença do intestino irritável, caso as doenças interrompam o ciclo do sono (Parekh et al., 2018).

Transtornos do sono

Transtornos do sono são condições que, quando não são tratadas, geralmente causam sono noturno prejudicado, que resulta em um de três problemas: insônia, movimentos ou sensação anormal durante o sono ou ao acordar à noite, ou sonolência diurna excessiva (SDE) (Kryger et al., 2017). Muitos adultos nos EUA têm problemas significativos de sono por inadequações ou na quantidade ou na qualidade de seu sono noturno e sofrem de **hipersonolência** diariamente (National Sleep Foundation, 2020c). Transtornos do sono são mais comuns em crianças e adolescentes com condições neurológicas ou deficiências neurodesenvolvimentais (Maski e Owens, 2018). A American Academy of Sleep Medicine (Academia Americana de Medicina do Sono) desenvolveu a versão 2 da Classificação Internacional de Transtornos do Sono (ICSD-2), na qual os transtornos do sono são classificados em oito grandes categorias (Boxe 43.2).

Os transtornos de insônia estão relacionados a dificuldade de pegar no sono, despertares frequentes durante o sono, períodos curtos de sono ou sono não restaurativo (Kryger et al., 2017). Indivíduos com transtornos respiratórios relacionados ao sono sofrem alterações nas respirações durante o sono. Hipersonias são transtornos do sono que resultam em sonolência diurna e não são causadas por sono perturbado ou por alterações nos ritmos circadianos (Kryger et al., 2017). Os transtornos do sono relacionados ao ritmo circadiano são causados por um desalinhamento entre a hora de dormir e as vontades do indivíduo ou as normas da sociedade. As parassonias são comportamentos indesejados que ocorrem normalmente durante o sono. Problemas de sono e despertar estão associados a vários transtornos médicos e psiquiátricos do sono, incluindo transtornos psiquiátricos, neurológicos ou outros tipos de problemas médicos. Nos transtornos de movimento relacionados ao sono, a pessoa tem movimentos estereotipados simples que perturbam o sono. A categoria de "sintomas isolados, variantes aparentemente normais e problemas não resolvidos" inclui sintomas relacionados ao sono que se encaixam entre o sono normal e o anormal. A categoria "outros transtornos do sono" abrange os problemas do sono que não se encaixam nas outras categorias.

Estudos de laboratório do sono diagnosticam transtornos do sono. A **polissonografia** envolve o uso de EEG, EMG e EOG para monitorar as fases do sono e vigília durante o sono noturno. O Teste das Latência Múltipla do Sono (TLMS) fornece informações objetivas sobre sonolência e sobre determinados aspectos da estrutura do sono por meio da mensuração dos movimentos do olho, alterações no tônus muscular e atividade elétrica cerebral durante pelo menos quatro oportunidades de cochilos distribuídos ao longo do dia. O tempo de duração do TLMS é de aproximadamente 8 a 10 horas. Os pacientes usam um dispositivo ActiGraph® no punho para verificar padrões de sono-vigília por um período prolongado de tempo, como, por exemplo, 1 semana. Os dados da actigrafia fornecem informações sobre tempo de sono, eficiência do sono, número e duração dos despertares e níveis de atividade e repouso. Uma alternativa que está se tornando cada vez mais popular, principalmente entre idosos, é o uso de tecnologia na forma de aplicativos de sono para *smartphones* (Adams et al., 2017). É necessário conduzir mais estudos sobre esses aplicativos de sono para validar a acurácia das análises de sono (Lorenz e Williams, 2017).

Boxe 43.2 Classificação de transtornos do sono selecionados

Insônias
- Transtorno de ajuste do sono (insônia aguda)
- Higiene inadequada antes de dormir
- Insônia comportamental da infância
- Insônia causada por condição médica.

Transtorno respiratório relacionado ao sono
Síndromes de apneia central do sono
- Apneia central do sono primária
- Apneia central do sono causada por condição clínica
- Síndromes de apneia do sono obstrutiva.

Hipersonias de origem central (não causadas por transtorno respiratório relacionado ao sono)
- Narcolepsia (quatro tipos distintos)
- Hipersonia relacionada à menstruação
- Hipersonia causada por condição médica.

Parassonias
Transtornos do despertar
- Sonambulismo
- Terror noturno.

Parassonias normalmente associadas ao sono REM
- Transtorno de pesadelo
- Transtorno comportamental do sono REM.

Outras parassonias
- Alucinações relacionadas ao sono
- Transtorno alimentar relacionado ao sono
- Enurese relacionada ao sono (urinar na cama).

Transtornos do sono relacionados ao ritmo circadiano
Transtornos do sono primários relacionados ao ritmo circadiano
- Tipo fase atrasada do sono
- Tipo fase avançada do sono.

Transtornos do sono relacionados ao ritmo circadiano induzidos por comportamento
- Tipo *jet lag*
- Tipo turno de trabalho
- Uso de drogas ou substâncias.

Transtornos de movimento relacionados ao sono
- Síndrome das pernas inquietas
- Movimentos periódicos dos membros
- Bruxismo relacionado ao sono (ranger os dentes).

Sintomas isolados, variantes aparentemente normais e problemas não resolvidos
- Pessoa que dorme muito
- Pessoa que dorme pouco
- Falar dormindo.

Outros transtornos do sono
- Transtornos fisiológicos (orgânicos) do sono
- Transtorno do sono ambiental.

De American Academy of Sleep Medicine: International classes of diseases and international classification of sleep disorders. In Kryger HM et al.: *Principles and practice of sleep medicine*, ed 6, St Louis, 2017, Saunders; e Thorpy MJ: Classification of sleep disorders, *Neurotherap* 9 (4): 687, 2012.

Insônia. Insônia é um sintoma que os pacientes apresentam quando têm dificuldade crônica para pegar no sono, quando despertam frequentemente à noite e/ou têm sono de curta duração ou não reparador (Kryger et al., 2017). É a queixa mais comum relacionada ao sono, sendo que até 30% dos adultos sofrem desse problema (American Sleep Association, 2020). É comumente observada em indivíduos diagnosticados com depressão (Hedges e Gotelli, 2019). Pessoas com insônia sentem SDE e têm uma quantidade e qualidade insuficiente de sono. Contudo, frequentemente o paciente dorme mais do que percebe. A insônia geralmente sinaliza um transtorno físico ou psicológico subjacente. Ocorre com mais frequência e é o problema mais comum do sono nas mulheres.

As pessoas sofrem de insônia passageira devido a estresses situacionais, como problemas familiares, profissionais ou escolares; *jet lag*; doenças; ou perda de um ente querido. A insônia muitas vezes é recorrente, mas, entre os episódios, o paciente consegue dormir bem. No entanto, um caso temporário de insônia causada por uma situação estressante pode levar à dificuldade crônica de dormir o suficiente, talvez devido à preocupação e à ansiedade que se desenvolvem tentando dormir.

A insônia geralmente está associada à **higiene do sono** ou a práticas que o paciente associa ao sono (Hedges e Gotelli, 2019). Se a condição continua, o medo de não ser capaz de dormir é suficiente para causar a vigília. Durante o dia, pessoas com insônia crônica se sentem sonolentas, fatigadas, depressivas e ansiosas. O tratamento é sintomático, incluindo melhores medidas de higiene do sono, *biofeedback*, técnicas cognitivas e técnicas de relaxamento (Hedges e Gotelli, 2019; Rash et al., 2019). Terapias comportamentais e cognitivas têm poucos efeitos adversos e demonstram evidência de melhora sustentada do sono com o tempo (Haynes et al., 2018).

Apneia do sono. Apneia do sono é um transtorno no qual o indivíduo não consegue respirar e dormir ao mesmo tempo. Há uma interrupção do fluxo de ar pelo nariz e boca por períodos que variam de 10 segundos a 1 a 2 minutos de duração. Há três tipos de apneia do sono: obstrutiva, central e apneia mista, que apresenta tanto um componente obstrutivo quanto um componente central.

A forma mais comum é a apneia do sono obstrutiva (ASO), que é a cessação ou interrupção do fluxo de ar a despeito do esforço para respirar. Ela ocorre quando os músculos ou estruturas moles da cavidade oral ou da garganta relaxam durante o sono. A via respiratória superior fica parcial ou totalmente bloqueada, e o fluxo de ar nasal diminui (hipopneia) ou cessa (apneia). A pessoa tenta respirar, pois os movimentos torácicos e abdominais continuam, o que geralmente resulta em sons de ronco alto. Quando a respiração é parcial ou completamente diminuída, a pessoa se torna suficientemente hipóxica e precisa acordar para respirar. Anormalidades estruturais, como desvio de septo, pólipos nasais, maxilar inferior estreito ou tonsilas dilatadas às vezes predispõem os pacientes à ASO. Estima-se que de 9 a 21% das mulheres e 24 a 31% dos homens nos EUA sofram de ASO (American Sleep Association, 2020). No entanto, a maioria das pessoas não é diagnosticada ou tratada (Kryger et al., 2017).

Obesidade e hipertensão são fatores muito importantes na ASO. Tabagismo, avanço da idade (acima de 65 anos), insuficiência cardíaca, alcoolismo, anormalidades estruturais nasofaríngeas, amplas circunferências de pescoço e menopausa elevam os riscos de ASO (American Thoracic Society, 2017; Chaiard e Weaver, 2019a). Pesquisas indicam que pode haver uma ligação entre ASO e profissões nas quais a pessoa é exposta a e absorve solventes pela respiração (Schwartz et al., 2017).

A apneia central do sono (ACS) envolve uma disfunção do centro de controle respiratório no encéfalo. O impulso de respirar falha temporariamente, e o fluxo de ar nasal e o movimento da parede torácica cessam. A saturação de oxigênio no sangue cai. A condição é comum em pacientes com lesão do tronco encefálico, AVE, obesidade, distrofia muscular e encefalite. Menos de 10% das apneias do sono são de origem predominantemente central. Pessoas com ACS tendem a acordar no meio da noite e, portanto, a queixar-se de insônia e **sonolência diurna excessiva (SDE)**. Ronco leve e intermitente também está presente.

A SDE é uma queixa comum em pessoas que sofrem de ASO e ACS. Outros sintomas comuns de ASO incluem fadiga, dores de cabeça matutinas, irritabilidade, depressão, dificuldade de concentração e queda de libido (Kryger et al., 2017). Se não tratada, a apneia do sono aumenta o risco de hipertensão, diabetes melito, doença cardíaca e insuficiência cardíaca. Mudanças de estilo de vida, incluindo programas de redução de peso em pessoas que são obesas, melhor higiene do sono, pressão positiva nas vias respiratórias a dois níveis (BPAP ou BiPAP), pressão positiva contínua nas vias respiratórias (CPAP), cirurgia, estimulação do nervo hipoglosso e dispositivos de reposicionamento oral para a maxila e língua são opções de tratamento para a ASO (Chaiard e Weaver, 2019a).

A ASO causa um declínio grave do nível de saturação de oxigênio arterial. Os pacientes ficam arriscados a desenvolver arritmias cardíacas, insuficiência cardíaca do lado direito, hipertensão pulmonar, crises de angina, AVE e hipertensão.

Pacientes que têm apneia do sono raramente chegam ao sono profundo. A ASO afeta questões de qualidade de vida, como concentração, interações sociais, libido e atividade sexual, sendo geralmente um constrangimento para o paciente (Chaiard e Weaver, 2019a). O tratamento inclui terapia para as complicações cardíacas ou respiratórias subjacentes e quaisquer problemas emocionais que venham a surgir em consequência dos sintomas desse transtorno.

Narcolepsia. **Narcolepsia** é uma disfunção dos processos que regulam os estados do sono e da vigília. A SDE é a queixa mais comumente associada a esse transtorno. Durante o dia, a pessoa repentinamente sente uma onda incontrolável de sonolência e acaba adormecendo; o sono REM ocorre em questão de 15 minutos após adormecer. **Cataplexia**, ou fraqueza muscular súbita durante emoções intensas, como raiva, tristeza ou riso, que ocorre a qualquer hora durante o dia, é um sintoma de narcolepsia tipo 1, o que a diferencia da narcolepsia tipo 2 (Chaiard e Weaver 2019b; Maski e Owens, 2018). A cataplexia normalmente dura apenas alguns segundos, mas, se uma crise de cataplexia for grave, o paciente perde o controle voluntário dos músculos e cai no chão (Maski e Owens, 2018). Uma pessoa que tem narcolepsia geralmente tem sonhos vívidos que ocorrem assim que adormece. Esses sonhos são difíceis de distinguir da realidade. Paralisia do sono, ou a sensação de ser incapaz de se mover ou falar pouco antes de acordar ou pegar no sono, é outro sintoma. Alguns estudos demonstram uma ligação genética na narcolepsia (Chaiard e Weaver 2019b).

Um indivíduo com narcolepsia adormece descontroladamente em momentos inapropriados. Quando as pessoas não conhecem esse transtorno, as crises de sono são facilmente confundidas com preguiça, falta de interesse nas atividades, ou embriaguez. Normalmente, esses sintomas começam a se manifestar pela primeira vez na adolescência e são geralmente confundidos com a SDE que comumente ocorre em adolescentes. Pacientes diagnosticados com narcolepsia são tratados com estimulantes ou agentes de promoção de vigília, como modafinila, armodafinila, metilfenidato ou oxibato de sódio, que aumentam somente parcialmente a vigília e reduzem as crises de sono (Chaiard e Weaver 2019b; Maski e Owens, 2018). Os pacientes também recebem medicações antidepressivas que suprimem a cataplexia e os demais sintomas relacionados ao sono REM. Cochilos curtos durante o dia de, no máximo, 20 minutos ajudam a reduzir sensações subjetivas de sonolência. Outros métodos de manejo que ajudam são seguir um programa de exercícios regulares; praticar bons hábitos de sono; evitar trocar o horário de dormir; determinar tempos de cochilos diurnos estrategicamente (se possível); fazer refeições leves com alto teor de proteínas; praticar respirações profundas; mascar chicletes e tomar vitaminas (Kryger et al., 2017). Os pacientes com narcolepsia precisam evitar fatores que aumentam a sonolência (p. ex., bebidas alcoólicas, refeições pesadas, atividades exaustivas, dirigir por longas distâncias e ficar muito tempo sentado em ambientes quentes e mal ventilados).

Privação do sono. Muitos pacientes sofrem de **privação do sono** devido a um transtorno do sono. A privação do sono pode ser aguda ou crônica, sendo resultante de sono insuficiente ou interrompido. Suas causas incluem doenças (p. ex., febre, dificuldade para respirar ou dor), estresse emocional, medicamentos, perturbações ambientais (p. ex., interrupções frequentes do sono durante cuidados de enfermagem, vizinhos ou animais domésticos barulhentos) e variabilidade no horário de dormir como consequência dos turnos de trabalho. Transtornos do sono, como apneia do sono ou insônia, podem causar privação do sono.

Com a privação do sono, há uma queda da quantidade ou qualidade do sono e/ou uma inconsistência no horário de dormir. Quando o sono é interrompido ou fragmentado, ocorrem alterações no sequenciamento normal dos ciclos do sono. A privação acumulativa do sono se desenvolve com o passar do tempo.

Cada indivíduo reage à privação do sono de maneira diferente. Os pacientes apresentam uma variedade de sintomas fisiológicos e psicológicos (Boxe 43.3). A gravidade dos sintomas está geralmente relacionada à duração da privação do sono. O tratamento mais eficaz para privação do sono é eliminar ou corrigir os fatores ambientais e as atividades de cuidados do paciente que interrompem o padrão do sono. Enfermeiros desempenham importante papel na identificação de problemas tratáveis de privação do sono. Evidências sugerem que tanto a privação crônica do sono quanto o sono de longa duração estão associados a obesidade, diabetes melito tipo 2, memória ruim, depressão, problemas digestivos e desenvolvimento de doença cardiovascular (Jike et al., 2018).

Parassonias. As parassonias são problemas do sono que são mais comuns em crianças do que em adultos e que ocorrem durante o sono não REM e o sono REM (Maski e Owens, 2018). Alguns conjecturaram que a síndrome da morte súbita infantil (SMSI) possa estar relacionada a apneia, hipoxia e arritmias cardíacas causadas por anormalidades no sistema nervoso autônomo que se manifestam durante o sono (Kryger et al., 2017). Devido à associação entre pronação e ocorrência de SMSI, a American Academy of Pediatrics (AAP) recomenda que os pais coloquem bebês em posição supina durante o sono para reduzir o risco de síndrome da morte súbita do lactente (AAP, 2016).

Boxe 43.3 Sintomas de privação do sono

Sintomas fisiológicos	Sintomas psicológicos
• Ptose, visão embaçada	• Confusão e desorientação
• Falta de coordenação motora fina	• Maior sensibilidade à dor
• Diminuição dos reflexos	• Irritabilidade, dispersividade, apatia
• Tempo de reação mais lento	• Agitação
• Raciocínio e julgamentos prejudicados	• Hiperatividade
• Redução do nível de atenção auditiva e visual	• Desmotivação
• Arritmias cardíacas	• Sonolência excessiva

Parassonias que ocorrem entre crianças mais velhas incluem despertares confusionais, sonambulismo (andar dormindo), terrores noturnos, pesadelos, enurese noturna (urinar na cama), balançar o corpo e bruxismo (ranger os dentes). Parassonias em crianças são normalmente benignas, e a criança supera o problema à medida que cresce (Maski e Owens, 2018). Quando adultos têm esses problemas, isso geralmente indica transtornos mais graves. Os tratamentos específicos variam. Contudo, em todos os casos, é importante apoiar os pacientes e manter sua segurança.

> **Pense nisso**
> Entreviste um paciente com doenças respiratória, renal ou cardíaca crônicas. Aborde como a doença afeta a capacidade do paciente de dormir.

Base do conhecimento de enfermagem

Sono e repouso

Quando as pessoas estão em **repouso**, elas normalmente se sentem mentalmente relaxadas, livres de ansiedade e fisicamente calmas. Repouso não implica inatividade, embora todas as pessoas geralmente pensem em repouso como sentar-se confortavelmente em uma cadeira ou deitar-se na cama. Quando as pessoas estão em repouso, elas se encontram em um estado de atividade mental, física e espiritual que as deixa sentindo-se revigoradas, rejuvenescidas e prontas para voltar às atividades do dia. As pessoas têm seus próprios hábitos para conseguir repousar e podem encontrar maneiras de se adaptar a novos ambientes ou condições que afetam a capacidade de repousar. Elas descansam lendo um livro, praticando um exercício de relaxamento, ouvindo música, fazendo uma longa caminhada ou ficando quietas sentadas.

Enfermidades e rotinas não habituais de cuidados de saúde afetam facilmente o padrão de repouso e sono normal de pessoas admitidas em um hospital ou outro ambiente de cuidado de saúde. Enfermeiros frequentemente cuidam de pacientes que estão de repouso no leito para reduzir as demandas físicas e psicológicas do corpo em uma variedade de contextos de cuidados de saúde. No entanto, pacientes acamados não necessariamente se sentem descansados. Alguns experimentam angústia emocional que impede o relaxamento completo. Por exemplo, preocupação em relação às limitações físicas ou medo de não conseguir voltar a ter seu estilo de vida habitual fazem com que esses pacientes se sintam estressados e incapazes de relaxar. Você deve sempre estar atento à necessidade de repouso do paciente. Falta de descanso por períodos prolongados causa doenças ou piora doenças existentes.

Necessidades e padrões normais de sono

A duração e a qualidade do sono variam entre pessoas de todas as faixas etárias. Por exemplo, uma pessoa se sente bem descansada com 4 horas de sono, enquanto outra precisa de 10 horas. Os enfermeiros desempenham um importante papel na identificação de problemas tratáveis de privação do sono.

Neonatos. Desde o nascimento até os 3 meses de vida, o lactente dorme em média 16 horas por dia, dormindo quase que constantemente durante a primeira semana. O ciclo do sono é geralmente de 40 a 50 minutos, com despertares ocorrendo após um ou dois ciclos de sono. Aproximadamente 50% desse sono é do tipo REM, que estimula os centros superiores do cérebro. Isso é essencial para o desenvolvimento, pois o recém-nascido não está acordado por tempo suficiente para receber estímulos externos significativos (Hockenberry et al., 2019).

Lactentes. Os lactentes normalmente desenvolvem um padrão noturno de sono aos 3 meses. O lactente normalmente tira vários cochilos durante o dia, mas geralmente dorme em média de 8 a 10 horas durante a noite, o que dá um total de 15 horas de sono por dia. Em aproximadamente 30% do tempo, o sono fica na fase REM (Hockenberry et al., 2019). O despertar comumente ocorre de manhã cedo, embora não seja incomum que o lactente acorde durante a noite.

Crianças pequenas. Aproximadamente aos 2 anos, as crianças normalmente dormem a noite inteira e tiram cochilos diurnos. O tempo total de sono é de, em média, 12 horas por dia. Após os 3 anos, as crianças geralmente deixam de tirar cochilos de dia (Hockenberry et al., 2019). É comum crianças pequenas acordarem durante a noite. A porcentagem de sono REM continua diminuindo. Durante esse período, as crianças pequenas podem não estar dispostas a irem para a cama à noite porque precisam de autonomia ou por medo da separação dos pais.

Pré-escolares. Em média, um pré-escolar dorme aproximadamente 12 horas por noite (cerca de 20% do sono é do tipo REM). Mais ou menos aos 5 anos, as crianças raramente tiram cochilos diurnos, exceto em culturas nas quais é costume fazer a sesta (Hockenberry et al., 2019). A criança pré-escolar normalmente tem dificuldade para relaxar e se aquietar após dias longos e ativos e tem medos noturnos, acorda durante a noite ou tem pesadelos. Despertar parcial seguido pelo retorno normal do sono é frequente (Hockenberry et al., 2019). No momento do despertar, a criança pode chorar um pouco, andar, falar de maneira ininteligível, caminhar dormindo ou urinar na cama.

Crianças em idade escolar. A quantidade de sono necessária varia durante os anos escolares. Uma criança de 6 anos dorme em média 11 a 12 horas por noite, enquanto uma de 11 anos dorme aproximadamente 9 a 10 horas (Hockenberry et al., 2019). As de 6 ou 7 anos normalmente vão para a cama mediante algum encorajamento ou depois de fazerem atividades tranquilas. A criança mais velha geralmente resiste ao sono, pois não percebe a fadiga ou tem necessidade de ser independente. Quando crianças têm problemas de sono, isso geralmente causa perturbações no sono dos pais (Meltzer e Pugliese, 2017).

Adolescentes. Em média, a maioria dos adolescentes dorme cerca de 7 horas por noite, embora o tempo recomendado seja de 8 a 10 horas (Jakobsson et al., 2020; National Sleep Foundation, 2018). O típico adolescente está sujeito a muitas mudanças, como obrigações escolares, atividades sociais pós-aula e empregos de meio período, que reduzem o tempo disponível para dormir (Bruce et al., 2017). Outras causas observadas de sono deficiente entre adolescentes são estresse, uso de tecnologias, maus hábitos e rotinas de sono, preocupações com relacionamentos e com o futuro e sentimentos de ansiedade e depressão (Jakobsson et al., 2020). Os adolescentes normalmente têm dispositivos eletrônicos, como televisão, computador, *smartphones* ou *videogames* em seus quartos, o que contribui ainda mais para interrupções do sono, baixa qualidade de sono e menor quantidade de horas dormidas (Bruce et al., 2017; Shimura et al., 2018). A redução do tempo de sono geralmente resulta em SDE, o que frequentemente leva à redução do desempenho e do rendimento escolares; obesidade; vulnerabilidade a acidentes e aumento do consumo de bebidas alcoólicas (Litsfeldt et al., 2020; National Sleep Foundation, 2020d). O humor e o comportamento dos adolescentes são afetados pela duração do sono. Menos sono está associado a alterações no humor, como depressão, raiva e ansiedade (Short et al., 2020).

Jovens adultos. A maioria dos jovens adultos dorme em média de 6 a 8 horas e meia por noite. Aproximadamente 20% do sono é do tipo REM, que permanece consistente até o fim da vida. É comum que estresses profissionais, família, relacionamentos e atividades sociais levem à insônia, e algumas pessoas podem usar medicamentos para ajudá-las a dormir. Sonolência diurna contribui para um aumento do número de acidentes, a queda de produtividade e para problemas interpessoais nessa faixa etária.

Gravidez aumenta a necessidade de sono e repouso. Porém, a maioria das mulheres grávidas descreve variações nos hábitos de sono (Christian et al., 2019). Interrupção do sono ocorre devido a alterações hormonais relacionadas à gestação e a mudanças anatômicas e fisiológicas que ocorrem no corpo para sustentar a gestação (Christian et al., 2019)). Perturbações no sono durante o primeiro trimestre incluem redução do tempo total e da qualidade do sono. Sonolência diurna e despertares noturnos também aumentam devido à micção noturna frequente. Essas perturbações se estabilizam no segundo trimestre. Insônia, movimentos periódicos dos membros, SPI e respiração desordenada do sono são problemas comuns durante o terceiro trimestre de gestação (Kryger et al., 2017). A qualidade do sono é melhor em mulheres que se exercitam regularmente (Yang et al., 2020).

Adultos de meia-idade. A quantidade recomendada de sono para adultos é de 7 a 9 horas por noite (National Sleep Foundation, 2020c). Durante a fase da meia-idade, o tempo total gasto dormindo à noite começa a diminuir. A quantidade de sono de estágio 4 começa a cair, um declínio que continua com o avanço da idade. Insônia é especialmente comum, provavelmente devido às mudanças e aos estresses da meia-idade. Ansiedade, depressão ou certas doenças físicas causam perturbações do sono. Mulheres que sofrem de sintomas da menopausa geralmente sentem insônia.

Idosos. As dificuldades para dormir aumentam com a idade. Aproximadamente 40% dos idosos relatam problemas de sono (Kryger et al., 2017; National Sleep Foundation, 2020a). Idosos passam mais tempo no estágio 1 e menos tempo nos estágios 3 e 4 (sono não REM); alguns idosos quase não passam pelo estágio 4 do sono não REM, ou sono profundo. Episódios de sono REM tendem a ser mais curtos. Os idosos experimentam menos episódios de sono profundo e mais episódios de sono leve (Miner e Kryger, 2020). Eles tendem a acordar mais frequentemente durante a noite e demoram mais para pegar no sono. Para compensar, aumentam o número de cochilos durante o dia. Eles costumam vivenciar sonolência excessiva durante o dia, o que pode levar à diminuição das habilidades físicas e quedas (Miner e Kryger, 2020).

Idosos com doença crônica geralmente sofrem de perturbações do sono. Por exemplo, um idoso com artrite geralmente tem dificuldade para dormir devido à dor nas articulações. Mudanças no padrão do sono são geralmente causadas por alterações no SNC que afetam a regulação do sono. Muitos idosos com insônia têm saúde mental ou comorbidades, tomam medicamentos que prejudicam os padrões de sono ou usam drogas ou álcool. O enfraquecimento sensorial reduz a sensibilidade dos idosos a dicas de tempo que mantêm os ritmos circadianos.

Fatores que influenciam o sono

Vários fatores afetam a quantidade e a qualidade do sono. Geralmente, um único fator não é a causa exclusiva de um problema de sono. Fatores fisiológicos, psicológicos e ambientais frequentemente alteram a qualidade e a quantidade do sono.

Drogas e substâncias. Sonolência, insônia e fadiga geralmente surgem como efeito direto de medicamentos comumente prescritos (Boxe 43.4). Esses medicamentos alteram o sono e diminuem a atenção diurna, o que é problemático (Kryger et al., 2017). Medicamentos prescritos para dormir geralmente causam mais problemas do que benefícios. Idosos tomam uma variedade de medicamentos para controlar ou tratar doenças, e os efeitos combinados desses medicamentos geralmente prejudicam seriamente o sono. Algumas substâncias, como o L-triptofano, uma proteína natural encontrada em alimentos como leite, queijos e carnes, promovem o sono.

Estilo de vida. A rotina diária de uma pessoa influencia os padrões rotineiros de sono. Uma pessoa que trabalha em turnos alternados (p. ex., 2 semanas durante o dia seguidas por 1 semana durante a noite) geralmente tem dificuldade de se adaptar à programação de sono alterada. Por exemplo, o relógio interno do corpo está configurado para as 23 horas, porém a programação profissional o força, em vez disso, a dormir às 9 horas. A pessoa consegue dormir apenas 3 ou 4 horas, pois seu relógio interno percebe que é hora de estar acordado e ativo. Dificuldades para manter a atenção durante o horário de trabalho resultam em desempenho reduzido e até mesmo perigoso. Depois de várias semanas trabalhando no turno da noite, o relógio biológico da pessoa normalmente acaba se ajustando. Outras alterações nas rotinas que prejudicam os padrões de sono incluem a realização de trabalhos pesados com os quais não se está acostumado, participação em atividades sociais até tarde da noite e mudanças de horário da refeição noturna.

Padrões habituais de sono. No último século, a quantidade de sono noturno obtida pelos cidadãos norte-americanos diminuiu, fazendo com que muitos americanos tivessem privação do sono e sentissem sonolência excessiva durante o dia. A sonolência se torna patológica quando ocorre em momentos em que os indivíduos precisam ou querem estar acordados. Pessoas que sofrem de privação temporária do sono em decorrência de uma noite de atividade social ou de

---

Boxe 43.4 Medicamentos e seus efeitos no sono

Hipnóticos
- Interferem no alcance dos estágios de sono mais profundos
- Proporcionam um aumento apenas temporário (1 semana) da quantidade de sono
- Acabam causando "ressaca" durante o dia; sonolência excessiva, confusão, diminuição da energia
- Às vezes, pioram a apneia do sono em idosos

Antidepressivos e estimulantes
- Suprimem o sono REM
- Reduzem o tempo total de sono.

Álcool
- Faz a pessoa dormir mais rápido
- Reduz o sono REM
- Faz a pessoa acordar durante a noite e torna difícil voltar a dormir.

Cafeína
- Impede que a pessoa caia no sono
- Faz com que a pessoa acorde durante a noite
- Interfere no sono REM.

Diuréticos
- Despertares noturnos causados por noctúria.

Bloqueadores beta-adrenérgicos
- Causam pesadelos
- Causam insônia
- Causam despertares.

Benzodiazepinas
- Alteram o sono REM
- Aumentam o tempo de sono
- Aumentam a sonolência diurna.

Nicotina
- Diminui o tempo total de sono
- Diminui o tempo do sono REM
- Causa despertares
- Causa dificuldade em continuar dormindo.

Opiáceos
- Suprimem o sono REM
- Causam mais sonolência diurna.

Anticonvulsivantes
- Diminuem o tempo do sono REM
- Causam sonolência diurna.

horário prolongado de trabalho normalmente se sentem sonolentas no dia seguinte. Contudo, elas são capazes de vencer essas sensações, muito embora tenham dificuldade para realizar tarefas e permanecer atentas. Falta de sono crônica é muito mais grave e causa graves alterações na capacidade de cumprir funções diárias. A sonolência tende a ser mais difícil de vencer durante tarefas sedentárias (não ativas), como dirigir. Um fator contribuinte cada vez mais comum para a SDE é o uso de tecnologia perto da hora de dormir, como assistir à televisão, conversar ou trocar mensagens pelo celular, ou ler informações em dispositivos eletrônicos.

Estresse emocional. Preocupações com problemas pessoais ou com uma situação geralmente prejudicam o sono. Estresse emocional faz com que a pessoa fique tensa e geralmente leva à frustração quando o sono não vem. O estresse também faz com que a pessoa tente demais pegar no sono, para acordar frequentemente durante o ciclo do sono, ou leva a pessoa a dormir demais. A continuação do estresse causa maus hábitos de sono.

Idosos frequentemente sofrem perdas que levam ao estresse emocional, como aposentadoria, deficiências físicas ou morte de um ente querido. Idosos e outros indivíduos que sofrem de problemas de humor depressivo demoram mais para pegar no sono, chegam à fase REM do sono mais precocemente, acordam muitas vezes ou muito cedo, têm a sensação de não ter dormido bem e têm sonolência diurna.

Ambiente. O ambiente físico no qual a pessoa dorme influencia de forma significativa sua capacidade de adormecer e de se manter dormindo. Boa ventilação é essencial para um sono repousante. Tamanho, estabilidade e posição da cama afetam a qualidade do sono. Se o indivíduo normalmente dorme com outra pessoa, dormir sozinho geralmente causa vigília. Por outro lado, dormir com um companheiro inquieto ou que ronca prejudica o sono.

Em hospitais e outros estabelecimentos de internação, ruídos criam um problema para os pacientes. Ruídos em hospitais são normalmente novos ou estranhos e geralmente altos. Assim, os pacientes acordam facilmente. Esse problema é mais acentuado na primeira noite de hospitalização, quando os pacientes geralmente passam mais tempo acordados no total e têm mais episódios de despertar e menos tempo de sono REM e de sono total. Barulhos induzidos por pessoas (p. ex., atividades dos profissionais de enfermagem) são fontes de aumento dos níveis de ruído. Os das UTIs costumam ser mais altos devido à presença de funcionários, alarmes de monitoramento e equipamentos. Muita proximidade com outros pacientes, barulhos de pacientes confusos e doentes, alarmes de sistemas soando e telefones tocando e perturbações causadas por emergências tornam o ambiente desagradável. Barulho causa aumento da agitação, retarda a cicatrização, prejudica a função imune e aumenta a pressão arterial, a frequência cardíaca e o estresse (Patel et al., 2018).

Os níveis de iluminação afetam a capacidade de pegar no sono. Alguns pacientes preferem quartos escuros, enquanto outros, como, por exemplo, crianças e idosos, preferem que seja mantida uma luz fraca acesa durante a noite. Os pacientes também têm problemas para dormir devido à temperatura do quarto. Um quarto quente demais ou frio demais geralmente deixa o paciente inquieto.

Exercício e fadiga. Uma pessoa que está moderadamente cansada normalmente dorme e descansa bem, principalmente se a fadiga for resultante de trabalhos prazerosos ou exercícios. Exercitar-se 2 horas ou mais antes de dormir permite que o corpo desacelere e mantenha um estado de fadiga que promove o relaxamento. Contudo, excesso de fadiga resultante de trabalhos exaustivos ou estressantes dificulta o processo de adormecer. Isso é geralmente observado em crianças e adolescentes do ensino fundamental que têm programações longas e estressantes devido a estudos, atividades sociais e trabalho.

Alimentação e ingestão calórica. Bons hábitos alimentares são importantes para o sono adequado. Fazer uma refeição grande, pesada e/ou apimentada à noite geralmente resulta em indigestão que interfere no sono. Cafeína, álcool e nicotina consumidos à noite produzem insônia. Café, chá, refrigerantes à base de cola e chocolates contêm cafeína e xantinas, as quais causam insônia. Portanto, reduzir drasticamente ou evitar essas substâncias pode melhorar o sono. Algumas alergias alimentares causam insônia. Alergia a leite às vezes causa despertares noturnos e choro e cólicas em lactentes.

Perda ou ganho de peso influencia os padrões de sono. Ganho de peso contribui para a ASO devido ao aumento do tamanho das estruturas de tecidos moles na via respiratória superior (Kryger et al., 2017). Perda de peso causada por dietas de semi-inanição às vezes causa transtornos do sono, como redução do sono e insônia.

Susan reviu o prontuário eletrônico de Julie antes de seu primeiro encontro. Depois de conversar com Julie, Susan reconhece que tanto Julie quanto Louise estão tendo problemas de sono. Ela identifica a necessidade de revisar as informações sobre os mecanismos do sono, ciclo do sono, alterações no sono que ocorrem com o envelhecimento e pesquisas baseadas em evidências sobre as melhores estratégias para promoção do sono. Presta atenção à literatura que aborda a relação entre problemas de sono e depressão. Ela reconhece que Julie está sofrendo de tensão do papel de cuidador. Susan também pesquisa a literatura procurando informações sobre tensão do papel de cuidador e estratégias de enfrentamento eficazes e planeja reunir informações sobre sono nos idosos para ajudar Julie a resolver os problemas de sono de Louise. Susan analisa as informações sobre recuperação de fraturas de quadril e como as doenças crônicas de Louise poderiam afetar sua recuperação de forma que ela possa responder às dúvidas de Julie sobre sua mãe. Susan também obtém informações a serem compartilhadas com Julie sobre prevenção de quedas de idosos em casa para que possam ser feitas modificações na moradia que permitam que Louise volte com segurança para sua própria casa.

Pensamento crítico

O sucesso do pensamento crítico requer uma síntese de conhecimento, experiência, fatores ambientais, atitudes de pensamento crítico e padrões intelectuais e profissionais. Julgamentos clínicos sólidos requerem que você antecipe informações, analise os dados e tome decisões em relação a seu cuidado do paciente. Durante a avaliação, considere todos os elementos necessários para realizar um diagnóstico de enfermagem apropriado.

Integre o conhecimento de enfermagem e de outras disciplinas, como farmacologia e psicologia, experiências anteriores e informações reunidas de pacientes para entender os problemas do sono e seus efeitos em um paciente. Conheça as alterações neurofisiológicas que ocorrem em um paciente durante o ciclo do sono. Além disso, use princípios de comunicação que contribuam para a avaliação dos comportamentos do paciente que surgem pela falta de sono. Dê atenção à determinação da percepção do paciente sobre a situação e sua capacidade de resolver o problema de sono.

Experiência pessoal com um problema de sono e experiência com pacientes preparam você a conhecer formas efetivas de terapias de sono. A experiência ensina você a entender a perspectiva do paciente e reconhecer que nenhuma pessoa é igual à outra. A experiência com pacientes também ajuda você a reconhecer respostas para a privação do sono. Além disso, experiências pessoais com problemas de sono ajudam você a entender melhor um paciente que está sofrendo efeitos adversos dos problemas de sono.

Você utiliza atitudes de pensamento crítico, como perseverança, confiança e disciplina, para realizar um histórico de enfermagem abrangente e desenvolver um plano de cuidados individualizado e centrado no paciente para o manejo bem-sucedido do problema de sono. Pacientes que estão sofrendo de problemas do sono geralmente se sentem sobrecarregados e veem você como especialista para ajudá-los a resolver seus problemas para dormir.

Padrões profissionais, como o *Nursing Scope and Standards of Practice* (American Nurses Association, 2021), as *Clinical Practice Guidelines for the Pharmacologic Treatment of Chronic Insomnia in Adults: An American Academy of Sleep Medicine Clinical Practice Guideline* (Sateia et al., 2017) e os *Sleep Disorders in the Older Adult* dos *Evidence-based Geriatrics Nursing Protocols for Best Practice* (Morris et al., 2021), oferecem diretrizes valiosas para avaliação e atendimento das necessidades de pacientes com transtornos do sono.

> **Pense nisso**
> Considere suas escolhas de estilo de vida. Quais fatores contribuem para a promoção ou a perturbação de seu sono? Quais mudanças você pode fazer para melhorar seu sono?

Processo de enfermagem

Aplique o processo de enfermagem e use julgamento clínico sólido e uma abordagem de pensamento crítico ao cuidar de seus pacientes. O processo de enfermagem proporciona uma abordagem de tomada de decisão clínica para que você desenvolva e implemente um plano individualizado de cuidados centrados no paciente.

❖ Histórico de enfermagem

Durante o processo de histórico de enfermagem, avalie minuciosamente cada paciente e analise criticamente os achados para garantir que sejam tomadas as decisões clínicas centradas no paciente necessárias para a segurança do cuidado de enfermagem (Figura 43.2).

Pelos olhos do paciente. O sono é uma experiência subjetiva. Somente o paciente pode dizer se o sono é suficiente e tranquilo. Se o paciente está satisfeito com a quantidade e a qualidade de seu sono, você o considera normal, e o histórico de enfermagem que você coletará será breve. Se o paciente admite ou suspeita ter um problema de sono, você precisará fazer um histórico e uma avaliação detalhada. Se o paciente tem um problema óbvio de sono, considere perguntar se o acompanhante que dorme com ele poderia ser contatado para obter mais dados de histórico.

Uma noite maldormida para um paciente geralmente desencadeia um ciclo vicioso de ansiedade antecipada. O paciente teme que o sono seja prejudicado novamente enquanto ele tenta cada vez com mais afinco dormir. Use uma abordagem competente e atenciosa para avaliar as necessidades de sono do paciente. Um enfermeiro atencioso individualiza o cuidado de cada paciente. Sempre pergunte aos pacientes o que eles esperam em relação ao sono. Isso inclui perguntar sobre as intervenções que atualmente eles usam e quão bem-sucedidas elas são. É importante conhecer as expectativas dos pacientes em relação a seu padrão de sono. Quando eles pedem ajuda com perturbações do sono, eles normalmente esperam que o enfermeiro os atenda imediatamente para ajudá-los a melhorar a quantidade e a qualidade de seu sono.

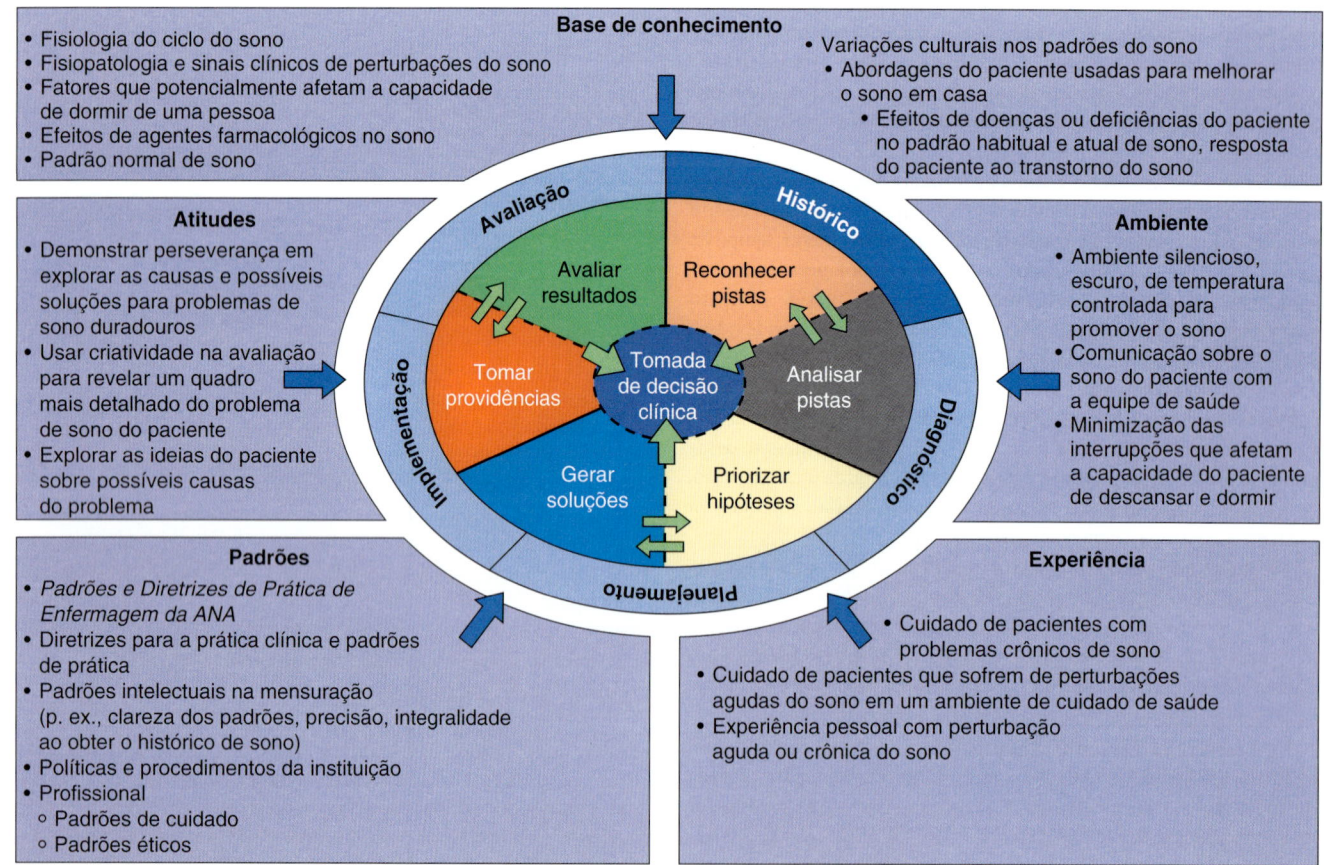

Figura 43.2 Modelo de pensamento crítico para avaliação do sono. (Copyright de Modelo de Medida de Julgamento Clínico © NCSBN. Todos os direitos reservados.)

Avaliação do sono. A maioria das pessoas pode dar uma estimativa razoavelmente precisa de seus padrões de sono, principalmente se houve alguma mudança. Objetive sua avaliação em primeiramente conhecer as características do problema de sono do paciente e seus hábitos normais de sono, de forma que você possa incorporar maneiras de promover o sono nos cuidados de enfermagem. Por exemplo, se o histórico de enfermagem revelar que o paciente sempre lê antes de pegar no sono, faz sentido oferecer material de leitura na hora de dormir.

Fontes de avaliação do sono. Normalmente, os pacientes são a melhor fonte para descrever os problemas de sono e como eles mudaram seus padrões normais de sono e vigília. Geralmente, o paciente sabe a causa dos problemas de sono, como ambiente barulhento ou preocupações com um relacionamento.

Além deles, as pessoas que dormem com os pacientes podem fornecer informações sobre os padrões de sono dos pacientes que ajudam a revelar a natureza de certos transtornos do sono. Por exemplo, parceiros de pacientes que têm apneia do sono geralmente reclamam que o ronco dele perturba seu sono. Pergunte aos parceiros que dormem com os pacientes (se estes concordarem) se eles fazem pausas na respiração durante o sono e com que frequência as crises de apneia ocorrem. Alguns parceiros mencionam que ficam com medo quando os pacientes aparentemente param de respirar por alguns momentos.

Quando estiver cuidando de crianças, procure informações sobre os padrões de sono com os pais ou guardiões, pois normalmente eles são uma fonte confiável de informações. Fome, calor excessivo e ansiedade da separação geralmente contribuem para que um lactente tenha dificuldade de dormir ou sofra de despertares frequentes durante a noite. Pais de bebês precisam manter um diário de 24 horas dos comportamentos de despertar e dormir do lactente durante vários dias para determinar a causa do problema. Descrever o padrão de alimentação e o ambiente onde o lactente dorme no diário ajuda a identificar quais fatores estão influenciando o seu comportamento de sono. Crianças mais velhas geralmente são capazes de relatar medos ou preocupações que inibem sua capacidade de pegar no sono. Se as crianças acordam frequentemente no meio de sonhos ruins, os pais são capazes de identificar o problema, mas talvez não entendam o significado dos sonhos. Peça aos pais para descreverem os padrões comportamentais típicos que promovem ou prejudicam o sono. Por exemplo, excesso de estímulo de brincadeiras ativas ou de visitas de amigos presumivelmente prejudica o sono. Em caso de problemas crônicos de sono, os pais precisam relatar a duração do problema, sua progressão e as reações da criança.

Ferramentas para avaliação do sono. Duas ferramentas efetivas de avaliação subjetiva do sono são a Escala de Sonolência Epworth e o Índice de Qualidade do Sono de Pittsburgh. A Escala de Sonolência Epworth contém oito questões sobre a probabilidade de um paciente ficar sonolento durante certas atividades (p. ex., assistir à televisão, ler, sentar e conversar com alguém) em uma escala de zero (nunca cochilaria ou dormiria) a três (grandes chances de cochilar ou dormir). Uma pontuação de zero a cinco indica sonolência diurna baixa normal; seis a dez é considerada sonolência diurna acima do normal; uma pontuação de 11 ou 12 representa SDE leve; 13 a 15 representa SDE moderada; e uma pontuação de 16 a 24 significa SDE grave (Johns, n.d.). A escala está disponível em http://epworthsleepinessscale.com/about-the-ess/. A segunda ferramenta, o Índice de Qualidade do Sono de Pittsburgh, avalia a qualidade e os padrões do sono (Mollayeva et al., 2016). Essa escala está disponível em https://www.opapc.com/uploads/documents/PSQI.pdf.

Outro método rápido e eficaz de avaliar a qualidade do sono é o uso de uma escala visual analógica. Trace uma linha horizontal reta de 10 cm de comprimento. Afirmações contrárias, como "melhor noite de sono" e "pior noite de sono" são posicionadas nas extremidades opostas da linha. Peça para os pacientes marcarem um ponto na linha horizontal que corresponda às suas percepções sobre a noite de sono anterior. A medição das distâncias da marca ao longo da linha em milímetros fornece um valor numérico de satisfação com o sono. Use a escala repetidamente para demonstrar as alterações ao longo do tempo. Esse tipo de escala é útil para avaliar um paciente individualmente, não para comparar pacientes.

Outro método rápido e subjetivo de avaliação do sono é uma escala numérica com uma classificação do sono de zero a dez. Peça para que os indivíduos classifiquem separadamente a quantidade e a qualidade de seu sono na escala. Oriente-os a indicar com um número entre zero e dez sua quantidade de sono e, depois, sua qualidade de sono, sendo zero o pior sono possível e dez o melhor.[1]

Histórico do sono. Quando você suspeita que um paciente tem um problema de sono, avalie a qualidade e as características do sono em maior profundidade, pedindo para que ele descreva o problema. Isso inclui recentes mudanças nos padrões do sono, sintomas de sono apresentados durante as horas de vigília, uso de medicamentos para dormir de prescrição e de venda livre, dieta e ingestão de substâncias, como cafeína ou álcool, que influenciam o sono, e recentes eventos de vida que tenham afetado o estado mental e emocional do paciente.

Descrição dos problemas de sono. Conduza um histórico mais detalhado quando o paciente tem um problema persistente ou o que parece ser um problema sério de sono. Perguntas abertas ajudam o paciente a descrever o problema com mais detalhes. Uma descrição geral do problema seguida por perguntas mais focadas normalmente revela características específicas que são úteis para o planejamento das terapias. Para começar, você precisa conhecer a natureza do problema de sono, seus sinais e sintomas, seu início e duração, sua gravidade e quaisquer fatores predisponentes ou causas, e o efeito geral no paciente. Faça perguntas específicas relacionadas ao problema do sono (Boxe 43.5).

Fazer as perguntas adequadas ajuda a determinar o tipo de perturbação do sono e a natureza do problema. O Boxe 43.6 dá exemplos de outras perguntas que podem ser feitas para um paciente quando houver suspeita de transtornos específicos do sono. A avaliação STOP-Bang do sono é uma ferramenta baseada em evidências confiável, que é usada para triagem de ASO, sendo frequentemente usada em avaliações pré-anestésicas e/ou pré-operatórias (ver Capítulo 50) (Chung et al., 2016; Kawada, 2019). As perguntas ajudam a selecionar terapias de sono específicas e o melhor momento para sua implementação.

Para acrescentar ao histórico de sono, faça com que o paciente e o parceiro com quem divide a cama mantenham um diário de sono-vigília por 1 a 4 semanas. O paciente preenche o diário de sono-vigília diariamente para fornecer informações sobre variações dia a dia nos padrões de sono-vigília ao longo de períodos extensos. Os lançamentos no diário geralmente incluem informações de períodos de

---

[1] N.R.T.: No Brasil, a Escala de Sonolência Epworth foi traduzida e culturalmente adaptada para o português brasileiro por Bertolazi et al. (2009). Já o questionário de avaliação do Índice de Qualidade do Sono de Pittsburgh teve sua versão traduzida e adaptada por Araujo et al. (2015) para uso em programas de reabilitação cardiopulmonar e metabólica. Portanto, ambos estão disponíveis na versão em português brasileiro. (Fonte: Bertolazi AN, Fagondes SC, Hoff LS, Pedro D, Barreto SSM, Johns MW. Portuguese-language version of the Epworth sleepiness scale: validation for use in Brazil. J Bras Pneumol. 2009;35(9):877-83. Araujo PAB de, Sties SW, Wittkopf PG, Netto AS, Gonzáles AI, Lima DP et al. Índice da Qualidade do Sono de Pittsburgh para uso na reabilitação cardiopulmonar e metabólica. Rev Bras Med Esporte. 2015;21(6):472-5.)

> **Boxe 43.5** Questões do histórico de enfermagem
>
> **Natureza do problema**
> - Descreva o tipo de problema de sono que você está tendo
> - Por que você acha que não está dormindo o suficiente?
> - Descreva uma noite de sono recente. Isso é semelhante ao seu sono habitual? No que esse sono é diferente de seu sono habitual?
>
> **Sinais e sintomas**
> - Você tem dificuldade para pegar no sono, se manter dormindo ou para acordar?
> - Já lhe falaram que você ronca alto?
> - Você tem dores de cabeça quando acorda?
>
> **Início e duração dos sinais e sintomas**
> - Quando você percebeu o problema?
> - O que você faz para aliviar o sintoma?
> - Por quanto tempo você tem tido esse problema?
>
> **Gravidade**
> - Quanto tempo demora para você pegar no sono?
> - Com que frequência durante a semana você tem dificuldade para adormecer?
> - Em média, quantas horas de sono por noite você teve nesta semana?
> - Como esta quantidade se compara às horas que você normalmente dorme?
> - O que você faz quando acorda durante a noite ou de manhã muito cedo?
>
> **Fatores predisponentes**
> - O que você faz exatamente antes de ir para a cama?
> - Houve alguma mudança recente em seu trabalho ou na sua casa?
> - Como está seu humor? Você percebeu alguma mudança recentemente?
> - Quais medicações ou drogas recreativas você usa regularmente?
> - Você está tomando algum novo medicamento de prescrição ou de venda livre?
> - Você ingere alimentos (comidas apimentadas ou gordurosas) ou bebe substâncias (bebidas alcoólicas ou cafeinadas) que afetam seu sono?
> - Você tem alguma doença física que afeta seu sono?
> - Alguém da sua família tem histórico de problemas de sono?
>
> **Efeito no paciente**
> - Como a perda do sono afetou você?
> - Você se sente excessivamente sonolento ou irritado, ou tem problemas para se concentrar durante o tempo em que está acordado?
> - Você tem problemas para permanecer acordado? Você já adormeceu em alguma hora errada (p. ex., enquanto dirigia, sentado quieto em uma reunião)?

> **Boxe 43.6** Perguntas a serem feitas na avaliação de transtornos específicos do sono
>
> **Sono prejudicado**
> - Quão facilmente você adormece?
> - Você pega no sono e tem dificuldade de se manter dormindo? Quantas vezes por noite você acorda? Você acorda no mesmo horário?
> - A que horas você acorda de manhã? O que faz você acordar cedo?
> - O que você faz para se preparar para dormir? E para melhorar seu sono?
> - No que você pensa quando está tentando dormir?
> - Com que frequência você sente dificuldade para dormir?
>
> **Apneia do sono**
> - Você ronca alto? Alguém mais na sua família ronca alto?
> - Alguém já lhe disse que você frequentemente para de respirar durante alguns momentos durante o sono? (Cônjuge ou pessoa com quem dorme/companheiro(a) de quarto pode relatar isso)
> - Você tem dores de cabeça após acordar?
> - Você tem dificuldade para se manter acordado durante o dia?
>
> **Narcolepsia**
> - Você pega no sono em momentos errados? (Amigos ou parentes podem relatar isso)
> - Você tem episódios de perda de controle muscular ou de cair no chão?
> - Você já teve a sensação de não conseguir se mexer ou de falar logo antes de acordar ou dormir?
> - Você tem sonhos vívidos e realistas quando você vai dormir ou acordar?

24 horas sobre vários comportamentos de saúde de vigília e sono, como atividades físicas, horários das refeições, tipo e quantidade de ingestão (álcool e cafeína), horário e duração de cochilos diurnos, rotinas noturnas e antes de dormir, tempo em que o paciente tenta adormecer, despertares noturnos e horário em que acorda pela manhã. O parceiro ajuda a registrar os horários estimados que o paciente adormece ou acorda. Embora o diário seja útil, o paciente precisa estar motivado a participar de seu preenchimento.

Padrão habitual de sono. É difícil definir o que é sono normal, pois os indivíduos diferem em suas percepções sobre quantidade e qualidade adequadas de sono. Contudo, é importante que os pacientes descrevam seu padrão habitual de sono para determinar a importância das mudanças causadas por um transtorno do sono. Conhecer o padrão habitual e preferencial de sono do paciente permite que você tente alcançar condições de sono no ambiente de cuidados de saúde parecidas com as da casa do paciente. Faça as seguintes perguntas para determinar o padrão de sono do paciente:

1. A que horas você normalmente vai para a cama todas as noites?
2. Quanto tempo geralmente demora para você pegar no sono? Você faz alguma coisa especial para ajudá-lo a pegar no sono?
3. Quantas vezes você acorda durante a noite? O que você acha que causa isso?
4. A que horas você normalmente acorda de manhã?

Compare os dados do paciente com seu padrão anterior ao problema de sono ou com o padrão predominante normalmente verificado em outros pacientes da mesma idade. Use essa comparação para avaliar padrões identificáveis, como insônia. Pacientes com problemas de sono frequentemente relatam padrões de sono que são drasticamente diferentes de seus padrões normais, ou, às vezes, a mudança é relativamente pequena. No entanto, alguns pacientes necessitam de menos horas de sono por serem menos ativos. Alguns pacientes que estão doentes acham que é importante tentar dormir mais do que o habitual, eventualmente dificultando o sono.

Doença física e psicológica. Determine se o paciente tem algum problema de saúde preexistente que interfira no sono. Doenças crônicas, como doença pulmonar obstrutiva crônica (DPOC), e transtornos dolorosos, como artrite, interferem no sono. Avalie também o histórico de medicações do paciente, incluindo uma descrição dos medicamentos de prescrição e de venda livre. Avalie os pacientes em relação à polifarmácia, principalmente idosos, pois a polifarmácia pode causar problemas de sono (Miner e Kryger, 2020). Um histórico de problemas psiquiátricos também faz a diferença. Por exemplo, um paciente que é portador de transtorno bipolar dorme mais quando está na fase depressiva do que na fase maníaca. Um paciente deprimido geralmente tem quantidade inadequada de sono fragmentado. Se o paciente toma medicamentos para ajudar a dormir, colete informações sobre o tipo e quantidade de medicação e a frequência de seu uso. Avalie também a ingestão diária de cafeína do paciente.

Se um paciente foi recentemente submetido à cirurgia com anestesia geral, é esperado que o paciente sofra uma certa perturbação no sono. Os pacientes normalmente acordam frequentemente durante a primeira noite após a cirurgia e alcançam pouco sono profundo ou sono REM. Dependendo do tipo de anestesia, leva vários dias ou até meses para que o ciclo de sono normal retorne.

Eventos da vida atual. Em sua avaliação, procure saber se o paciente está passando por alguma mudança no estilo de vida que prejudique o sono. A profissão de uma pessoa geralmente oferece uma dica sobre a natureza do problema de sono. Mudanças nas responsabilidades profissionais, turnos alternados, ou longas horas de trabalho contribuem para perturbações do sono. Perguntas sobre atividades sociais, viagens recentes ou horários de refeições ajudam a esclarecer o histórico.

Estado emocional e mental. As emoções e o estado mental do paciente afetam sua capacidade de dormir. Por exemplo, um paciente que está sentindo ansiedade, estresse emocional relacionado a uma doença ou crises situacionais, como perda de um emprego ou de um ente querido, geralmente sofre de insônia. Pergunte se a pessoa é um cuidador, pois estresse do cuidador, esforço físico e agendas irregulares dos cuidadores geralmente contribuem para o comprometimento do sono (Miner e Kryger, 2020). Quando uma perturbação do sono está relacionada a um problema emocional, a chave é tratar o problema principal; sua resolução geralmente melhora o sono (Murawski et al., 2018; Miner e Kryger, 2020). Pacientes com doenças mentais podem necessitar de sedação leve para descansar adequadamente. Avalie a efetividade de qualquer medicação e seus efeitos no funcionamento diurno.

Rotinas antes de dormir. Pergunte aos pacientes o que eles fazem como preparação para dormir. Por exemplo, alguns pacientes tomam um copo de leite ou um remédio para dormir, fazem um lanche ou assistem à TV. Avalie hábitos que são benéficos em comparação aos que prejudicam o sono. Por exemplo, assistir à televisão promove sono para uma pessoa, porém estimula outra pessoa a ficar acordada. Às vezes, apontar um hábito que esteja interferindo no sono ajuda os pacientes a encontrar maneiras de mudar ou eliminar hábitos que prejudicam seu sono.

Preste especial atenção aos rituais de hora de dormir de uma criança. Por exemplo, os pais precisam relatar se é necessário ler uma história na cama, ninar a criança para dormir, ou fazer brincadeiras tranquilas. Algumas crianças pequenas precisam de um cobertor ou bicho de pelúcia especial para dormirem.

Ambiente na hora de dormir. Durante a avaliação, peça para que o paciente descreva suas preferências sobre as condições do quarto, inclusive de iluminação, música ou televisão de fundo, ou necessidade de deixar a porta aberta ou fechada. Inclua perguntas sobre a presença de dispositivos eletrônicos no quarto (p. ex., telefones, televisores), todos os quais têm pequenas luzes que permanecem acesas ou que piscam quando a bateria está fraca. Os pacientes geralmente ficam surpresos com a quantidade de dispositivos que se encontram em um ambiente de dormir.

Além disso, algumas crianças precisam da companhia de um dos pais para pegar no sono. Distrações ambientais em um ambiente de cuidados de saúde, como a televisão de um colega de quarto, um monitor eletrônico no corredor, uma estação de enfermagem barulhenta, ou outro paciente que chora à noite, geralmente interferem no sono. Modifique o ambiente sempre que possível para promover o sono.

Comportamentos de privação do sono. Alguns pacientes não percebem como seus problemas de sono afetam seu comportamento. Observe comportamentos como irritabilidade, desorientação (semelhante a um estado de embriaguez), bocejos frequentes e fala arrastada. Se a privação do sono for duradoura, comportamentos psicóticos, como delírios e paranoia, às vezes se desenvolvem. Por exemplo, um paciente diz estar vendo objetos ou cores estranhas no quarto ou reage com medo quando o enfermeiro entra no quarto.

Enquanto Susan se prepara para avaliar Julie, ela sabe que é importante considerar alterações de sono em adultos. Ela sabe que, na vida adulta, o tempo total gasto dormindo começa a declinar, e problemas de sono ocorrem com frequência. Ela também reconhece que a depressão pode causar problemas de sono, assim como a menopausa; Julie relatara que estava tendo sintomas de menopausa. Susan completa o histórico de sono de Julie. Como parte do histórico, Susan pede a Julie para descrever sua rotina antes de dormir. Julie conta que seu horário de dormir varia e seu tempo total de sono está diminuindo. Ela relata beber café tarde da noite e, então, tomar uma taça de vinho antes de ir dormir para ajudá-la a relaxar. Julie diz a Susan que, quando ela se deita, ela demora 1 hora para pegar no sono e fica pensando nos casos do trabalho e na recuperação da fratura no quadril de sua mãe. Durante o exame, Susan observa que Julie tem olheiras; ela muda de posição na cadeira várias vezes e boceja frequentemente. Ela admite estar fatigada. Diz a Susan: "Não sei por mais quanto tempo consigo continuar desse jeito. Estou cuidando de todo mundo e sinto que não tenho tempo nenhum para mim mesma."

À medida que Susan se prepara para compartilhar com Julie sugestões que ela encontrou na literatura para melhorar o sono de sua mãe, Susan também usa sua experiência adquirida em um estabelecimento de enfermagem especializada, onde trabalhou com idosos. Ela sabe que o sono dos idosos é geralmente fragmentado e que eles sofrem de problemas de sono. Além disso, Susan leu artigos de revistas médicas que citam múltiplos fatores que afetam o sono dos idosos, incluindo enfermidades físicas, demência, depressão, alta prevalência de problemas respiratórios do sono, perturbações do ritmo circadiano e ruídos e iluminação do ambiente. Ela quer ter certeza de que seu plano proposto para Louise considere todos os possíveis fatores que influenciam seu padrão de sono. Susan pergunta a Julie sobre os padrões de sono de Louise antes de sua queda para que ela possa fazer uma comparação e desenvolver um plano individualizado de cuidados para Louise.

> **Pense nisso**
>
> Use a Escala de Sonolência Epworth ou o Índice de Qualidade do Sono de Pittsburgh. Depois de analisar seus resultados, o que o instrumento lhe diz sobre sua qualidade de sono?

❖ Análise e diagnóstico de enfermagem

Revise seu histórico de enfermagem, procurando por grupos de dados que forneçam pistas de que o paciente está tendo uma perturbação no padrão de sono ou outro problema de saúde. Você não consegue chegar a diagnósticos de enfermagem corretos baseado em apenas um ou dois achados/características definidoras. Revise cuidadosamente os dados da avaliação do seu paciente para considerar se mais de um diagnóstico se aplica. Por exemplo, uma pessoa que está tendo problemas de sono pode ter um diagnóstico de *Distúrbio no Padrão de Sono*, mas os problemas de sono dessa pessoa também podem causar *Fadiga*. Se você identificar um problema de sono, especifique a condição, como insônia ou privação do sono. Especificando o diagnóstico da perturbação do sono, você pode elaborar intervenções mais eficazes. Por exemplo, você seleciona diferentes terapias para pacientes com *Distúrbio no Padrão de Sono relacionado a dor crônica* do que para um paciente com *Distúrbio no Padrão de Sono relacionado ao ambiente não familiar do hospital*. O Boxe 43.7 demonstra como usar

> **Boxe 43.7** Processo de diagnóstico de enfermagem
>
> *Distúrbio no padrão de sono*
>
> | Atividades do histórico de enfermagem | Achados/características definidores |
> |---|---|
> | Peça para o paciente explicar a natureza do problema de sono. | O paciente relata dificuldade para pegar no sono, demorando até 1 h. O paciente diz que acorda duas ou três vezes por noite, com dificuldade para voltar a dormir. |
> | Observe o comportamento do paciente e pergunte ao cônjuge se o paciente está demonstrando mudanças de comportamento. | O paciente admite não estar se sentindo bem descansado. O cônjuge descreve momentos em que o paciente fica letárgico e irritado. |
> | Determine se houve alguma mudança recente no estilo de vida do paciente. | O cônjuge relata que o paciente perdeu o emprego recentemente e que está preocupado em conseguir uma recolocação. |

as atividades de histórico de enfermagem para identificar e agrupar achados/características definidoras para formular um diagnóstico de enfermagem correto.

O histórico de enfermagem também identifica o fator relacionado ou a causa provável de uma perturbação do sono, como ambiente barulhento ou consumo intenso de bebidas cafeinadas à noite. Essas causas se tornam o foco de intervenções para minimizar ou eliminar um diagnóstico negativo ou focado em problema. Por exemplo, se o paciente está tendo insônia como consequência de um ambiente de cuidados de saúde barulhento, ofereça algumas recomendações básicas para ajudar a dormir, como controlar o ruído de equipamentos hospitalares, reduzir interrupções ou manter as portas fechadas. Se a insônia estiver relacionada à ansiedade ou ao estresse pela ameaça de uma separação conjugal, introduza estratégias de enfrentamento e crie um ambiente propício para o sono. Se você definir incorretamente a causa provável ou os fatores relacionados, o paciente não será beneficiado pelo cuidado.

Problemas de sono afetam os pacientes de outras formas. Por exemplo, você descobre que um paciente com apneia do sono tem problemas com o cônjuge que está frustrado com o ronco do paciente. Além disso, o cônjuge está preocupado pelo paciente estar respirando inadequadamente, e, portanto, estar em perigo. Exemplos de diagnósticos de enfermagem para pacientes com problemas de sono incluem os seguintes:

- Disposição para Sono Melhorado
- Fadiga
- Distúrbio no Padrão de Sono
- Atenção Prejudicada
- Privação de Sono.

Ao longo de seu histórico de enfermagem, Susan fica conhecendo melhor os padrões de sono de Julie, suas rotinas na hora de dormir, dificuldades de sono e como ela percebe tudo isso. Susan também reconhece que Julie está ansiosa e estressada com a condição e recuperação de sua mãe e com ter de cuidar dela. Julie é pressionada tanto no trabalho quanto em casa. Essa combinação de estressores cria problemas de sono para Julie. A dificuldade de dormir de Julie está afetando todos os aspectos de sua vida, tanto profissional quanto pessoal. Julie sente os efeitos do estresse e dos problemas de sono há aproximadamente 4 semanas. Julie relata ter problemas para pegar no sono e para mantê-lo. Ela admite tomar várias xícaras de café depois do jantar, para conseguir analisar seus casos profissionais, e, então, uma taça de vinho antes de ir dormir, para ajudá-la a relaxar e tentar dormir. Julie reconhece que isso é uma novidade em suas noites. Julie também está indo para cama 2 horas depois de seu horário normal, e ela demora 1 hora para pegar no sono. Durante esse tempo, ela fica se preocupando com o trabalho e com sua mãe. Julie está começando a sentir o estresse de ser uma cuidadora desde a alta de sua mãe do serviço especializado. Julie questiona sua capacidade de continuar gerenciando os cuidados de sua mãe e sua capacidade de concluir um caso jurídico de seu trabalho enquanto também cuida de seus filhos. Ela também relata que deixou de fazer caminhadas por não ter mais tempo para isso. Susan observa Julie durante a visita e nota os sinais de fadiga e estresse que Julie demonstra. Durante a visita, Julie faz pouco contato visual e, então, rompe em lágrimas e expressa sentimentos de cansaço e de estar começando a se sentir sobrecarregada. Seus sinais vitais apresentam alterações durante a entrevista: pulso de 108 bpm; frequência respiratória de 20 respirações/minuto; pressão arterial de 152/84 mmHg.

*Conforme Susan analisa esses achados/características definidores, os dados agrupados lhe fornecem pistas que a levam a identificar **Distúrbio no Padrão de Sono** como diagnóstico de enfermagem prioritário para o plano de cuidados. Com esse diagnóstico, Susan reconhece que Julie também está sofrendo de **Fadiga** e **Tensão do Papel de Cuidador** relacionado à enfermidade de sua mãe. O fato de Julie ter parado de se exercitar e de praticar outros hábitos saudáveis levou Susan a identificar **Manutenção Ineficaz da Saúde** como outro problema de Julie.*

❖ Planejamento e identificação de resultados

Resultados. Durante o passo de planejamento do processo de enfermagem, desenvolva um plano de cuidado para cada um dos diagnósticos de enfermagem do paciente. Julgamento clínico e pensamento crítico nesse passo são importantes, pois você reflete sobre experiências anteriores e fatores ambientais e aplica conhecimento, atitudes de pensamento crítico e padrões profissionais e intelectuais para desenvolver um plano individualizado de cuidados centrado no paciente (Figura 43.3) (ver Plano de cuidados de enfermagem). Ao desenvolver um plano de cuidados centrado no paciente, considere também as preferências e a cultura do paciente ao selecionar as intervenções.

Padrões profissionais são especialmente importantes para se considerar durante o desenvolvimento de um plano de cuidados. Esses padrões geralmente oferecem diretrizes baseadas em evidências para intervenções de enfermagem eficazes. Por exemplo, nos *Evidence-Based Geriatrics Nursing Protocols for Best Practice*, o capítulo intitulado "*Distúrbios do Sono no Idoso*" (Morris et al., 2021) recomenda intervenções de enfermagem individualizadas que mantenham e promovam um padrão de sono normal e um ritual de hora de dormir em idosos. É importante que um plano de cuidados para promoção do sono inclua estratégias apropriadas para as rotinas de sono, ambiente domiciliar e estilo de vida do paciente.

Experiência anterior com outros pacientes com perturbações do sono e sua própria experiência pessoal com problemas de sono são valiosas ao selecionar intervenções para ajudar os pacientes a ter um sono melhor. Por exemplo, você pode ter cuidado de um paciente que sofria de problemas de sono devido à dor crônica e ter utilizado estratégias e intervenções que ajudaram o paciente a controlar melhor a dor para que o sono melhorasse. Sua própria experiência pessoal com perturbações do sono confere a você informações sobre estratégias eficazes que podem ser usadas com os pacientes e suas famílias.

Quando você está planejando o cuidado de um paciente com perturbações do sono, a criação de um mapa de conceito é outro método para desenvolver cuidados holísticos centrados no paciente

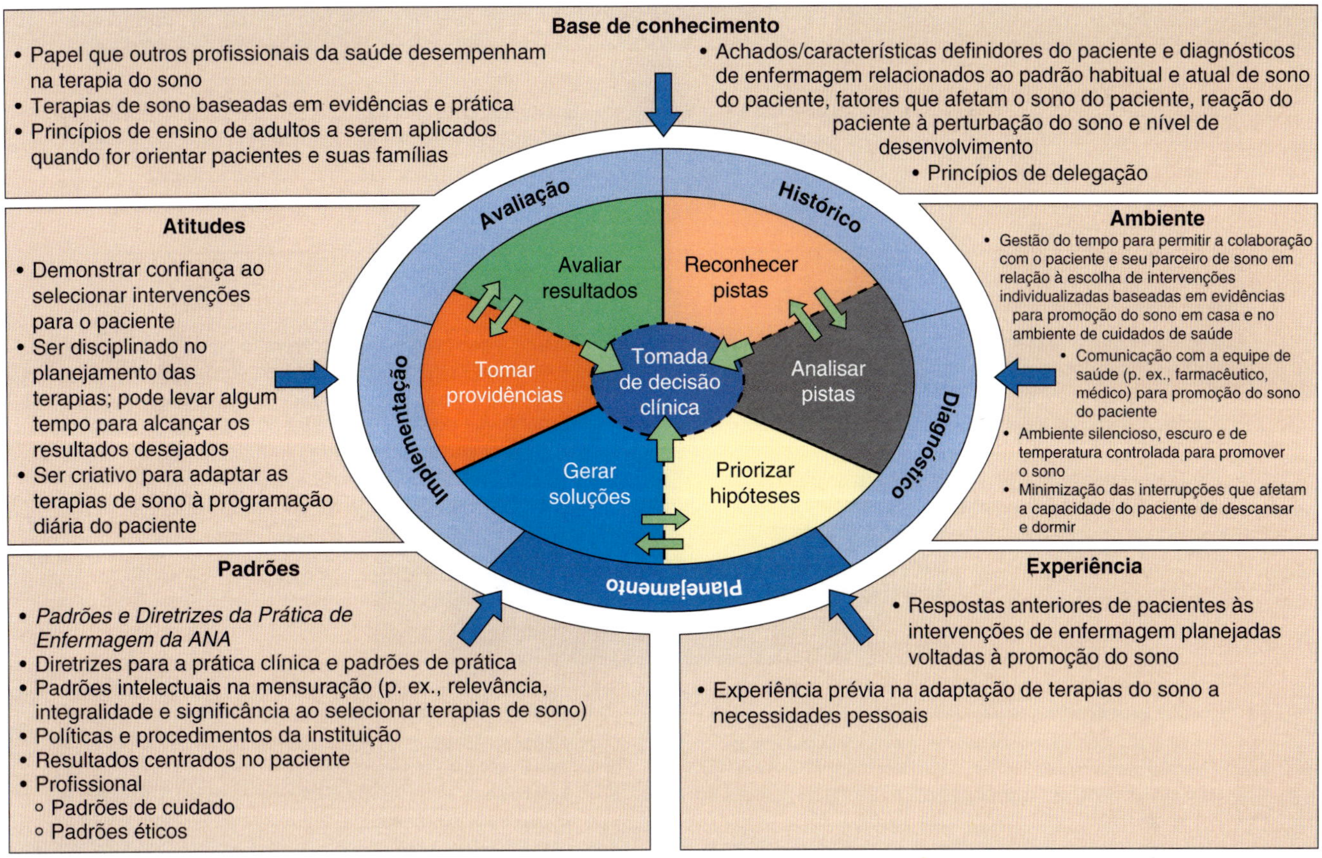

Base de conhecimento

- Papel que outros profissionais da saúde desempenham na terapia do sono
- Terapias de sono baseadas em evidências e prática
- Princípios de ensino de adultos a serem aplicados quando for orientar pacientes e suas famílias

- Achados/características definidores do paciente e diagnósticos de enfermagem relacionados ao padrão habitual e atual de sono do paciente, fatores que afetam o sono do paciente, reação do paciente à perturbação do sono e nível de desenvolvimento
- Princípios de delegação

Atitudes

- Demonstrar confiança ao selecionar intervenções para o paciente
- Ser disciplinado no planejamento das terapias; pode levar algum tempo para alcançar os resultados desejados
- Ser criativo para adaptar as terapias de sono à programação diária do paciente

Ambiente

- Gestão do tempo para permitir a colaboração com o paciente e seu parceiro de sono em relação à escolha de intervenções individualizadas baseadas em evidências para promoção do sono em casa e no ambiente de cuidados de saúde
- Comunicação com a equipe de saúde (p. ex., farmacêutico, médico) para promoção do sono do paciente
- Ambiente silencioso, escuro e de temperatura controlada para promover o sono
- Minimização das interrupções que afetam a capacidade do paciente de descansar e dormir

Padrões

- *Padrões e Diretrizes da Prática de Enfermagem da ANA*
- Diretrizes para a prática clínica e padrões de prática
- Padrões intelectuais na mensuração (p. ex., relevância, integralidade e significância ao selecionar terapias de sono)
- Políticas e procedimentos da instituição
- Resultados centrados no paciente
- Profissional
  - Padrões de cuidado
  - Padrões éticos

Experiência

- Respostas anteriores de pacientes às intervenções de enfermagem planejadas voltadas à promoção do sono
- Experiência prévia na adaptação de terapias do sono a necessidades pessoais

Figura 43.3 Modelo de pensamento crítico para planejamento do sono. (Copyright de Modelo de Medida de Julgamento Clínico © NCSBN. Todos os direitos reservados.)

(Figura 43.4). Crie o mapa após identificar diagnósticos de enfermagem relevantes extraídos do banco de dados do histórico de enfermagem. Nesse exemplo, os diagnósticos de enfermagem estão ligados. O mapa de conceito ou conceitual mostra as relações entre os diagnósticos de enfermagem de *Distúrbio no Padrão de Sono, Tensão do Papel de Cuidador, Fadiga* e *Manutenção Ineficaz da Saúde*. Essa abordagem de planejamento do cuidado o ajuda a reconhecer as relações entre as intervenções planejadas. Para esse paciente, intervenções e resultados bem-sucedidos para um diagnóstico de enfermagem afetam a resolução de outro. Ao desenvolver resultados, é importante colaborar com seus pacientes. Consequentemente, você terá maior probabilidade de estabelecer metas realistas e resultados mensuráveis com seus pacientes. Um plano eficaz inclui resultados estabelecidos dentro de um cronograma realista que esteja focado na melhora da quantidade e da qualidade do sono em casa. Geralmente, os membros da família são úteis em contribuir com o plano. Um plano de promoção de sono frequentemente requer várias semanas para ser efetuado. Os seguintes são exemplos de resultados que você poderia incluir para um paciente com perturbação do sono:

- O paciente afirmará se sentir descansado ao acordar
- O paciente relata menos episódios de despertar durante a noite
- O paciente pega no sono em até 30 minutos depois de se deitar
- O paciente relata dormir 8 horas por noite.

> **Pense nisso**
>
> Analise os resultados da qualidade de seu sono usando um dos instrumentos descritos na seção de histórico de enfermagem. Com base nos resultados, desenvolva uma meta e dois resultados para você mesmo, que enfoquem a melhora da qualidade de seu sono ou dos hábitos de higiene do sono.

Estabelecimento de prioridades. Trabalhe com os pacientes para estabelecer resultados e intervenções prioritários. Frequentemente, as perturbações do sono são consequências de outros problemas de saúde. Por exemplo, quando os sintomas físicos interferem no sono, tratar esses sintomas físicos se torna sua prioridade. Depois de obter alívio dos sintomas, concentre-se nas terapias de sono. Os pacientes são um recurso muito útil para determinar quais intervenções têm prioridade. Por exemplo, uma vez que os pacientes entendem os fatores que prejudicam o sono, eles fazem escolhas quanto aos tipos de mudanças que eles querem fazer em seus estilos de vida ou no ambiente em que dormem.

Trabalho em equipe e colaborativo. Trabalhe em estreita parceria com o paciente e a pessoa que dorme com ele para garantir que quaisquer terapias, como mudanças de horário de dormir ou no ambiente do quarto, sejam realistas e factíveis. Em um ambiente de cuidados de saúde, planeje tratamentos ou rotinas de forma que o paciente possa descansar. Por exemplo, na UTI, use os monitores eletrônicos disponíveis para verificar tendências nos sinais vitais sem acordar o paciente a todo momento. Outros membros da equipe precisam estar a par do plano de cuidados para que eles possam agrupar as atividades em determinados momentos para reduzir o número de despertares do paciente. Em um serviço especializado, o foco do plano envolve planejar melhor os períodos de descanso em relação às atividades dos outros residentes. Companheiros de quarto geralmente têm muitas programações diferentes de cuidados e sono.

Quando os pacientes têm problemas crônicos de sono, o encaminhamento inicial de um paciente é geralmente para um centro de tratamento abrangente do sono para avaliação do problema. A natureza da perturbação do sono determina se são necessários outros encaminhamentos a diferentes profissionais da saúde. Por exemplo,

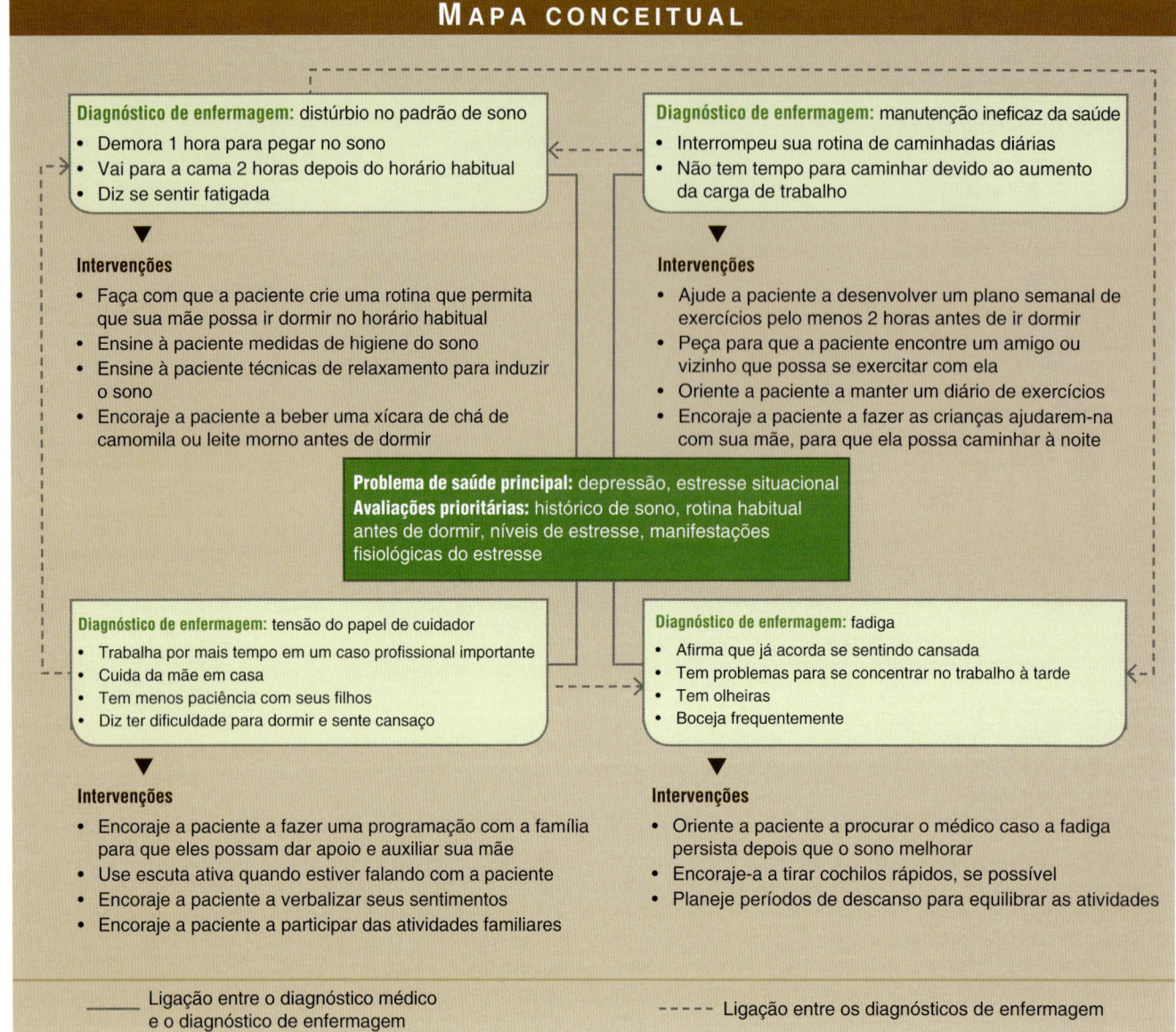

Figura 43.4 Mapa conceitual para Julie Arnold.

se o problema de sono está relacionado a uma crise situacional ou problema emocional, encaminhe o paciente a um enfermeiro especialista em saúde mental ou a um psicólogo clínico para aconselhamento. Se o enfermeiro trabalha em um ambiente hospitalar e o paciente necessita de um encaminhamento para cuidados contínuos após a alta, oferecer informações sobre o problema de sono é útil para o enfermeiro de cuidados domiciliares. O sucesso da terapia do sono depende de uma abordagem que se encaixe ao estilo de vida do paciente e à natureza do transtorno do sono.

Baseada em sua análise dos dados da avaliação, Susan reconhece que Julie está tendo problemas para dormir, fazendo uso de más práticas de higiene do sono e sofrendo de estresse relacionado aos cuidados de sua mãe e que quer melhorar seu sono. Susan reconhece que ela precisa planejar o cuidado para ajudar Julie a melhorar seu sono e lidar com o estresse, além de dar sugestões para ajudar sua mãe a dormir melhor. Susan identificou **Distúrbio no Padrão de Sono** como prioridade para Julie. Com base nisso, Susan trabalha com Julie para identificar resultados de comum acordo e planejar o cuidado pessoal centrado na paciente e o apoio para ela e sua família. Os resultados acordados mutuamente são: "Julie relata acordar menos frequentemente durante a noite e se sentir descansada em um prazo de 4 semanas" e "Julie verbaliza adesão a uma rotina regular na hora de dormir em um prazo de 4 semanas". Susan trabalha para desenvolver um plano que seja centrado na paciente e considera as preferências de Julie.

Susan garantirá que a **Fadiga**, a **Tensão do Papel de Cuidador** e a **Manutenção Ineficaz da Saúde** de Julie sejam manejadas antes de perguntar sobre suas outras prioridades de cuidados. Susan sabe que Julie está preocupada com sua mãe e seus problemas de sono, então, ela faz perguntas a Julie sobre sua mãe e o ambiente no quarto de sua mãe. Susan inclui orientar Julie sobre como ajudar sua mãe a melhorar seu sono. Susan sabe que, acima de tudo, ela honrará as preferências, cultura e tradições religiosas da paciente e da família no planejamento do cuidado.

❖ **Implementação**

Intervenções de enfermagem destinadas a melhorar a qualidade do repouso e do sono de uma pessoa são basicamente focadas na promoção da saúde. Os pacientes necessitam de sono e repouso adequados para manter estilos de vida ativos e produtivos. Durante momentos de doenças, a promoção do repouso e do sono é importante para a recuperação. Os cuidados de enfermagem em ambientes de cuidados agudos, restaurativos ou de longa permanência são diferentes dos cuidados prestados na casa do paciente. As diferenças básicas estão no ambiente e na capacidade do enfermeiro de promover hábitos de repouso e sono normais. A idade do paciente também influencia os tipos de terapias que são mais eficazes. O Boxe 43.8 descreve os princípios para promoção do sono em idosos.

Promoção da saúde. Em ambientes de saúde comunitária e domiciliar, ajude os pacientes a desenvolver comportamentos que levem ao repouso e ao relaxamento. Para desenvolver bons hábitos de sono em casa, os pacientes e seus parceiros de quarto precisam aprender técnicas que promovam o sono e as condições que interferem nele (Kryger et al., 2017) (Boxe 43.9). Os pais também aprendem a como promover bons hábitos de sono em seus filhos. Os pacientes se beneficiam mais de orientações baseadas em informações sobre suas casas e estilos de vida, como quais tipos de atividades promovem o sono quando a pessoa precisa trabalhar durante o turno da noite ou como fazer com que o ambiente seja mais propício ao sono. Os pacientes têm maior propensão a aplicar as informações que eles consideram úteis e valiosas.

Controles ambientais. Todos os pacientes requerem um ambiente de dormir com uma temperatura confortável e ventilação adequada, fontes mínimas de ruídos, uma cama confortável e iluminação adequada (Patel et al., 2018). Crianças e adultos variam em termos de temperatura ambiente confortável. Oriente os pais a colocar os bebês em colchões cobertos com lençol de elástico que atenda aos atuais padrões de segurança; vestir os bebês com macacões para mantê-los aquecidos; manter os berços livres de travesseiros, colchas, brinquedos ou qualquer outra coisa; e posicionar o berço longe de janelas abertas ou gavetas (AAP, 2016; Gaw et al., 2017). Idosos geralmente precisam de mais cobertores ou colchas.

Boxe 43.8 Foco em idosos

Promoção do sono

Padrão sono-vigília
- Mantenha uma programação regular de horário de dormir e acordar (Hedges e Gotelli, 2019)
- Elimine cochilos, a menos que façam parte da programação rotineira
- Se o idoso tirar cochilos, limite-os a 30 minutos e cronometre-os no início do dia (Morris et al., 2021)
- Oriente o paciente a ir para a cama quando estiver com sono
- Use técnicas de banho morno e relaxamento (Touhy e Jett, 2020)
- Se não conseguir dormir em 15 ou 30 minutos, faça uma atividade relaxante, como ler (Haynes et al., 2018)
- Evite atividades estimulantes, como exercícios ou assistir à televisão antes da hora de dormir (Morris et al., 2021).

Ambiente
- Durma onde se sentir melhor
- Mantenha os ruídos em nível mínimo; use músicas calmas para disfarçar os ruídos, se necessário
- Use luzes noturnas e mantenha o caminho até o banheiro livre de obstáculos
- Deixe o quarto na temperatura preferida; use meias para se aquecer
- Ouça músicas relaxantes (Touhy e Jett, 2020)
- Sente-se ao sol ao acordar, se possível (Morris et al., 2021).

Medicações
- Use sedativos e hipnóticos com cautela como último recurso, somente a curto prazo e se necessário (Hedges e Gotelli, 2019)
- Ajuste os medicamentos que o paciente toma para outras condições e avalie qualquer interação medicamentosa que possa causar insônia ou sonolência diurna excessiva.

Alimentação
- Limite a cafeína e a nicotina no fim da tarde e à noite (Hedges e Gotelli, 2019)
- Evite comer muito e ingerir álcool perto do horário de ir para a cama (Hedges e Gotelli, 2019)
- Consuma carboidratos ou leite como lanche leve antes de ir dormir (Touhy e Jett, 2020)
- Diminua a ingestão de líquidos de 2 a 4 horas antes de dormir (Touhy e Jett, 2020).

Fatores fisiológicos/patológicos
- Eleve a cabeceira da cama e dê mais travesseiros, conforme a preferência do paciente
- Use analgésicos 30 minutos antes do horário de dormir para aliviar quaisquer dores
- Use terapêuticas para controlar sintomas de condições crônicas, conforme prescrição (Morris et al., 2021).

Boxe 43.9 Educação em saúde

Hábitos de higiene do sono

Objetivo
- O paciente seguirá hábitos adequados de higiene do sono em casa.

Estratégias de ensino
- Oriente o paciente a tentar se exercitar diariamente, preferencialmente de manhã ou à tarde, e evitar exercícios intensos de noite, até 2 horas antes do horário de dormir
- Advirta o paciente a não dormir por muitas horas nos fins de semana ou feriados, para evitar perturbações no ciclo sono-vigília normal
- Explique que, se possível, os pacientes não devem usar o quarto para estudar, comer, assistir a televisão ou para outras atividades não relacionadas a dormir e fazer sexo
- Encoraje os pacientes a tentar evitar levar para a cama pensamentos preocupantes e a praticar exercícios de relaxamento
- Se o paciente não adormecer em 30 minutos depois de se deitar, aconselhe a sair da cama e fazer qualquer atividade tranquila, até sentir sono suficiente para voltar para a cama
- Recomende que os pacientes limitem o consumo de cafeína ao café da manhã e limitem a ingestão de bebidas alcoólicas (mais de um ou dois *drinks* por dia interrompe o ciclo do sono)
- Recomende que os pacientes deixem de usar seus dispositivos eletrônicos aproximadamente 30 minutos antes de irem para a cama
- Peça para que o paciente examine o ambiente. Diga que o uso de tampões de ouvido e máscaras de dormir pode ser útil
- Oriente o paciente a evitar refeições pesadas 3 horas antes do horário de dormir; um lanche leve pode ajudar.

Avaliação

Use os princípios do ensino de retorno para avaliar o aprendizado do paciente/familiar cuidador:
- "Quero ter certeza de que expliquei as informações importantes que você precisa incluir em seu diário de sono-vigília. Explique as informações que você irá incluir em seu diário na próxima semana"
- "Fale-me sobre três das abordagens que planejamos para ajudá-lo(a) a dormir melhor em casa."

Plano de cuidados de enfermagem

Distúrbio no padrão de sono

HISTÓRICO DE ENFERMAGEM

Atividades do histórico de enfermagem	Achados/características definidoras[a]
Peça a Julie para explicar a natureza de seu problema de sono.	Julie explica que ela **acorda duas ou três vezes por noite**. Ela diz: **"Já acordo cansada e tenho dificuldade para me concentrar no trabalho à tarde."**
Pergunte a Julie se houve alguma mudança recente em sua vida.	Julie conta que, devido à sua intensa carga de trabalho, ela parou com sua rotina de caminhar 1,5 a 3 quilômetros por dia. Ela diz que não tem mais tempo para qualquer exercício quando chega em casa, pois **ela precisa cuidar de sua mãe e de seus filhos**.
Peça para que Julie descreva sua rotina antes de dormir.	Julie responde que ela **está indo para a cama** entre meia-noite e 1 da manhã, ou seja, **2 h depois de seu horário normal de dormir. Ela demora aproximadamente 1 h para adormecer**. Ela disse que normalmente dormia de 7 a 8 h por noite e agora **está mais para 5 a 6 h**. Ela bebe de duas a três xícaras de café depois do jantar enquanto está trabalhando em seu caso antes de dormir.
Avalie se Julie apresenta sinais físicos de problemas de sono.	Durante a consulta, você percebe que Julie está com olheiras; que ela muda de posição várias vezes na cadeira e boceja frequentemente. Ela admite sentir **fadiga**.

[a]Achados/características definidoras estão destacados em negrito.

Diagnóstico de enfermagem: distúrbio no padrão de sono

PLANEJAMENTO

Resultados esperados (NOC)[b]

Sono

A paciente relata acordar menos frequentemente durante a noite e se sentir descansada em 4 semanas. A paciente verbaliza adesão a uma rotina regular antes de dormir em 4 semanas.

[b]Classificação de resultados extraída de Moorhead S et al.: *Nursing outcomes classification (NOC)*, ed 6, St Louis, 2018, Elsevier.

INTERVENÇÕES (NIC)[c]	JUSTIFICATIVA
Melhora do sono	
Estimule a paciente a estabelecer uma rotina antes de dormir e um padrão de sono regular.	Manter uma programação consistente ajuda a induzir o sono (Hedges e Gotelli, 2019).
Oriente a paciente a evitar cafeína e nicotina antes do horário de dormir.	Cafeína e nicotina são estimulantes e causam dificuldade para adormecer (Hedges e Gotelli, 2019).
Ajude a paciente a identificar maneiras de eliminar preocupações estressantes sobre trabalho antes de dormir (p. ex., dedicar um tempo antes de realmente dormir para ler um romance leve).	Excesso de preocupações e atividades intensas antes de dormir estimulam a paciente e impedem o sono (MacLeod et al., 2018).
Ajuste o ambiente; faça a paciente controlar os ruídos, a temperatura e a iluminação do quarto.	Cria um ambiente propício ao sono (Patel et al., 2018).
Terapia de relaxamento	
Ensine a paciente a praticar relaxamento muscular antes de dormir; inclua uma demonstração.	O relaxamento reduz a ansiedade, o que interfere no sono (National Sleep Foundation, 2020b; Patel et al., 2018).

[c]Designações de classificação de intervenções extraídas de Butcher HK et al.: *Nursing interventions classification (NIC)*, ed 7, St Louis, 2018, Elsevier.

AVALIAÇÃO

Atividades de avaliação	Resposta do paciente
Peça a Julie para descrever seus comportamentos de vigília no trabalho e em casa durante o dia.	Julie responde que está conseguindo dormir melhor à noite e que acorda apenas uma vez durante a noite. Ela relata que concluiu seu caso no trabalho e que se sente menos pressionada. Ela retomou sua rotina de caminhadas e está conseguindo lidar melhor com seus filhos. Ela consegue se concentrar mais no trabalho. Ela se senta na cadeira sem mudar de posição. Ela não boceja durante a conversa. Suas olheiras praticamente desapareceram.
Peça para que Julie descreva sua rotina na hora de dormir nas últimas 2 semanas.	Julie relata que agora está consistentemente indo para cama às 22h30 todas as noites. Ela diminuiu a temperatura do quarto e coloca uma música suave para pegar no sono. Julie diz que não trabalha mais sentada em sua cama. Ela parou de tomar café depois do jantar.

Elimine barulhos que causem distrações, de forma que o quarto fique o mais silencioso possível. Em casa, a televisão, o telefone ou o ruído intermitente do relógio geralmente prejudicam o sono do paciente. Envolva a família na identificação de abordagens para redução dos ruídos na residência, principalmente se várias pessoas morarem no local, cada um com programações de sono diferentes. Também é importante lembrar que alguns pacientes dormem com ruídos internos familiares, como o barulho de um ventilador. Alguns pacientes se beneficiam do uso de produtos comerciais que produzem um ruído suave, como sons de ondas do mar ou chuva, para criar um ambiente propício ao sono.

A cama e o colchão precisam ser estáveis e firmes com conforto. Estrados de cama colocados sob o colchão oferecem suporte adicional. Às vezes, travesseiros adicionais são importantes para ajudar a pessoa a se posicionar confortavelmente na cama. A posição da cama no quarto também faz a diferença para alguns pacientes.

Os pacientes variam em relação à intensidade de iluminação que eles preferem à noite. Bebês e idosos dormem melhor em quartos com iluminação fraca. A luz não deve bater diretamente sobre os olhos. Abajures pequenos de mesa evitam a escuridão total. Para idosos, iluminação reduz a chance de confusão e previne quedas a caminho do banheiro. Se as luzes da rua refletirem dentro do quarto ou quando os pacientes cochilam durante o dia, cortinas pesadas, painéis ou persianas são úteis.

Evite o uso excessivo de *smartphones*, *tablets* e computadores no quarto. Dispositivos eletrônicos e algumas televisões *smart* emitem uma luz azul que afeta o sono e os ritmos circadianos de alguns pacientes (Gronil et al., 2016). Esses dispositivos aumentam a privação do sono em todas as faixas etárias, porém o maior impacto é sofrido por crianças e adolescentes (Glauser, 2018; Jakobsson et al., 2020). Estimule os pacientes a evitar o uso de seus dispositivos eletrônicos na cama e, sempre que possível, interromper seu uso cerca de 30 minutos antes de dormir.

Como promover rotinas antes de dormir. Rotinas antes de dormir e medidas de higiene do sono relaxam os pacientes em preparação para o sono. É sempre importante que a pessoa vá dormir quando se sente cansada ou com sono. Ir para a cama enquanto está totalmente acordado e pensando em outras coisas geralmente causa insônia e interfere na ideia da cama como estímulo para o sono. Recém-nascidos e lactentes dormem tanto ao longo do dia que uma rotina específica não é necessária. Contudo, atividades silenciosas, como enrolá-los em cobertores, cantar ou conversar baixinho e niná-los delicadamente, ajudam a fazê-los adormecer.

Uma rotina antes de dormir (p. ex., ir para a cama no mesmo horário, lanches, banhar, abraçar, ninar ou atividades silenciosas) utilizada consistentemente ajuda crianças pequenas a evitar retardar o sono (Mindell e Williamson, 2018). Os pais precisam reforçar os padrões de preparação para a hora de dormir. Atividades tranquilas, como ler histórias, pintar e colocar as crianças no colo para ouvir uma música ou uma oração são rotinas que estão geralmente associadas à preparação para dormir. A falta de orientação é normalmente o motivo pelo qual os pais não seguem boas práticas de higiene do sono com bebês (Ordway et al., 2020). Portanto, é importante orientar os pais sobre as melhores práticas de sono em crianças.

Adultos precisam evitar estimulação mental excessiva perto da hora de dormir. Ler um romance leve ou ouvir música ajuda a pessoa a relaxar. Exercícios de relaxamento, como respirações lentas e profundas por 1 ou 2 minutos, aliviam a tensão e preparam o corpo para o repouso (ver Capítulo 44). Imaginação guiada e orações também promovem sono para alguns pacientes.

Em casa, recomende que os pacientes não tentem finalizar trabalhos profissionais ou resolver problemas familiares antes de dormir. O quarto não é um local de trabalho, e os pacientes precisam sempre associá-lo ao sono. Trabalhar para obter um tempo consistente de sono e vigília ajuda a maioria dos pacientes a conquistar um padrão de sono saudável e fortalece o ritmo do ciclo sono-vigília.

Como promover segurança. Para qualquer paciente propenso a confusão ou quedas, segurança é fundamental. Uma luz noturna fraca ajuda o paciente a se orientar no ambiente do quarto antes de se dirigir ao banheiro. Camas de altura mais próxima do chão podem diminuir as chances de uma pessoa cair assim que se levanta. Oriente os pacientes a remover obstáculos e tapetes soltos do caminho entre a cama e o banheiro. Se o paciente necessitar de ajuda para deambular da cama para o banheiro, coloque um sininho ao lado da cama para chamar um familiar. Sonâmbulos não têm consciência de seus arredores e demoram a reagir, aumentando o risco de quedas. Não alarme sonâmbulos, mas acorde-os calmamente e leve-os de volta para a cama.

Camas de bebês precisam oferecer segurança. Para reduzir a possibilidade de sufocação, não coloque travesseiros, bichinhos de pelúcia, ou pontas de cobertores soltas nos berços (AAP, 2016). Capas de colchão sem elástico feitas de plástico são perigosas, pois os bebês as puxam sobre o rosto e sufocam.

Como promover conforto. As pessoas adormecem somente depois de se sentirem confortáveis e relaxadas. Os menores irritantes geralmente mantêm os pacientes acordados. Roupas de dormir de algodão macio mantêm os bebês e as crianças pequenas aquecidos e confortáveis. Oriente os pacientes a usar roupas de dormir folgadas. Um cobertor extra às vezes é tudo o que se precisa para prevenir que a pessoa sinta frio e não consiga adormecer. Os pacientes precisam urinar antes de ir para a cama para que não sejam acordados por estarem com a bexiga cheia.

Como promover a atividade. Em casa, encoraje os pacientes a permanecer fisicamente ativos durante o dia para que eles tenham maior probabilidade de dormir à noite. Intensificar a atividade durante o dia reduz os problemas para adormecer. Sempre planeje exercícios rigorosos com antecedência mínima de 2 a 3 horas do horário de dormir, pois exercícios logo antes de dormir agem como estimulantes (Markwald et al., 2018). Pesquisas indicam que exercícios são benéficos, especialmente para idosos, para melhorar o sono noturno. Recomendações gerais incluem intensificar as atividades e os exercícios durante o dia (Meiner e Yeager, 2019). Contudo, idosos com doenças crônicas que influenciam suas capacidades funcionais provavelmente terão atividades limitadas (Touhy e Jett, 2020). Recomende atividades que sejam seguras para os idosos praticarem. Caminhar, nadar, conduzir a cadeira de rodas e usar bicicletas ergométricas são excelentes atividades para pacientes com limitações físicas. Musculação usando pesos leves (p. ex., de 1 a 2,5 kg) fortalece e dá mais resistência à parte superior do corpo. Atividade e exercícios geralmente se provam benéficos por melhorarem a resistência à atividade, a mobilidade e a sensação de bem-estar. Planeje atividades calmas para crianças antes de irem para a cama (p. ex., ouvir música, ler um livro) (Ordway et al., 2020).

Redução do estresse. A incapacidade de dormir devido a estresse emocional também faz a pessoa se sentir irritada e tensa. Quando os pacientes estão emocionalmente abalados, encoraje-os a não tentar forçar o sono. Caso contrário, possivelmente eles desenvolverão insônia, e logo o horário de dormir acaba sendo associado à incapacidade de relaxar. Encoraje um paciente que tenham dificuldade para adormecer a se levantar e procurar fazer uma atividade relaxante, como costurar ou ler, em vez de ficar na cama e pensando no sono.

Crianças pré-escolares têm medos noturnos (medo do escuro ou de barulhos estranhos), acordam durante a noite ou têm pesadelos. Encoraje os pais a entrarem no quarto da criança imediatamente após um pesadelo e a conversar rapidamente com ela sobre medos para dar um tempo para ela se acalmar. Uma abordagem é confortar a criança e deixá-la na própria cama, para que seus medos não sejam usados como desculpas para retardar a hora de dormir. Manter uma luz acesa no quarto também ajuda algumas crianças. Tradições culturais fazem com que as famílias abordem as práticas de dormir de maneiras diferentes (Boxe 43.10). Sempre respeite práticas diferentes das recomendações tradicionais.

Lanches antes de dormir. Algumas pessoas gostam de fazer um lanche antes de dormir, enquanto outras não conseguem dormir depois de comer. Um laticínio, como leite morno ou chocolate que contenha L-triptofano, é geralmente útil para a promoção do sono. Uma refeição completa antes de dormir geralmente causa indisposição gastrintestinal ou refluxo e interfere na capacidade de pegar no sono.

Aconselhe os pacientes a não beberem ou comerem alimentos ou bebidas de alto teor de açúcar ou cafeína antes de dormir. Café, chá, refrigerantes à base de cola e chocolate agem como estimulantes, fazendo com que a pessoa permaneça acordada ou desperte ao longo da noite. Alimentos e líquidos cafeinados e bebidas alcoólicas agem como diuréticos e fazem a pessoa acordar durante a noite para urinar.

Lactentes requerem medidas especiais para minimizar os despertares noturnos para se alimentar. É comum crianças em aleitamento por mamadeira ou materno despertarem no meio da noite. Hockenberry et al. (2019) recomendam oferecer a última refeição o mais tarde possível. Diga aos pais para não darem mamadeiras aos bebês na cama. Dar uma mamadeira de suco para um lactente ou criança na hora de dormir está relacionado à formação de cáries dentárias (Ordway et al., 2020).

Abordagens farmacológicas. Melatonina é um neuro-hormônio produzido no cérebro que ajuda a controlar os ritmos circadianos e promover o sono (Kryger et al., 2017). É um suplemento nutricional popular, que se revelou útil para a melhora da eficiência do sono e a redução dos despertares noturnos. A dose recomendada é de 0,3 a 3 mg, que devem ser tomados 2 horas antes do horário de dormir. Idosos cujos níveis de melatonina são reduzidos consideram esse suplemento benéfico como auxílio para dormir (Kryger et al., 2017). O uso de melatonina por tempo limitado demonstrou ser seguro, com leves efeitos colaterais raros de náuseas, dores de cabeça e sonolência. Um agonista dos receptores da melatonina, como ramelteona ou tasimelteona, é bem tolerado e parece ser eficaz para a melhora do sono por meio do ajuste do ritmo circadiano e da redução do tempo necessário para começar a dormir (Avidan e Neubauer, 2017; Patel et al., 2018). É seguro para uso prolongado e de curta duração, principalmente em idosos. Seus efeitos colaterais comuns são diarreia, sonolência, cansaço e tontura.

Vários outros produtos fitoterápicos ajudam na promoção do sono. Valeriana demonstrou ser eficaz em casos de insônia leve, ao reduzir o tempo até o adormecimento e melhorar a qualidade do sono. Normalmente, pessoas que usam valeriana não se sentem sonolentas de manhã (WebMD, 2019). Óleo essencial de lavanda pode melhorar a qualidade do sono (O'Malley, 2017). Passiflora (flor-da-paixão) causa leves efeitos sedativos e é usada como auxílio natural do sono (WebMD, 2019). Chá de camomila exerce um leve efeito sedativo que pode ser benéfico para a promoção do sono (WebMD, 2019). Advirta os pacientes sobre a dosagem e o uso de compostos fitoterápicos, pois o órgão de vigilância sanitária dos EUA, a Food and Drug Administration (FDA), não regula esses produtos. Compostos fitoterápicos podem interagir com medicamentos prescritos, e os pacientes devem evitar usá-los concomitantemente (Meiner e Yeager, 2019).

O uso de medicamentos para dormir sem prescrição médica não é recomendado. Os pacientes precisam entender os riscos desses tipos de fármacos. Com o tempo, esses medicamentos levam a mais perturbações do sono, mesmo quando eles inicialmente parecem eficazes. Advirta idosos sobre o uso de anti-histamínicos de venda livre devido à sua longa duração de ação, o que pode causar confusão, constipação intestinal, retenção urinária e aumento do risco de quedas (Stewart et al., 2018). Ajude os pacientes a adotar medidas comportamentais e de higiene do sono adequadas para estabelecer padrões de sono que não requeiram o uso de medicamentos.

Susan implementa o plano de cuidados que ela e Julie desenvolveram com base nas preferências, expectativas e resultados identificados de Julie. Susan começa discutindo com Julie sobre a necessidade de praticar bons hábitos de higiene do sono. Susan adverte Julie a não retardar o horário de se deitar ou dormir por muito tempo nos fins de semana, para que ela consiga manter seu ciclo sono-vigília normal. Susan diz a Julie que ela deve escolher um horário para ir para cama que seja condizente com sua agenda e tente ir para a cama no mesmo horário todas as noites. Susan explica a Julie por que ela não deve usar o quarto, principalmente a cama, para assistir à TV, lanchar ou fazer qualquer outra atividade

---

Boxe 43.10 Aspectos culturais do cuidado

Dormir junto/compartilhar a cama

As práticas e os padrões de sono e repouso variam entre as culturas. Cultura e biologia influenciam o desenvolvimento de problemas de sono nas crianças. Padrões de sono, rotinas de antes de dormir, remédios para dormir e preparações para o sono são componentes de práticas culturais relacionadas ao uso do espaço e distâncias de interação (Giger e Haddad, 2021). Tradicionalmente, especialistas recomendam deixar bebês e crianças dormirem em suas próprias camas. Dormir junto ou compartilhar a cama, quando bebês e crianças dormem com seus pais, é um hábito culturalmente preferencial que varia entre as culturas (Barry, 2019). Nos EUA, compartilhar a cama é mais comum entre mães mais jovens e com menor nível de escolaridade (Bombard et al., 2018; Stiffler et al., 2018). Os motivos para as práticas de compartilhamento de cama estão relacionados a amamentação, conforto, tradição, conseguir dormir mais ou melhor, apego, vínculo e proteção do lactente (ou seja, para protegê-lo do frio) (Marinelli et al., 2019; Barry, 2019). Os médicos nos EUA não recomendam essa prática por questões de segurança. Uma crença é que dormir junto não promove independência (Barry, 2019). Resultados de pesquisas indicam que dormir junto ou compartilhar a cama é um fator de risco para síndrome da morte súbita do lactente (SMSL) (Carlin e Moon, 2017). Não há pesquisas que demonstrem que o uso de um dispositivo para tornar o compartilhamento de cama mais seguro reduza a incidência de sufocação infantil ou SMSL (AAP, 2016). O compartilhamento de cama não é recomendado para bebês prematuros ou para pais que usam álcool, drogas ou que fumam devido ao aumento do risco de SMSL (Mitchell et al., 2017; Carlin e Moon, 2017). O compartilhamento de cama está geralmente associado a problemas de sono nos bebês, como despertares frequentes, choros noturnos, maior tempo acordado à noite e menor quantidade de sono noturno (Mindell et al., 2017). Como enfermeiro, seja culturalmente sensível ao discutir práticas de dormir com os pais e ao desenvolver planos de sono para crianças.

Implicações para os cuidados centrados no paciente

- Realize uma avaliação minuciosa da criança e da família
- Aborde os riscos de dormir com os pais. Durante a conversa, permaneça sendo culturalmente sensível e respeitoso em relação aos pontos de vista dos pais (Barry, 2019)
- Oriente os pais que praticam o compartilhamento de cama a evitar usar álcool ou drogas que prejudiquem o despertar. Despertar prejudicado impede que os pais acordem caso a criança esteja tendo problemas (Mitchell et al., 2017)
- Recomende aos pais compartilharem o quarto, mas não a cama, com seu bebê (Bombard et al., 2018)
- Encoraje os pais a usarem roupas de dormir leves, manterem uma temperatura ambiente confortável e evitar deixar a criança ficar apertada em muitas roupas
- Remova travesseiros e cobertas da cama do bebê (Gaw et al., 2017).

que não seja dormir. Susan sugere que Julie tome um banho morno antes de se deitar para relaxar; também a encoraja a começar a caminhar novamente e tentar fazer isso por pelo menos 30 minutos todas as manhãs. Susan inclui no plano de orientações para tocar músicas suaves e relaxantes na hora de dormir para ajudar Julie a adormecer. Susan demonstra técnicas de relaxamento a Julie, que poderiam ajudá-la a relaxar, e pede para que Julie pratique as técnicas antes de ela ir embora. Susan destaca que se Julie não adormecer em questão de 20 minutos, ela precisa se levantar da cama e fazer alguma atividade tranquila, até se sentir suficientemente sonolenta para voltar para a cama. Susan orienta Julie a evitar refeições pesadas, cafeína e álcool 3 horas antes de se deitar, sugerindo um lanche rápido, que inclua proteína e carboidratos, caso Julie tenha fome antes de dormir. Susan pergunta a Julie sobre a temperatura e a iluminação do quarto, sugerindo que uma temperatura mais amena é mais condutora do sono. Susan também sugere que Julie mantenha um diário de caminhada e sono para que ela possa verificar seu progresso.

Julie diz a Susan que ela planeja conversar com seu chefe no trabalho para ver se alguém poderia ajudá-la em seus casos durante esse período estressante com sua mãe. Susan sugere a Julie que as técnicas de música suave e relaxamento poderiam ajudar sua mãe a dormir melhor também. Ela também pede a Julie para verificar temperatura, iluminação e níveis de ruídos nos arredores do quarto de sua mãe, para ter certeza de que o ambiente não esteja contribuindo para os problemas de sono de Louise. Susan também diz a Julie que não tem problema sua mãe tirar cochilos rápidos durante o dia, desde que esses cochilos não durem mais de 30 minutos cada. Susan e Julie discutem as preocupações de Julie a respeito de ela cuidar da mãe em sua casa e sua preocupação de que sua mãe não seja capaz de voltar para sua própria casa. Susan fornece informações sobre um grupo de apoio a cuidadores que se reúne semanalmente em uma igreja próxima. Susan também dá informações sobre serviços de saúde domiciliar que poderiam ajudá-la a cuidar de sua mãe. Ao fim da sessão de ensino, Susan responde às perguntas de Julie sobre os problemas de sono de sua mãe. Ela diz a Julie que elas analisarão seus registros na próxima visita. Susan, então, marca uma visita de seguimento com Julie para dali a 4 semanas.

Cuidado agudo. Pacientes em ambientes de cuidado agudo têm sua rotina de repouso e sono prejudicada, o que geralmente leva a problemas de sono. Nesse contexto, as intervenções de enfermagem centram-se no controle dos fatores ambientais que perturbam o sono e no alívio de interrupções fisiológicas ou psicológicas do sono e em proporcionar períodos ininterruptos de repouso e sono para os pacientes. "Distúrbios do Sono no Idoso" no *Evidence-based Geriatric Nursing Protocols for Best Practice* se baseia no princípio de que os enfermeiros precisam individualizar uma estratégia eficaz baseada nas necessidades do paciente e que medicamentos para dormir podem ser usados como intervenção de último recurso (Morris et al., 2021).

Controles ambientais. Em um hospital, você controla o ambiente de várias maneiras (Boxe 43.11). Por exemplo, os enfermeiros fecham as cortinas entre os leitos dos pacientes em enfermarias e diminuem a intensidade da luz da unidade de enfermagem do hospital à noite. Um dos maiores problemas para os pacientes em hospitais é o barulho. Formas importantes de reduzir o barulho incluem ter conversas e passar relatórios em uma área privativa, longe dos quartos dos pacientes, e ter o mínimo de conversa possível, principalmente à noite. Ofereça aos pacientes tampões de ouvido ou máscaras de dormir para reduzir os estímulos de ruídos e iluminação (Litton et al., 2016; Sanjanwala et al., 2020). Outras maneiras de controlar os ruídos no hospital são descritas no Boxe 43.12.

Como promover conforto. Deixe o paciente mais confortável oferecendo higiene pessoal antes da hora de dormir. Um banho morno de chuveiro ou banheira é muito relaxante. Ofereça aos pacientes acamados a oportunidade de lavar o rosto e as mãos. Escovar os dentes e cuidar

---

Boxe 43.11 Prática baseada em evidências

Higiene do sono em pacientes hospitalizados

Questão PICOT: O uso de um protocolo de higiene do sono em comparação aos cuidados de rotina em pacientes na unidade de terapia intensiva reduz o delírio relacionado à diminuição do sono?

Resumo das evidências

Perturbações do sono ocorrem com frequência em pacientes de unidade de terapia intensiva, devido à quebra das rotinas normais, à ansiedade e ao estresse, aos barulhos, à dor, aos tratamentos médicos e aos fatores ambientais (Martinez et al., 2017; Owens et al., 2017). Privação do sono impacta a recuperação física e psicológica e geralmente causa delírio (Pavone et al., 2020). A manutenção do padrão normal sono-vigília ajuda a diminuir o delírio decorrente de privação do sono (Sanjanwala et al., 2020). A implementação de protocolos de higiene do sono conduzidos pela enfermagem demonstrou ser eficaz para a melhora do sono em pacientes internados em unidades de terapia intensiva (Martinez et al., 2017; Smithburger et al., 2017). Estratégias efetivas nos protocolos são focadas no treinamento dos enfermeiros da equipe em protocolos e intervenções para diminuir os estímulos ambientais e limitar perturbações para os pacientes; manejar a dor; evitar o uso de contenções e promover a mobilidade precoce e o envolvimento da família (Martinez et al., 2017; Smithburger et al., 2017). A implementação dessas estratégias melhorou o sono dos pacientes e reduziu a incidência de delírio (Ding et al., 2017; Martinez et al., 2017).

Aplicação na prática de enfermagem

- Trabalhe junto a outros enfermeiros da unidade para desenvolver um protocolo de higiene do sono
- Agrupe as atividades de enfermagem para proporcionar períodos de sono ininterrupto (Martinez et al., 2017)
- Mantenha o ciclo de sono-vigília do paciente o tanto quanto possível (Sanjanwala et al., 2020)
- Providencie fisioterapia e mobilidade precoces para os pacientes (Martinez et al., 2017)
- Reduza a iluminação, os volumes dos telefones e as conversas entre funcionários nos corredores durante horários de silêncio e à noite (McGovern et al., 2018)
- Use medidas de higiene do sono nos pacientes, como higiene pessoal, ajuste da temperatura do quarto e métodos de relaxamento
- Ensine e envolva a família na implementação das estratégias (Smithburger et al., 2017).

Boxe 43.12 Controle de ruídos no hospital

- Feche a porta do quarto do paciente quando possível
- Mantenha as portas para áreas de trabalho na unidade fechadas quando em uso
- Reduza o volume de telefones e equipamentos de mensagens que estiverem nos arredores
- Use calçados com sola de borracha. Evite tamancos
- Desligue o oxigênio do lado do leito e outros equipamentos que não estejam sendo usados
- Abaixe o volume de alarmes e bipes dos equipamentos de monitoramento ao lado do leito
- Desligue a televisão e o rádio do quarto, a menos que o paciente prefira ouvir música calma
- Evite barulhos altos abruptos, como dar descarga no banheiro ou mover um leito
- Mantenha as conversas necessárias em um volume baixo, especialmente à noite
- Determine um tempo durante o dia como "horário de silêncio" para os pacientes.

de próteses dentárias também ajudam a preparar o paciente para dormir. Faça com que os pacientes urinem antes de irem para a cama para evitar que fiquem acordados por que a bexiga está cheia. Enquanto o paciente se prepara para ir para a cama, ajude a posicionar o paciente, de modo a evitar quaisquer potenciais pontos de pressão (Figura 43.5). Se o paciente quiser, esfregar ou massagear as costas ajudam a relaxar.

A remoção de estímulos irritantes é outra maneira de proporcionar mais conforto ao paciente, para que ele tenha um sono tranquilo. Trocar ou remover curativos úmidos, reposicionar tubos de drenagem, reposicionar cateteres tromboembólicos que estiverem dobrados e trocar o esparadrapo de sondas nasogástricas eliminam irritantes constantes da pele do paciente. Lave bem a área do períneo ou do ânus de pacientes incontinentes. Pacientes diaforéticos se beneficiam de um banho frio e roupas ou lençóis secos.

Determinação de períodos de repouso e sono. Em um hospital ou em uma instituição de longa permanência, é difícil proporcionar aos pacientes o tempo necessário para repousar e dormir. O tratamento mais eficaz para perturbações do sono é eliminar os fatores que interrompem o padrão do sono. Você precisa planejar o cuidado de forma a evitar acordar os pacientes para tarefas não essenciais. Faça isso programando avaliações, tratamentos, procedimentos e rotinas para os horários em que os pacientes estão acordados. Por exemplo, se a condição física de um paciente estiver estável, evite acordar o paciente para checar seus sinais vitais, a menos que por ordem médica. Permitir que os pacientes determinem os horários e os métodos da prestação de serviços de cuidados básicos promove seu repouso. Não dê banhos e nem aplique medidas rotineiras de higiene durante a noite por conveniência de enfermagem. Colete amostras de sangue em um horário em que o paciente esteja acordado. A menos que a manutenção do nível sanguíneo terapêutico de um medicamento seja essencial, administre medicamentos durante o tempo em que o paciente estiver acordado. Trabalhe em parceria com o Departamento de Radiologia e outros serviços de apoio para agendar exames diagnósticos e terapias com intervalos que permitam que os pacientes tenham tempo para descansar. Sempre tente proporcionar ao paciente 2 ou 3 horas de sono ininterrupto durante a noite.

Quando a condição de um paciente exigir monitoramento mais frequente, planeje as atividades de forma a permitir períodos prolongados de descanso. O enfermeiro orienta os técnicos/auxiliares de enfermagem a coordenarem os cuidados do paciente para diminuir as perturbações do sono para ele. Isso significa planejar atividades de forma que o paciente tenha até 1 hora ou mais para repousar tranquilamente, em vez do entra e sai da enfermagem e de outros profissionais no quarto a toda hora. Por exemplo, se um paciente precisa de trocas frequentes de curativos, se está recebendo terapia intravenosa e tem tubos de drenagem em vários lugares, não entre no quarto para verificar cada problema separadamente. Em vez disso, faça uma única visita para realizar todas as três tarefas. Torne-se o defensor da promoção do sono ideal do paciente. Isso significa se tornar um guardião do paciente, postergando ou reagendando visitas da família ou questionando a frequência de certos procedimentos.

Como promover segurança. Pacientes com ASO têm maior risco de complicações enquanto estão internados no hospital. Cirurgia e anestesia perturbam os padrões de sono normais (ver Capítulo 50). Depois de cirurgias, os pacientes alcançam níveis profundos de sono REM. Esse sono profundo causa relaxamento dos músculos, o que leva ao aumento do risco de desenvolver obstrução de via respiratória, pois os medicamentos suprimem os mecanismos normais do despertar. Esses pacientes geralmente precisam de suporte ventilatório no período pós-operatório devido ao maior risco de complicações respiratórias. Monitore a via respiratória de um paciente, a frequência e a profundidade das respirações, e os sons respiratórios frequentemente após uma cirurgia.

Recomende mudanças de estilo de vida a pacientes com ASO, como higiene do sono, moderação da ingestão de álcool, cessação do tabagismo e programa de perda de peso (McNicholas, 2017). Ensine o paciente a elevar a cabeceira da cama e a se posicionar de lado ou de bruços para dormir. Use travesseiros para evitar assumir uma posição supina.

Se os pacientes normalmente usam um equipamento de CPAP em casa devido à apneia do sono, é importante que eles tragam seus equipamentos domiciliares consigo para o hospital e os usem todas as noites. Confirme se a máscara se encaixa perfeitamente e se está colocada corretamente de forma que a pressão positiva seja mantida (Chaiard e Weaver, 2019a). Em pacientes com apneia do sono que são submetidos à cirurgia e tomam anestesia geral, a anestesia, em combinação com medicamentos para dor usados após a cirurgia, reduz as defesas do paciente contra obstrução de via respiratória. Depois da cirurgia, o paciente alcança níveis muito profundos de sono REM que elevam ao relaxamento dos músculos e a obstrução de via respiratória. Use medicamento para dor com cautela nesses pacientes. Esses pacientes necessitam de suporte ventilatório no período pós-operatório, pois a ASO está associada a um aumento das complicações respiratórias pós-operatórias. Monitore a respiração e os níveis de saturação de oxigênio do paciente regularmente (ver Capítulo 29). Notifique o médico imediatamente caso esteja difícil acordar o paciente, ou se ele estiver com problemas para respirar.

Pacientes que sofrem de SDE podem adormecer enquanto estão sentados em uma cadeira ou cadeira de rodas. Posicione os pacientes de forma que eles não caiam da cadeira se pegarem no sono. Elevar seus pés usando um pufe ou banquinho pode ajudar a posicioná-los com segurança. Um travesseiro colocado no colo do paciente oferece um pouco de apoio. Se o paciente gosta de se inclinar sobre uma mesa de apoio enquanto está sentado em uma cadeira, certifique-se de que a mesa esteja travada e estável. Não use cintos de segurança, pois eles são considerados contenções (ver Capítulo 27).

Redução do estresse. Pacientes que são hospitalizados para exames diagnósticos extensivos geralmente têm dificuldade para repousar ou dormir devido à incerteza a respeito de sua saúde. Dar aos pacientes controle sobre seu cuidado de saúde minimiza incertezas e ansiedades. Dar informações sobre a finalidade dos procedimentos e rotinas e responder perguntas dá aos pacientes a tranquilidade necessária

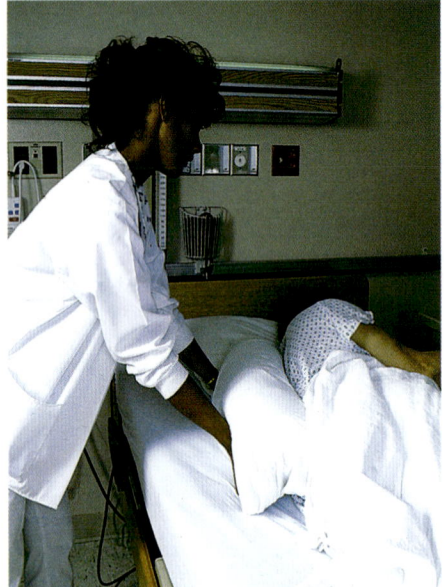

Figura 43.5 Posicionamento do paciente para dormir.

para descansar ou adormecer. Dedique um tempo para sentar e conversar com seus pacientes que não conseguem dormir para determinar os fatores que os mantêm acordados. Proporcionar medidas de conforto, como esfregar as costas, também ajuda os pacientes a relaxar mais. Se for indicado um sedativo, confira com o médico do paciente para ter certeza de que a menor dose possível seja utilizada inicialmente. Descontinuar o uso de sedativos assim que possível previne dependências que perturbam gravemente o ciclo normal do sono. Idosos metabolizam os medicamentos lentamente, tornando-os mais vulneráveis aos efeitos colaterais dos sedativos, hipnóticos, ansiolíticos ou analgésicos.

Cuidados restaurativos e contínuos. As intervenções de enfermagem implementadas no contexto do cuidado agudo também são utilizadas no ambiente de cuidados restaurativos e contínuos. Controlar o ambiente, principalmente barulhos; determinar períodos de descanso e sono; e promover conforto são importantes considerações. Intervenções de enfermagem relacionadas à redução do estresse e ao controle de perturbações fisiológicas também são implementadas nesses ambientes. Ajudar o paciente a conseguir ter um sono repousante nesse contexto às vezes requer tempo.

Manutenção da atividade. Limite o tempo que os pacientes internados passam na cama sempre que possível. Em instituições de longa permanência, sirva as refeições na área do refeitório dos residentes. Certifique-se de que os residentes estejam sentados eretos em uma cadeira para fazer as refeições e para atividades de higiene pessoal. Também é importante manter os residentes envolvidos em atividades sociais planejadas (p. ex., jogos de cartas ou artesanato). Exercícios regulares mantêm as pessoas ativas e estimuladas. Também é ideal limitar cochilos diurnos em até 30 minutos ou menos. Cochilos rápidos tirados no meio da tarde aumentam a atenção e a capacidade cognitiva. Pesquisas demonstraram que a exposição à luz natural do sol durante 2 horas por dia melhorou a qualidade do sono de residentes de uma clínica de repouso (Duzgun e Akyol, 2017).

Residentes com demência frequentemente têm ciclos sono-vigília prejudicados. Eles geralmente ficam facilmente fatigados e sofrem períodos de insônia (Meiner e Yeager, 2019). Nessa situação, abrevie as atividades e visitas, para permitir que os pacientes mantenham um nível adequado de energia. Se um paciente acorda durante a noite, manter a iluminação em intensidade fraca e usar técnicas relaxantes, como ouvir músicas calmas ou esfregar as costas, podem fazer o paciente voltar a dormir.

Como controlar perturbações fisiológicas. Como enfermeiro, você aprende a controlar sintomas de doenças físicas que interrompem o sono. Por exemplo, um paciente com anormalidades respiratórias dorme com dois travesseiros ou em uma posição meio sentada para facilitar o esforço da respiração. O paciente se beneficia da administração de broncodilatadores prescritos antes de dormir para evitar obstrução de via respiratória. Um paciente com hérnia de hiato também necessita de cuidados especiais. Após as refeições, o paciente tem uma sensação de queimação em consequência do refluxo gástrico. Para prevenir perturbações do sono, recomende que ele faça uma pequena refeição várias horas antes de ir dormir e que durma em uma posição meio sentada. Programe a tomada de medicamentos para alívio da dor, náuseas ou outros sintomas recorrentes de forma que o medicamento faça efeito no horário de dormir. Remova ou modifique quaisquer irritantes da pele do paciente, como curativos úmidos ou tubos de drenagem.

Abordagens farmacológicas. O uso indiscriminado de medicamentos para manejo da insônia é bastante comum na cultura americana. Estimulantes do SNC, como anfetaminas, cafeína, nicotina, terbutalina, teofilina e modafinila, precisam ser usados com parcimônia e sob controle médico (Burchum e Rosenthal, 2019). Além disso, a abstinência de depressores do SNC, como álcool, barbitúricos, antidepressivos tricíclicos (amitriptilina, imipramina e doxepina) e triazolam, causa insônia. Consulte o farmacêutico e o médico sobre o manejo de doses.

Medicamentos que induzem sono são chamados de **hipnóticos**. **Sedativos** são medicamentos que produzem um efeito calmante ou tranquilizante (Burchum e Rosenthal, 2019). Um paciente que toma medicamento para dormir precisa saber como usá-lo corretamente e quais são seus riscos e possíveis efeitos colaterais. O uso prolongado de ansiolíticos, sedativos ou agentes hipnóticos perturba o sono e leva a problemas mais graves. A FDA exige que as bulas de todos os medicamentos para dormir contenham informações de segurança relacionadas aos possíveis efeitos adversos de reações alérgicas graves; inchaço facial grave e comportamentos complexos de sono, como dormir ao volante, fazer telefonemas e preparar e ingerir alimentos enquanto está dormindo (USFDA, 2019).

Benzodiazepínicos e medicamentos do grupo dos benzodiazepínicos são comumente usados para tratar problemas de sono e indicados para uso por tempo limitado (Avidan e Neubauer, 2017). Os medicamentos do grupo dos benzodiazepínicos são o tratamento de escolha para insônia devido à maior eficácia e à segurança de seu uso (Burchum e Rosenthal, 2019). Especialistas recomendam uma dose baixa de um medicamento de ação rápida, como zolpidem, para uso a curto prazo (no máximo 2 a 3 semanas) (Burchum e Rosenthal, 2019). Esses fármacos causam menos problemas de dependência e abuso e menor incidência de insônia de rebote e de efeitos de ressaca do que os benzodiazepínicos.

Os benzodiazepínicos causam relaxamento, redução da ansiedade e efeitos hipnóticos, por facilitarem a ação dos neurônios no SNC que suprimem a capacidade de resposta a estímulos, diminuindo os níveis de despertar (Burchum e Rosenthal, 2019). Benzodiazepínicos de ação rápida (p. ex., oxazepam, lorazepam ou temazepam) em sua menor dose possível são recomendados para tratamento de curta duração de insônia. As doses iniciais são pequenas e são aumentadas gradativamente, com base na resposta do paciente, por um período limitado de tempo. Alerte os pacientes a não tomarem mais do que a dose prescrita, principalmente se aparentemente a dose se tornar menos eficaz após o uso inicial. O uso de benzodiazepínicos em idosos é potencialmente perigoso, devido à tendência de as substâncias permanecerem ativas no corpo por mais tempo. Consequentemente, elas também causam depressão respiratória; sedação de dia seguinte; amnésia; insônia de rebote e função e coordenação motora prejudicada, o que leva ao aumento do risco de quedas (Picton et al., 2018). Se pacientes idosos que recentemente eram continentes, deambulavam e estavam alertas se tornarem incontinentes ou confusos e/ou demonstrarem mobilidade prejudicada, considere o uso de benzodiazepínicos como possível causa.

Administre benzodiazepínicos com cautela em crianças de menos de 12 anos. Esses medicamentos são contraindicados em lactente com menos de 6 meses de vida. Gestantes devem evitá-los, pois seu uso está associado a riscos de anomalias congênitas. Mulheres que estão amamentando não devem tomar esses medicamentos, pois são excretados no leite. Discuta essas questões com os médicos das pacientes caso você esteja preocupado sobre a segurança de um medicamento prescrito.

Trazodona é um antidepressivo antagonista e inibidor da recaptação de serotonina (AIRS) geralmente usado em pacientes com depressão ou ansiedade e insônia. Os efeitos colaterais mais comuns são atordoamento diurno e hipotensão ortostática. Trazodona em baixas doses geralmente é usada como alternativa aos benzodiazepínicos, principalmente em pacientes idosos.

O uso regular de qualquer medicamento para dormir geralmente leva à tolerância e à abstinência. Insônia de rebote é um problema após a interrupção de uma medicação, especialmente de benzodiazepínicos (Avidan e Neubauer, 2017). Administrar um medicamento para dormir imediatamente após o paciente hospitalizado não conseguir dormir faz mais mal do que bem ao paciente. Considere primeiro abordagens alternativas de promoção do sono. É importante realizar monitoramento rotineiro da resposta do paciente aos medicamentos para dormir.

❖ Avaliação

Pelos olhos do paciente. O paciente é a fonte para verificar se as expectativas em relação ao sono estão sendo atendidas. Cada paciente tem uma necessidade exclusiva de sono e repouso. O paciente é o único que sabe se os problemas de sono estão melhorando e quais intervenções ou terapias são mais bem-sucedidas na promoção do sono (Figura 43.6). É importante perguntar ao paciente se necessidades de sono foram satisfeitas. Por exemplo, pergunte ao paciente: "Você está se sentindo mais descansado?" ou "Você acha que fizemos todo o possível para ajudá-lo a melhorar seu sono?" ou "Quais intervenções foram mais eficazes para a melhora de seu sono?" Se as expectativas ainda não foram atendidas, você precisa dedicar mais tempo tentando entender as necessidades e preferências do paciente. Trabalhar em estreita colaboração com o paciente e seu companheiro de quarto permite que você redefina expectativas que possam realisticamente ser alcançadas dentro dos limites da condição e tratamento do paciente.

Resultados do paciente. Para avaliar a eficácia de seu cuidado de enfermagem, faça comparações com os dados do histórico de enfermagem inicial, para avaliar se o sono de seu paciente melhorou. Determine se os resultados esperados foram alcançados. Use medidas de avaliação logo após a implementação de uma terapia (p. ex., observar se o paciente adormece depois de reduzir os ruídos e deixar o quarto mais escuro). Use outras medidas de avaliação após o paciente despertar do sono (p. ex., pedindo para que ele ou ela descreva o número de vezes que acordou durante a noite anterior). O paciente e seu companheiro de quarto normalmente fornecem informações precisas para a avaliação. Em períodos mais longos, use ferramentas de avaliação, como a escala visual analógica ou a escala de classificação do sono, para determinar se o sono tem melhorado ou mudado progressivamente.

Use também o ensino de retorno para avaliar o nível de conhecimento adquirido pelos pacientes ou familiares cuidadores após receberem orientações sobre hábitos de sono. Você pode mensurar a adesão a essas práticas durante uma visita domiciliar enquanto observa o ambiente. Quando os resultados esperados não forem alcançados, revise as medidas de enfermagem ou os resultados esperados, tomando por base as necessidades e preferências do paciente. Quando os resultados não são alcançados, faça perguntas do tipo:

- Você consegue adormecer em questão de 20 minutos depois de se deitar?
- Descreva quão bem você dorme quando se exercita
- Ouvir música calma na hora de dormir ajuda você a relaxar?
- Você se sente descansado quando acorda?

Se você conseguiu desenvolver um bom relacionamento com o paciente e um plano de cuidado terapêutico, comportamentos sutis geralmente indicam o nível de satisfação do paciente. Observe a ausência de sinais de problemas de sono, como letargia, bocejos frequentes ou mudanças de posição do paciente. Você será eficaz na promoção de repouso e sono caso os resultados e as expectativas do paciente sejam alcançados.

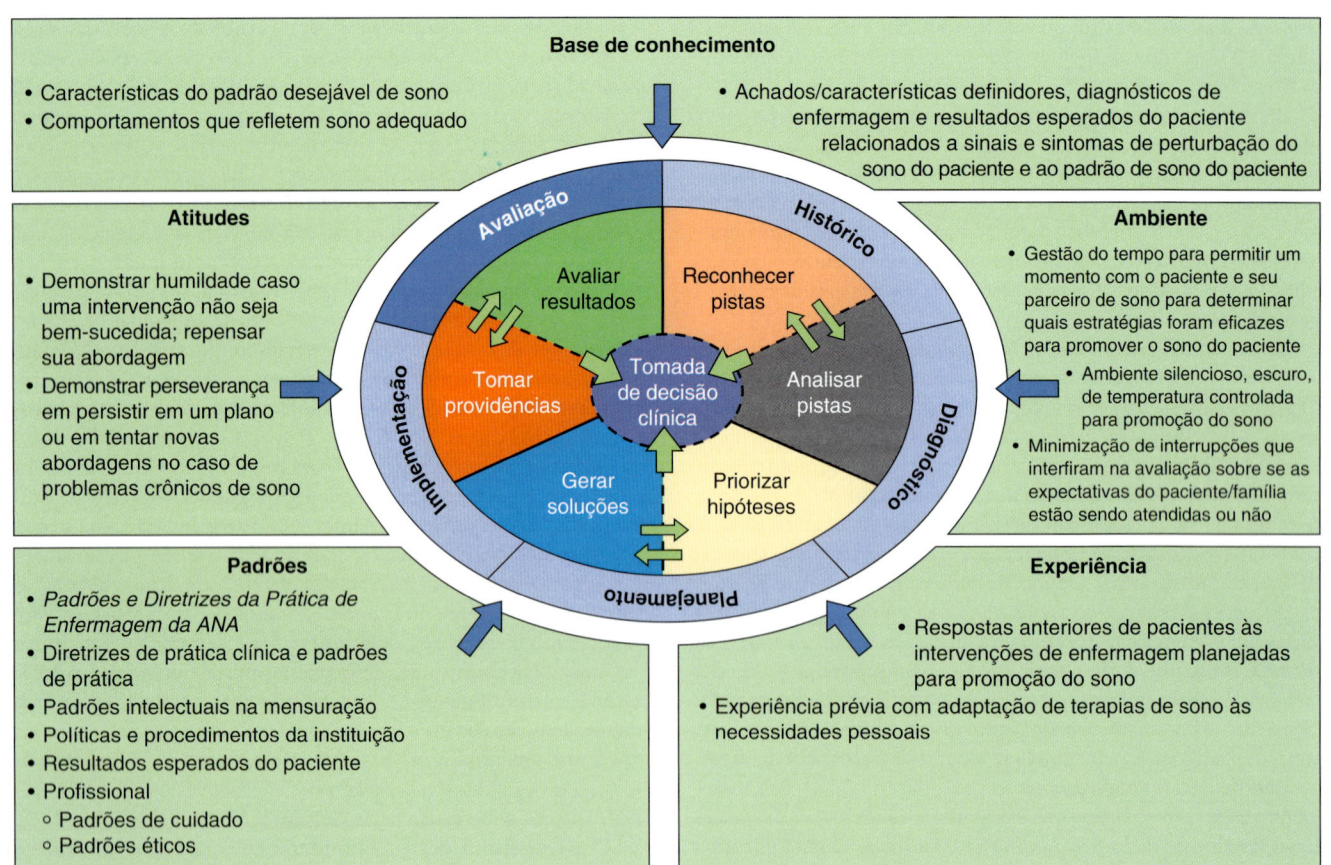

Figura 43.6 Modelo de pensamento crítico para avaliação do sono. (Copyright de Modelo de Medida de Julgamento Clínico © NCSBN. Todos os direitos reservados.)

Ao fim da visita a Julie, Susan usa os princípios do ensino de retorno para avaliar o que Julie aprendeu. Ela pede a Julie para:
- Citar três hábitos de higiene do sono que elas discutiram para melhorar seu sono
- Demonstrar uma técnica de relaxamento que ela aprendeu para promover o sono
- Citar os benefícios de ouvir músicas relaxantes na hora de dormir.

Julie cita para Susan três práticas de higiene do sono que ela planeja implementar: ir para a cama no mesmo horário todas as noites, fazer mais exercícios durante o dia e diminuir seu consumo de cafeína e álcool nas últimas 3 horas antes de deitar. Julie demonstra uma das técnicas de relaxamento que Susan demonstrara anteriormente. Julie também cita os benefícios de ouvir músicas suaves na hora de dormir e discute como ela vai usar fones de ouvido para ouvir música de forma que ela não incomode seu marido.

Quando Julie retorna para sua visita de seguimento, Susan quer saber qual é o nível de satisfação de Julie em relação ao seu cuidado. Ela pergunta: "Você está satisfeita com o cuidado que recebeu? Estou conseguindo atender às suas expectativas por enquanto? Se não, diga-me no que posso melhorar para ajudá-la." Julie responde: "Você tem sido ótima. Você me deu tantas sugestões para me ajudar a melhorar meu sono. Manter o diário de exercícios e sono foi benéfico. Estou curtindo caminhar novamente e sinto-me muito mais descansada quando eu acordo." Julie relata que desde que ela começou a seguir as práticas de higiene do sono e a ir para a cama no mesmo horário todas as noites, ela adormece em até 20 minutos, acordando somente uma vez durante a noite, e que está voltando a dormir mais ou menos 7 horas por noite. A pressão arterial de Julie está em 126/82 mmHg, e seu pulso é de 78 bpm. Susan analisa o diário de caminhadas e sono de Julie. Susan elogia Julie pelas mudanças que ela fez e pelo progresso que ela demonstrou em alcançar seus resultados identificados. Julie também agradece Susan pelas sugestões que ela deu para ajudar sua mãe. Julie conta que deu à mãe fones de ouvido para ouvir músicas suaves e que ela está dormindo muito melhor. Julie se sente menos estressada e mais bem preparada para cuidar dela. Ela entrou em contato com uma agência de atendimento domiciliar para ajudar sua mãe. Um ajudante vem 3 vezes/semana para ajudar sua mãe a tomar banho, o que alivia um pouco do estresse de Julie à noite. Julie diz a Susan que ela pesquisou sobre as reuniões de apoio a cuidadores e que está considerando participar delas, agora que as coisas estão mais ajeitadas em casa. Susan orienta Julie a continuar monitorando seus exercícios e sono e a encoraja a marcar outra visita caso seus problemas de sono retornem ou não se resolvam totalmente.

Pontos-chave

- O ciclo sono-vigília de 24 horas é um ritmo circadiano que influencia a função fisiológica e o comportamento
- O controle e a regulação do sono dependem de um equilíbrio entre os reguladores localizados no SNC
- Durante uma noite de sono típica, uma pessoa passa por quatro a cinco ciclos de sono completos. Cada ciclo de sono contém três estágios de sono não REM e um período de sono REM; o tempo de cada estágio é variável
- O sono proporciona restauração fisiológica e psicológica
- As necessidades de sono variam conforme a idade, sendo que neonatos dormem em média 16 horas por dia e idosos necessitam de 7 a 8 horas de sono por noite
- O ritmo frenético do estilo de vida de uma pessoa, o estresse emocional e psicológico e a ingestão de álcool frequentemente prejudicam o padrão de sono
- Um ambiente que envolve um quarto mais escuro, com menos barulho, uma cama confortável e boa ventilação promove o sono
- Uma rotina regular de atividades relaxantes antes de dormir prepara a pessoa física e mentalmente para o sono
- O tipo mais comum de transtorno do sono é a insônia. Características da insônia incluem incapacidade de adormecer, de continuar dormindo durante a noite, ou de voltar a dormir após acordar mais cedo do que o desejado
- Se o sono de um paciente é adequado, avalie a que horas normalmente vai para a cama, seus rituais normais antes de dormir, o ambiente preferido para dormir e horário normal de despertar preferido
- Ao planejar intervenções para promoção do sono, considere as características atuais do ambiente domiciliar do paciente e seu estilo de vida normal
- Estabelecer períodos de sono e repouso ininterruptos e controlar os níveis de ruídos são importantes intervenções de enfermagem para pacientes hospitalizados
- Use a autoavaliação do paciente para determinar se o sono foi repousante.

Para refletir

Julie volta à clínica com seu marido, Blake, para ver Susan. Julie está preocupada com Blake porque ele também está tendo problemas para dormir, que estão fazendo ele se sentir cansado durante o dia. Blake tem 55 anos. Ele tem um histórico de hipertensão há 6 anos e fuma meio maço de cigarros por dia. No último ano, ele ganhou 14 kg por ter parado de caminhar devido a responsabilidades profissionais. Susan pesa Blake e verifica que seu peso é de 108,9 kg. Ele tem 1,83 m de altura. Susan calcula o índice de massa corporal (IMC) de Blake, que é de 32,5. Os sinais vitais de Blake durante a visita são: pressão arterial de 168/94, pulso de 102, frequência respiratória de 20 e temperatura de 36,8°C. Susan relata ser frequentemente acordada pelo ronco de Blake. Blake diz que ele acorda várias vezes durante a noite e está tendo dificuldades de se manter acordado à tarde. Ele também relata ter dores de cabeça frequentes quando acorda de manhã e que tem dificuldade para se concentrar em seus casos no trabalho.

Julie diz a Susan que Blake está mais irritado em casa e que tem menos paciência com seus filhos.

- Qual informação do histórico de enfermagem na situação de Blake é a mais importante ou de preocupação imediata para a enfermeira? (Reconhecer pistas)
- Considerando a situação de Blake, quais fatores ambientais, organizacionais ou outros você acha que influenciam o sono de Blake? (Analisar pistas)
- Considerando os dados da avaliação e o histórico, qual é o problema de enfermagem prioritário no caso de Blake? (Priorizar diagnósticos)
- Identifique dois resultados esperados para Blake. Considere a situação de Blake e descreva as intervenções médicas e de enfermagem que você poderia utilizar para alcançar os resultados esperados. (Gerar soluções)
- Quais intervenções médicas e de enfermagem têm prioridade na implementação do plano de cuidados de Blake? (Tomar providências)
- Considerando a implementação de seu plano de cuidados para Blake, quais dados do histórico de enfermagem você deveria obter para determinar se as intervenções foram eficazes? (Avaliar resultados)

Questões de revisão

1. Um enfermeiro está desenvolvendo um plano para um paciente que foi diagnosticado com narcolepsia. Quais intervenções o enfermeiro deve incluir no plano? (Selecione todas as aplicáveis.)
   a. Tirar cochilos rápidos, não mais do que 20 minutos, até, no máximo, 2 vezes/dia.
   b. Beber uma taça de vinho no jantar.

c. Almoçar muito bem em vez de jantar.
d. Estabelecer um programa de exercícios regulares.
e. Informar o paciente sobre os efeitos colaterais da modafinila.
2. O enfermeiro reconhece quais afirmações feitas pelo paciente indicam compreensão dos comportamentos que promovem o sono? (Selecione todas as aplicáveis.)
   a. "Não vou assistir à televisão na cama."
   b. "Não vou ingerir cafeína no fim do dia."
   c. "Um cochilo rápido no fim da tarde vai me proporcionar uma noite de sono mais repousante."
   d. "Vou começar a jantar mais perto da hora de dormir."
   e. "Vou começar a fazer exercícios regularmente durante o dia."
3. Uma paciente de 72 anos pergunta ao enfermeiro sobre usar um anti-histamínico de venda livre como remédio para dormir para ajudá-la a pegar no sono. Qual é a melhor resposta do enfermeiro?
   a. "Anti-histamínicos são melhores do que os medicamentos de prescrição, pois medicamentos de prescrição podem causar muitos problemas."
   b. "Não se devem usar anti-histamínicos, pois eles podem causar confusão e aumentar o risco de quedas."
   c. "Anti-histamínicos são remédios eficazes para dormir, pois eles não têm muitos efeitos colaterais."
   d. "Medicamentos de venda livre, quando combinados com medidas de higiene do sono, são um bom plano para dormir."
4. Quais intervenções de enfermagem são mais eficazes em promover o sono em pacientes idosos? (Selecione todas as aplicáveis.)
   a. Limitar a ingestão de líquidos de 2 a 4 horas antes de dormir.
   b. Garantir que o quarto esteja totalmente escuro.
   c. Garantir que a temperatura do quarto esteja confortavelmente fria.
   d. Oferecer cobertas quentes.
   e. Encorajar o paciente a caminhar 1 hora antes de ir para a cama.
5. O enfermeiro reconhece qual afirmação feita pelo paciente indica compreensão das práticas de higiene do sono?
   a. "Eu normalmente bebo uma xícara de leite morno à noite para me ajudar a dormir."
   b. "Se eu me exercitar logo antes de ir para a cama, ficarei cansado e dormirei mais rápido."
   c. "Sei que não importa a que horas vou para a cama, desde que eu esteja cansado."
   d. "Se eu usar hipnóticos por um período prolongado, minha insônia será curada."
6. Quais intervenções de enfermagem são adequadas para serem incluídas em um plano de cuidados para promover o sono em pacientes hospitalizados? (Selecione todas as aplicáveis.)
   a. Dar aos pacientes uma xícara de café 1 hora antes de irem para a cama.
   b. Planejar que a verificação dos sinais vitais seja realizada antes que o paciente adormeça.
   c. Ligar a televisão 15 minutos antes do horário de dormir.
   d. Fazer os pacientes seguirem uma programação de horário de dormir em casa.
   e. Fechar a porta do quarto do paciente na hora de dormir.
7. O enfermeiro está conversando com o médico sobre o problema de sono de um paciente. Coloque os passos SBAR (situação, *background*, avaliação, recomendação) na ordem correta.
   a. A Sra. Dodd, de 46 anos, foi internada há 3 dias por ter sofrido um acidente com veículo automotivo. Ela está em tração esquelética balanceada devido à fratura do fêmur esquerdo. Ela está tendo dificuldades para adormecer.
   b. "Dr. Smithson, aqui é a Pam, a enfermeira que está cuidando da Sra. Dodd. Estou telefonando porque ela está com dificuldades para dormir."
   c. "Estou telefonando para saber se o senhor poderia prescrever um hipnótico, como zolpidem, para ela tomar em caso de necessidade."
   d. A Sra. Dodd está tomando sua medicação para dor a cada 4 horas, conforme prescrito, e classifica sua dor com em dois de dez. Na noite passada, ela ainda estava acordada à 1 hora da manhã. Ela diz que se sente confortável, mas que simplesmente não consegue pegar no sono. Seus sinais vitais são: pressão arterial de 124/76 mmHg; P 78 bpm; F 12 IPM; e temperatura de 37,1°C.
8. Uma mãe leva o filho de 4 anos à clínica de saúde para um *checkup* e diz ao enfermeiro que o menino está tendo problemas para dormir. O enfermeiro orienta a mãe sobre higiene do sono para crianças pequenas. O que a mãe disse que indica a necessidade de mais orientações?
   a. "Vou me certificar de que ele esteja com seu cobertor favorito quando for para a cama."
   b. "Vamos brincar de esconde-esconde bem na hora de dormir para deixá-lo bem cansado."
   c. "Posso ler para ele um de seus livros favoritos antes de dormir."
   d. "Vou procurar colocá-lo na cama no mesmo horário todas as noites."
9. O enfermeiro está coletando o histórico de sono de um paciente. O enfermeiro reconhece qual frase dita pelo paciente indica necessidade de acompanhamento mais extensivo?
   a. "Sinto-me renovado quando acordo de manhã."
   b. "Ouço músicas calmas à noite para me ajudar a relaxar."
   c. "Demoro cerca de 45 a 60 minutos para adormecer."
   d. "Tomo o analgésico para minha dor na perna aproximadamente 30 minutos antes de ir para a cama."
10. Quais atividades de higiene do sono na hora de dormir o enfermeiro pode delegar aos técnicos/auxiliares de enfermagem? (Selecione todas as aplicáveis.)
    a. Massagear as costas do paciente.
    b. Colocar uma música calma para ouvir.
    c. Diminuir a iluminação no quarto do paciente.
    d. Dar uma xícara de café ao paciente.
    e. Monitorar o efeito da medicação para dormir que foi administrada.

Respostas: 1. a, d, e; **2.** a, b, e; **3.** b; **4.** a, c, d; **5.** a; **6.** b, d, e; **7.** b, a, d, c; **8.** b; **9.** c; **10.** a, b, c.

Referências bibliográficas

Adams SK, et al: Technology as a tool to encourage young adults to sleep and eat healthy, *ACSMs Health Fit J* 21(4):4, 2017.

American Academy of Pediatrics: SIDS and other sleep-related infant deaths: updated 2016 recommendations for a safe infant sleeping environment, 2016. http://pediatrics.aappublications.org/content/138/5/e20162938. Accessed July 18, 2020.

American Nurses Association: *Nursing scope and standards of practice*, ed 4, Silver Springs, MD, 2021, The Association.

American Sleep Association: *Sleep and sleep disorder statistics*, 2020. https://www.sleepassociation.org/about-sleep/sleep-statistics/. Accessed July 18, 2020.

American Thoracic Society: What is obstructive sleep apnea in adults? *Am J Respir Crit Care Med* 196:P1, 2017.

Avidan AY, Neubauer DN: Chronic insomnia disorder, *Continuum (Minneap Minn)* 23(4):1064, 2017.

Bruce ES, et al: Sleep in adolescents and young adults, *Clin Med (Lond)* 17(5):424, 2017.

Burchum JR, Rosenthal LD: Lehne's pharmacology for nurses, ed 10, St. Louis, 2019, Elsevier.

Cleveland Clinic: Nocturia, 2020. https://my.clevelandclinic.org/health/diseases/14510-nocturia. Accessed July 19, 2020.

Giger JN, Haddad LG: *Transcultural nursing: assessment and intervention*, ed 8, St Louis, 2021, Elsevier.

Glauser W: Overscheduled and glued to screens: children are sleeping less than ever before, *CMAJ* 190(48):E1428, 2018.

Haynes J, et al: Cognitive behavioral therapy in the treatment of insomnia, *South Med J* 111(20):75, 2018.

Hedges C, Gotelli J: Managing insomnia in older adults, *Nurse Pract* 44(9):16, 2019.

Hockenberry MJ, et al: *Wong's nursing care of infants and children*, ed 11, St Louis, 2019, Elsevier.

Huether SE, et al: *Understanding pathophysiology*, ed 7, St Louis, 2020, Elsevier.

Johns M: About the ESS, n.d. http://epworthsleepinessscale.com/about-the-ess/. Accessed July 18, 2020.

Kawada T: Screening ability of STOP-Bang questionnaire for obstructive sleep apnea, *Anesth Analg* 128(3):e48, 2019.

Kryger MH, et al: *Principles and practice of sleep medicine*, ed 6, St Louis, 2017, Elsevier.

Lorenz CP, Williams AJ: Sleep apps: what role do they play in clinical medicine? *Curr Opin Pulm Med* 23(6):512, 2017.

Markwald RR, et al: Behavioral strategies, including exercise, for addressing insomnia, *ACSMs Health Fit J* 22(2):23, 2018.

Maski K, Owens J: Pediatric sleep disorders, *Continuum (Minneap Minn)* 24(1):210, 2018.

Meiner SE, Yeager JJ: *Gerontologic nursing*, ed 6, St Louis, 2019, Mosby.

McGovern C, et al: Pain, agitation and delirium in the intensive care unit, *Anaesth Intensive Care Med* 19(12):634, 2018.

Mindell JA, Williamson AA: Benefits of a bedtime routine in young children: sleep, development, and beyond, *Sleep Med Rev* 40:93, 2018.

Miner B, Kryger MH: Sleep in the aging population, *Sleep Med Clin* 15:311, 2020.

Morris JL, et al: Disorders of sleep in the older adult. In Boltz M, et al., editors: *Evidence-based geriatric nursing protocols for best practice*, ed 6, New York, 2021, Springer Publishing Company.

National Sleep Foundation: *National Sleep Foundation's 2018 Sleep in America® poll shows Americans failing to prioritize sleep*, Washington, DC, 2018. https://www.sleepfoundation.org/media-center/press-release/2018-sleep-in-america-poll-shows. Accessed July 18, 2020.

National Sleep Foundation: *Aging and sleep*, Washington, DC, 2020a. http://www.sleepfoundation.org/article/sleep-topics/aging-and-sleep. Accessed July 18, 2020.

National Sleep Foundation: *Depression and sleep*, 2020b. https://www.sleepfoundation.org/articles/depression-and-sleep. Accessed July 18, 2020.

National Sleep Foundation: *How much sleep do we really need?* Washington, DC, 2020c. https://www.sleepfoundation.org/articles/how-much-sleep-do-we-really-need. Accessed July 18, 2020.

National Sleep Foundation: *Teens and sleep*, Washington, DC, 2020d. https://www.sleepfoundation.org/articles/teens-and-sleep. Accessed July 19, 2020.

O'Malley PA: Lavender for sleep, rest, and pain: evidence for practice and research, *Clin Nurse Spec* 31(2):74, 2017.

Owens RL, et al: Sleep in the intensive care unit in a model of family-centered care, *AACN Adv Crit Care* 28(2):171, 2017.

Parekh PJ, et al: The effects of sleep on the commensal microbiota: eyes wide open? *J Clin Gastroenterol* 52(3):204, 2018.

Picton JD, et al: Benzodiazepine use and cognitive decline in the elderly, *Am J Health Syst Pharm* 75(1):e6, 2018.

Sanjanwala R, et al: Delirium prevention in postcardiac surgical critical care, *Crit Care Clin* 36:675, 2020.

Sateia MJ, et al: Clinical practice guideline for the pharmacologic treatment of chronic insomnia in adults: an American Academy of Sleep Medicine clinical practice guideline, *J Clin Sleep Med* 13(2):307, 2017.

Sleep Advisor: *ZZZs to dollars: how much does sleep deprivation cost?* 2020. https://www.sleepadvisor.org/sleep-deprivation-cost/. Accessed July 22, 2020.

Stewart NH, et al: Sleep in hospitalized older adults, *Sleep Med Clin* 13:127, 2018.

Touhy TA, Jett KF: *Ebersole and Hess' toward health aging: human needs & nursing response*, ed 10, St Louis, 2020, Elsevier.

US Food and Drug Administration (USFDA): *Sleep problems*, 2019. https://www.fda.gov/forconsumers/byaudience/forwomen/ucm118563.htm. Accessed July 18, 2020.

WebMD: *Natural sleep aids and remedies*, 2019. https://www.webmd.com/women/natural-sleep-remedies#1. Accessed July 18, 2020.

Referências de pesquisa

Barry ES: Co-sleeping as a proximal context for infant development: the importance of physical touch, *Infant Behav Dev* 57:101385, 2019.

Bombard JM, et al: Vital signs: trends and disparities in infant safe sleep practices, United States, 2009-2015, *MMWR Morb Mortal Wkly Rep* 67(1):39, 2018.

Carlin RF, Moon RY: Risk factors, protective factors, and current recommendations to reduce sudden infant death syndrome: a review, *JAMA Pediatr* 171(2):175, 2017.

Chaiard J, Weaver TE: Update on research and practices in major sleep disorders: part I. obstructive sleep apnea syndrome, *J Nurs Scholarsh* 51(5):500, 2019a.

Chaiard J, Weaver TE: Update on research and practices in major sleep disorders: part II—insomnia, Willis-Ekbom Disease (restless leg syndrome), and narcolepsy, *J Nurs Scholarsh* 51(6):624, 2019b.

Chen KS, et al: A hypothalamic switch for REM and Non-REM sleep, *Neuron* 97:1168, 2018.

Christian LM, et al: Sleep quality across pregnancy and postpartum: effects of parity and race, *Sleep Health* 5:327, 2019.

Chung F, et al: STOP-Bang questionnaire: a practical approach to screen for obstructive sleep apnea, *Chest* 149(3):631, 2016.

Ding Q, et al: Factors influencing patients' sleep in the intensive care unit: patient and clinical staff perceptions, *Am J Crit Care* 26(4):278, 2017.

Duzgun G, Akyol AD: Effect of natural sunlight on sleep problems and sleep quality of the elderly staying in the nursing home, *Holist Nurs Pract* 31(5):295, 2017.

Gaw CE, et al: Types of objects in the sleep environment associated with infant suffocation and strangulation, *Acad Pediatr* 17(8):893, 2017.

Gronil J, et al: Reading from an iPad or book in bed: the impact on human sleep. A randomized crossover trial, *Sleep Med* 21:86, 2016.

Hillman D, et al: The economic cost of inadequate sleep, *Sleep* 41(8):1, 2018.

Jakobsson M, et al: Reasons for sleeping difficulties as perceived by adolescents: a content analysis, *Scand J Caring Sci* 34(2):464, 2020.

Jike M, et al: Long sleep duration and health outcomes: a systematic review, meta-analysis and meta-regression, *Sleep Med Rev* 39:25, 2018.

Litsfeldt S, et al: Association between sleep duration, obesity, and school failure among adolescents, *J Sch Nurs*, 36:458–463, 2020. doi:10.1177/1059840520901335.

Litton E, et al: The efficacy of earplugs as a sleep hygiene strategy for reducing delirium in the ICU: a systematic review and meta-analysis, *Crit Care Med* 44(5):992, 2016.

MacLeod S, et al: Practical non-pharmacological intervention approaches for sleep problems among older adults, *Geriatr Nurs* 39:506, 2018.

Marinelli KA, et al: An integrated analysis of maternal-infant sleep, breastfeeding, and sudden infant death syndrome research: supporting a balanced discourse, *J Hum Lact* 35(3):510, 2019.

Martinez F, et al: Implementing a multicomponent intervention to prevent delirium among critically ill patients, *Crit Care Nurse* 37(6):36, 2017.

McNicholas WT: Obstructive sleep apnoea of mild severity: should it be treated? *Curr Opin Pulm Med* 23(6):506, 2017.

Meltzer LJ, Pugliese CE: Sleep in young children with asthma and their parents, *J Child Health Care* 21(3):301, 2017.

Mindell JA, et al: Sleep location and parent-perceived sleep outcomes in older infants, *Sleep Med* 39:1–7, 2017.

Mitchell EA, et al: The combination of bed sharing and maternal smoking leads to a greatly increased risk of sudden unexpected death in infancy: the New Zealand SUDI Nationwide Case Control Study, *N Z Med J* 130(1456):52, 2017.

Mollayeva T, et al: The Pittsburgh sleep quality index as a screening tool for sleep dysfunction in clinical and non-clinical samples: a systematic review and meta-analysis, *Sleep Med Rev* 25:52, 2016.

Murawski B, et al: A systematic review and meta-analysis of cognitive and behavioral interventions to improve sleep health in adults without sleep disorders, *Sleep Med Rev* 40:160, 2018.

Ordway MR, et al: Sleep health in young children living with socioeconomic adversity, *Res Nurs Health* 43:329, 2020.

Patel R, et al: Innovations in insomnia management: a review of current approaches and novel targets including orexin receptor antagonists, *Am J Ther* 25:e28, 2018.

Pavone KJ, et al: Evaluating delirium outcomes among older adults in the surgical intensive care unit, *Heart Lung* 49:578, 2020.

Rash JA, et al: A meta-analysis of mindfulness-based therapies for insomnia and sleep disturbance: moving towards processes of change, *Sleep Med Clin* 14:209, 2019.

Schwartz DA, et al: Occupation and obstructive sleep apnea: a meta-analysis, *J Occup Environ Med* 59(6):502, 2017.

Shimura A, et al: Comprehensive assessment of the impact of life habits on sleep disturbance, chronotype, and daytime sleepiness among high-school students, *Sleep Med* 44(12), 2018.

Short MA, et al: The relationship between sleep duration and mood in adolescents: a systematic review and meta-analysis, *Sleep Med Rev* 52:101311, 2020.

Smithburger PL, et al: Perceptions of family members, nurses, and physicians on involving patients' families in delirium prevention, *Crit Care Nurse* 37(6):48, 2017.

Stiffler D, et al: Sudden infant death and sleep practices in the Black community, *J Spec Pediatr Nurs* 23(2):e12213, 2018.

Tan X, et al: Association between long sleep duration and increased risk of obesity and type 2 diabetes: a review of possible mechanisms, *Sleep Med Rev* 40:127, 2018.

Wali S, et al: The association between vitamin D level and restless legs syndrome: a population-based case-control study, *J Clin Sleep Med* 14(4):557, 2018.

Yang S, et al: Effects of exercise on sleep quality in pregnant women: a systematic review and meta-analysis of randomized controlled trials, *Asian Nurs Res* 14:1, 2020.

44

Manejo da Dor

Objetivos

- Descrever a fisiologia da dor nociceptiva
- Reconhecer as pistas do paciente para diferenciar as categorias da dor
- Identificar os diversos fatores que influenciam a dor
- Explicar como fatores culturais influenciam a experiência de dor
- Aplicar julgamento clínico na avaliação de um paciente que esteja sentindo dor
- Comparar as características de dor aguda com as da dor crônica
- Explicar as diretrizes de enfermagem para a administração segura de analgésicos
- Explicar como o julgamento clínico conduz a seleção de várias abordagens não farmacológicas *versus* farmacológicas para tratamento da dor
- Identificar fatores ambientais e individuais que criam barreiras para o manejo eficaz da dor
- Avaliar a resposta do paciente às intervenções direcionadas à dor.

Termos-chave

Acupressão
Adjuvantes
Analgesia controlada pelo paciente (ACP)
Analgesia epidural
Analgesia multimodal
Analgésicos
Anestesia local
Anestesia regional
Biofeedback
Dependência física
Dependência química
Dor aguda
Dor crônica
Dor idiopática
Dor irruptiva oncológica
Estimulação cutânea
Estimulação elétrica nervosa transcutânea (TENS)
Imaginação guiada
Infusões perineurais
Limiar de dor
Modulação
Nocicepção
Opioides
Placebos
Pseudodependência
Relaxamento
Tolerância à dor
Tolerância medicamentosa
Transdução
Transmissão

A Sra. Mays, de 72 anos, tem osteoartrite, hipertensão e diabetes melito. Ela foi recentemente hospitalizada com pneumonia, e seus níveis de glicemia estavam bastante altos devido à sua doença aguda. Neste momento, sua pneumonia está se resolvendo, e sua glicose sanguínea está mais estável. Ela se prepara para ir para casa nas próximas 24 h. Ela mora em sua casa com seu marido, que a ajuda em suas atividades da vida diária (AVDs).

Matt é um estudante de enfermagem designado a cuidar da Sra. Mays e prepará-la para a alta para casa. Matt pergunta à Sra. Mays: "Qual é a maior preocupação da senhora em ir para casa?" A Sra. Mays responde: "Eu estou melhorando da pneumonia e sei como controlar meu diabetes. A dor nos meus quadris, joelhos e mãos está tão grande agora que não tenho certeza de que vou conseguir andar pela casa e tomar conta de mim mesma. Minha dor é tão intensa que só tenho conseguido andar pequenas distâncias, e a dor me faz acordar duas ou três vezes por noite, enquanto eu durmo."

Todo mundo sente dor. No entanto, cada pessoa que sente dor a experimenta de forma individualizada. Você encontrará pacientes que têm dor em todos os contextos de saúde. É o motivo mais comum para os pacientes buscarem por atendimento médico, mas, ainda assim, é geralmente mal reconhecida, mal interpretada e inadequadamente tratada. Uma pessoa com dor em geral sente angústia ou sofrimento e procura alívio. Um dos maiores desafios da dor é que você, como enfermeiro, não pode ver ou sentir a dor de um paciente.

A dor é puramente subjetiva. Uma pessoa jamais sente dor do mesmo jeito que outra, e nenhum evento doloroso cria uma resposta ou sensação igual a outra em uma mesma pessoa. A International Association for the Study of Pain (IASP) define dor como "uma experiência sensorial e emocional subjetiva desagradável associada, ou semelhante àquela associada, a uma lesão tecidual real ou potencial" (IASP, 2020).[1] Segundo a Declaração de Montreal da IASP, o acesso ao controle da dor é um direito humano fundamental (IASP, 2018a).

Enfermeiros são legal e eticamente responsáveis por avaliar e manejar a dor (American Nurses Association, 2018). O relatório *Relieving Pain in America*, do Institute of Medicine, de 2011, pediu maior coordenação das pesquisas de dor e do manejo da dor em todos os EUA em resposta a vários assuntos, inclusive de que a dor é um problema de saúde pública. A crise dos opioides acrescenta mais uma dimensão à urgência de identificar maneiras de reduzir efetivamente a dor, ao mesmo tempo protegendo os pacientes contra danos (CDC, 2021a). Com o objetivo de intensificar os esforços de pesquisa e promover a colaboração entre os órgãos do governo, um comitê consultivo federal, o Interagency Pain Research Coordinating Committee (IPRCC), foi criado pelo Department of Health and Human Services (IPRCC, 2021a).

---

[1] N.T.: Tradução da definição de "dor" baseada em artigo publicado por De Santana et al. (2020). De Santana JM, Perissinotti DM, Oliveira Júnior JO, Correia LM, Oliveira CM, Fonseca PR. Revised definition of pain after four decades. BRJP. 2020;3(3):197-8.

A *National Pain Strategy* é um plano de amplo alcance que se destina a mudar a forma com que a nação percebe e maneja a dor (IPRCC, 2021a). A *Federal Pain Research Strategy* apresenta um plano estratégico a longo prazo para orientar órgãos federais que apoiam a pesquisa e promovem avanços científicos para compreender melhor a dor e melhorar os cuidados com ela (IPRCC, 2021b). Muitas das recomendações abordam diretamente a necessidade de melhorar os sistemas de cuidados para manejo da dor e expandir os recursos para prevenir e relatar transtornos de uso de substâncias, que afetam desproporcionalmente pacientes com condições de dor crônica.

É importante aplicar julgamento clínico ao cuidar de pacientes que estão com dor. O manejo da dor precisa ser centrado no paciente, exigindo o reconhecimento de que ela pode e deve ser aliviada. Desse modo, você precisa estar preparado para exercer a advocacia (defesa), o empoderamento, a compaixão e o respeito aos pacientes. Uma comunicação eficaz entre o paciente, sua família e os profissionais é essencial para avaliar o histórico de enfermagem do paciente, no que se refere à dor, de maneira efetiva e alcançar o manejo adequado dela. Reconheça pistas relacionadas à natureza subjetiva da dor e respeite seus pacientes que a sentem. Lembre-se de que "dor é o que quer que a pessoa que a está sentindo diz que é, onde quer que ela diga estar sentindo" (Pasero e McCaffery, 2011).

O manejo efetivo da dor de seu paciente requer julgamento clínico e um sólido processo de tomada de decisão clínica. Sua capacidade de reconhecer e analisar pistas, identificar a natureza da dor, gerar soluções, agir e avaliar os resultados de seu cuidado ajudará seus pacientes a ter melhor qualidade de vida e reduzir seu desconforto físico. O manejo efetivo da dor resulta em mobilização precoce, melhora nos níveis de atividade, menos visitas ao hospital e à clínica, diminuição do tempo de hospitalização e menos custos de atendimento à saúde.

Base de conhecimento científico

Natureza da dor

Dor é mais do que uma única sensação fisiológica causada por um estímulo específico. É algo subjetivo e altamente individualizado. Somente o paciente sabe se a dor está presente e como é esta experiência para ele. Dor é um mecanismo fisiológico que protege a pessoa contra um estímulo nocivo. Entretanto, ela também apresenta componentes físicos, emocionais e cognitivos. Ela reduz a energia de uma pessoa e quase sempre causa fadiga; interfere nos relacionamentos interpessoais e influencia a qualidade de vida de um paciente. Se não tratada, pode levar a graves consequências físicas, psicológicas, sociais e financeiras.

Fisiologia da dor

Embora a dor seja uma percepção subjetiva, a **nocicepção** é uma atividade observável no sistema nervoso, que permite que as pessoas detectem dor (Treede, 2018). Dor normal ou nociceptiva é a série de eventos fisiológicos de proteção que traz a consciência de dano real ou potencial no tecido. Existem quatro processos fisiológicos de nocicepção: transdução, transmissão, percepção e modulação (Huether e McCance, 2019). Um paciente com dor não consegue distinguir os processos. Conhecer cada processo ajuda você a reconhecer os fatores que causam dor, os sintomas que a acompanham e a justificativa para as terapias selecionadas.

Transdução. Um estímulo térmico, mecânico ou químico normalmente ativa um evento de dor. A **transdução** converte a energia produzida por esses estímulos nocivos em impulsos elétricos. O processo começa na periferia, quando o estímulo que produz a dor envia um impulso através de uma fibra nervosa sensorial periférica, conhecida como nociceptor. Nociceptores são classificados de acordo com o tipo de estímulo ao qual eles respondem; alguns nociceptores respondem a múltiplos tipos de estímulos (nociceptores polimodais). Uma vez concluída a transdução, a **transmissão** do impulso nociceptivo começa (Huether e McCance, 2019).

Inflamação causada por processos de doenças ou danos celulares resultantes de estímulos térmicos, mecânicos ou químicos causam a liberação de mediadores vasoativos e pró-nociceptivos, como prostaglandinas, bradiquinina, substância P e histamina (Boxe 44.1). Essas substâncias afetam diretamente as fibras nervosas, reduzindo o limiar necessário para ativar os nociceptores e gerando potenciais de ação na fenda sináptica, em um processo conhecido como estimulação periférica (Iyer e Lee, 2021; O'Leary et al., 2017) (Figura 44.1). A estimulação periférica, que reduz o limiar para causar um potencial de ação dentro dos neurônios aferentes periféricos, também pode resultar de alterações nos receptores, canais de íons e na quantidade de neurotransmissores liberados.

Transmissão. Cada nociceptor tem um axônio composto de fibras nervosas aferentes periféricas que podem ser mielinizadas (fibras A-delta) ou não mielinizadas (fibras C). Os impulsos nociceptivos são transmitidos da periferia para a medula espinal através das fibras aferentes periféricas até os gânglios da raiz dorsal e da lâmina superficial I/II do corno dorsal da medula espinal. As fibras A-delta mielinizadas de transmissão rápida transmitem informações agudas e localizadas, enquanto

---

Boxe 44.1 Neurofisiologia da dor: neurorreguladores

Neurotransmissores (excitatórios)

Prostaglandinas
- Geradas pela quebra de fosfolipídios nas membranas celulares
- Consideradas como fator de aumento da sensibilidade à dor.

Bradiquinina
- Liberada pelo plasma que extravasa dos vasos sanguíneos adjacentes ao local da lesão tissular
- Liga-se a receptores nos nervos periféricos, aumentando os estímulos de dor
- Liga-se a células que causam a reação em cadeia que produz as prostaglandinas.

Substância P
- Encontrada em neurônios de dor do corno dorsal (peptídio excitatório)
- Necessária para transmitir os impulsos de dor da periferia para os centros superiores do cérebro
- Causa vasodilatação e edema.

Histamina
- Produzida pelos mastócitos, causando dilatação dos capilares e aumento da permeabilidade dos capilares.

Serotonina
- Liberada pelo tronco encefálico e pelo corno dorsal para inibir a transmissão da dor.

Neuromoduladores (inibitórios)
- São a fonte natural de substâncias do tipo morfina no corpo
- Ativados por estresse e dor
- Localizados no cérebro, medula espinal e trato gastrintestinal
- Causam analgesia quando se ligam a receptores de opiáceos no cérebro
- Presentes em níveis elevados em pessoas que sentem menos dor do que outras em caso de lesão semelhante.

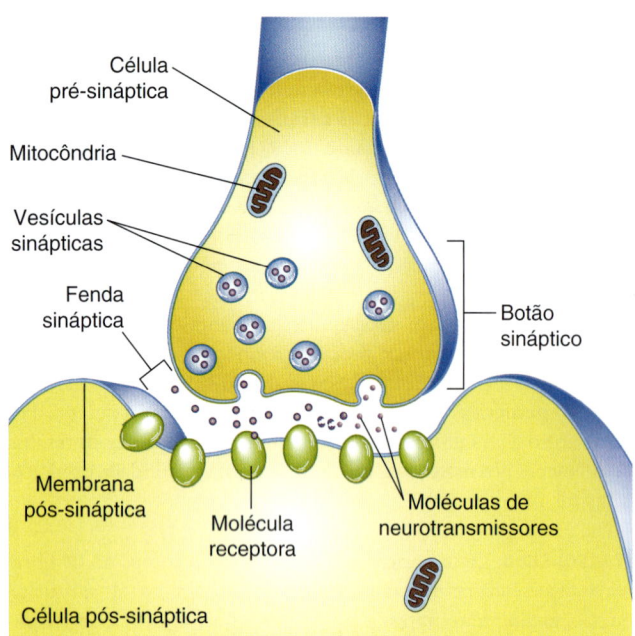

Figura 44.1 Sinapses químicas envolvem substâncias químicas transmissoras (neurotransmissores) que enviam sinais às células pós-sinápticas. (De Patton KT, Thibodeau GA: *Anatomy & physiology*, ed 9, St Louis, 2016, Elsevier.)

as fibras C não mielinizadas de menor diâmetro transmitem impulsos que são monótonos, dolorosos e mal localizados (Iyer e Lee, 2021). Por exemplo, depois de pisar em um prego, a pessoa inicialmente sente uma dor aguda e localizada, que é resultado da transmissão da fibra A-delta, ou primeira dor. Em questão de segundos, todo o pé dói, devido à transmissão das fibras C, ou segunda dor.

As fibras A-delta transmitem impulsos nociceptivos do corno dorsal para as lâminas interiores mais profundas (III-IV) da medula espinal e os centros superiores do cérebro, por meio dos tratos espinotalâmicos (Figura 44.2). Os neurônios do corno dorsal que carregam informação nociceptiva incluem neurônios de projeção, interneurônios locais e neurônios proprioespinais. Muitos dos neurônios de projeção contêm axônios que cruzam a linha média e sobem para várias áreas do encéfalo, inclusive o tálamo, a massa cinzenta do córtex cerebral, a ponte e partes da formação reticular medular. É esse sistema celular de comunicação (potenciais de ação carregando informações nociceptivas) que permite que a dor, que surge em qualquer área do corpo, inclusive nos nervos ou áreas do próprio cérebro, seja percebida por um indivíduo.

Percepção. Uma vez que um estímulo de dor alcança o córtex cerebral, o cérebro interpreta a qualidade da dor e processa informações de experiências anteriores, conhecimento e associações culturais de percepção da dor (Iyer e Lee, 2021; O'Leary et al., 2017). Percepção é o ponto no qual a pessoa toma ciência dos impulsos nociceptivos e percebe a dor. O córtex somatossensorial identifica a localização e a intensidade da dor, enquanto o córtex de associação, primariamente o sistema límbico, determina como a pessoa se sente em relação à dor. Não existe um único centro de dor.

Conforme a pessoa percebe a dor, uma reação complexa ocorre. Fatores psicológicos e cognitivos interagem com os fatores neurofisiológicos. A percepção dá a consciência e a sensação de dor, resultando em uma reação. A reação à dor inclui as respostas fisiológicas e comportamentais que ocorrem após o indivíduo perceber a dor (Iyer e Lee, 2021; O'Leary et al., 2017).

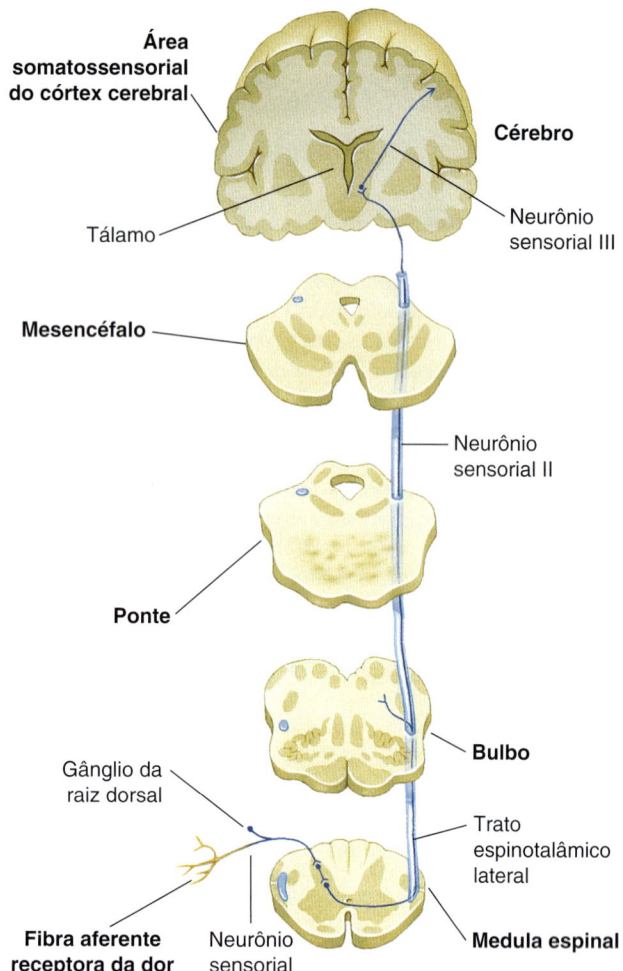

Figura 44.2 Via espinotalâmica que conduz os estímulos de dor até o cérebro.

Modulação. A quarta e última fase do processo normal de dor é conhecida como **modulação** (Pasero e McCaffery, 2011). Quando uma pessoa percebe um impulso nocivo, neurônios de projeção ativam mediadores descendentes inibitórios endógenos (Boxe 44.1), como as endorfinas (opioides endógenos), serotonina, norepinefrina e ácido gama-aminobutírico (GABA), para auxiliar na produção de um efeito analgésico. Esses mediadores impedem a transmissão de impulsos nociceptivos nos neurônios do corno dorsal. Também pode ocorrer modulação por meio de estimulação periférica e/ou central, resultando em percepção mais acentuada da dor (Huether e McCance, 2019; Iyer e Lee, 2021). Fibras nervosas aferentes sensibilizadas por mediadores vasoativos e pró-nociceptivos reduzem o limiar da ativação e resultam em informação nociceptiva contínua nos neurônios do corno dorsal e estimulação central. Manifestações clínicas de estimulação central incluem expansão da dor além do local inicial, reação exagerada a estímulos nocivos conhecida como hiperalgesia e dor em resposta a estímulos normalmente não nocivos, também chamada de alodinia.

Também ocorre uma resposta de reflexo protetor com a dor (Figura 44.3). Fibras A-delta enviam impulsos sensoriais à medula espinal, onde fazem sinapse com neurônios motores espinais. Os impulsos motores viajam através de um arco reflexo ao longo das fibras nervosas eferentes (motoras) de volta para um músculo periférico próximo do local do estímulo, dessa forma se desviando do cérebro. A contração muscular leva a um afastamento protetor da fonte da dor.

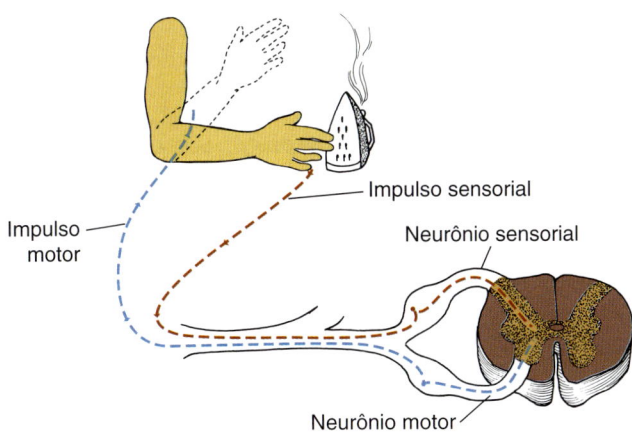

Figura 44.3 Reflexo de proteção a estímulo de dor.

Por exemplo, quando você acidentalmente encosta em um ferro quente, você experimenta uma sensação de queimadura, mas sua mão também se afasta, por reflexo, da superfície do ferro. A percepção de dor requer consciência e um sistema nervoso central intacto. Fatores comuns que perturbam o processo de dor incluem trauma, medicamentos, crescimento de tumores e distúrbios metabólicos.

Teoria do portão de controle da dor

A teoria do portão de controle da dor de Melzack e Wall (1965) foi a primeira a sugerir que a dor apresenta componentes emocionais e cognitivos além das sensações físicas. A teoria explica como esfregar uma área lesionada pode reduzir a dor. As fibras de pequeno diâmetro ativadas por estímulos nocivos abrem o portão para a transmissão da dor, e as fibras de grande diâmetro têm efeitos inibitórios para fechar o portão. Esfregar a área ferida promove informações das fibras proprioceptivas de grande diâmetro, e, portanto, inibe a progressão da transmissão dos sinais de dor pelos nervos de pequenos diâmetros ao cérebro. Melzack (1999) posteriormente propôs a teoria da neuromatriz da dor, que sugere que cada indivíduo possui uma matriz neural geneticamente determinada que se desenvolve e é modulada por informações sensoriais, tornando a percepção da dor exclusiva a cada indivíduo.

Reações psicológicas. Conforme os impulsos de dor sobem pela medula espinal em direção ao tronco encefálico e ao tálamo, a reação ao estresse estimula o sistema nervoso autônomo (SNA). Dor de intensidade baixa a moderada e dor superficial despertam a reação lutar ou fugir da síndrome de adaptação geral (ver Capítulo 37). A estimulação do ramo simpático do SNA resulta em reações fisiológicas (Tabela 44.1). Dor contínua, grave ou profunda normalmente envolvendo órgãos viscerais (p. ex., em um infarto do miocárdio, cólica de vesícula biliar ou cálculos renais) ativa o sistema nervoso parassimpático. Exceto nos casos de dor traumática grave, que faz com que a pessoa entre em choque, a maioria das pessoas se adapta à sua dor reflexivamente, e seus sinais físicos retornam aos níveis iniciais normais. Observe que normal não significa a mesma coisa para todos. Dessa forma, os pacientes que estão sentindo dor *nem sempre* apresentam alterações em seus sinais vitais (Laures et al., 2020). Alterações nos sinais vitais mais frequentemente indicam outros problemas que não a dor (Manocha e Taneja, 2016).

Tabela 44.1 Reações fisiológicas à dor.

Resposta	Causa ou efeito
Estimulação simpática[a]	
Dilatação dos tubos brônquicos e aumento da frequência respiratória	Proporciona aumento da absorção de oxigênio
Aumento da frequência cardíaca	Proporciona aumento do transporte de oxigênio
Vasoconstrição periférica (palidez, elevação da pressão arterial)	Eleva a pressão arterial com desvio do suprimento de sangue da periferia e vísceras para os músculos esqueléticos e cérebro
Aumento do nível de glicemia	Proporciona mais energia
Aumento do nível de cortisol (curto prazo)	Elevação das funções da memória, uma explosão de aumento de imunidade e menor sensibilidade à dor
Diaforese	Controla a temperatura do corpo durante o estresse
Aumento da tensão muscular	Prepara os músculos para a ação
Dilatação das pupilas	Permite uma visão melhor
Redução da motilidade gastrintestinal	Libera energia para atividades mais imediatas
Estimulação parassimpática[b]	
Palidez	Desvia o suprimento de sangue para longe da periferia
Náuseas e vômito	O nervo vago envia impulsos para a zona desencadeadora de quimiorreceptores no cérebro
Diminuição da frequência cardíaca e da pressão arterial	Resulta da estimulação vagal
Respirações rápidas e irregulares	Faz com que as defesas do corpo falhem sob estresse prolongado por dor

[a]Dor de intensidade baixa a moderada e dor superficial. [b]Dor intensa ou profunda.

Reações comportamentais. A resposta comportamental à dor também é complexa, influenciada pela cultura da pessoa, suas experiências de dor, percepção de dor e capacidade de manejar o estresse. Se não for tratada ou aliviada, a dor altera significativamente a qualidade de vida, com consequências físicas e psicológicas; esse fenômeno é chamado de dor de alto impacto (Dahlhamer et al., 2018). O manejo efetivo da dor é essencial. Alguns pacientes optam por não relatar dor quando acreditam que isso traga inconveniências para as outras pessoas ou seja demonstração de perda de autocontrole. Outros suportam dores intensas sem pedir ajuda. Cerrar os dentes, fazer caretas, segurar ou proteger a área dolorida e adotar uma postura encurvada são indicações comuns de dor aguda. Dor crônica pode afetar a atividade do paciente (comer, dormir, socializar-se), seu pensamento (confusão, esquecimentos), emoções (raiva, depressão, irritabilidade), qualidade de vida e produtividade (IOM, 2011). Enfermeiros costumam reconhecer padrões que refletem dor mesmo quando os pacientes não podem ou não conseguem relatá-la verbalmente (p. ex., pacientes com demência ou outras alterações cognitivas) (Laures et al., 2020).

Avaliar o sucesso das terapias de manejo da dor requer que você reconheça a resposta individual do paciente à dor. Esteja aberto a como seu paciente expressa sua dor; não ignore a necessidade de uma pessoa, por exemplo, de gritar ou de se expressar verbalmente. Encoraje seus pacientes a aceitar medidas de alívio da dor para que eles possam permanecer ativos e continuar mantendo suas atividades diárias. A capacidade de um paciente de tolerar a dor influencia de forma significativa suas percepções do grau de seu desconforto. Pacientes que têm baixa **tolerância à dor** (nível de dor que a pessoa está disposta a aceitar) são, às vezes, incorretamente considerados queixosos. Oriente os pacientes sobre a importância de relatar sua dor quando ela ocorrer para facilitar melhor controle e estado funcional ideal.

Dor aguda e crônica

A dor é classificada segundo o tempo de duração (aguda ou crônica) ou condição patológica (p. ex., oncológica ou neuropática). Os dois tipos de dores que você observa em pacientes são a aguda (passageira) e a crônica (persistente), que inclui dor oncológica e não oncológica.

Dor aguda/passageira. **Dor aguda** é protetora, normalmente apresenta uma causa identificável, tem duração curta e causa danos tissulares e reação emocional limitados. É comum após ferimentos, doenças agudas ou cirurgia. A dor aguda é protetora porque adverte a pessoa sobre ferimentos ou doenças. Ela se resolve, com ou sem tratamento, após a recuperação da área ferida. Pacientes que sofrem de dor aguda geralmente ficam assustados e ansiosos e esperam alívio rápido. Ela é autolimitante. Pelo fato de a dor aguda ter um fim previsível (cicatrização) e uma causa identificável, os membros da equipe de saúde estão normalmente dispostos a tratá-la de forma agressiva, e os pacientes compreendem que a dor deles eventualmente desaparecerá.

Dor aguda costuma retardar a recuperação porque ela interfere na capacidade de um paciente de se tornar ativo e envolvido em seu autocuidado. Pacientes que não podem cuidar de si mesmos costumam vivenciar hospitalização prolongada e recuperação por complicações, como exaustão física e emocional, imobilidade, privação do sono e complicações pulmonares. Os pacientes geralmente focam toda sua energia no alívio da dor, retardando o progresso físico e psicológico. Educar e motivar o paciente para a realização do autocuidado pode ser dificultado até que a dor seja manejada com sucesso. Se não controlada de maneira adequada, a dor aguda não aliviada pode evoluir para dor crônica. Quando a dor crônica é aliviada, um paciente pode direcionar atenção plena para a recuperação.

Dor crônica/persistente não oncológica. Dor crônica afeta mais de 50 milhões de adultos norte-americanos e, entre os afetados, aproximadamente 20 milhões convivem com dor crônica de alto impacto (Dahlhamer et al., 2018). Diferentemente da dor aguda, a **dor crônica** não é protetora. Ela é prolongada, varia em intensidade e geralmente dura mais do que 3 a 6 meses e além do tempo de cicatrização esperado ou previsto (ACPA & Stanford Medicine, 2021; Huether e McCance, 2019). A dor crônica nem sempre tem uma causa identificável. Exemplos de dor crônica não oncológica incluem artrite, dor lombar, cefaleia, fibromialgia e neuropatia periférica. Ela pode resultar de uma lesão inicial, como uma torção na coluna, ou pode haver uma causa contínua, como uma doença. A dor crônica não oncológica pode ser considerada como uma doença, já que ela tem uma patologia distinta que causa alterações em todo o sistema nervoso, o que pode piorar com o tempo. Ela tem efeitos psicológicos e cognitivos significativos e, às vezes, é considerada uma doença séria e distinta. A dor crônica não oncológica geralmente não é potencialmente fatal. Em alguns casos, uma área lesionada cicatrizou já há muito tempo, porém a dor é contínua e não responde ao tratamento.

O possível desconhecimento da causa da dor crônica, combinado com tratamentos ineficazes, sua natureza implacável e a incerteza de sua duração, frustra o paciente, o que pode levar à depressão e até mesmo ao suicídio. Dor crônica é uma das principais causas de deficiência psicológica e física, levando a problemas como perda de emprego, incapacidade de realizar atividades diárias simples, disfunção sexual e isolamento social.

Uma pessoa com dor crônica não oncológica geralmente sente dor que pode não ter a mesma reação fisiológica que a dor aguda; no entanto, relatos subjetivos e interferência em AVDs, socialização e capacidade de realizar tarefas profissionais são muito reais. Ao longo do tempo, os pacientes geralmente vivenciam exaustão física e mental. Sintomas associados com dor crônica incluem fadiga, insônia, anorexia, perda de peso, apatia, desesperança, depressão e raiva. Dor crônica cria incertezas quanto a como a pessoa vai se sentir de 1 dia para outro. Uma pessoa com dor crônica não oncológica não demonstra sintomas óbvios e não se adapta à dor. Uma pessoa com dor crônica que se consulta com vários médicos é muitas vezes tachada de hipocondríaca, quando, na verdade, está em busca de alívio adequado da dor. Os enfermeiros precisam desencorajar os pacientes a procurarem diversos médicos para tratar sua dor e, em vez disso, encaminhá-los para especialistas. Os centros de dor são especializados em exames diagnósticos e utilizam uma abordagem holística para manejo da dor, que pode incluir uma variedade de tratamentos farmacológicos, não farmacológicos, não invasivos e invasivos (Pasero e McCaffery, 2011).

Dor crônica episódica. A dor que ocorre esporadicamente durante um período prolongado de tempo é chamada de episódica. Os episódios de dor duram horas, dias ou semanas. Exemplos de dor crônica episódica incluem cefaleias tipo enxaqueca e dor relacionada à crise de anemia falciforme.

Dor oncológica. Nem todos os pacientes com câncer sentem dor. Para pacientes que não apresentam dor, 90% conseguem manejar sua dor com intervenções simples (Burchum e Rosenthal, 2019). Alguns pacientes com câncer sofrem de dor aguda e/ou crônica. A dor nociceptiva é mais comum, resultante de lesão tecidual. A dor neuropática resulta de lesão de nervo periférico (Tabela 44.2). A dor oncológica é normalmente causada pela progressão do tumor e dos respectivos processos patológicos, procedimentos invasivos, toxicidades da quimioterapia, infecção e limitações físicas. Um paciente sente dor no próprio local do tumor ou longe dele, o que chamamos de *dor referida*. Sempre avalie relatos de novas dores de um paciente com dor preexistente.

Tabela 44.2 Classificação da dor inferida por patologia.	
Dor nociceptiva	**Dor neuropática**

I. *Dor nociceptiva:* estimulação normal de terminações nervosas periféricas especiais – os chamados *nociceptores*; geralmente sensíveis a não opioides e/ou opioides
  A. *Dor somática:* dor que vem dos ossos, articulações, músculos, pele ou tecido conjuntivo; é normalmente dolorida ou latejante e bem localizada
  B. *Dor visceral:* surge de órgãos viscerais, como do trato gastrintestinal e pâncreas; às vezes, é subdividida em:
    1. Envolvimento tumoral de órgão encapsulado que causa dor razoavelmente bem localizada
    2. Obstrução de vísceras ocas, o que causa cólicas intermitentes e dor mal localizada
	I. *Dor neuropática:* dor causada por uma lesão ou doença do sistema nervoso somatossensorial; o tratamento normalmente inclui analgésicos adjuvantes
	  A. Dor gerada centralmente
	    1. *Dor de desaferenciação:* lesão do sistema nervoso periférico ou central
	    Exemplos: dor fantasma indica lesão do sistema nervoso periférico; dor de queimação abaixo do nível da lesão da medula espinal reflete lesão do sistema nervoso central
	    2. *Dor simpaticamente mantida:* associada à regulação prejudicada do sistema nervoso autônomo
	    Exemplos: dor associada à síndrome da dor regional complexa, tipo I e tipo II
	  B. Dor gerada perifericamente
	    1. *Polineuropatias dolorosas:* dor sentida ao longo da distribuição de vários nervos periféricos
	    Exemplos: neuropatia diabética, neuropatia alcoólica-nutricional e síndrome de Guillain-Barré
	    2. *Mononeuropatias dolorosas:* normalmente associadas a uma lesão de nervo periférico conhecida; a dor é sentida pelo menos parcialmente ao longo da distribuição do nervo danificado
	    Exemplos: compressão da raiz do nervo, aprisionamento nervoso, neuralgia do trigêmeo

De Pasero C, McCaffery M: *Pain assessment and pharmacologic management*, St Louis, 2011, Mosby.

Embora o tratamento da dor oncológica tenha melhorado muito, o subtratamento da dor do câncer ainda ocorre (Burchum e Rosenthal, 2019). Educação inadequada dos médicos, o medo de viciar, crenças culturais e religiosas e barreiras criadas pelas instituições de saúde (p. ex., falta de comunicação, limitações de tempo, escassez de funcionários) geralmente levam ao subtratamento da dor oncológica (Burchum e Rosenthal, 2019; Gerber et al., 2021).

Dor idiopática. A **dor idiopática** é uma dor crônica que não tem uma causa física ou psicológica identificável ou é percebida como excessiva para o nível de uma condição orgânica patológica. Um exemplo de dor idiopática é a síndrome da dor regional complexa (SDRC). São necessárias pesquisas para detectar melhor as causas da dor idiopática para a identificação de tratamentos mais eficazes.

> **Pense nisso**
>
> Um enfermeiro está cuidando de um paciente que está sentindo dor abdominal aguda relacionada à apendicite e de outra paciente que está sentindo dor abdominal relacionada a um câncer de ovário. Compare a dor desses dois pacientes. Como a dor dos pacientes poderia ser semelhante? Como poderia ser diferente?

Base de conhecimento de enfermagem

O conhecimento de enfermagem sobre os mecanismos e intervenções para dor continua sendo ampliado por meio de pesquisas em enfermagem. Esta seção explora os fatores que influenciam a experiência da dor.

Conhecimento, atitudes e crenças

O conhecimento, as atitudes e as crenças dos enfermeiros e de outros profissionais da saúde afetam sua abordagem para o manejo da dor. Costuma haver preconceitos sobre os pacientes com dor. Alguns acreditam que os pacientes estão sentindo dor apenas quando eles mostram sinais objetivos de dor. Desse modo, quando não há fonte óbvia para a dor (p. ex., paciente com dor lombar crônica ou neuropatias), os médicos às vezes estereotipam os pacientes com dor como simuladores, queixosos ou pacientes difíceis. Essa crença sobre pacientes com dor influencia a avaliação da dor de maneira negativa e limita seriamente as intervenções oferecidas para aliviar a dor.

Estudos sobre as atitudes dos enfermeiros em relação ao manejo da dor mostram que a opinião pessoal deles sobre o autorrelato de dor de um paciente afeta a avaliação da dor e a titulação das doses de medicamentos. Foi demonstrado que a avaliação dos enfermeiros sobre a intensidade da dor geralmente subestima os relatos de dor dos pacientes (Shen et al., 2017). Foi demonstrado que os enfermeiros também menosprezam as crenças dos pacientes sobre o manejo da dor (Dequeker, 2018). Alguns enfermeiros apenas usam as informações sobre como a dor de um paciente é tratada para determinar as pistas sobre a intensidade da dor e fazer julgamentos clínicos dos sintomas, fazendo com que a dor seja sub e superestimada (Dekel et al., 2016). Pacientes com intensos autorrelatos de dor, mesmo quando os enfermeiros conhecem sua experiência de dor e seu tratamento analgésico, estão vulneráveis a serem subestimados e, portanto, receberem tratamento insuficiente para a dor (Dekel et al., 2016). Pacientes com poucos autorrelatos de dor estão sujeitos a serem superestimados e, portanto, ficam expostos a tratamentos excessivos com possíveis resultados perigosos. Muitas variáveis relacionadas ao enfermeiro e ao paciente (p. ex., cultura, gênero, idade, nível de escolaridade, conhecimento e diagnóstico do paciente) contribuem para diferenças nas classificações da dor. Um estudo demonstrou que pacientes vivenciam cuidados de melhor qualidade quando são tratados por enfermeiros que recebem educação permanente sobre manejo da dor e que têm mais autonomia para modificar os protocolos de tratamento da dor (Tomaszek e Debska, 2018).

As suposições e os vieses dos enfermeiros sobre pacientes com dor limitam gravemente sua capacidade de oferecer alívio da dor (Boxe 44.2). Com muita frequência, os enfermeiros permitem que ideias incorretas

> **Boxe 44.2** Vieses e conceitos errôneos comuns sobre dor
>
> As seguintes afirmações são *falsas*:
> - Pacientes que abusam de substâncias (p. ex., fazem uso de drogas ou álcool) reagem exageradamente a desconforto
> - Pacientes com doenças menos graves têm menos dor do que aqueles com graves alterações físicas
> - Administrar analgésicos regularmente leva à dependência química
> - A quantidade de danos tissulares em uma lesão indica com precisão a intensidade da dor
> - Os profissionais da saúde são as autoridades máximas no que diz respeito à natureza da dor de um paciente
> - Dor psicogênica não é real
> - Dor crônica é psicológica
> - Pacientes que estão hospitalizados sentem dor
> - Pacientes que não conseguem falar não sentem dor.

sobre dor afetem sua disposição de oferecer alívio a ela. Enquanto alguns enfermeiros acreditam nos relatos de dor de pacientes apenas se eles parecerem estar com dor, outros enfermeiros evitam reconhecer a dor dos pacientes por medo de contribuírem para a adição medicamentosa. Essas crenças e medos levam a desconfiança, maior tempo para recuperação do paciente, complicações, mortalidade, problemas psicológicos e aumento dos custos de cuidados de saúde (Pasero e McCaffery, 2011). Enfermeiros podem ter suas crenças pessoais, mas devem aceitar os relatos de dor dos pacientes; agir de acordo com as diretrizes, padrões e posicionamentos profissionais; individualizar as devidas políticas, procedimentos e protocolos; e oferecer cuidados baseados em evidências (American Nurses Association, 2018).

Para ajudar um paciente a obter alívio da dor, é importante enxergar a experiência pelo olhar do paciente. Ter consciência sobre valores e crenças pessoais sobre dor e manejo da dor e reconhecer que as expectativas do paciente influenciam os resultados relacionados ao manejo dela são essenciais para o cuidado centrado no paciente (QSEN, 2020). Enfermeiros que têm ciência dos conceitos da dor podem analisar mais objetivamente a experiência de dor do paciente e fazer julgamentos clínicos para fornecer tratamento eficaz que reconheça as preferências, valores e necessidades do paciente.

Fatores que influenciam a dor

Uma vez que a experiência de dor de cada indivíduo é diferente, você precisa considerar uma série de fatores para garantir uma abordagem holística para a avaliação e o cuidado do paciente com dor. Alguns desses fatores são modificáveis e podem ser mudados, enquanto outros não são modificáveis, como a idade, por exemplo. As intervenções de enfermagem visam a fatores modificáveis, como atenção, medo e ansiedade, proporcionando aos pacientes e aos familiares conhecimento e habilidades para lidar com a dor.

Fatores fisiológicos

Idade. A idade influencia a experiência da dor. É importante considerar como um evento doloroso afeta o paciente em termos de desenvolvimento. Por exemplo, dor pode impedir que um adolescente participe de atividades sociais com amigos. Um adulto de meia-idade pode ser incapaz de continuar trabalhando quando tem muita dor. É especialmente importante reconhecer como as diferenças de desenvolvimento afetam a forma com que bebês e idosos reagem à dor. É necessário abordar conceitos errôneos sobre manejo da dor em crianças muito pequenas e em idosos antes de fazer alguma intervenção no paciente (Tabelas 44.3 e 44.4).

Crianças pequenas têm dificuldade para entender a dor, seu sentido e os procedimentos que a causam. Se elas ainda não tiverem desenvolvido um vocabulário completo, elas têm dificuldade de descrever verbalmente e expressar a dor para os pais ou cuidadores. Crianças pequenas e pré-escolares não conseguem se lembrar de explicações sobre dor ou associá-las a experiências que podem não estar relacionadas à condição dolorosa. Com essas considerações sobre desenvolvimento em mente, é necessário adaptar as abordagens para avaliar a dor de uma criança (p. ex., tipo de ferramenta de avaliação a usar, o que perguntar, inclusive o que perguntar aos pais) e aprender quais comportamentos observar e como preparar a criança para um procedimento médico doloroso.

Tabela 44.3 Conceitos errôneos sobre dor em recém-nascidos e lactentes.

Conceito errôneo	Correção
Recém-nascidos não sentem dor	Recém-nascidos adquirem os requisitos anatômicos e funcionais para processamento da dor entre as fases média e final da gestação
Recém-nascidos são menos sensíveis à dor do que crianças mais velhas e adultos	Recém-nascidos a termo têm a mesma sensibilidade à dor que lactentes e crianças mais velhas. Recém-nascidos prematuros têm maior sensibilidade à dor do que os que nasceram a termo ou crianças mais velhas
Recém-nascidos não conseguem expressar dor	Embora os recém-nascidos não consigam verbalizar a dor, eles reagem com pistas comportamentais e indicadores fisiológicos observáveis
Recém-nascidos devem aprender o que é dor por meio de experiências dolorosas anteriores	Dor não requer experiência prévia; recém-nascidos não precisam aprender sobre ela a partir de uma experiência dolorosa anterior. Ela ocorre desde a primeira experiência de dor
Não se pode avaliar precisamente a dor em recém-nascidos	Usam-se pistas comportamentais (p. ex., expressões faciais, choro, movimentos do corpo) e indicadores fisiológicos de dor (p. ex., alterações nos sinais vitais) para avaliar a dor com confiança e eficácia em recém-nascidos
Não se podem dar analgésicos e anestésicos com segurança a recém-nascidos e lactentes devido à sua capacidade imatura de metabolizar e eliminar medicamentos e por sua sensibilidade à depressão respiratória induzida por opioides	Recém-nascidos são muito sensíveis a medicamentos. Sua resposta aos fármacos é geralmente intensa e prolongada. A absorção é mais rápida do que o esperado. As doses de medicamentos excretadas pelos rins precisam ser reduzidas (Burchum e Rosenthal, 2019). Os prescritores selecionam cuidadosamente medicação, posologia, via de administração e tempo. Os enfermeiros ficam frequentemente monitorando efeitos desejados e indesejados. Eles também seguem as prescrições médicas para dosar e desmamar medicamentos para minimizar efeitos adversos

Tabela 44.4 Conceitos errôneos sobre dor em idosos.

Conceito errôneo	Correção
Dor é um resultado natural do envelhecimento	Idosos têm maior risco (até duas vezes mais) do que adultos jovens de desenvolver várias condições dolorosas; no entanto, dor não é um resultado inevitável do envelhecimento
A percepção ou sensibilidade à dor diminuem com a idade	Não é seguro supor isso. Embora existam evidências de que o sofrimento emocional especificamente relacionado à dor seja menor em pacientes idosos do que nos jovens, não há base científica que corrobore a existência de um decréscimo na percepção da dor com a idade ou que a idade atenue a sensibilidade à dor
Se o paciente idoso não relata dor, é porque não está sentindo dor	Pacientes idosos comumente subnotificam a dor. Entre os motivos para isso estão a expectativa de sentir dor com o avanço da idade; não querer preocupar seus entes queridos; ter medo de perder sua independência; não querer distrair, chatear ou incomodar os cuidadores; e acreditar que os cuidadores sabem que eles estão sentindo dor e que estão fazendo todo o possível para aliviá-la. A ausência de relato de dor não significa ausência de dor
Se um idoso parece estar ocupado, sonolento, ou de outra forma distraído da dor, é porque não está com dor	Pacientes idosos geralmente acreditam que é inaceitável demonstrar dor e aprendem a usar uma variedade de maneiras para enfrentá-la (p. ex., muitos pacientes usam distração com sucesso por curtos períodos de tempo). Dormir é, às vezes, uma estratégia de enfrentamento; reciprocamente, indica exaustão, e não alívio da dor. Não faça suposições sobre a presença ou ausência de dor exclusivamente com base no comportamento do paciente
Os possíveis efeitos colaterais de opioides fazem com que eles sejam perigosos demais para usar no alívio da dor de idosos	Na maioria dos casos, não opioides são preferíveis em relação aos opioides para dor não oncológica, mas os opioides podem ser usados com segurança em idosos com dor oncológica moderada a grave. Embora o idoso que nunca usou opioides seja normalmente mais sensível a esse tipo de medicamento, isso não justifica excluí-lo do arsenal de manejo da dor. Instaure o uso de analgésicos em sua dose mais baixa possível e vá titulando para obter controle da dor com o mínimo de efeitos colaterais; isso requer uma reavaliação frequente do alívio da dor dos pacientes e dos efeitos colaterais conforme as doses são ajustadas (Touhy e Jett, 2020)
Pacientes com doença de Alzheimer e outras debilitações cognitivas não sentem dor, e seus relatos de dor muito provavelmente são inválidos	Não há evidências de que idosos que têm problemas cognitivos sintam menos dor ou que seus relatos de dor sejam menos válidos do que os de pessoas com função cognitiva intacta (Horgas, 2020). Pacientes com demência ou outros déficits cognitivos mais provavelmente sofrem de dor e desconforto significativo que não são aliviados. A melhor abordagem de avaliação é aceitar o relato de dor do paciente e usar ferramentas relevantes de avaliação da dor
Pacientes idosos relatam mais dor conforme envelhecem	Muito embora pacientes idosos apresentem uma incidência maior de condições dolorosas, como artrite, osteoporose, doença vascular periférica e câncer do que pacientes mais jovens, estudos demonstram que eles subnotificam a dor. Muitos idosos passam a vida valorizando a capacidade de "aguentar firme" (Pasero e McCaffery, 2011)

Dor não é uma parte inevitável do envelhecimento. Da mesma forma, a percepção de dor não diminui conforme envelhecemos. Contudo, idosos têm maior probabilidade de desenvolver condições patológicas, que são acompanhadas de dor aguda e crônica. Dor persistente pode estar associada a função física prejudicada, quedas, diminuição do apetite, falta de mobilidade, sono prejudicado, depressão, ansiedade, agitação, delírio e decréscimo na função cognitiva. Além disso, alterações relacionadas à idade e maior fragilidade podem levar a uma resposta menos previsível a analgésicos, maior sensibilidade a medicações e efeitos medicamentosos potencialmente nocivos (O'Sullivan et al., 2017). Déficit funcional grave geralmente vem acompanhado de dor em pacientes idosos. Ele potencialmente reduz a mobilidade e a tolerância à atividade e prejudica a habilidade de realizar AVDs e estar envolvido em atividades sociais e atividades físicas. A presença de dor em um idoso requer avaliação, diagnóstico e manejo agressivos (Boxe 44.3).

Alguns pacientes idosos têm dificuldade em interpretar sua dor, especialmente quando eles têm várias doenças com sintomas similares ou que afetam partes semelhantes do corpo. Por exemplo, dor no peito pode indicar ataque cardíaco, artrite na coluna ou um distúrbio abdominal. Um histórico de enfermagem minucioso é especialmente necessário nesses casos, para determinar a origem da dor. Quando os idosos apresentam debilitação cognitiva e confusão, eles geralmente têm dificuldade de se lembrar de experiências dolorosas e dar explicações detalhadas sobre sua dor (Pasero e McCaffery, 2011).

Fadiga. A fadiga intensifica a percepção da dor e diminui as capacidades de enfrentamento. A percepção da dor é ainda maior se a

Boxe 44.3 Foco em idosos

Fatores que influenciam a dor em idosos

- Com o envelhecimento, a massa muscular diminui, a gordura corporal aumenta e a porcentagem de água no corpo é reduzida. Isso aumenta a concentração de medicamentos hidrossolúveis, como morfina, administrada em doses normais. O volume de distribuição de medicamentos lipossolúveis, como a fentanila, aumenta (Burchum e Rosenthal, 2019)
- Idosos geralmente se alimentam mal, resultando em baixos níveis de albumina sérica. Muitos analgésicos têm forte ligação com proteínas. Quando a albumina está baixa no soro, menos medicamento se liga às proteínas, resultando na disponibilidade de níveis mais altos da medicação ativa (droga "livre"), o que eleva o risco de efeitos colaterais ou de efeitos tóxicos (Burchum e Rosenthal, 2019)
- Com o avanço da idade, ocorre um declínio natural das funções hepática e renal. Isso resulta em desaceleração do metabolismo e da excreção de medicamentos. Assim, idosos geralmente sofrem um efeito de pico maior e mais prolongado dos analgésicos (Touhy e Jett, 2020)
- Dor é comum nos estágios avançados de várias doenças crônicas, incluindo insuficiência cardíaca, doença renal em estágio terminal e doença pulmonar obstrutiva crônica. Além disso, um número significativo de pacientes que se submetem a procedimentos de substituição de articulações (p. ex., substituição da articulação do joelho) relata dor crônica depois da cirurgia (Wluka et al., 2020; Khalid et al., 2021)
- Alterações na pele relacionadas à idade, como adelgaçamento e perda de elasticidade, afetam a taxa de absorção de analgésicos tópicos.

fadiga ocorre com insônia. Geralmente sentimos menos dor depois de uma boa noite de sono do que ao fim de um dia longo.

Genes. Pesquisas com seres humanos saudáveis sugerem que a informação genética passada pelos pais possivelmente aumenta ou diminui a sensibilidade de uma pessoa à dor e determina a tolerância ou **limiar de dor**. Evidências atuais demonstram que pequenas alterações no ácido desoxirribonucleico (DNA) ou na expressão de genes podem explicar parcialmente as diferenças individuais em relação à dor. Alguns estudos identificaram fatores de risco genéticos para pacientes com enxaqueca e distúrbios musculoesqueléticos, como osteoartrite e doença degenerativa do disco (de Boer et al., 2019; Narusyte et al., 2020). Influências genéticas podem também ajudar a explicar a sensibilidade à dor de um paciente, bem como o metabolismo de medicamentos para dor (p. ex., opioides) (Bugada et al., 2020). Desse modo, pode ser útil encorajar os pacientes que têm síndromes com dor persistente a procurar aconselhamento genético.

Função neurológica. A função neurológica de um paciente influencia a experiência da dor. Qualquer fator que interrompa ou influencie a recepção ou percepção normal da dor (p. ex., lesão na medula espinal, neuropatia periférica ou doença neurológica) afeta a consciência do paciente da dor e sua reação a ela. Alguns agentes farmacológicos (analgésicos, sedativos e anestésicos) influenciam a percepção e a reação à dor devido a seu efeito no sistema nervoso.

Fatores sociais

Experiência anterior. Todas as pessoas aprendem com experiências dolorosas. Experiência anterior não significa que a pessoa aceitará a dor mais facilmente no futuro. Episódios frequentes anteriores de dor sem alívio ou períodos de dor grave causam ansiedade ou medo. Em compensação, se uma pessoa sofre repetidamente o mesmo tipo de dor que já foi aliviada com sucesso no passado, ela acha mais fácil interpretar a sensação de dor. Consequentemente, o paciente estará mais bem preparado para tomar as providências necessárias para aliviar a dor.

Quando o paciente não tem experiência com uma condição dolorosa, a primeira percepção de dor geralmente prejudica sua capacidade de enfrentamento. Por exemplo, os pacientes geralmente sentem muita dor na incisão durante vários dias após uma cirurgia abdominal. A menos que o paciente saiba que essa é uma ocorrência comum após a cirurgia, a manifestação da dor parece ser uma complicação grave. Na fase pré-operatória e antecipatória da experiência de dor, você prepara o paciente com uma explicação clara sobre o tipo de dor esperado e os métodos disponíveis para reduzi-la. Educação do paciente no manejo da dor pode ajudar a reduzir a percepção de dor do paciente e sua capacidade de participar de atividades, como exercícios pós-operatórios de respiração para reduzir complicações pós-operatórias (ver Capítulo 50).

Rede familiar e social. Pessoas que sentem dor geralmente dependem de membros da família ou amigos próximos para apoio, assistência ou proteção. Embora ainda exista dor, a presença da família ou de amigos pode geralmente tornar a experiência menos estressante. Conversar com a família é uma distração útil. A presença dos pais é especialmente importante para crianças que estão sentindo dor.

Fatores espirituais. Espiritualidade é uma busca ativa pelo sentido das situações (ver Capítulo 35). As crenças espirituais afetam a maneira com que os pacientes veem e enfrentam a dor. Evidências mostram que intervenções que abordam a espiritualidade trazem benefícios para a saúde física e emocional das pessoas, inclusive para o alívio da dor (Ferreira-Valente et al., 2020).

Os pacientes geralmente fazem perguntas baseadas na espiritualidade, como "Por que isso foi acontecer comigo?" ou "Por que tenho que sofrer?" A dor espiritual vai além do que podemos enxergar. "Por que Deus fez isso comigo?" "Será que tenho que aprender alguma coisa com esse sofrimento?" Outras preocupações espirituais incluem perder a independência e se tornar um fardo para a família. Lembre-se de que a dor é uma experiência que engloba elementos físicos e emocionais. Pacientes que lidam com dor persistente usando práticas de enfrentamento espiritual positivas, como se voltar a um ser superior para obter forças e apoio, adaptam-se melhor à dor e têm uma saúde mental significativamente melhor (Ferreira-Valente et al., 2020). Oferecer apoio para os pacientes utilizarem suas práticas espirituais é essencial para o manejo da dor.

Fatores psicológicos

Atenção. O grau em que o paciente foca sua atenção na dor influencia a percepção dele. Maior atenção é associada a maior dor, enquanto distração é associada a menor reação à dor. Os enfermeiros aplicam esse conceito em diversas intervenções de alívio da dor, como relaxamento, imaginação guiada e massagem. Ao focar a atenção e a concentração dos pacientes em outros estímulos, sua percepção de dor diminui (ver Capítulo 32).

Ansiedade e medo. Uma pessoa percebe a dor de forma diferente se ela sugerir uma ameaça, perda, punição ou desafio. Por exemplo, uma mulher em trabalho de parto percebe a dor de maneira diferente de uma mulher com história de câncer que está sentindo uma dor nova e temendo recorrência. Além disso, o significado de dor é influenciado pela percepção do grau e da qualidade da dor de um paciente. A relação entre dor e ansiedade e medo é complexa. Ansiedade e medo geralmente aumentam a percepção da dor, e dor causa sentimentos de ansiedade e medo. É difícil separar as duas sensações.

Pacientes que estão gravemente doentes ou feridos costumam perceber uma falta de controle sobre seu ambiente e seu cuidado, o que pode causar ansiedade. Essa ansiedade leva a problemas graves de manejo da dor. Abordagens farmacológicas e não farmacológicas de manejo da ansiedade são adequadas; no entanto, medicamentos ansiolíticos não são substitutos da analgesia (Pasero e McCaffery, 2011).

Estilo de enfrentamento. Dor é uma experiência solitária que geralmente faz com que os pacientes percam o controle. O estilo de enfrentamento influencia a capacidade de lidar com a dor (ver Capítulo 37). Pessoas com pontos internos de controle se percebem como detentoras do controle sobre os eventos de suas vidas e de seus resultados, como dor, por exemplo. Elas fazem perguntas, querem informações e tomam decisões sobre o tratamento. Por outro lado, pessoas com pontos externos de controle percebem que outros fatores de suas vidas, como os enfermeiros, são responsáveis pelos resultados dos eventos. Esses pacientes seguem orientações e são mais passivos, no que diz respeito ao manejo de sua dor. Aprenda a compreender os recursos de enfrentamento dos pacientes durante experiências dolorosas para que você possa incorporá-los em seu plano de cuidados. Por exemplo, um paciente que não pede medicamento para dor, mas demonstra sinais comportamentais de desconforto pode exigir que você seja mais ágil em oferecer os medicamentos SOS ou sempre que necessário (SQN).

Fatores culturais. O significado que uma pessoa associa à dor afeta a experiência da dor e como ela se adapta a ela. Isso geralmente está intimamente ligado à origem cultural da pessoa, incluindo sua idade, nível de escolaridade, raça e fatores familiares. Crenças e valores culturais afetam a maneira com que os indivíduos lidam com a dor. Eles aprendem o que é esperado e aceito por sua cultura, inclusive como reagir à dor.

Médicos normalmente presumem incorretamente que todos reagem à dor da mesma maneira. Diferentes significados e atitudes estão associados à dor entre os diversos grupos culturais. O conhecimento do significado cultural da dor ajuda você a planejar cuidados culturalmente sensíveis para pessoas que sentem dor.

A cultura afeta a expressão da dor. No geral, a maioria dos norte-americanos usa expressões faciais como parte da comunicação não verbal. Porém, as expressões faciais variam de acordo com a cultura. Algumas pessoas usam recursos faciais para ajudá-las a comunicar que elas estão sentindo dor, enquanto outras usam menos expressões faciais e são geralmente menos responsivas, principalmente com pessoas desconhecidas. Em algumas culturas, emoções negativas, como dor, podem ser disfarçadas com sorrisos (Giger e Haddad, 2021).

Como enfermeiro, explore o impacto da cultura na experiência de dor de um paciente e como ele expressa dor. Então ajuste devidamente o plano de cuidados (Boxe 44.4). Pergunte a ele sobre experiências anteriores com dor e manejo da dor. Trabalhe junto dele e de seus familiares para conhecer suas crenças culturais, valores e preferências, para avaliar e manejar adequadamente a dor (ver Capítulo 9). Encontre uma ferramenta de avaliação culturalmente adequada e comunique o uso dessa ferramenta a outros profissionais da saúde como forma de proporcionar cuidados culturalmente relevantes.

Fatores que são impactados pela dor

Qualidade de vida. A dor afeta as atividades diárias de um paciente e sua qualidade de vida. Afeta a capacidade do indivíduo de realizar seu autocuidado, trabalhar, ir à escola e interagir socialmente com amigos e familiares. Dor crônica é um importante problema de saúde pública, gerando ônus econômicos e sociais significativos, que afetam o paciente, a família e os círculos sociais (Dueñas et al., 2016; IPRCC, 2021a). O modelo biopsicossocial da dor crônica oferece uma estrutura valiosa para entender como uma variedade de fatores pode contribuir para a dor crônica e, em última análise, para a qualidade de vida de uma pessoa.

Autocuidado. A dor pode limitar a capacidade de uma pessoa realizar atividades de autocuidado, incluindo as AVDs e atividades instrumentais da vida diária (AIVDs) (p. ex., fazer compras e limpar a casa). Pesquisas indicam uma forte correlação entre dor crônica e atividade física reduzida e incapacidade aumentada (Narusyte et al., 2020; Geneen et al., 2017). Por exemplo, os indivíduos que sentem dor crônica geralmente sofrem limitações que afetam a capacidade de praticar exercícios físicos intensos, caminhar e concluir tarefas domésticas (p. ex., aspirar, lavar pratos), participar de atividades sociais e manter um estilo de vida independente (Dueñas et al., 2016).

Trabalho e escola. Dores aguda e crônica afetam o desempenho profissional ou escolar de uma pessoa. Crianças com dor crônica apresentam nível mais altos de absenteísmo escolar (Allison et al., 2019). Da mesma maneira, a dor afeta o comparecimento ao trabalho. Indivíduos que trabalham costumam precisar modificar suas responsabilidades ou cargos profissionais e podem perder seu emprego em decorrência de seus sintomas de dor (Narusyte et al., 2020). Quando a pessoa não consegue mais desempenhar o trabalho conforme o esperado, a ameaça de perdê-lo pode resultar em perda de sono, mudanças nos hábitos alimentares, depressão e medo de perder a independência.

Apoio social. O apoio da família e dos amigos é fundamental para um paciente que está sentindo dor. Porém, quando a pessoa tem dor, os membros da família também são afetados. A dor geralmente restringe as atividades de lazer e os contatos sociais do indivíduo. Isolamento social se torna um problema comum. Emoções negativas, irritabilidade e sentimentos de raiva que afetam os pacientes com dor têm um impacto negativo nos relacionamentos interpessoais e nos níveis de estresse nas famílias e vínculos sociais. A qualidade de vida de um familiar cuidador pode ser afetada de maneira negativa quando o cuidador se envolve nos cuidados de um paciente com dor crônica (Rouhi et al., 2020).

Enquanto Matt está se preparando para cuidar da Sra. Mays, ele reflete sobre o que ele conhece sobre osteoartrite e seu efeito na Sra. Mays. Matt sabe que a Sra. Mays está sentindo dor crônica não oncológica nos seus quadris, joelhos e mãos. Ele considera seu conhecimento sobre a fisiologia

---

Boxe 44.4 Aspectos culturais do cuidado

Avaliação da dor em pacientes culturalmente diversificados

Dor é um fenômeno biopsicossocial. A cultura define a experiência da dor, inclusive sua expressão e os comportamentos ou reações de enfrentamento do paciente. Por exemplo, um indivíduo de um grupo socioeconômico mais elevado pode ter mais recursos para manejar a dor e tem maior probabilidade de adaptar comportamentos que diminuirão a dor. Várias pesquisas demonstraram que pessoas de classes socioeconômicas mais baixas quando comparadas às de classes socioeconômicas mais altas são mais propensas a se sentir incapacitadas em virtude de sua dor (Dahlhamer et al., 2018). Uma revisão da literatura demonstrou que americanos de origem hispânica geralmente enfrentam diversas barreiras para buscar e receber cuidados para dor, incluindo limitações financeiras, falta de convênio médico, barreiras linguísticas, situação de imigração (Hollingshead et al., 2016). A cultura também afeta a opção da pessoa por remédios caseiros, atividades de busca de ajuda e receptividade a tratamentos médicos. Alguns profissionais da saúde tratam a dor de forma insuficiente por não entenderem os efeitos culturais na percepção da intensidade da dor. Enfermeiros cuidam de pacientes com dor originários de uma variedade de culturas; assim, você precisa desenvolver estratégias para avaliar e manejar a dor em pacientes culturalmente diversificados.

Implicações para os cuidados centrados no paciente

- Use ferramentas de avaliação culturalmente adequadas, como a Escala FACES® da Dor de Wong-Baker, para avaliar a dor (Givler et al., 2020; Wong-Baker FACES Foundation, 2016)
- Verifique o letramento em saúde do paciente, pois isso afeta sua capacidade de informá-lo apropriadamente sobre manejo e terapias para a dor (CDC, 2021b). Pacientes americanos de origem hispânica que falam espanhol costumam relatar dificuldade para descrever suas experiências de dor aos médicos e relatam melhor controle da dor quando um tradutor de espanhol está presente (Hollingshead et al., 2016)
- Reconheça as variações nas respostas subjetivas à dor. Tratamento insuficiente, exagerado ou falta de confiança no profissional da saúde podem ocorrer se os membros da equipe de saúde são conhecerem as normas culturais associadas à dor e à expressão da dor, já que esta é subjetiva (Givler et al., 2020)
- Seja sensível às variações nos estilos de comunicação. Algumas culturas acreditam que a expressão não verbal de dor é suficiente para descrever a experiência dela, enquanto outras presumem que se a medicação para a dor é adequada, o enfermeiro vai trazê-la; portanto, perguntar por medicamentos para dor é inapropriado (Giger e Haddad, 2021)
- Compreenda que a expressão de dor é inaceitável em determinadas culturas. Alguns pacientes acreditam que pedir ajuda indica falta de respeito, enquanto outros acreditam que reconhecer que está com dor é sinal de fraqueza (Giger e Haddad, 2021)
- A dor é pessoal e está relacionada a crenças religiosas. Algumas culturas consideram o sofrimento como parte da vida a ser suportado para entrar no céu
- Use o conhecimento de variações biológicas da dor. Diferenças significativas no metabolismo de fármacos, posologias necessárias, resposta terapêutica e efeitos adversos ocorrem em grupos culturais. Uma ampla gama de reações também é possível dentro de grupos culturais. Portanto, avalie a resposta de cada paciente à medicação para dor com cautela (Burchum e Rosenthal, 2019)
- Desenvolva conhecimento pessoal de seus próprios valores e crenças que afetam suas respostas aos relatos de dor dos pacientes (QSEN, 2020).

da dor e seu conhecimento sobre a teoria do portão da dor. Ele sabe que a dor causada pela osteoartrite mais provavelmente causará efeitos emocionais, cognitivos e físicos na Sra. Mays e em seu marido. Sabendo que a dor crônica é uma causa importante de incapacidade psicológica e física, Matt começa a se perguntar como a dor da Sra. Mays afeta sua capacidade de se movimentar e realizar AVDs, bem como seu bem-estar emocional e espiritual. Esse conhecimento ajudará a direcionar a avaliação de Matt.

> **Pense nisso**
>
> Fatores modificáveis e não modificáveis podem influenciar a dor. Ajudar o paciente e a família do paciente a entender que o humor, as estratégias de enfrentamento e o ambiente social podem todos influenciar positivamente ou negativamente a dor e os resultados funcionais é importante. Quais tipos de fatores modificáveis e não modificáveis que afetam a dor você pode identificar em um membro da família que tenha sentido dor ou em um paciente de quem você tenha cuidado?

Pensamento crítico

Julgamento clínico sólido é essencial para oferecer manejo efetivo da dor de um paciente. Você aplicará pensamento crítico ao sintetizar o conhecimento científico pertinente à condição de um paciente, as informações reunidas por meio do histórico de enfermagem, suas experiências anteriores em manejo da dor, fatores ambientais que influenciam suas abordagens para o cuidado, suas atitudes de pensamento crítico e padrões intelectuais e profissionais (Figura 44.4). Você prevê a dor de um paciente com base na condição clínica do paciente com a antecipação da dor que ele pode sentir em decorrência de tratamentos cirúrgicos e/ou clínicos. Para fazer julgamentos clínicos oportunos, antecipe informações, analise os dados e tome decisões em relação a seu cuidado do paciente. A condição ou situação de um paciente está em constante transformação. Durante a avaliação, considere todos os elementos necessários para realizar um diagnóstico de enfermagem apropriado.

Conhecer a fisiologia da dor e os diversos fatores que a influenciam promove o reconhecimento precoce dos problemas do paciente. Da mesma forma, conhecer como a enfermidade ou condição do paciente causa dor oferece uma perspectiva sobre o que esperar quando você examina um paciente. Experiência prévia em cuidar de pacientes com dor apura suas habilidades de avaliação e sua capacidade de selecionar terapias eficazes. Condições ambientais dentro de um contexto de cuidados de saúde influenciarão os recursos que você terá para avaliar e manejar a dor. Atitudes de pensamento crítico e padrões intelectuais garantem a avaliação agressiva, o planejamento criativo e a avaliação minuciosa necessária para obter um nível aceitável de alívio da dor do paciente ao mesmo tempo contrapondo os benefícios do tratamento com os riscos associados ao mesmo. O manejo bem-sucedido da dor não necessariamente significa eliminação dela, mas o alcance de uma meta mutuamente acordada de alívio da dor, que permita que os pacientes controlem sua dor em vez de ela controlá-los.

Processo de enfermagem

Aplique o processo de enfermagem e use uma abordagem de pensamento crítico ao fazer julgamentos clínicos sólidos necessários para desenvolver e implementar um plano individualizado de cuidados.

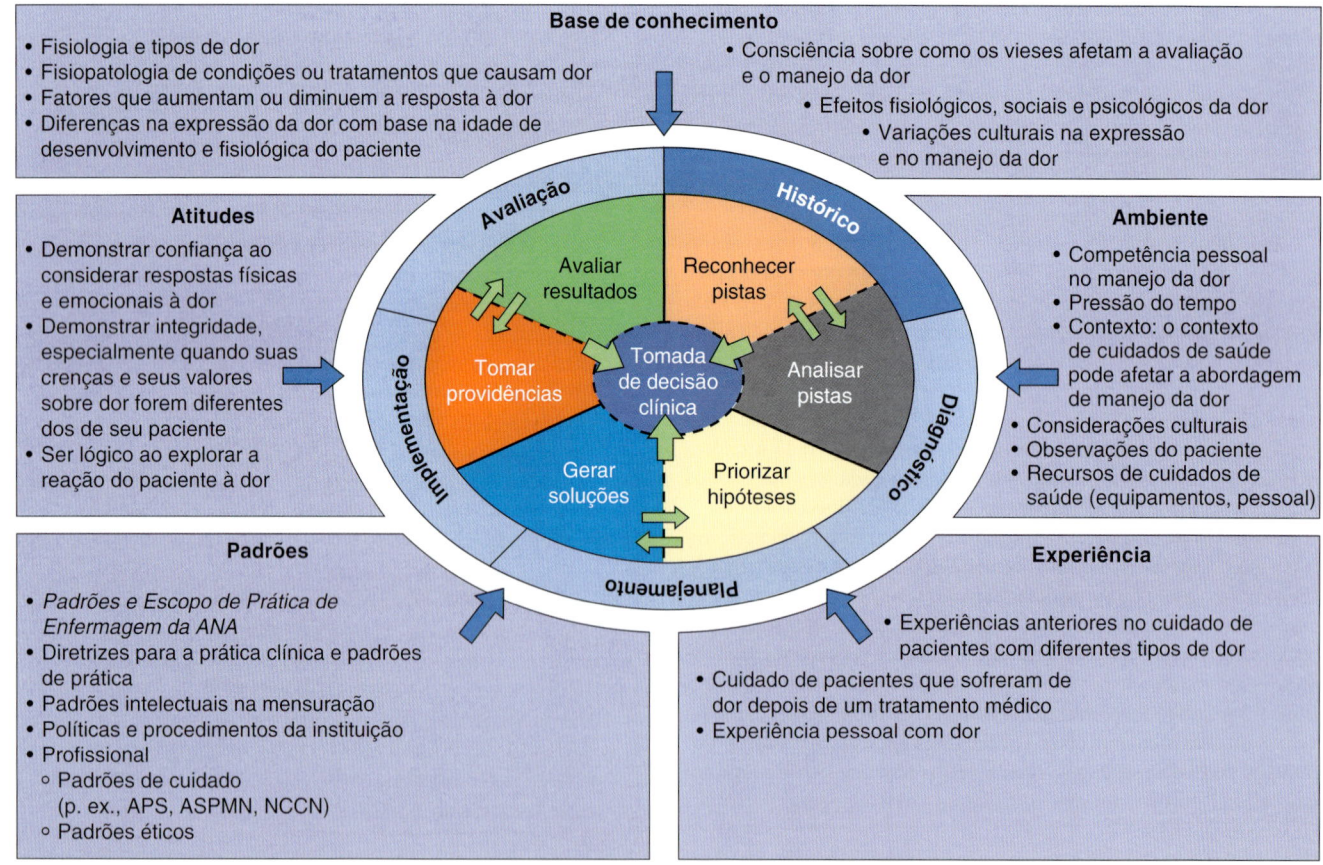

Figura 44.4 Modelo de pensamento crítico para avaliação da dor. *APS*, American Pain Society; *ASPMN*, American Society for Pain Management Nursing; *NCCN*, National Comprehensive Cancer Network. (Copyright de Modelo de Medida de Julgamento Clínico © NCSBN. Todos os direitos reservados.)

Os enfermeiros usam o pensamento crítico e abordam o manejo da dor sistematicamente para compreender e tratar a dor de um paciente. O manejo bem-sucedido da dor depende da formação de um relacionamento de confiança entre os profissionais da saúde, o paciente e a família. O manejo da dor inclui alívio da dor de um paciente, identificando formas de melhorar ou manter a qualidade de vida do paciente e sua capacidade de ser profissionalmente produtivo, auxiliando os pacientes a se divertirem e funcionarem normalmente.

De acordo com a American Nurses Association (ANA, 2018), a avaliação e o manejo da dor estão dentro do escopo da prática de enfermagem. Assim, a ANA oferece um programa de certificação em manejo da dor para enfermeiros (http://www.aspmn.org/certification). Muitas diretrizes clínicas estão disponíveis para manejo da dor em distúrbios específicos. Por exemplo, as diretrizes disponíveis no site da American Pain Society (APS) incluem manejo da dor no contexto de saúde básica; dor de anemia falciforme; dor oncológica adulta e infantil; e dor de osteoartrite, artrite reumatoide e artrite crônica juvenil. Diretrizes baseadas em evidências para manejo da dor em idosos originalmente desenvolvidas pelo John Hartford Centers of Geriatric Nursing Excellence estão disponíveis em https://www.geriatricpain.org/. Além disso, a American Academy of Pain Medicine (http://www.painmed.org/library/clinical-guidelines/) e os Centers for Disease Control and Prevention (https://www.cdc.gov/drugoverdose/prescribing/guideline.html) dos EUA publicam uma variedade de diretrizes para manejo da dor.

❖ Histórico de enfermagem

Durante o processo de histórico de enfermagem, considere o nível normal de conforto de seu paciente, os efeitos dolorosos de quaisquer doenças ou condições, e os riscos que o paciente tem de sofrer dor em decorrência de tratamentos. Avalie minuciosamente cada paciente e analise criticamente os achados para garantir que sejam tomadas as decisões clínicas centradas no paciente necessárias para a segurança do cuidado de enfermagem. Uma avaliação cuidadosa é essencial. Lembre-se que não é responsabilidade do paciente provar que a dor está presente; é sua responsabilidade aceitar que a dor existe quando o paciente a relata. A dor em si não pode ser mensurada objetivamente; ela é uma experiência subjetiva. Um histórico abrangente da dor visa reunir informações sobre a causa da dor de uma pessoa e determinar seu efeito no paciente e na família.

Pelos olhos do paciente. Muitas pessoas consideram a dor como parte da vida. Alguns pacientes têm dor por horas ou dias antes de procurar o médico. Outros vivenciam a dor enquanto estão sob os cuidados do pessoal da saúde. Os pacientes geralmente esperam e até mesmo aceitam uma certa quantidade de dor enquanto estão hospitalizados. É importante conhecer os valores e as crenças do próprio paciente sobre manejo da dor e reconhecer que as expectativas do paciente influenciarão sua capacidade de alcançar os resultados de seu manejo (QSEN, 2020). Pedir aos pacientes que contem suas histórias pessoais de dor é seu primeiro passo para conseguir identificar seus problemas de dor. Avalie como essa experiência de dor está afetando o paciente e determine qual é o nível tolerável de dor para ele. Uma de suas metas é ajudar a reconquistar o controle da dor. Avaliar experiências prévias de dor e intervenções domésticas eficazes oferece informações básicas. Os pacientes esperam que os enfermeiros aceitem seus relatos de dor e estejam dispostos a atender suas necessidades em termos de dor.

Ao avaliar a dor, seja sensível ao nível de desconforto e determine qual nível permitiria que o paciente ficasse bem. Por exemplo, quando você estiver cuidando de um paciente com dor, pergunte: "Qual nível de dor permitiria que você caminhasse pelo corredor?" O paciente responde que consegue caminhar quando a dor está no nível 2 de uma escala de zero a dez, com zero representando ausência de dor e dez representando a pior dor imaginável. Você, então, planeja terapias para diminuir a dor do paciente até aquele nível. Certifique-se de participar com seu paciente ao tomar decisões sobre as melhores abordagens de manejo da dor.

Outro aspecto da avaliação da dor pelos olhos do paciente é determinar o nível de letramento em saúde. Pessoas que sentem dificuldade de encontrar um conjunto de palavras para falar sobre sua dor não têm capacidade de usar a linguagem para alívio dos sintomas. Os pacientes que têm um vocabulário extenso com o qual descrever os sintomas da dor geralmente são mais aptos a manejar a dor e reduzir a angústia. Muitas instituições de saúde utilizam ferramentas de avaliação para ajudá-lo a identificar com precisão as habilidades de conhecimento sobre saúde de um paciente.

Alguns pacientes com dor aguda ou intensa terão dificuldade em dar uma descrição detalhada. Desse modo, durante um episódio de dor aguda, otimize sua avaliação e verifique sua localização, gravidade e qualidade. Colete um histórico mais detalhado de dor aguda quando o paciente estiver mais confortável (Boxe 44.5). Para pacientes com dor crônica, um histórico minucioso de dor inclui as dimensões afetiva, cognitiva, comportamental, espiritual e social. No ambiente de cuidados domiciliares, os membros da família podem avaliar a dor usando os ABCs de avaliação e manejo da dor (Boxe 44.6).

A dor é dinâmica; ela pode mudar com frequência. Desse modo, você precisa avaliar a dor com precisão, de modo regular, assim como outros sinais vitais. Algumas instituições de saúde tratam a dor como o quinto sinal vital. A avaliação da dor *não* é um simples número. Confiar apenas em um número impossibilita a captura da multidimensionalidade da dor e pode não ser seguro, principalmente quando o número não consegue refletir a totalidade da experiência da dor ou o paciente não compreende o uso da escala de classificação de dor selecionada.

Boxe 44.5 Questões do histórico de enfermagem

Dor atual (modifique a avaliação de acordo com idade, capacidade cognitiva, cultura, idioma e outros fatores do paciente)

Fatores paliativos ou provocativos: o que faz sua dor piorar? O que faz ela melhorar?

Qualidade: descreva sua dor para mim.

Medidas de alívio: o que você toma em casa para obter alívio da dor? O que faz sua dor passar?

Região (localização): mostre-me onde dói.

Gravidade: em uma escala de 0 a 10, em que número está sua dor agora?
- Qual foi a pior dor que você sentiu nas últimas 24 h?
- Qual é a dor média que você teve nas últimas 24 h?

Frequência: você sente dor o tempo todo, somente em determinados momentos, ou somente em certos dias?

Efeito da dor: Descreva o que você não consegue fazer por causa da sua dor
- Com quem você mora e como essas pessoas o ajudam quando você sente dor?

Medicamentos atuais
- Quais medicamentos/fitoterápicos você está tomando atualmente?
- Diga-me como esses medicamentos e fitoterápicos afetam sua dor?
- Quais abordagens além dos medicamentos você já experimentou para aliviar a dor?
- Você já usou drogas recreativas ou álcool para aliviar a dor?

Atividade
- Qual nível de exercício diário você consegue praticar com sua dor?
- Que tipo de movimento piora ou alivia sua dor?
- Quais tipos de atividades você evita atualmente devido à sua dor?

> **Boxe 44.6 Abordagem clínica de rotina para avaliação e manejo da dor: ABCDE**
>
> A: **Pergunte (Ask)** sobre a dor regularmente. Avalie a dor sistematicamente.
> B: **Acredite (Believe)** no relato do paciente e de sua família sobre a dor e o que a alivia.
> C: **Selecione (Choose)** opções de controle da dor adequadas para o paciente, família e ambiente.
> D: **Realize (Deliver)** as intervenções de forma oportuna, lógica e coordenada.
> E: **Empodere (Empower)** os pacientes e seus familiares. Permita que eles controlem o curso de ação o máximo possível.
>
> De Jacox A et al.: *Management of cancer pain*, Clinical Practice Guideline No. 9, AHCPR Publication No. 94-0592, Rockville, MD, 1994, Agency for Health Care Policy and Research, Public Health Service, U.S. Department of Health and Human Services.

Avaliar a dor é uma responsabilidade da enfermagem. Contudo, um profissional de enfermagem de nível médio, fisioterapeutas, assistentes sociais e outros profissionais da saúde também a avaliam perguntando aos pacientes se eles estão desconfortáveis ou com dor. Encoraje outros membros da equipe de saúde a notificá-lo imediatamente quando da observação de dor, de modo a avaliar minuciosamente o nível de desconforto do paciente e oferecer tratamento adequado.

Uma avaliação factual, oportuna e precisa da dor permite que você identifique um diagnóstico de enfermagem apropriado, determine intervenções e avalie a resposta do paciente (resultados) às intervenções. A parte central dessa atividade complexa é explorar a experiência da dor pelo olhar do paciente. Os enfermeiros usam uma variedade de ferramentas para avaliar dores nociceptivas e neuropáticas. Ao selecionar uma ferramenta para usar com um paciente, fique atento à pertinência, à confiabilidade e à validade da ferramenta naquela população específica de pacientes. Por exemplo, uma ferramenta que foi validada para uso em crianças que são crescidas o suficiente para descrever sua dor pode não ter validade ou confiabilidade para uso em adultos. Ferramentas de avaliação (ou escalas) estão disponíveis para uso em populações diferentes de pacientes, incluindo adultos gravemente doentes, crianças pequenas ou adultos com demência avançada. Essas ferramentas identificam a quantidade de dor existente, não quanta dor o paciente tolera.

Atente-se para possíveis erros na avaliação da dor (Boxe 44.7). Utilizar as ferramentas e os métodos adequados ajuda a evitar erros e garante a seleção das intervenções corretas para a dor. A incapacidade dos profissionais da saúde de avaliar precisamente a dor de um paciente, aceitar os achados e tratar o relato é uma causa comum de dor não aliviada e sofrimento.

> **Boxe 44.7 Possíveis fontes de erro na avaliação da dor**
>
> - Vieses que fazem com que os enfermeiros consistentemente superestimem ou subestimem a dor que o paciente sente
> - Perguntas vagas, fechadas ou confusas de avaliação, que levam a dados de avaliação não confiáveis
> - Uso de ferramentas de avaliação da dor que não são baseadas em evidências ou validadas para aquela população de pacientes em específico
> - Uso de termos médicos que pacientes com pouco letramento em saúde não conseguem entender
> - Pacientes que nem sempre dão informações completas, relevantes e corretas sobre a dor
> - Pacientes cognitivamente prejudicados e incapazes de utilizar escalas de dor.

Fatores ambientais. O autorrelato de um paciente sobre sua dor é o indicador mais confiável de sua existência e intensidade (Pasero e McCaffery, 2011). A dor é única. Muitos pacientes não conseguem relatar ou discutir sobre desconforto. Ao mesmo tempo, muitos enfermeiros acreditam que os pacientes relatam dor quando sentem dor. Portanto, é essencial manter um relacionamento terapêutico que promova a comunicação franca e que crie um ambiente que transmita respeito. Esteja atento às respostas emocionais do paciente, como sinais de ansiedade, e preparado para interromper sua avaliação com base na resposta dele. Mantenha um ambiente calmo e sem julgamentos durante sua avaliação. Não apresse o paciente. Se o paciente perceber que você está duvidando que ele está com dor ou que você não está disposto a ouvi-lo, ele pode compartilhar poucas informações sobre sua experiência de dor ou minimizar seu relato de dor.

Certifique-se de que o ambiente proteja a privacidade do paciente e esteja livre de interrupções. Medidas simples, como sentar-se quando estiver falando com os pacientes sobre dor, passam a impressão a eles de que você está sinceramente preocupado com a dor deles.

Exame físico. Quando o paciente está com dor, conduza um exame físico e neurológico focado e observe as respostas não verbais de dor (p. ex., caretas, postura rígida, claudicação, testa franzida ou choro) (ver Capítulo 30). Examine as áreas doloridas para verificar se a palpação ou a manipulação do local aumenta a dor. Determine se o movimento afeta a dor. Avalie os efeitos que a dor tem sobre a mobilidade/equilíbrio do paciente, principalmente em idosos com dor persistente (Heden et al., 2020). A avaliação da mobilidade é fundamental devido ao possível efeito da dor e de alguns analgésicos sobre o risco de quedas. Pacientes com dor no peito ou nas costas podem ter redução da excursão torácica. Uma avaliação neurológica inclui determinar se a dor também está associada a alterações de sensibilidade e nível de responsividade do paciente.

Pacientes que não conseguem se comunicar de maneira efetiva costumam precisar de atenção especial durante a avaliação. Por exemplo, pacientes que estão criticamente doentes e com a percepção sensorial limitada ou aqueles com sondas nasogástricas ou vias respiratórias artificiais requerem perguntas específicas que eles possam responder com um aceno de cabeça ou escrevendo a resposta. Pacientes com comprometimento cognitivo requerem abordagens de avaliação perspicazes envolvendo observação atenta de respostas vocais, movimentos faciais (p. ex., caretas, dentes cerrados) e corporais (p. ex., inquietação, bater os pés). Avalie as interações sociais (p. ex., o paciente evita conversar?). Você precisará utilizar diferentes abordagens com bebês e crianças, pessoas com atrasos no desenvolvimento, pacientes psicóticos, que estão criticamente doentes ou em fim de vida, com demência e afásicos ou que não falam o idioma local.

Siga as recomendações de práticas clínicas e utilize ferramentas de avaliação comportamental da dor em pacientes que sejam cognitivamente prejudicados (Boxe 44.8). Essas ferramentas identificam a presença de dor, mas não determinam sua intensidade. Assim, o número obtido durante o uso de uma escala comportamental de dor é um escore de comportamento, não de classificação de intensidade da dor (Pasero e McCaffery, 2011). Se o paciente fala outro idioma, a avaliação da dor requer a assistência de um intérprete profissional.

Características da dor. Avaliar as características da dor permite que você conheça o tipo de dor, seu padrão e os tipos de intervenções que trazem alívio. Ferramentas de avaliação para quantificar a extensão e o grau da dor exigem que o seu paciente esteja cognitivamente alerta o suficiente para entender e seguir as orientações.

Boxe 44.8 Prática baseada em evidências

Avaliação da dor em pacientes não verbais

Questão PICOT: Em pacientes idosos não verbais, qual ferramenta de avaliação da dor é mais eficaz para determinar a presença de dor?

Resumo das evidências

Um equívoco comum é que pessoas que não conseguem se comunicar verbalmente como consequência de demência ou comprometimento cognitivo não sentem dor. Esses pacientes geralmente apresentam sintomas atípicos de dor, como expressões de medo, combatividade e resistência ao cuidado, causados por alterações fisiopatológicas no cérebro (Atee et al., 2017). Uma declaração de posicionamento baseado em evidências e com recomendações de prática clínica para avaliação da dor em pacientes não verbais foi desenvolvida pelo Hartford Institute for Geriatric Nursing e pela Alzheimer's Association (Horgas, 2020). Nenhuma estratégia única de avaliação, como interpretação dos comportamentos, patologia ou estimativas de dor feitas por outros, indicará com precisão a presença de dor em um paciente que não consegue se comunicar. No entanto, a avaliação inicial pode ser feita usando uma autoavaliação com uma escala de classificação numérica ou de descritor verbal (Horgas, 2017).

Diversas ferramentas avaliam a presença de dor em adultos com problemas cognitivos. Embora os trabalhos de pesquisa tenham demonstrado que essas ferramentas podem ser usadas para determinar a presença de dor, há poucas evidências que comprovem se elas podem ser usadas para identificar a intensidade da dor. Instrumentos comumente usados incluem a Escala de Dor de Abbey, a Escala de Avaliação de Dor em Demência Avançada (PAINAD) e o Instrumento para Avaliação de Dor em Paciente Não Comunicativo (NOPPAIN) para reconhecer a presença ou ausência de dor e proporcionar uma classificação da gravidade da dor em idosos com cognição prejudicada. Uma ferramenta eletrônica para avaliação de dor (ePAT) é um aplicativo de ponto de atendimento que fornece tecnologia de reconhecimento facial para detecção de microexpressões faciais indicativas de dor, bem como a presença de comportamentos relacionados à dor em cinco domínios adicionais (voz, movimento, comportamento, atividade e corpo) (Atee, 2017). Uma análise revelou sensibilidade de 96,1% e precisão de 95% (Hoti et al., 2018). Essa avaliação corrobora a utilidade clínica do ePAT para identificar dor em pacientes com demência moderada a grave.

Um estudo qualitativo revelou que enfermeiros de cuidados críticos enfrentam desafios ao usar escalas de dor com pacientes que não falam. Os desafios de enfermagem foram classificados como "prioridade esquecida", "barreiras organizacionais", "barreiras atitudinais" e "barreiras de conhecimento" (Deldar et al., 2018). Os achados sugerem a necessidade de educar e orientar melhor como utilizar escalas de dor e sobre a natureza da dor em pacientes que não falam para empoderar os enfermeiros a usar escalas de dor não verbais.

Aplicação na prática de enfermagem

- Peça aos pacientes para autorrelatarem a dor usando respostas simples de sim ou não ou vocalizações ou uma escala de classificação numérica (Chow et al., 2016)
- Busque por possíveis causas da dor (Horgas, 2017). Exemplos incluem dor associada a infiltrações no local de acesso intravenoso, cólicas e estufamento abdominal, retenção urinária, ou pressão prolongada em partes do corpo associadas à imobilidade
- Presuma a presença de dor depois de descartar outros problemas (infecção, constipação intestinal) que causam dor
- Identifique condições patológicas ou procedimentos que causem dor
- Observe os comportamentos do paciente e liste aqueles que indicam dor (p. ex., expressões faciais, vocalizações, movimentos corporais, mudanças nas interações ou no estado mental) (Horgas, 2017)
- Peça para que os familiares, pais ou outros familiares cuidadores façam um relatório substituto (Horgas, 2020)
- Use ferramentas comportamentais padronizadas baseadas em evidências para garantir a avaliação adequada da dor (Horgas, 2020)
- Use a PAINAD para avaliar a dor em pacientes com demência avançada (Horgas, 2017)

Tempo (início, duração e padrão). Faça perguntas para determinar o início, a duração e a sequência cronológica da dor. Quando ela começou? Quanto tempo durou? Ela ocorre no mesmo horário do dia? Ela é intermitente, constante ou uma combinação de ambas? Com que frequência ela volta? Às vezes, é mais fácil diagnosticar a natureza da dor identificando fatores relacionados ao tempo. Conhecer o ciclo cronológico ou o padrão da dor ajuda você a intervir antes que a dor ocorra ou piore (Boxe 44.5).

Localização. Peça para que o paciente descreva ou aponte todas as áreas de desconforto para avaliar a localização da dor. Para localizar a dor especificamente, peça para que ele trace a área do ponto de maior intensidade para fora. Isso é difícil de fazer caso a dor seja difusa ou envolva vários pontos ou partes do corpo. Não presuma que a dor dele sempre ocorre no mesmo lugar. Ao descrever a localização da dor a outros profissionais da saúde, use referências anatômicas e terminologia descritiva. A afirmação "a dor está localizada no quadrante superior direito do abdome" é mais específica do que "o paciente diz estar com dor no abdome". Dor classificada pela localização pode ser subclassificada como superficial ou cutânea, profunda ou visceral, referida ou irradiada (Tabela 44.5).

Gravidade. Uma das características mais subjetivas e, portanto, mais úteis para relatar a dor é sua gravidade. Os enfermeiros orientam os pacientes a como usar as escalas de dor para ajudá-los a comunicar a gravidade ou intensidade da dor. Existem muitas escalas disponíveis em vários idiomas para auxiliar os enfermeiros quando não há um intérprete profissional presente. O propósito de usar uma escala de dor é identificar a percepção do paciente sobre a intensidade da dor com o tempo, de forma que a eficácia das intervenções possa ser avaliada. É importante selecionar a escala mais adequada à idade, ao idioma, à condição e à capacidade do paciente e garantir que o paciente entenda como usá-la (Karcioglu et al., 2018; Zielinski et al., 2020).

Escalas de dor. Use a escala para mensurar a atual gravidade da dor de um paciente. Também peça para que os pacientes classifiquem sua dor média e a pior dor que eles sentiram nas últimas 24 horas. Essa informação permite que você veja tendências na gravidade da dor. Uma boa escala de dor é aquela que é fácil de usar, inteligível, rápida e oferece uma descrição da dor precisa. Se os pacientes usarem aparelho auditivo ou óculos, certifique-se de que eles estejam usando esses auxílios quando estiverem respondendo às questões de avaliação de dor ou marcando sua dor em uma escala. Quando você seleciona uma escala que funciona para um paciente, certifique-se de usá-la consistentemente. Não use uma escala de dor para comparar a dor de um paciente com a de outro.

Existem três tipos de escalas de dor: classificação numérica (ECN), descritiva verbal (EDV) e visual analógica (EVA). Em uma revisão sistemática da eficácia das escalas de dor, todos os três tipos foram considerados válidos, confiáveis e adequados para uso na prática clínica, embora a EVA tenha apresentado mais dificuldades do que as outras (Karcioglu et al., 2018).

Uma ECN requer que os pacientes classifiquem a dor em uma linha de 11 pontos, de zero a dez, em que zero representa ausência de dor e dez, a pior dor que o paciente possa imaginar (Figura 44.5 A). A escala se provou bastante eficaz em muitas populações, incluindo jovens com deficiências (Miró et al., 2016). Essa escala também é usada

Tabela 44.5 Classificação da dor por localização.

Localização	Características	Exemplos de causas
Superficial ou cutânea Dor resultante de estimulação da pele	A dor é de curta duração e localizada. É normalmente uma sensação aguda	Perfuração por agulha; pequeno corte ou laceração
Profunda ou visceral Dor resultante de estimulação de órgãos internos	A dor é difusa e irradia em várias direções. Sua duração varia, mas normalmente demora mais do que a dor superficial. A dor é aguda, incômoda ou exclusiva ao órgão envolvido	Sensação de esmagamento (p. ex., angina de peito); sensação de queimação (p. ex., úlcera gástrica)
Referida Comum na dor visceral, pois muitos órgãos não têm em si receptores de dor (a entrada dos neurônios sensoriais do órgão afetado no mesmo segmento da medula espinal que os neurônios de áreas onde o indivíduo sente dor causa a percepção da dor em áreas não afetadas)	A dor se encontra em uma parte do corpo distinta da origem da dor e assume qualquer característica	Infarto do miocárdio, que causa dor referida nos maxilares, braço esquerdo e ombro esquerdo; cálculos renais, que referem dor na virilha
Irradiada Sensação de dor que se estende do local inicial da lesão para outra parte do corpo	É como se a dor viajasse da parte do corpo ou ao longo dela. Pode ser intermitente ou constante	Dor lombar causada por rompimento do disco intervertebral acompanhada de dor irradiada para a perna por irritação do nervo ciático

para avaliar a intensidade da dor antes e depois de intervenções terapêuticas. Uma EDV consiste em uma linha com descritores de duas a seis palavras igualmente espaçadas ao longo da linha (Figura 44.5 B). Mostre ao paciente a escala e peça para escolher o descritor que melhor represente a gravidade de sua dor. Uma EVA consiste em uma linha reta sem subdivisões rotuladas (Figura 44.5 C). A linha reta mostra um contínuo de intensidade e apresenta extremidades rotuladas. O paciente indica a dor marcando no ponto apropriado da linha.

Avaliar a dor de uma criança às vezes exige uma abordagem diferente, especialmente com crianças pequenas, que nem sempre sabem o que a palavra *dor* significa. Portanto, use palavras que uma criança possa entender (p. ex., *dodói, aiai, machucado*) ao avaliar a dor dela. Você também pode usar uma escala de dor projetada exclusivamente para crianças, a fim de avaliar a dor delas. Tais medidas de autorrelato de dor são mais frequentemente usadas por crianças de mais de 3 ou 4 anos, mas até as de 2 anos conseguem relatar dor (Hockenberry e Wilson, 2019). Conforme a criança se desenvolve, novas habilidades cognitivas, como medição e classificação, amadurecem, de forma que crianças em idade escolar podem usar a ECN para avaliar a dor (Hockenberry e Wilson, 2019). Evidências atuais também apontam que ferramentas originalmente criadas para crianças podem ser úteis em adultos que tenham dificuldade para verbalizar sua dor (Pathak et al., 2018).

A escala FACES® de Wong-Baker revisada, originalmente desenvolvida para uso em crianças, oferece uma representação ilustrativa da intensidade da dor (Figura 44.6) (Wong e Baker, 1988; IASP, 2018b). Evidências atuais corroboram a confiabilidade e a validade dessa escala utilizada internacionalmente para mensurar a intensidade da dor (Wong-Baker FACES Foundation, 2016). Outra escala de dor que se provou válida e confiável com crianças é a Oucher® (zero a dez) (Beyer et al., 1992). Ela usa uma série de imagens fotográficas de rostos em graus variados de angústia (Figura 44.7). A criança aponta para um rosto na ferramenta, simplificando a tarefa de descrever a dor. Foram desenvolvidas várias formas diferentes da escala Oucher® para grupos étnicos específicos, incluindo asiáticos, hispânicos e afro-americanos.

Qualidade. As pessoas usam uma variedade de palavras para descrever a qualidade de sua dor (p. ex., dor intensa, dor leve). Peça aos pacientes para descrever seu desconforto usando as próprias

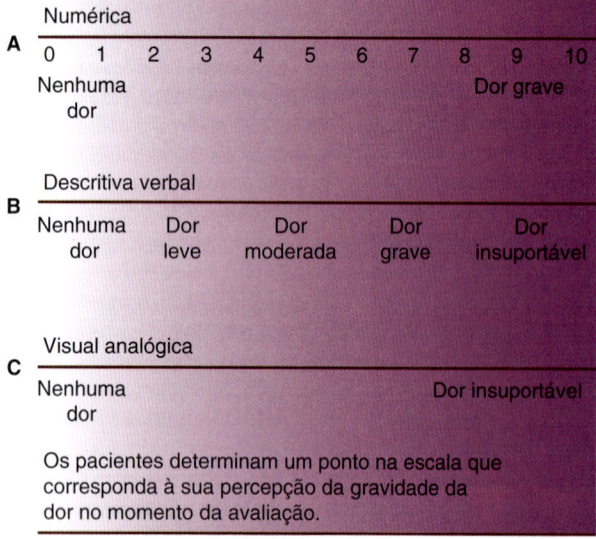

Figura 44.5 Exemplos de escalas de dor. **A.** Numérica. **B.** Descritiva verbal. **C.** Visual analógica.

Figura 44.6 Escala FACES® de Wong-Baker revisada. (De Hockenberry MJ et al.: *Wong's nursing care of infants and children*, ed 11, St Louis, 2019, Elsevier.)

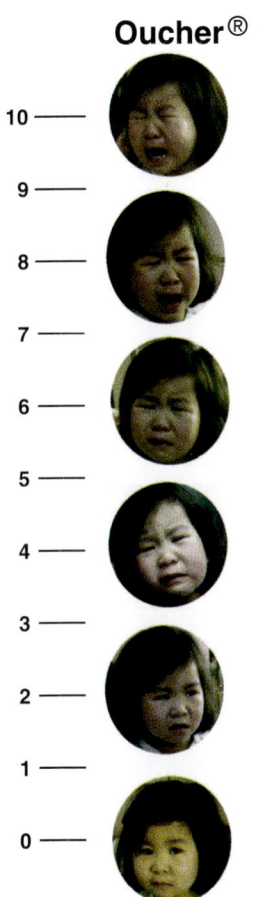

Figura 44.7 Versão da escala Oucher® com uma menina asiática. (As versões asiáticas da escala Oucher® [masculina e feminina] foram desenvolvidas e protegidas por leis de direitos autorais em 2003 por CH Yeh [University of Pittsburgh] e CH Wang, Taiwan.)

palavras sempre que possível; depois, use as palavras consistentemente para obter um relato preciso. Por exemplo, diga: "Conte-me como é seu desconforto. Como você o chama?" O paciente pode descrever a dor como leve, uma sensação de esmagamento, latejante, aguda ou incômoda. Se o paciente relatar a dor como incômoda, pergunte se ainda está "incômoda" ou se ela mudou quando você voltou para avaliar a dor do paciente.

Há alguma consistência na forma com que as pessoas descrevem certos tipos de dor. A dor associada a um infarto do miocárdio é geralmente descrita como um aperto esmagador ou excruciante, enquanto a dor de uma incisão cirúrgica é geralmente descrita como incômoda, desconfortável e latejante, indicando dor nociceptiva. Dor neuropática é normalmente uma dor tipo pontada, queimação, de choque elétrico ou de dormência (Colloca et al., 2017). Quando as descrições de um paciente se encaixam na formação do padrão no histórico de enfermagem, você então faz uma análise mais clara da natureza e tipo da dor. Isso leva ao manejo mais apropriado da dor, pois as dores nociceptivas e neuropáticas são tratadas de formas diferentes.

Fatores agravantes e precipitantes. Vários fatores ou condições provocam ou pioram a dor. Peça para que o paciente descreva as atividades que causam ou agravam a dor, como movimentos físicos, posições, ingestão de café ou álcool, urinação, deglutição, alimentos ingeridos ou estresse psicológico. Peça também para que eles demonstrem as ações que causam uma reação de dor, como tossir ou virar-se de determinada maneira. Alguns sintomas (depressão, ansiedade, fadiga, sedação, anorexia, perturbação do sono, angústia espiritual e culpa) causam uma piora da dor. Do mesmo modo, a dor pode também fazer com que os sintomas piorem. Verifique sintomas associados e avalie seus efeitos na percepção de dor do paciente. Após identificar os fatores agravantes ou precipitantes específicos, fica mais fácil planejar as intervenções para evitar pioras da dor.

Medidas de alívio. Pergunte aos pacientes como eles aliviam sua dor, como mudando de posição, usando comportamentos ritualísticos (andar de um lado para outro, balançar ou esfregar), comendo, meditando, rezando ou aplicando calor ou frio no local da dor. Encoraje os pacientes a continuar a usar suas próprias medidas de alívio da dor se forem eficazes e apropriadas para a causa da dor. Os pacientes ganham confiança quando eles sabem que os enfermeiros estão dispostos a experimentar suas medidas de alívio, principalmente no ambiente domiciliar. Os pacientes conquistam um senso de controle sobre a dor em vez de a dor controlá-los. Identifique todos os profissionais da saúde que trabalham com o paciente (p. ex., médico internista, ortopedista, acupunturista, quiropraxista ou dentista), além de avaliar as medidas de alívio.

Efeitos da dor no paciente. A dor altera o estilo de vida e o bem-estar psicológico de uma pessoa. Por exemplo, dor crônica/persistente causa sofrimento, perda de controle, solidão, exaustão e prejudica a qualidade de vida. Para entender a experiência da dor, pergunte aos pacientes o que a dor os impede de fazer.

Efeitos comportamentais. Quando um paciente está sentindo dor, avalie sua verbalização, resposta vocal, movimentos faciais e corporais e interações sociais. Um relato verbal de dor é uma parte vital do histórico de enfermagem. Você precisa estar disposto a ouvir e entender. Quando um paciente é incapaz de relatar a dor, é especialmente importante que você fique atento a comportamentos que indiquem dor (Boxe 44.9).

> **Boxe 44.9 Indicadores comportamentais dos efeitos da dor**
>
> **Vocalizações**
> - Gemidos
> - Choro
> - Suspiros
> - Grunhidos.
>
> **Expressões faciais**
> - Caretas
> - Dentes cerrados
> - Testa franzida
> - Olhos ou boca bem fechados ou bem abertos
> - Morder o lábio.
>
> **Movimentos corporais**
> - Inquietação
> - Imobilização
> - Tensão muscular
> - Movimentação maior das mãos e dedos
> - Andar de um lado para outro
> - Movimentos rítmicos ou de esfregação
> - Movimento de proteger partes do corpo
> - Segurar ou apertar uma parte do corpo.
>
> **Interações sociais**
> - Evita conversar
> - Foco apenas em atividades de alívio da dor
> - Evita contatos sociais
> - Menor capacidade de concentração
> - Menor interação com o ambiente.

A expressão não verbal de dor fornece informações valiosas. Se uma mulher em trabalho de parto relata que as contrações estão ocorrendo com mais frequência e ela começar a massagear o abdome mais frequentemente, isso confirma seu relato. Se um paciente reporta dor abdominal grave, mas continua apertando o peito, provavelmente será necessária uma avaliação mais detalhada.

Influência nas atividades da vida diária. Pacientes que convivem com dores diariamente ou sentem dor costumam ser menos capazes de participar de atividades rotineiras, o que resulta em perda de condicionamento físico. A perda de condicionamento pode retardar a recuperação de um paciente (ver Capítulo 38). A avaliação dessas mudanças revela a extensão das deficiências dos pacientes e os ajustes necessários para ajudá-los a participar do autocuidado. Um foco primário da avaliação de enfermagem é ajudar seus pacientes a melhorar seu funcionamento.

Pergunte ao paciente se a dor interfere em seu sono. Alguns deles têm dificuldade para adormecer e/ou continuar dormindo. A dor pode acordar o paciente durante a noite e dificultar que ele pegue no sono novamente.

Dependendo da localização da dor, alguns pacientes têm dificuldade de realizar AVDs independentemente. Por exemplo, algumas dores restringem a mobilidade a ponto de o paciente não ser mais capaz de tomar banho em uma banheira ou de se vestir. Alguns pacientes com artrite grave acham doloroso segurar talheres ou se sentar em um vaso sanitário. Avalie se um paciente necessita de ajuda em atividades de autocuidado, determine se um familiar cuidador dá assistência em casa e colabore com os membros da equipe de saúde (p. ex., fisioterapeutas e terapeutas ocupacionais).

A dor às vezes prejudica a capacidade de manter relações sexuais normais. Condições físicas, como artrite ou dor na coluna, podem impedir os pacientes de assumir posições habituais durante a relação sexual. Dor ou fadiga podem reduzir o desejo sexual de um paciente. Inclua em seu histórico de enfermagem informações sobre até que ponto a dor afeta a atividade sexual normal do paciente (ou seja, se fisicamente incapaz ou por desejo reduzido).

A dor pode afetar a capacidade de uma pessoa trabalhar. Quanto mais o trabalho exige atividade física, maior é o risco de desconforto quando a dor está associada ao movimento. A dor relacionada ao estresse emocional aumenta em pessoas cujos empregos envolvem tomadas de decisões estressantes. Verifique qual atividade profissional o paciente exerce e sua capacidade de atuar no trabalho. Avalie as atividades diárias de donas de casa da mesma maneira que as atividades envolvidas em trabalhos fora de casa. Também verifique se os pacientes precisam interromper suas atividades em decorrência da dor e ajude-os a encontrar maneiras de minimizá-la ou controlá-la de forma que eles consigam permanecer produtivos.

Inclua uma avaliação do efeito da dor nas atividades sociais. Algumas dores são tão debilitantes que o paciente se torna exausto demais para socializar. Identifique as atividades sociais normais do paciente, até que ponto as atividades foram prejudicadas e o desejo de participar dessas atividades.

Sintomas concomitantes. Sintomas concomitantes ocorrem com a dor e normalmente intensificam a gravidade dela. Exemplos incluem náuseas, dores de cabeça, tontura, urgência para urinar, constipação intestinal, depressão e agitação. Certos tipos de dor têm sintomas concomitantes previsíveis. Por exemplo, dor retal grave geralmente resulta em constipação intestinal. Esses sintomas constituem um problema tão grande para o paciente quanto a própria dor.

> **Pense nisso**
>
> Considere um paciente de quem você cuidou recentemente em uma experiência clínica ou um momento em que você passou por uma condição dolorosa. De que maneira a dor limitou suas atividades diárias/atividades do paciente? Como você ou o paciente se adaptaram a essas limitações?

Ao se preparar para fazer perguntas à Sra. Mays para avaliar sua dor, Matt reflete sobre seu conhecimento sobre a fisiopatologia da osteoartrite, bem como sobre sua experiência em cuidar de outros pacientes com osteoartrite. Matt utilizou com sucesso uma ECN para avaliar a intensidade da dor em seus pacientes anteriores. Pessoalmente, o avô de Matt sente dor nos joelhos devido à osteoartrite. Matt sabe que seu avô tem dificuldade para se locomover quando seus joelhos começam a doer, e que a dor nos joelhos perturba seu sono. Matt começa a avaliar a Sra. Mays com base em seu conhecimento e experiência.

Matt pede à Sra. Mays: "Por favor, em uma escala de zero a dez, como a senhora classificaria a dor de sua artrite, em que zero seria nenhuma dor e dez a pior dor possível."

A Sra. Mays diz: "Normalmente, minha dor varia de dois a três; neste momento, está em quatro. Meus joelhos doem mais do que minhas mãos e quadris agora."

Matt responde: "A senhora poderia, por favor, descrever sua dor e como ela afeta sua capacidade de se locomover e cuidar de si mesma?"

E a Sra. Mays responde: "Meus joelhos, quadris e mãos simplesmente doem. Dói até quando eu encosto neles. Fica difícil andar e fazer coisas com as mãos, como abrir meus frascos de medicamentos, cozinhar e me vestir. A dor é pior de manhã. Melhora quando eu me levanto e começo a me movimentar."

Matt então pergunta: "Alguns pacientes de quem eu cuidei me disseram que a dor da artrite às vezes os faz acordar à noite. Isso já aconteceu com a senhora?"

A Sra. Mays responde: "Nem sei lhe dizer há quanto tempo não tenho uma boa noite de sono. Meus joelhos começam a doer tanto que eu desperto do sono e então acabo acordando meu marido porque não consigo achar uma posição confortável."

❖ Análise e diagnóstico de enfermagem

O desenvolvimento de diagnósticos de enfermagem corretos para um paciente com dor requer que você realize um histórico de enfermagem completo e utilize seu julgamento clínico para reconhecer pistas e analisar os dados que você coletou. Durante sua análise, procure por padrões de dados para ajudá-lo a identificar diagnósticos de enfermagem individualizados ou problemas colaborativos (Boxe 44.10). Um histórico de enfermagem minucioso revela a presença ou possibilidade de dor. Certifique-se de que seu histórico de enfermagem considere o que você sabe sobre a história de procedimentos recentes do paciente ou suas condições dolorosas preexistentes e a natureza dessas condições. Grande parte de sua análise envolve reconhecer padrões de dados e comparar o que você normalmente encontraria em determinado diagnóstico ou problema.

Um diagnóstico de enfermagem se concentra na natureza específica da dor de um paciente para identificar os tipos mais relevantes de intervenções para aliviar a dor e melhorar a função. Por exemplo, *Dor Aguda relacionada a trauma físico* e *Dor Aguda relacionada a processos de parto natural* requerem intervenções de enfermagem muito diferentes. A identificação correta dos fatores relacionados para diagnósticos focados no problema ou negativos ajuda você a selecionar as devidas intervenções de enfermagem. Às vezes, você utilizará essas informações para identificar intervenções que tratem ou modifiquem o fator relacionado *ou o risco* para o diagnóstico a ser resolvido. Por exemplo, intervenções para *Dor Aguda relacionada a trauma físico* geralmente requerem intervenção farmacológica, enquanto *Dor Aguda relacionada a processos de parto natural* é, às vezes, manejada com intervenções não farmacológicas, como técnicas de controle da respiração.

Uma avaliação de dor geralmente o direciona a identificar diagnósticos adicionais além de *Dor Aguda* ou *Crônica*. O ponto até o qual a dor afeta a função e o estado geral de saúde de um paciente determina se outros diagnósticos de enfermagem são relevantes. Por exemplo, você está cuidando de um paciente que tem um histórico médico de artrite reumatoide há 3 anos com desconforto persistente e fraqueza nas extremidades superiores. Seu histórico de enfermagem revela que o paciente relata ter dor nas mãos e ombros e tem dificuldade de tirar ou ajustar itens necessários de vestuário. Os diagnósticos de enfermagem desse paciente são *Déficit no Autocuidado* e *Dor relacionada à artrite*. O diagnóstico de *Déficit no Autocuidado* requer o envolvimento de membros da equipe interprofissional de saúde para oferecer ao paciente os dispositivos auxiliares para a realização do autocuidado. Exemplos de outros diagnósticos que podem ser relacionados à dor são os seguintes:

- Enfrentamento Ineficaz da Dor
- Controle Ineficaz da Saúde
- Fadiga
- Mobilidade Física Prejudicada
- Distúrbio no Padrão de Sono
- Isolamento Social.

*Matt analisa os dados que ele reuniu a partir do histórico de enfermagem da Sra. Mays. Enquanto ele reflete sobre as respostas dela às perguntas, ele utiliza julgamento clínico e identifica pistas para desenvolver diagnósticos de enfermagem para ajudá-lo a orientar seu cuidado à medida que ela se prepara para voltar para casa. Pelo fato de que ela reporta que sua dor associada à osteoartrite é constante (ela atualmente classifica a dor em quatro, mas normalmente varia de dois a três) e que afeta vários aspectos de sua vida diária, ele determina que **Dor relacionada à artrite com rigidez de articulações** é seu diagnóstico de enfermagem prioritário. Matt também considera os comentários da Sra. Mays sobre sua dificuldade em cuidar de si mesma e problemas para dormir para identificar **Déficit no Autocuidado relacionado à dificuldade de se vestir, cozinhar e abrir recipientes** e **Fadiga relacionada a acordar frequentemente à noite** como outros diagnósticos de enfermagem importantes que ele precisará abordar para ajudar a Sra. Mays a melhorar sua qualidade de vida.*

❖ Planejamento e identificação de resultados

Durante o planejamento, o pensamento crítico e o julgamento clínico sólido guiarão você a sintetizar o que você sabe sobre dor e a condição do paciente, os diagnósticos de enfermagem do paciente, os recursos disponíveis, as condições ambientais, suas experiências clínicas anteriores e padrões clínicos para desenvolver o plano de cuidados (Figura 44.8). Reconheça seu próprio conhecimento, vieses e competência ao abordar preocupações relacionadas à dor. Inclua padrões de prática profissionais baseados em evidências relativos ao manejo da dor para ajudá-lo a selecionar intervenções de enfermagem eficazes (ver Plano de cuidados de enfermagem). Padrões profissionais de cuidado estão disponíveis na forma de políticas institucionais ou por meio de organizações profissionais, como a American Society for Pain Management Nursing (ASPMN). Considere o ambiente de cuidados de saúde no qual você prestará os cuidados. Há algum outro recurso profissional disponível, como fisioterapeutas, especialistas em manejo da dor, ou nutricionistas certificados para colaborar com seu plano?

Outra estratégia para o planejamento dos cuidados é usar um mapa conceitual. Pacientes que têm dor geralmente têm problemas inter-relacionados. À medida que um problema piora, outros aspectos do estado de saúde do paciente também são afetados. Um mapa conceitual ajuda você a determinar como os diagnósticos de

---

Boxe 44.10 Processo de diagnóstico de enfermagem

Dor crônica

Atividades do histórico de enfermagem	Achados/características definidores
Peça para que a paciente descreva a intensidade da dor	Reporta verbalmente dor de 4 em uma escala de 0 a 10
Avalie o início e a localização da dor	Presente nos quadris, joelhos e mãos. A dor é constante; piora pela manhã e acorda a paciente à noite
Observe os comportamentos da paciente	Faz caretas e geme quando se levanta para se mover; esfrega os joelhos após caminhar e frequentemente esfrega os dedos de uma mão na palma da outra
Avalie o efeito da dor nas atividades da vida diária (AVDs)	Cansaço; acorda o cônjuge à noite; dificuldade em abrir latas, cozinhar e se vestir
Revise a história clínica	Osteoartrite, hipertensão e diabetes melito; osteoartrite está afetando a qualidade de vida atualmente

1258 Parte 7 Base Fisiológica para a Prática de Enfermagem

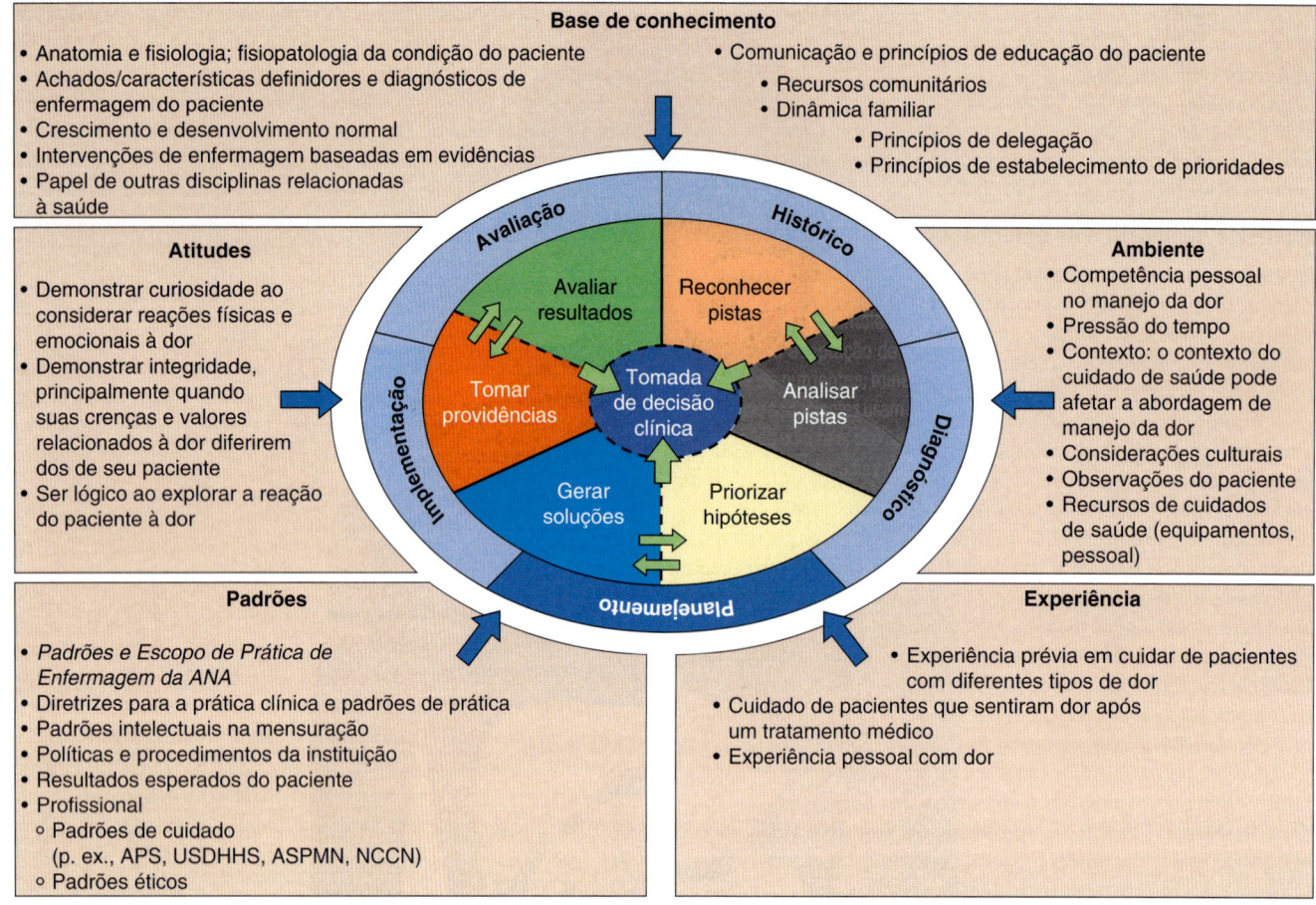

Figura 44.8 Modelo de pensamento crítico para planejamento do manejo da dor. *APS*, American Pain Society; *ASPMN*, American Society Pain Management Nursing; *NCCN*, National Comprehensive Cancer Network; *USDHHS*, U.S. Department of Health and Human Services. (Copyright de Modelo de Medida de Julgamento Clínico © NCSBN. Todos os direitos reservados.)

Plano de cuidados de enfermagem

Dor crônica

HISTÓRICO DE ENFERMAGEM

Atividades do histórico de enfermagem	Achados/características definidores[a]
Peça à Sra. Mays para descrever a dor que ela está sentindo agora.	A dor é **constante; os joelhos, mãos e quadris "doem"**
Peça para que a Sra. Mays classifique sua dor em uma escala de 0 a 10.	**A dor normalmente varia de 2 a 3, mas atualmente ela classifica a dor como 4** em uma escala de 0 a 10.
Pergunte à Sra. Mays o que ajudou e o que piorou sua dor.	A dor é pior quando faz atividades (p. ex., andar, realizar AVDs); a dor também é pior de manhã e sempre que fica parada (p. ex., dormindo); alongamento, movimentação e ibuprofeno melhoram a dor.
Observe o comportamento não verbal da Sra. Mays.	**Faz caretas quando anda;** ela **esfrega as mãos e os dedos** enquanto assiste à televisão e durante as refeições.

[a]Achados/características definidores estão destacados em negrito.

Diagnóstico de enfermagem: dor relacionada à artrite com rigidez de articulações

PLANEJAMENTO

Resultados esperados (NOC)[b]

Controle da dor
A Sra. Mays relata dor articular em nível tolerável de 3 ou menos.
Dor: efeitos perturbadores
A Sra. Mays relata dormir de 5 a 6 h sem que a dor interrompa seu sono.

[b]Classificação de resultado extraída de Moorhead S et al., editors: *Nursing Outcomes Classification (NOC),* ed 6, St Louis, 2018, Elsevier.

Plano de cuidados de enfermagem (Continuação)

Dor crônica

INTERVENÇÕES (NIC)[c]	JUSTIFICATIVA
Manejo da dor: crônica	
Encoraje a tomar medicamentos conforme prescrição médica.	Alguns pacientes com artrite têm dificuldade para tomar os medicamentos prescritos, o que pode levar a mais dor e limitar a mobilidade (Arthritis Foundation, n.d.).
Faça a paciente selecionar as intervenções não farmacológicas que aliviaram sua dor no passado (p. ex., distração, música, terapia de relaxamento simples, compressas mornas ou frias) ou que sejam aceitáveis para ela.	Abordagens não farmacológicas acrescentam à terapia farmacológica e ajudam os pacientes a melhorar sua qualidade de vida e diminuir a ansiedade e a depressão (Tick et al., 2018).
Ensine o cônjuge a fazer massagens leves nas costas; oriente-o a fazer massagem à noite antes de ir para a cama.	Massagem leve nas costas é fácil de fazer, não requer muito tempo e induz ao relaxamento (Tick et al., 2018).

[c]Designações de classificação de intervenções extraídas de Butcher HK et al.: *Nursing Interventions Classification (NIC)*, ed 7, St Louis, 2018, Elsevier.

AVALIAÇÃO

Atividades de avaliação	Resposta da paciente
Pergunte à Sra. Mays se ela alcançou sua meta de alívio da dor na maior parte do tempo.	Ela responde: "Minha dor nas costas voltou ao nível 2 a 3 na maior parte do tempo desde que eu tome meus medicamentos e faça meus exercícios de alongamento."
Pergunte à Sra. Mays se sua dor continua interrompendo seu sono.	A Sra. Mays diz que sua dor está mais bem controlada à noite, mas ela consegue dormir ininterruptamente por apenas cerca de 4 h.
Pergunte ao Sr. Mays se ele conseguiu massagear as costas de sua esposa antes de ir para a cama.	O Sr. Mays conta que conseguiu fazer a massagem nas costas sem dificuldade; a Sra. Mays afirmou: "Ela me ajudou a relaxar e adormecer."

---

enfermagem estão inter-relacionados uns com os outros e ligados ao diagnóstico médico do paciente. Em última análise, isso permite que você também veja como as intervenções se relacionam entre os diferentes diagnósticos. Veja, por exemplo, o plano de cuidados da Sra. Mays (Figura 44.9). Identificar as relações entre os diagnósticos e as intervenções ajuda você a desenvolver um plano de cuidados holístico e centrado no paciente.

Resultados. Pelo fato de a experiência da dor estar tão intimamente ligada às percepções, às crenças e às atitudes do paciente, é essencial que você inclua seu paciente ao definir resultados de cuidado. Um plano centrado no paciente manejará a dor com mais eficácia e promoverá a função ideal do paciente. Trabalhe em parceria com o paciente para determinar expectativas relevantes e realistas para alívio da dor. Decidam juntos sobre um nível mutuamente aceitável de dor que permita o retorno da função do paciente. Certifique-se de que os pacientes entendam que o alívio completo da dor pode não ser possível, mas que serão envidados todos os esforços para permitir que eles alcancem um nível de dor que permita seu funcionamento máximo.

É importante lembrar que um plano de cuidados bem-sucedido requer um relacionamento terapêutico contínuo com o paciente e sua família, para se concentrar em terapias de manejo da dor relevantes e na orientação do paciente. Você ajuda ouvindo as preocupações de um paciente, suas necessidades e conhecimento sobre as medidas disponíveis para alívio da dor. Os pacientes sabem mais sobre sua dor e são importantes parceiros na seleção de terapias bem-sucedidas para a dor.

Uma indicação do sucesso de um plano de cuidados é determinada pelo alcance de resultados. Quando o alívio completo da dor não é alcançado, a redução dela para um nível tolerável é um resultado realista. Por exemplo, os possíveis resultados incluem os seguintes:

- Relata que a dor está em nível tolerável igual ou menor que três em uma escala de zero a dez
- Modifica atividades que intensificam a dor
- Usa medidas de alívio da dor com segurança
- Consegue concluir AVDs de modo independente.

> **Pense nisso**
>
> Além da identificação de metas para a redução da intensidade da dor, devem ser estabelecidos resultados em relação a seu funcionamento fisiológico, afetivo, cognitivo, comportamental, espiritual e social com o uso de estratégias de manejo farmacológico e não farmacológico. Por que é importante abordar esses outros domínios da dor em vez de simplesmente focar na redução da intensidade da dor?

Estabelecimento de prioridades. Você precisa usar julgamento clínico para determinar efetivamente as prioridades de seu paciente no manejo da dor. As prioridades mudam conforme a experiência de dor do paciente muda. Considere o tipo de dor que um paciente está sentindo e o efeito que ela causa na função e na qualidade de vida. Qualquer episódio de dor aguda é uma prioridade devido a seus possíveis efeitos na função física e psicológica. Além disso, a dor aguda pode causar a interrupção ou atraso de outras importantes terapias (p. ex., deambulação, fisioterapia ou um procedimento diagnóstico planejado).

Para dores crônicas, trabalhe junto ao paciente para selecionar intervenções que sejam adequadas, relevantes e dentro dos meios financeiros do paciente. O foco primário em pacientes que sofrem de dor crônica geralmente é diminuir a dor a um nível que permita que ele participe do manejo da doença, restaure ou melhore a função para a realização de atividades diárias e previna complicações. Por exemplo, se um medicamentos anti-inflamatório não esteroidal está aliviando a dor crônica a um nível aceitável para seu paciente, volte sua atenção a como a dor está afetando a atividade, o apetite e o sono do paciente. Quais outras terapias não farmacológicas você pode oferecer para manejar a dor do seu paciente?

Trabalho em equipe e colaborativo. Um plano abrangente exige a colaboração de todos os membros da equipe de saúde, incluindo enfermeiros, farmacêuticos, fisioterapeutas, terapeutas ocupacionais, médicos, assistentes sociais, psicólogos e religiosos. Um enfermeiro oncologista ou em clínica de dor está bastante familiarizado com intervenções farmacológicas e não farmacológicas que são mais eficazes

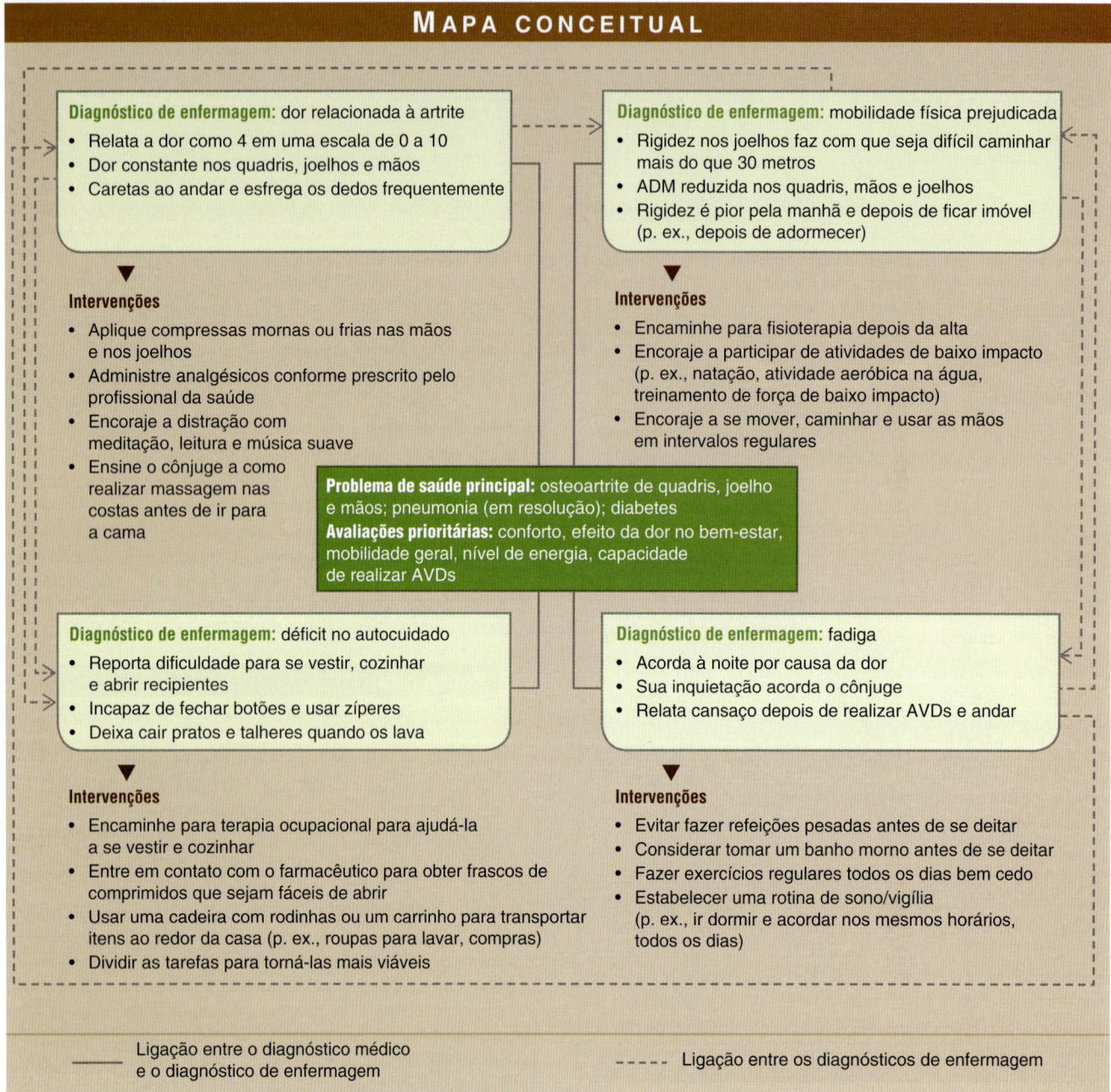

Figura 44.9 Mapa conceitual da Sra. Mays. *ADM*, amplitude de movimento; *AVDs*, atividades da vida diária.

para dor crônica/persistente. Farmacêuticos são versados em tratamentos farmacológicos para dor. Fisioterapeutas planejam exercícios e oferecem terapias que fortalecem os grupos musculares e diminuem a dor nas áreas afetadas. Terapeutas ocupacionais criam talas para apoiar partes doloridas do corpo e planejam abordagens para a realização de AVDs. Os médicos conhecem bem as intervenções farmacológicas, e alguns desenvolvem competências em procedimentos interventivos para a dor, como bloqueios nervosos e implantes de estimuladores da medula espinal. Assistentes sociais e psicólogos podem oferecer terapia comportamental cognitiva ou treinamento de consciência para alívio da dor. Membros religiosos ajudam os pacientes a focarem na saúde espiritual, os auxiliando a encontrar sentido para sua dor. É importante também envolver os familiares cuidadores no planejamento dos cuidados. Eles são os que geralmente administram os cuidados em casa após a alta. Se o plano de manejo da dor não conseguir alcançar a(s) meta(s) de alívio da dor identificada(s), colabore com o paciente e a equipe de cuidados em saúde sobre as revisões necessárias para o plano. Às vezes, é necessário se consultar com um especialista em dor.

Quando os pacientes requerem assistência na prática por parte de familiares cuidadores ou quando um familiar cuidador mora com o paciente, certifique-se de que o familiar cuidador compreenda o regime medicamentoso do paciente e outras medidas de tratamento para ajudar a promover a adesão. O familiar cuidador pode ser muito útil para todos os demais membros da equipe de saúde no processo de fazer adaptações na casa que ajudem a controlar a dor do paciente.

Matt sabe que a dor pode afetar um paciente de várias maneiras. Ajudar a Sra. Mays a manejar sua dor a auxiliará a melhorar sua mobilidade e a dormir melhor. Assim, Matt identifica **Dor da artrite** *como diagnóstico de enfermagem prioritário. Ele então colabora com a Sra. Mays* *para identificar resultados adequados e começa a explorar técnicas de manejo da dor que ela esteja disposta a tentar. Matt também usa sua experiência pessoal, bem como seu conhecimento sobre diretrizes de manejo da dor baseadas em evidências, para identificar intervenções que ajudem a Sra. Mays a controlar sua dor. Matt sabe que ele precisa estabelecer um relacionamento de confiança e dar o máximo de privacidade possível antes de explorar as opções de manejo da dor e educar a paciente.*

❖ Implementação

A terapia para dor requer uma abordagem individualizada centrada no paciente, talvez mais do que qualquer outro problema dele (USDHHS, 2019). O paciente e frequentemente as famílias atuam como parceiros no manejo da dor com toda a equipe de saúde. Seu julgamento clínico é importante para saber quais são as melhores abordagens para o manejo da dor, quando executá-las e como fazer quaisquer ajustes. O manejo eficaz da dor requer paciência e capacidade de ser flexível na escolha das intervenções. Você é responsável por administrar e monitorar as terapias determinadas pelos médicos para alívio da dor e de proporcionar de forma independente intervenções que complementem as que foram prescritas. Em geral, você experimentará primeiro a terapia menos invasiva ou mais segura com estratégias usadas previamente com sucesso pelo paciente. Se você tiver dúvidas quanto a uma terapêutica médica, consulte o médico.

A Pain Management Best Practices Inter-Agency Task Force do U.S. Department of Health and Human Services (USDHHS) (2019) recomenda o seguinte para um plano de tratamento de dor eficaz:

- **Dor aguda:** uma abordagem multimodal que inclua medicações, bloqueios de nervos, fisioterapia e outras modalidades não farmacológicas deve ser considerada para condições de dor aguda
- **Dor crônica:** é necessária uma abordagem interprofissional de várias disciplinas, utilizando uma ou mais modalidades de tratamento. Entre elas, incluem-se as seguintes cinco grandes categorias de tratamento, cujas melhores práticas foram revisadas:
    ◦ Medicamentos: o uso de várias classes de medicamentos, incluindo não opioides e opioides, deve ser considerado. A escolha da medicação deve ser baseada no diagnóstico da dor, nos mecanismos da dor e comorbidades relacionadas após um histórico completo, exame físico e outros procedimentos diagnósticos relevantes, além de uma avaliação de risco-benefício. O objetivo é limitar os efeitos adversos
    ◦ Terapias restaurativas, inclusive aquelas implementadas por fisioterapeutas e terapeutas ocupacionais (p. ex., fisioterapia, exercícios terapêuticos e outras modalidades de movimento), são valiosos componentes dos cuidados multidisciplinares e multimodais da dor aguda e crônica
    ◦ Abordagens intervencionistas, incluindo procedimentos guiados por imagem e minimamente invasivos (p. ex., injeções de ponto-gatilho, neuromodulação), estão disponíveis como modalidades diagnósticas e de tratamento terapêutico de dor aguda, crônica e crise aguda de dor crônica quando há indicação clínica
    ◦ Abordagens comportamentais para os aspectos psicológicos, cognitivos, emocionais, comportamentais e sociais da dor podem causar um impacto significativo nos resultados dos tratamentos
    ◦ Saúde complementar e integrativa, incluindo modalidades de tratamento como acupuntura, massagem, terapias de movimento (p. ex., ioga, *tai chi*) e espiritualidade, deve ser considerada quando houver indicação clínica.

Sua capacidade de demonstrar compaixão durante o cuidado dos pacientes pode maximizar seu controle da dor. Você pode ajudar o paciente a minimizar a dor por meio de comportamentos atenciosos, como ouvir, oferecer toque delicado e responder prontamente a uma solicitação relacionada à dor.

Promoção da saúde. Ao administrar medidas de alívio da dor, aplique as seguintes diretrizes para individualizar a terapia da dor:

- Use diferentes tipos de medidas de alívio da dor. Dor persistente é multifatorial e requer uma abordagem que trate de uma variedade de etiologias e que inclua estratégias farmacológicas e não farmacológicas (Heden et al., 2020)
- Esteja disposto a usar mais de um tipo de medida de alívio da dor, conforme adequado
- Use medidas que o paciente acredita serem eficazes (Auxier et al., 2020)
- Mantenha-se aberto a outras formas de aliviar a dor
- Continue tentando. Quando os esforços para aliviar a dor não dão certo, não abandone o paciente, mas reavalie a situação (Auxier et al., 2020). Dor persistente é tratável, com previsão de melhora, mas nem sempre curável
- Quando a dor não é totalmente eliminada, esforce-se para melhorar a função.

Manutenção do bem-estar. Os pacientes ficam mais bem preparados para lidar com praticamente qualquer situação quando as entende. A experiência da dor e suas respectivas terapias não é uma exceção. Contudo, pacientes com dor moderada a grave nem sempre são capazes de participar da tomada de decisões ou da orientação do paciente até que a dor esteja controlada a um nível aceitável.

A dor geralmente afeta a capacidade de um paciente dormir e manter o sono. Considere consultar um médico para saber quais medicações são adequadas para o paciente e experimente intervenções não farmacológicas para promover o sono (ver Capítulo 43). Oriente os pacientes a não usar medicamentos que promovam sono como substitutos de medicamentos para alívio da dor.

O nível de letramento em saúde afeta de forma significativa a experiência de dor de um paciente e o entendimento das estratégias de manejo da dor. Pouco conhecimento em saúde impõe barreiras significativas para o manejo ideal da dor. Em um estudo com pacientes de dor crônica, constatou-se que os que tinham pouco letramento em saúde estavam propensos a fazer mau uso e ter maior dependência de opioides, a relatar dor intensa e a vivenciar incapacidade relacionada a sua dor (Rogers et al., 2020).

Adapte os materiais e as abordagens educativas para que sejam adequados a pacientes com pouco letramento em saúde. Além disso, combata qualquer norma cultural que impeça os pacientes de falar sobre dor. Estoicismo (sofrer sem verbalizar nenhuma queixa) geralmente impede que as pessoas admitam que têm dor ou descrevam sua dor precisamente, o que pode, em última análise, impedir que você preste cuidados essenciais. Por exemplo, reportar dor no peito é essencial para o tratamento de pacientes que sofrem infarto do miocárdio. Se um paciente que está tendo um infarto do miocárdio falha em reportar dor no peito, o paciente não receberá o tratamento adequado e pode morrer por não reportá-la. Ajude os pacientes a entender a importância de informar sua dor e encontrar palavras que a descrevam quando estiverem tendo dificuldades para explicar sozinhos (Pasero e McCaffery, 2011). Pelo fato de que a dor afeta o funcionamento físico e mental, abordagens holísticas de saúde são intervenções importantes.

Encoraje os pacientes a participar ativamente de seu próprio bem-estar sempre que possível. Quando você oferece saúde holística, você cuida da pessoa como um todo: corpo, mente, espírito e emoções. Ajude seus pacientes a encontrar equilíbrio em todos os aspectos de sua saúde para ajudá-los a alcançar saúde e bem-estar ideais. Abordagens de saúde holística comuns incluem educação em bem-estar, exercícios regulares, repouso, técnicas de relaxamento (ver Capítulo 32), atenção a boas práticas de higiene e nutrição e manejo dos relacionamentos interpessoais.

Intervenções não farmacológicas para alívio da dor. Quando a pessoa sentir dor, ofereça estratégias não farmacológicas quando apropriado. Intervenções não farmacológicas podem ser usadas isoladamente ou em combinação com medidas farmacológicas. Algumas delas necessitam de prescrição médica enquanto outras são instauradas pela enfermagem. No caso de dor aguda moderada a grave, terapias não farmacológicas devem ser usadas com terapias farmacológicas.

Terapias não farmacológicas baseadas em evidências incluem acupuntura, massagem, manipulação osteopática e quiroprática, intervenção cognitivo-comportamental, movimento meditativo e intervenções de mente e corpo, além de abordagens alimentares e de autocontrole da dor (ver Capítulo 32) (Tick et al., 2018). Use intervenções não farmacológicas baseadas em evidências rotineiramente para promover um plano abrangente de manejo da dor. Individualize as técnicas não farmacológicas para cada paciente e use estratégias cognitivas comportamentais com cautela em pacientes cognitivamente prejudicados. A efetividade das intervenções geralmente varia dependendo do tipo de dor que o paciente está sentindo e da crença do paciente na terapia. Estratégias não farmacológicas tanto ativas (movimentação física) quanto passivas podem objetivar diferentes rotas para alívio da dor, ao mesmo tempo aperfeiçoando o funcionamento físico. Por exemplo, intervenções cognitivos-comportamentais alteram as percepções e o comportamento dos pacientes em relação à dor e dão aos pacientes mais senso de controle. Distrações, orações, consciência, relaxamento, imaginação guiada, música e **biofeedback** são exemplos de terapias frequentemente iniciadas pelos enfermeiros (U.S. Department of Veterans Affairs, 2017).

Terapias físicas (p. ex., aplicação de compressas quentes ou frias, massagem, exercício, **estimulação elétrica nervosa transcutânea [TENS]**) tratam a dor ao melhorar a função física, alterar respostas fisiológicas e reduzir a imobilidade relacionada à dor. Práticas integrativas e complementares (PIC), como toque terapêutico e meditação consciente, também ajudam a aliviar a dor em alguns pacientes (ver Capítulo 32).

Relaxamento e imaginação guiada. O relaxamento e a **imaginação guiada** que os pacientes alterem a percepção afetivo-motivacional e cognitiva da dor. **Relaxamento** é a liberação mental e física de tensões ou estresses que dá aos indivíduos uma sensação de autocontrole. Técnicas de relaxamento podem ser usadas em qualquer fase de saúde ou doença. Alterações fisiológicas e comportamentais relacionadas ao relaxamento incluem diminuição do pulso, da pressão arterial e das respirações; aumento da consciência; menor consumo de oxigênio; uma sensação de paz; e diminuição da tensão muscular e da taxa metabólica (Tick et al., 2018). Técnicas de relaxamento incluem meditação, ioga, *mindfulness* (técnica de concentração plena), imaginação guiada e exercícios de relaxamento progressivo (ver Capítulo 32). Para um relaxamento eficaz, ensine técnicas somente quando o paciente estiver confortável. Às vezes, uma combinação dessas técnicas é necessária para alcançar o alívio ideal da dor. Com a prática, os pacientes acabam praticando os exercícios de relaxamento sozinhos.

Distração. O sistema de ativação reticular inibe os estímulos de dor se a pessoa receber informações sensoriais suficientes ou excessivas. Com estímulos sensoriais suficientes, a pessoa ignora ou se torna inconsciente da dor. Pessoas entediadas ou em isolamento têm sua própria dor para pensar e, portanto, percebem-na mais intensamente. A distração direciona a atenção do paciente para algo diferente da dor e, assim, reduz a consciência do paciente sobre ela. Uma desvantagem da distração é que, se funcionar, os médicos ou membros da família podem questionar a existência ou a gravidade da dor. Distração funciona melhor para dores intensas de curta duração, de alguns minutos, por exemplo, como durante um procedimento invasivo ou quando se está esperando o analgésico agir. Use atividades que agradem o paciente como distração (p. ex., cantar, rezar, ouvir música ou brincar com jogos).

Música. A musicoterapia pode ser útil no tratamento de dor aguda e crônica, estresse, ansiedade, fadiga e depressão (Lin et al., 2020; American Music Therapy Association [AMTA], 2021). Ela desvia a atenção da pessoa da dor e cria uma reação de relaxamento. A música cria mudanças positivas no humor e nos estados emocionais e permite que os pacientes participem ativamente do tratamento. Ela pode ser usada com relaxamento para ajudar os pacientes a criarem imagens visuais positivas. A musicoterapia usa todos os tipos de músicas. É importante deixar os pacientes escolherem os tipos de música de sua preferência. A música produz um estado de consciência alterado por meio de som, silêncio, espaço e tempo. As sessões terapêuticas duram de 20 a 30 min (Tick et al., 2018). Os pacientes podem usar fones de ouvido para intensificar sua concentração na música. Isso permite que eles ajustem o volume sem interromper outros pacientes ou os funcionários. Evidências mostram que a música oferece alívio da dor e, às vezes, reduz a quantidade de medicamento para dor (p. ex., analgésicos) necessária para manejar a dor (Ames et al., 2017; Tick et al., 2018).

Estimulação cutânea. Embora a **estimulação cutânea** por meio de massagem, banho morno, aplicação de frio ou TENS reduza a percepção da dor em alguns pacientes, não está claro como isso funciona. Uma sugestão é que ela causa a liberação de endorfinas, desta forma bloqueando a transmissão de estímulos dolorosos. A teoria do portão sugere que a estimulação cutânea ativa fibras nervosas sensoriais A-beta maiores e de transmissão mais rápida. Isso fecha o portão, reduzindo a transmissão da dor através de fibras C de pequeno diâmetro (Melzack e Wall, 1965).

Estimulação cutânea dá aos pacientes e familiares algum controle sobre os sintomas e tratamento da dor no ambiente domiciliar. Sua utilização correta reduz tensões musculares, resultando em menos dor. Ao usar estimulação cutânea, elimine fontes de ruídos ambientais, ajude o paciente a se posicionar confortavelmente e explique a finalidade da terapia. Não a utilize diretamente sobre áreas sensíveis da pele (p. ex., queimaduras, hematomas, erupções cutâneas, inflamação e fraturas ósseas subjacentes).

Massagem produz relaxamento físico e mental, reduz a dor e aumenta a eficácia de medicamentos para dor. Massagear as costas, os ombros, as mãos e/ou os pés durante 3 a 5 min relaxa os músculos e promove sono e conforto (Tick et al., 2018). Massagens transmitem carinho e são fáceis para os membros da família ou outros profissionais da saúde aprenderem a aplicar (Boxe 44.11).

Aplicações de frio e calor (ver Capítulo 48) aliviam a dor e promovem a cicatrização. A seleção de intervenções de calor em comparação às de frio varia de acordo com as condições dos pacientes (Tick et al., 2018). Por exemplo, calor úmido ajuda a aliviar a dor de uma dor de cabeça tensional, e aplicações de frio reduzem a dor aguda de articulações inflamadas. Ao usar qualquer forma de aplicação de calor ou frio, oriente um paciente a evitar lesões na pele verificando a temperatura e não aplicando calor ou frio diretamente sobre a pele. Pacientes especialmente em risco de lesões são aqueles com neuropatias (p. ex., neuropatia diabética, neuropatia periférica), com transtornos da medula espinal ou outros transtornos neurológicos, idosos e pacientes confusos.

Massagem com gelo é eficaz para alívio de dores agudas. Ela envolve o uso de um cubo de gelo maior ou um copinho de plástico preenchido de água e congelado (a água sobe para fora do copo quando congela, criando uma superfície regular de gelo para massagem). Os pacientes podem implementar sua própria massagem com gelo se conseguirem alcançar o local. Quando estiver fazendo massagem com gelo, cubra o gelo com um pano fino e então o aplique pressionando

Capítulo 44 Manejo da Dor

Boxe 44.11 Diretrizes para o procedimento

Massagem

Delegação e colaboração
A avaliação da dor de um paciente não pode ser delegada aos técnicos/auxiliares de enfermagem. O procedimento de massagem pode ser delegado aos técnicos/auxiliares de enfermagem. O enfermeiro os orienta a:
- Identificar e explicar quando a massagem pode funcionar melhor para um paciente
- Explicar como adaptar o uso da massagem às restrições do paciente (p. ex., massagem em posição de lado *versus* de bruços)
- Relatar piora da dor do paciente.

Material
Loção ou óleo (considere loção de aromaterapia de lavanda [sem álcool]), lençóis, toalha de banho.

Passos para o procedimento
1. Identifique o paciente utilizando pelo menos dois tipos de identificação (p. ex., nome e data de nascimento ou nome e número do prontuário) de acordo com as políticas locais.
2. Avalie o letramento em saúde do paciente.
3. Higienize as mãos. Realize um histórico de enfermagem completo da dor.
4. Avalie a característica das respirações do paciente.
5. Revise a prescrição médica para alívio da dor (se exigido pela instituição).
6. Revise o prontuário para verificar se há qualquer restrição de mobilidade ou posicionamento do paciente.
7. Avalie o conhecimento e a experiência do paciente e/ou do familiar cuidador com massagem.
8. Avalie os valores que o paciente tenha em relação a abordagens alternativas de alívio da dor. Identifique os termos descritivos que você usará para guiar o paciente até o relaxamento durante a massagem.
9. Reduza a iluminação do quarto e/ou coloque uma música calma de acordo com a preferência do paciente.

   JULGAMENTO CLÍNICO: massagem é contraindicada em casos de lesões musculares, ósseas ou articulares, e em áreas machucadas, inchadas ou inflamadas.

10. Posicione o paciente confortavelmente, como em decúbito ventral ou lateral. Coloque pacientes com dificuldade para respirar de lado na cama, com a cabeceira do leito elevada.
11. Ajuste a posição do leito até uma altura confortável para você; abaixe a grade lateral superior do lado em que você estiver posicionado. Cubra o paciente de forma a expor somente a área onde você aplicará a massagem.
12. Certifique-se de que o paciente não seja alérgico à loção. Aqueça a loção nas mãos ou coloque o pote ou frasco em uma vasilha com água morna. Observação: Se você for massagear a cabeça e o couro cabeludo, deixe para usar a loção apenas quanto tiver finalizado esta etapa.
13. Escolha a técnica de movimento baseada no efeito desejado ou na parte do corpo.

    JULGAMENTO CLÍNICO: faça massagem muito delicadamente em pacientes que não consigam se comunicar e monitore o comportamento não verbal, pois eles não conseguirão informar se a massagem se tornar desconfortável.

    a. *Effleurage*: massagem com movimentos para cima e para fora a partir da coluna vertebral, e de volta (ver ilustração). Alisa e estende os músculos; melhora a circulação linfática e venosa.
    b. *Pétrissage*: manipulação de grupos musculares tensos (ver ilustração). Promove relaxamento e estimula a circulação local.
    c. *Fricção*: Movimentos circulares fortes que levam o sangue para a superfície da pele. Aumenta a circulação local e solta músculos contraídos.

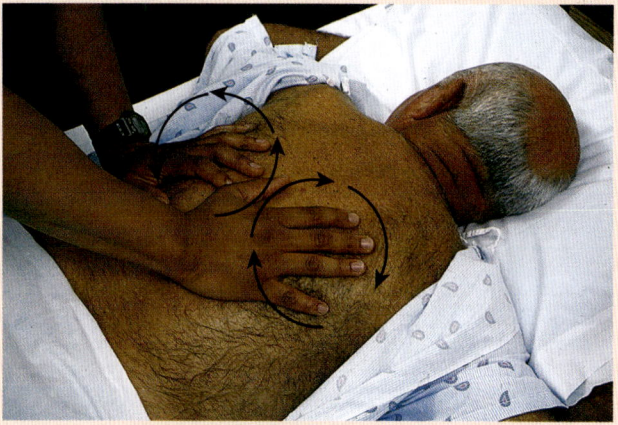

PASSO 13a *Effleurage*.

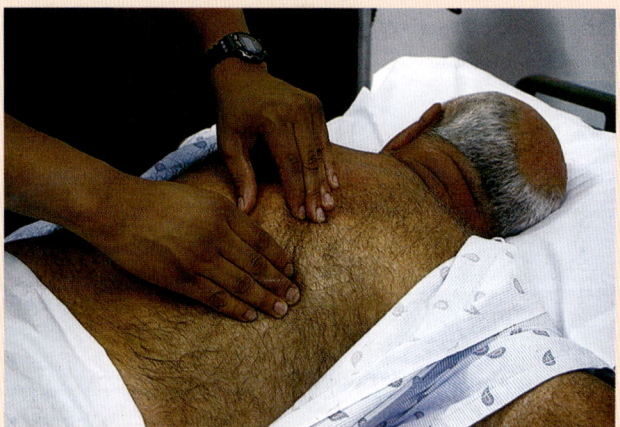

PASSO 13b *Pétrissage*.

14. Encoraje o paciente a respirar profundamente e relaxar durante a massagem.
15. Em pé, atrás do paciente, estimule o couro cabeludo e as têmporas.
16. Apoiando a cabeça do paciente, use fricção para esfregar os músculos na base da cabeça.
17. Reposicione, se necessário. Com o paciente em decúbito dorsal, massageie mãos e braços, se adequado.
    a. Apoie a mão e friccione a palma usando os dois polegares.
    b. Apoie a base do dedo e massageie cada dedo com um movimento tipo saca-rolhas.
    c. Conclua a massagem da mão usando movimentos de *effleurage* das pontas dos dedos para o punho.
    d. Amasse os músculos do antebraço e do braço entre o polegar e o dedo indicador.
18. Depois de confirmar que o paciente não tem nenhuma lesão no pescoço ou condição que contraindique a manipulação do pescoço, ofereça-se para massageá-lo, conforme adequado:
    a. Coloque o paciente em decúbito ventral, a menos que contraindicado.
    b. Amasse cada músculo do pescoço entre o polegar e o indicador.
    c. Alongue delicadamente o pescoço colocando uma das mãos em cima do ombro e a outra na base da cabeça. Delicadamente afaste as mãos uma da outra.
19. Massageie as constas, conforme apropriado:
    a. Ajude o paciente a se posicionar em decúbito ventral, a menos que contraindicado; posicionamento lateral é uma opção.

(continua)

Boxe 44.11 Diretrizes para o procedimento (Continuação)

Massagem

b. Não tire as mãos da pele do paciente.
c. Aplique os movimentos primeiro na área sacral; massageie com movimentos circulares. Vá de baixo para cima, das nádegas para os ombros. Massageie sobre as escápulas com movimentos suaves, porém firmes. Continue em um só movimento suave até a parte superior dos braços e lateralmente nas laterais das costas e voltando até a crista ilíaca (ver ilustração). Continue com esse padrão de massagem por 3 min.
d. Use *effleurage* ao longo dos músculos da coluna em um movimento para cima e para fora.
e. Use *pétrissage* nos músculos de cada ombro em direção à frente do paciente.
f. Use as palmas das mãos para fazer movimentos circulares para cima e para fora, da parte inferior das nádegas para o pescoço.
g. Massageie os músculos da parte superior das costas e dos ombros entre o polegar e o indicador.

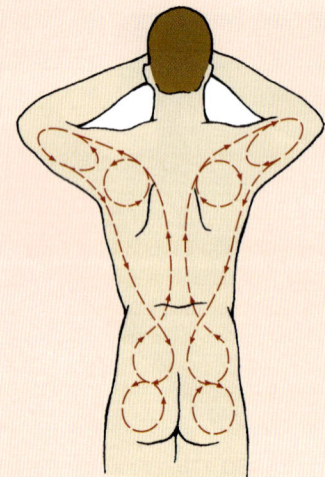

PASSO 19c Massagem circular nas costas.

h. Use as duas mãos para amassar os músculos para cima de um lado das costas e depois do outro lado.
i. Finalize a massagem com movimentos longos e delicados de *effleurage*.

20. Massageie os pés, se apropriado:
    a. Posicione o paciente em decúbito dorsal.
    b. Segure firmemente o pé. Apoie o tornozelo com uma das mãos ou apoie as laterais do pé com cada mão enquanto aplica a massagem.
    c. Faça movimentos circulares com o polegar e os dedos ao redor dos ossos do tornozelo e no dorso do pé.
    d. Siga o espaço entre os tendões com pressão firme do dedo, em um movimento dos dedos para o tornozelo.
    e. Massageie as laterais e a parte de cima de cada dedo.
    f. Com o punho fechado, faça movimentos circulares na sola do pé.
    g. Massageie as laterais do pé entre o dedo indicador e o polegar.
    h. Conclua com movimentos firmes de varredura no dorso do pé e na sola.
21. Diga ao paciente que você está terminando a massagem.
22. Quando o procedimento estiver concluído, oriente o paciente a relaxar e inspirar profundamente e expirar lentamente. Advirta o paciente a se mover lentamente depois de descansar por alguns minutos.
23. Limpe o excesso de loção ou óleo do corpo do paciente com uma toalha de banho.
24. Ajude o paciente a se posicionar confortavelmente.
25. Coloque o sistema de chamada da enfermagem em um local acessível ao alcance do paciente.
26. Levante as grades laterais (se adequado) e coloque o leito na posição mais baixa.
27. Observe a característica das respirações, posição corporal, expressão facial, tom de voz, humor, maneirismos, verbalização de desconforto.
28. Peça para o paciente usar a escala de classificação da dor para indicar seu nível de conforto; compare-o com a meta do paciente.
29. Observe o paciente realizar medidas de controle da dor.
30. Use o ensino de retorno: "Quero ter certeza de que você sabe como aplicar massagem em seu marido. Mostre-me como você massagearia suas costas e pés."
31. Registre a resposta à massagem no prontuário do paciente.

---

firmemente a pele. Massageie a área lenta e uniformemente em um padrão circular. Aplique o frio em uma área circular de 15 centímetros próxima do local da dor ou do lado oposto do corpo correspondente ao local da dor. Limite a aplicação a 5 min ou até que o paciente sinta um adormecimento. Aplicação perto do local real da dor tende a funcionar melhor, podendo ser feita várias vezes a cada hora para ajudar a reduzir a dor (Tick et al., 2018). Frio é eficaz para dores de dente ou na boca quando se coloca gelo na membrana da mão, entre o polegar e o indicador. Esse ponto da mão é um ponto de **acupressão** que influencia as rotas dos nervos da face e cabeça.

Aplicação de calor geralmente é mais eficaz para pacientes com dor crônica. O Capítulo 48 discute em detalhes os tipos de dispositivos de calor (p. ex., compressas quentes e bolsas de água quente comerciais) cujo uso é seguro. Nunca coloque uma aplicação de calor no micro-ondas a menos que indicado pelo fabricante. Siga as orientações cuidadosamente. Ensine os pacientes a verificar a temperatura de uma compressa cuidadosamente e a não encostar no elemento de aquecimento, pois podem ocorrer queimaduras.

A TENS estimula a pele com uma corrente elétrica fraca que é passada por eletrodos externos. Uma unidade de TENS consiste em um transmissor movido a bateria, cabos de chumbo e eletrodos. A terapia TENS aparentemente funciona de duas maneiras. Ela estimula as células nervosas a bloquear a transmissão da dor, e ela aumenta o nível de endorfinas liberadas pelo corpo para bloquear a percepção da dor (Tick et al., 2018). A TENS é aplicada em várias frequências (< 10 Hz a > 50 Hz) e intensidades (sensorial *versus* motora). Uma unidade TENS requer uma prescrição médica que identifique o local da colocação do eletrodo TENS. Remova quaisquer pelos ou preparações cutâneas antes de colocar os eletrodos. Então, coloque-os diretamente sobre ou perto do local da dor. Ligue o transmissor no nível prescrito quando o paciente sentir dor. A TENS cria uma sensação de zumbido ou formigamento. Depois de avaliar a tolerância, o paciente pode ligar o transmissor e ajustar a intensidade e a qualidade da estimulação cutânea até que ocorra o alívio da dor. Uma recente revisão de evidências revelou que não se pode afirmar com certeza que a TENS seja eficaz para o alívio da dor em pessoas com dor crônica (Gibson et al., 2019). Alguns pacientes obtêm alívio da dor, enquanto outros não. TENS parece ser mais eficaz para o controle de dores agudas, emergentes, pós-cirúrgicas e procedurais (Tick et al., 2018).

Fitoterápicos. Muitos pacientes usam ervas e suplementos alimentares, como equinácea, ginseng, ginkgo biloba e alho, a despeito de evidências divergentes de pesquisas que corroboram seu uso para alívio da dor. Prestou-se muita atenção aos possíveis benefícios da glicosamina e da condroitina no tratamento da dor da osteoartrite.

Atuais diretrizes baseadas em evidências não corroboram o uso de glicosamina em pacientes com osteoartrite no joelho, quadril ou mãos. Condroitina é condicionalmente recomendada somente para pacientes com osteoartrite nas mãos (Kolasinski et al., 2020). Suplementos à base de ervas podem interagir com analgésicos de prescrição e medicações específicas a determinadas condições. Por exemplo, suplementos de glicosamina e condroitina podem interagir com o medicamento anticoagulante varfarina e aumentar o risco de hemorragias. Portanto, é importante pedir para que os pacientes informem seus médicos sobre qualquer tipo de erva ou suplementos dietéticos ingeridos para alívio da dor (ver Capítulo 32).

Redução da percepção e recepção da dor. Uma maneira simples de promover conforto é remover ou prevenir os estímulos dolorosos (Boxe 44.12). Isso é especialmente importante para pacientes que estão imobilizados ou que têm dificuldades de se expressar. Por exemplo, seu paciente tem constipação intestinal e apresenta distensão e cólicas abdominais. Você intervém para garantir que o processo normal de eliminação continue, ao aumentar a ingestão de líquidos, fazer o paciente deambular e/ou solicitar amolecedores de fezes ou laxantes. Outro exemplo envolve reduzir a percepção da dor durante procedimentos utilizando técnicas, como posicionamento adequado do paciente e treinamento para a realização de relaxamento muscular progressivo. Sempre considere a condição do paciente, os aspectos do procedimento que são desconfortáveis e as técnicas para evitar causar dor. Em um paciente com dor artrítica grave no joelho que sente intenso desconforto durante qualquer flexão extrema do local, tome as devidas precauções antes de levá-lo andando até o banheiro. O paciente pode se beneficiar ao usar um andador ou um assento de vaso sanitário elevado para ajudá-lo com a mobilidade e reduzir o desconforto.

À medida que Matt começa a cuidar da Sra. Mays, ele decide implementar intervenções para tratar primeiro seu diagnóstico prioritário de **Dor relacionada à artrite**. Ele sabe que os pacientes geralmente sentem menos dor quando tomam seus analgésicos prescritos e utilizam diferentes tipos de técnicas de distração. Ele começa ensinando a Sra. Mays sobre suas medicações para dor e encorajando-a a tomá-las conforme prescrito enquanto ele administra suas medicações. Posteriormente naquele dia, ele ajuda a Sra. Mays com o banho. Depois de terminar o banho, Matt começa a discutir sobre diferentes técnicas de distração, como meditação, leitura e música suave. Ele também inclui informações para abordar sua mobilidade prejudicada, como a importância que a Sra. Mays atribui a continuar se movimentando e praticar atividades de baixo impacto, como natação e musculação, bem como informações que tratem de sua fadiga. Enquanto Matt está explicando a importância de se exercitar logo cedo no dia e de estabelecer uma rotina de sono/vigília que inclua tomar um banho morno antes de se deitar, uma funcionária da limpeza entra subitamente no quarto. Matt pergunta à Sra. Mays: "A senhora prefere que eu volte mais tarde?"

A Sra. Mays responde: "Por mim, não tem problema continuarmos conversando. Você pode me falar mais sobre meditação? Eu também adoraria se você pudesse ensinar meu marido a como fazer uma massagem nas costas."

Cuidado em casos agudos.
Enfermeiros geralmente cuidam de pacientes que têm dor aguda devido a procedimentos invasivos (p. ex., cirurgia) ou trauma. Inúmeras organizações profissionais, como a APS, a American Society of Anesthesiologists (2010), a ANA e ASPMN (ANA, 2016) e a Pain Management Best Practices Inter-Agency Task Force (USDHHS, 2019) publicaram diretrizes e documentos de posicionamento relacionados ao manejo de dor aguda. A chave para o sucesso é a checagem contínua da dor e a avaliação da eficácia das intervenções. O paciente sente alívio? Há algum efeito colateral inaceitável das terapias? É responsabilidade da equipe de cuidados de saúde colaborar para encontrar a combinação terapêutica que funcione melhor para cada paciente.

Terapias farmacológicas para dor. Uma abordagem multimodal é recomendada para o alívio da dor aguda e crônica (USDHHS, 2019). Seu critério para uso e manejo de analgésicos com ou sem outras terapias para dor garante o melhor alívio possível da dor. Infelizmente, o analgésico ideal (ou seja, um que promova alívio altamente efetivo da dor sem riscos ou efeitos colaterais significativos) ainda não foi desenvolvido.

Analgésicos. Os **analgésicos** são o método mais comum e mais eficaz de alívio da dor. Use seu conhecimento sobre um medicamento, incluindo suas indicações de uso, efeitos desejados, efeitos adversos e riscos de dependência, para administrá-lo com segurança. Tranquilize os pacientes de que o tratamento para dor é necessário para auxiliar na sua recuperação e que estratégias não farmacológicas podem ser usadas para melhorar a eficácia dos analgésicos.

Existem três tipos de analgésicos: (1) os não opioides, que incluem paracetamol e medicamentos anti-inflamatórios não esteroidais (AINEs); (2) **opioides** (tradicionalmente chamados de *narcóticos*); e (3) **adjuvantes** ou coanalgésicos, uma variedade de medicamentos que intensificam a ação de analgésicos ou que têm propriedades analgésicas (U.S. Department of Veterans Affairs, 2017).

Não opioides. Paracetamol, considerado um dos analgésicos mais bem tolerados e seguros do mercado, está disponível por via oral (VO) isoladamente ou em combinação com outros medicamentos (p. ex., em remédios para gripes e resfriados). Você também pode administrá-lo por via retal (VR) e intravenosa (IV) (ver Capítulo 31). Embora o paracetamol tenha sido formulado pela primeira vez no fim dos anos 1800 e ele seja frequentemente usado para controlar a dor atualmente, os cientistas não estão bem certos de como ele funciona. Alguns acreditam que ele afete o sistema nervoso central ao inibir seletivamente a ciclo-oxigenase (COX), uma enzima necessária para a fabricação de prostaglandinas (Burchum e Rosenthal, 2019). Embora o paracetamol reduza a dor e a febre, ele tem efeitos limitados no sistema nervoso periférico e não reduz a inflamação (Burchum e Rosenthal, 2019).

Boxe 44.12 Controle dos estímulos dolorosos no ambiente do paciente

- Arrume os lençóis amassados e prenda-os sob o colchão
- Reposicione o paciente anatomicamente para aliviar qualquer ponto de pressão, de acordo com as preferências ou requisitos individuais
- Reposicione o paciente de forma a evitar que ele se deite sobre tubos (p. ex., linhas intravenosas, tubos torácicos)
- Solte quaisquer ataduras limitadoras (a menos que especificamente aplicadas como curativo compressivo)
- Troque curativos e roupas de cama úmidos
- Verifique a temperatura de aplicações quentes ou frias, inclusive da água do banho
- Levante o paciente no leito – não puxe. Use dispositivos e técnicas seguros de levantamento e manejo de pacientes
- Posicione o paciente corretamente no urinol
- Evite expor a pele ou membranas mucosas a irritantes (p. ex., urina, fezes, drenagens de feridas)
- Mantenha os pacientes limpos, secos e virados se necessário. Use absorventes de incontinência urinária, se indicado
- Previna a retenção urinária mantendo os cateteres de Foley patentes e fluindo livremente se estiverem sendo usados, ao mesmo tempo monitorando a eliminação urinária
- Previna constipação intestinal com líquidos, alimentação, exercícios e laxantes estimulantes, se necessário.

Paracetamol IV atravessa rapidamente a barreira hematencefálica, proporcionando analgesia não opioide para pacientes pós-cirúrgicos. O paracetamol é geralmente combinado com opioides (p. ex., oxicodona, hidrocodona, tramadol), pois ele reduz a dose de opioide necessária para obter controle bem-sucedido da dor. Quando o paracetamol é combinado com um opioide, é importante reconhecer as abreviações que descrevem os conteúdos do produto. O pedido e a bula do produto geralmente incluem o nome e a dose do opioide com o paracetamol, que, às vezes, é abreviado como APAP. Por exemplo, uma medicação identificada como "oxicodona/APAP 5/325" indica que cada comprimido contém 5 mg de oxicodona e 325 mg de paracetamol. Abreviações semelhantes são usadas para produtos combinados de hidrocodona e tramadol.

A dose máxima em 24 h é de 4 g (mesma limitação que o ácido acetilsalicílico). O principal efeito adverso do paracetamol é hepatotoxicidade. Pelo amplo uso do paracetamol e seu potencial para causar falência hepática grave, a Food and Drug Administration limita a quantidade de paracetamol contida em produtos combinados de prescrição para 325 mg por comprimido, cápsula ou qualquer outra apresentação (USFDA, 2018). O paracetamol está disponível em doses mais altas em produtos de venda livre, mas eles devem incluir informações de dosagem na bula descrevendo os riscos de segurança (p. ex., lesões hepáticas, erupções cutâneas graves). Administre doses reduzidas em pacientes com função hepática limitada e avalie cuidadosamente quantos miligramas de paracetamol seus pacientes tomam em um período de 24 h para reduzir a chance de superdosagem acidental. Superdosagens hepatotóxicas perigosas de paracetamol são tratadas com acetilcisteína (Burchum e Rosenthal, 2019).

AINEs não seletivos, como ácido acetilsalicílico, ibuprofeno e naproxeno, aliviam dor aguda intermitente leve a moderada, como dores de cabeça e entorses musculares. O tratamento de dor pós-operatória leve a moderada começa com um AINE, a menos que contraindicado. AINEs agem inibindo a COX, a enzima que sintetiza as prostaglandinas e compostos relacionados (Burchum e Rosenthal, 2019). Os medicamentos inibem as respostas celulares à inflamação. A maioria dos AINEs age nos receptores dos nervos periféricos para reduzir a transmissão dos estímulos da dor e da inflamação. Diferentemente dos opioides, os AINEs não deprimem o sistema nervoso central, nem interferem na função intestinal ou da bexiga. No entanto, como a COX normalmente sintetiza as prostaglandinas que protegem a mucosa gástrica, os AINEs podem causar irritação gastrintestinal. AINEs podem reduzir a circulação sanguínea renal, já que a COX causa vasodilatação para manter a circulação sanguínea renal (Burchum e Rosenthal, 2019). Assim, o uso de AINEs em pacientes idosos não é recomendado, por estar associado a efeitos adversos mais frequentes (sangramento gastrintestinal, bem como insuficiência renal) (American Geriatrics Society Beers Criteria Expert Panel, 2019). Dor musculoesquelética leve a moderada em idosos é tratada efetivamente com paracetamol. Alguns pacientes com asma ou alergia a ácido acetilsalicílico também são alérgicos a AINEs. Assim como com todos os medicamentos de venda livre, aconselhe os pacientes a discutir sobre o uso de AINEs e sobre sua dor com o médico (Burchum e Rosenthal, 2019).

Opioides. Os opioides desempenham papel importante no manejo da dor e são usados para manejar a dor moderada a intensa (p. ex., dor aguda, dor oncológica). Eles agem nos centros superiores do cérebro e medula espinal ligando-se aos receptores de opiáceos para modificar as percepções da dor. Exemplos de opioides incluem morfina, codeína, hidromorfona, fentanila, oxicodona e hidrocodona. Alguns estão disponíveis na forma de preparações IV e oral (morfina e hidromorfona), enquanto outros estão disponíveis somente como apresentações orais (oxicodona e hidrocodona). A maioria tem fórmula de curta ação, que proporciona alívio por cerca de 4 h; alguns também estão disponíveis como fórmulas de ação prolongada (morfina oral, oxicodona, hidromorfona e adesivo transdérmico de fentanila).

O objetivo da terapia com opioides é a redução da intensidade da dor a um nível de conforto aceitável. Em ambos os tipos de dor, o progresso até o alívio da dor é geralmente mensurado por alterações nos escores de intensidade da dor. Doses de opioides geralmente precisam ser ajustadas para cima ou para baixo, de acordo com as circunstâncias e condições individuais de cada paciente. O prescritor deve individualizar cuidadosamente a seleção, a dose e a posologia do fármaco.

Devido à ampla variabilidade na resposta dos pacientes aos analgésicos, os profissionais de saúde comumente prescrevem uma posologia flexível conforme a necessidade (SOS ou SQN) para opioides (p. ex., 2 a 6 mg de morfina IV de a cada 2 h SOS para dor). Posologia flexível se refere a prescrições de medicamentos nas quais a dose varia dentro de um intervalo prescrito para proporcionar flexibilidade posológica dependendo da condição ou situação de um paciente (Drew et al., 2018). The Joint Commission exige que as instituições de saúde tenham políticas estabelecidas de posologias flexíveis para guiar os enfermeiros na seleção da dose mais adequada de um medicamento. O Capítulo 31 descreve os princípios das posologias flexíveis. Uma prescrição de posologia flexível adequada oferece especificidades (p. ex., escore de intensidade da dor do paciente) para informar quando a posologia flexível pode ser administrada e dá aos enfermeiros a flexibilidade necessária para tratar a dor dos pacientes de forma oportuna e ao mesmo tempo permitir diferenças na reação dos pacientes à dor e à analgesia. Os enfermeiros baseiam suas decisões em relação à administração de posologias flexíveis em uma avaliação minuciosa da dor e conhecimento do medicamento a ser administrado (Drew et al., 2018). Prescrições flexíveis seguras e eficazes consideram a idade, a intensidade da dor, a tolerância à dor, o perfil farmacogenético, a função renal e hepática e as comorbidades do paciente, e recomendam uma dose máxima que varia de duas a três vezes menor ou a dose mínima (Drew et al., 2018).

O uso de opioides a curto prazo (de 3 a 5 dias) é relativamente seguro. Contudo, muitos pacientes sofrem pelo menos um evento/efeito adverso, principalmente quando começam a tomar opioides (Boxe 44.13). Alguns pacientes apresentam maior risco de sofrer efeitos colaterais do que outros (Boxe 44.14). Os efeitos colaterais mais comuns de opioides incluem náusea, vômito, constipação e alterações na memória e de pensamentos (ACPA & Stanford Medicine, 2021). Exceto por constipação intestinal e alterações no sistema nervoso central, os pacientes normalmente se tornam tolerantes a vários dos efeitos colaterais dos opioides. Para reduzir os efeitos colaterais, dê aos pacientes a menor dose necessária de opioide para controlar a dor. Por exemplo, se um prescritor recomenda inicialmente 10 mg de oxicodona VO, a cada 4 h, mas o paciente sente náuseas e muita tontura, você poderia sugerir ao prescritor reduzir a dose para 5 mg. Após a administração, reavalie o efeito da dose reduzida sobre o nível de dor e efeitos colaterais do paciente. Se a redução da dose não aliviar o efeito colateral, converse com o prescritor sobre uma mudança do tipo de opioide. Se os efeitos colaterais persistirem, pode ser necessário preveni-los ou tratá-los administrando outros medicamentos (anti-histamínicos, amolecedores fecais, antieméticos, estimulantes). Sempre preveja que os seus pacientes vivenciarão a constipação intestinal. Ajude os pacientes a prevenir a constipação intestinal com dietas líquidas, hidratação adequada e uso de amolecedores fecais e estimulante, conforme a necessidade.

Todos os pacientes que tomam opioides estão em risco de depressão respiratória, um efeito adverso comum e grave. Entre os pacientes que estão sob maior risco estão os virgens de opioides (pacientes que usaram opioides ininterruptamente por 24 h *por*

Boxe 44.13 Efeitos colaterais comuns dos opioides

Toxicidade do sistema nervoso central (SNC)
- Debilitação do raciocínio e da memória
- Sonolência, sedação e perturbação do sono
- Confusão
- Alucinações, possibilidade de diminuição do desempenho psicomotor
- Delírio
- Depressão
- Tontura e convulsões.

Ocular
- Constrição pupilar.

Respiratórios
- Bradipneia
- Hipoventilação.

Cardíacos
- Hipotensão
- Bradicardia
- Edema periférico.

Gastrintestinais
- Constipação intestinal
- Náuseas e vômito
- Atraso no esvaziamento gástrico.

Geniturinário
- Retenção urinária

Endócrinos
- Disfunção hormonal e sexual
- Hipoglicemia – relatada com tramadol e metadona.

Cutâneo
- Prurido.

Imunológico
- Possibilidade de debilitação do sistema imune com uso crônico.

Musculoesqueléticos
- Rigidez e contrações musculares
- Osteoporose.

Gravidez e amamentação
- Sempre que absolutamente possível, evite usar durante a gestação para prevenir riscos ao feto.

Tolerância
- Com o tempo, há necessidade de doses mais altas para obter efeito analgésico.

Síndrome de abstinência
- Cessação rápida ou súbita ou redução drástica da dose podem causar rinite, calafrios, dilatação pupilar, diarreia, "arrepios".

De American Chronic Pain Association (ACPA) & Standford Medicine: *ACPA and Standford Resource Guide to Chronic Pain Management*, 2021. https://www.theacpa.org/resources/acpa-resourceguide/. Acesso em: 25 out 2021.

Boxe 44.14 Características dos pacientes associadas a aumento do risco de eventos adversos medicamentosos relacionados com opioides

- Roncos e apneia do sono ou respiração desordenada durante o sono
- Obesidade mórbida com alto risco de apneia do sono
- Idade avançada
- Comorbidades significativas (cardíaca, pulmonar ou insuficiência de grandes órgãos)
- Nenhum uso recente de opioides
- Aumento da dose necessária de opioides
- Uso atual de outros medicamentos sedativos (p. ex., anti-histamínicos, antipsicóticos)
- Cirurgia recente, principalmente torácica ou abdominal superior
- Anestesia geral prolongada
- Fumante.

Adaptado de The Joint Commission: *Sentinel Event Alert: safe use of opioids in hospitals,* Issue 49; August 8, 2012. http://www.jointcommission.org/assets/1/18/SEA_49_opioids_8_2_12_final.pdf. Accessed May 5, 2021.

---

menos de 1 semana), que têm histórico ou que apresentam sinais de transtorno obstrutivo do sono, que estão tomando altas doses de opioides, ou que estão tomando opioides com outras medicações sedativas (U.S. Department of Veterans Affairs, 2017). Avalie minuciosamente seus pacientes quando administrar opioides. Obtenha um histórico completo de medicação com opioides, incluindo dose, frequência e duração de uso para identificar pacientes que sejam virgens ou tolerantes a opioides. Sedação sempre ocorre antes de um paciente sofrer depressão respiratória. Portanto, monitore atentamente os pacientes em relação à sedação quando estiverem tomando opioides. Depressão respiratória é clinicamente significativa quando a frequência e a profundidade das respirações são menores do que na avaliação inicial. Se um paciente adulto apresenta depressão respiratória, administre naloxona (0,4 mg diluídos em 9 mℓ de solução salina) por via IV direta na velocidade prescrita pelo médico. Assim que for revertida a depressão respiratória, você pode usar as vias intramuscular (IM) ou subcutânea (SC). Administrar naloxona muito rapidamente pode causar dor grave e complicações graves, como hipotensão, hipertensão, arritmias cardíacas, dispneia e edema pulmonar. A duração de ação da naloxona costuma ser menor do que a do opioide. Desse modo, você precisa avaliar os pacientes que recebem naxolona a cada 15 min por 2 h para depressão respiratória após a administração (Burchum e Rosenthal, 2019).

Uma maneira de maximizar o alívio da dor enquanto potencialmente se diminui o uso de opioides é administrar analgésicos ininterruptamente (24 horas) ou em horários determinados, em vez de mediante a necessidade. Essa abordagem garante um nível terapêutico mais constante do analgésico no sangue. Também há uma variedade de fórmulas de opioides de liberação lenta ou controlada de administração oral (intervalos de dose de 8, 10, 12 ou 24 horas) e de adesivos transdérmicos (72 horas). Essas fórmulas mantêm uma concentração sérica constante do opioide, minimizando concentrações tóxicas e subterapêuticas (Burchum e Rosenthal, 2019). Uma medicação ininterrupta reduz a gravidade da dor de fim de dose, permitindo que o paciente durma a noite inteira e não fique o tempo inteiro "consultando o relógio" para conferir o horário da próxima dose.

Pensamento crítico, julgamento clínico e avaliação cuidadosa são necessários para administrar analgésicos com segurança (Boxe 44.15). A atual abordagem farmacológica para manejo de dor aguda e crônica é oferecer **analgesia multimodal**. Analgesia multimodal combina medicamentos com pelo menos dois mecanismos diferentes de ação para otimizar o controle da dor. Os medicamentos são combinados para objetivar diferentes pontos das rotas periférica ou central da dor (Figura 44.10). O uso de diferentes agentes permite doses menores do que as habituais de cada medicação, o que caracteriza um benefício da analgesia multimodal. Um regime multimodal reduz o risco de efeitos colaterais, ao mesmo tempo proporcionando alívio da dor tão bom quanto ou até mesmo melhor do que poderia ser obtido com cada um dos medicamentos isoladamente.

A resposta de uma pessoa a um analgésico é altamente individualizada. Se a dor é causada por inflamação, um AINE é às vezes tão ou mais eficaz que um opioide. Um analgésico administrado oralmente normalmente tem um início e duração de ação mais demorados do que uma apresentação injetável. Além disso, para dores que persistem durante a maior parte do dia, fórmulas de opioides de liberação lenta (sulfato de morfina de liberação lenta, oxicodona de liberação sustentada/lenta e metadona) estão disponíveis para administração a cada 8 ou 12 horas por 24 horas seguidas; esses medicamentos não são receitados para uso mediante necessidade.

A morfina é inativada pelo metabolismo hepático conforme ela passa pelo fígado no seu caminho para a circulação sistêmica. Desse modo, quando ingerida VO, grande parte da dose oral é inativada durante a primeira passagem pelo fígado. Um medicamento pode ser

> **Boxe 44.15** Princípios de enfermagem para administração de analgésicos
>
> **Conhecer a resposta anterior do paciente a analgésicos**
> - Determine se o paciente tem sensibilidades ou alergias
> - Saiba se o paciente apresenta risco para uso de AINEs (p. ex., história de sangramento GI ou insuficiência renal) ou de opioides (p. ex., história de apneia do sono obstrutiva ou central)
> - Confira doses e rotas anteriores de administração de analgésicos para evitar subtratamento
> - Determine se o paciente obteve alívio
> - Pergunte se um não opioide foi tão eficaz quanto um opioide.
>
> **Selecionar os medicamentos adequados quando mais de um for prescrito**
> - Consulte o médico sobre o uso de analgésicos não opioides ou medicamentos combinados com opioides para dor leve a moderada
> - Recomende opioides com não opioides para oferecer uma abordagem de analgesia multimodal
> - Evite usar vários opioides com a mesma duração e mecanismo de ação
> - Medicamentos intravenosos agem mais rapidamente e normalmente aliviam dores agudas graves em questão de 1 h, enquanto medicamentos orais demoram até 2 h para aliviar a dor
> - Evite analgésicos intramusculares, principalmente em idosos
> - Recomende o uso de um opioide com um analgésico não opioide para dor grave, pois tais combinações tratam a dor perifericamente e centralmente
> - Para dor crônica, administre formulações orais de liberação sustentada por 24 h seguidas
>
> **Conhecer a dosagem correta**
> - Lembre-se de que 4 g é considerada a dose máxima de paracetamol e de ácido acetilsalicílico em 24 horas; 3.200 mg para ibuprofeno
> - Ajuste as doses conforme adequado para pacientes pediátricos e geriátricos
> - Grandes doses de opioides são aceitáveis em pacientes tolerantes a opioides, mas não em pacientes virgens a opioides
> - Ao titular um opioide, é importante que o mesmo seja titulado em relação ao efeito ou a efeitos colaterais incontroláveis.
>
> **Avaliar o horário e o intervalo certos para a administração**
> - Administre analgésicos imediatamente mediante a ocorrência de dor e antes que aumente de intensidade
> - Uma programação de administração por 24 horas seguidas é geralmente a melhor opção
> - Dê analgésicos antes de procedimentos ou atividades que causem dor
> - Conheça a duração média de ação de um medicamento e o horário de administração de forma que o pico do efeito ocorra quando a dor for mais intensa
> - Use fórmulas opioides de liberação lenta para tratamento de dor crônica
> - Evite interromper abruptamente o uso de opioides em pacientes tolerantes ao fármaco.

AINEs, medicamentos anti-inflamatórios não esteroidais; *GI*, gastrintestinal. (Adaptado de Centers for Disease Control and Prevention: CDC guideline for prescribing opioids for chronic pain—United States, 2016, *MMWR* 65[1]:1-49, 2016.)

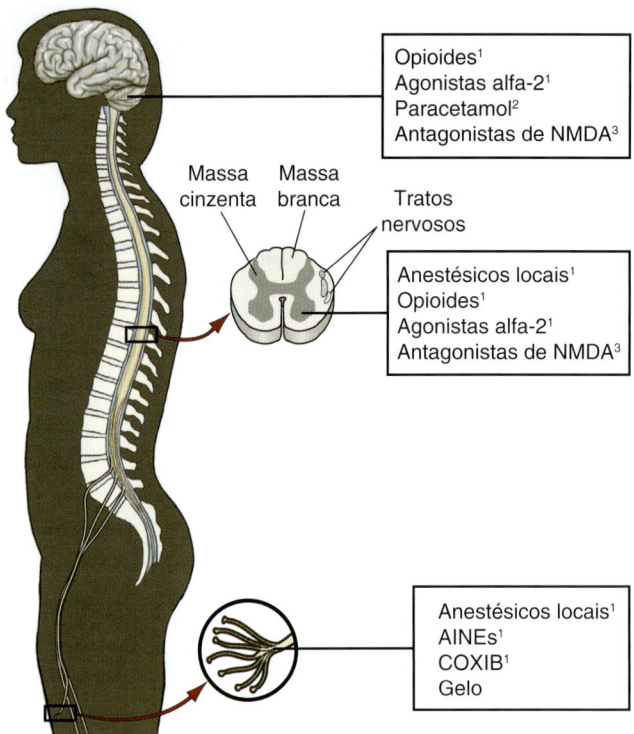

Figura 44.10 Locais de ação da analgesia multimodal. (© Elsevier collections.) *AINE*, medicamento anti-inflamatório não esteroidal; *COXIB*, inibidor da ciclo-oxigenase; *NMDA*, N-metil-d-aspartato. (Fontes: 1. Gottschalk A, Smith DS. New concepts in acute pain therapy: preemptive analgesia. *Am Fam Physician* 63(10):1979-1984, 2001. [http://www.aafp.org/afp/2001/0515/p19 79.html]; 2. Smith HS. Potential analgesic mechanisms of acetaminophen. *Pain Physician* 12:269-280, 2009. [http://www.painphysicianjournal.com/current/pdf?article=MTE4NA%3D%3D&journal=47]; 3. Sinatra RS, Jahr JS, editors. *The essence of analgesia and analgesics*. New York, 2011, Cambridge University Press.)

As vias IM e SC são dolorosas e a absorção não é confiável; portanto, essas vias são geralmente evitadas (Burchum e Rosenthal, 2019). Para comparar opioides, consulte tabelas equianalgésicas (ou seja, tabelas de conversão entre um opioide e outro, ou entre formas parenterais em formas orais [p. ex., morfina para hidromorfona] ou vice-versa) ou contate os funcionários da farmácia. Verifique as políticas da instituição antes de usar um aplicativo para *smartphone* para conversões das dosagens de opioides.

Os idosos requerem considerações especiais porque mudanças relacionadas à idade e a maior fragilidade levam a respostas menos previsíveis aos medicamentos, inclusive aumento da sensibilidade ao medicamento e da gravidade dos efeitos colaterais. Prescrições devem seguir uma filosofia de "começar com pouco" (dose) e "ir devagar" (ir titulando para cima a dose) para minimizar os riscos associados à terapia com opioide (Burchum e Rosenthal, 2019). Combinar doses menores de mais de um medicamento pode minimizar os efeitos adversos dose-limitantes de se usar um único medicamento (ACPA & Stanford Medicine, 2021).

Tontura, confusão e alterações na visão são efeitos colaterais relacionados a opioides que impõem riscos maiores para os idosos de quedas e outras lesões. Tome cuidado especial para garantir que o ambiente seja seguro e forneça orientação apropriada ao paciente sobre a prevenção de lesões. Evite superdosagens não intencionais de medicamentos ajudando o idoso com problemas de memória a contar com auxílio para a criação de um plano seguro de tomada de

totalmente inativado em sua primeira passagem pelo fígado, com efeitos terapêuticos mínimos ou inexistentes (Burchum e Rosenthal, 2019). Consequentemente, as doses orais precisam ser substancialmente maiores do que as doses parenterais para alcançar efeitos analgésicos equivalentes (Burchum e Rosenthal, 2019). Conheça as potências comparativas dos analgésicos em suas formas orais e injetáveis. Além disso, saiba qual é a via de administração mais eficaz para um paciente para que se obtenha alívio controlado e sustentado da dor.

medicamentos (ACPA & Stanford Medicine, 2021). Intervenções adequadas podem incluir ajuda de familiares cuidadores, reconciliação de medicamentos nos cuidados domiciliares ou usar porta-comprimidos com marcações de dias e horários (que também são mantidos em local trancado e seguro).

Muitos idosos têm múltiplas comorbidades e requerem várias medicações, colocando-os em risco de polifarmácia e interações medicamentosas. Medicamentos similares à morfina podem interagir desfavoravelmente quando tomados com outras medicações, como depressores do SNC, medicamentos anticolinérgicos, hipotensivos e inibidores da monoaminoxidase (Burchum e Rosenthal, 2019). Portanto, você precisa levantar um histórico de medicação completo ao cuidar de idosos e determinar o potencial de interações medicamentosas perigosas.

O uso incorreto e a prescrição indevida de opioides levaram a uma crise nos EUA. Entre os pacientes que usam opioides por mais de 8 dias, 13,5% estarão tomando opioides em 1 ano; além disso, 30% das pessoas que tomam opioides por mais de 31 dias continuam tomando este tipo de medicamento 1 ano depois (ACPA & Stanford Medicine, 2021). Enfermeiros desempenham papel importantíssimo no monitoramento da resposta do paciente quando se usam opioides e na detecção de possíveis usos indevidos ou uso prolongado desnecessário. Alguns pacientes que usam opioides por um período prolongado de tempo sofrem mais efeitos adversos, têm função reduzida e precisam tomar vários outros medicamentos para tratar seus efeitos colaterais. O uso prolongado também está associado ao desenvolvimento de tolerância a opioides, o que resulta na necessidade de os pacientes aumentarem a dose dos opioides para controlar sua dor com o tempo (ACPA & Stanford Medicine, 2021). Devido aos riscos de tolerância e dependência, você precisa estar ciente dos efeitos dos opioides e suas implicações para o monitoramento e manejo dos pacientes.

Devido aos riscos, é importante educar os pacientes sobre como tomar opioides com segurança. Devido a reportagens generalizadas da imprensa sobre os perigos dos opioides, muitos pacientes que podem se beneficiar desse tipo de medicação ficam relutantes em tomá-la. Opioides e doses cuidadosamente selecionados para todos os pacientes, com educação e monitoramento dos pacientes, são importantes para promover o manejo seguro e eficaz da dor para pacientes de todas as idades (Boxe 44.16).

Boxe 44.16 Principais passos para uso seguro de opioides

- Tome opioides somente se prescritos por um médico
- Notifique todos os profissionais da saúde sobre seu uso de opioides. Avise o médico que lhe prescreveu o opioide sobre qualquer medicamento novo que você venha a tomar
- Informe seu médico sobre histórico atual/anterior de abuso de álcool ou outras substâncias
- Siga as orientações de uso de opioides atentamente. Não amasse, quebre ou dissolva os comprimidos
- Reduza o risco de interações medicamentosas. Não misture opioides com álcool, anti-histamínicos, barbitúricos, benzodiazepínicos, outros sedativos ou relaxantes musculares
- Previna roubos, desvios e acesso de crianças aos opioides. Mantenha opioides em um local com tranca
- Fique atento à necessidade de reposição para prevenir falta de medicamento, o que pode causar abstinência.

Adaptado de American Chronic Pain Association (ACPA) & Standford Medicine: ACPA and Standford Resource Guide to Chronic Pain Management, 2021. https://www.theacpa.org/resources/acpa-resourceguide/. Accessed October 25, 2021.

Adjuvantes. Coanalgésicos ou adjuvantes são fármacos originalmente desenvolvidos para tratar outras condições que não dor, mas que também têm propriedades analgésicas. Por exemplo, antidepressivos tricíclicos (p. ex., nortriptilina), anticonvulsivantes (p. ex., gabapentina) e lidocaína infusional tratam com sucesso a dor crônica, principalmente a dor neuropática. Corticosteroides aliviam a dor de inflamação e de metástases ósseas. Outros exemplos de coanalgésicos são os bifosfonatos e a calcitonina para dor nos ossos. Os adjuvantes apresentam propriedades analgésicas, melhoram o controle da dor ou aliviam outros sintomas associados à dor neuropática. Podem-se dar adjuvantes isoladamente ou com analgésicos. Sedativos, agentes ansiolíticos e relaxantes musculares não têm *nenhum* efeito analgésico, embora eles possam ser eficazes para suas indicações específicas.

Analgesia controlada pelo paciente. Quando os pacientes dependem dos enfermeiros para analgesia quando necessário (q/n), um ciclo errático de alternância entre dor e analgesia geralmente ocorre. O paciente sente dor e pede medicamentos, mas o paciente precisa primeiro ser avaliado, depois a medicação deve ser obtida e preparada. Sob esta circunstância, a analgesia finalmente ocorre em aproximadamente uma hora, mas o alívio da dor pode durar apenas 30 min. Gradativamente, o paciente vai sentindo desconforto novamente, e o ciclo recomeça. O paciente fica constantemente indo e voltando da faixa terapêutica do analgésico.

Um sistema de administração de medicamentos denominado **analgesia controlada pelo paciente (ACP)** é um método de manejo da dor que muitos pacientes preferem (Procedimento 44.1). Trata-se de um sistema de administração de medicamentos que permite que os pacientes se autoadministrem opioides (normalmente morfina, hidromorfona ou fentanila) com mínimo risco de superdosagem. O objetivo é manter um nível plasmático constante de analgésico para evitar os problemas da administração SQN ou SOS. A ACP sistêmica tradicionalmente envolve a administração IV ou SC de medicamentos; porém, existe um dispositivo de analgesia controlada para a administração de medicamentos orais. Esse dispositivo permite que os pacientes façam suas próprias medicações orais q/n, inclusive de opioides e outros analgésicos, antieméticos e ansiolíticos, ao lado do leito.

Bombas de infusão de ACP são portáteis e computadorizadas e contêm uma câmara para seringa ou bolsa que aplica uma dose pequena predeterminada de opioide (Figura 44.11). Para receber a dose solicitada, o paciente aperta um botão no dispositivo de ACP. As bombas de infusão de ACPs aplicam uma dose específica, cuja disponibilidade é programada para intervalos específicos de tempo (normalmente entre 8 e 15 min) quando o paciente ativa o botão de aplicação. Também pode ser estabelecido um limite para o número de doses por hora ou um intervalo de 4 horas. Para reduzir o risco de sedação excessiva e de depressão respiratória em pacientes virgens a opioides, não aumente a demanda ou a dose basal *e* diminua o tempo de intervalo simultaneamente.

A maioria das bombas dispõe de sistemas de trava de segurança que impedem sua adulteração pelos pacientes ou membros da família, sendo geralmente seguras para uso domiciliar. Para pacientes tolerantes a opioides, como nos que sofrem de dor oncológica, uma infusão contínua de dose baixa (taxa basal) é às vezes programada para aplicar uma dose constante de medicação contínua. Doses basais de ACP *não* são recomendadas para pacientes virgens a opioides após cirurgias devido à possibilidade de depressão respiratória.

O uso de ACP traz diversos benefícios. O paciente obtém controle sobre sua dor, e o alívio da dor não depende da disponibilidade do enfermeiro. Os pacientes também têm acesso ao medicamento quando precisam dele. Isso diminui a ansiedade e leva a uma redução do uso de medicamentos. Pequenas doses de medicamentos são aplicadas em curtos intervalos de tempo, estabilizando as concentrações séricas do fármaco para manutenção do alívio da dor.

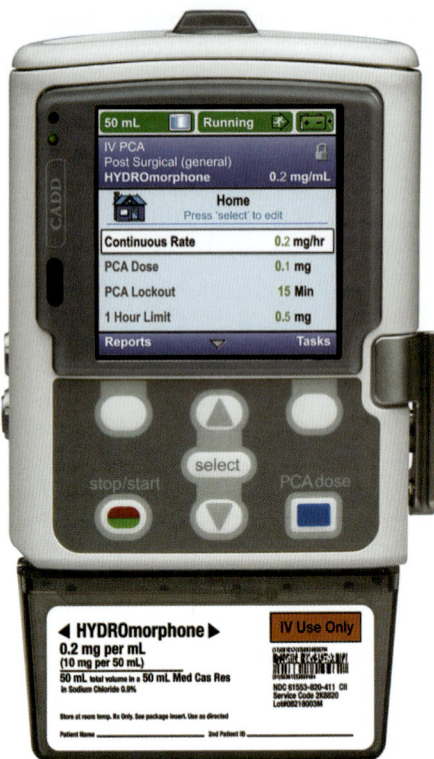

Figura 44.11 Bomba de analgesia controlada pelo paciente com cassete. (Cortesia de Smiths Medical ASD, Inc., St Paul, MN.)

Preparação e educação do paciente são essenciais para o uso seguro e eficaz dos dispositivos de ACP (Boxe 44.17). O paciente precisa entender como funciona a ACP e ser fisicamente capaz de localizar e apertar o botão para aplicação da dose. Familiares e visitantes devem ser instruídos a não "apertar o botão" pelo paciente (uma ação perigosa conhecida como "ACP por procuração"), já que isto ignora o recurso de segurança da ACP, que requer que o paciente esteja acordado para ativar o dispositivo. Quando os pacientes não conseguem ativar o dispositivo de ACP, um membro da família cuidadosamente selecionado ou enfermeiro podem ser autorizados a ativar o dispositivo com base em critérios específicos e nas diretrizes para analgesia controlada por agente autorizado (ACAA) (Cooney et al., 2013). O uso de analgesia controlada por agente autorizado demonstrou ser eficaz em populações de doentes críticos (Benjenk et al., 2020).

A programação das configurações normalmente requer verificação independente de dois enfermeiros para garantir precisão. Muito embora os pacientes controlem a administração dos analgésicos, é necessário diligência por parte do enfermeiro para prevenir erros relacionados a dispositivos de ACP programáveis. Documente as dosagens de medicamentos e fique atento a resíduos de medicações de acordo com as políticas da instituição.

Analgésicos tópicos ou transdérmicos. Analgésicos tópicos incluem cremes, géis, *sprays*, líquidos, adesivos ou unguentos de venda livre ou sob prescrição médica que são aplicados na pele sobre músculos ou articulações doloridas e para neuropatia periférica (ACPA & Stanford Medicine, 2021). Entre os agentes tópicos mais comumente usados estão os AINEs (adesivo de cetoprofeno) e capsaicina, além de anestésicos locais como lidocaína, prilocaína e diclofenaco (ACPA & Stanford Medicine, 2021). As medicações são eficazes para o manejo da dor crônica. Agentes tópicos têm ação local, menos efeitos colaterais, e devem ser aplicados diretamente sobre a área dolorida.

Medicamentos transdérmicos também são aplicados diretamente na pele, porém têm efeitos sistêmicos e agem quando aplicados longe da área da dor (ACPA & Stanford Medicine, 2021). Medicamentos transdérmicos em forma de adesivo são absorvidos através da pele pela corrente sanguínea durante um tempo. Exemplos de medicamentos analgésicos transdérmicos são fentanila, buprenorfina e clonidina. O Capítulo 31 descreve a administração de medicamentos tópicos e transdérmicos.

O adesivo de lidocaína é um analgésico tópico eficaz para dor neuropática cutânea, como neuralgia pós-herpética em adultos. Até três adesivos podem ser usados. Corte cada adesivo no tamanho e na forma necessários para cobrir a área dolorida usando uma programação de 12 h com e 12 h sem o adesivo (U.S. National Library of Medicine, 2016). Produtos como ELA-Max®/LMX (lidocaína tópica) e mistura eutética de anestésicos locais (EMLA®) estão disponíveis para crianças. Aplique uma camada de EMLA® em forma de disco sobre a pele de 30 a 60 min antes de pequenos procedimentos (p. ex., acesso IV, injeção intramuscular) ou infiltração anestésica de tecido mole.

Não coloque analgésicos tópicos ou transdérmicos sobre ferimentos, pele danificada ou no rosto. Prurido, vermelhidão, inchaço ou queimação da pele ou ainda erupção localizada são comuns após aplicações tópicas. A aplicação de um analgésico tópico em membranas mucosas vasculares aumenta a chance de efeitos sistêmicos, como alteração da frequência cardíaca. Use luvas descartáveis quando for remover e aplicar adesivos transdérmicos. Por fim, após a aplicação, lave bem as mãos e evite o contato desses produtos com áreas sensíveis, como os olhos (ACPA & Stanford Medicine, 2021).

Anestesia local injetável. **Anestesia local** é a infiltração local de um medicamento anestésico para indução de perda de sensação em uma parte do corpo. Médicos geralmente usam anestesia local durante procedimentos cirúrgicos breves, como remoção de uma lesão de pele ou sutura de uma incisão aplicando anestésicos locais topicamente sobre a pele e membranas mucosas ou injetando-os SC ou por via intradérmica para anestesiar uma parte do corpo. **Anestesia regional** é a injeção ou infusão de anestésico local para bloquear um grupo de fibras nervosas sensoriais. O anestésico produz perda temporária de sensibilidade por inibir a condução nervosa. Anestésicos locais também bloqueiam as funções motora e autônoma, dependendo da quantidade usada e da localização e profundidade da administração.

Boxe 44.17 Educação em saúde

Analgesia controlada pelo paciente

Objetivo
- O paciente alcançará controle da dor por meio do uso adequado do dispositivo de analgesia controlada pelo paciente (ACP).

Estratégias de ensino
- Ensine como usar a ACP antes dos procedimentos, de forma que o paciente compreenda como utilizá-la após acordar de uma anestesia ou sedação. Inclua uma demonstração do uso da bomba
- Oriente o paciente sobre o propósito da ACP, enfatizando que o paciente controla a aplicação do medicamento
- Explique que a bomba reduz o risco de superdosagem
- Reforce as orientações conforme a necessidade com o uso de ensino de retorno.

Avaliação
Use os princípios de ensino de retorno para avaliar o aprendizado do paciente/familiar cuidador:
- Por favor, descreva por que você está usando o dispositivo de ACP
- Quando você está planejando apertar o botão?

Fibras nervosas sensoriais menores são mais sensíveis a anestésicos locais do que as grandes fibras motoras. Consequentemente, o paciente perde a sensação antes de perder a função motora; em compensação, a função motora retorna antes da sensação.

Infusão de anestésico local perineural. Injeções perineurais e infusões de agentes anestésicos locais são usadas para uma variedade de procedimentos cirúrgicos ambulatoriais e hospitalares em adultos e crianças para alívio da dor. O cirurgião coloca a ponta de um cateter não suturado perto de um nervo ou grupo de nervos, e o cateter sai pela ferida cirúrgica. Infusões de anestésicos locais (bupivacaína ou ropivacaína) administradas no local podem ser executadas em uma bomba semelhante à usada em infusões IV, em bombas ambulatoriais, ou em sistemas descartáveis (p. ex., On-Q®). A bomba pode ser configurada para modo sob demanda ou contínuo, e o cateter é normalmente deixado no local por 48 horas. Alguns pacientes têm sistemas de bomba que são mantidos no lugar após a alta. Os pacientes aprendem a como desligar a bomba em casa e a levar o cateter na próxima consulta médica. Alguns ainda precisam de analgésicos orais, mas **infusões perineurais** geralmente reduzem a dose total (von Plato et al., 2019).

Anestésicos locais causam efeitos colaterais, dependendo de sua absorção na circulação. O uso de anestésicos locais em infusões epidurais e de nervo periférico pode bloquear tanto os nervos motores quanto os nervos sensoriais. Esse efeito desaparece em questão de horas após a redução ou descontinuação de uma infusão.

Analgesia epidural. Outra terapia para dor que geralmente envolve a administração de agentes anestésicos é a **analgesia epidural**, uma forma de anestesia regional. Opioides sem conservantes são geralmente administrados como monoagentes ou em combinação com anestésicos locais no espaço epidural do paciente. A analgesia epidural trata com eficácia a dor aguda pós-operatória, a dor de fraturas nas costelas, dor das contrações e do parto e dor oncológica crônica. Ela quase sempre reduz a necessidade geral de opioides por um paciente, minimizando os efeitos adversos, como constipação intestinal e hipotensão (Baeriswyl et al., 2018). Pode ser de curta ou longa duração, dependendo da condição e expectativa de vida do paciente.

Os médicos administram a analgesia epidural no espaço epidural da coluna vertebral (Figura 44.12) inserindo uma agulha romba no nível do espaço intervertebral mais próximo da área que necessita de analgesia. Eles avançam o cateter no espaço epidural, removem a agulha e seguram o restante do cateter com um curativo, ao mesmo tempo garantindo que o cateter esteja firmemente fixado. A extremidade do cateter é tampada ou, se for prescrita infusão contínua, ela é conectada a uma linha especial e a uma bomba de infusão destinada à infusão epidural. Enfermeiros com especialização em anestesia, anestesiologistas e enfermeiros com certificação de especialista em dor controlam a analgesia epidural, dependendo das políticas da instituição. Alguns pacientes conseguem usar uma técnica denominada *analgesia epidural controlada pelo paciente (AECP)*, que permite que eles autoadministrem doses de solução epidural quando conectados a uma bomba de administração especial (Koh et al., 2017).

Uma das preocupações relacionadas ao uso de técnicas de anestesia periférica e epidural é o risco de sangramento e da subsequente formação de hematoma perto do local da injeção/inserção. Embora relativamente incomum, o risco é maior quando pacientes recebem medicamentos anticoagulantes ou antiplaquetários. Desse modo, a inserção e a remoção segura dessas injeções e cateteres são feitas com base na função de coagulação do paciente e quando o paciente toma medicamentos anticoagulantes ou antiplaquetários. Há diretrizes para o uso de anticoagulação em pacientes com anestesia regional (Narouze et al., 2018). Pelo fato de o espaço epidural ser uma área altamente vascularizada, pacientes com cateteres epidurais apresentam risco de desenvolver hematomas epidurais, o que pode levar à isquemia da medula espinal, que, se não resolvida, pode causar graves complicações neurológicas.

Implicações de enfermagem para anestesia local e regional.
Ofereça apoio emocional para pacientes que vão receber anestesia local ou regional explicando a técnica de inserção e advertindo os pacientes de que eles perderão temporariamente a função sensorial em questão de alguns minutos após a injeção. As funções motora e autônoma (controle do intestino e da bexiga) também podem ser perdidas rapidamente, dependendo da área anestesiada. É comum os pacientes terem medo de paralisia, já que as injeções epidurais e raquidianas chegam perto da medula. Para tranquilizar o paciente, explique que dormência, formigamento e frieza são comuns. A inserção do cateter deve ser confortável, pois o médico deve primeiro anestesiar o local da injeção, mas prepare os pacientes para possíveis desconfortos. Antes de o paciente receber a anestesia, verifique se ele tem alguma alergia. Também confirme se as medicações (p. ex., injeção de morfina e citrato de fentanila) administradas através do cateter epidural estão livres de substâncias potencialmente neurotóxicas, como conservantes e aditivos. Avalie os sinais vitais para monitoramento dos efeitos sistêmicos.

Após a administração de um anestésico local ou regional, proteja o paciente de lesões e o oriente sobre precauções necessárias até que todas as funções sensorial e motora retornem. Os pacientes estão em risco de ferir uma parte anestesiada do corpo sem perceber. Em pacientes com anestesia tópica, não aplique calor ou frio nas áreas dormentes. Após uma injeção na articulação do joelho, advirta o paciente a evitar se levantar sem ajuda, pois há um alto risco de queda. Na anestesia local de nervo periférico ou epidural, os pacientes podem sofrer uma perda sensorial com fraqueza motora substancial. Avalie o bloqueio nervoso sensorial e motor dos pacientes e notifique o médico que prescreveu quando o bloqueio motor foi não intencional. Durante e depois da anestesia epidural, o paciente fica na cama até que a função motora retorne. Ajude os pacientes na primeira vez em que eles tentarem sair da cama.

Quando estiver manejando infusões epidurais, se a política da instituição permitir, conecte o cateter a uma bomba de infusão, uma porta ou reservatório, ou destampe-o para injeções em *bolus*. Devido à localização do cateter, use assepsia cirúrgica para prevenir infecções graves e potencialmente fatais. Para reduzir o risco de injeção epidural acidental de medicamentos destinados a uso IV, etiquete claramente o cateter como *cateter epidural*. Sempre administre infusões contínuas através de dispositivos de infusão eletrônica devidamente etiquetados para controle adequado. Notifique o médico do paciente imediatamente em caso de quaisquer sinais ou sintomas de infecção ou dor

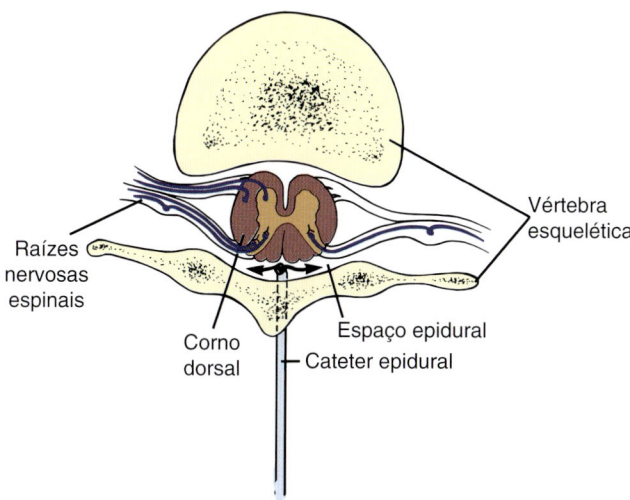

Figura 44.12 Ilustração anatômica do espaço epidural.

no ponto de inserção. Higiene total é necessária durante procedimentos de enfermagem a fim de manter o sistema de acesso seco e limpo. Mantenha o sistema fechado e previna desconexão do cateter assegurando que estejam firmemente fixados.

Existem diversas implicações de enfermagem para o manejo de analgesia epidural (Tabela 44.6). Não administre doses suplementares de opioides ou sedativos/hipnóticos devido aos possíveis efeitos adversos adicionais no sistema nervoso central. O monitoramento dos efeitos das medicações difere dependendo da medicação que está sendo administrada e se as infusões são intermitentes ou contínuas. Complicações do uso de opioides epidurais incluem náuseas e vômito, hipotensão, retenção urinária, constipação intestinal, depressão respiratória e prurido. Quando os pacientes recebem analgesia epidural, inicialmente monitore-os com frequência mínima a cada 15 minutos, incluindo avaliações dos sinais vitais, esforço respiratório e cor da pele. Uma vez estabilizados, monitore os pacientes de hora em hora pelas primeiras 12 ou 24 horas, e, então, com menor frequência se o paciente estiver estável (consulte as políticas da instituição).

Para minimizar riscos de sangramento e o potencial de formação de hematomas, não administre medicamentos anticoagulantes e antiplaquetários até que um especialista em dor possa confirmar se é seguro usá-los. Notifique o profissional da saúde ou o especialista em dor se o paciente desenvolver dor grave no local da inserção epidural ou perda sensorial ou motora inexplicável, sinais e sintomas de um possível hematoma epidural. Notifique também o profissional da saúde que realizou o procedimento quando pacientes com injeções/cateteres em nervos periféricos apresentarem sinais e sintomas semelhantes.

Dê orientações para o paciente sobre analgesia epidural no que diz respeito à ação do medicamento e suas vantagens e desvantagens. Oriente os pacientes sobre a possibilidade de efeitos colaterais e aconselhe-os a notificá-lo caso se desenvolvam efeitos colaterais. Se o paciente necessitar de uso epidural prolongado, o médico tuneliza um cateter permanente pela pele, que sai em um dos lados do paciente. Ensine o paciente em terapia prolongada como administrar com segurança infusões em casa com intervenção contínua mínima da enfermagem, quais sinais e sintomas precisam ser relatados ao médico e como coordenar com o gestor do caso ou o assistente social para garantir que os serviços de cuidados domiciliares adequados sejam prestados.

Intervenções invasivas para alívio da dor. Quando dor grave persiste a despeito do tratamento médico, podem ser usadas intervenções invasivas, que incluem bombas ou injeções intratecais implantáveis, estimulação medular e cerebral profunda, procedimentos de neuroablação (cordotomia, rizotomia), injeções de ponto-gatilho, crioablação e medicamentos intraespinais (p. ex., opioides, esteroides, anestésicos locais). Essas técnicas são úteis para dor crônica. É inaceitável dizer para um paciente com dor grave não aliviada que "não há mais nada que possa ser feito por ele". Encaminhe pacientes com dor crônica grave a programas abrangentes de manejo da dor sempre que possível. Esses programas oferecem várias estratégias interventivas diferentes, opções farmacológicas, medicina física e reabilitação motora para atender às necessidades complexas dos pacientes que sofrem de dor crônica. Quando não há disponibilidade de programas abrangentes de dor, encaminhe os pacientes a um programa de manejo de dor crônica.

Tabela 44.6 Cuidados de enfermagem em pacientes com infusões epidurais.

Resultado	Ações
Prevenir desconexão do cateter	Fixe o cateter (se não estiver conectado ao reservatório implantado) cuidadosamente por fora da pele
Manter o funcionamento do cateter	Verifique se há umidade ou secreções no curativo externo ao redor do local de inserção. (Vazamento de solução epidural pode ocorrer se o cateter for deslocado) Use curativos transparentes para fixar o cateter e facilitar a inspeção Verifique se há rupturas no cateter
Prevenir infecção	Use uma técnica asséptica rígida para manipular o cateter (ver Capítulo 28) Não troque rotineiramente o curativo no local do acesso Verifique se há sinais de infecção no ponto de inserção Siga as políticas institucionais para troca de equipos
Monitorar possível ocorrência de depressão respiratória	Monitore os sinais vitais, principalmente as respirações e o nível de consciência, de acordo com as políticas institucionais Use oximetria de pulso, pressão expiratória final de dióxido de carbono e monitoramento de apneia
Prevenir complicações indesejáveis	Avalie a presença de hipotensão: • Garanta hidratação adequada e administre fluidos intravenosos de acordo com prescrição • Notifique o profissional da saúde em caso de ocorrência de alteração significativa nos sinais vitais e reduza ou interrompa a infusão epidural • Preveja a necessidade de troca da solução epidural Avalie a presença de prurido (coceira) e náuseas e vômito associados ao uso de opioides epidurais: • Notifique o profissional da saúde para redução de dose ou troca de solução epidural • Administre anti-histamínicos e antieméticos, conforme prescrição Avalie a sensação e a força motora; notifique o médico se houver divergência em relação aos níveis iniciais de referência
Manter a função urinária e intestinal	Monitore a ingestão e a eliminação Avalie a presença de distensão de bexiga ou intestino Avalie a presença de desconforto, frequência e urgência

Manejo da dor em procedimentos. Procedimentos diagnósticos e terapêuticos apresentam potencial de produzir dor e ansiedade, ambas as quais devem ser avaliadas e tratadas antes do início do procedimento. Barreiras para o sucesso do controle da dor incluem diversos fatores específicos ao paciente. Entretanto, a maior barreira ocorre quando os profissionais da saúde não reconhecem que a dor pode ocorrer durante ou após um procedimento. Isso é especialmente verdadeiro quando se administra uma intervenção em um paciente que não fala (p. ex., um paciente intubado) ou um paciente com nível reduzido de consciência. Vários tipos de procedimentos de rotina podem causar dor, principalmente em pacientes que estão criticamente doentes, incluindo virar-se, remoção de drenos de incisões, remoção de cateter femoral, inserção de uma linha central ou sonda de alimentação e troca de curativos de feridas. Agentes farmacológicos comuns para manejo do controle procedural incluem anestésicos locais, AINEs, paracetamol, opioides, ansiolíticos e sedativos. Pré-medicar os pacientes antes de procedimentos dolorosos permite que eles cooperem mais e reduz a experiência de dor. O uso de terapias não farmacológicas, como técnicas de relaxamento, meditação, imaginação e música, além das medicações, também tem sido eficaz em determinadas situações (Wren et al., 2019). Quando você for pré-medicar um paciente antes de um procedimento, tenha em mente quanto tempo leva para que o efeito do analgésico comece e atinja seu pico para que você possa marcar adequadamente o horário de início do procedimento doloroso, para coincidir com o pico do efeito do medicamento.

Dor oncológica e manejo da dor crônica não oncológica. A dor oncológica varia de acordo com o paciente e pode ser tanto crônica quanto aguda. Dor costuma ser sentida em pacientes em fases metastáticas, avançadas ou terminais do câncer; em pacientes em tratamento contra o câncer; e em pacientes após o tratamento. Organizações como a APS e a National Comprehensive Cancer Network (NCCN) publicaram diretrizes para avaliação e tratamento da dor relacionada ao câncer. As diretrizes defendem tratamento abrangente e agressivo, incluindo várias opções para alívio da dor. A melhor opção de tratamento para a dor geralmente muda conforme a condição e características da dor do paciente mudam. Use estratégias farmacológicas multimodais e intervenções não farmacológicas para otimizar o manejo da dor (ACPA & Stanford Medicine, 2021).

Muitos pacientes com câncer sentem **dor irruptiva oncológica** (DIO), um aumento temporário da dor em alguém que tem um nível relativamente estável e adequadamente controlado de dor inicial (ACPA & Stanford Medicine, 2021). Ela pode ocorrer espontaneamente ou pode estar relacionada a um gatilho específico previsível ou imprevisível (Scarborough e Smith, 2018). A DIO é um aspecto desafiador do câncer, pois, muito embora seja autolimitante por natureza, sua presença causa um grande impacto negativo na qualidade de vida dos pacientes e familiares cuidadores (Scarborough e Smith, 2018). Uma avaliação individualizada é fundamental para compreender como a DIO afeta a vida de um paciente. Uma abordagem de cuidados holísticos geralmente é necessária (Boxe 44.18).

Sempre use os opioides com parcimônia. Os benefícios do uso de opioides para dor crônica são mensurados pelo aumento do nível funcional da pessoa; pela redução ou eliminação de relatos de dor; uma atitude mais positiva e esperançosa; e efeitos colaterais mínimos ou controláveis (ACPA & Stanford Medicine, 2021). O uso de terapia com opioides em pacientes com dor crônica requer uma cuidadosa seleção dos pacientes e uma consideração dos riscos e benefícios dos opioides. Por exemplo, para determinar se opioides podem ser benéficos, é necessário avaliar o risco de dependência de um paciente, seu nível de participação em AVDs, função física, atividades familiares e exigências profissionais (CDC, 2016). Os membros da família são geralmente incluídos nas consultas médicas para acrescentar informações sobre o nível funcional do paciente. O uso de opioides pode aumentar os eventos adversos e levar à polifarmácia quando são acrescentados medicamentos para tratamento dos efeitos colaterais dos opioides (ACPA & Stanford Medicine, 2021). Recomenda-se que cada pessoa com dor crônica não oncológica seja medicamente tratada individualmente; o uso de medicações deve ser determinado ponderando-se seus benefícios em relação a outras alternativas, custos, possíveis efeitos colaterais e outros problemas médicos da pessoa (ACPA & Stanford Medicine, 2021).

A Organização Mundial da Saúde (OMS) introduziu, em 1986, a escada analgésica de três passos da OMS como abordagem recomendada para a introdução lenta e titulação crescente de analgésicos para manejo da dor. Essa abordagem tem sido usada mundialmente e elogiada por sua simplicidade e facilidade de uso. Contudo, a escada tem sido objeto de críticas devido à ausência de terapias não farmacológicas para a promoção de analgesia, com modificações sugeridas em subsequentes iterações (U.S. Department of Veterans Affairs, 2017) (Figura 44.13). A abordagem original de três passos recomendava que a terapia começasse no primeiro passo, com o uso de analgésicos e/ou adjuvantes não opioides e progredisse para o passo seguinte, utilizando opioides conforme a intensidade da dor fosse aumentando.

Diferentes modificações procuram oferecer diretrizes mais holísticas, simples e eficazes, que incluem (Anekar e Cascella, 2020):

- Administração ininterrupta (24 h/dia) em vez de administração de medicamentos mediante necessidade
- Avaliações clínicas minuciosas da dor para permitir que os profissionais da saúde prescrevam os analgésicos adequados com base na intensidade da dor do paciente
- Terapia individualizada, incluindo a dosagem das medicações, já que não há dosagem padronizada que trate a dor de todos os pacientes
- O uso de abordagens não farmacológicas (p. ex., ioga, acupuntura, psicoterapia) e o tratamento dos aspectos psicossociais da dor de um paciente.

Medicamentos de ação prolongada ou liberação controlada podem proporcionar alívio para dor oncológica, mas não são recomendados para tratamento inicial de dor não oncológica (CDC, 2016). Esses medicamentos de liberação controlada (p. ex., sulfato de morfina de liberação lenta e cloridrato de oxicodona) aliviam a dor por 8 a 12 horas. Opioides de ação prolongada ou liberação sustentada devem ser tomados seguindo-se uma posologia determinada, não SOS ou q/n.

Boxe 44.18 Tipos de dor irruptiva e seus tratamentos

Tipos de dor irruptiva

Dor incidental: dor que é previsível e causada por comportamentos ou gatilhos específicos, como atos voluntários (caminhar), atos involuntários (tossir) ou tratamentos (p. ex., trocas de curativos de feridas)

Falha no alívio da dor no fim de efeito de dose: dor que ocorre mais perto do fim do intervalo de administração programada de um analgésico

Dor espontânea: dor que é imprevisível e não está associada a nenhuma atividade ou evento

Tratamento

- Mudanças de estilo de vida
- Controle de causas reversíveis
- Modificação de processos patológicos
- Manejo não farmacológico
- Manejo farmacológico – dose de medicamento de socorro
- Técnicas intervencionistas.

De Scarborough BM, Smith CB: Optimal pain management for patients with cancer in the modern era, *CA Cancer J Clin* 68(3):182-196, 2018.

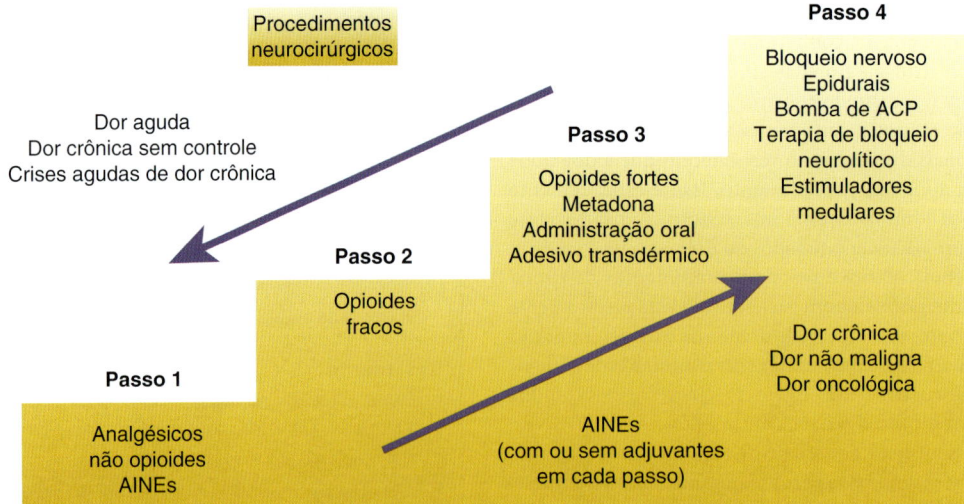

Figura 44.13 Adaptação da escada analgésica da OMS. *ACP*, analgesia controlada pelo paciente; *AINE*, anti-inflamatório não esteroidal. (De Vargas-Schaffer G: Is the WHO analgesic ladder still valid?: twenty-four years of experience, *Can Fam Physician* 56:514, 2010.)

Fentanila transdérmica, que é cem vezes maios potente do que a morfina, está disponível para pacientes que são tolerantes a opioides com câncer ou dor crônica. Ela administra doses predeterminadas que proporcionam analgesia por até 72 horas. A via transdérmica é útil quando os pacientes não conseguem tomar medicamentos VO. Os pacientes acham o adesivo transdérmico fácil de usar, porque ele permite a administração contínua do opioide, sem a necessidade de agulhas ou bombas. Os autoadesivos liberam a medicação lentamente ao longo do tempo, alcançando analgesia eficaz. Fentanila transdérmico não é indicado para pacientes adultos que pesem menos de 45,5 kg (muito pouco tecido SC para absorção) ou que sejam hipertérmicos (aumenta a absorção do fármaco). Diretrizes para o uso de adesivos transdérmicos de fentanila incluem: *Não expor o adesivo diretamente ao calor (p. ex., aquecer os adesivos, em cobertores elétricos, banhos quentes ou através de banho de sol), orientar os pacientes a evitar atividades físicas que os façam sentir calor, e monitorar atentamente pacientes que tiverem febre; além de jamais cortar o adesivo* (U.S. National Library of Medicine, 2021). Para descartar um adesivo, dobre-o pela metade com o lado adesivo dobrado para dentro, jogue-o no vaso sanitário e dê descarga.

Todos os pacientes em terapia crônica com opioides requerem monitoramento e acompanhamento. Devem-se prever e prevenir efeitos colaterais sempre que possível, e tratá-los quando necessário. Com o tempo, os pacientes desenvolvem tolerância ao efeito analgésico dos opioides, necessitando de doses mais altas para obter alívio da dor. A dose mais elevada de opioide normalmente não é letal, pois os pacientes também desenvolvem uma tolerância à depressão respiratória. Menos comumente, o uso crônico de opioides pode levar à hiperalgesia (maior sensibilidade à dor). Principalmente no caso de dor não oncológica, monitore atentamente os pacientes quanto a sinais de comportamentos aberrantes relacionados a opioides, como uso indevido, abuso e dependência.

Uma "unidade" de fentanila transmucosa trata a dor irruptiva em pacientes que são tolerantes a opioides. Os pacientes usam esse medicamento colocando uma embalagem transmucosa aberta na boca, entre a mucosa oral e a gengiva e sugam ativamente o medicamento que se dilui com a saliva. Os pacientes precisam deixar o produto se dissolver na boca. Oriente os pacientes a não mastigar o produto e deixar que ele seja absorvido durante um período de 15 minutos, segurando a deglutição o máximo possível e evitando beber água ou outros líquidos. O paciente não deve usar mais do que uma unidade de citrato de fentanila transmucosa oral por vez e não mais do que duas unidades de citrato de fentanila transmucosa oral durante cada episódio de dor irruptiva oncológica. Se o paciente tiver mais do que quatro episódios de dor irruptiva oncológica por dia, diga a ele para contatar o profissional da saúde.

Muitos pacientes, familiares e médicos têm preocupações a respeito dos riscos de dependência associados ao uso de opioides. A prevalência estimada de uso indevido de opioides em pacientes com dor crônica varia de 21 a 29%, e estima-se que entre 8 e 12% das pessoas que usam opioides para controlar sua dor crônica desenvolverão algum transtorno associado ao uso de opioides (NIHNIDA, 2021). Pacientes que se consultam com vários médicos diferentes costumam ser rotulados como hipocondríacos quando na realidade eles podem estar apenas procurando alívio adequado da dor. Essa situação pode estar associada a comportamentos que são indicativos de **pseudodependência**. Desencoraje os pacientes de consultar vários médicos em um período curto de tempo e de ir a vários médicos diferentes para tratar sua dor. Encaminhe-os a especialistas em dor quando não for possível obter controle efetivo com seus clínicos gerais.

Assim como na dor aguda constante, você precisa administrar analgésicos aos pacientes com dor crônica usando a VO de administração como primeira opção (CDC, 2016). O paciente com dor crônica pode precisar tomar analgésicos por 24 horas seguidas, já que a administração regular mantém os níveis terapêuticos do medicamento no sangue para controle contínuo da dor. No entanto, a necessidade de continuar usando analgésicos deve ser avaliada rotineiramente pelo médico (CDC, 2016).

Administre analgésicos retais quando os pacientes não conseguem engolir, têm náuseas ou vômito, ou quando estão em estado terminal. Essa via é contraindicada em pacientes com diarreia ou lesões cancerosas envolvendo o ânus e o reto. Morfina, hidromorfona e oximorfona estão disponíveis na apresentação de supositórios.

Alguns pacientes usam dispositivos de ACP para tratar dor oncológica grave em casa. Os dispositivos de ACP proporcionam controle melhor e mais uniforme da dor, com menos altos e baixos de concentração plasmática, ação mais eficaz do fármaco e menores doses de medicamento no geral. Os pacientes que normalmente se beneficiam de infusões contínuas incluem os que têm dor grave e em quem medicações orais e injetáveis proporcionam alívio mínimo, nos que têm náuseas e vômito graves, e naqueles que são incapazes de engolir medicamentos orais.

Quando um paciente receber opioides IV, garanta que o acesso venoso esteja pérvio e livre de complicações (ver Capítulo 42). Um cateter venoso central, um acesso venoso implantado, ou um cateter central inserido perifericamente (PICC) são normalmente melhores para infusão IV prolongada. Quando a acesso IV não é bom, a via SC com dose concentrada é possível. Quando uma infusão começar, monitore atentamente o nível de sedação do paciente e seu estado respiratório durante as primeiras 24 horas e mediante qualquer aumento da taxa de infusão (siga as políticas da instituição). Pacientes que são colocados em infusões analgésicas contínuas normalmente são tolerantes a opioides; portanto, depressão respiratória é uma ocorrência rara.

Barreiras para o manejo eficaz da dor. As barreiras para o manejo eficaz da dor são complexas e geralmente envolvem o paciente, os familiares cuidadores do paciente, os profissionais da saúde e o sistema de cuidados de saúde (Boxe 44.19). Falta de conhecimento e ideias errôneas sobre dor e o adequado manejo da dor apresentam barreiras significativas. Várias crenças culturais sobre o significado da dor e das intervenções para dor também impõem desafios para o manejo eficaz da dor. Falta de protocolos para o manejo da dor e acesso limitado aos cuidados de saúde impõem barreiras adicionais, particularmente para os pacientes com dor crônica não oncológica.

Pacientes e médicos geralmente não entendem a diferença entre **dependência física, dependência química** e **tolerância medicamentosa** (Boxe 44.20). Ter uma dependência física não implica dependência química, e tolerância medicamentosa não é a mesma coisa que dependência. Isso não quer dizer que não ocorra dependência ou que os pacientes que sofrem de dependência não devem receber tratamento para dor. Pacientes com dependência e dor devem ser tratados com o mesmo grau de dignidade e respeito que todos os demais pacientes. A segurança e o monitoramento são preocupações prioritárias. Uma abordagem interprofissional garante um plano de manejo da dor mais eficaz para um paciente com dor aguda e que também sofre de dependência. Enfermeiros e médicos devem evitar rotular os pacientes como *hipocondríacos*, pois esse termo é mal definido e pode causar vieses e preconceitos. Expresse preocupação sobre o uso abusivo de opioides ao paciente e ao profissional da saúde. Muitos pacientes em uso prolongado de medicamentos opioides assinam "contratos de dor" que discriminam as responsabilidades esperadas tanto dos pacientes quanto dos médicos. Se o paciente não aderir ao acordo ou caso outras avaliações determinem potencial quebra da adesão ao contrato, ajude a identificar recursos adicionais para auxiliar o paciente no tratamento de doenças de dependência.

Boxe 44.20 Definições relacionadas ao uso de opioides no tratamento da dor[a]

Dependência física
Um estado de adaptação que é manifestado por síndrome de abstinência a uma classe específica de medicamento produzido por cessação abrupta, redução rápida da dose, diminuição dos níveis do medicamento no sangue e/ou administração de um antagonista. Sintomas comuns de abstinência a opioides incluem tremores, calafrios, cólicas abdominais, bocejos excessivos e dor articular.

Dependência química
Uma doença neurobiológica crônica primária com influência de fatores genéticos, psicossociais e ambientais em seu desenvolvimento e manifestações. Comportamentos viciantes incluem um ou mais dos seguintes: controle prejudicado sobre o uso do medicamento, uso contínuo mesmo diante de perigo e fissura.

Tolerância medicamentosa
Um estado de adaptação no qual um medicamento induz alterações que resultam na diminuição de um ou mais efeitos do fármaco com o tempo.

[a]Aprovado pela Diretoria da American Academy of Pain Medicine, pela American Pain Society e pela American Society of Addiction Medicine, fevereiro de 2001 (American Pain Society, 2011).

Boxe 44.19 Barreiras para o manejo eficaz da dor

Barreiras associadas ao paciente
- Medo de dependência
- Preocupações quanto a efeitos colaterais
- Medo de tolerância (não vai funcionar mais quando eu precisar)
- Já toma comprimidos demais
- Preocupação em não ser um "bom" paciente
- Não quer deixar a família e os amigos preocupados
- Pode precisar de mais exames
- Sofrer em silêncio é esperado e é preciso sofrer para se curar
- Educação inadequada
- Relutância em falar sobre dor
- Crença de que a dor é inevitável
- Crença de que a dor faz parte do envelhecimento
- Medo de progressão da doença
- Acredita que os médicos e enfermeiros estão fazendo tudo o que podem
- Esquece de tomar os analgésicos
- Medo de distrair os médicos do tratamento da doença
- Acredita que os médicos têm pacientes mais importantes ou mais doentes para atender

Barreiras associadas ao médico
- Competência inadequada para avaliar a dor
- Indisponibilidade de protocolos de manejo da dor
- Preocupação com dependência ou superdosagem acidental
- Preocupação com condições de comorbidade de saúde mental
- Opiofobia, medo de opioides
- Medo de repercussões jurídicas
- O paciente não demonstra causa visível de dor
- Crença de que os pacientes precisam aprender a conviver com a dor
- Relutância em lidar com os efeitos colaterais dos analgésicos
- Não acreditar no relato de dor dos pacientes
- Medo de que a administração de uma dose matará o paciente
- Limitações de tempo
- Reembolso inadequado
- Acredita que opioides "mascaram" sintomas
- Acredita que dor faz parte do envelhecimento
- Superestima as taxas de depressão respiratória.

Barreiras associadas ao sistema de cuidados de saúde
- Preocupação em criar "viciados"
- Dificuldades na dispensação das prescrições
- Limitação de reembolso por prescrição
- Restrições de pedidos de farmácia pelo correio
- Enfermeiros especializados não eficientemente utilizados
- Políticas e procedimentos insatisfatórios referentes ao manejo da dor
- Acesso inadequado a clínicas de dor
- Pouco conhecimento sobre o impacto econômico da dor não aliviada.

Placebos. **Placebos** são preparações ou procedimentos farmacologicamente inativos que não produzem efeito benéfico ou terapêutico. Várias organizações profissionais desencorajam o uso de placebos no tratamento da dor. A ética do uso de placebo terapêutico é altamente controversa. O uso enganoso de placebos abala a confiança entre os pacientes e seus cuidadores. Se for receitado um placebo sem que o paciente compreenda sua finalidade, questione a receita. Muitas instituições de saúde têm políticas que limitam o uso de placebos somente para fins de pesquisa.

Cuidados restaurativos e contínuos.

Os profissionais da saúde reconhecem que a dor é um importante problema de saúde. Há um número cada vez mais crescente de centros especializados em dor, departamentos de cuidados paliativos e serviços paliativos especializados destinados a manejar a dor e o sofrimento. A Commission on Accreditation of Rehabilitation Facilities (CARF) certifica estabelecimentos que oferecem programas de tratamento para dor crônica e estabelece os padrões para manejo da dor crônica. Um centro de dor abrangente trata pessoas em regime ambulatorial e de internamento. Membros da equipe representantes de todas as disciplinas da área da saúde trabalham com os pacientes para encontrar as medidas mais eficazes para alívio da dor. Uma clínica completa oferece várias terapias e pesquisas em novos tratamentos e treinamento de profissionais.

Muitos hospitais têm departamentos de cuidados paliativos para ajudar os pacientes e seus familiares a manejar com sucesso suas condições limitantes. O objetivo dos cuidados paliativos é ajudar os pacientes a manejar sintomas relacionados a uma doença enquanto vivem plenamente com uma condição incurável (ver Capítulo 36). Os pacientes e seus familiares necessitam de assistência contínua para o manejo da dor em casa. Ensinar como manejar a dor durante a alta e garantir a continuação do manejo da dor após a alta são essenciais.

Programas de serviços especializados em cuidados paliativos cuidam dos pacientes em fim de vida (ver Capítulo 36). Programas tipo *hospice* cuidam dos pacientes que estão na fase final da vida (ver Capítulo 36). Os cuidados *hospice* têm como foco a qualidade de vida dos pacientes e de seus familiares cuidadores que estão enfrentando uma doença avançada em fase terminal. Os serviços especializados de cuidados paliativos prestam cuidados compassivos a pessoas na fase final da vida de uma doença incurável, de modo que elas possam viver o mais plenamente e confortavelmente possível (American Cancer Society, 2019). Eles ajudam os pacientes que estão chegando em fim de vida a continuar morando em suas casas ou em um ambiente de cuidados de saúde com conforto e privacidade. Controle da dor é uma prioridade para esses serviços especializados. Sob as orientações dos enfermeiros que trabalham com esse tipo de serviço, as famílias aprendem a monitorar os sintomas do paciente, tornando-se seus principais cuidadores. Alguns pacientes de serviços especializados podem eventualmente ser hospitalizados, como no caso de uma breve crise aguda de cuidado ou um problema familiar.

Práticas de programas de cuidados paliativos podem ajudar os enfermeiros a vencer o medo deles de contribuir para a morte de um paciente ao administrar altas doses de opioides. A ANA defende o tratamento agressivo da dor e do sofrimento, mesmo que isso acelere a morte do paciente por meio do princípio ético do duplo efeito (Fowler, 2015). O uso de opioides para tratar a dor é aceitável, apesar do risco de acelerar a morte de um paciente.

❖ Avaliação

Pelos olhos do paciente.

Avalie as percepções do paciente sobre a eficácia das intervenções utilizadas para aliviar a dor. Os pacientes ajudam a decidir os melhores momentos para se tentarem tratamentos para a dor, e eles são os que estão mais bem posicionados para julgar se uma intervenção de alívio da dor funciona. Geralmente, a família é também um recurso valioso, especialmente no caso de um paciente com dor que não consiga expressar o desconforto. Para pacientes com dor crônica, considere o efeito da intervenção de dor na função do paciente ao avaliar a sua resposta ao tratamento. Você determina a intervenção de dor como bem-sucedida se o paciente relata a capacidade de participar melhor em atividades de autocuidado ou atividades como fisioterapia. Pergunte também aos pacientes sobre tolerância à terapia e sobre a quantidade geral de alívio que foi obtido. Se os pacientes disserem que uma intervenção não ajudou ou até mesmo fez a dor piorar, interrompa-a imediatamente e procure uma alternativa. Tempo e paciência são necessários para maximizar a eficácia do manejo da dor. Oriente os pacientes sobre o que esperar. Para um paciente com dor aguda, reafirme que você virá frequentemente para avaliar qualquer mudança no nível de dor.

Resultados do paciente.

A avaliação da efetividade do manejo da dor é uma das várias responsabilidades de enfermagem que requerem efetivo pensamento crítico e julgamento clínico (Figura 44.14). Avalie seu sucesso no alcance dos resultados do plano de cuidados. Você faz isso considerando os resultados estabelecidos com o paciente, mensurando a resposta real dele e também refletindo sobre a resposta que você prevê com base na condição dele e do tratamento oferecido. As respostas comportamentais do paciente às intervenções de alívio da dor nem sempre são óbvias. Avaliar a eficácia de uma intervenção de dor requer que você avalie a existência de mudanças na gravidade e característica da dor. Certifique-se também de agendar sua avaliação adequadamente. Por exemplo, medicamentos orais geralmente têm seu pico em cerca de 1 h, enquanto medicações por via IV direta têm seu pico em 15 a 30 min. Pergunte ao paciente se a medicação alivia a dor quando no pico de seu efeito. Não espere que o paciente dê essa informação voluntariamente. Avalie as respostas psicológicas e fisiológicas à dor (p. ex., verifique se há mudanças nos sinais vitais e faça perguntas do tipo "Avalie, por favor, sua dor em uma escala de zero a dez agora que lhe dei o medicamento para a dor".) Também é importante avaliar se o paciente apresenta algum efeito adverso das terapias para dor.

Se o paciente continuar sentindo desconforto após uma intervenção, tente uma abordagem diferente. Por exemplo, se um analgésico proporciona apenas alívio parcial, adicione massagem ou exercícios de imaginação guiada. Consulte o médico do paciente sobre aumentos de dose, diminuição dos intervalos da administração, ou para experimentar analgésicos diferentes. Se os resultados do paciente não forem alcançados, pergunte ao mesmo:

- Quão distante seu nível de dor está em relação ao seu alvo de dor?
- Quais efeitos colaterais você está sentindo com sua medicação para dor?
- O que você tem feito reduzir sua dor de maneira bem-sucedida?
- Qual é o efeito de sua dor não controlada sobre sua capacidade funcional?
- De que forma sua dor está limitando ou alterando seu repouso e sono?

Comunique a avaliação de um plano de controle da dor de um paciente por meio de relatórios e documentações precisas e completas. A comunicação precisa ocorrer de um enfermeiro para outro, de um turno para outro, e do enfermeiro para outros profissionais da saúde. Você tem a responsabilidade profissional de relatar a eficácia das intervenções para manejo da dor do paciente e a avaliar os resultados do cuidado do paciente. Uma variedade de ferramentas, como fluxograma ou diário de dor, ajuda a centralizar as informações sobre manejo da dor. Os pacientes esperam que você seja sensível à dor deles e que você seja criterioso nas tentativas de manejar essa dor. Comunicar-se efetivamente com os colegas ajuda seu paciente a alcançar alívio ideal da dor. Por exemplo, durante um relatório de transição de equipe para um paciente com dor, comunique a (1) pontuação da

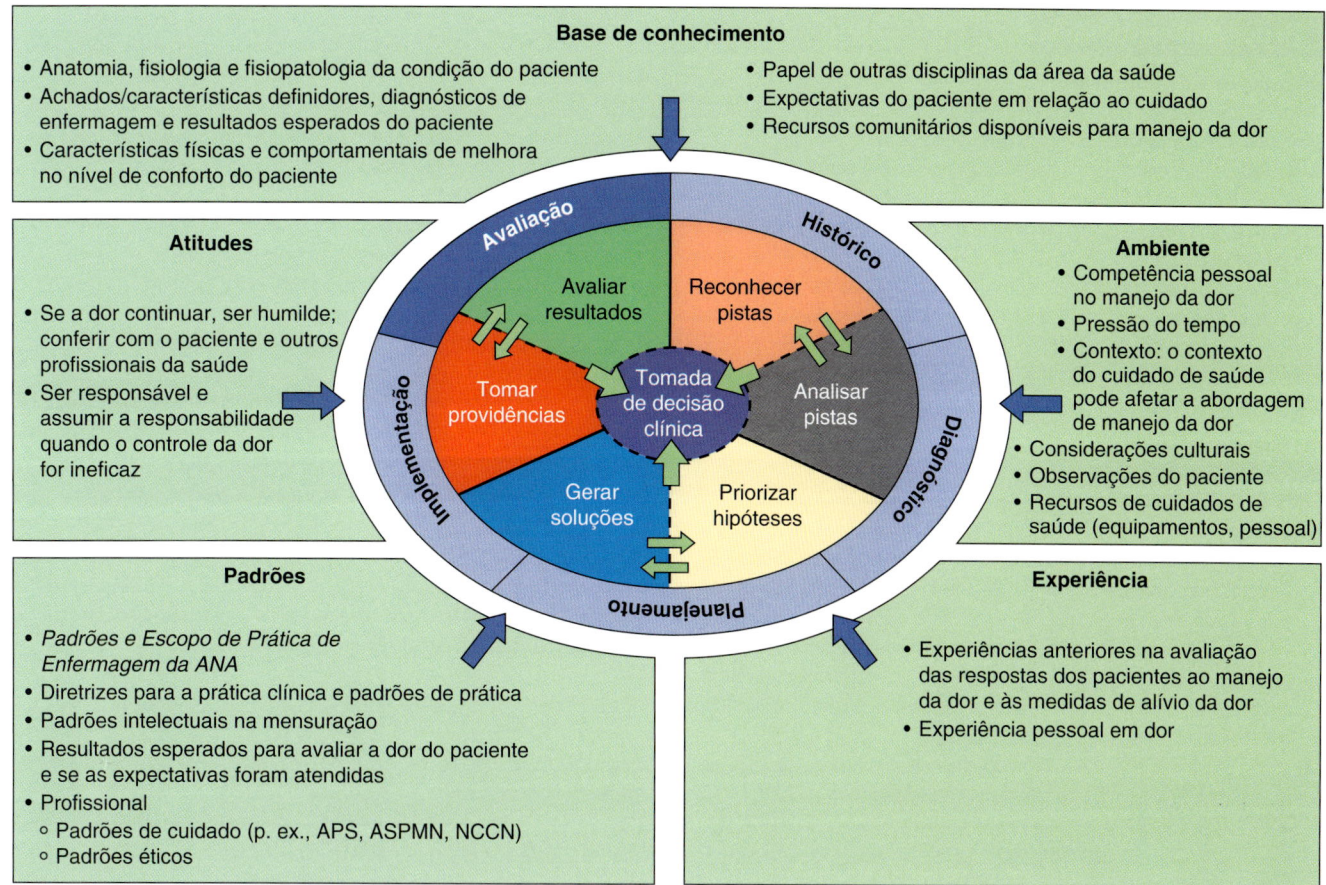

Figura 44.14 Modelo de pensamento crítico para avaliação do manejo da dor. *APS*, American Pain Society; *ASPMN*, American Society for Pain Management Nursing; *NCCN*, National Comprehensive Cancer Network. (Copyright de Modelo de Medida de Julgamento Clínico © NCSBN. Todos os direitos reservados.)

dor atual dele, (2) a que horas você avaliou pela última vez a dor dele, e (3) a pontuação de dor aceitável para ele. Sempre use uma abordagem centrada no paciente ao avaliar o plano de manejo da dor.

Conforme Matt prepara a alta da Sra. Mays, ele precisa avaliar a eficácia de seu plano de manejo da dor para determinar o que incluir em suas orientações de alta. Matt usa seu pensamento crítico, seu julgamento clínico e suas habilidades de comunicação enquanto entrevista a Sra. Mays sobre suas percepções e satisfação com seu atual plano de cuidados. Matt começa dizendo: "Eu sei que experimentamos uma variedade de técnicas para controlar sua dor. O que a senhora achou que foi mais eficaz e o que não funcionou muito bem?"

A Sra. Mays responde: "Se eu tomar meus medicamentos, fizer exercícios de alongamento e me movimentar frequentemente, minha dor fica em dois ou três. Ouvir música tem me deixado menos nervosa, mas não acho que isso tenha realmente afetado muito minha dor. E ainda consigo dormir somente umas 4 h por noite até que a dor me acorda novamente."

Matt então diz: "Alguns de meus pacientes anteriores que tinham artrite me disseram que eles frequentemente se sentem cansados. Verifiquei em seu prontuário que a senhora tira um cochilo quase todas as tardes. A senhora tem conseguido ir para cama e acordar todos os dias nos mesmos horários desde que foi internada?"

A Sra. Mays responde: "Não, eles sempre me acordam para verificar meus sinais vitais depois que eu pego no sono; tenho dificuldade para adormecer de novo depois disso. Espero que quando eu voltar para casa eu consiga dormir sem interrupções."

Matt diz: "A senhora poderia também tentar ir para a cama e se levantar nos mesmos horários todos os dias, fazer exercícios de manhã cedo e fazer alguma coisa que a acalme, como tomar um banho morno à noite, antes de se deitar."

A Sra. Mays sorri e diz: "Estas são excelentes ideias. Acabamos de reformar nosso banheiro e agora eu tenho uma banheira nova. Mal posso esperar para tomar um banho hoje e ver se isto vai ajudar."

Diretrizes para a segurança do paciente

Garantir a segurança do paciente é uma função essencial do enfermeiro. Use julgamento clínico sólido para se comunicar claramente com os membros da equipe de saúde, avaliar e analisar os achados clínicos do paciente e incorporar as prioridades do paciente em relação ao cuidado e suas preferências. Use as melhores evidências, aplicando padrões profissionais, ao selecionar intervenções para usar ao realizar os cuidados do paciente. Quando for realizar o procedimento deste capítulo, lembre-se dos pontos a seguir para garantir um cuidado seguro e centrado no paciente

- O paciente é a única pessoa que deve apertar o botão para administrar a medicação para dor
- Monitore o paciente em relação a sinais e sintomas de sedação excessiva e depressão respiratória
- Monitore possíveis efeitos colaterais de analgésicos opioides.

(continua)

Procedimento 44.1 — Analgesia controlada pelo paciente

Delegação e colaboração

O procedimento de administração de ACP não pode ser delegado aos técnicos/auxiliares de enfermagem. O enfermeiro os orienta a:

- Notificar o enfermeiro caso o paciente manifeste uma alteração no estado (p. ex., dor não aliviada) ou tenha dificuldade para acordar
- Notificar o enfermeiro caso o paciente tenha dúvidas sobre o processo ou o equipamento de ACP
- Nunca administrar uma dose de ACP pelo paciente e notificar o enfermeiro se qualquer outra pessoa for vista administrando uma dose para o paciente.

Material

- Sistema de bomba de ACP com linhas
- Cartucho de analgésico com etiqueta de identificação e prazo (pode já vir fixada e preenchida pela farmácia)
- Conector sem agulha
- Haste de algodão antisséptica
- Fita adesiva
- Luvas de procedimentos (quando aplicável)
- Agente de reversão de opioide (p. ex., naloxona)
- Equipamento e material para medida dos sinais vitais, oximetria de pulso e capnografia
- Prescrição do medicamento ou registro de administração de medicamento (RAM).

Passo	Justificativa
Histórico	
1. Verifique se cada RAM ou formulário impresso com o registro da medicação prescrita está correto e completo e de acordo com a medicação prescrita pelo médico. Verifique nome do paciente, nome e dosagem da medicação, via de administração, período de bloqueio e frequência da medicação (a pedido, contínua ou ambas). Recopie ou reimprima qualquer parte do RAM que esteja difícil de ler. Esclareça prescrições incompletas ou confusas com o profissional da saúde antes da administração.	A prescrição é a fonte mais confiável e o único registro legal de medicações que o paciente deve receber. Ela garante que o paciente receba as medicações certas (Palese et al., 2019). RAMs ilegíveis e erros de transcrição são uma fonte de erros de medicação (Palese et al., 2019).
2. Avalie o prontuário eletrônico do paciente quanto a história clínica e de medicações do paciente, inclusive alergia a medicamentos.	Determina a necessidade de medicação ou possíveis contraindicações à administração de medicamentos.

JULGAMENTO CLÍNICO: ao avaliar alergias, fique atento ao fato de que náuseas não são uma reação alérgica, e que podem ser tratadas; prurido isoladamente não é uma reação alérgica, sendo comum com o uso de opioides. Prurido é tratável e não contraindica o uso de ACP (Masato et al., 2017).

Passo	Justificativa
3. Revise as informações sobre medicamentos no manual de referência de medicamentos, ou consulte o farmacêutico se não tiver certeza sobre qualquer medicamento em ACP a ser administrado.	Compreender os medicamentos antes de administrá-los evita erros (Pasero et al., 2015).
4. Avalie o letramento em saúde do paciente.	Garante que o paciente ou o familiar cuidador tenha a capacidade de obter, comunicar, processar e compreender informações básicas de saúde (CDC, 2021b).
5. Higienize as mãos. Faça uma avaliação completa das características da dor. Verifique os sinais vitais.	Reduz a transmissão de microrganismos. Oferece uma referência inicial sobre o tipo e a natureza da condição da dor para determinação da eficácia da ACP.
6. Peça para que o paciente descreva sua história de alergias: alergias conhecidas e reações alérgicas.	Confirma se o paciente tem alguma alergia.
7. Avalie o ambiente em relação a fatores que possam contribuir para a dor (p. ex., barulho, temperatura do quarto).	A eliminação de estímulos irritantes pode ajudar a reduzir a percepção da dor.
8. Verifique se há condições que predisponham os pacientes a efeitos adversos dos opioides. Por exemplo, avalie a possível presença de síndrome da apneia obstrutiva do sono (AOS) antes de submeter o paciente a cirurgia com anestesia usando o questionário STOP-BANG (ver Capítulo 50) (Gokay et al., 2016) (ver política local).	Use os dados da avaliação para prevenir efeitos adversos dos opioides. Por exemplo, AOS conhecida, não tratada ou desconhecida impõe um risco significativo de depressão respiratória, principalmente quando há uso de anestesia (Gokay et al., 2016). A identificação permite que as equipes de tratamento (cirurgião, terapeuta respiratório, anestesista) tomem as devidas precauções, como usar dispositivos de ventilação por pressão positiva contínua nas vias respiratórias ou pressão positiva nas vias respiratórias a 2 níveis disponíveis.
9. Calce luvas de procedimentos. Avalie a perviedade do acesso venoso (IV) e o tecido ao seu redor em relação a inflamação ou inchaço (ver Capítulo 42).	O equipo IV precisa estar patente e funcionando para a administração segura do medicamento para dor.
10. Se o paciente foi submetido a cirurgia, inspecione a incisão, continuando a usar luvas de procedimentos. Palpe delicadamente a área para verificar sensibilidades. Use luvas estéreis se for necessário colocar a mão diretamente sobre a incisão. Remova e descarte as luvas e higienize as mãos.	Dor, inchaço, vermelhidão e/ou secreções incomuns na incisão podem indicar infecção. Reduz a transmissão de infecções.
11. Avalie a capacidade do paciente de manipular o controle de ACP e seu estado cognitivo em relação à capacidade de entender a finalidade da ACP e como usar o dispositivo de controle.	Determina a competência e a capacidade do paciente de usar a ACP de forma correta e segura.
12. Avalie o conhecimento do paciente e a compreensão da eficácia percebida de estratégias anteriores de manejo da dor, principalmente uso prévio de ACP.	A resposta a estratégias de controle da dor ajuda a identificar necessidades de aprendizado e afeta a disposição do paciente em experimentar a terapia.

Capítulo 44 Manejo da Dor

Procedimento 44.1 Analgesia controlada pelo paciente (*Continuação*)

Passo	Justificativa
Planejamento	
1. Higienize as mãos.	Reduz a transmissão de microrganismos.
2. Reúna e traga os devidos suprimentos para o lado do leito do paciente.	Garante uma abordagem organizada.
3. Dê privacidade e prepare o ambiente ao lado do leito para segurança do paciente.	Promove o conforto e a segurança do paciente.
4. Auxilie a posicionar o paciente confortavelmente.	Mantém o conforto do paciente e elimina obstáculos que poderiam interferir no procedimento.
Implementação	
1. Siga os "sete elementos corretos" da administração de medicamentos (ver Capítulo 31). Obtenha o analgésico para ACP em módulo preparado pela farmácia. Verifique a etiqueta da medicação duas vezes – quando tirá-la da embalagem e quando for preparar a montagem.	Garante a administração segura e apropriada do medicamento. *Trata-se da primeira e da segunda checagem para precisão.*
2. Ao lado do leito, identifique o paciente utilizando pelo menos dois tipos de identificação (p. ex., nome e data de nascimento ou nome e número do prontuário do paciente de acordo com as políticas locais. Compare os identificadores com as informações constantes no número de registro ou prontuário do paciente.	Garante que o paciente correto seja tratado. Atende às normas de The Joint Commission e aumenta a segurança para o paciente (TJC, 2021).
3. Ao lado do leito, compare o número de registro ou a folha impressa com o nome do medicamento na embalagem. Faça com que um segundo enfermeiro confirme a prescrição médica e a montagem correta do dispositivo de ACP. O segundo enfermeiro deve checar o pedido e o dispositivo independentemente e não apenas olhar a configuração existente.	Garante que o paciente correto tome o medicamento certo. *Trata-se da terceira checagem para precisão.*
4. Antes de iniciar a analgesia, demonstre o funcionamento da ACP para o paciente e familiar cuidador. Inclua orientações sobre o uso da ACP e orientações verbais e por escrito advertindo a não deixar que ninguém além do paciente aperte o botão de ACP (Cooney et al., 2013; Pasero, 2015).	É importante que o paciente e os membros da família compreendam como usar a ACP com segurança. Permite a prestação de cuidados centrados no paciente e melhores resultados do paciente em relação ao controle da dor (Shindul-Rothschild, 2017).
a. Explique o tipo de medicamento que está no dispositivo.	Informa o paciente sobre a terapia que será recebida.

JULGAMENTO CLÍNICO: *a infusão basal de opioides em segundo plano foi associada a um aumento do risco de náuseas, vômito e depressão respiratória. Contudo, em pacientes com tolerância a opioides, a infusão basal pode ser necessária devido ao potencial de subtratamento e possível abstinência de opioides (Chou et al., 2016).*

b. Se for usada uma taxa basal em segundo plano, explique que o dispositivo administra medicação continuamente; contudo, quantidades autoiniciadas pequenas, porém frequentes, de medicação podem ser administradas para dor não aliviada usando-se o botão de ACP.	Uma infusão basal em segundo plano administra uma dose contínua de medicamento analgésico. A bomba de ACP é programada para aplicar doses adicionais controladas pelo paciente para controlar a dor não aliviada pela infusão contínua (dor irruptiva) (Pasero, 2015).
c. Explique que a autoadministração da dose no controle da dor ajuda a se reposicionar, andar, tossir e respirar profundamente.	Promove a participação do paciente nos cuidados.
d. Explique que o dispositivo está programado para administrar o tipo e a dose de medicamento prescrito para dor com intervalo de bloqueio e limitação de doses a cada 1 a 4 h. Explique como o período de bloqueio previne superdosagens.	Alivia a ansiedade dos pacientes que possam estar preocupados com a possibilidade de superdosagem.
e. Demonstre ao paciente como apertar o botão de pedido de medicação (ver ilustrações). *Oriente o familiar cuidador ou visitante a não apertar o botão de ACP para administrar o medicamento* (Cooney et al., 2013).	Administração por procuração não é recomendada em adultos (Chou et al., 2016; TJC, 2020).
f. Oriente o paciente a notificar o enfermeiro sobre possíveis efeitos colaterais, problemas para obtenção de alívio da dor, alterações na gravidade ou local da dor, alarmes disparados, ou em caso de dúvidas.	Envolve o paciente como parceiro nos cuidados.
5. Calce luvas limpas. Verifique o equipamento de infusão e o módulo de controle do paciente para confirmar se a identificação está correta e a ausência de vazamentos.	Evita erros de medicação e lesões ao paciente.
6. Reposicione o paciente para ter certeza de que o local da venopunção ou da linha central esteja acessível.	Garante o fluxo desimpedido da infusão.
7. Insira o cartucho do medicamento no dispositivo de infusão (ver ilustração) e preencha a linha.	Aciona o sistema e previne que ar seja infundido no acesso IV.

(*continua*)

Procedimento 44.1 Analgesia controlada pelo paciente (Continuação)

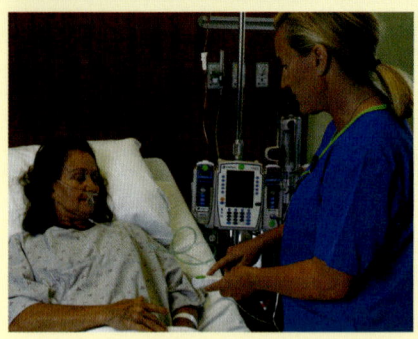
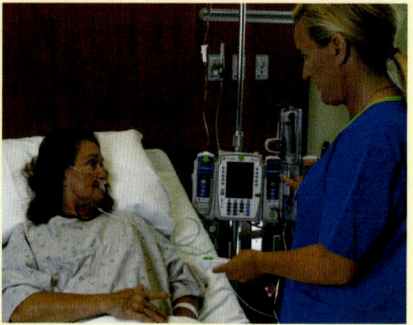

PASSO 4e Paciente aprendendo a como apertar o botão de ACP.

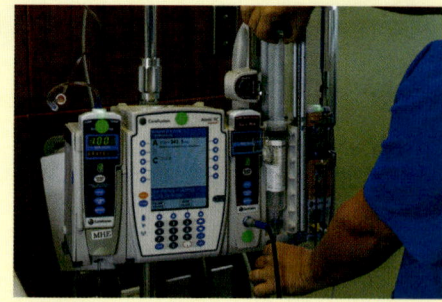

PASSO 7 Enfermeiro insere o cartucho de medicamento no dispositivo de ACP.

Passo	Justificativa
8. Conecte o adaptador não agulhado ao adaptador de equipo do módulo controlado pelo paciente.	Necessário conexão com o equipo IV.
9. Limpe vigorosamente, com haste de algodão embebida em solução antisséptica por 15 s, a porta de injeção da linha IV de manutenção e depois deixe secar.	Minimiza a entrada de microrganismos da superfície durante a inserção da agulha, reduzindo o risco de infecção de corrente sanguínea relacionada ao cateter.
10. Insira o adaptador não agulhado na porta de injeção mais próxima do paciente (no ponto Y de acesso IV periférico ou central ou conecte-o a seu próprio ponto IV). Não deve haver chance de usar o equipo de ACP para administrar outros medicamentos por via IV direta.	Estabelece a rota pela qual o medicamento entrará na linha IV principal. Sistemas não agulhados previnem ferimentos perfurocortantes. Previne interações e incompatibilidades medicamentosas.
11. Fixe a conexão e ancore a linha de ACP com fita adesiva. Etiquete o equipo de ACP.	Previne o deslocamento do adaptador não agulhado da entrada. Facilita a capacidade de deambular do paciente. A etiqueta previne erros de conexão do equipo a um dispositivo de ACP diferente.
12. Programe a bomba computadorizada de ACP conforme solicitado para administrar a dose de medicamento prescrita e o período de bloqueio. Faça com que um segundo enfermeiro verifique a configuração. (**Observação:** Verifique novamente com o enfermeiro que está entrando no serviço durante a transição de equipe para garantir a reconciliação da linha.)	Garante a administração segura e terapêutica do medicamento. Com intervalos de doses adequados (p. ex., 10 min), o paciente normalmente experimenta um efeito analgésico e/ou leve sedação antes de conseguir acessar a próxima dose; assim, há pouca chance de sedação excessiva e depressão respiratória. A verificação por um segundo enfermeiro reduz o risco de erros de medicação (Kane-Gill et al., 2017).
13. Administre a carga da dose de analgesia conforme a prescrição. Manualmente, forneça a dose inicial ou ligue a bomba e programe a dose na bomba.	Estabelece o nível inicial de analgesia.
14. Remova e descarte as luvas e materiais utilizados nos devidos recipientes. Descarte cassetes ou seringas vazios de acordo com as políticas da instituição. Higienize as mãos.	Reduz a transmissão de microrganismos. A Lei Federal de Substâncias Controladas dos EUA (*Federal Controlled Substances Act*) regulamenta o controle e a dispensação de opioides para todas as instituições de saúde.
15. Se o paciente estiver sentindo dor, peça para ele demonstrar o uso do sistema de ACP; se não, peça para que o paciente repita as orientações dadas anteriormente.	Repetir as orientações reforça o aprendizado. Verificar o entendimento do paciente por meio de demonstração ajuda você a determinar o nível de compreensão do paciente e sua capacidade de manipular o dispositivo.
16. Certifique-se de que o local do acesso venoso ou da linha central esteja protegido, e verifique novamente a taxa de infusão antes de deixar o paciente sozinho.	Garante a perviedade do equipo IV.
17. Ajude o paciente a se posicionar confortavelmente.	Reestabelece o conforto e a sensação de bem-estar.
18. Levante as grades laterais (se adequado) e coloque o leito na posição mais baixa possível.	Promove a segurança e previne quedas.
19. Coloque o sistema de chamada de enfermagem em um local acessível ao alcance do paciente.	Garante que o paciente possa pedir ajuda quando necessário e promove segurança e previne quedas.
20. Para descontinuar a ACP:	
a. Verifique a ordem médica de descontinuação. Obtenha as informações necessárias da bomba de ACP para documentação; anote data, horário, quantidade infundida e quantidade de medicamento que sobrou e o motivo para a sobra.	Garante a documentação correta de medicamentos da lista II. Dois enfermeiros certificados devem testemunhar a sobra de opioides (narcóticos) e assinar um registro em cumprimento da Lei de Substâncias Controladas para medicamentos controlados.
b. Higienize as mãos e calce luvas limpas. Desligue a bomba. Desconecte o equipo da linha IV primária, mas mantenha o acesso IV.	Reduz a transmissão de microrganismos. Atende as ordens médicas de manutenção do acesso IV.
c. Descarte o cartucho vazio, equipo e luvas de acordo com as políticas da instituição. Remova e descarte as luvas e higienize as mãos.	Reduz a transmissão de microrganismos.
d. Siga os passos 17 a 19.	Promove o conforto do paciente.

Capítulo 44 Manejo da Dor

Procedimento 44.1 Analgesia controlada pelo paciente (Continuação)

Passo	Justificativa
Avaliação	
1. Use uma escala de classificação da dor para avaliar a intensidade da dor do paciente após tratamentos e procedimentos, de acordo com a política da instituição.	Determina a resposta à aplicação de ACP. Documentar "ACP em uso" ou "ACP eficaz" não é um registro adequado do nível de dor do paciente.
2. Observe se o paciente tem náuseas ou prurido.	Efeitos colaterais tratáveis comuns dos opioides.
3. Monitore o nível de sedação do paciente. Recomenda-se que a Escala de Sedação Opioide de Pasero (POSS) seja usada para monitorar sedação não intencional do paciente (Davis et al., 2017; TJC, 2020). Monitore os sinais vitais, oximetria de pulso e capnografia. Achados de estudos revelam que a observação de enfermeiros e o uso da POSS são melhores para identificar precocemente casos de depressão respiratória e sedação excessiva (Chou et al., 2016). O monitoramento deve seguir a frequência determinada nas políticas da instituição ou na prescrição médica (p. ex., a cada 1 ou 2 h nas primeiras 12 h do período das primeiras 24 h após a cirurgia). Monitore com mais frequência a princípio, durante as primeiras 24 h, e à noite, quando há tendência de ocorrência de hipoventilação e hipoxia durante o sono.	O paciente apresenta maior risco de sedação excessiva e angústia respiratória (SEAR) durante as primeiras 24 h da administração de ACP. Embora exista pouca sensibilidade para detecção de hipoventilação com oximetria de pulso quando se usa oxigênio suplementar e não existam evidências suficientes para recomendar veementemente a capnografia (Chou et al., 2016), estas intervenções são usadas no monitoramento de SEAR e fornecem importantes informações clínicas em sua avaliação. Excesso de sedação (dificuldade para acordar) precede a depressão respiratória. Diferenças na ventilação são observadas entra a vigília e o sono, que se relacionam com estados de estimulação cerebral. A depressão respiratória induzida por opioides também é regulada por mecanismos vigília-sono (Nagappa et al., 2017).
4. Faça o paciente demonstrar a aplicação da dose.	Avalia a habilidade no uso de ACP.
5. De acordo com a política da instituição, avalie o número de tentativas (número de vezes que o paciente apertou o botão), a administração das doses solicitadas (número de vezes que o medicamento foi de fato administrado e a quantidade total de medicamento aplicado em determinado período) e a dose basal, se solicitada.	Ajuda a avaliar a eficácia da dose e a frequência de uso da ACP para o alívio da dor. Mantém o cumprimento com a Lei de Substâncias Controladas.
6. Observe o paciente iniciar o autocuidado.	Demonstra alívio da dor.
7. **Use ensino de retorno:** "Quero ter certeza de que expliquei como a ACP irá ajudá-lo(a) com sua dor e como você deve usar o dispositivo. Diga-me quais passos você seguirá para ativar a ACP." Revise suas orientações agora ou desenvolva um plano para revisão do aprendizado do paciente/familiar cuidador caso estes não consigam explicar o procedimento corretamente.	Ensino de retorno é uma intervenção de letramento em saúde baseada em evidências que promove envolvimento do paciente, segurança do paciente, adesão e qualidade. O objetivo do ensino de retorno é garantir que você tenha explicado informações médicas claramente, de forma que os pacientes e familiares compreendam o que você comunicou a eles (AHRQ, 2020).

RESULTADOS INESPERADOS E INTERVENÇÕES RELACIONADAS

1. O paciente verbaliza continuação ou piora do desconforto ou apresenta comportamentos não verbais indicativos de dor, sugerindo que houve alteração na condição subjacente ou que o paciente está sendo submedicado.
   - Realize uma reavaliação completa da dor
   - Avalie a presença de possíveis complicações
   - Inspecione o acesso venoso para possíveis oclusões ou infiltrações no cateter
   - Avalie o número de tentativas e aplicações iniciadas pelo paciente
   - Verifique se a manutenção do fluido IV está correndo continuamente
   - Avalie se há problemas de operação da bomba
   - Consulte o médico.
2. O paciente está sedado e não consegue acordar facilmente.
   - Interrompa a ACP. Notifique o médico imediatamente
   - Eleve a cabeceira do leito a 30°, a menos que contraindicado
   - Oriente o paciente a respirar profundamente algumas vezes
   - Aplique oxigênio a 2 ℓ por minuto via cânula nasal (se solicitado)
   - Avalie sinais vitais, saturação de oxigênio e/ou capnografia. Monitore frequentemente
   - Avalie a quantidade de opioide administrada nas últimas 4 a 8 h
   - Pergunte aos familiares se alguém apertou o botão sem o conhecimento do paciente
   - Revise o registro do medicamento/prescrição médica em relação a outros possíveis medicamentos sedativos
   - Prepare-se para administrar naloxona caso sejam observados sinais ou sintomas de depressão respiratória.
3. O paciente não consegue manipular o dispositivo de ACP para manter o controle da dor.
   - Consulte o médico sobre via de medicação alternativa ou sobre a possibilidade de administração basal (contínua) de dose.

REGISTRO E RELATO

- Registre os devidos medicamentos, concentrações, doses (basal e a pedido), horário de início, período de bloqueio e quantidade de solução infundida e restante de acordo com as políticas da instituição imediatamente depois, e não antes, da administração. Muitas instituições têm um fluxograma separado para documentação de ACP

(continua)

Procedimento 44.1 — Analgesia controlada pelo paciente (Continuação)

- Registre a avaliação da resposta do paciente ao analgésico na apresentação de ACP, anote as suas narrativas, ou fluxograma de avaliação do paciente (ver políticas locais), incluindo sinais vitais, resultados de oximetria e capnografia, estado de sedação, classificação da dor e estado do dispositivo de acesso vascular
- Calcule a dose infundida: calcule as doses a pedido e contínuas juntas. Registre em uma planilha de ACP
- Documente sua avaliação do aprendizado do paciente
- Durante o relatório de transição de equipe, os enfermeiros que estão entrando e os que estão saindo devem inspecionar e concordar com a programação da bomba de ACP como forma de reconciliação de medicação (Kane-Gill, 2017)
- O relatório de transição de equipe deve incluir informações detalhadas sobre sinais vitais, oximetria de pulso e capnografia, escores de avaliação de dor, escore STOP-BANG para SEAR, escores de sedação de POSS, nível de consciência e nível de atividade (Chou et al., 2016; Cooney, 2016; Meisenberg et al., 2017)
- Use "preparação de segurança" durante o relatório de transição de equipe ao usar palavras para ativar uma construção mental, a fim de motivar comportamentos de enfermagem orientados à segurança (Groves et al., 2017). Um exemplo de preparação de segurança durante o relatório de transição de equipe pode incluir palavras do enfermeiro que expressem preocupação sobre o que pode acontecer (p. ex., excesso de infusão de opioides) devido a certos comportamentos, em vez de relatar apenas informações fatuais.

Pontos-chave

- A dor nociceptiva proporciona uma série de eventos fisiológicos de proteção que permite que as pessoas se conscientizem de eventos que podem causar danos aos tecidos
- Entender os quatro processos fisiológicos de dor nociceptiva (transdução, transmissão, percepção e modulação) ajuda você a reconhecer a causa da dor, os sintomas que a acompanham e a justificativa para a seleção de terapias para tratar ou manejar a dor
- Use os dados do histórico de enfermagem e identifique pistas dadas por seu paciente para categorizar a dor com base em sua duração (aguda ou crônica) ou condição patológica (p. ex., câncer ou não câncer)
- Fatores individuais, fisiológicos, psicológicos, sociais, culturais e ambientais influenciam a dor e fazem com que cada pessoa vivencie uma dor diferente
- Crenças culturais afetam a forma com que os indivíduos expressam a dor, reagem a ela e lidam com essa sensação
- Para fazer julgamentos clínicos oportunos enquanto você avalia a dor, você considera o nível de conforto normal do paciente, o potencial de dor com base no estado de saúde de um paciente e os efeitos do tratamento associado. Analise os dados do histórico de enfermagem e as pistas dos pacientes minuciosamente antes de tomar decisões referentes aos cuidados do paciente e ao plano de manejo da dor
- Pistas para rastreamento de dor aguda incluem causa identificável, início súbito e curta duração. Em compensação, a dor crônica não é protetora, não tem causa identificável e causa um efeito dramático na qualidade de vida de uma pessoa; varia de intensidade e normalmente dura mais do que 3 a 6 meses, além do tempo de cicatrização esperado ou presumido
- Analgesia multimodal proporciona administração segura de analgésicos por combinar medicamentos com pelo menos dois mecanismos de ação diferentes para otimizar o controle da dor, permitindo doses menores do que as habituais de cada medicação. Portanto, um regime multimodal individualizado reduz o risco de efeitos colaterais ao mesmo tempo proporcionando alívio da dor tão bom ou melhor do que se cada uma das medicações fosse administrada isoladamente
- Use seu julgamento clínico ao selecionar diferentes abordagens farmacológicas e não farmacológicas para manejo da dor. Por exemplo, se você estiver cuidando de um paciente que sente dor moderada a intensa, você utiliza uma combinação de terapias não farmacológicas com terapias farmacológicas para ajudar a aliviar a dor
- Fatores individuais e ambientais significativos criam barreiras ao manejo da dor. Esses fatores incluem falta de conhecimento ou conceitos errôneos sobre dor e seu devido manejo em pacientes, familiares cuidadores e profissionais da saúde; crenças culturais; falta de protocolos de manejo da dor; e acesso precário a cuidados
- Para avaliar a resposta do tratamento para dor, peça aos pacientes que descrevam quão efetivo eles acreditam ter sido o controle da dor. Avalie também a intensidade da dor do paciente, bem como efeitos colaterais, comportamentos e resultados funcionais.

Para refletir

Diva, de 55 anos, está no pronto atendimento com dor intensa no quadrante superior direito do abdome, bem abaixo do esterno. Ela tem histórico de diabetes melito, hipertensão e obesidade. Ela começou a caminhar por aproximadamente 45 min por dia há 3 meses e perdeu 13,6 kg desde que começou a se exercitar regularmente. Ela está fazendo caretas e apertando o abdome. Ela classifica sua dor como oito em uma escala de classificação numérica de zero a dez. Diva também apresenta náusea e vômito. Seu médico está examinando-a com suspeita de possíveis cálculos na vesícula.

- Quais dados de histórico de enfermagem são os mais importantes para você coletar nesse momento? Quais pistas corroboram sua resposta? Como você avaliaria a dor? Dê exemplos de perguntas que você poderia fazer a Diva para determinar esta informação (Reconhecer pistas)
- Quais condições e preocupações são consistentes com a dor de Diva? (Analisar pistas)
- Quais você acha que devem ser as atuais preocupações de saúde de Diva? Qual delas é a mais prioritária? Você necessita de alguma informação adicional para determinar sua prioridade? (Priorizar diagnósticos)
- Quais resultados seriam apropriados para os cuidados de Diva? Quais ações e intervenções de enfermagem poderiam ajudar Diva a alcançar esses resultados? Quais ações você planejaria evitar por serem irrelevantes ou potencialmente perigosas? (Gerar soluções)
- Quais ações de enfermagem são as mais adequadas para tratar a dor de Diva? Descreva como você as implementaria e coloque-as em ordem da maior para a menor prioridade (Tomar providências)
- Quais afirmações feitas por Diva na avaliação indicariam que suas ações para o manejo de sua dor foram eficazes? Descreva o que você faria se Diva não indicasse que seus resultados de cuidado foram alcançados. (Avaliar resultados)

Questões de revisão

1. Qual dos seguintes sinais ou sintomas em um paciente virgem a opioides causa maior preocupação ao enfermeiro quando este avalia o paciente 1 h após a administração de um opioide?
   a. Saturação de oxigênio de 95%.
   b. Dificuldade para acordar o paciente.
   c. Frequência respiratória de 12 respirações por minuto.
   d. Classificação de intensidade cinco de dor, em uma escala de zero a dez.

2. O médico escreve a seguinte prescrição para um paciente que é virgem a opioides e que retornou do centro cirúrgico após artroplastia total de quadril: "Adesivo de fentanila 100 mcg, trocar a cada 3 dias." Com base nessa prescrição, o enfermeiro toma a seguinte atitude:
   a. Chama o médico e questiona a prescrição.
   b. Aplica o adesivo no terceiro dia de pós-operatório.
   c. Aplica o adesivo assim que o paciente se queixa de dor.
   d. Coloca o adesivo o mais próximo possível do curativo no quadril.

3. Um paciente está recebendo alta com uma prescrição de opioide para uso por 24 h seguidas para controle da dor pós-operatória. Por essa prescrição, o enfermeiro prevê uma prescrição adicional de qual classe de medicamento?
   a. Antagonistas de opioides.
   b. Antieméticos.
   c. Amolecedores fecais.
   d. Relaxantes musculares.

4. Um novo residente médico escreve uma prescrição de cloridrato de oxicodona de liberação controlada 10 mg VO a cada 2 horas SQN. Que parte da prescrição o enfermeiro questiona?
   a. O medicamento.
   b. O intervalo de tempo.
   c. A dose.
   d. A via de administração.

5. O enfermeiro revisa um registro de administração de medicamento/prescrição médica de um paciente e verifica que o paciente tomou oxicodona/paracetamol (5/325), dois comprimidos VO a cada 3 h nos últimos 3 dias. O que mais preocupa o enfermeiro?
   a. O nível da dor do paciente.
   b. O potencial de dependência.
   c. A quantidade diária de paracetamol.
   d. O risco de sangramento gastrintestinal.

6. Ao usar massagem com gelo para alívio da dor, quais das alternativas abaixo estão corretas? (Selecione todas as aplicáveis.)
   a. Aplique o gelo pressionando-o firmemente sobre a pele.
   b. Aplique o gelo por 5 min ou até que ocorra dormência.
   c. Aplique o gelo no máximo 3 vezes/dia.
   d. Limite a aplicação de gelo a, no máximo, 10 min.
   e. Faça uma massagem lenta, circular e constante.

7. Uma paciente com histórico de acidente vascular encefálico (AVE) há 3 dias que a deixou confusa e incapaz de se comunicar retorna de um procedimento radiológico interventivo após a colocação de um tubo de gastrostomia. A paciente estava tomando até quatro comprimidos por dia de hidrocodona/APAP 5/325 antes de seu AVE durante o ano anterior para manejo de sua dor artrítica. A prescrição do médico é a seguinte: "Hidrocodona/APAP 5/325 1 comp, via tubo de gastrotomia, a cada 4 h, SQN." Qual ação do enfermeiro é a mais apropriada?
   a. Não é necessária nenhuma ação por parte do enfermeiro, pois a prescrição está correta.
   b. Pedir para que a prescrição seja trocada para 24 horas seguidas pelas primeiras 48 h.
   c. Pedir a troca da medicação por meperidina 50 mg via IV direta, a cada 3 h, SOS.
   d. Iniciar o regime de hidrocodona/APAP quando a paciente demonstrar sintomas não verbais de dor.

8. Coloque os passos a seguir na ordem correta de administração de analgesia controlada pelo paciente:
   a. Insira o cartucho de medicamento no dispositivo de infusão e preencha o equipo.
   b. Limpe vigorosamente, com haste de algodão embebida em solução antisséptica por 15 s, a porta de injeção da linha IV de manutenção e depois deixe secar.
   c. Demonstre ao paciente como apertar o botão de acionamento da medicação.
   d. Fixe a conexão e fixe a linha de ACP com fita adesiva.
   e. Oriente o paciente a notificar o enfermeiro em caso de possíveis efeitos colaterais ou alterações na gravidade ou localização da dor.
   f. Insira o adaptador não agulhado na porta de injeção mais próxima do paciente.
   g. Calce luvas de procedimento. Verifique se o módulo de infusão e de controle do paciente estão devidamente etiquetados ou se há evidências de vazamentos.
   h. Programe a bomba computadorizada de ACP conforme solicitado para administrar a dose de medicamento prescrita e o intervalo de bloqueio.
   i. Conecte o adaptador não agulhado ao adaptador do equipo do módulo controlado pelo paciente.

9. Ao orientar um paciente sobre estimulação elétrica nervosa (TENS), quais das seguintes alternativas representam uma descrição precisa da terapia não farmacológica? (Selecione todas as aplicáveis.)
   a. Ligue a TENS antes de o paciente sentir qualquer desconforto.
   b. TENS funciona perifericamente e centralmente nos receptores nervosos.
   c. TENS não requer prescrição médica.
   d. Remova quaisquer preparações cutâneas antes de aplicar os eletrodos da TENS.
   e. Colocar os eletrodos diretamente sobre ou perto do local da dor funciona melhor.

10. Ligue as características à esquerda às categorias de dor adequadas à direita.

	Dor aguda	Dor crônica
a. Tem efeito protetor.		
b. Dura mais de 3 a 6 meses.		
c. Normalmente tem uma causa identificável.		
d. Afeta dramaticamente a qualidade de vida.		
e. Considerada uma doença.		
f. Acaba se resolvendo com ou sem tratamento.		

Respostas: 1. b; 2. a; 3. c; 4. b; 5. c; 6. a, b, e; 7. b; 8. c, e, g, a, i, b, f, d, h; 9. b, d, e; 10. Dor aguda: a, c, f; Dor crônica: b, d, e.

Referências bibliográficas

Agency for Healthcare Research and Quality (AHRQ): *Health Literacy Universal Precautions Toolkit 2nd edition*, Rockville, MD, 2020, Agency for Healthcare Research and Quality. https://www.ahrq.gov/health-literacy/quality-resources/tools/literacy-toolkit/healthlittoolkit2-tool5.html. Accessed May 7, 2021.

Allison MA, et al: The link between school attendance and good health, *Pediatrics* 143(2), 2019. https://pediatrics.aappublications.org/content/143/2/e20183648. Accessed May 1, 2021.

American Cancer Society: *What is hospice care?* 2019. https://www.cancer.org/treatment/end-of-life-care/hospice-care/what-is-hospice-care.html. Accessed May 7, 2021.

American Chronic Pain Association (ACPA) & Stanford Medicine: *ACPA and Standford Resource Guide to Chronic Pain Management*, 2021. https://www.theacpa.org/resources/acpa-resource-guide/. Accessed October 25, 2021.

American Geriatrics Society Beers Criteria Update Expert Panel: American Geriatrics Society 2019 updated AGS Beers Criteria® for potentially inappropriate medication use in older adults, *JAGS* 67:674, 2019.

American Music Therapy Association (AMTA): *Music therapy with specific populations: fact sheets, resources & bibliographies*, 2021. https://www.musictherapy.org/research/factsheets/. Accessed May 5, 2021.

American Nurses Association (ANA): *The ethical responsibility to manage pain and the suffering it causes*, Silver Spring, MD, 2018, The Association. https://www.nursingworld.org/~495e9b/globalassets/docs/ana/ethics/theethicalresponsibilitytomanagepainandthesufferingitcauses2018.pdf. Accessed May 1, 2021.

American Nurses Association: *ANA and American Society for Pain Management Nursing (ASPMN): Scope and standards of practice: pain management nursing*, ed 2, Silver Spring, MD, 2016, The Association.

American Society of Anesthesiologists (ASA): Practice guidelines for chronic pain management, *Anesthesiology* 112:1, 2010.

Anekar AA, Cascella M: WHO analgesic ladder. In *StatPearls* [Internet]. Treasure Island, FL, 2020, StatPearls Publishing. https://www.ncbi.nlm.nih.gov/books/NBK554435/. Accessed May 5, 2021.

Arthritis Foundation: *Osteoarthritis*, n.d. https://www.arthritis.org/diseases/osteoarthritis. Accessed May 1, 2021.

Atee M, et al: Pain assessment in dementia: evaluation of a point-of-care technological solution, *J Alzheimers Dis* 60(1):137, 2017.

Burchum JR, Rosenthal LD: *Lehne's pharmacology for nursing care*, ed 10, St. Louis, 2019, Elsevier.

Centers for Disease Control and Prevention: CDC guideline for prescribing opioids for chronic pain – United States, *MMWR* 65(1):1–49, 2016. https://www.cdc.gov/mmwr/volumes/65/rr/rr6501e1.htm?CDC_AA_refVal=https%3A%2F%2Fwww.cdc.gov%2Fmmwr%2Fvolumes%2F65%2Frr%2Frr6501e1er.htm. Accessed May 5, 2021.

Centers for Disease Control and Prevention (CDC): *Opioid overdose: understanding the epidemic*, 2021a. https://www.cdc.gov/drugoverdose/epidemic/index.html. Accessed May 1, 2021.

Centers for Disease Control and Prevention (CDC): *What is health literacy?* 2021b. https://www.cdc.gov/healthliteracy/learn/index.html. Accessed May 1, 2021.

Chow S, et al: Pain assessment tools for older adults with dementia in long-term care facilities: a systematic review, *Neurodegener Dis Manag* 6(6):525, 2016.

Colloca L, et al: Neuropathic pain, *Nat Rev Dis Primers* 16(3):17002, 2017.

Cooney MF: Postoperative pain management: clinical practice guidelines, *J Perianesth Nurs* 31(5):445, 2016.

Cooney MF, et al: American Society for Pain Management Nursing position statement with clinical practice guidelines: authorized agent–controlled analgesia, *Pain Manag Nurs* 14(3):178, 2013.

Dahlhamer J, et al: Prevalence of chronic pain and high-impact chronic pain among adults—United States, *MMWR Morb Mortal Wkly Rep* 67(36):1001, 2018. https://www.cdc.gov/mmwr/volumes/67/wr/mm6736a2.htm#suggestedcitation. Accessed May 1, 2021.

Davis C, et al: A multisite retrospective study evaluating the implementation of the Pasero Opioid-Induced Sedation Scale (POSS) and its effect on patient safety outcomes, *Pain Manag Nurs* 18(4):193, 2017.

de Boer I, et al: Advance in genetics of migraine, *Curr Opin Neurol* 32(3):413, 2019. doi:10.1097/WCO.0000000000000687. https://journals.lww.com/co-neurology/fulltext/2019/06000/advance_in_genetics_of_migraine.14.aspx#:~:text=adequate%20genetic%20counseling.-,Specific%20clinical%20features%20of%20common%20migraine%20seem%20to%20be%20determined,genetic%20variant%20risks%20with%20depression. Accessed May 2, 2021.

Drew DJ, et al: "As-needed" range orders for opioid analgesics in the management of pain: a consensus statement of the American Society for Pain Management Nursing and the American Pain Society, *Pain Manag Nurs* 19(3):207, 2018.

Fowler MDM: *Guide to the code of ethics for nurses with interpretive statements*, ed 2, Silver Spring, MD, 2015, American Nurses Association.

Giger JN, Haddad LG: *Transcultural nursing: assessment and intervention*, ed 8, St. Louis, 2021, Elsevier.

Givler A, et al: The importance of cultural competence in pain and palliative care. In *StatPearls* [Internet], 2020. https://www.ncbi.nlm.nih.gov/books/NBK493154/. Accessed May 2, 2021.

Gokay P, et al: Is there a difference between the STOP-BANG and the Berlin Obstructive Sleep Apnoea Syndrome questionnaires for determining respiratory complications during the perioperative period? *J Clin Nurs* 25(9/10):1238, 2016.

Hockenberry MJ, Wilson D: *Wong's nursing care of infants and children*, ed 11, St. Louis, 2019, Elsevier.

Horgas A: *Assessing pain in older adults with dementia*, 2020, Hartford Institute for Geriatric Nursing. https://hign.org/consultgeri/try-this-series/assessing-pain-older-adults-dementia. Accessed May 1, 2021.

Horgas AL: Pain assessment in older adults, *Nurs Clin North Am* 52(3):375, 2017.

Hoti K, et al: Clinimetric properties of the electronic Pain Assessment Tool (ePAT) for aged-care residents with moderate to severe dementia, *J Pain Res* 11:1037, 2018.

Huether S, McCance K: *Pathophysiology: the biologic basis for disease in adults and children*, ed 8, St. Louis, 2019, Elsevier.

Institute of Medicine (IOM): *Relieving pain in America: a blueprint for transforming prevention, care, education, and research*, Washington, DC, 2011, National Academies Press. https://www.ncbi.nlm.nih.gov/books/NBK91497/. Accessed May 1, 2021.

Interagency Pain Research Coordinating Committee (IPRCC): *National pain strategy report*, 2021a. https://www.iprcc.nih.gov/national-pain-strategy-overview/national-pain-strategy-report. Accessed May 1, 2021.

Interagency Pain Research Coordinating Committee (IPRCC): *Federal pain research strategy overview*, 2021b. https://www.iprcc.nih.gov/federal-pain-research-strategy-overview. Accessed May 1, 2021.

International Association for the Study of Pain (IASP): *IASP terminology*, 2020. https://www.iasp-pain.org/publications/iasp-news/iasp-announces-revised-definition-of-pain/. Accessed August 25, 2021.

International Association for the Study of Pain (IASP): *Declaration of Montreal*, 2018a. http://www.iasp-pain.org/DeclarationofMontreal. Accessed May 1, 2021.

International Association for the Study of Pain (IASP): *Faces pain scale—revised home*, 2018b. http://www.iasp-pain.org/Education/Content.aspx?ItemNumber=1519. Accessed May 4, 2021.

Iyer P, Lee YC: Why it hurts: the mechanisms of pain in rheumatoid arthritis, *Rheum Dis Clin North Am* 47(2021):229, 2021.

Kane-Gill S, et al: Clinical practice guideline: safe medication use in the ICU, *Crit Care Med* 45(9):e877, 2017.

Laures EL, et al: Pediatric pain assessment in the intensive care unit: an evidence-based algorithm. *Pain Manag Nurs* 2020. https://doi.org/10.1016/j.pmn.2020.10.005.

Manocha S, Taneja N: Assessment of paediatric pain: a critical review, *J Basic Clin Physiol Pharmacol* 27(4):1, 2016.

Masato H, et al: Prophylactic pentazocine reduces the incidence of pruritus after cesarean delivery under spinal anesthesia with opioids: a prospective randomized clinical trial, *Anesth Analg* 124(6):1930, 2017.

Meisenberg B, et al: Implementation of solutions to reduce opioid-induced oversedation and respiratory depression, *Am J Health Syst Pharm* 74(3):162, 2017.

Melzack R: From the gate to the neuromatrix, *Pain* 6(Suppl):S121, 1999.

Melzack R, Wall PD: Pain mechanisms: a new theory, *Science* 150:971, 1965.

Nagappa M, et al: Opioids, respiratory depression, and sleep-disordered breathing, *Best Pract Res Clin Anaesthesiol* 31(4):469, 2017.

National Institutes of Health: *National Institute on Drug Abuse (NIHNIDA): Opioid overdose crisis*, 2021. https://www.drugabuse.gov/drug-topics/opioids/opioid-overdose-crisis. Accessed May 5, 2021.

Narouze S, et al: Interventional spine and pain procedures in patients on antiplatelet and anticoagulant medications (second edition): guidelines from The American Society of Regional Anesthesia and Pain Medicine, The European Society of Regional Anaesthesia and Pain Therapy, The American Academy of Pain Medicine, The International Neuromodulation Society, The North American Neuromodulation Society, and The World Institute of Pain, *Reg Anesth Pain Med* 43(3):225, 2018.

O'Sullivan K, et al: Understanding pain among older persons: part 1 – the development of novel pain profiles and their association with disability and quality of life, *Age Ageing* 46(1):46, 2017.

Palese A, et al: "I am administering medication – please do not interrupt me": red tabards preventing interruptions as perceived by surgical patients, *J Patient Saf* 15:30, 2019.

Pasero C: Unconventional use of a PCA pump: nurse-activated dosing, *J Perianesth Nurs* 30(1):68, 2015.

Pasero C, McCaffery M: *Pain assessment and pharmacologic management*, St. Louis, 2011, Mosby.

QSEN Institute (QSEN): *QSEN Institute Competencies*, 2020. http://qsen.org/competencies/pre-licensure-ksas/. Accessed May 1, 2021

Scarborough BM, Smith CB: Optimal pain management for patients with cancer in the modern era, *CA Cancer J Clin* 68(3):182, 2018.

Shindul-Rothschild J, et al: Beyond the pain scale: provider communication and staffing predictive of patients' satisfaction with pain control, *Pain Manag Nurs* 18(6):401, 2017.

The Joint Commission (TJC): *Pain management standards for accredited organizations*, Oakbrook Terrace, IL, 2020, Author. https://www.jointcommission.org/resources/patient-safety-topics/pain-management-standards-for-accredited-organizations/. Accessed December 5, 2020.

The Joint Commission (TJC): *2021 National Patient Safety Goals*, Oakbrook Terrace, IL, 2021, The Commission. https://www.jointcommission.org/en/standards/national-patient-safety-goals/. Accessed May 1, 2021

Touhy T, Jett K: *Ebersole & Hess' toward healthy aging*, ed 10, St. Louis, 2020, Elsevier.

Treede RD: The International Association for the Study of Pain definition of pain: as valid in 2018 as in 1979, but in need of regularly updated footnotes, *Pain Rep* 3(2):e643, 2018.

US Food and Drug Administration (USFDA): *FDA drug safety communication: prescription acetaminophen products to be limited to 325 mg per dosage unit; boxed warning will highlight potential for severe liver failure*, 2018. http://www.fda.gov/Drugs/DrugSafety/ucm239821.htm. Accessed May 5, 2021.

US National Library of Medicine: *Medline Plus - Lidocaine transdermal patch*, 2016, Lidocaine Transdermal Patch: MedlinePlus Drug Information. https://medlineplus.gov/druginfo/meds/a603026.html. Accessed May 5, 2021.

US National Library of Medicine: *Medline Plus – Fentanyl transdermal patch*, 2021, https://medlineplus.gov/druginfo/meds/a601202.html. Accessed May 5, 2021.

Wong-Baker FACES Foundation: *Wong-Baker FACES® pain rating scale*, 2016. https://wongbakerfaces.org/. Accessed May 1, 2021.

Wong DL, Baker CM: Pain in children: comparison of assessment scales, *Okla Nurse* 33(1):8, 1988.

Referências de pesquisa

Ames N, et al: Music listening among postoperative patients in the intensive care unit: a randomized controlled trial with mixed-methods analysis, *Integr Med Insights* 12:1, 2017.

Auxier JN, et al: An appreciative inquiry into older adults' pain experience in long term care facilities: a pain education perspective, *Int Pract Dev J* 10(1):1, 2020.

Benjenk I, et al: Authorized Agent–Controlled analgesia for pain management in critically ill adult patients, *Crit Care Nurse* 40(3):31, 2020.

Baeriswyl M, et al: The analgesic efficacy of transverse abdominis plane block versus epidural analgesia: a systematic review with meta-analysis, *Medicine* 97(26):e11261, 2018. doi:10.1097/MD.0000000000011261.

Beyer JE, et al: The creation, validation, and continuing development of the Oucher: a measure of pain intensity in children, *J Pediatr Nurs* 7(5):335, 1992.

Bugada D, et al: Genetics and opioids: towards more appropriate prescription in cancer pain, *Cancers* 12(7):1951, 2020.

Chou R, et al: Management of postoperative pain: a clinical practice guideline from the American Pain Society, the American Society of Regional Anesthesia and Pain Medicine, and the American Society of Anesthesiologists' Committee on Regional Anesthesia, Executive Committee, and Administrative Council, *J Pain* 17(2):131, 2016.

Dekel BGS, et al: Medical evidence influence on inpatients and nurses pain ratings agreement, *Pain Res Manag* 2016:9267536, 2016. https://www.hindawi.com/journals/prm/2016/9267536/. Accessed May 1, 2021.

Deldar K, et al: Challenges faced by nurses in using pain assessment scale in patients unable to communicate: a qualitative study, *BMC Nurs* 17(11), 2018.

Dequeker S, et al: Hospitalized patients' vs. nurses' assessments of pain intensity and barriers to pain management, *J Adv Nurs* 74(1):160, 2018.

Dueñas M, et al: A review of chronic pain impact on patients, their social environment and the health care system, *J Pain Res* 9:457, 2016.

Ferreira-Valente A, et al: The role of spirituality in pain, function, and coping in individuals with chronic pain, *Pain Med* 21(3):448, 2020. https://academic.oup.com/painmedicine/article/21/3/448/5482550?login=true. Accessed May 2, 2021.

Geneen LJ, et al: Physical activity and exercise for chronic pain in adults: an overview of Cochrane Reviews, *Cochrane Database Syst Rev* 14;1(1), 2017.

Gerber K, et al: Barriers to adequate pain and symptom relief at the end of life: a qualitative study capturing nurses' perspectives, 2021, *Collegian*. https://doi.org/10.1016/j.colegn.2021.02.008.

Gibson W, et al: *Transcutaneous electrical nerve stimulation (TENS) for chronic pain - an overview of Cochrane Reviews*, 2019, Cochrane. https://www.cochrane.org/CD011890/SYMPT_transcutaneous-electrical-nerve-stimulation-tens-chronic-pain-overview-cochrane-reviews#:~:text=TENS%20is%20a%20common%20treatment%20for%20pain%20conditions,previously%20investigated%20by%20a%20number%20of%20Cochrane%20Reviews. Accessed May 5, 2021.

Groves PS, et al: Priming patient safety through nursing handoff communication: a simulation pilot study, *West J Nurs Res* 39(11):1394, 2017.

Heden L, et al: Effects of the intervention "reflective STRENGTH-giving dialogues" for older adults living with long-term pain: a pilot study, *J Aging Res* 7597524, 2020.

Hollingshead NA, et al: The pain experience of Hispanic Americans: a critical literature review and conceptual model, *J Pain* 17(5):513, 2016.

Karcioglu O, et al: A systematic review of the pain scales in adults: Which to use? *J Emerg Med* 36(4):707, 2018.

Khalid S, et al: Post-operative determinants of chronic pain after primary knee replacement surgery: analysis of data on 258,386 patients from the National Joint Registry for England (NJR), *Osteoarthr Cartilage Open*, 3(1): 100139. https://www.sciencedirect.com/science/article/pii/S2665913121000029. Accessed May 1, 2021.

Koh JC, et al: Postoperative pain and patient-controlled epidural analgesia-related adverse effects in young and elderly patients: a retrospective analysis of 2435 patients, *J Pain Res* 10:897, 2017. https://www.ncbi.nlm.nih.gov/pmc/articles/PMC5396922/. Accessed May 5, 2021.

Kolasinski SL, et al: *2019 American College of Rheumatology/Arthritis Foundation guideline for the management of osteoarthritis of the hand, hip, and knee*, 2020. https://onlinelibrary.wiley.com/doi/full/10.1002/art.41142. Accessed May 5, 2021.

Lin CL: Effect of music therapy on pain after orthopedic surgery – a systematic review and meta-analysis, *Pain Pract* 20(4):422, 2020.

Miró J, et al: Validity of three rating scales for measuring pain intensity in youths with physical disabilities, *Eur J Pain* 20(1):130, 2016.

Narusyte J, et al: Shared liability to pain, common mental disorders, and long-term work disability differs among women and men, *Pain* 161(5):1005, 2020. https://www.ncbi.nlm.nih.gov/pmc/articles/PMC7170444/. Accessed May 2, 2021.

O'Leary, et al: Nervous system sensitization as a predictor of outcome in the treatment of peripheral musculoskeletal conditions: a systematic review, *Pain Pract* 17(2):249, 2017.

Pathak A, et al: The utility and validity of pain intensity rating scales for use in developing countries, *Pain Rep* 3(5):e672, 2018.

Rogers AH, et al: Health literacy, opioid misuse, and pain experience among adults with chronic pain, *Pain Med* 21(4):670, 2020.

Rouhi S, et al: New model for couple therapy for patients with chronic pain and their caregivers: an attempt to improve quality of life and reduce pain, *Clin Pract Epidemiol Ment Health* 16:53, 2020. https://www.ncbi.nlm.nih.gov/pmc/articles/PMC7324868/. Accessed May 2, 2021.

Shen J, et al: Evaluation of nurse accuracy in rating procedural pain among pediatric burn patients using the Face, Legs, Activity, Cry, Consolability (FLACC) Scale, *Burns* 43(1):114, 2017.

Tick H, et al: Pain Task Force of the Academic Consortium for Integrative Medicine and Health: Evidence-based nonpharmacologic strategies for comprehensive pain care: The Consortium Pain Task Force White Paper, *Explore (NY)* 14(3):177, 2018.

Tomaszek L, Dębska G: Knowledge, compliance with good clinical practices and barriers to effective control of postoperative pain among nurses from hospitals with and without a "Hospital without Pain" certificate, *J Clin Nurs* 27(7-8):1641, 2018.

US Department of Veterans Affairs: *Acute pain management: meeting the challenges, P#96864*, July 2017. https://www.pbm.va.gov/PBM/AcademicDetailingService/Documents/Academic_Detailing_Educational_Material_Catalog/Pain_Provider_AcutePainProviderEducational Guide_IB10998.pdf. Accessed May 5, 2021.

U.S. Department of Health and Human Services (USDHHS): *Report on pain management best practices: updates, gaps, inconsistencies, and recommendations*, 2019. https://www.hhs.gov/sites/default/files/pmtf-final-report-2019-05-23.pdf.

von Plato H, et al: Combination of perineural and wound infusion after above knee amputation: a randomized, controlled multicenter study, *ACTA* 63(10):1406, 2019.

Wluka AE, et al: Does preoperative neuropathic-like pain and central sensitization affect the post-operative outcome of knee joint replacement for osteoarthritis? A systematic review and meta analysis, *Osteoarthritis Cartilage* 28(2020):1403, 2020.

Wren AA, et al: Multidisciplinary pain management for pediatric patients with acute and chronic pain: a foundational treatment approach when prescribing opioids, *Children* 6(2):33, 2019, https://doi.org/10.3390/children6020033. Accessed May 5, 2021.

Zielinski J, et al: Pain assessment and management in children in the postoperative period: a review of the most commonly used postoperative pain assessment tools, new diagnostic methods and the latest guidelines for postoperative pain therapy in children, *Adv Clin Exp Med* 29(3):365, 2020. doi:10.17219/acem/112600.

45

Nutrição

Objetivos

- Explicar os efeitos de uma dieta bem balanceada para o corpo no curso da vida
- Resumir o processo de digestão e absorção
- Explicar o programa *MyPlate* e seu valor no planejamento das refeições para uma alimentação saudável
- Relacionar as atuais diretrizes alimentares para a população em geral
- Explicar a variância nos requisitos nutricionais no ciclo da vida
- Identificar fatores de risco que colocam os pacientes em grande risco de broncoaspiração
- Categorizar os principais métodos de avaliação nutricional
- Explicar o manejo de enfermagem das alimentações enterais
- Explicar as abordagens para evitar as complicações da nutrição parenteral (NP)
- Identificar a terapia nutricional clínica (TNC) em relação a condições clínicas da doença cardiovascular
- Propor como implementar aconselhamento alimentar e educação em saúde em relação às expectativas do paciente.

Termos-chave

Albumina
Aminoácidos essenciais
Aminoácidos não essenciais
Anabolismo
Anorexia nervosa
Antropometria
Balanço nitrogenado
Bulimia nervosa
Carboidrato simples
Carboidratos
Catabolismo
Cetonas
Densidade nutritiva
Desnutrição
Disfagia
Emulsões lipídicas intravenosas
Fibra
Gasto energético em repouso (GER)
Hipervitaminose
Índice de massa corporal (IMC)
Ingestão dietética de referência (IDR)
Insulina
Lipídios
Má absorção
Macrominerais
Metabolismo
Minerais
Nutrição enteral (NE)
Nutrição parenteral (NP)
Nutrientes
Oligoelementos
Peristaltismo
Peso corporal ideal (PCI)
Quilocalorias (kcal)
Quimo
Segurança alimentar
Taxa metabólica basal (TMB)
Terapia nutricional clínica (TNC)
Triglicerídios
Valores diários
Vegetarianismo
Vitaminas
Vitaminas hidrossolúveis
Vitaminas lipossolúveis

Ryan Carnes é um enfermeiro especialista em saúde da família de uma clínica de saúde localizada no centro de idosos, que oferece atividades sociais diárias e almoço de segunda a sexta. A Sra. Cooper, que tem 72 anos e história de diabetes melito (DM), hipertensão e insuficiência cardíaca com fibrilação atrial, é uma paciente da clínica de saúde do centro de idosos. Quando a Sra. Copper comparece à sua consulta com Ryan para verificar sua pressão arterial, ela relata ter perdido peso, mas não sabe por quê. Quando Ryan pergunta à Sra. Cooper sobre seus hábitos alimentares, ela diz que toma um pouco de suco de manhã e duas ou três xícaras de café. Além disso, ela geralmente come um sanduíche no fim da tarde e não janta. Ela diz: "Eu simplesmente não tenho interesse em comida. Nada tem gosto". Três meses antes, ela começou a tomar um medicamento antidepressivo para controle da depressão devido à perda de seu marido, no começo do ano. Ela não participa mais de seu grupo mensal de bordado, que se reúne no centro de idosos. Ela também diz a Ryan que parou de ir à igreja regularmente e não participa de nenhuma outra atividade ou passeios organizados pelo centro de idosos. Quando Ryan pergunta à Sra. Cooper sobre sua situação financeira, a Sra. Cooper responde dizendo que é apertado viver com uma pequena pensão e aposentadoria, mas que ela tem conseguido se virar. Ela está atualmente morando em um pequeno apartamento em um edifício para idosos perto do centro de idosos. A Sra. Cooper tem uma filha e dois netos adolescentes que moram em outra cidade, a mais ou menos 160 quilômetros de distância. Ela vê sua família aproximadamente uma vez por mês, pois os adolescentes estão ocupados com a escola e com os esportes.

Ryan sabe que, com base nos comentários da Sra. Cooper, ele precisará fazer uma avaliação nutricional minuciosa da Sra. Cooper mais para o fim da semana.

Nutrição é um componente básico da saúde e é essencial para o crescimento e desenvolvimento normal, manutenção e reparo de tecidos, metabolismo celular e funcionamento dos órgãos. O acesso adequado a alimentos é imperativo para obter e manter este componente da saúde. Em 2018, mais de 37 milhões de norte-americanos viviam em lares que não tinham acesso a alimentação adequada (Hunger + Health, 2021). **Segurança alimentar** é fundamental para todos os moradores de uma residência. Esse termo significa que todos na residência têm acesso a alimentos suficientes, seguros e nutritivos para manter um estilo de vida saudável. Os moradores da residência devem ter comida suficiente disponível de forma consistente e os recursos para obter comidas adequadas para uma alimentação nutritiva. A importância da segurança alimentar é destacada pelo U.S. Department of Agriculture (USDA), que revela que muitas crianças nos EUA vivem em lares nos quais não há acesso a alimentos de alta qualidade suficiente para manter uma vida saudável e ativa (USDA, 2020). Menos segurança alimentar ou acesso a uma alimentação saudável pode levar a resultados insatisfatórios para os pacientes, como hospitalizações de maior duração devido a cicatrização retardada ou a efeitos adversos de condições médicas (Giddens, 2021). Portanto, alimentação e saúde estão inter-relacionadas e representam um importante conceito na prática de enfermagem.

Terapia nutricional clínica (TNC) utiliza terapia nutricional e aconselhamento para manejar doenças (Healthline, 2020). Em algumas enfermidades, como diabetes melito (DM) tipo 1 ou hipertensão leve, terapia alimentar é geralmente o principal tratamento para controle da doença (American Diabetes Association [ADA], 2019). Outras condições, como doença inflamatória intestinal grave, requerem apoio nutricional especializado, como nutrição enteral (NE) ou nutrição parenteral (NP). Os atuais padrões de cuidados promovem nutrição ideal em todos os pacientes, incluindo uma alimentação com pouca gordura e limitando o consumo de carne vermelha, especificamente (American Cancer Society [ACS], 2021; American Heart Association [AHA], 2017).

O U.S. Department of Health and Human Services (USDHHS) e o Office of Disease Prevention and Health Promotion (ODPHP) vêm publicando as metas nutricionais *Healthy People* desde o ano 2000 e recentemente lançaram o *Healthy People 2030* (ODPHP, n.d.; USDHHS, 2020) (Boxe 45.1). Esses objetivos continuaram em consequência da análise e revisão do *Healthy People* a cada 10 anos. As metas gerais do *Healthy People 2030* são promover a saúde e comportamentos saudáveis e reduzir as doenças crônicas (ODPHP, n.d.). Todos os objetivos relacionados com a nutrição e a alimentação saudável incluem dados iniciais de referência, em relação aos quais se mede o progresso. O desafio continua sendo motivar os consumidores a colocar em prática essas recomendações alimentares para reduzir o risco de doenças crônicas e melhorar a saúde geral.

Como enfermeiro, você utiliza julgamento clínico e pensamento crítico para identificar e tratar os problemas nutricionais dos pacientes. Para ajudar os pacientes, você precisa entender o processo de digestão e absorção, as necessidades de nutrientes do corpo e as necessidades nutricionais dos pacientes. Use esse conhecimento para ajudá-lo a reunir e analisar dados do histórico de enfermagem para identificar o(s) problema(s) nutricional(is) prioritário(s) de um paciente. Pacientes com preocupações nutricionais requerem abordagens individualizadas baseadas em seus hábitos pessoais, preferências e hábitos alimentares e na causa de seu problema. Um plano de cuidados de enfermagem centrado no paciente com intervenções de enfermagem individualizadas é geralmente eficaz para resolver problemas nutricionais de curto e longo prazo.

Base de conhecimento científico

Nutrientes: as unidades bioquímicas da nutrição

O corpo precisa de combustível para gerar energia para o metabolismo celular e para reparo, funcionamento dos órgãos, crescimento e movimento do corpo. A **taxa metabólica basal (TMB)** é a energia necessária em repouso para manter atividades de sustentação da vida (respiração, circulação, frequência cardíaca e temperatura) por um período específico de tempo. Fatores como idade, massa corporal, gênero, febre, inanição, menstruação, enfermidade, lesões, infecção, nível de atividade e função da tireoide afetam as necessidades energéticas. O **gasto energético em repouso (GER)**, ou taxa metabólica em repouso, é a quantidade de energia que você precisa consumir durante um período de 24 h para que seu corpo mantenha as suas atividades internas funcionando durante o repouso. Fatores que afetam o metabolismo incluem enfermidades, gravidez, lactação e nível de atividade.

Quando as **quilocalorias (kcal)** dos alimentos que comemos satisfazem nossas necessidades energéticas, nosso peso não varia (Grodner et al., 2020). Quando as quilocalorias ingeridas excedem nossas demandas energéticas, ganhamos peso. Da mesma forma, se as quilocalorias ingeridas não conseguirem atender às nossas demandas energéticas, perdemos peso.

Boxe 45.1 Exemplos de objetivos de nutrição e alimentação saudável do *Healthy People 2030*

Sobrepeso e obesidade
- Reduzir a proporção de adultos obesos
- Aumentar a proporção de consultas médicas feitas por pacientes adultos com obesidade que incluam aconselhamento ou educação relacionada com a redução de peso, alimentação ou atividade física.

Nutrição e alimentação saudável
- Aumentar o consumo de frutas, vegetais e grãos integrais por pessoas a partir dos 2 anos. Reduzir o consumo de açúcares adicionados, gorduras saturadas e sódio por pessoas a partir dos 2 anos. Aumentar o consumo de cálcio, potássio e vitamina D por pessoas a partir de 2 anos
- Reduzir a deficiência de ferro entre crianças de 1 e 2 anos
- Aumentar a proporção de escolas que não vendem alimentos e bebidas menos saudáveis
- Eliminar a segurança alimentar muito baixa entre crianças
- Reduzir a insegurança alimentar doméstica e, dessa forma, reduzir a fome.

Doença cardíaca e acidente vascular encefálico
- Reduzir a proporção de adultos com pressão arterial elevada
- Reduzir os níveis médios totais de colesterol do sangue entre adultos.

Lactentes, crianças e adolescentes
- Aumentar a proporção de lactentes em amamentação exclusiva até os 6 meses de vida
- Aumentar a proporção de lactentes em aleitamento materno até 1 ano
- Aumentar a proporção de estudantes participantes do Programa *School Breakfast* (Café da manhã na escola)
- Aumentar a proporção de estudantes elegíveis a participar do programa Summer Food Service (Serviço de alimentação do verão) do U.S. Department of Agriculture (USDA).

Mulheres
- Aumentar a proporção de mulheres em idade fértil com concentrações ideais de folato nas hemácias
- Reduzir a deficiência de ferro entre mulheres de 12 e 49 anos.

Local de trabalho
- Aumentar a proporção de locais de trabalho que ofereçam um programa de nutrição como parte de um programa de promoção da saúde dos funcionários.

De U.S. Department of Health and Human Services and Office of Disease Prevention and Health Promotion (ODPHP): *Healthy People 2030*, n.d. https://health.gov/healthypeople/objectives-and-data/browse-objectives/nutrition-and-healthy-eating. Accessed April 7, 2021.

Nutrientes são os elementos necessários para o funcionamento normal de diversos processos do corpo. Obtemos a energia necessária com a ingestão de uma variedade de nutrientes: carboidratos, proteínas, gorduras, água, vitaminas e minerais. A **densidade nutritiva** do alimento se refere à proporção de nutrientes essenciais em relação ao número de quilocalorias. Alimentos de alta densidade nutritiva, como frutas e vegetais, proporcionam um grande número de nutrientes em relação às quilocalorias. Alimentos de baixa densidade nutritiva, como álcool ou açúcar, são altos em quilocalorias mas pobres em nutrientes.

Carboidratos. Os **carboidratos**, compostos de carbono, hidrogênio e oxigênio, são a principal fonte de energia na alimentação. Cada grama de carboidrato produz 4 kcal/g, e os carboidratos servem como principal fonte de combustível (glicose) para o cérebro, músculos esqueléticos durante o exercício, produção de eritrócitos (hemácias) e leucócitos e função celular da medula renal. Obtemos carboidratos principalmente de alimentos vegetais, com exceção da lactose (açúcar do leite). A classificação dos carboidratos ocorre de acordo com suas unidades de carboidrato, ou sacarídeos.

Monossacarídeos como a glicose (dextrose) ou frutose não se decompõem em unidades de carboidrato mais básicas. Dissacarídeos como sacarose, lactose e maltose são compostos de dois monossacarídeos e água. Carboidrato simples é a classificação tanto de monossacarídeos quanto de dissacarídeos; eles são encontrados basicamente nos açúcares. Polissacarídeos, como glicogênio, também formam unidades de carboidrato (ou seja, carboidratos complexos). Eles são insolúveis em água e digeridos em graus variados. Amidos são polissacarídeos.

O corpo não consegue digerir alguns polissacarídeos porque nós não temos enzimas capazes de decompô-los. **Fibra**, que é um polissacarídeo, é a parte estrutural das plantas que não é decomposta por nossas enzimas digestivas. Fibras insolúveis, inclusive celulose, hemicelulose e lignina, não são digeríveis. A incapacidade de decompor as fibras significa que elas não contribuem com calorias na alimentação. Fibras solúveis se dissolvem na água e incluem cevada, grãos cereais, farinha de milho e aveia.

Proteínas. As proteínas fornecem uma fonte de energia (4 kcal/g); elas são essenciais para o crescimento, a manutenção e o reparo de tecidos corporais. Colágeno, hormônios, enzimas, células imunes, ácido desoxirribonucleico (DNA) e ácido ribonucleico (RNA) são todos feitos de proteína. Além disso, a coagulação do sangue, a regulação de líquidos e o equilíbrio ácido-básico requerem proteínas. As proteínas transportam nutrientes e vários medicamentos no sangue. A ingestão de proteínas mantém o balanço nitrogenado.

A forma mais simples de proteína é o aminoácido, que consiste em hidrogênio, oxigênio, carbono e nitrogênio. Pelo fato de que o corpo não sintetiza **aminoácidos essenciais**, estes precisam ser fornecidos por meio de nossa alimentação. Exemplos de aminoácidos essenciais são histidina, lisina e fenilalanina. O corpo sintetiza **aminoácidos não essenciais**. Exemplos de aminoácidos sintetizados pelo corpo são alanina, asparagina e ácido glutâmico. Os aminoácidos podem se ligar uns aos outros. **Albumina** e **insulina** são proteínas simples, pois elas contêm somente aminoácidos ou seus derivados. A combinação de uma proteína simples com uma substância não proteica produz uma proteína complexa, como a lipoproteína, que é formada por uma combinação de um lipídio com uma proteína simples.

Uma proteína completa, também chamada de *proteína de alta qualidade*, contém todos os aminoácidos essenciais em quantidade suficiente para promover o crescimento e manter o balanço nitrogenado. Proteínas mais completas vêm de fontes animais, como peixes, aves, carne bovina, leite, queijos e ovos, mas também podem vir de fontes vegetais, como a soja. Proteínas incompletas não têm um ou mais dos nove aminoácidos essenciais e incluem grãos, sementes e castanhas, legumes e vegetais. Proteínas complementares são pares de proteínas incompletas que, quando combinadas, fornecem a quantidade total de proteína oferecida por fontes de proteínas completas.

Nitrogênio é um subproduto do catabolismo de proteínas. Alcançar o **balanço nitrogenado** significa que a ingestão e a eliminação de nitrogênio são iguais. Quando a ingestão de nitrogênio é maior do que a eliminação, o corpo fica com balanço nitrogenado positivo. Balanço nitrogenado positivo é necessário para crescimento, gestação normal, manutenção de massa muscular magra e dos órgãos vitais e cicatrização de feridas. O corpo usa nitrogênio para construir, reparar e repor tecidos do corpo. Balanço nitrogenado negativo ocorre quando o corpo perde mais nitrogênio do que ganha (p. ex., em casos de infecção, queimaduras, febre, inanição, lesões na cabeça e trauma). O aumento da perda de nitrogênio é resultando de destruição de tecido corporal ou de perda de fluidos corporais que contêm nitrogênio. A alimentação durante esse período precisa fornecer os nutrientes para colocar os pacientes em balanço positivo para sua recuperação.

Proteína fornece energia, mas, pelo fato de seu papel essencial ser promover crescimento, manutenção e reparo, a dieta precisa fornecer as quilocalorias adequadas de fontes não proteicas. Quando há carboidratos suficientes na alimentação para atender às necessidades energéticas do corpo, as proteínas, como fonte de energia, são poupadas.

Gorduras. As gorduras (**lipídios**) são o nutriente de maior densidade calórica, fornecendo 9 kcal/g. As gorduras são compostas de triglicerídios e ácidos graxos. **Triglicerídios** circulam no sangue e são compostos de três ácidos graxos ligados a um glicerol. Ácidos graxos são compostos de cadeias de átomos de carbono e hidrogênio com um grupo ácido em uma ponta da cadeia e um grupo metil na outra. Os ácidos graxos podem ser *saturados*, quando cada carbono na cadeia tem dois átomos de hidrogênio ligados, ou *insaturados*, quando um número desigual de átomos de hidrogênio está ligado e os átomos de carbono se ligam uns aos outros por meio de dupla ligação. Ácidos graxos monoinsaturados têm uma ligação dupla, enquanto os ácidos graxos poli-insaturados têm duas ou mais ligações duplas de carbono. Os vários tipos de ácidos graxos mencionados nas diretrizes alimentares têm relevância para a saúde e para a incidência de doenças.

Ácidos graxos também são classificados como essenciais ou não essenciais. Ácido linoleico, um ácido graxo insaturado, é o único ácido graxo essencial nos seres humanos. O ácido linoleico e o ácido araquidônico, outros tipos de ácidos graxos insaturados, são importantes para os processos metabólicos. O corpo os fabrica quando o ácido linoleico está disponível. Ocorre deficiência quando a ingestão de gorduras fica abaixo de 10% da alimentação diária. A maioria das gorduras animais tem alta proporção de ácidos graxos saturados, enquanto as gorduras vegetais têm quantidades maiores de ácidos graxos insaturados e poli-insaturados.

Água. Água é fundamental, pois a função celular depende de um ambiente líquido. A água representa de 60 a 70% de todo o peso corporal. Pessoas magras têm uma porcentagem maior de água total no corpo do que os obesos, pois os músculos contêm mais água do que qualquer outro tecido, com exceção do sangue. Lactentes têm a maior porcentagem de água total no corpo devido à maior área de superfície, e idosos têm a menor porcentagem. Quando privada de água, uma pessoa normalmente não consegue sobreviver por mais do que poucos dias.

Satisfazemos nossas necessidades hídricas bebendo líquidos e comendo alimentos sólidos com alta quantidade de água, como frutas e vegetais frescos. A digestão produz líquidos durante a oxidação dos alimentos. Em um indivíduo saudável, a ingestão de líquidos de todas as fontes é equivalente à saída de líquidos por meio da eliminação, respiração e suor (ver Capítulos 41 e 46). Pessoas doentes têm maior necessidade de líquido (p. ex., em caso de febre ou perdas gastrintestinais [GI]). Em compensação, elas têm menor capacidade de excretar fluidos (p. ex., na doença cardiopulmonar ou renal), o que geralmente leva à necessidade de restringir a ingestão de líquidos.

Vitaminas. As **vitaminas** substâncias orgânicas presentes em pequenas quantidades nos alimentos e que são essenciais para o metabolismo normal. São substâncias químicas que agem como catalisadores em reações bioquímicas. Quando há uma quantidade suficiente de uma vitamina específica para atender às demandas catalíticas do corpo, o restante do suprimento da vitamina age como substância química livre, sendo geralmente tóxica para o corpo. Certas vitaminas têm sido objeto de pesquisas atuais por papéis como antioxidantes. Essas vitaminas neutralizam substâncias chamadas *radicais livres*, que produzem danos oxidativos para as células e tecidos do corpo. Os pesquisadores acreditam que o dano oxidativo aumente o risco de uma pessoa desenvolver vários cânceres. Vitaminas antioxidantes incluem betacaroteno e vitaminas A, C e E (Grodner et al., 2020).

O corpo é incapaz de sintetizar vitaminas nas quantidades necessárias. A síntese de vitaminas depende da ingestão alimentar. O conteúdo vitamínico é normalmente mais alto em alimentos frescos minimamente expostos a calor, ar ou água antes de seu uso. As vitaminas são classificadas como lipossolúveis ou hidrossolúveis.

Vitaminas lipossolúveis. As **vitaminas lipossolúveis** (A, D, E e K) são armazenadas nos compartimentos lipídicos do corpo. As pessoas obtêm as vitaminas basicamente pela ingestão alimentar, embora a vitamina D também venha do sol. O corpo apresenta uma grande capacidade de armazenamento de vitaminas lipossolúveis. Consequentemente, toxicidade é uma possibilidade quando a pessoa ingere grandes quantidades dessas vitaminas. **Hipervitaminose** de vitaminas lipossolúveis é o resultado de megadoses (intencionais ou não intencionais) de vitaminas suplementares, quantidades excessivas de alimentos fortificados e de grande ingestão de óleos de peixe.

Vitaminas hidrossolúveis. As **vitaminas hidrossolúveis** são as vitaminas C e do complexo B (formado por oito vitaminas). O corpo não armazena vitaminas hidrossolúveis; dessa forma precisamos obtê-las por meio de nossa alimentação diária. Vitaminas hidrossolúveis são facilmente absorvidas pelo trato GI. Embora não sejam armazenadas, ainda pode ocorrer toxicidade.

Minerais. Os **minerais** elementos inorgânicos essenciais para o corpo como catalisadores em reações bioquímicas. Eles são classificados como **macrominerais** quando a quantidade recomendada diária é de 100 mg ou mais, e como microminerais ou **oligoelementos** quando menos de 100 mg são necessários por dia. Macrominerais ajudam a balancear o pH do corpo, sendo necessárias quantidades específicas no sangue e nas células para promover o equilíbrio ácido-básico. Ocorrem interações dos oligoelementos. Por exemplo, excesso de um oligoelemento às vezes causa deficiência de outro. Selênio é um oligoelemento que também tem propriedades antioxidantes. Silício, vanádio, níquel, estanho, cádmio, arsênico, alumínio e boro são oligoelementos. Arsênico, alumínio e cádmio têm efeitos tóxicos.

Anatomia e fisiologia do sistema digestivo

Digestão. Digestão de alimentos é a decomposição mecânica que resulta da mastigação, agitação e mistura com líquidos e reações químicas nas quais o alimento é reduzido à sua forma mais simples (Grodner et al., 2020). Cada parte do sistema GI tem uma importante função digestiva ou absortiva (Figura 45.1). Enzimas são as substâncias semelhantes a proteínas que agem como catalisadoras para a aceleração das reações químicas. Elas são uma parte essencial da química da digestão.

A maioria das enzimas tem uma função específica. Cada enzima funciona melhor em um pH específico. Por exemplo, a enzima amilase da saliva decompõe amidos em açúcares. As secreções do trato GI têm níveis bem diferentes de pH. A saliva é relativamente neutra, o suco gástrico é altamente ácido e as secreções do intestino delgado são alcalinas.

As atividades mecânicas, químicas e hormonais da digestão são interdependentes. A atividade enzimática depende da decomposição mecânica dos alimentos para aumentar a área de superfície para uma ação química. Os hormônios regulam o fluxo de secreções digestivas necessárias para o suprimento de enzimas. Fatores físicos, químicos e hormonais regulam a secreção dos sucos digestivos e a motilidade do trato GI. A estimulação nervosa feita pelo sistema nervoso parassimpático (p. ex., nervo vago) intensifica a ação do trato GI (Grodner et al., 2020).

A digestão começa pela boca, onde a mastigação decompõe mecanicamente a comida. Esta se mistura com a saliva, que contém ptialina (amilase salivar), uma enzima que age nos amidos cozidos para iniciar sua conversão em maltose. Quanto mais a pessoa mastiga os alimentos, mais digestão de amidos ocorre na boca. Proteínas e gorduras são decompostas fisicamente, mas permanecem quimicamente inalteradas, pois as enzimas da boca não reagem com esses nutrientes. A mastigação reduz as partículas dos alimentos a um tamanho adequado para a deglutição, e a saliva oferece lubrificação para facilitar a deglutição do alimento. A epiglote é um retalho de pele que se fecha sobre a traqueia para evitar broncoaspiração conforme a pessoa engole. O alimento engolido entra no esôfago, e contrações musculares em forma de onda (**peristaltismo**) movem o alimento para a base do esôfago, acima do esfíncter cárdico. A pressão de um bolo alimentar sobre o esfíncter cárdico faz com que este relaxe, permitindo que o alimento entre no fundo, ou na parte mais superior, do estômago.

As células que comandam o estômago secretam pepsinogênio, e as glândulas pilóricas secretam gastrina, um hormônio que estimula as células parietais a secretar ácido hidroclorídrico (HCl). As células parietais também secretam HCl e fator intrínseco (FI), que é necessário para a absorção da vitamina B_{12} no íleo. O HCl transforma o pepsinogênio em pepsina, uma enzima que controla a degradação de proteínas. O corpo produz lipase gástrica e amilase para iniciar a digestão de gorduras e amidos, respectivamente. Uma espessa camada de muco protege o revestimento do estômago contra autodigestão. Álcool e ácido acetilsalicílico são duas substâncias diretamente absorvidas pelo revestimento do estômago, que age como reservatório e no qual o alimento permanece por aproximadamente 3 h, variando de 1 a 7 h.

O alimento sai do antro, ou estômago distal, pelo esfíncter pilórico e entra no duodeno. O alimento é agora uma massa ácida liquefeita chamada **quimo**. Este flui para dentro do duodeno e rapidamente se mistura com a bile, sucos intestinais e secreções pancreáticas. O intestino delgado secreta os hormônios secretina e colecistoquinina (CCK). A secretina ativa a liberação de bicarbonato pelo pâncreas, aumentando o pH do quimo. A CCK inibe a secreção adicional de gastrina e inicia a liberação de enzimas digestivas adicionais pelo pâncreas e pela vesícula biliar.

A bile, fabricada no fígado, é então concentrada e armazenada na vesícula biliar. Ela age como detergente, pois emulsifica a gordura e permite a ação enzimática e, ao mesmo tempo, suspende os ácidos graxos em solução. As secreções pancreáticas contêm seis enzimas: amilase, para digerir amidos; lipase, para decompor gorduras emulsificadas; e tripsina, elastase, quimotripsina e carboxipeptidase, para decompor proteínas.

O peristaltismo continua no intestino delgado, misturando as secreções com o quimo. A mistura vai se tornando cada vez mais alcalina, inibindo a ação das enzimas gástricas e promovendo a ação das secreções duodenais. Células epiteliais nas vilosidades do intestino delgado secretam enzimas (p. ex., sacarase, lactase, maltase, lipase e

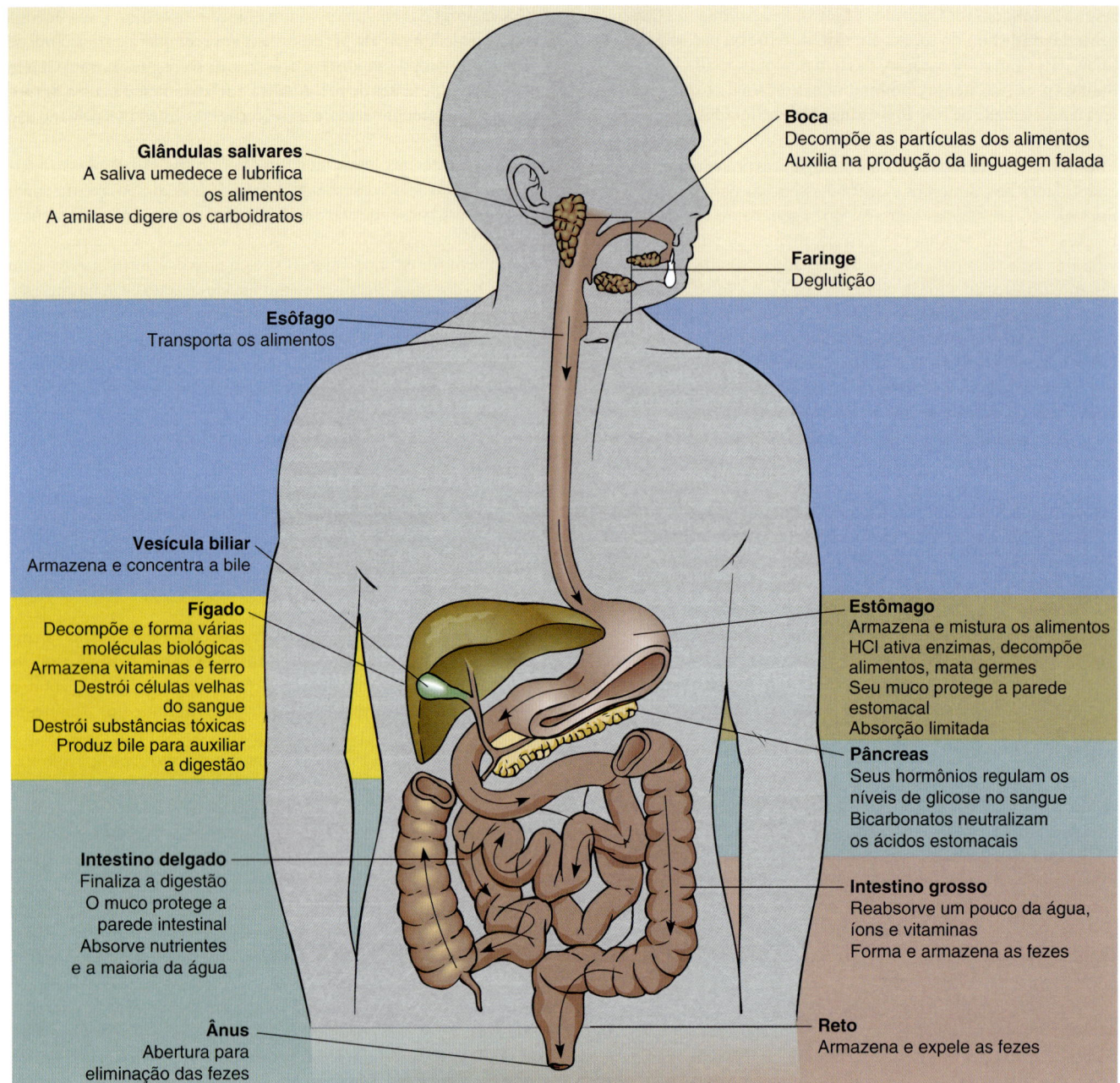

Figura 45.1 Resumo da anatomia/função orgânica do sistema digestivo. *HCl*, ácido hidroclorídrico.

peptidase) para facilitar a digestão. A principal parte da digestão ocorre no intestino delgado, produzindo glicose, frutose e galactose dos carboidratos; aminoácidos e dipeptídios das proteínas; e ácidos graxos, glicerídios e glicerol dos lipídios. O peristaltismo normalmente leva aproximadamente 5 h para passagem dos alimentos pelo intestino delgado.

Absorção. O intestino delgado, revestido de projeções em forma de dedos chamadas de *vilosidades*, é o principal local de absorção dos nutrientes. As vilosidades aumentam a área de superfície disponível para absorção. O corpo absorve os nutrientes por meio de difusão passiva, osmose, transporte ativo e pinocitose (Tabela 45.1).

A absorção de carboidratos, proteínas, minerais e vitaminas hidrossolúveis ocorre no intestino delgado. Depois, os nutrientes são processados no fígado e liberados na circulação venosa portal. Os ácidos graxos são absorvidos nos sistemas circulatórios linfáticos por ductos lácteos no centro de cada microvilosidade do intestino delgado.

Aproximadamente 85 a 90% da água são absorvidos no intestino delgado (Huether et al., 2020). O trato GI maneja aproximadamente 8,5 ℓ de secreções GI e 1,5 ℓ de ingestão oral diária. O intestino delgado reabsorve 9,5 ℓ, e o cólon absorve aproximadamente 0,4 ℓ. A eliminação do 0,1 ℓ restante ocorre pelas fezes. Além disso, eletrólitos e minerais são absorvidos no cólon, e bactérias sintetizam vitamina K e algumas vitaminas do complexo B. Finalmente, se formam as fezes para eliminação.

Metabolismo e armazenamento de nutrientes. **Metabolismo** se refere a todas as reações bioquímicas que ocorrem nas células do corpo. Os processos metabólicos são anabólicos (de formação) ou catabólicos (de degradação). **Anabolismo** é a formação de substâncias bioquímicas mais complexas por meio da síntese de nutrientes.

Tabela 45.1 Mecanismos da absorção intestinal de nutrientes.	
Mecanismo	**Definição**
Transporte ativo	Um processo que depende de energia, normalmente impulsionado por trifosfato de adenosina (ATP). Durante o processo, as partículas se movem de uma área de menor concentração para uma área de maior concentração (contra o gradiente de concentração)
Difusão passiva	Força pela qual as partículas saem de uma área de maior concentração e entram em uma de menor concentração. As partículas não precisam de um "transportador" especial para se mover para fora em todas as direções
Difusão facilitada	O movimento da molécula ocorre quando ela, a despeito do fluxo de pressão positiva, atravessa o poro de uma membrana auxiliada por outra partícula ou molécula
Osmose	Movimento da água através de uma membrana semipermeável que separa soluções de diferentes concentrações. A água se movimenta para equalizar as pressões de concentração em ambos os lados da membrana
Pinocitose	Engolfamento de grandes moléculas de nutrientes pela célula absorvente quando a molécula se liga à sua membrana

De Grodner M et al.: Nutritional foundations and clinical application, ed 7, St Louis, 2020, Elsevier.

Ele ocorre quando um indivíduo acrescenta massa muscular magra mediante dieta e exercícios. Os aminoácidos são anabolizados em tecidos, hormônios e enzimas. O metabolismo e o anabolismo normais são fisiologicamente possíveis quando o corpo está em balanço nitrogenado positivo. **Catabolismo** é a degradação de substâncias bioquímicas em substâncias mais simples, que ocorre durante estados fisiológicos de balanço nitrogenado negativo. Inanição é um exemplo de catabolismo quando ocorre perda de tecidos corporais.

Os nutrientes absorvidos pelos intestinos, incluindo a água, se deslocam através do sistema circulatório para os tecidos do corpo. Por meio de alterações químicas do metabolismo, o corpo converte nutrientes em várias substâncias necessárias. O metabolismo dos carboidratos, proteínas e gorduras produz energia química e mantém o balanço entre anabolismo e catabolismo. Para realizar o trabalho do corpo, a energia química produzida pelo metabolismo é convertida em outros tipos de energia por diferentes tecidos. A contração muscular envolve energia mecânica, a função do sistema nervoso, energia elétrica e os mecanismos de produção de calor, energia térmica.

Alguns dos nutrientes de que o corpo necessita são armazenados nos tecidos. A principal fonte de reserva de energia do corpo é a gordura, armazenada como tecido adiposo. Proteína é armazenada na massa muscular. Quando as demandas energéticas do corpo excedem a energia fornecida pelos nutrientes ingeridos, a energia armazenada é utilizada. Monoglicerídios da parte digerida de gorduras são convertidos em glicose por meio da gliconeogênese. Aminoácidos também são convertidos em gordura e armazenados ou catabolizados em energia por meio da gliconeogênese. Todas as células do corpo, com exceção dos glóbulos vermelhos e neurônios, oxidam ácidos graxos em **cetonas** para obter energia quando os carboidratos alimentares (glicose) não são adequados. Glicogênio, sintetizado a partir da glicose, fornece energia durante breves períodos de jejum (p. ex., durante o sono). Ele é armazenado como pequenas reservas no tecido hepático e muscular. O metabolismo de nutrientes consiste em três processos principais:

1. Catabolismo do glicogênio em glicose, dióxido de carbono e água (glicogenólise).
2. Anabolismo da glicose em glicogênio para armazenamento (glicogênese).
3. Catabolismo de aminoácidos e glicerol em glicose para energia (gliconeogênese).

Eliminação. O quimo se move por ação peristáltica através da válvula ileocecal no intestino grosso, onde se transforma em fezes (ver Capítulo 47). A água é absorvida pela mucosa à medida que as fezes caminham em direção ao reto. Quanto mais tempo o material ficar no intestino grosso, mais água é absorvida, fazendo com que as fezes fiquem mais firmes. Exercícios e fibras estimulam o peristaltismo, e a água mantém a consistência. Fezes contêm celulose e substâncias indigeríveis semelhantes, células epiteliais descamadas do trato GI, secreções digestivas, água e micróbios.

Diretrizes alimentares

Ingestão dietética de referência. A **ingestão dietética de referência (IDR)** apresenta critérios baseados em evidências para uma variedade aceitável de quantidades de vitaminas e nutrientes para cada gênero e faixa etária (National Institutes of Health [NIH], n.d.a; USDHHS, 2020). A IDR é formada por quatro elementos. A média estimada recomendada (MER) é a quantidade recomendada de um nutriente que parece ser suficiente para uma função específica do corpo para 50% da população com base na idade e no gênero. A referência de ingestão diária (RID) representa as necessidades médias de 98% da população, e não as necessidades exatas de cada indivíduo. A ingestão adequada (IA) é a ingestão sugerida para os indivíduos baseada em estimativas observadas ou experimentalmente determinadas de ingestão de nutrientes e é usada quando não há evidência suficiente para estabelecer a RID. O nível máximo de ingestão tolerado (NM) é o nível mais alto que provavelmente não causaria nenhum risco de eventos adversos de saúde. Não é o mesmo que nível de ingestão recomendada (NIH, n.d.b).

Diretrizes alimentares. O USDA e o USDHHS (2020) publicaram as *Dietary Guidelines for Americans 2020-2025* (*Diretrizes Alimentares para Norte-Americanos de 2020 a 2025*). As diretrizes atualizadas para os norte-americanos foram revisadas desde a primeira infância até a fase adulta e incluem uma seção especial para gestantes ou lactantes. Existem quatro grandes diretrizes que formam a base para as recomendações de padrões de alimentação saudável para promoção da saúde e diretrizes quantitativas de alimentos no decorrer da vida (Boxe 45.2). Quando estiver planejando o cuidado, considere as preferências alimentares e o acesso de seus pacientes a alimentos, que são afetados por sua cultura e recursos socioeconômicos. O USDA desenvolveu o programa *MyPlate* como substituto do programa *My Food Pyramid*. O *MyPlate* oferece uma orientação básica para tomar decisões para uma alimentação saudável (Figura 45.2). Ele inclui diretrizes para balancear calorias; diminuir o tamanho das porções; aumentar o consumo de alimentos saudáveis; aumentar o consumo de água; e diminuir a ingestão de gorduras, sódio e açúcares (USDA, n.d.a).

Boxe 45.2 Dietary Guidelines for Americans 2020-2025 (Diretrizes Alimentares para Norte-Americanos de 2020 a 2025): principais diretrizes e recomendações para a população em geral

Seguir um padrão alimentar saudável em todas as fases da vida
- Atender às necessidades nutricionais basicamente tomando-se por base alimentos e bebidas ricos em nutrientes
- Selecionar uma variedade de opções de cada grupo alimentar nas quantidades recomendadas e dentro dos limites calóricos
- Prestar atenção ao tamanho das porções.

Customizar e apreciar opções de alimentos e bebidas que reflitam preferências pessoais, tradições culturais e considerações orçamentárias
- Começar o planejamento da alimentação considerando as preferências pessoais
- Incorporar tradições culturais escolhendo alimentos ricos em nutrientes e culturalmente relevantes de todos os grupos alimentares
- Atender às considerações orçamentárias planejando antecipadamente as refeições; considerando a disponibilidade sazonal e regional de alimentos; e incorporando uma variedade de opções frescas, congeladas, secas e enlatadas.

Foco em satisfazer as necessidades dos grupos alimentares com alimentos e bebidas ricos em nutrientes e permanecer dentro dos limites calóricos
- Ingerir uma combinação adequada de alimentos dos grupos e subgrupos alimentares que estejam dentro do nível adequado de calorias para promover a saúde em cada fase da vida
- Ingerir uma variedade de vegetais ricos em nutrientes de cada um dos seus subgrupos: verde-escuros, vermelhos e laranja; feijão, ervilhas e lentilhas; amidos e outros
- Ingerir uma variedade de frutas integrais (frescas, enlatadas, congeladas, secas) e sucos 100% à base de frutas
- Grãos integrais devem compor pelo menos metade dos grãos ingeridos; limitar a quantidade de grãos refinados
- Ingerir uma variedade de alimentos proteicos ricos em nutrientes que inclua tanto proteína animal quanto vegetal e que inclua subgrupos de carne bovina, aves e ovos; frutos do mar; e castanhas, sementes e produtos à base de soja
- Praticar segurança alimentar para prevenir doenças transmitidas por bactérias. Utilize os princípios de segurança alimentar de *L*impar, *S*eparar, *C*ozinhar e *R*esfriar.

Limitar alimentos e bebidas com grandes quantidades de açúcares adicionados, gordura saturada e sódio, bem como o consumo de bebidas alcoólicas
- Oitenta e cinco por cento das calorias diárias necessárias devem ser consumidas pela ingestão de grupos alimentares na forma de alimentos ricos em nutrientes
- Limitar gorduras saturadas e gorduras *trans*; consumir menos de 10% das calorias diárias de gorduras saturadas
- Limitar a adição de açúcar ou adoçantes de forma que menos de 10% das calorias venham de açúcares adicionados
- Consumir menos de 2.300 miligramas (2 g) de sódio por dia
- A ingesta calórica diária não deve exceder os limites recomendados para manter ou alcançar um peso saudável
- Ler os rótulos dos produtos alimentícios para tomar decisões informadas e saudáveis em relação aos alimentos.

De U.S. Department of Health and Human Services and U.S. Department of Agriculture: *Dietary guidelines for Americans 2020-2025*, ed. 9, https://www.dietaryguidelines.gov/sites/default/files/2020. 12/Dietary_Guidelines_for_Americans_2020-2025. pdf. Accessed April 7, 2021.

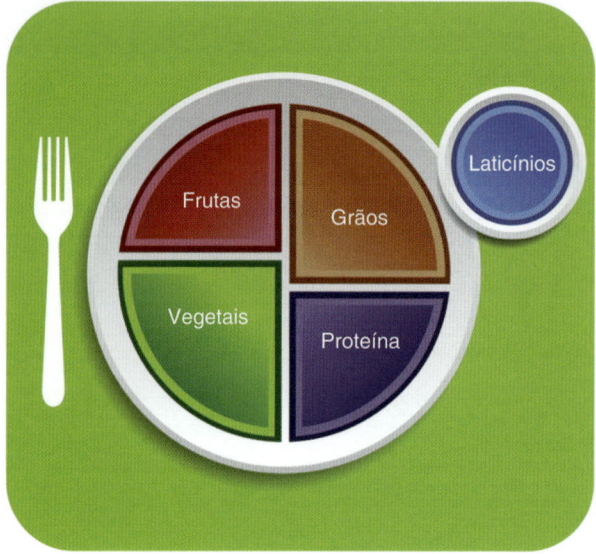

Figura 45.2 *MyPlate*. (De U.S. Department of Agriculture: What is MyPlate?, n.d. https://www.myplate.gov/eat-healthy/what-is-myplate. Accessed April 5, 2021.)

Valores diários. A agência reguladora de alimentos e medicamentos dos EUA, a Food and Drug Administration (FDA), criou **valores diários** para rótulos de alimentos em cumprimento à *Nutrition Labeling and Education Act* de 1990 (NLEA) (Lei de Rotulagem e Educação Nutricional). A FDA primeiro estabeleceu dois conjuntos de valores de referência. Os consumos diários recomendados (CDRs) são o primeiro conjunto, que abrange proteínas, vitaminas e minerais baseados na RID. Os valores diários de referência (VDRs) formam o segundo conjunto, consistindo em nutrientes como gorduras totais, gorduras saturadas, colesterol, carboidratos, fibra, sódio e potássio. Combinados, esses dois conjuntos formam os valores diários usados nos rótulos dos alimentos. Valores diários não substituíram as RIDs, mas proporcionaram um formato distinto e mais compreensível para o público. Os valores diários são baseados em porcentagens de uma dieta de 2.000 kcal/dia para adultos e crianças a partir de 4 anos.

> **Pense nisso**
>
> Em sua região geográfica, identifique uma população que esteja em risco de má nutrição. Qual é essa população e quais deficiências nutricionais você acha que essas pessoas têm maior risco de desenvolver e por quê?

Base de conhecimento de enfermagem

Existem vários fatores sociológicos e psicológicos associados a comer e beber em todas as sociedades. Comemoramos feriados e eventos com comida, levamos comida aos que estão de luto e usamos os alimentos para fins medicinais. Incorporamos o alimento nas tradições e rituais familiares e geralmente associamos comida a comportamentos alimentares. É preciso conhecer os valores, crenças, preferências e atitudes dos pacientes em relação à comida e como esses valores afetam a compra, a preparação e o consumo dos alimentos a tal ponto de interferir nos padrões alimentares.

As necessidades nutricionais dependem de vários fatores. As necessidades calóricas e de nutrientes de cada pessoa variam de acordo com a fase de desenvolvimento, composição corporal, níveis de atividade, gestação e lactação e presença de uma doença. Nutricionistas usam equações preditivas que consideram alguns desses fatores para estimar as necessidades nutricionais dos pacientes.

Fatores que influenciam a alimentação

Fatores ambientais. Fatores ambientais além do controle das pessoas contribuem para o desenvolvimento de obesidade, que é uma epidemia nos EUA. Atualmente, 68,7% dos norte-americanos estão com sobrepeso ou são obesos (Centers for Disease Control and Prevention [CDC], 2021a). Sobrepeso é definido como índice de massa corporal (IMC) de 25 a 29, e obesidade é definida por um IMC igual ou maior que 30 (CDC, 2021a). A obesidade está geralmente associada a vários fatores, como estilo de vida sedentário, comer em excesso e genética (Giddens, 2021). Fatores ambientais podem limitar a probabilidade de uma pessoa se alimentar de forma saudável e de praticar exercícios ou outras atividades de vida saudável. Falta de acesso a mercados que vendam todos os tipos de alimentos, alto custo de alimentos saudáveis, disponibilidade generalizada de alimentos menos saudáveis em restaurantes tipo *fast-food*, ampla divulgação de alimentos menos saudáveis e falta de acesso a lugares seguros para lazer e exercícios são fatores ambientais que contribuem para a obesidade (Katmarzyk et al., 2019).

Necessidades de desenvolvimento

Da primeira infância até a idade escolar. O crescimento acelerado e a alta demanda de proteínas, vitaminas, minerais e energia marcam a fase do desenvolvimento chamada de infância. O peso médio de nascimento de um lactente norte-americano é de 3,2 a 3,4 kg. Um lactente normalmente dobra seu peso de nascimento aos 4 ou 5 meses e triplica em 1 ano. Um lactente saudável do nascimento até 1 ano necessita de uma ingestão energética de aproximadamente 100 kcal/kg do peso corporal por dia, ao passo que os recém-nascidos necessitam de 100 a 135 kcal/kg/dia (Patel e Rouster, 2020). As necessidades nutricionais de recém-nascidos prematuros variam de acordo com a idade gestacional e o estágio de crescimento, mas, normalmente, eles necessitam de quantidades maiores de energia para promover o crescimento (Patel e Rouster, 2020). Tanto as fórmulas comerciais quanto o leite materno humano fornecem aproximadamente 20 kcal/28 g. Um recém-nascido a termo pode digerir e absorver carboidratos simples, proteínas e uma quantidade moderada de gordura emulsificada. Lactentes necessitam de aproximadamente 100 a 120 mℓ/kg/dia de líquidos, pois uma grande parte de seu peso corporal total é formada por água.

Amamentação. A American Academy of Pediatrics (AAP) defende veementemente o aleitamento materno durante os primeiros 6 meses de vida e aleitamento materno complementado por outros alimentos dos 6 aos 12 meses de vida (AAP, 2017). A amamentação oferece vários benefícios tanto para o lactente quanto para a mãe, inclusive menor incidência de alergias e intolerâncias alimentares; menos infecções nos lactentes; melhor digestão; conveniência, disponibilidade e frescor; temperatura do leite sempre correta; benefícios econômicos por ser mais barato de que fórmulas; e maior tempo de interação mãe-lactente.

Fórmula. Fórmulas infantis contêm a composição aproximada de nutrientes do leite humano. A proteína das fórmulas é geralmente soro de leite, soja, à base de leite de vaca, caseína hidrolisada ou aminoácidos elementares. Lactentes alérgicos ou intolerantes ao leite de vaca devem consumir, em vez disso, fórmulas hidrolisadas à base de proteínas ou de aminoácidos (Patel e Rouster, 2020).

Os lactentes não devem tomar leite de vaca comum durante o primeiro ano de vida. Ele é concentrado demais para os rins do lactente, aumenta o risco de alergias a produtos à base de leite e é uma fonte pobre em ferro e vitaminas C e E (Grodner et al., 2020). Além disso, crianças de menos de 1 ano nunca devem ingerir produtos com mel e xarope de milho, pois estas são possíveis fontes de toxina do botulismo, o que aumenta o risco de morte infantil.

Introdução de alimentos sólidos. O leite materno ou fórmulas oferecem nutrição suficiente pelos primeiros 4 a 6 meses de vida. O desenvolvimento de habilidades motoras mais refinadas das mãos e dos dedos ocorre com o interesse do lactente em alimentos e em comer sozinho. Cereais fortificados com ferro são normalmente o primeiro alimento semissólido a ser introduzido. Para lactentes de 4 a 11 meses, os cereais são a fonte não láctea de proteínas mais importante (Hockenberry et al., 2019).

A adição de alimentos na dieta de um lactente depende das necessidades de nutrientes do lactente, sua aptidão física para manusear diferentes formas de alimentos e a necessidade de detectar e controlar reações alérgicas. A introdução de alimentos com alta incidência de reações alérgicas, como trigo, clara de ovo, castanhas, sucos cítricos e chocolate, deve acontecer mais adiante na vida de um lactente (American Academy of Allergy Asthma, and Immunology [AAAAI], 2020). Além disso, os familiares cuidadores devem introduzir novos alimentos um de cada vez, com uma distância de aproximadamente 4 a 7 dias, para identificar alergias. É melhor introduzir novos alimentos antes do leite ou outras comidas para evitar saciedade (Hockenberry et al., 2019).

A taxa de crescimento desacelera na criança pequena (de 1 a 3 anos). Uma criança pequena necessita de menos quilocalorias, mas maior quantidade de proteína em relação ao peso corporal; consequentemente, o apetite geralmente diminui aos 18 meses de vida. Crianças pequenas demonstram forte preferência alimentar e se tornam chatas para comer. Refeições pequenas e frequentes consistentes em café da manhã, almoço e jantar com três lanches intercalados de alta densidade nutritiva ajudam a melhorar a ingestão nutricional (Hockenberry et al., 2019). Cálcio e fósforo são importantes para o crescimento de ossos saudáveis.

Crianças pequenas que consomem mais de 700 mℓ de leite por dia no lugar de outros alimentos às vezes desenvolvem anemia do leite, pois esse alimento é uma fonte pobre em ferro. Crianças pequenas precisam beber leite integral até os 2 anos para se certificar de que haja ingestão adequada de ácidos graxos necessários para o cérebro e para o desenvolvimento neurológico. Evite certos alimentos, como cachorros-quentes, balas, castanhas, uvas, vegetais crus e pipoca, pois a criança pode se engasgar. As necessidades alimentares de pré-escolares (de 3 a 5 anos) são semelhantes às das crianças pequenas. Eles consomem um pouco mais do que as crianças pequenas, e densidade nutritiva é mais importante do que a quantidade.

Crianças em idade escolar, de 6 a 12 anos, crescem a uma taxa mais lenta e constante, com um declínio gradativo das demandas energéticas por unidade de peso corporal. A despeito de apresentarem melhor apetite e uma ingestão de alimentos mais variados, você precisa avaliar as dietas de crianças em idade escolar com cautela para verificar o consumo adequado de proteínas e vitaminas A e C. Elas geralmente não tomam um café da manhã adequado e sua ingestão na escola não é supervisionada. Dietas ricas em gorduras, açúcares e sal resultam da ingestão excessivamente liberal de petiscos. O nível de atividade física diminui de modo consistente, e a ingestão de alimentos altamente calóricos e prontos para consumo aumenta, levando a um aumento da obesidade infantil (Katmarzyk et al., 2019).

Embora o índice de obesidade infantil tenha desacelerado de 2004 a 2016 e o índice de obesidade em crianças desde o jardim da infância até o terceiro ano tenha diminuído, a taxa de obesidade ainda aumentou para 18,5% em 2016 (Anderson et al., 2019). Uma combinação de fatores contribui para o problema de obesidade infantil, incluindo uma dieta rica em alimentos altamente calóricos, propagandas de comidas voltadas ao público infantil, inatividade, predisposição genética, uso de comida como mecanismo de enfrentamento do estresse e tédio ou como recompensa ou comemoração, além de fatores familiares e socioeconômicos (Hockenberry et al., 2019). A obesidade infantil contribui para problemas médicos relacionados com os sistemas cardiovascular e endócrino e a saúde mental. Com o aumento da obesidade, a incidência de diabetes tipo 2 em crianças também está em ascensão. A prevenção da obesidade infantil é fundamental devido a seus efeitos a longo prazo. O CDC (2021b) informa que, tomando por base projeções de demonstrações de pesquisas em obesidade infantil (CORD), as equipes de pesquisa CORD 3.0 estão agora focadas em adaptar, testar e montar programas efetivos para reduzir a obesidade entre crianças de famílias de baixa renda. Como enfermeiro, educação familiar é uma importante intervenção de enfermagem para auxiliar na diminuição da prevalência desse problema. Promova escolhas de alimentos saudáveis e comer com moderação com aumento das atividades físicas.

Adolescentes. Durante a adolescência, a idade fisiológica é melhor guia para as necessidades nutricionais do que a idade cronológica. As necessidades energéticas aumentam para atender à elevação das demandas metabólicas do crescimento. A necessidade diária de proteínas também aumenta. Cálcio é essencial para o crescimento rápido dos ossos na adolescência, e meninas necessitam de uma fonte contínua de ferro para repor as perdas menstruais. Meninos também necessitam de uma quantidade adequada de ferro para o desenvolvimento dos músculos. Iodo promove o aumento da atividade da tireoide, e o uso de sal de cozinha iodado garante sua disponibilidade. Vitaminas do complexo B são necessárias para amparar o aumento da atividade metabólica.

Vários fatores, que não as necessidades nutricionais, influenciam a dieta dos adolescentes, incluindo preocupações com a imagem corporal e aparência, desejo de independência, frequentar restaurantes tipo *fast-food*, pressão dos pares e dietas da moda. Deficiências nutricionais costumam ocorrer em meninas adolescentes devido à prática de dietas e ao uso de contraceptivos orais. A dieta de um menino adolescente é geralmente inadequada em quilocalorias totais, proteína, ferro, ácido fólico, vitaminas B e iodo. Lanches fornecem aproximadamente 25% da ingestão diária total de um adolescente. *Fast-food*, especialmente as ofertas combinadas e refeições para mais de uma pessoa, é comum e acrescenta ainda mais sal, gorduras e quilocalorias. Pular ou fazer refeições com escolhas não saudáveis de lanches contribui para a deficiência de nutrientes e para a obesidade (Hockenberry et al., 2019). Pesquisas com adolescentes em programas de almoço na escola demonstraram que eles comem alimentos mais saudáveis no almoço, mas que, no geral, a ingesta alimentar de 24 h dos adolescentes no programa de almoço na escola era semelhante à de adolescentes que não participavam dos programas de almoço na escola (Gearan et al., 2021).

Alimentos fortificados (acrescidos de nutrientes) são fontes importantes de vitaminas e minerais. Lanches dos grupos de laticínios, frutas e vegetais são boas opções. Para conter a obesidade, intensificar a atividade física é geralmente mais importante do que moderar a ingestão. O surgimento de transtornos alimentares, como **anorexia nervosa** ou **bulimia nervosa**, geralmente ocorre durante a adolescência. O reconhecimento de transtornos alimentares é essencial para intervenções precoces (Boxe 45.3).

Esportes e exercícios regulares de intensidade moderada a alta necessitam de modificações na alimentação para atender ao aumento das necessidades energéticas dos adolescentes. Carboidratos, tanto simples quanto complexos, são a principal fonte de energia, proporcionando de 55 a 60% das quilocalorias diárias totais. É necessário aumentar o consumo de proteínas para 1 a 1,5 g/kg/dia. As necessidades de gordura não aumentam. Hidratação adequada é muito importante. Os adolescentes precisam ingerir água antes e depois dos exercícios para prevenir desidratação, principalmente em climas quentes e úmidos. Suplementos de vitaminas e minerais não são necessários, mas alimentos ricos em ferro devem ser ingeridos para prevenir anemia.

Boxe 45.3 Critérios diagnósticos de transtornos alimentares

Anorexia nervosa
- Restrição de ingestão energética em relação às necessidades, levando a um peso corporal significativamente baixo em relação a idade, sexo, trajetória de desenvolvimento e saúde física
- Medo intenso de ganhar peso ou de ficar gordo(a), ou comportamento persistente que interfere no ganho de peso, mesmo com um peso significativamente baixo
- Perturbação na maneira com que enxerga seu peso, tamanho ou formas corporais; influência indevida do peso ou forma corporal na autoavaliação; ou persistente falta de reconhecimento da gravidade do atual pouco peso corporal (p. ex., a pessoa diz se "sentir gorda" mesmo quando parece estar definhando, acredita que uma parte do corpo "é gorda demais" mesmo quando a pessoa está obviamente abaixo do peso).

Bulimia nervosa
- Episódios recorrentes de compulsão alimentar (consumo rápido de uma grande quantidade de alimento em determinado período de tempo)
- Sentimento de falta de controle sobre o comportamento alimentar durante as compulsões
- Comportamentos inapropriados de compensação recorrentes para prevenir ganhos de peso, como vômitos autoinduzidos, uso de laxantes ou diuréticos, dietas rigorosas ou jejum ou exercícios vigorosos
- Compulsão alimentar e comportamentos inadequados de compensação que ocorrem ambos, em média, pelo menos 1 vez/semana durante 3 meses
- Autoavaliação indevidamente influenciada por forma e peso corporais

Reimpresso com permissão de *Diagnostic and Statistical Manual of Mental Disorders, Fifth Edition, Text Revision* (Copyright © 2013), American Psychiatric Association.

Os pais têm mais influência nas dietas dos adolescentes do que eles pensam. Estratégias eficazes incluem limitar a quantidade de opções de alimentos não saudáveis disponíveis em casa; estimular o consumo de petiscos inteligentes, como frutas, vegetais ou queijos; e melhorar a aparência e o sabor de comidas saudáveis (Mayo Clinic, 2021a). Algumas maneiras de promover a alimentação saudável incluem fazer escolhas de alimentos saudáveis mais convenientes em casa e em restaurantes de *fast-food* e desencorajar os adolescentes a comer enquanto assistem à televisão ou usam o computador.

A ocorrência de uma gestação em até 4 anos após a menarca coloca a mãe e o feto em risco devido à imaturidade anatômica e fisiológica. Desnutrição no momento da concepção aumenta o risco para a adolescente e seu feto. A maioria das meninas adolescentes não quer ganhar peso. Aconselhamento relacionado com as necessidades nutricionais da gestação é geralmente difícil, e adolescentes toleram melhor sugestões do que orientações rígidas. A dieta de adolescentes grávidas é geralmente deficiente em cálcio, ferro e em vitaminas A e C. O American College of Obstetricians and Gynecologists (ACOG) recomenda suplementos vitamínicos e minerais durante o período pré-natal (ACOG, 2021).

Adultos jovens e de meia-idade. Há uma redução nas demandas de nutrientes à medida que a fase de crescimento vai terminando. Adultos maduros necessitam de nutrientes para energia, manutenção e reparo. As necessidades energéticas normalmente declinam com o passar dos anos. Obesidade se torna um problema devido à redução da prática de exercícios físicos, à maior frequência de jantares fora de casa e à maior capacidade financeira para comprar alimentos caros. Mulheres adultas que usam contraceptivos orais geralmente necessitam de suplementação de vitaminas. A ingestão de ferro e cálcio continua sendo importante.

Gestação. Má nutrição durante a gestação faz com que os lactentes nasçam com peso inferior e reduz as chances de sobrevivência. Em geral, a satisfação das necessidades do feto ocorre à custa da mãe. Contudo, se não houver fonte de nutriente disponível, ambos sofrem. O estado nutricional da mãe no momento da concepção é importante. Aspectos significativos do crescimento e desenvolvimento do feto ocorrem antes que a mãe suspeite da gravidez. As necessidades energéticas da gestação estão relacionadas com o peso corporal e o nível de atividade da mãe. A qualidade da alimentação durante a gestação é importante, e a ingestão de alimentos no primeiro trimestre inclui porções balanceadas de nutrientes essenciais com ênfase na qualidade. A ingestão de proteína durante toda a gestação precisa ser aumentada para 60 g/dia. A ingestão de cálcio é especialmente crítica no terceiro trimestre, quando os ossos do feto se mineralizam. É importante dar suplementos que compensem o aumento do volume de sangue da mãe, o armazenamento de sangue fetal e a perda de sangue durante o parto.

A ingestão de ácido fólico é especialmente importante para a síntese de DNA e para o crescimento dos glóbulos vermelhos. Ingestão inadequada pode levar a defeitos no tubo neural do feto, anencefalia ou anemia megaloblástica materna (Grodner et al., 2020). Mulheres em idade fértil precisam consumir 400 µg de ácido fólico diariamente, e essa dose deve ser aumentada para 600 µg por dia durante a gestação. Os cuidados pré-natais normalmente incluem suplementação de vitaminas e minerais para garantir as quantidades diárias recomendadas; no entanto, mulheres grávidas não devem tomar mais suplementos além das quantidades prescritas.

Lactação. Mulheres lactantes necessitam de 500 kcal/dia a mais do que a recomendação habitual porque a produção de leite aumenta as demandas energéticas. As necessidades de proteínas durante a lactação são maiores do que as da fase gestacional. A necessidade de cálcio continua igual àquela da gestação. Há maior necessidade de vitaminas A e C. A ingestão diária de vitaminas hidrossolúveis (B e C) é necessária para garantir níveis adequados dessas substâncias no leite materno. A ingestão de líquidos precisa ser adequada, porém não excessiva. A excreção de cafeína, álcool e medicamentos ocorre por meio do leite materno. Portanto, mulheres lactantes precisam evitar sua ingestão.

Idosos. Adultos acima de 65 anos têm menor necessidade energética, pois a taxa metabólica deles desacelera com a idade. Contudo, as necessidades de vitaminas e minerais permanecem as mesmas a partir da meia-idade. Vários fatores influenciam o estado nutricional dos idosos (Boxe 45.4). Mudanças relacionadas com a idade no apetite, paladar, olfato e sistema digestivo afetam a nutrição (Touhy e Jett, 2018). Por exemplo, idosos geralmente sofrem uma diminuição das células do paladar que altera o sabor dos alimentos e pode reduzir sua ingestão. Múltiplos fatores contribuem para o risco de insegurança alimentar entre idosos. Renda é um aspecto importante, pois viver com uma renda fixa geralmente reduz a quantidade de dinheiro disponível para comprar alimentos. Saúde é outra importante influência que afeta o desejo e a capacidade de comer de uma pessoa. Falta de transporte ou de capacidade para ir ao mercado devido a problemas de mobilidade contribui para a incapacidade de comprar alimentos adequados e nutritivos. Geralmente a disponibilidade de alimentos nutricionalmente adequados e seguros é limitada ou incerta.

Manter a boa saúde oral é importante durante toda a fase adulta, principalmente à medida que a pessoa envelhece. Dificuldade para mastigar, falta de alguns dentes, dentes em más condições e dor na boca resultam de má saúde oral. Esses problemas geralmente contribuem para a desnutrição e desidratação em idosos (Touhy e Jett, 2018). Higiene oral insatisfatória e doença periodontal são fatores de risco potenciais para doenças sistêmicas, como infecções articulares, acidente vascular encefálico (AVE) isquêmico, doença cardiovascular, DM e pneumonia por broncoaspiração (Touhy e Jett, 2018).

Boxe 45.4 Foco em idosos

Fatores que afetam o estado nutricional

- Alterações gastrintestinais relacionadas com a idade que afetam a digestão de alimentos e a manutenção da alimentação incluem mudanças nos dentes e gengivas, redução da produção de saliva, atrofia das células epiteliais da mucosa oral, aumento do limiar de paladar, menor sensação de sede, redução do reflexo faríngeo e menor peristaltismo esofágico e colônico (Touhy e Jett, 2018)
- Presença de enfermidades crônicas (p. ex., diabetes melito, doença renal de estágio terminal, câncer) geralmente afeta a ingestão de nutrientes
- A alimentação adequada em idosos é afetada por múltiplas causas, como hábitos alimentares de uma vida inteira, cultura, socialização, renda, nível de escolaridade, nível funcional físico para realizar atividades da vida diária (AVD), perda, dentição e transporte (Meiner e Yeager, 2019)
- Efeitos adversos de medicações causam problemas como anorexia, sangramentos gastrintestinais, xerostomia, saciedade precoce e percepção prejudicada do olfato e paladar (Burchum e Rosenthal, 2019)
- Comprometimento cognitivo como delírio, demência e depressão afeta a capacidade de obter, preparar e ingerir alimentos saudáveis.

O idoso geralmente segue uma dieta terapêutica; tem dificuldade de comer devido a sintomas físicos, falta de dentes ou uso de próteses dentárias; ou tem risco de interações de medicamentos com nutrientes (Tabela 45.2). Advirta os idosos a evitar comer ou beber suco de toranja, pois essa fruta altera a absorção de vários medicamentos. A sensação de sede diminui, levando à ingestão inadequada de líquidos ou à desidratação (ver Capítulo 42). Sintomas de desidratação em idosos incluem confusão; fraqueza; calor; pele seca; língua seca; pulso rápido; e alta concentração de sódio na urina. Alguns idosos evitam carnes devido ao custo ou porque são difíceis de mastigar. Sopas cremosas e de vegetais com carne são fontes de proteínas nutritivamente densas. Queijos, ovos e manteiga de amendoim também são alternativas de alto teor proteico úteis. Alimentos ricos em cálcio, como laticínios, vegetais de folhas verdes, soja, castanhas, peixe (sardinha em lata e salmão inteiro) e grãos fortificados, ajudam a proteger contra a osteoporose (diminuição da densidade da massa óssea) (National Osteoporosis Foundation [NOF], 2021). Triagem e tratamento são necessários tanto para homens quanto para mulheres. Suplementos de vitamina D são importantes para melhorar a força e o equilíbrio, fortalecer a saúde dos ossos e prevenir fraturas ósseas e quedas. A dieta de idosos precisa conter opções de todos os grupos de alimentos e geralmente requer suplementos de vitaminas e minerais. O *MyPlate for Older Adults* (*MyPlate* para idosos) destaca as necessidades nutricionais específicas dos idosos e estimula a prática de atividade física (USDA, n.d.a).

A Administration on Aging (AOA) do USDHHS exige que os estados norte-americanos prestem serviços de triagem nutricional a idosos beneficiados por serviços de refeições entregues em domicílio ou de refeições compartilhadas. Esse programa requer que as refeições contenham pelo menos um terço da IDR para idosos e que atendam às *Dietary Guidelines for Americans* (Diretrizes Alimentares para Norte-Americanos) (Academy of Nutrition and Dietetics, 2021). Idosos que não saem de casa e que têm enfermidades crônicas apresentam riscos nutricionais adicionais. Eles geralmente moram sozinhos com poucos ou nenhum recurso social ou financeiro para ajudá-los a obter ou preparar refeições nutricionalmente corretas, contribuindo para o risco de insegurança alimentar. Insegurança alimentar entre idosos é mais prevalente entre as pessoas com alguma deficiência, se morarem em estados da região sul ou oeste dos EUA ou se fizerem parte de uma minoria racial ou étnica (National Council on Aging, 2021b).

Tabela 45.2 Exemplos de interações de medicamentos e nutrientes.[a]

Medicamento	Efeito
Analgésicos	
Paracetamol	Menor absorção do medicamento com alimentos; sua superdosagem está associada a insuficiência hepática
Ácido acetilsalicílico	Absorvido diretamente pelo estômago; menor absorção do medicamento com alimentos; diminui a absorção de ácido fólico, vitaminas C e K e ferro
Antiácidos	
Hidróxido de alumínio	Reduz a absorção de fosfato
Bicarbonato de sódio	Reduz a absorção de ácido fólico
Antiarrítmicos	
Amiodarona	Altera o paladar
Digitálicos	Anorexia, diminuição do *clearance* renal em idosos
Antibióticos	
Penicilina	Menor absorção do medicamento com alimentos; altera o paladar
Cefalosporina	Reduz a vitamina K
Rifampicina	Redução de vitamina B_6, niacina, vitamina D
Tetraciclina	Menor redução do medicamento com leite e antiácidos; redução da absorção de nutrientes como cálcio, riboflavina, vitamina C causada por ligação
Trimetoprima/sulfametoxazol	Reduz o ácido fólico
Anticoagulante	
Varfarina	Age como antagonista da vitamina K
Anticonvulsivantes	
Carbamazepina	Maior absorção do medicamento com alimentos
Fenitoína	Menor absorção de cálcio; redução das vitaminas D e K e de ácido fólico; altera o paladar; menor absorção do medicamento com alimentos
Antidepressivos	
Amitriptilina	Estimulante do apetite
Clomipramina	Altera o paladar, estimulante do apetite
Fluoxetina (inibidor seletivo da recaptação de serotonina [ISRS])	Altera o paladar, anorexia
Anti-hipertensivos	
Captopril	Altera o paladar, anorexia
Hidralazina	Maior absorção do medicamento com alimentos, reduz a vitamina B_6
Labetalol	Altera o paladar (ganho de peso para todos os betabloqueadores)
Metildopa	Diminuição de vitamina B_{12}, ácido fólico, ferro
Anti-inflamatórios	
Todos os esteroides	Aumento do apetite e do peso, aumento do ácido fólico, diminuição do cálcio (osteoporose com uso prolongado); promove gliconeogênese de proteínas
Antiparkinsoniano	
Levodopa	Altera o paladar, reduz a vitamina B_6 e a absorção do medicamento com alimentos
Antipsicótico	
Clorpromazina	Aumento do apetite
Tiotixeno	Diminuição da riboflavina, maior necessidade
Broncodilatadores	
Sulfato de salbutamol	Estimulante do apetite
Teofilina	Anorexia
Redutor de colesterol	
Colestiramina	Diminuição de vitaminas lipossolúveis (A, D, E, K), vitamina B_{12}, ferro
Diuréticos	
Furosemida	Menor absorção do medicamento com alimentos
Espironolactona	Maior absorção do medicamento com alimentos
Tiazidas	Diminuição de magnésio, zinco e potássio
Laxante	
Óleo mineral	Menor absorção de vitaminas lipossolúveis (A, D, E, K), caroteno
Inibidor da agregação plaquetária	
Dipiridamol	Menor absorção do medicamento com alimentos
Reposição de potássio	
Cloreto de potássio	Diminuição da vitamina B_{12}
Tranquilizantes	
Benzodiazepínicos	Aumento do apetite

[a]Não deve ser considerada uma lista completa ou totalmente inclusiva. Verifique sempre as referências farmacológicas antes de administrar medicamentos. (De Hermann J: *Nutrient and drug interactions*, 2019. http://pods.dasnr.okstate.edu/docushare/dsweb/Get/Document-2458/T-3120web.pdf. Accessed March 29, 2021; e Burcham JR, Rosenthal LD: *Lehne's pharmacology for nursing care*, ed 10, St Louis, 2019, Elsevier.)

A intensificação da triagem nutricional por parte de enfermeiros resulta no reconhecimento e tratamento precoces de deficiências nutricionais. A subnutrição de idosos geralmente resulta em problemas de saúde que levam à admissão em hospitais de cuidados agudos ou instituições de cuidados a longo prazo ou de longa permanência.

Padrões alimentares alternativos

Bem antes de a FDA ter publicado as quantidades recomendadas e diretrizes, muitas pessoas já seguiam padrões especiais de ingestão de alimentos com base na religião (Tabela 45.3), origem cultural (Boxe 45.5), crenças de saúde, preferências pessoais ou preocupação com o uso eficiente da terra para a produção de alimentos. Essas dietas especiais não necessariamente são mais ou menos nutritivas do que aquelas baseadas no *MyPlate* ou em outras diretrizes nutricionais, pois a boa nutrição depende da ingestão balanceada de todos os nutrientes necessários.

Dieta vegetariana. Um padrão alimentar alternativo comum é a dieta vegetariana. O **vegetarianismo** é o consumo de uma dieta que consiste predominantemente em alimentos botânicos. Alguns vegetarianos são ovolactovegetarianos (evitam carnes, peixes e aves, mas comem ovos e leite), lactovegetarianos (bebem leite, mas evitam ovos) ou veganos (consomem somente alimentos vegetais). Por meio de uma seleção cuidadosa dos alimentos, as pessoas que seguem uma dieta vegetariana podem cumprir as recomendações diárias de proteínas e nutrientes essenciais (Grodner et al., 2020). Crianças que seguem uma dieta vegetariana estão especialmente em risco de deficiências de proteínas e vitaminas, como falta de vitamina B_{12}. Um planejamento cuidadoso ajuda a garantir uma dieta saudável e balanceada.

Antes de sua próxima consulta com a Sra. Cooper, Ryan revisa o prontuário eletrônico da Sra. Cooper, preparando-se para trabalhar com ela em seus problemas de alimentação e depressão. Ele verificou que ela está tomando 25 mg de metoprolol 2 vezes/dia, 10 mg de glipizida por dia e 2,5 mg de varfarina ao dia. Ryan analisa suas medicações e os efeitos que elas podem acarretar no apetite e no estado nutricional.

Depois de conversar com a Sra. Cooper, Ryan reconhece que ela está tendo problemas alimentares, além de depressão e problemas de enfrentamento. À medida que Ryan se prepara para avaliar a Sra. Cooper, ele relembra informações sobre alimentação e idosos, principalmente a importância da ingestão adequada de calorias, proteínas e líquidos em pacientes que têm DM, hipertensão e insuficiência cardíaca. Ryan examina os elementos de uma avaliação nutricional para garantir que ele colete o máximo possível de informações durante a avaliação da Sra. Cooper para que ele possa desenvolver um plano individualizado. Ele sabe que preferências, finanças, cultura e religião podem impactar a escolha dos alimentos e o planejamento das refeições. Ryan termina de ler sobre como DM, hipertensão e insuficiência cardíaca afetam a alimentação, principalmente em idosos. Ele também analisa uma terapia alimentar típica relacionada com os três problemas crônicos de saúde da Sra. Cooper, sabendo o quanto é importante para ela controlar a ingestão de sódio, o colesterol, carboidratos e açúcares. Igualmente, por estar tomando varfarina, a Sra. Cooper precisa controlar sua ingestão de saladas verdes. Ryan reconhece que a Sra. Cooper está deprimida e continua lamentando a perda de seu marido, então ele revisa a literatura que aborda a relação entre padrões alimentares e depressão. Ryan suspeita que a Sra. Cooper esteja sofrendo de isolamento social, já que ela parou de interagir regularmente com amigos e de participar de atividades sociais. Ele sabe que isso é comum em idosos e lê sobre estratégias para ajudar a Sra. Cooper. Ele pretende conseguir desenvolver um plano que aborde esse problema devido a seu impacto em seu estado nutricional geral.

Pensamento crítico

O sucesso do julgamento clínico requer pensamento crítico que envolva uma síntese de conhecimento, experiência, fatores ambientais, atitudes de pensamento crítico e padrões intelectuais e profissionais. Julgamentos clínicos sólidos requerem que você antecipe informações, analise os dados e tome decisões em relação a seu cuidado do paciente. Durante a avaliação, considere todos os elementos necessários para realizar um diagnóstico de enfermagem apropriado (Figura 45.3).

Tabela 45.3 Exemplos de restrições alimentares por razões religiosas.

Muçulmanos	Cristãos	Hindus	Judeus	Mórmons (Igreja de Jesus Cristo dos Santos dos Últimos Dias)	Adventistas do Sétimo Dia
Carne de porco Álcool Ramadã: jejum do nascer ao pôr do sol, durante 1 mês Métodos ritualizados de abate de animais necessários para a ingestão de carnes	Algumas religiões, como os Batistas, permitem mínimas quantidades ou nada de álcool Podem ser observados alguns dias de abstinência de ingestão de carnes durante o ano, normalmente durante a quaresma	Todos os tipos de carne Peixe, frutos do mar com algumas restrições Álcool	Carne de porco Aves predatórias Frutos do mar (comem apenas peixes com escamas) Carnes raras Sangue (p. ex., chouriço) Misturar leite ou derivados com pratos de carne Devem seguir métodos *kosher* de preparação de alimentos 24 h de jejum no Yom Kippur, 1 dia de expiação Não comem pão fermentado durante a Páscoa Judaica (8 dias) Não cozinham no Sabá, desde o pôr do sol da sexta até o pôr do sol de sábado	Álcool Tabaco Cafeína, como em chás, cafés e refrigerantes	Carne de porco Frutos do mar Peixe Álcool Cafeína Dietas vegetarianas ou ovolactovegetarianas são encorajadas

Boxe 45.5 Aspectos culturais do cuidado

Nutrição

Padrões alimentares desenvolvidos na infância, hábitos e cultura interagem influenciando a ingestão dos alimentos. A cultura também influencia o significado do alimento não relacionado com a nutrição. Comer está associado a sentimentos e sensações, como "bom" ou "ruim". Por exemplo, crianças são geralmente recompensadas por "serem boazinhas" com uma guloseima, um doce. Então, elas associam o doce a "ser bonzinho". Comida frequentemente intensifica os relacionamentos interpessoais e demonstra amor e carinho.

Às vezes, alguns grupos étnicos desenvolvem condições geneticamente relacionadas. Por exemplo, intolerância à lactose, uma deficiência da enzima intestinal lactase, pode ser verificada entre indivíduos asiáticos/oceânicos, africanos e afro-americanos, nativos americanos, mexicano-americanos, do Oriente Médio e descendentes de caucasianos. A intolerância à lactose afeta a absorção de nutrientes. Geralmente isso resulta em deficiência de cálcio, causando redução da densidade da massa óssea.

A teoria de alimentos quentes e frios predomina em muitas culturas. A origem parece vir das convicções hipocráticas em relação à saúde e aos quatro humores. Os árabes eram os guardiões desse conhecimento durante a Idade das Trevas e posteriormente influenciaram os espanhóis a adotar esse sistema de crença no fim da Idade Média. O fundamento dessa teoria é manter a harmonia com a natureza, buscando o equilíbrio entre "frio", "quente", "molhado" e "seco". Algumas culturas acreditam que alimentos quentes dão aconchego, força e tranquilidade, enquanto alimentos frios são ameaçadores e fracos. A classificação não tem nada a ver com condimentos, mas é uma representação simbólica de temperatura (Giger e Haddad, 2021).

Diferentes culturas também têm suas crenças sobre alimentos e pratos especiais que devem ser ingeridos quando se está doente (p. ex., canja de galinha quando a pessoa está enferma).

Implicações para os cuidados centrados no paciente
- Peça para que o paciente ou o familiar cuidador identifique o significado atribuído para os tipos de alimento que eles normalmente consomem
- Lactose e outras intolerâncias alimentares exclusivas a culturas específicas requerem adaptação de dietas para cumprir as necessidades de ingestão diária de nutrientes, minerais e vitaminas
- Quando os pacientes usam alimentos quentes e frios como parte de suas práticas de saúde culturais, são necessárias modificações da dieta. Alimentos quentes incluem arroz, cereais em grãos, álcool, carne bovina, carne de cordeiro, pimenta-malagueta, chocolate, queijo, frutas de zonas temperadas, ovos, ervilhas, leite de cabra, milho, óleos, cebolas, carne suína, rabanetes e pamonhas. Em compensação, alimentos frios são feijões, frutas cítricas, frutas tropicais, laticínios, a maioria dos vegetais, mel, uvas-passas, carne de frango, peixe e cabra
- Pergunte ao paciente ou ao familiar cuidador se há:
  - Condições específicas, como menstruação, câncer, pneumonia, dor de ouvido, resfriados, paralisia, cefaleia ou reumatismo, que são enfermidades frias e que requerem alimentos quentes
  - Outras condições como gravidez, febre, infecções, diarreia, erupções cutâneas, úlceras, problemas hepáticos, constipação intestinal, problemas renais ou dores de garganta, que são condições quentes e que requerem alimentos frios

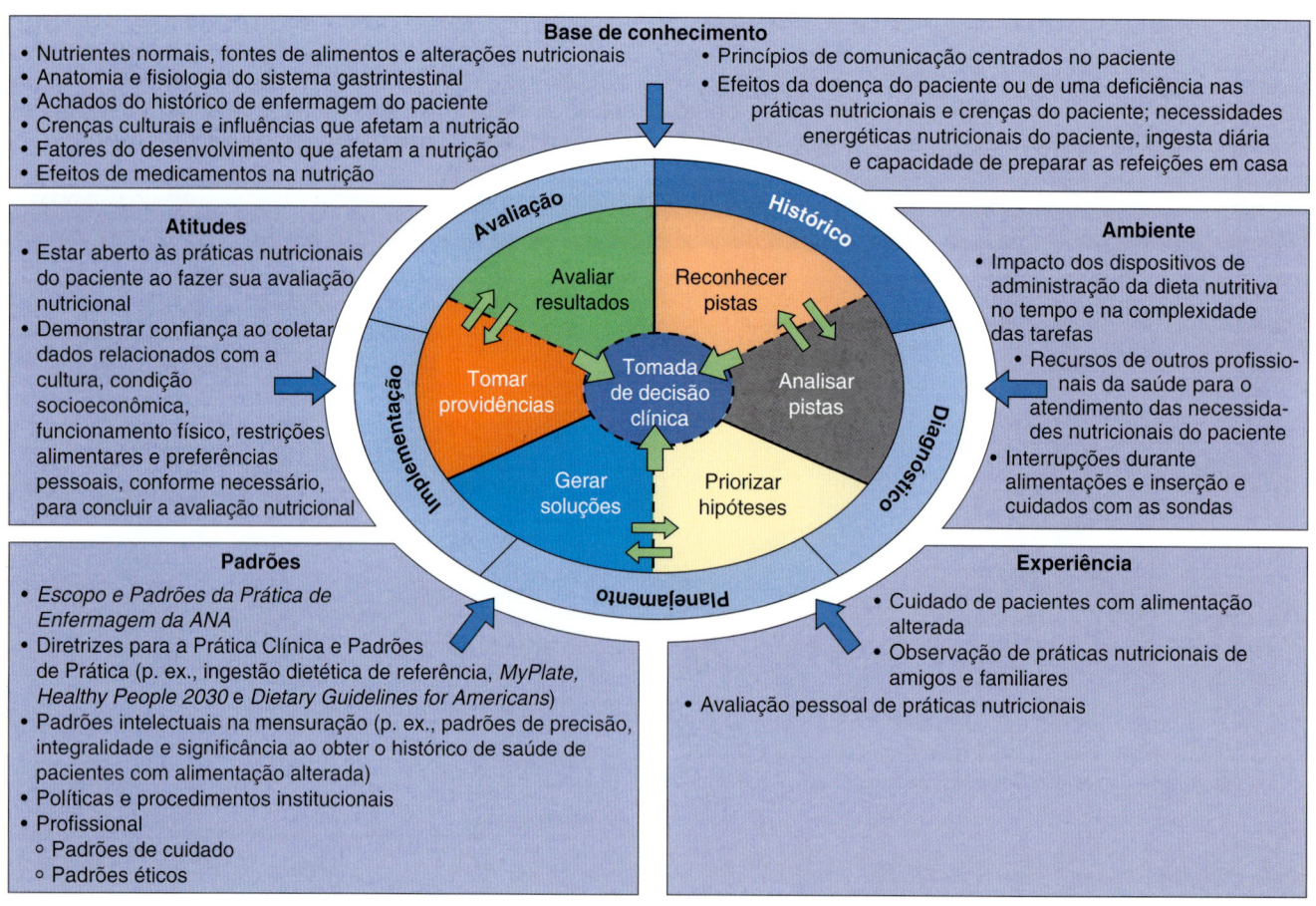

Figura 45.3 Modelo de pensamento crítico para avaliação nutricional. (Copyright de Modelo de Medida de Julgamento Clínico © NCSBN. Todos os direitos reservados.)

Integre conhecimentos de enfermagem e de outras disciplinas, como nutrição, farmacologia e psicologia; experiências prévias; e informações fornecidas pelo paciente a respeito da sua história alimentar, a fim de entender o problema nutricional do paciente e seus efeitos. Saber como a digestão e a absorção funcionam ajuda a entender o fundamento lógico dos problemas nutricionais de um paciente. Além disso, princípios de comunicação permitem que você avalie efetivamente os comportamentos do paciente e os problemas que surgem em decorrência da desnutrição. Dê tempo para que os pacientes descrevam sua percepção da situação e sua capacidade de resolver o problema nutricional. É importante considerar as preferências, a cultura, a condição socioeconômica, o ambiente e as práticas religiosas do paciente quando for desenvolver planos para atender às necessidades nutricionais do paciente.

Experiência pessoal com problemas nutricionais e experiência com pacientes o preparam para conhecer tipos eficazes de terapias nutricionais. A experiência o ensina a entender a perspectiva exclusiva do paciente e reconhecer que uma pessoa nunca é exatamente igual a outra. A experiência com pacientes também ajuda você a reconhecer reações à desnutrição ou a problemas de digestão e absorção. Além disso, experiências pessoais com boas práticas nutricionais ajudam você a entender melhor o paciente que está consumindo uma alimentação inadequada.

Use atitudes de pensamento crítico como receptividade, confiança, criatividade e disciplina para realizar uma avaliação abrangente e desenvolver um plano de cuidados individualizado, centrado no paciente, para obter sucesso no manejo do problema nutricional. Pacientes que sofrem de problemas nutricionais normalmente estão sobrecarregados e veem em você um especialista para ajudá-los a resolver seus problemas alimentares e nutricionais.

Padrões profissionais, como IDR, diretrizes alimentares *MyPlate* do USDA e objetivos do *Healthy People 2030* oferecem diretrizes para avaliar e manter o estado nutricional dos pacientes. Outros padrões e diretrizes profissionais da AHA (2017), da ADA (2021b), da ACS (2029) e da American Society for Parenteral and Enteral Nutrition (ASPEN, 2021) estão disponíveis. Esses padrões são baseados em evidências e regularmente atualizados para a prestação de cuidados ideais para os pacientes.

> **Pense nisso**
>
> Quais achados/características definidores em um adolescente seriam indicativos de alimentação alterada? Quais são os fatores de risco que levam à alteração do estado nutricional nessa faixa etária?

Processo de enfermagem

Use julgamento clínico ao aplicar o pensamento crítico ao processo de enfermagem. O processo de enfermagem oferece uma abordagem de tomada de decisão clínica para que você identifique problemas do paciente, desenvolva e implemente um plano de cuidado centrado no paciente e avalie esse plano.

❖ Histórico de enfermagem

Durante o processo de avaliação, avalie minuciosamente cada paciente e analise com critério seus achados para reconhecer padrões de dados e então identificar diagnósticos de enfermagem precisos e relevantes. Isso garante uma abordagem centrada no paciente para a segurança dos cuidados de enfermagem. O reconhecimento precoce de pacientes malnutridos ou em risco de desenvolver desnutrição exerce uma forte influência positiva nos resultados de saúde tanto em curto quanto a longo prazo. Estudos demonstram uma ligação entre desnutrição em pacientes adultos hospitalizados e taxas de reinternação, maiores taxas de mortalidade e custos adicionais (Reed Mangels, 2018). Pacientes malnutridos no momento da internação estão mais arriscados a desenvolver complicações significativas, como arritmia, ruptura da integridade da pele, sepse ou hemorragia durante a hospitalização.

Pelos olhos do paciente. Proximidade com seus pacientes e suas famílias permite que você observe seu estado físico, ingestão de alimentos, preferências alimentares, alterações de peso e práticas culturais em relação à comida. Sempre pergunte aos pacientes sobre suas preferências alimentares, valores relacionados com a alimentação e expectativas da terapia nutricional. Por exemplo, o paciente quer aprender sobre uma dieta? Ao tentar influenciar padrões de alimentação, você precisa entender as preferências, os valores, crenças e atitudes do paciente em relação à comida. Avalie as tradições e rituais familiares relacionados com a comida, seus valores e crenças culturais e necessidades nutricionais. Determine como esses fatores afetam a capacidade do paciente em comprar e preparar os alimentos e a ingestão destes pelo paciente.

Triagem. Reúna o histórico de enfermagem do paciente para coletar informações sobre fatores que normalmente influenciam a nutrição. Você está em uma excelente posição para considerar a condição do paciente, antecipar sinais ou sintomas relacionados com aquela condição e então reconhecer sinais de má nutrição que o paciente apresente. Esses achados levam você a fazer perguntas adicionais que vão além da triagem. Triagem nutricional é uma parte essencial de uma avaliação inicial. Fazer a triagem dos pacientes é um método rápido de identificar **desnutrição** ou risco de desnutrição utilizando ferramentas simples (McEvilly, 2017). As ferramentas de triagem nutricional reúnem dados sobre a resposta do paciente à atual condição e normalmente incluem medidas objetivas, como altura, peso, alterações de peso, diagnóstico principal e presença de outras comorbidades (McEvilly, 2017). Combine várias medidas objetivas com medidas subjetivas relacionadas com a alimentação para fazer uma triagem adequada dos problemas nutricionais. A identificação de fatores de risco, como perda de peso não intencional, presença de dieta modificada ou presença ou alteração de sintomas nutricionais (ou seja, náuseas, vômitos, diarreia e constipação intestinal), requer consulta nutricional.

Diversas ferramentas de triagem nutricional padronizadas estão disponíveis para uso nos contextos ambulatorial e hospitalar. A *Subjective Global Assessment* (SGA) ou Avaliação Subjetiva Global (ASG), em português, utiliza o histórico do paciente, o peso e os dados da avaliação física para avaliar o estado nutricional (Wittenaar e Ottery, 2017). A ASG é uma técnica simples e acessível que prevê as complicações relacionadas com a nutrição. A Miniavaliação Nutricional (MNA®, do inglês Mini Nutritional Assessment) (Figura 45.4) identifica idosos que recebem cuidados no domicílio, em casas de repouso e hospitais. A ferramenta engloba 18 itens divididos em triagem e avaliação. Se um paciente tiver uma pontuação de 11 ou inferior na parte da triagem, o médico completa a parte de avaliação. O uso da MNA® tem sido bem-sucedido na avaliação de fragilidade em idosos (Soysal et al., 2019). Ferramentas de triagem de desnutrição (FTD), como a MNA ou o *checklist* DETERMINE, são uma maneira eficaz de mensurar problemas nutricionais de pacientes em uma variedade de contextos de cuidados de saúde (Dodd, 2020).

Avalie os pacientes em relação à desnutrição quando estes tiverem condições que interfiram em sua capacidade de ingerir, digerir ou absorver os nutrientes adequados. Quando possível, use ferramentas padronizadas para avaliar os riscos nutricionais e identificar fatores que colocam seus pacientes em risco de problemas nutricionais. Por exemplo, anomalias congênitas e revisões cirúrgicas do trato GI são fatores de risco porque elas interferem na função normal.

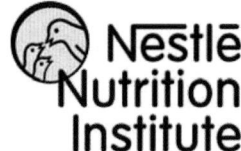

**Miniavaliação Nutricional
MNA®**

Sobrenome: _____ Nome: _____

Sexo: _____ Idade: _____ Peso (kg): _____ Altura (cm): _____ Data: _____

Preencha o formulário inserindo os números corretos nos quadrados. Some esses números para obter a pontuação final da triagem.

Triagem

A. A ingestão de alimentos diminuiu nos últimos 3 meses devido a perda de apetite, problemas digestivos, dificuldades para mastigar ou engolir?
0 = redução grave na ingestão de alimentos
1 = redução moderada na ingestão de alimentos
2 = nenhuma redução na ingestão de alimentos ☐

B. Perda de peso nos últimos 3 meses
0 = perda de peso maior que 3 kg
1 = não sabe
2 = perda de peso de 1 a 3 kg
3 = nenhuma perda de peso ☐

C. Mobilidade
0 = acamado ou cadeirante
1 = consegue levantar-se da cama/cadeira, mas não sai de casa
2 = sai de casa ☐

D. Sofreu algum estresse psicológico ou doença aguda nos últimos 3 meses?
0 = sim   2 = não ☐

E. Problemas neuropsicológicos
0 = demência grave ou depressão
1 = demência leve
2 = nenhum problema psicológico ☐

F1. Índice de massa corporal (IMC) (peso em kg)/(altura em m^2)
0 = IMC abaixo de 19
1 = IMC de 19 a menos de 21
2 = IMC de 21 a menos de 23
3 = IMC de 23 ou mais ☐

SE O IMC NÃO ESTIVER DISPONÍVEL, SUBSTITUA A QUESTÃO F1 PELA QUESTÃO F2. NÃO RESPONDA À QUESTÃO F2 SE A QUESTÃO F1 JÁ TIVER SIDO PREENCHIDA.

F2. Circunferência da panturrilha (CP) em cm
0 = CP menor que 31
3 = CP de 31 ou mais ☐

Pontuação da triagem ☐☐
(máx. 14 pontos)

12 a 14 pontos: Estado nutricional normal
8 a 11 pontos: Em risco de desnutrição
0 a 7 pontos: Desnutrido

Ref. Vellas B, Villars H, Abellan G et al. *Overview of the MNA® – Its History and Challenges.* J Nutr Health Aging 2006;10:456-465.
Rubenstein LZ, Harker JO, Salva A, Guigoz Y, Vellas B. *Screening for Undernutrition in Geriatric Practice: Developing the Short-Form Mini Nutritional Assessment (MNA-SF).* J. Geront 2001;56A: M366-377.
Guigoz Y. *The Mini-Nutritional Assessment (MNA®) Review of the Literature – What does it tell us?* J Nutr Health Aging 2006; 10:466-487.
Kaiser MJ, Bauer JM, Ramsch C et al. *Validation of the Mini Nutritional Assessment Short-Form (MNA®-SF): A practical tool for identification of nutritional status.* J Nutr Health Aging 2009; 13:782-788.
® Société des Produits Nestlé, S.A., Vevey, Switzerland, Trademark Owners
© Nestlé, 1994, Revision 2009. N67200 12/99 10 M
Para mais informações: www.mna-elderly.com

Figura 45.4 Miniavaliação Nutricional (MNA®). (Copyright© Nestlé, 1994, Revisão: 2009. N67200 12/99 10 M.)

Pacientes que recebem somente uma infusão intravenosa (IV) de dextrose 5 ou 10% estão em risco de deficiências nutricionais por falta de proteínas e gorduras nas infusões. Doenças crônicas ou demandas metabólicas alteradas, como doença renal ou DM, são fatores de risco para o desenvolvimento de problemas nutricionais. Lactentes e idosos são os que se encontram em maior risco.

Antropometria. A **antropometria** é um método sistemático de mensurar a dimensão e a composição corporal. Os enfermeiros verificam a altura e o peso de cada paciente no momento da internação ou de sua entrada em qualquer instituição de saúde. Se não for possível medir a altura com o paciente em pé, posicione-o deitado de costas no leito o mais reto possível com os braços dobrados sobre o tórax e meça-o no sentido do comprimento. Medições seriais de peso com o tempo proporcionam informações mais úteis do que uma única medição. Pese o paciente no mesmo horário todos os dias, na mesma balança e com o mesmo tipo de vestimenta ou lençol. Documento o peso atual do paciente e compare sua altura e peso em relação aos padrões para obter a relação altura-peso. Um **peso corporal ideal (PCI)** proporciona uma estimativa de o quanto a pessoa deve pesar.

É importante observar se houve ganho ou perda rápida de peso, pois isso normalmente reflete alterações fluídicas. Meio litro de líquidos é igual a 0,45 kg. Por exemplo, para um paciente com insuficiência renal, um aumento de peso de 0,90 kg em 24 h é significativo, pois isso normalmente indica que o paciente reteve 1 ℓ (1.000 mℓ) de líquido.

Outras medidas antropométricas geralmente obtidas pelos enfermeiros ajudam a identificar problemas nutricionais. Entre elas, incluem-se a relação altura × circunferência do punho, circunferência do braço (CB) médio-superior, dobra cutânea do tríceps (DCT) e circunferência dos músculos médio-superiores do braço (CMMB). O enfermeiro compara os valores de CB, DCT e CMMB em relação aos padrões e os calcula como uma porcentagem do padrão. Alterações nos valores de um indivíduo em semanas ou meses são de maior relevância do que medições isoladas (Grodner et al., 2020).

O **índice de massa corporal (IMC)** mede o peso corrigido pela altura e serve como alternativa para as tradicionais relações altura-peso. O cálculo do IMC é feito dividindo-se o peso do paciente em quilogramas por sua altura em metros quadrados: peso (kg) dividido pela altura^2 (m^2). Por exemplo, um paciente que pesa 75 kg e que tem 1,80 m de altura tem um IMC de 23,15 (75 ÷ 1,8^2 = 23,15). O site do National Heart, Lung, and Blood Institute (https://www.nhlbi.nih.gov/health/educational/lose_wt/BMI/bmicalc.htm) oferece uma maneira fácil de calcular o IMC. Um paciente está com sobrepeso se seu IMC estiver entre 25 e 30. Obesidade, definida por um IMC maior que 30, coloca o paciente em maior risco médico de doença arterial coronariana, alguns cânceres, DM e hipertensão.

Exames laboratoriais e bioquímicos. Diversos exames laboratoriais e bioquímicos são utilizados para diagnosticar malnutrição. Fatores que frequentemente alteram os resultados dos exames incluem equilíbrio hídrico, função hepática, função renal e presença de doenças. Exames laboratoriais comumente utilizados para avaliar o estado nutricional incluem medições de proteínas no plasma, como albumina, transferrina, pré-albumina, proteína de ligação ao retinol, capacidade total de ligação de ferro e hemoglobina. Depois de se alimentar, o tempo de resposta para alterações nessas proteínas varia de horas a semanas. A meia-vida metabólica da albumina é de 21 dias, a da transferrina é 8 dias, a da pré-albumina é de 2 dias e da proteína de ligação ao retinol é de 12 h. Use essas informações para determinar a medida mais eficaz das proteínas do plasma de seus pacientes. Fatores que afetam os níveis de albumina sérica incluem hidratação; hemorragia; doença renal ou hepática; grandes quantidades de drenagens de feridas, drenos, queimaduras ou trato GI; administração de esteroides; infusões de albumina exógena; idade; e trauma, queimaduras, estresse ou cirurgia. O nível de albumina é um indicador melhor de malnutrição em pacientes com doenças crônicas de longa duração, enquanto a pré-albumina é o valor de preferência para indicação de alterações de curta duração em condições agudas (Grodner et al., 2020).

O balanço nitrogenado é importante na determinação do estado proteico no soro (ver discussão sobre proteínas neste capítulo). Para determinar o balanço nitrogenado de um paciente, você precisa saber quantos gramas de proteína esse indivíduo ingere em um dia, bem como os resultados de um exame de ureia nitrogenada na urina de 24 h, que calcula a produção de nitrogênio. Calcule o balanço nitrogenado dividindo 6,25 do total em gramas de proteína ingerida em 1 dia (24 h). Use análise laboratorial de um período de 24 h de ureia nitrogenada na urina para determinar a eliminação de nitrogênio. Para pacientes com diarreia ou drenagem de fístula, estime uma adição extra de 2 a 4 g de eliminação de nitrogênio. O balanço nitrogenado é calculado subtraindo-se a eliminação de nitrogênio da ingestão de nitrogênio. Um balanço nitrogenado positivo de 2 a 3 g é necessário para o anabolismo. Em compensação, balanço nitrogenado negativo está presente quando existem estados catabólicos.

História alimentar e de saúde. Depois de reunir os dados em um histórico de enfermagem geral, foque a avaliação na história alimentar mais específica para avaliar as necessidades nutricionais atuais ou potenciais do paciente. O Boxe 45.6 relaciona algumas perguntas específicas a serem feitas durante o levantamento da história alimentar. A história alimentar inclui uma avaliação do conhecimento do paciente sobre qualquer dieta terapêutica que tenha sido prescrita e sobre saúde nutricional em geral. Se um paciente estiver em uma dieta terapêutica, pergunte sobre exemplos de escolhas de alimentos típicas do paciente. Qual é a ingestão diária normal de alimentos e líquidos do paciente? A história alimentar também foca as preferências alimentares de um paciente, alergias e outras áreas relevantes, como a capacidade do paciente de obter comida. Reúna informações sobre a doença e o nível de atividade do paciente para determinar as necessidades energéticas e comparar a ingestão de alimentos. Sua avaliação de enfermagem sobre alimentação também inclui estado de saúde; idade; contexto cultural (Boxe 45.5); padrões alimentares religiosos (Tabela 45.3); condição socioeconômica; fatores psicológicos; uso de álcool ou drogas ilegais; e uma história clínica completa (Tabela 45.2).

Em um contexto ambulatorial, peça para que o paciente faça um diário de alimentação de 3 a 7 dias de duração. Isso permite que você calcule a ingestão nutricional e a compare à IDR para verificar se os hábitos alimentares do paciente são adequados. Use questionários alimentares para estabelecer padrões com o tempo. Em um ambiente de cuidados de saúde, os enfermeiros colaboram com os nutricionistas na contagem das calorias dos pacientes.

Ambiente. A avaliação do ambiente domiciliar do indivíduo é um componente importante de uma avaliação nutricional. O ambiente inclui onde, como e com quem você come, redes sociais e propagandas e o mercado onde você faz compras (Team Legion, 2021). "Como você come" é afetado pelos tamanhos das porções. "Com quem você come" inclui hábitos alimentares mediante socialização e pressão de pares. Para idosos, comer com alguém pode melhorar os hábitos alimentares (National Council on Aging, 2021a). Redes sociais e propagandas podem convencer as pessoas a comprar alimentos que não são saudáveis e que normalmente não fazem parte da sua alimentação. No mercado, a disposição dos corredores e o tamanho do carrinho que você usa podem influenciar as compras (Team Legion, 2021). Para evitar problemas no mercado, peça para que os pacientes façam uma lista antes de saírem de casa e que se atenham a ela. É importante

> **Boxe 45.6 Questões do histórico de enfermagem**
>
> **Ingestão dietética e preferências alimentares**
> - De que tipo de comida você gosta?
> - Quantas refeições você faz por dia?
> - A que horas normalmente você faz suas refeições e lanches?
> - Qual é o tamanho da porção que você come em cada refeição?
> - Descreva qualquer dieta especial que você siga por um problema de saúde
> - Conte-me quais são suas preferências alimentares culturais ou religiosas
> - Quem prepara as refeições na sua casa?
> - Quem compra comida?
> - Como você faz sua comida (p. ex., frita, cozida, assada, grelhada)?
>
> **Sintomas desagradáveis**
> - Quais alimentos causam indigestão, gases ou azia?
> - Com que frequência isso ocorre?
> - O que alivia os sintomas?
>
> **Alergias**
> - Você é alérgico a algum alimento?
> - Quais tipos de problemas você tem ao ingerir esses alimentos?
> - Como essas alergias alimentares são tratadas (p. ex., EpiPen®, anti-histamínicos orais)?
>
> **Paladar, mastigação e deglutição**
> - Você notou alguma mudança no paladar?
> - Essas mudanças ocorreram quando você estava tomando algum medicamento ou depois de uma doença?
> - Você usa próteses dentárias? Elas são confortáveis?
> - Você tem alguma dor ou ferida na boca (p. ex., aftas, úlceras)?
> - Você tem dificuldade para engolir?
> - Você tosse ou engasga quando engole?
>
> **Apetite e peso**
> - Você sentiu alguma mudança recente no apetite?
> - Você teve alguma alteração recente no peso?
> - Essa alteração era esperada (p. ex., você estava fazendo regime para emagrecer)?
>
> **Uso de medicamentos**
> - Quais medicamentos você toma?
> - Descreva qualquer medicamento de venda livre que você tome e que seu médico não tenha prescrito
> - Você toma algum suplemento nutricional ou fitoterápico?

explorar junto aos indivíduos como o ambiente deles afeta seus hábitos alimentares e escolhas de alimentos para que as pessoas possam evitar tomar decisões ruins relacionadas com hábitos alimentares (Team Legion, 2021).

Exame físico. O exame físico é um dos aspectos mais importantes de uma avaliação nutricional. Pelo fato de a alimentação inadequada afetar todos os sistemas corporais, observe se há presença de desnutrição durante a avaliação física geral (ver Capítulo 30). Realize a avaliação física geral de todos os sistemas corporais e reveja áreas relevantes para avaliar o estado nutricional de um paciente. Os sinais clínicos de alterações no estado nutricional (Tabela 45.4) servem como diretrizes para observação durante a avaliação física.

Disfagia. Disfagia refere-se à dificuldade de engolir. Há uma variedade de causas e complicações dessa condição (Boxe 45.7). Complicações incluem pneumonia por broncoaspiração, desidratação, declínio do estado nutricional e perda de peso. Disfagia leva a incapacidade ou comprometimento do estado funcional, aumento do tempo de internação e dos custos dos cuidados de saúde, maior probabilidade de alta com encaminhamento para cuidados institucionalizados e aumento da mortalidade (Yang et al., 2017).

Fique atento aos sinais de alerta de disfagia. Eles incluem tosse durante a alimentação; alteração no tom ou na qualidade da voz após a deglutição; movimentos anormais da boca, língua ou lábios; e fala lenta, débil, imprecisa ou descoordenada. Engasgos anormais, demora para engolir, esvaziamento oral incompleto ou manutenção de

Tabela 45.4 Sinais físicos de alterações no estado nutricional.

Área do corpo	Indicadores de desnutrição
Aspecto geral	Cansa-se facilmente, sem energia, adormece facilmente; parece cansado, apático, caquético
Peso	Sobrepeso, obesidade ou abaixo do peso (preocupação especial quanto ao último); perda de peso não planejada durante um período de tempo
Postura	Má postura, ombros caídos, peito recolhido, costas arqueadas
Músculos	Flácidos, fracos, tônus insatisfatório, dor; aparência de "desgaste"; mobilidade prejudicada
Estado mental	Desatento, irritado, confuso
Função neurológica	Queimação e formigamento das mãos e pés (parestesia), perda de senso de posicionamento e vibração, diminuição ou perda de reflexos do tornozelo e joelho
Função gastrintestinal	Anorexia, indigestão, constipação intestinal ou diarreia, sintomas de má absorção, aumento das dimensões do fígado ou baço, distensão abdominal
Função cardiovascular	Taquicardia, ritmo anormal, pressão arterial elevada
Cabelo	Filamentoso, opaco, quebradiço, seco, fino e escasso, despigmentado
Pele (em geral)	Áspera, seca, escamosa, pálida, manchada, irritada, com hematomas e petéquias

Tabela 45.4 Sinais físicos de alterações no estado nutricional. (Continuação)

Área do corpo	Indicadores de desnutrição
Rosto e pescoço	Inchado, pele escurecida acima das bochechas e sob os olhos
Lábios	Secos, escamosos, inchados; vermelhidão e inchaço nos cantos da boca (queilite); lesões angulares nos cantos da boca, fissuras ou cicatrizes (estomatite)
Boca, membranas mucosas orais	Inchaço, membranas mucosas orais de cor vermelha intensa; lesões orais
Gengivas	Esponjosas, sangram facilmente, inflamadas e retraídas
Língua	Edemaciada, escarlate e rústica, coloração magenta e glossite
Dentes	Dentes faltando ou quebrados
Olhos	Membranas oculares pálidas (conjuntiva pálida), vermelhidão das membranas (injeção conjuntival), ressecamento ou infecção
Unhas	Em forma de colher (coiloníquia), quebradiças, com elevação das bordas
Pernas e pés	Edema, dor na panturrilha, formigamento, fraqueza, lesões
Esqueleto	Pernas arqueadas, joelhos para dentro, deformidade torácica na altura do diafragma, costelas salientes, escápulas proeminentes

De Ball JW et al.: *Seidel's guide to physical examination: an interprofessional approach*, ed 9, St Louis, 2019, Elsevier; Grodner M, et al.: *Nutritional foundations and clinical applications*, ed 7, St Louis, 2020, Elsevier; Jensen GL et al.: GLIM criteria for the diagnosis of malnutrition: a consensus report from the Global Clinical Nutrition Community, *JPEN J Ent Parent Nutr* 43(1):32, 2019; e World Health Organization (WHO): *Malnutrition*, 2020. https://www.who.int/news-room/fact-sheets/detail/malnutrition. Accessed August 1, 2020.

Boxe 45.7 Causas de disfagia

Miogênicas
- Miastenia *gravis*
- Envelhecimento
- Distrofia muscular
- Polimiosite.

Neurogênicas
- Acidente vascular encefálico
- Paralisia cerebral
- Síndrome de Guillain-Barré
- Esclerose múltipla
- Esclerose lateral amiotrófica (doença de Lou Gehrig)
- Neuropatia diabética
- Doença de Parkinson.

Obstrutivas
- Estenose péptica benigna
- Anel esofágico inferior
- Candidíase
- Câncer de cabeça e pescoço
- Massas inflamatórias
- Trauma/ressecção cirúrgica
- Massas mediastinais anteriores
- Espondilose cervical.

Outras
- Ressecção gastrintestinal ou esofágica
- Distúrbios reumatológicos
- Distúrbios do tecido conjuntivo
- Vagotomia.

alimentos nas bochechas, regurgitação, acumulação na faringe, gatilho de deglutição retardado ou ausente e incapacidade de falar com consistência são outros sinais de disfagia. Pacientes com disfagia geralmente não demonstram manifestação como tossir quando o alimento entra na via respiratória. *Broncoaspiração silenciosa* é a aspiração que ocorre em pacientes com problemas neurológicos que levam à diminuição da sensibilidade. Ela geralmente ocorre sem tosse, e seus sintomas (p. ex., sons respiratórios adventícios, febre baixa) normalmente não se manifestam por 24 h. A aspiração silenciosa é comum em pacientes com disfagia pós-AVE (Yang et al., 2017).

A disfagia geralmente leva à ingestão de quantidades inadequadas de alimentos, o que resulta em desnutrição. Frequentemente, os pacientes que têm disfagia ficam frustrados com a alimentação e demonstram alterações na espessura de dobras cutâneas e na albumina. Durante o período de reabilitação, os pacientes passam por períodos mais longos de adaptação às novas restrições alimentares. Além disso, a desnutrição retarda significativamente a recuperação da deglutição e pode aumentar a mortalidade (Grodner et al., 2020). A triagem de disfagia identifica rapidamente problemas de deglutição e ajuda você a iniciar encaminhamentos para avaliações mais aprofundadas com nutricionistas e fonoaudiólogos clínicos (ver Procedimento 45.1). A avaliação precoce e contínua de pacientes com disfagia usando uma ferramenta validada de triagem de disfagia eleva a qualidade do cuidado e diminui a incidência de pneumonia por broncoaspiração (Suiter et al., 2020). A triagem de disfagia inclui revisão do prontuário; observação do paciente durante uma refeição para verificar mudanças na qualidade da voz, postura e controle da cabeça; porcentagem da refeição ingerida; tempo de duração da refeição; se o paciente baba ou se há vazamento de líquidos e sólidos; tosse durante ou depois da deglutição; fraqueza facial ou lingual; movimento palatal; dificuldade com secreções; manutenção de alimento na boca; engasgo e tosse seca espontânea. Várias ferramentas de triagem validadas estão disponíveis, como a *Bedside Swallowing Assessment* (Avaliação de Deglutição à Beira do Leito), o *Burke Dysphagia Screening Test* (Teste de Triagem de Disfagia de Burke), a *Acute Stroke Dysphagia Screen* (Triagem de Disfagia em AVE Agudo) e a *Standardized Swallowing Assessment* (Avaliação Padronizada de Deglutição) (Dong et al., 2016). A Triagem de Disfagia em AVE Agudo é uma ferramenta de fácil administração e alta confiabilidade para profissionais da saúde que não sejam fonoaudiólogos clínicos. O rastreamento e o tratamento da disfagia requerem uma abordagem de equipe interprofissional de enfermeiros, nutricionistas, médicos e fonoaudiólogo clínico (American Speech-Language-Hearing Association [ASHA], 2021b).

Conforme Ryan se prepara para avaliar a Sra. Cooper, ele sabe que é importante considerar alterações nutricionais que ocorrem em idosos. Ele sabe que, com o envelhecimento, ocorrem mudanças na digestão e absorção e nas necessidades nutricionais. Ele também reconhece que depressão pode causar problemas alimentares. Ryan faz uma avaliação nutricional da Sra. Cooper. Os sinais vitais da Sra. Cooper são: pressão arterial de 144×88 mmHg; pulso de 92 bpm e irregular; e frequência respiratória de 14 rpm. A razão normalizada internacional (RNI) da Sra. Cooper na semana anterior era de 2,2. Como parte de seu histórico nutricional, Ryan pede para a Sra. Cooper descrever seus hábitos alimentares normais em um período de 3 dias. Ela responde que bebe mais suco pela manhã e duas ou três xícaras de café. Além disso, ela geralmente come um sanduíche no fim da tarde e não janta. "Recentemente, estou simplesmente desinteressada por comida. Nada tem gosto." A avaliação de Ryan também revela que o peso da Sra. Cooper está 20% abaixo de seu PCI e que seu IMC é de 17. A Sra. Cooper perdeu quase 11 quilos nos últimos 9 meses. Ryan também nota que a postura da Sra. Cooper é encurvada quando ela anda e se senta. Outros achados da avaliação incluem que a Sra. Cooper está tendo perda de cabelo e suas membranas mucosas estão feridas e pálidas. Ela também relata sensação de fadiga e parece estar debilitada. Ryan sabe que o marido da Sra. Cooper morreu há 9 meses e que há 3 meses ela começou a tomar medicamentos antidepressivos. Quando Ryan pergunta à Sra. Cooper como ela está se sentindo, a Sra. Cooper se queixa de solidão e diz que não sai muito. Seus amigos da igreja ligam para ela em casa para chamá-la de volta às reuniões, mas ela simplesmente não está pronta, e parou de comparecer aos cultos semanais. Ela diz que, por se sentir cansada o tempo todo, não participa mais das reuniões mensais de clube de bordado no centro de idosos. Ryan reconhece que o comportamento da Sra. Cooper é ilustrativo de isolamento social.

À medida que Ryan se prepara para desenvolver um plano com a Sra. Cooper para melhorar sua alimentação e seu isolamento social, ele utiliza sua experiência em trabalhar com idosos. Ele sabe que idosos geralmente têm menos apetite, e a socialização ajuda a melhorar o apetite e a alimentação. Ryan também sabe que problemas físicos e financeiros podem alterar o planejamento das refeições. Ryan leu artigos sobre alimentação, isolamento social entre idosos e depressão em revistas científicas. Ele quer ter certeza de que o plano proposto para a Sra. Cooper considere todos os potenciais fatores que influenciam sua alimentação, isolamento social e depressão. Ryan pergunta à Sra. Cooper como era sua alimentação e suas atividades sociais antes do falecimento de seu marido para que ele possa fazer uma comparação e desenvolver um plano de cuidados individualizado para a Sra. Cooper.

> **Pense nisso**
>
> Considere um paciente de quem você cuidou recentemente durante uma experiência clínica e que apresentava riscos de alterações nutricionais. Quais avaliações você fez sobre seu estado nutricional? Quais seriam alguns dos fatores de risco que poderiam potencialmente colocar seu paciente em risco de desnutrição?

❖ Análise e diagnóstico de enfermagem

Revise seus dados da avaliação, procurando por agrupamentos de dados que forneçam pistas que revelem o tipo de problema de saúde exibido pelo seu paciente (Boxe 45.8). Um problema nutricional ocorre quando a ingestão total é significativamente diminuída ou aumentada ou quando um ou mais nutrientes não são ingeridos, completamente digeridos ou totalmente absorvidos. Revise cuidadosamente os dados do histórico de enfermagem do seu paciente para considerar se mais de um diagnóstico se aplica. Por exemplo, uma pessoa que está sofrendo de *Nutrição Desequilibrada: Menor do que as Necessidades Corporais* também pode ter um diagnóstico de enfermagem de *Fadiga* em consequência da má nutrição. Porém, certifique-se de que existam pistas no histórico ou se você necessita de mais informações. Quando a avaliação da análise de dados identifica um diagnóstico de enfermagem negativo ou associado a um problema, você seleciona os fatores relacionados apropriados (p. ex., incapacidade de digerir alimentos ou redução da atividade da vida diária). Os fatores relacionados precisam ser precisos,

---

Boxe 45.8 Processo de diagnóstico de enfermagem

Nutrição desequilibrada: menor do que as necessidades corporais

Atividades do histórico	Achados/características definidores
Alterações no peso	Mulher de 72 anos Perdeu 10,8 kg de peso O peso está 20% abaixo de seu PCI
IMC	IMC = 17
História de consumo de alimentos e bebidas em 24 h	Não toma café da manhã Pula o jantar com frequência Come sanduíche à tarde A ingestão calórica é menor do que exigido diariamente O consumo de líquidos se resume a suco e café
Avaliação física	Tônus muscular insatisfatório Fadiga Queda de cabelo Pele seca e escamosa Palidez da conjuntiva e membranas mucosas
História de medicação	Toma antidepressivo para depressão
Social	O marido morreu há 9 meses Parou de frequentar as reuniões de bordado mensais Começou a fazer terapia há 3 meses

---

para que você possa selecionar as intervenções corretas. Por exemplo, *Nutrição Desequilibrada: Menor do que as Necessidades Corporais* relacionada com problemas financeiros requer intervenções completamente diferentes do que *Nutrição Desequilibrada: Menor do que as Necessidades Corporais* relacionada com a incapacidade de ingerir alimentos. Esses fatores relacionados se tornam o foco das intervenções para minimizar ou eliminar um diagnóstico negativo ou com foco no problema.

Um paciente terá um diagnóstico de enfermagem de risco quando o histórico revelar fatores de risco em vez de um problema nutricional recente. Por exemplo, *Risco de Sobrepeso* pode ser identificado pela presença de fatores de risco, como consumo excessivo de álcool ou alta frequência de ingestão de comida de restaurante e IMC adulto perto de 25 kg/m². Seja específico, para que você possa direcionar as intervenções para os fatores de risco.

Os achados/características definidores também podem apontar para um diagnóstico de promoção de saúde como *Disposição para Controle da Saúde Melhorado*. Os exemplos a seguir consistem em diagnósticos de enfermagem aplicáveis a problemas nutricionais:

- Risco de aspiração
- Obesidade
- Nutrição Desequilibrada: Menor do que as Necessidades Corporais
- Déficit no Autocuidado para Alimentação
- Deglutição Prejudicada.

Além disso, há situações clínicas em que os pacientes têm múltiplos diagnósticos de enfermagem relacionados. O mapa conceitual na Figura 45.5, que contém os diagnósticos de enfermagem da Sra. Cooper, é uma ferramenta para mostrar a relação entre os inúmeros diagnósticos de enfermagem identificados.

Mapa conceitual

Diagnóstico de enfermagem: nutrição desequilibrada: menor do que as necessidades corporais
- Afirma ter falta de interesse em comida
- Perda de peso recente de 10,8 kg
- Peso corporal mais de 20% abaixo do peso ideal
- Solitária e se cansa facilmente

Intervenções
- Oriente a Sra. Cooper sobre algumas diretrizes alimentares para idosos
- Estimule a Sra. Cooper a fazer refeições pequenas e bem balanceadas, assim como lanches nutritivos
- Estimule a Sra. Cooper a aumentar a quantidade de proteína em sua alimentação
- Auxilie a Sra. Cooper a planejar refeições para 3 dias que aumentem a ingestão de líquidos e fibras

Diagnóstico de enfermagem: isolamento social
- Ela diz: "Estou tendo dificuldade para me conectar com meus amigos desde que meu marido morreu"
- Um amigo conta que seu relacionamento com a paciente se tornou "tenso" desde que o marido da Sra. Cooper morreu

Intervenções
- Encoraje a Sra. Cooper a ligar para um amigo e frequentar uma reunião na igreja
- Recomende que a Sra. Cooper comece a participar das reuniões de seu grupo de bordado
- Encoraje a Sra. Cooper a almoçar no centro para idosos 5 vezes/semana

Problema de saúde principal: insuficiência cardíaca, depressão
Avaliações prioritárias: histórico alimentar, histórico de medicações, triagem nutricional, medidas antropométricas, segurança alimentar

Diagnóstico de enfermagem: fadiga
- Dificuldade para prestar atenção e se concentrar enquanto alguém lhe dá orientações
- Ela diz: "Estou tão cansada; mesmo quando acordo, mal consigo sair da cama"
- Incapacidade de manter rotinas habituais (p. ex., fazer o jantar, limpar a casa)

Intervenções
- Oriente a Sra. Cooper a descansar por 30 min antes das refeições
- Oriente a Sra. Cooper como equilibrar suas atividades com períodos de descanso
- Estimule a Sra. Cooper a tirar um cochilo rápido à tarde
- Encoraje a Sra. Cooper a contatar um amigo e a fazer caminhada diariamente

Diagnóstico de enfermagem: enfrentamento ineficaz
- Fadiga e incapacidade de dormir a noite inteira
- Ela diz: "Parece que não consigo fazer nada direito sem meu marido por perto"
- Mudança recente na aparência; desarrumada; usando roupas sujas; ela diz: "Eu realmente não ligo mais para a minha aparência"

Intervenções
- Encoraje a Sra. Cooper a verbalizar seus sentimentos e medos
- Use uma abordagem de escuta ativa calma e confortante ao conversar com a Sra. Cooper
- Encaminhe a Sra. Cooper a um terapeuta para ajudá-la em seu luto
- Encoraje a Sra. Cooper a participar do grupo local de apoio em luto

—— Ligação entre o diagnóstico médico e o diagnóstico de enfermagem
- - - - Ligação entre os diagnósticos de enfermagem

Figura 45.5 Mapa conceitual da Sra. Cooper.

Por meio de seu histórico de enfermagem, Ryan fica conhecendo melhor as preferências de comidas, hábitos alimentares e nutrição da Sra. Cooper. Ryan também reconhece que a Sra. Cooper está em luto e com depressão devido à perda de seu marido e está se tornando mais isolada socialmente. Essa combinação de estressores contribui para os problemas nutricionais da Sra. Cooper, afetando todos os aspectos de sua vida e levando à sua perda de peso e fadiga. A Sra. Cooper fornece sua história alimentar dos últimos 3 dias, relatando que ela não faz uma refeição de manhã, só toma suco e café, come um sanduíche no fim da tarde e normalmente pula a refeição noturna. Ela diz a Ryan que ela não tem apetite, e nada parece atrativo para ela nas refeições. A Sra. Cooper está de luto pela morte de seu marido há 9 meses. Ela começou a tomar antidepressivos para sua depressão há 3 meses. A Sra. Cooper relata ter problemas para adormecer e manter o sono. Acompanhada de sua perda de peso, a Sra. Cooper relata se sentir cansada o tempo todo e que desistiu de todas as suas atividades, como fazer o jantar, limpar a casa e ir à igreja e ao grupo de bordado. Durante sua consulta com Ryan, a Sra. Cooper fica com os olhos marejados quando fala sobre seu marido, dizendo: "Tenho tanta saudade dele e fico tão solitária sem ele. Vivemos juntos por 48 anos e gostávamos de viajar e ver os amigos. Agora, não tenho mais vontade de sair com nossos amigos. Mal telefono para meus amigos hoje em dia." Ryan nota as mudanças físicas na Sra. Cooper decorrentes de sua má alimentação. Ele avalia as mucosas da Sra. Cooper e verifica que estão pálidas e com lesões. A pele da Sra. Cooper está pálida e ela tem uma postura encurvada. A Sra. Cooper não mantém contato visual enquanto conversa com Ryan. Ela parece ter dificuldade para prestar atenção e se concentrar durante a conversa. Ryan também percebe que a aparência da Sra. Cooper está desleixada.

À medida que Ryan analisa esses achados/características definidoras, os conjuntos de dados dão a ele pistas que o levam a identificar **Nutrição Desequilibrada: Menor do que as Necessidades Corporais** como diagnóstico de enfermagem prioritário para o plano de cuidados. Além desse diagnóstico, Ryan reconhece que a Sra. Cooper também está sofrendo de **Fadiga** relacionada com a sua alimentação prejudicada e **Enfrentamento Ineficaz** relacionada com a morte do marido. O fato de a Sra. Cooper ter parado de frequentar o centro de idosos, as atividades da igreja e o grupo de bordado leva Ryan a identificar **Isolamento Social** como outro problema para a Sra. Cooper.

❖ Planejamento de enfermagem e identificação de resultados

Durante a etapa de planejamento do processo de enfermagem, desenvolva um plano de cuidado para cada um dos diagnósticos de enfermagem do paciente. O planejamento da manutenção do estado nutricional ideal dos pacientes requer um nível mais elevado de cuidado do que simplesmente corrigir problemas nutricionais do dia a dia. Geralmente, os pacientes precisam fazer mudanças duradouras em sua alimentação para melhorarem. Nessa etapa, julgamento clínico e pensamento crítico são importantes, pois você reflete sobre experiências anteriores e fatores ambientais e aplica conhecimento, atitudes de pensamento crítico e padrões profissionais e intelectuais para criar uma abordagem individualizada de cuidado que seja relevante para as necessidades e situação do paciente (Figura 45.6).

Aplique julgamento clínico e pensamento crítico para garantir que você considere todas as fontes de dados quando estiver desenvolvendo o plano de cuidados de um paciente. O que você aprende sobre um paciente não apenas constrói o banco de dados a partir do qual você identifica os diagnósticos de enfermagem, como também fornece informações de como as intervenções podem ser mais individualizadas com base na condição do paciente, preferências alimentares e plano de tratamento médico. Pensar em suas experiências anteriores com pacientes com problemas nutricionais pode lhe dar ideias de quais seriam as intervenções adequadas para os diagnósticos de enfermagem. A identificação correta dos diagnósticos de enfermagem relacionados com os problemas nutricionais do paciente resulta em um plano de cuidados relevante e adequado (ver Plano de cuidados de enfermagem). Consultar padrões profissionais de nutrição é importante durante esse passo, pois achados científicos corroboram os atuais padrões publicados.

Resultados. Os resultados do cuidado refletem as necessidades fisiológicas, terapêuticas e individualizadas dos pacientes. Considere quais comportamentos ou alterações físicas seriam mais benéficos para seu paciente em consequência de suas intervenções. Se um resultado for melhorar o conhecimento do paciente, educação e aconselhamento em nutrição são importantes para preparar um paciente para saber como prevenir doenças e promover a saúde. Planeje educar seus pacientes sobre dietas terapêuticas prescritas, especificamente como as escolhas das dietas afetam suas enfermidades e como começar a fazer modificações na dieta se necessário. Isso é importante para a adesão de uma dieta a longo prazo. Ao planejar o cuidado, fique atento

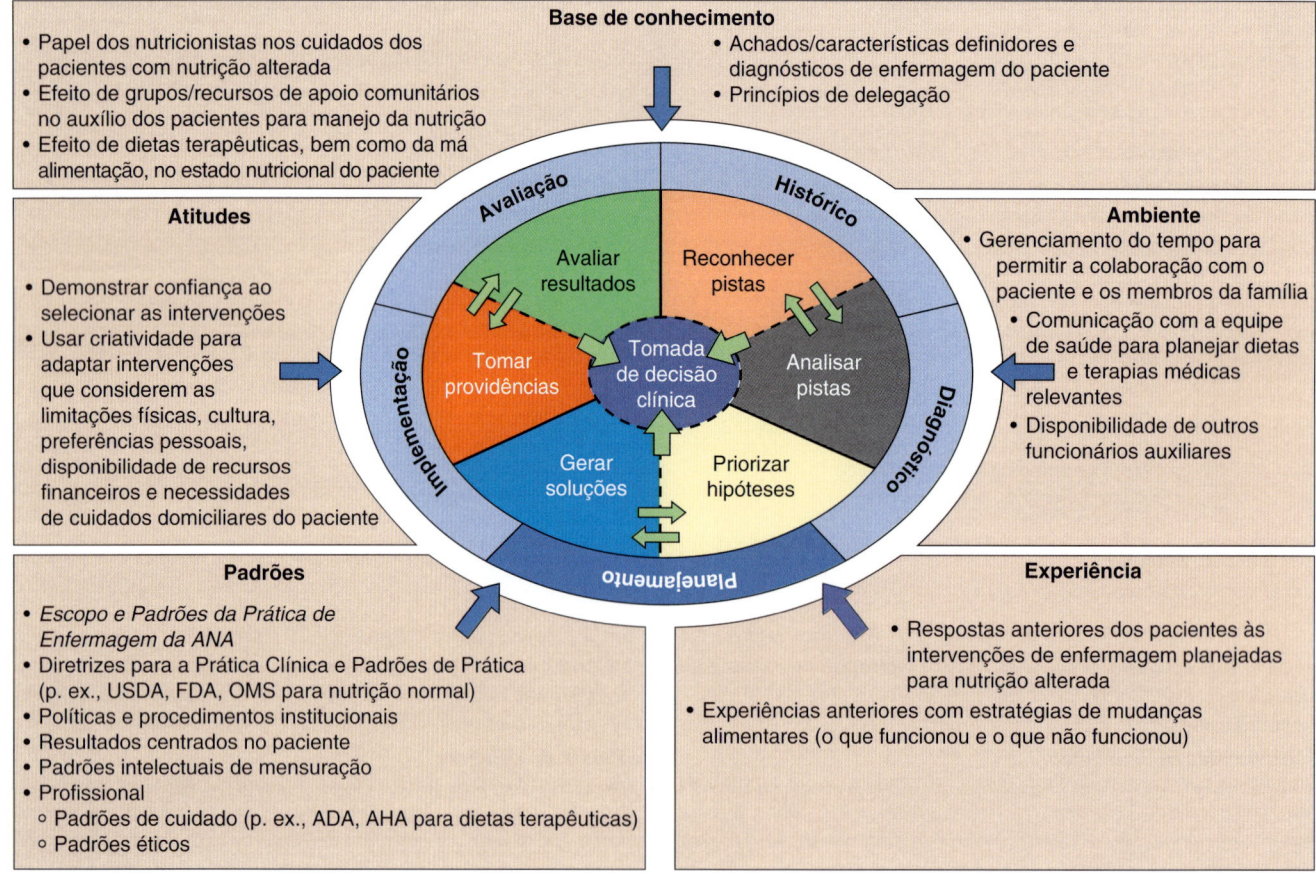

Figura 45.6 Modelo de pensamento crítico para planejamento alimentar. *ADA*, American Diabetes Association; *AHA*, American Heart Association; *FDA*, U.S. Food and Drug Administration; *OMS*, Organização Mundial da Saúde; *USDA*, U.S. Department of Agriculture. (Copyright de Modelo de Medida de Julgamento Clínico © NCSBN. Todos os direitos reservados.)

Plano de cuidados de enfermagem

Nutrição desequilibrada: menor do que as necessidades corporais

HISTÓRICO DE ENFERMAGEM

Atividades do histórico de enfermagem	Achados/características definidores[a]
Pergunte à Sra. Cooper sobre sua ingestão alimentar nos últimos 3 dias.	Ela diz que toma um pouco de suco de manhã e duas ou três xícaras de café. Além disso, ela geralmente come um sanduíche no fim da tarde. Ela geralmente **pula o jantar**. "Simplesmente não tenho interesse na comida. Não tem gosto de nada."
Pergunte à Sra. Cooper sobre interação social.	A Sra. Cooper **se queixa de solidão** e diz que não sai muito. Seus amigos da igreja a chamam para voltar a frequentar as reuniões, mas ela simplesmente não está pronta. Ela diz que **se cansa facilmente** e deixou de frequentar as reuniões mensais de seu clube de bordado.
Pese a paciente e avalie sua postura.	Seu peso está 20% abaixo do PCI e seu IMC é de 17. Essa perda de peso ocorreu durante os últimos 6 meses, e ela já **perdeu 10,8 kg**. A postura dela é encurvada.
Observe se a Sra. Cooper demonstra sinais de má nutrição.	Queda de cabelo. Mucosas orais com lesões. Mucosas pálidas.

[a]Achados/características definidores estão destacados em negrito.

Diagnóstico de enfermagem: nutrição desequilibrada: menor do que as necessidades corporais relacionada com a capacidade reduzida de ingerir alimentos em consequência de depressão e ingestão insuficiente

PLANEJAMENTO
Resultados esperados (NOC)[b]

Comportamento de ganho de peso
A Sra. Cooper ganhará de 500 g a 1 kg por mês até atingir a meta de 59 kg.
A Sra. Cooper se comprometerá a um plano de alimentação saudável.

[b]Designações de classificação de resultados extraídas de Moorhead S et al.: *Nursing Outcomes Classification (NOC)*, ed 6, St Louis, 2018, Elsevier.

INTERVENÇÕES (NIC)[c]	JUSTIFICATIVA
Aconselhamento nutricional	
Coordene o plano de cuidados com o médico, o psicólogo, a Sra. Cooper e o nutricionista.	O planejamento do cuidado nutricional bem-sucedido é uma abordagem multidisciplinar ao longo de todo o processo contínuo do cuidado (Ukleja et al., 2018).
Individualize planos de cardápio de acordo com as preferências da Sra. Cooper.	Incorporar seus alimentos preferidos nos planos de refeições estimula a paciente a comer (Meiner e Yeager, 2019).
Oriente a Sra. Cooper sobre o *MyPlate for Older Adults*.	O *MyPlate for Older Adults* é adaptado para satisfazer as necessidades nutricionais dos idosos (USDA, n.d.b).
Manejo da nutrição	
Estimule a Sra. Cooper a fazer pequenas refeições e lanches nutritivos e a aumentar a ingestão alimentar para ajudá-la a superar a anorexia secundária à sertralina.	Sertralina é um medicamento antidepressivo ISRS que causa redução do paladar e anorexia. Pequenas refeições e lanches nutritivos frequentes ajudam a reduzir a perda de peso associada à anorexia (Mayo Clinic, 2021b).
Estimule a ingestão de 8 copos de 240 mℓ de líquidos por dia.	Idosos precisam ingerir 8 copos de 240 mℓ de líquidos por dia de bebidas ou de alimentos. É aceitável concentrar a ingestão de manhã e no início da tarde para prevenir noctúria (Meiner e Yeager, 2019).
Estimule a ingestão de fibras.	Previne constipação intestinal e aumenta o apetite.
Estimule a Sra. Cooper a almoçar no centro para idosos 5 vezes/semana.	Comer com outras pessoas encoraja a boa nutrição e promove socialização com pares (National Council on Aging, 2021a).

[c]Designações de classificação de intervenções extraídas de Butcher HK et al.: *Nursing Interventions Classification (NIC)*, ed 7, St Louis, 2018, Elsevier.

AVALIAÇÃO

Atividades de avaliação	Resposta da paciente
Monitore a Sra. Cooper mensalmente quanto a ganho de peso e alterações na aparência física.	Após 2 semanas, a Sra. Cooper ganhou 1,36 kg, suas membranas mucosas estão menos pálidas e seu cabelo parece estar em melhores condições e mais bem arrumado.
Peça à Sra. Cooper para descrever alterações em suas escolhas alimentares.	A Sra. Cooper responde que agora almoça 3 a 4 vezes/semana no centro para idosos. Ela relata que nos dias em que ela almoça no centro para idosos seu apetite parece ser maior e ela "tem vontade de fazer mais coisas". Ela continuará a seguir seu plano de preparar pequenas refeições à noite em casa.

a todos os fatores que influenciam a ingestão alimentar do paciente. Por exemplo, pacientes com insuficiência cardíaca geralmente sentem menos fome, têm restrições alimentares, fadiga, falta de ar e tristeza, o que influencia a ingestão alimentar deles.

Experiência anterior com outros pacientes com problemas nutricionais e sua própria experiência com nutrição e saúde são valiosas para selecionar intervenções que ajudem os pacientes a ter uma alimentação melhor. Por exemplo, você pode ter cuidado de um paciente com ingestão nutricional insatisfatória devido a uma doença crônica e ter utilizado estratégias e intervenções que ajudaram o paciente a manejar melhor a enfermidade de forma que a nutrição fosse melhorada. Sua própria experiência pessoal com boas práticas de nutrição dá ideias a você para implementar estratégias eficazes que podem ser usadas com os pacientes e suas famílias.

O planejamento individualizado é essencial. Incorpore o que você aprende sobre as preferências, os sentimentos do paciente sobre comida, peso, alimentação e condições clínicas para identificar resultados realistas e factíveis. Resultados mutuamente planejados negociados entre o paciente, o nutricionista, o médico e o enfermeiro garantem mais êxito. Por exemplo, para a Sra. Cooper, no estudo de caso, os seguintes resultados ajudarão a alcançar suas necessidades nutricionais:

- A ingestão nutricional diária da paciente está de acordo com a IDR mínima
- A paciente fará refeições bem balanceadas e lanches saudáveis todos os dias
- A paciente aumentará o consumo diário de proteínas.

O alcance dos resultados nutricionais requer informações do paciente e da equipe interprofissional. Você precisa conhecer o papel de cada disciplina no apoio nutricional para maximizar os resultados nutricionais dos seus pacientes. Por exemplo, colaborar com um nutricionista ajuda a desenvolver planos de tratamento nutricionais adequados. Frequentemente são solicitadas contagens de calorias, e é preciso ter ajuda para obter dados precisos. Um plano efetivo centrado no paciente requer troca de informações corretas entre as disciplinas.

Estabelecimento de prioridades. Analisar pistas ajuda você a se concentrar em quais pistas do histórico de enfermagem de seu paciente são mais importantes. Com base nisso, você pode identificar os diagnósticos de enfermagem para os pacientes e considerar a urgência de cada um dos problemas identificados. Identifique suas prioridades considerando quais problemas são mais prováveis e mais graves e por quê (Ignatavicius, 2021). Após identificar e priorizar os diagnósticos de enfermagem dos pacientes, use as prioridades para planejar intervenções oportunas e bem-sucedidas. Por exemplo, o manejo da dor na boca de um paciente seria prioritário em relação à intervenção de educação alimentar para melhorar a nutrição caso a dor do paciente dificulte a deglutição e a manutenção de uma ingestão alimentar adequada. *Conhecimento Deficiente* em relação à terapia alimentar se tornará uma prioridade se houver necessidade de promover uma perda de peso efetiva e duradoura para um paciente que está recebendo alta do hospital.

Ingestão alimentar varia durante o período perioperatório. A prioridade do cuidado é oferecer suporte nutricional pré-operatório ideal para pacientes cirúrgicos. A prioridade para retomar a ingestão alimentar após uma cirurgia depende do retorno da função intestinal, da extensão do procedimento cirúrgico e da presença de quaisquer complicações (ver Capítulo 50). Por exemplo, quando os pacientes passam por cirurgia oral e de garganta, eles mastigam e engolem alimentos na presença de locais de excisão, suturas ou tecidos manipulados durante a cirurgia. A prioridade do cuidado é proporcionar conforto e controle da dor. Depois, tratar das prioridades nutricionais e planejar o cuidado para manter a nutrição de modo a não causar dor ou lesões nos tecidos convalescentes.

Colabore com o paciente e a família ao planejar o cuidado e o estabelecimento de prioridades. Isso é importante pois as preferências alimentares, a aquisição e a preparação envolvem toda a família. O planejamento do cuidado não é bem-sucedido sem o comprometimento, envolvimento e compreensão das prioridades nutricionais.

Trabalho em equipe e colaborativo. Os cuidados de um paciente geralmente se estendem além do ambiente hospitalar de cuidado agudo, requerendo colaboração contínua entre os membros da equipe de saúde após a alta. É importante incluir intervenções nutricionais no planejamento de alta para o retorno dos pacientes a seus lares ou a locais de cuidados permanentes. A informação dos resultados do paciente e das intervenções planejadas a todos os membros da equipe ajuda a alcançar os resultados estabelecidos dos pacientes. Além disso, consulte um fonoaudiólogo clínico, nutricionista, farmacêutico e/ou terapeuta ocupacional sobre pacientes com disfagia e os que precisam de avaliação e intervenções nutricionais contínuas para satisfazer suas necessidades nutricionais.

Terapeutas ocupacionais trabalham com os pacientes e suas famílias para identificar dispositivos de assistência quando os pacientes têm dificuldade em se alimentar. Dispositivos como utensílios com cabos longos e pratos com laterais elevadas ajudam o paciente a se alimentar sozinho. Um fonoaudiólogo clínico ajuda o paciente com exercícios e técnicas de deglutição para reduzir o risco de broncoaspiração. Terapeutas ocupacionais também ajudam os pacientes a manter sua função no ambiente domiciliar reconfigurando as áreas de preparação de alimentos para maximizar a capacidade funcional do paciente. O nutricionista é um importante parceiro para ajudar os pacientes a modificar suas dietas em resposta a uma enfermidade.

Ryan reconhece que a Sra. Cooper está tendo problemas nutricionais com maus hábitos alimentares e apresenta uma perda de peso não planejada que causa constante fadiga. Ryan identificou **Nutrição Desequilibrada: Menor do que as Necessidades Corporais** *como a prioridade para a Sra. Cooper. Ryan trabalha com a Sra. Cooper para desenvolver um plano de cuidados para melhorar seus hábitos alimentares e seu estado nutricional em geral. Durante o desenvolvimento do plano, Ryan e a Sra. Cooper identificam resultados de comum acordo e um plano de cuidados centrado na paciente feito pessoalmente para ela. Os resultados mutuamente acordados são: "a Sra. Cooper ganhará de 0,5 a 1 kg por mês até chegar ao peso-alvo de 59 kg" e "a Sra. Cooper será capaz de criar um plano de alimentação saudável em 1 semana". Ryan trabalha para desenvolver um plano de ensino que seja centrado na paciente e que considere as preferências e recursos financeiros da Sra. Cooper. Ele reconhece a necessidade de incluir um nutricionista para ajudar no planejamento de refeições da Sra. Cooper. Ryan sabe que precisará fazer rápidas sessões educativas devido à fadiga da Sra. Cooper e sua dificuldade de prestar atenção e se concentrar durante conversas mais longas.*

Ryan assegurará que a **Fadiga**, *o* **Enfrentamento Ineficaz** *e o* **Isolamento Social** *da Sra. Cooper sejam manejados antes de perguntar sobre suas outras prioridades de cuidado. Ryan sabe que a Sra. Cooper não sai muito de seu apartamento e parece ter abandonado todas as suas atividades sociais devido a sua fadiga e depressão. Ele sabe que precisará de um plano que aborde esses problemas devido a seu impacto na alimentação e nutrição. Ryan sabe que, antes de tudo, ele honrará as preferências, a cultura e as tradições religiosas da Sra. Cooper no planejamento de seu cuidado.*

> **Pense nisso**
>
> Identifique as intervenções de enfermagem que você utilizaria em clínica para auxiliar um paciente com disfagia a melhorar seu estado nutricional.

❖ Implementação

O foco da promoção da saúde é educar os pacientes e familiares cuidadores sobre nutrição balanceada e ajudá-los a obter recursos para fazerem refeições de alta qualidade. Existem diversas terapias dietéticas que são escolhidas com base no estado de saúde geral do paciente, sua capacidade de comer e de digerir normalmente e necessidades nutricionais a longo prazo. No cuidado agudo, seu papel como enfermeiro é manejar condições agudas que alterem o estado nutricional dos pacientes e os ajudem de forma a promover seu apetite e capacidade de ingerir nutrientes. Pacientes doentes ou debilitados geralmente têm pouco apetite (anorexia). Há várias causas para a anorexia (p. ex., dor, fadiga e efeitos de medicações). Ajude os pacientes a entender os fatores que causam anorexia e use abordagens criativas para estimular o apetite. No ambiente de cuidados restaurativos, você ajuda os pacientes a aprender como seguir as dietas terapêuticas necessárias para sua recuperação e tratamento de condições crônicas de saúde.

Promoção da saúde. Como enfermeiro, você está em posição ideal para educar os pacientes sobre escolhas alimentares saudáveis e boa nutrição. Ajudar os pacientes a incorporar o conhecimento em nutrição em suas preferências e estilos de vida quase sempre previne o desenvolvimento ou a piora de doenças ou complicações de doenças. Ambientes ambulatoriais, domiciliares e comunitários são os locais ideais para você orientar sobre boas práticas nutricionais. Suas interações com os pacientes revelarão se existem problemas graves que não tenham sido identificados anteriormente. Por exemplo, você pode ter a oportunidade de assistir um paciente comendo ou preparando um alimento. Da mesma forma, pacientes com problemas nutricionais como obesidade geralmente precisam de ajuda para o planejamento de cardápios e a adoção de estratégias que aumentem a adesão a comportamentos alimentares saudáveis. Seu papel como educador inclui confirmar o nível de conhecimento do paciente e da família (ou seja, o quanto eles sabem sobre suas necessidades nutricionais) e oferecer orientação e informações nutricionais sobre os recursos da comunidade. Números de telefone de um nutricionista ou enfermeiro para perguntas de acompanhamento sempre fazem parte do aconselhamento.

O planejamento das refeições leva em consideração a condição financeira da família e as diferentes preferências de seus membros. Ajude os pacientes a escolher alimentos específicos com base na prescrição da dieta e grupos de alimentos recomendados. Para famílias com orçamentos limitados, use substitutos. Por exemplo, pratos à base de feijão ou queijo geralmente substituem a carne em uma refeição, e o uso, ao cozinhar, de leite condensado sem açúcar ou leite em pó é um suplemento nutricional de baixo custo. Faça com que os pacientes modifiquem o método de preparação quando for necessário minimizar certas substâncias. Por exemplo, assar em vez de fritar reduz a ingestão de gorduras, e os pacientes podem usar suco de limão ou temperos para adicionar sabor a dietas de baixo teor de sódio.

Planejar cardápios com 1 semana de antecedência tem vários benefícios. Além de garantir uma boa nutrição ou a adesão a uma dieta específica, ajuda as famílias a se manterem dentro de seus orçamentos familiares. Enfermeiros ou nutricionistas precisam verificar os conteúdos dos cardápios criados pelos pacientes. Geralmente uma simples dica, como evitar fazer compras com fome, evita compras por impulso de alimentos mais caros e menos nutritivos que não estão incluídos nas refeições planejadas. O USDA (n.d.c) oferece serviços de planejamento semanal de refeições para uma variedade de orçamentos em seu *site* na internet.

Apoie as pessoas que estão interessadas em perder peso. Uma alta porcentagem daqueles que tentam perder peso não é bem-sucedida, recuperando o peso perdido com o tempo. A adesão à dieta e aos exercícios afeta o sucesso da perda de peso. Diversas fontes oferecem informações sobre perda de peso. Ajude os pacientes a desenvolver um plano bem-sucedido de perda de peso que considere suas preferências e recursos e que inclua conscientização sobre tamanhos de porções e conhecimento sobre o conteúdo energético dos alimentos (AHA, 2017).

Segurança alimentar é uma questão importante de saúde pública. Bactérias podem ser transmitidas pela comida por meio de limpeza, preparação inadequada dos alimentos ou de práticas insatisfatórias de higiene por parte dos funcionários de restaurantes. Os profissionais da saúde não apenas precisam estar atentos aos fatores relacionados como a segurança alimentar como também devem orientar os pacientes sobre como reduzir os riscos de doenças causadas por alimentos (Tabela 45.5 e Boxe 45.9).

Cuidado agudo. O cuidado nutricional de pacientes doentes requer que você considere uma variedade de fatores que influenciam a ingestão nutricional. Exames diagnósticos e procedimentos no contexto do cuidado agudo geralmente prejudicam a ingestão de alimentos. Às vezes, os pacientes precisam ficar sem comer ou beber nada pela via oral (dieta zero) enquanto eles se preparam ou se recuperam de um exame diagnóstico. Pacientes por vezes estão doentes demais para comer comida sólida devido a náuseas, vômitos ou alterações gastrintestinais. Interrupções frequentes durante os horários das refeições

Tabela 45.5 Segurança alimentar.

Doença transmitida pelo alimento	Microrganismo	Fonte	Sintomas[a]
Botulismo	*Clostridium botulinum*	Alimentos caseiros inadequadamente conservados, peixes defumados e salgados, presunto, salsicha, mariscos	Os sintomas variam desde desconforto leve até óbito em 24 h; inicialmente, náuseas, vômitos, tontura e fraqueza, progredindo para paralisia motora (respiratória)
Campilobacteriose	*Campylobacter jejuni*	Frango cru ou malcozido, leite não pasteurizado, água contaminada	Diarreia, cólicas, febre e vômitos. A diarreia pode conter sangue; surge após 2 a 5 dias da ingestão de alimento contaminado; dura de 2 a 10 dias
Escherichia coli	*E. coli*	Carne malcozida (carne moída)	Cólicas intensas, náuseas, vômitos, diarreia (pode conter sangue), insuficiência renal; manifesta-se de 1 a 8 dias após a ingestão; dura de 1 a 7 dias

(continua)

Tabela 45.5 Segurança alimentar. (Continuação)

Doença transmitida pelo alimento	Microrganismo	Fonte	Sintomas[a]
Listeriose	Listéria *Listeria monocytogenes*	Queijos em pasta, carne (salsichas, patê, frios), leite não pasteurizado, aves, frutos do mar	Diarreia intensa, febre, dor de cabeça, pneumonia, meningite, endocardite; sintomas se manifestam de 3 a 21 dias após a infecção; duração é variável
Norovirose	Norovírus	Alimentos e superfícies contaminadas, mariscos malcozidos de águas contaminadas; transmissão de pessoa para pessoa	Diarreia, vômitos, náuseas, cólicas ou dores abdominais, febre, dor de cabeça; normalmente se manifesta de 1 a 2 dias após a ingestão, mas pode ocorrer em questão de 12 h; dura de 12 h a 5 dias
Enterite por clostrídios	Clostrídio *Clostridium perfringens*	Carnes cozidas, pratos de carne mantidos em temperatura ambiente ou mornos	Diarreia leve, vômitos; manifesta-se de 8 a 24 h após a ingestão; dura de 1 a 2 dias
Salmonelose	Salmonela *Salmonella typhi* *Salmonella paratyphi*	Leite, cremes, pratos com ovos, molhos de salada, recheios de sanduíches, mariscos contaminados	Diarreia leve a intensa, cólicas, vômitos; manifesta-se em até 72 h após a ingestão; dura de 4 a 7 dias
Shigelose	Shigela *Shigella dysenteriae*	Leite, derivados de leite, frutos do mar, saladas	Cólicas, diarreia a disenteria fatal; manifesta-se de 12 a 50 h após a ingestão; dura de 3 a 14 dias
Estafilococcia	Estafilococo *Staphylococcus aureus*	Cremes, recheios cremosos, carnes processadas, presunto, queijo, sorvete, salada de batata, molhos, ensopados	Cólicas abdominais intensas, dor, vômitos, diarreia, sudorese, dor de cabeça, febre, prostração; manifesta-se de 1 a 6 h após a ingestão; dura de 1 a 2 dias

[a]Os sintomas são geralmente mais intensos nas faixas etárias mais jovens ou em pessoas mais idosas. (De Centers for Disease Control and Prevention [CDC]: *Foodborne germs and illnesses*, 2020. https://www.cdc.gov/foodsafety/foodborne-germs.html. Accessed April 14, 2021; e U.S. Food and Drug Administration (FDA): *Foodborne illness causing organisms in the U.S.: what you need to know*, n.d. https://www.fda.gov/media/77727/download. Acessed April 14, 2021.)

Boxe 45.9 Educação em saúde

Segurança alimentar

Objetivo
- O paciente verbaliza medidas para prevenir doenças causadas por alimentos.

Estratégias de ensino
- Explique que a segurança alimentar é uma importante questão de saúde pública. Populações especialmente em risco são os idosos, as crianças e os indivíduos com imunossupressão
- Oriente os pacientes a seguir quatro princípios:
1. LIMPEZA
   - Lavar as mãos com água morna e sabão antes de tocar em alimentos ou comer
   - Lavar bem as frutas e vegetais frescos
   - Limpar a parte interna da geladeira e do micro-ondas regularmente para prevenir o crescimento de micróbios
   - Limpar as superfícies de corte após cada uso
   - Quando possível, usar superfícies diferentes para frutas, carnes, aves e peixes.
2. SEPARAÇÃO
   - Lavar os utensílios de cozinha e tábuas de corte com água quente e sabão
   - Lavar as mãos após manusear alimentos, principalmente carnes, aves e ovos
   - Lavar bem as verduras e legumes usados em saladas
   - Lavar panos de prato, toalhas e esponjas regularmente ou usar toalhas de papel.
3. COZIMENTO
   - Usar um termômetro de alimentos para verificar se carnes, aves e peixes estão cozidos corretamente
   - Não comer carnes cruas ou tomar leite não pasteurizado.
4. REFRIGERAÇÃO
   - Manter os alimentos devidamente refrigerados a 4,4°C e congelados a −17,8°C
   - Não deixe sobras de alimentos guardadas por mais de 2 dias na geladeira.

Avaliação
Use os princípios do ensino de retorno para avaliar o aprendizado do paciente/familiar cuidador:
- Diga-me o que você faz para prevenir doenças causadas por alimentos enquanto você prepara suas refeições
- Por favor, mostre-me o que você faz quando está cozinhando para garantir que seu alimento será seguro para consumo.

De U.S. Department of Agriculture: *Keep food safe! Food safety basics*, 2016. https://www.fsis.usda.gov/food-safety/safe-food-handling-and-preparation/food-safety-basics/steps-keep-food-safe. Accessed April 5, 2021.

ocorrem no ambiente de cuidados de saúde, e alguns pacientes têm pouco apetite. Os pacientes geralmente estão cansados ou desconfortáveis demais para comer. É importante analisar pistas continuamente ao avaliar o estado nutricional do paciente e adotar intervenções que promovam a ingestão, a digestão e o metabolismo normal dos nutrientes. Pacientes que estão em regime de dieta zero e recebem apenas hidratação venosa padrão por mais de 5 a 7 dias estão sob grande risco nutricional.

Progressão das dietas. Condições agudas e crônicas afetam o sistema imune e o estado nutricional de um paciente. Pacientes com função imune reduzida (p. ex., por câncer, quimioterapia, vírus da imunodeficiência humana/síndrome da imunodeficiência adquirida [HIV/AIDS] ou receptores de transplantes de órgãos) requerem dietas especiais que reduzam a exposição a microrganismos e que tenham um teor mais elevado de nutrientes selecionados. A Tabela 45.6 oferece uma visão geral do sistema imune, do impacto da desnutrição e dos nutrientes benéficos. Além disso, pacientes que estão doentes, que são submetidos a procedimentos cirúrgicos ou que ficaram em regime de dieta zero por um período prolongado têm necessidades alimentares especiais. Os médicos prescrevem uma progressão gradual da ingesta alimentar ou dieta terapêutica para manejo das enfermidades dos pacientes (Boxe 45.10).

Tabela 45.6 Nutrição e sistema imune.

Componente imune/fisiológico	Efeito da desnutrição	Nutriente vital
Anticorpos	Quantidade reduzida	Proteína; vitaminas A, B_6, B_{12}, C; ácido fólico; tiamina; biotina; riboflavina; niacina
Trato GI	Movimento sistêmico de bactérias	Arginina, glutamina, ácidos graxos ômega-3
Granulócitos e macrócitos	Maior tempo para fagocitose e ativação de linfócitos	Proteína; vitaminas A, B_6, B_{12}, C; ácido fólico; tiamina; riboflavina; niacina; zinco; ferro
Muco	Microvilosidades planas no trato GI, menor secreção de anticorpos	Vitaminas B_6, B_{12}, C; biotina
Pele	Comprometimento da integridade, redução da densidade, desaceleração da cicatrização de feridas	Proteína, vitaminas A, B_{12}, C; niacina; cobre; zinco
Linfócitos T	Distribuição precária das células T	Proteína; arginina; ferro; zinco; ácidos graxos ômega-3; vitaminas A, B_6, B_{12}; ácido fólico; tiamina; riboflavina; niacina; ácido pantotênico

GI, gastrintestinal. (Adaptada de Grodner M et al.: *Nutritional foundations and clinical applications of nutrition: a nursing approach*, ed 7, St Louis, 2020, Elsevier.)

Boxe 45.10 Progressão da dieta e dietas terapêuticas

Líquidos claros
Sopas claras sem gordura, caldos, café, chá, bebidas carbonatadas, sucos claros de frutas, gelatina, frutas congeladas, picolés

Líquida completa
Igual à dieta de líquidos claros, com a adição de produtos laticínios de textura lisa (p. ex., sorvete), sopas cremosas coadas ou liquidificadas, cremes, cereais refinados cozidos, sucos de vegetais, vegetais em purê, todos os sucos e sorvetes de frutas, pudins, iogurte congelado

Estágios da disfagia, líquidos espessados, purês
Igual à dieta de líquidos claros e líquida completa, com a adição de ovos mexidos; carnes, vegetais e frutas em forma de purê; purê de batatas e molho

Leve mecânica
Igual à dieta de líquidos claros e líquida completa, com adição de todas as sopas cremosas, carnes moídas ou picadas em pequenos pedaços, peixe desfiado, queijo *cottage*, queijos, arroz, batatas, panquecas, pães leves, vegetais cozidos, frutas cozidas ou em lata, bananas, sopas, manteiga de amendoim, ovos (não fritos)

Dieta de mínima formação de resíduos
Adição de alimentos de baixo teor de fibras e de fácil digestão, como massas, ensopados, carnes macias úmidas e frutas e vegetais cozidos enlatados; sobremesas, bolos e biscoitos sem castanhas ou coco

Alto teor de fibras
Adição de frutas cruas frescas, vegetais ao vapor, farelo de trigo, mingau de aveia e frutas secas

Baixo teor de sódio
Dietas de 4 g, 2 g, 1 g ou 500 mg de sódio (sem adição de sal); variam desde sem adição de sal a grave restrição de sódio (dieta de 500 mg de sódio), o que requer compras seletivas de alimentos

Baixo teor de colesterol
300 mg/dia de colesterol, de acordo com as diretrizes da American Heart Association para redução de lipídios séricos

Diabéticos
Recomendações de nutrição da American Diabetes Association: foco na quantidade energética total, distribuição de nutrientes e alimentos; incluir uma ingestão balanceada de carboidratos, gorduras e proteínas; recomendações calóricas variadas para atender às demandas metabólicas do paciente

Sem glúten
Elimina trigo, aveia, centeio, cevada e seus derivados

Regular
Sem restrições, a menos que especificadas

Promoção do apetite. Proporcionar um ambiente que promova a ingestão nutricional inclui manter o ambiente do paciente livre de odores, proporcionar higiene oral conforme necessário para remover gostos desagradáveis e manter o conforto do paciente. Oferecer refeições menores e com mais frequência geralmente ajuda. Além disso, certos medicamentos afetam a ingestão alimentar e o aproveitamento dos nutrientes. Por exemplo, medicamentos como insulina, glicocorticoides e hormônios da tireoide afetam o metabolismo. Outros medicamentos, como agentes antifúngicos, normalmente afetam o paladar. Alguns dos medicamentos psicotrópicos interferem no apetite, causam náuseas e alteram o paladar. Você e o nutricionista ajudam os pacientes a escolher os alimentos que reduzam as sensações alteradas de paladar ou as náuseas. Consulte um nutricionista quanto ao uso de temperos para melhorar o sabor dos alimentos. Em outras situações, os medicamentos precisam ser trocados. Avaliar os pacientes quanto à necessidade de agentes farmacológicos para estimular o apetite, como ciproeptadina, megestrol ou dronabinol para controlar sintomas que interferem na nutrição, requer consulta e autorização do médico.

A hora da refeição é normalmente uma atividade social. Se adequado, encoraje os visitantes a comerem com o paciente. Quando os pacientes sofrem de anorexia, encoraje outros enfermeiros ou médicos a conversar com eles e a envolvê-los nas conversas. A hora da refeição é também uma excelente oportunidade para orientar o paciente sobre qualquer assunto, como sobre quaisquer dietas terapêuticas, medicamentos, medidas de conservação de energia e dispositivos de adaptação para ajudá-los a se alimentar sozinhos.

Auxílio dos pacientes na alimentação oral. Quando um paciente precisa de ajuda, é importante proteger a segurança, a independência e a dignidade dele. Retire tudo o que estiver atrapalhando sobre a mesa ou bandeja de leito. Avalie o risco de broncoaspiração do paciente (Procedimento 45.1). Um paciente que apresenta alto risco de broncoaspiração tem um nível mais baixo de atenção, menor reflexo faríngeo e/ou de tosse e dificuldade em manejar a saliva (ver seção Histórico de enfermagem neste capítulo).

Pacientes com disfagia apresentam risco de aspiração pulmonar e necessitam de mais ajuda para se alimentar e engolir os alimentos. Um fonoaudiólogo clínico identifica quais são os pacientes em risco e recomenda terapias (Pietsch et al., 2018). Providencie um período de 30 min de descanso antes de comer e posicione o paciente sentado com as costas eretas em uma cadeira ou eleve a cabeceira do leito a 90°. Faça com que o paciente flexione ligeiramente a cabeça com o queixo para baixo para ajudar a prevenir broncoaspiração. Oriente os pacientes com a fraqueza unilateral e seus cuidadores a colocar a comida do lado mais firme da boca. Com a ajuda de um fonoaudiólogo clínico, determine a viscosidade dos alimentos que um paciente tolera melhor fazendo tentativas com diferentes consistências de alimentos e líquidos. Líquidos mais espessos são geralmente mais fáceis de engolir. De acordo com a ASHA (2021b), existem quatro níveis de dieta: purê para disfagia, mecanicamente alterada para disfagia, avançada para disfagia e regular. Os quatro níveis de líquidos incluem líquidos ralos (baixa viscosidade), líquidos tipo néctar (viscosidade média), líquidos melados (viscosidade de mel) e líquidos de colher (viscosidade de pudim).

Alimente pacientes com disfagia lentamente, colocando pequenas porções na boca. Deixe que eles mastiguem bem e engulam a porção antes de colocar outra na boca. São necessárias avaliações mais frequentes de mastigação e deglutição ao longo da refeição. Dê tempo para que o paciente esvazie a boca após cada bocado, fazendo com que a velocidade da alimentação coincida com a prontidão do paciente (ver Procedimento 45.1). Se um paciente começar a tossir ou se engasgar, remova o alimento imediatamente. Às vezes, é necessário ter um equipamento de aspiração à disposição ao lado do leito.

Dê oportunidades para que os pacientes direcionem em que ordem e com que velocidade eles querem comer cada alimento. Determine as preferências alimentares do paciente e, a menos que contraindicado, tente incluir esses itens na bandeja de refeições diárias. Pergunte ao paciente se a comida está na temperatura certa. Pode parecer algo simples, mas essa atitude ajuda muito a manter o senso de independência e controle de um paciente.

Pacientes com déficits visuais também necessitam de assistência especial. Pacientes com baixa visão conseguem se alimentar sozinhos quando recebem informações adequadas. Por exemplo, identifique os locais em que estão os alimentos no prato como se fossem ponteiros do relógio (p. ex., carne às 9 h e vegetais às 3 h). Diga ao paciente onde as bebidas estão localizadas em relação ao prato. Certifique-se de que outros profissionais da saúde arrumem a bandeja e o prato da mesma maneira. Pacientes com visão prejudicada e aqueles com habilidades motoras reduzidas são mais independentes durante as refeições com o uso de utensílios adaptados com cabos maiores (Figura 45.7), com os quais fica mais fácil de segurar e manipular.

Nutrição por sonda enteral. **Nutrição enteral (NE)** leva os nutrientes ao trato GI. É o método preferencial para satisfazer as necessidades nutricionais caso o paciente não consiga engolir ou ingerir os nutrientes VO, mas cujo trato GI funcione normalmente. A NE oferece suporte nutricional fisiológico, seguro e econômico. Pacientes em nutrição enteral recebem fórmulas administradas por via nasoenteral (nasogástrica, nasoduodenal e nasojejunal) ou por meio de sondas gástricas inseridas no estômago (gastrostomia) ou no jejuno (jejunostomia). A via selecionada para a realização da terapia de apoio nutricional é adequada ao estado clínico ou à condição do paciente, sendo periodicamente avaliada em relação à sua adequação para o alcance dos objetivos do plano de cuidados centrado na nutrição (Ukleja et al., 2018). Pacientes com baixo risco de refluxo gástrico recebem sondas gástricas; porém, se houver risco de refluxo gástrico, o que leva à broncoaspiração, a nutrição jejunal é preferível. O Boxe 45.11 elenca as indicações para dieta via sonda enteral. O enfermeiro ou familiar cuidador pode administrar alimentos por sondas enterais no ambiente domiciliar. Após a inserção de uma sonda enteral, é inicialmente necessário verificar a colocação da sonda por meio de radiografia. A confirmação do posicionamento correto é necessária antes que o paciente possa receber sua primeira nutrição enteral (ver Procedimento 45.2).

Normalmente é usado um de quatro tipos de fórmulas enterais. A polimérica (de 1 a 2 kcal/mℓ) inclui alimentos triturados preparada pelo pessoal do hospital ou na casa do paciente. A classificação

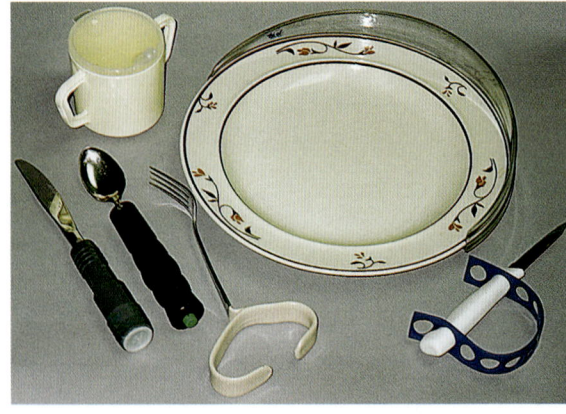

Figura 45.7 Dispositivos adaptativos. Em sentido horário, a partir do canto superior esquerdo: caneca de alça dupla com tampa, prato com suporte de fixação, talheres com talas e talheres com cabos maiores.

Boxe 45.11 Indicações para nutrição enteral e parenteral

Nutrição enteral
(usada em pacientes com trato gastrintestinal funcional)
- Câncer
  - Cabeça e pescoço
  - GI superior
- Doença crítica/trauma
- Transtornos neurológicos e musculares
  - Neoplasia cerebral
  - Acidente vascular encefálico
  - Demência
  - Miopatia
  - Doença de Parkinson
- Distúrbios GI
  - Fístula enterocutânea
  - Doença inflamatória intestinal
  - Pancreatite leve
- Insuficiência respiratória com intubação prolongada
- Ingestão oral inadequada
  - Anorexia nervosa
  - Dificuldade para mastigar e/ou engolir
  - Depressão grave

Nutrição parenteral
- Trato GI não funcional
  - Ressecção massiva do intestino delgado, cirurgia GI ou sangramento GI massivo
  - Íleo paralítico
  - Obstrução intestinal
  - Trauma em abdome, cabeça ou pescoço
  - Má absorção grave
  - Intolerância à nutrição enteral (determinada por tentativa)
  - Quimioterapia, radioterapia, transplante de medula
- Repouso intestinal prolongado
  - Fístula enterocutânea
  - Exacerbação de doença inflamatória intestinal
  - Diarreia intensa
  - Pancreatite moderada a grave
- Nutrição parenteral total pré-operatória
  - Descanso intestinal pré-operatório
  - Tratamento de desnutrição mórbida grave em pacientes com trato GI não funcional
- Pacientes gravemente catabólicos quando o trato GI não é usável por mais de 4 a 5 dias

GI, gastrintestinal.

polimérica também inclui fórmulas comerciais pré-preparadas de nutrientes integrais. Para que esse tipo de fórmula seja eficaz, o trato GI do paciente precisa ser capaz de absorver os nutrientes integrais. O segundo tipo, ou seja, as fórmulas modulares (de 3,8 a 4 kcal/mℓ), consiste em preparações à base de um único macronutriente (p. ex., proteína, glicose, polímeros ou lipídios), não sendo considerado nutricionalmente completo. Você pode acrescentar esse tipo de fórmula a outros alimentos para satisfazer às necessidades nutricionais individuais de seu paciente. O terceiro tipo, as fórmulas elementares (de 1 a 3 kcal/mℓ), contém nutrientes pré-digeridos que facilitam a absorção por um trato GI parcialmente disfuncional. Finalmente, fórmulas especiais (de 1 a 2 kcal/mℓ) se destinam a satisfazer necessidades nutricionais específicas em certas doenças (p. ex., insuficiência hepática, doença pulmonar ou infecção pelo HIV).

Normalmente, alimentações por sondas são feitas de forma intermitente ou contínua. Uma revisão sistemática foi realizada como parte das diretrizes da ASPEN para investigar se a nutrição enteral intermitente em *bolus* tinha uma vantagem em relação à administração contínua de alimentações enterais. A revisão revelou que há uma redução significativa de diarreia com a administração contínua em comparação à administração em *bolus*; no entanto, não houve diferenças no volume residual gástrico, número de casos de broncoaspiração ou pneumonia (Lambell et al., 2020). Atualmente, alimentações contínuas permanecem sendo a terapia mais comum. Normalmente, as alimentações via sonda começam com concentração total e velocidade lenta (ver Procedimento 45.3; Boxe 45.12). Aumente a taxa horária a cada 8 a 12 h de acordo com a prescrição médica se não surgirem sinais de intolerância (muitos resíduos gástricos, náuseas, cólicas, vômitos ou diarreia). Implemente diretrizes baseadas em evidências ao cuidar de pacientes que estão sendo alimentados via sonda (Boxe 45.13). Estudos demonstraram um efeito benéfico da nutrição enteral em comparação à nutrição parenteral (NP). A nutrição por via enteral reduz a ocorrência de sepse, minimiza a resposta hipermetabólica ao trauma, reduz a mortalidade hospitalar e mantém a estrutura e a função intestinal (Jordan e Moore, 2020). A NE é bem-sucedida dentro de um prazo de 24 a 48 h após cirurgia ou trauma para fornecer fluidos, eletrólitos e suporte nutricional. Pacientes que desenvolvem íleo gástrico não podem ser alimentados por sonda nasogástrica (SNG). Sondas nasointestinais ou jejunais permitem a administração bem-sucedida da dieta pós-pilórica, pois a fórmula é instilada diretamente no intestino delgado ou no jejuno, que está além do esfíncter pilórico do estômago (Ukleja et al., 2018).

Uma complicação grave associada a alimentações enterais é a broncoaspiração da fórmula na árvore traqueobrônquica. A aspiração de fórmula enteral nos pulmões irrita a mucosa brônquica, resultando em menor suprimento de sangue no tecido pulmonar afetado (Huether et al., 2020). Isso leva a infecção necrosante, pneumonia e possível formação de abscesso. O alto conteúdo de glicose de uma nutrição serve como meio de crescimento bacteriano, promovendo infecções. Síndrome da angústia respiratória aguda (SARA) também é um

Boxe 45.12 Progressão do fluxo da dieta por sonda

Os protocolos de avanço do fluxo da dieta por sonda são comumente específicos de cada instituição. Parece não haver nenhum benefício de retardar a instauração da nutrição enteral ao longo dos dias. A maioria dos pacientes é capaz de tolerar a alimentação de 24 a 48 h após seu início. Não dilua as fórmulas com água, o que aumenta o risco de contaminação bacteriana (Harding et al., 2020). As formas mais comuns de administração de alimentações enterais são a contínua, a intermitente gravitacional ou por bomba de infusão e a cíclica. Normalmente, os pacientes mais criticamente doentes recebem alimentações contínuas (Harding et al., 2020). Pacientes estáveis ou que estão recebendo nutrição enteral em casa geralmente recebem nutrição intermitente (Harding et al., 2020). A nutrição cíclica é usada quando os pacientes começam a comer normalmente, mas ainda necessitam de suporte nutricional adicional (Harding et al., 2020).

Intermitente
1. Inicie com a concentração total da fórmula para fórmulas isotônicas (de 300 a 400 mOsm) ou na concentração prescrita.
2. Faça a infusão em *bolus* da fórmula durante pelo menos 20 a 30 min via seringa ou recipiente de nutrição.
3. Comece a dieta com um volume de 2,5 a 5 mℓ/kg de 5 a 8 vezes/dia. Aumente de 60 a 120 mℓ por nutrição a cada 8 ou 12 h para alcançar o volume e as calorias necessárias em quatro a seis alimentações (Stewart, 2014).

Contínua
1. Inicie com a concentração total da fórmula para fórmulas isotônicas (de 300 a 400 mOsm) ou na concentração prescrita.
2. Comece com a velocidade de infusão recomendada, normalmente de 10 a 40 mℓ/h (Stewart, 2014).
3. Aumente a velocidade lentamente (p. ex., de 10 a 20 mℓ/h a cada 8 a 12 h) até alcançar a velocidade-alvo, se o paciente tolerar (a tolerância é indicada por ausência de náuseas e diarreia e poucos resíduos gástricos) (Stewart, 2014).

> **Boxe 45.13** Prática baseada em evidências
>
> ***Redução da desnutrição e do risco de aspiração com alimentações enterais***
>
> **Questão PICOT:** Em pacientes adultos que estão sendo alimentados por via enteral, o uso de um pacote de nutrição baseado em evidências reduz a desnutrição e o risco de broncoaspiração?
>
> **Resumo das evidências**
>
> Nutrição enteral fornece calorias, preserva o sistema imune de um paciente, bem como a integridade do intestino, e reduz a gravidade da doença (Jordan e Moore, 2020; VanBlarcom e McCoy, 2018).
>
> Em parceria com um nutricionista, o enfermeiro trabalhará no sentido de prevenir a subnutrição e a broncoaspiração, duas complicações comuns associadas a nutrição via sonda e que podem levar à pneumonia. Intervenções proativas envolvem o uso de pacote de nutrição baseado em evidências. Um elemento essencial do pacote é a avaliação nutricional regular em pacientes adultos que estejam sendo alimentados por sonda enteral. A avaliação foca os fatores de risco, e os pacientes são considerados malnutridos se apresentarem duas dentre as seis características a seguir: ingestão proteica insuficiente, perda de peso, perda de massa muscular, perda de gordura subcutânea, acúmulo localizado ou generalizado de líquidos e redução do estado funcional mensurado pela força de preensão manual (ASPEN, 2021). A avaliação nutricional interprofissional contínua de um paciente leva a um plano de nutrição individualizado adequado (Ukleja et al., 2018).
>
> De acordo com VanBlarcom e McCoy (2018), uma causa da subnutrição em pacientes de unidades de tratamento intensivo é o uso de nutrição enteral ininterrupta. Cada vez que a cabeceira do leito é rebaixada para menos de 30° (p. ex., para cuidados de higiene, trocas de curativos, movimentação do paciente), o enfermeiro pausa a nutrição do paciente para prevenir broncoaspiração. Contudo, essa interrupção da sonda de nutrição enteral pode contribuir para a má nutrição.
>
> Para reduzir o risco de broncoaspiração, os enfermeiros seguem diversas práticas baseadas em evidências, como manter a cabeceira do leito elevada de 30 a 45°, reduzir o uso de sedativos, avaliar o posicionamento correto do dispositivo de acesso enteral e a tolerância à nutrição enteral a cada 4 h e garantir o funcionamento adequado do intestino (Ukleja et al., 2018; VanBlarcom e McCoy, 2018). Pacientes diagnosticados com pancreatite, obstrução da saída gástrica, gastroparesia e história de broncoaspiração apresentam maior risco de aspiração com nutrição enteral e podem se beneficiar com uma sonda de pequeno diâmetro colocada no duodeno (VanBlarcom e McCoy, 2018).
>
> Um pacote de nutrição também inclui a avaliação da tolerância do paciente às alimentações enterais para reduzir o risco de broncoaspiração. Novas diretrizes da ASPEN (2021) limitam o uso de volumes residuais gástricos como ferramenta de avaliação para determinar a tolerância dos pacientes à nutrição enteral. A literatura atual indica que não há correlação entre volume residual gástrico e esvaziamento gástrico, e que esses são indicadores insatisfatórios de intolerância à nutrição enteral (VanBlarcom e McCoy, 2018). Além disso, a mensuração dos volumes residuais gástricos pode obstruir o dispositivo de acesso enteral e cessar indevidamente a nutrição enteral, o que também coloca o paciente em maior risco de subnutrição.
>
> **Aplicação na prática de enfermagem**
>
> - Implemente um pacote de nutrição baseado em evidência para reduzir a desnutrição e o risco de broncoaspiração, como o criado pela ASPEN em conjunto com a Society of Critical Care Medicine (VanBlarcom e McCoy, 2018)
> - Avalie se os pacientes estão desnutridos. Nutricionistas realizarão a avaliação utilizando o padrão-ouro de caloria indireta para estimar as necessidades proteicas/energéticas (ASPEN, 2021)
> - Implemente e mantenha a nutrição enteral utilizando protocolos baseados em evidências e específicos à instituição
> - Inicie a nutrição parenteral quando a nutrição enteral não for apropriada
> - Administre um agente procinético, principalmente em pacientes com grandes volumes residuais gástricos, conforme prescrito, para reduzir ainda mais o risco de broncoaspiração (Tatsumi, 2019; VanBlarcom e McCoy, 2018).

ASPEN, American Society for Parenteral and Enteral Nutrition.

resultado frequentemente associado a broncoaspiração pulmonar. Algumas das condições comuns que aumentam o risco de broncoaspiração incluem tosse, doença do refluxo gastresofágico (DRGE), AVE, doença de Parkinson, broncoaspiração nasotraqueal, via respiratória artificial, menor nível de consciência e deitar-se reto. Medicações procinéticas, como metoclopramida, eritromicina ou cisaprida, promovem o esvaziamento gástrico e reduzem o risco de broncoaspiração (Tatsumi, 2019). Mantenha a cabeceira do leito elevada a no mínimo 30°, preferencialmente a 45°, a menos que haja contraindicação, durante as alimentações e por 30 a 60 min depois que elas tiverem acontecido (Metheny, 2018). Muitas políticas institucionais exigem ainda que você mensure o volume de resíduo gástrico (VRG) a cada 4 ou 6 h em pacientes que recebem nutrição contínua e imediatamente antes da dieta em pacientes que recebem alimentações intermitentes (Boullata et al., 2017). Um VRG entre 250 e 500 mℓ pode indicar esvaziamento gástrico lentificado e exigir que você implemente medidas para reduzir o risco de broncoaspiração (Boullata et al., 2017). Uma revisão da literatura revelou que nutrições enterais normalmente não eram mantidas caso o VRG fosse de 500 mℓ ou menos (Jordan e Moore, 2020); contudo, você deve seguir a política da sua instituição. A North American Summit on Aspiration in the Critically Ill Patient (Conferência Norte-Americana sobre Broncoaspiração em Pacientes com Doença Crítica) recomenda o seguinte: (1) interromper imediatamente as alimentações em caso de ocorrência de broncoaspiração; (2) suspender as alimentações e reavaliar a tolerância do paciente às alimentações caso o VRG esteja acima de 500 mℓ; (3) avaliar rotineiramente o paciente em relação a broncoaspiração; e (4) lançar mão de medidas de enfermagem para reduzir o risco de aspiração caso o VRG esteja entre 250 e 500 mℓ (Boullata et al., 2017).

Sondas de acesso enteral. Alimentações por sondas enterais são usadas em pacientes que não conseguem ingerir os alimentos, mas mantêm a capacidade de digerir e absorver nutrientes. Sondas são inseridas pelo nariz (SNG ou nasointestinais), por cirurgia (gastrostomia ou jejunostomia) ou por endoscopia (gastrostomia ou jejunostomia endoscópica percutânea [GEP ou JEP]). Dietas por sondas NG ou nasojejunais podem ser usadas se houver expectativa de que o paciente necessitará de terapia NE por menos de 4 semanas. Sondas inseridas cirúrgica ou endoscopicamente são preferíveis para dieta a longo prazo (mais de 6 semanas) para reduzir o desconforto de uma sonda nasal e promover um acesso mais seguro e confiável (Ukleja et al., 2018). Alguns pacientes, como os que têm gastroparesia (inervação reduzida ou ausente no estômago que resulta em retardo do esvaziamento gástrico), refluxo esofágico ou histórico de pneumonia por broncoaspiração, necessitam da colocação de sondas para além do estômago, diretamente no intestino (Harding et al., 2020).

A maioria dos ambientes de cuidados de saúde usa sondas de pequeno diâmetro, pois elas criam menos desconforto para o paciente (Figura 45.8 A). Pacientes adultos geralmente recebem uma sonda de

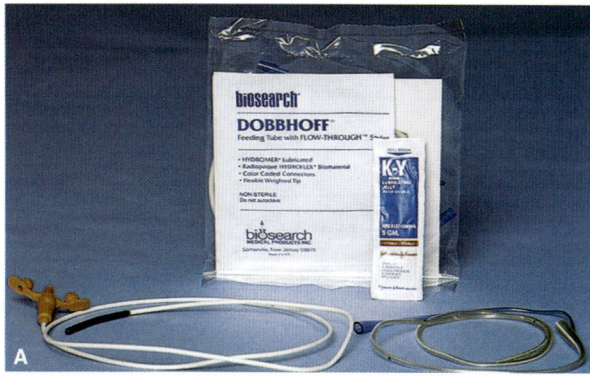
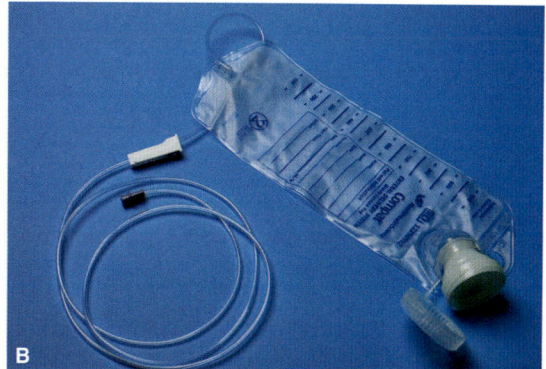

Figura 45.8 A. Sondas enterais de pequeno diâmetro. **B.** Conector exclusivamente enteral (ENFit®) para sonda.

8 a 12 Fr e de 90 a 110 cm de comprimento. Essas linhas flexíveis vêm com uma guia, que deixa a sonda mais rígida e que é usada quando esta é inserida. A guia é removida depois da confirmação do posicionamento correto da sonda e antes de iniciar as alimentações. **Jamais reinsira a guia na sonda**. O padrão atual é usar um conector somente enteral (ENFit®) projetado especificamente para sondas enterais. A BioSphere anunciou a descontinuação de todos os dispositivos de alimentação antigos existentes e adaptadores de transição a partir de 1º de julho de 2020 em cumprimento à implementação do ENFit® (BioSphere, 2019). Essa descontinuação é corroborada pela U.S. Food and Drug Administration (FDA), pela Joint Commission, e pelos Centers for Medicare & Medicaid Services (CMS) para reduzir erros de conexão de sondas; no entanto, ainda não foram estabelecidas normas específicas. A padronização dos conectores de sondas aumenta a segurança do paciente (Figura 45.8 B). Padrões de sondas se destinam a reduzir erros de conexão de sondas que podem resultar em lesões aos pacientes (The Joint Commission [TJC], 2014). O Procedimento 45.3 descreve como iniciar alimentações enterais por sonda NG, gastrostomia e jejunostomia.

Historicamente, os enfermeiros confirmam o posicionamento correto das sondas de injetando ar no tubo e ao mesmo tempo auscultando o estômago para verificação de sons borbulhantes ou pedindo para que o paciente fale alguma coisa. *Evidências atuais indicam que esses métodos são ineficazes para verificar o posicionamento da sonda.* Atualmente, o método mais preciso de verificação do posicionamento da sonda é um exame radiográfico. À beira do leito, os enfermeiros examinam o pH das secreções extraídas da sonda para confirmar sua localização continuamente (Boxe 45.14).

Boxe 45.14 Diretrizes para o procedimento

Obtenção de aspirado gastrintestinal para avaliação de pH de sondas de grande e de pequeno diâmetro: nutrição intermitente e contínua

Delegação e colaboração

O procedimento de verificação do posicionamento correto da sonda e de irrigação da sonda é uma responsabilidade do enfermeiro e não pode ser delegada a técnicos/auxiliares de enfermagem nos EUA. O enfermeiro os orienta a:
- Informar imediatamente ao enfermeiro caso as respirações do paciente mudem ou se o paciente se queixar de falta de ar, tossir ou engasgar
- Informar imediatamente ao enfermeiro caso o paciente vomite ou se observar vômito na boca do paciente durante a higiene oral
- Informar imediatamente ao enfermeiro em caso de presença de irritação ou escoriação da pele do nariz
- Informar imediatamente ao enfermeiro caso ocorra alguma alteração no comprimento externo da sonda, o que poderia indicar deslocamento
- Relatar quando a infusão pela sonda parar.

Material

Seringa ENFit® de 60 mℓ; água (água normal ou estéril [ver política da instituição], recipiente com data e iniciais ao lado do leito do paciente); toalha; estetoscópio; luvas de procedimentos; fita indicadora de pH (escala de 1,0 a 11,0); copinho para medicação; fita métrica/dispositivo; oxímetro de pulso

Passos do procedimento

1. Consulte as políticas e procedimentos da instituição para frequência de irrigação e frequência e método de verificação do posicionamento correto da sonda. **Não insufle ar na sonda para verificar o posicionamento.**
2. Identifique o paciente utilizando pelo menos dois tipos de identificação (p. ex., nome e data de nascimento ou nome e número do prontuário) de acordo com as políticas locais (TJC, 2021).
3. Revise o registro de medicamentos/prescrição do paciente para o tipo de nutrição enteral prescrito, inibidor de ácidos gástricos (p. ex., ranitidina, famotidina, nizatidina) ou inibidor de bomba de próton (p. ex., omeprazol).
4. Revise o prontuário do paciente para verificar se há histórico de deslocamento anterior de sonda.
5. Observe se há sinais e sintomas de angústia respiratória durante a alimentação: tosse, asfixia ou redução da saturação de oxigênio.
6. Identifique condições que aumentem o risco de migração ou deslocamento espontâneo da sonda: nível de consciência alterado; agitação; regurgitação; vômitos; aspiração nasotraqueal.
7. Higienize as mãos. Avalie os sons intestinais e realize um exame abdominal.
8. Obtenha o valor da oximetria de pulso.
9. Observe a facilidade com a qual alimentações anteriores por sonda foram infundidas através das linhas. Monitore o volume da fórmula enteral contínua administrado durante o turno e compare com a quantidade prescrita.
10. Avalie conhecimento, experiência e instrução em saúde do paciente ou do familiar cuidador.
11. Higienize as mãos e calce luvas de procedimentos. Certifique-se de que o oxímetro de pulso esteja no lugar.

(continua)

Boxe 45.14 Diretrizes para o procedimento (Continuação)

Obtenção de aspirado gastrintestinal para avaliação de pH de sondas de grande e de pequeno diâmetro: nutrição intermitente e contínua

12. Verifique o posicionamento correto da sonda.

    JULGAMENTO CLÍNICO: auscultar o ar que é instilado através da sonda para verificar o posicionamento da ponta da sonda não é confiável (Boullata et al., 2017; Metheny et al., 2019).

    a. Verifique o posicionamento correto da sonda nas seguintes situações:
       (1) Para pacientes que se alimentam intermitentemente por sonda, teste o posicionamento imediatamente antes de cada alimentação (normalmente um período de pelo menos 4 h de intervalo da alimentação anterior) e antes das medicações.
       (2) Siga as políticas locais ao realizar testes de pH em pacientes que recebem alimentação contínua por sonda. A AACN (2016) recomenda interromper alimentações contínuas por várias horas para a obtenção de valores confiáveis de pH. Contudo, isso nem sempre é apropriado à terapêutica do plano de cuidados do paciente.
       (3) Aguarde para verificar o posicionamento pelo menos 1 h depois da administração da medicação por sonda ou VO.
       (4) Meça o comprimento da sonda a partir das narinas.
    b. Se a infusão estiver ocorrendo, desligue ou suspenda a dieta pela sonda. Trave ou pince a sonda e desconecte o conector da sonda na linha da bolsa de infusão. Para alimentações intermitentes, remova o plugue na extremidade da sonda. Extraia 30 mℓ de ar com uma seringa ENFit® de 60 mℓ. Coloque a ponta da seringa na extremidade de sonda gástrica ou intestinal. Aplique um jato de ar antes de tentar aspirar líquido. Reposicionar o paciente de um lado para outro é útil. Em alguns casos, é necessário mais de um *bolus* de ar.
    c. Puxe lentamente o êmbolo da seringa aspirando de 5 a 10 mℓ de resíduo gástrico (ver ilustração). Observe o aspecto do material aspirado. Aspirados de sondas gástricas de pacientes que recebem nutrição contínua geralmente têm uma aparência de fórmula enteral coalhada. Aspirados gástricos de pacientes que recebem nutrição intermitente normalmente não têm cor de bile (a menos que tenha havido refluxo de fluidos intestinais no estômago) (AACN, 2016).
    d. Misture delicadamente o aspirado na seringa. Elimine algumas gotas em um copinho de medicamentos limpo. Observe a cor do aspirado. Verifique o pH dos conteúdos GI aspirados mergulhando uma fita de pH no líquido ou aplicando algumas gotas do líquido na fita. Compare a cor da fita com o gráfico de cores (ver ilustração) fornecido pelo fabricante.
       (1) A faixa de pH de fluidos gástricos de pacientes em jejum de pelo menos 4 h normalmente é de 5,0 ou menos.
       (2) Fluido de uma sonda no intestino delgado de um paciente em jejum normalmente apresenta um pH acima de 6,0 (Metheny et al., 2019).
       (3) O pH do fluido pleural da árvore traqueobrônquica é geralmente superior a 6,0.

13. Se após repetidas tentativas não for possível aspirar fluido da sonda cujo posicionamento correto foi confirmado radiograficamente e se (1) não houver fator de risco de deslocamento da sonda, (2) a sonda permanecer na posição originalmente inserida e (3) o paciente não apresentar angústia respiratória, presuma que a sonda está corretamente colocada. Prossiga com a irrigação (AACN, 2016; Fan et al., 2017).

14. Irrigue a sonda.
    a. Irrigue rotineiramente antes, entre e depois da medicação final (antes do reinício das alimentações), e antes da administração de uma nutrição intermitente.
    b. Aspire 30 mℓ de água com a seringa ENFit®. Não use fluidos de irrigação de garrafas usadas em outros pacientes. O paciente deve ter uma garrafa de água exclusiva para seu uso.

    JULGAMENTO CLÍNICO: não use refrigerante à base de cola ou sucos de frutas para lavar as sondas, já que esses líquidos podem obstruir a sonda.

    c. Troque a garrafa com líquido para irrigação (lavagem) a cada 24 h. Bandejas de irrigação, que contêm tanto fluido de irrigação quanto seringa, são consideradas sistemas abertos e podem ser mais facilmente contaminadas do que garrafas de água estéril. **Observação:** certifique-se de que a seringa que está na bandeja tenha um adaptador ENFit®.
    d. Pince a sonda enquanto estiver desconectando-a da linha de infusão (nutrição contínua) ou enquanto estiver removendo o plugue na extremidade da sonda (nutrição intermitente).
    e. Insira a ponta da seringa ENFit® na extremidade da sonda. Libere o fluxo da sonda e instile lentamente a solução de irrigação.
    f. Se não for possível instilar o fluido, reposicione o paciente do lado esquerdo e tente novamente.

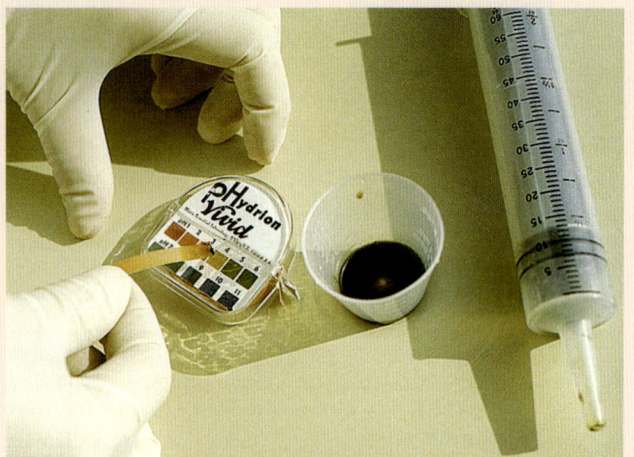

PASSO 12d Compare a cor na fita teste com a cor no gráfico de pH.

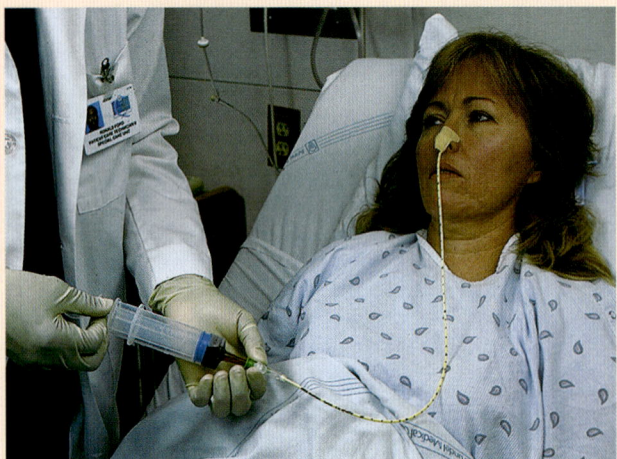

PASSO 12c Coleta do aspirado de resíduo gástrico.

Boxe 45.14 Diretrizes para o procedimento (Continuação)

Obtenção de aspirado gastrintestinal para avaliação de pH de sondas de grande e de pequeno diâmetro: nutrição intermitente e contínua

g. Depois de instilar água ou solução salina estéril, remova a seringa. Reinicie a nutrição enteral ou administre medicação, conforme prescrição. Depois, lave cada medicação completamente pela sonda (ver Capítulo 31).

15. Ajude o paciente e se posicionar confortavelmente. Levante as grades laterais, se adequado, e coloque o leito na posição mais baixa possível. Remova e descarte as luvas; descarte os materiais nos devidos recipientes e higienize as mãos.
16. Coloque o sistema de chamada de enfermagem em um local acessível ao alcance do paciente. Oriente o paciente a como usá-lo.
17. Observe se o paciente demonstra sinais de angústia respiratória: obstrução persistente, tosse paroxística, queda na saturação de oxigênio (O_2) ou padrões respiratórios (p. ex., frequência e profundidade) inconsistentes com os valores iniciais de referência.
18. Verifique se o comprimento externo da sonda, o pH e a aparência dos aspirados são consistentes com o posicionamento inicial da sonda.
19. Observe a facilidade com a qual a nutrição é infundida através da sonda.
20. Monitore a ingesta calórica do paciente.
21. **Use o ensino de retorno:** "Quero revisar o que eu expliquei anteriormente. Diga-me por que é importante que eu verifique o pH gástrico e a cor das secreções gástricas antes das alimentações." Revise suas orientações agora ou desenvolva um plano para revisão do aprendizado do paciente/familiar cuidador caso estes não consigam explicar o procedimento corretamente.

A Tabela 45.7 destaca as principais complicações da NE. Há que se notar especialmente que pacientes com má nutrição grave apresentam distúrbios eletrolíticos devido à síndrome de reintrodução alimentar durante a terapia de NE ou NP. Na síndrome da reintrodução da nutrição, potássio, magnésio e fosfato se movem para dentro da célula, resultando em baixos níveis séricos (extracelulares) e edema. Essas alterações podem causar arritmias cardíacas, insuficiência cardíaca, angústia respiratória, convulsões, coma ou morte.

Nutrição parenteral. Nutrição parenteral (NP) é uma forma de suporte nutricional especializado que é administrado por via intravenosa. Pacientes que não conseguem digerir ou absorver a NE se beneficiam da NP. Pacientes em estados fisiológicos altamente estressados, como sepse, traumatismo craniano ou queimaduras, são candidatos à terapia de NP (Boxe 45.11). Uma fórmula básica de NP é uma combinação de aminoácidos cristalinos, dextrose hipertônica, eletrólitos, vitaminas e oligoelementos. NP total (NPT), administrada por uma linha central, é uma fórmula dois em um na qual a administração de emulsões de gordura ocorre separadamente da solução de proteína e dextrose (Grodner et al., 2020). A administração segura depende da correta avaliação das necessidades nutricionais, do manejo meticuloso do cateter venoso central (CVC) e do monitoramento cuidadoso para prevenir ou tratar complicações metabólicas. A administração de NP ocorre em uma variedade de ambientes, inclusive na residência do paciente. Independentemente do ambiente, siga os princípios de assepsia e de manejo de infusões para garantir a segurança do suporte nutricional.

A terapia com NP requer monitoramento clínico e laboratorial realizado por uma equipe interprofissional. É necessária a reavaliação consistente para a continuação da NP. O objetivo é administrar NP a curto prazo e passar para nutrição enteral ou oral de modo que o uso do trato GI seja constante (Ukleja et al., 2018). O desuso do trato GI foi associado a atrofia das vilosidades e retração celular generalizada. Além disso, tal situação pode causar a transferência de bactérias do intestino não utilizado para a corrente sanguínea, resultando em septicemia gram-negativa.

Tabela 45.7 Complicações da nutrição por sonda enteral.

Problema	Possível causa	Intervenção[a]
Aspiração pulmonar	Regurgitação da fórmula	Verifique o posicionamento da sonda. Coloque o paciente na posição de Fowler alta ou eleve a cabeceira do leito em pelo menos 30° (preferencialmente 45°) durante as alimentações e por 2 h após as alimentações
	Deslocamento da sonda	Reposicione a sonda e verifique seu posicionamento correto por meio de radiografia
	Reflexo faríngeo deficiente	Reavalie o retorno do reflexo faríngeo normal; até lá, coloque o paciente na posição semi-Fowler e tome todas as precauções para evitar aspiração
	Esvaziamento gástrico retardado	Ver esvaziamento gástrico retardado a seguir
Diarreia	Fórmula hiperosmolar ou medicamentos	Administre a fórmula continuamente, a uma velocidade mais lenta, dilua ou troque por nutrição enteral isotônica
	Antibioticoterapia	Antibióticos destroem a flora intestinal normal; consulte o médico para considerar trocar a medicação; trate os sintomas com agentes antidiarreicos; envie as fezes para cultura e verificação da presença de *Clostridium difficile*
	Contaminação bacteriana	Não deixe as bolsas ou frascos de fórmulas pendurados por mais do que 4 a 8 h. Lave bem o exterior da bolsa ou frasco ao repor o produto, trocar as bolsas de nutrição por sonda e as linhas a cada 24 h e use práticas assépticas. Verifique as datas de validade
	Má absorção	Verifique se há insuficiência pancreática; use uma fórmula de baixo teor de gorduras e sem lactose e alimentações contínuas

(continua)

Tabela 45.7 Complicações da nutrição por sonda enteral. (Continuação)

Problema	Possível causa	Intervenção[a]
Constipação intestinal	Falta de fibras	Consulte um nutricionista para selecionar uma fórmula que contenha fibras
	Falta de água	Adicione água durante enxágues ou lavagens de sonda[a]
	Inatividade	Monitore a capacidade de deambulação do paciente; colabore com o médico e/ou fisioterapeuta para obter uma prescrição de atividade
Oclusão da sonda	Medicações trituradas administradas pela sonda	Irrigue com 30 mℓ de água antes e depois de cada medicação via sonda.[a] Use medicamentos líquidos sempre que houver disponibilidade. Dissolva completamente medicamentos amassados em líquido caso não haja medicamento líquido disponível
	Sedimentação da fórmula	Agite bem as latas antes de administrar (leia a bula)
	Reação a medicamentos ou fórmulas incompatíveis	Leia as informações farmacológicas sobre compatibilidade de medicamentos e fórmulas
Deslocamento da sonda	Tosse, vômitos	Recoloque a sonda e confirme o posicionamento correto antes de recomeçar a dieta
	Mal fixada com esparadrapo	Na verificação do posicionamento, veja se o esparadrapo está firme (nasoentérico)
Cólicas abdominais, náuseas/vômitos	Alta osmolaridade da fórmula	Sugira ao médico uma fórmula isotônica ou uma diluição da atual fórmula
	Aumento rápido do fluxo/volume	Administre um fluxo baixo para aumentar a tolerância. Mantenha a cabeceira do leito a pelo menos 45°
	Intolerância à lactose	Sugira o uso de uma fórmula zero lactose
	Obstrução intestinal	Interrompa a dieta mediante obstrução GI
	Uso de fórmula rica em gorduras	Use maior proporção de carboidrato
	Uso de fórmula fria	Deixe a fórmula alcançar a temperatura ambiente
Esvaziamento gástrico retardado	Gastroparesia diabética	Consulte o médico sobre medicação procinética para aumento da motilidade gástrica
	Doenças graves	Consulte o médico sobre avançar a sonda para posicionamento intestinal
	Inatividade	Monitore medicações e condições patológicas que afetam a motilidade GI
Desequilíbrio eletrolítico sérico	Perdas GI excessivas Desidratação Presença de estados patológicos, como cirrose, insuficiência renal, insuficiência cardíaca ou diabetes melito	Monitore os níveis de eletrólitos séricos diariamente. Ofereça água de acordo com as recomendações do nutricionista
Sobrecarga hídrica	Síndrome da reintrodução da nutrição na desnutrição	Restrinja os líquidos, se necessário, e use uma fórmula especial ou uma fórmula enteral diluída a princípio
	Excesso de água ou fórmula diluída (hipotônica)	Monitore os níveis séricos de proteínas e eletrólitos. Use uma fórmula mais concentrada com excesso de volume de fluido sem risco de síndrome da reintrodução da nutrição
Desidratação hiperosmolar	Fórmula hipertônica com água insuficiente	Diminua o ritmo de infusão, dilua a fórmula ou troque-a por uma fórmula isotônica

[a]Primeiramente, verifique se há condições que limitem a quantidade de água que pode ser oferecida com segurança. *GI*, gastrintestinal.

Às vezes, adicionar **emulsões lipídicas intravenosas** à NP auxilia na necessidade de um paciente de quilocalorias suplementares para prevenção de deficiências de ácidos graxos essenciais e ajuda a controlar a hiperglicemia durante períodos de estresse (Phillips, 2018). Administre essas emulsões por meio de uma linha periférica separada, da linha central usando um conector Y (ver Capítulo 42) ou como aditivo na solução de NP. A adição de emulsão de gordura em uma solução de NP é chamada de *mistura três em um* ou *mistura de nutrientes total*. O paciente recebe esse tipo de nutrição durante um período de 24 h. Não use a mistura caso você observe gotículas de óleo ou uma camada oleosa ou cremosa sobre a superfície da mistura. Essa observação indica que a emulsão se decompôs em grandes gotas de lipídios que causam embolismo gorduroso, se administrada. Emulsões gordurosas IV são brancas e opacas. Tome cuidado para evitar confundir fórmula enteral com lipídios parenterais.

Instauração da nutrição parenteral. Pacientes com necessidades nutricionais a curto prazo geralmente recebem soluções IV de menos de 10% de dextrose via veia periférica em combinação com aminoácidos e lipídios. A NPT é mais caloricamente densa do que as soluções periféricas; soluções periféricas são, portanto, normalmente temporárias. NP com mais de 10% de dextrose requer que o médico coloque um CVC em uma veia central de grande calibre, como a veia cava superior, sob condições estéreis (ver Capítulo 42). Se o paciente estiver usando um CVC que contenha vários lumens, separe uma porta exclusivamente para NPT. Etiquete essa porta como exclusiva para NPT e não injete outras soluções ou medicações por ela (Harding et al., 2020). Enfermeiros com capacitação para inserção periférica de cateteres centrais (PICC) a iniciam em uma veia do braço, que vai progredindo a veia subclávia ou a veia cava superior.

Depois da inserção do cateter, aguarde para irrigá-lo e usá-lo até que a radiologia confirme sua posição. O CVC é fixado com um dispositivo de fixação e o local de inserção (punção) é coberto com um curativo bio-oclusivo estéril. Antes de aplicar o curativo estéril, estabilize o cateter (do PICC) com tiras de esparadrapo estéril e siga o protocolo de prevenção de infecção de linha central da instituição (Harding et al., 2020).

Antes de iniciar qualquer infusão de NP, verifique a prescrição médica e inspecione a solução para ver se não há nenhuma partícula em suspensão ou quebra de emulsão gordurosa. Use sempre uma bomba de infusão para aplicar um fluxo constante. O fluxo inicial administra não mais do que 50% das necessidades estimadas nas primeiras 24 a 48 h e vai aumentando a velocidade de fluxo gradativamente até que todas as necessidades nutricionais do paciente sejam supridas. Pacientes que recebem NP em casa frequentemente administram toda a solução diária durante 12 h, à noite. Isso permite que o paciente se desconecte da infusão todas as manhãs, lave a linha central e tenha independência para se movimentar durante o dia.

Prevenção de complicações. Complicações da NP incluem problemas relacionados com o cateter e alterações metabólicas (Tabela 45.8). Pneumotórax resulta de uma punção inicial durante a inserção do cateter e colocação do CVC, quando a ponta do cateter entra acidentalmente no espaço pleural. Isso resulta no acúmulo de ar na cavidade pleural com subsequente colapso do pulmão e respiração prejudicada. Os sintomas clínicos de pneumotórax incluem dor no peito aguda súbita, dispneia e tosse. Monitore um paciente com CVC durante as primeiras 24 h em relação a sinais e sintomas de angústia pulmonar.

Tabela 45.8 Complicações metabólicas da nutrição parenteral.

Problema	Sinais/sintomas	Intervenção
Desequilíbrio eletrolítico	Ver o Capítulo 42 para sinais de deficiência ou toxicidade	Verifique a NPT em relação a níveis de eletrólitos suplementares. Notifique o médico sobre desequilíbrios. Mantenha um fluxo constante de infusão. Monitore a ingestão e a eliminação
Hipercapnia	Aumento do consumo de oxigênio, CO_2, quociente respiratório (> 1) e ventilação minuto	Pacientes dependentes de ventilação estão em risco; forneça de 30 a 60% dos requisitos energéticos de acordo com a prescrição médica
Hipoglicemia	Diaforese, tremores, confusão, perda de consciência	Para prevenir hipoglicemia, não descontinue abruptamente a NPT, mas vá diminuindo progressivamente o fluxo para uma faixa de 10% da velocidade de infusão 1 a 2 h antes da interrupção. Se houver suspeita de hipoglicemia, teste a glicemia e administre soro glicosado (dextrose) 50% ou glucagon em *bolus* IV de acordo com a prescrição médica ou protocolo, se necessário
Hiperglicemia	Sede, dor de cabeça, letargia, aumento da frequência de micção	Monitore o nível de glicemia a cada 6 h. Inicie a NPT lentamente e vá progredindo até o fluxo máximo de infusão para prevenir hiperglicemia. Insulina adicional pode ser necessária durante a terapia se o problema persistir ou se o paciente tiver diabetes melito
Coma hiperglicêmico hiperosmolar não cetótico (CHHNC) ou síndrome hiperosmolar hiperglicêmica não cetótica (SHHNC)	Hiperglicemia (> 500 mg/dℓ), glicosúria, osmolaridade sérica > 350 mOsm/ℓ, confusão, azotemia, dor de cabeça, sinais graves de desidratação (ver Capítulo 42), hipernatremia, acidose metabólica, convulsões, coma	Monitore glicemia, BUN, osmolaridade sérica, glicose na urina e perdas hídricas; administre insulina se prescrito; reponha os fluidos se prescrito; mantenha um fluxo de infusão constante; e forneça 30% dos requisitos energéticos na forma de gordura. Em risco estão os pacientes que tomam esteroides; idosos diagnosticados com diabetes que tenham função renal ou pancreática prejudicada ou metabolismo mais acelerado ou que estejam em estado séptico

BUN, ureia nitrogenada no sangue; *IV*, intravenoso; *NPT*, nutrição parenteral total.

Há possibilidade de ocorrência de embolia gasosa durante a inserção do cateter ou no momento da troca do equipo ou tampa. Posicione o paciente em decúbito lateral esquerdo e solicite que ele realize a manobra de Valsalva (prender a respiração e forçar a saída de ar, mas sem deixá-lo escapar) durante a inserção do cateter para ajudar a prevenir embolia gasosa. Esse aumento da pressão venosa criado pela manobra previne a entrada de ar na corrente sanguínea. Manter a integridade do sistema IV fechado também ajuda a prevenir embolia gasosa.

Oclusão de cateter está presente quando o fluxo é lento ou ausente pelo cateter. Interrompa temporariamente a infusão e lave com solução salina ou de acordo com os protocolos. Se isso não der certo, tente aspirar um coágulo. Se ainda não der certo, siga o protocolo da instituição para uso de agentes trombolíticos (p. ex., uroquinase).

Suspeite de sepse do cateter se o paciente desenvolver febre, calafrios ou intolerância a glicose, com hemocultura positiva. Para prevenir infecções, troque o equipo de infusão para administração de NPT com filtros de linha e adicionais (com ou sem lipídios) a cada 24 h ou a cada nova troca de frasco da NP (Gorski et al., 2021). Não deixe um único recipiente de NP pendurado por mais de 24 h ou de lipídios por mais de 12 h.

Durante a troca de qualquer equipo, manipulação de linhas ou troca de curativo do CVC, sempre use as práticas do padrão ANTT® (Aseptic Non-Touch Technique) recomendado pela Infusion Nurses Society (INS) (Gorski et al., 2021). Esse é um tipo específico e completamente definido de técnica asséptica para qualquer manuseio de acesso venoso ou conectores de dispositivos IV. Ele engloba precauções padrão, como higiene das mãos e equipamentos de proteção pessoal com o devido controle de campo asséptico, técnica sem toque e materiais esterilizados (Gorski et al., 2021) (ver Capítulo 42). Troque o curativo do CVC de acordo com a política da instituição e a qualquer momento em que ficar molhado, rompido ou contaminado. Use gliconato de clorexidina 2% à base de álcool (preferido), álcool 70% ou iodopovidona para limpar a porta de injeção ou a cânula do cateter 15 s antes e depois de cada vez que for usada. Use um filtro de 1,2 mícron para fórmulas três em um e um filtro de linha de 0,22 mícron para soluções de NP que não incluam emulsões de gordura IV.

Soluções de NP contêm a maioria dos principais eletrólitos, vitaminas e minerais. Os pacientes também precisam de suplementação de vitamina K, de acordo com a prescrição, durante toda a terapia. A síntese de vitamina K é feita pela flora encontrada no jejuno e no íleo com o uso normal do trato GI; porém, pelo fato de a NP se desviar do uso do trato GI, os pacientes precisam receber vitamina K exógena.

Desequilíbrios eletrolíticos e minerais ocorrem com frequência. A administração de glicose concentrada acompanha um aumento da produção de insulina endógena, que faz com que cátions (potássio, magnésio e fósforo) movam-se para dentro das células. Monitore os níveis de glicose sanguínea a cada 6 h para avaliar a presença de hiperglicemia e administrar insulina suplementar, se prescrito (Harding et al., 2020) (ver Procedimento 45.4).

A administração demasiadamente rápida de dextrose hipertônica pode resultar em diurese osmótica e desidratação (ver Capítulo 42). Se houver atraso em uma infusão, não aumente o fluxo na tentativa de compensá-lo. A descontinuação súbita de uma solução pode causar hipoglicemia. Normalmente, recomenda-se infundir 10% de dextrose quando houver descontinuação repentina da solução de NP. Pacientes diabéticos têm maior risco de sofrer esse efeito.

O objetivo é transferir os pacientes em NP para NE e/ou alimentação VO. Uma vez que os pacientes estiverem satisfazendo de um terço a metade de suas necessidades calóricas por dia, os médicos normalmente diminuem a NP para metade do volume original e aumentam as alimentações NE para atender às necessidades nutricionais do paciente. Pacientes que fazem a transição de NP para alimentação oral normalmente têm saciedade precoce e menor apetite. Consulte o nutricionista sobre redução da NP em resposta ao aumento da ingestão oral. Se a ingestão oral for inadequada, refeições pequenas e frequentes são úteis. Recomende contagens de calorias/proteínas quando os pacientes começarem a ingerir alimentos macios. Quando se alcançam 75% das necessidades nutricionais por meio de alimentações enterais ou de ingestão alimentar confiável, normalmente é seguro descontinuar a terapia de NP, que também pode acontecer caso ocorram complicações ou se o médico determinar que ela não está sendo benéfica para o paciente (Harding et al., 2020).

Cuidados restaurativos e contínuos. Pacientes que recebem alta hospitalar com prescrições de dietas geralmente necessitam de educação alimentar para planejar refeições que atendam necessidades terapêuticas específicas. O cuidado restaurativo inclui tanto cuidados pós-cirúrgicos imediatos quanto cuidados de rotina, e, portanto, compreende pacientes inseridos nos contextos hospitalar e domiciliar. As seções a seguir tratam das intervenções nutricionais para alguns estados patológicos comuns.

Terapia nutricional clínica. A nutrição ideal é tão importante na doença quanto ela é na saúde. Consequentemente, modificações na dieta e no consumo de alimentos geralmente são necessárias para manter as necessidades nutricionais de pacientes com certas doenças. Terapia nutricional clínica (TNC) é o uso de terapias nutricionais específicas para tratar uma doença, lesão ou condição. É necessária para ajudar o corpo a metabolizar determinados nutrientes, corrigir deficiências nutricionais relacionadas com uma doença e eliminar alimentos que possam exacerbar sintomas de doenças. É mais eficaz utilizar uma abordagem de equipe que promova colaboração entre a equipe de saúde e o nutricionista (CDC, 2021c; Healthline, 2020).

Doenças gastrintestinais. Controle úlceras pépticas com refeições regulares e medicamentos prescritos, como antagonistas dos receptores de histamina que bloqueiam a secreção de HCl ou inibidores da bomba de próton. *Helicobacter pylori*, uma bactéria que causa úlceras pépticas, é confirmada por exames laboratoriais ou por biopsia durante a endoscopia (Grodner et al., 2020). Antibióticos tratam e controlam a infecção bacteriana. Estresse e produção excessiva de HCl gástrico também irritam uma úlcera preexistente. Estimule os pacientes a evitar alimentos que aumentem a acidez estomacal e a dor, como cafeína, café descafeinado, ingestão frequente de leite, sucos ácidos cítricos e alguns temperos (pimenta-malagueta, pimenta moída, pimenta-do-reino). Desencoraje o tabagismo, o consumo de álcool, ácido acetilsalicílico e agentes anti-inflamatórios não esteroidais (AINEs). Oriente os pacientes a terem uma dieta bem balanceada e saudável; evitar consumir muitas refeições ou comidas que causem os sintomas; e fazer três refeições regulares (ou várias pequenas refeições), sem lanches, principalmente antes de dormir (Grodner et al., 2020; Ignatavicius et al., 2021). Os familiares do paciente com infecção por *H. pylori* também precisam fazer um exame e, se indicado, ser tratados.

Doença inflamatória intestinal inclui doença de Crohn e colite ulcerativa idiopática. O tratamento de doença inflamatória intestinal aguda inclui dietas elementares (fórmula com nutrientes em sua forma mais simples pronta para absorção) ou NP quando sintomas como diarreia e perda de peso forem prevalentes. Na fase crônica da doença, uma dieta regular altamente nutritiva é adequada. Suplementos de vitaminas e ferro geralmente são necessários para corrigir ou prevenir anemia. Os pacientes controlam a síndrome inflamatória intestinal reduzindo a quantidade de fibras, de gorduras, evitando grandes refeições, bem como lactose ou alimentos que contenham sorbitol para indivíduos suscetíveis.

O tratamento de síndromes de **má absorção** como doença celíaca inclui uma dieta sem glúten, proteína presente no trigo, no centeio e na cevada. A síndrome do intestino curto resulta de ressecção extensiva do intestino, após a qual os pacientes apresentam má absorção causada por ausência de área de superfície intestinal. Esses pacientes precisam de alimentação vitalícia por meio de fórmulas enterais elementares ou NP.

Diverticulite é uma condição que resulta de uma inflamação dos divertículos, que são herniações anormais, porém comuns, em forma de bolsa que ocorrem no revestimento do intestino. O tratamento nutricional de diverticulite inclui dieta de moderada a baixa produção de resíduos até que a infecção melhore. Posteriormente, é prescrita uma dieta rica em fibras para problemas crônicos de divertículos.

Diabetes melito. DM tipo 1 requer manejo tanto por insulina quanto alimentar para controle ideal, com o tratamento sendo iniciado mediante o diagnóstico (CDC, 2021c). Em compensação, os pacientes normalmente controlam o DM tipo 2 inicialmente com exercícios e terapia alimentar. Se essas medidas não se provarem eficazes, é comum adicionar medicamentos orais. Injeções de insulina geralmente são acrescentadas caso o DM tipo 2 piore ou não responda a essas intervenções iniciais.

Individualize a dieta de acordo com idade, composição, peso e nível de atividade do paciente. Manter a ingestão de carboidratos prescrita é a chave para o manejo do diabetes. Recomenda-se uma dieta que inclua frutas e vegetais sem amido, carne magra e proteínas à base de plantas, menos adição de açúcar e alimentos menos processados (ADA, 2021a). Monitorar o consumo de carboidratos é uma estratégia essencial para alcançar o controle da glicemia (ADA, 2019). Limite as gorduras saturadas em menos de 7% das calorias totais e a ingestão de colesterol em menos de 200 mg/dia. Além disso, são recomendadas variedades de alimentos que contenham fibras. Os pacientes podem substituir alimentos que contenham sacarose por carboidratos, mas precisam se certificar de evitar o excesso de ingesta energética. Pacientes com diabetes podem consumir açúcar da cana-de-açúcar e adoçantes caso sigam o valor recomendado de ingestão diária (ADA, 2019). Pacientes com diabetes e função renal normal devem continuar consumindo as quantidades habituais de proteína (15 a 20% da energia) (ADA, 2019).

O objetivo do tratamento com TNC é manter os níveis de glicemia dentro do normal ou o mais próximo do normal quanto for possível com segurança; perfis lipídicos e de lipoproteínas que diminuam o risco de complicações microvasculares (p. ex., doença renal e oftalmológica), cardiovasculares, neurológicas e vasculares periféricas; e a pressão arterial na faixa de normalidade ou próxima da normalidade (ADA, 2019). Fique atento a sinais e sintomas de hipo e hiperglicemia.

Doenças cardiovasculares. O objetivo das diretrizes alimentares da AHA (AHA, 2017) é reduzir os fatores de risco para o desenvolvimento de hipertensão e doença arterial coronariana. A terapia nutricional para redução do risco de doença cardiovascular inclui uma ingesta calórica balanceada e exercícios para manter o peso corporal saudável; seguir uma dieta rica em frutas, vegetais e alimentos integrais com alto teor de fibras; comer peixe pelo menos 2 vezes/semana; e limitar o consumo de alimentos e bebidas com alto grau de adição de açúcar e sal. As diretrizes da AHA também recomendam limitar as gorduras saturadas a menos de 7%, gorduras *trans* a menos de 1% e colesterol a menos de 300 mg/dia. Para alcançar esse objetivo, os pacientes optam por carnes magras e vegetais, consomem laticínios desnatados e limitam a ingestão de gorduras e sódio.

Câncer e tratamento de câncer. Células malignas competem com as células normais pelos nutrientes, aumentando as necessidades metabólicas do paciente. A maioria dos tratamentos para câncer causa problemas nutricionais. Pacientes com câncer geralmente sofrem de anorexia, náuseas, vômitos e alterações no paladar. O objetivo da terapia nutricional é satisfazer as necessidades metabólicas do paciente por meio de colaboração interprofissional dos profissionais da saúde (Cotogni et al., 2019). Desnutrição no câncer está associada a um aumento da morbimortalidade. Um estado nutricional melhor geralmente melhora a qualidade de vida do paciente.

A radioterapia destrói as células malignas que se dividem rapidamente; no entanto, as células normais de divisão rápida, como o revestimento epitelial do trato GI, costumam ser afetadas. A radioterapia causa anorexia, estomatite, diarreia intensa, estreitamento do lúmen intestinal e dor. O tratamento com radioterapia na região da cabeça e do pescoço causa perturbações no paladar e olfato, disfagia e reduz a salivação. O manejo nutricional de um paciente com câncer se concentra em maximizar a ingestão de nutrientes e líquidos. Individualize as opções alimentares de acordo com as necessidades, sintomas e situação do paciente. Use abordagens criativas para manejar as alterações no paladar e olfato. Por exemplo, pacientes com paladar alterado geralmente preferem comidas frias ou comidas mais apimentadas. Encoraje os pacientes a fazerem refeições pequenas e frequentes e lanches que sejam nutritivos e fáceis de digerir.

Vírus da imunodeficiência humana/síndrome da imunodeficiência adquirida. Pacientes com HIV/AIDS normalmente sofrem caquexia e perda acentuada de peso relacionadas com anorexia, estomatite, infecção por candidíase oral, náuseas ou vômitos recorrentes, tudo isso resultando em ingestão insuficiente. Fatores associados a perda de peso e desnutrição incluem diarreia intensa, má absorção GI e metabolismo alterado de nutrientes. Infecção sistêmica resulta em hipermetabolismo devido à elevação das citocinas. Os medicamentos que tratam a infecção pelo HIV geralmente causam efeitos colaterais que alteram o estado nutricional do paciente.

O cuidado restaurativo da desnutrição resultante da AIDS se concentra em maximizar as quilocalorias e os nutrientes. Aborde cada causa de depleção nutricional no plano de cuidados. A progressão do suporte nutricional elaborado individualmente começa com a administração de nutrição oral, passando para NE e finalmente NP. Boa higiene das mãos e segurança alimentar são essenciais devido à pouca resistência do paciente a infecções. Por exemplo, é importante a minimização da exposição a *Cryptosporidium* na água potável, lagos ou piscinas. Refeições pequenas, frequentes e densas em nutrientes que limitem alimentos gordurosos e excessivamente doces são mais fáceis de tolerar. Os pacientes se beneficiam comendo alimentos frios e magros, fontes de proteínas com baixa gordura e limitando o consumo de alimentos com alto teor de açúcar (Robinson, 2019).

Ryan implementou o plano de cuidados primeiramente discutindo com a Sra. Cooper a necessidade de melhorar seu estado nutricional por meio do aprimoramento de seus hábitos alimentares. Ryan avaliou com a Sra. Cooper um plano de alimentação balanceada para que ela alcançasse seu resultado identificado de ganho de peso até alcançar o peso-alvo, mas o plano também considerou suas próprias preferências de alimentos e seu diabetes, hipertensão e insuficiência cardíaca. Ryan marcou com um nutricionista para acompanhar essa consulta com a Sra. Cooper. Juntos, os três planejaram refeições que eram nutritivas e que se encaixavam no orçamento da Sra. Cooper. O nutricionista recomendou que a Sra. Cooper tentasse fazer seis pequenas refeições ao longo do dia, em vez de três grandes refeições. O nutricionista também recomendou lanches saudáveis para a Sra. Cooper e a encorajou a beber mais água durante o dia. Antes de ir embora, o nutricionista deu à Sra. Cooper receitas saudáveis que não são difíceis nem caras de preparar. Ryan deu à Sra. Cooper um diário onde ela deve registrar seu consumo de alimentos durante as próximas 4 semanas. Ryan revisou com a Sra. Cooper suas medicações, enfatizando quaisquer interações de alimentos e medicamentos e interação medicamentosa que ela precisa evitar para que não desenvolva efeitos adversos aos medicamentos.

Ryan, preocupado com a depressão e o isolamento social da Sra. Cooper, desenvolveu um plano com ela para tratar de ambos os problemas. Ryan forneceu à Sra. Cooper o nome de um psicólogo e sugeriu que ela conversasse com ele para ajudá-la a progredir em seu processo de luto. Ele também deu à Sra. Cooper informações sobre o grupo de apoio ao luto que se reúne semanalmente na igreja da Sra. Cooper. Ryan encorajou a Sra. Cooper a considerar participar de uma reunião nas próximas semanas, bem como a começar a frequentar o centro de idosos 1 ou 2 vezes/semana, no almoço. Ele reconheceu que, para os idosos, socializar-se nos horários das refeições ajuda a melhorar o apetite e a alimentação. Juntos, eles acrescentaram no plano da Sra. Cooper que ela entraria em contato e ligaria para um de seus amigos da igreja nas próximas 2 semanas.

Ryan agendou uma consulta de acompanhamento com a Sra. Cooper em 4 semanas. Ele pediu para que ela trouxesse seu diário de alimentação para a próxima consulta, em 4 semanas. Nessa consulta, ele pretende acompanhar o planejamento de suas refeições, hábitos alimentares e dar seguimento com atividades que a ajudem em relação a seu isolamento social.

❖ Avaliação

Pelos olhos do paciente. Os pacientes esperam não só receber um cuidado competente, oportuno e correto, mas também que os enfermeiros determinem quando as terapias nutricionais não estão sendo bem-sucedidas e alterem o plano de cuidados de acordo. As expectativas e valores em relação ao cuidado de saúde que os enfermeiros têm frequentemente diferem daqueles apresentados pelos pacientes. O sucesso das intervenções e dos resultados requer que os enfermeiros saibam o que os pacientes esperam quando do desenvolvimento de um plano de cuidados. A avaliação do plano envolve a incorporação do conhecimento de enfermagem e competências. Trabalhe em estreita colaboração com os seus pacientes para confirmar suas expectativas e converse com eles sobre suas preocupações caso as expectativas deles não sejam realistas. Considere os limites das condições e tratamento de seus pacientes, suas preferências alimentares e suas crenças culturais ao avaliar os resultados.

Resultados do paciente. Os planos de cuidados centrados no paciente devem refletir resultados factíveis. Avalie os resultados reais das ações de enfermagem e compare-os aos resultados esperados para determinar se os resultados foram alcançados (Figura 45.9). A colaboração interprofissional continua sendo essencial para a prestação de suporte nutricional (Ukleja et al., 2018). A terapia nutricional nem sempre produz resultados rápidos. Avalie o peso atual do paciente em comparação ao peso inicial de referência, albumina ou pré-albumina sérica e a ingestão de proteínas e quilocalorias rotineiramente. Se seu paciente não estiver ganhando peso progressivamente e continuar perdendo peso, avalie a prescrição da dieta com NE e determine se o paciente está sofrendo de algum efeito adverso de medicamentos que esteja afetando o estado nutricional. Alterações na condição também indicam necessidade de mudança alimentar do plano de cuidados. Consulte todos os membros da equipe de saúde para individualizar melhor esse plano. O paciente é um participante ativo sempre que possível. No fim, a capacidade de um paciente de incorporar mudanças alimentares nas atividades de estilo de vida com uma quantidade mínima de estresse ou perturbação facilita a concretização das medidas de resultado. A falha em alcançar os resultados esperados requer uma revisão das intervenções de enfermagem ou dos resultados esperados com base nos diagnósticos de enfermagem mais recentes do paciente.

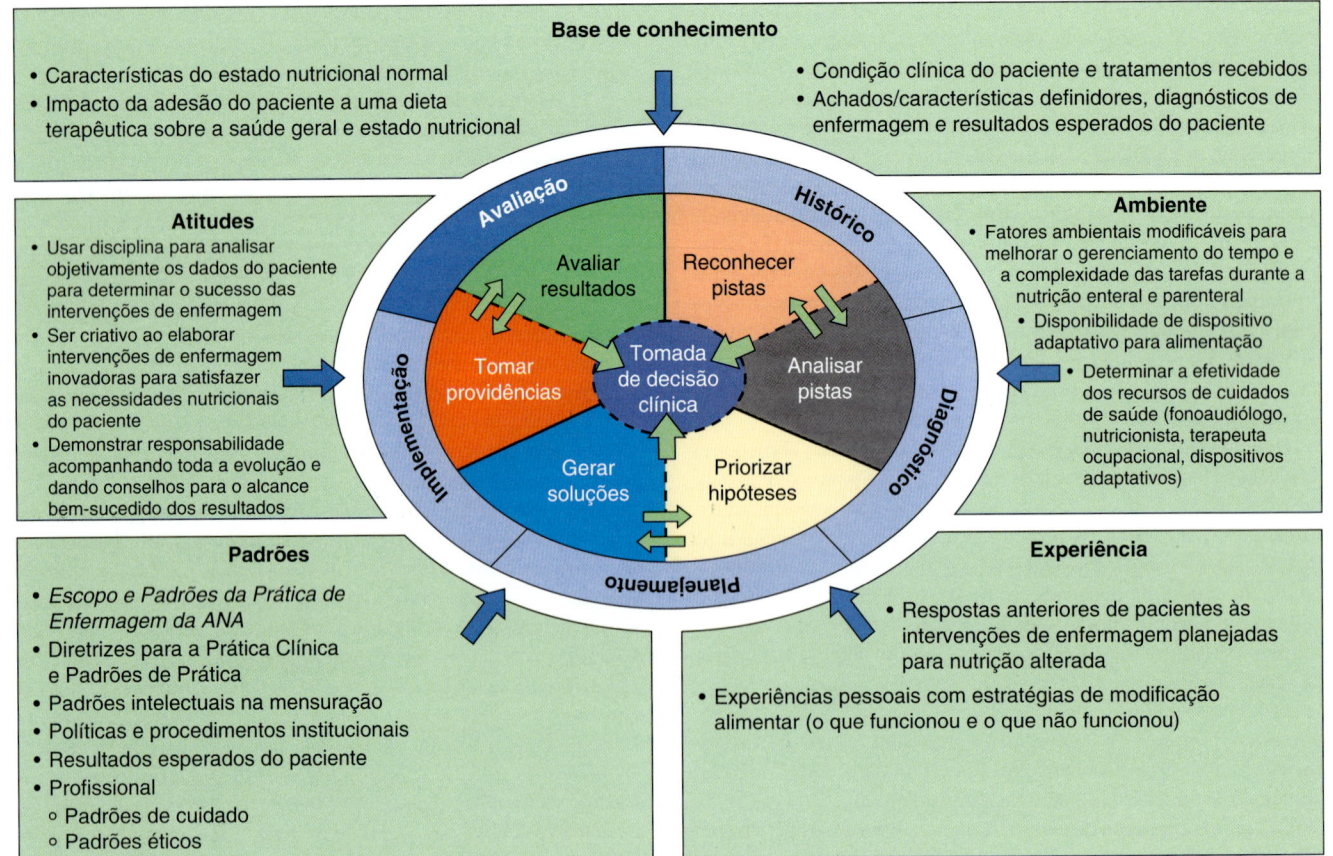

Figura 45.9 Modelo de pensamento crítico para avaliação da nutrição. (Copyright de Modelo de Medida de Julgamento Clínico © NCSBN. Todos os direitos reservados.)

Quando os resultados não forem alcançados, faça perguntas como "Como anda seu apetite?", "Você notou alguma alteração no seu peso?", "Quanto você gostaria de pesar?", "Você tem tentado ganhar/perder peso?" ou "Você mudou seu padrão de exercícios?". Às vezes, uma reavaliação revela novos diagnósticos de enfermagem.

Depois de concluir sua sessão de ensino com a Sra. Cooper, Ryan usou os princípios do ensino de retorno para avaliar o aprendizado da Sra. Cooper. Ele pergunta à Sra. Cooper:

- Diga-me três alimentos ricos em proteínas que você incluirá em sua dieta
- Explique-me uma interação de alimento e medicamento que você irá evitar
- Conte-me duas maneiras pelas quais você começará a reduzir seu isolamento social.

A Sra. Cooper conseguiu citar para Ryan três fontes de proteína que ela iria adicionar à sua dieta. A Sra. Cooper disse a Ryan que ela evitaria vegetais de folhas verdes e medicamentos de venda livre que contenham ácido acetilsalicílico, para que não ocorram interações que possam interferir na varfarina que ela usa. A Sra. Cooper também diz a Ryan que vai ligar para um de seus amigos da igreja em 2 semanas para ver se eles podem se encontrar para almoçar e que ela vai entrar em contato com o psicólogo e marcar uma consulta. Ela diz que acha que conversar com um terapeuta poderia ajudá-la a enfrentar melhor seu luto e depressão.

Quando a Sra. Cooper retorna para sua consulta de acompanhamento, Ryan observa que a aparência da Sra. Cooper está melhor. Ela está mais corada, parece mais atenta e focada em sua conversa, sua postura está menos encurvada e suas roupas estão limpas e arrumadas. Ryan quer saber qual é o nível de satisfação da Sra. Cooper com seu cuidado e com o plano que eles desenvolveram. Ele pergunta: "A senhora está satisfeita com os cuidados que recebeu? A senhora acha que o plano que desenvolvemos está funcionando satisfatoriamente? Consegui atender suas expectativas até o momento? Se não, por favor, me diga como posso ajudar melhor a senhora." A Sra. Cooper responde: "Estou feliz com o plano que desenvolvemos. Já fiz três receitas que o nutricionista me deu. Foram fáceis de fazer e eram gostosas. Meu apetite parece estar melhorando. Também comecei a me encontrar com minha amiga da igreja no centro de idosos para almoçar 1 ou 2 vezes/semana. É agradável sair do apartamento de novo. Estou pensando em voltar para o grupo de bordado no mês que vem. O terapeuta que você me recomendou tem um ótimo papo, e sinto que tenho feito progressos com meu luto." Ryan pesa a Sra. Cooper e verifica que ela ganhou 0,5 kg nas últimas 4 semanas. A pressão arterial da Sra. Cooper é de 130×82 mmHg, seu pulso é de 82 bpm e sua frequência respiratória é de 14 rpm. A RNI verificada na semana anterior era de 2,3. Ryan avalia o diário alimentar da Sra. Cooper e vê que os hábitos alimentares da Sra. Cooper melhoraram. Na maior parte dos dias, ela fez pelo menos três refeições, e, em alguns dias, ela fez seis refeições menores. Ele também observa que a Sra. Cooper aumentou seu consumo de proteínas, além de estar comendo mais frutas e vegetais. A Sra. Cooper informa Ryan de que ela está indo à feira local e que consegue comprar frutas e vegetais a um bom preço para seu orçamento. Ryan elogia a Sra. Cooper pelas mudanças que ela fez e pelo progresso que ela está apresentando para o alcance de seus resultados identificados. Ryan orienta a Sra. Cooper a continuar monitorando sua ingesta de alimentos e seu planejamento de refeições e a encoraja a marcar outra consulta caso seus problemas nutricionais não sejam totalmente resolvidos ou se ela achar que está tendo mais dificuldade de enfrentamento.

Diretrizes para segurança do paciente

Garantir a segurança do paciente é uma função essencial do enfermeiro. Use julgamento clínico sólido para se comunicar claramente com os membros da equipe de saúde, avaliar e analisar os achados clínicos do paciente e incorporar as prioridades do paciente em relação ao cuidado e suas preferências. Use as melhores evidências, aplicando padrões profissionais, ao selecionar intervenções para usar ao realizar os cuidados do paciente. Quando realizar os procedimentos descritos neste capítulo, lembre-se dos pontos a seguir para garantir um cuidado seguro e centrado no paciente:

- Todos os candidatos à colocação de sonda NG ou nasointestinal requerem avaliação de seu estado de coagulação. Anticoagulação e distúrbios hemorrágicos apresentam risco de epistaxe durante a colocação da sonda nasal
- Sondas nasais estão associadas a sinusite, otite, paralisia das cordas vocais e lesões por pressão relacionadas com dispositivos médicos (LPRDPs) no nariz
- Use conectores ENFit® em todos os equipos de nutrição enteral, seringas e sondas para prevenir a instilação de alimentação em um dispositivo diferente (p. ex., acesso IV ou dreno). Verifique o conector a cada administração de alimentação por sonda (TFC, 2014)
- Use técnica asséptica na preparação e administração de nutrição enteral. Verifique a política da instituição sobre uso de luvas para manuseio de alimentações (Harding et al., 2020)
- Etiquete o equipamento enteral com nome e número do quarto do paciente; nome da fórmula, fluxo de infusão e data e horário de início; e iniciais do enfermeiro (Ukleja et al., 2018)

- Pratique o princípio "paciente certo, fórmula certa, sonda certa, adaptador ENFit® certo" comparando a fórmula e o fluxo com a prescrição da dieta e verificando se o equipo de nutrição enteral conecta a fórmula à sonda (Harding et al., 2020)
- Coloque o paciente em posição ereta ou eleve a cabeceira do leito a no mínimo 30° (preferencialmente 45°), a menos que contraindicado para pacientes que estejam recebendo nutrição enteral (Ukleja et al., 2018; ASPEN, 2021)
- Confirme visualmente se todas as linhas e sondas estão corretamente conectadas ao paciente para garantir somente conexões enterais para enterais (Ukleja et al., 2018)
- Não acrescente corante ou coloração alimentar na NE, pois o uso de corantes foi associado a hipotensão, acidose metabólica e morte (Harding et al., 2020)
- Consulte as instruções do fabricante para determinar o tempo em que o frasco de nutrição enteral pode ficar pendurado. O período máximo de uso de uma fórmula em um sistema aberto é de 8 h, e de 24 a 48 h em sistema fechado, pronto para uso (se permanecer fechado). Há maior risco de crescimento de bactérias em alimentações que ultrapassam o tempo de uso recomendado
- Siga as práticas do padrão ANTT® para manipulação de peças da infusão IV para NP
- Sempre use um tipo de bomba de infusão apropriado para alimentações enterais contínuas e NP
- Fique atento a sinais de aspiração durante alimentações orais, bem como quando NE é administrada
- Limpe e desinfete o medidor de glicemia rápido no ponto de atendimento (POC) após o uso em cada paciente.

Procedimento 45.1   Precauções contra aspiração

Delegação e colaboração

O procedimento de seguir precauções contra broncoaspiração durante a alimentação de um paciente pode ser delegado a técnicos/auxiliares de enfermagem. Contudo, o enfermeiro é responsável pela avaliação contínua do risco de broncoaspiração do paciente e pela determinação do posicionamento e de quaisquer técnicas de alimentação especiais. O enfermeiro os orienta a:

- Colocar o paciente em posição ereta (preferencialmente a 45 a 90°) ou de acordo com as restrições médicas durante e após a alimentação

(continua)

Procedimento 45.1 Precauções contra aspiração (Continuação)

- Usar precauções contra broncoaspiração enquanto alimenta os pacientes que necessitam de ajuda e explicar as técnicas de alimentação que são bem-sucedidas para determinados pacientes
- Relatar imediatamente ao enfermeiro qualquer manifestação de tosse, regurgitação ou voz empastada ou se o paciente segurar o alimento na boca.

Material
- Cadeira ou leito que permita que o paciente fique sentado em posição ereta
- Agentes espessantes, conforme prescrito pelo fonoaudiólogo clínico (arroz, cereais, iogurte, gelatina, espessante comercial)
- Abaixador de língua
- Caneta-lanterna
- Suprimentos de higiene oral (ver Capítulo 40)
- Equipamento de aspiração de vias respiratórias (ver Capítulo 41)
- Luvas de procedimentos
- *Opção:* Oxímetro de pulso.

Passo	Justificativa
Histórico	
1. Identifique o paciente utilizando pelo menos dois tipos de identificação (p. ex., nome e data de nascimento ou nome e número do prontuário) de acordo com as políticas locais.	Garante que o paciente certo seja tratado. Atende às normas de The Joint Commission e aumenta a segurança do paciente (TJC, 2021).
2. Revise a história clínica do paciente, seus riscos nutricionais e resultados de triagens nutricionais no prontuário. Avalie a presença de condições que causam disfagia (Boxe 45.7). Anote o peso do paciente. Consulte o fonoaudiólogo clínico e/ou o nutricionista.	Revela padrões de risco do paciente para nutrição alterada e disfagia. O peso oferece um parâmetro de referência para determinar alterações no estado nutricional.
3. Avalie se entre as atuais medicações do paciente estão incluídos sedativos, hipnóticos ou outros agentes que possam prejudicar o reflexo de tosse ou deglutição e se o paciente usa qualquer medicamento que resseque as secreções orais (p. ex., bloqueadores do canal de cálcio, diuréticos (Tan et al., 2018).	Os efeitos colaterais de medicamentos podem aumentar o risco de desenvolver disfagia.
4. Higienize as mãos. Avalie o paciente em relação a sinais e sintomas de disfagia. Use uma ferramenta de rastreio, se recomendado pela instituição. Consulte o fonoaudiólogo ou o nutricionista se os achados forem positivos para disfagia.	Os sintomas do paciente ajudam a determinar se há necessidade de avaliações mais profundas da deglutição e a abordagem para a alimentação.
5. Avalie o letramento em saúde do paciente ou do familiar cuidador.	Garante que o paciente tenha capacidade de obter, comunicar, processar e compreender informações básicas de saúde (CDC, 2021d).
6. Avalie o estado mental do paciente: atenção, orientação e capacidade de seguir comandos simples (p. ex., abra sua boca; estique a língua para fora).	Desorientação e incapacidade de seguir comandos apresentam maior risco de disfagia. Pacientes com demência progressiva desenvolvem disfagia.
7. Calce luvas. Avalie a cavidade oral do paciente, seu nível de higiene dental, dentes faltantes ou próteses mal adaptadas. Remova e descarte as luvas.	Próteses dentárias mal encaixadas e a ausência de dentes podem causar dificuldades para mastigar e engolir, aumentando o risco de broncoaspiração. Higiene oral insatisfatória e doença periodontal podem resultar em crescimento de bactérias na orofaringe, que, se broncoaspiradas, podem levar a pneumonia (Makhnevich et al., 2019). Achados indicam o nível de higiene oral e a seleção da dieta necessárias.
8. *Opção:* Aplique oxímetro de pulso para obter o valor da saturação de oxigênio inicial. Mantenha o oxímetro no lugar. Um declínio de $\geq 2\%$ na Sp_{O_2} foi considerado como um possível marcador de broncoaspiração (Marian et al., 2017). Higienize as mãos.	A despeito de seu uso clínico, achados de pesquisas questionam se a oximetria pode detectar broncoaspiração de modo confiável (ASHA, 2021a; Marian et al., 2017). O monitoramento de Sp_{O_2} durante a alimentação pode detectar problema em curso.
9. Prepare-se para observar o paciente durante os horários de refeição em relação a sinais de disfagia. Observe a tentativa do paciente de se alimentar sozinho; observe o tipo de consistência dos alimentos e os líquidos que o paciente consegue engolir. Observe se, durante e no fim da refeição, o paciente se cansa.	Detecta padrões anormais de alimentação, como limpeza frequente da garganta ou tempo de refeição prolongado. Mastigar e levantar-se para comer causa manifestação de fadiga (Meiner e Yeager, 2019). Oferece informações que auxiliam o planejamento de futuras refeições.
10. Indique no prontuário do paciente se há presença de disfagia/broncoaspiração. *Opção:* Algumas instituições usam bandejas de cores diferentes para indicar quais pacientes apresentam risco de broncoaspiração.	Identificar pacientes com disfagia reduz o risco de que eles recebam nutrição oral inadequadamente preparada sem supervisão.
11. Avalie o conhecimento e a experiência do paciente ou familiar cuidador com risco de disfagia, opções alimentares e precauções contra broncoaspiração.	Revela a necessidade de orientar e/ou auxiliar o paciente.
12. Avalie os objetivos ou preferências do paciente em relação a como você deve auxiliar na alimentação. Peça para que o paciente ou familiar cuidador se comprometa com o plano.	Adequar sua abordagem aos resultados do paciente provavelmente aumentará a participação dele. O comprometimento inicial de um aprendiz é fundamental, uma vez que ele processa as informações recém-coletadas da avaliação e articula seu próprio plano (Chinai et al., 2018).

Procedimento 45.1 — Precauções contra aspiração (Continuação)

Passo	Justificativa
Planejamento	
1. Permita que o paciente descanse por 30 min antes das refeições.	Alguns médicos recomendam um tempo de repouso antes das refeições (Metheny, 2018). Fraqueza muscular e fadiga podem aumentar o risco de broncoaspiração.
2. Explique ao paciente por que você o está observando enquanto ele(a) come. Discuta sobre sinais e sintomas de broncoaspiração. Oriente o paciente a como realizar precauções contra broncoaspiração, se necessário.	Reduz a ansiedade e promove cooperação. Sinais e sintomas associados à broncoaspiração indicam necessidade de avaliações mais aprofundadas da deglutição, como exames fluoroscópicos. O autocuidado corrobora o senso de autonomia do paciente.
3. Explique ao paciente e ao familiar cuidador sobre as precauções contra broncoaspiração que você está implementando.	Aumenta a cooperação do paciente e prepara o familiar cuidador para poder auxiliar.
4. Feche a porta do quarto e a cortina na lateral do leito.	Dá privacidade ao paciente.
5. Reúna e organize os equipamentos para prevenção de broncoaspiração.	Garante um procedimento mais eficiente.
Implementação	
1. Higienize as mãos e faça com que o paciente ou o familiar cuidador (se este for ajudar a alimentar o paciente) faça o mesmo.	Reduz a transmissão de microrganismos. Educa o paciente e o familiar cuidador sobre a necessidade de manter práticas de controle de infecções.
2. Calce luvas de procedimentos. Use a caneta-lanterna e o abaixador de língua para inspecionar delicadamente a boca em relação a bolsões de alimento.	Bolsões de alimentos encontrados entre as bochechas ocorrem quando o paciente tem dificuldade de mover os alimentos da boca para a faringe; podem levar à broncoaspiração (Zupec-Kania e O'Flaherty, 2017). O paciente normalmente não tem consciência disso.
3. Administre higiene oral completa, incluindo escovação da língua, antes da refeição (ver Capítulo 40). Remova e descarte as luvas; higienize as mãos.	O risco de pneumonia por aspiração foi associado à higiene oral insatisfatória (Makhnevich et al., 2019).
4. Coloque o paciente em posição ereta (90°) na cadeira ou eleve a cabeceira do leito a um ângulo de 90° ou na posição mais elevada possível permitida pela condição médica durante a refeição. *Opção*: Posicionar o paciente de lado é uma opção caso o paciente não possa ficar com a cabeça elevada.	A posição facilita a deglutição segura e melhora a motilidade esofágica (Metheny, 2018; Thomas et al., 2019).
5. Tenha o oxímetro na posição para monitorar durante a alimentação.	A oximetria de pulso continua sendo usada em várias instituições como fator prognóstico de broncoaspiração, mas pesquisas recentes questionam sua eficácia (ASHA, 2021a; Marian et al., 2017).
6. Dê líquidos de espessura adequada de acordo com a avaliação do fonoaudiólogo clínico e do nutricionista (International Dysphagia Diet Standardisation Initiative, 2021). Estimule o paciente a se alimentar sozinho.	Líquidos ralos são difíceis de controlar na boca e na faringe, sendo mais facilmente broncoaspirados.
7. Peça para que o paciente abaixe o queixo. Lembre o paciente de não inclinar a cabeça para trás enquanto estiver comendo ou bebendo.	A posição de queixo para baixo pode ajudar a reduzir a broncoaspiração (Metheny, 2018). Um estudo sugere que uma manobra de cabeça virada e queixo para baixo pode ser mais bem-sucedida (Nagy et al., 2016).
8. Ajuste o intervalo das refeições e o volume de comida a cada oferta, de acordo com a tolerância do paciente. Se o paciente não conseguir se alimentar sozinho, coloque de ½ a 1 colher de chá de alimento no lado não afetado da boca, permitindo que o utensílio toque a boca ou a língua (Metheny, 2018).	Pequenas porções ajudam o paciente a engolir (Metheny, 2018). Oferece uma dica tátil para o alimento que está sendo ingerido; evita o acúmulo de alimentos entre as bochechas do lado mais fraco.
9. Dê orientações verbais: lembre o paciente de mastigar e pensar em engolir com comentários como os listados: • Abra a boca • Sinta a comida na sua boca • Mastigue e sinta o sabor da comida • Levante a língua até o céu da boca • Pense em engolir • Feche a boca e engula • Engula novamente • Tussa para limpar a via respiratória.	Dicas verbais mantêm o paciente focado na deglutição normal (Metheny, 2018). O reforço positivo aumenta a confiança do paciente em sua capacidade de engolir.
10. Evite misturar alimentos de texturas diferentes na mesma bocada. Alterne líquidos e porções de alimentos (Metheny, 2018). Consulte o nutricionista para a próxima refeição se o paciente tiver dificuldade com determinada consistência.	O aumento gradativo de tipos e texturas combinado com monitoramento constante ajuda o paciente a comer com mais segurança. Texturas únicas são mais fáceis de engolir do que várias texturas diferentes. Alternar sólidos com líquidos remove resíduos de alimentos da boca.

(continua)

Procedimento 45.1 — Precauções contra aspiração (Continuação)

Passo	Justificativa
11. Durante a refeição, explique ao paciente e ao familiar cuidador as técnicas que estão sendo usadas para promover a deglutição.	Aperfeiçoa a capacidade do paciente e do familiar cuidador de usar técnicas em casa.
12. Monitore a deglutição e observe se há alguma dificuldade respiratória. Observe limpeza da garganta, tosse, engasgamento, regurgitação ou extravasamento (sialorreia) de alimentos; faça a aspiração das vias respiratórias, se necessário (ver Capítulo 41).	Estas são indicações que sugerem disfagia e que, portanto, apresentam risco de broncoaspiração (American Stroke Association, 2018).
13. Minimize distrações, não converse e não apresse o paciente (Metheny, 2018). Dê tempo suficiente para que ele mastigue e engula adequadamente. Proporcione períodos de descanso conforme a necessidade durante as refeições.	Distrações ambientais e conversas durante as refeições aumentam o risco de broncoaspiração. Evitar fadiga reduz esse risco.

JULGAMENTO CLÍNICO: *se o paciente permanecer estável sem dificuldade, este é um bom momento para delegar a continuação da alimentação ao técnico/auxiliar de enfermagem para que você possa atender outros pacientes e prioridades designadas.*

Passo	Justificativa
14. Use temperos, condimentos e molhos (se fizerem parte da dieta de disfagia) para facilitar a formação de um bolo consistente de alimentos.	Um bolo consistente de alimentos ajuda a prevenir o acúmulo oral ou a entrada de pequenas partículas de alimento na via respiratória.
15. Peça para que o paciente fique sentado em posição ereta por pelo menos 30 a 60 min após a refeição.	Permanecer em posição ereta após as refeições ou lanches reduz o risco de broncoaspiração por permitir a eliminação das partículas de alimentos remanescentes na faringe (Metheny, 2018).
16. Calce luvas. Realize higiene oral completa após as refeições (ver Capítulo 40).	Uma higiene oral rigorosa reduz a formação de placas e secreções que contêm bactérias, com estudos demonstrando uma redução na incidência de pneumonia (Makhnevich et al., 2019; Metheny, 2018).
17. Coloque a bandeja do paciente de volta ao local correto. Remova e descarte as luvas.	Reduz a disseminação de microrganismos.
18. Certifique-se de que o paciente esteja confortável na posição ereta.	Promove o conforto e a segurança do paciente.
19. Coloque o sistema de chamada de enfermagem em um local acessível ao alcance do paciente.	Garante que o paciente possa pedir ajuda quando necessário.
20. Levante as grades laterais (se adequado) e coloque o leito na posição mais baixa possível. Higienize as mãos.	Promove a segurança do paciente. Reduz a transmissão de microrganismos.

Avaliação

1. Observe a capacidade do paciente de engolir alimentos e líquidos de várias texturas e espessuras sem se engasgar.	Indica se há facilidade de deglutição e a ausência de sinais relacionados com a broncoaspiração.
2. Monitore os resultados da oximetria de pulso (se solicitado) em pacientes de alto risco durante a alimentação.	A degradação dos níveis de saturação de oxigênio pode indicar broncoaspiração, mas pesquisas atuais questionam a precisão prognóstica da oximetria.
3. Monitore a ingestão e a eliminação do paciente, a contagem de calorias e a ingestão de alimentos.	Ajuda a detectar desnutrição e desidratação resultantes de disfagia.
4. Pese o paciente diária ou semanalmente.	Determina se o peso está estável e reflete o estado nutricional.
5. Observe a cavidade oral do paciente após a refeição.	Determina a presença de bolsões de alimentos após as refeições nas quais foram incluídos alimentos de várias texturas diferentes.
6. **Use o ensino de retorno**: "Nós conversamos sobre por que seu marido apresenta risco de aspirar e se engasgar com os alimentos. Diga-me o que devemos observar que pode indicar que ele está tendo problemas para engolir. O que você deve fazer se essas coisas acontecerem durante uma refeição?" Revise suas orientações agora ou desenvolva um plano para revisão do aprendizado do paciente/familiar cuidador caso estes não consigam explicar o procedimento corretamente.	O ensino de retorno é uma intervenção de letramento em saúde baseada em evidências que promove o envolvimento e a segurança do paciente, a adesão e a qualidade. O objetivo do ensino de retorno é garantir que você tenha explicado informações médicas claramente, de forma que os pacientes e seus familiares compreendam o que você comunicou a eles (AHRQ, 2020).

RESULTADOS INESPERADOS E INTERVENÇÕES RELACIONADAS

1. O paciente tosse, tem ânsia, reclama que tem comida "entalada na garganta", e fala com voz empastada quando come.
   - Interrompa imediatamente a alimentação e coloque o paciente em dieta zero
   - Notifique o médico e aspire, se necessário (ver Capítulo 41)
   - Anteveja uma consulta com o fonoaudiólogo clínico para exercícios de deglutição e técnicas para melhorar a deglutição.
2. O paciente sofre de perda de peso nos dias ou semanas seguintes.
   - Discuta os achados com o médico e o nutricionista. Determine se há necessidade de aumentar a frequência ou a qualidade dos alimentos
   - Podem ser necessários suplementos nutricionais.

Procedimento 45.1 — Precauções contra aspiração (Continuação)

REGISTRO E RELATO

- Registre a dieta do paciente, sua tolerância a líquidos e texturas de comidas, nível de assistência necessária, resposta a instruções, posição durante a refeição, ausência ou presença de qualquer sintoma de disfagia, saturação de oxigênio (se medido), ingestão de líquidos e quantidade de comida ingerida
- Documente sua avaliação sobre o aprendizado do paciente
- Relate a tolerância do paciente à dieta e o grau de assistência necessário durante o relatório de transição de equipe
- Relate imediatamente qualquer evento de tosse, ânsia, engasgo ou dificuldades para engolir ao enfermeiro responsável ou ao médico.

CONSIDERAÇÕES SOBRE CUIDADOS DOMICILIARES

- Oriente o paciente e a família sobre a importância de fazer pequenas e frequentes refeições com pequenas porções e balancear com TNC
- Oriente o paciente e a família a como reconhecer problemas de deglutição
- Oriente o paciente e a família sobre quando procurar atendimento médico e o que relatar ao profissional.

Procedimento 45.2 — Inserção e remoção de sonda nasoenteral de pequeno diâmetro para alimentações enterais

Delegação e colaboração
O procedimento inserção de sonda não pode ser delegado a técnicos/auxiliares de enfermagem. Contudo, esses profissionais de enfermagem podem ajudar a posicionar o paciente e com medidas de conforto durante a inserção da sonda.

Material

Inserção
- Sonda de pequeno diâmetro com ou sem guia (selecione o menor diâmetro possível para maior conforto do paciente)
- Seringa ENFit® de 60 m*l*
- Estetoscópio, oxímetro de pulso, capnografia *(opcional)*
- Esparadrapo hipoalergênico, curativo semipermeável (transparente) ou dispositivo de fixação de sonda
- *Spray* ou lenço de barreira líquido
- Fita indicadora de pH (escala de 1,0 a 11,0)
- Copo de água e canudo ou lascas de gelo (para pacientes que consigam engolir)
- Lubrificante hidrossolúvel
- Bacia de êmese
- Panos ou toalhas descartáveis
- Lenços de papel
- Luvas de procedimentos
- Equipamento de aspiração para casos de broncoaspiração
- Caneta-lanterna para verificar o posicionamento correto na nasofaringe
- Abaixador de língua
- Suprimentos de higiene oral
- Fita métrica.

Remoção
- Toalha descartável
- Lenços
- Luvas de procedimentos
- Saco plástico descartável
- Toalha.

Passo	Justificativa
Histórico	
1. Verifique a prescrição do tipo de sonda e programação da dieta NE. Verifique também a ordem para determinar se o médico quer que um agente procinético (p. ex., metoclopramida) seja administrado antes da colocação da sonda.	É necessária uma prescrição para a inserção de uma sonda. Um agente procinético administrado antes da colocação da sonda pode ajudar a avançá-la (se esta tiver que ser avançada até o intestino).
2. Identifique o paciente utilizando pelo menos dois tipos de identificação (p. ex., nome e data de nascimento ou nome e número do prontuário) de acordo com as políticas locais.	Garante que o paciente certo seja tratado. Atende às normas de The Joint Commission e aumenta a segurança para o paciente (TJC, 2021).
3. Revise a história clínica do paciente (p. ex., quanto a fraturas basilares cranianas, problemas nasais, trauma facial, cirurgia nasofacial, desvio de septo, terapia com anticoagulantes, coagulopatias).	Histórico desses problemas requer que você consulte o médico para trocar a via do suporte nutricional. Passar a sonda intracranialmente pode causar lesão neurológica.

JULGAMENTO CLÍNICO: *se o paciente apresentar risco de passagem intracraniana da sonda, evite a via nasal. É preferível a colocação oral ou o posicionamento com a visualização fluoroscópica direta para a supervisão clínica. A inserção de sonda de gastrostomia ou jejunostomia é outra alternativa.*

4. Revise o prontuário do paciente para determinar se ele apresenta risco de desenvolver uma lesão de pele relacionada com adesivo médico (LPRAM) pelo uso de dispositivos adesivos ou esparadrapo: idade, desidratação, desnutrição, exposição a radioterapia, condições crônicas subjacentes (p. ex., diabetes, imunossupressão) e edema de extremidade.	Estes são fatores de risco comuns de LPRAM (Fumarola et al., 2020).
5. Avalie o letramento em saúde do paciente ou do familiar cuidador.	Garante que o paciente ou o familiar cuidador tenha a capacidade de obter, comunicar, processar e compreender informações básicas de saúde (CDC, 2021d).

(continua)

Parte 7 Base Fisiológica para a Prática de Enfermagem

Procedimento 45.2 — Inserção e remoção de sonda nasoenteral de pequeno diâmetro para alimentações enterais (Continuação)

Passo	Justificativa
6. Peça para que o paciente descreva seu histórico de alergias: tipo de alergias conhecidas e reações alérgicas normais. Concentre-se em alimentos e adesivos. Verifique a pulseira de alergias do paciente.	A comunicação de alergias do paciente é essencial para a segurança dos cuidados de saúde. Se for usado adesivo médico para ancorar a sonda no nariz, o paciente estará em risco de LPRAM (Fumarola et al., 2020).
7. Avalie altura, peso, estado de hidratação, equilíbrio eletrolítico, necessidades calóricas e ingestão e eliminação do paciente.	Oferece informações iniciais de referência para verificação da melhora nutricional após dietas enterais.
8. Higienize as mãos. Faça o paciente tampar cada narina alternadamente e respirar. Examine cada narina quanto a perviedade e integridade da pele (calce luvas de procedimentos se houver drenagem). Se o paciente já usou anteriormente uma sonda NG, verifique se houve lesão por pressão relacionada com dispositivos médicos (LPRDM) (ver ilustração).	Reduz a transmissão de microrganismos. As narinas podem às vezes ficar obstruídas ou irritadas, ou pode haver defeitos de septo ou fraturas faciais. Coloque a sonda na narina mais pérvia.
9. Realize uma avaliação física do abdome (ver Capítulo 30). Remova e descarte as luvas (se tiverem sido usadas). Higienize as mãos.	Ausência de sons intestinais, dor, sensibilidade ou distensão abdominal podem indicar problema médico que contraindique as alimentações. Reduz a transmissão de microrganismos.
10. Avalie o estado mental do paciente (capacidade de cooperar no procedimento, nível de sedação) presença de tosse e reflexo faríngeo, capacidade de deglutição, doença crítica e presença de via respiratória artificial.	Estes são fatores de risco para colocação inadvertida da sonda na árvore traqueobrônquica (Metheny, 2018). A sedação prejudica a capacidade do paciente de limpar os conteúdos da faringe, desta forma aumentando o risco de broncoaspiração (Boullata et al., 2017).
11. Avalie o conhecimento e a experiência anterior do paciente com inserção de sonda de pequeno calibre e seus sentimentos em relação ao procedimento.	Revela a necessidade de orientar e/ou auxiliar o paciente.
12. Avalie as metas ou preferências do paciente sobre como o procedimento deve ser realizado ou o que o paciente espera.	Permite que o cuidado seja individualizado.

JULGAMENTO CLÍNICO: *reconheça situações em que a colocação às cegas de uma sonda impõe um risco inaceitável de posicionamento. Dispositivos projetados para detectar intubação pulmonar, como sensores de CO_2 ou dispositivos de rastreamento eletromagnético, aumentam a segurança do paciente. Por outro lado, para evitar complicações de inserção pela colocação às cegas em situações de alto risco, profissionais clínicos treinados no uso de técnicas de visualização ou de imagem devem colocar as sondas (Metheny e Meert, 2017; Metheny et al., 2019).*

Planejamento

1. Explique o procedimento para o paciente, incluindo as sensações que serão experimentadas durante a inserção (ardência na passagem pelo nariz).	Aumenta a cooperação do paciente com o procedimento e ajuda a diminuir a ansiedade.
2. Explique ao paciente como se comunicar durante a intubação, levantando o dedo indicador para indicar ânsia ou desconforto.	Os pacientes devem ter uma maneira de se comunicar para aliviar o estresse e aumentar a cooperação.
3. Feche a porta do quarto ou a cortina ao redor do leito.	Proporciona privacidade ao paciente.
4. Reúna e organize os equipamentos necessários para inserção de sonda de pequeno calibre ao lado do leito.	Garante procedimento mais eficiente.

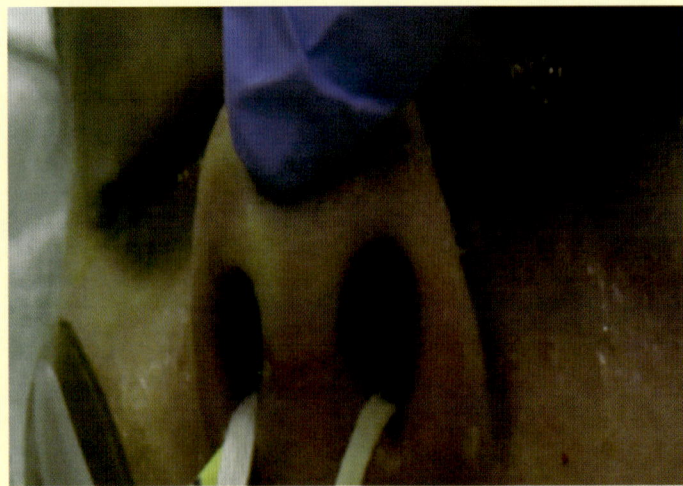

PASSO 8 Lesão por pressão relacionada com dispositivo médico sob o nariz.

Procedimento 45.2 — Inserção e remoção de sonda nasoenteral de pequeno diâmetro para alimentações enterais (Continuação)

Passo	Justificativa
Implementação	
1. Higienize as mãos. Fique do mesmo lado do leito que a narina escolhida para inserção e coloque o paciente ereto em posição de Fowler alta (a menos que contraindicado). Se o paciente estiver em coma, levante a cabeceira do leito em posição semi-Fowler até o limite tolerado com a cabeça inclinada para a frente usando uma almofada entre o queixo e o tórax. Se necessário, peça para que um profissional de enfermagem ajude a posicionar pacientes confusos ou comatosos. Se o paciente forçadamente tiver que se manter em posição supina, coloque-o na posição de Trendelenburg invertida.	Reduz a transmissão de microrganismos. Permite a manipulação mais fácil da sonda. A posição de Fowler reduz o risco de broncoaspiração e promove deglutição eficaz. Posicionar a cabeça para a frente ajuda a fechar a via respiratória e a passagem da sonda no esôfago.
2. Coloque o oxímetro de pulso/capnógrafo e verifique os sinais vitais. Mantenha a oximetria ou a capnografia continuamente.	Fornece uma referência inicial para avaliação objetiva do estado respiratório durante a inserção da sonda e durante todo o tempo de permanência da sonda. Queda na saturação de oxigênio ou aumento do CO_2 de corrente final podem indicar que a sonda foi incorretamente colocada nos pulmões ou que ela saiu do estômago, indo parar nos pulmões (Metheny et al., 2019).

JULGAMENTO CLÍNICO: *se um paciente apresentar aumento do dióxido de carbono de corrente final ou uma queda na saturação de oxigênio,* **não** *insira a sonda até que a estabilidade do paciente seja confirmada.*

3. Coloque uma toalha de banho sobre o tórax do paciente. Mantenha lenços de papel ao alcance.	Previne que a roupa hospitalar suje. A inserção da sonda frequentemente produz rupturas.
4. Determine o comprimento da sonda a ser inserida e marque o local com esparadrapo ou tinta permanente. Algumas sondas têm marcações em centímetros.	Garante um procedimento organizado e uma estimativa do comprimento correto da sonda a ser inserida no paciente.
a. *Opção, Adultos:* Meça a distância da ponta do nariz até o lóbulo da orelha e até o processo xifoide do esterno (NOX) (ver ilustração). Marque essa distância na sonda com esparadrapo.	Método mais tradicional. O comprimento indica a distância do nariz até o estômago. Pesquisas demonstraram que esse método pode ser menos efetivo em comparação a outros, embora sejam necessárias outras pesquisas no assunto (Hodin e Bordeianou, 2019).
b. *Opção, Adultos:* O método nariz até o lóbulo da orelha e daí até o umbigo (NOU) para estimar o posicionamento correto da sonda nasogástrica foi recomendado.	Promove a colocação dos orifícios na ponta da sonda no reservatório de fluido gástrico ou perto deste (Boullata et al., 2017).
c. *Opção, Adultos:* Meça a distância do processo xifoide até o lóbulo da orelha e depois até o nariz (XON) + 10 cm.	Fornece a melhor estimativa do comprimento de inserção da sonda NG (Monica et al., 2019).
d. *Opção, Crianças:* Use a opção NOU.	Estima o comprimento adequado de inserção da sonda em pacientes pediátricos.
e. Adicione de 20 a 30 cm em casos de sondas pós-pilóricas.	O comprimento se aproxima da distância entre o nariz e o jejuno.

JULGAMENTO CLÍNICO: *a ponta das sondas pré-pilóricas deve alcançar o estômago para evitar o risco de broncoaspiração pulmonar, que ocorre quando a ponta da sonda acaba parando no esôfago. Há achados variados de pesquisas quanto à melhor técnica para estimar o comprimento da sonda (Santos et al., 2016). Ainda é necessário confirmar imediatamente o posicionamento correto por radiografia após a conclusão da inserção.*

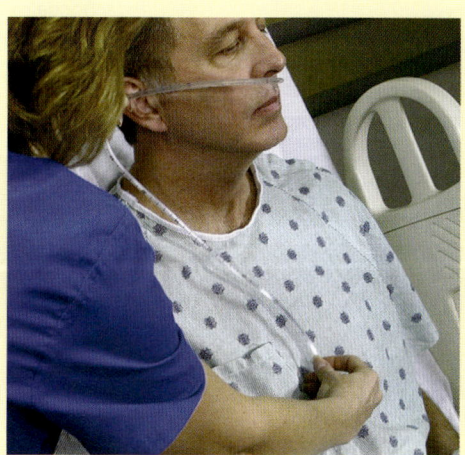

PASSO 4a Medição para determinar o comprimento da sonda a ser inserida. (Copyright© Mosby's Clinical Skills: Essentials Collection.)

(continua)

Procedimento 45.2 — Inserção e remoção de sonda nasoenteral de pequeno diâmetro para alimentações enterais (Continuação)

Passo	Justificativa
5. Prepare a sonda para inserção. **Observação: Não congele as sondas**.	Sondas congeladas ficam rígidas e inflexíveis, causando trauma na mucosa nasal.
a. Obtenha o pedido de sonda com guia e verifique a política da instituição quanto à necessidade de um profissional clínico treinado para inserir a sonda.	A prática de inserir uma sonda requer extremo cuidado e atenção com as diretrizes práticas.
b. Se a sonda contar com uma guia ou estilete, injete 10 mℓ de água na sonda através da seringa ENFit®.	Auxilia na remoção da guia ou do estilete. Ativa a lubrificação da sonda para facilitar a passagem e garante a perviedade da sonda. Dispositivos ENFit® não são compatíveis com conectores Luer ou qualquer outro tipo de conector médico de diâmetro pequeno, evitando, assim, a administração errônea da nutrição enteral (Boullata et al., 2017; Institute for Safe Medication Practices [ISMP], 2020).
c. Se estiver usando uma guia, certifique-se de que ela esteja posicionada seguramente dentro da sonda. Injete 10 mℓ de água na sonda pela seringa ENFit®.	Promove a passagem suave da sonda no trato GI. Guias indevidamente posicionadas podem fazer com que a sonda dobre ou machuque o paciente. Garante a patência da sonda e auxilia na remoção da guia. Uma vez confirmada a inserção da sonda, o clínico treinado deve então remover a guia.
6. Prepare os materiais de fixação da sonda (p. ex., membrana curativa, dispositivo de fixação de sonda ou tira pré-cortada de esparadrapo hipoalergênico de 10 cm de comprimento).	Utilizados para segurar a sonda após sua inserção. Dispositivos de fixação permitem que a sonda flutue livremente nas narinas, desta forma reduzindo a pressão sobre essas estruturas e prevenindo LPRDM.
7. Calce luvas de procedimentos.	Reduz a transmissão de microrganismos.
8. *Opção:* Mergulhe a sonda com lubrificante superficial em um copo de água em temperatura ambiente ou aplique lubrificante hidrossolúvel (ver instruções do fabricante).	Ativa o lubrificante para facilitar a passagem da sonda na narina e no trato GI.
9. Ofereça ao paciente um copo de água com canudo (se o paciente estiver alerta e conseguir engolir).	Pede-se ao paciente que tome a água para facilitar a passagem da sonda.
10. **Inserção da sonda.** Explique os próximos passos e insira delicadamente a sonda pela narina até o fundo da garganta (nasofaringe posterior). Isso pode causar ânsia de vômito no paciente. Oriente o movimento para trás e para baixo em direção à orelha (ver ilustração).	Os contornos naturais facilitam a passagem da sonda no trato GI.
11. Faça o paciente respirar profundamente, relaxar e flexionar a cabeça em direção ao peito depois de passar a sonda pela nasofaringe.	Fecha a glote e reduz o risco de a sonda entrar na traqueia.
12. Encoraje o paciente a tomar pequenos goles de água. Avance a sonda conforme o paciente engole. Gire a sonda delicadamente a 180° enquanto a estiver inserindo.	Engolir água lubrifica e facilita a passagem da sonda no esôfago. Pode-se sentir um puxão distinto conforme o paciente engole, indicando que a sonda está seguindo o caminho certo. A rotação da sonda redireciona a ponta dela para longe da glote.
13. Enfatize a necessidade de respirar pela boca e de engolir durante a inserção.	Ajuda a facilitar a passagem da sonda e alivia os temores do paciente durante o procedimento.
14. Não avance a sonda durante inspirações ou tosse, pois é mais provável que ela entre no trato respiratório. Monitore a oximetria e a capnografia nesse momento.	Pode causar a entrada inadvertida da sonda na via respiratória do paciente, o que se refletiria em alterações na saturação de oxigênio e/ou na capnografia.
15. Avance a sonda cada vez que o paciente engolir até que seja alcançado o ponto desejado (ver ilustração).	Reduz o desconforto e o trauma para o paciente. Ajuda a facilitar a passagem da sonda.

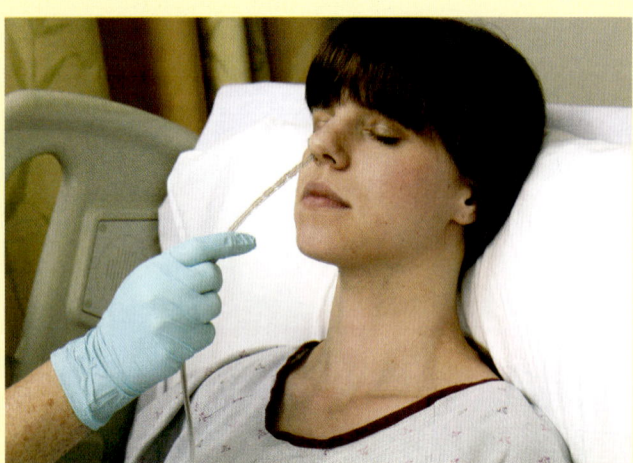

PASSO 10 Insira a sonda pela narina até o fundo da garganta.

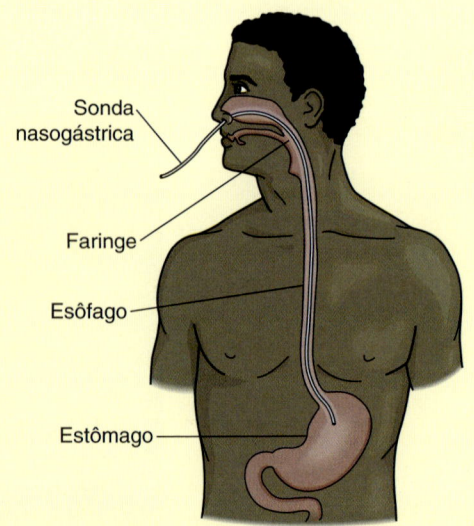

PASSO 15 Sonda NG inserida no estômago pela nasofaringe e pelo esôfago.

Procedimento 45.2 — Inserção e remoção de sonda nasoenteral de pequeno diâmetro para alimentações enterais (Continuação)

Passo	Justificativa

JULGAMENTO CLÍNICO: *não force a sonda ou empurre-a contra a resistência. Se o paciente começar a tossir, apresentar uma queda na saturação de oxigênio ou aumento do CO_2 de corrente final, ou demonstrar sinais de angústia respiratória, retire a sonda na nasofaringe posterior até que a respiração volte ao normal.*

16. Verifique a posição da sonda no fundo da garganta usando uma caneta-lanterna e abaixador de língua.	A sonda pode estar enrolada, dobrada ou estar entrando na traqueia.
17. Ancore temporariamente a sonda no nariz com um pequeno pedaço de esparadrapo hipoalergênico.	O movimento da sonda estimula o reflexo faríngeo. O ancoramento temporário da sonda permite a avaliação da posição geral dela antes de ancorar a sonda mais firmemente.
18. Mantenha a sonda firmemente fixada e verifique seu posicionamento aspirando os conteúdos estomacais para mensurar o pH gástrico (ver Boxe 45.14). Verifique também quantidade, cor e qualidade do retorno.	Fornece uma referência inicial para aparência e pH do aspirado no local inicial antes da confirmação por radiografia.

JULGAMENTO CLÍNICO: *insuflação de ar na sonda enquanto ausculta o abdome não é uma maneira confiável de determinar o posicionamento da ponta da sonda (Metheny et al., 2019).*

19. Ancore a sonda no nariz do paciente, evitando pressão nas narinas. Marque o local de saída na sonda com tinta permanente. Certifique-se de que a pele sobre o nariz esteja limpa e seca. Aplique *spray* de barreira líquida ou lenço sobre o dorso do nariz do paciente e deixe secar totalmente. Selecione uma das seguintes opções de ancoragem.
a. Curativo tipo membrana:
  (1) Aplique protetor de pele adicional nas maçãs do rosto do paciente e na área onde a sonda será fixada.
  (2) Coloque a sonda sobre as maçãs do rosto do paciente e fixe-a com o curativo tipo membrana, fora da linha de visão do paciente.
b. Dispositivo de fixação de sonda:
  (1) Aplique a parte mais larga do dispositivo sobre o dorso do nariz (ver ilustração).
  (2) Encaixe o conector na sonda no ponto em que ela sai do nariz (ver ilustração).
	O movimento da marcação na sonda pode alertar os enfermeiros sobre possíveis deslocamentos da sonda. Uma sonda devidamente fixada permite que o paciente tenha mais mobilidade e previne traumas na mucosa nasal. Deve-se proteger a pele com um produto de barreira antes da aplicação de um dispositivo médico adesivo (Fumarola et al., 2020).
	
	Reduz o risco de LPRAM (Fumarola et al., 2020).
	
	Elimina a aplicação de esparadrapo ao redor das narinas. Diminui o risco de extubação inadvertida do paciente.
	Mantém a sonda no lugar e reduz o atrito nas narinas.

JULGAMENTO CLÍNICO: *materiais de fixação adesivos criam alto risco de LPRAM (Fumarola et al., 2020). Se possível, use produtos com menor quantidade de adesivo.*

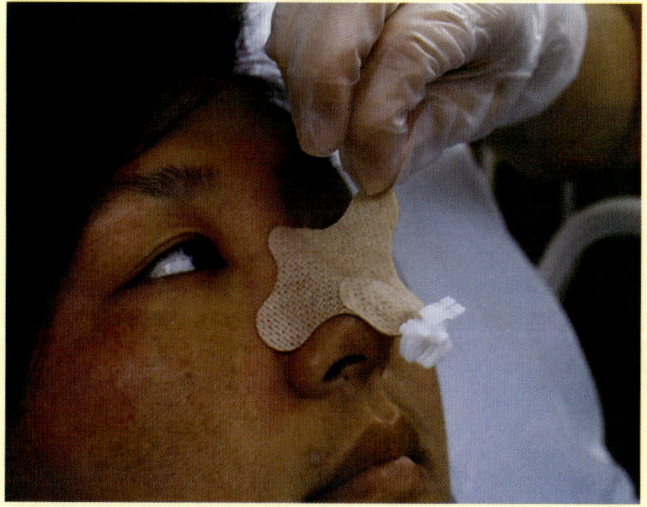

PASSO 19b(1) Aplique o dispositivo de fixação de sonda sobre o dorso do nariz.

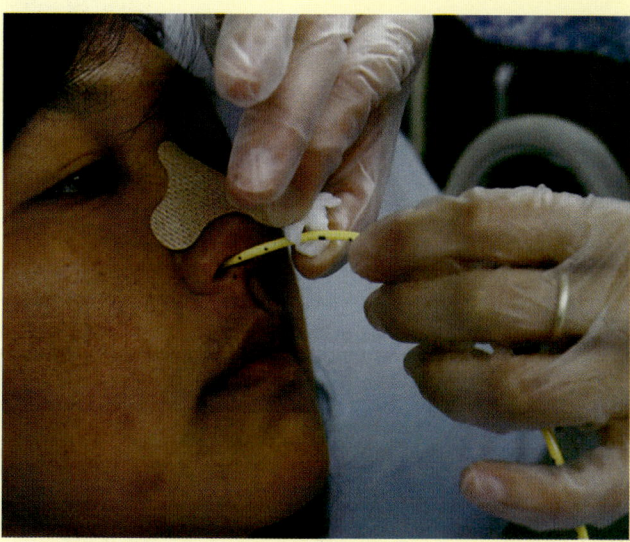

PASSO 19b(2) Deslize o conector ao redor da sonda.

(continua)

Procedimento 45.2 — Inserção e remoção de sonda nasoenteral de pequeno diâmetro para alimentações enterais (Continuação)

Passo	Justificativa
c. Aplique uma tira de esparadrapo de 10 cm:	Previne que a sonda seja puxada. Pode exigir trocas frequentes se o esparadrapo ficar sujo.
(1) Remova as luvas e faça dois cortes horizontais de cada lado do esparadrapo a 1/3 e a 2/3 do comprimento. Não divida o esparadrapo. Dobre as partes do meio para a frente.	Cria um vão no esparadrapo que, uma fez fixado, permitirá que a sonda flutue e exerça menos pressão sobre a narina.
(2) Rasgue uma tira vertical na parte inferior do esparadrapo. Escreva a data e horário na parte nasal do esparadrapo.	Mantém a sonda firme no lugar e informa a data de inserção.
(3) Coloque a extremidade intacta do esparadrapo sobre o dorso do nariz do paciente. Enrole cada tira ao redor da sonda que estiver solta (ver ilustrações).	A sonda fica flutuando livremente nas narinas com esse método, resultando em movimento da sonda na faringe. Fixar o esparadrapo na narina com esse método reduz a pressão na narina e o risco de LPRDM (Zakaria et al., 2018).
20. Prenda a ponta da sonda na roupa do paciente usando uma presilha (ver ilustração) ou um pedaço de esparadrapo. Não use alfinetes de segurança para prender a sonda na roupa.	Reduz a tração na narina se a sonda se mover, o que pode LPRDM. Alfinetes de segurança podem se soltar e causar ferimentos nos pacientes.
21. Ajude o paciente a se posicionar confortavelmente, mas mantenha a cabeceira do leito elevada a pelo menos 30° (preferencialmente 45°), a menos que contraindicado (Metheny et al., 2019). Para a inserção de sonda intestinal, coloque o paciente do lado direito, quando possível, até que seja feita a confirmação radiográfica da colocação correta.	Promove o conforto e a segurança do paciente e reduz o risco de broncoaspiração para pacientes que estiverem recebendo dieta por sondas. O posicionamento do paciente do lado direito promove a passagem da sonda intestinal nasal para dentro do intestino delgado.
22. Remova as luvas e higienize as mãos.	Reduz a transmissão de microrganismos.

JULGAMENTO CLÍNICO: deixe a guia no lugar até que o posicionamento correto seja confirmado radiograficamente. Nunca reinsira uma guia parcial ou totalmente removida enquanto a sonda estiver no local. Isso pode causar perfuração da sonda e ferir o paciente. Entre em contato com o médico caso surjam problemas com a sonda.

Passo	Justificativa
23. Entre em contato com o departamento de radiologia para tirar uma radiografia do tórax/abdome.	O exame radiográfico é o método de maior precisão para determinar o posicionamento correto de sondas (Metheny et al., 2019).
24. Higienize as mãos. Calce luvas de procedimentos e realize a higiene oral (ver Capítulo 40). Limpe a sonda na altura da narina com pano umedecido com água e sabonete neutro.	Promove o conforto do paciente e a integridade das membranas mucosas orais. Reduz a transmissão de microrganismos.
25. Coloque o sistema de chamada de enfermagem em um local acessível ao alcance do paciente. Oriente o paciente como usá-lo.	Garante que o paciente possa pedir ajuda quando necessário.
26. Levante as grades laterais (se adequado) e coloque o leito na posição mais baixa possível.	Promove a segurança do paciente.

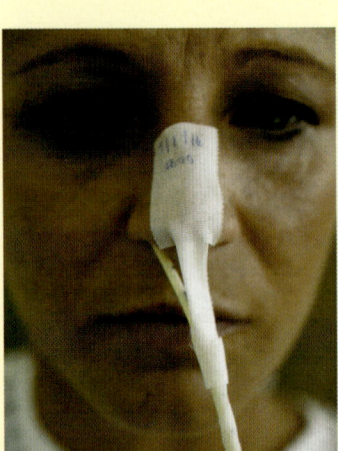
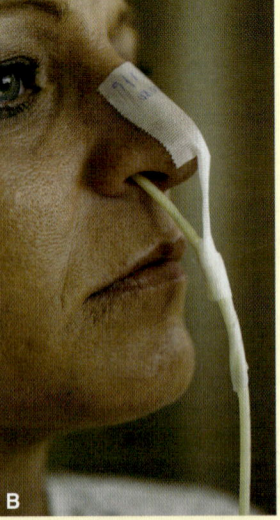

PASSO 19c(3) A. Aplicação de esparadrapo para ancoragem da sonda nasoenteral. **B.** A narina fica livre de pressões exercidas pelo esparadrapo e pela sonda.

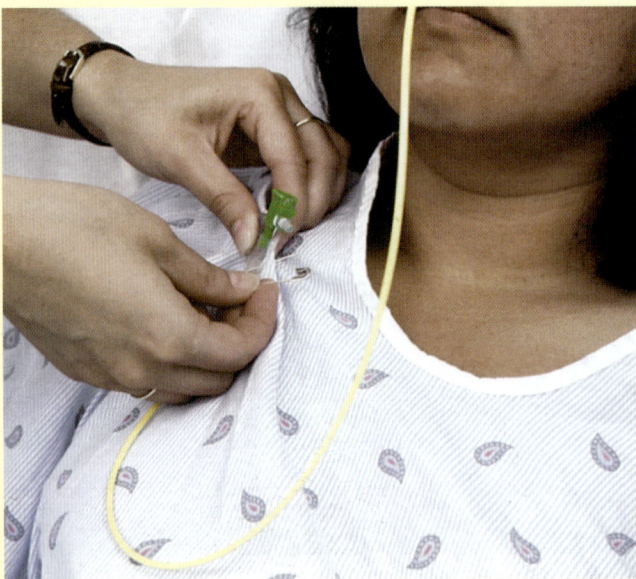

PASSO 20 Prenda a sonda na roupa do paciente.

Capítulo 45 Nutrição 1333

Procedimento 45.2 | **Inserção e remoção de sonda nasoenteral de pequeno diâmetro para alimentações enterais** (*Continuação*)

Passo	Justificativa
27. Descarte todos os materiais contaminados em recipiente adequado, remova e descarte as luvas e higienize as mãos.	Reduz a transmissão de microrganismos. Use recipiente de descarte adequado se o paciente estiver recebendo medicamentos perigosos.
28. Remoção da sonda	
a. Verifique a prescrição para remoção da sonda.	É necessária uma prescrição para remover sondas.
b. Reúna os materiais.	Garante um procedimento organizado.
c. Explique o procedimento para o paciente.	Estimula a cooperação, reduz a ansiedade e minimiza riscos. Identifica necessidades de aprendizado.
d. Higienize as mãos. Calce luvas de procedimentos.	Reduz a transmissão de microrganismos.
e. Coloque o paciente na posição de Fowler alta, a menos que haja contraindicação.	Reduz o risco de broncoaspiração pulmonar caso o paciente vomite.
f. Coloque a toalha descartável ou um pano sobre o tórax do paciente.	Previne que muco e secreções gástricas sujem a roupa do paciente.
g. Desconecte a sonda do equipo de administração de dieta (se presente) e pince ou tampe a extremidade.	Previne que a fórmula espirre da sonda no momento da remoção.
h. Remova o esparadrapo ou o dispositivo de fixação de sonda do nariz do paciente. Solte a sonda da roupa do paciente.	Permite que a sonda seja removida facilmente.
i. Oriente o paciente a respirar profundamente e prender a respiração. Então, enquanto você segura firmemente a extremidade da sonda (dobrando-a sobre si mesma), retire a sonda inteiramente puxando-a com um movimento constante e suave sobre a toalha ou saco descartável. Descarte-a em um recipiente adequado.	Previne que o paciente aspire inadvertidamente os conteúdos gástricos enquanto a sonda está sendo removida. Dobrar a sonda previne o vazamento de fluidos. Promove o conforto do paciente. Reduz a transmissão de microrganismos.
j. Ofereça lenços de papel para o paciente assoar o nariz.	Limpa as passagens nasais de secreções remanescentes.
k. Ofereça cuidado oral.	Promove o conforto do paciente.
l. Ajude o paciente a ficar em posição confortável.	Promove o conforto e a segurança do paciente.
m. Coloque o sistema de chamada de enfermagem em um local acessível ao alcance do paciente.	Garante que o paciente possa pedir ajuda quando necessário.
n. Levante as grades laterais (se adequado) e coloque o leito na posição mais baixa possível.	Promove a segurança do paciente.
o. Descarte todos os materiais contaminados em recipiente adequado, remova e descarte as luvas; higienize as mãos.	Reduz a transmissão de microrganismos. Use recipiente de descarte adequado se o paciente estiver recebendo medicamentos perigosos.

Avaliação

1. Observe a resposta do paciente à colocação da sonda. Avalie os sons pulmonares; faça o paciente falar; verifique os sinais vitais; observe a ocorrência de tosse, dispneia, cianose ou queda na saturação de oxigênio ou aumento do CO_2 de corrente final. — Os sintomas podem indicar posicionamento no trato respiratório. A auscultação de crepitações, chiados, dispneia ou febre pode ser reações tardias da broncoaspiração. Quedas na saturação de oxigênio ou aumentos do CO_2 de corrente final podem detectar que a ponta da sonda se encontra na traqueia ou no pulmão.
2. Confirme os resultados da radiografia com o médico. — Verifica a posição da sonda antes de iniciar a nutrição enteral.
3. Remova a guia após a confirmação do posicionamento correto pela radiografia. Reveja a política da instituição quanto à necessidade de um profissional clínico treinado para inserção. — Se houver necessidade de ajustar o posicionamento e a guia ainda estiver no lugar, entre em contato com o médico.
4. Observe rotineiramente a condição das narinas, localização da marcação do ponto de saída externo na sonda e o pH do líquido aspirado da sonda. — A avaliação de rotina ajuda a prevenir LPRDM e LPRAM e verifica o posicionamento correto da sonda.
5. Avalie o nível de conforto do paciente após a remoção. — Proporciona conforto contínuo para o paciente.
6. **Use o ensino de retorno:** "Quero ter certeza de que lhe expliquei o que você pode fazer enquanto eu insiro a sonda no estômago para que você se comunique comigo. Diga-me como você vai se comunicar comigo durante a inserção da sonda." Revise suas instruções agora ou desenvolva um plano para revisão do aprendizado do paciente/familiar cuidador caso estes não consigam explicar o procedimento corretamente. — O ensino de retorno é uma intervenção de letramento em saúde baseada em evidências que promove o envolvimento e a segurança do paciente, a adesão e a qualidade. O objetivo do ensino de retorno é garantir que você tenha explicado informações médicas claramente, de forma que os pacientes e seus familiares compreendam o que você comunicou a eles (AHRQ, 2020).

RESULTADOS INESPERADOS E INTERVENÇÕES RELACIONADAS

1. Aspiração de conteúdos estomacais no trato respiratório (resposta tardia ou broncoaspiração de pequenos volumes), evidenciada por auscultação de crepitações ou chiados, dispneia ou febre.
   - Relate a alteração na condição do paciente ao médico imediatamente; se não foi feita uma radiografia recente do tórax, sugira isso
   - Posicione o paciente de lado para proteger a via respiratória
   - Faça aspiração por via nasotraqueal e orotraqueal (ver Capítulo 41)
   - Prepare-se para possível início de antibioticoterapia.

(*continua*)

Procedimento 45.2 — Inserção e remoção de sonda nasoenteral de pequeno diâmetro para alimentações enterais (Continuação)

2. Possibilidade de ocorrência de deslocamento da sonda para outro local (p. ex., do duodeno para o estômago), que possivelmente ocorre quando o paciente tosse ou vomita.
   - Aspire os conteúdos GI e verifique o pH
   - Remova a sonda deslocada e insira e verifique o posicionamento de uma nova sonda
   - Se houver dúvida quanto à broncoaspiração, obtenha uma radiografia de tórax.
3. Erosão de pele no ponto de saída da sonda ou ruptura de pele, bolhas e vermelhidão ao redor da pele do nariz (sinais de LPRDM ou LPRAM) (Fumarola et al., 2020).
   - Evite lavar demais a pele
   - Use um sabonete de pH balanceado para evitar ressecamento da pele
   - Certifique-se de que o paciente esteja hidratado
   - Se houver probabilidade de que a sonda enteral seja necessária por períodos prolongados, considere a reinserção na outra narina. Consulte o médico.

REGISTRO E RELATO

- Inserção da sonda: registre o procedimento e relate o tipo e tamanho da sonda colocada; localização da ponta distal da sonda; tolerância do paciente ao procedimento; confirmação da posição da sonda por exame de radiografia; comprimento da sonda desde a narina; cor, pH e quantidade de aspirado; condição das narinas e pele circundante; e dispositivo de fixação
- Remoção da sonda: registre o procedimento e o nível de conforto do paciente, além da condição das narinas
- Relate ao médico qualquer tipo de resultado inesperado e as intervenções realizadas
- Durante o relatório de transição de equipe, inclua a colocação da sonda, quando a confirmação do posicionamento foi recebida e a condição das narinas do paciente.

Procedimento 45.3 — Administração de alimentações enterais via sonda nasoenteral, gastrostomia ou jejunostomia

Delegação e colaboração

O procedimento de administração de dieta por sonda nasoenteral pode ser delegado aos técnicos/auxiliares de enfermagem (consulte a política da instituição), sob supervisão do enfermeiro. O enfermeiro deve verificar o posicionamento correto e a perviedade da sonda. O enfermeiro orienta técnicos/auxiliares de enfermagem a:

- Elevar a cabeceira do leito a 30 a 45° ou sentar o paciente no leito ou em uma cadeira, a menos que contraindicado
- Manter o fluxo da dieta (não ajustá-la), para infundir a nutrição conforme solicitado
- Relatar qualquer dificuldade na infusão da alimentação ou qualquer desconforto verbalizado pelo paciente
- Relatar eventuais ânsias, vômitos, paroxismos da tosse ou engasgamento
- Oferecer higiene oral frequente.

Material

- Bolsa descartável da dieta, equipo ou sistema pronto para uso
- Seringa ENFit® de 60 mℓ ou mais
- Estetoscópio
- Bomba de infusão enteral para alimentações contínuas
- Fita indicadora de pH (escala de 1,0 a 11,0)
- Água para lavar a sonda; água estéril ou purificada, conforme indicado
- Fórmula enteral prescrita com base no processo de doença do paciente (Ukleja et al., 2018)
- Luvas de procedimentos
- Conector ENFit®.

Passo	Justificativa
Histórico	
1. Identifique o paciente utilizando pelo menos dois tipos de identificação (p. ex., nome e data de nascimento ou nome e número do prontuário) de acordo com as políticas locais.	Garante que o paciente certo seja tratado. Atende às normas de The Joint Commission e aumenta a segurança para o paciente (TJC, 2021).
2. Verifique a prescrição em relação ao tipo de fórmula de nutrição enteral, fluxo, via e frequência.	Garante que a fórmula correta seja administrada no volume adequado. Fórmulas enterais não são intercambiáveis.
3. Avalie o letramento em saúde do paciente e do familiar cuidador.	Garante que o paciente tenha capacidade de obter, comunicar, processar e compreender informações básicas de saúde (CDC, 2021d).
4. Peça para que o paciente descreva seu histórico de alergias: tipos conhecidos de alergias e reações alérgicas normais. Concentre-se em alimentos. Verifique a pulseira de alergias do paciente.	Não administre fórmulas dietéticas por sonda se houver conhecimento sobre alergia do paciente. A comunicação das alergias do paciente é essencial para a segurança dos cuidados dele.
5. Revise o prontuário quanto a fatores de risco de desnutrição e atuais características clínicas de desnutrição (ver Tabela 45.4). Consulte a equipe de suporte nutricional e o médico.	Determina o risco de o paciente desenvolver desnutrição e a potencial necessidade de iniciação precoce da NE (Meehan et al., 2016; Ukleja et al., 2018).
6. Avalie se o paciente apresenta fatores que aumentam o risco de broncoaspiração: sedação, ventilação mecânica, aspiração nasotraqueal, comprometimento neurológico, acamado e sepse (Eglseer et al., 2018).	Identifica pacientes com alto risco de broncoaspiração para que sejam tomadas decisões baseadas na segurança da nutrição gástrica em relação à intestinal (Ukleja et al., 2018).

Procedimento 45.3	Administração de alimentações enterais via sonda nasoenteral, gastrostomia ou jejunostomia (Continuação)

Passo	Justificativa
7. Higienize as mãos. Realize uma avaliação física do abdome, incluindo ausculta dos sons intestinais, antes de administrar a dieta (ver Capítulo 30). Relate os achados ao médico para determinar se a dieta por sonda pode prosseguir com segurança (Harding et al., 2020).	Medidas objetivas para avaliação da tolerância incluem alterações nos sons intestinais, aumento da circunferência da cintura, sensibilidade e rigidez à palpação, aumento da eliminação NG e vômitos (Tatsumi, 2019).
8. Obtenha o peso inicial e reveja os parâmetros de eletrólitos séricos e de glicemia (ver Procedimento 45.4). Avalie o paciente em relação a excesso ou déficit de volume de líquidos e anormalidades eletrolíticas e metabólicas (p. ex., hiperglicemia).	O objetivo das alimentações enterais é restaurar ou manter o estado nutricional do paciente. Os parâmetros proporcionam dados objetivos e uma referência para determinar a seleção da fórmula e mensurar a eficácia das alimentações.
9. Colabore com o nutricionista para determinar as necessidades calóricas e proteicas do paciente. Depois, estabeleça a meta para administração de NE (Ukleja et al., 2018).	Estabelece uma medida objetiva para determinar a porcentagem de calorias prescritas e de proteínas administradas.
10. Avalie conhecimento, experiência anterior com nutrição enteral e sensações sobre o procedimento.	Revela a necessidade de orientação e/ou apoio ao paciente.
11. Avalie as metas ou preferências do paciente sobre como o procedimento deve ser realizado ou o que o paciente espera.	Permite que o cuidado seja individualizado.

Planejamento

Passo	Justificativa
1. Explique o procedimento de administração de nutrição enteral para o paciente e/ou cuidador. Discuta a necessidade da realização e o procedimento relacionado à NE. Se preciso, oriente o paciente ou o familiar cuidador sobre como realizar alimentações enterais.	Reduz a ansiedade e promove a cooperação.
2. Feche a porta do quarto ou a cortina ao redor do leito.	Proporciona privacidade ao paciente.
3. Obtenha e organize os equipamentos para nutrição enteral.	Garante um procedimento mais eficiente.

Implementação

Passo	Justificativa
1. Higienize as mãos. Calce luvas de procedimentos.	Reduz a transmissão de microrganismos e possíveis contaminações da fórmula enteral.
2. Verifique novamente se a fórmula é a correta e a data de validade outra vez; observe a integridade do recipiente e a aparência da fórmula. a. Prepare a fórmula para administração, seguindo as instruções do fabricante.	Garante que a terapia correta seja administrada e verifica a integridade da fórmula.

JULGAMENTO CLÍNICO: *descarte fórmulas reconstituídas e refrigeradas não utilizadas em, no máximo, 24 h após a preparação (Boullata et al., 2017).*

Passo	Justificativa
b. Deixe a fórmula alcançar a temperatura ambiente.	Fórmulas frias causam cólicas e desconforto gástrico, pois o líquido não é aquecido pela boca e esôfago.
c. Use técnica asséptica para conectar o equipo de administração ao recipiente, conforme necessário. Une o conector ENFit® correto e evite manusear o sistema de alimentação ou tocar nas aberturas do frasco, de recipientes e na entrada da ponteira.	Bolsa, conexões e linhas devem estar livres de contaminações para prevenir o crescimento de bactérias. O uso de um sistema fechado reduz o risco de infecções devido à contaminação bacteriana (Boullata et al., 2017).
d. Agite bem o recipiente da fórmula. Limpe a tampa de alumínio da fórmula com haste de algodão em álcool antes de abri-la.	Garante a integridade da fórmula; previne a transmissão de microrganismos.
e. Para sistemas fechados, conecte o equipo de administração ao recipiente. Se estiver utilizando um sistema aberto, despeje a fórmula da caixinha ou lata no frasco de administração (ver ilustração).	As fórmulas vêm em recipientes de sistema fechado que contêm uma quantidade suficiente de fórmula com durabilidade de 24 a 48 h, ou em sistemas abertos, nos quais a fórmula precisa ser transferida de embalagens em caixinha ou latas para uma bolsa antes da administração.
3. Abra a pinça rolete e deixe que o equipo de administração seja preenchido. Trave a linha com a pinça rolete. Pendure o recipiente na haste para IV.	Previne a entrada de ar no estômago uma vez que a dieta é iniciada.
4. Mantenha o paciente na posição de Fowler alta ou eleve a cabeceira do leito a pelo menos 30° (recomendam-se 45°). Para pacientes que são obrigados a permanecer em posição supina, coloque-os na posição de Trendelenburg invertida, deixando a cabeça elevada.	A elevação da cabeceira do leito ajuda a prevenir broncoaspiração pulmonar (Boullata et al., 2017; ASPEN, 2021). Pesquisadores recomendam a elevação da cabeceira a 45° para pacientes em NE, que necessitem de ventilação mecânica ou que estejam profundamente sedados, porém pode-se baixar periodicamente a cabeceira do leito a 30° para o conforto do paciente e naqueles que apresentam risco de desenvolver lesões por pressão (LPRDM) (Schallom et al., 2015; Metheny et al., 2019).

(continua)

Procedimento 45.3 — Administração de alimentações enterais via sonda nasoenteral, gastrostomia ou jejunostomia (Continuação)

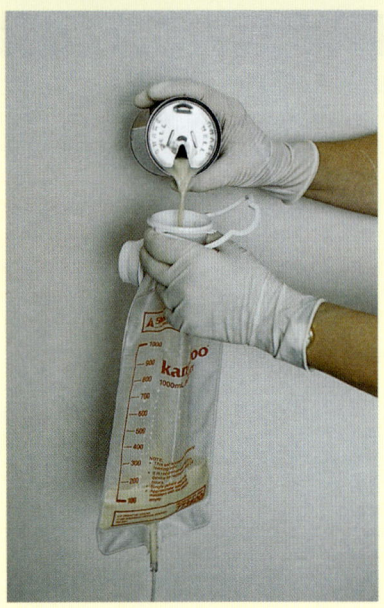

PASSO 2e Despeje a fórmula em um recipiente de nutrição aberto.

Passo	Justificativa
5. Verifique o posicionamento correto da sonda (Procedimento 45.2). Observe a aparência do aspirado, meça o comprimento da sonda desde a narina e compare com o comprimento da inserção, anotando o pH.	Verifica se a ponta da sonda está no estômago, intestino ou pulmão com base no valor do pH ($< 5,0$) (Fan et al., 2017; Ni et al., 2017).
a. *Sonda nasoenteral e de gastrostomia:* conecte a seringa ENFit® na ponta da sonda enteral e aspire os conteúdos gástricos ou intestinais.	O fluido gástrico de pacientes em jejum por pelo menos 4 h normalmente tem um pH de 1,0 a 4,0 (se não estiverem tomando inibidores de ácidos gástricos, neste caso o pH é de $< 5,0$) (Fan et al., 2017). Se for realizada dieta contínua no estômago ou intestino, verifique o pH se as alimentações ficaram suspensas por pelo menos 1 h por motivos diagnósticos (pH estomacal $< 5,0$; pH intestinal $> 6,0$) (Fan et al., 2017).
b. *Sonda de jejunostomia:* conecte a seringa ENFit® na ponta da sonda e aspire as secreções intestinais. Observe a aparência; se retornarem quantidades significativas de secreções ou se elas tiverem a aparência semelhante a secreções gástricas, verifique o pH.	A presença de fluido intestinal com pH acima de 6,0 indica que a ponta da sonda se encontra no intestino delgado. Se o teste de pH resultar em fluido ácido ou se tiver aparência semelhante a esse fluido, a sonda pode ter se deslocado para o estômago.
6. Verifique o VRG de acordo com a política da instituição. Seu uso rotineiro não é mais recomendado (Boullata et al., 2017) e não deve ser utilizado como único parâmetro de tolerância.	O VRG tem pouca correlação com pneumonia, regurgitação e aspiração. Verificações frequentes podem atrasar a dieta. Contudo, se outros sinais de intolerância estiverem presentes (p. ex., distensão abdominal, vômito ou dor), um VRG de 250 a 500 mℓ pode indicar a necessidade de medidas de prevenção de broncoaspiração ou de suspender completamente a dieta (Boullata et al., 2017). O volume residual intestinal é normalmente bastante pequeno. Se esse volume for maior do que 10 mℓ, pode ter ocorrido deslocamento da sonda intestinal para o estômago.

JULGAMENTO CLÍNICO: limite as verificações de resíduos gástricos aos intervalos-padrão recomendados, já que conteúdos gástricos ácidos podem fazer com que as proteínas contidas nas fórmulas enterais se precipitem dentro do lúmen da sonda, criando risco de obstrução (Boullata et al., 2017). O uso de VRGs leva a aumento de entupimento da sonda, cessação inadequada de NE, consumo do tempo da enfermagem e alocação de recursos de saúde, além de poder afetar adversamente o resultado com a redução do volume de NE administrado (Boullata et al., 2017).

a. Puxe de 10 a 30 mℓ de ar com a seringa ENFit® e conecte-a à ponta da sonda. Injete o ar lentamente na sonda. Puxe de volta lentamente e aspire toda a quantidade de conteúdo gástrico que conseguir aspirar.	Pode não ser fácil obter o VRG de uma sonda de diâmetro pequeno. Uma seringa de 60 mℓ previne colapso da sonda gástrica.
b. Retorne os conteúdos aspirados para o estômago lentamente. Consulte a política da instituição sobre qualquer valor de corte para manutenção dos conteúdos aspirados em vez disso (Boullata et al., 2017).	Previne a perda de nutrientes e eletrólitos no conteúdo descartado. Existem algumas dúvidas quanto à segurança de retornar grandes volumes de resíduos no estômago.

Procedimento 45.3 — Administração de alimentações enterais via sonda nasoenteral, gastrostomia ou jejunostomia (Continuação)

Passo	Justificativa
c. VRGs na faixa de 200 a 500 mℓ podem ser preocupantes e levar à implementação de medidas de redução do risco de broncoaspiração. A cessação automática da dieta não deve ocorrer com VRGs abaixo de 500 mℓ na ausência de outros sinais de intolerância (Boullata et al., 2017; Jordan e Moore, 2020).	O aumento do valor de corte para VRG de um número mais baixo para um mais alto não aumenta o risco de regurgitação, broncoaspiração ou pneumonia (Boullata et al., 2017).
d. Lave a sonda com 30 mℓ de água.	Previne entupimento da linha e garante que toda a dieta seja administrada.

JULGAMENTO CLÍNICO: minimize o uso de sedativos em pacientes que recebem nutrição contínua, pois a desobstrução da via respiratória é reduzida em pacientes quando eles estão sedados (Boullata et al., 2017).

Passo	Justificativa
7. **Nutrição intermitente** (administrada em determinados horários do dia):	
a. Aperte a extremidade proximal da sonda e remova a tampa. Conecte a extremidade distal do equipo de administração ao dispositivo ENFit® na sonda e libere a linha.	Previne a entrada de uma quantidade excessiva de ar no estômago do paciente e o vazamento de conteúdos gástricos. Garante que a dieta será administrada pelo equipo correto (Boullata et al., 2017).
b. Estabeleça um fluxo ajustando a pinça rolete no equipo ou conecte o equipo na bomba de alimentação (ver ilustração). Deixe a bolsa esvaziar gradativamente ao longo de 30 a 45 min (período de tempo de uma refeição confortável). A etiqueta da bolsa deve conter: identificadores do paciente, tipo de fórmula, local de administração enteral (via e acesso), método e tipo de administração e volume e frequência de enxágues com água (Ukleja et al., 2018). Inclua também uma etiqueta com data, horário e iniciais assim que pendurar o frasco com a dieta.	O esvaziamento gradual da alimentação por sonda reduz o risco de desconforto abdominal, vômitos ou diarreia induzidos por *bolus* intermitente ou por infusão demasiadamente rápida das alimentações enterais. Elementos críticos de um pedido de NE devem constar na etiqueta da NE (Ukleja et al., 2018). As informações descritas na etiqueta indicam quando trocar o equipo de administração e confirmam que o paciente certo está recebendo a dieta.

JULGAMENTO CLÍNICO: use bombas projetadas para dieta enteral, não para fluidos IV.

Passo	Justificativa
c. Prossiga imediatamente com a dieta com a quantidade prescrita de água (de acordo com o pedido do médico ou das políticas da instituição). Coloque a tampa na extremidade da sonda quando não estiver em uso. Mantenha máxima limpeza possível da bolsa. Troque o equipo de administração a cada 24 h.	Previne entupimento da sonda. Previne a entrada de ar no estômago entre as alimentações e limita a contaminação microbiana do sistema.
8. Método de **infusão contínua**:	O método fornece a dieta no fluxo de infusão prescrito e reduz o risco de desconforto abdominal.
a. Remova a tampa da sonda e conecte a extremidade distal do equipo de administração à sonda de nutrição utilizando o conector ENFit® como descrito no Passo 7a.	Previne a entrada de ar excessivo no estômago do paciente e o vazamento de conteúdos gástricos.
b. Conecte a sonda na bomba de alimentação; configure ao fluxo na bomba e ligue-a (ver ilustração).	Fornece alimentação contínua a uma taxa e pressão constantes. A bomba de alimentação ativa o alarme quando há aumento da resistência.

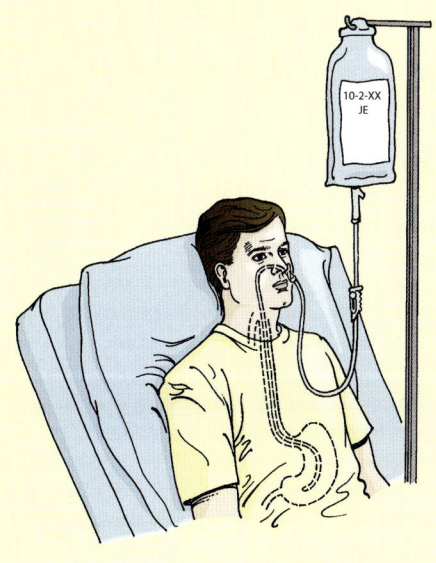

PASSO 7b Administração de nutrição intermitente.

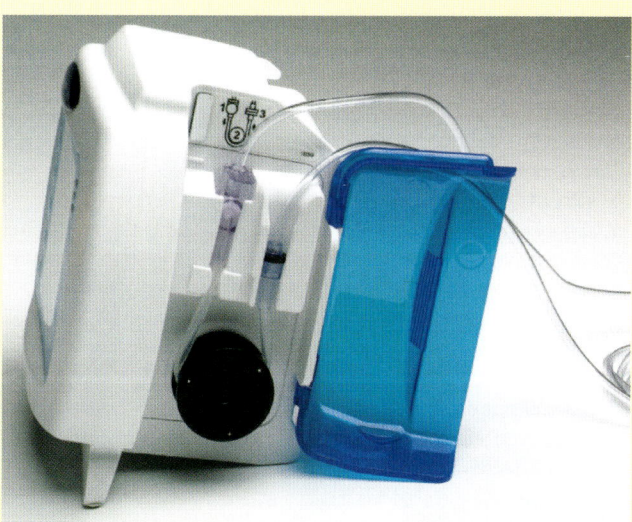

PASSO 8b Conecte a sonda na bomba de infusão. (Kangaroo ePump © 2018 Cortesia de Cardinal Health UK Ltd.).

(*continua*)

Procedimento 45.3 — Administração de alimentações enterais via sonda nasoenteral, gastrostomia ou jejunostomia (Continuação)

Passo	Justificativa
c. Aumente o fluxo da nutrição enteral (e a concentração da dieta) gradualmente, conforme prescrito.	A nutrição enteral pode normalmente começar com a concentração total da fórmula. Iniciar conservadoramente e ir aumentando a NE depende de idade, condição clínica, estado nutricional e tolerância esperada do paciente (Grodner et al., 2020).

JULGAMENTO CLÍNICO: *limite o tempo de infusão para sistemas de nutrição NE abertos em 4 a 8 h, no máximo (12 h no ambiente domiciliar) (Boullata et al., 2017). Siga as recomendações do fabricante quanto à duração da infusão mediante dispositivos fechados intactos (Boullata et al., 2017).*

Passo	Justificativa
9. Depois da dieta, lave a sonda com 30 mℓ de água a cada 4 h durante a nutrição contínua (ver política da instituição) ou antes e depois de uma nutrição intermitente. Pergunte ao nutricionista sobre a quantidade recomendada total de água livre por dia e obtenha o pedido do médico.	Oferece ao paciente uma fonte de água para ajudar a manter o equilíbrio hidreletrolítico. Remove resíduos de fórmula na linha e ajuda a manter a perviedade da sonda.
10. Limpe a bolsa e as linhas com água morna sempre que as alimentações forem interrompidas. Use um novo equipo de administração a cada 24 h.	Limpar a bolsa e as linhas com água morna elimina resíduos da fórmula e reduz o crescimento de bactérias.
11. Certifique-se de que o paciente esteja confortável e continue na posição com a cabeceira do leito elevada a 30 a 45°.	Promove conforto e segurança para o paciente. Reduz o risco de broncoaspiração.
12. Coloque o sistema de chamada de enfermagem em um local acessível ao alcance do paciente.	Garante que o paciente possa pedir ajuda quando necessário.
13. Levante as grades laterais (se adequado) e coloque o leito na posição mais baixa possível.	Promove a segurança do paciente.
14. Descarte todos os materiais contaminados em recipiente adequado, remova e descarte as luvas e higienize as mãos.	Reduz a transmissão de microrganismos. Use recipiente de descarte adequado se o paciente estiver recebendo medicamentos perigosos.

Avaliação

Passo	Justificativa
1. Monitore a tolerância do paciente à dieta avaliando a presença de distensão abdominal, rigidez, sensação de estufamento ou náuseas (Boullata et al., 2017). Verificações do VRG devem ser limitadas e realizadas de acordo com as políticas locais.	Sintomas são avisos de que o paciente pode ter refluxo gástrico, levando à broncoaspiração. Os sons intestinais indicam se há presença de peristaltismo.
2. Monitore a ingestão e a eliminação pelo menos a cada 8 h e calcule os totais diários a cada 24 h.	Ingestão e eliminação são indicativos de equilíbrio fluídico, o que pode indicar excesso ou déficit de volume hídrico.
3. Pese o paciente diariamente até que o fluxo máximo de administração seja alcançado e mantido por 24 h; depois, pese o paciente 3 vezes/semana.	Ganho lento de peso é indicativo de melhora do estado nutricional, porém ganhos súbitos de mais de 0,9 kg em 24 h normalmente indicam retenção de líquidos.
4. Monitore o paciente em relação ao posicionamento correto da sonda pelo menos a cada 4 h ou de acordo com as políticas da instituição. Monitore a extensão visível da sonda ou a marcação no ponto de saída da sonda (narina ou estoma); verifique o posicionamento quando um desvio for observado (Boullata et al., 2017).	O deslocamento acidental da ponta da sonda pode levar à broncoaspiração.
5. Monitore os resultados laboratoriais, conforme prescrito pelo médico.	Determina a administração correta da velocidade e concentração da fórmula.
6. Observe o estado respiratório do paciente quanto a tosse, dispneia, taquipneia, alterações na saturação de oxigênio, rouquidão, crepitações nos pulmões.	Alterações no estado respiratório podem indicar broncoaspiração da dieta enteral pelo trato respiratório.
7. Inspecione o local da sonda de gastrostomia ou jejunostomia em relação a sinais de integridade de pele prejudicada e sintomas de infecção, ferimentos ou retesamento da sonda.	Sondas enterais geralmente causam pressão e escoriação no local de inserção.
8. Inspecione o ponto de inserção da sonda e sua fixação pelo menos 1 vez/dia em relação a LPRDM ou LPRAM: irritação, abrasão, inflamação, sensibilidade e edema de pele.	Sondas enterais geralmente causam pressão e escoriação no local da inserção. Se um adesivo estiver fixando a sonda, o paciente também estará em risco de desenvolver LPRAM.
9. **Use o ensino de retorno:** "Quero ter certeza de que lhe expliquei ao que você precisa prestar atenção que possa nos dizer que você não está tolerando a nutrição enteral. Diga-me duas coisas que podem nos indicar que você não está tolerando sua nutrição enteral." Revise suas instruções agora ou desenvolva um plano para revisão do aprendizado do paciente/familiar cuidador caso estes não consigam explicar o procedimento corretamente.	O ensino de retorno é uma intervenção de letramento em saúde baseada em evidências que promove o envolvimento e a segurança do paciente, a adesão e a qualidade. O objetivo do ensino de retorno é garantir que você tenha explicado informações claramente, de forma que os pacientes e seus familiares compreendam o que você comunicou a eles (AHRQ, 2020).

Capítulo 45 Nutrição

Procedimento 45.3 — Administração de alimentações enterais via sonda nasoenteral, gastrostomia ou jejunostomia (Continuação)

RESULTADOS INESPERADOS E INTERVENÇÕES RELACIONADAS

1. A sonda fica obstruída.
   - Tente lavar a sonda injetando água
   - Existem produtos especiais para desentupir sondas; **não** use bebidas ou sucos carbonatados
   - Suspenda a dieta e notifique o médico
   - Mantenha o paciente na posição semi-Fowler
   - Entre em contato com o farmacêutico para trocar os medicamentos para a forma líquida e lave a sonda antes e depois de alimentações e medicações intermitentes.
2. O paciente desenvolve mais de três fezes liquefeitas em 24 h.
   - Notifique o médico
   - Consulte o nutricionista sobre a necessidade de trocar a fórmula para prevenir má absorção
   - Identifique e trate os problemas médicos/cirúrgicos e infecções subjacentes
   - Realize cuidados cutâneos perianais após cada defecação
   - Determine outras causas de diarreia (p. ex., infecção por *Clostridium difficile*, nutrição enteral contaminada, medicamento contendo sorbitol).
3. Foi feita uma conexão enteral errada no paciente (p. ex., conexão de uma sonda enteral em um acesso IV ou em um sistema de sonda de aspiração para ventilação).
   - A infusão de nutrição enteral em uma veia ou diretamente no pulmão é uma emergência médica
   - Chame o médico e a equipe de atendimento de emergência imediatamente.
4. O paciente broncoaspira a fórmula, o que é indicado pela manifestação súbita de sintomas respiratórios (como tosse intensa, dispneia e cianose) associados a comer, beber ou regurgitação de conteúdos gástricos. A ausculta pulmonar revela crepitações ou chiados.
   - Posicione o paciente imediatamente de lado com a cabeceira do leito elevada
   - Relate alterações na condição ao médico
   - Aspire pela nasotraqueia ou orotraqueia.

JULGAMENTO CLÍNICO: *aspirações pulmonares de pequenos volumes que não produzem sintomas muito intensos são comuns e geralmente não são percebidas até que a condição progrida para pneumonia por aspiração (Eglseer et al., 2018).*

REGISTRO E RELATO

- Registre as verificações de posicionamento (comprimento da sonda; tipo de VRG, pH e quantidade), achados da avaliação abdominal, quantidade e tipo de dieta, fluxo de infusão (nutrição contínua) ou tempo de infusão (método intermitente), resposta do paciente à nutrição enteral, perviedade da sonda e condição da pele no local da inserção da sonda
- Documente sua avaliação sobre o aprendizado do paciente
- Registre o volume da fórmula e qualquer água adicional no formulário de ingestão e eliminação
- Relate resultados adversos ao médico
- Durante o relatório de transição de equipe, anote o tipo de dieta, fluxo de infusão e volume infundido durante o turno, estado do posicionamento da sonda e tolerância do paciente, e confira o equipo de administração até o ponto de conexão da sonda enteral para garantir que a dieta esteja sendo infundida por via enteral (Ukleja et al., 2018).

CONSIDERAÇÕES SOBRE CUIDADOS DOMICILIARES

- Oriente o paciente ou o familiar cuidador a como determinar o posicionamento correto da sonda de alimentação
- Informe o paciente ou o familiar cuidador quais sinais são associados a aspiração pulmonar e esvaziamento gástrico retardado
- Enfatize os sinais e sintomas associados a complicações na sonda e quando se deve chamar o médico
- Explique e demonstre como cuidar da pele ao redor de sondas de gastrostomia ou jejunostomia, esclarecendo os sinais e sintomas de infecção no local da inserção.

Procedimento 45.4 — Monitoramento de medida da glicemia

Delegação e colaboração

Durante uma doença aguda, a avaliação da glicemia de um paciente não pode ser delegada aos técnicos/auxiliares de enfermagem nos EUA. Quando a condição do paciente está estável, o procedimento de obtenção e exame do nível de glicemia pode ser delegado aos técnicos/auxiliares de enfermagem. O enfermeiro os orienta da seguinte maneira:

- Explica os locais adequados para punção e quando obter valores de glicemia
- Orienta-se a relatar todas as leituras de glicose ao enfermeiro responsável.

Material

- *Swab* antisséptico
- Chumaço de algodão
- Dispositivo de lanceta, que pode ser automático ou ativado por botão
- Medidor de glicemia (p. ex., Accu-Check® III, OneTouch®) (Figura 45.10)
- Fitas de teste de glicemia apropriadas para a marca do medidor utilizado
- Luvas de procedimentos
- Papel-toalha.

(continua)

Procedimento 45.4 — Monitoramento de medida da glicemia (Continuação)

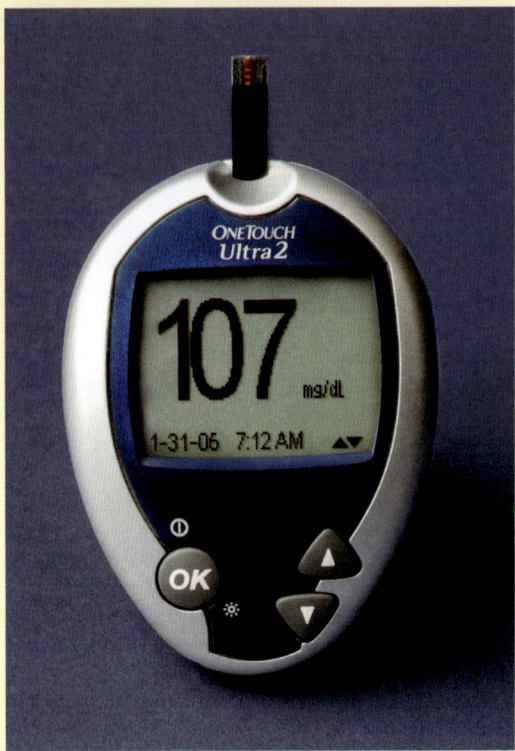

Figura 45.10 Monitor de glicemia. (Cortesia de LifeScan, Inc., Milpitas, CA.)

Passo	Justificativa
Histórico	
1. Identifique o paciente utilizando pelo menos dois tipos de identificação (p. ex., nome e data de nascimento ou nome e número do prontuário) de acordo com as políticas locais.	Garante que o paciente certo seja tratado. Atende às normas de The Joint Commission e aumenta a segurança para o paciente (TJC, 2021).
2. Revise o pedido médico em relação ao horário ou à frequência dos testes.	O médico determina a programação de testes com base no estado fisiológico do paciente e no risco de desequilíbrios glicêmicos.
JULGAMENTO CLÍNICO: para alguns pacientes criticamente doentes, medidores portáteis no ponto de atendimento (PDA) geram resultados inconsistentes quando o paciente apresenta níveis baixos de hematócrito ou está hipotenso; quando o paciente está fazendo uso de vasopressores, ácido ascórbico ou outros medicamentos; ou quando amostras de sangue de capilares, em vez de amostras de sangue arterial ou venoso, são usadas. Esses fatores podem potencialmente levar à aplicação de doses incorretas de insulina. Para resultados mais precisos, use amostras de sangue arterial ou venoso (Isbell, 2017).	
3. Determine se é preciso que condições específicas sejam atendidas antes ou depois da coleta da amostra (p. ex., em jejum, pós-prandial, após certos medicamentos, antes da aplicação de doses de insulina).	A ingestão alimentar de carboidratos e a de preparações de glicose concentrada alteram os níveis de glicemia.
4. Determine se existem riscos para a realização de punções cutâneas (p. ex., baixa contagem de plaquetas, terapia anticoagulante, distúrbios do sangue).	Mecanismos anormais de coagulação aumentam o risco de equimose e sangramento local.
5. Higienize as mãos. Analise a pele da área que será usada para a punção. Inspecione se há edema, inflamação, cortes ou feridas nos dedos ou antebraços. Evite áreas de hematomas, áreas onde foram feitas punções recentemente e lesões abertas. Evite usar a mão do lado onde foi feita uma mastectomia. As laterais dos dedos são comumente selecionadas por terem menos terminações nervosas.	Locais recém-puncionados são evitados, pois esses fatores causam aumento do fluido intersticial e fazem com que o sangue se misture, aumentando o risco de infecção.
6. Avalie o conhecimento e a instrução sobre saúde do paciente.	Garante que o paciente tenha capacidade de obter, comunicar, processar e compreender informações básicas de saúde (CDC, 2021d).
7. Avalie o conhecimento, experiência anterior com exame de glicemia e sensações sobre o procedimento.	Revela a necessidade de instrução e/ou apoio ao paciente.

Procedimento 45.4 — Monitoramento de medida da glicemia (Continuação)

Passo	Justificativa
8. Avalie as metas ou preferências do paciente sobre como o procedimento deve ser realizado ou o que o paciente espera.	Permite que o cuidado seja individualizado.

Planejamento

Passo	Justificativa
1. Explique o procedimento e sua finalidade para o paciente e sua família. Ofereça ao paciente e familiares a oportunidade de praticar o procedimento de teste. Forneça os recursos e os auxílios educativos para o paciente e a família.	Promove o entendimento do procedimento e a cooperação.
2. Feche a porta do quarto ou a cortina ao redor do leito.	Proporciona privacidade ao paciente.
3. Obtenha e organize os equipamentos para monitoramento da glicemia.	Garante um procedimento mais eficiente.

Implementação

Passo	Justificativa
1. Higienize as mãos. Oriente adultos a higienizar as mãos, incluindo o antebraço (se aplicável), com água morna e sabão. Enxágue e seque.	Promove a limpeza da pele e vasodilatação no local de punção selecionado. Reduz a transmissão de microrganismos.
2. Posicione o paciente confortavelmente em uma cadeira ou em posição semi-Fowler no leito.	Garante fácil acessibilidade ao local de puntura. O paciente assume a posição quando do autoexame.
3. Remova a fita reagente da embalagem e feche bem. Verifique o código na embalagem da fita de teste. Use somente fitas de teste especificamente recomendadas para o medidor de glicose. Alguns medidores novos não requerem código e/ou têm discos ou tambores com 10 ou mais fitas.	Protege as fitas contra descoloração acidental causada pela exposição ao ar ou à luz. O código na embalagem das fitas deve corresponder ao inserido no medidor de glicose.
4. Insira a fita no medidor (consulte as instruções do fabricante) (ver ilustração). Não dobre a fita. O medidor será ligado automaticamente.	Alguns equipamentos precisam ser calibrados; outros requerem que o temporizador seja zerado. Cada medidor é ajustado de forma diferente.
5. Remova fitas reagentes não utilizadas do medidor e coloque-as sobre papel-toalha ou sobre uma superfície limpa e seca com a parte do contato virada para cima (ver instruções do fabricante).	Umidade na fita pode alterar a precisão dos resultados finais do teste.
6. O medidor mostra o código na tela, o qual deve corresponder à embalagem das fitas de teste. Pressione o botão adequado no medidor para confirmar a correspondência dos códigos. O medidor estará pronto para uso.	Os códigos devem combinar para que o medidor possa operar. Os medidores apresentam diferentes mensagens para confirmar que o aparelho está pronto para o teste e que o sangue já pode ser aplicado.
7. Higienize as mãos e calce luvas de procedimentos. Prepare o dispositivo de lanceta única ou de múltiplas lancetas. **Observação:** Para alguns medidores, é recomendado que este passo seja realizado antes de preparar a fita de teste. Remova a tampa do dispositivo de lanceta; insira uma nova lanceta. Alguns dispositivos de lanceta têm um disco ou cilindro que gira para disponibilizar uma lanceta nova.	Reduz a transmissão de microrganismos. Nunca reutilize uma lanceta, devido ao risco de infecção.
a. Remova a capa protetora da lanceta. Recoloque a tampa do dispositivo de lanceta.	
b. Engate o dispositivo de lanceta, ajustando a profundidade adequada de punção.	Cada paciente necessita de uma profundidade diferente de inserção da lanceta para produzir uma gota de sangue.

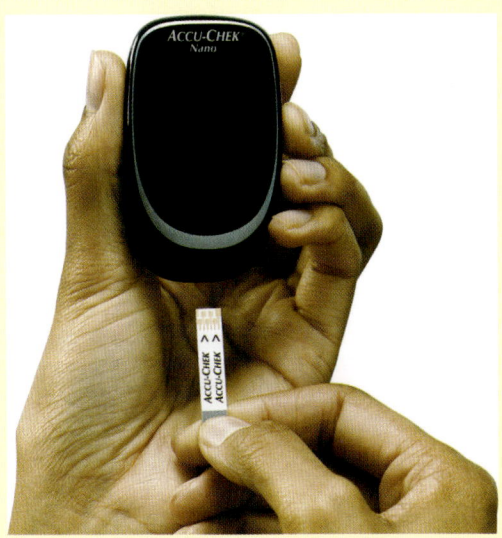

PASSO 4 Colocação da fita de teste no medidor. (Cortesia de Accu-Check® Glucometer.)

(continua)

Procedimento 45.4 — Monitoramento de medida da glicemia (Continuação)

Passo	Justificativa
8. Colete a amostra de sangue.	
a. Limpe o dedo ou o antebraço do paciente com *swab* antisséptico e deixe secar. Selecione a área vascular a ser puncionada. Em adultos estáveis, selecione a lateral dos dedos. Evite o centro da ponta do dedo, que apresenta um suprimento nervoso mais denso (Pagana et al., 2019).	Remove microrganismos da superfície da pele. A lateral do dedo é menos sensível à dor.
b. Mantenha a área a ser puncionada em posição dependente. Não ordenhe ou massageie o local da punção no dedo.	Aumenta o fluxo sanguíneo na área antes da punção. A ordenha pode hemolisar a amostra e introduzir excesso de fluido tecidual (Pagana et al., 2019).
c. Ponha a ponta do dispositivo de lanceta contra a região da pele selecionada para punção (ver ilustração). Aperte o botão de ativação no dispositivo. Alguns dispositivos permitem que você veja a amostra de sangue se formando. Remova o dispositivo.	O posicionamento garante que a lanceta penetre na pele adequadamente.
d. Em alguns dispositivos, pode-se ver a amostra de sangue começando a aparecer. Se isso não ocorrer, aperte delicadamente ou massageie a ponta do dedo até que se forme uma gota arredondada de sangue (ver ilustração).	É necessário um tamanho adequado de amostra de sangue para medir a glicose.
9. Obtenha os resultados do teste.	A exposição do sangue na fita de teste pelo tempo recomendado garante resultados corretos.
a. Certifique-se de que o medidor ainda esteja ligado. Leve a fita de teste acoplada ao medidor até a gota de sangue. O sangue será absorvido pela fita de teste (ver ilustração). Siga as instruções específicas ao medidor usado para se certificar de ter obtido uma amostra adequada.	O sangue entra na fita, e o dispositivo de glicose mostra uma mensagem na tela para sinalizar se o sangue coletado foi suficiente.
JULGAMENTO CLÍNICO: *não esfregue o sangue nas fitas de teste nem o aplique do lado errado da fita. Isso causa medições incorretas de glicose.*	
b. O resultado do teste de glicemia aparecerá na tela (ver ilustração). Alguns dispositivos "apitam" quando o teste foi finalizado.	
10. Desligue o medidor. Alguns medidores desligam automaticamente. Descarte a fita de teste, a lanceta e as luvas em seus devidos recipientes.	O medidor é movido a bateria. O descarte adequado reduz o risco de ferimentos perfurocortantes e a disseminação de infecções.
JULGAMENTO CLÍNICO: *medidores de glicose sanguínea PDA devem ser limpos e desinfetados após cada uso.*	
11. Higienize as mãos.	Reduz a transmissão de microrganismos.
12. Discuta os resultados do teste com o paciente e estimule-o a fazer perguntas e a eventualmente participar do cuidado caso este seja um novo diagnóstico de DM.	Promove a participação e adesão à terapia.

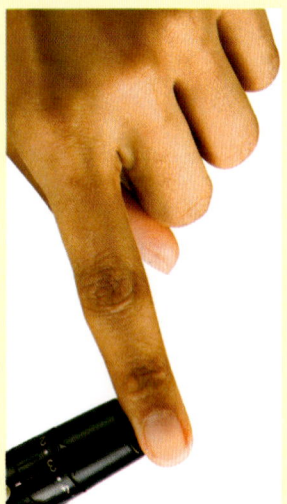

PASSO 8c Puncione a lateral do dedo com a lanceta. (Cortesia de Accu-Check® Glucometer.)

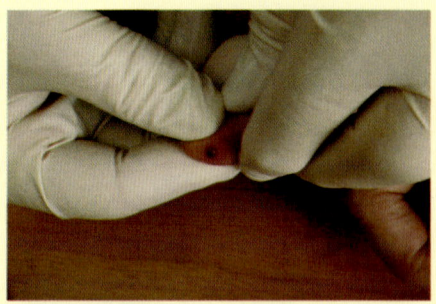

PASSO 8d Aperte delicadamente o local da punção até que se forme uma gota de sangue.

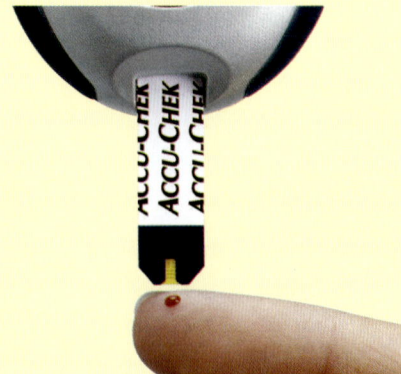

PASSO 9a Encoste a fita de teste na gota de sangue. O sangue penetra na fita de teste. (Cortesia de Accu-Check® Glucometer.)

Procedimento 45.4 — Monitoramento de medida da glicemia (Continuação)

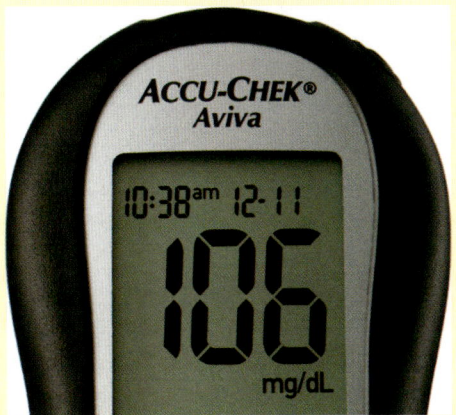

PASSO 9b Os resultados aparecem na tela do medidor. (Cortesia de Accu-Check® Glucometer.)

Passo	Justificativa
13. Ajude o paciente a ficar em uma posição confortável, quando necessário.	Promove o conforto e a segurança do paciente.
14. Coloque o sistema de chamada de enfermagem em um local acessível ao alcance do paciente.	Garante que o paciente possa pedir ajuda quando necessário.
15. Levante as grades laterais (se adequado) e coloque o leito na posição mais baixa possível, se aplicável.	Promove a segurança do paciente.

Avaliação

1. Inspecione o local da punção em relação a sangramentos ou lesões teciduais.	O local pode ser uma fonte de desconforto e infecção.
2. Compare a leitura do medidor de glicose com os valores normais de glicemia e com os resultados de testes anteriores.	Determina se o nível de glicose está dentro da normalidade.
3. **Use o ensino de retorno:** "Quero ter certeza de que expliquei como obter uma leitura da glicemia. Mostre-me quais são os passos para medir sua glicemia." Revise suas instruções agora ou desenvolva um plano para revisão do aprendizado do paciente/familiar cuidador caso estes não consigam explicar o procedimento corretamente.	O ensino de retorno é uma intervenção de letramento em saúde baseada em evidências que promove o envolvimento e a segurança do paciente, a adesão e a qualidade. O objetivo do ensino de retorno é garantir que você tenha explicado informações médicas claramente, de forma que os pacientes e seus familiares compreendam o que você comunicou a eles (AHRQ, 2020).

RESULTADOS INESPERADOS E INTERVENÇÕES RELACIONADAS

1. O local da punção está roxo ou continua sangrando.
   - Aplique pressão
   - Notifique o médico se o sangramento não estancar.
2. O nível de glicose sanguínea está acima ou abaixo da faixa esperada.
   - Continue monitorando o paciente
   - Verifique se alguma medicação prescrita pode causar desvios dos níveis de glicose
   - Notifique o médico
   - Administre insulina ou uma fonte de carboidrato conforme a prescrição, dependendo do nível da glicose.
3. O medidor de glicose apresenta defeito.
   - Reveja as instruções para resolução rápida de problemas no medidor de glicose
   - Repita o teste.

REGISTRO E RELATO

- Registre os resultados de glicemia nos devidos fluxogramas e descreva a resposta, incluindo a presença ou ausência de dor ou exsudação excessiva de sangue no local da punção
- Registre sua avaliação sobre o aprendizado do paciente
- Relate níveis de glicose sanguínea fora da faixa-alvo e a providência tomada em relação à hipo ou hiperglicemia
- Relate a resposta do paciente ao tratamento relacionado com desvios dos níveis de glicemia fora da faixa-alvo.

Pontos-chave

- A ingestão de uma dieta balanceada contendo carboidratos, gorduras, proteínas e vitaminas e minerais oferece os nutrientes essenciais para a realização das funções fisiológicas normais do corpo no ciclo da vida
- Por meio da digestão, os alimentos são decompostos em suas formas mais simples para absorção por meio da mastigação, agitação e mistura com líquidos e reações químicas
- Absorção é o movimento dos nutrientes no corpo por meio dos processos de difusão passiva, osmose, transporte ativo e pinocitose
- O programa *MyPlate* oferece diretrizes para um estilo de vida saudável para o coração. As diretrizes são voltadas a formas de balancear as calorias; diminuir o tamanho das porções; aumentar o consumo de alimentos saudáveis; aumentar a ingestão de água; e reduzir gorduras, sódio e açúcares
- Diretrizes para mudanças alimentares para a população geral recomendam reduzir gorduras, gorduras saturadas, sódio, açúcar refinado e colesterol, além de aumentar a ingestão de carboidratos complexos e fibras
- A amamentação é recomendada para lactentes durante os primeiros 6 meses de vida com a suplementação alimentar para lactentes de 6 a 12 meses de vida
- Os requisitos nutricionais de crianças de idade pré-escolar (3 a 5 anos) são semelhantes aos de crianças pequenas. Elas consomem ligeiramente mais do que as crianças pequenas, e a densidade nutricional é mais importante do que a quantidade
- Crianças em idade escolar crescem a um ritmo mais lento e constante, com um declínio gradativo dos requisitos energéticos por unidade de peso corporal, porém elas ainda requerem uma quantidade adequada de proteínas e vitaminas A e C
- Há uma redução da demanda de nutrientes à medida que a fase de crescimento termina. Adultos maduros necessitam de nutrientes para energia, manutenção e reparo
- Pacientes com alterações na mastigação e deglutição (p. ex., pacientes com consciência reduzida, cirurgia na boca ou AVE) apresentam risco de broncoaspiração
- A condução de um histórico alimentar e de saúde completo, além da verificação de medidas antropométricas, análise de dados laboratoriais pertinentes e a realização de um exame físico, dará ao enfermeiro dados de histórico de enfermagem para identificar o(s) problema(s) nutricional(is) de um paciente
- Uma das responsabilidades mais importantes de um enfermeiro ao administrar dietas enterais é tomar precauções para prevenir que os pacientes broncoaspirem a alimentação
- A responsabilidade mais importante do enfermeiro que está monitorando a nutrição parenteral (NP) é implementar intervenções de acordo com o protocolo da instituição e tomar precauções para prevenir que os pacientes desenvolvam infecções relacionadas com o cateter, hiperglicemia ou sobrecarga de líquidos
- Terapia nutricional clínica (TNC) é uma modalidade de tratamento reconhecida tanto para estados patológicos agudos quanto crônicos, incluindo condições cardiovasculares; o foco da TNC está em balancear a ingesta calórica de carnes magras e vegetais, laticínios desnatados e quantidades limitadas de gorduras e sódio com exercícios para manter um peso corporal saudável
- Planeje e oriente os pacientes sobre dietas especializadas com base em seus problemas de saúde e necessidades nutricionais e considere preferências, cultura e orçamento do paciente

Para refletir

Um ano depois de a Sra. Cooper ter começado a trabalhar com Ryan, ela dá entrada no pronto atendimento com fala arrastada, lado direito do rosto torto e fraqueza nas extremidades superiores e inferiores do lado direito. Os sinais vitais da Sra. Cooper são: pressão arterial de 162×94 mmHg; pulso de 102 bpm e frequência respiratória de 18 rpm. Seus exames laboratoriais mostram que sua RNI é de 3,6. Ela é internada no hospital com diagnóstico de AVE hemorrágico agudo. Nesse momento, a Sra. Cooper está acordada e alerta em seu quarto no hospital, mas continua com fala arrastada, com o lado direito da boca torto e fraqueza no braço e na perna. Quando ela fala, sua voz parece empastada, e a Sra. Cooper está demonstrando dificuldade para desobstruir sua via respiratória quando tosse. Ela também continua sentindo fraqueza no braço e na perna direitos. Quando o fonoaudiólogo tenta dar líquidos à Sra. Cooper, ela tem dificuldade para engolir. A Sra. Cooper começa a tossir e fica muito ansiosa e diz que sente que não consegue respirar.

- Qual informação do histórico na situação da Sra. Cooper é a mais importante ou de preocupação imediata para o enfermeiro? (Reconhecer pistas)
- Considerando a situação da Sra. Cooper, quais são os diversos problemas de que ela poderia estar sofrendo? (Analisar pistas)
- Considerando os dados da avaliação e o histórico, qual seria o problema de enfermagem prioritário para os cuidados da Sra. Cooper? (Priorizar diagnósticos)
- Identifique dois resultados esperados para a Sra. Cooper. Considere a situação da Sra. Cooper e descreva as intervenções médicas e de enfermagem que você poderia usar para alcançar os resultados esperados (Gerar soluções)
- Quais intervenções médicas e de enfermagem deveriam ter prioridade quando da implementação do plano de cuidados nutricionais para a Sra. Cooper? (Tomar providências)
- Considerando a implementação de seu plano de cuidados para a Sra. Cooper, quais dados de histórico de enfermagem você deveria verificar para determinar se as intervenções foram eficazes? (Avaliar resultados).

Questões de revisão

1. O enfermeiro está cuidando de uma paciente com pneumonia, que tem desnutrição grave. A condição da paciente a coloca em risco para quais das seguintes complicações que ameaçam a vida durante a hospitalização? (Selecione todas as aplicáveis.)
   a. Doença cardíaca.
   b. Sepse.
   c. Hemorragia.
   d. Ruptura de pele.
   e. Diarreia.
2. O enfermeiro está se preparando para fazer um teste de glicemia em um paciente. Coloque os passos do procedimento na sequência de realização correta.
   a. Apertar o botão do medidor para conferir os códigos.
   b. Levar o medidor até a fita de teste, deixando que esta absorva a gota de sangue.
   c. Orientar o paciente a higienizar as mãos com água e sabão.
   d. Limpar o dedo do paciente com *swab* antisséptico.
   e. Interpretar os resultados e documentar.
   f. Verificar o código no frasco de fitas de teste.
   g. Colocar a lanceta sobre o dedo e apertar o botão acionador na máquina.
   h. Higienizar as mãos e calçar luvas de procedimentos.
3. O enfermeiro está cuidando de uma paciente com disfagia e está alimentando com um purê de frango. De repente, a paciente começa a engasgar. Qual é a intervenção de enfermagem prioritária?
   a. Aspiração da boca e garganta.
   b. Virar a paciente de lado.

c. Colocar uma cânula nasal com oxigênio a 2ℓ.
d. Parar de alimentá-la.

4. O enfermeiro está trocando o equipo de NP. Qual medida o enfermeiro deve tomar para prevenir a embolia gasosa?
   a. Colocar o paciente do lado esquerdo e realizar a manobra de Valsalva.
   b. Fazer o paciente tossir vigorosamente quando o equipo for desconectado.
   c. Pedir para que o paciente respire fundo e prenda a respiração.
   d. Colocar o paciente em posição supina com a cabeceira do leito elevada a 90°.

5. Um paciente está recebendo tanto NP quanto NE. Em que momento o enfermeiro colaboraria com o médico e solicitaria a descontinuação da NP?
   a. Quando 25% das necessidades nutricionais do paciente forem alcançadas pelas alimentações por sonda.
   b. Quando os sons intestinais retornarem.
   c. Quando a linha central estiver inserida por 10 dias.
   d. Quando 75% das necessidades nutricionais do paciente forem alcançadas pelas alimentações por sonda.

6. Um paciente está recebendo nutrição enteral a uma velocidade de 65 mℓ/hora. O VRG em 4 h foi de 125 mℓ. Qual é a intervenção de enfermagem prioritária?
   a. Avaliar os sons intestinais.
   b. Elevar a cabeceira do leito a pelo menos 45°.
   c. Continuar as alimentações; este é o VRG normal para essa dieta.
   d. Suspender a dieta até conseguir conversar com o médico assistente.

7. Qual ação o enfermeiro pode delegar aos técnicos/auxiliares de enfermagem nos EUA?
   a. Realizar o monitoramento da glicemia a cada 6 h em um paciente estável.
   b. Orientar o paciente sobre a necessidade da nutrição enteral.
   c. Administrar nutrição enteral em *bolus* após a confirmação do posicionamento correto da sonda.
   d. Avaliar a tolerância do paciente à nutrição enteral.

8. Qual afirmação feita pelos pais de um lactente de 2 meses reflete a necessidade de melhor orientação por parte do enfermeiro?
   a. "Continuarei usando a fórmula no lactente até que ele tenha pelo menos 1 ano de vida."
   b. "Vou me certificar de comprar a fórmula fortificada com ferro."
   c. "Vou começar a alimentar o lactente com cereais aos 4 meses."
   d. "Vou alternar a fórmula com leite integral a partir do mês que vem."

9. Um enfermeiro está vendo um profissional de enfermagem realizando as seguintes intervenções em um paciente que está recebendo alimentações enterais contínuas. Qual ação requereria atenção imediata do enfermeiro?
   a. Prender a sonda na roupa do paciente com um esparadrapo novo.
   b. Colocar o paciente em posição supina para dar banho.
   c. Monitorar o peso do paciente, conforme prescrito.
   d. Deambular o paciente com a nutrição enteral ainda em processo de infusão.

10. Um paciente está recebendo nutrição parenteral total (NPT). Quais são as principais intervenções que o enfermeiro deve realizar para prevenir infecção na linha central? (Selecione todas as aplicáveis.)
    a. Trocar o curativo utilizando técnica estéril.
    b. Trocar os recipientes de NPT a cada 48 h.
    c. Trocar o equipo de NPT a cada 24 h.
    d. Monitorar os níveis de glicose para observar e avaliar a presença de intolerância à glicose.
    e. Elevar a cabeceira do leito a 45° para prevenir broncoaspiração.

Respostas: 1. b, c, d; 2. c, f, a, h, d, g, b, e; 3. d; 4. a; 5. d; 6. c; 7. a; 8. d; 9. b; 10. a, c.

Referências bibliográficas

Academy of Nutrition and Dietetics: *Food insecurity and health,* 2021. https://www.eatright.org/health/weight-loss/overweight-and-obesity/food-insecurity-and-health. Accessed September 11, 2021.

Agency for Healthcare Research and Quality (AHRQ): *Health literacy universal precautions toolkit 2nd edition,* Rockville, MD, March 2020, Agency for Healthcare Research and Quality. https://www.ahrq.gov/health-literacy/quality-resources/tools/literacy-toolkit/healthlittoolkit2-tool5.html. Accessed April 3, 2021.

American Academy of Allergy Asthma, and Immunology (AAAAI): *Prevention of allergies and asthma in children,* 2020. https://www.aaaai.org/conditions-and-treatments/library/allergy-library/prevention-of-allergies-and-asthma-in-children#:,:text5Solid%20foods%20should%20be%20introduced,baby's%20risk%20of%20developing%20allergies. Accessed April 14, 2021.

American Academy of Pediatrics (AAP): Policy statement: breast feeding and the use of human milk, *Pediatrics* 129(3):496, 2017.

American Association of Critical-Care Nurses (AACN): AACN practice alerts: initial and ongoing verification of feeding tube placement in adults, *Crit Care Nurse* 36(2):e8, 2016.

American Cancer Society (ACS): *American Cancer Society guideline for diet and physical activity for cancer prevention,* 2021. http://www.cancer.org/healthy/eathealthygetactive/acsguidelinesonnutritionphysicalactivity forcancerprevention/acs-guidelines-on-nutrition-and-physical-activity-for-cancer-prevention-intro. Accessed March 29, 2021.

American Diabetes Association (ADA): Management of hyperglycemia in type 2 diabetes: a patient-centered approach, *Diabetes Care* 35(6):1364, 2019.

American Diabetes Association (ADA): *Eat good to feel good,* 2021a. https://www.diabetes.org/healthy-living/recipes-nutrition/eating-well. Accessed April 9, 2021.

American Diabetes Association (ADA): Standards of medical care in diabetes-2021, *Diabetes Care* 44(Suppl 1), 2021b. https://care.diabetesjournals.org/content/diacare/suppl/2020/12/09/44.Supplement_1.DC1/DC_44_S1_final_copyright_stamped.pdf. Accessed April 8, 2021.

American Heart Association (AHA): *Diet and lifestyle recommendations,* 2017. https://www.heart.org/en/healthy-living/healthy-eating/eat-smart/nutrition-basics/aha-diet-and-lifestyle-recommendations. Accessed March 29, 2021.

American Society for Parenteral and Enteral Nutrition (ASPEN): *Standards,* 2021. https://www.nutritioncare.org/Guidelines_and_Clinical_Resources/Clinical_Practice_Library/Standards/. Accessed April 8, 2021.

American Speech-Language-Hearing Association (ASHA): *Adult dysphagia,* 2021a. https://www.asha.org/practice-portal/clinical-topics/adult-dysphagia/#collapse_6. Accessed September 2021.

American Speech-Language-Hearing Association (ASHA): *Dysphagia diets,* 2021b. https://www.asha.org/SLP/clinical/dysphagia/Dysphagia-Diets/. Accessed March 29, 2021.

American Stroke Association: *Trouble swallowing after stroke (dysphagia),* 2021. https://www.stroke.org/en/about-stroke/effects-of-stroke/cognitive-and-communication-effects-of-stroke/difficulty-swallowing-after-stroke--dysphagia, Accessed October 27, 2021.

BioSpace: *ENFit® Connector Conversion Schedule for the U.S.,* July 2019. https://www.biospace.com/article/releases/enfit-connector-conversion-schedule-for-the-u-s-/. Accessed October 27, 2021.

Boullata J, et al: ASPEN safe practices for enteral nutrition therapy, *JPEN J Parenter Enteral Nutr* 41(1):15, 2017.

Burchum JR, Rosenthal LD: *Lehne's pharmacology for nursing care,* ed 10, St. Louis, 2019, Elsevier.

Centers for Disease Control and Prevention (CDC): *Childhood obesity facts,* 2021a. https://www.cdc.gov/obesity/data/childhood.html. Accessed March 29, 2021.

Centers for Disease Control and Prevention (CDC): *Childhood Obesity Research Demonstration (CORD) 3.0,* 2021b. https://www.cdc.gov/obesity/strategies/healthcare/cord3.html.

Centers for Disease Control and Prevention (CDC): *Medical nutrition therapy,* 2021c. https://www.cdc.gov/diabetes/dsmes-toolkit/reimbursement/medical-nutrition-therapy.html. Accessed April 8, 2021.

Centers for Disease Control and Prevention (CDC): *What is health literacy,* 2021d. https://www.cdc.gov/healthliteracy/learn/index.html. Accessed March 29, 2021.

Chinai SA, et al: Taking advantage of the teachable moment: a review of learner-centered clinical teaching models, *West J Emerg Med* 19(1);28, 2018.

Cotogni P, et al: Nutritional therapy in cancer patients receiving chemoradiotherapy: should we need stronger recommendations to act for improving outcomes? *J Cancer* 10(18):4318, 2019.

Dodd K: *Which malnutrition screening tool is best?* 2020. https://www.thegeriatricdietitian.com/malnutrition-screening-tool/. Accessed April 9, 2021.

Eglseer D, et al: Dysphagia in hospitalized older patients: associated factors and nutritional interventions, *J Nutr Health Aging* 22(1):103, 2018.

Fan EMP, et al: Nasogastric tube placement confirmation: where we are and where we should be heading, *Proc Singapore Healthc* 26(3):189, 2017.

Fumarola S, et al: Overlooked and underestimated: medical adhesive-related skin injuries: best practice consensus document on prevention. *J Wound Care* 29(Suppl 3c):S1–S24, 2020.

Giddens J: *Concepts for nursing practice*, ed 3, St. Louis, 2021, Elsevier.

Giger JN, Haddad LG: *Transcultural nursing: assessment and intervention*, ed 8, St. Louis, 2021, Elsevier.

Gorski LA, Hadaway L, Hagle ME, et al. Infusion therapy standards of practice, 8th ed, *J Infus Nurs* 44(Suppl 1):S1, 2021. doi:10.1097/NAN.0000000000000396.

Grodner M, et al: *Nutritional foundations and clinical applications: a nursing approach*, ed 7, St. Louis, 2020, Elsevier.

Harding M, et al: *Lewis's medical-surgical nursing: assessment and management of clinical problems*, ed 11, St. Louis, 2020, Elsevier.

Healthline: *What is medical nutrition therapy? All you need to know*, 2020. https://www.healthline.com/nutrition/nutrition-therapy. Accessed April 8, 2021.

Hockenberry MJ, et al: *Wong's nursing care of infants and children*, ed 11, St. Louis, 2019, Elsevier.

Hodin R, Bordeianou L: *Inpatient placement and management of nasogastric and nasoenteric tubes in adults*, 2019, UpToDate. https://www.uptodate.com/contents/inpatient-placement-and-management-of-nasogastric-and-nasoenteric-tubes-in-adults. Accessed September 14, 2021.

Huether SE, et al: *Understanding pathophysiology*, ed 7, St. Louis, 2020, Elsevier.

Hunger + Health: *Understand food insecurity: what is food insecurity?* 2021. https://hungerandhealth.feedingamerica.org/understand-food-insecurity/. Accessed March 29, 2021.

Ignatavicius DD: Developing clinical judgment for professional nursing and next-generation NCLEX-RN examination, St. Louis, 2021, Elsevier.

Ignatavicius DD, et al: Medical-surgical nursing: concepts for interprofessional collaborative care, ed 10, St. Louis, 2021, Elsevier.

Institute for Safe Medication Practices (ISMP): *2020–2021 targeted medication safety best practices for hospitals*, 2020. https://www.ismp.org/sites/default/files/attachments/2020-02/2020-2021%20TMSBP-%20FINAL_1.pdf. Accessed April 15, 2021.

International Dysphagia Diet Standardisation Initiative: *IDDSI framework*, 2021 https://iddsi.org/Framework. Accessed April 5, 2021.

Isbell TS: Bedside blood glucose testing in critically ill patients, *Med Lib Observ* 49(4):8, 2017.

Makhnevich A, et al: Aspiration pneumonia in older adults, *J Hosp Med* 14(7):429, 2019.

Mayo Clinic: *Childhood obesity*, 2021a. https://www.mayoclinic.org/diseases-conditions/childhood-obesity/symptoms-causes/syc-20354827. Accessed September 11, 2021.

Mayo Clinic: *Selective serotonin reuptake inhibitors (SSRIs)*, 2021b. https://www.mayoclinic.org/diseases-conditions/depression/in-depth/ssris/art-20044825. Accessed April 9, 2021.

McEvilly A: Causes of malnutrition in older adults and what can be done to prevent it, *Br J Community Nurs* 22(10):474, 2017.

Meehan A, et al: Health system quality improvement: impact of prompt nutrition care on patient outcomes and health care costs, *J Nurs Care Qual* 31(3):217, 2016.

Meiner SE, Yeager JJ: *Gerontologic nursing*, ed 6, St. Louis, 2019, Elsevier.

Metheny NA, Meert KL: Update on effectiveness of an electromagnetic feeding tube-placement device in detecting respiratory placements, *Am J Crit Care* 26(2):157, 2017.

Metheny N: Preventing aspiration in older adults with dysphagia, *Try This: Best Practices in Nursing Care to Older Adults Issue No 20*, 2018. https://hign.org/sites/default/files/2020-06/Try_This_General_Assessment_20.pdf, Accessed March 29, 2021.

National Council on Aging: *Facts and benefits about senior centers you probably didn't know*, 2021a. https://www.ncoa.org/article/facts-and-benefits-about-senior-centers-you-probably-didnt-know. Accessed April 8, 2021.

National Council on Aging: *Get the facts on SNAP and senior hunger*, 2021b. https://www.ncoa.org/article/get-the-facts-on-snap-and-senior-hunger. Accessed April 8, 2021.

National Institutes of Health (NIH): *Nutrient recommendations: Dietary reference intakes (DRI)*, n.d.a. https://ods.od.nih.gov/HealthInformation/Dietary_Reference_Intakes.aspx. Accessed April 5, 2021.

National Institutes of Health (NIH): *Tolerable upper-level intake*, n.d.b. http://ods.od.nih.gov/pubs/conferences/tolerable_upper_intake.pdf. Accessed March 29, 2021.

National Osteoporosis Foundation (NOF): *Nutrition: food and your bones – osteoporosis nutrition guidelines*, 2021. https://www.nof.org/patients/treatment/nutrition/. Accessed March 29, 2021.

Office of Disease Prevention and Health Promotion (ODPHP): *Healthy People* 2030, n.d., U.S. Department of Health and Human Services. https://health.gov/healthypeople. Accessed April 5, 2021.

Pagana KD, et al: *Mosby's diagnostic and laboratory test reference*, ed 14, St. Louis, 2019, Elsevier.

Patel JK, Rouster AS: *Infant nutrition requirements and options*, 2020. https://www.ncbi.nlm.nih.gov/books/NBK560758/. Accessed April 14, 2021.

Phillips LD: *Manual of IV therapeutics: evidence-based practice for infusion therapy*, ed 7, Philadelphia, 2018, FA Davis.

Pietsch K, et al: Rehabilitation in patients with dysphonia. Speech Language Pathology Rehabilitation, *Med Clin* 102(6):1121, 2018.

Robinson J: *Nutrition and HIV/AIDS*, 2019. https://www.webmd.com/hiv-aids/guide/nutrition-hiv-aids-enhancing-quality-life. Accessed April 15, 2021.

Tatsumi H: Enteral tolerance in critically ill patients, *J Intensive Care* 7:30, 2019.

Team Legion: *5 ways your environment influences what you eat*, 2021. https://legionathletics.com/ways-your-environment-influences-what-you-eat/. Accessed April 9, 2021.

The American College of Obstetricians and Gynecologists (ACOG): *Nutrition during pregnancy*, 2021. https://www.acog.org/womens-health/faqs/nutrition-during-pregnancy. Accessed September 2021.

The Joint Commission (TJC): *Sentinel event alert 53: managing risk during transition to new ISO tubing connector standards*, 2014. https://www.jointcommission.org/resources/patient-safety-topics/sentinel-event/sentinel-event-alert-newsletters/sentinel-event-alert-53-managing-risk-during-transition-to-new-iso-tubing-connector-standards/. Accessed October 27, 2021.

The Joint Commission (TJC): *2021 National Patient Safety Goals*, Oakbrook Terrace, IL, 2021, The Commission. https://www.jointcommission.org/en/standards/national-patient-safety-goals/. Accessed March 29, 2021.

Thomas L, et al: Aspiration prevention: a matter of life and breath, *Nursing* 49(3):64, 2019.

Touhy TA, Jett KF: *Ebersole and Hess' gerontological nursing healthy aging*, ed 5, St. Louis, 2018, Elsevier.

Ukleja A, et al: Standards for nutrition support: adult hospitalized patients, *JPEN J Parenter Enteral Nutr* 33(6):906, 2018.

U.S. Department of Agriculture (USDA): *MyPlate*, n.d.a. https://www.myplate.gov/. Accessed March 29, 2021.

U.S. Department of Agriculture (USDA): *MyPlate: older adults*, n.d.b. https://www.myplate.gov/life-stages/older-adults. Accessed April 3, 2021.

U.S. Department of Agriculture (USDA): *MyPlate kitchen*, n.d.c. https://www.myplate.gov/myplate-kitchen. Accessed April 3, 2021.

U.S. Department of Agriculture (USDA): *National school lunch program*, 2020. https://www.ers.usda.gov/topics/food-nutrition-assistance/child-nutrition-programs/national-school-lunch-program/. Accessed March 29, 2021.

U.S. Department of Agriculture and U.S. Department of Health and Human Services (USDA and USDHHS): *Dietary Guidelines for Americans*, 2020-2025, ed 9, 2020. https://www.dietaryguidelines.gov/sites/default/files/2021-03/Dietary_Guidelines_for_Americans-2020-2025.pdf. Accessed September 2021.

U.S. Department of Health and Human Services (USDHHS): *Dietary reference intakes (DRI)*, 2020. https://health.gov/our-work/food-nutrition/dietary-reference-intakes-dris. Accessed April 5, 2021.

VanBlarcom A, McCoy MA: New nutrition guidelines: promoting enteral nutrition via a nutrition bundle, *Crit Care Nurse* 38(3):46, 2018.

Zupec-Kania B, O'Flaherty T: Medical nutrition therapy for neurologic disorders. In Mahan LK, Raymond JL, editors: *Krause's food nutrition and the nutrition care process*, ed 14, Philadelphia, 2017, Elsevier.

Referências de pesquisa

Anderson PM, et al: Understanding recent trends in childhood obesity in the United States, *Econ Hum Biol* 34:16, 2019.

Dong Y, et al: Clinical application of ICF key codes to evaluate patients with dysphagia following stroke, *Medicine (Baltimore)* 95(38):e4479, 2016.

Gearan EC, et al: Adolescent participants in the school lunch program consume more nutritious lunches but their 24-hour diets are similar to nonparticipants, *J Adolesc Health* 69(2): 308, 2021.

Jordan EA, Moore SC: Enteral nutrition in critically ill adults: literature review of protocols, *Nurs Crit Care* 25:24, 2020.

Katmarzyk PT, et al: International study of childhood obesity, lifestyle and the environment (ISCOLE): contributions to understanding the global obesity epidemic, *Nutrients* 11(4):848, 2019.

Lambell KJ, et al: Nutrition therapy in critical illness: a review of the literature for clinicians, *Crit Care* 24:35, 2020. https://www.ncbi.nlm.nih.gov/pmc/

articles/PMC6998073/. Accessed September 14, 2021.
Marian T, et al: Measurement of oxygen desaturation is not useful for the detection of aspiration in dysphagic stroke patients, *Cerebrovasc Dis Extra* 7(1):44, 2017.
Metheny NA, et al: A review of guidelines to distinguish between gastric and pulmonary placement of nasogastric tubes, *Heart Lung* 48:226, 2019.
Monica FPJ, et al: Adequacy of different measurement methods in determining nasogastric tube insertion lengths: an observational study, *Int J Nurs Stud* 92:73, 2019.
Nagy A, et al: The effectiveness of the head-turn-plus-chin-down maneuver for eliminating vallecular residue, *Codas* 28(2):113, 2016.
Ni MA, et al: Selecting pH cut-offs for the safe verification of nasogastric feeding tube placement: a decision analytical modelling approach, *BMJ Open* 7(11):e018128, 2017.
Reed Mangels A: Malnutrition in older adults: an evidence-based review of risk factors, assessment, and intervention, *Am J Nurs* 118(3):34, 2018.
Santos SC, et al: Methods to determine the internal length of nasogastric feeding tubes: an integrative review, *Int J Nurs Stud* 61:95, 2016.
Schallom M, et al: Head-of-bed elevation and early outcomes of gastric reflux, aspiration, and pressure ulcers; a feasibility study, *Am J Crit Care* 24(1):57, 2015.
Soysal P, et al: Mini Nutritional Assessment Scale-Short Form can be useful for frailty screening in older adults, *Clin Interv Aging* 14:693, 2019.
Stewart ML: Interruptions in enteral nutrition delivery in the critically ill patients and recommendations for clinical practice, *Crit Care Nurse* 34(4):14, 2014.
Suiter DM, et al: Swallowing screening: purposefully different from an assessment sensitivity and specificity related to clinical yield, interprofessional roles, and patient selection, *Am J Speech Lang Pathol* 29(2S):979, 2020.
Tan ECK, et al: Medications that cause dry mouth as an adverse effect in older people: a systematic review and meta-analysis, *J Am Geriatr Soc* 66(1):76, 2018.
Wittenaar H, Ottery F: Assessing nutritional status in cancer: role of the Patient-Generated Subjective Global Assessment, *Curr Opin Clin Nutr Metab Care* 20(5):322, 2017.
Yang W, et al: Research progress on nurses' ability to identify and manage dysphagia in stroke patients, *Chin Nurs Res* 31(36):4602, 2017.
Zakaria A, et al: Impact of a suggested nursing protocol on the occurrence of medical device-related pressure ulcers in critically ill patients, *J Nurs Midwifery* 9(4):924, 2018.

46

Eliminação Urinária

Objetivos

- Explicar a função e o papel das estruturas do sistema urinário na formação e eliminação da urina
- Identificar fatores que comumente afetam a eliminação urinária
- Comparar alterações comuns associadas à eliminação urinária
- Compilar um histórico de enfermagem de um paciente com alteração na eliminação urinária
- Demonstrar uma avaliação física focada na eliminação urinária
- Interpretar características da urina normal e anormal
- Analisar as implicações de exames diagnósticos comuns do sistema urinário para a enfermagem
- Selecionar diagnósticos de enfermagem associados a alterações na eliminação urinária
- Discutir intervenções de enfermagem para a promoção da eliminação urinária normal
- Discutir intervenções de enfermagem para reduzir o risco de infecções do trato urinário (ITUs)
- Relacionar as intervenções de enfermagem que previnem infecções do trato urinário relacionadas com o cateter (ITURCs)
- Descrever intervenções de enfermagem para pacientes com incontinência urinária (IU)
- Demonstrar procedimentos de segurança utilizando julgamento clínico associados à avaliação e à promoção da eliminação urinária.

Termos-chave

Bacteriemia
Bacteriúria
Cateter suprapúbico
Cateterização
Cistite
Disúria
Hematúria
Incontinência urinária (IU)
Infecção do trato urinário relacionada com o cateter (ITURC)
Micção
Nefrostomia
Pielonefrite
Proteinúria
Resíduo pós-miccional (RPM)
Retenção urinária
Treinamento muscular do assoalho pélvico
Ureterostomia

A Sra. Grayson tem 65 anos e é mãe de cinco filhos adultos. Seu marido faleceu há 6 meses; antes do falecimento de seu marido, ela havia sido sua cuidadora principal por 4 anos. Ela tem histórico de 2 anos de diabetes melito tipo 2. Ela tem 1,65 m de altura e atualmente pesa 90,9 kg. Ela tem histórico recente de infecção do trato urinário que foi tratada com antibióticos. Ela está se preparando para se aposentar e tem intenção de viajar. Nos últimos 2 anos, ela tem percebido um aumento da incontinência urinária (IU) quando espirra, ri, tosse ou faz exercícios. Além disso, ela tem notado gotejamento de urina ao longo do dia. Ela acha que o peso que ela ganhou enquanto cuidava de seu marido fez a incontinência piorar.

Carly é uma enfermeira recém-formada designada para cuidar da Sra. Grayson. Ela já cuidou de outros pacientes com distúrbios urinários, mas nenhum com IU. Carly planeja seu cuidado analisando o prontuário eletrônico da Sra. Grayson e a prescrição médica.

Eliminação urinária é uma função humana básica que pode ser comprometida por uma variedade de enfermidades e condições. Enfermeiros são membros importantíssimos da equipe de saúde quando se tratam pacientes com problemas urinários. Você avaliará as funções do trato urinário dos pacientes e usará julgamento clínico para identificar e tratar aqueles que estejam sofrendo de alterações na eliminação urinária. Durante uma doença aguda, o paciente pode necessitar de cateterização urinária para monitoramento atento da eliminação urinária ou para facilitar o esvaziamento da bexiga quando a função vesical estiver comprometida. Alguns pacientes requerem cateteres uretrais de demora ou suprapúbicos a longo prazo quando a bexiga não consegue ser efetivamente esvaziada. Você analisará os dados do histórico de enfermagem e identificará pistas para o planejamento do cuidado e para a implementação de medidas para minimizar o risco de infecção quando a função vesical estiver prejudicada ou quando houver necessidade de drenagem por cateter urinário. Enfermeiros desempenham, em todos os ambientes de cuidados de saúde, um importante papel no sentido de orientar os pacientes sobre saúde da bexiga e em apoiá-los em sua melhora ou obtenção de continência.

Base de conhecimento científico

A eliminação urinária é o último passo da remoção e eliminação de excesso de água e subprodutos do metabolismo corporal. A eliminação adequada depende da função coordenada dos rins, ureteres, bexiga e uretra (Figura 46.1). Os rins filtram produtos residuais do metabolismo do sangue. Os ureteres transportam a urina dos rins para a bexiga. Esta retém a urina até que o volume da bexiga desencadeie uma sensação de urgência, indicando a necessidade de urinar. **Micção** ocorre quando o cérebro estimula a bexiga para esvaziar, o esfíncter urinário relaxa e a urina sai do corpo pela uretra.

Rins

Os rins ficam em uma posição retroperitoneal nas laterais da coluna vertebral atrás do peritônio e apoiados nos músculos profundos das costas. Normalmente, o rim esquerdo é maior do que o direito devido à posição anatômica do fígado.

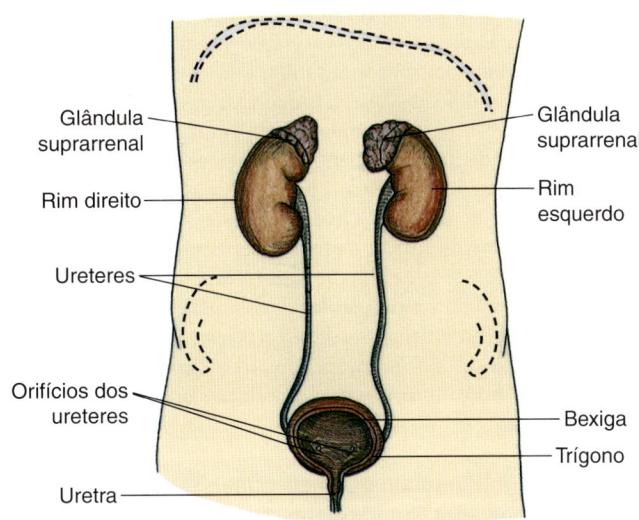

Figura 46.1 Órgãos do sistema urinário.

Os néfrons, que são as unidades funcionais dos rins, removem produtos residuais do sangue e desempenham um papel essencial na regulação dos líquidos e no equilíbrio eletrolítico. Cada néfron contém um agrupamento de capilares denominado *glomérulo*, que filtra água, glicose, aminoácidos, ureia, ácido úrico, creatinina e principais eletrólitos. Proteínas grandes e células do sangue normalmente não são filtradas pelo glomérulo. Suspeite de lesão glomerular ao encontrar proteína (**proteinúria**) ou sangue (**hematúria**) na urina.

Nem todo o filtrado glomerular é excretado como urina. Aproximadamente 99% são reabsorvidos no plasma pelo túbulo convoluto proximal do néfron, alça de Henle e pelo túbulo distal; 1% restante é excretado como urina. É o processo de reabsorção que mantém o delicado balanço hidreletrolítico. A faixa normal de produção de urina é de 1 a 2 ℓ por dia (Huether et al., 2020). Vários fatores podem influenciar a produção de urina, como a ingestão de líquidos e a temperatura corporal (Boxe 46.1).

Os rins têm funções essenciais além da eliminação de resíduos corporais. Eritropoetina, produzida pelos rins, estimula a produção de glóbulos vermelhos e sua maturação da medula óssea. Pacientes com condições renais crônicas não conseguem produzir quantidades

---

Boxe 46.1 Fatores que influenciam a eliminação urinária

Crescimento e desenvolvimento
- Crianças não conseguem ter o controle voluntário da micção até os 18 ou 24 meses
- A aptidão para o treinamento de banheiro inclui a capacidade de reconhecer a sensação de bexiga cheia, segurar a urina por 1 ou 2 horas e comunicar o senso de urgência
- Idosos podem sofrer um decréscimo na capacidade vesical, maior irritabilidade vesical e aumento da frequência de contrações da bexiga durante seu preenchimento
- Em idosos, a capacidade de reter a urina entre o desejo inicial e a necessidade urgente de urinar diminui
- Idosos apresentam maior risco de incontinência urinária devido a doenças crônicas e fatores que interferem na mobilidade, cognição e destreza manual.

Fatores socioculturais
- As normas culturais e de gênero variam. Algumas culturas têm como norma que as instalações sanitárias sejam privativas, enquanto outras aceitam instalações sanitárias comunitárias
- Normas religiosas ou culturais podem ditar quem é aceitável para ajudar nas práticas de eliminação
- Expectativas sociais (p. ex., recessos escolares, folgas profissionais) podem interferir na temporização da micção.

Fatores psicológicos
- Ansiedade e estresse às vezes afetam o senso de urgência e aumentam a frequência da micção
- Ansiedade pode impactar o esvaziamento da bexiga devido ao relaxamento inadequado dos músculos do assoalho pélvico e do esfíncter urinário
- Depressão pode diminuir o desejo de manter a continência urinária.

Hábitos pessoais
- A necessidade de privacidade e de tempo adequado para urinar podem influenciar a capacidade de esvaziar a bexiga de modo adequado.

Ingestão de líquido
- Se os líquidos, eletrólitos e solutos estiverem balanceados, o aumento da ingestão de líquidos aumentará a produção de urina
- O álcool diminui a liberação de hormônios antidiuréticos, desta forma aumentando a produção de urina

- Líquidos que contêm cafeína e outros irritantes vesicais podem causar contrações vesicais indesejadas, resultando em frequência, urgência e incontinência.

Condições patológicas
- Diabetes melito, esclerose múltipla e acidente vascular encefálico podem alterar a contratilidade da bexiga e a capacidade de percebê-la cheia. Os pacientes sofrem de hiperatividade vesical ou de esvaziamento deficiente da bexiga
- Artrite, doença de Parkinson, demência e síndromes de dor crônica podem interferir no acesso oportuno ao banheiro
- Lesão medular ou doença de disco intervertebral (acima da S1) podem causar perda do controle urinário devido a hiperatividade vesical e coordenação prejudicada entre a bexiga em contração e o esfíncter urinário
- Aumento da próstata (p. ex., hiperplasia prostática benigna [HPB]) pode causar obstrução da saída da bexiga, causando retenção urinária.

Procedimentos cirúrgicos
- Trauma local durante cirurgias pélvicas e da parte inferior do abdome às vezes obstrui o fluxo de urina, requerendo o uso temporário de um cateter urinário de demora
- Retenção urinária no período pós-operatório tem duas causas principais: uma delas é a obstrução mecânica do trato urinário inferior; a outra é a alteração do controle neural da bexiga e do mecanismo detrusor, mais comumente devido a medicamentos analgésicos (Glick, 2020).

Medicamentos
- Diuréticos aumentam a eliminação urinária ao impedirem a reabsorção de água e certos eletrólitos
- Alguns medicamentos alteram a cor da urina (p. ex., fenazopiridina – laranja, riboflavina – amarelo intenso)
- Anticolinérgicos (p. ex., atropina, agentes hiperativos) podem aumentar o risco de retenção urinária por inibirem a contratilidade da bexiga (Burchum e Rosenthal, 2019)
- Hipnóticos e sedativos (p. ex., analgésicos, agentes ansiolíticos) podem reduzir a capacidade de reconhecer e agir mediante a urgência de urinar.

Exames diagnósticos
- Cistoscopia pode causar trauma localizado na uretra, resultando em disúria e hematúria transitórias (1 a 2 dias)
- Sempre que o trato urinário estéril é cateterizado, há risco de infecção.

suficientes desse hormônio; portanto, eles geralmente têm anemia. Os rins desempenham um importante papel no controle da pressão arterial via sistema renina-angiotensina (ou seja, liberação de aldosterona e prostaciclina) (Huether et al., 2020). Em momentos de isquemia renal (diminuição do suprimento de sangue), é liberada renina pelas células justaglomerulares. A renina funciona como uma enzima na conversão do angiotensinogênio (uma substância sintetizada pelo fígado) em angiotensina I, que é convertida em angiotensina II nos pulmões. Esta causa vasoconstrição e estimula a liberação de aldosterona pelo córtex adrenal. A aldosterona causa retenção hídrica, o que aumenta o volume de sangue e a pressão arterial. Os rins também produzem prostaglandina E_2 e prostaciclina, o que ajuda a manter o fluxo de sangue renal por meio da vasodilatação. Esses mecanismos aumentam a pressão arterial e o fluxo de sangue renal (Huether et al., 2020).

Os rins produzem um hormônio que converte a vitamina D em sua forma ativa. Isso afeta a regulação do cálcio e do fosfato e pode fazer com que os níveis de vitamina D caiam. Pacientes com função renal prejudicada podem ter problemas como anemia, hipertensão e desequilíbrios eletrolíticos.

Ureteres

Um ureter é conectado a cada pelve renal e leva resíduos urinários para a bexiga. A drenagem de urina pelos ureteres até a bexiga é estéril. Ondas peristálticas fazem com que a urina entre na bexiga em jatos, em vez de constantemente. Contrações na bexiga durante a micção comprimem a parte inferior dos ureteres para prevenir o refluxo de urina nos ureteres (Huether et al., 2020). Obstrução do fluxo urinário pelos ureteres, como no caso de cálculo renal, pode fazer com que a urina reflua (refluxo urinário) para dentro dos ureteres e da pelve renal, causando distensão (hidroureter/hidronefrose) e, em alguns casos, danos permanentes às estruturas sensíveis e à função renal.

Bexiga

A bexiga urinária é um órgão muscular oco e expansível que retém a urina. Quando vazia, a bexiga pode ser encontrada na cavidade pélvica atrás da sínfise púbica. Nos homens, a bexiga se apoia no reto, e, nas mulheres, posiciona-se junto à parede anterior do útero e da vagina. A bexiga tem duas partes: uma base fixa chamada *trígono* e um corpo expansível chamado *detrusor*. A bexiga se expande conforme vai sendo preenchida com urina. Normalmente, a pressão na bexiga durante o preenchimento permanece baixa, impedindo o perigoso refluxo de urina nos ureteres e rins. Refluxo pode causar infecção. Em gestantes, o feto em desenvolvimento empurra a bexiga, reduzindo sua capacidade e causando uma sensação de repleção.

Uretra

A urina viaja da bexiga através da uretra e é eliminada do corpo através do meato uretral. A uretra passa por uma espessa camada de músculos esqueléticos chamados *músculos do assoalho pélvico*. Esses músculos estabilizam a uretra e contribuem para a continência urinária. O esfíncter uretral externo, que é constituído de músculos estriados, contribui para o controle voluntário sobre o fluxo de urina. A uretra feminina tem aproximadamente 3 a 4 cm de comprimento, e a uretra masculina, cerca de 18 a 20 cm de comprimento. A uretra mais curta das mulheres aumenta o risco de infecção do trato urinário (ITU) devido ao fácil acesso à área perineal contaminada por bactérias (Huether et al., 2020).

Ato de urinar

Ato de urinar, *micção* e *mijar* são termos que descrevem o processo de esvaziamento da bexiga. Micção é uma interação complexa de bexiga, esfíncter urinário e sistema nervoso central. Várias áreas do cérebro estão envolvidas no controle da bexiga: o córtex cerebral, o tálamo, o hipotálamo e o tronco encefálico. Existem dois centros de micção na medula: um coordena a inibição da contração da bexiga; o outro, sua contratilidade. À medida que a bexiga enche e se expande, as contrações vesicais são inibidas pela estimulação simpática do centro torácico de micção. Quando a bexiga está preenchida com aproximadamente 400 a 600 mℓ, a maioria das pessoas tem uma intensa sensação de urgência. Quando a pessoa se encontra em um local apropriado para urinar, o sistema nervoso central envia uma mensagem aos centros de micção, interrompendo a estimulação simpática e iniciando a estimulação parassimpática do centro sacral de micção. O esfíncter urinário relaxa, e a bexiga se contrai. Quando o momento e o local não são apropriados, o cérebro envia mensagens aos centros de micção para contrair o esfíncter urinário e relaxar o músculo vesical.

Fatores que influenciam o ato de urinar. Fatores fisiológicos, condições psicossociais e fatores diagnósticos ou induzidos por tratamentos podem afetar a eliminação urinária normal (Boxe 46.1). O conhecimento desses fatores permite que você preveja possíveis problemas de eliminação e intervenha quando os problemas se desenvolverem.

Problemas comuns de eliminação urinária. Os problemas mais comuns de eliminação urinária envolvem a falta de capacidade de armazenar ou esvaziar completamente a urina da bexiga. Os problemas podem ser consequência de infecções; bexiga irritável ou hiperativa; obstrução do fluxo urinário; contratilidade prejudicada da bexiga; ou problemas que prejudiquem a inervação da bexiga, resultando em disfunção sensorial ou motora.

Retenção urinária. **Retenção urinária** é a incapacidade de esvaziar parcial ou totalmente a bexiga. A retenção urinária aguda ou de manifestação rápida expande a bexiga, causando sensações de pressão, desconforto/dor, sensibilidade na região da sínfise púbica, inquietação e, às vezes, diaforese. Os pacientes podem não ter nenhuma eliminação de urina por várias horas e, em alguns casos, experimentam frequência, urgência, pequeno volume de micção ou vazamento de pequenas quantidades de urina. A retenção urinária crônica se apresenta de forma lenta e gradativa, tempo durante o qual os pacientes podem sentir uma redução dos volumes de urina eliminados, necessidade de fazer força para urinar, frequência, urgência, incontinência e sensações de esvaziamento incompleto. **Resíduo pós-miccional (RPM)** é a quantidade de urina que permanece na bexiga após a micção, sendo mensurado por meio de ultrassonografia ou de cateterização direta. Incontinência causada por retenção urinária é chamada de *incontinência por extravasamento* ou *incontinência relacionada com a retenção crônica de urina*. A pressão na bexiga excede a capacidade do esfíncter de impedir a passagem da urina, e o paciente apresenta escape de urina (Tabela 46.1).

Infecções do trato urinário. Infecções do trato urinário (ITUs) são o quinto tipo mais comum de infecção associada a cuidados de saúde; aparentemente todos esses casos devem-se à instrumentação do trato urinário (Centers for Disease Control and Prevention [CDC, 2020]). *Escherichia coli*, uma bactéria comumente encontrada no cólon, é o patógeno causador mais comum (Fekete, 2020). O risco de desenvolver uma ITU aumenta na presença de um cateter vesical de demora, qualquer tipo de instrumentação do trato urinário, retenção urinária, incontinência urinária e fecal e práticas insatisfatórias de higiene íntima.

ITUs são caracterizadas por sua localização (ou seja, trato urinário superior [rins] ou trato urinário inferior [bexiga, uretra]) e apresentam sinais e sintomas de infecção. **Bacteriúria**, ou a presença de bactérias na urina, nem sempre significa a existência de uma ITU. Na ausência

Tabela 46.1 Incontinência urinária.

Definição	Características	Intervenções de enfermagem selecionadas
Incontinência transitória		
Incontinência causada por condições clínicas que em muitos casos são tratáveis e reversíveis	Causas reversíveis comuns incluem: • Delírio e/ou confusão aguda • Inflamação (p. ex., infecção do trato urinário [ITU], uretrite) • Medicamentos (p. ex., diuréticos) (Burchum e Rosenthal, 2019) • Eliminação de urina excessiva (p. ex., hiperglicemia, insuficiência cardíaca congestiva) • Déficit da mobilidade por qualquer causa • Impactação fecal • Depressão • Retenção urinária aguda	Mediante nova manifestação ou intensificação da incontinência, procure por causas reversíveis Notifique o médico em caso de qualquer suspeita de causa reversível
Incontinência funcional		
Perda da continência devido a causas externas ao trato urinário Normalmente relacionada com déficits funcionais, como mobilidade e destreza manual alteradas, déficit cognitivo, desmotivação ou barreiras ambientais Resultado direto de cuidadores que não respondem oportunamente a solicitações de ajuda no uso do sanitário	Acesso restrito ao sanitário por: • Déficits sensoriais (p. ex., visão) • Déficits cognitivos (p. ex., delírio, demência, deficiência intelectual grave) • Mobilidade alterada (p. ex., fratura de quadril, artrite, dor crônica, paralisia espástica associada à esclerose múltipla, movimentos lentos associados à doença de Parkinson, hemiparesia) • Destreza manual alterada (p. ex., artrite, fratura de extremidade superior) • Barreiras ambientais (p. ex., cuidados indisponíveis para ajudar com transferências, caminho até o banheiro não manobrável com andador, roupas apertadas difíceis de tirar, fraldas geriátricas)	Iluminação adequada no banheiro Programa sanitário individualizado elaborado especialmente para o grau de déficit cognitivo: programa de treinamento de hábito, programa de uso programado do sanitário, programa de prontidão para micção Recursos de mobilidade (p. ex., assentos elevados de vaso sanitário, barras de apoio no banheiro) Área livre do banheiro para permitir acesso com andador ou cadeira de rodas Calças com cintura de elástico sem botões ou zíperes Sistema de chamada de enfermagem sempre ao alcance Uso de produto de contenção de incontinência que o paciente possa remover facilmente, como uma roupa íntima descartável de vestir ou absorvente que possa ser afastado para o lado facilmente para urinar
Incontinência urinária relacionada com a retenção crônica de urina (incontinência urinária por transbordamento)		
Escape involuntário de urina causado por distensão excessiva da bexiga geralmente relacionado com o esvaziamento insuficiente da bexiga devido à fraqueza ou ausência de contrações vesicais	Bexiga distendida à palpação Alto nível de residual pós-micção Frequência Vazamento involuntário de pequenos volumes de urina Noctúria	As intervenções são individualizadas em relação com a gravidade da retenção urinária, capacidade de contração da bexiga, danos renais existentes Leve retenção com alguma função vesical: • Micção temporizada • Micção dupla • Monitorar o residual pós-micção de acordo com as recomendações do médico Retenção grave, sem função vesical: • Cateterização intermitente • Cateterização intermitente • Cateterização vesical de demora

(continua)

Tabela 46.1 Incontinência urinária. *(Continuação)*

Definição	Características	Intervenções de enfermagem selecionadas
Incontinência urinária de esforço		
Vazamento involuntário de pequenos volumes de urina associado a um aumento da pressão intra-abdominal relacionado com a hipermobilidade uretral ou com um esfíncter urinário incompetente (p. ex., fraqueza dos músculos do assoalho pélvico, trauma pós-parto, prostatectomia radical) Resultante de fraquezas ou lesões no esfíncter urinário ou músculos do assoalho pélvico Resultado subjacente: a uretra não consegue permanecer fechada à medida que a pressão aumenta na bexiga em consequência do aumento da pressão abdominal (p. ex., espirro ou tosse)	Perda de pequenos volumes de urina ao tossir, rir, se exercitar, andar, levantar-se de uma cadeira Geralmente não há vazamento de urina à noite, enquanto dorme	Conforme indicado pelo médico, oriente o paciente a fazer exercícios para os músculos pélvicos
Incontinência urinária de urgência		
Passagem involuntária de urina associada a uma intensa sensação de urgência relacionada com uma bexiga hiperativa causada por problemas neurológicos, inflamação na bexiga ou obstrução da saída da bexiga Em muitos casos, a hiperatividade vesical é idiopática; sua causa é desconhecida Causada por contrações involuntárias da bexiga associadas à compulsão de urinar que causa vazamento de urina	Pode apresentar um ou todos os sintomas a seguir: • Urgência • Frequência • Noctúria • Dificuldade ou incapacidade de reter a urina mediante a ocorrência da urgência em urinar • Os vazamentos ocorrem a caminho do banheiro • O volume do escape de urina é maior, às vezes suficiente para molhar as roupas externas • Gotejam pequenas quantidades a caminho do banheiro • Intensa compulsão/vazamentos quando ouve barulho de água corrente, ao lavar as mãos ou quando ingere líquidos	Pergunte ao pacientes sobre sintomas de ITU Evite irritantes vesicais (p. ex., cafeína, adoçantes artificiais, álcool) Conforme recomendação médica, oriente o paciente a praticar exercícios para os músculos pélvicos, de inibição da urgência e/ou treinamento vesical Se solicitado pelo médico, monitore os sintomas do paciente e a presença de eventuais efeitos colaterais de medicamentos antimuscarínicos
Incontinência urinária reflexa		
Perda involuntária de urina que ocorre a intervalos ligeiramente previsíveis quando o paciente alcança um volume vesical específico relacionado com danos medulares entre a C1 e a S2	Diminuição ou ausência de consciência do preenchimento vesical e da urgência de urinar Vazamento inconsciente de urina Pode não esvaziar completamente a bexiga devido à falta de sinergia do esfíncter urinário — contração inadequada do esfíncter quando a bexiga contrai, causando obstrução do fluxo urinário **Aviso:** há risco de desenvolver disreflexia autonômica, uma condição potencialmente fatal que causa elevação grave da pressão arterial e da frequência de pulso e diaforese	Siga a programação prescrita de esvaziamento da bexiga por micção ou cateterização intermitente Forneça produtos de contenção urinária: cateter urinário externo, roupas de baixo, absorventes, fraldas Monitore eventuais sinais e sintomas de retenção urinária e ITU Monitore a eventual presença de disreflexia autonômica, emergência médica que requer intervenção imediata. Notifique o médico imediatamente

de sintomas, a presença de bactérias na urina quando detectada por meio de cultura da urina é chamada *bacteriúria assintomática* e não é considerada uma infecção, não devendo, portanto, ser tratada com antibióticos (Duncan, 2019). Infecção sintomática da bexiga pode levar a uma ITU superior grave (**pielonefrite**) e infecção da corrente sanguínea potencialmente fatal (**bacteriemia** ou urossepse), que deve ser tratada com antibióticos. Entre os sintomas de ITU inferior (bexiga), podem-se citar ardência ou dor ao urinar (**disúria**); irritação da bexiga (**cistite**), caracterizada por urgência, frequência, incontinência ou sensibilidade suprapúbica; e urina turva de odor desagradável. Idosos com infecções, incluindo ITUs, geralmente apresentam sintomas inespecíficos, como delírio, confusão, fadiga, perda do apetite, declínio funcional, alterações de estado mental, incontinência, quedas ou temperatura subnormais (Touhy e Jett, 2020).

ITUs são as infecções adquiridas em hospital mais comuns, sendo responsáveis por mais de 40% das infecções registradas em hospitais de cuidados agudos. Os principais fatores de risco de **infecção do trato urinário relacionada com o cateter (ITURC)** são a presença de um cateter urinário de demora e seu tempo de permanência no paciente. Pelo fato de a ITURC ser comum, de alto custo e considerada razoavelmente prevenível, a partir de 1º de outubro de 2008, os Centers for Medicare and Medicaid Services (CMS) dos EUA passaram a considerá-la como uma das complicações pelas quais os hospitais não recebem mais pagamentos adicionais como compensação pelos custos extras de tratamento. Consequentemente, houve uma mudança nas práticas de cuidados clínicos, do tradicional foco no reconhecimento precoce e tratamento imediato para o foco na prevenção. Estratégias eficazes de prevenção que devem ser implementadas para reduzir o risco de ITURCs incluem treinamento e educação dos profissionais da saúde com foco em maior conscientização a respeito de controles básicos de infecção, conhecimento sobre práticas ideais de higienização das mãos e métodos de manuseio adequado de cateter de demora e de sistemas de coleta de urina; como fixar corretamente os cateteres; e como manter o fluxo de urina desobstruído e o sistema de drenagem fechado usando as devidas técnicas estéreis (Assadi, 2018; Lawrence et al., 2019).

Incontinência urinária. A **incontinência urinária (IU)** é definida como uma "queixa de qualquer perda involuntária de urina" (Lukacz, 2020; Vethanayagam et al., 2017) (Tabela 46.1). Formas comuns são a IU de urgência (vazamento involuntário associado a urgência), a IU de esforço (perda involuntária de urina associada ao exercício e ao esforço quando espirra ou tosse) e a IU por transbordamento (gotejamento ou extravasamento contínuo) (Fekete, 2020). A IU é considerada mista quanto há sintomas tanto do tipo de esforço quanto de urgência. Bexiga hiperativa é definida como urgência urinária, geralmente acompanhada de aumento da frequência urinária e noctúria, que pode ou não estar associada à incontinência de urgência e cuja presença se dá sem patologia ou infecção óbvia da bexiga. IU associada a retenção crônica de urina (formalmente chamada de *IU por transbordamento*) é o vazamento de urina causado pelo excesso de repleção da bexiga. IU funcional é causada por fatores que impedem ou interferem no acesso do paciente ao banheiro ou a outro recipiente de urina aceitável. Na maioria dos casos, não há patologia vesical. É um problema significativo para idosos que têm problemas de mobilidade ou de destreza para manipular suas roupas e comportamentos sanitários. Uma categoria recentemente adicionada de incontinência é identificada como incontinência multifatorial. Esse tipo descreve a incontinência que apresenta diversos fatores de risco interligados, alguns no trato urinário e outros fora dele, como várias doenças crônicas, medicamentos, fatores relacionados com a idade e fatores ambientais (Saito et al., 2017).

Derivação urinária. Pacientes cujas bexigas foram removidas (por cistectomia) devido a câncer ou disfunção vesical significativa relacionada com lesões por radiação ou disfunção neurogênica que apresentam episódios frequentes de ITU requerem procedimentos cirúrgicos que desviam a urina para fora do corpo por meio de uma abertura na parede abdominal denominada *estoma*. As derivações urinárias são feitas com uma seção do intestino para criar um reservatório de armazenamento ou um conduto para a urina. As derivações podem ser temporárias ou permanentes e continentes ou incontinentes.

Há dois tipos de derivações urinárias continentes. A primeira delas é chamada de *reservatório urinário continente* (Figura 46.2 A), que é criada da porção distal do íleo e da porção proximal do cólon. Os ureteres são integrados no reservatório. Esse reservatório se situa sob a parede abdominal e apresenta um segmento ileal estreito que se projeta através da parede abdominal, formando um pequeno estoma. A válvula ileocecal cria uma válvula unidirecional na bolsa por meio da qual um cateter é inserido pelo estoma para esvaziar a urina contida na bolsa. Os pacientes precisam estar dispostos e conseguir cateterizar e esvaziar a bolsa de 4 a 6 vezes/dia pelo resto da vida.

O segundo tipo de derivação urinária continente é chamado de *neobexiga ortotópica,* a qual usa uma bolsa ileal para substituir a bexiga. Anatomicamente, a bolsa fica na mesma posição da bexiga antes de sua remoção, permitindo que o paciente urine pela uretra utilizando a técnica de Valsalva.

Uma **ureterostomia** ou conduto ileal é uma derivação urinária incontinente permanente criada com o transplante dos ureteres em uma parte vedada do íleo intestinal e a exteriorização da outra ponta

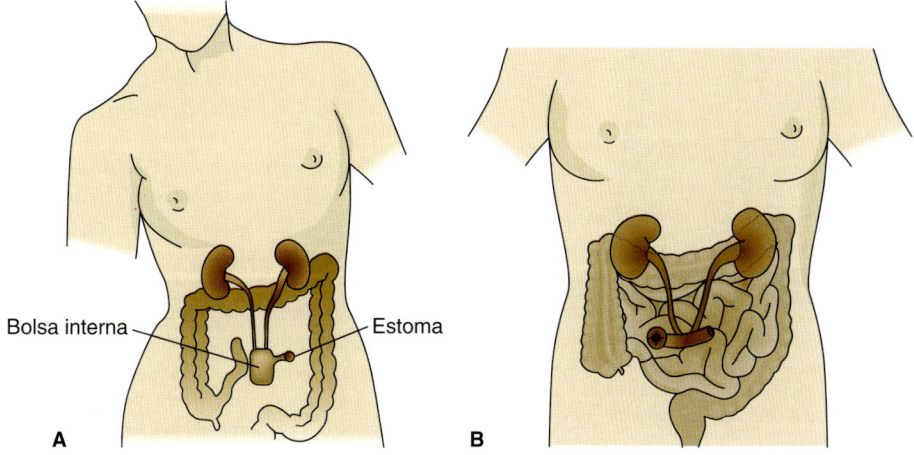

Figura 46.2 Tipos de derivação urinária. **A.** Reservatório urinário continente. **B.** Ureterostomia (conduto ileal).

através da parede abdominal, formando um estoma (Figura 46.2 B). O paciente não tem sensação ou controle do fluxo contínuo de urina pelo conduto ileal, o que exige que os resíduos (drenagem) sejam coletados em uma bolsa.

Tubos de **nefrostomia** são pequenos tubos tunelizados através da pele na pelve renal. Esses tubos são colocados para drenar a pelve renal quando o ureter está obstruído. Os pacientes vão para casa com esses tubos e precisam de orientações minuciosas de como cuidar do local e como monitorar eventuais sinais de infecção (Figura 46.3).

> **Pense nisso**
> Você recentemente cuidou de uma jovem mulher com recorrentes infecções do trato urinário (ITUs). Pense em como essas infecções afetam seu estilo de vida.

Base de conhecimento de enfermagem

A eliminação urinária é uma função básica do corpo que carrega consigo uma variedade de necessidades psicológicas e fisiológicas. Quando uma enfermidade ou incapacidade interfere na satisfação dessas necessidades, é de suma importância cuidados de enfermagem que tratem tanto das necessidades fisiológicas quanto psicológicas. Você precisa de conhecimentos além da anatomia e fisiologia do sistema urinário para proporcionar cuidados adequados.

Controle de infecção e higiene

O trato urinário é estéril. Siga princípios de controle de infecção para ajudar a prevenir o desenvolvimento e a disseminação de ITUs. Você deve seguir os princípios de assepsia e degermação cirúrgica ao realizar procedimentos que envolvam o trato urinário ou a genitália externa. Higiene íntima é um elemento essencial do cuidado (ver Capítulo 40) quando há uma alteração no padrão habitual de eliminação urinária. Cuidados íntimos ou exame da genitália requerem assepsia médica, incluindo a devida higienização das mãos. Qualquer procedimento invasivo, como uma cateterização, requer técnica asséptica estéril.

Crescimento e desenvolvimento

É importante aplicar o conhecimento sobre crescimento e desenvolvimento normal ao cuidar de um paciente com problemas urinários. A capacidade de um paciente de controlar a micção muda ao longo da vida.

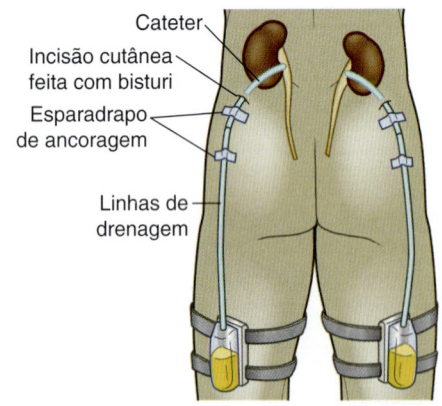

Tubos de nefrostomia bilateral inseridos na pelve renal; os cateteres saem através de uma incisão em cada flanco, ou pode haver apenas um rim

Figura 46.3 Tubos de nefrostomia. (De Harding MM et al.: *Medical-surgical nursing*, ed 11, St Louis, 2020, Elsevier.)

O sistema neurológico não está bem desenvolvido até os 2 ou 3 anos de vida. Até essa fase do desenvolvimento, a criança pequena não consegue associar a sensação de repleção e urgência ao urinar. Quando a criança reconhece as sensações de urgência, consegue reter a urina por 1 ou 2 horas, bem como comunicar suas necessidades, o treinamento de esfíncter se torna bem-sucedido. A continência começa durante os momentos do dia. Crianças que fazem xixi na cama à noite sem despertar do sono têm o que chamamos de *enurese noturna*. Em alguns casos, elas podem sofrer dessa incontinência noturna até as fases mais avançadas da infância. Bebês e crianças pequenas não conseguem concentrar efetivamente a urina, cuja aparência é amarelo-clara ou transparente. Em relação a suas dimensões corporais pequenas, lactentes e crianças excretam grandes volumes de urina. Por exemplo, um lactente com 6 meses que pesa de 6 a 8 kg excreta de 400 a 500 mℓ de urina por dia.

A gravidez causa várias mudanças no corpo, inclusive no trato urinário. No início e no fim da gestação, é comum o aumento da frequência urinária. Alterações hormonais e a pressão do feto em crescimento sobre a bexiga causam aumento da produção de urina e diminuição da capacidade da bexiga.

O envelhecimento normal causa mudanças no trato urinário e no restante do corpo. Essas mudanças não são a causa de disfunção vesical, mas a idade de fato aumenta seu risco e sua incidência (Boxe 46.2).

Implicações psicossociais

Autoconceito, cultura e sexualidade são conceitos intimamente ligados que são afetados quando os pacientes apresentam problemas de eliminação. O autoconceito muda ao longo da vida de uma pessoa e inclui imagem corporal, autoestima, papéis e identidade (ver Capítulos 33 e 34). Quando as crianças começam a conquistar o controle da bexiga e a aprender as habilidades no uso de sanitário apropriadas, elas às vezes resistem a urinar no vaso sanitário e associam sua urina e fezes como extensões de si mesmas e, portanto, não querem descartá-las. O processo de micção é geralmente um evento culturalmente privativo e requer que você seja sensível à necessidade de privacidade. Incontinência pode ser devastadora para a autoimagem e para a autoestima. Quando seu paciente pede ajuda para uma atividade tão privativa e pessoal, ele pode considerar isso vergonhoso ou pode achar que o estão tratando como criança, ou que isso pode ameaçar o senso de autodeterminação do paciente. Quando um paciente tem uma derivação urinária, esta influenciará sua percepção da imagem corporal, resultando na percepção de uma ameaça à sua capacidade de manter um relacionamento sexual saudável com o parceiro. Como enfermeiro, você deve estar ciente de como distúrbios da eliminação afetam os pacientes em termos psicossociais, para que você possa compreender o impacto total do problema de eliminação do paciente.

Carly tem uma base de conhecimento sobre o sistema urinário e os fatores que impactam a micção e a incontinência. Ela sabe que a Sra. Grayson tem histórico de ITU e incontinência urinária. Com base em seu histórico de enfermagem da Sra. Grayson, Carly identificou múltiplos fatores que podem estar contribuindo para seus problemas atuais de incontinência. Carly avaliou o prontuário eletrônico da Sra. Grayson e sabe que ela teve cinco filhos, é obesa e tem histórico de diabetes melito tipo 2; então, Carly usa seu conhecimento sobre eliminação urinária para identificar áreas a serem avaliadas e quais resultados laboratoriais analisar.

Pensamento crítico

O sucesso do pensamento crítico requer uma síntese de conhecimento, experiência, fatores ambientais, atitudes de pensamento crítico e padrões intelectuais e profissionais. Julgamentos clínicos requerem que você antecipe e colete informações necessárias, analise os dados, identifique pistas e tome decisões em relação a seu cuidado do paciente. Durante a avaliação, considere todos os elementos necessários para realizar um diagnóstico de enfermagem apropriado (Figura 46.4).

Boxe 46.2 Foco em idosos

Incontinência urinária

Incontinência urinária é causada por déficits anatômicos e funcionais, incluindo funcionamento inadequado do trato urinário inferior, problemas físicos, déficit cognitivo, comorbidades que prejudicam a função e medicamentos. O tipo mais comum de incontinência urinária é a incontinência urinária de urgência em idosos tanto do sexo masculino quanto feminino. Os motivos mais comuns de incontinência urinária de urgência em homens e mulheres são hipertrofia de próstata e mucosa uretral atrófica, respectivamente. Incontinência urinária relacionada com a idade geralmente permanece sem tratamento nos idosos pelo fato de a condição ser considerada como parte do envelhecimento normal (Eshkoor et al., 2017; Ignatavicius et al., 2018). Idosos têm menor capacidade de retardar a micção, maior incidência de bexiga hiperativa e potencial perda de contratilidade vesical, o que aumenta o risco de retenção urinária. Mulheres idosas têm déficit da estrogenização do tecido perineal, o que aumenta o risco de infecção do trato urinário (Lukacz, 2020). O uso de múltiplos medicamentos, a denominada *polifarmácia*, é mais comum em idosos (Touhy e Jett, 2020). Muitos desses medicamentos têm potencial para impactar a eliminação normal por afetarem a capacidade da bexiga de reter a urina ou de esvaziar-se adequadamente (anti-hipertensivos, inibidores da colinesterase, antidepressivos, sedativos) (Burchum e Rosenthal, 2019).

Implicações para a prática de enfermagem

- Lembre-se de que idosos com déficit cognitivo podem precisar ser lembrados de urinar mais frequentemente para melhorar a continência
- Avalie todas as causas possíveis de novas manifestações de incontinência, que incluem qualquer medicamento novo que possa afetar a cognição, atenção, mobilidade ou micção
- Avalie cuidadosamente idosos que iniciam tratamentos com medicamentos antimuscarínicos quanto a alterações da condição mental. Essa classe de medicamentos tem potencial de causar déficit cognitivo em idosos (American Geriatrics Society, 2018)
- Implemente intervenções para maximizar o autocuidado e a continência (p. ex., programa de uso do banheiro, auxílios de mobilidade, ajuda com higiene) ao cuidar de idosos com mobilidade prejudicada e incontinência
- Oriente exercícios para os músculos pélvicos a mulheres idosas com incontinência de esforço. Não há limite de idade para sua eficácia
- A sensação de sede diminui com a idade. Uma hidratação adequada promove a saúde da bexiga. Sendo assim, estimule os idosos a beber quantidades adequadas de água (Touhy e Jett, 2020)
- Para reduzir a noctúria, oriente os pacientes a restringir a ingestão de líquidos 2 h antes de irem para a cama
- Avalie homens idosos com alterações nos padrões de micção (p. ex., urgência, frequência, jato lento, redução da eliminação, gotejamentos) em relação à retenção urinária devido a aumento da próstata relacionado com a idade.

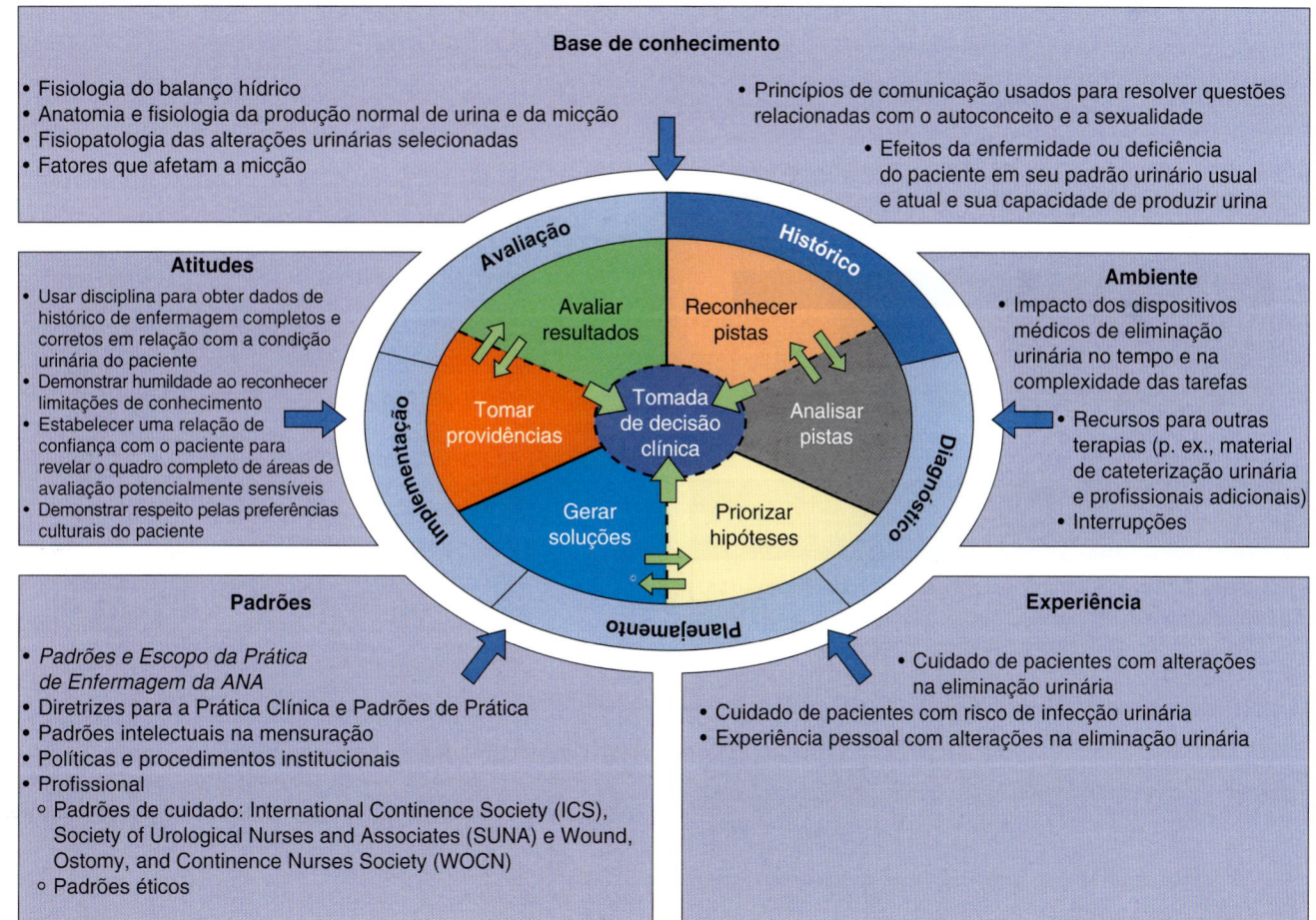

Figura 46.4 Modelo de pensamento crítico para avaliação da eliminação urinária. *ANA*, American Nurses Association. (Copyright de Modelo de Medida de Julgamento Clínico © NCSBN. Todos os direitos reservados.)

Ao aplicar o processo de enfermagem, leve em consideração o conhecimento que você adquiriu sobre o sistema urinário. Use pensamento crítico para integrar o conhecimento de enfermagem e de outras disciplinas, experiências anteriores e pacientes para entender o processo de eliminação urinária e seu impacto para o paciente e sua família. O sistema urinário é afetado por vários fatores, tanto como parte do trato urinário quanto fora dele. Consequentemente, você é capaz de identificar o impacto único desses problemas nos pacientes e seus familiares. Por exemplo, homens após cirurgia de câncer de próstata podem sofrer de IU de esforço devido a trauma no esfíncter urinário, pessoas que consomem muita cafeína ou aqueles que tomam diuréticos podem ter mais urgência e frequência urinária e pacientes que são normalmente continentes e se tornam imóveis podem também se tornar incontinentes.

Problemas de eliminação urinária são comuns em ambientes de cuidados de saúde. Reflita sobre experiências anteriores e pessoais para ajudá-lo a determinar as necessidades de eliminação de um paciente. Se você pessoalmente já teve uma ITU, a experiência ajuda você a entender a frustração e o constrangimento do paciente em consequência da frequência, urgência e disúria. Cuidar de idosos com incapacidades funcionais ajuda você a prever as necessidades do paciente em relação ao uso do banheiro.

Além disso, use atitudes de pensamento crítico, como perseverança, para criar um plano que leve ao manejo bem-sucedido dos problemas de eliminação urinária. Padrões profissionais também oferecem valiosas orientações. Você está em posição ideal para atuar como defensor do paciente sugerindo alternativas não invasivas ao uso de cateterização (p. ex., uso de exame do ultrassom da bexiga para avaliar o volume urinário sem instrumentação invasiva ou iniciar uma programação de micção para o paciente incontinente).

Consulte os padrões e diretrizes elaborados por organizações especializadas de enfermagem e aqueles desenvolvidos por organizações profissionais nacionais e internacionais ao avaliar criticamente os problemas do paciente e desenvolver um plano de cuidados. O Boxe 46.3 elenca alguns desses recursos. O enfermeiro profissional deve incorporar essas diretrizes baseadas em evidências no plano de cuidados de um paciente.

> **Pense nisso**
>
> O paciente que lhe foi designado é um homem de 85 anos com uma história de retenção urinária. Descreva as necessidades de uso do banheiro que você imagina que esse paciente possa ter.

> **Boxe 46.3** Recursos para enfermeiros urológicos/especialistas em continência
>
> - Centro de Controle e Prevenção de Doenças (CDC, 2020) – infecção do trato urinário relacionada com o cateter (ITURC) e infecção do trato urinário não relacionada com cateter (ITU) e outros eventos de infecção do sistema urinário (ISU): https://www.cdc.gov/nhsn/PDFs/pscManual/7pscCAUTIcurrent.pdf
> - European Association of Urology Nurses (EAUN): https://nurses.uroweb.org
> - International Continence Society (ICS): http://www.ics.org/
> - National Association for Continence (NAFC): http://www.nafc.org/
> - Society of Urologic Nurses and Associates (SUNA): https://www.suna.org/
> - The Simon Foundation for Continence: http://www.simonfoundation.org/index.html
> - Wound, Ostomy, and Continence Nurses Society (WOCN): http://www.wocn.org/

Processo de enfermagem

Aplique o processo de enfermagem e use uma abordagem de pensamento crítico ao cuidar de seus pacientes. O processo de enfermagem oferece uma abordagem de julgamento clínico para que você desenvolva e implemente um plano individualizado de cuidado.

❖ **Histórico de enfermagem**

Durante o processo de histórico de enfermagem, avalie minuciosamente cada paciente e analise criticamente seus achados para garantir que você faça os julgamentos clínicos centrados no paciente necessários para a segurança dos cuidados de enfermagem.

Carly inicia seu histórico de enfermagem da Sra. Grayson utilizando seu conhecimento sobre o sistema urinário e sua experiência anterior com pacientes com alterações urinárias. Ela continua coletando dados sobre os padrões urinários da Sra. Grayson, como ela atualmente lida com essas questões e como ela acha que isso está afetando sua vida. A Sra. Grayson diz que atualmente ela precisa ficar trocando suas roupas íntimas frequentemente. Ela também evita atividades que façam com que seu gotejamento piore.

Pelos olhos do paciente. Durante todo o processo de histórico de enfermagem, é importante que você considere a estrutura de referência do paciente em relação a sua doença ou problema urinário. Avalie o conhecimento do paciente sobre o problema urinário e suas expectativas em relação ao tratamento. Pelo fato de a micção ser um assunto particular, alguns pacientes têm dificuldade para falar sobre IU ou seus hábitos de micção. Aborde os pacientes de uma forma profissional e assegure-os de que seus problemas serão mantidos em caráter confidencial. Pacientes pós-operatórios ou aqueles que estão tomando medicamentos que afetam a função vesical podem ficar preocupados de que algo possa estar errado quando você avalia a quantidade e a frequência da micção. Pacientes que recebem líquidos intravenosos (IV) nem sempre percebem que têm mais necessidade de urinar. Sensibilidade em relação aos conceitos errôneos do paciente permite que você identifique rapidamente as áreas em que o paciente necessita de mais informações. Sempre pergunte ao paciente o que ele espera do cuidado. Por exemplo, o paciente espera que a ITU seja controlada? O paciente espera que a ureterostomia seja apenas temporária?

Capacidade de realizar o autocuidado. É muito importante avaliar minuciosamente a capacidade dos pacientes de realizar comportamentos necessários associados à micção. Investigue quais atividades um paciente consegue realizar de forma independente, bem como as expectativas do paciente em relação aos cuidados de enfermagem. Não presuma que só porque o paciente tem um diagnóstico de cognição prejudicada ele não consegue entender ou participar do cuidado. O equilíbrio entre a segurança do paciente e a ajuda no autocuidado é às vezes desafiador e precisa ser discutido com o paciente. Por exemplo, um paciente com pouco equilíbrio precisará de ajuda para se transferir até o banheiro e requererá supervisão contínua enquanto estiver usando o banheiro, algo que o paciente pode achar constrangedor ou humilhante.

Considerações culturais. Avalie as diferenças culturais e de gênero relacionadas com o próprio ato privativo de urinar e como elas afetam a avaliação e o cuidado de enfermagem. Seja sensível e faça perguntas de forma objetiva. Esteja atento a preferências de gênero quanto à posição para a micção: a maioria dos homens fica em pé para urinar, enquanto as mulheres se sentam. Isso faz toda a diferença em como você ajudará os pacientes que não conseguem usar o banheiro. Existem alterações urinárias relacionadas com o gênero, como aumento da próstata nos homens e prolapso de órgão pélvico nas mulheres.

A cultura geralmente dita papéis específicos aos gêneros quando se trata de cuidados de problemas de eliminação. Pode ser inapropriado para um homem tocar ou até mesmo falar sobre assuntos de eliminação com uma mulher (Boxe 46.4).

Fatores ambientais. Determine se qualquer fator ambiental afetará a eliminação urinária e o cuidado do paciente. Antes da avaliação, analise o prontuário médico do paciente em relação a novas informações – por exemplo, práticas específicas de eliminação, ou novos pedidos de materiais hospitalares, ou terapias. Evite conflitos de tempo; determine se há necessidade de profissionais adicionais para certas atividades do cuidado ou se terapias, equipamentos ou dispositivos médicos adicionais aumentam o tempo necessário para manejar as necessidades de eliminação urinária.

Pacientes em um ambiente de cuidados de saúde podem ter dificuldade para urinar em um urinol ou cadeira à beira do leito. Proporcione um ambiente privativo para a micção fechando a porta ou cerrando as cortinas ao redor do leito. Se permitido, deambule o paciente até o banheiro e certifique-se de que ele consiga pedir ajuda, se necessário.

Histórico de enfermagem. Antes de levantar dados para o histórico, avalie o nível de letramento em saúde de seu paciente para ter certeza de que você irá se comunicar de forma clara e que você compreenda os problemas do paciente. O histórico de enfermagem inclui uma revisão dos padrões de eliminação do paciente, sintomas de alterações urinárias e avaliação de fatores que estejam afetando a capacidade de urinar normalmente. O Boxe 46.5 elenca as questões de histórico de enfermagem que ajudarão você a direcionar o foco do paciente nos problemas urinários.

Padrão de micção. Pergunte ao paciente sobre seus padrões diários de micção, incluindo frequência e horários do dia, volume normal a cada micção e histórico de mudanças recentes. A frequência de micção

---

Boxe 46.4 Aspectos culturais do cuidado

Eliminação urinária

A eliminação urinária é um ato privativo. É importante, ao cuidar de pacientes de diversas culturas e religiões, incorporar no plano de cuidados a sensibilidade e a conscientização sobre os fatores que podem impactar o cuidado ao lidar com problemas de eliminação urinária. Algumas culturas podem ter crenças e práticas específicas relacionadas com eliminação, privacidade e cuidado específico relacionado com o gênero. Devido à natureza pessoal e às práticas culturais que envolvem a eliminação, problemas urinários como incontinência geralmente não são discutidos com profissionais médicos (Giger e Haddad, 2021; Lai et al., 2017). Variações dentro de um mesmo grupo cultural são comuns; portanto, avalie e cuide de cada paciente de modo individual.

Implicações para os cuidados centrados no paciente

- Cada paciente é único. Como profissional, você deve determinar até que ponto a origem cultural do paciente, como faixa etária, localização geográfica, etnia ou raça, afeta os problemas individuais de eliminação
- Sempre que possível, providencie um cuidador do mesmo gênero que as pessoas cujas preferências culturais enfatizem o recato feminino e proíbam que homens e mulheres que não sejam parentes se toquem (Jarvis, 2020)
- Privacidade é importante em várias culturas; assim, atenção cuidadosa em relação a fechar portas, fechar as cortinas ao redor do leito e cobrir o paciente é importante (Lai et al., 2017)
- Assegure-se de que o paciente compreenda o que lhe está sendo ensinado quando ele não tem o idioma local como primeira língua. Se houver disponibilidade, entregue materiais por escrito no idioma original do paciente. Se necessário, providencie um intérprete
- Certas culturas podem observar práticas meticulosas de higiene que determinam que a mão esquerda realize procedimentos sujos, como a higiene geniturinária. Pergunte ao paciente ou familiares cuidadores quais são suas preferências de práticas
- Algumas culturas podem continuar praticando circuncisão genital feminina, deixando apenas uma pequena abertura para urina e menstruação. As consequências dessa prática a longo prazo incluem recorrentes infecções do trato urinário, incontinência, infecções pélvicas, fístulas, formação de cicatrizes e disfunção sexual (Malik et al., 2018)
- As práticas culturais determinam o nível de envolvimento da família nos cuidados do paciente. Essa fonte de força é importante para a saúde do paciente, e a família deve ser incluída no plano de cuidados.

Boxe 46.5 Questões do histórico de enfermagem

Natureza do problema
- Que problemas você está tendo para urinar?

Sinais e sintomas
- Você sente dor ou ardência quando urina?
- Você está sentindo dor abdominal/dor nos flancos/febre/calafrios?
- Houve alguma mudança na cor ou cheiro de sua urina? Por favor, descreva a mudança
- Você sente que está esvaziando completamente sua bexiga?
- Você está urinando mais vezes do que o normal durante o dia?
- Você precisa forçar e/ou esperar para que a urina comece a fluir?
- Você precisa se levantar à noite para urinar?
- Há escape de urina quando você sente muita vontade de urinar?
- Já escapou urina quando você tossiu, espirrou e/ou se exercitou?
- Você já ficou molhado de urina sem saber quando isso aconteceu?
- Você observa gotejamento de urina depois de ter urinado ou em outros momentos?

Manifestação e duração
- Quando você notou o problema pela primeira vez?
- Há quanto tempo você está com esse problema?

Gravidade
- Quantas vezes/dia você urina?
- Quantas vezes/dia e quantas vezes por noite ocorre vazamento de urina?
- Quantas vezes você se molha ou precisa trocar o absorvente por dia e por noite?
- Com que frequência você acorda com vontade de urinar e se levanta para ir ao banheiro?
- Como esse padrão se compara com o último de que você se lembra?

Fatores predisponentes
- Você notou quaisquer padrões em seu problema urinário?
- Diga-me o que você normalmente come/bebe em um dia. Isso inclui coisas como bebidas cafeinadas, chocolate, cítricos ou álcool?
- Quais medicamentos você toma regularmente, e algum foi trocado recentemente?
- Você foi hospitalizado ou diagnosticado recentemente com um novo problema de saúde?

Efeito no paciente
- Como esses sintomas afetaram sua vida?
- Diga-me como seu problema urinário afeta qualquer uma de suas atividades habituais
- Você já tentou algum tratamento para esse problema (autoajuda, terapias complementares, produtos adquiridos sem prescrição, profissional médico ou especialista)?

varia entre os indivíduos dependendo da ingestão de líquidos, medicamentos, como diuréticos, e ingestão de irritantes da bexiga, como cafeína ou outras bebidas cafeinadas. Os horários normais de micção são ao despertar, após as refeições e antes de dormir. A maioria das pessoas urina em média 5 ou mais vezes/dia. Certifique-se de perguntar se o paciente desperta durante o sono com vontade de urinar e quantas vezes isso ocorre. É normal para pacientes que acordam à noite por causa de ruídos, dor ou tratamentos noturnos sentir necessidade de urinar. Informações sobre o padrão da micção são necessárias para estabelecer uma referência inicial para comparação.

Sintomas de alterações urinárias. Certos sintomas específicos a alterações urinárias podem ocorrer em mais de um tipo de transtorno. Durante o histórico de enfermagem, pergunte ao paciente sobre a presença de sintomas relacionados com a micção (Tabela 46.2).

Verifique também se o paciente está ciente das condições ou fatores que precipitam ou agravam os sintomas e verifique o que o paciente faz caso qualquer um desses sintomas ocorra.

Avaliação física. Uma avaliação física (ver Capítulo 30) oferece informações para que você determine a presença e a gravidade de problemas de eliminação urinária. As principais áreas a serem avaliadas incluem os rins, a bexiga, a genitália externa, o meato uretral e a pele do períneo. Ingestão de líquidos, padrão e volumes de micção oferecem informações objetivas adicionais.

Rins. Quando os rins são infectados ou há inflamação, eles podem ficar doloridos, resultando em dor nos flancos. Avalie a sensibilidade mediante percussão delicada do ângulo costovertebral (ângulo formado pela espinha lombar e o 12º arco costal). Ausculta com a

Tabela 46.2 Sintomas comuns de alterações urinárias.

Descrição	Causas comuns	Descrição	Causas comuns
Urgência		**Noctúria**	
Um desejo intenso e imediato de urinar que não dá para ser adiado facilmente	Bexiga cheia Infecção do trato urinário Inflamação ou irritação da bexiga Bexiga hiperativa	Quando desperta durante o sono com urgência em urinar	Ingestão excessiva de líquidos (principalmente café ou álcool antes de dormir) Obstrução da saída da bexiga (p. ex., aumento de próstata) Bexiga hiperativa Medicamentos (p. ex., diuréticos tomados à noite) Doença cardiovascular (p. ex., hipertensão) Infecção do trato urinário
Disúria			
Dor ou desconforto associados à micção	Infecção do trato urinário Inflamação da próstata Uretrite Trauma no trato urinário inferior Tumores do trato urinário		
		Gotejamento	
Frequência		Vazamento de pequenas quantidades de urina apesar do controle voluntário da micção	Obstrução da saída da bexiga (p. ex., aumento de próstata) Esvaziamento incompleto da bexiga Incontinência de esforço
Micção mais de 8 vezes durante as horas de vigília e/ou em intervalos mais curtos, como menos do que a cada 2 h	Ingestão de grandes volumes de líquidos Irritantes vesicais (p. ex., cafeína) Infecção do trato urinário Aumento da pressão na bexiga (p. ex., gravidez) Obstrução da saída da bexiga (p. ex., aumento de próstata, prolapso de órgão pélvico) Bexiga hiperativa		
		Hematúria	
		Presença de sangue na urina Hematúria macroscópica (sangue facilmente observado na urina) Hematúria microscópica (sangue não visualizado, mas verificado na urinálise)	Tumores (p. ex., renal, vesical) Infecção (p. ex., nefrite glomerular, cistite) Cálculos do trato urinário Trauma no trato urinário
Hesitação			
Demora para começar a liberar o jato de urina	Ansiedade (p. ex., urinar em banheiros públicos) Obstrução da saída da bexiga (p. ex., aumento de próstata, estreitamento uretral)		
		Retenção	
Poliúria		Retenção aguda: incapacidade súbita de urinar quando a bexiga está adequada ou extraordinariamente cheia Retenção crônica: a bexiga não esvazia por completo durante a micção, e a urina fica retida na bexiga	Obstrução da saída da bexiga (p. ex., aumento de próstata, obstrução uretral) Contratilidade ausente ou enfraquecida da bexiga (p. ex., disfunção neurológica causada por diabetes, esclerose múltipla, lesão da medula espinal inferior) Efeitos colaterais de certos medicamentos (p. ex., anestesia, anticolinérgicos, antiespasmódicos, antidepressivos)
Excreção de quantidades excessivas de urina	Ingestão de grandes volumes de líquidos Diabetes melito descontrolado Diabetes insípido Terapia com diuréticos		
Oligúria			
Excreção urinária reduzida em relação à ingestão de líquidos	Desequilíbrio hidreletrolítico (p. ex., desidratação) Disfunção ou insuficiência renal Aumento da secreção de hormônio antidiurético (ADH) Obstrução do trato urinário		

campânula do estetoscópio é às vezes realizada para detectar a presença de som anômalo (murmúrio) na artéria renal (som resultante do fluxo turbulento de sangue através de uma artéria estreitada), mas esse procedimento é normalmente realizado por um enfermeiro de prática avançada.

Bexiga. Em adultos, a bexiga se situa abaixo da sínfise púbica. Quando distendida pela presença de urina, a bexiga é visualizada acima da sínfise púbica, ao longo da linha média do abdome. Uma bexiga muito cheia pode se estender até o umbigo. Durante a inspeção, você pode observar um inchaço ou convexidade do abdome inferior. Mediante palpação delicada do abdome inferior, uma bexiga cheia pode ser percebida como massa lisa e arredondada. Quando uma bexiga cheia é palpada, os pacientes relatam sensação de urgência urinária ou até mesmo dor. Se houver suspeita de que a bexiga está exageradamente cheia, recomenda-se avaliar melhor por meio de ultrassonografia de bexiga, se houver disponibilidade para tal.

Genitália externa e meato uretral. Uma inspeção minuciosa e atenta da genitália externa e do meato uretral revela dados importantes que podem indicar inflamação e infecção. Normalmente, não deve haver nenhuma drenagem ou inflamação. Para examinar melhor pacientes do sexo feminino, posicione-as deitadas de costas para proporcionar exposição total da genitália. Observe os grandes lábios em relação a inchaços, vermelhidão, sensibilidade, erupções cutâneas, lesões ou evidências de arranhões. Calçando luvas, use a mão para retrair as pregas labiais. Os pequenos lábios são normalmente rosados e úmidos. O meato uretral aparecerá como uma abertura irregular ou em forma de fenda abaixo do clítoris e acima da abertura vaginal. Procure por drenagens e lesões e pergunte à paciente se ela sente algum desconforto. Se houver drenagem, observe a cor e a consistência, além de qualquer odor. O tecido vaginal de mulheres pós-menopáusicas pode ser mais seco e menos rosado do que o de mulheres mais jovens.

Para pacientes do sexo masculino, examine o pênis. Procure por pontos de vermelhidão ou irritação. Se o homem não for circuncisado, retraia o prepúcio ou peça para o paciente fazer isso. O prepúcio deve se retrair facilmente par expor a glande peniana. Em alguns casos, o prepúcio ficará menos maleável e impossível de ser retraído (fimose), aumentando o risco de inflamação e infecção. O meato uretral é uma abertura em forma de fenda bem abaixo da extremidade do pênis. Inspecione a glande peniana e o meato verificando a eventual presença de secreções, lesões e inflamação. Após a inspeção, retorne o prepúcio para a posição não retraída. Prepúcios retraídos podem causar inchaços perigosos (parafimose) no pênis (Ball et al., 2019).

Avalie o meato urinário quando o paciente estiver com um cateter de demora. Identifique quaisquer danos relacionados com o cateter. Avalie se há presença de inflamação e secreções que possam indicar infecção. Puxar e tracionar cateteres pode danificar o meato urinário por criar pressão na uretra e no meato. Danos relacionados com o cateter podem resultar em lesão por pressão perto do meato externo e tecidos adjacentes (ver Capítulo 48). Lesão desse tipo é conhecida como lesão por pressão relacionada com dispositivos médicos (LPRDP). Em alguns casos graves, o cateter se desgasta desde o meato até a vagina, ou, em homens, da glande ao corpo do pênis. A detecção precoce de trauma significa que um plano de prevenção contra futuros danos pode ser implementado.

Pele do períneo. A avaliação da pele exposta à umidade, principalmente à urina, precisa ser feita pelo menos 1 vez/dia (e com mais frequência se a incontinência persistir) para verificar sinais iniciais de danos cutâneos relacionados com a umidade (ver Capítulo 40). Pacientes em risco de adquirir uma infecção necessitam de cuidados íntimos mais frequentes, como aqueles que têm dermatite associada à incontinência (DAI), aqueles que têm um cateter de Foley de demora, pós-parturientes ou que estejam se recuperando de cirurgia retal ou genital. Isso é especialmente importante para pacientes com cateteres de Foley de demora com o intuito de reduzir a incidência de ITURCs (Fekete, 2020; Goldner e Fransway, 2020). Observe se há eritema nas áreas expostas à umidade e erosão de pele. Pergunte aos pacientes se eles estão sentindo ardência, com coceira ou dor na região do períneo.

Avaliação da urina. A avaliação da urina inclui mensurar a ingestão de líquidos e a eliminação urinária (I&E) do paciente e observar as características da urina.

Ingestão e eliminação. A avaliação da I&E é uma maneira de avaliar o esvaziamento da bexiga, a função renal e o equilíbrio hidreletrolítico. Embora seja geralmente determinado como parte de uma prescrição médica, colocar o paciente em controle da I&E também é uma decisão de enfermagem. Obter um valor correto de I&E geralmente requer cooperação e assistência do paciente e sua família. As medições de ingestão devem incluir todos os líquidos e semilíquidos orais, alimentações enterais e quaisquer fluidos parenterais (ver Capítulo 42). A medição da eliminação inclui não apenas a urina, mas também qualquer líquido eliminado pelo corpo e que possa ser mensurado, como vômito, conteúdo de drenagem de sondas gástricas e de drenagem de feridas.

A eliminação urinária é um importante indicador da função renal e vesical. Uma alteração no volume de urina pode ser um indicador significativo de desequilíbrio hídrico, disfunção renal ou diminuição do volume do sangue. Por exemplo, o uso de um cateter de demora para mensurar a eliminação urinária de um paciente no pós-operatório por hora oferece uma medida indireta do volume de sangue em circulação. Se a eliminação urinária cair para menos de 30 mℓ/hora, o enfermeiro deve imediatamente checar a presença de sinais de perda de sangue e notificar o médico. A eliminação urinária também é um indicador da função vesical. Pacientes que não tenham urinado por mais de 3 a 6 horas e tenham tido suas ingestões de líquidos registradas devem ser avaliados quanto a retenção urinária. Só de ajudar alguns pacientes a assumir uma posição normal de micção provoca o ato de urinar. Avalie quaisquer aumentos ou reduções extremas no volume da urina. Eliminação de urina de menos de 30 mℓ/hora por mais de 2 horas consecutivas ou eliminação excessiva de urina (poliúria) é motivo de preocupação e deve motivar outras avaliações e a notificação do médico.

O volume de urina é medido usando-se recipientes com marcações de volume. Depois de urinar em uma cadeira sanitária à beira do leito, comadre ou papagaio, ou urinol, ou quando a urina é esvaziada de uma bolsa coletora conectada ao cateter, a urina pode ser medida usando-se um recipiente graduado de medição. Para pacientes que urinam no vaso sanitário, um coletor de urina de encaixe no vaso (Figura 46.5) coleta a urina, permitindo privacidade para o paciente

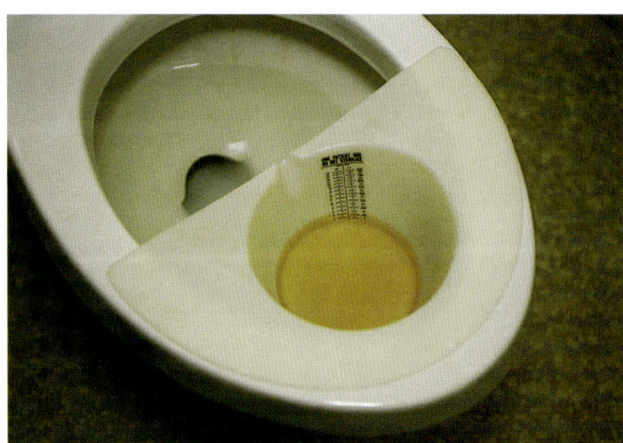

Figura 46.5 Coletor de urina de encaixe no vaso sanitário.

no banheiro. Alguns cateteres têm uma bolsa de drenagem especializada com um urômetro (Figura 46.6) acoplado entre a linha de drenagem e a bolsa coletora que permite medir com precisão a urina de hora em hora. Ao esvaziar bolsas coletoras ligadas a cateteres, siga as precauções padrão e as práticas de controle de infecções (ver Capítulo 28) e certifique-se de prender e fixar novamente a linha. Cada paciente precisa ter um recipiente graduado para uso individual a fim de prevenir possíveis contaminações cruzadas. Etiquete cada contêiner com o nome do paciente ou outros identificadores de acordo com a política da instituição. Enxágue o contêiner após cada uso para minimizar odores e o crescimento de bactérias.

Características da urina. Inspecione cor, transparência e odor da urina do paciente. Monitore e documente quaisquer alterações.

Cor. A cor da urina normal varia de palha claro a âmbar, dependendo de sua concentração. A urina normalmente é mais concentrada de manhã ou em casos de déficit de volume hídrico. À medida que o paciente vai ingerindo mais líquidos, a urina se torna menos concentrada, e a cor fica mais clara. Pacientes que tomam diuréticos comumente excretam urina diluída enquanto o medicamento está ativo.

Sangue na urina (hematúria) nunca é um achado normal. Sangramento pelos rins ou ureteres normalmente faz com que a urina fique vermelho-escura; sangramento pela bexiga ou uretra normalmente deixa a urina de cor vermelha viva. Hematúria e coágulos de sangue são uma causa comum de bloqueio de cateter urinário.

Vários medicamentos e alimentos alteram a cor da urina. Por exemplo, pacientes que tomam fenazopiridina, um analgésico urinário, eliminam urina na cor laranja viva. Quando comemos beterraba, ruibarbo e amoras, a urina fica vermelha. Os rins excretam corantes especiais usados em exames diagnósticos IV, os quais tingem a urina. Urina âmbar escura é resultante de altas concentrações de bilirrubina (urobilinogênio) em pacientes com doença hepática. Relate alterações inesperadas na cor da urina ao médico.

Transparência. A urina normal tem uma aparência transparente no momento da micção, já aquela que fica vários minutos em um recipiente fica turva. Em pacientes com doença renal, urina recém-eliminada tem uma aparência turva devido à concentração de proteínas. A urina também pode parecer espessa e turva em decorrência de bactérias e glóbulos brancos do sangue. A urina expelida no início da manhã pode ser turva por ter ficado retida na bexiga durante toda a noite, mas clareará na próxima micção.

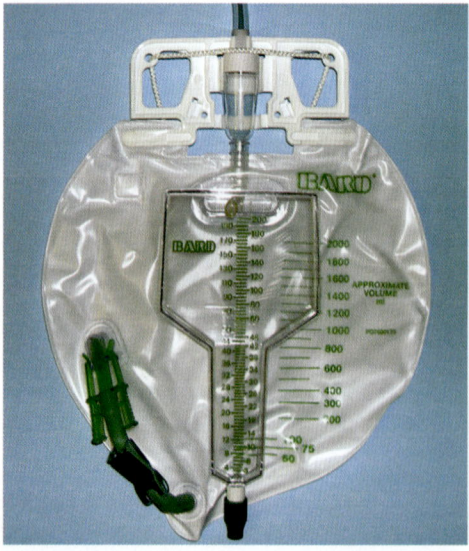

Figura 46.6 Urômetro. (Cortesia de Michael Gallagher, RN, BSN, OSF Saint Francis Medical Center, Peoria, IL.)

Odor. A urina tem um odor característico de amônia. Quanto mais concentrada a urina, mais forte o odor. Conforme a urina permanece parada (p. ex., em um dispositivo de coleta), mais amônia é decomposta, deixando o odor ainda mais forte. Um mau cheiro pode indicar ITU. Alguns alimentos, como aspargos e alho, podem alterar o odor da urina.

Exames laboratoriais e diagnósticos. Você geralmente é o responsável por coletar as amostras de urina para exames laboratoriais. O tipo de exame determina o método de coleta. Etiquete todas as amostras com o nome do paciente, data, horário e tipo de coleta. A maioria das amostras de urina precisa ser levada ao laboratório em, no máximo, 2 horas após a coleta ou deve ser preservada de acordo com o protocolo do laboratório (Pagana et al., 2021). Na urina que fica em um recipiente em temperatura ambiente sem o conservante correto ocorrerá crescimento de bactérias, resultando em alterações que afetarão a precisão do exame. Políticas locais de controle de infecções requerem a adesão às precauções padrão durante o manuseio de amostras de urina (ver Capítulo 28). Para coletar urina fresca ou nova, você precisa de dois jatos de urina do paciente. A amostra do segundo jato é a que é enviada ao laboratório. Para coletar amostras de urina o mais livre de contaminação bacteriana possível, pode ser necessária uma coleta limpa de amostra de urina, desprezando-se o primeiro jato e coletando-se o médio. A Tabela 46.3 descreve as considerações de enfermagem para uma variedade de exames comuns. A Tabela 46.4 descreve os componentes do exame urinário mais comum, ou seja, a urinálise.

Exames diagnósticos. O sistema urinário é um dos poucos sistemas orgânicos acessíveis a exames diagnósticos precisos por meio de técnicas radiográficas. Os exames podem ser simples e não invasivos ou complexos e invasivos. Veja a Tabela 46.5 para uma revisão de alguns exames diagnósticos comuns do trato urinário.

Muitas das responsabilidades da enfermagem em relação a exames diagnósticos do trato urinário são comuns à maioria deles. Essas responsabilidades antes dos exames incluem as seguintes:

- Garantir que seja assinado um consentimento informado (verifique a política da instituição)
- Avaliar se o paciente tem alguma alergia a corantes à base de iodo e se ele já teve alguma reação anterior a um agente de contraste (Pagana et al., 2021)
- Administrar o protocolo da instituição referente a limpeza intestinal para garantir que os rins possam ser visualizados (verifique a política da instituição)
- Garantir que o paciente siga a dieta pré-exame adequada (líquidos transparentes) ou que permaneça em dieta zero.

Responsabilidades após o exame incluem:

- Avaliar a I&E
- Avaliar a micção e a urina (cor, transparência, presença de sangue, disúria, problemas de esvaziamento)
- Estimular a ingestão de líquidos, principalmente se for usado corante radiopaco.

Carly concluiu seu histórico de enfermagem inicial da Sra. Grayson e está agrupando as pistas de seus dados que a guiarão no planejamento do cuidado. Os sinais vitais da Sra. Grayson permaneceram estáveis durante a entrevista: pulso de 88 bpm; frequência respiratória de 18 rpm; pressão arterial de 132 × 80,4 mmHg. As atuais solicitações incluem uma amostra de urina de jato médio, registros de I&E e ultrassonografia vesical por RPM. Carly faz outras perguntas de histórico à Sra. Grayson em relação a sua atual experiência com incontinência.

> **Pense nisso**
>
> Ao cuidar em um paciente com incontinência urinária, quais tipos de achados físicos seriam esperados?

Tabela 46.3 Exames de urina.

Tipo de coleta/uso de amostra	Considerações de enfermagem
Aleatória (urinálise de rotina) Inclui uma série de exames que são usados para triagem e são diagnósticos de distúrbios hidreletrolíticos, infecção do trato urinário, presença de sangue ou outros problemas metabólicos	Colete durante a micção normal ou por meio de um cateter de demora ou bolsa coletora de derivação urinária Use um recipiente coletor estéril Em alguns ambientes de cuidados de saúde você pode ser responsável por testar a urina com fitas reagentes. Siga as instruções do fabricante ao usar fitas de teste e verificar os resultados. Mergulhe a fita reagente na urina fresca e então observe mudanças de cor na fita. Compare a cor na fita com a tabela de cores na embalagem da fita reagente. Examine cada cor no tempo exato indicado na embalagem
Coleta limpa ou de jato médio (cultura e teste de sensibilidade)	O próprio paciente pode coletar a urina após receber orientações detalhadas sobre assepsia adequada e técnica de coleta (ver Procedimento 46.1) Sempre use um recipiente coletor estéril
Amostra estéril para cultura e teste de sensibilidade Determina a presença de bactérias e a quais antibióticos elas são sensíveis	Se o paciente tem um cateter de demora, colete uma amostra usando técnica asséptica estéril por meio da porta especial de amostragem (Figura 46.12) que se encontra na lateral do cateter. Jamais colete a amostra diretamente da bolsa coletora Feche a linha abaixo da porta, permitindo a coleta de urina fresca não contaminada pelo tubo. Depois de limpar a porta de entrada com um *swab* antimicrobiano, insira o centro de uma seringa estéril e retire pelo menos 3 a 5 mℓ de urina (verifique a política da instituição) Utilizando técnica asséptica estéril, transfira a urina para um recipiente estéril (ver Capítulo 28) Pacientes com derivação urinária precisam ter o estoma cateterizado para obter uma amostra correta Um relatório preliminar será disponibilizado em 24 h, mas normalmente são necessárias de 48 a 72 h para avaliar o crescimento e a sensibilidade das bactérias
Amostragem programada de urina Analisa substâncias corporais que podem ser excretadas em níveis mais elevados em determinadas horas do dia ou ao longo de um período específico de tempo	Requer que a coleta e o exame da urina sejam feitos em um horário específico do dia ou que a urina seja coletada ao longo de um período específico de tempo (p. ex., coletas a cada 2, 12 ou 24 h) O período programado começa a partir da micção do paciente e termina com a micção final no encerramento do período. Na maioria das coletas de amostra em 24 h, a primeira micção é descartada para então começar a coletar a urina O paciente urina em um recipiente limpo, e a urina é transferida para o recipiente especial de coleta, que geralmente contém conservantes especiais Dependendo do exame, o recipiente de urina pode precisar ser mantido refrigerado em um contêiner com gelo Cada amostra deve estar livre de fezes e papel higiênico Amostras perdidas invalidam a coleta como um todo. Verifique as políticas da instituição e do laboratório para instruções específicas Nas orientações do paciente devem ser incluídas uma explicação do exame, ênfase na necessidade de coletar toda a urina excretada durante o período de tempo prescrito e o procedimento de coleta da urina

Tabela 46.4 Urinálise de rotina.

Parâmetro (valor normal)	Interpretação
pH (4,6 a 8,0)	O nível de pH indica equilíbrio ácido-básico. O pH ácido ajuda a proteger contra o crescimento de bactérias. Urina que fica parada por várias horas se torna alcalina devido ao crescimento de bactérias
Proteína (até 8 mg/100 mℓ)	Normalmente, não há presença de proteínas na urina. A presença de proteína é um indicador bastante sensível da função renal. Danos à membrana glomerular (como na glomerulonefrite) permitem que moléculas maiores, como as proteínas, atravessem a filtração
Glicose (não normalmente presente)	Pacientes com diabetes mal controlado têm glicose na urina devido à incapacidade dos túbulos de reabsorver altas concentrações de glicose sérica (> 180 mg/100 mℓ). A ingestão de altas concentrações de glicose faz com que alguma glicose apareçam na urina de pessoas saudáveis
Cetonas (não normalmente presentes)	Com controle insatisfatório do diabetes tipo 1, os pacientes sofrem uma decomposição dos ácidos graxos. Os produtos finais do metabolismo dos ácidos graxos são as cetonas. Pacientes com desidratação, inanição ou ingestão excessiva de ácido acetilsalicílico também podem ter cetonúria
Densidade urinária (DU) específica (1,005 a 1,030)	Testes de DU específica avaliam a concentração de partículas na urina. Uma alta DU específica reflete urina concentrada, e uma baixa DU, urina diluída. Desidratação, fluxo sanguíneo renal reduzido e aumento da secreção de ADH elevam a densidade específica. Hidratação excessiva, doença renal de estágio inicial e secreção inadequada de ADH reduzem a densidade específica

(continua)

Tabela 46.4 Urinálise de rotina. (Continuação)

Parâmetro (valor normal)	Interpretação
Exame microscópico de GVs (até 2)	Danos aos glomérulos ou túbulos permitem que GVs entrem na urina. Trauma, doença, presença de cateteres uretrais ou cirurgia do trato urinário inferior também causam a presença de GVs
GBs (0 a 4 por campo de baixa potência)	Números altos indicam inflamação ou infecção
Bactérias (não normalmente presentes)	A presença de bactérias na urina pode significar infecção ou colonização (se o paciente não apresentar nenhum sintoma)
Depósitos (corpos cilíndricos não normalmente presentes, cujos formatos assumem a imagem de objetos dentro do túbulo renal)	Entre os tipos de depósito, incluem-se hialina, GBs, GVs, granulócitos e células epiteliais. Sua presença indica doença renal
Cristais (não normalmente presentes)	Cristais indicam maior risco de desenvolvimento de cálculos renais (pedras nos rins). Pacientes com níveis elevados de ácido úrico (gota) podem desenvolver cristais de ácido úrico

ADH, hormônio antidiurético; *GBs*, glóbulos brancos; *GVs*, glóbulos vermelhos. (De Pagana KD et al.: *Mosby's diagnostic and laboratory test reference*, ed 15, St Louis, 2021, Elsevier.)

Tabela 46.5 Exames diagnósticos comuns do trato urinário.

Procedimento	Descrição	Considerações especiais de enfermagem
Procedimentos não invasivos		
Radiografia abdominal (simples; rins, ureteres, bexiga [RUB] ou placa plana)	Imagem de raios X do abdome para determinar o tamanho, formato, simetria e localização das estruturas do trato urinário inferior Usos comuns: detecção e medição do tamanho de cálculos urinários	Nenhum preparo especial
Tomografia computadorizada (TC) do abdome e da pelve	Imagens detalhadas das estruturas abdominais fornecidas por reconstrução computadorizada de imagens transversais Usos comuns: identificação de anormalidades anatômicas, tumores e cistos renais, cálculos e obstrução dos ureteres	**Preparo:** Explique o procedimento para o paciente Avalie a presença de qualquer tipo de alergia e reação prévia a corante iodado de contraste. Todos os pacientes alérgicos apresentam maior risco de reações anafilactoides a radiocontrastes Dieta zero: restringir alimentos e líquidos até 4 h antes do exame (ver protocolo da instituição ou do médico) **Após o procedimento:** Estimule a ingestão de líquidos para promover a excreção do corante Avalie a presença de reação de hipersensibilidade tardia ao meio de contraste **Orientações para o paciente:** Explique que ele será colocado em uma maca especial que entrará em uma câmara em forma de túnel. O paciente então terá de ficar deitado sem se mexer quando o técnico pedir; alguns pacientes podem se sentir claustrofóbicos
Pielograma intravenoso (PIV)	Imagem do trato urinário que visualiza os ductos coletores e a pelve renal, delineando os ureteres, a bexiga e a uretra. (Após a injeção intravenosa de um meio de contraste [à base de iodo, que se converte em corante], uma série de filmes de raios X é obtida para observar a passagem da urina da pelve renal para a bexiga) Usos comuns: detecção e mensuração de cálculos urinários, tumores, hematúria, obstrução do trato urinário	**Preparo:** Verifique se o paciente é alérgico a corantes à base de iodo e a mariscos Avalie a presença de desidratação Siga o protocolo da instituição para a necessidade de limpeza intestinal Siga o protocolo da instituição referente a restrições de alimentos e bebidas **Após o procedimento:** Avalie a presença de reação de hipersensibilidade tardia ao meio de contraste Estimule a ingestão de líquidos após o exame para diluir e excretar o corante do paciente Avalie a eliminação de urina. Menos de 30 mℓ/hora aumenta o risco de nefropatia induzida por contraste **Orientações para o paciente:** Rubor facial é uma reação normal durante a injeção do corante, e os pacientes podem sentir tontura ou calor, ou até um pouco de náuseas

Tabela 46.5 Exames diagnósticos comuns do trato urinário. (*Continuação*)

Procedimento	Descrição	Considerações especiais de enfermagem
Ultrassonografia: bexiga e rins	Imagens dos rins, ureteres e bexiga utilizando ondas sonoras Identifica anormalidades estruturais macroscópicas e estima o volume de urina na bexiga Usos comuns: detecta massas, obstrução, presença de hidronefrose ou hidroureter, anormalidades da parede da bexiga e cálculos; mede o residual pós-micção	Os pacientes podem ser instruídos a urinar antes do exame ou a vir com a bexiga cheia; verifique o procedimento preparatório prescrito para o paciente Não agendar antes de 24 h depois da realização de PIV
Procedimento invasivo		
Cistoscopia	Introdução de um cistoscópio através da uretra até a bexiga para proporcionar visualização direta, coleta de amostra e/ou tratamento da bexiga e da uretra. (Na maioria dos casos, o procedimento é realizado com anestesia local; mas, em certas circunstâncias, anestesia geral ou sedação consciente podem ser empregadas) Usos comuns: hematúria microscópica, detecção de tumores vesicais e obstruções da saída da bexiga e da uretra	Siga o protocolo da instituição sobre a necessidade de limpeza intestinal Obtenha o consentimento informado Os pacientes podem precisar ingerir líquidos antes do procedimento Mantenha a condição de dieta zero, conforme solicitado Encoraje a ingestão de líquidos após o procedimento **Orientações para o paciente:** A urina pode ficar tingida de rosa após o exame; sinais e sintomas de infecção do trato urinário

De Pagana KD et al.: *Mosby's diagnostic and laboratory test reference*, ed 15, St Louis, 2021, Elsevier.

❖ Análise e diagnóstico de enfermagem

Uma avaliação minuciosa da função de eliminação urinária de um paciente revela padrões de pistas de dados que permitem que você chegue a diagnósticos de enfermagem relevantes e corretos. Use o julgamento clínico para refletir sobre o que você aprendeu com pacientes anteriores, para aplicar seu conhecimento sobre função urinária e efeitos de distúrbios, analisar achados/características definidores e fazer um diagnóstico de enfermagem específico. Analisar as pistas de seu paciente referentes ao sistema urinário são importantes para a identificação dos diagnósticos de enfermagem.

O histórico de enfermagem de Carly revela que a Sra. Grayson tem um histórico de cinco gestações, diabetes melito tipo 2 e ITU recente. A Sra. Grayson é obesa, e tem tido extravasamento de urina mediante esforço quando ri e espirra. Ela não consegue segurar a urina quando precisa urinar. Carly sabe que a Sra. Grayson pode ter os músculos pélvicos enfraquecidos devido às suas múltiplas gestações, o que pode contribuir para seu atual problema de incontinência. À medida que Carly começa a analisar esses achados/características definidoras, os grupos de dados fornecem pistas que a levam a identificar **Incontinência Urinária de Esforço** como diagnóstico de enfermagem prioritário para seu plano de cuidados. Com esse diagnóstico, Carly reconhece que a Sra. Grayson também está sofrendo de **Risco de Infecção Urinária** e **Risco de Integridade da Pele Prejudicada** relacionados com a sua incontinência.

O diagnóstico se concentra em uma específica alteração na eliminação urinária ou em um problema relacionado, como *Integridade da Pele Prejudicada relacionada com incontinência urinária*. A identificação de achados/características definidores leva à seleção do devido diagnóstico negativo ou focado no problema. A identificação de fatores de risco leva à seleção de um diagnóstico de risco (ver Capítulo 17).

Uma parte importante da formulação de diagnósticos de enfermagem negativos ou focados em problemas se trata da identificação do fator causador ou fator relacionado relevante. No caso de diagnósticos de risco, você seleciona os fatores de risco corretos. Você escolhe intervenções que tratem ou modifiquem o fator relacionado ou o fator de risco para o diagnóstico a ser resolvido. A especificação de fatores relacionados para um diagnóstico permite a seleção de intervenções de enfermagem individualizadas. Por exemplo, *Incontinência Urinária de Esforço relacionada com fraqueza dos músculos pélvicos* orienta a seleção das intervenções de enfermagem que removam as barreiras para a micção. *Eliminação Urinária Prejudicada relacionada com déficit cognitivo* guia a seleção de intervenções de enfermagem, como programa de micção motivada ou programa de treinamento de hábito. O Boxe 46.6 fornece um exemplo de raciocínio diagnóstico. Alguns diagnósticos de enfermagem comuns a pacientes com problemas de eliminação urinária incluem os seguintes:

- Incontinência Urinária: Funcional; por Transbordamento; Reflexa; de Esforço; de Urgência
- Risco de Infecção
- Eliminação Urinária Prejudicada
- Integridade de Pele Prejudicada
- Retenção Urinária.

❖ Planejamento de enfermagem e identificação de resultados

Durante o passo de planejamento do processo de enfermagem, desenvolva um plano de cuidados individualizado para cada um dos diagnósticos de enfermagem do paciente integrando conhecimento do histórico de enfermagem e informações sobre os recursos e terapias disponíveis (ver Plano de cuidados de enfermagem). Nesse passo do procedimento, julgamento clínico e pensamento crítico são importantes, pois você reflete sobre experiências prévias e fatores ambientais e aplica conhecimento, atitudes de pensamento crítico e padrões profissionais e intelectuais para desenvolver um plano de cuidado centrado no paciente. Combine as necessidades do paciente com os

Boxe 46.6 Processo de diagnóstico de enfermagem

Incontinência urinária de urgência relacionada com infecção de bexiga

Atividades do histórico de enfermagem	Achados/características definidores
Peça para o paciente descrever os problemas de micção/incontinência Avalie o padrão de micção do paciente	O paciente relata vazamento de urina associado a uma forte urgência de urinar, tossir, espirrar ou rir O registro vesical revela episódios de incontinência urinária O paciente descreve ou há constatação visual de perda de urina a caminho ou já dentro do banheiro O paciente descreve ou há constatação visual de correr ou se apressar para ir ao banheiro

padrões clínicos e profissionais recomendados na literatura (Figura 46.7). É importante construir um relacionamento de confiança com os pacientes, pois a implementação do cuidado envolve interações de natureza extremamente pessoal.

Como enfermeiro, sua experiência pessoal e prévia com eliminação urinária e suas alterações será seu guia na identificação de intervenções para ajudar no cuidado dos pacientes. Sua experiência com dados laboratoriais e equipamentos urinários (p. ex., exemplo, ultrassonografia vesical, cateter de Foley de demora, cateterismo direto) ajudará no manejo de pacientes com alterações na eliminação urinária.

Também é importante reconhecer os fatores ambientais que afetam as questões de eliminação urinária, como quando você pode utilizar técnicos/auxiliares de enfermagem no cuidado dos pacientes. É essencial identificar as necessidades do paciente e planejar o cuidado de acordo com essas necessidades.

Resultados. O plano para alterações na eliminação urinária deve incluir resultados esperados realistas e individualizados. Um mapa conceitual ou de conceito ajuda você a desenvolver um cuidado centrado no paciente (Figura 46.8). Você desenvolve um mapa conceitual depois de identificar os diagnósticos de enfermagem de um paciente. Para a Sra. Grayson, os diagnósticos de enfermagem estão associados a seus problemas relacionados com incontinência urinária. O mapa conceitual demonstra as relações entre seus diagnósticos de enfermagem de *Incontinência Urinária de Esforço*, *Risco de Integridade da Pele Prejudicada*, *Risco de Infecção* e *Conhecimento Deficiente sobre o Regime de Tratamento*.

Utilizar uma abordagem sistemática para o planejamento do cuidado ajuda você a reconhecer as relações entre as intervenções planejadas. Para a Sra. Grayson, as intervenções e resultados bem-sucedidos para um diagnóstico de enfermagem podem impactar a resolução de diferentes diagnósticos. Por exemplo, se o diagnóstico de *Incontinência Urinária de Esforço* for resolvido, então o diagnóstico relacionado com *Risco de Integridade da Pele Prejudicada* também será. Você colabora com seus pacientes para estabelecer resultados realistas e selecionar as intervenções adequadas de enfermagem.

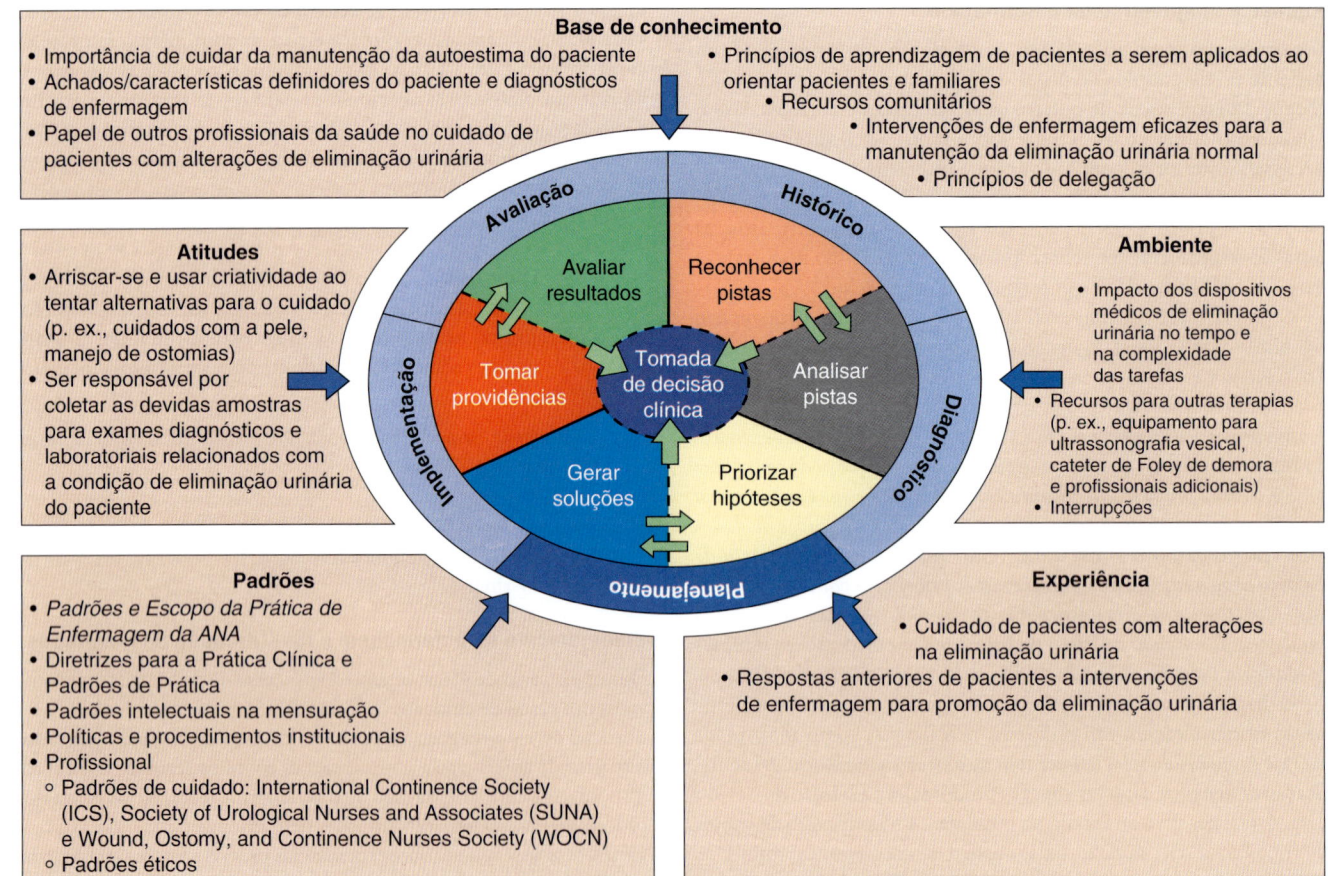

Figura 46.7 Modelo de pensamento crítico para planejamento da eliminação urinária. *ANA*, American Nurses Association. (Copyright de Modelo de Medida de Julgamento Clínico © NCSBN. Todos os direitos reservados.)

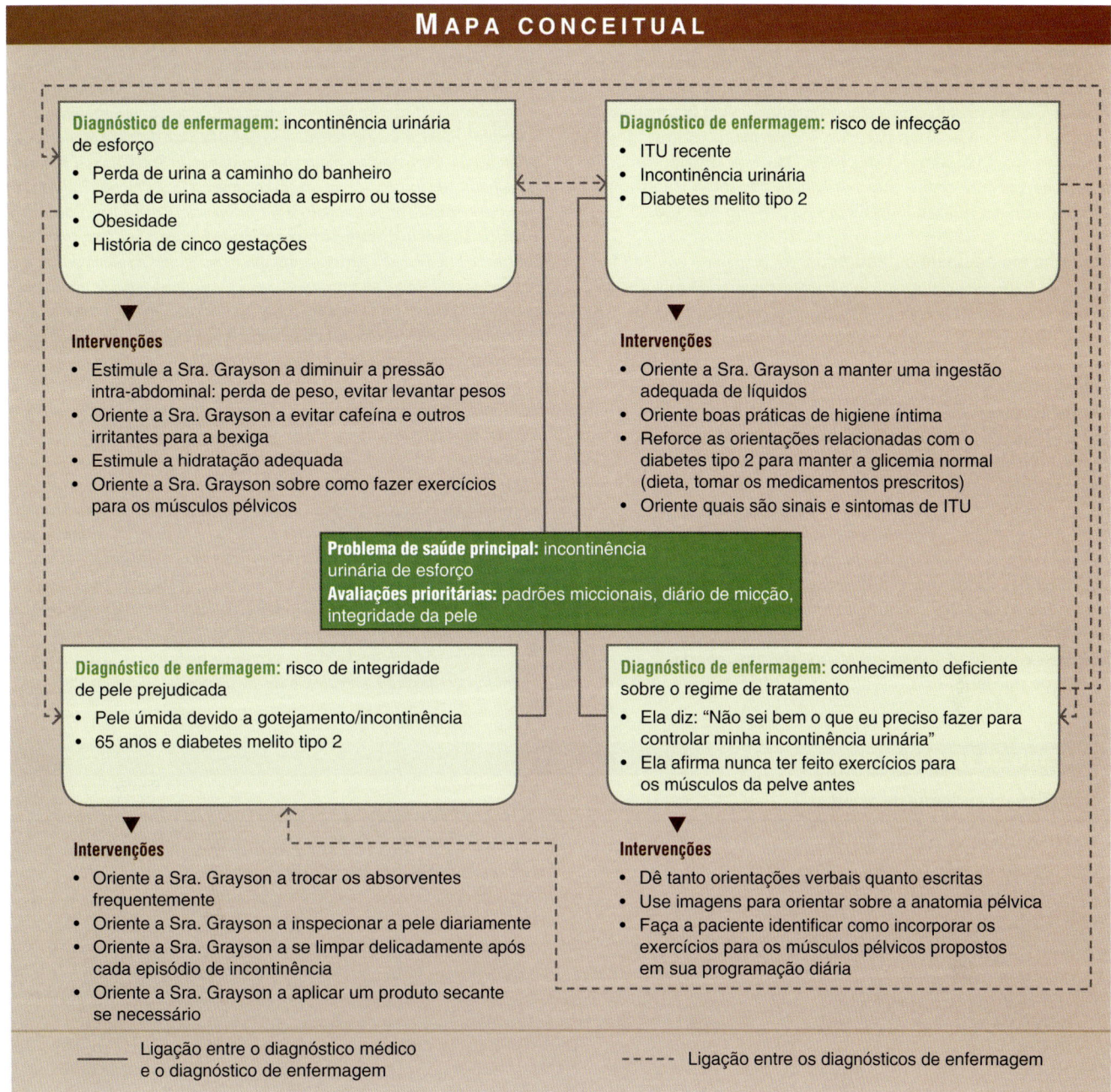

Figura 46.8 Mapa conceitual da Sra. Grayson. *ITU*, infecção do trato urinário.

Um plano eficaz inclui resultados individualizados centrados no paciente estabelecidos de acordo com um cronograma realista focado na melhora da incontinência urinária.

Por exemplo, um resultado realista para um paciente com *Eliminação Urinária Prejudicada relacionada com condição de mobilidade prejudicada* é o paciente ser capaz de usar o banheiro sozinho. Você determina outro resultado no qual "o paciente irá se transferir com segurança até o banheiro". Para alcançar esse resultado, você identifica intervenções, como garantir que o sistema de chamada de enfermagem esteja ao alcance do paciente, proporcionar dispositivos auxiliares, como assento elevado do vaso sanitário, e disponibilizar acesso fácil ao urinol quando estiver no leito. Por outro lado, o paciente com incontinência de esforço geralmente tem um resultado a longo prazo que depende de semanas de exercícios para os músculos do assoalho pélvico para melhorar o controle urinário: "O paciente apresentará continência normal." Outro resultado seria "O paciente diminuirá o número de absorventes de incontinência usados diariamente em 1 ou 2 em 8 semanas". As intervenções incluirão exercícios diários de Kegel. Certifique-se de que as metas e resultados sejam razoavelmente factíveis e relevantes para a situação do paciente (Boxe 46.8).

Estabelecimento de prioridades. É importante estabelecer prioridades de cuidado com base nas necessidades físicas e de segurança imediatas do paciente, nas suas expectativas e na aptidão para realizar algumas atividades de autocuidado. Estabeleça uma relação com o paciente que permita discussão e intervenção. Enquanto você está colaborando com o paciente, as prioridades se tornam aparentes, melhorando o entendimento do paciente em relação aos resultados esperados do cuidado. Quando um paciente tem múltiplos diagnósticos de enfermagem, é importante reconhecer o problema principal de saúde e sua influência em outros problemas. Por exemplo, um paciente com cateter de demora a longo prazo dá entrada na emergência do hospital com uma grave ITU. O paciente espera voltar a realizar o autocuidado do cateter. Contudo, devido à gravidade da infecção e da condição do paciente, o enfermeiro realizará todo o cuidado do paciente com o cateter. Nesse caso, as prioridades são tratar a infecção, prevenir reinfecções e orientar o paciente a como voltar a cuidar do cateter utilizando técnicas para prevenir infecções.

Trabalho em equipe e colaboração. Ao planejar o cuidado individualizado, é essencial incluir o paciente, familiares cuidadores e a equipe de saúde. Por exemplo, ao planejar os cuidados de um paciente com IU de urgência, incorpore a *expertise* de um enfermeiro especialista em continência para ajudar o paciente a aprender as técnicas para inibir a urgência urinária, fortalecer os músculos do assoalho pélvico e aprender modificações na ingestão de líquidos e alimentos. Conte com o terapeuta ocupacional para ajudar o paciente a aprender como se transferir de forma eficiente e segura até o banheiro; com o fisioterapeuta para ajudar nos exercícios de fortalecimento das extremidades inferiores; e o assistente social para facilitar a obtenção de dispositivos auxiliares domésticos que sejam cobertos pelo convênio de saúde. Informações dadas pelo paciente e pelo familiar cuidador ajudam a determinar quais dispositivos auxiliares serão adequados para uso em casa. Quando um paciente requer um cateter urinário de demora devido à doença aguda e à necessidade de mensurar com precisão a eliminação urinária, o enfermeiro é um importante membro da equipe por monitorar o progresso do paciente e garantir que o cateter seja removido oportunamente. Seu papel ativo e consciente no planejamento dessas intervenções resultará no progresso do paciente para a melhora da eliminação urinária.

Com base em sua análise dos dados do histórico de enfermagem, Carly identifica que a Sra. Grayson está tendo problemas de incontinência, não sabe como manejá-los e apresenta risco de infecção e de integridade da pele prejudicada. Carly precisa planejar os cuidados da Sra. Grayson de forma a melhorar sua incontinência urinária, prevenir lesões na pele e aumentar seu conhecimento sobre manejo da incontinência. Carly identifica **Incontinência Urinária de Esforço** *como prioridade para a Sra. Grayson. Carly consulta a Sra. Grayson para garantir que os resultados do plano de cuidado sejam individualizados, centrados na paciente e que incluam as preferências da Sra. Grayson, além de suas tradições culturais e religiosas. Carly também se certifica de que os resultados sejam mensuráveis, realistas e incluam um cronograma com prazo razoável para conclusão.*

Depois de conversar com a Sra. Grayson, Carly define os seguintes resultados centrados na paciente: "A Sra. Grayson reportará uma diminuição dos episódios de incontinência durante o dia em um prazo de 6 semanas" e "A Sra. Grayson verbalizará métodos para melhorar a força dos músculos pélvicos em um prazo de 6 semanas". Carly assegurará que os resultados contidos no plano de cuidados sejam individualizados e centrados na paciente de forma a incluir as preferências da paciente e de sua família, além de suas tradições culturais e religiosas.

Carly planeja selecionar intervenções de enfermagem para ajudar a Sra. Grayson a alcançar esses resultados. As intervenções de enfermagem ajudarão a Sra. Grayson a manejar melhor e melhorar sua incontinência. Posteriormente, Carly avaliará se a incontinência urinária da Sra. Grayson melhorou verificando o resultado de avaliações focadas e da I&E.

Plano de cuidados de enfermagem

Incontinência urinária de esforço

HISTÓRICO DE ENFERMAGEM

Atividades do histórico de enfermagem	Achados/características definidores[a]
Pergunte à Sra. Grayson sobre os efeitos de seus sintomas urinários em sua vida diária.	Ela responde: "Sinto-me constrangida e frustrada por **perder o controle**. Sinto **gotejar** quando estou a caminho do banheiro. Tenho medo de tossir, espirrar ou rir, porque eu **perco urina**. Não vou a nenhum lugar e tento evitar ficar perto de outras pessoas porque tenho medo de estar cheirando mal."
Pergunte a ela quais intervenções já tentou para ajudar a controlar a incontinência.	Ela diz: "Tenho **usado absorventes e vou ao banheiro** de hora em hora em todo caso. Tento limitar a quantidade de água que bebo para não ter que precisar ir ao banheiro."
Pergunte à Sra. Grayson sobre quaisquer outros efeitos causados pela perda de urina.	Ela começa a chorar e diz: "Nem gosto de ir ao cinema ou visitar meus netos. É mais seguro ficar em casa."
Observe o comportamento da Sra. Grayson.	Ela parece **ansiosa e triste**.
Conduza um histórico de enfermagem focado na questão da perda urinária e em outros sintomas do trato urinário inferior.	O relato da Sra. Grayson de **vazamento de urina mediante esforço físico, espirro, tosse e riso** e de vazamento a caminho do banheiro aumenta a probabilidade de um diagnóstico de incontinência mista. Seus fatores de risco para essa condição incluem **cinco gestações**, seu estado **pós-menopáusico** e seu **sobrepeso**. O histórico ajuda a definir as intervenções corretas.

[a]Achados/características definidores estão destacados em negrito.

Diagnóstico de enfermagem: incontinência urinária de esforço relacionada com fraqueza da musculatura pélvica

PLANEJAMENTO
Resultados esperados (NOC)[b]

Continência urinária
A paciente reporta menos de dois episódios de incontinência por dia.
A paciente reporta menos incontinência quando tosse ou espirra.
A paciente afirma estar menos ansiosa em relação à sua incontinência.

[b]Designações de classificação de resultado extraídas de Moorhead S et al.: *Nursing Outcomes Classification (NOC)*, ed 6, St Louis, 2018, Elsevier.

Plano de cuidados de enfermagem (Continuação)

Incontinência urinária de esforço

INTERVENÇÕES (NIC)[c]	JUSTIFICATIVA
Cuidado da incontinência urinária Oriente a Sra. Grayson medidas para reduzir a pressão intra-abdominal das seguintes maneiras: • Perdendo peso • Evitando carregar pesos.	Essas medidas reduzem a pressão intra-abdominal e vesical, que aumentam a incontinência.
Oriente a Sra. Grayson como manter a saúde de sua bexiga (Boxe 46.7): • Evitar irritantes da bexiga (p. ex., cafeína) • Beber quantidades adequadas de água; evitar beber grandes quantidades de uma vez.	Líquidos que contêm cafeína e outros irritantes podem incitar contrações indesejadas da bexiga, resultando em frequência, urgência e incontinência.
Exercícios para os músculos pélvicos Oriente a Sra. Grayson como exercitar os músculos pélvicos (Boxe 46.8): • Oriente-a a como identificar e contrair os músculos • Ajude-a a desenvolver uma programação diária de exercícios.	O treinamento dos músculos pélvicos é eficaz para o tratamento de incontinência urinária de esforço (Fekete, 2020).
Retreinamento da bexiga (terapia comportamental) • Oriente a paciente a como inibir sensações fortes de urgência urinária respirando lenta e profundamente para relaxar e realizando de cinco a seis exercícios pélvicos rápidos e vigorosos (contrações curtas) em rápida sucessão, e depois desviando a atenção das sensações da bexiga • Quando conseguir inibir a urgência de urinar e evitar a incontinência, oriente a paciente a aumentar gradativamente o período de tempo entre as idas ao banheiro.	Treinamento vesical e exercícios para os músculos do assoalho pélvico restabelecem progressivamente o controle voluntário sobre a micção (Fekete, 2020).

[c]Designações de classificação de intervenções extraídas de Butcher HK et al.: *Nursing Interventions Classification (NIC)*, ed 7, St Louis, 2018, Elsevier.

AVALIAÇÃO

Atividades de avaliação	Resposta da paciente
Pergunte à Sra. Grayson sobre a frequência da incontinência.	Ela responde: "Fico seca durante a maior parte do tempo agora. Agora estou cuidando de meus netos e voltei ao meu trabalho de voluntária."
Peça à Sra. Grayson para manter um diário de micção durante 3 dias.	O diário de micção revelou uma perda de volume pequena de urina com uma tosse forte e micção a cada 3 a 4 h.
Pergunte à Sra. Grayson se ela se sente menos ansiosa em relação à sua incontinência urinária.	Ela responde: "Sinto-me tão melhor agora que eu sei como controlar minha incontinência."

❖ Implementação

Use julgamento clínico e pensamento crítico para selecionar e implementar intervenções independentes e colaborativas que irão ajudar o paciente a alcançar os resultados desejados do cuidado. Você deve implementar algumas intervenções independentes, como orientar o paciente sobre atividades de autocuidado. Atividades dependentes são aquelas prescritas pelo médico e realizadas pelo enfermeiro, como a administração de medicações.

Promoção da saúde. A promoção da saúde ajuda o paciente a compreender e participar das práticas de autocuidado para preservar e proteger a função saudável do sistema urinário (Boxe 46.7). Você pode obter esse foco utilizando diversos meios.

Educação do paciente. O sucesso de terapias que visam acabar ou minimizar os problemas de eliminação urinária depende, em parte, do sucesso do aprendizado do paciente (Boxe 46.7). Embora muitos pacientes precisem aprender sobre todos os aspectos da eliminação urinária saudável, é melhor focar um problema específico de eliminação a princípio. Por exemplo, um paciente que apresenta uma ITU seria muito beneficiado se aprendesse quais são os sintomas e as medidas para prevenir a recorrência de ITUs. Incorpore esse tipo de informação enquanto está prestando cuidados de enfermagem. Por exemplo, oriente sobre irritantes comuns da bexiga, como cafeína, enquanto auxilia o paciente com uma bandeja de refeição. Para qualquer atividade de ensino, leve em consideração o grau de instrução do paciente sobre saúde. Imagens são úteis para orientar sobre a anatomia do trato urinário e sua relação com ITU. Se o paciente fala outro idioma, envolva um intérprete profissional.

Promoção da micção normal. Manter a micção normal ajuda a prevenir vários problemas. Muitas medidas que promovem a micção normal são intervenções de enfermagem independentes.

Manutenção dos hábitos de eliminação. Muitos pacientes seguem rotinas para promover a micção normal. Quando em um ambiente hospitalar ou de cuidados a longo prazo, as rotinas institucionais geralmente conflitam com as do paciente. Integrar os hábitos do paciente no plano de cuidados promove um padrão de micção mais normal. Eliminação é um ato extremamente privativo. Crie o máximo de privacidade possível fechando portas e cortinas ao redor do leito; pedindo para que os visitantes saiam do quarto quando for necessário usar a comadre, o papagaio ou outro tipo de urinol; e encobrindo os sons da micção com água corrente. Responda aos pedidos de ajuda com necessidades fisiológicas com a maior rapidez possível. Acidentes constrangedores são facilmente evitados quando a ajuda chega em tempo. Evite o uso de produtos de contenção de incontinência, a menos que necessário para perdas não controladas de urina. Alguns produtos de contenção podem ser difíceis de remover e interferem no acesso imediato ao banheiro.

Boxe 46.7 Promoção/restauração da saúde: educação do paciente para uma bexiga saudável

1. Mantenha a hidratação adequada.
   - Beba de seis a oito copos de água por dia. Distribua essa quantidade uniformemente ao longo do dia
   - Evite ou limite o consumo de bebidas que contenham cafeína (café, chá, bebidas achocolatadas, refrigerantes)
   - Para reduzir a noctúria, evite a ingestão de líquidos 2 h antes de ir para a cama
   - Não limite a ingestão de líquidos se você tiver incontinência. Urina concentrada pode irritar a bexiga e intensificar os sintomas vesicais.
2. Mantenha bons hábitos de micção.
   - Mulheres: devem se acomodar corretamente no assento do vaso sanitário, evitar "se equilibrar sem sentar no vaso sanitário" e certificar-se de manter os pés no chão
   - Urinar em intervalos regulares, normalmente a cada 3 a 4 h, dependendo da ingestão de líquidos
   - Evitar fazer força ao urinar ou movimentar o intestino
   - Demorar o tempo necessário para esvaziar a bexiga completamente.
3. Mantenha a regularidade intestinal. Um reto cheio de fezes pode irritar a bexiga, causando urgência e frequência.
4. Previna infecções do trato urinário.
   - Mulheres: limpar a região íntima de frente para trás após cada micção e movimento intestinal; usar roupas íntimas de algodão
   - Beber água suficiente para excretar urina amarelo-clara
   - Tomar banho de chuveiro ou banheira regularmente.
5. Pare de fumar para reduzir tanto o risco de câncer de bexiga quanto o de desenvolver tosse, o que pode contribuir para a incontinência urinária de esforço.
6. Informe seu médico sobre qualquer alteração nos hábitos vesicais, frequência, urgência, dor ao urinar ou sangue na urina.

Manutenção da ingestão adequada de líquidos. Um método simples para promover a micção normal é manter uma ingestão ideal de líquidos. Um paciente com função renal normal sem doença cardíaca ou alterações que exijam restrição de líquidos deve ingerir aproximadamente 2.300 mℓ de líquidos em um período de 24 horas. A ingestão adequada de líquidos ajudará a eliminar solutos ou partículas que se acumulam no sistema urinário e a diminuir a irritabilidade da bexiga. Ajude os pacientes a mudar seus padrões de ingestão de líquidos orientando sobre a importância da hidratação adequada. Se o paciente precisa aumentar o consumo de líquidos, determine uma programação para a ingestão de mais líquidos, identifique as preferências de bebidas, aumente a ingestão de alimentos com alto teor de água, como frutas, e estimule a ingestão de pequenos volumes de líquido frequentemente. Os pacientes precisam evitar ingerir líquidos em excesso também. Para prevenir noctúria, sugira que o paciente evite ingerir líquidos 2 horas antes de ir dormir.

Promoção do esvaziamento completo da bexiga. É normal que um pequeno volume de urina permaneça na bexiga após a micção. Quando a bexiga não esvazia completamente e os volumes residuais de urina são altos, há risco de incontinência e retenção urinária perigosa. Retenção urinária aumenta o risco de ITU e de danos aos rins. O esvaziamento adequado da bexiga depende de sentir uma urgência de urinar, contração da bexiga e capacidade de relaxar o esfíncter uretral.

Carly implementa o plano de cuidados que ela desenvolveu, o qual inclui as preferências e expectativas da Sra. Grayson. Para resolver o diagnóstico de **Conhecimento Deficiente sobre o Regime de Tratamento** da Sra. Grayson, Carly sabe que a Sra. Grayson vai precisar ser orientada sobre como melhorar sua incontinência urinária, incluindo novo treinamento vesical, exercícios para os músculos pélvicos e medidas para reduzir a pressão intra-abdominal. Mantendo essas necessidades em mente, Carly começa discutindo com a Sra. Grayson a necessidade de aprender a usar intervenções que melhorarão a força de seus músculos pélvicos. Carly encoraja a Sra. Grayson a começar a identificar métodos para perder peso e evitar carregar muito peso. Carly sugere que a Sra. Grayson encontre um plano de perda de peso que acomode suas preferências alimentares e estilo de vida. Ela sugere que a Sra. Grayson vá ao banheiro em intervalos regulares e que urine assim que perceber a urgência. Carly demonstra métodos para fortalecer os músculos pélvicos e reduzir a pressão intra-abdominal e dá um tempo para que a Sra. Grayson demonstre esses exercícios. Carly também ensina a Sra. Grayson a evitar cafeína e outros irritantes para a bexiga, como bebidas gaseificadas. Ela sugere à Sra. Grayson se hidratar com suas bebidas favoritas ao longo do dia.

Para tratar os diagnósticos da Sra. Grayson de **Risco de Integridade da Pele Prejudicada** e **Risco de Infecção**, Carly encoraja e reforça a educação sobre diabetes. Para prevenir lesões de pele, Carly orienta a Sra. Grayson sobre a necessidade de higienizar frequentemente a região íntima, trocar o absorvente frequentemente, a como fazer a higiene da região íntima e como inspecionar a pele para ver se não há lesões. Ela sugere que a Sra. Grayson adquira um creme de barreira cutânea para ser usado entre os cuidados íntimos. Finalmente, Carly ensina a Sra. Grayson a reconhecer os sinais e sintomas de uma infecção do trato urinário e o que fazer caso ela suspeite estar com uma.

Carly também sabe que a Sra. Grayson precisará fazer uma ultrassonografia vesical para determinar seu RPM. Carly aplica a atitude de pensamento crítico de disciplina ao realizar um exame e avaliação completos. A atitude de curiosidade é importante quando um sinal ou sintoma clínico pode não ser claro ou quando há necessidade de mais informações. Quando Carly verifica a política e os procedimentos de sua instituição em relação a práticas de eliminação urinária, incluindo ultrassonografia vesical, ela aplica padrões profissionais na prática. Ela revisa os padrões para ultrassonografia vesical para familiarizar-se com os procedimentos.

Uma estratégia para promover o relaxamento e estimular as contrações da bexiga é ajudar os pacientes a assumir a posição normal de micção. A posição anatômica normal para a micção feminina é o agachamento. As mulheres esvaziam a bexiga melhor quando se sentam no vaso sanitário ou na cadeira sanitária de beira de cama com os pés apoiados no chão. Se a paciente não conseguir usar o vaso sanitário, posicione-a sobre uma comadre (ver Capítulo 47). Após o uso da comadre, ajude a paciente a realizar a higiene íntima (ver Capítulo 40). Os homens urinam mais facilmente quando estão em pé. Se o paciente não conseguir chegar ao banheiro, deixe-o em pé ao lado do leito e permita que ele urine em um urinol (um recipiente de urina feito de metal ou plástico) (Figura 46.9).

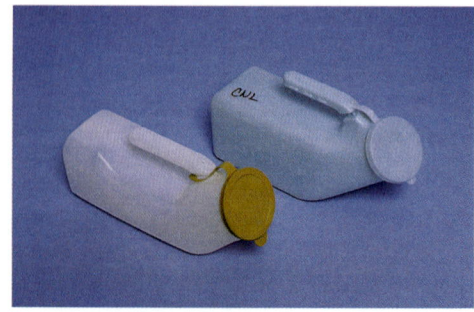

Figura 46.9 Urinóis masculinos.

Sempre avalie a condição de mobilidade e determine se o paciente do sexo masculino consegue ficar em pé com segurança. Às vezes é necessária a ajuda de um ou mais enfermeiros para manter o paciente do sexo masculino em pé. Se o paciente não conseguir ficar em pé na beira do leito, você precisará ajudá-lo a usar o urinol no leito. Alguns pacientes necessitam que o enfermeiro posicione o pênis inteiramente dentro do urinol, segurando o recipiente no lugar, ou então ajudar o indivíduo a segurar o urinol. Uma vez que o paciente terminar de urinar, remova cuidadosamente o urinol e realize a higiene íntima (ver Capítulo 40).

Existem urinóis especialmente projetados para mulheres. O urinol feminino tem uma abertura mais larga na parte de cima com uma borda definida, o que ajuda a posicionar o urinol bem perto da genitália.

Há outras medidas que melhoram o esvaziamento da bexiga. Para promover relaxamento e estimular as contrações da bexiga, use estímulos sensoriais (p. ex., abrir uma torneira e deixar a água correr, colocar a mão do paciente em uma bacia com água morna) e proporcionar privacidade. Além disso, exercícios de bexiga ajudam a fortalecer os músculos pélvicos, o que reduz a incontinência de esforço e melhora o esvaziamento da bexiga (Boxe 46.8).

Para melhorar o esvaziamento da bexiga, estimule os pacientes e aguardar até que o fluxo de urina pare completamente ao urinar e estimule-os a tentar urinar uma segunda vez (micção dupla). Micção programada é a micção baseada em horários, não na urgência em urinar, sendo uma estratégia útil quando a bexiga não esvazia completamente. O método de Credé ou compressão manual da bexiga (ou seja, colocar as mãos sobre a bexiga e comprimi-la para ajudar no esvaziamento) não deve ser implementado até que o médico seja consultado. Na presença de RPMs elevados ou de total incapacidade de esvaziar a bexiga, é necessária a cateterização urinária – intermitente ou de demora.

Prevenção de infecções. ITUs são o quinto tipo mais comum de infecção associada a cuidados de saúde (CDC, 2020). É importante implementar práticas baseadas em evidências para evitar essa infecção comum e potencialmente perigosa. Algumas das principais intervenções incluem promover a ingestão adequada de líquidos, incentivar a higiene íntima e estimular os pacientes a urinar em intervalos regulares. Encoraje as mulheres a se higienizarem de frente para trás após urinar e defecar e oriente-as a evitar usar sabonetes íntimos e *sprays* perfumados, banhos de espuma e roupas apertadas. Se um paciente tiver problema de vazamento de urina, a higiene da região íntima deve ser especialmente enfatizada. Os pacientes devem usar produtos de absorção da urina que sejam projetados para absorvê-la e manter a umidade longe do corpo. Períodos prolongados de umidade causada por urina devem ser evitados.

> **Pense nisso**
>
> Pense na promoção de saúde do próximo paciente designado a você. Quais estratégias melhorariam a eliminação urinária desse paciente?

Cuidado em casos agudos. Pacientes com doenças agudas, cirurgias ou função prejudicada do trato urinário podem requerer intervenções mais invasivas que promovam a eliminação urinária.

Cateterização. Cateterização urinária é a inserção de um cateter através da uretra até a bexiga para drenagem da urina (ver Procedimento 46.2). Existe o risco de ITURCs, as quais são a quarta principal causa de infecções associadas ao cuidado de saúde em hospitais de cuidados agudos (Ferguson, 2018). A ANA desenvolveu uma ferramenta baseada em evidências, a *Ferramenta de Prevenção de ITURC da ANA*, para orientar a tomada de decisões da equipe de saúde quanto à inserção de cateter de demora e seus cuidados, à manutenção da técnica estéril e às melhores práticas para remoção oportuna do cateter (ANA, n.d.).

A cateterização urinária pode ser intermitente (cateterização pontual para esvaziamento da bexiga) ou de demora (que permanece no local durante um período de tempo). A cateterização vesical de demora pode ser a curto prazo (2 semanas ou menos) ou a longo prazo (mais de 1 mês) (Taylor, 2018). Monitore precisamente a ingestão e eliminação de um paciente quando da utilização de um cateter urinário de curto ou longo prazo. Os pacientes geralmente precisam de um cateter quando passam por procedimentos urológicos ou ginecológicos ou quando a bexiga se esvazia inadequadamente devido a obstrução ou condição neurológica. O acúmulo excessivo de urina na bexiga é doloroso para o paciente, aumenta o risco de ITU e pode causar efluxo de urina nos ureteres, aumentando o risco de danos renais. Para alguns pacientes, o único método para manejar sua disfunção vesical é por meio de um cateter. Cateterização intermitente é utilizada para mensurar o RPM quando da indisponibilidade de ultrassom ou equipamento do ultrassom da bexiga ou como forma de manejar a retenção urinária crônica.

Boxe 46.8 Educação em saúde

Educação dos pacientes sobre exercícios para músculos pélvicos (exercícios de Kegel)

Objetivo
- O paciente verbalizará e/ou demonstrará como realizar os exercícios para os músculos pélvicos (exercícios de Kegel).

Estratégias de ensino
- Use imagens e linguagem simples para orientar os pacientes sobre a anatomia e a localização dos músculos pélvicos (Figura 46.16)
- Oriente os pacientes a como identificar e contrair o músculo correto
  - Mulheres: oriente a paciente a apertar o ânus como se estivesse segurando gases ou a inserir um dedo na vagina e sentir o músculo apertando-o. A mulher também pode observar o períneo usando um espelho
  - Homens: oriente o paciente a ficar em pé em frente a um espelho, apertar o ânus como se estivesse segurando gases e observar o pênis se movendo para cima e para baixo à medida que ele contrai os músculos do assoalho pélvico
- Oriente a não contrair o abdome, nádegas ou coxas ao contrair os músculos pélvicos
- Oriente os pacientes a como fazer exercícios de contração dos músculos pélvicos
  - Contrações rápidas: contraia o músculo por 2 a 3 s e relaxe
  - Contrações sustentadas: contraia o músculo por 10 s e relaxe após cada contração por 10 s
  - Contar em voz alta evita que o paciente prenda a respiração durante os exercícios
- Oriente os pacientes a manter uma programação diária de exercícios
  - Realize de três a cinco contrações seguidas de 10 contrações sustentadas
  - Faça esses exercícios de 3 a 4 vezes/dia.

Avaliação
Use os princípios do ensino de retorno para avaliar o aprendizado do paciente/familiar cuidador:
- Descreva como você identificaria corretamente os músculos do assoalho pélvico
- Explique como você realizaria os exercícios para o músculo pélvico.

Tipos de cateteres. A diferença entre os cateteres urinários está relacionada com o número de lumens do cateter, a presença de um balão para manter o cateter de demora no lugar, o formato do cateter e o sistema fechado de drenagem. Cateteres urinários são feitos com um até três lumens. Cateteres de lúmen único (Figura 46.10 A) são usados para cateterização intermitente/direta. Cateteres de duplo lúmen, projetados para uso como cateteres de demora, apresentam um lúmen para drenagem urinária enquanto o segundo lúmen é utilizado para inflar um balão que mantém o cateter no lugar (Figura 46.10 B). Cateteres de triplo lúmen (Figura 46.10 C) são usados para irrigação vesical contínua (IVC) ou quando se torna necessário instilar medicamentos na bexiga. O de lúmen único drena a bexiga, o de duplo lúmen é usado para inflar o balão e o de triplo lúmen irriga a bexiga com fluidos.

O profissional da saúde escolhe o cateter com base em fatores como alergia a látex, história de incrustação de cateter, fatores anatômicos e suscetibilidade a infecções. Cateteres de demora são feitos de látex ou silicone. Cateteres de látex com revestimentos especiais reduzem a irritação uretral. Todos os cateteres de silicone têm um diâmetro interno maior e podem ser úteis em pacientes que necessitam de trocas frequentes de cateter em consequência de incrustação. Cateteres intermitentes/diretos são feitos de borracha (mais macios e flexíveis) ou de cloreto de polivinila (PVC). Pacientes que se autocateterizam têm uma ampla seleção de cateteres, alguns com revestimentos especiais que não necessitam de lubrificação e outros que são sistemas autossuficientes que consistem em um cateter pré-lubrificado e embalado com uma bolsa coletora pré-conectada. O formato do cateter pode diferir; o formato é escolhido com base nas diferenças anatômicas dos pacientes. Um cateter desse tipo é o cateter de ponta de Coudé. Esse cateter tem uma ponta curvada que ajuda em sua manobra pela uretra prostática na presença de próstata aumentada. Enfermeiros precisam de capacitação especial para usar esse tipo de cateter.

Tamanhos dos cateteres. O tamanho do cateter urinário é baseado na escala French (Fr), que reflete o diâmetro interno do cateter. A maioria dos adultos com um cateter de demora necessita de um cateter de 14 a 16 Fr para uso a curto prazo e de 20 a 24 Fr se houver hematúria ou coágulos (Harding et al., 2021; Schaeffer, 2020a). Embora diâmetros maiores de cateteres aumentem o risco de trauma uretral, cateteres maiores são usados em circunstâncias especiais, como após cirurgias urológicas ou na presença de hematúria macroscópica. Tamanhos menores são necessários para crianças, como os de 5 a 6 Fr para bebês, de 8 a 10 Fr para crianças e de 12 Fr para meninas jovens.

Cateteres de demora são fornecidos com uma variedade de tamanhos de balão – de 3 mℓ (para uma criança) até 30 mℓ para IVC. O tamanho do balão é normalmente gravado na entrada do cateter (Figura 46.11). O tamanho recomendado de balão para um adulto é de 5 mℓ (o balão é de 5 mℓ e requer 10 mℓ para ser totalmente preenchido) (Harding et al., 2021). O uso prolongado de balões maiores (30 mℓ) foi associado a maior desconforto do paciente, irritação e trauma na uretra, maior risco de expulsão do cateter e esvaziamento incompleto da bexiga resultante do acúmulo de urina abaixo do nível dos orifícios de drenagem do cateter.

Trocas dos cateteres. Use indicadores clínicos, como obstrução, drenagem insatisfatória, mau funcionamento do cateter ou incrustação, para determinar quando trocar cateteres de demora e bolsas coletoras (Schaeffer, 2020a). Quando da necessidade de cateterização prolongada, o cateter deverá ser trocado a cada 4 a 6 semanas. Sempre que possível, evite o uso de cateterização prolongada para reduzir o risco de ITURC.

Sistemas fechados de drenagem. Um cateter de demora é conectado a uma bolsa coletora para coletar o fluxo contínuo de urina. Isso é um sistema fechado de drenagem, e as conexões das linhas não devem ser separadas para evitar a introdução de patógenos. Em pacientes com cateteres de demora, são coletadas amostras sem abrir o sistema de drenagem utilizando-se uma porta especial na linha (Figura 46.12). Sempre pendure a bolsa coletora abaixo do nível da bexiga no estrado do leito ou em uma cadeira, de forma que a urina seja drenada de forma descendente da bexiga. A bolsa jamais deve tocar o chão para prevenir contaminação acidental durante o esvaziamento. Quando o paciente for deambular, carregue a bolsa abaixo do nível da bexiga do indivíduo. Pacientes que deambulam podem usar uma bolsa de perna, que é uma bolsa amarrada à perna com tiras. As bolsas de perna são normalmente usadas durante o dia e substituídas à noite por uma bolsa coletora padrão. A única bolsa coletora que não precisa ser mantida dependente da bexiga é uma bolsa coletora especialmente projetada (bolsa abdominal) usada ao redor da cintura. Uma válvula unidirecional previne o refluxo de urina na bexiga. Para manter a perviedade do sistema de drenagem, verifique se há fissuras ou dobras

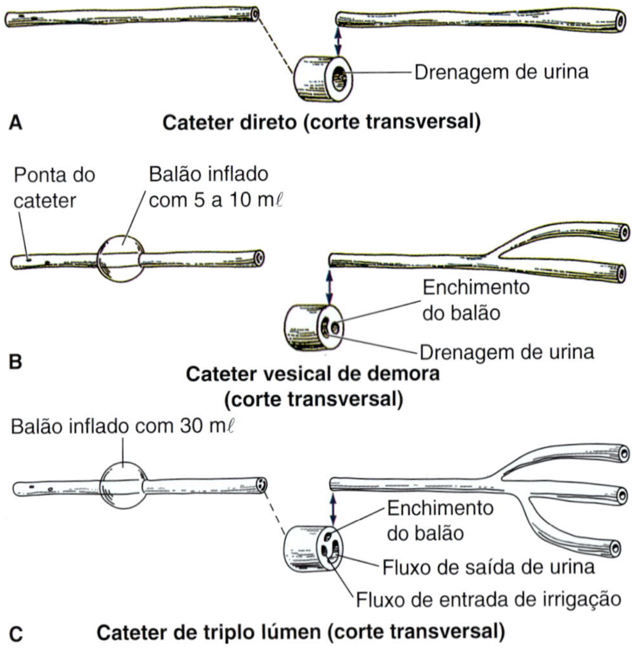

Figura 46.10 **A.** Cateter direto (corte transversal). **B.** Cateter de Foley de demora (corte transversal). **C.** Cateter de triplo lúmen (corte transversal).

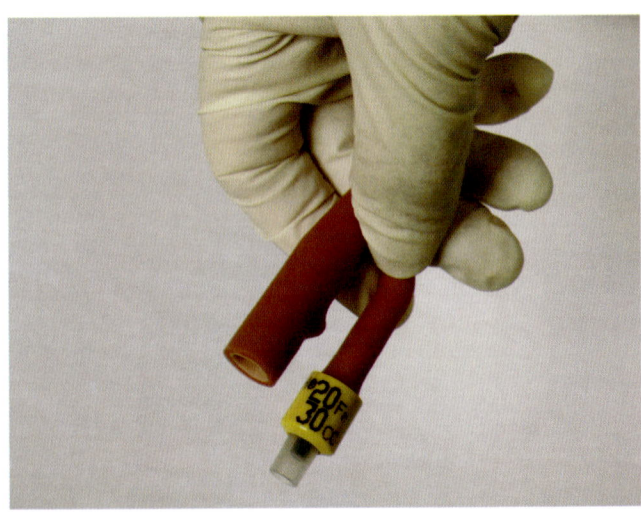

Figura 46.11 Tamanho do cateter e do balão nele impresso.

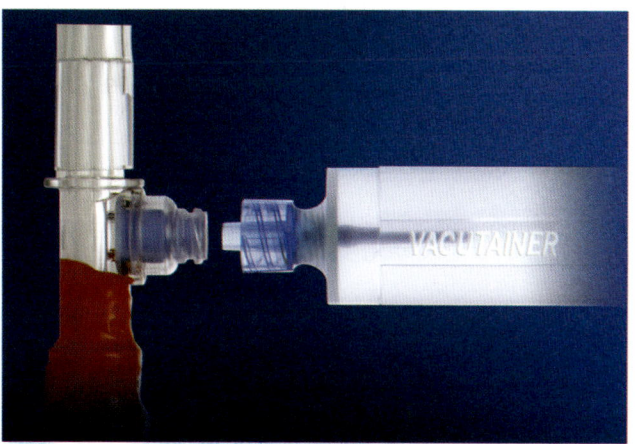

Figura 46.12 Coleta de amostra de urina: aspiração pela porta de coleta na linha de drenagem do cateter de demora (técnica não agulhada). (Cortesia e © de Becton, Dickinson and Company.)

nas linhas, evite posicionar o paciente sobre as linhas de drenagem, impedir que a linha fique pendente e observar se há coágulos ou sedimentos que possam obstruir o cateter ou a linha.

Cuidados rotineiros com o cateter. Pacientes com cateteres de demora precisam de higiene íntima regular, principalmente após as eliminações intestinais, para reduzir o risco de ITURC (CDC, 2020; Schaeffer, 2020a). Em muitas instituições de saúde, os cateteres são verificados nos pacientes a cada 8 horas como padrão mínimo de cuidado. Veja o Capítulo 40 para cuidados íntimos de rotina e o Procedimento 46.3 para cuidados com o cateter. Esvazie as bolsas coletoras quando estiverem completas até a metade (Figura 46.13). Uma bolsa coletora excessivamente cheia pode criar tensão e ficar repuxando o cateter, resultando em trauma na uretra e/ou no meato urinário e aumento do risco de ITURC (CDC, 2020). Deve ocorrer drenagem contínua de urina na bolsa coletora. Na ausência de drenagem de urina, verifique primeiro para confirmar se não há nenhuma fissura ou oclusão óbvia da linha de drenagem ou do cateter.

Prevenção de infecção do trato urinário relacionada com o cateter. Uma parte crítica do cuidado rotineiro do cateter é reduzir o risco de ITURC (Boxe 46.9). Além disso, existem diretrizes e intervenções específicas do CDC (2020) (Boxe 46.10). Uma importante intervenção para a prevenção de infecções é manter um sistema de drenagem urinária fechado. Portais de entrada de bactérias no sistema são ilustrados na Figura 46.14. Outra importante intervenção é a prevenção de refluxo de urina da linha e da bolsa na bexiga. Muitos sistemas de drenagem de urina são equipados com uma válvula antirrefluxo, mas você deve monitorar o sistema para prevenir o acúmulo de urina dentro da linha e manter a bolsa coletora abaixo do nível da bexiga.

Irrigações e instilações pelo cateter. Para manter a perviedade dos cateteres urinários de demora, às vezes é necessário irrigar ou lavar o cateter com solução estéril. Contudo, como a irrigação impõe

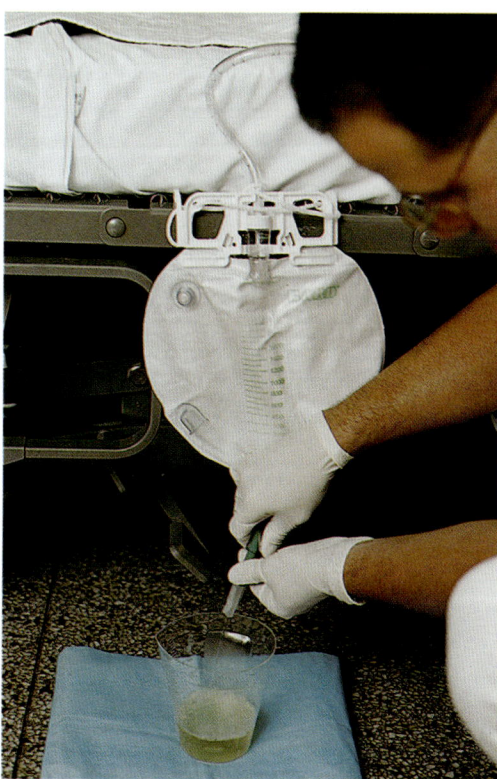

Figura 46.13 Bolsa coletora de urina.

> **Boxe 46.9** Prática baseada em evidências
>
> ***Fatores para reduzir infecções do trato urinário relacionadas com o cateter (ITURCs)***
>
> **Questão PICOT:** O uso de protocolos de enfermagem baseados em evidências reduz a ocorrência de ITURC em pacientes hospitalizados com cateter de demora?
>
> **Resumo das evidências**
> Em aproximadamente 12 a 16% dos pacientes adultos internados em hospitais será inserido um cateter urinário de demora em algum momento durante o período de hospitalização, e para cada dia de permanência do cateter urinário de demora o paciente tem um aumento de 3 a 7% no risco de adquirir uma ITURC (CDC, 2020). As medidas para reduzir ITURC são organizadas em cinco segmentos: uso adequado do cateter, técnicas corretas de inserção e manutenção, programas de melhoria de qualidade, vigilância contínua em relação à ITURC e fatores causadores relacionados (CDC, 2020; TJC, 2021). Intervenções conduzidas por enfermeiros reduziram a duração do uso do cateter de demora e a incidência de ITURC (Graham et al., 2020). Além disso, uma estratégia hospitalar geral que incluiu a capacitação de enfermeiros sobre prevenção de ITURC e melhores práticas de infusão na prática atual de cuidados de enfermagem também fez as taxas de ITURC caírem (Cartwright, 2018). Melhores práticas, capacitação da equipe dos funcionários, divulgação de informações e uso de um prontuário eletrônico como um lembrete para cateter diminuíram as taxas de ITURC (Fekete, 2020; Ferguson, 2018; Lawrence et al., 2019; Schaeffer, 2020a).
>
> **Aplicação na prática de enfermagem**
> - Familiarize-se com as diretrizes relacionadas com a prevenção e cuidados de ITURC (Boxe 46.10)
> - Esteja a par das indicações para inserção de cateter e aja em defesa do paciente caso as indicações não atendam às diretrizes aceitas (Ferguson, 2018)
> - Colabore com os médicos para remover cateteres antecipadamente quando não houver mais indicação médica
> - Desenvolva ou use protocolos de enfermagem baseados em evidências para prevenção de ITURC (Ferguson, 2018; Graham et al., 2020)
> - Permita que somente pessoas com treinamento adequado insiram cateteres urinários
> - Programas de melhoria de qualidade devem ser implementados para alertar os profissionais sobre a existência de cateter e que incluam um programa de educação permanente regular sobre cuidados com cateteres.

> **Boxe 46.10** Prevenção de infecção do trato urinário relacionada com o cateter (ITURC)
>
> - A prevenção de ITURC geralmente requer o uso de um "pacote" baseado em evidências para a realização de todos os elementos do cuidado de uma vez, além da revisão de um *checklist* para garantir que cada elemento seja incluído nesse cuidado. Conheça as políticas de sua instituição para determinar quais componentes estão incluídos em um pacote de cuidados (American Association of Colleges of Nursing [AACN] Clinical Practice Alert, 2018; Graham et al., 2020)
> - Use materiais estéreis na inserção de cateter urinário (Fekete, 2020; TJC, 2021)
> - Pacientes que precisam de cateterização a longo prazo devem ser manejados com cateterização intermitente (Fekete, 2020; Schaeffer, 2020b)
> - Permita que somente pessoas com treinamento adequado insiram cateteres urinários
> - Use o menor cateter possível e individualize o tamanho para o paciente (Schaeffer, 2020b)
> - Remova o cateter assim que possível. Se o paciente tiver sido submetido a cirurgia, o ideal é remover ainda na sala de recuperação (Schaeffer, 2020b)
> - Prenda bem os cateteres de demora para prevenir movimentos e tração no cateter
> - Mantenha um sistema fechado estéril de drenagem urinária (Schaeffer et al., 2020a)
> - Mantenha o fluxo de urina desobstruído através do cateter, da linha de drenagem e da bolsa coletora
> - Mantenha sempre a bolsa coletora abaixo do nível da bexiga
> - Ao esvaziar a bolsa coletora, use um recipiente de medição separado para cada paciente. Não deixe o bico de transferência tocar o recipiente
> - Realize a higiene íntima de rotina diariamente e sempre depois que o paciente defecar.

De Centers for Disease Control and Prevention (CDC): Urinary tract infection (catheter-associated urinary tract infection [CAUTI] and non-catheter-associated urinary tract infection [UTI]) and other urinary system infection [USI] events, 2020. http://www.cdc.gov/nhsn/PDFs/pscManual/7pscCAUTIccurrent.pdf. Accessed July 2021.

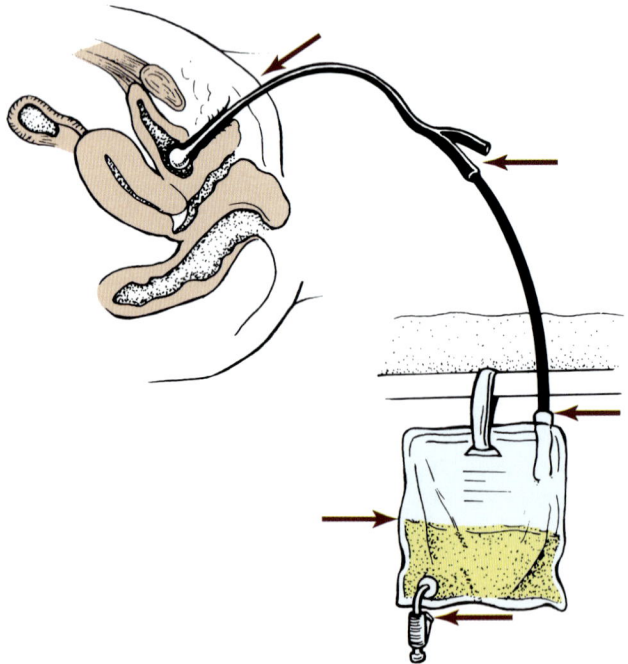

Figura 46.14 Possíveis locais de introdução de organismos infecciosos no sistema de drenagem urinária.

um risco de causar uma ITU, deve ser feita mantendo-se um sistema fechado de drenagem urinária. Geralmente, se o cateter ficar ocluído, é melhor trocá-lo do que arriscar movimentar resíduos para dentro da bexiga. Em alguns casos, o médico determinará se são necessárias irrigações para manter a perviedade do cateter, como após uma cirurgia geniturinária quando há alto risco de oclusão do cateter por coágulos de sangue. Instilações vesicais são usadas para aplicar medicações dentro da bexiga. Consulte as orientações específicas para esses medicamentos quanto ao período de tempo em que a medicação precisa permanecer na bexiga.

Irrigação com cateter fechado fornece irrigação intermitente ou contínua de um cateter urinário sem interferir na conexão estéril entre o cateter e o sistema de drenagem (ver Procedimento 46.4). IVC é um exemplo de infusão contínua de solução estéril na bexiga, normalmente usando um sistema fechado tridirecional (*three-way*) com um cateter de triplo lúmen. IVC é frequentemente usada após cirurgia geniturinária para manter a bexiga limpa e livre de coágulos de sangue ou sedimentos.

Remoção do cateter de demora. Os CMS dos EUA identificaram ITURC como um *never event* (CDC, 2020; CMS, 2020). A remoção imediata de um cateter de demora a partir do momento em que ele deixa de ser necessário se mostrou eficaz em reduzir a incidência e a prevalência de infecções do trato urinário adquiridas em hospital (ITUAHs) (ver Procedimento 46.2). Monitore a micção do paciente após a remoção do cateter por pelo menos 24 a 48 horas utilizando um registro de micção ou diário de micção. Este registra o horário e a quantidade de cada micção, incluindo quaisquer eventos de incontinência. O uso de ultrassonografia ou ultrassom portátil de bexiga pode monitorar a função vesical por mensurar o volume do RPM (Boxe 46.11). As primeiras vezes que o paciente urina após a remoção do cateter podem ser acompanhadas de algum desconforto, mas queixas contínuas de dor ao urinar indicam possível infecção. Dor e distensão abdominal, sensação de esvaziamento incompleto, incontinência, gotejamento constante de urina e urinar quantidades muito pequenas podem indicar esvaziamento inadequado da bexiga, exigindo intervenção.

Alternativa à cateterização uretral. Para evitar os riscos associados a cateteres uretrais, existem duas alternativas disponíveis para drenagem urinária.

Cateterização suprapúbica. Um **cateter suprapúbico** é uma sonda de drenagem urinária inserida cirurgicamente na bexiga através da parede abdominal acima da sínfise púbica (Figura 46.15). O cateter pode ser suturado na pele, fixado com material adesivo ou retido na bexiga com um balão preenchido com líquido da mesma maneira que um cateter de demora. Cateteres suprapúbicos são colocados quando há bloqueio da uretra (p. ex., em caso de aumento de próstata, estreitamento uretral, após cirurgia urológica) e em situações nas quais um cateter uretral a longo prazo causaria irritação ou desconforto ou interferiria na função sexual.

O cuidado com o cateter suprapúbico envolve a limpeza diária do local da inserção e do cateter. O mesmo cuidado com a linha e a bolsa coletora quando se usa um cateter uretral se aplica a um cateter suprapúbico. Assim sendo, avalie o local de inserção em relação a sinais de inflamação e de crescimento de tecido de hipergranulação. Se a inserção for nova, pode-se esperar uma leve inflamação como parte da cicatrização normal de feridas, mas também pode indicar infecção. Pode se desenvolver tecido de hipergranulação no local da inserção como reação ao cateter. Em alguns casos, é necessário intervir. Use os princípios de colocação de curativo seco ao cuidar do local; a política da instituição indicará se é necessária uma técnica asséptica ou estéril (ver Capítulo 48).

Cateter externo. O cateter externo, também chamado de *cateter tipo condom* ou bainha peniana, é uma película flexível semelhante a um preservativo masculino que é vestida sobre o pênis,

Boxe 46.11 Diretrizes para o procedimento

Uso do ultrassom vesical para mensurar o resíduo pós-miccional (RPM)

Delegação e colaboração

O procedimento de mensurar o volume da bexiga por meio do ultrassom vesical pode ser delegado aos técnicos/auxiliares de enfermagem. O enfermeiro deve primeiro determinar o momento e a frequência da realização do ultrassom vesical e interpretar os resultados obtidos. O enfermeiro também avalia a capacidade do paciente de ir ao banheiro antes de medir o RPM e o abdome em relação a distensões em caso de suspeita de retenção urinária. O enfermeiro orienta os profissionais de enfermagem a:
- Seguir as recomendações do fabricante para uso do dispositivo
- Medir os volumes de RPM em questão de 5 a 15 minutos depois de ajudar o paciente a urinar
- Relatar e registrar os volumes medidos pelo ultrassom vesical.

Material

Dispositivo de ultrassom vesical, gel para ultrassom, agente de limpeza (p. ex., algodão embebido em álcool) para cabeçote do ultrassom, bandeja de cateterização uretral para cateter de uso único/intermitente (ver Procedimento 46.2), papel-toalha ou pano de limpeza.

Passos para o procedimento

1. Identifique o paciente utilizando pelo menos dois tipos de identificação (p. ex., nome e data de nascimento ou nome e número do prontuário) de acordo com as políticas locais (TJC, 2021).
2. Revise o prontuário eletrônico e avalie o padrão urinário e a capacidade de esvaziar a bexiga efetivamente.
3. Verifique o registro de ingestão e eliminação (I&E) para determinar tendências de eliminação de urina e se o paciente já urinou depois da cirurgia; verifique o plano de cuidado para checar o horário certo da medição do ultrassom vesical.

   JULGAMENTO CLÍNICO: a incapacidade de medir o RPM de 5 a 15 minutos depois de o paciente ter urinado pode resultar em uma imagem de ultrassom vesical incorreta.

4. Avalie conhecimento, experiência e letramento em saúde do paciente ou familiar cuidador.
5. Avalie conhecimento e experiência anterior do paciente com ultrassom vesical e seus sentimentos em relação ao procedimento.
6. Avalie os objetivos ou preferências do paciente em relação a como o procedimento será realizado ou o que o paciente espera.
7. Dê privacidade, fechando a porta do quarto ou as cortinas ao redor do leito.
8. Ajude o paciente a se posicionar em decúbito dorsal com a cabeceira ligeiramente elevada. Levante o leito até uma altura adequada de trabalho. Se as grades laterais estiverem erguidas, abaixe as do lado em que vai fazer a abordagem.
9. Higienize as mãos e calce luvas de procedimento.
10. Discuta o procedimento com o paciente. Se for mensurado o RPM, peça para que o paciente urine e meça o volume retido na bexiga com o escaneador entre 5 e 15 minutos após a micção:
    a. Desdobre o lençol de forma a expor a região do baixo-ventre do paciente.
    b. Ligue o aparelho de ultrassom de acordo com as instruções do fabricante.
    c. Configure as designações de gênero de acordo com as instruções do fabricante. Designe mulheres que foram submetidas a histerectomia como sexo masculino.
    d. Limpe o cabeçote do ultrassom com algodão embebido em álcool ou outro agente de limpeza e deixe secar ao ar livre.
    e. Palpe a sínfise púbica do paciente (osso púbico). Aplique uma camada generosa de gel de ultrassom (ou, se disponível, uma bolsa de gel para ultrassom vesical) sobre a linha média do abdome 2,5 a 4 cm acima da sínfise púbica.
    f. Coloque o cabeçote do ultrassom sobre o gel, certificando-se de que o cabeçote esteja orientado de acordo com as diretrizes do fabricante.
    g. Aplique uma leve pressão, mantenha o cabeçote do ultrassom firme e aponte-o ligeiramente para baixo, em direção à bexiga. Aperte e solte o botão do ultrassom.
    h. Verifique a precisão do alvo (consulte as orientações do fabricante). Realize o exame de ultrassom e imprima a imagem (se necessário) (ver ilustração).
11. Remova o gel de ultrassom do abdome do paciente com papel-toalha ou pano úmido.
12. Remova o gel de ultrassom do cabeçote do ultrassom e limpe-o com algodão embebido em álcool ou outro agente de limpeza; deixe secar ao ar livre.
13. Ajude o paciente a se posicionar confortavelmente.
14. Levante as grades laterais (se apropriado) e coloque o leito na posição mais baixa possível.
15. Coloque o sistema de chamada de enfermagem em um local acessível ao alcance do paciente.
16. Remova e descarte as luvas e higienize as mãos.
17. Compare os resultados do RPM com a imagem do ultrassom anterior (se disponível); o volume de urina deve ser menor. Ou, se for a primeira imagem, o RPM deve ser de < 100 mℓ de urina.
18. Reveja a prescrição médica para determinar a frequência de avaliação do residual de urina ou se há solicitação de cateterização.
19. Reveja o registro de I&E para determinar tendências de eliminação de urina.
20. Registre os achados do ultrassom, RPM e tolerância do paciente ao procedimento.

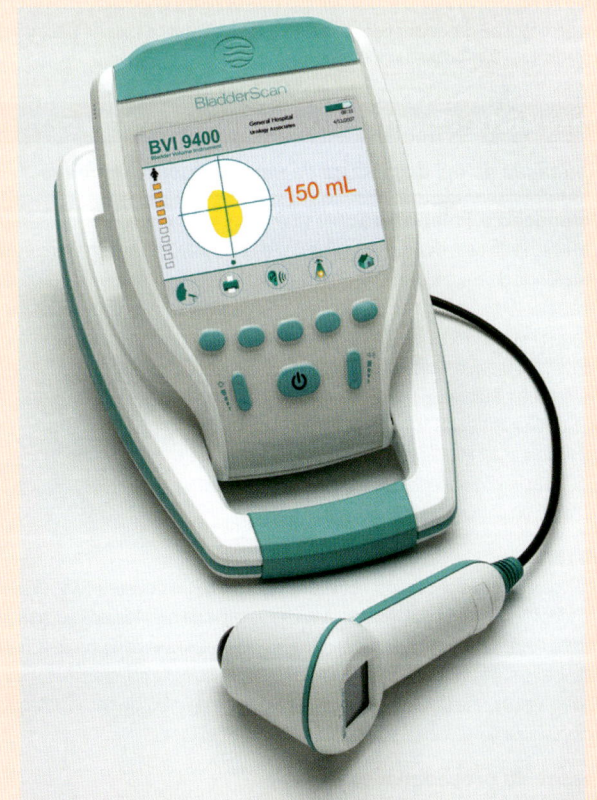

PASSO 10h Imagem do ultrassom de bexiga. (Cortesia de Verathon, Inc.)

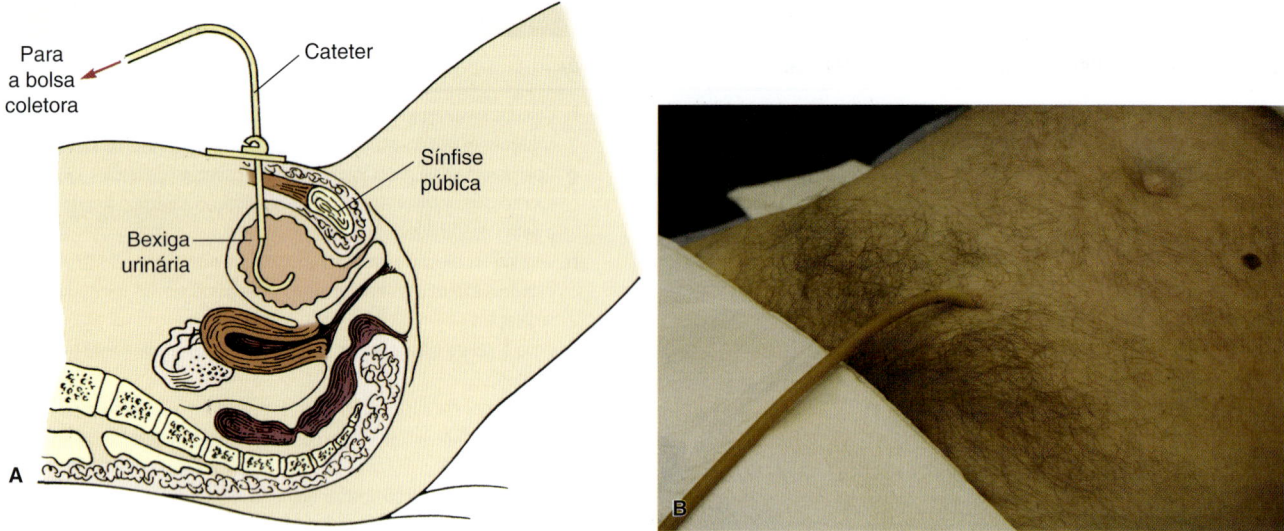

Figura 46.15 A. Colocação do cateter suprapúbico acima da sínfise púbica. **B.** Cateter suprapúbico sem curativo.

proporcionando uma maneira segura e não invasiva de contenção de urina. A maioria dos cateteres externos é feita de silicone macio para reduzir o atrito e é transparente para facilitar a visualização da pele sob o cateter. Ainda existem cateteres de látex, que são usados em alguns pacientes. É importante verificar se o paciente não tem alergia a látex antes de aplicar esse tipo de cateter. Cateteres externos tipo *condom* são mantidos no lugar por uma camada de adesivo no revestimento interno da bainha, uma tira autoadesiva dupla-face, adesivo aplicado com pincel no corpo do pênis ou, em raros casos, com faixa ou esparadrapo. Eles podem ser acoplados a uma bolsa coletora de pequeno volume (de perna) ou a uma bolsa coletora de grande volume de urina (de beira de leito), ambas as quais precisam ser mantidas abaixo da altura da bexiga. O cateter externo tipo *condom* é adequado para pacientes incontinentes que apresentam esvaziamento completo e espontâneo da bexiga. Os cateteres externos tipo *condom* são fornecidos em uma variedade de estilos e tamanhos. Consulte as instruções do fabricante para determinar a melhor adaptação e correta aplicação. Veja o Boxe 46.12 para os passos de aplicação de um cateter tipo *condom*. Cateteres externos tipo *condom* estão associados a um risco menor de ITU do que os cateteres de demora; portanto, eles são uma excelente opção para homens com IU. Para homens que não conseguem se adaptar a um cateter externo tipo *condom*, há outros tipos de cateteres que podem ser aplicados externamente.

Boxe 46.12 Diretrizes para o procedimento

Aplicação de um dispositivo de incontinência masculino

Delegação e colaboração
A avaliação da pele do corpo do pênis do paciente e a verificação da presença ou ausência de alergia a látex são realizadas por enfermeiro antes da aplicação do cateter. O procedimento de aplicação de um cateter tipo *condom* pode ser delegado aos técnicos/auxiliares de enfermagem, dependendo da política da instituição. O enfermeiro os orienta a:
- Seguir as instruções do fabricante para a aplicação do cateter tipo *condom* e do dispositivo de fixação
- Monitorar a ingestão e a eliminação (I&E) e registrar, se aplicável
- Relatar imediatamente qualquer vermelhidão, inchaço ou irritação ou degradação de pele na glande ou corpo do pênis.

Material
- *Kit* para cateter tipo *condom* – bainha do tamanho correto, dispositivo de fixação (adesivo interno, faixa), solução para preparação da pele (de acordo com as recomendações do fabricante). *Opção*: dispositivo hidrocoloide de incontinência; bolsa coletora de urina com linha de drenagem ou bolsa de perna e faixas; bacia com água morna e sabão; toalhas, pano de limpeza, lençol de banho; luvas de procedimento; tesouras, protetor de pelos ou papel-toalha.

Passos do procedimento
1. Identifique o paciente utilizando pelo menos dois tipos de identificação (p. ex., nome e data de nascimento ou nome e número do prontuário de acordo com as políticas locais (TJC, 2021).
2. Revise o prontuário e avalie o padrão urinário, a capacidade de esvaziamento efetivo da bexiga e o grau de continência urinária.
3. Avalie conhecimento, experiência e grau de letramento em saúde do paciente ou familiar cuidador.
4. Revise o prontuário para checar o histórico de alergia a borracha ou látex. Confirme com o paciente, se possível. Verifique a pulseira indicadora de alergias do paciente.
5. Avalie o estado mental, conhecimento e experiência com cateteres tipo *condom* do paciente ou do familiar cuidador, assim como sua capacidade de aplicar o dispositivo.
6. Avalie os objetivos ou preferências do paciente em relação a como o procedimento será realizado ou o que o paciente espera.
7. Higienize as mãos. Avalie a integridade do tecido peniano. Verifique o tamanho e o tipo de cateter tipo *condom* de acordo com o plano de cuidado ou utilize o guia de medidas do fabricante para mensurar o comprimento e o diâmetro do pênis em estado flácido (aplique luvas para realizar a medição). Higienize as mãos.

JULGAMENTO CLÍNICO: aplique cateteres tipo *condom* somente quando a pele da superfície do pênis estiver intacta.

8. Dê privacidade fechando a porta do quarto ou as cortinas. Organize e prepare os materiais necessários.

Capítulo 46 Eliminação Urinária

Boxe 46.12 Diretrizes para o procedimento (Continuação)

Aplicação de um dispositivo de incontinência masculino

9. Eleve o leito até a altura adequada de trabalho. Abaixe a grade lateral do lado em que vai trabalhar.
10. Explique o procedimento para o paciente.
11. Higienize as mãos.
12. Prepare a bolsa coletora de urina e as linhas de drenagem (bolsa coletora de grande volume ou bolsa de perna). Destrave a porta da bolsa coletora. Coloque-a por perto e pronta para ser conectada ao *condom* após aplicada.
13. Ajude o paciente a se posicionar em decúbito dorsal ou sentado.
14. Coloque um lençol de banho sobre a parte superior do tronco do paciente. Dobre o lençol de forma que apenas o pênis fique exposto.
15. Calce luvas de procedimento. Realize cuidados íntimos (ver Capítulo 40). Seque bem antes de aplicar o dispositivo. Se o paciente não for circuncisado, certifique-se de que o prepúcio seja recolocado na posição normal antes de aplicar o cateter tipo *condom*. Não aplique creme de barreira.
16. Remova e descarte as luvas. Higienize as mãos.
17. Calce luvas de procedimento. Avalie a pele do pênis quanto a erupções, eritema e/ou áreas abertas.
18. Corte os pelos na base do pênis, se necessário, antes da aplicação da bainha. Alguns fabricantes fornecem protetores de pelos que são colocados sobre o pênis antes de aplicar o dispositivo. Remova o protetor de pelos após aplicar o cateter. Uma alternativa ao protetor de pelos é fazer um buraco em um papel-toalha, colocando-o sobre o pênis e removendo após a aplicação do dispositivo.

JULGAMENTO CLÍNICO: a área púbica não deve ser raspada, pois qualquer microabrasão na pele aumenta o risco de irritação e infecção cutânea.

19. Aplique o dispositivo de incontinência.
    a. **Cateter tipo *condom*.** Com a mão não dominante, segure o pênis pelo corpo. Com a mão dominante, segure o cateter tipo *condom* enrolado na ponta do pênis com a cabeça do pênis em cone. Desenrole delicadamente a bainha sobre o pênis. Deixe um espaço de 2,5 a 5 cm entre a ponta da glande peniana e a extremidade do cateter tipo *condom* (ver ilustração).
    b. **Dispositivo hidrocoloide.** Tamanho único. Coloque o dispositivo sobre a ponta do pênis, e não no corpo do pênis (ver instruções do fabricante).
20. Aplique o dispositivo correto de fixação conforme indicado nas instruções do fabricante.
    a. Cateteres tipo *condom* autocolantes: após a colocação, aplique uma leve pressão sobre o corpo do pênis por 10 a 15 s.
    b. Cateteres tipo *condom* com fixação externa tipo faixa: enrole o corpo do pênis em movimento espiral com a faixa elástica adesiva fornecida. A faixa não deve se sobrepor. A faixa elástica deve estar confortavelmente aplicada, sem apertar (ver ilustração).

JULGAMENTO CLÍNICO: jamais use fita adesiva comum para fixar um cateter tipo *condom*. A constrição causada pela fita pode reduzir o fluxo de sangue para os tecidos.

    c. Dispositivo hidrocoloide de incontinência: remova os papéis antiaderentes do painel frontal do dispositivo. Centralize o painel frontal sobre a abertura do meato urinário. Nivele as faixas de sustentação adesivas hidrocoloides sobre a ponta do pênis. Então, cubra com a vedação hidrocoloide (ver ilustração).
21. Remova o protetor de pelos ou o papel-toalha (se usado). Conecte a linha de drenagem na extremidade do dispositivo de incontinência. Certifique-se de que o cateter tipo *condom* não esteja torcido. Se estiver usando uma bolsa coletora grande, coloque o excesso da linha sobre o leito e fixe-a no lençol de baixo.
22. Ajude o paciente a se posicionar de forma segura e confortável.
23. Levante as grades laterais (se apropriado) e coloque o leito na posição mais baixa possível.
24. Coloque o sistema de chamada de enfermagem em um local acessível ao alcance do paciente.
25. Descarte materiais contaminados, remova e descarte as luvas e higienize as mãos.
26. Remova e reaplique o dispositivo diariamente seguindo os passos descritos anteriormente a menos que um dispositivo de uso prolongado seja utilizado. Para remover o *condom*, lave o pênis com água morna e sabão e delicadamente desenrole a bainha e remova o adesivo do corpo do pênis.
27. Observe a drenagem urinária.
28. Inspecione o pênis com o cateter tipo *condom* a cada 15 ou 30 minutos após a aplicação. Avalie a presença de inchaço ou manchas e pergunte ao paciente se há qualquer desconforto.
29. Inspecione a pele do corpo do pênis em relação a sinais de degeneração ou irritação pelo menos 1 vez/dia, ao realizar a higiene e antes de reaplicar o *condom* ou o dispositivo de incontinência.
30. Registre a condição do pênis, o tipo de dispositivo externo aplicado, a resposta do paciente ao procedimento e o nível de compreensão do paciente sobre a finalidade do dispositivo.

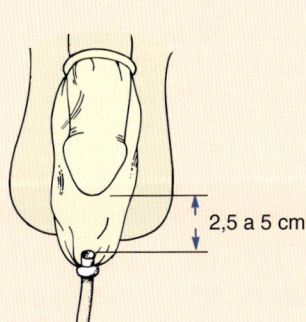

PASSO 19a Cateter tipo *condom*.

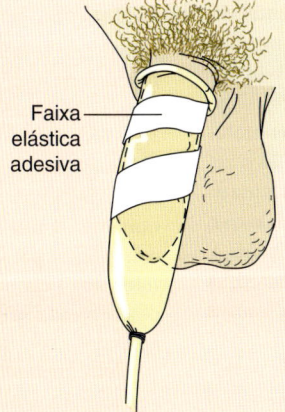

PASSO 20b Aplicação da faixa adesiva em movimento espiral.

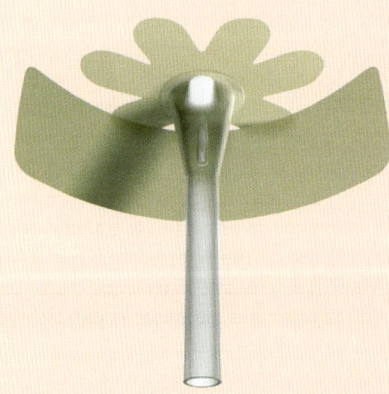

PASSO 20c Dispositivo de incontinência aguda masculino Liberty. (Cortesia de BioDerm, Inc. Largo, FL.)

Derivações urinárias. Imediatamente após a cirurgia, o paciente com uma derivação urinária incontinente deve usar uma bolsa para coletar os efluentes (dreno). A bolsa manterá o paciente limpo e seco, protegerá a pele contra danos e oferecerá uma barreira contra odores. Bolsas urinárias com aba antirrefluxo podem ser opacas ou transparentes, bolsas de sistema de uma ou duas peças, com orifício de entrada pré-recortado ou de recorte individualizado. A bolsa deve ser trocada a cada 4 a 6 dias. Cada bolsa pode ser conectada a uma bolsa coletora de beira de leito para uso à noite.

Ao trocar uma bolsa, limpe delicadamente a pele ao redor do estoma com água morna usando um pano de limpeza e secando levemente em seguida. Não use sabão, pois pode deixar resíduos na pele. Meça o estoma e corte a abertura na bolsa. Depois, aplique a bolsa após remover o protetor da superfície adesiva. Aperte firmemente no local sobre o estoma. Observe a aparência do estoma e da pele ao redor. O estoma é normalmente vermelho e úmido, e está localizado no quadrante inferior direito do abdome. É importante que seja colocada uma bolsa de ostomia do tipo correto e do tamanho adequado no paciente. Um enfermeiro estomaterapeuta é um recurso essencial durante a seleção do material correto, de modo que a bolsa se encaixe confortavelmente na superfície da pele ao redor do estoma, prevenindo vazamentos prejudiciais de urina (ver Capítulo 47).

Pacientes com derivações urinárias continentes não precisam usar uma bolsa externa. Contudo, oriente um paciente com um reservatório urinário continente a como cateterizar de forma intermitente a bolsa. Os pacientes precisam ser capazes e estar dispostos a fazer isso de 4 a 6 vezes/dia pelo resto da vida. Após a criação de uma neobexiga ortotópica, os pacientes terão episódios frequentes de incontinência até que a neobexiga comece a se esticar lentamente e que o esfíncter urinário esteja suficientemente forte para conter a urina. Para alcançar a continência, o paciente precisará seguir uma programação de treinamento vesical e realizar exercícios para os músculos pélvicos (Lukacz, 2020). O cuidado pós-operatório de pacientes com derivações urinárias continentes varia amplamente dependendo da técnica cirúrgica empregada; é importante conhecer a rotina de preferência do cirurgião ou os procedimentos da instituição de saúde antes de cuidar desses pacientes.

Medicações. Um pequeno número de medicações, antimuscarínicas (p. ex., oxibutinina e tróspio), é usado para tratar a urgência urinária. Outro medicamento, a mirabegrona, é uma classe de medicamentos denominada agonistas beta$_3$-adrenérgicos. Ele relaxa os músculos da bexiga para prevenir micção urgente ou incontrolável. Os efeitos adversos mais comuns dos antimuscarínicos são boca seca, constipação intestinal e visão turva. Em alguns casos, esses medicamentos podem causar uma alteração no estado mental em idosos (Burchum e Rosenthal, 2019). Pacientes que tomam mirabegrona devem ter a pressão arterial monitorada pois há possibilidade de elevações. Não há nenhum medicamento, além do uso *off-label* de estrogênio vaginal em mulheres pós-menopáusicas, para o tratamento de IU de esforço (Lukacz, 2020). Retenção urinária é às vezes tratada com betanecol, e homens com obstrução de saída causada pelo aumento da próstata são tratados com agentes que relaxam o músculo liso da uretra prostática, como tansulosina e silodosina, e agentes que atrofiam a próstata, como finasterida e dutasterida. Conheça os medicamentos e as indicações de todas as medicações que seu paciente está tomando.

Quando um paciente começa a tomar um antimuscarínico, monitore sua eficácia, incluindo redução na urgência, frequência e episódios de incontinência. Um diário de micção é uma das melhores maneiras de fazer isso. Além disso, avalie regularmente o paciente quanto a efeitos colaterais, como constipação intestinal, monitorando o registro das eliminações intestinais. Fique atento a qualquer diminuição da frequência de eliminações intestinais, esforço durante movimentos intestinais e alterações na consistência das fezes.

ITUs são tratadas com antibióticos. Às vezes prescrevem-se analgésicos urinários que agem na mucosa uretral e vesical (p. ex., fenazopiridina) a pacientes que sentem dor ao urinar. Pacientes que tomam medicamentos com fenazopiridina precisam estar cientes de que a urina ficará laranja. Eles precisam tomar grandes quantidades de líquidos para prevenir toxicidade causada pelas sulfonamidas e para manter o fluxo ideal no sistema urinário (Burchum e Rosenthal, 2019).

Cuidados contínuos e de restauração. Existem técnicas que podem melhorar o controle sobre o esvaziamento da bexiga e restaurar algum grau de continência urinária. Essas técnicas são comumente chamadas de terapias comportamentais e são consideradas como primeira linha de tratamento para incontinência de esforço, urgência e mista (Lukacz, 2020). Elas incluem mudanças de estilo de vida, **treinamento muscular do assoalho pélvico** (TMAP), retreinamento vesical e uma variedade de programações de eliminação (Tabela 46.1). Em alguns casos, quando a bexiga não esvazia, os pacientes ou cuidadores aprendem a fazer cateterismos intermitentes. Sempre que houver risco de vazamento de urina, o cuidado da pele é um elemento essencial do plano de cuidados. Contenção adequada da urina e proteção da pele promovem conforto e dignidade ao paciente.

Mudanças de estilo de vida. Uma série de modificações de estilo de vida pode melhorar a função vesical e reduzir a incontinência. Além das intervenções elencadas anteriormente neste capítulo na seção de promoção da saúde e no Boxe 46.7, você pode orientar os pacientes sobre alimentos e líquidos que causam irritação na bexiga e aumentam os sintomas, como frequência, urgência e incontinência. Oriente os pacientes a evitar irritantes comuns como adoçantes artificiais, alimentos apimentados, produtos cítricos e, principalmente, cafeína (Bykoviene et al., 2018). Desestimule os pacientes a beberem grandes quantidades de líquidos de uma vez. Constipação intestinal também pode afetar os sintomas vesicais. Portanto, você precisa implementar medidas para promover a regularidade intestinal (ver Capítulo 47). Estimule pacientes com edema a elevar os pés por pelo menos algumas horas à tarde para ajudar a diminuir a frequência de micção à noite.

Treinamento muscular do assoalho pélvico (TMAP). Foi comprovado que pacientes com IU de urgência, esforço e mista apresentam melhora e podem eventualmente alcançar continência quando tratados com TMAP (Bykoviene et al., 2018; Lukacz, 2020). TMAP consiste em orientar os pacientes a como identificar e contrair os músculos do assoalho pélvico em um programa de exercícios estruturado. Esse programa de exercícios é comumente chamado de *exercícios de Kegel* e é baseado em uma terapia desenvolvida pela primeira vez pelo ginecologista e obstetra Dr. Arnold Kegel nos anos 1940. Os exercícios funcionam aumentando a pressão dentro da uretra com o fortalecimento dos músculos do assoalho pélvico e inibindo contrações indesejadas da bexiga (Figura 46.16). Muitos pacientes se beneficiam de orientações verbais de como praticar os exercícios (Boxe 46.8). Encaminhe pacientes que têm dificuldade de identificar e contrair corretamente os músculos do assoalho pélvico a um especialista em continência para *biofeedback*, que consiste em instrução intensiva reforçada pela medição computadorizada da atividade muscular, demonstrada em um monitor. O *feedback* visual ajuda o paciente a aprender a contrair os músculos corretamente.

Retreinamento vesical. Retreinamento vesical é uma terapia comportamental destinada a ajudar os pacientes a controlar o incômodo da urgência e da frequência urinária. Os pacientes aprendem sobre a bexiga e técnicas para suprimir a urgência. Eles recebem uma programação que é baseada em seus diários de micção e perdas;

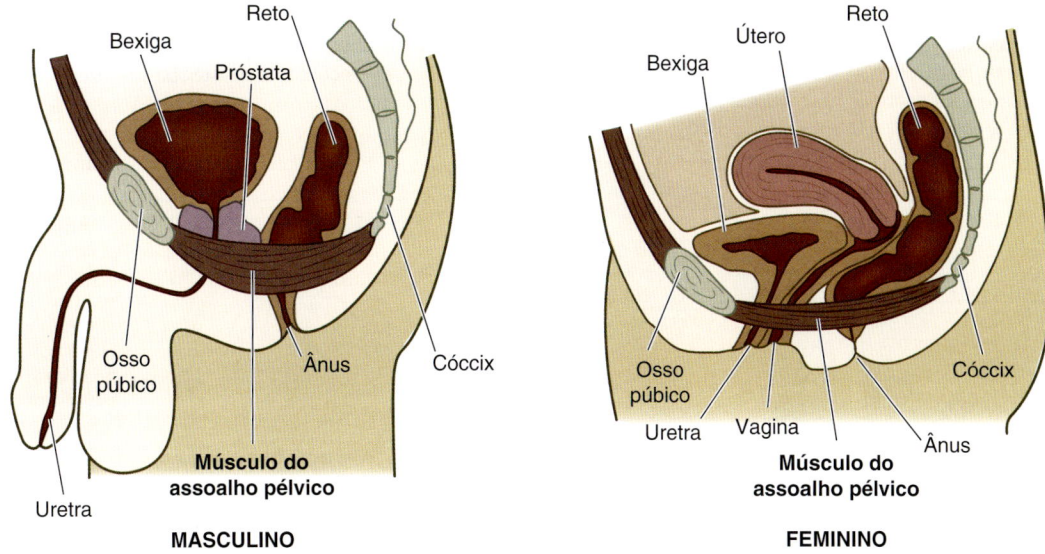

Figura 46.16 Músculos do assoalho pélvico. (De Harding MM et al.: *Medical-surgical nursing*, ed 11, St Louis, 2020, Elsevier.)

a programação se destina a aumentar lentamente o intervalo entre as micções. O sucesso do retreinamento vesical requer que os pacientes obtenham suporte regular e reforço positivo. Os pacientes são orientados a inibir a urgência de urinar respirando lenta e profundamente algumas vezes para relaxar e realizando de cinco a seis exercícios rápidos e vigorosos dos músculos pélvicos (contrações) em rápida sucessão, seguidos do desvio da atenção das sensações da bexiga. Oriente o paciente a ir ao banheiro para urinar depois que a urgência de urinar diminuir ou desaparecer. Somente pacientes altamente motivados e cognitivamente intactos são candidatos a essa terapia. Se um paciente estiver em um programa como esse, você pode apoiá-lo reforçando a programação e dando encorajamento emocional.

Programações de uso do banheiro. Um componente essencial de qualquer plano de tratamento para IU é acesso regular ao banheiro. Individualize as programações de uso do banheiro com base no tipo de incontinência e déficit funcional (p. ex., déficit cognitivo). Esse tipo de programação pode ser implementado em qualquer ambiente de cuidado e deve ser o primeiro plano de ação quando se avalia um paciente com incontinência. Micção programada ou uso programado do banheiro são baseados em uma programação fixa, não na urgência de urinar do paciente. A programação deve ser feita por intervalos de tempo, como a cada 2 ou 3 horas, ou em momentos do dia, como antes e depois das refeições. O emprego de micção programada ou o uso programado do banheiro é eficaz quando se cuida de pacientes que são cognitivamente prejudicados ou que estejam sofrendo de mobilidade prejudicada. Treinamento de hábito é uma programação de uso do banheiro baseada no padrão de micção habitual do paciente. Com o uso de um diário de micção, os horários habituais que o paciente urina são identificados. É nesses momentos que se programam as micções do paciente. Micção motivada é um programa destinado a pacientes com déficit cognitivo leve ou moderado. A programação de micção desses pacientes é baseada em seus padrões habituais. Esse programa de uso do banheiro é muito bem-sucedido; contudo, isso requer um cuidador consistente e motivado, um paciente cooperativo e evidência de que o paciente urinará quando solicitado em pelo menos 50% das vezes ou mais.

Cateterização intermitente. Alguns pacientes sofrem de uma incapacidade crônica de esvaziar completamente a bexiga como resultado de danos neuromusculares relacionados com esclerose múltipla, diabetes, lesão medular e retenção urinária causada por obstrução da saída de urina. Para minimizar o risco de ITU, os pacientes ou familiares cuidadores são ensinados a cateterizar a bexiga. É importante que eles sigam os princípios de assepsia conforme discutido anteriormente neste capítulo. Oriente os pacientes e cuidadores sobre a importância da ingestão adequada de líquidos, sinais de infecção e suas programações individualizadas de cateterização. O objetivo da cateterização intermitente é drenar 400 mℓ de urina de acordo com a programação individualizada para alcançar essa meta.

Cuidados com a pele. Lesão de pele relacionada com a umidade (LPRU) se apresenta como uma inflamação cutânea com ou sem erosão na área afetada (Werth e Justice, 2019). LPRU tem várias causas. Normalmente, a LPRU é causada principalmente pela umidade devido a incontinência; portanto, prevenir a incontinência ou ter um bom plano de manejo quando o paciente é incontinente é imperativo. Os *sins* para o manejo eficaz incluem identificação e tratamento, uso de ferramentas de avaliação de risco cutâneo, uso de produtos adequados de barreira e garantia de hidratação adequada (Werth e Justice, 2019). Mantenha os lençóis do paciente limpos e secos e não forre duplamente o leito. Lembre-se também de que incontinência não é um achado esperado ou normal na maioria dos adultos. Sendo assim, **não** presuma que a incontinência é inevitável, principalmente em idosos (Yates, 2018).

> **Pense nisso**
>
> Terapias complementares discutidas no Capítulo 32 podem ajudar a diminuir a incontinência. Quais são as intervenções que você selecionaria em um idoso para promover sua continência urinária e conforto?

❖ Avaliação

Pelos olhos do paciente. O paciente é a melhor fonte de avaliação dos resultados e respostas ao cuidado de enfermagem. Inclua os pacientes na revisão do plano de cuidados com base na percepção deles do sucesso do plano. É importante lembrar que problemas urinários afetam o paciente não apenas fisicamente como também emocional, psicológica, espiritual e socialmente. Avalie cuidadosamente o nível do impacto do problema urinário para a autoimagem do paciente, suas interações sociais, sexualidade e estado emocional (Figura 46.17).

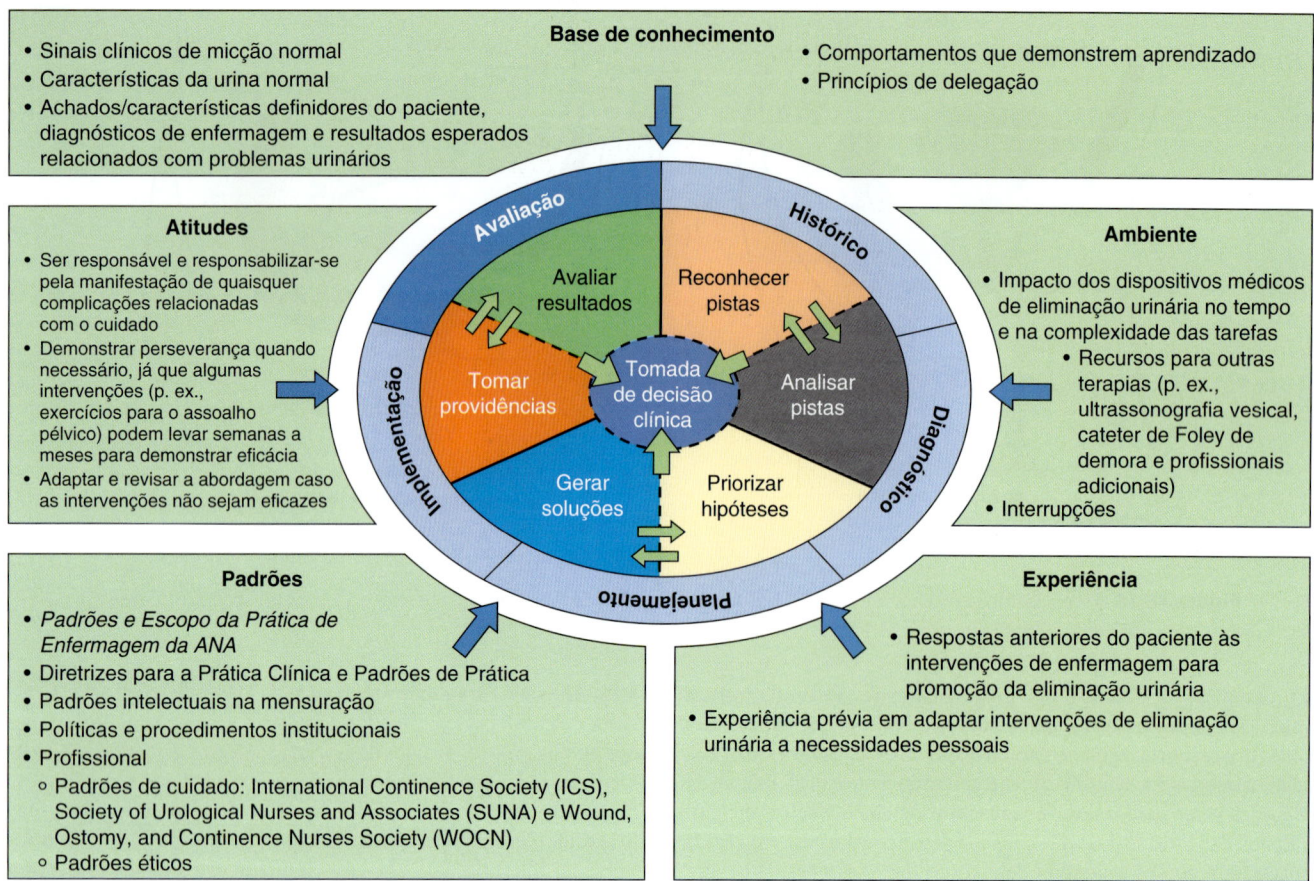

Figura 46.17 Modelo de pensamento crítico para avaliação da eliminação urinária. *ANA,* American Nurses Association. (Copyright de Modelo de Medida de Julgamento Clínico © NCSBN. Todos os direitos reservados.)

Resultados do paciente. Para avaliar o plano de cuidados, use os resultados esperados desenvolvidos durante o planejamento para determinar se as intervenções foram eficazes. Esse processo de avaliação é dinâmico. As informações reunidas são usadas para modificar o plano de cuidados de forma a alcançar os resultados esperados. Avalie a presença de alterações no padrão de micção do paciente e/ou de sintomas como disúria, retenção urinária e IU. Se estiver sendo seguido um plano comportamental, avalie a adesão do paciente/cuidador ao plano, como ir ao banheiro de acordo com a programação ou determinar o número de episódios de incontinência. Os resultados reais são comparados aos resultados esperados para determinar o sucesso integral ou parcial em relação a eles. Exemplos de perguntas a serem feitas na avaliação incluem:

- "Diga-me, com qual frequência você urina atualmente?", "Quantas vezes você acorda à noite com uma forte vontade de urinar?"
- "Você continua tendo a sensação de urgência ou necessidade de correr para o banheiro?"
- "Quantos episódios de perda de urina você teve na última semana?"
- "Você sente dor ou ardência ao urinar?"

A eficácia de uma intervenção pode ocorrer em 1 ou 2 dias ou levar semanas ou meses para que seja totalmente avaliada. Avalie a adesão inicial às mudanças alimentares, o entendimento das orientações dos exercícios para os músculos pélvicos ou a eficácia de tratamento antibiótico para ITU em 1 ou 2 dias. A avaliação da eficácia de exercícios para músculos pélvicos na diminuição da urgência e da incontinência terá de ocorrer em semanas ou meses após a instauração da terapia. Avaliação contínua, sempre que possível, permite que você determine o progresso em relação às metas, estimule a adesão e revise o diagnóstico e/ou o plano, conforme a necessidade.

Depois que Carly terminou de orientar a Sra. Grayson sobre seu regime de incontinência urinária, ela quis avaliar a compreensão da Sra. Grayson. Ela pergunta à Sra. Grayson: "Quero ter certeza de que expliquei como a senhora pode melhorar sua continência urinária em casa. A senhora pode me descrever três coisas que podem ser feitas em casa para controlar e melhorar sua continência urinária?" A Sra. Grayson diz que vai fazer exercícios para os músculos pélvicos, que irá ao banheiro a cada 2 ou 3 horas e que vai parar de ingerir líquidos 2 horas antes de ir para a cama. A Sra. Grayson também descreve como ela prevenirá lesões de pele na sua região íntima.

Carly continua cuidando da Sra. Grayson 2 dias depois. Enquanto faz o atendimento, Carly conversa com a Sra. Grayson, que diz estar praticando os exercícios dos músculos pélvicos e que agora só tem "gotejamento" de urina. Ela está preocupada e diz: "Achei que tudo isso estava sob controle." Carly notifica o médico sobre seus atuais achados. Uma ultrassonografia da bexiga revela 100 mℓ de urina retida. A Sra. Grayson é tranquilizada de que há somente uma pequena quantidade de urina retida de acordo com o exame.

Carly fica encorajada com o progresso da Sra. Grayson. Carly se senta e discute com a Sra. Grayson a necessidade de continuar com o retreinamento vesical e os exercícios para os músculos pélvicos. Carly diz: "Agora que a senhora está começando a se sentir melhor, diga-me por que é importante continuar com esses exercícios vesicais." A Sra. Grayson identifica quatro motivos para continuar com seus exercícios de bexiga.

Capítulo 46 Eliminação Urinária

Diretrizes para segurança do paciente

Garantir a segurança do paciente é uma função essencial do enfermeiro. Use julgamento clínico sólido comunicando-se claramente com os membros da equipe de cuidado de saúde, verificando e analisando os achados clínicos do paciente e incorporando as prioridades do paciente em relação ao cuidado e suas preferências. Use as melhores evidências, aplicando padrões profissionais, ao selecionar intervenções a serem usadas na prestação dos cuidados do paciente. Quando for realizar os procedimentos deste capítulo, lembre-se dos pontos a seguir para garantir um cuidado seguro e centrado no paciente:

- Siga os princípios de assepsia conforme indicado ao realizar cateterizações, manusear amostras de urina ou ajudar os pacientes em suas necessidades fisiológicas
- Identifique os pacientes que apresentam risco de alergia a látex (ou seja, histórico do paciente de febre do feno; asma; e alergias a certos alimentos, como banana, uva, damasco, quiuí e avelã)
- Identifique quais pacientes têm alergia a iodopovidona. Ofereça alternativas, como clorexidina.

Procedimento 46.1 Coleta de urina (de amostra limpa) de jato médio

Delegação e colaboração

O procedimento de coleta de amostras de urina pode ser delegado aos técnicos/auxiliares de enfermagem. O enfermeiro os orienta a:
- Obter as amostras em determinado horário, quando apropriado
- Posicionar o paciente, se necessário, quando houver restrições de mobilidade
- Relatar ao enfermeiro se a urina não estiver transparente (p. ex., se contém sangue, se está turva ou com excesso de sedimentos)
- Relatar ao enfermeiro quando o paciente não conseguir iniciar o jato ou se ele sentir dor ou ardência ao urinar.

Material
- Etiquetas de identificação preenchidas com os devidos identificadores do paciente
- Requisição preenchida do laboratório, incluindo identificação do paciente, data, horário, nome do exame e fonte de cultura
- Saco ou recipiente de material de perigo biológico para encaminhamento de amostra ao laboratório (conforme especificações da instituição).

Amostra limpa de urina
- *Kit* comercial (Figura 46.18) para coleta de amostra limpa de urina contendo:
  - Chumaços de algodão estéril ou toalhinhas antissépticas
  - Solução antisséptica (clorexidina ou solução de iodopovidona)
  - Água estéril ou solução salina normal
  - Recipiente estéril de coleta de amostra
  - Frasco de urina
- Luvas de procedimento
- Sabão, água, pano de limpeza e toalha
- Comadre ou papagaio (para pacientes que não deambulam), suporte para coleta de amostra (para pacientes que deambulam).

Amostra de urina estéril de cateter urinário
- Seringa Luer-Lock™ de 20 mℓ para urinálise de rotina ou seringa Luer-Lock™ de segurança de 3 mℓ para cultura
- Álcool, clorexidina ou outro *swab* desinfetante
- Grampo ou elástico de borracha
- Recipiente de amostra (não estéril para urinálise de rotina; estéril para cultura)
- Luvas de procedimento.

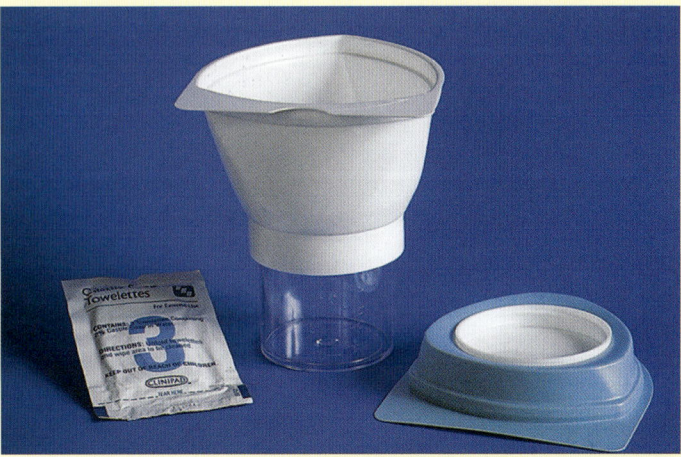

Figura 46.18 *Kit* comercial para coleta de urina de jato médio.

Passo	Justificativa
Histórico	
1. Identifique o paciente utilizando pelo menos dois tipos de identificação (p. ex., nome e data de nascimento ou nome e número do prontuário) de acordo com as políticas locais.	Garante que o paciente certo seja tratado. Atende às normas de The Joint Commission e aumenta a segurança para o paciente (TJC, 2021).
2. Revise o prontuário eletrônico do paciente, incluindo o pedido do médico e as anotações da enfermagem. Observe coletas anteriores de jato médio, incluindo a resposta do paciente.	Garante o exame correto da amostra; é necessário um pedido médico para realizar o exame.
3. Consulte os procedimentos da instituição quanto aos métodos de coleta de amostras.	As políticas das instituições podem variar em relação a coleta e/ou manuseio de amostras.

(*continua*)

Procedimento 46.1   Coleta de urina (de amostra limpa) de jato médio *(Continuação)*

Passo	Justificativa
4. Avalie conhecimento, experiência e nível de instrução do paciente ou do familiar cuidador sobre saúde.	Garante que o paciente ou o familiar cuidador tenha capacidade de obter, comunicar, processar e compreender informações básicas de saúde (CDC, 2021).
5. Avalie conhecimento e experiência anterior do paciente com coleta de urina de jato médio e seus sentimentos em relação ao procedimento.	Revela necessidade de orientar e/ou apoiar o paciente.
6. Avalie os objetivos ou preferências do paciente em relação a como o procedimento será realizado ou o que o paciente espera.	Permite que o cuidado seja individualizado ao paciente.
7. Avalie a capacidade do paciente de ajudar na coleta da amostra de urina; capacidade de se posicionar e segurar o recipiente.	Determina o grau de ajuda de que o paciente necessita.
8. Verifique se há sinais e sintomas de ITU (frequência, urgência, disúria, hematúria, dor nos flancos, febre; urina turva e com odor fétido).	Pode indicar necessidade de intervenção do médico.

Planejamento

1. Higienize as mãos. Feche a porta ou as cortinas ao redor do leito.	Reduz a transmissão de microrganismos. Proporciona privacidade.
2. Organize os materiais necessários para o procedimento (Figura 46.18).	Facilita a realização organizada do procedimento.
3. Explique o procedimento e o que o paciente precisa fazer. **Observação:** Pacientes com mobilidade podem ser capazes de coletar uma amostra limpa de urina no banheiro.	Os pacientes normalmente preferem obter suas próprias amostras limpas de urina, mas precisam ser devidamente instruídos para coletar corretamente a amostra.

Implementação

1. Verifique as etiquetas e confira a requisição completa do laboratório para o recipiente de amostra.	Organiza o procedimento.
2. **Colete uma amostra limpa de urina.**	
a. Higienize as mãos e calce luvas de procedimento. Dê ao paciente uma toalhinha ou lenço de limpeza, pano de limpeza e sabão para limpar o períneo ou ajude-o a fazer isso. Ajude pacientes que não consigam sair do leito a usarem a comadre/papagaio para facilitar o acesso ao períneo. Remova e descarte as luvas e higienize as mãos.	Reduz a transferência de microrganismos. Os pacientes preferem lavar suas próprias áreas íntimas quando possível. A limpeza previne a contaminação da amostra por bactérias da pele e da superfície depois da passagem da urina pela uretra.
b. Utilizando técnica asséptica, abra a embalagem externa do *kit* de amostra comercial.	Mantém a esterilidade do material.
c. Calce luvas de procedimento.	Previne o contato das mãos com microrganismos.
d. Coloque solução antisséptica sobre chumaços de algodão (a menos que o *kit* contenha toalhinhas antissépticas prontas para uso).	Chumaços de algodão ou toalhinhas são usados para limpeza do períneo.
e. Abra o recipiente de coleta de amostra, mantendo sua esterilidade interna, e coloque a tampa com a parte estéril para cima. Não toque o interior da tampa ou do recipiente.	Amostra contaminada é o motivo mais frequente de resultados incorretos de cultura de urina e sensibilidade (C&S).
f. Use técnica asséptica para ajudar o paciente ou deixe-o fazer sozinho a limpeza do períneo e a coleta da amostra. O grau de auxílio necessário varia de acordo com cada paciente. Informe o paciente de que a solução asséptica é fria.	Mantém a dignidade e o conforto do paciente.
(1) *Homens:*	
(a) Segure o pênis com uma das mãos; fazendo movimentos circulares e usando a toalhinha antisséptica, limpe o meato, indo do centro para fora três vezes com três diferentes toalhinhas (ver ilustração). Se o paciente não for circuncisado, retraia o prepúcio para limpar corretamente o meato urinário e mantenha-o retraído durante a micção. Retorne o prepúcio quando tiver terminado.	Reduz o número de microrganismos no meato uretral e move de áreas de menos para mais contaminação. O retorno do prepúcio para a posição normal previne estreitamento peniano.
(b) Se o procedimento da instituição assim indicar, enxágue a área com água estéril e seque com algodão ou gaze.	Previne a contaminação da amostra com solução antisséptica.
(c) Depois que o paciente iniciar o jato de urina no vaso sanitário, urinol ou papagaio, faça-o colocar o recipiente de amostra no jato e coletar de 90 a 120 mℓ de urina (Pagana et al., 2021) (ver ilustração).	A urina inicial expulsa microrganismos que normalmente se acumulam no meato urinário e previne sua transferência para a amostra.
(2) *Mulheres:*	
(a) O enfermeiro ou a paciente afasta os pequenos lábios com os dedos da mão não dominante.	Proporciona acesso ao meato uretral.
(b) Com a mão dominante, limpe a área uretral com *swab* antisséptico (chumaço de algodão ou gaze). Faça movimentos de frente (acima do orifício uretral) para trás (em direção ao ânus). Use um *swab* novo a cada movimento; limpe três vezes; comece pela prega labial mais distante de você, depois para a mais próxima, e então do centro para baixo (ver ilustração).	Previne a contaminação do meato urinário com material fecal. Limpar do centro para baixo reduz contaminação pelos lábios.

Procedimento 46.1 — Coleta de urina (de amostra limpa) de jato médio (Continuação)

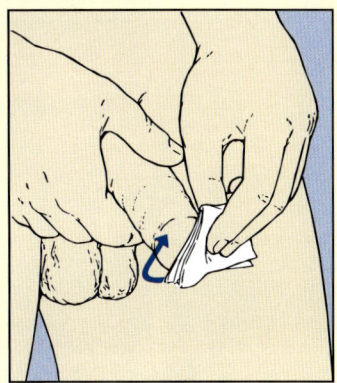

PASSO 2f(1)(a) Técnica de assepsia (homens).

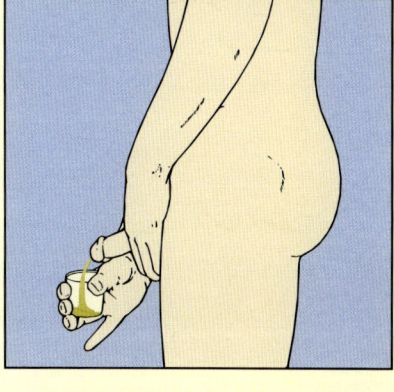

PASSO 2f(1)(c) Coleta de amostra de jato médio de urina (homens).

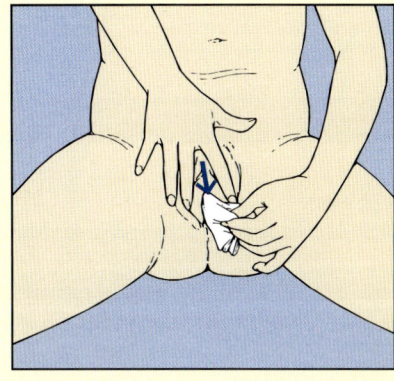

PASSO 2f(2)(b) Limpe de frente para trás, segurando os lábios afastados.

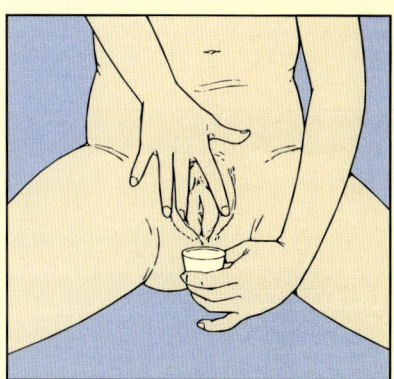

PASSO 2f(2)(d) Coleta de amostra de jato médio de urina (mulheres).

Passo	Justificativa
(c) Se o procedimento da instituição assim indicar, enxágue a área com água estéril e seque com algodão ou gaze.	Previne a contaminação da amostra com solução antisséptica.
(d) Ainda segurando os lábios afastados, a paciente inicia o jato de urina no vaso sanitário ou comadre; depois de iniciado o jato, passe o recipiente de amostra pelo jato, coletando de 90 a 120 mℓ de urina (Pagana et al., 2021) (ver ilustração).	A urina inicial expulsa microrganismos que normalmente residem e se acumulam no meato uretral e previne sua transferência para a amostra.
g. Remova o recipiente de amostra antes que o fluxo de urina pare e antes de soltar os lábios ou o pênis. O paciente termina de urinar no urinol ou no vaso sanitário. Ofereça ajuda com a higiene pessoal, se adequado.	Previne a contaminação da amostra pela flora da pele. Previne que sedimentos vesicais sejam incluídos na amostra.
h. Coloque a tampa firmemente no recipiente de amostra, tocando somente do lado externo.	Mantém a esterilidade interna do recipiente e previne o derramamento de urina.
i. Limpe a urina da superfície exterior do recipiente.	Previne a transferência de microrganismos para outras pessoas.
3. Colete urina do cateter urinário de demora.	
a. Explique que você usará uma seringa sem agulha para remover urina pela entrada do cateter e que o paciente não sentirá nenhum desconforto.	Minimiza a ansiedade quando você manipula o cateter e aspira urina com a seringa pela entrada do cateter.
b. Explique que você vai precisar ocluir o cateter por 10 a 15 min antes de obter a amostra de urina e que não pode coletar urina direto da bolsa coletora.	Permite que a urina se acumule no cateter. A urina que fica dentro da bolsa coletora não é considerada estéril.
c. Higienize as mãos e calce luvas de procedimento. Trave as linhas de drenagem ou prenda-as com elástico por até 15 min abaixo do local selecionado para coleta (ver ilustração).	Permite a coleta de urina fresca estéril na linha do cateter em vez de drená-la na bolsa.
d. Depois de 15 min, posicione o paciente de forma que a porta de amostragem do cateter fique facilmente acessível. A localização da porta é onde o cateter se conecta à linha da bolsa coletora (Figura 46.12). Limpe a porta por 15 s com *swab* desinfetante e deixe secar.	Previne a entrada de microrganismos no cateter.
e. Conecte a seringa Luer-Lock™ não agulhada na porta de amostragem do cateter (ver ilustração). Algumas portas não agulhadas utilizam válvulas plásticas rombas ou seringas de ponta lisa inseridas no diafragma da porta.	Diretrizes recomendam o uso de sistemas Luer-Lock™ não agulhados. O sistema não agulhado previne ferimentos perfurocortantes.

(continua)

Procedimento 46.1 — Coleta de urina (de amostra limpa) de jato médio (Continuação)

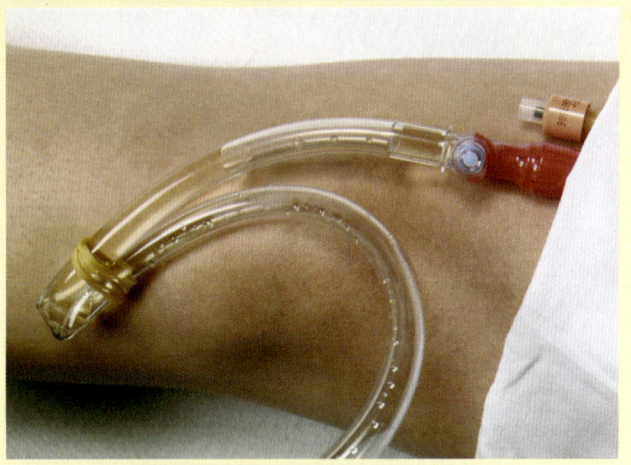

PASSO 3c Elástico de borracha usado para fechar a linha de drenagem.

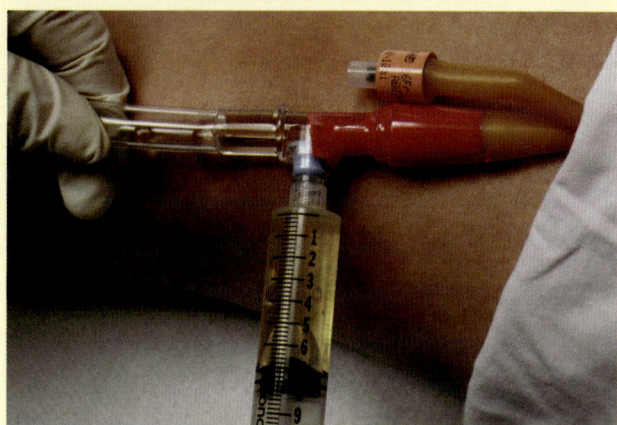

PASSO 3e Porta de acesso do cateter urinário com seringa Luer-Lock™ ou seringa com válvula plástica romba.

Passo	Justificativa
f. Retire 3 mℓ para cultura ou 20 mℓ para urinálise de rotina.	Permite a coleta de urina sem contaminação. É necessário um volume adequado para a realização do exame.
g. Transfira a urina da seringa para um recipiente limpo para urinálise de rotina ou em um recipiente estéril para cultura.	Previne a contaminação da urina durante o procedimento de transferência.
h. Coloque a tampa firmemente no recipiente.	Previne a contaminação da amostra pelo ar e perdas por derramamento.
i. Destrave o cateter e permita que a urina flua para a bolsa coletora. Certifique-se de que a urina esteja fluindo livremente.	Permite que a urina seja drenada pela gravidade e previne a estase urinária na bexiga.
4. Aplique firmemente a etiqueta no recipiente (não na tampa). No caso de pacientes do sexo feminino, indique se ela está menstruada. Na presença do paciente, preencha a etiqueta (dois identificadores, fonte da amostra, data e horário da coleta) e aplique-a no recipiente. Inclua com o recipiente a requisição do laboratório. Insira a amostra em um saco de material biológico perigoso e envie imediatamente ao laboratório.	A identificação incorreta do paciente poderia levar a erros diagnósticos ou terapêuticos (TJC, 2021). As bactérias se multiplicam rapidamente. A amostra deve ser analisada prontamente para resultados precisos.
5. Descarte todos os materiais contaminados nos recipientes próprios. Remova e descarte as luvas e higienize as mãos.	Reduz a transmissão de microrganismos. Use o recipiente de descarte adequado caso o paciente esteja tomando medicamentos perigosos.
6. Ofereça ao paciente a oportunidade de higienizar as mãos e dê um tempo para que ele as lave.	Reduz a transmissão de microrganismos.
7. Ajude o paciente a se posicionar confortavelmente.	Restaura o conforto e a sensação de bem-estar.
8. Coloque o sistema de chamada da enfermagem em um local acessível ao alcance do paciente.	Garante que o paciente possa pedir ajuda se necessário, promove a segurança e previne quedas.
9. Levante as grades laterais (se adequado) e coloque o leito na posição mais baixa possível.	Promove segurança para o paciente e previne quedas.
10. Encaminhe a amostra e a requisição completa ao laboratório em até 20 min. Refrigere a amostra caso não seja possível cumprir esse prazo.	Atrasos na análise podem alterar significativamente os resultados (Pagana et al., 2021).

Avaliação

1. Inspecione a amostra limpa de urina em relação a contaminações por papel higiênico ou fezes.	Contaminantes impedem o uso da amostra.
2. Avalie o relatório de C&S da urina do paciente quanto ao crescimento de bactérias.	Culturas de rotina identificam organismo(s) e o estudo de sensibilidade, medicamentos antimicrobianos que podem ser eficazes contra o patógeno.
3. Observe o sistema de drenagem urinária no paciente cateterizado para garantir que esteja intacto e pérvio.	O sistema deve permanecer fechado para permanecer estéril.
4. **Use o ensino de retorno:** "Quero ter certeza de que expliquei como obter uma amostra limpa de urina. Por favor, repita os passos para mim." Revise suas orientações agora ou desenvolva um plano para revisão do aprendizado do paciente/familiar cuidador caso estes não consigam explicar o procedimento corretamente.	O ensino de retorno é uma intervenção de letramento em saúde baseada em evidências que promove o envolvimento e a segurança do paciente, a adesão e a qualidade. O objetivo do ensino de retorno é garantir que você tenha explicado informações médicas claramente de forma que os pacientes e seus familiares compreendam o que você comunicou a eles (Agency for Healthcare Research and Quality [AHRQ], 2020).

Procedimento 46.1 — Coleta de urina (de amostra limpa) de jato médio (Continuação)

RESULTADOS INESPERADOS E INTERVENÇÕES RELACIONADAS

1. A amostra de urina está contaminada com fezes ou papel higiênico.
   - Repita as orientações para o paciente e a coleta da amostra. Se não for possível obter uma amostra por meio de micção limpa, o paciente pode precisar ser cateterizado (Procedimento 46.2).
2. A cultura da urina revela crescimento bacteriano (determinado por contagem de colônia de mais de 10.000 organismos por mililitro).
   - Relate os achados ao médico
   - Administre medicamentos conforme a prescrição
   - Monitore se o paciente apresenta febre e disúria.
3. O lúmen que leva ao balão que mantém o cateter no lugar está furado.
   - Notifique o médico
   - Prepare-se para a remoção do cateter atual e para a inserção de um novo cateter.

REGISTRO E RELATO

- Registre o método utilizado para obtenção da amostra, data e horário da coleta, tipo de exame solicitado, o laboratório que está recebendo a amostra, características da amostra e a tolerância do paciente ao procedimento de coleta de amostra
- Documente sua avaliação do aprendizado do paciente
- Relate qualquer achado anormal ao médico, o tipo de urinálise e quando a amostra foi enviada ao laboratório.

CONSIDERAÇÕES SOBRE CUIDADOS DOMICILIARES

- Se o paciente for fazer a coleta da urina ambulatorialmente, pode ser usada uma técnica limpa. Oriente sobre como coletar e quais materiais utilizar
- Informe sobre armazenamento da amostra até o momento da entrega no consultório do médico ou no laboratório do hospital.

Procedimento 46.2 — Inserção e remoção de cateter direto (intermitente) ou cateter de demora

Delegação e colaboração

O procedimento de inserção de cateter direto ou de cateter urinário de demora não pode ser delegado aos técnicos/auxiliares de enfermagem nos EUA. O enfermeiro os orienta a:

- Auxiliar o enfermeiro no posicionamento do paciente, direcionar a iluminação para o procedimento, manter a privacidade, esvaziar a urina da bolsa coletora e ajudar com os cuidados íntimos
- Relatar desconforto ou febre do paciente pós-procedimento para o enfermeiro
- Relatar cor, odor ou quantidade anormal de urina na bolsa coletora e se o cateter está vazando ou causando dor.

Material

- Kit de cateter contendo itens estéreis (**Observação:** Os kits de cateter variam)
  - Kit de cateterização direta: cateter lúmen único (12 a 14 Fr), lençóis (um fenestrado – com abertura no centro), luvas estéreis, lubrificante, solução de limpeza incorporada em um aplicador ou para ser depositada em chumaços de algodão e recipiente para amostra e etiqueta
  - Kit de cateterização vesical de demora (Figura 46.19): cateter de duplo lúmen, lençóis (um fenestrado – com uma abertura no centro), luvas estéreis, lubrificante, solução de limpeza antisséptica incorporada em um aplicador ou para ser depositada em chumaços de algodão, recipiente para amostra e etiqueta e seringa pré-preenchida com água estéril ou solução salina normal (para inflar o balão). **Observação:** Alguns kits contêm um cateter com bolsa coletora acoplada; outros contêm apenas o cateter e outros sem ele
  - Linhas de drenagem e bolsa coletora estéreis (se não incluídas no kit de inserção de cateter de demora)
- Dispositivo para fixação do cateter (faixa ou outro dispositivo)
- Luvas estéreis e cateter de reserva (opcional)
- Luvas de procedimento
- Bacia com água morna, pano de limpeza, toalha e sabão para cuidados íntimos
- Lanterna ou outra fonte de iluminação adicional
- Lençol de banho, campo absorvente impermeável
- Recipiente medidor de urina.

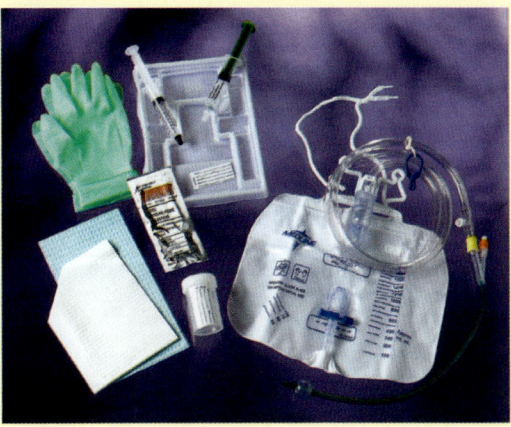

Figura 46.19 Kit de cateterização de demora. (Imagem usada com permissão de Medline Industries. Todos os direitos reservados.)

(continua)

Procedimento 46.2 — Inserção e remoção de cateter direto (intermitente) ou cateter de demora (Continuação)

Passo	Justificativa
Histórico	
1. Identifique o paciente utilizando pelo menos dois tipos de identificação (p. ex., nome e data de nascimento ou nome e número do prontuário) de acordo com as políticas locais.	Garante que o paciente certo seja tratado. Atende às normas de The Joint Commission e aumenta a segurança para o paciente (TJC, 2021).
2. Revise o prontuário eletrônico do paciente, incluindo a prescrição médica e as anotações da enfermagem. Verifique cateterizações prévias, incluindo tamanho do cateter, resposta do paciente e horário da cateterização.	Identifica a finalidade da inserção do cateter (como para medição de RPM, preparação para cirurgia ou coleta de amostra) e possíveis dificuldades na inserção do cateter.
3. Revise o prontuário eletrônico em relação a qualquer condição patológica que possa prejudicar a passagem do cateter (p. ex., glândula prostática aumentada em homens, estreitamentos uretrais).	A obstrução da uretra pode impedir a passagem do cateter até a bexiga.
4. Avalie o gênero e a idade do paciente.	Auxilia na seleção do tamanho do cateter.
5. Avalie conhecimento, experiência e nível de letramento em saúde do paciente ou do familiar cuidador.	Garante que o paciente ou o familiar cuidador tenha capacidade de obter, comunicar, processar e compreender informações básicas de saúde (CDC, 2021).
6. Pergunte ao paciente e verifique o prontuário eletrônico sobre a história de alergias. Verifique a pulseira de alergias.	Um cateter feito de um material diferente é necessário caso o paciente tenha alergia a látex.
7. Higienize as mãos. Avalie o peso do paciente, seu nível de consciência, nível de desenvolvimento, capacidade de cooperação e mobilidade.	Determina o posicionamento a ser usado para a cateterização; indica o grau de auxílio necessário para posicionar o paciente adequadamente, a capacidade do paciente de cooperar durante o procedimento e o nível de explicação necessário.
8. Avalie se há dor e repleção vesical. Palpe a bexiga sobre a sínfise púbica ou use ultrassom de bexiga (se disponível) (Boxe 46.11).	A palpação de uma bexiga cheia causa dor e/ou urgência de urinar, indicando que a bexiga está cheia ou excessivamente cheia.
9. Calce luvas de procedimento. Inspecione a região do períneo, observando as referências anatômicas, eritema, drenagem ou secreções e odor. Remova e descarte as luvas e higienize as mãos.	A avaliação do períneo (principalmente as referências perineais femininas) aumenta a precisão e a velocidade de inserção do cateter. Reduz a transmissão de microrganismos.
10. Avalie o conhecimento, experiência anterior e sentimentos do paciente em relação ao procedimento.	Revela a necessidade de orientação e/ou apoio do paciente.
11. Avalie os objetivos ou preferências do paciente em relação a como o procedimento será realizado ou o que o paciente espera.	Permite que o cuidado seja individualizado ao paciente.
Planejamento	
1. Feche a porta do quarto e as cortinas ao redor do leito.	Proporciona privacidade.
2. Prepare e organize os materiais necessários para a realização do procedimento.	Organização garante eficiência na realização do procedimento.

JULGAMENTO CLÍNICO: *alguns pacientes podem não conseguir assumir o posicionamento de forma independente. Solicite ajuda extra antes de iniciar o procedimento.*

3. Explique o procedimento para o paciente.	Reduz a ansiedade e promove a cooperação.
Implementação	
1. Verifique o plano de cuidados do paciente quanto ao tamanho e ao tipo de cateter (se for o caso de uma reinserção). Use o menor cateter possível. O tamanho mais comum para adultos é de 14 a 16 Fr; idosos (de 12 a 14 Fr); tamanhos maiores (de 20 a 24 Fr) são necessários em circunstâncias especiais, como após cirurgia urológica ou na presença de hematúria macroscópica.	Garante que o paciente receba o tamanho e tipo correto de cateter. Diâmetros maiores de cateter aumentam o risco de trauma uretral. Um cateter pequeno permite a drenagem adequada de glândulas periuretrais.
2. Higienize as mãos.	Reduz a transmissão de microrganismos.
3. Eleve o leito até a altura adequada de trabalho. Se as grades laterais estiverem sendo usadas, levante-as do lado oposto do leito e abaixe a grade lateral do lado em que for trabalhar.	Promove boa mecânica corporal. O uso das grades laterais desta maneira promove a segurança do paciente.
4. Coloque um campo impermeável sob o paciente.	Evita que o forro do leito fique sujo.
5. Posicione o paciente:	
a. *Pacientes do sexo feminino:*	
(1) Ajuda a posicionar a paciente deitada apoiada pelas costas, com os joelhos flexionados. Peça para que a paciente relaxe as coxas para que você possa girar os quadris.	Expõe o períneo e permite a rotação externa das articulações do quadril.
(2) Posição feminina alternativa: coloque a paciente deitada de lado (posição de Sims) com a perna de cima flexionada na altura do joelho e quadril. Apoie a paciente com travesseiros, se necessário, para manter a posição.	A posição alternativa é mais confortável se a paciente não conseguir abduzir a perna na articulação do quadril (p. ex., quando a paciente tem artrite ou contraturas articulares).

Capítulo 46 Eliminação Urinária

Procedimento 46.2 — Inserção e remoção de cateter direto (intermitente) ou cateter de demora (Continuação)

Passo	Justificativa
b. *Paciente do sexo masculino:* (1) Coloque o paciente em posição supina com as pernas estendidas e coxas ligeiramente abduzidas.	Posição confortável para o paciente e auxilia na visualização do pênis.
6. Cubra o paciente: **a.** *Mulheres:* (1) Cubra com lençol de banho. Coloque o lençol em formato de losango sobre a paciente, com uma ponta sobre a região abdominal da paciente, as pontas laterais sobre cada coxa e abdome e a última ponta sobre o períneo (ver ilustração). **b.** *Homens:* (1) Cubra a parte superior do corpo do paciente com um lençol pequeno ou toalha; cubra com outro lençol ou toalha de banho separado, de forma que somente o períneo fique exposto (ver ilustração).	
7. Calce luvas de procedimento. Limpe a região do períneo com água e sabão, enxágue e seque (ver Capítulo 40). Use luvas para examinar o paciente e identificar o meato urinário. Remova e descarte as luvas. Higienize as mãos.	A higiene antes de iniciar a inserção asséptica do cateter remove as secreções, urina e fezes que poderiam contaminar o campo estéril e aumentar o risco de ITURC. Higienize as mãos imediatamente antes da inserção do cateter (Gould et al., 2019).
8. Posicione uma luz portátil iluminando os genitais ou peça para que um auxiliar segure a fonte de iluminação.	A visualização adequada do meato urinário auxilia na precisão da inserção do cateter.
9. Abra a embalagem externa do *kit* de cateterização. Coloque a embalagem interna da bandeja do *kit* de cateter sobre uma superfície limpa e acessível, como na mesa de cabeceira, ou, se possível, entre as pernas abertas do paciente. O tamanho e posicionamento do paciente ditam a colocação exata.	Proporciona fácil acesso aos materiais durante a inserção do cateter.
10. Abra a embalagem interna estéril da bandeja com os materiais para a cateterização utilizando uma técnica estéril (ver Capítulo 28). Dobre cada aba da embalagem estéril com a primeira aba aberta na direção oposta a você, as duas próximas abas abertas para cada lado, uma por vez, e a última aba na direção do paciente.	A embalagem estéril serve como campo estéril. A sequência evita que você esbarre nele.
a. Sistema aberto de cateterização vesical de demora: abra a embalagem separada com a bolsa coletora, verifique se o fechamento da porta de drenagem está ocluindo e coloque a bolsa coletora e a linha de drenagem em um local de fácil acesso. Abra a embalagem externa do cateter estéril, mantendo a esterilidade interna da embalagem (ver Capítulo 28).	Sistemas abertos de bolsas coletoras apresentam embalagens estéreis separadas para o cateter estéril, a bolsa coletora e a linha de drenagem e o *kit* de inserção.

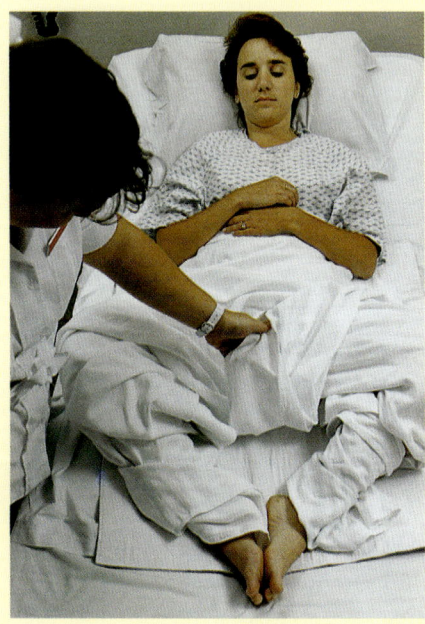

PASSO 6a(1) Paciente do sexo feminino coberta e em decúbito dorsal.

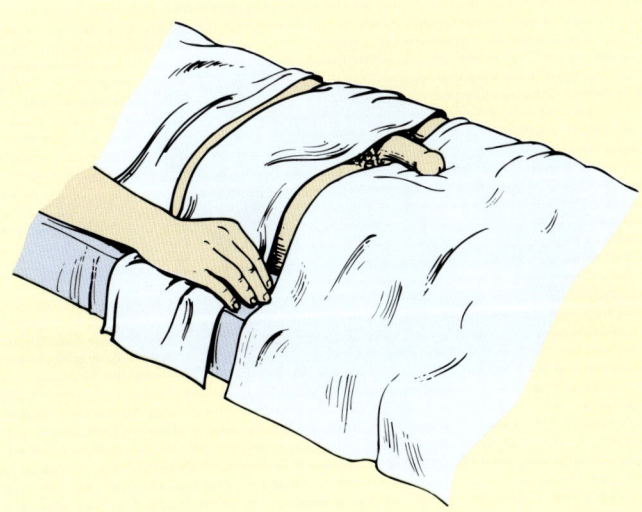

PASSO 6b(1) Cubra o paciente do sexo masculino com lençóis.

(continua)

Procedimento 46.2 — Inserção e remoção de cateter direto (intermitente) ou cateter de demora (Continuação)

Passo	Justificativa
b. Sistema fechado de cateterização vesical de demora: todos os materiais se encontram em uma bandeja estéril e organizados por ordem de uso.	Sistemas fechados de bolsas coletoras apresentam um cateter pré-conectado à linha de drenagem e à bolsa coletora.
c. Cateterização direta: todos os materiais se encontram em uma bandeja estéril que podem ser usados para a coleta de urina.	
11. Calce luvas estéreis.	Mantém assepsia cirúrgica.
12. *Opção:* aplique um campo estéril com as mãos sem luvas quando o campo está embalado como primeiro item. Toque apenas em um espaço de 2,5 cm nas pontas do campo. Depois, calce luvas estéreis.	Mantém assepsia cirúrgica.
13. Cubra o períneo, mantendo a esterilidade das luvas e da superfície de trabalho.	Campos estéreis proporcionam uma área estéril sobre a qual você trabalhará durante a cateterização.
a. *Como cobrir pacientes do sexo feminino:*	
(1) Segure o campo estéril quadrado somente pelas pontas (2,5 cm).	
(2) Deixe o campo se desdobrar sem tocar superfícies não esterilizadas. Deixe que a ponta superior do campo (2,5 a 5 cm) forme uma dobra sobre ambas as mãos.	Quando se cria uma dobra sobre as mãos com luvas estéreis, a esterilidade das luvas e do espaço de trabalho é mantida.
(3) Coloque o campo com o lado brilhante para baixo sobre o leito entre as coxas da paciente. Deslize a ponta dobrada sob as nádegas conforme você pede para a paciente elevar os quadris. Tome cuidado para não tocar superfícies contaminadas ou as coxas da paciente com as luvas estéreis. Se as luvas forem contaminadas, remova-as e calce um novo par.	
(4) Pegue o campo estéril fenestrado da bandeja. Deixe que o campo se desdobre sem tocar superfícies não estéreis. Permita que a ponta superior do campo forme uma dobra sobre ambas as mãos. Aplique o campo sobre o períneo de forma que a abertura fique sobre os lábios expostos (ver ilustração).	A abertura no campo cria um campo estéril ao redor dos lábios.
b. *Como cobrir pacientes do sexo masculino:*	
(1) O uso de campo quadrado é opcional; em vez disso, você pode aplicar um campo fenestrado.	
(2) Pegue as pontas do campo quadrado e deixe que ele se desdobre sem tocar superfícies não estéreis. Coloque sobre as coxas, com o lado brilhante para baixo, exatamente abaixo do pênis. Tome cuidado para não tocar em superfícies contaminadas com as luvas estéreis.	
(3) Coloque o campo fenestrado com a abertura centralizada sobre o pênis (ver ilustração).	

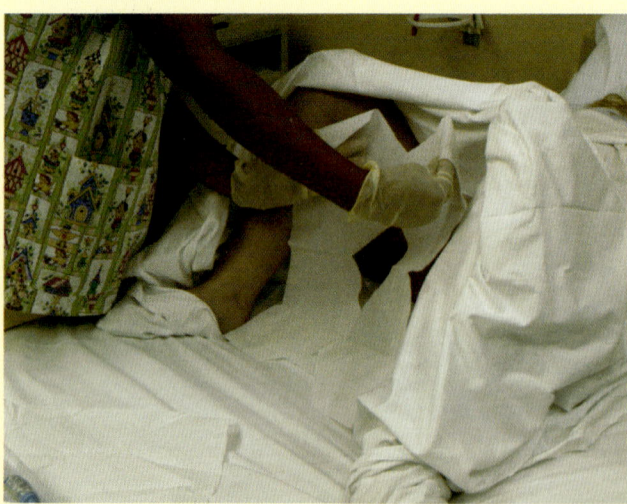

PASSO 13a(4) Coloque o campo estéril fenestrado (com abertura no centro) sobre o períneo da mulher.

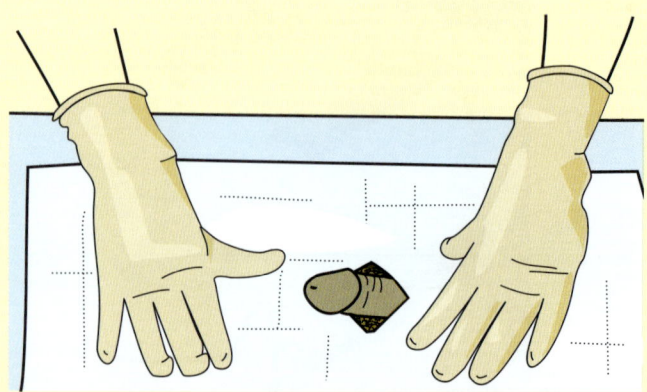

PASSO 13b(3) Cubra o paciente do sexo masculino com campo fenestrado.

Capítulo 46 Eliminação Urinária

Procedimento 46.2 — Inserção e remoção de cateter direto (intermitente) ou cateter de demora (Continuação)

Passo	Justificativa
14. Traga a bandeja para mais perto do paciente. Organize os demais materiais sobre o campo estéril, mantendo a esterilidade das luvas. Coloque a bandeja estéril com a solução de limpeza (hastes ou chumaços de algodão pré-umedecidos, pinças e solução), lubrificante, cateter e seringa pré-preenchida para enchimento do balão (somente cateterização vesical de demora) sobre o campo estéril.	Proporciona acesso fácil aos materiais durante a inserção do cateter e ajuda a manter a técnica asséptica. A colocação adequada é determinada pelo tamanho do paciente e posição durante a cateterização.
a. Se o *kit* contiver chumaços de algodão estéril, abra a embalagem de solução antisséptica estéril e deposite sobre o algodão. Alguns *kits* contêm embalagens de hastes de algodão pré-umedecidas. Abra a extremidade da embalagem para facilitar o acesso (ver ilustração).	O uso de materiais e solução antisséptica estéreis reduz o risco de ITURC (Gould et al., 2019).
b. Abra o recipiente de amostra estéril caso seja necessário coletar amostra (ver Procedimento 46.1).	Deixa o recipiente acessível para receber urina do cateter caso seja necessária a coleta de amostra.
c. Para cateterização vesical de demora, abra a embalagem interna estéril e deixe o cateter sobre o campo estéril. Se for parte de um *kit* de sistema fechado, remova a bandeja com o cateter e a bolsa coletora pré-conectada e coloque-as sobre o campo estéril. Certifique-se do fechamento da porta de drenagem da bolsa. Se necessário e se fizer parte da bandeja estéril, conecte o cateter à linha de drenagem.	As bandejas de cateterização vesical de demora variam. Algumas apresentam cateteres pré-conectados; outras precisam ser conectadas, mas fazem parte da bandeja estéril; outras não contam com cateter ou sistema de drenagem como parte da bandeja.
d. Abra a embalagem do lubrificante e esprema sobre o campo estéril. Lubrifique o cateter mergulhando-o em gel hidrossolúvel até uma altura de 2,5 a 5 cm para mulheres e de 12,5 a 17,5 cm para homens (ver ilustração).	A lubrificação minimiza traumas na uretra e desconforto durante a inserção do cateter. O cateter masculino precisa de lubrificante suficiente para cobrir toda a extensão do cateter a ser inserida.

JULGAMENTO CLÍNICO: fazer um pré-teste no balão de um cateter de demora injetando líquido da seringa pré-preenchida com solução salina estéril normal na porta do balão não é mais recomendado. A realização de testes no balão pode causar distorções e alargamentos, levando a danos que podem causar trauma no momento da inserção.

15. Limpe o meato uretral:	
a. *Pacientes do sexo feminino:*	
(1) Afaste os lábios com os dedos da mão não dominante (agora contaminada) para expor completamente o meato uretral.	Possibilita a visualização ideal do meato uretral.
(2) Mantenha a posição da mão não dominante durante todo o procedimento.	Se os lábios se fecharem durante a limpeza, significa que a área está contaminada e requer repetição do procedimento de limpeza.
(3) Segurando a pinça com a mão dominante, pegue um chumaço de algodão umedecido ou uma haste de algodão por vez. Limpe os lábios e o meato urinário do clitóris para o ânus. Use um novo chumaço de algodão ou *swab* para cada área que for limpar. Limpe passando o *swab* longe da prega labial, perto da prega labial, e, por fim, diretamente sobre o centro do meato uretral (ver ilustração).	A limpeza de frente para trás permite o movimento de uma área de menor contaminação para uma área altamente contaminada. Siga os princípios de assepsia médica (ver Capítulo 28). A mão enluvada dominante permanece estéril.

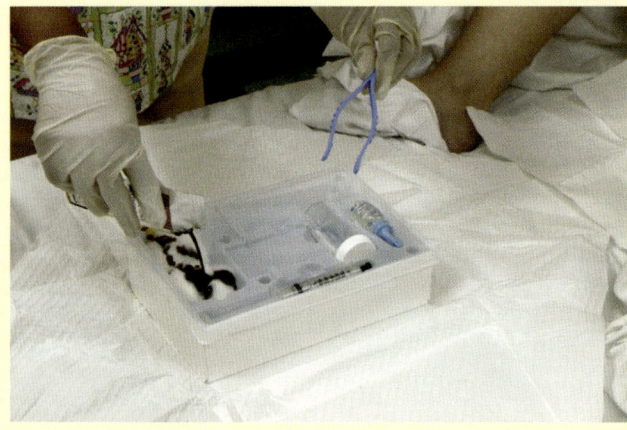

PASSO 14a O *kit* estéril inclui *swabs* antissépticos.

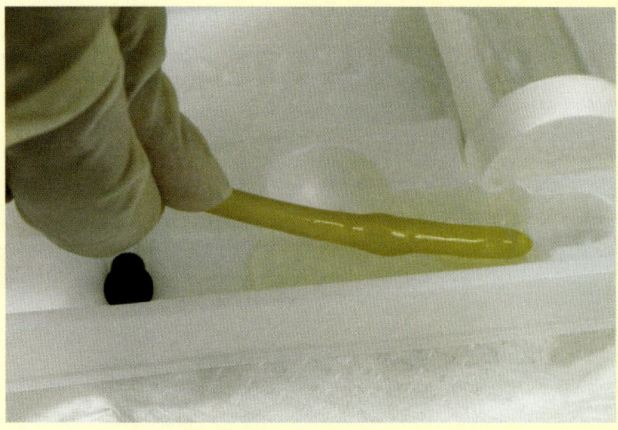

PASSO 14d Lubrificação do cateter.

(continua)

Procedimento 46.2 — Inserção e remoção de cateter direto (intermitente) ou cateter de demora (Continuação)

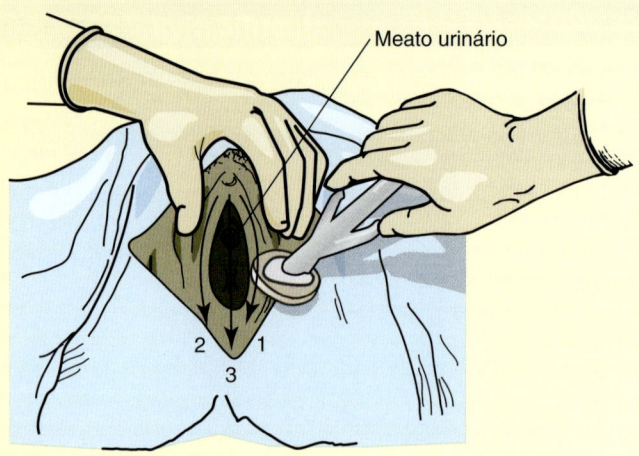

PASSO 15a(3) Limpeza do períneo feminino.

Passo	Justificativa
b. *Paciente do sexo masculino:* (1) Com a mão não dominante (agora contaminada), retraia o prepúcio (se não circuncisado) e segure delicadamente o pênis pelo corpo exatamente abaixo da glande. Segure o corpo do pênis em ângulo reto em relação ao púbis. Essa mão permanece nessa posição durante todo o restante do procedimento. (2) Com a mão dominante não contaminada, limpe o meato com chumaços/hastes de algodão com solução de limpeza, fazendo movimentos circulares, começando pelo meato e trabalhando para fora, em movimento espiral. (3) Repita a limpeza três vezes usando um chumaço/haste de algodão novos a cada vez (ver ilustração).	Ao segurar o corpo do pênis, evite aplicar pressão sobre a superfície dorsal para prevenir compressão da uretra. Deixar escapar o pênis durante a limpeza significa que a área foi contaminada e que o procedimento de limpeza deve ser repetido. O padrão circular de limpeza segue os princípios da assepsia médica (ver Capítulo 28).
16. Pegue e segure o cateter a 7,5 a 10 cm de distância da ponta do cateter com ele enrolado solto na palma da mão. Se o cateter não estiver conectado à bolsa coletora, certifique-se de posicionar a bandeja de forma que a extremidade do cateter possa ser colocada nela uma vez que a inserção comece.	Segurar o cateter perto de sua ponta permite a manipulação mais fácil dele durante a inserção. Enrolar o cateter na palma da mão evita que a extremidade distal toque em alguma superfície não estéril.

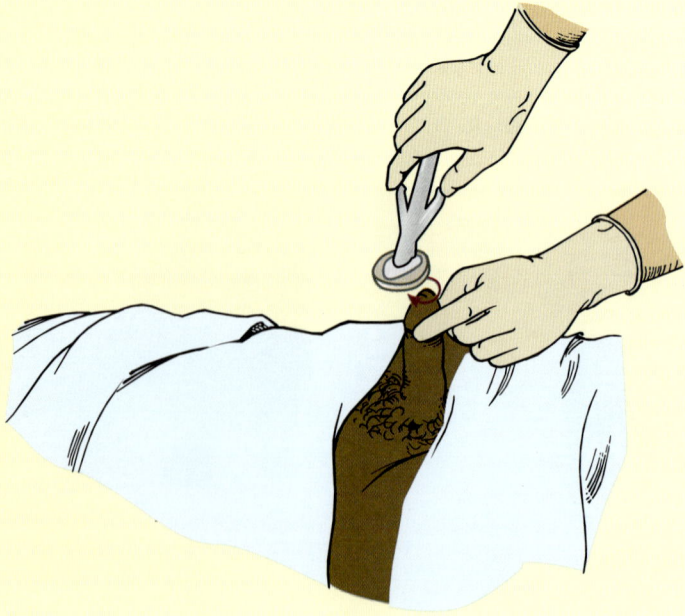

PASSO 15b(3) Limpeza do meato urinário masculino.

Capítulo 46 Eliminação Urinária

Procedimento 46.2 — Inserção e remoção de cateter direto (intermitente) ou cateter de demora (Continuação)

Passo	Justificativa
17. Insira o cateter. Explique ao paciente que pode ocorrer uma sensação de desconforto ou pressão conforme o cateter for inserido na uretra. Essa sensação é normal e passa rápido.	Ajuda a minimizar a ansiedade do paciente.
a. *Pacientes do sexo feminino:*	
(1) Peça para que a paciente faça um esforço de empurrar como no trabalho de parto enquanto você insere delicada e lentamente o cateter pelo meato uretral (ver ilustração).	Essa força para baixo pode ajudar a visualizar o meato urinário e promove o relaxamento do esfíncter urinário externo, auxiliando na inserção do cateter.
(2) Avance o cateter até um total de 5 a 7,5 cm ou até que a urina flua pelo cateter. Quando a urina aparecer, avance mais 2,5 a 5 cm. Não use força para inserir o cateter.	O fluxo de urina indica que a ponta do cateter está na bexiga ou na uretra inferior.
(3) Solte os lábios e segure firmemente o cateter com a mão não dominante.	Previne a expulsão acidental do cateter da bexiga da paciente.
b. *Pacientes do sexo masculino:*	
(1) Erga o pênis até uma posição perpendicular (90°) em relação ao corpo do paciente e aplique uma leve tração para cima.	Retifica a uretra para facilitar a inserção do cateter.
(2) Peça para que o paciente faça força como se fosse urinar e insira lentamente o cateter pelo meato uretral (ver ilustração).	O relaxamento do esfíncter externo auxilia na inserção do cateter.
(3) Avance o cateter de 17 a 22,5 cm ou até que a urina comece a fluir pela extremidade do cateter.	O comprimento da uretra masculina varia. O fluxo de urina indica que a ponta do cateter está na bexiga ou na uretra, mas não necessariamente que o balão que faz parte do cateter de demora está na bexiga.
(4) Pare de avançar o cateter direto. Quando surgir urina no cateter de demora, avance-o até a bifurcação (portas de enchimento e esvaziamento expostas) (ver ilustração).	Avanço adicional do cateter até a bifurcação de drenagem e a porta de enchimento do balão garante que o balão que faz parte do cateter não fique parado na uretra prostática.
(5) Abaixe o pênis e segure firmemente o cateter com a mão não dominante.	Previne a expulsão acidental do cateter da bexiga do paciente.
18. Permita que a bexiga se esvazie completamente, a menos que as políticas locais restrinjam o volume máximo de urina drenada (ver política da instituição).	Não há evidência definitiva de qualquer benefício em limitar o volume máximo drenado.
19. Colete a amostra de urina, se necessário (ver Procedimento 46.1). Preencha o recipiente de amostra com 20 a 30 mℓ, segurando a ponta do cateter sobre o copo. Separe. Mantenha a ponta do cateter estéril.	Pode-se obter amostra para análise de cultura.
20. *Opção para cateterização direta:* quando a urina parar de fluir, retire o cateter lenta e delicadamente até sair por completo.	Minimiza traumas na uretra.
21. Encha o balão do cateter de demora com a quantidade de líquido recomendada pelo fabricante.	O balão do cateter de demora não deve ser mal preenchido. Quando o balão não é inflado corretamente, ocorrem distorções no balão e possíveis danos vesicais.
a. Continue segurando o cateter com a mão não dominante.	Segurar o cateter antes de inflar o balão previne a expulsão do cateter da uretra.
b. Com a mão dominante livre, conecte a seringa pré-preenchida à porta de injeção na extremidade do cateter.	
c. Injete lentamente todo o volume da solução (ver ilustração).	O volume total da solução é necessário para inflar o balão adequadamente.

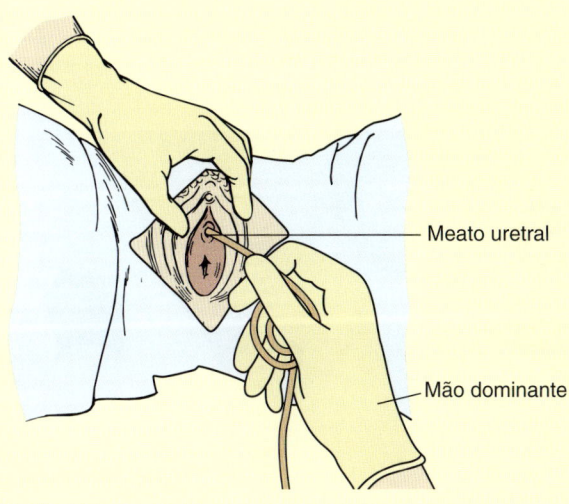

PASSO 17a(1) Inserção do cateter no meato urinário feminino.

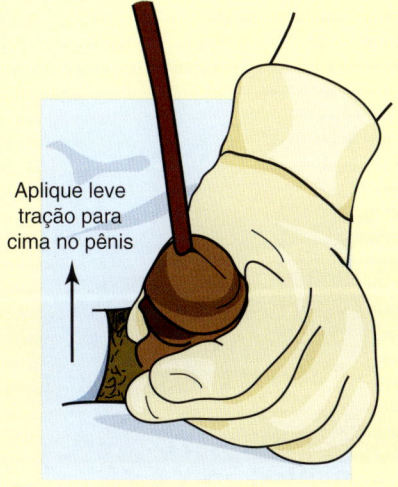

PASSO 17b(2) Inserção do cateter no meato urinário masculino.

(continua)

| Procedimento 46.2 | Inserção e remoção de cateter direto (intermitente) ou cateter de demora (*Continuação*) |

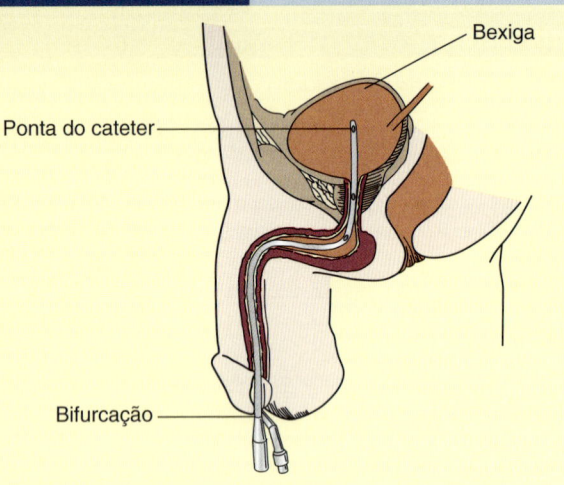

PASSO 17b(4) Anatomia masculina com inserção correta do cateter até a bifurcação.

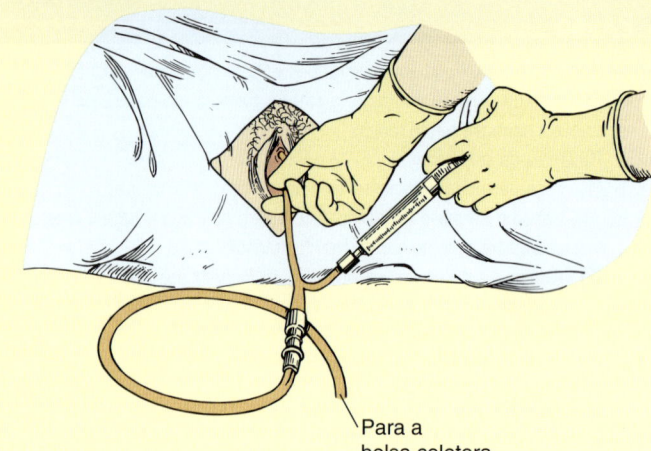

PASSO 21c Enchimento do balão (cateter de demora).

Passo	Justificativa
JULGAMENTO CLÍNICO: se o paciente relatar dor súbita durante a inflação do balão de cateter ou quando se sentir resistência ao inflar o balão, interrompa o processo, deixe que o líquido de dentro do balão volte para a seringa, avance o cateter mais um pouco e infle novamente o balão, que pode ter sido inflado na uretra. Se a dor continuar, remova o cateter e notifique o médico.	
d. Depois de inflar o balão do cateter, libere o cateter com a mão não dominante. *Delicadamente* retraia o cateter até perceber uma resistência. Depois, avance-o ligeiramente.	Ao mover o cateter ligeiramente de volta na bexiga, evita-se a formação de pressão no colo vesical.
e. Conecte a linha de drenagem ao cateter caso já não esteja pré-conectado.	
22. Fixe o cateter de demora com faixas ou outro dispositivo de fixação. Deixe uma parte frouxa suficiente para permitir o movimento da perna. Conecte o dispositivo de fixação exatamente acima da bifurcação do cateter.	Fixar o cateter reduz o risco de movimentação, erosão uretral, ITURC ou remoção acidental do cateter (Gould et al., 2019; McNeill, 2017). A conexão de um dispositivo de fixação na bifurcação do cateter previne a oclusão do cateter.
a. *Pacientes do sexo feminino:* (1) Fixe a linha do cateter na parte interna da coxa, permitindo uma folga suficiente para prevenir tensão (ver ilustração).	
b. *Pacientes do sexo masculino:* (1) Fixe a linha do cateter na parte superior da coxa (ver ilustração) ou na parte inferior do abdome (com o pênis posicionado em direção ao peito). Deixe uma folga no cateter para que o movimento não crie tensão sobre o cateter.	A ancoragem do cateter reduz a tração na uretra e minimiza ferimentos uretrais (Gould et al., 2019; McNeill, 2017).
(2) Se tiver sido retraído, reposicione o prepúcio sobre a glande peniana.	Deixar o prepúcio retraído pode causar desconforto e edema perigoso.

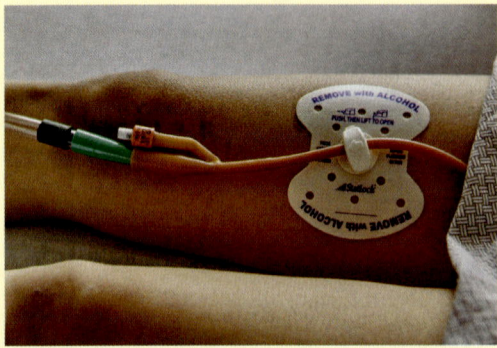

PASSO 22a(1) Fixação do cateter de demora em uma mulher utilizando dispositivo adesivo de fixação.

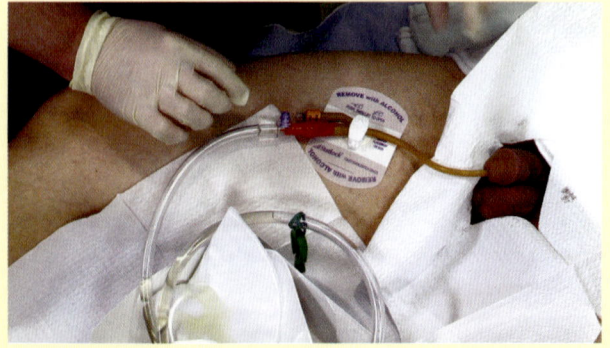

PASSO 22b(1) Fixação do cateter de demora em homens.

Capítulo 46 Eliminação Urinária 1391

Procedimento 46.2 — Inserção e remoção de cateter direto (intermitente) ou cateter de demora (Continuação)

Passo	Justificativa
23. Prenda a linha de drenagem na borda do colchão. Posicione a bolsa coletora abaixo do nível da bexiga, prendendo-a ao estrado do leito (Gould et al., 2019). Não pendure nas grades laterais do leito nem deixe encostar no chão (ver ilustração).	Manter a bolsa coletora sempre abaixo do nível da bexiga previne refluxo para dentro da bexiga, o que pode causar risco de ITURC (Gould et al., 2019). Bolsas amarradas a objetos móveis, como grades laterais, aumentam o risco de trauma uretral devido a empuxes ou deslocamentos acidentais.
24. Verifique se não há nenhuma obstrução no fluxo de urina. Enrole o excesso de linha no leito e prenda ao lençol de baixo com presilha ou outro dispositivo de fixação.	Manter o cateter e a linha de coleta livres de dobras pode reduzir o risco de ITURC (Gould et al., 2019).
25. Realize a higiene íntima, conforme a necessidade. Ajude o paciente a se posicionar confortavelmente.	Restaura o conforto e a sensação de bem-estar.
26. Descarte os materiais nos seus devidos recipientes.	Reduz a transmissão de microrganismos.
27. Se solicitado, etiquete e guarde a amostra de acordo com as políticas da instituição. Etiquete a amostra na frente do paciente. Envie ao laboratório o mais rápido possível.	Uma amostra fresca de urina garante achados mais precisos. O etiquetamento garante que os resultados diagnósticos serão relacionados ao paciente correto (TJC, 2021).
28. Mensure a urina e registre.	Fornece uma referência inicial para a eliminação de urina.
29. Descarte todos os materiais contaminados nos recipientes adequados, remova e descarte as luvas e higienize as mãos.	Reduz a transmissão microrganismos. Use os recipientes adequados de descarte caso o paciente esteja tomando medicamentos perigosos.
30. Coloque o sistema de chamada de enfermagem em um local acessível ao alcance do paciente.	Garante que o paciente seja capaz de pedir ajuda, se necessário, e promove a segurança e previne quedas.
31. Levante as grades laterais (se adequado) e coloque o leito na posição mais baixa possível.	Promove segurança para o paciente e previne quedas.

Avaliação

1. Palpe a bexiga para verificar a presença de distensão ou use ultrassom de bexiga (Boxe 46.11) de acordo com o protocolo da instituição.	Determina se houve alívio da distensão.
2. Peça para que o paciente descreva o nível de conforto.	Determina se a sensação de desconforto ou repleção do paciente foi aliviada.
3. Cateter de demora: observe as características e a quantidade de urina no sistema de drenagem.	Determina se a urina está fluindo adequadamente.
4. Cateter de demora: determine se não há vazamento de urina pelo cateter ou conexões de linha.	Previne danos à pele do paciente e garante um sistema fechado estéril.
5. **Use o ensino de retorno:** "Quero ter certeza de que dei explicações claras sobre seu cateter urinário e algumas coisas que você pode fazer para garantir o fluxo de urina pelo cateter. Diga-me o que você pode fazer para manter o fluxo de urina." Revise suas orientações agora ou desenvolva um plano para revisão do aprendizado do paciente/familiar cuidador caso estes não consigam explicar o procedimento corretamente.	O ensino de retorno é uma intervenção de letramento em saúde baseada em evidências que promove o envolvimento e a segurança do paciente, a adesão e a qualidade. O objetivo do ensino de retorno é garantir que você tenha explicado informações médicas claramente de forma que os pacientes e seus familiares compreendam o que você comunicou a eles (AHRQ, 2020).

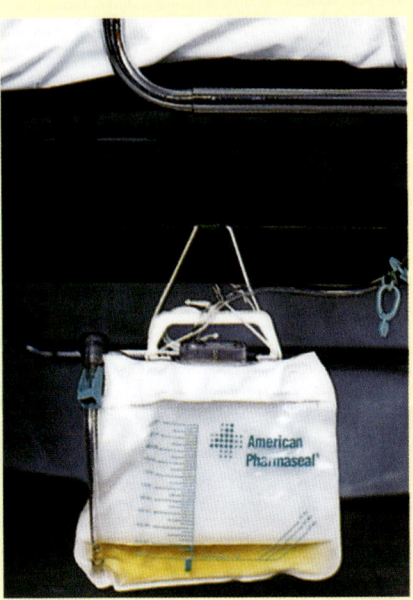

PASSO 23 Bolsa coletora abaixo do nível da bexiga.

(continua)

Procedimento 46.2 — Inserção e remoção de cateter direto (intermitente) ou cateter de demora (Continuação)

RESULTADOS INESPERADOS E INTERVENÇÕES RELACIONADAS

1. O cateter entra na vagina.
   - Deixe o primeiro cateter na vagina de forma que você possa identificar corretamente o meato urinário
   - Limpe novamente o meato urinário. Utilizando **outro** kit de cateter, reinsira o cateter estéril no meato (verifique as políticas da instituição). **Observação:** se as luvas forem contaminadas, reinicie o procedimento
   - Remova o primeiro cateter que foi deixado na vagina após a inserção bem-sucedida do segundo cateter.
2. Perda de esterilidade durante a cateterização causada pelo enfermeiro ou pelo paciente.
   - Troque as luvas se estiverem contaminadas e comece novamente
   - Se o paciente tocar o campo estéril, mas o equipamento e os materiais permanecerem estéreis, evite tocar aquela parte do campo estéril
   - Se o equipamento e/ou materiais ficarem contaminados, troque-os por itens estéreis ou comece tudo novamente com um novo kit estéril.
3. O paciente relata desconforto vesical, e o cateter está pérvio, conforme comprovado pelo fluxo adequado de urina.
   - Verifique o cateter para confirmar se não há tração sendo exercida sobre ele
   - Notifique o médico. O paciente pode estar tendo espasmos vesicais ou sintomas de ITU
   - Monitore o material eliminado pelo cateter em relação a cor, transparência, odor e quantidade.

REGISTRO E RELATO

- Registre o motivo da cateterização, tipo e tamanho do cateter inserido, quantidade de líquido usada para inflar o balão, coleta de amostra (se aplicável), características e quantidade de urina, resposta do paciente ao procedimento e avaliação do aprendizado do paciente
- Registre a I&E no fluxograma
- Relate, na troca de turno, o motivo da cateterização, tipo e tamanho do cateter inserido, quantidade de líquido usada para inflar o balão, coleta de amostra (se aplicável), características e quantidade de urina, resposta do paciente ao procedimento e qualquer instrução dada ao paciente
- Relate ao médico casos de dor e desconforto persistentes relacionados com o cateter.

CONSIDERAÇÕES SOBRE CUIDADOS DOMICILIARES

- Pacientes em ambiente domiciliar podem usar uma bolsa de perna durante o dia e substituí-la por uma bolsa coletora de maior volume à noite. Se o paciente passar de uma bolsa coletora de grande volume para uma bolsa de perna, oriente-o sobre a importância de lavar as mãos e higienizar as portas de conexão com álcool antes de trocar as bolsas
- Oriente os pacientes e familiares cuidadores como posicionar corretamente a bolsa coletora, esvaziar a bolsa coletora de urina e observar a cor, transparência, odor e quantidade da urina
- Oriente pacientes e/ou cuidadores sobre os sinais de ITU e técnicas de solução rápida de problemas para vazamento de cateteres
- Providencie para que os materiais relacionados com o cateter sejam entregues em domicílio, sempre garantindo a disponibilidade de pelo menos um cateter, kit de inserção e bolsa coletora de reserva em casa.

Procedimento 46.3 — Cuidado e remoção de cateter de demora

Delegação e colaboração

O procedimento de realizar cuidados de rotina no cateter pode ser delegado aos técnicos/auxiliares de enfermagem. Dependendo das políticas da instituição, o procedimento de remoção de um cateter de demora pode ser delegado a esses profissionais de enfermagem; no entanto, o enfermeiro deve primeiro avaliar a condição do paciente e confirmar o pedido médico. O enfermeiro os orienta a:

- Relatar as características da urina (cor, transparência, odor e quantidade) antes e depois da remoção
- Relatar a condição da região genital do paciente (p. ex., cor, erupções, áreas abertas, odor, sujidades por incontinência fecal, trauma aos tecidos ao redor do meato urinário)
- Se for permitido remover o cateter de acordo com as políticas da instituição, verifique o tamanho do balão e da seringa necessária para desinflá-lo; relatar se o balão não desinflar e se há sangramento após a remoção
- Relatar o horário e a quantidade da primeira micção após a remoção do cateter
- Relatar se o paciente sentir febre, calafrios, alterações no estado mental, ardência, dor nos flancos ou nas costas e/ou hematúria (sinais de ITU); disúria após a remoção do cateter.

Material

Cuidados com o cateter
- Luvas de procedimento
- Campo impermeável
- Lençol de banho
- Bacia com água morna, pano de limpeza, toalha e sabão para higienização do períneo.

Remoção do cateter
- Luvas de procedimento
- Seringa de 10 mℓ ou maior sem agulha (o tamanho depende do volume de solução usado para inflar o balão)
- Cilindro graduado para medir a urina
- Campo impermeável
- Vaso sanitário, cadeira sanitária de beira de leito, coletor de urina, urinol ou comadre/papagaio
- Equipamento de ultrassom portátil vesical (conforme indicado).

Capítulo 46 Eliminação Urinária 1393

Procedimento 46.3 Cuidado e remoção de cateter de demora *(Continuação)*

Passo	Justificativa
Histórico	
1. Identifique o paciente utilizando pelo menos dois tipos de identificação (p. ex., nome e data de nascimento ou nome e número do prontuário) de acordo com as políticas locais.	Garante que o paciente certo seja tratado. Atende às normas de The Joint Commission e aumenta a segurança para o paciente (TJC, 2021).
2. Higienize as mãos. Calce luvas de procedimento.	Reduz a transmissão de microrganismos.
3. Avalie o conhecimento, nível de instrução sobre saúde e experiência anterior do paciente ou do familiar cuidador com cuidados com cateter e/ou remoção de cateter.	Garante que o paciente tenha capacidade de obter, comunicar, processar e compreender informações básicas de saúde (CDC, 2021).
4. **Avalie a necessidade de cuidados com o cateter:**	
a. Observe a eliminação urinária e as características da urina.	Uma redução súbita na eliminação de urina pode indicar oclusão do cateter. Urina turva com odor fétido associado a outros sintomas sistêmicos pode indicar ITURC.
b. Avalie se há histórico ou presença de incontinência intestinal.	A bactéria que mais comumente causa ITURC é a *E. coli*, uma das maiores colonizadoras do intestino; assim, incontinência fecal aumenta o risco de ITURC (Fekete, 2020).
c. Posicione a pessoa, retraia os lábios ou o prepúcio para observar qualquer secreção, vermelhidão, sangramento ou presença de trauma tecidual ao redor do meato uretral (isso pode ser adiado até o momento do cuidado do cateter).	Indica processo inflamatório, possível infecção ou erosão do cateter na uretra.
d. Remova e descarte as luvas; higienize as mãos.	Reduz a transmissão de microrganismos.
5. **Avalie a necessidade de remover o cateter:**	
a. Revise o prontuário do paciente, incluindo a prescrição médica e as anotações da enfermagem. Anote o tempo em que o cateter ficou inserido no paciente.	Cateteres que ficam no paciente por mais do que poucos dias causam maior risco de incrustação do cateter e ITU.
b. Higienize as mãos e calce luvas de procedimento. Avalie a cor, transparência, odor e quantidade da urina. Observe qualquer secreção uretral, irritação na região genital ou trauma no meato uretral (isso pode ser adiado até a hora da remoção). Remova e descarte as luvas. Higienize as mãos.	Pode ser um indicador de inflamação ou ITU e uma fonte de desconforto durante a remoção do cateter. Reduz a transmissão de microrganismos.
c. Determine o tamanho do balão do cateter verificando a válvula de enchimento do balão.	Determina o tamanho da seringa necessária para esvaziar o balão e a quantidade esperada de líquido na seringa após a deflação.
6. Avalie o conhecimento e a experiência prévia do paciente com cuidado e remoção de cateter e seus sentimentos em relação ao procedimento.	Revela necessidade de orientar e/ou apoiar o paciente.
7. Avalie os objetivos ou preferências do paciente em relação a como o procedimento será realizado ou o que o paciente espera.	Permite que o cuidado seja individualizado ao paciente.
Planejamento	
1. Feche a porta do quarto e as cortinas ao redor do leito.	Proporciona privacidade.
2. Reúna e organize os materiais para cuidados íntimos/remoção do cateter ao lado do leito.	Garante maior eficiência do procedimento.
3. Explique o procedimento para o paciente. Discuta sobre sinais e sintomas de ITU. Se aplicável, oriente o paciente ou familiar cuidador a como realizar a higienização do cateter.	Reduz a ansiedade e promove a cooperação. O autocuidado promove o senso de autonomia do paciente.
Implementação	
1. Higienize as mãos.	Reduz a transmissão de microrganismos.
2. Eleve o leito até a altura adequada de trabalho. Se as grades laterais estiverem levantadas, abaixe as do lado em que vai fazer a abordagem.	Promove o uso da correta mecânica corporal. A posição oferece acesso ao cateter.
3. Posicione o paciente deitado com as nádegas sobre o protetor impermeável e coberto com o lençol de banho, expondo apenas a área genital e o cateter (ver Procedimento 46.2).	Demonstra respeito pela dignidade do paciente ao expor somente a área genital e o cateter.
a. Mulheres reclinadas de costas.	
b. Homens em posição supina.	
4. Calce luvas de procedimento.	Reduz a transmissão de microrganismos.
5. Remova o dispositivo de fixação do cateter enquanto mantém a conexão com a linha de drenagem.	Proporciona capacidade de limpar facilmente ao redor do cateter e de removê-lo.
6. **Cuidado do cateter:**	
a. *Mulheres:* use a mão não dominante para afastar delicadamente os lábios e expor completamente o meato uretral e o cateter. Mantenha a posição da mão durante todo o procedimento.	Proporciona visualização total do meato uretral. A separação total dos lábios previne a contaminação do meato durante a limpeza.

(continua)

Procedimento 46.3 Cuidado e remoção de cateter de demora (Continuação)

Passo	Justificativa
b. *Homens:* use a mão não dominante para retrair o prepúcio se não circuncisado e segure o pênis pelo corpo exatamente abaixo da glande. Mantenha a posição da mão durante todo o procedimento.	A retração do prepúcio proporciona visualização total do meato uretral.
c. Segure o cateter com dois dedos da mão não dominante para estabilizá-lo.	Previne tração desnecessária no cateter. Trações no cateter são causa de desconforto para o paciente e podem danificar a uretra e o colo vesical.
d. Se não tiver sido realizado anteriormente, avalie o meato uretral e os tecidos circundantes em relação a inflamação, inchaço, secreções ou trauma tecidual e pergunte ao paciente se ele sente ardência ou desconforto.	Determina a frequência e o tipo de cuidados contínuos necessários. Indica a possibilidade de ITURC ou erosão do cateter na uretra.
e. Realize a higiene íntima usando sabonete neutro e água morna (ver Capítulo 40). *Opção:* use uma toalha com gliconato de clorexidina (CHG) a 2%.	Não há comprovação definitiva de que limpadores antissépticos reduzam a incidência de ITURC; sabonete neutro e água são adequados (Schaeffer, 2020b). Embora possa ser usada uma toalha com CHG a 2%, não há evidência científica clara para o uso ou não de antissépticos para reduzir as taxas de ITURC (Fasugba et al., 2017; Rea et al., 2018).
f. Usando um pano limpo ou toalha com CHG a 2%, limpe o cateter.	
(1) Começando perto do meato urinário, limpe o cateter em movimentos circulares ao longo de seu comprimento por aproximadamente 10 cm, na direção para fora do corpo (ver ilustração). Remova todos os vestígios de sabonete. *Para pacientes do sexo masculino:* reduza ou reposicione o prepúcio após o cuidado.	Reduz a presença de secreções ou drenagens na superfície exterior do cateter.
g. Reaplique o dispositivo de fixação do cateter. Deixe uma folga no cateter de forma que o movimento não crie tensão sobre ele.	Fixar o cateter de demora reduz os riscos de trauma uretral, erosão uretral, ITURC ou remoção acidental (Gould et al., 2019; Lawrence et al., 2019; Rea et al., 2018).
7. Verifique rotineiramente a linha de drenagem e a bolsa coletora.	
a. O cateter é fixado na parte superior da coxa.	Mantém o fluxo livre de urina para fora da bexiga (Gould et al., 2019; Rea et al., 2018).
b. A linha é enrolada e fixada no lençol do leito.	
c. A linha não é entrelaçada ou posicionada acima do nível da bexiga.	
d. A linha não apresenta fissuras ou bloqueios.	
e. A bolsa coletora é posicionada abaixo do nível da bexiga com a urina fluindo livremente na bolsa coletora.	
f. A bolsa coletora não pode ficar excessivamente cheia. Esvazie a bolsa coletora quando alcançar metade de sua capacidade.	Bolsas coletoras excessivamente cheias criam tensão e tração no cateter, resultando em trauma na uretra e/ou meato urinário. Facilita o fluxo desobstruído de urina (Gould et al., 2019).

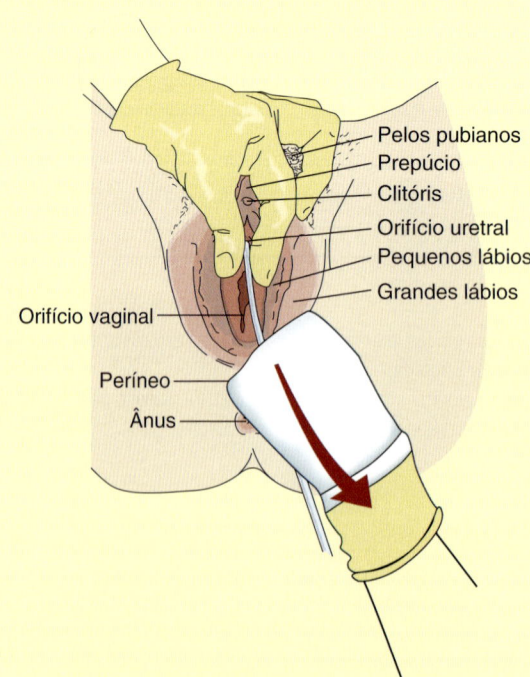

PASSO 6f(1) Limpeza do cateter começando pelo meato e movendo para baixo enquanto ele é mantido firmemente seguro.

Capítulo 46 Eliminação Urinária 1395

Procedimento 46.3 Cuidado e remoção de cateter de demora (Continuação)

Passo	Justificativa
8. **Remoção do cateter:** (Realize os cuidados com o cateter; ver Passo 6 antes de remover o cateter.)	
a. Ainda usando luvas de procedimento, puxe o êmbolo da seringa para cima e para baixo para soltar e então puxe novamente até 0,5 mℓ. Insira o bico da seringa na válvula de enchimento (porta do balão). Deixe que o líquido do balão seja drenado sozinho para a seringa automaticamente. A seringa deverá ficar cheia. Certifique-se de que todo o volume do líquido seja removido comparando-se a quantidade ao volume necessário para o enchimento.	Balões parcialmente cheios podem traumatizar a parede da uretra durante a remoção. A drenagem passiva do balão do cateter previne a formação de nervuras no balão, as quais podem causar desconforto ou trauma durante a remoção.
b. Puxe o cateter para fora de maneira constante e lenta. Examine-o para garantir sua integridade. O cateter deve deslizar para fora facilmente. Não aplique força. Se você notar qualquer resistência, repita o Passo 8a para remover o restante do líquido de enchimento do balão.	A falta de integridade do cateter significa que ainda podem permanecer pedaços do cateter na bexiga. Notifique o médico imediatamente.
c. Enrole o cateter contaminado em um protetor impermeável. Solte a bolsa coletora e a linha de drenagem do leito.	Promove segurança e reduz o risco de transmissão de microrganismos.
d. Esvazie, meça e registre o volume de urina presente na bolsa coletora.	Documenta a eliminação urinária.
e. Encoraje o paciente a manter ou aumentar a ingestão de líquidos (a menos que contraindicado por restrições).	Mantém a eliminação normal de urina.
f. Inicie o registro de micção ou um diário de micção. Oriente o paciente a falar quando houver a necessidade de esvaziamento da bexiga e de que toda urina produzida precisa ser medida.	Avalia a função vesical.
g. Explique que muitos pacientes sentem uma leve ardência, desconforto ou urinam pequenos volumes na primeira micção, mas que logo isso passa.	Ardência resulta de irritação uretral.
h. Meça o volume de RPM (se solicitado) (Boxe 46.11) em questão de 5 a 15 min após ajudar o paciente a urinar.	Proporciona o resultado mais confiável de RPM (Huether et al., 2020).
i. Informe o paciente que ele deve relatar quaisquer sinais de ITU.	Promove a segurança do paciente.
j. Assegure acesso fácil ao banheiro, cadeira sanitária, comadre/papagaio ou urinol. Coloque um suporte coletor de urina no assento do vaso sanitário se o paciente estiver usando o vaso. Coloque o sistema de chamada de enfermagem ao alcance fácil do paciente.	Reduz a incidência de quedas durante a micção. O suporte coleta a urina de primeiro jato.
9. Realize a higiene pessoal do paciente, conforme a necessidade.	Promove o conforto e a segurança do paciente. Reduz a transmissão de microrganismos.
10. Descarte todos os materiais contaminados nos seus devidos recipientes, remova e descarte as luvas e higienize as mãos.	Reduz a transmissão de microrganismos. Use o recipiente adequado de descarte caso o paciente esteja tomando medicamentos perigosos.
11. Ajude o paciente a se posicionar confortavelmente.	Restaura o conforto e a sensação de bem-estar.
12. Coloque o sistema de chamada de enfermagem em um local acessível ao alcance do paciente.	Garante que o paciente possa pedir ajuda, se necessário, e promove segurança e previne quedas.
13. Levante as grades laterais (conforme adequado) e coloque o leito na posição mais baixa possível.	Promove segurança e previne quedas.

Avaliação

1. Inspecione o cateter e a área genital em relação a sujidades, irritação e degradação de pele. Pergunte ao paciente se ele sente qualquer desconforto.	Determina se a área está devidamente limpa e/ou se o paciente apresenta alguma irritação.
2. Observe o horário e meça a quantidade da primeira micção após a remoção do cateter.	Indica retorno da função vesical após a remoção do cateter.
3. Avalie o paciente em relação a sinais e sintomas de ITU.	Qualquer paciente que tenha um cateter inserido ou cujo cateter tenha sido removido recentemente apresenta risco de ITU.
4. **Use o ensino de retorno:** "Quero ter certeza de que expliquei claramente os sinais de uma ITU e algumas coisas que você deve fazer para prevenir infecções. Diga-me algumas maneiras pelas quais você pode prevenir uma infecção do trato urinário." Revise suas orientações agora ou desenvolva um plano para revisão do aprendizado do paciente/familiar cuidador caso estes não consigam explicar o procedimento corretamente.	O ensino de retorno é uma intervenção de letramento em saúde baseada em evidências que promove o envolvimento e a segurança do paciente, a adesão e a qualidade. O objetivo do ensino de retorno é garantir que você tenha explicado informações médicas claramente de forma que os pacientes e seus familiares compreendam o que você comunicou a eles (AHRQ, 2020).

RESULTADOS INESPERADOS E INTERVENÇÕES RELACIONADAS

1. A solução salina normal do balão do cateter não retorna à seringa.
   - Reposicione o paciente; certifique-se de que o cateter não esteja comprimido ou dobrado
   - Remova a seringa. Conecte uma seringa nova e dê tempo suficiente para o esvaziamento passivo
   - Tente esvaziar o balão puxando delicadamente o êmbolo da seringa
   - Se o balão do cateter não esvaziar, *não* corte a válvula de enchimento do balão para drenar o líquido. Notifique o médico.

(continua)

Procedimento 46.3 — Cuidado e remoção de cateter de demora (Continuação)

2. O paciente excreta urina turva e com odor fétido, apresenta febre, calafrios, disúria, dor nos flancos, dor nas costas, hematúria, urgência, frequência, dor no baixo-ventre, alteração no estado mental e letargia.
   - Avalie se há distensão e sensibilidade na bexiga
   - Monitore os sinais vitais e a eliminação de urina
   - Relate os achados ao médico; os sinais e sintomas podem indicar ITU
   - Consulte o médico para obter ordem de remoção do cateter.
3. O paciente não consegue urinar entre 6 e 8 h após a remoção do cateter, tem a sensação de não estar esvaziando totalmente, força para urinar ou urina pequenas quantidades com maior frequência.
   - Avalie a presença de distensão vesical. Realize um ultrassom vesical (Boxe 46.11)
   - Ajude o paciente a se posicionar normalmente para urinar e dê privacidade
   - Se o paciente não conseguir urinar em 6 a 8 h após a remoção do cateter ou sentir dor abdominal, notifique o médico.

REGISTRO E RELATO

- Registre o horário em que o cateter foi removido; as orientações transmitidas quanto ao aumento da ingestão de líquidos e sinais e sintomas de ITU; e o horário, a quantidade e as características da primeira micção
- Registre os horários de ingestão e micção e as quantidades no registro de micção ou diário de micção, conforme indicado
- Registre os sintomas que o paciente apresentou durante e após a remoção do cateter
- Documente sua avaliação sobre o aprendizado do paciente
- Relate hematúria, disúria, incapacidade ou dificuldade de urinar e qualquer nova incontinência após a remoção do cateter ao médico.

CONSIDERAÇÕES SOBRE CUIDADOS DOMICILIARES

- Se o paciente receber alta usando um cateter de demora, oriente o paciente e sua família como cuidar do cateter e os sinais e sintomas a serem relatados ao enfermeiro ou ao médico.

Procedimento 46.4 — Irrigação de cateter fechado

Delegação e colaboração

O procedimento de irrigação do cateter não pode ser delegado aos técnicos/auxiliares de enfermagem nos EUA. O enfermeiro os orienta a:
- Relatar se o paciente tem queixas de dor, desconforto ou vazamento de urina ao redor do cateter
- Monitorar e registrar a ingestão e eliminação (I&E) e relatar imediatamente qualquer redução na eliminação de urina ao enfermeiro
- Relatar qualquer alteração na cor da urina, principalmente se forem observados coágulos de sangue.

Material
- Luvas de procedimento
- *Swabs* antissépticos
- Recipiente de solução estéril de irrigação em temperatura ambiente, conforme prescrição
- Suporte de soro (irrigação contínua ou intermitente fechada).

Irrigação intermitente fechada
- Seringa estéril de 50 mℓ para acessar o sistema: seringa Luer-Lock™ para entrada de acesso não agulhado (de acordo com as instruções do fabricante)
- Trava de rosqueamento ou tira de elástico (usadas para ocluir temporariamente o cateter enquanto o irrigante é instilado).

Irrigação contínua fechada
- Linha de irrigação estéril com trava para regular a taxa de fluxo de irrigação
- Conector Y *(opcional)* para conectar a linha de irrigação ao cateter de triplo lúmen.

Passo	Justificativa
Histórico	
1. Identifique o paciente utilizando pelo menos dois tipos de identificação (p. ex., nome e data de nascimento ou nome e número do prontuário) de acordo com as políticas locais. Compare os identificadores com as informações constantes na prescrição ou prontuário do paciente.	Garante que o paciente certo seja tratado. Atende às normas de The Joint Commission e aumenta a segurança para o paciente (TJC, 2021).
2. Verifique no prontuário: a. A ordem para o método de irrigação (contínua ou intermitente), o tipo de solução (solução salina estéril ou solução medicada) e quantidade de substância de irrigação. b. Tipo de cateter inserido (Figura 46.10).	É necessária uma prescrição médica para iniciar a terapia. A frequência e o volume da solução utilizada para irrigação podem constar do pedido ou serem padronizados como parte da política da instituição. Cateteres de triplo lúmen são usados para irrigação contínua e intermitente fechada.
3. Avalie conhecimento, letramento em saúde e experiência prévia do paciente ou familiar cuidador com cuidados com o cateter e/ou remoção do cateter.	Garante que o paciente tenha capacidade de obter, comunicar, processar e compreender informações básicas de saúde (CDC, 2021).
4. Higienize as mãos. Palpe a bexiga para verificar se há distensão e sensibilidade ou utilize ultrassom vesical (Boxe 46.11).	Reduz a transmissão de microrganismos. Distensão da bexiga indica que o fluxo de urina pode estar obstruído.

Capítulo 46 Eliminação Urinária

Procedimento 46.4 Irrigação de cateter fechado (Continuação)

Passo	Justificativa
5. Avalie se o paciente tem dor abdominal ou espasmos, sensação de repleção vesical ou desvio do cateter (vazamento). (Use luvas de procedimento se houver risco de contato com a urina.)	Pode indicar distensão excessiva da bexiga causada por bloqueio do cateter. Oferece uma referência de base para determinar se a terapia está sendo bem-sucedida.
6. Observe cor, quantidade, transparência e presença de muco, coágulos ou sedimentos na urina. Remova e descarte as luvas (se usadas), higienize as mãos.	Indica se o paciente está sangrando ou se há perda de tecido, o que exigiria um aumento da taxa de irrigação ou da frequência de irrigação do cateter.
7. Monitore a I&E. Se estiver sendo usada IVC, a quantidade de fluido drenado da bexiga não deve exceder a quantidade de fluido inserido na bexiga.	Se a eliminação não exceder o irrigante infundido, deve-se suspeitar de obstrução do cateter (ou seja, coágulos de sangue, linhas dobradas), a irrigação deve ser interrompida e o médico deve ser notificado (Ignatavicius et al., 2018).
8. Avalie o conhecimento e a experiência prévia do paciente com irrigação do cateter e seus sentimentos em relação ao procedimento.	Revela necessidade de orientar e/ou apoiar o paciente.
9. Avalie os objetivos ou preferências do paciente em relação a como o procedimento será realizado ou o que o paciente espera.	Permite que o cuidado seja individualizado ao paciente.

Planejamento

1. Feche a porta do quarto e as cortinas ao redor do leito.	Proporciona privacidade.
2. Reúna os materiais e arranje-os ao lado do leito.	Garante um procedimento eficiente.
3. Coloque o leito em uma altura adequada de trabalho. Se as grades laterais estiverem levantadas, abaixe as do lado em que vai fazer a abordagem.	Promove boa mecânica corporal. A posição proporciona acesso ao cateter.
4. Explique o procedimento para o paciente.	Reduz a ansiedade e promove a cooperação.

Implementação

1. Higienize as mãos.	Reduz a transmissão de microrganismos.
2. Coloque o paciente em posição supina e exponha as junções do cateter (cateter e linha de drenagem).	A posição proporciona acesso ao cateter e promove o máximo possível de dignidade para o paciente.
3. Remova o dispositivo de fixação do cateter.	Facilita o acesso às partes do cateter.
4. Organize os materiais de acordo com o tipo de irrigação prescrito. Calce luvas de procedimento.	Garante um procedimento eficiente.
5. **Irrigação contínua fechada:**	
a. Feche a nova linha de irrigação e pendure a bolsa de solução de irrigação na haste de soro. Insira (espete) a ponta da linha de irrigação estéril na porta destinada à bolsa de solução de irrigação usando técnica asséptica (ver ilustração).	Previne a entrada de ar na linha. Ar pode causar espasmos vesicais. A técnica previne a transmissão de microrganismos.

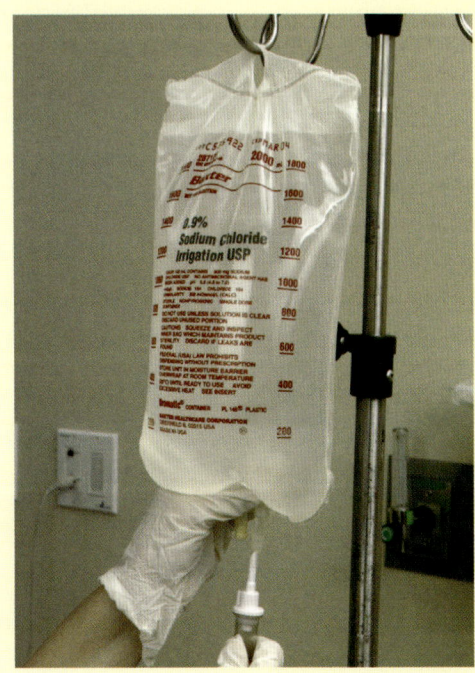

PASSO 5a Conexão da bolsa de solução de irrigação estéril para irrigação vesical contínua.

(continua)

Procedimento 46.4 — Irrigação de cateter fechado (Continuação)

Passo	Justificativa
b. Preencha a câmara gotejadora pela metade, apertando-a e soltando. Remova a tampa protetora na extremidade da linha e então solte a trava de fechamento e permita que a solução flua (preparação) pela linha, mantendo a ponta da linha estéril. Uma vez que a linha esteja totalmente preenchida com o líquido, feche e recoloque a tampa na extremidade da linha.	O preenchimento preparatório da linha com fluido previne a introdução de ar na bexiga.
c. Utilizando técnica asséptica, remova a tampa e conecte a extremidade da linha firmemente à porta para a infusão do fluido de irrigação no cateter de duplo ou de triplo lúmen.	Reduz a transmissão de microrganismos.
d. Ajuste o fechamento na linha de irrigação para iniciar o fluxo da solução na bexiga. Se determinada taxa de volume for solicitada, calcule a taxa de gotejamento e ajuste-a na pinça rolete (ver Capítulo 42). Se a urina apresentar uma cor vermelha viva ou se houver coágulos nela, aumente a taxa de irrigação até que a drenagem fique cor-de-rosa (de acordo com a taxa solicitada ou com o protocolo da instituição).	É esperada drenagem contínua. Ela ajuda a prevenir a formação de coágulos na presença de sangramento ativo e elimina os coágulos da bexiga.
e. Observe a saída de fluido na bolsa coletora. Esvazie a bolsa coletora conforme a necessidade.	Podem ocorrer desconforto, distensão vesical e possível lesão pela distensão excessiva da bexiga quando o irrigante não consegue sair adequadamente da bexiga. A bolsa encherá rapidamente e pode precisar ser esvaziada a cada 1 ou 2 h.
6. Irrigação intermitente fechada:	O líquido é instilado pelo cateter em forma de sistema de irrigação em *bolus*. O líquido é drenado para fora após a conclusão da irrigação.
a. Despeje a solução de irrigação estéril prescrita no recipiente estéril.	
b. Retire o volume prescrito de irrigante (normalmente 30 a 50 mℓ) com a seringa estéril, usando técnica asséptica. Coloque a tampa estéril na ponta da seringa não agulhada.	Garante a esterilidade do líquido de irrigação.
c. Trave a linha do cateter abaixo da porta de injeção com o fechamento rosqueado (ou dobre a linha do cateter e prenda com elástico).	A oclusão da linha do cateter abaixo do ponto de injeção permite que a solução de irrigação entre no cateter e flua até a bexiga.
d. Com movimentos circulares, limpe a porta do cateter (porta de amostra) com *swab* antisséptico. Deixe secar.	Reduz a transmissão de microrganismos.
e. Insira a ponta da seringa não agulhada fazendo um movimento de torção na porta.	Garante que a ponta do cateter entre no lúmen do cateter.
f. Injete a solução, fazendo uma pressão lenta e constante.	A instilação suave da solução minimiza traumas na mucosa vesical.
g. Remova a seringa e o fechamento (ou elástico), permitindo que a solução seja drenada na bolsa coletora de urina. (**Observação:** algumas soluções de medicamentos de irrigação podem precisar ser retidas na bexiga pelo período prescrito, exigindo que o cateter fique fechado temporariamente antes de permitir sua drenagem.)	Permite que a drenagem ocorra gravitacionalmente. Medicações devem ser instiladas pelo tempo suficiente para serem absorvidas pelo revestimento da bexiga. Linhas de drenagem fechadas e bolsas coletoras devem ser monitoradas o tempo todo.
7. Ancore o cateter com um dispositivo de fixação de cateter (ver Procedimento 46.2).	Previne trauma no tecido uretral causado por tração do cateter.
8. Ajude o paciente a se posicionar de forma segura e confortável.	Restaura o conforto e a sensação de bem-estar.
9. Coloque o sistema de chamada da enfermagem em um local acessível ao alcance do paciente.	Garante que o paciente possa pedir ajuda, se necessário, e promove a segurança e previne quedas.
10. Levante as grades laterais (se adequado) e coloque o leito na posição mais baixa possível.	Promove segurança e previne quedas.
11. Descarte todos os materiais contaminados em seus devidos recipientes, remova e descarte as luvas e higienize as mãos.	Reduz a transmissão de microrganismos. Use o recipiente adequado de descarte caso o paciente esteja tomando medicamentos perigosos.

Avaliação

1. Calcule a eliminação real de urina subtraindo a quantidade total de líquido de irrigação infundido do volume total drenado na bolsa ou recipiente coletor.	Determina a eliminação urinária com precisão.
2. Revise a documentação de I&E para verificar se a eliminação na bolsa coletora por hora está em proporção adequada com a solução de irrigação instilada na bexiga. Espere mais eliminação do que instilação de fluido devido à produção de urina.	Determina a eliminação de urina em relação à irrigação.
3. Inspecione a urina em relação à presença de coágulos sanguíneos e sedimentos e certifique-se de que a linha não esteja dobrada ou ocluída.	A diminuição dos coágulos sanguíneos significa que a terapia está sendo bem-sucedida em manter a perviedade do cateter. O sistema está pérvio.
4. Avalie o nível de conforto do paciente.	Indica perviedade do cateter pela ausência de sintomas de distensão de bexiga.
5. Monitore a presença de sinais e sintomas de infecção.	Pacientes com cateteres de demora permanecem com risco de desenvolver infecções.

Capítulo 46 Eliminação Urinária

Procedimento 46.4 Irrigação de cateter fechado (Continuação)

Passo	Justificativa
6. **Use o ensino de retorno:** "Quero ter certeza de que expliquei claramente por que estamos irrigando seu cateter. Diga-me com suas palavras o motivo pelo qual estamos fazendo esta irrigação." Revise suas orientações agora ou desenvolva um plano para revisão do aprendizado do paciente/familiar cuidador caso estes não consigam explicar o procedimento corretamente.	O ensino de retorno é uma intervenção de letramento em saúde baseada em evidências que promove o envolvimento e a segurança do paciente, a adesão e a qualidade. O objetivo do ensino de retorno é garantir que você tenha explicado informações médicas claramente, de forma que os pacientes e seus familiares compreendam o que você comunicou a eles (AHRQ, 2020).

RESULTADOS INESPERADOS E INTERVENÇÕES RELACIONADAS

1. O volume de líquido eliminado é menor do que a quantidade de solução de irrigação infundida.
   - Examine a linha de drenagem quanto à presença de coágulos, sedimentos ou dobras
   - Inspecione a urina quanto à presença ou ao aumento de coágulos sanguíneos e sedimentos
   - Avalie se o paciente está com dor ou com a bexiga distendida
   - Notifique o médico.
2. Sangramento vermelho vivo com a infusão de irrigação (IVC) totalmente aberta.
   - Avalie a ocorrência de choque hipovolêmico (sinais vitais, cor e hidratação da pele, nível de ansiedade)
   - Deixe a infusão de irrigação totalmente aberta e notifique o médico.
3. O paciente sente dor mediante a irrigação.
   - Examine se há coágulos, sedimentos ou dobras na linha
   - Avalie a urina quanto à presença ou ao aumento de coágulos sanguíneos e sedimentos
   - Avalie se a bexiga está distendida
   - Notifique o médico.

REGISTRO E RELATO

- Registre o método de irrigação, quantidade e tipo da solução de irrigação, quantidade retornada como drenagem, características da eliminação e eliminação de urina
- Registre a I&E
- Documente sua avaliação sobre o aprendizado do paciente
- Relate oclusão de cateter, sangramento súbito, infecção ou aumento da dor.

CONSIDERAÇÕES SOBRE CUIDADOS DOMICILIARES

- Pode-se orientar os pacientes e/ou familiares cuidadores a como realizar irrigações de cateter com o suporte adequado, demonstração/demonstração de retorno e orientações por escrito
- Oriente os pacientes e/ou familiares cuidadores a observar a cor, transparência, odor e quantidade da urina e a observar sinais de obstrução do cateter e de ITU
- Providencie a entrega e o armazenamento domiciliar do cateter/materiais de irrigação.

Pontos-chave

- A micção envolve interações complexas de sistema nervoso central, bexiga e esfíncter urinário
- Múltiplos fatores afetam a função urinária, como ingestão de líquidos, medicamentos, capacidade funcional, ambiente, problemas médicos fora do trato urinário e disfunção dentro do trato urinário
- Sintomas comuns do trato urinário incluem urgência, disúria, frequência, hesitação, poliúria, oligúria, noctúria, gotejamento, hematúria e retenção urinária
- A presença ou histórico recente de uso de cateter de demora aumenta o risco de infecção do trato urinário (ITU)
- Para minimizar o risco de infecção ao cuidar de um paciente com um sistema de drenagem vesical fechado, o cuidado de enfermagem deve incluir atenção minuciosa à técnica asséptica
- O planejamento dos cuidados de um paciente incontinente requer a seleção de intervenções específicas ao tipo de incontinência
- Inserir um cateter usando técnica asséptica, manter um sistema fechado de drenagem urinária e remover cateteres de demora assim que não forem mais necessários são medidas essenciais para prevenir infecções do trato urinário relacionadas com o cateter (ITURCs)
- Integrar os hábitos normais de micção de um paciente no plano de cuidados e garantir a privacidade do paciente promovem a eliminação urinária normal de um paciente
- Intervenções que previnem ITUs incluem promoção da ingestão adequada de líquidos, promoção da higiene íntima e encorajamento dos pacientes a urinar em intervalos regulares
- A prevenção de ITURC requer o uso de um pacote baseado em evidências para a realização de todos os elementos do cuidado de uma só vez.

Para refletir

- Pense sobre a Sra. Grayson e descreva os dados da avaliação que a colocam em risco de alterações na eliminação urinária (Reconhecer pistas)
- Quais problemas colaborativos prioritários corroboram ou contradizem os problemas de IU da Sra. Grayson? (Analisar pistas)
- Considerando seus dados e avaliação e histórico, quais seriam os problemas clínicos prioritários no cuidado da Sra. Grayson? (Priorizar diagnósticos)

- Considere a situação clínica da Sra. Grayson e descreva quais intervenções médicas e de enfermagem para o manejo de IU você poderia usar (Gerar soluções)
- Quais intervenções médicas e de enfermagem deveriam ser prioritárias quando da implementação do plano de cuidados da Sra. Grayson? (Tomar providências)
- Considerando a implementação das prescrições do médico da Sra. Grayson, como você determinaria se elas foram eficazes com base nos atuais dados da avaliação? (Avaliar resultados)

Questões de revisão

1. Um paciente está agendado para realizar um pielograma intravenoso (PIV) amanhã pela manhã. Quais medidas de enfermagem devem ser implementadas antes do exame? (Selecione todas as aplicáveis.)
   a. Pergunte ao paciente sobre qualquer alergia ou reação.
   b. Oriente o paciente da necessidade de estar com a bexiga cheia para o exame.
   c. Oriente o paciente a guardar toda a urina em um recipiente especial.
   d. Garanta que o consentimento informado seja assinado.
   e. Oriente o paciente de que rubor facial pode ocorrer quando o meio de contraste é administrado.
2. Qual dos seguintes é um passo crítico durante a inserção de um cateter de demora em um paciente do sexo masculino?
   a. Inflar lentamente o balão do cateter com solução salina estéril.
   b. Fixar a linha de drenagem do cateter nos lençóis.
   c. Avançar o cateter até a bifurcação da porta de drenagem e do balão.
   d. Avançar o cateter até que a urina flua e depois inserir mais 0,6 cm.
3. Qual orientação o enfermeiro deve dar ao técnico/auxiliar de enfermagem em relação a um paciente cujo cateter urinário de demora foi removido naquele dia?
   a. Limitar a ingestão de líquidos VO para evitar a possibilidade de IU.
   b. Esperar queixas do paciente de repleção e desconforto suprapúbico.
   c. Relatar o horário e a quantidade da primeira micção.
   d. Orientar o paciente a ficar no leito e usar um urinol ou comadre/papagaio.
4. Um paciente com cateter urinário de demora tridirecional e IVC se queixa de dor e distensão no baixo-ventre após a cirurgia. Qual(is) deve(m) ser a(s) intervenção(ões) inicial(is) do enfermeiro? (Selecione todas as aplicáveis.)
   a. Aumentar a taxa da IVC.
   b. Avaliar a perviedade do sistema de drenagem.
   c. Mensurar a eliminação de urina.
   d. Avaliar os sinais vitais.
   e. Administrar o medicamento analgésico prescrito.
5. Após uma cirurgia abdominal, o paciente está na unidade cirúrgica com um cateter urinário de demora inserido. Quais aspectos do cuidado desse paciente podem ser delegados aos técnicos/auxiliares de enfermagem? (Selecione todas as aplicáveis.)
   a. Avaliar o paciente em relação a quaisquer problemas pós-operatórios com o cateter de demora.
   b. Auxiliar o enfermeiro a posicionar o paciente e manter a privacidade durante o cuidado do cateter.
   c. Orientar o paciente sobre os sinais e sintomas de uma ITU.
   d. Reportar ao enfermeiro qualquer desconforto ou febre no paciente.
   e. Reportar qualquer coloração, odor ou quantidade anormal de urina na bolsa coletora.
6. O que o enfermeiro deve orientar a uma mulher jovem com histórico de ITUs sobre prevenção de ITU? (Selecione todas as aplicáveis.)
   a. Manter uma eliminação intestinal regular.
   b. Limitar a ingestão de água a 1 a 2 copos por dia.
   c. Usar roupas íntimas de algodão.
   d. Limpar o períneo de frente para trás.
   e. Praticar exercícios para os músculos pélvicos (Kegel) diariamente.
7. Coloque os passos a seguir de inserção de cateter de demora em pacientes do sexo feminino na ordem correta.
   a. Inserir e avançar o cateter.
   b. Lubrificar o cateter.
   c. Inflar o balão do cateter.
   d. Limpar o meato uretral com solução antisséptica.
   e. Cobrir a paciente com os campos estéreis quadrados e fenestrados.
   f. Quando a urina surgir, avançar mais 2,5 a 5 cm.
   g. Preparar o campo estéril e os materiais.
   h. Puxar delicadamente o cateter até sentir resistência.
   i. Conectar a linha de drenagem.
8. Quais intervenções de enfermagem o enfermeiro deve implementar quando for remover um cateter urinário de demora em um paciente adulto? (Selecione todas as aplicáveis.)
   a. Conectar uma seringa de 3 mℓ à porta de enchimento.
   b. Deixar que o líquido do balão preencha a seringa por gravidade.
   c. Iniciar um registro de micção/diário de micção.
   d. Puxar o cateter rapidamente.
   e. Fechar o cateter antes da remoção.
9. Qual intervenção de enfermagem diminui o risco de ITURC?
   a. Limpar o meato urinário de 3 a 4 vezes/dia com solução antisséptica.
   b. Pendurar a bolsa coletora de urina abaixo do nível da bexiga.
   c. Esvaziar a bolsa coletora de urina diariamente.
   d. Irrigar o cateter urinário com água estéril.
10. O enfermeiro está inserindo um cateter urinário em uma paciente do sexo feminino; depois de 7,5 cm de inserção do cateter, não há nenhum retorno de urina. O que o enfermeiro deve fazer em seguida?
    a. Remover o cateter e começar tudo de novo com um novo *kit* e um novo cateter.
    b. Deixar o cateter lá e começar novamente com um novo cateter.
    c. Puxar o cateter de volta e reinseri-lo em um ângulo diferente.
    d. Pedir para que a paciente faça força para baixo e inserir o cateter mais além.

Respostas: 1. a, d, e; **2.** c; **3.** c; **4.** b, c; **5.** b, d, e; **6.** a, c, d; **7.** e, g, b, d, a, f, c, h, i; **8.** b, c; **9.** b; **10.** b.

Referências bibliográficas

AACN Clinical Practice Alert: Prevention of catheter-associated urinary tract infections in adults, *Crit Care Nurse* 38(1):84, 2018.

Agency for Healthcare Research and Quality (AHRQ): *Health literacy universal precautions toolkit*, ed 2, Rockville, MD, March 2020, Agency for Healthcare Research and Quality. https://www.ahrq.gov/health-literacy/quality-resources/tools/literacy-toolkit/healthlittoolkit2-tool5.html. Accessed July 2021.

American Geriatrics Society: *Updated Beers Criteria for potentially inappropriate medication use in older adults*, 2018. https://www.americangeriatrics.org/media-center/news/draft-ags-updated-2018-beers-criteriar-potentially-inappropriate-medication-use. Accessed July 2021.

American Nurses Association (ANA): *Streamlined evidence-based RN tool: catheter associated urinary tract infection (CAUTI) prevention*, n.d. https://

www.nursingworld.org/~4aede8/globalassets/practiceandpolicy/innovation—evidence/clinical-practice-material/cauti-prevention-tool/anacautipreventiontool-final-19dec2014.pdf. Accessed July 2021.

Assadi F: Strategies for preventing catheter-associated urinary tract infection, *Int J Prev Med* 9:50, 2018.

Ball JW, et al: *Seidel's guide to physical examination*, ed 9, St. Louis, 2019, Elsevier.

Burchum JR, Rosenthal LD: *Lehne's Pharmacology for nursing care*, ed 10, St. Louis, 2019, Elsevier.

Bykoviene L, et al: Pelvic floor muscle training with or without tibial nerve stimulation and lifestyle changes have comparable effects on the overactive bladder: a randomized clinical trial, *Urol J* 15(4):186, 2018.

Cartwright A: Reducing catheter-associated urinary infections: standardizing practice, *Br J Nurs* 27(1):7, 2018.

Centers for Disease Control and Prevention (CDC): *Urinary tract infection (catheter-associated urinary tract infection [CAUTI] and non-catheter-associated urinary tract infection [UTI]) and other urinary system infection [USI] events*, 2020. https://www.cdc.gov/nhsn/pdfs/pscManual/7pscCAUTIcurrent.pdf. Accessed July 2021.

Centers for Disease Control and Prevention (CDC): *What is health literacy*, 2021. https://www.cdc.gov/healthliteracy/learn/index.html. Accessed October 2021.

Centers for Medicare & Medicaid (CMS): *2020 hospital-acquired condition (HAC) reduction program*, 2020. https://www.cms.gov/Medicare/Quality-Initiatives-Patient-Assessment-Instruments/Value-Based-Programs/HAC/Hospital-Acquired-Conditions. Accessed July 2021.

Duncan D: Alternative to antibiotics for managing asymptomatic and non-symptomatic bacteriuria in older persons: a review, *Br J Community Nurs* 24(3):116, 2019.

Eshkoor S, et al: Factors related to urinary incontinence among the Malaysian elderly, *J Nutr Health Aging* 21(2):220, 2017.

Fekete T: *Catheter-associated urinary tract infection in adults*, UpToDate, 2020. https://www.uptodate.com/contents/catheter-associated-urinary-tract-infection-in-adults. Accessed July 2021.

Fransway AF, Reeder MJ: *Irritant contact dermatitis in adults*, UpToDate, 2020. https://www.uptodate.com/contents/irritant-contact-dermatitis-in-adults. Accessed July 2021.

Giger J, Haddad L: *Transcultural nursing: assessment and intervention*, ed 8, St. Louis, 2021, Elsevier.

Glick D: *Overview of post-anesthetic care for adult patients*, UpToDate, 2020. https://www.uptodate.com/contents/overview-of-post-anesthetic-care-for-adult-patients. Accessed July 2021.

Gould CV, et al: *Guideline for prevention of catheter-associated urinary tract infections 2009*, Healthcare Infection Control Practices Advisory Committee, Centers for Disease Control and Prevention, June 2019. https://www.cdc.gov/infectioncontrol/pdf/guidelines/cauti-guidelines-H.pdf. Accessed July 2021.

Harding MM, et al: *Medical-surgical nursing*, ed 11, St. Louis, 2021, Elsevier.

Huether SE, et al: *Understanding pathophysiology*, ed 7, St. Louis, 2020, Mosby.

Ignatavicius D, et al: *Medical-surgical nursing: concepts for interprofessional collaborative care*, ed 9, St. Louis, 2018, Elsevier.

Jarvis C: *Physical examination & health assessment*, ed 8, St. Louis, 2020, Elsevier.

Lai D, et al: Mediating effect of social participation on the relationship between incontinence and depressive symptoms in older Chinese women, *Health Soc Work* 42(2):e94, 2017.

Lawrence K, et al: The CAUTI prevention tool kit: A professional and collaborative project of the Wound, Ostomy and Continence nurses, *J Wound Ostomy Continence Nurs* 46(2):154, 2019.

Lukacz E: *Evaluation of females with urinary incontinence*, UpToDate, 2020. https://www.uptodate.com/contents/evaluation-of-females-with-urinary-incontinence. Accessed July 2021.

Malik Y, et al: Mandatory reporting of female genital mutilation in children in the UK, *Br J Nurs* 26(6):377, 2018.

McNeill L: Back to basics: how evidence-based nursing practice can prevent catheter-associated urinary tract infections, *Urol Nurs* 37(4):204, 2017.

Pagana KD, et al: *Mosby's diagnostic and laboratory test reference*, ed 15, St. Louis, 2021, Elsevier.

Saito M, et al: No association of caffeinated beverage or caffeine intake with prevalence of urinary incontinence among middle-aged Japanese women: a multicenter cross-sectional study, *J Womens Health* 26(8):860, 2017.

Schaeffer A: *Placement and management of urinary bladder catheters in adults*, UpToDate, 2020a. https://www.uptodate.com/contents/placement-and-management-of-urinary-bladder-catheters-in-adults. Accessed July 2021.

Schaeffer A: *Complications of urinary bladder catheters and preventive strategies*, UpToDate, 2020b. https://www.uptodate.com/contents/complications-of-urinary-bladder-catheters-and-preventive-strategies. Accessed July 2021.

Taylor J: Reducing the incidence of inappropriate indwelling urinary catheterization, *J Community Nurs* 32(3):50, 2018.

The Joint Commission (TJC): *2021 National Patient Safety Goals*, Oakbrook Terrace, IL, 2021, The Commission. https://www.jointcommission.org/en/standards/national-patient-safety-goals/. Accessed July 2021.

Touhy TA, Jett KF: *Ebersole and Hess' toward healthy aging*, ed 10, St. Louis, 2020, Elsevier.

Vethanayagam N, et al: Understanding help-seeking in older people with urinary incontinence: an interview study, *Health Soc Care Community* 25(3):1061, 2017.

Yates A: Incontinence-associated dermatitis in older people: prevention and management, *Br J Community Nurs* 23(5):218, 2018.

Referências de pesquisa

Fasugba O, et al: Systematic review and meta-analysis of the effectiveness of antiseptic agents for meatal cleaning in the prevention of catheter-associated urinary tract infections, *J Hosp Infect* 95(3):233, 2017.

Ferguson A: Implementing a CAUTI prevention program in an acute care hospital setting, *Urol Nurs* 38(6):273, 2018.

Graham G, et al: Implementation of a multifaceted nurse led intervention to reduce indwelling urinary catheter use in four Australian hospitals: a pre- and postintervention study, *J Clin Nurs* 29(5-6):872, 2020.

Rea K, et al: A technology intervention for nurses engaged in preventing catheter-associated urinary tract infection, *Comput Inform Nurs* 36(6):305, 2018.

Werth S, Justice R: Prevalence of moisture-associated skin damage in an acute care setting outcome from a quality improvement project, *J Wound Ostomy Continence Nurs* 46(1):51, 2019.

47

Eliminação Intestinal

Objetivos

- Discutir o papel dos órgãos gastrintestinais e sua função fisiológica na digestão e eliminação intestinal
- Discutir como os fatores psicológicos e fisiológicos podem alterar o processo de eliminação intestinal
- Reconhecer pistas que ajudem você a avaliar o padrão de eliminação intestinal de um paciente
- Descrever as implicações da enfermagem para os exames diagnósticos do sistema gastrintestinal
- Selecionar intervenções de enfermagem individualizadas, utilizando seu julgamento clínico, que promovam a eliminação fecal normal dos pacientes
- Priorizar intervenções de enfermagem para os pacientes com derivação intestinal
- Descrever os procedimentos relativos à eliminação intestinal
- Usar o pensamento crítico e a tomada de decisão clínica quando da prestação de cuidados aos pacientes com alterações na eliminação intestinal.

Termos-chave

Catárticos
Clostridium difficile
Colonoscopia
Colostomia
Constipação
Diarreia
Efluente
Enemas

Enfermeiro estomaterapeuta
Estoma
Flatulência
Hemorroidas
Íleo
Ileostomia
Impactação fecal
Incontinência

Laxantes
Pesquisa de sangue oculto nas fezes (PSOF)
Pólipos
Quimo
Teste imunoquímico fecal (TIF)
Treinamento intestinal

Chavela Josefa Rivas Mendez tem 78 anos e é viúva há 10 anos. Ela mora no andar térreo de um prédio em um condomínio situado em uma comunidade para idosos ativos. A comunidade conta com um jardim compartilhado, oferece noites de jogos regularmente e organiza excursões a mercados locais, centros comerciais, restaurantes, museus e bibliotecas. A sobrinha de Chavela, Ana, mora na mesma cidade; o restante da família está espalhado pelo país e pelo México.

Sergio é um enfermeiro de cuidados domiciliares em visita à Chavela, que recebeu alta do hospital depois de uma artroplastia no joelho esquerdo. Chavela tem hipertensão, osteoartrite e constipação frequente. A prioridade de Sergio é determinar quão bem Chavela está se recuperando da cirurgia e avaliar sua capacidade de realizar as atividades da vida diária (AVDs).

A eliminação regular de resíduos intestinais é essencial para o funcionamento normal do organismo. Alterações na eliminação intestinal são, geralmente, sinais ou sintomas precoces de problemas, tanto no sistema gastrintestinal (GI) quanto em outros sistemas do organismo. Como a função intestinal depende da interação de vários fatores diferentes, os padrões e hábitos de eliminação de fezes variam de indivíduo para indivíduo.

Entender a eliminação normal do intestino e os fatores que a promovem, desaceleram ou causam alterações na eliminação fecal ajudam você a manejar os problemas de eliminação dos pacientes. Os cuidados de enfermagem de apoio respeitam a privacidade do paciente e suas necessidades emocionais. As medidas designadas a promover a eliminação fecal normal também devem minimizar o desconforto e o constrangimento do paciente.

Base de conhecimento científico

O sistema GI consiste em canal alimentar e seus órgãos acessórios. O canal alimentar é um tubo único que se estende da boca ao ânus e inclui a boca, o esôfago, o estômago e os intestinos. Os órgãos acessórios incluem os dentes, a língua, as glândulas salivares, o fígado, o pâncreas e a vesícula biliar. Esses órgãos absorvem líquidos e nutrientes, preparam os alimentos para serem absorvidos e usados pelas células do organismo, e proporcionam a estocagem temporária das fezes (Figura 47.1). O sistema GI absorve altos volumes de líquidos, tornando o equilíbrio hídrico e eletrolítico uma função-chave desse sistema. Além da ingestão de líquidos e alimentos, o sistema GI também recebe as secreções da vesícula biliar e do pâncreas.

Boca

A boca decompõe mecânica e quimicamente os nutrientes em tamanho e forma funcionais. Os dentes mastigam os alimentos quebrando-os em um tamanho adequado para serem engolidos. A saliva, produzida pelas glândulas salivares na boca, dilui e amacia o alimento na boca para uma deglutição mais fácil.

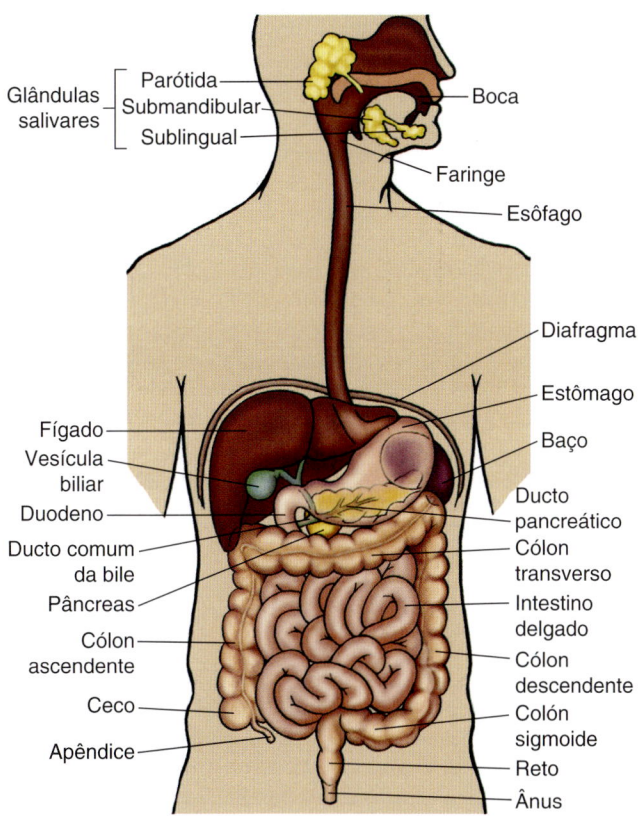

Figura 47.1 Órgãos do sistema gastrintestinal. (De Monahan FD, Neighbors M: *Medical-surgical nursing*, ed 2, Philadelphia, 1998, Saunders.)

Esôfago

Conforme o alimento entra na parte superior do esôfago, ele passa através do esfíncter superior, um músculo circular que evita que o ar entre no esôfago e que ocorra o refluxo dos alimentos para a garganta. O bolo alimentar viaja para baixo do esôfago com o auxílio do movimento *peristáltico*, uma contração que propulsiona o alimento através da extensão do sistema GI. O alimento se movimenta para a parte de baixo do esôfago e chega ao esfíncter cárdico, que fica entre o esôfago e a extremidade superior do estômago. O esfíncter evita que o conteúdo retorne para o esôfago.

Estômago

O estômago executa três tarefas: armazenamento de alimentos e líquidos engolidos, mistura dos alimentos com os sucos digestivos em uma substância chamada **quimo**, e esvaziamento regulado de seus conteúdos para dentro do intestino delgado. O estômago produz e secreta ácido clorídrico (HCl), muco, a enzima pepsina e o fator intrínseco. A pepsina e o HCl ajudam a digerir proteínas. O muco protege a mucosa do estômago contra acidez e atividade enzimática. O fator intrínseco é essencial para a absorção da vitamina B_{12}.

Intestino delgado

O movimento dentro do intestino delgado, que ocorre por meio do peristaltismo, facilita tanto a digestão quanto a absorção. O quimo vai para dentro do intestino delgado como um material líquido e se mistura com as enzimas digestivas. A reabsorção no intestino delgado é tão eficiente que, no momento em que o líquido atinge o fim do intestino delgado, torna-se um líquido espesso com algumas partículas semissólidas. O intestino delgado é dividido em três seções: o duodeno, o jejuno e o íleo.

O duodeno mede aproximadamente de 20 a 28 cm de comprimento e continua a processar líquido do estômago. A segunda seção, o jejuno, mede aproximadamente 2,5 m de comprimento e absorve carboidratos e proteínas. O íleo mede aproximadamente 3,7 m de comprimento e absorve água, gorduras e sais biliares. O duodeno e o jejuno absorvem a maioria dos nutrientes e eletrólitos do intestino delgado. O íleo absorve certas vitaminas como ferro e sais biliares. As enzimas digestivas e a bile entram no intestino delgado a partir do pâncreas e fígado para, então, quebrarem os nutrientes em uma forma útil para o organismo.

O processo digestivo é amplamente alterado quando a função do intestino delgado está prejudicada. Condições tais como inflamação, infecção, ressecção cirúrgica ou obstrução interrompem o peristaltismo, reduzem a absorção ou bloqueiam a passagem de líquidos, resultando em deficiências de eletrólitos e nutrientes.

Intestino grosso

O sistema GI inferior é chamado de *intestino grosso* ou *cólon* porque é maior em diâmetro do que o intestino delgado. Contudo, seu comprimento, de 1,5 a 1,8 m, é bem menor. O intestino grosso é dividido em ceco, cólon ascendente, cólon transverso, cólon descendente, cólon sigmoide e reto. O intestino grosso é o principal órgão da eliminação fecal.

O líquido digestivo entra no intestino grosso por meio de ondas peristálticas pela válvula ileocecal (ou seja, uma camada de músculo circular que evita a regurgitação para o intestino delgado). O tecido muscular do cólon permite que se acomodem e eliminem grandes quantidades de resíduos e gases (flatos). O cólon tem três funções: absorção, secreção e eliminação. O cólon reabsorve um grande volume de água (até 1,5 ℓ) e quantidades significativas de sódio e cloro, diariamente. A quantidade de água absorvida depende da velocidade na qual os conteúdos do cólon se movem. Normalmente, o conteúdo fecal se torna um bolo com forma sólida ou semissólida macia. Se o peristaltismo for anormalmente rápido, há menos tempo para a água ser absorvida e as fezes serão líquidas. Se as contrações peristálticas diminuírem, a água continua a ser absorvida e uma massa rígida de fezes se forma, resultando em **constipação**.

As contrações peristálticas movem os conteúdos através do cólon. O peristaltismo empurra o bolo alimentar não digerido em direção ao reto. Esses movimentos ocorrem somente de 3 a 4 vezes/dia, sendo o mais forte durante a hora seguinte às refeições.

O reto é a parte final do intestino grosso. Normalmente, o reto fica livre de material fecal até pouco antes da defecação. Ele contém pregas de tecidos verticais e transversos, que ajudam a controlar a expulsão de bolo fecal durante a defecação. Cada prega contém veias que podem ser distendidas pela pressão durante o esforço. Essa distensão resulta em formação de **hemorroidas**.

Ânus

O organismo expele fezes e gases do reto por meio do ânus. A contração e o relaxamento dos esfíncteres, os quais são inervados por nervos simpáticos e parassimpáticos, ajudam no controle da defecação. O canal anal contém um rico suprimento de nervos sensoriais que permitem que as pessoas digam quando há sólidos, líquidos ou gases que necessitam ser expelidos e ajudam na manutenção da continência.

Defecação

Os fatores fisiológicos essenciais à função intestinal e à defecação incluem a função normal do sistema GI, conscientização sensorial da distensão retal e do conteúdo retal, controle voluntário do esfíncter e capacidade e conformidade retais adequados. A defecação normal começa com um movimento no cólon esquerdo, movendo as fezes através do ânus. Quando as fezes atingem o reto, a distensão causa relaxamento do esfíncter interno e uma conscientização da necessidade de defecar. Na hora da defecação o esfíncter externo relaxa e os músculos abdominais se contraem, aumentando a pressão intrarretal e forçando as fezes para fora. Normalmente a defecação é indolor, resultando na passagem de fezes formadas macias. O esforço feito enquanto está sentindo um movimento intestinal indica que o paciente pode necessitar de alterações na dieta ou ingestão de líquidos, ou então que há uma doença subjacente na função GI.

> **Pense nisso**
>
> O sistema digestivo é um grupo complexo de órgãos que permitem que o organismo transporte e digira comida e líquidos e elimine os produtos residuais. Cada parte do sistema exerce um papel importante, ainda que uma doença ou cirurgia possa causar alterações significativas na função digestiva. Considerar os sintomas dos pacientes pode trazer um resultado dessas alterações e como sua qualidade de vida pode ser afetada.

Base de conhecimento de enfermagem

Fatores que influenciam a eliminação intestinal

Muitos fatores influenciam o processo de eliminação intestinal. O conhecimento desses fatores ajuda a antecipar medidas necessárias para manter um padrão normal de eliminação fecal.

Idade. Crianças têm uma capacidade estomacal menor, menos secreção de enzimas digestivas e peristaltismo intestinal mais rápido. A capacidade de controlar a defecação não ocorre até os 2 ou 3 anos. Os adolescentes experimentam um crescimento rápido e têm uma alta taxa metabólica. Há também um rápido crescimento do intestino grosso e secreção aumentada de ácidos gástricos para digerir fibras dos alimentos e agir como bactericida contra organismos ingeridos. Adultos mais velhos podem ter a capacidade de mastigação de alimentos diminuída e a comida não é digerida facilmente. O peristaltismo declina e o esvaziamento do esôfago fica mais lento. Isso prejudica a absorção pela mucosa intestinal. O tônus muscular do assoalho pélvico e do esfíncter anal enfraquece, o que às vezes causa dificuldade em controlar a defecação (NIH, n.d.a).

Dieta. A ingestão regular diária de alimentos ajuda a manter um padrão normal de peristaltismo no cólon. Fibras na dieta fornecem volume ao bolo fecal. Os alimentos que formam o bolo fecal, tais como grãos integrais, frutas frescas e vegetais, ajudam a remover as gorduras e os produtos residuais do organismo com maior eficiência. Alguns desses alimentos, tais como couve, repolho, brócolis ou feijões também podem produzir gases, o que distende as paredes intestinais e aumenta a motilidade do cólon. As paredes intestinais se alongam, criando o movimento peristáltico e iniciando o reflexo de defecação.

Ingestão de líquidos. Embora as necessidades individuais de líquidos variem de pessoa para pessoa, recomenda-se uma ingestão de 3,7 ℓ por dia para homens e de 2,7 ℓ por dia para mulheres (Mayo Clinic, 2020). Você satisfaz algumas necessidades hídricas bebendo líquidos, mas também ingere líquido quando come alguns alimentos, tais como frutas e vegetais. As características das fezes são afetadas quando as pessoas não bebem líquidos suficientes ou quando sofrem de distúrbios que causam perda de líquidos (tais como vômito). As fibras que um paciente ingere absorvem líquidos, o que liquefaz o conteúdo intestinal por meio da absorção de fibras da dieta e criando um bolo fecal maior e mais macio. Isso aumenta o peristaltismo e promove o movimento das fezes através do cólon.

A ingestão reduzida de líquido e fibras diminui a passagem da comida pelo intestino e causa o endurecimento dos bolos fecais, causando constipação.

Atividade física. A atividade física promove o movimento peristáltico, enquanto a imobilização o desacelera. Deve-se encorajar a deambulação precoce, assim que a doença começa a melhorar e tão logo quanto possível após a cirurgia a fim de manter o peristaltismo normal e a eliminação fecal normal. É importante manter o tônus dos músculos esqueléticos usados durante a defecação. O enfraquecimento dos músculos abdominais e do assoalho pélvico compromete a capacidade de elevar a pressão intra-abdominal e controlar o esfíncter externo. O tônus muscular às vezes enfraquece ou é perdido durante uma doença a longo prazo, lesão da coluna vertebral ou problemas neurológicos que comprometam a transmissão nervosa. Essas alterações nos músculos abdominais e do assoalho pélvico resultam em um aumento do risco de constipação.

Fatores psicológicos. O estresse emocional prolongado compromete a função de quase todos os sistemas do organismo (ver Capítulo 37). Durante o estresse emocional, o processo digestivo é acelerado e o peristaltismo aumenta. Os efeitos colaterais do aumento dos movimentos peristálticos incluem diarreia e distensão gasosa. Diversas doenças do sistema GI são exacerbadas pelo estresse, incluindo colite ulcerativa, síndrome do intestino irritável, certas úlceras gástricas e do duodeno e doença de Crohn. Se a pessoa se torna depressiva, o sistema nervoso autônomo pode fazer com que o os impulsos se tornem mais lentos, o que diminui o peristaltismo, causando constipação.

Hábitos pessoais. Os hábitos pessoais de defecação influenciam a função intestinal. A maioria das pessoas se beneficia quando é capaz de usar seu próprio banheiro, no horário mais eficaz e conveniente. Uma agenda de trabalho muito extensa às vezes evita que o indivíduo responda apropriadamente à vontade de defecar, quebrando os hábitos regulares e causando possíveis alterações, tais como constipação. Os indivíduos precisam reconhecer a melhor hora para a eliminação fecal.

Posição durante a defecação. A posição normal durante a defecação é a de agachamento. Banheiros modernos facilitam essa postura, permitindo que a pessoa se incline para frente, exercendo pressão intra-abdominal, e contraia os músculos glúteos. Para um paciente imobilizado no leito, a defecação normalmente é difícil. Na posição supina é difícil contrair efetivamente os músculos usados durante a defecação. Se a condição do paciente permitir, eleve a cabeceira do leito para ajudá-lo a ficar em uma posição confortável sentado em uma comadre, melhorando a habilidade de defecar.

Dor. Normalmente, o ato de defecar é indolor. No entanto, várias condições tais como hemorroidas, cirurgia retal, fissuras anais, que são dolorosas cisões lineares na área do períneo, e cirurgia abdominal resultam em desconforto. Nesses casos, o paciente frequentemente suprime a vontade de defecar para evitar a dor, contribuindo para o desenvolvimento da constipação.

Gravidez. À medida que a gravidez avança, o tamanho do feto aumenta, bem como a pressão exercida sobre o reto, uma obstrução temporária criada pelo feto prejudica a passagem das fezes. A lentidão do peristaltismo durante o terceiro trimestre da gravidez geralmente leva à constipação. As mulheres grávidas geralmente sofrem uma tensão durante a defecação ou parto, o que pode resultar em formação de hemorroidas.

Cirurgia e anestesia. Agentes de anestésicos gerais utilizados durante a cirurgia podem causar a cessação temporária do peristaltismo (ver Capítulo 50). Os agentes anestésicos inalados bloqueiam os impulsos parassimpáticos na musculatura do intestino. A ação de anestésicos diminui ou bloqueia os movimentos peristálticos. Um paciente que recebe um anestésico local ou na região está menos propenso aos riscos de alterações de eliminação fecal, pois esse tipo de anestesia, em geral, afeta minimamente ou simplesmente não afeta a atividade intestinal.

Qualquer cirurgia que envolva a manipulação direta do intestino interrompe temporariamente o peristaltismo. Essa condição, chamada de **íleo**, costuma durar de 24 a 48 horas. Se o paciente permanecer inativo ou não conseguir comer após a cirurgia, o retorno à eliminação intestinal normal é ainda mais diferido.

Medicamentos. Muitos medicamentos prescritos para condições agudas e crônicas causam efeitos secundários sobre os padrões de eliminação intestinal do paciente. Por exemplo, os analgésicos opioides retardam o peristaltismo e as contrações, geralmente resultando em constipação; os antibióticos diminuem as bactérias da flora intestinal, geralmente resultando em diarreia (Burchum e Rosenthal, 2020). É importante que você e seus pacientes estejam cientes dessas possibilidades de efeitos secundários e utilizem medidas adequadas para promover uma eliminação intestinal saudável. Alguns medicamentos são utilizados principalmente por sua ação no intestino e podem promover a defecação (p. ex., **laxantes** ou **catárticos**) ou para controlar a diarreia. Laxantes à base de fibras são usados primeiro quando um paciente precisa tomar um laxante para a evacuação regular do reto. Um laxante osmótico é usado subsequentemente caso os laxantes contendo fibras não aliviem a constipação. Os pacientes devem evitar o uso regular de estimulantes laxativos, porque o intestino frequentemente se torna dependente deles.

Testes diagnósticos. Exames diagnósticos envolvendo a visualização das estruturas GI sempre requerem um preparo intestinal prescrito (ou seja, laxantes e/ou **enemas**) para garantir que o intestino esteja vazio. Normalmente, os pacientes não podem comer ou beber várias horas antes de exames, tais como endoscopia, colonoscopia ou outros testes que requeiram visualização do sistema GI. Após o procedimento de diagnóstico, alterações na eliminação intestinal, como aumento de gases ou fezes soltas, ocorrem frequentemente, até que o paciente retome seu padrão alimentar normal.

Problemas comuns de eliminação fecal

Você frequentemente cuidará de pacientes que têm ou estão em risco de sofrerem de problemas de eliminação fecal, devido a alterações fisiológicas no sistema GI, tais como cirurgia abdominal, doenças inflamatórias, medicações, estresse emocional, fatores ambientais, ou condições que prejudiquem a defecação.

Constipação. A constipação é um sintoma, não uma doença; portanto, tem muitas causas prováveis (Boxe 47.1). Dieta inadequada, consumo de líquidos reduzido, falta de exercícios e certos medicamentos podem causar constipação. Por exemplo, pacientes que recebem opiáceos para a dor pós-cirurgia requerem um emoliente de fezes ou laxante para evitar a constipação. Um estudo clínico sobre a função intestinal de homens e mulheres revelou que o sexo feminino e a idade avançada foram os maiores fatores de risco de constipação (NIH, n.d.b). Os sinais de constipação incluem movimentos intestinais pouco frequentes (menos de três por semana) e fezes duras e secas, que são difíceis de sair (NIH, n.d.b). Quando a motilidade intestinal se torna lenta, o bolo fecal fica exposto às paredes intestinais ao longo do tempo e a maior parte do conteúdo de água fecal é absorvida. Pouca água permanece para amolecer e lubrificar as fezes. A passagem de fezes secas e duras geralmente causa dor retal. A constipação é uma fonte significativa de desconforto. Você precisa avaliar os pacientes e instaurar as intervenções apropriadas para prevenir defecação dolorosa e impactação fecal.

Boxe 47.1 Causas comuns de constipação

- Hábitos intestinais irregulares e ignorar a vontade de defecar
- Doenças crônicas (p. ex., doença de Parkinson, esclerose múltipla, doenças reumáticas, artrite, outras doenças crônicas), doenças intestinais, depressão, transtornos alimentares
- Dieta com baixo teor de fibras e alto teor de gorduras animais (ou seja, carnes e carboidratos); baixa ingestão de líquidos
- Estresse (p. ex., doença de um membro da família, morte de um ente querido, divórcio)
- Inatividade física
- Medicamentos, especialmente o uso de opiáceos
- Mudanças na vida ou na rotina, tais como gravidez, envelhecimento e viagens
- Condições neurológicas que bloqueiam os impulsos nervosos para o cólon (p. ex., acidente vascular encefálico [AVE], lesão da medula espinal, tumor)
- Disfunção crônica do intestino (p. ex., inércia do cólon ou irritabilidade do intestino).

Impactação fecal. Impactação fecal aparece quando um paciente tem constipação não aliviada e não é capaz de expelir as fezes endurecidas retidas no reto. Em casos de impactação grave, o bolo fecal estende-se até o cólon sigmoide. Se não for resolvida ou removida impactação grave resulta em obstrução intestinal. Pacientes debilitados, confusos ou inconscientes são os que correm maior risco de impactação. Estão desidratados, demasiado fracos ou inconscientes da necessidade de defecar, e as fezes tornam-se extremamente duras e secas para passar.

Um sinal óbvio de impactação é a incapacidade de um bolo fecal sair durante vários dias, apesar da necessidade repetida de defecar. Suspeite de uma impactação quando ocorrer um gotejamento contínuo de fezes líquidas. A parte líquida das fezes localizada mais acima no cólon infiltra-se em torno do bolo fecal impactado. Perda de apetite (anorexia), náuseas e/ou vômitos, distensão abdominal, cólicas e dor retal podem acompanhar a condição. Se houver suspeita de impactação, faça um exame digital do reto e palpe para verificar se há bolo fecal impactado (Setya et al., 2020).

Diarreia. Diarreia é um aumento da quantidade de fezes e de passagem de fezes líquidas, não formadas. Está associada a transtornos que afetam a digestão, absorção e secreção no sistema GI. O conteúdo intestinal passa através do intestino delgado e do intestino grosso demasiadamente rápido para permitir a absorção habitual de líquidos e nutrientes. A irritação no interior do cólon resulta em um aumento da secreção de muco. Como resultado, as fezes tornam-se aguadas e o paciente tem frequentemente dificuldade para controlar a vontade de defecar.

A perda excessiva de líquido do cólon resulta em desidratação (Boxe 47.2) com desequilíbrios hidreletrolíticos e ácido-básicos, se não houver reposição de líquido. Os lactentes e os idosos são particularmente suscetíveis às complicações associadas (ver Capítulo 42). Como a passagem repetida de conteúdo de fezes diarreicas expõe a pele do períneo e das nádegas a conteúdos intestinais irritantes, é necessário um cuidado meticuloso da pele e uma contenção da drenagem fecal para evitar degradação da pele (ver Capítulo 48).

> **Boxe 47.2** Sinais de desidratação
>
> - Os sinais de desidratação em adultos incluem:
>   - Sede
>   - Urinação menor do que a normal
>   - Urina amarelo-escura
>   - Pele seca
>   - Fadiga
>   - Tontura
>   - Vertigem
> - Sinais de desidratação em crianças maiores ou menores incluem:
>   - Boca e língua secas
>   - Falta de lágrimas quando chora
>   - Sem fraldas molhadas por 3 horas ou mais
>   - Olhos ou bochechas fundas ou ponto mole no crânio
>   - Febre alta
>   - Apatia ou irritabilidade

Incontinência. Incontinência fecal é a incapacidade de controlar a saída de fezes e gases pelo ânus. A incontinência prejudica a imagem corporal do paciente (ver Capítulo 33). O constrangimento de sujar a roupa frequentemente resulta em isolamento social. Condições físicas que prejudicam a função do esfíncter anal ou criam um grande volume de fezes líquidas (p. ex., diarreia) geralmente causam incontinência. Função cognitiva prejudicada frequentemente leva à incontinência, tanto de urina quanto de fezes.

Muitas condições causam diarreia e/ou incontinência fecal. É necessário identificar as condições precipitantes e encaminhar os pacientes a profissionais da saúde para que sejam administrados medicamentos. O uso de antibióticos altera a flora normal do sistema GI. Um agente comum causador de diarreia é *Clostridium difficile* (*C. difficile*), que produz sintomas que variam de diarreia branda à colite grave. A Infectious Diseases Society of America (IDSA) identificou *C. difficile* como a infecção mais comumente relacionada aos cuidados de saúde nos Estados Unidos. Os pacientes adquirem infecção por *C. difficile* de duas maneiras: por intermédio de terapia antibiótica que causa crescimento excessivo de *C. difficile* e por contato com esse organismo. Os pacientes são expostos ao organismo por meio das mãos de profissionais da saúde ou por contato direto com superfícies ambientais contaminadas pela bactéria. A simples higiene das mãos com água e sabão é eficaz para remover os esporos de *C. difficile*. Os pacientes idosos são especialmente vulneráveis à infecção por *C. difficile* quando expostos a antibióticos, sendo observada maior taxa de mortalidade e morbidade nessa faixa etária (McDonald et al., 2018). As diretrizes da IDSA de 2017 recomendam o uso de um algoritmo baseado em evidências que inclua um teste de amplificação de ácidos nucleicos (sigla em inglês NAAT) para identificar a presença de *C. difficile* nas fezes. Para reduzir a propagação da infecção, os pacientes com *C. difficile* são colocados sob precauções de contato/isolamento entérico. Um quarto com um banheiro privativo é preferível para ajudar a prevenir transmissão para outros pacientes.

Os agentes patogênicos transmissíveis de origem alimentar também causam diarreia. A higienização das mãos após a utilização do banheiro, antes e depois da preparação de alimentos, e na limpeza e armazenamento de produtos frescos e carnes reduz em grande parte o risco de doenças de origem alimentar. Quando a diarreia resulta de um agente patogênico de origem alimentar, o objetivo geralmente é se livrar do patógeno do sistema GI em vez de desacelerar o peristaltismo.

Cirurgias ou testes diagnósticos do sistema GI inferior também podem causar diarreia. Os pacientes que recebem nutrição enteral também correm o risco de apresentar diarreia e necessitam de uma consultoria alimentar para encontrar a fórmula certa para a alimentação (ver Capítulo 45). As intolerâncias alimentares podem aumentar o peristaltismo e causar diarreia, cólicas ou flatulência em questão de poucas horas após a ingestão do alimento. Por exemplo, as pessoas que carecem da enzima necessária para digerir a lactase do açúcar do leite e, portanto, são intolerantes à lactose, geralmente sentem dor abdominal, náusea, inchaço, gases e diarreia depois de beber leite de vaca. Outra condição, chamada *doença celíaca*, é uma doença imune em que os pacientes sofrem danos no intestino delgado quando consomem glúten. Alergias alimentares criam uma reação do sistema imune depois que as pessoas consomem determinado alimento. Algumas alergias alimentares são potencialmente letais e levam à anafilaxia. A U.S. Food and Drug Administration (USFDA) exige o cumprimento da Food Allergen Labeling and Consumer Protection Act de 2004, que exige que os alimentos sejam rotulados corretamente. Pessoas com intolerâncias e alergias alimentares precisam ler os rótulos dos alimentos cuidadosamente para garantir que não ingiram alimentos aos quais sejam intolerantes ou alérgicos (USFDA, 2021).

Flatulência. À medida que os gases se acumulam no lúmen dos intestinos, a parede intestinal estica e se distende. A **flatulência** é uma causa comum de estufamento, dor e cólicas abdominais. Normalmente, os gases intestinais escapam pela boca (arroto ou eructação) ou pelo ânus (passagem de gases). No entanto, a flatulência causa distensão abdominal grave e dor forte e aguda se a motilidade intestinal for reduzida devido ao uso de opiáceos, anestésicos gerais, cirurgia abdominal ou imobilização.

Hemorroidas. Hemorroidas são veias dilatadas aumentadas no revestimento do reto. Elas podem ser externas ou internas. Hemorroidas externas são claramente visíveis como protuberâncias na pele. Há normalmente uma coloração purpúrea (trombose) se a veia subjacente estiver enrijecida. Isso causa muita dor e, por vezes, requer excisão. As hemorroidas internas ocorrem no canal anal e podem ficar inflamadas e distendidas. O aumento da pressão venosa devido a tensão na defecação, gravidez, insuficiência cardíaca e doença hepática crônica frequentemente causam hemorroidas.

Derivações intestinais

Certas doenças ou alterações cirúrgicas tornam difícil ou imprevisível a passagem normal de conteúdos intestinais através do intestino delgado e do intestino grosso. Quando essas condições estão presentes, uma abertura (**estoma**) é criada cirurgicamente trazendo parte do intestino para fora, através da parede abdominal. Essas aberturas cirúrgicas são chamadas de **ileostomia** ou **colostomia**, dependendo de qual parte do intestino for utilizada para criar o estoma (Figuras 47.2 e 47.3). Técnicas cirúrgicas mais recentes permitem que mais pacientes

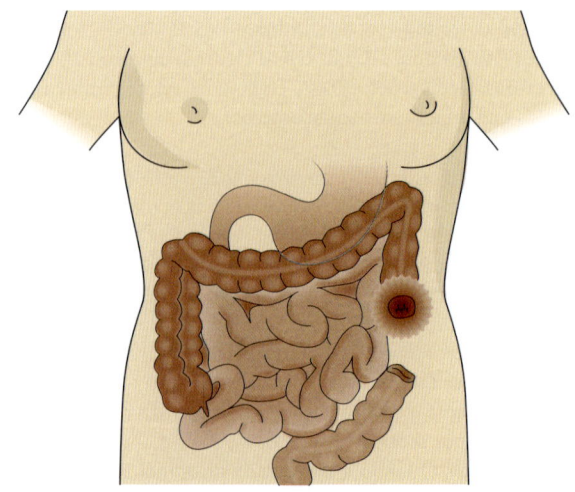

Figura 47.2 Colostomia sigmoide.

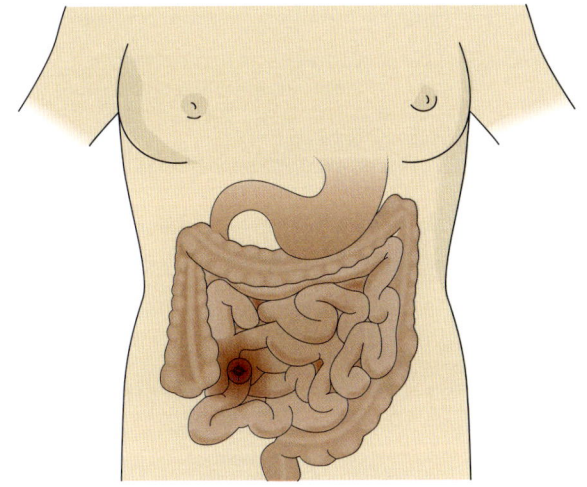

Figura 47.3 Ileostomia.

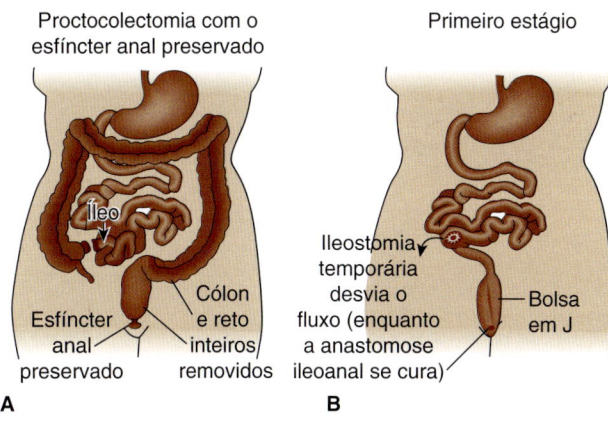

Figura 47.4 Bolsa ileoanal com anastomose.

tenham partes dos seus intestinos delgados ou grossos removidos, e as partes restantes reconectadas; essas técnicas permitem aos pacientes continuar a defecar através do canal anal.

Estomias. A localização de uma estomia determina a consistência das fezes. A pessoa com uma colostomia sigmoide terá um bolo fecal mais formado. A excreção de uma colostomia transversal terá uma consistência líquida espessa a macia. Essas estomias são as mais fáceis de realizar cirurgicamente e são feitas como meio temporário para desviar as fezes de uma zona de trauma ou feridas perianais. Podem também ser um desvio paliativo, caso haja obstrução por presença de um tumor. Com uma ileostomia, o efluente fecal deixa o organismo antes que entre no cólon, criando fezes líquidas frequentes.

As colostomias em alça são estomas reversíveis que um cirurgião constrói no íleo ou no cólon. O cirurgião puxa uma alça do intestino para o abdome e, muitas vezes, coloca uma haste plástica, ponte ou cateter de borracha temporariamente sob a alça intestinal para evitar que ela deslize para trás. O cirurgião, em seguida, abre o intestino e sutura-o à pele do abdome. A estomia em alça tem duas aberturas através do estoma. A extremidade proximal drena o **efluente** fecal e a parte distal drena o muco.

A colostomia final consiste em um estoma formado ao trazer um pedaço do intestino para fora, através de uma abertura criada cirurgicamente na parede da cavidade abdominal, virando-o para baixo como em uma gola alta e suturando-o à parede abdominal. O intestino distal ao estoma é removido ou suturado (chamada *bolsa de Hartmann*; Figura 47.2) e deixado na cavidade abdominal. As estomias terminais são permanentes ou reversíveis. O reto é deixado intacto ou removido.

Outros procedimentos

Anastomose da bolsa ileoanal. É um procedimento cirúrgico para os pacientes que precisam fazer uma colectomia para tratamento de colite ulcerativa ou adenopolipose familiar (PAF) (Mayo Clinic, 2021). Nesse procedimento, o cirurgião remove o cólon, cria uma bolsa a partir do fim do intestino delgado e anexa-o à bolsa no ânus do paciente (Figura 47.4). A bolsa permite a coleta de material fecal, que simula a função do reto. O paciente fica continente de fezes porque as fezes são evacuadas pelo ânus. Quando a bolsa ileal é criada, o paciente tem uma ileostomia temporária para desviar o efluente e permitir que as linhas de sutura na bolsa cicatrizem.

A ileostomia continente envolve a criação de uma bolsa, a partir do intestino delgado. A bolsa tem um estoma no abdome, criado com uma válvula que pode ser drenada somente quando o paciente coloca um cateter grande no estoma. O paciente esvazia a bolsa várias vezes por dia. Atualmente, esse procedimento é raro.

Crianças com conspurcação fecal associada a doenças neuropáticas ou anormalidades estruturais do esfíncter anal às vezes passam por um procedimento de enema de continência (ACE anterógrado). O cirurgião usa o apêndice ou o ceco da criança para criar uma válvula de continência com uma abertura no abdome. Isso permite que o paciente ou o familiar cuidador possa inserir uma sonda e administrar um enema, saindo pelo ânus. A evacuação do cólon começa mais ou menos de 10 a 20 minutos após o paciente receber o líquido do enema.

Antes de Sergio se encontrar com Chavela pela primeira vez, ele revisa as informações de que precisará para realizar um histórico de enfermagem minucioso. Sergio aproveita seu conhecimento por cuidar de outros pacientes no pós-operatório para identificar os principais sintomas a buscar em pacientes após uma artroplastia de joelho. Sergio planeja avaliar a dor, a mobilidade e a condição funcional de Chavela. Ele também pretende revisar sua lista de medicamentos. Por Sergio saber que muitos medicamentos para dor causam constipação e que Chavela tem história de constipação, ele reconhece que é uma prioridade avaliar com que frequência ela vai ao banheiro e a qualidade de suas fezes. Ele também planeja avaliar seu nível de mobilidade, verificar sua condição nutricional e ingestão de líquidos, e identificar quais alimentos ela normalmente consome.

Pensamento crítico

O sucesso do pensamento crítico requer uma síntese de conhecimento, experiência, fatores ambientais, atitudes de pensamento crítico e padrões intelectuais e profissionais. Julgamentos clínicos sólidos requerem que você antecipe informações, analise os dados e tome decisões em relação ao seu cuidado do paciente. Durante a avaliação, considere todos os elementos necessários para realizar um diagnóstico de enfermagem apropriado (Figura 47.5).

No caso de eliminação intestinal, integre conhecimentos de enfermagem com outras disciplinas para entender a resposta do paciente às alterações da eliminação intestinal. A experiência em cuidados de pacientes com alterações na eliminação intestinal ajuda a elaborar um plano de cuidados adequado. Use atitudes de pensamento crítico como justiça, confiança e disciplina, quando estiver ouvindo e explorando o histórico de enfermagem do paciente. Aplique os padrões de práticas relevantes, como as Diretrizes Clínicas da Wound, Ostomy, and Continence Nurses Society (WOCN), ao selecionar medidas de enfermagem.

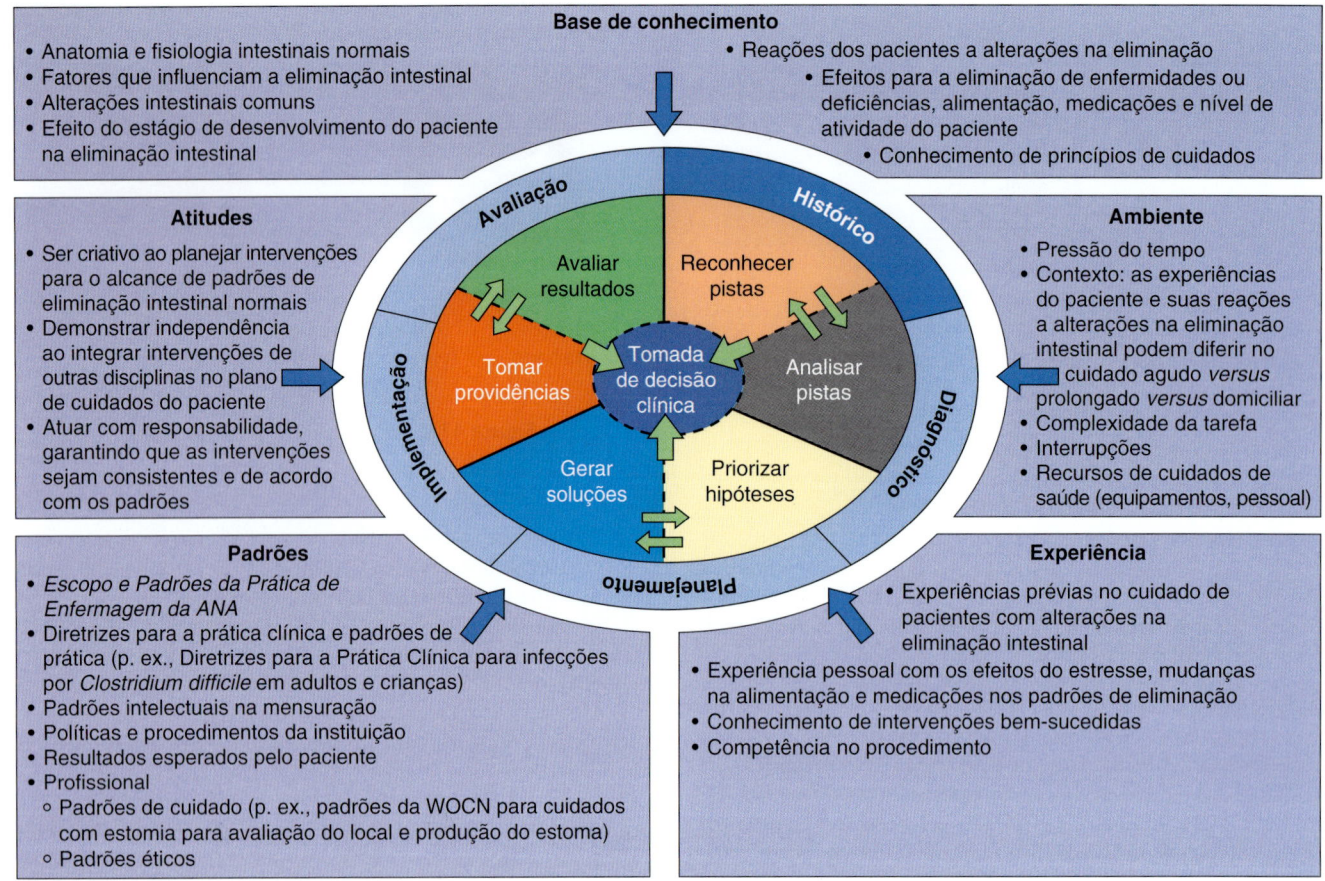

Figura 47.5 Modelo de pensamento crítico para avaliação da eliminação. *WOCN*, Wound, Ostomy and Continence Nurses Society. (Copyright de Modelo de Medida de Julgamento Clínico © NCSBN. Todos os direitos reservados.)

> **Pense nisso**
>
> Considere o estigma social de um funcionamento intestinal problemático e tente entender suas atitudes pessoais ao cuidar de um paciente que pode sofrer com odores, sujidade e constrangimento quando ele perder o controle dessa importante função corporal.

Processo de enfermagem

Aplique o processo de enfermagem e use uma abordagem de pensamento crítico ao cuidar de seus pacientes. O processo de enfermagem oferece uma abordagem de tomada de decisão clínica para que você desenvolva julgamentos clínicos sólidos de forma que possa implementar um plano individualizado de cuidado. Enfermeiros usam pensamento crítico e realizam um histórico de enfermagem minucioso para entender e tratar as alterações na eliminação intestinal. O sucesso do manejo depende do estabelecimento de uma relação de confiança entre os profissionais da saúde, o paciente e a família.

❖ **Histórico de enfermagem**

A avaliação dos padrões e alterações na eliminação intestinal inclui o histórico de enfermagem, avaliação física do abdome, inspeção de características fecais e revisão de resultados de testes relevantes. Além disso, a determinação da história clínica do paciente, padrão e tipos de ingestão de líquidos e alimentos, mobilidade, capacidade de mastigação, medicamentos, doenças recentes e/ou estressores e situação ambiental.

Pelos olhos do paciente. Os pacientes esperam que os enfermeiros respondam a todas as suas perguntas sobre testes diagnósticos e sobre a preparação para esses testes. Os pacientes geralmente ficam preocupados com seu desconforto abdominal e a exposição de suas partes íntimas. Os problemas intestinais são muitas vezes uma fonte de desconforto e constrangimento para os pacientes e seus familiares. Incontinência fecal e urinária em pessoas idosas é, muitas vezes, uma razão para seu ingresso em instituições de cuidados a longo prazo. A admissão em uma instituição de cuidados a longo prazo também é um fator de risco para incontinência fecal (Massirfufulay et al., 2019). Alguns idosos que não reconhecem suas necessidades de eliminação exigem monitoramento dos padrões de eliminação para prevenir complicações relacionadas a padrões de eliminação alterados. Lembre-se de que cada paciente tem uma situação única e uma percepção do que é "certo ou normal". Os pacientes esperam um enfermeiro experiente, com a capacidade de orientar sobre como promover e manter padrões normais de eliminação intestinal ou lidar com eliminação alterada. Incentive o paciente e/ou cuidador a descrever suas práticas culturais e usar essas informações na prestação de cuidados, para aumentar o conforto do paciente.

Histórico de enfermagem. O histórico de enfermagem fornece informações sobre um padrão e hábitos intestinais habituais do paciente. O que um paciente descreve como normal ou anormal é, às vezes, diferente dos fatores e condições que tendem a promover a eliminação normal. Identificar os padrões normais e anormais, hábitos e a percepção do paciente sobre eliminação intestinal normal e anormal ajuda a analisar pistas e permite que você determine melhor os problemas de um paciente. Organize o histórico de enfermagem em torno dos fatores que afetam a eliminação intestinal.

- *Determine o padrão usual de eliminação de um paciente*: inclua frequência e hora do dia. Fazer com que o paciente ou cuidador complete um diário de eliminação intestinal fornece uma avaliação precisa da situação do padrão de eliminação intestinal atual do paciente
- *Descrição das características habituais das fezes*: determine se as fezes são normalmente aquosas ou formadas, moles ou duras, e a cor típica. Peça ao paciente que descreva a forma das fezes e o número de evacuações por dia. Use um instrumento como a Escala de Bristol para obter uma medida objetiva de avaliação das características das fezes (Figura 47.6)
- *Identificação de rotinas seguidas para promover a eliminação intestinal*: exemplos incluem beber líquidos quentes, comer alimentos específicos ou separar um tempo para defecar durante determinada parte do dia ou uso de laxantes, enemas ou aditivos de fibra formadora de bolo fecal
- *Presença e estado de derivações intestinais*: se um paciente tiver uma estomia, avaliar a frequência de esvaziamento da bolsa de estomia, características das fezes, aparência e condição do estoma (cor, altura igual ou superior ao nível da pele), condição da pele periestomal, tipo de sistema de bolsa, dispositivo e métodos usados para manter a função da estomia
- *Mudanças no apetite*: inclua mudanças nos padrões alimentares e uma mudança no peso (quantidade de perda ou ganho). Se houver perda de peso, pergunte se o paciente pretendia perder peso (p. ex., uma dieta ou uma rotina de exercícios) ou se isso aconteceu inesperadamente
- *História alimentar*: determine as preferências alimentares do paciente. Determine a ingestão de frutas, vegetais e grãos integrais e se as refeições são regulares ou irregulares
- *Descrição da ingestão diária de líquidos*: inclui o tipo e a quantidade de líquidos. O paciente geralmente estima a quantidade usando medidas caseiras
- *História de cirurgia ou doenças que afetam o sistema GI*: essa informação ajuda a explicar os sintomas, o potencial para manter ou restaurar padrão de eliminação intestinal normal e se há, na família, história de câncer GI
- *História de uso de medicamentos*: peça ao paciente uma lista de todos os medicamentos que ele toma e avalie se toma medicamentos como laxantes, antiácidos, suplementos de ferro e analgésicos que alteram a defecação ou características fecais
- *Estado emocional*: o estado emocional de um paciente pode alterar a frequência de defecação. Pergunte ao paciente sobre quaisquer experiências de estresse incomum e, em caso afirmativo, se ele acha que essas experiências podem ter causado alterações nos movimentos intestinais
- *História de exercícios*: peça ao paciente que descreva especificamente o tipo e a quantidade de exercício diário
- *História de dor ou desconforto*: pergunte ao paciente se há história de dor abdominal ou anal. O tipo, a frequência e a localização da dor ajudam a identificar a origem do problema. Por exemplo, cólica, dor, náuseas e ausência de eliminação intestinal às vezes indicam a presença de uma obstrução intestinal
- *História social*: os pacientes têm vários estilos de vida diferentes. O local em que os pacientes moram afeta seus hábitos de higiene. Se o paciente mora com outras pessoas, pergunte quantos banheiros existem no ambiente. Descubra se o paciente precisa compartilhar um banheiro, criando a necessidade de ajustar o tempo em que o banheiro é usado para acomodar outras pessoas. Se o paciente mora sozinho, ele pode caminhar até o banheiro com segurança? Quando os pacientes não são independentes no manejo dos hábitos intestinais, determine quem os ajuda e como
- *Mobilidade e destreza*: avalie a mobilidade e a destreza dos pacientes para determinar se necessitam de dispositivos assistenciais ou de ajuda de outras pessoas. Veja o Boxe 47.3 para um resumo de questões de avaliação de modo a reunir um histórico de enfermagem detalhado.

Fatores ambientais. Também é importante reconhecer os fatores ambientais que afetam os padrões de eliminação intestinal de um paciente. Os pacientes normalmente se sentem mais confortáveis com sua rotina de eliminação intestinal em suas próprias casas. Quando os pacientes não estão em casa, eles podem facilmente se sentir desconfortáveis e envergonhados em relação a alterações ou problemas com seus intestinos. Fatores ambientais como ruídos, interrupções e falta de privacidade afetam intensamente o nível de conforto de um paciente e sua disposição para discutir problemas associados à eliminação intestinal. Certifique-se de que o ambiente seja tranquilo e garanta privacidade quando for avaliar o estado intestinal de seus pacientes. Identifique e minimize possíveis interrupções, principalmente durante a avaliação física e quando estiver fazendo perguntas de história que o paciente possa considerar constrangedoras ou muito pessoais.

Avaliação física. Conduza uma avaliação física dos sistemas orgânicos e funções suscetíveis de serem influenciadas pela presença de problemas de eliminação fecal (ver Capítulo 30).

Boca. Inspecione os dentes, a língua e as gengivas do paciente. A má dentição ou próteses mal ajustadas influenciam a capacidade de mastigar. Feridas na boca tornam a alimentação não apenas difícil, mas também dolorosa.

Abdome. Inspecione todos os quatro quadrantes abdominais quanto a contorno, forma, simetria e cor da pele. Note se há massas, ondas peristálticas, cicatrizes, padrões, estomas e lesões. Normalmente não se veem movimentos peristálticos.

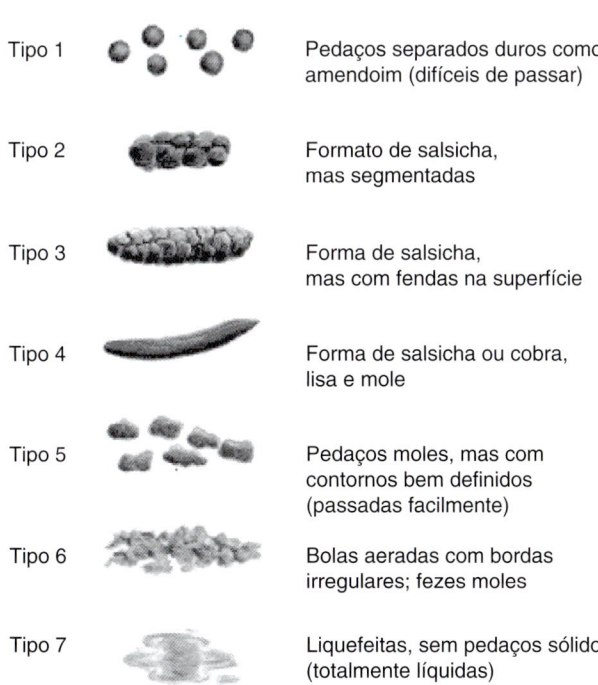

Figura 47.6 Escala de Bristol. (Usada com permissão. Bristol Stool Form Guideline. https://www.webmd.com/digestive-disorders/poopchart-bristol-stool-scale.)

Boxe 47.3 Questões do histórico de enfermagem

Sinais e sintomas

Náuseas ou vômito: início, duração, sintomas associados, características, exposições:
- Quando começaram as náuseas/vômito?
- Estão relacionados a estímulos particulares (odores, após a ingestão de alimentos específicos)?
- Qual é o aspecto (muco, sangue, aparência de borra de café, alimento não digerido), e qual é a cor do vômito?
- Você tem outros sintomas como febre, tontura, dores de cabeça, dor abdominal ou perda de peso?
- Você tem familiares com os mesmos sintomas?

Indigestão: início, características, localização, sintomas associados, fatores de alívio
- A indigestão está relacionada as refeições, tipos ou quantidade de alimentos, hora do dia ou noite?
- O desconforto da indigestão irradia para os ombros ou braços?
- Você se sente empanturrado depois de comer?
- Você tem outros sintomas (vômitos, dores de cabeça, diarreia, arrotos (eructação), flatulência, azia ou dor)?
- A indigestão responde a antiácidos ou outras medidas de autocuidado?

Diarreia: início, duração, características, sintomas associados, fatores de alívio, exposição
- Quando começou a diarreia? Foi gradual ou repentina?
- Quantas vezes/dia? É aguada ou explosiva? Qual é a cor e consistência?
- Você teve febre, calafrios, perda de peso ou dor abdominal?
- Você tomou antibióticos recentemente?
- Você esteve sob estresse?
- O que você usou para tentar aliviar a diarreia? Foi bem-sucedido?
- Você esteve fora do país recentemente?

Constipação: início, características, sintomas, fatores de alívio
- Quando foi sua última evacuação? Quantos movimentos intestinais você tem em 1 semana típica?
- Essa é uma ocorrência recente ou um problema de longa data?
- Descreva seus hábitos intestinais.
- Você tem que se esforçar para defecar?
- Você tem dor abdominal ou retal quando evacua?
- Você sente que seus hábitos intestinais estão incompletos?
- Você mudou recentemente sua dieta ou ingestão de líquidos?
- Você tomou recentemente algum medicamento opioide?
- Você usa emolientes fecais, laxantes ou enemas?
- Alguma vez foi necessário remover manualmente os bolos intestinais?

História médica
- Você tem um histórico prévio de problemas ou doenças GI? Se sim, explique.
- Você já passou por cirurgia ou trauma abdominal?
- Você tem história de doenças graves como câncer; artrite ou doença respiratória, renal ou cardíaca?
- Quais medicamentos você toma?

Efeito sobre o paciente
- Como esses sintomas afetam você?
- Você faltou ao trabalho ou a compromissos sociais por causa desses sintomas?

A distensão abdominal tem uma aparência de protuberância externa geral do abdome. Gases intestinais, grandes tumores ou líquido na cavidade do peritônio causam distensão. Um abdome distendido é como um tambor; a pele parece esticada e tensa.

Ruídos intestinais normais ocorrem a cada 5 a 15 segundos e duram de um até vários segundos. Sons ausentes (sem ruídos intestinais auscultados) ou hipoativos ocorrem no íleo, como após uma cirurgia abdominal, mas também podem significar que você não captou os sons intestinais quando os estava avaliando. Sons intestinais agudos e hiperativos ocorrem mediante obstrução do intestino delgado e distúrbios inflamatórios.

Embora a ausculta dos sons intestinais com um estetoscópio durante a avaliação seja uma prática de enfermagem padrão, algumas pesquisas atuais questionam sua validade. A ausculta do abdome é feita com um estetoscópio, mas a validação e a confiabilidade dessa prática têm sido questionadas. Uma revisão sistemática da literatura sobre ausculta de ruídos intestinais em pacientes de UTI, de 2018, concluiu que essa prática apresenta baixa sensibilidade, baixo valor preditivo positivo e baixa concordância inter e intraobservadores sobre a auscultação de sons intestinais. Os resultados sugerem que os sons intestinais não eram suficientemente precisos para uma tomada de decisão clínica e questionaram a utilidade dessa prática (Van Bree et al., 2018).

A percussão identifica as estruturas abdominais subjacentes e detecta lesões, líquidos ou gases no abdome. Gás ou flatulência criam uma nota timpânica. Massas, tumores e líquidos são abafados à percussão.

Palpe delicadamente o abdome para verificar massas ou áreas de sensibilidade. É importante que seu paciente esteja relaxado. Músculos abdominais tensos interferem na palpação de órgãos ou massas subjacentes.

Reto. Inspecione a área ao redor do ânus quanto a lesões, descoloração, inflamação e hemorroidas. A dor resulta quando os tecidos das hemorroidas estão irritados. O objetivo principal para um paciente com hemorroidas é ter movimentos intestinais suaves e indolores. Uma dieta adequada, ingestão regular de líquidos e exercícios melhoram a probabilidade de as fezes ficarem moles. Se o paciente apresenta constipação, a passagem de fezes duras causa sangramento e irritação. Uma bolsa de gelo ou um banho de assento morno (ver Capítulo 48) proporcionam alívio temporário de hemorroidas edemaciadas. Às vezes, o médico pode prescrever medicação tópica para aliviar o inchaço e a dor.

Exames laboratoriais. Não há exames de sangue para diagnosticar especificamente a maioria dos distúrbios GI, mas a hemoglobina e o hematócrito ajudam a determinar se está presente anemia por sangramento GI. Outros exames laboratoriais frequentemente solicitados pelos médicos incluem testes de função hepática, amilase sérica e lipase sérica, que são usados para avaliar doenças e pancreatite.

Amostras fecais. É preciso garantir que as amostras sejam obtidas corretamente, devidamente rotuladas em recipientes apropriados e transportadas para o laboratório na hora. Os laboratórios fornecem recipientes especiais para amostras de fezes. Alguns testes requerem que as amostras sejam colocadas em conservantes, e outros requerem que sejam refrigeradas ou colocadas em gelo, após a coleta e antes da entrega ao laboratório. Use técnicas assépticas durante a coleta de amostras de fezes (ver Capítulo 28).

É necessária a higienização das mãos para qualquer pessoa que tiver contato com a amostra. Muitas vezes, o paciente é capaz de obter a amostra se for instruído apropriadamente. Ensine o paciente a evitar misturar fezes com urina ou água. O paciente defeca em uma comadre limpa e seca, ou em um recipiente especial colocado sob o assento do vaso sanitário. Observe as características das fezes enquanto estiver coletando a amostra (Tabela 47.1).

Tabela 47.1 Características fecais.

Característica	Normal	Anormal	Causa da anormalidade
Cor	Crianças: amarela; adultos: marrom	Branca ou cor de argila	Ausência de bile
		Preta ou cor de alcatrão (melena)	Ingestão de ferro ou sangramento GI
		Vermelha	Sangramento GI, hemorroidas, ingestão de beterraba
		Pálida e oleosa	Má absorção de gordura
Odor	Mau odor; pode ser afetada por certos alimentos	Alteração nociva	Sangue ou infecção nas fezes
Consistência	Macia, formada	Líquidas	Diarreia, absorção reduzida
		Duras	Constipação
Frequência	Variação: crianças 4 a 6 vezes diariamente (alimentadas com leite materno) Ou 1 a 3 vezes diariamente (alimentada por mamadeira; adultos 2 vezes diariamente a 3 vezes/semana	Crianças: mais de 6 vezes diariamente ou menos do que uma vez Uma vez a cada 1 a 2 dias; adultos mais de 3 vezes/dia ou menos de 1 vez/semana	Hipermotilidade ou hipomotilidade
Formato	Assemelha-se ao diâmetro do reto	Estreito, com formato de lápis	Obstrução, movimentos peristálticos aumentados
Conteúdos	Alimento mal digerido, bactéria morta, gordura, pigmento de bile, células de revestimento da mucosa intestinal, água	Sangue, pus, corpos estranhos, muco, vermes	Sangramento interno, infecção, objetos ingeridos, irritação, inflamação, infestação de parasitas
		Fezes oleosas	Síndrome de má absorção, enterite, doença pancreática, ressecção cirúrgica do intestino
		Muco	Irritação, inflamação, infecção intestinal ou ferimento

Testes (microscópicos) executados em laboratório para verificar sangue oculto nas fezes ou cultura de fezes requerem somente uma pequena amostra. Colete aproximadamente uma massa de fezes de 3 cm ou de 15 a 30 mℓ de fezes líquidas. Testes para medir a eliminação de gordura requerem a coleta das fezes ao longo de 3 a 5 dias. Será preciso coletar todo material fecal nesse período de teste.

Depois de obter uma amostra, rotule, feche bem o recipiente e preencha todos os formulários requeridos pelo laboratório. Registre as coletas de amostras no prontuário do paciente. É importante evitar atrasos no envio das amostras para o laboratório. Alguns testes, como medição de ovos e parasitas, exigem que as fezes estejam frescas. Quando as amostras de fezes permanecem em temperatura ambiente, podem ocorrer mudanças bacteriológicas que alteram os resultados do teste.

Um teste comum é a **pesquisa de sangue oculto nas fezes (PSOF)**, o qual mede quantidades microscópicas de sangue nas fezes. É um teste de triagem útil para diagnosticar câncer de cólon, conforme recomendado pela American Cancer Society. Há dois tipos de exames: o exame de sangue oculto nas fezes com a substância guáiaco (gPSOF) e o **teste imunoquímico fecal (TIF)**. O teste TIF não requer preparação ou restrições alimentares, e é o teste mais sensível, porém é mais caro; assim, o gPSOF é mais comumente usado. O enfermeiro ou o paciente precisam repetir o teste pelo menos 3 vezes em três eliminações intestinais independentes. O PSOF é feito na casa do paciente ou no consultório do médico (Boxe 47.4). Todos os testes positivos são acompanhados por sigmoidoscospia ou **colonoscopia** (ACS, 2021).

Boxe 47.4 Diretrizes para o procedimento

Realização do pesquisa de sangue oculto nas fezes com guáiaco (gPSOF)

Delegação e colaboração
O procedimento de pesquisa de sangue oculto nas fezes (PSOF) pode ser delegado a técnicos/auxiliares de enfermagem. No entanto, o enfermeiro é responsável por avaliar a significância dos achados. Pode ser necessário enviar a amostra para o laboratório. Consulte políticas da instituição. O enfermeiro os orienta a:
- Notificar o enfermeiro se ocorrer muito sangramento após a obtenção da amostra.

Materiais
Papel de teste Hemoccult®, revelador Hemoccult®, aplicador de madeira, luvas de procedimento (verifique as datas de validade do revelador e do papel de teste antes de usá-los).

Passos para o procedimento
1. Identifique o paciente utilizando pelo menos dois tipos de identificação (p. ex., nome e data de nascimento ou nome e número do prontuário) de acordo com as políticas locais.

(continua)

Boxe 47.4 Diretrizes para o procedimento (Continuação)

Realização do pesquisa de sangue oculto nas fezes com guáiaco (gPSOF)

2. Explique o propósito do teste e as maneiras pelas quais o paciente pode ajudar. O paciente pode coletar a própria amostra, se possível.
3. Higienize as mãos e use luvas de procedimento.
4. Use a ponta do aplicador de madeira (ver ilustração) para obter uma pequena parte da amostra de fezes. Certifique-se de que a amostra esteja livre de papel higiênico e não contaminada com urina.

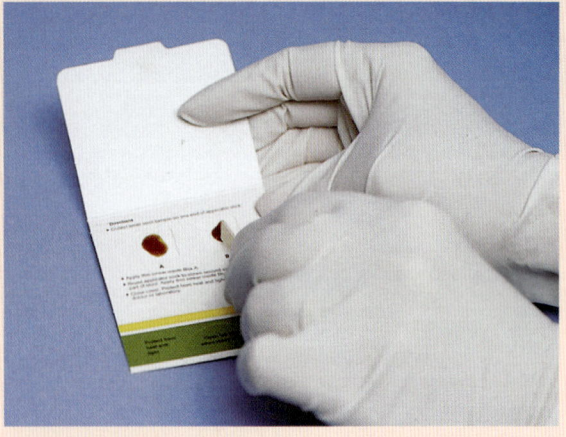

PASSO 5a Aplicação de amostra fecal no papel guáiaco.

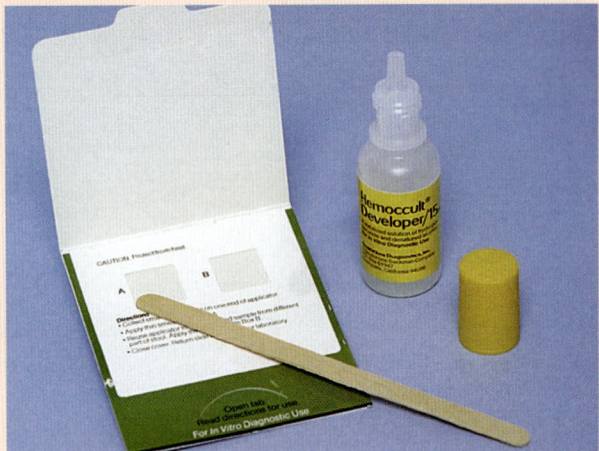

PASSO 4 Materiais necessários para a pesquisa de sangue oculto nas fezes.

5. Realize o teste de lâmina Hemoccult®:
   a. Abra a aba da lâmina e, usando um aplicador de madeira, espalhe uniformemente as fezes na primeira caixa do papel guáiaco. Aplique uma segunda amostra fecal de uma parte das fezes para a segunda caixa de lâminas (ver ilustração).
   b. Feche a tampa deslizante e vire a embalagem do lado inverso (ver ilustração). Depois de esperar 3 a 5 minutos, abra a aba do papelão e aplique 2 gotas de solução em cada caixa de papel guáiaco. A cor azul indica guáiaco positivo ou presença de sangue oculto nas fezes.
   c. Interprete a cor do papel guáiaco após 30 a 60 segundos.
   d. Após determinar se a amostra do paciente é positiva ou negativa, aplique 1 gota de revelador na seção de controle de qualidade e interprete em 10 segundos.
   e. Descarte a lâmina de teste em recipiente apropriado.

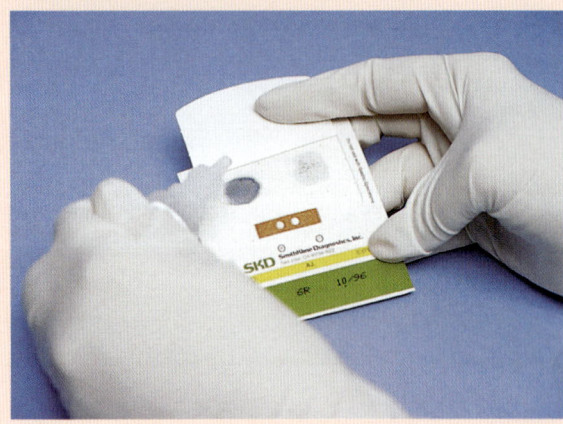

PASSO 5b Aplicação da solução de desenvolvimento Hemoccult® em papel guáiaco no verso do *kit* de teste.

6. Enrole o aplicador de madeira em papel-toalha, remova as luvas e descarte em local apropriado.
7. Higienize as mãos.
8. Registre os resultados do teste; observe quaisquer características fecais incomuns (analisar apenas uma amostra por dia).

Quando o paciente realiza um gPSOF, é importante orientá-lo a evitar comer carne vermelha por 3 dias antes do teste. Se não houver contraindicações e for aprovado pelo médico, oriente seu paciente a parar de tomar ácido acetilsalicílico, ibuprofeno, naproxeno ou outros anti-inflamatórios não esteroides por 7 dias porque eles podem causar um resultado de teste falso-positivo. Os pacientes também precisam evitar vitamina C, suplementos com vitamina C, frutas cítricas e sucos por 3 dias antes do teste, pois podem causar um resultado falso-negativo (ACS, 2021).

Exames diagnósticos. Para os pacientes com alterações no sistema GI, vários exames radiológicos e diagnósticos, como colonoscopia, requerem preparação intestinal (prep intestinal) para o teste ser concluído com sucesso. Um programa de limpeza intestinal às vezes é difícil ou desagradável para os pacientes. Oriente e apoie o paciente para garantir um resultado de teste ideal (Boxe 47.5).

> **Pense nisso**
>
> A avaliação da matéria corporal e fecal relacionada à eliminação intestinal requer perguntas e procedimentos que são muito particulares para muitos pacientes. Que ações você pode tomar ao realizar essa avaliação para promover o conforto dos pacientes e diminuir seu constrangimento?

Sergio visita Chavela em casa, 3 dias após sua alta do hospital. Sergio percebe que Chavela parece estar pouco à vontade. Ela frequentemente esfrega tanto o joelho no sítio cirúrgico quanto seu abdome. Os sinais vitais da paciente são: PA de 132 × 84, pulso de 86, FR de 20, e T 36,7°C. Sergio pesa Chavela e verifica que ela perdeu 680 g desde que saiu do hospital. Chavela diz que não sente fome porque seu abdome parece inchado e duro. Quando Sergio pergunta, Chavela diz que seu intestino não funcionou desde que voltou para casa. Ela diz que a dor da cirurgia

Boxe 47.5 Testes radiológicos e diagnósticos

Visualização direta
Endoscopia
- Exames como gastroscopia ou colonoscopia usam uma fibra óptica iluminada por um tubo para obter visualização direta do sistema GI superior (endoscopia superior) ou intestino grosso (colonoscopia). O tubo de fibra óptica contém uma lente, pinça e escovas para biopsia. Se a endoscopia identificar uma lesão como um pólipo, o pólipo pode ser removido e uma biopsia será feita
- Esses exames são feitos sob sedação, geralmente em ambulatórios
- Os pacientes recebem orientações sobre a preparação necessária para os testes na hora em que são agendados para o procedimento. Os pacientes geralmente estão em dieta líquida no dia anterior ao teste. A preparação intestinal é necessária, antes de uma colonoscopia, para que possa ser realizada com sucesso.

Visualização indireta
Manometria anorretal
- Mede a atividade de pressão dos esfíncteres anais internos e externos e os reflexos durante a distensão retal, relaxamento durante o esforço e sensação retal.

Radiografia simples de abdome/rins, ureter, bexiga (RUB)
- Uma radiografia simples do abdome sem necessidade de preparação.

Enema/ingestão de bário
- Um exame de radiografia usando um meio de contraste opaco (bário, que é engolido) para examinar a estrutura e a motilidade do sistema GI superior, incluindo faringe, esôfago e estômago. O bário é instilado através da abertura anal, via enema, para proporcionar visualização das estruturas do sistema GI inferior
- O preparo requerido varia de acordo com a indicação médica e com a instituição de saúde que está realizando o procedimento, mas inclui uma dieta líquida clara, laxantes antes do procedimento e enemas para esvaziar quaisquer partículas de fezes remanescentes.

Imagem de ultrassom
- Uma técnica que usa ondas sonoras de alta frequência que causam eco nos órgãos do corpo, criando uma imagem do sistema GI.

Tomografia computadorizada (colonoscopia virtual)
- Um exame de raios X do corpo, de vários ângulos, usando um *scanner* analisado por um computador. O paciente pode precisar ingerir uma solução de contraste oral antes do teste. A solução de contraste intravenoso pode ser injetada durante o teste para melhorar a visualização. Se for usado contraste, o paciente não deve ingerir alimentos ou líquidos por 4 a 6 horas antes do exame
- A colonoscopia virtual ou a colonografia por tomografia computadorizada (TC) requer preparo intestinal antes do exame. Isso não substitui a colonoscopia, porque não permite a remoção de **pólipos** e a realização de biopsias.

Estudo de trânsito colônico
- O paciente engole uma cápsula contendo marcadores radiopacos
- O paciente mantém sua dieta normal e a ingestão de líquidos por 5 dias e abstém-se de medicamentos que afetem a função intestinal. Na radiografia do quinto dia de exame, um filme é realizado.

Imagem de ressonância magnética
- Um exame não invasivo que usa ímã e ondas de rádio para produzir uma imagem do interior do corpo
- A preparação é a dieta zero de 4 a 6 h antes do exame
- O paciente precisa ficar muito quieto. Se a claustrofobia for um problema, uma sedação leve pode ser encomendada
- Nenhum objeto metálico, incluindo objetos metálicos em roupas, são permitidos na sala. Um paciente com um marca-passo, ou um metal implantado em seu corpo, pode não ser capaz de fazer ressonância magnética (RM).

---

varia de 3 a 6 em uma escala máxima de 10, o que está afetando sua capacidade de andar e se movimentar pela casa. Chavela diz: "Estou tomando os comprimidos analgésicos de oxicodona que o doutor me receitou. Estou com medo de não tomá-los agora. Sinto tanto cansaço e não consigo me lembrar de todos os exercícios que o fisioterapeuta me recomendou quando voltasse para casa."

Sergio pergunta a Chavela: "Quantos copos de água ou de outros líquidos você está bebendo agora?" e ela responde: "Não bebo tanto porque não quero ir ao banheiro toda hora. Tenho medo de não conseguir chegar ao banheiro a tempo porque não consigo andar tão rápido quando costumava andar. Também não tenho muitas frutas e vegetais em casa neste momento porque ainda não posso sair para ir ao mercado."

Sergio, então, pergunta a Chavela o que ela comia regularmente antes da cirurgia.

Ela responde: "Ah, eu costumava adorar cozinhar, principalmente quando minha sobrinha vinha me visitar. Eu costumava comer tortilhas de farinha de trigo, feijão, tomate e arroz. Eu normalmente comia ovos com tortilhas no café da manhã; uma salada com frango, arroz, feijão e tortilhas de milho no almoço, e tacos ou tamales no jantar."

❖ Análise e diagnóstico de enfermagem

A avaliação de enfermagem da função intestinal de um paciente às vezes revela dados que indicam um problema de eliminação real ou potencial, ou um problema resultante de alterações de eliminação. O desenvolvimento de diagnósticos de enfermagem precisos para um paciente com alterações na eliminação intestinal requer que você realize um histórico de enfermagem minucioso, pense criticamente e use seu julgamento clínico para reconhecer pistas e analisar os dados coletados.

Certifique-se de que seu histórico de enfermagem considere o que você sabe sobre o estado de saúde do paciente e os fatores relacionados que potencialmente estão afetando os padrões de eliminação intestinal. Durante sua análise, procure por padrões de dados para ajudá-lo a identificar diagnósticos de enfermagem ou problemas colaborativos individualizados. Use seu pensamento crítico para reconhecer agrupamentos de pistas de dados da história, identificar padrões emergentes, fazer julgamentos clínicos e tirar conclusões a respeito dos problemas de eliminação intestinal, reais ou potenciais, de um paciente. Para chegar a um diagnóstico de enfermagem preciso é necessário que você analise todos os achados e características definidoras para identificar os problemas prioritários do paciente. Por exemplo, se você está cuidando de um paciente que está começando a tomar um antibiótico, um dos diagnósticos de enfermagem do paciente poderia ser *Risco de Diarreia*. Um paciente que está sofrendo de imobilidade resultante de uma lesão medular, por outro lado, tem um diagnóstico de enfermagem de *Risco de Constipação*. Exemplos de diagnósticos que se aplicam a pacientes com problemas de eliminação incluem o os seguintes:

- Incontinência Intestinal
- Constipação
- Risco de Constipação
- Conhecimento Deficiente sobre Nutrição
- Motilidade Gastrintestinal Disfuncional.

Problemas associados, tais como idade, alterações na imagem corporal ou degeneração da pele requerem intervenções não relacionadas ao comprometimento da função intestinal. Isso é importante para estabelecer o fator "relacionado" correto para o diagnóstico, depende do rigor da sua avaliação e do seu reconhecimento dos achados e características definidoras e dos fatores que impedem a eliminação (Boxe 47.6). Por exemplo, com o diagnóstico de *Constipação*, você diferencia entre fatores relacionados de *desequilíbrio nutricional, exercício, medicamentos* e *problemas emocionais*. A seleção dos fatores relacionados corretos para cada diagnóstico garante que você implemente as intervenções de enfermagem apropriadas.

Depois de concluir seu histórico de enfermagem, Sergio analisa os dados e agrupa as pistas do histórico que ele coletou durante sua visita à casa de Chavela. Ele identifica **Constipação relacionada a medicação para dor à base de opiato, mobilidade reduzida, e ingestão reduzida de alimentos e líquidos** como diagnóstico de enfermagem prioritário com base nas seguintes pistas do histórico: Chavela está tomando apenas medicamentos analgésicos opioides, não está comendo frutas ou vegetais, sua ingestão de líquidos está reduzida, tem menos mobilidade, afirma se sentir inchada e seu intestino não funciona desde a alta (há 3 dias). Sergio identifica **Mobilidade Física Prejudicada relacionada a dor e falta de conhecimento sobre exercícios pós-operatórios** como outro diagnóstico, baseado na afirmação de Chavela de que ela não consegue se lembrar dos exercícios que ela deveria fazer e por sua afirmação de que ela não conseguia andar muito pela casa por causa da dor da cirurgia. Ele também identifica **Controle Ineficaz da Saúde**, por Chavela ter dito que não conseguia se lembrar dos exercícios e que não estava bebendo água devido ao medo de não conseguir chegar ao banheiro a tempo. Finalmente, Sergio determina que Chavela também tem um diagnóstico de enfermagem de **Dor Aguda relacionada à cirurgia no joelho esquerdo**, baseado em seu comportamento não verbal (esfregando seu joelho), por estar tomando o medicamento opioide para dor conforme prescrito, e por sua classificação de dor em 3 a 6 de 10 na escala de dor.

Boxe 47.6 Processo de diagnóstico de enfermagem

Constipação

Atividades do histórico de enfermagem	Achados e características definidoras
Pergunte ao paciente sobre os padrões de eliminação intestinal	A paciente relata ausência de movimentos intestinais desde a alta hospitalar
Pergunte ao paciente sobre outros sintomas GI	A paciente está apresentando cólicas abdominais, inchaço e perda de apetite
Peça ao paciente que descreva a ingestão de alimentos e líquidos recentes	A paciente relata redução na ingestão de líquidos e alimentos desde a cirurgia; ela não está comendo frutas e vegetais frescos, e não tem energia para cozinhar neste momento
Palpe o abdome	A paciente relata sensação de estufamento. O quadrante esquerdo inferior está rígido

❖ **Planejamento de enfermagem e identificação de resultados**

Ao planejar o cuidado, use pensamento crítico para sintetizar as informações extraídas de diversos recursos (Figura 47.7). O pensamento crítico e o julgamento clínico garantem que o plano de cuidados integre

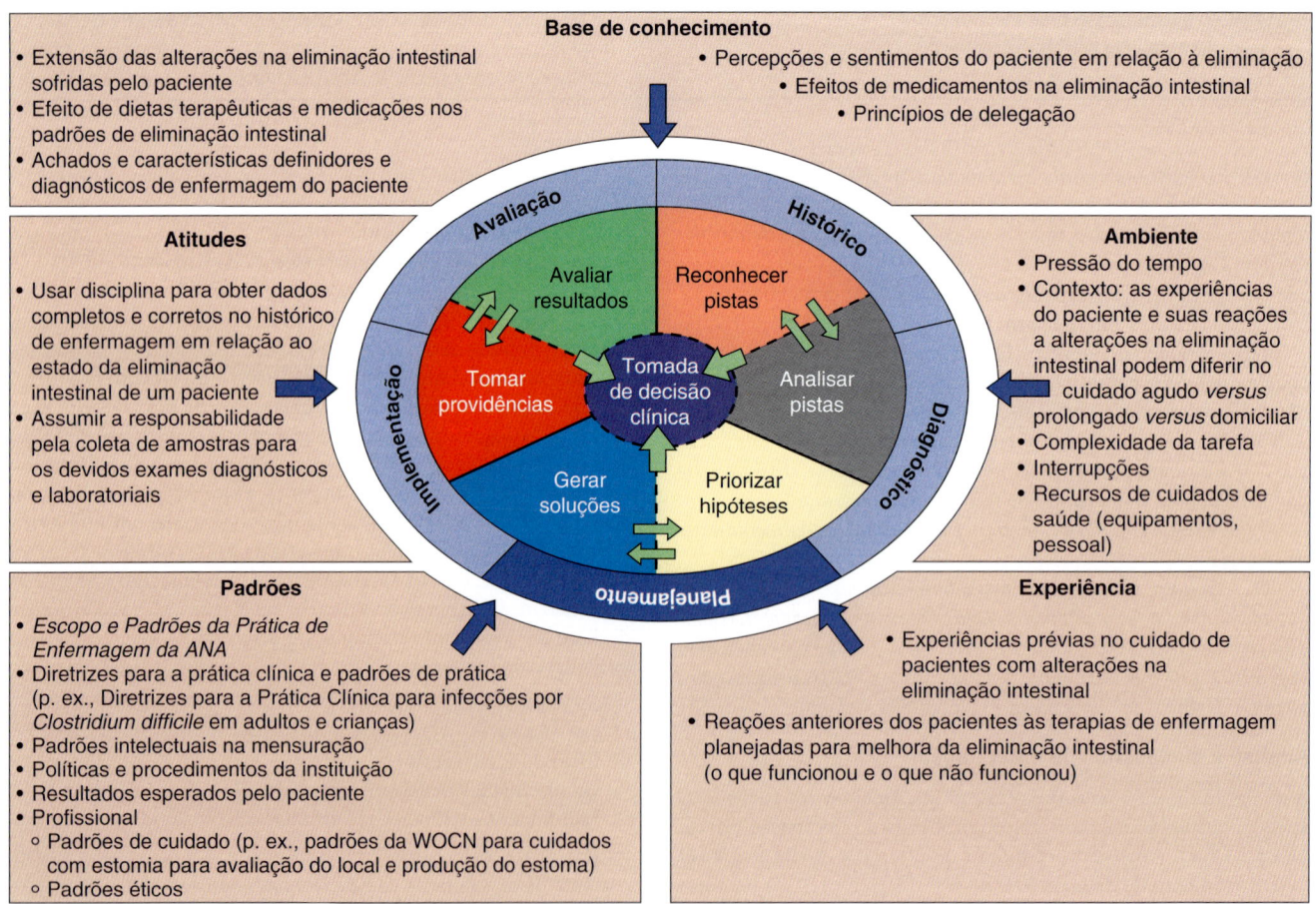

Figura 47.7 Modelo de pensamento crítico para planejamento da eliminação intestinal. *WOCN*, Wound, Ostomy and Continence Nurses Society. (Copyright de Modelo de Medida de Julgamento Clínico © NCSBN. Todos os direitos reservados.)

tudo o que você sabe sobre o paciente, incluindo seu problema clínico atual. Durante o planejamento, você desenvolve um plano de cuidado para cada diagnóstico de enfermagem de seu paciente. Reflita sobre suas experiências anteriores em cuidar de pacientes com problemas de eliminação intestinal e considere como eles reagiram às diferentes terapias de enfermagem. Também considere o efeito que o ambiente está exercendo ou que possivelmente exercerá em seu paciente. Lembre-se de que um ambiente tranquilo livre de interrupções e que garanta privacidade permitirá que você crie uma relação terapêutica de confiança com seu paciente, fundamental para satisfazer às necessidades de eliminação intestinal. Inclua seus pacientes e use padrões profissionais quando estiver planejando o cuidado individualizado. Por exemplo, quando estiver cuidando de um paciente com distúrbio colorretal, use os *American College of Gastroenterology Rome IV Criteria for Colorectal Disorders* (Simren et al., 2017). Para o paciente com derivação fecal, consultar a *Clinical Guideline: Management of the Adult with a Fecal or Urinary Ostomy* (WOCN, 2018) pode ser útil. Coincida as necessidades do paciente com intervenções baseadas em evidências, focando em ajudá-lo a retomar os padrões de eliminação intestinal normais, quando possível, ou adaptar-se a padrões alterados, quando indicado.

Resultados. Ajude os pacientes a estabelecer metas e resultados incorporando seus hábitos ou rotinas de eliminação tanto quanto possível, e reforçando as rotinas que promovem a saúde (ver Plano de cuidados de enfermagem). Além disso, considere problemas de saúde preexistentes. Por exemplo, se a alimentação de um paciente, atividade e hábitos intestinais irregulares causaram o problema da eliminação, ajude-o a aprender e adotar mudanças de estilo de vida para melhorar a função intestinal. O objetivo geral de retomar o padrão de eliminação normal em um paciente inclui os seguintes resultados:

- O paciente estabelece um cronograma regular para defecar
- O paciente elenca a ingestão adequada de líquidos e alimentos necessária para amolecer as fezes e promover a eliminação intestinal regular
- O paciente implementa um programa regular de exercícios
- O paciente relata a passagem diária de fezes macias e marrons formadas
- O paciente não relata esforço ou desconforto associado à defecação.

Estabelecimento de prioridades. Os padrões de defecação variam entre os indivíduos. Por isso, enfermeiro e paciente trabalham juntos para planejar as intervenções. Os pacientes geralmente têm vários diagnósticos. O mapa conceitual (Figura 47.8) apresenta um exemplo de como o diagnóstico de enfermagem de constipação está relacionado a três outros diagnósticos e suas respectivas intervenções. Um prazo realista para estabelecer um hábito normal para um paciente defecar às vezes é muito diferente do de outro paciente. Considere quais dos diagnósticos de enfermagem são prioridades para o seu

---

Plano de cuidados de enfermagem

Constipação

HISTÓRICO DE ENFERMAGEM	
Atividades do histórico de enfermagem	*Achados e características definidores[a]*
Pergunte a Chavela sobre seus padrões de eliminação intestinal desde sua cirurgia.	Chavela diz **que seu intestino não funcionou desde que voltou para casa (há 3 dias)**.
Revise a medicação da paciente.	Chavela diz que está tomando sua medicação para pressão arterial, um multivitamínico diário com ferro, um amolecedor de fezes 1 vez/dia, e 1 ou 2 comprimidos de **oxicodona** 4 vezes/dia (Burchum e Rosenthal, 2019).
Revise a ingestão alimentar e de líquidos ao longo do último dia.	A alimentação incluía torradas no café da manhã; um sanduíche para o almoço; e um jantar com comida congelada à noite, contendo uma pequena porção de carne, batatas e feijão-verde. Ela afirma **não estar bebendo muitos líquidos** por medo de não conseguir chegar até o banheiro a tempo.
Avalie quais alimentos e líquidos Chavela gosta, pode comprar e preparar.	Chavela está comendo refeições congeladas neste momento porque ela não consegue sair para fazer compras. Ela costumava comer **arroz, feijão, tomate e outras frutas e verduras frescas**.
Determine a frequência dos exercícios pós-operatórios e de deambulação.	Chavela não está fazendo seus exercícios porque não consegue se lembrar deles e não anda frequentemente pela casa.
Palpe o abdome.	Enquanto o enfermeiro palpa o abdome, Chavela diz: "Ele realmente **parece cheio**", e estremece com pouca pressão aplicada. **O abdome está tenso e levemente distendido**.

[a]Achados e características definidores estão destacados em negrito.

Diagnóstico de enfermagem: constipação relacionada a analgésicos contendo opiáceos, mobilidade reduzida e ingestão reduzida de alimentos e líquidos

PLANEJAMENTO

Resultados esperados (NOC)[b]

Eliminação intestinal
Chavela reporta passagem de fezes macias e formadas, sem esforço, nas próximas 24 h.

Condição nutricional: ingestão de alimentos e líquidos
Chavela bebe pelo menos 2.000 m*l* de água todos os dias.
Chavela aumenta o conteúdo de fibras em sua alimentação comendo cereais integrais e uma maçã no café da manhã, tomate e alface no almoço e feijão no jantar.

[b]Classificação de resultados extraída de Moorhead S et al., editors: *Nursing Outcomes Classification (NOC)*, ed 6, St Louis, 2018, Elsevier.

(continua)

Plano de cuidados de enfermagem (Continuação)

Constipação

INTERVENÇÕES (NIC)[c]	JUSTIFICATIVA
Constipação/Manejo de impactação	
Incentive a ingestão de líquidos apropriados, suco de frutas e água.	A ingestão adequada de líquidos ajuda a amolecer as fezes. Mulheres precisam ingerir aproximadamente 2.700 mℓ de líquidos (cerca de 2.000 mℓ de bebidas e 700 mℓ contidos nos alimentos) diariamente (Mayo Clinic, 2020).
Incentive a atividade dentro do regime de mobilidade da paciente.	Atividade mínima (como levantamento de pernas) aumenta o peristaltismo (Harding et al., 2020).
Oriente a comer mais frutas e vegetais, e um cereal de farelo no café da manhã.	A adição de fibra nos alimentos alivia a constipação (NIH, n.d.b).
Ofereça laxantes e emolientes fecais estimulantes, conforme prescrição.	Os laxantes estimulantes aumentam o peristaltismo e são uma maneira eficaz de aliviar a constipação e promover a função intestinal normal quando usados a curto prazo (Burchum e Rosenthal, 2019).
Incentive a tentar evacuar no mesmo horário todos os dias.	Um horário regular para evacuar estimula a função intestinal normal (Harding et al., 2020).

[c]Designações de classificação de intervenções extraídas de Butcher HK et al., editors: *Nursing Interventions Classification (NIC)*, ed 7, St Louis, 2018, Elsevier.

AVALIAÇÃO

Atividades de avaliação	Resposta da paciente
Peça a Chavela para identificar os alimentos com alto teor de fibras e ingestão de líquidos.	Consegue descrever os alimentos e líquidos apropriados, mas ainda tem pouco apetite e sente-se estufada logo depois de comer.
Peça a Chavela para registrar a quantidade de água que ela bebe nas próximas 24 h.	Chavela bebeu um copo (240 mℓ) de água a cada hora desde que acordou, o que equivale a um total de 2.400 mℓ de água em 24 h.
Pergunte sobre o funcionamento do intestino.	O intestino de Chavela funcionou, com fezes macias, no dia 4 após o retorno à casa.

---

paciente. As necessidades prioritárias de seu paciente ajudarão a atender às necessidades de seus pacientes com segurança, eficácia e eficiência. Sua capacidade de priorizar diagnósticos de enfermagem e gerar intervenções de enfermagem adequadas melhorará à medida que você for adquirindo mais experiência clínica (Dickison et al., 2019). Por exemplo, se você está cuidando de um paciente com cirurgia abdominal recente, as prioridades de manejo da dor e prevenção da constipação por meio do aumento da ingestão de líquidos na dieta e estímulo à deambulação precoce ajudam no processo de recuperação. Embora também seja útil ensinar sobre alimentos ricos em fibras, se a dor do paciente não estiver controlada, ele não estará pronto para aprender sobre modificações alimentares importantes que precisam ser feitas em casa.

Trabalho em grupo e colaborativo. Quando os pacientes estão incapacitados ou debilitados por alguma doença, você precisa incluir a família no plano de cuidados. Em algumas situações, os membros da família têm os mesmos hábitos ineficazes de eliminação do paciente. Assim, a orientação do paciente e da família é uma parte importante do plano de cuidados. Outros membros da equipe de saúde, como nutricionistas e enfermeiro estomaterapeuta, são, muitas vezes, recursos valiosos. Você deve coordenar as atividades da equipe interprofissional de cuidados de saúde.

Um paciente com alterações na eliminação intestinal às vezes requer intervenção de vários membros da equipe de saúde. Certas tarefas, como auxiliar os pacientes com a comadre ou com a cadeira sanitária de beira de leito, são apropriadas para serem delegadas a técnicos/auxiliares de enfermagem. É importante lembrar ao técnico/auxiliar de enfermagem que relate quaisquer achados anormais ou dificuldades encontradas durante o processo de eliminação. Muitos dos diagnósticos e testes para avaliação do sistema GI são realizados por profissionais que não são enfermeiros. Manter uma comunicação contínua com esses cuidadores garante que você forneça cuidados seguros e eficazes centrados no paciente e atenda a necessidades, desejos e preocupações dele.

*Depois de identificar os diagnósticos de enfermagem de Chavela, Sergio começa a identificar e priorizar resultados e intervenções centrados na paciente. Para o diagnóstico de **Constipação**, Sergio determina que Chavela deve aumentar seu consumo de líquidos e fibras na alimentação e espera que ela consiga eliminar fezes macias e formadas nas próximas 24 horas. Sergio ajuda Chavela a criar um plano para beber pelo menos 2.000 mℓ de líquidos todos os dias e a ajuda a identificar alimentos ricos em fibras que ela goste e que possam ser facilmente adicionados em sua dieta. Ele também sabe que imobilidade é um fator de risco para constipação, então, ele consulta um fisioterapeuta e encoraja Chavela a ser mais ativa, realizando ADM regularmente e saindo para caminhadas curtas ao redor da casa a cada hora, enquanto estiver acordada.*

*Para ajudar Chavela com seu diagnóstico de enfermagem de **Mobilidade Física Prejudicada**, Sergio trabalha com a paciente e seu fisioterapeuta para estabelecer um resultado para Chavela de levantar-se e andar por pelo menos 5 minutos a cada hora enquanto estiver acordada. Sergio combina com o fisioterapeuta uma visita à Chavela para ensinar os exercícios que ela precisa fazer todos os dias.*

*Para tratar o diagnóstico de enfermagem de **Dor Aguda**, Sergio trabalha com a paciente para identificar um nível aceitável de dor. Juntos, eles determinam que a dor de Chavela fique no máximo no nível 3. Devido aos efeitos colaterais dos medicamentos analgésicos opioides, Sergio ensina a paciente sobre o uso de paracetamol para ajudá-la a controlar sua dor. Chavela diz que bolsas de gelo pareciam ajudar a diminuir sua dor no hospital, então ela vai tentar continuar usando compressas frias em seu joelho para ajudar a reduzir a dor. Sergio também planeja ensinar à Chavela algumas maneiras não farmacológicas para ajudar a controlar sua dor, como ouvir música e meditar, durante sua próxima visita.*

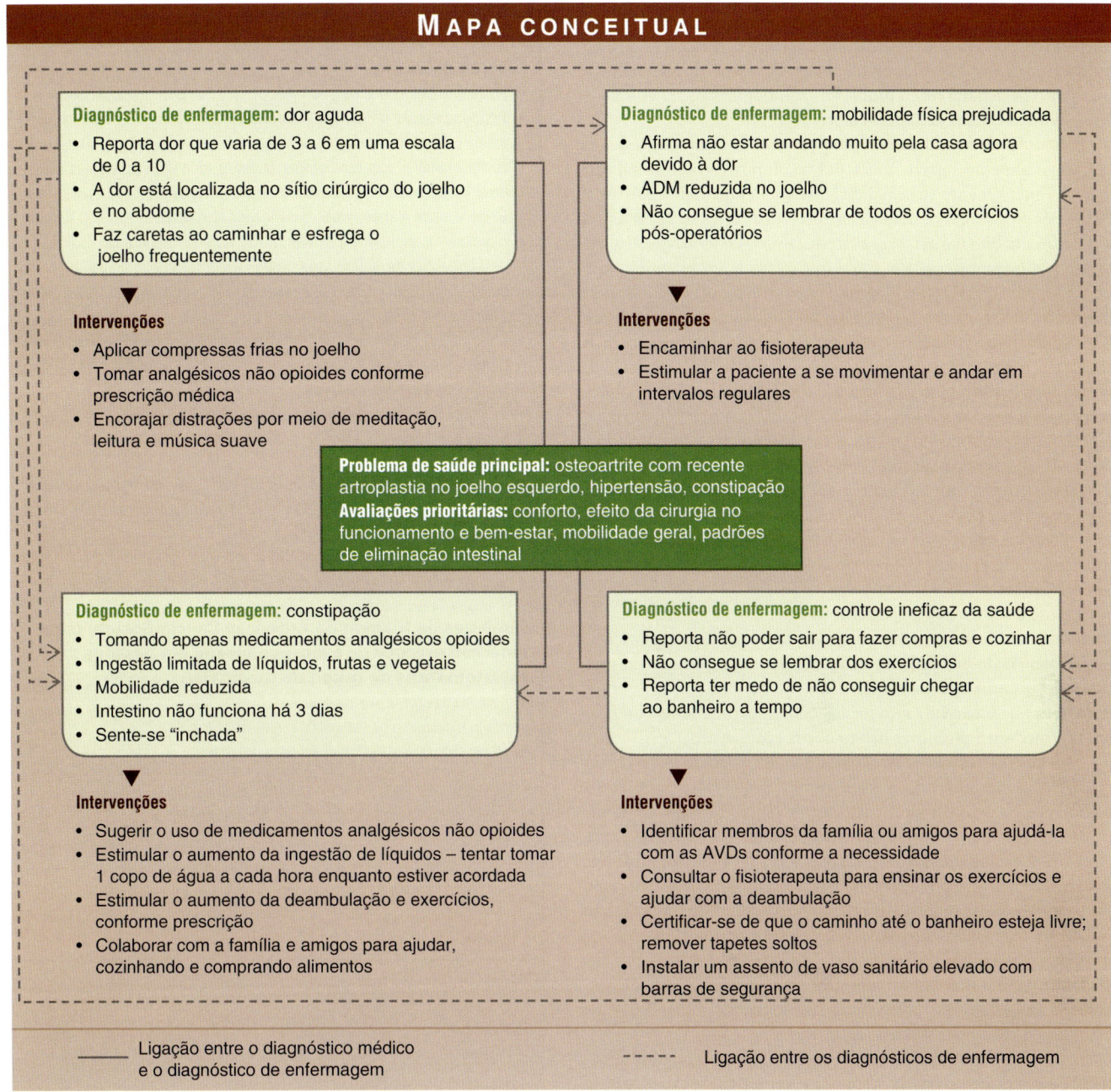

Figura 47.8 Mapa conceitual de Chavela Josefa Rivas Mendez.

❖ Implementação

Para ter sucesso no cuidado de pacientes com alterações na eliminação intestinal é preciso uma abordagem centrada no paciente. Cada percepção, experiência, necessidade e preferência do paciente em relação a problemas de eliminação intestinal são únicos. O cuidado de enfermagem bem-sucedido requer que você estabeleça uma parceria com o paciente, familiares cuidadores e outros membros da equipe de cuidados de saúde, como enfermeiro estomaterapeuta ou nutricionista (WOCN, 2018). Use seu julgamento clínico para determinar a melhor abordagem e as melhores intervenções para manejar as necessidades de eliminação intestinal de um paciente, para determinar quando realizar as intervenções e para decidir quando são necessários ajustes. O manejo eficaz requer paciência e capacidade de ser flexível na seleção das intervenções. A educação do paciente tem como foco ajudar os pacientes e familiares cuidadores a compreender melhor a eliminação intestinal. Ensine-os sobre alimentação correta, ingestão adequada de líquidos e fatores que estimulam ou retardam o peristaltismo, como estresse emocional. Os pacientes também precisam aprender sobre a importância de estabelecer rotinas intestinais, de se exercitarem regularmente e tomar medidas apropriadas quando surgirem problemas de eliminação. Consulte outros membros relevantes da equipe de saúde em caso de dúvidas ou necessidade de ajuda no cuidado de seus pacientes.

Promoção da saúde. Intervenções para promoção da saúde têm como foco manter a saúde do sistema GI. Pelo fato de que a eliminação intestinal afeta tantos aspectos da vida de uma pessoa e a adoção de um estilo de vida saudável contribui para manter a saúde GI, ajudar os pacientes a modificar comportamentos de saúde, quando indicado, é um objetivo prioritário da enfermagem. Os padrões de eliminação diferem de pessoa para pessoa, e muitas pessoas sentem-se constrangidas em conversar sobre problemas relacionados à eliminação. Prestar cuidados de enfermagem individualizados é essencial; isso incluiria orientar o paciente a como promover hábito normal para evacuar e como reduzir o risco de câncer colorretal.

Promoção de hábito normal para evacuar. Pacientes de todas as idades geralmente sofrem alterações na eliminação intestinal que afetam intensamente sua qualidade de vida (Edelman e Kudzma, 2018). Sendo assim, você frequentemente terá de orientar os pacientes a promover hábito normal para evacuar. Diversas intervenções (p. ex., ter uma alimentação rica em fibras que inclua grãos integrais e um consumo adequado de líquidos diariamente) estimulam o reflexo de defecação, afetam a característica das fezes ou aumentam o peristaltismo, ajudando os pacientes a evacuar o conteúdo intestinal normalmente e sem desconforto.

Um dos hábitos mais importantes para estabelecer bons hábitos intestinais é ensinar a reservar um tempo para defecar. Para estabelecer hábitos intestinais regulares, o paciente precisa saber quando o desejo de defecar normalmente ocorre. Aconselhe o paciente a começar a estabelecer uma rotina durante o momento em que a defecação é mais provável de ocorrer, geralmente uma hora após uma refeição. Quando os pacientes estão restritos ao leito ou precisam de ajuda para deambular, ofereça uma comadre ou ajude-os a chegar ao banheiro oportunamente.

A posição normal para defecação é sentar ou agachar. Se um paciente tem dificuldade para sentar devido a dor, fraqueza muscular ou problemas de mobilidade, coloque um assento elevado no vaso sanitário ou uma cadeira sanitária à beira do leito. Esses assentos permitem que o paciente faça menos esforço para se sentar ou ficar em pé e ajudam a promover hábito normal para evacuar.

Redução do risco de câncer colorretal. Pelo fato de que o câncer colorretal é o terceiro câncer mais comum nos Estados Unidos, e a segunda causa mais comum de morte por câncer, promover a saúde do cólon para reduzir o risco de câncer colorretal é essencial (ACS, 2021). Comece orientando os pacientes sobre modificações que eles podem fazer para reduzir o risco de desenvolver câncer de cólon, como praticar exercícios regularmente, manter um peso saudável e não fumar. Escolher alimentos saudáveis também é importante para a promoção da saúde do cólon. Ensine os pacientes a ter uma alimentação rica em fibras, reduzir o consumo de carnes vermelhas e processadas (p. ex., embutidos, *bacon*, salsicha), reduzir a ingestão de açúcar e limitar o consumo de bebidas alcoólicas.

O rastreio de câncer de cólon também é importante, pois geralmente permite detectar precocemente o câncer colorretal. Quando descoberto cedo, a taxa de sobrevida relativa em 5 anos do câncer colorretal é de 90% (ACS, 2021). Seguir as orientações de prevenção e rastreio, conhecer os primeiros sintomas e buscar ajuda médica caso esses sintomas ocorram são as formas mais eficazes de prevenir a morte por essa doença (Boxe 47.7). A despeito das evidências que corroboram a triagem regular de câncer colorretal, algumas populações, principalmente aquelas afetadas pelos determinantes sociais de saúde, são menos propensas a serem rastreadas do que outras por uma série de razões (Coughlin, 2020; Grywacz, 2018). Estabeleça uma relação terapêutica, ensine o paciente individualmente e dedique um tempo para discutir a importância do rastreio colorretal, principalmente com pacientes pertencentes a essas populações (Boxe 47.8).

Cuidado nas doenças agudas. Algumas doenças agudas afetam o sistema GI. Alterações no estado de hidratação do paciente, padrões de mobilidade, nutrição e o ciclo do sono afetam os hábitos intestinais regulares. Intervenções cirúrgicas no sistema GI e em outros sistemas (p. ex., musculoesquelético e cardiovascular) também afetam a eliminação intestinal.

Boxe 47.7 Triagem de câncer colorretal

Fatores de risco
- Idade: acima de 50 anos
- História pessoal: câncer colorretal ou pólipos colorretais, doença inflamatória intestinal (DII)
- História familiar: câncer colorretal, polipose adenomatosa familiar, câncer de cólon hereditário não poliposo (síndrome de Lynch)
- Origem racial e étnica: afro-americanos têm as maiores taxas de incidência e mortalidade por câncer de cólon nos Estados Unidos, e descendentes de judeus da Europa Oriental (judeus ashkenazi) têm um dos graus mais elevados de risco em relação a outros grupos étnicos no mundo
- Dieta: alta ingestão de carne vermelha e carnes processadas, como embutidos ou salsichas
- Obesidade e inatividade física
- Tabagismo e consumo excessivo de álcool.

Sinais de alerta
- Mudança nos hábitos intestinais (p. ex., diarreia, constipação, estreitamento das fezes com duração de mais do que alguns dias)
- Sangramento retal ou sangue nas fezes
- Sensação de evacuação incompleta
- Dor abdominal ou nas costas inexplicável.

Diretrizes de triagem da American Cancer Society para detecção precoce de câncer colorretal em pessoas assintomáticas do grupo de médio risco
- Pessoas a partir de 45 anos devem começar a fazer exames regulares de triagem usando uma das opções relacionadas a seguir
- As pessoas devem continuar sendo rastreadas até os 75 anos se estiverem gozando de boa saúde e tiverem uma expectativa de vida de mais de 10 anos
- As decisões de rastreio de pessoas de 76 a 85 anos são baseadas nas preferências pessoais, expectativa de vida, estado geral de saúde e resultados de rastreios anteriores de cada pessoa
- Não é indicado rastreio para pessoas acima de 85 anos.

Exame	Frequência
Pesquisa de sangue oculto nas fezes com guáiaco (gPSOF) feito em várias amostras, em casa	Anual, a partir dos 45 anos
Teste imunoquímico fecal (TIF) feito em várias amostras, em casa	Anual, a partir dos 45 anos
Sigmoidoscopia flexível	A cada 5 anos, começando aos 45 anos
Teste de DNA de fezes	A cada 3 anos, começando aos 45 anos
Tomografia computadorizada, colonografia	A cada 5 anos, começando aos 45 anos
Colonoscopia	A cada 10 anos, começando aos 45 anos

Esses procedimentos serão solicitados por um profissional da saúde, dependendo da disponibilidade de recursos e das necessidades do paciente. Caso os resultados positivos advenham da sigmoidoscopia flexível ou da colonografia, o acompanhamento com colonoscopia deve ser feito. Aqueles com maior risco de câncer colorretal devido ao histórico pessoal ou familiar podem ser aconselhados a fazer exames mais cedo ou com maior frequência.

De NIH National Cancer Institute: *Colorectal cancer*, https://www.cancer.gov/types/colorectal, n.d., accessed May 12, 2021; American Cancer Society: *Colorectal cancer*, https://www.cancer.org/cancer/colon-rectal-cancer.html, 2021, accessed May 12, 2021.

> **Boxe 47.8** Aspectos culturais do cuidado
>
> *Variáveis que influenciam a triagem de câncer colorretal em afro-americanos*
>
> Houve um declínio nas taxas de incidência e mortalidade por câncer colorretal nos Estados Unidos nos últimos 10 anos. No entanto, as taxas de câncer colorretal estão frequentemente relacionadas a determinantes sociais de saúde, como baixa condição econômica, baixa escolaridade e raça (Coughlin, 2020). Por exemplo, os afro-americanos têm maior incidência de câncer colorretal e maior mortalidade por câncer. No entanto, em 2019, a American Cancer Society informou que a taxa de morte por câncer colorretal está caindo mais rapidamente na população afro-americana do que em caucasianos (ACS, 2019). Fatores relacionados ao paciente que contribuem para as disparidades incluem pouco conhecimento dos benefícios da triagem de câncer colorretal, acesso a cuidados de saúde e condição do seguro-saúde, juntamente com medo e ansiedade. Especialistas anteciparam que quando a triagem de câncer colorretal se inicia aos 45 anos em vez de 50 anos, espera-se que comece mais cedo a detecção desse tipo de câncer entre todos os grupos raciais e étnicos nos Estados Unidos (ACS, 2021).
>
> **Implicações para os cuidados centrados no paciente**
> - A falta de consultas de rotina com clínicos gerais é um dos mais fortes preditores de rastreamento inadequado do câncer colorretal (CCR) e para a detecção da apresentação da doença em estágio avançado (Grzywacz et al., 2018)
> - Pacientes que não contam com um plano de saúde frequentemente não procuram triagem de CCR (Grzywacz et al., 2018)
> - Os pacientes têm maior probabilidade de buscar e receber triagem de CCR quando têm discussões aprofundadas sobre a importância da triagem com seu médico e quando compreendem a importância do rastreio (Earl et al., 2021)
> - Pacientes que contam com redes de apoio social positivas (p. ex., apoio da família, participantes de igrejas) também são mais propensos a buscar e receber triagem oportuna de CCR (Coughlin, 2020; Earl et al., 2021)
> - Remoção de barreiras de segurança, qualidade e custo-efetividade; oferecer educação aos pacientes e envolver sua rede de apoio social melhora o envolvimento dos pacientes no rastreio de CCR (ACS, 2021; Coughlin, 2020; Earl et al., 2021)

Pacientes com doença crônica e hospitalizados nem sempre conseguem manter a privacidade durante a evacuação. Em um hospital ou ambiente de cuidados prolongados, os pacientes às vezes compartilham o banheiro com um colega de quarto. Além disso, a doença crônica pode limitar a mobilidade e a tolerância à atividade de um paciente e exige o uso de uma comadre ou cadeira sanitária de beira de leito. Os locais, sons e odores associados ao compartilhamento de banheiros ou ao uso de comadres muitas vezes são constrangedores. Esse constrangimento muitas vezes faz com que os pacientes ignorem o desejo de defecar, o que leva a constipação e desconforto. Permaneça sensível às necessidades de eliminação dos pacientes, detecte pistas que indiquem que os pacientes estão desconfortáveis com os problemas relacionados à eliminação intestinal e intervenha para ajudá-los a manter hábitos de eliminação intestinal que sejam os mais normais possíveis.

Posicionamento de pacientes na comadre. Pacientes restritos ao leito usam comadres para defecação. As mulheres usam comadres para urina e fezes, enquanto os homens usam comadres apenas para defecar. Sentar em uma comadre é muitas vezes desconfortável. Ajude a posicionar os pacientes confortavelmente. Dois tipos de comadres estão disponíveis (Figura 47.9). A comadre comum, feita de plástico, tem uma extremidade superior lisa curva, uma extremidade inferior com bordas mais pronunciadas e tem cerca de 5 cm de profundidade.

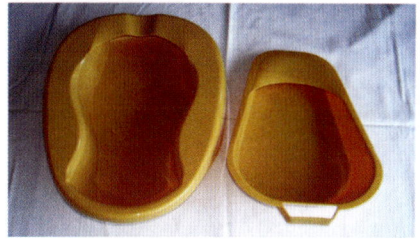

Figura 47.9 Tipos de comadres. Da esquerda para a direita: comadre regular e comadre de fratura.

A comadre de fratura menor, projetada para os pacientes com fraturas de membros inferiores, tem uma extremidade superior com cerca de 2,5 cm de profundidade. A parte rasa da comadre se encaixa sob as nádegas em direção ao sacro; a extremidade mais profunda, que tem uma alça, vai logo abaixo da parte superior das coxas. A comadre precisa ser alta o suficiente para que as fezes entrem nela.

Ao posicionar um paciente, é importante evitar a tensão muscular e o desconforto. Nunca tente levantar o paciente em uma comadre. Nunca coloque um paciente em uma comadre e deixe o leito plano, a menos que seja necessário devido a restrições de atividade, pois isso obriga o paciente a se estender exageradamente para trás para levantar os quadris na comadre. A posição adequada para o paciente com uma comadre é com a cabeceira elevada de 30 a 45° (Figuras 47.10 e 47.11). Quando os pacientes estão imóveis ou quando não é seguro permitir que elevem os quadris, é mais seguro, tanto para os cuidadores quanto para os pacientes, colocá-los na comadre (Boxe 47.9). Sempre use luvas ao manusear uma comadre.

Medicações. Alguns pacientes precisam de medicações para iniciar e facilitar a passagem de fezes, enquanto outros pacientes precisam de medicação para tratar a diarreia ou oferecer alívio sintomático da diarreia. Esteja ciente de que alguns pacientes podem fazer uso exagerado desses medicamentos. O uso indevido geralmente ocorre quando os pacientes não compreendem como é o funcionamento normal do intestino (Burchum e Rosenthal, 2021). Portanto, além de dar informações aos pacientes sobre suas medicações, é importante que você também ensine o paciente sobre o sistema GI, incluindo o que é tipicamente considerado normal e o que constitui sintoma que precisa ser reportado ao médico.

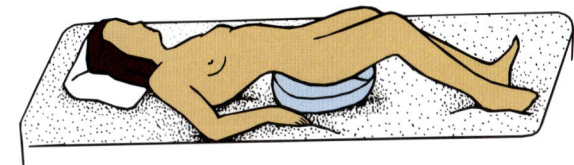

Figura 47.10 Posicionamento inadequado do paciente na comadre.

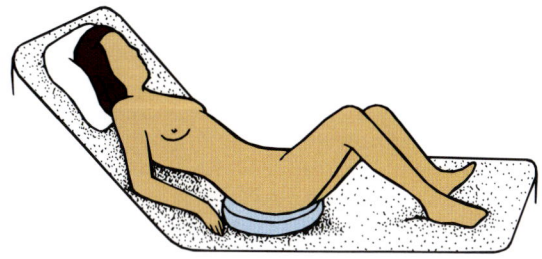

Figura 47.11 A posição adequada reduz a tensão nas costas do paciente.

Boxe 47.9 Diretrizes para o procedimento

Como auxiliar o paciente a sentar e levantar de uma comadre

Delegação e colaboração

O procedimento de fornecer uma comadre pode ser delegado aos técnicos/auxiliares de enfermagem. O enfermeiro os orienta a:
- Posicionar corretamente os pacientes com restrições de mobilidade ou aqueles que usam equipamentos como drenos de feridas, cateteres intravenosos (IV) ou tração
- Fornecer higiene íntima e das mãos ao paciente, conforme necessário, após o uso da comadre.

Materiais

Luvas de procedimento; comadre (regular ou de fratura) (Figura 47.9); tampa de comadre; papel higiênico ou lenços umedecidos para higiene íntima; recipiente para amostra (se necessário); bolsa plástica claramente rotulada com data, nome e número de identificação do paciente; bacia; panos; toalhas; sabão; protetores impermeáveis e absorventes (se necessário); lençol de transferência limpo (se necessário); estetoscópio.

Passos para o procedimento

1. Avalie os hábitos de eliminação intestinal normais do paciente: padrão de rotina, características das fezes, efeito de certos alimentos/líquidos e hábitos alimentares na eliminação intestinal, efeito do estresse e nível de atividade na eliminação intestinal normal, medicamentos atuais e ingestão normal de líquidos.
2. Determine a necessidade de coletar amostra de fezes antes de usar a comadre.
3. Higienize as mãos.

   JULGAMENTO CLÍNICO: se o paciente se submeteu a cirurgia, apresentar um problema GI ou doença, ausculte os sons intestinais e palpe o abdome para verificar se há distensão.

4. Avalie o paciente para determinar o nível de mobilidade, incluindo a capacidade de se sentar ereto e de levantar ou virar os quadris.
5. Avalie o nível de conforto do paciente. Pergunte sobre presença de dor retal ou abdominal, ou presença de hemorroida ou irritação da pele ao redor do ânus.
6. Calce luvas de procedimento. Inspecione a condição da pele perianal e perineal. Remova e descarte as luvas e higienize as mãos.
7. Para o conforto do paciente, prepare a comadre de metal despejando água morna sobre ela por alguns minutos.

   JULGAMENTO CLÍNICO: use uma comadre de fratura se o paciente tiver uma artroplastia total de quadril. Um travesseiro de abdução deve ser colocado entre as pernas ao virar o paciente, para evitar o deslocamento da nova articulação.

8. Dê privacidade fechando as cortinas ao redor do leito ou a porta do quarto.
9. Levante a grade lateral do lado oposto do leito.
10. Levante o leito horizontalmente de acordo com sua altura.
11. Ajude o paciente a se posicionar em decúbito dorsal.
12. Posicione o paciente que possa ajudar no uso da comadre.
    a. Higienize as mãos e calce luvas de procedimento. Levante a cabeceira do leito do paciente entre 30 e 60°.
    b. Remova as roupas de cama de cima para que fiquem fora do caminho, mas não exponha o paciente.
    c. Faça com que o paciente flexione os joelhos e levante os quadris.
    d. Coloque a mão o mais próximo possível do paciente, com a palma para cima sob o sacro, para ajudá-lo a levantar. Peça ao paciente que dobre os joelhos e levante os quadris. À medida que o paciente levanta os quadris, use a outra mão para deslizar a comadre por baixo dele (ver

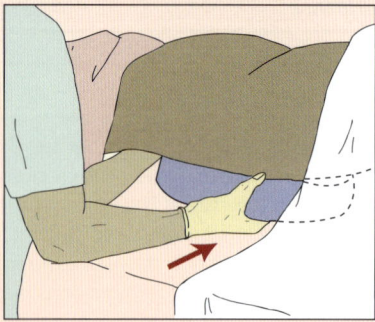

PASSO 12d Coloque a comadre sob os quadris do paciente.

ilustração). Certifique-se de que a borda aberta da comadre esteja voltada para o pé do leito. Não force a comadre sob os quadris do paciente (Figura 47.11). (*Opcional:* Faça com que o paciente use a barra de suspensão para levantar os quadris.)

    e. *Opcional:* se estiver usando a comadre de fratura, deslize-a sob o paciente enquanto os quadris são elevados (ver ilustração). Certifique-se de que a extremidade inferior aberta e mais profunda da comadre esteja voltada à direção do pé do leito. Coloque a comadre sob os quadris do paciente.
13. Mantenha o paciente imóvel ou com restrições de mobilidade na comadre.
    a. Higienize as mãos e calce luvas de procedimento. Abaixe a cabeceira do leito até ficar reta ou deixe a cabeceira ligeiramente levantada (se tolerado pela condição médica).
    b. Remova os lençóis superiores conforme necessário para virar o paciente e minimize sua exposição.
    c. Ajude o paciente a rolar para o lado com as costas voltadas para você. Coloque a comadre firmemente contra as nádegas do paciente e para baixo no colchão. Certifique-se de que a borda aberta da comadre esteja voltada para o pé do leito (ver ilustrações).
    d. Mantenha uma das mãos contra a comadre; coloque a outra ao redor do quadril do paciente.
       Ajude o paciente a rolar de volta para a comadre, deitado no leito. Não force a comadre sob o paciente.
    e. Eleve a cabeceira do leito do paciente a 30° ou até um nível confortável (a menos que seja contraindicado).
    f. Faça o paciente dobrar os joelhos (a menos que seja contraindicado).

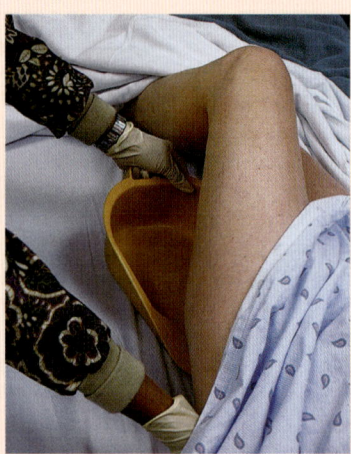

PASSO 12e O paciente eleva os quadris conforme a comadre de fratura é posicionada.

Boxe 47.9 Diretrizes para o procedimento (Continuação)

Como auxiliar o paciente a sentar e levantar de uma comadre

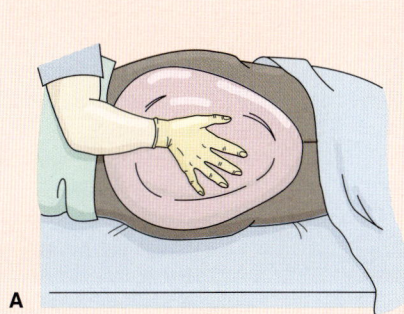
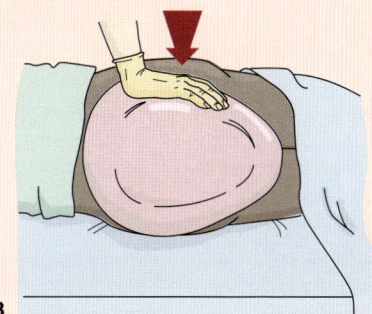
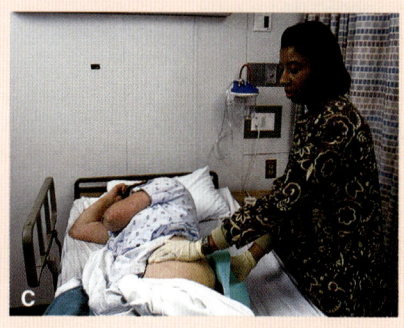

PASSO 13c A. Posicione o paciente de lado e coloque a comadre firmemente contra as nádegas. **B.** Empurre a comadre para baixo e em direção ao paciente. **C.** A enfermeira coloca a comadre na posição. (**A** e **B** de Sorrentino SA, Remmert LA: *Mosby's textbook for nursing assistants*, ed 10, St Louis, 2021, Elsevier.)

14. Mantenha o conforto, a privacidade e a segurança do paciente. Cubra-o para que se aqueça. Coloque um pequeno travesseiro ou toalha enrolada sob a curvatura da coluna lombar. Saia do quarto, mas fique por perto.
15. Coloque o sistema de chamada de enfermagem e o papel higiênico ao alcance do paciente.
16. Certifique-se de que o leito esteja na posição mais baixa e levante as grades laterais superiores.
17. Remova e descarte as luvas e higienize as mãos.
18. Deixe o paciente sozinho, mas monitore seu estado e reaja prontamente.
19. Higienize as mãos e calce luvas de procedimento.
20. Remova a comadre:
    a. Higienize as mãos e calce luvas de procedimento. Coloque cadeira lateral perto do lado da abordagem do paciente no leito.
    b. Mantenha a privacidade; determine se o paciente é capaz de fazer sua própria higiene íntima. Se você for fazer a higiene íntima do paciente, calce luvas de procedimento e use várias camadas de papel higiênico ou lenços de limpeza descartáveis. Para pacientes do sexo feminino, limpe do monte pubiano em direção à área retal.
    c. Deposite o tecido contaminado na comadre se não houver necessidade de coleta de amostra ou de verificação de ingestão e eliminação (I&E). Remova e descarte as luvas, e higienize as mãos.
    d. **Para os pacientes que se movimentam**: peça ao paciente que flexione os joelhos, colocando o peso do corpo sobre pernas, pés e parte superior do tronco; retire a comadre levantando as nádegas. Ao mesmo tempo, coloque a mão mais distante do paciente ao lado da comadre para apoiar (evitando derramamento) e coloque a outra mão (mais próxima do paciente) sob a região sacro para ajudar a levantar. Faça o paciente se levantar e remova a comadre. Coloque a comadre na cadeira lateral e cubra com a tampa.
    e. **Para os pacientes imóveis**: calce luvas de procedimento. Abaixe a cabeceira do leito. Ajude o paciente rolar para o lado oposto a você e para fora da comadre. Segure a comadre de forma reta e firme enquanto o paciente está rolando; caso contrário, ocorrerá derramamento. Coloque a comadre na cadeira lateral e coloque a tampa.
    f. Auxilie o paciente a higienizar as mãos e o períneo, se necessário.
21. Troque os lençóis sujos, remova e descarte as luvas e coloque o paciente de volta em uma posição confortável.
22. Coloque o leito na posição mais baixa. Certifique-se de que o sistema de chamada de enfermagem esteja à mão, bem como o paciente esteja bebendo água e seus itens pessoais desejados (p. ex., livros) estejam facilmente acessíveis. *Opção*: obtenha a amostra de fezes, se solicitado. Use luvas de procedimento ao esvaziar o conteúdo da comadre no vaso sanitário ou em recipiente especial na despensa. Use a duchinha higiênica existente na maioria dos banheiros hospitalares para enxaguar bem a comadre. Use desinfetante se exigido pela instituição; guarde a comadre. Remova e descarte as luvas.
23. Higienize as mãos e use luvas de procedimento. Avalie as características das fezes. Observe cor, odor, consistência, frequência, quantidade, forma e elementos constituintes. Avalie as características da urina, se o paciente urinar na comadre.
24. Avalie a capacidade de o paciente usar comadre.
25. Inspecione a área perianal do paciente e a pele ao seu redor ao remover a comadre.
26. **Use a explicação de volta**: "Já que sua perna está imobilizada, quero ter certeza de que você se sente à vontade para descer e subir da comadre usando a barra de suspensão para puxar o tronco para fora do leito. Mostre-me como você usa a barra de suspensão para mover seu tronco." Revise suas orientações agora ou desenvolva um plano para revisão do aprendizado do paciente/familiar cuidador caso estes não consigam explicar o procedimento corretamente.

Catárticos e laxantes. Laxantes e catárticos esvaziam o intestino de pacientes que sofrem de constipação. Eles também são usados para limpar o intestino de pacientes submetidos a exames GI e abdominais ou cirurgia. Embora os termos *laxante* e *catártico* sejam frequentemente usados alternadamente, os catárticos geralmente têm um efeito mais forte e mais rápido nos intestinos. Ensine os pacientes sobre os potenciais efeitos nocivos do uso excessivo de laxantes, como distúrbios intestinais, de motilidade e diminuição da resposta ao estímulo sensorial. Certifique-se de que os pacientes entendam que os laxantes não devem ser usados a longo prazo para a manutenção da função intestinal.

Embora os pacientes geralmente tomem medicamentos por via oral (VO), os laxantes apresentados na forma de supositórios podem agir mais rapidamente por causa de seu efeito estimulante sobre a mucosa retal. Supositórios como o bisacodil agem em questão de 30 minutos. Aplique o supositório pouco antes do horário habitual de o paciente defecar ou imediatamente após uma refeição.

Os laxantes são classificados de acordo com o método pelo qual o agente promove a defecação (Tabela 47.2). Alguns medicamentos de prescrição (p. ex., linaclotida, naloxegol) são usados atualmente para constipação funcional crônica ou distúrbios de motilidade. É muito cedo para dizer se esses medicamentos serão eficazes e seguros

Tabela 47.2 Tipos comuns de laxantes e catárticos.

Agente/Nome da marca	Ação	Indicações	Riscos
Formação de volume Metilcelulose (Citrucel®) Psyllium (Metamucil®, Naturacil®) Policarbofila I (FiberCon®)	O alto teor de fibra absorve a água e aumenta a solidez do bolo intestinal, que vai expandir a parede intestinal para estimular o peristaltismo. A passagem das fezes ocorrerá entre 12 e 24 h. Esses agentes devem ser tomados com água e devem ser usados em pacientes que apresentam ingestão adequada de alimentos e líquidos. Os pacientes podem notar aumento da formação de gases e flatulência logo quando começam a tomar esses laxantes, mas isso vai diminuir depois de 4 ou 5 dias	Os agentes são menos irritantes, mais naturais e mais seguros que os laxantes Os agentes são medicamentos de escolha para constipação funcional crônica (p. ex., gravidez, dieta pobre em resíduos) Eles também aliviam a diarreia leve. Se estiver tratando uma diarreia, administre menos água	Agentes que com apresentação em pó podem causar constipação se não misturados com pelo menos 240 mℓ de água ou suco e ingeridos rapidamente É necessário cuidado com laxantes formadores de volume que também contenham estimulantes. Esses agentes não são indicados para os pacientes nos quais a ingestão de grandes quantidades de líquidos é contraindicada
Emoliente ou umedecedor Docusato sódico (Colace®) Docusato de cálcio (Surfak®) Docusato de potássio (Dialose®)	Os amolecedores de fezes são detergentes que diminuem a tensão superficial das fezes, permitindo que a água e a gordura penetrem. Aumentam a secreção de água pelo intestino	Os agentes são indicados para terapia a curto prazo, para aliviar o esforço na defecação (p. ex., hemorroidas, cirurgia, gravidez, recuperação de infarto do miocárdio)	Esses agentes são de pouco valor para o tratamento de constipação funcional crônica
Osmótico À base de solução salina Citrato de magnésio Hidróxido de magnésio (leite de magnésia) Enema de fosfato de sódio Polietilenoglicol (MiraLax®, GlycoLax®, PegLax®) Lactulose (Constulose®, Enulose®)	O efeito osmótico aumenta a pressão no intestino agindo como estimulante do peristaltismo. Os laxantes osmóticos são quaisquer agentes que puxem líquidos para o intestino para amolecer as fezes e distender o intestino para estimular o peristaltismo	Agentes à base de solução salina servem somente para esvaziamento agudo do intestino (p. ex., para exame endoscópico, suspeita de envenenamento, constipação aguda) Os agentes podem ser usados para tratamento de constipação funcional crônica	Agentes à base de solução salina não são indicados para o manejo da constipação a longo prazo ou para pacientes com disfunção renal. Eles podem causar acúmulo tóxico de magnésio Os sais de fosfato não são recomendados para pacientes em restrição de líquidos
Catárticos estimulantes Bisacodil (Dulcolax®) Óleo de rícino Casanthranol (Peri-Colace®) Correctol Senósido (Ex-Lax®, Senokot®)	Os agentes causam irritação local na mucosa intestinal, aumentam a motilidade intestinal e inibem a reabsorção de água no intestino grosso. O movimento rápido de fezes provoca retenção de água nas fezes. Esses medicamentos causam a formação de fezes moles a líquidas em 6 a 8 h e geralmente contêm bisacodil ou senósido Esses laxantes devem ser usados ocasionalmente porque o uso regular de um laxante estimulante pode levar à dependência do estímulo para defecar	Os agentes preparam o intestino para procedimentos de diagnóstico ou podem ser necessários para aqueles com constipação por frequente uso de opioides	Os agentes causam cólicas graves Os agentes não são indicados para uso a longo prazo O uso crônico pode causar desequilíbrios hidreletrolíticos

para o tratamento a longo prazo, mas não são usados para o alívio da constipação ocasional.

Agentes antidiarreicos. Agentes antidiarreicos são subdivididos em dois grupos. Os medicamentos antidiarreicos específicos tratam a causa da diarreia, enquanto os medicamentos antidiarreicos não específicos proporcionam alívio sintomático agindo sobre ou dentro do intestino (Burchum e Rosenthal, 2021). Os médicos precisam determinar a causa da diarreia antes de prescrever um tratamento eficaz. Por exemplo, se a diarreia de um paciente for causada por uma infecção, um medicamento antidiarreico específico, como um antibiótico, pode ser usado para tratamento. Um paciente com uma crise grave de colite ulcerativa, uma doença inflamatória intestinal, pode requerer um esteroide.

Os medicamentos antidiarreicos não específicos reduzem a motilidade intestinal para retardar a passagem das fezes. Consequentemente, o corpo absorve mais água por meio das paredes intestinais, o que reduz a fluidez e o volume das fezes. Os opioides são os agentes antidiarreicos não específicos mais eficazes (p. ex., loperamida, difenoxilato com atropina). Codeína ou tintura de ópio podem ser usadas para o manejo da diarreia crônica grave em pacientes portadores de doenças como doença de Crohn, colite ulcerativa e síndrome da imunodeficiência adquirida (AIDS). Os pacientes precisam usar agentes antidiarreicos que contenham opiáceos com cautela porque os opiáceos são viciantes.

Enemas. Um enema é a instilação de uma solução no reto e cólon sigmoide. A principal razão para se realizar um enema é promover a defecação, estimulando o peristaltismo. O volume de líquido instilado rompe a massa fecal, expande a parede retal e inicia o reflexo de defecação. Os enemas também são um veículo para medicamentos que exercem um efeito local na mucosa retal. Eles são usados mais comumente para proporcionar alívio imediato da constipação, esvaziando o intestino antes do exame diagnóstico ou cirurgia, ou iniciar um programa de treinamento intestinal.

Enemas de limpeza. Os enemas de limpeza promovem a completa evacuação das fezes do cólon. Atuam estimulando o peristaltismo por meio da infusão de um grande volume de solução ou irritação da mucosa do cólon. Eles incluem água da torneira, solução salina normal, solução de água com sabão e solução salina hipertônica de baixo volume. Cada solução tem um efeito osmótico diferente, influenciando o movimento de líquidos entre o cólon e os espaços intersticiais além do intestino. Lactentes e crianças recebem apenas solução salina normal porque têm maior risco de desequilíbrio hídrico.

Água de torneira. A água da torneira é hipotônica e exerce uma pressão osmótica inferior ao líquido nos espaços intersticiais. Após a infusão no cólon, a água sai do lúmen intestinal e entra nos espaços intersticiais. O líquido da água faz pouco movimento. O volume infundido estimula a defecação antes que grandes quantidades de água deixem o intestino. Tenha cuidado se forem solicitados repetidos enemas com água da torneira, pois ocorre o desenvolvimento de toxicidade da água ou de sobrecarga circulatória se o corpo absorver grandes quantidades de água.

Solução salina normal. A solução salina fisiologicamente normal é a solução mais segura, pois exerce a mesma pressão osmótica que os líquidos nos espaços intersticiais ao redor do intestino. O volume de solução salina infundida estimula o peristaltismo. Administrar enemas com solução salina diminui o perigo de excesso absorção de líquido.

Soluções hipertônicas. Soluções hipertônicas infundidas no intestino exercem pressão osmótica que atrai o líquido para fora dos espaços intersticiais. O cólon se enche de líquido e sua consequente distensão promove a defecação. Pacientes incapazes de tolerar grandes volumes de líquidos são os que mais se beneficiam desse tipo de enema, que é, por concepção, de baixo volume. Esse tipo de enema é contraindicado aos pacientes que estão desidratados e lactentes pequenos. Uma solução hipertônica de 120 a 180 mℓ geralmente é eficaz. O enema comercialmente preparado é o mais comum.

Água e sabão. Você adiciona sabão à água da torneira ou solução salina para criar um efeito de irritação intestinal e estimular o peristaltismo. Use apenas sabão de castela puro na forma líquida, incluído na maioria dos *kits* de enemas de sabão. Use enemas de água com sabão com cautela em mulheres grávidas e idosos, porque podem causar desequilíbrio eletrolítico ou danos para a mucosa intestinal.

Os médicos às vezes prescrevem enemas de limpeza altos ou baixos. Os termos *alto* e *baixo* referem-se à altura a partir da qual, e, portanto, a pressão com a qual, o líquido é aplicado. Enemas altos limpam mais o cólon. Após a infusão do enema, peça ao paciente que vire da posição lateral esquerda para a reclinada de costas, e depois para o lado direito. A mudança de posição garante que o líquido atinja o intestino grosso. Um enema baixo limpa apenas o reto e o cólon sigmoide.

Retenção de óleo. Enemas de retenção de óleo lubrificam as fezes no reto e cólon. As fezes absorvem o óleo e ficam mais macias e fáceis de passar. Para potencializar a ação do óleo, o paciente retém o enema por várias horas, se possível.

Outros tipos de enemas. Os enemas carminativos proporcionam alívio da distensão gasosa. Eles melhoram a capacidade de passar flatos. Um exemplo de enema carminativo é a solução MGW, que contém 30 mℓ de magnésio, 60 mℓ de glicerina e 90 mℓ de água.

Enemas medicamentosos contêm fármacos. Um exemplo é o poliestirenossulfonato de sódio (Kayexalate®), usado para tratar pacientes com níveis elevados de potássio sérico. Esse medicamento contém uma resina que substitui íons potássio por íons sódio no intestino grosso. Outro enema medicamentoso é a solução de neomicina, um antibiótico usado para reduzir bactérias no cólon antes da cirurgia intestinal. Um enema contendo medicação esteroide pode ser usado para inflamação aguda no cólon inferior.

Manejo de enema. Os enemas estão disponíveis na forma de *kits* comerciais, unidades descartáveis ou com materiais reutilizáveis pré-preparados para uso. A técnica estéril é desnecessária porque o cólon normalmente contém bactérias. No entanto, você precisa usar luvas para evitar a transmissão de microrganismos fecais.

Explique o procedimento, incluindo a posição que deve ser assumida, precauções a tomar para evitar desconforto e o tempo necessário para reter a solução antes da defecação. Se um paciente precisar fazer o enema em casa, explique o procedimento a um familiar. Administrar um enema a um paciente que é incapaz de contrair o esfíncter externo gera dificuldades. Administre o enema com o paciente posicionado na comadre.

Administrar o enema com o paciente sentado no vaso sanitário é inseguro, pois a posição da sonda retal pode ferir a parede intestinal. O Procedimento 47.1 descreve as etapas para a administração de um enema.

Remoção digital de fezes. Para um paciente com impactação, o bolo fecal às vezes é grande demais para passar voluntariamente. Se um exame retal digital revelar um bolo de fezes duras no reto, pode ser necessário removê-lo manualmente, quebrando-o e trazendo uma parte por vez. A remoção digital é o último recurso na gestão de constipação, mas pode ser necessário caso o bolo fecal seja muito grande para passar pelo canal anal. O procedimento (Boxe 47.10) é muito desconfortável para o paciente. O excesso de manipulação retal causa irritação à mucosa, sangramento e estimulação do nervo vago, que às vezes resulta em uma desaceleração reflexa da frequência cardíaca (Huether et al., 2020).

Inserção e manutenção de sonda nasogástrica. A condição ou situação de um paciente às vezes requer intervenções especiais para descomprimir o sistema GI. Tais condições incluem cirurgia (ver Capítulo 50), ausência de peristaltismo, trauma no sistema GI, ou obstrução do sistema GI frequentemente causada por tumores.

Uma sonda nasogástrica (SNG) é um tubo oco flexível que é inserido através da nasofaringe do paciente até o estômago. A intubação com SNG tem vários propósitos (Tabela 47.3). Existem duas categorias principais de SNG: sondas de calibre fino ou pequeno e sondas de calibre grande. Sondas de pequeno diâmetro são frequentemente usadas para administração de medicamentos e alimentação enteral (ver Capítulo 45 para alimentação enteral). Sondas de grande diâmetro, de 12 Fr ou mais, geralmente são usadas para descompressão gástrica ou remoção de secreções. As sondas coletoras tipo Levin e Salem são as mais comuns para descompressão do estômago. A sonda de Levin é um tubo de lúmen único com orifícios próximos da ponta. É conectada a uma bolsa coletora ou a um dispositivo de aspiração para drenar as secreções do estômago.

A sonda coletora Salem é preferível para descompressão do estômago. A sonda dispõe de dois lumens: um para remoção do conteúdo gástrico e outro para fornecer uma saída de ar. Um rabicho azul é a saída de ar que se conecta com o segundo lúmen. Quando o lúmen principal da sonda coletora está conectado à aspiração, a saída de ar permite a drenagem livre e contínua das secreções. Não feche a saída de ar se a sonda estiver conectada ao sistema de aspiração.

Você usa técnica limpa ao inserir uma sonda nasogástrica; esse não é um procedimento estéril. O procedimento é desconfortável. Os pacientes experimentam uma sensação de ardor à medida que o tubo passa pela mucosa nasal sensível. Quando atinge a parte posterior da faringe, os pacientes às vezes começam a ter ânsia de vômito. Ajude-os a relaxar para facilitar a inserção da sonda. Algumas instituições permitem o uso de gel de xilocaína ou lidocaína durante a inserção

Boxe 47.10 Diretrizes para o procedimento

Remoção digital de fezes

Delegação e colaboração
O procedimento de remoção digital de fezes não pode ser delegado a técnico/auxiliar de enfermagem. Em algumas instituições, apenas os médicos realizam esse procedimento. O enfermeiro orienta os profissionais de enfermagem a:
- Administrar cuidados perineais e outros cuidados de higiene necessários após cada movimento intestinal
- Observar a cor e a consistência de quaisquer fezes evacuadas.

Materiais
Comadre, protetor impermeável, lubrificante hidrossolúvel, panos, toalhas, sabão e luvas de procedimento.

Passos para o procedimento
1. Identifique o paciente utilizando pelo menos dois tipos de identificação (p. ex., nome e data de nascimento ou nome e número do prontuário) de acordo com as políticas locais.
2. Higienize as mãos, feche as cortinas ao redor do leito, obtenha os sinais vitais de referência do paciente e avalie o nível de conforto, ausculte sons intestinais e palpe a distensão abdominal antes do procedimento.
3. Explique o procedimento e ajude o paciente a se deitar do lado esquerdo na posição de Sims com os joelhos flexionados e voltados para você.
4. Cubra o tronco e as extremidades inferiores com um lençol e coloque um protetor impermeável sob as nádegas. Mantenha uma comadre ao lado do paciente.
5. Higienize as mãos e calce luvas de procedimento; lubrifique o dedo indicador da mão dominante com lubrificante hidrossolúvel.
6. Oriente o paciente a respirar lenta e profundamente. Insira de maneira gradativa e suave o dedo indicador no reto e avance o dedo lentamente ao longo da parede retal.
7. Solte suavemente o bolo fecal massageando ao redor dele. Trabalhe a massa endurecida com o dedo.
8. Trabalhe as fezes para baixo em direção ao fim do reto. Remova os pequenos pedaços, um de cada vez, e descarte na comadre.
9. Reavalie periodicamente o pulso e o nível de conforto do paciente e verifique se há sinais de fadiga. Pare o procedimento se o pulso cair significativamente (verifique a política da instituição) ou se houver alterações no ritmo.
10. Continue a limpar as fezes do reto e permita intervalos de descanso para o paciente.
11. Após o término, lave e seque as nádegas e a região anal.
12. Retire a comadre; inspecione as fezes quanto a cor e consistência. Descarte as fezes. Remova as luvas virando-as do avesso e, em seguida, descarte-as.
13. Ajude o paciente a ir ao banheiro ou usar uma comadre se surgir vontade de defecar.
14. Higienize as mãos. Registre os resultados do procedimento descrevendo características e quantidade.
15. Siga o procedimento com enemas ou catárticos conforme prescrição médica.
16. Reavalie os sinais vitais e o nível de conforto do paciente, ausculte os sons do intestino e observe o estado da distensão abdominal.
17. Coloque o sistema de chamada de enfermagem em um local acessível, ao alcance do paciente.
18. Levante as grades laterais (se adequado) e coloque o leito na posição mais baixa.

Tabela 47.3 Finalidades da intubação nasogástrica.

Finalidade	Descrição	Tipo de sonda
Descompressão	Remoção de secreções e substâncias gasosas do sistema GI; prevenção ou alívio de distensão abdominal (Harding et al., 2020)	Coletora Salem, Levin, Miller-Abbott
Nutrição enteral (ver Capítulo 45)	Instilação de suplementos nutricionais líquidos ou alimentos no estômago ou no intestino delgado para os pacientes com deglutição prejudicada (Harding et al., 2020)	Duo, Dobhoff, Levin
Compressão	Aplicação interna de pressão por meio de balão para prevenir hemorragia esofágica ou GI interna (Harding et al., 2020)	Sengstaken-Blakemore
Lavagem	Irrigação do estômago em casos de sangramento ativo, envenenamento ou dilatação gástrica (Harding et al., 2020)	Levin, Ewald, coletora Salem

da sonda, pois isso diminui o desconforto do paciente durante o procedimento. O processo para inserir uma sonda nasogástrica é descrito no Procedimento 47.2.

Uma das maiores necessidades de um paciente com sonda nasogástrica é manter o conforto. Pelo fato de que a sonda irrita a mucosa do nariz e a faringe, você avalia a condição das narinas e da garganta do paciente quanto à inflamação. O esparadrapo ou dispositivo de fixação usado para fixar a sonda muitas vezes fica sujo ou frouxo. Substitua-o conforme a necessidade para evitar migração da sonda. A lubrificação frequente das narinas pode minimizar o desconforto. Com a narina ocluída, o paciente respira pela boca. O cuidado frequente da boca ajuda a minimizar o desconforto de uma boca seca, desconforto este que ocorre com frequência. Dar hastes flexíveis umedecidas com água ou pastilhas para o paciente chupar pode proporcionar algum alívio da secura da boca e garganta. Muitas vezes, os pacientes queixam-se de dor de garganta. Um profissional da saúde pode prescrever gargarejos com gel tópico de xilocaína para minimizar a irritação.

A sonda pode estar obstruída. Por exemplo, às vezes, a ponta da sonda fica encostada na parede do estômago ou fica obstruída com secreções espessas. Assim, manter a perviedade da sonda é uma prioridade. Irrigar a sonda regularmente com uma seringa com ponta de cateter cheia de solução salina normal ou água morna ajuda a evitar o bloqueio da sonda. Se uma sonda nasogástrica não drenar adequadamente após a irrigação reposicione-a, avançando ou puxando-a levemente. Para efetuar uma mudança na posição da sonda às vezes é necessário que o médico solicite um dispositivo de projeção de imagem para verificar seu posicionamento correto no sistema GI do paciente. Consulte a política da instituição e/ou as preferências do médico, conforme necessário.

Manejo de pacientes com incontinência fecal ou diarreia. Você pode aplicar um coletor fecal ao redor da abertura anal se o paciente estiver apresentando fezes líquidas com muita frequência e se a pele estiver intacta. Coletores fecais podem ser difíceis de aplicar quando há uma dobra profunda entre as nádegas e quando há pelos na região. Também há sistemas de manejo de fezes disponíveis para uso a curto prazo com diarreia de grande volume. Eles são feitos para serem usados basicamente em contextos de cuidados agudos. Os dispositivos têm um cateter de silicone maleável intra-anal com um balão de retenção bem parecido com um cateter de Foley para inserção na abóboda retal de modo a evitar que as fezes líquidas entrem em contato com a pele de pacientes internados que estejam imobilizados. O cateter é conectado a uma bolsa coletora que coleta os efluentes fecais líquidos. Consulte a bula do produto para orientações e as políticas da instituição para uso adequado.

Cuidados contínuos e restauradores. Padrões de eliminação regulares devem ser verificados antes de um paciente ir para casa ou para um ambiente de cuidados prolongados. Com uma nova estomia, um paciente ou um familiar cuidador precisa aprender os cuidados necessários (Boxe 47.11). Outros pacientes necessitam de reeducação intestinal. É importante lembrar que você inicia os cuidados com a estomia e o retreinamento em ambientes de cuidados agudos. No entanto, por serem necessidades de cuidado prolongado, a orientação geralmente continua em ambientes de cuidados restauradores ou domiciliares.

Boxe 47.11 Educação em saúde

Como orientar os pacientes a cuidar de estomias

Objetivo
- O paciente/cuidador demonstrará como esvaziar e trocar uma bolsa de estomia.

Estratégias de ensino
- Forneça uma lista abrangente dos produtos necessários para cuidar da estomia
- Forneça ao paciente/familiar cuidador suprimentos que durem de 1 a 2 semanas, incluindo pelo menos cinco equipamentos e acessórios para estomia, e informações do número de contato de uma empresa de suprimentos médicos (Stetzer, 2021)
- Mostre ao paciente/cuidador a abordagem passo a passo para trocar uma bolsa de estomia (Howson, 2019)
- Forneça pelo menos uma oportunidade para o paciente/cuidador esvaziar e trocar a bolsa de estomia enquanto o paciente está no hospital (Stetzer, 2021)
- Forneça orientações detalhadas sobre dieta e líquidos; cuidados com a pele periestomal; restrições ao levantamento; retomar o exercício e a intimidade; e quando entrar em contato com o médico ou enfermeiro
- Organize o acompanhamento com um enfermeiro de estomia, se possível.

Avaliação
Use os princípios de explicar de volta para avaliar o aprendizado do paciente/familiar cuidador:
- Quero ter certeza de que expliquei esse procedimento de uma maneira que você tenha entendido. Por favor, mostre-me como você troca sua bolsa de estomia
- Conte-me três pontos importantes sobre dieta e ingestão de líquidos que você precisa seguir agora que tem uma estomia.

Cuidados de pacientes com estomias. Pacientes com derivações intestinais temporárias ou permanentes têm necessidades únicas de eliminação. Um indivíduo com estomia usa uma bolsa para coletar efluentes ou eliminações do estoma. As bolsas são à prova de odor e têm uma barreira protetora de pele circundando o estoma. Esvazie a bolsa quando estiver cheia entre um terço e a metade. Troque o sistema de coleta aproximadamente a cada 3 a 7 dias, dependendo das necessidades individuais do paciente (WOCN, 2018; Howson, 2019). Avalie a cor do estoma. Deve ser rosa ou vermelho. Você observa a pele a cada troca de bolsa para sinais de irritação ou ruptura da pele. A proteção da pele é importante porque o efluente tem enzimas digestivas que causam dermatite irritante, se houver vazamento na pele periestomal. Outros problemas da pele periestomal são erupções fúngicas, foliculite ou ulcerações. Encaminhe pacientes com esses problemas ao enfermeiro estomaterapeuta (WOCN, 2018) (Boxe 47.12).

Boxe 47.12 Prática baseada em evidências

Reconhecimento de problemas na pele periestomal

Questão PICOT: Em pacientes com estomias, qual é o efeito do conhecimento e da educação do paciente sobre prevenção da deterioração da pele periestomal?

Resumo das evidências
Pacientes com estomia estão em risco de desenvolver problemas na pele periestomal, muitos dos quais são preveníveis (Salvadalena et al., 2020; Taneja et al., 2019). Manter a pele periestomal saudável e deixar a pele ao redor do estoma sempre limpa, seca e íntegra é uma prioridade após a cirurgia de estomia (WOCN, 2018; Salvadalena et al., 2020). Pacientes com ileostomias e pregas ou dobras de pele periestomais estão particularmente em risco (Salvadalena et al., 2020). A causa mais comum dos distúrbios na pele periestomal é o efluente que causa irritação na pele, ulceração ou erosão (Voegeli et al., 2020). As razões para o vazamento de efluentes incluem bolsas de estoma mal ajustadas, aderência insuficiente do adesivo, hérnia periestomal e complicações cirúrgicas. Em casos de internações hospitalares pós-operatórias mais curtas é um desafio para os enfermeiros orientar extensivamente os pacientes a respeito de sistemas de coleta, cuidados com a estomia e técnicas de resolução de problemas necessárias para prevenir problemas na pele periestomal (WOCN, 2018). Um estudo revelou que aproximadamente 36% dos pacientes desenvolveram um distúrbio na pele periestomal em um prazo de 90 dias após a cirurgia de estomia, o que aumentou em muito a probabilidade de readmissão hospitalar (Taneja et al., 2019). Educação do paciente é um fator importante na prevenção de complicações, redução dos custos de cuidados de saúde e para ajudar os pacientes a retomar suas vidas ativas após a cirurgia de estomia (Maculotti et al., 2019; Taneja et al., 2019).

Aplicação na prática de enfermagem
- Avalie o conhecimento e a capacidade dos pacientes para analisar alterações em sua pele periestomal para o reconhecimento precoce e tratamento de doenças da pele
- Oriente o paciente sobre quais são os sinais e sintomas de distúrbios de pele para garantir a identificação precoce de problemas cutâneos (Taneja et al., 2019)
- Encaminhe os pacientes para um enfermeiro estomaterapeuta, se for necessária assistência para o manejo da estomia (WOCN, 2018)
- Certifique-se de que os pacientes recebam cuidados de seguimento e educação após serem encaminhados para casa para ajudar a melhorar os resultados e reduzir os custos dos cuidados de saúde (Taneja et al., 2019; Voegeli et al., 2020).

Irrigação de colostomia. Embora essa prática não seja tão comum devido à existência atual de bolsas aprimoradas à prova de odor, alguns pacientes irrigam suas colostomias sigmoides para regular o esvaziamento do cólon. Esse processo leva cerca de uma hora por dia para ser concluído, mas geralmente significa que um paciente usa apenas uma minibolsa subsequentemente para absorver o muco do estoma e conter os gases. São utilizados equipamentos específicos para estomias. O equipamento conta com um cone de silicone preso por tubo plástico a uma bolsa que reterá o líquido de irrigação, que geralmente é água morna. Siga a rotina que o paciente estabeleceu para esse cuidado. Ocasionalmente, será prescrita irrigação ou enema a um paciente com colostomia e que sofre de constipação. Use equipamentos projetados especificamente para a irrigação, em vez de um *kit* de administração de enema usado por pacientes sem estomas.

Estomias com bolsa. Uma estomia requer uma bolsa para coletar material fecal. Um sistema de bolsa eficaz protege a pele, armazena o material fecal, permanece livre de odor e é confortável e discreto. Uma pessoa que usa uma bolsa precisa se sentir segura o suficiente para participar de qualquer atividade (WOCN, 2018).

Muitos sistemas de bolsas estão disponíveis. Para garantir que uma bolsa se adapte bem e atenda às necessidades do paciente, considere localização da estomia, tipo e tamanho do estoma, tipo e quantidade de drenagem da estomia, tamanho e contorno do abdome, condição da pele ao redor do estoma, atividades físicas do paciente, preferência pessoal do paciente, idade e destreza e custo do equipamento. O **enfermeiro estomaterapeuta** é um profissional de enfermagem especialista no cuidado de pacientes com estomias. Esse enfermeiro colabora com outros enfermeiros e pacientes para se certificar de que os pacientes tenham o melhor sistema de bolsas para suas necessidades individuais. Um sistema de bolsa consiste em uma bolsa e uma barreira de pele (Figura 47.12). As bolsas vêm em sistemas de uma e duas peças e são planas ou convexas. Algumas contam com a abertura pré-cortada pelo fabricante; outras exigem que a abertura do estoma seja cortada de acordo com o tamanho específico do paciente. As bolsas mais recentes têm um fechamento integrado; as mais antigas usam uma presilha para fechar a bolsa. Uma das primeiras habilidades a ser ensinada a um paciente com uma nova estomia é como abrir e fechar a bolsa. O Procedimento 47.3 descreve os passos para a aplicação de uma bolsa de estomia.

Considerações nutricionais. Geralmente, alguns dias após a cirurgia, os pacientes com novas estomias sentem que seu apetite voltou ao normal. Pequenas porções de alimentos moles são tipicamente mais apetitosas, como seriam para qualquer paciente que tenha sido submetido a uma cirurgia abdominal.

Pacientes com colostomia não têm restrições alimentares além da dieta discutida para o funcionamento normal do intestino saudável, com fibras e líquidos para manter as fezes suavemente formadas. Pacientes com ileostomia digerem completamente a comida, mas perdem líquidos e sal por meio do seu estoma e precisam ter certeza de substituí-los para evitar a desidratação. Um bom lembrete para os pacientes é incentivar a beber um copo de 240 mℓ de líquido quando esvaziam sua bolsa. Isso os ajuda a lembrar que eles têm maiores necessidades de líquidos do que antes da ileostomia. Uma condição que ocorre com pouca frequência em pessoas com ileostomia é chamada de bloqueio alimentar. Alimentos com fibras indigestas, como milho-doce, pipoca, cogumelos crus, abacaxi fresco e repolho-chinês, podem causar esse problema. No entanto, se os pacientes ingerirem esses alimentos em pequenas quantidades, bebendo líquidos junto com a comida e mastigando bem, é pouco provável que sintam qualquer dificuldade.

Considerações psicológicas. Após a cirurgia de estomia, os pacientes enfrentam uma variedade de ansiedades e preocupações, desde aprender a manejar o estoma até o enfrentamento de conflitos de autoestima, imagem corporal e sexualidade. Ofereça apoio emocional antes e depois da cirurgia (WOCN, 2018). A adaptação a um estoma leva tempo, e é uma questão muito pessoal. Um estudo com pacientes portadores de câncer colorretal e colostomia revelou que o declínio da qualidade de vida após a estomia ocorreu em 2 meses, com melhora em 6 meses e retorno praticamente aos níveis pré-operatórios em 12 meses (Goldberg et al., 2017). Fatores importantes que afetam a adaptação do paciente ao estoma incluem a capacidade de assumir com sucesso o cuidado da estomia, incluindo o esvaziamento da bolsa e a troca do sistema de bolsa para que não ocorram odores e vazamento de fezes inesperados. A incapacidade de retomar o autocuidado às vezes causa uma perda de autoestima. O processo de envelhecimento muitas vezes afeta a capacidade de manejar estomas, mesmo em pessoas que os têm há anos. Você precisa reconhecer e intervir quando os problemas resultantes da idade avançada, como alterações na pele, perda ou ganho de peso, deficiências ou mudanças na dieta ocorrerem. Se possível, consulte um enfermeiro estomaterapeuta. A Wound, Ostomy, and Continence Nurses Society (http://www.wocn.org) fornece informações e ajuda os pacientes a localizar um enfermeiro

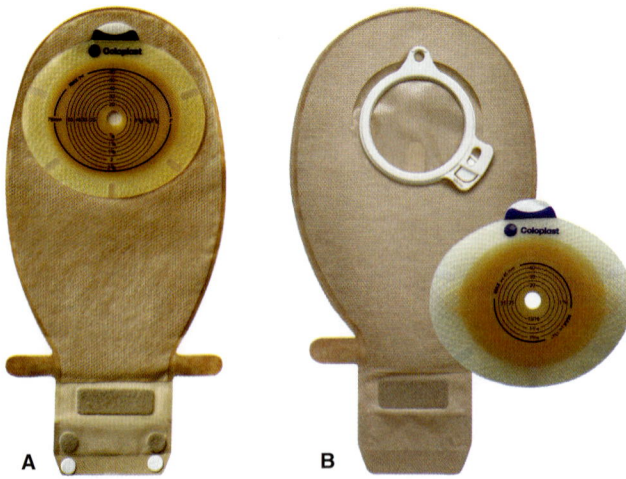

Figura 47.12 Bolsas de estomia e barreiras de pele. **A.** Bolsa de uma peça com fecho de Velcro®. **B.** Sistema de bolsa de duas peças com barreira de pele separada e bolsa acoplável. *Observação*: as barreiras de pele precisam ser cortadas sob medida, de acordo com o tamanho do estoma. (Cortesia de Coloplast, Minneapolis, MN.)

estomaterapeuta. Considere encaminhamento para grupos locais de estomia, como aqueles afiliados às United Ostomy Associations of America em http://www.ostomy.org.

> **Pense nisso**
>
> Quando um paciente tem uma nova estomia, ele está sofrendo uma mudança significativa na imagem corporal. Pense em como você pode ajudá-lo, assim como a seus familiares e a outros enfermeiros a demonstrar aceitação dessa mudança para que o paciente se sinta menos isolado e constrangido por sua estomia.

Treinamento intestinal. Um paciente com constipação funcional crônica ou incontinência secundária a déficit cognitivo pode se beneficiar de **treinamento intestinal**, também chamado de *treinamento de hábito intestinal* (NIH, n.d.a). O treinamento envolve a elaboração de uma rotina diária. Ao tentar defecar à mesma hora todos os dias, e usando medidas que promovam a defecação, um paciente pode estabelecer um padrão de defecação normal. O programa requer tempo, paciência e consistência. Um paciente com problemas cognitivos precisa ter um cuidador capaz de dedicar tempo ao programa de treinamento. Um programa de sucesso inclui o seguinte:

- Avaliar o padrão de eliminação normal e registrar os horários em que o paciente é incontinente
- Incorporar os princípios de enfermagem gerontológica ao ministrar programas de reeducação intestinal para idosos (Boxe 47.13)
- Escolher um horário com base no padrão do paciente para iniciar as medidas de controle de defecação
- Oferecer uma bebida quente (chá quente) ou suco de frutas (suco de ameixa) ou quaisquer líquidos que normalmente estimulem o peristaltismo no paciente antes da hora de defecação

---

Boxe 47.13 Foco em idosos

Retreinamento intestinal

- A idade avançada é um fator de risco para a constipação. Estima-se que 55 a 67% dos idosos que vivem em lares de idosos usem laxantes (Gustafsson et al., 2019)
- Aumente a quantidade de fibras alimentares por meio da ingestão de grãos integrais, legumes, frutas e vegetais
- Um mínimo de 1.500 mℓ de líquido por dia reduz o risco de constipação, sendo que as necessidades de líquidos aumentam durante os meses de verão e nos que tomam diuréticos e mantêm um estado cardiovascular estável
- Se segurar um copo for um problema, considere usar um copo de plástico mais leve e preenchido até a metade, reabastecendo-o com frequência
- Incentive a prática regular de exercícios dentro das limitações impostas por outras condições
- Certifique-se de que os pacientes estejam confortáveis e em segurança no vaso ou cadeira sanitária. Se necessário, obtenha um assento elevado de vaso sanitário com barras de segurança
- Os pacientes precisam se sentir à vontade durante a eliminação. A falta de privacidade leva o paciente a ignorar o desejo de defecar
- Revise todos os medicamentos com o médico do paciente para, eventualmente, substituir medicamentos que sejam menos propensos a causar constipação, sempre que possível
- Intervenções comportamentais, como ir ao banheiro com hora marcada, ajudam a estabelecer um horário programado para eliminação intestinal. Tente manter o mesmo horário todos os dias para ir ao banheiro
- Outras intervenções, como massagem abdominal, reflexologia e probióticos podem ajudar a manejar a constipação em idosos (Baran et al., 2019; Cevik e Zaybak, 2018; Ghafar et al., 2020).

- Auxiliar o paciente a ir ao banheiro no horário designado
- Proporcionar privacidade
- Orientar o paciente para que se incline para frente, sobre os quadris, enquanto está sentado no banheiro, aplique pressão manual com as mãos sobre o abdome e pressione, mas não force, para estimular o esvaziamento do cólon
- Um ambiente sem pressa e um familiar cuidador imparcial
- Manter a prática de exercícios normais de acordo com a capacidade física do paciente.

Manutenção da ingestão adequada de alimentos e líquidos. A nutrição é especialmente importante para ajudar os pacientes a manter padrões normais de eliminação em ambientes de cuidados contínuos e restauradores. Ao selecionar uma dieta para promover a eliminação normal, considere a frequência das eliminações intestinais, as características das fezes e os tipos de alimentos que prejudicam ou promovem a defecação. Uma dieta bem equilibrada com grãos integrais, legumes, frutas frescas e vegetais consumidos regularmente promove a eliminação normal. A fibra adiciona volume às fezes, elimina o excesso de líquidos e promove movimentos mais frequentes e regulares. É importante ensinar os pacientes a beber uma quantidade suficiente de líquidos (cerca de 3,7 ℓ por dia para homens; aproximadamente 2,7 ℓ por dia para mulheres) além de aumentar seu consumo de fibras. Se a ingestão de líquidos for inadequada, as fezes tornam-se duras porque menos água é retida no intestino grosso para amolecê-las. A quantidade de fibras e líquidos necessários para a função intestinal ideal varia entre os indivíduos. Consulte um nutricionista se um paciente tiver problemas de constipação funcional crônica.

Quando um paciente tem diarreia, alimentos com baixo teor de resíduos como arroz, batatas, pão, bananas e cereais cozidos são recomendados até que a diarreia seja controlada. Desestimule o consumo de alimentos que normalmente causam desconforto gástrico ou cólicas abdominais. A diarreia causada por doença é, às vezes, debilitante. Se o paciente não tolerar alimentos ou líquidos VO, é necessária terapia intravenosa com reposição de eletrólitos. O paciente retorna a uma dieta normal lentamente, muitas vezes começando com líquidos.

Sergio tem visitado Chavela nas últimas 3 semanas, implementando o plano de cuidados que ele desenvolveu com ajuda das informações da paciente. Durante sua visita de hoje, Chavela disse que sua dor estava bem controlada com paracetamol e que ela não estava mais tomando medicamentos opioides. Ela também tem trabalhado com o fisioterapeuta 2 vezes/semana. Contudo, continua tendo alguns problemas de constipação. Sendo assim, Sergio muda a prioridade do cuidado de Chavela de controle da dor e identifica que ajudá-la a manejar seu padrão de eliminação intestinal é a prioridade. Chavela diz que está comendo feijão, tomate e salada todos os dias. No entanto, ela às vezes se esquece de ingerir líquidos conforme foi orientada a fazer. Sergio cria um diário alimentar para Chavela de modo que seja possível rastrear seu consumo de alimentos e líquidos diariamente. Ele também trabalha com ela para identificar outros alimentos ricos em fibras que ela poderia acrescentar à sua dieta.

Chavela diz: "Ok, acho que posso tentar adicionar suco de ameixa, comer brócolis, mirtilos, abacate, milho e pipoca esta semana. Também vou trocar as tortilhas de farinha branca pelas de farinha integral. Minha sobrinha vai comigo às compras amanhã. Vou me certificar de adicionar tudo isso na minha lista de compras."

Promoção de exercícios regulares. Um programa de exercícios diários ajuda a prevenir problemas de eliminação. Caminhar, andar de bicicleta ergométrica ou nadar estimula o peristaltismo. É recomendado pela American Heart Association e pelo Centers for Disease Control and Prevention (CDC, 2018) que os adultos façam pelo menos 150 min de exercício por semana. Para um paciente temporariamente imobilizado, tente fazê-lo deambular assim que possível. Se a condição permitir, ajude o paciente a caminhar até uma cadeira na noite do dia da cirurgia e estimule-o a caminhar um pouco mais a cada dia. Colabore com fisioterapeutas, se necessário, para ajudar os pacientes a manter seu nível de atividade.

Manutenção da integridade da pele. Um paciente com diarreia, incontinência ou ileostomia está em risco de ruptura da pele quando as fezes permanecem na pele. As fezes líquidas geralmente contêm enzimas, o que causa uma rápida ruptura da pele. Irritações por limpezas repetidas com papel higiênico ou trocas frequentes da bolsa de estomia irritam a pele. Cuidados meticulosos com a pele perianal e remoção frequente da drenagem fecal são necessários para evitar degradação da pele (ver Capítulo 48). Limpe a pele com um limpador sem enxágue e aplique uma pomada de barreira após cada episódio de diarreia. Se um paciente for incontinente, verifique o paciente com frequência e troque os absorventes imediatamente após proporcionar uma limpeza de pele completa, mas suave. Pacientes com estomias muitas vezes não estão cientes da irritação da pele sob sua bolsa de estomia ou acham que isso é normal quando se tem uma estomia. Educação sobre a deterioração da pele e seu manejo são funções importantes para o enfermeiro estomaterapeuta (Boxe 47.12).

❖ **Avaliação**

Pelos olhos do paciente. A eficácia do cuidado depende do sucesso em atingir os resultados esperados do autocuidado. A precisão na avaliação dos resultados do paciente está relacionada a quão bem você conhece seu paciente. Idealmente, um paciente será capaz de ter defecação regular e sem dor, com fezes levemente formadas ou o paciente será capaz de manejar as alterações na eliminação intestinal de forma independente. O paciente ou cuidador são os únicos capazes de determinar se os problemas de eliminação intestinal foram aliviados e quais terapias foram as mais eficazes (Figura 47.13). Essa informação ajudará você a determinar se o plano de cuidados é eficaz ou se você precisa modificá-lo. Use pensamento crítico e julgamento clínico para garantir que sua avaliação reflita corretamente a atual situação do paciente e para determinar se os resultados desejados foram alcançados.

Resultados. Quando você estabelece uma relação terapêutica com um paciente ele se sente à vontade para discutir detalhes íntimos, geralmente associados à eliminação intestinal. Os pacientes ficam menos envergonhados quando você precisa ajudá-los com as necessidades de eliminação. Os pacientes relacionam sensações de conforto e libertação da dor quando as necessidades de eliminação são atendidas dentro dos limites de sua condição e tratamento. Avalie o nível de conhecimento de um paciente em relação ao estabelecimento de um padrão de eliminação, a capacidade de cuidar de estomias e a promoção da integridade da pele. Determine também até que ponto o paciente tem uma defecação normal. Peça ao paciente que descreva as mudanças na dieta, ingestão de líquidos e atividades para promoção da saúde intestinal. Pergunte o seguinte quando o resultado esperado do paciente não foi alcançado:

• Você usa medicamentos como laxantes ou enemas para ajudá-lo a defecar? Com que frequência?
• Quais obstáculos o impedem de consumir uma dieta rica em fibras e de praticar exercícios regularmente?

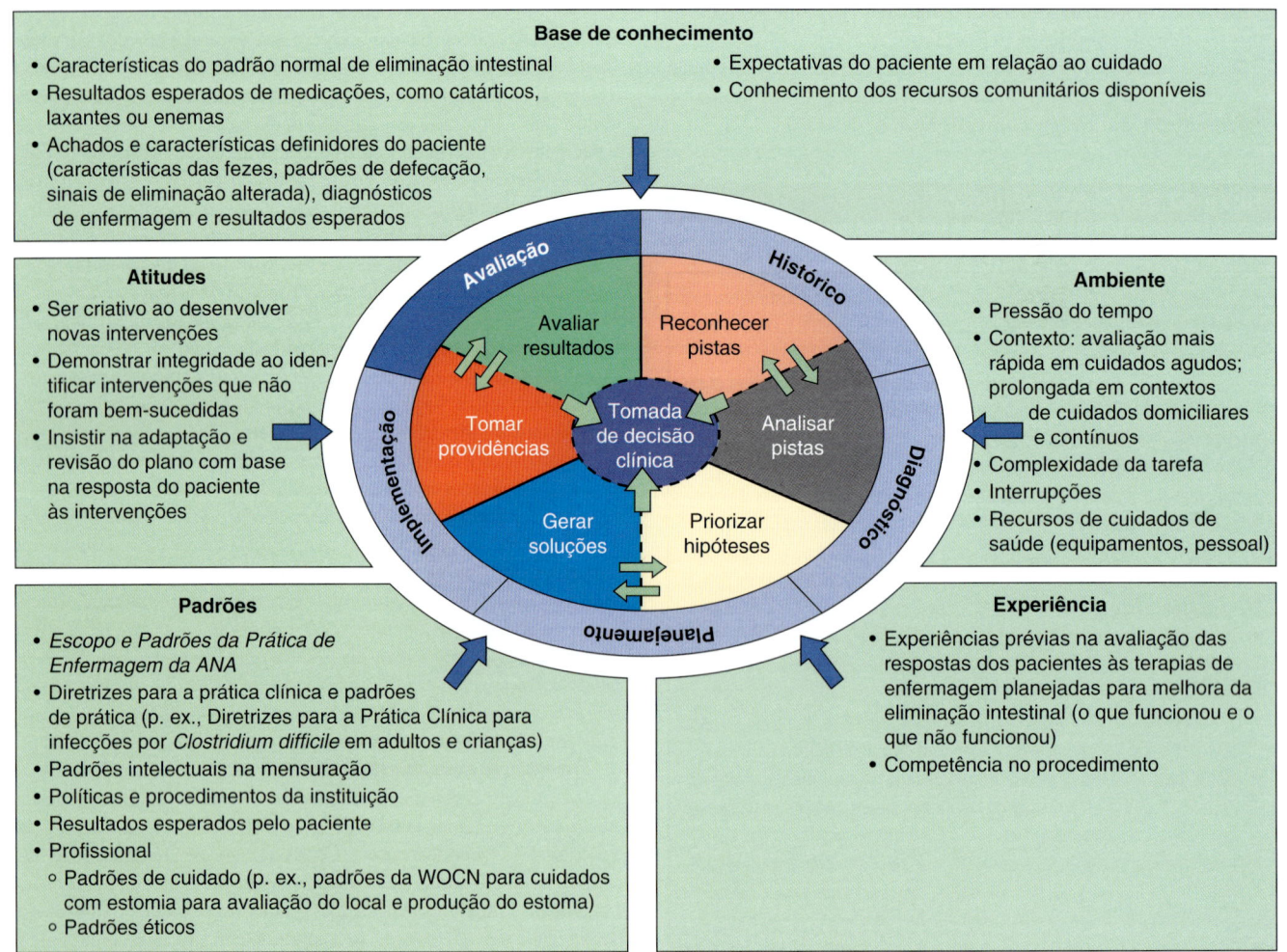

Figura 47.13 Modelo de pensamento crítico para avaliação da eliminação intestinal. *WOCN*, Wound, Ostomy and Continence Nurses Society. (Copyright de Modelo de Medida de Julgamento Clínico © NCSBN. Todos os direitos reservados.)

- Quanto líquido você bebe em 1 dia normal? Quais tipos de líquidos você costuma beber?
- Que desafios você encontra ao trocar sua bolsa de estomia?

Sergio está pronto para avaliar os resultados do plano de cuidados de Chavela. Ele começa perguntando: "Como você classificaria sua dor nas últimas 24 horas?"

Chavela diz: "A dor no meu joelho está muito melhor. Só estou tomando paracetamol logo que acordo e antes de dormir. Às vezes, eu uso bolsas de gelo depois de caminhar. Estou tão feliz por ter feito essa cirurgia! Realmente ajudou a melhorar minha dor."

Sergio então pergunta a Chavela: "Como está indo com seu nível de atividade?"

Chavela diz: "Só preciso ver o fisioterapeuta 1 vez/semana agora. Consigo andar por 15 a 20 minutos sem sentir dor e faço meus exercícios 2 a 3 vezes/dia. Estou ficando muito mais forte!"

Sergio então passa sua avaliação para os padrões de eliminação intestinal de Chavela. Ele diz: "Sei que você andou tendo problemas com sua constipação. Às vezes demora um pouco para que o intestino dos pacientes volte a funcionar regularmente depois de uma cirurgia. Quais mudanças na alimentação você conseguiu fazer e com que frequência seu intestino está funcionando agora?"

Chavela responde: "Tenho pesquisado na internet alimentos diferentes com alto teor de fibras. Além dos alimentos sobre os quais conversamos na semana passada, comecei a comer batata-doce, e acrescentei sementes de girassol e amêndoas na minha salada. Eu não sabia quanto eram gostosos os alimentos ricos em fibras! Meu intestino está funcionando com mais regularidade. Anotar quantos copos de água eu tomo por dia realmente ajuda. Minha sobrinha me trouxe um pequeno quadro branco que uso para monitorar quantos copos de água eu tomo. Muito obrigada por cuidar tão bem de mim e por me ajudar a aprender a ficar saudável."

Diretrizes para segurança do paciente

Garantir a segurança do paciente é uma função essencial do enfermeiro. Use julgamento clínico sólido comunicando-se claramente com os membros da equipe de saúde, avalie e incorpore as prioridades do paciente em relação ao cuidado e suas preferências. Use as melhores evidências aplicando padrões profissionais ao selecionar intervenções a serem usadas no cuidado do paciente. Quando for realizar os procedimentos deste capítulo, lembre-se dos pontos a seguir para garantir um cuidado seguro, individualizado e centrado no paciente:

- Oriente os pacientes a deitar de lado quando se autoadministram enemas. Peça que eles não autoadministrem um enema enquanto estiverem sentados no vaso sanitário, pois, nessa posição, a sonda retal causa atrito, podendo ferir a parede retal
- Se um paciente tiver doença cardíaca ou estiver tomando medicação para o coração ou anti-hipertensivos, verifique a taxa de pulso, pois a manipulação do tecido retal estimula o nervo vago e, às vezes, causa um declínio súbito na taxa de pulso, o que aumenta o risco de o paciente desmaiar enquanto estiver na comadre, cadeira sanitária de beira de leito ou no vaso sanitário.

Procedimento 47.1 — Administração de enema de limpeza

Delegação e colaboração
O procedimento de administração de um enema pode ser delegado aos técnicos/auxiliares de enfermagem. **Observação**: se for solicitado um enema medicamentoso, este deve ser administrado pelo enfermeiro. O enfermeiro orienta os técnicos/auxiliares de enfermagem sobre:

- Como posicionar adequadamente pacientes com restrições de mobilidade ou com dispositivos terapêuticos como drenos, cateteres intravenosos (IV) ou tração
- Informar imediatamente ao enfermeiro sobre qualquer nova dor abdominal do paciente (*exceção*: quando o paciente relata cólicas) ou sangramento retal
- Informar imediatamente ao enfermeiro sobre a presença de sangue nas fezes, ao redor da área retal ou sobre qualquer alteração nos sinais vitais.

Materiais
- Luvas de procedimento
- Lubrificante anestésico local hidrossolúvel (**observação:** algumas instituições exigem o uso de lubrificante hidrossolúvel sem anestésico quando o enfermeiro realiza o procedimento)
- Protetores impermeáveis e absorventes
- Comadre
- Tampa da comadre (*opcional, se disponível*)
- Toalha de banho
- Lavatório, panos, toalhas e sabonete
- Estetoscópio.

Administração de bolsa de enema
- Recipiente de enema
- Suporte de soro
- Linhas e braçadeira (se ainda não estiver conectada ao recipiente)
- Tubo retal de tamanho apropriado (adulto, de 22 a 30 Fr; crianças, de 12 a 18 Fr)
- Volume correto de solução aquecida (morna) (adultos, de 750 a 1.000 mℓ; adolescentes, de 500 a 700 mℓ; crianças em idade escolar, de 300 a 500 mℓ; crianças pequenas, de 250 a 350 mℓ; lactentes, de 150 a 250 mℓ).

Enema pré-embalado
- Recipiente de enema pré-embalado com ponteira retal lubrificada (Figura 47.14).

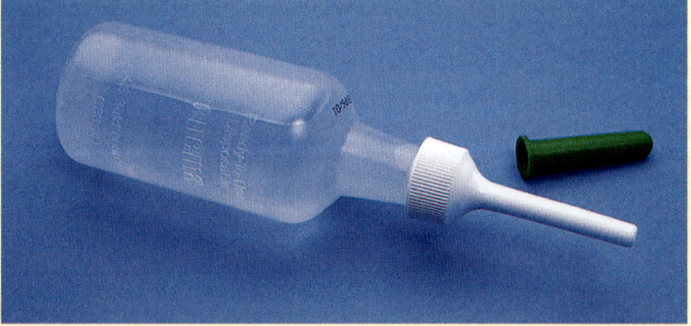

Figura 47.14 Recipiente de enema pré-embalado com ponteira retal.

(*continua*)

Procedimento 47.1 — Administração de enema de limpeza (Continuação)

Passo	Justificativa
Histórico de enfermagem	
1. Identifique o paciente utilizando pelo menos dois tipos de identificação (p. ex., nome e data de nascimento ou nome e número do prontuário) de acordo com as políticas locais.	Garante que o paciente certo seja tratado. Atende às normas de The Joint Commission e aumenta a segurança para o paciente (TJC, 2021).
2. Revise a prescrição médica para enema e esclareça o motivo da administração.	Geralmente é necessária uma prescrição médica para os pacientes hospitalizados. A prescrição indica que tipo de enema o paciente receberá.
3. Revise o prontuário médico e avalie a última evacuação, comparando o padrão normal com o padrão intestinal recente, presença de hemorroidas e presença de dor ou cólicas.	Determina a necessidade de enema e o tipo de enema utilizado. Também estabelece a linha de base para função intestinal. As hemorroidas podem obstruir a abertura retal e causar desconforto ou sangramento durante a evacuação.
4. Avalie a mobilidade do paciente e a capacidade de virar e se posicionar de lado.	Determine se é necessário assistência para posicionar o paciente.
5. Avalie o paciente quanto a alergias a quaisquer ingredientes ativos do enema.	Reduz o risco de reação alérgica.
6. Inspecione e palpe o abdome para verificar a presença de distensão e ausculte sons intestinais.	Estabelece a linha de base da avaliação antes da administração do enema.
7. Avalie conhecimento, experiência e nível de letramento em saúde do paciente ou do familiar cuidador.	Garante que o paciente ou o familiar cuidador tenha capacidade de obter, comunicar, processar e compreender informações básicas de saúde (Centers for Disease Control and Prevention [CDC], 2021).
8. Avalie os objetivos ou preferências do paciente em relação a como o procedimento será feito ou o que o paciente espera.	Permite que o cuidado seja individualizado ao paciente.

JULGAMENTO CLÍNICO: quando a prescrição médica determina "enemas até clarear", o líquido expelido pode estar tingido, mas não deve conter material fecal sólido. É essencial observar o conteúdo da solução eliminada. Verifique a política da instituição, mas o paciente deve receber apenas três enemas consecutivos para evitar o desequilíbrio hidreletrolítico.

Passo	Justificativa
Planejamento	
1. Higienize as mãos.	Reduz a transmissão de microrganismos.
2. Prepare e organize os materiais de enema à beira do leito.	Garante uma abordagem organizada para a administração do enema.
3. Proporcione privacidade fechando as cortinas ao redor do leito ou fechando a porta, e prepare o ambiente à beira do leito para a segurança do paciente.	Respeita o direito do paciente à privacidade. Preparar o ambiente ajuda o enfermeiro a pensar sobre os passos necessários; remover a desordem da mesa sobre o leito remove as barreiras para a realização do procedimento.
4. Coloque a comadre ou cadeira sanitária de beira de leito em posição de fácil acesso. Se o paciente for expelir os conteúdos no banheiro, certifique-se de que o local esteja disponível e coloque chinelos antiderrapantes e o roupão de banho do paciente em posição de fácil acesso.	A comadre é usada se o paciente não conseguir sair do leito. Chinelos antiderrapantes ajudam a evitar quedas durante a transferência do leito para o banheiro.
5. Explique o procedimento de administração do enema ao paciente e/ou familiar cuidador.	Diminui a ansiedade e promove a cooperação do paciente.
Implementação	
1. Verifique a precisão e a integridade de cada registro de administração de medicamentos em relação à prescrição médica escrita. Verifique nome do paciente, tipo de enema e tempo para administração. Compare o registro de administração de medicamentos com o rótulo da solução de enema. **Observação:** se o enema contiver medicamento, o procedimento não pode ser delegado aos técnicos/auxiliares de enfermagem (ver política da instituição).	A prescrição médica é a fonte mais confiável e o único registro legal de medicamentos ou procedimento que o paciente deve receber. Garante que o paciente receba o enema correto.
2. Higienize as mãos.	Reduz a transmissão de microrganismos.
3. Com a grade lateral levantada no lado direito do paciente e o leito elevado até a altura de trabalho adequada, ajude o paciente a virar para a posição de decúbito lateral esquerdo (Sims) com o joelho direito flexionado. Confirme se o paciente está confortável e encoraje-o a permanecer na posição até que o procedimento seja concluído. **Observação:** coloque crianças em decúbito dorsal.	Permite que a solução do enema flua para baixo por gravidade ao longo da curva natural do cólon sigmoide e reto, melhorando assim a retenção da solução.

JULGAMENTO CLÍNICO: pacientes com controle deficiente do esfíncter requerem a colocação de uma comadre sob as nádegas. Administrar enema com o paciente sentado no vaso sanitário não é seguro, pois a sonda retal curva pode causar atrito na parede retal.

Passo	Justificativa
4. Calce luvas de procedimento e coloque protetor impermeável, com o lado absorvente para cima, sob os quadris e nádegas. Cubra o paciente com a manta de banho, expondo apenas a área retal, para visualizar claramente o ânus.	O protetor evita que a roupa de cama suje. A toalha mantém o aquecimento, reduz a exposição das partes do corpo e permite que o paciente se sinta mais relaxado e confortável.

Capítulo 47 Eliminação Intestinal 1431

Procedimento 47.1 Administração de enema de limpeza (Continuação)

Passo	Justificativa
5. Afaste as nádegas e examine a região perianal em busca de anormalidades.	Os resultados influenciam a abordagem de inserção da ponteira do enema. Prolapso contraindica a realização de enema.
6. Administre o enema.	
a. Administração de enema descartável pré-embalado:	
(1) Remova a tampa plástica da ponta do recipiente. A ponta pode já estar lubrificada. Aplique mais lubrificante hidrossolúvel conforme necessário (Figura 47.14).	A lubrificação proporciona uma inserção suave da sonda retal, sem causar irritação retal ou traumas. Mediante a presença de hemorroidas, lubrificante extra proporciona maior conforto.
(2) Afaste suavemente as nádegas e localize o ânus. Oriente o paciente a relaxar expirando lentamente pela boca.	A expiração promove o relaxamento do esfíncter retal externo.
(3) Segure o recipiente na posição vertical e expulse todo o ar do recipiente do enema.	A introdução de ar no cólon causa mais distensão e desconforto.
(4) Insira a ponta lubrificada do recipiente suavemente no canal anal em direção ao umbigo (ver ilustração). Adultos: de 7,5 a 10 cm Adolescentes: de 7,5 a 10 cm Crianças: de 5 a 7,5 cm Lactentes: de 2,5 a 3,75 cm	A inserção suave evita trauma na mucosa retal.

JULGAMENTO CLÍNICO: *se ocorrer dor ou você sentir resistência a qualquer momento durante o procedimento, pare e converse com o médico. Não force a inserção.*

(5) Aperte e torça o frasco plástico de baixo para cima até que toda a solução entre no reto e cólon. Oriente o paciente a reter a solução até ocorrer vontade de defecar, o que geralmente ocorre em 2 a 5 min.	Evita a instilação de ar no cólon e garante que todo o conteúdo entre no reto. As soluções hipertônicas requerem apenas pequenos volumes para estimular a defecação.
b. Administração de enema em uma bolsa de enema padrão:	
(1) Adicione o tipo de solução prescrita aquecida e a quantidade à bolsa de enema. Aqueça a água assim que ela sair da torneira. Coloque o recipiente de solução salina na bacia de água morna antes de adicionar solução salina à bolsa de enema. Verifique a temperatura da solução derramando uma pequena quantidade de solução sobre o pulso interno.	A água quente queima a mucosa intestinal. A água fria causa cólicas abdominais e é difícil de reter.
(2) Se o enema com água e sabão for solicitado, adicione sabão de castela depois da água.	Reduz a formação de espuma na bolsa de enema.

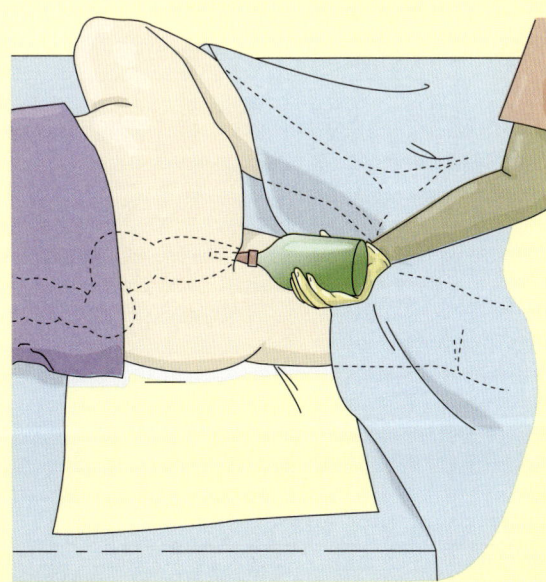

PASSO 6a(4) Com o paciente deitado do lado esquerdo, insira a ponta do enema no reto. (De Sorrentino SA, Remmert LA: *Mosby's textbook for nursing assistants*, ed 9, St Louis, 2017, Elsevier.)

Procedimento 47.1 Administração de enema de limpeza (Continuação)

Passo	Justificativa
(3) Levante o recipiente, solte a braçadeira e permita que a solução flua por tempo suficiente para encher a linha.	Remove o ar da linha.
(4) Trave novamente a linha.	Evita mais perda de solução.
(5) Lubrifique de 6 a 8 cm da ponta da sonda retal com lubrificante.	Permite a inserção suave da sonda retal sem risco de irritação ou trauma na mucosa.
(6) Afaste delicadamente as nádegas e localize o ânus. Oriente o paciente a relaxar expirando lentamente pela boca. Toque a pele do paciente próximo ao ânus com a ponta da sonda retal.	Expirar e tocar a pele com o tubo promove o relaxamento do esfíncter.
(7) Insira a ponta da sonda retal lentamente, apontando-o na direção do umbigo. A duração da inserção varia (ver Passo 6a [4]).	A inserção cuidadosa evita trauma na mucosa retal devido ao alojamento acidental da sonda contra a parede retal. A inserção além do limite adequado pode causar perfuração intestinal.

JULGAMENTO CLÍNICO: *se a sonda não passar facilmente, não force. Considere permitir que uma pequena quantidade de líquido seja infundida e tente reinserir o tubo lentamente. A instilação de líquido relaxa o esfíncter e fornece lubrificação. Se houver impactação fecal, remova-a antes de administrar o enema (Boxe 47.10).*

Passo	Justificativa
(8) Segure a linha no reto constantemente até o fim da instilação de líquido.	Impede a expulsão da sonda retal durante as contrações intestinais.
(9) Abra a braçadeira reguladora e deixe a solução entrar lentamente com o recipiente na altura do quadril do paciente.	A infusão rápida estimula a evacuação da sonda e pode causar cólicas.
(10) Eleve a altura do recipiente de enema lentamente até o nível apropriado: 30 cm acima da linha do ânus e 45 cm acima do colchão (ver ilustração). O tempo de instilação varia de acordo com o volume da solução administrada (p. ex., 1 ℓ pode levar 10 min). Você pode usar um suporte de soro para pendurar uma bolsa de enema assim que um fluxo lento de líquido for estabelecido.	Permite a instilação contínua e lenta da solução. Colocar o recipiente a uma altura muito elevada causa aceleração da instilação e possível distensão dolorosa do cólon. A alta pressão pode resultar em ruptura intestinal.

JULGAMENTO CLÍNICO: *a interrupção temporária da infusão minimiza as cólicas e promove a capacidade de reter a solução. Abaixe o recipiente ou trave a linha se o paciente queixar-se de cólicas ou se houver vazamento de líquido ao redor da sonda retal.*

Passo	Justificativa
(11) Instile toda a solução e trave a linha. Diga ao paciente que o procedimento foi concluído e que você removerá o tubo.	Impede a entrada de ar no reto. Os pacientes podem interpretar erroneamente a sensação de remoção do tubo como perda de controle.
7. Coloque camadas de papel higiênico ao redor da sonda no ânus e retire suavemente a sonda e ponta do reto.	Proporciona conforto e limpeza do paciente.

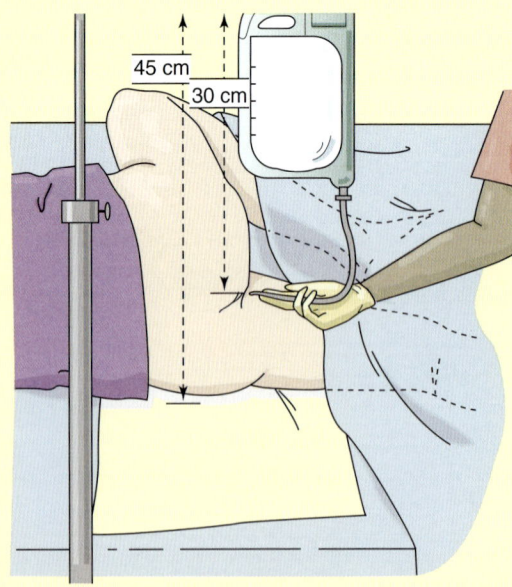

PASSO 6b(10) O suporte de soro é posicionado de forma que a bolsa de enema fique 30 cm acima da linha do ânus e 45 cm acima do colchão. (De Sorrentino SA, Remmert LA: *Mosby's textbook for nursing assistants*, ed 9, St Louis, 2017, Elsevier.)

Procedimento 47.1 — Administração de enema de limpeza (Continuação)

Passo	Justificativa
8. Explique ao paciente que um pouco de distensão e de cólica abdominal é normal. Peça que o paciente retenha a solução o maior tempo possível até que ocorra o desejo de defecar. Isso geralmente leva alguns minutos. Fique ao lado do leito. Faça o paciente se deitar tranquilamente no leito, se possível. (Para lactentes ou crianças pequenas, segure suavemente as nádegas por alguns minutos.)	A solução distende o intestino. A duração da retenção varia de acordo com o tipo de enema e da capacidade de o paciente contrair o esfíncter retal. A retenção mais longa promove a estimulação de peristaltismo e defecação.
9. Descarte o recipiente de enema ou bolsa descartável e as linhas em seus respectivos recipientes. Remova e descarte as luvas e higienize as mãos.	Reduz a transmissão e o crescimento de microrganismos.
10. Ajude o paciente a ir ao banheiro ou a usar a cadeira sanitária, se possível. Se estiver usando comadre, calce luvas de procedimento e ajude o paciente a se posicionar da forma mais próxima possível de uma evacuação normal (Boxe 47.9).	A posição de cócoras normal promove a defecação.
11. Observe as características das fezes e da solução (oriente o paciente a não dar descarga no vaso sanitário antes da inspeção).	Determina se o enema foi eficaz.
12. Ajude o paciente, se necessário, a lavar a área anal com água morna e sabão (use luvas para cuidados perineais).	O conteúdo fecal irrita a pele. A higiene promove o conforto do paciente.
13. Remova e descarte as luvas e higienize as mãos.	Reduz a transmissão de microrganismos.
14. Ajude o paciente a se posicionar confortavelmente.	Restaura o conforto e a sensação de bem-estar.
15. Levante as grades laterais (se adequado) e coloque o leito na posição mais baixa.	Promove segurança e previne quedas.
16. Coloque o sistema de chamada de enfermagem em um local acessível, ao alcance do paciente.	Garante que o paciente consiga pedir ajuda, se necessário, promove segurança e previne quedas.

Avaliação

1. Inspecione a cor, consistência e quantidade das fezes; odor; e líquidos excretados.	Determina se as fezes são evacuadas ou se o líquido é retido. Observar anormalidades como presença de sangue ou muco.
2. Palpe para verificar se há distensão abdominal.	Determina se a distensão foi aliviada.
3. **Use a explicação de volta:** "Quero ter certeza de que expliquei claramente como você deve se posicionar no leito caso precise autoadministrar um enema Fleet®. Mostre-me como você se posicionaria." Revise suas orientações agora ou desenvolva um plano para revisão do aprendizado do paciente/familiar cuidador caso estes não consigam explicar o procedimento corretamente.	Explicar de volta é uma intervenção de letramento em saúde baseada em evidências que promove o envolvimento, a segurança e a adesão do paciente e a qualidade do cuidado. O objetivo de explicar de volta é garantir que você tenha explicado informações médicas claramente de forma que os pacientes e seus familiares compreendam o que você comunicou a eles (AHRQ, 2020).

RESULTADOS INESPERADOS E INTERVENÇÕES RELACIONADAS

1. Cólicas abdominais intensas, sangramento ou dor abdominal súbita se desenvolvem e não são aliviados pela interrupção temporária ou pela diminuição do fluxo da solução.
    - Interrompa a administração do enema
    - Notifique o médico
    - Verifique os sinais vitais.
2. O paciente não consegue reter a solução de enema.
    - Se isso ocorrer durante a instilação, reduza a taxa de infusão.

REGISTRO E RELATO

- Registre o tempo, o tipo e o volume do enema administrado; os sinais e sintomas do paciente; a resposta ao enema; e os resultados, incluindo cor, quantidade e aparência das fezes
- Relatar ao médico o insucesso do paciente em defecar ou quaisquer reações adversas.

CONSIDERAÇÕES SOBRE CUIDADOS DOMICILIARES

- Aos pacientes que necessitam de enemas em casa, oriente o familiar cuidador a não exceder os níveis de volume de líquido recomendados ou o número de enemas. Oriente a família sobre a necessidade de administrar líquidos mornos
- Oriente a colocação de protetor impermeável no leito
- Oriente o familiar cuidador a não aplicar o enema no vaso sanitário.

(continua)

Procedimento 47.2 — Inserção e manutenção de sonda nasogástrica para descompressão gástrica

Delegação e colaboração
O procedimento de inserção e manutenção de uma sonda nasogástrica (SNG) não pode ser delegado aos técnicos/auxiliares de enfermagem nos Estados Unidos. O enfermeiro os orienta a:
- Mensurar e registrar a drenagem da SNG
- Providenciar medidas de higiene oral e nasal
- Executar as medidas de conforto selecionadas, como posicionar ou oferecer lascas de gelo, se permitido
- Fixar a sonda no paciente durante os cuidados de rotina para evitar acidentes de deslocamento
- Relatar imediatamente ao enfermeiro qualquer queixa do paciente a respeito de ardência ou sinais de vermelhidão ou irritação nas narinas.

Materiais
- Sonda nasogástrica de 14 Fr ou 16 Fr (cateteres de lúmen menor não são usados para descompressão em adultos, pois estes devem ser capazes de remover secreções espessas)
- Gel lubrificante hidrossolúvel
- Tiras de teste de pH de 1,0 a 11,0 ou mais (para verificar a acidez do aspirado gástrico)
- Abaixador de língua
- Luvas de procedimento
- Lanterna
- Bacia de êmese
- Seringa Asepto® ou seringa com ponta de cateter
- Dispositivo de fixação comercial ou esparadrapo hipoalergênico de 2,5 cm de largura (*opção:* sonda tipo sistema de freio nasal)
- Elástico e presilha de plástico para prender o tubo ao avental
- Presilha, bolsa coletora ou equipamento de aspiração, ou manômetro se for utilizado equipamento de parede para aspiração
- Toalha
- Copo d'água com canudo
- Lenços de papel
- Solução salina normal
- Tintura de benjoim (*opcional*)
- Equipamento de aspiração gástrica
- Estetoscópio
- Oxímetro de pulso.

Passo	Justificativa
Histórico de enfermagem	
1. Identifique o paciente utilizando pelo menos dois tipos de identificação (p. ex., nome e data de nascimento ou nome e número do prontuário) de acordo com as políticas locais.	Garante que o paciente certo seja tratado. Atende às normas de The Joint Commission e aumenta a segurança para o paciente (TJC, 2021).
2. Verifique o pedido médico quanto ao tipo de sonda nasogástrica que será inserida e se a sonda deve ser conectada à bolsa de aspiração ou coleta.	Requer prescrição médica. A descompressão adequada depende da aspiração nasogástrica.
3. Higienize as mãos (calce luvas de procedimento se houver risco de exposição a líquidos corporais). Inspecione a condição de integridade da pele ao redor das narinas e da cavidade nasal e oral do paciente.	Fornece informações de referência sobre a condição da pele do paciente antes da inserção da sonda nasogástrica. Todos os pacientes com qualquer dispositivo médico estão em risco de lesão por pressão (Delmore e Ayello, 2017).
4. Avalie conhecimento, experiência e nível de letramento em saúde do paciente ou do familiar cuidador.	Garante que o paciente ou o familiar cuidador tenha capacidade de obter, comunicar, processar e compreender informações básicas de saúde (CDC, 2021).
5. Pergunte se o paciente tem história de cirurgia ou congestão nasal e de alergias, e observe se há desvio de septo nasal.	Alerta o enfermeiro para uma possível obstrução. Insira a sonda na passagem nasal não envolvida. O procedimento pode ser contraindicado se a cirurgia for recente.
6. Ausculte os ruídos intestinais. Palpe o abdome do paciente para verificar se há distensão, dor e/ou rigidez. Remova e descarte as luvas se tiverem sido calçadas e higienize as mãos.	Na presença de ruídos hidroaéreos diminuídos ou ausentes, auscultar o abdome em todos os quatro quadrantes (Ball et al., 2019). Documente os valores iniciais de referência em relação a qualquer distensão abdominal, íleo GI e função GI geral, que mais tarde servirão como comparação, uma vez que a sonda seja inserida.
7. Avalie o nível de consciência do paciente e a capacidade de seguir as orientações.	Determina a capacidade de o paciente auxiliar no procedimento.

JULGAMENTO CLÍNICO: *se o paciente estiver confuso, desorientado ou incapaz de seguir comandos, peça ajuda a outro membro da equipe para inserir a sonda.*

Passo	Justificativa
8. Avalie o conhecimento e experiência prévia do paciente com uma sonda nasogástrica e, em caso afirmativo, determine em qual narina foi usada.	Revela a necessidade de orientar e/ou apoiar o paciente. A experiência anterior do paciente complementa quaisquer explicações e prepara-o para a colocação de sonda nasogástrica.
9. Avalie os objetivos ou preferências do paciente em relação a como o procedimento será feito ou o que o paciente espera.	Permite que o cuidado seja individualizado ao paciente.
Planejamento	
1. Higienize as mãos.	Reduz a transmissão de microrganismos.
2. Prepare e organize os materiais para inserção de sonda nasogástrica à beira do leito.	Garante uma abordagem organizada para a inserção da sonda nasogástrica. Preparar o ambiente ajuda o enfermeiro a pensar nos passos necessários; remover a desordem da mesa sobre o leito remove os obstáculos para a realização do procedimento.
3. Proporcione privacidade fechando as cortinas ao redor do leito ou fechando a porta e prepare o ambiente à beira do leito para a segurança do paciente.	Respeita o direito do paciente à privacidade.

Procedimento 47.2 — Inserção e manutenção de sonda nasogástrica para descompressão gástrica (Continuação)

Passo	Justificativa
4. Explique o procedimento de inserção da sonda nasogástrica ao paciente e/ou familiar cuidador. Informe ao paciente que o procedimento pode causar ânsia de vômito e que pode haver uma sensação de queimação na nasofaringe, à medida que a sonda é passada. Combine um sinal manual com o paciente se ocorrer muito desconforto.	Diminui a ansiedade do paciente e promove a cooperação dele. Se o paciente se sentir muito desconfortável ou incapaz de tolerar o procedimento, o uso de um sinal manual alertará o enfermeiro.

Implementação

1. Eleve o leito até a altura de trabalho. Posicione o paciente de pé na posição de Fowler alto, a menos que contraindicado. Se o paciente estiver comatoso, eleve a cabeceira do leito conforme tolerado na posição semi-Fowler com a cabeça inclinada para a frente e queixo no peito.	Promove a capacidade de o paciente engolir durante o procedimento. Boa mecânica corporal previne lesões em você ou no paciente.
2. Higienize as mãos e coloque uma toalha de banho sobre o tórax do paciente; dê lenços de papel a ele. Deixe-o assoar o nariz, se necessário. Coloque a bacia de êmese ao seu alcance.	Evita sujar o avental hospitalar do paciente. A inserção da sonda através das passagens nasais pode causar lacrimejamento e tosse com aumento da salivação.
3. Lave a ponte do nariz com água e sabão ou algodão com álcool. Seque completamente.	Remove a oleosidade do nariz para permitir a aderência total dos dispositivos de fixação.
4. Fique do lado direito do paciente se for destro, e do lado esquerdo se for canhoto. Abaixe a grade lateral.	Permite a manipulação mais fácil da linha.
5. Oriente o paciente a relaxar e respirar normalmente enquanto oclui uma narina. Depois, repita essa ação para outra narina. Selecione a narina com maior fluxo de ar.	A sonda passa mais facilmente pela narina que está mais pérvia.

JULGAMENTO CLÍNICO: a inserção de uma sonda nasogástrica é um procedimento doloroso. Pesquisas indicam evidências de que, em alguns casos, a lidocaína tópica, em gel ou spray, reduz significativamente a dor (Solomon e Jurica, 2017).

6. Determine o comprimento da sonda a ser inserida e marque o local com fita adesiva ou tinta permanente.	Garante um procedimento organizado e a estimativa adequada do comprimento da sonda a ser inserida no paciente.
a. *Opção para adultos e crianças:* meça a distância da ponta do nariz ao lóbulo da orelha e ao processo xifoide (NOX) do esterno (ver ilustração). Marque essa distância na sonda com o esparadrapo.	Método mais tradicional. O comprimento aproxima-se da distância do nariz ao estômago. Pesquisas mostraram que esse método pode ser menos eficaz em comparação com outros, embora sejam necessárias mais pesquisas (Irving et al., 2018).
b. *Opção para adultos:* meça a distância da ponta do nariz ao lóbulo da orelha ao meio do umbigo (NOU); também usado para pacientes pediátricos.	Promove o posicionamento dos orifícios da extremidade da sonda dentro ou mais perto do reservatório de líquido gástrico (Boullata et al., 2017). Estima o comprimento correto da inserção da sonda para os pacientes pediátricos (Hockenberry et al., 2019).
c. *Opção para adultos:* meça a distância do processo xifoide ao lóbulo da orelha ao nariz (XON) + 10 cm (Fan et al., 2019).	Mostrou-se mais preciso que o NOX (Fan et al., 2019).

JULGAMENTO CLÍNICO: a ponta da sonda nasogástrica deve atingir o estômago para evitar o risco de aspiração pulmonar, que ocorre quando as linhas acabam no esôfago. Pesquisas com métodos mistos têm apresentado resultados em relação às melhores técnicas para estimar o comprimento da sonda (Fan et al., 2019). Confirmação do posicionamento por meio de radiografias realizadas imediatamente após a inserção completa ainda é necessária.

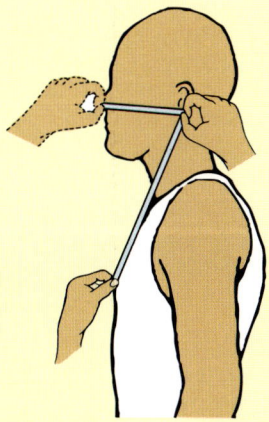

PASSO 6a Determine o comprimento da sonda a ser inserida.

(continua)

Procedimento 47.2 — Inserção e manutenção de sonda nasogástrica para descompressão gástrica (Continuação)

Passo	Justificativa
7. Com um pequeno pedaço de esparadrapo colado ao redor da sonda, marque o comprimento que será inserido.	Indica o comprimento da sonda que você inserirá.
8. Prepare os materiais para fixação da sonda. Corte um pedaço de 7,5 a 10 cm de comprimento de esparadrapo hipoalergênico ou curativo de membrana aberta, quando disponível, use outro dispositivo de fixação (Passo 22a e b).	Dispositivos de fixação permitem que a sonda flutue livre das narinas, reduzindo, assim, a pressão nas narinas e prevenção de lesões por pressão relacionadas a dispositivos médicos (LPRDM) (Coyer et al., 2020).
9. Higienize as mãos e calce luvas de procedimento.	Reduz a transmissão de infecções.
10. Aplique o aparelho de oximetria de pulso/capnografia e verifique os sinais vitais. Monitore a oximetria/capnografia durante a inserção.	Fornece uma avaliação objetiva do estado respiratório antes e durante a inserção da sonda.
11. *Opção:* mergulhe o tubo com lubrificante de superfície em um copo de água em temperatura ambiente ou lubrifique de 7,5 a 10 cm extremidade do tubo com lubrificante hidrossolúvel (ver instruções do fabricante).	A água ativa o lubrificante, minimiza o atrito contra a mucosa nasal e auxilia na inserção da sonda. O lubrificante hidrossolúvel é menos tóxico do que o lubrificante à base de óleo, se aspirado.
12. Dê a um paciente alerta um copo d'água se ele conseguir segurar o copo e engolir. Explique que você está prestes a inserir a sonda.	A ingestão de água facilita a passagem da sonda. A explicação diminui a ansiedade do paciente e aumenta a cooperação dele.
13. Explique os próximos passos. Insira a sonda suave e lentamente através da narina até a parte de trás da garganta (nasofaringe posterior). Aponte para trás e para baixo, em direção à orelha do paciente.	O contorno natural facilita a passagem da sonda no sistema GI e reduz o reflexo faríngeo.
14. Faça o paciente relaxar e flexionar a cabeça em direção ao tórax após a passagem da sonda na nasofaringe.	Fecha a glote e reduz o risco de a sonda entrar na traqueia.
15. Incentive o paciente a engolir tomando pequenos goles de água quando possível. Avance a sonda conforme o paciente engole. Gire a sonda suavemente 180° ao inseri-la.	A deglutição facilita a passagem da sonda pela orofaringe. Um puxão pode ser sentido conforme o paciente engole, indicando que a sonda está seguindo o caminho desejado.
16. Enfatize a necessidade de respirar pela boca durante o procedimento.	Ajuda a facilitar a passagem da sonda e alivia a ansiedade e o medo do paciente durante o procedimento.
17. Não avance a sonda durante a inspiração ou tosse porque é provável que ela entre no sistema respiratório. Monitore a oximetria/capnografia.	Quando a sonda entra inadvertidamente nas vias respiratórias, podem ocorrer alterações na saturação de oxigênio ou CO_2 (capnografia) (Judd, 2020).
18. Avance a sonda cada vez que o paciente engolir até atingir o comprimento desejado.	Reduz desconforto e trauma ao paciente.

JULGAMENTO CLÍNICO: não force a sonda nasogástrica. Se o paciente começar a tossir, apresentar queda na saturação de O_2 ou aumento dos níveis de CO_2, retire a sonda para a nasofaringe posterior até que a respiração normal seja retomada.

Passo	Justificativa
19. Usando a lanterna e o abaixador de língua, verifique se a sonda não está posicionada ou enrolada na parte posterior da garganta.	A sonda pode estar enrolada, dobrada ou pode estar entrando na traqueia.
20. Fixe temporariamente a sonda no nariz com um pequeno pedaço de esparadrapo.	A fixação da sonda evita que ela se movimente e, de modo subsequente, cause reflexo faríngeo. Permite a verificação do posicionamento da sonda.
21. Verifique o posicionamento da sonda. Verifique a política da instituição para métodos recomendados de verificação de posicionamento de sondas.	
a. Atenda à solicitação de radiografia à beira do leito e avise a radiologia para examinar o tórax e o abdome.	A radiografia continua sendo o padrão-ouro para verificação do posicionamento inicial da sonda (Irving et al., 2018; Judd, 2020; Metheny et al., 2019). Isso deve ser feito antes que qualquer medicação ou líquido sejam administrados (ENA, 2019).
b. Enquanto aguarda a realização da radiografia, siga estes procedimentos: conecte a seringa Asepto® ou a seringa com ponta de cateter na extremidade da sonda. Aspire suavemente de volta na seringa para obter o conteúdo gástrico, observando quantidade, cor e qualidade de retorno.	A observação do conteúdo gástrico é útil para determinar o posicionamento correto da sonda. Os conteúdos gástricos são verdes, mas às vezes podem ser esbranquiçados, coloração bronze ou de cor sanguinolenta ou marrom. Outras cores comuns de aspirado incluem amarelo ou cor de bile (posicionamento duodenal) ou possivelmente com aparência de saliva (esôfago) (Metheny et al., 2019).
c. Use fitas de teste de pH para medir o pH do aspirado de acordo com o código de cores do papel. Certifique-se de que a faixa de pH do papel de teste seja de pelo menos 1,0 a 11,0 (ver ilustração).	Evidências corroboram que o teste de pH deve ser usado como indicador de posicionamento (Irving et al., 2018; Metheny et al., 2019). Um pH de 1,0 a 4,0 é um bom indicador de posicionamento gástrico (Judd, 2020).
22. Depois que a sonda estiver inserida e posicionada corretamente, prenda a extremidade ou conecte-a à bolsa coletora ou à fonte do sistema de aspiração. Fixe a linha em um dispositivo de fixação, evitando pressão nas narinas. Selecione um dos métodos de fixação a seguir:	A bolsa coletora é usada para drenagem gravitacional. Baixa aspiração intermitente é mais eficaz para descompressão. Ancoragem e marcação adequadas da sonda ajudam a evitar a migração da sonda e a formação de lesão por pressão.
a. Aplique o esparadrapo.	
(1) Aplique tintura de benjoim ou outro adesivo de pele na ponta do nariz do paciente, e deixe-o ficar "pegajoso".	Ajuda a fita a aderir melhor. Protege a pele subjacente.
(2) Abra pequenas fendas horizontais em um a dois terços do comprimento da fita de fixação sem dividi-la totalmente (ver ilustração). Dobre as seções do meio entre si para formar uma tira fechada.	A tira mantém a linha no lugar para diminuir o atrito contra o palato mole e as narinas.

Procedimento 47.2 — Inserção e manutenção de sonda nasogástrica para descompressão gástrica (Continuação)

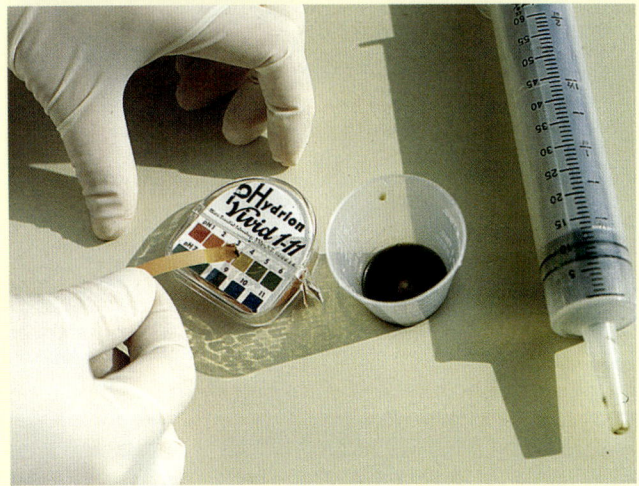

PASSO 21c Verificação do pH do aspirado gástrico.

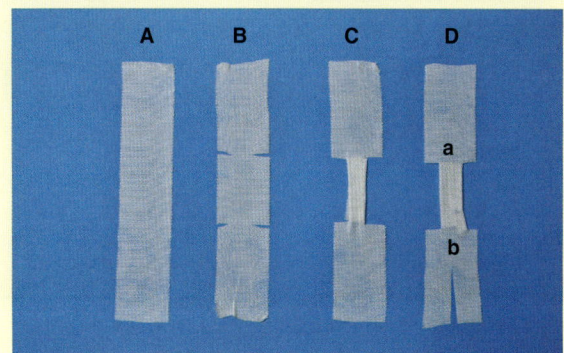

PASSO 22a(2) Método de fixação com esparadrapo. **A.** Comece com um pedaço de esparadrapo. **B.** Faça duas fendas em ambos os lados do esparadrapo. **C.** Dobre a parte do meio para dentro. **D.** Faça uma nova fenda na parte inferior do esparadrapo. A parte superior (**A**) deve ser fixada no nariz do paciente; a parte inferior (**B**) deve ser enrolada em torno da sonda.

Passo	Justificativa
(3) Registre a data e o horário na fita e coloque a extremidade superior da fita sobre a ponta do nariz do paciente. (4) Enrole a extremidade inferior da fita ao redor da sonda à medida que sai do nariz (ver ilustração). b. Aplique o dispositivo de fixação da sonda usando adesivo moldado (consulte instruções do fabricante). (1) Aplique a ponta larga do adesivo na ponta do nariz (ver ilustração). (2) Deslize o conector ao redor da sonda conforme ela sai do nariz (ver ilustração).	Protege a sonda, reduz o atrito nas narinas e diminui o risco de LPRDM (Coyer, 2020).

JULGAMENTO CLÍNICO: *avalie pelo menos 2 vezes/dia a condição das narinas e da mucosa em relação a inflamação, bolhas, escoriação ou qualquer tipo de lesão na pele ou tecidos. Lesões podem se desenvolver por vários motivos: dispositivo rígido friccionando a mucosa, dificuldade em prender ou ajustar o dispositivo ao corpo, aumento da umidade ao redor da linha, fixação muito apertada do dispositivo e mau posicionamento ou fixação inadequada do dispositivo (Delmore e Ayello, 2017).*

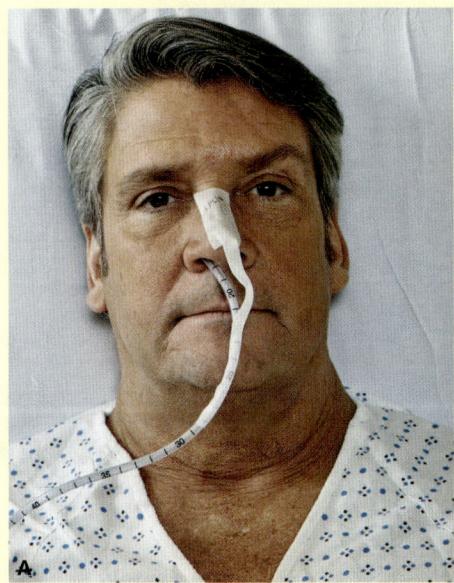 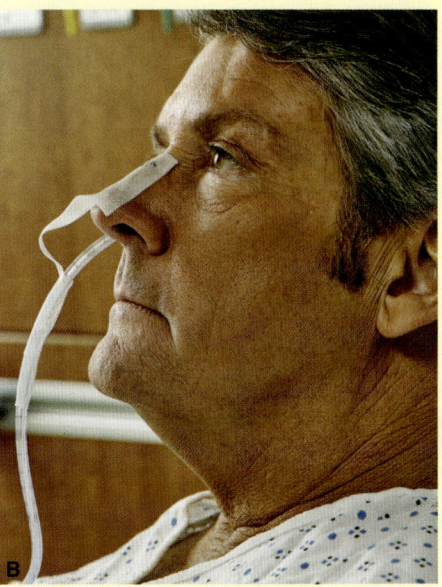

PASSO 22a(4) **A.** Esparadrapo aplicado para ancorar a sonda nasogástrica. **B.** As narinas estão livres de pressão do esparadrapo e da sonda.

(*continua*)

Procedimento 47.2 — Inserção e manutenção de sonda nasogástrica para descompressão gástrica (Continuação)

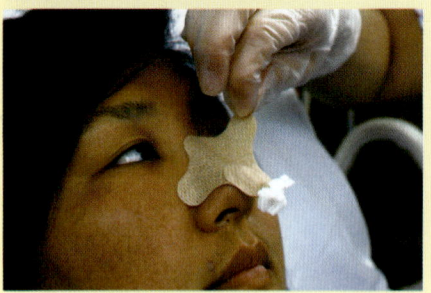

PASSO 22b(1) Aplique o adesivo na ponta do nariz.

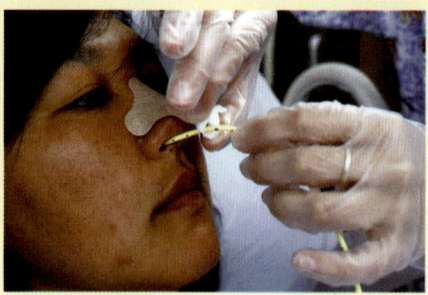

PASSO 22b(2) Deslize o conector em torno da sonda nasogástrica.

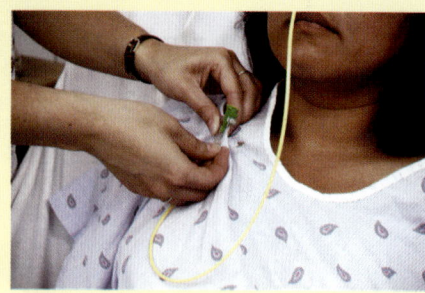

PASSO 23 Prenda a sonda nasogástrica ao avental do paciente.

Passo	Justificativa
23. Prenda a extremidade da sonda nasogástrica ao avental do paciente com um pedaço de fita adesiva (ver ilustração). Não use alfinetes de segurança para prender a sonda ao avental.	Ancore a sonda para evitar que ela seja puxada no nariz.
24. Mantenha a cabeceira do leito elevada a 30 ou 45° (de preferência, 45°), a menos que contraindicado (AACN, 2017).	Pacientes que recebem alimentação por sonda nasogástrica apresentam maior risco de broncoaspiração. A elevação da cabeceira do leito reduz o risco de aspiração do conteúdo estomacal para o pulmão (AACN, 2017).

JULGAMENTO CLÍNICO: *se inserir uma sonda Salem de coleta, mantenha o rabicho azul do tubo acima do nível do estômago. Isso evita a ação de sifão, que obstrui a sonda. O rabicho azul é a saída de ar que se conecta com o segundo lúmen. Quando o lúmen principal da sonda de coleta é conectado à aspiração, a saída de ar permite a drenagem livre e contínua de secreções. Nunca feche a saída de ar, conecte ao sistema de aspiração ou a utilize para irrigação.*

Passo	Justificativa
25. Auxilie a radiologia, se necessário, na obtenção das radiografias de tórax e abdome solicitadas.	As imagens de raios X são o padrão-ouro para a verificação do posicionamento da sonda nasogástrica (ENA, 2019; Metheny, 2019; Irving et al., 2018).
26. Remova e descarte as luvas, higienize as mãos e ajude o paciente a se posicionar confortavelmente.	Reduz a transmissão de microrganismos.
27. Uma vez confirmado o posicionamento correto, meça a quantidade da sonda que fica para fora e marque a saída da sonda nas narinas com tinta permanente como guia para qualquer deslocamento da sonda.	A marca alerta enfermeiros e outros profissionais da saúde para possível deslocamento da sonda, que exigirá a confirmação do seu posicionamento.

JULGAMENTO CLÍNICO: *nunca reposicione uma sonda nasogástrica de um paciente que tenha sido submetido a cirurgia gástrica, já que o posicionamento pode romper a linha de sutura.*

Passo	Justificativa
28. Conecte a sonda nasogástrica ao sistema de aspiração conforme solicitado.	A configuração prescrita de aspiração é geralmente baixa e intermitente, o que diminui a irritação gástrica na sonda nasogástrica.

JULGAMENTO CLÍNICO: *se o lúmen da sonda for estreito e as secreções forem espessas, a sonda nasogástrica não drenará como desejado. Irrigue a sonda (Passo 29). Consulte o médico para obter uma configuração do sistema de aspiração mais alta se não for possível irrigar a sonda por causa de secreções espessas.*

Passo	Justificativa
29. Irrigação da sonda nasogástrica.	
a. Realize higiene das mãos e aplique luvas de procedimento.	Reduz a transmissão de microrganismos.
b. Verifique o posicionamento da sonda no estômago desconectando a sonda nasogástrica, conectando a seringa de irrigação e aspirando o conteúdo (Passo 21b). Temporariamente trave a sonda nasogástrica ou reconecte ao tubo de conexão e remova a seringa.	Um pH gástrico menor que 5,0 é um bom indicador de que a sonda nasogástrica esteja no estômago para ajudar a prevenir a entrada acidental de solução de irrigação nos pulmões (Judd, 2020; Metheny et al., 2019). Verifique os valores de pH nas políticas da instituição.
c. Esvazie o aspirado da seringa e use-a para extrair 30 mℓ de solução salina normal.	O uso de solução salina minimiza a perda de eletrólitos dos líquidos estomacais.
d. Desconecte a SNG da tubulação de conexão e coloque a extremidade da tubulação de conexão na toalha.	Reduz sujeiras no avental e na roupa de cama do paciente.
e. Insira a ponta da seringa de irrigação na extremidade da sonda nasogástrica. Remova a braçadeira. Aponte a seringa na direção do chão e injete a solução salina lenta e uniformemente. Não force a solução.	A posição da seringa evita que o ar seja introduzido na área de ventilação (saída de ar), o que causa distensão gástrica. Solução introduzida sob pressão causa trauma gástrico.

Procedimento 47.2 — Inserção e manutenção de sonda nasogástrica para descompressão gástrica (Continuação)

Passo	Justificativa
JULGAMENTO CLÍNICO: não introduza solução salina através da saída de ar (ventilação) tipo "rabicho" azul da sonda Salem coletora.	
f. Se ocorrer resistência, verifique se há dobras na tubulação. Vire o paciente para o lado esquerdo. Resistência repetida deve ser relatada ao médico.	A extremidade da sonda pode encostar no revestimento do estômago. O reposicionamento do lado esquerdo pode desalojar a sonda para longe do revestimento do estômago. O acúmulo de secreções causa distensão.
g. Após instilar solução salina, aspire imediatamente ou puxe lentamente a seringa para retirar líquido. Se a quantidade aspirada for maior que a quantidade instilada, registre a diferença como eliminação. Se a quantidade aspirada for menor que a quantidade instilada, registre a diferença como ingestão.	A irrigação limpa a linha; portanto, o estômago deve permanecer vazio. Mensure e documente a quantidade de líquido de irrigação inserido na sonda como ingestão.
h. Use uma seringa Asepto® para introduzir 10 mℓ de ar no rabicho azul.	Garante a passagem da ventilação.
i. Reconecte a sonda nasogástrica à drenagem ou aspiração. (Repita a irrigação se a solução não voltar.)	Restabelece a coleta de drenagem; pode repetir a irrigação ou reposicionamento da sonda até que a sonda nasogástrica drene corretamente.
30. Remoção da sonda nasogástrica:	
a. Verifique a prescrição de remoção da sonda nasogástrica.	É necessária uma prescrição médica para a realização do procedimento.
b. De acordo com a política da instituição, ausculte o abdome para verificar a presença de ruídos intestinais ou trave a sonda por um curto período de tempo, para avaliar se há náuseas ou desconforto.	Verifica o retorno do peristaltismo. A remoção precoce da sonda nasogástrica ajuda a restaurar a anatomia e a fisiologia normal do sistema GI (Goudar et al., 2017).
c. Explique o procedimento ao paciente e tranquilize-o informando que a remoção é menos angustiante do que a inserção.	Minimiza a ansiedade e aumenta a cooperação. Permite que a sonda seja removida facilmente.
d. Higienize as mãos e calce luvas de procedimento.	Reduz a transmissão de microrganismos.
e. Desligue o sistema de aspiração e desconecte a sonda nasogástrica da bolsa coletora ou da aspiração. Com a seringa de irrigação, insira 20 mℓ de ar no lúmen da sonda nasogástrica. Remova o esparadrapo ou o dispositivo de fixação da ponte nasal e do avental do paciente.	Libere todas as conexões da sonda antes de removê-la. Limpe os líquidos gástricos da sonda para evitar a aspiração de conteúdo ou para prevenir que as roupas do paciente ou as roupas de cama fiquem sujas.
f. Coloque uma toalha limpa no tórax do paciente. Oriente-o a prender a respiração enquanto o tubo é removido.	Alguns pacientes desejam assoar o nariz após a remoção da sonda. A toalha mantém a roupa livre de sujidades. A obstrução temporária das vias respiratórias ocorre durante a remoção da sonda.
g. Pince ou dobre a sonda firmemente e puxe-a para fora com um movimento constante e suave colocando-a na toalha que está sendo segurada na outra mão, enquanto o paciente prende a respiração.	O pinçamento evita que o conteúdo da sonda seja drenado para a orofaringe. Reduz o trauma à mucosa e minimiza o desconforto do paciente. A toalha cobre a sonda, que é uma visão desagradável. Prender a respiração ajuda a evitar a aspiração.
h. Inspecione a integridade da sonda.	
i. Meça a quantidade de drenagem e observe as características do conteúdo. Descarte a sonda e o equipamento de drenagem em recipiente adequado.	Fornece uma medida precisa da eliminação de líquidos. Reduz a transferência de microrganismos.
j. Limpe as narinas e forneça cuidado oral.	Promove conforto.
k. Posicione o paciente confortavelmente e explique o procedimento de beber líquidos se não for contraindicado. Oriente o paciente a notificá-lo se ocorrerem náuseas.	Às vezes, os pacientes permanecem em dieta zero por até 24 h. Quando os líquidos são permitidos, os pedidos geralmente começam com uma pequena quantidade de lascas de gelo a cada hora e aumentam à medida que o paciente é capaz de tolerar mais.
31. Remova e descarte as luvas e higienize as mãos.	Reduz a transmissão de microrganismos.
32. Levante as grades laterais (se adequado) e coloque o leito na posição mais baixa.	Promove segurança e previne quedas.
33. Coloque o sistema de chamada de enfermagem em um local acessível, ao alcance do paciente.	Garante que o paciente possa pedir ajuda, se necessário, promove segurança e previne quedas.
34. Para todos os procedimentos, limpe o equipamento e devolva ao local adequado. Coloque a roupa de cama suja na despensa ou receptáculo adequado.	O descarte adequado do equipamento evita a disseminação de microrganismos e garante procedimentos de troca adequados.

Avaliação

1. Observe a quantidade e as características do conteúdo drenado da sonda nasogástrica. Pergunte se o paciente sente náuseas.	Determina se a sonda está descomprimindo o conteúdo do estômago.
2. Ausculte a presença de ruídos intestinais. Desligue o sistema de aspiração durante a ausculta. Avalie se o paciente sente náuseas e desconforto se a sonda for pinçada para um teste de curto período.	O som do equipamento de aspiração às vezes é mal interpretado como sons intestinais. Náuseas e desconforto ocorrerão se o peristaltismo não for recuperado.
3. Palpe o abdome do paciente periodicamente. Observe qualquer distensão, dor e rigidez.	Determina o sucesso da descompressão abdominal e o retorno do peristaltismo.

(continua)

Procedimento 47.2 — Inserção e manutenção de sonda nasogástrica para descompressão gástrica (Continuação)

Passo	Justificativa
4. Inspecione a condição das narinas, nariz e de toda a pele e tecido ao redor da sonda nasogástrica.	Avalia o início da irritação da pele e dos tecidos.
5. Observe o posicionamento da sonda.	Evita a tensão aplicada às estruturas nasais.
6. Explique que é normal que o paciente sinta dor de garganta ou irritação na faringe.	Resultado da irritação causada pela sonda.
7. Use a explicação de volta: "Preciso ter certeza de que expliquei a importância de me informar caso você se sinta enjoado. Diga-me por que é importante que eu saiba se você se sente enjoado." Revise suas orientações agora ou desenvolva um plano para revisão do aprendizado do paciente/familiar cuidador caso estes não consigam explicar o procedimento corretamente.	Explicar de volta é uma intervenção de letramento em saúde baseada em evidências que promove o envolvimento, a segurança, a adesão do paciente e a qualidade do cuidado. O objetivo de explicar de volta é garantir que você tenha explicado informações médicas claramente, de forma que os pacientes e seus familiares compreendam o que você comunicou a eles (AHRQ, 2020).

RESULTADOS INESPERADOS E INTERVENÇÕES RELACIONADAS

1. O paciente se queixa de náuseas ou o abdome do paciente está distendido e dolorido.
   - Avalie a perviedade da sonda. A sonda nasogástrica pode estar ocluída ou não estar mais no estômago
   - Irrigue a sonda
   - Verifique se o sistema de aspiração está ligado conforme solicitado
   - Notifique o médico se a distensão não for aliviada.
2. O paciente desenvolve irritação ou erosão da pele ao redor das narinas.
   - Providencie cuidados frequentes na pele da área
   - Use o método de aplicação de esparadrapo projetado para reduzir LPRDM (consulte os métodos de aplicação, Passo 22)
   - Considere trocar a sonda, passando-a pela outra narina.
3. O paciente desenvolve sinais e sintomas de aspiração pulmonar: febre, falta de ar ou congestão pulmonar.
   - Realize uma avaliação respiratória completa
   - Notifique o médico
   - Obtenha uma radiografia de tórax conforme solicitado.

REGISTRO E RELATO

- Registre o comprimento, o tamanho e o tipo de sonda nasogástrica inserida, e a narina em que a sonda foi introduzida. Registre também a tolerância do paciente ao procedimento, a confirmação do posicionamento da sonda, as características e pH do conteúdo gástrico, os resultados da radiografia, se a sonda está pinçada ou conectada à bolsa coletora ao sistema de aspiração e a quantidade de aspiração fornecida
- Documente sua avaliação do aprendizado do paciente
- Ao irrigar a sonda nasogástrica, registre a diferença entre a quantidade de solução salina normal instilada e a quantidade aspirada pelo tubo gástrico removido na ficha de I&E. Registre a quantidade e as características do conteúdo drenado da sonda nasogástrica a cada turno nas anotações ou no fluxograma da enfermagem
- Registre a remoção da sonda "intacta", a tolerância do paciente ao procedimento e a quantidade final e características da drenagem
- Relate ao médico qualquer ocorrência de distensão abdominal, aumento inesperado ou interrupção súbita da drenagem gástrica e se o paciente se queixar de desconforto.

Procedimento 47.3 — Colocação da bolsa de estomia

Delegação e colaboração

O procedimento de colocação da bolsa de estomia não deve ser delegado a técnicos/auxiliares de enfermagem nos Estados Unidos. Em algumas instituições, o manejo da estomia estabelecida (de 4 a 6 semanas ou mais após cirurgia) em pacientes pode ser delegada aos técnicos/auxiliares de enfermagem. O enfermeiro os orienta sobre:

- Quantidade, cor e consistência esperadas da drenagem de uma estomia
- Qparência esperada do estoma
- Equipamento especial necessário para realizar a colocação da bolsa em um paciente específico
- Alterações no estoma de um paciente e na integridade da pele circundante que devem ser relatadas.

Materiais

- Bolsa: drenável, de uma peça ou duas peças, com corte sob medida, tamanho pré-cortado ou moldável
- Dispositivo de fechamento de bolsa, como uma presilha, se necessário
- Guia de medição
- Solvente de adesivo (*opcional*)
- Luvas de procedimento
- Toalha
- Toalha ou protetor impermeável descartável
- Bacia com água da torneira morna
- Tesoura
- Saco impermeável para descarte de bolsa
- Avental e óculos de proteção (se houver risco de respingos ao esvaziar a bolsa).

Procedimento 47.3 — Colocação da bolsa de estomia (Continuação)

Passo	Justificativa

Histórico de enfermagem

1. Identifique o paciente utilizando pelo menos dois tipos de identificação (p. ex., nome e data de nascimento ou nome e número do prontuário) de acordo com as políticas locais.

   Garante que o paciente certo seja tratado. Atende às normas de The Joint Commission e aumenta a segurança para o paciente (TJC, 2021).

2. Higienize as mãos e calce luvas de procedimento.

   Reduz a transmissão de microrganismos.

3. Observe a barreira de pele e a bolsa existentes quanto a vazamentos e tempo de permanência no local. A bolsa deve ser trocada a cada 3 a 7 dias, não diariamente (Carmel et al., 2021). Se uma bolsa opaca estiver sendo usada, remova-a para observar completamente o estoma. Descarte tal bolsa no receptáculo adequado.

   Avalia a eficácia do sistema de bolsa e detecta possíveis problemas. Para minimizar a irritação da pele, evite a troca desnecessária de todo o sistema de bolsas.
   Quando ocorre vazamento pela bolsa, os danos na pele, causados pelo efluente, causam mais trauma na pele do que a remoção precoce do disco.

> **JULGAMENTO CLÍNICO:** *vazamentos repetidos podem indicar a necessidade de um tipo diferente de bolsa ou de adição de produtos acessórios como anéis, lacres ou colas. Se a bolsa estiver vazando, troque-a. Tampar a bolsa com esparadrapo ou com remendos (patches) para conter os efluentes deixa a pele exposta à irritação química ou enzimática.*

4. Remova a bolsa usada e a barreira de pele com cuidado e observe a quantidade de efluente. Esvazie os efluentes se a bolsa estiver mais de um terço a metade cheia, abrindo a bolsa e drenando esses efluentes em um recipiente para medição da eliminação. Observe a consistência dos efluentes e registre a ingestão e a eliminação.

   O peso da bolsa pode romper a vedação do adesivo na pele. Monitora o equilíbrio hídrico e função intestinal após a cirurgia. O efluente normal da colostomia é constituído de fezes moles ou formadas, enquanto o efluente normal da ileostomia é líquido.

5. Observe o estoma quanto a tipo, localização, cor, inchaço, presença de suturas, trauma, e cicatrização ou irritação da pele periestomal (ver ilustrações).

   As características do estoma influenciam a seleção do sistema de bolsa apropriado. Convexidade na barreira da pele é muitas vezes necessária com um estoma nivelado ou retraído.

6. Observe a posição do estoma em relação aos contornos abdominais e presença de cicatrizes ou incisões. Remova e descarte as luvas; higienize as mãos.

   Determina se o sistema de bolsa atual é eficaz ou se uma nova seleção é necessária. Os contornos abdominais, cicatrizes ou incisões afetam o tipo de sistema e a aderência à superfície da pele. Reduz a transmissão de microrganismos.

7. Avalie conhecimento, experiência e nível de letramento em saúde do paciente ou do familiar cuidador.

   Garante que o paciente ou o familiar cuidador tenha capacidade de obter, comunicar, processar e compreender informações básicas de saúde (CDC, 2021).

8. Explore atitudes, percepções, conhecimento e aceitação do paciente em relação ao estoma; discuta o interesse em aprender o autocuidado. Identifique outras pessoas que estarão ajudando o paciente após sair do hospital.

   Determina a vontade do paciente de aprender. Facilita o plano de ensino e o cronograma dos cuidados para coincidir com a disponibilidade dos familiares cuidadores.

9. Avalie conhecimento e experiência prévia do paciente com colocação de bolsa de estomia, e seus sentimentos em relação ao procedimento.

   Revela necessidade de orientar e/ou apoiar o paciente.

10. Avalie os objetivos ou preferências do paciente em relação a como o procedimento será realizado ou o que o paciente espera.

    Permite que o cuidado seja individualizado ao paciente.

Planejamento

1. Higienize as mãos.

   Reduz a transmissão de microrganismos.

2. Prepare e organize os materiais para colocação da bolsa de estomia à beira do leito.

   Garante uma abordagem organizada para a troca da bolsa de estomia.

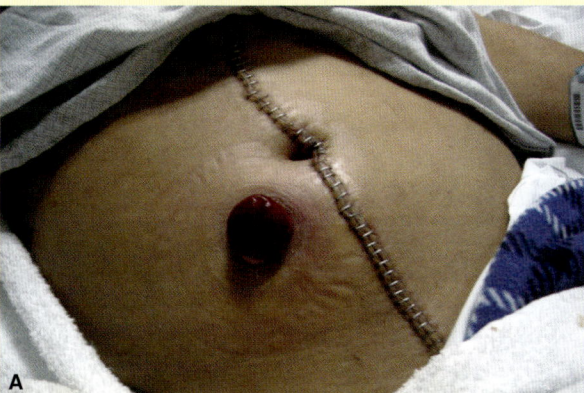
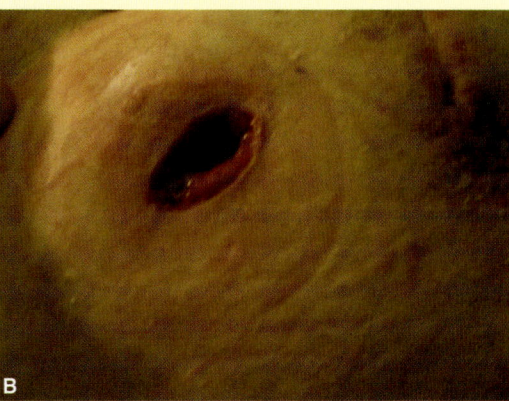

PASSO 5 A. Estoma com botão. **B.** Estoma retraído. (Cortesia de Jane Fellows.)

(continua)

Procedimento 47.3 Colocação da bolsa de estomia (Continuação)

Passo	Justificativa
3. Proporcione privacidade fechando as cortinas ao redor do leito ou fechando a porta e prepare o ambiente à beira do leito para a segurança do paciente.	Respeita o direito do paciente à privacidade. Preparar o ambiente ajuda o enfermeiro a pensar sobre os passos necessários; remover a desordem da mesa sobre o leito remove as barreiras para a realização do procedimento.
4. Explique o procedimento de colocação da bolsa de estomia ao paciente e/ou familiar cuidador.	Diminui a ansiedade do paciente e promove a cooperação dele.

Implementação

Passo	Justificativa
1. Faça o paciente assumir a posição semirreclinada ou supina (mesma posição assumida durante a avaliação e colocação da bolsa) (**Observação**: alguns pacientes com estomias estabelecidas preferem ficar de pé). Se possível, forneça ao paciente um espelho para observação.	Quando o paciente está semirreclinado, há menos dobras cutâneas, o que permite a aplicação do sistema de bolsa.
2. Higienize as mãos e calce luvas de procedimento. Coloque uma toalha ou protetor impermeável descartável sob o paciente e sobre o abdome inferior dele.	Reduz a transmissão de microrganismos. Protege a roupa de cama; preserva a dignidade do paciente.
3. Se não foi feito durante a avaliação, remova a bolsa usada e a barreira de pele suavemente, empurrando a pele para longe da barreira. Use um solvente de adesivo para facilitar a remoção da barreira da pele. Esvazie a bolsa e descarte-a em recipiente apropriado. Faça a medição do volume eliminado, se necessário. **Observação**: pode não haver eliminação no momento da primeira troca da bolsa.	Reduz traumas na pele. A remoção indevida da bolsa e da barreira pode causar irritação ou degradação da pele periestomal.
4. Limpe a pele periestomal suavemente com água de torneira morna usando um pano; não esfregue a pele. Se você tocar o estoma, é normal ocorrer um pequeno sangramento. Seque a pele. Tenha um pano à mão para limpeza adicional se houver saída do estoma, enquanto prepara a bolsa.	O sabão deixa resíduos na pele, o que pode causar irritações. A bolsa não adere à pele molhada. As ileostomias têm eliminação frequente, principalmente após a alimentação.
5. Meça o estoma (ver ilustração). Há previsão de que o tamanho do estoma mude nas primeiras 4 a 6 semanas após a cirurgia.	Permite o ajuste adequado da bolsa que protegerá a pele periestomal.
6. Delineie o padrão de medição do estoma no fundo da bolsa ou na barreira da pele (ver ilustração).	Prepara para o corte da abertura na bolsa.
7. Corte a abertura no suporte ou disco de barreira de pele (ver ilustração). Se estiver usando uma bolsa moldável ou barreira de formato ajustável, use os dedos para moldar a forma para encaixar no estoma.	Personaliza a bolsa para fornecer ajuste apropriado sobre o estoma.
8. Remova a parte protetora do adesivo ou disco (ver ilustração).	Prepara a barreira da pele para a colocação.
9. Aplique a bolsa sobre o estoma (ver ilustração). Pressione firmemente nos pontos ao redor do estoma e bordas externas. Faça com que o paciente segure a bolsa para aplicar calor de modo a garantir a aderência.	Os adesivos de bolsa são sensíveis ao calor e à pressão e mantêm-se mais fixados ao corpo.
10. Feche a extremidade da bolsa com a presilha ou o fecho integrado. Remova os lençóis que estavam cobrindo o paciente. Ajude-o a assumir uma posição confortável.	Garante que a bolsa esteja segura. Retém os efluentes. Dá ao paciente sensação de bem-estar.
11. Remova e descarte as luvas e outros materiais descartáveis. Higienize as mãos.	Reduz a transmissão de microrganismos.
12. Ajude o paciente a se posicionar confortavelmente.	Restaura o conforto e a sensação de bem-estar.
13. Levante as grades laterais (conforme apropriado) e coloque o leito na posição mais baixa possível.	Promove segurança e previne quedas.
14. Coloque o sistema de chamada de enfermagem em um local acessível, ao alcance do paciente.	Garante que o paciente possa pedir assistência, se necessário, promove segurança e previne quedas.

Avaliação

Passo	Justificativa
1. Observe a condição da barreira da pele e a aderência da bolsa à superfície abdominal.	Determina a presença de vazamentos.
2. Observe a aparência do estoma, da pele periestomal, dos contornos abdominais, da sutura, além da presença de qualquer flato durante a troca da bolsa.	Determina a condição do estoma e da pele periestomal, e a evolução da cicatrização das feridas.
3. Observe se há presença de flatos durante a troca da bolsa.	Determina se o peristaltismo está retornando.
4. Observe a disposição do paciente e do cuidador familiar em ver o estoma e de fazer perguntas sobre o procedimento.	Determina o nível de adaptação e compreensão dos cuidados com o estoma e aplicação da bolsa. Permite o planejamento de futuras necessidades de educação e progresso em direção à aceitação de imagem corporal alterada.
5. **Use a explicação de volta:** "Quero ter certeza de que você entende o que está envolvido na troca de sua bolsa de estomia. Diga-me o que você deve fazer para evitar que sua pele fique irritada e a frequência com que você deve esvaziar sua bolsa." Revise suas orientações nesse momento ou desenvolva um plano para revisão do aprendizado do paciente/familiar cuidador caso estes não consigam explicar o procedimento corretamente.	Explicar de volta é uma intervenção de letramento em saúde baseada em evidências que promove o envolvimento, a segurança, a adesão do paciente e a qualidade do cuidado. O objetivo de explicar de volta é garantir que você tenha explicado informações médicas claramente, de forma que os pacientes e seus familiares compreendam o que você comunicou a eles (AHRQ, 2020).

Capítulo 47 Eliminação Intestinal 1443

| Procedimento 47.3 | Colocação da bolsa de estomia (*Continuação*) |

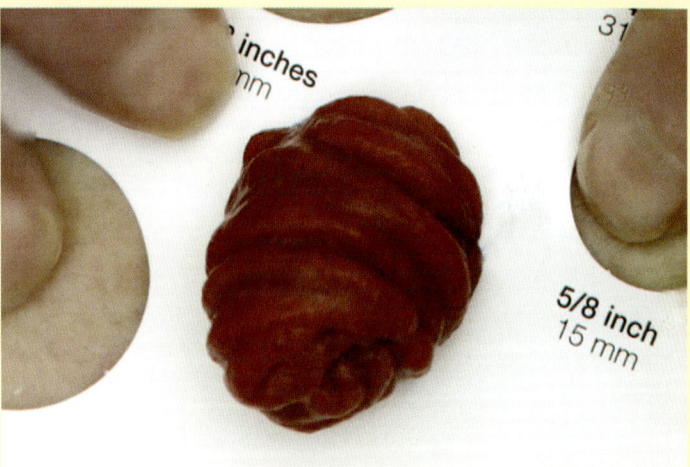

PASSO 5 Medição do estoma (Cortesia de Coloplast, Minneapolis, MN).

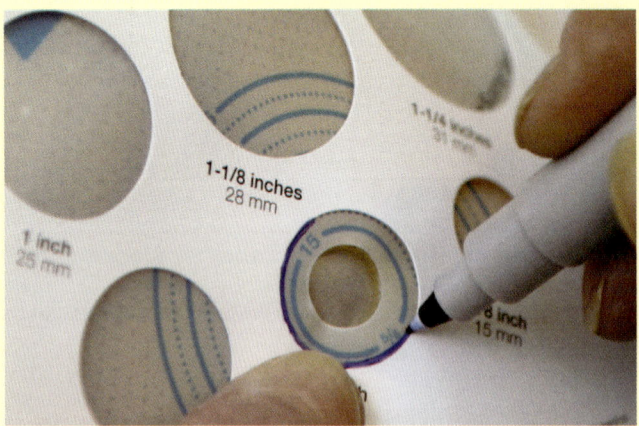

PASSO 6 Delineamento da medida na barreira de pele. (Cortesia de Coloplast, Minneapolis, MN.)

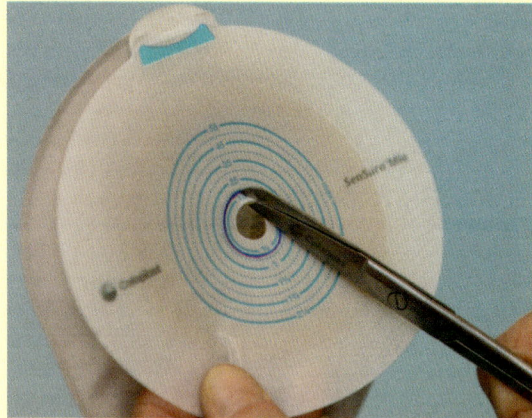

PASSO 7 Corte da abertura. (Cortesia de Coloplast, Minneapolis, MN.)

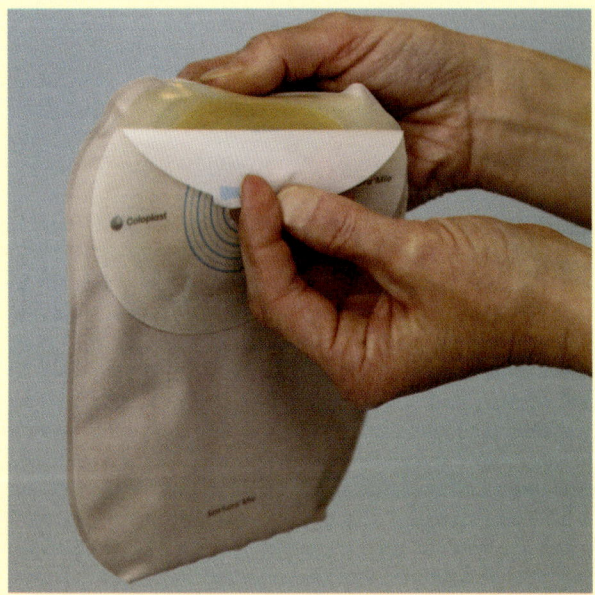

PASSO 8 Paciente removendo a fita protetora. (Cortesia de Coloplast, Minneapolis, MN.)

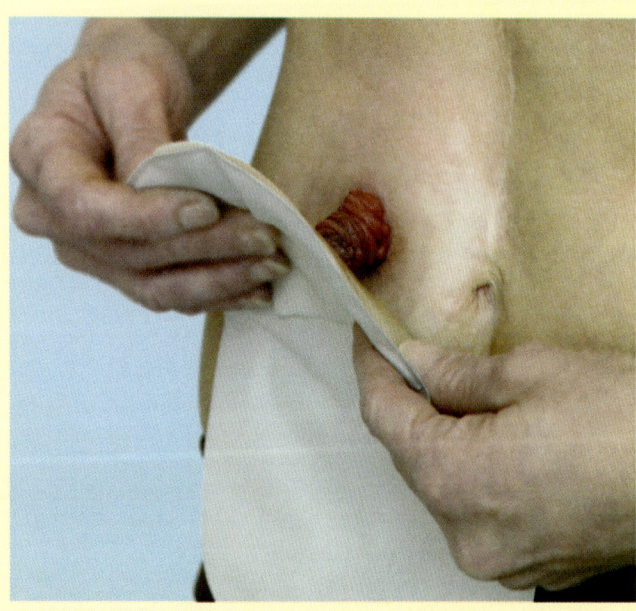

PASSO 9 Paciente aplicando a bolsa sobre o estoma. (Cortesia de Coloplast, Minneapolis, MN.)

(*continua*)

Procedimento 47.3 — Colocação da bolsa de estomia (Continuação)

RESULTADOS INESPERADOS E INTERVENÇÕES RELACIONADAS

1. A pele ao redor do estoma está irritada, com bolhas, ou sangrando; ou uma erupção cutânea é observada. Pode ser causado pelo enfraquecimento da vedação da bolsa pelo conteúdo fecal, causando dermatite irritante, ou por remoção de adesivo, causando descamação da pele ou erupção cutânea fúngica ou de outras origens.
   - Remova a bolsa com mais cuidado
   - Troque a bolsa com mais frequência ou use um tipo diferente de sistema de bolsa
   - Consulte o enfermeiro estomaterapeuta.
2. O estoma necrótico é manifestado por cor roxa ou preta, textura seca em vez de úmida, falta de sangramento quando lavado suavemente, ou descamação do tecido.
   - Consulte o enfermeiro responsável ou o médico
   - Documente a aparência.
3. O paciente se recusa a ver o estoma ou participar dos cuidados.
   - Obter encaminhamento para um enfermeiro estomaterapeuta
   - Permita que o paciente expresse seus sentimentos
   - Incentive o apoio familiar.

REGISTRO E RELATO

- Registre o tipo de bolsa e barreira de pele aplicada, quantidade e aparência do efluente na bolsa, tamanho e aparência do estoma e condição da pele periestomal. Registre o que o paciente e os familiares cuidadores são capazes de demonstrar e o nível de participação
- Documente sua avaliação sobre o aprendizado do paciente
- Registre qualquer aparência anormal do estoma, linha de sutura ou pele periestomal, ou alterações no volume, consistência ou cor da excreção
- Registre se a troca da bolsa foi feita
- Registre a resposta do paciente à troca de bolsa e sua participação no processo.

CONSIDERAÇÕES SOBRE CUIDADOS DOMICILIARES

- Avalie as instalações sanitárias residenciais do paciente e ajude-o a desenvolver uma rotina de cuidados da estomia que seja compatível com as instalações disponíveis. As bolsas de estomia não são laváveis
- Incentive o paciente a ficar na frente de um espelho ao trocar a bolsa para aumentar a visibilidade e evitar dobras abdominais que possam estar presentes na posição sentada.

Pontos-chave

- O sistema GI consiste em canal alimentar, que se estende desde a boca até o ânus, e seus órgãos acessórios
- O sistema GI e os órgãos atuam juntos para absorver grandes volumes de líquidos e para ajudar a manter o equilíbrio hidreletrolítico
- A interação de múltiplos fatores fisiológicos e psicológicos (p. ex., idade, alimentação, estresse, atividade física, estado de saúde e medicações) afeta os padrões de eliminação de um paciente. Por exemplo, estresse, exercícios e aumento do consumo de fibras e líquidos normalmente aumentam o peristaltismo
- Ouvir atentamente o relato do paciente e de seus familiares cuidadores, realizar uma avaliação física e usar julgamento clínico para reconhecer a analisar pistas são necessários para determinar o plano de cuidados de um paciente com alterações em seu padrão de eliminação de rotina
- Quando for preparar pacientes para procedimentos diagnósticos e/ou de triagem GI, use seu julgamento clínico para identificar as necessidades de aprendizagem do paciente. Oriente, oportunamente, o paciente sobre o procedimento diagnóstico ou de triagem, a preparação necessária (p. ex., preparação intestinal, dieta zero) e o que esperar após o procedimento
- A seleção de intervenções de enfermagem centradas no paciente para promover a eliminação intestinal normal incluem mudanças no estilo de vida, medicamentos e procedimentos que os pacientes precisam aprender para melhorar a função corporal e a qualidade de vida. Seu julgamento clínico ajuda a determinar a melhor abordagem, quando realizar as intervenções, e quando são necessários ajustes
- Um paciente com uma nova estomia tem uma combinação única de necessidades físicas, emocionais e de aprendizagem. Comece a orientar os pacientes desde cedo durante seu tempo de internação para prepará-los para a alta, e certifique-se de que eles tenham o seguimento adequado após a alta, o que inclui encaminhamento a um enfermeiro estomaterapeuta
- Os enfermeiros precisam desenvolver competências e habilidades necessárias para aliviar o desconforto psicológico causado pela eliminação intestinal alterada. Essa competência garante que os procedimentos sejam feitos de forma segura e eficaz nos pacientes e que os enfermeiros atendam as necessidades individuais dos pacientes
- Todo paciente tem necessidades de cuidados na eliminação intestinal, independentemente de idade, ambiente de cuidados, diagnóstico e comorbidades. Você utiliza o pensamento crítico e a tomada de decisões clínicas para promover a eliminação intestinal normal e presta cuidados de enfermagem seguros e eficazes a pacientes com eliminação intestinal alterada.

Para refletir

Enquanto Sergio está concluindo a visita domiciliar a Chavela, sua sobrinha, Lucia, que tem 28 anos, chega para visitá-la. Lucia está chorosa. Chavela pergunta à Lucia: "Por que você está tão triste hoje?"

Lucia responde: "Acabei de descobrir que minha doença de Crohn está piorando, e que precisarei de uma cirurgia, no mês que vem, para fazer uma ileostomia. Sei que isso vai ajudar a aliviar a dor que tenho sentido há muito tempo, mas estou com tanto medo. Não sei como meu namorado vai reagir, e o que meus amigos vão pensar. Sergio, você pode me ajudar?"

- Qual informação da situação de Lucia é a mais importante para o histórico de enfermagem ou de preocupação imediata para o enfermeiro? (Reconhecer pistas)
- Considerando a situação de Lucia, quais fatores ambientais, organizacionais e outros são mais relevantes nesse momento? (Analisar pistas)
- Quais problemas de enfermagem mais provavelmente Lucia experimentará nessa situação? Quais são os mais graves ou prioritários? (Priorizar diagnósticos)
- Identifique dois resultados esperados para Lucia. Considere a situação de Lucia e descreva as intervenções médicas e de enfermagem que você poderia utilizar para alcançar os resultados esperados. Quais ações devem ser evitadas, quais são irrelevantes ou potencialmente nocivas? (Gerar soluções)
- Quais ações são as mais adequadas e como elas devem ser implementadas? Em que ordem de prioridade elas devem ser implementadas? (Tomar providências)
- Considerando a implementação de seu plano de cuidados para Lucia, quais dados você deveria reunir para determinar se as intervenções foram eficazes? (Avaliar resultados)

Questões de revisão

1. Quais ações de enfermagem o enfermeiro realiza ao colocar uma comadre sob um paciente imobilizado? (Selecione todas as aplicáveis.)
   a. Elevar os quadris do paciente, no leito, e deslizar a comadre sob ele.
   b. Após posicionar o paciente na comadre, elevar a cabeceira do leito a um ângulo de 45°.
   c. Ajustar a cabeceira do leito para que fique mais baixa que os pés e aplicar pressão suave, porém firme, para empurrar a comadre sob o paciente.
   d. Fazer com que o paciente fique ao lado do leito e, em seguida, fazer com que ele se sente na comadre à beira do leito.
   e. Certificar-se de que o paciente tenha um sistema de chamada de enfermagem ao alcance para notificar ao enfermeiro quando a comadre estiver pronta para ser removida.
2. Durante a administração de um enema com água morna da torneira, um paciente começa a ter cólicas abdominais que ele classifica em 6 de 10. Qual ação de enfermagem o enfermeiro deve realizar primeiro?
   a. Interromper a instilação.
   b. Pedir que o paciente respire fundo para diminuir a dor.
   c. Dizer ao paciente que se abaixe, como faria ao ter um movimento intestinal.
   d. Continuar a instilação; em seguida, administrar uma medicação para a dor.
3. Quais orientações o enfermeiro inclui ao orientar uma pessoa com constipação funcional crônica? (Selecione todas as aplicáveis.)
   a. Aumentar a ingestão de fibras e líquidos na dieta.
   b. Usar um enema de baixo volume diariamente.
   c. Evitar o glúten na dieta.
   d. Tomar laxantes 2 vezes/dia.
   e. Exercitar-se por 30 min todos os dias.
   f. Programar para ir ao banheiro sempre no mesmo horário, todos os dias.
   g. Tomar probióticos 5 vezes/semana.
4. Quais habilidades o enfermeiro ensina a um paciente com uma nova colostomia antes da alta hospitalar? (Selecione todas as aplicáveis.)
   a. Como trocar a bolsa.
   b. Como esvaziar a bolsa.
   c. Como abrir e fechar a bolsa.
   d. Como irrigar a colostomia.
   e. Como determinar se a estomia está cicatrizando adequadamente.
5. Coloque as etapas de troca de bolsa de ileostomia na ordem correta.
   a. Feche a extremidade da bolsa.
   b. Meça o estoma.
   c. Corte o orifício no disco de forma a se encaixar ao redor do estoma e não deixe a pele exposta aos efluentes.
   d. Pressione a bolsa no local sobre o estoma.
   e. Remova a bolsa anterior.
   f. Trace a medida correta na parte de trás do disco.
   g. Avalie o estoma e a pele ao seu redor.
   h. Limpe e seque a pele periestomal.
6. O enfermeiro está orientando um paciente sobre os sinais de alerta de possível câncer colorretal de acordo com as diretrizes da American Cancer Society. Quais afirmações refletem que o paciente está entendendo a orientação do enfermeiro? (Selecione todas as aplicáveis.)
   a. "Preciso informar meu médico caso meus hábitos intestinais comecem a mudar."
   b. "Sangue nas fezes é um sinal de alerta ao qual eu preciso estar atento.".
   c. "Dores musculares são comuns em pessoas com câncer colorretal."
   d. "Não é normal ver partículas de alimentos nas fezes."
   e. "Algumas pessoas com câncer colorretal têm dor abdominal ou nas costas inexplicável."
7. O enfermeiro está orientando um paciente a coletar uma amostra para exame de sangue oculto fecal usando testes imunoquímicos fecais (TIF) em casa. Como o enfermeiro orienta o paciente a coletar a amostra?
   a. Obtenha três esfregaços fecais de uma evacuação.
   b. Obtenha um esfregaço fecal de uma evacuação matinal.
   c. Colete um esfregaço fecal de três eliminações intestinais independentes.
   d. Obtenha três esfregaços fecais quando observar sangue na evacuação.
8. O que o enfermeiro deve ensinar aos familiares cuidadores quando um paciente tem incontinência fecal por deficiência cognitiva?
   a. Limpar a pele com sabonete antibacteriano e aplicar talco em pó nas nádegas.
   b. Iniciar um programa de treinamento ou de hábitos intestinais para promover a continência.
   c. Ajudar o paciente a ir ao banheiro uma vez a cada hora.
   d. Usar absorventes higiênicos na roupa íntima do paciente.
9. O paciente afirma: "Tenho diarreia e cólicas toda vez que tomo sorvete. Tenho certeza de que é porque a comida está fria." Com base nesses dados de avaliação, de qual problema de saúde o enfermeiro suspeita?
   a. Uma alergia alimentar.
   b. Síndrome do intestino irritável.
   c. Aumento do peristaltismo.
   d. Intolerância à lactose.

Respostas: 1. b, e; 2. a; 3. a, e, f; 4. a, b, c, e; 5. e, h, g, b, f, c, d, a; 6. a, b, e; 7. c; 8. b; 9. d.

Referências bibliográficas

Agency for Healthcare Research and Quality (AHRQ): *Health Literacy Universal Precautions Toolkit 2nd edition*, Rockville, MD, 2020. Agency for Healthcare Research and Quality. https://www.ahrq.gov/health-literacy/quality-resources/tools/literacy-toolkit/healthlittoolkit2-tool5.html. Accessed September 18, 2021.

American Association of Critical-Care Nurses (AACN): AACN practice alert: prevention of aspiration in adults, *Crit Care Nurse* 37(3):88, 2017.

American Cancer Society (ACS): *Colorectal cancer*, 2021. http://www.cancer.org/Cancer/ColonandRectumCancer/DetailedGuide/index. Accessed May 10, 2021.

American Cancer Society (ACS): *Gap in cancer death rates between blacks and whites narrows*, 2019. https://www.cancer.org/latest-news/gap-in-cancer-death-rates-between-blacks-and-whites-narrows.html. Accessed May 12, 2021.

American Heart Association: *American Heart Association recommendations for physical activity in adults and kids*, 2018. https://www.heart.org/en/healthy-living/fitness/fitness-basics/aha-recs-for-physical-activity-in-adults. Accessed May 12, 2021.

Ball J, et al: *Seidel's guide to physical examination*, ed 9, St. Louis, 2019, Elsevier.

Boullata J, et al: ASPEN safe practices for enteral nutrition therapy, *J Parenter Enteral Nutr* 41(1):15, 2017.

Burchum JR, Rosenthal LD: *Lehne's pharmacology for nursing care*, ed 11, St. Louis, 2021, Elsevier.

Carmel JE, et al: *Wound, ostomy, and continence nurses Society: core curriculum ostomy management*, ed 2, Philadelphia, 2021, Wolters Kluwer.

Centers for Disease Control and Prevention (CDC): *What is health literacy?* 2021. https://www.cdc.gov/healthliteracy/learn/index.html. Accessed September 18, 2021.

Delmore BA, Ayello EA: Pressure injuries caused by medical devices and other objects: a clinical update, *Am J Nurs* 117(12):36, 2017.

Dickison P, et al: Integrating the National Council of State Boards of Nursing Clinical Judgment Model into nursing educational frameworks, *J Nurs Educ* 58(2):72, 2019.

Edelman CL, Kudzma EC: *Health promotion throughout the lifespan*, ed 9, St. Louis, 2018, Elsevier.

ENA Clinical Practice Guideline Committee (ENA): *Clinical practice guideline: gastric tube placement verification*, J Emerg Nurs 45(3):306.e1–306.e19, 2019. doi:10.1016/j.jen.2019.03.011.

Harding MM, et al: *Lewis's medical-surgical nursing: assessment and management of clinical problems*, ed 11, St. Louis, 2020, Elsevier.

Hockenberry ML, et al: *Wong's nursing care of infants and children*, ed 11, St. Louis, 2019, Elsevier.

Howson R: Stoma education for the older person is about keeping it as simple as 1, 2, 3, *J Stomal Ther* 39(3):20, 2019.

Huether SE, et al: *Understanding pathophysiology*, ed 7, St. Louis, 2020, Elsevier.

Judd M: Confirming nasogastric tube placement in adults. *Nursing* 50(4): 43, 2020.

Mayo Clinic: *Water: how much should you drink every day?* 2020. http://www.mayoclinic.org/healthy-living/nutrition-and-healthy-eating/in-depth/water/art-20044256. Accessed May 9, 2021.

Mayo Clinic: *Illeoanal anastomosis (J-pouch) surgery*, 2021. https://www.mayoclinic.org/tests-procedures/j-pouch-surgery/about/pac-20385069. Accessed May 9, 2021.

McDonald L, et al: Clinical practice guidelines for *Clostridium difficile* infection in adults and children, *Clin Infect Dis* 66(7):1, 2018. https://www.idsociety.org/practice-guideline/clostridium-difficile/. Accessed May 9, 2021.

National Institutes of Health (NIH): *Bowel control problems (fecal incontinence)*, n.d.a. https://www.niddk.nih.gov/health-information/digestive-diseases/bowel-control-problems-fecal-incontinence. Accessed May 9, 2021.

National Institutes of Health (NIH): *Constipation*, n.d.b. https://www.niddk.nih.gov/health-information/digestive-diseases/constipation. Accessed May 9, 2021.

Setya A, et al: *Fecal impaction*, Treasure Island, FL, 2020, StatPearls Publishing. https://www.ncbi.nlm.nih.gov/books/NBK448094/. Accessed May 9, 2021.

Simren M, et al: Update on Rome IV Criteria for colorectal disorders: implications for clinical practice, *Curr Gastroenterol Rep* 19(4):15, 2017.

Solomon R, Jurica K: Closing the research-practice gap: increasing evidence-based practice for nasogastric tube insertion using education and an electronic order set, *J Emerg Nurs* 43(2):133, 2017.

Stetzer MN: Essential ostomy knowledge for nurses: promoting adaptation in children with new ostomy and their caregivers, *Pediatr Nurs* 47(2):71, 2021.

The Joint Commission (TJC): *2021 National Patient Safety Goals*, Oakbrook Terrace, IL, 2021, The Commission. https://www.jointcommission.org/en/standards/national-patient-safety-goals/. Accessed May 12, 2021.

US Food and Drug Administration (USFDA): *Food allergies*, 2021. https://www.fda.gov/food/food-labeling-nutrition/food-allergies. Accessed May 9, 2021.

Wound, Ostomy and Continence Nurses Society (WOCN): Management of the adult patient with a fecal or urinary ostomy – an executive summary, *J Wound Ostomy Continence Nurs* 45(1):50, 2018.

Referências de pesquisa

Baran A, et al: The effects of abdominal massage in the management of constipation in elderly people: a randomized controlled trial, *Top Geriatr Rehabil* 35(2):134, 2019.

Cevik K, Zaybak A: The effect of reflexology on constipation in the elderly, *Int J Caring Sci* 11:309, 2018.

Coughlin SS: Social determinants of colorectal cancer risk, stage, and survival: a systematic review, *Int J Colorectal Dis* 35(6):985, 2020.

Coyer F, et al: Securement to prevent device-related pressure injuries in the intensive care unit: a randomised controlled feasibility study, *Int Wound J* 17(6):1566, 2020.

Earl V, et al: Barriers and facilitators to colorectal cancer screening in African-American men, *Dig Dis Sci* 2021. https://doi.org/10.1007/s10620-021-06960-0.

Fan PEM, et al: Adequacy of different measurement methods in determining nasogastric tube insertion lengths: an observational study, *Int J Nurs Stud* 92:73, 2019.

Ghafar MYA, et al: Evaluation of the efficacy of probiotics (MCP® BCMC® Strains) treating constipation in elderly patients with multiple chronic co-morbidities: a randomized controlled trial, *J Nutr Health Aging* 24(10):1066, 2020.

Goudar BV, et al: Early removal versus conventional removal of nasogastric tube after abdominal surgery: a prospective randomized controlled study, *Int Surg J* 4(1):229, 2017.

Grzywacz V, et al: Racial disparities and factors affecting Michigan colorectal cancer screening, *J Racial Ethn Health Disparities* 5:901, 2018.

Gustafsson M, et al: Constipation and laxative use among people living in nursing homes in 2007 and 2013, *BMC Geriatr* 38, 2019. https://doi.org/10.1186/s12877-019-1054-x. Accessed May 12, 2021.

Irving SY, et al: Pediatric nasogastric tube placement and verification: best practice recommendations from the NOVEL Project, *Nutr Clin Pract* 33(6):921, 2018.

Maculotti D, et al: Sport and physical activity after stoma surgery: a survey of patient experiences, *Gastrointest Nurs* 17(Suppl 9):S30, 2019.

Massirfufulay KM, et al: The prevalence, incidence, and correlates of fecal incontinence among older people residing in care homes: a systematic review, *J Am Med Dir Assoc* 20(8):956, 2019.

Metheny NA, et al: A review of guidelines to distinguish between gastric and pulmonary placement of nasogastric tubes, *Heart Lung* 48:226, 2019.

Salvadalena G, et al: Lessons learned about peristomal skin complications: secondary analysis of the ADVOCATE Trial, *J Wound Ostomy Continence Nurs* 47(4):357, 2020.

Taneja C, et al: Risk and economic burden of peristomal skin complications following ostomy surgery, *J Wound Ostomy Continence Nurs* 46(2):143, 2019.

Van Bree SHW, et al: Auscultation for bowel sounds in patients with ileus: an outdated practice in the ICU? *Neth J Crit Care* 26(4): 142, 2018.

Voegeli D, et al: Factors influencing the incidence of peristomal skin complications: evidence from a multinational survey on living with a stoma, *Gastrointest Nurs* 18(Suppl 4):S31, 2020.

48

Integridade da Pele e Cuidado de Feridas

Objetivos

- Examinar os fatores que contribuem para a formação de lesões por pressão
- Explicar o sistema de classificação de estágios de lesões por pressão
- Discutir o processo normal de cicatrização de feridas
- Contrastar as diferenças de cicatrização de feridas de intenção primária e secundária
- Resumir os fatores que impedem ou promovem a cicatrização de feridas
- Explicar as diferenças nos cuidados de enfermagem em casos de feridas agudas e crônicas
- Avaliar um paciente com integridade da pele prejudicada
- Desenvolver um plano de cuidados de enfermagem para um paciente com integridade da pele prejudicada
- Aplicar julgamento clínico ao prestar cuidados a pacientes que apresentam risco ou evidência de integridade da pele prejudicada.

Termos-chave

Abrasão
Aproximadas
Atrito
Branqueamento
Deiscência
Desbridamento
Descamação
Epitelização
Eritema não branqueável
Escara
Evacuadores de drenagem de feridas
Evisceração
Exsudato
Fechamento assistido a vácuo (FAV)
Ferida
Feridas perfurantes
Flutuação
Forças de cisalhamento
Hemostasia
Hiperemia branqueável
Hiperemia reativa
Induração
Intenção primária
Intenção secundária
Isquemia tecidual
Laceração
Lesão de pele relacionada com adesivo (LPRA)
Lesão por pressão
Lesão por pressão relacionada com dispositivo médico (LPRDM)
Purulenta
Sanguínea
Seroso
Serossanguínea
Tecido de granulação
Terapia de feridas por pressão negativa (TFPN)

Kelly Johnson é uma estudante de enfermagem do primeiro ano designada a cuidar da Sra. Stein. A Sra. Stein, uma paciente de 86 anos, caiu em sua casa e fraturou o quadril esquerdo. Antes dessa queda, ela era independente nas atividades da vida diária, gostava de receber as pessoas para refeições em casa e participava de atividades sociais. Ela foi submetida à cirurgia de artroplastia de quadril há 2 dias, e suas atividades de fisioterapia pós-operatória estão progredindo lentamente. Ela fica relutante em se movimentar ou participar da fisioterapia devido à dor e ao medo de cair. Quando convidada a participar do reposicionamento, ela desliza seu corpo para cima e para baixo no leito enquanto protege seu quadril. Ela não quer que a equipe use um lençol de sustentação para reposicioná-la no leito e tem medo de ajudar por causa da dor. Seus problemas clínicos mais importantes incluem insuficiência cardíaca, hipertensão e diabetes melito tipo 2. Ela fica levemente diaforética quando se move, fazendo com que ela sue ao se movimentar. Kelly observa drenagem no roupão sobre a área do quadril esquerdo.

Kelly analisa o prontuário eletrônico da Sra Stein. As observações dos enfermeiros descrevem a relutância da Sra. Stein em se reposicionar ou participar ativamente das atividades de reabilitação na fisioterapia. Embora a Sra. Stein tenha prescrição de medicação para dor, ela raramente as toma, por ter "medo de se viciar". O enfermeiro da noite documentou uma área bolhosa hiperemiada no quadril direito e uma área hiperemiada na região sacral.

A pele, que é o maior órgão do corpo, representa uma barreira de proteção contra organismos que causam doenças e um órgão sensorial de dor, temperatura e tato; ela também sintetiza vitamina D. Lesões na pele impõem riscos à segurança de um indivíduo. A cicatrização de feridas é um processo celular e bioquímico complexo, sendo afetada por fatores sistêmicos e locais, como processos patológicos subjacentes (p. ex., diabetes melito), causa da ferida (p. ex., feridas químicas *versus* penetrantes), e condição da ferida (Calis et al., 2019). Seu julgamento clínico deve integrar conhecimento científico e de enfermagem para minuciosamente avaliar e monitorar a integridade da pele do paciente, identificando os riscos de integridade da pele prejudicada ou com a integridade da pele prejudicada. Uma abordagem de pensamento crítico nesse processo produzirá decisões clínicas de como planejar, implementar e avaliar intervenções com vistas a manter a integridade da pele ou melhorar a cicatrização de feridas.

Base de conhecimento científico

Pele

A pele é constituída de duas camadas: a epiderme e a derme (Figura 48.1). Elas são separadas por uma membrana, geralmente chamada de *junção dermoepidérmica*. A epiderme, ou a camada mais superficial, tem

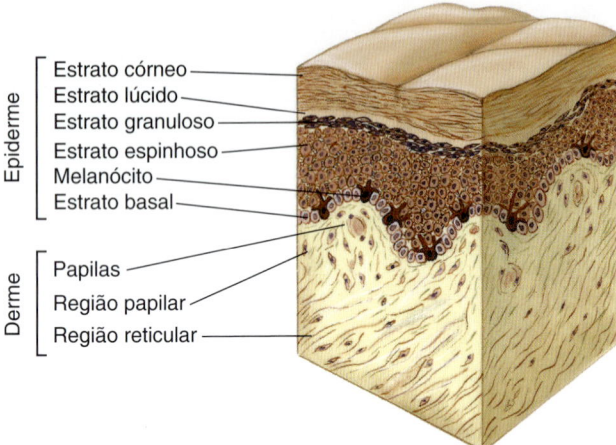

Figura 48.1 Camadas da pele. (De Applegate E: *The anatomy and physiology learning system*, ed 4, St Louis, 2011, Saunders.)

pelo microclima (temperatura da pele, umidade e fluxo de ar próximo à pele), pela nutrição, pela perfusão, por comorbidades e por condição do tecido mole (European Pressure Ulcer Advisory Panel [EPUAP]/National Pressure Injury Advisory Panel [NPIAP]/Pan Pacific Pressure Injury Alliance [PPPIA], 2019a).

Uma série de fatores contribuintes está associada a lesões por pressão. Qualquer paciente que sofra de mobilidade reduzida, menor percepção sensorial, incontinência fecal ou urinária e/ou desnutrição

---

Boxe 48.1 Foco em idosos

Problemas associados à pele

Ao cuidar de um idoso, existem várias questões relacionadas à pele a serem consideradas quando da avaliação da pele e do risco de ruptura da integridade dela. Alterações relacionadas à idade, como redução da elasticidade da pele, perda de colágeno e adelgaçamento dos músculos e tecidos subjacentes, fazem com que a pele do idoso seja facilmente rompida em resposta a traumas mecânicos, principalmente a forças de cisalhamento. A ligação entre a epiderme e a derme é mais tênue nos idosos, permitindo que a pele seja facilmente rompida em resposta a traumas mecânicos (p. ex., remoção de esparadrapos) (Meiner e Yeager, 2019). Condições médicas existentes e polifarmácia são fatores que interferem na cicatrização de feridas. O envelhecimento causa uma diminuição da reação inflamatória, resultando em desaceleração da epitelização e da cicatrização de feridas (Doughty e Sparks, 2016).

Implicações para a prática
- Há um declínio da função de barreira e menor proteção contra umidade excessiva, cisalhamento, atrito e pressão
- A pele em processo de envelhecimento sofre menos troca de epiderme, dessa maneira exigindo mais tempo para a cicatrização (Meiner e Yeager, 2019)
- Comorbidades (p. ex., demência, hemiplegia) aumentam o risco de incontinência e subsequente lesão de pele e de tecidos em idosos mais frágeis (Ferris e Harding, 2019)
- Ao remover quaisquer curativos adesivos ou esparadrapos, descole a pele delicadamente do adesivo; não puxe o adesivo da pele com força. Descole a pele da superfície adesiva empurrando delicadamente a pele no sentido contrário ao do adesivo
- A redução do tecido subcutâneo diminui a proteção de acolchoamento sobre proeminências ósseas e aumenta o risco de os pacientes desenvolverem lesões de pele relacionadas a cisalhamento (Huether et al., 2020)
- Há uma diminuição do acolchoamento subcutâneo sobre as proeminências ósseas, em que há maior propensão de ocorrer integridade da pele prejudicada e lesões em outros tecidos (Wysocki, 2016)

---

várias camadas. O estrato córneo é a camada fina mais externa da epiderme. Ele consiste em células queratinizadas mortas e planas. As células se originam da camada epidérmica mais interna, comumente chamada de *camada basal*. As células da camada basal se dividem, proliferam e migram em direção à superfície epidérmica. Depois de alcançarem o estrato córneo, elas ficam planas e morrem. Esse movimento constante garante a substituição das células superficiais eliminadas durante a fase de descamação ou desfolhação. O fino estrato córneo protege as células e os tecidos subjacentes contra a desidratação e previne a entrada de certos agentes químicos. O estrato córneo permite a evaporação de água da pele e a absorção de certos medicamentos tópicos.

A derme, camada mais interna da pele, oferece resistência à tração; suporte mecânico e proteção para os músculos, ossos e órgãos subjacentes. Ela difere da epiderme por conter, em sua maioria, tecido conjuntivo e poucas células cutâneas. Colágeno (uma proteína firme e fibrosa), vasos sanguíneos e nervos são encontrados na camada dérmica. Fibroblastos, que são responsáveis pela formação de colágeno, são o único tipo de célula específico na derme.

Compreender a estrutura da pele ajuda você a entender os riscos à integridade da pele prejudicada e promover a cicatrização de feridas. Uma pele íntegra protege o paciente contra lesões químicas e mecânicas. Quando a pele é lesionada, a epiderme atua recobrindo a ferida e restaurando a barreira contra organismos invasores, e a derme reage para restaurar a integridade estrutural (colágeno) e as propriedades físicas da pele. O processo normal de envelhecimento altera as características da pele e a torna mais vulnerável a danos (Boxe 48.1).

Lesões por pressão

Lesão por pressão, úlcera de pressão, úlcera de decúbito e *escara* são termos usados para descrever integridade da pele prejudicada relacionada à pressão prolongada não aliviada. A terminologia mais atual é **lesão por pressão** (Figura 48.2), a qual está de acordo com as recomendações do National Pressure Ulcer Advisory Panel (Edsberg et al., 2016). Uma lesão por pressão é um dano localizado na pele e no tecido mole subjacente, normalmente se desenvolvendo sobre uma proeminência óssea ou relacionada à pressão causada por um dispositivo médico ou outros tipos de dispositivos. A lesão pode se apresentar na forma de pele íntegra, uma bolha ou úlcera aberta e ser dolorosa. Ela ocorre em consequência de pressão intensa e/ou prolongada ou de pressão combinada a cisalhamento (Edsberg et al., 2016). A tolerância do tecido mole à pressão e ao cisalhamento também pode ser afetada

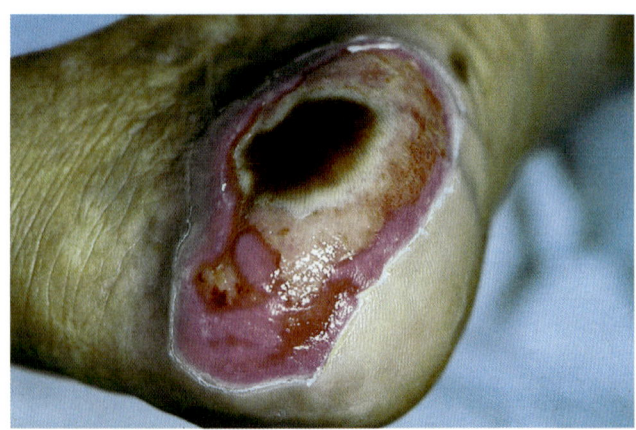

Figura 48.2 Lesão por pressão com necrose tecidual.

está arriscado a desenvolver lesão por pressão. Exemplos de pacientes que apresentam risco de desenvolver lesões por pressão incluem os seguintes (EPUAP/NPIAP/PPPIA, 2019a):

- Idosos
- Indivíduos que tenham sofrido algum trauma
- Indivíduos com lesões da medula espinal (LME)
- Indivíduos que sofreram fratura de quadril
- Indivíduos em instituições de cuidados permanentes ou comunitários, com doenças agudas, ou os que estão sob cuidados paliativos especializados
- Indivíduos com diabetes melito
- Pacientes em ambientes de cuidados críticos.

Patogênese das lesões por pressão. A pressão é o principal elemento da causa das lesões por pressão. O tecido recebe oxigênio e nutrientes e elimina resíduos metabólicos pelo sangue. Pressão e outros fatores interferem no fluxo sanguíneo, que, por sua vez, interfere no metabolismo celular e na função ou sobrevivência das células. Pressão intensa e prolongada afeta o metabolismo celular, ao diminuir ou obliterar o fluxo de sangue, resultando em isquemia tecidual e, eventualmente, morte do tecido.

Uma teoria atual sugere que os danos na pele e no tecido mole podem ser iniciados na superfície e progredir para dentro, ou começar no músculo e progredir para fora, dependendo da causa (Wound, Ostomy, and Continence Nurses Society [WOCN], 2016). Considera-se que os danos de cima para baixo (superficiais) sejam causados por cisalhamento ou atrito superficial, apresentando-se como vermelhidão na pele (lesão por pressão de estágio 1). Acredita-se que os danos de baixo para cima (profundos) sejam causados por vários fatores relacionados à pressão: (1) intensidade da pressão, (2) duração da pressão e (3) tolerância do tecido.

Intensidade da pressão. Um estudo clássico de pesquisa identificou que a pressão de fechamento capilar é a quantidade mínima de pressão requerida para o colapso do capilar (p. ex., quando a pressão ultrapassa a faixa de pressão normal dos capilares, de 15 a 32 mmHg) (Burton e Yamada, 1951). Portanto, quando a pressão aplicada sobre um capilar excede a pressão normal dos capilares, e a veia é ocluída por um período prolongado de tempo, pode ocorrer **isquemia tecidual**. Se o paciente tem sensibilidade reduzida e não consegue reagir ao desconforto da isquemia, o resultado é isquemia e morte do tecido.

A apresentação clínica de obstrução do fluxo sanguíneo ocorre quando se avaliam áreas de pressão. Após um período de isquemia tecidual, se a pressão for aliviada e o fluxo de sangue retornar, a pele fica vermelha. O efeito dessa vermelhidão é a vasodilatação (expansão dos vasos sanguíneos), denominada *hiperemia* (vermelhidão). Você avalia uma área de hiperemia aplicando pressão com o dedo sobre a área afetada. Se ela se tornar esbranquiçada (ficar com uma cor mais clara) e o eritema voltar depois que você tirar o dedo, a hiperemia é passageira e representa uma tentativa de superar o episódio isquêmico, sendo chamada de **hiperemia branqueável**. No entanto, se a área eritematosa não branqueia (**eritema não branqueável**) quando você aplica pressão, a probabilidade é que haja dano tecidual profundo.

O **branqueamento** ocorre quando os tons vermelhos normais do paciente de pele clara estão ausentes. Na verificação de lesões por pressão em pacientes com pele altamente pigmentada, a pele mais escura pode não apresentar a reação branqueável. Inspecione suspeitas de alterações de pele relacionadas à pressão comparando a uma área oposta do corpo (Boxe 48.2). A inspeção da pele deve incluir uma avaliação de alterações no tecido cutâneo, consistência (firme ou mole [com rigidez menor que o normal ou empapada] à palpação), sensibilidade (dor), edema e temperatura mais quente ou mais fria (EPUAP, NPIAP, PPPIA, 2019a; EPUAP/NPIAP/PPPIA, 2019b; Bryant e Nix, 2016a).

Duração da pressão. Pressão leve durante um período prolongado e pressão de alta intensidade por um curto período de tempo são duas preocupações relacionadas à duração do tempo de exposição à pressão. Ambos os tipos de pressão causam danos aos tecidos. Pressão prolongada oclui o fluxo de sangue e nutrientes e contribui para a morte celular (Pieper, 2016). Entre as implicações clínicas da duração da pressão estão a avaliação da quantidade de pressão (verificação da pele

Boxe 48.2 Aspectos culturais do cuidado

Impacto da cor da pele

Há evidências de que as lesões por pressão de estágio 1 são subdetectadas em pessoas com pele de pigmentação escura. Julgamento clínico e tomada de decisão clínica são essenciais para a avaliação e a detecção de cianose e outras alterações na cor da pele, e a avaliação é mais desafiadora em pacientes com pele de pigmentação mais escura (EPUAP/NPIAP/PPPIA, 2019a). Pacientes com pele de pigmentação escura não podem ser avaliados quanto ao risco de lesão por pressão examinando-se apenas a cor da pele. A temperatura e a umidade da pele também devem ser avaliadas (WOCN, 2016). Áreas de vermelhidão são mais difíceis de avaliar em peles com pigmentação escura. A diferenciação de cor de cianose varia de acordo com a pigmentação da pele. Em pacientes com pele de pigmentação escura, você precisa saber qual é o tom de pele inicial do indivíduo. Por exemplo, para pacientes de diferentes culturas com pele de pigmentação escura, não confunda a hiperpigmentação normal de manchas mongólicas que é observada na região sacra com cianose.

Implicações para os cuidados centrados no paciente
- Use iluminação natural
- Quando estiver avaliando peles com pigmentação escura, avalie a temperatura da pele e a umidade subepidérmica. Umidificar levemente a pele ajuda a detectar lesões por pressão iniciais (EPUAP/NPIAP/PPPIA, 2019a)
- Inspecione cuidadosamente qualquer descoloração sobre áreas de pressão e na pele circundante, em relação a alterações de temperatura, edema, alterações na consistência do tecido e dor (EPUAP/NPIAP/PPPIA, 2019a). Avalie áreas de pressão e mudanças localizadas da cor da pele. Pode ocorrer qualquer um dos seguintes aspectos (WOCN, 2016):
  o A cor permanece inalterada quando se aplica pressão
  o Mudanças de cor ocorrem no local da pressão, que diferem da cor de pele normal do paciente
  o Se o paciente já teve anteriormente uma lesão por pressão, essa área da pele pode ser mais clara do que a cor original
  o Uma área localizada da pele pode ficar roxa/azul ou violeta, em vez de vermelha. Manchas roxas ou castanhas podem indicar lesão tecidual profunda
- Avaliação de alterações na temperatura da pele: uma área circunscrita de pele íntegra pode ser quente ao toque. Conforme o tecido muda de cor, a pele íntegra fica fria ao toque. **Observação**: Luvas podem diminuir a sensibilidade a mudanças na temperatura da pele (WOCN, 2016; EPUAP/NPIAP/PPPIA, 2019a)
- Calor localizado (inflamação) é detectado por comparações com a pele ao redor. Uma área localizada de calor será substituída por uma área fria, o que representa um sinal de tecido desvitalizado
- Edema pode ocorrer com uma induração de mais de 15 mm de diâmetro, e a pele pode parecer esticada e brilhante (Nix, 2016)
- Palpe para verificar a consistência dos tecidos circundantes para identificar quaisquer alterações na consistência tecidual entre a área da lesão e o tecido normal (EPUAP/NPIAP/PPPIA, 2019a)
- Queixas do paciente de desconforto no local que apresenta predisposição ao desenvolvimento de lesões por pressão (p. ex., proeminências ósseas, sob dispositivos hospitalares)

em relação à hiperemia não branqueável) e a determinação da extensão de tempo de tolerância do paciente à pressão (verificação de certeza de que a área afetada se torna branqueável após o alívio da pressão).

Tolerância do tecido. A capacidade do tecido de suportar a pressão depende da integridade dele e das estruturas de apoio. Os fatores extrínsecos de cisalhamento, atrito e umidade afetam a capacidade da pele de tolerar a pressão: quanto mais intensa de presença dos fatores de cisalhamento, atrito e umidade, mais suscetível a pele será a danos causados pela pressão. O segundo fator relacionado à tolerância dos tecidos é a capacidade das estruturas da pele subjacentes (vasos sanguíneos, colágeno) de ajudar a redistribuir a pressão. Fatores sistêmicos, como desnutrição, envelhecimento, condições de hidratação e baixa pressão arterial, afetam a tolerância do tecido a pressões aplicadas externamente.

Fatores de risco para o desenvolvimento de lesões por pressão. O objetivo da prevenção do desenvolvimento de lesões por pressão é a identificação precoce de pacientes sob risco e a implementação de estratégias de prevenção. O *Prevention and Treatment of Pressure Ulcers/Injuries: Quick Reference Guide 2019* (EPUAP/NPIAP/PPPIA, 2019b) representa os achados de uma revisão extensiva da literatura sobre prevenção e manejo de lesões por pressão. Uma variedade de fatores predispõe um paciente à formação de lesão por pressão. Esses fatores podem estar relacionados a uma doença (p. ex., circulação periférica reduzida devido a diabetes melito) ou ser secundários a uma doença (p. ex., sensibilidade diminuída após um acidente vascular encefálico).

Percepção sensorial prejudicada. Pacientes com percepção sensorial alterada em relação à dor e à pressão estão sob maior risco de integridade da pele prejudicada. Eles são incapazes de sentir quando uma parte de seu corpo é submetida a um aumento prolongado de pressão ou dor. Assim, um paciente que não consegue sentir ou perceber a presença de dor ou pressão está arriscado a desenvolver lesões por pressão.

Mobilidade prejudicada. Pacientes que não conseguem mudar de posição sozinhos estão em risco de desenvolver lesão por pressão. Por exemplo, um paciente que está gravemente doente estará enfraquecido e menos propenso a se virar independentemente. Um paciente que tenha sofrido uma lesão traumática ou cirurgia em uma extremidade ficará limitado em sua capacidade de reposicionar facilmente o membro afetado. Pacientes com lesões medulares têm as funções motora e sensorial diminuídas ou ausentes, sendo incapazes de reposicionar proeminências ósseas.

Alteração no nível de consciência. Pacientes que estão comatosos, confusos ou desorientados; aqueles que têm afasia expressiva ou incapacidade de verbalizar; ou cujos níveis de consciência são variáveis não são capazes de se proteger contra lesões por pressão. Da mesma forma, pacientes confusos ou desorientados podem ser capazes de sentir a pressão, mas nem sempre conseguem saber como aliviá-la ou comunicar seu desconforto. Um paciente em coma não consegue perceber a pressão e é incapaz de se movimentar voluntariamente para aliviar a pressão.

Cisalhamento. Força de cisalhamento é o movimento deslizante da pele e do tecido subcutâneo enquanto o músculo e o osso subjacentes permanecem estacionários (Bryant, 2016). A força de cisalhamento ocorre quando a cabeceira do leito é elevada e inicia o deslizamento do esqueleto, mas a pele fica devido ao atrito com o leito (Figura 48.3). Ela também ocorre quando se transfere um paciente do leito para uma maca, quando a pele do paciente é repuxada na superfície do leito. (isso pode ser evitado utilizando-se dispositivos antiatrito durante o manuseio seguro de pacientes). Quando há presença de cisalhamento, a pele e as camadas subcutâneas aderem à superfície do leito, e as camadas de músculo e os ossos deslizam na

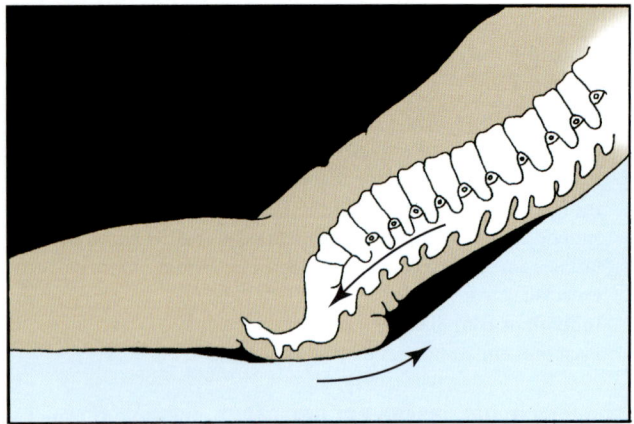

Figura 48.3 Cisalhamento exercido na área sacral.

direção do movimento corporal. O dano que o cisalhamento causa ocorre no nível fascial mais profundo dos tecidos sobre a proeminência óssea (Cooper et al., 2020; Pieper, 2016). Os capilares do tecido subjacente são esticados e angulados pela força de cisalhamento. Consequentemente, ocorre necrose nas camadas profundas do tecido. O dano tecidual é profundo e causa a frouxidão da derme, sendo uma causa de desenvolvimento de lesão por pressão.

Atrito. A força de duas superfícies que se movem uma contra a outra, como a força mecânica exercida quando a pele é arrastada sobre uma superfície áspera, como a de roupas de cama, é chamada de **atrito** (WOCN, 2016). Diferentemente das lesões por cisalhamento, as lesões por atrito afetam a epiderme ou a face mais externa da pele (perda de pele superficial). A pele desnuda fica vermelha e dolorida e, às vezes, é referida como *queimadura de lençol*. Uma lesão por atrito ocorre em pacientes inquietos, nos que têm movimentos descontrolados, como em condições espásticas e naqueles cuja pele é arrastada em vez de levantada da superfície do leito, durante trocas de posição ou de transferências para uma maca. Esse tipo de lesão não deve ser classificado como lesão por pressão (EPUAP, NPIAP, PPPIA, 2019b). Além disso, o atrito e o cisalhamento surgem quando se usa um dispositivo hospitalar por um período prolongado de tempo. O atrito pode causar sensibilidade prejudicada e circulação reduzida, além de alterar o microclima da pele, que é o calor e a umidade na interface entre a pele e o dispositivo (Cooper et al., 2020).

Umidade. A presença e a duração de umidade na pele aumentam o risco de lesão por pressão. A umidade reduz a resistência da pele a outros fatores físicos, como pressão, atrito ou cisalhamento. A umidade prolongada amolece a pele, deixando-a mais suscetível a danos. O termo *lesões de pele associadas à umidade* (LPAU) é definido como inflamação e erosão de pele causadas pela exposição prolongada a várias fontes de umidade, incluindo drenagens de feridas, urina e fezes, transpiração, exsudato de feridas, muco ou saliva (Francis, 2020).

Classificação das lesões por pressão

Existe um sistema para a classificação dos estágios das lesões por pressão. A classificação correta do estágio requer conhecimento das camadas da pele. Uma grande desvantagem de um sistema de classificação de estágios é que não é possível classificar uma lesão quando ela está coberta de tecido necrótico, pois este está encobrindo a profundidade da lesão. Feridas graves com tecido necrótico precisam ser desbridadas ou removidas (se adequado em relação ao plano de tratamento geral) para expor sua base, para a realização de uma avaliação. O benefício de um sistema de estadiamento é que cada estágio indica os tipos de tratamentos tópicos e superfícies de alívio de pressão que terão maior probabilidade de promover a cicatrização.

A classificação do estágio de uma lesão por pressão descreve a profundidade da lesão por pressão no ponto avaliado. Uma vez classificado o estágio da lesão por pressão, este persiste mesmo que ela seja curada. Por exemplo, uma lesão por pressão de estágio 3 não progride para estágio 1. Uma lesão por pressão de estágio 3 que demonstra sinais de cicatrização é descrita como lesão por pressão de estágio 3 em processo de cicatrização. Em 2016, o NPIAP mudou a terminologia de "úlcera por pressão" para "lesão por pressão" e redefiniu o sistema de classificação em estágios, que foi revisado em 2019 (EPUAP, NPIAP, PPPIA, 2019b; Edsberg et al., 2016):

- **Lesão por pressão de estágio 1:** pele íntegra com uma área localizada de eritema não branqueável, mas pode apresentar uma aparência diferente em peles com pigmentação escura (Figura 48.4 A)
  ○ A presença de eritema branqueável ou alterações de sensibilidade, temperatura ou firmeza podem preceder as alterações visuais. Mudanças de cor não incluem manchas roxas ou castanhas; estas podem indicar lesão tecidual profunda por pressão
- **Lesão por pressão de estágio 2:** perda de espessura parcial de pele com exposição da derme (Figura 48.4 B)
  ○ O leito da ferida é viável, rosa ou vermelho e úmido e também pode se apresentar como uma bolha íntegra ou rompida, contendo soro. O tecido adiposo (gordura) não é visível, e os tecidos mais profundos também não são visíveis. Ausência de tecido de granulação, descamação e escara. Essas lesões normalmente resultam de microclimas adversos e cisalhamento na pele sobre a pelve e de cisalhamento no calcanhar. Esse estágio não deve ser usado para descrever LPAU, incluindo dermatite associada à incontinência (DAI), dermatite intertriginosa (DIT), lesão de pele relacionada com adesivo (LPRA) ou feridas traumáticas (cortes, queimaduras e abrasões de pele)
- **Lesão por pressão de estágio 3:** perda de pele em sua espessura total
  ○ Perda de pele em sua espessura total, na qual o tecido adiposo (gordura) é visível na ulceração, e, geralmente, há presença de tecido de granulação e epíbole (ferida com bordas enroladas) (Figura 48.4 C). Descamação e/ou escara podem ser visíveis. A profundidade do dano tecidual varia de acordo com a localização anatômica; áreas de adiposidade significativa podem se desenvolver em feridas profundas. Podem ocorrer erosão e tunelização.

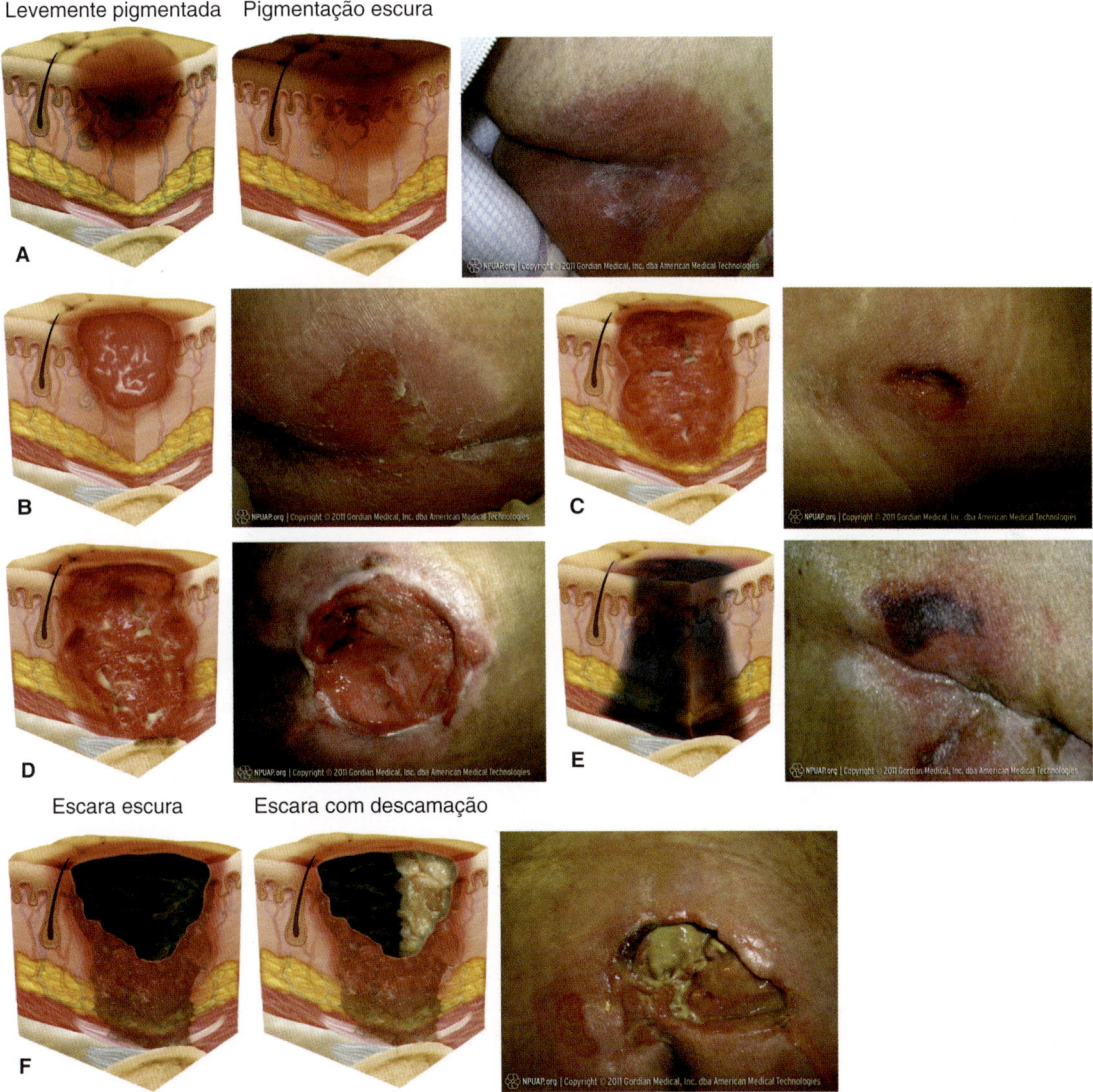

Figura 48.4 Diagrama dos estágios de lesão por pressão. **A.** Lesão por pressão de estágio 1. **B.** Lesão por pressão de estágio 2. **C.** Lesão por pressão de estágio 3. **D.** Lesão por pressão de estágio 4. **E.** Lesão tecidual profunda. **F.** Lesão por pressão não classificável. (Utilizada com permissão de European Pressure Ulcer Advisory Panel [EPUAP], National Pressure Injury Advisory Panel [NPIAP] e Pan Pacific Pressure Injury Alliance [PPPIA]. Haesler E, ed. *Treatment of pressure ulcers/injuries: quick reference guide*, 2019, EPUAP/NPIAP/PPPIA.)

Não há exposição das fáscias, músculos, tendões, ligamentos, cartilagem e/ou ossos. Se uma descamação ou escara ocultar a extensão da perda de tecido, a classificação será de lesão por pressão não classificável

- **Lesão por pressão de estágio 4**
  - Perda de pele em sua espessura total e de tecido com fáscias, músculos, tendões, ligamentos, cartilagem ou ossos expostos ou diretamente palpáveis na úlcera (Figura 48.4 D). Descamação e/ou escara podem ser visíveis. Geralmente ocorrem epíbole (bordas enroladas), erosão e/ou tunelização. A profundidade varia de acordo com a localização anatômica. Se uma descamação ou escara obscurecer a extensão da perda de tecido, a classificação será de lesão por pressão não classificável
- **Lesão por pressão não classificável:** perda obscurecida de pele em sua espessura total e de tecido
  - Perda obscurecida de pele em sua espessura total e de tecido, na qual a extensão do dano tecidual dentro da úlcera não pode ser confirmada por estar obscurecida por descamação ou escara (Figura 48.4 F). Se a descamação ou escara forem removidas, uma lesão por pressão de estágio 3 ou 4 será revelada. Escara estável (ou seja, seca, aderente, íntegra, sem eritema ou **flutuação**) no calcanhar ou membro isquêmico não deve ser amolecida ou removida
- **Lesão por pressão tecidual profunda:**
  - Pele íntegra ou não com área localizada de persistente coloração vermelha, castanha ou roxa profunda não branqueável, ou separação epidérmica revelando um leito de ferida escura ou uma bolha de sangue (Figura 48.4 E). Dor e mudanças de temperatura geralmente precedem as alterações na cor da pele. As manchas podem ter uma aparência diferente em peles com pigmentação escura. Essa lesão resulta de pressão intensa e/ou prolongada e de forças de cisalhamento na interface osteomuscular. A ferida pode evoluir rapidamente até revelar a extensão real da lesão tecidual ou se resolver sem perda de tecido. Se tecido necrótico, tecido subcutâneo, tecido de granulação, fáscia, músculo ou outras estruturas subjacentes estiverem visíveis, isso indica lesão por pressão em sua espessura total (não classificável, estágio 3 ou estágio 4). Não use a classificação de lesão por pressão tecidual profunda para descrever condições vasculares, traumáticas, neuropáticas ou dermatológicas.

As diretrizes de EPUAP/NPIAP/PPPIA (2019a, 2019b) sugerem que, ao conduzir uma avaliação da pele para classificação em estadiamento, é preciso inspecionar cuidadosamente um indivíduo com a pele altamente pigmentada. Você deve inspecionar cuidadosamente qualquer mancha sobre áreas de pressão, e a pele circundante deve ser avaliada mais atentamente quanto a mudanças de temperatura, edema e mudanças na consistência do tecido e dor. Para aspectos adicionais sobre a avaliação de peles com pigmentação escura, ver Boxe 48.2.

Lesões por pressão relacionadas com dispositivos médicos

Uma **lesão por pressão relacionada com dispositivo médico (LPRDM)** ocorre quando a pele ou os tecidos subjacentes ficam sujeitos a pressão ou cisalhamento sustentados causados por dispositivos ou equipamentos de uso clínico ou cirúrgico (Jackson et al., 2019). LPRDM pode resultar "do uso de dispositivos destinados e utilizados para fins diagnósticos ou terapêuticos. A resultante lesão por pressão geralmente corresponde ao padrão ou formato do dispositivo" (EPUAP/NPIAP/PPPIA, 2019a). Pacientes criticamente doentes e neonatos são particularmente vulneráveis a LPRDMs (Cooper et al., 2020; Maklebust e Magnan, 2016). Pelo fato de que as LPRDMs se formam mais rapidamente do que uma lesão por pressão de estágio 1 ou 2, avaliação proativa e medidas de prevenção são fundamentais.

A maioria das LPRDMs ocorre no rosto e na região da cabeça, especificamente nas orelhas (Cooper et al., 2020; Kayser et al., 2018; Pittman et al., 2015). Os dispositivos mais comumente associados às LPRDMs são tubos e máscaras de oxigênio. Outros dispositivos que podem causar riscos incluem cânulas nasais, colares cervicais, cateter de (Foley) e linhas coletoras de beira de leito, braçadeiras, tubos endotraqueais e dispositivos de oximetria de pulso (Tabela 48.1). É importante estar ciente dos dispositivos, bem como de adesivos que podem ser usados para fixar os dispositivos, que são usados para cuidado do paciente e podem danificar tecidos edematosos, para planejar o cuidado com foco na redução ou na redistribuição da pressão distante da pele suscetível.

Quando você cuida de pacientes com dispositivos médicos, observe a área da pele que está coberta pelo dispositivo ou debaixo dele. Por exemplo, inspecione as narinas e orelhas de pacientes com um cateter de oxigênio. Inspecione áreas onde um paciente fique deitado em cima

Tabela 48.1 Estratégias para prevenção de lesões por pressão relacionadas com dispositivos médicos e de imobilização.

Dispositivo	Áreas de pressão	Estratégias de prevenção[a]
Sondas de alimentação e sondas nasogástricas	Narinas Pele da ponte nasal	Fixe a sonda usando técnicas de alívio de pressão, que direcionam a pressão da sonda para longe das narinas (ver Capítulos 45 e 47) Reposicione a sonda
Tubos endotraqueais	Lábios Língua	Os tubos devem ser movidos lateralmente para aliviar a pressão sobre diferentes partes dos lábios e língua (EPUAP/NPIAP/PPPIA, 2019a) Certifique-se de que a profundidade do tubo endotraqueal não mude quando movimentar o tubo para a lateral (EPUAP/NPIAP/PPPIA, 2019a) Ver Capítulo 41
Tubo nasotraqueal	Nariz/ponte nasal Narinas	Remova o dispositivo de fixação diariamente e inspecione se há lesão por pressão (Branson et al., 2014) (ver Capítulo 41) Reposicione
Tubos de traqueostomia	Parte frontal do pescoço e local do estoma	Remova o dispositivo de fixação diariamente Intensifique os cuidados com o estoma (ver Capítulo 41)

Tabela 48.1 Estratégias para prevenção de lesões por pressão relacionadas com dispositivos médicos e de imobilização. (*Continuação*)

Dispositivo	Áreas de pressão	Estratégias de prevenção[a]
Cânula e cateter de oxigênio	Orelhas Nariz	Aplique curativo sobre a orelha externa Remova periodicamente a cânula para aliviar a pressão e inspecionar se há lesão por pressão (Schallom et al., 2015) (ver Capítulo 41)
Ventilação não invasiva com pressão positiva (NIPPV)/pressão positiva nas vias respiratórias a dois níveis (BiPAP)	Testa Nariz/ponte nasal	Aplique curativo de proteção ou barreira cutânea líquida sobre a ponte nasal ou testa antes da aplicação do dispositivo. Se adequado, remova a máscara periodicamente por alguns minutos
Linha de drenagem	Área imediatamente próxima da linha de drenagem Área adjacente durante trocas de posição do paciente	Aplique o curativo adequado ao redor do ponto de inserção da linha de drenagem Verifique o posicionamento da linha a cada troca de posição. Oriente o paciente a não se deitar sobre a linha (Pittman et al., 2015)
Cateter urinário de demora	Coxas Mulheres: uretra, lábios Homens: ponta do pênis	Administre cuidados íntimos meticulosos (ver Capítulo 40) Apoie e fixe o cateter para reduzir a pressão (ver Capítulo 46)
Dispositivos ortopédicos	Todas as áreas em que o dispositivo (p. ex., gesso ou órtese) faz contato com a pele e tecidos do paciente	Quando possível e não contraindicado, inspecione sob o dispositivo
Colar cervical	Pescoço e região occipital Couro cabeludo	Remova colares rígidos assim que possível e substitua-os por colares mais macios (Black et al., 2015) Inspecione o couro cabeludo diariamente
Meias de compressão	Panturrilhas Atrás dos joelhos Calcanhar Dedos dos pés	Verifique se o tamanho está correto Para reduzir a pressão e o risco de lesão de pele e do tecido subjacente, remova as meias 2 vezes/dia durante pelo menos 1 h (Black et al., 2015) (ver Capítulo 39)
Dispositivos de imobilização	Punhos Tornozelos	Aplique curativo entre o imobilizador e a pele do paciente (Black et al., 2015) Verifique se há algum espaço entre o imobilizador e a pele do paciente Com o auxílio de técnicos/auxiliares de enfermagem, remova as contenções uma a uma para inspecionar a pele (ver Capítulo 27)

[a]Além da inspeção e da limpeza de rotina da pele sob e ao redor do dispositivo médico.

de um dreno de ferida. A pressão pode se desenvolver sob gessos, suportes, colares e outros dispositivos ortopédicos (Tabela 48.1). Fique também ciente de que até mesmo um colchão normal de cama pode causar uma LPRDM (Figura 48.5). Individualize a frequência de verificações de pressão para cada paciente e baseie sua avaliação na reação da pele à pressão externa. Considere adultos com dispositivos médicos (p. ex., sondas, sistemas de drenos e dispositivos de oxigênio) como os que têm maior risco de desenvolver lesões por pressão (Black e Kalowes, 2016).

Lesão de pele relacionada com adesivo

Esparadrapos e outros adesivos, como os que são usados para fixar dispositivos de estomia, podem causar lesões de pele. A **lesão de pele relacionada com adesivo (LPRA)** é uma ocorrência na qual eritema e/ou outra manifestação de anormalidade cutânea (incluindo, porém não se limitando a vesículas, bolhas, erosões ou cortes) persistem por 30 minutos ou mais após a remoção de um dispositivo ou de um adesivo que está fixando o dispositivo (Kelly-O'Flynn et al., 2020; EPUAP/NPIAP/PPPIA, 2019a). Ocorre quando a fixação entre a pele e o adesivo é mais forte do que as células da pele, fazendo com que a epiderme superficial se descole das camadas subjacentes.

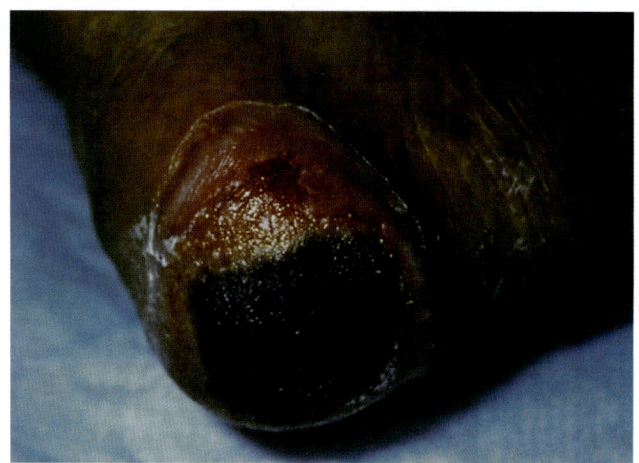

Figura 48.5 Formação de lesão por pressão no calcanhar resultante de pressão externa do colchão do leito. (Cortesia de Janice Colwell, RN, MS, CWOCN, FAAN, Clinical Nurse Specialist, University of Chicago Medicine.)

Avalie a presença de uma LPRA procurando por esfolamentos de pele ou queimaduras adesivas. Elas se desenvolvem pela remoção repetida de adesivos e da aplicação de dispositivos, comumente ao redor de pontos de acessos venosos. Portanto, é preciso ter cuidado ao remover adesivos, e, após sua remoção, deve-se realizar uma avaliação minuciosa da pele exposta ao esparadrapo ou outros dispositivos adesivos (Fumarola et al., 2020; McNichol et al., 2013).

Feridas

Uma **ferida** é uma perturbação da integridade e função dos tecidos do corpo (Baranoski et al., 2016). Uma ferida pode ser o resultado de trauma cutâneo que causa laceração ou perfuração ou de uma intervenção cirúrgica. Os dois principais tipos de feridas são as abertas e as fechadas. Em uma ferida fechada, a superfície da pele permanece íntegra, enquanto os tecidos subjacentes podem estar danificados. Exemplos de feridas fechadas são contusões, hematomas ou lesões por pressão de estágio 1. Nas feridas abertas, a pele é rompida, cortada ou rachada, e os tecidos subjacentes ficam expostos ao ambiente externo. Feridas abertas criam um risco significativo de desenvolvimento de infecção. Todas as feridas requerem tratamentos específicos baseados em um levantamento de histórico completo da ferida e na condição geral do paciente e no objetivo do tratamento. Conhecer a etiologia de uma ferida é importante, pois o tratamento variará dependendo do processo patológico subjacente.

Classificações de feridas.
Há várias formas de classificar feridas cirúrgicas e traumáticas. Os sistemas de classificação de feridas descrevem o início e a duração do processo de cicatrização (p. ex., a condição de integridade da pele, a causa da ferida, ou a gravidade ou extensão de lesão ou dano tecidual) (Tabela 48.2) e as qualidades descritivas da lesão por pressão ou tecido da ferida, como cor (Figura 48.6). A classificação das feridas permite que você compreenda os riscos associados a uma ferida e as implicações para a cicatrização.

Processo de cicatrização de ferida.
A cicatrização de feridas envolve processos fisiológicos integrados. As camadas de tecido envolvidas e sua capacidade de regeneração determinam o mecanismo de reparação de qualquer ferida (Calis et al., 2019; Doughty e Sparks, 2016). A Tabela 48.2 revisa a classificação das feridas por início e duração e processo de cicatrização. As feridas também podem ser classificadas pela extensão de perda tecidual: feridas de espessura parcial que envolvem apenas uma perda parcial de camadas da pele (epiderme e camadas dérmicas superficiais) e feridas de espessura total que envolvem a perda total das camadas da pele (epiderme e derme) (Doughty e Sparks, 2016). Feridas de espessura parcial são mais superficiais, úmidas e dolorosas, e a base da ferida tem uma aparência geralmente hiperemiada. Uma ferida de espessura total se estende até a camada subcutânea e pode ser dolorosa, sendo que a profundidade e o tipo de tecido variam, dependendo do local do corpo. A relevância de se determinar se uma lesão se trata de uma ferida de espessura parcial ou total está no mecanismo de cicatrização. Uma ferida de espessura parcial cicatriza por regeneração, e uma de espessura total cicatriza pela formação de um novo tecido, um processo que pode demorar mais do que a cicatrização de uma ferida de espessura parcial.

Uma incisão cirúrgica limpa é um exemplo de ferida com pouca perda de tecido. A incisão cirúrgica cicatriza por **intenção primária** (Figura 48.7 A). As bordas da pele são **aproximadas**, ou fechadas, e o risco de infecção é baixo. A cicatrização ocorre rapidamente, com mínima formação de cicatriz, desde que se previna a piora das infecções secundárias (Doughty e Sparks, 2016). Em compensação, uma ferida que envolve perda de tecido, como uma queimadura, lesão por pressão de estágio 2, ou laceração grave, cicatriza por **intenção secundária**. A ferida é deixada aberta até que seja preenchida por tecido cicatricial. Demora mais para uma ferida cicatrizar por intenção secundária; portanto, a chance de infecção é maior. Se a formação de cicatriz por intenção secundária for grave, a perda da função do tecido é geralmente permanente (Figura 48.7 B).

Tabela 48.2 Classificação das feridas.

Descrição	Causas	Implicações para a cicatrização
Início e duração		
Aguda		
Ferida que segue um processo de reparação ordenado e oportuno que resulta na manutenção da restauração da integridade anatômica e funcional	Trauma Incisão cirúrgica	As bordas da ferida são limpas e íntegras
Crônica		
Ferida que não segue um processo ordenado e oportuno para produzir integridade anatômica e funcional	Comprometimento vascular, inflamação crônica, ou agressões teciduais repetitivas (Doughty e Sparks, 2016)	A exposição contínua a agressões impede a cicatrização da ferida
Processo de cicatrização		
Intenção primária		
Ferida fechada	Hematoma, incisão cirúrgica Ferida que é suturada ou grampeada	A cicatrização ocorre por epitelização; cura rapidamente com formação mínima de cicatriz
Intenção secundária		
Bordas da ferida não fechadas ou aproximadas	Feridas cirúrgicas que apresentam perda de tecido ou contaminação	A ferida cicatriza por formação de tecido de granulação, contração da ferida e epitelização
Intenção terciária		
Ferida que permanece aberta por vários dias; depois, as bordas da ferida se aproximam (Figura 48.4 C)	Feridas que estão contaminadas e que requerem a observação de sinais e sintomas de inflamação	O fechamento da ferida é adiado até que o risco de infecção esteja resolvido (Doughty e Sparks, 2016).

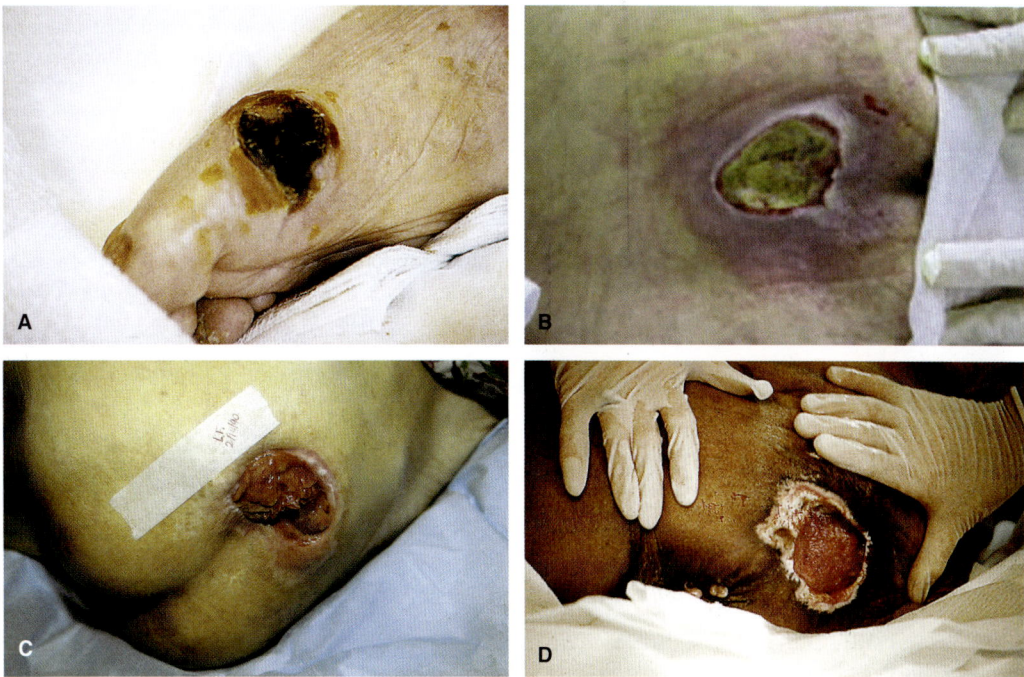

Figura 48.6 Feridas classificadas por avaliação de cor. **A.** Ferida negra. **B.** Ferida amarela. **C.** Ferida vermelha. **D.** Ferida de cor mista. (**A** e **D** Cortesia de Scott Health Care–A Mölnlycke Company, Philadelphia, PA; **B** e **C** de Bryant RA, Nix DP, editors: *Acute and chronic wounds: current management concepts*, ed 5, St Louis, 2016, Elsevier.)

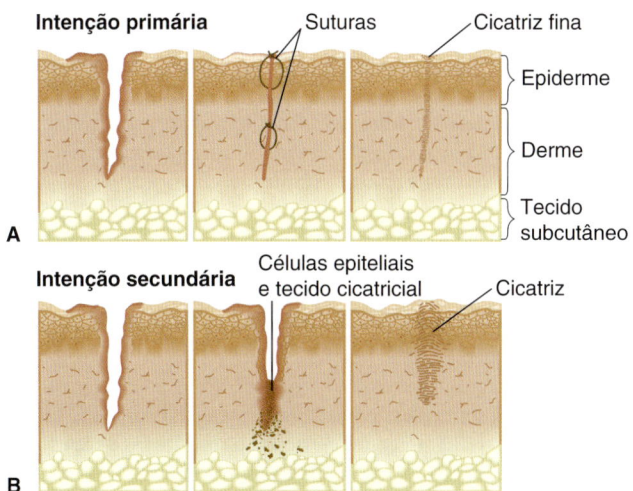

Figura 48.7 A. Cicatrização de ferida por intenção primária, como uma incisão cirúrgica. As bordas da ferida são unidas e aproximadas com suturas ou grampos, e a cicatrização ocorre pelo depósito de tecido conjuntivo. **B.** Cicatrização de ferida por intenção secundária. As bordas da ferida não são aproximadas, e a cicatrização ocorre pela formação de tecido de granulação e contração das bordas da ferida. (De Black JM, Hawks JH: *Medical-surgical nursing: clinical management for positive outcomes*, ed 8, St Louis, 2009, Mosby.)

O melhor ambiente para a cicatrização de feridas é um ambiente úmido e livre de tecido necrótico e infecção. Nenhum estudo específico demonstra os benefícios de se usar uma substância para desinfecção em relação a outra para lesões por pressão. Na maioria dos casos, água ou solução salina é suficiente para limpar uma ferida limpa (WOCN, 2016). Peróxido de hidrogênio era normalmente usado, mas atualmente sabe-se que esse agente causa danos ao tecido. Quando qualquer ferida está contaminada com detritos, tecido necrótico ou com grande volume de secreção, use um produto que não seja citotóxico ao tecido saudável. Se o tecido na ferida estiver desvitalizado, consulte o médico do paciente para considerar desbridamento, que é a remoção de tecido desvitalizado. O desbridamento é feito por meio da escolha de um curativo e do uso de preparações enzimáticas ou técnicas cirúrgicas ou a *laser* (ver Procedimentos 48.2 e 48.3). A escolha do tipo de desbridamento depende da condição geral do paciente, da condição da ferida e do tipo de tecido desvitalizado (WOCN, 2016).

Reparação de feridas. O processo de reparação de feridas difere dependendo se a ferida é de espessura parcial ou total. Feridas de espessura parcial são superficiais, envolvem perda de epiderme e possivelmente perda de derme. Essas feridas cicatrizam por regeneração, pois a epiderme se regenera. Um exemplo de ferida de espessura parcial é um arranhão ou uma abrasão. Feridas de espessura total se estendem até a derme e se curam por meio da formação de cicatriz, pois as estruturas mais profundas não se regeneram. Lesões por pressão de estágio 3 e 4 são exemplos de feridas de espessura total.

Reparação de ferida de espessura parcial. Três componentes estão envolvidos no processo de cicatrização de uma ferida de espessura parcial: reação inflamatória, proliferação (reprodução) e migração epitelial e restabelecimento das camadas da epiderme. Trauma tecidual causa a *reação inflamatória*, que, por sua vez, causa vermelhidão e inchaço na área com uma quantidade moderada de exsudato **seroso**. Essa reação geralmente se limita às primeiras 24 horas após a ocorrência da ferida. As células epiteliais começam a se regenerar, produzindo novas células para substituir as que foram perdidas. A *proliferação e a migração epitelial* começam tanto nas bordas da ferida quanto nas células epidérmicas que revestem os apêndices epidérmicos, permitindo uma reepitelização rápida. As células epiteliais começam a migrar pelo leito da ferida logo após a ocorrência da ferida. Uma ferida que é mantida úmida pode se reepitelizar em 4 dias, enquanto uma ferida deixada aberta ao ar livre pode se reepitelizar em questão de 6 a 7 dias. A diferença na taxa de cicatrização está relacionada ao fato de que as células da epiderme migram apenas entre superfícies úmidas. Em uma ferida seca, as células migram para baixo, em um nível úmido antes que a migração possa ocorrer (Huether et al., 2020; Doughty e Sparks, 2016). O novo epitélio é constituído de apenas poucas células espessas e devem passar pelo *restabelecimento das camadas epidérmicas*. As células lentamente restabelecem a espessura normal e a aparência de tecido rosado seco.

Reparação de ferida de espessura total. As quatro fases envolvidas no processo de cicatrização de uma ferida de espessura total são a de hemostasia (coagulação), a fase inflamatória, a de proliferação e formação de tecido novo e a de remodelagem e maturação (Huether et al., 2020).

Hemostasia. A hemostasia envolve uma série de eventos fisiológicos destinados a controlar a perda de sangue, estabelecer controle bacteriano e selar o defeito que ocorre quando há uma lesão. Durante a **hemostasia**, os vasos sanguíneos lesionados se constringem, e as plaquetas se aglutinam para estancar o sangramento. Coágulos formam uma matriz de fibrina que, posteriormente, oferece uma estrutura para a reparação celular. A hemostasia é prejudicada quando os pacientes tomam anticoagulantes ou têm doenças específicas que afetam a produção de plaquetas ou a coagulação do sangue.

Fase inflamatória. Na fase inflamatória, o tecido danificado e os mastócitos secretam histamina, resultando em vasodilatação dos capilares circundantes e movimentação ou migração de soro e glóbulos brancos para os tecidos danificados. Isso resulta em vermelhidão, edema, calor e latejamento localizados. A reação inflamatória é benéfica, e não adianta tentar resfriar a área ou reduzir o inchaço, a menos que este ocorra em um compartimento fechado (p. ex., lesão medular, tornozelo ou pescoço) (Kelechi et al., 2017).

Os leucócitos (glóbulos brancos) alcançam a ferida em questão de poucas horas. O leucócito que age primeiro é o neutrófilo, que começa a ingerir bactérias e pequenos detritos. O segundo leucócito importante é o monócito; essas células se transformam em macrófagos. Os macrófagos são as "células lixeiras", que limpam a ferida de bactérias, células mortas e detritos por fagocitose. Os macrófagos continuam o processo de limpeza de detritos da ferida e liberam fatores de crescimento que atraem os fibroblastos, as células que sintetizam colágeno (tecido conjuntivo). O colágeno aparece já desde o segundo dia, sendo o principal componente do tecido cicatricial (Huether et al., 2020).

Em uma ferida limpa, a fase inflamatória estabelece um leito limpo de ferida. A fase inflamatória é prolongada se ocorrer pouco processo inflamatório, como em uma doença debilitante, como câncer ou após a administração de esteroides. Inflamação excessiva também prolonga o processo de cicatrização, pois as células que chegam competem pelos nutrientes disponíveis. Um exemplo é uma infecção de uma ferida na qual as demandas energéticas do metabolismo presentes em uma ferida infectada competem pela ingestão de calorias disponíveis.

Fase de proliferação e formação de tecido novo. Com o surgimento de novos vasos sanguíneos à medida que a reconstrução avança, a fase proliferativa e de formação de tecido novo começa de 3 a 4 dias após a lesão e pode durar até 2 semanas (Huether et al., 2020). As principais atividades durante essa fase são o preenchimento da ferida com tecido de granulação, a contração da ferida e o recapeamento da ferida por meio de **epitelização**. Fibroblastos estão presentes nessa fase, sendo as células que sintetizam colágeno, proporcionando a matriz para a granulação. O colágeno se mistura com o tecido de granulação para formar uma matriz que promove a reepitelização. Ele proporciona força e integridade estrutural em uma ferida. Durante esse período, a ferida se contrai para reduzir a área que necessita de cicatrização. Finalmente, as células epiteliais migram das bordas da ferida para o recapeá-la. Em uma ferida limpa, a fase proliferativa consegue realizar o seguinte: o leito vascular é restabelecido (tecido de granulação), a área é preenchida com tecido de reposição (colágeno, contração e tecido de granulação), e a superfície é reparada (epitelização). Cicatrização prejudicada durante essa fase geralmente resulta de fatores sistêmicos, como idade, anemia, hipoproteinemia e deficiência de zinco.

Remodelagem e maturação. Remodelagem e maturação, que é a fase final da cicatrização de feridas, às vezes ocorre durante mais de 1 ano, dependendo da profundidade e da extensão da ferida (Huether et al., 2020). A cicatriz de colágeno continua se reorganizando e ganhando força por vários meses. Contudo, uma ferida cicatrizada normalmente não tem a resistência à tração do tecido que ela substitui. As fibras de colágeno passam por uma remodelação ou reorganização antes de assumirem sua aparência normal. Normalmente, o tecido cicatricial contém menos células pigmentadas (melanócitos) e uma cor mais clara do que a pele normal. Em indivíduos de pele mais pigmentada, o tecido cicatricial pode ser ainda mais pigmentado do que a pele ao seu redor.

Complicações da cicatrização de feridas

Hemorragia. Hemorragia, ou sangramento no local do ferimento, é normal durante e imediatamente após o trauma inicial. No entanto, a hemostasia ocorre em alguns minutos, a menos que grandes vasos sanguíneos estejam envolvidos ou se o paciente tem uma função de coagulação prejudicada. A hemorragia que ocorre após a hemostasia indica deslocamento de uma sutura cirúrgica, um coágulo, infecção ou erosão de um vaso sanguíneo por um objeto estranho (p. ex., um dreno). A hemorragia pode ocorrer externamente ou internamente. Por exemplo, se uma sutura cirúrgica for deslocada de um vaso sanguíneo, o sangramento ocorre internamente dentro dos tecidos, e pode não haver sinais visíveis de sangue, a menos que um dreno cirúrgico esteja presente. Um dreno cirúrgico pode ser inserido nos tecidos sob a ferida para remover fluidos que se acumulam nos tecidos subjacentes.

Você pode detectar uma hemorragia interna procurando por distensões ou inchaços da parte afetada do corpo, mudanças no tipo e quantidade de drenagem de um dreno cirúrgico, ou sinais de choque hipovolêmico. Um hematoma é um acúmulo localizado de sangue sob os tecidos. Ele aparece como um inchaço e uma mudança de cor, sensação ou calor e geralmente assume uma coloração azulada. Um hematoma próximo a uma artéria ou artéria principal é perigoso, pois a pressão exercida pelo hematoma em expansão obstrui o fluxo sanguíneo.

A hemorragia externa é óbvia. Você verifica que os curativos que cobrem a ferida apresentam uma drenagem sanguinolenta, e há sangue sob o corpo. Se o sangramento for extenso, o curativo logo fica encharcado, e, frequentemente, o sangue drena sob o curativo e se acumula sob o paciente. Observe todas as feridas atentamente, principalmente as cirúrgicas, nas quais o risco de hemorragia é maior durante as primeiras 24 a 48 horas após a cirurgia ou lesão.

Infecção. Infecção de ferida é uma das mais comumente relacionadas a cuidados de saúde (ver Capítulo 28). Em ambientes de cuidados agudos, infecções no sítio cirúrgico (ISCs) são um problema importante. Aproximadamente 27 milhões de procedimentos cirúrgicos são realizados nos EUA todos os anos, sendo que até 5% deles resultam em ISCs. Uma ISC está associada a morbidade substancial que pode ameaçar a vida do paciente, aumentar o número de dias de internação e aumentar os custos dos cuidados de saúde (Darouiche, 2017). Microrganismos infectam uma ferida cirúrgica por meio de várias formas de contato, como pelo toque de um profissional da saúde ou instrumento cirúrgico contaminado, pelo ar, ou por contato com ou dentro do corpo de uma pessoa e, depois, disseminado para a ferida. A Incidência de ISCs é monitorada pela National Healthcare Safety Network (NHSN) dos Centers for Disease Control and Prevention (CDC) (CDC, 2020).

Todas as feridas têm um certo grau de carga bacteriana; no entanto, poucas ficam infectadas (Stotts, 2016b). A infecção de ferida desenvolve-se quando os microrganismos invadem os tecidos da ferida. Os sinais clínicos locais de infecção de ferida podem incluir eritema; aumento da quantidade de drenagem da ferida; mudança de aparência da drenagem da ferida (espessura, mudança de cor, presença de odor); e calor, dor ou edema na área ferida. Alguns pacientes podem ter febre e aumento da contagem de leucócitos. Exames de laboratório, como cultura de secreção da ferida ou biopsia tecidual, auxiliam a determinar a presença de infecção na ferida e o microrganismo causador.

Algumas feridas contaminadas ou traumáticas apresentam sinais de infecção precocemente, em questão de 2 a 3 dias. ISCs ocorrem em questão de 30 dias após a cirurgia; fatores de risco incluem hiperglicemia, tabagismo, doença vascular periférica não tratada, câncer, obesidade, idade e cirurgia de emergência e abdominal (Burden e Thornton, 2018; Johns Hopkins Medicine, 2021). Se ocorrer uma ISC, o paciente terá febre, sensibilidade e dor no local da ferida e uma contagem elevada de glóbulos brancos (Stryja, 2018). As bordas da ferida parecerão inflamadas. Se houver presença de drenagem, ela será fétida e **purulenta**, o que causa uma cor amarela, verde ou marrom, dependendo do organismo causador (Tabela 48.3).

Deiscência. Quando uma incisão não cicatriza adequadamente, as camadas da pele e de tecido se separam. Isso ocorre mais comumente antes da formação de colágeno (de 3 a 11 dias após a lesão). **Deiscência** é a separação parcial ou total das camadas da ferida. Um paciente que apresenta risco de cicatrização insatisfatória de ferida (p. ex., estado nutricional insatisfatório, infecção ou doenças subjacentes, como diabetes melito ou doença vascular periférica) apresenta risco de deiscência. Pode ocorrer de 5 a 12 dias após a sutura, no momento em que a reparação da ferida está em seu pico. Aproximadamente metade das ocorrências de deiscência está associada a infecção de ferida. A obesidade é outro risco, devido à constante tensão exercida sobre suas feridas e às más qualidades de cicatrização do tecido adiposo (Huether et al., 2020). Pode ocorrer deiscência em feridas cirúrgicas abdominais, que acontece após um tensionamento súbito, como tossir, vomitar ou sentar-se no leito. Os pacientes geralmente relatam como se algo tivesse aberto passagem. Quando há aumento na drenagem serossanguínea de uma ferida nos primeiros dias após uma cirurgia, fique atento à possibilidade de deiscência.

Evisceração. Com a separação total das camadas da ferida, ocorre **evisceração** (protrusão dos órgãos viscerais através da abertura da ferida). A condição é uma emergência que requer reparação cirúrgica. Quando ocorrer evisceração, coloque uma gaze estéril impregnada com solução salina sobre os tecidos em extrusão, para reduzir as chances de invasão bacteriana e o ressecamento dos tecidos. Se os órgãos se projetarem através da ferida, o suprimento de sangue aos tecidos pode ser comprometido. Subsequentemente, entre em contato com a equipe cirúrgica; mantenha o paciente em dieta zero; observe se há sinais e sintomas de choque, e prepare o paciente para cirurgia de emergência.

> **Pense nisso**
>
> Considere um paciente de quem você tenha cuidado recentemente. Quais eram os fatores de risco do paciente para lesões por pressão e de que maneira esses riscos afetaram a condição da pele?

Base de conhecimento de enfermagem

Pesquisas em enfermagem contribuíram significativamente para o cuidado de feridas e para a identificação e prevenção de lesões por pressão. Um número considerável de estudos verificou os fatores causadores relacionados às lesões por pressão no intuito de descobrir

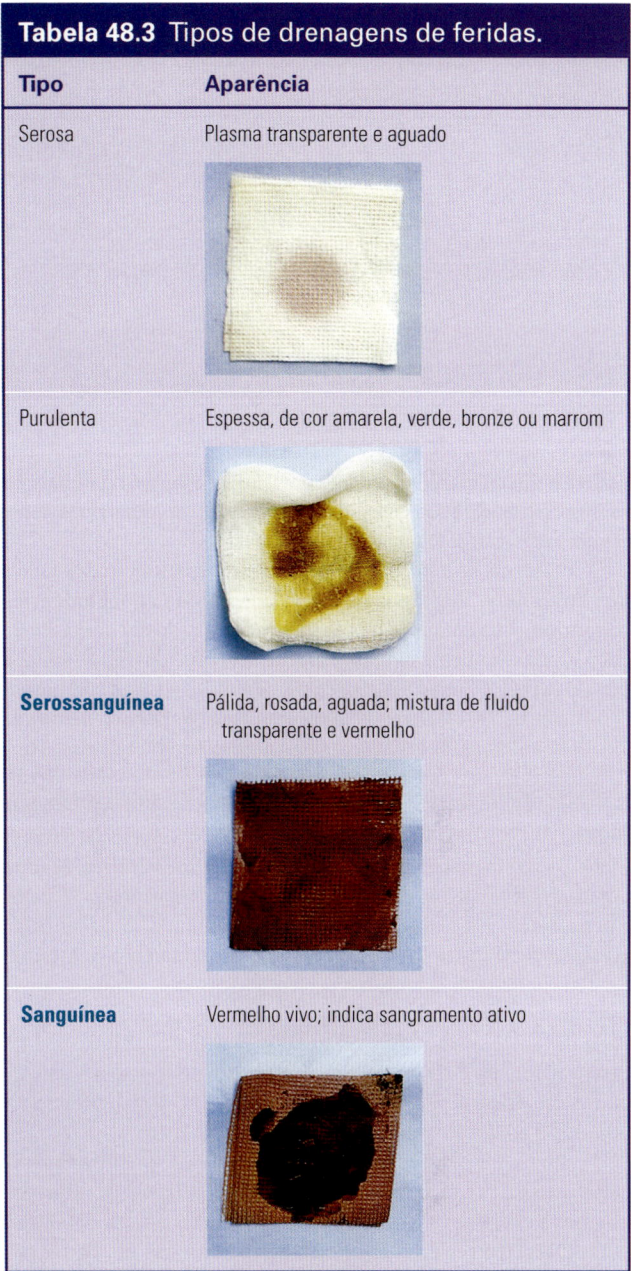

Tabela 48.3 Tipos de drenagens de feridas.

Tipo	Aparência
Serosa	Plasma transparente e aguado
Purulenta	Espessa, de cor amarela, verde, bronze ou marrom
Serossanguínea	Pálida, rosada, aguada; mistura de fluido transparente e vermelho
Sanguínea	Vermelho vivo; indica sangramento ativo

formas benéficas de tratamento. Os enfermeiros são muito mais bem informados hoje do que há duas décadas, quando as opções de tratamento para feridas e lesões por pressão eram limitadas.

Prognóstico e prevenção de lesões por pressão

Prevenir lesões por pressão é uma prioridade, e não se limita a pacientes com restrições de mobilidade. Integridade da pele prejudicada normalmente não é um problema em indivíduos saudáveis, mas é um problema sério e potencialmente devastador em pacientes doentes ou debilitados (WOCN, 2016). Seu julgamento clínico no planejamento de intervenções consistentes de cuidados com a pele é fundamental para a prevenção de lesões por pressão.

Avaliação de risco. A avaliação de risco varia de acordo com o estado do paciente (Tabela 48.4). Várias ferramentas de avaliação estão disponíveis para avaliar pacientes que apresentam risco de desenvolvimento de lesão por pressão. Ao identificar pacientes em risco, você

Tabela 48.4 Diretrizes para avaliação do risco de lesões por pressão.

Nível de cuidado	Inicial	Reavaliação
Cuidado agudo	Em até 8 h após a admissão (EPUAP/NPIAP/PPPIA, 2019a; EPUAP/NPIAP/PPPIA, 2019b)	De acordo com a programação definida (p. ex., a cada 24 a 48 h) Sempre que ocorrer uma alteração significativa na condição do paciente
Cuidado crítico	No momento da admissão	A cada 24 h
Cuidado prolongado	No momento da admissão	Semanalmente durante as 4 primeiras semanas após a admissão Rotineiramente a cada 3 meses Sempre que a condição do paciente se altere ou deteriore
Cuidado domiciliar	No momento da admissão	A cada visita do enfermeiro

poderá implementar intervenções preventivas e também poupará os pacientes de baixo risco de tratamentos preventivos desnecessários e, muitas vezes, caros.

A incidência de lesões por pressão em uma instituição de saúde é um importante indicador de qualidade do cuidado. Evidências comprovam que um programa de prevenção guiado por avaliação de risco simultaneamente reduz a incidência institucional de lesões por pressão em até 60% e, ao mesmo tempo, diminui os custos de prevenção (Martin et al., 2017). Diversas escalas de avaliação de risco desenvolvidas por enfermeiros permitem a avaliação sistemática de riscos nos pacientes. A escala Braden é uma ferramenta confiável e validada para uso em avaliações de risco de lesão por pressão (EPUAP/NPIAP/PPPIA, 2019a; EPUAP/NPIAP/PPPIA, 2019b). A escala Braden (Tabela 48.5) foi desenvolvida com base nos fatores de risco de uma população de residentes de instituições de longa permanência (Braden e Bergstrom, 1994) e é amplamente usada nas unidades de cuidados gerais de pacientes nos hospitais e cuidados a longo prazo. A escala Braden contém seis subescalas: percepção sensorial, umidade, atividade, mobilidade, nutrição e atrito/cisalhamento. A pontuação total varia de 6 a 23; uma pontuação total menor indica maior risco de desenvolvimento de lesão por pressão (Braden e Bergstrom, 1989). A pontuação de corte para pacientes de risco para lesão por pressão na população adulta em geral é ≤ 16 (Ayello et al., 2016).

Contudo, a escala Braden demonstrou validade preditiva insuficiente e baixa precisão na discriminação de pacientes de unidades intensivas em risco de desenvolvimento de lesões por pressão (Han et al., 2018; Hyun et al., 2013). Pesquisas indicam que, em alguns pacientes de terapia intensiva, a pontuação de corte para início de risco é de ≤ 14 (Alderden et al., 2017). Pesquisas mais recentes sobre risco de lesões por pressão em pacientes de terapia intensiva observam que existem fatores de risco exclusivos, incluindo idade, doença cardiovascular, uso de medicamentos vasopressores, hemodiálise e hipotensão. Norepinefrina é um medicamento vasopressor que é um potente vasoconstritor e um importante prognosticador de formação de lesão por pressão (Cox et al., 2020). Além disso, pacientes de cuidados críticos estão sob maior risco de LPRDM e LPRA devido aos riscos mencionados anteriormente e ao seu estado fisiológico em geral (Cooper et al., 2020).

Foram conduzidas pesquisas recentes que examinaram os fatores de risco de lesões por pressão durante o período perioperatório (Bulfone et al., 2018) (ver Capítulo 50). Um estudo de revisão demonstrou que o uso de uma ferramenta de avaliação de risco de lesões por pressão é recomendável, e é muito importante avaliar os fatores de risco ao longo de todo o período pré-operatório e depois. Durante a fase perioperatória, os pacientes que apresentam maior risco são os idosos e os pacientes com alto escore de risco anestésico (escore da American Society of Anesthesiologists [ASA]), comorbidades, hematócrito abaixo de 35%, ou cujo tempo provável de permanência na mesa cirúrgica seja superior a 6 horas e 15 minutos (Bulfone et al., 2018).

Consequências econômicas das lesões por pressão. Lesões por pressão são um problema contínuo em ambientes de cuidados agudos e de restauração, principalmente em pacientes acima de 65 anos (WOCN, 2016). Paralisia e lesão medular são condições preexistentes comuns entre adultos mais jovens com diagnóstico primário de lesões por pressão. Idosos admitidos em instituições de cuidados agudos ou a longo prazo constituem uma população vulnerável. Embora o custo para a promoção de prevenção de lesão por pressão em pacientes de risco possa afetar os orçamentos dos serviços de cuidados de saúde, os custos de se tratar uma lesão por pressão grave são substancialmente mais altos (EPUAP/NPIAP/PPPIA, 2019a).

Quando uma lesão por pressão ocorre, o tempo de permanência em uma instituição de saúde e o custo total do cuidado de saúde aumentam. Essas lesões também saem caro para os pacientes, em termos de debilidade, dor e sofrimento. Mais de 1,6 milhão de pacientes a cada ano em ambientes de cuidados agudos desenvolvem lesões por pressão, o que representa aumento de custo de bilhões de dólares ao sistema de saúde dos EUA (EPUAP/NPIAP/PPPIA, 2019a). Os Centers for Medicare and Medicaid Service (CMS, 2020) não reembolsam mais os hospitais por atendimentos relacionados a lesões por pressão de estágios 3 e 4 que ocorram durante a hospitalização. Diretrizes como as da WOCN (2016) ajudam a reduzir ou eliminar a ocorrência de lesões por pressão e prevenir gastos que não serão reembolsados.

Fatores que influenciam a formação de lesões por pressão e a cicatrização de feridas

Além dos fatores de risco previamente discutidos de sensação prejudicada, cisalhamento, atrito e umidade, nutrição, perfusão tecidual, infecção ou idade do paciente podem elevar o risco de lesão por pressão e má cicatrização de feridas.

Nutrição. A cicatrização normal de feridas requer uma nutrição adequada (Tabela 48.6). Deficiências em qualquer nutriente resultam em cicatrização prejudicada ou retardada (Stotts, 2016a). Os processos fisiológicos da cicatrização de feridas dependem da disponibilidade de proteínas, vitaminas (principalmente A e C) e dos oligominerais zinco e cobre. Colágeno é uma proteína formada a partir de aminoácidos captados pelos fibroblastos pelas proteínas ingeridas dos alimentos. A vitamina C é necessária para a síntese de colágeno. A vitamina A reduz os efeitos negativos dos esteroides na cicatrização das feridas. Oligoelementos também são necessários (ou seja, zinco, para a epitelização e síntese de colágeno, e cobre, para ligação das fibras do colágeno).

Tabela 48.5 Escala Braden para prognóstico de risco de úlcera.

	1. Completamente limitada:	2. Muito limitada:	3. Levemente limitada:	4. Sem déficit:
Percepção sensorial Capacidade de responder adequadamente a desconforto relacionado à pressão	Não responde (não geme, encolhe-se ou agarra) mediante estímulos dolorosos, devido ao nível reduzido de consciência ou a sedação *ou* Capacidade limitada de sentir dor na maioria das superfícies corporais	Responde somente a estímulos dolorosos. Não consegue comunicar desconforto, exceto por meio de gemidos ou inquietação *ou* Tem déficit sensorial que limita sua capacidade de sentir dor ou desconforto em metade do corpo	Responde a comandos verbais, mas nem sempre consegue comunicar desconforto ou necessidade de ser virado *ou* Tem algum déficit sensorial que limita sua capacidade de sentir dor ou desconforto em uma ou nas duas extremidades	Responde a comandos verbais Não tem nenhum déficit sensorial que limite sua capacidade de sentir ou expressar dor ou desconforto

	1. Constantemente úmida:	2. Muito úmida:	3. Ocasionalmente úmida:	4. Raramente úmida:
Umidade Grau de exposição da pele à umidade	A pele fica úmida praticamente constantemente por eliminações corporais, como transpiração ou urina Umidade detectada todas as vezes que o paciente é movimentado ou virado	A pele geralmente, mas não sempre, está úmida Necessária a troca da roupa de cama pelo menos uma vez por turno	Pele ocasionalmente úmida, requerendo troca adicional de roupa de cama, aproximadamente 1 vez/dia	Pele normalmente seca Requer troca da roupa de cama somente nos intervalos de rotina

	1. Acamado:	2. Cadeirante:	3. Anda ocasionalmente:	4. Anda frequentemente:
Atividade Grau de atividade física	Confinado ao leito	Capacidade de andar gravemente limitada ou inexistente Não consegue sustentar seu próprio peso e/ou precisa de ajuda para se sentar em uma cadeira normal ou de rodas	Anda ocasionalmente durante o dia, porém percorre distâncias muito curtas, com ou sem assistência Passa a maior parte de cada turno no leito ou em uma cadeira	Anda fora do quarto pelo menos 2 vezes/dia e dentro do quarto pelo menos uma vez a cada 2 h durante o período de vigília

	1. Completamente imóvel:	2. Muito limitada:	3. Levemente limitada:	4. Sem limitações:
Mobilidade Capacidade de mudar e controlar a posição do corpo	Não faz nem a menor mudança de posição do corpo ou extremidade sem auxílio	Faz ligeiras mudanças ocasionais na posição do corpo ou extremidade, mas é incapaz de fazer mudanças frequentes ou significativas sozinho	Faz mudanças frequentes, porém pequenas, de posição do corpo ou extremidade sozinho	Faz grandes e frequentes mudanças de posição sem auxílio

(continua)

Tabela 48.5 Escala Braden para prognóstico de risco de úlcera. *(Continuação)*

	1. Muito ruim:	2. Provavelmente inadequada:	3. Adequada:	4. Excelente:
Nutrição Padrão normal de ingestão de alimentos	Nunca faz uma refeição completa; raramente come mais do que um terço de qualquer alimento oferecido; come duas porções ou menos de proteína (carnes ou laticínios) por dia Toma pouco líquido Não toma suplemento alimentar líquido *ou* Está em regime de dieta zero e/ou em regime de líquidos claros ou infusão IV por mais de 5 dias	Raramente faz uma refeição completa e geralmente come somente cerca de metade de qualquer alimento oferecido A ingestão de proteínas inclui somente três porções de carne ou laticínios por dia Ocasionalmente toma um suplemento alimentar *ou* Recebe uma quantidade abaixo da ideal de alimentos líquidos ou alimentação por sonda	Come mais da metade da comida na maioria das refeições Come um total de quatro porções de proteína (carnes, laticínios) por dia Ocasionalmente recusa uma refeição, mas normalmente toma um suplemento, se oferecido *ou* Está em regime de alimentação via sonda ou de NPT que provavelmente satisfaz todas as necessidades nutricionais	Come a maioria dos alimentos de uma refeição; nunca recusa uma refeição; normalmente come um total de quatro ou mais porções de carne e laticínios Ocasionalmente come entre as refeições Não requer suplementação

	1. Problema:	2. Potencial problema:	3. Nenhum problema aparente:	
Atrito e cisalhamento	Requer ajuda moderada a total para se movimentar; impossível se levantar completamente sem se arrastar sobre os lençóis Frequentemente escorrega do leito ou cadeira, requerendo frequente reposicionamento com máxima assistência Espasticidade, contraturas ou agitação leva a atrito quase constante	Movimenta-se debilmente ou requer assistência mínima; durante uma movimentação, a pele provavelmente se esfrega até certo ponto contra o lençol, cadeira, contenções ou outros dispositivos Mantém uma posição relativamente boa na cadeira ou no leito na maior parte do tempo, mas ocasionalmente escorrega	Movimenta-se no leito e na cadeira sozinho e tem força muscular suficiente para se sentar completamente durante o movimento Mantém um bom posicionamento no leito ou na cadeira durante todo o tempo	**PONTUAÇÃO TOTAL**

Instruções: *Pontue o paciente em cada uma das seis subescalas. A pontuação máxima é de 23, indicando pouco ou nenhum risco. Uma pontuação ≤ 16 indica "risco"; ≤ 9 indica risco altíssimo.

IV, intravenoso; *NPT*, nutrição parenteral total. © Copyright 1988. Usada com permissão de Barbara Braden, PhD, RN, Professor, Creighton University School of Nursing, Omaha, Nebraska, e Nancy Bergstrom, Professor, University of Texas-Houston, School of Nursing, Houston, Texas.

Tabela 48.6 Papel de nutrientes selecionados na cicatrização de feridas.

Nutriente	Papel na cicatrização	Recomendações	Fontes
Calorias	Combustível para energia celular "Proteção para proteínas"	30 a 35 kcal/kg/dia (pessoas que estão abaixo do peso ou que apresentam perda não intencional significativa de peso podem necessitar de mais calorias)	Shakes de proteínas, leite integral, castanhas, feijões, salmão
Proteína	Fibroplasia, angiogênese, formação de colágeno e remodelação de feridas, função imune	1,25 a 1,5 g de proteína/kg de peso corporal	Aves, peixes, ovos, carne bovina, leite
Vitamina C (ácido ascórbico)	Síntese de colágeno, integridade das paredes dos capilares, função dos fibroblastos, função imunológica, antioxidante	1.000 mg/dia	Frutas cítricas, tomates, batatas, sucos de frutas fortificados
Vitamina A	Epitelização, fechamento de feridas, reação inflamatória, angiogênese, formação de colágeno. Pode reverter os efeitos dos esteroides na pele e na demora da cicatrização	1.600 a 2.000 equivalentes de retinol por dia	Vegetais de folhas verdes (espinafre), brócolis, cenouras, batatas-doces, fígado
Zinco	Formação de colágeno, síntese de proteínas, defesas da membrana celular e do hospedeiro	15 a 30 mg. Corrigir deficiências. Nenhuma melhora na cicatrização de feridas com suplementação, a menos que haja deficiência de zinco. Use com cautela – grandes doses podem ser tóxicas. Pode inibir o metabolismo do cobre e prejudicar a função imune	Vegetais, carnes e legumes
Líquidos	Um ambiente líquido é essencial para todo o funcionamento celular	30 a 35 mℓ/kg/dia	Beber líquidos não cafeinados, não alcoólicos sem açúcar. Água é o melhor líquido – tomar de 6 a 8 copos por dia

De Stotts NA: Nutritional assessment and support. In Bryant RA, Nix DP, editors: *Acute and chronic wounds: current management concepts*, ed 5, St Louis, 2016, Elsevier.

As calorias proporcionam a fonte de energia necessária para promover a atividade celular da cicatrização de feridas. Especialmente, as necessidades proteicas são maiores e essenciais para a reparação e o crescimento de tecidos. O consumo equilibrado de vários nutrientes é fundamental para a promoção da cicatrização de feridas. Consulte nutricionistas para prescrições individualizadas de dietas que atendam às necessidades dos pacientes que estão sendo avaliados como sob risco de desnutrição (EPUAP, NPIAP, PPPIA, 2019a).

Proteínas séricas são indicadores bioquímicos de desnutrição (Stotts, 2016a). A albumina sérica é provavelmente a mais frequentemente avaliada entre esses parâmetros laboratoriais. A albumina isoladamente não é sensível a mudanças rápidas de estado nutricional. A melhor medida do estado nutricional é a pré-albumina, pois ela reflete não apenas o que o paciente ingeriu recentemente como também o que o corpo absorveu, digeriu e metabolizou (EPUAP/NPIAP/PPPIA, 2019a; Stotts, 2016a).

Perfusão tecidual. O oxigênio abastece as funções celulares essenciais para o processo de cicatrização; portanto, a capacidade de perfusão dos tecidos com quantidades adequadas de sangue oxigenado é crítica para a cicatrização de feridas (Doughty e Sparks, 2016). Pacientes com diabetes melito e doença vascular periférica estão em risco de perfusão tecidual insatisfatória devido à má circulação. As demandas de oxigênio dependem da fase da cicatrização da ferida (p. ex., hipoxia tecidual crônica está associada à síntese de colágeno prejudicada e menor resistência dos tecidos à infecção).

Infecção. Um importante objetivo do manejo de feridas é a prevenção de infecções (Allegranzi et al., 2016). Infecção de ferida prolonga a fase inflamatória, retarda a síntese de colágeno, impede a epitelização e aumenta a produção de citocinas pró-inflamatórias, o que leva a mais destruição do tecido (Stotts, 2016b). Indicações da presença de infecção em uma ferida incluem a presença de drenagem purulenta; mudanças no odor, volume ou características da drenagem da ferida; vermelhidão do tecido circundante; febre; ou dor.

Idade. As alterações fisiológicas associadas ao envelhecimento afetam todas as fases da cicatrização de feridas. Uma redução do funcionamento dos macrófagos leva a atrasos na reação inflamatória e na síntese do colágeno e à desaceleração da epitelização.

Impacto psicossocial das feridas. Não se sabe qual é o impacto psicossocial das feridas no processo fisiológico de cicatrização. Contudo, o impacto psicossocial pode ser significativo. Alterações na imagem corporal geralmente impõem grande estresse sobre os mecanismos de adaptação do paciente. Elas também influenciam o autoconceito (ver Capítulo 33) e a sexualidade (ver Capítulo 34). Fatores que afetam a percepção de um paciente sobre uma ferida incluem: localização, presença de cicatrizes, pontos ou drenos (geralmente necessários por semanas ou meses), odores das drenagens e próteses temporárias ou permanentes.

Kelly reconhece a importância de rever as diretrizes de cuidados pós-operatórios para fratura de quadril e as informações sobre os outros problemas clínicos da Sra. Stein. As informações proporcionarão um pano de fundo para compreender os riscos da Sra Stein de desenvolver problemas de cicatrização de feridas e para auxiliar a direcionar o histórico de enfermagem. Porém, ela também sabe que os riscos para a integridade da pele da Sra. Stein são um problema prioritário. Kelly trabalha como atendente de enfermagem[a] em um serviço de enfermagem de instituição de longa permanência e já cuidou de pacientes com lesões por pressão. A partir dessa experiência, ela sabe os efeitos onerosos e debilitantes das lesões por pressão, e que a prevenção é uma prioridade. Kelly revê a literatura atual, as diretrizes profissionais e as ferramentas de avaliação de riscos relacionadas a lesões por pressão. Ela suspeita que a área bolhosa e hiperemiada seja uma lesão de estágio 1 que pode progredir para estágio 2. Se isso acontecer, o tempo de permanência da Sra. Stein no hospital e em uma subsequente admissão em uma clínica de reabilitação pode aumentar, o que, por fim, pode afetar sua independência. Ela quer trabalhar com a Sra. Stein para ajudá-la a melhorar o controle de sua dor e aumentar sua confiança e participação na fisioterapia e, consequentemente, prevenir outras lesões em sua pele e tecidos subjacentes.

> **Pense nisso**
>
> Pense sobre as informações da escala Braden. Como isso impactará seu conhecimento sobre identificação de riscos de lesões por pressão e possíveis intervenções?

Pensamento crítico

O cuidado de qualquer paciente com uma ferida existente ou que esteja em risco de desenvolver uma ferida pode ser complexo. O sucesso do pensamento crítico requer síntese de conhecimento, experiência, fatores ambientais, atitudes de pensamento crítico e padrões intelectuais e profissionais. Julgamentos clínicos sólidos requerem que você antecipe informações, analise os dados e tome decisões clínicas em relação aos cuidados de seu paciente. Durante a avaliação (Figura 48.8) considere todos os elementos de pensamento crítico que permitirão que você tome as decisões clínicas necessárias para identificar os diagnósticos de enfermagem apropriados.

Conhecimento do tegumento e da fisiologia musculoesquelética normal, da patogênese das lesões por pressão, dos estágios das lesões por pressão, da cicatrização normal de feridas e sobre a fisiopatologia de doenças subjacentes fornece uma base científica para a forma de abordar uma avaliação de determinado paciente. Por exemplo, você irá avaliar um paciente que tem histórico de diabetes melito diferentemente de um paciente que está acamado com tração esquelética na perna. A WOCN (2016) descreve diretrizes para a avaliação do risco de integridade da pele prejudicada. As mesmas diretrizes fornecerão opções para medidas preventivas, intervenções para promoção da cicatrização de feridas com base na sua avaliação. Experiências anteriores com pacientes em risco de integridade da pele prejudicada ou com pacientes com feridas aumentam sua base de conhecimento relacionado à experiência, ajudando-o a levantar dados relevantes para o histórico de enfermagem e identificar os diagnósticos de enfermagem. Examinar uma ferida e observar como a cicatrização ocorre ajudam a reconhecer anormalidades. Sua base de conhecimento, aplicação de diretrizes clínicas e sua experiência prévia respaldam seus julgamentos clínicos durante o histórico do paciente e, consequentemente, você obtém informações abrangentes e corretas. Com diagnósticos de enfermagem relevantes e adequados, você também precisará ser criativo no planejamento e na implementação dos cuidados centrados no paciente. Por fim, pelo fato de feridas crônicas serem difíceis de curar, seja diligente na avaliação das intervenções de enfermagem e na determinação de quais delas são eficazes e quais necessitam de modificação.

Processo de enfermagem

Use julgamento clínico enquanto aplica pensamento crítico ao processo de enfermagem. O processo de enfermagem fornece uma abordagem de tomada de decisão clínica para que você identifique os problemas do paciente, desenvolva e implemente um plano de cuidados individualizado e centrado no paciente e avalie esse plano.

❖ Histórico de enfermagem

Durante o processo de avaliação, use pensamento crítico ao fazer os julgamentos clínicos necessários para avaliar minuciosamente a integridade da pele de um paciente e determinar se os dados do histórico de enfermagem são corretos e completos. Quando você detecta anormalidades, você pode se beneficiar da confirmação de seus achados feita por um enfermeiro registrado ou membro do corpo docente. O Capítulo 50 oferece detalhes sobre a avaliação de feridas cirúrgicas. Se o que você conhece sobre o paciente sugere que ele apresenta risco de lesão por pressão, certifique-se de focar nos fatores específicos que criam risco de lesões por pressão, como nível de sensibilidade, presença de dispositivos hospitalares, presença de adesivos, movimentação independente ou assistida, estado nutricional e de continência (Boxe 48.3). Esses achados irão guiá-lo na seleção de intervenções. Dados detalhados da integridade da pele garantem que você tome decisões clínicas centradas no paciente para cuidados de enfermagem eficazes e seguros. Após a análise dos dados da avaliação da pele inicial, use pensamento crítico e julgamento clínico para determinar a frequência de futuras avaliações da pele. Um paciente obeso, por exemplo, pode requerer monitoramento mais frequente. Dados de avaliações iniciais e contínuas fornecem informações importantíssimas sobre a integridade da pele do paciente e os riscos mais elevados de desenvolvimento de lesão por pressão.

Pelos olhos do paciente. Quando os pacientes têm feridas cirúrgicas ou traumáticas agudas, as feridas às vezes cicatrizam prontamente e sem complicações. Contudo, quando se desenvolvem lesões por pressão ou feridas crônicas, o curso dos tratamentos é demorado e caro. Pelo fato de que o paciente e sua família precisam ser envolvidos no manejo dos cuidados com a ferida, é importante conhecer as expectativas do paciente. O paciente espera ter cuidado domiciliar? Há expectativa de que a ferida do paciente cicatrize de forma a permitir seu retorno rápido às atividades profissionais? Um paciente que tenha expectativas realistas e esteja informado sobre o tempo previsto para a cicatrização de sua ferida é mais propenso a aderir às terapias específicas destinadas a promover a cicatrização e prevenir maiores comprometimentos da pele. Além disso, o paciente e o familiar cuidador têm uma ideia melhor do que esperar, à medida que eles manejam a ferida e as trocas de curativos em casa. Portanto, avalie a percepção de cada paciente a respeito do tratamento proposto para a ferida e o que vai ocorrer quando as intervenções de cicatrização da ferida forem iniciadas. Por exemplo, por que estão sendo usados determinados curativos e como eles funcionam? Determine o conhecimento do paciente e de sua família sobre a avaliação da ferida; intervenções relacionadas à ferida; e intervenções de apoio, como posicionamento, nutrição e deambulação.

Ambiente. Esteja atento aos fatores ambientais no contexto dos cuidados de saúde que tenham potencial de afetar sua capacidade de avaliar a integridade da pele de um paciente. Geralmente, os pacientes precisam ser virados com frequência ou de auxílio para mudar de

---

[a]N.R.T.: *Nursing assistive personnel* é uma denominação adotada nos EUA para o profissional que desenvolve cuidados básicos de vida diária, por delegação e sob supervisão de enfermeiros, especialmente em serviços de reabilitação.

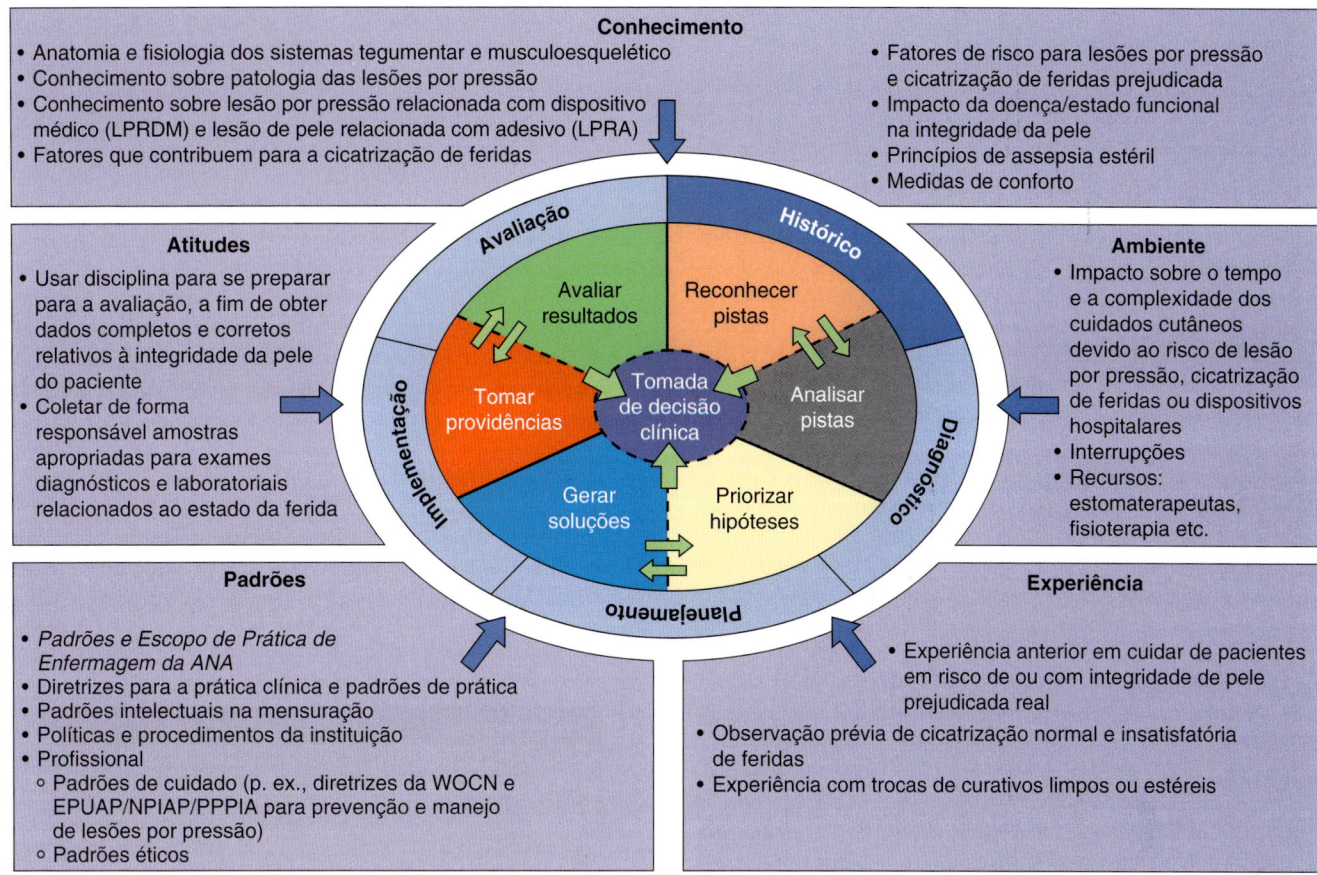

Figura 48.8 Modelo de pensamento crítico para integridade da pele e avaliação dos cuidados com feridas. *ANA*, American Nurses Association; *EPUAP*, European Pressure Ulcer Advisory Panel; *NPIAP*, National Pressure Injury Advisory Panel; *PPPIA*, Pan Pacific Pressure Injury Alliance; *WOCN*, Wound, Ostomy, and Continence Nurses Society. (Copyright de Modelo de Medida de Julgamento Clínico © NCSBN. Todos os direitos reservados.)

Boxe 48.3 Questões do histórico de enfermagem

Sensibilidade
- Você tem alguma sensação de formigamento ou uma alteração ou diminuição ou ausência de sensibilidade em suas extremidades?
- Você consegue sentir pressão ao se sentar ou deitar? A sensibilidade mudou?
- Sua pele é sensível a calor ou frio moderado?

Mobilidade
- Você tem alguma limitação física, lesão ou paralisia que limite sua capacidade de se movimentar por conta própria?
- Você consegue mudar de posição sozinho facilmente?
- Diga-me se você sente alguma dor quando anda, senta-se ou se movimenta pela casa

Nutrição
- Você teve alguma alteração no apetite? Se sim, quais foram essas alterações?
- Você tem acesso a mercados ou serviços de entrega de refeições? Você consegue fazer compras?
- Alguém prepara sua comida ou você mesmo consegue cozinhar suas próprias refeições?

Continência
- Você tem algum problema ou acidentes de vazamento de urina ou fezes?
- Que tipo de ajuda você precisa para usar o banheiro? De que forma?
- Com que frequência você precisa usar o banheiro? Durante o dia? À noite?

Presença de feridas
- O que você acha que causou sua ferida?
- Quando ocorreu a ferida? Onde está localizada?
- Qual foi a última vez que você tomou injeção contra tétano?
- O que mudou em relação a essa ferida desde que ela surgiu? Quais foram as alterações e o que as causou?
- O que você fez para tratar a ferida? Quais tratamentos, atividades ou cuidados desaceleraram ou ajudaram a ferida a cicatrizar?
- Você tem qualquer dor, coceira, ou outros sintomas na ferida? Como você está manejando a coceira, e o que funciona melhor para você?
- Quem o ajuda a cuidar de sua ferida?

posição. Avalie o nível de coordenação necessário para garantir que você conte com pessoal suficiente para ajudar. Também se certifique de que os equipamentos necessários, como dispositivos de posicionamento ou elevação, estejam disponíveis. Use o tempo durante o posicionamento para realizar avaliações contínuas da pele e do risco de lesões por pressão.

Interrupções ocorrem com frequência em um contexto de cuidados de saúde. Geralmente, pacientes hospitalizados que têm integridade da pele prejudicada ou feridas complicadas recebem cuidados de outros especialistas, como terapeutas respiratórios, ocupacionais ou fisioterapeutas ou enfermeiros estomaterapeutas, e controle de infecções. Geralmente, essas visitas à beira do leito não são planejadas e podem interromper os cuidados de enfermagem. Além disso, profissionais da saúde de outras especialidades podem não estar cientes das programações de reposicionamento ou não reposicionar corretamente o paciente em uma posição de redução de pressão. Portanto, você precisa prever interrupções e estar ciente da necessidade de reavaliar a integridade da pele e o posicionamento de seu paciente depois desse ter sido cuidado por profissionais de outras disciplinas.

Pacientes com feridas complicadas que não cicatrizam têm trocas complexas de curativos. Avalie quando visitantes ou outros profissionais da saúde estiverem no quarto ou à beira do leito do paciente. Você precisa planejar para realizar avaliações de feridas e trocas de curativos quando não houver pessoal extra na sala ou à beira do leito. Isso mantém a privacidade do paciente, mas também controla a transmissão de infecções na ferida por outras pessoas.

Pele. Avalie a pele do paciente quando iniciar os cuidados e, depois, no mínimo uma vez a cada turno (ver políticas da instituição). Inspecione a pele em relação a sinais de ruptura da integridade da pele e/ou lesões (ver Procedimento 48.1). Inspecione cuidadosamente a pele em áreas dependentes, como a região sacral quando o paciente fica deitado na horizontal ou sob os calcanhares quando o paciente se deita de costas (Figura 48.9). Por exemplo, quando o paciente deita no leito ou senta em uma cadeira, ele coloca a maior parte do peso corporal sobre certas proeminências ósseas. Vire o paciente no leito para inspecionar a pele e, depois de retornar o paciente da cadeira para o leito, verifique todas as áreas expostas à pressão. Superfícies do corpo sujeitas à maior sustentação de peso ou pressão apresentam maior risco de formação de lesão por pressão. Pacientes de alto risco – inclusive os neurologicamente prejudicados, cronicamente doentes, ou aqueles com alterações no estado mental; os internados em unidades de terapia intensiva (UTI), unidades oncológicas, serviços de cuidados paliativos especializados, ou unidades ortopédicas; e pacientes com dispositivos hospitalares – necessitam de avaliações de pele mais frequentes, às vezes, a cada 4 horas (ver política da instituição).

A avaliação de danos teciduais por pressão inclui a inspeção visual e tátil da pele (ver Capítulo 30). Faça uma avaliação inicial para determinar as características normais da pele do paciente e quaisquer áreas reais ou potenciais de piora (Nix, 2016). Use fatores como cor da pele, idade, comorbidades subjacentes e lesão por pressão anterior para individualizar sua avaliação da pele do paciente, dependendo de seu tom de pele (EPUAP, NPIAP, PPPIA, 2019a; EPUAP/NPIAP/PPPIA, 2019b). A avaliação correta de pacientes com pigmentação mais escura de pele é uma habilidade essencial para todos os profissionais da saúde (Boxe 48.2).

Quando você observa hiperemia da pele, palpe delicadamente o tecido hiperemiado; diferencie se a hiperemia cutânea é branqueável ou não. Eritema branqueável é uma vermelhidão visível da pele que se torna pálida ou branca quando se aplica pressão, voltando a ficar vermelha quando se alivia a pressão. Pode resultar de hiperemia reativa normal que deve desaparecer em questão de algumas horas ou de eritema inflamatório com um leito capilar intacto. Eritema não branqueável é uma vermelhidão visível na pele que persiste com a aplicação de pressão. Indica danos estruturais no leito dos capilares e microcirculação. É uma indicação de lesão por pressão de estágio 1 (EPUAP, NPIAP, PPPIA, 2019a).

> **Pense nisso**
>
> Pense em um paciente de quem você tenha cuidado recentemente e que tinha um dispositivo hospitalar, como um cateter urinário, máscara de oxigênio ou sonda de alimentação. Quais eram os riscos do paciente de ruptura da integridade da pele? Como você avaliou o paciente em relação à lesão por pressão relacionada com dispositivo hospitalar?

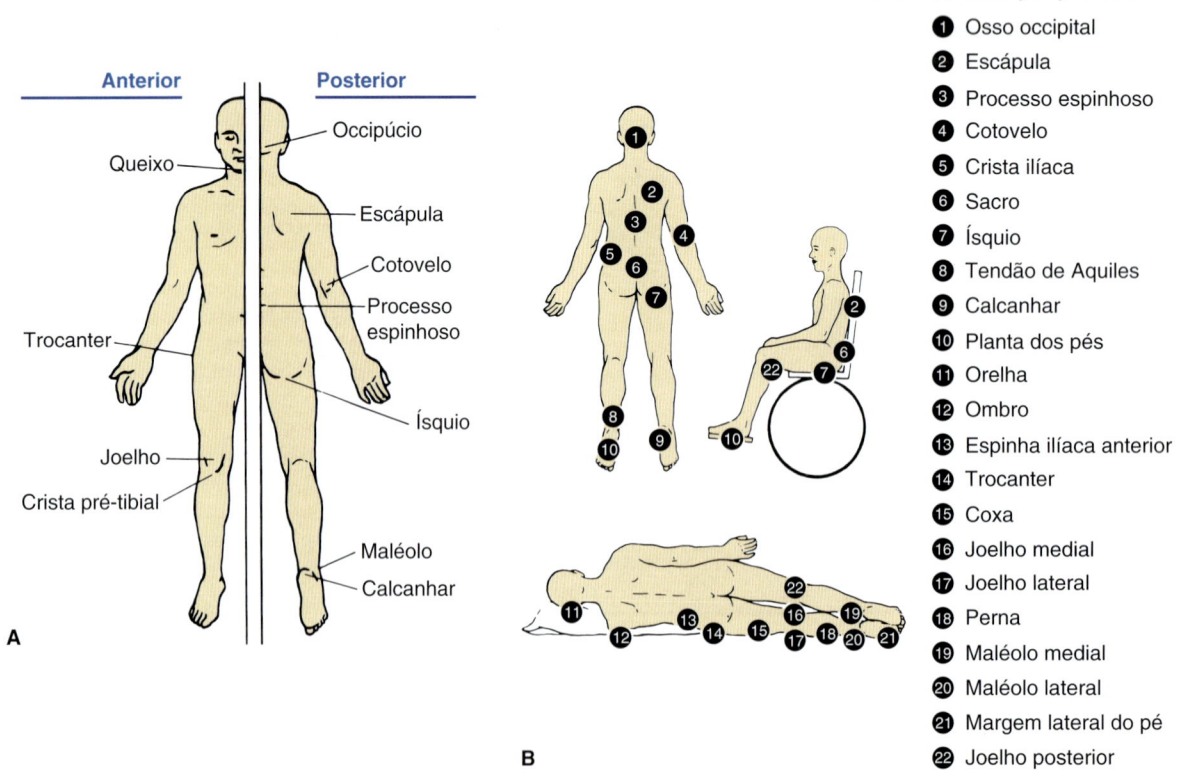

Figura 48.9 **A.** Proeminências ósseas mais frequentemente associadas a lesão por pressão. **B.** Locais de lesão por pressão. (Modificado de Trelease CC: Developing standards for wound care, *Ostomy Wound Manage* 20:46, 1988.)

Feridas e lesões por pressão. Quando você identifica a presença de ferida de pele ou lesão por pressão, é necessário avaliar mais atentamente. Avalie o tipo de tecido na base da ferida e os fatores que influenciam os riscos do paciente de não ter uma cicatrização satisfatória, para que você possa planejar as devidas intervenções. A avaliação inclui a quantidade (porcentagem) e a aparência (cor) de tecido viável e não viável. **Tecido de granulação** é um tecido vermelho e úmido composto de novos vasos sanguíneos, cuja presença indica progressão para cicatrização. Tecido mole amarelo ou branco é característico de **descamação** (substância fibrosa aderida ao leito da ferida), o que deve ser eventualmente removido por um profissional da saúde qualificado ou por meio de um curativo adequado, antes que a ferida possa cicatrizar. Tecido negro, marrom, bronze ou necrótico é uma **escara,** que também precisa ser removida antes que a cicatrização possa ocorrer.

A medição do tamanho da ferida fornece informações sobre as mudanças gerais de dimensão, o que é um indicador de progressão da cicatrização da ferida (Nix, 2016). Isso inclui medir o comprimento e a largura da ferida, bem como determinar sua profundidade (ver Procedimento 48.2). Use um dispositivo descartável para medição do comprimento e largura da ferida. Essa abordagem oferece um método uniforme e consistente para avaliar comparações significativas de *status* da ferida ao longo do tempo (EPUAP, NPIAP, PPPIA, 2019b). Meça a profundidade usando um aplicador com ponta de algodão no leito da ferida (ver Procedimento 48.2). Observe que, se houver uma laceração profunda, provavelmente será preciso que um profissional da saúde qualificado faça a sutura.

A avaliação de **exsudato** de uma ferida deve conter uma descrição sobre quantidade, cor, consistência e odor da drenagem da ferida. Normalmente, uma ferida cirúrgica fechada apresenta drenagem serossanguínea mínima imediatamente após a cirurgia (ver Capítulo 50). Excesso de exsudato indica a presença de infecção. Dor na ferida, incluindo sua localização, distribuição, tipo, qualidade e intensidade, e quaisquer fatores agravantes ou de alívio também devem ser avaliados (Krasner, 2016) (ver Capítulo 44). Examine a pele ao redor da ferida (circunjacente à ferida) em relação a vermelhidão, calor e sinais de maceração; palpe a área em relação a sinais de dor ou **induração.** A presença de qualquer um desses fatores na pele no entorno da ferida indica piora de seu estado.

Medidas prognósticas. Mediante a admissão em hospitais de cuidados agudos ou de reabilitação, casas de repouso, cuidados domiciliares e outros estabelecimentos de cuidados de saúde, os pacientes são avaliados quanto ao risco de desenvolvimento de lesão por pressão (Tabela 48.3) (WOCN, 2016). A avaliação do risco de lesão por pressão inclui o uso de uma medida prognóstica apropriada e a verificação da mobilidade e da nutrição do paciente, bem como a presença de fluidos corporais e nível de conforto (ver Procedimento 48.1). Realize a avaliação de risco de lesão por pressão sistematicamente, utilizando uma ferramenta de avaliação como a escala Braden (Tabela 48.4) ou a ferramenta selecionada por sua instituição. A interpretação do significado das pontuações numéricas totais difere entre as várias escalas de avaliação de risco relevantes à população que está sendo verificada pela instituição. Pontuações numéricas mais baixas na escala Braden indicam que o paciente apresenta alto risco de ruptura da integridade da pele. Um benefício dos instrumentos de prognóstico é detectar precocemente os pacientes que estão sob maior risco de desenvolver lesões (WOCN, 2016). Realize reavaliações do risco de lesão por pressão regularmente (ver política da instituição).

Mobilidade. A avaliação inclui verificar o nível inicial de mobilidade e os possíveis efeitos da mobilidade prejudicada na integridade da pele. Avalie a capacidade do paciente de movimentar as extremidades, e observe a força e o tônus muscular (ver Capítulo 30). Se o paciente estiver acamado, faça com que ele se vire ou se movimente no leito de forma independente (se adequado). Por exemplo, determine se ele consegue levantar algum peso da região sacral e rolar o corpo até uma posição deitada de lado. Alguns pacientes têm uma força ou amplitude de movimento inadequada para se movimentar independentemente para uma posição mais protetora. Finalmente, avalie a tolerância do paciente à atividade para determinar se ele pode se transferir para uma cadeira ou deambular mais frequentemente para aliviar a pressão de ficar deitado (ver Capítulo 39).

Estado nutricional. Uma avaliação do estado nutricional de um paciente é uma parte integrante dos dados de avaliação inicial de qualquer paciente, principalmente para os que estão em risco de integridade da pele prejudicada (Stotts, 2016a). The Joint Commission (TJC, 2020) exige a realização de uma avaliação de rastreio nutricional em um prazo de 24 horas após a internação. Pese o paciente e realize essa medição mais frequentemente em pacientes de risco. Uma perda de 5% do peso habitual, estar abaixo de 90% do peso corporal ideal e uma diminuição de 4,54 kg em um curto período de tempo são sinais de problemas nutricionais reais ou potenciais (Stotts, 2016a). Avalie a boca e os dentes do paciente para verificar se há feridas bucais e dentaduras mal encaixadas que afetem a ingestão de alimentos (ver Capítulo 45).

Fluidos corporais. É importante prevenir e reduzir a exposição do paciente aos fluidos corporais; quando ocorrer esse tipo de exposição, administre higiene e cuidados meticulosos de pele (ver Capítulo 40). A exposição contínua da pele a fluidos corporais aumenta o risco de ruptura da integridade da pele do paciente e de formação de lesão por pressão. Alguns fluidos corporais, como saliva e drenagem serossanguínea não são tão cáusticos, e o risco de ruptura da integridade da pele por exposição a esses fluidos é baixo. No entanto, exposição a urina, bile, fezes, fluido ascítico e exsudato purulento de feridas carrega um risco moderado de ruptura da integridade da pele, principalmente em pacientes que têm outros fatores de risco, como doença crônica ou desnutrição (Francis, 2020). A exposição frequente a urina e conteúdos fecais aumenta o risco de um paciente desenvolver DAI (Francis, 2020; McNichol et al., 2018). Além disso, a exposição a secreções gástricas e pancreáticas apresenta o maior risco de ruptura da integridade da pele. Esses fluidos têm qualidades digestivas que podem irritar e romper a pele rapidamente.

Dor. Importantes pesquisas têm sido conduzidas para estudar a dor em pacientes cirúrgicos com feridas. A avaliação rotineira de dor em pacientes cirúrgicos é fundamental para a seleção das devidas terapias de manejo da dor e para determinar a capacidade do paciente de progredir em direção à recuperação (ver Capítulo 50). A WOCN (2016) recomenda que a avaliação e o manejo da dor também sejam incluídos no cuidado de pacientes com lesões por pressão (EPUAP, NPIAP, PPPIA, 2019b). Use ferramentas padrão de avaliação de dor para mensurar a precisão da dor, e seja minucioso na avaliação das características da dor de um paciente (ver Capítulo 44). Manter o controle adequado da dor e o conforto do paciente eleva a disposição e a capacidade dele de ampliar sua mobilidade, o que, por sua vez, reduz o risco de lesão por pressão.

Feridas cirúrgicas e traumáticas.
Avalie as feridas no momento da lesão ou no pós-operatório, durante o cuidado da ferida, quando houver alteração na condição geral do paciente e de acordo com uma programação regular (ver política da instituição). Independentemente do contexto, é importante que você inicialmente obtenha informações a respeito da causa e da história, tratamento e descrição da ferida (localização, dimensões, qualidade do tecido da base da ferida, e presença de odor, calor ou vermelhidão na pele circunjacente à ferida), além da resposta à terapia.

Contexto emergencial. Você encontra feridas traumáticas em qualquer contexto, inclusive em clínicas, departamentos de emergência, acampamentos juvenis ou em seu próprio quintal. O tipo da ferida determina os critérios de inspeção. Por exemplo, você não precisa inspecionar se há sinais de sangramento interno após uma abrasão, mas você deve avaliar se há hemorragia interna no caso de uma ferida perfurante.

Após uma ferida traumática, quando você considera a condição de um paciente como estável devido à presença de respiração espontânea, via respiratória desobstruída e pulso carotídeo forte (ver Capítulos 30 e 41), inspeciona a ferida em relação a sangramentos. Uma **abrasão** é superficial com pouco sangramento e é considerada uma ferida de espessura parcial. A ferida parece estar sempre "lacrimejando" devido à secreção de plasma dos capilares danificados. Uma **laceração** às vezes pode sangrar mais profusamente (principalmente se o paciente estiver tomando anticoagulantes ou outros afinadores do sangue), dependendo da profundidade e da localização da ferida. Por exemplo, as menores lacerações no couro cabeludo tendem a sangrar abundantemente devido ao rico suprimento de sangue no couro cabeludo. Lacerações maiores que 5 cm de comprimento ou de 2,5 cm de profundidade causa sangramento grave. **Feridas perfurantes** sangram de acordo com a profundidade, tamanho e localização (p. ex., um furo feito com a unha não causa tanto sangramento quanto um corte de faca). Uma ferida perfurante é normalmente uma ferida pequena e circular com bordas que se unem em direção ao centro. Os principais perigos das feridas perfurantes são hemorragia interna e infecção.

Inspecione feridas traumáticas em relação a corpos estranhos ou material contaminante. A maioria das feridas traumáticas é suja. Terra, vidro quebrado, fiapos de tecidos e substâncias estranhas grudadas nos objetos penetrantes às vezes ficam encrustados em uma ferida. Depois, avalie o tamanho e a profundidade da ferida (ver Procedimento 48.2).

Quando uma lesão for decorrente de trauma por objeto penetrante sujo, determine qual foi a última vez que o paciente tomou uma injeção contra tétano. A bactéria do tétano é encontrada na terra e nas vísceras de humanos e animais.

Contexto de estabilidade. Quando a condição do paciente estiver estabilizada (p. ex., após uma cirurgia ou tratamento), avalie a ferida para determinar o progresso da cicatrização. Se a ferida estiver coberta por um curativo e o médico não tiver solicitado sua troca, não a inspecione diretamente, a menos que você suspeite de complicações graves, como grandes volumes de sangramento vermelho vivo, odor excessivo ou dor intensa sob o curativo. Nesse tipo de situação, inspecione apenas o curativo e quaisquer drenos externos. Se o médico preferir trocar o curativo, ele deve avaliar a ferida pelo menos uma vez/dia. Ao remover curativos, remova uma camada por vez, para evitar a remoção acidental ou o deslocamento de drenos subjacentes. Pelo fato de que a remoção de curativos pode ser dolorosa, considere administrar um analgésico com pelo menos 30 minutos de antecedência da exposição da ferida.

Aparência da ferida. A cicatrização de uma incisão cirúrgica por intenção primária deve ter bordas limpas e bem aproximadas. Pode haver um pouco de vermelhidão nas bordas da incisão, que pode estar presente durante os primeiros dias após a cirurgia. Geralmente, formam-se crostas ao longo das bordas da ferida originárias de exsudatos. Se uma ferida estiver aberta, as bordas estarão separadas, e você inspeciona a condição do tecido na base da ferida. As bordas externas de uma ferida normalmente parecem inflamadas durante os primeiros 2 a 3 dias, mas isso desaparece lentamente. Em questão de 7 a 10 dias, uma ferida em processo normal de cicatrização é recoberta por células epiteliais, e as bordas se fecham. A Tabela 48.7 relaciona as características de cicatrização anormal de feridas primárias e secundárias. Se houver desenvolvimento de infecção, a área diretamente ao redor da ferida se torna claramente inflamada e inchada.

Tabela 48.7 Avaliação de cicatrização anormal de feridas em intenção primária e secundária.

Feridas de intenção primária	Feridas de intenção secundária
Linha da incisão insatisfatoriamente aproximada	Tecido de granulação pálido ou frágil, presença de tecido de hipergranulação
Drenagem presente por mais de 3 dias após o fechamento	O exsudato da ferida é purulento
Aumento da inflamação nos primeiros 3 a 5 dias após a lesão	Tecidos não viáveis, como tecido necrótico ou descamação na base da ferida
Nenhum rebordo de cicatrização até o 9º dia	Odor frutado, terroso ou pútrido presente após a limpeza da base da ferida. Presença de fístula(s), tunelização, erosão

Adaptada de Nix D: Skin and wound inspection and assessment. In Bryant RA, Nix DP, editors: *Acute and chronic wounds: current management concepts*, ed 5, St Louis, 2016, Elsevier.

Manchas na pele normalmente resultam de contusões de tecidos intersticiais ou de formação de hematoma. O acúmulo de sangue sob a pele primeiramente assume uma coloração azulada ou arroxeada. Gradualmente, conforme o sangue coagulado vai se desfazendo, surgem tons de marrom e amarelo.

Característica da drenagem da ferida. Observe quantidade, cor, odor e consistência da drenagem da ferida (Tabela 48.3). A quantidade de drenagem depende do tipo da ferida. Por exemplo, a drenagem é mínima após uma simples apendicectomia. Em compensação, a drenagem é moderada por 1 ou 2 dias após drenagem de um grande abscesso. Quando você necessita de uma medida precisa da drenagem em um curativo, pese o curativo e compare-o ao peso do mesmo curativo seco e limpo. A regra geral é que 1 g de drenagem é equivalente a 1 mℓ de volume de drenagem. Outro método para quantificar a drenagem de uma ferida é marcar o número de curativos usados e a frequência de troca. Um aumento ou diminuição do número ou frequência dos curativos indica um aumento ou uma diminuição relativa da drenagem da ferida. Se a drenagem apresenta um odor forte ou pungente, você deve suspeitar de infecção. Descreva a aparência da ferida de acordo com as características observadas, os tipos de fechamentos utilizados e as trocas de curativos realizadas.

Palpação da ferida. Ao inspecionar uma ferida, observe se há inchaço ou se as bordas da ferida estão separadas. Usando luvas de procedimentos, palpe levemente as bordas da ferida, detectando áreas localizadas de sensibilidade ou acúmulo de drenagem. Se sair fluido ao aplicar pressão, observe as características da drenagem. O paciente é normalmente sensível à palpação das bordas da ferida. Sensibilidade extrema pode indicar infecção.

Drenos. Os drenos proporcionam uma forma de extrair fluidos ou sangue que se acumulam dentro do leito de uma ferida para fora do corpo. Um cirurgião insere um dreno dentro ou perto de uma ferida cirúrgica se houver uma grande quantidade de drenagem (Figura 48.10 A). Um dreno também pode ser colocado por um radiologista intervencionista para drenar uma área encontrada depois ou antes da cirurgia. Alguns drenos são fixados por sutura. A finalidade de um dreno cirúrgico é remover excesso de fluidos na ferida e promover a cicatrização no leito da ferida. Consequentemente, a ferida cicatriza de dentro para fora.

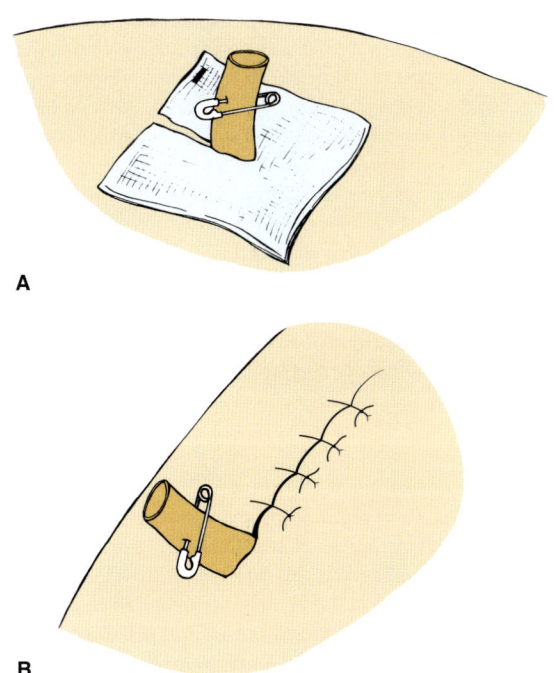

Figura 48.10 **A.** Dreno de Penrose com curativo. **B.** Dreno de Penrose com alfinete de segurança.

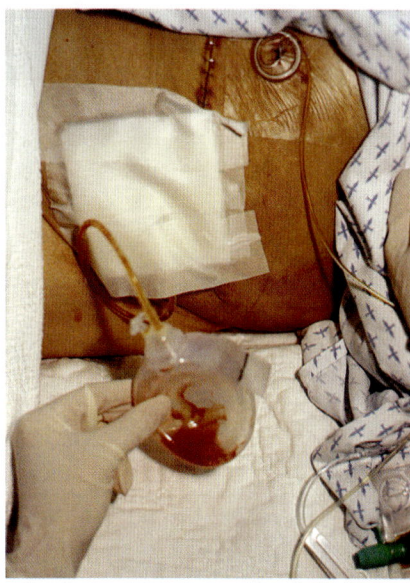

Figura 48.11 Dispositivo de drenagem Jackson-Pratt. Tubo de drenagem e reservatório.

Tome cuidado ao trocar um curativo ao redor de drenos que não estejam suturados; isso previne sua remoção acidental. Um dreno de Penrose é colocado sob um curativo; no momento da colocação, um alfinete ou um grampo é atravessado no dreno para evitar que ele avance mais profundamente na ferida (Figura 48.10 B). Um curativo é dividido e colocado ao redor do dreno, e outro é colocado sobre o dreno para coletar as secreções. Ao remover os curativos, tire um de cada vez para evitar o deslocamento acidental do dreno. É normalmente responsabilidade do médico retrair ou avançar o dreno conforme a drenagem diminui para permitir a cicatrização profunda no local onde o dreno se encontra.

Avalie número e tipo de drenos, posicionamento do dreno, características da drenagem (determine se a drenagem está dentro dos critérios esperados de volume ou cor) e condição do equipamento de coleta. Observe a fixação do dreno e sua localização em relação à ferida. Note a característica da drenagem. Se houver um dispositivo de coleta, meça o volume da drenagem. Pelo fato de que um sistema de drenagem precisa ser pérvio, verifique o fluxo de drenagem através e ao redor da linha. Uma diminuição súbita da drenagem pela linha pode indicar que o dreno está bloqueado, e você precisará notificar o médico. Quando um dreno está conectado à sucção, avalie o sistema para ter certeza de que a pressão solicitada está sendo exercida. Unidades evacuadoras, como Hemovac® ou Jackson-Pratt (Figura 48.11), exercem uma pressão constante se o dispositivo de sucção estiver totalmente comprimido. Quando o dispositivo evacuador não conseguir manter o vácuo por conta própria, notifique o cirurgião, que, então, solicita um sistema de vácuo secundário (como sucção de parede). Se houver acúmulo de fluidos nos tecidos, a cicatrização da ferida não progride a uma taxa ideal, e isso aumenta o risco de infecção.

Fechamento de feridas. Feridas cirúrgicas são fechadas com grampos, suturas ou cola cirúrgica. Um fechamento de pele frequentemente usado é o grampo de aço inoxidável. O grampo é mais forte do que as suturas de náilon ou seda e tende a causar menos irritação ao tecido. Verifique se há irritação com vermelhidão ao redor dos grampos ou pontos de sutura e observe se os fechamentos estão intactos. Normalmente, nos primeiros 2 a 3 dias após a cirurgia, a pele ao redor das suturas ou grampos fica edemaciada, devido à reação inflamatória normal.

Cola cirúrgica (cola de cianoacrilato) é uma cola líquida para tecidos que forma uma barreira impermeável robusta nas bordas aproximadas da ferida, permitindo que a cicatrização ocorra abaixo dela. É transparente, facilitando a inspeção da ferida, além de reduzir o tempo associado a trocas de curativos. Há evidências clínicas de que a cola cirúrgica apresenta propriedades antimicrobianas contra bactérias gram-positivas, que são patógenos comuns em ISCs (Machin et al., 2019). Pode ser usada para substituir pequenas suturas para reparação incisional. As bordas da ferida são mantidas unidas até a solução secar, fornecendo um fechamento adesivo.

Culturas de feridas. Se você detectar drenagem purulenta ou de aparência suspeita, informe o médico, pois pode haver necessidade de coletar uma amostra da drenagem para cultura. Nunca colete uma amostra de secreção ou exsudato da ferida para cultura de drenagens antigas. Colônias residentes da flora bacteriana da pele se desenvolvem dentro do exsudato e nem sempre são os verdadeiros organismos causadores de uma infecção de ferida. Limpe primeiro a ferida com solução salina normal para remover a flora cutânea. Organismos aeróbicos crescem em feridas superficiais expostas ao ar, e organismos anaeróbicos tendem a crescer dentro das cavidades corporais. Use um método diferente de coleta de amostra para cada tipo de organismo, de acordo com a política da instituição (Boxe 48.4).

Geralmente, a coloração de Gram da secreção da drenagem também é realizada. Esse teste permite que o médico determine o tratamento adequado, como antibióticos, mais precocemente do que quando apenas culturas são realizadas. Normalmente, não há necessidade de coletar amostra adicional. O laboratório de microbiologia precisa apenas ser avisado para realizar o teste adicional. O padrão-ouro de cultura de feridas é a biópsia de tecido. Um médico ou enfermeiro estomaterapeuta coleta o material para biópsia (Stotts, 2016b).

Psicossocial. Avalie como uma ferida está influenciando a autopercepção e a socialização do paciente. Peça para que o paciente descreva como a ferida afeta sua visão de si mesmo. O paciente tem medos infundados de que a ferida não irá cicatrizar? Uma ferida crônica interfere na disposição do paciente de participar de atividades sociais

> **Boxe 48.4** Recomendações para técnicas padronizadas de culturas de secreções
>
> **Procedimento de aspiração com agulha (organismos anaeróbicos)**
> - Obtenha um tubo para coleta de material para cultura anaeróbica (Pagana et al., 2021)
> - Limpe a pele íntegra com iodopovidona e deixe secar por 60 segundos para remover a flora cutânea. Depois, limpe a pele com álcool e deixe secar, o que reduz a possibilidade de que a amostra seja alterada pelo iodo na superfície da pele
> - Use uma seringa estéril de 10 mℓ com uma agulha de 22 gauge (22 G), extraindo 0,5 mℓ de ar na seringa
> - Insira a agulha na pele íntegra perto da ferida; puxe o êmbolo e aplique sucção até a marca de 10 mℓ
> - Mova a agulha para frente e para trás em diferentes ângulos para duas a quatro explorações. O êmbolo é então liberado de volta à marca de mℓ, a agulha é retirada, e a seringa é tampada e enviada ao laboratório ou os conteúdos são injetados em um tubo para cultura anaeróbica (verifique a política da instituição)
>
> **Procedimento quantitativo com haste de algodão (organismos aeróbicos)**
> - Limpe a superfície da ferida com solução antisséptica. Deixe secar
> - Use uma haste de algodão estéril de um *kit* Culturette® (Figura 48.12)
> - Identifique uma área de 1 cm da ferida que não contenha tecido necrótico. Coloque o *swab* de algodão estéril no centro da área para coletar fluido do tecido da ferida (Pagana et al., 2021)
> - Insira a ponta da haste no devido recipiente estéril, etiquete e transporte ao laboratório

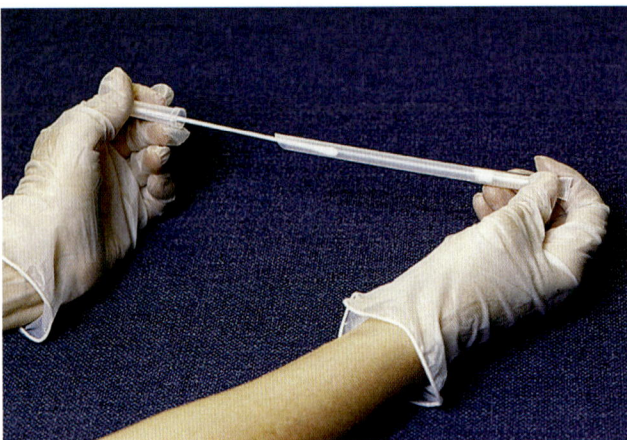

Figura 48.12 *Kit* Culturette® para cultura.

dor com a Sra. Stein e a deixa descrever melhor seu medo de viciar-se. Kelly discute o medo do vício e por que a Sra. Stein poderia estar mais confortável e mais capaz de participar da fisioterapia se estivesse tomando algo para sua dor, com o que a Sra. Stein concorda. Kelly administra os analgésicos prescritos e diz à Sra. Stein que ela a deixará sozinha por 30 minutos para que a medicação atinja seu pico de efeito.

Kelly retorna à beira do leito da Sra. Stein. Uma avaliação da pele revela que a área bolhosa hiperemiada no quadril direito da Sra. Stein tem 2,5 cm de diâmetro. A área não está drenando, mas a pele subjacente não está íntegra. Kelly reconhece isso como uma lesão por pressão de estágio 2. Kelly também avalia um eritema não branqueável na região circunjacente à ferida de aproximadamente 2,5 cm ao redor da ferida. À palpação, Kelly observa que o tecido subjacente circunjacente à ferida apresenta eritema não branqueável. Esses achados indicam danos estruturais ao leito capilar e à microcirculação e corroboram a conclusão de que uma lesão por pressão de estágio 2 está presente. No sacro, há uma região de 4,0 cm de vermelhidão. Quando Kelly aplica pressão sobre essa área, ela gradualmente modifica-se de branqueável a palidez total, ficando vermelha quando a pressão é aliviada. Ela sabe que esse é um eritema branqueável (hiperemia reativa normal) e indica que o leito capilar subjacente está intacto. A pele e o tecido subjacentes são normais à palpação. Porém, embora os achados/características definidores na região sacral não sejam anormais, a vermelhidão, a condição de mobilidade e atividade da Sra. Stein e a dor são riscos de pressão contínua na região sacral e um risco de integridade da pele prejudicada.

Kelly conduz uma avaliação da ferida. Ela observa drenagem no lado esquerdo da camisola da Sra. Stein. Quando inspeciona a ferida, Kelly observa drenagem e pequenas aberturas entre os grampos. A área circunjacente à ferida está quente e sensível à palpação. Kelly notifica o enfermeiro responsável. Pelo fato de que todos os pacientes no serviço de enfermagem têm um pedido permanente para cultura de ferida quando achados da avaliação indicam uma possível infecção na ferida, o enfermeiro responsável pede a Kelly para coletar uma amostra da ferida para cultura. O professor de Kelly dá orientações e a observa coletar o material para cultura.

Kelly avalia a condição de mobilidade da Sra. Stein. A Sra. Stein não consegue ajudar no uso do urinol, está se recusando a usar a cadeira sanitária de beira de leito e tem episódios de incontinência. Kelly, na sessão de fisioterapia do dia, observou que a ela realmente ficou diaforética, mas conseguiu completar todas as atividades. O fisioterapeuta disse à Sra. Stein que esta foi talvez sua melhor sessão, e a Sra. Stein mencionou que a terapia não foi tão dolorosa quanto as anteriores.

❖ Análise e diagnóstico de enfermagem

O julgamento clínico requer a aplicação de pensamento crítico para analisar os achados/características definidores. Você considera o conhecimento que você tem sobre a condição de um paciente e os achados do histórico de enfermagem para diferenciar achados normais de anormais. Sua revisão dos dados revelará grupos de dados que corroborem um diagnóstico focado no problema ou um diagnóstico negativo, como *Integridade da Pele Prejudicada*, ou um diagnóstico de risco, de *Risco de Integridade da Pele Prejudicada*. Além disso, revise seus dados do histórico de enfermagem para identificar informações sobre o fator relacionado. Por exemplo, um paciente pós-cirúrgico apresenta drenagem purulenta de uma ferida cirúrgica e relata sensibilidade ao redor da área da ferida. Esses dados corroboram um diagnóstico de *Integridade da Pele Prejudicada* relacionada à infecção (Boxe 48.5). Um paciente com obesidade mórbida cuja capacidade de se virar é limitada, é diaforético e demonstra evidência de lesão por pressão de estágio 1 na região sacral apresenta dados que corroboram *Integridade da Pele Prejudicada* relacionada à umidade e à pressão sobre a proeminência sacral. Os fatores relacionados orientarão sua seleção de intervenções. Após concluir a avaliação da ferida de um paciente, o

em casa? Ela afeta a capacidade do paciente de continuar trabalhando? Certifique-se de que os recursos pessoais e sociais de adaptação do paciente façam parte de sua avaliação. Há algum familiar cuidador que seja capaz de ajudar nos cuidados com a ferida em casa?

Esse é o segundo dia de pós-operatório da Sra. Stein. Antes de iniciar os cuidados, Kelly revisa o prontuário eletrônico e organiza seu plano do histórico de enfermagem. Kelly verifica que a Sra. Stein tomou uma dose de medicamento para dor há 10 horas, já que "a paciente tem medo de se viciar e não solicitou nenhuma medicação para dor", conforme foi anotado no prontuário. Kelly pede para que a Sra. Stein classifique seu nível de dor. A Sra. Stein descreve sua dor como 8 de 10. Antes de Kelly realizar qualquer atividade do histórico, ela conversa sobre controle da

Boxe 48.5 Processo de diagnóstico de enfermagem

Integridade da pele prejudicada relacionada a infecção

Atividades do histórico de enfermagem	Achados/características definidoras
Inspecione a superfície da ferida e a pele circunjacente à ferida	Ruptura da integridade da pele Drenagem serosa da ferida Bordas da ferida vermelhas e quentes, não aproximadas Área circunjacente à ferida macerada
Inspecione a ferida em relação a sinais de cicatrização	Drenagem marrom-hiperemiada ou bege 5 dias após a cirurgia Bordas da ferida não aproximadas
Palpe a ferida e pergunte ao paciente se há sensibilidade	O paciente relata dor à palpação; classifica a dor como 5 em uma escala de 0 a 10 Edema circunjacente à ferida
Verifique temperatura, frequência cardíaca e contagem de glóbulos brancos (leucócitos) do paciente	Paciente febril, frequência cardíaca de 125 bpm, contagem de leucócitos (glóbulos brancos) de 12.000/mm^3

enfermeiro identifica os diagnósticos de enfermagem que guiam as intervenções que serão necessárias para promover a cicatrização da ferida e prevenir complicações.

Outros diagnósticos de enfermagem associados a integridade da pele prejudicada e feridas incluem:

- Risco de Infecção
- Dor Aguda ou Crônica
- Mobilidade Física Prejudicada
- Perfusão Tissular Periférica Ineficaz.

Alguns pacientes têm risco de má cicatrização de ferida devido à presença de condições previamente definidas que prejudicam a cicatrização. Assim, muito embora uma ferida possa parecer normal, os diagnósticos de enfermagem, como *Nutrição Desequilibrada: Menor do que as Necessidades Corporais* ou *Perfusão Tissular Ineficaz*, têm implicações para o direcionamento do cuidado de enfermagem, no sentido de promover a reparação das feridas.

A natureza de uma ferida pode causar problemas não relacionados à cicatrização da mesma. Uma alteração no conforto e os diagnósticos de *Dor Aguda* e *Mobilidade Física Prejudicada* têm implicações para a eventual recuperação do paciente. Por exemplo, uma grande incisão abdominal pode causar dor suficiente para interferir na mobilidade precoce ou na capacidade do paciente de se virar no leito efetivamente, colocando-o em risco de integridade da pele prejudicada.

Kelly revisa os achados/características definidoras e utiliza seu julgamento clínico para analisar padrões de dados para individualizar os diagnósticos de enfermagem da Sra. Stein. A lesão por pressão de estágio 2, a área bolhosa aberta (de 2,5 cm de diâmetro) no quadril direito e a área sacral hiperemiada (de 4,0 cm) identificadas na avaliação corroboram o diagnóstico de enfermagem de **Integridade da Pele Prejudicada** *relacionada à pressão e ao cisalhamento. As pequenas aberturas entre os grampos, a drenagem serosa e a vermelhidão e sensibilidade na região circunjacente à ferida corroboram o diagnóstico de* **Risco de Infecção** *relacionado à ferida cirúrgica aberta. Uma vez examinada a cultura da ferida, o diagnóstico de enfermagem provavelmente mudará para* **Infecção** *relacionada ao sítio cirúrgico aberto. O nível de dor da Sra. Stein afeta sua disposição em participar de atividades, e, consequentemente, traz dois diagnósticos de enfermagem:* **Dor Aguda** *relacionada à dor incisional e* **Mobilidade Física Prejudicada** *relacionada à dor incisional.*

❖ Planejamento de enfermagem e identificação de resultados

Uma vez identificados os diagnósticos de enfermagem, use julgamento clínico para desenvolver um plano de cuidados para o paciente, de forma que as intervenções promovam a cicatrização das feridas e previnam complicações de quaisquer feridas existentes. Durante o planejamento, sintetize informações do paciente extraídas de múltiplas fontes (Figura 48.13). O pensamento crítico garante que você integre suas experiências e tudo o que você sabe sobre aquele determinado paciente, para elaborar um plano de cuidados adequado centrado no paciente. Consultar padrões profissionais de nutrição é especialmente importante quando você seleciona estratégias para um plano de cuidados, incluindo medidas preventivas de lesões por pressão e terapias específicas para feridas. Por fim, use o pensamento crítico para avaliar seu conhecimento e competências nos procedimentos em relação às intervenções de cuidados de feridas planejadas. De quais recursos adicionais você poderia precisar?

Pacientes que têm grandes feridas crônicas ou feridas infectadas têm múltiplas necessidades de cuidados de enfermagem. Um mapa conceitual ajuda a individualizar o cuidado de um paciente que apresenta múltiplos problemas de saúde e diagnósticos de enfermagem relacionados (Figura 48.14). Use o pensamento crítico enquanto você organiza dados complexos de avaliação de pacientes nos respectivos diagnósticos de enfermagem com os principais diagnósticos médicos do paciente. Conforme você identifica as ligações entre os diagnósticos de enfermagem e os principais diagnósticos médicos, você também reconhecerá ligações entre possíveis intervenções que se aplicam aos múltiplos problemas de saúde do paciente.

Desfechos. O cuidado de enfermagem é baseado nos diagnósticos de enfermagem e problemas colaborativos identificados em um paciente. Identifique desfechos esperados para cada diagnóstico e planeje intervenções individualizadas de acordo com o risco de lesões por pressão ou com o tipo e gravidade de uma ferida existente. À medida que você seleciona as intervenções, considere a presença de quaisquer complicações, como infecção, desnutrição, doenças vasculares periféricas ou imunossupressão que possam afetar a cicatrização da ferida (ver Plano de cuidados de enfermagem). Um desfecho permite que você objetive intervenções específicas. A seguir estão exemplos de desfechos associados à prevenção ou à redução do risco de lesões por pressão e para a cicatrização de feridas:

- Aumento da porcentagem de tecido de granulação na base da ferida
- Sem eritema ou sensibilidade à palpação na ferida
- Nenhuma ruptura da integridade da pele adicional
- Aumento de 10% na ingestão calórica.

Em cada ferida, é importante planejar o cuidado para promover a hemostasia da ferida, prevenir infecções, promover a cicatrização da ferida, manter a integridade da pele, melhorar o conforto e promover a saúde.

Estabelecimento de prioridades. Estabeleça as prioridades dos cuidados de enfermagem com base nos diagnósticos de enfermagem e nos resultados do cuidado. Essas prioridades também dependem de se a condição do paciente é estável ou emergente. Colabore com o paciente, quando possível, em relação a quando realizar o cuidado da ferida. O manejo da dor, por exemplo, pode ser uma prioridade em relação à realização de irrigação de uma ferida. Quando há risco de desenvolvimento de lesão por pressão, intervenções preventivas, como práticas de cuidados com a pele, eliminação de riscos e posicionamento, são importantes prioridades. Uma ferida aguda necessita de

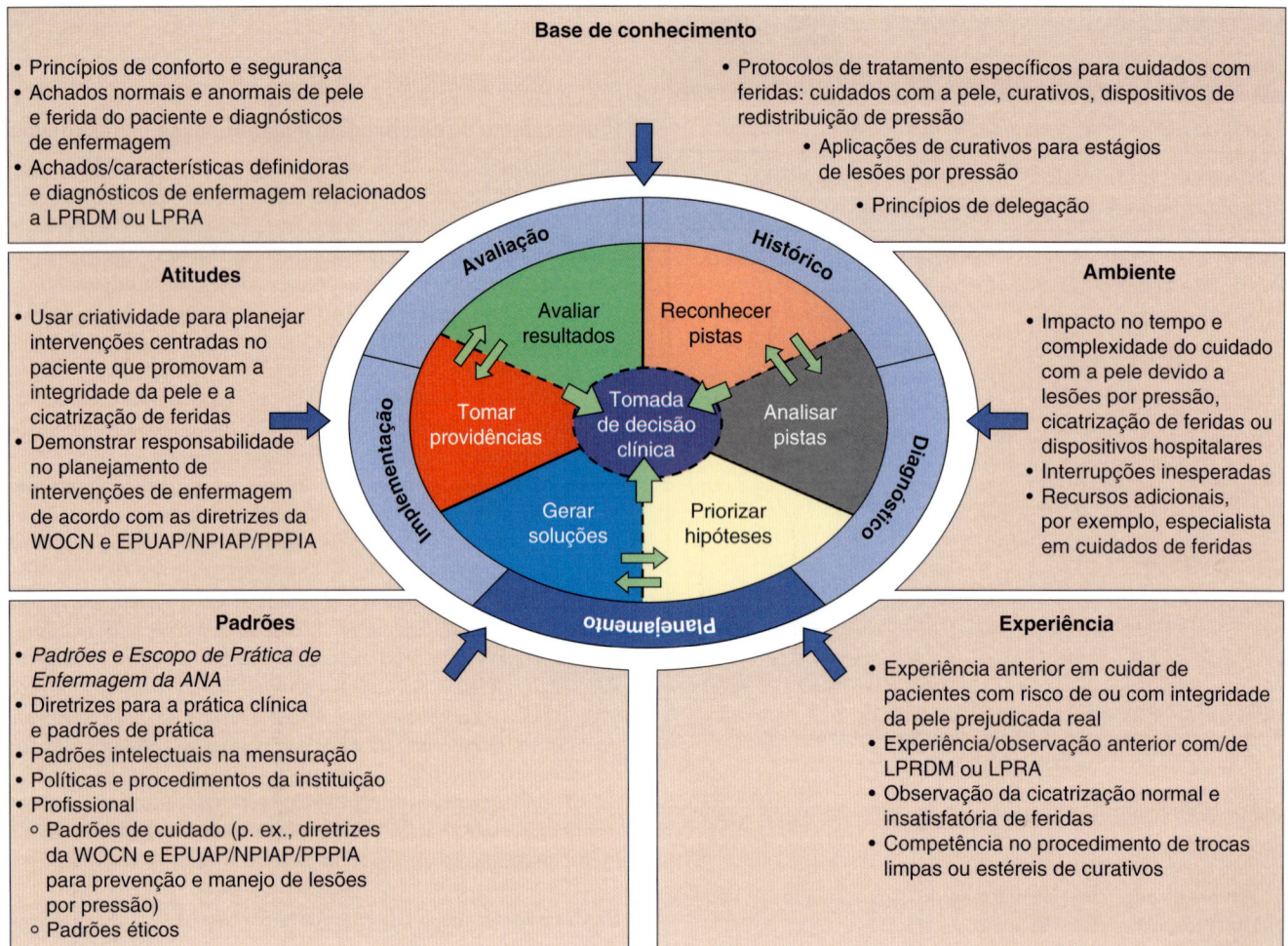

Figura 48.13 Modelo de pensamento crítico para integridade da pele e planejamento dos cuidados com feridas. *ANA*, American Nurses Association; *EPUAP*, European Pressure Ulcer Advisory Panel; *LPRA*, lesão de pele relacionada com adesivo; *LPRDP*, lesão por pressão relacionada com dispositivo médico; *NPIAP*, National Pressure Injury Advisory Panel; *PPPIA*, Pan Pacific Pressure Injury Alliance; *WOCN*, Wound, Ostomy, and Continence Nurses Society. (Copyright de Modelo de Medida de Julgamento Clínico © NCSBN. Todos os direitos reservados.)

intervenção imediata, enquanto na presença de uma ferida crônica e estável, a higiene e a educação do paciente sobre cuidados com a ferida são mais importantes. A promoção da cicatrização da ferida e o tipo de cuidado administrado dependem de tipo, tamanho e localização da ferida e metas gerais de tratamento.

Outros fatores do paciente a serem considerados ao estabelecer prioridades incluem as preferências do paciente, planejamento das atividades cotidianas e fatores do familiar cuidador. Se for necessário um familiar cuidador quando o paciente receber alta para ir para casa, será essencial orientá-lo. Esses fatores são importantes, independentemente do ambiente de cuidado de saúde. As prioridades do cuidado podem não ser diferentes entre os ambientes de cuidados ambulatoriais, domiciliares, agudos ou restaurativos.

Trabalho em equipe e colaboração. Pacientes com feridas ou lesões por pressão geralmente se beneficiam da *expertise* de um especialista em cuidados com a pele ou uma equipe de cuidados de feridas, quando houver disponibilidade. Um paciente com alto risco de desenvolver lesões por pressão também será beneficiado por esses recursos. Esses clínicos ajudam você a planejar intervenções específicas para manejar feridas com cicatrização insatisfatória e lesões por pressão e a identificar estratégias para reduzir o risco de lesões por pressão.

Quando você cuidar de um paciente com uma ferida complexa crônica, entre em contato com a equipe de cuidados de feridas se você notar uma alteração no volume e/ou consistência da drenagem, presença de odor forte na drenagem e mudança na condição de cicatrização da ferida. Também é importante planejar uma troca de curativo com a equipe de cuidados de feridas para avaliar a ferida juntos, a fim de determinar a eficácia do plano de tratamento e se a ferida está demonstrando progresso em relação à cicatrização.

Mediante alta precoce de estabelecimentos de cuidados de saúde, é importante considerar um plano de alta do paciente assim que ele é internado em uma instituição. Um enfermeiro estomaterapeuta pode ajudar a prever as necessidades de cuidado de feridas pós-alta e os materiais relacionados e recursos de cuidados de saúde. Por exemplo, o encaminhamento a um serviço de cuidados domiciliares ou a uma clínica ambulatorial de cuidados de feridas ajuda por oferecer intervenções para melhorar não apenas a cicatrização de feridas como também o nível de independência do paciente. Um nutricionista pode desenvolver um plano de nutrição adequado que forneça os nutrientes necessários para a cicatrização da ferida do paciente. Pacientes e seus familiares cuidadores geralmente precisam continuar com os objetivos de manejo da ferida após a alta. Considere cuidadosamente a capacidade do familiar cuidador e o intervalo de tempo necessário para a

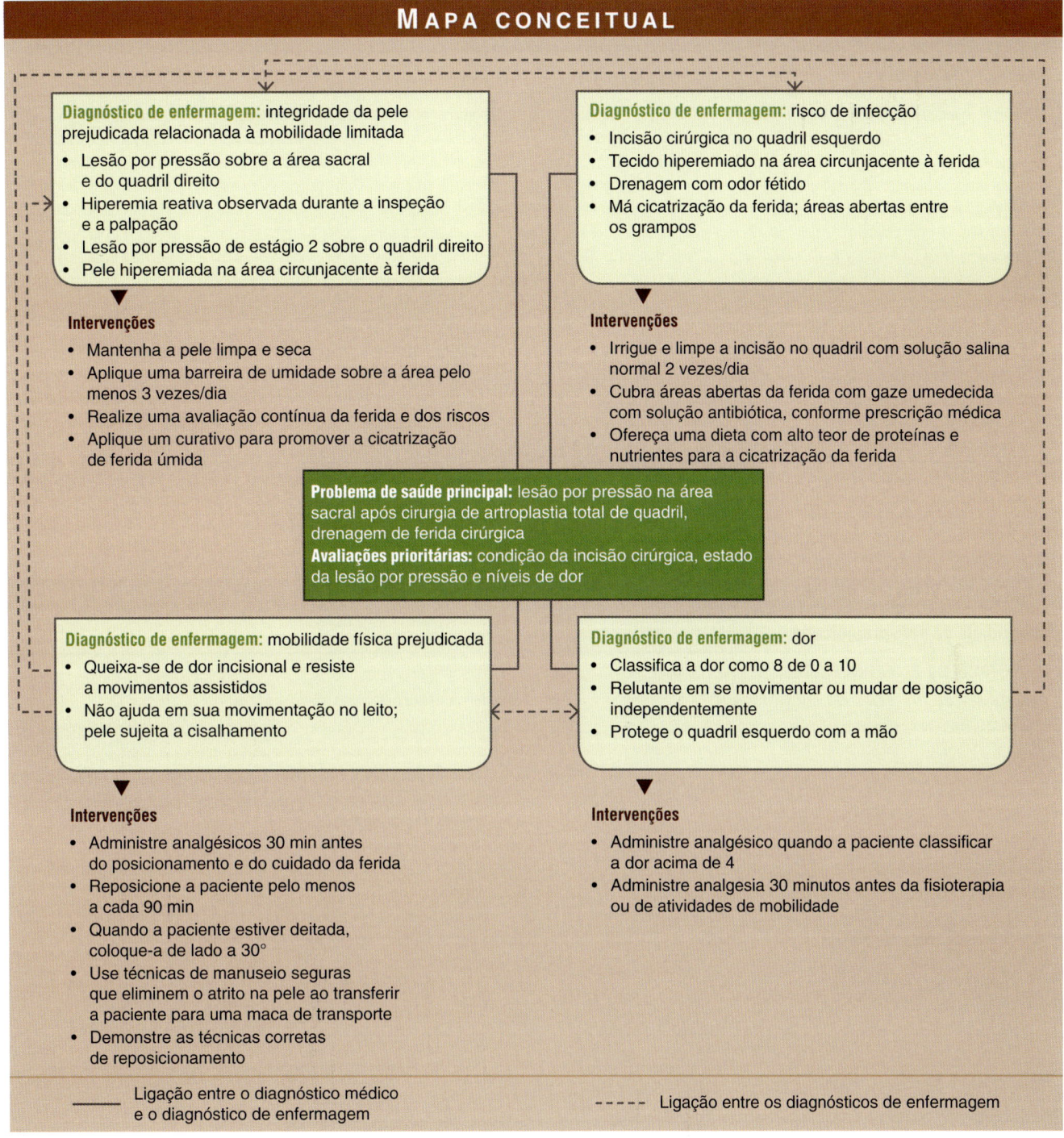

Figura 48.14 Mapa conceitual da Sra. Stein.

troca de determinado curativo ao selecioná-lo para o paciente usar após a alta. Por exemplo, no ambiente domiciliar, o cônjuge do paciente pode optar por aplicar materiais de curativo mais caros para reduzir a frequência de troca (Boxe 48.6).

Como parte do planejamento, Kelly dedica um tempo para conversar com a Sra. Stein sobre os riscos associados à diminuição da atividade e do movimento. Ela explica como as lesões em sua pele podem piorar e o que isso significaria para a independência da Sra. Stein e seu retorno para casa. Ela diz à Sra. Stein que ela quer que ela esteja informada sobre a possibilidade e a piora de problemas de pele e da ferida cirúrgica. Ela explica os benefícios da atividade e da sessão de fisioterapia e como isso reduzirá os riscos para sua pele e melhorará sua mobilidade. Ela explica à Sra. Stein que o resultado da intervenção de atividade e movimento é a melhora da integridade da pele no quadril direito e na região sacral. Kelly também inclui o fisioterapeuta e as atividades no plano, de forma que medidas de higiene, terapias para cuidados com a ferida e o controle da dor sejam coordenados com as sessões de fisioterapia.

Kelly colabora com a Sra. Stein em relação a medidas de dor e conforto. Elas concordam com o desfecho de controle da dor com uma classificação de dor de 4 ou menos em uma escala de 10 pontos. Ela menciona à Sra. Stein e ao fisioterapeuta que sua tolerância e participação na terapia serão melhores com o controle adequado da dor.

Boxe 48.6 Recomendações para cuidados domiciliares

Avaliação da lesão/ferida

A avaliação e a documentação de uma lesão por pressão ou ferida precisam ser feitas pelo menos uma vez/semana, a menos que haja evidência de piora; nesse caso, o enfermeiro de cuidados domiciliares precisa reavaliar tanto a lesão por pressão quanto o manejo em geral do paciente imediatamente. No ambiente domiciliar, isso requer ajuda do paciente e familiar cuidador, pois a avaliação semanal nem sempre é viável. A avaliação da ferida em casa é a mesma que é feita na instituição de saúde; veja os Procedimentos 48.1 e 48.2 para parâmetros específicos de avaliação.

- Considere o tempo e a capacidade do familiar cuidador ao selecionar um curativo
- No ambiente domiciliar, alguns familiares cuidadores optam por materiais de curativos manufaturados para reduzir a frequência das trocas de curativo
- Curativos limpos, ao contrário de estéreis, são recomendados para uso domiciliar até que pesquisas provem o contrário. Essa recomendação vai ao encontro dos princípios relacionados a infecções nosocomiais e de sucessos anteriores de cateterização urinária limpa no ambiente domiciliar e leva em consideração a despesa com curativos estéreis e a destreza necessária para sua aplicação. O familiar cuidador pode usar a técnica "sem toque" para trocar os curativos. Essa técnica é um método para a troca de curativos superficiais que não encosta na ferida ou na superfície de qualquer curativo que possa entrar em contato com a ferida. Curativos adesivos devem ser seguros pelas pontas e removidos lentamente, enquanto curativos de gaze podem ser pinçados pelo centro de levantados
- Curativos contaminados em casa devem ser descartados de maneira consistente com as normas locais. A Environmental Protection Agency dos EUA recomenda colocar curativos sujos em sacos plásticos hermeticamente fechados antes de jogá-los no lixo comum de casa. No entanto, os regulamentos locais variam, e estabelecimentos de cuidados domiciliares e os pacientes precisam seguir procedimentos que estejam de acordo com as leis locais.

Dados de European Pressure Ulcer Advisory Panel (EPUAP), National Pressure Injury Advisory Panel (NPIAP) e Pan Pacific Pressure Injury Alliance (PPPIA); Haesler E, editor: *Treatment of pressure ulcers/injuries: clinical practice guideline*, EPUAP/NPIAP/PPPIA, 2019; e EPUAP, NPIAP e PPPIA; Haesler E, editor: *Treatment of pressure ulcers/injuries: quick reference guide*, EPUAP/NPIAP/PPPIA, 2019.

Plano de cuidados de enfermagem

Integridade da pele prejudicada

HISTÓRICO DE ENFERMAGEM

Atividades do histórico de enfermagem	Achados/características definidores[a]
Peça para a Sra. Stein se movimentar de um lado para outro. Pergunte à Sra. Stein qual seu nível de dor quando se movimenta.	Ela tem dor incisional e sensibilidade no quadril esquerdo, **limitando o movimento**, e sua perna esquerda também está dolorida, e a dor aumenta com o movimento. Ela diz que prefere **manter o quadril e a perna imóveis** para sentir menos dor. A posição mais confortável é supina e no quadril direito, e **a Sra. Stein resiste a mudanças de posição**.
Peça para a Sra. Stein classificar seu nível de dor. Observe e palpe o quadril direito.	A Sra. Stein classifica sua **dor como 8** de 10. Há uma lesão de espessura parcial, **uma área bolhosa no quadril direito de 2,5 cm de diâmetro**. Observa-se **eritema não branqueável** à palpação da área circunjacente à ferida.
Observe e palpe a área sacral.	**Eritema branqueável em uma área de 4 cm.** Incontinência urinária.
Avalie a incisão cirúrgica no quadril esquerdo.	Pequenas aberturas entre os grampos secretando fluido seroso. Área circunjacente à ferida hiperemiada e quente.

[a]Achados/características definidores estão destacados em negrito.

Diagnóstico de enfermagem: integridade da pele prejudicada relacionada a pressão, atrito e forças de cisalhamento sobre o quadril esquerdo e proeminência óssea sacral

PLANEJAMENTO

Resultados esperados (NOC)[b]

Integridade tecidual: pele e membranas mucosas
Integridade da pele continua íntegra na região sacral não afetada.
A lesão por pressão de estágio 2 demonstra sinais de cicatrização.
A pele permanece íntegra sobre outros pontos de pressão.
Cicatrização da ferida incisional do quadril esquerdo.
A paciente reporta dor abaixo de 4 em uma escala de 0 a 10.

[b]Classificação de resultados extraídas de Moorhead S et al., editors: *Nursing Outcomes Classification (NOC)*, ed 6, St Louis, 2018, Elsevier.

INTERVENÇÕES (NIC)[c]	JUSTIFICATIVA
Monitoramento da pele Solicite um colchão de redução de pressão de acordo com o protocolo da instituição e coloque-o no leito.	Reduz a duração e a magnitude da pressão sobre áreas vulneráveis do corpo e contribui para conforto, higiene, dignidade e capacidade funcional (Bryant e Nix, 2016a).

Plano de cuidados de enfermagem (Continuação)

Integridade da pele prejudicada

Ajude a reposicionar a paciente a cada 90 min, conforme sua condição permitir. Use um lençol de transferência quando for ajudá-la a se reposicionar.	Ainda é necessário o reposicionamento para redistribuir a pressão e proporcionar conforto quando uma superfície de apoio está sendo usada. Um lençol de sustentação ou transferência minimiza o atrito e/ou o cisalhamento (EPUAP, NPIAP, PPPIA, 2019a).
Eleve a cabeceira do leito até, no máximo, 30° (EPUAP, NPIAP, PPPIA, 2019a,b). **Observação:** Alguns pacientes de artroplastia de quadril podem ter contraindicação para posicionamento lateral a 30°.	Uma posição desleixada causa pressão e cisalhamento na região sacra e do cóccix (EPUAP, NPIAP, PPPIA, 2019a).
Mantenha a pele seca e limpa; evite esfregar ou massagear ao redor da área aberta (McNichol et al., 2018).	A presença de danos na pele causados por umidade/maceração contribui para o desenvolvimento de lesões por pressão (Francis, 2020; EPUAP/NPIAP/PPPIA, 2019a). Esfregar ou massagear áreas de eritema não branqueável pode causar mais danos ao tecido (EPUAP/NPIAP/PPPIA, 2019a; EPUAP/NPIAP/PPPIA, 2019b; WOCN, 2016).
Use uma pomada de barreira contra umidade sobre a lesão pelo menos 3 vezes/dia para reduzir o atrito e hidratar o tecido aberto.	Barreiras contra umidade protegem a pele formando uma barreira contra extravasamentos (urina, fezes ou drenagem de feridas). Barreiras cutâneas protegem a ferida contra maiores danos e promovem a cicatrização. Podem ser à base de vaselina, dimeticona ou óxido de zinco (Francis, 2020).

c Designações de classificação de intervenções extraídas de Butcher HK et al., editors: *Nursing Interventions Classification (NIC)*, ed 7, St Louis, 2018, Elsevier.

AVALIAÇÃO

Atividades de avaliação	*Resposta da paciente*
Realize avaliações diárias de toda a pele do corpo e das feridas.	Pele íntegra e vermelhidão reduzida na região sacral. Presença de reepitelização da lesão por pressão no quadril direito.
Palpe a área circunjacente à ferida no quadril direito.	A área demonstra sinais de hiperemia reativa e branqueamento após a palpação; nenhuma nova ruptura na epiderme.
Avalie a ferida cirúrgica no quadril esquerdo.	Indolor, redução da hiperemia, sem drenagem.
Peça para que a Sra. Stein classifique seu nível de dor.	Relata dor como 2 a 3 em uma escala até 10.

❖ Implementação

Promoção da saúde. As principais atividades de promoção de saúde relacionadas à integridade da pele são a prevenção de lesões por pressão e a promoção da cicatrização normal de feridas. Pacientes com qualquer tipo de ferida requerem suporte nutricional, posicionamento adequado e cuidados com a pele. A pronta identificação de pacientes de alto risco de desenvolvimento de lesões por pressão ou de cicatrização ineficaz de feridas requer medidas preventivas adequadas e oportunas (WOCN, 2016).

Nutrição. Pacientes com feridas existentes ou os que estão em risco de desenvolver lesões por pressão precisarão consumir mais proteínas, calorias e nutrientes. As diretrizes da Cleveland Clinic (2017) são orientadas ao paciente e ao familiar cuidador e recomendam os seguintes nutrientes diários para melhorar e promover a cicatrização de feridas:

- Proteína (de cinco a oito porções por dia). Recomenda-se comer primeiro a parte de proteína da refeição, caso o paciente se sinta saciado muito rapidamente
- Grãos integrais para aumento da ingestão proteica (5 porções por dia)
- Vegetais (duas porções por dia). Adicione-os a refrescos de frutas para reforçar ainda mais a alimentação, sem sentir gosto amargo
- Frutas (três porções por dia). Use-as como cobertura de cereais cozidos, iogurte e sorvete. Escolha frutas como sobremesa
- Laticínios (três porções por dia). Substitua água por leite nas receitas; adicione leite em pó ou iogurte em *shakes*, refrescos e cereais cozidos. Use queijo ou iogurte grego nas sopas.

Prevenção de lesões por pressão. Intervenções de enfermagem para pacientes que estão imóveis ou que apresentam outros fatores de risco de lesões por pressão enfocam a prevenção (Tabela 48.8). Prevenção minimiza o impacto que os fatores de risco ou contribuintes exercem no desenvolvimento de lesão por pressão. As três principais áreas de intervenções de enfermagem para prevenção de lesões por pressão são: (1) cuidados com a pele e manejo de incontinência; (2) dispositivos de carregamento e suporte mecânico, que incluem posicionamento adequado e uso de superfícies terapêuticas; e (3) ensino (EPUAP/NPIAP/PPPIA, 2019a; WOCN, 2016).

Cuidados tópicos com a pele e manejo de incontinência. Quando limpar a pele, evite usar sabão e água quente já que esses agentes aumentam o ressecamento da pele. Use produtos de limpeza contendo surfactantes não iônicos, que são mais suaves para a pele (WOCN, 2016). Vários tipos de produtos estão disponíveis para cuidados da pele, e você precisa coincidir seu uso com as necessidades específicas do paciente (p. ex., pele seca ou pele exposta a líquidos incontinentes). Depois de limpar a pele e se certificar de que ela esteja totalmente seca, aplique um hidratante para manter a epiderme bem lubrificada, porém não extremamente saturada.

Faça o possível para controlar, conter ou corrigir incontinência, transpiração ou drenagem da ferida (ver Capítulos 46 e 47). Pacientes que têm incontinência fecal e que também recebem alimentação por sonda enteral representam um desafio para o manejo. Geralmente, os alimentos causam diarreia. Enquanto estiver cuidando de pacientes em risco, é útil usar a *expertise* de um enfermeiro especializado em práticas avançadas com foco em cuidados de feridas ou manejo de incontinência. Os métodos para controle ou contenção de incontinência variam. Incontinência intestinal pode, às vezes, ser mais bem manejada com dieta e medicamentos adequados. Incontinência urinária é tratada com técnicas comportamentais, medicação e cirurgia. Técnicas comportamentais ajudam os pacientes a aprender maneiras de controlar sua bexiga e músculos do esfíncter.

Tabela 48.8 Guia de referência rápida para prevenção de lesões por pressão.

Fator de risco	Intervenções de enfermagem
Percepção sensorial reduzida	Providenciar uma superfície de redistribuição de pressão (Gruccio e Ashton, 2018)
Dispositivo hospitalar	Proteger pontos de pressão causados por dispositivos hospitalares, como tubos de oxigênio, sondas de alimentação e dispositivos de imobilização (Cooper et al., 2020; Kayser et al., 2018)
Umidade	Após cada episódio de incontinência, limpar a área com solução de limpeza perineal sem enxágue e proteger a pele com pomada de barreira contra umidade (Ferris e Harding, 2020; McNichol et al., 2018). Manter a pele seca e livre de maceração (Collier, 2016)
Atrito e cisalhamento	Reposicionar o paciente usando lençol de transferência ou prancha de transferência. Providenciar barra de sustentação para facilitar a movimentação no leito. Posicionar o paciente virado de lado a 30° e limitar a elevação da cabeceira a 30° (Figura 48.15)
Atividade/mobilidade reduzida	Estabelecer e postar uma programação individualizada de mudança de posição. Mudar frequentemente a posição do paciente, evitando áreas de risco (EPUAP/NPIAP/PPPIA, 2019b)
Desnutrição	Proporcionar ingestão adequada de alimentos e líquidos; ajudar com a ingestão conforme a necessidade (Stotts, 2016a). Consultar o nutricionista para avaliação nutricional e recomendações de nutrientes

Quando os pacientes sofrerem um episódio de incontinência, limpe delicadamente a área, seque e aplique uma espessa camada de barreira contra umidade sobre as áreas expostas. Uma barreira contra umidade protege a pele de umidade excessiva e de bactérias encontradas na urina ou nas fezes (McNichol et al., 2018).

Embora controversos, produtos absorventes, como fraldas e absorventes higiênicos são, às vezes, parte do plano de tratamento de pacientes incontinentes. Um especialista em cuidados com a pele é o melhor recurso para determinar os produtos absorventes mais seguros e eficazes que mantenham a umidade longe da pele do paciente (WOCN, 2016).

Posicionamento. Reposicionar (virar) os pacientes é um elemento consistente da prevenção de lesão por pressão baseada em evidências (EPUAP, NPIAP, PPPIA, 2019a). O objetivo duplo do reposicionamento do paciente deve ser reduzir ou aliviar a pressão na interface entre uma proeminência óssea e a superfície de contato (leito ou cadeira) e limitar a quantidade de tempo em que o tecido fica exposto à pressão (Maklebust e Magnan, 2016). As diretrizes da WOCN (WOCN, 2016) recomendam o posicionamento lateral a 30° (Figura 48.15), que deve prevenir o posicionamento diretamente sobre a proeminência óssea do quadril. Para prevenir lesões por cisalhamento e atrito, use um dispositivo de transferência para erguer, em vez de arrastar o paciente, quando da troca de posição no leito (ver Capítulo 39). Elevar a cabeceira do leito a 30° ou menos diminui as chances de desenvolvimento de lesão por pressão devido a **forças de cisalhamento** (WOCN, 2016). Mude a posição de um paciente imobilizado de acordo com a tolerância do tecido, nível de atividade e mobilidade, condição médica geral, objetivos gerais do tratamento, condição da pele e conforto (EPUAP, NPIAP, PPPIA, 2019a). Os intervalos de reposicionamento devem ser baseados na avaliação do paciente; um intervalo de troca de posição padrão de 1,5 a 2 horas nem sempre previne o desenvolvimento de lesões por pressão. Alguns pacientes precisam de trocas mais frequentes de posição, enquanto outros pacientes conseguem tolerar trocas de posição a cada 2 horas sem lesão tecidual. Quando reposicionar os pacientes, use dispositivos de posicionamento para proteger proeminências ósseas (WOCN, 2016).

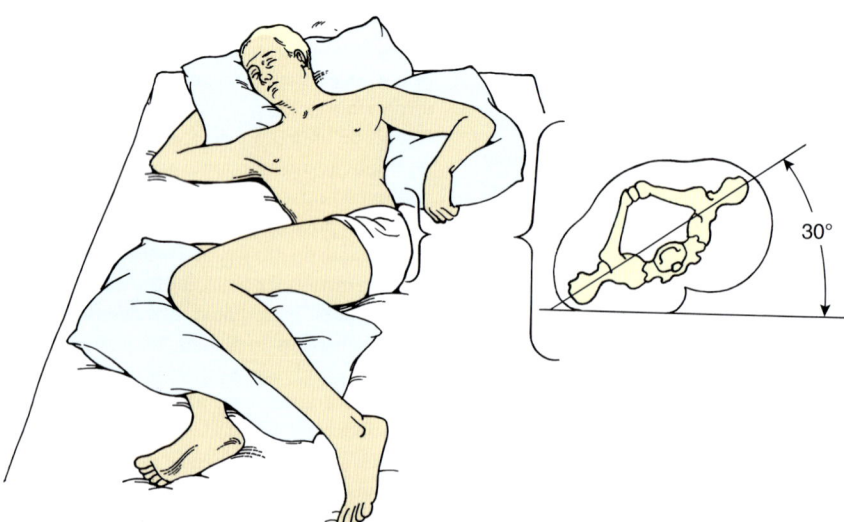

Figura 48.15 Posição lateral a 30°, na qual se evitam pontos de pressão. (Adaptada de Bryant RA, Nix DP, editors: *Acute and chronic wounds: current management concepts*, ed 5, St Louis, 2016, Elsevier.)

Para pacientes em risco de ruptura da integridade da pele que consigam se sentar em uma cadeira, limite a quantidade de tempo de permanência nela para 2 horas ou menos a qualquer hora do dia. Na posição sentada, a pressão sobre as tuberosidades isquiáticas é maior do que na posição supina. Além disso, ensine o paciente a deslocar o peso a cada 15 minutos enquanto estiver sentado (WOCN, 2016). Deslocar o peso proporciona alívio a curto prazo para as tuberosidades isquiáticas. Faça também com que o paciente se sente em uma almofada de espuma, gel ou ar para redistribuir o peso afastando-o das áreas isquiáticas. Almofadas rígidas e em formato de argola são contraindicadas, pois elas reduzem o suprimento de sangue na área, resultando em áreas mais extensas de isquemia (EPUAP/NPIAP/PPPIA, 2019b; WOCN, 2016).

Depois de reposicionar o paciente, inspecione a pele que estava na posição dependente. Lembre-se de tomar cuidado ao avaliar sinais iniciais de isquemia tecidual em peles com pigmentação escura. Para pacientes com tons de pele mais claros, observe se há **hiperemia reativa** e branqueamento. Nunca massageie áreas hiperemiadas. Massagear áreas hiperemiadas aumenta o rompimento dos capilares nos tecidos subjacentes e leva ao risco de formação de lesão tecidual e de lesão por pressão (WOCN, 2016).

Superfícies de apoio (leitos e colchões terapêuticos). Superfícies de apoio são dispositivos especializados (p. ex., protetores de colchão, substitutos de colchões, sistemas de leitos integrados, almofadas de assento ou protetores de almofada de assento) que redistribuem a pressão e são destinados a manejar cargas teciduais, microclimas, cisalhamento e/ou outras funções terapêuticas (ou seja, qualquer colchão, sistema integrado de leito, substituição de colchão, sobreposição, almofada de assento ou revestimento de almofada de assento) (EPUAP, NPIAP, PPPIA, 2019a). Microclima é a temperatura e a umidade média da pele entre a pele do paciente e a superfície de apoio (WOCN, 2016).

As superfícies de apoio redistribuem as cargas teciduais por imersão (profundidade de penetração ou afundamento do corpo do paciente na superfície de apoio) e envelopamento (modelamento ao redor do corpo), dessa forma distribuindo uniformemente a pressão por toda a superfície do corpo (Morgan, 2020; Maklebust e Magnan, 2016). As superfícies de apoio reduzem os perigos da imobilidade para a pele e para o sistema musculoesquelético. No entanto, nenhuma delas elimina a necessidade de avaliação, cuidados meticulosos da pele e reposicionamento programado. Nenhum dispositivo é capaz de eliminar completamente os efeitos da pressão sobre a pele.

Ao selecionar superfícies de apoio, use julgamento clínico, ao considerar os riscos de o paciente desenvolver ruptura da integridade da pele, condição subjacente e tratamentos que estão sendo administrados. Esse conhecimento permitirá que você entenda as necessidades exclusivas do paciente e tome as decisões clínicas necessárias para selecionar a superfície de apoio com as características apropriadas (Tabela 48.9). Ao selecionar uma superfície de apoio, um fluxograma que inclua os riscos do paciente e a finalidade da superfície de apoio

Tabela 48.9 Superfícies de apoio.

Categoria e mecanismo de ação	Indicações de uso	Vantagens	Desvantagens
Superfícies de apoio e sobreposições			
Sobreposição de espuma (disponível como sobreposição ou como colchão inteiro)			
Reduz a pressão; o revestimento (por cima) pode reduzir o atrito e o cisalhamento. Altura da base de 7,5 a 10 cm; leia as instruções do fabricante referentes ao peso corporal suportado	Use com pacientes de risco moderado a alto	Um só gasto Nenhuma taxa de montagem Não pode ser perfurado Disponível em vários tamanhos (p. ex., para leito, cadeira, maca de centro cirúrgico) Pouca manutenção Não necessita de eletricidade	Temperatura elevada do corpo Quente e pode acumular umidade Durabilidade limitada Necessário usar um protetor plástico para pacientes incontinentes ou pacientes com feridas drenantes Não indicada para pessoas que já têm lesões por pressão de estágio 3 ou 4
Sobreposição de água (disponível como sobreposição ou como colchão inteiro)			
Redistribui a pressão e os pontos de pressão, pois a superfície proporciona flutuação ao redistribuir o peso do paciente uniformemente sobre toda a superfície de apoio	Use para pacientes de alto risco	Prontamente disponível Algum controle sobre as sensações de movimento Fácil de limpar	Fura facilmente Pesada O movimento do líquido pode dificultar alguns procedimentos (p. ex., trocas de curativos, RCP) Necessária manutenção para prevenir crescimento de microrganismos Transferir o paciente para fora do leito é difícil Dificuldade para levantar e abaixar a cabeceira do leito
Sobreposição de gel			
Redistribui a pressão, pois a superfície proporciona flutuação ao redistribuir o peso do paciente uniformemente por toda a superfície de apoio	Use para pacientes de risco moderado a alto Use para pacientes que sejam dependentes de cadeira de rodas	Pouca manutenção Fácil de limpar Uso em múltiplos pacientes Impermeável a furos causados por agulhas	Pesada Alto custo Não tem fluxo de ar para controle de umidade Controle de atrito variável

(continua)

Tabela 48.9 Superfícies de apoio. (*Continuação*)

Categoria e mecanismo de ação	Indicações de uso	Vantagens	Desvantagens
Sobreposição a ar não motorizada Redistribui a pressão reduzindo a pressão média da interface entre o tecido do paciente e a sobreposição	Use para pacientes de risco moderado a alto Use para pacientes que conseguem se reposicionar sozinhos	Fácil de limpar Uso em múltiplos pacientes Pouca manutenção Possível reparo de alguns produtos de ar Durável	Danificado por furos causados por agulhas e objetos cortantes Requer monitoramento rotineiro para determinar a pressão adequada de insuflação Pode ser difícil transferir o paciente para fora do leito
Sobreposição com baixa perda de ar (disponível como sobreposição ou como colchão inteiro) Mantém um movimento leve e constante de ar na pele do paciente; redistribui a pressão, auxilia no controle do calor e da umidade (microclima) da pele	Use para pacientes de risco moderado a alto	Fácil de limpar Mantém-se inflada constantemente Desinfla para facilitar a transferência e RCP Controle de umidade O tecido que reveste a sobreposição é respirável, impermeável e resistente a bactérias Reduz o cisalhamento e atrito Instalação feita pelo fabricante	Danificada por agulhas e objetos cortantes Pode ser barulhento Requer eletricidade; algumas estão disponíveis com bateria reserva de curta duração No ambiente residencial, pode ser necessário adquirir um gerador de reserva em caso de interrupção de fornecimento de energia elétrica
Leitos especiais **Leito de ar fluidizado** A estrutura do leito contém esferas revestidas de silicone e proporciona redistribuição da pressão pelo meio fluídico que é criado pela entrada forçada de ar pelas esferas, resultando em imersão e envelopamento do paciente	Use para pacientes de alto risco Use para pacientes com lesões por pressão de estágios 3 ou 4 ou queimaduras	Reposicionamento menos frequente Maior conforto para o paciente Fica firme para RCP ou outros tratamentos quando o dispositivo é "desligado" Reduz cisalhamento, atrito e edema no local Pode facilitar o manejo de drenagem abundante de feridas ou incontinência Instalação feita pelo fabricante	A circulação contínua de ar quente e seco pode aumentar o risco de desidratação do paciente Possível aumento da temperatura ambiente O paciente pode se sentir desorientado Difícil para transferir o paciente Pesado Alto custo Pode não ser suficientemente largo para pacientes obesos ou pacientes com contraturas O paciente não pode se deitar pronado devido ao risco de sufocação
Leito de baixa perda de ar A estrutura do leito contém uma série de almofadas conectadas cheias de ar. O fluxo do ar controla a quantidade de pressão em cada almofada e auxilia no controle do calor e da umidade (microclima) da pele do paciente. Redistribui a pressão	Use em pacientes que precisam de redistribuição da pressão, naqueles que não podem ser reposicionados frequentemente, ou naqueles que apresentam ruptura da integridade da pele em mais de uma superfície Contraindicado em pacientes com instabilidade de coluna	Pode elevar e baixar a cabeceira e os pés do leito Transferência fácil para e do leito Instalação feita pelo fabricante	O motor portátil pode ser barulhento O material da superfície do leito é escorregadio; os pacientes podem facilmente escorregar para baixo no colchão ou para fora do leito ao serem transferidos
Terapia cinética Proporciona movimento passivo contínuo para promover a mobilização de secreções pulmonares e proporciona redistribuição da pressão	Utilizada basicamente para facilitar a higiene pulmonar em pacientes com condições respiratórias agudas Não deve ser usada quando o paciente é hemodinamicamente instável	Reduz as complicações pulmonares associadas à mobilidade restrita	Não reduz o cisalhamento e a umidade Não pode ser usada com tração cervical ou esquelética Possibilidade de enjoo de movimento inicialmente

RCP, Reanimação cardiopulmonar. (De Doughty D, McNichol L: *Wound, Ostomy and Continence Nurses Society [WOCN]: Core curriculum: wound management*, Philadelphia, 2016, Wound, Ostomy, and Continence Society; e Wound, Ostomy and Continence Nurses Society [WOCN]: *Guideline for prevention and management of pressure ulcers, WOCN clinical practice guideline series*, ed 2, Mt. Laurel, NJ, 2016, WOCN.)

pode ser bastante útil. Se em sua instituição houver um enfermeiro clínico especialista em cuidados de feridas, consulte o especialista para saber qual superfície de apoio escolher. Informe aos pacientes e familiares o motivo e o uso adequado desses dispositivos (Boxe 48.7). Quando utilizadas corretamente, essas superfícies de apoio ajudam a redistribuir a pressão sobre a pele de pacientes que apresentam risco ou já sofreram ruptura da integridade da pele.

Alguns erros comuns referentes a superfícies da apoio são colocar o lado errado da superfície de apoio em contato com o paciente, não ligar superfícies de apoio elétricas na tomada, não ligar a energia de superfícies de apoio elétricas, esquecer de colocar a mão entre a estrutura de metal do leito e o colchão para determinar se o paciente afunda a ponto de tocar a estrutura do leito com algumas superfícies de apoio, usar várias camadas de lençóis e protetores entre o paciente e a superfície, e inflar inadequadamente algumas superfícies de apoio. Além disso, as verificações de "pressão manual" do colchão de ar podem ser incorretas. A pressão sobre a superfície do colchão com a mão é uma medida de superfície de apoio ineficaz porque o peso, a forma e a distribuição do peso podem causar a deformação da superfície de apoio, fazendo com que o corpo afunde demais na superfície; perde-se a distribuição eficaz dessa pressão. A verificação manual, embora seja um método satisfatório, é subjetivo para avaliar o nível de compressão de suportes de colchão a ar e almofadas de assento. Para usar o método de verificação manual, o enfermeiro desliza a mão com a palma voltada para cima na interface do protetor e o colchão, imediatamente sob a região sacra do paciente. Se o enfermeiro conseguir perceber a região sacra sobre a palma da mão ou pelo menos 2,5 cm da superfície inflada entre a palma da mão e a região sacra do paciente, considera-se que o peso do paciente está pressionando a superfície do colchão (NPUAP, 2015). O método de verificação manual é inadequado para substitutos de colchões e sistemas de leitos integrados (estrados de cama e superfícies de apoio) (EPUAP/NPIAP/PPPIA, 2019a).

Kelly prioriza dois diagnósticos de enfermagem: **Integridade da Pele Prejudicada** relacionada a pressão e cisalhamento e **Mobilidade Física Prejudicada** relacionada a dor incisional. Por meio de experiências clínicas anteriores e conferências pós-clínicas, Kelly sabe que o cuidado pós-operatório é mais do que simplesmente controlar a dor e que, no caso da Sra. Stein, Kelly necessita de intervenções que protejam a pele da paciente para prevenir lesões por pressão adicionais e a progressão da lesão por pressão de estágio 2 em seu quadril direito. Um aspecto importante para a resolução de problemas de integridade da pele prejudicada é manter e aumentar a mobilidade. A Sra. Stein está no pós-operatório; medidas de conforto e controle da dor são essenciais para melhorar a mobilidade e manter a Sra. Stein longe de problemas em sua região sacral e quadril direito. Kelly e a Sra. Stein trabalham juntas, e Kelly reforça que o controle da dor aguda geralmente dá aos pacientes energia física e emocional para os cuidados. Ela explica o plano de controle da dor elaborado pelo cirurgião da Sra. Stein. Ela também informa a Sra. Stein de que ela também pode experimentar tomar medicamentos analgésicos não opioides que são seguros e não viciam. Kelly entrega à Sra. Stein uma programação por escrito de quando ela pode tomar medicamento para dor e os diferentes tipos de medicações prescritas por seu cirurgião.

Cuidado agudo. Um evento agudo envolvendo cuidados com feridas inclui primeiros-socorros emergenciais para feridas traumáticas e manejo agressivo de feridas agudas e crônicas estáveis; em todos os casos, os princípios de controle de infecções e proteção de uma ferida devem ser seguidos. Cuidado de feridas, princípios de controle de infecções e proteção de uma ferida são a mesma coisa quando você está cuidando de um paciente em uma instituição de cuidados agudos, cuidados restaurativos ou cuidados contínuos.

Primeiros socorros de feridas. Use medidas de primeiros socorros para proteção e manejo de feridas em uma situação de emergência. Quando um paciente sofre uma ferida traumática, intervenções de primeiros socorros incluem estabilização da função cardiopulmonar (ver Capítulo 41), promoção da hemostasia, limpeza da ferida e proteção contra outras lesões.

Hemostasia. Após avaliar o tipo e a extensão da ferida, controle o sangramento aplicando pressão direta com um curativo estéril ou limpo, como um pano de limpeza. Depois que o sangramento parar, um curativo adesivo ou gaze colocada sobre a laceração permite que as bordas da pele se fechem e que se forme um coágulo de sangue. Se o curativo ficar saturado de sangue, acrescente mais uma camada de curativo, continue aplicando pressão e eleve a parte afetada. Evite maiores rompimentos das camadas da pele. Lacerações graves precisam ser suturadas. Curativos compressivos usados durante as primeiras 24 a 48 horas após um trauma ajudam a manter a hemostasia.

Normalmente, deixe que uma ferida perfurante sangre para remover sujeiras e outros contaminantes, como saliva de uma mordida de cachorro. Quando um objeto penetrante como uma faca está presente, não remova o objeto. A presença do objeto proporciona pressão e controla um pouco do sangramento. Sua remoção causa sangramento massivo e descontrolado. Exceto em caso de lesões na cabeça, aplique pressão ao redor do objeto penetrante, porém não sobre o mesmo, e transporte o paciente ao serviço de emergência.

Limpeza. O processo de limpeza de uma ferida envolve a seleção da solução de limpeza correta e o uso de um meio mecânico para aplicar essa solução sem causar danos ao tecido da ferida em processo de cicatrização (WOCN, 2016). Limpar delicadamente uma ferida

---

Boxe 48.7 Educação em saúde

Superfícies de redistribuição de pressão

Objetivo
- O paciente e o familiar cuidador descreverão seu conhecimento sobre as finalidades e as operações básicas da superfície de redistribuição de pressão.

Estratégias de ensino
- Explique os motivos para o uso de superfície de redistribuição de pressão
- Explique a necessidade de manter uma mecânica corporal ideal enquanto utiliza a superfície de redistribuição de pressão. Demonstre a técnica
- Discuta as possíveis sensações do paciente associadas ao uso do dispositivo
- Oriente para que sejam colocadas poucas camadas de roupas de cama sobre a superfície de redistribuição da pressão
- Oriente sobre como usar e cuidar da superfície de redistribuição de pressão (de acordo com as instruções do fabricante)
- Explique os erros comuns no uso de superfícies de apoio
- Explique quais são as medidas adicionais de redistribuição de pressão (p. ex., manuseio seguro do paciente durante os reposicionamentos, evitar atrito, posição em decúbito lateral a 30° (WOCN, 2016).

Avaliação
Use os princípios do ensino de retorno para avaliar o aprendizado do paciente/familiar cuidador:
- Agora que nós já falamos sobre o uso de superfície de redistribuição de pressão, explique-me o motivo para utilizar o dispositivo
- Descreva-me as possíveis sensações que você poderá sentir enquanto estiver usando a superfície de apoio
- Mostre-me como você corrigirá sozinho seu posicionamento sobre a superfície de redistribuição de pressão.

remove os contaminantes que servem como fonte de infecção. Contudo, limpeza vigorosa utilizando um método que aplique força mecânica excessiva causa sangramento ou outras lesões. Para abrasões, lacerações de menor porte e pequenas feridas perfurantes, primeiro limpe a ferida com solução salina normal e cubra levemente a área com um curativo. Quando há sangramento profuso de uma laceração, somente limpe por cima os contaminantes superficiais e se concentre na hemostasia até que o paciente possa receber atendimento em uma clínica ou hospital.

De acordo com as diretrizes da WOCN (WOCN, 2016), solução salina normal é o agente de limpeza de preferência. Ele é fisiologicamente neutro e não prejudica os tecidos. Solução salina normal mantém a superfície da ferida úmida para promover o desenvolvimento e a migração de tecido epitelial. Limpeza delicada com solução salina normal e aplicação de curativos umedecidos com solução salina são comumente usadas para curar feridas.

Proteção. Independentemente de o sangramento ter sido interrompido ou não, proteja uma ferida traumática contra outros danos aplicando curativos estéreis ou limpos e imobilizando a parte do corpo. Um curativo leve aplicado sobre pequenas feridas previne a entrada de microrganismos.

Manejo de lesões por pressão. O tratamento de pacientes com lesões por pressão requer uma abordagem holística que utiliza *expertise* interprofissional (EPUAP/NPIAP/PPPIA, 2019a; WOCN, 2016). Outros indivíduos envolvidos, além do enfermeiro, incluem o médico, o enfermeiro estomaterapeuta, o fisioterapeuta, o terapeuta ocupacional, o nutricionista e o farmacêutico. Os aspectos do tratamento de lesões por pressão incluem cuidado local da ferida e continuação das medidas de apoio, como nutrição adequada, cuidados com a pele e redistribuição de pressão utilizando posicionamento e superfícies de apoio (ver Procedimento 48.2).

Antes de tratar uma lesão por pressão, reavalie localização, estágio, tamanho, tipo e quantidade de tecido da ferida, exsudato e a condição da pele ao seu redor (ver Procedimento 48.1) (Nix, 2016). Feridas agudas requerem monitoramento atento (a cada 4 a 8 horas; verifique a política da instituição). A avaliação de feridas crônicas ocorre com menos frequência. Dependendo do sistema de manejo tópico, avalie a ferida a cada troca de curativo, normalmente não mais do que uma vez/dia.

O uso e a documentação de uma abordagem sistemática de monitoramento do progresso de uma real lesão por pressão levam a melhores decisões e desfechos ideais (Nix, 2016). Diversas ferramentas de cicatrização e documentação estão disponíveis para documentar avaliações de feridas ao longo do tempo. Usar uma ferramenta ajuda a ligar a avaliação aos desfechos de forma que uma avaliação do plano de cuidados siga critérios objetivos (Nix, 2016). Por exemplo, a *Bates-Jensen Wound Assessment Tool* (BWAT) (Bates-Jensen, 2016; Bates-Jensen et al., 2019) inclui 15 características de feridas. Você pontua cada um dos itens e calcula o total, que dará uma indicação geral do estado da ferida. A pontuação ajuda a avaliar se as metas de manejo da ferida são eficazes.

Manejo de feridas. A manutenção de um ambiente fisiológico local em uma ferida é o objetivo do manejo efetivo de feridas (Bryant e Nix, 2016b). Para manter um ambiente saudável para a ferida, você precisa ter os seguintes objetivos: prevenir e controlar infecções, limpar a ferida, remover tecido não viável, manter a ferida em um ambiente úmido, eliminar espaços mortos, controlar o odor, eliminar ou minimizar a dor e proteger a pele da ferida e circunjacente à ferida (Ramundo, 2016).

Uma ferida não passa de uma fase para outra da cicatrização caso esteja infectada. A prevenção de infecções de feridas inclui a limpeza e a remoção de tecidos não viáveis. Limpe lesões por pressão *somente com soluções de limpeza de ferida não citotóxicas*, como solução salina normal ou limpadores de ferida comercialmente disponíveis. Soluções de limpeza não citotóxicas não danificam ou matam os fibroblastos e o tecido cicatricial (Bryant e Nix, 2016b). Algumas soluções citotóxicas comumente usadas são líquido de Dakin (solução de hipoclorito de sódio), ácido acético e iodopovidona. Esses produtos não devem ser usados em feridas limpas, em processo de granulação.

Irrigação é um método comum de aplicação de solução de limpeza em uma ferida. A irrigação da ferida limpa e desbrida tecidos necróticos com pressão que pode remover resíduos do leito da ferida, sem danificar o tecido saudável (Ramundo, 2016). Um método para garantir pressão de irrigação dentro da faixa correta é usar um angiocateter de 19 G e uma seringa de 35 mℓ, que libera solução salina sobre uma lesão por pressão a 8 psi (Figura 48.16).

Desbridamento é a remoção de tecido necrótico não viável. Ela é necessária para livrar a ferida de uma fonte de infecção, permitir a visualização do leito da ferida e proporcionar uma base limpa necessária para a cicatrização. O método de desbridamento depende do que é mais adequado para a condição do paciente e resultados do cuidado (WOCN, 2016). É importante lembrar que, durante o processo de desbridamento, algumas observações normais da ferida incluem aumento do exsudato, odor e tamanho da ferida. Você precisará avaliar e prevenir, ou controlar efetivamente a dor que ocorre com o desbridamento (WOCN, 2016). Planeje administrar um analgésico prescrito 30 minutos antes do desbridamento.

Os métodos de desbridamento incluem mecânico, autolítico, químico e incisivo/cirúrgico. O desbridamento autolítico é a remoção de tecido morto por lise do tecido necrótico realizada pelos leucócitos e enzimas naturais do corpo (Ramundo, 2016). Esse tipo de desbridamento é feito usando-se curativos que promovem umidade na superfície da ferida. Se a base da ferida estiver seca, use um curativo que adicione umidade; se houver excesso de exsudato, use um curativo que absorva o excesso de umidade e, ao mesmo tempo, mantenha a umidade no leito da ferida. Alguns exemplos desses curativos são os filmes transparentes e curativos hidrocoloides.

Você pode conseguir realizar o desbridamento químico com o uso de uma preparação enzimática tópica, solução de Dakin ou larvas estéreis. Enzimas tópicas induzem alterações no substrato, resultando na decomposição do tecido necrótico (Ramundo, 2016). Dependendo do tipo de enzima utilizado, a preparação digere ou dissolve o tecido. A solução de Dakin decompõe e solta o tecido morto da ferida. Aplique a solução sobre uma gaze que, então, é aplicada sobre a ferida. Larvas estéreis são usadas em uma ferida por sua capacidade de ingerir os tecidos mortos.

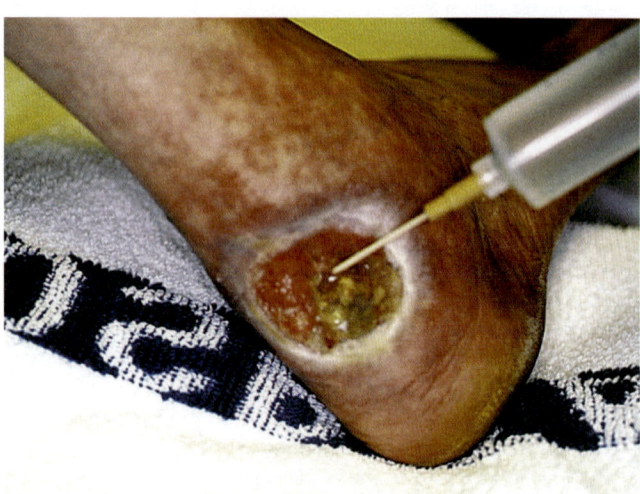

Figura 48.16 Irrigação da ferida.

Desbridamento cirúrgico é a remoção de tecido desvitalizado com um bisturi, tesoura ou outro instrumento cortante. Médicos e, em alguns estados dos EUA, enfermeiros de prática avançada realizam o desbridamento cirúrgico de uma lesão ou ferida. Os enfermeiros devem verificar a legislação vigente em seus estados para saber se o desbridamento cirúrgico é uma função da enfermagem. Esse é o método mais rápido de desbridamento. É normalmente indicado quando o paciente apresenta sinais de celulite ou sepse. Outros métodos de desbridamento mecânico são irrigação da ferida (irrigação de alta pressão e lavagem pulsátil de alta pressão) e tratamentos de hidromassagem (Ramundo, 2016).

Um ambiente úmido promove a movimentação das células epiteliais e facilita o fechamento da ferida. Uma ferida com excesso de exsudato (drenagem) oferece um ambiente que promove o crescimento de bactérias, macera a pele circunjacente à ferida e retarda o processo de cicatrização (EPUAP/NPIAP/PPPIA, 2019a). Se houver excesso de exsudato em uma ferida, avalie volume, consistência e odor da drenagem para determinar se há infecção presente.

Lembre-se de que a ferida não cicatrizará a menos que os fatores contribuintes sejam controlados ou eliminados. Portanto, é criticamente importante que você verifique os fatores causadores (p. ex., cisalhamento, atrito, pressão e umidade), ou provavelmente a ferida não cicatrizará, a despeito da terapia tópica (Bryant e Nix, 2016b).

Use julgamento clínico e avaliações contínuas de feridas para tomar as decisões clínicas necessárias para modificar o plano de tratamento à medida que a ferida cicatriza. Por exemplo, um curativo de filme transparente é usado inicialmente para desbridar autoliticamente (liquefazer o tecido utilizando a umidade do corpo) uma ferida necrótica. Uma vez que a ferida esteja limpa sem tecido necrótico, deixe de usar curativo de filme transparente; e, com base nas características da base da ferida, selecione um novo tipo de curativo. Uma ferida com excesso de drenagem requer um curativo com grande capacidade de absorção. Reavaliação contínua é fundamental para o cuidado da ferida ao longo de suas fases de cicatrização.

Proteção. Proteger uma ferida contra outras lesões é uma prioridade. Uma estratégia para prevenir deiscência de uma ferida cirúrgica é colocar uma manta fina dobrada ou travesseiro sobre uma ferida abdominal, de forma que o paciente possa apertar a área durante um acesso de tosse (ver Capítulo 50). Pelo fato de a tosse aumentar a pressão intra-abdominal, o paciente aplica pressão leve, porém firme sobre a ferida ao tossir para proteger o tecido em cicatrização. O paciente também pode usar uma cinta abdominal para deixar os movimentos menos desconfortáveis e para proporcionar apoio para o abdome e o local da cirurgia. Ensine essa técnica para o paciente e mantenha a proteção ao alcance do mesmo.

Educação. Educar o paciente e os familiares cuidadores é uma importante função da enfermagem (Bryant e Nix, 2016a). Sua abordagem em relação ao ensino dependerá do que você avalia sobre a prontidão, disposição e motivação de um paciente e do familiar cuidador em aprender (ver Capítulo 25). Se os pacientes ou familiares cuidadores têm pouco letramento em saúde, você deve selecionar uma abordagem educativa que se adapte às suas limitações. Um recente estudo de pacientes de comunidades e seus familiares cuidadores indicou que, apesar de os folhetos informativos atenderem amplamente as diretrizes requeridas de produção e conteúdo, os pacientes pareciam se interessar pouco por esses materiais e demonstravam letramento limitado em saúde, no que diz respeito a lesões por pressão (Durrant et al., 2019). Embora as instituições de saúde tentem melhorar a compreensibilidade dos materiais, a ênfase deve permanecer na alta qualidade dos relacionamentos entre profissionais da saúde e pacientes. Esses relacionamentos permitem que você adéque a educação dos pacientes de forma a elevar o nível de conscientização e envolvimento em intervenções de tratamento e prevenção (Durrant et al., 2019).

Uma variedade de ferramentas educativas, incluindo vídeos e materiais impressos, está disponível para você usar ao ensinar pacientes e familiares cuidadores como prevenir e tratar lesões por pressão e cuidar de feridas. A National Library of Medicine dos EUA (2020) mantém um *website* centrado no paciente com informações sobre prevenção de lesões por pressão.

Entender e avaliar a experiência do paciente e da pessoa que o assiste também são dimensões importantes do tratamento de indivíduos com feridas e lesões por pressão (WOCN, 2016). Somente agora os clínicos estão explorando, por meio de pesquisas, a perspectiva do cuidador sobre as preocupações e os problemas enfrentados por cônjuges idosos e fracos cuidando de seus entes queridos com lesões por pressão. Planeje intervenções que satisfaçam as necessidades psicossociais dos pacientes e de seus cuidadores (WOCN, 2016).

Estado nutricional. O suporte nutricional de um paciente com uma ferida é baseado no reconhecimento de que a nutrição é fundamental para a integridade celular normal e para a reparação de tecidos (Stotts, 2016a). É necessário intervir precocemente para corrigir nutrição inadequada e promover a cicatrização. Encaminhe pacientes com lesões por pressão a um nutricionista para intervenção precoce envolvendo dietas terapêuticas ou nutrição enteral ou parenteral (ver Capítulo 45). Seu paciente precisará de 30 a 35 calorias por quilograma de peso corporal na presença de uma lesão por pressão e se ele for considerado como paciente com risco de desnutrição (EPUAP/NPIAP/PPPIA, 2019a). O aumento da ingestão de calorias ajuda a repor tecido subcutâneo. Os pacientes também recebem suplementos de vitaminas e minerais se houver suspeita ou confirmação de deficiências. A vitamina C promove síntese de colágeno, integridade das paredes dos capilares, função fibroblástica e função imunológica.

Pacientes com lesões por pressão que estão abaixo do peso ou que estão perdendo peso necessitam de aumento da suplementação proteica (WOCN, 2016). Um paciente pode perder até 50 g de proteína por dia por uma lesão por pressão aberta e altamente exsudativa. Embora a ingestão recomendada de proteína para adultos seja de 0,8 g/kg/dia, uma ingestão maior, de até 1,8 g/kg/dia, é necessária para a cicatrização. O aumento da ingestão de proteína ajuda a reconstruir o tecido epidérmico (EPUAP, NPIAP, PPPIA, 2019a). Peso, valores laboratoriais e parâmetros cutâneos refletem alterações no estado e nos efeitos das intervenções nutricionais (Stotts, 2016a).

Curativos. O uso de curativos requer conhecimento sobre cicatrização de feridas. Uma variedade de materiais curativos está disponível comercialmente. A seleção correta do curativo facilita a cicatrização da ferida (Bryant e Nix, 2016b). O tipo do curativo depende da avaliação da ferida e da fase de sua cicatrização. Quando você identifica os objetivos do cuidado de uma ferida, a escolha do curativo se torna óbvia. Uma ferida que requer controle de infecção necessita de um conjunto diferente de curativos do que uma ferida, que requer a remoção de tecido não viável.

Finalidades dos curativos. Um curativo serve para vários fins:
- Proteger uma ferida da contaminação por microrganismos
- Auxiliar na hemostasia
- Promover a cicatrização por meio da manutenção da hidratação da ferida
- Promover a cicatrização por meio da absorção da drenagem e do desbridamento da ferida
- Apoiar ou reforçar um local com ferida
- Promover isolamento térmico da superfície de uma ferida.

Quando a pele está ferida, um curativo ajuda a reduzir sua exposição a microrganismos. Contudo, quando há mínima drenagem, o processo de cicatrização forma uma vedação natural de fibrina que elimina a necessidade de um curativo. Uma ferida que está cicatrizando por intenção secundária precisa da ajuda de um ambiente úmido na ferida. Uma base úmida de ferida facilita o movimento da epitelização, dessa forma permitindo que a ferida se superficialize o mais rapidamente possível. Feridas com perda extensiva de tecido sempre precisam de um curativo.

As funções de um curativo em uma ferida em processo de cicatrização são proporcionar proteção, aplicar medicação e absorver drenagens. Esses curativos podem ser secos ou úmidos. Curativos de gaze vêm em diversos tipos, incluindo compressas de gaze, utilizados para cobrir feridas com profundidade e drenagem; gaze colocada sobre uma ferida superficial em processo de cicatrização como curativo de cobertura; ou gaze colocada sobre uma ferida para absorver a drenagem de uma ferida. Curativos de gaze estão disponíveis em diversos tamanhos, mas entre os mais comuns estão os em formato de quadrado de 5 × 5 cm ou 10 × 10 cm. Ocorre um problema se a drenagem da ferida secar, fazendo com que o curativo grude na linha da sutura. Remover um curativo de forma inadequada rompe a superfície epidérmica em processo de cicatrização. Se um curativo de gaze aderir em uma incisão cirúrgica, umedeça-o levemente com solução salina antes de removê-lo. Isso encharca o curativo e o faz se soltar da área incisional, dessa forma prevenindo trauma na área da incisão durante a remoção.

A escolha do curativo e da técnica varia, dependendo do desfecho do plano de tratamento para uma ferida. Por exemplo, se o desfecho esperado for manter um ambiente úmido para promover a cicatrização da ferida, o curativo de gaze umedecido com solução salina deve permanecer úmido e não secar e sem aderir na ferida. Isso é diretamente contrário à técnica de curativo úmido a seco que desbrida mecanicamente uma ferida. Quando feridas como uma ferida necrótica requerem desbridamento, uma técnica de curativo ou um curativo úmido a seco podem ser considerados (ver Procedimento 48.3). Da mesma forma, curativos em espuma e alginato são usados para feridas com grandes quantidades de exsudatos e se destinam a absorver drenagens.

Curativos compressivos promovem hemostasia em feridas hemorrágicas. Aplicado com ataduras elásticas, um curativo compressivo exerce pressão localizada descendente sobre um local de sangramento potencial ou real. Ele elimina o espaço morto em tecidos subjacentes, de forma que a cicatrização da ferida ocorra normalmente. Verifique os curativos compressivos para se certificar de que eles não interfiram na circulação de uma parte do corpo. Avalie a cor da pele, os pulsos nas extremidades distais, o conforto do paciente e alterações de sensação. Curativos compressivos não são rotineiramente removidos.

Curativos aplicados a uma ferida drenante requerem trocas frequentes para prevenir o crescimento de microrganismos e ruptura da integridade da pele. Bactérias crescem imediatamente no ambiente escuro, quente e úmido sob um curativo. A área circunjacente à ferida pode ficar macerada e irritada. Minimize a ruptura da integridade da pele circunjacente à ferida mantendo a pele limpa e seca e reduzindo o uso de esparadrapo. A camada interna do curativo absorvente serve como reservatório para secreções. A ação absorvente de curativos de gaze de tecido suga o excesso de drenagem para dentro do curativo e longe da ferida. A camada externa final do curativo (normalmente uma compressa ABD estéril que tem uma camada externa que previne cortes) ajuda a impedir que bactérias e outros contaminantes externos alcancem a superfície da ferida. Aplique adesivos sobre essa camada para fixar os curativos.

Quanto mais extensa a ferida, maior o curativo necessário. Por exemplo, a aplicação de um curativo compressivo volumoso minimiza o movimento dos tecidos subjacentes e ajuda a imobilizar toda a parte do corpo. Uma atadura ou faixa de tecido ao redor de um objeto penetrante deve imobilizá-lo adequadamente.

Curativos alternativos estão disponíveis para cobrir e proteger certos tipos de feridas, como feridas grandes, feridas ao redor de tubos de drenagem ou cateteres de sucção na ferida e feridas que necessitam de trocas frequentes devido ao excesso de drenagem. No ambiente domiciliar, uma toalha limpa ou fralda é geralmente o melhor curativo secundário. Bolsas ou sistemas especiais de coleta de feridas cobrem as feridas com excesso de drenagem e coletam a drenagem. Alguns dos sistemas de coleta têm uma abertura plástica na frente da bolsa, permitindo que você troque o bloco sem precisar remover a bolsa da pele.

Em muitas feridas cirúrgicas, não se usam mais curativos (ver Capítulo 50). No entanto, quando há um curativo aplicado em uma ferida cirúrgica, seu propósito é promover a cicatrização da ferida por intenção primária. Portanto, é comum remover curativos cirúrgicos assim que a ferida parar de drenar. Em compensação, quando do uso de um curativo para cicatrização de ferida por intenção secundária, o material do curativo se torna um meio para proporcionar umidade à ferida ou ajudar no desbridamento.

Tipos de curativos. Os curativos variam de acordo com o tipo de material e o modo de aplicação (úmido ou seco) (ver Procedimento 48.3). Eles precisam ser fáceis de aplicar, confortáveis e feitos de materiais que promovam a cicatrização da ferida. As diretrizes da WOCN (WOCN, 2016) são úteis para a seleção de curativos com base nos desfechos esperados do tratamento da ferida (Boxe 48.8). Para evitar causar danos à pele circunjacente à ferida, é importante que a técnica do curativo que você for usar para tratar lesões por pressão e outras feridas não seja excessivamente úmida.

A maioria das lesões por pressão requer curativos. O tipo do curativo é normalmente baseado no estágio da lesão por pressão, no tipo de tecido na ferida e na função do curativo (Tabela 48.10). Antes de colocar um curativo em uma lesão por pressão, é importante, com base no diagnóstico de enfermagem, saber qual é o desfecho esperado do tratamento, o mecanismo de ação do curativo e os princípios de cuidados de feridas. É difícil e, algumas vezes, até impossível aplicar qualquer curativo em uma lesão do tipo LPRDM. Portanto, é importante prevenir a lesão e proteger o local contra lesões (Boxe 48.9).

Esponjas de gaze são o curativo mais antigo e mais comum. Elas são absorventes e especialmente úteis para absorver exsudatos das feridas. Existem gazes de diferentes texturas e vários comprimentos e tamanhos; a de 10 × 10 cm é o tamanho mais comum. A gaze pode ser impregnada com soluções e usada para limpar e tampar uma ferida. Quando usada para preencher uma ferida, a gaze é saturada com uma solução (normalmente solução salina normal), torcida (deixando a gaze apenas úmida), desdobrada e colocada ligeiramente dentro da ferida.

> **Boxe 48.8 Considerações sobre curativos**
>
> - Limpe a área da ferida e circunjacente a ela a cada troca de curativo, minimizando traumas à ferida (WOCN, 2016)
> - Use um curativo que forneça continuamente um ambiente úmido
> - Realize os cuidados da ferida usando curativos tópicos conforme determinado por meio de uma avaliação minuciosa
> - Nenhum estudo específico foi capaz de comprovar a existência de um tipo ideal de curativo para lesões por pressão (EPUAP/NPIAP/PPPIA, 2019a; WOCN, 2016)
> - Selecione um curativo que mantenha a pele circunjacente à ferida seca enquanto mantém o leito da lesão úmido
> - Escolha um curativo que controle o exsudato, mas que não desidrate o leito da lesão
> - O tipo de curativo pode mudar com o tempo, conforme a lesão cicatriza ou deteriora. A ferida deve ser monitorada a cada troca de curativo e avaliada regularmente para determinar se há necessidade de qualquer modificação do tipo de curativo (WOCN, 2016)
> - Considere o tempo do familiar cuidador, a facilidade de uso, a disponibilidade e o custo ao selecionar um curativo.

Tabela 48.10 Curativos por estágio da lesão por pressão.

Estágio da lesão por pressão	Estado da lesão por pressão	Curativo	Comentários[a]	Mudança esperada	Adjuvantes
1	Íntegra	Nenhum Curativo transparente Hidrocoloide	Permite avaliação visual Protege contra cisalhamento. Não use curativo transparente na presença de excesso de umidade Hidrocoloide não permite avaliação visual	Resolve-se lentamente sem perda de epiderme em 7 a 14 dias	Programação de reposicionamento Hidratação de apoio Suporte nutricional Use leito com redistribuição de pressão ou almofada de cadeira
2	Limpa	Filme composto Hidrocoloide Hidrogel coberto com espuma ou curativo de gaze	Limita o cisalhamento Trocar quando a vedação do curativo se perder; tempo máximo de uso: 7 dias Proporciona um ambiente úmido	Cicatriza por reepitelização	Ver estágio anterior Controle de incontinência
3	Limpa	Hidrocoloide Hidrogel coberto com curativo de espuma Alginato de cálcio Gaze Fatores de crescimento	Trocar quando a vedação do curativo se perder; tempo máximo de uso: 7 dias. Aplique sobre a ferida para proteger e absorver a umidade Use quando houver exsudato significativo. Cubra com curativo secundário Use com solução salina normal ou outra solução prescrita. Torça o excesso de solução, desdobre para fazer contato com a ferida. Cubra com curativo seco adesivo Use com gaze, de acordo com as instruções do fabricante	Cicatriza por granulação e reepitelização	Ver estágios anteriores Avalie necessidades de redistribuição de pressão
4	Limpa	Hidrogel coberto com curativo de espuma Alginato de cálcio Gaze	Ver estágio 3: limpa Usado com exsudato significativo; deve cobrir com curativo secundário Ver estágio 3: limpa	Cicatriza por granulação, desenvolvimento de tecido cicatricial e reepitelização	Pode ser necessário consultar um cirurgião para fechamento Ver estágios 1, 2, e 3
Não classificável	Ferida coberta com escara	Filme aderente Gaze mais solução prescrita Enzimas Nenhum	Facilita o amolecimento da escara Aplica solução e pode amolecer a escara Decompõem a escara, proporcionando desbridamento Se a escara estiver seca e íntegra e o desbridamento não fizer parte do plano de cuidado, nenhum curativo é usado, permitindo que a escara aja como cobertura fisiológica	As bordas da escara se levantam conforme a cicatrização avança A escara se solta com o tempo	Ver estágios anteriores Pode ser considerada uma consulta com o cirurgião para desbridamento Pode ser considerada para desbridamento lento

[a] Assim como com *todos* os curativos oclusivos, as feridas não devem estar clinicamente infectadas.

> **Boxe 48.9** Prática baseada em evidências
>
> *Danos cutâneos associados à umidade*
>
> **Questão PICOT:** Em pacientes hospitalizados, quais intervenções previnem ou reduzem o risco de lesões por pressão relacionadas com dispositivos médicos (LPRDMs)?
>
> **Resumo das evidências**
>
> LPRDMs estão se tornando mais comuns em todos os ambientes de cuidados de saúde e em pacientes de diversas faixas etárias (da Silva Galetto et al., 2019; Kayser et al., 2018). Avaliar sob, ao redor e as bordas de dispositivos médicos é fundamental para a prevenção e para intervenção precoce dessas lesões. Use seus achados/características definidores para determinar a frequência de avaliações de rotina da pele sob dispositivos em relação a edema, riscos de possibilidade de ruptura da integridade da pele e sinais iniciais de ruptura da integridadeda pele (da Silva Galetto et al., 2019; EPUAP/NPIAP/PPPIA, 2019a). Use os achados/características definidores para selecionar intervenções para prevenir ou reduzir o risco de LPRDMs.
>
> **Aplicação na prática de enfermagem**
> - Selecione o tamanho correto do(s) dispositivo(s) médico(s) que sirva especificamente para a pessoa, principalmente em casos de tubos endotraqueais e equipamentos de oxigênio (Cox et al., 2020)
> - Acolchoe e proteja a pele com curativos em áreas de alto risco (p. ex., ponte nasal) (Kayser et al., 2018)
> - Remova ou mova dispositivos removíveis para avaliar a pele pelo menos uma vez/dia (EPUAP/NPIAP/PPPIA, 2019a)
> - Remova cuidadosamente o adesivo e avalie a pele subjacente em relação a vermelhidão, lacerações ou bolhas (Kelly-O'Flynn et al., 2020)
> - Evite colocar o(s) dispositivo(s) sobre locais de lesão por pressão anteriores ou atuais
> - Considere intervenções como acolchoamento com espuma para reduzir ou eliminar a lesão por pressão (EPUAP/NPIAP/PPPIA, 2019a; Black e Kalowes, 2016)
> - Confirme se os dispositivos não estão colocados diretamente sob uma pessoa que esteja acamada ou imóvel.

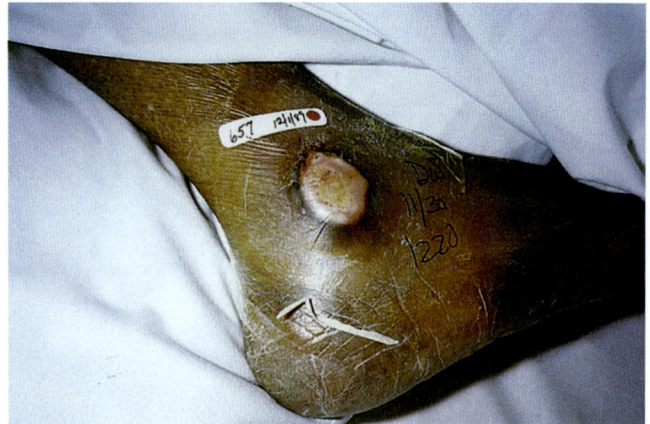

Figura 48.17 Curativo tipo filme transparente.

Desdobrar o curativo facilita a ação de absorção. O propósito desse tipo de curativo é deixar a ferida úmida e, ao mesmo tempo, permitir que a drenagem da ferida seja absorvida pela gaze seca que está cobrindo a ferida.

Outro tipo de curativo é o filme autoadesivo transparente que retém a umidade sobre uma ferida, proporcionando um ambiente úmido para estimular o crescimento de células epiteliais (Figura 48.17). Um curativo transparente adere à pele não danificada, não necessita de um curativo secundário e permite a visualização da ferida. É ideal para pequenas feridas superficiais, como lesão por pressão de estágio 1 ou uma ferida de espessura parcial. Use um curativo tipo filme como curativo secundário e para desbridamento autolítico de pequenas feridas. Ele serve como uma barreira para líquidos externos e bactérias, mas ainda permite que a superfície da ferida "respire", porque o oxigênio passa pelo curativo transparente (McNichol et al., 2018). Esse curativo promove um ambiente úmido para estimular o crescimento de células epiteliais. Ele adere à pele não danificada, não necessita de um curativo secundário e permite a visualização da ferida.

Curativos hidrocoloides são curativos com formulações complexas de coloides e componentes adesivos. Eles são adesivos e oclusivos. A camada que faz contato com a ferida nesse curativo forma um gel conforme o exsudato da ferida é absorvido e mantém um ambiente úmido para a cicatrização. Hidrocoloides promovem a cicatrização em feridas limpas em processo de granulação e desbridam autoliticamente feridas necróticas; estão disponíveis em vários tamanhos e formatos. Esse tipo de curativo absorve a drenagem usando absorventes de exsudato contidos nele; mantém a umidade na ferida; liquefaz lentamente os detritos necróticos e pode ser mantido no lugar por 3 a 5 dias. Além disso, curativos hidrocoloides são impermeáveis a bactérias e outros contaminantes, agem como curativo preventivo para áreas de atrito de alto risco, são autoadesivos e se amoldam à ferida.

O curativo hidrocoloide é útil em lesões dérmicas superficiais a moderadamente profundas. Curativos hidrocoloides não conseguem absorver drenagem de feridas com secreção abundante, e alguns são contraindicados para uso em feridas de espessura total e feridas infectadas. A maioria dos hidrocoloides deixa um resíduo no leito da ferida que é facilmente confundido com drenagem purulenta.

Curativos de hidrogel são curativos de gaze ou tecido impregnados com água ou gel amorfo à base de glicerina. Esse tipo de curativo hidrata as feridas e absorve pequenas quantidades de exsudato. Curativos de hidrogel são indicados para uso em feridas de espessura parcial e de espessura total, feridas profundas com um pouco de exsudato, feridas necróticas, queimaduras e pele danificada por radiação. Eles desbridam tecido necrótico amolecendo a área necrótica. Eles podem ser bastante úteis em feridas dolorosas, pois são bastante suavizantes para os pacientes e não aderem ao leito da ferida e, portanto, causam pouca dor durante a remoção. A desvantagem é que os hidrogéis requerem um curativo secundário, e você precisa tomar cuidado para prevenir maceração da ferida. Hidrogéis também vêm em forma de tubo; assim, você pode aplicar o gel diretamente sobre a base da ferida.

Existem muitos outros tipos de curativos. Curativos de espuma e alginato são destinados a feridas com grandes quantidades de exsudato e àquelas que necessitam de tamponamento. Curativos de espuma também são usados ao redor de drenos para absorver secreções. Curativos de alginato de cálcio são fabricados a partir de algas marinhas e estão disponíveis na forma de placas ou fitas. O alginato forma um gel macio quando em contato com os fluidos da ferida. Esses curativos altamente absorventes são destinados a feridas com uma quantidade excessiva de drenagem e não causam trauma quando removidos da ferida. *Não use esse tipo de curativo em feridas secas; e é necessário um curativo secundário.* Várias empresas fabricam curativos compostos, que combinam dois tipos diferentes de curativos em um só.

Troca de curativos. Uma indicação clínica para o cuidado de uma ferida indica tipo de curativo, frequência de troca e quaisquer soluções ou pomadas que deverão ser aplicadas na ferida. Uma prescrição de "reforçar curativo SOS ou SQN" (adicionar curativos sem remover o original) é comum logo após uma cirurgia, quando o médico não quer que ocorra rompimento acidental da linha de sutura ou sangramento. Revise integralmente o registro do centro cirúrgico, pois ele indica se há presença de drenos, a localização deles e o tipo de drenagem.

Ao trocar um curativo, sempre tenha em mãos todos os materiais necessários. Uma preparação insatisfatória resulta em cuidado desorganizado e pode causar um rompimento da técnica asséptica (ver Capítulo 28), empuxe acidental do tecido da ferida ou deslocamento de um dreno. Use julgamento clínico para modificar um procedimento de troca de curativo, principalmente se as características da ferida mudarem. É essencial notificar o médico caso se observe qualquer alteração.

Às vezes (p. ex., com feridas crônicas não cirúrgicas) você usará uma técnica asséptica limpa para trocar um curativo. A técnica limpa se refere ao fato de que o enfermeiro mantém a assepsia médica em vez de estéril (ver Capítulo 28). Você usará luvas de procedimentos, mas os materiais de curativo estarão em embalagens estéreis, os quais devem ser cuidadosamente colocados sobre a ferida. Feridas profundas que requerem irrigação são normalmente irrigadas com uma solução estéril. Um histórico completo do paciente e da ferida é essencial para determinar quando uma técnica limpa de curativo é adequada. Por exemplo, feridas crônicas de lesão por pressão requerem uma técnica limpa. Por outro lado, uma ferida cirúrgica fresca pode necessitar de técnica estéril, o que envolve o uso de luvas estéreis para prevenir a introdução de microrganismos em uma ferida em processo de cicatrização. Depois da primeira troca de curativo, verifique a localização dos drenos e os tipos de materiais de curativo e soluções a serem usados no plano de cuidados do paciente.

Geralmente, é necessário ensinar os pacientes e familiares cuidadores a como trocar curativos como preparação para os cuidados domiciliares. Nessa situação, demonstre como trocar os curativos para o paciente e/ou familiar cuidador com tempo suficiente para que você possa criar uma oportunidade para que eles pratiquem. Normalmente, a cicatrização da ferida já progrediu a ponto de que os riscos de complicações como deiscência ou evisceração sejam mínimos. Quando são necessárias trocas de curativos depois que o paciente retorna para casa, o paciente ou o familiar cuidador devem ser capazes de demonstrar como trocar o curativo de forma segura e correta antes de receber alta. Curativos contaminados em casa devem ser descartados de maneira consistente com as normas locais. O Procedimento 48.3 destaca os passos para troca de curativos secos e úmidos.

Tamponamento de feridas. O primeiro passo para o tamponamento de uma ferida é avaliar seu tamanho, profundidade e formato. Essas características são importantes para determinar o tamanho e o tipo de curativo usado para preencher uma ferida. O curativo precisa ser flexível e deve fazer contato com toda a superfície da ferida. Certifique-se de que o tipo de material usado para preencher a ferida seja adequado. Se gaze for o material curativo adequado, sature-a com a solução prescrita, torça-a, desdobre-a e coloque-a levemente dentro da ferida. Toda a superfície da ferida precisa estar em contato com parte do curativo de gaze umedecida (ver Procedimento 48.3).

Não tampone demais as feridas, já que preencher demais uma ferida causa pressão no tecido de seu leito. Preencha a ferida somente até que o material de tamponamento alcance a superfície da ferida; nunca deve haver tanto material de tamponamento que se projete além da superfície da ferida. Tamponamento que se sobrepõe às bordas da ferida causa maceração da pele circunjacente à ferida.

Terapia de feridas por pressão negativa. Outro tratamento para feridas é **terapia de feridas por pressão negativa (TFPN)** ou fechamento assistido a vácuo (um nome de marca é V.A.C.®). TFPN é a aplicação de pressão subatmosférica (negativa) em uma ferida por meio de sucção para facilitar a cicatrização e coletar fluidos da ferida (Netsch et al., 2016). O **fechamento assistido a vácuo (FAV)** é um dispositivo que auxilia no fechamento de feridas ao aplicar pressão negativa localizada para unir as bordas de uma ferida (Figura 48.18). A TFPN promove a cicatrização de feridas removendo exsudatos da ferida e reduzindo edema, macrodeformação, contração da ferida, microdeformação e perfusão de alongamento mecânico (ver Procedimento 48.4). Efeitos secundários incluem angiogênese, formação de tecido de granulação e redução da biocarga bacteriana (Netsch et al., 2016) (Figura 48.19). O sistema FAV permite a instilação intermitente de líquidos na ferida e liquefaz materiais infecciosos e detritos de feridas, principalmente em feridas que não respondem à TFPN tradicional (Fernandez et al., 2019).

Indicações para TFPN incluem feridas crônicas, agudas, traumáticas, subagudas e com deiscência; queimaduras de espessura parcial; lesões (p. ex., diabéticas e por pressão); retalhos e enxertos uma vez removido o tecido não viável; e determinadas incisões cirúrgicas de alto risco pós-operatório (p. ex., ortopédicas, esternais). TFPN também é usada em feridas com túneis, enfraquecidas ou tratos sinusais se o preenchedor da ferida puder preencher os espaços

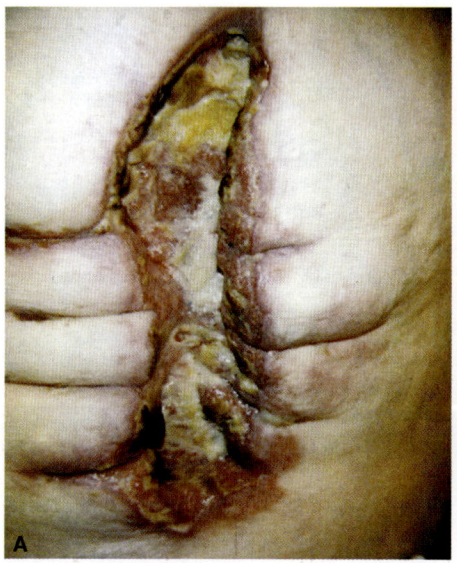
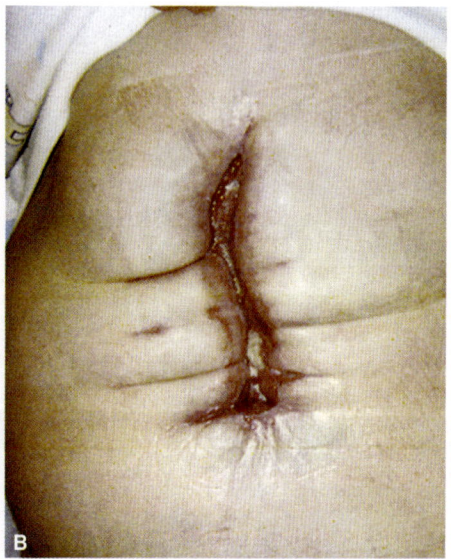

Figura 48.18 A. Deiscência de ferida antes da terapia de fechamento assistido a vácuo (FAV) **B.** Deiscência de ferida depois da terapia de FAV. (Cortesia de Kinetic Concepts [KCI], San Antonio, TX.)

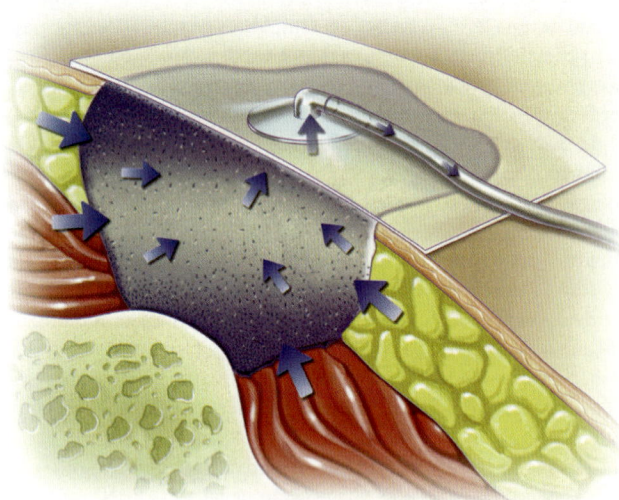

Figura 48.19 O sistema fechamento assistido a vácuo (FAV) utiliza pressão negativa para remover líquidos da área ao redor da ferida, reduzindo o edema e melhorando a circulação na região. (Cortesia de Kinetic Concepts [KCI], San Antonio, TX.)

> **Boxe 48.10** Terapia de feridas por pressão negativa: manutenção da vedação hermética
>
> Para evitar perda de sucção (pressão negativa), a ferida e o curativo devem permanecer vedados depois que a terapia é iniciada. Áreas de vedação problemáticas incluem feridas ao redor de articulações; próximas de cristas e dobras de pele; e próximas de umidade como diaforese, drenagem de feridas, e urina ou fezes. Os pontos a seguir podem ajudar a manter a vedação hermética:
> - Cortar pelos na pele ao redor da ferida (verifique a política da instituição)
> - Preencher superfícies irregulares com um produto de barreira cutânea, como pastas ou faixas
> - Certificar-se de que a superfície da pele circunjacente à ferida esteja seca
> - Cortar um pedaço de filme transparente com uma borda de segurança extra de 2,5 a 5 cm além do perímetro da ferida
> - Contornar a área circunjacente à ferida com barreira cutânea líquida, barreira cutânea sólida ou curativo hidrocoloide
> - Cortar ou moldar o curativo transparente do tamanho adequado para a ferida
> - Evitar rugas ao aplicar o filme transparente
> - Identificar quaisquer vazamentos de ar com um estetoscópio e corrigi-los com um curativo oclusivo (p. ex., curativo transparente)
> - Usar somente uma ou duas camadas adicionais para vazamentos grandes. Múltiplas camadas diminuem a transmissão do vapor úmido e causam maceração da ferida
> - Se for usado um removedor de adesivo, certifique-se de limpar bem a área circunjacente à ferida, pois deixa um resíduo que pode impedir a aderência do filme.
>
> De Netsch DS: Refractory wounds. In Wound Ostomy and Continence Nurses Society (WOCN): *Core curriculum: wound management*, Philadelphia, 2016, Wolters Kluwer; e Netsch DS et al.: Negative-pressure wound therapy. In Bryant RA, Nix DP, editors: *Acute and chronic wounds: current management concepts*, ed 5, St Louis, 2016, Mosby.

mortos e for facilmente recuperado (Netsch et al., 2016). Pesquisas também corroboram a instilação de agentes enxaguantes de feridas para facilitar a cicatrização de algumas feridas crônicas (Matiasek et al., 2018). A programação de troca de curativos varia, dependendo do tipo de ferida e da quantidade de drenagem. O período de uso do curativo é algo em torno de 24 horas a 5 dias. Conforme a ferida cicatriza, vai se formando tecido de granulação em sua superfície. A ferida tem uma aparência pontilhada ou granulada. A área de superfície às vezes aumenta ou diminui, dependendo da localização da ferida e da quantidade de drenagem removida pelo sistema de TFPN. A TFPN também melhora a aderência de enxertos de pele de espessura dividida. É aplicada sobre um enxerto durante a cirurgia, reduzindo a capacidade do enxerto de se deslocar e evacuar líquidos que se acumulam sob o mesmo (Netsch et al., 2016). Uma vedação hermética deve ser mantida (Boxe 48.10).

Contraindicações à TFPN incluem tecido necrótico com presença de escara; osteomielite não tratada; fístulas não entéricas e não exploradas; malignidade na ferida; exposição vascular; e nervos, sítio anastomótico ou órgãos expostos. Outras preocupações de segurança a serem consideradas são pacientes com alto risco de sangramento ou hemorragia (p. ex., pacientes que tomam anticoagulantes) e pacientes que requerem exame de ressonância magnética (RM), câmara hiperbárica ou desfibrilação (Netsch et al., 2016). Existem diferentes sistemas de TFPN, alguns deles à base de gaze ou espuma; alguns são feitos para uso em ambientes de cuidados agudos ou para cuidados ambulatoriais (Netsch, 2016). TFPN pode ser fornecida de forma intermitente ou contínua. Uma revisão das evidências demonstra melhor fluxo do sangue microvascular e formação de tecido de granulação com a terapia intermitente quando comparada à terapia contínua aplicada a 125 mmHg (WOCN, 2016). Contudo, para pacientes com dor intensa, podem ser usados menores níveis de pressão (de 75 a 80 mmHg) para reduzir a dor e o desconforto sem comprometer a eficácia (EPUAP/NPIAP/PPPIA, 2019a,b; Netsch et al., 2016).

Fixação de curativos. Use esparadrapo, ataduras ou um curativo secundário para manter um curativo sobre o local da ferida. A opção de fixação depende do tamanho e da localização da ferida, presença de drenagem, frequência de troca de curativos e nível de atividade do paciente.

Normalmente, são usadas tiras de esparadrapo para fixar curativos. Esparadrapos de celulose não alergênica e de silicone minimizam reações cutâneas. Esparadrapo adesivo comum adere bem à superfície da pele, enquanto esparadrapos adesivos elásticos comprimem bem bandagens de pressão e permitem mais movimento de uma parte do corpo. Peles sensíveis a esparadrapos adesivos se tornam intensamente inflamadas e desnudadas e, em alguns casos, até descamando quando o esparadrapo é removido. É importante avaliar a condição da pele sob o esparadrapo a cada troca de curativo.

Existem esparadrapos de diversas larguras, como de 1,3, 2,5, 5 e 7,5 cm. Escolha o tamanho que fixe suficientemente o curativo. Por exemplo, um curativo para uma ferida abdominal grande precisa permanecer firme sobre uma grande área a despeito de estresse frequente causado por movimento, esforço respiratório e, possivelmente, distensão abdominal. Tiras adesivas de 7,5 cm estabilizam esse tipo de curativo grande, para que ele não fique continuamente escorregando. Ao aplicar o esparadrapo, certifique-se de que ele esteja aderido a vários centímetros de pele de ambos os lados do curativo e que ele cruze o meio do curativo. Ao fixar um curativo, aperte o esparadrapo delicadamente sobre a pele e o curativo de cima. Nunca aplique esparadrapo sobre pele irritada ou rompida. Proteja peles irritadas utilizando uma barreira cutânea sólida e aplicando o esparadrapo sobre a barreira.

O uso de esparadrapo ou outros adesivos pode causar LPRA, com consequentes lesões mecânicas (descamação da pele, formação de bolhas e lacerações), dermatite (irritação cutânea, dor e coceira), maceração da pele e foliculite (Fumarola et al., 2020). Para remover o esparadrapo com segurança, avalie o curativo e determine se há necessidade de um removedor de adesivo para começar a soltar o esparadrapo da pele. Delicadamente solte as pontas do esparadrapo e puxe a extremidade externa paralelamente à superfície da pele em direção à ferida. Mova delicadamente a pele para longe da ferida conforme o esparadrapo vai se soltando e sendo removido. Se o esparadrapo cobrir uma área de crescimento de pelos, o paciente sente menos desconforto se você puxar o esparadrapo na direção do crescimento dos pelos.

Use fitas de Montgomery para fixar os curativos; isso evita a remoção repetida de esparadrapo da pele sensível, principalmente em idosos e pessoas com doenças crônicas (Fumarola et al., 2020). Fitas de Montgomery consistem de várias amarras, e cada seção consiste em uma faixa comprida; metade contém uma superfície adesiva que deve ser aplicada na pele uma vez, e a outra metade é rebatida e contém uma fita de tecido ou uma combinação de alfinete de segurança/tira de borracha que você aperta sobre um curativo e desamarra durante as trocas de curativo (Figura 48.20). Um curativo grande e volumoso geralmente requer dois ou mais conjuntos de fitas de Montgomery. Outro método para proteger a pele ao redor de feridas que precisam de trocas constantes de curativo é colocar tiras de curativos hidrocoloides em cada lado das bordas da ferida, cobrir a ferida com um curativo e aplicar o esparadrapo sobre o curativo. Para dar ainda mais suporte a uma ferida e imobilizar uma parte do corpo, aplique gaze elástica, malha elástica ou cintas sobre um curativo.

Medidas de conforto. Uma ferida é geralmente dolorosa, dependendo da extensão da lesão tecidual, e o cuidado dela geralmente requer o uso de analgesia bem programada antes de quaisquer procedimentos relacionados a ela (Krasner, 2016). Administre medicamentos analgésicos de 30 a 60 minutos antes das trocas de curativos, dependendo do tempo para pico de ação do medicamento. Além disso, várias técnicas são úteis para minimizar o desconforto durante o cuidado da ferida. Remover cuidadosamente o esparadrapo, limpar delicadamente as bordas da ferida e manipular com cautela os curativos e drenos minimiza o estresse sobre tecidos sensíveis. Virar e posicionar cuidadosamente o paciente também reduz tensões sobre a ferida.

Limpeza da pele e locais de drenos. Uma quantidade moderada de exsudato de uma ferida promove o crescimento de células epiteliais. No entanto, a pele ao redor de uma ferida ou do local do dreno precisa ser limpa quando o curativo não absorver adequadamente as secreções ou se um dreno aberto depositar as secreções sobre a pele. A limpeza de feridas requer boa higiene das mãos e técnicas assépticas (ver Capítulo 28). Exceto se se tratar de uma ferida estéril, você pode limpar essa área com uma solução atóxica (p. ex., água ou solução salina normal). Se for uma ferida estéril, você precisará de um pedido de água destilada estéril ou solução salina normal. Você pode usar irrigação para remover detritos de uma ferida (ver Procedimento 48.5).

> **Pense nisso**
>
> Um paciente tem uma ferida drenante e requer trocas de curativos a cada 4 horas. Pense em quais tipos de curativos são eficazes e como você pode fixá-los sem causar mais lesões na pele do paciente devido a adesivos médicos.

Limpeza de pele básica. Limpe feridas cirúrgicas ou traumáticas estéreis aplicando soluções não citotóxicas com gaze estéril ou por irrigação. Os três princípios a seguir são importantes quando da limpeza de uma incisão ou área ao redor de um dreno:

1. Limpe seguindo a direção da área menos contaminada, como da ferida ou incisão para a pele ao redor (Figura 48.21) ou de um local de dreno isolado em direção à pele circundante (Figura 48.22).
2. Esfregue levemente ao aplicar soluções localmente na pele.
3. Ao irrigar, permita que a solução flua da área menos contaminada para a mais contaminada (ver Procedimento 48.5).

Após aplicar uma solução sobre uma gaze estéril, limpe de dentro para fora da ferida. Nunca use o mesmo chumaço de gaze para limpar uma incisão ou ferida duas vezes.

Locais de dreno são uma fonte de contaminação, pois a maioria da drenagem contém microrganismos. Se uma ferida apresenta uma área incisional seca e um local de dreno úmido, a limpeza é feita da área incisional para o dreno. Use duas hastes de algodão ou quadrados de gaze separados, um para limpar da parte de cima da incisão em direção ao dreno e outro para limpar da parte de baixo da incisão até

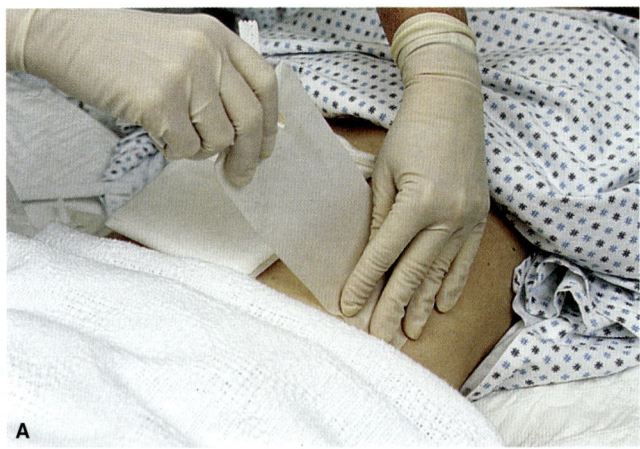

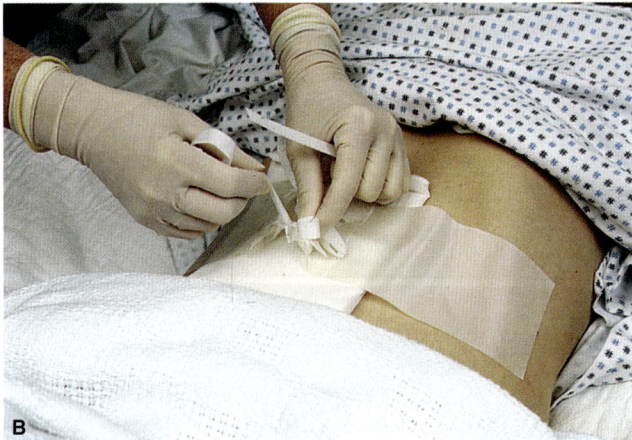

Figura 48.20 Fitas de Montgomery. **A.** Cada fita é colocada na lateral do curativo. **B.** Fitas de fixação em volta do curativo.

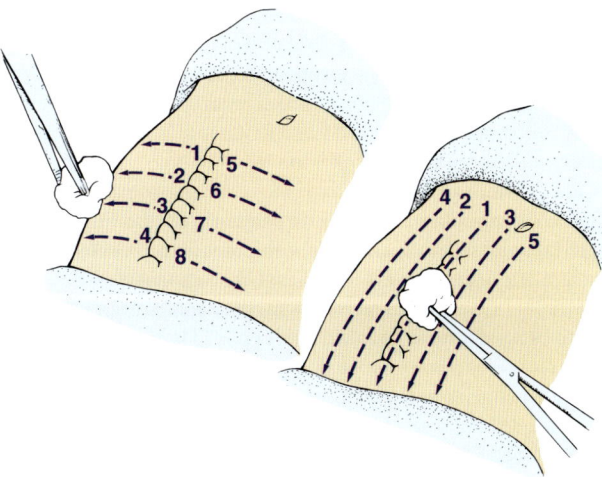

Figura 48.21 Métodos de limpeza do local de uma ferida.

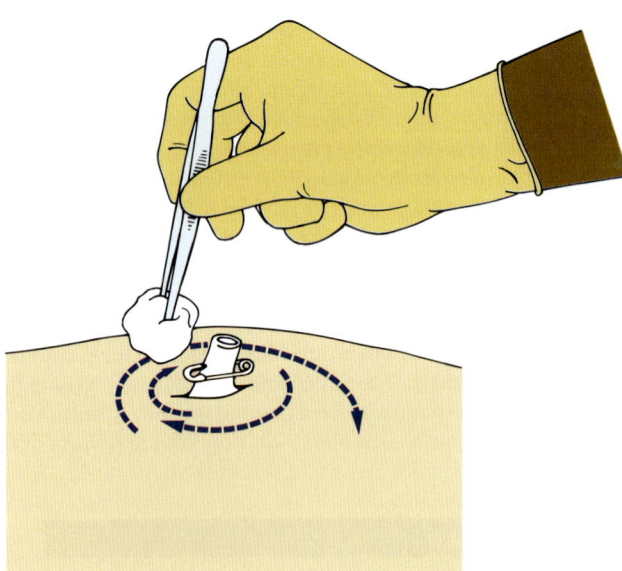

Figura 48.22 Limpeza do local do dreno.

o dreno. Para limpar a área de um local de dreno isolado, limpe ao redor do dreno, em movimentos circulares, de um ponto mais próximo dele para fora. Nessa situação, a pele próxima do local é mais contaminada do que o local em si. Para limpar feridas circulares, use a mesma técnica como para limpar ao redor de um dreno.

Irrigação. Irrigação é uma forma de limpar feridas. Use uma seringa de irrigação para lavar a ferida com um fluxo de pressão baixa constante de solução. A ação suave de lavagem da irrigação limpa a ferida de exsudatos e detritos. A irrigação é especialmente útil para feridas abertas e profundas; feridas envolvendo uma parte inacessível do corpo, como o canal auricular; ou ao limpar partes sensíveis do corpo, como a conjuntiva ocular.

A irrigação de uma ferida aberta requer o uso de uma técnica estéril. Use uma seringa de 35 mℓ com um angiocateter flexível de 19 G (Ramundo, 2016) para aplicar a solução. Esse sistema de irrigação apresenta uma pressão segura e não danifica o tecido da ferida em cicatrização. É importante nunca ocluir uma abertura de ferida com uma seringa, pois isso resulta na introdução de líquido de irrigação em um espaço fechado. A pressão do líquido causa dano tecidual e desconforto e possivelmente força material infeccioso ou detritos para dentro do leito da ferida. Sempre irrigue uma ferida com a ponta da seringa, mas não no local de drenagem. Certifique-se de que o líquido flua diretamente para dentro da ferida e não sobre uma área contaminada antes de entrar na ferida (ver Procedimento 48.5).

Fechamentos de pele. Um cirurgião fecha uma ferida unindo as bordas da ferida o máximo possível para reduzir a formação de cicatrizes. O fechamento adequado de uma ferida envolve mínimo trauma e tensão aos tecidos com controle do sangramento.

Cola cirúrgica (cola de cianoacrilato) é um gel ou pasta transparente que é aplicada nas bordas de pequenas feridas limpas para mantê-las unidas. Leva apenas alguns minutos para a cola secar, e ela normalmente se descasca em 5 a 7 dias (U.K. National Health Service [NHS], 2021). Os pacientes recebem alta com a cola cirúrgica no lugar. Oriente-os a evitar tocar na cola cirúrgica por 24 horas, tentar manter a ferida seca pelos primeiros 5 dias, e que banho de chuveiro é melhor do que de banheira para evitar que a ferida fique encharcada, usar uma touca de banho se a ferida for na cabeça e para dar batidinhas (e não esfregar) na ferida para secá-la, caso fique molhada (NHS, 2018). A cola cirúrgica não é usada em articulações, na mão ou na região da virilha. Uma revisão sistemática sobre o uso de cola cirúrgica em comparação a suturas tradicionais demonstrou que as colas cirúrgicas parecem ser uma alternativa viável aos grampos em determinados tipos de cirurgias e estão geralmente associadas a menos dor em comparação a grampos (NHS, 2018).

Suturas são fios ou metais usados para costurar os tecidos corporais (Figura 48.23). Existem suturas feitas de uma variedade de materiais, incluindo seda, aço, algodão, linho, arame, náilon e dácron. Suturas como polidioxanona (PDS), Vicryl® e Monocryl® são absorvíveis; outras, como náilon, seda e aço são não absorvíveis e precisam ser removidas. O histórico do paciente sobre cicatrização de feridas, o local da cirurgia, os tecidos envolvidos e a finalidade das suturas determinam o material de sutura utilizado. Por exemplo, se um paciente sofre repetidas cirurgias devido a uma hérnia abdominal, o médico pode optar por usar suturas metálicas para que o fechamento da ferida fique mais robusto. Em compensação, uma pequena laceração no rosto pede o uso de uma sutura com dácron (poliéster) bem fina para minimizar a formação de cicatriz.

São feitas suturas nas camadas dos tecidos de feridas profundas e superficialmente para o fechamento da ferida. Suturas profundas são normalmente compostas por um material absorvível, que desaparece com o tempo. Suturas são corpos estranhos e, portanto, podem causar inflamação local. O cirurgião tenta minimizar lesões teciduais usando a sutura mais fina possível e o menor número necessário.

As políticas variam de acordo com as instituições, no que diz respeito a quem pode remover suturas. Se for apropriado para um enfermeiro remover suturas, será necessária uma prescrição médica. O médico não escreve uma prescrição de remoção de sutura até que ele considere que a ferida esteja fechada (normalmente em 7 dias). Tesouras especiais com pontas curvas, tesouras e porta-agulhas de um *kit* estéril de remoção de sutura, ou removedores especiais de grampos, são deslizados sob os fechamentos na pele para remover as suturas. O médico normalmente especifica o número de suturas ou grampos a serem removidos. Se a linha da sutura parecer que está cicatrizando melhor em alguns pontos do que em outros, alguns médicos optam por remover apenas algumas suturas (p. ex., alternadamente).

Para remover grampos, insira as pontas do removedor de grampos sob cada grampo metálico. Enquanto fecha lentamente as pontas do removedor de grampos, aperte o centro do grampo com as pontas, soltando-o da pele, e delicadamente levante e retire o grampo da pele (Figura 48.24).

Para remover suturas, primeiro verifique o tipo de sutura usado (Figura 48.25). Na sutura intermitente, o cirurgião amarra cada sutura individual feita na pele. A sutura contínua, como já diz o nome, consiste em uma série de suturas com apenas dois nós, um no começo e outro

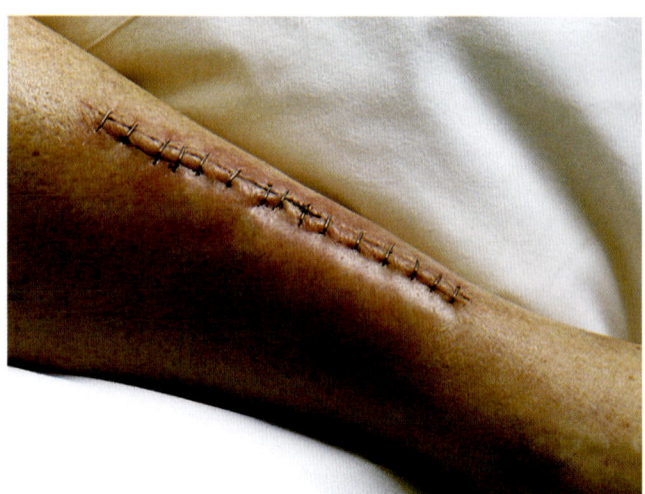

Figura 48.23 Incisão fechada com grampos de metal.

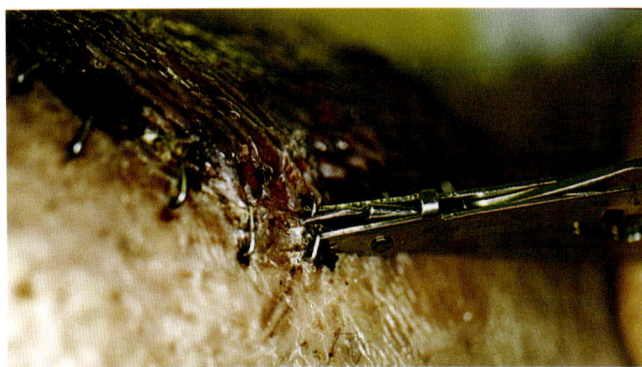

Figura 48.24 Removedor de grampos.

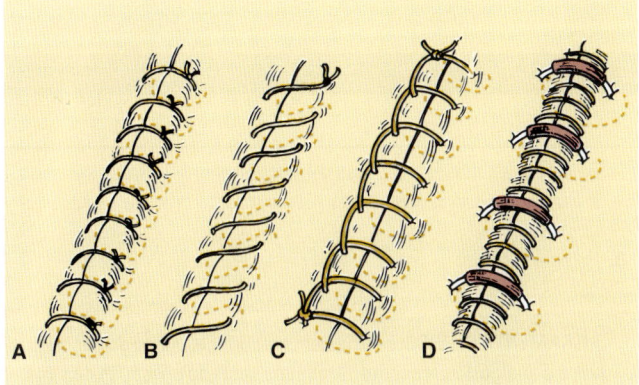

Figura 48.25 Exemplos de métodos de sutura. **A.** Intermitente. **B.** Contínuo. **C.** Colchoeiro contínuo (ou U contínua). **D.** Retenção.

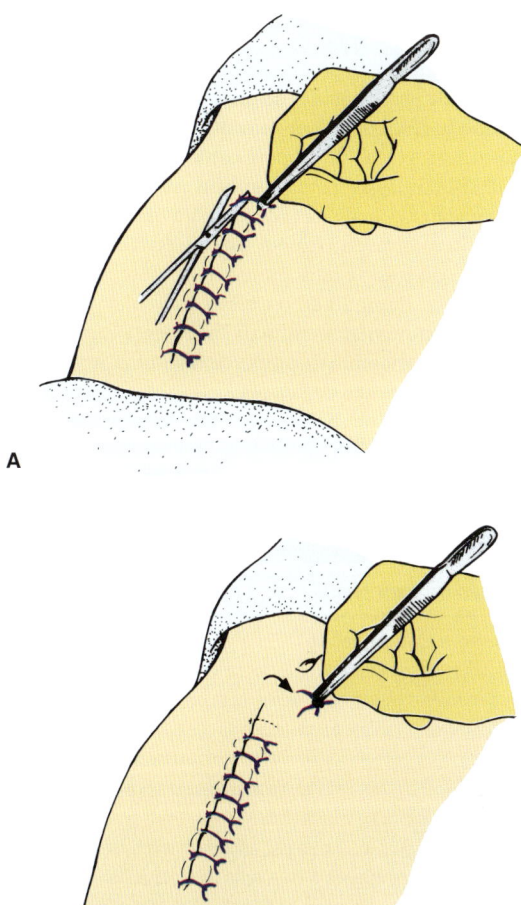

no fim da linha de sutura. Suturas de retenção são feitas mais profundamente do que as suturas cutâneas, e os enfermeiros podem ou não removê-las, dependendo das políticas locais. A maneira com que a sutura cruza e penetra na pele determina o método de remoção. *Nunca puxe a parte visível de uma sutura pelo tecido subjacente.* Suturas na superfície da pele abrigam microrganismos e detritos. A parte da sutura embaixo da pele é estéril. Puxar a parte contaminada da sutura atravessando os tecidos pode levar a infecções. Antes de tirar as suturas, limpe a linha da sutura com solução salina normal. Corte os materiais de sutura mais próximos possíveis da borda da pele de um lado e puxe a sutura pelo lado oposto (Figura 48.26).

Evacuação de drenagem. Quando a drenagem interfere na cicatrização, é realizada uma evacuação da drenagem usando-se um dreno isolado ou um dreno conectado a um tubo de drenagem com sucção contínua. Você pode aplicar barreiras cutâneas especiais, incluindo curativos hidrocoloides semelhantes aos usados em ostomias (ver Capítulo 47), ao redor de locais de dreno com abundância de secreções para proteção da pele. As barreiras cutâneas são materiais maleáveis aplicados na pele com adesivo. A drenagem flui sobre a barreira, mas não diretamente sobre a pele. **Evacuadores de drenagem de feridas** (Figura 48.27) são unidades portáteis convenientes que se conectam a drenos tubulares colocados dentro do leito de uma ferida e exercem um vácuo seguro e de baixa pressão constante para remover e coletar as secreções. Certifique-se de que a sucção seja exercida e os pontos de conexão entre o evacuador e o tubo estejam intactos. O evacuador coleta a drenagem. Avalie o volume e a característica da drenagem a cada turno e se houver necessidade. Quando o evacuador enche, meça a eliminação esvaziando os conteúdos em um cilindro graduado; imediatamente reconfigure o evacuador para aplicar sucção e registre a eliminação.

Figura 48.26 Remoção de sutura intermitente. **A.** Corte a sutura o mais próximo da pele possível, longe do nó. **B.** Remova a sutura e jamais puxe um ponto contaminado atravessando o tecido.

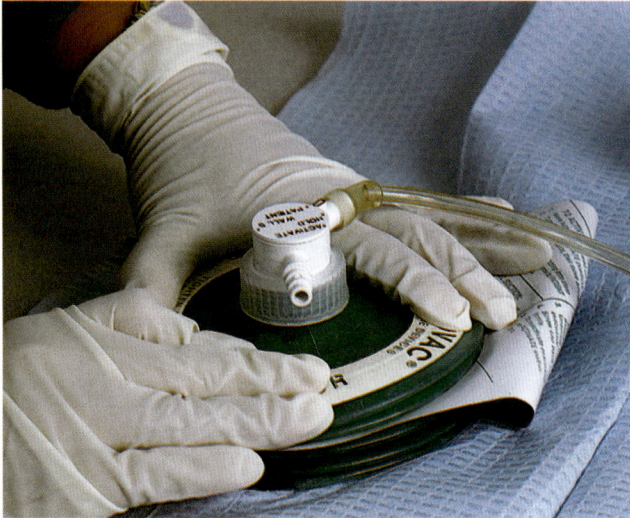

Figura 48.27 Montagem do sistema de sucção no evacuador de drenagem. *1.* Com a porta de drenagem aberta, aumente o nível no diafragma. *2.* Empurre a alavanca para baixo em linha reta para baixar o diafragma. *3.* O fechamento da porta previne que o ar escape e cria pressão de aspiração.

Ataduras, cintas e tipoias. Um simples curativo de gaze geralmente não é suficiente para imobilizar ou dar suporte a uma ferida, sendo necessário um curativo maior ou uma atadura. Cintas são ataduras que são feitas de peças grandes de material, normalmente elástico e algodão, que se encaixam perfeitamente a uma parte específica do corpo (Boxe 48.11). O tipo mais comum é a cinta abdominal (Figura 48.28). Cintas de mamas também estão disponíveis.

Uma cinta abdominal está indicada para grandes incisões abdominais que são vulneráveis à tensão ou ao estresse conforme o paciente se movimenta ou tosse. Cintas protegem os músculos subjacentes e grandes incisões, diminuindo o estresse muscular, o que ajuda os pacientes a se movimentarem mais livremente sem desconforto adicional. Cintas abdominais proporcionam uma intervenção não invasiva para a promoção de deambulação precoce, controle da dor e melhor experiência de recuperação após cirurgias abdominais de grande porte (Gallagher, 2016). Estudos envolvendo pacientes pós-cirúrgicos após cirurgias abdominais de grande porte revelaram que a cinta abdominal melhorou a mobilidade dos pacientes logo após a cirurgia, e que houve uma redução mensurável da dor em pacientes que usaram cinta abdominal após qualquer exercício ou atividade (Arici et al., 2016). Pelo fato de que as cintas abdominais facilitam a deambulação precoce, os pacientes têm menos complicações pós-operatórias relacionadas à falta de exercícios (p. ex., pneumonia pós-operatória e trombose venosa profunda [TVP]) (Mizell et al., 2020). Para alguns pacientes, as cintas abdominais protegem os músculos subjacentes e grandes incisões, dessa forma reduzindo o estresse muscular, o que ajuda o paciente a se movimentar mais livremente sem desconforto adicional (Giller et al., 2016). Ataduras e cintas corretamente aplicadas não causam lesões às partes do corpo subjacentes ou próximas e nem criam desconforto para o paciente. Por exemplo, uma cinta torácica não deve ficar apertada demais a ponto de restringir a expansão da parede torácica.

Boxe 48.11 Diretrizes para o procedimento

Colocação de uma cinta

Delegação e colaboração

O procedimento de colocação de uma cinta pode ser delegado aos técnicos/auxiliares de enfermagem (AEs). Porém, o enfermeiro precisa primeiro avaliar a condição de qualquer incisão, a pele e a capacidade do paciente de respirar antes da aplicação da cinta. O enfermeiro orienta o técnico/auxiliar de enfermagem sobre:

- Como modificar o procedimento, como usar algum tipo de acondicionamento especial ou maneira de fixar a cinta
- Relatar queixas do paciente de dor, adormecimento, formigamento ou dificuldade para respirar após a colocação da cinta abdominal ou quaisquer alterações na cor ou temperatura da pele do paciente.

Material

Luvas de procedimentos caso haja drenagem da ferida; faixa de gaze, se necessário; tipo e tamanho correto de cinta; fechamentos para cintas de tecido

Passos para o procedimento

1. Identifique o paciente utilizando pelo menos dois tipos de identificação (p. ex., nome e data de nascimento ou nome e número do prontuário) de acordo com as políticas locais.
2. Revise o prontuário eletrônico para verificar o pedido de colocação de cinta (verifique a política da instituição).
3. Revise o prontuário eletrônico e as anotações da enfermagem para identificar dados referentes ao tamanho e tipo correto de cinta a ser usada no paciente (ver instruções do fabricante) para garantir que a mesma sirva perfeitamente.
4. Avalie conhecimento, experiência e nível de letramento em saúde do paciente ou do familiar cuidador.
5. Observe o paciente que necessita de suporte para o tórax ou abdome; observe sua capacidade de respirar profundamente, tossir com eficácia e se virar ou movimentar por conta própria.
6. Higienize as mãos; calce luvas de procedimentos se necessário; inspecione a pele para verificar se há alguma alteração real ou potencial em sua integridade. Observe se há irritação, abrasão e superfícies cutâneas que esteja se esfregando uma na outra.
7. Avalie a pele das áreas subjacentes que ficarão distais em relação à atadura quanto a sinais de circulação prejudicada (frieza, palidez ou cianose, pulsos reduzidos ou ausentes, inchaço, dormência e formigamento) para proporcionar um meio de comparação das alterações na circulação após a aplicação da atadura.
8. Inspecione qualquer curativo cirúrgico para ver sua integridade, se há drenagem e se a incisão está coberta. Troque qualquer curativo sujo antes de aplicar a cinta (usando luvas de procedimentos). Descarte curativos sujos em um recipiente adequado, remova e descarte as luvas e higienize as mãos.
9. Determine o nível de conforto do paciente usando uma escala de zero a dez.

JULGAMENTO CLÍNICO: se o paciente reportar aumento da dor, administre o analgésico prescrito 30 minutos antes da aplicação da cinta.

10. Determine o conhecimento do paciente sobre a finalidade da cinta.
11. Feche as cortinas ou a porta do quarto. Prepare os materiais à beira do leito.
12. Higienize as mãos e calce luvas de procedimentos (se houver probabilidade de contato com drenagem da ferida).
13. Coloque a cinta abdominal:
    a. Coloque o paciente em posição supina com a cabeça ligeiramente elevada e os joelhos levemente flexionados.
    b. Ajude o paciente a rolar para o lado oposto a você, em direção à grade lateral que deve estar levantada enquanto protege firmemente a incisão abdominal com a mão. Dobre em forma de leque o lado mais distante da cinta em direção à linha média da cinta.
    c. Coloque a cinta esticada sobre o leito, com o lado direito para cima. Dobre o lado mais distante da cinta em direção à linha média da cinta de forma que o paciente possa rolar sobre a mesma com o mínimo de esforço.
    d. Coloque as extremidades dobradas da cinta sob o paciente.
    e. Oriente o paciente ou o auxilie a rolar sobre a cinta dobrada. Para pacientes com sobrepeso, considere pedir ajuda de um colega enfermeiro.
    f. Desdobre e estique as extremidades uniformemente sobre o lado mais distante do leito. Depois, estique as extremidades do lado mais próximo do leito.
    g. Oriente o paciente a rolar de volta para a posição supina.
    h. Ajuste a cinta de forma que o paciente em posição supina esteja centralizado sobre a cinta, usando a sínfise púbica e as margens costais como referências inferior e superior.
    i. Se o paciente for muito magro, acolchoe proeminências ilíacas com gaze.
    j. Feche a cinta. Puxe uma extremidade da cinta sobre o centro do abdome do paciente. Enquanto mantém a tensão sobre essa extremidade da cinta, puxe a extremidade oposta da cinta sobre o centro e feche com

Boxe 48.11 Diretrizes para o procedimento (Continuação)

Colocação de uma cinta

o Velcro® ou colchetes de metal. Isso proporciona suporte da ferida e conforto contínuos.

JULGAMENTO CLÍNICO: depois que a cinta estiver colocada, avalie a capacidade do paciente de respirar profundamente e tossir com eficácia. Quando colocada corretamente, uma cinta abdominal sobre incisões na linha média do abdome não deve causar nenhum efeito na função pulmonar do paciente.

14. Avalie o nível de conforto do paciente e ajuste a cinta se houver necessidade. Peça para que o paciente classifique sua dor em uma escala de zero a dez.
15. Remova e descarte as luvas e higienize as mãos.
16. Ajude o paciente a se posicionar confortavelmente. Levante a grade lateral (conforme adequado), e coloque o leito na posição mais baixa possível.
17. Coloque o sistema de chamada de enfermagem em um local acessível ao alcance do paciente.
18. Remova a cinta e o curativo cirúrgico para avaliar a pele e as características da ferida pelo menos a cada 8 horas.
19. Avalie a capacidade do paciente de ventilar corretamente, incluindo respirar profundamente e tossir, a cada 4 horas para determinar a presença de ventilação prejudicada e possíveis complicações pulmonares.
20. Registre a condição inicial e pós-colocação da cinta da pele, circulação, integridade do curativo subjacente, e nível de conforto do paciente nas anotações de enfermagem no prontuário eletrônico do paciente ou ficha. Registre também o tipo de atadura aplicada.
21. Relate quaisquer complicações (p. ex., dor, irritação cutânea, ventilação prejudicada) ao enfermeiro responsável. Relate imediatamente ao médico casos de ventilação reduzida (p. ex., oximetria de pulso).

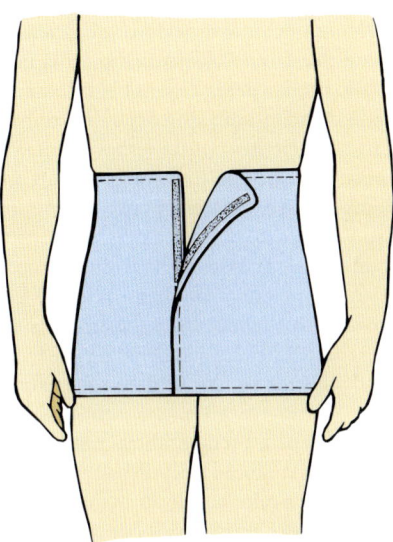

Figura 48.28 Fechamento de uma cinta com Velcro®.

Cintas e ataduras aplicadas sobre ou ao redor de curativos proporcionam proteção adicional e benefícios terapêuticos porque:

1. Criam pressão sobre uma parte do corpo (p. ex., uma atadura elástica compressiva aplicada sobre um local de punção arterial).
2. Imobilizam uma parte do corpo (p. ex., uma atadura elástica aplicada ao redor de um tornozelo torcido).
3. Protegem uma ferida (p. ex., uma cinta abdominal aplicada sobre uma grande incisão e curativo abdominal).
4. Reduzem ou previnem edema (p. ex., uma atadura compressiva aplicada na parte inferior da perna).
5. Fixam uma tala (p. ex., uma atadura aplicada ao redor de talas de mão para correção de deformidades).
6. Fixam curativos (p. ex., malha elástica aplicada ao redor de curativos na perna após remoção de uma veia).

As ataduras estão disponíveis em rolos de diversas larguras e de diferentes materiais, incluindo gaze, malha elástica, de crepom, flanela e musselina. Bandagens de gaze são leves e baratas, amoldam-se facilmente aos contornos do corpo e permitem a circulação de ar para prevenir maceração da pele. Bandagens elásticas se adaptam bem às partes do corpo, mas também servem para exercer pressão.

Depois de aplicar uma atadura ou cinta, você avalia, documenta e imediatamente reporta alterações na circulação, integridade da pele, nível de conforto e função corporal (p. ex., ventilação ou movimento). Você pode soltá-las ou reajustá-las, se necessário, com base na resposta do paciente. É necessária uma prescrição médica antes de soltar ou remover uma atadura aplicada pelo médico. O enfermeiro explica ao paciente que ele sentirá que qualquer atadura ou cinta ficará relativamente firme ou justa. Avalie cuidadosamente a atadura para ter certeza de que ela foi aplicada corretamente e que esteja proporcionando benefício terapêutico e troque quaisquer ataduras sujas.

Tipoias. Tipoias sustentam braços com torções musculares ou fraturas. Uma tipoia manufaturada e comercialmente disponível consiste em uma manga longa que se estende acima do cotovelo com uma tira que é pendurada pelo pescoço. O paciente se senta ou deita de costas durante a aplicação da tipoia (Figura 48.29). Oriente o paciente a dobrar o braço afetado, levando o antebraço diretamente sobre o tórax. A tipoia aberta se encaixa sob o braço do paciente e sobre o tórax, com a base do triângulo sob o punho e a ponta do triângulo em seu cotovelo. Uma ponta da tipoia se encaixa ao redor da nuca do paciente. Traga a outra extremidade para cima e sobre o

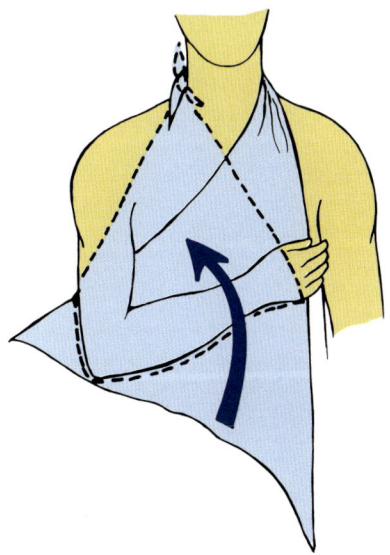

Figura 48.29 Aplicação de tipoia.

braço afetado ao mesmo tempo sustentando a extremidade. Amarre as duas pontas do lado do pescoço para que o nó não fique pressionando a coluna cervical. Dobre o material solto no cotovelo uniformemente ao redor do mesmo e, então, use um alfinete para fixar. Sempre sustente o antebraço e a mão em um nível acima do cotovelo para prevenir a formação de edema dependente.

Aplicação de atadura em rolo. Rolos de atadura fixam ou apoiam curativos em partes do corpo de formatos irregulares. Cada rolo tem uma ponta externa solta e uma ponta final no centro do rolo. A parte da superfície externa do rolo da atadura é colocada sobre a pele ou curativo do paciente. Pode-se usar uma variedade de formas de enrolar uma atadura, dependendo da parte do corpo onde a mesma será aplicada (ver Procedimento 48.6).

Terapia de calor e frio. Aplicações de calor úmido são terapeuticamente benéficas para melhorar a flexibilidade dos músculos e ligamentos; promover relaxamento e cicatrização; e aliviar espasmos, rigidez articular e dor. Há várias indicações para calor úmido; no entanto, isso é mais comumente usado após a fase aguda de uma lesão musculoesquelética e durante e depois de partos, cirurgias e tromboflebite superficial (Petrofsky et al., 2017; Szekeres et al., 2017). Aplicações de calor úmido incluem compressas mornas e bolsas de água quente comercialmente disponíveis, banhos quentes, banhos de imersão e banhos de assento. Há aplicações de calor úmido digitais que permitem que os pacientes controlem a temperatura da aplicação do calor. Calor seco também é usado para reduzir a dor e acelerar a cicatrização por aumentar o fluxo de sangue nos tecidos, podendo ser usado com pouca intensidade por um período mais prolongado com pouca chance de lesão tecidual (Petrofsky et al., 2016).

Terapia a frio refere-se à aplicação superficial de frio sobre a superfície da pele, com ou sem compressão e com ou sem dispositivos de recirculação mecânica para manter temperaturas frias (Chou et al., 2016). Terapia a frio se destina a tratar reações inflamatórias localizadas em uma parte do corpo que se apresentam na forma de edema, hemorragia, espasmo muscular ou dor. A melhora da mobilidade articular após terapia de frio está relacionada a redução da dor e do inchaço, inibição de espasmos musculares e redução da tensão muscular (Chatterjee, 2017; Quinlan et al., 2017). A terapia a frio é mais comumente usada imediatamente após lesões de tecidos moles e lesões musculoesqueléticas, como entorses ou distensões; porém, ela tem sido usada no contexto pós-operatório em pacientes submetidos a cirurgias ortopédicas, fusão espinal e discectomia lombar (Quinlan et al., 2017). Estudos clínicos envolvendo terapia de frio não demonstraram consistência e geralmente não verificaram diferenças em comparação à não utilização de terapia a frio na dor pós-operatória ou uso de analgésicos (Chou et al., 2016).

Reações corporais ao calor e frio. A exposição ao calor e ao frio causa reações sistêmicas e locais. Reações sistêmicas ocorrem por meio de mecanismos de perda de calor (sudorese e vasodilatação) ou mecanismos que promovam a conservação do calor (vasoconstrição e piloereção) e produção de calor (tremores) (ver Capítulo 30). Reações locais a calor e frio ocorrem pela estimulação das terminações nervosas sensíveis à temperatura que se encontram na pele. Essa estimulação envia impulsos da periferia para o hipotálamo, que percebe as sensações de temperatura local e desencadeia reações adaptativas para manter a temperatura normal do corpo. Se ocorrerem alterações ao longo das vias sensoriais de temperatura, a recepção e a eventual percepção dos estímulos são alteradas.

O corpo é capaz de tolerar amplas variações de temperatura. A temperatura normal da superfície da pele é de 34°C, mas os receptores de temperatura normalmente se adaptam rapidamente a temperaturas locais entre 15°C e 45°C. Dor se desenvolve quando as temperaturas locais ultrapassam essa faixa. Calor excessivo causa uma sensação de queimadura. O frio produz perda de sensibilidade antes da dor.

A capacidade de adaptação do corpo cria o maior problema para a proteção de pacientes contra lesões resultantes de temperaturas extremas. Uma pessoa inicialmente sente uma mudança extrema de temperatura, mas em pouco tempo, mal consegue percebê-la. Isso é perigoso, pois uma pessoa insensível a extremo calor ou frio pode sofrer graves lesões teciduais. Você precisa reconhecer os pacientes que estão sob maior risco de lesões por aplicação de calor ou frio (Tabela 48.11). Estímulos de calor e frio criam diferentes reações fisiológicas. A escolha de terapia com calor ou a frio depende das reações locais desejadas para a cicatrização das feridas.

Avaliação de tolerância à temperatura. Antes de aplicar terapias de calor ou frio, avalie a condição física do paciente em relação a sinais de possível intolerância a calor ou frio. Primeiramente, observe a área a ser tratada. Avalie a pele, procurando por quaisquer áreas abertas,

Tabela 48.11 Condições que aumentam o risco de lesão por aplicação de calor ou frio.

Condição	Fatores de risco
Pacientes muito jovens ou idosos	As camadas mais finas da pele das crianças aumentam o risco de queimaduras. Pacientes idosos têm menos sensibilidade à dor e podem não sentir nenhuma dor associada a aplicações de calor ou frio
Feridas abertas, ruptura da integridade da pele, estomas	Tecidos subcutâneos e viscerais são mais sensíveis a variações de temperatura. Eles também não contêm receptores de temperatura e menos receptores de dor
Áreas de edema ou formação de cicatriz	Ocorre uma redução da sensação a estímulos de temperatura devido ao espessamento das camadas da pele pelo acúmulo de fluidos ou formação de cicatriz
Doença vascular periférica (p. ex., diabetes, arteriosclerose)	Como consequência da circulação periférica reduzida, as extremidades são menos sensíveis a estímulos de temperatura e dor devido ao déficit circulatório e à lesão tecidual local. A aplicação de frio compromete ainda mais o fluxo sanguíneo
Confusão ou inconsciência	Percepção reduzida de estímulos sensoriais ou dolorosos. O paciente pode ser incapaz de se afastar do desconforto causado pela aplicação de calor ou frio ou de indicá-lo
Lesão na medula espinal	Alterações nas rotas nervosas impedem a recepção de estímulos sensoriais ou dolorosos
Abscesso dentário ou no apêndice	A infecção é altamente localizada. A aplicação de calor causa ruptura, com a disseminação sistêmica de microrganismos

como alterações na integridade da pele (p. ex., abrasões, feridas abertas, edema, hematomas, sangramentos ou áreas localizadas de inflamação) que aumentam o risco de lesão em um paciente. Pelo fato de que os médicos comumente prescrevem aplicações de calor e frio para áreas traumatizadas, a avaliação inicial da pele fornece um guia para a verificação de alterações cutâneas que possam ocorrer durante a terapia. Avalie a função neurológica, testando a sensação ao toque leve e a alfinetadas, e a leves variações de temperatura (ver Capítulo 30). A condição sensorial revela a capacidade de um paciente de reconhecer quando o calor ou o frio se tornam excessivos. Avalie o estado mental do paciente para ter certeza de que ele possa comunicar corretamente qualquer problema com a terapia com calor ou frio. O nível de consciência influencia a capacidade de sentir calor, frio e dor. Se o paciente está confuso ou não responde, o enfermeiro precisa fazer observações frequentes da integridade da pele depois que a terapia começar.

Avalie a presença de condições que contraindiquem a terapia de calor ou de frio. Não cubra uma área ativa de sangramento com aplicação de calor, pois o sangramento continuará. Aplicações de calor são contraindicadas quando um paciente tem uma inflamação aguda localizada, como apendicite, pois o calor pode causar rompimento do apêndice. Se o paciente tem problemas cardiovasculares, não é prudente aplicar calor em grandes partes do corpo, pois a massiva vasodilatação resultante interrompe o suprimento de sangue em órgãos vitais.

Frio é contraindicado se o local de uma lesão já estiver edematoso. Isso retarda ainda mais a circulação na área e previne a absorção de líquido intersticial. Se o paciente tem circulação prejudicada (p. ex., arteriosclerose), isso reduz ainda mais o suprimento de sangue na área afetada. Terapia a frio também é contraindicada na presença de neuropatia, pois o paciente é incapaz de perceber mudanças na temperatura e danos resultantes de temperaturas extremas. Outra contraindicação da terapia a frio é a presença de tremores. Aplicações de frio, às vezes, intensificam os tremores e aumentam perigosamente a temperatura corporal.

Se o paciente vive com uma doença vascular periférica, preste atenção especial à integridade das extremidades. Por exemplo, se a prescrição médica for aplicar uma compressa fria em uma extremidade inferior, avalie a circulação da perna verificando o tempo de enchimento capilar; observando a cor da pele; e palpando as temperaturas da pele, pulsos distais e áreas edematosas. Se sinais de inadequação circulatória estiverem presentes, é importante que você questione sobre a pertinência da prescrição.

Ao aplicar bolsas quentes ou frias, verifique se não há cabos partidos, fios desencapados, isolamento danificado e componentes de aquecimento expostos no equipamento elétrico. Certifique-se de que o equipamento que contém líquidos circulantes não apresente vazamentos. Verifique a uniformidade da distribuição de temperatura do equipamento.

Efeitos locais de aplicações de calor e frio. Estímulos quentes e frios criam diferentes reações fisiológicas. A opção pela terapia de calor ou frio depende das respostas locais desejadas para a cicatrização de uma ferida (Tabela 48.12).

Efeitos da aplicação de calor. Geralmente, o calor é bastante terapêutico, melhorando o fluxo sanguíneo em uma parte lesionada. Contudo, se for aplicado por 1 hora ou mais, o fluxo de sangue no corpo diminui por meio de vasoconstrição reflexa para controlar a perda de calor da área. Remoção periódica e reaplicação de calor local restauram a vasodilatação. Exposição contínua ao calor danifica as células epiteliais, causando vermelhidão, dor localizada e até mesmo formação de bolhas.

Efeitos da aplicação de frio. A aplicação de frio inicialmente diminui o inchaço e a dor. A exposição prolongada da pele ao frio resulta em vasodilatação reflexa. A incapacidade das células de receber fluxo adequado de sangue e de nutrientes resulta em isquemia tecidual. A pele inicialmente assume uma aparência hiperemiada, seguida de manchas azuis-arroxeadas, com adormecimento e dor tipo queimadura. Os tecidos cutâneos congelam mediante exposição a frio extremo.

Tabela 48.12 Efeitos terapêuticos de aplicações de calor e frio.

Reação fisiológica	Benefício terapêutico	Exemplos de condições tratadas
Terapia com calor		
Vasodilatação	Melhora o fluxo de sangue na parte lesionada do corpo	Artrite ou doença articular degenerativa
Redução da viscosidade do sangue	Promove a administração de nutrientes e a remoção de resíduos	Dor articular localizada ou entorses musculares
Redução da tensão muscular		Dor lombar
Aumento do metabolismo tecidual	Melhora a distribuição de leucócitos e antibióticos no local da ferida	Cólicas menstruais
Aumento da permeabilidade dos capilares		Hemorroida e inflamação perianal e vaginal
	Promove relaxamento muscular	Abscessos cutâneos locais
	Reduz a dor de espasmos ou rigidez	
	Aumenta o fluxo sanguíneo	
	Proporciona calor local	
	Promove o movimento de produtos residuais e nutrientes	
Terapia a frio		
Vasoconstrição	Reduz o fluxo sanguíneo no local lesionado, previne a formação de edema	Imediatamente após trauma direto (p. ex., entorses, distensões, fraturas, espasmos musculares)
Anestesia local	Reduz a inflamação	
Metabolismo celular reduzido	Reduz a dor localizada	Laceração superficial ou ferida perfurante
Aumento da viscosidade do sangue	Reduz a demanda de oxigênio dos tecidos	Queimaduras leves
Diminuição da tensão muscular	Promove a coagulação do sangue no local lesionado	Após injeções
	Alivia a dor	Dor crônica de artrite, trauma articular ou dor muscular de início tardio; inflamação

Fatores que influenciam a tolerância ao calor e ao frio. A reação do corpo a terapias de calor e frio depende dos seguintes fatores:

- Uma pessoa consegue tolerar melhor exposições de curta duração a temperaturas extremas do que exposições prolongadas
- Camadas de pele expostas e certas áreas de pele (p. ex., pescoço, aspecto interno do punho e antebraço e região perineal) são mais sensíveis a variações de temperatura. O pé e a palma da mão são menos sensíveis
- O corpo reage melhor a pequenos ajustes de temperatura. Se uma parte do corpo estiver fria e um estímulo quente tocar a pele, a reação é maior do que se a pele já estivesse quente
- Uma pessoa tem menos tolerância a alterações de temperatura às quais uma grande parte do corpo é exposta
- A tolerância a variações de temperatura muda com a idade. Pacientes muito jovens ou idosos são mais sensíveis ao calor e ao frio
- Se a condição física de um paciente reduz a recepção ou percepção de estímulos sensoriais, a tolerância a extremos de temperaturas é alta, mas o risco de lesões também é alto
- Uma distribuição irregular de temperatura sugere que o equipamento não está funcionando corretamente.

Aplicação de terapias de calor e frio. Um pré-requisito para usar aplicação de calor ou frio é obter uma prescrição médica, da qual devem constar o local do corpo a ser tratado e o tipo, frequência e duração da aplicação. Diretrizes de segurança para uso de calor e frio estão resumidas no Boxe 48.12. Consulte o manual de procedimentos da instituição para as temperaturas corretas a serem usadas.

Você pode administrar aplicações de calor e de frio nas formas úmida ou seca. O tipo de ferida ou lesão, a localização da parte do corpo e a presença de drenagem ou inflamação são fatores a serem considerados ao selecionar aplicações secas ou úmidas. O Boxe 48.13 resume as vantagens e desvantagens de ambas.

Compressas quentes e úmidas. Compressas quentes e úmidas melhoram a circulação, aliviam edemas e promovem a consolidação da drenagem purulenta. Uma compressa é um pedaço de curativo de gaze umedecido com uma solução aquecida prescrita. O calor de compressas quentes se dissipa rapidamente. Para manter uma temperatura constante, a compressa precisa ser trocada frequentemente. Você pode usar uma camada de filme plástico ou uma toalha seca para isolar a compressa e manter o calor. O calor úmido promove vasodilatação e evaporação do calor da superfície da pele. Por esse motivo, o paciente pode sentir-se frio. Sempre tente controlar correntes de ar no quarto e mantenha o paciente coberto com um cobertor ou robe.

Banhos de imersão quentes. A imersão de uma parte do corpo em uma solução aquecida promove a circulação, diminui edemas, aumenta o relaxamento muscular e proporciona uma maneira de aplicar solução medicinal. Às vezes, um banho de imersão também é acompanhado por colocar curativos em uma parte do corpo e saturá-los com a solução aquecida.

Posicione o paciente confortavelmente, coloque protetores impermeáveis sob a área a ser tratada e aqueça a solução a aproximadamente 40,5° a 43°C. Despeje a solução em uma bacia ou recipiente limpo ou estéril e então mergulhe a parte do corpo apropriada. Cubra o recipiente e a extremidade com uma toalha para reduzir a perda de calor. Normalmente, é necessário remover a solução que já esfriou e adicionar solução aquecida após aproximadamente 10 minutos. O desafio é manter a solução em uma temperatura constante. Nunca adicione uma solução mais quente enquanto a parte do corpo permanece imersa. Após qualquer imersão, seque bem a parte do corpo para prevenir maceração.

Banhos de assento. Pacientes submetidos a cirurgia retal, episiotomia durante o parto, hemorroidas dolorosas ou inflamação vaginal se beneficiam de banhos de assento, nos quais apenas a região pélvica fica imersa em líquidos mornos ou, em algumas situações, frios. O paciente se senta em uma banheira ou em uma cadeira ou bacia especial que é encaixada no assento do vaso sanitário de forma que as pernas e os pés fiquem fora da água. Mergulhar todo o corpo causa vasodilatação disseminada e anula o efeito da aplicação de calor local na região pélvica.

A temperatura desejada para um banho de assento depende de se a finalidade é promover relaxamento ou limpar uma ferida. Geralmente é necessário acrescentar água morna ou fria durante o procedimento para manter uma temperatura constante, o que normalmente dura 20 minutos. Constam nos manuais de procedimentos das instituições

---

Boxe 48.12 Sugestões de segurança para a aplicação de terapia de calor ou a frio

- *Explique* ao paciente quais são as sensações que ele terá durante o procedimento
- *Prevenção:* lesões causadas por terapias de calor e frio são preveníveis
- *Oriente* o paciente de que as camadas de pele expostas são mais sensíveis à aplicação de calor e frio do que a pele íntegra. Portanto, oriente o paciente e sua família a proteger a pele ao aplicar terapia de calor ou de frio
- *Oriente* o paciente a relatar imediatamente alterações na sensação ou desconforto
- *Dê* um cronômetro ou relógio para que o paciente possa ajudar o enfermeiro a marcar o tempo de aplicação
- *Verifique* o paciente e a pele frequentemente a cada 20 min durante a terapia. Observe se há vermelhidão excessiva, dor ou formigamento
- *Mantenha* o sistema de chamada de enfermagem ao alcance do paciente
- *Consulte* as políticas e o manual de procedimentos da instituição para saber quais são as temperaturas seguras
- *Não* permita que o paciente ajuste os parâmetros de temperatura
- *Não* permita que o paciente mova uma aplicação ou coloque as mãos no local da ferida
- *Não* coloque o paciente em uma posição que impeça seu afastamento da fonte de temperatura
- *Não* deixe sozinhos aqueles pacientes que não são capazes de sentir alterações de temperatura ou de se afastar da fonte da temperatura

---

Boxe 48.13 Seleção de aplicações secas ou úmidas

Vantagens

Aplicações úmidas
- Aplicações úmidas reduzem o ressecamento da pele e amolecem o exsudato da ferida
- Compressas úmidas se adaptam bem à maioria das áreas do corpo
- Calor úmido penetra profundamente nas camadas de tecidos
- Calor úmido não promove sudorese e perda insensível de líquidos.

Aplicações secas
- Calor seco apresenta menos risco de queimaduras de pele do que a maioria das aplicações
- As aplicações secas não causam maceração da pele
- Calor seco retém a temperatura por mais tempo, pois não ocorre evaporação.

Desvantagens

Aplicações úmidas
- A exposição prolongada causa maceração da pele
- O calor úmido esfria rapidamente devido à evaporação da umidade
- Calor úmido cria mais risco de queimaduras de pele pois a umidade conduz calor.

Aplicações secas
- Calor seco aumenta a perda de líquidos pelo corpo pelo suor
- Aplicações secas não penetram profundamente nos tecidos
- Calor seco causa aumento do ressecamento da pele.

as temperaturas de segurança recomendadas para a água. Uma bacia descartável para banho de assento contém um anexo que lembra uma bolsa de enema, que permite a introdução gradativa de mais água.

Previna a superexposição dos pacientes colocando toalhas de banho sobre seus ombros e coxas e controlando as correntes de ar. O paciente deve ser capaz de se sentar na bacia ou banheira com os pés apoiados no chão e sem pressão sobre o sacro ou coxas. Devido ao fato de que a exposição de uma grande parte do corpo ao calor causa vasodilatação extensiva, avalie o pulso e observe a cor do rosto e pergunte se o paciente está sentindo tontura ou náuseas.

Bolsas comercialmente disponíveis para aplicação de calor e frio. Bolsas descartáveis comercialmente disponíveis e prontas para uso aplicam calor seco sobre uma área lesionada. As substâncias químicas se misturam e liberam calor quando sua embalagem é batida, amassada ou apertada. As instruções na embalagem recomendam o tempo de aplicação do calor.

Existem também bolsas de aplicação de frio comercialmente disponíveis semelhantes às de aplicação de calor seco. Elas vêm em diversos formatos e tamanhos para aplicação em diferentes partes do corpo. Quando for usar compressas de frio, observe se ocorrem reações adversas, como ardência ou adormecimento, manchas na pele, vermelhidão, palidez extrema e manchas azuladas na pele.

Compressas frias úmidas e secas. O procedimento de aplicação de compressas úmidas frias é o mesmo que para as compressas quentes. Aplique compressas frias por 20 minutos a uma temperatura de 15°C para aliviar inflamação e inchaço. Você pode usar compressas limpas ou estéreis.

Banhos de imersão frios. O procedimento para preparação de banhos de imersão frios é o mesmo que para os quentes. A temperatura desejada para uma imersão fria de 20 minutos é de 15°C. Controle correntes de ar e use cobertas externas para proteger o paciente de resfriados. Geralmente é necessário adicionar água fria durante o procedimento para manter a temperatura constante.

Bolsa de gelo ou máscaras. Para pacientes com entorses musculares, hemorragia localizada ou hematoma, ou que tenham sido submetidos a cirurgia odontológica, uma bolsa de gelo é ideal para prevenir a formação de edema, controlar o sangramento e anestesiar a parte do corpo. O uso adequado da bolsa requer os seguintes passos:

1. Encher a bolsa com água, fechar com a tampa, virar de cabeça para baixo para verificar se há vazamentos e jogar fora a água
2. Encher dois terços da bolsa com gelo moído, para que a bolsa possa se encaixar facilmente sobre uma parte do corpo
3. Solte qualquer ar de dentro da bolsa apertando suas laterais antes de colocar a tampa, pois excesso de ar interfere na condução do frio
4. Seque qualquer excesso de umidade
5. Cubra a bolsa com uma toalha, flanela ou fronha
6. Aplique a bolsa no local lesionado por 30 minutos; você pode reaplicar a bolsa em 1 hora.

❖ Avaliação

A avaliação de pacientes que têm feridas requer a aplicação de pensamento crítico na realização dos julgamentos clínicos para avaliar as alterações no processo de cicatrização. Uma avaliação cuidadosa permite que você determine a eficácia das intervenções de enfermagem para a redução e tratamento de lesões por pressão e outras feridas. A aplicação de pensamento crítico durante a avaliação garante um olhar abrangente e completo da resposta do paciente às terapias de enfermagem e se os desfechos são alcançados. Os desfechos ideais são prevenir lesões de pele, reduzir outras lesões na pele e tecidos subjacentes e promover a cicatrização da ferida com restauração da integridade da pele.

Pelos olhos do paciente. Colabore com o paciente e o familiar cuidador no processo de avaliação. Analise se suas expectativas foram alcançadas. Por exemplo, o paciente está satisfeito com as medidas de conforto utilizadas durante o cuidado da ferida? Feridas crônicas, como, por exemplo, lesões por pressão, levam tempo para serem curadas; portanto, é provável que haja necessidade de cuidados domiciliares. O paciente e o familiar cuidador sentem que a educação sobre cuidados com a ferida em casa trouxe confiança e conhecimento necessários para cuidar da ferida em casa? O paciente e o familiar cuidador acham que têm as informações necessárias para saber quando relatar um problema com uma ferida? Pergunte ao paciente e ao familiar cuidador se alguma expectativa não foi atendida. Se as expectativas do paciente e do familiar cuidador não tiverem sido atendidas, novamente aplique pensamento crítico baseado no que você sabe sobre o paciente, revise seu plano de cuidados e selecione as melhores maneiras de auxiliar e reeducar.

Desfechos do paciente. Os desfechos selecionados para um paciente no plano de cuidados são os marcos que você espera que o paciente alcançará. Cada paciente terá desfechos exclusivos dependendo de condições preexistentes e se ele tem uma ferida real ou está em risco de desenvolvê-la. Avalie as intervenções de enfermagem para a redução e tratamento de lesões por pressão determinando a resposta do paciente e comparando-a com os desfechos esperados para determinar se o paciente alcançou cada desfecho (Figura 48.30).

Kelly inclui a Sra. Stein na avaliação dos resultados de seu cuidado. A Sra. Stein observa que sua dor na incisão e no quadril estão menores, ela reporta dor nível 2 ou 3 na escala de zero a dez e está muito satisfeita em não estar usando medicamento opioide. A Sra. Stein consegue mudar de posição no leito e está mais ativa na fisioterapia. Kelly diz à Sra. Stein que o aumento de atividade ajudou a reduzir a vermelhidão em sua região sacra e ajudou a melhorar a condição de lesão por pressão de estágio 2. Kelly aproveita o momento para reforçar a educação da paciente em relação a controle da dor e mobilidade, e pergunta à Sra. Stein quando ela tomará algum medicamento para dor e como ela vai lidar com sua atividade de mobilidade.

Você avaliará pacientes com integridade da pele prejudicada continuamente ao conduzir as mesmas avaliações da pele realizadas anteriormente para detectar ruptura da integridade da pele e para a condição da ferida. Por exemplo, durante contato direto com o paciente, se o paciente continuar diaforético ou incontinente, inspecione a condição da pele e repita qualquer medida preditiva validada para determinar a atual condição da pele e decidir se são necessárias terapias adicionais para tratar a umidade da pele do paciente. Use uma ferramenta validada de avaliação de feridas quando adequado. A avaliação oferece informações relacionadas ao progresso da cicatrização de ferida se existirem novos riscos de integridade da pele prejudicada e a atual manutenção da integridade da pele do paciente.

Se os desfechos identificados não forem alcançados em um paciente com integridade da pele prejudicada, as seguintes perguntas devem ser feitas:

- A etiologia do déficit da pele foi considerada? Os elementos de pressão, atrito, cisalhamento e umidade foram identificados, e o plano de cuidados diminuiu a contribuição de cada um desses elementos?
- A cicatrização da ferida foi promovida pela disponibilização de um ambiente úmido protegido na ferida?
- A nutrição foi avaliada e foi desenvolvido um plano de cuidados que fornecesse ao paciente as preferências alimentares contendo as calorias necessárias para promover a cicatrização?

Por fim, avalie a necessidade de encaminhamentos adicionais a outros especialistas em cuidados de feridas e lesões por pressão, como um estomaterapeuta ou a equipe de cuidados com feridas. O cuidado de pacientes com lesões por pressão ou feridas requer uma abordagem de equipe interprofissional.

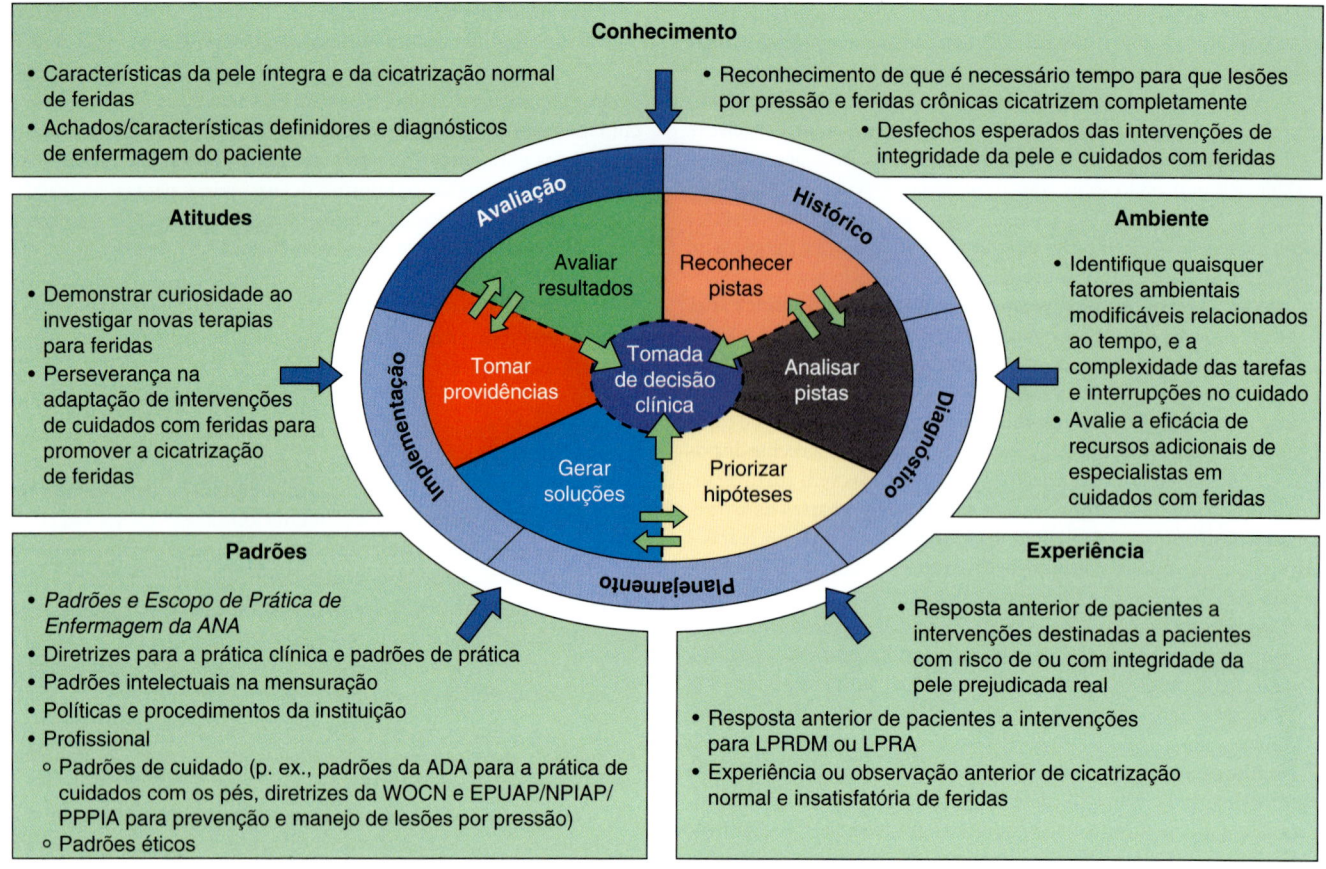

Figura 48.30 Modelo de pensamento crítico para integridade da pele e avaliação dos cuidados com feridas. *ADA*, American Diabetes Association; *ANA*, American Nurses Association; *EPUAP*, European Pressure Ulcer Advisory Panel; *LPRA*, lesão de pele relacionada com adesivo médico; *LPRDM*, lesão por pressão relacionada com dispositivo médico; *NPIAP*, National Pressure Injury Advisory Panel; *PPPIA*, Pan Pacific Pressure Injury Alliance; *WOCN*, Wound, Ostomy, and Continence Nurses Society. (Copyright de Modelo de Medida de Julgamento Clínico © NCSBN. Todos os direitos reservados.)

Diretrizes para segurança do paciente

Garantir a segurança do paciente é uma função essencial do enfermeiro. Use julgamento clínico sólido comunicando-se claramente com os membros da equipe de saúde, avaliando e analisando os achados clínicos do paciente e incorporando as prioridades do paciente em relação ao cuidado e suas preferências; use as melhores evidências, aplicando padrões profissionais, quando estiver selecionando as intervenções a serem usadas na realização dos cuidados do paciente. Quando for realizar os procedimentos deste capítulo, lembre-se dos pontos a seguir para garantir um cuidado seguro, centrado no paciente.

- Ao trocar curativos de feridas, siga a devida técnica asséptica. Mantenha um saco plástico ao alcance para descarte de curativos e prevenção de contaminação cruzada. Mantenha um par adicional de luvas ao alcance em caso de contaminação ou de avaliação adicional de uma ferida
- Realize a avaliação de risco de lesão por pressão em todos os pacientes que apresentam um ou mais fatores de risco mediante sua entrada em um contexto de cuidados agudos, cuidados domiciliares, cuidados paliativos especializados, ou estabelecimento de cuidados prolongados (EPUAP, NPIAP, PPPIA, 2019b, WOCN, 2016). Use uma ferramenta de avaliação de risco; a escala Braden é uma das escalas mais utilizadas e pesquisadas (Bryant e Nix, 2016a)
- Inspecione a pele pelo menos uma vez/dia ou de acordo com as políticas locais, e anote e documente todos os pontos de pressão. Modifique a frequência das avaliações da pele e da ferida e a frequência dos cuidados da pele com base nos fatores de risco do paciente e/ou na condição da ferida
- Use abordagens para minimizar atrito e cisalhamento. Use lençóis de elevação redutores de atrito ao reposicionar pacientes para reduzir o atrito da pele contra os lençóis. Eleve a cabeceira do leito até no máximo 30° (a menos que medicamente contraindicado) para prevenir que o paciente escorregue e sofra uma lesão por cisalhamento (WOCN, 2016)
- Quando o paciente tem histórico prévio de lesão por pressão ou danos cutâneos, a área cicatrizada apresenta maior risco de ruptura da integridade da pele do que a pele saudável sem ferida
- Doenças crônicas, principalmente doença vascular e diabetes melito, aumentam o risco do paciente de desenvolver lesão por pressão e impedem a cicatrização de feridas

Capítulo 48 Integridade da Pele e Cuidado de Feridas

Procedimento 48.1 — Avaliação e estratégias de prevenção para desenvolvimento de lesões por pressão

Delegação e colaboração

O procedimento de avaliação do risco de lesão por pressão não pode ser delegado aos técnicos/auxiliares de enfermagem. O enfermeiro os orienta a:

- Mudar com frequência a posição do paciente e usar posições específicas individualizadas para cada paciente
- Manter a pele do paciente seca e administrar medidas de higiene após episódios de incontinência fecal e urinária ou exposição da pele a drenagens de feridas
- Relatar quaisquer alterações na pele do paciente, como vermelhidão ou ruptura da pele do paciente
- Relatar qualquer vermelhidão e/ou abrasão causadas por dispositivos médicos.

Material

- Ferramenta de avaliação de risco (use a ferramenta aprovada pela instituição; ver política local)
- Registro de documentação
- Colchões, leitos ou almofadas de cadeira para redistribuição de pressão, conforme a necessidade
- Dispositivos assistivos de posicionamento
- Luvas de procedimentos.

Passo	Justificativa
Histórico de enfermagem	
1. Identifique o paciente utilizando pelo menos dois tipos de identificação (p. ex., nome e data de nascimento ou nome e número do prontuário) de acordo com as políticas locais.	Garante que o paciente certo seja tratado. Atende às normas de The Joint Commission e aumenta a segurança para o paciente (TJC, 2021).
2. Revise o prontuário eletrônico do paciente, incluindo as prescrições médicas e anotações da enfermagem, para avaliar o risco do paciente de formação de lesão por pressão:	Identifica fatores específicos que colocam o paciente em risco e a necessidade de administrar cuidados preventivos (Haesler, 2017; EPUAP/NPIAP/PPPIA, 2019a; EPUAP/NPIAP/PPPIA, 2019b).
a. Paralisia ou imobilização causada por dispositivos restritivos.	O paciente não consegue se virar ou se reposicionar sozinho para aliviar a pressão.
b. Presença de dispositivos médicos, como sonda nasogástrica (SNG), cateteres de oxigênio, vias respiratórias artificiais, tubos de drenagem ou dispositivos mecânicos (Doughty e McNichol, 2016).	Dispositivos médicos têm potencial de exercer pressão nas narinas ou orelhas dos pacientes ou em tecidos adjacentes aos dispositivos, como vias respiratórias artificiais e tubos de drenagem (da Silva Galetto et al., 2019; Pittman et al., 2015).
(1) Se não for clinicamente contraindicado, remova o dispositivo para avaliar a pele e os tecidos sob e ao redor de cada dispositivo pelo menos a cada 12 h. Quando possível, reposicione o dispositivo (Cooper et al., 2020).	Esses dispositivos são geralmente feitos de plástico rígido para manter a funcionalidade dos mesmos (p. ex., máscaras de oxigênio). A área pressionada assume a mesma configuração que o dispositivo (Cooper et al., 2020; WOCN, 2016).

JULGAMENTO CLÍNICO: *realize avaliações mais frequentes quando os pacientes apresentarem desvios de líquidos, edema ou diaforese (Cooper et al., 2020).*

c. Perda sensorial (p. ex., hemiplegia SCI).	O paciente é incapaz de sentir o desconforto causado pela pressão e não muda de posição por conta própria.
d. Distúrbios circulatórios (p. ex., doenças vasculares periféricas, alterações vasculares devido a diabetes melito, neuropatia).	Reduz a perfusão das camadas dos tecidos da pele.
e. Febre.	Aumenta as demandas metabólicas dos tecidos. A diaforese que a acompanha deixa a pele úmida.
f. Anemia.	A redução dos níveis de hemoglobina diminui a capacidade do sangue de transportar oxigênio e a quantidade de oxigênio disponível nos tecidos.
g. Desnutrição: perda de peso, perda de massa muscular ou gordura subcutânea.	Nutrição inadequada leva a perda de peso, atrofia muscular e redução da massa tecidual. Deficiências de nutrientes resultam em cicatrização prejudicada ou atrasada (Stotts, 2016a).
h. Incontinência fecal ou urinária.	A pele exposta à umidade prolongada desenvolve LPAU, e tal exposição aumenta o risco de lesão por pressão (Francis, 2020). Umidade excessiva macera a pele (McNichol et al., 2018; Ayello, 2017).
i. Sedação pesada e anestesia.	A sedação altera a percepção sensorial e o paciente não percebe a pressão e a troca de posição.
j. Idade.	Neonatos e crianças muito pequenas apresentam alto risco, sendo a cabeça o local mais comum de ocorrência de lesão por pressão (WOCN, 2016).
k. Desidratação.	Resulta na redução da elasticidade e turgor da pele.
l. Edema.	Tecidos edemaciados são menos tolerantes à pressão, ao atrito e ao cisalhamento.
m. Presença de lesões por pressão.	Limitam as superfícies disponíveis para mudanças de posição, colocando os tecidos disponíveis em maior risco.
n. História de lesão por pressão.	A resistência à tração da pele de lesão por pressão previamente cicatrizada é de 80% ou menos; portanto, essa área não consegue tolerar tanta pressão quanto áreas não danificadas de pele (Doughty e Sparks, 2016).
3. Avalie conhecimento, experiência e letramento em saúde do paciente ou do familiar cuidador.	Garante que o paciente e o familiar cuidador tenham capacidade de obter, comunicar, processar e compreender informações básicas de saúde (CDC, 2021).
4. Avalie o nível de conforto do paciente em uma escala de dor de zero a dez. Se o paciente estiver com dor, administre o analgésico prescrito 30 min antes da avaliação.	Pacientes com dor não conseguirão mudar de posições confortavelmente ou tolerar uma avaliação completa da pele.

(continua)

Procedimento 48.1 — Avaliação e estratégias de prevenção para desenvolvimento de lesões por pressão (Continuação)

Passo	Justificativa
5. Escolha uma ferramenta de avaliação de risco aprovada pela instituição, como a escala Braden ou a escala Norton. Realize a avaliação de risco, assim que o paciente for admitido no estabelecimento de cuidados de saúde e repita regularmente ou quando houver uma mudança significativa da condição do paciente (ver política da instituição) (WOCN, 2016).	Ferramentas de avaliação de risco válidas e confiáveis avaliam o risco de um paciente desenvolver uma lesão por pressão. A identificação dos fatores de risco que contribuem para a possibilidade de ruptura da integridade da pele permite que você objetive intervenções específicas para reduzir o risco.

JULGAMENTO CLÍNICO: em ambientes de cuidados agudos, realize uma avaliação inicial em até 8 h após a admissão e reavalie a cada 24 h ou conforme a condição do paciente for mudando; em áreas de cuidados críticos, realize a avaliação no momento da admissão e reavalie a cada 24 h ou conforme a condição do paciente for mudando; e, em ambientes de cuidados prolongados e de cuidados domiciliares, realize a avaliação no momento da admissão. Em ambientes de cuidados prolongados reavalie semanalmente e depois de acordo com os padrões da instituição ou quando a condição do paciente mudar. No ambiente de cuidados domiciliares, reavalie a cada visita do enfermeiro (Tabela 48.4).

Passo	Justificativa
6. Obtenha a pontuação de risco (Tabela 48.5) e avalie seu significado com base nas características exclusivas do paciente. Pesquisas identificaram pontuações da escala de Braden em populações específicas de pacientes: Pacientes de cuidados intensivos ≤ 14; idosos ≤ 14 (Alderden et al., 2017).	A pontuação de corte de risco depende do instrumento utilizado. A pontuação envolve a identificação dos fatores de risco contribuintes e a minimização destes déficits específicos (Alderden et al., 2017; Ayello, 2017).
7. Feche a porta do quarto ou as cortinas ao redor do leito.	Mantém a privacidade do paciente.
8. Higienize as mãos. Avalie a condição da pele do paciente, focando em pontos de pressão (Figura 48.9). Calce luvas se necessário com feridas abertas e/ou drenantes.	O peso do corpo sobre proeminências ósseas coloca a pele subjacente em risco de desenvolvimento de lesões de pele.
a. Inspecione se há manchas na pele (ver Boxe 48.2 para pacientes com pele altamente pigmentadas); observe qualquer vermelhidão.	Pacientes com pele muito pigmentada também devem ter a temperatura e a umidade da pele avaliadas (WOCN, 2016)
b. Inspecione se há presença de palidez e manchas.	Hipoxia persistente nos tecidos que estavam sob pressão, uma reação fisiológica anormal.
c. Inspecione a ausência de camadas superficiais de pele.	Representa início da formação de lesão por pressão; normalmente uma ferida de espessura parcial que pode ter resultado de atrito e/ou cisalhamento.
d. Inspecione mudanças na temperatura da pele, edema e consistência do tecido, principalmente em indivíduos com pele altamente pigmentada (EPUAP, NPIAP, PPPIA, 2019a).	Calor localizado, edema e induração foram identificados como sinais de alerta de desenvolvimento de lesão por pressão. Por nem sempre ser possível observar alterações na cor da pele de pessoas de pele mais escura, estes sinais adicionais devem ser considerados na avaliação (EPUAP, NPIAP, PPPIA, 2019a).
e. Inspecione se há drenagem na ferida.	Drenagem de feridas aumenta o risco de ruptura da integridade da pele por ser cáustica para a pele e tecidos subjacentes.
	As linhas de dispositivos de drenagem (p. ex., Jackson-Pratt, Hemovac®) causam pressão sob o dispositivo e sobre a pele adjacente (EPUAP/NPIAP/PPPIA, 2019a).
f. Palpe para verificar a consistência dos tecidos (sensação firme ou mole) e/ou palpe para verificar se há reações sensoriais anormais (Nix, 2016).	
g. Use as pontas de seus dedos para palpar a área manchada na pele e sob e ao redor de dispositivos médicos, solte o dedo e verifique se há branqueamento. Se à palpação houver uma área de vermelhidão branqueável (ficar mais clara), isso indica hiperemia reativa (que é uma reação normal); o tecido não está em risco de desenvolver uma lesão. Se a área não branquear, suspeite de lesão tecidual e reavalie em 1 h.	Tecido não branqueável à palpação indica hiperemia reativa anormal, uma indicação de possível lesão isquêmica.
9. Avalie a pele e os tecidos ao redor e sob os dispositivos médicos a cada troca de turno da enfermagem para ver se há outras áreas com potencial de desenvolvimento de lesão por pressão resultante de dispositivos médicos (Black e Kalowes, 2016) (Tabela 48.1).	Pacientes de alto risco precisam de avaliações mais frequentes e têm múltiplos pontos de necrose por pressão causados por dispositivos médicos em outras áreas, além de proeminências ósseas (Chaboyer et al., 2017). Pacientes com maior risco de LPRDM são pessoas que requerem ventilação mecânica ou pessoas que são vulneráveis a alterações fluídicas e/ou edema (EPUAP/NPIAP/PPPIA, 2019a).
	Pontos de pressão ao redor de dispositivos médicos (p. ex., cânula e máscaras de oxigênio, linhas de drenagem) podem causar lesão por pressão no tecido subjacente que pode se tornar lesão por pressão de espessura total (PUAP/NPIAP/PPPIA, 2019a). Normalmente, a LPRDM assume o mesmo tamanho e formato do dispositivo que causou a lesão (EPUAP/NPIAP/PPPIA, 2019a).
a. Narinas: SNG, sonda de alimentação, cânula de oxigênio.	Pressão nas narinas ocorre por meio de esparadrapo e outros materiais usados para fixar SNG.

Capítulo 48 Integridade da Pele e Cuidado de Feridas — 1497

Procedimento 48.1	Avaliação e estratégias de prevenção para desenvolvimento de lesões por pressão (Continuação)

Passo	Justificativa
b. Orelhas: cânula de oxigênio, travesseiros.	Equipamento de oxigênio é um risco significativo de lesões por pressão (Padula et al., 2017). As orelhas e pontas das narinas do paciente estão em risco de lesões por pressão causadas pela cânula nasal (Black et al., 2015; Schallom et al., 2015).
c. Língua e lábios: via respiratória oral, tubo endotraqueal (TET).	Pressão pode resultar de uma via respiratória artificial e de materiais utilizados para fixar a via respiratória (Padula et al., 2017; Black et al., 2015).
d. Testa: dispositivo de oximetria de pulso.	O adesivo pode causar bolhas na pele.
e. Tubos de drenagem ou para outros fins.	O estresse e a pressão exercidos contra o tecido no ponto de saída ou pela posição do tubo sob qualquer parte do corpo do paciente pode causar lesão de pele (Black et al., 2015).
f. Cateter uretral de demora (Foley).	Para pacientes do sexo feminino, o cateter pode exercer pressão sobre os lábios, principalmente quando há edema. Para pacientes do sexo masculino, a pressão do cateter não devidamente fixado pode aplicar pressão na ponta do pênis e na uretra (Black et al., 2015).
g. Dispositivos ortopédicos e de posicionamento, como gessos, colares cervicais, talas.	Dispositivos aplicados têm potencial de causar pressão na pele e tecidos subjacentes e adjacentes (Black et al., 2015).
h. Meias de compressão.	Meias de compressão têm potencial de causar pressão, principalmente se não servirem direito ou se se descerem na perna (Black et al., 2015).

JULGAMENTO CLÍNICO: *meias de compressão devem ser totalmente removidas para avaliar adequadamente os pés, calcanhares e pernas.*

i. Dispositivos de imobilização e contenção.	Pontos de pressão podem ocorrer caso o dispositivo esteja apertado demais ou mal colocado, ou se o paciente ficar se contorcendo contra o dispositivo.
10. Remova e descarte as luvas e higienize as mãos.	Reduz a transmissão de microrganismos.
11. Observe quais são as posições preferidas do paciente quando ele está no leito ou na cadeira.	Posições preferidas fazem com que o peso do corpo seja colocado sobre certas proeminências ósseas. A presença de contraturas pode resultar em pressão exercida em locais inesperados.
12. Observe a capacidade do paciente de iniciar e ajudar nas mudanças de posição.	A possibilidade de pressão, atrito e cisalhamento aumenta quando o paciente é totalmente dependente de outras pessoas para mudar de posição.
13. Avalie o conhecimento e a experiência do paciente com técnicas de prevenção de lesões por pressão.	Revela a necessidade de instruir e/ou apoiar o paciente.
14. Avalie os objetivos ou preferências do paciente em relação a como o reposicionamento será realizado ou o que o paciente espera.	Permite que o cuidado seja individualizado ao paciente.

Planejamento

1. Feche a porta do quarto e as cortinas ao redor do leito e posicione o paciente de forma que somente a área que será examinada no momento esteja exposta.	Proporciona privacidade e exposição da área para avaliação.
2. Prepare e organize os materiais. Certifique-se de ter a ferramenta de avaliação de risco correta à beira do leito.	Preparar os materiais antes do procedimento ajuda a garantir uma área limpa e livre de distrações para organizar os materiais relacionados ao procedimento.
3. Explique o(s) procedimento(s) e sua finalidade para o paciente e para o familiar cuidador.	Diminui a ansiedade e oferece uma oportunidade de ensino.

Implementação

1. Higienize as mãos. Se o paciente tiver feridas abertas e drenantes, calce luvas de procedimentos.	Reduz a transmissão de microrganismos
2. Implemente as diretrizes preventivas adaptadas da *Guideline for Prevention and Management of Pressure Ulcers* da WOCN (WOCN, 2016).	Reduz o risco do paciente de desenvolver lesão por pressão.
3. Após a avaliação inicial, continue inspecionando a pele pelo menos uma vez/dia de acordo com a política da instituição.	
a. Observe a pele do paciente; preste atenção especial a proeminências ósseas e áreas ao redor e sob dispositivos hospitalares e sondas. Se você encontrar uma área hiperemiada, aperte delicadamente a área com o dedo (usando luvas) e verifique se fica branca. Se a área não branquear, suspeite de lesão tecidual, e verifique novamente em 1 h. Qualquer descoloração pode variar de rosa a vermelho intenso.	A inspeção rotineira da pele é fundamental para avaliar os riscos e para selecionar intervenções de redução de risco (WOCN, 2016). Vermelhidão persistente quando a pele de pigmentação clara é pressionada indica lesão tecidual. Se a área hiperemiada branquear (ficar de cor mais clara), isso indica que a pele não está em risco de perda de integridade.

(continua)

Procedimento 48.1 — Avaliação e estratégias de prevenção para desenvolvimento de lesões por pressão (Continuação)

Passo	Justificativa
JULGAMENTO CLÍNICO: não massageie áreas hiperemiadas, pois isso pode causar mais trauma ao tecido. Áreas hiperemiadas indicam danos no vaso sanguíneo, e massageá-lo pode possivelmente danificar os tecidos subjacentes (EPUAP/NPIAP/PPPIA, 2019a; Bryant e Nix, 2016b).	
b. Se o paciente tem uma pele de pigmentação escura, procure por alterações na cor que difiram da sua cor normal de pele.	Peles de pigmentação escura podem não branquear. Uma mudança de cor pode ocorrer no local da pressão; essa mudança de cor é diferente da cor normal da pele do paciente (EPUAP, NPIAP, PPPIA, 2019a; EPUAP/NPIAP/PPPIA, 2019b) (Boxe 48.2).
4. A cada troca de turno, verifique todos os tratamentos e dispositivos auxiliares em relação a possíveis pontos de pressão.	A pressão destes dispositivos aumenta o risco sobre proeminências ósseas e outras áreas.
a. Verifique se o dispositivo está corretamente ajustado, posicionado e fixado.	Dispositivos médicos de tamanho, posicionamento e fixação incorretos podem causar pressão excessiva e atrito entre o dispositivo e a pele subjacente (Cooper et al., 2020).
b. Considere proteger a pele subjacente em risco com um curativo de proteção (silicone, hidrocoloide).	Curativos absorvem umidade do corpo e protegem a pele subjacente contra pressão (Cooper et al., 2020; Black et al., 2015).
JULGAMENTO CLÍNICO: inspecione a pele ao redor e abaixo de dispositivos ortopédicos (p. ex., colar cervical, braçadeiras ou gessos). Observe qualquer abrasão ou calor em áreas onde os dispositivos podem ficar esfregando na pele. Além disso, um dispositivo pode resultar em alteração do microclima na interface pele-dispositivo, dessa forma aumentando o risco de lesão (EPUAP/NPIAP/PPPIA, 2019a; WOCN, 2016).	
5. Remova e descarte as luvas; higienize as mãos. Reaplique as luvas caso haja previsão de exposição a fluidos corporais durante as intervenções.	Reduz a transmissão de microrganismos.
6. Revise a pontuação da avaliação de risco de lesão por pressão do paciente. Adapte as intervenções com base nesses riscos (WOCN, 2016).	As pontuações de risco ajudam a identificar intervenções que diminuam ou eliminem os atuais fatores de risco.
7. Se imobilidade, inatividade ou pouca percepção sensorial for um fator de risco para o paciente, considere uma das seguintes intervenções (WOCN, 2016):	Imobilidade e inatividade reduzem a capacidade ou o desejo do paciente de mudar de posição independentemente. Pouca percepção sensorial diminui a capacidade do paciente de perceber a sensação de pressão ou desconforto.
a. Oriente o paciente e a família sobre fatores de risco específicos de lesão por pressão e medidas de prevenção.	Ajuda os pacientes e suas famílias a entenderem e aderirem às intervenções destinadas a reduzir o risco de lesão por pressão (Berlowitz, 2018).
b. Reposicione o paciente de acordo com a programação; quando estiver reposicionando, reavalie a condição da pele da pessoa para ajudar a identificar sinais iniciais de danos por pressão. Se ocorrerem alterações cutâneas, reavalie o plano.	Reduz a duração e a intensidade da pressão. Alguns pacientes podem requerer reposicionamento mais frequente (EPUAP/NPIAP/PPPIA, 2019a; WOCN, 2016).
c. Quando o paciente estiver deitado de lado no leito, use a posição lateral a 30° (Figura 48.15). Evite a posição lateral a 90°.	Reduz o contato direto do trocanter com a superfície de apoio.
d. Coloque o paciente (quando deitado no leito) sobre uma superfície de redistribuição de pressão.	Reduz a quantidade de pressão exercida sobre os tecidos.
e. Coloque o paciente (quando sentado na cadeira) sobre um dispositivo de redistribuição de pressão e troque os pontos sob pressão pelo menos a cada hora (WOCN, 2016).	Reduz a quantidade de pressão sobre as áreas sacral e isquiática.
8. Se atrito e cisalhamento forem identificados como fatores de risco, considere as seguintes intervenções:	Atrito e cisalhamento danificam a pele subjacente.
a. Paciente em posição sentada.	O alívio da pressão apenas pela troca da posição deitada para sentada é insuficiente se o tempo em que o paciente permanece sentado for prolongado. Não se sabe qual é o tempo máximo que um paciente pode ficar sentado antes que haja necessidade de reposicioná-lo (WOCN, 2016).
(1) Incline o assento da cadeira do paciente para prevenir deslizamento para frente, e apoie os braços, pernas e pés para manter a postura adequada (EPUAP/NPIAP/PPPIA, 2019a).	O reposicionamento adequado do paciente previne a criação de cisalhamento quando se arrasta o paciente pelos lençóis. A prancha de transferência proporciona uma superfície deslizante para reduzir o atrito. Faça uso da equipe de levantamento de paciente quando apropriado.
(2) Limite o tempo que o paciente passa sem redistribuir a pressão.	Alivia a pressão na área sacral e nas tuberosidades isquiáticas.
(3) Para pacientes que conseguem se reposicionar sozinhos enquanto estão sentados, encoraje a redistribuição da pressão a cada 15 min por meio de flexões com apoio na cadeira, inclinações para frente ou movimento de um lado para outro (WOCN, 2016).	

Procedimento 48.1 — Avaliação e estratégias de prevenção para desenvolvimento de lesões por pressão (Continuação)

Passo	Justificativa
b. Garanta que os calcanhares estejam flutuantes em relação à superfície do leito usando um travesseiro sob a panturrilha para elevar os calcanhares, ou use um dispositivo de suspensão de calcanhar; os joelhos devem estar flexionados a 5 a 10° (WOCN, 2016; Baath et al., 2015).	Deixar os calcanhares "flutuando" em relação à superfície do leito tira totalmente o apoio do calcanhar e redistribui o peso da perna ao longo da panturrilha, sem aplicar pressão sobre o tendão de Aquiles (Baath et al., 2015).
c. Mantenha a cabeceira do leito a uma inclinação de 30° ou menos ou no grau mais baixo de elevação de acordo com a condição do paciente (não abaixe a cabeceira se o paciente apresentar risco de broncoaspiração) (WOCN, 2016).	Diminui o potencial de o paciente escorregar para os pés do leito e causar lesão por cisalhamento.
9. Se o paciente tiver uma pontuação baixa na subescala de umidade, considere uma das seguintes intervenções:	A exposição contínua da pele do paciente a fluidos corporais aumenta o risco de ruptura da integridade da pele e desenvolvimento de lesão por pressão.
a. Calce luvas de procedimentos. Limpe e seque a pele assim que possível após cada episódio de incontinência (Francis, 2020). Depois, aplique uma pomada de barreira de umidade sobre o períneo e na pele ao seu redor.	Protege a pele contra incontinência urinária ou fecal. Atrito e cisalhamento são intensificados na presença de umidade (Francis, 2020; McNichol et al., 2018).
b. Se a pele estiver desnudada, use uma pasta de barreira de proteção contra umidade após cada episódio de incontinência.	Protege a pele proporcionando uma barreira contra efluentes (fezes/urina), permitindo a cicatrização (Francis, 2020).
c. Se a fonte de umidade vier das secreções da ferida, considere trocas mais frequentes de curativo, proteção da pele com barreiras protetoras ou dispositivos coletores.	Remove a exposição frequente da pele a drenagens de feridas.
10. Ajude o paciente a se posicionar confortavelmente.	Restaura o conforto e a sensação de bem-estar.
11. Remova as luvas e descarte-as no local adequado. Higienize as mãos.	Reduz a transmissão de microrganismos.
12. Levante as grades laterais (conforme adequado) e coloque o leito na posição mais baixa possível.	Promove segurança e previne quedas.
13. Coloque o sistema de chamada da enfermagem em um local acessível ao alcance do paciente.	Garante que o paciente consiga pedir ajuda se necessário, e promove segurança e previne quedas.

Avaliação

1. Observe continuamente a pele do paciente em relação a áreas de risco de danos teciduais, notando mudanças de cor, presença de calor, ou alteração na textura. Compare com avaliações anteriores.	Permite que você avalie o sucesso das técnicas de prevenção. Determina a condição de cicatrização da ferida.
2. Observe a tolerância do paciente às mudanças de posição pedindo para que o paciente classifique o nível de dor na escala de dor.	Mudanças de posição às vezes interferem no padrão de sono e repouso do paciente.
3. Compare as pontuações subsequentes de avaliação de risco e as avaliações da pele.	Proporciona uma comparação constante do nível de risco do paciente para facilitar a adequação do plano de cuidados.
4. Use o ensino de retorno: "Quero que você entenda por que precisamos avaliar sua pele continuamente. Diga-me com suas próprias palavras por que verificamos sua pele regularmente." Revise suas instruções agora ou desenvolva um plano para revisão do aprendizado do paciente/familiar cuidador caso estes não consigam explicar o procedimento corretamente.	Ensino de retorno é uma intervenção de letramento em saúde baseada em evidências que promove o envolvimento do paciente, a segurança do paciente, adesão e qualidade. O objetivo do ensino de retorno é garantir que você tenha explicado informações clínicas claramente de forma que os pacientes e seus familiares compreendam o que você comunicou a eles (Agency for Healthcare Research and Quality [AHRQ], 2020)

RESULTADOS INESPERADOS E INTERVENÇÕES RELACIONADAS

1. A pele apresenta manchas, vermelhidão e coloração arroxeada ou azulada.
   - Encaminhe o paciente para o enfermeiro estomaterapeuta; nutricionista; enfermeiro especialista em clínica (EEC); enfermeiro de prática avançada (EPA); e/ou fisioterapeuta, conforme a necessidade. Reavalie as mudanças de posição e a superfície do leito.
2. Áreas sob pressão desenvolvem manchas persistentes, induração ou mudanças de temperatura.
   - Encaminhe o paciente para o enfermeiro estomaterapeuta, nutricionista, enfermeiro de prática avançada e/ou fisioterapeuta, conforme a necessidade
   - Modifique a programação de posicionamento e os horários e virar o paciente.

REGISTRO E RELATO

- Registre a pontuação de risco do paciente e as avaliações da pele, intervalos de reposicionamento, superfície de apoio de redistribuição de pressão, cuidado com os dispositivos hospitalares e intervenções de proteção contra umidade no prontuário eletrônico ou ficha do paciente
- Relate a necessidade de consultas adicionais (se indicadas) para pacientes de alto risco
- Documente sua avaliação sobre o aprendizado do paciente.

(continua)

Procedimento 48.1 — Avaliação e estratégias de prevenção para desenvolvimento de lesões por pressão (Continuação)

CONSIDERAÇÕES SOBRE CUIDADOS DOMICILIARES

- Identifique recursos comunitários, como vizinhos e parentes para ajudar caso o paciente precise de auxílio para mudar de posição
- Oriente o familiar cuidador a como usar a posição lateral a 30° e como ajudar o paciente a se posicionar
- Lembre o paciente e o familiar cuidador que as mudanças de posição precisam ser feitas mesmo quando o paciente está sentado na cadeira. Pequenas mudanças como movimentar ou reposicionar as pernas redistribui a pressão sobre proeminências ósseas (WOCN, 2016)
- Monitore atentamente pacientes em cuidados domiciliares em relação ao desenvolvimento de lesão por pressão caso eles tenham qualquer um dos seguintes fatores de risco: paciente cadeirante ou acamado, incontinência, anemia, fratura e/ou drenagem cutânea.

Procedimento 48.2 — Tratamento de lesões por pressão e feridas

Delegação e colaboração

O procedimento de tratamento de lesões por pressão e feridas não pode ser delegado aos técnicos/auxiliares de enfermagem. O enfermeiro os orienta a:

- Relatar imediatamente ao enfermeiro se o paciente tiver dor, febre ou qualquer drenagem de ferida
- Relatar imediatamente ao enfermeiro qualquer alteração na integridade da pele
- Relatar qualquer possível contaminação do curativo atual, como incontinência do paciente ou deslocamento do curativo.

Material

- Material de proteção: luvas de procedimentos, óculos de segurança, avental descartável (se houver risco de respingos)
- Luvas estéreis *(opcional)*
- Saco plástico para descarte de curativo
- Dispositivo para medição da ferida
- Aplicadores estéreis com ponta de algodão (verifique a política da instituição sobre uso de aplicadores estéreis)
- Solução salina normal ou agente de limpeza (conforme prescrição)
- Agente tópico ou solução (conforme prescrição)
- Curativos de escolha baseados nas características da ferida do paciente (Tabela 48.10)
- Esparadrapo hipoalergênico, se necessário
- Seringa para irrigação *(opcional)*
- Escala para avaliação da cicatrização da ferida.

Passo	Justificativa
Histórico de enfermagem	
1. Identifique o paciente utilizando pelo menos dois tipos de identificação (p. ex., nome e data de nascimento ou nome e número do prontuário) de acordo com as políticas locais. Compare os identificadores com as informações constantes no prontuário do paciente.	Garante que o paciente correto seja tratado. Atende às normas de The Joint Commission e aumenta a segurança para o paciente (TJC, 2021).
2. Revise o prontuário eletrônico do paciente, incluindo as prescrições médicas e as anotações da enfermagem. Observe o seguinte da troca de curativo anterior: achados da avaliação da ferida, tipos de medicamentos tópicos, tipos de analgesia (se necessário) e materiais para cuidado da ferida.	Identifica a finalidade do tratamento de lesão de pressão. Garante continuidade na administração dos medicamentos e tratamentos corretos para necessidades específicas de cuidado da ferida.

> **JULGAMENTO CLÍNICO:** determine se a prescrição está de acordo com as diretrizes de cuidados com feridas e com os desfechos do paciente. Se a prescrição não estiver de acordo com as diretrizes ou divergirem do desfecho identificado para um paciente, consulte a equipe de saúde.

Passo	Justificativa
3. Avalie conhecimento, experiência e nível de letramento em saúde do paciente ou familiar cuidador.	Garante que o paciente e o familiar cuidador tenham capacidade de obter, comunicar, processar e compreender informações básicas de saúde (CDC, 2021).
4. Avalie o nível de conforto do paciente usando a escala de dor de zero a dez. Se o paciente estiver com dor, verifique se foi prescrita medicação analgésica de resgate e administre-a 30 min antes da troca do curativo.	A troca de curativo não deve ser traumática para o paciente; avalie a dor na ferida antes da troca, e depois avalie durante e depois dos cuidados e tratamento da ferida (Hopf et al., 2016).
5. Determine se o paciente tem alguma alergia a agentes tópicos.	Agentes tópicos podem conter elementos que causam reações localizadas na pele.
6. Feche a porta do quarto ou as cortinas ao redor do leito.	Proporciona privacidade.
7. Higienize as mãos. Posicione o paciente de forma a permitir a remoção do curativo e posicione o saco de lixo de risco biológico para descarte do curativo. **Observação:** esse passo também pode ser feito durante a implementação, exatamente antes da troca do curativo.	Reduz a transmissão de microrganismos. Proporciona uma área acessível para troca do curativo. O descarte correto do curativo antigo promove o manuseio adequado de lixo contaminado.
8. Higienize as mãos e calce luvas de procedimentos. Remova e descarte o curativo antigo.	Reduz a transmissão de microrganismos e previne exposição acidental a fluidos corporais.
9. Avalie as feridas do paciente usando parâmetros específicos e continue com a avaliação constante das feridas de acordo com a política da instituição. **Observação:** isso pode ser feito durante o procedimento de cuidado da ferida.	Proporciona uma referência inicial ou comparação com trocas anteriores de curativos em relação à condição da ferida e à eficácia do cuidado da ferida (WOCN, 2016).
a. *Localização da ferida:* descreva o local do corpo onde se encontra a ferida.	

Procedimento 48.2 — Tratamento de lesões por pressão e feridas (Continuação)

Passo	Justificativa
b. *Classificação/estágio da ferida:* descreva a extensão da destruição tecidual utilizando a classificação de feridas cirúrgicas e traumáticas e o estágio da lesão por pressão.	Determinar o estágio é uma maneira de avaliar uma lesão por pressão com base na profundidade da destruição do tecido. As feridas são documentadas como não classificáveis se a base da ferida não estiver visível (EPUAP/NPIAP/PPPIA, 2019a). A classificação da ferida oferece uma diretriz para o tipo de curativo a ser aplicado.
c. *Tamanho da ferida:* meça comprimento, largura e profundidade da ferida de acordo com o protocolo da instituição. Use uma régua descartável para medir o comprimento e a largura. Use um aplicador com ponta de algodão para verificar a profundidade (ver ilustração).	O tamanho da lesão muda conforme a cicatrização progride; portanto, as áreas mais compridas e mais largas da ferida mudam com o tempo. Medir a largura e o comprimento das áreas oferece informações consistentes (Nix, 2016).
d. *Presença de erosão, tratos sinusais ou túneis:* use um aplicador com ponta de algodão estéril para medir a profundidade e, se necessário, o dedo protegido por luva para examinar as bordas da ferida.	A profundidade da ferida determina a quantidade de tecido perdido.
e. *Condição do leito da ferida:* descreva o tipo e a porcentagem de tecido no leito da ferida. A porcentagem aproximada de cada tipo de tecido na ferida fornece informações essenciais sobre o progresso da cicatrização da ferida e sobre a escolha do curativo.	A porcentagem aproximada de cada tipo de tecido na ferida fornece informações essenciais sobre o progresso da cicatrização da ferida e sobre a escolha do curativo. Feridas com alta percentagem de tecido negro podem necessitar de desbridamento; tecido amarelo ou tecido de descamação pode indicar presença de infecção ou colonização; e tecido de granulação indica que a ferida está cicatrizando (EPUAP/NPIAP/PPPIA, 2019a).
f. *Volume de exsudato:* descreva a quantidade, características, odor e cor.	A quantidade e o tipo de drenagem ou exsudato podem indicar o tipo e a frequência de troca de curativos (Bates-Jensen, 2016).
g. *Condição da pele circunjacente à ferida:* examine se há fissuras, ressecamento ou maceração na pele, ou a presença de erupções, inchaço, vermelhidão ou calor. Modifique a avaliação de acordo com a cor da pele do paciente (Boxe 48.2).	Pele circunjacente à ferida prejudicada indica danos teciduais progressivos (EPUAP/NPIAP/PPPIA, 2019). Maceração na pele circunjacente à ferida indica necessidade de alterar a seleção do curativo.
h. *Bordas da ferida:* Examine as bordas para verificar a condição do tecido.	Fornece informações sobre epitelização, cronicidade e etiologia.
i. Avalie a pele circunjacente à ferida; verifique se há maceração, vermelhidão, tecido desnudado.	A pele circunjacente à ferida é frágil e deve ser protegida contra outras lesões; a condição da pele determina se é necessária uma barreira cutânea (EPUAP/NPIAP/PPPIA, 2019a).
10. Remova as luvas e descarte-as no local adequado. Higienize as mãos.	Reduz a transmissão de microrganismos.

JULGAMENTO CLÍNICO: é necessário higienizar as mãos repetidamente ao avaliar outras feridas ou áreas de pressão. Diferentes organismos contaminam diferentes feridas.

11. Avalie a presença de fatores que afetam a cicatrização de feridas: má perfusão, imunossupressão ou infecção preexistente.	Os fatores afetam o tratamento e a cicatrização das feridas.
12. Avalie a condição nutricional do paciente (ver Capítulo 45). Desnutrição clinicamente significativa está presente se (1) o nível de albumina sérica estiver abaixo de 3,5 g/dℓ, (2) a contagem de linfócitos for de menos de 1.800/mm^3, ou (3) houver perda de peso corporal acima de 15% (WOCN, 2016).	Pacientes mal nutridos sofrem retardamento da cicatrização de feridas (Stotts, 2016a; EPUAP/NPIAP/PPPIA, 2019a).

JULGAMENTO CLÍNICO: quando houver suspeita de desnutrição, consulte o nutricionista para modificar a dieta do paciente com vistas a promover a cicatrização de feridas.

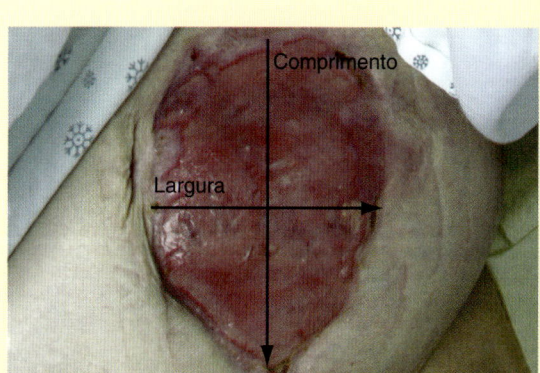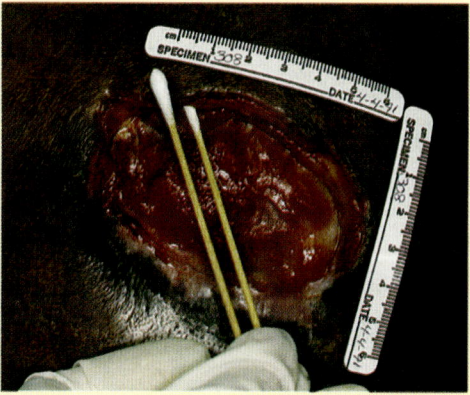

PASSO 9c Medição da largura, comprimento e profundidade da ferida. (*Imagem à esquerda* de Bryant RA, Nix DP, editors: *Acute and chronic wounds: current management concepts*, ed 5, St Louis, 2016, Elsevier.)

(continua)

Procedimento 48.2 — Tratamento de lesões por pressão e feridas (Continuação)

Passo	Justificativa
13. Avalie conhecimento, experiência anterior do paciente e do familiar cuidador com prevenção, tratamento e fatores contribuintes para a recorrência de lesões por pressão (WOCN, 2016).	O paciente e o familiar cuidador precisam colaborar com os médicos no tratamento das feridas em casa, conforme a necessidade, para prevenir maiores degradações da pele.
14. Avalie os objetivos ou preferências do paciente em relação a como o procedimento deve ser realizado ou o que o paciente espera.	Permite que o cuidado seja individualizado ao paciente.

Planejamento

1. Proporcione privacidade fechando as cortinas ao redor do paciente, e posicionando-o de forma que somente a área que está sendo atualmente examinada fique exposta; use um lençol para cobrir o resto do corpo. Oriente o paciente a não tocar na ferida ou nos materiais estéreis.	Dar privacidade e preparar os materiais antes do procedimento ajuda a garantir uma área limpa e livre de distrações para organizar os materiais relacionados ao procedimento. Previne contaminação acidental dos materiais estéreis.
2. Explique o procedimento para o paciente antes de começar.	Reduz a ansiedade e oferece uma oportunidade de ensinar o paciente/familiar cuidador.
3. Organize e prepare os seguintes materiais e suprimentos.	Garante um procedimento mais eficiente.
a. Bacia de lavagem, água morna, equipamentos e suprimentos.	
b. Solução salina normal ou outro agente de limpeza de feridas em um recipiente de solução estéril.	Limpe a superfície de lesões antes de aplicar agentes tópicos e novos curativos.

JULGAMENTO CLÍNICO: *use somente agentes não citotóxicos para limpar lesões por pressão.*

c. Agente tópico prescrito.	
(1) Agentes enzimáticos de desbridamento. (Siga as instruções específicas do fabricante para frequência de aplicação.)	Enzimas desbridam tecidos mortos para limpar a superfície de uma lesão. Não se aplicam enzimas em tecidos saudáveis.
(2) Antibióticos tópicos.	Antibióticos tópicos reduzem a carga biológica da ferida e seu uso deve ser considerado caso não se observe cicatrização após 2 a 4 semanas de cuidados ideais (WOCN, 2016).
d. Selecione o curativo apropriado com base nas características da lesão por pressão, princípios de manejo de feridas e ambiente de cuidados do paciente. Entre as opções de curativos estão (Tabela 48.10):	O curativo deve manter um ambiente úmido para a ferida enquanto mantém a pele ao seu redor seca (Bryant e Nix, 2016b).
(1) Gaze – aplique como compressa úmida, curativo de cobertura seca quando do uso de enzimas ou antibióticos tópicos, ou como forma de administrar uma solução em uma ferida.	Gaze proporciona umidade para a ferida e é absorvente.
(2) Curativo de filme transparente – aplique sobre lesões superficiais com um mínimo de exsudato e pele sujeita a atrito.	Mantém o ambiente úmido e oferece proteção para a pele íntegra.
(3) Curativo hidrocoloide.	Mantém o ambiente úmido para facilitar a cicatrização da ferida ao mesmo tempo protegendo a base da ferida.
(4) Hidrogel – disponível em placas ou tubos.	Mantém o ambiente úmido para facilitar a cicatrização da ferida.
(5) Alginato de cálcio.	Altamente absorvente de exsudatos de feridas em feridas com grande volume de drenagem.
(6) Curativos de espuma.	Protegem e previnem desidratação da ferida; também absorvem volumes moderados a altos de drenagem.
(7) Curativos impregnados com prata/géis.	Controlam a carga bacteriana na ferida.
(8) Preenchedores de ferida.	Preenchem feridas superficiais, hidratam e absorvem.
e. Obtenha esparadrapo hipoalergênico ou filme curativo adesivo.	Usado para fixar curativos não aderentes. Previne irritação e ruptura de pele.

Implementação

1. Arrume os materiais ao lado do leito.	Garante um procedimento organizado.
2. Higienize as mãos e calce luvas de procedimentos. Abra as embalagens estéreis e os frascos de solução tópica (ver Capítulo 28). Mantenha a esterilidade dos curativos. Use óculos de segurança, máscara e avental impermeável se houver possibilidade de contaminação por *spray* durante a limpeza da ferida.	Reduz a transmissão de microrganismos.
3. Remova a roupa de cama e arrume o avental do paciente de forma a expor a ferida e a pele ao seu redor. Mantenha as outras partes do corpo cobertas.	Previne exposição desnecessária de partes do corpo.
4. Umedeça a gaze com a solução de limpeza. Limpe bem a ferida com solução salina normal ou com a solução de limpeza de feridas prescrita da área menos contaminada para a mais contaminada. Para lesões ou feridas profundas, limpe com solução salina administrada por seringa de irrigação conforme prescrição (ver Procedimento 48.5). Seque bem a pele ao redor da ferida usando gaze limpa. Remova as luvas e descarte-as.	A limpeza da ferida remove exsudatos, substâncias indesejadas da superfície da pele e/ou resíduos do curativo e reduz o número de bactérias na superfície (EPUAP/NPIAP/PPPIA, 2019a).

Capítulo 48 Integridade da Pele e Cuidado de Feridas

Procedimento 48.2 Tratamento de lesões por pressão e feridas (*Continuação*)

Passo	Justificativa
5. Higienize as mãos e calce luvas de procedimentos ou estéreis. (Consulte a política da instituição.)	Mantém a técnica asséptica durante a limpeza, medição e aplicação de curativos.
6. Aplique os agentes tópicos na ferida usando aplicadores com ponta de algodão ou gaze, conforme prescrição:	
a. Enzimas.	Siga as instruções do fabricante referentes ao método e à frequência de aplicação. Saiba quais soluções inativam as enzimas e evite usá-las para a limpeza de feridas.
(1) Aplique uma pequena quantidade de pomada enzimática de desbridamento diretamente sobre áreas necróticas da lesão por pressão. *Não aplique enzimas na pele saudável circundante.*	Uma camada fina absorve e age melhor do que uma camada grossa. Excesso de medicação irrita a pele saudável circundante (Bryant e Nix, 2016b; Rolstad et al., 2016). A distribuição adequada da pomada garante a eficácia da ação.
JULGAMENTO CLÍNICO: *se for usar um agente enzimático de desbridamento, não use agentes de limpeza de feridas com metais.*	
(2) Coloque o curativo de gaze umedecida diretamente sobre a ferida seguido de um curativo seco. Siga as recomendações específicas do fabricante quanto ao tipo de material de curativo a ser usado para cobrir uma lesão por pressão quando estiver usando enzimas. Fixe o curativo com esparadrapo.	Protege a ferida e previne a remoção da pomada ao virar ou reposicionar o paciente.
b. *Antibacterianos* (p. ex., bacitracina, metronidazol, sulfadiazina de prata). Aplique uniformemente sobre a superfície da ferida.	Reduz o crescimento de bactérias.
7. Aplique o curativo prescrito na ferida:	
a. *Hidrogel:*	Curativos de hidrogel se destinam a hidratar e acrescentar umidade a uma ferida (Bryant e Nix, 2016b; Rolstad et al., 2016). Curativos de hidrogel também promovem a cicatrização de feridas e aliviam a dor na ferida (Zhang et al., 2019).
(1) Preencha levemente a ferida com alginato usando um aplicador com ponta de algodão ou o dedo (usando luvas).	O curativo incha e aumenta de tamanho; preencher demais pode comprometer o fluxo de sangue nos tecidos.
(2) Aplique o curativo secundário, como uma gaze seca; fixe com esparadrapo.	Segura o hidrogel sobre a superfície da ferida, já que o hidrogel amorfo (em tubo) ou sua apresentação de placa não aderem à ferida, requerendo um curativo secundário para fixá-lo no lugar.
(3) Se estiver usando gaze impregnada, insira-a folgadamente na ferida; cubra com curativo de gaze secundário e fixe com esparadrapo.	Um curativo folgadamente inserido faz com que o gel seja aplicado sobre a ferida e permite que quaisquer detritos da ferida fiquem presos à gaze.
b. *Alginato de cálcio:*	Curativos de alginato absorvem fluido seroso ou exsudato, formando um gel hidrofílico não adesivo, que se amolda ao formato da ferida (Bryant e Nix, 2016b). Use em feridas com grande quantidade de drenagem.
(1) Preencha levemente a ferida com alginato usando um aplicador de ponta de algodão estéril ou com o dedo envolto em luva.	O curativo incha e aumenta de tamanho; tamponamento justo pode comprometer o fluxo de sangue nos tecidos.
(2) Aplique um curativo secundário e fixe com esparadrapo.	
c. *Curativo de filme transparente:*	
(1) Certifique-se de que a pele ao redor da ferida esteja totalmente seca.	Umidade impede a aderência do curativo transparente.
(2) Remova a proteção antiaderente, tomando cuidado para não deixar que as partes adesivas encostem uma na outra. *Não estique um curativo de filme e evite pregas.*	Garante uma aplicação suave.
(3) Coloque o filme suavemente sobre a ferida e use seus dedos para uniformizar e aderir o curativo na pele.	Garante uma aplicação oclusiva.
(4) Etiquete o curativo com data, sua rubrica e prazo para troca do curativo.	Oferece diretrizes de prazo para a próxima troca de curativo.
JULGAMENTO CLÍNICO: *use curativos transparentes para pequenos cortes e abrasões, e para desbridamento autolítico de lesões por pressão superficiais não infectadas. Um curativo hidrocoloide protege a pele contra atrito e/ou proporciona umidade em uma ferida. Algumas marcas disponibilizam formatos customizados para partes anatômicas específicas, como calcanhares, cotovelos e sacro.*	
d. *Curativo hidrocoloide:*	
(1) Selecione o tamanho adequado do disco, permitindo que o curativo se estenda sobre a pele circunjacente à ferida íntegra com uma margem mínima de 2,5 cm. *Não estique o curativo e evite a formação de pregas.*	O curativo previne cisalhamento e atrito causados por pontas soltas e evita a necessidade de usar esparadrapo nas bordas do curativo (Bryant e Nix, 2016b).

(*continua*)

Procedimento 48.2 — Tratamento de lesões por pressão e feridas (Continuação)

Passo	Justificativa
(2) Para feridas profundas, aplique grânulos hidrocoloides, gaze impregnada ou pasta antes do disco.	Funciona como material de tamponamento para garantir contato com todas as superfícies da ferida. Amortece a ferida para reduzir a dor e proporcionar proteção.
(3) Remova a proteção antiaderente e coloque o curativo sobre a ferida. Não estique, e evite a formação de pregas ou bolhas. Segure o curativo no lugar por 30 a 60 s após a aplicação.	Molda o curativo na temperatura do corpo (Bryant e Nix, 2016b).
(4) Se for cortado de uma peça de disco maior, prenda as pontas com esparadrapo não alergênico.	Evita que as bordas do curativo se enrolem ou grudem na roupa.
e. *Curativo de espuma:*	
(1) Consulte as instruções do fabricante para características, remoção e aplicação de marcas específicas de curativos de espuma.	Curativos de espuma coletam exsudatos moderados a intensos de feridas; porém, alguns contêm uma substância antimicrobiana para reduzir o risco de colonização bacteriana nas feridas.
(2) Aplique uma barreira cutânea na pele circundante que entrará em contato com o fino adesivo do curativo de espuma.	Protege a pele contra maceração ou irritação do adesivo.
(3) Corte a placa de espuma com uma margem de segurança de 2,5 cm cobrindo a pele circunjacente à ferida. (Verifique qual lado da espuma deve ficar virado para a ferida e qual deve ficar para cima; ver instruções do produto.)	Garante a devida absorção e mantém o exsudato longe da ferida (Bryant e Nix, 2016b).
(4) Cubra com um curativo secundário, conforme a necessidade.	Protege o curativo.
8. Reposicione o paciente confortavelmente evitando a área da lesão por pressão.	Previne pressão sobre a lesão.
9. Remova e descarte as luvas. Descarte os suprimentos sujos nos recipientes adequados. Higienize as mãos.	Reduz a transmissão de microrganismos.
10. Ajude o paciente a se posicionar confortavelmente.	Restaura o conforto e a sensação de bem-estar.
11. Levante as grades laterais (conforme adequado) e coloque o leito na posição mais baixa possível.	Promove segurança para o paciente e previne quedas.
12. Coloque o sistema de chamada da enfermagem em um local acessível ao alcance do paciente.	Garante que o paciente consiga pedir ajuda se necessário, e promove segurança e previne quedas.

Avaliação

1. Observe a pele ao redor da lesão em relação a inflamação, edema e sensibilidade.	Determina o progresso da cicatrização da ferida.
2. Inspecione os curativos e as lesões expostas, verificando drenagem, tamanho da ferida, odor fétido e necrose tecidual. Monitore o paciente quanto a sinais e sintomas de infecção: febre e contagem elevada de leucócitos (glóbulos brancos).	Lesões por pressão podem infectar (Stotts, 2016b).
3. Compare as medidas subsequentes da lesão usando uma das escalas destinadas a mensurar a cicatrização de feridas como a Pressure Ulcer Scale for Healing (Ferramenta PUSH) ou BWAT.	Permite a comparação de medições seriais para avaliar a cicatrização de uma ferida. Fornece um método padrão de coleta de dados que demonstra o progresso da lesão ou a falta do mesmo.
4. **Use ensino de retorno:** "Quero ter certeza de que você entendeu por que medimos e avaliamos sua lesão por pressão continuamente. Diga-me por que medimos a lesão e verificamos o tipo de tecido e a pele ao seu redor." Revise suas orientações agora ou desenvolva um plano para revisão do aprendizado do paciente/familiar cuidador caso estes não consigam explicar o procedimento corretamente.	Ensino de retorno é uma intervenção de letramento em saúde baseada em evidências que promove o envolvimento do paciente, a segurança do paciente, adesão e qualidade. O objetivo do ensino de retorno é garantir que você tenha explicado informações clínicas claramente de forma que os pacientes e seus familiares compreendam o que você comunicou a eles (AHRQ, 2020).

RESULTADOS INESPERADOS E INTERVENÇÕES RELACIONADAS

1. A pele ao redor da lesão se torna macerada.
   - Reduza a exposição da pele circundante a agentes tópicos e umidade
   - Selecione um curativo que tenha mais capacidade de absorção de umidade.
2. A ferida fica mais profunda e com mais drenagem e/ou desenvolvimento de tecido necrótico.
   - Revise o atual manejo do cuidado da ferida
   - Consulte a equipe interprofissional para eventuais mudanças no regime de cuidados da ferida
   - Obtenha culturas da ferida.
3. A lesão por pressão se estende além das margens originais.
   - Monitore quanto a sinais e sintomas de má cicatrização da ferida, como resultados anormais de laboratório (contagem de leucócitos, níveis de hemoglobina/hematócrito, albumina sérica, pré-albumina sérica, proteínas totais), perda de peso e desequilíbrio hídrico
   - Avalie e revise a atual programação de reposicionamento
   - Considere dispositivos alternativos de redistribuição de pressão.

Procedimento 48.2 Tratamento de lesões por pressão e feridas (Continuação)

REGISTRO E RELATO

- Registre no prontuário eletrônico do paciente ou na ficha a aparência e a condição da ferida/lesão por pressão, tipo de agente tópico ou curativo usado, presença de dor e como foi tratada, e a resposta do paciente
- Documente sua avaliação sobre o aprendizado do paciente
- Relate qualquer piora na aparência da ferida
- Descreva a localização da ferida; tipo e porcentagem de tecido da ferida; presença ou ausência de drenagem na ferida e seu odor; tipo e quantidade de curativos utilizados e a localização dos curativos (para a próxima troca de curativo); e a resposta do paciente.

CONSIDERAÇÕES SOBRE CUIDADOS DOMICILIARES

- Curativos limpos são geralmente usados no ambiente domiciliar
- Considere o tempo do familiar cuidador ao selecionar o curativo. No ambiente de cuidados domiciliares, os cuidadores às vezes optam por materiais de curativo mais caros para reduzir a frequência das trocas de curativo
- Ensine os pacientes a como descartar curativos contaminados em casa de uma maneira consistente com os regulamentos locais referentes a lixo contaminado
- Discuta a necessidade de uma superfície ou leito com redistribuição de pressão para uso domiciliar. Identifique os materiais de adaptação necessários para o cuidado domiciliar do paciente
- Ensine o paciente e o familiar cuidador quais são os sinais de infecção em uma ferida.

Procedimento 48.3 Aplicação de curativos secos e úmidos

Delegação e colaboração

O procedimento de aplicação e curativos secos e úmidos a secos pode ser delegado aos técnicos/auxiliares de enfermagem se a ferida for crônica (ver política da instituição e a Lei do Exercício Profissional de Enfermagem). Contudo, o enfermeiro deve avaliar a ferida e se responsabilizar pelo cuidado de novas feridas agudas, cuidado de feridas que requeiram técnica estéril, e pela avaliação da cicatrização da ferida. Oriente-os sobre:

- Quaisquer modificações relativas à troca de curativo, como necessidade de usar um esparadrapo especial ou técnicas de fixação para segurar o curativo
- Relatar dor, febre, sangramento ou drenagem da ferida ao enfermeiro imediatamente
- Relatar qualquer possível contaminação do atual curativo (p. ex., incontinência do paciente ou outros fluidos corporais, deslocamento do curativo).

Material

- Equipamento de proteção individual (EPI) (ou seja, avental, óculos de segurança, máscara), se necessário
- Luvas de procedimentos e estéreis
- *Kit* estéril para curativo, incluindo tesouras e pinças (verifique a política da instituição)
- Campo estéril *(opcional)*
- Curativos necessários: gaze de malha fina, gaze de 10 × 10 cm, curativos absorventes abdominais (compressas ABD)
- Bacia estéril *(opcional)*
- Pomada antisséptica (se prescrito)
- Solução de limpeza de ferida (se prescrito)
- Solução salina normal estéril (ou solução prescrita)
- Gel de desbridamento, se solicitado
- Esparadrapo (inclua esparadrapo não alergênico, se necessário), fitas de Montgomery ou ataduras, conforme a necessidade
- Barreira cutânea (*opcional* se estiver usando fitas de Montgomery)
- Dispositivo de medição: aplicador com ponta de algodão, régua, câmera
- Removedor de adesivo, tesouras ou cortador de pelos *(opcional)*
- Protetor impermeável
- Saco de lixo de risco biológico
- Iluminação adicional, se necessário (p. ex., lanterna, refletor de tratamento).

Passo	Justificativa
Histórico de enfermagem	
1. Identifique o paciente utilizando pelo menos dois tipos de identificação (p. ex., nome e data de nascimento ou nome e número do prontuário) de acordo com as políticas locais. Compare os identificadores com as informações constantes na prescrição ou prontuário do paciente.	Garante que o paciente certo seja tratado. Atende às normas de The Joint Commission e aumenta a segurança para o paciente (TJC, 2021).
2. Revise o prontuário eletrônico do paciente, incluindo as prescrições médicas e anotações da enfermagem. Observe a troca de curativo anterior, incluindo os materiais usados e a reação do paciente.	Confirma as prescrições de curativos e quaisquer problemas anteriores na troca de curativo.
3. Avalie conhecimento, experiência e instrução sobre saúde do paciente e do familiar cuidador.	Garante que o paciente ou familiar cuidador tenham capacidade de obter, comunicar, processar e compreender informações básicas de saúde (CDC, 2021).
4. Avalie se o paciente tem alergias, principalmente a antissépticos, esparadrapo ou látex.	Reduz o risco de reações alérgicas localizadas ou sistêmicas a estes materiais.
5. Peça para que o paciente classifique seu nível de dor usando uma escala de zero a dez e para avaliar a característica da dor. Administre os analgésicos prescritos, se necessário, 30 min antes da troca do curativo.	Feridas superficiais com múltiplos nervos expostos podem ser intensamente dolorosas, enquanto feridas mais profundas com destruição da derme devem ser menos dolorosas (Krasner, 2016). Um paciente confortável é menos propenso a se movimentar de repente, causando contaminação da ferida ou dos materiais. Serve como referência para mensurar a resposta à terapia curativa.
6. Revise o prontuário eletrônico para identificar o risco do paciente de problemas de cicatrização de feridas, incluindo idade, bebê prematuro, obesidade, diabetes melito, distúrbios da circulação, déficit nutricional, imunossupressão, radioterapia, altos níveis de estresse e uso de esteroides.	Alterações fisiológicas resultantes do envelhecimento, doenças crônicas, desnutrição, medicamentos que afetam a cicatrização de feridas e tratamentos oncológicos têm potencial de afetar a cicatrização das feridas (Doughty e Sparks, 2016).

(continua)

Procedimento 48.3 — Aplicação de curativos secos e úmidos (Continuação)

Passo	Justificativa
7. Higienize as mãos e calce luvas, se necessário.	Reduz a transmissão de microrganismos.
8. Avalie a condição da pele ao redor da ferida e do atual curativo (ver Procedimento 48.2). Remova e descarte as luvas se tiverem sido usadas e higienize as mãos.	Oferece uma referência inicial para comparação com trocas anteriores de curativos em relação à condição da pele ao redor da ferida. Ajuda a planejar o tipo correto de curativo e a separação dos materiais necessários durante o procedimento de aplicação de curativo.
9. Avalie conhecimento e experiência anterior do paciente e do familiar cuidador com trocas de curativos.	Identifica áreas de ensino do paciente e prepara o paciente ou o familiar cuidador caso seja necessário trocar o curativo em casa.
10. Avalie os objetivos ou preferências do paciente em relação a como o procedimento deve ser realizado ou o que o paciente espera.	Permite que o cuidado seja individualizado ao paciente.

Planejamento

1. Feche a porta do quarto ou as cortinas ao redor do leito. Reúna todos os materiais necessários.	Proporciona privacidade e garante um procedimento ordenado.
2. Organize o espaço de trabalho ao lado do leito.	Facilita uma troca de curativo tranquila e organizada.
3. Explique o procedimento para o paciente e/ou familiar cuidador.	Diminui a ansiedade do paciente.
4. Coloque o saco descartável de lixo de risco biológico bem próximo da área de trabalho (ver ilustração).	Garante o descarte fácil de curativos sujos.
5. Posicione o paciente confortavelmente e cubra-o de forma a expor somente o local da ferida. Oriente o paciente a não tocar na ferida ou nos materiais estéreis.	Cobrir o paciente proporciona acesso à ferida ao mesmo tempo minimizando sua exposição. Os materiais do curativo se tornam contaminados se tocados pela mão do paciente.

Implementação

1. Higienize as mãos e calce luvas de procedimentos. Use EPIs adicionais: avental, óculos de segurança e máscara se houver risco de respingos (verifique a política da instituição).	Higienização das mãos e o uso de EPI reduzem a transmissão de microrganismos.
2. Delicadamente remova o esparadrapo, ataduras ou amarrações do atual curativo. Use a mão não dominante para apoiar o curativo e, com a mão dominante, puxe o esparadrapo paralelamente à pele e em direção ao curativo. Se o curativo estiver colocado sobre uma área com pelos, remova o esparadrapo em direção ao crescimento dos pelos. Obtenha permissão do paciente para cortar ou depilar a área (verifique a política da instituição). Remova qualquer adesivo da pele.	Puxar o esparadrapo em direção ao curativo reduz a tensão sobre a linha de sutura ou bordas da ferida, irritação e desconforto.

JULGAMENTO CLÍNICO: *se tiver sido usada cola cirúrgica para fechar a ferida, avalie se a cola está intacta. Não remova a cola. Substitua apenas o curativo superior, conforme necessário.*

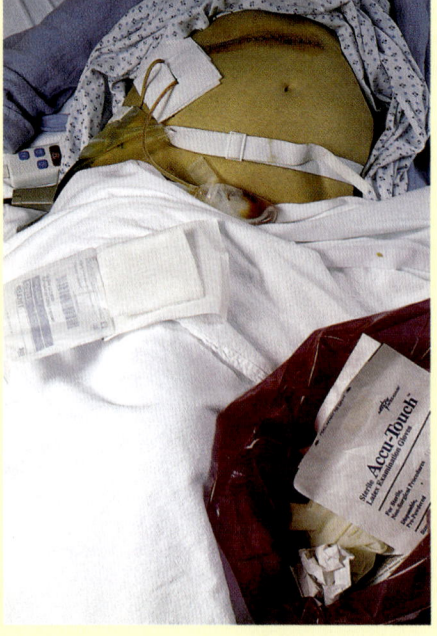

PASSO 4 Saco descartável impermeável perto do local do curativo.

Procedimento 48.3 — Aplicação de curativos secos e úmidos (Continuação)

Passo	Justificativa
3. Usando luvas ou uma pinça, remova o curativo, camada por camada, observando a aparência e a drenagem do curativo. Remova cuidadosamente o curativo secundário externo primeiro; depois, remova o curativo primário interno que está em contato com o leito da ferida. Se houver secreções, remova os curativos devagar e cuidadosamente (Figura 48.10) e evite tensão sobre quaisquer dispositivos de drenagem. Mantenha as partes sujas do curativo fora da linha de visão do paciente.	A finalidade do curativo primário é remover tecido necrótico e exsudato. A aparência da drenagem pode ser perturbadora para o paciente. Evita a remoção acidental de drenos.
a. Se a camada inferior de um curativo úmido a seco aderir à ferida, delicadamente solte o curativo e avise o paciente sobre o desconforto.	Curativos úmidos a secos devem desbridar a ferida (Bryant e Nix, 2016b).
b. Se o curativo seco aderir a uma ferida que não deve ser desbridada, umedeça com solução salina normal, aguarde de 1 a 2 min e remova-o.	Evita lesão na superfície da ferida e circunjacente à ferida durante a remoção do curativo.
4. Inspecione a ferida e a área circunjacente à ferida quanto a aparência, cor, tamanho (comprimento, largura e profundidade), drenagem, edema, presença e condição de drenos, aproximação (se as bordas da ferida estão unidas), tecido de granulação, ou odor. Use um medidor ou régua para medir o tamanho da ferida (Procedimento 48.2). Palpe delicadamente as bordas da ferida para verificar se elas não estão encharcadas ou se o paciente relatar dor.	Avalia a condição da ferida e da área circunjacente à ferida. Indica a condição de cicatrização.

JULGAMENTO CLÍNICO: *se for observada drenagem ou quando houver odor oriundo da ferida, verifique com o médico a possibilidade de obter uma cultura da ferida.*

Passo	Justificativa
5. Dobre os curativos com a parte de drenagem para dentro e remova as luvas virando-as do avesso. Com curativos pequenos, retire as luvas virando-as do avesso sobre o curativo (ver ilustrações). Descarte as luvas e os curativos sujos de acordo com a política da instituição. Cubra levemente a ferida com gaze estéril e higienize as mãos.	Contém curativos sujos, previne contato das mãos do enfermeiro com a drenagem, e reduz a contaminação cruzada e a transmissão de microrganismos.
6. Descreva a aparência da ferida e quaisquer indicativos de cicatrização da ferida para o paciente.	Feridas podem ser inquietantes e assustadoras para os pacientes. Isso ajuda o paciente a saber que a aparência da ferida está como esperado e se ela está cicatrizando.
7. Crie um campo estéril com uma bandeja de curativo estéril ou materiais estéreis embalados individualmente ou na mesa ao lado do leito (ver Capítulo 28). Despeje qualquer solução prescrita na bacia estéril.	Curativos estéreis permanecem estéreis enquanto estiverem sobre ou dentro de uma superfície estéril. A preparação de todos os materiais antes da troca do curativo previne interrupção da técnica durante a troca de curativos.
8. Limpe a ferida.	
a. Higienize as mãos e calce luvas de procedimentos. Use gaze ou chumaço de algodão umedecido com solução salina ou *swab* antisséptico (de acordo com a prescrição médica) para cada movimento de limpeza, ou borrife limpador de ferida na superfície da ferida.	Previne a transferência de organismos de uma área previamente limpa.
b. Limpe da área menos contaminada para a mais contaminada (Figura 48.21).	A limpeza realizada nessa direção previne a introdução de organismos na ferida.
c. Limpe ao redor de cada dreno (se houver), fazendo movimentos circulares, começando de perto do dreno e indo para fora e longe do ponto de inserção (Figura 48.22).	A técnica asséptica correta para limpeza previne contaminações.

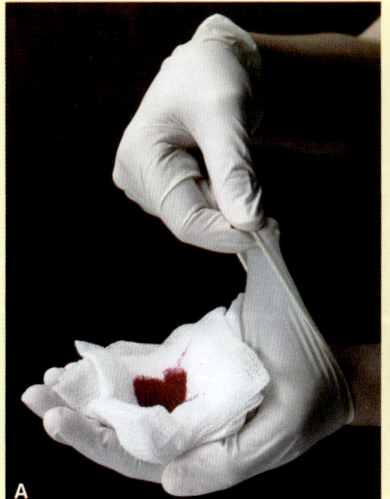 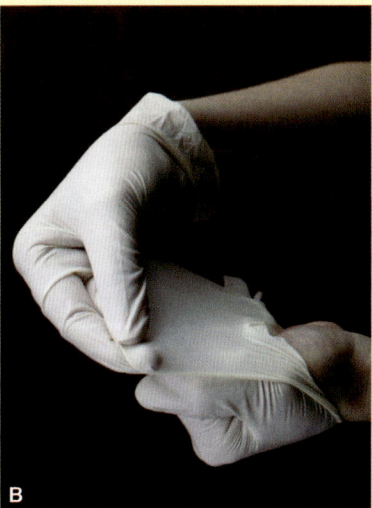

PASSO 5 A e B. Descarte curativos sujos colocando-os na mão protegida por luva e virando a luva do avesso sobre o curativo e então retirando da mão.

(continua)

Procedimento 48.3 — Aplicação de curativos secos e úmidos (Continuação)

Passo	Justificativa
9. Use gaze seca estéril para secar o leito da ferida.	Secar reduz o excesso de umidade, que poderia eventualmente abrigar microrganismos.
10. Aplique pomada antisséptica (se prescrito) com aplicador de ponta de algodão ou gaze estéril, usando a mesma técnica utilizada para limpeza. Remova e descarte as luvas. Higienize as mãos.	Ajuda a reduzir o crescimento de microrganismos.
11. Aplique o curativo (ver política da instituição): **a.** Curativo estéril seco:	

> **JULGAMENTO CLÍNICO:** curativos secos são inadequados para desbridamento de feridas. Na presença de drenagem, um curativo seco pode aderir ao leito da ferida e ao tecido circundante, causando dor e trauma no momento de sua remoção. Curativos secos têm a desvantagem de evaporar a umidade rapidamente, o que pode fazer com que o curativo resseque. Consequentemente, em geral são necessárias trocas frequentes de curativo, e há um aumento na taxa de infecção quando comparados a curativos semioclusivos (Bryant e Nix, 2016b).

(1) Calce luvas de procedimentos (ver política da instituição).	Algumas instituições ou condições de feridas podem requerer o uso de luvas estéreis.
(2) Aplique uma gaze de tecido como camada de contato (ver ilustração).	Promove a devida absorção da drenagem.
(3) Se houver dreno, aplique uma gaze pré-cortada dividida de 10 × 10 cm ao redor do dreno.	Protege o dreno e promove absorção de secreções no local.
(4) Aplique camadas adicionais de gaze, se necessário.	Garante uma cobertura correta e absorção ideal.
(5) Aplique uma compressa de gaze mais espessa (p. ex., Surgipad®, curativo absorvente abdominal [ABD]) no curativo mais externo (ver ilustração).	Esse curativo é usado em feridas pós-operatórias em que há excesso de drenagem.
b. Curativo úmido a seco.	Um curativo úmido a seco é um curativo primário úmido que proporciona umidade à superfície da ferida. A gaze umedecida aumenta a capacidade de absorção do curativo para a coleta de exsudatos e detritos da ferida enquanto leva umidade à base da ferida para facilitar a cicatrização.
(1) Calce luvas estéreis (ver política da instituição).	Reduz a transmissão de infecções.
(2) Coloque uma gaze de malha fina ou uma gaze solta de 10 × 10 cm no recipiente de solução estéril prescrita. Torça para retirar o excesso de solução.	Gaze umedecida absorve a drenagem e, quando ela seca, retém detritos.

> **JULGAMENTO CLÍNICO:** quando estiver usando "tiras de tamponamento", use tesouras estéreis para cortar a quantidade de curativo que será usada para preencher a ferida. Não deixe a tira de tamponamento tocar a lateral do frasco. Coloque a tira de tamponamento no frasco com a solução estéril prescrita. Torça para remover o excesso de solução.

(3) Aplique uma gaze de malha fina ou de trama aberta úmida como camada única diretamente sobre a superfície da ferida. Se a ferida for profunda, insira delicadamente a gaze dentro da ferida com a mão usando luvas estéreis ou pinça estéril até que todas as superfícies da ferida estejam em contato com a gaze úmida, incluindo os vãos dos tratos sinusais, túneis e pontos fragilizados (ver ilustração A). Certifique-se de que a gaze não toque a pele circunjacente à ferida (ver ilustração B).	A gaze interna deve estar úmida, mas não molhada a ponto de pingar, para absorver a drenagem e aderir os detritos. Ao preencher uma ferida, a gaze deve se adaptar ao contorno da base e da lateral da ferida (Bryant e Nix, 2016b). A ferida é frouxamente preenchida para facilitar a absorção da drenagem na camada externa absorvente do curativo. Umidade que escapa do curativo geralmente macera a área circunjacente à ferida.

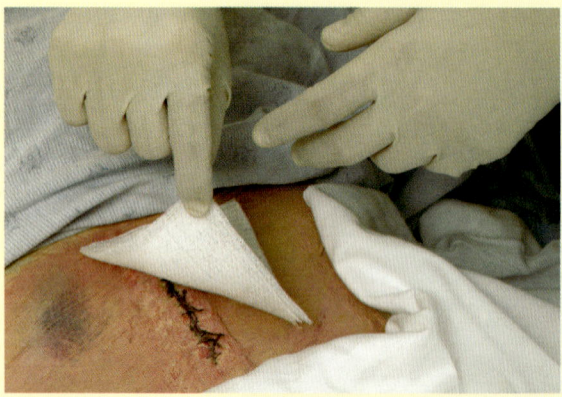

PASSO 11a(2) Colocação de curativo de gaze seca sobre uma ferida simples.

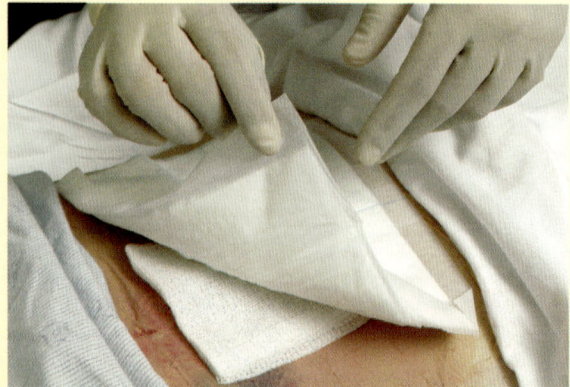

PASSO 11a(5) Colocação de curativo absorvente abdominal sobre o curativo de gaze.

Capítulo 48 Integridade da Pele e Cuidado de Feridas

Procedimento 48.3 Aplicação de curativos secos e úmidos (Continuação)

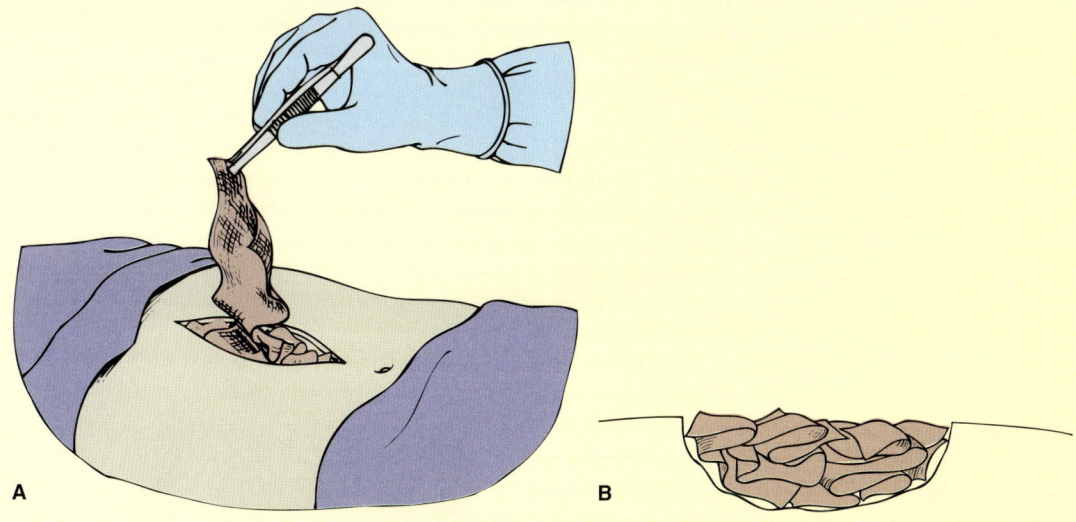

PASSO 11b(3) A. Tamponamento com gaze de malha fina. **B.** Corte transversal de ferida profunda tamponada frouxamente com rolo de gaze.

Passo	Justificativa
JULGAMENTO CLÍNICO: conte e registre o número de pedaços de gaze que são inseridos na ferida, principalmente em feridas profundas. Isso garante que toda a gaze seja removida da ferida a cada troca de curativo.	
JULGAMENTO CLÍNICO: ao tamponar a ferida, não insira gaze demais ou de menos (Bryant e Nix, 2016b). O tamponamento deve preencher a ferida, mas não deve ficar acima do nível da pele.	
(4) Aplique gaze seca estéril de 10 × 10 cm sobre a gaze úmida.	A camada seca extrai umidade da ferida.
(5) Cubra com curativo absorvente abdominal, Surgipad®, ou gaze.	Protege a ferida contra a entrada de microrganismos.
12. Fixe o curativo.	
a. *Esparadrapo:* aplique esparadrapo de 2,5 a 5 cm além do curativo. Use esparadrapos não alergênicos quando necessário.	Proporciona apoio à ferida e garante o posicionamento e a estabilidade do curativo.
b. *Fitas de Montgomery* (Figura 48.20).	Previne irritação da pele. As fitas permitem trocas repetidas de curativos sem remoção do esparadrapo, o que pode causar lesão tecidual.
(1) Certifique-se de que a pele esteja limpa. Aplicação de barreira cutânea é recomendada (ver Procedimento 48.2).	A barreira cutânea (hidrocoloide, por exemplo, Stomahesive®) protege a pele íntegra contra esticamentos e tensão da fita adesiva.
(2) Exponha a superfície adesiva das pontas do esparadrapo.	
(3) Coloque as tiras dos lados opostos do curativo sobre a pele ou barreira cutânea.	
(4) Fixe o curativo amarrando o cordame suficientemente firme opara mantê-lo seguro, mas sem fazer pressão sobre a pele.	
c. Para janela de proteção:	Uma janela de proteção é uma alternativa às fitas de Montgomery para feridas menores. Há menos irritação da pele colocando esparadrapos nas tiras da janela.
(1) Corte uma tira de curativo Stomahesive® ou hidrocoloide em pedaços de 1,3 cm.	
(2) Limpe as áreas da pele onde as tiras serão aplicadas.	A pele deve estar limpa de Stomahesive® ou de curativo hidrocoloide para aderir.
(3) Aplique as tiras de curativo hidrocoloide para formar uma "janela" ao redor da ferida usando quatro tiras, uma de cada lado e uma em cima e outra embaixo do material do curativo (ver ilustrações).	
(4) Aplique o curativo; fixe as pontas do esparadrapo nas tiras adesivas (ver ilustração).	
d. Para aplicar um curativo em uma extremidade, fixe com gaze em rolo (ver ilustração) ou malha elástica (ver Procedimento 48.6).	A gaze em rolo de adapta aos contornos das mãos ou pés.
13. Descarte todos os materiais de curativo. Remova o avental e os óculos de segurança; remova as luvas virando-as do avesso, descarte-as de acordo com as políticas da instituição. Higienize as mãos.	Reduz a transmissão de microrganismos. Um ambiente limpo aumenta o conforto do paciente.
14. Etiquete o esparadrapo sobre o curativo com sua rubrica e data da troca do curativo.	Destaca para quando a próxima troca de curativo deve ser programada.

(continua)

Procedimento 48.3 — Aplicação de curativos secos e úmidos (Continuação)

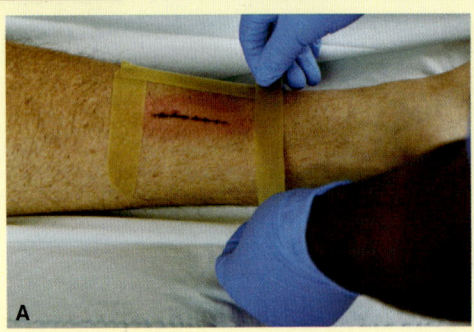
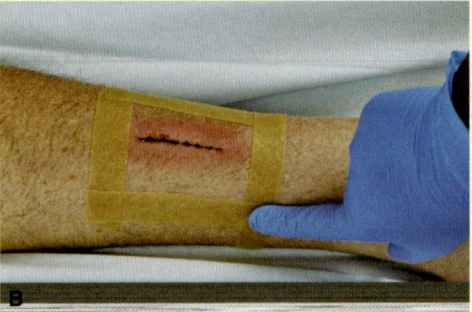

PASSO 12c(3) Aplique tiras adesivas para formar uma "janela" ao redor da ferida usando 4 pedaços de adesivo.

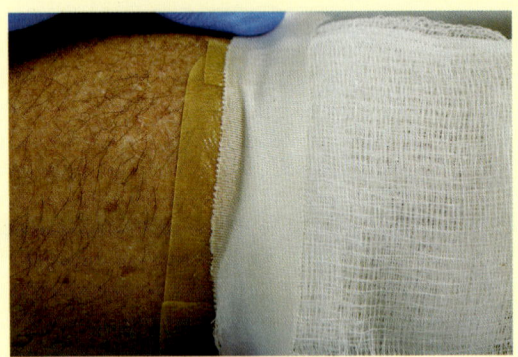
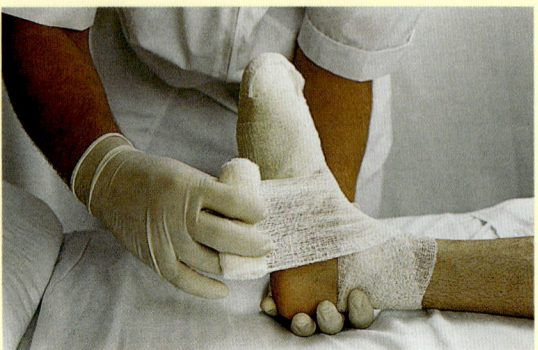

PASSO 12c(4) Aplique o curativo; fixe as extremidades do esparadrapo sobre as tiras adesivas.

PASSO 12d Enrole a gaze de rolo ao redor da extremidade para fixar o curativo.

Passo	Justificativa
15. Ajude o paciente a se posicionar confortavelmente.	Restaura o conforto e a sensação de bem-estar.
16. Levante as grades laterais (conforme adequado) e coloque o leito na posição mais baixa possível.	Promove segurança e previne quedas.
17. Coloque o sistema de chamada da enfermagem em um local acessível ao alcance do paciente.	Garante que o paciente consiga pedir ajuda em caso de necessidade e promove segurança e previne quedas.

Avaliação

1. Compare as observações da ferida com as avaliações anteriores e observe a aparência da ferida em relação à sua cicatrização: meça o tamanho da ferida; observe quantidade, cor e tipo de drenagem e eritema ou inchaço circunjacente à ferida. — Determina a taxa de cicatrização.

2. Peça para que o paciente classifique a dor usando uma escala de zero a dez. — Aumento da dor é geralmente uma indicação de complicações da ferida, como infecção ou resultado de empuxe exercido pelo curativo sobre o tecido.

3. Inspecione a condição do curativo pelo menos a cada turno. — Determina a condição de drenagem da ferida.

4. **Use ensino de retorno:** "Quero ter certeza de que lhe expliquei por que e com que frequência você precisa continuar trocando o curativo quando for para casa amanhã. Diga-me por que é importante trocar seu curativo e com que frequência você fará isso." Revise suas orientações agora ou desenvolva um plano para revisão do aprendizado do paciente/familiar cuidador caso estes não consigam explicar o procedimento corretamente. — Ensino de retorno é uma intervenção de letramento em saúde baseada em evidências que promove envolvimento do paciente, segurança do paciente, adesão e qualidade. O objetivo do ensino de retorno é garantir que você tenha explicado informações clínicas claramente de forma que os pacientes e seus familiares compreendam o que você comunicou a eles (AHRQ, 2020).

RESULTADOS INESPERADOS E INTERVENÇÕES RELACIONADAS

1. A ferida parece inflamada e dolorida, há evidência de drenagem e/ou presença de odor.
   - Monitore o paciente quanto a sinais de infecção (p. ex., febre, aumento da contagem de leucócitos
   - Notifique o médico
   - Obtenha culturas da ferida, conforme solicitação
   - Se houver tecido necrótico amarelado, cor de bronze ou marrom, notifique o médico para determinar a necessidade de desbridamento (Tabela 48.3).

Procedimento 48.3 — Aplicação de curativos secos e úmidos *(Continuação)*

2. A ferida sangra durante a troca do curativo.
   - Observe a cor e a quantidade de drenagem de sangue. Se excessiva, pode ser necessário aplicar curativo direto
   - Inspecione a área ao longo do curativo e diretamente sob o paciente para determinar a quantidade de sangramento
   - Verifique os sinais vitais, se necessário
   - Notifique o médico.
3. O paciente relata sensação de que "alguma coisa saiu do lugar sob o curativo".
   - Observe se há aumento da drenagem ou deiscência da ferida (separação parcial ou total das camadas da ferida) ou evisceração (separação total das camadas da ferida e protrusão de vísceras através da abertura da ferida)
   - Se ocorrer deiscência ou evisceração, proteja a ferida. Cubra com curativo umedecido com solução salina estéril
   - Em caso de evisceração, não mova o paciente. Prepare-se para transferir o paciente para o centro cirúrgico no próprio leito
   - Oriente o paciente a ficar deitado imóvel
   - Fique junto ao paciente para monitorar os sinais vitais
   - Notifique o médico.

REGISTRO E RELATO

- Registre a aparência e o tamanho da ferida, características da drenagem, presença de tecido necrótico, tipo de curativo aplicado, reação à troca de curativo e nível de conforto no prontuário eletrônico do paciente ou ficha
- Documente sua avaliação sobre o aprendizado do paciente
- Relate qualquer aparência inesperada da drenagem da ferida ou sangramento de cor vermelha viva
- Relate qualquer alteração na integridade da ferida (p. ex., deiscência ou evisceração).

CONSIDERAÇÕES SOBRE CUIDADOS DOMICILIARES

- Curativos limpos também podem ser usados no ambiente domiciliar
- Considere os recursos existentes na residência, a capacidade do familiar cuidador e a quantidade de tempo necessária para trocar determinado curativo ao selecionar um procedimento de curativo no ambiente domiciliar. Curativos mais caros podem ser usados para diminuir a frequência das trocas de curativos
- Quando o paciente necessita do mesmo tipo de curativo em casa, certifique-se de ensinar as técnicas adequadas de descarte de lixo médico para o paciente e o familiar cuidador
- Certifique-se de que o paciente conte com um familiar cuidador para auxiliá-lo ou mesmo aplicar o curativo, e oriente o cuidador sobre o procedimento de curativo, sinais de infecção e quando notificar o médico.

Procedimento 48.4 — Implementação da terapia de feridas por pressão negativa (TFPN)

Delegação e colaboração

O procedimento de TFPN não pode ser delegado aos técnicos/auxiliares de enfermagem. Oriente-os a:

- Tomar cuidado ao posicionar ou virar um paciente para evitar deslocamento do equipo
- Relatar ao enfermeiro qualquer alteração no formato ou integridade do curativo
- Relatar ao enfermeiro qualquer alteração na temperatura ou nível de conforto do paciente
- Relatar qualquer vazamento de fluido de feridas ao redor das bordas do campo adesivo
- Relatar qualquer alarme no sistema de TFPN.

Material

- Equipamento de proteção individual (EPI): avental, máscara e óculos de segurança se houver risco de respingos
- Saco impermeável para descarte de materiais perigosos
- Unidade de TFPN (requer prescrição médica) (para esse procedimento, a unidade de fechamento assistido a vácuo [FAV] é utilizada para ilustração; vários outros sistemas estão disponíveis, sendo que suas aplicações podem diferir. Veja as instruções do fabricante)
- Curativo de TFPN (gaze ou espuma, [veja as recomendações do fabricante]; curativo transparente, campo adesivo)
- Dispositivo de sucção para TFPN
- Materiais para irrigação da ferida, se necessário (ver Procedimento 48.5)
- Equipo para conexão entre a unidade de TFPN e o curativo de TFPN
- Três pares de luvas, limpas e estéreis (se necessário)
- Tesouras estéreis
- Preparação para a pele/barreira protetora de pele/curativo hidrocoloide/barreira cutânea
- Removedor de adesivo (se necessário)

Passo	Justificativa
Histórico de enfermagem	
1. Identifique o paciente utilizando pelo menos dois tipos de identificação (p. ex., nome e data de nascimento ou nome e número do prontuário) de acordo com as políticas locais. Compare os identificadores com as informações constantes na prescrição ou prontuário do paciente.	Garante que o paciente certo seja tratado. Atende às normas de The Joint Commission e aumenta a segurança para o paciente (TJC, 2021).
2. Revise o prontuário eletrônico do paciente, incluindo as prescrições médicas e as anotações da enfermagem em relação à frequência da troca de curativos, quantidade de pressão negativa, tipo de espuma ou gaze a ser usado, e ciclo de pressão (intermitente ou contínua).	Determina a frequência das trocas de curativos, os parâmetros de pressão negativa e instruções especiais. Também é necessária uma prescrição médica para reembolso.

(continua)

Procedimento 48.4	Implementação da terapia de feridas por pressão negativa (TFPN) (Continuação)

Passo	Justificativa
3. Revise o prontuário eletrônico para verificar registros de sinais e sintomas relacionados à condição da ferida do paciente.	Oferece uma referência inicial com a qual comparar seus achados com avaliações anteriores de troca de curativo e reflete o progresso da cicatrização da ferida.
4. Avalie conhecimento, experiência e nível de letramento em saúde do paciente ou do familiar cuidador.	Garante que o paciente ou o familiar cuidador tenha capacidade de obter, comunicar, processar e compreender informações básicas de saúde (CDC, 2021).
5. Avalie o nível de conforto do paciente em uma escala de dor de zero a dez.	Serve como referência inicial para a avaliação do nível de conforto do paciente durante e após a terapia da ferida.
6. Higienize as mãos. Calce luvas de procedimentos. Avalie a condição da ferida e a condição do curativo de TFPN (ver Procedimento 48.2). Remova e descarte as luvas. Higienize as mãos.	Fornece informações sobre a condição da pele ao redor da ferida e do atual curativo, presença de complicações e tipos adequados de materiais e de ajuda necessária.
7. Avalie o conhecimento do paciente e do familiar cuidador sobre a finalidade do curativo e se eles participarão da aplicação do curativo na ferida.	Identifica as necessidades de aprendizado do paciente. Prepara o paciente e os familiares cuidadores caso seja necessário trocar o curativo em casa.
8. Avalie os objetivos ou preferências do paciente em relação a como a TFPN será realizada ou o que o paciente espera.	Permite que o cuidado seja individualizado ao paciente.

Planejamento

Passo	Justificativa
1. Feche a porta do quarto ou as cortinas ao redor do leito. Posicione o paciente de forma que apenas a área que está sendo atualmente examinada fique exposta; use um lençol para cobrir o resto do corpo.	Promove privacidade e conforto.
2. Administre o analgésico prescrito, se necessário, 30 min antes da troca do curativo.	Pacientes confortáveis têm menos propensão a se mover subitamente, causando contaminação da ferida ou de materiais.
3. Organize os materiais de curativo ao lado do leito.	Facilita um procedimento tranquilo e organizado.
4. Explique o procedimento para o paciente e familiar cuidador, orientando para não tocar na ferida ou nos materiais estéreis.	Alivia a ansiedade e promove o conhecimento sobre o processo de cicatrização. Previne a contaminação de materiais estéreis.

Implementação

Passo	Justificativa
1. Dobre a parte de cima do saco descartável impermeável de lixo de risco biológico e coloque-o perto da área de trabalho.	A dobra previne a contaminação acidental da parte superior externa do saco.
2. Higienize as mãos e calce luvas de procedimentos. Se houver risco de jatos, use EPI (p. ex., avental de proteção, óculos de segurança e máscara) de acordo com a política da instituição.	Reduz a transmissão de microrganismos de curativos sujos para as mãos do enfermeiro.
3. Siga as orientações do fabricante para remoção e recolocação de curativos, pois cada unidade de TFPN apresenta alguma variação de abordagem. Desligue a unidade de TFPN apertando o botão liga/desliga.	Desativa a terapia e permite a devida drenagem de fluidos pelo equipo.
a. Mantendo os conectores do equipo conectados à unidade de TFPN, eleve os conectores do equipo; desconecte os equipos e drene os fluidos em um coletor.	Previne o refluxo de qualquer secreção contida no equipo de volta para a ferida.
b. Antes de drenar, aperte a presilha no recipiente do equipo e desconecte o recipiente e a linha do curativo nos pontos de conexão.	Previne que a secreção escorra pelo equipo quando removido.
4. Remova o filme transparente esticando delicadamente e descolando-o delicadamente da pele.	Previne lesões no tecido da ferida. Protege a pele circunjacente à ferida de ruptura da integridade causada pelo adesivo transparente.
5. Remova o curativo antigo camada por camada e descarte-o no saco de lixo. Observe a drenagem no curativo. Tome cuidado para evitar tensão em qualquer dreno que esteja presente perto da ferida ou na área ao seu redor. Remova e descarte as luvas.	Determina o tipo e a quantidade de curativos necessários para substituição. Previne a remoção acidental de drenos.
6. Higienize as mãos e realize uma avaliação da ferida. Observe a área da superfície e o tipo de tecido, cor, odor e drenagem dentro da ferida. Meça comprimento, largura e profundidade da ferida, conforme solicitado (ver Procedimento 48.2).	É necessário medir a ferida para avaliar a progressão de sua cicatrização e justificar a continuação da TFPN para terceiros pagadores (Netsch et al., 2016). Determina a condição da ferida e a necessidade de troca do curativo.

JULGAMENTO CLÍNICO: esse é o momento em que o enfermeiro estomaterapeuta ou o médico podem desbridar a ferida. Desbridamento de escara ou descamação, se presentes, deve ser realizar por meio de remoção do tecido desvitalizado para preparar o leito da ferida (Netsch et al., 2016).

Passo	Justificativa
7. Remova e descarte as luvas no saco de lixo e higienize as mãos. Evite deixar o paciente ver o curativo anterior, pois a visão da drenagem da ferida pode ser perturbadora.	Reduz a transmissão de microrganismos. Reduz a ansiedade do paciente durante o procedimento.

Capítulo 48 Integridade da Pele e Cuidado de Feridas 1513

Procedimento 48.4 — Implementação da terapia de feridas por pressão negativa (TFPN) *(Continuação)*

Passo	Justificativa
8. Limpe a ferida.	
a. Higienize as mãos e calce luvas estéreis ou limpas, dependendo da política da instituição e da condição da ferida.	A limpeza circunjacente à ferida é essencial para uma oclusão hermética.
b. Se solicitado, irrigue a ferida com solução salina normal ou outra solução prescrita pelo médico (ver Procedimento 48.5). Cubra delicadamente a área circunjacente à ferida com gaze para secá-la bem.	A irrigação remove sujidades da ferida e limpa o leito da ferida. A limpeza e a remoção de materiais infecciosos demonstraram reduzir as infecções e melhorar a cicatrização (EPUAP/NPIAP/PPPIA, 2019a; Fernandez et al., 2019).
JULGAMENTO CLÍNICO: os médicos podem solicitar culturas de feridas rotineiramente. Contudo, obtenha uma cultura de ferida quando a drenagem for mais abundante, parecer purulenta ou tiver odor fétido. Isso pode ser uma indicação de que a TFPN poderá precisar ser descontinuada.	
JULGAMENTO CLÍNICO: profissionais da saúde podem usar instilação de solução salina normal em feridas grandes e complexas. TFPN com instilação em feridas que precisam de limpeza e remoção de material infeccioso demonstrou reduzir a infecção e melhorar a cicatrização das feridas (Fernandez et al., 2019).	
9. Aplique um protetor de pele, filme de barreira, placa de barreira cutânea sólida ou curativo hidrocoloide sobre a pele circunjacente à ferida.	Mantém a vedação hermética necessária para a TFPN. Protege a pele circunjacente à ferida contra LPAU (Netsch et al., 2016).
10. Preencha qualquer superfície de pele irregular (p. ex., vincos, cicatrizes e dobras de pele) com produto de barreira cutânea (p. ex., pasta, fita).	Ajuda a manter melhor a oclusão hermética (Netsch et al., 2016).
11. Remova e descarte as luvas. Higienize as mãos.	Previne a transmissão de microrganismos.
12. Dependendo do tipo de ferida, calce luvas estéreis ou limpas (ver política da instituição).	Feridas estéreis frescas requerem luvas estéreis. Feridas crônicas requerem técnica limpa (WOCN, 2016).
13. Aplique a TFPN.	
a. Prepare o curativo de preenchimento de TFPN. Consulte o enfermeiro estomaterapeuta para saber qual tipo é adequado.	O curativo de preenchimento depende da TFPN usada e pode incluir curativos de espuma ou gaze com ou sem antimicrobianos, como prata. O tipo de curativo pode ser ajustado com base em erosão, tunelização ou presença de tratos sinusais (Netsch et al., 2016).
(1) Meça a ferida e selecione o curativo do tamanho adequado.	Espuma de poliuretano (PU) negra tem poros mais largos e é mais eficaz em estimular o tecido de granulação e a contração da ferida. Espuma macia branca é mais densa, com poros menores, e é usada quando o crescimento de tecido de granulação precisa ser restrito (Netsch et al., 2016; Panayi et al., 2017).
(2) Usando tesouras estéreis, corte o curativo tipo gaze ou espuma de preenchimento do tamanho da ferida, certificando-se de que ele tenha exatamente o mesmo tamanho e formato da ferida, incluindo túneis e áreas erodidas.	Um curativo do tamanho certo mantém a pressão negativa em toda a ferida (Netsch et al., 2016).
JULGAMENTO CLÍNICO: em alguns casos, um produto antimicrobiano, como uma gaze impregnada com prata ou antibiótico tópico, é prescrito. Esses produtos ajudam a reduzir a carga biológica da ferida.	
b. Coloque o curativo de preenchimento na ferida seguindo as instruções do fabricante. Certifique-se de que o curativo de preenchimento esteja em contato com toda a base da ferida, margens e áreas tunelizadas e erodidas. Conte o número de curativos de preenchimento e documente na ficha do paciente.	Mantém a pressão negativa em toda a ferida. As bordas do curativo devem estar em contato direto com a pele do paciente. A contagem dos curativos informa o número de curativos que devem ser removidos na próxima troca.
c. Programe o dispositivo de sucção de acordo com as instruções do fabricante.	
d. Aplique um curativo transparente de TFPN sobre o curativo de preenchimento de espuma ou gaze.	
(1) Recorte o curativo de forma a cobrir a ferida e o curativo, deixando uma margem de segurança sobre a pele circunjacente à ferida de aproximadamente 2,5 × 5 cm.	Prepara o curativo do tamanho certo da ferida.
(2) Aplique o curativo transparente, mantendo-o hermeticamente selado e sem vincos (ver ilustração).	O curativo deve estar hermeticamente vedado, sem vincos ou túneis para manter o ambiente de pressão negativa. Deve-se aplicar o curativo de forma confortavelmente justa para garantir vedação hermética (Boxe 48.10).
(3) Fixe o equipo no filme transparente, alinhando os orifícios de drenagem para garantir uma vedação oclusiva. Não aplique tensão.	Tensão excessiva pode comprimir o curativo de espuma e impedir a cicatrização da ferida. Ela também produz força de cisalhamento sobre a área circunjacente à ferida (Netsch et al., 2016).
(4) Fixe o equipo a vários centímetros de distância do curativo, evitando pontos de pressão.	Tubos de drenagem sobre proeminências ósseas podem causar LPRDM (Netsch et al., 2016; Pittman et al., 2015).

(continua)

Procedimento 48.4 — Implementação da terapia de feridas por pressão negativa (TFPN) (Continuação)

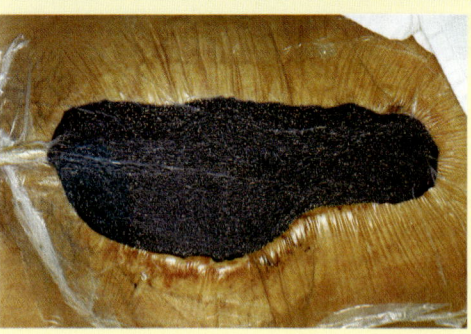

PASSO 13d(2) Preenchedor de espuma para ferida; curativo transparente sobre a ferida existente. (Cortesia de Kinetic Concepts, Inc [KCI], San Antonio, Texas.)

Passo	Justificativa
14. Depois que a ferida estiver completamente coberta, conecte o equipo do curativo à linha do recipiente e à unidade de TFPN e configure-a com o nível de sucção prescrito.	A pressão negativa intermitente ou contínua varia de 75 mmHg a 125 mmHg, dependendo do dispositivo e das características da ferida (Netsch et al., 2016; WOCN, 2016).
a. Remova o recipiente da embalagem estéril e empurre-o na unidade até ouvir um estalo. **Observação:** Um alarme soará caso o recipiente não esteja corretamente engatado.	
b. Conecte a linha do curativo à linha do recipiente (siga as instruções do fabricante). Certifique-se de que ambas as presilhas estejam abertas.	
c. Coloque no nível da superfície ou pendure nos pés do leito. **Observação:** Um alarme soará na unidade e a terapia será desativada caso a unidade fique inclinada a mais de 45°.	
d. Aperte o botão de energia (normalmente, se trata de um botão de luz verde) e configure a pressão de acordo com a prescrição.	
15. Remova e descarte as luvas. Higienize as mãos.	Reduz a transmissão de microrganismos.
16. Inspecione o sistema de TFPN.	
a. Verifique se o sistema está ligado. Isso é diferente para cada tipo de unidade de TFPN. Por exemplo, em algumas unidades, aparece um aviso na tela dizendo "Terapia Ligada". Verifique a política e o procedimento da instituição para informações específicas.	
b. Verifique se todas as travas estão abertas e que todas as linhas estejam patentes.	
c. Examine o sistema para se certificar de que a oclusão esteja íntegra e que a terapia esteja funcionando.	A pressão negativa é obtida quando uma oclusão hermética está presente (Netsch et al., 2016).
d. Se houver algum vazamento, higienize as mãos e calce luvas. Use tiras de curativo transparente para remendar as áreas ao redor das bordas da ferida.	
17. Registre suas iniciais, data e horário no novo curativo.	Serve como referência para a próxima troca de curativo.
18. Descarte as luvas e quaisquer materiais de curativo. Higienize as mãos.	Previne a transmissão de microrganismos.
19. Ajude o paciente a se posicionar confortavelmente. Os pacientes podem deambular com a TFPN.	Restaura o conforto e a sensação de bem-estar.
20. Levante as grades laterais (conforme adequado) e coloque o leito na posição mais baixa possível.	Proporciona segurança para o paciente e reduz o risco de quedas.
21. Coloque o sistema de chamada da enfermagem em um local acessível ao alcance do paciente.	Garante que o paciente consiga pedir ajuda se necessário, e promove segurança e previne quedas.

Avaliação

1. Inspecione a condição da ferida e o leito da ferida continuamente; observe a drenagem e o odor.	Determina a condição de cicatrização da ferida.
2. Peça para que o paciente classifique sua dor usando uma escala de zero a dez.	Determina o nível de conforto do paciente após o procedimento.
3. Verifique a vedação hermética do curativo e o correto parâmetro de pressão negativa.	Determina que a pressão negativa efetiva esteja sendo aplicada.
4. Mensure a drenagem produzida pela ferida e depositada no recipiente regularmente.	Monitora o equilíbrio hídrico e a drenagem da ferida.

Capítulo 48 Integridade da Pele e Cuidado de Feridas

Procedimento 48.4 — Implementação da terapia de feridas por pressão negativa (TFPN) (Continuação)

Passo	Justificativa
5. Use ensino de retorno: "Quero ter certeza de que expliquei claramente qual função tem a TFPN. Explique-me como a TFPN ajuda a cicatrizar feridas e qual aparência sua ferida deve ter conforme ela vai cicatrizando e quais são sinais de infecção. Explique-me qual aparência sua ferida terá quando começar a cicatrizar." Revise suas orientações agora ou desenvolva um plano para revisão do aprendizado do paciente/familiar cuidador caso estes não consigam explicar o procedimento corretamente.	Ensino de retorno é uma intervenção de letramento em saúde baseada em evidências que promove envolvimento do paciente, segurança do paciente, adesão e qualidade. O objetivo do ensino de retorno é garantir que você tenha explicado informações clínicas claramente de forma que os pacientes e seus familiares compreendam o que você comunicou a eles (AHRQ, 2020).

RESULTADOS INESPERADOS E INTERVENÇÕES RELACIONADAS

1. A ferida parece inflamada e dolorida, a ferida sangra, houve aumento da drenagem e há presença de odor.
   - Notifique o médico
   - Obtenha uma cultura da ferida
   - Aumente a frequência das trocas de curativos.
2. O paciente relata aumento da dor.
   - Consulte o médico a respeito de substituição da analgesia
   - Instile solução salina normal para umedecer os curativos à base de espuma e outros curativos de preenchimento para permitir que eles se soltem do tecido de granulação
   - Diminua o parâmetro de pressão
   - Passe de ciclo intermitente para contínuo
   - Troque o tipo de sistema de TFPN.
3. A vedação de pressão negativa foi perdida.
   - Tome medidas preventivas (Boxe 48.10).

REGISTRO E RELATO

- Registre a aparência da ferida (características do leito e da drenagem da ferida), posicionamento da TFPN, parâmetro de pressão negativa e resposta do paciente no prontuário eletrônico do paciente ou ficha
- Relate sangramentos abruptos e vívidos; evidência de má cicatrização da ferida; e possível infecção da ferida ao médico
- Relate o local da TFPN, horário da troca de curativo (se realizada), e quaisquer intervenções, como reforço do curativo
- Discuta se o paciente ou o familiar cuidador estiver participando da troca de curativo de TFPN
- Documente sua avaliação sobre o aprendizado do paciente.

CONSIDERAÇÕES SOBRE CUIDADOS DOMICILIARES

- Certifique-se de que o paciente e o familiar cuidador compreendam a importância de manter a oclusão do curativo de TFPN e de que eles tenham sido orientados a como ocluir o curativo e quem chamar caso o sistema os alerte sobre um vazamento que eles não consigam corrigir
- Revise como conectar o dispositivo a uma tomada de parede para recarregar a bateria
- Oriente o paciente e os membros da família sobre a programação de troca de TFPN
- Oriente o paciente e sua família como descartar corretamente curativos contaminados de acordo com as normas da secretaria de saúde local.

Procedimento 48.5 — Irrigação de feridas

Delegação e colaboração

O procedimento de irrigação de ferida não pode ser delegado aos técnicos/auxiliares de enfermagem a menos que se trate de uma ferida crônica (ver política da instituição). É responsabilidade do enfermeiro avaliar e documentar as características da ferida. Oriente-os a:

- Notificar o enfermeiro quando a ferida estiver exposta, para que se possa realizar uma avaliação
- Relatar ao enfermeiro se o paciente tiver dor, presença de sangue, drenagem.

Material

- Equipamento de proteção individual (EPI): luvas estéreis, avental e óculos de segurança se houver risco de respingos ou jatos (verifique a política da instituição)
- Solução de irrigação/limpeza de acordo com a prescrição (volume de 1,5 a 2 vezes o volume estimado da ferida)
- Sistema de aplicação de irrigação (de acordo com a solicitação), dependendo da quantidade de pressão desejada: seringa de irrigação estéril de 35 mℓ com angiocateter flexível estéril ou agulha de 19 G (WOCN, 2016) ou chuveirinho de mão
- Protetor impermeável, se necessário
- Materiais de curativo (ver Procedimentos 48.2 e 48.3)
- Saco descartável impermeável de lixo de risco biológico
- Materiais para avaliação da ferida (ver Procedimento 48.1)

(continua)

Procedimento 48.5 — Irrigação de feridas (Continuação)

Passo	Justificativa
Histórico de enfermagem	
1. Identifique o paciente utilizando pelo menos dois tipos de identificação (p. ex., nome e data de nascimento ou nome e número do prontuário) de acordo com as políticas locais. Compare os identificadores com as informações constantes na prescrição ou prontuário do paciente.	Garante que o paciente certo seja tratado. Atende às normas de The Joint Commission e aumenta a segurança para o paciente (TJC, 2021).
2. Revise o prontuário eletrônico do paciente, incluindo a prescrição médica e as anotações da enfermagem. Observe a condição de ferida aberta e o tipo de solução a ser usada.	Irrigação de ferida aberta requer uma prescrição médica que inclua o tipo de solução(ões) a ser(em) usada(s).
3. Revise o prontuário em relação a sinais e sintomas relacionados à ferida aberta do paciente.	Fornece informações constantes que podem indicar alterações na condição de ferida (Nix, 2016).
a. Verifique a extensão da integridade da pele prejudicada, incluindo o tamanho da ferida.	
b. Verifique o número de drenos presentes.	O conhecimento sobre a posição do dreno facilita a remoção segura do curativo e determina a necessidade de curativos especiais.
c. Drenagem, incluindo quantidade, cor, consistência e qualquer odor observado.	Informações contínuas: a drenagem deve diminuir em feridas em processo de cicatrização. Quando a drenagem aumenta, isso geralmente está associado a infecção (Doughty e Sparks et al., 2016).
d. Cor do tecido da ferida.	A cor representa equilíbrio entre tecido necrótico e cicatricial novo. A seleção adequada de produtos para cuidados de feridas com base na cor da ferida facilita a remoção de tecido necrótico e promove o crescimento de tecido novo (Nix, 2016).
e. Resultados de culturas. A ferida infectada está colonizada por bactérias.	Os resultados da cultura identificam o tipo de bactéria e o respectivo tratamento. Culturas contínuas de ferida documentam a resolução do processo infeccioso (Stotts, 2016b).
4. Avalie conhecimento, experiência e nível de letramento em saúde do paciente ou do familiar cuidador.	Garante que o paciente ou o familiar cuidador tenha capacidade de obter, comunicar, processar e compreender informações básicas de saúde (CDC, 2021).
5. Avalie o nível de conforto do paciente em uma escala de dor de zero a dez.	Serve como referência inicial para a avaliação do nível de conforto do paciente antes da irrigação da ferida.
6. Avalie o histórico do paciente se alergias a antissépticos, soluções, esparadrapos, látex ou materiais de curativos.	Quando se tem conhecimento sobre alergias, a sugestão é aplicar uma amostra do tratamento prescrito como teste cutâneo antes de irrigar a ferida com um grande volume de solução ou selecionar um tipo diferente de esparadrapo ou material de curativo. Alérgicos a látex precisam usar luvas e produtos para cuidados de feridas "livres de látex".
7. Avalie a compreensão do paciente e do familiar cuidador sobre a necessidade da irrigação e sobre os sinais de infecção da ferida.	Determina a extensão da instrução necessária.
8. Avalie os objetivos ou preferências do paciente em relação a como a irrigação será realizada ou o que o paciente espera.	Permite que o cuidado seja individualizado ao paciente.
Planejamento	
1. Higienize as mãos e administre o analgésico prescrito 30 min antes da troca do curativo.	Promove controle da dor e permite que o paciente se movimento mais facilmente e seja posicionado para facilitar a irrigação da ferida (Krasner, 2016). Um paciente que esteja se sentindo confortável será menos propenso a se mover subitamente, causando contaminação da ferida ou materiais.
2. Reúna os devidos materiais para irrigação da ferida e curativo.	Garante um procedimento organizado.
3. Explique o procedimento ao paciente e familiar cuidador, instruindo a não tocar na ferida ou nos materiais estéreis.	Alivia a ansiedade e promove conhecimento sobre o processo de cicatrização. Previne a contaminação de materiais estéreis.
4. Feche a porta do quarto ou as cortinas ao redor do leito, higienize as mãos e posicione o paciente.	Mantém a privacidade.
a. Posicione o paciente confortavelmente para permitir o fluxo gravitacional da solução de irrigação sobre a ferida e dentro do receptáculo coletor (ver ilustração).	Direcionar a solução de cima para baixo da ferida e da área mais limpa para a mais contaminada previne a disseminação da infecção. O posicionamento também evita a retenção de líquido na ferida já que o fluxo da solução de irrigação é direcionado para fora da ferida.

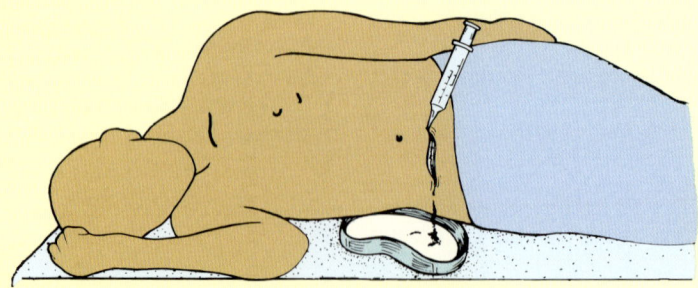

PASSO 4a Posição do paciente para irrigação da ferida.

Capítulo 48 Integridade da Pele e Cuidado de Feridas

Procedimento 48.5 — Irrigação de feridas (Continuação)

Passo	Justificativa
b. Certifique-se de que a solução de irrigação esteja em temperatura ambiente, e posicione o paciente de forma que a ferida fique em um plano vertical em relação à bacia coletora.	A solução em temperatura ambiente aumenta o conforto e reduz a reação de vasoconstrição nos tecidos.
c. Coloque um protetor ou toalha adicional no leito sob a área que será irrigada.	Não deixa a roupa de cama ficar molhada.

Implementação

Passo	Justificativa
1. Higienize as mãos.	Reduz a transmissão de microrganismos.
2. Dobre a borda do saco impermeável de lixo de risco biológico e coloque-o perto do leito.	A dobra ajuda a manter uma abertura mais ampla, dessa forma permitindo que os curativos contaminados sejam descartados sem tocar o saco de lixo propriamente dito.
3. Use EPI: avental, máscara e óculos de segurança, conforme indicado; calce luvas de procedimentos e remova o curativo antigo. Limpe a ferida (ver Procedimento 48.2).	Reduz a transmissão de microrganismos. Protege contra respingos ou jatos de sangue e fluidos corporais. Enquanto limpa a ferida, higienize meticulosamente as mãos e os devidos procedimentos de controle de infecções antes e depois de remover curativos sujos a fim de limitar o risco de infecção adquirida nos cuidados de saúde (Jaszarowski e Murphree, 2016).
4. Remova e descarte o curativo antigo e as luvas no lixo de risco biológico. Higienize as mãos.	Reduz a transmissão de microrganismos.
5. Calce luvas de procedimentos ou estéreis (verifique a política da instituição). Exponha somente a área próxima à ferida e avalie a ferida (ver Procedimento 48.2) e examine a avaliação mais recente da ferida aberta do paciente lançada na ficha (ver Procedimento 48.2).	Proporciona privacidade e previne que o paciente sinta frio. Fornece informações contínuas sobre a cicatrização da ferida. Use precauções estéreis quando forem necessárias luvas estéreis.
6. Irrigue a ferida por uma abertura grande:	A solução de limpeza é introduzida diretamente na ferida com uma seringa, uma seringa e um cateter, ou dispositivo de lavagem pulsada.
a. Preencha uma seringa de 35 mℓ com solução de irrigação.	A irrigação da ferida utiliza força mecânica, que ajuda na separação e remoção de detritos necróticos e bactérias superficiais (Jaszarowski e Murphree, 2016). Enxaguar a ferida ajuda a remover sujidades e facilita a cicatrização por intenção secundária.
b. Conecte o angiocateter de 19 G.	O lúmen do cateter entrega a pressão ideal para limpeza e remoção dos detritos com risco mínimo de lesão tecidual (Ramundo, 2016). O desbridamento mecânico é obtido por pressões de irrigação entre 4 e 15 psi (WOCN, 2016).

JULGAMENTO CLÍNICO: *lavagem pulsátil de alta pressão é uma alternativa ao uso de seringa de 35 mℓ e do angiocateter de 19 G. Um equipamento de lavagem pulsátil combina lavagem de alta pressão intermitente com aspiração para liberar tecidos necróticos e facilitar sua remoção por meio de outros métodos de desbridamento (Ramundo, 2016).*

Passo	Justificativa
c. Mantenha a ponta da seringa 2,5 cm acima da extremidade superior da ferida e sobre a área a ser limpa.	Previne a contaminação da seringa. O posicionamento cuidadoso da seringa previne pressão insegura do fluxo da solução.
d. Aplicando pressão contínua, lave a ferida; repita os passos 6a a 6d até que a cor da solução na bacia fique clara.	Lavar a ferida ajuda a remover detritos; solução clara indica remoção de todos os detritos.
7. Irrigue feridas profundas com uma abertura bem pequena:	
a. Conecte o cateter flexível na seringa de irrigação preenchida.	O cateter permite o fluxo direto do produto de irrigação na ferida. A previsão é que demore mais para a ferida esvaziar quando a abertura é pequena.
b. Insira delicadamente a ponta do cateter na abertura de cerca de 1,3 cm.	Evita que a ponta toque a frágil parede interna da ferida.

JULGAMENTO CLÍNICO: *não force a entrada do cateter na ferida, pois isso causaria danos ao tecido.*

Passo	Justificativa
c. Aplicando pressão lenta e contínua, lave a ferida.	O uso de força mecânica lenta de jatos de solução solta partículas de materiais da superfície da ferida e promove a cicatrização (Raimundo, 2016).

JULGAMENTO CLÍNICO: *a lavagem pulsátil de alta pressão é geralmente o método de irrigação de escolha para feridas necróticas. Os parâmetros de pressão devem ser configurados somente mediante prescrição médica, normalmente entre 4 e 15 psi, e não deve ser usada em enxertos de pele, ou em vasos sanguíneos, músculos, tendões ou ossos expostos. Use com cautela se o paciente for portador de distúrbio de coagulação ou se estiver tomando medicamentos anticoagulantes (Ramundo, 2016).*

Passo	Justificativa
d. Mantendo o cateter no lugar, aperte-o bem abaixo da seringa.	Evita a contaminação da solução estéril.
e. Remova e encha novamente a seringa. Reconecte ao cateter e repita até que a drenagem da solução na bacia fique clara.	

(continua)

Procedimento 48.5 Irrigação de feridas (Continuação)

Passo	Justificativa
8. Limpe a ferida com o chuveirinho de mão:	
a. Com o paciente sentado confortavelmente na cadeira de banho ou em pé, se sua condição permitir, ajuste para aplicar um jato suave; certifique-se de que a água esteja morna.	Útil para pacientes capazes de tomar banho com ajuda ou sozinhos. Pode ser feito em casa.
b. Lave por 5 a 10 min com o bocal do chuveirinho a 30 cm de distância da ferida.	Garante que a ferida seja totalmente limpa.
9. Quando indicado, obtenha culturas após limpar com solução salina não bacteriostática.	A WOCN (2016) recomenda o uso de culturas bacterianas quantitativas (biopsia de tecido ou culturas de esfregaço). Os tipos mais comuns de culturas de feridas são a técnica de esfregaço, fluido aspirado de ferida, ou biopsia de tecido (Stotts, 2016b).

JULGAMENTO CLÍNICO: *obtenha uma cultura da ferida se indicado pela presença de inflamação ao redor da ferida, odor ou drenagem purulenta, nova drenagem ou febre.*

10. Seque as bordas da ferida com gaze; seque o paciente depois do banho.	Previne maceração do tecido circundante por excesso de umidade.
11. Remova e descarte as luvas. Higienize as mãos. Calce luvas de procedimentos ou estéreis (ver política da instituição). Aplique o curativo correto e etiquete com horário, data e rubrica do enfermeiro.	Reduz a transmissão de microrganismos. Mantém a barreira protetora e o ambiente de cicatrização da ferida. Proporciona um cronograma para programar a próxima troca de curativo.
12. Remova os EPIs: máscara, óculos de segurança e avental.	Previne a transferência de microrganismos.
13. Descarte os materiais e suprimentos sujos; remova e descarte as luvas. Higienize as mãos.	Reduz a transmissão de microrganismos.
14. Ajude o paciente a se posicionar confortavelmente.	Restaura o conforto e a sensação de bem-estar.
15. Levante as grades laterais (conforme adequado) e coloque o leito na posição mais baixa possível.	Promove segurança e previne quedas.
16. Coloque o sistema de chamada de enfermagem ao alcance; ensine o paciente a usá-lo.	Garante que o paciente consiga pedir ajuda em caso de necessidade e promove segurança e previne quedas.

Avaliação

1. Peça para que o paciente classifique seu nível de conforto em uma escala de zero a dez.	A dor do paciente não deve aumentar em consequência da irrigação da ferida.
2. Monitore o tipo de tecido no leito da ferida.	Identifica o progresso da cicatrização da ferida e determina o tipo de limpeza e curativo necessários.
3. Inspecione o curativo periodicamente (ver política da instituição).	Determina a resposta do paciente à irrigação da ferida e a necessidade de modificar o plano de cuidado.
4. Avalie a integridade da pele circunjacente à ferida.	Determina se a ferida aumentou de tamanho ou se há sinais de infecção presente (pele circunjacente à ferida vermelha e quente).
5. Observe se há retenção da solução de irrigação.	A solução de irrigação retida é um meio de crescimento de bactérias e de subsequente infecção.
6. **Use o ensino de retorno:** "Quero ter certeza de que expliquei como irrigar sua ferida. Já que você vai ter que fazer isso em casa, por favor, mostre-me como você vai irrigar a ferida com essa seringa." Revise suas orientações agora ou desenvolva um plano para revisão do aprendizado do paciente/familiar cuidador caso estes não consigam explicar o procedimento corretamente.	Ensino de retorno é uma intervenção de letramento em saúde baseada em evidências que promove envolvimento do paciente, segurança do paciente, adesão e qualidade. O objetivo do ensino de retorno é garantir que você tenha explicado informações clínicas claramente de forma que os pacientes e seus familiares compreendam o que você comunicou a eles (AHRQ, 2020).

RESULTADOS INESPERADOS E INTERVENÇÕES RELACIONADAS

1. Surgimento de drenagem sanguínea ou serossanguínea.
    - Lave a ferida durante a próxima irrigação com menos pressão
    - Notifique o médico sobre o sangramento.
2. Ocorrência de aumento da dor ou desconforto.
    - Diminua a força da pressão durante a irrigação da ferida
    - Avalie a necessidade de oferecer analgesia adicional ao paciente antes do cuidado da ferida.
3. A abertura da linha da sutura se estende.
    - Notifique o médico
    - Reavalie a quantidade de pressão a ser usada na próxima irrigação da ferida.

Capítulo 48 Integridade da Pele e Cuidado de Feridas

Procedimento 48.5 Irrigação de feridas (*Continuação*)

REGISTRO E RELATO

- Registre a avaliação da ferida antes e depois da irrigação, quantidade e tipo de solução usada, dispositivo de irrigação usado e tipo de curativo aplicado após a irrigação no prontuário eletrônico do paciente ou ficha
- Documente sua avaliação sobre o aprendizado do paciente
- Reporte a localização da ferida irrigada; discuta o tipo de solução usada, a qualidade da irrigação de retorno e a última vez que a ferida foi irrigada
- Relate imediatamente ao médico qualquer evidência de sangramento novo, aumento acentuado da dor, retenção da solução de irrigação ou sinais de choque.

CONSIDERAÇÕES SOBRE CUIDADOS DOMICILIARES

- Avalie o ambiente domiciliar do paciente para determinar a adequação dos recursos para a realização de cuidados com feridas; verifique especialmente se há iluminação adequada, água corrente e estoque de suprimentos
- Soluções a serem usadas para irrigação em casa incluem água potável corrente, água destilada, água fervida e resfriada, e solução salina normal (WOCN, 2016). Ensine o paciente e o familiar cuidador como fazer uma solução salina normal com 8 colheres de chá de sal para 1 galão (3,80 ℓ) de água destilada; pode ser mantida sob refrigeração por 1 mês. Deve-se deixar a solução salina alcançar temperatura ambiente para ser usada
- Ensine ao familiar cuidador a técnica de irrigação e peça para que ele demonstre como usá-la
- Certifique-se de que o paciente e a família conheçam os sinais de infecção e saibam quando notificar o médico.

Procedimento 48.6 Aplicação de gaze ou atadura elástica

Delegação e colaboração

O procedimento de aplicação de gaze ou atadura elástica para compressão não pode ser delegado aos técnicos/auxiliares de enfermagem. O enfermeiro avalia a condição de qualquer ferida ou curativo antes de aplicar uma atadura. O procedimento de aplicar ataduras para fixar curativos não estéreis pode ser delegado aos técnicos/auxiliares de enfermagem (consulte a política da instituição). Oriente-os sobre a:

- Modificação da aplicação da atadura, como fixações especiais
- Revisão do que observar e relatar ao enfermeiro (p. ex., queixa do paciente de dor, dormência ou formigamento após a aplicação ou mudanças na cor ou temperatura da pele do paciente).

Material

- Gaze em rolo ou ataduras elásticas de largura e número corretos
- Presilhas ou fita adesiva
- Luvas de procedimentos se houver drenagem na ferida
- *Opção:* travesseiro.

Passo	Justificativa
Histórico de enfermagem	
1. Identifique o paciente utilizando pelo menos dois tipos de identificação (p. ex., nome e data de nascimento ou nome e número do prontuário) de acordo com as políticas locais.	Garante que o paciente certo seja tratado. Atende às normas de The Joint Commission e aumenta a segurança para o paciente (TJC, 2021).
2. Revise o prontuário eletrônico ou o registro médico do paciente para prescrições específicas relacionadas à aplicação de gaze em rolo ou atadura elástica. Observe a área a ser coberta, o tipo de atadura necessário, a frequência de troca e respostas anteriores ao tratamento.	Garante que os produtos corretos sejam usados.
3. Avalie conhecimento, experiência e nível de letramento em saúde do paciente ou do familiar cuidador.	Garante que o paciente ou o familiar cuidador tenha capacidade de obter, comunicar, processar e compreender informações básicas de saúde (CDC, 2021).
4. Avalie o nível de conforto do paciente em uma escala de dor de zero a dez.	Serve como referência inicial para a avaliação do nível de conforto do paciente quando da realização de trocas de curativos.
5. Higienize as mãos. Observe a adequação da circulação na extremidade verificando a temperatura da pele e os pulsos, presença de edema e sensação (distal em relação à área onde será aplicada a atadura). Observe a cor da pele e o movimento da parte do corpo a ser envolvida.	Avalia a condição de circulação na extremidade. Circulação prejudicada por atadura apertada pode retardar a cicatrização da ferida. Para se detectarem alterações na circulação é preciso observação frequente.

JULGAMENTO CLÍNICO: *circulação prejudicada pode resultar em dor, frieza ao toque quando se compara com o lado oposto do corpo, cianose ou palidez da pele, pulsos diminuídos ou ausentes, edema ou represamento localizado, e dormência e/ou formigamento da parte do corpo.*

6. Calce luvas de procedimentos (mediante a presença de drenagem ou ruptura de pele). Inspecione a pele da área onde a atadura será aplicada em relação a alterações de integridade indicadas pela presença de abrasão, manchas ou irritação. Preste bastante atenção a áreas sobre proeminências ósseas e áreas ao redor de dispositivos hospitalares.	É importante determinar se há alguma nova alteração na pele para que o plano de cuidados possa ser alterado conforme a necessidade. Proeminências ósseas e áreas de pressão causadas por dispositivos hospitalares são áreas de alto risco de lesão de pele.

(*continua*)

Procedimento 48.6 — Aplicação de gaze ou atadura elástica (Continuação)

Passo	Justificativa
7. Inspecione a condição de qualquer ferida quanto a sua aparência, tamanho e presença e característica da drenagem, e certifique-se de que ela esteja coberta com o curativo adequado. Se não, reaplique o curativo (verifique a política da instituição para saber qual tipo de luvas usar). Remova e descarte as luvas e higienize as mãos.	Uma avaliação contínua da ferida é necessária para verificar o progresso ou a falta de progresso da cicatrização da ferida e para planejar as devidas intervenções.
8. Verifique o tamanho da atadura:	
a. *Gaze em rolo ou atadura elástica básica para fixação de um curativo:* avalie o tamanho da área a ser coberta. Cada rolo sucessivo de gaze/atadura elástica deve se sobrepor à camada anterior. Use larguras menores para as extremidades superiores, e larguras maiores para extremidades inferiores.	Uma atadura pequena demais ou grande demais para a área pode não proporcionar o suporte necessário para estabilizar os curativos subjacentes.
b. Atadura elástica para proporcionar *compressão simples:* avalie a circunferência da extremidade inferior antes ou logo depois que o paciente sair do leito pela manhã ou depois que o paciente tenha ficado pelo menos 15 min no leito. Selecione a largura que cobrirá e se sobreporá sem deixar volumoso.	Uma atadura elástica grande demais pode não dar suporte suficiente para imobilizar e proteger uma extremidade lesionada. Uma atadura elástica pequena demais pode comprometer a circulação na extremidade distal.
9. Avalie o conhecimento do paciente e do familiar cuidador sobre o curativo e se eles participarão da aplicação do curativo na ferida.	Identifica as necessidades de aprendizado do paciente. Prepara o paciente e os familiares cuidadores caso seja necessário trocar curativos em casa.

Planejamento

1. Feche a porta do quarto e as cortinas ao redor do leito do paciente. Posicione o paciente de forma que apenas a ferida ou extremidade afetada fique exposta; use um lençol para cobrir as demais partes do corpo.	Proporciona privacidade e coloca o paciente em uma posição confortável.
2. Higienize as mãos e administre o analgésico prescrito, conforme a necessidade, 30 min antes de aplicar a atadura.	O paciente confortável ficará menos propenso a se movimentar subitamente, causando contaminação da ferida ou dos materiais ou dor na extremidade.
3. Reúna e organize os materiais ao lado do leito.	Garante um procedimento limpo e livre de distrações.
4. Explique o procedimento para o paciente antes de começar.	Reduz a ansiedade and oferece uma oportunidade de ensinar o paciente/familiar cuidador.

Implementação

1. Higienize as mãos e calce luvas de procedimentos caso drenagem esteja presente.	Reduz a transmissão de microrganismos.
2. Aplique gaze em rolo ou atadura elástica para fixar curativos:	
a. Eleve a extremidade dependente por 15 min antes de aplicar a atadura.	Promove retorno venoso e diminui o inchaço.
b. Certifique-se de que o curativo primário sobre a ferida esteja firmemente no lugar.	A ferida precisa permanecer protegida quando a atadura for colocada.
c. Segure o rolo da atadura com sua mão dominante e use a outra mão para segurar levemente a camada inicial.	Mantém uma tensão adequada e consistente na atadura.
d. Comece a aplicar a atadura no ponto distal em direção ao limite proximal. Aplique tensão uniforme durante a aplicação e comece com duas voltas circulares para apoiar a atadura. Continue mantendo tensão uniforme e transfira o rolo para a mão dominante à medida que você enrola a atadura, dando as voltas necessárias para cobrir os diversos formatos das partes do corpo.	Tensão uniforme garante que a atadura exerça pressão uniforme, se adapte uniformemente aos contornos do corpo e promova retorno venoso. Curativos em espiral e em forma de oito são dois exemplos de aplicação de atadura elástica.
(1) Curativo em espiral é geralmente usado para cobrir partes cilíndricas do corpo, como punhos. Enrole a gaze, sobrepondo cada camada com metade ou dois terços da largura da atadura (ver ilustração)	

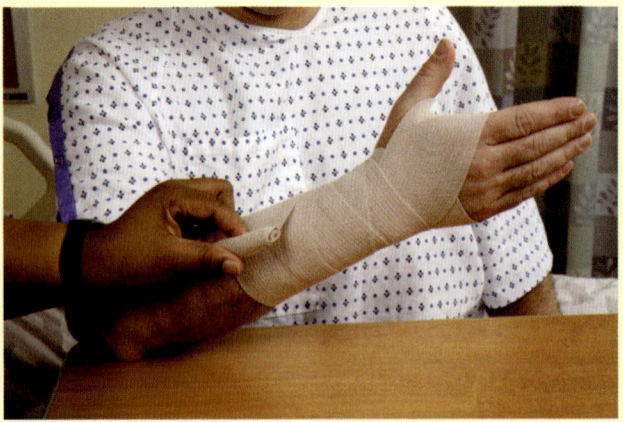

PASSO 2d(1) Aplique a atadura do ponto distal para o proximal.

Capítulo 48 Integridade da Pele e Cuidado de Feridas

Procedimento 48.6 Aplicação de gaze ou atadura elástica (*Continuação*)

Passo	Justificativa
(2) Faça um curativo em forma de oito para cobrir a articulação, pois um ajuste adequado oferece sustentação e imobilização de uma articulação lesionada. Para aplicar voltas sobrepostas, alterne movimentos ascendentes e descendentes sobre a parte sobre a qual a atadura será colocada, cada volta cruzando a anterior, formando um padrão de número 8.	
JULGAMENTO CLÍNICO: *faça uma checagem dupla da tensão e garanta que a atadura esteja confortável, mas não apertada, e que o curativo primário ou tala estejam posicionados corretamente. Uma atadura apertada pode causar dormência e formigamento pela circulação prejudicada e/ou pressão sobre os nervos periféricos.*	
(3) Desenrole e estique ligeiramente a atadura.	Mantém a tensão da atadura
(4) Sobreponha as voltas em metade ou dois terços da largura do rolo da atadura.	Previne tensão irregular da atadura e comprometimento circulatório.
(5) Fixe a atadura com uma presilha antes de aplicar rolos adicionais.	
(6) Finalize a atadura com duas voltas circulares; fixe a ponta da gaze ou atadura elástica à camada externa da atadura, e não à pele, com fita adesiva ou presilha (ver ilustração).	
JULGAMENTO CLÍNICO: *mantenha os dedos dos pés ou pontas dos dedos descobertos e visíveis para avaliação de acompanhamento da circulação, exceto em casos em que os dedos dos pés ou das mãos estejam sendo tratados devido a feridas.*	
3. Aplique atadura elástica sobre o coto amputado (ver ilustrações):	
a. Eleve o coto com um travesseiro ou segure-o com ajuda de outra pessoa.	A elevação promove retorno venoso. As voltas da atadura são destinadas a manter uma tensão uniforme da atadura.
b. Fixe a atadura envolvendo-a duas vezes ao redor da extremidade proximal do coto ou da cintura da pessoa (dependendo do tamanho do coto)	
c. Faça meia volta com a atadura perpendicular à sua borda.	
d. Passe o corpo da atadura sobre a extremidade distal do coto.	
e. Continue enrolando a atadura no coto, do ponto distal para o proximal.	
f. Fixe com presilhas de metal, Velcro® (se disponível), ou esparadrapo.	
4. Remova e descarte as luvas se tiverem sido usadas e higienize as mãos.	Reduz a transmissão de microrganismos.
5. Ajude o paciente a se posicionar confortavelmente.	Restaura o conforto e a sensação de bem-estar.
6. Levante as grades laterais (conforme adequado) e coloque o leito na posição mais baixa possível.	Promove segurança e previne quedas.
7. Coloque o sistema de chamada de enfermagem em um local acessível ao alcance do paciente.	Garante que o paciente consiga pedir ajuda se necessário, e promove segurança e previne quedas.

Avaliação

1. Avalie o grau de tensão da atadura e se há rugas, frouxidão e drenagem.	Identifica quaisquer áreas de pressão que possam causar lesão tecidual.

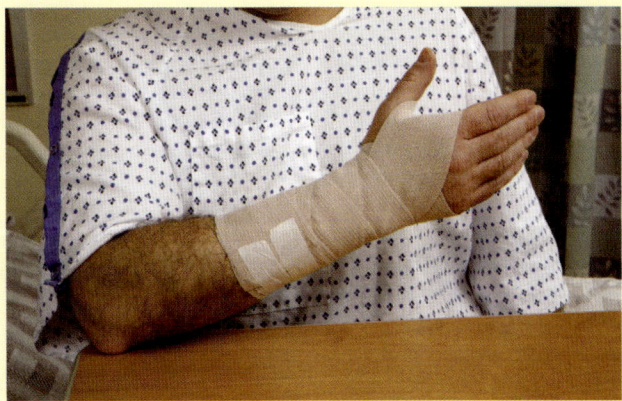

PASSO 2d(6) Fixe com esparadrapo ou dispositivo de fechamento.

(*continua*)

Procedimento 48.6 Aplicação de gaze ou atadura elástica (Continuação)

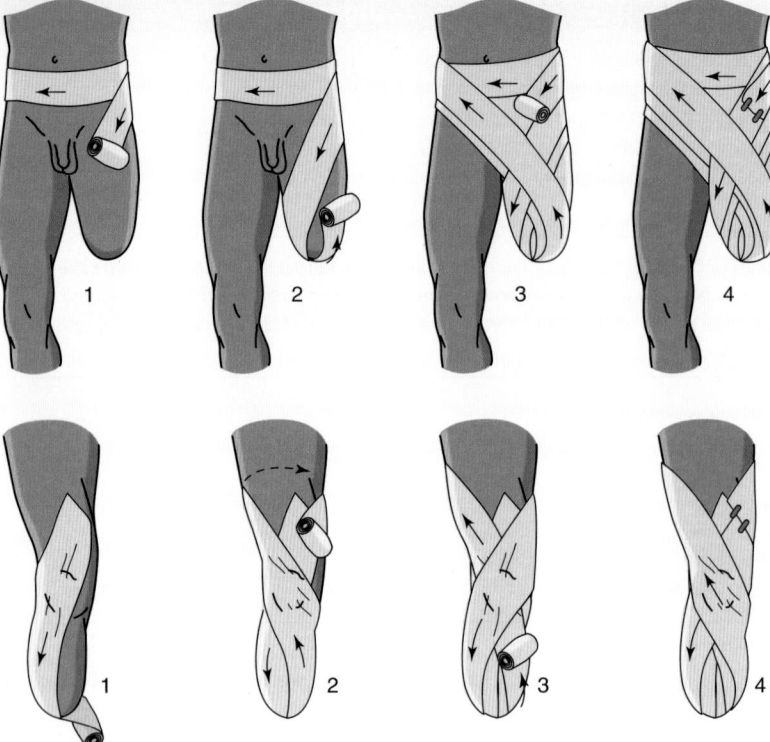

PASSO 3 Acima. Método correto de aplicação de atadura de coto de amputação no meio da coxa. Observe que a atadura deve ser apoiada ao redor da cintura do paciente. **Abaixo.** Método correto de aplicação de atadura de coto de amputação no meio da panturrilha. Observe que a atadura não precisa ser apoiada na cintura. (De Monahan F et al.: *Phipps' medical-surgical nursing: health and illness perspectives*, ed 8, St Louis, 2006, Mosby.).

Passo	Justificativa
2. Quando a aplicação da atadura estiver concluída, pelo menos duas vezes durante as próximas 8 h, e então a cada turno, avalie a circulação da extremidade distal.	A detecção precoce de comprometimento circulatório promove o funcionamento neurovascular.
a. Observe a cor da pele para verificar a presença de palidez ou cianose, e palpe a pele para verificar a temperatura.	Palidez e cianose, e pele fria em comparação à extremidade oposta indicam diminuição do fluxo sanguíneo.
b. Palpe os pulsos distais e compare-os bilateralmente.	Documenta a condição do fluxo circulatório.
c. Peça para que o paciente classifique a dor em uma escala de zero a dez, e que descreva qualquer sensação de dormência, formigamento ou outros desconfortos para avaliar a ocorrência de alterações neurológicas e vasculares.	Sinais de alterações neurovasculares que indicam retorno venoso prejudicado.
3. Observe a mobilidade da extremidade.	Determina se a atadura está apertada demais, o que restringe o movimento, ou se a imobilização da articulação é eficaz.
4. **Use ensino de retorno:** "Quero ter certeza de que expliquei como aplicar a atadura elástica em seu tornozelo torcido. Mostre-me como você aplicaria essa atadura elástica em seu tornozelo." Revise suas orientações agora ou desenvolva um plano para revisão do aprendizado do paciente/familiar cuidador caso estes não consigam explicar o procedimento corretamente.	Ensino de retorno é uma intervenção de letramento em saúde baseada em evidências que promove envolvimento do paciente, segurança do paciente, adesão e qualidade. O objetivo do ensino de retorno é garantir que você tenha explicado informações clínicas claramente de forma que os pacientes e seus familiares compreendam o que você comunicou a eles (AHRQ, 2020).

RESULTADOS INESPERADOS E INTERVENÇÕES RELACIONADAS

1. O paciente se queixa de dor ou dormência na extremidade.
   - Avalie a circulação na região distal em relação à atadura elástica
   - Solte a atadura
   - Palpe a extremidade e avalie pulso, temperatura e enchimento capilar. **Observação:** Se houver anormalidade, notifique o médico
   - Reaplique a atadura com menos pressão
   - Se a queixa persistir, notifique o médico.

Procedimento 48.6 Aplicação de gaze ou atadura elástica (Continuação)

REGISTRO E RELATO

- Registre nível de conforto do paciente, condição de circulação, tipo de atadura aplicada, presença de inchaço e amplitude de movimento inicial e após a aplicação da atadura no fluxograma das anotações de enfermagem no prontuário eletrônico do paciente ou ficha
- Documente sua avaliação sobre o aprendizado do paciente
- Relate qualquer alteração na condição neurológica ou circulatória ao médico.

CONSIDERAÇÕES SOBRE CUIDADOS DOMICILIARES

- Demonstre ao paciente ou familiar cuidador como aplicar corretamente a atadura para que ela não fique apertada demais
- Oriente o paciente ou o familiar cuidador sobre os sinais de circulação prejudicada
- Ataduras elásticas que reduzem inchaço são mais bem aplicadas nos pés e tornozelos pela manhã, antes de se levantar do leito
- Oriente o paciente ou o familiar cuidador a remover a atadura elástica diariamente e inspecionar sob a pele todos os dias.

Pontos-chave

- Para planejar intervenções para reduzir ou eliminar os fatores de risco e prevenir a formação de lesão por pressão, é importante conhecer e examinar como os fatores de risco contribuem para a formação de lesões por pressão em um paciente de risco
- Os estágios 1 a 4 das lesões por pressão descrevem a profundidade da lesão tecidual, o que guiará o tratamento
- Feridas agudas são geralmente traumáticas ou cirúrgicas, e devem presumivelmente passar pelo processo de cicatrização
- Feridas crônicas são causadas por comprometimento vascular, lesões repetidas, ou inflamação crônica e falha de fechamento ou cicatrização oportuna
- Na cicatrização de feridas por intenção primária, as bordas da pele ficam aproximadas, ou fechadas, e o risco de infecção é baixo. A cicatrização ocorre rapidamente, com formação mínima de cicatriz, se infecção e decomposição secundária forem prevenidas
- Na cicatrização de feridas por intenção secundária, a ferida é deixada aberta até que a mesma seja preenchida por tecido cicatricial. Demora mais para que uma ferida cicatrize por intenção secundária; portanto, a chance de infecção é maior. Se a formação de cicatriz por intenção secundária for grave, a perda de função do tecido é geralmente permanente
- Julgamento clínico é importante ao avaliar e planejar intervenções para pacientes com integridade da pele prejudicada e para cuidados com feridas
- A avaliação do paciente com uma ferida deve incluir as complicações sistêmicas e locais que afetam a cicatrização de uma ferida e devem ser tratadas com as devidas intervenções para sanar tais complicações
- Use ferramentas de avaliação de risco validadas e confiáveis para analisar o risco de um paciente desenvolver uma lesão por pressão; estas são utilizadas no momento da admissão em uma instituição de cuidados de saúde e mediante uma programação regular, subsequentemente
- Fatores que promovem a cicatrização de feridas incluem consumo adequado de proteínas e nutrientes, circulação normal, pele circunjacente à ferida limpa e seca, hidratação adequada e hemoglobina normal
- Fatores que impedem a cicatrização de feridas incluem perfusão insatisfatória de tecidos como no choque hipovolêmico, má circulação como na doença vascular periférica ou diabetes melito, incontinência, imunossupressão e infecção preexistente
- A avaliação de uma ferida proporciona a base para o desenvolvimento de um plano de cuidados, revelando dados que auxiliam na identificação de diagnósticos de enfermagem e na seleção de terapias para feridas mais direcionadas à condição da ferida do paciente
- A exposição ao calor e frio causa reações sistêmicas e locais normais, mas também podem causar lesão de pele se aplicados por um período demasiadamente longo ou de forma incorreta
- Uma atadura elástica aplicada de forma demasiadamente apertada pode resultar em comprometimento circulatório.

Para refletir

*O estudo de caso incluído neste capítulo se referiu ao curso pós-operatório da Sra. Stein para reparo de uma fratura de quadril. Os dados resumidos do histórico de enfermagem indicam que ela é relutante a se movimentar, classifica sua dor incisional no quadril como oito em uma escala de dez pontos; no entanto, após a analgesia, ela classifica sua dor como 3 ou 4. Ela reluta a se reposicionar no leito, se transferir para uma cadeira ou participar da fisioterapia, e, consequentemente, sua reabilitação pós-operatória está progredindo lentamente. A Sra. Stein não consegue ajudar no uso do urinol/comadre e se recusa a usar a cadeira sanitária de beira de leito, e tem episódios de incontinência. A **avaliação da pele** revela que a área previamente hiperemiada e bolhosa no quadril direito da Sra. Stein tem agora 2,5 cm de diâmetro. A área não está drenando, mas a pele subjacente não está íntegra; essa é uma lesão por pressão de estágio 2. Também há eritema não branqueável na área circunjacente à ferida cerca de 2,5 cm circunjacente à ferida. À palpação feita pela enfermeira Kelly, observa-se que o tecido circunjacente à ferida subjacente apresenta eritema não branqueável. Esses achados indicam danos estruturais no leito capilar e na microcirculação e corroboram o diagnóstico de presença de lesão por pressão de estágio 2. A **avaliação da ferida** revela drenagem serosa da ferida e pequenas aberturas entre os grampos. A área circunjacente à ferida está quente e dolorida à palpação.*

- Qual informação do histórico de enfermagem no estudo do caso da Sra. Stein é de preocupação imediata para identificar fatores de risco adicionais de integridade da pele prejudicada? (Reconhecer pistas)
- Considerando o cuidado pós-operatório da Sra. Stein, quais fatores ambientais poderiam afetar a integridade da sua pele? (Analisar pistas)
- Revisando os dados do histórico de enfermagem e o progresso pós-operatório, quais seriam os outros diagnósticos de enfermagem prioritários que **não estão** no plano de cuidados da Sra. Stein? (Priorizar diagnósticos)

- Se a lesão por pressão no quadril direito da Sra. Stein não cicatrizar ou se a vermelhidão sacral progredir para uma lesão por pressão de estágio 1, identifique dois desfechos esperados e descreva as devidas intervenções de enfermagem e os recursos apropriados para alcançar os desfechos esperados (Gerar soluções)
- Um especialista em cuidados com feridas avaliou a ferida da Sra. Stein e recomendou TFPN. Quais intervenções de enfermagem teriam prioridade para prevenir uma LPRDM? (Tomar providências)
- Avalie o plano de cuidados; quais critérios suportam o alcance dos desfechos esperados ou justificam a revisão do tratamento e do plano de cuidados de enfermagem? (Avaliar resultados)

Questões de revisão

1. Ao reposicionar um paciente imóvel, o enfermeiro observa vermelhidão no osso do quadril. O que indica quando uma área hiperemiada fica branqueável com o toque de um dedo?
   a. Uma infecção local de pele que requer antibióticos.
   b. Pele sensível que requer roupas de cama especiais.
   c. Uma lesão por pressão de estágio 3, que necessita de curativo apropriado.
   d. Hiperemia não branqueável, indicando uma tentativa do corpo de superar o episódio isquêmico.

2. Relacione os estágios de lesão por pressão com suas respectivas definições.

   ___ I. Estágio 1.
   ___ II. Estágio 2.
   ___ III. Estágio 3.
   ___ IV. Estágio 4.
   ___ V. Lesão por pressão não classificável.

   a. Perda de pele de espessura parcial com derme exposta. O leito da ferida é viável, rosa ou vermelho e úmido, e também pode se apresentar como uma bolha cheia de líquido íntegra ou rompida. Não é possível visualizar o tecido adiposo (gordura) e nem os tecidos mais profundos. Tecido de granulação, descamação e escara não estão presentes. Estas lesões comumente resultam de microclima adverso e cisalhamento da pele sobre a pelve e cisalhamento no calcanhar. Esse estágio não deve ser usado para descrever lesões de pele associadas a umidade (LPAU), incluindo DAI, DIT, lesão de pele relacionada com adesivo (LPRA), ou feridas traumáticas (rupturas de pele, queimaduras, abrasões).
   b. Pele íntegra com uma área localizada de eritema não branqueável, que pode apresentar uma aparência diferente em peles com pigmentação escura. A presença de eritema branqueável ou alterações de sensibilidade, temperatura ou firmeza podem preceder as alterações visuais. Mudanças de cor não incluem manchas roxas ou castanhas; estas podem indicar lesão tecidual profunda por pressão.
   c. Perda de pele em sua espessura total e de tecido com fáscias, músculos, tendões, ligamentos, cartilagem ou ossos expostos ou diretamente palpáveis na úlcera. Descamação e/ou escara podem ser visíveis. Geralmente ocorrem pepíbole (bordas enroladas), erosão e/ou tunelização. A profundidade varia de acordo com a localização anatômica. Se uma descamação ou escara obscurecer a extensão da perda de tecido, a classificação será de lesão por pressão não classificável.
   d. Perda de pele em sua espessura total, na qual o tecido adiposo (gordura) é visível na úlcera e tecido de granulação e epíbole (ferida com bordas enroladas) estão geralmente presentes. Descamação e/ou escara podem ser visíveis. A profundidade do dano tecidual varia de acordo com a localização anatômica; áreas de adiposidade significativa podem desenvolver feridas profundas. Podem ocorrer erosão e tunelização. Não há exposição de fáscias, músculos, tendões, ligamentos, cartilagem e/ou ossos. Se uma descamação ou escara ocultar a extensão da perda de tecido, a classificação será de lesão por pressão não classificável.
   e. Perda de pele e tecido de espessura total na qual a extensão do dano tecidual dentro da lesão não pode ser confirmada por estar obscurecida por crostas ou escaras. Se a crosta ou escara for removida, uma lesão por pressão de estágio 3 ou 4 será revelada. Escara estável (ou seja, seca, aderente, íntegra, sem eritema ou flutuação) no calcanhar ou membro isquêmico não deve ser amaciada ou removida.

3. Após a cirurgia, um paciente com uma ferida abdominal fechada relata "estalo" repentino depois de tossir. Quando o enfermeiro examina o local da ferida cirúrgica, as suturas estão abertas e seções do intestino delgado são observadas na parte inferior da ferida agora aberta. Quais são as intervenções prioritárias de enfermagem? (Selecione todas as aplicáveis.)
   a. Notificar o médico.
   b. Deixar que a área fique exposta ao ar livre até que toda a drenagem pare.
   c. Colocar várias bolsas frias sobre a área, protegendo a pele ao redor da ferida.
   d. Cobrir a área com compressas estéreis encharcadas de solução salina imediatamente.
   e. Cobrir a área com gaze estéril e aplicar uma cinta abdominal.

4. Coloque os passos para a irrigação de uma ferida aberta de grande porte na sequência correta.
   a. Usar pressão lenta e contínua para irrigar a ferida.
   b. Conectar um angiocateter de 19 gauge na seringa.
   c. Encher a seringa com líquido de irrigação.
   d. Colocar o saco de lixo de risco biológico perto do leito.
   e. Posicionar o angiocateter acima da ferida.

5. Quais medidas de cuidados de pele são usadas no manejo de paciente com incontinência fecal e/ou urinária? (Selecione todas as aplicáveis.)
   a. Trocas frequentes de posição.
   b. Manter as nádegas expostas ao ar livre o tempo todo.
   c. Usar uma fralda absorvente grande, trocando-a quando estiver saturada.
   d. Usar produto de limpeza de incontinência.
   e. Aplicar uma pomada de barreira de umidade.

6. Quais das seguintes alternativas são medidas para reduzir danos teciduais por cisalhamento? (Selecione todas as aplicáveis.)
   a. Usar um dispositivo de transferência (p. ex., prancha de transferência).
   b. Elevar a cabeceira do leito ao transferir o paciente.
   c. Deixar a cabeceira do leito reta ao reposicionar o paciente.
   d. Elevar a cabeceira do leito a 60° quando o paciente estiver em posição supina.
   e. Elevar a cabeceira do leito a 30° quando o paciente estiver em posição supina.

7. Quais das alternativas a seguir configuram indicação para colocação de uma cinta em um paciente cirúrgico com uma nova ferida abdominal? (Selecione todas as aplicáveis.)
   a. Coleta de drenagem da ferida.
   b. Proporcionar sustentação aos tecidos abdominais quando tossir ou andar.
   c. Redução do inchaço abdominal.
   d. Redução do estresse sobre a incisão abdominal.
   e. Estimulação do peristaltismo (retorno da função intestinal) por pressão direta.

8. Adesivos, como um esparadrapo fixando um curativo de ferida, causam LPRA. Quais das seguintes intervenções reduzem o risco de LPRA?
   a. Soltar delicadamente as pontas do esparadrapo e puxar delicadamente a extremidade externa paralelamente à superfície da pele em direção à ferida.
   b. Trocar o curativo somente quando saturado.
   c. Aplicar removedor de adesivo.
   d. Usar fitas de Montgomery para fixar o curativo.
   e. Imobilizar a área da ferida.
9. Como se chama a remoção de tecido desvitalizado de uma ferida?
   a. Desbridamento.
   b. Distribuição de pressão.
   c. Terapia de feridas por pressão negativa.
   d. Sanitização.
10. Quais das seguintes atividades de enfermagem se aplicam a uma LPRDM? (Selecione todas as aplicáveis.)
    1. Avaliar a pele sob dispositivos a cada 2 horas.
    2. Proteger áreas de risco (p. ex., orelhas, nariz, com espuma ou curativo de proteção).
    3. Escolher o tamanho correto do dispositivo.
    4. Observar eritema ou irritação que se adaptam ao padrão ou formato do dispositivo.
    5. Observar sob áreas da pele com gessos e talas.

Respostas: 1. d; **2.** 1b, 2a, 3d, 4c, 5e; **3.** a, d; **4.** d, c, b, e, a; **5.** a, d, e; **6.** a, c, e; **7.** b, d; **8.** a, c, d; **9.** a; **10.** b, c, d, e.

Referências bibliográficas

Agency for Healthcare Research and Quality (AHRQ): *Teach-Back: Intervention. Quick Start Guide Full Page*, Rockville, MD, 2020, Agency for Healthcare Research and Quality. https://www.ahrq.gov/health-literacy/quality-resources/tools/literacy-toolkit/healthlittoolkit2-tool5.html. Accessed August 2020.

Ayello EA, et al: Pressure ulcers. In Baranoski S, Ayello AE, editors: *Wound care essentials: practice principles*, ed 4, Philadelphia, 2016, Lippincott Williams & Wilkins.

Ayello EA: CMS MDS 3.0 Section M skin conditions in long-term care: pressure ulcers, skin tears, and moisture-associated skin damage data update, *Adv Skin Wound Care* 30(9):415, 2017.

Baranoski S, et al: Wound assessment. In Baranoski S, Ayello AE, editors: *Wound care essentials: practice principles*, ed 4, Philadelphia, 2016, Lippincott Williams & Wilkins.

Bates-Jensen BM: Assessment of the patient with a wound. In *Core curriculum: wound management*, Philadelphia, 2016, Wolters Kluwer.

Berlowitz D: *Epidemiology, pathogenesis, and risk assessment of pressure-induced skin and soft tissue injury*, 2020, UpToDate. https://uptodate.com/contents/epidemiology-pathogenesis-and-risk-assessment-of-pressure-induced-skin-and-soft-tissue-injury. Accessed September 2021.

Black J, et al: Use of wound dressings to enhance prevention of pressure ulcers caused by medical devices, *Int Wound J* 12:322, 2015.

Bryant RA: Types of skin damage and differential diagnosis. In Bryant RA, Nix DP, editors: *Acute and chronic wounds: current management concepts*, ed 5, St. Louis, 2016, Elsevier.

Bryant RA, Nix DP: Developing and maintaining a pressure ulcer prevention program. In Bryant RA, Nix DP, editors: *Acute and chronic wounds: current management concepts*, ed 5, St. Louis, 2016a, Elsevier.

Bryant RA, Nix DP: Principles of wound healing and topical management. In Bryant RA, Nix DP, editors: *Acute and chronic wounds: current management concepts*, ed 5, St. Louis, 2016b, Elsevier.

Burden M, Thornton M: Reducing the risks of surgical site infection: the importance of the multidisciplinary team, *Br J Nurs* 27(17):976, 2018.

Calis H, et al: Non-healing wounds: can it take different diagnosis? *Int Wound J* 17:443, 2019.

Centers for Disease Control and Prevention (CDC): *Healthcare-associated infections: current HAI progress report - 2019 National and State Healthcare-Associated Infections Progress Report*, 2020. https://www.cdc.gov/hai/data/portal/progress-report.html. Accessed September 2021.

Centers for Disease Control and Prevention: *What is health literacy?* 2021. https://www.cdc.gov/healthliteracy/learn/index.html. Accessed September 2021.

Centers for Medicare and Medicaid Services (CMS): *Hospital-acquired conditions*, 2020. https://www.cms.gov/Medicare/Medicare-Fee-for-Service-Payment/HospitalAcqCond/Hospital-Acquired_Conditions. Accessed September 2021.

Camacho-Del Rio, G: Evidence-based practice: medical device–related pressure injury prevention, *Am Nurse Today* 13(10):50, 2018.

Chatterjee R: Elbow pain: the 10-minute assessment, *Co-Kinetic J* 73:18, 2017.

Chou R, et al: Management of postoperative pain: a clinical practice guideline from the American Pain Society, the American Society of Regional Anesthesia and Pain Medicine, and the American Society of Anesthesiologists' Committee on Regional Anesthesia, Executive Committee, and Administrative Council, *J Pain* 17(2):131, 2016.

Cleveland Clinic: *Nutrition guidelines to improve wound healing*, 2017. https://my.clevelandclinic.org/health/articles/11111-nutrition-guidelines-to-improve-wound-healing. Accessed September 2021.

Collier M: Protecting vulnerable skin from moisture-associated skin damage, *Br J Nurs* 25(20):S26, 2016.

Darouiche R: *Hospital infection control: surgical site infections*, 2017, Infectious Disease Advisor. https://www.infectiousdiseaseadvisor.com/home/decision-support-in-medicine/hospital-infection-control/surgical-site-infections/. Accessed September 2021.

Doughty D, McNichol L: *Wound, Ostomy, and Continence Nurses Society (WOCN) core curriculum: wound management*, Philadelphia, 2016, Wound, Ostomy, and Continence Nurses Society.

Doughty DB, Sparks B: Wound-healing physiology and factors that affect the repair process. In Bryant RA, Nix DP, editors: *Acute and chronic wounds: current management concepts*, ed 6, St. Louis, 2016, Elsevier.

Edsberg LE, et al: Revised National Pressure Ulcer Advisory Panel pressure injury staging system, *J Wound Ostomy Continence Nurs* 43(6):585, 2016.

European Pressure Ulcer Advisory Panel (EPUAP), National Pressure injury Advisory Panel (NPIAP), and Pan Pacific Pressure Injury Alliance (PPPIA): *Treatment of pressure ulcers/injuries: Clinical Practice Guideline*. The International Guideline, Emily Haesler (ed.), 2019a, EPUAP/NPIAP/PPPIA.

European Pressure Ulcer Advisory Panel (EPUAP), National Pressure injury Advisory Panel (NPIAP), and Pan Pacific Pressure Injury Alliance (PPPIA): *Treatment of pressure ulcers/injuries: Quick Reference Guide*, Emily Haesler (ed.), 2019b, EPUAP/NPIAP/PPPIA.

Ferris A, Harding K: Wound healing in frail elderly patients, *Wounds UK* 15(2):16, 2019.

Francis K: Damage control: differentiating incontinence-associated dermatitis from pressure injury, *Nursing2019 Critical Care*, 14(6):28, 2020.

Gallagher S: Skin care needs of obese patient. In Bryant RA, Nix DP, editors: *Acute and chronic wounds: current management concepts*, ed 5, St. Louis, 2016, Mosby.

Gruccio P, Ashton K: Support surface technology: an essential component of pressure injury prevention, *J Leg Nurse Consult* 29(1):30, 2018.

Haesler E: Evidence summary: pressure injuries: preventing medical device related pressure injuries, *Wound Pract Res* 25(4):214, 2017.

Hopf H, et al: Managing wound pain. In Bryant RA, Nix DP, editors: *Acute and chronic wounds: current management concepts*, ed 5, St. Louis, 2016, Elsevier.

Huether SE, et al: *Understanding pathophysiology*, ed 7, St. Louis, 2020, Elsevier.

Jackson D, et al: Medical device-related pressure ulcers: a systematic review and meta-analysis, *Int J Nurs Stud* 92:109, 2019.

Jaszarowski KA, Murphree RW: Wound cleansing and dressing selection. In *Wound, Ostomy, and Continence Nurses Society, core curriculum: wound management*, Philadelphia, 2016, Wolters Kluwer.

Johns Hopkins Medicine: *Surgical site infections*, 2021. https://www.hopkinsmedicine.org/health/conditions-and-diseases/surgical-site-infections. Accessed September 2021.

Kelly-O'Flynn, et al: Medical adhesive–related skin injury, *Br J Nurs* 29(6):S20 (Stoma Care Supplement), 2020.

Krasner DL: Wound pain: impact and assessment. In Bryant RA, Nix DP, editors: *Acute and chronic wounds: nursing management*, ed 5, St. Louis, 2016, Elsevier.

Maklebust J, Magnan MA: Pressure ulcer prevention: specific measures and agency-wide strategies. In Doughty DB, McNichol LL, editors: *Core curriculum wound management*, Philadelphia, 2016, Wolters Kluwer.

Meiner SE, Yeager JJ: *Gerontologic nursing*, ed 6, St. Louis, 2019, Elsevier.

McNichol L, et al: Medical adhesives and patient safety: state of the science: consensus statements for the assessment, prevention, and treatment of adhesive-related skin injuries, *J Wound Ostomy Continence Nurs* 40(4):365, 2013.

Mizell J, et al: *Complications of abdominal surgical incisions*, 2020, UpToDate. https://www.uptodate.com/contents/complications-of-abdominal-surgical-incisions#!. Accessed September 2021.

Morgan N: *Support surfaces*, 2020, Wound Care Advisor. https://woundcareadvisor.com/support-surfaces/. Accessed September 2021.

National Health Service (United Kingdom): *How do I care for a wound treated with skin glue?* 2021. https://www.nhs.uk/common-health-questions/accidents-first-aid-and-treatments/how-do-i-care-for-a-wound-treated-with-skin-glue/. Accessed September 2021.

National Pressure Ulcer Advisory Panel (NPUAP): Hand check method: is it an effective method to monitor for bottoming out? A National Pressure Ulcer Advisory Position Statement, 2015. https://cdn.ymaws.com/npuap.site-ym.com/resource/resmgr/position_statements/hand-check-position-statemen.pdf. Accessed September 2021.

Netsch DS: Refractory wounds. In *Wound, Ostomy, and Continence Nurses Society, core curriculum: wound management*, Philadelphia, 2016, Wolters Kluwer.

Netsch DS, et al: Negative-pressure wound therapy. In Bryant RA, Nix DP, editors: *Acute and chronic wounds: current management concepts*, ed 5, St. Louis, 2016, Elsevier.

Nix D: Skin and wound inspection and assessment. In Bryant RA, Nix DP, editors: *Acute and chronic wounds: current management concepts*, ed 5, St. Louis, 2016, Elsevier.

Padula CA, et al: Prevention of medical device-related pressure injuries associated with respiratory equipment use in a critical care unit, *J Wound Ostomy Continence Nurs* 44(2):138, 2017.

Pagana KD, et al: *Mosby's diagnostic & laboratory test reference*, ed 15, St. Louis, 2021, Elsevier.

Pieper B: Pressure ulcers: impact, etiology, and classification. In Bryant RA, Nix DP, editors: *Acute and chronic wounds: current management concepts*, ed 5, St. Louis, 2016, Elsevier.

Pittman J, et al: Medical device–related hospital-acquired pressure ulcers, *J Wound Ostomy Continence Nurs* 44(2):151, 2015.

Ramundo JM: Wound debridement. In Bryant RA, Nix DP, editors: *Acute and chronic wounds: current management concepts*, ed 5, St. Louis, 2016, Elsevier.

Rolstad BS, et al: Topical management. In Bryant RA, Nix DP, editors: *Acute and chronic wounds: current management concepts*, ed 5, St. Louis, 2016, Mosby.

Stotts NA: Nutritional assessment and support. In Bryant RA, Nix DP, editors: *Acute and chronic wounds: current management concepts*, ed 5, St. Louis, 2016a, Elsevier.

Stotts NA: Wound infection: diagnosis and management. In Bryant RA, Nix DP, editors: *Acute and chronic wounds: current management concepts*, ed 5, St. Louis, 2016b, Elsevier.

Stryja J: Ten top tips: prevention of surgical site infections, *Wounds Int* 9(2):16, 2018.

The Joint Commission (TJC): *Nutritional and functional screening-requirement*, 2020. https://www.jointcommission.org/en/standards/standard-faqs/critical-access-hospital/provision-of-care-treatment-and-services-pc/000001652/. Accessed September 2021.

The Joint Commission (TJC): *2021 National patient safety goals*, Oakbrook Terrace, IL, 2021, The Commission. https://www.jointcommission.org/en/standards/national-patient-safety-goals/. Accessed September 2021.

US National Library of Medicine: *Preventing pressure ulcers*, 2020. https://medlineplus.gov/ency/patientinstructions/000147.htm. Accessed September 2021.

Wound, Ostomy, and Continence Nurses Society (WOCN): *Guideline for prevention and management of pressure ulcers (injuries), WOCN clinical practice guideline series*, Mount Laurel, NJ, 2016, The Society.

Wysocki AB: Wound-healing physiology. In Bryant RA, Nix DP, editors: *Acute and chronic wounds: current management concepts*, ed 5, St. Louis, 2016, Elsevier.

Referências de pesquisa

Alderden J, et al: Midrange Braden subscale scores are associated with increased risk for pressure injury development among critical care patients, *J Wound Ostomy Continence Nurs* 44(5):420, 2017.

Allegranzi B, et al. New WHO recommendations on intraoperative and postoperative measures for surgical site infection prevention: an evidence based global perspective, *Lancet* (16), e288, 2016.

Arici A, et al: The effect of using an abdominal binder on postoperative gastrointestinal function, mobilization, pulmonary function, and pain in patients undergoing major abdominal surgery: a randomized controlled trial, *Int J Nurs Stud* 62:108, 2016.

Baath C, et al: Prevention of heel pressure ulcers among older patients—from ambulance care to hospital discharge: a multi-centre randomized controlled trial, *Appl Nurs Res* 30:170, 2015.

Bates Jensen BM, et al: Reliability of the Bates-Jensen wound assessment tool for pressure injury assessment: the pressure ulcer detection study, *Wound Repair Regen* 27(4):386–395, 2019.

Black J, Kalowes P: Medical device–related pressure ulcers, *Chronic Wound Care Manag Res* 3:91, 2016.

Braden BJ, Bergstrom N: Clinical utility of the Braden Scale for predicting pressure sore risk, *Decubitus* 2(3):50, 1989.

Braden BJ, Bergstrom N: Predictive validity of the Braden Scale for pressure sore risk in a nursing home population, *Res Nurs Health* 17(6):459, 1994.

Bulfone G, et al: Perioperative pressure injuries: a systematic literature review, *Adv Skin Wound Care* 31(12):556–564, 2018

Burton AC, Yamada S: Relation between blood pressure and flow in the human forearm, *J Appl Physiol* 4(5):329, 1951.

Chaboyer W, et al: Adherence to evidence-based pressure injury prevention guidelines in routine clinical practice: a longitudinal study, *Int Wound J* 14(6):1290, 2017.

Cooper KD, et al: Prevention and treatment of device-related hospital-acquired pressure injuries, *Am J Crit Care*, 29(2):150, 2020.

Cox J, et al: Identifying risk factors for pressure injury in adult critical care patients, *Am J Crit Care*, 29(3):204, 2020.

da Silva Galetto et al: Medical device-related pressure injuries: an integrative literature review, *Rev Bras Enferm* 72(2):505, 2019.

Durrant LA, et al: Health literacy in pressure injury: findings from a mixed methods study of community-based patients and carers, *Nurs Health Sci* 21(1):37, 2019.

Fernandez L, et al: Use of negative pressure wound therapy with instillation in the management of complex wounds in critically ill patients, *Wounds* 31(1):E1, 2019.

Fumarola S: International consensus document: Overlooked and underestimated medical adhesive–related skin injuries, *J Wound Care*, 29(Suppl 3c):S1, 2020.

Giller CM, et al: A randomized controlled trial of abdominal binders for the management of postoperative pain and distress after cesarean delivery, *Int J Gynaecol Obstet* 133(2):188, 2016.

Han Y, et al: Usefulness of the Braden Scale in intensive care units: a study based on electronic health record data, *J Nurs Care Qual* 33(3):238, 2018.

Jackson D, et al: Medical device–related pressure ulcers: a systematic review and meta-analysis, *Int J Nurs Stud*, 92:109, 2019.

Kayser SA, et al: Prevalence and analysis of medical device-related pressure injuries: results from the international pressure prevalence survey, *Adv Skin Wound Care* 31(6):276, 2018.

Kelechi TJ, et al: Does cryotherapy improve circulation compared with compression and elevation in preventing venous leg ulcers, *Int Wound J* 14(4):641, 2017.

Machin M, et al: Systematic review of the use of cyanoacrylate glue in addition to standard wound closure in the prevention of surgical site infection, *Int Wound J*, 16:387, 2019.

Martin D, et al: Healthy skin wins: a glowing pressure ulcer prevention program that can guide evidence-based practice, *Worldviews Evid Based Nurs* 14(6):473, 2017.

Matiasek J, et al: Negative pressure wound therapy with instillation: effects on healing of category 4 pressure ulcers, *Plast Aesthet Res* 5(9):36, 2018. https://doi.org/10.20517/2347-9264.2018.50.

McNichol LL, et al: Incontinence-associated dermatitis: state of the science and knowledge translation, *Adv Skin Wound Care* 31(11):502, 2018.

Panayi AC, Leavitt T, Orgill DP: Evidence based review of negative pressure wound therapy, *World J Dermatol*, 6(1):1, 2017. https://doi.org/10.5314/wjd.v6.i1.1.

Petrofsky J, et al: Use of low level of continuous heat as an adjunct to physical therapy improves knee pain recovery and the compliance for home exercise in patients with chronic knee pain: a randomized controlled trial, *J Strength Cond Res* 30(11):3107, 2016.

Petrofsky J, et al: The efficacy of sustained heat treatment on delayed-onset muscle soreness, *Clin J Sport Med* 27(4):329, 2017.

Quinlan P, et al: Effects of localized cold therapy on pain in postoperative spinal fusion patients: a randomized control trial, *Orthop Nurs* 36(5):344, 2017.

Schallom M, et al: Pressure ulcer incidence in patients wearing nasal-oral versus full-face noninvasive ventilation masks, *Am J Crit Care* 24(4):349, 2015.

Szekeres M, et al: The short-term effects of hot packs vs therapeutic whirlpool on active wrist range of motion for patients with distal radius fracture: a randomized controlled trial, *J Hand Ther*. Published online September 8, 2017.

Zhang L, et al: A systematic review and meta-analysis of clinical effectiveness and safety of hydrogel dressings in the management of skin wounds, *Front Bioeng Biotechnol* 7:342, 2019.

49

Alterações Sensoriais

Objetivos

- Diferenciar os processos de recepção, percepção e reação a estímulos sensoriais
- Comparar e contrastar os déficits sensoriais, privação sensorial e sobrecarga sensorial
- Explicar fatores que influenciam a função sensorial
- Determinar como a função sensorial alterada afeta o nível de bem-estar de uma pessoa
- Discutir os componentes que integram a avaliação do sistema sensorial
- Discutir o processo de julgamento clínico e pensamento crítico na avaliação de pacientes com sinais e sintomas de alterações sensoriais
- Explicar como o julgamento clínico permite que você identifique os diagnósticos de enfermagem corretos e os problemas colaborativos em pacientes com alterações sensoriais
- Priorizar diagnósticos de enfermagem e resultados relevantes a pacientes com alterações sensoriais
- Discutir estratégias de promoção de saúde para função sensorial normal
- Usar julgamento clínico para planejar e implementar intervenções de enfermagem para pacientes com déficits sensoriais, privação sensorial e sobrecarga sensorial
- Recomendar estratégias para a manutenção de um ambiente seguro para pacientes com alteração da sensibilidade
- Avaliar a resposta de um paciente a intervenções para o tratamento de alterações sensoriais.

Termos-chave

Afasia
Afasia expressiva
Afasia global
Afasia receptiva
Audiologista
Auditivo
Cinestésico
Déficit sensorial

Erro de refração
Estereognosia
Estrabismo
Gustativo
Hiperestesia
Perda auditiva condutiva
Proprioceptivas
Olfatório

Otorrinolaringologista
Ototóxicos
Privação sensorial
Sobrecarga sensorial
Tátil
Visual

A Sra. Long é uma viúva aposentada de 70 anos que mora em uma casa de andar térreo com sua filha, Vivian, e seu filho, Antonio. Sua casa tem um porão com saída para o quintal. A Sra. Long gosta de ler e de costurar, mas está sofrendo de redução na visão do olho esquerdo devido a uma catarata que não foi cirurgicamente corrigida. Sua visão prejudicada afeta sua capacidade de participar dessas atividades. Ela também tem medo de cair e compareceu a uma consulta com o oftalmologista há 1 ano.

Dilyana é uma estudante de enfermagem que está no último ano da faculdade de enfermagem. Ela está participando do rodízio de estágio em saúde comunitária, tendo sido designada a atender a Sra. Long na clínica comunitária. A avó de Dilyana, de quem ela ajuda a cuidar em casa, recentemente fez cirurgia de catarata em ambos os olhos. Dilyana aproveitará seu conhecimento sobre alterações sensoriais com suas experiências pessoais com sua avó para compreender melhor os efeitos dos problemas visuais da Sra. Long e para desenvolver um plano de cuidados individualizado, seguro e eficaz.

Imagine o mundo sem visão, audição, capacidade de sentir os objetos ou capacidade de sentir os aromas ao seu redor. As pessoas se baseiam em uma variedade de estímulos sensoriais para significar e ordenar os eventos que ocorrem em seu ambiente. Os sentidos formam a base perceptiva de nosso mundo. Estímulos advêm de várias fontes internas e externas ao corpo, principalmente por meio dos sentidos da visão (**visual**), audição (**auditivo**), toque (**tátil**), olfato (**olfatório**) e paladar (**gustativo**). O corpo também apresenta um sentido **cinestésico** que permite que a pessoa tenha ciência da posição e o movimento das partes do corpo sem vê-las. **Estereognosia** é um sentido que permite que a pessoa reconheça o tamanho, o formato e a textura de um objeto. Embora a capacidade de falar não seja um sentido, ela é semelhante, pois às vezes os pacientes perdem a capacidade de interagir de maneira significativa com outros seres humanos. Estímulos significativos permitem que uma pessoa entenda seu ambiente e são necessários para o funcionamento saudável e o desenvolvimento normal. Quando a função sensorial é alterada, você precisa usar julgamento clínico para entender se a pessoa é capaz de se relacionar e operar com segurança dentro de um ambiente.

Muitos pacientes que procuram atendimento médico têm alterações sensoriais preexistentes. Outros as desenvolvem devido ao tratamento médico (p. ex., perda auditiva por uso de antibióticos ou perda auditiva ou visual devido à remoção de tumor cerebral) ou hospitalização. Além disso, considere a existência de diversos fatores no ambiente de cuidado de saúde que possivelmente afetam seus pacientes.

Muitos ambientes de cuidados de saúde têm cenários, sons e cheiros desconhecidos. Alguns pacientes têm contato mínimo com familiares e amigos, principalmente quando são internados em um ambiente de cuidados agudos ou prolongados. Quando os pacientes se sentem despersonalizados e não conseguem receber estímulos significativos, graves alterações sensoriais às vezes se desenvolvem.

Como enfermeiro, utilize julgamento clínico e pensamento crítico para identificar e atender às necessidades dos pacientes com alterações sensoriais existentes ou potenciais. Você reconhecerá pistas com base nos dados do histórico de enfermagem de seus pacientes para identificar os que estão arriscados a desenvolver problemas sensoriais. Considere as características do ambiente de um paciente, adapte as terapias com base em suas alterações sensoriais e envolva os familiares cuidadores. Um plano de cuidados individualizado ajuda pacientes com perda parcial ou completa de um sentido importante para operar com segurança em seus ambientes.

Base de conhecimento científico

Sensibilidade normal

O sistema nervoso recebe continuamente milhares de estímulos dos órgãos sensoriais, transmite a informação por meio dos canais neurológicos apropriados e integra a informação em uma resposta significativa. Os estímulos sensoriais alcançam os órgãos sensoriais para causar uma reação imediata ou armazenar informações no cérebro para uso futuro. O sistema nervoso precisa estar intacto para que os estímulos sensoriais alcancem os devidos centros cerebrais e para que o indivíduo perceba a sensação. Após interpretar a importância da sensibilidade, a pessoa é então capaz de reagir ao estímulo. A Tabela 49.1 resume o que é audição e visão normais.

Recepção, percepção e reação são os três componentes de qualquer experiência sensorial. A recepção começa com a estimulação de uma célula nervosa chamada *receptor*, que normalmente se destina a somente um tipo de estímulo, como luz, toque, paladar ou som. No caso de sentidos especiais, os receptores são agrupados bem próximos uns dos outros ou localizados em órgãos especializados, como as papilas gustativas na língua ou a retina ocular. Quando um impulso nervoso é criado, ele viaja através das rotas até a medula espinal ou diretamente no cérebro. Por exemplo, as ondas sonoras estimulam os receptores das células ciliadas dentro do órgão de Corti na orelha, o que faz com que os impulsos viajem ao longo do oitavo nervo craniano até a área acústica do lobo temporal. As vias nervosas sensoriais normalmente atravessam para enviar estímulos aos lados opostos do cérebro.

A percepção ou consciência real das sensações únicas depende da região do córtex cerebral que as está recebendo, onde neurônios especializados interpretam a qualidade e a natureza dos estímulos sensoriais. Quando uma pessoa se torna consciente de um estímulo e recebe a informação, ocorre a percepção, que inclui a integração e a interpretação dos estímulos com base nas experiências da pessoa. O nível de consciência da pessoa influencia sua percepção e interpretação dos estímulos. Qualquer fator que diminua a consciência prejudica a percepção sensorial. Se a sensação for incompleta, como visão turva, ou se as experiências anteriores forem inadequadas para compreender os estímulos como dor, a pessoa pode reagir de maneira inadequada ao estímulo sensorial.

É impossível reagir a todos os estímulos que entram no sistema nervoso. O cérebro impede o bombardeamento sensorial descartando ou armazenando informações sensoriais. Uma pessoa normalmente reage aos estímulos que são mais significativos ou importantes naquele momento. Depois de receber continuamente o mesmo estímulo, a pessoa para de responder, e a experiência sensorial passa despercebida. Por exemplo, uma pessoa concentrada na leitura de um bom livro não percebe a música de fundo. Esse fenômeno de adaptabilidade ocorre com a maioria dos estímulos sensoriais, com exceção da dor.

O equilíbrio entre os estímulos sensoriais que entram no cérebro e os que realmente alcançam a percepção consciente de uma pessoa mantém o bem-estar do indivíduo. Alterações sensoriais ocorrem quando um indivíduo tenta reagir a cada estímulo no ambiente ou se a variedade e a qualidade dos estímulos forem insuficientes.

Alterações sensoriais

As alterações sensoriais mais comuns são os déficits sensoriais, privação sensorial e sobrecarga sensorial. A capacidade de um paciente de operar e se relacionar efetivamente com o ambiente é gravemente prejudicada quando ele tem mais do que uma alteração sensorial.

Tabela 49.1 Audição e visão normais.

Função	Anatomia e fisiologia
Orelha Transmite ao cérebro um padrão de todos os sons recebidos do ambiente, a intensidade relativa desses sons e a direção de onde eles se originam	Duas orelhas proporcionam a audição estereofônica para determinar a direção do som
	O canal auricular externo abriga o tímpano e mantém temperatura e umidade relativamente constantes para preservar a elasticidade
	A orelha média é um espaço cheio de ar entre o tímpano e a janela oval. Contém três pequenos ossos (ossículos)
	O tímpano e os ossículos transferem o som para a orelha interna, uma câmara cheia de fluido
	O movimento do estribo na janela oval cria vibrações no fluido que banha o labirinto membranoso, que contém os órgãos-alvo da audição e do equilíbrio
	A união das partes vestibular (equilíbrio) e coclear (audição) do labirinto explica a combinação de sintomas auditivos e de equilíbrio que ocorre em transtornos da orelha interna
	A vibração do tímpano é transmitida pelos ossículos. As vibrações na janela oval são transmitidas na perilinfa da orelha interna para estimular as células ciliadas que enviam os impulsos por meio do oitavo nervo craniano até o cérebro
Olho Transmite um padrão de luz para o cérebro que é refletida de objetos sólidos no ambiente e que se transforma em cores e matizes	Os raios de luz entram pela córnea convexa e começam a convergir
	Um ajuste dos raios de luz ocorre conforme eles atravessam a pupila e o cristalino
	Uma mudança no formato do cristalino foca a luz na retina
	A retina tem uma camada pigmentada de células que aumentam a acuidade visual
	A retina sensorial contém os bastonetes e cones (ou seja, células fotorreceptoras sensíveis a estímulos luminosos)
	As células fotorreceptoras enviam potenciais elétricos por meio do nervo óptico até o cérebro

Déficits sensoriais. Um déficit na função normal da recepção e percepção sensorial é um **déficit sensorial**. Quando há perda da acuidade visual ou auditiva, a pessoa pode se isolar, evitando se comunicar e socializar com outras pessoas para enfrentar a perda sensorial. Fica difícil para a pessoa interagir com segurança com o ambiente até que novas habilidades sejam aprendidas. Quando um déficit se desenvolve gradualmente ou quando já se passou um tempo considerável desde a manifestação de uma perda sensorial aguda, a pessoa aprende a confiar nos sentidos não afetados. Alguns sentidos se tornam mais apurados para compensar uma alteração. Por exemplo, um paciente cego desenvolve um sentido aguçado de audição para compensar a perda visual.

Pacientes com déficits sensoriais geralmente mudam seus comportamentos de maneiras adaptativas ou mal adaptativas. Por exemplo, um paciente com comprometimento auditivo vira a orelha não afetada em direção ao interlocutor para ouvir melhor, enquanto outro paciente evita contato com pessoas constrangendo-se por não conseguir entender o que as outras pessoas falam. O Boxe 49.1 resume os déficits sensoriais comuns e sua influência nas pessoas afetadas.

Privação sensorial. O sistema de ativação reticular no tronco encefálico medeia todos os estímulos sensoriais enviados ao córtex cerebral; assim, os pacientes conseguem receber estímulos, mesmo enquanto estão dormindo profundamente. A estimulação sensorial deve ser de qualidade e quantidade suficientes para manter a consciência da pessoa. Três tipos de **privação sensorial** são: informação sensorial reduzida (déficit sensorial por perda de visão ou audição), eliminação de padrões ou significado da informação (p. ex., exposição a ambientes estranhos) e ambientes restritivos (p. ex., repouso no leito) que produzem monotonia e tédio (Touhy e Jett, 2022).

São vários os efeitos da privação sensorial (Boxe 49.2). Em adultos, os sintomas são semelhantes aos de doença mental, confusão, desequilíbrio eletrolítico grave ou influência de drogas psicotrópicas. Portanto, esteja sempre atento à função sensorial atual do paciente e à qualidade dos estímulos dentro do ambiente.

Sobrecarga sensorial. Quando uma pessoa recebe múltiplos estímulos sensoriais e não consegue perceptivelmente desconsiderar ou seletivamente ignorar alguns deles, ocorre **sobrecarga sensorial**. Estimulação sensorial excessiva impede o cérebro de responder de maneira adequada ou ignorar certos estímulos. Devido à abundância de estímulos que levam à sobrecarga, a pessoa não percebe mais o ambiente de uma maneira que faça sentido. Sobrecarga previne respostas significativas do cérebro; os pensamentos do paciente competem, a atenção se dissipa para várias direções, ocorrendo ansiedade e inquietação. Consequentemente, a sobrecarga causa um estado semelhante à privação sensorial. Contudo, ao contrário da privação, a sobrecarga é individualizada. O número de estímulos necessários para o funcionamento saudável varia de pessoa para pessoa. As pessoas são frequentemente sujeitas a sobrecarga ambiental mais em um momento do que em outro. A tolerância da pessoa à sobrecarga sensorial varia de acordo com o nível de fadiga, atitude e bem-estar físico e emocional.

Pacientes agudamente doentes, principalmente aqueles que se encontram em unidades de terapia intensiva (UTI), sofrem facilmente de sobrecarga sensorial. Pacientes constantemente com dor ou que precisam de monitoramento frequente dos sinais vitais também estão em risco. Múltiplos estímulos se combinam para causar sobrecarga mesmo se você oferecer uma palavra reconfortante ou uma massagem delicada nas costas. Alguns pacientes não se beneficiam das intervenções de enfermagem porque a atenção e a energia deles estão focadas

---

Boxe 49.1 Déficits sensoriais comuns

Déficits visuais
- *Presbiopia:* um declínio gradual da capacidade do cristalino de se acomodar ou focar objetos próximos. A pessoa não consegue enxergar objetos próximos com nitidez
- *Catarata:* áreas turvas ou opacas em parte ou em todo o cristalino que interferem na passagem da luz através do cristalino, causando problemas de reflexo e visão turva. A catarata normalmente se desenvolve gradualmente, sem dor, vermelhidão ou lacrimejamento ocular
- *Síndrome da visão do computador ou cansaço visual digital:* descreve um grupo de problemas oculares e relacionados à visão que resultam do uso prolongado de computadores, *tablets*, leitores digitais e telefones celulares. Mais comumente causam cansaço ocular, dores de cabeça, visão turva e olho seco
- *Olho seco:* ocorre quando as glândulas lacrimais produzem muito poucas lágrimas, resultando em coceira, ardência ou até mesmo visão reduzida
- *Glaucoma:* um aumento lento e progressivo da pressão intraocular que, se não tratado, causa pressão progressiva contra o nervo óptico, resultando em perda da visão periférica, diminuição da acuidade visual com dificuldade para se adaptar a ambientes escuros e um efeito de halo ao redor de luzes
- *Retinopatia diabética:* alterações patológicas que ocorrem nos vasos sanguíneos da retina, resultando em diminuição ou perda da visão causada por hemorragia e edema macular
- *Degeneração macular:* condição na qual a mácula (parte especializada da retina, responsável pela visão central) perde sua capacidade de funcionar de maneira eficiente. Os primeiros sinais incluem embaçamento de materiais de leitura, distorção ou perda da visão central e distorção de linhas verticais.

Déficits auditivos
- *Presbiacusia:* um distúrbio comum progressivo da audição que ocorre em idosos
- *Acúmulo de cerume:* acúmulo de cera de ouvido no canal auricular externo. O cerume endurece e se acumula no canal, causando surdez de condução.

Déficit de equilíbrio
- *Tontura e desequilíbrio:* condição comum na terceira idade, normalmente resultante de disfunção vestibular. Frequentemente, uma mudança na posição da cabeça precipita um episódio de vertigem ou desequilíbrio.

Déficit de paladar
- *Xerostomia:* diminuição da produção de saliva que leva ao espessamento do muco e boca seca. Geralmente interfere na capacidade de comer e leva a problemas de apetite e nutricionais.

Déficits neurológicos
- *Neuropatia periférica:* distúrbio do sistema nervoso periférico, caracterizado por sintomas que incluem dormência e formigamento da área afetada e marcha trôpega
- *Acidente vascular encefálico (AVE):* causado por coágulo, hemorragia ou êmbolos que interrompem o fluxo de sangue no cérebro. Cria propriocepção alterada (posição corporal) com descoordenação e desequilíbrio acentuados. Também ocorre perda de sensação e de função motora nas extremidades controladas pela área do cérebro afetada. Um AVE que afeta o hemisfério esquerdo do cérebro resulta em sintomas do lado direito, como dificuldade para falar. Um AVE no hemisfério direito causa sintomas do lado esquerdo, que podem incluir alterações na visão espacial, como perda de metade do campo visual ou desatenção e esquecimento, principalmente do lado esquerdo.

> **Boxe 49.2** Efeitos da privação sensorial
>
> **Cognitivos**
> - Capacidade de aprendizado diminuída
> - Incapacidade de pensar ou resolver problemas
> - Realização insatisfatória de tarefas
> - Desorientação/confusão
> - Pensamentos bizarros
> - Aumento da necessidade de socialização, mecanismos de atenção alterados.
>
> **Afetivos**
> - Tédio
> - Inquietação
> - Aumento da ansiedade
> - Labilidade emocional
> - Depressão
> - Pânico
> - Aumento da necessidade de estímulo físico.
>
> **Perceptivos**
> - Alterações na coordenação visual/motora
> - Percepção de cores reduzida
> - Menor precisão tátil
> - Mudanças na capacidade de perceber tamanhos e formas
> - Alterações no discernimento espacial e temporal.

em estímulos mais estressantes. Em UTIs, onde a atividade é constante, as luzes estão frequentemente acesas. Os pacientes conseguem ouvir sons dos equipamentos de monitoramento, conversas entre funcionários, alarmes de equipamentos e as atividades das pessoas que entram na unidade.

É fácil confundir as mudanças de comportamento associadas à sobrecarga sensorial com oscilações de humor ou simples desorientação. Procure por sintomas como pensamentos acelerados, atenção dispersa, inquietação e ansiedade. Alguns pacientes constantemente brincam com tubos e curativos. Reorientação constante e controle dos estímulos excessivos se tornam uma parte importante do cuidado do paciente.

> **Pense nisso**
>
> Compare e contraponha os sintomas de pacientes com privação sensorial com aqueles que sofrem de sobrecarga sensorial. Como você poderia intervir de forma diferente?

Base de conhecimento de enfermagem

Fatores que influenciam a função sensorial

Vários fatores influenciam a capacidade de receber ou perceber estímulos. Você considerará a influência que essas condições ou fatores exercem na sensação do paciente durante sua prestação de cuidados.

Idade. Bebês e crianças apresentam risco de comprometimento visual e auditivo devido a várias condições genéticas, pré-natais e pós-natais. Estimulação visual e auditiva intensa precoce pode ser prejudicial às vias visual e auditiva e alterar o curso do desenvolvimento de outros órgãos sensoriais em neonatos de alto risco (Hockenberry et al., 2019). Alterações visuais durante a fase adulta incluem presbiopia e necessidade de óculos para leitura. Essas alterações normalmente ocorrem entre os 40 e os 50 anos. Além disso, a córnea, que auxilia na refração da luz sobre a retina, fica mais achatada e mais espessa, o que geralmente leva ao desenvolvimento de astigmatismo. Há perda de pigmento da íris, e fibras de colágeno se acumulam na câmara anterior, o que aumenta o risco de glaucoma pela diminuição da reabsorção do líquido intraocular. Outras alterações visuais normais associadas à idade incluem redução dos campos visuais, maior sensibilidade a reflexos, visão noturna prejudicada, percepção de profundidade reduzida e diminuição da discriminação de cores.

Alterações auditivas começam aos 30 anos. Mudanças associadas ao envelhecimento incluem diminuição da acuidade auditiva, da inteligibilidade de fala e da discriminação de tons. Sons graves são mais fáceis de ouvir, mas é difícil ouvir uma conversa com barulho de fundo. Também é difícil distinguir as consoantes (z, t, f, g) e sons de alta frequência (s, x, ch, k). Vogais mais graves são mais fáceis de ouvir. Os sons da fala são distorcidos, e há um atraso na recepção e reação à fala. Uma preocupação em relação a alterações sensoriais normais relacionadas à idade é que idosos com déficit são às vezes incorretamente diagnosticados com demência (Touhy e Jett, 2022).

Alterações gustativas e olfatórias começam aproximadamente aos 50 anos e incluem uma diminuição do número de papilas gustativas e células sensoriais no revestimento nasal. É comum a redução da distinção de sabores e da sensibilidade a odores.

Alterações **proprioceptivas** são comuns após os 60 anos devido a alterações tanto no sistema nervoso periférico quanto no central. Alterações proprioceptivas incluem maior dificuldade de se equilibrar, manter a orientação espacial e a coordenação, que, isoladamente ou em combinação, aumentam o risco de quedas. Além disso, a pessoa não consegue se esquivar de obstáculos tão rapidamente, e a resposta automática de se proteger e escorar em um tombo é menor (Touhy e Jett, 2022). Também ocorrem alterações táteis, incluindo declínio da sensibilidade a dor, pressão e temperatura secundário a doença vascular periférica e neuropatias.

Estímulos significativos. Estímulos significativos reduzem a incidência de privação sensorial. No ambiente domiciliar, estímulos significativos incluem animais de estimação, música, televisão, fotos de membros da família, um calendário e relógio. Os mesmos estímulos precisam estar presentes em ambientes de cuidados de saúde. Observe se os pacientes têm companheiros de quarto ou visitantes. A presença de outras pessoas oferece estimulação positiva. Contudo, um companheiro de quarto que constantemente assiste à televisão, que insiste em conversar ou que sempre mantém as luzes acesas contribui para a sobrecarga sensorial. A presença ou ausência de estímulos significativos influencia o nível de atenção e a capacidade de participar dos cuidados.

Quantidade de estímulo. Excesso de estímulo em um ambiente causa sobrecarga sensorial. A frequência de observações e o número de procedimentos realizados em um ambiente de cuidado agudo são geralmente estressantes. Se o paciente está sentindo dor ou restrito por um gesso ou tração, a hiperestimulação costuma ser um problema. Além disso, um quarto próximo de uma fonte de ruídos repetitivos ou altos (p. ex., elevador, escadaria ou posto de enfermagem) contribui para a sobrecarga sensorial.

Interação social. A quantidade e a qualidade do contato social com membros solidários da família e outros significativos influenciam a função sensorial. A ausência de visitantes durante uma hospitalização ou residência em um estabelecimento de cuidados prolongados influencia o grau de isolamento sentido pelo paciente. Este é também um problema comum em ambientes de cuidados hospitalares intensivos, quando as visitas são geralmente restritas. A capacidade de discutir suas preocupações com seus entes queridos é um importante mecanismo de enfrentamento para a maioria das pessoas. Portanto, a ausência de conversas significativas resulta em sentimentos de isolamento, solidão, ansiedade e depressão para um paciente. Em geral, isso não é aparente até que ocorra uma mudança de comportamento.

Fatores ambientais. A profissão de uma pessoa pode acarretar risco de alterações auditivas, visuais e nervosas periféricas. Indivíduos cujas profissões envolvem exposição a níveis elevados de ruídos (p. ex., operários de fábricas ou funcionários de aeroportos) estão em risco de perda de audição induzida por ruídos e precisam ser avaliados quanto a comprometimento auditivo. Ruídos altos insalubres são comuns em ambientes de trabalho e atividades recreativas. Atividades recreativas barulhentas que debilitam a capacidade auditiva incluem tiro ao alvo, caça, marcenaria e ouvir música alta.

Indivíduos que têm profissões que envolvem risco de exposição a produtos químicos ou objetos voadores (p. ex., soldadores) apresentam risco de lesões oculares e precisam ser submetidos a triagem de comprometimento visual.

Ocupações que envolvem movimentos repetitivos do punho ou dedos (p. ex., trabalho intenso em linha de montagem, longos períodos de uso de computador) causam pressão no nervo mediano, que vai do antebraço à palma da mão, resultando em síndrome do túnel do carpo, que altera a sensação tátil e é uma das lesões industriais ou ocupacionais mais comuns.

Um paciente que está internado às vezes apresenta risco de alterações sensoriais devido à exposição a estímulos ambientais ou mudança nas informações sensoriais. Pacientes imobilizados por repouso no leito ou que têm uma incapacidade crônica são incapazes de experimentar todas as sensações normais da movimentação livre. Outro grupo de risco inclui pacientes isolados em um ambiente de cuidado de saúde ou em casa devido a condições clínicas decorrentes de imunocomprometimento (p. ex., transplante de medula óssea) ou infecções (p. ex., tuberculose ativa ou outras infecções respiratórias ou de feridas) (ver Capítulo 28). Esses pacientes estão em quartos privativos e geralmente não conseguem desfrutar de interações normais com visitantes.

Fatores culturais. Algumas alterações sensoriais ocorrem mais comumente em determinados grupos culturais. A análise de dados da National Health Interview Survey (NHIS), dos Centers for Disease Control and Prevention (CDC) e do National Center for Health Statistics dos EUA revelou que afro-americanos têm maior prevalência de comprometimento visual devido a glaucoma do que hispânicos e brancos não hispânicos. Crianças e adolescentes afro-americanos ou de duas raças diferentes também apresentam taxas mais elevadas de cegueira e comprometimento visual do que outras etnias (U.S. Department of Health and Human Services [USDHHS], 2020). Disparidades culturais em relação ao comprometimento visual são significativas, em parte porque o comprometimento visual está associado a menos saúde física e mental e a uma pior qualidade de vida (Boxe 49.3) (Tseng et al., 2018). Alterações na acuidade auditiva e visual também impactam o nível de letramento em saúde de uma pessoa e sua capacidade de compreender medicações, procedimentos e intervenções restaurativas e de cuidados domiciliares, que são ainda mais complicadas quando o idioma falado no local não é a língua-mãe do paciente.

À medida que Dilyana se prepara para cuidar da Sra. Long, ela reflete sobre o que ela sabe a respeito de catarata e considera seu efeito na visão da Sra. Long. Dilyana imagina que a Sra. Long está sofrendo de visão turva e que terá dificuldades de fazer atividades que requeiram visão de perto, como ler, costurar e cozinhar. Dilyana considera seu conhecimento sobre déficits sensoriais e sua compreensão de como a idade de uma pessoa influencia a função sensorial em geral. Ela sabe que há uma grande probabilidade de que a deficiência visual causada pela catarata tenha efeitos emocionais, cognitivos e físicos para a Sra. Long e sua família. Dilyana usa sua atitude de curiosidade enquanto considera como avaliar o déficit visual da Sra. Long, seus efeitos em sua capacidade de realizar atividades da vida diária (AVDs), sua segurança e seu bem-estar.

Boxe 49.3 Aspectos culturais do cuidado

Disparidades nos cuidados oftalmológicos

De acordo com estimativas da National Health Interview Survey (NHIS) de 2018, 32,2 milhões de norte-americanos adultos acima de 18 anos indicaram estar sofrendo de perda de visão. Os participantes da pesquisa reportaram as seguintes identidades raciais: cerca de 24,7 milhões eram brancos; 4,8 milhões eram negros ou afro-americanos; 1,4 milhão se identificaram como asiáticos; 622 mil se identificaram como nativos americanos ou nativos do Alasca; e 759 mil reportaram múltiplas raças ou outras (American Foundation for the Blind [AFB], 2020]). Muito embora a perda de visão seja comum entre norte-americanos, alguns não têm acesso aos serviços oftalmológicos necessários para melhorar sua qualidade de vida. Achados da National Health and Aging Trends Survey revelam que beneficiários do Medicare mais idosos e não brancos são menos propensos a relatar uso de óculos, assim como pessoas com menor nível socioeconômico e educacional (Otte et al., 2018). Também existe disparidade entre pacientes que contam com Medicare e os que têm plano de assistência médica particular. Verificou-se que usuários do Medicaid geralmente são menos bem-sucedidos em obter consultas oftalmológicas (Yoon et al., 2018). Esses achados são críticos, já que o diagnóstico precoce de comprometimentos visuais permite intervenção precoce para ajudar a prevenir perda irreversível de visão (Burton et al., 2021)

Implicações para os cuidados centrados no paciente

- Estimule os pacientes a discutirem mudanças na acuidade visual ou outros problemas de visão fazendo perguntas de avaliação direcionadas
- Instrua os pacientes sobre doenças e condições oculares relacionadas à idade, serviços oftalmológicos e a importância de cuidar dos olhos e de controlar enfermidades subjacentes, bem como a própria saúde (Ghasemi et al., 2018)
- Colabore com os familiares cuidadores e com a equipe interprofissional para ajudar a melhorar o acesso a serviços de cuidados oftalmológicos (National Association of School Nurses [NASN], 2021)
- Faça um acompanhamento com os pacientes para reiterar pontos importantes e verificar o progresso deles (Ghasemi et al., 2018)
- Oriente sobre cuidados oftalmológicos por escrito usando fontes grandes (tamanho 14 ou mais) e contrastes intensos para melhorar a capacidade de leitura.
- Participe da criação e apoio a políticas públicas inovadoras para eliminar disparidades entre as pessoas com problemas visuais (Otte et al., 2018; Yoon et al., 2018)

Pensamento crítico

O sucesso do julgamento clínico requer a aplicação de pensamento crítico e da síntese de conhecimento, experiência, fatores ambientais, atitudes de pensamento crítico e padrões intelectuais e profissionais. O julgamento clínico requer que você antecipe informações que precisa reunir sobre um paciente, analise os dados e tome decisões em relação ao cuidado dele.

As condições dos pacientes estão sempre mudando. Durante a avaliação, considere todos os elementos de pensamento crítico necessários para realizar um diagnóstico de enfermagem apropriado (Figura 49.1). No caso de alterações sensoriais, integre o conhecimento sobre a fisiopatologia dos déficits sensoriais, fatores que afetam a função sensorial e os princípios de comunicação terapêutica. Esse conhecimento permite que você faça julgamentos clínicos sobre os problemas sensoriais de um paciente ao antecipar os sinais e sintomas esperados e compará-los com os dados que você reúne de um paciente. Por exemplo, conhecer os sintomas típicos causados pela catarata ajuda você a reconhecer o padrão das alterações visuais que o paciente com catarata reporta.

Use pensamento crítico para considerar fatores contextuais internos e ambientais à medida que você avalia, identifica as necessidades de cuidados de saúde e planeja o cuidado de seus pacientes (Dickinson et al., 2019). Fatores internos incluem suas experiências prévias no cuidado de pacientes com déficits sensoriais. Sua experiência ajuda você a reconhecer as limitações no funcionamento do paciente e como estas afetam sua capacidade de realizar atividades cotidianas. Conforme você vai cuidando de mais pacientes com alterações sensoriais, sua competência em proporcionar cuidado de enfermagem seguro melhora. Por exemplo, depois de cuidar de um paciente com comprometimento auditivo, você consegue conduzir uma avaliação mais efetiva do próximo paciente utilizando abordagens anteriores bem-sucedidas que promovam a capacidade do paciente de ouvir suas perguntas.

Fatores externos, como suas observações de um paciente, o ambiente físico e os recursos disponíveis também desempenham um papel em seu cuidado de enfermagem de pacientes com déficits sensoriais. Por exemplo, se você está cuidando de uma criança pequena que nasceu com um déficit de audição e que mora em casa com os pais, seu foco é em ajudar os pais e a criança a se adaptarem aos riscos de segurança em seu ambiente domiciliar e garantir a segurança da criança à medida que ela vai adquirindo mais mobilidade e independência. Por outro lado, se você está cuidando de um idoso que está vivenciando perda de audição recente relacionada à idade, seu foco será ajudar o idoso a aceitar a necessidade de começar a usar aparelhos auditivos e auxiliar o paciente a determinar os aspectos financeiros da compra desse aparelho (p. ex., são cobertos pelo sistema público de saúde ou pelo convênio ou seguro de saúde, ou o paciente terá de pagar de seu próprio bolso?).

Quando você aplica atitudes e padrões de pensamento crítico durante a avaliação, você estabelece um banco de dados abrangente e preciso a partir do qual você pode fazer julgamentos clínicos e tomar decisões. Por exemplo, é preciso ter perseverança para conhecer os detalhes de como as alterações visuais influenciam a capacidade de um paciente se socializar. Padrões de cuidados baseados em evidências e práticas como as recomendadas pela American Academy of Ophthalmology e pela American Speech-Language-Hearing Association oferecem critérios para a triagem de problemas sensoriais e para estabelecer padrões de cuidados e práticas competentes, seguros e eficazes. Use o julgamento clínico para conduzir uma avaliação minuciosa; depois, planeje, implemente e avalie o cuidado que permita que o paciente opere com segurança e eficácia.

> **Pense nisso**
>
> Os pais de uma criança pequena compartilham com você seu plano de levar a criança a um show pirotécnico. Quais recomendações você faria aos pais e por quê?

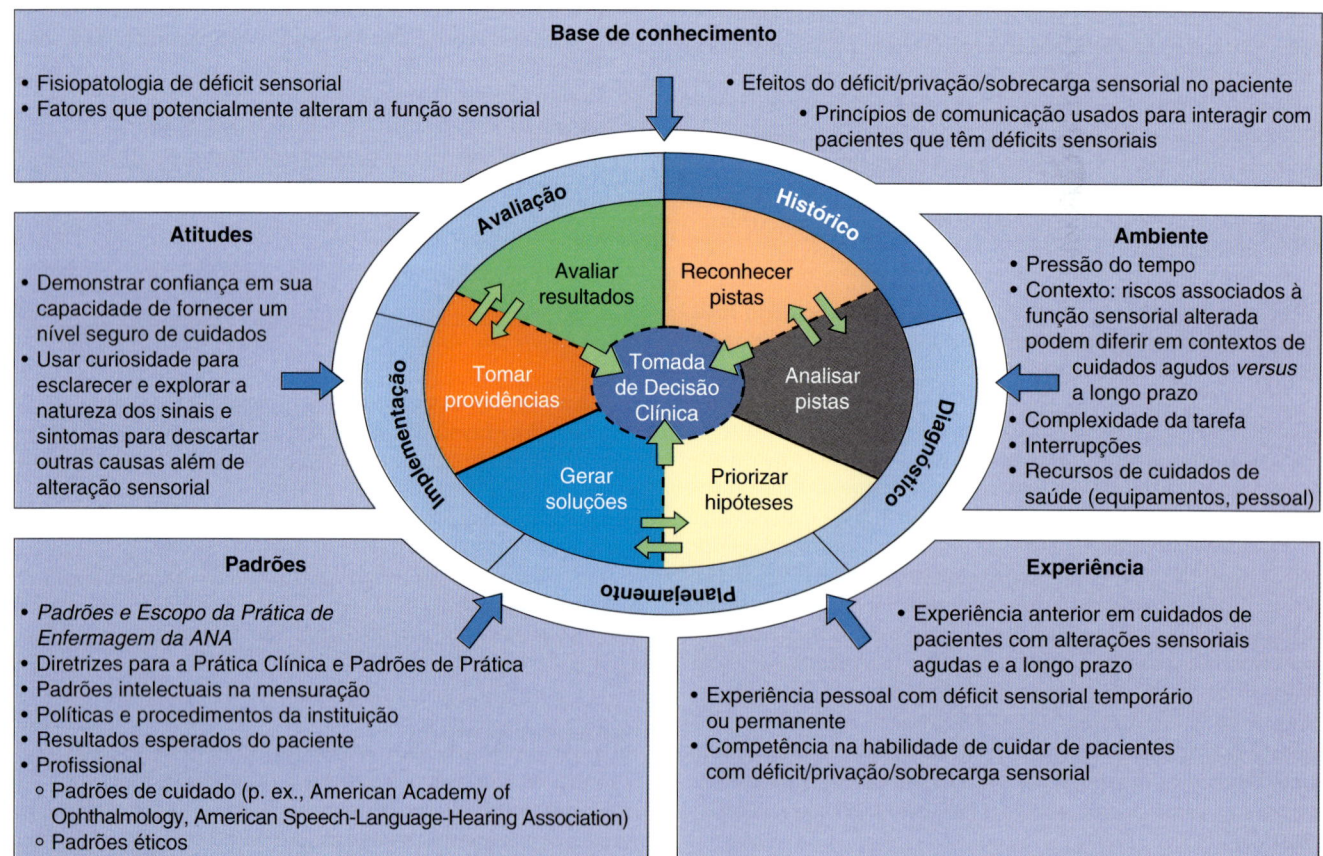

Figura 49.1 Modelo de pensamento crítico para avaliação das alterações sensoriais. (Copyright de Modelo de Julgamento Clínico © NCSBN. Todos os direitos reservados.)

Processo de enfermagem

Julgamento clínico durante o processo de enfermagem aplica pensamento crítico ao cuidar de seus pacientes. O processo de enfermagem oferece uma abordagem de tomada de decisão clínica para que você desenvolva e implemente um plano individualizado de cuidado. Use pensamento crítico e uma abordagem sistemática para entender as necessidades sensoriais de um paciente. Pelo fato de que os pacientes podem se sentir constrangidos ou desconfortáveis em discutir os efeitos de sua disfunção sensorial, certifique-se de estabelecer um relacionamento terapêutico com eles. Considere envolver familiares cuidadores e encaminhamentos a outros membros da equipe de cuidados de saúde para criar um plano de cuidados seguro e eficaz.

❖ Histórico de enfermagem

Durante o processo de avaliação, avalie minuciosamente cada paciente e analise com critério seus achados para garantir que você faça diagnósticos adequados e relevantes e tome decisões clínicas centradas no paciente necessárias para a segurança dos cuidados de enfermagem.

Pelos olhos do paciente. Ao conduzir uma avaliação, valorize o paciente como um total parceiro. Envolver o paciente enquanto faz uma avaliação minuciosa fornece os dados que você usará para identificar as necessidades de cuidados de saúde e para planejar, implementar e avaliar o cuidado. Os pacientes costumam ficar hesitantes em admitir perdas sensoriais. Portanto, comece a reunir as informações estabelecendo uma relação terapêutica com o paciente. Faça com que ele expresse seus valores, preferências e expectativas em relação a seu comprometimento sensorial.

Muitos pacientes têm um plano definido de como eles querem ser cuidados. Alguns deles esperam que os cuidadores reconheçam e manejem corretamente e adaptem seu ambiente para satisfazer suas necessidades sensoriais. Isso inclui ajudar a família e o paciente a finalmente aprender e se adaptar a uma mudança de estilo de vida com base na deficiência sensorial do paciente. Determine junto ao paciente quaisquer intervenções prévias que foram eficazes ou que não ajudaram a manejar suas limitações. Avalie a *expertise* que o paciente tem em cuidar de sua própria saúde e quaisquer problemas relacionados. Muitos pacientes com alterações sensoriais fortaleceram seus outros sentidos e esperam que os cuidadores se antecipem às suas necessidades (p. ex., para segurança e proteção).

Pessoas em risco. Ao avaliar um paciente portador ou em risco de desenvolver uma alteração sensorial, primeiramente considere a fisiopatologia dos déficits existentes e os fatores que influenciam a função sensorial para prever como abordar sua avaliação. Por exemplo, se o paciente tem um distúrbio auditivo, ajuste seu estilo de comunicação e enfoque sua avaliação em critérios relevantes relacionados a déficits auditivos. Obtenha um histórico que também avalie o *status* sensorial atual do paciente e até que ponto o déficit sensorial afeta o estilo de vida, o ajuste psicossocial, o *status* de desenvolvimento, os hábitos de promoção de saúde e a segurança do paciente. Concentre-se também em avaliar a qualidade e a quantidade de estímulo no ambiente do paciente.

Idosos fazem parte do grupo de alto risco devido às alterações fisiológicas normais que envolvem os órgãos sensoriais. Contudo, tome cuidado para não presumir automaticamente que o problema sensorial do paciente esteja relacionado à idade avançada. Por exemplo, perda auditiva sensorineural adulta é geralmente causada por exposição a ruídos excessivos e prolongados, ou por alterações metabólicas, vasculares ou outras sistêmicas. Alguns pacientes se beneficiam de encaminhamento a um **audiologista** ou **otorrinolaringologista** quando são identificados problemas graves de audição durante a avaliação.

Outros indivíduos em risco de alterações sensoriais incluem os que vivem em ambientes confinados, como em uma instituição de cuidados prolongados ou de longa permanência. Por exemplo, uma pessoa que tem pouca audição e está confinada a uma cadeira de rodas, que tem menos energia e evita contato com outras pessoas apresenta risco significativo de privação sensorial. Instituições de cuidados prolongados de alta qualidade oferecem estimulação significativa por meio de atividades em grupo, *design* ambiental e reuniões nos horários das refeições para manejar melhor as alterações sensoriais de seus residentes.

Pacientes com alterações de equilíbrio ou proprioceptivas, como neuropatia periférica, estão sob maior risco de quedas. Esses pacientes perdem a autoconsciência de sua posição corporal, o que pode se intensificar em um ambiente novo. Por exemplo, um paciente com equilíbrio prejudicado pode precisar de um tempo maior para se ajustar de uma posição sentada para a em pé, ou um paciente com neuropatia periférica pode não ter consciência da existência de irregularidades na superfície do piso (Touhy e Jett, 2022).

Pacientes agudamente doentes também estão em risco devido ao ambiente desconhecido e insensível. Isso não significa que todos os pacientes internados em um hospital têm alterações sensoriais. No entanto, você precisa avaliar cuidadosamente pacientes expostos a estimulação sensorial contínua (p. ex., ambientes de UTI, períodos prolongados de hospitalização ou múltiplas terapias). Avalie o ambiente do paciente tanto no contexto de cuidados de saúde quanto em casa, procurando por fatores que imponham riscos ou necessidade de ajuste para proporcionar segurança e estimulação sensorial mais adequada.

Histórico de alterações sensoriais. O histórico de enfermagem inclui a avaliação da natureza e as características das alterações sensoriais ou qualquer problema relacionado a uma alteração (Boxe 49.4). Ao obter o histórico, considere a origem étnica do paciente, pois as frequências de certas alterações são mais evidentes em determinados grupos culturais.

Durante o levantamento do histórico, é útil fazer com que o paciente faça uma autoavaliação de seu déficit sensorial pedindo assim: "Classifique sua audição como excelente, boa, regular, ruim ou péssima." Então, com base na autoavaliação do paciente, explore sua percepção sobre a perda sensorial mais a fundo. Isso proporciona uma visão aprofundada de como a perda sensorial influencia a qualidade de vida do paciente. No caso de problemas de audição, uma ferramenta de triagem como o Inventário de Deficiência Auditiva para Idosos – Versão para Triagem (HHIE-S) identifica com eficácia os pacientes que necessitam de intervenção audiológica (Servidoni et al., 2018). O HHIE-S é um questionário com 10 itens a ser aplicado em até 5 min, que avalia como um indivíduo percebe os efeitos sociais e emocionais da perda auditiva. Quanto mais alta a pontuação do HHIE-S, maior é o efeito incapacitante de um comprometimento auditivo.

O histórico de enfermagem também revela qualquer mudança recente de comportamento do paciente. Geralmente, os amigos e a família são os melhores recursos para essa informação. Pergunte a um membro da família:

- Seu familiar demonstrou alguma oscilação recente de humor (p. ex., ataques de raiva, nervosismo, medo ou irritabilidade)?
- Você reparou se seu familiar está evitando atividades sociais?

Estado mental. Avaliar o estado mental é válido quando você suspeita de privação ou sobrecarga sensorial. Observar o paciente durante a coleta do histórico, durante o exame físico (ver Capítulo 30) e enquanto realiza os cuidados de enfermagem oferece informações valiosas sobre os comportamentos e o estado mental do paciente (p. ex., capacidade

> **Boxe 49.4** Questões do histórico de enfermagem
>
> **Natureza do problema**
> - Descreva o problema que você está tendo com sua visão/audição
> - O que você tentou para corrigir a dificuldade de visão/audição?
> - Você usa algum dispositivo para melhorar sua visão/audição?
> - Quão efetivos são seus óculos ou aparelhos auditivos? Se você está tendo algum problema, descreva-o para mim.
>
> **Sinais e sintomas**
> - Pergunte a um paciente com alterações visuais: você precisa de livros com letras grandes ou em áudio? Você consegue preparar uma refeição ou preencher um cheque? Você percebe alguma irritação ou secreção ocular?
> - Pergunte a um paciente com alterações auditivas: quais tipos de sons ou tons você tem dificuldade para ouvir? As pessoas dizem que elas têm que "gritar" para que você consiga escutá-las? As pessoas pedem para você não falar tão alto? Você ouve apitos, estalidos ou zumbidos na orelha? Sente dor: aguda, constante, ardência ou coceira? Já notou alguma vermelhidão, inchaço ou secreção?
>
> **Início e duração**
> - Quando você percebeu o problema? Quanto tempo durou?
> - Ele vem e vai, ou é constante?
> - O que faz o problema melhorar ou piorar?
>
> **Fatores predisponentes**
> - Você trabalha com ou participa de qualquer atividade que tenha potencial para causar lesões visuais/auditivas? Se sim, como você protege sua audição e visão?
> - Você tem histórico familiar de catarata, glaucoma, degeneração macular ou perda auditiva?
> - Quando foi a última vez que você fez exames de visão/audição?
>
> **Efeito no paciente**
> - Qual foi o efeito de seu problema de visão/audição em sua vida profissional, familiar ou social?
> - As mudanças em sua visão/audição afetaram seus sentimentos de independência?
> - Como seu problema de visão/audição o faz se sentir em relação a você mesmo?
> - Você tem problemas para cuidar rotineiramente de seus óculos, lentes de contato ou aparelhos auditivos?

de ouvir conversas ou responder a perguntas). Observe a aparência física e o comportamento do paciente, mensure sua capacidade cognitiva e avalie seu estado emocional. Use o Miniexame do Estado Mental (MEEM) para caso suspeite de desorientação, alterações na capacidade de resolução de problemas e conceitualização e pensamento abstrato alterados (ver Capítulo 30). Por exemplo, um paciente com grave privação sensorial nem sempre é capaz de manter uma conversa, permanecer atento ou demonstrar memória recente ou passada. Um importante passo para a prevenção de deficiência relacionada à cognição é instrução transmitida pelos enfermeiros sobre o processo da doença, serviços disponíveis e dispositivos auxiliares.

Avaliação física. Para identificar déficits sensoriais e sua gravidade, utilize técnicas de avaliação física para verificar visão; audição; olfato; paladar; e a capacidade de diferenciar toques leves, temperatura, dor e propriocepção (posição corporal) (ver Capítulo 30). A Tabela 49.2 resume as técnicas de avaliação específicas para a identificação de déficits sensoriais. Você reúne dados mais precisos quando a sala de exame é privativa, sossegada e confortável para o paciente. Além disso, confie em sua observação pessoal para detectar alterações sensoriais. Pacientes com comprometimento auditivo podem parecer desatentos a outras pessoas, responder com raiva indevida quando abordados, achar que as pessoas estão falando deles, responder perguntas de maneira incorreta, ter dificuldade de seguir orientações claras e ter uma qualidade de voz monótona ou falar excepcionalmente alto ou baixo.

Capacidade de realizar o autocuidado. Avalie as capacidades funcionais do paciente em seu ambiente domiciliar ou no ambiente de cuidados de saúde, incluindo a capacidade de realizar atividades como alimentar-se, vestir-se, arrumar-se e ir ao banheiro. Por exemplo, avalie se um paciente com visão alterada é capaz de encontrar os itens em uma bandeja de alimentos e de ler as orientações em uma receita. Um paciente em recuperação de um acidente vascular encefálico (AVE) consegue manipular botões e zíperes para se vestir? Determine também a capacidade do paciente de realizar atividades instrumentais da vida diária (AIVDs), como ler um boleto e preencher um cheque, diferenciar notas de dinheiro e dirigir um veículo à noite. Se parecer que o paciente tem um déficit sensorial, ele demonstra preocupação em se arrumar? A perda de equilíbrio de um paciente impede que ele se levante do vaso sanitário com segurança? Se uma alteração sensorial prejudicar a capacidade funcional de um paciente, proporcionar recursos em casa é uma parte necessária do planejamento de alta. Seus achados podem indicar a necessidade de uma consulta com um terapeuta ocupacional.

Hábitos de promoção da saúde. Avalie as rotinas diárias que os pacientes seguem para manter a função sensorial. Que tipo de cuidado ocular ou otológico faz parte da higiene diária do paciente? Para indivíduos que praticam esportes (p. ex., hóquei no gelo) ou atividades recreativas (p. ex., andar de motocicleta) ou que trabalham em um ambiente onde lesões auditivas ou oculares são uma possibilidade (p. ex., exposição a produtos químicos, solda, polimento de vidro ou pedras ou exposição constante a ruídos altos), determine se eles usam óculos de segurança ou dispositivos de proteção auricular (DPAs).

Também é importante avaliar a adesão do paciente a triagens de saúde de rotina. Quando foi a última vez que o paciente fez um exame ocular ou uma avaliação auditiva? Para adultos, a verificação de rotina da função visual e auditiva é imperativa para detectar problemas precocemente. Isso é especialmente verdadeiro no caso do glaucoma, que, se não detectado, leva à perda permanente de visão. As diretrizes de triagem recomendadas normalmente são baseadas na idade. Quando um paciente começar a demonstrar um déficit auditivo, inclua triagem de rotina nos exames regulares.

Fatores ambientais. Fatores ambientais desempenham um papel significativo na segurança de pacientes com déficits sensoriais. Avalie minuciosamente o ambiente de um paciente para identificar possíveis riscos de segurança. Pacientes com alterações sensoriais estão em risco de desenvolver lesões caso seus ambientes domiciliares não sejam seguros. Por exemplo, um paciente com visão reduzida pode não enxergar possíveis riscos claramente. Um paciente com problemas proprioceptivos perde o equilíbrio facilmente. Um paciente com sensibilidade reduzida não consegue perceber a diferença entre temperaturas quentes e frias. A condição da casa, dos quartos e da entrada da frente e dos fundos é geralmente problemática para o paciente com alterações sensoriais. Avalie a residência do paciente em relação a riscos comuns, incluindo os seguintes:

- Caminhos de acesso à porta da frente e/ou dos fundos irregulares ou rachados
- Extensões e fios de telefone na rota principal de tráfego de pedestres
- Tapetes soltos e passadeiras colocadas sobre carpetes

Tabela 49.2 Histórico da função sensorial.

Atividades do histórico de enfermagem	Comportamento que indica déficit (crianças)	Comportamento que indica déficit (adultos)
Visão Peça para que o paciente leia um jornal, revista ou itens de um menu Peça para que o paciente identifique as cores em um quadro de cores ou em um estojo de giz de cera Observe os pacientes realizando AVDs	Autoestimulação, incluindo esfregar os olhos, balançar o corpo, fungar ou cheirar, girar o braço; levantar-se (usar as pernas para dar impulso enquanto sentado) em vez de engatinhar	Má coordenação, apertar os olhos, esticar-se demais ou de menos para pegar objetos, reposicionamento persistente de objetos, visão noturna prejudicada, quedas acidentais
Audição Avalie a acuidade auditiva do paciente (ver Capítulo 30) utilizando palavra falada Avalie a história de zumbidos Observe o paciente conversando com outras pessoas Inspecione o canal auricular em relação a rolhas de cerume Observe os comportamentos do paciente em grupo	Amedrontado quando pessoas desconhecidas se aproximam, nenhum reflexo ou resposta intencional a sons, não consegue acordar com ruídos altos, desenvolvimento lento ou ausente da fala, responde mais ao movimento do que ao som, evita interação social com outras crianças	Olhar vazio, menor capacidade de atenção, ausência de reação a ruídos altos, volume mais alto de fala, posicionamento da cabeça em direção ao som, sorrir e assentir com a cabeça quando alguém fala, uso de outros meios de comunicação, como leitura labial ou escrita, queixas de zumbido na orelha
Tato Verifique a capacidade do paciente de diferenciar estímulos incisivos e maçantes Avalie se o paciente consegue distinguir objetos na mão (uma moeda ou alfinete de segurança) com os olhos fechados Pergunte se o paciente tem sensações incomuns	Incapacidade de realizar tarefas de desenvolvimento relacionadas a preensão de objetos ou desenhar, lesões repetidas pelo manuseio de objetos perigosos (p. ex., forno quente, faca afiada)	Falta de jeito, reação exagerada para mais ou para menos a estímulos dolorosos, não reage ao ser tocado, evita o toque, sensação de alfinetadas e agulhadas, dormência Incapaz de identificar o objeto em mãos
Avalie pacientes em risco de síndrome do túnel do carpo em relação a dormência, formigamento, fraqueza e dor nas mãos		Menor força de preensão pode tornar difícil fechar o punho, segurar pequenos objetos ou realizar outras tarefas manuais. Normalmente começa gradualmente, com ardência frequente, formigamento ou dormência com coceira na palma da mão e nos dedos, principalmente no polegar, indicador e dedo médio (National Institute of Neurological Disorders and Stroke [NINDS, 2020])
Olfato Faça o paciente fechar os olhos e identificar vários odores não irritantes (p. ex., café, baunilha)	Dificuldade em diferenciar odores nocivos; dificuldade de avaliar até que a criança tenha 6 ou 7 anos de vida	Não reage a odores nocivos ou fortes, tem mais odor corporal, menor sensibilidade a odores
Paladar Peça para o paciente provar e distinguir diferentes sabores (p. ex., limão, açúcar, sal) (faça o paciente beber ou sorver água e aguardar 1 min entre cada degustação.)	Incapacidade de dizer se o alimento é salgado ou doce; possibilidade de ingestão de coisas de sabor estranho	Mudanças no apetite, uso excessivo de temperos e açúcar, queixas sobre o sabor da comida, alteração no peso

AVDs, atividades da vida diária.

- Banheiros sem barra de segurança na banheira ou chuveiro
- Torneiras sem marcação de água fria e quente
- Escadarias sem iluminação, ausência de corrimãos
- Iluminação insuficiente em escadas e *halls* e portas de entrada.

Em um ambiente de internação domiciliar ou hospitalar, os cuidadores geralmente se esquecem de reorganizar os móveis e equipamentos de forma a manter livre a passagem do leito e da cadeira até o banheiro e a entrada. É útil entrar no quarto de um paciente e procurar por riscos à segurança:

- O sistema de chamada de enfermagem está ao alcance fácil e seguro?
- Os suportes de soro têm rodízios e são fáceis de mover?
- Os equipamentos de aspiração, bombas intravenosas (IV) ou bolsas coletoras estão posicionados de forma que o paciente possa se levantar do leito ou da cadeira facilmente?
- As mesas e áreas ao lado do leito estão livres de obstáculos?

Um problema adicional enfrentado por pacientes com comprometimento visual é a incapacidade de ler bulas de medicamentos e marcações de seringas. Peça para o paciente ler uma bula para determinar se ele consegue compreender a posologia e o modo de uso. Quando um paciente precisa se autoadministrar uma injeção, como no caso de insulina, peça para que o paciente extraia o medicamento com o uso de uma seringa para determinar sua capacidade de ler corretamente as marcações nela. Se o paciente tiver um comprometimento auditivo, verifique se os sons da campainha, telefone, alarme de incêndio e alarme do despertador são fáceis de distinguir.

Métodos de comunicação. Para entender a natureza de um problema de comunicação, você precisa saber se o paciente tem dificuldade para falar, compreender, enumerar, ler ou escrever. Pacientes com déficits sensoriais existentes geralmente desenvolvem formas alternativas de se comunicar. Para interagir com um paciente e promover a interação com os outros, compreenda seu método de comunicação. A visão se torna praticamente um sentido primário para pessoas com comprometimentos auditivos. Consequentemente, comunicação face a face é essencial (Figura 49.2).

Pacientes com comprometimentos visuais são conseguem observar expressões faciais e outros comportamentos não verbais para esclarecer o conteúdo da comunicação verbal. Em vez disso, eles se baseiam nos tons de vozes e inflexões para detectar o tom emocional da comunicação. Alguns pacientes com déficits visuais aprendem a ler pelo método Braille. Pacientes com **afasia** têm graus variados de incapacidade para falar, interpretar e entender a linguagem. **Afasia expressiva**, um tipo de afasia motora, é a incapacidade de nomear objetos comuns ou expressar ideias simples em palavras ou por escrito. Por exemplo, um paciente entende uma pergunta, mas não consegue expressar uma resposta. **Afasia receptiva** ou sensorial é a incapacidade de entender linguagem escrita ou falada. O paciente é capaz de expressar palavras, mas não consegue entender as perguntas ou comentários de outras pessoas. **Afasia global** é a incapacidade de compreender uma linguagem e de se comunicar verbalmente.

A perda temporária ou permanente da capacidade de falar é extremamente traumática para uma pessoa. Avalie a possibilidade de métodos de comunicação alternativos e se eles causam ansiedade. Pacientes que foram submetidos a laringectomias geralmente escrevem anotações, usam quadros de comunicação ou *laptops*, usam dispositivos vibratórios mecânicos para falar ou utilizam voz esofágica. Pacientes com tubos endotraqueais ou com traqueostomias têm uma perda temporária de voz. A maioria usa um bloco de anotações para escrever suas perguntas e solicitações. Contudo, alguns pacientes não conseguem escrever mensagens. Determine se o paciente desenvolveu um sistema de linguagem por sinais ou símbolos para expressar suas necessidades.

Apoio social. Determine se o paciente mora sozinho e com que frequência os familiares ou amigos o visitam. Avalie as habilidades sociais do paciente e o nível de satisfação com o apoio dado pela família e pelos amigos. O paciente está satisfeito com o apoio disponível? Ele é capaz de resolver problemas com os membros da família? Há um familiar cuidador que ofereça ajuda quando o paciente precisa em virtude de uma perda sensorial? Os efeitos a longo prazo das alterações sensoriais influenciam a dinâmica familiar e a disposição do paciente de permanecer como um membro ativo da sociedade.

Uso de dispositivos auxiliares. Avalie o uso de dispositivos auxiliares (p. ex., uso de um aparelho auditivo ou óculos) e se estes estão atualmente em bom estado de uso. Avalie se o paciente acha que esses dispositivos são benéficos. Isso inclui saber com que frequência o paciente usa os dispositivos, o método utilizado pelo paciente ou familiar cuidador com o cuidado e a limpeza rotineira dos dispositivos (ver Capítulo 40) e o conhecimento do paciente sobre o que fazer quando ocorrer um problema. Quando você identifica que um paciente usa um dispositivo auxiliar, não se esqueça de que, só porque a pessoa tem um dispositivo, isso não significa que ele funcione ou que o paciente use ou se beneficie dele.

Outros fatores que afetam a percepção. Outros fatores além da privação ou sobrecarga sensorial podem causar percepção prejudicada (p. ex., medicamentos ou dor). Avalie o histórico de medicações do paciente, incluindo medicamentos prescritos e de venda livre, além de produtos fitoterápicos. Também colete informações relacionadas a frequência, dosagem, método de administração e última vez que o paciente tomou os medicamentos. Alguns antibióticos (p. ex., estreptomicina, gentamicina e tobramicina) são **ototóxicos** e danificam o nervo auditivo, enquanto cloranfenicol às vezes irrita o nervo óptico. Analgésicos opioides, sedativos e medicamentos antidepressivos geralmente alteram a percepção dos estímulos. Conduza uma avaliação minuciosa de dor quando houver suspeita de que ela esteja causando problemas de percepção (ver Capítulo 44).

> **Pense nisso**
> Como você avaliaria um paciente que recentemente ficou confuso e que está tendo alucinações devido a alterações sensoriais?

Dilyana considera seu conhecimento sobre os efeitos da catarata, bem como sua experiência pessoal em cuidar de outros pacientes em outros contextos de cuidados de saúde que experimentaram dificuldades sensoriais, enquanto se prepara para avaliar a Sra. Long. Dilyana também reflete sobre sua experiência pessoal com sua avó com catarata, antes de ser submetida à cirurgia há 1 ano. Dilyana organiza seu histórico de enfermagem e identifica perguntas-chave para fazer à Sra. Long com base em seu conhecimento e experiência.

Dilyana começa avaliando a acuidade visual da Sra. Long, que tem dificuldade para ler um parágrafo de um livro que ela acabara de começar. A Sra. Long diz: "As palavras estão bem borradas mesmo. Também tenho problemas para enxergar de longe, principalmente à noite. Para ler, preciso que a luz seja bem clara. As coisas estão bem embaçadas nos últimos tempos." Dilyana responde: "Às vezes, as pessoas que têm problemas de visão ficam preocupadas com sua segurança. A senhora tem esse tipo de preocupação?" A Sra. Long responde: "Bem, fico realmente com medo de cair das escadas em minha casa, pois não consigo enxergar as bordas dos degraus muito bem. E fico com muita vergonha por causa de minha visão ruim. Percebo que tenho dificuldade para me concentrar quando as pessoas falam comigo e eu estou com tanto medo do que poderia acontecer se eu perdesse a visão de vez. Não consigo dormir, e estou começando a ficar realmente muito cansada." Dilyana percebe isso durante sua conversa; a Sra. Long tem dificuldade de manter contato visual e está bastante inquieta.

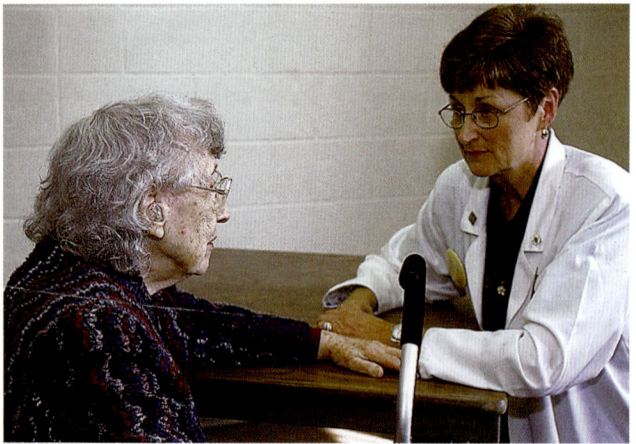

Figura 49.2 A enfermeira se posiciona na altura da visão de forma que a paciente com comprometimento auditivo possa se comunicar.

À medida que Dilyana avalia a Sra. Long, ela indaga: "Conte-me sobre como as coisas na sua casa estão arrumadas e organizadas. Por causa de sua dificuldade de visão, quero ter certeza de que a senhora consegue se movimentar pela casa com segurança." A Sra. Long responde: "A casa onde moro é da minha família há muitos anos. Adoramos nossa casa, está cheia de memórias maravilhosas!." Dilyana lembra-se de que sua avó tinha muitos tapetes soltos que eles tiveram que remover para evitar que ela caísse e que eles tiveram que instalar lâmpadas mais fortes na cozinha de sua avó. Conforme a Sra. Long vai descrevendo sua casa, Dilyana identifica alguns possíveis riscos de segurança. Como sua avó, a Sra. Long tem vários tapetes soltos pela casa. A Sra. Long admite que o tapete da sala de estar está desgastado e que os cantos estão enrolados para cima. A iluminação nos quartos, corredores e escada do porão é fraca, assim como as luzes da varanda frontal.

❖ Análise e diagnóstico de enfermagem

Após o histórico de enfermagem, revise todos os dados disponíveis e analise pistas, buscando criticamente padrões e tendências que revelem diagnósticos de enfermagem que reflitam as alterações na capacidade funcional do paciente (Boxe 49.5). Utilizando julgamento clínico, valide os achados para identificar e garantir a precisão dos diagnósticos de enfermagem e problemas colaborativos. Determine os principais fatores que provavelmente causaram ou estejam causando o problema de saúde do paciente. A etiologia ou fator relacionado de um diagnóstico de enfermagem focado em um problema ou negativo é uma condição que pode ser afetada pelas intervenções de enfermagem. A etiologia precisa ser acurada para garantir que as terapias de enfermagem sejam direcionadas e eficazes. Da mesma forma, os fatores de risco para qualquer diagnóstico de risco precisam ser corretos.

Em alguns casos, a alteração sensorial específica é a etiologia ou fator de risco para um diagnóstico como *Risco de Lesão*. Você seleciona os diagnósticos de enfermagem ao reconhecer a maneira com que cada alteração sensorial afeta a capacidade funcional do paciente (p. ex., *Déficit no Autocuidado*). Além disso, a maioria dos pacientes chega a um profissional da saúde com vários diagnósticos. Crie um mapa conceitual para ajudá-lo a reconhecer os padrões de dados que revelam problemas de saúde criados pela alteração sensorial do paciente, bem como as inter-relações dos diagnósticos (Figura 49.3). Exemplos de diagnósticos de enfermagem que se aplicam a pacientes com alterações sensoriais incluem os seguintes:

- Risco de Lesão
- Risco de Quedas
- Comunicação Verbal Prejudicada
- Interação Social Prejudicada
- Mobilidade Física Prejudicada

Dilyana analisa os dados que ela reuniu durante o histórico de enfermagem da Sra. Long. À medida que ela reflete sobre as respostas da Sra. Long às suas perguntas e sobre seus achados/características definidores,

Dilyana começa a analisar os dados para formular diagnósticos de enfermagem individualizados. Ela utiliza seu julgamento clínico para identificar as necessidades prioritárias da Sra. Long.

*Pelo fato de que a Sra. Long tem catarata no olho esquerdo que está fazendo com que sua visão fique turva e causando dificuldade para ler, o primeiro diagnóstico de enfermagem que Dilyana identifica é **Risco de Lesão**. Dilyana também identifica **Risco de Queda** como diagnóstico de enfermagem devido à idade da Sra. Long, sua catarata que causa visão turva, os vários tapetes soltos na casa e a iluminação fraca nos corredores, escadas e quartos. Dilyana acrescenta o diagnóstico de **Medo** no mapa conceitual. A Sra. Long expressa que ela tem medo de subir e descer as escadas e teme o que aconteceria se ela perdesse a visão permanentemente. Dilyana então acrescenta **Ansiedade** como seu último diagnóstico, pelo fato de a Sra. Long estar inquieta e fazer pouco contato visual durante suas conversas, e por seu relato de dificuldade de concentração e de dormir, que são todos sinais de ansiedade.*

❖ Planejamento e identificação de resultados

Durante o planejamento de enfermagem, sintetize informações de múltiplos recursos (Figura 49.4). Reflita sobre as informações obtidas da avaliação e o conhecimento de como os déficits sensoriais afetam o funcionamento normal. Essa abordagem permitirá a você reconhecer a extensão do déficit de um paciente e quais tipos de intervenções têm maior probabilidade de serem úteis. Considere também o ambiente do paciente e o papel que outros profissionais da saúde desempenham no planejamento do cuidado e os recursos comunitários disponíveis que possam ser úteis. Experiência anterior em cuidar de pacientes com alterações sensoriais é inestimável.

Ao aplicar o pensamento crítico no planejamento do cuidado, padrões profissionais são especialmente úteis. Esses padrões recomendam intervenções baseadas em evidências para a condição do paciente. Por exemplo, pacientes que têm déficits visuais e são hospitalizados são geralmente colocados em um protocolo de prevenção de quedas baseado em evidências para garantir a segurança do paciente.

Resultados. Durante o planejamento de enfermagem, desenvolva um plano de cuidado individualizado para cada diagnóstico de enfermagem (ver Plano de cuidados de enfermagem). Trabalhe em colaboração com seu paciente para desenvolver um plano realista que incorpore o que você sabe sobre os problemas sensoriais dele e até que ponto a função sensorial pode ser mantida ou melhorada. As metas e os resultados precisam ser realistas e mensuráveis. Exemplos de resultados incluem os seguintes:

- O paciente e a família reportam o uso de técnicas de comunicação para enviar e receber mensagens em um prazo de 2 dias
- O paciente demonstra com sucesso a técnica correta de limpeza do aparelho auditivo em um prazo de 1 semana
- O paciente faz um autorrelato de melhora da acuidade auditiva.

Boxe 49.5 Processo de diagnóstico de enfermagem

Risco de lesão

Atividades do histórico de enfermagem	Achados/características definidores
Avalie a acuidade visual da paciente	Capacidade reduzida para enxergar objetos nitidamente; necessita de luz clara para ler; tem dificuldade de distinguir as bordas de escadas
Faça a paciente descrever o ambiente domiciliar ou o visite e verifique a existência de perigos que possam colocar a paciente em risco	Iluminação muito fraca nos quartos, corredores e escadarias; o tapete da sala de estar está velho, com as pontas enroladas para cima; caminho até a porta de entrada da frente da casa
Revise o registro no prontuário sobre a visita clínica	Catarata no olho esquerdo

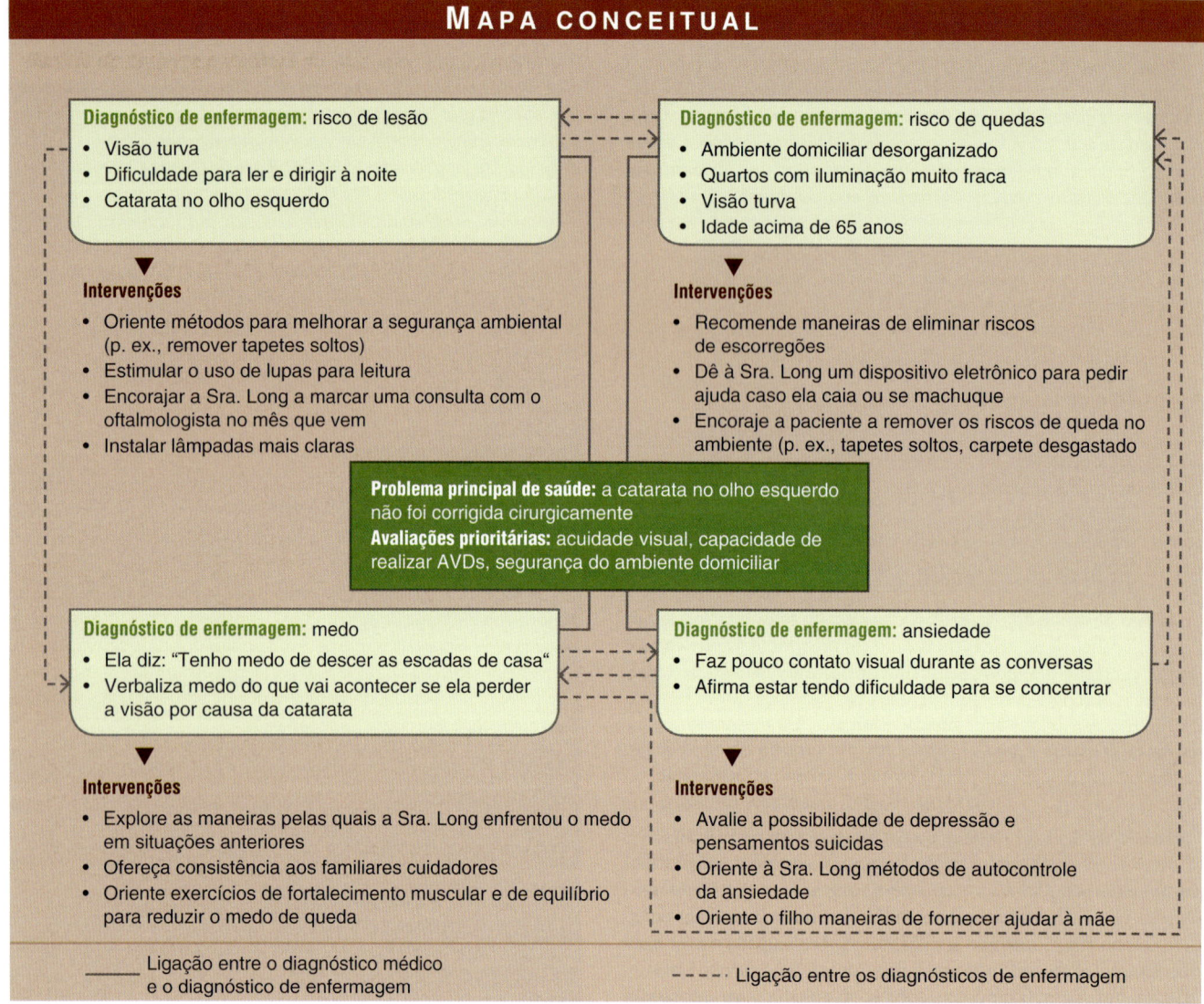

Figura 49.3 Mapa conceitual da Sra. Long.

Estabelecimento de prioridades. Sua capacidade de reconhecer a analisar pistas para ajudá-lo a priorizar o cuidado de seus pacientes se aperfeiçoa à medida que você cuida de mais pacientes com alterações sensoriais (Dickinson et al., 2019). Considere o tipo e a extensão da alteração sensorial que está afetando um paciente ao determinar as prioridades do cuidado. Por exemplo, um paciente que dá entrada na emergência de um hospital após ter sofrido um trauma ocular tem as prioridades de reduzir a ansiedade e prevenir danos adicionais no olho. Em compensação, um paciente que esteja recebendo alta de um departamento de cirurgia ambulatorial após remoção de catarata tem a prioridade de aprender quais são as restrições de autocuidado. Segurança é sempre uma prioridade absoluta. O paciente também ajuda a priorizar os aspectos do cuidado – por exemplo, o paciente pode querer aprender maneiras de se comunicar mais efetivamente ou participar de seus passatempos favoritos tendo em vista suas limitações.

Algumas alterações sensoriais são a curto prazo (p. ex., um paciente que está sofrendo de sobrecarga sensorial em uma UTI). Dessa forma, as intervenções apropriadas provavelmente serão temporárias (p. ex., reorientação frequente ou introdução de estímulos prazerosos, como massagem nas costas). Algumas alterações sensoriais como perda de visão permanente requerem metas a longo prazo de cuidado para que os pacientes se adaptem. Pacientes que têm alterações sensoriais no momento em que dão entrada em um ambiente de cuidado de saúde são normalmente mais informados sobre como adaptar as intervenções em seus estilos de vida. Por exemplo, permita que os pacientes cegos controlem qualquer parte de seu tratamento que puderem. Às vezes, torna-se necessário que o paciente faça grandes mudanças nas atividades de autocuidado, comunicação e socialização para garantir um cuidado de enfermagem seguro e eficaz.

Trabalho em equipe e colaborativo. Ao desenvolver um plano de cuidado, considere todos os recursos disponíveis aos pacientes. A família desempenha um papel importantíssimo no fornecimento de estimulação significativa e em aprender maneiras de ajudar o paciente a se ajustar a quaisquer limitações. Envolver a família ou um representante designado é uma habilidade fundamental do cuidado centrado no paciente (Institute for Patient- and Family-Centered Care, 2016). Você também encaminha pacientes a outros profissionais da saúde quando apropriado. Por exemplo, se um paciente tem uma perda significativa de função sensorial e também é incapaz de manejar necessidades de saúde, como autoadministrar medicações ou trocar curativos, você faz um encaminhamento aos cuidados domiciliares. Valorizar a colaboração interprofissional é uma competência essencial

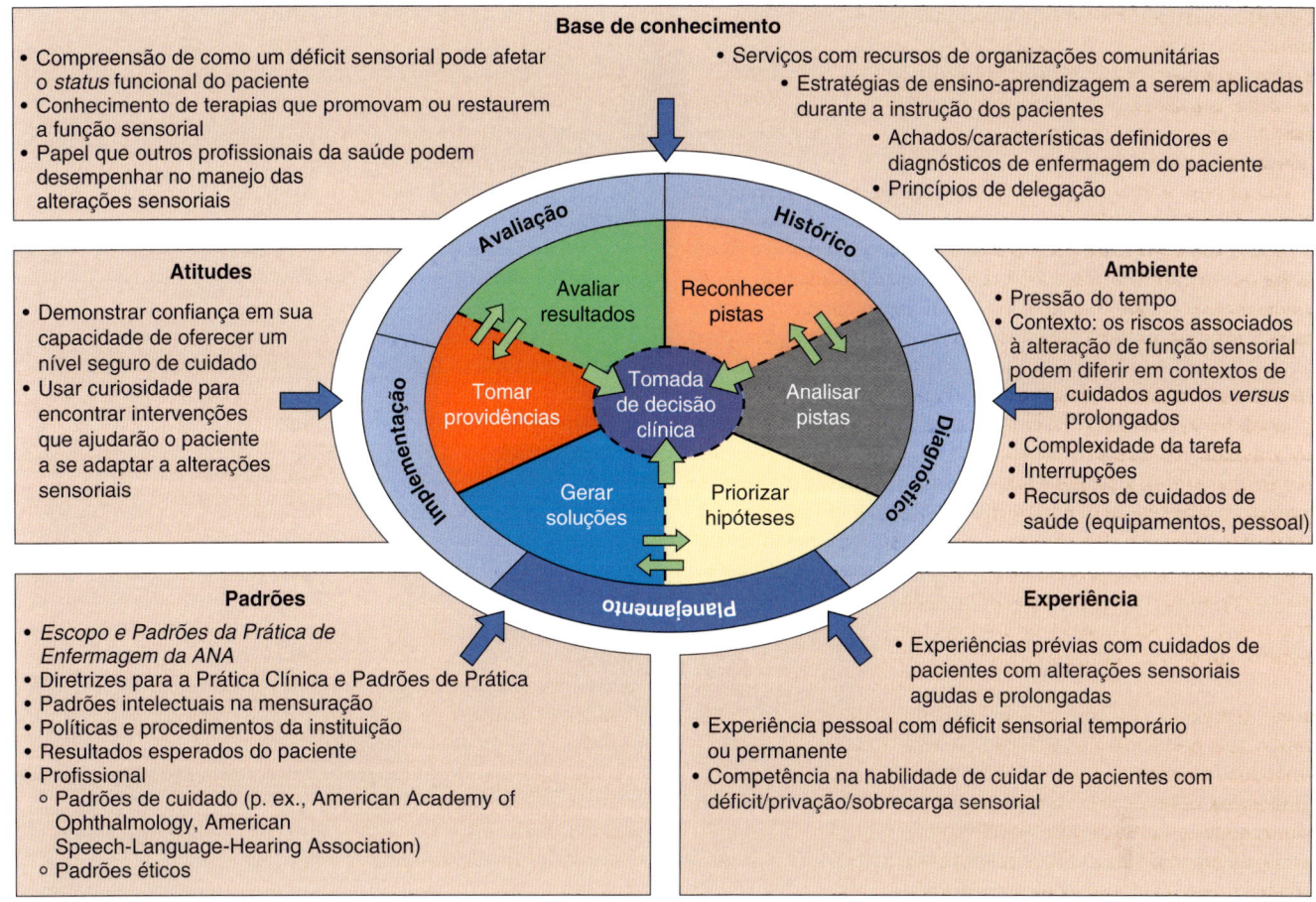

Figura 49.4 Modelo de pensamento crítico para planejamento de alterações sensoriais. (Copyright de Modelo de Julgamento Clínico © NCSBN. Todos os direitos reservados.)

da enfermagem que resulta em melhores resultados para os pacientes e maior satisfação do paciente e sua família (Interprofessional Education Collaborative Expert Panel, 2016). Diversos recursos comunitários (p. ex., associações locais de cegos ou deficientes visuais e grupos de assistência a idosos) também estão disponíveis. Tente providenciar que um voluntário visite o paciente ou deixe materiais impressos disponíveis que descrevam maneiras de lidar com problemas sensoriais.

Depois de conversar mais um pouco com a Sra. Long, Dilyana identifica Risco de Lesão e Risco de Queda como dois diagnósticos de enfermagem relacionados, pois eles afetam diretamente a segurança da Sra. Long. Outros diagnósticos de enfermagem aplicáveis incluem Medo e Ansiedade. Dilyana trabalha com a Sra. Long para identificar resultados adequados e factíveis e planejar o cuidado centrado na paciente. A Sra. Long diz a Dilyana que ela quer ser capaz de ficar na sua casa o máximo de tempo que puder. Para abordar o cuidado da Sra. Long holisticamente, Dilyana sabe que ela pode tornar o ambiente domiciliar mais seguro, que o medo e a ansiedade da Sra. Long podem também melhorar, o que por fim permitirá à Sra. Long continuar vivendo de forma independente em sua casa. Assim, Dilyana começa pedindo informações à Sra. Long que levarão a resultados focados no aumento da segurança na residência. Ela também começa a considerar vários recursos comunitários disponíveis para ajudar pacientes que sofrem de alterações na visão.

❖ **Implementação**

As intervenções de enfermagem envolvem pacientes e suas famílias de forma que os pacientes sejam capazes de manter ambientes sensoriais seguros, agradáveis e estimulantes. Use seu julgamento clínico para selecionar as intervenções que permitirão que os pacientes com alterações sensoriais convivam com segurança com os déficits existentes e continuem tendo um estilo de vida normal. Os pacientes podem aprender a se adaptar a comprometimentos sensoriais em qualquer idade com os devidos suporte e recursos. Use medidas para manter a função sensorial do paciente no nível mais elevado possível.

Promoção da saúde. Uma boa função sensorial começa pela prevenção. Quando o paciente procurar atendimento médico, forneça informações sobre as intervenções relevantes que reduzem o risco do paciente de perdas sensoriais, incluindo diretrizes visuais e auditivas relevantes. Lembre-se de avaliar a capacidade do paciente de processar e entender as informações sobre saúde para garantir que ele tome as decisões corretas em relação à sua saúde.

Triagem. De acordo com a Organização Mundial da Saúde (2021), pelo menos 2,2 bilhões de pessoas em todo o mundo têm visão prejudicada de perto ou de longe. Em pelo menos 1 bilhão, ou metade desses casos, o déficit visual poderia ter sido prevenido ou ainda não foi tratado. Isso levanta questionamentos sobre a etiologia das deficiências visuais, bem como as estratégias para melhorar o acesso a programas de triagem precoce. A prevalência de déficit visual para longe, em regiões de baixa e média renda, é aproximadamente quatro vezes maior do que em regiões de alta renda (WHO, 2021). Cegueira prevenível é um problema de saúde mundial que começa na infância e que requer a devida triagem. Quatro intervenções recomendadas são: (1) triagem de rubéola, sífilis, clamídia e gonorreia em mulheres que estejam considerando engravidar; (2) defender a realização de cuidados pré-natais adequados para prevenção de partos prematuros (com o perigo de exposição do bebê a excesso de oxigênio);

(3) administrar profilaxia ocular na forma de pomada de eritromicina aproximadamente 1 h após o nascimento do bebê; e (4) exames periódicos de todas as crianças, principalmente entre o nascimento e a idade pré-escolar, para verificação de cegueira congênita e comprometimento visual causados por erros de refração e **estrabismo** (Hockenberry et al., 2019).

Comprometimentos visuais são comuns durante a infância. O problema visual mais comum é **erro de refração**, como miopia. O papel do enfermeiro é detectar, instruir e encaminhar. Os pais devem conhecer os sinais de comprometimento visual (p. ex., incapacidade de reagir à luz e menos contato ocular por parte do bebê). Oriente os pais a relatar esses sinais ao médico imediatamente. Quando há acompanhamento, a triagem visual de crianças em idade escolar e em adolescentes pode detectar comprometimentos visuais precocemente (Rodriguez et al., 2018). Enfermeiros escolares são normalmente responsáveis pelos testes de visão.

Nos EUA, o glaucoma é a segunda maior causa de cegueira na população em geral e a causa principal de cegueira entre afro-americanos. Se não for detectado e tratado, o glaucoma causa perda permanente de visão. O CDC (2020) recomenda que pessoas com diabetes melito façam exame de fundo de olho todos os anos. Pessoas que apresentam maior risco de glaucoma devem fazer exame de fundo de olho a cada 2 anos. Indivíduos de maior risco incluem: afro-americanos a partir de 40 anos e todos os adultos acima de 60; aqueles com história familiar de glaucoma; e os que tomam corticosteroides. Pessoas com outros problemas nos olhos ou que tenham outras questões ou condições de saúde (p. ex., diabetes melito, hipertensão e doença cardíaca) também estão em risco de desenvolver glaucoma (American Optometric Association [AOA], n.d.b).

Comprometimento auditivo é uma das deficiências mais comuns nos EUA. Surdez ou deficiência auditiva afeta pessoas em qualquer fase da vida. Crianças em risco de deficiências auditivas incluem as que têm histórico familiar de comprometimento auditivo infantil, infecção perinatal (rubéola, herpes ou citomegalovírus), baixo peso ao nascer, infecção crônica de ouvido e síndrome de Down. Aconselhe mulheres grávidas sobre a importância do cuidado pré-natal desde o início, sobre evitar medicamentos ototóxicos e fazer exame de sífilis ou rubéola.

Crianças com infecções crônicas do ouvido, causa comum de audição prejudicada, precisam fazer exames auditivos periódicos. Alerte os pais sobre os riscos e a procurar atendimento médico caso a criança apresente sintomas de dor de ouvido ou infecção respiratória.

A prevalência de perda auditiva é de praticamente 50% em pessoas acima de 75 anos (National Institute on Deafness and Other Communication Disorders [NIDCD], 2018). Pelo fato de que o envelhecimento está associado a alterações degenerativas na orelha, os pacientes devem fazer exames de audição pelo menos uma vez a cada 10 anos até os 50 anos, e a cada 3 anos subsequentemente (American Speech-Language-Hearing Association, 1997–2021). Uma vez que o paciente relata uma perda de audição, exames regulares também se tornam necessários. Além disso, um paciente que trabalha ou mora em um lugar com níveis elevados de ruídos precisa fazer exames anualmente. Enfermeiros de saúde ocupacional ou do trabalho desempenham um papel fundamental na avaliação do sistema auditivo e na iniciação de encaminhamentos imediatos. A identificação e o tratamento precoce dos problemas ajudam os idosos a serem mais ativos e saudáveis.

Medidas preventivas. Trauma é uma causa comum de cegueira em crianças. Ferimentos penetrantes causados pela propulsão de objetos como bombinhas ou pedras arremessadas ou feridas causadas por palitos, tesouras ou brinquedos pontiagudos são apenas alguns exemplos. Oriente os pais e crianças sobre formas de evitar trauma ocular, como evitar brinquedos que tenham projeções longas e pontiagudas e orientar as crianças a não andar ou correr carregando objetos pontiagudos. Informe os pacientes que eles podem encontrar equipamentos de segurança na maioria das lojas de materiais esportivos e em lojas de departamento.

Adultos estão arriscados a lesões oculares durante a prática de esportes e quando trabalham em atividades que envolvem exposição a substâncias químicas ou objetos voadores. A Occupational Safety and Health Administration (OSHA, n.d.) tem diretrizes para segurança no local de trabalho. As empresas devem disponibilizar estações de lavagem de olhos e fazer os funcionários usarem óculos de segurança e/ou equipamentos como dispositivos de proteção auricular (DPAs) para reduzir o risco de lesões.

Perda de audição induzida por ruído (PAIR) ocorre pela exposição contínua a sons altos e/ou de longa duração. A perda pode ser imediata ou ocorrer ao longo do tempo. Os riscos de PAIR incluem ouvir música alta com fones de ouvido; exposição repetida a disparos de sons altos, como explosões, fogos de artifício ou estrondo sônico em shows aéreos; ou exposição ocupacional a ruídos (NIDCD, 2019). A *Healthy People 2030* (Office of Disease Prevention and Health Promotion [ODPHP], n.d.) identifica metas que incluem a redução de novos casos de perda auditiva relacionada ao trabalho. Enfermeiros de saúde ocupacional ou do trabalho reforçam o uso dos dispositivos. Além disso, os enfermeiros de saúde ocupacional ou do trabalho precisam rotineiramente avaliar o nível de exposição dos pacientes a ruídos e ministrar palestras sobre conservação da audição para professores, estudantes e pacientes.

Outras formas de prevenção envolvem a imunização regular de crianças contra doenças que podem causar perda auditiva (p. ex., rubéola, caxumba e sarampo). Enfermeiros que trabalham em consultórios médicos, escolas e clínicas comunitárias instruem os pacientes sobre a importância da imunização precoce e oportuna. Tome cuidado ao administrar medicamentos ototóxicos em todas as populações.

Em média, os trabalhadores norte-americanos passam 7 h por dia no computador, tanto no trabalho quanto em casa. Para ajudar a prevenir ou aliviar o cansaço ocular, a AOA (n.d.c) recomenda a regra de 20-20-20: fazer um intervalo de 20 s para enxergar algo a 6 metros (20 pés) de distância a cada 20 minutos. Oriente os pacientes em risco de cansaço ocular por uso do computador a adotar cuidados oftalmológicos e práticas preventivas de uso do computador (Boxe 49.6).

Uso de dispositivos auxiliares. Pacientes que usam lentes de contato corretivas, óculos de grau ou aparelhos auditivos precisam ter certeza de que estes estejam limpos, acessíveis e funcionais. É útil ter um membro da família ou um outro cuidador que também saiba como limpar e cuidar de um dispositivo auxiliar. Pessoas que usam lente de contato precisam limpá-las regularmente com as soluções adequadas de limpeza e desinfecção. Lentes de contato aumentam o risco de infecções oculares graves causadas por infrequentes desinfecções das lentes, contaminação dos estojos de armazenamento ou das soluções de lentes de contato e uso de solução salina caseira. Nadar usando lentes de contato também causa um sério risco de infecção. Enfatize o cuidado adequado com lentes de contato em qualquer discussão de manutenção da saúde (ver Capítulo 40).

Idosos costumam relutar a usar aparelhos auditivos. Entre os motivos mais citados, estão custo, aparência, conhecimento insuficiente sobre aparelhos auditivos, amplificação de ruídos concomitantes e expectativas irrealistas. Alterações neuromusculares nos idosos, como rigidez dos dedos, aumento das dimensões das articulações e menor percepção sensorial, também dificultam o manuseio e o cuidado de um aparelho auditivo. Felizmente, existem diversos tipos de aparelhos auditivos específicos para as deficiências auditivas de cada pessoa, que são esteticamente aceitáveis e facilmente usados por pessoas com problemas de destreza manual (ver Capítulo 40).

Boxe 49.6 Prevenção de cansaço ocular digital ou por uso de computador

Cuidados oftalmológicos
- Encoraje os pacientes a perguntar ao optometrista ou oftalmologista se eles se beneficiariam de óculos prescritos especificamente para uso do computador
- Pessoas que já usam óculos podem achar que sua prescrição atual não fornece visão ideal para trabalhar em uma tela de computador
- *Designs* especiais de lentes, potência das lentes ou revestimentos/cores de lentes podem ajudar a maximizar as habilidades visuais e o conforto
- Pode ser necessário fazer terapia visual. Também conhecida como treinamento visual, é um programa prescrito de atividades visuais para melhorar as habilidades visuais. Ela treina os olhos e o cérebro para trabalharem juntos de modo mais eficiente.

Visualização da tela do computador
- Melhore as condições para uso de computadores
- Idealmente, a tela do computador deve estar a 15 ou 20° abaixo do nível dos olhos (cerca de 10 a 12,5 cm) a partir do centro da tela e a 50 a 70 cm de distância dos olhos
- Materiais de referência devem ser colocados acima do teclado e abaixo do monitor. Se essa configuração não for possível, um suporte de documentos pode ser usado ao lado do monitor
- Posicione a tela do computador de forma a evitar reflexos, principalmente de lustres ou janelas. Use persianas ou cortinas nas janelas e lâmpadas de menor potência nas luminárias de mesa
- Se não houver jeito de minimizar reflexos de fontes de iluminação, considere usar um filtro antirreflexo na tela
- As cadeiras devem ser confortavelmente estofadas e se moldar ao corpo. A altura da cadeira deve ser ajustada de forma que os pés fiquem planos sobre o chão. Se a cadeira tiver braços, ajuste os descansos de forma a apoiar os braços enquanto digita. Os punhos não devem ficar apoiados sobre o teclado
- Descanse os olhos quando estiver usando o computador por longos períodos – 15 min a cada 2 h de uso contínuo do computador. Além disso, para cada 20 min olhando para a tela do computador, olhe para longe por 20 s para permitir que os olhos refocalizem.

Adaptado de American Optometric Association (AOA): Computer vision syndrome, n.d.c. https://www.aoa.org/patients-and-public/caring-for-your-vision/protecting-your-vision/computer-vision-syndrome

Plano de cuidados de enfermagem

Risco de lesão

HISTÓRICO DE ENFERMAGEM

Atividades do histórico de enfermagem

Peça para a Sra. Long descrever sua acuidade visual e as mudanças na sua visão.
Peça para a Sra. Long descrever as mudanças que ocorreram na sua vida desde que a visão começou a se alterar.
Pergunte à Sra. Long quais foram os resultados da consulta com o oftalmologista.
Conduza uma avaliação de riscos domésticos.

Achados/características definidores[a]

A Sra. Long diz: "Meu olho esquerdo tem uma película que deixa minha **visão turva**. Estou tendo **dificuldade para ler e dirigir à noite**."
A Sra. Long diz: **"Tenho medo de subir as escadas à noite porque não consigo distinguir os degraus claramente."**
A Sra. Long diz: "Disseram-me que eu tinha **catarata no olho esquerdo**, e recomendaram que eu fizesse cirurgia."
Há **obstáculos pela casa, iluminação fraca**, e as escadas são **mal iluminadas e o corrimão está quebrado**.

[a]Achados/características definidores estão destacados em negrito.

Diagnóstico de enfermagem: risco de lesão

PLANEJAMENTO

Resultados esperados (NOC)[b]

Ambiente domiciliar seguro
A Sra. Long e seu filho fazem as mudanças recomendadas na iluminação, consertam o corrimão quebrado e reduzem os obstáculos no ambiente domiciliar em um prazo de 2 semanas.
A Sra. Long relata que sente mais segurança em casa e independência em um prazo de 4 semanas.

[b]Designações de classificação de resultado extraídas de Moorhead S et al.: *Nursing Outcomes Classification (NOC)*, ed 6, St Louis, 2018, Elsevier.

INTERVENÇÕES (NIC)[c]

Gestão do ambiente
Oriente a Sra. Long e seu filho métodos para melhorar a segurança do ambiente, como instalar corrimãos ao longo de escadas, elevar o assento do vaso sanitário, remover tapetes soltos e pintar as escadas.
Oriente a Sra. Long a usar uma luz acima do ombro para ler ou costurar.

Explique como usar uma lupa de bolso e ofereça uma lista dos locais onde a Sra. Long pode comprar uma.
Faça com que a Sra. Long marque uma consulta com o oftalmologista nas próximas 4 semanas.

Apoio emocional
Estimule a Sra. Long a discutir com os familiares e amigos como a perda de visão afeta sua independência e estilo de vida.

JUSTIFICATIVA

Fatores ambientais domésticos e relacionados à saúde colocam a paciente em risco de cair. Modificações de segurança no ambiente reduzem o risco de quedas e lesões (Powell-Cope et al., 2018).
Luz quente incandescente ajuda a reduzir o cansaço ocular e aumenta a satisfação (Touhy e Jett, 2020).
A lupa aumenta as imagens visuais para ler ou fazer trabalhos de perto (Touhy e Jett, 2022, 2020).
Adultos acima dos 60 anos necessitam de exame ocular de rotina anualmente (AOA, n.d.a).

Comprometimentos visuais estão associados a limitações de mobilidade e atividades, restrições sociais e queda na qualidade de vida (Nael et al., 2017; Tseng et al., 2018).

[c]Designações de classificação de intervenções extraídas de Butcher HK et al.: *Nursing Interventions Classification (NIC)*, ed 7, St Louis, 2018, Elsevier.

(continua)

Plano de cuidados de enfermagem (Continuação)

Risco de lesão

AVALIAÇÃO

Atividades de avaliação	Resposta da paciente
Peça para a Sra. Long e seu filho descreverem as mudanças feitas na casa para reduzir os riscos ambientais.	A Sra. Long e seu filho respondem que eles removeram os tapetes soltos e colocaram corrimãos no caminho de entrada. Ela também instalou um abajur atrás de sua cadeira, e há lâmpadas de 100 watts na sala de estar. Ela também tem uma arandela específica para trazer iluminação adicional "acima do ombro".
Pergunte à Sra. Long se ela consegue manter algum grau de independência com as modificações ambientais e de estilo de vida.	A Sra. Long diz: "Estou mais independente em casa, e posso curtir meus *hobbies*. Até a cirurgia, não me importo que alguém dirija por mim."

Reconhecer a necessidade de melhorar a audição é o primeiro passo para qualquer pessoa. Dê aos pacientes informações úteis sobre os benefícios do uso de aparelhos auditivos. Uma pessoa que compreenda a necessidade de se ter uma audição clara provavelmente estará aberta a usar aparelhos auditivos. Também é importante ter um familiar cuidador disponível para auxiliar no ajuste do aparelho auditivo (Boxe 49.7). Normas federais exigem um exame médico antes da aquisição de aparelhos auditivos para pacientes menores de 18 anos. Não é obrigatório que essa avaliação seja feita por um profissional da saúde, mas sim altamente recomendada em pacientes acima de 18 anos (U.S. Food and Drug Administration [FDA], 2018). Os fornecedores de aparelhos auditivos devem solicitar que os usuários consultem seus médicos ou um otorrinolaringologista para as seguintes condições: deformidade congênita ou traumática visível da orelha, drenagem ativa nos últimos 90 dias, perda de audição súbita ou progressiva nos últimos 90 dias, tontura aguda ou crônica, perda auditiva unilateral súbita nos últimos 90 dias, acúmulo visível de cerume ou corpo estranho no canal auricular, dor ou desconforto na orelha ou diferença entre a audiometria tonal óssea e a aérea de 15 decibéis ou mais (FDA, 2020).

Como promover uma estimulação significativa. A vida fica mais gratificante e satisfatória quando existem estímulos significativos e agradáveis no ambiente. Você pode ajudar os pacientes a adaptar o ambiente deles de várias formas para torná-lo mais estimulante. Você consegue fazer isso melhor quando leva em conta as mudanças fisiológicas normais que acompanham os déficits sensoriais.

Visão. A capacidade da pupila de se ajustar à luz diminui em consequência das alterações normais da idade; assim, idosos são geralmente muito sensíveis a reflexos. Sugira o uso de lentes amarelas ou âmbar e persianas ou cortinas nas janelas para reduzi-los. O uso de óculos de sol na parte externa obviamente reduz o reflexo da luz solar direta. Outras intervenções para melhorar a visão dos pacientes com comprometimento visual incluem luzes quentes incandescentes e cores de intensidade e contrastes fortes.

A capacidade de leitura é importante. Portanto, permita que os pacientes usem seus óculos sempre que possível (p. ex., durante procedimentos e instrução). Alguns pacientes com acuidade visual reduzida precisam mais do que lentes corretivas. Uma lupa de bolso ajuda o paciente a ler a maioria dos materiais impressos. Óculos com lentes telescópicas são menores, mais fáceis de focar e têm uma amplitude maior. Vários livros e outras publicações são impressos em letras grandes. Se o paciente tem um documento jurídico ou outro documento importante para ler, máquinas copiadoras padrão têm recursos de aumento de fonte. Além disso, dispositivos ópticos de baixa visão estão disponíveis e auxiliam pacientes no autocontrole dos medicamentos e de suas atividades diárias e de lazer. Também há *software* para converter textos em saída de voz artificial (Touhy e Jett, 2020).

Com o envelhecimento, a pessoa sofre uma alteração na percepção de cores. A percepção das cores azul, violeta e verde normalmente declina. Cores mais vivas, como vermelho, laranja e amarelo, são mais fáceis de enxergar. Ofereça sugestões de maneiras de decorar uma sala e de pintar corredores ou escadas para que o paciente consiga diferenciar as superfícies e os objetos em uma sala.

Audição. Para maximizar a função auditiva residual, trabalhe em estreita colaboração com o paciente para sugerir maneiras de modificar o ambiente. Por exemplo, os pacientes podem amplificar o som de telefones e televisores. Uma forma inovadora de enriquecer a vida dos pacientes com comprometimento auditivo é com música gravada. Alguns pacientes com perda grave de audição conseguem ouvir música gravada nos ciclos sonoros de baixa frequência.

Boxe 49.7 Educação em saúde

Uso eficaz de aparelhos auditivos

Objetivo
- O paciente e o familiar cuidador descreverão os passos a seguir para o cuidado e uso corretos de um aparelho auditivo.

Estratégias de ensino
- Mostre os pontos do aparelho auditivo com maior probabilidade de ocorrência de danos (p. ex., rachaduras, desgaste): molde ou caixa, auricular, discos, fios e conectores
- Oriente como avaliar a integridade do aparelho diariamente
- Demonstre como trocar a bateria: tenha sempre um conjunto extra de baterias novas disponível
- Oriente a guardar as baterias em local seco e seguro, fora do alcance de crianças e animais
- Oriente o paciente a limpar o canal auricular diariamente
- Oriente o paciente a não usar *spray* de cabelo ou outros produtos de cabelo quando estiver usando o aparelho auditivo
- Revise o método para verificação do volume: coloque o ganho no máximo e verifique. A voz está clara?
- Revise os fatores a serem relatados ao laboratório de aparelho auditivo: estática, distorção do som, má qualidade de volume.

Avaliação
Use os princípios de ensino de retorno para avaliar o aprendizado do paciente/familiar cuidador:
- Diga-me o que discutimos sobre armazenamento de seu aparelho auditivo
- Diga-me como você verifica o volume de seu aparelho auditivo
- Diga-me o que nós falamos sobre como limpar e proteger seu aparelho auditivo
- Diga-me o que discutimos sobre remoção da bateria e limpeza de seu aparelho auditivo.

Uma forma de ajudar uma pessoa com perda auditiva é garantir que o problema não seja rolha de cerume. Com o envelhecimento, o cerume fica mais espesso e se acumula no canal auricular. Excesso de cerume ocluindo o canal auricular causa **perda auditiva condutiva**. Medicamento para remoção de cerume, como o peróxido de carbamida (Debrox® Earwax Removal Kit, Murine® Ear Wax Removal System), pode ser eficaz. Devido ao fato de que esses produtos podem irritar a delicada pele do tímpano e do canal auricular, use-os somente de acordo com as orientações (Mayo Clinic, 1998–2021). No ambiente domiciliar, sugira que os pacientes usem um conta-gotas para aplicar algumas gotas de óleo de bebê, óleo mineral, glicerina ou peróxido de hidrogênio no canal auricular para amolecer o cerume (Mayo Clinic, 1998–2021).

Paladar e olfato. Promova o sentido do paladar utilizando medidas para intensificar a percepção de sabor residual. Boa higiene oral mantém as papilas gustativas bem hidratadas. Alimentos bem temperados e de diferentes texturas ingeridos separadamente aumentam a percepção do paladar. Vinagre saborizado ou suco de limão adiciona acidez aos alimentos. Sempre pergunte ao paciente quais alimentos são mais atraentes. Uma melhor percepção de sabor melhora a ingestão de alimentos e o apetite.

A estimulação do sentido do olfato com aromas como café coado, alho fritando e pão assado intensifica a sentido do paladar. Os pacientes precisam evitar combinar ou misturar alimentos, pois essas ações dificultam a identificação dos sabores. Idosos precisam mastigar bem os alimentos para permitir que mais comida entre em contato com as papilas gustativas remanescentes.

Aguce o sentido do olfato intensificando a estimulação olfatória prazerosa. Torne o ambiente do paciente mais agradável com aromas como colônia, desodorantes de ambiente leves, flores cheirosas e sachês. Observe que alguns pacientes desenvolvem dores de cabeça originadas por fragrâncias. Converse com os pacientes para descobrir quais perfumes eles conseguem tolerar. A remoção de odores desagradáveis (p. ex., urinóis) também melhora a qualidade do ambiente do paciente.

Tato. Pacientes com sensação tátil reduzida normalmente apresentam essa deficiência em uma parte limitada do corpo. Aplicar toque terapêutico estimula a função existente. Se o paciente estiver disposto a ser tocado, pentear e escovar os cabelos, esfregar as costas e tocar nos braços e ombros são maneiras de aumentar o contato tátil. Quando a sensibilidade for reduzida, uma pressão firme é geralmente necessária para que o paciente sinta a mão do enfermeiro. Virar e reposicionar o paciente também melhora a qualidade da sensibilidade tátil.

Se o paciente for extremamente sensível aos estímulos táteis (**hiperestesia**), minimize os estímulos irritantes. Manter os lençóis soltos para minimizar o contato direto com o paciente e proteger a pele contra exposição a irritantes são medidas úteis. Fisioterapeutas podem recomendar munhequeiras especiais para os pacientes usarem para realizar a dorsiflexão dos punhos e aliviar a pressão no nervo quando eles sentem dormência e formigamento ou dor nas mãos, como na síndrome do túnel do carpo. Para pacientes que usam computadores, teclados especiais e descansos de punho estão disponíveis para diminuir a pressão sobre o nervo mediano, auxiliar no alívio da dor e promover a cicatrização.

Como criar ambientes seguros. Quando a função sensorial se torna comprometida, os indivíduos se tornam menos seguros em casa e locais de trabalho. Segurança é necessária para que a pessoa se sinta independente. Faça recomendações para aumentar a segurança do ambiente em que o paciente vive sem restringir a independência. Durante uma visita domiciliar ou enquanto realiza um exame na clínica, ofereça várias sugestões úteis de segurança doméstica. A natureza da perda sensorial potencial ou real determina as precauções de segurança a serem tomadas.

Adaptações para perdas visuais. Segurança é uma preocupação quando um paciente sofre uma redução na acuidade visual, visão periférica, adaptação a ambientes escuros ou percepção de profundidade. Com a visão periférica reduzida, o paciente não consegue ter uma visão panorâmica porque o campo visual externo é menos distinto. Com a percepção de profundidade reduzida, a pessoa é incapaz de avaliar quão distantes os objetos estão localizados. Isso é especialmente perigoso ao andar sobre superfícies irregulares (p. ex., escadas, calçadas trincadas).

Dirigir é um risco de segurança especial para idosos com alterações visuais. A visão periférica reduzida impede que o motorista enxergue um carro em uma pista adjacente. Sensibilidade a reflexos cria um problema para dirigir à noite por causa dos faróis dos carros. Embora a visão seja uma consideração primordial de segurança, esteja atento a outros fatores que afetam a segurança de um paciente. No caso de idosos, o retardo do tempo de reação, a audição reduzida e a diminuição da força das pernas e dos braços comprometem ainda mais as habilidades para dirigir. Algumas dicas de segurança a serem compartilhadas com aqueles que continuam dirigindo incluem as seguintes: dirigir em áreas conhecidas, não dirigir em horários de trânsito mais intenso, evitar usar autoestradas de alta velocidade, não usar telefone celular enquanto estiver dirigindo, dirigir de maneira defensiva, usar os espelhos retrovisores e laterais ao mudar de pista, evitar dirigir ao entardecer e à noite, ir devagar, mas não devagar demais, manter o carro em boas condições de funcionamento e carregar um telefone celular pré-programado.

A presença de alterações visuais torna difícil para a pessoa realizar AVDs em casa. Devido à percepção de profundidade reduzida, os pacientes podem tropeçar em tapetes soltos, passadeiras ou bordas de escadas. Oriente os pacientes e seus familiares a manter todo o assoalho em boas condições e aconselhe-os a usarem carpetes de espessura baixa. As delimitações entre os quartos precisam estar no nível do chão. Recomende que os pacientes e membros da família removam obstáculos para garantir passagens livres para andar e organize os móveis de forma que o paciente consiga se mover ao redor facilmente, sem medo de tropeçar ou cair sobre objetos. Sugira que as escadarias tenham corrimãos firmemente instalados ao longo de toda a extensão da escada.

As entradas da frente e de trás da casa, áreas de trabalho e escadarias precisam estar bem iluminadas. Precisam ser instaladas lâmpadas de alta potência nos lustres, que devem proporcionar iluminação mais ampla. Nas escadas, é necessário um interruptor de luz tanto no início quando no fim dela. Também é importante se certificar de que a iluminação da escada não crie sombras. Oriente um membro da família a pintar as bordas dos degraus (preferencialmente em amarelo vivo) para que o paciente consiga enxergar cada passo, principalmente o primeiro e o último, claramente. Quando possível, sugira que as escadas de dentro e de fora da casa do paciente sejam substituídas por rampas.

Uma consideração adicional é administrar medicamentos oftalmológicos com segurança (ver Capítulo 31). Os pacientes precisam aderir às posologias regulares de medicações para condições como glaucoma. Os rótulos dos frascos de medicamentos precisam ser impressos em letras grandes. Certifique-se de que um familiar cuidador tenha conhecimento das posologias caso o paciente não consiga autoadministrar algum medicamento. Pacientes com comprometimentos visuais geralmente têm dificuldade para manipular conta-gotas.

Adaptações para audição reduzida. Os pacientes ouvem importantes sons ambientais (p. ex., campainhas e alarmes de despertadores) melhor se estes forem amplificados ou alterados para sons mais graves, tipo cigarras. Lâmpadas projetadas para acender quando soam sons como campainhas, alarmes anti-invasão, detectores de incêndio e bebês chorando também estão disponíveis. Familiares ou qualquer outra pessoa que ligue para o paciente regularmente precisa aprender a deixar o telefone tocar por mais tempo. Existem receptores amplificados para telefone e dispositivos de comunicação por telefone (DCTs) no mercado, os quais usam um computador e uma impressora para transferir palavras faladas ao telefone para os deficientes auditivos. Tanto quem faz quanto quem recebe as chamadas precisam ter o dispositivo especial para completar uma ligação.

Adaptações para olfato reduzido. O paciente com sensibilidade reduzida a odores é geralmente incapaz de perceber vazamentos de gás, cigarros queimando, fogo ou comida estragada. Aconselhe os pacientes a usar detectores de fumaça e tomar precauções como verificar cinzeiros ou apagar bitucas de cigarro na água. Além disso, oriente os pacientes a verificar as datas de validade nas embalagens de alimentos, inspecionar a aparência da comida e manter sobras em recipientes com etiquetas que contenham a data de preparação. Chamas-piloto de gás devem ser verificadas visualmente.

Adaptações para sensibilidade tátil reduzida. Quando os pacientes têm sensação reduzida em suas extremidades, eles ficam em risco de integridade da pele prejudicada e lesões por exposição a temperaturas extremas. Sempre advirta esses pacientes sobre o uso de dispositivos de aquecimento e resfriamento (ver Capítulo 48). A configuração da temperatura no aquecedor de água da casa não pode ser maior do que 48,8°C. Se o paciente também tiver comprometimento visual, é importante se certificar de que as torneiras sejam claramente marcadas como "quente" e "fria" ou utilizar códigos de cores (ou seja, vermelha para quente e azul para fria). Desestimule o uso de cobertores elétricos nessa população.

Comunicação. Um déficit sensorial geralmente faz a pessoa se sentir isolada devido à incapacidade de se comunicar com os outros. É importante que os indivíduos sejam capazes de interagir com as pessoas ao seu redor. A natureza da perda sensorial influencia os métodos e estilos de comunicação que os enfermeiros usam durante interações com os pacientes (Boxe 49.8). Oriente os membros da família e outros entes significativos a como usar os métodos de comunicação corretamente.

Para pacientes com déficits visuais ou cegueira, fale normalmente, não de longe, e certifique-se de manter iluminação suficiente. Se possível, ao descrever os objetos, faça com que a pessoa os toque.

O paciente com um comprometimento auditivo geralmente é capaz de falar normalmente. Para ouvir mais claramente o que a pessoa está dizendo, os familiares e amigos precisam aprender a desconsiderar os ruídos de fundo, evitar baixar a voz no fim de uma frase, falar um pouco mais devagar, reformular as frases em vez de repeti-las, ser positivos e ter paciência. Em um ambiente de grupo, é melhor formar um semicírculo em frente ao paciente para que ele possa ver quem vai falar depois; isso ajuda a criar envolvimento do grupo. Por outro lado, alguns pacientes que são surdos têm graves alterações de fala. Alguns usam linguagem de sinais ou leitura labial, aparelhos auditivos especiais, escrevem com um bloco e uma caneta ou aprendem a usar um computador para se comunicarem. Placas especiais de comunicação que contêm termos comuns (p. ex., *dor, banheiro, tonteira* ou *andar*) ajudam os pacientes a expressar suas necessidades.

Educação do paciente é um aspecto da comunicação. Livretos educativos estão disponíveis em fontes grandes para pacientes com perda visual. O paciente que é cego geralmente requer descrições mais frequentes e detalhadas das informações. Isso é especialmente verdadeiro se não houver materiais educativos escritos em Braille. Pacientes com comprometimentos visuais também podem aprender ouvindo fitas de áudio ou pela parte sonora de uma aula ministrada pela televisão. Pacientes com comprometimentos auditivos geralmente se beneficiam de materiais educativos por escrito e auxílios didáticos visuais (p. ex., pôsteres e gráficos). Demonstrações feitas pelo enfermeiro são muito úteis. As instituições de saúde são obrigadas a disponibilizar profissionais intérpretes de linguagem de sinais para pacientes que são surdos.

Boxe 49.8 Métodos de comunicação

Pacientes com afasia
- Ouça o paciente e dê tempo suficiente para ele se comunicar
- Não grite ou fale alto (perda de audição não é o problema)
- Se o paciente tiver problemas de compreensão, use perguntas curtas e simples, bem como expressões faciais para dar mais dicas
- Fale sobre coisas familiares e de interesse do paciente
- Se o paciente tiver problemas para falar, faça perguntas que requeiram uma resposta simples, tipo sim ou não ou piscar de olhos. Ofereça figuras ou um quadro de comunicação para os quais o paciente possa apontar
- Fale devagar e dê tempo para o paciente entender; demonstre calma e paciência; não o pressione ou canse
- Evite falas condescendentes e infantis.

Pacientes com via respiratória artificial
- Use figuras, objetos ou cartas de palavras para os quais o paciente possa apontar
- Ofereça um bloco e um lápis ou uma "lousa mágica" para que o paciente escreva mensagens
- Não grite ou fale alto
- Dê tempo para que o paciente escreva as mensagens, pois eles se cansam facilmente
- Providencie uma prótese vocal (de vibração) para que pacientes submetidos a laringectomia possam usar para falar.

Pacientes com comprometimento auditivo
- Obtenha a atenção do paciente. Não o assuste ao entrar na sala. Não aborde o paciente pelas costas. Certifique-se de que ele saiba que você quer falar
- Olhe no rosto do paciente e fique em pé ou sente-se no mesmo nível que ele. Certifique-se de que seu rosto e lábios estejam iluminados para que ele possa fazer leitura labial. Mantenha as mãos longe da boca
- Certifique-se de que o ambiente não seja barulhento
- Certifique-se de que os pacientes mantenham os óculos limpos, para que eles consigam enxergar seus gestos e seu rosto
- Se o paciente usar um aparelho auditivo, certifique-se de que esteja no lugar e funcionando corretamente
- Fale devagar e articule claramente. Às vezes, as pessoas com perda auditiva demoram mais para processar mensagens verbais
- Use um tom de voz e inflexões de fala normais. Não fale com algo dentro da boca
- Quando o paciente não entender o que você estiver falando, reformule a frase em vez de repetir a conversa
- Use expressões visíveis. Fale com as mãos, rosto e olhos
- Não grite. Sons altos são normalmente mais agudos e geralmente impedem sua audição por acentuar os sons das vogais e mascarar as consoantes. Se precisar aumentar seu tom de voz, fale em um tom mais grave
- Fale em direção à orelha melhor ou normal do paciente
- Use informações por escrito para reforçar a conversa falada
- Não restrinja as mãos de pacientes surdos. Nunca coloque sondas intravenosas nas mãos do paciente se o método de comunicação preferido for a linguagem de sinais
- Evite comer, mastigar ou fumar enquanto fala
- Evite falar de outra sala ou enquanto estiver se afastando.

Cuidado agudo. Você utilizará diferentes abordagens para maximizar a função sensorial existente ao cuidar de pacientes que são admitidos em contextos de cuidados agudos para manejo terapêutico de déficits sensoriais. Às vezes, os pacientes apresentam déficits sensoriais devido a uma lesão traumática. Segurança é uma prioridade óbvia até que o *status* sensorial do paciente tenha sido estabilizado ou melhorado. Por exemplo, pacientes com déficits sensoriais têm grande risco de quedas no ambiente de cuidado agudo. É muito importante saber a extensão de qualquer comprometimento sensorial antes do episódio agudo da doença para que você possa reforçar o que o paciente já sabe sobre autocuidado ou para planejar mais orientações antes e depois da alta.

Orientação sobre o ambiente. Um paciente com comprometimento sensorial requer orientação completa sobre o ambiente imediato. Forneça reorientações, conforme a necessidade, sobre seu ambiente garantindo que os crachás com nomes nos uniformes estejam visíveis, chamando o paciente pelo nome, explicando onde o paciente está (principalmente se os pacientes forem transferidos para diferentes áreas de tratamento) e utilizando dicas de hora ou local durante a conversa. Reduza a tendência de os pacientes ficarem confusos oferecendo explicações rápidas, simples e repetidas, para tranquilizá-los. Estimule os familiares e visitantes a ajudar a orientar os pacientes em relação às proximidades da instituição.

Pacientes com comprometimento visual grave precisam se sentir seguros e confortáveis sabendo dos perímetros do ambiente imediato. Normalmente, as pessoas enxergam os contornos físicos de uma sala. Pacientes que são cegos ou seriamente debilitados visualmente costumam tocar os limites ou objetos para obter um senso do ambiente ao seu redor. O paciente precisa andar pela sala e sentir as paredes para estabelecer um senso de direção. Ajude os pacientes explicando os objetos que existem dentro do quarto do hospital, como os móveis ou equipamentos. Leva tempo para que o paciente absorva a arrumação de um quarto. Ele geralmente precisa ser reorientado novamente à medida que você vai explicando a localização dos principais itens (p. ex., sistema de chamada de enfermagem, telefone e cadeira). Lembre-se de abordar o paciente pela frente para evitar que ele se assuste.

É importante manter todos os objetos na mesma posição e local. Depois que um objeto é movido mesmo em uma distância bem curta, ele não existe mais para a pessoa cega. Uma simples mudança de posição de uma cadeira cria um risco de segurança. Pergunte ao paciente se algum item precisa ser reorganizado para tornar a deambulação mais fácil. Desobstrua o caminho até o banheiro. Dê ao paciente mais tempo para realizar as tarefas. O paciente se move lentamente para manter a segurança e necessita de uma descrição detalhada de como realizar uma atividade.

Pacientes confinados ao leito estão em risco de privação sensorial. Normalmente, o movimento dá uma consciência de si mesmo por meio da estimulação vestibular e tátil. Padrões de movimento influenciam a percepção sensorial. A limitação de movimento causada pelo repouso no leito muda a maneira com que a pessoa interpreta o ambiente; os ambientes do seu redor parecem diferentes e os objetos parecem assumir formatos diferentes do normal. Uma pessoa acamada requer estimulação rotineira por meio de exercícios de amplitude de movimento, posicionamento e participação nas atividades de autocuidado (conforme apropriado). Medidas de conforto, como lavar o rosto e as mãos e esfregar as costas, melhoram a qualidade da estimulação e diminuem o risco de privação sensorial. Planejar tempo para conversar com os pacientes também é essencial. Explique as sensações e os ruídos ambientais desconhecidos. Uma abordagem tranquila, sem pressa, proporciona um tempo de qualidade para que você ajude a reorientar e familiarizar o paciente com as atividades de cuidado. O paciente que esteja suficientemente bem para ler se beneficiará de uma variedade de materiais de leitura.

Comunicação. O comprometimento da linguagem mais comum após um AVE é a afasia. Dependendo do tipo de afasia, a incapacidade de se comunicar é geralmente frustrante e assustadora (Boxe 49.8). Inicialmente, você precisa estabelecer uma comunicação bastante básica e reconhecer que isso não indica deficiência intelectual ou mudança na personalidade do paciente. Pacientes com afasia normalmente conseguem entender o que é dito a eles. Portanto, explique as situações e os tratamentos que sejam pertinentes ao paciente. Pelo fato de que um AVE geralmente causa paralisia parcial ou total de um lado do corpo, alguns pacientes necessitam de dispositivos auxiliares especiais. Uma variedade de quadros de comunicação para diferentes níveis de habilidade está disponível. Interruptores de sensor de pressão ativados pelo toque de orelha, nariz ou queixo controlam os quadros de comunicação eletrônicos (Touhy e Jett, 2022). Recomende a profissionais da saúde encaminhamentos a fonoaudiólogos para desenvolver planos de reabilitação apropriados.

Em instituições de cuidados agudos ou de longa permanência, os enfermeiros geralmente cuidam de pacientes com vias respiratórias artificiais (como tubos endotraqueais) (ver Capítulo 41). A colocação de um tubo endotraqueal impede que o paciente fale. Nesse caso, o enfermeiro usa métodos de comunicação especiais para facilitar a capacidade do paciente de expressar suas necessidades. O paciente às vezes está completamente alerta e capaz de ouvir e ver o enfermeiro normalmente. É muito importante dar tempo para que o paciente expresse quaisquer necessidades ou desejos. Use técnicas de comunicação criativas (p. ex., um quadro de comunicação ou *tablet* eletrônico) para promover e fortalecer as interações do paciente com os funcionários do hospital, seus familiares e amigos.

Controle dos estímulos sensoriais. Pacientes hospitalizados precisam tanto de tempo para descansar quanto ficar livres do estresse causado pelo frequente monitoramento e repetidos exames. Reduza a sobrecarga sensorial organizando o plano de cuidados do paciente. Combine atividades como trocas de curativos, banho e verificação de sinais vitais em uma visita para conservar a energia do paciente e evitar fadiga. Programe um tempo para descanso e sossego se possível. Planejar períodos de descanso geralmente requer cooperação da família, visitantes e dos colegas de cuidados de saúde. Coordenação com os serviços de laboratório e radiologia minimiza o número de interrupções para procedimentos. Uma solução criativa para diminuir o excesso de estímulos ambientais que impedem que o paciente tenha um sono reparador e curativo é instituir um "horário do sossego" nas UTIs. Horário de sossego significa implementar a diminuição da iluminação em toda a unidade, fechar as cortinas e as portas. Dados coletados de um hospital demonstraram que a implementação de um protocolo de horário de sossego na UTI melhorou a qualidade do sono dos pacientes e diminuiu a incidência de transtornos do sono (Lim, 2018; Tabas et al., 2019) (Boxe 49.9).

Quando os pacientes sofrem uma sobrecarga ou privação sensorial, geralmente é difícil para a família ou amigos aceitarem seu comportamento. Encoraje a família a não discutir com o paciente ou contradizê-lo, e sim explicar calmamente o local, a identidade e a hora do dia. Envolver o paciente em uma discussão normal sobre assuntos familiares ajuda em sua reorientação. Prever as necessidades do paciente, como de urinar, ajuda a reduzir estímulos desconfortáveis.

Tente controlar barulhos estranhos dentro e perto do quarto do paciente. Geralmente, é necessário pedir a um companheiro de quarto para baixar o volume da televisão ou mudar o paciente para um quarto mais sossegado. Mantenha os sons dos equipamentos no nível mínimo necessário. Desligue os equipamentos de beira de leito que não estejam sendo usados, como aparelhos de aspiração e de oxigênio. Evite fazer barulhos altos abruptos, como derrubar objetos ou ajustar repentinamente a mesinha de apoio para o nível mais baixo. A equipe de enfermagem também deve controlar risadas ou conversas fora do quarto do paciente. Permita que os pacientes fechem as portas dos quartos.

Quando o paciente deixa o ambiente de cuidados agudos e vai para casa, comunique-se com os colegas de cuidados domiciliares sobre os déficits sensoriais existentes do paciente e as intervenções que o ajudaram a se adaptar aos problemas sensoriais. A continuidade do cuidado é obtida quando o paciente precisa fazer apenas pequenas mudanças em seu ambiente domiciliar.

Boxe 49.9 Prática baseada em evidências

Horário do sossego e melhora do bem-estar dos pacientes

Questão PICOT: Uma intervenção de "horário do sossego" comparada a práticas de UTI de rotina pode melhorar a qualidade do sono e a satisfação com o cuidado em pacientes hospitalizados?

Resumo das evidências

Um ambiente tranquilo promove descanso e cura, mas muitos fatores contribuem para que o ambiente hospitalar seja barulhento. O número de quartos de pacientes e o *design* da unidade, bem como a admissão e alta de pacientes ao longo do dia, influenciam os níveis de barulho nos ambientes de cuidados de saúde. Uma estratégia sugerida para reduzir os níveis de ruídos para níveis recomendados é uma intervenção de "horário do sossego". Observa-se "horário do sossego" em uma série de diferentes maneiras, mas evidências atuais corroboram que limitar conversas, eliminar ruídos ambientais e diminuir a iluminação reduzem os ruídos de maneira efetiva (Goeren et al., 2018; Zauche et al., 2021). Embora possa ser desafiador criar um período do dia sem distrações, evidências atuais demonstram que intervenções de "horário do sossego" melhoraram a qualidade de sono dos pacientes, o bem-estar, o descanso e a satisfação com o cuidado (Tabas et al., 2019; McGough et al., 2018; Lim, 2018).

Aplicação na prática de enfermagem

- Estimule os visitantes a fazer intervalos para permitir que seus entes queridos tenham tempo para descansar (Church, 2020)
- Designe áreas longe do quarto do paciente para conversas telefônicas e para que a equipe de saúde ministre aulas para estudantes (Goeren et al., 2018; Zauche et al., 2021)
- Colabore com a equipe interprofissional para proporcionar um "horário do sossego" para os pacientes (Sarkar et al., 2021; Goeren et al., 2018)
- Reveja os parâmetros de alarme e ajuste as configurações padrão, conforme apropriado (Goeren et al., 2018; Lim, 2018)
- Estabeleça um "programa de redução de ruídos" baseado na unidade para modificar o fluxo de trabalho da equipe de cuidados de saúde (p. ex., trocas de turnos, rondas da equipe de saúde) para criar um ambiente repousante para os pacientes durante o "horário do sossego" (Sarkar et al., 2021).

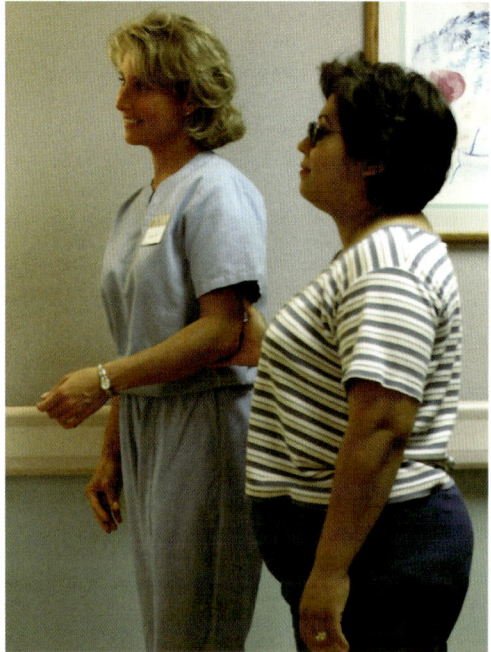

Figura 49.5 Enfermeira ajudando a paciente com comprometimento visual a deambular. (De Sorrentino SA, Remmert LN: *Mosby's essentials for nursing assistants*, ed 6, St Louis, 2019, Elsevier.)

Medidas de segurança. Um paciente com comprometimento visual recente geralmente requer ajuda para andar. A presença de um tampão no olho, colírio instilado frequentemente e o inchaço das estruturas palpebrais após uma cirurgia são apenas alguns fatores que fazem com que o paciente necessite de mais ajuda do que o normal. Os enfermeiros ajudam as pessoas a deambular nos ambientes de cuidados de saúde. Um "guia vidente" (como um membro da família treinado em técnicas de deambulação) é um recurso para pacientes em cuidados domiciliares. Um guia vidente dá confiança aos pacientes com comprometimentos visuais e garante a segurança da mobilidade. A Bosma Enterprises (2021) elenca várias sugestões para um guia vidente:

1. Para deambular um paciente com segurança, ofereça sua ajuda e deixe-o segurar seu braço. Deixe o dorso de sua mão encostar na mão do paciente. A pessoa então segurará seu braço diretamente acima do cotovelo (Figura 49.5).
2. Ande um passo à frente da pessoa que você está guiando, exceto no começo ou fim de escadas e na rua. Nesses locais, pare e fique ao lado da pessoa. Certifique-se de que a pessoa segure firmemente seu braço. Relaxe e ande a um ritmo confortável.
3. Enquanto estiver andando com um paciente, descreva os arredores e garanta que os obstáculos tenham sido removidos. Jamais deixe um paciente com comprometimento visual ficar sozinho em uma área desconhecida.
4. Para guiar a pessoa até um assento, coloque a mão do paciente nas costas da cadeira. A pessoa que você está guiando encontrará o assento seguindo a linha de seu braço.

O pessoal de enfermagem precisa garantir que o paciente saiba a localização do sistema de chamada de enfermagem antes de deixá-lo sozinho. Coloque os objetos necessários na frente do paciente para evitar quedas causadas por tentativas de alcançar objetos ao lado do leito. O uso adequado de grades laterais também é uma opção.

Os enfermeiros geralmente contam com os pacientes em ambientes de cuidados de saúde para relatarem sons incomuns, como aparelhos de aspiração funcionando inadequadamente ou um alarme de bomba infusora. No entanto, um paciente com perda auditiva nem sempre ouve esses sons, e, portanto, requer visitas mais frequentes dos enfermeiros. O paciente também se beneficia de aprender a usar a visão para descobrir sons de perigo. É aconselhável anotar no sistema de intercomunicação na estação de enfermagem e no registro médico se o paciente é surdo e/ou cego. Um paciente que não consegue falar não pode pedir ajuda. Os pacientes precisam ter quadros de mensagem e sistemas de chamada de enfermagem ao alcance das mãos.

Pacientes com sensibilidade tátil reduzida estão em risco de desenvolver lesões quando suas condições os confinam ao leito, pois eles não conseguem sentir pressão sobre proeminências ósseas ou necessidade de mudar de posição. Esses pacientes contam com os enfermeiros para reposicionamento oportuno, mover tubos ou dispositivos sobre os quais o paciente esteja posicionado e virá-los para evitar degradação da pele. Quando um paciente é menos capaz de sentir as variações de temperatura, tome cuidado adicional ao aplicar terapias de calor e frio (ver Capítulo 48) e ao preparar a água do banho. Verifique a condição da pele do paciente frequentemente.

Cuidados restaurativos e contínuos

Como manter estilos de vida saudáveis. Depois que um paciente sofreu uma perda sensorial, torna-se importante compreender as implicações da perda e fazer os ajustes necessários para continuar tendo um estilo de vida normal. Comprometimentos sensoriais não precisam impedir a pessoa de levar uma vida ativa e gratificante. Muitas das intervenções aplicáveis à promoção da saúde, como adaptar-se ao ambiente domiciliar, são úteis depois que o paciente deixa o ambiente de cuidados agudos.

Como compreender a perda sensorial. Ajude os pacientes que sofreram uma perda sensorial recente a entender como se adaptar para que seus ambientes residenciais sejam seguros e apropriadamente estimulantes. Todos os membros da família precisam compreender como o comprometimento sensorial do paciente afeta suas atividades diárias normais. Os familiares e amigos são mais prestativos quando eles entendem os déficits sensoriais e os fatores que pioram ou diminuem os problemas sensoriais. Por exemplo, explique como eles podem se comunicar com alguém que tenha tido uma perda de audição. Existem recursos comunitários disponíveis para obter informações de como ajudar os pacientes em suas necessidades pessoais. A American Foundation for the Blind, a Cruz Vermelha Americana e a National Association for Speech and Hearing oferecem materiais de apoio e informações sobre produtos.

Socialização. A capacidade de se comunicar é gratificante. Ela testa o intelecto da pessoa, gera oportunidades e permite uma oportunidade de expressar seus sentimentos em relação às outras pessoas. Quando as alterações sensoriais impedem as interações, a pessoa se sente inútil e perde sua autoestima. Quando os pacientes sentem que não são aceitos socialmente, eles percebem as perdas sensoriais como extremamente prejudiciais para sua qualidade de vida.

As interações com outras pessoas se tornam um fardo para muitos pacientes com alterações sensoriais. Eles perdem a motivação de participar de situações sociais, resultando em um sentimento mais profundo de solidão. Use terapias para reduzir a solidão, principalmente com idosos (Boxe 49.10). Esses princípios promovem o objetivo da iniciativa *Healthy People 2030* (ODPHP, n.d.) de aumentar a proporção de adultos com deficiências que afirmam ter suporte emocional suficiente. Além disso, os membros da família precisam aprender a focar a capacidade de interagir da pessoa, e não a sua deficiência. Por exemplo, não presuma que uma pessoa que tem dificuldades para ouvir não queira conversar. Uma pessoa cega ainda pode gostar de caminhar por um parque com uma companhia que descreva o cenário ao redor delas.

Promoção do autocuidado. A capacidade de realizar o autocuidado é essencial para a autoestima. Frequentemente, familiares e enfermeiros acreditam que as pessoas com comprometimentos sensoriais requerem assistência, quando, na verdade, elas são capazes de fazer as coisas sozinhas. Para ajudar nas refeições, organize os alimentos no prato e os condimentos, saladas ou bebidas de acordo com um mostrador de relógio (Figura 49.6). O paciente também pode usar esse método para organizar os itens de cuidados pessoais ao lado do leito ou na penteadeira do banheiro. É fácil para o paciente se orientar quanto à localização dos itens depois de você ou um familiar explicar onde cada um se encontra. Dispositivos ópticos para baixa visão são benéficos para pessoas visualmente prejudicadas. Esses dispositivos são agrupados em duas categorias: atividades "de perto", como ler e passatempo, ou atividades "de longe", como ler sinalizações de trânsito e ir ao cinema (Touhy e Jett, 2022).

Ajude os pacientes a alcançar as instalações sanitárias com segurança. Precisam ser instaladas barras de segurança perto do vaso sanitário. Geralmente é útil quando a barra é de cor diferente da parede para melhorar sua visibilidade. Nunca pendure toalhas em uma barra de segurança, pois elas interferem na preensão da pessoa. Faça o paciente manter o papel higiênico a fácil acesso. Cores bem contrastantes no cômodo ajudam os pacientes com visão parcial e promovem independência funcional. Os princípios gerais de promoção do autocuidado em idosos também incluem a garantia de iluminação adequada e o controle de reflexos com o uso de cortinas e persianas (Touhy e Jett, 2020).

Se o sentido do tato for reduzido, o paciente consegue se vestir com mais facilidade com peças de zíper ou Velcro®, suéteres ou blusas de vestir pelo pescoço e cinturas de elástico. Um paciente com paralisia parcial e sensação reduzida veste primeiro o lado acometido. Encoraje os familiares responsáveis pela escolha das roupas dos pacientes com comprometimentos visuais a seguir as preferências do paciente. Qualquer comprometimento sensorial exerce uma influência significativa na imagem corporal; portanto, é importante para o paciente se sentir bem arrumado e atraente. Alguns pacientes necessitam de assistência com atividades básicas como escovar, pentear e lavar o cabelo. Outros precisam de auxílio com a administração de medicamentos, identificação de peças de vestuário e para aprender a manejar procedimentos de rotina como monitoramento da pressão arterial e da glicemia. Hoje em dia, há uma variedade de dispositivos para baixa visão. É importante que você faça os encaminhamentos apropriados para permitir que os pacientes mantenham o grau máximo de independência.

> **Boxe 49.10 Foco em idosos**
>
> *Princípios para reduzir a solidão em pacientes com comprometimentos sensoriais*
>
> - Fique um tempo com a pessoa em silêncio ou conversando
> - Quando culturalmente apropriado, use contato físico (p. ex., segurar a mão, passar o braço sobre o ombro) para transmitir carinho
> - Recomende alterações nas configurações de convivência caso isolamento físico seja um fator
> - Ajude os pacientes a manter contato com as pessoas que são importantes para eles
> - Dê informações sobre grupos de apoio ou grupos que prestam serviços de assistência
> - Providencie serviços de acompanhantes de segurança conforme a necessidade
> - Introduza a ideia de trazer uma companhia, como um animal de estimação, para casa quando adequado
> - Conecte a pessoa a organizações voltadas às necessidades sociais de idosos

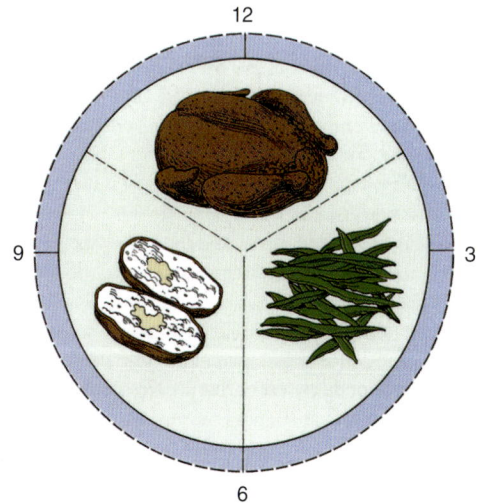

Figura 49.6 Localização dos alimentos utilizando as horas do relógio como estrutura de referência.

Pacientes com problemas de propriocepção geralmente perdem facilmente o equilíbrio. Certifique-se de que os banheiros não tenham superfícies escorregadias na banheira e no chuveiro. Instale barras de segurança verticais ou horizontais nas banheiras e nos chuveiros, dependendo de como o paciente consegue se agarrar ou segurar na barra. Oriente os membros da família a supervisionar a deambulação e o movimento de se sentar, fazendo verificações frequentes para prevenir quedas, e advertir o paciente a não se inclinar para a frente.

Dilyana sabe que as alterações visuais afetam os pacientes de formas diferentes. Ela também sabe que algumas das intervenções que ela selecionou vão necessitar da assistência da família da Sra. Long. **Risco de Lesão** e **Risco de Queda** são diagnósticos de enfermagem prioritários, pois estão relacionados à sua segurança. Outros diagnósticos de enfermagem aplicáveis incluem **Medo** e **Ansiedade**.

Dilyana planeja uma visita domiciliar para facilitar as providências do plano de cuidados. Antonio, o filho da Sra. Long, está em casa durante essa visita. Dilyana explica à Sra. Long e a Antonio alguns dos perigos ambientais do trajeto na casa e pergunta se eles estão dispostos a modificá-los. Antonio declara que pode retirar os tapetes soltos e diz que dará um jeito de trocar a iluminação por lâmpadas mais fortes nos corredores, nas escadas e na varada da frente. Dilyana pergunta à Sra. Long: "Uma forma de se prevenir contra quedas é certificar-se de manter sua força física. A senhora faz alguma atividade física regularmente?" A Sra. Long responde: "Eu costumava caminhar e fazer alguns exercícios, mas, desde que minha visão piorou, não tenho feito mais nada. Isso me deixa realmente desconfortável. Tenho medo de cair fazendo exercícios." Dilyana diz: "Às vezes, quando as pessoas têm menos visão, elas têm dificuldade para se concentrar. A senhora alguma vez se sentiu assim?" Antonio ri e diz: "Mãe, pode ser que seja por isso que a senhora está tendo dificuldade de se lembrar das coisas ultimamente." A Sra. Long responde: "E todo esse tempo eu achava que era porque eu estava ficando velha!"

Depois que Dilyana deixa a casa da Sra. Long, ela reflete sobre sua visita a Sra. Long e Antonio. Ela planeja entrar em contato com Antonio posteriormente e perguntar se ele conseguiu fazer todas as modificações na casa, conforme eles discutiram. Ela também percebe que ajudar a Sra. Long a controlar sua ansiedade e medo está se tornando uma prioridade mais alta. Portanto, Dilyana planeja começar a ensinar alguns exercícios de treinamento de força, explorar como a Sra. Long já lidou com medo e ansiedade no passado e ensinar algumas opções saudáveis para ajudar a Sra. Long a controlar a ansiedade e o medo durante sua próxima visita.

❖ Avaliação

Pelos olhos do paciente. É importante avaliar se os pacientes percebem que seu cuidado manteve ou melhorou sua capacidade de interagir e operar no ambiente. O paciente é a fonte para avaliar se as expectativas foram atendidas. Somente os pacientes podem dizer se as capacidades sensoriais estão melhores e quais intervenções ou terapias específicas foram mais bem-sucedidas na facilitação da mudança em sua *performance*. Por exemplo, pergunte aos pacientes: "Conseguimos atender às suas expectativas de mantê-lo seguro considerando suas perdas visuais?" ou "Diga-me como podemos melhorar a forma de nos comunicar com você."

Se você desenvolveu um relacionamento positivo com o paciente, perceba comportamentos sutis que geralmente indicam o nível de satisfação dele. Você pode perceber que o paciente responde corretamente, como com um sorriso. No entanto, é importante que você pergunte ao paciente se suas necessidades sensoriais foram satisfeitas. Por exemplo, pergunte: "Você acha que fizemos tudo o que podíamos para ajudá-lo a melhorar sua capacidade auditiva?" Se as expectativas do paciente não tiverem sido atendidas, pergunte: "Como a equipe de saúde pode atender melhor suas necessidades?" Trabalhar em estreita colaboração com o paciente e sua família permite que você redefina as expectativas que possam ser realisticamente atendidas dentro das limitações da condição do paciente e das terapias. Seu cuidado é eficiente quando as metas e expectativas do paciente são atingidas.

Resultados do paciente. Para avaliar a eficácia das intervenções específicas de enfermagem, use o julgamento clínico e faça comparações com os dados da avaliação sensorial inicial de referência para avaliar se as alterações sensoriais foram modificadas (Figura 49.7). É sua responsabilidade determinar se os resultados esperados foram alcançados. Por exemplo, use as informações da avaliação para determinar se seu cuidado melhorou ou pelo menos manteve a capacidade do paciente de interagir e operar no ambiente. A natureza das alterações sensoriais do paciente influencia como você avalia o resultado do cuidado. Ao cuidar de um paciente com um déficit auditivo, use as técnicas adequadas de comunicação e então avalie se ele conquistou a habilidade de ouvir ou interagir mais efetivamente. Quando os resultados esperados não tiverem sido alcançados, há necessidade de modificar as intervenções ou alterar o ambiente do paciente. Se os resultados não forem alcançados, é importante fazer perguntas como: "Como você está se sentindo emocionalmente?" ou "Você acha que está em risco de desenvolver uma lesão?" Colabore com os membros da família para determinar se a capacidade funcional do paciente em casa melhorou.

Se você direcionou o cuidado de enfermagem para a melhora ou manutenção da acuidade sensorial, avalie a integridade dos órgãos sensoriais e a capacidade do paciente de perceber estímulos. Avalie as intervenções destinadas a aliviar problemas associados a alterações sensoriais com base na capacidade funcional normal do paciente sem a lesão. Quando você altera direta ou indiretamente (por meio de educação) o ambiente de um paciente, avalie observando se ele faz mudanças ambientais. Ao elaborar estratégias de ensino do paciente para melhorar a função sensorial, é importante determinar se ele está seguindo as terapias recomendadas e cumprindo metas estabelecidas mutuamente. Pedir para que o paciente explique ou demonstre habilidades de autocuidado é uma medida avaliativa eficaz. Geralmente, é necessário reforçar orientações anteriores caso o conhecimento não tenha sido assimilado. Se os resultados não forem alcançados, veja os seguintes exemplos de perguntas a serem feitas:

- "Com que frequência você usa seu aparelho auditivo/suas lentes corretivas?"
- "Você consegue participar de um pequeno grupo de discussão?"
- "Você consegue ler (o jornal, a tela do computador, a tela de seu *smartphone* e daí por diante) sem apertar os olhos?"

Os resultados de sua avaliação determinarão se o plano de cuidados atual deve continuar, se são necessárias modificações ou se o uso de determinadas intervenções deve ser descontinuado.

Dilyana volta à casa da Sra. Long para avaliar os resultados de seu cuidado. Ela usará essas informações para determinar quais intervenções ela instituirá a seguir. Dilyana pergunta a Sra. Long e Antonio: "Percebo que vocês removeram muitos dos tapetes espalhados pelo ambiente. Vocês podem me dizer quais outras modificações vocês fizeram na casa desde minha última visita?" Antonio responde: "Trocamos todas as lâmpadas. Jovem, nós nem imaginávamos o quão escuro era até fazermos isso. Está muito mais claro aqui agora!" Dilyana então pergunta à Sra. Long: "A senhora caiu ou teve medo de cair desde a última vez que estive aqui?" A Sra. Long responde: "Não, não caí desde sua última visita. Livrar-nos daqueles tapetes e trocar as lâmpadas fez uma enorme diferença para mim. Também estou muito ansiosa para aprender sobre alguns daqueles exercícios sobre os quais você falou na última vez em que esteve aqui. Está pronta para nossa ginástica?" Dilyana sorri e responde: "Sim, estou pronta. Vamos começar já."

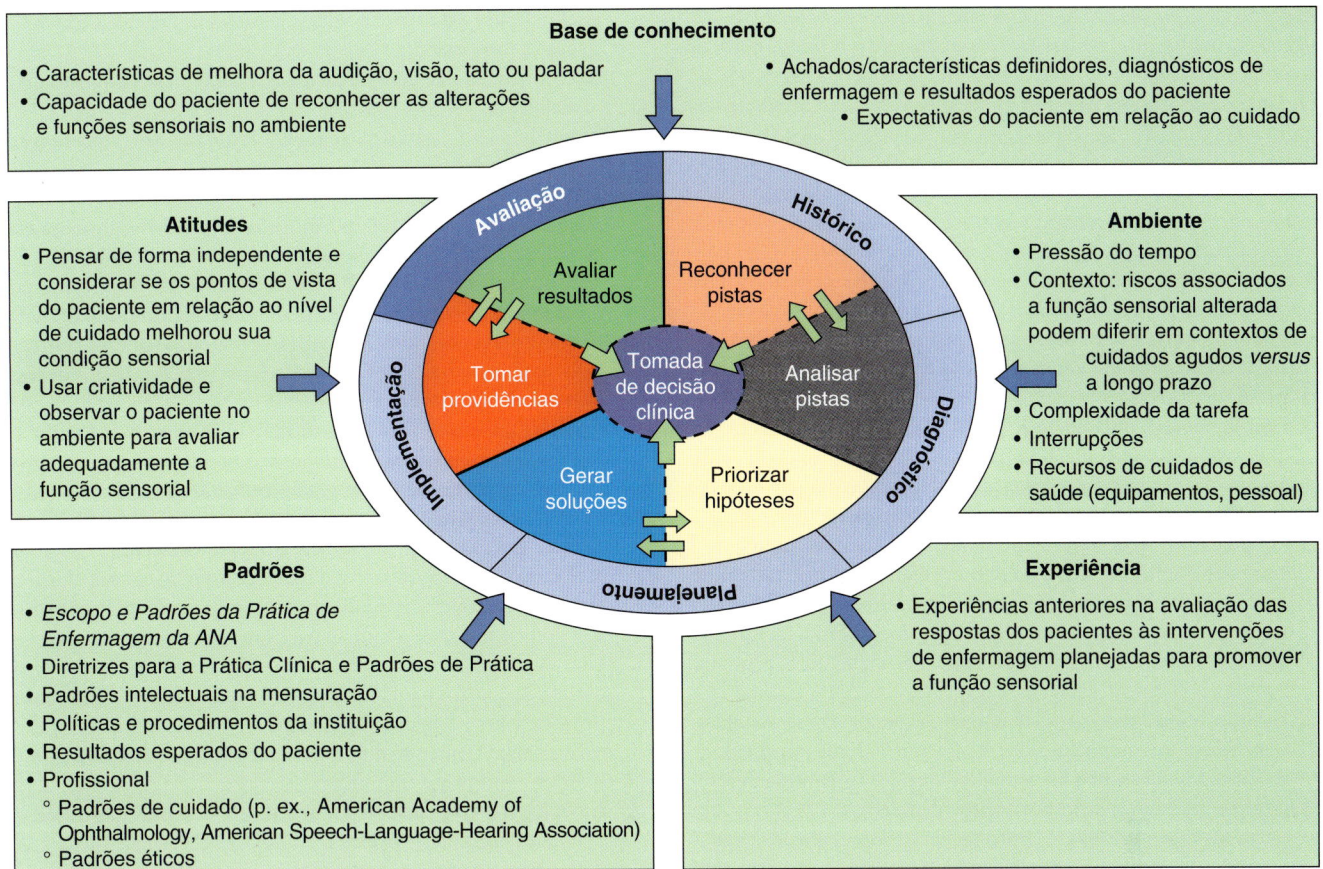

Figura 49.7 Modelo de pensamento crítico para avaliação das alterações sensoriais. (Copyright de Modelo de Julgamento Clínico © NCSBN. Todos os direitos reservados.)

Pontos-chave

- Recepção, percepção e reação são os três componentes de qualquer experiência sensorial. Seus sentidos recebem informações de seu ambiente. A percepção ocorre quando você se torna consciente de um estímulo. Você normalmente reage aos estímulos que são mais importantes ou significativos
- Alterações sensoriais ocorrem quando uma pessoa tem dificuldade para receber ou perceber os estímulos (déficits sensoriais), quando os estímulos externos são insignificantes ou deficientes (privação sensorial) ou quando há excesso de estimulação (sobrecarga sensorial)
- Vários fatores afetam a função sensorial. Por exemplo, o envelhecimento resulta em um declínio gradual da acuidade em todos os sentidos, e excesso de estímulos ambientais causa sobrecarga sensorial
- Alterações sensoriais podem afetar o bem-estar de um paciente e limitar a capacidade de interagir e funcionar em um ambiente
- Uma avaliação minuciosa do sistema sensorial, que inclua componentes como avaliação do estado mental do paciente, avaliação física e pesquisa dos perigos ambientais, permite que você desenvolva e implemente um plano de cuidados individualizado
- Você faz julgamentos clínicos sobre os problemas sensoriais de um paciente utilizando pensamento crítico, prevendo os sinais e sintomas esperados de uma condição sensorial e combinando-os com os dados que você reuniu de um paciente
- Enquanto estiver avaliando a alteração sensorial de um paciente, considere sua fisiopatologia do déficit e até que grau o déficit afeta o estilo de vida, a saúde e a segurança do paciente
- Selecione os diagnósticos de enfermagem depois de revisar os padrões de achados/características definidoras que revelam alterações na capacidade funcional do paciente
- Envolva seu paciente no desenvolvimento de um plano realista e priorize os diagnósticos de enfermagem e resultados depois de ter dedicado um tempo para reconhecer e analisar pistas que indiquem o que é importante para seu paciente e como ele é afetado pelos déficits sensoriais
- Ações preventivas e a identificação precoce das alterações sensoriais requerem triagens periódicas de saúde
- Envolva os pacientes e seus familiares na criação de planos de cuidados individualizados efetivos que ajudem os pacientes a se adaptar a alterações na função sensorial
- Analise os riscos no ambiente ao recomendar e implementar estratégias para reduzir o risco de lesão entre pacientes com déficits sensoriais
- Quando da avaliação do cuidado, inclua as percepções de seu paciente e use dados avaliativos para determinar se seu cuidado melhorou ou manteve a capacidade de seu paciente de interagir e funcionar no ambiente.

Para refletir

Dilyana agora foi designada a cuidar de Elmer Bland, um homem de 75 anos com diabetes tipo 2. Ele está sentindo os dedos das mãos e dos pés adormecidos devido à neuropatia diabética periférica. Ele também tem dificuldades de audição e usa aparelhos auditivos. O Sr. Bland é casado com Martha, e sua filha, Jessie, mora a três quarteirões de distância com sua família. O Sr. e a Sra. Bland cuidam de seus três netos quando eles saem da escola até que Jessie e seu marido voltem para casa. Dilyana planeja avaliar a casa, prestando especial atenção a possíveis riscos de segurança. Ela começa sua visita domiciliar apresentando-se aos Blands. Durante o início de sua conversa, Dilyana percebe que o Sr. Bland tem dificuldade para ouvi-la. Dilyana pede aos Blands para identificar suas principais preocupações. O Sr. Bland responde: "Eu quero ficar na minha casa e manter minha independência. Ter também a capacidade de cuidar de meus netos é realmente importante para mim. Eles vêm para cá todos os dias depois da escola. Eu só preciso saber o que eu preciso fazer para me certificar de que nossa casa é segura para Martha, para as crianças e para mim. Você pode nos ajudar com isso?"

- Qual informação do histórico de enfermagem Dilyana precisa focar imediatamente enquanto cuida do Sr. Bland? (Reconhecer pistas)
- Considerando a situação do Sr. Bland e de sua família, quais condições e fatores ambientais do paciente afetarão a capacidade do Sr. Bland de viver com segurança em sua casa? (Analisar pistas)
- Reflita sobre o histórico e informações da avaliação do Sr. Bland. De quais problemas de saúde o Sr. Bland provavelmente está sofrendo atualmente? Qual é seu problema ou diagnóstico de enfermagem prioritário? (Priorizar diagnósticos)
- Considerando os problemas prioritários do Sr. Bland, identifique dois resultados centrados no paciente e descreva quais ações ou intervenções de enfermagem mais provavelmente o ajudariam a alcançar os resultados desejados. Quais ações devem ser evitadas, são irrelevantes ou potencialmente nocivas? (Gerar soluções)
- Quais ações são as mais apropriadas? Quais delas Dilyana deveria implementar primeiro? (Tomar providências)
- Quais medidas avaliativas Dilyana poderia utilizar para determinar se suas ações foram eficazes em ajudar o Sr. Bland a alcançar seus resultados? (Avaliar resultados)

Questões de revisão

1. Um paciente ficou em isolamento de contato por 4 dias devido a uma infecção adquirida no hospital. Ele recebeu poucas visitas e teve poucas oportunidades de sair do quarto. Sua deambulação ainda é limitada. Quais são as intervenções de enfermagem corretas para reduzir a privação sensorial? (Selecione todas as aplicáveis.)
   a. Encoraje-o a participar de atividades que ele pode fazer em seu quarto, como ler e fazer palavras cruzadas.
   b. Mude-o para um quarto distante do posto de enfermagem.
   c. Acenda as luzes e abra as cortinas do quarto.
   d. Sente-se quando estiver falando com ele e ouça sobre seus sentimentos e percepções.
   e. Proporcione estimulação auditiva para o paciente mantendo a televisão ligada o tempo todo.

2. O enfermeiro de cuidados domiciliares está planejando o cuidado para um paciente com comprometimentos visuais. Quais estratégias o enfermeiro planeja implementar? (Selecione todas as aplicáveis.)
   a. Uso de iluminação fluorescente.
   b. Uso de iluminação quente incandescente.
   c. Uso de lentes amarelas ou âmbar para reduzir reflexos.
   d. Uso de cortinas, persianas e painéis ajustáveis.
   e. Uso de iluminação indireta para reduzir reflexos.

3. Uma paciente idosa com perda auditiva bilateral usa um aparelho auditivo na orelha esquerda. Quais das seguintes abordagens facilitam mais a comunicação com ela? (Selecione todas as aplicáveis.)
   a. Falar com a paciente de longe para que ela consiga fazer leitura labial.
   b. Manter seus braços ao lado do corpo; falar diretamente na orelha esquerda da paciente.
   c. Olhar para a paciente ao falar; demonstrar as ideias que você deseja transmitir.
   d. Posicionar a paciente de forma que a luz incida no rosto dela ao falar.
   e. Verificar se a informação transmitida foi claramente compreendida.

4. Uma paciente está retornando a seu apartamento após um diagnóstico de visão reduzida/perda visual progressiva. Embora ela conheça bem seu apartamento e o condomínio, ela diz que se sente um pouco insegura em andar sozinha. Há um degrau no apartamento. Seus filhos estão planejando estar à disposição de sua mãe pelas próximas 2 semanas. Quais das seguintes abordagens você ensinará aos filhos da paciente para ajudá-la a deambular? (Selecione todas as aplicáveis.)
   a. Andar meio passo atrás e ficar mais ou menos do lado dela.
   b. Fazê-la segurar firmemente em seu braço exatamente acima do cotovelo e andar a um ritmo confortável.
   c. Ficar ao lado de sua mãe no começo e no fim de escadas.
   d. Ficar um passo à frente da mãe no topo da escada.
   e. Posicionar-se ao lado de sua mãe e segurar-se em sua cintura.

5. Um novo enfermeiro irá ajudar um paciente a andar pelo corredor e se sentar em uma cadeira. O paciente está com um tampão no olho esquerdo e tem pouca visão no olho direito. Qual é a ordem correta dos passos para ajudar o paciente a andar com segurança pelo corredor e se sentar na cadeira?
   a. Diga ao paciente quando estiver se aproximando da cadeira.
   b. Ande a um ritmo tranquilo.
   c. Guie a mão do paciente até seu braço, descansando-o exatamente acima do cotovelo.
   d. Posicione-se meio passo à frente do paciente.
   e. Posicione a mão do paciente no encosto da cadeira.

6. Um paciente com comprometimentos progressivos de visão teve de entregar sua carteira de motorista há 6 meses. Ele comparece à clínica médica para um *checkup* de rotina, acompanhado de seu filho. Sua esposa faleceu há 2 anos, e ele admite se sentir solitário durante a maior parte do tempo. Quais das seguintes intervenções reduzem a solidão? (Selecione todas as aplicáveis.)
   a. Compartilhar informações sobre serviços de transporte de idosos.
   b. Tranquilizar o paciente de que a solidão faz parte do processo normal de envelhecimento.
   c. Manter distância enquanto conversa para evitar hiperestimular o paciente.
   d. Fornecer informações sobre grupos sociais locais no bairro do paciente.
   e. Recomendar que o paciente considere tomar providências para estimular maior convívio com sua família ou amigos.

7. Um enfermeiro está coletando o histórico de enfermagem de um paciente admitido na unidade de internação após tratamento no pronto atendimento devido a trauma ocular bilateral grave. Durante a admissão do paciente, quais das seguintes seriam as intervenções prioritárias do enfermeiro? (Selecione todas as aplicáveis.)
   a. Conduzir uma avaliação da segurança domiciliar e identificar riscos no ambiente residencial do paciente.
   b. Reforçar a segurança ocular no trabalho e em atividades que coloquem o paciente em risco de lesões oculares.
   c. Colocar os objetos necessários como o sistema de chamada de enfermagem e água em frente ao paciente para prevenir quedas causadas por tentativas de alcançar esses objetos.
   d. Orientar o paciente sobre o ambiente para reduzir ansiedade e prevenir mais lesões no olho.
   e. Alertar outros enfermeiros e médicos sobre a condição visual do paciente durante relatórios de transferência de turno.

8. Um idoso com pneumonia é admitido em uma unidade de internação procedente de uma casa de repouso especializada. Uma revisão do prontuário do paciente revela que ele teve um acidente vascular encefálico que afetou o hemisfério direito do cérebro há 6 meses, e que ele foi colocado em uma casa de repouso especializada por não ser capaz de cuidar de si mesmo. Quais dos seguintes achados/características definidores o enfermeiro espera encontrar? (Selecione todas as aplicáveis.)
    a. Estilo comportamental lento e cauteloso.
    b. Desatenção e lento, principalmente do lado esquerdo.
    c. Áreas turvas ou opacas em parte ou em todo o cristalino.
    d. Alterações espaciais visuais, como perda de metade do campo visual.
    e. Perda de sensibilidade e função motora do lado direito do corpo.
9. Um enfermeiro está realizando uma avaliação domiciliar de um paciente com deficiência auditiva. O paciente diz: "Acho que meu aparelho auditivo está quebrado. Não consigo ouvir nada." Depois de confirmar que o aparelho auditivo do paciente está funcionando e que ele está tendo dificuldade para manejar o aparelho auditivo em casa, quais das seguintes estratégias de ensino o enfermeiro implementaria? (Selecione todas as aplicáveis.)
    a. Demonstrar como trocar a bateria do aparelho auditivo.
    b. Rever o método para verificação do volume no aparelho auditivo.
    c. Demonstrar como higienizar o dispositivo e o microfone com água quente.
    d. Discutir a importância de remover acúmulos de cerume no canal auricular.
    e. Recomendar um higienizador químico para remover acúmulos difíceis.

Respostas: **1.** a, c, d; **2.** b, c, d; **3.** c, e; **4.** b, c; **5.** c, d, b, a, e; **6.** a, d, e; **7.** c, d, e; **8.** b, d; **9.** a, b, d.

Referências bibliográficas

American Foundation for the Blind (AFB): *Facts and figures on adults with vision loss*, 2020. https://www.afb.org/research-and-initiatives/statistics/adults. Accessed April 7, 2021.

American Optometric Association (AOA): *Senior vision: over 60 years of age*, n.d.a. https://www.aoa.org/healthy-eyes/eye-health-for-life/senior-vision?sso=y. Accessed April 11, 2021.

American Optometric Association (AOA): *Glaucoma*, n.d.b. https://www.aoa.org/healthy-eyes/eye-and-vision-conditions/glaucoma?sso=y Accessed April 11, 2021.

American Optometric Association: *Computer vision syndrome*, n.d.c. https://www.aoa.org/patients-and-public/caring-for-your-vision/protecting-your-vision/computer-vision-syndrome. Accessed April 11, 2021.

American Speech-Language-Hearing Association: *Hearing screening*, 1997-2021. https://www.asha.org/public/hearing/Hearing-Screening/. Accessed April 11, 2021.

Bosma Enterprises: *Human guide techniques*, 2021. https://www.bosma.org/Navigating-Blindness/Sighted-Guide-Techniques. Accessed April 11, 2021.

Burton MJ, et al: *The Lancet Global Health Commission on global eye health: vision beyond 2020*, 2021. https://www.thelancet.com/journals/langlo/article/PIIS2214-109X(20)30488-5/fulltext?utm_source=miragenews&utm_medium=miragenews&utm_campaign=news#seccestitle410. Accessed April 7, 2021.

Centers for Disease Control and Prevention (CDC): *Keep an eye on your vision health*, 2020. https://www.cdc.gov/visionhealth/resources/features/keep-eye-on-vision-health.html. Accessed April 11, 2021.

Church L: Quiet time during postpartum hospitalization can improve rest, bonding, and breastfeeding, *Nurs Womens Health* 24(3):197–201, 2020.

Dickinson P, et al: Integrating the National Council of State Boards of Nursing Clinical Judgment Model into nursing educational frameworks, *J Nurs Educ* 58(2):72–78, 2019.

Hockenberry MJ, et al: *Wong's nursing care of infants and children*, ed 11, St. Louis, 2019, Elsevier.

Institute for Patient- and Family-Centered Care: *Advancing the practice of patient- and family-centered care in primary care and other ambulatory settings*, 2016. http://www.ipfcc.org/resources/GettingStarted-Ambulatory Care.pdf. Accessed April 11, 2021.

Interprofessional Education Collaborative Expert Panel: *Core competencies for interprofessional collaborative practice: 2016 update*, 2016. https://nebula.wsimg.com/2f68a39520b03336b41038c370497473?AccessKeyId=DC06780E69ED19E2B3A5&disposition=0&alloworigin=1. Accessed April 11, 2021.

Mayo Clinic: *Earwax blockage*, 1998-2021. https://www.mayoclinic.org/diseases-conditions/earwax-blockage/diagnosis-treatment/drc-20353007. Accessed April 11, 2021.

National Association of School Nurses (NASN): *Vision and eye health*, 2021. https://www.nasn.org/nasn-resources/practice-topics/vision-health. Accessed April 7, 2021.

National Institute of Neurological Disorders and Stroke (NINDS): *Carpal tunnel syndrome fact sheet*, 2020. https://www.ninds.nih.gov/Disorders/Patient-Caregiver-Education/Fact-Sheets/Carpal-Tunnel-Syndrome-Fact-Sheet. Accessed April 11, 2021.

National Institute on Deafness and Other Communication Disorders (NIDCD): *Hearing loss and older adults*, 2018. https://www.nidcd.nih.gov/health/hearing-loss-older-adults. Accessed February 8, 2021.

National Institute on Deafness and Other Communication Disorders (NIDCD): *Noise-induced hearing loss*, 2019. https://www.nidcd.nih.gov/health/noise-induced-hearing-loss. Accessed June 19, 2021.

Occupational Safety and Health Administration (OSHA): *Eye and face protection*, n.d. https://www.osha.gov/SLTC/eyefaceprotection/standards.html. Accessed April 11, 2021.

Office of Disease Prevention and Health Promotion (ODPHP): *Healthy People 2030*, n.d., US Department of Health and Human Services. https://health.gov/healthypeople. Accessed April 11, 2021.

Powell-Cope G, et al: Preventing falls and fall-related injuries at home, *Am J Nurs* 118(1):58, 2018.

Touhy T, Jett P: *Ebersole and Hess' gerontological nursing & healthy aging*, ed 6, St. Louis, 2022, Elsevier.

Touhy T, Jett P: *Ebersole and Hess' toward healthy aging: human needs & nursing response*, ed 10, St. Louis, 2020, Elsevier.

U.S. Department of Health and Human Services (USDHHS): *Vision*, 2020. https://www.healthypeople.gov/2020/topics-objectives/topic/vision/national-snapshot. Accessed April 11, 2021.

U.S. Food and Drug Administration (FDA): *CFR code of federal regulations title 21*, 2020. http://www.accessdata.fda.gov/scripts/cdrh/cfdocs/cfcfr/CFRSearch.cfm?fr=801.420. Accessed April 11, 2021.

U.S. Food and Drug Administration (FDA): *How to get hearing aids*, 2018. http://www.fda.gov/MedicalDevices/ProductsandMedicalProcedures/HomeHealthandConsumer/ConsumerProducts/HearingAids/ucm181479.htm. Accessed April 11, 2021.

World Health Organization (WHO): Blindness and vision impairment: key facts, 2021, https://www.who.int/news-room/fact-sheets/detail/blindness-and-visual-impairment. Accessed October 2021.

Referências de pesquisa

Ghasemi A, et al: Effect of self-management educational program on vision-related quality of life among elderly with visual impairment, *J Evid Based Care* 8(1):35–44, 2018.

Goeren D, et al: Quiet time: a noise reduction initiative in a neurosurgical intensive care unit, *Crit Care Nurse* 38(4):38, 2018.

Lim R: Benefits of quiet time interventions in the intensive care unit: a literature review, *Nurs Stand* 32(30):41, 2018.

McGough N, et al: Noise reduction in progressive care units, *J Nurs Care Qual* 33(2):166, 2018.

Nael V, et al: Visual impairment, uncorrected refractive errors, and activity limitations in older adults: findings from the three-city Alienor study, *Invest Ophthalmol Vis Sci* 58(4):2359, 2017.

Otte B, et al: Self-reported eyeglass use by US Medicare beneficiaries aged 65 years or older, *JAMA Ophthalmol* 136(9):1047, 2018.

Rodriguez E, et al: Increasing screening follow-up for vulnerable children: a partnership with schools, *Int J Environ Res Public Health* 15(8):1572, 2018.

Sarkar M, et al: Increased patient satisfaction in the postanesthesia care unit with the implementation of a controlled noise reduction program, *J Perianesth Nurs* 36(1):3, 2021.

Servidoni AB, et al: Hearing loss in the elderly: is the Hearing Handicap Inventory for the elderly: screening version effective in diagnosis when compared to the audiometric test? *Int Arch Otorhinolaryngol* 22(1):1, 2018.

Tabas EE, et al: Effect of eye masks, earplugs, and quiet time protocol on sleep quality of patients admitted to the cardiac care unit: a clinical trial study, *Med Surg Nurs J* 8(3):1–6, 2019.

Tseng YC, et al: Quality of life in older adults with sensory impairments: a systematic review. *Qual Life Res* 27(8):1957, 2018.

Varma R, et al: Visual impairment and blindness in adults in the United States: demographic and geographic variations from 2015 to 2050, *JAMA Ophthalmol* 134(7):802–809, 2016. doi:10.1001/jamaophthalmol.2016.1284.

Yoon H, et al: Comparison of access to eye care appointments between patients with Medicaid and those with private insurance, *JAMA Ophthalmol* 136(6):622, 2018.

Zauche LH, et al: Influence of quiet time on the auditory environment of infants in the NICU, *J Obstet Gynecol Neonatal Nurs* 50(1):68–77, 2021.

50

Cuidados de Enfermagem no Perioperatório

Objetivos

- Discutir as três fases dos cuidados de enfermagem no perioperatório
- Explicar a fundamentação para a avaliação de enfermagem dos fatores de risco cirúrgicos do paciente
- Identificar comorbidades que aumentem o risco de complicações no pós-operatório
- Explicar a abordagem para a avaliação de potenciais respostas psicológicas dos pacientes à cirurgia iminente
- Explicar a influência exercida por um plano de educação no pré-operatório para a recuperação cirúrgica do paciente
- Explicar a fundamentação para a realização de exercícios no pós-operatório
- Identificar os benefícios da deambulação precoce para o paciente no período pós-cirúrgico
- Ilustrar como um enfermeiro usa o julgamento clínico sólido ao realizar uma avaliação intraoperatória e como ela promove a segurança do paciente
- Explicar as diferenças entre as fases pós-operatórias
- Descrever os componentes da comunicação SBAR para transição de equipe perioperatória
- Identificar as prioridades dos cuidados de enfermagem para pacientes pós-operatórios
- Listar os princípios para promover educação aos pacientes submetidos a cirurgia durante a fase restaurativa da recuperação.

Termos-chave

- American Society of Anesthesiologists
- American Society of PeriAnesthesia Nurses
- Anestesia geral
- Anestesia local
- Anestesia regional
- Apneia obstrutiva do sono (AOS)
- Association of PeriOperative Registered Nurses (AORN)
- Atelectasia
- Bariátrica
- Cirurgias ambulatoriais
- Comorbidade
- Consentimento informado
- Dessaturações de oxigênio
- Em risco à vida
- Enfermagem perioperatória
- Enfermeiro circulante
- Enfermeiro da sala de cirurgia
- Hipertermia maligna
- Íleo paralítico
- Laparoscopia
- Meias de compressão pneumática intermitente (CPI)
- Náuseas ou vômitos pós-operatórios (NVPO)
- *Never event*
- Plano de ensino pré-operatório
- Recuperação Otimizada Após Cirurgia (ROAC)
- Retenção urinária pós-operatória (RUPO)
- Sedação consciente
- Sensibilidade ao látex
- Unidade de cuidados pré-anestésicos (UCPA)

O Sr. Cooper é um paciente de 72 anos agendado para admissão em 5 dias para uma ressecção intestinal para remoção de um tumor canceroso. Jeff é o enfermeiro do centro pré-internação designado a cuidar do Sr. Cooper em sua triagem e preparação pré-operatória. Jeff trabalha no centro há 2 anos. Durante seu primeiro encontro com o Sr. Cooper, Jeff verifica que o paciente está alerta e orientado em relação a pessoas, lugares e tempo. Ele presta atenção e responde às perguntas adequadamente. Sua visão e audição são normais. O paciente nunca passou por uma grande cirurgia antes. Ele vive em casa com sua esposa, com quem é casado há 42 anos.

Jeff dá ao Sr. Cooper uma explicação do que precisa ser feito antes da cirurgia, incluindo a preparação intestinal, restrições alimentares e a que horas ele deve chegar ao hospital no dia da cirurgia. Jeff também dá ao Sr. Cooper uma breve explicação do que esperar em relação à cirurgia.

Enfermagem perioperatória inclui a abordagem centrada no paciente de um enfermeiro para realizar cuidados do paciente no pré, intra e pós-operatório. Com a aplicação de práticas padronizadas nacionalmente, o papel do enfermeiro na promoção de cuidados de qualidade antes, durante e depois das cirurgias é crucial para manter a segurança do paciente. O enfermeiro de perioperatório utiliza julgamento clínico sólido no uso do processo de enfermagem para guiar o cuidado de pacientes em hospitais, centros cirúrgicos e/ou ambulatórios. Os objetivos da enfermagem no pré-operatório são baseados nos seguintes pontos:

- Melhoria de qualidade e práticas baseadas em evidências mediante a aplicação de pesquisas recentes e geração de ideias para novas pesquisas
- Segurança do paciente mediante cuidados de alta qualidade
- Trabalho em equipe e colaborativo
- Comunicação e interações efetivas com o paciente, seus familiares e a equipe cirúrgica, estimulando decisões compartilhadas
- O processo de enfermagem para conduzir avaliações e realizar intervenções oportunas em todas as fases da cirurgia
- Apoio para pacientes e suas famílias
- Contenção de custos.

A enfermagem perioperatória inclui múltiplos processos que se intersectam, sendo guiados por conhecimento teórico, princípios éticos, pesquisas em andamento, habilidades em procedimentos clínicos especializados e práticas de cuidados (Association of periOperative Registered Nurses, 2020a). Um enfermeiro que atua no cenário perioperatório responde a necessidades clínicas complexas em constantes mudanças durante um período crucial da experiência cirúrgica do paciente. Um enfermeiro que atua em qualquer cenário perioperatório depende de habilidades de raciocínio clínico para manter medidas rigorosas de controle de infecções, monitorar a resposta física e psicológica do paciente à experiência da cirurgia, comunicar-se com eficácia com os membros da equipe cirúrgica e reforçar a segurança do paciente em cada fase da cirurgia. Ensino efetivo e planos de alta envolvendo os pacientes e suas famílias previnem ou minimizam complicações, levando a melhores resultados. O objetivo de um cuidado perioperatório de qualidade é proporcionar uma transição harmoniosa desde a admissão no serviço de saúde até a recuperação do paciente.

O cuidado cirúrgico de pacientes está evoluindo em decorrência de avanços tecnológicos, o que geralmente resulta em cirurgias menos invasivas e menores períodos de internação. A cirurgia ocorre em uma variedade de ambientes, incluindo hospitais, centros cirúrgicos ambulatoriais, consultórios médicos e até mesmo em unidades móveis. Os princípios do cuidado de pacientes perioperatórios são basicamente os mesmos, independentemente do ambiente, com exceção do momento de início e da duração da terapia.

Base de conhecimento científico

Classificação das cirurgias

Os tipos de procedimento cirúrgicos são classificados de acordo com gravidade, urgência e propósito (Tabela 50.1). Apesar de as cirurgias serem classificadas quanto à gravidade como de maior ou menor gravidade, qualquer procedimento pode ser considerado como de maior gravidade pela perspectiva do paciente e/ou da família.

Tabela 50.1 Classificação dos procedimentos cirúrgicos.

Tipo de classificação	Descrição	Exemplo
Gravidade		
Maior	Envolve alteração ou reconstrução extensiva de partes do corpo; representa grande risco para o bem-estar	*Bypass* de artéria coronária (revascularização miocárdica), ressecção de cólon, remoção de laringe, ressecção de lobo pulmonar
Menor	Envolve alteração mínima em partes do corpo; designada para corrigir deformidades; envolve riscos mínimos para o bem-estar	Cirurgia de catarata, cirurgia plástica facial, extração dentária
Urgência		
Eletiva	Realizada de acordo com a escolha do paciente; não é essencial e nem sempre é necessária para a saúde	Bunionectomia; cirurgia plástica facial; reparo de hérnia; reconstrução de mama
Urgente	Necessária para a saúde do paciente; frequentemente previne o desenvolvimento de problemas adicionais (p. ex., destruição tecidual ou disfunção orgânica); não necessariamente de emergências	Excisão de tumor canceroso; colecistectomia por litíase; cirurgia vascular para artérias obstruídas (p. ex., *bypass* de artéria coronária)
Emergência	Deve ser realizada imediatamente para salvar a vida ou preservar função de uma parte do corpo	Reparo de apêndice perfurado ou amputação traumática; controle de hemorragia interna
Propósito		
Diagnóstico	Exploração cirúrgica realizada para confirmação diagnóstica; frequentemente envolve remoção de tecido para posterior investigação diagnóstica	Laparotomia exploratória (incisão na cavidade peritoneal para inspeção de órgãos abdominais); biopsia de massa mamária
Ablativo	Excisão ou remoção de parte doente do corpo	Amputação; remoção de apêndice ou outro órgão, como vesícula biliar (colecistectomia)
Paliativo	Alivia ou reduz a intensidade de sintomas da doença; não produz cura	Colostomia; desbridamento de tecido necrótico; ressecção de raízes nervosas
Reconstrutivo/restaurativo	Restaura função ou aparência em tecidos que sofreram trauma ou estejam funcionando mal	Fixação interna de fraturas; revisão de cicatrizes
Remoção de órgãos para transplante	Remoção de órgãos e/ou tecidos de um indivíduo com morte encefálica confirmada ou de doadores vivos para transplante em outro indivíduo	Transplante renal, cardíaco ou hepático
Reconstrutivo	Restaura função perdida ou reduzida em decorrência de anomalias congênitas	Reparo de lábio leporino; fechamento de defeitos de septo atrial no coração
Cosmético	Realizada para melhoria de aparência pessoal	Blefaroplastia para deformidades de pálpebras; rinoplastia para remodelamento do nariz

Alguns procedimentos se enquadram em mais de uma classificação. Por exemplo, uma ressecção colônica para remoção de um tumor maligno é classificada como de maior gravidade quanto à gravidade, urgente quanto à urgência e ablativa em seu propósito. Em muitas instâncias, as classificações se cruzam. Procedimentos urgentes são considerados como de maior gravidade. Frequentemente, o mesmo procedimento é realizado por diferentes razões em diferentes pacientes. Por exemplo, uma gastrectomia pode ser realizada como procedimento de emergência para ressecção de uma úlcera sangrante ou como procedimento urgente para remoção de um tumor maligno. Conhecer a classificação auxilia no planejamento apropriado do cuidado perioperatório.

Outro tipo de classificação cirúrgica descreve a condição do paciente que sofrerá alguma cirurgia. A **American Society of Anesthesiologists** (ASA, 2020) classifica as condições fisiológicas dos pacientes, independentemente do procedimento cirúrgico proposto (Tabela 50.2). A classificação representa uma estratificação de risco que permite com que cirurgiões e anestesiologistas considerem fatores que influenciarão como a cirurgia será realizada. A anestesia envolve riscos até em pacientes saudáveis; entretanto, alguns pacientes, incluindo, entre outros, aqueles com disfunções cardíacas e metabólicas, têm riscos aumentados.

Fatores de risco cirúrgicos

Vários fatores geram riscos para os pacientes em planejamento cirúrgico. Fatores de risco podem afetar os pacientes em qualquer fase da experiência perioperatória. Um fator de risco comum a todos os pacientes é a resposta ao estresse cirúrgico. Fisiologicamente, o estresse da cirurgia causa a ativação do sistema endócrino, resultando na liberação de hormônios e catecolaminas, o que aumenta a pressão arterial e as frequências cardíaca e respiratória. Agregação plaquetária, juntamente a diversas outras respostas fisiológicas, também ocorre. Todos os pacientes serão afetados fisiologicamente pela resposta ao estresse. É necessário entender a fisiologia da resposta ao estresse (ver Capítulo 37) e os fatores de risco que afetam as respostas dos pacientes às cirurgias para antecipar as necessidades dos pacientes e o tipo de preparação pré-operatória.

Tabagismo. Pacientes cirúrgicos tabagistas têm maior risco de desenvolver pneumonia, atelectasia e cicatrização mais demorada (Smetana, 2020a). O tabagismo crônico aumenta a quantidade e a espessura de secreções nas vias respiratórias, aumentando, assim, o risco de aspiração. No pós-operatório, pacientes que fumam têm maior dificuldade de limpar o muco das vias respiratórias, contribuindo assim para o desenvolvimento de pneumonia. Fumar leva à diminuição da quantidade de oxigênio disponível para as células da ferida operatória. Como resultado, a ferida pode demorar mais para cicatrizar e se torna mais propensa à infecção (Pachter et al., 2020). Pesquisas recentes sugerem que pacientes cirúrgicos que consomem cigarros eletrônicos, prática conhecida como *vaping*, têm risco aumentado de cicatrização retardada e necrose vascular (Arndt et al., 2020). Apesar de décadas de pesquisas correlacionando o tabagismo com piores prognósticos em todas as fases da experiência perioperatória, alguns pacientes no pré-operatório não conhecem os riscos cirúrgicos associados ao fumo. Estudos recentes sugerem a necessidade de implementação de medidas sistemáticas e planejadas por parte de profissionais da saúde voltadas à educação dos pacientes no pré-operatório sobre os riscos cirúrgicos associados a qualquer tipo de cigarro (Arndt et al., 2020; Fracol et al., 2017).

Tabela 50.2 Classificação de estado físico (EF) da ASA.

Classificação de EF da ASA	Definição	Características
ASA I	Paciente saudável normal	Saudável, não tabagista; não etilista ou faz uso mínimo de álcool
ASA II	Paciente com doença sistêmica leve	Apenas doenças leves sem mudanças funcionais significativas (p. ex., tabagistas, etilistas sociais, gestantes, obesos [índice de massa corporal [IMC] 30 a 40), diabetes melito (DM)/hipertensão arterial sistêmica (HAS) bem controlados, doença pulmonar leve)
ASA III	Paciente com doença sistêmica grave	Alterações funcionais substanciais com uma ou mais doenças moderadas a graves (p. ex., DM ou HAS mal controlados, doença pulmonar obstrutiva crônica (DPOC), obesidade mórbida [IMC de 40 ou mais], hepatite ativa, dependência ou abuso de álcool, marca-passo implantado ou redução moderada da fração de ejeção cardíaca)
ASA IV	Paciente com doença sistêmica grave que representa constante ameaça à vida	Exemplos incluem infarto agudo do miocárdio (IAM), acidente vascular encefálico (AVE), ataque isquêmico transitório (AIT) recentes (nos últimos 3 meses), isquemia cardíaca em curso ou disfunção valvar grave, sepse, coagulação intravascular disseminada (CIVD), insuficiência renal crônica terminal sem diálise regular
ASA V	Paciente **em risco à vida** que não sobreviverá sem a cirurgia	Exemplos incluem aneurismas abdominais/torácicos rotos, trauma grave, hemorragia intracraniana gerando efeito de massa, isquemia intestinal com doença cardíaca significativa
ASA VI	Paciente com morte encefálica declarada, cujos órgãos serão removidos para doação	Grande variedade de disfunções que estão sendo manejadas para otimizar fluxo sanguíneo para o coração e outros órgãos (p. ex., necessidade de reposição volêmica agressiva e medicações para manutenção da pressão arterial)

Adaptada da American Society of Anesthesiologists: *ASA Physical Status Classification System*, December 13, 2020, http://www.asahq.org/standards-and-guidelines/asa-physical-status-classification-system. Accessed September 27, 2021.

Idade. Pacientes muito jovens ou muito idosos têm risco cirúrgico aumentado. Ambas as faixas etárias frequentemente apresentam problemas no controle térmico durante a cirurgia. Anestésicos gerais inibem tremores e causam vasodilatação, o que resulta em perda de calor. Essas alterações anestésicas, ligadas aos fatores de mudanças fisiológicas relacionados à idade, aumentam o risco de hipotermia acidental (Barnett, 2020; Black e Maxwell, 2020). A manutenção da euvolemia pode se apresentar como um problema para crianças, causando riscos para desidratação ou excesso de volume. Um idoso saudável apresenta reserva fisiológica reduzida, e os sistemas orgânicos podem ser comprometidos durante uma enfermidade e/ou estresse cirúrgico, criando um risco cirúrgico (Barnett, 2020).

A maioria das cirurgias nos EUA é realizada em idosos (Barnett, 2020). Os riscos dessa população são significativos. Entre pessoas com idade de 65 anos ou mais, condições crônicas de saúde (comorbidades) como hipertensão, doença cardíaca, câncer e diabetes agem como fatores de risco cirúrgico (Barnett, 2020). Idosos costumam apresentar diminuição das funções cardíaca, pulmonar e renal, o que diminui a capacidade de manutenção da homeostase perioperatoriamente (Tabela 50.3). A função dos barorreceptores, responsável pela regulação da pressão arterial, pode se apresentar de modo insuficiente nesses pacientes, levando a hipotensão postural e tontura, o que aumenta o risco de quedas. Diminuição da função pulmonar, baixa reserva pulmonar e diminuição do reflexo de tosse aumentam o risco de aspiração, infecção e broncospasmo. Ademais, desidratação e desequilíbrio hídrico requerem necessidade de hidratação caso o paciente não seja capaz de ingerir líquidos antes da cirurgia (Barnett, 2020).

Nutrição. O reparo tecidual e a resistência a infecções dependem de um estado nutricional adequado. Cirurgias aumentam a necessidade de nutrientes (Weimann et al., 2017). Pacientes magros ou obesos frequentemente têm um déficit proteico ou vitamínico, aumentando seus riscos para complicações pós-cirúrgicas (Harding et al., 2020). No pós-operatório, pacientes necessitam de um aporte de, ao menos, 1.500 kcal/dia para manter suas reservas energéticas. Esse aporte é difícil de ser obtido quando há limitações de dieta e/ou ingestão de

Tabela 50.3 Fatores fisiológicos que aumentam os riscos cirúrgicos em idosos.

Alterações	Riscos	Implicações para a enfermagem
Sistema cardiovascular		
Alterações degenerativas no miocárdio e nas valvas	Reserva cardíaca diminuída em idosos aumenta o risco de baixo débito cardíaco, especialmente durante situações de estresse (Rosenthal, 2019; Rothrock, 2019)	Monitorar sinais vitais basais para avaliação de taquicardia, fadiga e arritmias (Rosenthal, 2019). Antes da cirurgia, deve-se realizar um exame completo e abrangente da função cardíaca, de acordo com as políticas da instituição
Rigidez de paredes arteriais e redução da inervação simpática e parassimpática do coração	Alterações predispõem o paciente à hemorragia pós-operatória e ao aumento de pressões sistólica e diastólica	Manter balanço hídrico adequado para minimizar o estresse cardíaco. Assegurar-se de que os níveis pressóricos sanguíneos estejam adequados para manter as demandas circulatórias
Aumento de depósitos de cálcio e colesterol em arteríolas; paredes arteriais espessadas	Predispõem o paciente à formação de coágulos nos membros inferiores	Orientar os pacientes sobre técnicas de exercícios para membros inferiores e movimentação adequada. Utilizar-se de meias elásticas ou dispositivos de compressão pneumática intermitente (CPI) Administrar anticoagulantes de acordo com a recomendação médica. Promover educação sobre efeitos desejados, efeitos colaterais e considerações sobre dietas
Sistema tegumentar		
Menor tecido subcutâneo e fragilidade aumentada da pele	Predisposição a lesões por pressão e rompimentos de pele	Selecionar a superfície adequada a ser usada na mesa cirúrgica. Avaliar a pele a cada 4 h; amortecer regiões de proeminências ósseas durante a cirurgia. Virar ou reposicionar a cada 2 h
Sistema pulmonar		
Diminuição da força da musculatura respiratória e do reflexo de tosse (Rothrock, 2019)	Aumento do risco para atelectasia	Avaliar os fatores de risco de complicações pulmonares pós-operatórias (Rothrock, 2019) Orientar o paciente quanto às técnicas corretas para tossir, respirar profundamente e utilizar o espirômetro. Assegurar-se de controle de dor suficiente para permitir a participação em exercícios
Redução da amplitude de movimento do diafragma	Aumento do volume residual (volume de ar que sobra nos pulmões após a respiração normal), redução da quantidade de ar que entra nos pulmões por inspiração	Quando possível, estimular deambulação precoce e uso de cadeiras para se sentar
Tecido pulmonar enrijecido, com alargamento dos espaços aéreos	Diminuição da oxigenação sanguínea	Obter saturação de oxigênio basal; medir durante o período perioperatório

Tabela 50.3 Fatores fisiológicos que aumentam os riscos cirúrgicos em idosos. (Continuação)

Alterações	Riscos	Implicações para a enfermagem
Sistema gastrintestinal		
Esvaziamento gástrico retardado Diminuição da produção de saliva (Rothrock, 2019)	Aumenta o risco de refluxo e indigestão e constipação (Rothrock, 2019)	Avaliar o estado nutricional e implementar medidas preventivas em pacientes de alto risco (Rothrock, 2019) Posicionar o paciente no leito com cabeceira elevada de pelo menos 45° Reduzir tamanho das refeições de acordo com dieta preconizada
Sistema renal		
Diminuição da função renal, com menor fluxo sanguíneo renal	Aumento do risco para choque quando houver perda sanguínea; aumento do risco de desequilíbrio hidreletrolítico	Para pacientes hospitalizados previamente à cirurgia, determinar o débito urinário de base por 24 h
Diminuição do ritmo de filtração glomerular e tempos de excreção	Diminuição da capacidade de eliminação de fármacos ou substâncias tóxicas	Monitorar possíveis reações adversas a fármacos
Redução da capacidade da bexiga urinária (Rothrock, 2019)	Aumento do risco para urgência, incontinência e infecções do trato urinário. Aumento do risco de retenção urinária pós-operatória (Rothrock, 2019)	Orientar os pacientes a notificar a enfermagem imediatamente quando sentirem a bexiga cheia. Manter o sistema de chamado da enfermagem a fácil acesso. Levar ao banheiro a cada 2 h ou mais, frequentemente, caso indicado
Sistema neurológico		
Perdas sensoriais, incluindo sensibilidade tátil reduzida e aumento de tolerância à dor	Habilidade diminuída para responder precocemente a sinais de alarme de complicações cirúrgicas	Inspecionar proeminências ósseas para sinais de lesões de pressão não sentidas pelo paciente. Orientar o paciente quanto ao ambiente à sua volta. Observar sinais não verbais de dor
Resposta febril durante a cirurgia (Rosenthal, 2019; Rothrock, 2019)	Risco aumentado para infecções não diagnosticadas e hipotermia (Rothrock, 2019)	Garantir monitoramento cuidadoso e constante da temperatura do paciente; prover mantas quentes; monitorar função cardíaca; fornecer fluidos intravenosos aquecidos. Os objetivos são prevenir a perda de calor (Rosenthal, 2019) Manter a normotermia intraoperatória (Rothrock, 2019)
Tempo de reação reduzido	Confusão e delírio após anestesia; risco aumentado para quedas	Fornecer tempo adequado para respostas, processamento de informações e realização de tarefas. Realizar rastreamento de risco de quedas e instituir precauções para quedas. Realizar rastreamento para delírio com ferramentas validadas. Orientar frequentemente quanto a realidade e entornos do paciente
Sistema metabólico		
Taxa metabólica basal reduzida	Consumo total de oxigênio reduzido	Garantir aporte nutricional adequado quando dieta retornar, porém evitando consumo excessivo de calorias
Redução de número de hemácias e níveis de hemoglobina	Capacidade de carrear oxigênio adequadamente para os tecidos reduzida	Administrar hemocomponentes conforme necessário. Monitorar resultados de exames de sangue e saturação de oxigênio
Mudança na quantidade total de potássio e volume de água	Aumento do risco de desequilíbrio hídrico ou eletrolítico	Monitorar níveis eletrolíticos e suplementar conforme necessidade. Fornecer monitoramento cardíaco (telemetria) conforme necessário

Rosenthal L, Association of PeriOperative Registered Nurses (AORN): *Perioperative assessment of the older adult*. The Hartford Institute for Geriatric Nursing, NYU Rory Meyers College of Nursing, 2019; Rothrock JC: *Alexander's care of the patient in surgery*, ed 16, St Louis, 2019, Elsevier.

fluidos após cirurgias, ou se um paciente desenvolve **náuseas ou vômitos pós-operatórios (NVPO)**. Pacientes aumentam gradualmente, no pós-operatório, sua ingesta alimentar (a partir do retorno do trânsito intestinal) de 1 a 2 ou 3 a 5 dias após as cirurgias, até que possam tolerar refeições normais. Pacientes que se submetem a cirurgias estando em mau estado nutricional são mais propensos a tolerarem menos a anestesia, o balanço de nitrogênio negativo, bem como aumentarem o tempo necessário para recuperação pós-operatória, o tempo de cicatrização da ferida operatória e o risco de infecções. Recomendações recentes sugerem o uso de suplementos alimentares que aumentem a imunidade conforme a necessidade para tratar deficiências antes de uma cirurgia eletiva (Askari, 2020; Weimann et al., 2017). Alguns estudos indicam que a recuperação também pode ser acelerada regulando-se o estado metabólico do paciente antes da cirurgia (p. ex., minimizando o estresse metabólico e a resistência insulínica por meio de bebidas à base de carboidratos e hidratação vigorosa) e após a cirurgia (p. ex., utilizando-se de alimentação via oral (VO) precoce e medicamentos procinéticos para melhorar a motilidade gástrica, aumentando também a tolerância à alimentação enteral) (Kim et al., 2018; Weimann et al., 2017).

Obesidade. De acordo com a Organização Mundial da Saúde (OMS), existem aproximadamente 650 milhões de adultos obesos e 42 milhões de crianças obesas de menos de 5 anos. Nos EUA, 35% dos adultos e 17% das crianças são obesos (Lim, 2020). À medida que o peso aumenta, as funções ventilatória e cardíaca do paciente diminuem, aumentando o risco de atelectasia pós-operatória, pneumonia e morte. Apneia obstrutiva do sono (AOS), hipertensão, doença arterial coronariana, diabetes melito e insuficiência cardíaca são condições de comorbidade na população bariátrica. Pacientes obesos geralmente têm dificuldades em retomar a realização de atividades físicas após cirurgia, em decorrência da dor e fadiga por ela causadas, somadas à já reduzida mobilidade física dessa população. Essa combinação de fatores aumenta o risco de desenvolvimento de tromboembolismo venoso (TEV). Obesidade é também um fator de risco significativo para infecções de feridas operatórias, perda sanguínea intraoperatória e embolia pulmonar (Inge, 2020).

O excesso de peso na pele em regiões de proeminências ósseas restringe o fluxo sanguíneo e aumenta a ocorrência dos riscos de lesões por pressão quando os pacientes se deitam na mesa operatória. A obesidade também aumenta o risco de má cicatrização, infecção da ferida operatória, deiscência e evisceração, pois o tecido gorduroso é pobre em suprimento sanguíneo, dificultando o aporte de nutrientes essenciais e anticorpos necessários para a cicatrização da ferida operatória (ver Capítulo 48). Adicionalmente, cirurgiões podem encontrar dificuldades no fechamento das feridas operatórias devido à grossa camada de tecido adiposo.

Apneia obstrutiva do sono (AOS). A apneia obstrutiva do sono (AOS) é um transtorno crônico relacionado ao sono caracterizado por episódios periódicos de colabamento ou oclusão parcial das vias respiratórias superiores (Kline, 2020). A condição se manifesta quando os músculos da garganta relaxam durante o sono, fazendo com que os tecidos moles da parte posterior da garganta colapsem e bloqueiem a via respiratória superior. Essas alterações estruturais e neuromusculares podem causar AOS, que resulta em pausas respiratórias (apneias) que duram no mínimo 10 segundos durante o sono. A maioria dos episódios apneicos dura de 10 a 30 segundos, mas alguns podem continuar por 1 minuto ou mais, levando a significativas dessaturações de oxigênio. Durante um episódio de apneia, há um aumento gradual da pressão negativa intratorácica (chegando até -80 mmHg), pressão negativa essa que dificulta a ação da musculatura cardíaca em bombear efetivamente o sangue; dessa forma, o débito cardíaco diminui. Em resposta à dessaturação de oxigênio, há um estímulo, que encerra a apneia. O estímulo é acompanhado de um grande aumento da atividade simpática, que leva a um aumento significativo da pressão arterial (Wickramasinghe, 2019).

Pacientes com AOS que serão operados apresentam riscos significativos. Sedativos, analgésicos opioides e anestesia geral causam relaxamento das vias respiratórias superiores e podem agravar a AOS. O risco é ainda maior quando o paciente está sedado e em decúbito dorsal. Pacientes já tiveram apneias graves e hipoxemia, levando à morte após procedimentos cirúrgicos e diagnósticos sob sedação consciente. Um rastreamento cuidadoso de pacientes em risco ou sintomáticos para AOS é essencial antes de cirurgias (Olson et al., 2020a).

Pacientes com AOS geralmente têm outras condições comórbidas como asma, aterosclerose, infarto do miocárdio, falência cardíaca, hipertensão, fibrilação atrial, doença renal crônica e distúrbios comportamentais, como diminuição em atenção, vigilância, concentração, habilidades motoras e verbais, bem como memória visoespacial (Kline, 2020; National Institute of Health, n.d). Há evidências, inclusive, que sugerem que a falta de sono (por múltiplas razões) pode ter influência no declínio cognitivo de alguns idosos (National Institute of Health, n.d). Os distúrbios causados pela condição diminuem a funcionalidade cotidiana devido a fadiga crônica e sonolência, afetando negativamente a saúde e a longevidade. Pacientes que sofrem de AOS desenvolvem múltiplas complicações, incluindo hipertensão, doenças cardíacas, vasculares e neurológicas e diabetes tipo 2 (Kline, 2020).

Imunossupressão. Pacientes com condições que alterem a função imune (p. ex., imunodeficiências primárias, síndrome da imunodeficiência adquirida [AIDS], câncer, alterações de medula óssea e transplantados) têm risco aumentado de desenvolver infecções pós-cirúrgicas. O risco de infecção aumenta quando pacientes recebem rádio ou quimioterapia para o tratamento de cânceres, fazem uso de medicações imunossupressoras ou necessitam de esteroides para tratamento de uma variedade de condições autoimunes ou inflamatórias (Anderson e Sexton, 2020a). Radioterapia é usada ocasionalmente antes de cirurgias para reduzir o tamanho de tumores cancerosos, com vistas a facilitar a remoção cirúrgica. Idealmente, um cirurgião espera para fazer a cirurgia de 4 a 6 semanas após o término da radioterapia, dados os efeitos inevitáveis da radiação sobre tecidos normais. A radiação afina as camadas da pele, destrói o colágeno e piora a perfusão tecidual. Caso não se aguarde, o paciente pode ter sérios problemas para a cicatrização.

Desequilíbrio hidreletrolítico. O corpo responde à cirurgia como uma forma de trauma. A degradação intensa de proteínas causa um balanço de nitrogênio negativo (ver Capítulo 45) e hiperglicemia. Ambos esses efeitos diminuem a recuperação tecidual e aumentam o risco de infecções. Como resultado da resposta adrenocortical ao estresse, o corpo retém sódio e água e perde potássio nos 2 a 5 primeiros dias após a cirurgia. A gravidade da resposta ao estresse influencia o grau de desequilíbrio hidreletrolítico. Cirurgias maiores resultam em respostas de estresse maiores. Um paciente hipovolêmico antes da cirurgia, ou com sérias alterações eletrolíticas, tem risco aumentado durante e depois da cirurgia. Por exemplo, um excesso ou depleção de potássio aumenta o risco de arritmias durante ou após a cirurgia. O risco de alterações hidreletrolíticas é ainda maior em pacientes com diagnósticos prévios de diabetes melito, doença renal, gastrintestinal (GI) ou cardiovascular (ver Capítulo 42).

Riscos de náuseas e vômitos pós-operatórios (NVPO). Náuseas e vômitos após cirurgias são situações desconfortáveis e quase sempre imobilizantes. NVPO afetam aproximadamente 30% dos pacientes em salas de recuperação pós-cirúrgica (Feinleib et al., 2020). É uma situação que pode levar a graves complicações, incluindo aspiração pulmonar, desidratação e arritmias pelo desequilíbrio hidreletrolítico. Um paciente que vomita frequentemente após cirurgia tem risco aumentado de deiscência da ferida operatória. Pacientes com risco de desenvolver NVPO incluem mulheres, indivíduos com histórico de NVPO ou cinetose não tabagistas e jovens. Fatores de risco ligados à anestesia incluem uso de anestésicos voláteis (p. ex., óxido nítrico), duração da anestesia e uso de opioides no perioperatório. Certos tipos de cirurgias (p. ex., procedimentos abdominais [colecistectomias] e cirurgias ginecológicas]) também estão associados a NVPO (Feinleib, 2020). Pacientes de cirurgias ambulatoriais geralmente têm menos NVPO. Entretanto, náuseas e vômitos podem ocorrer após o paciente de cirurgias ambulatoriais deixar o ambiente cirúrgico. Náuseas e vômitos pós-alta podem ser particularmente danosos para pacientes de cirurgias ambulatoriais pois esse grupo deixa de ter acesso imediato a antieméticos intravenosos de ação rápida (Feinleib, 2020). O rastreamento para NVPO é crucial para que os enfermeiros consigam tomar as precauções necessárias para prevenir NVPO e possível broncoaspiração pulmonar. Pacientes com quatro ou mais fatores de risco têm grande incidência de NVPO (Rothrock, 2019). O manejo de NVPO começa antes da cirurgia.

Riscos de retenção urinária pós-operatória (RUPO).
Retenção urinária pós-operatória (RUPO) é comum após a anestesia, acometendo até 70% dos pacientes. Normalmente, a incapacidade de urinar é temporária, mas pode se prolongar em alguns pacientes. Fatores de risco comuns são (Glick, 2020):

- **Específicos ao paciente:** idade avançada, sexo masculino, histórico de RUPO, doença neurológica ou cirurgia pélvica anterior
- **Específicos ao procedimento:** cirurgia anorretal, artroplastia articular, correção de hérnia ou cirurgia de incontinência
- **Específicos da anestesia:** administração excessiva de fluidos intraoperatórios, relacionados à medicação (p. ex., uso de opioides, agentes anticolinérgicos, simpatomiméticos), anestesia prolongada ou tipo de anestesia.

Pacientes que não conseguem urinar na sala de recuperação pós-anestésica (SRPA) podem não se queixar de plenitude vesical, e a avaliação física pode não conseguir detectar uma bexiga hiperdistendida, o que pode ser confirmado pela varredura vesical, um exame não invasivo que é utilizado quando o paciente tem fatores de risco de desenvolver RUPO ou não conseguir urinar em até 4 horas de pós-operatório.

Uma cateterização única é recomendada quando > 600 mℓ de urina são detectados no exame de imagem. Um paciente em cirurgia ambulatorial pode não urinar de maneira espontânea antes da alta. Pacientes cirúrgicos ambulatoriais devem ser orientados a procurar o médico caso ainda não consigam urinar 8 horas após a alta.

Riscos de tromboembolismo venoso (TEV).
Em 2008, os Centers for Medicare and Medicaid Services (CMS) deliberaram que trombose venosa profunda (TVP – coágulo formado nas veias profundas) após artroplastia total de joelhos ou quadril é um *never event* e, portanto, recusaram-se a pagar por despesas médicas decorrentes de TVPs adquiridas em hospitais (AHRQ, 2019; CMS, 2020). Além disso, o CDC verificou que entre 2007 e 2009 mais de 550 mil pacientes apresentaram diagnóstico de TEV na alta (CDC, 2020a). Se o paciente desenvolve TVP após cirurgia, o Medicare e algumas empresas de seguros de saúde seguram o pagamento para os hospitais pelos custos associados ao tratamento de TVP, pois TVPs são eventos tipicamente preveníveis. The Joint Commission (2020) fornece um conjunto atualizado de medidas de responsabilização (*i. e.*, medidas de qualidade que produzem o melhor impacto positivo possível em resultados de pacientes quando hospitais mostram melhorias nelas). Uma das medidas de responsabilização é o tratamento e a prevenção de TEV, alguns dois quais são subclínicos (assintomáticos), enquanto outros se apresentam como embolismo pulmonar agudo ou TVP sintomático. Pacientes com maior risco de desenvolvimento de TEV são aqueles que passam por procedimentos cirúrgicos com anestesia geral e tempo cirúrgico maior do que 90 minutos, ou 60 minutos se a cirurgia envolver a região pélvica ou os membros inferiores; admissões cirúrgicas de casos agudos com condições inflamatórias ou intra-abdominais; e situações em que se espera mobilidade reduzida após a cirurgia. Além disso, os pacientes têm maior risco se apresentarem um ou mais dos seguintes fatores de risco (Bauer e Lip, 2020):

- Câncer ativo ou tratamento para câncer
- Idade acima de 55 anos
- TEV prévio
- Cirurgia recente
- Desidratação
- Distúrbios de coagulação conhecidos
- Obesidade (IMC de 40 kg/m^2 ou maior).

> **Pense nisso**
>
> Um enfermeiro conduz uma avaliação pré-operatória em um paciente de 85 anos acompanhado de seu familiar cuidador. O familiar cuidador do paciente o auxilia a deambular e responde às perguntas do profissional de enfermagem. Uma revisão dos registros no prontuário do paciente revela episódios recentes de apneia do sono. Quais questões o profissional de enfermagem deve fazer para compreender os riscos de complicações cirúrgicas desse paciente? Quais fatores de risco colocam esse paciente em risco para complicações cirúrgicas?

Base de conhecimento de enfermagem

Comunicação no período perioperatório

A continuidade do cuidado é importante quando se trata de pacientes cirúrgicos. Na maioria dos casos, um enfermeiro diferente cuida de um paciente durante cada fase cirúrgica, o que requer uma comunicação clara e precisa entre os enfermeiros. No entanto, com base em um modelo de prestação de cuidado próprio para as condições perioperatórias, alguns enfermeiros devem seguir os pacientes por todas as fases pré e intraoperatórias. Em algumas situações, enfermeiros de peri acompanham os pacientes na SRPA, monitorando o estado de saúde do paciente antes da cirurgia, identificando necessidades específicas dos pacientes, ensinando e aconselhando, preparando para o centro cirúrgico e acompanhando a recuperação do paciente. Outros profissionais da saúde como terapeutas respiratórios e fisioterapeutas também estão presentes durante cada fase da experiência cirúrgica. Uma comunicação efetiva de transição de equipe entre os profissionais da equipe é necessária para garantir a continuidade do cuidado e reduzir o risco de erros médicos (Rothrock, 2019). Transições de cuidados de um profissional para outro colocam o paciente em risco para lesões, omissão de cuidados e erros em interpretação de informações. A Organização Mundial da Saúde (World Health Organization [WHO], n.d.) oferece um *Checklist* de Segurança Cirúrgica que garante comunicação efetiva e práticas de segurança durante esses períodos perioperatórios: antes da administração da anestesia, antes da incisão cutânea e antes de o paciente sair da área cirúrgica. Hospitais e centros cirúrgicos ambulatoriais podem modificar ou adicionar itens ao *checklist* com base nas suas diretrizes práticas. As National Patient Safety Goals de TJC destacam a importância da identificação adequada do paciente e a comunicação efetiva (TJC, 2021).

Controle glicêmico e prevenção de infecções

Enfermeiros de perioperatório desempenham um papel fundamental no monitoramento de pacientes ao longo de toda a experiência perioperatória. Quando um paciente tem diabetes ou pré-diabetes, é imprescindível o monitoramento dos níveis de glicose no sangue. Evidências apontam para uma relação entre infecção de ferida operatória e tecidos e níveis glicêmicos de pacientes cirúrgicos. Controle insatisfatório dos níveis glicêmicos (especialmente hiperglicemia) durante e após a cirurgia aumentam os riscos de eventos adversos, como infecções da ferida operatória e mortalidade. O controle glicêmico perioperatório reduz a mortalidade de pacientes com e sem diabetes que se submeteram a cirurgias gerais e naqueles que passaram por cirurgias cardíacas (van den Boom et al., 2018). A avaliação perioperatória de pacientes, juntamente à administração apropriada de insulina, é um cuidado padronizado crítico.

Prevenção de lesões por pressão

Pacientes que passam por cirurgias representam um desafio único quanto à prevenção de lesões por pressão (Joseph et al., 2019). Pesquisas em enfermagem revelam que pacientes estão em risco de lesões por pressão no intraoperatório por fatores intrínsecos, extrínsecos e específicos do centro cirúrgico (EPUAP, NPIAP, PPPIA, 2019):

- **Riscos intrínsecos** (tolerância do próprio paciente ao insulto causador de lesões por pressão) – má nutrição (níveis de albumina < 3 g/dℓ), mobilidade reduzida, idade avançada, estado mental comprometido, infecção, incontinência, déficit sensorial e comorbidades como diabetes, desnutrição e obesidade (Kim et al., 2017; Saghaleini et al., 2018)
- **Riscos extrínsecos** (variáveis que aumentam a suscetibilidade tecidual a suportar pressão externa) – temperatura, fricção, forças de cisalhamento e umidade
- **Fatores de risco no centro cirúrgico** – duração e tipo da cirurgia, posição na mesa cirúrgica, instrumentos de posicionamento utilizados, dispositivos de aquecimento, agentes anestésicos, hemodinâmica intraoperatória e quantidade de tempo no leito cirúrgico.

Embora existam diversos possíveis fatores de risco, é necessária a realização de mais pesquisas para determinar qual(is) tipo(s) de cirurgia contribui(em) para o desenvolvimento de lesões por pressão e qual(is) condição(ões) clínica(s) mais provavelmente contribui(em) para o desenvolvimento de lesões por pressão no período pós-operatório (Bulfone et al., 2018).

Uma avaliação pré-operatória deve incluir rastreamento para esses fatores de risco. Enfermeiros fornecem assistência à prevenção de lesões por pressão intraoperatórias por meio do posicionamento adequado do paciente e uso de superfícies que diminuam a pressão. O posicionamento é de responsabilidade conjunta entre cirurgiões, anestesistas e enfermeiros. A posição ideal deve ser aquela que proporciona o melhor acesso cirúrgico e que seja mais bem tolerada pelo paciente (Welch, 2020). Após a cirurgia, deve ser realizado um exame criterioso da pele, com o emprego de estratégias de diminuição de pressão (ver Capítulo 48).

Jeff revisa seu conhecimento sobre o processo cirúrgico e sabe que o Sr. Cooper nunca foi submetido a cirurgia antes desta internação. Jeff usa seu conhecimento prévio da cirurgia e dos fatores de risco cirúrgico para identificar áreas a serem avaliadas e quais resultados laboratoriais analisar. Ele também sabe que o Sr. Cooper tem telefonado para o centro cirúrgico fazendo perguntas; portanto, Jeff pretende garantir que ele tenha tempo para responder todas as dúvidas do Sr. Cooper.

Educação pré-operatória

A educação pré-operatória tem sido associada, mediante pesquisas, a melhores resultados para os pacientes na fase pós-operatória do cuidado (Koivisto et al., 2020). Evidências atuais sugerem que pacientes que recebem educação pré-operatória demonstram menores níveis de ansiedade e expectativas pós-operatórias mais realistas (Burgess et al., 2019). Além disso, a educação possibilita a tomada de decisões pré-operatórias colaborativas que permitem que o paciente faça melhores escolhas (Burgess et al., 2019).

Foram propostos vários métodos de ensino pré-operatório. O uso de vídeos permite que o paciente reflita sobre uma cirurgia iminente, mas vídeos são menos eficazes do que comunicação verbal. Esta permite que o paciente faça perguntas e esclareça preocupações sobre o processo cirúrgico. Outros métodos comumente utilizados incluem aulas em grupo pré-internação, panfletos e brochuras, bem como reuniões individuais pré-operatórias com um enfermeiro (Burgess et al., 2019).

Evidências atuais demonstram melhores resultados para os pacientes mediante educação pré-operatória, incluindo menor tempo de hospitalização, menos ansiedade e redução do risco de complicações pós-operatórias (Burgess et al., 2019; Iqbal et al., 2019). Além disso, a educação pré-operatória demonstrou diminuir a dor pós-operatória, reduzir custos para a instituição e diminuir a depressão pós-operatória (Burgess et al., 2019). Educação sobre a experiência cirúrgica aumenta a satisfação e o conhecimento do paciente, agilizando o processo de recuperação e facilitando o retorno à funcionalidade (Harding et al., 2020).

Pensamento crítico

O pensamento crítico bem-sucedido aplicado ao julgamento de enfermagem requer uma síntese de conhecimento, experiência, condições ambientais, atitudes de pensamento crítico e padrões intelectuais e profissionais. Julgamentos clínicos refletem o conhecimento que você tem a fim de antecipar o que deve ser avaliado em um paciente, como conhecer os fatores de risco cirúrgico comuns, o tipo de cirurgia e quais perguntas os pacientes devem ter respondidas no pré-operatório. O julgamento clínico envolve analisar os achados/características definidores de um paciente, reconhecer os padrões de dados, elaborar diagnósticos de enfermagem precisos e então planejar e realizar um plano de cuidados centrado no paciente. Durante a avaliação, considere todos os elementos necessários para realizar um diagnóstico de enfermagem apropriado (Figura 50.1).

Quando se cuida de um paciente cirúrgico, é necessário integrar seu conhecimento da situação clínica específica do paciente e tipo de cirurgia juntamente às experiências prévias do cuidado de outros pacientes cirúrgicos. Isso permite que você elabore perguntas a serem feitas ao paciente sobre as expectativas e a familiaridade dele com a cirurgia. Deve-se aplicar esse conhecimento usando uma abordagem centrada no paciente, com ele compartilhando as tomadas de decisões clínicas. A utilização de atitudes de pensamento crítico (ver Capítulo 15) garante que sua avaliação e seu plano de cuidados sejam abrangentes e incorpora princípios úteis e baseados em evidências para o sucesso do cuidado perioperatório. Uma atitude-chave para um enfermeiro perioperatório é a responsabilidade (ou seja, não apenas ser responsável por práticas-padrão perioperatórias, como também ser um defensor do paciente). O uso de práticas profissionais padrão perioperatórias desenvolvido pela **Association of periOperative Registered Nurses (AORN**; 2020a) (http://www.aorn.org) e pela **American Society of PeriAnesthesia Nurses** (ASPAN, 2019) (http://www.aspan.org/) fornece diretrizes valiosas para o manejo perioperatório e a avaliação do processo e resultados. As Hospital National Patient Safety Goals de TJC incluem dois conjuntos de recomendações para o cuidado perioperatório: prevenção de infecções e prevenção de erros durante a cirurgia (TJC, 2021). Sempre revisite essas diretrizes pelo surgimento de práticas baseadas em evidências, pelas políticas institucionais e pelo escopo da prática no estado em que você atua.

> **Pense nisso**
>
> Pense em um paciente de quem você cuidou durante a experiência cirúrgica dele. Desenvolva uma comunicação de transição de equipe para o seu paciente que você usaria para relatar ao enfermeiro do próximo turno.

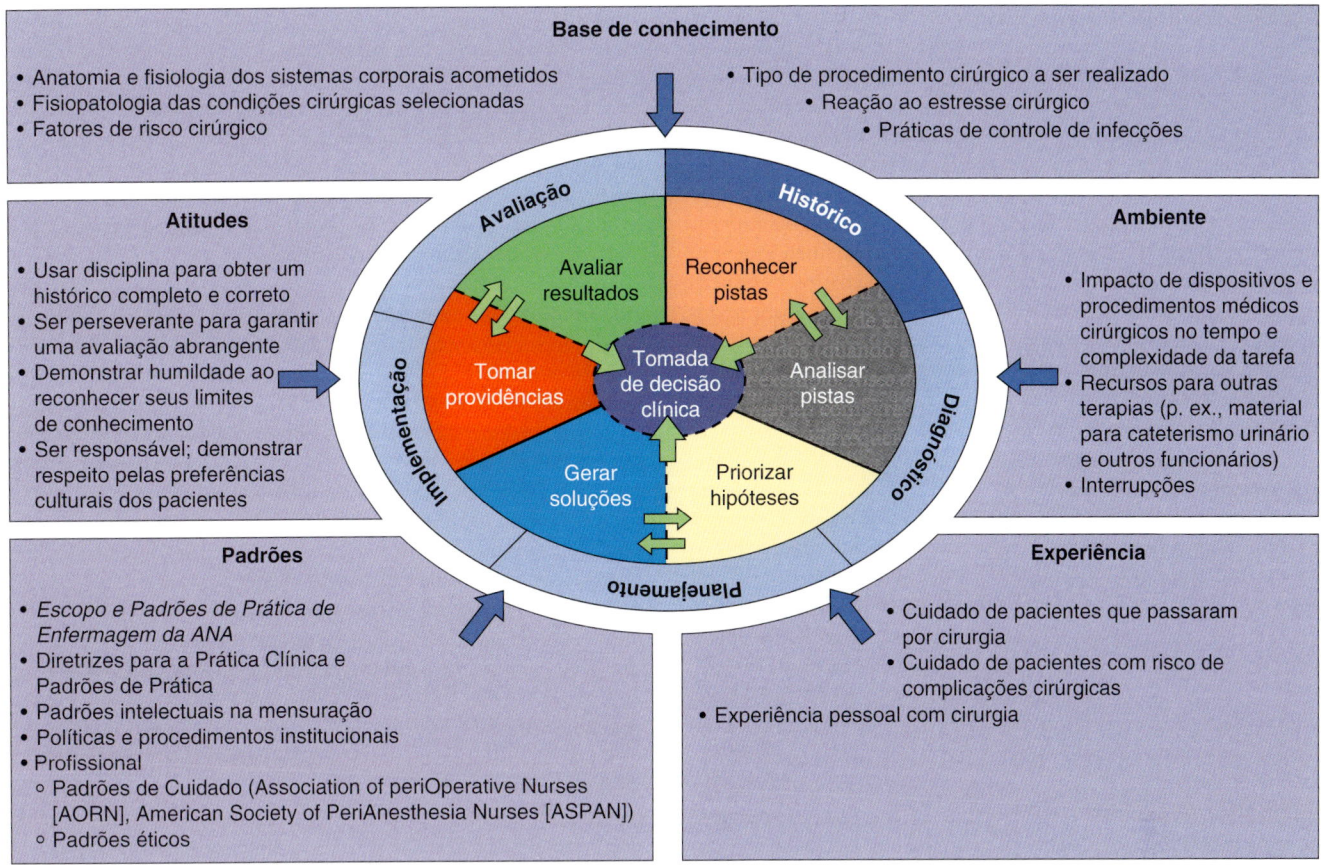

Figura 50.1 Modelo de pensamento crítico para avaliação de paciente cirúrgico. (Copyright de Modelo de Julgamento Clínico © NCSBN. Todos os direitos reservados.)

Fase pré-cirúrgica

Processo de enfermagem

O processo de enfermagem oferece uma abordagem de tomada de decisão clínica que envolve a aplicação de pensamento crítico e julgamento clínico sólido. Pacientes que se submeterão a cirurgias chegam aos serviços de saúde em diferentes estados de saúde. Por exemplo, um paciente pode chegar ao hospital ou centro de cirurgia ambulatorial em determinado dia sentindo-se relativamente saudável e preparado para enfrentar uma cirurgia eletiva, enquanto outro indivíduo em um acidente automobilístico enfrentará uma cirurgia de emergência sem tempo para preparo. A habilidade de estabelecer um vínculo e manter uma relação profissional com o paciente e sua família é essencial durante a fase pré-operatória. Pacientes cirúrgicos passam com diversos profissionais da saúde, incluindo cirurgiões, enfermeiros, anestesiologistas e instrumentadores. Todos têm sua função no cuidado e na recuperação do paciente. Familiares tentam fornecer seu suporte com sua presença, mas muitos passam por estresses semelhantes aos do paciente. Como enfermeiro, você deve elaborar uma relação de cuidado (ver Capítulo 7) e se comunicar efetivamente (ver Capítulo 24) com o paciente e sua família para ganhar a confiança do paciente. Isso o ajuda a avaliar em profundidade a informação necessária para identificar corretamente os diagnósticos e problemas de enfermagem e prover um plano de cuidado centrado no paciente. A sensibilidade cultural é igualmente importante no desenvolvimento de um plano de cuidado centrado no paciente, o que se reflete em seu bem-estar físico, psicológico, emocional, sociocultural e espiritual (ver Capítulo 9). Você aprenderá a reconhecer o risco cirúrgico de um paciente, coordenar exames diagnósticos, identificar diagnósticos e intervenções de enfermagem e estabelecer resultados em colaboração com o paciente e sua família. É responsabilidade da enfermagem comunicar dados pertinentes ao plano de cuidado à equipe cirúrgica.

Diversos hospitais desenvolveram protocolos de **Recuperação Otimizada Após Cirurgia (ROAC)** que são implementados nas fases pré-operatória, intraoperatória e pós-operatória do cuidado (Ricciardi et al., 2020). Tais protocolos são interdisciplinares e baseados em evidências científicas publicadas. Elementos dos protocolos ROAC podem incluir abordagens minimamente invasivas em vez de grandes incisões, manejo de fluidos em busca de balanço adequado em vez de grandes volumes de fluidos intravenosos, prevenção de remoção precoce de drenos e tubos, mobilização precoce e alimentação VO no dia da cirurgia (Ljungqvist et al., 2017; Ricciardi et al., 2020). Um protocolo ROAC incluirá padrões baseados em evidências de cuidados pré e pós-operatórios, bem como diretrizes clínicas estabelecidas pela instituição. O julgamento clínico é necessário mesmo quando o paciente está incluído em um protocolo ROAC. A adequação dos diversos elementos de um protocolo ROAC e quaisquer alterações clínicas inesperadas que um paciente possa experimentar precisam ser monitoradas para se tomarem decisões clínicas relacionadas à conclusão das intervenções.

❖ Histórico de enfermagem

Na elaboração do histórico de enfermagem, avalie de forma crítica e cuidadosa cada paciente e seus achados para garantir decisões clínicas centradas no paciente de modo a garantir um cuidado de enfermagem seguro. O objetivo da avaliação pré-operatória é considerar o que é normal para um procedimento cirúrgico planejado, incluindo os efeitos fisiológicos previstos, e comparar com o estado pré-operatório inicial dos pacientes. Sua avaliação também revelará a presença de quaisquer riscos cirúrgicos, para que você possa reconhecer, prevenir e minimizar possíveis complicações pós-operatórias. O grau de avaliação de um enfermeiro depende da condição do paciente, das condições cirúrgicas (ambulatoriais versus hospitalares), do tempo disponível do enfermeiro com o paciente e da urgência do procedimento. Cirurgias realizadas no mesmo dia da admissão ou ambulatoriais representam desafios no sentido de realizar uma avaliação completa em um curto espaço de tempo. Nesses cenários, é essencial uma abordagem interdisciplinar em equipe. Pacientes são admitidos apenas horas antes das cirurgias; consequentemente, é importante para um enfermeiro organizar e verificar os dados obtidos antes da cirurgia, implementando um plano de cuidado perioperatório. Isso ocorre tanto em cirurgias realizadas no dia da admissão quanto em pacientes que requerem internação hospitalar.

A maioria das avaliações cirúrgicas se inicia antes da admissão no serviço de saúde, clínica de pré-admissão, clínica anestésica ou por telefone. Alguns pacientes preenchem um documento com seu histórico prévio antes de chegar ao serviço de saúde. Outras vezes, um médico realiza um exame físico ou solicita exames laboratoriais. Enfermeiros começam a explicar, tirar dúvidas e completar os papéis antes da cirurgia para otimizar o cuidado do paciente no dia da cirurgia. Quando a cirurgia é de emergência, com pouco tempo disponível para avaliação, você deve priorizar uma avaliação baseada na condição clínica do paciente e seus fatores de risco.

Pelos olhos do paciente. Quando possível, é importante determinar as expectativas do paciente sobre a cirurgia e a recuperação perguntando o que ele espera obter como resultado da cirurgia. Explore com questões como "Explique para mim, com suas próprias palavras, que tipo de cirurgia você fará" ou "Você compreende o cuidado que receberá e quanto tempo você ficará no hospital após a cirurgia? Se não, o que você quer saber?" ou "Você espera melhora total da dor ou apenas uma redução depois da cirurgia?" e "Você espera ser independente logo após a cirurgia ou totalmente dependente da enfermagem ou da sua família?" Essas são apenas algumas perguntas a se fazer para estabelecer um plano de cuidado que se alinhe às necessidades e às expectativas do paciente. Ouça a explicação do paciente, esteja atento e explique sobre a cirurgia. Estabeleça uma relação com cada paciente de modo a estimular colaboração e decisões compartilhadas. Avaliar as expectativas do paciente trará maior compreensão da saúde dele e suas necessidades de cuidados.

À medida que Jeff inicia o histórico de enfermagem do Sr. Cooper, ele usa seu conhecimento sobre o processo cirúrgico, incluindo o conhecimento sobre o câncer do sistema gastrintestinal. Ele sempre inclui sua experiência anterior com pacientes submetidos a procedimentos cirúrgicos. Quando Jeff conversa com o Sr. Cooper, ele descobre que este conversou com seu cirurgião e soube que ele precisa fazer uma colostomia. Jeff faz outras perguntas de histórico ao Sr. Cooper a respeito do que ele sabe sobre suas preparações pré-operatórias e quaisquer preocupações que ele possa ter sobre sua cirurgia iminente.

Histórico de enfermagem. Uma anamnese pré-operatória de enfermagem inclui informações sobre todos os sistemas corporais, similares às descritas no Capítulo 30. Se o paciente for incapaz de transmitir todas as informações necessárias, recorra aos familiares (caso apropriado). Como em qualquer admissão em serviço de saúde, inclua informações sobre documentos diretivos antecipados. Pergunte para o paciente se ele possui uma procuração não revogável em caso de incapacidade ou um testamento vital (ver Capítulo 23) e inclua uma cópia em seu histórico médico. Muitas vezes as diretivas são modificadas antes das cirurgias, mas reestabelecidas após estabilização pós-operatória. Para auxiliar em uma avaliação de enfermagem completa e acurada, sistemas digitais fornecem documentos padronizados para os dados necessários. Não deixe de preencher todos os itens, mesmo que envolvam longas descrições textuais.

Histórico médico. Uma revisão do histórico médico do paciente inclui doenças e cirurgias passadas e o motivo principal para a busca de ajuda médica. O histórico médico auxilia no rastreio de condições médicas importantes que aumentem o risco de complicações durante ou após a cirurgia (Tabela 50.4). Essa informação permite que você preveja quais serão alguns dos tratamentos preliminares antes da cirurgia. Por exemplo, um paciente com histórico de insuficiência cardíaca está sob risco de um declínio maior da função cardíaca durante e após a cirurgia. O paciente com insuficiência cardíaca no pré-operatório frequentemente necessitará de betabloqueadores, infusão de fluidos intravenosos a menor velocidade ou administração de diuréticos após transfusões sanguíneas. O Boxe 50.1 mostra uma lista de questões para avaliação de pacientes com história de doença cardíaca. Se o paciente tem riscos cirúrgicos atrelados a condições clínicas, cirurgias ambulatoriais podem não ser indicadas, ou precauções específicas serão necessárias. Além disso, o histórico inclui perguntas sobre história familiar de complicações anestésicas como hipertermia maligna (um distúrbio genético e condição que ameaça a vida) que possam ocorrer durante a cirurgia.

Tabela 50.4 Condições clínicas que aumentam o risco cirúrgico.

Tipo de condição	Motivo do risco
Distúrbios hemorrágicos (hemofilia, trombocitopenia)	Aumenta o risco hemorrágico durante e após cirurgias
Diabetes melito	Aumenta a suscetibilidade a infecções e dificulta a cicatrização devido ao metabolismo alterado da glicose e comprometimento circulatório associado. O estresse cirúrgico frequentemente resulta em hiperglicemia (Harding et al., 2020)
Doença cardíaca (infarto do miocárdio recente, arritmias, insuficiência cardíaca) e doença vascular periférica	O estresse cirúrgico aumenta a demanda miocárdica para manter o débito cardíaco. Anestésicos gerais deprimem a função cardíaca
Hipertensão	Aumenta o risco de complicações cardiovasculares durante a anestesia (p. ex., acidente vascular encefálico, oxigenação tecidual inadequada)
Apneia obstrutiva do sono	A administração de opioides aumenta o risco de obstrução de vias respiratórias após a cirurgia. Pacientes dessaturam como visto pela queda de saturação de oxigênio na oximetria de pulso

Tabela 50.4 Condições clínicas que aumentam o risco cirúrgico. (Continuação)

Tipo de condição	Motivo do risco
Infecção de vias respiratórias superiores	Aumento do risco de complicações respiratórias durante a anestesia (p. ex., pneumonia e espasmos de musculatura laríngea)
Doença renal	Alteração da excreção de fármacos anestésicos e seus metabólitos, aumentam o risco de distúrbios ácido-básicos e outras complicações
Doença hepática	Alteração do metabolismo e eliminação de fármacos administrados durante a cirurgia, bem como prejuízo para coagulação e cicatrização por alterações do metabolismo proteico
Febre	Predispõe pacientes a distúrbios hidreletrolíticos e, por vezes, indica infecção subjacente
Doença pulmonar crônica (enfisema, bronquite, asma)	Redução dos meios de compensação fisiológicos de distúrbios ácido-básicos do paciente (ver Capítulo 42). Agentes anestésicos reduzem a função respiratória, aumentando o risco de hipoventilação grave
Distúrbios imunológicos (leucemia, síndrome da imunodeficiência adquirida [AIDS], supressão da medula óssea e uso de fármacos quimioterápicos ou agentes imunossupressores)	Aumento do risco de infecções e cicatrização retardada no pós-operatório
Uso abusivo de álcool, vício em opioides	O uso abusivo de álcool está associado a disfunções hepáticas e pode interferir nos efeitos da anestesia O vício em opioides pode resultar em negligência dos cuidados com a saúde e autocuidados. Consequentemente, os pacientes podem ter doenças subjacentes que afetam a cicatrização
Dor crônica	O uso regular de medicações para dor pode gerar aumento de tolerância. Doses maiores de analgésicos podem ser necessárias para o controle da dor pós-operatória

Dados de Mohabir PK: Preoperative evaluation, 2021, *Merck manual professional version*. https://www.merckmanuals.com/professional/special-subjects/care-of-the-surgical-patient/preoperative-evaluation. Last revised November 2020. Accessed September 2021; e Harding M et al.: *Lewis's medical-surgical nursing: assessment and management of clinical problems*, ed 11, St Louis, 2020, Elsevier.

Boxe 50.1 Questões do histórico de enfermagem: história cardíaca

Natureza do problema
- Você tem história de infarto, insuficiência cardíaca, angina (dor torácica), batimentos cardíacos irregulares ou doença valvar?
- Você faz uso de quais medicações?
- Diga-me se você está tomando alguma vitamina ou outros suplementos
- Você passou por algum procedimento recente no coração (p. ex., cateterização cardíaca ou ecocardiograma)?
- Você fuma, incluindo cigarros eletrônicos? Se sim, com que frequência e quantos por dia?

Sinais e sintomas
- Você tem tido alguma dor torácica?
- Como você dorme durante a noite (posição, uso de travesseiros, acorda com dor torácica)?
- Seus pés incham?
- Você sente falta de ar ou tem alguma dificuldade para respirar?

Início e duração
- Com que frequência você tem dor torácica, quando começa, quanto dura e o que ajuda a aliviá-la?
- Quando seus pés incham (o tempo todo, ao fim do dia, ao fim de um dia cheio)?
- Quando você sente falta de ar?

Gravidade
- Em uma escala de 0 a 10 (sendo 0 nenhuma dor e 10 a pior dor já sentida), que número você daria para a sua dor torácica?
- Descreva seu nível habitual de atividade. Você consegue subir escadas, fazer tarefas domésticas?
- Descreva a quantidade de atividade física que você faz diariamente. Diga-me quais tipos de exercícios você pratica.

Autogestão e cultura
- Você modificou seu nível de atividades, padrão de sono, dieta ou ingesta líquida recentemente?
- Você está ingerindo alguma medicação homeopática ou que não necessita de receita?

Pelos olhos do paciente
- Como você está se sentindo a respeito da cirurgia que está por fazer? Isso afetou seus sintomas?
- Você está tendo algum estresse adicional?

História de cirurgia prévia. Uma revisão da experiência cirúrgica prévia do paciente pode revelar potenciais reações físicas e psicológicas que possam ocorrer durante o procedimento planejado. Complicações como anafilaxia ou hipertermia maligna durante cirurgias prévias geram um alerta sobre a necessidade de medidas preventivas e a disponibilidade de equipamentos de emergência adequados. Por exemplo, se o paciente teve uma reação alérgica ao látex em uma cirurgia prévia, você deve documentar tal histórico e garantir um ambiente livre de látex para o paciente durante a hospitalização.

História de complicações pós-operatórias como vômitos persistentes ou dor não controlada levará à escolha de medicações mais apropriadas (conforme requisitadas pela equipe médica). Relatos de ansiedade grave antes de cirurgias anteriores revelam a necessidade de suporte emocional adicional, medicações e ensino pré-operatório. Sempre informe o cirurgião e/ou anestesiologista dessas condições, especialmente quando medicações possam estar indicadas.

Fatores de risco. O conhecimento de potenciais fatores de risco cirúrgicos e fatores de risco para complicações (p. ex., lesões por pressão) são focos da avaliação pré-operatória. Os dados do histórico de enfermagem do paciente após rastreio cuidadoso englobarão informações úteis para o planejamento do cuidado perioperatório. Considere quaisquer fatores de risco descritos antes que possam contribuir para resultados negativos e colabore estritamente com o médico para identificar terapias necessárias.

O risco de um paciente desenvolver lesões por pressão na fase intraoperatória não pode ser devidamente avaliado usando-se a Escala Braden padrão, já que essa escala não foi desenvolvida para objetivar fatores de risco intraoperatórios. A Munro Pressure Ulcer Risk Assessment Scale for Perioperative Patients e a Scott Triggers Risk Assessment Tool são duas escalas recomendadas pela AORN (n.d.). A Escala Munro é uma escala acumulativa que avalia fatores de risco presentes em cada uma das diferentes fases operatórias (Munro, 2019). A escala pré-operatória inclui mobilidade, estado nutricional, perda de peso, IMC e comorbidades (Munro, 2019). A escala intraoperatória inclui uma classificação do estado físico de acordo com a escala da American Society of Anesthesiologists (ASA), tipo de anestesia, umidade, superfície/movimento, hipotensão e temperatura corporal (Munro, 2019). O componente pós-operatório da escala inclui tempo de duração do procedimento cirúrgico e ocorrência de hemorragia (AORN, n.d.). O benefício da ferramenta Munro é que ela permite que os enfermeiros usem a ferramenta em cada etapa cirúrgica, aumentando a frequência das avaliações de risco. A ferramenta Scott Triggers é uma medida pré-operatória individual que avalia a idade, valores de albumina ou IMC do paciente, classificação ASA e duração estimada da cirurgia (Park et al., 2019).

No pré-operatório, alguns pacientes precisam parar de tomar medicamentos (p. ex., anticoagulantes) que possam afetar os resultados cirúrgicos e medicações que possam causar riscos com base no potencial de interações medicamentosas (Muluk et al., 2020). Rastreie cuidadosamente pacientes que tenham sinais e sintomas que levem à suspeição de AOS. Inclua a pessoa que dorme com o paciente para buscar sinais de AOS como roncos. Também veja se o paciente faz uso de pressão positiva contínua nas vias respiratórias (CPAP), ventilação com pressão positiva não invasiva (VPPNI) ou monitoramento de apneia em casa. Oriente os pacientes que fazem uso de CPAP ou VPPNI a trazer seus aparelhos para o hospital ou clínica cirúrgica. Muitas instituições de saúde têm tornado o rastreio para AOS obrigatório, utilizando-se de ferramentas baseadas em evidências como o questionário STOP-Bang de avaliação de apneia do sono (Boxe 50.2) (Kawada, 2019; Olson et al., 2020a). Se o STOP-Bang estiver indisponível, rastreie pacientes com perguntas simples sobre roncos, apneias durante o sono, despertares frequentes durante o sono, cefaleias matinais, sonolência diurna e fadiga crônica (Kawada, 2019).

Boxe 50.2 Questionário STOP-BANG

Para determinar se um paciente tem apneia obstrutiva do sono (AOS), muitas instituições utilizam a ferramenta de avaliação STOP-Bang (a seguir). (**Uma resposta *Sim* para qualquer pergunta representa um fator de risco.**)

STOP
- Você ronca (**S**nore) alto (mais alto do que falar ou alto o suficiente para ser ouvido através de portas fechadas)?
- Você se sente cansado (**T**ired), fatigado ou sonolento durante o dia?
- Alguém já observou (**O**bserved) que você para de respirar durante o sono?
- Você trata ou já tratou hipertensão arterial (**P**ressure)?

BANG
- IMC (**B**MI) acima de 35 kg/m^2
- Idade (**A**ge) acima de 50 anos
- Circunferência do pescoço (**N**eck) acima de 40 cm
- Sexo (**G**ender): Masculino

Modificado de Kawada T: Screening ability of STOP-Bang questionnaire for obstructive sleep apnea, *Anesthesia & Analgesia* 128(3): e48, 2019; Olson E, et al: Surgical risk and the preoperative evaluation and management of adults with obstructive sleep apnea, *UpToDate*, 2020a, https://www.uptodate.com/contents/surgical-risk-and-the-preoperative-evaluation-and-management-of-adults-with-obstructive-sleep-apnea.

Alguns pacientes necessitam de uma avaliação nutricional detalhada para determinar seu risco cirúrgico. Se o paciente apresenta sinais de desnutrição, deve-se realizar um rastreio nutricional usando a ferramenta de costume para o seu local de trabalho ou consulta com um nutricionista (ver Capítulo 45).

Medicações. Revise as medicações tomadas pelo paciente para determinar se alguma delas pode elevar o risco de complicações cirúrgicas (Tabela 50.5). Inclua todas as medicações prescritas, sem necessidade de prescrição e homeopáticas em seu histórico de enfermagem. Muitas medicações interagem de maneira imprevisível com os anestésicos utilizados em cirurgia (Burchum e Rosenthal, 2019). Por vezes, os cirurgiões temporariamente suspendem essas medicações ou ajustam suas doses antes da cirurgia. Por exemplo, há várias opções de tratamento em relação a quando manter um anticoagulante oral e se a terapia deve ser continuada durante determinados procedimentos cirúrgicos (Douketis e Lip, 2020). Enfermeiros devem verificar com os cirurgiões, em situações de pacientes ambulatoriais, quais medicações, se houver, devem ser tomadas ou não na manhã da cirurgia. Frequentemente, formulários entregues ao paciente pelo médico contêm essas informações. Quando em situações de cuidados agudos, confirmar com o cirurgião as medicações que foram suspensas. Se o paciente está sendo operado enquanto internado, todas as medicações prescritas são interrompidas automaticamente, a não ser que prescritas novamente pelos médicos. É importante notar que, se o paciente transita por diferentes áreas (p. ex., enfermaria para centro cirúrgico), uma lista completa de medicações é passada para a outra equipe durante a troca (TJC, 2021).

Alergias. Alergias a medicações, látex e agentes tópicos utilizados para preparar a pele para a cirurgia geram riscos significativos para os pacientes durante as cirurgias. Uma reação alérgica a qualquer agente é potencialmente fatal, dependendo de sua gravidade. Alergias a látex afetam de 8 a 12% de todos os trabalhadores de saúde (OSHA, n.d.). Os pacientes com maior risco de terem alergia ao látex incluem pessoas com predisposições genéticas, crianças com espinha bífida, pacientes com anomalias urogenitais ou lesões de medula espinal

Tabela 50.5 Medicações com implicações específicas para pacientes que se submetem a procedimentos cirúrgicos.

Classe de medicamento	Efeitos durante a cirurgia
Antibióticos	Potencializam a ação de agentes anestésicos. Se tomados dentro de 2 semanas antes da cirurgia, aminoglicosídeos (gentamicina, neomicina, tobramicina) podem levar a uma leve depressão respiratória por transmissão neuromuscular diminuída
Antiarrítmicos	Medicações (p. ex., betabloqueadores) podem reduzir a contratilidade cardíaca e prejudicar a condução cardíaca durante a anestesia
Anticoagulantes	Medicações como varfarina ou ácido acetilsalicílico alteram fatores de coagulação, aumentando assim o risco de hemorragias. Suspender ao menos 48 h antes da cirurgia
Anticonvulsivantes	O uso prolongado de certos anticonvulsivantes (p. ex., fenitoína e fenobarbital) altera o metabolismo de agentes anestésicos
Anti-hipertensivos	Medicações como betabloqueadores e bloqueadores de canais de cálcio interagem com agentes anestésicos, causando bradicardia, hipotensão e déficit circulatório. Eles inibem a síntese e o armazenamento de norepinefrina em terminações nervosas simpáticas
Corticosteroides	Com uso prolongado, corticosteroides causam atrofia adrenal, reduzindo a capacidade do corpo de tolerar estresses. Antes e durante a cirurgia, as doses são frequentemente aumentadas por um certo período
Insulina	As necessidades de insulina do paciente oscilam após a cirurgia. Por exemplo, alguns pacientes necessitam de doses aumentadas devido à resposta de estresse à cirurgia. Outros necessitam de menos insulina pela baixa ingesta nutricional seguida de uma cirurgia
Diuréticos	Diuréticos como furosemida potencializam desequilíbrios eletrolíticos (particularmente do potássio) após cirurgias
Anti-inflamatórios não esteroidais (AINEs)	AINEs (p. ex., ibuprofeno) inibem a agregação plaquetária e prolongam o tempo de sangramento, aumentando a suscetibilidade a hemorragias no pós-operatório
Terapias homeopáticas: gengibre, ginkgo, ginseng	Terapias homeopáticas afetam a atividade plaquetária e aumentam a suscetibilidade a sangramentos no pós-operatório. O ginseng aumenta o risco de hipoglicemia juntamente à insulinoterapia

Dados de Kuwajerwala K: *Perioperative medication management*, 2021, *Merck manual professional version*. https://www.merckmanuals.com/professional/special-subjects/care-of-the-surgical-patient/preoperative-evaluation. Last reviewed November 2020. Accessed September 27, 2021; Muluk V et al.: Perioperative medication management, *UpToDate*, 2020, https://www.uptodate.com/contents/perioperative-medication-management.

(pelo longo histórico de uso de cateteres urinários), pacientes com histórico de múltiplas cirurgias, profissionais da saúde e trabalhadores que fabricam produtos à base de borracha. Pacientes com alergias a certas comidas como bananas, castanhas, quiuí, abacates, batatas, tomates e trigo frequentemente têm uma reação cruzada de sensibilidade ao látex (Hamilton, 2020). Sintomas de alergia ao látex variam em gravidade (p. ex., dermatite de contato com vermelhidão, inflamação e bolhas; urticária ao contato com prurido, vermelhidão e inchaço; sintomas semelhantes à febre do feno; anafilaxia). Quando você identificar uma alergia de um paciente, providencie uma pulseira de identificação dessa alergia no momento da admissão que permaneça com o paciente até a alta. Liste todas as alergias dos pacientes em seu histórico. Também é comum haver uma lista de alergias na página da frente dos registros impressos.

Tabagismo. Rastreie todos os pacientes quanto ao tabagismo, incluindo cigarros, charutos, cigarros eletrônicos e cachimbos. Isso geralmente consta no histórico de enfermagem do paciente. Use "maços-ano" como guia para determinar o número de maços de cigarro fumados por dia e o número de anos que o paciente fumou. Além disso, pergunte ao paciente sobre o uso e a frequência de outros produtos que contenham nicotina, como rapé e tabaco para mascar.

Use essa informação para planejamento de higiene pulmonar agressiva, incluindo viragens mais frequentes, respirações profundas, tosse e o uso de espirometria de incentivo após a cirurgia.

Ingestão de álcool e uso e abuso de substâncias. O uso habitual de álcool ou drogas ilegais e o uso inadvertido de fármacos que necessitam de prescrição médica predispõem os pacientes a reações adversas aos agentes anestésicos. Alguns pacientes acabam desenvolvendo uma tolerância cruzada a agentes anestésicos e analgésicos, resultando na necessidade do uso de doses acima do habitual. Pacientes com história de ingestão excessiva de álcool são frequentemente malnutridos, o que dificulta a cicatrização. Esses pacientes também têm risco aumentado para doenças hepáticas, hipertensão portal e varizes esofágicas (que aumentam o risco de sangramentos). Um paciente que consome álcool frequentemente e deve ficar internado por mais de 24 horas também está sob risco de desenvolver abstinência aguda e sua forma mais grave, *delirium tremens* (DT).

É importante avaliar todas as faixas etárias, pois há uma grande prevalência de consumo alcóolico de risco e consumo pesado episódico em adultos de 18 anos ou mais (CDC, 2019). É comum que os pacientes não revelem uma história de uso de álcool ou drogas ilegais. Inicie a avaliação perguntando para o paciente em relação ao consumo de vinho, cerveja, uísque ou outras formas de álcool. Avalie o número de drinques que o paciente ingere durante um dia normal ou semana. Também pergunte sobre o uso de drogas ilegais e fármacos prescritos, incluindo tipo, frequência e método de uso. Algumas instituições requerem o uso de ferramentas de rastreamento como o Alcohol, Smoking and Substance Involvement Screening Test (ASSIST) para avaliar o uso de drogas ilegais, tabagismo e/ou uso inadequado de fármacos prescritos pelo paciente, ou o Alcohol Use Disorders Identification Test (AUDIT) para rastreamento de problemas relacionados ao álcool (National Institute on Alcohol Abuse and Alcoholism, n.d.; Saitz, 2020). Seus achados ajudarão no planejamento da anestesia e do manejo da dor. Além disso, é importante considerar oportunidades de aconselhamento quanto ao uso excessivo de álcool ou quanto ao uso de drogas ilícitas no pós-operatório.

Gestação. Durante a avaliação pré-operatória, pergunte rotineiramente a mulheres em idade fértil que passarão por cirurgias sobre a data da sua última menstruação e se foi "típica" para elas. Também pergunte se elas tiveram relações sexuais desprotegidas no último mês. Pelo fato de muitas mulheres não saberem que estão grávidas durante o início do primeiro trimestre, muitas instituições requerem testes de gravidez para pacientes com cirurgias agendadas. Se uma mulher estiver grávida, o plano de cuidado perioperatório relaciona-se não a um, mas a dois pacientes: a mãe e o feto em desenvolvimento. Uma paciente grávida somente passará por cirurgias em caráter emergencial ou urgencial. Pelas mudanças fisiológicas em todos os sistemas durante a gestação, o risco de complicações intraoperatórias aumenta. A anestesia geral é administrada com precauções devido ao risco aumentado de óbito fetal e parto prematuro. Anestesias regionais são utilizadas preferencialmente às gerais quando possível (Sviggum, 2020). Avaliações psicológicas da mãe e da família também são essenciais.

Percepções e conhecimento em relação à cirurgia. A experiência cirúrgica prévia do paciente influencia potenciais respostas físicas e psicológicas ao procedimento. Avalie as experiências prévias dos pacientes com cirurgias de modo a antecipar e identificar necessidades e selecionar as intervenções adequadas, inclusive fornecendo educação, conversando sobre medos e esclarecendo preocupações. Convide o paciente para uma discussão sobre o tipo de cirurgia prévia, nível de desconforto, extensão de incapacidade e nível geral de cuidado requerido. Revise quaisquer prontuários médicos anteriores, se disponíveis, em busca de complicações cirúrgicas. Aborde quaisquer complicações a que o paciente tenha se submetido. O registro dos anestésicos prévios é também uma fonte útil de informações para descobrir possíveis problemas em cirurgias prévias.

A experiência cirúrgica afeta a unidade familiar como um todo. Entender o conhecimento e as expectativas do paciente (após a alta) permite que você planeje como educar seu paciente e promova medidas de suporte emocional individualizadas. Em muitas situações, os pacientes temem cirurgias. Alguns medos são resultados de experiências passadas em hospitais, avisos de amigos e familiares e falta de conhecimento. Converse com o paciente sobre seu entendimento da cirurgia planejada, suas implicações e planos de atividade no pós-operatório. Faça perguntas como "Diga-me o que você acha que irá acontecer antes e depois da cirurgia" ou "Explique-me o que você sabe sobre cirurgia". Enfermeiros enfrentam dilemas éticos quando pacientes estão inadequadamente informados ou alheios às razões das cirurgias. Confira com o cirurgião se o paciente tem uma percepção ou conhecimento equivocados do procedimento cirúrgico antes que o paciente siga para a sala de cirurgia. Ademais, determine se o médico explicou os procedimentos de rotina pré e pós-operatórios e avalie a preparação do paciente, bem como sua disposição ao aprendizado. Reforce o conhecimento do paciente sobre o procedimento cirúrgico e as expectativas do pós-operatório.

Fontes de apoio. Tenha em seu histórico de enfermagem a identificação do familiar cuidador principal do paciente ou a pessoa que forneça o suporte familiar. Os pacientes em geral não conseguem retornar ao mesmo nível de realização de atividades físicas de antes da cirurgia imediatamente. Em **cirurgias ambulatoriais**, os próprios pacientes e/ou seus familiares cuidadores assumem a responsabilidade pelo cuidado pós-operatório imediato. O familiar cuidador constitui um importante recurso para o paciente com limitações físicas, provendo o suporte emocional necessário para motivar o paciente ao retorno ao seu estado de saúde prévio. Pergunte ao familiar cuidador sobre o tipo de suporte que ele fornece. É o suficiente para atender às necessidades do paciente? Que nível de orientações ou suporte é necessário?

Por vezes, o familiar cuidador se lembra melhor das orientações sobre os cuidados pré e pós-operatórios do que o próprio paciente. Pacientes que passarão por cirurgias ambulatoriais receberão uma ligação após a alta para avaliar sua recuperação. Em algumas ocasiões os pacientes, especialmente idosos, não são capazes de ouvir ou alcançar o telefone após cirurgias. Pergunte se um membro da família estará com o paciente para atender ao telefone. A responsabilidade do enfermeiro é preparar, de modo abrangente, o paciente e quaisquer familiares cuidadores para o autocuidado caso o paciente retorne para casa. Isso inclui fornecer informações que permitam que o paciente antecipe quaisquer problemas, saiba o nível de atividade a assumir e consiga realize medidas de cuidado adequadas (p. ex., administração de medicações, trocas de curativos e exercícios prescritos). Frequentemente um membro da família se torna o aconselhador do paciente, oferecendo suporte valioso após a cirurgia, quando a participação do paciente em seu cuidado é vital.

Ocupação. Cirurgias costumam resultar em mudanças físicas e restrições que previnem as pessoas ao retorno imediato ao trabalho. Avalie o histórico ocupacional do paciente para antecipar possíveis efeitos da cirurgia na recuperação, o tempo que irá levar para o retorno ao trabalho e eventual desempenho no trabalho. Conhecendo o tipo da cirurgia, preveja as restrições pós-operatórias que serão estabelecidas pelo médico (p. ex., limites de sustentação de peso ou caminhada) e avalie as percepções do paciente em relação a até que ponto isso afetará sua capacidade de retornar ao trabalho. Isso ajudará a estabelecer expectativas realistas para o paciente no pós-operatório.

Avaliação da dor no pré-operatório. Manipulação cirúrgica dos tecidos, tratamentos e posicionamento na mesa operatória contribuem para a dor pós-operatória. Entretanto, pacientes já costumam apresentar dores no período pré-operatório. Realize uma avaliação abrangente da dor antes da cirurgia (ver Capítulo 44), incluindo as características de qualquer dor existente e as expectativas do paciente e sua família para manejo da dor após a cirurgia. Peça para o paciente descrever sua percepção de tolerância à dor, experiências passadas e abordagens anteriores de sucesso, principalmente terapias não farmacológicas.

Avaliação da saúde emocional. Cirurgias são psicologicamente estressantes e geram ansiedade nos pacientes e suas famílias. Os pacientes costumam se sentir impotentes ante a situação. Potenciais mudanças em estilo de vida, um longo período de recuperação em casa e incerteza sobre os efeitos a longo prazo da cirurgia são fatores que geram estresse para o paciente e sua família. Quando o paciente tem uma doença crônica, a família ao mesmo tempo teme que a cirurgia piore a condição de base ou deposita esperanças de que ela melhorará a qualidade de vida do paciente. Para compreender o impacto da cirurgia na saúde emocional do paciente e sua família, avalie os sentimentos do paciente em relação à cirurgia, ao autoconceito, à imagem corporal e aos mecanismos para lidar com a situação.

É difícil avaliar completamente os sentimentos dos pacientes em cirurgias ambulatoriais, pois um enfermeiro não dispõe de muito tempo para estabelecer uma relação terapêutica com o paciente. Você pode abordar essas preocupações inicialmente com o paciente durante uma visita domiciliar ou ao telefone, antes da cirurgia. Em um leito hospitalar, escolha um tempo privado para discussão após admissão e exames diagnósticos. Explique que é normal ter medos e preocupações. A habilidade do paciente de compartilhar sentimentos depende, em parte, da sua disposição em escutá-lo, oferecer suporte e esclarecer possíveis confusões. Reforce aos pacientes seu direito de tirar dúvidas e buscar informações.

Autoconceito. Pacientes com um autoconceito positivo são mais propensos a abordar experiências cirúrgicas com otimismo. A identidade pessoal e social de uma pessoa, associada ao senso de competência para garantir as necessidades básicas de um indivíduo, é um poderoso recurso para lidar com o estresse da cirurgia. Avalie o autoconceito perguntando para os pacientes identificarem suas forças e fraquezas pessoais (ver Capítulo 33). Pacientes que rapidamente criticam ou desdenham de suas características pessoais podem ter baixa autoestima ou estar testando sua opinião sobre o caráter deles. Se o paciente estiver testando sua opinião sobre o caráter dele, foque os fatos e permaneça positivo. Um autoconceito negativo dificulta a adaptação ao estresse cirúrgico e pode agravar sentimentos de culpa ou inadequação.

Autoimagem corporal. Cirurgias ou remoções cirúrgicas de quaisquer partes do corpo geralmente deixam cicatrizes permanentes, alterações em funções corporais ou preocupações sobre mutilações. A mudança ou perda de funções corporais (p. ex., uma colostomia ou amputação) faz parte dos medos dos pacientes. Avalie as percepções do paciente sobre suas expectativas de imagem corporal após alterações cirúrgicas. Indivíduos respondem de formas diferentes dependendo de sua cultura, autoconceito e autoestima (ver Capítulo 33).

Algumas cirurgias, como a remoção de uma mama, uma ostomia ou a remoção da próstata, podem mudar aspectos físicos ou fisiológicos da sexualidade do paciente. Além disso, algumas cirurgias, como as reparadoras de hérnias, levam à necessidade de abstenção de atividades sexuais até o retorno ao nível de atividades físicas anteriores à cirurgia. Encoraje os pacientes a revelar suas preocupações sobre sexualidade. Um paciente enfrentando até mesmo uma temporária disfunção sexual requer compreensão e apoio. Promova discussões sobre a sexualidade dos pacientes com seus parceiros, para que estes também compreendam como lidar com limitações de funções sexuais (ver Capítulo 34).

Mecanismos de enfrentamento. A avaliação dos sentimentos e do autoconceito dos pacientes revela se eles têm capacidade para enfrentar o estresse da cirurgia. Dessa forma, pergunte para os pacientes sobre as percepções a respeito da cirurgia iminente e se há outras fontes de estresse na vida deles. Como o estresse está afetando a vida atualmente? Como os pacientes normalmente lidam com essas situações estressantes? Se o seu paciente tiver mecanismos de enfrentamento limitados, os achados da sua avaliação serão úteis para o planejamento do manejo do estresse pós-operatório ao oferecer estratégias saudáveis para lidar com a situação (ver Capítulos 32 e 37), iniciar discussões mais frequentes e esclarecedoras sobre a cirurgia, saber como envolver a família e envolver assistência social ou religiosa conforme necessário.

Fatores culturais e espirituais. A cultura é um sistema de crenças e valores desenvolvido durante o tempo e passado por muitas gerações (ver Capítulo 9). Cada paciente é único em sua percepção e reação à experiência cirúrgica. Se você não reconhecer diferenças culturais e espirituais e não planejar seu plano de cuidados perioperatórios com base nelas, seu paciente pode não chegar ao resultado cirúrgico por ele esperado (Boxe 50.3). Para diminuir diferenças culturais, ouça a história do paciente e explore e respeite suas crenças, bem como sua visão de doença, suas preferências e necessidades. Compreender a herança étnica e cultural do paciente ajuda no cuidado de enfermagem do paciente que se submete a cirurgia. Apesar de ser importante reconhecer e se planejar com base em tais diferenças culturais, também é necessário reconhecer membros da mesma cultura como indivíduos que nem sempre compartilham das mesmas crenças.

Exame físico. Conduza um exame físico parcial ou completo dependendo da quantidade de tempo disponível e da condição pré-operatória do paciente. O Capítulo 30 descreve técnicas de exame físico. Avaliações devem ser orientadas pelo histórico médico do paciente e pelos sistemas corporais mais prováveis de serem afetados pela cirurgia. Ao realizar uma avaliação de enfermagem, você valida informações existentes, reforça o ensino pré-operatório básico e revê orientações padrão de alta. Orientações individualizadas serão passadas após a coleta de todos os dados necessários.

Inspeção geral. Observe os gestos e movimentos corporais dos pacientes (marcha, postura e movimentos orientados), que podem estar enfraquecidos ou debilitados por doenças. Altura, peso e história de perda de peso recente são importantes indicadores do estado nutricional, os quais são utilizados para cálculos de doses de medicações. Sinais vitais pré-operatórios, incluindo oximetria de pulso e pressão arterial aferida com o paciente sentado e em pé, fornecem importantes dados de base para serem comparados com possíveis alterações após a cirurgia, incluindo resposta a anestésicos e medicações, bem como

---

Boxe 50.3 Aspectos culturais do cuidado

Prestação de cuidados culturalmente adequados para o paciente que se submete a cirurgia

A cultura e a religião dos pacientes influenciam suas crenças de cuidados em saúde (Giger e Haddad, 2021). A abordagem da enfermagem ao cuidado perioperatório deve respeitar os valores culturais dos pacientes e envolver uma abordagem conjunta para que haja um plano de cuidado centrado no paciente. O uso de uma ampla variedade de recursos dentro do sistema de saúde, na literatura e na internet ajuda a complementar dados necessários aos enfermeiros para que exista um cuidado culturalmente adequado.

Implicações para os cuidados centrados no paciente
- Leva tempo para reunir uma história de enfermagem abrangente com base cultural. O tempo para a avaliação pré-operatória será limitado. Uma avaliação cultural para pacientes no pré-operatório pode ser focada, incluindo questões relacionadas à língua-mãe do paciente, aos sentimentos em relação à cirurgia e à dor, às expectativas de manejo de dor, aos sistemas de apoio e aos sentimentos em relação ao autocuidado, com implicações pós-operatórias (p. ex., o paciente consegue responder ao conceito de dor? O paciente tem sentimentos quanto ao gênero do cuidador? O paciente deixa seus familiares tomarem controle de suas decisões? O paciente tem crenças religiosas que afetem o período perioperatório, como oposição à administração de hemoderivados?)
- Tenha sensibilidade se um intérprete profissional for necessário para a comunicação com pacientes que não falem o idioma local, pois alguns deles podem ter dificuldade de compartilhar informações de saúde com pessoas mais jovens ou de um gênero específico
- Use materiais e técnicas de ensino culturalmente relevantes e adequadas à língua para se comunicar e atingir pacientes que não falam o idioma local, principalmente para fatores como dor, conforto geral, temperatura e vontade de eliminar excretas
- Forneça ferramentas de avaliação e materiais de educação pré e pós-operatórios em diversas línguas.

distúrbios hidreletrolíticos (ver Capítulo 42). Elevações de temperatura são causas para preocupações. Se o paciente tiver uma infecção subjacente, cirurgias eletivas costumam ser adiadas até a resolução da infecção. Temperaturas elevadas também alteram o metabolismo de drogas e aumentam o risco para alterações hidreletrolíticas. Notifique o cirurgião imediatamente se o paciente apresentar uma temperatura elevada.

Cabeça e pescoço. Para determinar se o paciente está desidratado, avalie sua mucosa oral. Desidratação aumenta o risco para graves distúrbios hidreletrolíticos durante a cirurgia. Inspecione a área entre a gengiva e as bochechas, o palato mole e os seios nasais. Secreções nasais amarelas ou esverdeadas podem indicar infecções respiratórias ou sinusites.

Durante o exame da mucosa oral, identifique dentes moles ou restaurados, pois eles podem se desprender durante a intubação orotraqueal. Note a presença de dentaduras, próteses ou *piercings*, para que sejam removidos antes da cirurgia, particularmente nos casos em que o paciente receberá anestesia geral.

Sistema tegumentar. O aspecto geral da pele revela o nível de hidratação do paciente. Inspecione cuidadosamente a pele, especialmente sobre proeminências ósseas como os calcanhares, cotovelos, sacro, porção posterior da cabeça e escápula. Em pacientes obesos, afaste as dobras de pele para ter certeza da realização de um exame criterioso da pele. Preste especial atenção a idosos que apresentam alto risco de alteração na integridade da pele pelo adelgaçamento da epiderme, posicionamento (forças de pressão) por tempo prolongado e reposicionamento na mesa cirúrgica (forças de cisalhamento) (Tabela 50.3). Durante a cirurgia, pacientes costumam permanecer deitados em posição fixa por muitas horas, aumentando seu risco de lesões por pressão (ver Capítulo 48). Apesar de as taxas de fluxo sanguíneo e linfático fisiológicas variarem entre diferentes pacientes, pressões capilares podem atingir níveis de 150 mmHg durante exposição prolongada e não mitigada à pressão, sem mudança de posição. Quando a intensidade da pressão exercida nos capilares exceder os 10,5 a 22,5 mmHg, podem surgir lesões isquêmicas da pele (Sterns, 2020). Considere o tipo de cirurgia a que o paciente será submetido e a posição requerida na mesa cirúrgica (Figura 50.2) para identificar áreas sobre risco de lesões por pressão. Identifique a presença de quaisquer alterações atuais na pele, como lesões ou feridas.

Evidências atuais revelam que a utilização de um instrumento de avaliação de risco de lesão é recomendada e que é importante avaliar os fatores de risco ao longo de todo o período pré-operatório e com o passar do tempo (Bulfone et al., 2018). Pacientes idosos, pacientes com alta pontuação de ASA, aqueles com comorbidades e aqueles com níveis de hematócritos abaixo de 35% devem ser monitorados atentamente, bem como aqueles com probabilidade de permanecer na mesa cirúrgica por mais do que 6,15 horas (Bulfone et al., 2018).

Tórax e pulmões. Avalie o padrão respiratório do paciente e as excursões torácicas para detectar possíveis declínios na ventilação. Quando a ventilação é reduzida, o paciente tem risco aumentado para complicações pulmonares (p. ex., atelectasia) no pós-operatório. A ausculta pulmonar indica congestão ou estreitamento de vias respiratórias, o que pode levar ao adiamento de cirurgias. Sons respiratórios fornecem uma importante linha de base para a condição do paciente. Certos anestésicos podem causar espasmos da musculatura laríngea. Se você auscultar chiados antes da cirurgia, o paciente está sob risco desenvolver um estreitamento ainda maior da via respiratória durante a cirurgia e após a extubação (remoção do tubo endotraqueal). Notifique o médico sobre quaisquer anormalidades percebidas durante a avaliação, especialmente quando houver declínio funcional associado.

Coração e sistema vascular. Se o paciente tiver histórico de doença cardíaca, avalie as características do pulso apical e ausculte o coração. Avaliação de pulsos periféricos, tempo de enchimento capilar, cor e temperatura de extremidades são particularmente importantes para todos os pacientes que passarão por cirurgias vasculares ou ortopédicas e para aqueles que terão curativos constritivos em extremidades após a cirurgia. Rastreie os pacientes para fatores causadores de TVP conforme resultados de exames laboratoriais (AORN, 2020a). Se os pulsos periféricos não forem palpáveis, use um Doppler para avaliação de sua presença (McLendon et al., 2021). O tempo de enchimento capilar adequado é inferior a 2 segundos. Mudanças circulatórias no pós-operatório em pacientes que tinham circulação normal indicam circulação alterada.

Abdome. Alterações de função GI após cirurgias geralmente resultam em peristaltismo diminuído ou ausente e distensão abdominal. Avalie a anatomia usual do abdome do paciente em termos de tamanho, formato, simetria e presença de distensão antes da cirurgia. Pergunte com que frequência o paciente evacua e investigue cor e consistência das fezes. Ausculte os ruídos hidroaéreos nos quadrantes abdominais.

Estado neurológico. O nível de consciência do paciente cirúrgico varia em função da anestesia, sedativos e complicações que podem se desenvolver durante a cirurgia. A avaliação pré-operatória do estado neurológico basal do paciente é importante para todos os indivíduos. O estado neurológico basal do paciente auxilia na avaliação do despertar da anestesia. Os pacientes normalmente devem recobrar a consciência e retornar ao estado normal do pré-operatório. Entretanto, também é crítico avaliar o estado neurológico para identificar prontamente delírio no pós-operatório. Delírio é um estado

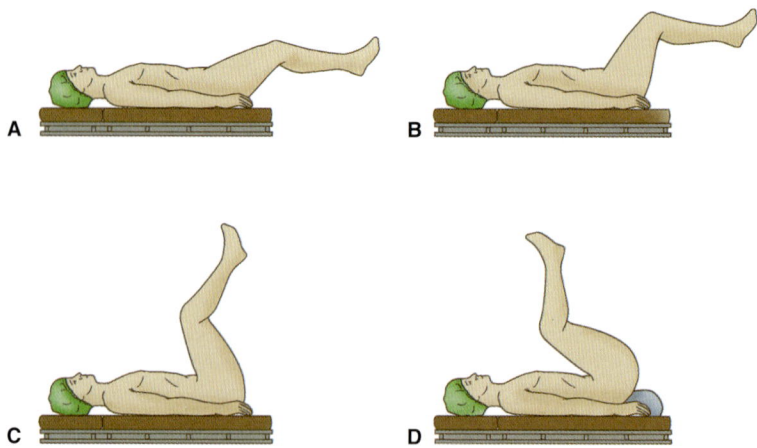

Figura 50.2 Exemplos de posições litotômicas utilizadas durante cirurgias. (**A**) Baixa. (**B**) Padrão. (**C**) Alta. (**D**) Exagerada. (De Rothrock J: *Alexander's care of the patient in surgery*, ed 16, St Louis, 2019, Elsevier.)

confusional agudo – não um processo degenerativo, mas sim um ligado a determinada condição clínica que levou a mudanças na função corporal e homeostase normal do indivíduo (Francis e Young, 2020; Koutoukidis et al., 2017).

Observe o grau de orientação, vigilância, humor e facilidade de discurso do paciente, notando se ele responde às questões de maneira apropriada e é capaz de se lembrar de eventos recentes e passados. Pacientes que passam por cirurgias por doenças neurológicas (p. ex., tumores cerebrais ou aneurismas) podem apresentar alterações de nível de consciência ou comportamento.

Se um paciente estiver agendado para realizar anestesia regional ou espinal, a avaliação pré-operatória da função motora geral e da força é importante. A anestesia espinal causa paralisia temporária das extremidades inferiores (ver Capítulo 44). Esteja ciente do paciente que já entra em cirurgia com fraqueza ou mobilidade reduzida em membros inferiores e comunique isso à equipe perioperatória para que os profissionais da saúde não fiquem alarmados quando do não retorno de funções motoras plenas após o término do efeito da anestesia.

Rastreio diagnóstico. Pacientes frequentemente realizam exames laboratoriais diagnósticos e procedimentos para anormalidades preexistentes antes das cirurgias. Pacientes agendados para cirurgias eletivas ou ambulatoriais geralmente já realizaram seus exames laboratoriais muitos dias antes da cirurgia. Exames feitos no dia da operação geralmente são reservados a situações em que se busca excluir ou monitorar potenciais problemas, como monitoramento da glicemia para pacientes diabéticos ou um eletrocardiograma (ECG) para pacientes com doenças cardíacas. Se os exames revelarem alterações graves, o cirurgião ou o anestesista adiarão a cirurgia até que a condição se estabilize. Como um enfermeiro do pré-operatório, você coordena a realização dos exames e verifica o preparo adequado do paciente. Esteja familiarizado com o propósito dos exames diagnósticos, saiba o resultado do seu paciente e avise o cirurgião ou o anestesiologista caso os resultados sejam anormais.

A história clínica do paciente, juntamente aos achados de exame físico e o tipo de cirurgia a ser realizada, determina os tipos de exames a serem solicitados. Por exemplo, tipagem e prova cruzada sanguíneas são indicadas antes de cirurgias que antecipem perda sanguínea (p. ex., próteses de quadril) que possa necessitar de transfusões intraoperatórias. O cirurgião determina o número de bolsas sanguíneas que devem estar disponíveis durante a cirurgia. A Tabela 50.6 mostra os propósitos e valores de referência de exames de sangue comuns.

Tabela 50.6 Exames laboratoriais comuns para pacientes cirúrgicos.

Teste	Valores de referência[a]	Significado Baixo	Significado Alto
Hemograma			
Hemoglobina (Hb)	Feminino: 12 a 16 g/dℓ; masculino: 14 a 18 g/dℓ	Anemia	Policitemia (elevado número de hemácias)
Hematócrito (Ht)	Feminino: 36 a 47%; masculino: 40 a 52%	Sobrecarga de volume	Desidratação
Contagem de plaquetas	150.000 a 400.000/mm^3	Coagulação deficiente	Maior propensão à formação de coágulos
Leucócitos	5.000 a 10.000/mm^3	Habilidade reduzida de combate a infecções	Infecção
Bioquímica			
Sódio (Na)	136 a 145 mEq/ℓ	Sobrecarga de volume	Desidratação
Potássio (K)	3,5 a 5,0 mEq/ℓ	Arritmias cardíacas	Arritmias cardíacas
Cloro (Cl)	98 a 106 mEq/ℓ	Segue mudanças em níveis de sódio	Segue mudanças em níveis de sódio
Dióxido de carbono (CO_2)	23 a 30 mEq/ℓ	Afeta o equilíbrio ácido-básico no sangue	Afeta o equilíbrio ácido-básico no sangue
Ureia	10 a 20 mg/dℓ	Doença hepática/sobrecarga de volume	Doença renal/desidratação
Glicose	74 a 106 mg/dℓ de jejum	Reação à insulina, aporte inadequado de glicose	Diabetes melito e estresse cirúrgico
Creatinina	0,5 a 1,1 mg/dℓ	Desnutrição	Doença renal
Estudos de coagulação			
Razão Internacional Normalizada (*International Normalized Ratio* [INR])	0,8 a 1,1	Risco de formação de coágulos	Risco de sangramentos
Tempo de protrombina (TP)	11 a 12,5 s; 85 a 100%	Risco de formação de coágulos	Risco de sangramentos
Tempo de tromboplastina parcial (TTP)	60 a 70 s	Risco de formação de coágulos	Risco de sangramentos
Tempo de tromboplastina parcial ativada (TTPa)	30 a 40 s	Risco de formação de coágulos	Excesso de heparina; risco de sangramentos espontâneos (TTPa)

[a] Os valores de referência variam ligeiramente entre diferentes laboratórios. (De Pagana KD et al.: *Mosby's diagnostic and laboratory test reference*, ed 15, St Louis, 2021, Elsevier.)

A manutenção do volume sanguíneo circulante é crítica para qualquer paciente cirúrgico e pode ser alcançada pela administração de sangue total ou hemoderivados. Pacientes que passarão por cirurgias eletivas e provavelmente necessitarão de hemoderivados receberão uma tipagem pré-transfusão e amostra para rastreio realizadas de 1 a 7 dias antes da cirurgia (ver política da instituição) (Rothrock, 2019). Essa testagem garante compatibilidade sanguínea (se transfusão for necessária) e evita anticorpos que possam surgir em resposta à transfusão ou a alguma doença do paciente. Autotransfusão (ou seja, reinfusão do sangue do próprio paciente intraoperatoriamente) é mais comum hoje em dia (Rothrock, 2019). Durante a autotransfusão intraoperatória (recuperação de células), sangue é coletado conforme é perdido durante a cirurgia e reinfundido após ser filtrado e lavado. A doação de sangue autóloga prévia (até 1 mês antes da cirurgia) está caindo em desuso (Rothrock, 2019).

> **Pense nisso**
>
> Ao preparar um paciente para cirurgia, quais são as três perguntas que você deve fazer a ele para identificar suas preferências religiosas e culturais para a cirurgia? Se você já cuidou de um paciente cirúrgico, considere qualquer comportamento específico de um paciente que demonstrou suas práticas religiosas e/ou culturais.

❖ Análise e diagnóstico de enfermagem

Após o histórico de enfermagem, você analisa os dados para verificar pistas e agrupamentos de dados para reconhecer padrões que reflitam diagnósticos de enfermagem relevantes para o paciente cirúrgico (Boxe 50.4). Seu conhecimento e sua experiência prévia, associados ao que você aprende sobre o paciente, reforçam sua capacidade de fazer o julgamento clínico necessário para identificar diagnósticos relevantes. O dados do paciente são fundamentais. Embora existam diagnósticos de enfermagem identificados rotineiramente no pré-operatório (p. ex., *Risco de Infecção* ou *Desobstrução Ineficaz das Vias Aéreas*), cada paciente terá fatores de risco e fatores relacionados exclusivos pertinentes a um diagnóstico. Um paciente com problemas de saúde preexistentes é mais propenso a ter uma variedade de diagnósticos de risco. Por exemplo, um paciente com diabetes melito tipo 2 que se apresenta com glicemias de jejum acima de 110 mg/dℓ poderia estar em risco de *Integridade da Pele Prejudicada*. O tipo de cirurgia

Boxe 50.4 Processo de diagnóstico de enfermagem

Medo relacionado ao desconhecimento e experiências cirúrgicas prévias

Atividades do histórico de enfermagem	Achados/características definidoras
Peça para que o paciente descreva suas experiências cirúrgicas prévias	Apreensão sobre anestesia e dor pós-operatória
Pergunte ao paciente sobre seu entendimento de educação pré-operatória/preparação antes da admissão	O paciente expressa sentimentos de medo ou preocupação sobre complicações que podem ocorrer; desconhecimento sobre exames pré-operatórios
Observe o comportamento não verbal do paciente, incluindo movimentos corporais	Mantém contato visual, gesticula enquanto conversa sobre a cirurgia

e a avaliação do estado de saúde do paciente fornecem achados para o histórico de enfermagem e fatores de risco para inúmeros diagnósticos de enfermagem. Por exemplo, devido ao fato de que o paciente terá uma incisão cirúrgica e um acesso venoso (AV), há um risco de desenvolvimento de infecções tanto do sítio cirúrgico quanto de corrente sanguínea (sepse) ou de uma flebite (no local do AV). Um diagnóstico de *Risco de Infecção* requer a atenção da equipe de enfermagem da admissão até a recuperação.

Os fatores relacionados aos diagnósticos negativos ou focados em doenças direcionam o cuidado de enfermagem que será fornecido durante uma ou todas as fases cirúrgicas. Por exemplo, o diagnóstico de *Mobilidade Física Prejudicada relacionada a dor incisional* requer intervenções diferentes em relação ao de *Mobilidade Física Prejudicada relacionada a força muscular reduzida*. Diagnósticos de enfermagem pré-operatórios permitem que a equipe de enfermagem se prepare e implemente intervenções de modo a gerar um cuidado consistente com as necessidades do paciente durante as fases intra e pós-operatórias.

Diagnósticos de enfermagem realizados antes da cirurgia podem ser focados em riscos potenciais que um paciente pode exibir após a cirurgia.

*As avaliações de Jeff revelam que o Sr. Cooper está bastante ansioso em relação a sua cirurgia e seus resultados. Ele está preocupado com seu futuro e sua capacidade de manusear uma colostomia. Jeff identifica áreas em sua avaliação pré-operatória do Sr. Cooper que ele pode utilizar para diminuir a ansiedade e as dúvidas. Jeff considera uma consulta interprofissional com um enfermeiro especialista em feridas, estomia e continência (ou estomaterapeuta) para responder quaisquer dúvidas sobre a colostomia. Jeff pergunta como o Sr. Cooper já lidou com ansiedade anteriormente. Jeff identifica **Ansiedade relacionada a informação insuficiente sobre cirurgia** como o diagnóstico de enfermagem principal do Sr. Cooper.*

O cuidado preventivo é essencial para o manejo efetivo dos pacientes cirúrgicos. Diagnósticos de enfermagem comuns e relevantes para o paciente cirúrgico incluem:

- Desobstrução Ineficaz das Vias Aéreas
- Ansiedade
- Integridade da Pele Prejudicada
- Risco de Infecção
- Dor Aguda.

❖ Planejamento de enfermagem e identificação de resultados

Durante a fase de planejamento de enfermagem, faça uma síntese das informações para estabelecer um plano de cuidado baseado nos diagnósticos de enfermagem do paciente (ver Plano de cuidados de enfermagem). Utilize-se de pensamento crítico quando estiver fazendo os julgamentos clínicos sólidos necessários para selecionar as intervenções de enfermagem (Figura 50.3). Por exemplo, aplique os conhecimentos sobre princípios de aprendizado para adultos, o tipo de cirurgia do paciente, padrões para a educação pré-operatória (AORN, 2020a), necessidades individualizadas de aprendizagem do paciente e suas necessidades antecipadas para a alta para formular um **plano de ensino pré-operatório** bem-organizado para um diagnóstico de *Ansiedade*. O pensamento crítico garante que o plano de cuidado do paciente integre seu conhecimento, experiências prévias, fatores ambientais, padrões de prática estabelecidos e atitudes de pensamento crítico. Use padronizações profissionais quando tiver que escolher as intervenções para o plano de cuidado de enfermagem. Essas padronizações frequentemente se utilizam de diretrizes baseadas em evidências para intervenções de enfermagem mais adequadas.

Planejamentos bem-sucedidos requerem uma abordagem centrada no paciente envolvendo o próprio paciente e sua família para estabelecer expectativas realísticas para o cuidado, principalmente no pós-operatório. O envolvimento do paciente e seu familiar cuidador,

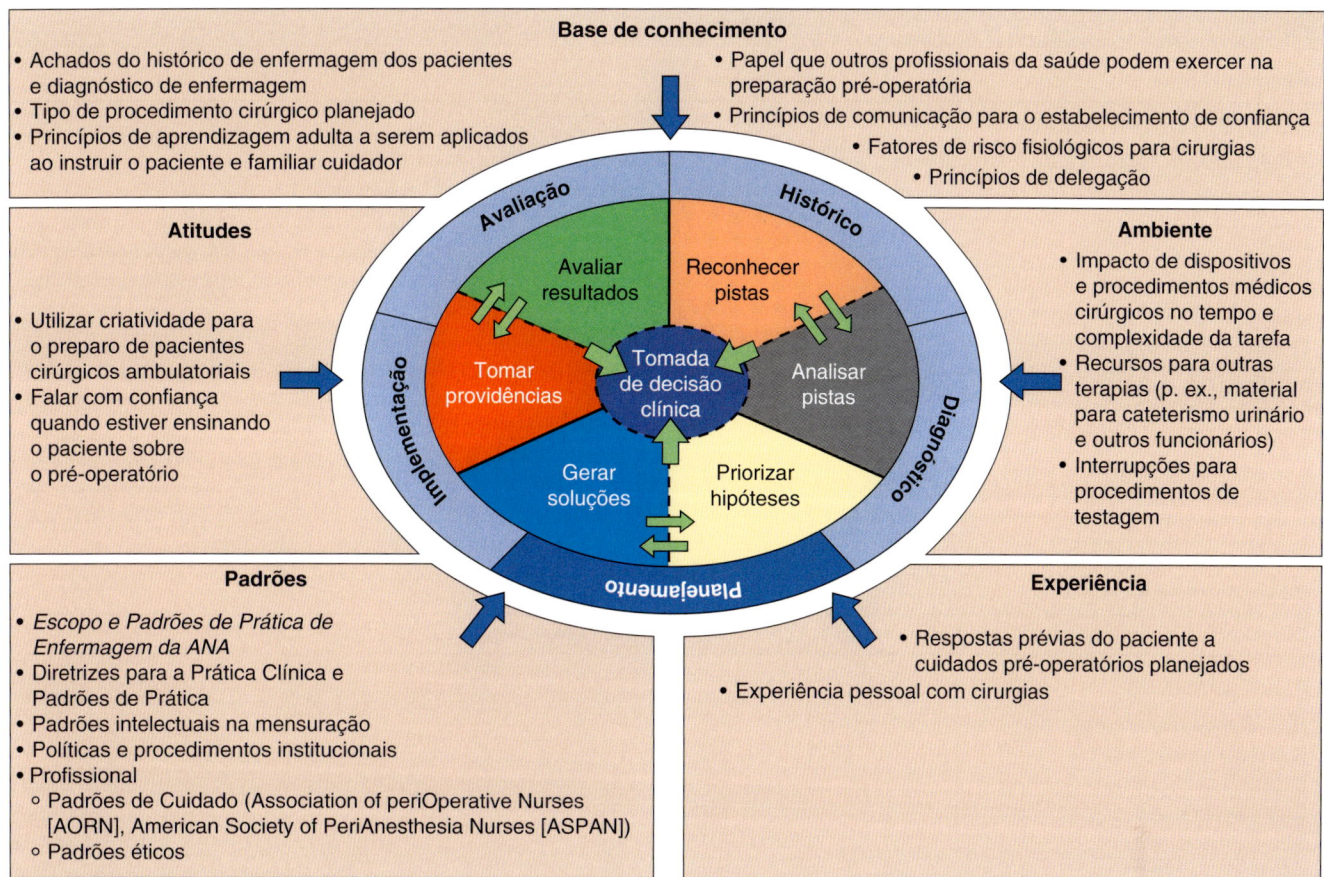

Figura 50.3 Modelo de pensamento crítico para o planejamento do paciente cirúrgico. (Copyright de Modelo de Julgamento Clínico © NCSBN. Todos os direitos reservados.)

desde o início, no desenvolvimento do plano de cuidado cirúrgico minimiza riscos cirúrgicos e complicações pós-operatórias e melhora a transição do cuidado para a alta. Um paciente informado sobre sua experiência cirúrgica planejada é menos propenso ao medo e mais habilitado a participar da fase de recuperação pós-operatória de modo que os resultados esperados sejam alcançados.

Experiências prévias no cuidado de pacientes cirúrgicos ajudam a estabelecer abordagens para o cuidado dos pacientes (p. ex., medidas para prevenir complicações e como antecipar e reduzir a ansiedade dos pacientes). Por exemplo, quando você já conhece maneiras eficientes de ajudar os pacientes a realizar exercícios pré-operatório, isso permite que você individualize uma abordagem quando seu paciente tem necessidades semelhantes. Sua experiência pessoal e prévia com o processo cirúrgico e todas as fases dos cuidados de paciente auxiliarão na seleção das intervenções, bem como prepararão você para reconhecer problemas atuais do paciente. Sua experiência na interpretação de dados laboratoriais e no uso de materiais no pré e pós-operatórios (p. ex., CPI, varredura vesical) também auxiliará no manejo das necessidades cirúrgicas do paciente.

Também é importante reconhecer fatores ambientais que afetarão o cuidado prestado a seu paciente cirúrgico. Quando é melhor delegar o cuidado a técnicos/auxiliares de enfermagem e para quais atividades eles estão mais bem preparados para realizar em determinado paciente? Você consegue transmitir ensinamentos pré-operatórios essenciais em meio a interrupções de outros profissionais da saúde que estão avaliando o paciente? O desafio no planejamento do cuidado pré-operatório é preparar o paciente de forma segura e adequada para a cirurgia iminente.

Resultados. Estabeleça os resultados do cuidado baseando-se em diagnósticos de enfermagem individualizados. Enfermeiros de pré-operatório irão revisar e modificar o plano durante as fases intra e pós-operatória. Os resultados pré-operatórios se concentram em preparar o paciente para a cirurgia. Os resultados proporcionam evidências mensuráveis para verificar o progresso cirúrgico de um paciente.

No plano de cuidados de enfermagem, Jeff quer melhorar a capacidade do Sr. Cooper de controlar sua ansiedade em relação à cirurgia. Jeff pede para que o Sr. Cooper explique o que sabe neste momento sobre sua cirurgia. Posteriormente, Jeff determina se esses planos foram alcançados (p. ex., monitorando o resultado de avaliações focadas e problemas pós-operatórios). Cada resultado precisa de um prazo para ser alcançado. Para o Sr. Cooper, o prazo para o resultado de redução da ansiedade deve ser alcançado tanto no pré quanto no pós-operatório.

Exemplos de resultados esperados relevantes a pacientes cirúrgicos incluem:

- O paciente permanece livre de lesões por pressão 24 horas após a cirurgia
- O paciente realiza exercícios de respiração profunda e tosse logo ao acordar da anestesia
- O paciente realiza exercícios de membros inferiores e deambulação precoce 12 horas após a cirurgia
- O paciente realiza espirometria de incentivo quando do retorno para a enfermaria após a cirurgia
- O paciente verbaliza uma justificativa para a deambulação precoce 24 horas após a cirurgia.

Plano de cuidados de enfermagem

Ansiedade

HISTÓRICO DE ENFERMAGEM

Atividades do histórico de enfermagem

Pergunte ao Sr. Cooper o que ele sabe sobre seu procedimento cirúrgico.

Pergunte ao Sr. Cooper sobre o conhecimento dele sobre preparações pré-operatórias e o que ele espera após a cirurgia.

Avaliar as preocupações do Sr. Cooper sobre a cirurgia.

Achados/características definidores[a]

O cirurgião disse que ele terá uma incisão na linha média do abdome que levará cerca de 6 a 9 semanas para cicatrizar. O Sr. Cooper comenta: "**Eu provavelmente necessitarei de uma colostomia; todavia, estou preocupado sobre como elas funcionam e sobre como elas ficam. Será que terei condições de cuidar de mim mesmo?**"

Ele verbaliza um entendimento correto sobre as medicações a serem ingeridas na manhã da cirurgia e o estado de dieta zero antes da cirurgia. O Sr. Cooper indica não saber ao certo o período em que ficará hospitalizado, qual será sua dieta após a cirurgia e planos para eliminações fecais.

Ele parece discretamente ansioso, com **contato visual reduzido**. Seus **batimentos cardíacos estão em 106 bpm**, e sua **pressão arterial, em 150/90 mmHg** (normal para o paciente: 82 a 86 bpm, PA 130/78). **Ele diz: "Esta cirurgia irá mudar minha vida inteira. É algo sério."**

[a]Achados/características definidoras estão destacados em negrito.

Diagnóstico de enfermagem: ansiedade relacionada a informações insuficientes sobre a cirurgia

PLANEJAMENTO

Resultados esperados

Nível de ansiedade

O paciente manterá contato visual durante as orientações.

O paciente verbalizará suas ansiedades em relação às mudanças que a ostomia implicará em sua função corporal.

Conhecimento: procedimentos terapêuticos

O Sr. Cooper descreve a importância dos exercícios no pós-operatório até a manhã da cirurgia e os demonstra.

O Sr. Cooper explica a necessidade da colostomia e a progressão da dieta imediatamente após a cirurgia.

O Sr. Cooper irá explicar sobre a localização e o débito esperado da colostomia.

O Sr. Cooper irá discutir planos para a alocação da bolsa de colostomia e cuidados com a pele até o segundo dia de pós-operatório.

[b]Designações de resultados extraídas de Moorhead S et al.: *Nursing Outcomes Classification (NOC)*, ed 6, St Louis, 2018, Elsevier.

INTERVENÇÕES (NIC)[c]

Redução da ansiedade

Encorajar verbalização de medos e preocupações.

Ajudar o paciente a identificar aspectos específicos da cirurgia que gerenciam a ansiedade.

Encaminhar o paciente a um estomaterapeuta ambulatorial para reforçar informações sobre diagnóstico e cuidados com a estomia.

Educação no pré-operatório

Fornecer ao Sr. Cooper, para visualização domiciliar, um programa em CD que explique como a colostomia funciona e o que esperar das rotinas pré e pós-operatórias.

Realizar uma ligação de seguimento 24 h antes da cirurgia encorajando o paciente a tirar dúvidas e expressar suas preocupações.

Explicar o propósito e demonstrar ao Sr. Cooper como realizar exercícios pós-operatórios.

O estomaterapeuta irá agendar uma consulta na manhã da cirurgia para discutir com o paciente a localização da estomia, o progresso esperado e o débito da colostomia, planejando cuidados pós-operatórios com a estomia.

JUSTIFICATIVA

Reduzir apreensão sobre preocupações relevantes ajuda a reduzir a ansiedade do paciente e permite focar a educação sobre essas preocupações.

O especialista atua ativamente na ajuda aos autocuidados dos pacientes para suas estomias e na ajuda do ajuste psicológico à situação (Francone, 2020; Heideman, 2017)

A educação no pré-operatório é efetiva na redução da ansiedade pós-operatória e no ganho de conhecimento sobre a situação (Francone, 2020; Ramesh et al., 2017; Rothrock, 2019)

Demonstração é um método efetivo para reforçar orientações. O uso do ensino de retorno é uma estratégia de ensino eficaz (Alper et al., 2020).

Ajuda o paciente a desenvolver um senso realístico das condições pós-operatórias e expectativas para o seu envolvimento no autocuidado (Butcher et al., 2018).

[c]Designações de classificação de intervenções extraídas de Butcher HK et al.: *Nursing Interventions Classification (NIC)*, ed 7, St Louis, 2018, Elsevier.

AVALIAÇÃO

Atividades de avaliação

Observe o comportamento não verbal do Sr. Cooper e pergunte a ele como se sente sobre a cirurgia durante o tempo de aprendizado.

Resposta do paciente

O paciente tem inúmeras questões, mas mantém contato visual. Ao término das discussões, afirma: "Eu ainda me sinto um pouco inquieto, mas eu acho que estou entendendo melhor o que esperar."

Plano de cuidados de enfermagem (Continuação)

Ansiedade

Peça ao Sr. Cooper para descrever atividades esperadas no pós-operatório.	Ele verbaliza entendimento do propósito dos exercícios pós-operatórios ("ajuda-me a respirar e me manter ativo") após a cirurgia.
Observe o Sr. Cooper realizar os exercícios pós-operatórios.	Ele realiza corretamente exercícios de membros inferiores e viradas, tosses e respirações profundas. Está tendo dificuldades para utilizar o espirômetro de incentivo sem assistência.
O estomaterapeuta pede para o Sr. Cooper descrever a localização e a função esperada da colostomia.	O paciente descreve a área em que a colostomia ficará no abdome e o tipo de fezes que serão coletadas na bolsa de colostomia.

Estabelecimento de prioridades. Utilize-se de julgamento clínico sólido para priorizar diagnósticos de enfermagem e intervenções baseados nas necessidades individuais dos pacientes. Pacientes que requerem cirurgias de emergência frequentemente passam por mudanças de estado fisiológico que necessitam de novas prioridades com urgência. Por exemplo, se a pressão arterial do paciente começa a cair, a estabilização hemodinâmica se torna uma prioridade sobre a educação e o manejo de estresse. Assegure-se de que a abordagem a cada paciente seja integral e reflita um entendimento das implicações geradas pela idade, condições física e fisiológica, nível educacional e capacidade de aprendizagem, práticas culturais e religiosas e desejos ditos ou escritos do paciente em relação às diretivas médicas antecipadas.

Trabalho em equipe e colaborativo. Para pacientes cirúrgicos, a equipe de saúde deve colaborar para garantir a continuidade do cuidado. O planejamento pré-operatório idealmente ocorre dias antes da admissão ao hospital ou centro cirúrgico. A colaboração entre os profissionais da saúde e o centro cirúrgico ou hospital é crucial para o preparo do paciente para o procedimento. Orientações pré-operatórias dão tempo aos pacientes para pensarem sobre sua experiência cirúrgica, fazerem os preparos físicos necessários (p. ex., alterar dieta ou suspender alguma medicação) e formular dúvidas sobre procedimentos pós-operatórios. Um paciente que passará por cirurgia ambulatorial geralmente volta para casa no dia da cirurgia. Dessa forma, um cuidado pré-operatório bem planejado garante que o paciente esteja informado e apto a participar ativamente durante sua recuperação. A família ou outros indivíduos significativos também desempenham um papel ativo de suporte para o paciente. Para alguns procedimentos, como artroplastias de grande porte, fisioterapeutas apresentarão planos de exercícios na fase pré-operatória por vários dias para melhorar a tolerância dos pacientes aos exercícios na fase pós-operatória.

A colaboração da equipe de saúde é especialmente importante para pacientes com problemas ou riscos específicos (p. ex., obesidade mórbida ou doenças pulmonares avançadas). Os médicos saberão quais precauções tomar para evitar complicações intraoperatórias. No planejamento colaborativo, os enfermeiros podem antecipar intervenções esperadas de todos os membros da equipe de saúde (p. ex., terapia respiratória e fisioterapia) que farão parte do cuidado do paciente. A necessidade do cuidado e suas implicações para pacientes ambulatoriais são discutidas com o paciente e sua família antes da cirurgia. O planejamento pode incluir o uso do protocolo ROAC. O plano de cuidado no pós-operatório dos pacientes ambulatoriais focará a prevenção de complicações pós-operatórias, mas também incluirá intervenções que visem inibir exacerbações de condições comórbidas. O cuidado pós-operatório envolve uma equipe interdisciplinar cujos membros focam a recuperação precoce do paciente.

❖ Implementação

Intervenções de enfermagem pré-operatórias fornecem aos pacientes (e familiares) um entendimento completo da cirurgia e atividades pós-operatórias antecipadamente. Durante esse momento, você prepara seus pacientes física e psicologicamente para a intervenção cirúrgica e a recuperação.

Consentimento informado. Exceto em emergências, cirurgias não podem ser realizadas de forma legal ou ética até que o paciente compreenda completamente o procedimento cirúrgico e suas implicações. Procedimentos cirúrgicos não são realizados sem documentação de um consentimento informado do paciente que faça parte de sua história clínica. Em algumas instâncias, a procuração não revogável em caso de incapacidade do paciente pode dar consentimento caso o paciente não seja capaz de fazê-lo. Pessoas com apenas procurações de poderes abrangentes não podem assinar consentimentos cirúrgicos. Consentimentos devem ser obtidos no pré-operatório antes que o paciente receba qualquer tipo de sedação para garantir um claro nível de consciência ao momento da assinatura. O Capítulo 23 discute as responsabilidades dos enfermeiros com o **consentimento informado**. É de responsabilidade do cirurgião explicar o procedimento, riscos e benefícios associados, alternativas e possíveis complicações antes de obter o consentimento oral e documentado do paciente (TJC, 2020). O paciente também precisa saber quem irá realizar o procedimento. Para garantir que o paciente compreenda as informações sobre a cirurgia, TJC (2021) recomenda que os termos de consentimento sejam escritos em um nível de compreensão para indivíduos com educação até a 5ª série ou menos. Após o paciente assinar o termo de consentimento, ou fazê-lo por vias de sua procuração, o termo deve ser anexado ao prontuário do paciente. O prontuário vai para a sala de operação juntamente ao paciente. Se houver preocupações sobre a compreensão do paciente em relação à cirurgia, relate-as ao cirurgião ou ao anestesiologista responsáveis antes que o paciente vá para a cirurgia (Ryan e Sinha, 2020).

Privacidade e redes sociais. Apesar de pacientes agora poderem ter acesso a seus prontuários eletrônicos, o risco de confidencialidade existe. Discussões inapropriadas de pacientes e cirurgias planejadas em elevadores, cafeterias ou reuniões sociais podem acabar sendo transmitidas "mundialmente" (NCSBN, 2018). Enfermeiros têm a obrigação de proteger a privacidade de todos os seus pacientes, evitando-se discussões inapropriadas e não se utilizando de redes sociais para fornecer informações aos pacientes. É proibido postar informações ou fotos de pacientes em *websites*; 26 conselhos estaduais, nos EUA, já tomaram medidas disciplinares contra enfermeiros que praticaram tais ações (Rothrock, 2019), que são violações diretas de leis de privacidade do paciente federais e estaduais.

Promoção da saúde. Atividades de promoção da saúde durante a fase pré-operatória focam manutenção de saúde, segurança do paciente, prevenção de complicações e antecipação da continuidade do cuidado necessária após a cirurgia.

Educação no pré-operatório. A educação dos pacientes é um importante aspecto de sua experiência cirúrgica (ver Capítulo 25). Os tópicos e princípios discutidos dependem do tipo de cirurgia agendada, se o procedimento é ambulatorial ou envolve internação e a aptidão do paciente de comparecer e aprender o conteúdo fornecido. Fornecer educação sobre dor reduz a ansiedade pré-operatória dos pacientes, que é frequentemente associada à dor pós-operatória (Joshi, 2020). Educação estruturada por meio do perioperatório influencia o seguinte:

- *Função ventilatória*: educação melhora habilidade e disposição para respirar profundamente e tossir efetivamente
- *Capacidade física funcional*: educação aumenta o entendimento e a disposição para deambular e retornar às atividades da vida diária
- *Senso de bem-estar*: pacientes que são preparados para cirurgias têm menos ansiedade e relatam maior senso de bem-estar psicológico (Joshi, 2020)
- *Duração do tempo de internação hospitalar*: ser informado reduz a duração da permanência hospitalar por meio da prevenção e diminuição de complicações
- *Ansiedade em relação à dor e ao seu manejo*: pacientes que aprendem sobre a dor e maneiras de aliviá-la antes das cirurgias apresentam menos ansiedade em relação a isso, pedem o que precisam e requerem menos analgesia após a cirurgia.

O consultório do médico ou hospital frequentemente fornece informações e orientações pré-operatórias por telefone e correspondência. Orientações estão disponíveis em guias já impressos e *checklists* ou em forma de vídeos ou *sites* educacionais. O American College of Surgeons desenvolveu um *website* voltado para a educação dos pacientes denominado *Programa de Educação para Pacientes Cirúrgicos*, que fornece informações e materiais educativos em tipos de cirurgias, recursos de saúde, informações sobre segurança e até alguns treinamentos em procedimentos de cuidados domiciliares (American College of Surgeons, 2020). Quando o paciente tem uma cirurgia agendada (ambulatorial ou sob regime de internação), enfermeiros da pré-admissão chamam os pacientes até 1 semana antes da cirurgia para tirar dúvidas e reforçar explicações (Rothrock, 2019). Por exemplo, eles:

- Descrevem o tempo necessário para o paciente chegar ao hospital ou centro cirúrgico e o tempo aproximado da cirurgia
- Explicam a necessidade de restrição de alimentos e líquidos e a que grau serão restritos
- Ensinam sobre preparação física (p. ex., preparação de cólon, banhos ou banhos com antissépticos)
- Explicam os procedimentos realizados em pré-anestesias (área de espera), logo antes do transporte para o centro cirúrgico (inserção de acesso venoso, medicações pré-operatórias).

É aconselhável incluir os familiares nas orientações pré-operatórias. Frequentemente, familiares são quem oferece suporte para a realização de exercícios pós-operatórios quando o paciente retorna de sua cirurgia. Familiares não raramente têm melhor retenção do que foi ensinado no pré-operatório do que o paciente e serão aptos a ajudá-lo em sua recuperação. Se parentes ansiosos não compreenderem a rotina dos eventos pós-operatórios, é provável que a ansiedade deles aumente o medo e as preocupações do paciente. A preparação dos familiares no pré-operatório diminui a ansiedade e evita mal-entendidos. Por exemplo, o paciente precisa saber como atividades de cuidado recomendadas (p. ex., uso de antibióticos, cuidados com a ferida operatória) em casa irão prevenir infecções de feridas, evitar complicações da cicatrização de feridas operatórias (p. ex., restrição de atividades previne estresse sobre a ferida) e manter um nível de saúde (p. ex., liberação progressiva de dieta e exercícios). Pacientes cirúrgicos também precisam saber reconhecer sinais de complicações e saber quando devem entrar em contato com seus cirurgiões.

Jeff planeja reservar um tempo após a conclusão da avaliação do Sr. Cooper para discutir a cirurgia planejada com ele e sua esposa. Jeff começa pedindo ao Sr. Cooper para que ele descreva o que ele acha que o procedimento envolverá, compartilhe quaisquer preocupações e identifique o tipo de informação que ele quer saber. Jeff oferece ao Sr. Cooper um programa em CD para assistir em casa que explica quais rotinas pré e pós-operatórias esperar. Ele também planeja uma sessão de ensino antes da cirurgia, de forma que o Sr. Cooper saiba o que esperar em todas as fases de seu procedimento (p. ex., aplicação de CPI, processos intraoperatórios e expectativas em relação à SRPA).

Pacientes ficam mais bem preparados para participar em sua recuperação quando compreendem as justificativas para os procedimentos pré e pós-operatórios. Pacientes que passarão por cirurgias devem aprender como ter uma recuperação saudável e como prevenir complicações, o que os permitirá retornar às atividades da vida diária normais o mais cedo possível.

Pacientes que passam por cirurgias em regime de internação precisam entender, adicionalmente, o que é necessário para facilitar sua recuperação, incluindo controle de dor, deambulação precoce, progressão de dieta, cuidados com a ferida operatória e exercícios pós-operatórios (p. ex., respiração diafragmática, espirometria de incentivo, tosse, mudança de posição e exercícios de membros inferiores). Exercícios pós-operatórios e deambulação precoce ajudam a prevenir complicações vasculares e pulmonares e perda de condicionamento (ver Procedimento 50.1). Idealmente, a orientação se inicia antes da cirurgia. Após explicar sobre cada exercício, demonstre-o para o paciente e use métodos em que você requisita que ele o ensine novamente o que você acabou de ensinar para confirmar o entendimento. Guie o paciente em cada exercício. Peça ao paciente para lhe ensinar de volta cada procedimento, se possível, para reforçar e aumentar a confiança dele na realização do exercício.

Mudanças no sistema circulatório, a imobilidade dos pacientes durante cirurgias e condições de base criam riscos para o desenvolvimento de TVP. Pacientes precisam saber sobre as precauções necessárias para que se evite TVP (p. ex., exercícios de membros inferiores e meias de compressão ou dispositivos de compressão pneumática intermitente [CPI]). Ensine sobre os propósitos e cuidados específicos de enfermagem associados a esses dispositivos (ver Capítulo 39).

Rotinas pré-operatórias. Explique sobre as rotinas pré-operatórias que o paciente irá enfrentar. Saber quais exames e procedimentos estão planejados e o porquê disso aumenta a sensação de controle do paciente. Explique que um anestesiologista irá visitá-lo para completar a avaliação pré-anestésica durante a admissão pré-operatória ou na unidade de cuidados pré-cirúrgicos do hospital ou centro cirúrgico.

Os pacientes normalmente não ingerem alimentos ou líquidos VO por muitas horas antes da cirurgia para que se reduza o risco de vômitos e aspiração de êmese durante a cirurgia. Oriente os pacientes a comer e beber o suficiente durante a semana antes da cirurgia para assegurar ingestão hídrica e nutrição adequadas. Isso é especialmente importante para idosos que vivem em ambientes de casas de repouso com cuidados especiais, os quais não costumam se hidratar de maneira adequada. Recomende alimentos ricos em proteínas, com quantidades suficientes de carboidratos, gorduras e vitaminas. Explique aos pacientes e seus familiares a importância de seguir as recomendações de ingestão VO de alimentos e líquidos antes da cirurgia.

Procedimento cirúrgico. Após a explicação básica fornecida pelo cirurgião dos motivos da cirurgia, seus procedimentos e passos, alguns pacientes podem ter dúvidas adicionais. Primeiro, esclareça a informação que o paciente conversou com o cirurgião. Evite o uso de termos técnicos, pois isso contribui para a dificuldade de entendimento do paciente. Evite dizer qualquer coisa que contradiga a explicação do cirurgião. Se o paciente tem pouco ou nenhum entendimento sobre a cirurgia, notifique o cirurgião sobre a necessidade de mais explicações para o paciente.

Tempo da cirurgia. O tempo cirúrgico agendado é apenas uma estimativa da duração. Atrasos inesperados ocorrem por diversas razões que, por vezes, não têm relação direta com o paciente. Enfatize que o tempo agendado é apenas uma estimativa e que o tempo real pode ser menor ou maior do que o estimado. Deixe a família ciente de que atrasos podem ocorrer por diversas razões e não necessariamente indicam problemas. Comunique atrasos excessivos quando estes ocorrerem.

Unidade pós-operatória e acolhimento da família durante a cirurgia e a recuperação. Poucos pacientes são admitidos ao hospital antes da cirurgia, a não ser que o caso deles seja de emergência ou alguma complicação ocorra antes da cirurgia marcada. Ainda assim, é comum que pacientes sejam designados a locais diferentes após a cirurgia. Quando a cirurgia é eletiva, pacientes e familiares chegarão, inicialmente, ao serviço de admissão da instituição de saúde. Durante esse processo, eles descobrirão a unidade em que o paciente mais provavelmente será admitido após a cirurgia. Certifique-se de explicar onde a família pode esperar e onde o cirurgião a encontrará após a cirurgia. Em diversas instituições, o enfermeiro circulante repassa informações periodicamente sobre a cirurgia caso o procedimento esteja durando mais do que o esperado. Muitos hospitais fazem uso de *pagers* para informar a família por meio de mensagens de texto sobre o progresso do paciente. Se o paciente for levado a uma unidade especial, é útil orientar o paciente e sua família sobre o ambiente da unidade antes da cirurgia.

Monitoramento e terapêuticas antecipadas para o pós-operatório. Informe o paciente e sua família sobre monitoramentos e terapêuticas de rotina (p. ex., frequência em que serão vistos sinais vitais, terapia IV, curativos e drenos, atividades planejadas e fisioterapia). Se eles compreenderem a frequência dos monitoramentos e procedimentos que estão por vir, ficarão menos apreensivos quando os enfermeiros realizarem suas atividades. Tente não preparar excessiva ou insuficientemente o paciente. É mais fácil preparar o paciente de maneira adequada em casos eletivos em que o cirurgião segue diretrizes de cuidado como um protocolo ROAC para um procedimento específico ou se você tiver tempo disponível para educar o paciente. Não é possível prever todas as exigências para o cuidado de um paciente. Contradições entre as suas explicações e a realidade causam ansiedade aos pacientes.

Preparação sensorial. Forneça informações aos pacientes sobre as respostas sensoriais tipicamente vivenciadas após cirurgias. Informações preparatórias ajudam a antecipar os passos de um procedimento e, dessa forma, criar uma imagem realística da experiência cirúrgica. Por exemplo, avise que a sala de cirurgia é um local bastante iluminado e frio. Pacientes frequentemente passam por preaquecimentos ou recebem cobertores quentes. O paciente terá um manguito para monitoramento não invasivo da pressão arterial ao redor do seu braço. O monitor faz um ruído e depois apita, e o manguito se insufla para realizar a medição. Informar o paciente sobre essas e outras sensações da sala de cirurgia reduz a ansiedade antes da anestesia, o que leva à necessidade de menores quantidades de anestésicos para a indução. Respostas sensoriais no pós-operatório incluem visão turva por pomadas oftálmicas colocadas nos olhos, dores esperadas no sítio cirúrgico e em áreas em que o corpo permaneceu na mesma posição por muito tempo, tensão dos curativos, secura da boca e sensação de garganta inflamada pela passagem do tubo endotraqueal (quando for utilizado).

Retorno às atividades no pós-operatório. O tipo de cirurgia determina o quão rapidamente os pacientes podem retornar às atividades físicas e aos hábitos alimentares habituais. Explique o que é esperado após a cirurgia. É normal que na maioria dos casos cirúrgicos a dieta dos pacientes progrida gradualmente. Muitos hospitais implementam protocolos de mobilidade precoce para prevenir a perda de condicionamento adquirido no hospital e suas consequentes complicações pós-operatórias (Grass et al., 2018; Pai e Douketis, 2020; Smetana, 2020a) (ver Capítulo 38). Mobilidade promove circulação, expansão pulmonar e peristaltismo. Hipotensão postural é causada por súbitas mudanças de posição.

Medidas para alívio de dores. Dor após cirurgia é um dos medos mais comuns dos pacientes. Até mesmo em procedimentos locais (p. ex., **laparoscopia**), a insuflação de ar na cavidade abdominal causa desconforto significativo na área da cirurgia. A família também se preocupa com o conforto do paciente. Dor no pós-operatório é algo esperado. Informe o paciente e sua família sobre as prováveis características e o curso da dor (no que diz respeito ao tipo de cirurgia). Explique a necessidade de controlar a dor e os tipos de terapias que provavelmente serão empregadas para que o paciente possa retornar às atividades rapidamente, sabendo que irão receber analgésicos (p. ex., exercícios de relaxamento e imobilização da área dolorida). Ensine aos pacientes antes das cirurgias como usar uma escala de dor, de modo a estarem preparados para avaliá-la no pós-operatório (ver Capítulo 44). Analgesia controlada pelo paciente (ACP) pode ser requisitada para pacientes internados para ajudá-los a obter controle da dor. Explique e demonstre para o paciente como utilizar um dispositivo de ACP e a importância de administrar medicações assim que a dor se tornar persistente (ver Capítulo 44). Pacientes que recebem analgesia epidural necessitam de um entendimento pleno sobre o retorno de movimentos e sensações após a cirurgia.

Alguns pacientes evitam o uso de analgésicos após cirurgias pelo medo de efeitos colaterais negativos ou de se tornarem dependentes dos fármacos. Ouça as preocupações dos pacientes e encoraje a utilização dos analgésicos conforme prescrito. A não ser que a dor esteja controlada, é difícil para o paciente participar da terapia pós-operatória. Devido ao bem conhecido problema do vício em opioides, muitos pacientes relutam em ingeri-los mesmo por curtos e apropriados períodos. Alguns estados nos EUA estão aprovando leis que visam criar "diretivas sem opioides" para que pacientes possam anexar aos seus prontuários, formalmente notificando profissionais da saúde sobre seu desejo de não receber dose de opioides. Quando for sabido que o paciente vai sofrer dores graves no pós-operatório, tenha conversas sérias sobre como os profissionais da saúde irão reduzir gradualmente a dose de opioides utilizados e mudar para medicações com menor potencial de dependência conforme a evolução.

Encoraje os pacientes a utilizarem as medicações para dor conforme os intervalos prescritos. O manejo ideal da dor baseia-se na avaliação dos dados dos pacientes por meio da experiência perioperatória e customizado com base nos achados desses dados e no procedimento ao qual foi submetido, com avaliação próxima e contínua e ajustes conforme necessário.

Abordagens multimodais para dor pós-operatória variam dependendo do paciente, cenário e procedimento cirúrgico (Mariano, 2020). Abordagens multimodais incluem opioides e um ou mais método de analgesia, como bloqueio de nervos periféricos, paracetamol, gabapentina, anti-inflamatórios não esteroidais (AINEs), inibidores da ciclo-oxigenase-2 (COX-2) ou cetamina (ASA, 2018). Regimes de controle da dor devem ser individualizados às necessidades do paciente, considerando sua idade, condição clínica e física, nível de medo/ansiedade, preferências pessoais, tipo do procedimento cirúrgico e reação individual do paciente. Um plano ideal para controle da dor pós-operatória deve incluir uma abordagem multimodal para minimizar a necessidade de opioides (Mariano, 2020).

Quando a dor não é avaliada regularmente, ela pode se tornar excruciante, e analgésicos não proverão alívio na dose prescrita. Durante a educação do paciente, explique o tempo que demora para que os analgésicos façam efeito. Informações de avaliação de dor pré-operatórias são úteis quando ensinamos sobre medidas não farmacológicas de alívio da dor (como posicionamento e talas). Lembre-se de que a dor é subjetiva, e você deve acreditar na percepção de dor do seu paciente.

Repouso. Repouso é essencial para uma recuperação normal. Ansiedade em relação à cirurgia interfere na capacidade de relaxar e dormir. Atenda às necessidades individuais de cada paciente. Se o paciente estiver no hospital, torne o ambiente silencioso e confortável tanto quanto possível. O cirurgião pode prescrever um sedativo-hipnótico ou ansiolítico na noite anterior à cirurgia. Sedativos-hipnóticos promovem o sono. Ansiolíticos (p. ex., alprazolam) agem no córtex cerebral e sistema límbico para reduzir a ansiedade. A vantagem das cirurgias ambulatoriais é que o paciente pode dormir em casa ou em um hotel próximo (para indivíduos de outras cidades) na noite anterior à cirurgia.

Sentimentos em relação à cirurgia. Alguns pacientes sentem-se como parte de uma linha de montagem antes da cirurgia em decorrência das visitas frequentes dos funcionários e preparo físico para a cirurgia. O paciente tem poucas oportunidades de refletir sobre a experiência. Reconheça o paciente como um indivíduo singular. O paciente e sua família precisam de tempo para expressar os sentimentos e preocupações sobre a cirurgia e para tirar dúvidas. O nível de ansiedade do paciente pode influenciar a frequência das discussões necessárias. Enquanto estiver passando orientações pré-operatórias, aproveite para encorajar a expressão de preocupações, seja paciente e ouça cuidadosamente. A família pode desejar discutir preocupações na ausência do paciente para que seus medos não passem para o paciente e vice-versa. Estabelecer uma relação terapêutica de confiança com o paciente e a família permite que esse processo ocorra.

Cuidados agudos. Atividades de cuidados agudos na fase pré-operatória focam a preparação física do paciente na manhã da cirurgia ou antes de cirurgias de emergência.

Como minimizar o risco de infecções de sítio cirúrgico. Uma infecção de sítio cirúrgico (ISC) é um dos incidentes presentes no National Quality Forum (NQF) reportados pelos hospitais (NQF, 2019) e que os serviços do Medicare e Medicaid classificam como um *never event*, um evento adverso grave que ocorre dentro de um hospital e que é geralmente prevenível (AHRQ, 2019). Desde 2008, o CMS (Centers for Medicaid and Medicare Services, 2020) não mais cobre os custos associados a *never events*, incluindo tratamento e dias de internação associados ao evento. Dessa forma, há grande ênfase na prevenção de ISCs nos hospitais. Antibióticos são muitas vezes prescritos no pré-operatório. Ocorre uma redução nas infecções de feridas operatórias quando são administrados antibióticos 60 minutos antes da realização da incisão cirúrgica, os quais são suspensos em até 24 horas do término da cirurgia (Anderson e Sexton, 2020b; Berríos-Torres et al., 2017). O cirurgião requisita um tempo específico antes da cirurgia para que o paciente receba o antibiótico VO ou IV.

O cuidado pré-operatório envolve antissepsia da pele (ou seja, remoção de materiais particulados e microrganismos transitórios do sítio cirúrgico) para reduzir o risco de ISCs (Berríos-Torres et al., 2017). Isso não é realizado em todas as cirurgias, mas é rotina antes de cirurgias que envolvem o tórax ou o abdome ou em caso de artroplastias de grande porte. Componentes rotineiros utilizados para antissepsia da pele incluem banhos pré-operatórios e manejo dos cabelos, que reduzem o número de microrganismos na pele. A maioria dos pacientes que necessita de antissepsia de pele toma banho no dia anterior ou na própria manhã da cirurgia (George et al., 2017).

Devido à ausência de achados definitivos de pesquisa, não existe nenhum agente antisséptico comprovadamente mais efetivo (Anderson e Sexton, 2020b; George et al., 2017), mas solução de clorexidina (CHG) a 2% diluída em álcool 70% é o antisséptico de preferência, com iodopovidona como alternativa quando CHG for contraindicada (Anderson e Sexton, 2020a; George et al., 2017). Pacientes que passam por cirurgias de cabeça e pescoço tipicamente lavam seus cabelos com xampu antes da cirurgia, reduzindo a microbiota do couro cabeludo.

A AORN (2020a) recomenda que a enfermagem remova os cabelos/pelos no sítio cirúrgico apenas em algumas situações clínicas específicas. Evidências atuais indicam que se devem manter cabelos/pelos nele, a não ser que interfiram na exposição, fechamento ou curativos do sítio cirúrgico. Quando a remoção de cabelos/pelos for necessária, o corte é menos provável de gerar uma ISC do que a remoção com lâminas de barbear (Anderson e Sexton, 2020b; AORN, 2020a). Lâminas causam microcortes na pele. Utilize um cortador de uso único para cada paciente e remova os cabelos/pelos o mais próximo possível da hora da cirurgia.

Manutenção do equilíbrio hidreletrolítico normal. Pacientes cirúrgicos são vulneráveis a distúrbios hidreletrolíticos como resultado do estresse cirúrgico, ingestão inadequada no pré-operatório e potencial perda de fluidos durante a cirurgia (ver Capítulo 42). A American Society of Anesthesiologists (ASA) tem recomendações específicas para a ingesta de alimentos e líquidos antes de procedimentos que não sejam de emergência e requeiram anestesia geral, regional ou sedação/analgesia. Essas recomendações incluem jejum de líquidos leves por 2 ou mais horas, leite materno por 4 horas, fórmulas e leites não humanos por 6 horas e uma refeição leve de torrada e líquidos leves por 6 horas. O paciente também não pode ter ingerido nenhuma carne ou fritura por 8 horas antes da cirurgia, a menos que explicitamente especificado pelo anestesiologista ou cirurgião (ASA, 2017; Crowley, 2020). Quando o paciente estiver internado antes da cirurgia, retire todos os líquidos e alimentos sólidos do leito do paciente conforme solicitado e coloque um sinal acima do leito para alertar toda a equipe sobre as restrições do jejum.

Apesar dos padrões da ASA, muitos cirurgiões ainda mantêm os pacientes em jejum total após a meia-noite. Certifique-se de seguir as recomendações do médico. Durante a anestesia geral, os músculos relaxam e conteúdos gástricos podem refluir para o esôfago. Os anestésicos reduzem o reflexo faríngeo do paciente. Dessa forma, pacientes apresentam risco de aspiração de alimentos ou líquidos do estômago para os pulmões. As recomendações do cirurgião irão fornecer orientações adicionais sobre procedimentos de rotina (p. ex., acesso IV e medicações pré-operatórias). Alguns pacientes podem tomar certas medicações (p. ex., anticoagulantes, medicações cardiovasculares, anticonvulsivantes e antibióticos) com um pequeno gole de água conforme orientados pelos profissionais da saúde. Deixe os pacientes molharem a boca com água ou escovarem os dentes imediatamente antes da cirurgia, contanto que eles não engulam a água. Notifique o cirurgião ou o anestesista se o paciente comer ou beber algo durante seu período de jejum.

Se o paciente estiver incapacitado de se alimentar por alterações GI ou do nível de consciência, o médico pode solicitar fluidos intravenosos. O profissional da saúde avalia os níveis de eletrólitos séricos para determinar o tipo de fluidos IV e eletrólitos a serem administrados antes e durante a cirurgia. Pacientes com desequilíbrios nutricionais graves por vezes requerem suplementos com concentrados proteicos e glicose como nutrição parenteral total (ver Capítulo 45).

Prevenção de incontinência intestinal e contaminação. Alguns pacientes recebem preparações intestinais (p. ex., um laxativo ou enema) se a cirurgia envolver o trato GI inferior. Manipulações de partes do trato GI durante cirurgias resultam em ausência de peristaltismo por 24 horas ou mais. Enemas e laxativos (ver Capítulo 47) como solução eletrolítica de polietilenoglicol limpam o trato GI em vias de prevenir incontinência intraoperatória. Um intestino vazio reduz o risco de lesão aos intestinos e minimiza a contaminação da ferida operatória caso haja planos de se operar o cólon ou uma alça seja lesada acidentalmente durante a cirurgia. Adicionalmente, a limpeza intestinal reduz constipação intestinal pós-operatória. Se um cirurgião prescrever "realize enemas até a saída de líquido claro", isso significa que a enfermagem deve administrar enemas até que volte uma solução sem material fecal sólido. Muitos enemas administrados em pouco tempo podem levar a diversos distúrbios hidreletrolíticos (ver Capítulo 42). A maioria dos locais limita o número de enemas (em geral, três) que a enfermagem pode realizar sucessivamente. Verifique os níveis de potássio do paciente após o preparo intestinal. Diarreias podem causar hipopotassemia.

Preparo no dia da cirurgia. Você realizará diversos procedimentos de rotina antes de liberar o paciente para cirurgia.

Higiene. Medidas de higiene básica fornecem conforto adicional antes da cirurgia. Se o paciente não estiver colaborando para tomar um banho completo, um banho parcial é revigorante e remove secreções irritantes ou drenagens da pele. Providencie uma roupa hospitalar limpa, já que o paciente não pode usar suas roupas na sala de cirurgia por restrições hospitalares e risco inflamável. Pacientes em dieta zero horas antes da cirurgia podem ficar com a boca seca. Ofereça ao paciente enxaguantes bucais sem ser à base de álcool e pasta de dente, mais uma vez reforçando que a água não deve ser engolida.

Preparo dos cabelos/pelos e remoção de cosméticos. Durante grandes cirurgias, anestesiologistas posicionam a cabeça do paciente de modo a facilitar a intubação orotraqueal (ver Capítulo 41). Isso envolve a manipulação dos cabelos e do couro cabeludo. Para evitar lesões, solicite ao paciente a remoção de grampos ou presilhas antes da cirurgia. Eletrocautérios são frequentemente usados durante cirurgias. Presilhas e grampos podem se tornar vias de saída para a eletricidade e causar queimaduras. Remova quaisquer adereços capilares, bem como perucas. Pacientes podem trançar cabelos longos. Toucas descartáveis são disponibilizadas aos pacientes para prender os cabelos antes de entrarem nas salas cirúrgicas.

Durante e após a cirurgia, o anestesista e a enfermagem inspecionam a pele e as membranas mucosas para avaliar oxigenação, circulação e balanço hídrico do paciente. Um oxímetro de pulso é comumente utilizado em um dedo para monitorar a saturação de oxigênio (ver Capítulo 30). Anestesistas também se utilizam da pressão expiratória final de CO_2, por capnografia, para avaliar o estado físico do paciente. Enquanto o oxímetro de pulso estiver em uso, os pacientes devem estar sem maquiagem (batom, pós, *blush*, esmaltes) e pelo menos uma unha postiça deve ser removida para exposição da pele e cor da unha normais. Qualquer coisa nos olhos ou seus arredores irrita e pode lesioná-los durante cirurgias. Faça com que os pacientes removam lentes de contato, cílios postiços e maquiagens nos olhos. Entregue os óculos do paciente para os familiares imediatamente antes da saída para o centro cirúrgico. Registre todos os itens de valor do paciente segundo a política da instituição padrão.

Remoção de próteses. É fácil perder ou danificar qualquer tipo de prótese durante cirurgias. Faça com que os pacientes removam todas suas próteses removíveis (p. ex., membros artificiais, próteses dentárias totais ou parciais, olhos artificiais e dispositivos auditivos) para que sejam guardados adequadamente antes que o paciente seja transferido para a cirurgia. Se o paciente tiver uma cinta, atadura ou imobilizadores, confirme com o médico se o objeto deve continuar no lugar. Para muitos pacientes, é constrangedor remover próteses dentárias, perucas ou outros dispositivos que melhorem a aparência pessoal. Ofereça privacidade ao paciente para a remoção desses itens. Pacientes podem ser autorizados a mantê-los até chegarem à área pré-operatória. Coloque próteses dentárias em embalagens especiais identificadas com o nome do paciente e outra identificação requerida pelo local para prevenção de perdas e danos. Em muitos locais, a enfermagem realiza um inventário completo de todos os dispositivos protéticos ou itens pessoais e os guarda em uma área segura. Também é prática comum que os profissionais de enfermagem deixem as próteses com familiares. Registre essas ações no local apropriado do prontuário conforme a política local.

Guardar itens de valor. Se o paciente tiver itens de valor, devolva-os à família ou guarde-os em algum local seguro. Hospitais exigem que os pacientes assinem termos de não responsabilização por perdas de itens de valor. Prepare uma lista com uma descrição clara dos itens, coloque uma cópia no prontuário e dê uma outra para um familiar designado. Descreva quaisquer joias, incluindo a cor de pedras e metais. Por exemplo, se o paciente estiver usando um anel prateado com uma pedra vermelha, documente o anel como sendo prateado e tendo uma pedra vermelha, não um rubi. Houve situações em que pacientes reivindicaram a perda de um diamante, por exemplo, quando a pedra original não era um. Pacientes comumente relutam em remover alianças ou símbolos religiosos. Alianças podem ser fixadas com fitas, mas essa não é a abordagem preferida. Se houver riscos de o paciente ficar com mãos ou dedos inchados (mastectomia, cirurgias de mãos, desvio de fluidos), remova o anel. Muitos hospitais deixam que pacientes fixem medalhas religiosas às suas roupas, apesar do aumento do risco de perdas. Remova outros itens de metal como *piercings* para reduzir o risco de queimaduras.

Preparo intestinal e vesical. Para alguns pacientes, enemas ou laxativos são administrados ao menos 1 hora antes de o paciente ir para a cirurgia, fornecendo tempo para defecar sem pressa. Oriente o paciente a urinar tanto antes de ir para a sala de cirurgia quanto antes de tomar as medicações pré-operatórias. Uma bexiga vazia reduz desconfortos e risco de incontinência durante a cirurgia e facilita o acesso aos órgãos abdominais para os cirurgiões. Se o paciente for incapaz de esvaziar, anote essa informação no *checklist* pré-operatório. O cirurgião pode solicitar a passagem de um cateter vesical caso a cirurgia seja longa ou a incisão no quadrante inferior do abdome (ver Capítulo 46).

Sinais vitais. Monitore os sinais vitais pré-operatórios antes da cirurgia. O anestesista usará esses valores como linha de base em relação aos sinais vitais intraoperatórios. Caso estiverem anormais, a cirurgia pode ser adiada. Notifique o cirurgião de quaisquer anormalidades antes de mandar o paciente para cirurgia. Adicionalmente, avalie se o paciente tem dor e quais as suas características (ver Capítulo 44). Muitos pacientes sofrem de dor antes da cirurgia causada pela própria condição a ser operada.

Prevenção de trombose venosa profunda – dispositivos antiembolismo. Prevenir TVP é uma medida de qualidade prioritária. A AORN (2020a) recomenda que cada organização de saúde implemente um protocolo de prevenção de TVP (ver Capítulo 39). A condição do paciente e o tipo de cirurgia determinam as medidas preventivas a serem tomadas antes da cirurgia. Por exemplo, pacientes que se submetem a cirurgias cardíacas, GI, geniturinárias (GU), ginecológicas (GIN), neurológicas ou ortopédicas provavelmente farão prevenção mecânica de TEV na manhã da cirurgia. Isso inclui a aplicação de um dos seguintes dispositivos: meias elásticas de compressão (altura dos joelhos ou ¾), dispositivos de impulso podal ou compressão pneumática intermitente (CPI: altura dos joelhos ou ¾) (Kozek-Langenecker, 2018; Rothrock, 2019). Adicionalmente, alguns pacientes recebem profilaxias farmacológicas para TEV, que incluem medicações como heparina de baixo peso molecular (HBPM) (Pai e Douketis, 2020). O profissional da saúde irá rastrear os pacientes cuidadosamente para o risco de sangramento antes de solicitar profilaxia farmacológica para TEV.

Quando corretamente medidos e aplicados, esses dispositivos antiembolismo reduzem o risco de TVP. Meias de compressão mantêm compressão sobre pequenas veias e capilares nos membros inferiores. A compressão constante força o sangue a passar para os vasos maiores, promovendo o retorno venoso e prevenindo estase. Enfermeiros conectam as **meias de compressão pneumática intermitente (CPI)** a uma bomba de ar que infla e esvazia as meias, permitindo pressões intermitentes em sequência do tornozelo para os joelhos, alternando panturrilhas, o que simula o retorno venoso normal ao caminhar (ver Capítulo 39). Dispositivos de compressão para os pés simulam o caminhar natural ao comprimirem o plexo venoso plantar (AORN, 2020a). Não utilize dispositivos antiembolismo se o paciente tiver alergia ao material (p. ex., látex) ou um membro inferior de tamanho anormal, ou história de doença arterial periférica, *bypass* arterial com enxerto periférico ou neuropatia periférica.

Administração de medicações pré-operatórias. O aumento das cirurgias ambulatoriais reduziu o uso de medicações pré-operatórias. Entretanto, o anestesista ou o cirurgião podem prescrever medicações pré-anestésicas para reduzir a ansiedade do paciente, a quantidade requerida de anestésicos gerais, secreções de vias respiratórias e o risco de náuseas, vômitos e possíveis broncoaspirações. Tipicamente, a enfermagem administra medicações pré-operatórias antes que o paciente saia para o centro cirúrgico. Complete todas as medidas adicionais de cuidados de enfermagem primeiro. Fármacos pré-operatórios como benzodiazepínicos, opioides, antieméticos e anticolinérgicos geralmente causam boca seca, tontura e letargia, mas não induzem ao sono. Para manter o paciente seguro, eleve as grades do leito, mantenha o leito em posição baixa e o dispositivo para chamar a enfermagem a fácil alcance. Oriente o paciente a permanecer no leito até que o enfermeiro assistente do centro cirúrgico ou a pessoa do transporte cheguem. Se o paciente precisar sair do leito para se movimentar-se, explique a importância de chamar a enfermagem para pedir ajuda. O paciente pode facilmente cair, acreditando que esteja tudo bem. Certifique-se de que o paciente assinou os termos de consentimento cirúrgicos antes da administração de medicamentos que alteram a consciência.

Registro e transição de equipe. Antes que o paciente vá para a sala de cirurgia, uma história clínica precisa é essencial para garantir sua segurança e cuidado apropriado. Cheque os conteúdos da história clínica buscando exames laboratoriais e de imagem, termos de consentimento e *checklist* pré-operatório conforme a política da instituição. Registre com cuidado as intervenções preparatórias para cirurgias e as respostas do paciente aos cuidados. Assim que o paciente estiver pronto para ir para a sala de cirurgia, informações escritas (ou eletrônicas) não são mais úteis para a comunicação com a equipe que está por assumir os cuidados do paciente. Nesse caso, a transferência de informações requer uma transição de equipe eficaz (AORN, 2020a). O Boxe 50.5 lista os elementos críticos para transições de profissionais do pré para o intraoperatório. AORN (2020a) e TJC (2020, 2021) recomendam que a transição de equipe ocorra pessoalmente, para garantir que o paciente certo seja submetido à cirurgia certa no local certo.

Como evitar cirurgias em locais errados e procedimentos cirúrgicos errados. Devido a erros passados com pacientes que foram submetidos a cirurgias erradas ou em locais errados, TJC instituiu diretrizes chamadas de Protocolo Universal para prevenção de tais erros. O Protocolo Universal é parte do National Patient Safety Goals (metas nacionais de segurança do paciente) (TJC, 2021). A transição de equipe de pré para intraoperatória descrita anteriormente é um exemplo de parte desse protocolo. Implemente o Protocolo Universal sempre que um procedimento cirúrgico invasivo for ocorrer, independentemente da localização (p. ex., hospital, clínica, consultório). Os três princípios do protocolo são (1) verificação pré-operatória que separe todos os documentos relevantes (p. ex., formulários de consentimento, alergias, história clínica, achados de exame físico) e resultados de exames laboratoriais e testes diagnósticos que estejam prontos antes do início do procedimento, bem como a certeza de que o procedimento agendado se alinhe às expectativas do paciente; (2) marcação do local operatório com tinta permanente para discriminar esquerda de direita, múltiplas estruturas (como dedos) e níveis da coluna vertebral; e (3) uma pausa logo antes de iniciar o

---

Boxe 50.5 Exemplo de elementos de transição de equipe pré para intraoperatória usando comunicação SBAR

Situação (*Situation*)
- Nome e data de nascimento do paciente
- Nome da cirurgia a ser realizada, incluindo local e modificadores
- Documentos pertinentes (p. ex., termo de consentimento, resultados de exames) presentes e consistentes.

Bagagem (*Background*)
- Elementos da história do paciente pertinentes à cirurgia
- Liberação médica
- Alergias e estado de dieta zero do paciente
- Sinais vitais e nível de dor do paciente
- Perfil de medicações e medicações ingeridas no dia; resultados de exames laboratoriais e de imagem
- Código indicando o estado do paciente.

Avaliação (*Assessment*)
- Nível de entendimento do paciente sobre a cirurgia
- Necessidades especiais, riscos e precauções do paciente
- Fatores culturais ou emocionais pertinentes
- Pedidos de anestesia.

Recomendações (*Recommendations*)
- Verifique se o paciente foi visto antes da cirurgia pelo cirurgião ou anestesista
- Determine se o paciente está pronto para a cirurgia
- Dê a oportunidade para que todos os membros da equipe tirem dúvidas e expressem suas preocupações.

Adaptado de Amato-Vealey EJ, et al. Hand-off communication: a requisite for patient safety, *AORN J* 88(5):766, 2008.

---

procedimento para verificação final do paciente correto, procedimento, local e quaisquer implantes (TJC, 2021). A marcação e a pausa geralmente ocorrem na área pré-cirúrgica, logo antes de o paciente entrar na sala cirúrgica. O indivíduo que está realizando a cirurgia e qualquer outro responsável devem marcar pessoalmente o local, envolvendo o paciente, se possível (TJC, 2021). Todos os membros da equipe cirúrgica realizam a pausa. Esse protocolo inclui o paciente ou um representante legal durante todo o processo. Se o paciente recusar a marcação, deve-se documentar isso no *checklist* do procedimento.

❖ Avaliação

O enfermeiro cuida de um paciente no pré-operatório avaliando as expectativas e os resultados primários do paciente (p. ex., resultados esperados de acordo com o ensino e as reduções de risco (Figura 50.4). Há um limite de tempo disponível para avaliar resultados antes da cirurgia; contudo, se a condição do paciente muda no pré-operatório, certifique-se de que os resultados estejam atualizados para determinar se novas intervenções ou revisões e/ou novos diagnósticos de enfermagem devem ser implementados no intraoperatório.

Pelos olhos do paciente. Avalie quando as expectativas do paciente forem atingidas a respeito da preparação cirúrgica. Por exemplo, pergunte aos pacientes se eles necessitam de mais informações, se eles desejam maior envolvimento dos familiares ou se eles têm alguma necessidade não identificada. Durante a avaliação, inclua discussões de quaisquer mal-entendidos para que as preocupações dos pacientes

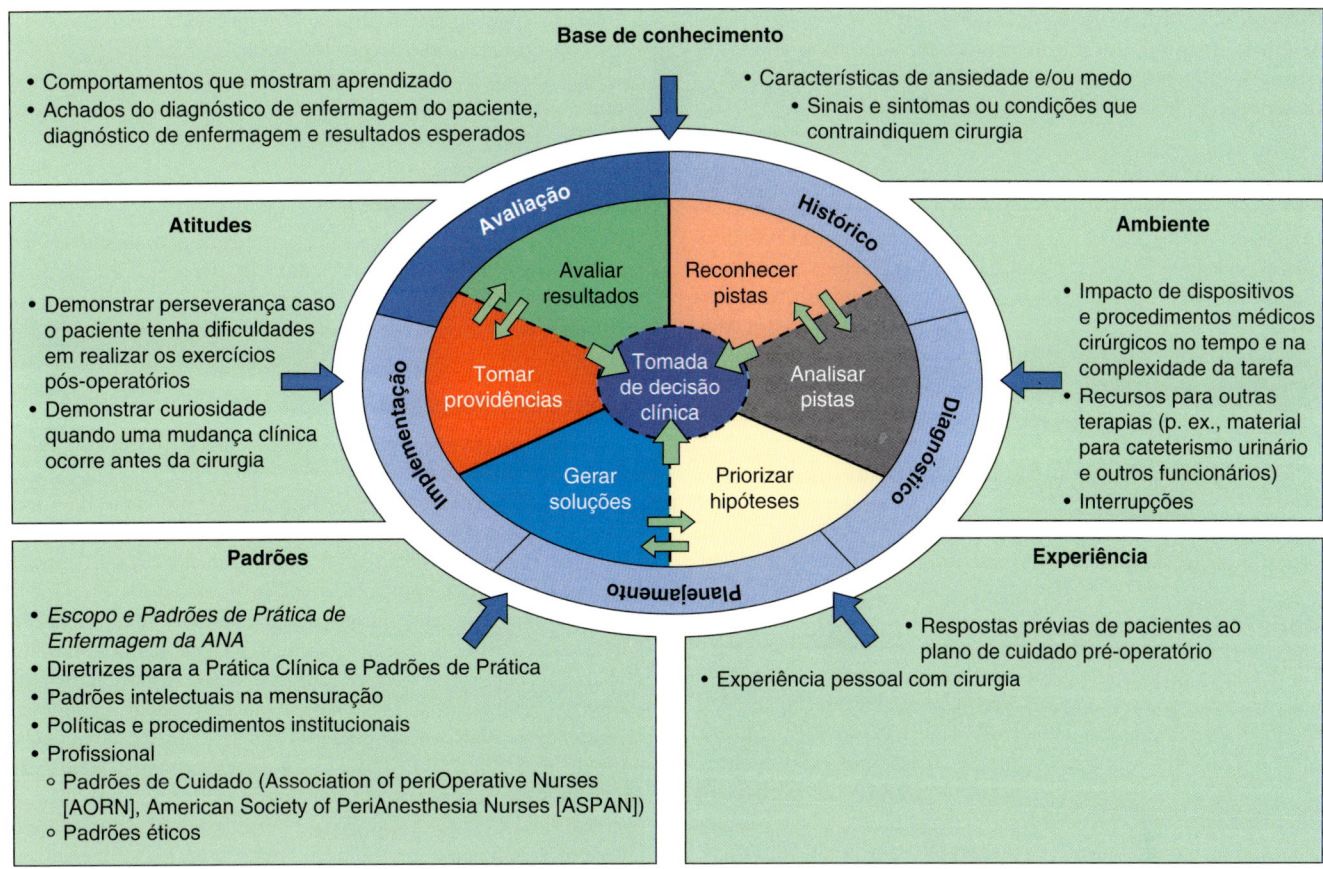

Figura 50.4 Modelo de pensamento crítico para a avaliação do paciente cirúrgico. (Copyright de Modelo de Julgamento Clínico © NCSBN. Todos os direitos reservados.)

sejam esclarecidas. Um bom momento para reforçar como será o manejo de dor no pós-operatório é quando os pacientes trazem expectativas sobre o controle da dor.

No dia da cirurgia, Jeff acompanha o Sr. Cooper e sua esposa em relação a quaisquer preocupações que eles ainda tenham, inclusive em termos da ansiedade com a cirurgia. Jeff pergunta ao Sr. Cooper sobre suas preparações pré-operatórias (p. ex., enemas, banhos especiais) e determina que tudo isso foi feito. Jeff pede para que o Sr. Cooper demonstre como usar um espirômetro de incentivo. Ele se certifica de que o consentimento informado foi assinado.

Resultados dos pacientes. Avalie a resposta do paciente às intervenções destinadas aos diagnósticos de enfermagem no pré-operatório como *Conhecimento Deficiente* e *Ansiedade*. Por exemplo, peça ao paciente para que ele descreva o motivo dos exercícios pós-operatórios e os tipos de atividades de cuidado a serem esperados após o retorno da cirurgia. Observe o comportamento do paciente e discuta preocupações para ver se a ansiedade se mantém. Sua avaliação deve determinar se há necessidade de orientações adicionais ou suporte emocional após a cirurgia. Intervenções continuam durante e após o procedimento; dessa forma, a avaliação de resultados não ocorre até a cirurgia.

Transporte para o centro cirúrgico

Funcionários do centro cirúrgico notificam a enfermagem quando for o momento da cirurgia. Pacientes internados são transportados em macas à unidade de cuidados pré-operatórios. Pacientes ambulatoriais simplesmente entram andando na unidade pré-operatória caso estejam aptos e não medicados. Um enfermeiro aguarda a pessoa do transporte na área de espera e checa a identificação do paciente pelo nome, data de nascimento e número de registro do prontuário no hospital (o último apenas em algumas instituições), comparando os dados com os da história clínica do paciente a ser operado para não haver trocas ou confusões, garantindo que o paciente certo esteja indo para a cirurgia certa. Pelo fato de alguns pacientes receberem sedativos pré-operatórios, os profissionais de enfermagem e o pessoal que realiza o transporte ajudam a transferir o paciente do leito para a maca, evitando quedas. Proporcione à família uma oportunidade de visita antes de transportar o paciente para o centro cirúrgico; então, dirija a família à área de espera apropriada.

Unidade de cuidados pré-anestésicos

Na maioria dos ambientes cirúrgicos, o paciente entra na **unidade de cuidados pré-anestésicos (UCPA)** ou unidade de cuidados pré-cirúrgicos (UCPC) (por vezes chamada de *área de espera*) fora da sala de cirurgia, onde preparações pré-operatórias são finalizadas. Enfermeiros de UCPA são membros da equipe do centro cirúrgico e vestem roupas especiais, toucas e propés conforme políticas de controle de infecções. Em alguns ambientes cirúrgicos ambulatoriais, um enfermeiro do perioperatório principal admite o paciente, circula durante a cirurgia e maneja a recuperação e a alta dele.

Se um acesso venoso ainda não tiver sido providenciado, um enfermeiro ou anestesista o insere em uma veia para estabelecer uma via para reposição de fluidos, medicamentos IV ou hemoderivados. A enfermagem também administra medicações pré-operatórias nesse momento e monitora os sinais vitais, incluindo oximetria de pulso. O anestesista geralmente faz a avaliação do paciente. Se o paciente tiver recebido medicações pré-operatórias, explique a ele que começará a se sentir sonolento. A temperatura nesses ambientes geralmente é fria; dessa forma, ofereça ao paciente um cobertor adicional. O paciente ficará nesse ambiente por pouco tempo.

Fase intraoperatória

O cuidado intraoperatório do paciente requer preparação e conhecimento cuidadosos, bem como conhecimento dos eventos que ocorrem durante a cirurgia e uso de práticas de segurança rigorosas. O ambiente da sala de cirurgia oferece riscos únicos resultantes de procedimentos seguidos. Membros da equipe cirúrgica podem ferir-se com objetos perfurantes ou cortantes (p. ex., agulhas ou bisturi) ou expor membranas mucosas (respingo de líquidos de irrigação) a fluidos corporais contaminados. O uso adequado de equipamento de proteção individual (EPI) é crítico. Quando enfermeiros participam de procedimentos cirúrgicos com *lasers*, deve haver medidas de precaução específicas para prevenção de lesões em olhos e pele (p. ex., uso de óculos ou outros dispositivos de proteção ao *laser*).

Papéis da enfermagem durante a cirurgia

Há dois papéis tradicionais na enfermagem de centro cirúrgico: a enfermagem de sala de cirurgia e a enfermagem circulante (Figura 50.5). O **enfermeiro circulante** é a função exercida pelo enfermeiro que não entra em campo e se utiliza do processo de enfermagem para gestão do cuidado do paciente dentro da sala de cirurgia. Essa profissional de enfermagem monitora a cirurgia atentamente e também cuida do posicionamento do paciente, da preparação da pele com antimicrobianos, das medicações, dos implantes, da colocação e função dos CPIs, colhe amostras para exames e zela pelos dispositivos de aquecimento e contagem de instrumentos e compressas (AORN, 2020a). Esse profissional não usa paramentação cirúrgica. O **enfermeiro de sala de cirurgia** pode ser tanto um enfermeiro quanto um instrumentador. Esse indivíduo deve ter um conhecimento abrangente de todos os passos do procedimento cirúrgico porque trabalha no campo cirúrgico com o cirurgião. O profissional de enfermagem de sala de cirurgia deve ser capaz de antecipar a necessidade de cada item de material utilizado pelo cirurgião (Rothrock, 2019). Enfermeiros circulantes e de sala de cirurgia formam uma equipe para garantir a segurança do paciente, minimizando o risco de erros. A equipe também trabalha conjuntamente para garantir o uso custo-efetivo de insumos.

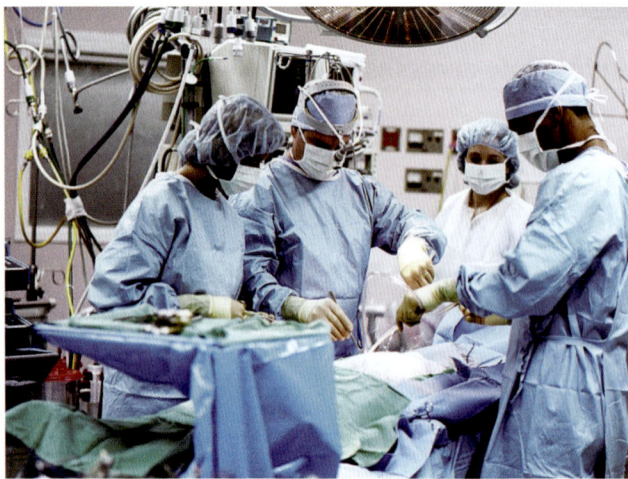

Figura 50.5 Enfermeiros de sala de cirurgia (© 2011 Jupiterimages Corporation.)

Um novo papel na sala cirúrgica é o de enfermeiro primeiro assistente, o que é mais amplo e requer educação formal (AORN, 2020b). Esse indivíduo colabora com o cirurgião segurando e cortando tecidos, utilizando-se de instrumentos e dispositivos médicos, expondo a área cirúrgica, realizando hemostasia e suturando (Rothrock, 2019).

Processo de enfermagem

Aplique o processo de enfermagem e se utilize de pensamento crítico para o cuidado dos seus pacientes na fase intraoperatória. Se você assumir o papel do enfermeiro circulante, suas observações resultantes do julgamento clínico sólido podem fazer a diferença nos resultados cirúrgicos.

❖ **Histórico de enfermagem**

O enfermeiro circulante no centro cirúrgico aplica julgamento clínico sólido ao reavaliar criteriosamente o paciente e analisar com critério seus achados a fim de confirmar os diagnósticos e problemas de enfermagem existentes e para identificar quaisquer novos diagnósticos. O enfermeiro usa conhecimento sobre o procedimento cirúrgico e qualquer risco que o paciente apresente para tomar decisões clínicas centradas no paciente para a segurança dos cuidados de enfermagem. Por exemplo, o histórico de enfermagem foca o estado clínico imediato do paciente, bem como a integridade da sua pele (no sítio cirúrgico e áreas que estarão apoiadas na mesa) e função articular (quando da necessidade de posições não usuais na sala de cirurgia). Isso envolve o uso de julgamento clínico para que o enfermeiro possa identificar fatores de risco ou reconhecer problemas reais que predisponham o paciente a lesões caso ele seja mal posicionado na mesa cirúrgica. Pelo fato de os pacientes não poderem falar por si próprios sob o efeito de anestesia geral, essa avaliação é de suma importância para a segurança deles. O enfermeiro revisa o plano de cuidado pré-operatório para criar ou rever o plano intraoperatório conforme indicado.

> **Pense nisso**
>
> Um dos objetivos do cuidado de enfermagem pré-operatório é prevenir complicações intra e pós-operatórias. Considere os fatores de risco cirúrgicos discutidos no histórico de enfermagem e identifique a relação deles com possíveis complicações que devem ser prevenidas pelos enfermeiros na sala cirúrgica.

❖ **Análise e diagnósticos de enfermagem**

Reveja os diagnósticos pré-operatórios de enfermagem e os modifique para individualizar o plano de cuidado na sala de cirurgia. A seguir, são apresentados diagnósticos de enfermagem intraoperatórios comuns e relevantes:

- Desobstrução Ineficaz das Vias Aéreas
- Risco de Tromboembolismo Venoso
- Risco de Lesão por Posicionamento Perioperatório
- Risco de Integridade da Pele Prejudicada
- Risco de Reação Alérgica ao Látex.

❖ **Planejamento de enfermagem e identificação de resultados**

Resultados. Resultados centrados no paciente no âmbito dos diagnósticos de enfermagem pré-operatórios se estendem até a fase intraoperatória. Por exemplo, para o diagnóstico de enfermagem de *Desobstrução Ineficaz das Vias Aéreas* um resultado esperado é: o paciente manterá uma via respiratória limpa, aberta, evidenciada por murmúrios vesiculares sem ruídos adventícios, uma frequência respiratória de 12 a 20 incursões por minuto e a habilidade de expectorar secreções de modo efetivo. A resposta do paciente durante a cirurgia influenciará no ajuste dos resultados.

Estabelecimento de prioridades. O enfermeiro circulante utiliza-se de julgamento clínico para prover ao paciente uma experiência cirúrgica segura. Assegurar um ambiente asséptico, conduzir a contagem de instrumentos e gazes de acordo com políticas locais, manejar tecidos e amostras corretamente e garantir o uso adequado de materiais e instrumentos são suas prioridades. Um enfermeiro circulante que observa uma prática pouco segura (p. ex., quebra da esterilidade, contagem incorreta de gazes) notificará a equipe circulante imediatamente. O enfermeiro circulante deve se dedicar integralmente à garantia da segurança do paciente e da equipe cirúrgica.

Trabalho em equipe e colaborativo. Para obter o nível de segurança ideal do paciente, a equipe de cuidados de saúde pré-operatória comunica achados/características definidores e problemas do paciente durante a transição de equipe formal com a equipe cirúrgica para garantir uma passagem tranquila no cuidado (Boxe 50.5). Por exemplo, alertar a equipe cirúrgica sobre alergia ao látex ou fatores de risco para complicações durante a cirurgia (tabagismo) requer colaboração e comunicação oportuna entre todos os membros da equipe. TJC, AORN e OMS recomendam um procedimento padrão ou formal de transição de equipe. No mínimo, o procedimento de transição de equipe deve incluir (Rothrock, 2019):

- O nome e a data de nascimento do paciente
- O procedimento cirúrgico, incluindo o local
- O histórico do paciente relevante a essa cirurgia
- Alergias e estado de dieta zero ou nada por via oral
- Sinais vitais e nível de dor
- Dados laboratoriais e estado de código do paciente
- Atuais medicações tomadas no dia da cirurgia
- Nível de compreensão do paciente sobre a cirurgia
- Implicações culturais
- Se o paciente passou pelo cirurgião e pelo anestesiologista.

A equipe intraoperatória colabora após receber as informações de transição de equipe a fim de garantir que sejam usadas abordagens centradas no paciente para garantir a segurança dos cuidados.

❖ **Implementação**

Um foco primário do cuidado intraoperatório é prevenir lesões e complicações relacionadas à anestesia, à cirurgia, ao posicionamento e ao uso de materiais. O enfermeiro do perioperatório é um defensor do paciente durante a cirurgia e sempre protege sua dignidade e seus direitos.

Cuidados em casos agudos

Preparo físico. O paciente geralmente ainda está alerta e percebe os profissionais da saúde em sua paramentação cirúrgica e máscaras entrando na sala de cirurgia. Os membros da equipe transferem o paciente para a mesa cirúrgica, certificando-se de que a maca e a mesa cirúrgica estejam fixas em seus lugares. Explique ao paciente todas as atividades que serão realizadas antes de iniciá-las. Lembre-se de que o paciente pode estar parcialmente sedado em decorrência das medicações; seja cauteloso. Após posicionar o paciente com segurança na mesa de cirurgia e usar as travas de segurança, o enfermeiro instala os dispositivos de monitoramento contínuo como eletrodos de ECG, um oxímetro de pulso e o manguito para pressão arterial. Para o ECG, posicione os eletrodos no tórax e nas extremidades de modo correto para que o traçado da atividade elétrica cardíaca seja acurado. O anestesista irá usar o manguito para aferir a pressão arterial do paciente. Um monitor eletrônico na sala de cirurgia irá mostrar a frequência cardíaca, os sinais vitais e a oximetria de pulso continuamente. Capnografia também é comumente usada para aferir a pressão expiratória final de CO_2 do paciente. Esse também é o momento para instalação de dispositivos antiembolismo. O enfermeiro também auxilia na inserção de termômetros por via vesical, esofágica ou retal se houver necessidade de monitoramento de temperatura constante.

Se o paciente for submetido a um procedimento cirúrgico que se utilize de correntes elétricas de alta frequência para aquecer o tecido biológico em vias de cortar ou coagular, um adesivo de aterramento descartável ou reutilizável deve ser colocado sobre a pele do paciente. O adesivo de aterramento, aderido à pele do paciente, longe do sítio cirúrgico, serve para retornar com segurança a corrente elétrica do paciente para o gerador por um cabo. O posicionamento correto do adesivo previne queimaduras na pele.

Aquecimento intraoperatório. A ocorrência de hipotermia perioperatória acidental pode ser minimizada com o uso de aquecimento intraoperatório ativo. Evidências indicam que a prevenção de hipotermia (temperatura central menor que 36°C) por meio de preaquecimento auxilia na redução de complicações como tremores, parada cardíaca, perda sanguínea, ISC, lesões por pressão e mortalidade (Becerra et al., 2019; Sessler, 2020). Evidências sugerem que preaquecimentos de no mínimo 30 min podem reduzir a ocorrência de hipotermia (Rightmyer e Singbartl, 2016). O enfermeiro do centro cirúrgico se utiliza de cobertores aquecidos de algodão, aquecedores de ar ou colchões de água para os pacientes. Aquecedores de ar tendem a ser efetivos quando utilizados antes da cirurgia ou no intraoperatório.

Sensibilidade/alergia ao látex. Conforme a incidência e a prevalência da **sensibilidade ao látex** e alergia aumentam, a necessidade de reconhecimento de potenciais fontes de látex é extremamente crítica. Todos os insumos médicos são identificados quanto à presença de látex. A sala de cirurgia e a UCPA têm muitos produtos que contêm látex (p. ex., luvas, acessos venosos, seringas e tampas de borracha em garrafas e vidros). O látex também está presente em objetos de uso comum, como fitas adesivas, eletrodos descartáveis, manguitos de tubos endotraqueais, lençóis protetores e material de ventilação. Sinais e sintomas de uma reação ao látex incluem efeitos locais que variam desde urticária, placas eritematosas elevadas até erupções vesiculares, descamativas ou sangrantes. Dermatite aguda está presente em alguns casos. Rinite e/ou rinorreia são outras reações comuns à alergia leve a moderada ao látex. Reações de hipersensibilidade imediatas ameaçam a vida, com o paciente exibindo urticárias focais ou generalizadas, edema, broncospasmo e hipersecreção de muco, todos podendo contribuir para o comprometimento do estado respiratório. A vasodilatação causada por aumento de permeabilidade capilar pode levar ao colapso circulatório e, eventualmente, ao óbito. A distribuição de campos durante cirurgias bloqueia a capacidade de se observar a pele. Logo, esteja preparado para investigar quaisquer deteriorações agudas em pacientes previamente hígidos como possíveis alergias ao látex.

Um carrinho com produtos sem látex está disponível na sala de cirurgia para criar um ambiente livre de látex. Todos os conteúdos devem ser livres de látex. A Association of Surgical Technologists (AST) recomenda que, quando os ambientes não estiverem livres de látex, os enfermeiros precisam preparar a sala de cirurgia na noite anterior para evitar a liberação de partículas de látex (AST, 2018). Qualquer paciente com alergia ao látex deve receber prioridade de agendamento e ser o primeiro caso da manhã. É importante saber que o paciente pode desenvolver anafilaxia de 30 a 60 minutos após a exposição ao látex. O Boxe 50.6 lista as precauções ao látex.

Introdução da anestesia. A natureza e o porte da cirurgia do paciente, bem como seu estado físico atual, influenciam o tipo de anestesia administrada durante a cirurgia. Saiba as complicações esperadas de cada tipo (Tabela 50.7).

Anestesia geral. Sob **anestesia geral**, o paciente perde todas as sensações, consciência e reflexos, incluindo o faríngeo e o córneo. A musculatura do paciente relaxa e ele sofre amnésia, que é uma medida

Boxe 50.6 Precauções para evitar o látex

- Profissionais da saúde podem transmitir o alergênio aos pacientes pelas mãos após tocarem em qualquer objeto com látex. *Cuidado:* deixe o talco das luvas longe dos pacientes, pois ele age como um condutor da proteína do látex. Não fique calçando e tirando luvas
- Identifique os pacientes sensíveis ao látex. A sala de cirurgia precisa estar identificada como livre de látex para que se evite que a equipe traga produtos de borracha (p. ex., pulseiras, etiquetas) para a sala
- Desenvolva programas para a educação de profissionais de saúde sobre pacientes com sensibilidade ao látex.

Recomendações para o cuidado de pacientes (pacientes com alergia ou risco de alergia a látex)
Centro cirúrgico

- Notifique o centro cirúrgico sobre pacientes com possíveis alergias ao látex. Remova todos os produtos de látex da sala de cirurgia e traga um carrinho com itens livres de látex (se disponível) para a sala
- Use bolsa coletora, vias respiratórias e tubos endotraqueais e vias respiratórias tipo máscara laríngea sem látex
- Use um circuito de respiração anestésica livre de látex, com máscara e bolsa plástica
- Coloque todos os dispositivos de monitoramento e fios/tubos (oxímetro, medidor de pressão arterial e fios eletrocardiográficos) em malha e prenda com fita para prevenir contato direto com a pele. Limpe itens esterilizados em óxido de etileno antes do uso. Óxido de etileno residual reage e pode causar uma resposta alérgica em pacientes com alergia ao látex.

Preparo de acesso intravenoso

- Use portas de acessos IV sem peças de látex; use torneiras de 3 vias se disponíveis
- Se não estiverem disponíveis acessos IV sem portas de látex, cubra as portas de látex com fita
- Cubra todas as portas de injeção de borracha com bolsas de soro e fita com a seguinte indicação: *não injetar ou extrair fluidos através da porta de látex.* **Observação:** *cateteres de artéria pulmonar (especialmente o balão), cateteres venosos centrais e linhas arteriais podem conter componentes de látex.*

Cuidados com o paciente na sala de cirurgia

- Use luvas sem látex (*Cuidado:* nem todos os substitutos são igualmente impermeáveis a patógenos sanguíneos; certifique-se de que as luvas substitutas ofereçam proteção adequada)
- Use torniquetes e luvas de procedimento sem látex, bem como tubos de cloreto de polivinila. Extraia medicações diretamente de frascos de múltiplas doses abertas (remova as tampas) se elas não estiverem disponíveis em ampolas
- O alergênico da borracha pode possivelmente passar do êmbolo da seringa para a medicação, o que às vezes causa reações alérgicas. A intensidade dessa reação aumenta conforme o tempo. Dessa forma, enfermeiros aspiram medicações imediatamente antes do início da cirurgia ou logo antes da administração
- Use seringas sem látex ou de vidro
- Use torneiras de 3 vias em vez de portas de látex para injetar medicamentos
- Notifique a farmácia e o almoxarifado central sobre o fato de o paciente ter sensibilidade ao látex para que esses departamentos possam usar procedimentos apropriados quando do preparo de medicações e instrumentos. Também notifique a radiologia, terapia respiratória, faxineiros, cozinha e unidades de cuidados pós-operatórios para que se tomem as precauções necessárias para a proteção do paciente
- Coloque sinais claros e prontamente visíveis nas portas da sala cirúrgica para informar quem entrar sobre a alergia a látex.

Adaptado de Association of Surgical Technologists (AST): *Guidelines for best practices for the natural rubber latex allergic patient*, http://www.ast.org/uploadedFiles/Main_Site/Content/About_Us/Guideline_Latex_Allergy.pdf, 2018. Accessed September 27, 2021.

Tabela 50.7 Complicações da anestesia.

Tipo	Complicações
Geral	Hipotensão; alterações da frequência ou ritmo cardíaco; queda da temperatura corporal; depressão respiratória; surgimento de *delirium* na forma de tremores, arrepios, confusão ou alucinações
Regional	Dor de cabeça, hipotensão, diminuição do débito cardíaco, cianose, dificuldade para respirar
Bloqueadores neuromusculares (BNMs)	Pressão intraocular, pressão intracraniana
Local	Erupções cutâneas; reação alérgica com edema de face, lábios, boca ou garganta; inquietação; bradicardia; hipotensão; necrose isquêmica no local da injeção
Sedação moderada (consciente)	Depressão respiratória, bradicardia, hipotensão, náuseas e vômitos
Epidural	Cianose, dificuldades para respirar, diminuição da frequência cardíaca, frequência cardíaca irregular, palidez, náuseas e vômitos

protetiva que ajuda o paciente a se esquecer de eventos desagradáveis do procedimento. Um anestesista fornece anestésicos gerais IV ou por via inalatória durante as três fases da anestesia: indução, manutenção e recuperação. Cirurgias que necessitam de anestesia geral envolvem procedimentos grandes com extensiva manipulação tecidual. Durante a recuperação, os anestésicos são diminuídos, e o paciente começa a despertar. Pela curta meia-vida das medicações atuais, o despertar comumente ocorre na sala de cirurgia. A duração da anestesia depende da duração da cirurgia.

Anestesia regional. A **anestesia regional** resulta em perda de sensibilidade em uma área específica do corpo ao anestesiar as vias sensoriais. Esse tipo de anestesia é realizada ao se injetarem anestésicos locais no trajeto de um nervo oriundo da medula espinal. Pacientes necessitam de monitoramento cuidadoso durante e imediatamente após a anestesia regional para retorno de sensações e movimentos distalmente ao ponto de injeção do anestésico. O enfermeiro circulante protege os membros dos pacientes de lesões até que as sensações voltem. Complicações graves como paralisia respiratória ocorrem se o nível de anestésico aumentar, ascendendo cranialmente pela medula espinal. A elevação da porção superior do corpo previne a paralisia respiratória. Alguns pacientes têm uma queda abrupta da pressão arterial resultante de vasodilatação extensiva causada pelo bloqueio anestésico de fibras simpáticas vasomotoras e fibras motoras nervosas. Lembre-se de que queimaduras oriundas de adesivo de aterramento e outros traumas podem ocorrer no local da anestesia sem que o paciente perceba. É necessária a observação frequente da posição das extremidades e da condição da pele.

Anestesia local. A **anestesia local** envolve perda de sensibilidade no local desejado (p. ex., um crescimento de pele ou a córnea) por meio de inibição da condução nervosa periférica. É comumente usada em cirurgias ambulatoriais. Anestesias locais também podem ser utilizadas juntamente a gerais ou regionais. O agente anestésico (p. ex., lidocaína) inibe a condução nervosa até que o medicamento caia na circulação. É injetada localmente ou aplicada topicamente. O paciente perde a sensibilidade à dor e tátil na área da injeção. Pacientes sofrem riscos de interações medicamentosas e reações alérgicas. É necessário monitorar os pacientes continuamente durante um procedimento local. A frequência de observação e monitoramento dos pacientes é adaptada conforme o paciente, o procedimento e a medicação utilizada.

Sedação moderada (consciente). Sedação moderada IV (ou seja, sedação consciente) é utilizada rotineiramente para procedimentos cirúrgicos curtos, diagnósticos ou terapêuticos, que não requerem anestesia geral, mas sim algum grau de depressão de nível de consciência. O paciente mantém ventilação espontânea e uma via respiratória pérvia e não necessita de intervenções durante a sedação consciente (Rothrock, 2019). Adicionalmente, o paciente responde a estímulos físicos (toques leves) e verbais. Os sedativos preferidos para sedação consciente são os de curta ação IV, como midazolam.

Vantagens da sedação consciente incluem sedação adequada, redução da ansiedade e do medo, amnésia, alívio da dor e estímulos desagradáveis, elevação do limiar de dor, aumento da colaboração do paciente, sinais vitais estáveis e rápida recuperação. Enfermeiros que auxiliam na administração de sedação consciente devem mostrar competência no cuidado desses pacientes. É essencial ter conhecimento sobre anatomia, fisiologia, arritmias cardíacas, complicações do procedimento e princípios farmacológicos ligados à administração de agentes individuais. O enfermeiro precisa avaliar, diagnosticar e intervir em casos de reações inesperadas, como reações adversas à medicação, e demonstrar habilidade no manejo da via respiratória e fornecimento de oxigenação. Materiais de reanimação devem estar prontos para uso quando da utilização de sedação consciente.

Como posicionar o paciente para a cirurgia. O paciente será posicionado na mesa cirúrgica de forma que haja acesso ao sítio cirúrgico. A prevenção de lesões de posicionamento requer antecipação da posição e abordagem cirúrgica a serem utilizadas, o material para posicionamento disponível e se o paciente tem condições que predisponham ao risco para lesões (AORN, 2020a). Quando possível, a posição durante a cirurgia deve ser uma confortável para o paciente acordado. Pacientes devem ser questionados sobre limitação de amplitude de movimento e sua capacidade de ficar confortáveis na posição esperada antes da indução da anestesia geral. Se problemas surgirem, o paciente deve ser colocado na posição prevista como uma tentativa antes da sedação ou indução da anestesia. Se a mesa cirúrgica vier a ser inclinada de cima para baixo, de um lado para o outro ou movida para a posição sentada (p. ex., durante a reconstrução mamária) durante a cirurgia, a posição prevista deve ser treinada antes da preparação da pele e cobertura com campos para se ter certeza de que os suportes e correias estejam seguros e que o paciente tolere a posição de maneira fisiológica.

Durante a anestesia geral, a equipe de enfermagem e o cirurgião frequentemente esperam para posicionar o paciente até que um estado completo de relaxamento seja atingido, para que lesões sejam evitadas pela movimentação e levantamento de partes do corpo do paciente. Como enfermeiro circulante, você pode recomendar o tipo de superfície do leito e dispositivos de posicionamento a serem usados, dependendo dos fatores de risco de lesão por pressão do paciente. Uma variedade de superfícies de leito, como os colchões de ar MicroPulse™, protetores de colchão de polímero viscoelástico impermeável, assentos almofadados inflados a ar e almofadas de gel, estão disponíveis (de Assunção Peixoto et al., 2019; Park et al., 2019). Dispositivos de posicionamento e de acolchoamento também estão disponíveis na sala de cirurgia. No entanto, deve-se ter cautela, já que lesões por pressão podem se desenvolver mediante a colocação incorreta de dispositivos de espuma (Fife, 2019). Quando um paciente é colocado em um leito de mesa cirúrgica, a equipe cirúrgica utiliza os melhores dispositivos e as melhores superfícies de leito disponíveis para proporcionar estabilidade e redistribuição de pressão (Teleten et al., 2019).

Idealmente, a posição do paciente deve dar um acesso claro ao sítio cirúrgico, sustentar adequadamente funções respiratória e circulatória e garantir segurança, conforto e integridade da pele. Se o paciente sofre de condições como obesidade mórbida, desnutrição, lesões por pressão ou doenças crônicas, considerações especiais são necessárias no posicionamento do paciente. Esses fatores são importantes para a avaliação circulatória, respiratória, tegumentar, musculoesquelética e neurológica por parte do enfermeiro circulante durante a cirurgia (AORN, 2020a).

Uma pessoa desperta mantém uma amplitude de movimento normal devido a receptores de dor e pressão. Se uma articulação for estendida demais, estímulos dolorosos provocam sinais de que o estresse sobre a articulação está muito grande. Em um paciente anestesiado, os mecanismos de defesa normais não podem proteger contra danos articulares, estiramento muscular e tensão. Os músculos estão de tal forma relaxados que é relativamente fácil colocar o paciente em uma posição que o indivíduo não seria capaz de assumir acordado, a qual comumente será mantida por muitas horas. Apesar da necessidade ocasional de se posicionar o paciente em posições não usuais, tente manter o alinhamento correto e proteger a pele de pressão, abrasão e outras lesões. O posicionamento não deve impedir o movimento normal do diafragma ou interferir na circulação para partes do corpo. Se uma contenção for necessária, acolchoe a pele para prevenção de traumas.

Documentação do cuidado intraoperatório. Durante o procedimento cirúrgico, o enfermeiro circulante mantém um registro preciso das atividades de cuidado do paciente e procedimentos realizados pela equipe da sala de cirurgia (p. ex., estado da contagem de instrumentos e gazes, materiais especiais, fluidos IV e de irrigação, espécimes e medicações). Uma documentação padronizada auxilia os profissionais a garantirem a continuidade da informação da sala de cirurgia até a sala de recuperação pós-anestésica (SRPA) (AORN, 2020a). A AORN recomenda o uso de formulários e comunicação verbal padronizados para troca de informações sobre o paciente entre os profissionais.

❖ Avaliação

O enfermeiro circulante conduz uma avaliação para se assegurar de que as intervenções como posicionamento do paciente sejam implementadas corretamente no intraoperatório.

Pelos olhos do paciente. Enquanto o paciente está sendo operado, é importante manter a família informada. *Pagers* são utilizados em algumas situações para atualizar a família. As instituições variam em suas normas e métodos de atualizações para familiares. Familiares recebem uma estimativa do início da cirurgia, como está progredindo e o tempo restante provável. Ao manter os familiares atualizados, pergunte se há mais questões ou preocupações e se as necessidades deles estão sendo atendidas.

Resultados do paciente. Durante a cirurgia, o anestesista monitora constantemente os sinais vitais. O enfermeiro circulante monitora e anota ganhos e perdas de fluidos, amostras biológicas obtidas para exames, medicações e irrigações, tipo de curativos e outros tratamentos. Medidas da temperatura corporal durante a cirurgia e ao seu término fornecem dados para manter a normotermia do paciente. O enfermeiro circulante irá inspecionar a pele abaixo do adesivo de aterramento e nas áreas de maior pressão.

Fase cirúrgica pós-operatória

Há três fases de recuperação da anestesia. A fase I (recuperação anestésica imediata) se inicia quando o paciente está saindo da sala de cirurgia. Estende-se do tempo que o paciente deixa a sala de cirurgia até o momento em que está estável na unidade de recuperação, já tem critérios de alta e será transferido para uma enfermaria ou outro local. Durante a fase I, é necessário monitoramento constante; para as primeiras 1 a 2 horas, o foco está nos efeitos *a posteriori* da anestesia, incluindo vias respiratórias, complicações cardiovasculares, manejo de fluidos, controle térmico e função neurológica. A condição do paciente pode mudar rapidamente; avaliações devem ser rápidas, estruturadas e baseadas em conhecimentos. Um paciente que passou por esses elementos de cuidado pode ir para a fase II (pós-operatório inicial) – recuperação da anestesia –, um nível do cuidado em que planos de cuidado são fornecidos para que o paciente possa ir para casa (ASPAN, 2019; Schick e Windle, 2020). Isso pode ocorrer no mesmo local físico da fase I quando o paciente se submeteu à cirurgia ambulatorial. Muitas unidades de recuperação têm níveis de cuidados mistos, em que ambos os tipos de cuidados são fornecidos na mesma localização (ASPAN, 2019).

A fase III da recuperação da anestesia (convalescença) foca o providenciamento de cuidados estendidos para pacientes hospitalizados que requerem maiores períodos de observação ou intervenções após transferência da fase I para a II. Intervenções são dirigidas para o preparo do autocuidado do paciente ou do cuidado por familiares. As fases de recuperação não se referem a locais, mas a níveis de cuidado (ASPAN, 2019).

Tipo de anestesia, natureza da cirurgia e condições prévias do paciente determinam as fases de recuperação e o tempo passado em uma unidade de cuidados de enfermagem. Tipicamente, ao término da cirurgia o anestesista e o enfermeiro circulante acompanham o paciente à SRPA e fornecem uma transição de equipe integral para a equipe de enfermagem.

Recuperação pós-operatória imediata (fase I)

Quando um enfermeiro da SRPA recebe as informações da transição de equipe, ela obtém dados da equipe cirúrgica para se preparar para fornecer um suporte adequado à recuperação do paciente. Isso inclui antecipar possíveis problemas clínicos baseando-se no histórico de enfermagem e tendo certeza de que materiais especiais para o cuidado de enfermagem estejam disponíveis. Um planejamento cuidadoso permite que a equipe de enfermagem considere o acolhimento do paciente na SRPA. Por exemplo, pacientes que passam por anestesias epidurais estão conscientes e se beneficiam de estar em seções mais silenciosas da sala de recuperação, distantes de pacientes que necessitam de monitoramento constante. A enfermagem isola pacientes com infecções graves, como tuberculose, de outros pacientes. Use medidas-padrão para controle infeccioso em todos os pacientes (ver Capítulo 28).

Quando o paciente for admitido à fase I de recuperação, notifique a enfermagem da ala de cuidados agudos sobre sua chegada. Isso permite que a equipe de enfermagem possa atualizar os familiares, que geralmente permanecem na área designada para estarem acessíveis quando o cirurgião chega para explicar a condição do paciente. *É responsabilidade do cirurgião* descrever o estado do paciente, os resultados da cirurgia e quaisquer complicações ocorridas. A enfermagem é um recurso valioso para esclarecer explicações à família durante a cirurgia.

Quando o paciente chega à SRPA, a enfermagem e os membros da equipe cirúrgica discutem seu estado. Uma ferramenta para comunicação padrão ou transição de equipe ajuda a transmitir informações acuradas sobre o cuidado do paciente, tratamento e serviços, condição atual e qualquer mudança recente ou prevista (Rothrock, 2019).

A transição de equipe é interativa, interdisciplinar e feita à beira do leito do paciente, dando a chance aos cuidadores de dialogar e tirar dúvidas. O repasse da equipe cirúrgica inclui tópicos como o tipo de anestesia, tendências de sinais vitais, medicações intraoperatórias, fluidos IV, perda sanguínea e diurese estimadas e informações pertinentes sobre a ferida cirúrgica (p. ex., curativos, tubos e drenos) (Rothrock, 2019). As informações obtidas durante a transição de equipe auxiliam a enfermagem da recuperação a prever quão rapidamente o paciente recobrará a consciência, complicações prováveis e qual será a necessidade de analgésicos. Um repasse sobre os fluidos IV e hemoderivados utilizados durante a cirurgia pelos anestesistas alerta a enfermagem quanto ao balanço hidreletrolítico do paciente. O cirurgião ou anestesista comumente expressam preocupações especiais (p. ex., risco do paciente para hemorragias e infecções) e se ocorreram complicações durante a cirurgia como perdas sanguíneas excessivas ou irregularidades cardíacas. O enfermeiro circulante também repassa o posicionamento intraoperatório do paciente e a condição de sua pele. Frequentemente, esse repasse acontece no local onde a enfermagem da SRPA está admitindo o paciente. Esses últimos enfermeiros monitoram o paciente com equipamentos de pressão arterial não invasiva, monitor de ECG e oxímetro de pulso. Pacientes comumente recebem alguma forma de oxigênio nesse período de recuperação imediata.

Após receber as informações de transição de equipe pela equipe do centro cirúrgico, a enfermagem da SRPA conduz uma avaliação completa dos sistemas durante os primeiros minutos do cuidado (Boxe 50.7). O enfermeiro aplica pensamento crítico, comparando os parâmetros de linha de base de um paciente (dentro do centro cirúrgico) às alterações

---

Boxe 50.7 Avaliação inicial do cuidado pós-anestésico: parâmetros a serem avaliados

A avaliação inicial na SRPA inclui documentar o seguinte:
- Integração da data recebida na transição de equipe para transferência de cuidado
- Sinais vitais
- Estado respiratório – perviedade de via respiratória, sons pulmonares, tipo de via respiratória artificial, configurações do ventilador mecânico, saturação de oxigênio e pressão expiratória final de CO_2
- Ingesta e perdas
- Avaliação de dor/sedação/conforto (incluindo estado psicoemocional), presença de náuseas ou vômitos
- Função neurológica: nível de consciência (pode-se utilizar Escala de Coma de Glasgow), resposta pupilar (se indicado)
- Posição do paciente
- Condição e cor da pele, estado de áreas suspeitas de pressão
- Necessidades de segurança do paciente (posicionamento para prevenção de aspiração)
- Estado neurovascular: pulsos periféricos e sensibilidade de extremidade ou extremidades
- Condição de curativos da ferida operatória ou linha de sutura, drenos, tubos e receptáculos
- Quantidade, aparência e tipo de drenagem
- Resposta muscular e força/mobilidade
- Fluidoterapia – alocação de acesso intravenoso (IV), perviedade do acesso IV, quantidade e tipo de solução (cristaloides ou hemoderivados) infundida, próximo fluido a ser administrado
- Avaliações procedimento-específicas, como quantidade de drenagem esperada, ferramentas de posicionamento específicas para cirurgias ortopédicas.

Adaptado de Glick D: Overview of post-anesthetic care for adult patients, *UpToDate*, 2020, https://www.uptodate.com/contents/overview-of-post-anesthetic-care-for-adult-patients; Rothrock JC: *Alexander's care of the patient in surgery*, ed 16, St Louis, 2019, Elsevier.

fisiológicas esperadas durante a recuperação para julgar clinicamente a resposta de um paciente. O paciente irá começar a despertar lentamente enquanto estiverem na SRPA. Tente estimular o paciente chamando-o pelo nome em um tom de voz moderado. Se não der certo, acorde-o tocando ou movendo uma parte de seu corpo. Se estímulos dolorosos forem necessários para despertar o paciente, comunique ao anestesista imediatamente. Realize avaliações para o histórico de enfermagem a cada 15 minutos ou mais frequentemente, dependendo da condição do paciente e da política do hospital. Essa avaliação continua até a liberação da SRPA. Realize avaliações rápidas e criteriosas e voltadas às necessidades únicas do paciente e seu tipo de cirurgia.

Conforme os pacientes despertam, eles expectoram a via respiratória, ou a enfermagem pede ativamente para que expectorem. Essa capacidade demonstra a volta do reflexo faríngeo normal. Antes de remover a via respiratória artificial (ou antes que o paciente faça isso), aspire as vias respiratórias para que secreções não fiquem retidas. Esteja atento para náuseas e vômitos, que podem levar à regurgitação. Evite quaisquer movimentos rápidos do paciente e mantenha a cabeça dele elevada enquanto em decúbito dorsal.

Uma das maiores preocupações pós-operatórias é com a obstrução das vias respiratórias. Uma série de fatores contribui para a obstrução, incluindo histórico de AOS; baixo tônus de musculatura faríngea/laríngea por anestésicos; secreções na faringe, árvore brônquica ou traqueia; e edema laríngeo ou subglótico. Após a anestesia, a língua dos pacientes acaba por causar a maioria das obstruções de via respiratória. É crucial a avaliação constante para o histórico de enfermagem sobre a perviedade da via respiratória durante a fase III da recuperação. Pacientes permanecem em decúbito lateral até que as vias respiratórias estejam limpas. Continue a avaliar o estado e os sons respiratórios. Idosos, fumantes e pacientes com históricos de doenças respiratórias são mais propensos a desenvolverem complicações como atelectasias ou pneumonia. Pacientes com AOS comumente exigem oximetria de pulso contínua enquanto estão recebendo opioides IV, para que se detectem quedas de saturação rapidamente. O uso da Pasero Opioid-Induced Sedation Scale (POSS) na SRPA auxilia a compor o histórico de enfermagem do paciente de modo mais preciso e atinge suas necessidades de analgesia, prevenindo sedação excessiva (Dunwoody e Jungquist, 2020).

Normalmente, pacientes que recebem anestesia geral não ingerem fluidos na SRPA pelo peristaltismo reduzido, risco de náuseas e vômitos e letargia induzida pela anestesia. Em cirurgias ambulatoriais, assim que os pacientes acordam na área de recuperação e não sentem náuseas, podem ser oferecidas lascas de gelo ou líquidos leves em pequenas quantidades. Para pacientes com alto risco de desenvolver náuseas ou vômitos, ou para aqueles que não podem vomitar, a enfermagem administra uma combinação de antieméticos, como prescrita pelo cirurgião, para que se bloqueiem múltiplos receptores. Uma combinação de antieméticos é mais efetiva do que um agente único (Feinleib et al., 2020). Se o paciente estiver com sonda nasogástrica (SNG), mantenha-a pérvia para irrigação conforme recomendado (ver Capítulo 47). Oclusão da SNG resulta em acúmulo de conteúdos gástricos no estômago, aumentando o risco de regurgitação e broncoaspiração.

Você determinará o estado do paciente e eventual prontidão para alta da SRPA por meio da comparação dos sinais vitais de linha de base aos dados intra e pré-operatórios. Outros resultados para alta incluem temperatura corporal bem controlada, bom estado de ventilação e oxigenação, orientação em relação ao ambiente, ausência de complicações, poucas dores e náuseas, drenagem da ferida controlada, débito urinário adequado e balanço hidreletrolítico. Pacientes que passam por cirurgias maiores requerem anestesias de mais longa duração e acabam por se recuperar mais lentamente.

É comum para hospitais e centros ambulatoriais utilizar-se de sistemas de escores objetivos como o Efficacy Safety Score (Escore de Segurança e Eficácia) para identificar pacientes com critérios de alta (Skraastad et al., 2017). Outras ferramentas-padrão incluem o escore de Aldrete e o Postanesthetic Discharge Scoring System (PADSS) [Sistema de avaliação da alta pós-anestésica] para avaliação. A escala PADSS utiliza parâmetros de atividade, respiração, circulação, consciência e saturação de oxigênio. Um escore acima de 9 indica que o paciente pode receber alta para casa ou para um local alternativo (ASPAN, 2019; Glick, 2020). Profissionais da saúde usam ambas as ferramentas. Cada ferramenta tem critérios que são avaliados periodicamente (p. ex., 5, 15, 30, 45 e 60 minutos) e na alta da SRPA (conforme política local). O paciente deve atingir um escore predeterminado antes da alta da SRPA. Se a condição do paciente ainda estiver ruim após 2 a 3 horas, ou se a estada se prolongar, o cirurgião pode transferi-lo para a UTI.

Quando o paciente é liberado da SRPA e exige monitoramento e cuidados contínuos, outra comunicação de transição de equipe ocorre no leito do paciente entre a enfermagem da SRPA e do local de cuidado de fase II, unidade de cuidados agudos de enfermagem ou UTI. A enfermagem verifica a identificação do paciente por meio de dois identificadores. A transição de equipe inclui revisão dos sinais vitais, tipo de cirurgia e anestesia, perda sanguínea, nível de consciência, condições físicas gerais, medicações administradas durante a cirurgia e na SRPA, presença de acesso venoso, drenagem de tubos e curativos. O repasse da enfermagem da SRPA auxilia a equipe de enfermagem que está recebendo o paciente a prever necessidades especiais e obter o material necessário. É importante ter um tempo livre para revisar os eventos pertinentes recentes e tirar dúvidas. Nesse momento, também é importante que os familiares sejam informados o mais rapidamente possível sobre os planos de transferência do paciente.

A equipe da SRPA transporta o paciente até a área de recuperação final da fase II no ambiente ambulatorial ou em uma maca para uma enfermaria. Membros da equipe ajudam a transferir o paciente em segurança (ver Capítulo 38). A enfermagem da SRPA mostra à enfermagem que recebe o paciente os registros da sala de recuperação e relata a condição do paciente e seu curso de cuidado. A enfermagem da SRPA também reporta as prescrições dos cirurgiões que requerem atenção. *Antes que a enfermagem da SRPA deixe a unidade de cuidados agudos, a equipe que está assumindo o cuidado do paciente mede um conjunto completo de sinais vitais para comparar com os achados da SRPA.* Pequenas variações de sinais vitais podem ocorrer normalmente após o transporte do paciente.

Recuperação em cirurgias ambulatoriais (fase II)

Após os pacientes estarem estáveis e não requererem mais monitoramento constante, a fase II da recuperação se inicia. Isso pode ocorrer na mesma área da SRPA para pacientes ambulatoriais ou em uma localização diferente próxima dali. Com os novos agentes anestésicos e técnicas minimamente invasivas de cirurgia, a *cirurgia fast-track* está se tornando mais comum, com pacientes despertando mais rapidamente na sala de cirurgia, tendo recuperação mais rápida e morbidade reduzida. Por causa disso, muitos pacientes de cirurgias ambulatoriais podem dispensar a fase I, entrando imediatamente na fase II na área de recuperação.

Em cirurgias ambulatoriais, a fase II da recuperação é realizada em uma sala equipada com cadeiras reclináveis, mesas laterais e descansos para os pés. A cozinha que prepara alimentos e bebidas leves geralmente está próxima dessas instalações, bem como os banheiros. O ambiente da fase II promove conforto e bem-estar para o paciente e seus familiares até a alta. Enfermeiros continuam a monitorar os sinais vitais dos pacientes e o nível de reação, mas não na mesma frequência da fase I. Na fase II da recuperação, você iniciará a educação pós-operatória com os pacientes e familiares (Boxe 50.8).

Pacientes recebem alta após cirurgias ambulatoriais quando atendem a certos critérios, como os escores da PADSS. Pacientes com AOS ou com alto risco para a condição não são liberados da área de

Boxe 50.8 Educação em saúde

Orientações pós-operatórias para o paciente em cirurgia ambulatorial

Objetivo
- Os pacientes irão descrever sinais e sintomas de problemas no pós-operatório para o médico

Estratégias de ensino
- Dê a folha de orientações com informações para contato, incluindo o número de telefone do médico, número de telefone do centro cirúrgico e data e hora da consulta de acompanhamento. Forneça uma folha de orientações com explicações claras e objetivas
- Permita que o paciente e seus familiares expressem suas dúvidas
- Individualize as orientações-padrão conforme necessidades específicas dos pacientes, adequando especialmente as restrições a quaisquer rotinas ou limitações físicas que o paciente tenha reportado
- Explique sinais e sintomas de infecções para os familiares
- Explique o nome, dose, horários e propósito das medicações, bem como possíveis efeitos colaterais. Prescreva receitas por escrito dos medicamentos
- Explique restrições de atividades, progressão de dieta, diretrizes de cuidados de feridas e sinais de problemas associados.

Avaliação

Use os princípios de ensino de retorno para avaliar o aprendizado do paciente/familiar cuidador:
- O paciente deve explicar quando e como ligar para os profissionais da saúde quando tiver problemas
- O paciente deve repetir a data da consulta de acompanhamento
- O paciente e seus familiares devem descrever sinais e sintomas de infecções
- O paciente deve dizer o nome das medicações, dose e quando tomar, bem como efeitos colaterais
- O paciente deve demonstrar atividade/movimentos apropriados, bem como cuidado com ferida operatória

---

recuperação até não estarem mais sob risco de depressão respiratória pós-operatória, o que pode levar a mais tempo de internação (Olson et al., 2020b). Náuseas e vômitos pós-operatórios (NVPO) podem ocorrer com o paciente em casa, até mesmo se os sintomas não estiveram presentes durante a permanência hospitalar. Opções terapêuticas incluem estimulação transcutânea AccuPoint® ou uso de fármacos profiláticos como ondansetrona, aprepitanto, dolasetrona ou um *patch* transdérmico de escopolamina (Rothrock, 2019).

Reveja as orientações escritas pós-operatórias e prescrições com o paciente e seu familiar cuidador antes de liberá-lo, e assegure-se de que eles as repitam, desta forma demonstrando entendimento das orientações. Sempre dê alta para pacientes com adultos responsáveis que possam levá-los em segurança para casa.

Recuperação de pacientes internados: recuperação pós-operatória e convalescença

Pacientes internados permanecem na SRPA até que sua condição se estabilize; eles então retornam para a unidade de enfermagem pós-operatória para continuar a fase II ou a fase III de convalescença. O cuidado de enfermagem foca o retorno do paciente para um nível relativamente funcional de bem-estar o mais rápido possível. A velocidade de recuperação depende de tipo e tamanho da cirurgia, fatores de risco, manejo de dor e complicações pós-operatórias.

Processo de enfermagem

A aplicação crítica do processo de enfermagem continua durante a recuperação pós-operatória e a convalescença. O julgamento clínico sólido se origina do conhecimento do enfermeiro sobre procedimentos cirúrgicos e seus efeitos pretendidos com experiência clínica no cuidado de pacientes cirúrgicos. Avaliação é um passo fundamental do processo pós-operatório, já que o enfermeiro passa a maior parte do tempo à beira do leito, reunindo dados sobre o paciente e julgando o curso clínico. Uma vez que o paciente cirúrgico seja transferido para uma enfermaria cirúrgica, o cuidado pós-operatório é essencial para auxiliar na recuperação.

❖ **Histórico de enfermagem**

Durante a realização do histórico de enfermagem, avalie cuidadosamente todos os pacientes e faça uma análise crítica dos achados para se certificar de que você tomou decisões clínicas centradas no paciente para um cuidado de enfermagem pós-operatório seguro. Aplique pensamento crítico enquanto você sintetiza informações do histórico de enfermagem pré-operatório, conhecimentos em relação ao procedimento cirúrgico realizado e dados da avaliação e eventos que ocorreram durante a cirurgia e a fase I de recuperação. Uma variação do padrão do paciente pode indicar o início de complicações relacionadas à cirurgia.

Antes que o paciente chegue à enfermaria cirúrgica, peça para que um profissional de enfermagem prepare seu leito e quarto para sua chegada. Em alguns casos, o paciente retorna para a mesma enfermaria ou quarto. A enfermagem se prepara melhor para cuidar do paciente em quartos previamente destinados ao paciente. Um leito pós-operatório inclui o seguinte:

1. Esfigmomanômetro e/ou monitor de pressão arterial não invasiva, estetoscópico e termômetro
2. Cuba rim ou bacia para vômitos
3. Espirômetro de incentivo
4. Avental hospitalar, lenço para banho, toalha e lenços para o rosto limpos
5. Equipo IV e bomba de infusão (se necessário)
6. Material de aspiração (se necessário)
7. Materiais para oxigênio e monitor de oximetria (se necessário)
8. Travesseiros sobressalentes para posicionamento confortável do paciente no leito
9. Coxins para leito para proteger de drenagens
10. Leito elevado à altura da maca que trará o paciente, com roupa de cama alinhada e móveis e materiais fora do caminho da maca (como equipo de soro).

Quando o paciente chegar à enfermaria cirúrgica, monitore seus sinais vitais conforme recomendado pela sua instituição. Geralmente, você checa os sinais vitais a cada 15 minutos duas vezes, 30 minutos duas vezes, de hora em hora por 2 horas e, então, a cada 4 horas conforme demanda. Conforme o paciente se estabiliza, a enfermagem geralmente avalia-o uma vez por turno até a alta. Sempre baseie a frequência de avaliações conforme condição do paciente. *Não presuma que mais monitoramento é desnecessário se o paciente se apresentou normal na primeira avaliação.* A condição de um paciente pode mudar rapidamente, especialmente durante o período pós-operatório.

Documente criteriosamente os achados da primeira avaliação para o histórico de enfermagem. Insira os dados do paciente em seu prontuário. Achados iniciais geram uma base para comparações com mudanças pós-operatórias.

Pelos olhos do paciente. Quando o paciente inicialmente retorna à unidade de cuidados de enfermagem, os familiares e o próprio paciente têm expectativas de receber um cuidado rápido e atencioso.

Também há expectativas de que você irá explicar sobre o estado atual do paciente e o plano de cuidado para as próximas horas. Ver o paciente voltando da cirurgia é um alívio em diversas maneiras, mas, se o paciente teve complicações e não está respondendo bem, a ansiedade rapidamente retorna. Conforme o paciente se estabiliza, é importante avaliar suas expectativas, bem como as dos familiares, sobre a sua recuperação e convalescença depois do retorno para casa. Certifique-se de avaliar as expectativas para manejo de dor e outros sintomas. O que eles esperam da equipe durante a hospitalização? Quais são as expectativas após alta hospitalar? Quem é o cuidador principal, e ele está pronto para assumir o cuidado quando da alta? Faça com que o paciente e seus familiares participem da sua avaliação para que você junte as informações necessárias para desenvolver um plano de cuidado adequado. Por exemplo, pergunte aos cuidadores do paciente sobre seus horários de trabalho (se aplicável) para determinar se o paciente terá alguém para transportá-lo durante consultas de acompanhamento e reabilitação (se prescrita), preparar refeições e auxiliar com a administração de medicamentos (se necessário).

Vias respiratórias e respiração. A prioridade no cuidado do paciente durante a fase III da recuperação é manter uma via respiratória pérvia. Avalie o histórico de enfermagem para a perviedade da via respiratória, frequência respiratória, ritmo, profundidade da ventilação, simetria de movimentos da parede torácica, sons pulmonares e cor de membranas mucosas e compare com os dados da SRPA (ver Capítulos 30 e 41). Esteja ciente de que certos agentes anestésicos podem ainda causar depressão respiratória nessa fase. O paciente pode se apresentar com roncos, pouco ou nenhum movimento de ar na ausculta pulmonar, retração da musculatura intercostal e saturação de oxigênio diminuída. Esteja alerta para respiração lenta e baixa e tosse fraca. Se o som da respiração estiver estranhamente baixo, coloque suas mãos próximas às narinas ou à boca do paciente para sentir o ar exalado. A oximetria de pulso normal varia de 92 a 100% de saturação. Confusão pós-operatória é frequentemente secundária à hipoxia, especialmente em idosos. Quando o paciente estiver responsivo, avalie sua habilidade de uso do espirômetro de incentivo e repare no volume alcançado.

Circulação. O paciente apresenta risco de complicações cardiovasculares resultantes de perdas sanguíneas reais ou potenciais no sítio cirúrgico, efeitos colaterais da anestesia, desequilíbrios eletrolíticos e depressão de mecanismos fisiológicos de regulação circulatória, bem como isquemia. Uma avaliação cuidadosa para o histórico de enfermagem de frequência e ritmo cardíacos, juntamente à pressão arterial, revela o estado cardiovascular do paciente. Compare os sinais vitais pré-operatórios e da fase I de recuperação com os pós-operatórios e da fase III. Se a pressão arterial do paciente for caindo progressivamente a cada avaliação ou se a frequência cardíaca alterar ou se tornar irregular, notifique o médico. Um ECG é obtido após a cirurgia, comparado com o de antes da cirurgia e anexado ao prontuário do paciente.

Avalie a perfusão pelo tempo de enchimento capilar, pulsos, cor e temperatura dos leitos ungueais e pele. Se o paciente passou por cirurgias vasculares ou está com dispositivos constritores que possam comprometer a circulação, avalie os pulsos periféricos e o enchimento capilar distalmente ao sítio cirúrgico. Por exemplo, após cirurgias da artéria femoral, avalie os pulsos posterior tibial e dorsal do pé. Adicionalmente, compare pulsos na extremidade afetada com os da não afetada.

Um problema circulatório precoce comum é a hemorragia. Perdas sanguíneas podem ocorrer interna ou externamente por drenos ou incisões. Qualquer dos tipos de hemorragia resulta em queda da pressão arterial; aumento de frequências cardíaca e respiratória; pulsos finos; pele fria, pegajosa e pálida; e inquietude. Notifique o cirurgião se essas mudanças ocorrerem. Mantenha a infusão de fluidos IV. Monitore os sinais vitais do paciente a cada 15 minutos ou mais frequentemente até que a sua condição se estabilize. Continue a oxigenoterapia. O cirurgião pode considerar o uso de medicações ou a troca de volume, bem como hemogramas e coagulogramas.

Controle térmico. Quando os pacientes começam a despertar mais completamente, eles começam a reclamar de frio e desconfortos. Idosos e pacientes pediátricos têm maiores riscos de desenvolver problemas associados à hipotermia pós-operatória (temperatura abaixo de 36°C). Da mesma forma, avalie atentamente a temperatura corporal de outros pacientes em risco, incluindo pacientes do gênero feminino, queimados, caquéticos, que receberam anestesia geral e aqueles que passaram por baixas temperaturas no intraoperatório ou receberam irrigantes frios durante a cirurgia (Rothrock, 2019).

Em raras circunstâncias pode ocorrer um distúrbio genético conhecido como **hipertermia maligna** (HM), uma complicação anestésica potencialmente fatal. Caracteriza-se por um estado hipermetabólico das células musculoesqueléticas que é ativado pela anestesia. Resulta em uma concentração de cálcio intracelular aumentada. É uma reação potencialmente fatal em pacientes que recebem diversos anestésicos inalatórios e succinilcolina. A condição hipertérmica resulta em altos níveis de dióxido de carbono, acidose metabólica e respiratória, aumento de consumo de oxigênio, produção de calor, ativação do sistema nervoso simpático, hiperpotassemia e múltiplas disfunções e falhas orgânicas. Sinais precoces de hipertermia maligna incluem taquipneia, taquicardia, arritmias cardíacas, hiperpotassemia, hipercapnia e rigidez muscular. Sinais tardios incluem temperatura elevada, mioglobinúria e falência de múltiplos órgãos (AANA, 2018; Litman, 2020). Em quase todos os casos, os primeiros sinais e sintomas de HM ocorrem na sala de cirurgia durante a indução anestésica; entretanto, HM também pode ocorrer no período pós-operatório precoce ou após múltiplas exposições à anestesia (Litman, 2020; Sinha et al., 2017). Sem detecção precoce e tratamento, é potencialmente fatal.

Monitore a temperatura de perto na área de cuidados agudos. Por uma elevação de temperatura poder ser um indicativo inicial de infecção, utilize-se do histórico de enfermagem para avaliação de potenciais fontes de infecções, incluindo o acesso venoso (se presente), a ferida operatória/incisão cirúrgica e os tratos respiratório e urinário. Notifique o médico pois uma avaliação posterior é frequentemente necessária.

Equilíbrio hidreletrolítico. Pelo risco de anormalidades hidreletrolíticas após cirurgias, avalie o estado de hidratação do paciente e monitore para sinais de alterações eletrolíticas (ver Capítulo 42). Monitore e compare os resultados de exames laboratoriais aos valores basais e normais do paciente. Mantenha a perviedade de acessos venosos. A única fonte de fluidos do paciente imediatamente após a cirurgia é o acesso IV, até que retornem peristaltismo e reflexo faríngeo. Inspecione o local de inserção do cateter do paciente para se assegurar de posicionamento adequado na veia, perviedade do fluxo e ausência de flebite ou infiltração (ver Capítulo 42). Registros acurados de ingestão e eliminação avaliam funções renal e circulatória. Meça todas as fontes de eliminação, incluindo urina, drenos cirúrgicos, gástricos e de ferida operatória; repare em perdas maiores por sudorese. Avalie o peso diário pelos primeiros dias após a cirurgia e compare com o peso pré-operatório. Se o paciente tiver uma história de insuficiência cardíaca, continue com as pesagens diárias. É importante usar a mesma balança, quantidade de roupas e hora do dia para que a pesagem seja precisa.

Funções neurológicas. Depois de deixar a SRPA, o paciente ainda estará sonolento. Conforme a metabolização dos anestésicos, os reflexos do paciente retornam, a força muscular aumenta e o grau de orientação retorna ao normal. Monitore o estado neurológico rotineiramente, avaliando-se orientação em tempo e espaço e resposta apropriada a perguntas. Avalie os reflexos pupilar e de engasgo, preensão manual e movimentos de extremidades (ver Capítulo 30). Se o paciente fez cirurgias envolvendo o sistema neurológico, faça um exame físico neurológico mais completo. Por exemplo, se o paciente fez cirurgia na coluna lombar, veja o movimento das pernas, sensibilidade e força. Não é incomum haver um breve período de *delirium* quando se volta da anestesia geral. Pode-se encontrar na avaliação agitação pós-operatória, choro, inquietação e confusão mental (Mahanna-Gabrielli e Eckenhoff, 2020). Idosos apresentam maior risco de *delirium* pós-operatório persistente.

Pacientes que passam por anestesia regional recuperam a função motora antes da tátil. Tipicamente, pacientes terão ficado na SRPA até que sensibilidade e movimentos voluntários dos membros inferiores retornem. Cheque a sensibilidade do paciente ao toque (ver Capítulo 30). Saber onde foi aplicada a anestesia regional o auxilia a checar a distribuição de nervos espinais afetados. Tipicamente, avalie sensibilidade tocando o paciente bilateralmente no mesmo local (p. ex., braços ou pernas em ambos os lados) e note como o paciente reage ao estímulo. Teste o tato com leve pressão manual ou um leve beliscão. A avaliação da força em membros inferiores continua importante se o paciente passou por anestesias espinal ou epidural.

Integridade da pele e condição da ferida operatória. Durante a recuperação e o cuidado agudo pós-operatório, avalie a condição da pele, dando atenção para áreas de vermelhidão ou regiões de pressão, petéquias, erupções cutâneas, abrasões ou queimaduras. A avaliação de lesões por pressão deve continuar durante todo o período de hospitalização do paciente, já que lesões por pressão geralmente não aparecem até depois de 48 horas ou mais (Hong-Lin et al., 2019). Verifique qualquer avaliação de risco perioperatório de lesões por pressão e considere quais fatores ainda poderiam se aplicar ao paciente.

Inspecione se há lesões na pele. Erupções cutâneas costumam indicar sensibilidade ou alergia a determinado medicamento. Abrasões ou petéquias às vezes resultam de distúrbios da coagulação ou posicionamento inapropriado ou contenções que causaram lesões de pele. Queimaduras podem indicar que o aterramento do eletrocautério foi mal posicionado na pele do paciente. Documente queimaduras ou lesões graves à pele conforme políticas do seu local de trabalho (ver Capítulo 23). Note que, se o paciente estiver reclamando de qualquer queimação ou dor ocular, pode ter ocorrido abrasão da córnea.

Após a cirurgia, o paciente pode ter apenas curativos em forma de borboleta, grampos de pele ou até mesmo cola para fechar pequenos ferimentos (ver Capítulo 48). Olhe para a incisão cuidadosamente e perceba quaisquer drenagens ou inchaços. A maioria das feridas operatórias grandes tem curativos para proteção do local da ferida e coleção de drenagens. Observe quantidade, cor, odor e consistência da drenagem nos curativos. É comum ver drenagens serossanguíneas imediatamente após a cirurgia. Estime a quantidade de drenagem pelo número de gazes utilizadas, se a drenagem extravasar o curativo, ou colocando uma marcação no perímetro externo do curativo e vendo se a drenagem a extrapola. Dessa forma a enfermagem pode notar facilmente se a drenagem está aumentando (ver Capítulo 48). Entretanto, essas não são as medidas mais acuradas para volume de fluido perdido. Reforce o curativo conforme necessário e avise o cirurgião se estiver havendo muito extravasamento.

Muitos cirurgiões preferem trocar os curativos pela primeira vez, para que possam inspecionar a área. Isso se aplica tanto a pacientes internados quanto a ambulatoriais. Em unidades de cuidados agudos de enfermagem, você tem a oportunidade de acompanhar todo o processo e documentar o estado da incisão/ferida nessa primeira troca. Avalie a aproximação das bordas da ferida ou se há drenagem e sangramentos. Também é importante notar o nível de mobilidade do paciente. Se o paciente não consegue se virar devido a dores na área da incisão, lesões por pressão se tornam as preocupações principais. No pós-operatório, se não tiver sido usada nenhuma escala específica de avaliação de lesão por pressão, você pode usar a Escala Braden para avaliar os atuais fatores de risco pós-operatórios.

Metabolismo. Pesquisas na última década revelaram que a hiperglicemia pós-operatória (glicemia acima de 180 mg/dℓ) está associada a infecções de ferida operatória e internação prolongada em pacientes cirúrgicos. Manter a normoglicemia ou glicemia abaixo de 180 mg/dℓ e reduzir a variabilidade glicêmica são medidas recomendadas para uma prática segura baseada em evidências de manejo efetivo do paciente (Wahr, 2020). É importante conhecer os sinais de hipo e hiperglicemia quando estiver manejando pacientes cirúrgicos, principalmente os diabéticos. Enfermeiros devem monitorar a glicemia rotineiramente com base no pedido do cirurgião ou da política do hospital.

Função geniturinária. Dependendo da cirurgia, alguns pacientes não recuperam o controle urinário voluntário dentro de 6 a 8 horas após a anestesia. Uma anestesia epidural ou espinal frequentemente tira a sensação de plenitude vesical dos pacientes. Palpe o abdome inferior acima da sínfise pubiana para checar distensão vesical. Outra opção é utilizar-se de um escâner ou ultrassom de bexiga para avaliar seu volume. Se o paciente estiver com um cateter urinário, deve haver um fluxo contínuo de urina de aproximadamente 30 a 50 mℓ/hora em adultos (ver políticas institucionais). Observe a cor e o odor da urina. Cirurgias que envolvem partes do trato urinário podem causar hematúria por 12 a 24 horas, a depender do tipo. Um débito urinário menor que 0,5 mℓ/kg/hora deve ser relatado ao cirurgião ou médico (Harding et al., 2020).

Função gastrintestinal. Anestésicos para anestesia geral diminuem a motilidade GI e comumente causam náuseas, além de a manipulação intestinal durante cirurgias abdominais reduzir o peristaltismo. Ruídos hidroaéreos diminuídos ou ausentes são típicos no pós-operatório imediato. Normalmente isso se prolonga por pelo menos 24 horas em pacientes que passaram por cirurgias abdominais ou pélvicas (Rothrock, 2019). **Íleo paralítico** (ou seja, perda de função intestinal), que causa distensão abdominal, é sempre uma possibilidade após a cirurgia. Ausculte os ruídos hidroaéreos em todos os quadrantes, atentando-se a sons ausentes ou raros. Inspecione o abdome em busca de distensão pelo acúmulo de gases. Pergunte ao paciente se está eliminando flatos, um importante sinal do retorno da função intestinal, mais importante que a presença de ruídos hidroaéreos na ausculta (Rothrock, 2019). Se uma SNG estiver posicionada com vistas à descompressão gástrica, avalie a perviedade da sonda e a quantidade de drenagem (ver Capítulo 47).

Mobilidade. A mobilidade pós-operatória precoce é necessária para promover funções respiratória, circulatória e gastrintestinal. A imobilidade pode descondicionar o paciente e aumentar seus riscos de adquirir condições relacionadas à internação (p. ex., lesões por pressão) e a quedas (Mattison, 2020). Pesquisas recentes concluíram que o uso de protocolos de deambulação precoce melhora o resultado de pacientes que estão se recuperando de grandes cirurgias (Rupich et al., 2018). Avalie a amplitude de movimento no histórico de enfermagem, capacidade de se mover no leito e de se sentar à beira do leito, capacidade de sustentar peso, marcha e equilíbrio.

Conforto e sono. Conforme os pacientes despertam da anestesia geral, a sensibilidade à dor se torna proeminente. Eles percebem a dor antes mesmo de recobrar totalmente a consciência. Dor aguda incisional causa agitação e pode ser responsável por alterações temporárias de sinais vitais. Essa dor dificulta, inclusive, a realização de fisioterapias respiratórias. O paciente que passou por anestesia local ou regional geralmente não sente dor inicialmente, já que a área da incisão ainda permanece anestesiada. Logo, avaliações contínuas são necessárias para avaliação de desconforto e da necessidade de medidas farmacológicas ou não para controle da dor ao longo do pós-operatório (Boxe 50.9). Use uma escala de dor para essa avaliação, observando a resposta a analgésicos e documentando de modo objetivo a intensidade da dor (ver Capítulo 44). Utilizando-se de avaliações do histórico de enfermagem pré-operatório como base, avalie a efetividade das intervenções durante a recuperação do paciente.

É comum haver transtornos do sono no pós-operatório, podendo ser devidos a comorbidades prévias, tipo de anestesia, gravidade do trauma cirúrgico, dor pós-operatória e estresse ambiental (Su e Wang, 2017). Adicionalmente, barulhos hospitalares dificultam o sono do paciente (Auckley, 2020). Implemente medidas não farmacológicas e farmacológicas (de acordo com a prescrição) para promover um bom sono ao paciente pós-operatório.

Alguns estudos mostraram que pacientes pós-operatórios com problemas de sono têm maior risco de delírio, sensibilidade à dor, problemas cardiovasculares e recuperação prolongada.

Boxe 50.9 Prática baseada em evidências

Prevenção de dores agudas no paciente em pós-operatório

Questão PICOT: Em pacientes pós-operatórios, quão efetiva é a educação ou o plano de manejo da dor em comparação à tradicional abordagem de controle conforme a necessidade?

Resumo das evidências

Evidências sugerem que a dor pós-operatória é manejada inadequadamente em mais de 80% dos pacientes (García-Monasterio et al., 2019). Entretanto, tipo de cirurgia realizada, anestésicos e analgésicos prescritos e tempo após a cirurgia influenciam a dor pós-operatória. Existem correlações entre dor mal controlada no pós-operatório e aumento da morbidade, duração da hospitalização e piora funcional e da qualidade de vida (García-Monasterio et al., 2019; Mariano, 2020). Anestésicos/analgésicos mais efetivos no perioperatório ajudam a prevenir a evolução para dores crônicas (García-Monasterio et al., 2019; Mariano, 2020). Estudos sugerem que anestésicos locais e analgésicos não opioides são benéficos como medidas preventivas (Mariano, 2020). As atuais melhores práticas de manejo de dor se baseiam no fato de que o manejo ideal se inicia no período pré-operatório com a avaliação do paciente e o desenvolvimento de um plano centrado nele (García-Monasterio et al., 2019; Mariano,2020).

Aplicação na prática de enfermagem
- Ensine individualmente os pacientes que se submetem a cirurgia e seus familiares cuidadores sobre opções de tratamento para controle da dor pós-operatória
- Conduza avaliações pré-operatórias nos pacientes
- Use ferramentas avaliadas de avaliação para determinar as respostas dos pacientes e orientar os planos de tratamento
- Use analgesia multimodal para manejar a dor pós-operatória, incluindo opções farmacológicas e não farmacológicas
- Adéque medidas de controle da dor às necessidades do paciente, considerando a idade do paciente, sua condição clínica e física, nível de medo/ansiedade, preferências pessoais, tipo de procedimento cirúrgico e resposta.

❖ Análise e diagnóstico de enfermagem

Determine o tipo de diagnósticos de enfermagem pré-operatórios agregando novos dados do pós-operatório. Depois, revise ou resolva diagnósticos do pré-operatório e identifique diagnósticos novos relevantes após a cirurgia. Um possível diagnóstico previamente identificado como *Risco de Infecção* pode agora ser um novo diagnóstico pós-operatório. É comum identificar novos diagnósticos de enfermagem após a cirurgia pelos riscos ou problemas associados a eles. Também considere as necessidades dos familiares previamente avaliadas quando se realizam os diagnósticos de enfermagem. Na formulação dos diagnósticos de enfermagem, seja preciso ao identificar fatores relacionados (quando apropriado).

Por exemplo, *Risco de Volume de Líquidos Deficiente relacionado a perda hídrica* comparado a *Dor Aguda relacionada à integridade da pele prejudicada* requer diferentes intervenções de enfermagem. Diagnósticos potenciais no paciente pós-operatório incluem:

- Desobstrução Ineficaz das Vias Aéreas
- Risco de Infecção
- Mobilidade Física Prejudicada
- Integridade da Pele Prejudicada
- Dor Aguda.

❖ Planejamento de enfermagem e identificação de resultados

Durante a fase de recuperação, utilize os diagnósticos de enfermagem e quaisquer problemas colaborativos mais atuais para guiar o cuidado do paciente. Experiência anterior é novamente valiosa para prever como os pacientes normalmente respondem durante a recuperação em comparação a seu designado. As requisições pós-operatórias dos cirurgiões e o relatório da equipe cirúrgica sobre as condições operatórias do paciente também fornecem dados valiosos. Em muitas instituições de saúde, protocolos de ROAC são utilizados, incorporando-se práticas padronizadas pós-operatórias para atividades de cuidados. Algumas dessas práticas incluem:

- Frequência de monitoramento de sinais vitais e avaliações especiais
- Tipos de fluidos IV e velocidade de infusão
- Medicações pós-operatórias (especialmente para náuseas e vômitos)
- Reintrodução de medicações pré-operatórias conforme a condição permite (algumas medicações VO são convertidas para IV com ajuste de dose)
- Líquidos e alimentos permitidos VO
- Nível de atividade que o paciente pode realizar, incluindo protocolos de mobilidade progressiva
- Medidas para prevenção de TVP (p. ex., dispositivos de compressão sequencial)
- Posição que o paciente deve manter enquanto acamado
- Ingesta e eliminações e pesagens diárias
- Exames laboratoriais e radiografias
- Diretrizes especiais (p. ex., drenos cirúrgicos a serem aspirados, irrigações de tubos, trocas de curativos).

Resultados. Reveja os atuais diagnósticos de enfermagem quando estiver estabelecendo resultados esperados e intervenções para o cuidado pós-operatório de seu paciente. Há diretrizes específicas para a determinação do progresso do paciente na recuperação da cirurgia em casos de resultados mensuráveis. Por exemplo, um paciente que estiver se recuperando de uma cirurgia de artroplastia do joelho com o diagnóstico de *Mobilidade Física Prejudicada relacionada à dor e fraqueza em membro inferior* tem resultados específicos que incluem deambulação guiada (p. ex., número de passos a dar e distância a andar), alívio de dor e melhora da amplitude de movimento articular. Depois de cumprir cada resultado, o paciente do exemplo alcança a meta de deambulação independente como no pré-operatório ou melhor.

Por vezes, os resultados se estendem do período de recuperação até a alta hospitalar. Um exemplo poderia ser o de "O paciente é capaz de trocar o curativo cirúrgico" ou "O paciente retorna a uma alimentação normal". *Risco de Infecção*, um diagnóstico de enfermagem comum no pré-operatório, continuará no pós-operatório, pois o paciente terá uma ferida cirúrgica, ainda estará tendo uma reação ao estresse e ainda pode ter um acesso IV. Resultados esperados para o diagnóstico de *Risco de Infecção* incluem:

- A incisão do paciente permanece fechada e intacta até a alta
- A incisão do paciente permanece livre de drenagens infecciosas até a alta
- O paciente permanece afebril.

Estabelecimento de prioridades. Durante a fase de convalescença da anestesia geral, prioridades para as primeiras 24 horas incluem manutenção das funções respiratória, circulatória e neurológica; manejo de feridas; controle de dor; e mobilidade precoce. A maioria dos cirurgiões é agressiva quanto à intensificação das atividades dos pacientes assim que possível. Se o paciente for colocado em um protocolo de deambulação precoce, ele e seus familiares devem entender que não há apressamento desnecessário, mas sim que a deambulação precoce reduz a perda de condicionamento adquirido na hospitalização. Encoraje a parceria do paciente no cuidado. A participação ativa do paciente no pós-operatório melhora os resultados. Conforme o paciente evolui, foque as prioridades de avanço de atividades (p. ex., mobilidade, tolerância à dieta) para retornar o paciente à condição pré-operatória ou melhor. O paciente geralmente tem múltiplos diagnósticos de enfermagem no pós-operatório (Figura 50.6). Reestabeleça as prioridades conforme as mudanças dos problemas de saúde do paciente.

Trabalho em equipe e colaborativo. Durante a fase III da recuperação, colabore com o terapeuta respiratório, fisioterapeuta, terapeuta ocupacional, nutricionista, assistente social, cuidados domiciliares e outros na elaboração do plano de cuidados. Inclua os familiares

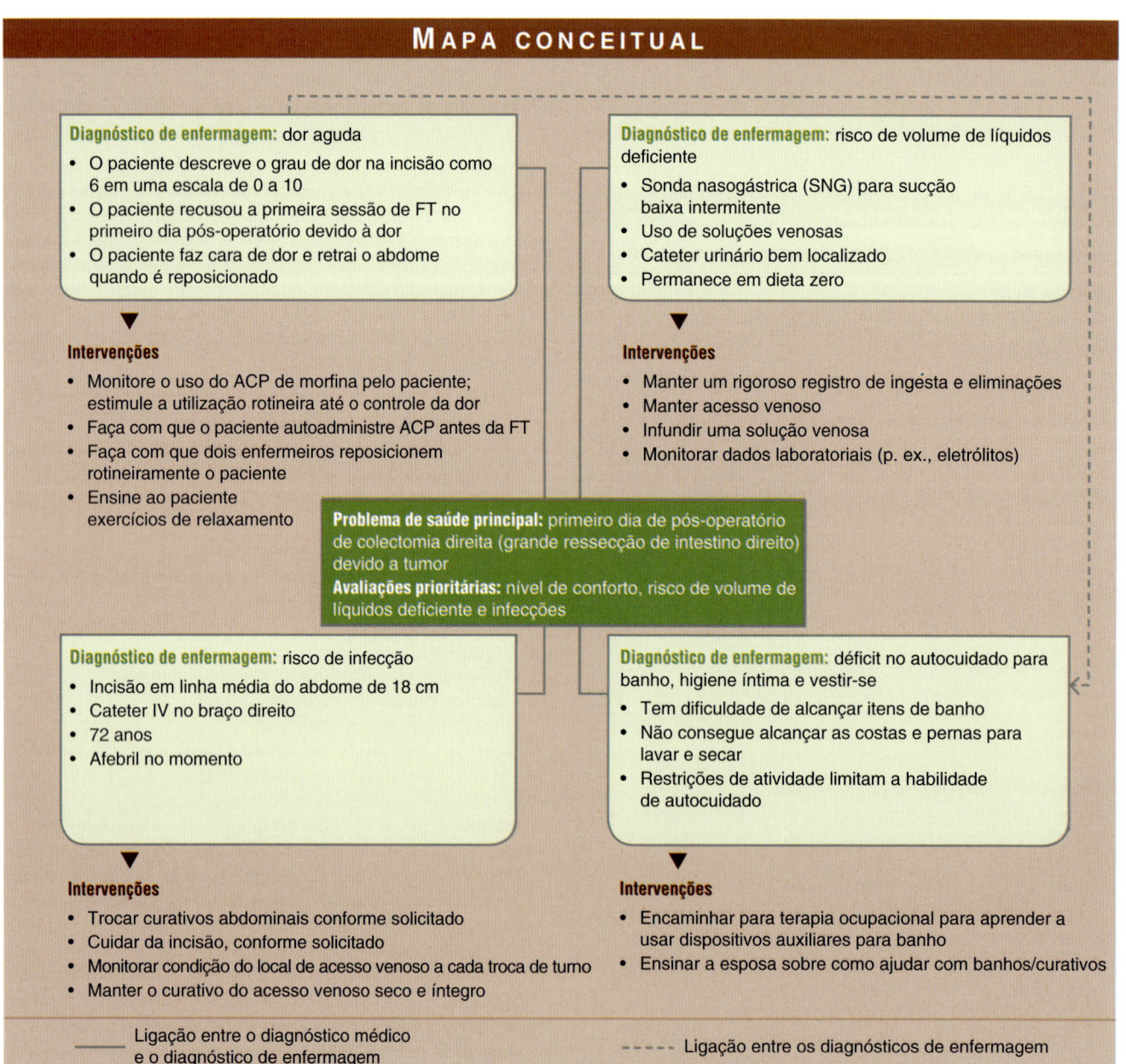

Figura 50.6 Mapa conceitual do Sr. Cooper. *ACP*, analgesia controlada pelo paciente; *FT*, fisioterapia; *IV*, intravenoso.

cuidadores o quanto possível, especialmente se eles forem assumir o cuidado em casa. A meta de um cuidado multidisciplinar é auxiliar o retorno do paciente ao máximo grau de funcionalidade, com uma transição harmônica para casa, reabilitação ou cuidados prolongados. Locais de cuidados agudos geralmente têm enfermeiros ou assistentes sociais que ajudam a fazer a ponte entre as diversas equipes para que os melhores recursos para o paciente estejam disponíveis.

❖ Implementação

Cuidado agudo. As principais causas para complicações pós-operatórias incluem dificuldade de cicatrização da ferida operatória, efeitos de imobilização prolongada durante a cirurgia e a recuperação e influência da anestesia e analgésicos. Se um paciente tinha riscos cirúrgicos antes da cirurgia, a probabilidade de complicações é maior (Boxe 50.10). Seu objetivo é direcionar as intervenções de enfermagem pós-operatórias para a prevenção de complicações, de modo que o paciente retorne ao maior nível de funcionalidade possível. O não envolvimento ativo dos pacientes em sua própria recuperação aumenta o risco de complicações (Tabela 50.8). Praticamente qualquer sistema corporal pode ser afetado. Considere a correlação entre todos os sistemas e terapias propostas.

As instituições de saúde têm determinado rondas programadas de enfermagem de hora em hora para melhorar a resposta da equipe e a satisfação dos pacientes. As rondas programadas incluem os 4 parâmetros: dor, eliminações, posicionamento e ambiente. A equipe de

---

Boxe 50.10 Foco em idosos

Cuidado de idosos no pós-operatório

- A diminuição da reserva cardíaca reduz o débito durante estresses fisiológicos, o que pode retardar a recuperação por taquicardias e não tolerabilidade de depleção hídrica (Rothrock, 2019)
- Condições clínicas preexistentes, associadas à redução da reserva fisiológica, são prognósticos de piores resultados em idosos
- Durante o período perioperatório, avalie mudanças que ocorrem por infecções, hemorragias, alterações na pressão arterial e anormalidades hidreletrolíticas. No cuidado continuado, são necessárias avaliações focadas
- Pacientes idosos têm maior risco de delírio pós-operatório agudo. Queda do nível de consciência, dificuldades de concentração, alterações de percepção e falhas de memória caracterizam a apresentação típica (Barnett, 2020; Meiner e Yeager, 2019)
- Implemente medidas individualizadas para ajudar o idoso a conseguir repousar, dormir e também para orientar durante o período pós-operatório a fim de reduzir o risco de desenvolvimento de delírio
- Respostas alteradas e inesperadas a medicamentos são comumente relacionadas a farmacocinéticas diferentes em idosos. A possibilidade de altos riscos de reações adversas com a administração de agentes anestésicos e analgésicos pós-operatórios, especialmente narcóticos, é alta (Barnett, 2020). "Comece devagar e continue devagar" é o princípio orientador para a medicação de idosos, dada sua capacidade reduzida de eliminação dos medicamentos

---

Tabela 50.8 Complicações pós-operatórias.

Complicação	Causa
Sistema respiratório	
Atelectasia: colapso alveolar com secreção mucosa retida. Sinais e sintomas incluem frequência respiratória elevada, dispneia, febre, estertores crepitantes na ausculta e tosse produtiva	Expansão pulmonar inadequada. Anestesia, analgesia e posição imóvel impedem a expansão pulmonar total. Há maiores riscos em pacientes com cirurgias do abdome superior que apresentam dor à inspiração e evitam respirações profundas
Pneumonia: inflamação dos alvéolos que envolvem um ou mais lobos pulmonares. O desenvolvimento em lobos inferiores dependentes dos pulmões é comum em pacientes imobilizados após cirurgias. Sinais e sintomas incluem febre, calafrios, tosse produtiva, dor torácica, muco purulento e dispneia	Expansão pulmonar insuficiente e secreções retidas ou aspiradas. A bactéria *Diplococcus pneumoniae*, responsável pela maior parte dos casos de pneumonia, é comum no trato respiratório
Hipoxemia: concentração inadequada de oxigênio no sangue arterial. Sinais e sintomas incluem agitação, confusão, dispneia, hipertensão ou hipotensão, taquicardia ou bradicardia, diaforese e cianose	Anestésicos e analgésicos deprimem a função respiratória. Ocorrem aumento da retenção de muco e ventilação prejudicada por dor ou mau posicionamento do paciente. Pacientes com AOS têm maior risco de hipoxemia
Embolismo pulmonar: êmbolos bloqueiam a passagem de sangue arterial pulmonar para um ou mais lobos pulmonares. Sinais e sintomas incluem dispneia, dor torácica súbita, cianose, taquicardia e queda na pressão arterial	Os mesmos fatores levam à formação de trombos ou êmbolos. Pacientes com problemas preexistentes de circulação ou coagulação e aqueles que ficam imobilizados estão sob risco
Sistema circulatório	
Hemorragia: perda de grande quantidade de sangue externa ou internamente em um curto período. Sinais e sintomas incluem hipotensão, pulso rápido e fraco, pele pegajosa e fria, taquipneia e débito urinário reduzido	Deiscências de suturas ou coágulos desalocados do sítio cirúrgico. Pacientes com distúrbios de coagulação têm risco aumentado
Choque hipovolêmico: perfusão inadequada de tecidos e células por perda de volume circulatório. Sinais e sintomas são os mesmos das hemorragias	Hemorragias geralmente causam choque hipovolêmico após cirurgias

(continua)

Tabela 50.8 Complicações pós-operatórias. (Continuação)

Complicação	Causa
Tromboflebite: inflamação de veia comumente acompanhada de formação de coágulos. Veias nas pernas são mais frequentemente acometidas. Sinais e sintomas incluem inchaço e inflamação do local envolvido e dor ou cãibra. As veias adquirem textura rígida e se tornam sensíveis ao toque	Muito tempo sentado ou imobilizações agravam estase venosa. Trauma à parede dos vasos e hipercoagulabilidade aumentam o risco de inflamação vascular
Trombo: formação de coágulos ligados ao interior da parede de veias ou artérias, que podem ocluir o lúmen do vaso. Sintomas incluem rigidez ao longo do sistema venoso, inchaço em panturrilhas ou coxas, inchaço em panturrilha > 3 cm comparado à perna assintomática, edema com endentação em perna sintomática e pulsos reduzidos abaixo da localização do trombo (caso arterial)	Estase venosa (ver tromboflebite) e trauma vascular. Lesão venosa é comum após cirurgias de quadril, pernas, abdome, pelve e grande vasos. Pacientes com câncer pélvico ou abdominal ou lesões traumáticas na pelve ou membros inferiores têm risco aumentado para formação de trombos
Êmbolo: porção do trombo que se desloca e circula na corrente sanguínea até se alocar em outro vaso (comumente em pulmões, coração, cérebro ou mesentério)	A formação de trombos se dá por aumento da coagulabilidade (p. ex., policitemia e uso de anticoncepcionais com estrogênios)
Sistema musculoesquelético	
Perda de condicionamento associada à hospitalização: déficits em funções físicas secundários à imobilização durante hospitalização aguda são coletivamente definidos como perda de condicionamento associado à hospitalização	Idosos são particularmente vulneráveis. Imobilidade prolongada está associada a declínios de força e massa muscular, além de redução de funções cognitivas, da síntese proteica para músculos e da função física (Mattison et al., 2020)
Sistema gastrintestinal	
Íleo paralítico: obstrução não mecânica intestinal causada por desequilíbrios fisiológicos, neurogênicos ou químicos, associando-se à diminuição da peristalse. Comum nas horas iniciais após cirurgias abdominais	Manuseio de alças intestinais durante a cirurgia leva à perda da peristalse por algumas horas ou dias
Distensão abdominal: retenção de ar no intestino e cavidade abdominal durante cirurgia gastrintestinal. Sinais e sintomas incluem aumento da circunferência abdominal, queixas de plenitude e dores por gases	Peristalse reduzida pela anestesia, manipulação intestinal ou imobilização. Durante cirurgias laparoscópicas, o influxo de CO_2 para o procedimento causa distensão e dor até os ombros
Náuseas e vômitos: sintomas de esvaziamento gástrico incompleto ou estímulos químicos do centro do vômito. Pacientes queixam-se de engasgos, plenitude e sensação de indigestão	Distensão abdominal, medo, dor intensa, medicações, comer ou beber antes do retorno da peristalse e início do reflexo faríngeo
Sistema geniturinário	
Retenção urinária: acúmulo involuntário de urina na bexiga por perda de tônus muscular. Sinais e sintomas incluem inabilidade de urinar, agitação e distensão vesical. Aparece cerca de 6 a 8 h após a cirurgia	Efeitos da anestesia e analgésicos narcóticos. Manipulação local de tecidos próximos à bexiga e edema interferem no tônus vesical. Mau posicionamento do paciente dificulta reflexos de esvaziamento
Infecção de trato urinário: infecção do trato urinário por contaminação bacteriana ou fúngica. Sinais e sintomas incluem disúria, coceiras, dor abdominal, febre, urina turva, leucocitúria e esterase leucocitária presentes no exame de urina	Mais frequentemente resulta da cateterização vesical
Sistema tegumentar	
Infecção da ferida operatória: invasão por patógenos de camadas superficiais ou profundas dos tecidos; sinais e sintomas incluem calor, rubor e edema peri-incisional; febre e calafrios; material purulento drenando da ferida operatória. Infecções geralmente aparecem de 3 a 6 dias após as cirurgias	Infecções são causadas por técnicas ruins de assepsia ou feridas/sítio cirúrgico contaminados antes do procedimento cirúrgico. Por exemplo, pacientes com perfuração intestinal têm maior risco de contaminação bacteriana pelo conteúdo do cólon
Deiscência: separação das bordas da ferida na linha de sutura. Sinais e sintomas incluem drenagem aumentada e aparecimento de tecidos profundos. Costuma ocorrer de 6 a 8 dias após a cirurgia	Desnutrição, obesidade, radiação anterior no sítio cirúrgico, idade avançada, má circulação tecidual, alta tensão na linha de sutura por tosse ou posicionamento
Evisceração: protrusão dos órgãos e tecidos internos através da incisão. Incidência geralmente ocorre 6 a 8 dias após a cirurgia	Ver discussão sobre deiscência de feridas. Pacientes com riscos para deiscências têm riscos de evisceração

Tabela 50.8 Complicações pós-operatórias. (Continuação)

Complicação	Causa
Lesão de pele: resultado de pressão ou forças de cisalhamento. Pacientes têm risco aumentado se houver alterações de nutrição ou circulação que gerem edema e retardo na cicatrização	Períodos prolongados na sala de cirurgia e no leito após cirurgia levam a grandes pressões na pele. Lesões podem aparecer durante o posicionamento se manipularem muito o paciente, o que o expõe ao cisalhamento
Sistema nervoso	
Dor intratável: dores que não são tratáveis com analgésicos ou métodos não farmacológicos	Dor intratável pode estar relacionada a ferida ou curativo, ansiedade ou posicionamento
Hipertermia maligna: estado hipermetabólico intenso de rigidez muscular por aumento de concentrações de cálcio intracelular	Condição genética rara desencadeada por exposição a anestésicos inalatórios e agentes despolarizantes (succinilcolina)

enfermagem normalmente conduz rondas de hora em hora e pergunta aos pacientes sobre suas dores e necessidades de eliminações; então os pacientes são posicionados para maior conforto e uma checagem do ambiente é feita para assegurar que itens como celulares e o sistema de chamada da enfermagem estejam ao alcance do paciente (Zadvinskis et al., 2019). O técnico/auxiliar de enfermagem pode alternar a ronda de visitas de hora em hora da equipe de enfermagem. Entretanto, alguns profissionais da saúde incorporam mais 3 itens ao modelo, que seriam plano, necessidades pessoais e presença do modelo de cuidado. Os 3 itens adicionais incluem as prioridades diárias do paciente e suas necessidades pessoais, bem como a acessibilidade da enfermagem ao paciente. A implementação das rondas programadas melhora a segurança dos pacientes ao diminuir a ocorrência de eventos preveníveis e resolver de modo proativo problemas antes que eles ocorram (Zadvinskis et al., 2019).

Manutenção da função respiratória. Para a prevenção de complicações respiratórias, intervenções pulmonares devem ser iniciadas precocemente. Os benefícios de uma educação pré-operatória extensiva são alcançados quando os pacientes participam ativamente nos exercícios pós-operatórios. Quando os pacientes despertam da anestesia, ajude-os a manter a via respiratória pérvia. Posicione o paciente de um lado com a face para baixo e o pescoço levemente estendido para facilitar um movimento anterior da língua e o fluxo de muco para fora da boca. Uma pequena toalha dobrada pode dar suporte à cabeça. Outra técnica de posicionamento para promover uma via respiratória pérvia envolve elevar a cabeceira do leito levemente e estender o pescoço do paciente levemente, com a cabeça virada para o lado. Na SRPA, a enfermagem deve realizar manobra de orientação mandibular e/ou levantamento de queixo continuamente para manter a via respiratória pérvia. Jamais posicione o paciente com braços sobre o tórax, pois isso reduz a expansão máxima torácica.

Posicione pacientes sabidamente com AOS ou com risco para AOS em decúbito lateral, pronação ou com cabeceira levantada, nunca em decúbito dorsal, durante todo o período perioperatório (Olson et al., 2020a). Aspire o muco das vias respiratórias artificiais e da cavidade oral (ver Capítulo 41). Evite estímulos contínuos de reflexo faríngeo, o que pode levar a vômitos. As seguintes intervenções promovem expansão pulmonar:

- Estímulo à realização de exercícios respiratórios diafragmáticos de hora em hora enquanto o paciente está acordado
- Uso de CPAP ou VPPNI para pacientes que já os usam em casa (Olson et al., 2020b)
- Oriente os pacientes a como utilizar o espirômetro de incentivo para máxima inspiração. O paciente deve tentar chegar ao volume inspiratório alvo do pré-operatório
- Estímulo à deambulação precoce. Deambular leva a posições que não restringem a expansão da parede torácica e estimula uma frequência respiratória aumentada, além de aumentar a peristalse
- Auxilie pacientes restritos ao leito a virar de lado a cada 1 ou 2 horas enquanto acordados ou se sentar ao lado do leito quando possível
- Mantenha o paciente confortável para que ele possa se engajar em respirações profundas ou tosse. Administre analgésicos em momentos apropriados para que a dor não se torne intensa.

As seguintes medidas promovem eliminação de secreções pulmonares, se existirem:

- Estímulo de exercícios de tosse a cada 1 ou 2 horas enquanto os pacientes estiverem acordados e manutenção do controle da dor para promover uma tosse profunda e produtiva. *Para pacientes submetidos a cirurgias oculares, intracranianas ou espinais, a tosse pode ser contraindicada pelo potencial aumento da pressão intraocular ou intracraniana*
- Forneça higiene oral para facilitar a expectoração de muco. A mucosa oral fica seca quando os pacientes estão em dieta zero ou sofrem restrições hídricas
- Inicie aspiração oro ou nasotraqueal para pacientes muito fracos ou que não consigam tossir (ver Capítulo 41)
- Administre oxigênio conforme solicitado e monitore a saturação de oxigênio com um oxímetro de pulso. Continue a monitorar a saturação para pacientes com risco de comprometimento respiratório por AOS (Olson et al., 2020b). Administre oxigênio para pacientes com risco de AOS ou diagnosticados com essa condição até que eles consigam manter sua oxigenação basal em ar ambiente.

Prevenção de complicações circulatórias. Alguns pacientes têm maiores riscos de estase venosa pelo tipo de suas cirurgias ou pela história clínica. As seguintes intervenções promovem retorno venoso normal e fluxo circulatório:

- Forneça medicações para dor conforme prescrito e terapias não farmacológicas para garantir a deambulação precoce do paciente, a qual promove o retorno venoso e o fluxo circulatório
- Estimule os pacientes a realizarem exercícios de membros inferiores (Procedimento 50.1) pelo menos uma vez por hora enquanto acordados. Exercícios podem ser contraindicados em membros que sofreram cirurgias vasculares ou ortopédicas
- Aplique meias de compressão graduada ou dispositivos de CPI conforme solicitado pelo médico (ver Capítulo 39). Remova as meias ou o dispositivo pelo menos uma vez por turno. Avalie a pele dos membros inferiores

- Estimule a deambulação precoce. A maioria dos pacientes deambula após a cirurgia, dependendo da sua magnitude e das próprias condições. Protocolos de deambulação precoce por vezes demandam deambulação em poucas horas depois da cirurgia (Grass et al., 2018; Pai e Douketis, 2020). O grau de atividades liberadas evolui conforme a melhora da condição do paciente. Estimule deambulação mesmo que o paciente ainda tenha um cateter epidural ou um dispositivo de ACP
- Antes da deambulação, avalie os sinais vitais de repouso do paciente. Anormalidades como hipotensão ou certas arritmias podem contraindicar a deambulação. Se os sinais vitais forem semelhantes aos basais, primeiro ajude o paciente a se sentar na beira do leito. Uma queixa de tontura é um sinal de hipotensão postural. Cheque novamente a pressão arterial e determine se a deambulação é segura. Auxilie com a deambulação ao ficar do lado em que o paciente se sente seguro, certificando-se de que ele está conseguindo andar com firmeza. Pacientes podem conseguir andar apenas alguns metros nas primeiras vezes. Isso geralmente melhora com o tempo. Atualize o histórico de enfermagem quanto à tolerância à atividade do paciente avaliando como ele responde ao exercício. Utilizando-se da frequência cardíaca de base, compare-a com a frequência que o paciente apresenta ao deambular. Também fique de olho no ritmo cardíaco. Você pode avaliar a tolerância ao exercício baseando-se na frequência cardíaca-alvo como sendo a máxima do paciente. Geralmente isso é determinado pelo médico do paciente. Um método simples de cálculo da frequência cardíaca máxima esperada é dado por esta fórmula (CDC, 2020b):

    200 − Idade do paciente = Frequência cardíaca máxima esperada

    A frequência cardíaca máxima esperada deve ser multiplicada por 64 a 76%, dependendo das condições do paciente e da progressão dos exercícios para que se atinja a meta-alvo.

    Exemplo: Um paciente de 70 anos tem uma frequência cardíaca de repouso de 84 bpm. A frequência máxima predita dele é dada por:

    220 − 70 = 150 bpm

    A frequência cardíaca-alvo irá variar de 64 a 76% da máxima, ou, nesse exemplo, de:

    96 a 114 bpm

    Ao se comparar a frequência de repouso do paciente com a frequência durante o exercício, você pode determinar se está dentro dos limites seguros. Lembre-se de que uma condição cirúrgica aguda pode impedir que ele alcance a frequência-alvo a ser alcançada. *Confira com o cirurgião ou fisioterapeuta do paciente qual a frequência cardíaca-alvo segura.* Sempre pergunte aos pacientes como eles se sentem durante os exercícios e se há dor torácica ou dispneia.
- Evite posicionar pacientes de um modo que interrompa o fluxo sanguíneo para os membros. Não coloque travesseiros ou lençóis dobrados abaixo dos joelhos do paciente deitado. Compressão dos vasos poplíteos pode causar tromboses. Enquanto os pacientes estiverem sentados em cadeiras, eleve suas pernas em banquinhos. Nunca deixe os pacientes se sentarem com as pernas cruzadas
- Administre anticoagulantes conforme prescrito. Pacientes com maiores riscos de trombose comumente recebem doses profiláticas de anticoagulantes, como HBPM (p. ex., enoxaparina) ou baixas doses de heparina não fracionada para anticoagulação
- Promova a ingesta hídrica VO ou IV. A hidratação adequada previne o acúmulo de elementos sanguíneos formados como plaquetas e hemácias. Quando o volume plasmático estiver baixo, esses elementos se juntam e formam coágulos nos vasos sanguíneos.

Como promover a deambulação precoce. Muitos protocolos cirúrgicos pós-operatórios agora incluem diretrizes de deambulação precoce, criados para minimizar ou prevenir a perda de condicionamento adquirido na internação hospitalar (ver Capítulo 38). O uso de protocolos de deambulação precoce está associado a resultados melhores como redução de trombose venosa profunda, redução da estadia hospitalar em pacientes com pneumonias adquiridas na comunidade e estado funcional mantido ou melhorado da admissão à alta em idosos que passam por grandes cirurgias (Grass et al., 2018; Pai e Douketis, 2019). Explique aos pacientes e familiares o quão rápido eles iniciarão atividades como exercícios de amplitude de movimento, sentar-se na beira do leito e deambular com assistência, bem como a distância prevista para andar de maneira independente. Atividades retornarão tipicamente dentro de 12 horas da chegada à enfermaria. Também se assegure de que os dispositivos de auxílio de mobilidade serão utilizados e que a assistência da equipe de enfermagem ou fisioterapeutas garantirá a segurança do paciente. Alguns pacientes não conseguirão iniciar a deambulação precoce até que as condições deles estejam estabilizadas. Explique que é normal para um paciente progredir gradualmente nas atividades. Se o paciente tolera atividade, os níveis de atividade devem progredir mais rapidamente.

Como proporcionar descanso e conforto. O controle de dor é a prioridade para facilitar a recuperação do paciente. Sem controle de dor, o paciente não se movimentará ou andará tão rapidamente. Um paciente que recebe anestesia geral terá menos probabilidade de iniciar exercícios de tosse no pós-operatório. O anestesista prescreve medicações para o controle de dor na SRPA. Analgésicos opioides IV como sulfato de morfina são os fármacos de escolha no pós-operatório imediato para pacientes internados. Avanços foram alcançados no uso de analgesia multimodal (mais de um analgésico), que combina diferentes classes de fármacos por várias vias, incluindo o uso de anestésicos locais com outros bloqueios nervosos ou terapias como ACP. A meta é aumentar a eficácia no controle de dor, minimizando os efeitos colaterais de cada modalidade simultaneamente (Mariano, 2020).

A dor do paciente aumenta após a cirurgia conforme os efeitos da anestesia diminuem. O paciente se torna mais ciente do ambiente e mais perceptivo ao desconforto. A área da incisão é apenas uma das áreas de dor. Irritação de tubos de drenagem, curativos apertados ou gessos, além do desconforto muscular causado pela posição na mesa cirúrgica, também causam desconforto.

Depois de avaliar que o paciente está desconfortável, cheque se a dose de analgésico está dentro dos limites preconizados. Pacientes têm mais dor cirúrgica nas primeiras 24 a 48 horas do pós-operatório. ACP IV ou analgesia epidural podem ser requisitados. O dispositivo de ACP irá fornecer analgésicos IV ou por via subcutânea, permitindo que o próprio paciente administre sua analgesia por meio de uma bomba já preparada (ver Capítulo 44). Se o paciente sente que pode controlar a dor, geralmente há menos problemas pós-operatórios.

Muitos pacientes recebem analgesia regional, como epidural, continuamente durante o período de recuperação, especialmente para cirurgias torácicas e abdominais. Estudos mostraram que analgesia epidural contínua é mais efetiva no alívio de dor em termos de menos uso de analgésicos, melhor alívio da dor (principalmente nas primeiras 24 horas) pós-operatória, menos sedação e retorno mais rápido da função GI (Cummings et al., 2018; Hwang et al., 2018; Mariano, 2020). Técnicas epidurais são especialmente úteis em pacientes com AOS, já com maior risco de comprometimento da via respiratória e complicações pós-operatórias com o uso sistêmico de opioides após cirurgias. Anti-inflamatórios não esteroidais são uma alternativa aos opioides sistêmicos em pacientes com AOS (Mariano, 2020). Monitore os pacientes de perto em busca de efeitos colaterais e oriente tanto eles quanto aos familiares sobre o manejo de dor e a resposta esperada.

Conforme o paciente que recebeu anestesia geral passa a tolerar líquidos orais, os protocolos cirúrgicos geralmente recomendam mudança de medicações IV ou epidurais para a VO. Não se esqueça da importância de intervenções não farmacológicas (ver Capítulo 44). Avalie no histórico de enfermagem quais rotinas de cuidado contribuem para a dor e se utilize de medidas não farmacológicas para tratá-la. Um exemplo é abaixar a cabeceira do leito e usar um travesseiro para proteger a incisão enquanto se vira um paciente com cirurgia abdominal recente. Outros métodos de alívio de dor incluem posicionamento, prurido nas costas, distrações ou imagens. Lembre-se: *não presuma que a dor do paciente é incisional*. Quando um paciente sem um ACP ou uma epidural pede por medicações para dor, providencie uma receita de analgésicos o mais rápido possível nas primeiras 24 a 48 horas da cirurgia para alívio dessa dor. Se as medicações para dor não estiverem melhorando o desconforto, notifique o médico para orientações adicionais. Enfermeiros devem saber reconhecer potenciais complicações de analgésicos e saber o que fazer caso elas ocorram.

Regulação térmica. A não ser que aquecimento intraoperatório seja utilizado, os pacientes geralmente ainda estão frios quando chegam da unidade cirúrgica. Providencie cobertores quentes ou mantas aquecidas se não houver outro dispositivo de aquecimento disponível. Elevar a temperatura do paciente aumenta o metabolismo e melhora a circulação e a função respiratória.

Tremores podem ser, por vezes, efeitos colaterais dos anestésicos em vez de hipotermia. Clonidina em pequenas doses pode diminuir tremores, caso seja prescrita. Quando isso ocorrer, estimule o paciente a tossir e respirar fundo parar ajudar a expelir possíveis gases anestésicos ainda retidos.

Se o paciente desenvolver sinais ou sintomas de hipertermia maligna, saiba que está diante de uma potencial emergência. Esteja preparado para administrar dantroleno sódico conforme prescrito (Litman, 2020). A medicação é administrada para prevenir rigidez muscular e espasmos causados pelo rápido aumento na temperatura corporal e contraturas musculares intensas que acompanham a hipertermia maligna.

Prevenção de infecções. Pacientes apresentam risco de desenvolver infecções após cirurgias por vários motivos. Se um paciente fica febril, seja agressivo nas intervenções de enfermagem pós-operatórias de rotina. Por exemplo, respirações profundas e tosse, deambulação precoce, pronta remoção de cateter urinário (se houver) e cuidados de assepsia da ferida operatória diminuem o risco de infecções pós-operatórias. Caso o paciente não precise mais de fluidos intravenosos, remova de pronto os cateteres IV, medida que também reduz o risco infeccioso. Como os microrganismos têm um tempo de incubação, infecções são raras antes de 48 horas das cirurgias. Um profissional da saúde que suspeita de uma infecção irá pedir uma cultura da ferida operatória ou uma hemocultura.

Manutenção da função neurológica. Respirações profundas e tosse ajudam a expelir gases anestésicos retidos e facilitam o retorno ao nível de consciência normal. Continue monitorando o nível de consciência do paciente e a responsividade a questionamentos. Quando o paciente for idoso, saiba sobre sua função renal, pois *clearance* diminuído retarda a eliminação dos agentes anestésicos, lentificando o despertar. Conforme o paciente recupera a consciência, orientação espacial é algo importante para manutenção do estado mental. Oriente o paciente, explique que a cirurgia acabou e descreva procedimentos e medidas de enfermagem.

Manutenção do equilíbrio hidreletrolítico. Imediatamente após a cirurgia, pacientes recebem fluidos apenas IV. É importante manter a perviedade das infusões no pós-operatório (ver Capítulo 42). O enfermeiro tipicamente remove o cateter IV quando o paciente desperta de cirurgias ambulatoriais e pode tolerar água sem problemas GI. Um paciente gravemente doente em uma unidade cirúrgica requer fluidos IV por períodos mais longos para hidratação, balanço eletrolítico e, por vezes, para receber antibióticos. Alguns pacientes necessitam de hemoderivados após cirurgias, dependendo da perda sanguínea intraoperatória. O cirurgião prescreve uma solução e orienta quanto à sua taxa de infusão IV. Conforme o paciente tolere líquidos orais, a enfermagem diminui a infusão IV prescrita pelo cirurgião. Quando os pacientes não necessitarem mais de infusões IV contínuas, a enfermagem geralmente retira o soro do acesso (conforme prescrito pelo cirurgião) para preservar o local para a administração de medicações como antibióticos e outros tipos de terapia IV (ver Capítulo 42). Para monitorar continuamente o estado dos fluidos, devem-se medir os débitos do cateter urinário, SNG ou coleção de drenos a cada 8 horas para registro. Meça drenos mais frequentemente caso a drenagem seja excessiva.

Promoção da função gastrintestinal normal e alimentação adequada. O paciente provavelmente começará a comer lascas de gelo ou bebericar líquidos quando chegar à unidade de cuidados cirúrgicos agudos. Se os líquidos forem tolerados, a dieta evolui para líquidos leves. Intervenções com vistas de prevenção de complicações GI promovem o retorno de eliminações mais precocemente, bem como de ingesta nutricional normal. Leva vários dias para um paciente que sofreu cirurgia GI (p. ex., uma ressecção de cólon) para retomar sua dieta habitual. A peristalse pode demorar até 2 ou 3 dias para retornar. Em contraste, um paciente cujo trato GI não tenha sido afetado diretamente pela cirurgia pode retomar sua dieta normalmente após ter se recuperado dos efeitos da anestesia. As seguintes medidas promovem o retorno das eliminações normais:

- Avance a dieta do paciente gradualmente. A maioria dos cirurgiões espera o retorno da eliminação de flatos ou dos ruídos hidroaéreos para requisitar dietas normais. Use as informações do histórico de enfermagem do paciente para determinar a velocidade possível de avanço da dieta. Por exemplo, forneça líquidos como água, suco de maçã, caldos ou chá depois que as náuseas passarem. Ingerir grandes quantidades de fluidos leva a distensão e vômitos. Se o paciente tolerar líquidos sem náuseas, avance a dieta conforme requisitado. Pacientes que passaram por cirurgias abdominais geralmente ficam sem dieta zero pelas primeiras 24 a 48 horas. Conforme os flatos e a peristalse retornam, forneça líquidos leves, seguidos de dieta líquida completa, então uma dieta leve de comidas sólidas e, por último, a dieta habitual do paciente. Incentive a ingesta de alimentos ricos em proteínas e vitamina C
- Promova deambulação e exercícios. A atividade física estimula o retorno da peristalse. Pacientes com abdome distendido e dor por gases podem obter alívio ao andar
- Mantenha uma ingesta hídrica adequada. Fluidos amolecem o material fecal, facilitando sua passagem. Sucos de fruta e bebidas quentes são particularmente eficientes
- Promova uma ingesta adequada de alimentos estimulando o apetite do paciente; remova fontes de odores desagradáveis e ofereça pequenas porções de comidas sem muitos temperos
- Evite mover um paciente de modo brusco para minimizar náuseas
- Auxilie o paciente a achar uma posição confortável para a refeição. Se possível, faça-o sentar-se para minimizar a pressão no abdome
- Ofereça higiene oral frequentemente. Hidratação adequada e limpeza da cavidade oral eliminam secura e gostos ruins
- Administre suplementos de fibras, amolecedores de fezes e supositórios retais conforme prescrito. Se houver constipação intestinal ou distensão, o profissional da saúde pode prescrever laxativos ou enemas para estimular a peristalse
- Ofereça refeições quando o paciente estiver descansado e sem dor. Frequentemente, o paciente perde o interesse em comer após atividades exaustivas como deambulação, tosse, exercícios de respiração profunda ou grandes trocas de curativos. Quando o paciente tem dor, as náuseas associadas levam à perda do apetite.

Promoção da eliminação urinária. Os efeitos depressores dos anestésicos e analgésicos diminuem a sensação de plenitude vesical. Uma bexiga cheia causa dor, incômodo e agitação em pacientes que despertam de cirurgias. Até 70% dos pacientes cirúrgicos podem desenvolver retenção urinária pós-operatória (RUPO), mas normalmente é algo temporário (Glick, 2020). Pacientes que passaram por cirurgias abdominais ou cirurgias do trato urinário frequentemente usam sondas vesicais de demora até que a micção espontânea retorne. Pacientes sem cateteres precisam urinar 4 a 8 horas após a cirurgia; caso contrário, às vezes faz-se necessária a inserção de um cateter. Se o paciente estiver com uma sonda vesical de demora, a meta é removê-la assim que possível pelo alto risco de desenvolvimento de infecções do trato urinário associadas ao cateter (ITU-AC). Evidências sugerem que pacientes cirúrgicos que têm indicação de sonda vesical de demora devem removê-la o mais rápido possível no pós-operatório, de preferência dentro de 24 horas, a não ser que haja indicações apropriadas para seu uso (Kranz et al., 2020). As seguintes medidas auxiliam na eliminação urinária normal (ver Capítulo 46):

- Ajude o paciente a assumir sua posição de costume quando for urinar, se possível
- Cheque a necessidade de urinar do paciente frequentemente quando não houver um cateter. O sentimento de plenitude vesical é, por vezes, súbito, e você precisará responder rapidamente se o paciente necessitar de assistência
- Avalie distensão vesical. Se o paciente não urinar dentro de 8 a 12 horas da cirurgia ou se houver distensão vesical, você deverá fazer uma sondagem de alívio, caso o médico exija. Retenção urinária constante pode exigir uma sonda vesical de demora, que aumenta o risco de ITU. Apesar de a evidência ser inconclusiva, alguns locais utilizam-se de ultrassonografias para avaliar o volume vesical e, dessa forma, guiar a decisão de passar a sonda de demora
- Monitore ingestas e eliminações. Se o paciente estiver com uma sonda vesical de demora, espere um débito de cerca de 30 a 50 mℓ/hora. Outra forma de avaliar se o débito está adequado é pelo peso do paciente. Um nível aceitável de débito urinário é de ao menos 0,5 a 1 mℓ/kg/hora para adultos (Harding et al., 2020). Se a urina estiver escura, concentrada e em pouco volume, notifique o médico. Pacientes podem facilmente ficar desidratados por perda de fluidos pela ferida operatória ou baixa ingesta. Avalie a ingesta e as eliminações por vários dias após a cirurgia até que o paciente atinja os valores normais.

Cuidados com a pele e a ferida operatória. A cicatrização é dificultada por fatores como circulação deficitária, alimentação inadequada e alterações metabólicas (ver Capítulo 48). Todos esses fatores podem afetar a taxa de cicatrização e o risco infeccioso. Uma ferida também sofre estresse significativo em sua linha de sutura e leito. Estresses à sutura por tosse, vômitos, distensão e movimento de partes do corpo podem levar à ruptura de camadas da ferida. Proteger a ferida auxilia na recuperação. Um tempo crítico para a ferida é o de 24 a 72 horas depois da cirurgia, em que um curativo é realizado. Monitore os pacientes constantemente nos quesitos febre, edema no local da ferida e presença de secreções nos curativos (ou seja, amarelas, verdes ou marrons e malcheirosas). Uma ferida cirúrgica limpa não reganha força para lidar com estresses normais até aproximadamente 15 a 20 dias da cirurgia.

Curativos cirúrgicos (se presentes) ficam no lugar por 24 horas depois da cirurgia para reduzir o risco infeccioso. Durante esse período, adicione uma camada extra de gaze por cima do curativo original caso secreções apareçam. Depois disso, utilize-se de técnicas assépticas para troca dos curativos e cuidados com eles (ver Capítulo 48). Programe qualquer mudança de curativos para começar de 5 a 30 minutos após dar as medicações de dor ao paciente (dependendo da via – 5 minutos IV, 30 minutos VO). Mantenha os drenos pérvios para que secreções acumuladas possam fluir do leito da ferida.

Se uma infecção de sítio cirúrgico limpo acontecer, os sintomas aparecerão em 4 a 5 dias após a cirurgia. Prepare um paciente e seu familiar cuidador explicando os sinais a serem verificados em uma infecção de ferida. A maioria dos pacientes já terá voltado para casa no momento que o risco de infecção for o mais elevado.

Como manter ou aumentar a autoestima. O aspecto da ferida, curativos grandes, drenos e tubos por vezes ameaçam a autoestima do paciente. Alguns pacientes mostram repulsa à sua aparência ao se recusarem a olhar para as incisões, cobrindo os curativos cuidadosamente com roupas de cama ou se recusando a sair do leito devido aos tubos e dispositivos. O medo de não conseguir retomar seu papel familiar pode levar alguns pacientes à não colaboração com seu plano de cuidado. Demonstre solidariedade mantendo contato visual com um paciente e respeitando a sua privacidade.

A família comumente desempenha um papel importante na melhora da autoestima do paciente. Explique sobre a aparência do paciente à família e modos de se evitarem expressões não verbais de repulsa ou surpresa. Estimule a família a aceitar as necessidades do paciente e apoiar sua independência. As seguintes medidas podem ajudar na autoestima do paciente:

- Forneça privacidade durante trocas de curativos ou inspeções da ferida. Mantenha as cortinas do quarto fechadas e cubra o paciente de modo a expor somente o local do curativo
- Mantenha a higiene do paciente. Secreções na ferida operatória e soluções antissépticas da preparação cirúrgica ressecam a superfície da pele, causando odores desagradáveis e irritação da pele. Um banho completo no primeiro dia após a cirurgia revigora o paciente. Ofereça roupas e toalhas limpas. Mantenha o cabelo do paciente penteado e ofereça higiene oral a cada 2 horas enquanto acordado, especialmente se o paciente estiver em dieta zero
- Previna o extravasamento dos dispositivos que coletam secreções
- Mantenha um ambiente agradável. Estar em um ambiente agradável e confortável aumenta a autoestima. Armazene ou descarte suprimentos não utilizados. Mantenha o leito do paciente limpo e organizado
- Ofereça oportunidades ao paciente para discutir seus sentimentos sobre aparência física. Um paciente que evita olhar para a incisão provavelmente precisa discutir medos e preocupações. Um paciente que passou por cirurgia pela primeira vez costuma ficar mais ansioso do que aqueles que já passaram por várias. Quando o paciente olhar para a incisão pela primeira vez, certifique-se de que a área esteja limpa. Eventualmente o paciente será capaz de cuidar da ferida operatória por si próprio, apenas realizando curativos simples ou lavando a área
- Proporcione oportunidades de discussão com familiares sobre como ajudar a aumentar a autoestima do paciente. Estimular a independência do paciente é às vezes difícil para um familiar que tem fortes desejos de ajudar o indivíduo em qualquer coisa. Familiares podem oferecer um melhor suporte durante trocas de curativos quando eles conhecem a aparência da ferida operatória ou incisão. Diga aos familiares quando é o momento mais apropriado para discutir planos futuros. Isso ajuda o paciente e seus familiares a discutirem planos realísticos sobre o retorno para casa.

Cuidados restaurativos e de acompanhamento. Preparar um paciente para receber alta requer um esforço interprofissional. Todos os membros da equipe de saúde precisam conhecer o estado atual do paciente, seu destino após a alta e as implicações para uma transição eficiente dos cuidados. Para que um paciente internado seja considerado seguro e pronto para a alta para casa ou para um ambiente não agudo, o profissional da saúde deve considerar os seguintes determinantes médicos (Alper et al., 2020):

- Estado cognitivo do paciente

- O nível de atividade e estado funcional do paciente
- A natureza da atual residência do paciente e sua adequação à condição deste (p. ex., presença de escadas, limpeza)
- Disponibilidade de apoio da família ou de um acompanhante
- Capacidade de obter medicamentos e serviços
- Disponibilidade de transporte do hospital para casa e para as consultas de acompanhamento
- Disponibilidade de serviços na comunidade para auxiliar o paciente com os cuidados contínuos.

Como enfermeiro, você está em uma posição singular para obter informações sobre o estado psicológico do paciente, prontidão percebida para a alta e recursos domiciliares. Você colabora com o médico, com o assistente social e outros terapeutas para confirmar o plano de alta mais adequado.

A recuperação cirúrgica é prolongada se os pacientes estiverem descondicionados e não conseguirem se exercitar regularmente. É importante manter idosos frágeis em atividade após cirurgias, oferecendo dispositivos de assistência para isso e encaminhando-os para reabilitação. Uma pessoa é considerada frágil se apresentar três ou mais dos seguintes: perda de peso não intencional, pouca atividade física, desempenho motor reduzido, fraqueza e fadiga ou intolerância ao exercício. Treinos de exercícios aeróbicos e para resistência física podem melhorar a velocidade de marcha do paciente, bem como a habilidade de realizar AIVDs. Colabore com o fisioterapeuta e o terapeuta ocupacional para encontrar estratégias de ajuda para adesão dos pacientes aos exercícios e programas ativos de AIVDs. Envolva os familiares cuidadores no programa de exercícios do paciente.

Pacientes cujas cirurgias são feitas em centros cirúrgicos ambulatoriais devem ser acompanhados por um membro da família ou amigo responsável para que se permita a alta após o procedimento. As exigências para alta pós-cirurgia ambulatorial incluem:

- Atendimento de todos os critérios de alta da SRPA
- Não ter recebido narcóticos IV nos últimos 30 minutos; dor controlada
- Náuseas e vômitos mínimos
- Depois de urinar (se adequado de acordo com o procedimento cirúrgico/prescrições médicas)
- Capacidade de deambular se apropriado para a idade e não contraindicado
- As orientações de alta devem ser dadas e compreendidas usando o ensino de retorno.

Durante o período pós-operatório, você aplicará pensamento crítico combinando as intervenções com o que você sabe sobre as restrições de alta do paciente, sua disposição em assumir o autocuidado e o ambiente domiciliar. Isso permite que você torne o ensino do paciente relevante. Por exemplo, se um paciente precisa seguir restrições de atividade e de levantamento de peso, você considera as atividades que o paciente rotineiramente realiza em casa e explica ao paciente quais ajustes são necessários (p. ex., carregar compras, animais de estimação, crianças pequenas) para aderir a essas restrições. Os pacientes devem continuar os cuidados com a ferida operatória, seguir restrições de atividade ou dieta, continuar a terapêutica medicamentosa e observar sinais e sintomas de complicações quando em casa. A educação para a preparação do autocuidado dos pacientes é um processo contínuo durante a hospitalização. É importante fornecer um documento que inclua orientações com linguagem e complexidade adequadas e materiais educativos para o paciente para ajudar a proporcionar uma transição bem-sucedida do hospital (Alper et al., 2020). Por exemplo, ofereça materiais com mais imagens e ilustrações para pacientes que não falem o idioma local ou que tenham dificuldades para ler. Certifique-se de que os materiais respeitem as diversas culturas e religiões. Isso dá aos pacientes e familiares cuidadores um recurso simples, porém preciso, a ser usado para melhorar o cuidado do paciente em casa. Os pacientes ficam com uma cópia do laudo de alta e uma outra via fica arquivada no prontuário.

Alguns pacientes precisam de assistência nos cuidados domiciliares após a alta. Por exemplo, enfermeiros solicitam cuidados domiciliares quando o paciente precisa de cuidados com a ferida operatória, terapia IV ou manejo de drenos. Além disso, pacientes mais fisicamente dependentes costumam necessitar de assistência para tomar banhos, bem como outras atividades de higiene. O gerenciador de caso ou assistente social do hospital auxilia com a coordenação da alta. Estimule os pacientes a mostrarem suas orientações de alta para os cuidadores domiciliares.

Outros pacientes, especialmente idosos, por vezes requerem alta com encaminhamento para reabilitação ou centros de enfermagem especializados após sua recuperação hospitalar. Durante sua recuperação, os pacientes trabalham mobilidade e recuperam atividades de vida independentes. Adicionalmente, enfermeiros auxiliam nos cuidados à ferida operatória e outros serviços especializados. Um gerenciador de caso ou assistente social trabalha com o paciente, a família e a enfermagem auxiliando na transferência do paciente para centros especializados.

❖ Avaliação

Pelos olhos do paciente. Consulte o paciente e sua família para obter dados para a avaliação e lembre-se de que a avaliação está em andamento. Durante suas rondas de hora em hora, faça perguntas específicas que avaliem as expectativas e percepções do paciente durante as rondas feitas de hora em hora. Por exemplo, você poderia perguntar: "Sua dor está sendo bem controlada?", "Você está conseguindo dormir bem?" e "Posso fazer mais alguma coisa por você neste momento?". Avalie o nível de conforto de seu paciente e certifique-se de que ele entenda todos os aspectos do cuidado de enfermagem. Por exemplo, diga: "Diga-me se há alguma coisa nas suas orientações de alta que você não tenha entendido." Resolva qualquer preocupação ou problema e responda às perguntas do paciente e do familiar cuidador antes da alta.

Resultados dos pacientes. Avalie a efetividade do cuidado baseando-se nos resultados esperados do cuidado centrado no paciente após cirurgias para cada diagnóstico de enfermagem. Se o paciente não consegue progredir como esperado, revise o plano de cuidado com base na avaliação e nas necessidades dele.

Certifique-se de avaliar a dor com base em uma escala de dor. Determine a eficácia das medidas farmacológicas e não farmacológicas. Assim como para outros problemas do paciente, use medidas avaliativas apropriadas; por exemplo, inspecione o estado da ferida operatória, monitore o uso do espirômetro de incentivo, meça a distância ou o número de vezes que o paciente consegue deambular e monitore a ingesta de líquidos e alimentos.

Parte de uma avaliação é determinar o quanto o paciente e seus familiares aprenderam sobre as medidas de autocuidado. Use o método de ensino de retorno, pedindo que o paciente explique para você, com as próprias palavras, o que você acabou de explicar (Bastable, 2019). Se o paciente tiver que realizar alguma tarefa em casa, como trocar um curativo ou um exercício, avalie se ele sabe fazer essas coisas direito (ver Capítulo 25). Alper (2020) descreve o uso frequente e repetido do ensino de retorno, começando precocemente durante a hospitalização, para gerar conhecimento, atitudes e habilidades de modo mais efetivo. Essa estratégia demonstrou ser promissora em reduzir reinternações hospitalares (Alper, 2020).

Muitos locais entram em contato com os pacientes 24 horas após a alta para avaliar seus resultados. Isso permite o monitoramento do progresso da recuperação e a identificação de possíveis complicações, bem como que a enfermagem avalie e reforce o entendimento de restrições, cuidados com a ferida operatória, medicamentos e necessidade de acompanhamento.

Diretrizes para segurança do paciente

Garantir a segurança do paciente é uma função essencial do enfermeiro. Use julgamento clínico sólido comunicando-se claramente com os membros da equipe de saúde, avaliando, analisando os achados clínicos do paciente e incorporando as prioridades do paciente em relação ao cuidado e suas preferências. Use as melhores evidências, aplicando padrões profissionais, na seleção de intervenções a serem usadas na prestação de cuidados ao paciente. Quando estiver realizando o procedimento deste capítulo, lembre-se dos seguintes pontos para garantir um cuidado centrado no paciente seguro:

- Tossir e respirar profundamente pode ser contraindicado após procedimentos no cérebro, medula espinal, cabeça, pescoço ou olhos (previne aumentos de pressão intracraniana e intraocular).
- Pacientes gravemente obesos podem ter sua função pulmonar e capacidade vital aumentadas em Trendelenburg reverso ou decúbito lateral
- Reporte imediatamente à equipe de saúde quaisquer sinais de TEV como dor, edema, rubor, inchaço ou endurecimento em membros superiores ou inferiores durante os exercícios pós-operatórios.

Procedimento 50.1 Como ensinar e demonstrar exercícios pós-operatórios

Delegação e colaboração

Os procedimentos de ensino pré-operatório não podem ser delegados aos técnicos/auxiliares de enfermagem. Os profissionais de enfermagem podem reforçar e ajudar os pacientes com os exercícios pós-operatórios. O enfermeiro os orienta sobre:

- Quaisquer precauções ou problemas de segurança únicos ao paciente (p. ex., riscos de queda, limitações de mobilidade ou precauções para sangramentos)
- Informar a enfermagem sobre quaisquer preocupações identificadas (p. ex., inabilidade em realizar os exercícios).

Material
- Travesseiro
- Espirômetro de incentivo
- Gráficos de educação pré-operatória
- Dispositivos de pressão expiratória positiva (PEP)
- Estetoscópio.

Passo	Justificativa
Histórico de enfermagem	
1. Identifique o paciente com pelo menos dois identificadores (p. ex., nome e data de nascimento ou nome e número do prontuário) de acordo com a política local.	Garante o paciente correto. Segue os padrões de The Joint Commission e aumenta a segurança do paciente (TJC, 2021).
2. Avalie o conhecimento, experiência e educação em saúde do paciente e familiares/cuidadores.	Garante que o paciente/familiar cuidador sejam capazes de obter, comunicar e processar informações básicas de saúde (CDC, 2021).
3. Identifique o nível cognitivo do paciente, bem como de linguagem, e sua cultura. Se o paciente não fala português ou tiver déficit auditivo, chame um intérprete profissional.	Esses fatores podem alterar a capacidade de compreensão do paciente sobre a cirurgia, podendo afetar a recuperação pós-operatória se não houver compreensão total do processo.
4. Avalie o conhecimento do paciente, experiências prévias com cirurgias e anestesias e seus sentimentos em relação ao procedimento.	Revela necessidade de orientar e/ou apoiar o paciente.
5. Avalie o entendimento do paciente sobre a cirurgia proposta e a anestesia. Peça para o paciente descrever em vez de fazer apenas perguntas de sim ou não (p. ex., "Conte-me o que acontecerá na sua cirurgia"). Pergunte sobre as expectativas do paciente e familiar cuidador sobre a cirurgia. Inclua perguntas sobre o tempo de cirurgia e de recuperação, medos, práticas culturais e crenças religiosas/espirituais.	Os pacientes podem ter ideias equivocadas e conhecimento insuficiente. Perguntar sobre medos, práticas culturais e crenças religiosas/espirituais permite que você antecipe prioridades de cuidado e adapte os ensinamentos de acordo com o paciente.
6. Avalie os fatores de risco para complicações pós-operatórias do paciente (histórico de enfermagem e capacidade de respirar profundamente e tossir). Cheque idade e altura do paciente no histórico de enfermagem.	Anestesia geral predispõe o paciente a problemas respiratórios (Bittner, 2020; Mills, 2018). A presença de problemas respiratórios subjacentes ou inabilidade de realizar exercícios respiratórios no pós-operatório aumenta os riscos de complicações pulmonares. Idade e altura são utilizadas para calibrar os parâmetros da espirometria de incentivo.
7. Avalie a ansiedade do paciente em relação à cirurgia ao observar suas respostas e comportamento não verbal.	Direciona o profissional a fornecer suporte emocional adicional, o que pode ser necessário para facilitar a velocidade de aprendizado do paciente.
8. Avalie a habilidade e a vontade de aprender do familiar cuidador para ajudar o paciente após a cirurgia.	A presença do familiar cuidador após a cirurgia é um fator importante para a recuperação do paciente. O familiar cuidador pode ajudar o paciente com os exercícios pós-operatórios, administrar medicações e observar complicações pós-operatórias.
9. Avalie os objetivos ou preferências do paciente em relação a como o procedimento deve ser realizado ou o que o paciente espera dele.	Permite que o cuidado seja individualizado ao paciente.
10. Avalie a história clínica do paciente para ver o tipo de cirurgia e a abordagem.	O procedimento cirúrgico em si pode requerer limitação funcional pós-operatória. Antecipar limitações que possam afetar como o paciente fará os exercícios pós-operatórios permite que você adapte sua orientação pré-operatória.

Procedimento 50.1 Como ensinar e demonstrar exercícios pós-operatórios *(Continuação)*

Passo	Justificativa
Planejamento	
1. Higienize as mãos. Prepare materiais e um local para realizar orientações e demonstrações.	Reduz a transmissão de microrganismos. Um local bem equipado oferece um ambiente favorável ao aprendizado.
2. Dê privacidade ao paciente.	Manter a privacidade promove a dignidade e o respeito ao paciente.
3. Se o paciente estiver em uma instituição de saúde: posicione o paciente em posição semi-Fowler ou ereta na lateral do leito conforme tolerado.	O posicionamento adequado ajuda na maior participação de exercícios pós-operatórios e maior conforto.
4. Planeje uma sessão de educação quando o paciente estiver sem dor.	A dor distrai o foco da aprendizagem do paciente. Dor reduzida promove a participação do paciente nos exercícios pós-operatórios.
5. Prepare materiais de ensino em saúde apropriados. Forneça orientações quando o familiar cuidador estiver presente (se apropriado).	Promove a compreensão do paciente das orientações. Familiares cuidadores podem ser um importante recurso para a recuperação pós-operatória do paciente.
6. Explique a importância da participação do paciente na realização dos exercícios pós-operatórios. Discuta o procedimento cirúrgico e as experiências e exercícios pós-operatórios esperados.	Reduz a ansiedade e promove a cooperação.
Implementação	
1. Informe o paciente e o familiar cuidador sobre data, tempo e localização da cirurgia; tempo estimado de cirurgia; tempo adicional na sala de recuperação pós-anestésica; e onde esperar.	Informações precisas ajudam a reduzir o estresse associado às incertezas da cirurgia.
2. Estimule o paciente e seus familiares cuidadores e responda às perguntas deles.	Responder às perguntas dos pacientes e dos familiares cuidadores ajuda a diminuir a ansiedade e mostra sua preocupação com eles.
3. Oriente o paciente sobre preparação intestinal ou de pele em casa conforme necessário. Cheque pedidos médicos e número de banhos necessários, além de qual agente utilizar para o banho (gliconato de clorexidina [CHG] 2 ou 4% é o mais utilizado). a. Para a solução de CHG líquido: • Para a forma líquida, lave primeiro com água e sabão. Limpe entre quaisquer dobras de pele • Depois, lave com CHG. Deixe o líquido permanecer na pele por pelo menos 1 minuto • Depois, use uma toalha limpa para secar completamente. Informe o paciente de que a pele poderá parecer pegajosa depois da limpeza. Isso é normal e dura apenas por um curto espaço de tempo • Use uma toalha nova após cada banho • Faça o paciente colocar roupas limpas. b. Para lenços de CHG: • Certifique-se de que a pele esteja seca. Use um lenço para cada parte do corpo (p. ex., braços, abdome, pernas e pés, costas, virilha e nádegas).	Preparação adequada da pele é um elemento crítico para a prevenção de infecções de sítio cirúrgico (ISC). Lavar primeiro com água e sabão remove a sujeira e óleos que podem impedir que o CHG aja corretamente. Secar a pele remove resíduos de antissépticos que possam causar irritação (Mann, 2020). Após o uso, toalhas abarcam microrganismos que podem crescer na presença de umidade. Usar toalhas limpas após cada banho, bem como roupas limpas, minimiza o risco de reintrodução de microrganismos à pele limpa (Berríos-Torres et al., 2017).

JULGAMENTO CLÍNICO: *permita que o paciente use clorexidina somente sobre a pele abaixo do pescoço, não no rosto.*

4. Oriente o paciente sobre restrição de líquidos e comidas no pré-operatório. (p. ex., nenhum líquido claro pode ser ingerido pelo menos 2 horas antes da cirurgia, nenhuma refeição leve [p. ex., torrada e líquido claro] 6 horas ou mais antes da cirurgia, nenhum consumo de carne ou frituras 8 horas antes da cirurgia, a menos que especificado em contrário pelo cirurgião ou anestesiologista) (Crowley, 2020).	Durante a anestesia geral, os músculos relaxam e o conteúdo gástrico pode refluir para o esôfago, levando à broncoaspiração. Anestésicos eliminam a capacidade do paciente de engasgar-se.
5. Descreva as rotinas perioperatórias (p. ex., intervalo do procedimento, marcação no sítio cirúrgico, inserção de cateter IV e terapias, sondagem vesical, corte ou remoção de cabelos, exames laboratoriais e transporte para a sala de cirurgia).	Permite que o paciente antecipe e reconheça os procedimentos de rotina, reduzindo a ansiedade. Empodera o paciente com informações sobre o que equipe faz para mantê-lo seguro durante o processo operatório.
6. Descreva o efeito planejado das medicações pré-operatórias.	Fornece informações sobre o que esperar, reduzindo a ansiedade.
7. Reveja quais medicações de rotina o paciente precisa suspender antes da cirurgia.	Algumas medicações são suspensas antes da cirurgia para minimizar efeitos que possam gerar riscos cirúrgicos. Por exemplo, anticoagulantes podem aumentar o risco de sangramentos e geralmente são suspensos muitos dias antes da cirurgia. Dosagens de insulina são ajustadas devido à baixa ingesta de alimentos antes da cirurgia.
8. Descreva sensações e sons esperados na área de espera e sala de cirurgia (p. ex., manguito do medidor de PA apertando, derivações de ECG, sala fria e monitores apitando).	Concepções equivocadas e preocupações acerca de sensações e sons perioperatórios foram vistas como importantes fatores ansiogênicos entre pacientes pré-operatórios.

(continua)

Procedimento 50.1   Como ensinar e demonstrar exercícios pós-operatórios (Continuação)

Passo	Justificativa
9. Descreva métodos de controle de dor pós-cirúrgicos. Discuta qual dor é aceitável; explique que o paciente não estará totalmente livre de dor, mas a dor será manejada. Explique o uso da ACP (se existente).	Os pacientes têm medo de dor pós-operatória. Explicar as técnicas de manejo de dor reduz o medo. Isso ajuda você a entender qual grau de dor é aceitável para o paciente e permite que você oriente o paciente no sentido de que, apesar de não estar totalmente sem dor, a dor será manejada.
10. Descreva o que o paciente irá sentir após a cirurgia (p. ex., onde acordará, com que frequência os sinais vitais serão avaliados; presença e localização de curativos, cateteres, drenos e tubos; pressão alternante do dispositivo de compressão sequencial; exercícios pós-operatórios; e o nível de atividade esperado).	Fornece uma descrição objetiva do que esperar, para que o paciente esteja preparado.
11. Explique sobre deambulação precoce; propósito e evolução normal de sentar-se ao lado do leito para deambulação. Demonstre como se sentar no leito. Esclareça que os protocolos se iniciam precocemente durante a recuperação.	Participação total do paciente é essencial para o sucesso da deambulação precoce.
12. Higienize as mãos.	Reduz a transmissão de microrganismos.
13. Ensine o paciente a se virar:	
a. Oriente o paciente a como se virar e se sentar (especialmente para cirurgias torácicas e abdominais):	Promove circulação e ventilação.
(1) Faça com que o paciente vire para a direita, assuma uma posição supina, então mova-se para o lado do leito (esquerdo, nesse caso), caso permitido pela cirurgia. Oriente o paciente a se mover dobrando o joelho e pressionando os calcanhares contra o colchão para levantar e mover as nádegas (ver ilustração). As grades laterais do leito devem estar levantadas dos dois lados.	O posicionamento começa ao lado do leito, para que virar para o outro lado não leve o paciente a rolar para a beira do leito. A elevação das nádegas previne forças de cisalhamento contra os lençóis. Se o paciente tiver algum dispositivo para ajudar na viragem, use-o para ajudar no posicionamento.
(2) Faça com que o paciente apoie a região da incisão com a mão direita ou com um travesseiro; mantenha a perna direita reta e flexione o joelho esquerdo (ver ilustração); segure a grade direita com a mão esquerda, puxe para a direita e role para o lado direito. Processo reverso para virar para a esquerda.	Apoia a incisão e reduz o desconforto quando for virar.
(3) Oriente o paciente a se virar a cada 2 h enquanto acordado. Muitas vezes, o paciente requer auxílio para se virar depois da cirurgia.	Reduz riscos de complicações vasculares, pulmonares e de lesões por pressão.

JULGAMENTO CLÍNICO: *alguns pacientes, como os que são submetidos a cirurgias vasculares ou de coluna, não podem flexionar as pernas após a cirurgia. Além disso, alguns pacientes não podem se virar ou podem precisar de ajuda com o posicionamento.*

(4) Para sentar-se do lado direito do leito, eleve a cabeceira do leito e faça o paciente virar para a direita. Enquanto deitado do lado direito, o paciente empurra o colchão com o braço esquerdo e gira o pé pela beira do leito com a ajuda da enfermagem. Para sentar-se do lado esquerdo do leito, faça o reverso. Avalie se o paciente apresenta tontura no movimento de sentar-se. Retorne o paciente ao leito se isso ocorrer (ver Capítulo 38).	A posição sentada abaixa o diafragma, permitindo melhor expansão pulmonar. Rastreio para tontura pode detectar hipotensão ortostática.

JULGAMENTO CLÍNICO: *avise o paciente a sempre usar o sistema de chamada da enfermagem quando for se sentar ao lado do leito, reduzindo-se o risco de quedas.*

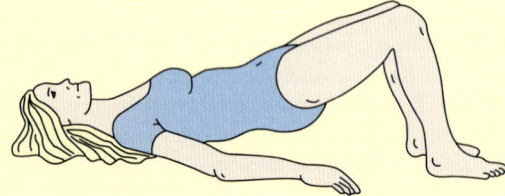

PASSO 13a(1) Elevação das nádegas para movimentar-se para um dos lados do leito. (De Lowdermilk D, Perry SE: *Maternity and women's health care*, ed 9, St Louis, 2007, Mosby.)

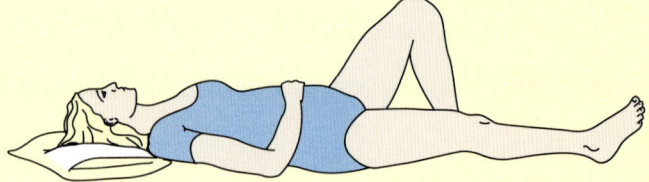

PASSO 13a(2) Posição das pernas para virar para a direita. (De Lowdermilk D, Perry SE: *Maternity and women's health care*, ed 9, St Louis, 2007, Mosby.)

Capítulo 50 Cuidados de Enfermagem no Perioperatório

Procedimento 50.1 — Como ensinar e demonstrar exercícios pós-operatórios (Continuação)

Passo	Justificativa
14. Ensine a tossir e respirar profundamente:	Os pacientes podem hesitar em respirar profundamente por fraqueza ou dor, resultando em acúmulo de secreções em bases pulmonares. O acúmulo de secreções aumenta o risco de atelectasias e pneumonia. Isso é particularmente importante para tabagistas, pacientes com doença pulmonar, bem como para aqueles restritos ao leito.
a. Auxilie o paciente a ficar em uma posição de Fowler alta no leito, com os joelhos fletidos, ou sentado em cadeira/lado do leito.	A posição sentada facilita a expansão diafragmática.
b. Oriente o paciente a colocar as palmas das mãos levemente nas bordas inferiores da caixa torácica ou abdome superior (ver ilustração).	Permite que o paciente sinta a expansão e a contração do abdome durante a respiração profunda.
c. Faça com que o paciente realize respirações profundas lentamente, inalando pelo nariz. Explique que o paciente sentirá um movimento para baixo do diafragma, normal, durante a inspiração. Demonstre da seguinte forma:	Ajuda a prevenir hiperventilação ou respiração dispneica (ofegante). Respirações lentas e profundas são melhores para a expansão pulmonar.
(1) Faça o paciente evitar o uso da musculatura do tórax e ombro enquanto estiver inspirando.	Aumenta o gasto desnecessário de energia e não promove expansão pulmonar completa.
(2) Faça com que o paciente respire lenta e profundamente pelo nariz, segure por 3 s e expire lentamente pela boca como se estivesse apagando uma vela (lábios franzidos).	A resistência durante a expiração ajuda a prevenir o colapso alveolar.
(3) Faça com que o paciente repita os exercícios respiratórios de 3 a 5 vezes.	A repetição reforça o aprendizado.
(4) Faça com que o paciente respire lenta e profundamente duas vezes, inspirando pelo nariz e expirando pela boca com lábios entreabertos.	Respirações profundas expandem completamente os pulmões, permitindo trocas gasosas e remoção de agentes anestésicos para que o paciente recupere a consciência (Harding et al., 2020). Respirações profundas também movem o ar, deslocando muco e facilitando tosses.
(5) Faça com que o paciente inspire profundamente uma terceira vez e segure a respiração por 3 s. Tossir completamente duas ou três vezes, sem inspirar entre as tosses.	Respirar profundamente movimenta as secreções no trato respiratório para estimular o reflexo de tosse sem esforço voluntário por parte do paciente (Conde e Adams, 2020; Harding et al., 2020).
(6) Avise o paciente para não apenas limpar a garganta sem respirar profundamente.	Limpar a garganta não remove o muco das vias respiratórias mais profundas.
(7) Faça o paciente praticar diversas vezes. Oriente-o a se virar, tossir e respirar profundamente a cada 1 ou 2 h quando acordado (Harding et al., 2020). Faça com que o familiar cuidador ajude nos exercícios.	Garante o domínio da técnica. Exercícios e movimentos pulmonares frequentes diminuem o risco de pneumonia no pós-operatório (Harding et al., 2020; Smetana, 2020b).
15. Ensine o uso do espirômetro de incentivo	Promove auxílio visual do esforço respiratório. Estimula respirações profundas para soltar as secreções das bases pulmonares.
a. Explique o propósito do espirômetro de incentivo e como ele funciona. Posicione o paciente em posição sentada em uma cadeira ou reclinada com a cabeceira do leito elevada de ao menos 45°.	Promove cooperação. Facilita rebaixamento do diafragma e a expansão pulmonar.
b. Configure o volume corrente do espirômetro de incentivo conforme recomendações do fabricante. Explique que esse é o volume a ser alcançado por respiração.	Estabeleça metas de volume necessárias para a expansão pulmonar adequada. Fabricantes determinam o alvo com base na idade e altura do paciente.

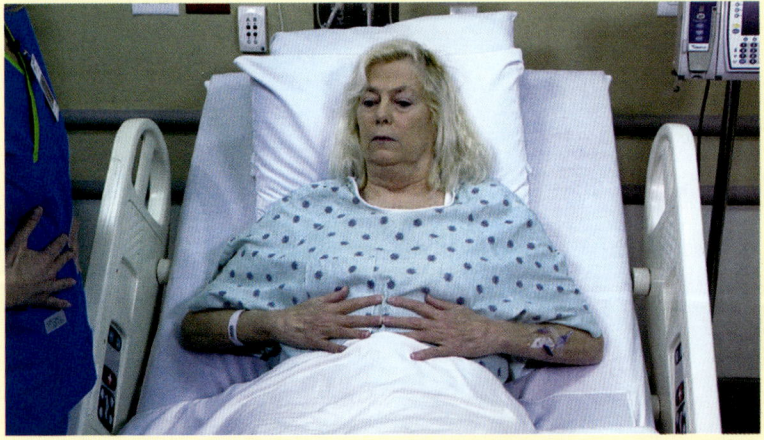

PASSO 14b Exercícios de respirações profundas – posicionamento das mãos no abdome superior durante a inspiração. (Copyright © Mosby's Clinical Skills: Essentials Collection.)

(continua)

Procedimento 50.1 Como ensinar e demonstrar exercícios pós-operatórios (Continuação)

Passo	Justificativa
c. Explique como usar o bocal do espirômetro de incentivo, cobrindo-o totalmente com os lábios. Faça o paciente mostrar a posição até que esteja correta (ver ilustração).	Valida a compreensão das orientações e avalia habilidades psicomotoras.
d. Oriente o paciente a expirar completamente; posicione, então, o bocal e o cubra totalmente com os lábios, inspire lentamente, mantendo fluxo constante pelo aparelho até que se atinja o volume corrente (ver ilustração).	Promove o enchimento completo dos pulmões e minimiza atelectasias. Mirar no volume-alvo oferece uma estimativa visual do esforço respiratório.
e. Assim que uma inspiração máxima for alcançada, faça com que o paciente segure a respiração por 2 a 3 s e expire lentamente. Compare os resultados com o alvo.	Promove insuflação alveolar. Estabelece uma medida da respiração máxima do paciente. Usado para determinar resultados pós-operatórios.
f. Oriente o paciente a respirar normalmente por um período curto entre cada uma das 10 respirações da espirometria de incentivo. Repita a cada hora enquanto acordado.	Previne hiperventilação e fadiga.
16. Ensine terapia de pressão expiratória positiva (PEP) e de tossir "bufando":	
a. Explique o propósito do dispositivo de PEP e como ele funciona. Configure um dispositivo de PEP conforme pedido.	Promove cooperação. Configurações mais altas requerem maiores esforços.
b. Oriente o paciente a assumir a posição semi-Fowler ou Fowler alto no leito ou sentar-se em uma cadeira. Coloque um grampo de nariz no nariz do paciente (ver ilustração).	Promove expansão pulmonar ideal e expectoração de muco.
c. Faça com que o paciente coloque os lábios no bocal. Oriente o paciente a respirar fundo e expirar 2 ou 3 vezes mais lentamente do que a inspiração. Repita o padrão por 10 a 20 respirações.	Garante que o paciente respire completamente pela boca. Garante o uso próprio do dispositivo.
d. Remova o dispositivo da boca e faça com que o paciente respire lenta e profundamente e segure por 3 s.	Promove expansão pulmonar antes de tossir.
e. Oriente o paciente a expirar em "bufadas" rápidas, curtas e forçadas. Repita o exercício a cada 2 h enquanto acordado.	A tosse "bufada", ou técnica de expiração forçada, promove a higiene brônquica por aumentar a expectoração das secreções.
17. Ensine a tosse controlada:	Respirações profundas expandem os pulmões por completo, de modo que o ar passe atrás do muco e facilite a tosse efetiva.
a. Explique a importância da manutenção de posições verticalizadas no leito ou cadeira; faça o paciente se inclinar levemente para a frente.	O posicionamento facilita a excursão diafragmática e aumenta as expansões torácica e abdominal.
b. Demonstre a tosse. Cruze os braços sobre o abdome e inspire lenta e profundamente pelo nariz.	Expande os pulmões.

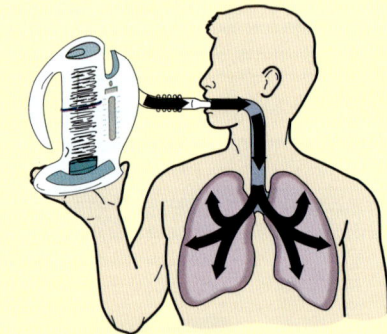

PASSO 15d Diagrama de uso do espirômetro de incentivo.

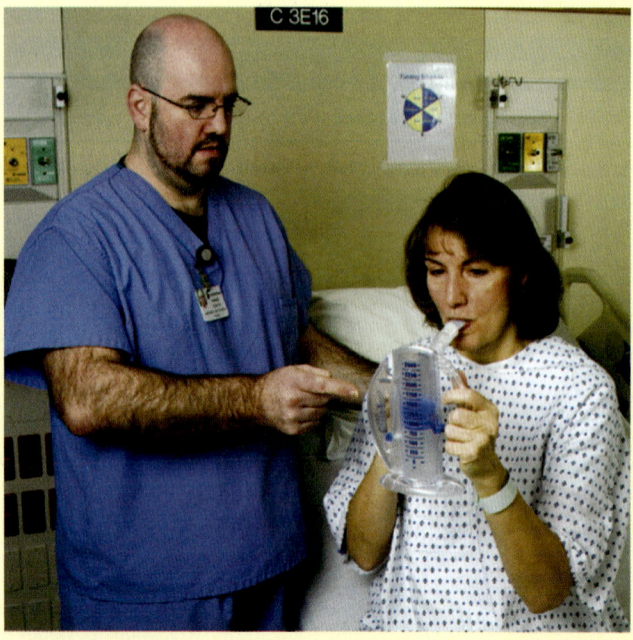

PASSO 15c Paciente demonstra a espirometria de incentivo.

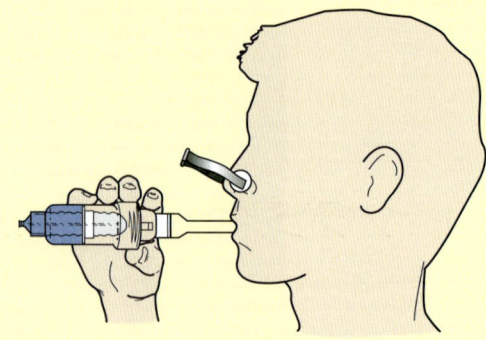

PASSO 16b Diagrama de uso de dispositivo de pressão expiratória positiva.

Capítulo 50 Cuidados de Enfermagem no Perioperatório

Procedimento 50.1 — Como ensinar e demonstrar exercícios pós-operatórios (Continuação)

Passo	Justificativa
c. Para expirar: incline-se para a frente, pressionando os braços contra o abdome. Tussa 2 ou 3 vezes enquanto inspira entre as tosses. Tussa com a boca levemente aberta (ver ilustração). Tosses devem ser curtas e acentuadas. (Diga ao paciente para soltar todo o ar dos pulmões.)	Limpar a garganta não remove muco das vias respiratórias mais profundas. Tosses cheias e forçadas são mais efetivas para isso.
d. Inspire devagar e suavemente novamente pelo nariz.	Previne o retorno do muco para as vias respiratórias.
e. Avise o paciente para não apenas limpar a garganta em vez de tossir profundamente. Deixe-o descansar por alguns minutos e repita o exercício.	Limpar a garganta não remove o muco das vias respiratórias profundas.
f. Se a incisão cirúrgica for torácica ou abdominal, ensine o paciente a colocar as mãos ou um travesseiro para proteger a incisão (ver ilustração). Durante exercícios de respiração e tosse, pressione levemente a área da incisão para proteção e suporte.	Incisões cirúrgicas cortam músculos, tecidos e terminações nervosas. Exercícios de respirações profundas e tosses aumentam o estresse sobre as linhas de sutura, causando desconfortos. Proteger a incisão com as mãos ou um travesseiro oferece um suporte firme e reduz dor e tração incisional.
g. Oriente o paciente a tossir 2 a 3 vezes a cada 2 h enquanto acordado e continuar praticando os exercícios, protegendo a incisão (ver ilustração).	Tosses profundas com proteção expectoram efetivamente o muco, com desconforto mínimo.
h. Oriente o paciente a examinar consistência, odor, quantidade e cor do escarro e chamar um enfermeiro ao notar qualquer mudança.	Mudanças de consistência, odor, quantidade e cor do escarro podem indicar complicações pulmonares como pneumonia.

18. Ensine exercícios de membros inferiores:

JULGAMENTO CLÍNICO: *exercícios de membros inferiores são recomendados para pacientes restritos ao leito ou para os ambulatoriais em camas ou cadeiras. O exercício ideal para promover retorno venoso e aumentar a capacidade vital pulmonar é a deambulação precoce (ver Capítulo 38).*

---

a. Oriente o paciente a realizar exercícios de membros inferiores a cada 1 ou 2 h enquanto acordado; rotação de tornozelos, dorsiflexão e flexão plantar, extensão e flexão e levantamento das pernas.	Exercícios de membros inferiores facilitam o retorno venoso das extremidades e reduzem o risco de complicações circulatórias como tromboembolismo venoso.
b. Posicione o paciente em decúbito dorsal.	

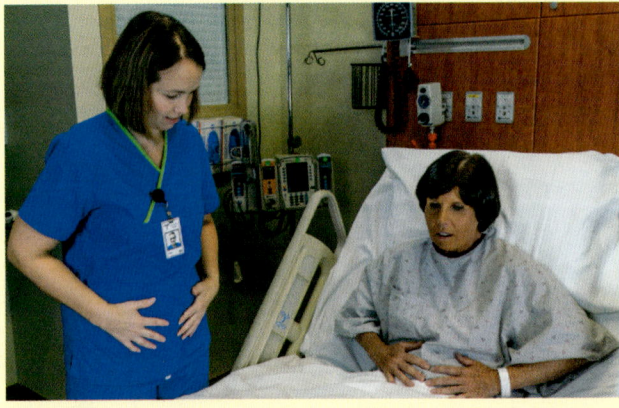

PASSO 17c Tosse controlada com posicionamento das mãos no abdome superior.

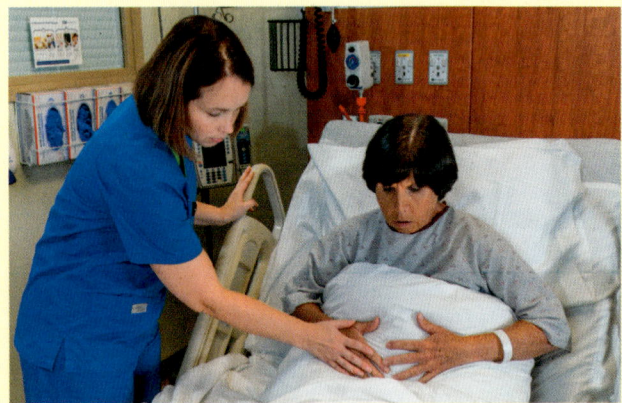

PASSO 17f Técnicas para a proteção de incisões.

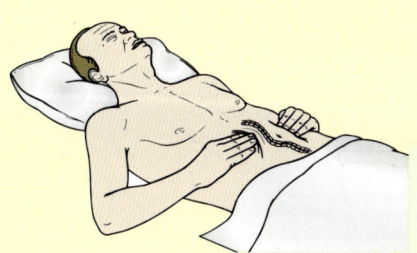 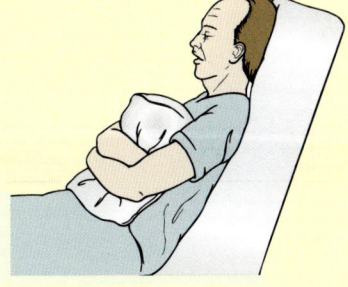 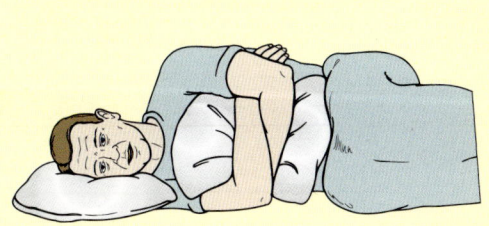

PASSO 17g Paciente protegendo o abdome com um travesseiro. (De Lewis S, et al: *Medical-surgical nursing: assessment and management of clinical problems*, ed 9, St Louis, 2014, Mosby.)

(*continua*)

Procedimento 50.1 — Como ensinar e demonstrar exercícios pós-operatórios (Continuação)

Passo	Justificativa
c. Oriente o paciente a fazer a rotação de cada tornozelo em um círculo completo e desenhar círculos imaginários com o hálux 5 vezes (ver ilustração).	Promove mobilidade articular.
d. Alterne dorsiflexão e flexão plantar enquanto instrui o paciente a sentir os músculos da panturrilha se contraírem e relaxarem (ver ilustração). Repita 5 vezes.	Ajuda a manter mobilidade articular e promove retorno venoso, evitando a formação de trombos.
e. Realize exercícios de quadríceps ao contrair as coxas e abaixar o joelho em direção ao colchão, relaxando depois (ver ilustração). Repita 5 vezes.	Exercícios de quadríceps contraem a coxa, mantêm mobilidade do joelho e melhoram o retorno venoso ao coração.
f. Oriente o paciente sobre a elevação do quadril e da perna. Faça o paciente alternar o levantamento das pernas do leito, que devem estar retas, e então o paciente deve dobrar a perna na altura do joelho (ver ilustração). Oriente o paciente a fazer o exercício na perna oposta. Repita 5 vezes.	Causa contração e relaxamento do músculo quadríceps, o que ajuda a promover o retorno venoso.
g. Explique ao paciente a progressão da atividade física para deambulação precoce e quando irá se iniciar.	Protocolos de deambulação precoce geralmente avançam de repouso total para sentar-se na lateral do leito, em uma cadeira e deambulação progressiva (ver Capítulo 38).
19. Faça o paciente continuar praticando os exercícios antes da cirurgia de 2 em 2 h enquanto acordado. Ensine ao paciente como coordenar viradas, bem como exercícios de membros inferiores, com respiração diafragmática e o uso do espirômetro de incentivo.	Exercícios de membros inferiores estimulam a circulação, o que previne estase venosa e, consequentemente, TVP. Coordenar os exercícios ajuda no esforço contínuo para os melhores resultados na recuperação do paciente.
20. Responda às perguntas e verifique as expectativas do paciente quanto à cirurgia. Prepare-se para as expectativas conforme necessário.	Pode reduzir ansiedade ou raiva pós-operatória.
21. Reforce estratégias de ajuda terapêutica (p. ex., meditação, conversar sobre amenidades, ouvir música).	Estratégias de ajuda terapêutica distraem os pacientes e reduzem ansiedade pré-operatória.
22. Ajude o paciente a assumir uma posição confortável.	Oferece senso de bem-estar ao paciente.
23. Certifique-se de que o sistema de chamada da enfermagem esteja acessível ao paciente.	Garante que o paciente possa chamar assistência caso necessário.
24. Levante as grades laterais do leito (se necessário) e deixe o leito na posição mais baixa possível.	Garante a segurança do paciente.
25. Descarte materiais sujos nos devidos recipientes, remova e descarte as luvas e higienize as mãos.	Reduz a transmissão de microrganismos. Use os recipientes de descarte adequados se o paciente estiver tomando medicamentos perigosos.

Avaliação

1. Se possível, observe o paciente demonstrar a proteção da ferida, como se vira e se senta, respirações profundas, uso do espirômetro de incentivo, terapia PEP e exercícios de membros inferiores.	Valida a habilidade do paciente de realizar os exercícios pós-operatórios e utilizar os dispositivos corretamente.
2. Peça aos familiares para descreverem os exercícios pós-operatórios do paciente.	Demonstra aprendizado.
3. Peça ao familiar cuidador para descrever como poderá ajudar o paciente com os exercícios em casa antes da cirurgia.	Demonstra entendimento do papel do familiar no suporte ao paciente.

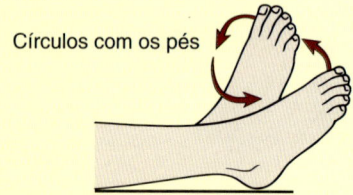

PASSO 18c Círculos com os pés. (De Lewis S et al: *Medical-surgical nursing: assessment and management of clinical problems*, ed 9, St Louis, 2014, Mosby.)

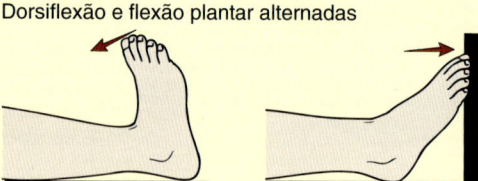

PASSO 18d Dorsiflexão e flexão plantar alternadas. (De Lewis S et al: *Medical-surgical nursing: assessment and management of clinical problems*, ed 9, St Louis, 2014, Mosby.)

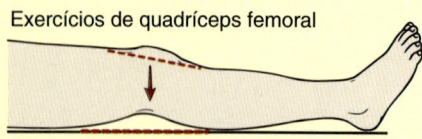

PASSO 18e Exercícios de quadríceps femoral. (De Lewis S et al: *Medical-surgical nursing: assessment and management of clinical problems*, ed 9, St Louis, 2014, Mosby.)

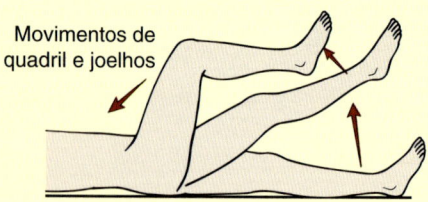

PASSO 18f Elevação de perna e quadril. (De Lewis S et al: *Medical-surgical nursing: assessment and management of clinical problems*, ed 9, St Louis, 2014, Mosby.)

Capítulo 50 Cuidados de Enfermagem no Perioperatório

Procedimento 50.1 Como ensinar e demonstrar exercícios pós-operatórios (Continuação)

Passo	Justificativa
4. **Use ensino de retorno:** "Eu quero ter certeza de que expliquei o que você precisa saber sobre os exercícios pós-operatórios. Diga-me quais exercícios você fará e como fazê-los." Revise suas orientações agora ou desenvolva um plano para revisão do aprendizado do paciente/familiar cuidador caso estes não consigam explicar o procedimento corretamente.	Ensino de retorno é uma intervenção de letramento em saúde baseada em evidências que promove o envolvimento e a segurança do paciente, adesão e qualidade. O objetivo do ensino de retorno é garantir que você tenha explicado informações médicas claramente, de forma que os pacientes e seus familiares compreendam o que você comunicou a eles (AHRQ, 2020).

RESULTADOS INESPERADOS E INTERVENÇÕES RELACIONADAS

1. O paciente ou cuidador identifica um procedimento, local, data ou estimativa de tempo cirúrgico incorreto.
   - Forneça informações corretas verbalmente e por escrito ao paciente e seus familiares.
2. O paciente realiza/descreve os exercícios pós-operatórios de modo incorreto.
   - Explique e demonstre a técnica correta do exercício
   - Explique a importância dos exercícios pós-operatórios para a recuperação do paciente
   - Oriente o paciente a repetir a demonstração após os esclarecimentos.

REGISTRO E RELATO

- Documente os ensinamentos pré-operatórios no prontuário do paciente de modo adequado. É comum haver um formulário preestabelecido no qual essa informação deve ser registrada
- Registre a avaliação sobre o aprendizado do paciente
- Relate a incapacidade do paciente de identificar o procedimento e o local da cirurgia, bem como o entendimento do(s) exercício(s) pós-operatório(s) e aprendizado médico, ao médico.

CONSIDERAÇÕES SOBRE CUIDADOS DOMICILIARES

- Incorpore o ensino dos familiares para ajudar o paciente a implementar os exercícios pós-operatórios em casa. Certifique-se de que a família tenha acesso a recursos (p. ex., suprimentos para curativos, opções de alimentos) em casa para oferecer um suporte adequado ao paciente.

Pontos-chave

- A enfermagem perioperatória inclui os períodos pré-operatório, intraoperatório e pós-operatório. Cada fase se concentra em diferentes aspectos da experiência cirúrgica de um paciente
- No histórico de enfermagem, a avaliação de fatores de risco como tabagismo, obesidade e apneia obstrutiva do sono permitem que um enfermeiro antecipe necessidades e tipos de preparação requeridos no pré-operatório para prevenir complicações intra e pós-operatórias
- Desnutrição, diabetes, obesidade, tabagismo, idade, apneia obstrutiva do sono e problemas cardíacos aumentam o risco de complicações perioperatórias
- Um enfermeiro avalia a potencial resposta psicológica do paciente ao identificar experiências prévias com cirurgias para antecipar suas necessidades, fornecer educação, tratar de medos e esclarecer preocupações
- Um plano de ensino pré-operatório inclui orientações que influenciam a manutenção da função ventilatória, capacidade física funcional e senso de bem-estar, bem como redução da ansiedade e estadia hospitalar do paciente
- Exercícios pós-operatórios previnem complicações pulmonares e vasculares, enquanto a deambulação precoce promove a função pulmonar e circulatória, além de prevenir o descondicionamento
- Use julgamento clínico sólido durante uma avaliação intraoperatória focada no estado clínico imediato do paciente, integridade da pele e função articular, de forma que os riscos de complicações possam ser identificados ou problemas reais possam ser reconhecidos para prevenir lesões se um paciente estiver posicionado na mesa de cirurgia de forma incorreta
- As diferenças básicas entre as fases intraoperatórias são refletidas no nível de monitoramento e na mudança progressiva do foco de recuperação aguda para o preparo da convalescença e recuperação
- A comunicação entre a equipe de transição garante que o paciente receba a cirurgia correta, no sítio cirúrgico correto, ao se verificar a situação do paciente (S) (envolve o tipo do problema e a cirurgia), bagagem (B, ou histórico do *background*), dados da avaliação (A) e recomendações (R) para as intervenções que serão implementadas
- Protocolos padronizados de comunicação entre médicos do perioperatório, da equipe de transição, minimizam os riscos cirúrgicos e promovem uma transição tranquila entre cada fase cirúrgica
- Prioridades pós-operatórias incluem a manutenção da perviedade da via respiratória, regulação circulatória e de perfusão, controle térmico, controle da dor, balanço hidreletrolítico e cuidados com a ferida operatória
- A educação pós-operatória ao paciente deve ser relevante e específica, culturalmente adequada e precisa, para aumentar a capacidade de autocuidado do paciente em casa
- Quando estiver cuidando de pacientes que passaram por cirurgias ambulatoriais, priorize a educação devido ao tempo disponível limitado e envolva a família do paciente ou sistema de suporte.

Para refletir

- Pense a respeito do Sr. Cooper e descreva os dados da avaliação pré-operatória que o colocam em risco de ansiedade (Reconhecer pistas)
- Quais problemas colaborativos prioritários corroboram ou contradizem as preocupações cirúrgicas do Sr. Cooper? (Analisar pistas)

- Considerando os dados de seu histórico e anamnese, quais seriam os problemas clínicos prioritários nos cuidados do Sr. Cooper? (Priorizar diagnósticos)
- Considere a situação clínica do Sr. Cooper e descreva quais intervenções médicas e de enfermagem pós-operatórias você poderia usar no manejo de um paciente que nunca passou por uma cirurgia e que precisará de uma colectomia (Gerar soluções)
- Quais intervenções médicas e de enfermagem devem ter prioridade ao implementar o plano de cuidados do Sr. Cooper? (Tomar providências)
- Considerando a implementação das prescrições médicas do Sr. Cooper, como você determinaria se elas foram eficazes com base nos dados da avaliação atual? (Avaliar resultados)

Questões de revisão

1. Um enfermeiro prepara um paciente com diabetes tipo 2 para um procedimento cirúrgico. O paciente pesa 112,7 kg e tem 1,57 m de altura. Quais fatores aumentam o risco de complicações cirúrgicas para esse paciente? (Selecione todas as aplicáveis.)
   a. Obesidade.
   b. Tempo de sangramento prolongado.
   c. Cicatrização mais lenta.
   d. Capacidade vital ineficiente.
   e. Imobilidade secundária à altura.
2. Quais questões de avaliação do histórico de enfermagem um enfermeiro deve fazer a um paciente pré-operatório que esteja se preparando para a cirurgia? (Selecione todas as aplicáveis.)
   a. "Você está sentindo alguma dor?"
   b. "Você se exercita diariamente?"
   c. "A que horas você normalmente toma suas medicações?"
   d. "Você tem alergia a algum medicamento?"
   e. "Você usa drogas e/ou algum tipo de tabaco?"
3. A comunicação entre um enfermeiro cuidando de um paciente na área de espera pré-operatória e um enfermeiro circulante na sala de cirurgia pode ser melhorada por qual dos seguintes? (Selecione todas as aplicáveis.)
   a. Documentar achados do histórico de enfermagem no histórico médico.
   b. Utilizar-se da ferramenta padrão SBAR.
   c. Ser responsivo a técnicas de comunicação não verbal.
   d. Fornecer informações específicas para o técnico do transporte.
   e. Escutar as perguntas do enfermeiro da sala de cirurgia.
4. Qual intervenção pós-operatória é mais eficaz para a prevenção de atelectasia?
   a. Uso de meias de compressão intermitente.
   b. Flexão de tornozelos e hálux.
   c. Uso do espirômetro de incentivo.
   d. Proteção abdominal ao tossir.
5. Um paciente de 85 anos retorna à enfermaria cirúrgica após deixar a SRPA. Quais dos seguintes colocam o paciente em risco durante a cirurgia? (Selecione todas as aplicáveis.)
   a. Tecido pulmonar enrijecido.
   b. Excursões diafragmáticas reduzidas.
   c. Reflexos laríngeos aumentados.
   d. Fluxo sanguíneo renal reduzido.
   e. Transmissão colinérgica aumentada.
6. Um paciente pós-operatório manifesta taquipneia na primeira hora da recuperação. Qual intervenção de enfermagem é uma prioridade?
   a. Elevar a cabeceira do leito do paciente.
   b. Fornecer máscara de oxigênio conforme prescrição a 4 ℓ/minuto.
   c. Pedir para que o paciente use o espirômetro de incentivo.
   d. Posicionar o paciente virado para o lado com o rosto para baixo e o pescoço levemente estendido para que a língua se anteriorize.
7. Qual é a melhor intervenção que um enfermeiro pode realizar para promover a função intestinal?
   a. Deambulação precoce.
   b. Exercícios de respiração profunda.
   c. Reposicionamento para o lado esquerdo.
   d. Abaixar a cabeceira do leito do paciente.
8. Relacione a intervenção de enfermagem à esquerda com a complicação prevenível à direita. Uma intervenção pode se aplicar a mais de uma complicação.

   Intervenção de enfermagem
   ___ 1. Oferecer óculos ou aparelho auditivo
   ___ 2. Deambulação precoce
   ___ 3. Técnica asséptica rígida
   ___ 4. Exercícios de respiração profunda
   ___ 5. Hidratação

   Complicação
   a. Trombose venosa profunda
   b. Infecção de ferida operatória
   c. Delírio
   d. Atelectasia

9. Um enfermeiro está cuidando de um paciente na SRPA. Durante o histórico de enfermagem, o enfermeiro percebe que o curativo está saturado com secreção serossanguínea. Quais intervenções são prioritárias? (Selecione todas as aplicáveis.)
   a. Notificar o cirurgião.
   b. Manter a infusão de fluidos intravenosos.
   c. Fornecer oxigênio a 2 ℓ/minuto via cânula nasal.
   d. Monitorar os sinais vitais do paciente a cada 5 ou 10 minutos.
   e. Reforçar o curativo.
10. Um paciente que voltou de um transplante renal há 3 horas diz estar com dor de 7 em uma escala de 0 a 10. O enfermeiro tentou reposicionar o paciente, sem melhora da dor. Dor pós-operatória não manejada pode levar a quais dos seguintes problemas? (Selecione todas as aplicáveis.)
    a. Deambulação tardia.
    b. Ventilação reduzida.
    c. Infecção de trato urinário associada ao cateter.
    d. Retenção de secreções pulmonares.
    e. Apetite reduzido.

Respostas: **1.** a, c; **2.** a, d, e; **3.** b, c, e; **4.** c; **5.** a, b, d; **6.** a; **7.** a; **8.** 1 c, 2 a e c, 3 b, 4 d, 5 a e d; **9.** a, e; **10.** a, b, d, e.

Referências bibliográficas

Agency for Healthcare Research and Quality (AHRQ): *Patient Safety Network: Never events*, 2019. https://psnet.ahrq.gov/primer/never-events. Accessed July 14, 2020.

Agency for Healthcare Research and Quality (AHRQ): *Health literacy universal precautions toolkit 2nd edition*, Rockville, MD, 2020, Agency for Healthcare Research and Quality.

Alper E, et al: *Hospital discharge and readmission*, 2020, UpToDate. https://www.uptodate.com/contents/hospital-discharge-and-readmission.

American Association of Nurse Anesthetists (AANA): *Malignant hyperthermia crisis preparedness and treatment: position statement, revised*, 2018. https://www.aana.com/docs/default-source/practice-aana-com-web-documents-(all)/malignant-hyperthermia-crisis-preparedness-and-treatment.pdf?sfvrsn=630049b1_8.

American College of Surgeons: *Surgical patient education program: prepare for the best recovery, updated*, 2020. https://www.facs.org/education/patient-education. Accessed July 14, 2020.

American Society of Anesthesiologists (ASA): Practice guidelines for preoperative fasting and the use of pharmacologic agents to reduce the risk of pulmonary aspiration: application to healthy patients undergoing elective procedures, *Anesthesiology* 126(3):376, 2017.

American Society of Anesthesiologists (ASA): *Multimodal approach to pain management reduces opioid use, prescriptions after joint replacement*, 2018. https://www.asahq.org/about-asa/newsroom/news-releases/2018/03/multimodal-approach-to-pain-management-reduces-opioid-use. Accessed July 11, 2020.

American Society of Anesthesiologists: *ASA physical status classification system*, December 13 2020. https://www.asahq.org/standards-and-guidelines/asa-physical-status-classification-system. Accessed September 2021.

American Society of PeriAnesthesia Nurses (ASPAN): *2019-2020 Perianesthesia nursing standards, practice recommendations and interpretive statements*, Cherry Hill, NJ, 2019, ASPAN.

Anderson D, Sexton D: *Overview of control measures for prevention of surgical site infection in adults*, 2020a, UpToDate. https://www.uptodate.com/contents/overview-of-control-measures-for-prevention-of-surgical-site-infection-in-adults.

Anderson D, Sexton D: *Antimicrobial prophylaxis for prevention of surgical site infection in adults*, 2020b, UpToDate. https://www.uptodate.com/contents/antimicrobial-prophylaxis-for-prevention-of-surgical-site-infection-in-adults.

Association of periOperative Registered Nurses (AORN): *Guidelines for perioperative practice*, Denver, 2020a, AORN.

Association of periOperative Registered Nurses (AORN): *AORN position statement on RN first assistants*, 2020b. RNFA-Standards-of-Practice.pdf. https://www.aorn.org/-/media/aorn/guidelines/position-statements/aorn_position_statement_rnfa.pdf.

Association of periOperative Registered Nurses (AORN): *Prevention of perioperative pressure injury tool kit*, n.d. https://www.aorn.org/guidelines/clinical-resources/tool-kits/prevention-of-perioperative-pressure-injury-tool-kit-nonmembers. Accessed October 2021.

Association of Surgical Technologists (AST): *Guidelines for best practices for the natural rubber latex allergic patient*, 2018. http://www.ast.org/uploadedFiles/Main_Site/Content/About_Us/Guideline_Latex_Allergy.pdf.

Auckley D: *Poor sleep in the hospital: contributing factors and interventions*, 2020, UpToDate. https://www.uptodate.com/contents/poor-sleep-in-the-hospital-contributing-factors-and-interventions/print.

Barnett S: *Anesthesia for the older adult*, 2020, UpToDate. https://www.uptodate.com/contents/anesthesia-for-the-older-adult.

Bastable SB: *Nurse as educator: principles of teaching and learning for nursing practice*, Burlington, MA, 2019, Jones and Bartlett Learning.

Bauer K, Lip GR: *Overview of the treatment of lower extremity deep vein thrombosis (DVT)*, 2020, UpToDate. https://www.uptodate.com/contents/overview-of-the-treatment-of-lower-extremity-deep-vein-thrombosis-dvt. Accessed July 11, 2020.

Berríos-Torres SI, et al: Centers for Disease Control and Prevention guidelines for the prevention of surgical site infection, *JAMA Surg* 152(8):784, 2017.

Bittner E: *Respiratory problems in the post-anesthesia care unit (PACU)*, 2020, UpToDate. https://www.uptodate.com/contents/respiratory-problems-in-the-post-anesthesia-care-unit-pacu.

Black S, Maxwell L: *General anesthesia in neonates and children: agents and techniques*, 2020, UpToDate. https://www.uptodate.com/contents/general-anesthesia-in-neonates-and-children-agents-and-techniques/print.

Burchum JR, Rosenthal LD: *Lehne's pharmacology for nursing care*, ed 10, St. Louis, 2019, Elsevier.

Butcher HK, et al: *Nursing interventions classification (NIC)*, ed 7, St. Louis, 2018, Elsevier.

Centers for Disease Control and Prevention (CDC): *Binge drinking*, 2019, https://www.cdc.gov/alcohol/fact-sheets/binge-drinking.htm.

Centers for Disease Control and Prevention (CDC): *Learn about healthcare-associated venous thromboembolism*, 2020a. https://www.cdc.gov/ncbddd/dvt/ha-vte.html.

Centers for Disease Control and Prevention (CDC): *Target heart rate and estimated maximum heart rate*, 2020b. https://www.cdc.gov/physicalactivity/basics/measuring/heartrate.htm.

Centers for Disease Control and Prevention (CDC): *What is health literacy?* 2021, https://www.cdc.gov/healthliteracy/learn/index.html.

Centers for Medicaid and Medicare Services: *Hospital-acquired condition reduction program (HACRP)*, 2020. https://www.cms.gov/medicare/medicare-fee-for-service-payment/acuteinpatientpps/hac-reduction-program.html.

Conde M, Adams S: Overview of the management of postoperative pulmonary complications, *UpToDate*, 2020. https://www.uptodate.com/contents/overview-of-the-management-of-postoperative-pulmonary-complications.

Crowley M: *Preoperative fasting guidelines*, 2020, UpToDate. https://www.uptodate.com/contents/preoperative-fasting-guidelines. Accessed July 14, 2020.

Douketis J, Lip G: *Perioperative management of patients receiving anticoagulants*, 2020, UpToDate. https://www.uptodate.com/contents/perioperative-management-of-patients-receiving-anticoagulants.

European Pressure Ulcer Advisory Panel (EPUAP) and National Pressure Injury Advisory Panel (NPIAP) and Pan Pacific Pressure Injury Alliance: *Treatment of pressure ulcers/injuries: Clinical Practice Guideline. The International Guideline*, Emily Haesler (ED). 2019, EPUAP/NPIAP/PPPIA.

Feinleib J, et al: *Postoperative nausea and vomiting*, 2020, UpToDate. https://www.uptodate.com/contents/postoperative-nausea-and-vomiting. Accessed July 14, 2020.

Fife C: What really causes pressure ulcers and how can we prevent them? *Today's Wound Clinic*, 13(11):18–21, 2019.

Francis J, Young G: *Diagnosis of delirium and confusional states*, 2020, UpToDate. https://www.uptodate.com/contents/diagnosis-of-delirium-and-confusional-states.

Francone T: *Overview of surgical ostomy for fecal diversion*, 2020, UpToDate. https://www.uptodate.com/contents/overview-of-surgical-ostomy-for-fecal-diversion.

Giger J, Haddad L: *Transcultural nursing: assessment and intervention*, ed 8, St. Louis, 2021, Elsevier.

Hamilton R: *Latex allergy: epidemiology, clinical manifestations, and diagnosis*, 2020, UpToDate. https://www.uptodate.com/contents/latex-allergy-epidemiology-clinical-manifestations-and-diagnosis.

Harding M, et al: *Lewis's medical-surgical nursing: assessment and management of clinical problems*, ed 11, St. Louis, 2020, Elsevier.

Heideman BH: *Helping patients overcome ostomy challenges*, 2017, Wound Care Advisor. https://woundcareadvisor.com/helping-patients-overcome-ostomy-challenges-vol4-no3/.

Inge T: *Surgical management of severe obesity in adolescents*, 2020, UpToDate. https://www.uptodate.com/contents/surgical-management-of-severe-obesity-in-adolescents.

Kawada T: Screening ability of STOP-Bang questionnaire for obstructive sleep apnea, *Anesthesia & Analgesia* 128(3):e48, 2019.

Kline L: *Clinical presentation and diagnosis of obstructive sleep apnea in adults*, 2020, UpToDate. https://www.uptodate.com/contents/clinical-presentation-and-diagnosis-of-obstructive-sleep-apnea-in-adults.

Koutoukidis G, et al: *Tabbner's nursing care: theory and practice*, ed 7, Chatswood, Australia, 2017, Elsevier.

Kozek-Langenecker S: European guideline on perioperative venous thromboembolism prophylaxis: surgery in the elderly, *Eur J Anaesthesiol* 35(2):116, 2018.

Kranz J, et al: Catheter-associated urinary tract infections in adult patients: Preventive strategies and treatment options, *Deutsches Aerzteblatt International*, 117(6):83, 2020.

Lim R: *Bariatric operations for management of obesity: Indications and preoperative preparation*, 2020, UpToDate. https://www.uptodate.com/contents/bariatric-operations-for-management-of-obesity-indications-and-preoperative-preparation.

Litman R: *Malignant hyperthermia: diagnosis and management of acute crisis*, 2020, UpToDate. https://www.uptodate.com/contents/malignant-hyperthermia-diagnosis-and-management-of-acute-crisis.

Ljungqvist O, et al: Enhanced recovery after surgery: a review, *JAMA Surg* 152(3):292, 2017.

Mahanna-Gabrielli E, Eckenhoff R: *Perioperative neurocognitive disorders*, 2020, UpToDate. https://www.uptodate.com/contents/perioperative-neurocognitive-disorders.

Mariano E: *Management of acute perioperative pain*, 2020, UpToDate. https://www.uptodate.com/contents/management-of-acute-perioperative-pain. Accessed July 14, 2020.

Mattison M: *Hospital management of older adults*, 2020, UpToDate. https://www.uptodate.com/contents/hospital-management-of-older-adults/print.

McLendon K, et al: *Deep venous thrombosis risk factors*, 2021, StatPearls, https://www.ncbi.nlm.nih.gov/books/NBK470215/. Accessed October 2021.

Meiner SE, Yeager JJ: *Gerontologic nursing*, ed 6, St. Louis, 2019, Elsevier.

Mills GH: Respiratory complications of anaesthesia, *Anaesthesia* 73(Suppl 1):25, 2018.

Muluk V, et al: *Perioperative medication management*, 2020, UpToDate. https://www.uptodate.com/contents/perioperative-medication-management.

National Council of State Boards of Nursing (NCSBN): *A nurse's guide to the use of social media*, 2018. https://www.ncsbn.org/NCSBN_SocialMedia.pdf. Accessed July 14, 2020.

National Institute on Alcohol Abuse and Alcoholism: *Alcohol Use Disorders Identification Test (AUDIT)*, n.d. https://pubs.niaaa.nih.gov/publications/audit.htm. Accessed October 2021.

National Quality Forum (NQF): *Patient Safety, Fall 2018 Cycle: CDP Report TECHNICAL REPORT*, 2019. https://www.qualityforum.org/Publications/2019/08/Patient_Safety_Final_Technical_Report_-_Fall_2018_Cycle.aspx.

Occupational Safety and Health Administration (OSHA): *Healthcare Wide Hazards: latex allergy*, n.d. https://www.osha.gov/SLTC/etools/hospital/hazards/latex/latex.html.

Olson E, et al: *Surgical risk and the preoperative evaluation and management of adults with obstructive sleep apnea*, 2020a, UpToDate. https://www.uptodate.com/contents/surgical-risk-and-the-preoperative-evaluation-and-management-of-adults-with-obstructive-sleep-apnea.

Olson E, et al: *Postoperative management of adults with obstructive sleep apnea*, 2020b, UpToDate. https://www.uptodate.com/contents/postoperative-management-of-adults-with-obstructive-sleep-apnea.

Ricciardi R, et al: *Enhanced recovery after colorectal surgery*, 2020, UpToDate. https://www.uptodate.com/contents/enhanced-recovery-after-colorectal-surgery.

Romanowski KS, Askari R: *Overview of perioperative nutrition support*, 2020, UpToDate. https://www.uptodate.com/contents/overview-of-perioperative-nutritional-support.

Rosenthal L, Association of periOperative Registered Nurses (AORN): *Perioperative assessment of the older adult*, 2019, The Hartford Institute for Geriatric Nursing, NYU Rory Meyers College of Nursing.

Rothrock JC: *Alexander's care of the patient in surgery*, ed 16, St. Louis, 2019, Elsevier.

Ryan M, Sinha M: *Informed procedural consent*, 2020, UpToDate. https://www.uptodate.com/contents/informed-procedural-consent.

Saitz R: *Screening for unhealthy use of alcohol and other drugs in primary care*, 2020, UpToDate. https://www.uptodate.com/contents/screening-for-unhealthy-use-of-alcohol-and-other-drugs-in-primary-care.

Schick L, Windle P: *PeriAnesthesia nursing core curriculum: preprocedure, phase I and phase II PACU nursing*, ed 4, St. Louis, 2020, Elsevier.

Sessler D: *Perioperative temperature management*, 2020, UpToDate. https://www.uptodate.com/contents/perioperative-temperature-management.

Sinha AK, et al: Postoperative malignant hyperthermia-a medical emergency: a case report and review of literature, *J Clin Diagn Res* 11(4):1, 2017.

Smetana G: *Preoperative medical evaluation of the healthy adult patient*, 2020a, UpToDate. https://www.uptodate.com/contents/preoperative-medical-evaluation-of-the-healthy-adult-patient. Accessed July 11, 2020.

Smetana G: *Strategies to reduce postoperative pulmonary complications in adults*, 2020b, UpToDate. https://www.uptodate.com/contents/strategies-to-reduce-postoperative-pulmonary-complications-in-adults. Accessed July 11, 2020.

Sterns R: *Pathophysiology and etiology of edema in adults*, 2020, UpToDate. https://www.uptodate.com/contents/pathophysiology-and-etiology-of-edema-in-adults.

Sviggum H: *Anesthesia for nonobstetric surgery during pregnancy*, 2020, UpToDate. https://www.uptodate.com/contents/anesthesia-for-nonobstetric-surgery-during-pregnancy. Accessed July 13, 2020.

Su X, Wang DX: Improve postoperative sleep: what can we do? *Curr Opin Anaesthesiol* 31(1):83, 2017.

The Joint Commission: *Comprehensive Accreditation and Certification manual, January 1, 2020*, Oakbrook Terrace, IL, 2020, The Commission.

The Joint Commission (TJC): *2021 National Patient Safety Goals*, Oakbrook Terrace, IL, 2021, The Joint Commission. https://www.jointcommission.org/en/standards/national-patient-safety-goals/. Accessed September 27, 2021.

van den Boom W, et al: Effect of A1C and glucose on postoperative mortality in noncardiac and cardiac surgeries, *Diabetes Care* 41(4):782, 2018.

Wahr J: *Safety in the operating room*, 2020, UpToDate. https://www.uptodate.com/contents/safety-in-the-operating-room. Accessed July 15, 2020.

Welch MB: *Patient positioning for surgery and anesthesia in adults*, 2020, UpToDate. https://www.uptodate.com/contents/patient-positioning-for-surgery-and-anesthesia-in-adults.

World Health Organization (WHO): Surgical safety checklist, n.d. https://www.who.int/patientsafety/safesurgery/tools_resources/SSSL_Checklist_finalJun08.pdf.

Referências de pesquisa

Arndt K, et al: Vaping: Anesthesia considerations for patients using electronic cigarettes, *AANA J* 88(1):27, 2020.

Becerra A, et al: Prospective observational study of the effectiveness of prewarming on perioperative hypothermia in surgical patients submitted to spinal anesthesia, *Sci Rep* 9:16477, 2019. https://www.nature.com/articles/s41598-019-52960-6. Accessed July 13, 2020.

Bulfone G, et al: Perioperative pressure injuries: a systematic literature review, *Adv Skin Wound Care*, 31(12):556–564, 2018.

Burgess L: The effect of preoperative education on psychological, clinical and economic outcomes in elective spinal surgery: a systematic review, *Healthcare* 21(7):48, 2019.

Cummings KC, et al: Epidural compared with non-epidural analgesia and cardiopulmonary complications after colectomy: a retrospective cohort study of 20,880 patients using a national quality database, *J Clin Anesth* 47(12), 2018.

de Assunção Peixoto C, et al: Risk assessment for perioperative pressure injuries, *Rev Lat Am Enfermagem* 27:e3117, 2019.

Dunwoody D, Jungquist C: Opioid-induced sedation and respiratory depression: are sedation scales enough to prevent adverse drug events postoperatively? *Pain Manag Nurs* 21(1):110–119, 2020

Fracol M, et al: The surgical impact of e-cigarettes: a case report and review of the current literature, *Arch Plast Surg* 44(6):477, 2017.

García-Monasterio E, et al: Post-operative pain management among surgical trauma patients in an acute ward: a best practice implementation project, *JBI Database System Rev Implement Rep* 17(9):1941–1953, 2019.

George J, et al: Use of chlorhexidine preparations in total joint arthroplasty, *J Bone Jt Infect* 2(1):15–22, 2017.

Glick D: *Overview of post-anesthetic care for adult patients*, 2020, UpToDate. https://www.uptodate.com/contents/overview-of-post-anesthetic-care-for-adult-patients.

Grass G, et al: Feasibility of early postoperative mobilisation after colorectal surgery: a retrospective cohort study, *Int J Surg* 56:161, 2018.

Hong-Lin C, et al: The risk factors of postoperative pressure ulcer after liver resection with long surgical duration: a retrospective study, *Wounds* 31(9):242–245, 2019.

Hwang BY, et al: Comparison of patient-controlled epidural analgesia with patient-controlled intravenous analgesia for laparoscopic radical prostatectomy, *Korean J Pain* 31(3):191, 2018.

Iqbal U, et al: Preoperative patient preparation in enhanced recovery pathways, *J Anaesthesiol Clin Pharmacol* 35(Suppl 1):S14–S23, 2019.

Joseph J, et al: Alternating pressure overlay for prevention of intraoperative pressure injury, *J Wound Ostomy Continence Nurs* 46(1):13–17, 2019.

Joshi G: *Anesthetic management for enhanced recovery after major surgery (ERAS) in adults*, 2020, UpToDate. https://www.uptodate.com/contents/anesthetic-management-for-enhanced-recovery-after-major-surgery-eras-in-adults. Accessed July 14, 2020.

Kim JM, et al: Perioperative factors associated with pressure ulcer development after major surgery, *Korean J Anesthesiol* 71(1):48, 2017.

Kim J, et al: Diet modification based on the enhanced recovery after surgery program (ERAS) in patients undergoing laparoscopic colorectal resection, *Clin Nutr Res* 7(4):297–302, 2018.

Koivisto J, et al: Patient education in relation to informational needs and postoperative complications in surgical patients, *Int J Qual Health Care*, 32(1):35–40, 2020.

Mann W: *Overview of preoperative evaluation and preparation for gynecologic surgery*, 2020, UpToDate. https://www.uptodate.com/contents/overview-of-preoperative-evaluation-and-preparation-for-gynecologic-surgery.

Munro CA: *The CMUNRO scale education sheet*, 2019. https://img1.wsimg.com/blobby/go/54e2cb6f-b0b4-4950-9594-41126d75e9fb/downloads/CMUNRO%20SCALE%20Curriculum.pdf?ver=1576268339418

National Institute of Health (NIH): *Sleep apnea*, n.d., National Heart, Lung, and Blood Institute. https://www.nhlbi.nih.gov/health-topics/sleep-apnea.

Pachter C, et al: Smoking is a risk factor for wound complications after direct anterior hip arthroplasty with mesh tape closure, *Adv Skin Wound Care* 33(1):43–46, 2020.

Pai M, Douketis J: *Prevention of venous thromboembolic disease in acutely ill hospitalized medical adults*, 2020, UpToDate. https://www.uptodate.com/contents/prevention-of-venous-thromboembolic-disease-in-adult-nonorthopedic-surgical-patients. Accessed July 14, 2020.

Park S, et al: Development and comparison of predictive models for pressure injuries in surgical patients: a retrospective case-control study, *J Wound Ostomy Continence Nurs*, 46(4):291–297, 2019.

Ramesh C, et al: Effect of preoperative education on postoperative outcomes among patients undergoing cardiac surgery: a systematic review and meta-analysis, *J Perianesth Nurs* 32(6):518, 2017.

Rupich K, et al: The benefits of implementing an early mobility protocol in postoperative neurosurgical spine patients, *Am J Nurs* 118(6):46, 2018.

Saghaleini SH, et al: Pressure ulcer and nutrition, *Indian J Crit Care Med* 22(4):283, 2018.

Skraastad E, et al: Development and validation of the Efficacy Safety Score (ESS), a novel tool for postoperative patient management, *BMC Anesthesiol* 17:50, 2017.

Teleten O, et al: The use of pressure mapping: an educational report. *Wound*, 31(1):e5–e8, 2019.

Weimann A, et al: ESPEN guideline: clinical nutrition in surgery, *Clin Nutr* 36(3):623, 2017.

Wickramasinghe H: *Obstructive sleep apnea, updated (OSA)*, 2019, Medscape. https://emedicine.medscape.com/article/295807-overview#a2. Accessed July 18, 2020.

Zadvinskis I, et al: The impact of nursing work and engagement on patient falls, *J Nurs Adm* 49(11):531–537, 2019.

Glossário

A

Abdução Movimento de afastamento do membro para longe do corpo.

Abrasão Raspagem ou atrito da epiderme; pode resultar em sangramento localizado e, subsequentemente, exsudação de fluido seroso.

Absorção Passagem de moléculas de medicamentos no sangue. Fatores que influenciam a absorção de medicamentos incluem via de administração, capacidade de dissolução do medicamento e condições no local de absorção.

Aceitação Quinta fase dos estágios de pesar e morte de Kübler-Ross. O indivíduo acaba aceitando a perda em vez de se submeter à resignação e à desesperança.

Acessibilidade cultural Exame sistemático e abrangente dos valores culturais do cuidado, crenças e práticas dos indivíduos, famílias e comunidades.

Acessibilidade cultural focada Método de avaliar a etno-história, história biocultural, organização social e crenças religiosas e espirituais de um paciente para encontrar questões que são mais relevantes ao problema em mãos.

Ácido graxo insaturado Ácido graxo no qual um número desigual de átomos de hidrogênio se une e os átomos de carbono se unem uns aos outros em uma ligação dupla.

Ácido graxo monossaturado Ácido graxo no qual alguns átomos de carbono na cadeia hidrocarbônica são unidos por ligações duplas ou triplas. Ácidos graxos monossaturados têm apenas uma ligação dupla ou tripla por molécula e são encontrados como componentes de gorduras de alimentos como aves, amêndoas, nozes-pecã, castanha-de-caju, amendoins e azeite de oliva.

Ácido graxo poli-insaturado Ácido graxo que contém duas ou mais ligações duplas de carbono.

Ácido graxo saturado Ácido graxo no qual cada carbono na cadeia tem um átomo de hidrogênio ligado.

Acidose metabólica Condição anormal de alta concentração de íons hidrogênio no líquido extracelular causada por um aumento primário dos íons hidrogênio ou diminuição dos níveis de bicarbonato.

Acidose respiratória Condição anormal caracterizada por uma concentração de dióxido de carbono arterial aumentada, excesso de ácido carbônico e aumento da concentração de íons hidrogênio.

Acne Erupção cutânea inflamatória papulopustular, que em geral ocorre em rosto, pescoço, ombros e parte superior das costas.

Ações preventivas de enfermagem Ações de enfermagem direcionadas a prevenir enfermidades e promover a saúde para evitar a necessidade de cuidado de saúde primário, secundário ou terciário.

Acolhimento Comportamento que envolve cuidar ou proteger o bem-estar de outro indivíduo.

Acomodação Processo de reação ao ambiente por meio de novas atividades, pensamentos e mudanças no método existente ou desenvolvimento de um novo método para lidar com a nova informação. Por exemplo, uma criança cujos pais consistentemente a corrigem ao chamar um cavalo de "cãozinho" se acomoda e forma um novo método para cavalos.

Acomodação ou negociação cultural do cuidado Adaptação ou negociação com o paciente/sua família para conquistar resultados de saúde benéficos ou satisfatórios.

Aconselhamento Método de solução de problemas utilizado para ajudar pacientes a reconhecer e manejar o estresse e melhorar as relações interpessoais. Isso os ajuda a avaliar as alternativas e decidir quais opções são mais úteis e apropriadas.

Acromegalia Condição crônica metabólica causada pela superprodução do hormônio do crescimento, caracterizada pelo gradual e acentuado alargamento e alongamento dos ossos da face, mandíbula e extremidades.

Aculturação Processo pelo qual um indivíduo ou grupo passa a desenvolver traços de uma cultura a partir de outra.

Administração parenteral Administrar medicação por uma via diferente do trato gastrintestinal.

Adolescência Período de desenvolvimento entre o começo da puberdade e idade adulta. Começa, em geral, entre os 11 e 13 anos.

Adução Movimento de aproximação de um membro em direção ao corpo.

Adultez emergente Período da adolescência à idade jovem adulta em que as responsabilidades de um emprego estável, casamento e paternidade surgem. Inclui cinco características: a idade da exploração de identidade, a idade de instabilidade, a idade do autofoco, a idade intermediária e a idade de possibilidades.

Afasia Condição neurológica anormal em que a função da linguagem está comprometida ou ausente; relacionada a lesões no centro da linguagem no córtex cerebral, causando afasia receptiva ou expressiva.

Afebril Sem febre.

Agências reguladoras Agências municipais, estaduais, provinciais ou nacionais que inspecionam e certificam agências de cuidado de saúde que atendam a padrões específicos. Essas agências também podem determinar a quantidade de reembolso por cuidado de saúde prestado.

Agnóstico Indivíduo que acredita que qualquer realidade definitiva não é conhecida ou passível de ser conhecida.

Agressão Ameaça ilegal que cause contato ofensivo ou prejudicial com outrem.

Agrupamento de dados Conjunto de sinais ou sintomas que são agrupados em ordem lógica.

Alcalose metabólica Condição anormal caracterizada pela perda significativa de ácido do corpo ou pelo aumento dos níveis de bicarbonato.

Alcalose respiratória Condição anormal caracterizada por redução da concentração de dióxido de carbono arterial e de íons hidrogênio.

Alcance terapêutico O alcance seguro e terapêutico entre a mínima concentração efetiva e a concentração tóxica.

Aldosterona Hormônio mineralocorticoide esteroide produzido pelo córtex adrenal com ação no túbulo renal para regulação do nível de sódio e potássio no sangue.

Alergia medicamentosa Reação adversa como irritações na pele, calafrios ou distúrbios gastrintestinais à medicação. Uma vez ocorrida a alergia medicamentosa, o paciente não pode mais receber aquele determinado medicamento.

Alopecia Perda parcial ou completa de cabelo; calvície.

Ambiente Todos os fatores (p. ex., físico e fisiológico) que influenciam ou afetam a vida e sobrevivência de uma pessoa.

AMBULARME® Aparelho utilizado para alertar a saída não autorizada de um paciente de seu leito sujeitando-o ao risco de queda. Esse dispositivo é usado na perna e sinaliza quando ela está em uma posição dependente como sobre a grade lateral ou no chão.

Aminoácido Componente orgânico de um ou mais grupos básicos e um ou mais grupos carboxílicos. Aminoácidos são os blocos construtores que formam as proteínas e os produtos finais da digestão de proteínas.

Amplitude de movimento (ADM) Alcance do movimento de uma articulação de extensão máxima a flexão máxima medida como graus em um círculo.

Anabolismo Metabolismo construtivo caracterizado pela conversão de substâncias simples em componentes mais complexos de matéria viva.

Analfabetismo funcional em saúde Inabilidade de um indivíduo de obter, interpretar e entender informação básica sobre saúde.

Analgesia controlada pelo paciente (ACP) Sistema de administração de medicamentos que permite que os pacientes autoadministrem medicamentos analgésicos sob demanda.

Analgésico Alívio da dor; medicamento que alivia dor.

Análise da causa-raiz Processo de coleta e análise de dados que ajuda a encontrar a verdadeira causa do problema e trabalhar em sua solução em vez de lidar apenas com seus efeitos.

Análise de dados Exame lógico e de critérios profissionais sobre a avaliação dos dados de um paciente; utilizado no processo de diagnóstico para derivar o diagnóstico de enfermagem.

Analogias Semelhanças entre coisas distintas.

Anestesia geral Medicações intravenosas ou inaladas que fazem com que o paciente perca toda a sensibilidade e consciência.

Anestesia local Perda de sensibilidade no local de ação desejado.

Anestesia regional Perda de sensibilidade em uma área do corpo suprida por vias de nervos sensoriais.

Aneurisma Dilatações localizadas nas paredes de um vaso sanguíneo; geralmente causado por aterosclerose, hipertensão ou fraqueza congênita em uma parede de um vaso.

Glossário

Angiotensina Polipeptídio encontrado no sangue, que causa vasoconstrição, elevação da pressão arterial e liberação de aldosterona pelo córtex adrenal.

Angústia Estresse nocivo; um dos dois tipos de estresse identificados por Selye.

Angústia espiritual Estado de estar em desarmonia com um sistema de crenças, um ser superior ou Deus.

Ânions Eletrólitos com carga negativa.

Anotação de enfermagem (PIE) Registro do paciente orientado ao *p*roblema; as quatro seções *i*nterdisciplinares são base de dados, lista de problemas, plano de cuidado e *e*volução de enfermagem.

Anseio e busca Segunda fase dos estágios do luto segundo Bowlby. É caracterizada por surtos emocionais com choro intenso e angústia aguda.

Ansiolíticos Medicamentos utilizados basicamente para tratar episódios de ansiedade.

Anticorpos Imunoglobulinas essenciais para o sistema imune que são produzidas pelo tecido linfoide em resposta a bactérias, vírus ou outros antígenos.

Antígeno Substância, em geral uma proteína, que causa formação de um anticorpo e com ele reage especificamente.

Antipirético Substância ou procedimento que reduz a febre.

Antropometria Medida de várias partes do corpo para determinar situação nutricional e calórica, desenvolvimento muscular, crescimento cerebral e outros parâmetros.

Apneia Ausência de respirações por um período de tempo.

Apneia do sono Cessação da respiração por um tempo durante o sono.

Aprendizado Aquisição de novos conhecimentos e habilidades como resultado de esforço, prática e experiência.

Aprendizagem afetiva Aquisição de comportamentos envolvidos em expressar sentimentos sobre atitudes, apreciação e valores.

Aprendizagem cognitiva Aquisição de competências intelectuais que englobam comportamentos como pensar, compreender e avaliar.

Aprendizagem psicomotora Aquisição da habilidade de realizar atividades motoras.

Aproximar Unir, como as bordas de uma ferida.

Arco senil Anel opaco, acinzentado a esbranquiçado em cor, que envolve a periferia da córnea. Essa condição é causada por depósitos de grânulos de gordura na córnea. Ocorre principalmente em idosos.

Arritmia Desvio do padrão normal de batimentos cardíacos.

Articulações Conexões entre ossos; classificadas de acordo com sua estrutura e grau de mobilidade.

Assepsia Ausência de germes ou microrganismos.

Assepsia cirúrgica Procedimentos utilizados para eliminar quaisquer microrganismos de uma área. Também chamada de *técnica estéril*.

Assepsia médica Procedimentos utilizados para reduzir o número de microrganismos e prevenir sua disseminação.

Assimilação Processo no qual um indivíduo se adapta aos valores culturais do anfitrião e não mais prefere tradições, valores e crenças de sua cultura de origem.

Associação de prática independente (API) Organização de *managed care* que contrata médicos ou profissionais da saúde que geralmente são membros de grupos e cujas práticas incluem honorários fixos máximos cobrados por serviço e paciente.

Atelectasia Colapso dos alvéolos que impede a troca respiratória normal de oxigênio e dióxido de carbono.

Atenção Fenômeno universal que influencia a maneira como pensamos, nos sentimos e nos comportamos em relação uns com os outros.

Aterosclerose Distúrbio arterial comum caracterizado por placas amareladas de colesterol, lipídios e detritos celulares nas camadas internas das paredes de artérias de tamanho grande e médio.

Aterrado Conexão entre o circuito elétrico e a terra, que se torna parte do circuito.

Ateu Indivíduo que não acredita na existência de Deus.

Atividades da vida diária (AVDs) Atividades gerais realizadas ao longo de um dia normal da vida do paciente, como comer, vestir-se, tomar banho, escovar os dentes ou se arrumar.

Atividades instrumentais da vida diária (AIVD) Atividades necessárias para independência em uma sociedade que vão além de comer, arrumar-se, mover-se e ir ao banheiro; inclui capacidades como fazer compras, preparar refeições, ir ao banco e tomar medicações.

Atrito Efeitos friccionais ou de resistência que um corpo em movimento encontra na superfície sobre a qual se move; uma força que ocorre em uma direção oposta ao movimento.

Atrito pleural Som pulmonar adventício causado pela fricção de pleuras parietais ou viscerais inflamadas durante a inspiração.

Atrofiado Perda ou redução do tamanho ou atividade fisiológica de uma parte do corpo causada por doença ou outras influências.

Auditivo Relacionado à audição ou experimentado por meio dela.

Ausculta Método de exame físico; a escuta de sons produzidos pelo corpo, geralmente com um estetoscópio.

Autoconceito Integração complexa e dinâmica de sentimentos conscientes e inconscientes, atitudes e percepções sobre a identidade, existência física, valor e papéis de um indivíduo; como uma pessoa se percebe e se define.

Autoestima Sentimento de valor próprio caracterizado por sentimentos de conquista, adequação, autoconfiança e utilidade.

Autonomia Habilidade ou tendência a agir de forma independente.

Autopreservação Modo de falar ou agir que preserva a dignidade.

Autoridade Direito de agir em áreas em que a pessoa foi autorizada e aceitou a responsabilidade de agir.

Autotranscendência Senso de conexão autêntica ao eu interior de um indivíduo.

Avaliação comparativa Identificação das melhores práticas para compará-las às atuais práticas organizacionais a fim de melhorar o desempenho. Esse processo ajuda a corroborar as alegações de qualidade dos cuidados realizados pela instituição.

Avaliação de enfermagem da cultura Exame sistemático e abrangente dos valores, crenças e práticas de cuidado cultural de indivíduos, famílias e comunidades.

Avaliação primária Avaliação de um evento por seu significado pessoal relacionado ao estresse.

Avaliação secundária Avaliação das possíveis estratégias de enfrentamento de um indivíduo quando confrontado com um estressor.

B

Bacteriemia Presença de bactérias na corrente sanguínea.

Bacteriúria Presença de bactéria na urina.

Balanço nitrogenado negativo Condição que ocorre quando o corpo excreta mais nitrogênio do que ingere.

Banco de dados Armazenamento ou banco de informações, principalmente em uma forma que possa ser processado por um computador.

Bandagens Disponíveis em rolos de medidas e materiais variados, incluindo gaze, malha e cintas elásticas, flanela e musselina. Bandagens de gaze são leves e acessíveis, se ajustam facilmente aos contornos do corpo e permitem que o ar circule na área da pele coberta para prevenir maceração. Bandagens elásticas se adaptam bem às partes do corpo, mas também podem ser usadas para exercer pressão em uma parte do corpo.

Banho completo no leito Banho no qual o corpo inteiro do paciente é lavado no leito.

Banho de assento Banho no qual apenas os quadris e as nádegas são inseridos em líquido.

Banho parcial no leito Banho no qual partes do corpo que podem deixar o paciente desconfortável se deixadas sem banho (ou seja, rosto, mãos, axilas, costas e períneo) são lavadas no leito.

Barganha Terceira fase dos estágios de pesar e morte de Kübler-Ross. A pessoa adia a realidade da perda tentando criar acordos de modo sutil ou evidente com os outros ou com um ser superior.

Baridi Condição entre o povo Bena da Tanzânia atribuída ao comportamento desrespeitoso no meio familiar ou transgressão de tabus culturais. A pessoa experimenta sintomas físicos e psicológicos e geralmente é tratada por um curandeiro tradicional, que pede que a pessoa faça uma confissão pública ou pedido de desculpas e a trata com remédios à base de plantas.

Barra tipo trapézio Barra em formato de triângulo de metal que pode ser suspensa acima da cama de um paciente por uma estrutura de teto; permite que o paciente se mova para cima e para baixo na cama enquanto em tração ou algum outro tipo de restrição.

Bem-estar Estado dinâmico de saúde no qual um indivíduo evolui para um nível mais elevado de funcionamento, alcançando o equilíbrio ideal entre ambientes internos e externos.

Bem-estar espiritual Espiritualidade de um indivíduo que permite que uma pessoa ame, tenha fé e esperança, procure significado na vida e cultive relacionamentos com outras pessoas.

Beneficência Fazer ou promover ativamente o bem; um dos quatro princípios da teoria da ética deontológica.

Bexiga hiperativa/superativa Queixa comum relacionada à bexiga cuja frequência aumenta com o avanço da idade e inclui sintomas de urgência, frequência, noctúria e incontinência de urgência.

Bi linear, linhagem Parentesco que se estende aos lados materno e paterno da família.

Bioética Ramo da ética dentro da área de cuidados de saúde.

Biotransformação Mudanças químicas pelas quais uma substância se sujeita no corpo, por exemplo, pela ação de enzimas.

BiPAP (pressão positiva binivelada nas vias aéreas) Suporte ventilatório usado para tratar pacientes com apneia obstrutiva do sono, com insuficiência cardíaca congestiva e prematuros com pulmões não desenvolvidos.

Bomba de infusão Aparelho que administra determinada quantidade de líquido por um período de tempo.

Borborigmo Sons abdominais audíveis produzidos por peristaltismo intestinal hiperativo.

Botas ortopédicas Aparelhos macios em formato de pé projetados para reduzir o risco de pé caído ao manter o pé em dorsiflexão.

Botica Local que vende remédios naturais e à base de plantas.

Bradicardia Frequência cardíaca abaixo do normal; contrações cardíacas abaixo de 60 vezes por minuto.

Bradipneia Frequência respiratória anormalmente lenta.

Broncospasmo Contração excessiva e prolongada do músculo liso dos brônquios e bronquíolos, resultando em estreitamento agudo e obstrução das vias respiratórias.

Bucal Referente ou pertencente ao interior da bochecha ou à gengiva adjacente à bochecha.

C

Cálculos renais Pedras de cálcio na pelve renal.

Caminhos críticos Ferramentas utilizadas em gerenciamento de saúde que incorporam as intervenções de terapêuticas de todos os profissionais de todas as disciplinas que normalmente cuidam dos pacientes. Destinado a um tipo específico de cuidado, um caminho é utilizado para gerir o cuidado de um paciente por um período estimado de internação.

Canal Método utilizado no processo de ensino e aprendizado para apresentar conteúdo: visual, auditivo, gustativo e olfatório. No processo de comunicação, um método utilizado para transmitir uma mensagem: visual, auditiva, tátil.

Cancros Lesões epiteliais ou ferimentos venéreos (geralmente sífilis primária) que começam no local da infecção como pápulas e se desenvolvem em úlceras avermelhadas, sem sangue e indolores com aparência escavada.

Capnografia Também conhecida como monitoramento do CO_2 na corrente final, fornece informação instantânea sobre quão efetivamente o CO_2 é eliminado pelo sistema pulmonar, é transportado pelo sistema vascular e é produzido pelo metabolismo celular. A capnografia é medida perto do fim da exalação.

Captação Mecanismo de pagamento no qual um prestador (p. ex., um convênio médico) recebe uma quantia fixa de pagamento por inscrito.

Caquexia Desnutrição causada por fraqueza e emagrecimento, geralmente associada a enfermidades graves.

Características definidoras As pistas de avaliação observáveis que se agrupam como manifestações de um diagnóstico de enfermagem focado em problemas ou na promoção da saúde.

Carboidratos Classificação nutricional de alimentos compostos de açúcares, amidos, celulose e goma.

Carcinoma de células basais Tumor de célula epitelial maligno que começa com uma pápula e aumenta perifericamente, desenvolvendo uma cratera central que sofre erosão, forma crostas e sangra. Metástase é rara.

Cáries dentárias Condição destrutiva anormal em um dente causada por uma interação complexa de alimentos, principalmente amidos e açúcares, e bactérias que formam a placa dentária.

Catabolismo Decomposição de tecido corporal em substâncias mais simples.

Cataplexia Condição caracterizada por fraqueza muscular repentina e perda de tônus muscular.

Catarata Condição progressiva anormal caracterizada por perda de transparência do cristalino ocular.

Catárticos Medicamentos cuja ação é promover evacuação intestinal.

Cateter suprapúbico Cateter cirurgicamente inserido na bexiga pelo abdome.

Cateter venoso central com inserção periférica (PICC) Acesso intravenoso alternativo quando o paciente requer acesso venoso imediato para permanência por mais de 7 dias até 3 meses. O acesso venoso é alcançado por meio da inserção de um cateter em uma veia central através de uma veia periférica.

Cateterização Introdução de um cateter em uma cavidade ou órgão corporal para injetar ou remover fluidos.

Cátions eletrólitos de carga positiva.

Cavidade oral Consiste nos lábios ao redor da abertura da boca, nas bochechas ao lado das paredes laterais da cavidade, na língua e em seus músculos e nos palatos duro e mole.

Centígrado Denota escalas de temperatura na qual 0° é o ponto de congelamento da água e 100° é o ponto de ebulição da água ao nível do mar; também chamado de *Celsius*.

Centro cirúrgico (1) Sala de um serviço de saúde onde são realizados procedimentos cirúrgicos que requerem anestesia. (2) Informal: um grupo de quartos ou uma área de um estabelecimento de cuidados de saúde na qual pacientes são preparados para cirurgia, passam por procedimentos cirúrgicos e se recuperam de procedimentos anestésicos requeridos para cirurgia.

Centro de controle toxicológico Uma das redes de serviços que fornecem informações relacionadas a todos os aspectos de envenenamento ou intoxicação, mantém registros de ocorrências e encaminham pacientes a centros de tratamento.

Centro de gravidade Ponto médio ou centro do peso de um corpo ou objeto.

Centro diário para idosos Estabelecimento para os cuidados supervisionados de idosos; oferece atividades como refeições e socialização durante horas específicas do dia.

Cerume Secreção cerosa amarelada ou amarronzada produzida por glândulas sudoríparas na orelha externa.

Chiados, chiando Sons altos e adventícios causados por brônquios seriamente estreitados.

Cianose Coloração azulada da pele e das membranas mucosas causada por um excesso de hemoglobinas desoxigenadas no sangue ou um defeito estrutural na molécula da hemoglobina.

Cicatrização primária União primária das bordas de um ferimento, progredindo até a formação completa de cicatriz sem granulação.

Cicatrização secundária Fechamento de ferimento cujas bordas são separadas; tecido de granulação se desenvolve para preencher a lacuna; e, finalmente, há crescimento de epitélio sobre a granulação, produzindo uma cicatriz maior do que a resultante na cicatrização primária.

Cifose Curvatura posterior na coluna torácica.

Cisalhamento Força exercida contra a pele enquanto esta permanece fixa e as estruturas ósseas se movem.

Classificação dos resultados/desfechos de enfermagem Organização sistemática de desfechos referentes à enfermagem em grupos ou categorias baseados em similaridades, diferenças e relações entre os resultados.

Climatério Mudança fisiológica e do desenvolvimento que ocorre no sistema reprodutivo feminino entre os 45 e 60 anos.

Código de ética Estatuto formal que delineia as diretrizes de uma profissão para comportamento ético. Um código de ética impõe padrões ou expectativas que um profissional deve alcançar.

Coletor de urina Recipiente para coletar urina que se encaixa no vaso sanitário.

Cólon Porção do intestino grosso que vai do ceco até o reto.

Colonização Presença e multiplicação de microrganismos sem invasão ou danos nos tecidos.

Comitê de ética institucional Comitê interdisciplinar que discute e processa dilemas éticos que surgem em uma instituição de saúde.

Comitês de revisão de utilização Comitês supervisionados por médicos para analisar internações, exames diagnósticos e tratamentos realizados por médicos ou profissionais da saúde em pacientes.

Comorbidade Uma condição crônica e a longo prazo que existe simultaneamente com outra condição médica e, em geral, de forma independente.

Compaixão Sentimento que surge quando uma pessoa é confrontada com o sofrimento de outra e se sente motivada a aliviar esse sofrimento. Compaixão mostra bondade, cuidado e disposição para ajudar os outros.

Competência Grade específica de habilidades necessárias para realizar uma tarefa.

Competência cultural Processo no qual o profissional de cuidados de saúde busca continuamente conquistar a capacidade e disponibilidade de trabalhar de modo efetivo com indivíduos, famílias e comunidades.

Competência cultural e linguística Série de comportamentos, atitudes e políticas congruentes que se unem em um sistema, instituição ou entre profissionais que possibilita a realização de um trabalho eficaz em situações transculturais.

Comportamento em enfermidade Maneiras pelas quais as pessoas monitoram seus corpos, definem e interpretam seus sintomas, tomam providências medicinais e utilizam o sistema de cuidados de saúde.

Comportamentos de saúde negativos Práticas real ou potencialmente nocivas à saúde, como tabagismo, uso abusivo de drogas ou álcool, má alimentação e recusar-se a tomar as medicações necessárias.

Comportamentos de saúde positivos Atividades relacionadas a manter, obter ou reconquistar boa saúde e prevenir enfermidades. Comportamentos de saúde positivos comuns incluem imunização, padrões adequados de sono, exercícios e alimentação adequados.

Compressa Gazes ou toalha macias utilizadas para aplicar calor, frio ou medicações na superfície de uma parte do corpo.

Comunicação Série contínua e dinâmica de eventos que envolve a transmissão de significados de remetente para receptor.

Comunicação assertiva Tipo de comunicação baseada na filosofia de proteger direitos individuais e responsabilidades. Inclui a capacidade de assumir a iniciativa de agir para conquistar objetivos e defender os outros.

Comunicação interpessoal Troca de informação entre duas pessoas ou entre pessoas de um pequeno grupo.

Comunicação intrapessoal Comunicação que se dá no interior de um indivíduo (ou seja, pessoas que "falam sozinhas" em silêncio ou criam uma ideia em sua própria mente).

Comunicação não verbal Comunicação que usa expressões, gestos, postura corporal e posicionamento no lugar de palavras.

Comunicação pública Interação de um indivíduo com grandes grupos de pessoas.

Comunicação terapêutica Processo no qual o enfermeiro conscientemente influencia ou ajuda o paciente a entender melhor algo por meio de comunicação verbal e/ou não verbal.

Comunicação verbal Transmissão de mensagens de um indivíduo para outro ou a um grupo de indivíduos por meio da palavra falada.

Concentração Quantidade relativa de um componente em uma substância ou solução.

Concentração efetiva mínima Refere-se ao nível plasmático mínimo de uma medicação para que faça efeito.

Concentração mínima Menor concentração de uma medicação no soro antes de a próxima dose de medicação ser administrada.

Conectividade Ter uma relação espiritual próxima consigo mesmo, com os outros e com Deus ou qualquer outro ser espiritual.

Confianza Confiança.

Confidencialidade Ato de manter a privacidade ou o segredo de informações; nos cuidados de saúde o enfermeiro compartilha informações sobre um paciente apenas com outros enfermeiros ou médicos que precisem conhecer as informações particulares de um paciente para dele cuidar; essas informações somente podem ser compartilhadas mediante consentimento do paciente.

Confortar Atos direcionados a outro indivíduo que mostra calma emocional e física. O uso do toque, o estabelecimento de presença, o uso terapêutico do silêncio e a realização habilidosa e gentil de um procedimento são exemplos de medidas de conforto na enfermagem.

Conhecimento baseado em evidências Conhecimento que é derivado da integração da melhor pesquisa, *expertise* clínica e valores do paciente.

Conhecimento cultural Obtenção de conhecimento sobre outras culturas; aquisição de sensibilidade, respeito e apreciação pelas diferenças.

Conhecimento do paciente Conhecimento profundo sobre os padrões de resposta do paciente; promove tomada de decisão clínica hábil.

Conjuntivite Infecção ocular altamente infecciosa. A secreção crostosa que se acumula nas margens da pálpebra pode facilmente se espalhar de um olho para o outro.

Conjunto mínimo de dados (CMD) Requerido pela *Omnibus Budget Reconciliation Act* de 1987, o CMD é conjunto de dados uniforme estabelecido pelo U.S. Department of Health and Human Services. Serve como estrutura para qualquer instrumento de avaliação específico a cada estado, que é utilizado para desenvolver um plano escrito e abrangente de cuidado para residentes recém-admitidos em centros de prestação de cuidados.

Consciência cultural Ganhar consciência profunda de suas próprias origens, estereótipos, inclinações, preconceitos e suposições a respeito de outras pessoas.

Consciência plena ou *mindfullness* Uma consciência presente momento a momento com uma atitude de não julgamento, aceitação e abertura. Práticas meditativas de consciência plena são efetivas na redução de sintomas psicológicos e físicos ou percepções de estresse.

Consentimento informado Processo de obtenção da permissão de um paciente para a realização de um exame ou procedimento específico após apresentar todos os riscos, efeitos colaterais e benefícios.

Constipação intestinal Condição caracterizada pela dificuldade em evacuar ou pela passagem infrequente de fezes duras.

Consulta Processo no qual a ajuda de um especialista é necessária para identificar modos de lidar com problemas no gerenciamento de pacientes ou em planejamento e implementação de programas.

Contenção Aparelho para ajudar na imobilização de um paciente ou extremidade de um paciente.

Conteúdo Produto e informação obtidos pelo sistema.

Contratilidade miocárdica Medida de alongamento da fibra muscular cardíaca. Pode afetar também o volume sistólico e o débito cardíaco. Uma contração insatisfatória diminui a quantidade de sangue ejetado pelos ventrículos durante cada contração.

Contratura articular Anormalidade que pode resultar em condição permanente de uma articulação; caracterizada por flexão e fixação; causada por desuso, atrofia e encurtamento de fibras musculares e tecidos ao redor das articulações.

Contravenção Ato que causa prejuízo, pelo qual a parte prejudicada pode entrar com ação civil.

Controle da impressão Capacidade de interpretar o comportamento de outros em seu próprio contexto de significados e se comportar de modo culturalmente coerente para conquistar resultados desejados de comunicação.

Convalescença Período de recuperação após uma enfermidade, lesão ou cirurgia.

Credenciamento Processo pelo qual uma associação profissional ou organização não governamental confere reconhecimento a uma escola ou instituição por capacidade demonstrada de atendimento a critérios predeterminados.

Crenças sobre saúde Crenças pessoais de um paciente sobre níveis de bem-estar que podem motivar ou impedir sua participação em mudanças de fatores de risco, em participar de cuidados e selecionar opções de cuidado.

Crepitação Sons borbulhantes precisos percebidos durante a ausculta do pulmão, produzidos pela entrada do ar nas vias respiratórias e alvéolos distais, que contêm secreções serosas.

Crescimento Aspecto mensurável ou quantitativo do aumento das dimensões físicas de um indivíduo em consequência de um aumento no número de células. Indicadores de crescimento incluem mudanças na altura, peso e características sexuais.

Crime Ato que viola a lei e pode incluir intenção criminal. Delito de natureza grave que leva à pena de aprisionamento ou morte.

Crise Melhora ou piora do curso de uma doença, em geral indicada por acentuada mudança na intensidade dos sinais e sintomas.

Crise de desenvolvimento Crises associada às fases normais e esperadas de crescimento e desenvolvimento (p. ex., reação à menopausa); o mesmo que crise de amadurecimento.

Crise situacional Crise inesperada que surge repentinamente em resposta a um evento externo ou conflito relativo a uma situação específica.

Critérios clínicos Sinais e sintomas objetivos ou subjetivos, conjuntos de sinais e sintomas, ou fatores de risco.

Cuidado Ato de sentir preocupação ou se comover por alguém que tem dor ou dificuldades.

Cuidado agudo Padrão de cuidado de saúde no qual o paciente é tratado de um episódio agudo de uma enfermidade, de sequela de um acidente ou outro trauma, ou durante a recuperação de uma cirurgia.

Cuidado culturalmente congruente Cuidado que se encaixa nos padrões de vida valorizados por uma pessoa e nos conjuntos de sentidos gerados pelos próprios indivíduos. Às vezes difere das perspectivas profissionais de cuidado.

Cuidado de saúde primário Combinação de cuidado de saúde primário e público que é acessível para indivíduos e famílias em uma comunidade e fornecido a um custo economicamente viável.

Cuidado domiciliar Serviço de saúde realizado no local de residência do paciente para promover,

Glossário

manter ou restaurar a saúde ou minimizar os efeitos de enfermidades e deficiências.

Cuidado familiar Processo familiar em que ocorre uma resposta a uma enfermidade e engloba múltiplos processos cognitivos, comportamentais e interpessoais.

Cuidado integral do paciente Trabalho de enfermagem utilizando o modelo de cuidado originalmente desenvolvido na época de Florence Nightingale. Nesse modelo, um enfermeiro é responsável por todos os aspectos do cuidado de um ou mais pacientes, trabalhando diretamente com o paciente, família, médico ou profissional da saúde, bem como com os membros da equipe de saúde. O modelo normalmente tem um foco baseado em turnos.

Cuidado íntimo Procedimento prescrito para higienização das áreas genital e anal como parte do banho diário ou após procedimentos obstétricos e ginecológicos variados.

Cuidado paliativo Nível de cuidado destinado a aliviar ou reduzir a intensidade de sintomas desconfortáveis, mas não para produzir uma cura. O cuidado paliativo depende de medidas de conforto e utiliza terapias alternativas para ajudar os indivíduos a ficarem mais tranquilos durante o fim de vida.

Cuidado pós-morte Cuidado do corpo de um paciente após a morte.

Cuidado primário Primeiro contato em um dado episódio de enfermidade que leva a uma decisão em relação ao curso da ação de resolver o problema de saúde.

Cuidado restaurativo Contextos e serviços de cuidado de saúde em que pacientes que estão se recuperando de enfermidades ou deficiências recebem cuidados de apoio e reabilitação.

Cuidado subagudo Nível de cuidado especializado oferecido a pacientes que necessitam de uma quantidade mais intensa de cuidado do que a fornecida em um contexto de enfermagem especializada, mas que não requerem cuidado agudo.

Cuidado temporário Serviços de saúde a curto prazo prestados a idosos dependentes em suas residências ou em ambientes institucionais.

Cuidados centrados no paciente Conceito para melhorar a eficiência do trabalho por meio de mudanças na maneira que o cuidado do paciente é prestado.

Cuidados centrados no paciente e na família Modelo de cuidado de enfermagem no qual parcerias mútuas entre o paciente, a família e a equipe de saúde são formadas para planejar, implementar e avaliar o cuidado de enfermagem e de saúde realizado.

Cultura Padrões integrados de comportamento humano que incluem linguagem, pensamentos, comunicações, ações, costumes, crenças, valores e instituições de grupos raciais, étnicos, religiosos ou sociais.

Cultura de ferida Amostras coletadas de uma ferida para determinar o organismo específico que está causando o processo infeccioso.

Cultura dominante Costumes, valores, crenças, tradições e visões sociais e religiosas mantidos por um grupo de pessoas que prevalecem sobre outra cultura secundária.

Culturalmente ignorante ou cego Não versado em outras culturas.

D

Dados objetivos Informação que pode ser observada por outros; livre de sentimentos, percepções e preconceitos.

Dados subjetivos Informação acumulada de declarações, sentimentos e percepções do paciente. Não verificável por outros, exceto por dedução.

DAR (dados, ação, resposta do paciente) Formato utilizado em mapeamento focado para registrar informações de pacientes.

Débito cardíaco (DC) Volume de sangue expelido pelos ventrículos do coração, equivalente à quantidade de sangue ejetado a cada batimento multiplicado pelo número de batimentos em um período de tempo utilizado para cálculo (geralmente 1 minuto).

Decúbito dorsal Posição do paciente na qual ele está deitado de costas.

Decúbito ventral Posição do paciente deitado com o abdome para baixo.

Defecação Passagem de fezes do trato digestivo pelo reto.

Defesa Processo por meio do qual um enfermeiro fornece de modo objetivo informações necessárias aos pacientes para que estes tomem decisões, além de apoiar os pacientes em quaisquer decisões que tomem.

Déficit de pulsação Condição que existe quando o pulso radial é menor do que o ritmo ventricular auscultado no ápice ou observado no eletrocardiograma. A condição indica ausência de perfusão periférica para algumas das contrações cardíacas.

Déficit de volume de líquidos Distúrbio hidreletrolítico causado pela falha dos mecanismos homeostáticos corporais em regular a retenção e a excreção de fluidos corporais. A condição é caracterizada pela diminuição da excreção de urina, densidade específica da urina alta, excreção de urina maior que a ingestão de líquido no corpo, hemoconcentração e aumento dos níveis séricos de sódio.

Déficits sensoriais Defeitos na função de um ou mais sentidos, resultando em impactos visuais, auditivos ou olfatórios.

Degeneração macular relacionada à idade Transtorno progressivo no qual a mácula (porção especializada da retina responsável pela visão periférica) se degenera como resultado do envelhecimento e perde sua habilidade de funcionar de modo efetivo. Os primeiros sinais incluem visão embaçada ao ler, distorção ou perda da visão periférica, sensibilidade a reflexos e distorção de objetos.

Deiscência Separação das bordas de uma ferida, revelando tecidos subjacentes.

Delegação Processo de atribuir a outro membro da equipe de saúde a responsabilidade por aspectos do paciente (p. ex., delegar a um técnico/auxiliar de enfermagem a atividade de dar banho no paciente).

Delírio Estado agudo de confusão potencialmente reversível e que geralmente tem uma causa física.

Delito Infração menor do que um crime; a pena é geralmente uma multa ou aprisionamento por menos de 1 ano.

Demência Declínio generalizado da função intelectual que interfere na função social e ocupacional.

Demonstração de retorno Demonstração após o paciente ter primeiramente observado o instrutor e depois praticado a habilidade de forma simulada ou em situações reais.

Deontologia Teoria tradicional da ética que propõe determinar se as ações são corretas ou erradas baseando-se nas características de fidelidade a promessas, verdades e justiça. O uso convencional de termos éticos como *justiça, autonomia, beneficência* e *não maleficência* constituem a prática da deontologia.

Dependência de medicação Padrão mal adaptativo do uso de medicação nos seguintes padrões: uso de quantidades excessivas de medicamento, aumento de atividades direcionadas à obtenção do medicamento ou abandono de atividades profissionais ou recreacionais.

Depressão (1) Nível reduzido de felicidade e bem-estar que contribui para limitações físicas e sociais e dificulta o tratamento de condições médicas concomitantes. É geralmente reversível com tratamento. (2) Quarta fase dos estágios de pesar e morte de Kübler-Ross. Nesse estágio, a pessoa percebe o impacto geral e a significância da perda.

Derme Camada vascular sensível da pele diretamente abaixo da epiderme; composta de tecidos conjuntivos colagenosos fibrosos e elásticos que dão força e elasticidade à pele.

Desbridamento Remoção de tecido morto de um ferimento.

Desempenho do papel Maneira na qual uma pessoa vê sua capacidade de desempenhar papéis significativos.

Desenvolvimento Aspectos qualitativos ou observáveis de mudanças progressivas pelas quais uma pessoa passa durante sua adaptação a um ambiente.

Desfecho/resultado Condição de um paciente ao fim do tratamento, incluindo o grau de bem-estar e a necessidade de continuar o cuidado, medicação, suporte, aconselhamento ou educação.

Desfechos/resultados esperados Condições esperadas de um paciente ao fim de terapia ou processo de doença, incluindo o grau de bem-estar e necessidade de cuidado contínuo, medicações, suporte, aconselhamento ou educação.

Desfechos/resultados sensíveis à enfermagem Resultados que estão dentro do escopo da prática de enfermagem; consequências ou efeitos de intervenções de enfermagem que resultam em mudanças nos sintomas, estado funcional, segurança, angústia psicológica ou custos do paciente.

Desidratação Perda excessiva de água nos tecidos corporais acompanhada de um desequilíbrio nos eletrólitos corporais.

Desinfecção Processo de eliminar todos os organismos patogênicos, exceto esporos.

Desmaio Breve lapso na consciência causado por hipoxia cerebral transitória.

Desorganização e desespero Uma das quatro fases do modelo de luto de Bowlby na qual um indivíduo examina continuamente como e por que a perda ocorreu.

Dessaturação de oxigênio Uma queda na concentração de oxigênio no sangue resultante de qualquer condição que afete a troca de dióxido de carbono e oxigênio.

Destinatário Pessoa para quem uma mensagem é transmitida durante o processo de comunicação.

Destoxificação Remoção da qualidade tóxica de uma substância. O fígado trabalha para destoxificar produtos químicos nos compostos farmacêuticos.

Desvio urinário Desvio cirúrgico para drenagem de urina, como uma ureterostomia.

Desvio urinário continente (DUC) Desvio cirúrgico da drenagem de urina de uma bexiga doente ou disfuncional. O paciente utiliza uma sonda para drenar a bolsa.

Determinantes de saúde Variáveis diversas que influenciam os estados de saúde de indivíduos ou comunidades.

Determinantes sociais de saúde Fatores que contribuem para o estado atual de saúde de uma pessoa. Esses fatores podem ser de natureza biológica, socioeconômica, psicossocial, comportamental ou social.

Diaforese Secreção de suor, secreção especificamente profusa associada a temperatura corporal elevada, esforço físico ou estresse emocional.

Diagnóstico de enfermagem Declaração formal de um problema de saúde atual ou potencial do qual enfermeiros podem legal e independentemente tratar; o segundo passo do processo de enfermagem, durante o qual as respostas insalubres presentes ou potenciais do paciente a uma enfermidade ou condição são identificadas.

Diagnóstico de enfermagem de bem-estar Julgamento clínico sobre um indivíduo, grupo ou comunidade em transição de um nível específico de bem-estar para um outro mais alto.

Diagnóstico de enfermagem para risco Um julgamento clínico que se preocupa com a vulnerabilidade de um indivíduo, família, grupo ou comunidade para desenvolver uma resposta humana indesejável a condições de saúde/processos de vida.

Diagnóstico focado no problema Um julgamento clínico referente a uma reação humana indesejável a uma condição de saúde/processo de vida existente em um indivíduo, família ou comunidade.

Diagnóstico médico Declaração formal da existência de uma doença ou enfermidade feita pelo médico ou profissional da saúde.

Diarreia Aumento no número de evacuações e passagem de fezes líquidas, não formadas.

Diastólico Pertencente à diástole ou pressão sanguínea no instante do relaxamento cardíaco máximo; pressão do sangue nas artérias quando o coração está enchendo.

Difusão Movimento de moléculas de uma área de alta concentração para outra de menor concentração.

Digestão Quebra dos alimentos por meio de mastigação, formação do bolo alimentar, mistura com líquidos e reações químicas.

Dilema ético Dilema existente quando a coisa certa a ser feita não está clara. A resolução requer a negociação de valores diferentes entre os envolvidos no dilema.

Dinâmica familiar Interações de membros familiares que é afetada pela configuração, estrutura, função, solução de problemas e capacidade de enfrentamento.

Disco transdérmico Aparelho para administração de medicação no qual o medicamento é saturado em um disco em forma de pastilha, que é fixado na pele do paciente. Esse método garante que o paciente receba determinado nível de medicação.

Discriminação Perspectiva, ação ou tratamento preconceituoso.

Disfagia Dificuldade para engolir; comumente associada a transtornos obstrutivos ou motores do esôfago.

Disfunção sexual Incapacidade ou dificuldade em funcionar sexualmente causada por fatores fisiológicos ou psicológicos, ou ambos.

Dismenorreia Menstruação dolorosa.

Disparidades de saúde Diferenças evitáveis no ônus de uma doença, lesão, violência ou oportunidades para alcance da saúde ideal vivenciadas por populações social e economicamente carentes.

Displasia mamária (fibrocística) Condição benigna caracterizada por seios com nódulos doloridos e, às vezes, secreções nos mamilos. Os sintomas são mais aparentes antes do período menstrual. Sabe-se que é um fator de risco para câncer de mama.

Dispneia Sensação de falta de ar.

Dispositivo de infusão eletrônico Parte de um equipamento hospitalar que libera fluidos intravenosos em um ritmo prescrito por meio de um cateter intravenoso.

Dispositivos de acesso vascular Cateteres, cânulas ou portas de infusão projetados para acesso duradouro e repetido ao sistema vascular.

Disúria Micção dolorosa resultante de infecção bacteriana da bexiga e condições obstrutivas da uretra.

Diurese Ritmo aumentado de formação e excreção de urina.

Diversidade familiar A singularidade de cada unidade familiar. Por exemplo, algumas famílias passam por casamentos pela primeira vez e depois têm filhos em uma fase posterior da vida.

Doença Mau funcionamento ou má adaptação de processos biológicos ou psicológicos.

Doença cardíaca valvar Distúrbio adquirido ou congênito da valva cardíaca caracterizado por estenose e obstrução do fluxo sanguíneo ou degeneração valvar e regurgitação de sangue.

Doença de Alzheimer Doença do parênquima cerebral que causa declínio gradual e progressivo do funcionamento cognitivo.

Doença de Ménière Doença crônica na orelha interna caracterizada por episódios recorrentes de labirintite; perda de audição neurossensorial progressiva, que pode ser bilateral; e zumbido.

Doença transmissível Qualquer doença que possa ser transmitida de uma pessoa ou animal para outro por contato direto ou indireto ou por vetores.

Dor Sensação subjetiva e desagradável causada pela estimulação nociva de terminações nervosas sensoriais.

Dor cultural Sentimento que um paciente tem após um profissional da saúde desprezar o modo de vida que o paciente valoriza.

Dor da perda Resposta à perda por morte; uma experiência subjetiva que uma pessoa sofre após perder alguém com quem tinha uma relação significativa.

Dorsiflexão Flexão em direção ao dorso.

Drenagem postural Uso de posicionamento com percussão e vibração para drenar secreções de segmentos específicos dos pulmões e brônquios na traqueia.

Dreno torácico Sonda inserida pelo tórax na cavidade pulmonar para remover ar ou fluidos; utilizado após cirurgia torácica ou cardíaca ou em caso de pneumotórax.

E

Ectrópio Eversão da pálpebra que expõe a membrana conjuntiva e parte do globo ocular.

Edema Acúmulo anormal de líquido em espaços intersticiais teciduais.

Educação em bem-estar Atividades que ensinam pessoas a como cuidar de si mesmas de uma maneira saudável.

Educação pré-operatória Orientação sobre a cirurgia e previsão de recuperação do paciente fornecida antes da cirurgia. As orientações podem incluir, entre outras: restrições alimentares e de atividades, atividades de avaliação previstas, procedimentos pós-operatórios e medidas para alívio da dor.

Efeito adverso Efeito prejudicial ou não intencional de uma medicação, exame diagnóstico ou intervenção terapêutica.

Efeito colateral Qualquer reação ou consequência que resulte de medicação ou terapia.

Efeito sinergístico Efeito resultante de dois medicamentos que agem de forma sinérgica. O efeito dos dois medicamentos combinados é maior do que o efeito que seria esperado se os efeitos individuais da ação de cada medicamento fossem combinados.

Efeito terapêutico Benefício desejado de uma medicação, tratamento ou procedimento.

Efeito tóxico Efeito de uma medicação que resulta em uma reação adversa.

Egocêntrico Característica do desenvolvimento na qual uma criança é capaz de aceitar apenas a visão de suas próprias atividades e necessidades.

Eletrocardiograma (ECG) Registro gráfico da atividade elétrica do miocárdio.

Eletrólito Elemento ou componente que, quando separado ou dissolvido em água ou outro solvente, se desintegra em íons e pode carregar uma corrente elétrica.

Elevador Hoyer Aparelho mecânico que utiliza um suspensor de lona para levantar pacientes dependentes para transferência com facilidade.

Embolismo Condição anormal na qual um coágulo sanguíneo (êmbolo) viaja pela corrente sanguínea e se aloja em um vaso sanguíneo.

Empatia Compreensão e aceitação dos sentimentos de uma pessoa e a habilidade de sentir o mundo privado dessa pessoa.

Empoderado Autoridade legal conferida ou habilitada a certo indivíduo ou grupo; autorrealização promovida de um certo indivíduo ou grupo.

Emulsões de gordura intravenosa Soluções à base de óleo de soja ou cártamo que são isotônicas e podem ser infundidas com aminoácidos e solução de dextrose por meio de uma linha central ou periférica.

Encontros culturais Participação em interações transculturais; refinamento de habilidades de comunicação intercultural; obtenção de conhecimento profundo sobre os outros e como evitar estereótipos e manejar conflitos culturais.

Endorfinas Hormônios que agem na mente e produzem uma sensação de bem-estar e redução de dor.

Enema Procedimento que envolve a introdução de uma solução no reto para fins de limpeza ou terapêuticos.

Enfermagem baseada na comunidade Cuidado agudo e crônico de indivíduos e famílias para fortalecer sua capacidade de autocuidado e promover independência na tomada de decisões.

Enfermagem de saúde comunitária Abordagem de enfermagem que combina conhecimento em saúde pública com teorias de enfermagem profissional para proteger e melhorar a saúde de populações na comunidade.

Enfermagem de saúde pública Especialidade de enfermagem que requer que o enfermeiro cuide das necessidades de populações e grupos.

Enfermagem funcional Método de prestação de cuidado a pacientes no qual cada membro da equipe tem uma tarefa a cumprir, que é realizada em todos os pacientes na unidade.

Enfermagem perioperatória Refere-se ao papel do enfermeiro na sala de cirurgia durante fases pré-operatória, intraoperatória e pós-operatória da cirurgia.

Enfermagem principal Método de prática de enfermagem no qual o cuidado do paciente é manejado durante o tempo de permanência por um enfermeiro que direciona e coordena outros enfermeiros e profissionais da saúde. Quando em serviço, o enfermeiro principal cuida do paciente diretamente.

Enfermagem transcultural Disciplina distinta desenvolvida por Leininger focada no estudo comparativo das culturas para compreender similaridades e diferenças entre grupos de pessoas.

Enfermeiro Nos EUA, um enfermeiro formado em uma faculdade de enfermagem aprovada pelo estado e credenciada e que foi aprovado no Exame de Proficiência denominado NCLEX-RN (National Council Licensure Examination para enfermeiros registrados).

Enfermeiro circulante Assistente do enfermeiro cirúrgico, cujo papel é providenciar materiais necessários; descartar instrumentos e materiais sujos; e manter uma contagem precisa dos instrumentos, agulhas e compressas usadas.

Enfermeiro de cirurgia Enfermeiro que auxilia os cirurgiões durante operações.

Enfermeiro de prática avançada (EPA) De modo geral, o enfermeiro que trabalha de modo mais independente. Um EPA tem mestrado em enfermagem; educação avançada em fisiopatologia, farmacologia e avaliação física; e certificação e *expertise* em uma área de prática especializada.

Enfermeiro licenciado É o mesmo que técnico em enfermagem, um indivíduo que nos EUA é treinado em técnicas básicas de enfermagem de cuidado direto ao paciente e que trabalha sob a supervisão de enfermeiro. Seu registro profissional é obtido no conselho de cada estado após concluir o que geralmente se trata de um programa de ensino de 12 meses e ser aprovado em um exame de proficiência. No Canadá, esse profissional é chamado de auxiliar de enfermagem. No Brasil, é um membro da equipe de enfermagem com qualificação técnico-profissionalizante, em paralelo à conclusão do ensino médio ou depois dela, que atua sob a supervisão do enfermeiro.

Enfermidade (1) Processo anormal em que qualquer aspecto do funcionamento de uma pessoa é reduzido ou prejudicado em comparação à sua condição prévia. (2) Reação pessoal, interpessoal e cultural à doença.

Enfermidade aguda Enfermidade caracterizada por sintomas de duração relativamente curta, geralmente graves e que afetam o funcionamento do paciente em todas as dimensões.

Enfermidade crônica Enfermidade que persiste por um longo tempo e afeta o funcionamento físico, emocional, intelectual, social e espiritual.

Enfrentamento Esforço realizado para manejar o estresse psicológico.

Enrijecimento De um tecido, especialmente a pele, devido a edema ou inflamação.

Ensinamento Método de implementação utilizado para apresentar princípios, procedimentos e técnicas de cuidado de saúde corretos; informar pacientes sobre o estado de saúde deles; e encaminhar os pacientes e familiares aos devidos recursos sociais ou de saúde na comunidade.

Entrada Para o processo de enfermagem, os dados ou informações coletados durante a atividade de avaliação do paciente.

Entrevista Conversa organizada e sistemática com o paciente projetada para obter informação relacionada à saúde pertinente e subjetiva.

Entrevista motivacional Técnica de entrevista utilizada para identificar pensamentos, crenças, medos e atuais comportamentos de cuidado de saúde de um paciente com o objetivo de ajudá-lo a identificar melhores comportamentos de autocuidado.

Entrópio Condição na qual a pálpebra se vira para dentro em direção ao olho.

Epiderme Camada externa da pele que contém várias camadas finas em diferentes estágios de maturação; defende e protege tecidos subjacentes de perda de água, lesões mecânicas ou químicas e penetração por microrganismos causadores de doenças.

Equilíbrio Quando o centro de gravidade de uma pessoa está corretamente posicionado para que não ocorra uma queda.

Equimose Descoloração da pele ou hematoma causado por extravasamento de sangue em tecidos subcutâneos em consequência de traumas em tecidos subjacentes.

Equipe de enfermagem Sistema descentralizado em que o cuidado do paciente é distribuído entre os membros de uma equipe. O enfermeiro gerente delega autoridade a um líder da equipe, que deve ser um enfermeiro supervisor.

Eritema Vermelhidão ou inflamação da pele ou membrana mucosa resultante da dilatação e congestão de capilares superficiais; um exemplo é a queimadura solar.

Erro de medicação Qualquer evento que poderia causar ou levar o paciente a tomar um medicamento inadequado ou não conseguir receber a terapia medicamentosa apropriada.

Erro refrativo Defeito na capacidade das lentes oculares de focar a luz, como ocorre na miopia e na hipermetropia.

Escara Camada grossa de tecido morto e seco que cobre uma lesão por pressão ou queimadura térmica. Pode-se deixar que ela descame naturalmente ou pode ser necessário removê-la com cirurgia.

Escoliose Curvatura lateral da coluna.

Escopo da prática de enfermagem Definição profissional do que um enfermeiro está autorizado a realizar.

Escoriação Lesão na superfície da pele causada por abrasão.

Escuta ativa Escutar atentamente à pessoa como um todo – sua mente, corpo e espírito. Isso inclui ouvir ideias centrais e apoiadoras; reconhecer e responder; dar *feedback* apropriado; e prestar atenção à comunicação integral da outra pessoa, incluindo o conteúdo, a intenção e os sentimentos expressados.

Esfigmomanômetro Aparelho para aferir a pressão arterial que consiste em um manguito para braço ou perna com uma bolsa de ar conectada a um tubo, uma pera para bombear ar na bolsa e um manômetro para indicar a quantidade de pressão do ar que está sendo exercida na artéria.

Esperança Expectativa confiante, mas incerta, de conquistar um objetivo futuro.

Espiritualidade Dimensão espiritual de uma pessoa, incluindo seu relacionamento com a humanidade, a natureza e um ser superior.

Espirometria de incentivo Método para estimular a respiração profunda voluntária fornecendo aos pacientes *feedback* visual do volume inspiratório alcançado por eles.

Estabilidade familiar Sistema de suporte e estrutura em uma família que se estende além das paredes do ambiente doméstico.

Estado de atenção Estado mental que permite que o aprendiz se concentre e compreenda uma atividade educativa.

Estado de saúde Descrição da saúde de um indivíduo ou comunidade.

Estágio de exaustão Fase que ocorre quando o corpo não pode mais resistir ao estresse (ou seja, quando a energia necessária para manter adaptação é esgotada).

Estágio de resistência Terceiro estágio da resposta ao estresse, quando a pessoa tenta se adaptar ao estressor. O corpo, bem como os níveis de hormônio, se estabiliza e o ritmo cardíaco, a pressão arterial e o débito cardíaco voltam ao normal.

Estágios passivos de promoção de saúde Atividades que envolvem o paciente como o destinatário de ações dos profissionais da saúde.

Estatuto De ou relacionado a leis promulgadas pelo poder legislativo do governo.

Estenose Condição anormal caracterizada pela constrição ou estreitamento de uma abertura ou passagem em uma estrutura corporal.

Estereótipos Generalizações feitas sobre indivíduos sem avaliação adicional.

Esterilização (1) Incapacitar uma pessoa de ter filhos; realizada por meios cirúrgicos, químicos ou outros. (2) Uma técnica para destruir microrganismos utilizando calor, água, produtos químicos ou gases.

Estimativa Determinação do ponto até o qual os objetivos estabelecidos do paciente foram alcançados.

Estimulação cutânea Estimulação da pele de uma pessoa para prevenir e reduzir a percepção de dor. Uma massagem, banho quente, terapias de calor e frio e estimulação nervosa elétrica transcutânea são algumas maneiras de reduzir a percepção da dor.

Estimulação elétrica nervosa transcutânea (TENS) Técnica na qual um aparelho movido a baterias impede que os impulsos de dor alcancem a medula espinal, enviando impulsos elétricos fracos diretamente sobre a superfície da pele.

Estoma Abertura artificialmente criada entre uma cavidade corporal e a superfície do corpo (p. ex., uma colostomia feita com a remoção de uma porção do cólon pela parede abdominal).

Estomia Procedimento cirúrgico em que uma abertura é feita na parede abdominal para permitir a passagem de conteúdo do intestino (colostomia) ou urina da bexiga (urostomia).

Estrado de cama Tábuas colocadas debaixo do colchão de uma cama que fornecem suporte extra para a superfície do colchão.

Estratégias ativas de promoção da saúde Atividades que dependem da motivação do paciente para adotar um programa de saúde específico.

Estresse Tensão fisiológica ou psicológica que ameaça a homeostase ou o equilíbrio psicológico de uma pessoa.

Estressor Qualquer evento, situação ou outro estímulo encontrado no ambiente interno ou externo de uma pessoa que necessita de mudança ou adaptação.

Estrias Listras ou cicatrizes lineares que resultam do crescimento rápido ou de tensão na pele.

Estrutura familiar Baseia-se na organização (ou seja, membros atuais) da família e no padrão de relacionamentos.

Ética Princípios ou padrões que governam a conduta apropriada.

Ética de cuidado Prestação de cuidado de saúde baseada nos princípios e padrões éticos do cuidado.

Ética feminista Abordagem ética que foca a natureza de relacionamentos para guiar participantes na realização de decisões difíceis, especialmente relacionamentos nos quais há desigualdade de poder ou nos quais um ponto de vista se tornou ignorado ou invisível.

Etiologia Estudo de fatores que podem estar envolvidos no desenvolvimento de uma doença.

Etnicidade Identidade compartilhada relacionada à origem social e cultural como valores, linguagem, espaço geográfico e características raciais.

Etnocentrismo Tendência a acreditar que o modo de vida de um indivíduo é superior ao de outros.

Etno-história Experiências históricas significativas de um grupo em particular.

Eupneia Respirações normais silenciosas, sem esforço e rítmicas.

Eustresse Estresse que protege a saúde; um dos dois tipos de estresse identificados por Selye.

Evisceração Protrusão de órgãos viscerais por uma ferida cirúrgica.

Exacerbações Aumentos na gravidade de uma doença ou transtorno marcados pela intensificação dos sinais ou sintomas.

Exame Papanicolaou Teste indolor para câncer cervical. São coletadas amostras de células escamosas e colunares do colo do útero.

Exaustão por calor Condição anormal causada pelo esgotamento de líquidos e eletrólitos corporais resultantes da exposição a calor intenso ou incapacidade de se aclimatizar ao calor.

Excepcional Pacientes cuja permanência se estende além dos dias ou custos permitidos para um paciente internado.

Exercício de amplitude de movimento (ADM) ativo Exercício para a articulação realizado pelo paciente enquanto faz atividades diárias ou durante avaliação articular.

Exercício de amplitude de movimento passivo (AMP) Amplitude de movimento pela qual uma articulação é movida com assistência.

Exercícios isométricos Atividades que envolvem tensão muscular sem encurtamento do músculo, sem qualquer efeito benéfico na prevenção de hipotensão ortostática, mas que podem aumentar tolerância à atividade.

Exostose Crescimento benigno anormal na superfície de um osso.

Exsudato Líquido, células ou outras substâncias liberadas lentamente pelas células ou vasos sanguíneos através de pequenos poros ou rupturas das membranas celulares.

Extensão Movimento de certas articulações que aumenta o ângulo entre dois ossos adjacentes.

F

Fahrenheit Nome da escala de temperatura na qual 32° é o ponto de congelamento da água e 212° é o ponto de ebulição da água ao nível do mar.

Faixas Bandagens feitas de grandes pedaços de material para cobrir partes específicas do corpo.

Fajita Atadura de algodão utilizada no abdome de um recém-nascido entre hispânicos e filipinos para prevenir gases e hérnia umbilical.

Falso parentesco Relação sem vínculo de consanguinidade; considerado família em algumas culturas coletivas.

Família Grupo de indivíduos que interagem entre si compondo uma unidade básica da sociedade.

Família como contexto Perspectiva de enfermagem na qual a família é vista como uma unidade de membros interligados que têm atribuições, funções e objetivos separados daqueles dos membros familiares individuais.

Família como paciente Abordagem de enfermagem que leva em consideração o efeito de uma intervenção em todos os membros de uma família.

Farmácia Local em que se obtêm medicações prescritas.

Farmacocinética Estudo de como os medicamentos entram no corpo, alcançam seu local de ação, são metabolizados e saem do corpo.

Fator de risco Qualquer variável interna ou externa que torna uma pessoa ou grupo mais vulnerável a uma enfermidade ou evento insalubre.

Fator relacionado Qualquer condição ou evento que acompanhe ou esteja ligado ao problema de saúde do paciente.

Fé Série de crenças de um modo relacionado consigo mesmo, com outros e com um ser superior.

Febre Elevação no ponto de regulação hipotalâmico de forma que a temperatura corporal se regula em um nível mais alto.

Febril Relativo a uma temperatura corporal elevada ou caracterizado por tal.

Feedback Processo no qual o resultado de um sistema é retornado ao sistema.

Feixe de His Parte do sistema de condução cardíaco que sai da porção distal do nó atrioventricular (AV) e se estende através do sulco AV até o topo do septo intraventricular, onde se divide em ramos esquerdo e direito do feixe.

Fezes Resíduos ou excremento do trato gastrintestinal.

Fibras de Purkinje Rede complexa de fibras musculares que se espalham pelos ventrículos esquerdo e direito do coração e que carregam os impulsos que contraem as câmaras quase simultaneamente.

Fidelidade Acordo de manutenção de uma promessa.

Filtração Drenagem de fluido por uma membrana.

Fisioterapia respiratória Grupo de terapias utilizadas para mobilizar secreções pulmonares para expectoração.

Fístula Passagem anormal de um órgão interno para a superfície do corpo ou entre dois órgãos internos.

Flashback Lembrança tão forte que o indivíduo pensa que ele está realmente vivenciando o trauma mais uma vez ou vendo-o acontecer diante de seus olhos.

Flato Gás intestinal.

Flebite Inflamação de uma veia.

Flebotomia Técnica na qual a veia é perfurada transcutaneamente por um estilete afiado e rígido (p. ex., uma agulha borboleta), uma cânula (p. ex., angiocateter, que contém um cateter plástico flexível) ou uma agulha fixada a uma seringa.

Flexão plantar Movimento descendente dos dedos do pé, iniciado no tornozelo.

Flora Microrganismos que vivem sobre o corpo ou dentro dele para competir com microrganismos produtores de doenças e que oferecem uma imunidade natural contra certas infecções.

Fluido intersticial Líquido que preenche os espaços entre a maioria das células do corpo e que representa uma parte substancial do ambiente líquido do corpo.

Fluido intravascular Líquido que circula nas veias sanguíneas do corpo.

Flutuação Sensação de tecido mole e úmido à palpação; geralmente é um sinal de infecção de tecido.

Fluxogramas Documentos nos quais são registradas observações frequentes ou medidas específicas.

Formação familiar Padrões das pessoas que os membros da família levam em conta para que estes sejam incluídos na família.

Fraturas patológicas Fraturas resultantes do enfraquecimento dos tecidos ósseos; frequentemente causadas por osteoporose ou neoplasias.

Frêmito Sensação palpável contínua, como o ronronar de um gato.

Frêmito tátil Vibração trêmula da parede torácica durante a respiração que é palpável no exame físico.

Função familiar Refere-se aos processos utilizados pela família para conquistar seus objetivos. Alguns deles incluem comunicação entre familiares, estabelecimento de objetivos, resolução de conflitos, cuidados, acolhimento e uso de recursos internos e externos.

G

Gengiva Parte da boca; membrana mucosa com tecido fibroso de sustentação que reveste as coroas de dentes não irrompidos e circunda o colo dos dentes que romperam.

Genômica Descreve o estudo de todos os genes em uma pessoa e as interações desses genes entre si e com o ambiente dessa pessoa.

Gerenciamento de caso Sistema organizado para a realização de cuidados de saúde em um paciente individual ou grupo de pacientes durante um episódio de enfermidade e/ou contínuo de cuidado; inclui avaliação e desenvolvimento de um plano de cuidados, coordenação de todos os serviços, encaminhamentos e acompanhamento; geralmente atribuído a um profissional.

Gerenciamento de risco Função da administração do hospital ou outro estabelecimento de saúde que é dirigida à identificação, à avaliação e à correção de potenciais riscos que possam prejudicar o paciente, os membros da equipe ou os visitantes e resultar em perda ou dano de propriedade.

Gerenciamento do cuidado Sistema de cuidado de saúde no qual existe um controle administrativo sobre serviços de atenção primária. Facilidades e serviços redundantes são eliminados e os custos, reduzidos. A ênfase está nos cuidados preventivos e na educação em saúde.

Geriatria especialidade de cuidados de saúde que trata da fisiologia e psicologia do envelhecimento e do diagnóstico e tratamento de doenças que afetam os idosos.

Gerontologia Estudo de todos os aspectos do processo de envelhecimento e suas consequências.

Gestão descentralizada Filosofia organizacional que traz decisões no nível dos funcionários. Indivíduos mais bem informados sobre um problema ou questão participam no processo de tomada de decisão.

Glaucoma Condição anormal de pressão elevada no olho causada pela obstrução do fluxo de saída do humor aquoso. Se não tratada, geralmente resulta em perda visual periférica, acuidade visual diminuída com dificuldade de se adaptar à escuridão e um efeito de auréola em volta de luzes.

Glicogênese Processo de armazenar glicose em forma de glicogênio no fígado.

Glicogênio Polissacarídeo que é o maior carboidrato armazenado em células animais.

Gliconeogênese Formação de glicose ou glicogênio de substâncias que não são carboidratos, como proteínas ou lipídios.

Glicose Combustível primário do corpo; necessário para executar funções fisiológicas maiores.

Globalização Alcance ou aplicação mundial.

Glomérulo Aglomerado ou coleção de vasos capilares no rim envolvidos na formação inicial de urina.

Grades laterais Barras posicionadas nas laterais do leito ou maca para reduzir os riscos de queda do paciente.

Gradiente de concentração Gradiente existente em volta de uma membrana, separando uma concentração alta de um íon particular de uma concentração baixa desse mesmo íon.

Grupo de utilização de recursos Método de classificação para reembolso de cuidado de saúde em instituições de cuidados duradouros.

Grupos relacionados ao diagnóstico (DRG) Classificações baseadas nos diagnósticos médicos primários e secundários de um paciente hospitalizado utilizados como base para estabelecer reembolso de Medicare ao paciente.

Gustativo Referente ao sentido do paladar.

H

Habilidades culturais Comunicação, avaliação cultural e cuidado culturalmente competente.

Halal Alimentos que os muçulmanos podem comer.

Haram Alimentos proibidos pelos padrões religiosos muçulmanos.

Hematêmese Vômito de sangue, indicando sangramento gastrintestinal superior.

Hematoma Coleção de sangue retido nos tecidos da pele ou de um órgão.

Hematúria Presença anormal de sangue na urina.

Hemólise Quebra de glóbulos vermelhos e liberação de hemoglobina que pode ocorrer após a administração de soluções intravenosas hipotônicas, causando inchaço e ruptura de eritrócitos.

Hemoptise Tossir sangue proveniente do trato respiratório.

Hemorroida Dilatação permanente e ingurgitamento de veias no revestimento do reto.

Hemostasia Interrupção de sangramento por meios mecânicos ou químicos ou pelo processo de coagulação do corpo.

Hemotórax Acúmulo de sangue e líquido na cavidade pleural entre a pleura parietal e visceral.

Hérnia Protrusão de um órgão por uma abertura anormal na parede muscular da cavidade que o envolve.

Hiato aniônico Diferença entre as concentrações de cátions e ânions no soro sanguíneo; determinado por meio da medição das concentrações de cátions sódio e ânions cloro e bicarbonato.

Hidrocefalia Acúmulo anormal de líquido cefalorraquidiano nos ventrículos cerebrais.

Hierarquia de necessidades de Maslow Modelo desenvolvido por Abraham Maslow que é utilizado para explicar a motivação humana.

Higiene oral Condição ou prática de manter os tecidos e estruturas da boca.

Higiene pulmonar Ação de virar o paciente com mais frequência, respiração profunda, tossir, uso de espirometria de incentivo e fisioterapia pulmonar, se solicitada.

Hilots São pessoas amadoras que auxiliam no trabalho de parto e no parto propriamente dito entre as filipinas.

Hipercalcemia Nível de cálcio maior do que o normal no sangue.

Hipercapnia Nível de dióxido de carbono maior do que o normal no sangue; também chamado de *hipercarbia*.

Hiperemia branqueável Vermelhidão da pele causada pela dilatação de capilares superficiais. Quando é aplicada pressão sobre a pele, a área empalidece ou fica mais clara.

Hiperemia não branqueável Vermelhidão da pele causada pela dilatação de capilares superficiais. A vermelhidão persiste quando pressão é aplicada na área, indicando dano tecidual.

Hiperextensão Posição de extensão máxima de uma articulação.

Hiperglicemia Níveis elevados de glicose no soro.

Hipertensão Distúrbio caracterizado pela elevação da pressão arterial que persiste em exceder 120/80 mmHg.

Hipertermia maligna Traço autossômico dominante caracterizado por hipertermia quase sempre fatal em pessoas acometidas expostas a certos agentes anestésicos.

Hipertermia Situação na qual a temperatura corporal excede o *set point*.

Hipertonicidade Tensão excessiva da parede arterial ou dos músculos.

Hipertônico Situação na qual uma solução tem concentração maior de um soluto do que de outro; logo, a primeira solução exerce maior pressão osmótica.

Hiperventilação Ritmo respiratório excessivo que é necessário para manter os níveis normais de dióxido de carbono nos tecidos corporais.

Hipnóticos Classe de medicamentos que causa insensibilidade à dor e induz sono.

Hipocratismo Protuberância dos tecidos na base da unha causada por oxigenação periférica insuficiente, resultante de condições como enfisema crônico e doença cardíaca congênita.

Hipotensão Diminuição anormal da pressão arterial que é inadequada para a perfusão normal e para a oxigenação de tecidos.

Hipotensão ortostática Baixa anormal da pressão arterial quando a pessoa se levanta.

Hipotensão postural Pressão arterial anormalmente baixa que ocorre quando um indivíduo fica em pé; também chamada de *hipotensão ortostática*.

Hipotermia Diminuição anormal da temperatura corporal abaixo de 35°C, geralmente causada por exposição prolongada ao frio.

Hipotônico Situação na qual uma solução tem concentração menor de um soluto do que de outro; logo, a primeira solução exerce menor pressão osmótica.

Hipotonicidade Tensão reduzida das paredes arteriais ou dos músculos.

Hipoventilação Ritmo respiratório insuficiente para prevenir a retenção de dióxido de carbono.

Hipovolemia Volume de sangue circulante anormalmente baixo.

Hipoxemia Nível de oxigênio no sangue arterial abaixo de 60 mmHg; nível baixo de oxigênio no sangue.

Hipoxia Oxigenação celular inadequada que pode resultar de uma deficiência na distribuição ou consumo de oxigênio no nível celular.

História de saúde de enfermagem Dados coletados sobre o nível atual de saúde do paciente, mudanças nos padrões de vida, papel sociocultural e reação mental e emocional à doença.

Glossário

Histórico de enfermagem Primeiro passo do processo de enfermagem. Atividades exigidas no primeiro passo são coleta de dados, validação, ordenação e documentação. Seu propósito é reunir informações para a identificação do problema de saúde.

Holístico De ou pertencente ao todo; o que considera todos os fatores.

Homeostase Estado de constância relativa no ambiente interno do corpo; mantido naturalmente por mecanismos fisiológicos adaptativos.

Hormônio antidiurético (ADH) Hormônio que diminui a produção de urina aumentando a reabsorção de água pelos túbulos renais. O ADH é secretado pelas células do hipotálamo e armazenadas no lobo posterior da hipófise.

Humor Estratégia de enfrentamento baseada na avaliação cognitiva de um indivíduo de um estímulo que resulta em comportamento como sorrir ou gargalhar ou em sentimentos de diversão que diminuem a angústia emocional.

I

Icterícia Coloração amarela da pele, membranas mucosas e esclera, causada por níveis maiores do que o normal de bilirrubina no sangue.

Identidade Componente do autoconceito caracterizado pela consciência persistente de si mesmo como um indivíduo único e distinto de outros.

Identidade cultural/étnica Os indivíduos se identificam consciente ou inconscientemente com aqueles com quem sentem ter um laço em comum por conta de tradições, comportamentos, valores e crenças similares.

Identidade racial A autoidentificação de um indivíduo com um ou mais grupos sociais nos quais uma origem ou grupo racial em comum é compartilhado.

Identidade sexual Como uma pessoa pensa sobre si mesma sexualmente; inclui identidade e papel de gênero e orientação sexual.

Identificação de problema Um dos passos do processo de diagnóstico no qual o problema de saúde do paciente é reconhecido como resultado da análise de dados baseada no conhecimento profissional e na experiência.

Idioma Código que transmite um significado específico quando da combinação de palavras.

Íleo paralítico Paralisia geralmente temporária da parede intestinal que pode ocorrer após cirurgia abdominal ou lesão peritoneal e que causa cessação do peristaltismo; leva a distensão abdominal e sintomas de obstrução.

Imagem corporal Conceito subjetivo de uma pessoa sobre sua aparência física.

Imaginação guiada Método de controle de dor em que o paciente cria uma imagem mental, se concentra nela e gradualmente faz com que a dor seja menos perceptível.

Imobilidade Incapacidade de se mover livremente; causada por qualquer condição na qual o movimento é prejudicado ou terapeuticamente restrito.

Impactação fecal Acúmulo de material fecal endurecido no reto ou cólon sigmoide.

Implementação Iniciação e realização de ações de enfermagem necessárias para ajudar o paciente a alcançar seus objetivos de saúde.

Imposição cultural Uso dos próprios valores e costumes como guia absoluto para a interpretação de comportamentos.

Imunidade Qualidade de não ser suscetível ou afetado por determinada doença ou condição.

Imunização Processo pelo qual a resistência a uma doença infecciosa é induzida ou aumentada.

Inalação Método de administração de medicação pelo trato respiratório do paciente, o qual fornece uma grande área de superfície para absorção de medicamentos. Inalações podem ser feitas pela cavidade nasal ou oral.

Inalador dosimetrado Aparelho projetado para administrar uma medida dosada de um medicamento inalatório.

Incontinência de urgência Tipo de incontinência urinária que resulta em contração repentina e involuntária dos músculos da bexiga urinária, resultando na urgência em urinar.

Incontinência fecal Inabilidade de controlar a passagem de fezes e gases pelo ânus.

Incontinência urinária Incapacidade de controlar a micção.

Indicador de qualidade Medida quantitativa de aspectos importantes de cuidados que determina se a qualidade do serviço está de acordo com os requisitos ou padrões de cuidado.

Índice cardíaco Adequação do débito cardíaco em um indivíduo. Leva em conta a área de superfície corporal (ASC) do paciente.

Infarto agudo do miocárdio Necrose de uma porção de músculo cardíaco causada por obstrução em uma artéria coronária.

Infecção Invasão do corpo por microrganismos patogênicos que se reproduzem e se multiplicam.

Infecção adquirida em hospitais Infecção que não estava presente ou incubada no momento da entrada em um ambiente de cuidado de saúde.

Infecção exógena Infecção que se origina do lado externo de um órgão ou parte do corpo.

Infecção sexualmente transmissível Processo infeccioso transmitido por contato sexual, incluindo atividade sexual oral, genital ou anal.

Infecções endógenas Infecções produzidas em uma célula ou organismo.

Inferência (1) Julgamento ou interpretação de dicas informais. (2) Considerar uma proposta como certa e julgar que outra surgirá na sequência.

Infiltração Deslocamento de um cateter ou agulha intravenoso de uma veia para o espaço subcutâneo.

Inflamação Resposta de proteção dos tecidos corporais para evitar irritação ou lesão.

Informática em saúde Aplicação de ciências de computação e informação em todas as ciências biomédicas básicas e aplicadas para facilitar aquisição, processamento, interpretação, uso otimizado e comunicação de dados relacionados à saúde.

Infusão epidural Tipo de anestesia de bloqueio nervoso na qual um anestésico é intermitente ou continuamente injetado na região lombossacral da medula espinal.

Infusões Introdução de líquido na veia para administração intravenosa de substâncias ao longo de determinado período de tempo.

Ingestão diária recomendada (IDR) Informação sobre cada vitamina ou mineral para refletir uma faixa de quantidades mínimas a máximas que evitam deficiência ou intoxicação.

Injeção com técnica em Z Técnica para injetar preparações irritantes no músculo sem que medicação residual infiltre em tecidos sensíveis.

Injeções Administração parenteral de medicação; as quatro principais áreas de injeção são: subcutânea, intramuscular, intravenosa e intradérmica.

Insolação Exposição contínua a calor extremo que eleva a temperatura interna corporal a 40,5°C ou mais.

Insônia Condição caracterizada por incapacidade crônica de dormir ou permanecer dormindo durante a noite.

Inspeção Método de exame físico pelo qual o paciente é visual e sistematicamente examinado em relação a sua aparência, estrutura, função e comportamento.

Instilação Introduzir líquidos gota a gota ou muito lentamente.

Instituição de cuidado prolongado ou longa permanência Instituição que se destina a prestar cuidado médico, de enfermagem ou tutelar a um indivíduo por um período prolongado, como no decorrer do curso de uma doença crônica ou fase de reabilitação após uma enfermidade aguda.

Insuficiência cardíaca direita Condição anormal que resulta do funcionamento prejudicado do ventrículo direito; caracterizada por congestão venosa na circulação sistêmica.

Insuficiência cardíaca esquerda Condição anormal caracterizada pelo funcionamento prejudicado do ventrículo esquerdo causado por pressões elevadas e congestão pulmonar.

Inteligência emocional Técnica de acessibilidade e comunicação utilizada para melhor compreender e perceber as emoções de si mesmo. Isso ajuda na construção de um relacionamento terapêutico.

Interação medicamentosa Resposta que ocorre quando um medicamento modifica a ação de outro fármaco. A interação pode potencializar ou diminuir as ações do outro fármaco ou então alterar a maneira pela qual o medicamento é metabolizado, absorvido ou excretado.

Intervenção de enfermagem Qualquer tratamento baseado no julgamento e conhecimento clínico que um enfermeiro realiza para melhorar os resultados de pacientes.

Intervenção em crise Uso de técnicas terapêuticas direcionadas a ajudar um paciente a resolver determinado problema imediato.

Intervenções colaborativas Terapias que requerem conhecimento, habilidade e *expertise* de múltiplos profissionais de cuidados de saúde.

Intervenções de cuidado direto Tratamentos realizados por meio de interação com o paciente. Por exemplo, um paciente pode precisar de administração de medicação, inserção de infusão intravenosa ou aconselhamento durante um momento de pesar.

Intervenções de cuidado indireto Tratamentos realizados longe do paciente, mas em benefício do paciente ou grupo de pacientes.

Intervenções de outros profissionais Terapias que requerem a combinação de aprendizado, habilidade e *expertise* de múltiplos profissionais de saúde; também chamadas de *intervenções interdependentes*.

Intervenções iniciadas por enfermeiros Resposta do enfermeiro às necessidades de saúde e diagnósticos de enfermagem do paciente. Esse tipo de intervenção é uma ação independente baseada em justificativa científica que é executada para beneficiar o paciente em uma maneira prevista relacionada ao diagnóstico de enfermagem e objetivos centrados no paciente.

Intervenções iniciadas por um médico Com base na resposta do médico ao diagnóstico médico, o enfermeiro responde às prescrições escritas.

Intoxicação alimentar Processo tóxico resultante da ingestão de um alimento contaminado por substâncias tóxicas ou toxinas que contenham bactérias.

Intradérmica Injeção aplicada entre as camadas de pele dentro da derme. As injeções são aplicadas em um ângulo de 5 a 15°.

Intramuscular (IM) Injeções aplicadas no tecido muscular. A via IM fornece uma taxa de absorção rápida que está associada à maior vascularidade dos músculos. As injeções são aplicadas em um ângulo de 90°.

Intraocular Método de administração de medicação que consiste em inserir um disco medicinal semelhante a uma lente de contato no olho do paciente.

Intravenoso (IV) Qualidade do que é injetado diretamente na corrente sanguínea. A ação dos medicamentos começa imediatamente quando aplicados IV.

Intubação Inserção de um tubo respiratório pela boca ou nariz dentro da traqueia para garantir a perviedade da via respiratória.

Intuição Sentimento interno de que algo está acontecendo.

Irrigação Processo de lavar uma cavidade corporal ou área ferida com um jato de líquido.

Isolamento Segregação de um paciente gravemente doente de outros para prevenir a disseminação de uma infecção ou para proteger o paciente de fatores ambientais irritantes.

Isotônico Situação na qual duas soluções têm a mesma concentração de soluto; logo, ambas exercem a mesma pressão osmótica.

Isquemia Fornecimento diminuído de sangue em uma parte do corpo, como o tecido epitelial, ou em um órgão, como o coração.

Isquemia miocárdica Condição que resulta quando o suprimento de sangue ao miocárdio pelas artérias coronárias é insuficiente para atender às demandas de oxigênio do órgão.

Isquemia tecidual Ponto em que os tecidos recebem oxigênio e perfusão insuficientes.

J

Jogo associativo Forma de jogo em que um grupo de crianças participa em atividades similares ou idênticas sem organização formal, direção, interação ou objetivos.

Jogo paralelo Forma de jogo entre um grupo de crianças, principalmente as pequenas, na qual cada uma se envolve em uma atividade independente similar, porém não influenciada por outros ou com eles compartilhada.

Julgamento Capacidade de formar uma opinião ou tirar conclusões sólidas.

Justiça Padrão ético de equidade.

Justificativa científica Razão pela qual uma ação de enfermagem específica foi escolhida com base em literatura de apoio.

K

Kardex® Nome comercial do sistema de preenchimento de fichas que permite referência rápida à necessidade particular do paciente para certos aspectos do cuidado de enfermagem.

Karma Crença asiática indiana que atribui doenças mentais a ações realizadas em vidas anteriores de um indivíduo.

L

Laceração Ferida dilacerada e irregular.

Lacuna auscultatória Desaparecimento de som durante a verificação da pressão arterial; normalmente ocorre entre o primeiro e o segundo som de Korotkoff.

Laringospasmo Contração não controlada repentina dos músculos laríngeos, que, por sua vez, diminui o espaço da via respiratória.

Laxantes Medicamentos que agem para promover a eliminação intestinal.

Legislação do exercício profissional de enfermagem Regulamentos promulgados pelo poder legislativo ou autoridade relevante de qualquer estado ou território norte-americano que descrevem e definem o âmbito da prática de enfermagem.

Lei Regra, padrão ou princípio que estabelece um fato ou relacionamento entre fatores.

Lei civil Estatutos relacionados à proteção dos direitos de uma pessoa.

Lei comum Fonte para lei que é criada por decisões jurídicas em oposição àquelas criadas por entidades legislativas (lei estatutária).

Lei criminal Preocupação com atos que ameaçam a sociedade, mas que também podem envolver apenas um indivíduo.

Lei do bom samaritano Legislação promulgada em alguns estados para proteger profissionais da saúde de responsabilização criminal ao prestar atendimento de emergência, a menos que seja provado como intencionalmente errado ou negligência generalizada.

Leito cirúrgico Mesa de cirurgia.

Lesão corporal Termo jurídico para o ato de tocar no corpo de outra pessoa sem consentimento.

Lesão cutânea relacionada com curativos médicos (LCRCM) Presença de eritema e/ou outra manifestação de anormalidade cutânea que persiste 30 minutos ou mais depois da remoção de um dispositivo ou adesivo ao qual o equipamento estava preso.

Lesão por pressão Inflamação, lesão ou úlcera na pele sobre uma proeminência óssea.

Lesão por pressão relacionada a dispositivos médicos (LPRDM) Ocorre quando a pele ou tecidos subjacentes são sujeitos a pressão ou cisalhamento constante devido ao uso de dispositivos ou equipamentos médicos.

Letramento em saúde Habilidades de leitura e matemática, compreensão, capacidade de tomar decisões relacionadas à saúde e agir corretamente como consumidor de cuidado de saúde.

Leucoplasia Fragmentos grossos e brancos observados em membranas mucosas orais.

Liderança transformacional Um estilo de liderança que foca mudança e inovação por meio de comunicação efetiva e formação de equipes. Engajamento, empoderamento e responsabilidade são fundamentais para a efetividade da equipe.

Limiar Ponto em que uma pessoa percebe pela primeira vez um estímulo doloroso como dor.

Lipídios Compostos que são insolúveis em água, mas solúveis em substâncias orgânicas.

Lipogênese Processo pelo qual ácidos graxos são sintetizados.

Líquido extracelular (LEC) Porção de um corpo de fluidos composto de fluido intersticial e plasma sanguíneo.

Líquido intracelular Líquido dentro da membrana celular.

Lordose Curvatura lombar elevada.

Luto Processo de pesar por morte.

M

Maceração Amolecimento e rompimento da pele por exposição prolongada à umidade.

Mal de ojo Mau-olhado.

Manobra de Valsalva Qualquer esforço expiratório forçado contra uma via respiratória fechada, como quando um indivíduo prende a respiração e contrai os músculos em um esforço articulado e extenuante para mover um objeto ou mudar sua posição na cama.

Mapa conceitual Ferramenta de planejamento de cuidados que auxilia em pensamentos críticos e a estabelecer ligações entre os diagnósticos de enfermagem de um paciente e as intervenções.

Mapa mental Abordagem gráfica para representar as conexões entre conceitos e ideias (p. ex., diagnósticos de enfermagem) que estão relacionadas a um assunto central (p. ex., os problemas de saúde de um paciente).

Mapeamento de exceção (MDE) Metodologia de mapeamento na qual informações são computadas somente quando há uma exceção daquilo que é normal ou esperado; reduz o tempo levado para documentar um mapeamento. É um método estenográfico para documentar achados normais e cuidados de rotina.

Mapeamento de foco Metodologia de mapeamento para anotações de progresso estrutural de acordo com o foco da anotação (p. ex., sintomas e diagnóstico de enfermagem). Cada anotação inclui dados, ações e resposta do paciente.

Marcha Maneira ou estilo de andar, incluindo ritmo, cadência e velocidade.

Marcha com muleta Quando uma pessoa anda usando muletas.

Matrilinear Parentesco que é limitado apenas ao lado da mãe.

Maturação Plano biológico geneticamente determinado para crescimento e desenvolvimento. Crescimento físico e desenvolvimento motor são uma função da maturação.

Mecânica corporal Esforços coordenados dos sistemas musculoesquelético e nervoso para manter o equilíbrio, postura e alinhamento corporal corretos.

Medicaid Assistência médica oferecida pelos estados norte-americanos a pessoas de baixa renda, baseada no Capítulo XIX da Lei da Seguridade Social. Os estados recebem verbas federais iguais para a prestação de atendimento médico e serviços de saúde para pessoas que atendam critérios de categoria e de renda.

Medicare Programa de assistência médica nacional financiado pelo governo federal dos EUA para pessoas acima dos 65 anos. O programa é administrado em duas partes. A Parte A fornece proteção básica contra custos hospitalares de cuidados médicos, cirúrgicos e psiquiátricos. A Parte B é um programa de seguro médico voluntário financiado parcialmente por verbas federais e, em parte, por contribuições feitas por pessoas inscritas no programa.

Medidas antropométricas Medidas corporais de altura, peso e dobras cutâneas para avaliar a atrofia muscular.

Meias de compressão Meias elásticas que previnem a formação de embolia e trombose, especialmente após cirurgias ou durante repouso no leito.

Meias de compressão sequenciais Meias plásticas acopladas a uma bomba de ar que infla e desinfla as meias, aplicando pressão intermitente sequencialmente do tornozelo ao joelho.

Meia-vida biológica Tempo que leva para o corpo reduzir pela metade a quantidade de medicação inalterada.

Meia-vida sérica Tempo necessário para processos de excreção diminuírem pela metade a concentração de medicamentos no soro.

Melanoma Grupo de neoplasias malignas, principalmente da pele, compostas de melanócitos. Comum em pessoas de pele e olhos claros e naqueles que sofreram queimadura solar.

Melena Evacuação anormal, preta e pegajosa que contém sangue digerido, sendo um indicativo de sangramento gastrintestinal.

Melhoria de qualidade Monitoramento e avaliação de processos e resultados em cuidados de saúde ou qualquer outro negócio para identificar oportunidades de melhorias.

Menarca Início da primeira menstruação de uma menina.

Menopausa Cessamento fisiológico da ovulação e menstruação que tipicamente ocorre em mulheres adultas de meia-idade.

Mensagem Informação transmitida ou expressada pelo remetente no processo de comunicação.

Metabolismo Agrupamento de todos os processos químicos que ocorrem em organismos vivos e que resultam em crescimento, geração de energia, eliminação de excrementos e outras funções relacionadas à distribuição de nutrientes no sangue após a digestão.

Metacomunicação Depende não apenas do que é dito, mas também do relacionamento com a outra pessoa envolvida na interação. É a mensagem que transmite a atitude do remetente em relação a si mesmo e a mensagem e as atitudes, sentimentos e intenções direcionados ao ouvinte.

Metas Resultados desejados de ações de enfermagem definidos realisticamente pelo enfermeiro e pelo paciente como parte da fase de planejamento do processo de enfermagem.

Metástase Propagação de células tumorais para partes distantes da localização do tumor primário no corpo (p. ex., pulmão, mama ou intestino).

Metateoria Uma área de estudo que examina a relação de componentes variados que formam o conhecimento de uma disciplina, incluindo componentes filosóficos, teóricos e empíricos que fornecem uma visualização ampla da disciplina.

Método científico Sequência codificada de passos utilizados em formação, teste, avaliação e comunicação de ideias científicas.

Micção Ato de urinar; ato de passar ou expelir urina voluntariamente pela uretra.

Microrganismos Entidades microscópicas, como bactérias, vírus e fungos, que são capazes de realizar processos vivos.

Miliequivalente por litro (mEq/ℓ) Número de gramas de um eletrólito específico dissolvido em 1 ℓ de plasma.

Minerais Elementos inorgânicos essenciais ao corpo devido à sua função de catalisadores em reações bioquímicas.

Mobilidade Capacidade de uma pessoa de se mover livremente.

Modelo de crença sobre saúde Estrutura conceitual que descreve o comportamento de saúde de uma pessoa como uma expressão de suas crenças.

Modelo de promoção de saúde Define a saúde como estado dinâmico e positivo, não meramente como ausência de doença. O modelo de promoção de saúde enfatiza o bem-estar, a satisfação pessoal e a autorrealização em vez da reação à ameaça de uma enfermidade.

Modelo do sol nascente Modelo desenvolvido por Leininger que auxilia o profissional de cuidado de saúde em projetar decisões e ações de cuidado de uma forma culturalmente congruente.

Monóxido de carbono Gás incolor, inodoro e venenoso produzido pela combustão de carbono ou combustíveis orgânicos.

Motivação Impulso interno que leva uma pessoa a realizar uma ação.

Murmúrios Sons de explosão ou de sibilos criados por alterações no fluxo sanguíneo através do coração ou anormalidades no fechamento da valva.

Músculos acessórios Músculos na caixa torácica que ajudam na respiração.

N

NANDA International North American Nursing Diagnosis Association, uma organização fundada em 1973. Identifica, desenvolve e classifica formalmente diagnósticos de enfermagem.

Não maleficência Acordo ético fundamental de não causar danos. Intimamente relacionado ao padrão ético de beneficência.

Narcolepsia Síndrome que consiste em ataques de sono repentinos incapazes de ser impedidos pela pessoa. O desejo incontrolável de dormir pode ocorrer várias vezes durante o dia.

Nebulização Processo de adicionar umidade ao ar inspirado por meio da adição de gotículas de água.

Necrótico Referente ou pertencente à morte de um tecido em resposta a doenças ou lesões.

Néfrons Unidades estruturais e funcionais do rim que contêm glomérulos e túbulos renais.

Negação Recusa inconsciente de admitir uma ideia inaceitável.

Negligência Ações prejudiciais ou não profissionais que prejudicam outra pessoa. Ato descuidado de omissão ou aplicação que resulta em danos a outrem.

Neonato Estágio de vida do nascimento até 1 mês de vida.

Neurotransmissor Substância química que transmite o impulso elétrico da fibra nervosa para a fibra muscular.

Never events Incidentes graves completamente evitáveis em virtude de recomendações de orientação ou segurança que fornecem sólidas barreiras protetivas sistemáticas que se encontram disponíveis nacionalmente e que deveriam ser implementadas por todos os profissionais da saúde.

Nó atrioventricular (AV) Parte do sistema de condução cardíaco localizado no assoalho do átrio direito; recebe impulsos elétricos do átrio e os transmite ao feixe de His.

Nó sinoatrial (SA) Chamado de *marca-passo do coração* pelo fato de que a origem do batimento cardíaco normal começa no nó SA, que está situado no átrio direito ao lado da entrada da veia cava superior.

Nociceptores Terminações nervosas livres somáticas e viscerais de fibras finamente mielinizadas e não mielinizadas. Geralmente reagem a lesões teciduais, mas podem também ser excitadas por substâncias químicas endógenas.

Noctúria Micção à noite; pode ser um sintoma de doença renal ou ocorrer em pessoas que bebem quantidades excessivas de líquidos antes de dormir.

Nutrição enteral Provisão de nutrientes pelo trato gastrintestinal quando o paciente não pode ingerir, mastigar ou engolir comida, mas pode digerir e absorver nutrientes.

Nutrição parenteral Administração de uma solução nutricional no sistema vascular.

Nutrientes Alimentos que contêm os elementos necessários para o funcionamento do corpo, incluindo água, carboidratos, proteínas, gorduras, vitaminas e minerais.

O

Obesidade Aumento anormal da proporção de células adiposas, principalmente nas vísceras e nos tecidos subcutâneos do corpo.

Objetivo do aprendizado Declaração escrita que descreve o comportamento que um instrutor espera de um indivíduo após uma atividade de aprendizado.

Oftálmico Fármacos administrados dentro do olho em forma de colírios ou pomadas.

Oftalmoscópio Instrumento utilizado para iluminar as estruturas e examinar o fundo do olho, que inclui retina, coroide, disco óptico, mácula, fóvea e vasos da retina.

Olfatório Pertencente ao sentido do olfato.

Opioide Substância farmacêutica derivada ou sinteticamente produzida a partir de ópio, que altera a percepção de dor e que, com o uso repetitivo, pode resultar em dependência física e psicológica (narcótica).

Organização de revisão de padrões profissionais Focada na avaliação dos cuidados de enfermagem fornecidos em um ambiente de cuidado de saúde. A qualidade, a efetividade e a adequação do cuidado de enfermagem prestado ao paciente são os focos da avaliação.

Orientação de tempo presente Dimensão de tempo que foca o que está acontecendo aqui e agora. Os padrões de comunicação são circulares, e essa orientação de tempo é conflitante com a norma organizacional dominante de cuidado de saúde, que enfatiza pontualidade e adesão às consultas.

Orientação futura Dimensão de tempo enfatizada pela cultura norte-americana dominante. É caracterizada por comunicação direta e focada na realização de tarefas, ao passo que a comunicação de orientação passada é circular e indireta e focada em harmonia de grupo.

Orientação para a realidade Modalidade terapêutica para restaurar o sentido de tempo presente de um indivíduo.

Orientação sexual Preferência clara e persistente de uma pessoa por um sexo ou outro.

Ortopneia Condição anormal na qual uma pessoa deve sentar-se ou levantar para respirar confortavelmente.

Osmolalidade Concentração ou pressão osmótica de uma solução expressada em osmoles ou miliosmoles por quilograma de água.

Osmolaridade Pressão osmótica de uma solução expressada em osmoles ou miliosmoles por quilograma de água.

Osmorreceptores Neurônios no hipotálamo que são sensíveis à concentração de líquidos no plasma sanguíneo e regulam a secreção de hormônio antidiurético.

Osmose Movimentação de um solvente puro através de uma membrana semipermeável a partir de uma solução com uma concentração de soluto mais baixa para outra com uma concentração de soluto mais alta.

Osteoporose Distúrbio caracterizado pela rarefação anormal dos ossos, que ocorre com mais frequência em mulheres após a menopausa, indivíduos sedentários ou imobilizados e naqueles em terapia prolongada com esteroides.

Osteoporose por desuso Reduções na massa esquelética rotineiramente acompanhadas de imobilidade ou paralisia.

Otoscópio Instrumento com um espéculo especial de ouvido utilizado para examinar estruturas profundas das orelhas externa e média.

Ototóxico Que tem efeito prejudicial no oitavo nervo craniano (auditivo) ou em órgãos de audição e equilíbrio.

Oxigenoterapia Procedimento no qual oxigênio é administrado ao paciente para aliviar ou prevenir hipoxia.

P

Paciente ambulatorial Paciente que não foi internado no hospital, mas recebe tratamento em uma clínica ou instituição associada ao hospital.

Pacote ou *bundle* de cuidados Um pacote de intervenções relacionadas ao processo de uma doença ou condição que, quando implementados conjuntamente, levando a melhores resultados para os pacientes do que quando as intervenções são implementadas individualmente.

Padrão de cuidado Nível mínimo de cuidado aceito para garantir cuidado de alta qualidade aos pacientes. Os padrões de cuidado definem os tipos de terapias normalmente administradas a pacientes com determinados problemas ou necessidades.

Padrões funcionais de saúde Método para organizar acessibilidade de dados baseado no nível de funcionamento do paciente em áreas específicas (p. ex., mobilidade).

Pagamento por desempenho Programa de melhoria de qualidade que recompensa a excelência por meio de incentivos financeiros para motivar mudanças para alcançar melhorias mensuráveis e aumentar a qualidade e a segurança do cuidado para o paciente.

Paliativo Sistema de cuidado centrado na família projetado para ajudar doentes em fim de vida a manterem um estilo de vida satisfatório para a condição de terminalidade de sua enfermidade.

Palidez Desbotamento não natural ou ausência de cor na pele.

Palpação Método de exame físico por meio do qual o examinador usa os dedos ou as mãos para sentir partes do corpo debaixo da pele do paciente.

Palpitações Saltitar ou acelerar do coração associado a emoções normais ou a uma disfunção cardíaca.

Parteiras Mulheres leigas que ajudam no parto de outras.

Patogênese Capacidade de um agente patogênico de produzir uma doença.

Patogênicos Microrganismos capazes de produzir doenças.

Patrilinear, patrilinearmente Parentesco que é limitado apenas do lado do pai.

Pensamento crítico Processo cognitivo ativo, proposital e organizado utilizado para examinar cuidadosamente o pensamento de um indivíduo e de outros indivíduos.

Percepção Imagem ou conceito mental de um indivíduo dos elementos em seu ambiente, incluindo informações obtidas pelos sentidos.

Percussão Método de exame físico em que localização, tamanho e densidade de uma parte do corpo são determinados pelo tom obtido pelo movimento de batidas leves e fortes com os dedos.

Percussão torácica Batidas na parede torácica com a mão em forma de concha para promover mobilização e drenagem de secreções pulmonares.

Perda de condicionamento Mudança fisiológica que se segue a um período de inatividade, repouso no leito ou estilo de vida sedentário. Resulta em perdas funcionais em áreas como estado mental, grau de continência e capacidade de realizar atividades da vida diária.

Perda hídrica insensível Perda hídrica contínua e não percebida pela pessoa.

Perda hídrica sensível Perda de líquidos corporais por meio de atividade secretória das glândulas sudoríparas e exalação de ar umidificado dos pulmões.

Perda maturacional Perda geralmente de um aspecto de si mesmo, resultante de mudanças normais de crescimento e desenvolvimento.

Perda percebida Perda menos óbvia para os outros. Embora seja facilmente negligenciada ou mal-entendida, uma perda percebida resulta no mesmo processo de pesar que a perda total.

Perda sensorial Estado no qual a estimulação de um ou mais sentidos é inexistente, resultando em percepção sensorial prejudicada.

Perda situacional Perda de uma pessoa, coisa ou qualidade resultante de uma mudança de uma situação de vida, incluindo mudanças relacionadas a enfermidades, imagem corporal, ambiente e morte.

Perda total Perda de um objeto, pessoa, parte ou função do corpo, ou emoção que é evidente e facilmente identificável.

Perdas necessárias Perdas que toda pessoa sofre.

Perfusão (1) Passagem de um líquido por um órgão ou área do corpo específicos. (2) Medida terapêutica por onde um medicamento destinado a uma parte isolada do corpo é introduzido na corrente sanguínea. (3) Relaciona-se à capacidade de o sistema cardiovascular bombear sangue oxigenado aos tecidos e retornar sangue desoxigenado aos pulmões.

Pergunta aberta Forma de pergunta que leva um respondente a dar uma resposta em mais do que uma ou duas palavras.

Pergunta fechada Forma de pergunta que limita a resposta do respondente a uma ou duas palavras.

Período de desenvolvimento crítico Fase ou período específico quando a presença de uma função ou raciocínio tem seu maior efeito em um aspecto específico de desenvolvimento.

Período de resguardo Período de repouso e restrição de atividades físicas após o parto, cuja duração média é de 40 dias.

Peristaltismo Contrações rítmicas do intestino que propelem conteúdos gástricos pelo percurso do trato gastrintestinal.

Peritonite Inflamação do peritônio produzida por bactérias ou substâncias irritantes introduzidas na cavidade abdominal por meio da penetração em uma lesão ou perfuração de um órgão no trato gastrintestinal ou reprodutivo.

PERRLA Acrônimo para "pupilas simétricas, redondas, reativas à luz e à acomodação"; o acrônimo é registrado no exame físico se as avaliações dos olhos e da pupila estiverem normais.

Personalismo Personalista.

Pesar Forma de sofrimento que envolve os pensamentos, sentimentos e comportamentos de uma pessoa que ocorrem como resposta de uma perda verdadeira ou percebida.

Pesar antecipado Reação de pesar na qual a pessoa inicia seu processo de pesar antes da ocorrência real de uma perda.

Petéquias Pequenos pontos roxos ou vermelhos que aparecem na pele como pequenas hemorragias em camadas dérmicas.

Pilates Um sistema de exercícios baseado em seis princípios básicos: potência, concentração, controle, precisão, fluidez de movimento e respiração.

Pirexia Elevação anormal da temperatura corporal acima de 37°C em decorrência de uma doença; o mesmo que febre.

Pirogênicos Substâncias que causam uma elevação na temperatura corporal, como no caso de toxinas bacterianas.

Pista Informação que um enfermeiro adquire por meio de escuta, observações visuais, toque e cheiros.

Placebo Apresentação que não contém ingredientes farmacologicamente ativos, mas que podem aliviar a dor por meio de efeitos psicológicos.

Planejamento de alta Atividades direcionadas a identificar futuras terapias propostas e a necessidade de recursos adicionais antes e depois do retorno para casa.

Planejar Processo de projetar intervenções para alcançar objetivos e resultados de prestação de cuidado de saúde.

Plano de gerenciamento de caso Modelo multidisciplinar para documentar a assistência prestada ao paciente, que inclui planos para problemas, intervenções-chave e desfechos esperados de pacientes portadores de uma doença ou condição específica.

Planos de cuidado padronizados Planos de cuidado escritos utilizados em grupos de pacientes que têm problemas de saúde similares.

Pneumonia hipostática Pneumonia que resulta do acúmulo de líquidos como resultado de inatividade.

Pneumotórax Coleção de ar ou gás no espaço pleural.

Polifarmácia Uso de uma série de medicamentos diferentes por um paciente que pode ter um ou vários problemas de saúde.

Ponto de impulso máximo (PIM) Ponto em que o batimento cardíaco pode ser facilmente palpado pela parede pulmonar. Este é geralmente o quarto espaço intercostal na linha média clavicular.

Ponto de vista Maneira de olhar os problemas que reflete as influências culturais e sociais de um indivíduo.

População Grupo de indivíduos que têm em comum uma ou mais características pessoais ou ambientais.

Populações vulneráveis Conjunto de indivíduos que apresentam maior probabilidade de desenvolver problemas de saúde como resultado de excesso de riscos, limitações de acesso a serviços de saúde ou por dependerem de outras pessoas para serem cuidados.

Pós-carga Resistência à ejeção ventricular esquerda; o trabalho que o coração precisa realizar para ejetar completamente o sangue do ventrículo esquerdo.

Postura Posição do corpo em relação ao espaço ao seu redor.

Prática baseada em evidência Uso da melhor evidência atual de pesquisas de enfermagem, *expertise* clínica, tendências de práticas e preferências de pacientes para guiar decisões de enfermagem sobre os cuidados prestados aos pacientes.

Pré-adolescência Estágio do desenvolvimento transicional que ocorre entre a infância e a adolescência.

Pré-carga Volume de sangue nos ventrículos no fim da diástole, imediatamente antes da contração ventricular.

Precauções de contágio pelo ar Cuidados destinados a reduzir o risco de transmissão de agentes infecciosos pelo ar que uma pessoa respira.

Precauções de contato Cuidados projetados para reduzir o risco de transmissão de microrganismos epidemiologicamente importantes por contato direto ou indireto.

Precauções de gotículas Resguardos destinados a reduzir o risco de transmissão de agentes infecciosos por meio de gotículas.

Precauções padrão Diretrizes recomendadas pelo Centers for Disease Control and Prevention (CDC) dos EUA para reduzir o risco de transmissão hospitalar de patógenos de contaminação pelo sangue ou de outros tipos.

Presbiacusia Perda de audição associada à idade. Geralmente consiste tanto na perda da sensação auditiva quanto na redução na clareza da fala.

Presbiopia Declínio gradativo da capacidade do cristalino ocular se acomodar ou focar objetos próximos; reduz a capacidade de ver objetos próximos claramente. Essa condição comumente se desenvolve com o avanço da idade.

Prescrições Orientações escritas para um agente terapêutico (p. ex., medicação, fármacos).

Presença Conexão profunda física, psicológica e espiritual ou envolvimento entre um enfermeiro e um paciente.

Preservação ou manutenção cultural do cuidado Manter e/ou preservar valores de cuidado relevantes para que os pacientes sejam capazes de manter seu bem-estar, recuperar-se de enfermidades, enfrentar deficiências e/ou morte.

Pressão do pulso Diferença entre pressões sistólicas e diastólicas, normalmente entre 30 e 40 mmHg.

Pressão hidrostática Pressão causada por um líquido.

Pressão oncótica Influência total da proteína na atividade osmótica do plasma sanguíneo.

Pressão osmótica Extração de energia da água, o que depende do número de moléculas de uma solução.

Pressão osmótica coloidal Condição anormal do rim causada pela pressão de concentrações de grandes partículas como moléculas de proteína que passarão por uma membrana.

Pressão positiva contínua nas vias aéreas (CPAP, do inglês *continuous positive airway pressure*) Suporte ventilatório utilizado para tratar pacientes com apneia obstrutiva do sono, insuficiência cardíaca congestiva e prematuros com pulmões não desenvolvidos.

Prevenção de enfermidades Programas de educação de saúde ou atividades direcionadas à proteção de pacientes contra ameaças ou potenciais ameaças à saúde e à minimização de fatores de risco.

Prevenção primária Primeiro contato em um dado episódio de doença que leva a uma decisão em relação ao curso da ação para prevenir a piora do problema de saúde.

Prevenção secundária Área da medicina preventiva focada no diagnóstico precoce, uso de serviços de referência e iniciação rápida de tratamento para interromper a progressão dos processos de doenças.

Prevenção terciária Atividades direcionadas à reabilitação, e não ao diagnóstico e ao tratamento.

Princípios éticos Série de diretrizes referentes às expectativas de uma profissão e os padrões de comportamento entre seus membros.

Privação de sono Condição resultante de uma redução na quantidade, qualidade e consistência do sono.

Problema colaborativo Complicação fisiológica que requer que o enfermeiro utilize intervenções de enfermagem e prescritas pelos médicos para maximizar os resultados do paciente.

Problema de saúde Qualquer condição ou disfunção que o paciente vivencie em consequência de uma enfermidade ou tratamento desta.

Processo de comunicação transacional circular Modelo de comunicação que melhora a comunicação linear por possibilitar que o remetente e o receptor visualizem percepções, atitudes e potenciais reações dos outros via imagem mental. Esta é uma atividade contínua e interativa.

Processo de enfermagem Método sistemático de solução de problemas pelo qual enfermeiros individualizam o cuidado para cada paciente. Os cinco passos do processo de enfermagem são: histórico de enfermagem, diagnóstico, planejamento, implementação e avaliação/evolução.

Processo de pesar Sequência de estados afetivos, cognitivos e fisiológicos pelos quais a pessoa reage a uma perda irrecuperável e finalmente a aceita.

Processo diagnóstico Passos mentais (agrupamento e análise de dados, identificação do problema) que vêm depois da avaliação e levam diretamente à formulação do diagnóstico.

Procuração para cuidados de saúde Pessoa designada pelo paciente para tomar as decisões de cuidado de saúde caso ele não seja mais capaz de tomar suas próprias decisões.

Promoção de saúde Atividades, como exercícios regulares e boa alimentação, que auxiliam os pacientes a manter ou melhorar seu nível atual de saúde e a reduzir o risco de desenvolvimento de certas doenças.

Prontuário eletrônico Registro eletrônico de informações de saúde do paciente gerado sempre que ele tem acesso a um atendimento médico em qualquer ambiente de cuidado de saúde.

Propriocepção Capacidade do corpo de sentir sua posição e se movimentar no espaço.

Prostaglandinas Substâncias potentes semelhantes a hormônios que agem em doses extremamente baixas em órgãos-alvo. Podem ser usadas para tratar asma e hiperacidez gástrica.

Proteínas Qualquer um de um grande grupo de compostos nitrogenados de ocorrência natural, complexos e orgânicos. Cada proteína é composta de grandes combinações de aminoácidos que contêm os elementos carbono; hidrogênio; nitrogênio; oxigênio; geralmente enxofre; ocasionalmente fósforo, ferro, iodo ou outros elementos essenciais das células vivas. A proteína é a maior fonte de material de construção de músculos, sangue, pele, cabelo, unhas e órgãos internos.

Proteinúria Presença de quantidades anormalmente grandes de proteína na urina, em geral albumina. Proteinúria persistente é geralmente um sinal de doença renal ou de complicações renais de outra doença, hipertensão ou insuficiência cardíaca.

Protocolo Plano escrito e aprovado especificando os procedimentos a serem seguidos durante uma avaliação ou administração de um tratamento.

Prurido Sintoma de coceira; uma sensação desconfortável que causa vontade de se coçar.

Ptose Condição anormal de uma ou ambas as pálpebras superiores na qual a pálpebra cai; causada por enfraquecimento do músculo elevador ou paralisia no terceiro nervo craniano.

Puberdade Fase do desenvolvimento em que ocorrem mudanças físicas e emocionais, incluindo o desenvolvimento de características sexuais secundárias e o início da menstruação e ejaculação.

Pulso apical Batimento cardíaco cuja ausculta é feita com a campânula ou diafragma do estetoscópio posicionado no ápice do coração.

Q

QSEN A iniciativa *Quality and Safety in the Education of Nurses* (QSEN) é o compromisso da enfermagem de cumprir com as atribuições descritas no relatório do Institute of Medicine relacionado à educação em enfermagem. A QSEN engloba seis competências: cuidados centrados no paciente, trabalho em equipe, colaboração, prática baseada em evidências, melhoria de qualidade e segurança.

Queda plantar Condição neuromuscular anormal da perna e do pé caracterizada por uma inabilidade de fazer dorsiflexão ou reversão do pé.

R

Raça Características biológicas comuns compartilhadas por um grupo de pessoas.

Raciocínio diagnóstico Processo que permite que um observador atribua um significado e classifique fenômenos em situações clínicas combinando observações e pensamento crítico.

Raiva Segunda fase dos estágios de pesar e morte de Kübler-Ross. Durante esse estágio, um indivíduo resiste à perda por meio da expressão de extremo desprazer, indignação ou hostilidade.

Ramadã Prática religiosa que ocorre durante o nono mês do ano do calendário islâmico. Consiste em jejuar do amanhecer ao pôr do sol.

Reabilitação Restauração da função normal ou quase normal de um indivíduo após uma enfermidade física ou mental, lesão ou dependência química.

Reabilitação cardiopulmonar Ajuda ativamente o paciente a alcançar e manter um nível ideal de saúde por meio de exercício físico controlado, aconselhamento nutricional, relaxamento e técnicas de controle de estresse, medicamentos prescritos e oxigênio e adesão.

Reabsorção óssea Destruição das células ósseas e liberação de cálcio no sangue.

Reação Componente da experiência de dor que pode incluir tanto respostas fisiológicas, como na síndrome de adaptação geral, quanto respostas comportamentais.

Reação à transfusão Resposta sistemática do corpo quando da administração de sangue incompatível com o do receptor.

Reação adversa Qualquer efeito prejudicial ou não intencional de uma medicação, exame diagnóstico ou intervenção terapêutica.

Reação alérgica Resposta fisiológica desfavorável a um alergênico ao qual uma pessoa foi previamente exposta e desenvolveu anticorpos.

Reação anafilática Condição de hipersensibilidade induzida pelo contato com certos antígenos.

Reação de alerta Mobilização dos mecanismos de defesa do corpo e da mente para lidar com uma situação estressante; o estágio inicial da síndrome de adaptação geral.

Reação de luta ou fuga Resposta totalmente fisiológica ao estresse que ocorre durante a fase de reação ao alarme da síndrome de adaptação geral. Grandes mudanças em todos os sistemas corporais preparam o ser humano para a escolha entre fugir ou ficar e enfrentar o estressor.

Reação idiossincrática Sensibilidade individual a efeitos de um medicamento causada por fatores hereditários ou de outras constituições corporais.

Reanimação cardiopulmonar (RCP) Procedimentos de emergência básicos para suporte à vida constituídos de respiração artificial e massagem cardíaca manual externa.

Recepção Componentes neuropsicológicos da experiência de dor nos quais os receptores do sistema nervoso recebem os estímulos de dor e os transmitem através dos nervos periféricos para a medula espinal e para o cérebro.

Recipiente graduado para medição Recipiente para medição de volume.

Reclamante Indivíduo que apresenta queixas formais contra um indivíduo ou organização por uma infração da lei.

Recuperação Período de tempo imediatamente após uma cirurgia, quando o paciente é observado rigorosamente em relação a efeitos da anestesia, alterações nos sinais vitais e sangramento. A área de recuperação geralmente situa-se no serviço de recuperação pós-anestésica.

Rede de distribuição integrada Série de profissionais e serviços organizados para prestar um cuidado contínuo e coordenado à população de pacientes atendidos por um preço fixo máximo.

Reestruturação de trabalho Processo formal utilizado para analisar o trabalho de um certo grupo e mudar a estrutura atual dos trabalhos realizados.

Referente Fator que motiva uma pessoa a se comunicar com outro indivíduo.

Reflexão Processo de pensar em algo ou lembrar-se de um evento para descobrir seu significado e propósito. Útil no pensamento crítico.

Refluxo urinário Fluxo contrário anormal de urina.

Reforço Fornecimento de uma resposta contingente ao comportamento de um estudante que aumenta a probabilidade de recorrência do comportamento.

Registro Forma escrita de comunicação que documenta permanentemente informações relevantes ao manejo dos cuidados de saúde. Lançamentos feitos no prontuário do paciente sobre todas as informações pertinentes a ele. Esses lançamentos validam os problemas e cuidados do paciente e constituem um registro legal.

Registro clínico orientado por problemas (RCOP) Método de registro de dados sobre o estado de saúde de um paciente que promove uma abordagem de solução de problemas colaborativos por todos os membros da equipe de saúde.

Registro de fonte Organização do prontuário de um paciente para que cada disciplina (p. ex., enfermagem, medicina, assistência social ou terapia respiratória) tenha uma seção separada para registrar dados. Ao contrário do prontuário do paciente orientado por problemas (POP), a informação não é organizada por problemas do paciente. A vantagem de um registro de fonte é que os cuidadores podem facilmente localizar a seção correta do registro em que podem fazer entradas.

Registro de incidente Documento confidencial que descreve qualquer acidente ocorrido com um paciente enquanto estiver no recinto de uma instituição de cuidados de saúde (ver *relatório de ocorrência*).

Registro de paciente baseado no computador Sistema computadorizado abrangente utilizado por todos os profissionais da saúde para armazenar permanentemente informações referentes ao estado de saúde de um paciente, problemas clínicos e capacidades funcionais.

Registro eletrônico do paciente Parte do prontuário eletrônico que contém dados do paciente coletados em um ambiente de cuidados de saúde referentes a um local e data específicos.

Registro gráfico Mecanismo de mapeamento que permite o registro de sinais vitais e peso de uma maneira que cuidadores podem rapidamente perceber mudanças no *status* do paciente.

Registro imediato de acurácia Mecanismo pelo qual informações que descrevem as atividades de cuidado do paciente são registradas em um período de 24 horas. As atividades são, então, traduzidas em uma pontuação de classificação, ou pontuação de acurácia, que permite uma comparação de pacientes que variam conforme a gravidade da enfermidade.

Registro médico Prontuário do paciente; um documento legal.

Registro SOAP Anotação que foca um único problema do paciente e inclui dados objetivos e subjetivos, análises e planejamento; mais frequentemente utilizado no registro clínico orientado por problemas (RCOP).

Regressão Retorno a um estágio de desenvolvimento ou comportamento inicial.

Relato Transferência de informação da equipe de enfermagem do turno atual para o turno seguinte. O relato também pode ser feito por um dos membros da equipe de enfermagem a outro profissional da saúde (p. ex., um médico ou terapeuta).

Relatório de ocorrência Documento confidencial que descreve qualquer acidente do paciente enquanto ele estava presente nas instalações da instituição de cuidados de saúde. (Ver *registro de incidente*.)

Relatório de transferência Troca verbal de informações entre cuidadores quando um paciente é movido de uma unidade de enfermagem ou ambiente de cuidado de saúde para outro. O relatório inclui a informação necessária para manter um nível consistente de cuidado de um ambiente para outro.

Relatório de troca de turno Relatório que ocorre entre dois turnos de enfermagem programados. Os enfermeiros passam as informações sobre seus pacientes designados para os enfermeiros do próximo turno de trabalho.

Relatório permanente Documentos escritos e aprovados que contêm regras, políticas, procedimentos, regulamentos e diretrizes para a conduta de cuidado do paciente em variados contextos clínicos determinados.

Glossário

Relaxamento Ato de estar relaxado ou menos tenso.

Relógio biológico Natureza clínica do funcionamento corporal. Funções controladas de dentro do corpo são sincronizadas com fatores ambientais; mesmo significado que biorritmo.

Remetente Pessoa que inicia a comunicação interpessoal por meio da transmissão de uma mensagem.

Reminiscência Relembrar o passado para atribuir novo significado a experiências passadas.

Remissões Desaparecimentos parciais ou completos de características clínicas e subjetivas de uma doença crônica ou maligna; a remissão pode ser espontânea ou consequente de terapia.

Renina Enzima proteolítica produzida pelas células justaglomerulares e nelas armazenada que envolve cada arteríola que entra no glomérulo. Essa enzima afeta a pressão sanguínea por meio da catalisação da transformação do angiotensinogênio em angiotensina, um repressor forte.

Reorganização Última das fases do luto segundo Bowlby. Durante essa fase, que às vezes demora 1 ano ou mais, a pessoa começa a aceitar papéis aos quais não está acostumada, a adquirir novas habilidades e a construir novos relacionamentos.

Repadronização ou reestruturação cultural do cuidado Reorganizar, alterar ou modificar significativamente os costumes de um paciente/família em um padrão de cuidados de saúde novo, diferente e benéfico.

Repouso no leito Manutenção do paciente no leito por motivos terapêuticos durante um período prescrito.

Reservatório Local onde microrganismos sobrevivem, se multiplicam e esperam uma transferência a um hospedeiro suscetível.

Residência assistida Estabelecimentos residenciais onde cada residente tem o próprio quarto e compartilha refeições e áreas de atividade social.

Resiliência familiar Habilidade da família de lidar com estressores esperados e não esperados.

Resolução de problemas Abordagem metódica e sistemática para explorar condições e desenvolver soluções, incluindo análise de dados, determinação de fatores causadores e seleção de ações próprias para reverter ou eliminar o problema.

Respeito Respeitoso.

Respeito cultural Comportamento respeitoso e responsivo às necessidades de um paciente diverso.

Respiração Troca de oxigênio e dióxido de carbono durante metabolismo celular.

Respiração com os lábios entreabertos Inspiração profunda seguida de expiração prolongada com os lábios entreabertos.

Respiração de Cheyne-Stokes Ocorre quando há diminuição do fluxo sanguíneo ou lesão no tronco encefálico.

Respiração de Kussmaul Aumento da velocidade e profundidade das respirações.

Respiração diafragmática Respiração na qual o abdome se estende enquanto o diafragma desce na inspiração.

Responsabilidade Realização de obrigações associadas a determinado papel.

Responsabilização Estado de responder por seus atos – um enfermeiro responde por si mesmo, o paciente, a profissão, a instituição empregadora, tal como um hospital, e a sociedade pela efetividade dos cuidados de enfermagem realizados.

Retenção urinária Retenção de urina na bexiga; condição frequentemente causada por uma perda temporária da função muscular.

Retinopatia diabética Disfunção dos vasos sanguíneos da retina. Alterações patológicas secundárias ao aumento da pressão nos vasos sanguíneos da retina resultam em diminuição da visão ou perda de visão causada por hemorragia e edema macular.

Resposta de retorno Técnica de escuta ativa que leva o respondente a continuar contando uma história ou descrevendo uma situação. Envolve o uso de frases como "continue", "a-hã" e "conte-me mais".

Réu Indivíduo ou organização contra o qual são apresentadas acusações legais em um tribunal.

Ritmo circadiano Repetição de certo fenômeno fisiológico em um ciclo de 24 horas.

Ritmo sinusal normal O padrão de ondas em um eletrocardiograma que indica condução normal de um impulso elétrico pelo miocárdio.

Robustez familiar Força e durabilidade interna de uma unidade familiar; caracterizada pelo senso de controle sobre o resultado de eventos da vida e dificuldades, uma visão de mudança como benéfica e geradora de crescimento e uma orientação mais ativa do que passiva em resposta a eventos estressantes da vida.

Rolo de posicionamento de trocanter Suporte de toalha em forma de rolo colocado ao redor dos quadris e na parte superior da perna para prevenir rotação externa das pernas.

Rolos de mão Rolos de pano que mantêm o polegar levemente aduzido e em oposição aos dedos.

Ronco Som pulmonar anormal auscultado quando as vias respiratórias do paciente estão obstruídas com secreções espessas.

Ruído Som anormal ou murmúrio escutado durante a ausculta de um órgão, glândula ou artéria.

S

Sacos de areia Tubos plásticos preenchidos com areia que podem ser formatados a contornos do corpo. Eles podem imobilizar uma extremidade ou manter o alinhamento corporal.

Saída O produto e as informações obtidos do sistema.

Saturação de oxigênio Quantidade de hemoglobina completamente saturada de oxigênio, apresentada como valor percentual.

Saúde Estado dinâmico no qual os indivíduos se adaptam a seus ambientes internos e externos para que haja um estado de bem-estar físico, emocional, intelectual, social e espiritual.

Saúde familiar Determinada pela efetividade da estrutura da família, os processos que ela usa para conquistar seus objetivos e forças internas e externas.

Saúde holística Visão abrangente da pessoa como ser biopsicossocial e espiritual.

Sedação consciente Administração de medicamentos depressores do sistema nervoso central e/ou analgésicos para proporcionar analgesia, aliviar ansiedade e/ou possibilitar amnésia durante procedimentos cirúrgicos, diagnósticos ou intervencionistas.

Sedação moderada/analgesia/sedação consciente Administração de fármacos e/ou analgésicos depressores do sistema nervoso central para proporcionar analgesia, aliviar ansiedade e/ou produzir amnésia durante procedimentos cirúrgicos, diagnósticos ou intervencionistas. Rotineiramente utilizadas em procedimentos diagnósticos ou terapêuticos que não requerem anestesia completa, mas simplesmente um nível de consciência diminuído.

Sedativos Medicamentos que produzem um efeito calmante por meio da redução da atividade funcional, diminuição da irritabilidade e alívio da excitação.

Segmentação Alternância entre contração e relaxamento da mucosa gastrintestinal.

Segurança alimentar Quando todos os membros de uma mesma residência têm acesso a alimento suficiente, seguro e nutritivo para manter um estilo de vida saudável.

Seguro de negligência Tipo de seguro para proteger o profissional da saúde. No caso de uma acusação de negligência, o seguro pagará o prêmio ao reclamante.

Sentido conotativo Tonalidade ou interpretação do significado de uma palavra influenciada pelos pensamentos, sentimentos ou ideias que o indivíduo possa ter sobre ela.

Sentido denotativo Significado de uma palavra compartilhada por indivíduos que usam uma linguagem em comum. Por exemplo, a palavra *beisebol* tem o mesmo significado para todos os indivíduos que falam português, mas a palavra *código* primariamente denota parada cardiorrespiratória para médicos.

Serviço de enfermagem especializada Instituição ou parte de uma instituição que atende a critérios de acreditação estabelecidos pelas seções da *Social Security Act* que determinam as bases para reembolso de Medicaid e Medicare por cuidado de enfermagem especializado, incluindo reabilitação e diversos procedimentos médicos e de enfermagem.

Serviço de recuperação pós-anestésico (SRPA) Área adjacente ao centro cirúrgico para onde os pacientes cirúrgicos são levados ainda sob anestesia.

Sexualidade "Uma função da personalidade total... relacionada a variáveis biológicas, psicológicas, sociológicas, espirituais e culturais da vida..." (Sex Information and Education Council of the United States, 1980).

Shabat Período do pôr do sol da sexta-feira até o pôr do sol do sábado. Essa prática religiosa representa um dia de descanso e adoração para judeus e algumas crenças cristãs.

Simpatia Amigável.

Sinais vitais Temperatura, pulso, respirações e pressão arterial.

Sinapse Região que envolve o ponto de contato entre dois neurônios ou entre um neurônio e um órgão efetor.

Síndrome da adaptação geral Resposta defensiva generalizada do corpo ao estresse; consiste em três fases: alerta, resistência e exaustão.

Síndrome do avanço da fase do sono Comum em idosos; um transtorno do sono manifestado por despertar muito cedo pela manhã com incapacidade de voltar a dormir. Acredita-se que essa síndrome seja causada pelo avanço do ritmo circadiano do corpo.

Síndromes ligadas à cultura Enfermidades restritas a uma cultura ou determinado grupo em virtude de suas características psicossociais.

Sistema de informação clínica (CIS) Sistema de informação baseado em computador que coleta, armazena e manipula informações para permitir que médicos tomem decisões informadas sobre cuidados do paciente.

Sistema de informação em enfermagem Sistema que incorpora os princípios de informática na enfermagem para apoiar o trabalho que os enfermeiros realizam por meio da facilitação da documentação de atividades do processo de enfermagem e oferta de recursos para gerenciar a prestação de cuidados de saúde.

Sistema de previsão de pagamento por internação Mecanismo de pagamento para reembolso de hospitais por serviços de saúde realizados em pacientes internados no qual uma taxa predeterminada é estabelecida para tratamentos de enfermidades específicas.

Sistema métrico Sistema decimal logicamente organizado de medição; unidades métricas podem ser facilmente convertidas e calculadas pela multiplicação e divisão simples. Cada unidade básica de medida é organizada em unidades de 10.

Sistemas de apoio para decisões clínicas Programas computadorizados utilizados no contexto de cuidados de saúde para apoiar tomadas de decisões.

Sistemas de drenagem de feridas Unidades portáveis convenientes que se conectam a drenos tubulares mantidos em um leito e exercem aspiração segura, constante e de baixa pressão para remover e coletar drenagens.

Sistólico Pertencente à contração ventricular ou resultante dela.

Sobrecarga de volume de líquidos Distúrbio hidreletrolítico caracterizado pelo aumento na retenção de líquidos e edema, resultante da falha dos mecanismos homeostáticos corporais em regular a retenção e excreção de líquidos corporais.

Sobrecarga sensorial Estado no qual a estimulação de um ou mais sentidos é tão excessiva que o cérebro releva ou não responde de modo significativo ao estímulo.

Socialização Interação com amigos ou outras pessoas; comunicação com outros para estabelecer relacionamentos e ajudar as pessoas a se sentirem relaxadas.

Solidariedade Preocupação, tristeza ou pena sentida pelo enfermeiro em relação ao paciente. Solidariedade é uma visão subjetiva do mundo de outra pessoa que previne uma perspectiva clara de todos os lados do problema enfrentado pelo indivíduo.

Solução Mistura de uma ou mais substâncias dissolvidas em outra substância. As moléculas de cada substância se dispersam homogeneamente e não mudam quimicamente. A solução pode ser líquida, gasosa ou sólida.

Soluto Substância dissolvida em uma solução.

Solvente Qualquer líquido no qual outra substância possa ser dissolvida.

Som de Korotkoff Som ouvido durante a aferição de pressão arterial utilizando um esfigmomanômetro e um estetoscópio.

Sonda de alimentação por gastrostomia Inserção de uma sonda por um estoma no estômago para administração de alimentação enteral.

Sonda nasogástrica (SNG) Tubo inserido dentro do estômago pelo nariz para esvaziar os conteúdos do estômago ou administrar medicação e/ou alimentos.

Sono Estado marcado pela redução da consciência, da atividade musculoesquelética e pela depressão do metabolismo.

Sono com movimento rápido dos olhos (REM) Estágio do sono no qual os sonhos e movimentos rápidos dos olhos são proeminentes; importante para restauração mental.

Sono sem movimento rápido dos olhos (não REM) Sono que ocorre durante os quatro primeiros estágios do sono normal.

Sonolência diurna excessiva (SDE) Fadiga extrema sentida durante o dia. Sinais de SDE incluem cair no sono em horários inapropriados como ao comer, falar ou dirigir. Pode indicar um transtorno do sono.

Sons adventícios Sons anormais nos pulmões ouvidos à ausculta.

Subculturas Variados grupos étnicos, religiosos e outros com características distintas da cultura dominante.

Subcutânea Injeção aplicada no tecido conjuntivo embaixo da derme. O tecido subcutâneo absorve os medicamentos mais lentamente do que os que são injetados no músculo. As injeções são aplicadas em um ângulo de 45°.

Sublingual Via de administração de medicação na qual o medicamento é colocado sob a língua do paciente.

Superinfecção Infecção secundária geralmente causada por um patógeno oportunista.

Surfactante Substância química produzida nos pulmões para manter a tensão superficial dos alvéolos e prevenir que eles colapsem.

T

Talas de mão e pulso Talas individualmente moldadas para o paciente manter alinhamento próprio do polegar, adução leve do pulso e dorsiflexão leve.

Tamponador ou tampão Substância ou grupo de substâncias que podem absorver ou liberar íons hidrogênio para corrigir um desequilíbrio ácido-básico.

Taquicardia Ritmo cardíaco regular rápido que varia entre 100 e 150 bpm.

Taquipneia Ritmo anormalmente rápido de respiração.

Tátil Relacionado ao sentido de toque.

Taxa metabólica basal (TMB) Quantidade de energia usada em uma unidade de tempo em um contexto de jejum e repouso para manter funções vitais.

Taxas de incidentes Taxa de novos casos de uma doença em uma população específica durante um período de tempo definido.

Tecido de granulação Projeções moles, rosadas e carnudas de tecido que se formam no processo de cicatrização de uma ferida que não está sendo curada por cicatrização primária.

Técnica asséptica Qualquer procedimento de cuidado de saúde em que se acrescentam precauções utilizadas para prevenir contaminação de uma pessoa, objeto ou área por microrganismos.

Técnica de rolagem em bloco Manobra usada para virar um paciente reclinado de um lado para outro ou completamente sem desalinhar a coluna vertebral.

Técnico de enfermagem certificado Nos EUA, é também conhecido como enfermeiro licenciado ou, no Canadá, como auxiliar de enfermagem. É um profissional de enfermagem treinado em competências básicas de enfermagem e prestação de serviços de cuidado direto ao paciente. No Brasil, é um membro da equipe de enfermagem com qualificação técnico-profissionalizante que atua sob supervisão do enfermeiro.

Temperatura interna Temperatura de estruturas profundas do corpo.

Tendências e preconceitos Crenças e atitudes que associam características permanentes negativas a pessoas que são percebidas como diferentes de alguém.

Teoria do cuidado transcultural Teoria de Leininger que enfatiza o cuidado culturalmente congruente.

Teratógenos Agentes químicos ou fisiológicos que podem produzir efeitos adversos no embrião ou feto.

Termogênese Processo fisiológico da produção de calor pelo corpo.

Termogênese sem tremores Ocorre principalmente em recém-nascidos. Pelo fato de os recém-nascidos não conseguirem tremer, uma quantidade limitada de tecido adiposo marrom vascular presente no nascimento pode ser metabolizada para produção de calor.

Termorregulação Controle interno da temperatura corporal.

Testamento vital Instrumento pelo qual uma pessoa registra seus desejos em seu leito de morte.

Teste imunoquímico fecal Exame de triagem para câncer de cólon. Detecta sangue oculto nas fezes e não é afetado por medicação ou alimentos ingeridos.

Teste/pesquisa de sangue oculto nas fezes (SOF) Mede quantidades microscópicas de sangue nas fezes.

Tolerância Ponto no qual uma pessoa não está disposta a aceitar dor de maior gravidade ou duração.

Tolerância à atividade Tipo e quantidade de exercício ou trabalho que uma pessoa é capaz de realizar sem esforço excessivo ou lesões.

Tomada de decisão Processo que envolve avaliação crítica de informações que começa com reconhecimento de um problema e termina com geração, teste e avaliação de uma conclusão. Vem ao fim do pensamento crítico.

Tomada de decisões clínicas Abordagem para a resolução de problemas que enfermeiros usam para definir problemas de pacientes e selecionar tratamento apropriado.

Tônus muscular Estado normal de tensão muscular balanceada.

Glossário

Toque Entrar em contato com outra pessoa, geralmente com carinho, suporte emocional, encorajamento ou ternura.

Torpor Uma das quatro fases do luto segundo Bowlby. É caracterizada pela falta de sentimento ou sentimento de atordoamento por uma perda; pode durar alguns dias ou muitas semanas.

Tosse Expulsão de ar repentina e audível dos pulmões. Quando a pessoa inspira, a glote está parcialmente fechada, e os músculos acessórios da expiração se contraem para expelir ar forçadamente.

Tosse produtiva Expulsão de ar repentina dos pulmões que efetivamente remove catarro do trato respiratório e ajuda a desobstruir as vias respiratórias.

Transcendência A crença existente de que há uma força externa e maior do que a pessoa no mundo material.

Transcultural Conceito de cuidado que se estende entre culturas, distinguindo a enfermagem de outras disciplinas de saúde.

Transfusão autóloga Procedimento no qual se remove sangue de um doador que fica guardado por um período variável de tempo antes do retorno à circulação do próprio doador.

Transporte ativo Movimento de material através da membrana celular por meio de atividade química que permite que a célula aceite moléculas maiores que de outra forma não seria possível.

Traqueostomia Procedimento por meio do qual uma incisão cirúrgica é feita na traqueia e uma pequena via respiratória artificial (um tubo de traqueostomia) é inserida.

Tríade de Virchow As três grandes categorias de fatores considerados como fatores que contribuem para a formação de trombose venosa: hipercoagulabilidade, alterações hemodinâmicas e lesão ou disfunção endotelial.

Trimestre Referente a uma das três fases da gravidez.

Trombo Acúmulo de plaquetas, fibrina, fatores coagulantes e elementos celulares do sangue fixados à parede interior de uma veia ou artéria, às vezes ocluindo o lúmen de um vaso.

Tubo de jejunostomia Tubo oco inserido no jejuno pela parede abdominal para administração de alimentos liquefeitos para pacientes com alto risco de aspiração brônquica.

Tubo endotraqueal Vias respiratórias artificiais temporárias para administrar ventilação mecânica, aliviar obstrução de vias respiratórias superiores, proteger contra aspiração ou limpar secreções.

Turgor Resiliência normal da pele causada pela pressão exterior das células e líquido intersticial.

U

Umidificação Processo de adicionar água a um gás.

Unidade de cuidado pré-anestésico Área fora do centro cirúrgico onde preparações pré-operatórias são realizadas.

Unidade de cuidado pré-cirúrgico (UCPC) Área fora do centro cirúrgico onde preparações pré-operatórias são realizadas.

Ureterostomia Desvio de urina de uma bexiga doente ou defeituosa para fora por meio de uma abertura artificial na pele.

Urina residual Volume de urina restante na bexiga após o esvaziamento normal; é comum que a bexiga seja quase completamente esvaziada após a micção.

Urinol Recipiente para coleta de urina.

Urômetro Aparelho para medir pequenas quantidades frequentes de urina de um sistema de cateter urinário de demora.

Urossepse Organismos na corrente sanguínea.

Uso abusivo de medicação Padrão mal-adaptativo do uso de medicação recorrente.

Utilitarismo Ética que propõe que o valor de algo é determinado por sua utilidade. O melhor bem ao maior número de pessoas constitui o princípio orientador para ação em um modelo utilitário de ética.

V

Validação Ato de confirmar, verificar ou corroborar a veracidade dos dados de avaliação ou a adequação do plano de cuidados.

Valor Crença pessoal sobre o mérito de determinada ideia ou comportamento.

Valores morais Convicção pessoal de que algo é absolutamente correto ou errado em todas as situações.

Variância Evento inesperado que ocorre durante o cuidado do paciente e que é diferente das previsões do mapa de cuidados. Variâncias ou exceções são intervenções ou resultados que não são alcançados conforme previsto. A variância pode ser positiva ou negativa.

Variante Diferente de um padrão definido.

Vasoconstrição Estreitamento do lúmen de qualquer vaso sanguíneo, principalmente de arteríolas e veias em reservatórios de sangue na pele e vísceras abdominais.

Vasodilatação Aumento no diâmetro de um vaso sanguíneo causado por inibição de seus nervos vasoconstritores ou estimulação de nervos dilatadores.

Veneno Qualquer substância que prejudique a saúde ou destrua a vida quando ingerida, inalada ou absorvida pelo corpo em quantidades relativamente pequenas.

Ventilação Processo respiratório pelo qual gases são movidos para dentro e para fora dos pulmões.

Ventilação não invasiva com pressão positiva (VNIPP) Utilizada para prevenir o uso de vias respiratórias artificiais invasivas (tubo endotraqueal [TE] ou traqueostomia) em pacientes com insuficiência respiratória aguda, edema pulmonar cardiogênico ou exacerbação de doença pulmonar obstrutiva crônica. Também é utilizada após a extubação de um TE.

Vertigem Sensação de tontura ou rotação.

Vetores Pessoas ou animais que portam e espalham um organismo que causa doenças em outros, mas eles mesmos não adoecem.

Vibração Pressão delicada e trêmula aplicada com as mãos na parede torácica apenas durante a expiração.

Viés inconsciente/implícito Viés do qual o indivíduo não tem consciência e que acontece fora de seu controle; é influenciado por acontecimentos prévios pessoais, ambientes culturais e experiências próprias.

Vínculo Relação psicossocial inicial que se desenvolve entre os pais e o recém-nascido.

Violência lateral Comportamento verbal e não verbal hostil, agressivo e nocivo apresentado por um enfermeiro a outro por meio de atitudes, ações, palavras ou comportamentos. Esse comportamento inclui críticas, intimidações, acusações, brigas, humilhação pública, isolamento, deixar de ajudar ou impedir esforços para a realização das atribuições, o que faz o enfermeiro se sentir intimidado, inadequado e impotente.

Violência no local de trabalho O ato de ameaça ou violência que abrange desde abuso verbal a agressão física, direcionado a pessoas no trabalho ou em serviço.

Virulência Capacidade de um organismo de rapidamente produzir uma doença.

Visão de mundo Posicionamento ou perspectiva cognitiva sobre fenômenos característicos de um grupo cultural em particular.

Visão de mundo êmica Perspectiva interna de um encontro cultural.

Visão étnica do mundo A perspectiva externa de uma relação cultural.

Visual Relacionado à visão ou sentido por ela.

Vitaminas Compostos orgânicos essenciais em pequenas quantidades para funcionamento fisiológico e metabólico normal do corpo. Com poucas exceções, as vitaminas não podem ser sintetizadas pelo corpo e devem ser obtidas por meio da alimentação ou de suplementos nutricionais.

Volume sistólico (VS) Quantidade de sangue ejetado pelos ventrículos em cada contração. Pode ser afetado pela quantidade de sangue no ventrículo esquerdo ao fim da diástole (pré-carga), pela resistência à ejeção ventricular esquerda (pós-carga) e pela contratilidade miocárdica.

Vovós parteiras São pessoas amadoras que auxiliam no trabalho de parto e no parto propriamente dito de outras mulheres.

Z

Zumbido Ausculta de sibilo em uma ou ambas as orelhas.

Índice Alfabético

A

Abandono, 42, 221, 878
- de pacientes, 368
Abdome, 660, 1409, 1568
Abdução, 673
Abertura
- da(s) embalagem(ns)
-- de luvas, 540
-- estéreis, 527
- de material estéril
-- em uma superfície plana, 527
-- enquanto o segura, 527
Abordagem(ns)
- à ética, 350
- às preocupações de saúde de idosos, 215
- complementares e integrativas de saúde, 780
- da confiança, 417
- de cuidados centrada no paciente, 467
- de ensino, 416
- narrativa, 416
- para examinar idosos, 252
- participativa, 416
Aborto, 823
Abrangência, 2
Abrasão, 1013, 1466
Abreviações na documentação de cuidados de saúde, 432
Absorção, 688, 714, 1290
Abuso
- de álcool e substâncias, 43
- de idosos, 614
- emocional, 42
- financeiro, 221
- físico, 42, 221
- infantil, 614
- psicossocial ou emocional, 221
- sexual, 42, 221, 821, 826
Ação, 91
Accountable Care Organizations (ACOS), 18
Aceitação, 408, 864
Acesso
- a cuidados de saúde, 356
- aos cuidados, 38
- intravenoso periférico, 1174
- venoso intermitente, 740
Acidente(s)
- automobilísticos, 449
- envolvendo crianças, 452
- nos adolescentes, 180
- relacionados a
-- equipamentos/aparelhos, 456
-- procedimentos, 456
-- vascular encefálico, 1287, 1529
-- idosos e, 217
Ácido(s)
- acetilsalicílico, 1266, 1296
- fólico, 1295
- graxos, 1288
Acidose, 1154
- metabólica, 1154, 1155
- respiratória, 1154, 1155
Acne, 1013
Acolhimento da família durante a cirurgia e a recuperação, 1575
Aconselhamento, 10, 312
- genético, 112
Acuidade
- auditiva, 633
- visual, 208, 626

Aculturação, 131
Acúmulo de cerume, 1529
Acupontos, 788
Acupressão, 782, 1264
Acupuntura, 781, 788
Acurácia, 386
Adaptação(ões)
- para audição reduzida, 1543
- para olfato reduzido, 1544
- para perdas visuais, 1543
- para sensibilidade tátil reduzida, 1544
- psicossocial à doença, luto e aprendizagem, 408
Adequação, 241
Adesão, 118
- à terapia medicamentosa, 709
- do paciente, 315
Adjuvantes, 1265, 1269
Administração
- bucal, 693
- controlada por volume, 740
- de alimentações enterais via sonda nasoenteral, gastrostomia ou jejunostomia, 1334
- de analgésicos, 1268
- de enema de limpeza, 1429
- de injeções, 731, 760
- de medicações pré-operatórias, 1578
- de medicamentos, 685, 715
-- através de sonda enteral, 716
-- intravenosos em paralelo (*piggyback*), em infusão intermitente e em bombas de seringa, 771
-- na orelha, 721
-- oftálmicos, 746
-- por meio
--- de *bolus* intravenoso, 766
--- de irrigação, 727
-- por via
--- inalatória, 725
--- nasal, 719
--- oral, 741
-- vaginais, 723
- de recursos, 3
- de supositórios retais, 725
- de terapia intravenosa em domicílio, 740
- de vacinas, 734
- intraocular, 694, 721
- intravenosa, 738
- oral, 715
- parenteral, 693, 727
- segura de insulina, 711
- sublingual, 693
- tópica, 693
Adolescência, 166, 178, 818
Adolescentes, 176, 178
- de grupos minoritários, 182
- risco de suicídio, 453
Adução, 673
Adultez emergente, 186
Adultos
- de meia-idade, 186, 194
- jovens, 186
Advocacia, 349
- em saúde, 4
Aerossol, 687
Afasia, 676, 1536, 1544, 1545
- expressiva, 1536
- global, 1536
- receptiva, 1536
Afetação e humor, 613

Afirmação diagnóstica, 273
Aflição moral, 352, 353
Agente(s)
- antidiarreicos, 1422
- de mudança, 44
- estressores, 887
- infeccioso, 497
Agregar ao conhecimento e capacidade existentes, 416
Agrupamento de dados, 269
Água, 1288
- de torneira, 1423
- fervente, 513
Agulhas, 728
AHRQ, 66
Aidet®, 387
Albumina, 1288
Alcaçuz, 791
Alcalose, 1154
- metabólica, 1155, 1156
- respiratória, 1154, 1155
Alcance de populações e comunidades saudáveis, 38
Álcool, 114, 1220
Aldosterona, 1147
Alergia(s), 708, 1079, 1564
- medicamentosa, 689
Alho, 791
Alimentação, 1074
- alterada, 877
- e ingestão calórica, 1221
Alimento, 498
Alinhamento, 908, 960
- corporal, 908, 913, 920, 960, 972
Alívio
- do sofrimento, 106
- dos sintomas, 106
Alongamento palmar, 932
Alopatia, 780
Alopecia, 622, 1017, 1018
Alostase, 888
Alteração(ões)
- auditivas, 209
- cognitivas
-- do adulto jovem, 187
-- dos recém-nascidos, 168
-- nas crianças
--- de 1 a 3 anos, 173
--- em idade escolar, 177
-- nos adolescentes, 179
-- nos adultos de meia-idade, 195
-- nos idosos, 210
-- nos lactentes, 170
-- nos pré-escolares, 175
- comportamentais e emocionais, 93
- do padrão respiratório, 565
- do sistema nervoso central, 1071
- físicas, 167
-- do adulto jovem, 187
-- do recém-nascido, 167
-- nas crianças
--- de 1 a 3 anos, 173
--- em idade escolar, 176
-- nos adolescentes, 179
-- nos adultos de meia-idade, 195
-- nos lactentes, 170
-- nos pré-escolares, 174
- fisiológicas
-- do envelhecimento e seu efeito sobre a segurança do paciente, 470
-- na gravidez, 193
-- nos idosos, 207

- funcionais nos idosos, 210
- hormonais durante a gravidez, 167
- na amplitude de movimento, 971
- na autoestima, 813
- na função
-- cardíaca, 1072
-- respiratória, 1072
- na saúde sexual, 825
- na temperatura, 552
- no estado nutricional, 1302
- no nível de consciência, 1450
- proprioceptivas, 1530
- psicossociais
-- do adulto jovem, 187
-- dos recém-nascidos, 169
-- na gravidez, 167, 194
-- nas crianças
--- de 1 a 3 anos, 173
--- em idade escolar, 177
-- nos adolescentes, 180
-- nos adultos de meia-idade, 195
-- nos idosos, 213
-- nos lactentes, 170
-- nos pré-escolares, 175
- sensoriais, 1527, 1528, 1533
- urinárias, 1358
Altura e peso, 614
Amamentação, 172, 1293
Ambiente(s), 51, 91, 238, 249, 283, 321, 382, 552, 705, 1157
- confortável e tranquilo, 878
- de aprendizagem, 410
- de cuidado(s), 309
-- de saúde, 460
- de cura, 103
- de isolamento, 519
- de proteção, 518
- do quarto do paciente, 1037
- domiciliar do paciente, 461
- insalubres, 113
- na hora de dormir, 1225
- no histórico de enfermagem, 256
Ambiguidade de papéis, 803
American
- Nurses Association (ANA), 2
- Society of Anesthesiologists, 1555
Aminoácidos
- essenciais, 1288
- não essenciais, 1288
Amiodarona, 1296
Amitriptilina, 1296
Amostra(s)
- de catarro, 1083
- de feridas, 524
- de fezes, 524, 1410
- de sangue, 524
- de urina, 524
Amplitude, 241
- de movimento, 920, 961, 967
-- articular, 672
Anabolismo, 1290
Anafilaxia, 1178
Analgesia
- controlada pelo paciente, 1269, 1270, 1278
- epidural, 1271, 1272
-- controlada pelo paciente, 1271
- multimodal, 1267
Analgésicos, 1265, 1296
- tópicos ou transdérmicos, 1270
Análise, 68, 231
- crítica das evidências, 67

Índice Alfabético

- da causa-raiz, 456
- de comunicação, 396
- de modo e efeito de falhas, 456
- de um problema ético, 352
- dimensional, 697
- do tempo, 339
- e diagnóstico de enfermagem, 266, 463
-- e comunicação, 389
-- e necessidades de aprendizagem, 414
- e revisão de plano de cuidados de enfermagem existente, 308
Analogias, 419
Anamnese, 459, 708, 1157
Anastomose da bolsa ileoanal, 1407
Andadores, 934
Andar, 932
Anel inguinal, 669
Anemia falciforme, 112
Anestesia
- geral, 1581, 1582
- local, 1271
-- injetável, 1270
- regional, 1270, 1271, 1582
Angina de peito, 1073
Ângulo costal, 645
Anorexia nervosa, 182, 1294
Anormalidades
- do leito ungueal, 624
- musculares, 961
- musculoesqueléticas, 1071
- posturais, 961
Ansiedade, 198, 294, 877, 1572
- e medo, 1248
Antagonista, 911
Antecipação e prevenção de complicações, 310
Anti-hipertensivos, 1296, 1565
Anti-inflamatórios, 1296
- não esteroidais, 1565
Antiácidos, 1296
Antiarrítmicos, 1296s, 1565
Antibióticos, 1296, 1565
Anticoagulante, 1296, 1565
Anticonvulsivantes, 1220, 1296, 1565
Antidepressivos, 1296
- e estimulantes, 1220
Antiparkinsoniano, 1296
Antipiréticos, 558
Antipsicótico, 1296
Antissepsia, 512
- cirúrgica, 525, 526
-- das mãos, 538
- clínica, 512
Antropometria, 1301
Ânus, 669, 1403
Aparelho(s)
- auditivo(s), 1036, 1542
-- digitais, 1036
-- retroauricular, 1036
- de mensuração por método oscilométrico, 572
- de pressão arterial para auscultação, 570
- lacrimal, 629
Aparência, 613, 676
- da ferida, 1466
- pessoal, 383
Apego, 167
Aplicação(ões)
- cutâneas, 718
- de atadura em rolo, 1490
- de avental estéril, 528
- de calor, 1264
- de curativos secos e úmidos, 1505
- de frio e calor, 1262, 1491
- de gaze ou atadura elástica, 1519
- de terapias de calor e frio, 1492

- secas, 1492
- tópicas de medicamentos, 718
- úmidas, 1492
Apneia, 565
- do sono, 1217, 1224
-- central, 1217
-- obstrutiva, 1558
Apoio
- à tomada de decisão, 117
- ao cuidador da família, 153
- à família em luto, 879
- mútuo, 340
- social, 1249, 1536
Aposentadoria, 205, 213
Aprendizagem, 401, 405
- afetiva, 403
- baseada em problema, 243
- cognitiva, 403
- em adultos, 408
- em crianças, 408
- psicomotora, 404
Apresentações de medicamentos, 687
Aprovação, 394
Aquecimento intraoperatório, 1581
Arco senil, 629
Área
- aórtica, 647
- apical ou mitral, 647
- de superfície corporal, 688
- pulmonar, 647
- tricúspide, 647
Arritmias, 562, 648, 1072
Arrumação do leito, 1039
- desocupado, 1043
- ocupado, 1040
Artéria(s)
- carótida, 640, 649
- femoral, 653
- periféricas, 651
- temporal, 555
Arteterapia, 782
Articulações, 909, 960
- cartilaginosas, 909
- fibrosas, 909
- sinoviais, 909
Artigos contaminados, 514
Artrite, 43, 914
- séptica, 498
Aspectos culturais
- da família, 149
- do cuidado, 88, 467
Aspiração, 716, 1106, 1323
- das vias respiratórias aberta e fechada, 1095
- orofaríngea e nasofaríngea, 1095
- orotraqueal ou nasotraqueal, 1095
- pulmonar, 1317
- traqueal, 1095
Assentos infantis para carros, 169
Assertividade, 388, 900
Assimilação, 131
Associação, 677
Assoalho da boca, 637
Ataduras, 1488
Atelectasia, 963, 1558, 1591
Atenção, 1248
- primária, 17, 18
- secundária, 17, 19
- terciária, 17, 19
Atitude(s), 249, 284, 306, 705
- da enfermagem em relação aos idosos, 204
- de pensamento crítico, 238, 239
-- para o histórico de enfermagem, 257
- do paciente sobre uso de medicamentos, 709

Atividade(s), 907
- da vida diária, 311
- do dia a dia, 907
- e mobilidade, 968
- e o exercício
-- análise e diagnóstico de enfermagem, 922
-- apoio familiar e social, 917
-- aspectos comportamentais, 916
-- disposição, 919
-- estilo de vida, 916
-- fatores
--- ambientais, 921
--- culturais e socioeconômicos, 920
--- que influenciam a mobilidade, 922
-- histórico de enfermagem, 918
-- origem cultural, 916
-- processo de enfermagem, 918
-- questões relacionadas com o ambiente, 916
-- física, 913, 1404
- instrumentais da vida diária, 312, 991
Ato de urinar, 1350
Atribuições, 335, 349
Atrito, 908, 960, 1450
- pleural, 645
Atrofia, 621
- muscular, 962
Atualização da documentação, 432
Audição, 1527, 1528, 1535, 1542
Audiologista, 1533
Auditoria, 427
Aumento
- da autoestima em idosos, 804
- da taxa metabólica, 1071
- do bicarbonato, 1155
Aura, 477
Ausculta, 612
- da pressão arterial, 570
- do abdome, 662
- do coração, 648
- pulmonar, 1081
Autoabsorção, 160
Autoconceito, 94, 797, 799, 804, 1567
- ambiente, 807
- análise e diagnóstico de enfermagem, 807
- cuidado(s)
-- agudo, 812
-- restauradores e contínuos, 812
-- estabelecimento de prioridades, 809
-- histórico de enfermagem, 805
-- implementação, 812
-- pensamento crítico, 805
-- planejamento de enfermagem e identificação de resultados, 808
-- processo de enfermagem, 805
-- promoção da saúde, 812
-- resultados, 808
-- trabalho em equipe e colaboração, 811
Autoconfiança, 239
Autoconsciência, 240
Autocontrole da doença crônica, 121
Autocuidado, 1249
- para enfermeiros, 8
Autodiálogo, 380
Autoeficácia, 323, 406
Autoestima, 86, 799, 801, 878, 1596
Autoexame
- da genitália masculina, 668
- das mamas, 655
Autoexposição, 393
Autoimagem corporal, 1567
Automedição da pressão arterial, 574
Autonomia, 3, 159, 335, 348, 387, 799
Autoridade, 239, 240, 335

Autorrealização, 86
Autorregulação, 231
Autotranscendência, 842
Auxílio(s)
- ao paciente no exercício, 927
- dos pacientes na alimentação oral, 1312
- na deambulação, 929, 930
- na tomada de decisões em fim de vida, 874
- sensoriais, 1018
Avaliação(ões), 3, 231, 247, 339, 407, 888
- breve do letramento em saúde, 136
- cardíaca, 649
- cultural, 134, 135
- da área de cuidados, 439
- da boca e da faringe, 636
- da capacidade de autocuidado, 1012
- da cavidade oral, 1015
- da comunicação, 395
- da comunidade, 45
- da difusão e da perfusão, 565
- da dor em pacientes
-- culturalmente diversificados, 1249
-- não verbais, 1253
-- no pré-operatório, 1566
- da função nervosa sensorial, 679
- da genitália
-- e do sistema reprodutor feminino, 666
-- masculina, 667
- da lesão/ferida, 1472
- da pele, 622, 1012
- da prática profissional, 3
- da saúde emocional, 1566
- da urina, 1359
- das evidências de modo crítico, 67
- das influências culturais, 1018
- das mamas femininas, 659
- das necessidades
-- de idosos, 205
-- de saúde de indivíduos, famílias e comunidades, 38
- das práticas de cuidados de higiene, 1018
- das unhas, 625
- de enfermagem, 319
- de julgamentos clínicos, 241
- de membros de grupos populacionais vulneráveis, 41
- de odores característicos, 610
- de pacientes com enfermidades crônicas, 118
- de perigos domésticos, 461
- de reflexos comuns, 681
- de saúde, 603
- de tolerância à temperatura, 1490
- de transtornos específicos do sono, 1224
- do abdome, 662
- do autocuidado, 323
- do conforto ambiental, 461
- do cuidado de saúde, 328
- do desenvolvimento, 976
- do estresse, 892
- do fluxo sanguíneo local, 652
- do grau de letramento em saúde, 251
- do letramento em saúde, 136
- do nariz e dos seios nasais, 635
- do pescoço, 638, 640
- do pulso radial, 561
- do reto e do ânus, 670
- do risco de
-- doenças causadas por alimentos, 461
-- lesões por pressão, 1458
- do sono, 1223

Índice Alfabético

- dos cabelos e couro
    cabeludo, 623, 1017
- dos olhos, orelhas e nariz, 628, 1018
- dos pés e unhas, 1015
- dos pulmões, 641
- dos resultados
-- da decisão ou alteração da prática, 69
-- do cuidado em família, 153
- dos riscos fisiológicos
    da imobilidade, 974
- e estratégias de prevenção para
    desenvolvimento de lesões
    por pressão, 1495
- física, 459
-- com base cultural, 136
-- eliminação intestinal, 1409
-- geral, 612
- inicial do cuidado pós-anestésico, 1584
- musculoesquelética, 670
- neurológica, 680
- ou histórico de enfermagem sobre
    a família, 148
- primária, 888
- psicossocial, 976
- secundária, 888
- vascular, 652
Aventais e roupões, 519

B

Babosa, 791
Bacharel de enfermagem, 11
Bactérias
- aeróbicas, 498
- anaeróbicas, 498
Bactericida, 498
Bacteriostase, 498
Bacteroides fragilis, 498
Baixo teor
- de colesterol, 1311
- de sódio, 1311
Balanço nitrogenado, 1288
- negativo, 963
Banho(s), 514
- com gliconato de clorexidina, 1024
- completo no leito, 1024, 1025
- de assento, 1492
- de banheira, 1024
- de esponja na pia ou bacia, 1024
- de imersão
-- frios, 1493
-- quentes, 1492
- e cuidados
-- com a pele, 1024
-- íntimos, 1045
- no leito com toalhas umedecidas/
    banho de viagem, 1024
- parcial no leito, 1024, 1025
Baqueteamento, 624, 654
Barba feita com lâmina, 1032
Barbeação, 1031, 1032
Barganha, 864
Barra tipo trapézio, 989
Base(s)
- de conhecimento, 237
- de dados, 66
Bebês e crianças pequenas,
    oxigenação, 1074
Bem-estar, 83, 87, 333
- espiritual, 842, 849, 852
Beneficência, 348
Bengala, 934, 935
Benzodiazepinas, 1220
Benzodiazepínicos, 1235, 1296
Berços, 169
Bexiga, 1350, 1359
Bicarbonato de sódio, 1296

Bile, 1289
Bioética, 347
Biofeedback, 782, 787, 1262
Biomedicina, 780
Biotransformação, 688
Bisacodil, 1422
Bissexual, 820
Bloqueadores
- beta-adrenérgicos, 568, 1220
- de canais de cálcio, 568
- de receptores de angiotensina II
    (BRA), 568
Boca, 633, 1009, 1402, 1409
Bolsa(s)
- de gelo ou máscaras, 1493
- para aplicação de calor e frio, 1493
Bolus intravenoso, 739
Bom-humor, 391
Bomba(s)
- de infusão, 1170
- de seringa, 740
- do miocárdio, 1069
- IV, 1170
Borborigmos, 662
Botulismo, 1309
Bradicardia, 561
Bradipneia, 565
Bradiquinina, 1241
Branqueamento, 1449
Brevidade, 383
Brincar, 171
- nas crianças de 1 a 3 anos, 174
- nos pré-escolares, 175
Broncoaspiração silenciosa, 1303
Broncodilatadores, 1296
Broncoscopia, 1078, 1083
Bronquite, 498
Budismo, 855
Bulhas cardíacas, 647
Bulimia nervosa, 182, 1294
Bullying, 453
Burnout, 8, 90, 94, 900

C

Cabeça e pescoço, 625, 1568
- nos idosos, 207
Cabelo, 620, 1009
Cadeia de infecção, 497
Cafeína, 190, 1220
Cálamo, 792
Cálcio, 1150
Cálculo(s)
- clínicos, 695
- de doses, 696
- e mensuração precisos de doses, 712
- renais, 965
Calor
- perdido, 550
- produzido, 550
- úmido, 513
Calorias, 1461
Calos, 1015
Calúnia, 370
Camada basal, 1448
Caminhada e exercício, 991
Caminhos críticos, 297, 440
Camomila, 791
Campilobacteriose, 1309
Campo(s)
- estéril, 527
- visuais, 628
Canal(is), 382
- auditivo, 632
- inguinal, 669
Câncer, 43, 114, 1160
- colorretal em afro-americanos, 1419

- do cólon, 113
- e tratamento de câncer, 1321
- idosos e, 217
- testicular, 668
Cansaço
- ocular digital ou por uso de
    computador, 1541
- visual digital, 1529
Cânula
- de conservação de oxigênio
    (*Oxymizer*), 1101
- e cateter de oxigênio, 1453
- nasal, 1099, 1101, 1102
-- de alto fluxo, 1102
Capacidade(s)
- de aprendizagem, 407
- de desenvolvimento, 407
- do medicamento de se dissolver, 688
- física, 410
- motoras finas, 173
- reduzida de transporte de
    oxigênio, 1071
Capitação parcial ou integral, 27
Capnografia, 566
Cápsula, 687
Captopril, 1296
Características
- definidoras, 273
- fecais, 1411
Carbamazepina, 1296
Carboidratos, 1288
Carcinoma(s)
- basocelular, 621
- de células escamosas, 621
Carga
- alostática, 888
- cardíaca, 983
Cáries dentárias, 1007
Carrapatos, 1017
Carreira, 188
Cartilagem, 909, 960
- não ossificada, 910
Caruru-de-cacho, 792
Casa de repouso, 206
- com serviço de enfermagem, 207
Casanthranol, 1422
Caspa, 1017
Casuística, 351
Catabolismo, 1291
Cataplexia, 1218
Catarata, 627, 1529
Catárticos, 1405, 1421, 1422
- estimulantes, 1422
Cateter(es)
- de demora, 1370
- epidural, 1271
- externo, 1372
- suprapúbico, 1372
- urinário de demora, 1453
Cateterismo e angiografia, 1082
Cateterização, 1369
- intermitente, 1377
- suprapúbica, 1372
- uretral, 1372
Cavidade oral, 1007
Cefalosporina, 1296
Cegueira em crianças, 1540
Centro(s)
- comunitários, 19
- de convivência diária para adultos, 26
- de enfermagem, 24
-- comunitários, 40
-- qualificada, 439
- de gravidade, 912
Certificação, 12
Cerume, 1018
Chamadas telefônicas, 438

Chaparral, 792
Chato, 1017
Chemobrain, 114
Chiados respiratórios, 877
Choque hipovolêmico, 1591
Choro, 169
Chumbo, 450
Chuveiro, 1024
Ciclo
- do sono, 1215
- gestacional, 188
Ciência da enfermagem, 2, 50
Cifose, 671, 961
CINAHL, 66
Cintas, 1488
Cintilografia, 1082
- do miocárdio com tálio, 1082
Circulação, 688, 714, 1587
- da artéria coronária, 1069
- pulmonar, 1067
- sanguínea, 1079
- sistêmica, 1069
Cirurgia(s)
- ambulatoriais, 1566
- e anestesia, 1405
- recente, 1159
Cisalhamento, 960, 1450
Cistos encravados, 1016
Cistoscopia, 1363
Citrato de magnésio, 1422
Clamídia, 825
Clareza, 241, 383, 386
Classificação(ões)
- da dor
-- inferida por patologia, 1245
-- por localização, 1254
- das cirurgias, 1554
- das intervenções de enfermagem
    (NIC), 291, 304
- das lesões por pressão, 1450
- de estado físico (EF) da ASA, 1555
- de feridas, 1454
- de resultados de enfermagem, 323
- dos medicamentos, 686
- dos procedimentos cirúrgicos, 1554
- dos resultados de
    enfermagem (NOC), 287
- funcional da ação muscular, 911
- internacional para a prática de
    enfermagem (CIPE®), 268
Climatério masculino, 195
Clínicas gerenciadas por enfermeiros, 19
Clomipramina, 1296
Cloreto
- de potássio, 1168, 1296
- de sódio, 1168
Clorpromazina, 1296
Clostridium
- *difficile*, 1406
- *perfringens*, 498
Coanalgésicos, 1269
Cochrane Database of Systematic
    Reviews, 66
Código
- administrativo, 360
- civil, 359
- de ética de enfermagem, 3, 349
Coiloníquia (unha em colher), 624
Colaboração, 3, 334, 390, 415
- com o paciente, 467
- e avaliação da eficácia das
    intervenções, 327
- interprofissional, 289, 294, 336
Colaborador, 44
Colágeno, 1448
Colar cervical, 1453
Colegas de enfermagem, 354

Índice Alfabético

Colesterol, 1082
Colestiramina, 1296
Coleta
- de amostras, 523
- de dados de avaliação, 254
- de urina de jato médio, 1379
Cólicas abdominais, náuseas/vômitos, 1318
Colite ulcerativa idiopática, 1320
Colocação
- da bolsa de estomia, 1440
- de luvas estéreis, 528
- ou retirada de gorros, máscaras e óculos protetores, 526
Coloides, 1146
Colonização, 497
Colonoscopia virtual, 1413
Colostomia, 1406
Coma hiperglicêmico hiperosmolar não cetótico, 1319
Comissões de ética, 355
Comorbidade, 1558
Comparação do efeito obtido com resultados, 324
Compartilhamento
- das expectativas, 340
- de bom-humor, 391
- de empatia, 391
- de esperança, 391
- de informação, 334
- de observações, 391
- de sentimentos, 391
Competência(s), 29, 237
- centrais de enfermagem da iniciativa Massachusetts Nurse of the Future, 30
- clínica, 2
- cultural, 127131
- de informática, 442
- do pensamento crítico, 232
- em enfermagem baseada na comunidade, 42
- em habilidades, 306
- em informática, 443
- linguística, 136
- QSEN, 30
Complacência, 1067
- dos vasos arteriais, 1079
Completude, 241
- da informação, 434
Complexidade
- de tarefa, 257
-- e interrupções, 306
Complexo
- de Édipo ou de Electra, 158
- QRS, 1070
Complicações
- da anestesia, 1582
- da cicatrização de feridas, 1456
- da terapia intravenosa, 1172
- metabólicas da nutrição parenteral, 1319
- pós-operatórias, 1591
Componentes, 273
- de uma teoria, 50
- do histórico de enfermagem e saúde, 259
- do pensamento crítico no modelo de julgamento clínico, 236
- e termos inter-relacionados do autoconceito, 799
Comportamento(s), 676
- de enfrentamento, 807
- de privação do sono, 1225
- de risco, 114
- de saúde, 323
- do cuidar de enfermeiros, 102

- do enfermo, 92
- dos enfermeiros no cuidar, 99
- geral, 613
- prejudiciais à saúde, 91
- suspeitos para abuso de substâncias, 615
Composição dos líquidos corporais, 1144
Compra hospitalar baseada em valor, 28
Compressas
- frias úmidas e secas, 1493
- quentes e úmidas, 1492
Comprimido, 687
- entérico revestido, 687
Comprometimento, 236
- auditivo, 43, 1540, 1544
- cognitivo, 43, 114, 454
- cultural, 407
- de comunicação, 454
- sensorial, 454
- nos idosos, 219
- visual, 43
Comunicação, 3, 4, 340, 378, 382, 407, 1545
- à beira do leito, 360
- ao longo do processo de enfermagem, 380
- com pacientes com necessidades especiais, 396
- das intervenções de enfermagem, 314
- de informações, 295
- e família, 152
- e prática de enfermagem, 378
- e relacionamento interpessoais, 378
- eletrônica, 381
- em equipe, 340
- em pequeno grupo, 380
- entre funcionários, 337
- interpessoal, 311, 380
- interprofissional, 336
-- no prontuário eletrônico, 427
- intrapessoal, 380
- não verbal, 383
- no período perioperatório, 1559
- pública, 381
- terapêutica, 378, 379, 390, 876
-- e idosos, 221
- verbal prejudicada, 389
Comunidade, 117, 848, 917
Conceito(s), 50
- de família, 142
Concentração, 784
- efetiva mínima, 690
Concentrador de oxigênio, 1104
Concepção, 166
Conclusões, 68
Condições adquiridas no hospital, 455
Condução, 551
- pesquisa em enfermagem, 75
Conectividade, 842, 847
Conexão, 254
Confiabilidade, 71, 387
Confiança, 159, 171, 306, 417, 799
Confidencialidade, 75, 349, 430
- do prontuário eletrônico, 430
Confirmação, 254
Conflito(s)
- de papéis, 803
- pessoais e emocionais, 826
Conformações familiares, 143
Conforto, 254, 977
- e sono, 1589
- espiritual, 878
Confrei, 792
Confronto, 393

Confusão
- de identidade, 801
- de papéis, 159, 799
Conhecer o paciente, 105
Conhecimento, 283, 320, 403, 677
- adequado, 272
- baseado em evidências, 237
- científico, 290
- competências e habilidades de enfermeiros iniciantes ou recém-graduados, 332
- cultural, 132
- das histórias dos pacientes, 102
- do paciente, 230, 234
Conjuntiva, 629
Conjuntivite alérgica, 629
Conjunto
- de dados mínimos, 439
- mínimo de dados (CMD), 24, 25
Consciência
- cultural, 132
- plena, 900
Conselheiro, 44
Conselhos de enfermagem, 354
Consentimento
- informado, 366, 1573
- legal de tratamentos médicos, 366
- livre e esclarecido, 75
Consequências econômicas das lesões por pressão, 1458
Conservação, 162
Consideração(ões)
- culturais, 258
- de fala e linguagem, 395
- de significados únicos, 103
- socioculturais sobre comunicação, 395
Consistência, 241
Constipação, 1403, 1405, 1414, 1415
- intestinal, 877, 1318
-- induzida por opioides, 879
Construção do conhecimento, 342
Consulta(s), 297
- com outros profissionais da saúde, 297
- por telefone, 297
Consultórios médicos, 18
Consumo de álcool, 119
- e drogas entre adolescentes, 804
Contaminação bacteriana, 1179
Contar histórias, 133, 134
Contato visual, 383
Contemplação, 91
Contenções, 365, 474
- físicas, 486, 488
Conteúdo, 53
Contexto, 256
- do cuidado de saúde, 306
Contextualização e adaptação interpessoal, 386
Contração
- concêntrica, 910
- excêntrica, 910
- isométrica, 910
- isotônica, 910
- muscular, 1079
Contracepção, 823
Contrações de Braxton-Hicks, 193
Contratilidade do miocárdio, 1069
Contratura articular, 964
- nas extremidades inferiores, 965
Controle
- comportamental, 551
- da dor, 980
- da respiração, 1080
- de infecções, 604
- de interrupções, 339
- de portas de saída/entrada, 513
- de reações adversas, 313

- de transmissão, 516
- dos estímulos sensoriais, 1545
- dos sintomas, 119
- fisiológico, 563
- glicêmico, 1559
- neural e vascular, 550
- ou eliminação de
-- agentes infecciosos, 512
-- reservatórios de infecção, 513
- térmico, 1587
Convecção, 551
Conversão
- dentro de um sistema, 696
- entre sistemas, 696
Convulsões, 477
Coordenação, 678
- dos cuidados clínicos, 337
- dos cuidados, 3
Cor
- da pele, 618
- da urina, 1360
Coração, 646
- e sistema vascular, 1568
Coreia de Huntington, 112
Córneas, 629
Correção, 241
- de erros, 325
Correctol, 1422
Correr riscos, 239, 240
Cortesia, 254, 387
Corticosteroides, 1565
Creatinoquinase (CK-MB), 1081
Crenças
- culturais em saúde, 88
- espirituais, 840, 866
Crescimento
- e doenças crônicas, 116
- fetal, 167
Criação de filhos, 189
Criança(s)
- de 1 a 3 anos, 173
- de aquecimento lento, 160
- de temperamento
-- difícil, 160
-- fácil, 160
- em idade escolar, 176
Criatividade, 239, 240, 306
Crise(s), 890
- do desenvolvimento, 890
- fortuitas, 890
- situacionais, 890
Cristaloides, 1167
Cristianismo, 855
Críticos de Kohlberg, 163
Cuidado(s)
- agudos, 19, 854
- e a família, 152
-- e restauradores, 473
-- nos adultos de meia-idade, 199
- ambulatorial, 207
- básicos dos olhos, 1035
- centrados
-- na família, 148, 334
-- no paciente, 10, 30, 334
- com a pele e a ferida operatória, 1596
- com aparelhos auditivos, 1036
- com as unhas e os pés, 1056
- com bigodes e barbas, 1035
- com dentaduras, 1029, 1030
- com lentes de contato, 1035
- com os cabelos
-- e a barba, 1032
-- e couro cabeludo, 1029
- com os olhos, orelhas e nariz, 1035
- com os pais idosos, 197
- com os pés e as unhas, 1026
- com via respiratória artificial, 1117

Índice Alfabético

- contínuos, 17, 24
- criativo, 58
- culturalmente congruente, 127
- das orelhas, 1036
- de descanso, 25, 26
- de enfermagem
  no perioperatório, 1553
- de feridas, 1447
- de higiene
  - com piolhos-da-cabeça, 1031
  -- em pacientes com deficiências cognitivas, 1025
- de *hospice*, 875
- de idosos no pós-operatório, 1591
- de pacientes
  -- com drenos torácicos, 1127
  -- com enfermidades crônicas, 111
- de recuperação, 17, 22
  -- e contínuos, 152
- de saúde
  -- baseado na comunidade, 37
  -- prestados por enfermeiros, 26
  -- de um parente frágil ou com enfermidade crônica, 144
- direto, 302, 311
- do corpo após a morte, 881, 882
- do nariz, 1037
- domiciliar, 23, 207
- e remoção de cateter de demora, 1392
- e uso de aparelhos auditivos, 1037
- em fim de vida, 148, 356
- em longo prazo, 24
- engajados com o paciente e a família (CEPP), 448
- familiar, 106
- indireto, 302, 314
- integrados em saúde, 17
- integrais, 783
- intensivos no adulto jovem, 194
- íntimos, 1026
- logo ao acordar, 1024
- matinais de rotina, 1024
- noturnos e antes de dormir, 1024
- orais em pacientes inconscientes ou debilitados, 1060
- paliativos, 26, 874, 875
- pré-natal, 193
- preventivos, 17
- psicossociais de enfermagem, 115, 876
- restaurativos e contínuos, 934
- rotineiros com o cateter, 1371
- vespertinos, 1024
Cuidador profissional, 4, 42
Cuidar
- de si, 94
- espiritual, 106
- essência, 99
- na prática de enfermagem, 98, 104
- transcultural de Leininger, 99
- transpessoal de Watson, 100
Culpa, 159, 799
Cultura(s), 87, 127, 847, 866
- da família, 149
- de feridas, 1467
- de segurança, 448
- do local de trabalho, 453
- justa, 348
Cura tradicional
- dos povos americanos, 783
- latino-americana, 783
Curativos, 1479
- de espuma e alginato, 1482
- de hidrogel, 1482
- hidrocoloides, 1482
- por estágio da lesão por pressão, 1481
Curiosidade, 239, 240

Custos
- das doenças crônicas, 111
- e qualidade dos cuidados de saúde, 26

D

Dados
- científicos, 250
- diagnósticos, 253
- do paciente, 251
- empíricos, 71
- laboratoriais, 506
- objetivos, 252
- subjetivos, 252
Danos
- ao sistema nervoso central, 962
- cutâneos associados à umidade, 1482
Deambulação, 1093
- precoce, 1594
Débito cardíaco, 567, 1069
- alterado, 1073
Declaração
- do objetivo, 68
- dos direitos de pacientes, 361
- em fim de vida, 867
Declínio funcional em idosos, 966
Decúbito
- lateral, 989
- ventral, 989
Defecação, 1403
Defeitos congênitos, 914
Defensor do paciente, 44
Defesa(s), 3
- contra infecções, 500
- do organismo, 500
- profissional, 366
Deficiência
- auditiva, 1540
- de ácido(s)
  -- carbônico causada por hiperventilação alveolar, 1155
  -- metabólicos, 1155
- de aprendizagem, 409, 419
Déficit(s)
- auditivos, 1529
- de equilíbrio, 1529
- de memória, 206
- de paladar, 1529
- de pulso, 561
- de volume extracelular, 1148, 1149
- hídrico, 1150
- neurológicos, 1529
- no autocuidado para banho, 1019
-- relacionado à deformidade das mãos e à diminuição da ADM, 1022
- sensoriais, 1529
- visuais, 1529
Definição, 50
- de metas, 339
- de prioridades, 284, 337, 339, 390
-- e necessidades de aprendizagem, 415
- de saúde, 84
Degeneração macular, 627, 1529
Degermação cirúrgica, 527
Deiscência, 1457, 1592
Delegação, 340, 341
- em enfermagem, 369
- supervisão e avaliação do trabalho de outros membros da equipe, 314
Delírio, 675, 676
Delirium, 211, 222
Delitos, 370
- intencionais, 370
- não intencionais, 370
- quase intencionais, 370
Demência, 43, 211, 453
- de início precoce, 199
- pré-senil, 199

Demonstração de retorno, 419
Densidade nutritiva, 1288
Dentaduras, 1029, 1030
Dentes, 636
Dentro de limites normais (DLN), registro, 436
Deontologia, 350
Dependência
- de drogas, 190
- de medicamentos, 690
- física, 1275
- química, 1275
Depilação, 1031
Depoimentos, 371
Depressão, 87, 199, 211, 864
- e doenças crônicas, 115
- nos idosos, 213
Derivações
- intestinais, 1406
- urinárias, 1353, 1376
Dermatite de contato, 1013
Derme, 1448
Desafio de cuidar, 107
Desastres, 460, 477
- naturais, 451
Desbridamento, 1478
Descamação, 1465
Descarte de lixo ou tecidos em sacos plásticos, 523
Desconfiança, 159, 171, 799
Desconforto
- cutâneo, 877
- de membrana mucosa, 877
Descrença, 408
Desejo cultural, 132, 138
Desempenho de papel, 801
Desenho, 68
Desenvolvimento
- adulto, 160
- biofísico, 157
- cognitivo do adulto, 162
- da carreira, 4
- da linguagem nas crianças em idade escolar, 177
- de conhecimento, 58
- de habilidades de comunicação, 379
- de uma equipe de enfermagem, 331
- do autoconceito, 798
- e doenças crônicas, 116
- humano, 865
- motor, 170
-- grosso e fino em lactentes, 171
- prejudicado, 163
- profissional, 333
- sexual, 818
Desequilíbrio(s)
- ácido-básicos, 1154, 1155
- de cálcio, 1151
- de magnésio, 1152
- de osmolaridade, 1149, 1150
- de potássio, 1151
- de volume e osmolaridade combinados, 1149
- eletrolítico, 1151, 1319
-- sérico, 1318
- hidreletrolítico, 1558
- hídricos, 1148, 1149
- isotônicos, 1149
- no volume de líquido extracelular, 1148
Desesperança, 872
Desespero, 160, 799
Desfibrilador externo automatizado, 1103
Desidratação, 877, 1406
- clínica, 1149, 1150
- hiperosmolar, 1318

Desinfecção, 512
- de alto nível, 513
Deslocamento da sonda, 1318
Desobstrução ineficaz das vias respiratórias, 1086
Desorganização e desespero, 864
Dessaturações de oxigênio, 1558
Detecção de complicações gastrintestinais, 662
Determinantes sociais de saúde, 32, 38, 39, 87, 129
Dextrose ou solução de glicose diluída em soluções salinas, 1168
Diabetes melito, 1321
- tipo 2, 114
Diaforese, 551
Diagnóstico(s), 3
- clínico, 267
- de enfermagem, 266, 267
-- da NANDA internacional (NANDA-I), 287
- para famílias, 150
-- risco de infecção, 510
- precoce e tratamento imediato, 89
- risco de enfermagem, 272
Diagramas, 420
Diário de reflexão, 242
Diarreia, 877, 1317, 1405, 1425
Dieta(s)
- alto teor de fibras, 1311
- de mínima formação de resíduos, 1311
- leve mecânica, 1311
- líquida completa, 1311
- líquidos claros, 1311
- macrobiótica, 781
- para diabéticos, 1311
- para estágios da disfagia, líquidos espessados, purês, 1311
- por sonda, 1313
- regular, 1311
- sem glúten, 1311
- vegetariana, 1297
Difamação, 370
Difusão, 1067, 1145
- facilitada, 1291
- passiva, 1291
Digestão, 1289
Digitálicos, 1296
Dignidade, 878
- e respeito, 334
Dilema ético, 352, 353
Diligência, 799
Dimensões socioculturais da sexualidade, 822
Dinâmica familiar, 94, 142
Dióxido de carbono, 498
Dipiridamol,
Diretivas antecipadas de vontade, 364
Diretriz(es)
- alimentares, 1291
- clínica, 306
- de intervenção em incêndios, 476
- de práticas clínicas, 303, 437
- para profissionais de enfermagem, 368
Disciplina, 239, 240
Disco
- intraocular, 687, 692
- transdérmico ou adesivo, 687, 693
Discussão, 394
- verbal individual, 417
Disfagia, 1302, 1303
Disfunção
- do controle respiratório do tronco encefálico, 1155
- erétil, 820
- sexual, 820, 826, 829, 831
Dispneia, 1078

Índice Alfabético

Disposição
- e capacidade de aprendizagem, 413
- para aprender, 407
- para conhecimento melhorado, 272
- para controle da saúde melhorado, 463

Dispositivo(s)
- antiembolismo, 1577
- auxiliares, 1536, 1540
-- de marcha, 934
- de acesso vascular, 1168
- de alto fluxo, 1102
- de baixo fluxo, 1101
- de compressão sequencial, 985
- de imobilização, 1453
- de incontinência masculino, 1374
- de injeção subcutânea, 733
- médicos, 1035
- ortopédicos, 1453
- sem agulha, 737

Dissonância cognitiva, 406
Distensão, 661
- abdominal, 1592
Distonia, 961
Distração, 1262
Distribuição, 688, 714
- hídrica, 1144, 1146

Distúrbio(s)
- autossômicos
-- dominantes, 112
-- recessivos, 112
- do sistema nervoso central, 914
- na imagem corporal, 810
- no padrão de sono, 1226, 1230
- ósseos, articulares e musculares, 914
- respiratórios, 1159

Disúria, 1358
Diuréticos, 568, 1220, 1296, 1565
Divagação mental, 453
Diversidade
- cultural, 419
-- e comunicação, 395
- familiar, 142
Diverticulite, 1321
Doadoras universais de sangue, 1175
Documentação, 278, 426
- da comunicação com profissionais da saúde e eventos peculiares, 438
- de enfermagem em diferentes formatos, 436
- de qualidade, 432
- dos dados do histórico do paciente, 434
- dos resultados, 327
- legal, 427
- narrativa, 434
- no contexto de cuidados
-- domiciliares, 439
-- prolongados, 439
- ou registro dos dados, 260

Docusato
- de cálcio, 1422
- de potássio, 1422
- sódico, 1422

Doença(s), 131
- aguda, 92, 147, 843, 1159
- arterial coronariana, atividade e exercício, 939
- articular, 962
- cardíaca, 1287
-- idosos e, 217
- cardiovascular, 114, 1321
- comunicável, 497
- crônica, 92, 111, 147, 1160
-- implicações para a enfermagem, 118
- de Crohn, 192, 1320
- dentária, 114
- do enxerto contra o hospedeiro associada à transfusão, 1178
- física, 1216
-- e psicológica, 1224
- gastrintestinais, 1320
- infecciosas, 497
- inflamatória(s)
-- articulares, 914
-- intestinal, 1320
-- pélvica, 498
- mental, 42
- neuromusculares, 1071
- ou queixas de saúde atuais, 259
- pulmonar
-- crônica, idosos e, 217
-- obstrutiva crônica atividade e o exercício, 939
- renal oligúrica, 1160
- terminal, 843

Domínio(s)
- da aprendizagem, 403
- da enfermagem, 50
- essenciais da American Association of Colleges of Nursing (AACN), 12

Dor, 250, 877, 1240, 1465
- aguda, 272, 1244
-- no paciente em pós-operatório, 1589
-- passageira, 1244
- características da, 1252
- crônica, 1244, 1257, 1258
-- episódica, 1244
-- não oncológica, 1273
-- nas costas, 784
- persistente não oncológica, 1244
- cuidado em casos agudos, 1265
- da perda, 863
- efeitos
-- comportamentais, 1255
-- no paciente, 1255
- eliminação intestinal, 1404
- em idosos, 1247
- em recém-nascidos e lactentes, 1246
- exame físico, 1252
- fatores
-- agravantes e precipitantes, 1255
-- ambientais, 1252
-- culturais, 1248
-- fisiológicos, 1246
-- psicológicos, 1248
-- que são impactados pela, 1249
-- sociais, 1248
- gravidade, 1253
- histórico de enfermagem, 1251
- idade, 1246
- idiopática, 1245
- incidental, 1273
- indicadores comportamentais dos efeitos da, 1256
- influência nas atividades da vida diária, 1256
- início, duração e padrão, 1253
- intervenções não farmacológicas para alívio da, 1262
- intratável, 1593
- irradiada, 1254
- irruptiva, 1273
-- oncológica, 1273
- localização, 1253
- manejo da dor em procedimentos, 1273
- manutenção do bem-estar, 1261
- medidas de alívio, 1255
- no peito, 1077
- nos idosos, 219
- oncológica, 1244, 1273
- planejamento e identificação de resultados, 1257
- processo de enfermagem, 1250
- profunda ou visceral, 1254
- promoção da saúde, 1261
- qualidade, 1254
- referida, 1254
- sintomas concomitantes, 1256
- superficial ou cutânea, 1254

Dormir junto/compartilhar a cama, 1232
Dorsiflexão, 673
Dose-unidade, 701
Doses pediátricas, 697
Doula, 188
Doutorado, 12
Drágea, 687

Drenagem
- da ferida, 1466
- postural, 1091
- purulenta, 1457
- sanguínea, 1457
- serosa, 1457
- serossanguínea, 1457

Drenos, 1466
- torácicos, 1097, 1127

Duração, 691

E

Echinacea, 791
Ecocardiografia transtorácica, 1082
Ectrópio, 629
Edema, 620, 1146
Educação, 3, 429
- continuada ou permanente, 12
- da equipe, 337
- de qualidade e segura para enfermeiros, 9, 10, 63, 304
- do paciente, 121
- em saúde, 88
-- de idosos, 216
-- do paciente, 400
-- e promoção da saúde, 3
-- nas crianças em idade escolar, 178
-- nos adolescentes, 182
-- em serviço, 12
-- no pré-operatório, 1560, 1574
-- para o autocontrole e doenças crônicas, 122
-- sobre cuidados para o familiar cuidador, 151

Educador, 4, 44
Efedrina (ma huang), 792, 1079

Efeito(s)
- adversos, 689
- colateral(is), 689
-- comuns dos opioides, 1267
- da aplicação
-- de calor, 1491
-- de frio, 1491
- da família no desenvolvimento do autoconceito, 803
- da imobilidade, 962
- do álcool e doenças crônicas, 114
- do enfermeiro sobre o autoconceito do paciente, 803
- do envelhecimento nos achados da avaliação cardiopulmonar, 1079
- físicos das enfermidades crônicas, 114
- locais de aplicações de calor e frio, 1491
- sinergístico, 690
- terapêutico, 689
- tóxicos, 689

Effleurage, 1026
Elasticidade, 567

Elementos
- da comunicação profissional, 387
- do processo de comunicação, 381

Eletrocardiograma (ECG), 1070
Eletrólitos, 1144, 1150
- séricos, 1082

Eliminação, 1291
- intestinal, 1402, 1404
-- exames laboratoriais, 1410
- urinária, 1348, 1349, 1357

Elixir, 687
EMBASE, 66

Embolia
- aérea, 1174
- pulmonar, 964

Embolismo pulmonar, 1591
Êmbolo, 1592
Emissor, 381
Emoções, 391
Emoliente, 1422
Empatia, 391
Empiema, 498
Empoderamento estrutural, 31
Emulsões lipídicas intravenosas, 1318
Encenação, 419
Encontro cultural, 132, 138
Endocardite, 498
Endoscopia, 1413

Enema(s), 1422
- carminativos, 1423
- de fosfato de sódio, 1422
- de limpeza, 1423
- ingestão de bário, 1413
- medicamentosos, 1423

Energia vital (qi), 788

Enfermagem, 2, 51
- atual, 1
- baseada na comunidade, 40
- como profissão, 1
- de família, 145
- em saúde
-- da comunidade, 39
-- pública, 39
- especializada, 24
- gerontológica, 205
- integrativa, 783, 792
- orientada para a comunidade, 39
- perioperatória, 1553

Enfermeiro(s), 331
- administrador ou gerente, 6
- agente de mudança, 44
- anestesista, 6
- circulante, 1580
- clínico, 4
-- especialista, 5
- colaborador, 44
- como defensor do paciente, 4
- como educador, 4
- competente, 2
- comunicador, 4
- conselheiro, 44
- de cuidados domiciliares, 23
- de prática avançada, 5
- de sala de cirurgia, 1580
- defensor do paciente, 44
- educador, 6, 44
- epidemiologista, 44, 45
- especialista, 2
- estomaterapeuta, 1426
- gerentes de caso, 4, 44
- gestor de caso, 4, 5
- influências
-- contemporâneas, 8
-- históricas, 7
- iniciante(s), 2
-- avançado, 2
-- ou recém-graduados, 332
- obstétrico, 5
- pesquisador, 6
- proficiente, 2
- recém-graduado, 2

Índice Alfabético

Enfermeiro-chefe, 331
Enfermidade(s), 92, 131, 147
- crônica(s), 111, 843
-- graves em crianças, 116
Enfrentamento, 887, 889
- com funções prejudicadas, 401
- ineficaz, 897
Engajamento de enfermeiros no trabalho, 333
Ensino, 313, 401
- como meio de comunicação, 402
- de *feedback* e linguagem simples, 137
- virtual, 178
Enterite por clostrídios, 1310
Entonação, 382
Entorno do paciente, 448
Entorpecimento, 864
Entrada, 53
- de prescrição médica computadorizada (EPMC), 440
Entrevista
- centrada no paciente, 253
- motivacional, 119, 385, 405
Entrópio, 629
Envenenamento acidental, 472
Envolvimento
- da equipe, 336
- profissional, 373
Enzimas cardíacas, 1081
Epidemias, 40
Epidemiologista, 44
Episódio febril, 552
Epitelização, 1456
Equidade no cuidado de saúde, 32
Equilíbrio, 678, 908, 960
- ácido-básico, 1143, 1152
- e alinhamento, 912
- eletrolítico, 1150
- entre "quente" e "frio", 133
- hidreletrolítico e ácido-básico, 1143, 1587
-- análise e diagnóstico de enfermagem, 1162
-- avaliação física, 1160
-- fatores de risco para, 1158
-- histórico de enfermagem, 1157
-- implementação, 1165
-- planejamento e identificação de resultados, 1163
-- processo de enfermagem, 1157
-- resultados, 1164
-- trabalho em equipe e colaboração, 1165
-- valores laboratoriais, 1162
- hídrico, 1146
Equipamento
- de oxigênio domiciliar, 1134
- de proteção individual, 453, 519
Equipe(s)
- de profissionais da saúde, 252
- e trabalho em equipe, 336
Eritema, 618
- não branqueável, 1449
Erro(s), 325
- ativos, 76
- com medicamentos, 703
- de amostragem, 73
- de refração, 1540
- diagnóstico, 275
- inatos do metabolismo, 169
- latentes, 76
- médicos, 454
- na análise e na interpretação dos dados, 275
- na coleta de dados, 275
- na declaração do diagnóstico, 275
- no agrupamento dos dados, 275

Erupções cutâneas, 689, 1013
Escala(s)
- de coma de Glasgow, 676
- de depressão geriátrica, 213
- de dor, 1253
- de flebite, 1175
- Faces® de Wong-Baker revisada, 1254, 1255
Escara, 1448, 1465
Escassez de enfermagem, 28
Escherichia coli, 498, 1309
Esclarecimento, 392
- dos valores, 350
Esclera, 629
Escolas, 917
Escolhas comportamentais de estilo de vida, 90
Escoliose, 671, 914, 961
Escopo, 2
- da prática de enfermagem, 302, 360
Escore
- de Apgar, 167
- de Wells para prognóstico de trombose venosa profunda (TVP), 975
Escovação, 1027
Escovar e pentear, 1029
Escrever um diário, 900
Escroto, 668
Escuta, 105
- ativa, 105, 390
Esfigmomanômetro, 570
Esfregação nas costas, 1026
Esgotamento mental, 90
Esôfago, 1403
Espaço pessoal, 384
Especialistas de enfermagem, 372
Especificidade, 241
Esperança, 391, 842, 866, 878
Espírito inquisidor, 64
Espiritualidade, 87, 839-841, 1248
- e cultura, 848
- e saúde espiritual, 855
Espirometria de incentivo, 1093
Espironolactona, 1296
Estabelecimento
- de prioridades, 284
- de respeito, 407
Estabilidade familiar, 142
Estado(s)
- de atenção, 407
- de saúde física, 323
- dos mecanismos de defesa, 506
- emocional e mental, 674, 1225
- epiléptico, 477
- mental, 1533
- neurológico, 1568
- nutricional, 504, 1295, 1465
-- e feridas, 1479
Estafilococcia, 1310
Estágio(s)
- da mudança de comportamentos de saúde, 91
- de desenvolvimento e riscos, 452
- de manutenção, 91
- do ciclo do sono, 1215
- do crescimento e desenvolvimento, 166
- do desenvolvimento, 86
- embrionário, 166
- fetal, 166
- pré-embrionário, 166
Estagnação, 160, 799
Estase urinária, 965
Estatutos federais que modelam a prática de enfermagem, 360
Estenose, 650
Estereognosia, 1527

Estereótipo, 128, 379
Esterilização, 512
Esterilizantes químicos, 513
Estertores, 645
Estetoscópio, 560, 612
- ultrassônico, 571, 653
Estilo
- contemporâneo de liderança, 333
- de enfrentamento, 1248
- de liderança, 333
- de vida, 120, 454, 460
-- do adulto jovem, 187
-- e doenças crônicas, 113
-- saudável, 1089
Estimulação
- cutânea, 1262
- elétrica nervosa transcutânea (TENS), 1262
- parassimpática, 1243
- simpática, 1243
Estímulos significativos, 1530
Estoma, 1353, 1406
Estômago, 1403
Estomatite, 1029
Estomias, 1407, 1425
- com bolsa, 1426
Estrabismo, 627, 1540
Estratégia(s)
- de bem-estar, 91
- de enfrentamento, 892
- de prevenção de doenças crônicas, 114
- de promoção da saúde, 89
Estresse, 87, 90, 887, 890, 504, 552, 568
- do cuidador, 153
- durante o puerpério, 194
- emocional, 1221
- familiar, 192
- nas crianças em idade escolar, 177
- oxigenação, 1075
- profissional, 192
- traumático secundário, 94
Estrutura(s)
- conceitual, 50
- da equipe, 340
- de desenvolvimento para a enfermagem, 166
- externas do olho, 628
- familiar(es), 145, 148
-- alternativas, 189
-- internas do olho, 630
Estudantes de enfermagem, 369
Estudo(s)
- de trânsito colônico, 1413
- diagnósticos de ventilação e oxigenação, 1083
- eletrofisiológico, 1082
- experimental, 71
- randomizados controlados, 66
Esvaziamento gástrico retardado, 1318
Etapas da prática baseada em evidências, 64
Etarismo, 204
Ética, 3, 347
- do cuidado, 103, 351
- em saúde, 347
- feminista, 351
Etiqueta da tosse, 513
Eupneia, 563
Evacuação de drenagem, 1487
Evacuadores de drenagem de feridas, 1487
Evaporação, 551
Evento(s)
- adversos graves, 454
-- em cuidados de saúde, 455
- da vida atual, 1225
- potencialmente criminosos, 455

- radiológicos, 455
- relacionados
-- a procedimentos cirúrgicos ou invasivos, 455
-- a produtos ou dispositivos, 455
-- à proteção do paciente, 455
-- ao ambiente, 455
-- ao gerenciamento dos cuidados, 455
- sentinela, 76, 454
Eversão, 673
Evisceração, 1457, 1592
Evolução da teoria de enfermagem, 51
Exame(s)
- de ECG sob estresse ou esforço físico, 1082
- de função pulmonar, 1083
- de sangue para diagnóstico cardiopulmonar, 1081
- de urina, 1361
- diagnósticos
-- comuns do trato urinário, 1362
-- de função cardíaca, 1082
- do abdome, 660
- dos resultados, 321
- físico, 603
-- de adultos de meia-idade, 196
- interno da genitália utilizando espéculo, 665
- laboratoriais
-- comuns para pacientes cirúrgicos, 1569
-- para investigar infecções, 507
- preventivos, 608
Exaustão pelo calor, 553
Excesso
- de ácido(s)
-- carbônico causado por hipoventilação alveolar, 1155
-- metabólicos, 1155
- de água, 1150
- de estímulo, 1530
- de volume
-- de líquido extracelular, 1149
-- extracelular, 1148
Excreção, 689, 714, 1006
- de ácido(s), 1154
-- carbônico, 1154
-- metabólicos, 1154
Exercício(s), 193, 511, 552, 907, 913, 982
- de amplitude de movimento, 932, 969
- de Kegel, 1369
- de respiração, 1103
- e fadiga, 1221
- idosos e, 218
- isotônicos e isométricos, 932
- oxigenação, 1075
- para músculos pélvicos, 1369
- pós-operatórios, 1598
- regulares e descanso, 899
Expectativas do paciente, 259
Experiência, 238, 249, 284, 320, 705
- de quase morte, 843
- do enfermeiro, 256
Explicação, 231
Exposição
- ao calor extremo, 449
- ao frio extremo, 449
- ao vírus da
-- hepatite C, 529
-- imunodeficiência humana, 529
- química, 449
Expressão facial, 383
Exsudato
- inflamatório, 502
- seroso, 1455
Extensão, 673
Extrato, 687
Extravasamento, 1173

Índice Alfabético

F

Factualidade, 432
Fadiga, 877, 1078, 1247
- por compaixão, 8, 892
Faixa terapêutica, 690
Fala, 613
Falsa garantia, 394
Falta
- de acesso a serviços de saúde, 9
- de condicionamento, 907
- de conhecimento, 272
- de consciência sobre segurança, 454
- de moradia, 42, 145
Família(s), 87, 142, 143
- alternativa, 143
- ampliada, 143
- como contexto, 146
- como paciente, 146
- como sistema, 146
- cuidadora, 144, 152, 153
- definição, 143
- e saúde, 146
- mista, 143
- monoparental, 143
- nuclear, 143
- saudáveis, 147
Familiares cuidadores
- e doenças crônicas, 116
- e pessoas significativas, 252
Faringe, 633, 637
Farmacêutico, 701
Farmacocinética, 688
Fase(s)
- cirúrgica pós-operatória, 1584
- da entrevista no histórico
    de enfermagem, 254
- de alerta, 888
- de desenvolvimento
    de Erikson, 840
- de exaustão, 888
- de lactente, 170
- de proliferação, 1456
- de resistência, 888
- de término, 255
- de trabalho, 254
- do processo de morrer, 864
- do sono, 1214
- inflamatória, 1456
- intraoperatória, 1580
- pré-cirúrgica, 1561
Fator(es)
- ambientais, 238, 272, 413
-- e doenças crônicas, 113
-- na comunicação, 388
-- no contexto do cuidado
    de saúde, 283
-- ou ocupacionais do
    adulto jovem, 191
- carativos de Watson, 100
- culturais, 407
- de estresse para
-- a autoestima, 803
-- a identidade, 801
-- a imagem corporal, 802
-- a sexualidade, 820
-- o desempenho de papel, 803
- de risco, 89
-- cirúrgicos, 1555
-- de quedas, 456
-- de violência, 452
-- e doenças crônicas, 113
-- individuais, 453
-- modificáveis, 90
-- não modificáveis, 90
-- no centro cirúrgico, 1560
-- para cuidados de higiene, 1013
-- para o desenvolvimento de lesões
    por pressão, 1450
- do desenvolvimento
    e comunicação, 389
- emocionais, 87
- espirituais, 87
- físicos e emocionais
    na comunicação, 388
- genéticos, 147
-- e doenças crônicas, 112
- psicossociais familiares nos adultos
    de meia-idade, 197
- que afetam
-- a sexualidade, 828
-- a temperatura corporal, 551
-- o equilíbrio hidreletrolítico e
    ácido-básico, 1159
-- os sinais vitais de idosos, 576
- que influenciam
-- a atividade e o exercício, 915
-- a dor, 1246
-- a espiritualidade, 842
-- a perda e o luto, 865
-- a segurança do paciente, 452
-- a sexualidade, 822
-- as conformações familiares, 144
-- o autoconceito, 801
-- o desenvolvimento
    do autoconceito, 798
-- o estresse e o enfrentamento, 891
Fé/crença, 846
- e esperança, 842
Febre, 552, 558
- de origem indeterminada, 553
- intermitente, 553
- recidivante, 553
- remitente, 553
- sustentada, 553
Fechamento
- assistido a vácuo, 1483
- de feridas, 1467
- de pele, 1486
Feedback, 53, 137, 382
Fenitoína, 1296
Fenômeno, 50
Fentanila transdérmica, 1274
Ferida(s), 1454
- cirúrgicas ou
    traumáticas, 502, 514, 1465
- e lesões por pressão, 1465
- operatória, 1588
- perfurantes, 1466
Ferramenta(s)
- de avaliação do cuidar (CAT), 103
- de ensino para a orientação de
    pacientes, 420
- para avaliação do sono, 1223
- SPICES para a avaliação
    geral de idosos, 206
Feto, 166
Fibras A-delta, 1242
Fibrilação ventricular, 1073
Fibroblastos, 1448
Fibrose cística, 112
Fidelidade, 348
Filtração, 1146
Fio dental, 1029
Firewall, 431
Fisiologia
- cardiovascular, 1068
- da dor, 1241
- da pressão arterial, 567
- do sono, 1214
- respiratória, 1067
Fisiopatologia, 306
Fisioterapia torácica, 1091
Fitas de Montgomery, 1485
Fitoterápicos, 781, 1264
Fixação
- de curativos, 1484
- de um TE com fita adesiva, 1120
Fixadores, 911
Flashbacks, 890
Flatulência, 1406
Flebite, 654, 1173, 1174
Flexão, 673
- plantar, 673, 932
Floras normais, 500
Fluidos corporais, 1465
Fluoreto, 172
Fluoxetina, 1296
Flutuação, 1452
Fluxo sanguíneo
- do miocárdio, 1069
- no local da administração, 688
Fluxogramas, 434
Foco, 393, 784
Fontanelas, 168
Fontes
- de apoio, 1566
- de erro e frequência de diagnósticos
    de enfermagem, 276
- de literatura científica, 66
- legais, 359
Força(s)
- de cisalhamento, 1474
- do pulso, 562
- e paz interior, 842
- muscular, 672, 674
Formação
- de enfermagem, 11
- de tecido novo, 1456
- de trombos, 983
- de volume, 1422
- intelectual, 86
Formato do histórico de enfermagem
    e saúde, 257
Fórmula, 1293
Formulário(s)
- comuns aos registros eletrônicos
    de saúde, 436
- de histórico de enfermagem
    na admissão, 436
- de medicamentos, 686
- de resumo de alta, 438
Fornecimento
- de informação, 392
- de opiniões pessoais, 393
Fortaleza familiar, 147
Fosfato, 1150
Frascos e bolsas de drenagem, 514
Fraturas
- ósseas, 114, 914
- patológicas, 960
Frêmito, 649
- vocal ou tátil, 643
Frequência, 1358
- cardíaca, 562, 1069
- de pulso de um idoso, 576
- respiratória, 564
Função(ões)
- da pele, 1006
- do sono, 1215
- dos nervos cranianos, 677
- e avaliação dos nervos
    cranianos, 677
- familiar, 145
- gastrintestinal, 1588, 1595
- geniturinária, 1588
- intelectual, 676
- motora, 678
- nervosa sensorial, 679
- neurológica, 1248, 1588
- neuromuscular prejudicada, 1155
- sensorial, 678, 1535
- valvar prejudicada, 1073
Funcionamento familiar, 148
Fundamentos teóricos da prática de
    enfermagem, 49
Furosemida, 1296
Fuso muscular, 680
Fútil, intervenção, 356
Futuro dos cuidados de saúde, 33

G

Galope ventricular, 648
Gás(es)
- do sangue arterial, 1083, 1144
- óxido de etileno, 513
Gasometria arterial, 1152, 1180
Gasto energético em repouso, 1287
Gastrenterite, 498
Gastrostomia, 716
Gay, 820
Generatividade, 799
Genes, 1248
Genética, 10
- e doenças crônicas, 112
Gengibre, 791, 1565
Gengivas, 636
Gengivite, 1007
Genitália
- externa, 1359
- feminina, 663
- masculina, 666
Genômica, 10
Geração sanduíche, 195
Geratividade, 160
Gerenciamento
- de caso, 334, 440
- de risco, 373
-- e melhora de desempenho/
    qualidade, 372
- do tempo, 309, 339, 900
- dos cuidados de enfermagem, 331
Gerente(s), 4
- de caso, 44
- de enfermagem, 331
Gerontologia, 204
Gestação(ões), 1071, 1566
- e família durante a gravidez, 193
- não planejadas, 190
Gestos, 383
Ginkgo, 791, 1565
Ginseng, 1565
Glândula tireoide, 640
Glaucoma, 627, 1529, 1540
Glicose (dextrose), 1168
Glossite, 1016
Goniômetro, 672
Gorduras, 1288
Gotejamento, 1358
Governança compartilhada, 334
Grades nos leitos, 475
Graduação, 11
Gráficos, 420
Grandes teorias de enfermagem, 52, 55
Grau de letramento em saúde, 409, 413
Gravidade, 908, 960
Gravidez, 167, 1404
- na adolescência, 182
Grupo(s)
- de diagnósticos relacionados
    (DRG), 27
- e tipos sanguíneos, 1175
- marginalizados, 129
- relacionados ao diagnóstico
    (GRD), 427
Guardar itens de valor, 1577
Guerra civil norte-americana, 7

Índice Alfabético

H

Habilidade(s)
- cognitivas, 311
- cultural, 132, 135
- de comunicação, 253
-- interpessoal, 311
- de entrevista, 254
- de implementação, 311
- de liderança para estudantes de enfermagem, 337
- de linguagem nos adolescentes, 179
- de pensamento crítico e julgamento clínico, 231
- motora
-- fina, 171
-- grossa, 171
- organizacionais, 338
- psicomotoras, 311

Hábitos
- de higiene do sono, 1229
- de saúde positivos, 198

Halitose, 1016
Hand-off, 295
HCAHPS, 28
Healthy People 2030, 38, 83
Helicobacter pylori, 499
Hematêmese, 1078
Hematócrito, 567
Hematúria, 1349, 1358
Hemiparesia, 991
Hemiplegia, 991
Hemograma completo, 1081
Hemoptise, 1078
Hemorragia(s), 1456, 1591
- subungueais, 624
Hemorroidas, 1403, 1406
Hemostasia, 1456, 1477
Hemoterapia, 1174
Hemotórax, 1098
Herança multifatorial, 112
Hesitação, 1358
Hiato aniônico, 1154, 1155
- alto, 1155
- na acidose metabólica, 1155
- normal, 1155
Hidralazina, 1296
Hidratação, 1090
- oxigenação, 1075
Hidróxido
- de alumínio, 1296
- de magnésio, 1422
Hierarquia das necessidades de Maslow, 86
Higiene, 511, 1005, 1577
- avaliação, 1044
- condição
-- física, 1009
-- socioeconômica, 1008
- convicções sobre saúde e motivação, 1008
- cuidado agudo, restaurador e contínuo, 1024
- das mãos, 517, 530
- do sono, 1217
-- em pacientes hospitalizados, 1233
- e autocuidado, 613
- estabelecimento de prioridades, 1021
- fase do desenvolvimento, 1008
- fatores ambientais, 1012
- histórico de enfermagem, 1011
- implementação, 1023
- oral, 1027
- preferências pessoais, 1007
- processo de enfermagem, 1011
- promoção da saúde, 1023
- variáveis culturais, 1008

Hinduísmo, 855
Hipercalcemia, 1152
Hipercapnia, 1319
Hipercolesterolemia familiar, 112
Hiperemia
- branqueável, 1449
- reativa, 1475
Hiperestesia, 1543
Hiperextensão, 673
Hiperglicemia, 1319
Hipermagnesemia, 1152
Hipermetropia, 627
Hipernatremia, 1149, 1150
Hiperopia, 627
Hiperpneia, 565
Hiperpotassemia, 1151
Hipersonias de origem central, 1217
Hipersonolência, 1216
Hipertensão, 43, 568
- atividade e o exercício, 939
Hipertermia, 553
- maligna, 553, 1587, 1593
Hipertonicidade, 672
Hipertrofia da próstata, 210
Hiperventilação, 565, 1072
Hipervitaminose, 1289
Hipnóticos, 1220, 1235
Hipocalcemia, 1151
- ionizada, 1152
Hipoderme, 1006
Hipoglicemia, 1319
Hipomagnesemia, 1152
Hiponatremia, 1150
Hipopotassemia, 1151
Hipotensão, 569
- ortostática, 569, 571, 963, 983
- postural, 569
Hipotermia, 553, 559
Hipóteses, 68
Hipotonicidade, 672
Hipoventilação, 565, 1072
Hipovolemia, 1071, 1148
Hipoxemia, 1591
Hipoxia, 1072
Histamina, 1241
História
- alimentar
-- de idosos, 615
-- e de saúde, 1301
- cardíaca, 1563
- de cirurgia prévia, 1564
- de saúde
-- pregressa, 259
-- sexual, 828
- familiar, 260
- psicossocial, 260

Histórico
- de enfermagem, 3, 247, 459
-- e educação em saúde, 411
- e saúde, 257
- na avaliação da pele, 617
- na comunicação, 388
- para avaliação
--- da boca e da faringe, 635
--- da cabeça, 626
--- da genitália
---- e do sistema reprodutor feminino, 664
---- masculina, 667
--- das mamas, 656
--- das orelhas, 631
--- das unhas, 624
--- de pelos e cabelos, 622
--- do abdome, 660
--- do coração, 646
--- do nariz e dos seios nasais, 634
--- do pescoço, 638
--- do peso, 616
--- do reto e do ânus, 669
--- dos olhos, 627
--- dos pulmões, 642
--- musculoesquelética, 670
--- neurológica, 675
--- vascular, 650
- de medicações, 460
- de quedas, 460
- do paciente, 135
- familiar
-- do adulto jovem, 189
-- e doenças crônicas, 112
- nutricional, 709
- psicossocial e cultural, 459

Holter, 1082
Homicídio, 180
Horário do sossego e melhora do bem-estar dos pacientes, 1546
Hormônio antidiurético, 1147
Hospedeiro suscetível, 499
Hospice, 26
Hospitais, 19, 207
- de acesso a cuidados críticos (HACC), 19
- rurais, 20
Humildade, 239, 240

I

Ibuprofeno, 1266
Icterícia, 618
Idade, 613, 1157
- escolar, sexualidade, 818
Identidade, 159, 799
- cultural, 131
- de gênero, 820
- de saúde nos adolescentes, 180
- étnica, 131
- familiar nos adolescentes, 180
- grupal dos pares nos adolescentes, 180
- racial, 131
- sexual, 177, 820
-- nos adolescentes, 180
Identificação
- de áreas de assistência, 311
- de fatores de risco, 91
- de padrões, 269
- dos resultados, 3
Idoso(s), 42, 203
- abordagens para examinar, 252
- aumento da autoestima em, 804
- com enfermidades crônicas, 116
- e ambiente de cuidados agudos, 222
- e cuidados de recuperação, 223
- edêntulo, 1016
- hospitalizados, 223
- imagem corporal e, 222
- mitos e estereótipos, 204
- oxigenação, 1074
Igreja ortodoxa russa, 855
Igualdade ou simetria do pulso, 562
Íleo paralítico, 1588, 1592
Ileostomia, 1406
Imagem, 421
- corporal, 93, 194, 800, 1007
-- idosos e, 222
- de ressonância magnética, 1413
Imaginação, 786
- guiada, 782, 900, 1262
Imobilidade, 959, 962, 968, 973
- alterações
-- cardiovasculares, 963
-- metabólicas, 963
-- musculoesqueléticas, 964
-- na eliminação urinária, 964
-- respiratórias, 963
-- tegumentares, 965
- análise e diagnóstico de enfermagem, 977
- efeitos
-- psicossociais, 966
-- sistêmicos, 963
- fatores ambientais, 976
- histórico de enfermagem, 967
- idosos, 966
- mudanças do desenvolvimento, 966
- planejamento de enfermagem e identificação de resultados, 978
- processo de enfermagem, 967
- sistema
-- cardiovascular, 974, 983
-- de eliminação, 976
-- metabólico, 973, 982
-- musculoesquelético, 975
-- respiratório, 973, 982
-- tegumentar, 975
- tratamentos, 977
Impactação fecal, 1405
Impacto
- cultural em doenças pulmonares, 1084
- da enfermagem
-- sobre o ambiente político e as políticas de saúde, 11
-- sobre a dinâmica familiar, 94
-- sobre a imagem corporal, 93
-- sobre o autoconceito, 94
-- sobre o paciente e a família, 93
-- sobre os papéis familiares, 94
- da gestação e da menstruação na sexualidade, 822
- da saúde global na saúde da comunidade, 40
- psicossocial das feridas, 1461
Imperícia, 370
Implementação, 3, 301
- de cuidados
-- centrados na família, 150
-- de enfermagem, 301
-- para a orientação do paciente, 416
Implicação(ões)
- cardiopulmonar em idosos, 1074
- clínicas, 68
- legais
-- do exercício profissional de enfermagem, 359
-- e redução de riscos jurídicos, 370
- psicológicas do isolamento, 519
Imprudência, 370
Imunizações, 451, 511
- nos lactentes, 172
Imunossupressão, 1558
Inaladores pressurizados dosimetrados, 725
Incapacidades, 92
Incêndio, 450, 476
Incidência, 117
Inclinação para a frente, 252
Incontinência
- fecal, 1406, 1425
- funcional, 1351
- transitória, 1351
- urinária, 210, 877, 1353, 1355
-- de esforço, 1352, 1366
-- de urgência, 1352
--- relacionada com infecção de bexiga, 1364
-- por transbordamento, 1351, 1353
-- reflexa, 1352
-- relacionada com a retenção crônica de urina, 1351
Incorporação do ensino aos cuidados de enfermagem, 417
Indicação correta, 708
Indicadores psicológicos, 323

Índice Alfabético

Índice de massa corporal, 1301
Individuação, 170
Induração, 1465
Industriosidade (diligência), 159
Infarto agudo do miocárdio, 1069, 1073
Infecção(ões), 497
- da corrente sanguínea associadas ao acesso central, 1169
- de ferida, 1456
-- operatória, 1592
- de trato urinário, 1592, 1350
-- relacionada com o cateter, 1353, 1371
- e organismos causadores mais comuns, 498
- endógena, 503
- exógena, 503
- iatrogênicas, 503
- local, 1174
- localizada, 500, 512
- nosocomial, 451
- pelo vírus da imunodeficiência humana, 88, 824
- por papilomavírus humano, 824
- relacionada a assistência à saúde, 451, 502
- respiratórias, 1078
- sexualmente transmissíveis, 43, 821
-- no adulto jovem, 190
-- nos adolescentes, 182
- sistêmicas, 500, 512
Inferência, 231, 234, 261
Inferioridade, 159, 799
Infertilidade, 193, 825
Infiltração, 1173
Inflamação, 500, 1241
- aguda, 500
Influência(s)
- culturais na mobilidade, 982
- da enfermagem na sexualidade do paciente, 826
- de doenças pulmonares crônicas, 1071
- patológicas na mobilidade, 960
Informação
- biográfica, 259
- de saúde protegida, 430
Informática, 10, 278, 426
- e gerenciamento da informação em saúde, 440
- e segurança com medicamentos, 704
- em enfermagem, 442
- na atenção à saúde, 442
Infusão(ões)
- controladas por volume, 739
- de anestésico local perineural, 1271
- de grandes volumes, 738
- epidurais, 1272
- IV, 690
- perineurais, 1271
Ingestão
- alimentar, 1157
- de álcool, 1157, 1565
- de líquidos, 1146, 1404
- dietética de referência, 1291
Inibidor(es)
- da agregação plaquetária, 1296
- da enzima conversora de angiotensina (ECA), 568
Iniciativa, 159, 799
- *Healthy People 2030*, 32, 39, 83
Início da infância, 173
Injeção(ões)
- intradérmicas, 736
- intramusculares, 734
- intravenosa, 688
- subcutâneas, 732
Injúria, 370

Inserção
- de um dispositivo intravenoso periférico de curta permanência, 1182
- do acesso venoso, 1169
- e manutenção de sonda nasogástrica, 1423
-- para descompressão gástrica, 1434
- e remoção
-- de cateter direto ou cateter de demora, 1383
-- de sonda nasoenteral de pequeno diâmetro para alimentações enterais, 1327
Insolação, 553
Insônia, 1217
Inspeção, 610
- das mamas, 657
- do estado cardiopulmonar, 1080
- e palpação do coração, 647
Instilação, 693
- auricular, 721
- nasal, 719
- ocular, 720
- retal, 725
- vaginal, 723
Instituições
- de cuidados prolongados, 24
- de enfermagem, 24
-- especializada, 24
- de longa permanência, 24
- de saúde mental, 20
- psiquiátricas, 20
Instrução
- em computador, 420
- programada, 420
Insuficiência
- cardíaca, 1160
-- direita, 1073
-- esquerda, 1073
- vascular, 1027
- venosa ou arterial, 654
Insulina, 730, 1288, 1565
Integrar a evidência, 69
Integridade, 160, 239, 240, 799
- da membrana mucosa oral prejudicada, 288
- da pele, 1447, 1588
-- prejudicada, 1472
- do acesso venoso, 1172
Intenção
- primária, 1454
- secundária, 1454
- terciária, 1454
Interação
- fármaco-receptor, 714
- medicamentosa, 690
- narrativa, 384
- social, 1530
Intermação, 553, 559
International Council of Nurses (ICN), 2
Interpretação, 231
- dos dados, 271
Intérpretes, 138
Interrogatórios, 371
Interrupção
- da gestação, 367
- de um plano de cuidados, 326
Interrupções, 257
Interseccionalidade, 130
Intervalo QT, 1070
Intervenção(ões)
- colaborativas, 290
- de cuidado
-- direto, 302
-- indireto, 302

- de enfermagem, 291, 301
-- dependentes, 290
-- independentes, 290
-- padrão, 303
- em crise, 902
- holísticas, 86
- invasivas para alívio da dor, 1272
- mente e corpo, 782
- no período de desenvolvimento, 468
- para desequilíbrios
-- ácido-básicos, 1179
-- eletrolíticos, 1179
- preventivas, 314
Intestino
- delgado, 1403
- grosso, 1403
Intimidade, 160, 799
Intolerância à atividade, 288, 924, 926
Intoxicação hídrica, 1150
Introdução, 67
- da anestesia, 1581
- de alimentos sólidos, 1293
Intubação nasogástrica, 1424
Intuição, 232
Invasão de privacidade, 370
Inveja do pênis, 158
Inversão, 673
Ioga, 782
Íris, 629
Irmandade, 848
Irradiação, 551
Irrigação, 694, 1486
- de cateter fechado, 1396
- de colostomia, 1426
- de feridas, 1515
Irritação de córnea, 877
Islamismo, 855
Isolamento, 160, 799, 878
- e precauções de isolamento, 517
- social, 892
-- e doenças crônicas, 115
-- e idosos, 214
Isquemia
- do miocárdio, 1073
- tecidual, 1449
Itens perfurocortantes contaminados, 514

J

Jejunostomia, 716
Jovens e adultos de meia-idade, oxigenação, 1074
Judaísmo, 855
Julgamento, 677
- clínico, 2, 149, 229, 337
-- e pensamento crítico na avaliação, 319
-- na educação em saúde do paciente, 410
-- na identificação de resultados, 286
-- na prática de enfermagem, 229
Junção dermoepidérmica, 1447
Jurisprudência, 360
Justiça, 239, 240, 348
Juventude, sexualidade, 819

L

Labetalol, 1296
Lábios, 633
Laceração, 1466
Lactação, 1295
Lactentes, 170
Lactulose, 1422
Lanches antes de dormir, 1232
Laparoscopia, 1575
Latência, 691

Lavagem
- com xampu, 1031, 1032
- das mãos, 517
Laxante, 1296, 1405, 1421, 1422
Legislação(ões)
- criminal, 360
- da prática de enfermagem, 12
- e padrões para medicamentos, 685
- estaduais que interferem na prática de enfermagem, 365
Lei(s)
- comum, 360
- constitucional, 359
- de autodeterminação do paciente, 363
- de cuidados
-- financiáveis, 28
-- de saúde e consentimento informado, 366
- de determinação uniforme do óbito, 368
- de Frank-Starling, 1069
- de paridade de saúde mental e adição, 362
- de portabilidade e responsabilidade de plano de saúde, 361
- de proteção
-- ao paciente e cuidados acessíveis, 361
-- de americanos com deficiências, 362
- de reconciliação orçamentária coletiva, 365
- de saúde pública, 367
- de tecnologia de informação em saúde, 362
- de tratamento médico emergencial e trabalho de parto ativo, 361
- de uniformização na doação de órgãos, 364
- do bom samaritano, 367
- do exercício profissional de enfermagem, 359, 365
- estatutária, 359
- nacional de transplante de órgãos, 364
Leito(s), 1038
- de ar fluidizado, 1476
- de baixa perda de ar, 1476
- e colchões terapêuticos, 1475
- especiais, 1476
Lentes de contato, 1035
Lesão(ões), 620
- cutâneas primárias, 621
- de pele, 1593
-- associadas à umidade, 1450
- relacionada com
--- a umidade, 1377
--- adesivo, 1453
- medular, 914
- por aplicação de calor ou frio, 1490
- por pressão, 965, 990, 1448
-- de estágio 1, 1451
-- de estágio 2, 1451
-- de estágio 3, 1451
-- de estágio 4, 1452
-- não classificável, 1452
-- relacionadas com dispositivos médicos, 1452
-- tecidual profunda, 1452
- pulmonar aguda relacionada à transfusão, 1178
Lésbica, 820
Letramento em saúde, 136, 198, 409, 419
Levantamento(s), 73
- de braços, 932
Levodopa, 1296
Liberação contínua, 687

Índice Alfabético

Liderança, 3, 333, 340
- transformacional, 31, 332
Líderes
- de enfermagem, 354
- eficientes, 333
Ligação com proteínas, 688
Ligamentos, 909, 960
Limiar de dor, 1248
Limitação de incapacidade, 89
Limites legais da enfermagem, 359
Limpeza
- da pele
-- e locais de drenos, 1485
-- básica, 1485
- de uma ferida, 1477
Linfonodos, 638
Língua, 637
Linguagem, 676
- nas crianças
-- de 1 a 3 anos, 173
-- em idade escolar, 177
- nos adolescentes, 179
- nos lactentes, 170
- nos pré-escolares, 175
- padronizada de enfermagem, 323
- simples, 137
Linhas
- de Beau, 624
- de drenagem, 1453
- de sutura, 168
Linimento, 687
Lipídios, 1288
Lipossolubilidade, 688
Líquido, 1144, 1461
- extracelular, 1144
- intersticial, 1144
- intracelular, 1144
- intravascular, 1144
Listeriose, 1310
Local(is), 76
- de palpação do pulso, 560
- de trabalho, 916
- de verificação da temperatura, 554
Localização e movimentação de água e eletrólitos, 1144
Loção, 687
Lógica, 241
Lordose, 671, 961
Luto, 861, 863
- análise e diagnóstico de enfermagem, 870
- antecipado, 863
- complicado, 863
- crônico, 864
- em idosos, 865
- exagerado, 864
- fatores ambientais, 870
- histórico de enfermagem, 868
- marginalizado, 863
- normal, 863
- processo de enfermagem, 868
- retardado, 864
Luvas, 521

M

Má
- absorção, 1321
- nutrição durante a gestação, 1295
Maceração tissular, 1026
Maconha, 190
Macrominerais, 1289
Mácula, 621
Magnésio, 1150
Magnetoterapia, 781
Malignidade, 638
Mamas, 654
- femininas, 654
- masculinas, 659
- nos idosos, 209
Maneira encorajadora, 103
Manejo
- da dispneia, 1090
- da dor, 1240
- da higiene oral, 1028
- de enema, 1423
- de feridas, 1478
- de lesões por pressão, 1478
- do estresse, 900
-- no local de trabalho, 900
Manobras para avaliar a força muscular, 674
Manometria anorretal, 1413
Manuseio
- de medicamentos quimioterápicos, 702
- e disposição da informação, 431
- e mobilidade segura do paciente, 914
- especial de substâncias controladas, 702
Manutenção
- da atenção e participação na aprendizagem, 416
- da função
-- musculoesquelética, 984
-- neurológica, 1595
- da ingestão adequada de alimentos e líquidos, 1368, 1427
- da integridade da pele, 1428
- da perviedade da via respiratória, 1094
- da saúde nas crianças em idade escolar, 178
- da ventilação, 1096
- das vias respiratórias, 1090
- de privacidade, confidencialidade e segurança do prontuário eletrônico, 430
- do conforto, 1037
- do equilíbrio hidreletrolítico, 1595, 1576
- do processo de recuperação/ cicatrização, 514
- do sistema intravenoso, 1200
- dos direitos dos pacientes, 708
- e promoção
-- da expansão dos pulmões, 1093
-- da oxigenação, 1098
-- da saúde e prevenção de doenças, 401
- e segurança doméstica, 460
Mãos, 1006
Mapa conceitual, 242, 262, 263, 277, 295
Marca-passo, 1070
Marcha, 383, 613, 920, 972
- com muletas, 936
Máscara(s)
- de oxigênio, 1099, 1102
- descartável, 520
- facial(is), 519
-- simples, 1101, 1103
- parciais e não reinalantes, 1101
- Venturi, 1102
Massagem, 1262, 1263
- com gelo, 1262
Massoterapia, 782
Materiais, 309
- audiovisuais, 421
- impressos e online, 420
- sem escrita, 420
Matricária, 791
Maturação, 1456
Maturidade sexual, 666
Maus-tratos
- a idosos, 221
- infantis, 172
Meato uretral, 1359
Mecânica
- corporal, 908, 959
- da respiração, 563, 1080
Mecanismo(s)
- da absorção intestinal de nutrientes, 1291
- de defesa
-- do ego, 889, 890
-- dos pulmões, 1080
-- naturais contra infecções, 501
- de enfrentamento, 194, 1567
- de privacidade, confidencialidade e segurança, 430
Medicações anti-hipertensivas, 568
Medicaid, 23
Medicamento(s), 1157
- correto, 705
- oftálmicos, 720
Medição diária de peso e de ingestão e perda de líquidos, 1161
Medicare, 23
Medicina
- ayurvédica, 782
- homeopática, 782
- naturopática, 783
- ortomolecular (megavitaminas), 781
- quiroprática, 782
- tradicional chinesa (MTC), 783, 787
Medidas
- de avaliação, 322
- de salvamento, 312
- domésticas, 694
- fundamentais, 131, 132
- para alívio de dores, 1575
- preventivas gerais, 471
Meditação, 782, 785, 855
- em agentes estressores relacionados a doenças, 901
MEDLINE, 66
Medo, 87, 1570
Meia-vida biológica, 691
Meias
- de compressão, 1453
-- pneumática intermitente, 1577
- elásticas, 985
Meios de transmissão, 499
Melanoma, 621
Melatonina, 1232
Melhoria
- da qualidade, 10
- do desempenho, 76, 77
Membrana(s)
- mucosas, 499, 692
- timpânica, 555
Membros da equipe interprofissional, 354
Memória, 677
Meningite, 498
Menopausa, 195
Menor concentração de oxigênio inspirado, 1071
Mensagem, 381
Mensuração da saturação arterial de oxigênio, 565
Metabolismo, 688, 714, 1588
- basal, 550
- e armazenamento de nutrientes, 1290
Metacomunicação, 384
Metaparadigma da enfermagem, 51
Metateoria, 50
Metilcelulose, 1422
Metildopa, 1296
Método(s), 68
- científico, 71, 232, 233
- contraceptivos
-- livres de prescrição, 823
-- que requerem intervenção do profissional da saúde, 823
- de documentação, 434, 1536, 1544
- de ensino baseados na capacidade de desenvolvimento do paciente, 409
- de fórmula, 696
- de fornecimento de oxigênio, 1102
- de priorização, 285
- de razão e proporção, 696
- "explicar de volta", 402, 422
- Feldenkrais, 782
- instrucionais, 417
- manipulativos e corporais, 782
Micoterapias, 781
Mídias sociais, 355, 362
Minerais, 1289
Miniexame do estado mental, 675
Miopia, 627
Mistura
- de dois tipos de insulina em uma seringa, 731
- de medicamentos, 730
-- de dois frascos, 730
-- de frasco e ampola, 730
Mobiliário e materiais do quarto, 1037
Mobilidade, 913, 920, 962, 1465
- e tolerância à atividade, 967
- em pé, 920
- física prejudicada, 463, 922, 980
- pós-operatória precoce, 1588
- precoce, 928
-- benefícios, 932
- prejudicada, 454, 1450
- sentado, 920
Mobilização das secreções pulmonares, 1090
Modelo(s)
- de adaptação de Callista Roy, 891
- de atenção nas doenças crônicas, 117
- de avaliação transcultural, 135
- de competência cultural, 132
- de crenças em saúde, 84, 406
- de cuidados
-- de alta intensidade, 22
-- de transição, 22
- de julgamento clínico, 230
-- do National Council of State Boards of Nursing, 57
- de Maslow, 86
- de melhoria do desempenho, 77
- de planejamento de alta, 22
- de prestação de cuidados de enfermagem, 334
- de processo duplo, 864
- de promoção da saúde, 84, 891
- de reflexão, 242
- de saúde e doença, 84
- de sinergia da AACN, 58
- de tarefas do luto, 864
- de Watson, 100
- do processo dos "Rs" de Rando, 864
- do sistema de prestação, 117
- GRACE, 22
- holístico de saúde, 86
- LEARN, 139
- *Patient-Centered Medical Home Care*, 18
- psicanalítico de desenvolvimento da personalidade de Freud, 158
- teóricos de enfermagem, 52
- transacional circular, 381
- transformador, 100
- transteórico de mudança, 91, 406
Modificação de fatores de risco, 91
Modulação, 1242
Momento, 383
- e necessidades de aprendizagem, 415

Índice Alfabético

Monitoramento, 427
- da situação, 340
- de medida da glicemia, 1339
- e terapêuticas antecipadas para o pós-operatório, 1575

Moradia e ambiente e idosos, 214
Moral, 347
Mórmons, 855
Morte
- de idosos, 215
- digna, 368
- violenta e lesões do adulto jovem, 189

Motilidade intestinal, 662
Motivação, 405
- para aprender, 405, 412

Motivo da consulta, 259
Móveis à beira do leito, 514
Movimentação
- da água e dos eletrólitos, 1145
- de pacientes, 990
- e posicionamento de pacientes no leito, 993

Movimentador primário, 911
Movimento(s), 908
- corporais, 613
- da parede torácica, 1071
- extraoculares, 628
- ou pulsações do abdome, 662

Moxabustão, 788
Mucosa bucal, 636
Mudança(s)
- conjugais, 197
- de assunto, 394
- de papel, 194
- demográficas, 9
- do desenvolvimento, 915
- do estilo de vida, 92
- dos comportamentos de saúde, 91
- para a documentação eletrônica, 429

Muletas, 934, 935
Músculo(s)
- acessórios da respiração, 1067
- atrofiado, 674
- deltoide, 736
- do pescoço, 638
- envolvidos
-- na postura, 912
-- no movimento, 911
- esquelético, 910, 960
- vasto lateral, 735
- ventroglúteo, 735

Música, 1262
Musicoterapia, 782, 1262
Mutação
- *BRCA1* ou *BRCA2*, 113
- genética, 112

N

Nada digno de registro (NDR), 436
NANDA Internacional (NANDA-I), 268
Não maleficência, 348
Não opioides, 1265
Naproxeno, 1266
Narcolepsia, 1218, 1224
Narcóticos, 686
Nariz, 633, 1007, 1009
Narrativa do manuscrito, 68
National
- Commission on Quality Assurance (NCQA), 128
- Database of Nursing Quality Indicators (NDNQI), 328
- Healthcare Quality and Disparities Report, 129
- Quality Forum (NQF), 128

Natureza
- da dor, 1241
- da perda, 865
- multifatorial da doença crônica, 112

Náuseas, 877
- e vômitos, 1592
-- pós-operatórios, 1557

Nebulização, 1090
Necessidade(s)
- básicas, 471
- de afiliação, 103
- de amor e pertencimento, 86
- de aprendizagem, 412
-- de idosos, 215
-- especiais de crianças e idosos, 421
- de desenvolvimento, 1293
- de educação na gravidez, 194
- e padrões normais de sono, 1219
- fisiológicas, 86
- humanas básicas, 103, 448
- psicossociais de pacientes com enfermidade crônica, 115

Nefrostomia, 1354
Negação, 408, 864
Negligência, 367
Negociação, 408
Neisseria gonorrhea, 499
Neobexiga ortotópica, 1353
Nervos cranianos, 677
Neurofibromatose, 112
Neurofisiologia da dor, 1241
Neuromoduladores (inibitórios), 1241
Neuropatia periférica, 1027, 1529
Neurorreguladores, 1241
Neurotransmissores, 1241
Névoa cerebral, 114
Nicotina, 1220
NIDA-Teste de Triagem para Envolvimento com Álcool, Tabagismo e Substâncias Modificado, 190
Nistagmo, 628
Nível(eis)
- de ansiedade, 294
- de comunicação, 380
- de consciência, 675
- de cuidados de saúde tradicionais, 17
- de pensamento crítico, 236
- de prevenção, 88
- hormonal, 552

Nocicepção, 1241
Noctúria, 1216, 1358
Nódulo, 621
- SA, 1070

Nomes de fármacos, 686
Normas nacionais para serviços cultural e linguisticamente apropriados, 136
Norovirose, 1310
Novos conhecimentos, inovações e melhorias, 31
Nurse practitioner, 6
Nutrição, 448, 511, 1286, 1298
- cicatrização e, 1458
- desequilibrada, 1304, 1307
- dos idosos, 218
- e alimentação saudável, 1287
- e doenças crônicas, 114
- e sistema imune, 1311
- enteral, 1313
- intermitente e contínua, 1315
- nas crianças
-- de 1 a 3 anos, 174
-- em idade escolar, 178
- nos lactentes, 172
- nos pré-escolares, 176
- parenteral, 1167, 1313, 1317, 1319
- por sonda enteral, 1312, 1317

Nutrientes, 1287, 1288
- selecionados na cicatrização de feridas, 1461

O

Obesidade, 114, 913, 1071, 1287, 1558
- infantil, 174
- no(s) adulto(s)
-- de meia-idade, 198
-- jovem, 193

Objetivos de aprendizagem, 403
Objetos físicos, 421
Observação, 255, 391
- do comportamento do paciente, 260

Oclusão da sonda, 1318
Ocorrências, 438
Óculos, 1035
Odor
- corporal, 613
- da urina, 1360
- nos pés, 1016

Óleo
- de rícino, 1422
- essencial de lavanda, 1232
- mineral, 1296

Olfato, 1527, 1535, 1543
Olhar direcionado ao paciente, 252
Olho, 626, 1007, 1009, 1528
- seco, 1529

Oligoelementos, 1289
Oligúria, 1160, 1358
Ônus financeiro das doenças crônicas, 111
Operações
- concretas, 161
- formais, 162

Opiáceos, 1220
Opioides, 190, 686, 1079, 1265, 1266
Oração, 855
Ordens de não reanimar, 364
Orelhas, 630, 1007, 1009, 1528
Organismos resistentes a múltiplos fármacos, 502
Organização(ões), 433
- do material instrucional, 415
- profissionais de enfermagem, 13, 354

Órgãos aumentados ou massas, 661
Orientação
- do tipo bom menino/ boa menina, 163
- e determinação de uma agenda ou pauta da entrevista, 254
- em grupo, 418
- para a manutenção da sociedade, 163
- para a realidade, 222
- para contrato social, 163
- para o princípio da ética universal, 163
- para punição e obediência, 162
- preparatória, 418
- relativista instrumental, 162
- sexual, 820

Ortopneia, 1078
Osmolaridade, 1144
Osmose, 1145, 1291
Osmótico, 1422
Osteogênese imperfeita, 914
Osteomielite, 498
Osteoporose, 114, 672, 914, 964, 983
- por desuso, 964

Otimização do cuidar, 101
Otorrinolaringologista, 1533
Ototoxicidade, 633
Oxigenação, 1066, 1070, 1080
- avaliação, 1105
- exame(s)
-- diagnósticos, 1081
-- físico, 1079

- fatores
-- ambientais, 1075
-- de estilo de vida, 1074
-- do desenvolvimento, 1074
-- ocupacionais, 1078
-- que influenciam a, 1074
- histórico de enfermagem, 1076, 1077

Oxigênio, 448, 498
- comprimido, 1104

Oxigenoterapia, 1098
- domiciliar, 1104

Oximetria de pulso, 591

P

Paciente(s), 310
- com deficiências e necessidades de cuidados especiais, 1029
- com doença mental, 42
- com problemas de letramento ou deficiências, 418
- com risco de problemas de higiene, 1018
- imunocomprometido, 497
- vítimas de abuso, 42
- vulneráveis, 41

Pacote ou *bundle* de cuidados, 303, 304
Padrão(ões), 249, 306, 705
- alimentares alternativos, 1297
- da prática profissional de enfermagem, 3
- da respiração, 1080
- de cuidados de enfermagem, 360
- de desempenho profissional, 3
- de exercício, 921, 972
- de febre, 553
- de micção, 1357
- de prática, 2, 284, 304
-- de enfermagem profissional, 320
- de prova, 371
- de respiração ineficazes, 877
- de sono, 173
- e atitudes para avaliação, 320
- e diretrizes de qualidade da documentação de enfermagem, 432
- habituais de sono, 1220, 1224
- intelectuais, 241
-- na medição, 306
- no histórico de enfermagem, 257
- para o pensamento crítico, 241
- profissionais, 241

Pagamento
- por coordenação, 27
- por desempenho, 27
- por pacotes (*bundles*)
-- ou por episódio de cuidado, 27
-- para melhoria dos cuidados, 28
- por serviço, 27

Paladar, 1527, 1535, 1543
Palato, 637
Palpação, 610
- abdominal, 663
- da ferida, 1466
- das mamas, 658
- digital, 669
- do pulso apical, 647
- do tórax, 642, 1081
- dos pés e pernas, 1081

Pálpebras, 629
Pandemia(s), 40
- de covid-19, 1079

Papel(éis)
- da equipe de saúde na definição de metas, 289
- do doente, 803
- do enfermeiro no processo de ensino-aprendizagem, 401

Índice Alfabético

- e práticas familiares, 87
- familiares, 94
- profissionais, 3
Pápula, 621
Paracetamol, 1265, 1296
Paradigma, 50
Paráfrase, 393
Parâmetros da gasometria arterial, 1153
Parassonias, 1217, 1218
- normalmente associadas ao sono REM, 1217
Parentalidade, 189
Paroníquia, 624, 1016
Participação, 334
- ativa, 407
Passiflora, 1232
Passividade, 784
Pasta, 687
Pastilha, 687
Patogênese das lesões por pressão, 1449
Patógenos, 497
Pavilhão auricular, 631
Pé de atleta (tinea pedis), 1016
Pediculose (piolho), 1017
- corporal, 1017
- da cabeça, 1017, 1018
- pubiana, 1017
Pedidos
- de provas, 371
- realizados verbalmente ou por telefone, 438
Pedir explicações, 394
Pele, 498, 499, 616, 1006, 1008, 1447, 1464
- do períneo, 1359
- na regulação da temperatura, 551
- seca, 1013
Pena, 394
Penicilina, 1296
Pênis, 666
Pensamento
- abstrato, 677
- crítico, 2, 149, 229, 231
-- básico, 236
-- complexo, 236
-- específico, 233
-- geral, 232
-- na análise e no diagnóstico de enfermagem, 269
-- na implementação, 305
-- no histórico de enfermagem, 248, 250
-- no planejamento, 283
-- para avaliação da segurança, 458, 479
-- para o planejamento de segurança, 464
- de maneira independente, 239
- pós-formal, 162
Pense antes de agir, 307
Peptídio natriurético atrial, 1148
Percepção(ões), 1242
- de segurança, 460
- do funcionamento, 87
- dos pacientes sobre o cuidar, 102
- nas crianças em idade escolar, 178
- pública ou visibilidade da enfermagem, 10
- sensorial prejudicada, 1450
Percussão, 612
- pulmonar, 1081
- torácica, 1091
Perda, 861, 862
- ambígua, 863
- análise e diagnóstico de enfermagem, 870
- auditiva condutiva, 1543
- de ácido metabólico, 1155
- de audição induzida por ruído, 1540

- de calor, 551
- de condicionamento associada à hospitalização, 1592
- gastrintestinal, 1159
- hídrica, 1146
- histórico de enfermagem, 868
- maturacional, 862
- necessária, 862
- percebida, 862
- processo de enfermagem, 868
- real, 862
- sensorial, 1547
- situacional, 862
- tecidual, 654, 1461
Perguntas
- abertas, 255, 393
- do histórico de enfermagem, 460
- fechadas, 393
-- diretas, 255
- pessoais, 393
- relevantes, 393
- tendenciosas, 256
Perigos
- ambientais comuns, 449
- elétricos, 476
Perimenopausa, 195
Período
- de idade escolar, 178
- de incubação, 500
- neonatal, 167
- pré-escolar, 174
- pré-operacional, 161
- sensorimotor, 161
Perioperatório, 1553
Peristaltismo, 662, 1289
Peritonite, 498
Permeabilidade da membrana, 688
Perseverança, 239, 240
Perspectiva(s)
- do paciente e da família, 153
- teóricas do cuidar, 99
Pés, 1006, 1009
Pesar, 863
Pescoço, 638
Peso corporal ideal, 1301
Pesquisa, 49, 77, 429
- acadêmica, 3
- das melhores evidências, 65
- de correlação, 72
- de resultados, 74
- de sangue oculto nas fezes, 1411
-- com guáiaco, 1411
- de transferência para a prática, 74
- descritiva, 72
- em enfermagem, 58, 73, 74
- experimental, 71, 72
- exploratória, 72
- geradora de teoria, 58
- histórica, 72
- não experimental, 73
- para avaliação, 72
- para teste de teoria, 58
- qualitativa, 73
- quantitativa, 71
Pessoa, 51
Pessoal, 309
Pico, 691
- da concentração, 690
- de fluxo expiratório (PFE), 1083
Pielograma intravenoso, 1362
Pilates, 782, 790
Pinocitose, 1291
Piolho(s), 623
- da-cabeça, 1017, 1031
- do-corpo, 1017
- do-púbis, 1017

Pirexia, 552
Pirógenos, 552
Pistas, 247
Placebos, 1276
Placenta, 166
Planejamento, 3
- da alta com a família, 152
- de alta, 21, 149
- de cuidados, 278
-- centrados na família, 150
-- de enfermagem, 282
- de enfermagem e identificação de resultados, 390, 463
- de intervenções de enfermagem, 289
- e identificação de resultados
-- e necessidades de aprendizagem, 414
-- no cuidado de enfermagem, 282
Plano(s)
- de cuidado(s), 437
-- de enfermagem, 293, 465
-- de estudantes, 295
-- interprofissional, 293, 314
-- padronizado, 437
-- para ambientes comunitários, 295
- de ensino, 313
-- pré-operatório, 1570
Plantas que não oferecem segurança, 792
Platô, 691
Plausibilidade, 241
Pleurodese, 693
Pneumonia, 267, 1591
- associada a ventilação mecânica, 1096
- na comunidade, 498
- hipostática, 963
- pneumocística ou micoplásmica, 1078
- relacionada com assistência à saúde, 498
Pneumotórax, 1097
Pó, 687
Pobreza, 42, 145
Policarbofila, 1422
Polietilenoglicol, 1422
Polifarmácia, 713
- em idosos, 220
Pólipos, 633, 1413
Polissonografia, 1216
Política(s), 38
- públicas e doenças crônicas, 122
Poliúria, 1358
Poluentes ambientais, 1090
Pomada (creme), 687
Ponto de impulso máximo, 646
População(ões), 39
- de imigrantes, 41
- vulneráveis, 41
Porta
- de entrada, 499
- de saída, 498
Pós-carga, 1069
Pós-graduação, 11
Posição(ões)
- comuns de leito, 1038
- de amplitude de movimento normal, 673
- de Fowler, 1038
-- com apoio, 989
-- decúbito
--- dorsal com membros flexionados, 606
-- lateral, 607
- durante a defecação, 1404
- e alinhamento dos olhos, 628
- joelho no peito, 607
- lateral recostada, 990
- litotômica, 606

- para drenagem postural, 1092
- para exame físico, 606
- plana, 1039
- prona ou decúbito ventral, 607
- semi-Fowler, 1038
- sentada, 1039
- supina ou decúbito dorsal, 606
- Trendelenburg, 1039
-- invertida, 1039
Posicionamento, 913
- de pacientes na comadre, 1419
- durante o exame, 606
Possibilidade de generalização, 71
Postura, 383, 613, 908
- de decorticação, 961
- de descerebração, 961
- de núcleo da base, 961
- hemiplégica, 961
Potássio, 1150
Potencial padrão, 263
Povos nativos americanos, 855
Prática(s), 49
- baseada em evidências, 9, 10, 62, 63, 77
- de enfermagem, 12
-- baseada
--- em teorias, 52
--- na comunidade, 37
--- em saúde da comunidade, 39
- de higiene, 1008
- integrativas e complementares de saúde, 780
- profissional exemplar, 31
- respeitosa e com equidade, 3
Pré-carga, 1069
Pré-contemplação, 91
Pré-escolares, 174
Precauções
- contra aspiração, 1323
- contra convulsões, 477
- de contato, 518
- de isolamento, 521
- padrão, 518
-- para uso com todos os pacientes, 515
- para evitar o látex, 1582
- por aerossóis, 518
- por gotículas, 518
- universais de queda, 456, 457
Precisão, 241
- da documentação, 432
Preocupações
- de saúde
-- do adulto jovem, 191
-- na gravidez, 194
-- nos adultos de meia-idade, 197
-- do familiar cuidador, 144
-- psicossociais dos idosos, 220
Preparação, 91
- da entrevista, 253
- de campo estéril, 527, 533
- do paciente para procedimento estéril, 525
- sensorial, 1575
Preparo
- de injeção a partir de
-- ampolas, 729, 755
-- frascos, 729, 755
- de insulina, 730
- dos cabelos/pelos e remoção de cosméticos, 1577
- intestinal e vesical, 1577
- para a implementação, 309
Presbiacusia, 1529
Presbiopia, 627, 1529
Prescrição(ões)
- de medicamentos, 712
- de momento, 701
- de rotina, 701

Índice Alfabético

- eletrônica, 9
- em instituições de cuidados agudos, 701
- imediatas, 701
- permanente, 303, 701
- PRN ou SOS, 701
- únicas, 701

Presença, 104
Preservativos, 834
Pressão
- arterial, 566, 567, 649
-- do membro inferior, 574
-- dos idosos, 576
- de pulso, 567
- de tempo, 256
- diastólica, 567
- expiratória positiva, 1093
- hidrostática, 1146
- oncótica, 1146
- osmótica, 1145
- coloidal, 1146
- positiva
-- binivelada nas vias respiratórias (BIPAP), 1097, 1102
-- contínua nas vias respiratórias, 1097, 1102
- sistólica, 567

Pressupostos, 50
Prevalência e custos das doenças crônicas, 111
Prevenção
- da violência no ambiente de trabalho, 478
- de cansaço ocular digital ou por uso de computador, 1541
- de contraturas articulares nas extremidades inferiores, 965
- de doenças, 87, 88, 120
- de erros médicos, 454
- de formação de trombos, 983
- de incontinência intestinal e contaminação, 1576
- de infecções, 1559, 1595
-- da corrente sanguínea associadas a acesso central, 1169
-- do trato urinário relacionada com o cateter, 1371
- durante injeções, 727
- respiratórias recorrentes, 1089
- sexualmente transmissíveis, 824
- de lesões, 172
-- ao sistema tegumentar, 990
-- musculoesqueléticas relacionadas ao trabalho do profissional da saúde, 981
- perfurativas com agulhas, 737
- por pressão, 1473, 1474, 1560
-- relacionadas à elevação de peso entre trabalhadores da área da saúde, 941
- de perigos elétricos, 472
- de quedas, 457, 473
- em contextos de cuidados de saúde, 480
- de trombose venosa profunda, 1577
- do isolamento social e solidão, 901
- e controle de infecções, 496, 503, 525
-- para funcionários de hospitais, 524
-- para reduzir reservatórios de infecção, 514
-- proteção do hospedeiro suscetível, 514
- primária, 88, 89
- secundária, 89
- terciária, 89

Primeiros socorros de feridas, 1477
Principais indicadores de saúde, 83

Princípios
- básicos da aprendizagem, 405
- de comunicação, 306
- de delegação, 306
- de ensino, 306

Prioridades, 337
- dos resultados/desfechos, 289
- na prática, 285

Priorização, 274
Privação
- do sono, 1218
- sensorial, 1529, 1530

Privacidade, 430, 1573
- do prontuário eletrônico, 430

Probióticos, 781
Problema(s)
- colaborativo, 267
- com exposição, 528
- comuns
-- de eliminação fecal, 1405
-- de pele, 1013
-- dos pés e unhas, 1015
- de pele, 1014
- decisionais, 823
- dos cabelos e do couro cabeludo, 1017
- éticos, 352
-- em cuidados de saúde, 355
- na condução, 1072
- nos olhos, 1015
- nos pés, 1015
- oculares e visuais comuns, 627
- odontológicos, 43
- nos idosos, 218
- orais, 1013
- psicossociais, 118
- sexuais, 823

Procedimento(s)
- cirúrgico, 1574
- de aspiração com agulha, 1468
- invasivos, 497
- quantitativo com haste de algodão, 1468

Processo(s)
- de avaliação, 321
-- da área de cuidados (CAA), 25
- de cicatrização, 1454
- de ferida, 1454
- de desinfecção e esterilização, 513
- de diagnóstico de enfermagem, 463
- de doença, 504
- de enfermagem, 72, 148, 232, 247, 459
-- e educação em saúde, 411
-- na comunicação, 388
- de ensino-aprendizagem, 401
- de implementação, 307
- do histórico de enfermagem, 261
- do método científico, 72
- infeccioso, 500

Procuração durável para decisões em cuidados de saúde, 363
Produção
- de ácidos, 1153
- de calor, 550

Produtos
- naturais e fitoterápicos, 790
- que contêm látex, 605

Profissionalismo na obtenção do histórico, 258
Profundidade, 241
- respiratória, 564

Programa(s)
- de economia compartilhada do tipo
-- *downside sharing*, 27
-- *upside sharing*, 27
- de melhoria do desempenho, 76
- de reconhecimento Magnet®, 30, 333

- de recursos para autocontrole de doenças crônicas (CDSMRP), 122
- de redução
-- de condições adquiridas no hospital (CAH), 28
-- de reinternações hospitalares, 28
- de saúde na comunidade, 199
- de transição de cuidados, 22

Progressão das dietas, 1311
Proliferação e a migração epitelial, 1455
Promoção
- da adesão, 121
- da eliminação urinária, 1596
- da função gastrintestinal normal e alimentação adequada, 1595
- da micção normal, 1367
- da saúde, 17, 87, 88, 89, 120, 406, 468, 1573
-- da família, 150
-- do adulto
--- de meia-idade, 197
--- jovem, 191
-- dos recém-nascidos, 169
-- durante a gravidez, 166
-- em idosos, 90
-- nas crianças
--- de 1 a 3 anos, 174
--- em idade escolar, 178
-- nos adolescentes, 182
-- nos lactentes, 172
-- nos pré-escolares, 176
-- sexual, 823
- de hábito normal para evacuar, 1418
- do apetite, 1312
- do conforto em pacientes com doenças terminais, 877
- do esvaziamento completo da bexiga, 1368
- do sono, 1229
- e manutenção da saúde de idosos, 216, 220

Pronação, 673
Prontuário
- do paciente, 252, 426
- eletrônico, 9, 430
-- propósitos do, 427

Propriocepção, 912
Prostaglandinas, 1241
Proteção, 1006
- da ferida, 1478
- da pele e das veias durante terapia intravenosa, 1170
- do hospedeiro suscetível, 513
- dos mecanismos de defesa naturais, 514
- específica, 89
- ocular, 521

Proteína, 1288, 1461
- de alta qualidade, 1288

Proteinúria, 1349
Protocolos de prática clínica, 303
Prova de negligência e imprudência, 373
Provocação, 259
Prurido, 689
Pseudodependência, 1274
Psicoterapia, 992
PsycINFO, 66
Psyllium, 1422
Ptose, 629
Puberdade, 159, 178, 818
PubMed, 66
Puerpério, 188, 193
Pulmões, 640
Pulsação da aorta, 663
Pulso, 559

- apical, 646
- braquial, 653
- carotídeo, 650
- femoral, 653
- poplíteo, 653
- radial, 611

Punção venosa, 1170
Pupilas, 629
Pústula, 621

Q

Qi gong, 788
Quadros, 420
Qualidade, 259, 333, 447
- da prática, 3
- de vida, 323, 356, 1249
- do cuidado, 294
- educação de, e segura para enfermeiros (QSEN), 29

Quality and Safety Education for Nurses (QSEN), 9, 304, 443
Quarto de isolamento para infecções por aerossóis, 518
Queda(s), 450, 456
- de cabelo, 1017
- nos idosos, 219
- plantar, 964

Queilite, 1016
Queimaduras, 1159
- pelo frio, 554

Queixa principal, 259
Questão
- básica, 64
- clínica propriamente dita, 64
- PICOT, 64, 65

Questionário STOP-Bang, 1564
Quilocalorias, 1287
Quimo, 1289
Quiropraxia, 790

R

Raciocínio
- convencional, 162
- dedutivo, 234
- diagnóstico, 233
- indutivo, 73, 234
- moral e a prática de enfermagem, 163
- pós-convencional, 163
- pré-convencional, 162

Radiografia simples de abdome/rins, ureter, bexiga, 1413
Raiva, 408, 864
Rapid Estimate of Adult Literacy in Medicine – Short Form (REALM-SF), 136
Rastreio diagnóstico, 1569
Reabilitação, 23, 24
- cardiopulmonar, 1103

Reação(ões)
- à transfusão, 1175, 1179
- adversa, 313
- alérgica(s), 689, 1177
-- grave, 1178
-- leves, 689
- anafiláticas, 690
- ao estresse psicológico, 888
- ao luto, 869
- comportamentais, 1244
- corporais ao calor e frio, 1490
- da transfusão, 1177
-- aguda imediata, 1177
- de luta ou fuga, 888
- fisiológicas à dor, 1243
- hemolítica transfusional aguda, 1177
- idiossincrática, 689
- inflamatória, 1455

Índice Alfabético

- psicológicas, 1243
- transfusionais tardias, 1178
Realização de procedimentos estéreis, 526
Reanimação cardiopulmonar, 1103
Reavaliação do paciente, 307
Receitas, 701
Recém-nascidos, 167
Recepção da dor, 1265
Receptividade, 784
Receptor, 381
Receptoras universais de sangue, 1175
Reconciliação de medicamentos, 704
Reconhecimento de erros ou resultados não atingidos, 325
Recuperação
- de pacientes internados, 1586
- e cuidados contínuos, 194
-- nos adultos de meia-idade, 199
- em cirurgias ambulatoriais, 1585
- otimizada após cirurgia (ROAC), 1561
- pós-operatória
-- e convalescença, 1586
-- imediata, 1584
Recursos
- da comunidade, 153
- econômicos, 454
- para a aprendizagem, 413
- psicossociais, 463
Rede(s)
- familiar e social, 1248
- sociais, 1573
Redefinição de diagnósticos, 326
Redução
- da ansiedade, 294
- da carga cardíaca, 983
- da desnutrição e do risco de aspiração com alimentações enterais, 1314
- da hipotensão ortostática, 983
- da percepção, 1265
- de erros durante a administração de medicamentos, 695
- do estresse, 197
-- baseada na consciência, 900
- do risco de câncer colorretal, 1418
Redutor de colesterol, 1296
Reembolso, 427
Referente, 381
Reflexão, 241
Reflexo(s), 680
- abdominal, 681
- bicipital, 681
- calcâneo (de Aquiles), 681
- cutâneos, 681
- de estiramento, 910
- patelar, 681
- plantar, 681
- tônico cervical, 168
- tricipital, 681
Reforço, 417
- negativo, 417
- positivo, 417
Reforma do sistema de saúde e custos, 8
Região, 259
Registro, 12
- com foco, 436
- de enfermagem, 434
- do tipo PIE, 436
- e transição de equipe, 1578
- narrativo, 436
- por exceção, 436
- SOAP, 436
Regulação
- da temperatura, 1006
-- corporal, 550
- da velocidade de fluxo
-- de infusão, 1170
-- de solução intravenosa, 1195

- da ventilação, 1068
- do fluxo sanguíneo, 1069
- do movimento, 908
- do sono, 1214
- térmica, 1595
Relação(ões)
- com pares, 177
- complementares, 381
- de confiança enfermeiro-paciente, 384
- enfermeiro-comunidade, 387
- enfermeiro-equipe de enfermagem, 385
- enfermeiro-família, 385
- enfermeiro-paciente no histórico de enfermagem, 253
- pessoal de enfermagem, número de pacientes, 368
- profissionais de enfermagem, 384
- simétricas, 381
Relacionamento(s)
- interpessoais, 378
- pessoais, 865
Relatório
- de hand-off, 360
- de ocorrência, 373, 438, 439
Relaxamento, 1262
- passivo, 785
- progressivo, 784
Relevância, 241, 383
- cultural em diagnósticos, 278
Religião, 842
Relógios biológicos, 1214
Reminiscência, 222
Remoção
- de próteses, 1577
- digital de fezes, 1423, 1424
- do cateter de demora, 1372
Remodelagem, 1456
Reorganização, 864
Reparação de feridas, 1455
- de espessura
-- parcial, 1455
-- total, 1456
Reparo tecidual, 502
Reposição
- de potássio, 1296
- oral de líquidos, 1166
- parenteral de líquidos e eletrólitos, 1167
Repouso, 511, 1576
- no leito, 962
Reprovação, 394
Reservatório, 498
- urinário continente, 1353
Residência, 916
- de idosos, 206
Resíduo pós-miccional, 1350, 1373
Resiliência familiar, 142
Resistência
- da via respiratória, 1067
- periférica, 567
Resolução, 408
- de problemas, 232
-- mútuos, 103
- de um dilema ético, 353
Respeito
- à autonomia profissional, 348
- cultural, 131
- humano, 103
Respiração, 563, 782, 785, 1587
- com lábios entreabertos, 1104
- de Biot, 565
- de Cheyne-Stokes, 565, 1081
- de idosos, 576
- de Kussmaul, 565, 1081
- diafragmática, 1091, 1104
- profunda, 1090

Respiradores N95, 520
Respite care, 25
Responsabilidade(s), 3, 239, 240, 335, 349, 387
- legal, 362
- profissionais, 3
Resposta(s)
- ao estresse, 784
- ao relaxamento, 784
- automáticas, 394
- celular da inflamação, 501
- de retorno ou back channeling, 256
- defensivas, 394
- imune, 888
- inflamatória fisiológica, 501
- passivo-agressivas, 394
- vasculares e celulares, 500
Restauração
- da função cardiopulmonar, 1103
- da saúde, 401
- e reabilitação, 89
Restrição(ões)
- alimentares por razões religiosas, 1297
- de líquidos, 1166
Resultados, 68, 286, 390
- de aprendizagem, 414
- de qualidade empíricos, 31
- do paciente, 315
- esperados, 288
- influenciados pelo enfermeiro, 287
- não atingidos, 325
- para o paciente e a família, 153
- sensíveis à enfermagem, 31
Resumo, 67
Retenção, 1358
- de óleo, 1423
- urinária, 1350, 1592
Retinopatia, 627
- diabética, 1529
Reto, 669, 1410
Retomada de atividade e doença crônica, 938
Retorno às atividades no pós-operatório, 1575
Retreinamento
- intestinal, 1427
- vesical, 1376
Reunir-se com colegas, 242
Revisão
- da literatura ou fundamentação, 68
- das intervenções, 326
- do plano de cuidados, 326
- dos resultados esperados, 326
- dos sistemas, 260
- por pares, 65
- sistemática, 66
Rifampicina, 1296
Rigor científico, 71
Rinite, 689
Rins, 1147, 1348, 1358
Risco(s)
- à saúde
-- do adulto jovem, 189
-- nas crianças
--- de 1 a 3 anos, 174
--- em idade escolar, 178
-- nos adolescentes, 180
-- nos lactentes, 172
-- nos pré-escolares, 175
- cirúrgicos, 1562
-- em idosos, 1556
- de crescimento desproporcional, 163
- de desenvolvimento atrasado, 163
- de erros médicos, 460
- de infecção, 272, 502, 507
- de sítio cirúrgico, 1576

- de lesão, 1537, 1541
- de náuseas e vômitos pós-operatórios, 1558
- de quedas, 456, 461, 463, 465
- de retenção urinária pós-operatória, 1559
- de tromboembolismo venoso, 1559
- em instituições de saúde, 454
- extrínsecos, 1560
- intrínsecos, 1560
- jurídicos, 372
Ritmo, 382
- circadiano, 552, 1214
- da ventilação, 565
- do pulso, 562
- sinusal normal, 1070
Ritual(is)
- de apoio, 855
- e prática, 848
Robótica, 31
Rolo para trocânter, 988
Rompimento articular, 914
Roncos, 645
Rondas interprofissionais, 336
Rotação
- externa, 673
- interna, 673
Rotinas
- antes de dormir, 1225
- pré-operatórias, 1574
Rótulo diagnóstico ou diagnóstico, 273
Roupas, 613
- de cama e banho, 1042
Ruídos
- adventícios, 643
- broncovesiculares, 644
- bronquiais, 644
- respiratórios
-- adventícios, 645
-- normais, 644
- vasculares, 663
- vesiculares, 644

S

Sabal serrulata, 791
Saída, 53
Salmonelose, 1310
Sangramento no local da punção venosa, 1174
Sangue, 499
Satisfação
- com a vida, 847
- dos pacientes, 28
Saturação de oxigênio, 565
- do pulso periférico, 566
Saudade e busca, 864
Saúde, 51, 83
- ambiental, 3
- da comunidade, 40
- definição de, 84
- emocional do adulto jovem, 189
- escolar, 18
- espiritual, 260, 839, 840
-- análise e diagnóstico de enfermagem, 849
-- avaliação, 856
-- cuidado agudo, 854
-- doença
--- aguda, 843
--- terminal, 843
-- enfermidade crônica, 843
-- experiência com uma doença ou deficiência, 846
-- fatores ambientais, 845
-- ferramentas de avaliação, 846
-- histórico de enfermagem, 845
-- implementação, 852

-- processo de enfermagem, 845
-- promoção de saúde, 852
- física, 920
- global, 40
- ocupacional, 18
- oral, 1027
- óssea em pacientes com osteoporose, 982
- psicossocial, 198, 990
-- do adulto jovem, 192
- sexual, 817
SBAR como ferramenta de comunicação, 340
Secreção, 1006
- salivar, 209
Sedação moderada (consciente), 1583
Sedativos, 1235
Segunda área pulmonar, 647
Segurança, 10, 86, 333, 407, 430
- alimentar, 1286, 1309, 1310
- com muletas, 935
- contra quedas em casa, 471
- da vizinhança, 471
- de medicamentos, 1181
- do ambiente ou entorno, 448
- do prontuário eletrônico, 430
- dos pacientes, 378, 447
- física, 86
- na administração de medicamentos, 713
-- injetáveis, 737
- nas crianças em idade escolar, 178
- no ambiente de trabalho, 458
- psicológica, 86
Seguro contra imperícia, 372
Seios nasais, 633
Seleção de intervenções, 291
Senhas de acesso, 431
Senósido, 1422
Sensibilidade, 407, 1006
- alergia ao látex, 1581
- normal, 1528
- nos rins, 663
Senso de vergonha e dúvida, 159
Sentido
- cinestésico, 1527
- e propósito na vida, 842
Sentimentos em relação à cirurgia, 1576
Separação, 170
Septicemia, 498
Serialização, 162
Seringas, 727
Serotonina, 1241
Serviço(s)
- de consultoria, 354
- de cuidados de saúde, 17
- de enfermagem pastoral e comunitário, 19
- de saúde
-- com base na comunidade e institucionais, 205
-- preventivos e atenção primária, 18
- paliativos especializados, 875
- preventivos e atenção primária, 18
Severidade ou gravidade, 259
Sexo
- e comunicação, 389
- e raça, 613
Sexualidade, 194, 817
- análise e diagnóstico de enfermagem, 829
- avaliação física, 829
- cuidado(s)
-- agudo, 834
-- restauradores e contínuos, 834
- do adulto jovem, 188
- dos idosos, 214, 819

- fase adulta
-- final, 819
-- média, 819
- fatores ambientais, 828
- histórico de enfermagem, 828
- implementação, 833
- nos adultos de meia-idade, 197
- planejamento e identificação de resultados, 830
- primeira e segunda infância, 818
- processo de enfermagem, 827
- puberdade/adolescência, 818
Shigelose, 1310
Sibilos, 645
Sífilis, 825
Significados denotativo e conotativo, 382
Significativo, padrão intelectual, 241
Silêncio, 392
Simulação, 419
Sinal(is)
- afirmativo com a cabeça, 252
- de abuso, 613
- de desconforto, 613
- de desidratação, 1406
- vitais, 548, 549, 614, 1577
Síncope, 650
Síndrome(s)
- coronariana aguda, 1073
- da adaptação geral, 888
- da imunodeficiência adquirida, 1321
- da morte súbita do lactente, 451
- da segunda vítima, 893
- da visão do computador, 1529
- das pernas inquietas, 1216
- de apneia central do sono, 1217
- de *burnout*, 336
- de Lynch, 113
- de má absorção, 1321
- do ninho vazio, 197
- hiperosmolar hiperglicêmica não cetótica, 1319
Sinergistas, 911
Síntese do pensamento crítico, 242
Sintomas, 118
- comuns do luto, 869
- de alterações urinárias, 1358
Sistema(s)
- ABC, 285
- cardíaco e vascular nos idosos, 209
- de apoio, 854, 899
- de classificação de acuidade, 439
- de condução, 1069, 1079
- de distribuição, 701
- de dose-unidade, 701, 706
- de eliminação, 990
- de fornecimento
-- automático de medicamentos, 702
-- de oxigênio, 1101
- de informação
-- clínica, 117, 440-442
-- em saúde, 440
- de infusão em paralelo (*piggyback*), 739
- de injeção sem agulha, 733
- de mensuração de medicamentos, 694
- de oxigênio líquido, 1104
- de pagamento prospectivo das internações hospitalares (SPP), 27
- de planejamento da assistência de enfermagem, 293
- de prontuário eletrônico de saúde, 429, 430
- de saúde, 16, 117
-- integrais, 781, 782
- de suporte à decisão clínica, 442

- digestivo, anatomia e fisiologia do, 1289
- domiciliares de administração de oxigênio, 1104
- esquelético, 908, 960
- fechados de drenagem, 1370
- gastrintestinal e abdome nos idosos, 209
- linfático, 654
- métrico, 694
- musculoesquelético, 670
-- nos idosos, 210
- nervoso, 912, 960
- neurológico, 674
-- nos idosos, 210
- renina-angiotensina-aldosterona, 1147
- reprodutor
-- feminino, 663
-- nos idosos, 209
- tegumentar, 1568
-- nos idosos, 207
- urinário nos idosos, 210
- vascular, 649
Sobrancelhas, 629
Sobrecarga
- circulatória
-- associada à transfusão, 1178
-- de solução IV, 1173
- de ferro, 1178
- de papel, 803
- hídrica, 1318
- sensorial, 1529
Sobrepeso, 1287
Sobreposição
- a ar não motorizada, 1476
- com baixa perda de ar, 1476
- de água, 1475
- de espuma, 1475
- de gel, 1475
Socialização, 384, 1547
Sofrimento
- espiritual, 842
- humano, 106
Solidão, 115, 892
Solteiros, 189, 197
Solução(ões), 687, 694, 1167
- aquosa, 687
- eletrolíticas múltiplas, 1168
- em frascos, 514
- estéreis, como despejar, 527
- hipertônica, 1145, 1423
- hipotônica, 1145
- intravenosas, 1168
- isotônica, 1145
- salinas, 1168, 1423
Sonda(s)
- de acesso enteral, 1314
- de alimentação e sondas nasogástricas, 1452
- nasogástrica, 716, 1423
Sondagem, 256
Sonhos, 1215
Sono, 169, 1213, 1214
- adolescentes, 1219
- adultos de meia-idade, 1220
- alimentação e ingestão calórica, 1221
- ambiente, 1221
- análise e diagnóstico de enfermagem, 1225
- avaliação do, 1223
- com movimento rápido dos olhos, 1214
- crianças
-- em idade escolar, 1219
-- pequenas, 1219
- drogas e substâncias, 1220
- e repouso, 1219

- e respiração, 1080
- estilo de vida, 1220
- estresse emocional, 1221
- exercício e fadiga, 1221
- fatores que influenciam, 1220
- histórico, 1223
-- de enfermagem, 1222
- idosos, 1220
- jovens adultos, 1220
- lactentes, 1219
- não REM, 1215
- neonatos, 1219
- nos lactentes, 173
- nos pré-escolares, 176
- padrões habituais de, 1220
- pré-escolares, 1219
- prejudicado, 1224
- processo de enfermagem, 1222
- REM, 1215
- sem movimento rápido dos olhos (não REM), 1214
Sonolência diurna excessiva, 1218
Sons, 383
- respiratórios adventícios, 1081
Sopro(s), 649
- carotídeo, 650
Sorriso, 252
Staphylococcus aureus, 498
Substância(s)
- P, 1241
- tóxica, 450
Substitutos livres de látex, 605
Suficiência, 386
Suicídio
- assistido, 368
- na adolescência, 181
Sulfato de salbutamol, 1296
Superfícies
- de apoio, 1475
- de redistribuição de pressão, 1477
Supinação, 673
Suplementação da dieta do lactente, 172
Suplementos alimentares, 781
Suporte
- ao autocontrole, 117, 118
- nutricional, 1180
Supositório, 687
Suprimento de oxigênio, 1102
Surdez, 1540
Surfactante, 1067
Suscetibilidade, 499
Suspensão aquosa, 687

T

Tabagismo, 119, 568, 1078, 1555, 1565
- do adulto jovem, 189
- e doenças crônicas, 114
- idosos e, 217
- na adolescência, 181
- oxigenação, 1075
Tabela de Snellen, 626
Tai chi, 782, 788
Tamanhos dos cateteres, 1370
Tamponador ácido, 1153
Tamponamento de feridas, 1483
Taquicardia, 561
- ventricular, 1073
Taquipneia, 565
Tarefas de desenvolvimento, 799
- para os idosos, 204
Tasneirinha, 792
Tato, 1535, 1543
Taxa(s)
- de incidência, 38
- metabólica basal, 1287
Taxonomia da classificação das intervenções de enfermagem, 292

Índice Alfabético

TeamSTEPPS®, 340
Tecido
- de granulação, 1465
- subcutâneo, 1006
Técnica(s)
- de aspiração, 1095
- de coleta de amostras, 524
- de comunicação
-- não terapêuticas, 393
-- terapêutica, 390
- de cuidado físico, 312
- de ensino de *feedback*, 137
- de entrevista, 255
- de exame físico, 610
- de meditação, 856
- de tosse
-- abdominal, ou tosse assistida, 1091
-- e respiração profunda, 1090
- de transferência
-- e posicionamento, 913
-- seguras e eficazes, 942
- ensino de *feedback*, 138
- padronizadas de culturas de secreções, 1468
- SBAR, 386
Tecnologia(s)
- de informação, 9
-- em saúde, 440
- nos cuidados de saúde, 31
Telemedicina, 32, 33
Temperamento, 160
Temperatura, 449
- central, 550
- corporal, 550
- da pele, 619
- do idoso, 576
Tempo, 259
- da cirurgia, 1575
- da resposta à dose de medicamentos, 690
Tendências da enfermagem, 9
Tendões, 909, 960
Tensão de papéis, 803
Teofilina, 1296
Teoria, 49, 50, 58, 250
- ambiental de Nightingale, 54
- biomédica, 54
- compartilhada, 53
- da incerteza na doença de Mishel, 58
- da prática, 52
- das necessidades humanas, 53
- das transições, 58
- de aprendizagem, 406
- de cuidar de Swanson, 100, 101
- de déficit de autocuidado de Orem, 54
- de desenvolvimento, 157, 158
-- ao cuidado de lactentes, 161
-- biofísico, 157
-- cognitivo, 161
--- de Piaget, 161
-- de Gesell, 157
-- genômicos, 10
-- moral, 162
--- de Kohlberg, 162
-- psicossocial de Erikson, 159
- de enfermagem, 50, 54
- de liderança/gestão, 54
- de médio alcance, 52, 55
- de situações específicas, 52
- descritivas, 52
- do apego, 864
- do conforto de Kolcaba, 58
- do cuidado cultural de Leininger, 56
- do desenvolvimento, 54
- do estresse/adaptação, 54
- do luto e do pesar, 864
- do portão de controle da dor, 1243
- educacional, 54
- emprestada ou interdisciplinar, 53
- interpessoal de Peplau, 54
- para melhorar a motivação e a aprendizagem, 405
- prescritivas, 52
- psicanalítica/psicossocial, 158
- psicossocial, 54
- relacionadas ao temperamento, 160
Terapia(s)
- a frio, 1491
- acessíveis à enfermagem, 783
- alimentares, 854
- alternativas, 781
- baseadas na biologia (produtos naturais), 781
- cinética, 1476
- com calor, 1491
- complementares, 780, 781
-- no tratamento de dor crônica nas costas, 784
- de calor e frio, 1490
- de feridas por pressão negativa, 1483, 1511
- de hidratação, 1167
- de movimento, 782
- de relaxamento, 784, 785
-- muscular progressivo, 900
- de validação, 222
- energéticas, 781
- farmacológicas para dor, 1265
- homeopáticas, 1565
- integrativa(s), 781
-- e complementares de saúde, 780
- intensiva, 20
- intravenosa(s)
-- cristaloides, 1167
-- domiciliar, 1180
-- nutricional clínica, 1287, 1320
- pela dança, 782
- que requerem capacitação específica, 787
- Reiki, 781
Teratógenos, 166
Terminologias para diagnósticos de enfermagem, 268
Termogênese sem tremores, 551
Termômetro(s), 554
- eletrônico, 554
- químicos, 556
Termorregulação, 550
Territorialidade, 384
Testamentos vitais, 364
Teste(s)
- com diapasão, 634
- cutâneo de tuberculose, 1084
- de identificação de transtornos do uso de álcool, 119
- de Rinne, 634
- de Weber, 634
- genômicos, 10
- imunoquímico fecal, 1411
- radiológicos e diagnósticos, 1413
Testemunhas de Jeová, 855
Testosterona, 209
Tetraciclina, 1296
Textura da pele, 619
The Joint Commission (TJC), 128, 360
Tiazidas, 1296
Tímpano, 632
Tintura, 687
Tiotixeno, 1296
Tipo(s)
- de cateteres, 1370
- de comunicação, 382
- de curativos, 1480
- de dados de paciente, 252
- de declarações de diagnósticos de enfermagem, 272
- de diagnóstico, 266
- de estresse, 890
- de família, 188
- de histórico de enfermagem, 249
- de intervenção, 290
- de perdas, 862
- de pesquisa, 72
- de problemas éticos, 352
- de teoria, 51
- de trabalhos de pesquisa, 71
- físico, 613
Tipoias, 1488, 1489
Tolerância, 1248
- à atividade, 921, 972
- à dor, 1244
- medicamentosa, 690, 1275
Tomada de decisão, 233, 334
- clínica, 230, 234
-- para grupos de pacientes, 235
- compartilhada, 333
Tomografia computadorizada, 1413
- de pulmão, 1083
- do abdome e da pelve, 1362
Tontura e desequilíbrio, 1529
Tônus muscular, 672, 912
Toque, 104, 392, 1527
- do cuidar, 104
- idosos e, 221
- protetor, 104
- reparador, 781
- simples, 782
- terapêutico, 105, 781, 789
Toracentese, 1083
Tórax, 640
- anterior, 645
- e pulmões, 1568
-- nos idosos, 209
- lateral, 645
- posterior, 642
Tosse, 1078, 1090
Tóxico, 450
Trabalho(s)
- com intérpretes, 138
- de amparo em casos de pesar, 856
- e escola, 1249
- em equipe, 390, 415
-- e colaboração, 10, 467
- respiratório, 1067
Tradutores, 138
Tráfico
- humano, 190
- sexual de crianças, 181
Tranquilização atenciosa, 103
Tranquilizantes, 1296
Transcendência, 842
Transdução, 1241
Transferência, 913, 980
- de enfermeiros, 368
Transformação da saúde dos pacientes, 45
Transfusão
- autóloga, 1175
- de sangue, 1174-1176
Transgênero, 820
Transição(ões)
- da vida intrauterina para a extrauterina, 167
- de carreira, 197
- familiares, 197
Transmissão, 1241
- de patógenos, 451
Transparência da urina, 1360
Transporte(s)
- ativo, 1145, 1291
- de dióxido de carbono, 1068
- de oxigênio, 1068
- de pacientes, 524
- para o centro cirúrgico, 1579
Transtorno(s)
- alimentares nos adolescentes, 182
- de compulsão alimentar, 182
- de estresse pós-traumático, 890
- de insônia, 1216
- de movimento relacionados ao sono, 1217
- de uso de álcool, 218
- do despertar, 1217
- do sono, 1216, 1217
-- relacionados ao ritmo circadiano, 1217
--- induzidos por comportamento, 1217
--- primários, 1217
- respiratório relacionado ao sono, 1217
Traqueia, 640
Traqueostomia, 1095, 1117
Tratamento de lesões por pressão e feridas, 1500
Trato
- gastrintestinal, 499
- reprodutivo, 499
- respiratório, 499
- urinário, 498, 499
Trauma, 1159, 1540
- direto do sistema musculoesquelético, 962
- musculoesquelético, 914
Traumatismo, 147, 1071
- craniano, 914
Trazodona, 1235
Treinamento
- de assertividade, 900
- de uso do sanitário, 174
- dos músculos respiratórios, 1103
- intestinal, 1427
- muscular do assoalho pélvico, 1376
Tremores, 550
Tríade de Virchow, 964
Triagem
- de câncer colorretal, 1418
- de doenças, 235
- em recém-nascidos, 169
- genética, 113
Triglicerídios, 1288
Trimetoprima/sulfametoxazol, 1296
Troca(s)
- de curativo, 514, 1482
-- intravenoso periférico de curta permanência, 1207
- de gases prejudicada, 1155
-- relacionada à expansão reduzida do pulmão, 1085
- de gases respiratórios, 1068
- de recipientes de líquido intravenoso, linhas e curativos, 1172
- dos cateteres, 1370
Trombo, 964, 1592
Tromboembolismo venoso, 974
Tromboflebite, 1592
Trombose venosa profunda, 975
Troponinas cardíacas, 1081
Tubérculo, 621
Tubo
- de traqueostomia, 1452
- endotraqueal, 1094, 1117, 1452
- nasotraqueal, 1452
Tumor, 621
Turgor, 619

U

Úlcera, 621
- de decúbito, 1448
- de pressão, 1448
Ultrassom vesical, 1373
Ultrassonografia de bexiga e rins, 1363
Umbigo, 661
Umedecedor, 1422
Umidade, 1450
- da pele, 619
Umidificação, 1090
Unha, 623, 1006, 1009
- encravada, 1016
- normal, 624
Unha-de-cavalo, 792
Unidade(s)
- de cuidados
-- críticos, 20
-- pré-anestésicos, 1579
- de injeção descartáveis, 729
- pós-operatória, 1575
Ureteres, 1350
Ureterostomia, 1353
Uretra, 1350
Urgência, 1358
Urina, características da, 1360
Urinálise de rotina, 1361
Urticária, 689
Uso
- abusivo
-- de álcool, idosos e, 218
-- de drogas em adultos jovens, 190
-- de substâncias, 1075, 1565
--- na adolescência, 181
- correto de extintor de incêndio em casa, 472
- de inaladores dosimetrados ou em pó seco, 751
- de medicação nos idosos, 219
- de nomes, 387
- de substâncias, 613
- do diagnóstico de enfermagem na prática, 277
- significativo da tecnologia de informação, 429
UTI, 20
Utilitarismo, 350, 351
Utilização
- de ferramentas de ensino, 420
- de plano de cuidados em instituições de saúde, 293
- de recursos, 339
- do serviço de saúde, 323

V

Vacina
- contra gripe sazonal, 1089
- pneumocócica, 1089
Vacinação, 451, 1089
- contra hepatite B, 529
Vale, 691
- da concentração, 690
Valeriana, 791, 1232
Validação, 262, 393
Validade, 71
- diagnóstica, 274
Valores, 347, 349
- culturais, 350
- diários, 1292
- ética para a prática interprofissional, 336
Varfarina, 1296
Variabilidade entre idosos, 203
Variação
- circadiana, 568
- na cor da pele, 618
Variâncias, 440
Variáveis
- do estudo, 68
- do luto, 868
- externas, 87
-- que influenciam os comportamentos do enfermo, 93
- internas, 86
-- comportamento do enfermo, 93
- interpessoais, 382
- que influenciam a doença e os comportamentos do enfermo, 93
Vascularidade da pele, 619
Vasodilatadores, 568
Vegetarianismo, 1297
Veia(s)
- jugular, 640, 650
- periféricas, 651, 654
Veneno, 450
Ventilação, 563, 1067
- mecânica invasiva, 1096
- não invasiva, 1097, 1102
-- por pressão positiva, 1097, 1453
Ventosaterapia, 788
Vergonha e dúvida, 799
Verificação
- da frequência respiratória, 588
- da pressão arterial
-- em crianças, 574
-- por meio de auscultação, 594
- da saturação de oxigênio, 591
- da temperatura corporal, 576
- de pulso apical e radial, 583
- eletrônica da pressão arterial, 572
Verrugas plantares, 1016
Vesícula, 621
Via(s)
- bucal, 692
- de administração, 688, 691, 692
- epidural, 693
- inalatória, 692, 694
- intra-arterial, 693
- intra-articular, 693
- intracardíaca, 693
- intradérmica, 692, 693
- intramuscular, 692, 693
- intraocular, 694
- intraóssea, 693
- intraperitoneal, 693
- intrapleural, 693
- intratecal, 693
- intravenosa, 692, 693
- orais, 691, 692, 693
- parenterais, 692, 693
- respiratória(s), 1587
-- artificial, 1094, 1117, 1544
-- endotraqueais e traqueais, 1094
-- oral, 1094
- subcutânea, 692, 693
- sublingual, 692, 693
- tópicas, 692
- transdérmica, 692
Vida
- assistida, 25
- e responsabilidade pessoal, 847
- intrauterina, 166
Viés
- de percepção, 379
- implícito, 127
- inconsciente, 127
Vilosidades, 1290
Violência, 180, 370
- de parceiro íntimo, 189
- doméstica, 145
- em escolas, 452
- entre adolescentes, 181
- lateral, 8, 386
- no ambiente de trabalho, 478
- por parceiro íntimo, 614
Virulência, 497
Vírus
- da hepatite C, 529
- da imunodeficiência humana, 529, 822, 1321
Visão, 1527, 1528, 1535, 1542
- de mundo, 128
-- de profissionais e pacientes, 134
-- êmica, 128
-- ética, 128
- nos pré-escolares, 176
- transcultural do cuidar, 99
Viscosidade, 567
Visibilidade da enfermagem, 10
Visualização, 900
- criativa, 786
Vitamina(s), 1289
- A, 1461
- C, 1461
- hidrossolúveis, 1289
- lipossolúveis, 1289
Vocabulário, 382
Vocação, 848
Volemia, 567
Volume(s)
- de líquidos deficiente, 1165
- pulmonares, 1067
- sistólico, 1069

W

World Views on Evidence-Based Nursing, 66

X

Xampu
- descartável, 1032
- neutro, 1032
Xarope, 687
Xerostomia, 1007, 1529

Z

Zinco, 1461
Zona(s), 781
- de espaço pessoal, 384